TRATADO DE Medicina Interna de CÃES & GATOS

Volume 1

TRATADO DE Medicina Interna de CÃES & GATOS

Márcia Marques Jericó

Médica-veterinária graduada pela Faculdade de Medicina Veterinária e Zootecnia da Universidade de São Paulo (FMVZ/USP). Mestre em Fisiologia pelo Instituto de Ciências Biomédicas da Universidade de São Paulo (ICB/USP). Doutora em Clínica Médica pela FMVZ/USP. Sócia-proprietária do CVAL (Consultórios Veterinários Alto da Lapa), em São Paulo/SP. Sócia fundadora e coproprietária da MV MINDS (Educação Continuada e Pesquisa Clínica). Sócia Fundadora, Vice-Presidente em exercício, e Presidente por dois mandatos da Associação Brasileira de Endocrinologia Veterinária (ABEV).

João Pedro de Andrade Neto

Médico-veterinário graduado pela Faculdade de Medicina Veterinária e Zootecnia da Universidade de São Paulo (FMVZ/USP). Bacharel em Ciências Biológicas pelo Instituto de Biociências da Universidade de São Paulo (IB/USP). Mestre em Fisiologia pelo Instituto de Ciências Biomédicas da Universidade de São Paulo (ICB/USP). Responsável técnico pelos atendimentos em Neurologia e coproprietário do CVAL (Consultórios Veterinários Alto da Lapa), em São Paulo/SP.

Márcia Mery Kogika

Médica-veterinária graduada pela Faculdade de Medicina Veterinária e Zootecnia da Universidade de São Paulo (FMVZ/USP). Mestre em Patologia Experimental e Comparada e Doutora em Clínica Veterinária pela FMVZ/USP. Livre-Docente pela FMVZ/USP. Professora Associada Aposentada do Departamento de Clínica Médica da FMVZ/USP.

Segunda edição

gen | ROCA

- Data do fechamento do livro: 14/12/2022

- **Atendimento ao cliente: (11) 5080-0751 | faleconosco@grupogen.com.br**

- Capa: Bruno Zorzetto
- Imagem da capa: © iStock (tania_wild - ID: 866175518)
- Editoração eletrônica: Eramos Serviços Editoriais
- Ficha catalográfica

J54t
2. ed.

Jericó, Márcia Marques
Tratado de medicina interna de cães e gatos / Márcia Marques Jericó, João Pedro de Andrade Neto, Márcia Mery Kogika. - 2. ed. - Rio de Janeiro : Guanabara Koogan, 2023.
: il.

Apêndice
Inclui índice
ISBN 978-85-277-2643-6

1. Medicina veterinária - Manuais, guias, etc. 2. Cães - Doenças. 3. Gatos - Doenças. I. Andrade Neto, João Pedro de. II. Kogika, Márcia Mery. III. Título.

22-81511 CDD: 636.089
CDU: 636.09

Gabriela Faray Ferreira Lopes – Bibliotecária – CRB-7/6643

Colaboradores

Adriana de Siqueira
Médica-veterinária. Mestre e Doutora em Ciências pelo Programa de Patologia Experimental e Comparada da Faculdade de Medicina Veterinária e Zootecnia da Universidade Estadual de São Paulo (FMVZ/USP). Professora Assistente da Universidade Cruzeiro do Sul (UNICSUL). Membro da Associação Brasileira de Patologia Veterinária (ABPV) e Associação Brasileira de Medicina Veterinária Legal (ABMVL).

Adriana Tomoko Nishiya
Médica-veterinária. Especialista em Cirurgia Veterinária pelo Colégio Brasileiro de Cirurgia Veterinária (CBCV). Mestre em Ciências pelo Departamento de Farmacologia do Instituto de Ciências Biomédicas da Universidade de São Paulo (ICB/USP). Doutora em Ciências pelo Departamento de Oncologia da Faculdade de Medicina da Universidade de São Paulo (FM/USP). Membro da Associação Brasileira de Oncologia Veterinária (ABROVET).

Adriane Provasi
Médica-veterinária graduada pela Universidade Estadual de Londrina (UEL). Psicóloga graduada pela Universidade São Judas Tadeu (USJT). Residência em Clínica Médica, Cirurgia e Reprodução de Grandes Animais pela UEL. Mestre em Clínica Médica pelo Departamento de Clínica Veterinária da Faculdade de Medicina Veterinária e Zootecnia da Universidade de São Paulo (FMVZ/USP).

Adriano Tony Ramos
Médico-veterinário graduado pela Universidade da Região da Campanha (URCAMP). Mestre em Medicina Veterinária na Área de Concentração de Patologia Animal pela Universidade Federal de Pelotas (UFPel). Doutor em Medicina Veterinária na Área de Concentração de Patologia Vet erinária pela Universidade Federal de Santa Maria (UFSM). Professor Associado da Universidade Federal de Santa Catarina (UFSC). Membro da Associação Brasileira de Patologia Veterinária (ABPV).

Álan Gomes Pöppl
Médico-veterinário. Residência em Clínica e Cirurgia de Pequenos Animais no Hospital de Clínicas Veterinárias da Universidade Federal do Rio Grande do Sul (UFRGS). Mestre em Fisiologia pelo Laboratório de Metabolismo e Endocrinologia Comparada do Instituto de Ciências Básicas da Saúde da Universidade Federal do Rio Grande do Sul (ICBS/UFRGS). Doutor em Ciências Veterinárias pelo Programa de Pós-graduação em Ciências Veterinárias da Universidade Federal do Rio Grande do Sul (PPGCV/UFRGS). Professor Adjunto do Departamento de Medicina Animal da UFRGS. Membro da Associação Brasileira de Endocrinologia Veterinária (ABEV).

Alaor Aparecido Almeida
Farmacêutico-bioquímico. Especialista em Toxicologia Geral pelas Faculdades Integradas (UNYLEYA), Brasília/DF. Mestre em Farmacologia pelo Instituto de Biociências de Botucatu da Universidade Estadual Paulista Júlio de Mesquita Filho (IBB/Unesp), Botucatu/SP. Doutor em Ciências Biológicas na subárea Toxicologia Genética pelo IBB/Unesp, Botucatu/SP. Professor do Centro de Assistência Toxicológica (CEATOX) do IBB/Unesp, Botucatu/SP.

Alberto Soiti Yoshida
Médico-veterinário e Perito Criminal do Estado de São Paulo (SP). Mestre em Direito Coletivos e Difusos pela Universidade Metropolitana de Santos (UNIMES). Mestre em Patologia Experimental e Comparada pela Faculdade de Medicina Veterinária e Zootecnia da Universidade Estadual de São Paulo (FMVZ/USP). Doutor em Patologia Experimental e Comparada pela FMVZ/USP.

Alessandra Martins Vargas
Médica-veterinária. Mestre em Ciências pelo Instituto de Ciências Biomédicas da Universidade de São Paulo (ICB/USP). Doutoranda em Endocrinologia e Metabologia pela Universidade Federal de São Paulo (Unifesp). Coordenadora do curso de Especialização *Lato sensu* em Endocrinologia e Metabologia de Cães e Gatos da Associação Nacional de Clínicos Veterinários de Pequenos Animais (ANCLIVEPA/SP). Membro da Associação Brasileira de Endocrinologia Veterinária (ABEV).

Alessandro Rodrigues de Carvalho Martins
Médico-veterinário. Residência em Anestesiologia Veterinária pela Universidade Estadual Paulista Júlio de Mesquita Filho, Jaboticabal/SP. Especialista em Anestesiologia Veterinária pela Faculdade de Medicina Veterinária e Zootecnia da Universidade Estadual de São Paulo (FMVZ/USP). Especialista em Terapia Intensiva e Emergência pela Universidade Federal do Agreste de Pernambuco (UFAPE). Doutor em Anestesiologia pela FMVZ/USP. Coordenador da Pós-graduação em Anestesiologia da UFAPE. Coordenador da Pós-graduação em Terapia intensiva e Emergência Veterinária da UFAPE. Sócio-proprietário da UFAPE Intercursos.

Alexandre Aparecido Mattos da Silva Rego
Médico-veterinário pela Universidade Estadual de Londrina (UEL). Perito Criminal do Instituto de Criminalística da Superintendência da Polícia Técnico-Científica de São Paulo (IC/SPTC). Especialista em Patologia Experimental e Comparada pela Faculdade de Medicina Veterinária e Zootecnia da Universidade de São Paulo (FMVZ/USP). Especialista em Medicina Veterinária Forense pelo Instituto de Medicina Social e Criminologia de São Paulo (IMESC). Mestre em Patologia Experimental e Comparada pela FMVZ/USP.

Alexandre Gonçalves Teixeira Daniel
Médico-veterinário. Especialista em Medicina Felina pelo American Board of Veterinary Practitioners (ABVP). Mestre em Clínica Veterinária pela Faculdade de Medicina Veterinária e Zootecnia da Universidade de São Paulo (FMVZ/USP). Membro da International Society of Feline Medicine (ISFM).

Alexandre Lima de Andrade
Médico-veterinário. Especialista em Oftalmologia Veterinária pelo Conselho Federal de Medicina Veterinária (CFMV). Mestre em Cirurgia Veterinária pela Faculdade de Ciências Agrárias e Veterinárias da Universidade Estadual Paulista Júlio de

Mesquita Filho (FCAV/Unesp), Jaboticabal/SP. Doutor em Cirurgia e Cirurgia Experimental pela Faculdade de Medicina da Universidade Estadual Paulista Júlio de Mesquita Filho (FMB/ Unesp), Botucatu/SP. Professor Associado da Faculdade de Medicina Veterinária da Universidade Estadual Paulista Júlio de Mesquita Filho (FMV/Unesp), Araçatuba/SP. Membro e diplomado pelo Colégio Brasileiro de Oftalmologistas Veterinários (CBOV).

Alexandre Merlo
Médico-veterinário. Especialista em Farmacologia Clínica pela Faculdade Oswaldo Cruz (FOC). Residência em Clínica Médica de Cães e Gatos no Hospital Veterinário da Faculdade de Medicina Veterinária e Zootecnia da Universidade de São Paulo (FMVZ/USP). Mestre em Clínica Veterinária pela FMVZ/USP.

Aline Machado de Zoppa
Médica-veterinária. Mestre em Cirurgia pela Faculdade de Medicina Veterinária e Zootecnia da Universidade de São Paulo (FMVZ/USP). Professora Titular de Cirurgia da Universidade Anhembi Morumbi (UAM). Membro da Associação Brasileira de Oncologia Veterinária (ABROVET).

Aline Santana da Hora
Médica-veterinária. Mestre em Clínica Veterinária pela Faculdade de Medicina Veterinária da Universidade de São Paulo (FMVZ/USP). Doutora em Ciências pela FMVZ/USP. Professora Adjunta da Faculdade de Medicina Veterinária da Universidade Federal de Uberlândia (UFU).

Ana Carolina Brandão de Campos Fonseca Pinto
Médica-veterinária graduada pela Faculdade de Medicina Veterinária e Zootecnia da Universidade de São Paulo (FMVZ/ USP). Mestre em Clínica Veterinária pela FMVZ/USP. Doutora em Cirurgia pela FMVZ/USP. Membro do Colégio Brasileiro de Radiologia Veterinária (CBRV). Professora Associada do Departamento de Cirurgia da FMVZ/USP. Residente em Diagnóstico por Imagem pela Purdue University (PU).

Ana Carolina Inácio Ruiz
Médica-veterinária. Especialista em Terapia Intensiva de Pequenos Animais pelo Instituto PAV – Programa de Aperfeiçoamento Veterinário.

Ana Claudia Balda
Médica-veterinária. Mestre e Doutora pela Faculdade de Medicina Veterinária da Universidade de São Paulo (FMVZ/ USP). Professora de Clínica Médica do Centro Universitário das Faculdades Metropolitanas Unidas (FMU). Membro da FMU.

Ana Paula Bochi
Médica-veterinária. Especialista em Endocrinologia Veterinária pela Associação Nacional de Clínicos Veterinários de Pequenos Animais (ANCLIVEPA/SP). Mestre em Ciências pela Faculdade de Medicina da Universidade de São Paulo (FM/USP).

André Martins Gimenes
Médico-veterinário. Especialista em Cirurgia e Anestesiologia pela Universidade Estadual Paulista Júlio de Mesquita Filho (Unesp), Botucatu/SP. Mestre em Medicina Veterinária na Área de Anestesiologia pela Unesp, Botucatu/SP. Doutor em Ciências na Área de Cardiologia pela Faculdade de Medicina Veterinária da Universidade de São Paulo (FMVZ/USP).

André Luis Selmi
Médico-veterinário pela Universidade Estadual Paulista Júlio de Mesquita Filho (Unesp). Sócio-fundador da Associação Brasileira de Ortopedia e Traumatologia Veterinária (OTV). Diplomado pelo Colégio Brasileiro de Cirurgia e Anestesiologia Veterinária (CBCAV).

Andre Shih
Médico-veterinário graduado pela Universidade de São Paulo, com extensão na Escola de Medicina Veterinária da Madison da Universidade de Wisconsin. Atuou como médico-veterinário Critical Care no Centro de Referência Fox Valley Animal. Residência em Anestesiologia Veterinária pela University of Florida. Professor Adjunto com Fellowship em Emergência e Cuidados do Paciente Crítico na University of Florida, com área de Pesquisa em Ressuscitação Cardiopulmonar e Monitorização Hemodinâmica Avançada.

Andrea Pires dos Santos
Professora de Patologia Clínica Veterinária da Purdue University (PU). Mestre em Patologia Clínica Veterinária pela Universidade Federal de Santa Maria (UFSM). Doutora em Patologia Clínica Veterinária pela Universidade Federal do Rio Grande do Sul (UFRGS).

Andreia Oliveira Latorre
Toxicologista Regulatória para América Latina pela (Basf S.A.). Especialista em Medicina Veterinária pela Faculdade de Medicina Veterinária e Zootecnia da Universidade de São Paulo (FMVZ/USP). Mestre e Doutora em Ciências, enfoque em Imunotoxicologia, pela FMVZ/USP. Membro da Sociedade Brasileira de Toxicologia (SBTOX).

Anna Carolina Barbosa Esteves Maria
Mestre e Doutora em Ciências pelo Programa de Patologia Experimental e Comparada da Faculdade de Medicina Veterinária e Zootecnia da Universidade de São Paulo (FMVZ/USP). Assistente de Coordenação Pedagógica de Cursos Técnicos.

Anna Maria Schnabel
Médica-veterinária atuante na Área de Endocrinologia e Metabologia de Cães e Gatos. Especialista em Endocrinologia e Metabologia pela Associação Nacional de Clínicos Veterinários de Pequenos Animais (ANCLIVEPA/SP). Membro e sócia-fundadora da Associação Brasileira de Endocrinologia Veterinária (ABEV).

Annelise Carla Camplesi dos Santos
Médica-veterinária. Mestre e Doutora em Clínica Veterinária, subárea Toxicologia Animal, pela Faculdade de Medicina Veterinária e Zootecnia da Universidade de São Paulo (FMVZ/ USP). Pós-doutora em Medicina Veterinária pela Faculdade de Ciências Agrárias e Veterinárias da Universidade Estadual Paulista Júlio de Mesquita Filho (FCAV/Unesp), Jaboticabal/ SP. Professora Assistente Doutora do Departamento de Clínica e Cirurgia Veterinária da FCAV/Unesp, Jaboticabal/SP.

Archivaldo Reche Júnior
Médico-veterinário. Especialista em Medicina Felina pela American Board of Veterinay Practitioners (ABVP). Mestre em Clínica Veterinária pela Faculdade de Medicina Veterinária e Zootecnia da Universidade de São Paulo (FMVZ/USP). Doutor em Clínica Veterinária pela FMVZ/USP. Professor Associado do Departamento de Clínica Médica da FMVZ/USP.

Arina Lázaro Rochetti
Auxiliar de Laboratório. Mestre em Ciências pela Faculdade de Zootecnia e Engenharia de Alimentos da Universidade de São Paulo (FZEA/USP).

Arine Pellegrino
Médica-veterinária responsável pelo setor de Cardiologia da Gattos Clínica Especializada em Medicina Felina. Especializada em Cardiologia Veterinária pela Associação Nacional de Clínicos Veterinários de Pequenos Animais (ANCLIVEPA/SP). Residência em Clínica Médica de Pequenos Animais pela Faculdade de Medicina Veterinária e Zootecnia da Universidade de São Paulo (FMVZ/USP). Mestre em Ciências e Doutora em Ciências – Clínica Médica – pela FMVZ/USP. Membro do Programa Internacional de Triagem de Cardiomiopatia Hipertrófica Felina (Pawpeds).

Aulus Cavalieri Carciofi
Médico-veterinário. Especialista em Nutrição e Nutrição Clínica de Cães e Gatos. Mestre em Nutrição Animal pela Faculdade de Medicina Veterinária e Zootecnia da Universidade de São Paulo (FMVZ/USP). Doutor em Clínica Veterinária pela FMVZ/USP. Professor Livre Docente da Faculdade de Ciências Agrárias e Veterinárias da Universidade Estadual Paulista Júlio de Mesquita Filho (FCAV/Unesp). Presidente da Sociedade Brasileira de Nutrição e Nutrologia de Cães e Gatos (SBNutripet) e da European Society of Veterinary and Comparative Nutrition (ESVCN).

Beatriz de Carvalho Pato Vila
Médica-veterinária. Especialista em Clínica Médica de Pequenos Animais pela Universidade Estadual Paulista Júlio de Mesquita Filho (Unesp), Jaboticabal/SP. Mestre em Medicina Veterinária, ênfase em Cardiologia Veterinária, pela Unesp, Jaboticabal/SP. Doutoranda em Ciências Veterinárias, ênfase em Cardiologia Veterinária, pela Universidade Federal do Paraná (UFPR). Membro da Sociedade Brasileira de Cardiologia Veterinária (SBCV).

Bruna Maria Pereira Coelho Silva
Médica-veterinária graduada pela Faculdade de Medicina Veterinária e Zootecnia da Universidade de São Paulo (FMVZ/USP). Residência em Clínica e Cirurgia de Pequenos Animais pela FMVZ/USP. Especialista em Clínica Médica de Pequenos Animais pela FMVZ/USP. Médica-veterinária dos Serviços de Clínica Médica e Pronto Atendimento do Hospital Veterinário (HOVET) da FMVZ/USP. Professora dos cursos de Pós-graduação da Associação Nacional de Clínicos Veterinários de Pequenos Animais (ANCLIVEPA/SP).

Bruna Ruberti
Médica-veterinária. Especialista em Clínica Médica de Animais de Companhia pela Pontifícia Universidade Católica do Paraná (PUCPR). Mestre em Clínica Veterinária pela Universidade de São Paulo (USP).

Bruna Santiago Dias Portilho
Médica-veterinária. Especialista em Medicina Veterinária Intensiva pelo Instituto PAV – Programa de Aperfeiçoamento Veterinário. Membro da Academia Brasileira de Medicina Intensiva Veterinária (BVECCS).

Bruno Alonso Miotto
Médico-veterinário. Doutor em Clínica Médica pela Universidade de São Paulo (USP). Professor da Universidade de Santo Amaro (UNISA).

Bruno Cogliati
Médico-veterinário graduado pela Universidade de São Paulo (USP). Doutor em Patologia Experimental Comparada pela Faculdade de Medicina Veterinária e Zootecnia da Universidade de São Paulo (FMVZ/USP). Pós-doutor pelo Departamento de Gastroenterologia da Faculdade de Medicina da USP (FMUSP). Professor Associado na área de Patologia Morfológica e Molecular do Departamento de Patologia da FMVZ/USP.

Bruno Testoni Lins
Médico-veterinário. Especialista em Cirurgia pelo Colégio Brasileiro de Cirurgia Veterinária (CBCV). Mestre em Cirurgia Veterinária pela Faculdade de Medicina Veterinária e Zootecnia da Universidade Estadual Paulista Júlio de Mesquita Filho (FMVZ/Unesp), Botucatu/SP. Doutor em Ciências pelo Instituto de Ortopedia e Traumatologia da Faculdade de Medicina da Universidade de São Paulo (IOT/USP). Sócio-proprietário da OrtoDerm Especialidades Veterinárias.

Camila Michele Appolinario
Médica-veterinária. Especialista em Doenças Infecciosas dos Animais Domésticos pela Faculdade de Medicina Veterinária e Zootecnia da Universidade Estadual Paulista Júlio de Mesquita Filho (FMVZ/Unesp), Botucatu/SP. Mestre e Doutora em Medicina Veterinária Preventiva pela FMVZ/Unesp, Botucatu/SP. Pós-doutora em Medicina Veterinária pela FMVZ/Unesp, Botucatu/SP. Pós-doutora em Neuroimunologia Viral pelo Institut Pasteur de Paris (IP). Professora Colaboradora no Departamento de Produção Animal e Medicina Veterinária Preventiva da FMVZ/Unesp, Botucatu/SP.

Cáris Maroni Nunes
Médica-veterinária. Mestre e Doutora em Epidemiologia Experimental e Aplicada a Zoonoses pela Faculdade de Medicina Veterinária e Zootecnia da Universidade de São Paulo (FMVZ/USP). Professora Associada Aposentada da Faculdade de Medicina Veterinária e Zootecnia da Universidade Estadual Paulista Júlio de Mesquita Filho (FMVZ/Unesp), Araçatuba/SP. Membro do Colégio Brasileiro de Parasitologia Veterinária (CBPV).

Carla Aparecida Batista Lorigados
Médica-veterinária graduada pela Faculdade de Medicina Veterinária e Zootecnia da Universidade de São Paulo (FMVZ/USP). Mestre em Clínica Médica pela FMVZ/USP. Doutora em Clínica Cirúrgica pela FMVZ/USP. Pós-doutora em Diagnóstico por Imagem pela FMVZ/USP. Professora Doutora do Departamento de Cirurgia da FMVZ/USP.

Carlos Eduardo Larsson
Médico-veterinário graduado pela Faculdade de Medicina Veterinária e Zootecnia da Universidade de São Paulo (FMVZ/USP). Sanitarista pela Faculdade de Saúde Pública da Universidade de São Paulo (FSP/USP). Doutor e Mestre em Saúde Pública pela FSP/USP. Pós-doutor em Clínica Veterinária pela Universitat Autónoma de Barcelona (UAB). Livre docente e Professor Titular da área de Patologia Médica da FMVZ/USP. Ex-docente das disciplinas Semiologia, Patologia Médica e Clínica Médica de Cães e Gatos do Departamento de Clínica Médica da FMVZ/USP. Ex-orientador e Ex-coordenador do Programa de Pós-graduação em Clínica Veterinária (CAPES-MEC). Ex-presidente do Conselho de Residência em Medicina Veterinária do HOVET/USP. Professor Colaborador Sênior da FMVZ/USP. Membro da Academia Paulista de Medicina

Veterinária (9ª Cadeira). Fundador, Sócio Honorário e Presidente da Sociedade Brasileira de Dermatologia Veterinária.

Carolina Dias Jimenez
Médica-veterinária graduada pela Universidade Paulista (UNIP). Residência pela Universidade Estadual de Londrina (UEL). Mestre pela Universidade Estadual Paulista Júlio de Mesquita Filho (Unesp), Botucatu/SP.

Carolina Santos Giordani Benevenuti
Cientista de Fermentação. Mestre em Bioprocessos pela Universidade Federal do Rio de Janeiro (UFRJ). Doutora em Engenharia de Processos Bioquímicos, ênfase em Fermentação de Gás, pela UFRJ. Cientista na empresa Secondcircle (DK).

Carolina Scarpa Carneiro
Médica-veterinária graduada pela Faculdade de Medicina Veterinária e Zootecnia da Universidade de São Paulo (FMVZ/USP). Mestre e Doutora em Cirurgia pela FMVZ/USP. 1ª Tesoureira da Associação Brasileira de Oncologia Veterinária (ABROVET).

Carolina Zaghi Cavalcante
Médica-veterinária. Especialista em Clínica Médica de Animais de Companhia pela Pontifícia Universidade Católica do Paraná (PUCPR). Residência em Clínica Médica de Animais de Companhia pela PUCPR. Mestre em Clínica Veterinária pela Universidade de São Paulo (USP). Doutora em Fisiologia Endócrina pela Universidade Federal do Paraná (UFPR). Professora Titular da PUCPR. Membro da Associação Brasileira de Endocrinologia Veterinária (ABEV).

Carsten Bandt
Médico-veterinário pela Free University of Berlin, College of Veterinary Medicine (Alemanha). Residência em Medicina Interna de Pequenos Animais pela Ludwig Maximilian University (Alemanha). Residência em Cuidados intensivos e Emergências pela Tufts University (Estados Unidos). Professor Assistente da disciplina de Emergência Médica, Departamento de Procedimentos Clínicos em Pequenos Animais da UF Healthy, College of Veterinary Medicine, University of Florida (Estados Unidos).

Ceres Berger Faraco
Médica-veterinária. Especialista em Toxicologia pela Pontifícia Universidade Católica do Rio Grande do Sul (PUCRS). Mestre em Psicologia Social pela PUCRS. Doutora em Psicologia pela PUCRS e Universidad de Valencia (UV). Professora do Instituto de Saúde e Psicologia Animal (INSPA). Membro da Asociación Veterinaria Latinoamericana de Zoopsiquiatría (AVLZ) e Associação Brasileira de Bem-Estar Animal (ABBEA).

César Augusto Dinóla Pereira
Médico-veterinário. Mestre em Microbiologia pelo Instituto de Ciências Biomédicas da Universidade de São Paulo (ICB/USP). Doutor em Microbiologia pelo ICB/USP. Professor Titular da Universidade Anhembi Morumbi (UAM) e Universidade de Santo Amaro (UNISA).

César Augusto Martins Ribeiro
Médico-veterinário. Especialista em Medicina Veterinária Intensiva pela Academia Brasileira de Medicina Intensiva Veterinária (BVECCS) e Conselho Federal de Medicina Veterinária (CFMV). Mestre em Ciência Animal pela Universidade de Franca (Unifran). COO do INTENSIVET Saúde Digital.

Cibele Figueira Carvalho
Médica-veterinária. MBA em Gestão de Clínicas e Hospitais pela Faculdade Getúlio Vargas (FGV). Mestre em Clínica Veterinária pela Faculdade de Medicina Veterinária e Zootecnia da Universidade de São Paulo (FMVZ/USP). Doutora em Radiologia pela Faculdade de Medicina da Universidade de São Paulo (FMUSP). Pós-doutora em Diagnóstico por Imagem: Ultrassonografia com Contraste por Microbolhas e Elastografia pela FMUSP. Diretora executiva e científica do Núcleo de Aperfeiçoamento em Ultrassonografia Veterinária (NAUS). Membro do Colégio Brasileiro de Radiologia Veterinária (CBRV) e Membro honorário da Associação Brasileira de Radiologia Veterinária (ABRV).

Cíntia Navarro Alves de Souza
Médica-veterinária e Advogada. Doutoranda pelo Programa de Pós-graduação em Patologia Experimental e Comparada da Faculdade de Medicina Veterinária e Zootecnia da Universidade de São Paulo (FMVZ/USP). Membro colaborador da Comissão de Defesa dos Direitos dos Animais (OAB/SP).

Cínthia Ribas Martorelli
Médica-veterinária. Mestre em Ciências pelo Departamento de Clínica Médica da Faculdade de Medicina Veterinária e Zootecnia da Universidade de São Paulo (FMVZ/USP). Doutora em Ciências pelo Departamento de Clínica Médica da FMVZ/USP. Professora de Pós-graduação da Faculdade da Associação Nacional de Clínicos Veterinários de Pequenos Animais (ANCLIVEPA/SP).

Clair Motos de Oliveira
Mestre e Doutor em Reprodução Animal pela Faculdade de Medicina Veterinária e Zootecnia da Universidade de São Paulo (FMVZ/USP). Professor na área de Obstetrícia e Ginecologia da FMVZ/USP.

Cláudia de Oliveira Domingos Schaeffter
Médica-veterinária graduada pela Faculdade de Medicina Veterinária e Zootecnia da Universidade de São Paulo (FMVZ/USP). Mestre em Anatomia dos Animais Domésticos pela FMVZ/USP. Doutora em Anatomia dos Animais Domésticos pela FMVZ/USP. Atuou como Professora da disciplina de Diagnóstico por Imagem da Faculdade de Medicina Veterinária da Universidade Anhembi Morumbi (UAM). Membro do Colégio Brasileiro de Radiologia Veterinária (CBRV). Responsável técnica pelo serviço de Ultrassonografia do Núcleo Diagnóstico Veterinário, São Paulo/SP.

Claudia Filoni
Médica-veterinária graduada pela Universidade de São Paulo (USP). Mestre em Medicina Veterinária pela USP. Doutora em Ciências pela USP. Pós-doutora pela Universidade Estadual Paulista Júlio de Mesquita Filho (Unesp).

Claudia Rodrigues Emilio de Carvalho
Médica-veterinária e Advogada. Especialista em Oncologia Veterinária pelo Instituto Bioethicus. Doutora em Ciências pelo Instituto de Pesquisas Energéticas e Nucleares (IPEN-CNEN). Doutoranda em Ciência Jurídica no Doutorado Interinstitucional (DINTER) U:Verse.

Claudio Correa Natalini
Médico-veterinário. Especialista em Anestesia e Analgesia Veterinária pelo American College of Veterinary Anesthesia and Analgesia. Mestre em Cirurgia Veterinária pela Universidade Federal de Santa Maria (UFSM). Doutor em Anestesiologia Veterinária pela Universidade de Minnesota, EUA. Professor Associado de Anestesiologia Veterinária da Mississippi State University. Membro do Colégio Americano de Anestesiologia Veterinária.

Cláudio Roberto S. Mattoso
Médico-veterinário e Patologista Clínico. Especialista em Patologia Clínica Veterinária pela Faculdade de Medicina Veterinária e Zootecnia da Universidade Estadual Paulista Júlio de Mesquita Filho (FMVZ/Unesp), Botucatu/SP. Mestre e Doutor em Medicina Veterinária, área de Patologia Clínica Animal, pela FMVZ/Unesp, Botucatu/SP. Pós-doutor em Medicina Veterinária pela Escola de Veterinária da Universidade Federal de Minas Gerais (UFMG).

Cristina de Oliveira Massoco Salles Gomes
Médica-veterinária. Mestre em Patologia Experimental e Comparada pela Faculdade de Medicina Veterinária e Zootecnia da Universidade de São Paulo (FMVZ/USP). Doutora em Ciências pela FMVZ/USP. Professora Associada da FMVZ/USP. Membro da Associação Brasileira de Oncologia Veterinária (ABROVET).

Cynthia Lucidi
Medica-veterinária. Especialista em Patologia Clínica Veterinária pela University of Wisconsin-Madison (Diplomada pela American College of Veterinary Pathologists). Mestre em Patologia Clínica Veterinária pela Universidade Estadual Paulista Júlio de Mesquita Filho (Unesp), Botucatu/SP. Doutora em Patobiologia e Investigação Diagnóstica pela Michigan State University. Professora Assistente da Michigan State University. Membro da American College of Veterinary Pathologists (ACVP) e American Society for Veterinary Clinical Pathology (ASVCP).

Daniel Moura de Aguiar
Médico-veterinário. Especialista em Doenças Infecciosas dos Animais pela Faculdade de Medicina Veterinária e Zootecnia da Universidade Estadual Paulista Júlio de Mesquita Filho (FMVZ/Unesp), Botucatu/SP. Mestre em Ciências pelo Instituto de Ciências Biomédicas da Universidade de São Paulo (ICB/USP). Doutor em Medicina Veterinária pela Faculdade de Medicina Veterinária e Zootecnia da Universidade de São Paulo (FMVZ/USP). Professor Associado IV da Faculdade de Medicina Veterinária da Universidade Federal de Mato Grosso (UFMT). Membro da Rede Nacional de Vigilância de Vírus em Animais Silvestres (PREVIR) e do Coordinating Research on Emerging Arboviral Threats Encompassing the Neotropics (CREATE-NEO).

Daniel Soares Sanches
Médico-veterinário. Especialista em Patologia Animal pela Associação Brasileira de Patologia Veterinária (ABPV). Mestre e Doutor em Ciências pela Faculdade de Medicina Veterinária e Zootecnia da Universidade de São Paulo (FMVZ/USP). Membro da Associação Brasileira de Patologia Veterinária (ABPV).

Daniela Ota Hisayasu Suzuki
Engenheira Eletricista. Mestre e Doutora na área de Engenharia Biomédica pela Universidade Federal de Santa Catarina (UFSC). Professora Associada da UFSC.

Denise Maria Nunes Simões
Médica-veterinária graduada pela Faculdade de Medicina Veterinária e Zootecnia da Universidade de São Paulo (FMVZ/USP). Especialista em Clínica Médica pela FMVZ/USP. Residência em Clínica e Cirurgia de Pequenos Animais pela FMVZ/USP. Médica-veterinária do Hospital Veterinário da FMVZ/USP. Sócia-fundadora e Ex-diretora científica da Associação Brasileira de Endocrinologia Veterinária (ABEV). Sócia-proprietária da All Care Vet.

Denise Tabacchi Fantoni
Médica-veterinária graduada pela Universidade de São Paulo (USP). Mestre em Patologia Experimental e Comparada pela Faculdade de Medicina Veterinária e Zootecnia da Universidade de São Paulo (FMVZ/USP). Doutora em Clínica Cirúrgica Veterinária pela FMVZ/USP. Livre-docente na USP. Professora Titular do Departamento de Cirurgia da FMVZ/USP. Responsável pelo Serviço de Anestesia da USP.

Didier Quevedo Cagnini
Médico-veterinário graduado pela Universidade Federal de Santa Maria (UFSM). Residência em Patologia Veterinária pela Universidade Estadual Paulista Júlio de Mesquita Filho (Unesp), Botucatu/SP. Mestre e Doutor em Medicina Veterinária pela Unesp, Botucatu/SP. Professor Adjunto C2 na Universidade Federal de Jataí (UFJ). Membro da Associação Brasileira de Patologia Veterinária (ABPV).

Diego Dare da Silva
Médico-veterinário e Professor Universitário. Residência em Clínica Médica de Animais de Companhia pela Universidade Estadual de Londrina (UEL). Especialista em Endocrinologia e Metabologia de Pequenos Animais pela Faculdade Qualittas. Mestre em Clínicas Veterinárias, ênfase em Endocrinologia Veterinária, pela UEL. Professor do Departamento de Medicina Veterinária da Universidade Estadual de Maringá (UEM), responsável pelas disciplinas de Clínica Médica de Pequenos Animais e Semiologia Veterinária.

Douglas dos Santos e Castro
Médico-veterinário graduado pela Universidade Castelo Branco (UCB). Mestre em Medicina Veterinária, ênfase em Ciências Clínicas, pela Universidade Federal Rural do Rio de Janeiro (UFRRJ). Doutor em Ciências Cardiovasculares pela Universidade Federal Fluminense/HUAP (UFF). Professor Substituto da disciplina Anestesiologia e Técnicas Cirúrgicas da UFRRJ no período de 2013 a 2015. Pesquisador Colaborador na área de Anestesiologia no laboratório de Pesquisa Animal Firmino Marsico Filho da Pós-graduação em Clínica e Reprodução Animal da UFF.

Eduardo Roberto Alcântara Del-Campo
Médico-veterinário. Mestre em Direito Penal pela Faculdade de Direito da Universidade de São Paulo (FDUSP). Doutor em Direito Penal pela FDUSP. Professor de Medicina Legal e Criminalística da Faculdade de Direito da Pontifícia Universidade Católica de São Paulo (PUC-SP). Professor de Medicina Legal e Criminalística da Faculdade de Direito do Centro Universitário da Fundação Armando Álvares Penteado (FAAP). Procurador de Justiça.

Elaine Cristina Soares
Mestre em Clínica Veterinária pela Faculdade de Medicina Veterinária e Zootecnia da Universidade de São Paulo (FMVZ/USP). Doutora em Clínica Veterinária pela FMVZ/

USP. Professora Associada da Faculdade de Medicina Veterinária da Universidade Anhembi Morumbi (UAM). Membro da Sociedade Brasileira de Cardiologia Veterinária (SBCV).

Élcio de Souza Leal
Médico-veterinário. Mestre em Virologia pela Universidade Federal do Rio Grande do Sul (UFRGS). Doutor em Biotecnologia pela Universidade de São Paulo (USP). Professor Adjunto da Universidade Federal do Pará (UFPA).

Elton Figueiroa Medeiros de Souza
Médico-veterinário. Especialista em Terapia Intensiva Veterinária de Pequenos Animais pela Universidade Federal Rural do Semi-Árido (UFERSA/Equalis). Mestre em Ciências Veterinárias pela Universidade Federal Rural de Pernambuco (UFRPE).

Eunice Akemi Kitamura
Médica-veterinária. Residência em Clínica Médica de Pequenos Animais pela Faculdade de Medicina Veterinária e Zootecnia da Universidade Estadual Paulista Júlio de Mesquita Filho (FMVZ/Unesp), Botucatu/SP. Mestre e Doutora em Clínica Veterinária pela FMVZ/Unesp, Botucatu/SP. Professora do curso de Medicina Veterinária do Instituto Federal Catarinense (IFC), Araquari/SP.

Fabiana Cecília Cassiano
Médica-veterinária. Especialista em Medicina Felina pela Equalis.

Fabiano de Granville Ponce
Médico-veterinário. Especialista em Cirurgia e Anestesia pela Universidade Estadual Paulista Júlio de Mesquita Filho (Unesp), Botucatu/SP. MBA na Escola Superior de Propaganda e Marketing e MBA na Fundação Dom Cabral (FDC). Professor Coordenador da Fundação para o Desenvolvimento Médico e Hospitalar (FAMESP).

Fábio dos Santos Nogueira
Médico-veterinário graduado pelo Centro Regional Universitário de Espírito Santo do Pinhal (UniPinhal). Especialista em Oftalmologia e Microcirurgia Ocular pelo Instituto Qualittas. Sócio-proprietário do Hospital Veterinário Mundo Animal. Mestre e Doutor em Clínica Veterinária pela Universidade Estadual Paulista Júlio de Mesquita Filho (Unesp), Botucatu/SP. Presidente do Grupo de Estudos em Leishmaniose (BRASILEISH). Coordenador do curso de Medicina Veterinária da Fundação Educacional de Andradina (FEA). Professor das disciplinas de Clínica Médica e Semiologia de Pequenos Animais. Experiência na área de Medicina Veterinária, com ênfase em Clínica Veterinária. Atuação principalmente no seguinte tema: atendimento clínico e imunoprofilaxia de animais com leishmaniose visceral em áreas endêmicas e de oftalmologia.

Fábio Okutani Kozu
Médico-veterinário pela Universidade Paulista (UNIP). Mestre em Técnicas Operatórias e Cirurgia Experimental pela Universidade Federal de São Paulo (Unifesp).

Fabiola Elizabeth Villanova
Bióloga. Mestre em Saúde da Mulher pela Universidade Federal de São Paulo (UNIFESP). Doutora em Ciências da Saúde pela Universidade de São Paulo (USP). Professora Adjunta da Universidade Federal do Pará (UFPA).

Fabrício Lorenzini Aranha Machado
Médico-veterinário. Pós-graduado e Residência em Clínica Médica de Pequenos Animais pela Universidade de Santo Amaro (UNISA). Mestre em Clínica Médica de Pequenos Animais pela Faculdade de Medicina Veterinária e Zootecnia da Universidade de São Paulo (FMVZ-USP). Professor do curso de Medicina Veterinária da Universidade Anhembi Morumbi (UAM). Membro da Associação Brasileira de Endocrinologia Veterinária (ABEV). Atendimento clínico em Endocrinologia de Pequenos Animais na Clínica NAYA Especialidades Veterinárias. Perito Alfandegário Aeroportuário pela Receita Federal do Brasil (RFB).

Fernanda Auciello Salvagni
Médica-veterinária. Doutora em Patologia Experimental e Comparada pela Faculdade de Medicina Veterinária e Zootecnia da Universidade de São Paulo (FMVZ/USP).

Fernanda Chicharo Chacar
Médica-veterinária. Residência em Clínica Médica de Pequenos Animais pela Faculdade de Medicina Veterinária e Zootecnia da Universidade Estadual Paulista Júlio de Mesquita Filho (FMVZ/Unesp). Especialista em Medicina de Felinos pela Associação Nacional de Clínicos Veterinários de Pequenos Animais de São Paulo (ANCLIVEPA/SP). Mestre e Doutora em Ciências, com ênfase em Nefrologia e Urologia, pela Faculdade de Medicina Veterinária e Zootecnia da Universidade de São Paulo (FMVZ/USP). Professora Doutora do Instituto Federal de Educação, Ciência e Tecnologia do Sul de Minas Gerais (IFSULDEMINAS), Muzambinho/MG. Membro da American Society of Veterinary Nephrology and Urology (ASVNU).

Fernanda de Assis Bueno Auler
Médica-veterinária. Mestre e Doutora em Ciências pelo Departamento de Cirurgia da Faculdade de Medicina Veterinária da Universidade de São Paulo (FMVZ/USP).

Fernanda Lie Yamaki
Médica-veterinária. Mestre e Doutora em Clínica Veterinária pela Faculdade de Medicina Veterinária e Zootecnia da Universidade de São Paulo (FMVZ/USP).

Fernanda Rodrigues Leomil
Médica-veterinária graduada pelo Centro Regional Universitário de Espírito Santo do Pinhal (UniPinhal). Mestre em Anatomia dos Animais Domésticos e Silvestres pela Universidade de São Paulo (USP). Professora Assistente da Pontifícia Universidade Católica de Minas Gerais (PUC Minas), Campus Poços de Caldas.

Fernando Carlos Pellegrino
Médico-veterinário. Especialista em Docência Universitária (Universidad de Buenos Aires). Doutor pela Universidad de Buenos Aires. Professor Titular na Facultad de Ciencias Veterinarias da Universidad de Buenos Aires. Membro da Asociación Argentina de Neurología Veterinaria (Neurovet Argentina) e Asociación Latinoamericana de Neurología Veterinaria (NEUROLATINVET).

Fernando Paiva
Médico-veterinário. Especialista em Diagnóstico Médico Veterinário pela Universidade Federal de Mato Grosso do Sul (UFMS). Especialista em Parasitologia Veterinária pela Universidade Federal Rural do Rio de Janeiro (UFRRJ). Mestre em Medicina Veterinária pela UFRRJ. Doutor em Ciências,

com ênfase em Biologia da Relação Patógeno-Hospedeiro, pela Universidade de São Paulo (USP). Professor Titular da UFMS. Membro do Colégio Brasileiro de Parasitologia Veterinária (CBPV).

Flávia G. Braz da Cruz
Médica-veterinária. Mestre em Clínica de Pequenos Animais pela Universidade Federal Fluminense (UFF). Membro da Associação Brasileira de Endocrinologia Veterinária (ABEV).

Flavia Maria Tavares Manoel Zimmer
Médica-veterinária. Mestre pela Universidade Federal Fluminense (UFF). Membro da Associação Veterinária de Endocrinologia Veterinária (ABEV).

Flávia Quaresma Moutinho
Especialista em Clínica Médica de Pequenos Animais pelo Programa de Residência pela Universidade Estadual Paulista Júlio de Mesquita Filho (FMVZ/Unesp), Botucatu/SP. Mestre e Doutora em Medicina Veterinária, área de Clínica Cirúrgica Animal, pela FMVZ/Unesp, Botucatu/SP. Docente do Centro Universitário Sudoeste Paulista (UniFSP). Proprietária da Clínica Veterinária Quaresma.

Flávio Cesar Viani
Médico-veterinário graduado pela Faculdade de Medicina Veterinária e Zootecnia da Universidade de São Paulo (FMVZ/USP). Especialista em Design Instrucional pelo Serviço Nacional de Aprendizagem Comercial (SENAC). Mestre em Microbiologia pelo Instituto de Ciências Biomédicas da Universidade de São Paulo (ICB/USP). Doutor em Microbiologia pelo ICB/USP. Professor Assistente da Universidade Cruzeiro do Sul (UNICSUL).

Franz Naoki Yoshitoshi
Médico-veterinário. Mestre em Cirurgia pelo Departamento de Cirurgia da Faculdade de Medicina Veterinária e Zootecnia da Universidade de São Paulo (FMVZ/USP). Diretor do Endoscopet. Conselheiro da Associação Nacional de Médicos Veterinários (ANMV). Socio-fundador e Vice-Presidente na gestão de 2019-2021 do Colégio Brasileiro de Endoscopia e Videocirurgia Veterinária (CBEVV). Sócio do Colégio Brasileiro de Cirurgia Veterinária (CBCAV).

Gabriela Siqueira Martins
Médica-veterinária. Mestre em Medicina Veterinária pela Faculdade de Ciências Agrárias e Veterinárias da Universidade Estadual Paulista Júlio de Mesquita Filho (Unesp), Jaboticabal/SP. Doutora em Reprodução Animal pela Faculdade de Medicina Veterinária e Zootecnia da Universidade de São Paulo (FMVZ/USP).

Giovana Wingeter Di Santis
Médica-veterinária. Especialista em Patologia Animal pela Faculdade de Medicina Veterinária e Zootecnia da Universidade Estadual Paulista Júlio de Mesquita Filho (FMVZ/Unesp), Botucatu/SP. Mestre em Patologia Animal pela FMVZ/Unesp, Botucatu/SP. Doutora em Patologia Animal pela FMVZ/Unesp, Botucatu/SP. Professora Adjunta da Universidade Estadual de Londrina (UEL). Membro da Associação Brasileira de Patologia Veterinária (ABPV).

Gisele Moraes dos Santos Reginaldo
Especialista em Clínica Médica de Pequenos Animais pela Universidade Estadual Paulista Júlio de Mesquita Filho (Unesp). Mestre em Ciência Animal, área de Medicina Veterinária Preventiva e Produção Animal, pela Unesp. Professora na Unesp, Fernandópolis/SP.

Gracy Canto Gomes Marcello
Médica-veterinária. Residência em Laboratório Clínico Veterinário pela Faculdade de Medicina Veterinária e Zootecnia da Universidade Estadual Paulista Júlio de Mesquita Filho (FMVZ/Unesp), Botucatu/SP. Mestre em Clínica Veterinária e Reprodução Animal pela Universidade Federal Fluminense (UFF). Doutora em Clínica Veterinária e Reprodução Animal pela UFF.

Gregor Serša
Chefe do Departamento de Oncologia do Instituto de Oncologia de Ljubljana. Professor da Faculdade de Ciências da Saúde da Universidade de Ljubljana.

Guilherme Gonçalves Pereira
Médico-veterinário. Mestre em Clínica Veterinária pela Faculdade de Medicina Veterinária e Zootecnia da Universidade de São Paulo (FMVZ/USP). Doutor em Ciências pela FMVZ/USP. Coordenador do curso de Pós-graduação em Cardiologia Veterinária pela Associação Nacional de Clínicos Veterinários de Pequenos Animais (ANCLIVEPA/SP).

Guilherme Teixeira Goldfeder
Médico-veterinário. Especialista em Fisiologia do Exercício pela Universidade Federal de São Paulo (UNIFESP). Sócio da empresa Goldfeder Cardiologia e Cateterismo Veterinário.

Hamilton Lorena da Silva Júnior
Médico-veterinário graduado pela Universidade de Marília (UNIMAR), área de atuação em Nutrição Clínica de Cães e Gatos.

Heidge Fukumasu
Médico-veterinário e Professor Universitário. Doutor em Ciências pela Faculdade de Medicina Veterinária e Zootecnia da Universidade de São Paulo (FMVZ/USP). Professor Associado da Faculdade de Zootecnia e Engenharia de Alimentos da Universidade de São Paulo (FZEA/USP). Membro da Associação Brasileira de Oncologia Veterinária (ABROVET), da American Association for Cancer Research (AACR), da American Association for the Advancement of Science (AAAS) e da Comissão Técnica Nacional de Biossegurança (CTNBio).

Heidi Valquíria Ponge Ferreira
Médica-veterinária. Especialista em Perícias Forenses pelo Instituto de Medicina Social e Criminologia de São Paulo (IMESC).

Helena Ferreira
Professora Universitária. Médica-veterinária aposentada. Mestre em Clínica Veterinária pela Universidade Federal de Minas Gerais (UFMG). Doutora em Clínica Veterinária pela Faculdade de Medicina Veterinária e Zootecnia da Universidade Estadual Paulista Júlio de Mesquita Filho (FMVZ/Unesp). Professora Adjunta e Titular da FMVZ/Unesp, Botucatu/SP.

Helenice de Souza Spinosa
Médica-veterinária. Mestre em Fisiologia pelo Instituto de Ciências Biomédicas e Instituto de Biociências da Universidade de São Paulo (ICB-IB/USP). Doutora em Ciências, área de Farmacologia, pelo ICB-IB/USP. Professora Titular

da Faculdade de Medicina Veterinária e Zootecnia da Universidade de São Paulo (FMVZ/USP). Membro da Academia Paulista de Medicina Veterinária (APAMVET) (32ª Cadeira).

Heloisa Justen Moreira de Souza
Médica-veterinária. Especialista em Clínica e Cirurgia em Gatos Domésticos pela Universidade Federal Rural do Rio de Janeiro (UFRRJ). Mestre em Clínica Cirúrgica pela Universidade Federal Fluminense (UFF). Doutora pela UFF. Professora Titular da UFRRJ. Membro da Academia Brasileira de Clínicos de Felinos (ABFEL).

Henrique Augusto Souza Andrade
Médico-veterinário graduado pela Universidade Federal de Lavras (UFLA). Residência em Clínica Médica de Animais de Companhia pela UFLA. Especialista em Medicina Veterinária Intensiva pelo Instituto PAV – Programa de Aprimoramento Veterinário. Especialista em Cardiologia Veterinária pelo Instituto PAV. Mestre em Ciências Veterinárias com pesquisa em Cardiologia Veterinária pela UFLA. Membro da Sociedade Brasileira de Cardiologia Veterinária (SBCV). Vice-secretário e Membro da Academia Brasileira de Medicina Veterinária Intensiva (BVECCS).

Izabella de Macedo Henrique
Biomédica. Especialista em Biotecnologia: Vacinas e Biofármacos. Mestranda em Farmácia pela Faculdade de Ciências Farmacêuticas da Universidade de São Paulo (FCF/USP).

Italmar Teodorico Navarro
Médico-veterinário e Professor Universitário. Especialista em Saúde Pública pela Escola de Saúde Pública do Paraná (ESPP). Mestre em Ciências dos Alimentos pela Universidade Estadual de Londrina (UEL). Doutor em Vigilância Epidemiológica e Aplicada às Zoonoses pela Universidade de São Paulo (USP). Membro do Colégio Brasileiro de Parasitologia Veterinária (CBPV) e da Associação Brasileira de Estudo e Controle da Toxoplasmose.

Ithana Monteiro Kosaka
Biomédica graduada pela Universidade Estadual Paulista Júlio de Mesquita Filho (Unesp), Botucatu/SP. Mestre em Virologia pela Universidade de São Paulo (USP). Doutora em Epidemiologia Molecular pela USP. Especialista de Produtos na Becton & Dickson Ind. Cir.

Irvênia Luiza de Santis Prada
Médica-veterinária graduada pela Faculdade de Medicina Veterinária e Zootecnia da Universidade de São Paulo (FMVZ/USP). Mestre e Doutora em Anatomia dos Animais Domésticos e Silvestres pela FMVZ/USP. Professora Emérita da FMVZ/USP. Membro da Academia Paulista de Medicina Veterinária (APAMVET) (21ª Cadeira).

Jane Megid
Medica-veterinária. Residência em Enfermidades Infecciosas dos Animais pela Faculdade de Medicina Veterinária e Zootecnia da Universidade Estadual Paulista Júlio de Mesquita Filho (FMVZ/Unesp), Botucatu/SP. Mestre e Doutora em Epidemiologia Aplicada às Zoonoses pela Faculdade de Medicina Veterinária e Zootecnia da Universidade de São Paulo (FMVZ/USP). Professora Titular da disciplina de Enfermidades Infecciosas dos Animais. Membro da FMVZ/Unesp, Botucatu/SP.

Jayme Augusto Peres
Médico-veterinário e Professor Universitário. Residência em Anatomia Patológica Veterinária pela Universidade Estadual Paulista Júlio de Mesquita Filho (Unesp), Botucatu/SP. Especialista em Perícia Veterinária Forense pela Universidade de Londrina (UEL). Mestre em Clínica Veterinária, com ênfase em Anatomia Patológica Veterinária pela Unesp, Botucatu/SP. Doutor em Clínica Veterinária, com ênfase em Toxicologia Veterinária, pela Unesp, Botucatu/SP. Professor Adjunto do curso de Medicina Veterinária da Universidade Estadual do Centro Oeste (UNICENTRO), Guarapuava/PR.

Jessika Cristina Alves da Silva
Biomédica. Mestranda em Ciências pelo Programa de Pós-graduação em Ciências – Toxinologia do Instituto Butantan.

João Fabio Soares
Médico-veterinário e Professor. Mestre e Doutor em Epidemiologia Experimental Aplicada às Zoonoses pela Faculdade de Medicina Veterinária e Zootecnia da Universidade de São Paulo (FMVZ/USP). Professor Adjunto na Faculdade de Veterinária da Universidade Federal do Rio Grande do Sul (FAVET/UFRGS), área de Doenças Parasitárias e Parasitologia. Membro do Colégio Brasileiro de Parasitologia Veterinária (CBPV).

João Luis Garcia
Professor. Especialista em Sanidade Animal pela Universidade Estadual de Londrina (UEL). Mestre em Sanidade Animal pela UEL. Doutor em Epidemiologia Experimental e Aplicada às Zoonoses pela Universidade de São Paulo (USP). Professor Associado da UEL. Membro do Colégio Brasileiro de Parasitologia Animal (CBPA).

João Manoel de Castro
Médico-veterinário. Mestre e Doutor em Medicina Veterinária, com ênfase em Epidemiologia Experimental e Aplicada às Zoonoses, pela Faculdade de Medicina Veterinária e Zootecnia da Universidade de São Paulo (FMVZ/USP).

João Ricardo da Mata
Médico-veterinário graduado pela Faculdade de Medicina Veterinária e Zootecnia da Universidade de São Paulo (FMVZ/USP). Procurador do Município de Guarulhos e Perito Judicial Autônomo. Advogado graduado pela Faculdade de Direito da Universidade de São Paulo (FD/USP). Aprimoramento na área de Patologia Forense.

José Fernando Garcia
Médico-veterinário graduado pela Faculdade de Medicina Veterinária e Zootecnia da Universidade de São Paulo (FMVZ/USP). Doutor em Reprodução Animal pela FMVZ/USP. Mestre em Ciências Veterinárias pela Universidade Federal do Rio Grande do Sul (UFRGS). Professor Adjunto da Universidade Estadual Paulista Júlio de Mesquita Filho (Unesp). Coordenador do Laboratório de Bioquímica e Biologia Molecular Animal da Unesp, Araçatuba/SP. Integrante do Centro Colaborador da Agência Internacional de Energia Atômica (IAEA) para Genômica e Bioinformática Animal. Membro da International Society of Animal Genetics (ISAG) e da International Embryo Transfer Society (IETS).

Joseph A. Impellizeri
Diplomado em Oncologia pela American College of Veterinary Internal Medicine. Membro do Royal College of Vete-

rinary Surgeons. Consultor em Oncologia na Antech Diagnostics. Veterinário credenciado pela NYS.

Juan Carlos Duque Moreno

Médico-veterinário. Especialista em Anestesiologia Veterinária pelo Colégio Brasileiro de Anestesiologia Veterinária (CBAV). Mestre e Doutor em Cirurgia Veterinária pela Faculdade de Ciências Agrárias e Veterinárias da Universidade Estadual Paulista Júlio de Mesquita Filho (FCAV/Unesp), Jaboticabal/SP. Professor Associado do Departamento de Medicina Veterinária do Setor de Ciências Agrárias da Universidade Federal do Paraná (UFPR). Membro do Colégio Brasileiro de Anestesiologia Veterinária (CBAV).

Julia Maria Matera

Doutora em Cirurgia pela Tierärztliche Hochschule Hannover, Alemanha. Professora Associada na Faculdade de Medicina Veterinária e Zootecnia da Universidade de São Paulo (FMVZ/USP). Professora Titular do Departamento de Cirurgia da FMVZ/USP. Membro da Veterinary Cancer Society, EUA.

Juliana Mariotti Guerra

Médica-veterinária. Mestre e Doutora em Patologia Experimental e Comparada pela Faculdade de Medicina Veterinária e Zootécnica da Universidade de São Paulo (FMVZ/USP). Pesquisadora Científica do Centro de Patologia do Instituto Adolfo.

Juliana Vieira Esteves

Medica-veterinária graduada pela Universidade de São Paulo. Médica pelo Centro Universitário Faculdade de Medicina do ABC (FMABC). Especialista em Medicina de Família pela FMABC. Mestre em Farmacologia e Toxicologia pela Faculdade de Medicina Veterinária e Zootecnia da Universidade de São Paulo (FMVZ/USP).

Júlio César Cambraia Veado

Médico-veterinário. Mestre em Medicina Veterinária pela Escola de Veterinária da Universidade Federal de Minas Gerais (UFMG). Doutor em Ciência da Vida e da Saúde pela Universidade de Paris XII. Professor Associado da Escola de Veterinária da UFMG. Membro do Colégio Brasileiro de Nefrologia e Urologia Veterinárias (CBNUV).

Karin Denise Botteon

Médica-veterinária. Residência em Clínica Médica de Pequenos Animais pela Universidade Estadual Paulista Júlio de Mesquita Filho (Unesp), Botucatu/SP. Mestre em Clínica Cirúrgica Veterinária, área de Medicina Transfusional, pela Faculdade de Medicina Veterinária e Zootecnia da Universidade de São Paulo (FMVZ/USP). Membro da Association of Veterinary Hematology and Transfusion Medicine (AVHTM) e International Society of Feline Medicine (ISFM).

Karina Velloso Braga Yazbek

Médica-veterinária. Doutora pelo Departamento de Cirurgia da Faculdade de Medicina Veterinária e Zootecnia da Universidade de São Paulo (FMVZ/USP). Coordenadora dos cursos de Especialização em Anestesiologia e Medicina Intensiva da Associação Nacional de Clínicos Veterinários de Pequenos Animais (ANCLIVEPA/SP). Supervisora do All Care VET/SP. Membro da Sociedade Brasileira de Dor.

Kátia Cristina Kimura

Médica-veterinária graduada pela Universidade Paulista (UNIP). Residência em Anatomia Patológica no Departamento de Patologia da Faculdade de Medicina Veterinária e Zootecnia da Universidade de São Paulo (FMVZ/USP). Mestre e Doutora em Patologia Experimental e Comparada pela FMVZ/USP. Professora na área da Patologia e Dermatologia do curso de Pós-graduação em Oncologia Veterinária da Universidade Anhembi Morumbi (UAM).

Katia Barão Corgozinho

Especialista em Cirurgia de Pequenos Animais pela Universidade Estadual Paulista Júlio de Mesquita Filho (Unesp), Botucatu/SP. Mestre em Patologia Clínica e Cirúrgica da Universidade Federal Rural do Rio de Janeiro (UFRRJ). Doutora em Ciência Veterinária pela Universidade Federal Fluminense (UFF). Pós-doutora pela UFRRJ.

Katia Denise Saraiva Bresciani

Médica-veterinária. Mestre em Patologia Animal e Doutora em Medicina Veterinária Preventiva pela Universidade Estadual Paulista Júlio de Mesquita Filho (Unesp), Jaboticabal/SP. Pós-doutora em Parasitologia pela Faculdade de Medicina Veterinária e Zootecnia da Unesp, Botucatu/SP. Pós-doutora em Redação Científica pela Unesp, Botucatu/SP, e Instituto de Educação de Lisboa, Portugal. Professora Associada da Unesp, Araçatuba/SP. Membro do Colégio Brasileiro de Parasitologia Veterinária (CBPV).

Keylla Helena Nobre Pacífico Pereira

Médica-veterinária. Mestre e Doutora em Clínica Veterinária pela Universidade Estadual Paulista Júlio de Mesquita Filho (Unesp), Botucatu/SP.

Khadine Kazue Kanayama

Médica-veterinária no Hospital Veterinário da Faculdade de Medicina Veterinária e Zootecnia da Universidade de São Paulo (HOVET/FMVZ/USP). Pós-graduada em Clínica Médica pela FMVZ/USP e em Endocrinologia e Metabologia de Pequenos Animais pela Associação Nacional de Clínicos Veterinários de Pequenos Animais (ANCLIVEPA/SP). Diretora Técnica de Serviços do HOVET/FMVZ/USP.

Lara Borges Keid

Médica-veterinária graduada pela Faculdade de Zootecnia e Engenharia de Alimentos da Universidade de São Paulo (FZEA/USP). Mestre em Reprodução Animal e Doutora em Epidemiologia Experimental Aplicada às Zoonoses pela Universidade de São Paulo (USP). Professora do Departamento de Zootecnia da Faculdade de Zootecnia e Engenharia de Alimentos da Universidade de São Paulo (FZEA/USP).

Leandro Fadel

Médico-veterinário. Especialista em Medicina Veterinária Intensiva pela Academia Brasileira de Medicina Intensiva Veterinária (BVECCS). Mestre em Ciências pela Faculdade de Medicina Veterinária e Zootecnia da Universidade de São Paulo (FMVZ/USP). Professor Adjunto da Universidade Luterana do Brasil (ULBRA/RS). Diretor do Hospital Veterinário Vettie.

Leandro Romano

Médico-veterinário. Pós-graduado em Neurologia Veterinária pela Universidade Anhembi Morumbi (UAM). Mestre em Ciência pelo Departamento de Cirurgia da Faculdade de Medicina Veterinária e Zootecnia da Universidade de São Paulo (FMVZ/USP). MBA em Gestão de Clínicas e Hospitais Veterinários pela Fundação para o Desenvolvimento Médico Hospitalar (FAMESP). Fundador do Instituto de Ortopedia e Neurologia ICONE. Fundador da Plataforma de Telemedicina Veterinária VETS4VET.

Leonardo Gaspareto dos Santos
Médico-veterinário. Especialista em Clínica Médica de Pequenos Animais pela Universidade Federal do Paraná (UFPR). Mestre em Ciências Veterinárias pela UFPR. Doutorando em Medicina Veterinária pela Universidade Federal de Santa Maria (UFSM).

Lilia Mara Mesquita Dutra
Médica-veterinária graduada pela Universidade de Santo Amaro (UNISA). Biomédica graduada pela Universidade Federal do Pará (UFPA). Doutora em Ciências, área de Microbiologia/Virologia, pelo Instituto de Ciências Biomédicas da Universidade de São Paulo (ICB/USP). Mestre em Ciências, área de Microbiologia/Micologia, pelo ICB/USP.

Lilian Caram Petrus
Médica-veterinária. Mestre em Clínica Veterinária pela Faculdade de Medicina Veterinária e Zootecnia da Universidade de São Paulo (FMVZ/USP). Doutora em Ciências pela FMVZ/USP. Professora de Cardiologia Veterinária da Fundação para o Desenvolvimento Médico e Hospitalar (FAMESP). Membro da Sociedade Brasileira de Cardiologia Veterinária (SBCV).

Lilian Rose Marques de Sá
Médica-veterinária. Especialista em Patologia pela Associação Brasileira de Patologia Veterinária (ABPV). MBA em Gestão e Tecnologia Ambientais do Programa de Educação Continuada da Escola Politécnica da Universidade de São Paulo (PECE/USP). Mestre e Doutora em Ciências pela Faculdade de Medicina Veterinária e Zootecnia da Universidade de São Paulo (FMVZ/USP). Professora Associada do Departamento de Patologia da FMVZ/USP.

Lucas Campos de Sá Rodrigues
Médico-veterinário graduado pela Universidade Paulista (UNIP). Mestre em Patologia Experimental e Comparada pela Faculdade de Medicina Veterinária e Zootecnia da Universidade de São Paulo (FMVZ/USP). Doutor em Clínica Veterinária pela FMVZ/USP. Pós-doutor em Oncologia pela Universidade de Wisconsin-Madison. Diretor-geral do Estima Hospital Veterinário e Pet&Cia.

Luciana Ahlf Bandini
Médica-veterinária. Especialista em Produção e Sanidade Animal em Biotério pela Universidade de São Paulo (USP). Mestre em Ciências pelo Instituto de Ciências Biológicas da Universidade de São Paulo (ICB/USP).

Luciana Arioli Maschietto
Médica-veterinária. Mestre em Clínica Médica pela Universidade de São Paulo (USP). Sócia-fundadora da Associação Brasileira de Endocrinologia Veterinária (ABEV).

Luciana da Silva Leal Karolewski
Médica-veterinária. Residência em Medicina Veterinária do Programa de Aprimoramento Profissional, área de Fisiopatologia da Reprodução e Obstetrícia. Mestre e Doutora em Medicina Veterinária, área de Reprodução Animal, pela Faculdade de Medicina Veterinária e Zootecnia da Universidade Estadual Paulista Júlio de Mesquita Filho (FMVZ/Unesp), Botucatu/SP. Professora Adjunta da Universidade Estadual de Ponta Grossa (UEPG), Ponta Grossa/PR.

Luciana da Silva Ruiz
Bióloga pela Universidade Estadual Paulista Júlio de Mesquita Filho (Unesp), Bauru/SP. Especialista em Micologia Médica pela Faculdade de Medicina da Unesp, Botucatu/SP. Mestre, Doutora e Pós-Doutora em Microbiologia pelo Instituto de Ciências Biomédicas da Universidade de São Paulo (USP). Pesquisadora Colaboradora em projetos de pesquisa na Faculdade de Odontologia, Departamento de Estomatologia, e no Instituto de Ciências Biomédicas, Departamento de Microbiologia, da USP. Pesquisadora Científica do Instituto Adolfo Lutz, regional Bauru.

Luciana de Almeida Lacerda
Médica-veterinária. Mestre em Ciências Veterinárias pela Universidade Federal do Rio Grande do Sul (UFRGS). Doutora em Ciências Veterinárias pela UFRGS. Membro da Associação Brasileira Veterinária de Hemoterapia e Medicina Transfusional (ABVHMT).

Luciana Leomil
Biomédica. Mestre em Ciências, área de Microbiologia, pela Universidade de São Paulo (USP). Doutora em Ciências, área de Microbiologia, pela USP.

Luciano Henrique Giovaninni
Médico-veterinário. Especialista em Clínica Médica de Cães e Gatos pelo Conselho Federal de Medicina Veterinária (CFMV) da Associação Nacional de Clínicos Veterinários de Pequenos Animais (ANCLIVEPA/SP). Mestre e Doutor em Ciências pela Faculdade de Medicina Veterinária e Zootecnia da Universidade de São Paulo (FMVZ/USP). Membro do Colégio Brasileiro de Nefrologia e Urologia Veterinárias (CBNUV) e da ANCLIVEPA/SP.

Luciana Neves Torres
Médica-veterinária graduada pela Faculdade de Medicina Veterinária e Zootecnia da Universidade de São Paulo (FMVZ/USP). Residência em Anatomia Patológica pelo Hospital Veterinário da Faculdade de Medicina Veterinária e Zootecnia da Universidade de São Paulo (HOVET/FMVZ/USP). Mestre em Medicina Veterinária pela FMVZ/USP. Atuou como médica-veterinária do Serviço de Patologia do Hospital Veterinário da Faculdade de Medicina Veterinária e Zootecnia da Universidade de São Paulo (HOVET/FMVZ/USP). Patologista Veterinária na IDEXX Brasil Laboratórios LTDA.

Luciana Peralta
Endocrinologista Clínica graduada pela Universidade Federal Fluminense (UFF). Mestre pela UFF. Sócia-fundadora da Associação Brasileira de Endocrinologia Veterinária (ABEV).

Luciano Pereira
Médico-veterinário. Mestre em Clínica de Pequenos Animais pela Universidade de São Paulo (USP).

Ludmila Rodrigues Moroz
Médica-veterinária. Especialista em Hematologia pela UFAPE Intercursos. Mestre e Doutora em Medicina Veterinária pela Faculdade de Medicina Veterinária e Zootecnia da Universidade de São Paulo (FMVZ/USP). Técnica administrativa em Ensino da Universidade Federal da Bahia (UFBA).

Luiz da Silveira Neto
Médico-veterinário. Mestre em Ciência Animal pela Faculdade de Medicina Veterinária e Zootecnia da Universidade Estadual Paulista Júlio de Mesquita Filho (FMVZ/Unesp), Araçatuba/SP. Doutor em Medicina Veterinária pela Unesp, Jaboticabal/SP. Professor Adjunto I da Universidade Federal do Tocantins (UFTO), Gurupi/TO.

Maja Čemažar
Chefe de Pesquisa e Educação do Instituto de Oncologia de Ljubljana. Editora Adjunta de Radiologia e Oncologia. Presidente da Comissão Nacional de Ética Animal. Membro do Conselho da OECI. Membro do subgrupo sobre o câncer da Comissão da UE.

Marcela Malvini Pimenta
Médica-veterinária. Mestre e Doutora em Ciências pela Faculdade de Medicina Veterinária e Zootecnia da Universidade de São Paulo (FMVZ/USP). Coordenadora científica da Tree Vet. Profissional Veterinário Amigo do Gato (CAT Friendly Veterinarian) certificada pela American Association of Feline Practitioners (AAFP).

Marcela Valle Caetano Albino
Médica-veterinária graduada pela Faculdade de Medicina Veterinária e Zootecnia da Universidade de São Paulo (FMVZ/USP). Pós-graduada e Residência em Clínica Médica de Pequenos Animais pela FMVZ/USP.

Marcelo Bittencourt Contieri
Médico-veterinário. Especialista em Anatomia Patológica pela Universidade de São Paulo (USP). Mestre em Anatomia Patológica Experimental e Comparada pela USP. Professor Adjunto da Universidade Nove de Julho (UNINOVE). Membro da Associação Brasileira de Patologia Veterinária (ABPV).

Marcelo de Souza Zanutto
Médico-veterinário e Professor Universitário. Mestre e Doutor em Clínicas Veterinárias pelo Departamento de Clínica Médica da Faculdade de Medicina Veterinária da Universidade de São Paulo (FMVZ/USP). Professor Associado do Centro de Ciências Agrárias, Departamento de Clínicas Veterinárias, da Universidade Estadual de Londrina (UEL). Membro da Academia Brasileira de Clínicos de Felinos (ABFel).

Marcelo Monte Mor Rangel
Médico-veterinário e Físico. Doutor em Ciências pela Faculdade de Medicina Veterinária e Zootecnia da Universidade de São Paulo (FMVZ/USP). Professor e Coordenador do curso de Eletroquimioterapia (reconhecido pela ISEBTT) da Vet Câncer Oncologia e Patologia Animal. Membro da International Society of Electroporation Based Technologies and Treatments (ISEBTT).

Marcelo Vasconcelos Meireles
Professor Universitário. Residência em Ornitopatologia pela Faculdade de Medicina Veterinária e Zootecnia da Universidade Estadual Paulista Júlio de Mesquita Filho (FMVZ/Unesp). Mestre em Patologia Veterinária pela Faculdade de Veterinária da Universidade Federal Fluminense (UFF). Doutor em Produção Animal pela Faculdade de Ciências Agrárias e Veterinárias da Universidade Estadual Paulista Júlio de Mesquita Filho (FCAV/Unesp), Jaboticabal/Unesp. Professor Associado da FMVZ/Unesp, Araçatuba/SP.

Marcia Aparecida Portela Kahvegian
Médica-veterinária. Doutora em Ciências pela Faculdade de Medicina da Universidade de São Paulo (FMUSP).

Márcio Antonio Brunetto
Residência em Nutrição Clínica de Cães e Gatos pela Faculdade de Ciências Agrárias e Veterinárias da Universidade Estadual Paulista Júlio de Mesquita Filho (FCAV/Unesp). Mestre e Doutor em Nutrição Clínica pela FCAV/Unesp. Coordenador do Centro de Pesquisas em Nutrologia de Cães e Gatos (CEPEN Pet) e do Grupo de Estudos Nutrição Pet da Faculdade de Medicina Veterinária e Zootecnia da Universidade de São Paulo (FMVZ/USP). Responsável pelo Serviço de Nutrologia Veterinária do Hospital Veterinário (HOVET) da FMVZ/USP. Professor Associado do Departamento de Nutrição e Produção Animal da FMVZ/USP.

Marco Antônio Rodrigues Fernandes
Físico Médico Hospitalar. Especialista em Física Radiológica, área de Radioterapia, pelo Hospital do Câncer Antonio Prudente da Escola de Cancerologia Celestino Bouroul (A.C. Camargo/ECBB). Mestre e Doutor em Tecnologia do Combustível Nuclear e Reatores de Potência pelo Instituto de Pesquisas Energéticas e Nucleares (IPEN/CNEN-SP) da Autarquia da Universidade de São Paulo (USP). Pós-doutor e Livre-docência pela Faculdade de Medicina de Botucatu da Universidade Estadual Paulista Júlio de Mesquita Filho (FMB/Unesp), Botucatu/SP. Professor Associado Livre-docente do Departamento de Infectologia, Dermatologia, Diagnóstico por Imagem e Radioterapia da FMB/Unesp. Membro da Comissão de Ética da Associação Brasileira de Física Médica (ABFM). Membro da Comissão de Física Médica da Sociedade Brasileira de Física (SBF). Sócio-efetivo da Sociedade Brasileira de Proteção Radiológica (SBPR) e da Associação Brasileira de Energia Nuclear (ABEN).

Maria Alessandra Martins Del Barrio
Mestre em Clínica Veterinária pela Faculdade de Medicina Veterinária e Zootecnia da Universidade de São Paulo (FMVZ/USP). Professora das disciplinas de Clínica e Doenças de Pequenos Animais da Pontifícia Universidade Católica de Minas Gerais (PUC Minas), Poços de Caldas/MG.

Maria Alice Kuster A. Gress
Médica-veterinária graduada pela Universidade Federal Fluminense (UFF). Mestre em Clínica, Cirurgia e Reprodução Animal pela UFF. Colaboradora na área de pesquisa em Anestesiologia do Laboratório de Pesquisa Animal Firmino Társico Filho. Pós-graduada em Medicina Veterinária pela UFF. Anestesista autônoma (Vet Clinic/RJ).

Maria Carmen Cioglia Dias Lima
Médica-veterinária. Mestre em Medicina e Cirurgia de Pequenos Animais pela Universidade Federal de Minas Gerais (UFMG). Membro da Sociedade Brasileira de Cardiologia Veterinária (SBCV).

Maria Carolina Farah Pappalardo
Médica-veterinária pela Universidade Estadual de Londrina (UEL). Residência em Clínica Médica pela UEL. Pós-graduada em Gastroenterologia pela Faculdade Qualittas. Presidente da Associação Brasileira de Gastroenterologia (FBG). Coordenadora da Pós-graduação em Gastroenterologia da UFAPE Intercursos.

Maria Cristina Nobre e Castro
Médica-veterinária pela Universidade Federal Fluminense (UFF). Residência em Clínica Médica de Pequenos Animais pela Universidade Estadual Paulista Júlio de Mesquita Filho (FMVZ/Unesp), Botucatu/SP. Mestre em Patologia Veterinária, área de Clínica Médica, pela Universidade Federal Rural do Rio de Janeiro (UFRRJ). Professora Titular do Departamento de Patologia e Clínica Veterinária da UFF. Coordenadora do Projeto de Extensão Grupo de Estudos e Ações em Clínica de Pequenos

Animais/Medicina Felina, e do Grupo de Estudo e Ações em Nefrourologia Veterinária da UFF (GEAnefro-VetUFF).

Maria de Lourdes Aguiar Bonadia Reichmann (*in memoriam*)
Professora Doutora em Medicina Veterinária. Assistente Técnica de Saúde do Instituto Pasteur, da Coordenadoria de Controle de Doenças, da Secretaria de Estado da Saúde de São Paulo (SES-SP).

Maria Denise Lopes
Médica-veterinária graduada pela Faculdade de Medicina Veterinária e Zootecnia da Universidade Estadual Paulista Júlio de Mesquita Filho (FMVZ/Unesp), Botucatu/SP. Professora Titular do Departamento de Reprodução Animal e Radiologia Veterinária da FMVZ/Unesp, Botucatu/SP. Mestre em Clínica e Cirurgia pela Universidade Federal de Minas Gerais (UFMG). Doutora em Fisiopatologia Médica pela FMVZ/Unesp, Botucatu/SP. Vice-diretora da FMVZ/Unesp, Botucatu/SP.

Maria Helena Matiko Akao Larsson
Mestre e Doutora em Saúde Pública pela Faculdade de Saúde Pública da Universidade de São Paulo (FSP/USP). Professora de Clínica Médica de Pequenos Animais. Professora Titular de Clínica Médica da Faculdade de Medicina Veterinária e Zootecnia da Universidade de São Paulo (FMVZ/USP). Professora Aposentada da FMVZ/USP.

Maria Lúcia Gomes Lourenço
Médica-veterinária. Professora Universitária da Faculdade de Medicina Veterinária e Zootecnia da Universidade Estadual Paulista Júlio de Mesquita Filho (FMVZ/Unesp), Botucatu/SP. Mestre e Doutora em Clínica Veterinária pela FMVZ/Unesp, Botucatu/SP.

Maria Lucia Zaidan Dagli
Médica-veterinária. Mestre e Doutora em Ciências pela Faculdade de Medicina Veterinária e Zootecnia da Universidade de São Paulo (FMVZ/USP). Professora Titular da FMVZ/USP. Membro da diretoria da Associação Brasileira de Oncologia Veterinária (ABROVET).

Mariana Fernandes Cavalcanti
Especialista em Oncologia pelo Hospital Albert Einstein/SP. Mestre em Patologia Geral pela Faculdade de Medicina da Universidade Federal de Minas Gerais (UFMG). Membro da Associação Brasileira de Oncologia Veterinária (ABROVET).

Marileda Bonafim Carvalho
Médica-veterinária graduada pela Universidade Estadual Paulista Júlio de Mesquita Filho (Unesp). Mestre em Medicina Veterinária, área de Clínica Médica, pela Escola de Veterinária da Universidade Federal de Minas Gerais (UFMG). Doutora em Fisiologia pela Faculdade de Medicina de Ribeirão Preto (FMRP/USP). Pós-doutora em Nefrologia e Urologia Veterinária pela University of Minnesota, EUA. Docente da Faculdade de Ciência Agrárias e Veterinárias da Universidade Estadual Paulista Júlio de Mesquita Filho (FCAV/Unesp).

Marina Nassif Arena
Médica-veterinária graduada pela Faculdade de Medicina Veterinária e Zootecnia da Universidade de São Paulo (FMVZ/USP). Aprimoramento Profissional em Anestesiologia e Cirurgia de Pequenos Animais pelo Hospital Veterinário das Faculdades Metropolitanas Unidas (FMU). Proprietária e Médica-veterinária do Centro Veterinário Oswaldo Cruz, São José dos Campos/SP. Médica-veterinária do setor de Cirurgia de Pequenos Animais da Clínica Veterinária Escola da Universidade do Vale do Paraíba (CVET/UNIVAP).

Mary Marcondes
Médica-veterinária. Mestre em Ciências, ênfase em Clínica Veterinária, pela Faculdade de Medicina Veterinária e Zootecnia da Universidade Estadual Paulista Júlio de Mesquita Filho (FMVZ/Unesp). Doutora em Ciências, ênfase em Clínica Veterinária, pela Faculdade de Medicina Veterinária e Zootecnia da Universidade de São Paulo (FMVZ/USP). Professora Associada Aposentada da FMVZ/Unesp. Membro do Grupo de Diretrizes de Vacinação da Associação Mundial de Clínicos Veterinários de Pequenos Animais (VGG/WSAVA).

Matheus Matioli Mantovani
Médico-veterinário. Mestre em Ciências Veterinária pela Universidade Federal de Lavras (UFLA). Doutor em Ciências pelo Departamento de Clínica Médica da Faculdade de Medicina Veterinária e Zootecnia da Universidade de São Paulo (FMVZ/USP). Professor Adjunto da Faculdade de Medicina Veterinária da Universidade Federal de Uberlândia (UFU).

Mauro José Lahm Cardoso
Médico-veterinário. Formado pela Universidade Federal de Santa Maria (UFSM). Residência em Clínica Médica de Pequenos Animais pela Faculdade de Medicina Veterinária e Zootecnia da Universidade Estadual Paulista Júlio de Mesquita Filho (FMVZ/Unesp), Botucatu/SP. Mestre em Clínica Veterinária pela FMVZ/Unesp, Botucatu/SP. Professor da Faculdade Qualittas. Membro da Associação Brasileira de Endocrinologia Veterinária (ABEV). Sócio-fundador e Membro da Sociedade Brasileira de Geriatria Veterinária (SBGV). Membro da European Society of Veterinary Endocrinology (ESVE).

Mauro Lantzman
Médico-veterinário. Mestre em Reprodução animal pela Faculdade de Medicina Veterinária e Zootecnia da Universidade de São Paulo (FMVZ/USP). Doutor em Psicologia Clínica pela Pontifícia Universidade Católica de São Paulo (PUC-SP). Professor Assistente da PUC-SP.

Melissa Sanches Sansoni
Médica-veterinária. Especialista em Endocrinologia e Metabologia de Cães e Gatos pela Associação Nacional de Clínicos Veterinários de Pequenos Animais (ANCLIVEPA/SP).

Michael Joseph Day (*in memoriam*)
Médico-veterinário. PhD em Imunologia Clínica e Microbiologia pela Murdoch University, Austrália. Pós-doutor em Imunologia pela University of Bristol e pela University of Oxford, Inglaterra. Diplomata do College of Veterinary Pathology. Membro da Australian Society for Microbiology.

Michiko Sakate
Médica-veterinária. Professora Universitária Aposentada. Especialista em Toxicologia Veterinária pela Faculdade de Medicina Veterinária e Zootecnia da Universidade Estadual Paulista Júlio de Mesquita Filho (FMVZ/Unesp). Mestre em Toxicologia Veterinária pela FMVZ/Unesp. Doutora em Toxicologia Veterinária pela Faculdade de Medicina Veterinária e Zootecnia da Universidade de São Paulo (FMVZ/USP). Professora Adjunta da FMVZ/Unesp. Membro da Sociedade Brasileira de Toxicologia (SBTOX), Sociedade Brasileira de Medi-

cina Veterinária (SBMV), Associação Nacional de Clínicos Veterinários de Pequenos Animais (ANCLIVEPA/SP) e Associação dos Docentes do Campus de Botucatu.

Mitika Kuribayashi Hagiwara
Médica-veterinária. Mestre e Doutora em Saúde Pública pela Universidade de São Paulo (USP). Professora Titular Aposentada da Faculdade de Medicina Veterinária e Zootecnia da Universidade de São Paulo (FMVZ/USP).

Moacir Leomil Neto
Médico-veterinário. Mestre e Doutor em Clínica Veterinária pela Faculdade de Medicina Veterinária e Zootecnia da Universidade de São Paulo (FMVZ/USP). Professor Adjunto da Pontifícia Universidade Católica de Minas Gerais (PUC Minas), Poços de Caldas/MG.

Mônica Vicky Bahr Arias
Médica-veterinária. Especialista em Controle de Infecção em Serviços de Saúde pela Universidade Estadual de Londrina (UEL). Mestre e Doutora em Cirurgia pela Universidade de São Paulo (USP). Professora Associada do Departamento de Clínicas Veterinárias da UEL. Sócia-fundadora e Vice-Presidente da Associação Brasileira de Neurologia Veterinária (ABNV).

Naida Cristina Borges
Médica-veterinária e Professora. Mestre em Medicina Veterinária pela Universidade Federal de Goiás (UFG). Doutora em Diagnóstico por Imagem pela Universidade Estadual Paulista Júlio de Mesquita Filho (Unesp), Jaboticabal/SP. Professora Titular da Escola de Veterinária e Zootecnia da UFG.

Natalia Garla Nascimento
Médica-veterinária. Mestre em Ciências no Programa de Clínica Veterinária pela Faculdade de Medicina Veterinária e Zootecnia da Universidade de São Paulo (FMVZ/USP).

Nataša Tozon
Chefe da Clínica de Pequenos Animais. Professora Doutora da Faculdade de Veterinária da Univerza v Ljubljani, Eslovênia.

Nathália Spina Artacho
Médica-veterinária. Mestre em Saúde e Bem-estar Animal pela Faculdade Metropolitanas Unidas (FMU). Professora do curso de Pós-graduação em Gastroenterologia da Associação Nacional de Clínicos Veterinários de Pequenos Animais (ANCLIVEPA/SP). Sócia da empresa Gastrovet.

Nereu Carlos Prestes
Médico-veterinário. Especialista em Obstetrícia Veterinária pela Faculdade de Medicina Veterinária e Zootecnia da Universidade Estadual Paulista Júlio de Mesquita Filho (FMVZ/Unesp), Botucatu/SP. Mestre em Clínica Veterinária pela FMVZ/Unesp, Botucatu/SP. Doutor em Genética Animal pelo Instituto de Biociências da Universidade Estadual Paulista Júlio de Mesquita Filho (IBB/Unesp), Botucatu/SP. Professor Adjunto III da FMVZ/Unesp. Professor Colaborador do Departamento de Cirurgia Veterinária e Reprodução Animal da FMVZ/Unesp, Botucatu/SP.

Néstor Alberto Calderón Maldonado
Médico-veterinário. Especialista em Bioética pela Universidad El Bosque. Mestre em Bioética pela Universidad El Bosque. Professor de Etologia e Bem-estar Animal da Fundación Universitaria Agraria de Colombia (UNIAGRARIA). Membro da Asociación Veterinaria Latinoamericana de Zoopsiquiatría (AVLZ) e do Instituto de Medicina Veterinária do Coletivo (IMVC).

Nicole Hlavac
Médica-veterinária. Residência em Patologia Clínica Veterinária na Universidade Federal do Rio Grande do Sul (UFRGS). Mestre e Doutora em Patologia Clínica Veterinária pelo Programa de Pós-graduação em Ciência Animal da UFRGS. Professora Adjunta da Escola de Medicina Veterinária e Zootecnia da Universidade Federal da Bahia (UFBA). Sócia-fundadora e Membro da Associação Brasileira de Patologia Clínica Veterinária (ABPCV) e da Associação Brasileira Veterinária de Hematologia e Medicina Transfusional (ABVHMT).

Nilson Oleskovicz
Médico-veterinário. Mestre e Doutor em Cirurgia Veterinária pela Universidade Estadual Paulista Júlio de Mesquita Filho (Unesp), Jaboticabal/SP. Professor Titular da Universidade do Estado de Santa Catarina (UDESC), Lages/SC. Membro do Colégio Brasileiro de Anestesiologia Veterinária (CBAV).

Nina Milevoj
Doutora em Medicina Veterinária pela Universidade de Ljubljana.

Noeme Sousa Rocha
Professora Universitária. Mestre e Doutora em Patologia pela Universidade Estadual Paulista Júlio de Mesquita Filho (Unesp). Professora Titular da Unesp. Membro da Comissão de Medicina Legal Veterinária (CRMV/SP).

Odilon Vidotto
Médico-veterinário graduado pela Universidade Estadual Paulista Júlio de Mesquita Filho (Unesp), Jaboticabal/SP. Mestre e Doutor em Parasitologia pela Universidade Estadual de São Paulo (USP). Pós-doutor pela Washington State University, EUA. Professor Titular de Parasitologia e Doenças Parasitárias na Universidade Estadual de Londrina (UEL).

Patrícia Bonifácio Flôr
Médica-veterinária. Especialista em Dor e Cuidados Paliativos pela Faculdade de Medicina da USP (FMUSP). Mestre em Clínica Cirúrgica, com ênfase em Anestesiologia e Controle da Dor, pela Faculdade de Medicina Veterinária e Zootecnia da Universidade de São Paulo (FMVZ/USP). Professora Convidada de diversos cursos de Especialização da FMVZ/USP, ANCLIVEPA/SP, UFAPE, Equalis, IBVET, entre outros. Membro da Sociedade Brasileira para o Estudo da Dor (SBED). Coordenadora do Comitê de Dor e Cuidados Paliativos da Veterinária na SBED.

Patrícia da Silva Nascente
Médica-veterinária graduada pela Universidade Federal de Pelotas (UFPel). Mestre em Veterinária Preventiva pela UFPel. Doutora em Ciências Veterinárias pela UFPel. Pós-doutora pela UFPel. Professora Associada da UFPel.

Patrícia Erdmann Mosko
Médica-veterinária. Especialista em Clínica Médica de Animais de Companhia pela Pontifícia Universidade Católica do Paraná (PUCPR). Mestre em Ciência Animal pela PUCPR. Doutora

em Saúde, Tecnologia e Produção Animal pela PUCPR. Professora Assistente I da Universidade Positivo (UP).

Patrícia Marques Munhoz
Médica-veterinária. Mestre em Inspeção de Produtos de Origem Animal pela Universidade Estadual Paulista Júlio de Mesquita Filho (Unesp), Botucatu/SP. Doutora em Toxicologia Ambiental pela Unesp, Botucatu/SP. Professora Associada da Universidade Estadual de Maringá (UEM), Umuarama/PR. Membro da UEM.

Patrícia Mendes Pereira
Médica-veterinária. Residência em Clínica Médica de Pequenos Animais pela Faculdade de Ciências Agrárias e Veterinárias da Universidade Estadual Paulista Júlio de Mesquita Filho (FCAV/Unesp), Jaboticabal/SP. Mestre em Patologia Animal pela FCAV/Unesp, Jaboticabal/SP. Doutora em Medicina Veterinária, área de Clínica Médica, pela FCAV/Unesp, Jaboticabal/SP. Professora Associada da Universidade Estadual de Londrina (UEL). Membro da Associação Brasileira Veterinária de Hematologia e Medicina Transfusional (ABVHMT).

Patrícia Pereira Costa Chamas
Médica-veterinária. Residência em Clínica Médica de Pequenos Animais pela Faculdade de Medicina Veterinária e Zootecnia da Universidade de São Paulo (FMVZ/USP). Mestre em Patologia Experimental e Comparada pela FMVZ/USP. Doutora em Ciências, ênfase em Clínica Veterinária, pela FMVZ/USP. Professora Titular da Faculdade de Medicina Veterinária da Universidade Paulista (UNIP) e Professora Adjunta da Faculdade de Medicina Veterinária da Universidade Metropolitana de Santos (UNIMES). Membro da Diretoria (2020-2023) da Sociedade Brasileira de Cardiologia Veterinária (SBCV) e Membro do Setor de Cardiologia dos Laboratórios Zoolab e RK.

Patrick Eugênio Luz
Médico-veterinário. Especialista em Clínica Médica de Animais de Companhia pela Universidade Estadual de Londrina (UEL). Mestre em Ciência Animal pela UEL. Professor Auxiliar do Centro Universitário Filadélfia (UniFil).

Paula Carolina Martins
Médica-veterinária graduada pela Universidade Positivo (UP).

Paula Cioglia Dias Lima
Médica-veterinária. Especialista em Clínica Médica e Cirúrgica de Pets Exóticos e Animais Silvestres pela Faculdade Qualittas (em andamento). Membro da Sociedade Brasileira de Cardiologia Veterinária (SBCV).

Paula Hiromi Itikawa
Médica-veterinária. Especialista em Clínica Médica em Pequenos Animais pela Faculdade de Medicina Veterinária e Zootecnia da Universidade de São Paulo (FMVZ/USP). Mestre em Ciências pela FMVZ/USP. Doutora em Ciências pela FMVZ/USP. Professora Adjunta da Universidade Cruzeiro do Sul (UNICSUL). Membro da Sociedade Brasileira de Cardiologia Veterinária (SBCV).

Paula Nassar De Marchi
Médica-veterinária graduada pela Faculdade de Medicina Veterinária e Zootecnia da Universidade Estadual Paulista Júlio de Mesquita Filho (FMVZ/Unesp), Botucatu/SP. Especialista e Residência em Clínica Médica de Pequenos Animais pela FMVZ/Unesp, Botucatu/SP. Especialista em Endocrinologia e Metabologia de Pequenos Animais pela Associação Nacional de Clínicos Veterinários de Pequenos Animais (ANCLIVEPA/SP). Especialista em Nutrição de Cães e Gatos pela Faculdade Qualittas. Mestre em Clínica Médica de Pequenos Animais pela FMVZ/Unesp, Botucatu/SP. Professora Assistente da Universidade de Sorocaba (UNISO). Sócia-proprietária da Empresa Endocrinocare-Vet. Sócia da Associação Brasileira de Endocrinologia Veterinária (ABEV).

Paulo César Maiorka
Professor. Especialista em Patologia pela Associação Brasileira de Patologia Veterinária (ABPV). Mestre e Doutor em Ciência pela Faculdade de Medicina Veterinária e Zootecnia da Universidade de São Paulo (FMVZ/USP). Professor Associado da FMVZ/USP. Membro da ABPV.

Paulo Eduardo Brandão
Virologista. Mestre e Doutor em Medicina Veterinária pela Faculdade de Medicina Veterinária e Zootecnia da Universidade de São Paulo (FMVZ/USP). Professor Associado do Departamento de Medicina Veterinária Preventiva e Saúde Animal da FMVZ/USP.

Priscila Viau Furtado
Médica-veterinária. Mestre e Doutora em Reprodução Animal pela Faculdade de Medicina Veterinária e Zootecnia da Universidade de São Paulo (FMVZ/USP). Sócia-fundadora e Presidente em exercício da Associação Brasileira de Endocrinologia Veterinária (ABEV).

Priscylla Tatiana Chalfun Guimarães Okamoto
Médica-veterinária. Residência em Clínica de Pequenos Animais pela Universidade Federal de Minas Gerais (UFMG). Mestre em Clínica de Pequenos Animais pela UFMG. Doutora em Ciência Animal pela UFMG. Professora Assistente da Faculdade de Medicina Veterinária e Zootecnia da Universidade Estadual Paulista Júlio de Mesquita Filho (FMVZ/Unesp), Botucatu/SP. Presidente e Membro da Subcomissão de Técnicas Dialíticas do Colégio Brasileiro de Nefrologia e Urologia Veterinárias (CBNUV).

Rafael Magdanelo Leandro
Médico-veterinário. Mestre em Patologia pela Faculdade de Medicina Veterinária e Zootecnia da Universidade de São Paulo (FMVZ/USP). Doutor em Cirurgia pela FMVZ/USP. Pós-doutor em Cirurgia pela FMVZ/USP. Professor Adjunto da Universidade Anhembi Morumbi (UAM).

Rafaela Beatriz Pintor Torrecilha
Médica-veterinária. Mestre em Ciência Animal pela Faculdade de Medicina Veterinária da Universidade Estadual Paulista Júlio de Mesquita Filho (FMVA/Unesp), Araçatuba/SP. Doutora em Medicina Veterinária pela Faculdade de Ciências Agrárias e Veterinárias da Universidade Estadual Paulista Júlio de Mesquita Filho (FCAV/Unesp).

Ragnar Franco Schamall
Médico-veterinário. Especialista em Medicina Interna de Pequenos Animais pela Universidade Estadual Paulista Júlio de Mesquita Filho (Unesp), Botucatu/SP. Mestre em Cirurgia pela Universidade Federal do Rio de Janeiro (UFRJ). Professor dos cursos de Pós-graduação do Instituto Bioethicus e do Instituto Neurológico do Chile. Sócio-fundador e Membro da Associação Brasileira de Neurologia Veterinária (ABNV), Tesoureiro na gestão 2012-2022.

Raquel de Queiroz Fagundes
Médica-veterinária. Especialista em Clínica Médica pela Faculdade de Medicina Veterinária e Zootecnia da Universidade Estadual Paulista Júlio de Mesquita Filho (FMVZ/Unesp), Botucatu/SP. Mestre em Clínica Médica pela FMVZ/Unesp, Botucatu/SP. Doutora em Clínica Médica pela Faculdade de Medicina Veterinária e Zootecnia da Universidade de São Paulo (FMVZ/USP). Professora do Centro Universitário de Ourinhos (UNIFIO). Membro da Sociedade Brasileira de Dermatologia Veterinária (SBDV).

Raquel Harue Fukumori
Médica-veterinária. Especialista em Clínica Médica de Pequenos Animais pela Faculdade de Medicina Veterinária e Zootecnia da Universidade de São Paulo (FMVZ/USP). Mestre em Ciências pela FMVZ/USP. Professora de Clínica de Pequenos Animais da Faculdade Metropolitanas Unidas (FMU). Sócia-fundadora e Membro da Associação Brasileira de Endocrinologia Veterinária (ABEV).

Rebecca Bastos Pessoa
Médica-veterinária. Mestre em Ciências Veterinárias pela Faculdade de Medicina Veterinária e Zootecnia da Universidade de São Paulo (FMVZ/USP). Membro da Sociedade Brasileira de Cardiologia Veterinária (SBCV).

Regina Kiomi Takahira
Médica-veterinária. Mestre em Clínica Veterinária, com ênfase em Patologia Clínica Veterinária, pela Faculdade de Medicina Veterinária e Zootecnia da Universidade de São Paulo (FMVZ/USP), Botucatu/SP. Doutora em Clínica Veterinária, com ênfase em Patologia Clínica Veterinária, pela FMVZ/Unesp, Botucatu/SP. Professora Associada da FMVZ/Unesp, Botucatu/SP. Membro e Vice-Presidente da Associação Brasileira de Patologia Clínica Veterinária (ABPCV).

Renata Afonso Sobral
Médica-veterinária. Especialista em Teoria Psicanalítica pela Pontifícia Universidade Católica de São Paulo (PUC-SP). Mestre em Cirurgia Veterinária pela Universidade Estadual Paulista Júlio de Mesquita Filho (Unesp), Jaboticabal/SP. Doutora em Ciências Médicas pela Faculdade de Medicina da Universidade de São Paulo (FMUSP). Membro da Associação Brasileira de Oncologia Veterinária (ABROVET).

Renata Beccaccia Camozzi
Médica-veterinária. Residência em Clínica Médica pela Universidade de São Paulo. Especialista em Medicina Felina diplomada pelo American Board of Veterinary Practitioners (ABVP). Coordenadora do Hospital 4cats. Coordenadora do curso de Especialização em Medicina Felina do Instituto PAV – Programa de Aprimoramento Veterinário.

Renata Navarro Cassu
Médica-veterinária. Especialista em Acupuntura Veterinária pela Faculdade de Medicina Veterinária e Zootecnia da Universidade Estadual Paulista Júlio de Mesquita Filho (FMVZ/Unesp), Botucatu/SP. Mestre e Doutora em Anestesiologia pela FMVZ/Unesp, Botucatu/SP. Membro do Colégio Brasileiro de Anestesiologia Veterinária (CBAV).

Renata Osório de Faria
Médica-veterinária graduada pela Universidade Federal de Pelotas (UFPEL). Especialista em Toxicologia Animal por Tutoria a Distância pela Pontifícia Universidade Católica do Rio Grande do Sul (PUCRS). Mestre em Veterinária pela UFPEL. Doutora em Ciências Veterinárias pela Universidade Federal do Rio Grande do Sul (UFRGS). Professora Adjunta da UFPEL.

René Rodrigues Junior
Médico-veterinário graduado pela Universidade de Alfenas (UNIFENAS).

Ricardo Duarte Lopes
Médico-veterinário. Especialista em Patologia Clínica pela Faculdade de Medicina Veterinária e Zootecnia da Universidade de São Paulo (FMVZ/USP). Mestre em Ciências e Clínica Veterinária pela FMVZ/USP. Sócio-fundador da Associação Brasileira de Patologia Clínica Veterinária (ABPCV). Gerente do Laboratório Clínico Provet.

Ricardo Duarte Silva
Médico-veterinário. Mestre e Doutor em Clínica Veterinária pela Faculdade de Medicina Veterinária e Zootecnia da Universidade de São Paulo (FMVZ/USP). Professor da Faculdades Metropolitanas Unidas (FMU). Membro da Associação Brasileira de Endocrinologia Veterinária (ABEV).

Ricardo Souza Vasconcellos
Médico-veterinário. Especialista em Clínica e Cirurgia de Pequenos Animais pela Universidade Federal de Viçosa (UFV). Mestre e Doutor em Clínica de Pequenos Animais pela Faculdade de Ciências Agrárias e Veterinárias da Universidade Estadual Paulista Júlio de Mesquita Filho (FCAV/Unesp). Professor Adjunto da Universidade Estadual de Maringá (UEM). Membro do Colégio Brasileiro de Nutrição Animal (CBNA).

Rita de Cássia Collicchio Zuanaze
Médica-veterinária. Especialista em Toxicologia Geral pelo Instituto de Biociências da Universidade Estadual Paulista Júlio de Mesquita Filho (IBB/Unesp), Botucatu/SP. Mestre e Doutora em Clínica Veterinária pela Faculdade de Medicina Veterinária e Zootecnia da Universidade Estadual Paulista Júlio de Mesquita Filho (FMVZ/Unesp), Botucatu/SP. Professora Assistente da Faculdade de Jaguariuna (UniFAJ), de 2006 até 2018.

Rita de Cassia Maria Garcia
Médica-veterinária. Especialista em Homeopatia pela Associação Paulista de Homeopatia (APH). Especialista em Patologia Clínica pela Faculdade de Medicina Veterinária e Zootecnia da Universidade de São Paulo (FMVZ/USP). Especialista em Saúde Pública pela Faculdade São Camilo (FASC). Especialista em Bem-estar Animal pela Cambridge Institute. Mestre em Epidemiologia Aplicada ao Controle de Zoonoses pela FMVZ/USP. Doutora em Ciências Veterinárias pela FMVZ/USP. Professora Adjunta da Universidade Federal do Paraná (UFPR). Membro da Comissão de Desastres do Conselho Regional de Medicina Veterinária do Paraná (CRMV/PR). Membro da Comissão de Medicina Veterinária Legal do Conselho Regional de Medicina Veterinária do Paraná (CRMV/PR). Membro da Diretoria do Instituto de Medicina Veterinária do Coletivo (IMVC). Membro da Diretoria da Associação Brasileira de Bem-Estar Animal (ABBEA).

Roberta Lemos Freire
Médica-veterinária. Especialista em Sanidade Animal pela Universidade Estadual de Londrina (UEL). Mestre em Ciência Animal pela UEL. Doutora em Epidemiologia Experimental Aplicada às Zoonoses pela Universidade de São Paulo (USP). Professora Associada da UEL. Membro do Colégio Brasileiro de Parasitologia Veterinária (CBPV).

Rodrigo Cardoso Rabelo
Médico-veterinário. Especialista em Medicina Veterinária Intensiva pela Academia Brasileira de Medicina Veterinária Intensiva (BVECCS). Mestre em Medicina Veterinária pela Universidade Federal de Minas Gerais (UFMG). Doutor em Ciência Veterinária pela Universidad Complutense de Madrid. Gerente de Pacientes Graves do Intensivet Veterinary Consulting.

Rodrigo Gonzalez
Médico-veterinário e Historiador pela Universidade de São Paulo (USP). Mestre em Ciências pelo Instituto de Ciências Biomédicas da Universidade de São Paulo (ICB/USP).

Rodrigo Ubukata
Médico-veterinário. Especialista em Oncologia pela Associação Brasileira de Oncologia Veterinária (ABROVET). Mestre em Ciências pela Faculdade de Medicina Veterinária e Zootecnia da Universidade de São Paulo (FMVZ/USP). Professor Convidado de diversos cursos de Pós-graduação. Diretor da ABROVET. Membro da Veterinary Cancer Society (VCS).

Rodrigo Volpato
Médico-veterinário graduado pela Universidade Estadual Paulista Júlio de Mesquita Filho (Unesp), Botucatu/SP. Especialista em Clínica e Cirurgia Veterinária pelo Centro Universitário de Rio Preto (UNIRP). Especialista em Ortopedia de Cães e Gatos pela Associação Nacional de Clínicos Veterinários de Pequenos Animais de São Paulo (ANCLIVEPA/SP). Mestre em Medicina Veterinária pela Unesp, Botucatu/SP. Doutor em Biotecnologia Animal pela Unesp, Botucatu/SP.

Rogério Soila
Médico-veterinário. Especialista em Patologia Clínica pela Associação Nacional de Clínicos Veterinários de Pequenos Animais (ANCLIVEPA/SP). Membro da PROVET - Medicina Veterinária Diagnóstica.

Ronaldo Casimiro da Costa
Médico-veterinário. Especialista em Neurologia pelo American College of Veterinary Internal Medicine (ACVIM). Mestre em Cirurgia Veterinária pela Universidade Federal de Santa Maria (UFSM). Doutor em Neurologia e Neurociências pelo Ontario Veterinary College, University of Guelph, Canadá. Professor Titular e Chefe do Serviço de Neurologia e Neurocirurgia, Department of Veterinary Clinical Sciences, The Ohio State University, EUA.

Ronaldo Lucas
Médico-veterinário graduado pela Faculdade de Medicina Veterinária e Zootecnia da Universidade de São Paulo (FMVZ/USP). Mestre e Doutor em Clínica Veterinária pela FMVZ/USP. Sócio-proprietário da Dermatoclínica e Sócio-fundador da Sociedade Brasileira de Dermatologia Veterinária (SBDV).

Ronaldo Jun Yamato
Médico-veterinário. Mestre em Clínica Veterinária pela Faculdade de Medicina Veterinária e Zootecnia da Universidade de São Paulo (FMVZ/USP). Doutor em Medicina Veterinária pela FMVZ/USP.

Rosa Maria Barilli Nogueira
Médica-veterinária. Especialista em Clínica Médica de Pequenos Animais pela Universidade do Oeste Paulista (UNOESTE). Mestre e Doutora em Clínica Veterinária pela Universidade Estadual Paulista Júlio de Mesquita Filho (Unesp), Botucatu/SP. Professora e Coordenadora do curso de Graduação em Medicina Veterinária da UNOESTE. Professora da Pós-graduação do Programa de Mestrado em Ciência Animal e Doutorado em Fisiopatologia e Saúde Animal da UNOESTE.

Rosemary Viola Bosch
Médica-veterinária e Zootecnista pela Faculdade de Medicina Veterinária e Zootecnia da Universidade de São Paulo (FMVZ/USP). Mestre e Doutora em Ciências pela FMVZ/USP. Professora Convidada da FMVZ/USP da disciplina de Ética e Deontologia. Tesoureira do Conselho Regional de Medicina Veterinária do Estado de São Paulo (CRMV/SP).

Roxane Maria Fontes Piazza
Farmacêutica Bioquímica. Mestre em Farmácia pela Faculdade de Ciências Farmacêuticas da Universidade de São Paulo (FCF/USP). Doutora em Ciências, em Biologia da Relação Patógeno-Hospedeiro, pela Universidade de São Paulo (USP). Pesquisadora Científica VI do Laboratório de Bacteriologia do Instituto Butantan. Membro da Coalizão Latino Americana para Pesquisa de *E. coli* (LACER) e Primeira Secretária da Sociedade Brasileira de Microbiologia (SBM).

Samanta Rios Melo
Medica-veterinária. Mestre em Clínica Cirúrgica pela Faculdade de Medicina Veterinária e Zootecnia da Universidade de São Paulo (FMVZ/USP). Doutora em Clínica Cirúrgica pela FMVZ/USP. Professora do Departamento de Cirurgia da FMVZ/USP. Socia-proprietária do Centro de Especialidades e Centro Oncológico Amo Patas.

Samantha Ive Miyashiro
Médica-veterinária. Especialista em Patologia Clínica Veterinária pela Faculdade de Medicina Veterinária e Zootecnia da Universidade Estadual de São Paulo (FMVZ/USP). Mestre em Clínica Médica pela FMVZ/USP. Doutora em Patologia Experimental e Comparada pela FMVZ/USP. Diretora de Operações do Tecsa Laboratórios - Grupo Pet Care. Membro da Associação Brasileira de Patologia Clínica Veterinária (ABPCV).

Sandra Maria de Oliveira
Médica-veterinária. Mestre em Cirurgia Experimental pela Faculdade de Medicina Veterinária e Zootecnia da Universidade de São Paulo (FMVZ-USP). Membro do Colégio Brasileiro de Radiologia Veterinária (CBRV).

Sandra Mastrocinque
Médica-veterinária graduada pela Universidade de São Paulo (USP). Mestre e Doutora em Clínica Cirúrgica Veterinária pela USP. Professora do curso de Medicina Veterinária do Centro Universitário Barão de Mauá (UNIMAUÁ).

Sara do Nascimento Lemus
Mestre em Ciências da Saúde pela Universidade Federal do Tocantins (UFT).

Sergio Catanozi
Médico-veterinário e Biólogo. Pesquisador do Laboratório de Lípides (LIM 10) do Hospital das Clínicas da Faculdade de Medicina da Universidade de São Paulo (HCFM/USP). Mestre e Doutor em Fisiologia Humana pelo Instituto de Ciências Biomédicas da Universidade de São Paulo (ICB/USP). Pós-doutor em Ciências pela Faculdade de Medicina da Universidade de São Paulo (FMUSP). Membro da Comissão de Ética no Uso de Animais (CEUA) da FMUSP.

Sérgio dos Santos Souza
Médico-veterinário graduado pela Universidade Paulista (UNIP). Mestre em Medicina Veterinária pela Faculdade de Medicina Veterinária e Zootecnia da Universidade de São Paulo (FMVZ/USP). Coordenador do curso de Pós-Graduação em Medicina Intensiva do Instituto IEP Ranvier.

Sérvio Túlio Jacinto Reis
Perito Criminal Federal. Responsável pela Área de Perícias de Fauna do Instituto Nacional de Criminalística da Polícia Federal (INC/PF). Especialista em Medicina Veterinária Legal pelo Instituto Brasileiro de Pesquisa e Educação Continuada (INBRAPEC). Mestre em Perícias Criminais Ambientais pela Universidade Federal de Santa Catarina (UFSC). Doutor em Patologia Animal pela Universidade Estadual Paulista Júlio de Mesquita Filho (Unesp), Botucatu/SP. Professor de Medicina Veterinária Legal da Faculdade Qualittas. Presidente da Comissão Nacional de Medicina Veterinária Legal (CONMVL) do Conselho Federal de Medicina Veterinária (CFMV).

Silvana Lima Górniak
Professora universitária. Especialista em Toxicologia Veterinária pela Pontifícia Universidade Católica do Rio Grande do Sul (PUCRS). Mestre e Doutora em Patologia Experimental e Comparada pela Faculdade de Medicina Veterinária e Zootecnia da Universidade de São Paulo (FMVZ/USP). Professora Titular do Departamento de Patologia da FMVZ/USP. Membro da Sociedade Brasileira de Toxicologia (SBTOX) e Sociedade Brasileira de Profissionais em Pesquisa Clínica (SBPPC).

Silvia Franco Andrade
Médica-veterinária. Especialista em Oftalmologia Veterinária pela Associação Nacional de Clínicos Veterinários de Pequenos Animais (ANCLIVEPA/SP). Mestre e Doutora em Clínica Veterinária pela Universidade Estadual Paulista Júlio de Mesquita Filho (Unesp), Botucatu/SP. Professora Titular de Farmacologia, Terapêutica e Clínica Médica de Pequenos Animais da Universidade do Oeste Paulista (UNOESTE), Presidente Prudente/SP.

Sílvia Regina Ricci Lucas
Médica-veterinária graduada pela Universidade de São Paulo (USP). Doutora em Ciências, com ênfase em Fisiopatologia Experimental, pela USP. Professora Doutora do Departamento de Clínica Médica da Faculdade de Medicina Veterinária e Zootecnia da Universidade de São Paulo (FMVZ/USP).

Silvia Renata Gaido Cortopassi
Professora Associada do Departamento de Cirurgia da Faculdade de Medicina Veterinária e Zootecnia da Universidade de São Paulo (FMVZ/USP). Residência, Mestre e Doutora. Atuação em Anestesiologia e Terapia Intensiva nas espécies domésticas e selvagens e no Serviço de Anestesia do Hospital Veterinário (HOVET) da FMVZ/USP.

Silvio Luís Pereira de Souza
Médico-veterinário. Mestre e Doutor em Epidemiologia Experimental e Aplicada a Zoonoses pela Faculdade de Medicina Veterinária e Zootecnia da Universidade de São Paulo (FMVZ/USP). Professor Contratado do curso de Medicina Veterinária da Universidade Anhembi Morumbi (UAM).

Simone Gonçalves Rodrigues Gomes
Médica-veterinária. Doutora pela Faculdade de Medicina Veterinária e Zootecnia da Universidade de São Paulo (FMVZ/USP). Diretora do Hemovet Petcare. Vice-Presidente da Associação Brasileira Veterinária de Hematologia e Medicina Transfusional (ABVHMT).

Stelio Pacca Loureiro Luna
Médico-veterinário graduado pela Universidade Estadual Paulista Júlio de Mesquita Filho (Unesp). Doutor em Medicina Veterinária pela Universidade de Cambridge (UC). Professor Titular da disciplina de Anestesiologia Veterinária do Departamento de Cirurgia e Anestesiologia Veterinária da Faculdade de Medicina Veterinária e Zootecnia da Universidade Estadual Paulista Júlio de Mesquita Filho (FMVZ/Unesp), Botucatu/SP.

Suellen Rodrigues Maia
Médica-veterinária. Residência em Clínica Médica de Pequenos Animais pela Universidade de Franca (UNIFRAN). Mestre em Ciência Animal, ênfase em Nefrologia e Urologia, pela UNIFRAN. Doutoranda em Medicina Veterinária, ênfase em Nefrologia, Urologia e Terapias de Substituição Renal, pela Faculdade de Medicina Veterinária e Zootecnia da Universidade Estadual Paulista Júlio de Mesquita Filho (FMVZ/Unesp), Botucatu/SP. Membro da Comissão de Estudos Multicêntricos e da Subcomissão de Técnicas Dialíticas do Colégio Brasileiro de Nefrologia e Urologia Veterinárias (CBNUV).

Sylvia de Almeida Diniz
Médica-veterinária graduada pela Universidade de Santo Amaro (UNISA). Mestre em Patologia Experimental e Comparada pela Faculdade de Medicina Veterinária e Zootecnia da Universidade de São Paulo (FMVZ/USP). Responsável técnica pelos atendimentos em Clínica Geral e Neurologia e coproprietária dos Consultórios Veterinários Alto da Lapa (CVAL).

Tarso Felipe Teixeira
Médico-veterinário graduado pela Universidade de Guarulhos (UNG). Doutor em Ciências, com ênfase em Patologia Experimental Comparada, pela Faculdade de Medicina Veterinária e Zootecnia da Universidade de São Paulo (FMVZ/USP). Professor Doutor da Universidade Objetivo (UNIP/SJC).

Tatiana Ranieri
Médica-veterinária. Especialista em Biomecânica do Aparelho Locomotor pela Universidade de São Paulo (USP). Mestre em Ciências pela USP. Doutoranda em Ciências pela USP. Membro do Grupo VETS.

Teresinha Luiza Martins
Médica-veterinária. Especialista em Anestesiologia Veterinária pela Universidade Estadual Paulista Júlio de Mesquita Filho (Unesp), Botucatu/SP. Doutora em Ciências, área de Concentração em Anestesiologia, pela Faculdade de Medicina da Universidade de São Paulo (FMUSP). Responsável técnica pelo Tratamento da Dor em Animais (DORVET).

Terezinha Knöbl
Mestre em Ciências pelo Programa de Patologia Experimental e Comparada da Faculdade de Medicina Veterinária e Zootecnia da Universidade de São Paulo (FMVZ/USP). Doutora em Ciências pelo Programa de Epidemiologia Aplicada ao Estudo das Zoonoses da FMVZ/USP. Professora Associada do Departamento de Patologia da FMVZ/USP. Membro do Brazilian Committee on Antimicriobial Susceptibility Testing (BrCast/VET).

Thaís Andrade Costa Casagrande
Médica-veterinária e Professora na Universidade Positivo (UP). Residência em Clínica Médica e Cirúrgica pela Pontifícia Universidade Católica do Paraná (PUCPR). Doutora em

Ciências pelo Programa de Cirurgia da Faculdade de Medicina Veterinária e Zootecnia da Universidade de São Paulo (FMVZ/USP). Professora Titular da UP. Membro da Associação Brasileira de Oncologia Veterinária (ABROVET).

Thiago Henrique Annibale Vendramini
Médico-veterinário. Mestre e Doutor em Ciências, Nutrição e Produção Animal pela Faculdade de Medicina Veterinária e Zootecnia da Universidade de São Paulo (FMVZ/USP). Professor Contratado da FMVZ/USP.

Thiago Kohler Valerio
Médico-veterinário graduado pela Universidade do Estado de Santa Catarina (UDESC). Pós-graduado em Medicina Veterinária Intensiva pela Universidade Paulista (UNIP). Instrutor habilitado ABC TRAUMA LAVECCS. Membro da Academia Brasileira de Medicina Intensiva Veterinária (BVECCS). Diretor Clínico do Hospital Veterinário do Batel e Animal Care UTI.

Urša Lampreht Tratar
Doutora em Medicina Veterinária pela Universidade de Ljubljana. Pesquisadora do Instituto de Oncologia de Ljubljana (IOL).

Valéria Marinho Costa de Oliveira
Ciências Veterinárias, com ênfase em Cardiologia de Cães e Gatos, pela Faculdade de Medicina Veterinária e Zootecnia da Universidade de São Paulo (FMVZ/USP). Membro da Sociedade Brasileira de Cardiologia Veterinária (SBCV).

Vanessa Del Bianco de Bento
Médica-veterinária. Mestranda no Programa de Endocrinologia, Laboratório de Lípides (LIM-10), do Hospital das Clínicas da Faculdade de Medicina da Universidade de São Paulo (HCFM/USP).

Vanessa Pimentel de Faria
Médica-veterinária. Especialista em Medicina Felina pela Universidade Anhembi Morumbi (UAM) e Associação Nacional de Clínicos Veterinários de Pequenos Animais (ANCLIVEPA/SP). Mestre em Medicina Veterinária pela Universidade Federal Rural do Rio de Janeiro (UFRRJ).

Vanessa Uemura da Fonseca
Especialista em Endocrinologia e Metabologia Veterinária pela Associação Nacional de Clínicos Veterinários de Pequenos Animais (ANCLIVEPA/SP). Mestre e Doutora em Ciências pela Faculdade de Medicina Veterinária e Zootecnia da Universidade de São Paulo (FMVZ/USP). Professora das disciplinas de Semiologia Veterinária e Clínica Médica de Pequenos Animais da Universidade de Santo Amaro (UNISA). Membro da Associação Brasileira de Endocrinologia Veterinária (ABEV).

Victor Ramon de França Ribeiro
Médico-veterinário. Mestre em Clínica Veterinária, com ênfase em Cardiologia Veterinária, pela Faculdade de Medicina Veterinária e Zootecnia da Universidade Estadual Paulista Júlio de Mesquita Filho (FMVZ/Unesp), Botucatu/SP.

Vitor Márcio Ribeiro
Médico-veterinário. Mestre pela Escola de Veterinária da Universidade Federal de Minas Gerais (UFMG). Doutor pelo Instituto de Ciências Biológicas/Parasitologia (ICB) da UFMG. Professor Adjunto IV Aposentado da Escola de Veterinária da Pontifícia Universidade Católica de Minas Gerais (PUC Minas). Membro do Grupo de Estudo em Leishmaniose Animal (Brasileish) e Santo Agostinho Hospital Veterinário.

Vivian Pedrinelli
Médica-veterinária. Mestre em Ciências pela Faculdade de Medicina Veterinária e Zootecnia da Universidade de São Paulo (FMVZ/USP). Membro da Sociedade Brasileira de Nutrição e Nutrologia de Cães e Gatos (SBNutriPet), da American Academy of Veterinary Nutrition (AAVN) e da European Society of Veterinary and Comparative Nutrition (ESVCN).

Viviani De Marco
Médica-veterinária. Mestre em Clínica Médica pela Faculdade de Medicina Veterinária e Zootecnia da Universidade de São Paulo (FMVZ/USP). Doutora em Endocrinologia pela Faculdade de Medicina da Universidade de São Paulo (FMUSP). Pós-doutoranda em Endocrinologia pela FMUSP. Membro e parte da Comissão Científica da Associação Brasileira de Endocrinologia Veterinária (ABEV).

Wagner Sato Ushikoshi
Médico-veterinário graduado pela Universidade de São Paulo (USP). Mestre em Clínica Médica-veterinária pela USP. Professor das disciplinas Função e Disfunção e Clínica Médica de Pequenos Animais do curso de Medicina Veterinária da Universidade Anhembi Morumbi (UAM). Revisor Técnico da Revista Clínica Veterinária. Atendimento especializado em Neurologia de Cães e Gatos – NAYA Especialidades Veterinárias.

Willian Marinho Dourado Coelho
Médico-veterinário. Especialista em Oncologia Veterinária pela Faculdade Unyleya. Especialista em Zoonoses e Saúde Pública pela Faculdade Unyleya. Mestre em Ciência Animal pela Faculdade de Odontologia da Universidade Estadual Paulista Júlio de Mesquita Filho (FOA/Unesp), Araçatuba/SP. Doutor em Medicina Veterinária Preventiva pela Faculdade de Ciências Agrárias e Veterinárias (FCAV) da Unesp. Professor da Faculdade de Ciências Agrárias de Andradina da Fundação Educacional de Andradina (FEA).

Yonara de Gouveia Cordeiro
Médica-veterinária. Mestre em Ciências pela Faculdade de Medicina Veterinária e Zootecnia da Universidade de São Paulo (FMVZ/USP). Doutora em Ciências pela Faculdade de Zootecnia e Engenharia de Alimentos da Universidade de São Paulo (FZEA/USP).

Yudney Pereira da Motta
Médico-veterinário. Especialista em Clínica Médica e Cirúrgica de Pequenos Animais pela Universidade do Oeste Paulista (UNOESTE). Mestre e Doutor em Clínica Veterinária pela Universidade Estadual Paulista Júlio de Mesquita Filho (Unesp), Botucatu/SP. Proprietário da Accore Centro de Diagnóstico Veterinário.

Yuri Tani Utsunomiya
Médico-veterinário. Mestre e Doutor em Medicina Veterinária pela Faculdade de Ciências Agrárias e Veterinárias da Universidade Estadual Paulista Júlio de Mesquita Filho (FCAV/Unesp).

Yves Miceli de Carvalho
Médico-veterinário graduado pela Universidade de Marília (UNIMAR). Especialista em Homeopatia pelo Instituto Homeopático François Lamasson de Ribeirão Preto (IHFL). Mestre em Nutrição e Alimentação Animal pela Faculdade de Zootecnia e Engenharia de Alimentos da Universidade de São Paulo (FZEA/USP), Pirassununga/SP. Membro e Presidente da Comissão Técnica de Nutrição Animal do Conselho Regional de Medicina Veterinária do Estado de São Paulo (CRMV/SP).

Agradecimentos

Aos nossos mestres, que nos orientaram e nos inspiraram a exercer uma medicina veterinária cada vez melhor. Aos nossos colegas de trabalho, alunos, pacientes (cães e gatos) e seus responsáveis. A convivência com todos eles nos ensinou e aprimorou o respeito que temos pela medicina e pelo sentimento para com os animais.

A todos os colaboradores, pois foi o trabalho em conjunto que concretizou a execução desta obra.

Aos coordenadores de partes César Augusto Dinóla Pereira, Clair Motos de Oliveira, Denise Maria Nunes Simões, José Fernando Garcia, Karina Velloso Braga Yazbek, Maria Helena Matiko Akao Larsson, Maria Lucia Gomes Lourenço, Maria Lucia Zaidan Dagli, Mary Marcondes, Michiko Sakate, Mitika Kuribayashi Hagiwara, Néstor Alberto Calderón Maldonado, Paulo César Maiorka, Ricardo Duarte Silva, Rita de Cassia Maria Garcia, Rodrigo Cardoso Rabelo, Rosemary Viola Bosch, Silvio Luís Pereira de Souza, Simone Gonçalves Rodrigues Gomes e Yves Miceli de Carvalho, cuja elaboração e organização de cada parte materializou e nomeou a dimensão de nossa ambição.

Aos autores e coautores dos capítulos, que se dedicaram com afinco frente aos inúmeros compromissos do dia a dia.

À Maria Del Pilar Payá (*in memoriam*), nosso contato inicial para o convite deste Tratado, que acreditou na realização desta importante obra para o segmento da medicina interna de cães e gatos. Sua paciência e perseverança foram fundamentais.

À Dirce Laplaca Viana que, em nome do Grupo GEN, conduziu com zelo e atenção a produção desta segunda edição.

Aos nossos familiares, pela compreensão, pelo incentivo e pelo apoio incondicional, o que nos motivou a ir sempre em busca do idealismo e do sonho de deixar um legado de conhecimento.

João Pedro de Andrade Neto
Márcia Marques Jericó
Márcia Mery Kogika

Prefácio à 2ª edição

Permanece no passado e no Brasil o tempo em que aqueles que procuravam a formação, o aprimoramento, a lapidação ou a simples consulta para aclarar ou diferenciar distintas enfermidades ditas internas buscavam compêndios ou tratados de autores estrangeiros para a complementação de sua biblioteca. Neste ano de 2022, completam-se 7 anos em que aportou na bibliografia médico-veterinária brasileira e –, quiçá, latino-americana – um primeiro tratado em língua pátria voltado à medicina interna. E que Tratado! Então, compreendendo dois tomos e 23 partes, sob a coordenação de 17 profissionais de escolas, responsáveis por mais de 260 capítulos. Tudo isso capitaneado por três docentes, pós-graduados, altamente capacitados, oriundos da – hoje vetusta e cinquentenária – Faculdade de Medicina Veterinária Paulistana, por onde se graduaram e se pós-graduaram, em boa parte, e trabalharam por anos, em áurea época, do maior nosocômio veterinário da escola brasileira e, seguramente, da América Latina.

Acompanho-os desde a graduação, com o privilégio de tê-los tido como alunos e, principalmente, como colegas de trabalho na exaustiva lide de atendimento clínico, nas distintas especialidades da clínica médica. Os dedicados autores, Jericó, Andrade Neto e Kogika, gradativamente, voltaram-se de forma absolutamente pioneira, em *terra brasilis,* às, respectivamente, Endocrinologia, Neurologia e Nefrologia. Tornaram-se docentes de universidades públicas e privadas, formando, orientando e consolidando vocações de centenas e centenas de médicos-veterinários. Muito publicaram, implantaram e, também, militaram em entidades de classes, nelas deixando sempre indelével marca de suas passagens.

Aquela primeira edição e, seguramente, esta segunda foram, são e serão obras não "de cabeceira", como o jargão, mas, sim, "de bancada e de mesa de trabalho", não somente pelo porte, mas, principalmente, pela completude e pelo estampar da vasta experiência dos autores, coordenadores e colaboradores no cotidiano da clínica médica, em seus sensos lato e estrito.

A esse geronte docente de patologia médica e dermatologia veterinária, mesmo nas lides abraçadas após sua aposentadoria, mormente naquela de julgamento de processos éticos, o *Tratado de Medicina Interna de Cães e Gatos* é companheiro indispensável e diário, enriquecendo pareceres e votos.

Havia certo clamor para que se preparasse uma segunda edição, atualizada e inovadora, com uma plêiade de coordenadores e colaboradores brasileiros e, agora, estrangeiros. O atual compêndio compreende 272 capítulos, dispostos em 22 partes, elaborados por 278 colaboradores.

Esta segunda edição do Tratado não deve ficar isolada em estantes de bibliotecas, tanto no âmbito domiciliar ou departamental, mas, sim, ao lado do consulente, permitindo célere e objetiva consulta, aclarando dúvidas e evitando aqueles "alçapões" próprios da clínica médica dos pequenos espécimens, sejam elas etiopatogênicas, de diagnose e prognose e, sequencialmente, de terapia.

Hubiera sido, excelente ocasión para praticar la obra de caridad más propia de nuestro tempo... no publicar libros supérfluos.

Ortega y Gasset (1883-1955)

Escrevam um livro e tornar-se-ão eternos.

Laus (1972)

*Tolle, lege**

Carlos Eduardo Larsson
Professor Titular de Patologia Médica – colaborador sênior
do Departamento de Clínica Médica da FMVZ/USP.
Titular da 9ª Cadeira da Academia Paulista de Medicina Veterinária.
Presidente da Sociedade Brasileira de Dermatologia Veterinária.

*A esta segunda edição do *Tratado de Medicina Interna de Cães e Gatos*, do trio Jericó, Andrade Neto e Kogika, cabe bem transcrever a voz ouvida por Santo Agostinho (354-430 d.C), *Tolle lege* (Toma, lê), que o ajudou a vencer hesitações de sua conversão, no caso em tela, "sem hesitar", para estabelecer um cabal diagnóstico.

Prefácio à 1ª edição

A clínica de pequenos animais encontra-se em desenvolvimento e expansão, e, ao longo dos anos, observa-se a necessidade de verticalização dos conhecimentos para a melhor atuação do profissional. Por isso, inúmeros artigos científicos pautados em pesquisas de ponta vêm sendo publicados, mostrando a grande preocupação com o aprimoramento profissional.

Com o intuito de fornecer em uma única obra literária as informações relativas a diferentes especialidades da medicina interna de cães e gatos, foi proposta a edição deste livro, que reúne diversos autores de diferentes especialidades da área, abordando os assuntos pertinentes à prática da medicina interna veterinária. Este livro também tem como objetivo alcançar os futuros profissionais, acadêmicos, que terão a oportunidade de obter conhecimento para sua formação. Por se tratar de um livro nacional, as situações abordadas estão voltadas para a realidade do país, pois a maioria dos livros até então acessíveis são americanos ou europeus, os quais podem não refletir a realidade brasileira.

Esta obra foi produzida não só com o propósito de abranger os diversos assuntos compreendidos na medicina interna de cães e gatos, mas também de auxiliar os alunos e profissionais que porventura procurem o livro em situações inesperadas do dia a dia. Assim, foram contemplados assuntos como: doenças dos sistemas cardiovascular, digestório, urinário, endócrino, respiratório, nervoso e reprodutivo; equilíbrio eletrolítico e acidobásico; neonatologia; doenças infecciosas e parasitárias; oncologia; toxicologia; medicina intensiva; princípios da imunologia e imunoprofilaxia; e manejo e controle da dor. Além disso, por que não informar sobre as bases e os avanços na biologia molecular de pequenos animais? De maneira inovadora e pioneira, o Tratado também aborda a responsabilidade profissional e a medicina legal.

Finalmente, todos os fármacos e posologias recomendados ao longo dos diversos capítulos foram compilados em um índice terapêutico – Apêndice 1, Dosagens e Indicações.

Há muito tempo, fomos convidados para organizar este Tratado. Ao enxergar a dimensão do projeto, observamos que a obra deveria ser realizada com a colaboração de muitos profissionais com a mesma meta – a união de forças e de esperança para concretizar os anseios de todos. Lembramos que os organizadores deste livro convivem desde a graduação em medicina veterinária, além de terem atuado e se aprimorado no mesmo Hospital Veterinário Escola. Deste então, eles solidificaram a grande amizade e o profundo respeito pessoal e profissional que sustentaram a concretização desta trajetória tão longa da realização do propósito original.

A confecção deste Tratado, um projeto tão ambicioso, não seria possível sem os colaboradores competentes e respeitados que vislumbraram o mesmo objetivo proposto pelos organizadores.

Assim, para cada uma das áreas de conhecimento abordadas, houve um coordenador de parte, que foi o maior responsável por todo o desnovelar dos capítulos, ao escolher os temas e os autores para cada um. A atuação desses coordenadores foi ímpar, como também a dos colaboradores.

Esperamos que esta obra atenda as necessidades e os anseios dos leitores, para a prática e a aplicação dos conhecimentos, e proporcione desenvolvimento e reconhecimento do profissionalismo impecável que vem sendo aprimorado na clínica de cães e gatos.

É com muito orgulho que apresentamos este resultado final! Esperamos que vocês, leitores, sintam a mesma emoção ao ter contato com o conteúdo desta obra.

João Pedro de Andrade Neto
Márcia Marques Jericó
Márcia Mery Kogika

Sumário

VOLUME 1

VOLUME 2

PARTE 1

Responsabilidade Profissional

Rosemary Viola Bosch

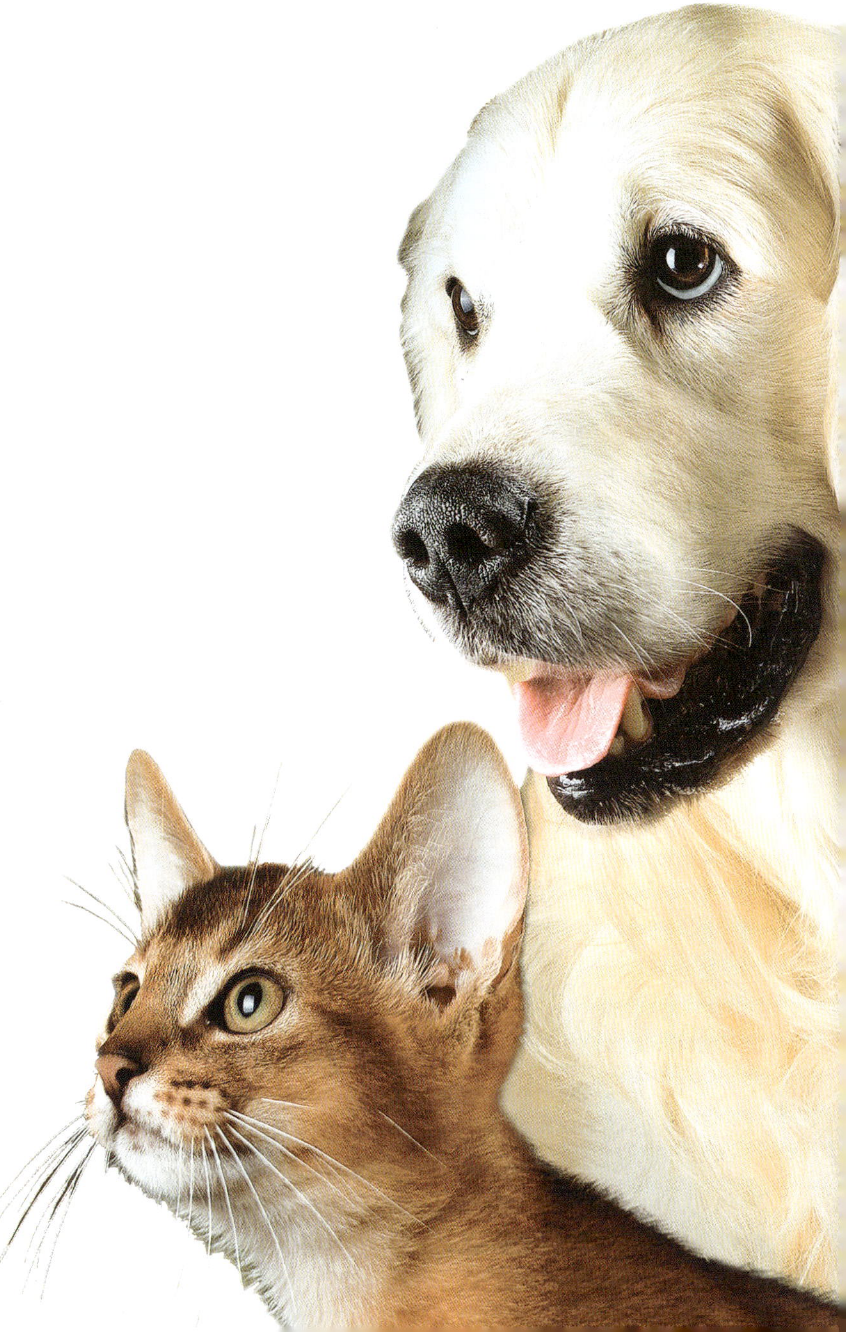

1 Responsabilidade Profissional

Rosemary Viola Bosch

INTRODUÇÃO

A responsabilidade civil do médico evolui simultaneamente com as técnicas e tecnologias empregadas na medicina, bem como se desenvolve de acordo com as legislações vigentes em cada época e sociedade. Desde o início da prática médica, de maneiras variadas, o profissional responde por seus erros e pelas consequências decorrentes deles.[1-3]

Há uma estreita relação entre a medicina e o direito, vínculo existente desde as mais antigas codificações elaboradas pelos homens. É de conhecimento geral das pessoas que, inicialmente, a medicina era exercida por feiticeiros, magos, curandeiros, sacerdotes, boticários e até mesmo por escravos e barbeiros e, por esse motivo, as sanções penais algumas vezes acabavam se confundindo com sanções religiosas.[3]

Assim, o médico era, na maioria das vezes, visto como um mensageiro dos deuses e, por isso, qualquer ato falho era imediatamente execrado por toda a sociedade, e o profissional, rigorosamente punido. Após esse período, a vingança pessoal foi substituída pela obrigação de indenizar a vítima e seus familiares. Essas primeiras manifestações tinham caráter, ao mesmo tempo, restitutivo e punitivo, confundindo-se a responsabilidade civil com a penal. Com o desenvolvimento das sociedades, a responsabilidade civil separou-se da penal, surgindo, em decorrência dessa divisão, as primeiras noções de dano individual e dano social. É notório que a obrigação do médico-veterinário é de meios e não de resultados, diferentemente, assim, de arquitetos, engenheiros e tantos outros cujo exercício profissional sempre garante um resultado. Com a saúde não há possibilidade de previsões.[4]

A falta de atualização e educação continuada, a utilização de técnicas ultrapassadas ou não condizentes com o caso em estudo, demonstram total negligência do médico-veterinário. E é exatamente nesse ponto que se origina a responsabilidade civil do médico-veterinário: da negligência e dos erros grosseiros que caracterizam o despreparo profissional.[3,5] Trata-se de matéria polêmica e pouco difundida no Brasil, pois para que os clientes prejudicados possam ter a oportunidade de punir os profissionais que incorreram em erro, obtendo ressarcimento de seus prejuízos, é necessária a correta interpretação da responsabilidade civil do médico-veterinário, assunto que será exposto neste trabalho.

A Lei Aquília institui a negligência do agente causador do dano, construindo, assim, uma estrutura jurídica de responsabilidade extracontratual. Contudo ela não estabeleceu limitações tão somente para a melhor conceituação da culpa, como também se expandiu e inseriu a substituição de penas fixas pela reparação do dano. Da mesma maneira, introduzindo o elemento culpa como essencial ao direito de reparação, a Lei Aquília foi a primeira a explicar a relação de causalidade entre os fatos e o prejuízo. Em suma, essa Lei tinha dois objetivos:

- Assegurar o castigo à pessoa que causasse um dano a outrem, obrigando-a a ressarcir os prejuízos dele decorrentes
- Punir o escravo que causasse algum dano ao cidadão ou ao gado de outrem, fazendo-o reparar o mal causado.[5-7]

No Direito moderno, a culpa torna-se elemento básico para a caracterização da responsabilidade civil. A ordenação jurídica francesa estabeleceu grandes avanços nesse período. A partir do direito francês, foram definidos alguns princípios que exerceram sensível influência em outros povos, como:

- Direito à reparação, sempre que houvesse culpa, ainda que leve, separando-se a responsabilidade civil (perante a vítima) da responsabilidade penal (perante o Estado)
- A existência de culpa contratual (a das pessoas que descumprem as obrigações) e que não se liga nem a crime nem a delito, mas se origina de imperícia, negligência ou imprudência
- Surgiu o Código de Napoleão, e com ele a distinção entre culpa delitual e contratual. A partir daí, a definição de que a responsabilidade civil se funde na culpa propagou-se nas legislações de todo o mundo. Com o advento da Revolução Industrial, multiplicaram-se os danos e surgiram novas teorias, sempre inclinadas a oferecer maior proteção às vítimas.[8]

Sem abandonar a teoria da culpa, atualmente vem ganhando terreno a teoria do risco, que se baseia na ideia de que o exercício de atividade perigosa é fundamento da responsabilidade civil. Isso significa que qualquer ação que possa causar dano apresenta um risco, o qual deve ser assumido pelo agente, e este deve ressarcir os prejuízos causados a terceiros pelo exercício da atividade perigosa. A responsabilidade civil médica ainda se encontra em constante transformação, adaptando-se às necessidades de cada sociedade e às suas inovações.[5,9,10]

Cada vez mais a sociedade brasileira copia o modelo americano da "obsessão indenizatória". É importante alertar o médico-veterinário para esse problema e prepará-lo no intuito de prevenir processos administrativos, disciplinares, civis e penais. O conhecimento técnico, por mais especializado que seja, não redime o profissional do desconhecimento da legislação profissional, tampouco da legislação geral. O médico-veterinário que, por própria ação ou de outrem sob sua responsabilidade, causar dano ao cliente e/ou paciente será obrigado a repará-lo. O dever de conhecimento desse preceito está disposto no Decreto-Lei nº 4.657, de 04/09/1942, em Introdução às Normas do Direito Brasileiro, que dispõe *in verbis*: "Art. 3º. Ninguém se escusa de cumprir a lei, alegando que não a conhece".

A responsabilidade pessoal dos profissionais liberais será apurada mediante a verificação de culpa. Para tanto, é indispensável uma prova inequívoca de que houve culpa no procedimento do médico-veterinário, caracterizado por imperícia, imprudência, negligência, omissão ou a combinação delas.[10-12]

NOÇÕES DE RESPONSABILIDADE

São muitas as classificações de responsabilidade e elas variam de acordo com o fundamento que lhes serve de sustentação. Aquelas que ainda persistem em nossa legislação e doutrinas estabelecem a distinção entre as responsabilidades moral, penal, civil e administrativa ou disciplinar. A responsabilidade *moral* é estranha ao Direito, fundamenta-se na noção de pecado, condenando o agente sem se preocupar com o resultado. O Estado não tem poder coercitivo para fazer o agente reparar essa espécie de dano. Pode acontecer, no entanto, de o agente se sentir obrigado a restaurar os prejuízos apenas por suas convicções religiosas.[3,10,12]

A responsabilidade *administrativa* ou *disciplinar* é aquela decorrente de falta para com a ética inerente a uma profissão. A não observância desses deveres morais pode acarretar sanção administrativa e/ou disciplinar prevista em lei regulamentadora da profissão. Citam-se como exemplo o Código de Ética do Médico-Veterinário (Resolução do Conselho Federal de Medicina Veterinária [CFMV] nº 1.138, de 16/12/2016) e o Código de Processo Ético-Profissional (Resolução CFMV nº 1.330, de 16/06/2020), que instituem normas de comportamento relacionadas ao exercício da medicina veterinária.

As responsabilidades *civil* e *penal* são decorrentes do mesmo fundamento, qual seja, culpa *lato sensu* (dolo, imprudência, negligência e imperícia). Entretanto, enquanto a responsabilidade civil preocupa-se com o prejuízo patrimonial resultante do ato ilícito, a penal preocupa-se com a paz social. O princípio da anterioridade explicitado no artigo 5º, inciso XXXIX da Constituição Federal (CF), estatui que não há crime sem lei anterior que o defina nem pena sem prévia cominação legal. Do mesmo modo, o princípio da irretroatividade, fulcrado no artigo 5º, inciso XL da CF, estabelece que a lei penal não retroage, salvo para beneficiar o réu. Na lei penal, a punição cominada deve ser proporcional à gravidade da infração e à responsabilidade do infrator. Na responsabilidade civil, a extensão do dano e o grau de culpa do agente definirão a indenização de natureza compensatória.

Natureza da responsabilidade

Responsabilidade moral é resultante da violação de uma norma moral e considera que o agente tenha livre-arbítrio e consciência da obrigação; não há qualquer preocupação em saber se houve ou não dano. Surge quando é praticada infração de norma jurídica civil ou penal causadora de danos que perturbem a paz social que essa norma visava manter. Divide-se em:

- Civil: quando causa prejuízo a terceiro, particular ou ao Estado
- Penal: quando pressupõe lesão aos deveres de cidadãos para com a sociedade; dano social por violação da norma penal; aplicação de pena ao lesante (para estabelecer o equilíbrio)[13]

RESPONSABILIDADE CIVIL

A responsabilidade civil é o conjunto de medidas a serem aplicadas que visam à reparação do dano causado a outrem. Analisando a responsabilidade civil mais profundamente, observa-se que esse prejuízo surge de diferentes atos, cometidos contra bens materiais ou contra a moral.[14,15] Toda atividade que acarrete prejuízo constitui responsabilidade ou dever de indenizar. O estudo da responsabilidade civil abrange todo o conjunto de princípios e normas que regem a obrigação de indenizar, no intuito de restaurar um equilíbrio patrimonial e moral violado. Um prejuízo ou dano não reparado é um fator de inquietação social.[10]

Responsabilidade civil

Origina-se de prejuízo causado a terceiro, particular ou ao Estado, facultando à vítima o direito de solicitar reparação do dano. Este se dá pela recomposição do *statu quo ante* ou importância em dinheiro de natureza compensatória.[13]

A palavra "responsabilidade", segundo o vocabulário jurídico, origina-se do vocábulo responsável, do verbo responder, do latim *respondere*, que tem o significado de responsabilizar-se, garantir, assegurar, assumir o pagamento do que se obrigou ou do ato que praticou. O termo "civil" refere-se ao cidadão, assim considerado nas suas relações com os demais membros da sociedade, das quais resultam direitos a exigir e obrigações a cumprir.[16] Diante da etimologia das duas palavras mencionadas, bem como das tendências atuais a respeito da responsabilidade civil, conceitua-se a responsabilidade civil como a aplicação de medidas que obriguem uma pessoa a reparar o dano moral ou patrimonial causado a terceiros, em razão de ato por ela mesma praticado ou por pessoa por quem ela responda, em virtude de algo que pertencia a ela ou de simples imposição legal.[17]

O dever de reparar origina-se de duas condições básicas: (1) do ato ilícito; e (2) do não cumprimento de um contrato. Caracteriza-se como ato ilícito, a falta de relação jurídica previamente estabelecida entre as partes envolvidas. O outro modo de reparação do dano é por meio do não cumprimento de um contrato, no qual já existe uma relação jurídica previamente estabelecida entre as partes envolvidas. Esse contrato pode ser classificado como: (1) de obrigação de meios; e (2) de obrigação de resultados. Os contratos de obrigação de meios são estabelecidos em atividades exercidas por médicos, advogados etc., que deverão utilizar seus conhecimentos em benefício de seus pacientes/clientes, sem garantias de resultado.[1,18] No contrato médico, assim como no jurídico e de todos aqueles que trabalham de maneira autônoma, é preciso que haja a comprovação de que houve culpa, ou seja, que ocorreu uma ação culposa. A tríade de grande importância do ponto de vista jurídico, quando há uma demanda judicial, é a caracterização da ação culposa como imperícia e imprudência; negligência; ou a combinação delas.[4,9]

Nos contratos de obrigação de resultados, espera-se *o resultado, o qual, se não for alcançado*, origina o dever de reparação, pois não houve cumprimento do contrato. No caso dos médicos, o contrato não pressupõe um resultado, tratando-se de responsabilidade civil subjetiva, ao contrário da responsabilidade civil objetiva, que não depende de uma ação culposa, mas, sim, do não cumprimento de um acordo preestabelecido.[10,17]

A atividade da medicina veterinária não é livre, posto que depende de requisitos, qualificações e controles previstos em lei, inserindo-se no conceito amplo de relação de consumo, pois o médico-veterinário é prestador de serviço. A atividade obriga e qualifica como culposa a responsabilidade pelo dano decorrente de qualquer de seus atos no exercício profissional.

A responsabilidade civil do médico-veterinário não é somente medida com base no código de ética do CFMV; na verdade, trata-se de regras comportamentais a serem seguidas pelos pares. A complexidade do assunto exige que este seja submetido a uma preceituação mais apurada, também oriunda do Código Civil, do Código de Processo Civil (CPC), do Código Penal, do Código de Processo Penal, do Código de Defesa do Consumidor (CDC) e das resoluções emanadas do CFMV.

A maneira de se evitarem processos é a prevenção, revendo os contratos com os proprietários dos animais, estudando relacionamento e comunicação, preparando o paciente e o proprietário do animal para possíveis intercorrências e, principalmente, documentando o máximo possível todo o tratamento.

Conceitos da responsabilidade civil

Consumidor. Toda pessoa física ou jurídica que adquire ou utiliza produto ou serviço como destinatário final.

Culpa. Omissão da diligência necessária de alguém, sem a intenção de prejudicar a vítima. Não há propósito do agente em prejudicar a vítima.

Dano material. Prejuízo ao bem patrimonial, com a diminuição de seu valor.

Dano moral. Lesão do patrimônio abstrato ou imaterial de alguém, que consiste em um bem ético-jurídico-social: a liberdade, a honra, a dignidade pessoal, a boa fama, a consideração pública, o crédito etc.

Dolo. Ato intencional ilícito, cujo resultado é o desejado ou assumiu-se o risco de atingi-lo criminosamente (má-fé).

Fornecedor. Toda pessoa física ou jurídica, pública ou privada, nacional ou estrangeira, bem como os entes despersonalizados, que desenvolvem atividades de produção, montagem, criação, construção, transformação, importação, exportação, distribuição ou comercialização de produtos ou prestação de serviços.[5,15]

Imperícia. Falta de experiência ou de conhecimentos práticos que determina a inabilidade do agente, no exercício de sua profissão, função, arte ou ofício. A imperícia é um dos elementos do crime culposo.

Imprudência. Precipitação ou o ato de proceder sem cautela; qualidade de ser imprudente; inconveniência, ato ou dito contrário à prudência.

Negligência. Omissão involuntária de diligência ou cuidado; falta ou demora no prevenir ou obstar um dano, inoportunidade na aplicação de meios mais aptos, que a prudência e o bom senso aconselham, em circunstâncias tais de consequências previsíveis. É um tipo de culpa que impõe penalidade ao agente.

Nexo causal. Relação necessária entre o evento danoso e a ação que o produziu.

Responsabilidade solidária. Aquela que decorre não da ação própria, porém, por nexo, responde conjuntamente pelo procedimento da pessoa que efetivamente causou o dano ou prejuízo.

Aspectos da responsabilidade civil

Subjetiva e objetiva

A doutrina da culpa é utilizada no ordenamento jurídico como princípio da responsabilidade civil.[9,10,15] O artigo 186 do Código Civil estabelece que:

> Aquele que por ação ou omissão voluntária, negligência ou imprudência, violar direito e causar prejuízo a outrem, ainda que exclusivamente moral, comete ato ilícito.

A verificação da culpa e a avaliação da responsabilidade regulam-se pelo disposto nesse Código, artigos 942 e seguintes. Isso posto, observa-se a existência de quatro requisitos essenciais para a apuração da responsabilidade civil subjetiva:

- Ação ou omissão
- Culpa ou dolo do agente
- Nexo de causalidade
- Dano sofrido pela vítima.

Quando se alude a ação ou omissão, o Código Civil refere-se a qualquer pessoa, isto é, por ato próprio ou por ato de terceiro que esteja sob a guarda do agente, bem como os danos causados por animais ou coisas que lhe pertençam. Em seguida, o mesmo dispositivo trata do dolo quando se refere a ação ou omissão voluntária, para, em seguida, referir-se à culpa, quando ocorre negligência ou imperícia, que deve ser provada pela vítima.

Semelhante, também, é a análise da lei quanto ao nexo de causalidade, que é a relação de causa e efeito entre a ação ou omissão do agente e o dano sofrido pela vítima, pois sem ela não há que se falar em obrigação de indenizar. O dano deve ser demonstrado, seja ele material ou moral, pois sem sua prova, o agente não pode ser responsabilizado civilmente. Essa teoria adotada pelo Código Civil Pátrio, cujo pressuposto para o fundamento da responsabilidade é a culpa, denomina-se "teoria da responsabilidade subjetiva" ou "teoria da culpa".[7,9,15,18]

No Brasil, Pereira[19] foi um dos líderes do pensamento que demonstrava a falta de sintonia entre a teoria subjetiva e o desenvolvimento da sociedade, uma vez que, em vários casos, a adoção da teoria da culpa mostrava-se inadequada para abranger todas as situações de reparação dos agentes causadores do dano. Portanto, diante da exigência da prova do erro de conduta do agente, imposta à vítima, muitas vezes esta não era reparada. Essa inadequação era verificada nos casos em que a aferição das provas constantes nos autos não era convincente da existência da culpa, muito embora se admitisse que a vítima fosse realmente lesada e que existisse supremacia econômica e organizacional dos agentes causadores do dano. Diante da situação ilustrada, cresceu no mundo o movimento de extensão da responsabilidade, criando-se um esboço da teoria da responsabilidade sem culpa.

A culpa perdeu progressivamente o lugar privilegiado que ostentava, com o crescimento das hipóteses de responsabilidade objetiva.[9] O dolo, entendido como intenção maliciosa de causar prejuízo a outrem, é uma espécie do gênero culpa, no campo da responsabilidade civil. É infração gravíssima à ética profissional e acarretará responsabilidade solidária, tanto pelo dano material (emergente e lucros cessantes) como pelo moral, ao contrário da culpa, em que o dano será indenizado na dimensão exata do prejuízo causado pelo agente.[17] A doutrina e a jurisprudência admitiram que a responsabilidade civil, baseada na prova da culpa, não oferecia réplica satisfatória à solução de inúmeras demandas. Partindo desse ponto, surgiu a teoria da responsabilidade objetiva ou teoria do risco, na qual não há de provar a culpa, apenas o nexo de causalidade e do dano, que diz:[20]

> A lei impõe, entretanto, a certas pessoas, em determinadas situações, a reparação de um dano cometido sem culpa. Quando isto acontece, diz-se que a responsabilidade é legal ou 'objetiva', porque prescinde da culpa e se satisfaz apenas com o dano e o nexo de causalidade. Essa teoria dita objetiva, ou do risco, tem como postulado que todo o dano é indenizável, e deve ser reparado por quem a ele se liga por um nexo de causalidade, independentemente de culpa.

Contratual e extracontratual

A responsabilidade civil contratual é aquela oriunda do descumprimento de cláusula contratual,[1] por exemplo, o caso de um passageiro que celebra contrato tácito com uma empresa de transporte coletivo, assegurando-lhe o direito de ser transportado até o seu destino com segurança. Porém, se ocorrer algum acidente com o veículo e esse passageiro se ferir, surge o inadimplemento contratual por parte da empresa transportadora, acarretando o dever de indenizar por perdas e danos, de acordo com o artigo 389 do Código Civil. Do mesmo modo, incorre em responsabilidade contratual, pela mora no cumprimento da obrigação contratada em decorrência dos danos por ela ocasionados.[21] Diante do exposto, conclui-se que, na responsabilidade contratual, ao credor incumbe o ônus da prova no que tange ao descumprimento da obrigação;[17] ao devedor, cabe demonstrar em sua defesa que o fato decorreu de caso fortuito ou força maior ou, ainda, por culpa exclusiva da vítima.

A legislação disciplinou a questão da responsabilidade contratual nos artigos 395 e 389 do Código Civil:

> Art. 395. Responde o devedor pelos prejuízos a que a sua mora der causa mais juros, atualização dos valores monetários.
> (...)
> Parágrafo único. Se a prestação, por causa da mora, se torna inútil ao credor, este poderá enjeitá-la e exigir a satisfação das perdas e danos.
> (...)
> Capítulo I
> Do inadimplemento das obrigações
> Art. 389. Não cumprida a obrigação, responde o devedor por perdas e danos, mais juros e atualização monetária segundo índices oficiais regularmente estabelecidos, e honorários de advogado.

O autor deve demonstrar a culpa ou o dolo do agente em decorrência de descumprimento do dever legal quando a responsabilidade for extracontratual. Nesses casos, não há qualquer insatisfação de convenção prévia entre as partes. Tampouco há vínculo jurídico entre a vítima e o agente causador do dano. Diniz[17] afirma que:

> A responsabilidade extracontratual é a oriunda da inobservância de previsão legal, ou seja, da lesão de um direito subjetivo, ou melhor dizendo, da infração ao dever jurídico geral de abstenção atinente aos direitos reais ou de personalidade, sem que haja nenhum vínculo contratual entre o agente causador do dano e a vítima.

Quase sempre a responsabilidade extracontratual será baseada na teoria da culpa, que deverá ser provada pelo lesado. Além disso, quanto ao agente causador do dano, essa responsabilidade poderá ser direta, caso o ato causador da lesão tenha sido praticado pela própria pessoa, ou indireta, caso seja resultado de ato de terceiro com o qual o agente tem vínculo legal. A relação entre médico-veterinário e proprietário se constitui em uma relação contratual. Raras vezes é extracontratual, como em determinados casos de emergências médicas em que o proprietário esteja inconsciente ou lhe falte capacidade jurídica para se autodeterminar.[22]

A responsabilidade do médico–veterinário está vinculada ao aspecto contratual, que faz da relação médico–paciente–proprietário uma negociação de locação de serviços. Por ser um contrato, cabe lembrar que, a essa relação, se aplica o disposto no artigo 389 do Código Civil brasileiro, que determina: "Não cumprida a obrigação, responde o devedor por perdas e danos, mais juros e atualização monetária segundo índices oficiais regularmente estabelecidos e honorários de advogado".

Se o médico-veterinário não cumprir a sua obrigação com o paciente e o proprietário, identifica-se a sua conduta com o disposto no referido artigo e as repercussões legais dela decorrentes.[1]

A obrigação do médico-veterinário com o paciente é uma obrigação de meios. Na *obrigação de meios*, aquele que é o contratado se obrigou a utilizar os procedimentos adequados para cumprir a sua tarefa. Sob o ponto de vista técnico, a conduta do profissional – a ação propriamente dita, é o que é inserido na relação jurídica – adimplindo a responsabilidade àquele que se obrigou profissionalmente, no caso, o médico-veterinário, se atuou da maneira adequada.[15] Tendo agido com diligência, prudência e habilidade, tendo atuado de acordo com a *legis artis* (estado da arte) médica, naquele determinado local e momento, o médico-veterinário cumpriu a sua obrigação.[21] Não há o dever específico de curar, mas de se desempenhar a contento, em conformidade com as regras da profissão, sem vícios de conduta. Empregando todos os seus esforços para alcançar a cura do paciente, estará o profissional executando aquilo pelo qual se obrigou, ou seja, cumprindo sua obrigação contratual. O fato é que a doutrina da responsabilidade civil, mesmo que seja extracontratual, está firmada na tese da responsabilidade sem culpa. Nessa concepção, o causador do dano só está isento de indenizar se for excluído o nexo de causalidade, mesmo que nossa tradição seja firmada na responsabilidade subjetiva, com base na imprudência, na imperícia ou na negligência, dando lugar ao conceito da responsabilidade objetiva fundamentada na teoria do risco.[10,16]

RESPONSABILIDADE CIVIL DO MÉDICO-VETERINÁRIO

Tanto a responsabilidade civil do médico quanto do médico-veterinário (Lei nº 10.406, de 10/01/2002, do Código Civil, artigos 927 a 954), na qualidade de profissional liberal, consoante o que dispõe o artigo 14, parágrafo 4º, do Código de Proteção e Defesa do Consumidor (CPDC), será apurada mediante verificação da culpa, isto é, será avaliada de acordo com o maior ou o menor grau de previsibilidade de dano. Além disso, o médico-veterinário, nas relações de consumo com seus clientes (proprietários de animais) não está obrigado a um resultado, pois entre eles existe um contrato de meios e não de fins. Seu compromisso é utilizar todos os meios e esgotar as diligências ordinariamente exercidas, ser prudente e diligenciar normalmente a prestação do serviço.[10,17]

Haverá inadimplência se a atividade for exercida de maneira irregular, atípica ou imprudente e, se, na prestação do serviço, ocorrer um acidente de consumo, o médico-veterinário terá sua responsabilidade civil apurada nos limites da má prática. Afirma Giostri:[23]

> Como conceito, entende-se que a responsabilidade civil é a obrigação de reparar o dano causado a outrem, apresentando-se como relação obrigacional cujo objeto é a prestação de ressarcimento. Decorre de fato ilícito praticado pelo agente responsável (fato próprio), ou por alguma coisa a ele pertencente (fato da coisa), ou de simples imposição legal (responsabilidade objetiva).

O Código Civil, em seu artigo 186, estabelece que, por ação ou omissão voluntária, negligência ou imprudência, violar direito e causar dano a outrem, ainda que exclusivamente moral, é ato ilícito. Este se caracteriza por uma ação (comissão ou omissão) imputável ao agente, danosa para o lesado e contrária à ordem jurídica. A prática de um ato que não se deveria efetivar define *comissão*; a não observância de um dever de agir caracteriza a *omissão*.

O ato ilícito qualifica-se pela culpa e pode ser caracterizado como crime ou contravenção penal. Diniz[17] explicita que, na ausência de culpa, não haverá, em regra, qualquer responsabilidade. Além do ato ilícito, há outros fatores desencadeadores de responsabilidade civil. Bittar[24] fundamenta a noção de risco, isto é, a pessoa que se aproveitar dos riscos ocasionados deverá arcar com suas consequências.

Crime é toda violação dolosa ou culposa, comissiva ou omissiva, da lei penal. Para que haja a configuração de crime são considerados dois fatores:

- Fator material (ação praticada pelo autor)
- Fator moral (vontade livre e inteligente do agente).

A *contravenção penal* não é senão um crime "anão", o crime menor, enquadrado nas normas que regem as Contravenções Penais, Decreto-Lei nº 3.688, de 03/10/1941.

A responsabilidade civil fundamenta-se em torno de duas teorias: (1) subjetiva e (2) objetiva. A *responsabilidade civil subjetiva* pode ser considerada quando se basear na culpa do agente causador do dano. O ilícito é seu fato de origem. A *culpa* é caracterizada de três maneiras diferentes:

- Negligência
- Imperícia
- Imprudência do agente causador do dano.

Na *culpa* não há intenção deliberada do agente causador do dano. Tome-se como exemplo de ação culposa em acidente de trânsito um condutor a 80 km/h que atropela um pedestre em uma via cujo limite de velocidade permitido é 60 km/h. Nesse caso, o condutor do veículo não teve a intenção deliberada de prejudicar a vítima; apenas agiu sem prudência, na medida em que violou o limite de velocidade permitido.

No *dolo*, fala-se justamente na intenção deliberada de prejudicar a vítima. Por exemplo, se um médico-veterinário dispara um revólver contra um animal ou indivíduo, é evidente seu propósito de atingir e causar dano à vítima, caracterizando uma ação dolosa.

Na responsabilidade civil subjetiva, é imprescindível a prova da atuação culposa ou dolosa do agente, para que surja o dever de indenizar.

Em contrapartida, fala-se de *responsabilidade civil objetiva* quando a ação que ocasionou o dano é lícita, mas causou perigo a outrem. Não se cogita a culpa ou dolo do agente, posto que essa responsabilidade está assentada na teoria do risco,[10,17] que estabelece que aquele que, por meio da sua atividade, cria um risco para a coletividade, na eventualidade de ocorrência de um dano, é obrigado a repará-lo, ainda que sua atuação e seu comportamento não tenham sido pontuados pela culpa, ou seja, sem negligência, imperícia ou imprudência.[10,17,18]

É na teoria do risco que se fundamenta a responsabilidade civil objetiva, que consiste, portanto, na obrigação de indenizar o dano produzido por atividade exercida no interesse do agente e sob seu controle, sem que haja qualquer indagação sobre o comportamento do lesante, fixando-se no elemento objetivo, isto é, na relação de causalidade entre o dano e a conduta de seu causador.[25]

Exemplo de responsabilidade civil objetiva: uma empresa que produz lixo tóxico capaz de poluir o ambiente. Se, porventura, esse lixo contaminar um rio, ainda que essa poluição não tenha sido provocada por um comportamento culposo da empresa, esta será obrigada a reparar o prejuízo causado ao meio ambiente (Lei nº 9.605, de 12/02/1998). A vítima deverá demonstrar o nexo de causalidade entre o dano e a ação que o produziu. A obrigação de indenizar é, portanto, imposta por lei às pessoas envolvidas, independentemente da prática de qualquer ato ilícito, considerando-se que determinadas atividades humanas produzem um risco especial para outrem.[26,27]

Dever de indenizar

- Responsabilidade subjetiva: para que surja o dever de indenizar, é necessária a prova da atuação culposa ou dolosa do agente
- Responsabilidade objetiva: para que surja o dever de indenizar, basta demonstrar a relação de causa e efeito entre o comportamento do agente e o dano experimentado pela vítima. É preciso provar o nexo de causalidade entre o ato e o dano[28]

O artigo 186 do Código Civil engloba os pressupostos gerais da responsabilidade civil:

- Ação (comissiva ou omissiva)
- Ocorrência de um dano moral ou patrimonial causado à vítima
- Nexo de causalidade entre o dano e a ação, pois a responsabilidade civil não poderá existir sem o vínculo entre a ação e o dano.

Ação (comissiva ou omissiva) ocorre quando a responsabilidade do agente se deve a ato próprio, de terceiro que esteja sob a responsabilidade do agente e, ainda, a danos causados por coisas e animais que estejam sob a guarda dele.

Por exemplo: um animal foi levado ao *pet shop* para banho. O banhista ausentou-se, abandonando o animal sobre a mesa com o enforcador, e o animal pulou da mesa e morreu. A responsabilidade recairá sobre o responsável técnico (RT) do estabelecimento veterinário, e não sobre o banhista (responsabilidade por ato de terceiro), e, ainda, sobre os danos causados por coisas ou animais que estejam sob a guarda do agente (médico-veterinário).

Nexo de causalidade requer demonstração do dano experimentado pela vítima mediante um comportamento ou uma atitude provocada pelo agente.

A responsabilidade civil só pode ser considerada a partir do momento em que houver prejuízo. Schaefer[3] salienta que o *dano* deve ser imputável ao autor; não se podendo identificar o causador do dano, não se tem de quem exigir a reparação: "Não há que falar em dever de indenizar, se não se verificar a ocorrência de um dano". Caberá à vítima provar a relação de causalidade entre a culpa do agente e o dano.

Pouco se sabe sobre o procedimento a ser adotado pelo proprietário do animal nos casos de erro veterinário. Como saber se o seu caso envolve erro veterinário? O que deve saber para se defender de profissionais que cometem deslizes? Quais são os meios possíveis para apurar um erro veterinário? Como reaver o montante gasto em tratamento incorreto ou que causou prejuízo ao paciente e ao proprietário?

Primeiramente, cabe esclarecer que erro veterinário é a falha do médico-veterinário no exercício da profissão. Essa falha acarreta o mau resultado ou resultado adverso daquele esperado depois da ação ou da omissão do médico-veterinário, por inobservância de conduta técnica. Evidentemente que não se pode esquecer de excluir as limitações impostas pela própria natureza da doença, bem como as lesões produzidas deliberadamente pelo veterinário para tratar um mal maior.[29]

O erro médico pode ocorrer por três motivos:

- Imperícia: quando o médico-veterinário não for habilitado para realizar determinado procedimento
- Imprudência: nas hipóteses em que o veterinário assume riscos para o paciente sem respaldo científico para o seu procedimento
- Negligência: quando o veterinário não oferece os cuidados necessários ao paciente.

Na hipótese de a decisão do Conselho ser negativa para o proprietário, mas, ainda assim, o proprietário tiver convicção de que seu animal sofreu um erro médico, mesmo nessa hipótese, a ação pode ser proposta, pois a decisão do Conselho não vincula o entendimento do juiz. A sentença é proferida, como sempre, com base em provas, daí a razão para se guardarem todas as receitas, exames, laudos, enfim, tudo aquilo que comprove o suposto quadro clínico do paciente. Geralmente a ação é ajuizada contra o médico-veterinário que fez o procedimento, o RT do estabelecimento e o proprietário do hospital, devido à solidariedade dos fornecedores de serviços imposta pelo CDC, em seu artigo 34. Isso significa que tanto o médico-veterinário quanto o hospital responderão pela totalidade da indenização pleiteada.

RESPONSABILIDADE PENAL DO MÉDICO-VETERINÁRIO

Sebastião[16] conceitua como crimes ou infrações penais as condutas pessoais (individuais ou em grupos) previstas nas leis penais, ou seja, tipificadas previamente. A punição penal também poderá alcançar as pessoas jurídicas nos seus efeitos exclusivamente patrimoniais e administrativos.[6,8,10] Sem previsão expressa de conduta proibida, não há infração penal a apurar e punir. São os princípios básicos expressos no artigo 5º, inciso XXXIX, da CF/1988, e no artigo 1º do Código Penal.

Anterioridade e irretroatividade[30]

Lei penal:

- Anterioridade (artigo 5º, XXXIX, CF):
  - Não há crime sem lei anterior que o defina nem pena sem prévia cominação legal
  - Cominar é impor pena para a infração praticada
- Irretroatividade (artigo 5º, XL, CF):
  - A lei penal não retroagirá, salvo para beneficiar o réu

Beviláqua[30] afirmava:

> O Direito Penal vê, por trás do crime, o criminoso e o considera um ente antissocial, ao passo que o Direito Civil vê, por trás do ato ilícito, não simplesmente o agente, mas principalmente a vítima,

e vem em socorro dela, a fim de, tanto quanto lhe for permitido, restaurar seu direito violado, constituindo a eurritmia social refletida no equilíbrio dos patrimônios e das relações pessoais que se formam no círculo do direito privado.

Tipologia dos crimes profissionais (médicos, enfermeiros, dentistas e farmacêuticos).[8,*]

- Deixar de denunciar doença de notificação compulsória
- Fornecer atestado falso (de saúde, doença ou óbito)
- Omitir socorro (não atender emergência e/ou urgência)
- Provocar abortamento
- Induzir ou auxiliar suicídio
- Ofender a integridade corporal ou a saúde
- Expor a vida ou a saúde a perigo direto ou iminente
- Caluniar, difamar ou injuriar
- Revelar segredo médico (sem justa causa)
- Causar epidemia pela propagação de germe patogênico
- Anunciar cura por meio secreto e/ou infalível
- Fazer afirmação falsa (como perito)
- Usar meio fraudulento para desviar clientela de outrem
- Promover concorrência desleal
- Anunciar título ou distinção que não detenha

*Nesse caso, os médicos-veterinários são equiparados aos médicos.

Decreto-Lei nº 2.848: crimes contra a saúde pública

No Código Penal, destacam-se alguns artigos do Decreto-Lei nº 2.848, de 07/12/1940, sobre os crimes contra a saúde pública, como:

> Art. 267. Causar epidemia, mediante a propagação de germes patogênicos:
> Pena: reclusão de 10 a 15 anos.
> Se do fato resulta morte, a pena é aplicada em dobro.
> § 2º No caso de culpa, a pena é de detenção de 1 a 2 anos, ou se resulta morte, de 2 a 4 anos.
> Art. 268. Infringir determinação do poder público destinado a impedir introdução ou propagação de doença contagiosa:
> Pena: detenção de 1 mês a 1 ano e multa.
> Parágrafo único. A pena é aumentada de um terço, se o agente é funcionário da saúde pública ou exerce a profissão de médico, farmacêutico, dentista ou enfermeiro.
> Art. 269. Deixar o médico de denunciar à autoridade pública doença cuja notificação é compulsória:
> Pena: detenção de 6 meses a 2 anos e multa.
> Art. 272. Corromper, adulterar, falsificar ou alterar substância ou produto alimentício destinado a consumo, tornando-o nocivo à saúde ou reduzindo-lhe o valor nutritivo:
> Pena: reclusão de 4 a 8 anos e multa.
> § 1º Incorre nas penas deste artigo quem fabrica, vende, expõe à venda, importa, tem em depósito para vender ou, de qualquer forma, distribui ou entrega a consumo a substância alimentícia ou o produto falsificado, corrompido ou adulterado.
> Art. 273. Falsificar, corromper, adulterar ou alterar produto destinado a fins terapêuticos ou medicinais:
> Pena: reclusão de 10 a 15 anos e multa.
> § 1º Nas mesmas penas incorre quem importa, vende, expõe à venda, tem em depósito para vender ou, de qualquer forma, distribui ou entrega a consumo o produto falsificado, corrompido, adulterado ou alterado.

RESPONSABILIDADE ÉTICA DO MÉDICO-VETERINÁRIO

O poder de disciplinar penalidades a médicos-veterinários pertence ao CFMV. O poder de aplicar sanções a médicos-veterinários, por infração à Lei nº 5.517/1968, ao Decreto nº 64.704/1969 e ao Código de Ética Profissional, pertence, exclusivamente, aos Conselhos de Medicina Veterinária em que estiverem inscritos ao tempo do fato punível em lei. As penas disciplinares aplicáveis pelos Conselhos de Medicina Veterinária são as seguintes:

- Advertência confidencial, em aviso reservado
- Censura confidencial, em aviso reservado
- Censura pública, em publicação oficial
- Suspensão do exercício profissional até 3 meses
- Cassação do exercício profissional, *ad referendum* do CFMV.

O Código de Ética do Médico-Veterinário, Resolução nº 1.138, de 16/08/2016, do CFMV, no Capítulo V, que aborda a responsabilidade profissional, determina, em seu artigo 9º que:[31]

> O médico-veterinário será responsabilizado pelos atos que, no exercício da profissão, praticar com dolo ou culpa, respondendo civil e penalmente pelas infrações éticas e ações que venham a causar dano ao paciente ou ao cliente e, principalmente:
> I – praticar atos profissionais que caracterizem a imperícia, a imprudência ou a negligência.

Portanto, segue o disposto, no terreno da responsabilidade civil, de não ser causado prejuízo ao paciente e ao cliente.

O Código de Ética do Médico-Veterinário contempla os seguintes capítulos:

- I. Princípios Fundamentais
- II. Dos Deveres Profissionais
- III. Dos Direitos do Médico-Veterinário
- IV. Do Comportamento Profissional
- V. Da Responsabilidade Profissional
- VI. Da Relação com os Colegas
- VII. Do Sigilo Profissional
- VIII. Dos Honorários Profissionais
- IX. Da Relação com o Cidadão Consumidor de Seus Serviços
- X. Das Relações com o Animal e o Meio Ambiente
- XI. Da Responsabilidade Técnica
- XII. Das Relações com a Justiça
- XIII. Da Publicidade e dos Trabalhos Científicos
- XIV. Das Infrações e Penalidades.

Nos Quadros 1.1 a 1.4 serão descritos alguns desses capítulos e os principais artigos relacionados com responsabilidades/deveres.

Somente nos quatro capítulos citados percebe-se a abrangência da responsabilidade profissional e o conhecimento legal necessário ao pleno exercício ético.

QUADRO 1.1 Capítulo V – Da responsabilidade profissional.

"Art. 9º. O médico-veterinário será responsabilizado pelos atos que, no exercício da profissão, praticar com dolo ou culpa, respondendo civil e penalmente pelas infrações éticas e ações que venham a causar dano ao paciente ou ao cliente e, principalmente:
I – praticar atos profissionais que caracterizem a imperícia, a imprudência ou a negligência.
II – delegar a outros, sem o devido acompanhamento, atos ou atribuições privativas da profissão de Médico-Veterinário.
III – atribuir seus erros a terceiros e a circunstâncias ocasionais que possam ser evitadas.
IV – deixar de esclarecer ao cliente sobre as consequências socioeconômicas, ambientais e de saúde pública provenientes das enfermidades de seus pacientes.
V – deixar de cumprir, sem justificativa, as normas emanadas dos órgãos ou entidades públicas, inclusive do Conselho Federal e dos Conselhos Regionais de Medicina Veterinária
VI – deixar de atender às requisições administrativas e às intimações emanadas pelos órgãos ou entidades públicas dentro do prazo determinado
VII – praticar qualquer ato profissional sem consentimento formal do cliente, salvo em caso de iminente risco de morte ou de incapacidade permanente do paciente."

QUADRO 1.2 Capítulo IX – Da relação com o cidadão consumidor de seus serviços.

"Art. 17. O médico-veterinário deve:
I – conhecer as normas que regulamentam a sua atividade.
II – cumprir contratos.
III – prestar seus serviços sem condicioná-los ao fornecimento de produtos ou serviço, exceto quando estritamente necessário para que a ação se complete
IV – agir sem se beneficiar da fraqueza, ignorância, saúde, idade ou condição social do consumidor para impor-lhe produto ou diferenciar a qualidade de serviços.
Parágrafo único. É vedado ao médico-veterinário reter o paciente como garantia de pagamento."

QUADRO 1.3 Capítulo X – Das relações com o animal e o meio ambiente.

"Art. 18. O médico-veterinário deve:
I – conhecer a legislação de proteção aos animais, de preservação dos recursos naturais e do desenvolvimento sustentável, da biodiversidade e da melhoria da qualidade de vida.
Art. 19. São deveres do responsável técnico (RT):
I – comparecer e responder às convocações oficiais dos órgãos públicos fiscalizadores de atuação da empresa na qual exerce as suas funções, bem como acatar as decisões oriundas destes.
II – responder, integralmente e na data aprazada, os relatórios de RT solicitados pelo CRMV/CFMV.
III – elaborar minucioso laudo informativo ao CRMV/CFMV em caráter sigiloso, toda vez que o estabelecimento se negar e/ou dificultar a ação da fiscalização oficial ou da sua atuação profissional, acarretando com isso possíveis danos à qualidade dos produtos e serviços prestados.
Art. 20. É vedado ao médico-veterinário que assuma RT exercê-la nos estabelecimentos de qualquer espécie, sujeitos à fiscalização e/ou inspeção de órgão público oficial, no qual exerça cargo, emprego ou função, com atribuições de fiscalização e/ou inspeção."

QUADRO 1.4 Capítulo XII – Das relações com a Justiça.

"Art. 21. O médico-veterinário na função de perito deve guardar segredo profissional, sendo-lhe vedado:
I – deixar de atuar com absoluta isenção, quando designado para servir como perito ou auditor, assim como ultrapassar os limites das suas atribuições.
II – ser perito de cliente, familiar ou de qualquer pessoa cujas relações influam em seu trabalho.
III – intervir, quando em função de auditor ou perito, nos atos profissionais de outro médico-veterinário, ou fazer qualquer apreciação em presença do interessado, devendo restringir suas observações ao relatório."

Somente nos quatro capítulos citados percebe-se a abrangência da responsabilidade profissional e o conhecimento legal necessário ao pleno exercício ético.

Da relação entre médico-veterinário e proprietário decorrem numerosos deveres e direitos para ambas as partes. Os médicos-veterinários têm deveres em todos os momentos de atendimento ao paciente, ou seja, antes, durante e após o tratamento. São eles:

- Informar e aconselhar de maneira que o proprietário do animal possa compreender a condição de saúde e o tratamento a ser seguido
- Assistência (é imperativo ético) e perícia
- Prudência e diligência
- Ouvir o proprietário e interrogá-lo sobre os sinais clínicos de seu(s) animal(is)
- Recomendar o melhor tratamento e explicar seus pormenores técnicos
- Manter-se constantemente informado sobre o quadro clínico de seus pacientes
- Vigilância
- Sigilo
- Guardar a vida animal
- Aperfeiçoamento constante.[3]

Sigilo profissional

Sobre a questão da inviolabilidade, ao contrário do que muitos pensam, não é privilégio do advogado. Ela é restrita a atos e manifestações nos limites legalmente impostos. Silva[32] afirma que:

> Na verdade, é uma proteção do cliente que confia a ele documentos e confissões de esfera íntima, de natureza conflitiva e, não raro, objeto de reivindicação e até de agressiva cobiça alheia, que precisam ser resguardados e protegidos de maneira qualificada.

Como não poderia deixar de ser, a CF também assegurou o direito à indenização por danos moral e material, conforme prescreve o artigo 5º, incisos V e X:

> Todos são iguais perante a lei, sem distinção de qualquer natureza, garantindo-se aos brasileiros e aos estrangeiros residentes no país a inviolabilidade do direito à vida, à liberdade, à igualdade, à segurança e à propriedade, nos termos seguintes:
> (...)
> V – é assegurado o direito de resposta, proporcional ao agravo, além de indenização por dano material, moral ou à imagem.
> (...)
> X – são invioláveis a intimidade, a vida privada, a honra e a imagem das pessoas, assegurado o direito à indenização pelo dano material ou moral decorrente de sua violação.

Quanto ao Código Civil, como já analisado anteriormente, é a legislação com maior aplicabilidade em relação à responsabilidade civil, tanto do médico-veterinário como em outras situações. Embora ainda não se tenha referido o CDC, a Lei nº 5.517/1968 e o Decreto nº 64.704/1969, sem dúvida, o Código Civil é a fonte de onde emana quase todo o fundamento da responsabilidade civil no direito brasileiro.

Deve-se notar que a extensão do segredo profissional está diretamente relacionada com a existência efetiva de um segredo, ou seja, devem-se excluir do âmbito do segredo profissional fatos notórios, de domínio público, revelados pelas partes, provados em juízo, documentos autênticos e autenticados. A violação do segredo profissional do médico-veterinário, além de constituir um ilícito disciplinar e um ilícito civil nos termos referidos, constitui um ilícito criminal previsto e punido pelo artigo 195 do Código Penal. De acordo com essa norma, comete um crime de violação de segredo:

> Quem, sem consentimento, revelar segredo alheio de que tenha tomado conhecimento em razão do seu estado, ofício, emprego, profissão ou arte, podendo ser punido com pena de prisão até um ano ou, em alternativa, a pena de multa.

Obrigação de meios e de resultados

É notório que a obrigação do médico-veterinário é de meios, e não de resultados, diferentemente, assim, de arquitetos, engenheiros e tantos outros cujo exercício profissional sempre garante um resultado. Com a saúde não há possibilidade de previsões. Assim, a falta de atualização e de educação continuada, a utilização de técnicas ultrapassadas ou não condizentes com o caso em estudo demonstram total negligência do médico-veterinário. E é exatamente nesse ponto que se origina a responsabilidade civil do médico-veterinário: a partir da negligência e dos erros grosseiros que caracterizam o despreparo profissional.[9]

Mencione-se que a par da *obrigação de meios* existe a *obrigação de resultados*. Nesta, o compromisso, por contrato que é, consiste na execução de determinado procedimento médico para obter um resultado específico no paciente. Nessa obrigação, dentro da relação jurídica, encontra-se a necessidade de obter um dado resultado, sendo este devido pelo obrigado, no caso o médico-veterinário. O médico só adimplirá a obrigação contratual se alcançar aquele resultado contratado específico. O erro médico é um inadimplemento, bem caracterizado, de um contrato. Essa é uma conduta bem definida de falha na prestação de serviços, no caso médico, emergindo daí a necessidade de ser responsabilizado o profissional, no que se refere à responsabilidade civil, quando sua ação vier acompanhada de culpa. Isso redunda – quando em juízo assim decidem os tribunais brasileiros – em uma sanção, imposta ao médico-veterinário, de indenizar o proprietário lesado por sua conduta culposa.[6]

Utilizam-se, para juridicamente responsabilizar o médico-veterinário pelo erro, todos os meios de prova aceitos em Direito. Os prontuários, fichas clínicas dos pacientes, nos quais se encontram os seus dados clínicos e detalhes do atendimento, são de crucial importância, como elemento probatório. Acentue-se a importância da prova pericial, pela complexidade e controvérsias sobre as condutas em um tratamento médico, motivo pelo qual pode essa perícia até se tornar indispensável.[6]

MÉDICO-VETERINÁRIO E CÓDIGO DE DEFESA DO CONSUMIDOR

A atuação do profissional da área de medicina veterinária é, sem dúvida, uma atividade oferecida por um prestador de serviço. Entretanto, difere da atividade exercida por profissionais liberais pelos seguintes motivos:[33]

- Participação e atuação do proprietário e do comportamento do animal no que tange ao sucesso ou insucesso do tratamento
- Caráter não exato da ciência médica, que se limita ao âmbito do conhecimento
- Própria peculiaridade e resposta diversa apresentada por cada organismo animal, ainda que se lhe apliquem tratamentos uniformes.

O artigo 14, *caput*, do CDC (Lei nº 8.078, de 11/09/1990), também determina a reparação dos danos causados por qualquer tipo de serviço, e, em tudo, se aplica ao serviço médico que for prestado, *in verbis*:

> O fornecedor de serviços responde independentemente da existência de culpa, pela reparação dos danos causados aos consumidores por defeitos relativos à prestação de serviços, bem como por informações insuficientes ou inadequadas sobre sua fruição e riscos.

E a necessidade do médico-veterinário de indenizar também se encontra bem expressa no artigo 951 do Código Civil brasileiro, que estabelece:

> O disposto nos artigos 948, 949 e 950 aplica-se ainda no caso de indenização devida por aquele que, no exercício da atividade profissional, por negligência, imprudência ou imperícia, causar a morte do paciente, agravar-lhe o mal, causar-lhe lesão, ou inabilitá-lo para o trabalho.[6]

No Direito Civil brasileiro, a responsabilidade civil é abordada sob a óptica de duas teorias mais destacadas: a *teoria da responsabilidade subjetiva* (também denominada *teoria da culpa*) e a *teoria da responsabilidade objetiva*.[9]

A responsabilidade civil do médico segue os mesmos ditames gerais da responsabilidade civil. Como uma das teorias da responsabilidade civil em geral utilizadas pelos tribunais, há a da responsabilidade objetiva, na qual existe a necessidade da existência de um dano – prejuízo – sem se indagar a culpa na conduta do agente causador do dano. É necessário, apenas, que exista o nexo causal entre o ato do agente do dano e o prejuízo causado ao lesado. Essa teoria – da responsabilidade objetiva – não é a aplicada pelos julgadores ao médico nos casos de responsabilização civil por danos causados a pacientes.[6,34,35]

Na responsabilidade civil, há também a teoria da responsabilidade subjetiva (teoria da culpa), a qual estabelece que, tendo havido uma prática lesiva (ato lesante) que causou um dano, e entre essa prática e o dano existir uma relação de causa e efeito, ou seja, houver nexo causal, estando na conduta do agente lesante (o autor do ato lesivo) culpa, sob qualquer das suas formas (imperícia, imprudência, negligência ou mesmo dolo), caracteriza-se no ordenamento jurídico a necessidade de responsabilizar civilmente o causador do dano. Nesse caso, o agente lesante deve reparar o prejuízo sofrido pelo indivíduo que foi lesado. A teoria da culpa aplica-se, pois, ao erro médico-veterinário, quando avaliado pelos tribunais, sendo, inclusive, expressamente determinada a sua utilização no caso da atuação do médico-veterinário, profissional liberal que é, no parágrafo 4º do artigo 14 do CDC, que reza: "A responsabilidade pessoal dos profissionais liberais será apurada mediante a verificação de culpa". Mas é indispensável uma prova inequívoca de que houve culpa no procedimento do médico. E, em direito civil, é atribuição – ônus – do proprietário do animal provar que o médico-veterinário agiu com culpa. Esta, mesmo que levíssima, obriga a indenizar o proprietário do animal pelo prejuízo sofrido. Sem a prova da culpa do médico-veterinário, tudo será imputado unicamente ao infortúnio. Assim, a responsabilização na justiça civil se dá a partir da constatação da culpa, em seu sentido amplo, na ação do médico. A culpa, no sentido amplo, poderá ser apresentada sob a forma de dolo ou como culpa no sentido estrito.[6,10,25]

O dolo se caracteriza por uma ação voluntária, consciente. O agente, no caso, o médico-veterinário, com a sua conduta, quer obter determinado resultado danoso (específico) ou assume o risco de que ele ocorra. A culpa no sentido estrito, por sua vez, se caracteriza por ação não direcionada à obtenção de resultado danoso, mas inconscientemente (involuntariamente) o médico adota uma conduta profissional viciosa (errônea), causando dano ao paciente. Não quer causar dano ao paciente, mas sua atuação (postura profissional) está corrompida por imperfeições.[36]

Imperícia, imprudência ou negligência, existindo em um ato médico que provoque dano em um paciente, caracterizará culpa no sentido estrito, no agir do profissional médico-veterinário. A imperícia, do latim *imperitia*, caracteriza-se por uma ação sem noções técnicas satisfatórias ou com inadequada utilização dos conhecimentos sobre a sua área de atuação profissional: incompetente e inábil para a sua profissão. De *imprudentia*, também do latim, vem o termo "imprudência". Apresenta um caráter comissivo – como um agir intempestivo, precipitado, irrefletido. Caracteriza-se por atuação sem a cautela adequada àquele momento da atividade profissional. Negligência vem igualmente do latim, *negligentia*. Tem característica omissiva: é uma omissão dos deveres que determinada situação profissional exige, seria uma abstenção (por inação, indolência, preguiça mental) da conduta médica indicada para determinada ocasião: falta de ação.[37]

É necessário distinguir a atuação do médico-veterinário, de maneira diligente (zelosa), cautelosa e com habilidade, perfeitamente ciente de seus deveres profissionais e adequados ao contexto do atendimento médico (circunstâncias de tempo e lugar), mas que resulte, de modo imprevisível, em um dano ao paciente (erro escusável), daquela atuação do médico de maneira inadequada (imperita, negligente ou imprudente), caracterizando culpa em sua conduta profissional e que resulte em prejuízo ao paciente (erro inescusável, previsível).

E o Código Civil prevê esse agir no caso do dolo – ação ou omissão voluntária –, da negligência e da imprudência, como um ato ilícito, no terreno do direito civil, em seu artigo 186, *in verbis*: "Aquele que por ação ou omissão voluntária, negligência ou imprudência, violar direito e causar dano a outrem, ainda que exclusivamente moral, comete ato ilícito".

O médico-veterinário, em determinadas circunstâncias profissionais, pode extrapolar os limites da sua competência técnica em determinado caso ou apresentar desvios de conduta e, com isso, causar danos ao paciente. Em complemento ao artigo 186, há os comandos legais do artigo 187, do Código Civil Brasileiro, *in verbis*: "Também comete ato ilícito o titular de um direito que, ao exercê-lo, excede manifestamente os limites impostos pelo seu fim econômico ou social, pela boa-fé ou pelos bons costumes".

A esses artigos, sobre a responsabilidade do médico por danos ao paciente, acrescenta-se o 927, do mesmo Código Civil, que dispõe em seu *caput*: "Aquele que, por ato ilícito (artigos 186 e 187), causar dano a outrem, fica obrigado a repará-lo".

Portanto, a conduta negligente e imprudente fundamenta-se no artigo 186 do Código Civil brasileiro, originando a responsabilização do médico-veterinário na esfera civil pelos danos porventura ocasionados a um paciente com essa conduta profissional culposa. A imperícia tem sua responsabilização civil prevista no artigo 951, do mesmo Código Civil, *in verbis*:

> O disposto nos artigos 948, 949 e 950 aplica-se ainda no caso de indenização devida por aquele que, no exercício da atividade profissional, por negligência, imprudência ou imperícia, causar a morte do paciente, agravar-lhe o mal, causar-lhe lesão, ou inabilitá-lo para o trabalho.

Dispõe ainda esse artigo a previsão de responsabilização nos casos de conduta médica eivada de culpa por imprudência ou negligência.

E estabelecem os artigos 948, 949 e 950, do Código Civil:

> Art. 948. No caso de homicídio, a indenização consiste, sem excluir outras reparações:
> I – no pagamento das despesas com o tratamento da vítima, seu funeral e o luto da família;
> II – na prestação de alimentos às pessoas a quem o morto os devia, levando-se em conta a duração provável da vida da vítima.
> Art. 949. No caso de lesão ou outra ofensa à saúde, o ofensor indenizará o ofendido das despesas do tratamento e dos lucros cessantes até o fim da convalescença, além de algum outro prejuízo que o ofendido prove haver sofrido.
> Art. 950. Se da ofensa resultar defeito pelo qual o ofendido não possa exercer o seu ofício ou profissão, ou se lhe diminua a capacidade de trabalho, a indenização, além das despesas do tratamento e lucros cessantes até o fim da convalescença, incluirá pensão correspondente à importância do trabalho para que se inabilitou, ou da depreciação que ele sofreu.
> Parágrafo único. O prejudicado, se preferir, poderá exigir que a indenização seja arbitrada e paga de uma só vez.

França[9] entende que o CPDC (Lei nº 8.078, de 11/09/1990), se aplicado com sabedoria e equilíbrio, será a maior contribuição jurídica dos últimos 50 anos no Brasil, principalmente no que esse instituto traz sobre a assistência médica, com destaque na relação entre o profissional e o consumidor dessa área. Primeiro, pelo cuidado de não tratar a saúde como uma atividade estritamente comercial. Depois, pela importância que esse Código representa como instrumento de moderação e disciplina nas relações de consumo entre o prestador de serviço e o usuário. E, ainda, por revelar-se como uma garantia e um complemento de ordem constitucional ("o Estado promoverá, na forma da lei, a defesa do consumidor" – Artigo 5º, XXXII da CF), diante da vulnerabilidade da população no mercado de consumo.

Na linguagem desse Código, o proprietário do animal é o consumidor para quem se presta um serviço; o médico-veterinário, o fornecedor que desenvolve atividades de prestação de serviços; e o ato médico, uma atividade mediante remuneração de pessoas físicas ou jurídicas sem vínculo empregatício.[38]

Entende-se que a maior inovação está no artigo 6º, inciso VIII, deste CPDC, que estatui como direito básico do consumidor a facilitação da defesa de seus direitos, inclusive com a inversão do ônus da prova a seu favor, no processo civil, quando, a critério do juiz, for verossímil a alegação, ou quando for ele hipossuficiente, segundo as regras ordinárias de experiência.

Era princípio consagrado no direito pertencer o ônus da prova a quem alegasse, inclusive respaldado no CPC que reza claramente caber o ônus probatório ao autor. Assim, essa regra garantia que, sendo negados pelo autor e não provados os fatos, fosse a ação julgada improcedente. Atualmente, se um proprietário de animal alega um erro veterinário, a responsabilidade da prova para defender-se pode ser do facultativo, se for considerado difícil o usuário pré-constituir prova sobre seus direitos, até porque ele, no momento da relação, está em sua boa-fé, além dos imagináveis obstáculos para obter material probatório.

Nos dias de hoje, firmado está o entendimento de que há plena sujeição da atividade médica aos princípios e às regras estabelecidos pelo CDC, sendo a jurisprudência farta em exemplos. Nesse sentido, pinçam-se algumas decisões, de modo exemplificativo, para demonstrar a plena adesão dos tribunais superiores ao entendimento doutrinário aqui exposto.

3923544500 – Comarca: São Vicente. **Data do julgamento: 03/06/2009.** Ementa: responsabilidade civil – indenização por danos materiais e morais. Óbito de cão em clínica veterinária. Troca de animais após o falecimento, sendo entregue ao tutor do animal com características físicas diferentes. Deficiência do serviço prestado. Danos materiais e morais. Ocorrência. Transtorno causado que suplanta um simples aborrecimento, ainda mais diante da não localização do animal entregue aos cuidados da clínica. Sentença reformada para acolher o pleito de *indenização por danos materiais. Indenização por dano moral fixada em R$ 9.000,00, com correção da data do óbito (11/12/2001), mais juros de mora* contados da citação que se mostra condizente com a particularidade do caso apresentado e em respeito aos princípios da razoabilidade e proporcionalidade. Inexistência de sucumbência recíproca, ante o teor da Súmula nº 326 do Superior Tribunal de Justiça (STJ).

1257297004 – Comarca: São Paulo. **Data do julgamento: 12/05/2009.** Ementa: direito de vizinhança. *Ação cominatória*. Estabelecimento de *pet shop* e hospedagem de animais. *Alegação de ruídos e mau cheiro excessivos*. Necessidade de dilação probatória para determinar a existência de atividade que ultrapasse os limites normais de tolerância. Sentença anulada para prosseguimento do feito e a produção de provas. Recurso provido.

932365000 – Comarca: São Paulo. **Data do julgamento: 04/03/2009.** Ementa: comprovado que o vício ostentado pelo touro reprodutor, oculto e insanável, consistente na impotência *coeundi*, frustrou a finalidade para a qual ele foi adquirido. Procede a ação redibitória ajuizada pelo adquirente com o propósito de compelir a alienante a receber o animal em devolução, restituindo o preço pago devidamente corrigido.

6201094300 – Comarca: São Paulo. **Data do julgamento: 28/04/2009.** Ementa: *responsabilidade civil* – ação de *indenização por danos morais* ajuizada contra o dono do cachorro, de porte avantajado, que, para festejar a autora, derrubou-a ao solo. *Fratura do fêmur e outras consequências graves resultantes do acidente. Responsabilidade objetiva do dono reconhecida (artigo 936 do*

Código Civil). Indenização majorada em face das circunstâncias do caso concreto. Recurso da autora provido em parte e negado ao do réu.

5430004500 – Comarca: São Carlos. **Data do julgamento: 04/02/2009.** Ementa: indenização por danos morais e materiais. Ex-sócio de clínica veterinária. Retirada, à revelia das proprietárias, de toda a infraestrutura do estabelecimento. Morte de filhote de animal que se encontrava internado para tratamento. Impossibilidade de prosseguimento das atividades. Alegação do réu de que sofreu danos psicológicos não prospera. Danos morais e materiais confirmados. Recurso não provido.

5702044900 – Comarca: Santos. **Data do julgamento: 05/11/2008.** Ementa: *responsabilidade civil – indenização danos materiais e morais*. Demanda ajuizada em face de médico-veterinário, por proprietária de cadela. *Alegação de erro médico em cirurgia de catarata*. Inexistência de relação de consumo ou obrigação de resultado (mas de meio). Inexistência de responsabilidade objetiva. Prova pericial prejudicada, ante o falecimento do animal logo após o ajuizamento da ação, 1 ano e meio após a cirurgia. Documentos encartados aos autos não comprovam a culpa imputada ao réu. Danos materiais e morais que não se referem ao óbito do animal (ocorrido após o ajuizamento), mas sim pelo alegado sofrimento após a cirurgia realizada. *Incabível reembolso pelas despesas realizadas e pensão vitalícia* (dona que, à evidência, não era sustentada pelo animal). Ausência de prova do alegado. Ônus da autora. Desatendimento da regra do artigo 333, inciso I, do CPC. Sentença mantida. Recurso improvido.

3213544000 – Comarca: São Paulo. **Data do julgamento: 08/10/2008.** Ementa: *responsabilidade civil*. Autora não comprovou nenhuma conduta inadequada da ré. Cirurgia efetuada no animal não apresentou anomalia. Ferimentos no dorso do bicho não estão vinculados à região operada. *Ausência dos pressupostos da responsabilidade civil*. Sucumbência fixada com equilíbrio. Recursos desprovidos.

1078813000 – Comarca: Santo André. **Data do julgamento: 17/09/2008.** Ementa: semovente. Danos materiais. *Morte de animal adquirido nas dependências da ré e que lá veio a óbito*. Relação de consumo. Responsabilidade objetiva. Cabimento da indenização pelos prejuízos materiais comprovadamente suportados. A responsabilidade objetiva da ré em razão da relação de consumo existente entre as partes autoriza o reconhecimento do dever de indenizar somente os prejuízos.

2524124900 – Comarca: Guarujá. **Data do julgamento: 18/06/2008.** Ementa: *ação de indenização – danos morais decorrentes de erro médico*. Configuração da falha de consentimento. Reconvenção. Danos morais decorrentes de ofensas e acusações feitas em tom audível por clientes de clínica veterinária. Comprovação de testemunha. Indenização devida. Recursos improvidos.

926463007 – Comarca: São Paulo. **Data do julgamento: 01/07/2008.** Ementa: *indenização por danos morais – morte de animal*. Cachorro filhote da raça poodle. Impossibilidade. Alegação de que foi adquirido doente. Ausência de provas. Ônus da autora. Artigo 333, inciso I, do CPC. Recurso provido. Não se desincumbindo a autora de provar o fato constitutivo de seu direito, nos termos do artigo mencionado, pertinente a reforma da sentença para que seja declarada a improcedência da ação. Ademais, não se pode comparar a morte de um animal recém-adquirido à de um ser humano, membro da família, sendo de todo descabida a indenização pretendida a título de danos morais.

939288000 – Comarca: São Paulo. **Data do julgamento: 28/05/2008.** Ementa: *seguro facultativo – semovente (cavalo de raça) morto em função de eutanásia*. Recusa da seguradora em pagar a indenização. Existência de cláusulas contratuais expressas no sentido de a seguradora ser cientificada da ocorrência de acidente ou doença que pudessem pôr em risco a vida do animal, ou sobre a necessidade de eutanásia. Autora que deixou de tomar essa providência. Infundada alegação de que a ré não mantinha plantão para atendimento de segurados, fora do horário de expediente. Improcedência. Inexistência de abusividade de cláusulas. Apelo desprovido.

4755254000 – Comarca: São Bernardo do Campo. **Data do julgamento: 11/03/2008.** Ementa: *imputação de culpa da requerida (clínica veterinária) no atendimento do animal, alvo de um atropelamento*. Inversão do ônus da prova. Irrelevância. Fato que motivou a demanda (morte do animal) que não enseja reparação a título de dano moral. Simples aborrecimento experimentado pelas autoras, sem qualquer desequilíbrio psicológico anormal. Efêmera convivência, ademais, entre as apelantes e o animal (filhote). Improcedência da demanda preservada. Apelo improvido.

5702044900 – Comarca: Santos. **Data do julgamento: 05/11/2008.** Ementa: *responsabilidade civil – indenização por danos materiais e morais*. Prova documental. Apresentação na audiência de instrução. Demanda ajuizada em face de médico-veterinário, por proprietária de cadela. Alegação de erro médico em cirurgia de catarata; Inexistência de relação de consumo ou obrigação de resultado (mas de meio). Inexistência de responsabilidade objetiva. Prova pericial prejudicada, ante o falecimento do animal logo após o ajuizamento da ação, 1 ano e meio após a cirurgia. Documentos encartados aos autos não comprovam a culpa imputada ao réu. Danos materiais e morais que não se referem ao óbito do animal (ocorrido após o ajuizamento), mas sim pelo alegado sofrimento após a cirurgia realizada. Incabível reembolso pelas despesas realizadas e pensão vitalícia (dona que, à evidência, não era sustentada pelo animal). Ausência de prova do alegado. Ônus da autora. Desatendimento da regra do artigo 333, inciso I, do CPC. Sentença mantida. Recurso improvido.

Comarca: Atibaia. **Data do julgamento: 17/04/2008.** Ementa: responsabilidade civil – alegação de omissão de socorro. Cão de estimação morto por pretensa inação do veterinário. Preliminar de cerceamento de defesa. Interesse na prova oral. Inocorrência do vício. Testemunhas que deporiam sobre fatos sabidos e incontroversos. Improcedência confirmada. Clínica que não dispõe de pronto-socorro com atendimento domiciliar. Médico com outros compromissos igualmente graves. Inocorrência da omissão. Preliminar rejeitada e recurso desprovido.

980079007 – Comarca: Diadema. **Data do julgamento: 18/02/2008.** Ementa: *ação de indenização por danos materiais – morte de animal* no interior de *pet shop*, quando entregue para banho e tosa. *Causa mortis*: choque neurogênico devido a traumatismo cranioencefálico. Relação de consumo. Negligência caracterizada. Pedido parcialmente procedente. Cabível a indenização pelos danos emergentes provados com a inicial. Tendo a morte do animal ocorrido nas dependências do *pet shop*, cabia ao réu demonstrar que não provocou o acontecimento fatídico, pois a relação jurídica entre as partes se fundamenta no CDC. Milita em favor da autora a presunção de que o animal faleceu em virtude de negligência do apelado, que *faltou com cuidado e segurança na prestação do serviço*. Para amparar a tese da demandante, há o laudo técnico de médico-veterinário e o fato de ter o animal falecido quando estava sob a guarda do *pet shop*. Danos emergentes. É devida a reparação pelos prejuízos materiais comprovadamente suportados, incluindo o preço da aquisição do animal. Lucros cessantes indevidos – não comprovados. O lucro cessante deve ser plausível e verossímil, não podendo incluir o lucro eventual, hipotético ou mesmo provável. Não há nos autos qualquer indício de que a recorrente exerça atividade de reprodução de animais.

893794400. **Data do julgamento: 10/04/2007.** Ementa: *ausente culpa do hospital veterinário, nem sequer declinada, na morte* *do animal*, mantém-se decreto de improcedência da demanda indenizatória promovida por sua proprietária, mostrando-se irrelevante a mera escolha de hospital diverso do indicado, tão preparado para a cirurgia quanto o outro. *A morte do animal não isenta seu proprietário do pagamento das despesas com o tratamento.* Se o fato cuja verdade se alterou era inócuo no contexto, a conduta da autora também se torna inócua e não caracteriza má-fé processual. Nas circunstâncias do caso, eleva-se o percentual da honorária na ação, confirmado o arbitramento na reconvenção.

3486554100. **Data de registro: 08/02/2007.** Ementa: *indenização por danos materiais e morais – morte de cão de propriedade da autora.* Animal que retorna do banho realizado em clínica veterinária com politraumatismo e diversas lesões que acabaram por provocar o seu falecimento. Responsabilidade subjetiva do profissional liberal, nos termos do artigo 14, § 4º do CDC. Culpa demonstrada. Recurso improvido.

1021465800 – Comarca: Cabreúva. **Data do julgamento: 20/07/2006.** Ementa: agravo de instrumento. Prestação de serviços. Indenização. Responsabilidade da agravante, clínica veterinária. Aplicação do CDC. Responsabilidade objetiva-inadmissibilidade. Responsabilidade subjetiva, com necessidade de comprovação de culpa. Reconhecimento. Denunciação da lide. Cabimento. Produção de provas. Deferimento somente da prova pericial. Inadmissibilidade. Direito da agravante à produção de prova oral, sob pena de cerceamento de defesa reconhecimento. Agravo de Instrumento provido.

2432914400. **Data de registro: 01/06/2006.** Ementa: *indenização. Dano material e moral. Veterinário.* Morte de animal de estimação. Demora no fechamento do diagnóstico e postergação de ato cirúrgico urgente. Imperícia que culminou na necessidade de se sacrificar o animal. Indenização devida. Apelo improvido.

1806104300. **Data de registro: 29/09/2005.** Ementa: perdas e danos. Responsabilidade do dono ou detentor do animal. Artigos 1.527/1916 e 936/2002 do Código Civil. Dano estético e moral comprovado. Indenização de 30 salários-mínimos que atende aos parâmetros jurisprudenciais.

Nas palavras de Dias,[39] "a responsabilidade dos veterinários se regula pela dos médicos em tudo quanto lhes seja aplicável, nada havendo de especial a dizer a respeito".

DEVERES E DIREITOS DOS MÉDICOS-VETERINÁRIOS

Da relação entre médico-veterinário e proprietário do animal decorrem diversos deveres e direitos para ambas as partes. Os médicos-veterinários têm deveres em todos os momentos de atendimento ao paciente, ou seja, antes, durante e após o tratamento. São eles:

- Informar e aconselhar de maneira que o proprietário possa compreender a condição de saúde e o tratamento a ser seguido, dever de assistência (é imperativo ético) e de perícia
- Prudência e diligência
- Ouvir o proprietário e interrogá-lo sobre os sinais clínicos de seu(s) animal(is)
- Recomendar o melhor tratamento e explicar seus pormenores técnicos
- Manter-se constantemente informado sobre o quadro clínico de seus pacientes
- Vigilância
- Sigilo
- Guardar a vida animal
- Aperfeiçoamento constante.[10,40]

São direitos do médico-veterinário:

- Tratar sem limitação da escolha dos meios de diagnósticos e de tratamentos
- Poder exercer sua profissão sem ser discriminado
- Indicar o procedimento que achar mais adequado, dentro das normas reguladas pelos órgãos de fiscalização da profissão
- Apontar falhas nessas normas e demais regulamentos
- Recusar exercer sua profissão em instituições que não lhe ofereçam as mínimas condições de trabalhos
- Suspender suas atividades por falta de pagamento dos salários
- Direito de requerer desagravo público
- Recusar a realização de atos que, embora permitidos, estejam em desacordo com sua consciência.[41]

Cláusulas excludentes da responsabilidade civil do médico-veterinário

Exoneram o médico-veterinário da responsabilização pelos danos ao paciente, em sede de responsabilidade civil, a força maior ou o caso fortuito. Tanto neste quanto naquela não se atribui ação culposa por parte do profissional. Não havendo atuação culposa, já que o dano ao paciente foi decorrente de força maior ou caso fortuito, há exoneração da responsabilidade civil do médico perante os tribunais (artigo 393 do Código Civil).

A força maior tem por característica ser um acontecimento não pertencente à relação médico–paciente. Mesmo que identificada e previsível, a força maior se caracteriza por não ser evitável pela ação do homem. Mesmo que assim deseje, o ser humano não consegue impedir que ela ocorra nem as suas consequências.[10,15]

Já o caso fortuito é inerente à ação humana; na relação médico–paciente, decorre dessa relação (é intrínseco a essa relação). Não é previsível, é inesperado, logo, não pode ser evitado. Assim, independe a sua ocorrência tanto dos profissionais da saúde como do paciente. O caso fortuito ocorre independentemente da vontade do médico ou do paciente. Também, a culpa exclusiva do paciente/proprietário por um dano que tiver sofrido exonera o médico-veterinário da responsabilização civil pelo prejuízo que deste tenha advindo.[10,17] Sobre erro médico, o direito civil tem, pois, orientações bem definidas de responsabilidade civil para o manejo jurídico deste pelos tribunais. Ressalte-se a necessidade de haver *nexo causal*, relação de causa e efeito, entre o *ato médico culposo*, ao qual se quer atribuir a responsabilidade de ser o causador da lesão, e o *dano* sofrido pelo paciente.[42]

Ressarcimento | Prova do dano

Presume-se que o médico-veterinário autônomo seja culpado pelo defeito do serviço, salvo prova em contrário. Cabe ao cliente provar a existência do serviço, ou seja, a relação negocial entre ambos, e a existência do defeito de execução, que lhe causou danos, sendo suficiente à verossimilhança da imputabilidade. Cabe ao veterinário provar, além das hipóteses comuns de exclusão de responsabilidade, que não agiu com culpa (em sentido amplo, inclui o dolo). Se o profissional liberal provar que não agiu com imprudência, negligência, imperícia ou dolo, a responsabilidade não lhe poderá ser imputada.[43]

Outra tendência do direito do consumidor, nessa área, é a franca adoção da responsabilidade (extranegocial) objetiva. A culpa esteve sempre no centro da construção doutrinária liberal da responsabilidade civil, tendendo socialização dos riscos, como preço a pagar por todos para o desenvolvimento da livre iniciativa. O advento do direito do consumidor revelou uma face do problema que se desconsiderava: o consumidor não dispõe das mesmas condições de defesa do fornecedor, no mercado de consumo. Uma das características do consumidor (no caso, o proprietário do animal) diz respeito à vulnerabilidade jurídica que o direito presume, independentemente de ser o fornecedor de serviços uma macroempresa ou um prestador isolado.[44,45]

De qualquer maneira, a responsabilidade objetiva na relação de consumo não é absoluta ou integral, uma vez que admite exonerações em benefício do fornecedor de serviços, como:

- Culpa exclusiva da vítima
- Prova de não prestação do serviço
- Prova da inexistência do defeito do serviço que teria causado o dano
- Caso fortuito e força maior, conquanto muitos não admitam o risco do desenvolvimento (o CDC refere a "adoção de novas técnicas").

Assim, surpreende que esse Código tenha excepcionado os profissionais liberais dessa linha de tendência, ao exigir a verificação da culpa. Por fim, o artigo 43 estabelece regras acerca da prescrição da pretensão à punibilidade.

A responsabilidade civil do médico-veterinário só se estabelece perante demanda judicial, conforme o artigo 71 da Lei nº 8.906/1994 ensina: "A jurisdição disciplinar não exclui a comum, devendo ser comunicado às autoridades competentes, quando o fato constitui crime ou contravenção".

Um processo disciplinar pode ser instaurado, mediante representação no Conselho Regional de Medicina Veterinária (CRMV) ou de ofício, acarretando danos, na maioria das vezes, pequenos ao profissional que outrora cometera ato irresponsável. É nítido que, instaurado o processo disciplinar e obtendo ele algum resultado positivo, a possibilidade de êxito na competente ação judicial futuramente requerida pelo lesado é muito maior.

ERRO MÉDICO E PRESCRIÇÃO: POR QUANTO TEMPO O MÉDICO-VETERINÁRIO RESPONDE PELO ERRO MÉDICO?

Com o advento do Novo Código Civil atualmente vigente, alterou-se o prazo prescricional nos casos de erro médico. No Código Civil de 1916, para o erro médico, o prazo prescricional, normalmente, era de 20 (vinte) anos – prazo dominante em nossa doutrina e jurisprudência – obedecendo ao comando do artigo 177 do Código Civil Brasileiro revogado: "As ações pessoais prescrevem, ordinariamente, em 20 (vinte) anos (...), contados da data em que poderiam ter sido propostas".

No Novo Código Civil Brasileiro de 2002, a prescrição em relação ao erro médico é abordada no seu artigo 206. Mesmo que possa se pretender atribuir o prazo de 10 (dez) anos, previsto no artigo 205, do Novo Código Civil ("A prescrição ocorre em 10 anos, quando a lei não lhe haja fixado prazo menor") parece, sem sombra de dúvida, mais adequado o prazo prescricional previsto no inciso V, do parágrafo 3º, do artigo 206, do Código Civil atualmente em vigor, que dispõe, *in verbis*:

> "Art. 206. Prescreve:
> (...)
> § 3º Em 3 (três) anos:
> (...)
> V – a pretensão de reparação civil."

A prescrição faz, com o passar do tempo – associada à inércia do proprietário em exercer o seu direito, por um eventual dano sofrido –, desaparecer a relação jurídica entre o veterinário e o proprietário do animal. Sobre esse lapso de tempo, nos ensina Acquaviva:[46] "O decurso de tempo é um acontecimento natural de importância inigualável para o Direito". E, diz mais, acentuando o caráter pacificador da prescrição:

> Para outros autores, contudo, o verdadeiro fundamento da prescrição residiria na ordem social, na segurança das relações jurídicas". (...) O interesse do titular do direito, que ele foi o primeiro a desprezar, não pode prevalecer contra o interesse mais forte da paz social. (...) A prescrição, portanto, vem a ser medida de política jurídica, ditada no interesse da harmonia social.[46]

Inicia-se a contagem do prazo prescricional no instante em que o proprietário do animal pode pleitear o exercício do seu direito (reparação de eventuais danos sofridos), mas não o faz. Assim, ao se consumar o prazo prescricional, desaparece a força jurídica (a pretensão) de o proprietário do animal sujeitar o veterinário ao seu direito. Extingue-se, no terreno jurídico, a pretensão do proprietário do animal no que tange à reparação dos danos que porventura tenha sofrido em decorrência de um eventual erro médico.[6]

E sempre se deve considerar nessa relação (prestação de um serviço) – veterinário e proprietário do animal – a possibilidade da incidência das regras do CDC (Lei nº 8.078, de 11/09/1990). Essa lei, em seu artigo 27, *caput*, dispõe:

> Prescreve em cinco anos a pretensão à reparação pelos danos causados por fato do produto ou serviço prevista na Seção II deste Capítulo, iniciando-se a contagem do prazo a partir do conhecimento do dano e de sua autoria.

A jurisprudência e a doutrina brasileiras podem tender a, na prestação jurisdicional, utilizar esse prazo de 5 anos – quinquenal – como prescricional em casos de erro médico.

O artigo 202 do Novo Código Civil Brasileiro que estabelece: "A interrupção da prescrição, que somente poderá ocorrer uma vez, dar-se-á (...)". Portanto o prazo prescricional só será interrompido (assim, pois, reiniciando a contagem do período integralmente) em uma ocasião: nos casos de erro médico. Sobre isso, diz Gonçalves[20] o seguinte: "O artigo 202, *caput*, expressamente declara que a interrupção da prescrição somente poderá ocorrer uma vez". O mesmo autor acrescenta: "A restrição é benéfica, para não se eternizarem as interrupções da prescrição".[47] E, nos diz mais: "A inovação é salutar, porque evita interrupções abusivas e a protelação da solução de controvérsias".[47]

Com o Novo Código Civil Brasileiro de 2002, a prescrição, quando se trata de erro médico, sofreu uma redução do seu prazo. Entretanto, há de se aguardar o comportamento da jurisprudência e da doutrina.

PROFILAXIA DA CULPA

Culpa

> É palavra derivada do latim e significa: falta, erro cometido por inadvertência ou imprudência; é compreendida como a falta cometida contra o dever, por ação ou por omissão, procedida de ignorância ou de negligência.[48]

A culpa pode ser ou não maliciosa, voluntária ou involuntária, implicando sempre falta ou inobservância da diligência que é devida na execução do ato a que se está obrigado. Revela, pois, a violação de um dever preexistente, não praticado por má-fé ou com a intenção de causar prejuízos aos direitos ou ao patrimônio de outrem, o que seria dolo. Na culpa, não há a positiva intenção de causar o dano; há simplesmente a falta ou a inobservância do dever que é imposto ao agente. Daí por esse motivo, em sentido estrito, a culpa é tida como a própria negligência ou falta de cuidado, e a própria imprudência, quando imputáveis. Mas, em sentido lato, tanto compreende a ação ou omissão, significando, assim, que tanto se induz da falta voluntária como involuntária, desde que, no ato intencional, revelador da falha de um dever, não se caracterize dolo, fundado no ânimo de prejudicar, indispensável à estrutura da culpa (falta voluntária - ato intencional ou falta involuntária - omissão). Pode emanar de um contrato (culpa contratual) ou de mero preceito geral de direito, a que se está obrigado, em respeito às pessoas ou a seus bens (culpa extracontratual ou aquiliana implica a inexecução de obrigação preexistente, embora possa ser causa de obrigação).

O primeiro mandamento para o médico-veterinário evitar ser acusado de culpa é ser explícito com o proprietário do animal. O médico-veterinário só terá culpa se não deixar claro para o proprietário e for comprovado seu pleno entendimento da gravidade, da evolução natural da doença e o esperado com o tratamento proposto. Deve esclarecer as alternativas de tratamento e seus riscos confrontados com os benefícios que cada alternativa pode oferecer.[49] A documentação que comprove de maneira incontestável o entendimento pelo proprietário da doença é fundamental para eximir o médico-veterinário de qualquer culpa, ficando assim garantidos todos os direitos do proprietário/paciente, do médico-veterinário e da instituição.

Termo de responsabilidade: modelo

I. Identificação do paciente

Nome do animal; raça; sexo; idade.

Nome do proprietário e de seu representante legal (completo) ou amigo de sua confiança, com endereço completo.

II. Das disposições gerais

Art. 1º O presente Termo de Responsabilidade dispõe sobre direitos e deveres do paciente e do Hospital ou Clínica (indicar).

III. Do reconhecimento e salvaguarda dos direitos e deveres

Art. 2º O paciente será tratado por meios adequados, devendo a relação mútua entre profissionais de saúde e paciente ser baseada na dignidade e no respeito.

Art. 3º O médico-veterinário informará ao proprietário do animal ou a pessoa por ele indicada, de forma clara e em linguagem acessível a seu nível de entendimento sobre o estado de saúde, diagnóstico, métodos terapêuticos e evolução do quadro clínico.

Art. 4º Os procedimentos diagnósticos e terapêuticos serão executados com a prévia concordância do proprietário do animal, após ter sido informado quanto aos seus riscos e benefícios.

§ 1º O proprietário do animal tem direito de revogar o seu consentimento a qualquer tempo, por decisão livre, consciente e esclarecida, sem que lhe sejam imputadas sanções morais ou legais.

§ 2º Quando ocorrerem discordâncias quanto à aplicação dos procedimentos diagnósticos e terapêuticos ou revogação de consentimento, o proprietário do animal deverá se manifestar por escrito.

§ 3º Quando o proprietário do animal se recusar a aceitar os métodos diagnósticos e terapêuticos propostos e deixar a clínica ou hospital, cessará a responsabilidade do médico-veterinário, bem como do hospital ou da clínica.

Art. 5º No caso de o proprietário do animal se tornar incapaz de tomar decisões sobre sua saúde, seu representante legal supraindicado assumirá a responsabilidade das decisões.

Parágrafo único. Cabe ao proprietário do animal ou a sua família a incumbência de notificar o representante indicado.

Art. 6º Em caso de iminente risco de morte, encontrando-se o proprietário do animal incapacitado de tomar decisões, o médico-veterinário responsável estará autorizado a adotar condutas, até que seu representante, indicado, possa se manifestar.

Art. 7º O prontuário do animal será elaborado de forma legível, completa e ficará sempre na guarda do hospital ou da clínica.

Art. 8º O proprietário do animal terá direito de obter relatório contendo as informações registradas no prontuário, mediante solicitação escrita à diretoria da clínica.

Art. 9º O proprietário do animal tem garantida e respeitada a confidencialidade sobre seus dados pessoais e clínicos do seu animal, podendo ser revelados apenas com sua autorização escrita, salvo em casos de imposição legal.

Art. 10 Após a alta médica, o proprietário deverá retirar o animal e deixar as dependências do hospital, no prazo de até 6 (seis) horas, após as quais serão adotadas as medidas legais cabíveis.

Art. 11 O proprietário do animal e os profissionais de saúde do hospital poderão recorrer à comissão de ética para dirimir questões surgidas em decorrência da prestação das ações e dos serviços de atenção à saúde.

O presente termo foi lido e achado conforme.

Local, data, nome do proprietário (e assinatura)

Nome do representante legal (e assinatura deste)

Termo de recusa de tratamento: modelo I

Eu (nome completo do proprietário) informo que estou absolutamente decidido a não submeter meu animal ao procedimento (indicar o proposto) indicado pelo Doutor (nome do médico-veterinário), negando-me a consentir a prática de qualquer ato médico, ainda que tenha sido recomendado como condição indispensável à melhora das condições de saúde ou à reversão do quadro clínico de meu animal.

Declaro que recuso submeter meu animal ao procedimento, porque meu médico-veterinário assistente informou-me da necessidade ou da possibilidade de meu animal, durante o tratamento, receber transfusão de sangue e/ou hemoderivados.

Fui totalmente esclarecido(a) das razões e do propósito da transfusão, tendo sido especificamente informado(a) de que a falta da transfusão, caso venha a ser necessária, pode ser o fator determinante do agravamento da situação, da piora das condições clínicas ou mesmo do fator que poderá levá-lo à morte. Meu médico-veterinário assistente descreveu também eventuais riscos da transfusão que incluem febre, doenças infectocontagiosas e problemas renais.

Fui também informado(a) de que o sangue destinado à transfusão é cuidadosamente submetido a diversos exames e testes, fator que não afasta totalmente os riscos mencionados.

Fui informado(a) sobre todas as alternativas – algumas disponíveis apenas em casos de procedimentos eletivos, seus riscos específicos e sua viabilidade na instituição onde meu animal se encontra internado.

Fui informado(a), também, de que somente devo assinar o presente documento após ter entendido todas as explicações que me foram dadas, por escrito e oralmente.

Tive a oportunidade de perguntar livremente ao médico-veterinário antes de assinar o presente documento.

Fui aconselhado(a), antes de optar pela recusa à transfusão de sangue, a conversar com meus familiares, amigos, confessor ou conselheiro religioso.

Tive também a oportunidade de ouvir a opinião de outros profissionais da área.

Declaro que, para todos os efeitos, sou representante legal do animal, podendo por ele responder.

O presente termo foi lido e achado conforme.

Local, data, nome (e assinatura) do proprietário

Nome (e assinatura) do representante legal.

Termo de recusa de tratamento: modelo II

Eu (nome completo do proprietário) informo que estou absolutamente decidido(a) a não submeter meu animal ao procedimento (nome do procedimento), indicado pelo Doutor (nome do veterinário) negando-me a consentir na prática de qualquer ato médico, ainda que tenha sido recomendado como condição indispensável à melhora das condições de saúde ou à reversão do quadro clínico de meu animal.

Tenho conhecimento de que a recusa ao procedimento indicado poderá causar (indicar o que poderá ocorrer).

Fui informado(a) de que meu animal apresenta quadro clínico de (nome da doença) e que a falta de procedimento médico poderá agravar as condições, acelerando a progressão da doença.

Fui informado(a) de que a possibilidade de realizar tardiamente o procedimento poderá torná-lo ineficaz, impossibilitando a melhora ou a reversão da doença.

Fui informado(a) de que a decisão de não submeter meu animal ao procedimento poderá acarretar sequelas, complicações, agravamento do quadro clínico, desconforto e até morte. Pode diminuir a eficácia do tratamento caso venha a realizá-lo futuramente ou, ainda, causar impedimento de sua realização.

Assim declaro ter sido informado(a), ter compreendido, tendo podido discutir minha opção e suas consequências com meus familiares, com os médicos-veterinários que prestam atendimento, assim como com outros profissionais que tudo me explicaram, o que não alterou minha opção.

O presente termo foi lido e achado conforme.

Local, data, nome (e assinatura) do proprietário

Nome (e assinatura) do representante legal.

Consentimento para o hospital e para procedimentos de tratamento veterinário

Eu desejo que o animal de minha propriedade seja tratado no hospital. Enquanto meu animal estiver nesse estabelecimento, eu permito que seus funcionários, seu veterinário e todas as outras pessoas pertencentes ao corpo de empregados da casa de saúde cuidem dele, por exemplo: médicos-veterinários, enfermeiras e outros estudantes, para tratar da maneira que julguem mais benéfica. Permito qualquer teste, exame e tratamento médico ou pequena cirurgia que o médico-veterinário julgue ser necessário. Entendo que o veterinário me explicará a natureza da condição do meu animal e a razão de ter recomendado o tratamento e os eventuais riscos envolvidos. Também espero que ele explique se há outras maneiras para tratar o caso e indique as vantagens e desvantagens de cada urna.

Estou ciente de que o tratamento pode envolver riscos calculados de complicações, ferimentos, danos ou até morte. Nenhuma garantia me foi dada como resultado do tratamento ou exames no hospital.

Consinto o estudo e a retenção ou utilização de tecido ou partes que poderão ser removidas durante a cirurgia ou procedimento.

Autorizo o hospital e o médico-veterinário a tirarem fotografias ou obterem outras imagens de meu animal e partes de seu corpo quanto estiver sob os cuidados do hospital, para uso em avaliações médicas, estudos e pesquisas.

Estou ciente dos direitos do proprietário do animal como descrito.

Esse formulário foi completamente explicado para mim e eu o compreendi.

Assinatura do responsável legal ou representante (parente ou não do proprietário do animal); grau de parentesco; testemunha; data; hora.

O presente termo foi lido e achado conforme.

Local, data, nome (e assinatura) do proprietário

Nome (e assinatura) do representante legal.

Recusa do proprietário do animal à transfusão de sangue

Após ter sido amplamente informado(a) dos riscos que a recusa de transfusão de sangue acarreta, tendo sido informado(a) de que, com essa recusa, poderei colocar em risco a vida do meu animal ou lhe causar sequelas temporárias ou permanentes, recuso a transfusão de sangue. Tive também a oportunidade de ouvir a opinião de outros médicos-veterinários e profissionais da saúde e de conversar com meus familiares, amigos, confessor ou conselheiro religioso. Tenho certeza da minha decisão, de seus efeitos danosos, e estando no uso de todas as minhas faculdades mentais, com base no direito constitucional que tenho de decidir sobre o tratamento médico que meu animal receberá, recuso-me a consentir a transfusão de sangue e/ou hemoderivados. Fui informado(a) de que os profissionais e instituições responsáveis pelo atendimento não têm qualquer responsabilidade sobre as possíveis consequências de minha decisão. Estou consciente dessa atitude que estou tomando. Fui informado de que somente devo recusar-me à realização do procedimento após ter compreendido totalmente a gravidade de meu ato. Sei que posso solicitar informações adicionais às que recebi e posso recorrer a psicólogos, assistentes sociais e outros profissionais para que compreenda todas as consequências da minha opção pela recusa de tratamento.

O presente termo foi lido e achado conforme.

Local, data, nome (e assinatura) do proprietário

Nome (e assinatura) do representante legal.

Modelo norte-americano

Todos os hospitais têm a responsabilidade de garantir aos proprietários de animais os direitos de independência de expressão, decisão, ação e identidade pessoal. Essa política é para descrever, demarcar o direito devido a todos os proprietários de animais no hospital com o objetivo de prover os cuidados médicos efetivos e considerados. A qualidade dos cuidados do paciente é primordial no hospital.

Direitos do paciente

Como paciente do hospital, o animal e seu proprietário têm o direito a:

- Tratamento sem discriminação de raça, cor, sexo, deficiência ou condição econômica
- Consideração e respeito nos cuidados assegurados pelo ambiente
- Suporte técnico incluindo apropriado meio de aliviar dor, além de apoio psicológico e espiritual dependendo de sua necessidade
- Compreensibilidade, informação atualizada, constante, corrente em relação ao diagnóstico, tratamento, prognóstico, consulta, revisão, pesquisa do prontuário médico do animal. Caso o proprietário do animal requeira, ou seja, se for incapaz de entender as informações nele contidas, estará disponível, para sua família, pessoa designada para esse fim
- Informação participativa nas decisões relacionadas com o caso de seu animal
- Identidade dos médicos-veterinários, enfermeiros e outros envolvidos nos seus cuidados, incluindo residentes e estudantes
- Informação do médico-veterinário necessária para dar prévio consentimento para iniciar qualquer procedimento ou tratamento, incluindo uma explicação do procedimento ou tratamento, benefícios e riscos significativos, os sérios efeitos colaterais possíveis e qualquer alternativa médica para cuidados ou tratamento
- Ter toda privacidade e confiabilidade em relação a discussão, consulta, exame, tratamento e prontuário relativo ao animal
- Formular uma avançada diretriz e/ou nomear para sub-rogar, substituir a fim de tomar decisões de cuidados com a saúde permitidas pela lei
- Recusar tratamento dentro do permitido pela lei e ser informado das consequências médicas dessa recusa
- Saber se o cuidado envolve pesquisa ou métodos experimentais de tratamento, e consentir ou recusar-se a participar sem consequências.[8]

Experiência internacional

O estudo da reparação do erro médico em alguns países, confrontado com o que ocorre entre nós, propicia uma visão de como esse problema está sendo equacionado no mundo moderno. No Brasil, nossas raízes folclórica, indígena, negra e colonial estarão sempre presentes, influenciando as respostas do povo enquanto usuário dos serviços médicos. Em que pese o vigor da influência homogeneizante da comunicação instantânea da notícia, o perfil comportamental de cada povo contém diferenças significativas. Convém lembrar que o médico, como todos os demais integrantes da equipe de saúde, também provém da mesma comunidade. As sugestões apresentadas se prestam para a prevenção do problema. A prática provém dos EUA, onde há trabalhos de interesse para esse estudo. Lá o povo tem o que se poderia qualificar de uma obsessão reivindicatória. Naquele país ocorre o efeito perverso decorrente de uma consciência exagerada em face da questão, a ponto de se considerar qualquer fato natural como sendo erro, de modo que tudo deve ser reparado e é até passível de ser apenado. A literatura é farta em revelar grandes penalidades para fatos que, em outros locais, não chegam a ser sequer registrados como falha e considerados erro médico. Há um consenso nos EUA da necessidade de se reformular a problemática do erro médico. Entre as recomendações, destacam-se:

- Intensa interferência do Estado, limitando o prazo para reclamação
- Instrução ao júri com provas evidentes, como as exigidas para a justiça comum
- Estabelecimento de limites dos honorários advocatícios
- Admissão, como erro, apenas da negligência; estabelecimento do limite das sentenças, excluindo as perdas econômicas.

Todas essas recomendações visam restringir as possibilidades de êxito em reclamações indiscriminadas. Essa maneira de proceder tem conduzido o sistema americano de assistência médica a um elevadíssimo custo, acrescido em razão de exames desnecessários para o paciente, mas importantes para proteger o médico no tribunal. Em contrapartida, pelo fato de os excelentes cirurgiões serem procurados para operar os casos mais graves, seus prêmios tornaram-se muito elevados. Esse exagero tem desestimulado muitos médicos a continuarem a trabalhar. Como alguns são considerados pelas seguradoras clientes de alto risco, pois, pela sua fama, a eles acorrem os pacientes em estado mais grave, seus prêmios tornam-se elevadíssimos. Alguns deles deixam o exercício profissional para se dedicar a publicar livros sobre sua experiência e gastam a outra parte do tempo em conferências.

Responsabilidade do hospital

Há de se considerar casos peculiares que aparentam infecção hospitalar, mas que, na realidade, não podem ser imputados ao hospital. Aplica-se a certos casos que ocorrem com especialistas que utilizam instrumental próprio para seus procedimentos. Não se deve confundir a situação em pauta com aquela do cirurgião que, operando sempre em um mesmo hospital, mantém nele sua caixa especializada, própria ou não, mas sob a guarda e responsabilidade de manutenção e esterilização do hospital.[50]

Tratando-se de material especializado, adequado a técnicas muito delicadas, os especialistas costumam compor a seu gosto caixas próprias para essas operações. Como são de sua propriedade particular, eles as usam em vários hospitais em que operam. Assim, a conservação, a guarda e a esterilização passam a ser de sua própria e exclusiva responsabilidade.

As especialidades em que esse fato ocorre com mais frequência são, principalmente, as que adotam métodos endoscópicos em que o cuidado com o sistema óptico exige esterilização especial que não o afete, sendo o tempo considerado muito importante. Desse modo, o uso intensivo, sem observância do tempo adequado no meio esterilizado, aumenta muito o risco de infecção.

No caso de ser observada infecção em animal operado por especialista que proceda como se referiu, a culpa não pode ser do hospital. Este deve ser isento de qualquer responsabilidade, desde que fiquem comprovados os seguintes fatos:

- A caixa de instrumental especializado não foi esterilizada pelo hospital
- O microrganismo identificado no foco infeccioso do paciente não é o mesmo que a comissão de controle de infecção hospitalar encontrou no hospital.

Além dos dois fatos mencionados, a presunção de isenção de culpa do hospital pode ser reforçada por outros fatores, enumerados a seguir:

- A não utilização da mesma sala na qual o animal com infecção foi operado
- A sequência das operações realizadas, desde que a probabilidade de contaminação da primeira seja nula
- A não ocorrência de outro caso de infecção em animais operados no mesmo dia, na mesma sala
- Posição adequadamente posta pela enfermagem com a presença do anestesista e do cirurgião (com os cuidados rigorosos da adaptação da placa do bisturi à pele do animal)
- Incisão cirúrgica correta
- Revisão da cavidade ou do campo cirúrgico para confirmação do diagnóstico e estudo da cavidade com identificação das estruturas anatômicas e de eventuais variações ou anomalias
- Procedimento em conformidade com o tempo, com a identificação constante das estruturas anteriores
- Complementação e revisão da cavidade e das condições de hemostasia das suturas e do quadro local da cirurgia
- Avaliação do quadro geral do animal
- Análise crítica com o anestesista da avaliação geral das condições do animal.

Essas considerações servem, pelo menos, para ressaltar a complexidade do problema e apontar os fatores a serem analisados na imputação de erro ao hospital nos casos de infecções adquiridas nesse estabelecimento, se é que se pode atribuir peremptoriamente culpa por ele a alguém.[8]

DOCUMENTOS ELABORADOS PELO MÉDICO-VETERINÁRIO

Atestado médico é documento exarado por médico-veterinário para firmar a verdade de um fato ou manifestação do pensamento. Exige condição profissional de seu autor e deve ser redigido em papel timbrado da instituição em que trabalha ou, no caso de clínica particular, com seu nome, endereço e número de registro no CRMV, no qual o profissional atesta, após indicar o nome do animal e a finalidade para a qual é expedido, a condição de saúde ou de doença avaliada por exame físico e clínico completo. Deve indicar a cidade, a data e com a assinatura sobre carimbo com seu nome, número de inscrição no CRMV e do CPF.

Óbito

Em caso de óbito e em todos os casos em que, durante uma cirurgia, ocorrer um acidente ou complicação e o animal falecer, o médico-veterinário deverá proceder à rigorosa avaliação, identificar o momento da intercorrência e responder a três perguntas:

- O animal morreu por erro veterinário?
- Em que momento a conduta foi errada?
- Esse resultado poderia ser evitado?

No caso de malogro do resultado, o cirurgião deve responder às mesmas perguntas:

- O animal morreu por erro veterinário?
- Em que momento a conduta foi errada?
- Esse resultado poderia ser evitado?

Tipologia de providências

O fundamento da estratégia deve apoiar-se:

- No fortalecimento da relação entre médico-veterinário e proprietário do animal
- No estímulo da confiança do proprietário no médico-veterinário
- No aprimoramento do conhecimento profissional
- Em difundir entre todos os médicos-veterinários a responsabilidade civil pelos seus atos
- Em esclarecer à mídia com clareza o que é *erro veterinário* e distingui-lo de *erro imaginário* (difundir amplamente esses conhecimentos).

As residências médicas devem ser obrigadas a abrir um programa de 1 ou 2 anos para o médico generalista com formação para tratar o paciente como um todo e não apenas a doença ou mesmo ainda do órgão doente e nunca como especialista em órgãos ou sistemas.

Todos os recursos de educação a distância deverão ser adotados para atualização e reciclagem dos médicos para que estes possam exercer a profissão.

As escolas que não aprovarem 80% de seus alunos devem, em 1 ano, corrigir seus erros. A reprovação dos alunos em algumas matérias sinaliza a necessidade de localização do erro pelo estabelecimento para corrigi-lo, mas isso não deve ocorrer em todas as disciplinas, pois, nesse caso, a instituição deveria cerrar suas portas e indenizar o aluno enganado que recebeu o diploma com ignorância comprovada, ou seja, que foi reprovado em todas as matérias.

Pontos críticos

Múltiplos são os fatores que podem desencadear um erro veterinário. A observação apurada e panorâmica do problema possibilita enxergar um denominador comum diretamente vinculado ao desvio do comportamento do profissional que errou. Tomando-se essa premissa como verdadeira, pode-se imaginar que o estudo sistemático do caráter do médico-veterinário, considerando sua formação desde o nascimento até o final de sua carreira profissional, mostrará sua estrutura moral. Assim sendo, áreas fortes e pontos frágeis poderão, em seu conjunto, quem sabe, estimar a segurança da baliza moral que o orientará em seus procedimentos no exercício da profissão e em sua vida social. Pontos fracos serão chamados *pontos críticos* para, em um exercício de reflexão, estimar em quanto eles aumentam o risco de desvio de rota e lançar o cidadão ao erro, bem como o que poderá ser feito para reforçá-lo e assim impedir que se afaste do caminho correto. Não se pode ter a pretensão de erradicar esse mal uma vez que "errar é humano" e como o médico-veterinário não pode se desfazer da condição de ser humano; ele há de continuar. Entretanto, é sempre oportuno estudar o problema, pois será a única maneira de manter ativo todo mecanismo de sua prevenção e a consciência viva de todos quanto às providências imediatas a serem tomadas por ocasião de um erro veterinário.

Mandamentos

Moraes[8] afirma que a melhor maneira de se prevenir contra processos em todas as esferas é seguir estes mandamentos:

- Estude diariamente: para o médico-veterinário manter-se atualizado, precisa estudar diariamente. Erro cometido por desconhecimento da modernidade é imperícia. *Ignorância é imperícia*
- Aprimore a relação médico–paciente–proprietário: fale com o proprietário olhando em seus olhos. Ouça com paciência suas queixas. Mostre interesse. Examine o animal de maneira completa. Ao término da consulta, explique o que prescreveu, especificamente para sua queixa. Dificuldade no relacionamento com o proprietário–paciente é deficiência do médico-veterinário
- Desenvolva suas aptidões (o cirurgião deve treinar obsessivamente): aprimore a atenção, a memória e a coordenação motora para os gestos finos e elegantes. Treine as habilidades pessoais; seja perfeccionista
- Tenha postura digna: apresente-se sempre bem vestido, com a barba feita e sapatos limpos. Saiba que é proibido fumar em todas as dependências do hospital, ambulatório e consultório. Não eleve a voz quando estiver nervoso; é falta de educação e revela sua insegurança. Saiba respeitar todos os integrantes da equipe de saúde. *Respeite para ser respeitado*
- Respeite a hierarquia: obedeça para saber mandar. Aprenda com o mais experiente e ensine ao mais jovem. *Seja rigoroso consigo próprio*
- Seja assíduo e pontual: pontualidade em cirurgia é chegar uma hora antes da marcada, examinar o paciente e fazer os preparativos para a operação ter início na hora marcada. *Seja disciplinado*
- Não se ausente do plantão: não saia antes do colega que o substitui chegar. Use uma agenda de bolso e anote casos graves, óbitos e reclamações (poderá ser útil no futuro). *Ausência no plantão é enquadrada como omissão de socorro*
- Atenda imediatamente: quando chamado, não relute, vá atender o animal imediatamente. Atrasar o atendimento é erro crasso enquadrado como omissão de socorro
- Registre todo o procedimento: faça a observação médica, não deixe para depois. Registre o que e por que foi feito. O Código do Consumidor facilita reclamações contra o trabalho do médico-veterinário. *Para o juiz e para o CRMV, o que não estiver escrito não foi feito; escrever é sua garantia*
- Respeite a instituição: o respeito à instituição é a melhor maneira de se preparar para o exercício profissional. Lembre-se de que você está na instituição por opção própria; respeite-a ou demita-se.

RESPONSABILIDADE TÉCNICA

A palavra "responsável" tem origem na língua latina (*res* = coisa, empreendimento ou negócio e *sponsalia* = contrato de casamento). Portanto, em qualquer atividade humana, é imprescindível "casar-se com o negócio ou a coisa", ou seja, assumir suas funções ou trabalho em quaisquer circunstâncias com dedicação, interesse, ética e responsabilidade.

Conceitua-se, por analogia, que o diretor deve dirigir; o chefe, chefiar; o coordenador, coordenar; o professor, ensinar; e o RT, orientar suas ações visando à qualidade dos produtos fabricados ou serviços prestados, em conformidade com as normas e regras estabelecidas na legislação específica e no Código de Deontologia e Ética Profissional.

O RT é um agente da legalidade que visa garantir a saúde pública, o bem-estar animal, a qualidade dos produtos de origem animal e só deve aceitar sua contratação se o empregador conhecer o Manual do RT e concordar em seguir as exigências desse Manual referentes à sua área de atuação. Como não basta cadastrar o RT e a empresa no Conselho, para que essa ação seja efetiva, é preciso acompanhar e controlar; por isso, o CRMV-SP fiscalizará a atividade dos RTs e consultará o livro de ocorrências, não só para verificar o cumprimento das obrigações da empresa e do profissional, mas também para proteger esse último, em caso de fraude da empresa.

Por consequência, os profissionais inscritos no CRMV da Unidade da Federação (UF) devem prestar seus serviços profissionais de acordo com os preceitos legais e éticos, tanto para as empresas como para a sociedade. Devem exercer a profissão com a clara compreensão de suas responsabilidades, defendendo os interesses que lhes são confiados, contribuindo, concomitantemente, para o prestígio de sua classe profissional.

O RT deve ter a consciência de que é legítimo representante do seu Conselho Regional na proteção do consumidor ou cliente, seja atuando na indústria ou no comércio de produtos de origem ou uso animal, ou nas entidades profissionais como hospitais, clínicas e demais atividades inerentes à medicina veterinária ou zootecnia.

A responsabilidade técnica deve ser entendida como o processo que materializa conceitos, sendo o RT a figura central que responde ética, legal e tecnicamente pelos atos profissionais, devendo ter capacitação – conhecimento adquirido; a competência legal já lhe é conferida pela Lei nº 5.517/1968 e pelo Decreto nº 64.704/1969, após sua inscrição no CRMV de sua região, para orientar e coordenar processos e cadeias de produção, ocupando posições de interação das instituições públicas de fiscalização (ministérios, secretarias estaduais e municipais), entidades de proteção ao consumidor (Proteção e Defesa do Consumidor [Procon], Ministério Público) e o CRMV.

O médico-veterinário está sujeito a infrações éticas e à responsabilidade civil e criminal, no desempenho da atividade de RT. Deve cumprir suas obrigações perante o estabelecimento em que prestar os serviços de responsabilidade técnica, não permitindo ingerência sobre seu trabalho, registrando os fatos de relevância e denunciando as irregularidades ao Conselho e aos órgãos públicos. Devem ser agentes de transformação social, buscando sempre se insurgir contra quaisquer fatos que comprometam sua integridade profissional. A omissão é plenamente relevante quando o omitente devia e podia agir para evitar o resultado. O dever de agir incumbe a quem tenha por lei obrigação de cuidado, proteção ou vigilância (artigo 13 do Código Penal).

Limites de carga horária

O profissional poderá comprometer seu tempo, no máximo, com carga horária de 48 (quarenta e oito) horas semanais. Assim, o número de empresas que poderá assumir como RT dependerá da quantidade de horas que regulamenta a atividade específica, bem como do tempo gasto para deslocamento entre uma e outra empresa. A carga horária mínima será de 6 horas semanais, de acordo com a legislação vigente.

Capacitação para assumir a responsabilidade técnica

É de responsabilidade do profissional e recomenda-se que este tenha, além de sua graduação universitária, treinamento específico na área em que assumir a responsabilidade técnica, mantendo-se sempre atualizado, cumprindo as normas e resoluções do CFMV e CRMV.

Homologação dos contratos de responsabilidade técnica

Por ocasião da homologação de qualquer contrato de responsabilidade técnica, a diretoria executiva do CRMV enviará este à plenária para conhecimento e referendo.

Limites da área de atuação do responsável técnico

A área de atuação do RT deverá ser, preferencialmente, no município onde reside o profissional ou, no máximo, em um raio de 100 km deste, podendo o CRMV, a seu juízo, conceder anotação em situações excepcionais, desde que plenamente justificado e não haja incompatibilidade com outras responsabilidades técnicas anteriormente assumidas.

Impedimentos para assumir a responsabilidade técnica

O médico-veterinário que ocupar cargo como servidor público, com atribuições de fiscalização em determinados serviços ou áreas como Vigilância Sanitária, Defesa Sanitária Animal, Serviço de Inspeção Estadual (SIE), Serviço de Inspeção Federal (SIF) e Serviço de Inspeção Municipal (SIM), ficará impedido de assumir função de responsabilidade técnica em estabelecimentos sujeitos à fiscalização do departamento ou setor ao qual está vinculado (artigo 20 da Resolução CFMV nº 1.138/2016). Os profissionais que tiveram seus contratos já homologados sem que tenha sido observado o disposto neste item são obrigados a regularizar a situação.

Responsabilidade pela qualidade dos produtos e serviços prestados

O RT é o profissional que garantirá à empresa contratante, bem como ao consumidor, a qualidade do produto pelo serviço prestado, respondendo *ética, civil e penalmente* por eventuais danos que possam ocorrer ao consumidor, desde que caracterizada sua culpa – pressupostos da responsabilidade civil subjetiva – negligência, imperícia, imprudência ou omissão. O RT não será responsabilizado pelas irregularidades praticadas pelas empresas, desde que o profissional comprove ter agido em conformidade com suas obrigações.

Livro de registro de ocorrências do responsável técnico

O RT deve manter na empresa, à disposição dos fiscais do CRMV e dos órgãos de fiscalização, o "livro de registro de ocorrências" para seu uso exclusivo, registrado no Conselho Regional, com páginas numeradas e sequenciais, no qual são registradas todas as suas visitas, as inconformidades atestadas por ele e as respectivas recomendações de regularização.

No decorrer do contrato firmado com a empresa, é importante que o RT registre nesse livro as visitas, as recomendações e as orientações prestadas aos funcionários, proprietários e clientes (tudo o que não estiver escrito não existe ou não foi realizado, nem para o *juiz* nem para o CFMV/CRMV). Quando o proprietário ou o responsável pelo estabelecimento negar-se a executar a recomendação apontada no livro de registro de ocorrências ou dificultar a ação, poderá o RT oficiar o CRMV.

Obrigação no cumprimento da carga horária

Considerando a distância em que está localizado o estabelecimento, a disponibilidade de profissional habilitado, as dificuldades para exercer a função de RT, bem como a realidade vivenciada pela comunidade e, especialmente, as condições da empresa, a capacitação de seus funcionários e o volume de produção, o CRMV poderá, a seu critério, fazer concessões quanto à carga horária. Nesse caso o profissional que solicitou a concessão terá maior responsabilidade que aquele na condição normal, motivo pelo qual o CRMV exigirá maior rigor em seus controles.

Fiscalização dos estabelecimentos e constatação de irregularidades pelo CRMV

A verificação das atividades dos RTs nos estabelecimentos será feita pelos fiscais do CRMV. O acompanhamento tem a finalidade de buscar informações para subsidiar o CRMV em suas decisões, caso haja indícios da prática de infrações éticas, que serão apuradas em processo ético-profissional (Resolução CFMV nº 1.330/2020), com a finalidade de melhorar o trabalho do RT em defesa do consumidor, do proprietário e da profissão.

Responsável técnico proprietário da empresa

O profissional que for proprietário da empresa será obrigado a preencher a anotação de responsabilidade técnica, devendo seguir as mesmas exigências de uma anotação convencional, inclusive com a descrição de prazo de validade determinado.

Relacionamento com o serviço de inspeção e fiscalização

O RT deve executar suas atribuições em consonância com o serviço de inspeção oficial (Ministério da Agricultura, Pecuária e Abastecimento [MAPA], Secretarias da Agricultura do Estado e Prefeituras e Departamentos de Vigilância Sanitária do Estado e das Prefeituras), acatando as normas legais pertinentes.

Revisão constante das normas

O RT pode e deve propor revisão das normas legais ou decisões das autoridades constituídas, sempre que estas venham a conflitar com os aspectos científicos, técnicos e profissionais, disponibilizando subsídios que proporcionem as alterações e atualizações necessárias, enviando-os à Comissão de Responsabilidade Técnica do CRMV para as devidas providências legais.

Doenças de notificação obrigatória

O RT deve comunicar as autoridades sanitárias oficiais a ocorrência de enfermidades de notificação obrigatória. Esta deve ser acompanhada de laudo técnico emitido por RT ou outro profissional devidamente habilitado.

Nome e função afixados no local de trabalho

O RT deverá informar ao proprietário do estabelecimento sobre a obrigatoriedade de ser afixado, em local visível, quadro onde conste o certificado de regularidade da empresa.

Habilitação do estabelecimento

O profissional RT deve assegurar-se de que o estabelecimento com o qual assumirá ou assumiu a responsabilidade técnica esteja legalmente habilitado para desempenho de suas atividades, especialmente quanto ao seu registro no CRMV e nos demais órgãos relacionados com sua atividade (CFMV).

Cobrança de honorários

O profissional que executar qualquer atividade, diferente da função de RT, deverá cobrar separadamente os seus honorários.

Obrigação de comunicar a baixa da anotação de responsabilidade técnica

O RT é obrigado a comunicar à empresa e ao CRMV, no máximo, em 8 dias, a baixa da anotação de responsabilidade técnica (Figura 1.1), caso contrário, o profissional continua sendo corresponsável por eventuais danos ao consumidor e perante o CRMV.

Proteção do meio ambiente

É de responsabilidade do RT inteirar-se das legislações ambientais federal, estadual e municipal, orientando a adoção de medidas preventivas e reparadoras a eventuais danos ao meio ambiente provocados pela atividade do estabelecimento.

Comissão de responsabilidade técnica

O CRMV, por meio da Comissão de Responsabilidade Técnica, tem a função de subsidiar e apoiar o Conselho nas deliberações sobre as exceções, os casos omissos e as questões polêmicas.

CONSULTÓRIOS, CLÍNICAS E HOSPITAIS VETERINÁRIOS

Consultórios, clínicas, hospitais e ambulatórios veterinários são empresas prestadoras de serviços médicos veterinários. Quando no desempenho de suas funções, o RT deve:

- Garantir que nas clínicas 24 horas e nos hospitais veterinários, o médico-veterinário esteja presente em tempo integral, conforme consta na Resolução CFMV nº 1.275/2019 e no Decreto-Lei nº 40.400/1995
- Respeitar os direitos dos clientes como consumidores de serviços, conhecendo plenamente o CPDC

Ao ____________________

Senhor Presidente do CONSELHO REGIONAL DE MEDICINA VETERINÁRIA DO ESTADO DE SÃO PAULO,

Eu, ____________________, inscrito nessa Regional sob o **CRMV-SP nº** ________, solicito a V.Sª. dar baixa de minha **Responsabilidade Técnica** anotada nessa Regional, por motivo de:

[ ] Término de Contrato

[ ] Dispensa

[ ] Outro motivo ____________________

____________________,

da empresa ____________________,

CRMV-SP J- ________, endereço ____________________

____________________.

Termos em que pede deferimento.

________, ___ de ________ de ______.

Assinatura e carimbo

Figura 1.1 Modelo de baixa de responsabilidade técnica.

- Atentar para que a empresa onde exerça sua função apresente formulários de prestação de serviços que propiciem segurança e garantia a ela e a seus clientes, como: termo de compromisso de internação, fichas cadastrais, recibos de pagamento, blocos de receituário profissional, prontuários e outros
- Exigir que os médicos-veterinários, auxiliares e/ou estagiários estejam adequadamente uniformizados quando do atendimento
- Capacitar a equipe atendente para que possa prestar informações e o tratamento adequado aos clientes e manejar respeitosamente os animais, garantindo-lhes o bem-estar
- Usar adequadamente a área de isolamento, garantindo que animais doentes não tenham contato com os sadios
- Acatar as normas legais, referentes aos serviços oficiais de vigilância sanitária, compatibilizando-as com a prestação de serviço da empresa e agindo de maneira integrada aos profissionais que exercem essa função pública
- Notificar às autoridades sanitárias das ocorrências de interesse para a saúde pública que porventura tenham-se dado durante a prestação de serviço e da atividade rotineira do estabelecimento, de modo a contribuir com a preservação da saúde pública
- Exigir que todos os médicos-veterinários que atuam no estabelecimento estejam devidamente registrados no CRMV
- Proceder a ações ou estabelecer métodos de controle para assegurar o uso de medicamentos no prazo de validade e a manutenção adequada dos produtos biológicos, conforme legislação vigente
- Quando houver medicamentos de uso controlado, respeitar a legislação vigente da Agência Nacional de Vigilância Sanitária (Anvisa)
- Orientar e controlar a esterilização do material que exija esse procedimento
- Desenvolver as atividades no que diz respeito a higiene do ambiente, separação, destinação dos resíduos sólidos de saúde e estocagem dos insumos, estabelecendo um programa de gerenciamento de resíduos sólidos de saúde, conforme legislação estadual vigente
- Garantir a observância dos direitos dos animais e do seu bem-estar
- Cuidar para que os dispositivos promocionais da empresa não contenham informações que caracterizem propaganda abusiva e/ou enganosa, ou que contrariem as normativas existentes e o Código de Ética do Médico-Veterinário
- Ter pleno conhecimento das questões legais que envolvam o uso de equipamentos, principalmente o de radiografia
- Responsabilizar-se pela capacitação do pessoal
- Orientar a importância do controle e/ou combate a insetos e roedores (animais sinantrópicos)
- Estar inteirado dos aspectos técnicos e legais a que estão sujeitos esses estabelecimentos.

Carga horária[1]

Em hospitais e clínicas 24 horas, é obrigatória a presença permanente de médico-veterinário ou do RT. Em clínicas (sem internamento), consultórios e ambulatórios, é obrigatória a presença do médico-veterinário durante o período de funcionamento.

[1]Fonte: Resolução CRMV-SP nº 1.753, de 16/10/2008, aprova o "Regulamento Técnico-Profissional" destinado ao médico-veterinário e ao zootecnista que desempenham a função de RT em estabelecimentos que exercem atividades atribuídas à área da medicina veterinária e da zootecnia.

Legislação específica

Lei nº 9.605/1998. Dispõe sobre as sanções penais e administrativas derivadas de condutas e atividades lesivas ao meio ambiente, e dá outras providências.

Lei nº 9.317/1996. Dispõe sobre o regime tributário das microempresas e das empresas de pequeno porte, institui o sistema integrado de pagamento de impostos e contribuições das microempresas e das empresas de pequeno porte (Simples) e dá outras providências.

Decreto-Lei nº 467/1969. Dispõe sobre fiscalização de produtos de uso veterinário, dos estabelecimentos que os fabricam e dá outras providências.

Decreto nº 5.053/2004. Aprova o regulamento de fiscalização de produtos de uso veterinário e dos estabelecimentos que os fabricam e/ou comerciam e dá outras providências.

Decreto nº 69.134/1971. Dispõe sobre o registro das entidades que menciona no Conselho de Medicina Veterinária e dá outras providências.

Decreto nº 40.400/1995. Norma Técnica Especial relacionada com as condições de funcionamento de estabelecimentos veterinários, determinando as exigências mínimas de instalações, de uso de radiações, de uso de substâncias, de medidas necessárias para o trânsito de animais e do controle de zoonoses.

Portaria nº 344/1998 (Anvisa). Aprova o regulamento técnico sobre as substâncias e os medicamentos sujeitos a controle especial.

Resolução da Diretoria Colegiada (RDC) nº 222/2018 (Anvisa/MS). Dispõe sobre o regulamento técnico para o gerenciamento de resíduos de serviços de saúde.

Resolução CFMV nº 877/2008. Dispõe sobre os procedimentos cirúrgicos em animais de produção e em animais silvestres, e cirurgias mutilantes em pequenos animais e dá outras providências.

Resolução CFMV nº 1.330/2020. Aprova o Código de Processo Ético-Profissional no âmbito do Sistema CFMV/CRMV.

Resolução CFMV nº 850/2006. Dispõe sobre a fisioterapia animal e dá outras providências.

Resolução CFMV nº 1.321/2020. Institui normas sobre os documentos no âmbito da clínica médico-veterinária e dá outras providências.

Resolução CFMV nº 831/2006. Dispõe sobre o exercício da responsabilidade técnica pelos laboratórios, incluindo os exames laboratoriais e a emissão de laudos essenciais ao exercício da medicina veterinária.

Resolução CFMV nº 829/2006. Disciplina atendimento médico-veterinário a animais silvestres/selvagens e dá outras providências.

Resolução CFMV nº 1.000/2012. Dispõe sobre procedimentos e métodos de eutanásia em animais e dá outras providências.

Resolução CFMV nº 683/2001. Institui a regulamentação para concessão da "anotação de responsabilidade técnica" no âmbito de serviços inerentes à profissão de médico-veterinário.

Resolução CFMV nº 680/2000. Dispõe sobre inscrição, registro, cancelamento e movimentação de pessoas física e jurídica no âmbito da autarquia, e dá outras providências.

Resolução CFMV nº 1.275/2019. Conceitua e estabelece condições para o funcionamento de estabelecimentos médicos-veterinários e dá outras providências.

ATUAÇÃO DOS CONSELHOS REGIONAIS DE MEDICINA VETERINÁRIA

Desde 1917, data de formatura da primeira turma de veterinária no Brasil, até 1932, não havia nenhuma regulamentação sobre o exercício da medicina veterinária.

Somente a partir de 09/09/1933, pelo Decreto nº 23.133, do então Presidente da República Getúlio Vargas, é que as condições e os campos de atuação do médico-veterinário foram normatizados. Tornaram-se privativos a organização, a direção e a execução do ensino veterinário, os serviços referentes à defesa sanitária animal, a inspeção dos estabelecimentos industriais de produtos de origem animal, hospitais e policlínicas veterinárias, para organizações de congressos e representação oficial e peritagem em questões judiciais que envolvessem apreciação sobre os estados dos animais, dentre outras.[51]

Para o exercício profissional tornou-se obrigatório o registro do diploma, que passou, a partir de 1940, a ser feito na Superintendência do Ensino Agrícola e Veterinário do Ministério da Agricultura, órgão igualmente responsável pela fiscalização do exercício profissional. O Decreto nº 23.133 representou um marco indelével na evolução da medicina veterinária, cumprindo sua missão por mais de três décadas, e em seu reconhecimento a data de sua publicação, 9 de setembro, foi escolhida para se comemorar o dia do médico-veterinário brasileiro.[51]

Em 23/10/1968 entrou em vigor a Lei nº 5.517, de autoria do Deputado Federal Doutor Sadi Coube Bogado, regulamentada pelo Decreto nº 64.704, de 17/06/1969, que dispõe sobre o exercício da profissão do médico-veterinário e cria os Conselhos Federal e Regional de Medicina Veterinária. Os Conselhos são autarquias dotadas de personalidade jurídica de direito público, com autonomia administrativa e financeira destinadas à fiscalização do exercício da profissão médica-veterinária e zootécnica em todo o território brasileiro. São órgãos disciplinadores e julgadores do exercício ético-profissional. Devem zelar pelo prestígio da profissão de médicos-veterinários, orientando e fiscalizando o exercício profissional, além de regulamentar e controlar as ações dos médicos veterinários.

São tribunais de ética subordinados ao Conselho Federal, com jurisdição nacional. Os Conselhos devem ser também instrumentos de defesa dos interesses sociais, zelando pela qualidade dos serviços de saúde em geral e pelo desempenho técnico da profissão. Desse modo, cabe aos Conselhos promover os meios necessários para que se possa oferecer à população o acesso universal aos serviços de saúdes animal e humana, independentemente do poder público.

CÓDIGO DE PROCESSO ÉTICO-PROFISSIONAL

A Resolução do CFMV nº 1.330, de 16/12/2020, aprova o código de processo ético-profissional. A denúncia, além de ser assinada, deve conter os dados que identifiquem o autor e qualifiquem as provas, elementos que possam levar à causa provável da infração ética, como: receitas, anúncios publicitários, fotografias, mídias digitais, testemunhos. O conselheiro instrutor é designado pelo presidente do CRMV e dispõe de prerrogativas legais para desencadear a produção das provas requeridas para o esclarecimento da denúncia. O prazo para a instrução (coleta de provas) é de 120 dias, prorrogável uma única vez, por 60 dias, a pedido justificado do instrutor e prévia autorização do presidente do CRMV, respeitado o prazo prescricional. O relatório final deve ser claro, objetivo e conter a veracidade dos fatos alegados. O processo ético é sigiloso e pode ser instaurado de duas maneiras:

- De ofício, por deliberação do CRMV, ao conhecer de ato que considere passível de configurar, em tese, infração ou norma ético-disciplinar
- Por decisão do presidente do CRMV, em consequência de denúncia ou representação apresentada por qualquer pessoa.

Fases do processo

Entre as fases do processo ético-profissional, enumeram-se:

- Instauração
- Instrução
- Relatório
- Julgamento
- Apelação
- Execução da sentença (Figura 1.2).

Conceitos dos atos e termos processuais

Apensamento. Ato de colocar processo junto a outro, sem que forme parte integrante do mesmo, obrigando-os a tramitarem juntos durante certo período. É, portanto, uma união de processos em caráter temporário.

Assentada. Registro do depoimento das testemunhas e partes nos autos.

Autuação. Termo inicial do processo, que recebe o número de registro, juntando-se-lhe peças e documentos sobre determinado assunto.

Execução. Fase processual da aplicação da pena, que começa após o trânsito em julgado do acórdão relativo à decisão condenatória.

Instrução. Fase processual em que as partes produzem provas.

Juntada. Certidão que registra o entranhamento de documentos nos autos.

Nulidade. Invalidação de atos processuais em razão de inobservância da lei processual ou cerceamento de defesa:

- Absoluta: invalida todo o processo, impondo a repetição dos atos processuais atingidos
- Relativa: pode ser suprida sem prejuízo para o direito das partes.

Pena. Sanção disciplinar aplicável pelos conselhos, na fase da execução.

Prazo. Lapso de tempo em que deverão ser cumpridas certas formalidades ou praticados certos atos.

Prescrição. Extinção do direito ou da obrigação pela inércia de seu exercício em determinado lapso de tempo. Ocorre em 5 anos da data em que deveria ter-se instaurado o procedimento. Interrompe-se a prescrição com o recebimento da denúncia.

Restauração. Reconstituição de um processo extraviado.

Vista. Ato processual em que as partes interessadas tomam conhecimento dos atos processuais, manifestando-se ou não.

CONSIDERAÇÕES FINAIS

Pode-se concluir que a responsabilidade do médico-veterinário fundamenta-se no conceito de culpa, em suas diversas modalidades: por negligência, imprudência e imperícia. Embora existam dificuldades na prova judicial dessa ocorrência, esse fato não deve interferir na conduta médico-veterinária, a qual deve sempre se basear nos deveres de informação e aconselhamento, de assistência e de prudência. Ocorrendo erro veterinário e comprovada a culpa, incide o dever de indenizar, o qual compreenderá os danos materiais e morais, em seus variados graus de intensidade e valoração, conforme os critérios que a lei e a jurisprudência fixarem.

Cabe, portanto, aos médicos-veterinários se precaverem da melhor maneira possível, adotando os cuidados que julguem necessários, inclusive no que diz respeito ao próprio aprendizado e à atualização. Finalmente, em razão do exposto ao longo deste capítulo, espera-se contribuir para que os estudantes de medicina veterinária e os médicos-veterinários estejam atentos

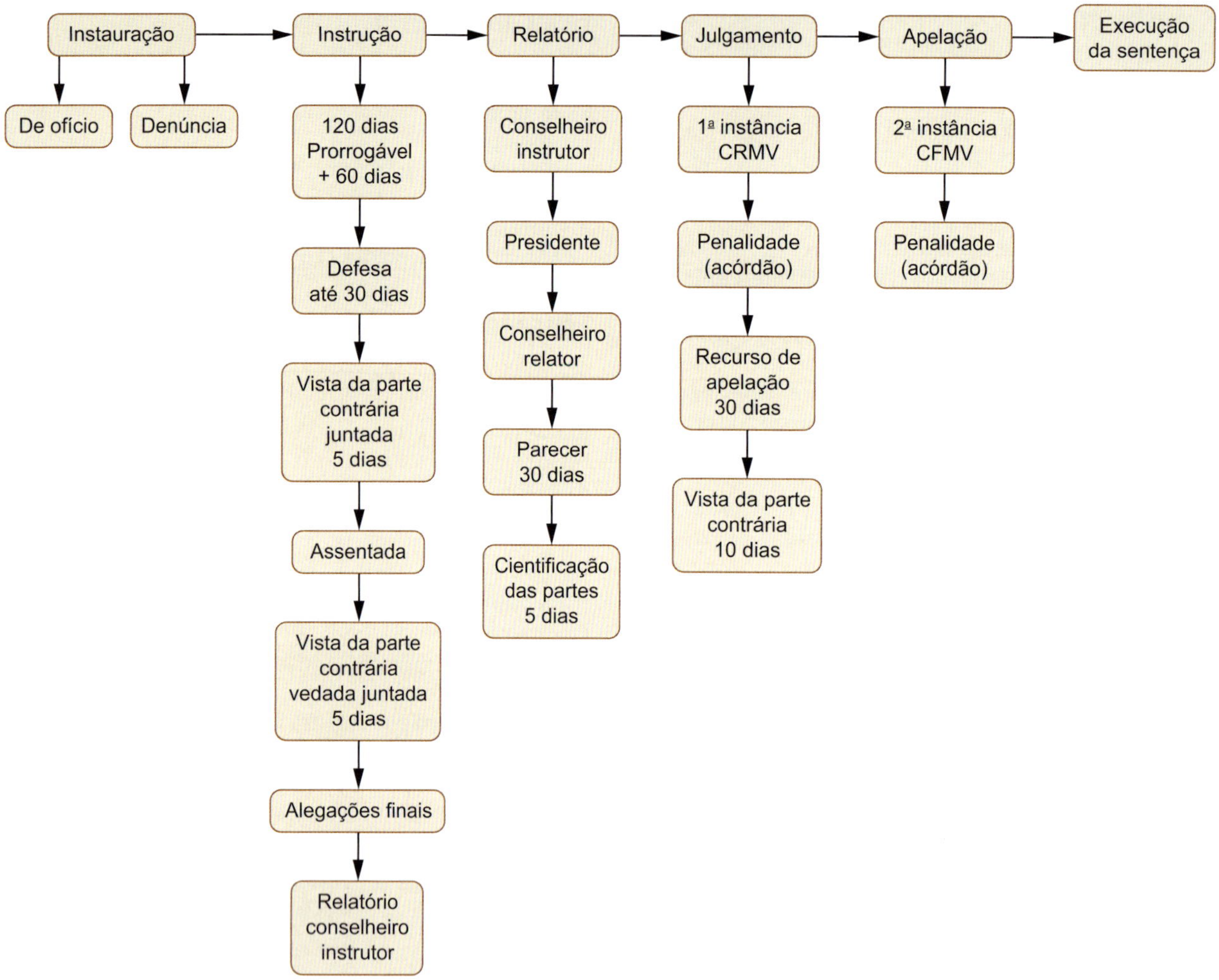

Figura 1.2 Organograma do processo ético-profissional.[52] CFMV: Conselho Federal de Medicina Veterinária; CRMV: Conselho Regional de Medicina Veterinária.

a essas questões e observem que o exercício profissional requer estudo, atualização, prudência, eficiência e vigilância constantes, pois, de outro modo, poderão incorrer em danos capazes de abreviar suas carreiras por causarem perdas a clientes, nem sempre reparadas de maneira satisfatória.

REFERÊNCIAS BIBLIOGRÁFICAS

1. Malufe GM. Responsabilidade civil dos médicos. Jus Navegandi, Teresina; 2000. [Acesso em 3 abr. 2010.] 4(40). Disponível em: http://jus2.uol.com.br/doutrina/texto.asp?id = 1867.
2. Romanello Neto J. Responsabilidade civil dos médicos. São Paulo: Jurídica Brasileira; 1998.
3. Schaefer F. Responsabilidade civil do médico & erro de diagnóstico. São Paulo: Abdr; 2003.
4. Silva RBT, coordenador. Responsabilidade civil na área da saúde. São Paulo: Saraiva; 2007. 395 p.
5. Policastro D. Erro médico: e suas consequências jurídicas. 2. ed. São Paulo: Juarez de Oliveira; 2009. 259 p.
6. Souza NTC. Responsabilidade civil e penal do médico. São Paulo: LZN; 2003.
7. Coutinho APA. Ética na medicina. Petrópolis: Vozes; 2006. Coleção Ética nas Profissões. 144 p.
8. Moraes IN. Erro médico e a justiça. 5. ed. São Paulo: RT; 2003.
9. França GV. Direito médico. 8. ed. São Paulo: BYK; 2003.
10. Venosa SS. Responsabilidade civil. São Paulo: Atlas; 2008. 377 p.
11. Kfouri Neto M. Responsabilidade civil do médico. 6. ed. São Paulo: Editora Revista dos Tribunais; 2007. 606 p.
12. Lippmann E. Manual dos direitos do médico. São Paulo: Segmento Farma; 2008. 108 p.
13. Bosch RV. Responsabilidade civil, penal e ética do médico-veterinário. [Civil, penal and ethical responsibility of the veterinarian.] 2005. 108 f. [Monografia] Especialização em Medicina Felina – Associação Nacional de Clínicos Veterinários de Pequenos Animais, São Paulo, 2005.
14. Sampaio RMC. Direito civil: responsabilidade civil. São Paulo: Atlas; 2000. p. 85.
15. Urban CA. Bioética clínica. Curitiba: Revinter; 2003.
16. Sebastião J. Responsabilidade médica civil, criminal e ética: legislação positiva aplicável. Belo Horizonte: Del Rey; 2001.
17. Diniz MH. Curso de direito civil brasileiro: responsabilidade civil. 10. ed. aum. e amp. São Paulo: Saraiva; 1998.
18. Stoco R. Tratado de responsabilidade civil. 6. ed. São Paulo: Saraiva; 2004.
19. Pereira CMS. Responsabilidade civil. 8. ed. rev. Rio de Janeiro: Forense; 1998.
20. Gonçalves CR. Responsabilidade civil. 6. ed. São Paulo: Saraiva; 1995.
21. Zampieri Jr. S, Zampieri AM. Erro médico: semiologia e implicações legais. Jus Navigandi, Teresina, 1998. [Acesso em: 2 abr. 2009.] 2(26). Disponível em: http://jus2.uol.com.br/doutrina/texto.asp?id = 1866.
22. Zampieri Jr. S, Zampieri AM. Erro médico: semiologia e implicações legais. Jus Navigandi, Teresina, 2000. [Acesso em: 10 mar. 2009]. 4(40). Disponível em: http://jus2.uol.com.br/doutrina/texto.asp?id = 1866.
23. Giostri HT. Erro médico à luz da jurisprudência comentada. Curitiba: Juruá; 1998. p. 38.
24. Bittar ECB. Curso de ética jurídica: geral e profissional. 4. ed. São Paulo: Saraiva; 2002.
25. Rodrigues S. Direito civil: dos contratos e das obrigações unilaterais da vontade. 25. ed. rev. São Paulo: Saraiva; 1997.
26. Gomes O. Obrigações. 4. ed. Rio de Janeiro: Forense; 1976. In: Diniz MH. Direito civil brasileiro. 17. ed. vol. 7; Responsabilidade civil. São Paulo: Saraiva; 2003.
27. von Tuhr. Tratado de las obligaciones. Madri: Ed. Reus; vol. 1 e 2; id. Partie générale du Code Fédéral des Obligations. Lausanne; 1933. vol. 1. In: Diniz MH. Direito civil brasileiro. 17. ed. São Paulo: Saraiva; 2003. vol. 7; Responsabilidade Civil.
28. Castro JM. Responsabilidade civil do médico. São Paulo: Método; 2005. 320 p.

29. Mirio C, Fernandes R. Erro médico visto pelos tribunais. São Paulo: Edipro; 1992.
30. Beviláqua C. Theoria geral do direito civil. 2. ed. Rio de Janeiro: Livraria Francisco Alves; 1929.
31. Conselho Federal de Medicina Veterinária (CFMV). Resolução nº 722, de 16 de agosto de 2002. [2002]. [Acesso em: 25 mar. 2009.] Disponível em: http://www.cfmv.org.br/portal/legislacao/resolucoes/resolucao_722.pdf.
32. Silva JA. Curso de direito constitucional positivo. 28. ed. São Paulo: Malheiros; 2007. vol. 1. 928 p.
33. Lôbo PLN. A informação como direito fundamental do consumidor. Revista de Direito do Consumidor. 2001;37:59-76.
34. Souza NTC. Teoria da culpa no erro médico. Jus Navigandi, Teresina, 2001. [Acesso em: 3 abr. 2009.] 5(49). Disponível em: http://www1.jus.com.br./doutrina/texto.asp?id = 614.
35. Giostri HT. A responsabilidade médico-hospitalar e o código do consumidor. Repensando direito do consumidor: 15 anos do CDC, Curitiba PR. Curitiba:[s.n.]; 2005. p. 26.
36. França GV. Direito médico. 8. ed. São Paulo: Fundo Editorial Byk; 2004.
37. Couto Filho AFC, Souza AP. Responsabilidade civil médica e hospitalar. Belo Horizonte: Del Rey; 2001.
38. Saad EG. Comentários ao código de defesa do consumidor: Lei nº 8.078, de 11.9.90. 3. ed. São Paulo: LTr; 1998.
39. Dias JA. Da responsabilidade civil. 10. ed. Rio de Janeiro: Forense; 1995.
40. Fabian C. O dever de informar no direito civil. São Paulo: Editora Revista dos Tribunais; 2002.
41. Theodoro Jr. H. Responsabilidade civil: erro médico (III). Revista Síntese de Direito Civil e Processual Civil. 2000;4:152-61.
42. Matielo FZ. Responsabilidade civil do médico. Porto Alegre: Sagra Luzzato; 1998. p. 179-94.
43. Marmitt A. Perdas e danos. 2. ed. Rio de Janeiro: Aide; 1992.
44. Montalvão AS. Erro médico: teoria, legislação e jurisprudência. Campinas: Julex; 1998. vol. 1, p. 19.
45. Sérgio CF. Programa de responsabilidade civil. 2. ed. São Paulo: Malheiros Editores; 2000. p. 76.
46. Acquaviva MC. Dicionário jurídico brasileiro Acquaviva. 8. ed. São Paulo: Editora Jurídica Brasileira Ltda.; 1995. p. 1128.
47. Gonçalves CR. Direito Civil Brasileiro. São Paulo: Saraiva; 2003. vol. 1, pt geral, p. 476-7.
48. Silva DP. Vocabulário jurídico. 16. ed. at. Rio de Janeiro: Forense, 1999. p. 233.
49. Sotto D. O dever de informar do médico e o consentimento informado do paciente. Medidas preventivas à responsabilização pela falta ou deficiência de informação. Jus Navegandi, Teresina, 2003. [Acesso em: 3 abr. 2010.] 8(178). Disponível em: http//:www1. jus.com.br/doutrina/texto.asp?id = 4635.
50. Godoy R. A responsabilidade civil no atendimento médico hospitalar. Tribunais. 2000;(777):87-116.
51. Conselho Federal de Medicina Veterinária (CFMV). Síntese da história da medicina veterinária. [200_]. [Acesso em: 19 abr. 2009.] Disponível em: http://www.cfmv.org.br/portal/historia.php.
52. Bosch RV, Cortopassi SRG, Teixeira FJ. Código de conduta do anestesiologista veterinário. Conselho Regional de Medicina Veterinária do Estado de São Paulo (CRMV-SP)/Colégio Brasileiro de Anestesiologia Veterinária (CBAV); 2021.

PARTE 2

Medicina Veterinária Intensiva

Rodrigo Cardoso Rabelo

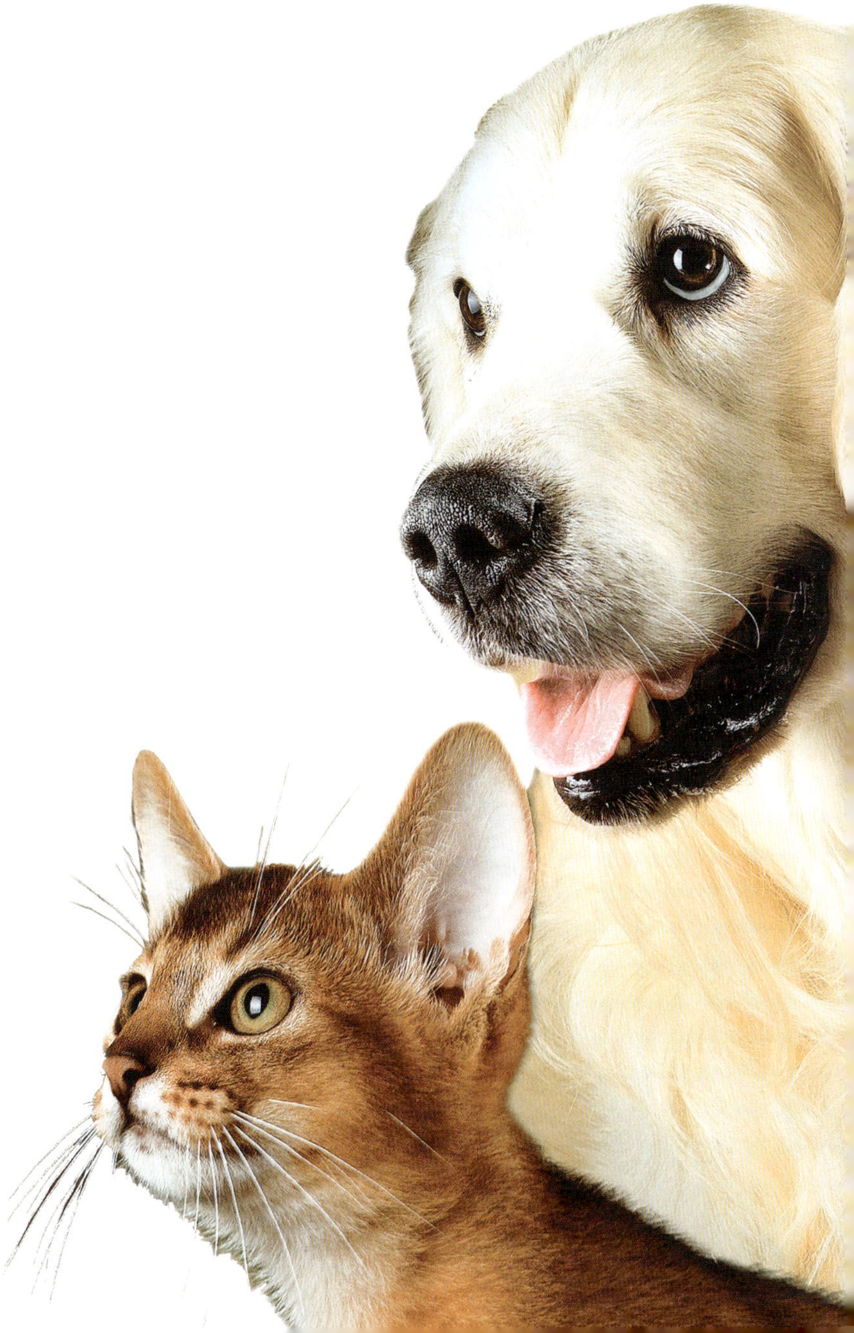

2

Atendimento Pré-Hospitalar Veterinário

Rodrigo Cardoso Rabelo • Thiago Kohler Valerio

INTRODUÇÃO

Quando uma pessoa sofre um evento traumático ou uma emergência clínica fora do ambiente hospitalar, aciona-se o serviço de atendimento pré-hospitalar (APH), realizado no Brasil pelo Serviço de Atenção Médica de Urgências (SAMU), Bombeiros ou serviços privados. Apesar de amplamente conhecido na rotina da medicina humana, o atendimento pré-hospitalar na área veterinária (APHV) ainda é restrito a pequenas áreas de atuação, em grandes centros urbanos, realizado por empresas privadas e sem qualquer regulação remota ou centralização do atendimento.[1] Outrossim, o preparo nas recepções de clínicas e hospitais veterinários para informar os tutores sobre os procedimentos básicos de primeiros socorros é insuficiente; as universidades ainda carecem de disciplinas específicas na área de emergências e inundam o mercado com médicos-veterinários sem treinamento para o atendimento de animais gravemente enfermos.

O cenário pré-hospitalar é desafiador: não basta focar exclusivamente o paciente grave, o emergencista ainda deve estar atento à cena e considerar todos os aspectos de segurança da sua equipe. Cada atendimento é inédito e exigirá habilidades cognitivas como antifragilidade, velocidade e flexibilidade de raciocínio.[2]

HISTÓRIA

Os primeiros relatos de APH em humanos remontam às guerras napoleônicas em 1793. Naquele tempo, o barão Dominique Jean Larrey observou a necessidade de adaptar as carruagens de artilharia para ambulâncias e, dessa maneira, agilizar o atendimento dos feridos no campo de batalha. Larrey tripulou as ambulâncias, batizadas de "carroças voadoras", com uma equipe treinada em atenção médica para executar o primeiro atendimento. Nesse momento, manifestavam-se os conceitos básicos do atendimento pré-hospitalar:

- Capacitação adequada do pessoal médico
- Movimentação em direção ao local da emergência
- Ambulâncias para remoção imediata
- *Play and run*: assistência do paciente durante o transporte rápido.

O barão Larrey também foi responsável pela criação dos métodos de triagem e hospitais de campanha, sendo considerado por muitos como o pai do APH. Por anos, o foco do atendimento extra-hospitalar foi direcionado aos campos de batalha, com exceção de algumas cidades, principalmente nos EUA, que implementaram serviços particulares para atendimento da população em suas residências ou nas ruas.

Na década de 1970, finalmente foi normatizado o Serviço de Emergências Médicas (EMS, do inglês *Emergency Medical Services*), adotados os princípios de Larrey e adaptadas as técnicas contemporâneas de atendimento intra-hospitalar para a vítima no ambiente extra-hospitalar.

Em 2016, o Colégio Americano de Emergência e Cuidados Intensivos Veterinários (VECCS, do inglês *Veterinary Emergency and Critical Care Society*), representado pelo seu Comitê Veterinário de Cuidados Intensivos sobre Trauma, reconheceu a necessidade de um documento que norteasse as ações veterinárias no ambiente pré-hospitalar.[1,3]

A atenção extra-hospitalar oferecida durante a primeira hora de abordagem pode ser resumida em duas correntes principais: *stay and play* ou *scoop and run*. A primeira, de origem francesa, tem por objetivo estabilizar o paciente na cena e depois conduzi-lo ao hospital. Essa técnica logra êxito principalmente para pacientes que estão distantes do atendimento hospitalar (encontram-se em rodovias ou na zona rural). O *scoop and run*, que deu origem ao *Advanced Trauma Life Support* (ATLS) nos EUA, sugere que o início do deslocamento seja o mais breve possível e que os procedimentos mais avançados sejam realizados durante o traslado, beneficiando principalmente as vítimas que estão a 20 ou 30 minutos do hospital.

ESTRUTURAÇÃO DO SERVIÇO

A natureza extra-hospitalar do APHV apresenta peculiaridades para sua implantação e execução que ditam o sucesso desse serviço. Fazem parte dessa estrutura a central reguladora (telefônica/plataforma informatizada), o veículo de remoção (será abordado mais adiante) e a equipe de socorristas.

A central é o coração do serviço: uma equipe capacitada recebe a ocorrência, presta instruções de primeiros socorros para o solicitante e regula os recursos materiais e humanos necessários. O telefonista deve anotar o tipo de ocorrência, a quantidade de vítimas, a localização, o telefone de contato, tranquilizar o solicitante e orientar os primeiros socorros.[4]

Os socorristas são responsáveis por atender diretamente a ocorrência, e sua equipe deve ser formada por no mínimo duas pessoas (motorista/socorrista) e um médico-veterinário. Com equipes formadas por três pessoas, é possível que um terceiro socorrista com treinamento auxilie o médico em procedimentos durante o deslocamento.

PARTICULARIDADES DO AMBIENTE PRÉ-HOSPITALAR

Médicos-veterinários são treinados para atuar em ambientes intra-hospitalares, limpos, com conforto térmico, com recursos materiais e humanos, sem riscos, exceto o de ser lesionado pelo próprio animal. No ambiente pré-hospitalar, há muitas particularidades que tornam cada ocorrência única e exigem um planejamento para as mais variadas situações médicas em diferentes locais e com riscos diversos.[1]

A primeira particularidade está relacionada com o deslocamento até a cena. É necessário alcançar o paciente o mais rapidamente possível, porém deve-se respeitar as leis de trânsito. Mesmo os veículos de emergência, com preferência em cruzamentos de vias, devem obedecer ao sinal semafórico e não ultrapassar o limite de velocidade. A responsabilidade é sempre do motorista do veículo e este pode ser imputado judicialmente caso transgrida alguma regra. Cabe também ao motorista a sinalização do local do atendimento por meio de cones refletivos e fitas de isolamento.

Na rua, a exposição a riscos é grande (Quadro 2.1), o que exige uma avaliação criteriosa e rápida antes do início do atendimento. O médico é o responsável pela segurança da equipe de APHV, assim como pela autorização do início do atendimento. A calma e a avaliação da cena são primordiais para evitar que qualquer membro do time também se acidente. Ainda compete ao médico-veterinário a solicitação de recursos adicionais como: polícia, órgão de trânsito, bombeiros, concessionária de energia, apoio adicional para APVH, entre outros. Essa avaliação é essencial, imediata e contínua. A situação pode evoluir repentinamente, e a cena, até então segura, ser alterada em questão de segundos, ocasionando risco à vida dos socorristas, da vítima, do tutor e de demais curiosos.

Uma ocorrência pode causar muitas vítimas, e a triagem – tópico abordado adiante – é essencial para que o maior número de vítimas seja salvo.

AVALIAÇÃO INICIAL

A avaliação inicial do paciente é realizada logo após a análise da segurança da cena. Nessa etapa o médico-veterinário aborda visualmente o paciente e obtém as primeiras impressões, como espécie, raça, idade, peso, nível de agressividade e ansiedade, posição do animal, padrão respiratório e nível de consciência (Quadro 2.2), além de verificar as lesões mais aparentes. Seguindo o atendimento, inicia-se a verificação de outros sinais vitais concomitantemente à anamnese de emergência, conhecida pelo acrônimo CAPÚM, proposta por Rabelo (Quadro 2.3) e apresentada no Capítulo 3, *Princípios e Protocolos na Abordagem Emergencial do Paciente Grave*.

Caso as lesões não ameacem a vida do paciente e possibilitem que este permaneça um maior tempo na cena, deve-se iniciar uma avaliação secundária conhecida pelo acrônimo ABORDAGEM (Quadro 2.4; detalhado no Capítulo 3), durante o trajeto até o hospital.

QUADRO 2.1 Elementos de risco em uma cena de atendimento pré-hospitalar.

- Trânsito de veículos
- Energia elétrica
- Afogamento (atendimento em corpos de água)
- Incêndio/explosão
- Estrutura colapsada
- Perigos biológicos (incluindo zoonoses)
- Gases tóxicos
- Produtos perigosos
- Condições climáticas
- Baixa iluminação
- Pessoas agressivas

QUADRO 2.2 Escala de nível de consciência.

A	**A**lerta
V	Resposta ao estímulo **v**erbal
D	Resposta ao estímulo **d**oloroso
N	**N**ão responsivo

QUADRO 2.3 Anamnese de emergência – acrônimo CAPÚM.

C	**C**ena – o que aconteceu? Como, por quem, onde, quando, com quem, de que maneira?
A	**A**lergias – o paciente é alérgico a algum(a) medicamento, substância, alimento?
P	**P**assado/prenhez – qual a história médica do paciente? Está gestante?
Ú	**Ú**ltima refeição – quando foi a última refeição (volume, conteúdo etc.)?
M	**M**edicação – usa algum medicamento? Foi medicado recentemente?

QUADRO 2.4 Acrônimo ABORDAGEM.

A	**Ar** (vias respiratórias)
B	**B**oa respiração (ventilação)
O	**O**xigenação
R	**R**etroperitônio (sinais de hemorragia) – sinal de Cullen, *grey turner*, linha X e *battle sign*
D	**D**or e **d**esidratação (e avaliação geral da volemia)
A	**A**bdome (avaliação ecográfica e clínica de urgência)
G	**G**ânglios e **g**licemia (checar sinais de sepse e avaliar marcadores gerais de gravidade)
E	**E**ncéfalo (exame neurológico)
M	**M**embros (exame ortopédico)

Sinal de Cullen: hematoma umbilical; *grey turner*: hematoma em flanco; linha X: hematomas em região inguinal e axilar; *battle sign*: hematoma em região mastóidea, abaixo da linha da mandíbula.

Como o quadro do paciente pode evoluir, as avaliações serão constantes desde a abordagem inicial, durante o transporte, até o atendimento definitivo em um centro de traumatismo.

Triagem

"Triagem" é um termo de origem francesa, utilizado por pescadores para separar o peixe podre daquele adequado para o consumo. Na medicina moderna, esse vocábulo foi utilizado para separar os soldados feridos em batalha por gravidade e assim direcionar e priorizar o tratamento àqueles com risco iminente de morte. Categorizar o paciente conforme a gravidade do seu estado, principalmente em cenários com múltiplas vítimas, possibilita direcionar os recursos humanos e materiais aos pacientes mais graves, aumentando sua chance de sobrevida. Existem variados protocolos de triagem, mas neste capítulo serão utilizados os conceitos do Sistema de Classificação de Triagem por Classes, proposto por Rabelo, que também serão abordados no Capítulo 3, *Princípios e Protocolos na Abordagem Emergencial do Paciente Grave*.

É importante recordar que as classes de triagem são dinâmicas, e a constante reavaliação do paciente é imperativa e prognóstica. O monitoramento do *padrão respiratório*, do *perfil hemodinâmico periférico* (tempo de preenchimento capilar, coloração das mucosas, borborigmos intestinais, além da temperatura periférica e da qualidade do pulso periférico) e do *perfil hemodinâmico central* (pressão arterial, temperatura central, nível de consciência, e frequência cardíaca) tornam possível traçar um perfil mais preciso do estado clínico do paciente por meio de sua localização hemodinâmica (individualização da *"linha da vida"*).

ABCDE

O protocolo ABCDE foi criado em 1976 por Jim Styner, cirurgião ortopédico que, após sofrer um acidente aéreo, notou a necessidade de criar um procedimento especial para análise das vítimas de traumatismo. As cinco letras clássicas do APH ordenam a sequência de avaliação e atendimento da vítima emergencial, e se tornaram um grande mantra das emergências pré e intra-hospitalares, clínicas e traumáticas.

A | Ar

O primeiro passo é garantir a perviedade das vias respiratórias, após a avaliação das narinas e da cavidade oral em busca de corpos estranhos, secreções, lesões em laringe ou traqueia. Após a laringoscopia, a escolha da técnica que garanta a desobstrução da via respiratória deve basear-se na escala de Cormack–Lehane (abordada no Capítulo 4, *Dispositivos e Meios de Acesso às Vias Respiratórias*).

B | Boa respiração

Garantir a hematose é a próxima etapa da avaliação, e cabe ao resgatista observar a movimentação torácica avaliando a frequência, a expansão da caixa torácica, a uniformidade do movimento, a presença ou a ausência de ruídos respiratórios, além da saturação parcial de oxigênio na hemoglobina (SpO_2) e da medida do dióxido de carbono ao final da expiração ($EtCO_2$) por meio da capnografia.

Em casos de suspeitas de ocupação do espaço pleural, como o pneumotórax, por exemplo, é necessária a realização imediata de toracocentese de alívio até o retorno da expansão normal do tórax. Esse procedimento possibilita simultaneamente o diagnóstico e o tratamento da ocupação do espaço pleural. É importante recordar que a ocupação do espaço pleural, principalmente por pneumotórax de tensão, prejudica gravemente o retorno venoso e pode colapsar o sistema circulatório.

Pacientes que apresentam pneumotórax aberto devem receber um curativo de três pontas, que funciona como uma válvula de alívio da pressão intratorácica durante a respiração.

C | Circulação

O objetivo dessa etapa é avaliar e garantir que o sistema circulatório mantenha sua capacidade de distribuir oxigênio aos tecidos. Para isso são necessários: volemia mínima, um coração capaz de produzir débito cardíaco adequado, tônus vascular mínimo e, por fim, carreamento de oxigênio.

No ambiente extra-hospitalar, principalmente, as hemorragias visíveis devem ser contidas imediatamente. Quando externas, a técnica de compressão direta associada a torniquete controlado deve ser preferida; e as hemorragias internas (em abdome) podem ser contidas pela técnica de contrapressão abdominal externa, também conhecida como empacotamento. Quando aplicada, a contrapressão abdominal deve permanecer até a chegada do paciente ao centro de traumatismo e somente ser descontinuada no centro cirúrgico.

D | Avaliação neurológica

A avaliação inicia com a aplicação do sistema AVDN e segue com a busca de sinais de traumatismo cranioencefálico (TCE) e traumatismo raquimedular (TRM). Devem-se rastrear hemorragias nasais ou/e pelos ouvidos, anisocoria, posturas anormais e convulsões para confirmar ou descartar TCE. Se lesões no sistema nervoso central forem confirmadas, o paciente deve ter sua cabeça e seu pescoço estendidos em uma linha neutra e toda movimentação deve ser realizada em bloco. Quando não houver comprometimento hemodinâmico, a elevação do paciente em 30°, mantendo sua cabeça mais elevada que o corpo, pode auxiliar no controle da pressão intracraniana (PIC). Ao realizar essa manobra, o paciente deve ter monitoramento hemodinâmico constante.

E | Exposição de feridas e fraturas

Os ferimentos perfurocortantes e as fraturas causam impacto visual, e muitos tutores tendem a se preocupar mais com eles do que com um paciente que respira mal ou desmaiou por um quadro hipotensivo. Entretanto, essas lesões não produzem morte imediata na maioria das vezes e devem ser tratadas somente no final do ABCDE. Nesse momento as manobras têm como objetivo evitar complicações futuras ocasionadas por essas lesões; portanto, devem-se limpar as feridas, conter as pequenas hemorragias e estabilizar as fraturas.

"X"

Por 50 anos o ABCDE não sofreu alterações na sequência de atendimento, a única exceção a essa regra era em relação à parada cardiorrespiratória (PCR) de origem cardíaca, na qual o "C" torna-se prioridade, iniciando-se as compressões torácicas. Em 2018 uma nova letra foi adicionada a esse protocolo e ganhou prioridade frente às demais: o "X" foi incluído para que a atenção inicial no traumatismo seja as hemorragias graves antes de qualquer outra avaliação, e o protocolo passou a ser denominado XABCDE.

As hemorragias graves, principalmente as arteriais, podem causar uma grande perda de volume sanguíneo em poucos minutos. A tentativa de repor esse volume no ambiente pré-hospitalar, cujas opções são cristaloides, não aumenta a capacidade de carreamento de oxigênio até as células, portanto o controle dessas hemorragias deve ser imediato.[4]

VEÍCULO PARA ATENDIMENTO DE URGÊNCIAS

Devido às incontáveis possibilidades de ocorrências no APHV, o veículo para remoção dos pacientes deve estar equipado para qualquer hipótese, desde um simples transporte de uma paciente classe IV até um paciente resgatado de uma estrutura colapsada ou uma residência incendiada. Em medicina humana no Brasil, as ambulâncias são classificadas em cinco categorias. Há a mais básica – para transporte de pacientes para consultas –, a unidade de terapia intensiva (UTI) móvel e aquelas que transportam os pacientes por meios náuticos e aéreos. Cada categoria possui exigências mínimas para ser operada.[5] Em medicina veterinária, um veículo para atendimento de emergência (Figura 2.1) deve possuir materiais e equipamentos para proporcionar, no mínimo, o suporte básico de vida por meio da realização do protocolo XABCDE.

Os equipamentos mínimos incluem:

- Maca articulada
- Prancha curta e longa para imobilização de coluna
- Suporte para fluidos
- Rede de oxigênio
- Aspirador cirúrgico
- Reanimador manual adulto/infantil/neonatal
- Doppler e esfigmomanômetro
- Talas para imobilização de membros
- Cobertores
- Ventilador mecânico de transporte
- Monitor multiparâmetros portátil
- Desfibrilador
- Bomba de infusão
- Laringoscópio com conjunto de lâminas
- Estetoscópio
- Fitas e cones sinalizadores para isolamento de áreas
- Aparelho de ultrassonografia
- Lactímetro/glicosímetro e medidor portátil de hemoglobina/hematócrito.

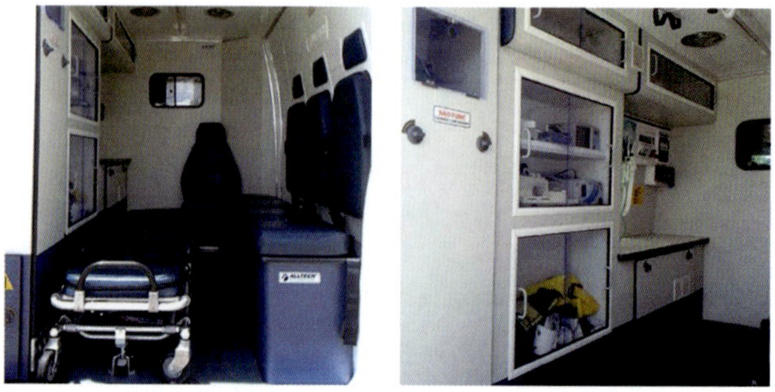

Figura 2.1 Veículo adaptado para remoção de pacientes veterinários graves. (Imagens gentilmente cedidas por OSGATE.)

CONSIDERAÇÕES FINAIS

Estudos demonstram que o conhecimento em APHV associado à prática diminuem a morbidade e a mortalidade dos pacientes. Mesmo que os conceitos básicos não tenham sofrido mudanças nas últimas décadas, a melhora dos desfechos clínicos depende de atualização e treinamento constantes, tendo em vista os desafios impostos pelo ambiente pré-hospitalar.

É importante ressaltar que acidentes acontecem e que os pacientes não escolheram machucar-se. Em contrapartida, os prestadores de cuidados pré-hospitalares optaram por assistir pacientes com traumatismo. Portanto, eles são obrigados a desempenhar sua função com 100% de esforço, enquanto em contato com cada paciente.[2,6]

REFERÊNCIAS BIBLIOGRÁFICAS

1. Rabelo RC, Crowe Jr. DT. Fundamentos de terapia intensiva veterinária em pequenos animais. Rio de Janeiro: LF Livros; 2005.
2. PHTLS Soporte Vital de Trauma Prehospitalario. 9. ed. Lomas de Chapultepec: Intersistemas, S.A. de C.V.; 2020.
3. Hanel RM, Palmer L, Baker J, Brenner J, Crowe DTT, Dorman D *et al.* Best practice recommendations for prehospital veterinary care of dogs and cats. JVEEC. 2016; 26(2):166-233.
4. Rabelo RC. Emergência de pequenos animais: condutas clínicas e cirúrgicas no paciente grave. 2. ed. Rio de Janeiro: Elsevier; 2013.
5. Keneneth JD. Textbook of small animal emergency medicine. Hoboken: John Wiley and Sons; 2019.
6. Brasil. Ministério da Saúde. Portaria nº 2.048, de 05 de novembro de 2002. Disponível em: https://bvsms.saude.gov.br/bvs/saudelegis/gm/2002/prt2048_05_11_2002.html.

3

Princípios e Protocolos na Abordagem Emergencial do Paciente Grave

Rodrigo Cardoso Rabelo • César Augusto Martins Ribeiro

INTRODUÇÃO

Ainda é um grande desafio garantir a melhor abordagem ao paciente emergencial. O avanço contínuo de técnicas, fármacos e equipamentos não foi capaz de suprimir a necessidade de controle do tempo de resposta no atendimento de urgência.

Pacientes cardiopatas, diabéticos, oncológicos, nefropatas e hepatopatas, por exemplo, podem sofrer uma descompensação grave a qualquer instante e necessitarão de atendimento imediato na sala de urgência e de cuidados posteriores na unidade de terapia intensiva (UTI).

Além dos pacientes com doença crônica que sofrem descompensação aguda, os politraumatizados enquadram-se em uma classe de pacientes que em 100% dos casos, ou quase, deverão ser abordados de maneira agressiva na sala de urgência.

É comum que os sinais clínicos mais aparentes e as lesões externas não reflitam a gravidade real do comprometimento interno, produzindo uma falsa sensação de segurança nos proprietários de animais e até mesmo no clínico e resultando em diagnósticos e condutas inadequadas.

Por isso, é extremamente importante preparar a chegada do paciente à emergência, não subestimando qualquer sinal clínico, sempre objetivando tratar o que pode causar o óbito imediato, não apenas buscar um diagnóstico.

DEFINIÇÕES

O atendimento emergencial não se assemelha a nenhum outro tipo de abordagem na clínica de pequenos animais, e cada passo durante o exame do paciente difere da avaliação em um atendimento de rotina. O desafio é lançado a partir do momento em que o organismo tenta "esconder" as principais lesões no estágio compensatório e o clínico deve ser ágil para decifrar as principais alterações e corrigi-las antes que algum órgão ou sistema do animal descompense.

Para que se obtenha sucesso no atendimento emergencial é necessário seguir os protocolos e guias de consenso, criando um padrão de atendimento.

Hora de ouro e minuto de platina

Normalmente, em medicina humana, há uma distribuição característica da mortalidade pós-trauma, apresentada a seguir.

Trauma grave com morte iminente. Geralmente ocorre por concussão cerebral, ruptura medular cervical, hemorragia cardíaca maciça ou em vasos de grande calibre. Há necessidade imediata de restaurar a permeabilidade das vias respiratórias e da ventilação, conter as grandes hemorragias e repor o volume sanguíneo.

Trauma moderado com óbitos que ocorrem até a primeira hora após o evento. Desse tipo de trauma surgiu o conceito sobre a "hora de ouro", foco de interesse para todos os protocolos de reanimação em medicina humana. Os pacientes compreendidos nessa segunda categoria podem não morrer imediatamente, mas evoluirão para óbito se a reanimação não ocorrer no primeiro momento. A grande diferença observada entre o paciente humano e o veterinário consiste no fato de que na veterinária normalmente se trabalha como na pediatria humana, ou seja, o tempo de descompensação não é longo como para pacientes humanos adultos. Desse fato surgiu a analogia ao minuto de platina, pois, para pacientes veterinários, todos os esforços devem ser concentrados no sentido de cumprir a reanimação completa o mais rápido possível. Infelizmente o tempo começa a contar não no hospital, mas no momento da ocorrência. Como a primeira fase do trauma é a compensatória, há dificuldade ao tentar identificar as principais sequelas, mascaradas pelo organismo inicialmente, que podem perdurar por todo o trajeto até a chegada ao hospital. Todo o tempo deve ser dedicado ao reconhecimento das principais alterações, por meio de uma abordagem rápida e precisa. A triagem deve ser bem feita e a sala de emergência e os equipamentos necessários devem estar ao alcance.

Óbito tardio provocado por falha na abordagem durante a hora de ouro. São os pacientes que morrem dias após o atendimento, como resultado de sequelas negligenciadas, quadros de sepse ou procedimentos realizados de maneira indevida ou no momento errado.

EQUIPE E ESTRUTURA

Uma equipe devidamente treinada é uma grande ferramenta no momento de se obter uma abordagem organizada e consistente do paciente grave. Quanto menor o tempo de resposta, respeitando-se o minuto de platina, maior a quantidade de pacientes recuperados no tratamento, e é imperativo que o estado de alerta seja mantido para prevenir a demora na reanimação imediata.

Clínicas e hospitais de emergência devem ter um padrão de trabalho, em que a divisão de tarefas, o preparo de material e a prontidão da equipe estejam cronometrados para que tudo ocorra do modo mais eficiente e rápido.

É de extrema importância salientar que qualquer estabelecimento veterinário com atendimento de urgência deve estar minimamente preparado para a estabilização e a abordagem inicial do paciente, e para a possibilidade de remoção para um centro de referência, com rapidez e eficiência.

Área de atendimento

Deve ser mantida uma área própria de atendimento de urgência no hospital, independentemente de sua estrutura ou seu volume. É importante recordar que a maioria dos casos de trauma envolve abordagem clínica e cirúrgica. Uma boa área de atendimento tem de suportar os dois tipos de abordagem, concentrando esforços na manutenção rápida de vias respiratórias, ventilação positiva, oxigenoterapia, acesso vascular, fluidoterapia, controle de hemorragia, monitoramento e serviço de cirurgia torácica e abdominal.

Todos os equipamentos devem estar disponíveis e prontos para uso. A atenção aos pequenos detalhes (como deixar um *kit* de fluidoterapia pronto para uso, tiras de esparadrapo já cortadas, cateteres à mão, balão [*cuff*] de tubo orotraqueal testados e com as seringas já acopladas, por exemplo) é imperativa quando se objetiva ganhar tempo e respeitar o minuto de platina.

A área de urgência deve ser aberta, limpa, bem comunicada com o setor de imagem e cirurgia, de fácil acesso e equipada com os meios necessários para realizar a primeira abordagem ao paciente grave.

Deve-se estar atento às condições mínimas obrigatórias, como:

- Foco de luz
- Sistema de aspiração
- Armário, mesa, carrinho ou prateleiras onde se acomodarão os fármacos e os materiais de urgência
- Sistema de aquecimento (luz infravermelha, colchão, secador etc.)
- Fonte de oxigênio e suporte ventilatório (manual e mecânico)
- Lactímetro, glicosímetro, microcentrífuga, refratômetro monocular
- Doppler vascular com esfigmomanômetro e manguitos
- Termômetros (retal e periférico)
- Serviço de monitoramento, que pode incluir:
    - Oscilometria, oximetria, cardioscopia, capnografia, canais invasivos de pressão
- Desfibrilador (ideal cardioversor bifásico).

Na UTI os mesmos requisitos devem ser cumpridos, já que pode ocorrer uma emergência nesse ambiente também. Entretanto, além do sugerido, uma UTI deve dispor de um setor de apoio para esterilização de material e maior controle da infecção hospitalar, e de auxílio laboratorial e de sistemas (p. ex., ventilação mecânica, suporte dialítico, suporte nutricional, reabilitação, medicina hiperbárica e cirurgia especializada; Figura 3.1).

Além disso, uma equipe mal preparada, desorganizada, sem liderança e que não utiliza os protocolos de atendimento padronizados aumenta a ocorrência de sequelas e a mortalidade, prolonga o tempo de internamento do paciente e eleva os custos para o hospital e para o proprietário do animal.

Torna-se obrigatório o treinamento constante de equipe pelo menos a cada 6 meses, além da reciclagem em cursos e eventos especializados (ABC Trauma e ABC Cuidados Intensivos).

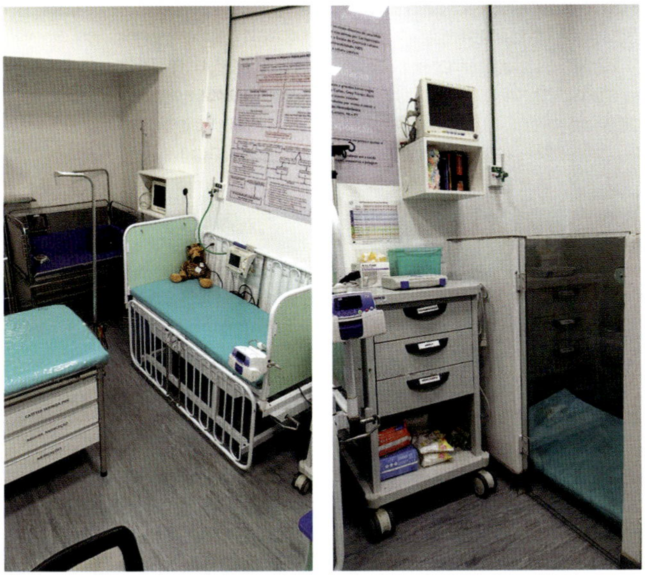

Figura 3.1 Unidade de cuidados intensivos. (Imagens cedidas por Intensivet Núcleo de Medicina Veterinária Avançada Brasília/DF.)

PROTOCOLO DE ATENDIMENTO DO PACIENTE GRAVE

Triagem

Na sala de urgência, "triar" significa separar os pacientes por ordem de gravidade. É o primeiro contato com o doente, e o momento de decidir entre um atendimento ou outro, prevendo e identificando aquele que irá a óbito antes.

Normalmente a primeira pessoa a entrar em contato com o proprietário é o funcionário da recepção, o qual deve estar treinado para prestar um atendimento eficiente desde a comunicação ao telefone, direcionando o histórico e provendo informações ao proprietário, sobre o modo correto de transporte e os primeiros socorros a serem ministrados ao paciente até sua chegada à clínica (quando possível essas informações devem ser fornecidas pelo clínico de plantão). O recepcionista também deve informar à equipe de plantão sobre o paciente que está chegando.

A triagem deve ser realizada com foco no risco de morte do paciente, estabelecendo-se qual será a sequência de atendimento. Sugere-se a classificação descrita no Quadro 3.1.

Deve-se lembrar que o estado de um paciente pode se alterar a qualquer momento, tornando este sistema de triagem flexível, principalmente na primeira hora após o pronto-atendimento.

Anamnese superficial

A história clínica na sala de urgência deve ser breve (no máximo em 1 minuto), objetiva e obtida com o exame físico inicial de emergência. Quando for o caso, a anamnese pode ser realizada durante atendimento telefônico, quando o proprietário informa que vai levar seu animal que precisa de atendimento de urgência até o hospital.

A anamnese de urgência deve ser realizada com auxílio do acrônimo mneumônico CAPÚM. Esse acrônimo foi adaptado

QUADRO 3.1 Classificação de triagem para atenção de urgência.

Classe de triagem	Necessidade de atendimento
I – Emergência, atendimento imediato	Atender no máximo em 1 min, se possível, em segundos. São os casos em que há parada cardiorrespiratória, obstrução completa da via respiratória e os pacientes estão inconscientes. Normalmente hipotensão, ausência de sons cardíacos, hipotermia e midríase são os sinais que caracterizam esse grupo
II – Muito graves, críticos	A ação tem que ser realizada de 5 a 10 min no máximo. São os pacientes com insuficiência respiratória grave ou choque circulatório, que entrarão em parada total se não forem atendidos rapidamente. Todos os pacientes dispneicos, com dificuldade de manutenção da via respiratória e alterações ventilatórias estão nesse grupo
III – Sérios, urgentes	Todos os pacientes com lesões múltiplas, mas que permanecem com via respiratória patente e ventilação adequadas. O atendimento deve ocorrer, no máximo, entre 2 e 3 h. Fraturas expostas, feridas abertas ou queimaduras, corpo estranho penetrante no abdome (sem hemorragia), ou traumatismo sem sinais aparentes de choque, além dos estados de alteração de consciência (p. ex., convulsões) são os casos incluídos nessa classe. Inclui os animais com choque oculto
IV – Urgência relativa	A ação deve ocorrer em 24 h. A maioria dos pacientes traumatizados não se encaixa nessa categoria, mas alguns casos só se evidenciam após o proprietário relatar persistência de sintomatologia clínica. Anorexia, vômito, claudicação, mau cheiro (míiase, ferida infectada, abscessos etc.) e apatia são alguns dos casos

pelos autores do capítulo a partir do correspondente em inglês AMPLE (*allergy; medications; past ilness; last meal; event*) e está descrito no Quadro 3.2.

Abordagem primária

A chance de sobrevivência do paciente aumenta quando a equipe não perde tempo tentando definir a melhor alternativa de abordagem. Os protocolos garantem que os passos indispensáveis não serão esquecidos ou trocados, determinando um padrão seguro ao tratamento.

O protocolo desenvolvido pelo American College of Surgeons para Suporte Inicial à Vida no Trauma Avançado (ATLS, do inglês *Advanced Trauma Life Support*) foi adaptado com sucesso na medicina veterinária. Ele começa com uma abordagem inicial que envolve exame físico rápido e direcionado aos problemas que podem matar o paciente.

Vários cursos foram desenvolvidos em medicina veterinária no intuito de adaptar o atendimento do paciente grave humano à realidade veterinária. O curso ABC Trauma foi criado pela Sociedade Latinoamericana de Medicina de Urgências e Cuidados Intensivos (LAVECCS), em conjunto com a Academia Brasileira de Medicina de Urgências e Cuidados Intensivos (BVECCS), e é a base do atendimento emergencial na América Latina, que habilita o profissional a receber e abordar um paciente grave na sala de urgência.

O estabelecimento de conceitos e a criação e adaptação de protocolos foi de suma importância para determinar as melhores abordagens que aumentavam a sobrevida na sala de urgência.

O tratamento começa sempre antes do diagnóstico, já que na maioria das vezes não há tempo para estabelecê-lo. Depois da estabilização inicial, seguindo o protocolo, institui-se a abordagem secundária, que envolve um exame clínico mais minucioso e completo de todos os sistemas, e então define-se a conduta mais adequada para obter o diagnóstico definitivo.

Uma sigla mnemônica mundialmente aceita no atendimento do paciente grave foi adaptada à realidade veterinária e hoje é amplamente difundida e aceita. Ela é conhecido como ABC e envolve o estabelecimento da patência da via respiratória, da boa respiração/ventilação e da circulação, respectivamente. A sigla em inglês significa: ***a**irway* – ***b**reathing* – ***c**irculation*. Adaptando-a, tem-se: **a**r – **b**oa respiração – **c**irculação.

QUADRO 3.2 Anamnese de urgência simplificada.

Cenário	Descrição do acontecimento nas palavras do proprietário do animal "Quem – o que – onde – por que – quando": • ***Quem*** viu o evento? • ***O que*** aconteceu? Houve perda de consciência ou apenas falha na locomoção? • ***Onde*** o animal está machucado? Onde dói? • ***Por que*** reanimá-lo? A idade, doença, trauma grave, ou custos são determinantes? • ***Quando*** aconteceu? Se houve parada cardiorrespiratória, quando foi observada a última respiração?
Alergia	O paciente é alérgico a fármaco, vacina etc.?
Passado/prenhez	Há história de doenças, cirurgias ou internamentos prévios? Toda fêmea é uma gestante em potencial!
Última refeição	De que e quando o animal se alimentou pela última vez?
Medicações em uso	Há algum tratamento para doença crônica ou fármaco em uso que possam interagir com a medicação a ser prescrita?

O uso de siglas e acrônimos nas abordagens emergenciais é consagrado e pode aumentar a sobrevivência obtida em sala de urgência, como em um estudo que chegou a uma melhora de mais de 20% quando da instalação dos protocolos no serviço de urgência.

As siglas e os acrônimos são especialmente úteis nos casos em que o tempo é essencial, como na complexidade de um atendimento ao politraumatizado. No trauma, muitas decisões têm de ser tomadas em meio a muitos problemas e devem ter uma sequência própria em um intervalo curto de tempo, de acordo com as prioridades do paciente.

A utilização do ABC como protocolo padrão em todos os serviços de urgência é essencial para melhorar as condições de atendimento e de sobrevida. O Quadro 3.3 descreve os procedimentos e as ações necessários em cada passo.

Atualmente são aceitas três exceções para o protocolo ABC, quando este é invertido para CAB. As hemorragias em veias de grande calibre, a fibrilação ventricular e a reanimação cardiopulmonar (principalmente a realizada por apenas um reanimador). Elas são mais importantes que o estabelecimento da patência de vias respiratórias, e nesses casos a morte sobrevém com rapidez, sendo necessário restabelecer a circulação antes de atuar no sistema respiratório.

Abordagem secundária

Após a abordagem primária, torna-se necessário um exame clínico mais completo, buscando alterações que possam comprometer a estabilização inicial. O acrônimo ABORDAGEM, criado pelo autor, é um método eficiente para que todos os sistemas sejam revisados e nenhuma informação importante falte durante a abordagem emergencial.

Essa é uma sequência importante e deve ser repetida em todo exame clínico de manutenção do paciente em sala de urgência ou cuidados intensivos, devendo ser realizada em períodos determinados pela gravidade do processo (p. ex., a cada 10 minutos, a cada hora ou continuamente).

O Quadro 3.4 apresenta o acrônimo sugerido, detalhando cada passo da abordagem secundária.

Exames laboratoriais

No atendimento emergencial, o diagnóstico imediato nunca é obrigatório, e não se deve aguardar a realização de exames complementares para tomar decisões que influenciem no quadro do paciente.

Alguns exames complementares são de fácil realização, apresentam custo baixo e podem ser feitos até mesmo na própria clínica, além de oferecerem dados iniciais importantes sobre a condição geral do paciente em uma situação de emergência.

QUADRO 3.3 Sequência emergencial ABC para abordagem primária.

Ar	Assegure-se da patência e desobstrução da via respiratória, com ventilação contínua. Caso contrário, estabilize a coluna cervical, realize a aspiração da cavidade oral quando necessário e, caso não seja suficiente, proceda à intubação orotraqueal ou retrógrada, à cricotireoideotomia ou à traqueotomia como meios de abertura dessa via, sempre guiando-se pela escala de Cormack-Lehane
Boa respiração	Estabeleça ventilação e oxigenação adequadas. Se necessário, realize toracocentese ou introdução de tubo torácico para obtenção de expansão torácica apropriada e esteja treinado para utilizar todos os meios de oxigenação disponíveis
Circulação	Controle hemorragias. Cheque se há perfusão adequada. Estabeleça um acesso vascular. A reanimação baseada em metas deve ser seguida minuciosamente

QUADRO 3.4 Sequência emergencial para abordagem secundária.

Ar	Há permeabilidade de vias respiratórias?
Boa respiração	Existe uma boa relação respiração/ventilação? Pode-se basear o exame nos valores hemogasométricos e nas medidas aferidas pela oximetria de pulso e pela capnografia
Oxigenação	Como está a perfusão? A ventilação e a circulação funcionam? Como está a curva de lactato?
Retroperitônio	Há hematoma na região inguinal? Há sinais de Cullen ou de Grey-Turner? Há fratura de bacia? Realize toque retal à procura de sangue e fragmentos ósseos
Desidratação/dor	Avalie os parâmetros de hidratação e volemia. Estabeleça um protocolo associado de controle da dor. Lembre-se de que a dor muitas vezes é a causa da má respiração/ventilação
Abdome	Há hematoma umbilical (sinal de Cullen)? A percussão é positiva para ar livre? Há líquido na cavidade? A ausculta é normal para borborigmos? Como foi a avaliação por FAST abdominal?
Glicemia/gânglios	Há risco de convulsão, o paciente é diabético? Está bem nutrido, pode ser hipoglicemia? Como estão os linfonodos?
Encéfalo	Realize o exame completo, cheque a consciência pela escala AVDN. Há TCE? Utilize a escala de coma de Glasgow adaptada para avaliar a gravidade do TCE
Membros	Há fratura, luxação, laceração? Algum ferimento importante?

Escala AVDN: "**a**lerta, resposta ao estímulo **v**erbal, resposta ao estímulo **d**oloroso, **n**ão resposivo"; FAST: *Focused Assessment with Sonography in Trauma*; TCE: traumatismo cranioencefálico.

O hematócrito, a dosagem de proteína total e a glicose, além de um exame rápido da urina por meio de uma fita, podem ser úteis em uma abordagem inicial.

O estabelecimento da curva de lactato é essencial na avaliação da perfusão microcirculatória e na determinação do prognóstico do paciente, estando seu ponto de corte para melhor sobrevida aos 28 dias bem determinado em 3,2 mmol/ℓ para reanimação e em 2,3 mmol/ℓ ao atingir 24 horas de atendimento.

Monitoramento

Nada pode substituir um exame físico minucioso e sequenciado pelo monitoramento do paciente grave. Mesmo com toda a tecnologia disponível, a presença do clínico e do enfermeiro, durante as 24 horas do dia, é imperativa para que os índices de sobrevida sejam aceitáveis.

É importante considerar os seguintes princípios de enfermagem sobre o paciente grave para minimizar sequelas e garantir sucesso na recuperação:

- Nenhum paciente está bem hoje só porque estava bem ontem
- A avaliação clínica deverá ser periódica, pelo menos a cada meia hora para pacientes mais críticos e a cada 4 horas para aqueles fora de risco imediato
- Todos os parâmetros e acontecimentos devem ser registrados por escrito para que o prognóstico mais seguro seja traçado por tendência e os problemas possam ser previstos antes que causem complicações
- O prontuário médico é um documento que deve ser devidamente preenchido e arquivado.

Protocolos de ação na unidade de terapia intensiva

A presença humana é fator ímpar na recuperação do paciente grave, devendo haver uma sinergia entre a atuação médica e a presença da família.

Todos os pacientes graves devem ser tratados com muita atenção e paciência, pois geralmente se locomovem pouco, urinam e defecam no próprio canil, têm dificuldade para se alimentar e sentem dor.

Durante os exames físicos periódicos, que são obrigatórios, deve-se estabelecer contato direto com o paciente para fazê-lo sentir-se melhor.

Alguns procedimentos devem ser adotados na rotina da enfermagem:

- Evitar o decúbito prolongado (troca de posição a cada 2 horas) prevenindo úlceras. Utilizar a sequência: esternal, lateral direito, esternal, lateral esquerdo e assim sucessivamente. Lembre-se de que o melhor decúbito é o esternal e se possível deve-se mover o piso do boxe por completo (por meio de angulações no assoalho) em vez de girar o paciente
- Prevenir infecções, mantendo o ambiente sempre limpo, checando as próteses periodicamente (cateteres, sondas, tubos, extensores, equipos etc.)
- Manter as necessidades nutricionais supridas. Vários são os métodos de se nutrir o paciente crítico, enteral ou parenteralmente; o importante é não subestimar as necessidades nutricionais elevadas nesse momento
- Prover o bem-estar psicológico, realizando caminhadas frequentes, estimulando o paciente com sessões de reabilitação e oferecendo carinho contínuo
- Manter o paciente em repouso absoluto, deixando a luz apagada durante a noite, permitindo que o paciente durma o máximo de horas possível.

Dois protocolos foram criados pelo autor no intuito de ajudar o clínico a recordar de todas as funções e parâmetros que devem ser checados em um paciente grave internado na UTI (Figuras 3.2 e 3.3). Ambos se associam com o fato de que esse paciente necessita receber apoio psicológico reforçado durante sua permanência sob cuidados intensivos e ao mesmo tempo relembram os detalhes específicos sobre o paciente grave.

O objetivo principal é manter os cuidados com a microcirculação, normalmente esquecida quando se realiza uma

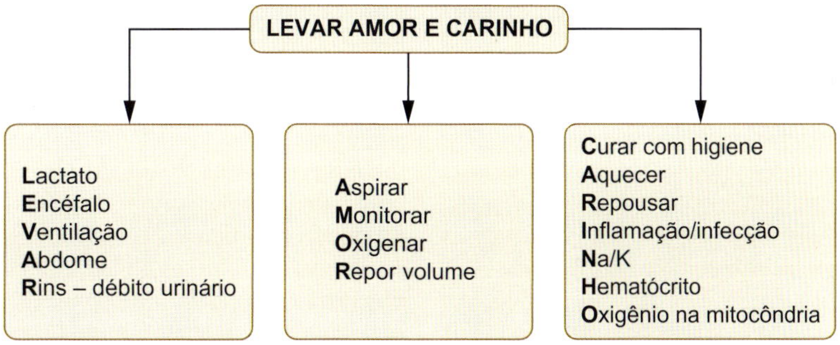

Figura 3.2 Protocolo "Levar amor e carinho".

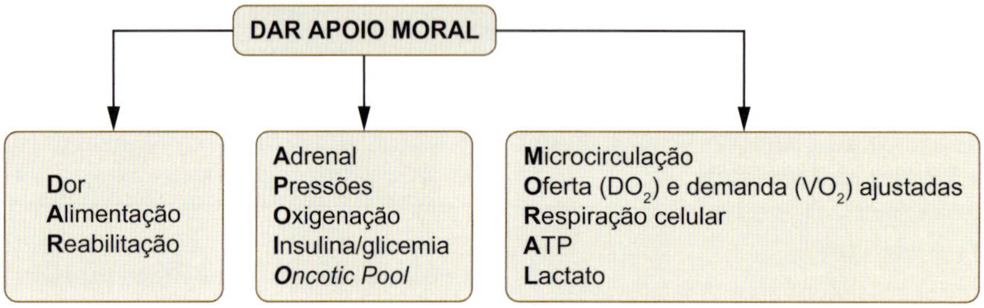

Figura 3.3 Protocolo "Dar apoio moral".

abordagem de rotina, que prioriza a macrocirculação e seus parâmetros. Ambos os protocolos priorizam uma sequência que resulta na obtenção de uma entrega ótima de oxigênio direcionada à respiração celular, que é o objetivo final de todas as ações realizadas no paciente crítico.

CONSIDERAÇÕES FINAIS

O mercado atual exige a formação de um médico-veterinário intensivista, capaz de reconhecer e abordar o paciente grave, e oferecer a sequência de cuidados em urgência e na UTI.

A especialidade Medicina Veterinária Intensiva é reconhecida pelo Conselho Federal de Medicina Veterinária e gerenciada pela Academia Brasileira de Medicina Veterinária Intensiva (BVECCS, do inglês Brazilian Veterinary Emergency and Critical Care Society), gerando uma necessidade real de que os protocolos de urgência e terapia intensiva sejam devidamente instalados nos serviços de urgência veterinários.

O profissional que atua na área de urgências deve estar treinado e devidamente habilitado, a fim de prestar um serviço de excelência ao seu cliente.

É imperativo ter consciência de que o paciente crítico é diferente, por apresentar muitas necessidades, hipermetabolismo e, geralmente, não conseguir sustentar suas funções vitais sozinho.

Os pequenos detalhes podem salvar vidas. Respeitar o minuto de platina e a hora de ouro é parte integrante de uma nova mentalidade que deve ser estimulada, o pensamento de que o tempo de resposta é o maior aliado do paciente, pois a demora em adotar a conduta apropriada pode provocar a morte do animal, e nenhum equipamento ou fármaco de última geração vai poder alterar a situação grave que já se instalou, por isso é sempre bom lembrar que o tempo é algo que nunca poderá ser comprado.

BIBLIOGRAFIA

Bakker J, Gris P, Coffernils M, Kahn RJ, Vincent JL. Serial blood lactate levels can predict the development of multiple organ failure following septic shock. Am J Surg. 1996;171(2):221-6.

Cowley RA, Dunham CM. Shock trauma/Critical care manual: initial assessment and management. Baltimore: University Park Press; 1982.

Devey JJ, Crowe DT. The physiologic response to trauma. Compend Cont Educ Vet Pract. 1997;19(8):962-75.

Donati A, Loggi S, Preiser JC, Orsetti G, Münch C, Gabbanelli V *et al.* Goal-directed intraoperative therapy reduces morbidity and length of hospital stay in high-risk surgical patients. Chest. 2007;132;1817-24.

Figueiredo LFP, Silva E, Corrêa TD. Avaliação hemodinâmica macro e microcirculatória no choque séptico. Rev Med (São Paulo). 2008;87(2):84-91.

Gattinoni L, Brazzi L, Pelosi P, Latini R, Tognon G, Pesenti A *et al.* A trial of goal-oriented hemodynamic therapy in critically ill patients. N Eng J Med. 1995;333(16):1025-32.

Jansen TC, van Bommel J, Schoonderbeek FJ, Sleeswijk Visser SJ, van der Klooster JM, Lima AP *et al.* Early lactate-guided therapy in intensive care unit patients: a multicenter, open-label, randomized controlled trial. Am J Respir Crit Care Med. 2010;182(6):752-61.

Prittie J. Optimal endpoints of resuscitation and early goal-directed therapy. J Vet Emerg Crit Care. 2006;16(4):329-39.

Rivers E, Nguyen B, Havstad S, Ressler J, Muzzin A, Knoblich B *et al.* Early Goal-direct therapy in the treatment of severe sepsis and septic shock, N Engl J Med. 2001;345(19):1368-77.

Shoemaker WC, Appel PL, Kram HB, Waxman K, Lee TS. Prospective trial of supranormal values of survivors as therapeutic goals in high-risk surgical patients. Chest. 1988; 94;1176-86.

Silva E, Garrido AG, Assunção MSC. Avaliação da perfusão tecidual no choque. Medicina Ribeirão Preto. 2001;34:27-35.

4

Dispositivos e Meios de Acesso às Vias Respiratórias

Elton Figueiroa Medeiros de Souza • Rodrigo Cardoso Rabelo

INTRODUÇÃO

Na medicina veterinária intensiva, assim como na humana, o manejo das vias respiratórias é primordial. Essa atenção especial decorre da sua função de conduzir os gases respiratórios (O_2 e CO_2) do meio externo aos pulmões e vice-versa. Com isso, sua permeabilidade é alvo de variados protocolos de suporte à vida.

Para que essas trocas gasosas ocorram nos pulmões e, assim, oxigenem e ventilem os tecidos, as vias respiratórias têm de estar e permanecer livres.[1]

Ao longo da história, foram elaborados diferentes dispositivos e técnicas para controle e liberação das vias respiratórias.

Uma abordagem objetiva e correta é fundamental para que as metas da hora de ouro e do minuto de platina sejam alcançadas, uma vez que não se deve seguir a sigla mnemônica do trauma (ABC) enquanto a fase "A" não estiver concluída.

As maiores causas de insucesso no atendimento emergencial são a oxigenação e a ventilação inadequadas por intubação errônea (esofágica principalmente), e a demora para a realização do procedimento.[4-10]

Para que essas abordagens sejam eficazes, o aprendizado de técnicas e o treinamento dos procedimentos de manejo dos dispositivos de vias respiratórias devem fazer parte da rotina dos médicos-veterinários que trabalhem na emergência para que realizem o atendimento emergencial no tempo ideal.

PERSPECTIVAS HISTÓRICAS

A preocupação com a patência das vias respiratórias é datada de 156 a.C., quando Asclepíades de Bitínia praticou respiração boca a boca em um indivíduo considerado morto, devolvendo-lhe, assim, a vida.[1,2] A partir daí, observam-se alguns relatos ao longo da história. Em 1543, Vessalius manteve um suíno vivo, por meio de um tubo introduzido diretamente na traqueia. Essa experiência foi repetida em um cão, perante a Royal Society of London, em 1667, por Robert Hooke, demonstrando os efeitos vitais da ventilação no animal.[1] Já em 1871, John Snow (1848-1924) relatou a intubação orotraqueal aplicada à anestesia em animais, por traqueotomia.[1] Desde então, técnicas e equipamentos foram elaborados para obtenção e manutenção das vias respiratórias.

Antes da Primeira Guerra Mundial, surgiram o tubo orotraqueal (TOT) e a lâmina curva para o laringoscópio. O tubo era confeccionado com material maleável, semirrígido e com manguito inflável em sua extremidade distal, que podia ser introduzido no lúmen da traqueia, fechando-a hermeticamente, para evitar escapes de ar ou gases inalatórios. A lâmina curva para laringoscópio tornou-se imprescindível para a colocação desse tubo, já que a glote precisava ser visibilizada. Esse procedimento era de difícil realização, razão pela qual somente poucos anestesiologistas experientes o realizavam.[3]

Em 1935, na cidade de Regina, Itália, Leech desenvolveu um aparelho com relativa facilidade na colocação, denominando-o "ampola faríngea". Essa ampola proporcionou uma via respiratória livre com vedação em circuito fechado, utilizando anestesia inalatória com ciclopropano, sem intubação.[4]

Com o advento dos relaxantes musculares, a intubação traqueal (IT) tornou-se mais fácil e rápida, podendo ser realizada por todos os anestesistas que tivessem um pouco de experiência. Esse procedimento tornou-se cada vez mais seguro para os pacientes. Porém a IT proporciona, no pós-operatório, sensações de dor na garganta e disfonia.

Outros dispositivos foram inventados, sempre com o intuito de promover a liberação da via respiratória, de maneira menos traumática e mais eficiente na sua colocação, como a máscara laríngea (ML) e o combitube esofágico.

VIAS RESPIRATÓRIAS

Atendimento emergencial

Um dos serviços mais desafiadores na rotina de uma clínica ou hospital veterinário. Esse atendimento tem como princípio básico a sigla ABC (**a**r, **b**oa respiração e **c**irculação), elaborada para que o emergencista veterinário realize uma abordagem direta nos pontos cruciais de risco à vida do paciente crítico.

Como a oxigenação dos tecidos é o fator primordial para a produção de energia e a manutenção da vida, a patência das vias respiratórias torna-se um fator de atenção essencial nesse tipo de atendimento, sendo necessária uma via de condução de oxigênio 100% livre.

Entretanto, a visualização das estruturas da anatomia da laringe e do trato respiratório por vezes é dificultada por alterações morfológicas (traumas, edemas, neoplasias) secreções (sangue, vômito), espasmos (principalmente em felinos) e/ou sujidades (vômito, sangue, secreções, corpos estranhos etc.). Outro problema que pode ser relatado são as alterações anatômicas congênitas (síndrome do braquicefálico) com alongamento do palato mole, hipoplasia de laringe e hipertrofia da língua, o que dificulta o acesso a essa região.

A laringoscopia é o método de eleição para a inspeção e visualização total da região laríngea, devendo ser realizada o quanto antes no atendimento emergencial, com o animal na posição padrão de atendimento emergencial (decúbito lateral direito), com o pescoço estendido e a coluna cervical estabilizada. Não são recomendadas flexões laterais ou ventrais e dorsais do pescoço para que não haja aumento da pressão intracraniana (PIC) nem possíveis pioras em lesões de coluna cervical. O laringoscópio é o instrumento necessário para a realização da laringoscopia com lâmina curva e apresenta tamanho adequado à cavidade oral do animal.

A escala de Cormack-Lehane é indicada para categorizar a dificuldade de intubação orotraqueal (Quadro 4.1). Baseia-se no grau de visualização das estruturas laríngeas, fornecendo suporte ao emergencista veterinário para que tome decisões em relação ao método e/ou dispositivo que será utilizado para a obtenção da via respiratória patente.

A demora em decidir ou uma escolha errada de dispositivo tende a aumentar a morbimortalidade em atendimentos de pronto-socorro por estender o quadro de hipoxia por mais tempo, podendo causar lesões neurológicas com potencial de sequelas, alterações metabólicas importantes e diminuição da *performance* cardíaca, colapso circulatório e morte.

QUADRO 4.1 Escala de Cormack-Lehane para via respiratória difícil.

Grau	Visão laringoscópica
I	Toda anatomia da glote
II	Região posterior da glote
III	Somente epiglote
IV	Nenhuma visão

Pela escala de Cormack-Lehane para classificação da via respiratória difícil (VAD), no grau I é possível visualizar muito bem todas as estruturas que compõem a anatomia da glote sem nenhum componente que possa atrapalhar ou impedir a intubação, podendo ser utilizados dispositivos supraglóticos como ML ou V-gel®, sendo considerado um grau fácil e de intubação direta.

Com uma alteração inicial na visualização, no grau II é possível a identificação da região posterior da glote, apesar do pequeno obstáculo, entretanto ainda se classifica como fácil e de intubação direta, entretanto pode ser não recomendado o uso de dispositivos supraglóticos.

O grau III já se apresenta com mais alterações visuais, deixando somente a epiglote exposta, o que implica um nível maior de dificuldade, classificando-a como restrita e de intubação indireta. Em alguns casos, pode-se realizar o deslocamento ventral da epiglote pelo movimento em mesmo sentido da lâmina do laringoscópio, transformando-a em um grau II que possibilite uma intubação direta. Entretanto, ela não deve tocar na epiglote, sendo um movimento indireto para que não haja lesão com possibilidade de obstrução tardia por edema.

No grau IV a visualização das estruturas da glote é totalmente impossibilitada por alterações anatômicas ou em virtude de secreções ou corpos estranhos. Esse comprometimento impede a intubação direta, sendo necessária a abordagem cirúrgica imediata para a patência da via respiratória, o controle de danos e/ou a via respiratória definitiva.

No intuito de facilitar ainda mais as decisões sobre qual procedimento e/ou dispositivo o veterinário emergencista deve realizar, os autores deste capítulo desenvolveram o acrônimo FECHOU (Quadro 4.2) como guia no manejo de vias respiratórias do paciente crítico.

Esse acrônimo se baseia na observação de toda a anatomia do trato respiratório superior, desde a narina até as cartilagens da glote. Uma observação do tamanho e da conformação do focinho (**f**ace) pode revelar possíveis dificuldades para laringoscopia. Animais braquicéfalos, principalmente felinos, apresentam alterações anatômicas que dificultam a visualização das estruturas da glote, geralmente aumenta o grau de Cormack-Lehane.

A **e**xtensão do pescoço é outro ponto a ser observado. Pescoços curtos como os encontrados em raças mini (Pinscher, Chihuahua) são também possíveis barreiras que dificultam a visualização e o acesso, principalmente quando se associa obesidade e acúmulo de tecido adiposo nessa região.

QUADRO 4.2 Acrônimo FECHOU para manejo de vias respiratórias do paciente crítico.

Face	Tamanho e formato do focinho
Extensão do pescoço	Comprimento/obesidade
Cormack-Lehane e consciência	Grau de VAD e Glasgow modificado
Hemorragias e secreções	Presença ou não de sangramentos ativos ou secreções
Obstruções	Algum tipo de obstrução
Urgente	Todo procedimento em vias respiratórias é urgente

VAD: via respiratória difícil.

O grau de VAD é estabelecido pela escala de **C**ormack-Lehane para classificar a anatomia da laringe e decidir qual método de acesso à via respiratória será realizado. A mesma avaliação deve ser feita para o nível de consciência por meio da escala de coma de Glasgow modificada, pela qual todo animal com nível de consciência menor que oito pontos deve ser intubado ou ter acesso invasivo de via respiratória. Para animais que somaram mais de oito pontos nessa escala, recomenda-se manejo de via respiratória não invasivo, pois sedações geralmente são contraindicadas.

Hemorragias ou secreções inviabilizam a intubação orotraqueal pela impossibilidade de visualização das estruturas laríngeas e o risco de contaminações cruzadas do trato respiratório inferior ocorrido pela introdução do TOT. Para evitar esse risco, deve-se realizar a contenção do sangramento e a limpeza da laringe com o auxílio de gaze e pinça.

A visualização e a liberação de **o**bstruções na via respiratória devem ser realizadas com cuidado extremo para evitar traumas que possibilitem bloqueios tardios por edema ou infecções da laringe. Nos casos em que duas tentativas de desobstruções, em laringoscopia, não forem efetivas, métodos cirúrgicos de acesso de vias respiratórias devem ser priorizados.

É importante o entendimento de que todos os procedimentos de manejo de vias respiratórias são de extrema **u**rgência e as decisões devem ser realizadas o mais rápidas possível para que o organismo do paciente não permaneça em hipoxia ou anoxia por tempo maior que 5 minutos, pois depois disso há possibilidade de sequelas e até de morte.

DISPOSITIVOS E PROCEDIMENTOS DE ACESSO ÀS VIAS RESPIRATÓRIAS

Tubo orotraqueal

O TOT é um dispositivo para obtenção e controle da via respiratória. Ele viabiliza a realização da oxigenoterapia, da ventilação mecânica e da administração de gases anestésicos, todos em um sistema fechado ou semifechado, pois conta com um balonete em sua extremidade distal, que é inflado para impedir o escape de gases. Esse balonete apresenta-se em duas modalidades: pouco volume e alta pressão ou muito volume e baixa pressão. O de baixa pressão é preferível por apresentar menor risco de lesão isquêmica compressiva na traqueia. Já o de pouco volume e alta pressão predispõe à lesão isquêmica na mucosa traqueal. Os tubos de balão cônico e o dispositivo de sucção são mais seguros na atualidade.

Esse dispositivo possibilita realizar ao menos duas manobras de controle de vias respiratórias: a IT e a intubação traqueal retrógrada (ITR).

A IT se refere à passagem do TOT através da glote e sua posterior inserção no lúmen traqueal. Essa passagem se dá após indução anestésica ou efeito de bloqueadores neuromusculares. Em seguida realiza-se a laringoscopia com o animal em decúbito lateral direito (nos casos de intubação de emergência). A língua do animal deve ser pouco tracionada, a fim de não produzir estimulação vagal exagerada e, se necessário, deve-se aspirar o conteúdo para melhor visualização. Com a glote identificada, introduz-se cuidadosamente o TOT até o limite de sua marcação (alguns tubos apresentam marcação proximal ao balonete), para que não haja lesão da glote e posterior edema, além de evitar a intubação brônquica ou lesão da carina. Em gatos, o uso de 0,5 a 1 mℓ de lidocaína a 2% aspergida sobre a laringe ou em gel sobre o tubo é indicado para evitar ou diminuir a ocorrência do laringospasmo.[11]

Ao realizar a IT, alguns cuidados devem ser tomados, como escolha do número correto do tubo traqueal em relação ao diâmetro da traqueia do animal, que seria de 2/3, respeitando-se as marcações limites, incluindo a do volume infundido para insuflar o balonete. O formato e o tamanho da lâmina do laringoscópio também devem ser considerados, para que não ocorram lesões em tecidos moles e haja boa visibilização da glote. Os autores utilizam o espaço intercostal como referência anatômica ideal para sugerir o tamanho do tubo a ser utilizado (Figura 4.1).

Mesmo tomando-se os devidos cuidados, a IT por si só pode causar alterações no sistema cardiovascular por estimulações neuroendócrinas. Esses distúrbios cardiovasculares acontecem por estimulação do sistema nervoso simpático nos cães, provocando hipertensão arterial sistêmica e taquicardia. Nos gatos, o estímulo acontece no sistema nervoso parassimpático e ocasiona a hipotensão e a bradicardia.[1,2]

A IT é indicada para todos os animais inconscientes (menos de 8 pontos na escala de coma de Glasgow), em apneia, angústia respiratória grave com incapacidade de mobilizar volumes correntes adequados e em animais que necessitem de ventilação mecânica.[11]

A ITR pode ser utilizada, durante a laringoscopia, quando a visualização da laringe ou da glote for impossibilitada por algum tipo de conteúdo, como sujidade, coágulos e secreções ou sangramento, nos casos em que a aspiração traqueal não possa ser realizada ou seja ineficaz.

Sua principal utilização se refere aos pacientes com pouca angulação de abertura da cavidade oral e estruturas anatômicas de difícil acesso (roedores, filhotes de raças miniatura, alguns felinos).

Basicamente, a ITR é realizada por meio de um fio-guia que orientará o TOT até a traqueia. Esse fio é introduzido por punção, com o mandril de um cateter venoso periférico 14 G ou 16 G, pela membrana cricotireóidea, em direção cranial. Após a punção, passa-se o fio-guia, em sentido rostral, até a sua visualização na cavidade oral. O fio atravessa o TOT e é conduzido até a traqueia. Deve-se sempre lembrar que o TOT tem de estar com sua curvatura orientada ventralmente e o procedimento ser realizado com movimentos delicados para que não haja lesões de tecidos moles (Figuras 4.2 e 4.3).

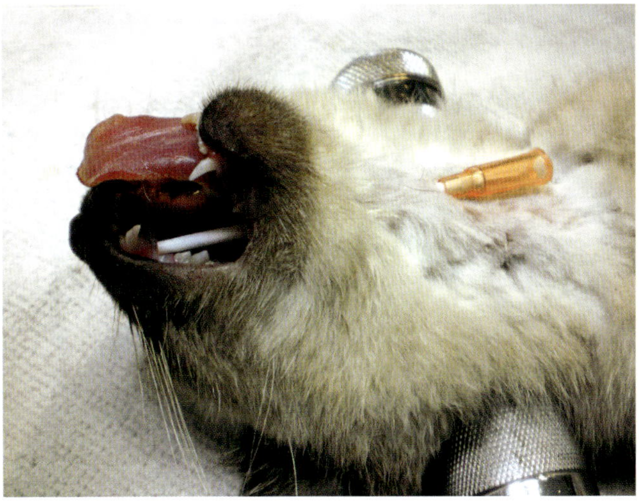

Figura 4.2 Punção cricotireóidea em direção cranial.

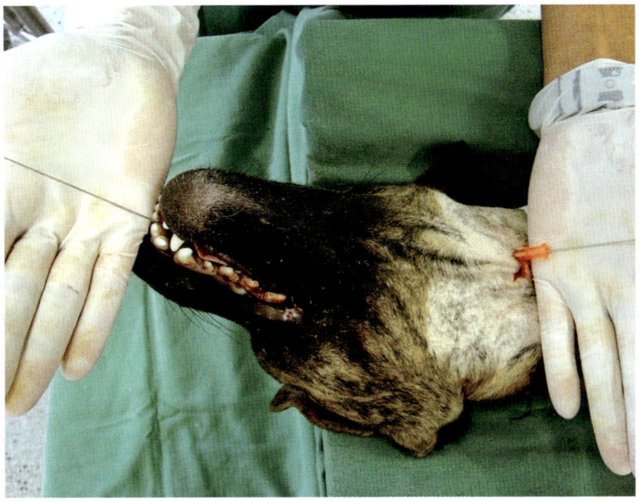

Figura 4.3 Passagem do fio-guia para posterior colocação do tubo orotraqueal.

Dispositivos supraglóticos

Mesmo com o advento de técnicas anestésicas e de sedação oferecendo relaxamento muscular adequado, a IT ainda exige habilidade, alguma experiência e treinamento continuado, para que se perca menos tempo em situações de emergência.

As dificuldades para manter uma via respiratória livre, tanto na anestesia quanto na emergência com o TOT, foram observadas pelo anestesista inglês Archibald L. J. Brain, enquanto estudava seus modelos laríngeos em gesso. Ele também notou que o manguito da máscara nasal pediátrica de Goldman, utilizada em procedimentos anestésicos odontológicos ambulatoriais, em muito se assemelhava aos modelos laríngeos. Quando modificada, poderia ser utilizada diretamente sobre a laringe, encaixando-se perfeitamente nos seios piriformes, cujos contornos correspondiam quase que exatamente ao formato triangular da hipofaringe, surgindo, assim, a ML.[3,12]

A ML pode ser utilizada tanto na ventilação mecânica quanto na espontânea. Na ventilação mecânica por pressão positiva intermitente (VPPI), a ML suporta pressão de no máximo 15 cmH_2O. Quando esse limite é superado, ocorrem vazamentos e insuflação gástrica.[13] A ML é uma ótima alternativa para a VPPI, promovendo insuflação pulmonar satisfatória. Comparando-se o uso da ML com TOT na VPPI, observa-se maior volume corrente de oxigênio, quando se utiliza a ML em pressões abaixo de 20 cmH_2O do que com o TOT.[14,15] O uso da ML é bastante seguro e sua eficiência é garantida por apresentar níveis de saturação sanguínea de oxigênio (maior que 98%) e gás carbônico (menor que 40%), com escapes de ar mínimos

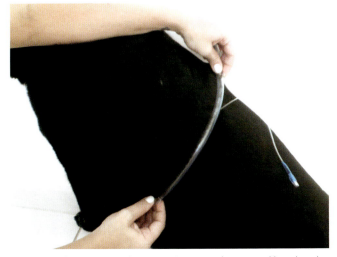

Figura 4.1 Comparação do espaço intercostal com o calibre do tubo orotraqueal como referência anatômica.

e sem alterações hemodinâmicas ou neuroendócrinas significativas.[3,16-23] Sua única contraindicação é o uso em pacientes com estômago cheio ou com história de refluxo gástrico, uma vez que a ML não protege totalmente os pulmões da aspiração de líquidos; porém, esse fato é contornado na sondagem nasogástrica e na aspiração de conteúdo.[3,12,17,19,22] Em contrapartida, essa complicação é muito rara e, quando acontece, não aumenta a mortalidade em humanos.[18,20]

Tumores, abscessos, hematomas ou edemas de laringe, faringe ou traqueia ou ainda a compressão traqueal pelo aumento da tireoide são também contraindicações ao uso da ML pela deformação dessa região, impedindo um fechamento hermético.[18]

A pressão fornecida pelo manguito da ML não causa lesão na mucosa de humanos ou de animais. Isso acontece porque esse dispositivo apresenta pressão sobre a mucosa menor que a máxima preconizada na literatura e maior que a necessária para que se evite escape de ar ou gases.[16,21]

Para a colocação da ML, não é necessária a realização de laringoscopia, pois o movimento mimetiza a deglutição e o risco de lesão de tecidos moles é praticamente nulo, podendo poupar o animal de sofrer este procedimento. Com isso, em geral qualquer pessoa pode realizar a intubação laríngea (IL), bastando apenas ter um breve conhecimento do equipamento e das maneiras de introduzi-lo.[3,23,24]

A colocação da ML é muito simples, podendo ser às cegas; isso faz com que sedação leve ou de acordo com a cooperação do paciente, permita que o ato possa ser realizado. Existem várias técnicas para a introdução da ML, porém, serão relatadas as duas mais frequentes na rotina dos autores. Com o animal sedado, introduz-se a ML com sua curvatura direcionada ventralmente, o balonete totalmente esvaziado e lubrificado (com gel à base de água ou de lidocaína) e, com movimento único e contínuo, empurra-se o dispositivo. Com o dedo indicador no balonete ou segurando o tubo, o dispositivo é conduzido até a região da laringe. É provável que o animal apresente a deglutição como o único reflexo nesse procedimento e, quando a ML chegar à laringe, esse reflexo não será mais estimulado (Figuras 4.4 e 4.5).

Outra maneira de introduzir a ML é direcionar sua curvatura em sentido dorsal, ou seja, passar o balonete pelo palato duro e, quando o dispositivo atravessar o palato mole, deve-se girá-lo a 180°; pode haver necessidade de pequenos ajustes. Nessa segunda técnica, o reflexo de deglutição é menos estimulado. Independentemente de qual técnica seja utilizada para a introdução, a ML tem grande vantagem de não estimular o sistema neuroendócrino como acontece na IT, por ser menos invasiva, possibilitando indução e manutenção anestésica em menores concentrações.

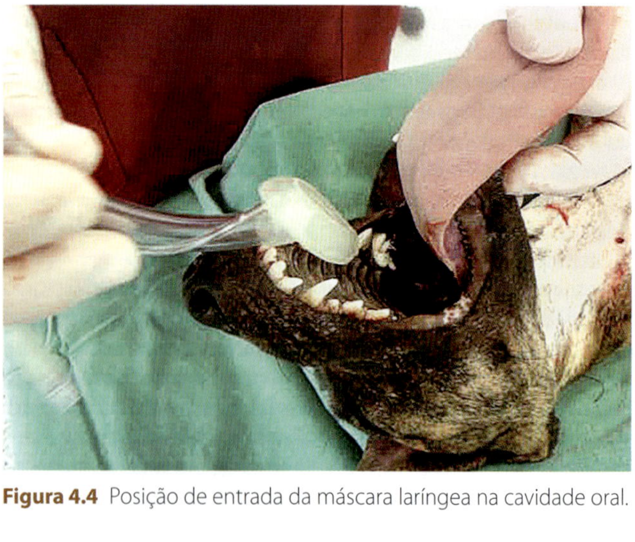

Figura 4.4 Posição de entrada da máscara laríngea na cavidade oral.

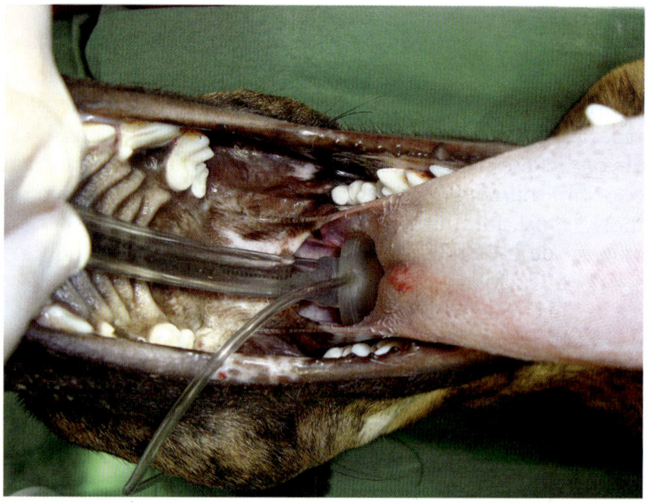

Figura 4.5 Máscara devidamente posicionada para iniciar ventilação.

A ML é indicada principalmente para uma VAD, na maioria das vezes, por problemas anatômicos como os encontrados em animais braquicefálicos.[3,12,20] Porém, ao longo do tempo, outras atribuições à indicação da ML foram sugeridas e aplicadas. Atualmente a ML é usada como excelente alternativa em anestesias, como nas cirurgias de cabeça. Ou seja, a ML deve ser utilizada em vários procedimentos em medicina veterinária e, principalmente, na rotina dos atendimentos emergenciais.[3,18,21,25-28]

Sua utilização em animais ainda é pouco difundida, principalmente na escola americana, mas já é possível reconhecer sua grande valia, pois, como não penetra na traqueia, as estimulações presentes na IT não ocorrem e o laringospasmo praticamente não acontece pelo fato de a ML ser inserida sem o auxílio da laringoscopia, esta requerida apenas quando há grande dificuldade na sua inserção, como a encontrada em tumores laríngeos.[29] Atualmente os dispositivos supraglóticos V-gel® são os mais adequados para uso em felinos, pois são de uso exclusivamente veterinário, desenhados especificamente para a anatomia felina, com maior segurança contra a aspiração e melhor estabilização.

Punção da membrana cricotireóidea

No atendimento emergencial, muitas vezes ocorrem situações nas quais o animal apresenta dispneia inspiratória em vários graus. O reflexo instantâneo e positivo de muitos clínicos é tentar realizar a intubação. No entanto, existem algumas circunstâncias nas quais, ao proceder à laringoscopia, verifica-se que o procedimento não é passível de ser realizado.

A punção da membrana cricotireóidea (PMC) estaria indicada como uma das técnicas úteis usadas na emergência para desobstrução de vias respiratórias anteriores de modo agudo, em situações em que não houvesse tempo hábil para o salvamento da vida do animal. Lesões como paralisia grave da laringe, edema de glote (picada de insetos, reações vacinais e de outras origens anafiláticas), traumas ou lacerações laríngeas são algumas dessas indicações, ou seja, todo evento que obstrua as vias respiratórias anteriores de modo agudo e total.[11]

Para realização desse procedimento, necessita-se de um cateter venoso de grosso calibre (14 G ou 12 G). Após localização da membrana cricotireóidea, o médico-veterinário realiza um *cut down* (minidissecção) na pele do animal e introduz o cateter em um ângulo de 90° na traqueia dele. O detalhe principal desse procedimento consiste no fato de que, diferentemente da introdução do cateter na veia, insere-se o cateter com o mandril até o fim e só então realiza-se a retirada deste. Para garantir que o cateter esteja na traqueia, utiliza-se uma seringa para aspiração. Como o alvo é a traqueia, o correto é que o conteúdo da aspiração seja ar e sem pressão negativa. Essa pressão negativa nos faz crer que o cateter se apresente no subcutâneo e não no lúmen traqueal, ou que esteja dobrado, devendo ser recolocado. Esse procedimento não deve demorar mais que 10 segundos e, logo depois, administra-se oxigênio a 100% infundido em um volume de 100 mℓ/kg/min (Figuras 4.6 e 4.7).

A PMC não deve permanecer mais que 15 a 20 minutos nos casos em que houver obstrução total da via respiratória anterior, pelo fato de não fornecer ventilação adequada e predispor ao risco de hipercapnia, sendo esse procedimento apenas para a estabilização imediata enquanto o problema inicial é resolvido ou os materiais para cricotireoideotomia (CTO) ou traqueotomia estão sendo providenciados.[11,30] Quando se opta por esse método para a realização de oxigenoterapia ou suporte nos casos de obstrução parcial (edema parcial de glote, reações anafiláticas, edema sublingual), pode-se utilizá-lo por mais tempo, de acordo com a necessidade.

Como todo procedimento médico, a PMC também apresenta complicações durante a sua realização e no período pós-procedimento. Obstruções por secreção, quebra, torção ou deslocamento do cateter são algumas dessas complicações que impedirão o fluxo de oxigênio. Caso isso aconteça, uma sonda uretral de calibre menor que o do cateter é introduzida pelo lúmen, onde permanecerá o mais próximo possível da carina, e, então, o O_2 será infundido pela sonda no mesmo volume corrente.[30]

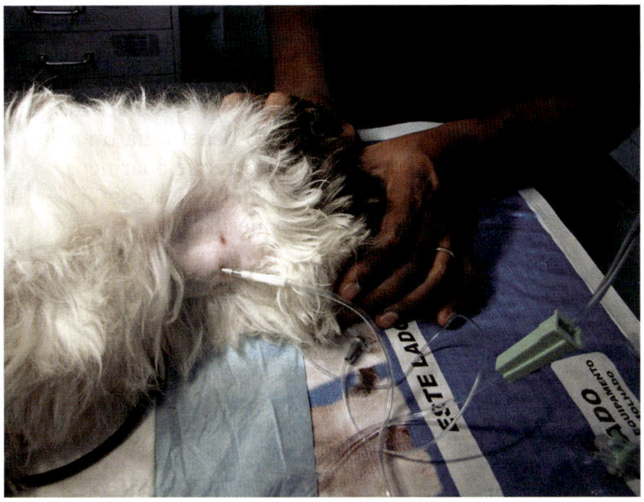

Figura 4.6 Punção para fornecimento de oxigênio pela via transtraqueal.

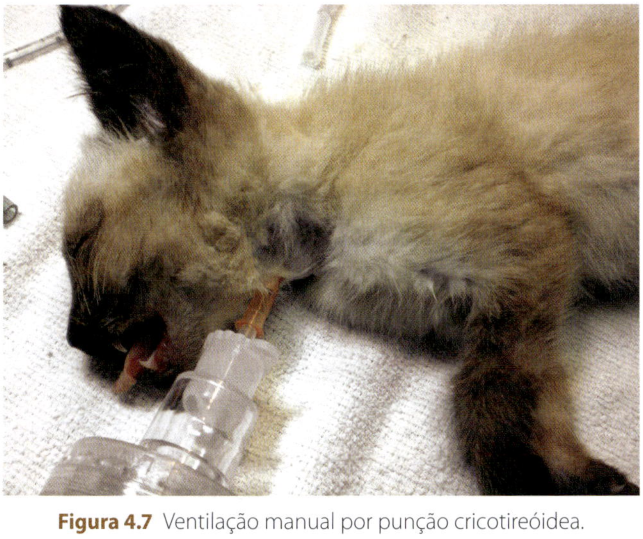

Figura 4.7 Ventilação manual por punção cricotireóidea.

A PMC é uma manobra que todos os clínicos veterinários que atuam em plantões de urgência devem estar aptos e preparados para realizar, uma vez que este é um procedimento emergencial de estabilização e pode ser um grande diferencial no aumento da sobrevida nos atendimentos de urgência.

Cricotireoideotomia

A CTO é um procedimento de sala de urgência para manejo rápido das vias respiratórias obstruídas, importante por ser pouco cruenta e de fácil e rápida realização.

É indicada para animais com lesões graves nas vias respiratórias anteriores, como traumas, paralisia da laringe, edema de glote, lacerações ou avulsão dos condutos respiratórios anteriores. É indicada também para animais que tenham perdido o reflexo de tosse, estejam em coma (e para os quais não se tenha um prognóstico de retorno) e para aqueles que se intoxicaram com monóxido de carbono.[11]

Outras situações não emergenciais também fazem parte das indicações dessa técnica de controle de via respiratória. A permanência em ventilação mecânica por mais de 12 horas ou a intervenção cirúrgica da laringe ou traqueia são indicadas, porém não devem exceder 48 horas.[11]

As indicações da CTO são as mesmas da traqueotomia, no entanto suas vantagens se sobrepõem, já que a técnica é mais rápida, menos cruenta, com menor probabilidade de causar danos a tecidos moles ou nervos, menor exposição e lesão à traqueia e causa menos desconforto ao animal. Com relação às outras técnicas de controle de via respiratória, a CTO tem a vantagem de proteger o paciente de broncoaspirações, principalmente em pacientes comatosos, possibilitando a realização de ventilação mecânica ou manual, além de ofertar grande volume corrente de oxigênio.

Para a realização da CTO na sala de urgência, devem-se tomar os mínimos cuidados com a antissepsia do local, como tricotomia e higiene com solução de clorexidina a 2%, e escolher um tubo apropriado para o procedimento (2/3 do diâmetro da traqueia).

O material necessário para efetuar a CTO é simples. Uma lâmina de bisturi nº 23 com cabo, um tubo orotraqueal, um tubo de traqueotomia ou um *kit* percutâneo próprio podem ser utilizados como material para esse procedimento.

Com o material preparado, posiciona-se o animal em decúbito dorsal e, com o dedo indicador, procura-se a membrana cricóidea, passando-o sobre a traqueia, a partir da entrada do tórax e em sentido cranial. Após encontrá-la, realiza-se uma incisão transversal na pele e, em seguida, na membrana. Muitas vezes, nos casos de obstrução de vias respiratórias anteriores, o animal passa a respirar a partir desse instante. Em seguida, introduz-se o tubo ou a cânula apropriada (Figuras 4.8 e 4.9).

Após a realização da CTO, alguns cuidados na manutenção devem ser seguidos para evitar complicações, como obstrução do tubo, infecções brônquicas, pneumonias, enfisema subcutâneo e disfonia.

Como o animal não irá respirar através das vias respiratórias anteriores, que umedecem, aquecem e filtram o ar, tem-se que realizar essas funções para ele. É muito importante que o ar seja umedecido para promover a manutenção das defesas funcionais da traqueia e para que a excreção de secreção seja facilitada. Se o animal estiver em ventilação mecânica, usam-se nebulizadores ou umidificadores comuns durante o procedimento. Caso o paciente esteja respirando o ar ambiente, o ideal é que

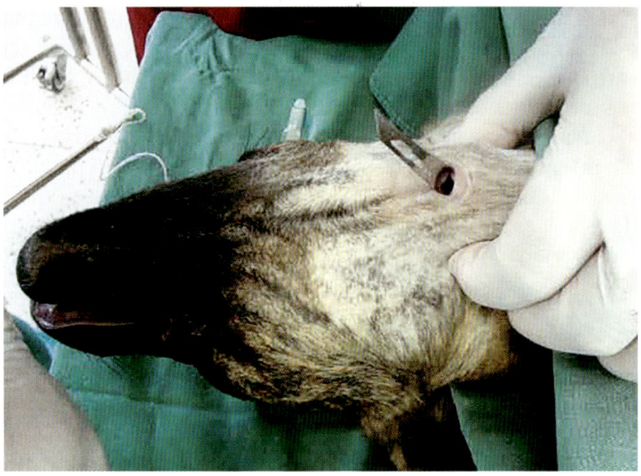

Figura 4.8 Punção e posicionamento da lâmina de bisturi durante cricotireoideotomia.

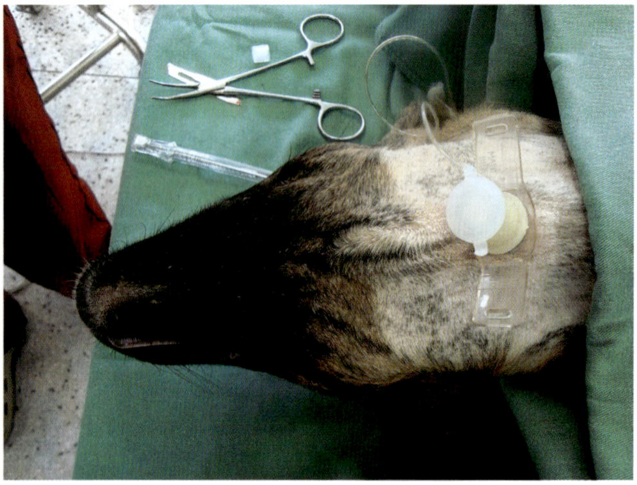

Figura 4.9 Posicionamento da cânula ao final do procedimento.

seja colocado em uma câmara umidificada, em temperatura corporal aproximada (30 a 34°C), durante 15 minutos a cada 4 a 6 horas. Outro modo de umedecer o trato respiratório caudal é a injeção de 0,1 mℓ/kg de solução salina aquecida e estéril pelo tubo a cada 1 a 2 horas (1 mℓ no mínimo e 5 mℓ/animal no máximo), diariamente, enquanto o paciente estiver usando o tubo.

Outra preocupação é a realização da sucção que tem como objetivo prevenir a obstrução do tubo por secreções. Essa técnica tem que ser realizada com todos os instrumentos estéreis. Deve-se pré-oxigenar o paciente com O_2 a 100% por vários movimentos inspiratórios (no mínimo cinco), promovendo concentração mais elevada de O_2 nos alvéolos e no sangue. Em seguida, é inserido um cateter de sucção, estéril, no tubo. Através desse cateter, injetam-se 2 a 7 mℓ/kg de solução salina a 0,9% aquecida e estéril, aguarda-se o reflexo de tosse e a partir daí se aplica um vácuo intermitente, ao mesmo tempo que se realizam movimentos de rotação e de entrada e saída incompleta do cateter no tubo. A aplicação do vácuo não pode exceder mais que 15 segundos pelo risco de induzir hipoxemia no animal. Esse procedimento tem que ser repetido durante 15 minutos e realizado 4 vezes/dia. O tempo de duração pode ser alterado de acordo com a quantidade de muco produzido pelo paciente. Nessa ocasião, podem ocorrer algumas complicações como náuseas, vômito, hipoxemia, arritmias e dano da mucosa traqueal por esse procedimento, o qual deve ser realizado com bastante cuidado e delicadeza.

Com relação ao tubo, ele deve ser trocado, a princípio, a cada 24 horas para que não haja risco de infecção ou este seja reduzido. Porém, se houver obstrução, é óbvio que se deve trocar o tubo independentemente do tempo de uso. Para a retirada do tubo, oxigena-se o paciente com O_2 a 100% e, posteriormente, substitui-se o tubo por um estéril. Para aqueles tubos com cânula, basta trocá-los por uma estéril.

Assim como outros dispositivos que se apresentem introduzidos nos pacientes, tanto o tubo quanto a ferida têm que ser higienizados diariamente com solução de clorexidina a 2% e/ou álcool a 70% e gaze estéril, sempre limpando no sentido paciente-final do dispositivo, para que se diminua ou anule a chance de contaminação da ferida e/ou sepse.

Como todas as abordagens cirúrgicas do trato respiratório cervical, a incisão da CTO não deve ser suturada, realizando-se a cicatrização por segunda intenção.

Traqueotomia

Por se tratar de uma técnica bastante invasiva e de realização em bloco cirúrgico, a traqueotomia de emergência deve ser a última tentativa para a obtenção e o controle da via respiratória.

Dentre as técnicas, devem-se priorizar as mais simples e fisiológicas, deixando as mais complicadas e invasivas para os casos em que as primeiras não forem eficazes. Com isso, as indicações e as contraindicações de cada técnica devem sempre se basear na que melhor se aplica às condições do paciente.

Comprometimento das vias respiratórias anteriores (paralisia laríngea, lesões graves, lacerações e/ou avulsões), ventilação mecânica prolongada, intervenção cirúrgica de laringe ou traqueia proximal e condições que exijam facilidade na remoção de secreções são indicações para a realização de traqueotomia. O diferencial para as indicações de traqueotomia ou CTO é o tempo de permanência do tubo no paciente (até 48 horas para a CTO).

Após analisar as indicações e optar pela traqueotomia, deve ser realizada tricotomia na região ventral do pescoço. No bloco cirúrgico, o paciente é posto em decúbito dorsal para a realização de antissepsia do local tricotomizado.

Com o animal em anestesia geral e em plano anestésico, contam-se dois dedos abaixo da cartilagem aritenoide, onde se efetua uma incisão longitudinal na pele. Os músculos esterno-hióideos serão visibilizados e então dissecados. A traqueia se localiza abaixo dos músculos e também deve ser dissecada com uma pinça hemostática curva para não haver lesões em nervos (laríngeo recorrente), vasos e esôfago. A traqueia é exteriorizada com movimentos delicados de dissecção pela face dorsal, colocando-se a pinça como apoio. Na altura do 2º e 3º e do 5º e 6º anéis traqueais, realiza-se um ponto de reparo com o nó alto, utilizando-se fio de náilon 2-0. Entre o 4º e o 5º anel, é feita uma incisão transversal que deve atingir profundidade de 50% do diâmetro da traqueia. Após a incisão, um tubo de traqueotomia, medindo 2/3 do diâmetro traqueal, é introduzido. Para a proteção da ferida cirúrgica, coloca-se um curativo com gaze estéril. O tubo é fixado ao redor do pescoço por fita ou bandagem para evitar o seu deslocamento. Indica-se proteção com uma atadura, de preferência estéril, para evitar ao máximo a contaminação. Realizando-se o procedimento o mais asséptico possível e procedendo-se aos cuidados de manutenção, os problemas com obstrução ou contaminação serão muito menores ou nulos (Figura 4.10).

CONSIDERAÇÕES FINAIS

Uma abordagem rápida e objetiva das vias respiratórias é essencial para que um animal, em caráter emergencial, tenha maior chance de sobreviver com menor risco de sequelas.

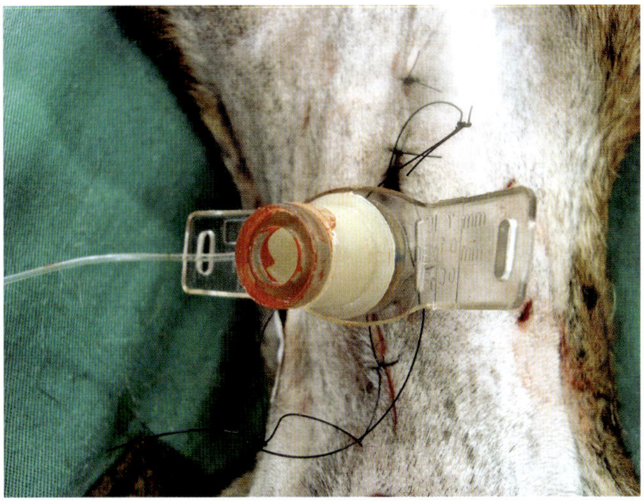

Figura 4.10 Acesso final de traqueotomia com suturas de apoio.

Atualmente vários dispositivos e técnicas de acesso e manutenção de vias respiratórias estão disponíveis no mercado para que os atendimentos emergenciais tenham maior êxito.

Para cada técnica ou dispositivo, observam-se cuidados que os profissionais devem ter para que o objetivo seja alcançado, evitando complicações que aumentem a morbimortalidade associada.

REFERÊNCIAS BIBLIOGRÁFICAS

1. Maltby JR. The laryngeal mask airway in anaesthesia. Can J Anaesth. 1994;4(10):888-93.
2. Applebaum EL, Bruck DL. Tracheal intubation. Philadelphia: WB Sauders Co; 1976.
3. Brain, AIJ. The laryngeal mask: a new concept in airway management. Br J Anaesth. 1983;55:801-5.
4. Leech BC. The pharygeal bulb gasway: a new aid in cyclopropane. Anesth Analg. 1937;16:22-5.
5. Cassu RN, Luma SPL, Neto FJT, Braz JRC, Gasparini SS, Crocci AJ. Evaluation of laryngeal mask as an alternative to endotracheal intubation in cats anesthetized under spontaneous or controller ventilation. Vet Anaesth Anal. 2004;31:213-21.
6. Tentillier E, Heydenreich C, Cros A, Schmitt V, Dindart J, Thicoïpé M. Use of the intubating laryngeal mask airway in emergency pre-hospital dificult intubation. Resuscitation. 2008;77:30-4.
7. Timmermann A, Russo SG. Which airway should I use? Curr Opin Anaesthesiol. 2007;20:595-9.
8. Wiederstein I, Auer U, Moens Y. Laryngeal mask airway insertion requires less proporfol than endotracheal intubation dogs. Vet Anaesth Anal. 2006;33:201-6.
9. Wiese CHR, Bartels U, Bergmann A, Bergmann I, Bahr J, Graf BM. Using a laryngeal tube during cardiac arrest reduces "no flow time" in a study: comparison between laryngeal tube and endotracheal tube. Wien Klin Wochendchr. 2008;120(7-8):217-23.
10. Zimmert M, Zwirner P, Kruse E, Braun U. Effects on vocal function and incidence of laryngeal disorder when using a laryngeal mask airway in comparison with an endotracheal tube. Eur J Anaesthesiol. 1999;16:511-5.
11. Mele E, López A. Manejo inicial do paciente traumatizado. In: Tello, L. Trauma em cães e gatos. São Paulo: Medvet Livros; 2008. p. 17-31.
12. Brain AIJ. The development of the laryngeal mask: a brief history of the invention, early clinical studies and experimental work from which the laryngeal mask evolved. Euro J Anaesthesiol. 1991;4:5-17.
13. Pennant JH, White PF. The laryngeal mask airway. Its use in anesthesiology. Anesthesiol. 1996;79:144-63.
14. Devitt JH. The laryngeal mask airway in positive-pressure ventilation. Anesthesiol. 1994;80:550-5.
15. Voyagis GS, Papakalou EP. A comparison of the laryngeal mask and tracheal tube for controlled ventilation. Acta Anaesthesiol Belg. 1996;47:81-6.
16. Abud TMV, Braz JRC, Martins RHG, Gregório EA, Saldanha JC. High laryngeal mask airway pressure resulting from nitrous oxide do not increase pharyngeal mucosal injury in dogs. Can J Anaesth. 2001;48(8):800-6.
17. Brinacombe J. The advantages of the LM over the tracheal tube or face mask: a meta-analysis. Can J Anaesth. 1995;42:1017-29.
18. Cox RG, Alberta C, Elwood T. Laryngoscopy ang laryngeal mask airway insertion in children – Correspondence. Can J Anaesth. 1999; 46(12):1195.
19. Figueiredo E, Diago MV, Blanco FM. Laryngo-pharyngeal complaints after use of the laryngeal mask airway. Can J Anaesth. 1999;46(3):220-5.
20. Leoni A, Crescenzi G, Landoni G, Castracane W, Zangrillo A. Use of the laryngeal mask airway and a modified sequential intubation technique for the management of an unanticipated difficult airway in a remote location – Correspondence. Can J Anaesth. 2003;50(5):523-4.
21. Brimacombe J, Keller C. A comparison of pharyngeal mucosal pressure and airway sealing pressure with laryngeal mask airway in anesthezed adult patients. Anaesth. Analg. 1998;87(6):1379-82.
22. Bokser B, Cerrotti FH. Reflujo gastresofágico durante la anestesia general. Comparación entre: máscara laríngea, combitube y tubo orotracheal. Rev Mex Anest. 2007;30(1):40-2.
23. Flórez HJM, Gale R, Alvarez J. Éxito de insercíon e ventilacíon con tubo *versus* máscara laríngea por anestesiólogos inexpertos: ensayo clínico controlado. Rev Col Anest. 2007;35:21-7.
24. Assai T. Use the laryngeal mask airway in laboratory cats. Anesthesiol. 1998;88:1680-2.
25. Rabelo RC, Crowe Jr. DT. Abordagem emergencial do paciente crítico. In: Fundamentos de terapia intensiva veterinária em pequenos animais: condutas no paciente crítico. Rio de Janeiro: L.F. Livros de Veterinária Ltda.; 2005. p. 1-14.
26. Brimacombe J, Berry A. The laryngeal mask airway in awake patients – Correspondence. Can J Anaesth. 1999;46(12):1122.
27. Nandwani N, Fairfield MC, Krarup K, Thompson J. The effect of laryngeal mask airway insertion on the position of the internal jugular vein. Anaesthesia. 1997;52:77-9.
28. Cardoso HEDP, Kraychete DC, Filho JAL, Garrido LS, Rocha APC. Disfunção temporária do nervo lingual após uso da máscara laríngea. Relato de Caso. Rev Bras Anestesiol. 2007;57(4):410-3.
29. Molina NM. Máscara laríngea proseal vs. intubacíon endotraqueal en el control de la vía aérea en colecistestomia laparoscópica [monografia]. Nicaragua: Universidad Nacional Autónoma de Nicaragua, Faculdad de Madicina; 2004.
30. Rabelo RC, Crowe Jr. DT. Via respiratória: métodos de oxigenação do paciente hospitalizado. In: Fundamentos de terapia intensiva veterinária em pequenos animais: condutas no paciente crítico. Rio de Janeiro: L.F. Livros de Veterinária Ltda.; 2005. p. 732-42.

5

Arritmias no Plantão de Urgência

Maria Carmen Cioglia Dias Lima • Paula Cioglia Dias Lima

INTRODUÇÃO

Neste capítulo abordam-se as principais arritmias emergenciais em cães e gatos. No Capítulo 137, *Arritmias Cardíacas*, o leitor encontrará a descrição detalhada sobre mecanismos eletrofisiológicos, classificação e abordagem terapêutica das arritmias.

Arritmia é uma anormalidade em frequência, regularidade ou origem da formação do impulso elétrico cardíaco. Consequentemente, qualquer ritmo cardíaco que não se origine no nó sinusal a uma frequência normal e a um intervalo regular é classificado como arritmia.[1] Cardiopatias primárias são causas frequentes de arritmias, mas variadas alterações sistêmicas podem causá-las ou contribuir para sua ocorrência.[2] Algumas condições são comuns no paciente crítico, como hipoxia, isquemia, desequilíbrios eletrolíticos, doenças neuromusculares, inflamação, toxemia e fármacos, e podem afetar o sistema de condução, resultando em processos anormais ou incompletos, contração caótica da musculatura cardíaca e diminuição do débito cardíaco e da perfusão tecidual (Figura 5.1). Arritmias mais graves podem causar parada cardíaca.[3,4]

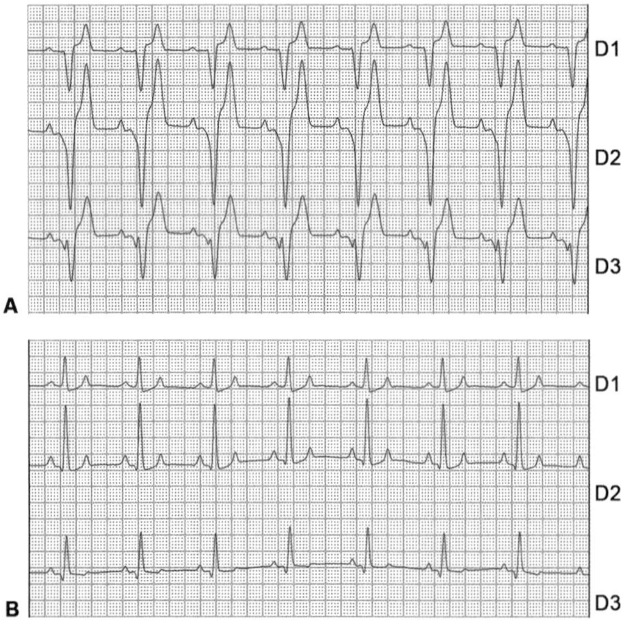

Figura 5.1 A. Bloqueio de ramo direito em paciente admitida para risco cirúrgico de piometra apresentando hiponatremia, hiperpotassemia, hipocloremia, lactato de 3,5 mmol/ℓ, hiperglicemia, hiperfosfatemia, aumento de dimetilarginina simétrica, ureia e creatinina séricas acima dos níveis normais e leucocitose acentuada com linfocitose. **B.** Mesma paciente da imagem **A**, após a estabilização, em pós-operatório imediato.

O sucesso da abordagem das arritmias emergenciais depende da correta identificação do ritmo cardíaco e da avaliação das consequências hemodinâmicas acarretadas ao paciente. Indica-se tratamento emergencial de uma arritmia cardíaca quando seu risco para o paciente for maior que o da medicação (a terapia antiarrítmica jamais é realizada sem risco).[4]

ORIGEM DAS ARRITMIAS

Doenças cardiovasculares e algumas situações clínicas interagem para causar ou agravar arritmias, e a existência de uma cardiopatia nem sempre significa que ela seja a causa, mas cardiopatas crônicos podem apresentar mais fatores de risco para o desenvolvimento de arritmias. Alterações sistêmicas comuns nesses pacientes (p. ex., desequilíbrios eletrolíticos ou acidobásicos e distúrbios na função renal decorrentes do uso de medicamentos para o tratamento da insuficiência cardíaca congestiva [ICC]) podem favorecer a toxicidade de fármacos (p. ex., hipopotassemia) ou reduzir sua eliminação, ocasionando concentrações plasmáticas tóxicas.[2]

As causas de arritmias em cães e gatos podem ser divididas em três categorias básicas:

- Alterações no sistema nervoso autônomo (respiratórias ou gastrintestinais aumentando o estímulo parassimpático; fatores como exercício, dor, febre, que aumentam o estímulo simpático; doenças do sistema nervoso central [SNC])
- Cardíacas (enfermidades do sistema de condução, dos átrios ou dos ventrículos)
- Extracardíacas envolvendo fatores fisiopatológicos (hipoxia, desequilíbrios eletrolíticos ou acidobásicos, hipotermia, fármacos, doenças endócrinas, estimulação mecânica).

Arritmias letais frequentemente se encontram associadas a causas cardíacas subjacentes.[6]

CONSIDERAÇÕES GERAIS

A gravidade de uma arritmia depende de dois fatores principais: o tipo de arritmia (momento, frequência) e a condição clínica do paciente afetado.[7] Muitas arritmias cardíacas são benignas e não exigem tratamento específico. Outras podem exercer profundos efeitos em débito cardíaco, perfusão arterial coronariana, pressão arterial sistêmica e perfusão de órgãos vitais, causando sinais clínicos graves, ou podem progredir para arritmias malignas que provocam a parada cardíaca e a morte súbita. Nesse caso, a intervenção terapêutica imediata pode significar a diferença entre vida e morte.[4-8] Dentre as arritmias cardíacas, a taquicardia ventricular sustentada e a fibrilação ventricular são causas comuns de morte em seres humanos,[9] em cães e em outras espécies.[4,6]

A abordagem de arritmias emergenciais requer um diagnóstico preciso do ritmo, considerações sobre a etiologia primária, familiaridade com os fármacos e métodos de tratamento, além do estabelecimento da gravidade da alteração e do risco-benefício e da praticidade da terapia.[4,6] Antes de se utilizar um antiarrítmico, a menos que haja instabilidade hemodinâmica ou elétrica (ritmo instável que pode se tornar letal), devem-se corrigir possíveis causas extracardíacas, como desequilíbrios eletrolíticos ou acidobásicos. O uso de qualquer fármaco que possa ser a causa da arritmia deve ser interrompido, e aqueles a serem utilizados no tratamento da causa primária devem ser selecionados, considerando-se dose adequada, sinergismo e antagonismo.[10]

O eletrocardiograma (ECG) é um aparelho que grava as informações elétricas produzidas pelo coração durante a formação e a propagação do impulso, sendo definitivo para avaliar a maioria das arritmias. Deve ser realizado em todos os pacientes com suspeita de cardiopatia, síncope, astenia e cianose e alterações eletrolíticas. Além da detecção e da caracterização de arritmias, o ECG é utilizado em emergências para controlar a resposta do paciente à terapia, avaliar o funcionamento de um marca-passo e monitorar pacientes instáveis, com doença cardíaca e não cardíaca.[7]

ARRITMIAS POTENCIALMENTE EMERGENCIAIS

Bradiarritmias

Bradicardia sinusal

Nessa arritmia os impulsos são produzidos no nó sinusal a uma frequência cardíaca (FC) inferior à normal (abaixo de 70 bpm no cão e abaixo de 120 bpm no gato). No traçado eletrocardiográfico, observam-se onda P normal para cada QRS e intervalo P-R constante (Figura 5.2).

As causas incluem:

- Variação normal
- Hipotermia
- Hipotireoidismo
- Hipoadrenocorticismo
- Manobras vagais
- Elevação da pressão intracraniana
- Lesões do SNC
- Doença do nó sinusal
- Fármacos (acepromazina, xilazina, digoxina, detomidina, betabloqueadores, bloqueadores dos canais de cálcio, pilocarpina, quinidina, morfina).

A bradicardia sinusal pode precipitar parada cardiorrespiratória (PCR) pela diminuição do débito cardíaco que resulta em hipoxia celular e acidose tecidual.

Alguns pacientes apresentam-se assintomáticos, podendo evoluir rapidamente para um quadro de astenia, síncope, hipotensão grave, até a PCR. Toda bradicardia sinusal deve ser monitorada com cuidado, iniciando-se o tratamento assim que houver qualquer sinal de instabilidade hemodinâmica.

Deve-se tratar a causa primária sempre que possível. Se houver sinais clínicos, utiliza-se atropina ou teofilina.

Bradicardia sinusal com alterações do segmento ST pode estar associada a hipoxia, sinalizando PCR iminente. Nesse caso, cheque ventilação, temperatura retal e eletrólitos. Utilize epinefrina por via intravenosa (IV) ou intratraqueal, dopamina ou dobutamina.

Em pacientes sintomáticos e não responsivos à terapia, utiliza-se implantação de marca-passo artificial.[2,5-7,11-15]

Parada atrial

O miocárdio atrial é incapaz de se despolarizar. É uma arritmia potencialmente letal.

No traçado eletrocardiográfico, observa-se FC geralmente abaixo de 60 bpm no cão e abaixo de 160 bpm no gato. O ritmo cardíaco pode se encontrar regular ou irregular. Não se observam ondas P. Os complexos QRS podem estar normais ou alterados, dependendo da condução intraventricular. Segmentos ST podem apresentar-se supra ou infradesnivelados. Pode ocorrer aumento da amplitude de ondas T. Observa-se essa arritmia de modo reversível na hiperpotassemia (Figura 5.3) (em consequência de hipoadrenocorticismo, insuficiência renal aguda, obstrução urinária, cetoacidose diabética) e na intoxicação digitálica e, de modo persistente, nas enfermidades graves da musculatura atrial e na distrofia muscular (cães da raça Springer Spaniel).

A parada atrial pode evoluir para *flutter*, fibrilação ou arritmia ventricular. Sinais clínicos: astenia, síncope.

O tratamento consiste em reduzir o potássio sérico (NaCl a 0,9%, bicarbonato de sódio, insulina, fludrocortisona em hipoadrenocorticismo, gliconato de cálcio). Nas afecções do miocárdio, torna-se necessário o implante de marca-passo artificial.[2,6-8,10-15]

Parada sinusal | Bloqueio sinoatrial

Alteração primária do nó sinusal que resulta na falta de produção do impulso (parada sinusal; Figura 5.4) ou na deficiência de sua propagação (bloqueio sinoatrial).

O ECG revela FC variável. Pode ocorrer bradicardia ou arritmia sinusal lenta, com uma onda P para cada complexo QRS, com pausa igual ou superior a duas vezes o intervalo R-R normal. Intervalo P-R é constante. Na doença do nó sinusal, podem ocorrer ondas P irregulares, batimentos de escape juncionais e ventriculares e taquicardia supraventricular paroxística (síndrome bradicardia–taquicardia).

A doença do nó sinusal é a causa mais comum de arritmia em cães. Pode ser achado incidental em raças braquicefálicas. Outras causas incluem aumento do tônus vagal (doenças respiratórias ou gastrintestinais), afecções atriais (dilatação, fibrose, cardiomiopatia, hemangiossarcoma) e fármacos (digitálicos, propranolol, anestésicos).

Os pacientes podem se apresentar assintomáticos ou com astenia, síncope, sinais de ICC. Pode ser causa de morte súbita (na ausência de batimentos de escape).

O tratamento consiste em tratar a causa primária. Em paciente sintomático, deve-se efetuar o teste da atropina: realizar um exame eletrocardiográfico, administrar 0,04 mg/kg de atropina por via intramuscular (IM) e repetir o ECG após 30 minutos. Caso o ritmo se torne sinusal e a FC chegue a 140 a 200 bpm, trate com atropina por via oral (VO) ou subcutânea (SC) a cada 6 a 8 horas. Cães com doença do nó sinusal geralmente não respondem ao teste e necessitam de marca-passo artificial.[2,5-7,10-15]

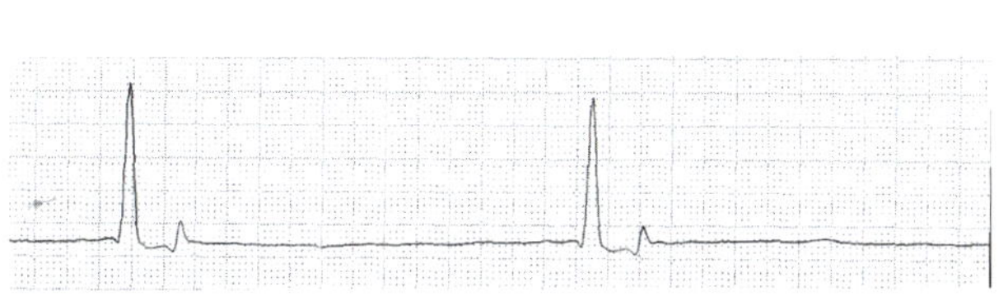

Figura 5.3 Parada atrial em cão com hiperpotassemia secundária a hipoadrenocorticismo.

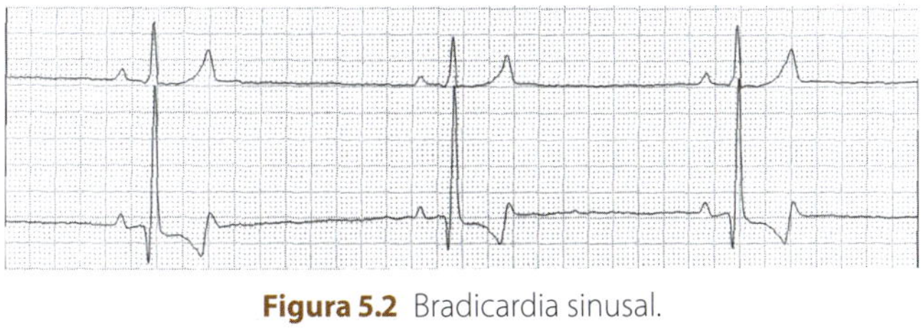

Figura 5.2 Bradicardia sinusal.

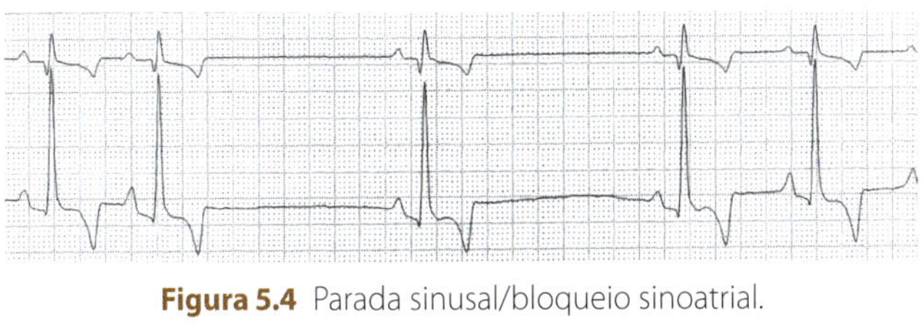

Figura 5.4 Parada sinusal/bloqueio sinoatrial.

Bloqueio atrioventricular de terceiro grau (completo)

O impulso é completamente bloqueado no nó atrioventricular (AV). Assume um marca-passo acessório sub-AV.

No traçado eletrocardiográfico, não há relação entre P e QRS. Existem várias ondas P para cada complexo QRS e todas com configuração normal. A morfologia de QRS depende da localização do marca-passo acessório (Figura 5.5).

As causas incluem:

- Cardiopatias congênitas
- Aumento do tônus vagal
- Neoplasias
- Fibrose
- Cardiomiopatia hipertrófica
- Endocardite bacteriana
- Cardiomiopatia dilatada (CMD)
- Intoxicação digitálica
- Doença de Chagas
- Doença de Lyme
- Hipopotassemia
- Hiperpotassemia.

Os pacientes podem não apresentar sinais clínicos ou manifestar astenia, síncope, sinais de ICC e morte súbita (se o marca-passo acessório falhar).

O tratamento consiste em corrigir a causa primária, se possível. Antiarrítmicos ventriculares são contraindicados (tendem a suprimir os focos de escape ventricular). Indicam-se terapia temporária com atropina e tratamento definitivo com marca-passo artificial.[2,5-8,11-15]

Taquiarritmias

Taquicardia sinusal

Arritmia mais comum em cães, mas pode manifestar caráter emergencial por enchimento diastólico inadequado (Figura 5.6).

Caracteriza-se por ritmo sinusal regular com FC acima de 160 bpm em cães (mais de 180 bpm em raças *toy*, e de 220 bpm em filhotes) e superior a 240 bpm em gatos.

As causas podem ser:

- Fisiológicas: exercício, dor, contenção (como no momento de se obter o traçado eletrocardiográfico)

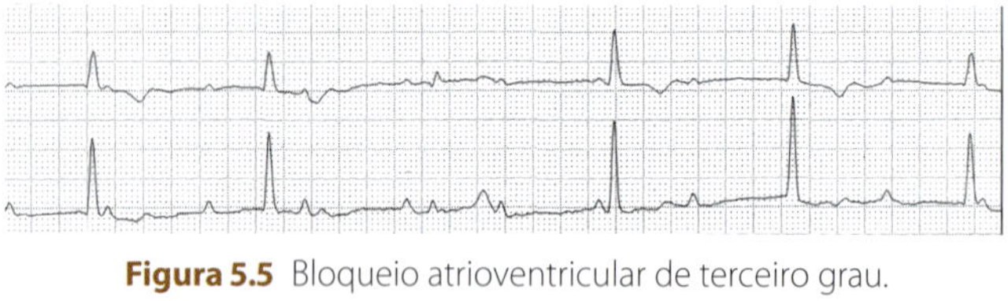

Figura 5.5 Bloqueio atrioventricular de terceiro grau.

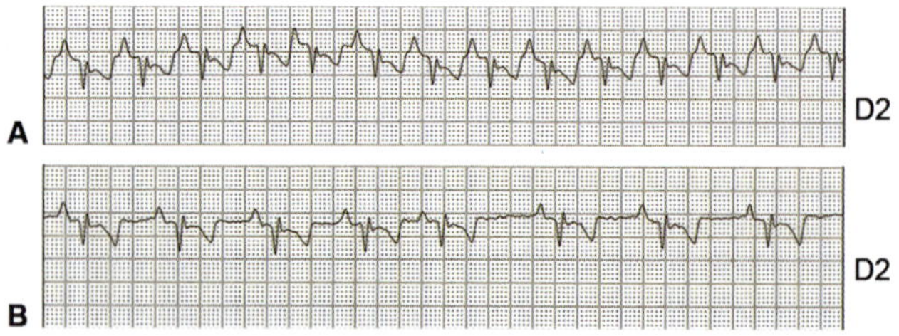

Figura 5.6 A. Eletrocardiograma de cadela da raça Terrier Brasileiro, 10 anos de idade, portadora de estenose mitral congênita grave e doença mixomatosa mitral estágio B2 avançado, com edema pulmonar súbito. FC média = 242 bpm. **B.** Eletrocardiograma da mesma paciente da imagem **A**, após administração de propranolol. FC média = 139 bpm.

- Patológicas: febre, hipertireoidismo, choque, anemia, ICC, hipoxia
- Fármacos: atropina, epinefrina, vasodilatadores (hipotensão)
- Choque elétrico.

O tratamento consiste em identificar e corrigir a causa primária.[1,5,6]

Taquicardia supraventricular

Os impulsos se originam em foco ectópico atrial ou juncional. Pode ser sustentada ou paroxística.

O ECG revela FC acima de 160 bpm em cães (pode chegar a 300 bpm) e superior a 240 bpm em gatos. O ritmo é regular e os complexos QRS apresentam configuração normal. As ondas P podem ser irregulares ou estar ausentes (Figura 5.7). Ao contrário da taquicardia sinusal, a supraventricular pode ser cessada por manobras vagais.

Tem como causas doenças cardíacas (principalmente atriais), intoxicação digitálica, anestesia geral, doença pulmonar obstrutiva crônica, hipertireoidismo, trauma.

Os pacientes podem se apresentar assintomáticos, mas, nos casos de FC muito elevada, essa arritmia toma caráter emergencial, podendo ocorrer astenia, colapso e sinais de baixo débito (mucosas pálidas, aumento do tempo de preenchimento capilar, pulsos fracos) por enchimento diastólico inadequado.

O tratamento visa corrigir a FC elevada em pacientes sintomáticos, com hipotensão e com riscos de fibrilação ventricular e de morte súbita. Outras recomendações incluem golpe de punho precordial, digitálicos, bloqueadores de canais de cálcio e betabloqueadores.[1,5,8-17]

A taquicardia supraventricular sustentada com resposta ventricular de 1:1 é ritmo de risco de óbito em cães. Geralmente ocorre com FC acima de 260 bpm e representa risco de falência miocárdica, ainda que na ausência de patologia miocárdica preexistente. Essa alteração é comum em pacientes com patologias primárias não cardíacas como doença renal e pancreatite, além de síndromes de pré-excitação, CMD e, raramente, doença mixomatosa valvar e dirofilariose.

Na ausência de insuficiência miocárdica preexistente, o tratamento deve seguir progressão lógica que se inicia com intervenções rápidas e progride, na medida do necessário, para intervenções invasivas. O objetivo é corrigir o ritmo ou, pelo menos, reduzir a resposta ventricular elevada em pacientes sintomáticos, com hipotensão, risco de fibrilação ventricular e de morte súbita. Para tanto, devem-se:

- Corrigir alterações eletrolíticas (principalmente de potássio)
- Tentar manobras vagais, ainda que raramente surtam efeito (massagem do seio carotídeo/compressão ocular)
- Administrar diltiazem 0,25 mg/kg, por via intravenosa (IV), lentamente: até 4 doses em 60 minutos, caso necessário. Alternativa: diltiazem 0,5 mg/kg, VO; repetir após 1 hora, caso necessário. Dose máxima, VO: 1,5 mg/kg 3 vezes/dia
- Administrar esmolol 500 μg/kg, IV, em *bolus*.

Em caso de ausência de resposta ao esmolol em 10 minutos, pode-se optar por cardioversão (anestesia geral e cardioversor conectado ao ECG) com carga entre 1 e 4 J/kg. O surgimento de

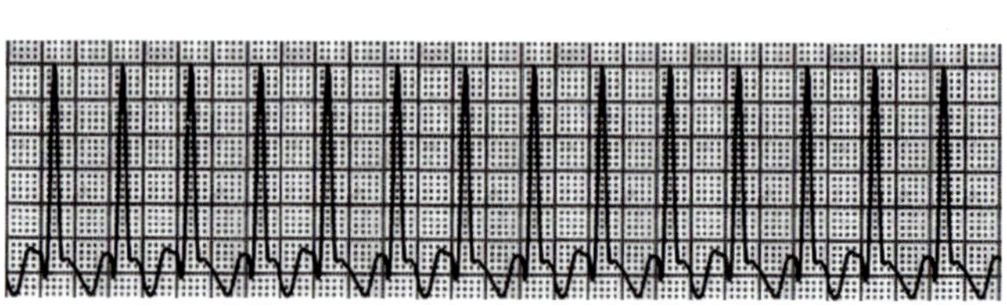

Figura 5.7 Taquicardia supraventricular.

arritmias ventriculares potencialmente letais após a cardioversão não é raro. Esses pacientes se tornam críticos e requerem monitoramento e manejo em centros de terapia intensiva.[4]

Fibrilação atrial

Ritmo que ocorre com frequência em cães portadores de CMD (Figura 5.8 A) ou doença mixomatosa valvar grave (Figura 5.8 B).[4-6]

O traçado eletrocardiográfico mostra frequências atrial e ventricular rápidas e totalmente irregulares. As ondas P são substituídas por ondas f. Complexos QRS podem se encontrar normais ou alargados. Os átrios perdem sua capacidade de contração, o que pode reduzir substancialmente o débito cardíaco.[4-6]

Em resposta ventricular acima de 220 a 260 bpm e sinais clínicos de ICC, esse ritmo requer tratamento emergencial, que geralmente inclui:

- Digitálicos, IV (0,02 a 0,04 mg/kg, administrando-se 25% da dose por hora, ao longo de 4 horas)
- Diltiazem, VO (0,5 mg/kg na terceira hora do protocolo de administração de digitálicos, ajustando-se a dose de acordo com a resposta ventricular e sinais clínicos.

O objetivo é alcançar resposta ventricular entre 140 e 180 bpm. Os sinais de ICC devem ser controlados com pimobendana, diuréticos, vasodilatadores e, quando necessários, sedativos e ansiolíticos.[4]

Taquicardia ventricular

Ritmo originário dos ventrículos, com FC elevada. Pode ser paroxística (intermitente; Figura 5.9) ou sustentada (persistente; Figura 5.10).

No ECG observa-se FC acima de 180 bpm em cães e superior a 220 bpm em gatos. As ondas P visíveis são normais, mas não se relacionam com os complexos QRS, que se apresentam alargados e de configuração bizarra. Quando a FC é muito elevada, ocorre despolarização sobre a onda T do complexo precedente ("R sobre T"), o ritmo se torna eletricamente instável e requer tratamento imediato.

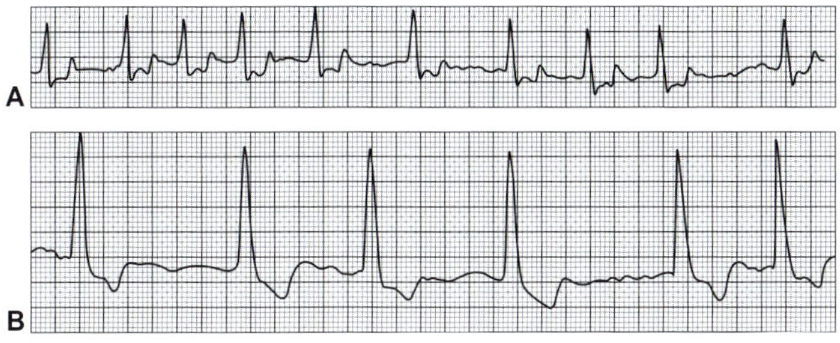

Figura 5.8 **A.** Fibrilação atrial em cadela portadora de cardiomiopatia dilatada da raça São Bernardo. **B.** Fibrilação atrial em cão portador de doença mixomatosa valvar atrioventricular grave da raça Terrier Brasileiro.

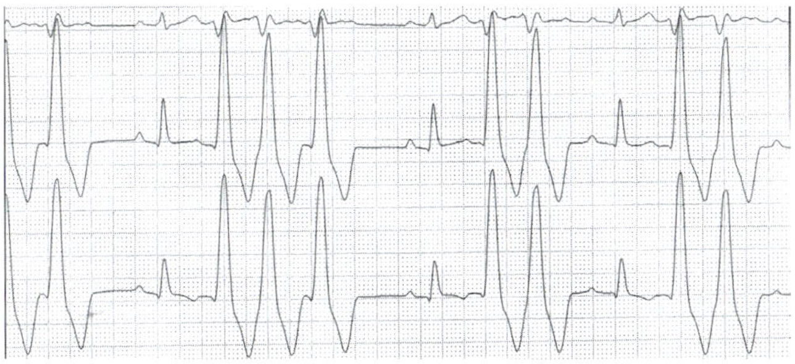

Figura 5.9 Taquicardia ventricular paroxística.

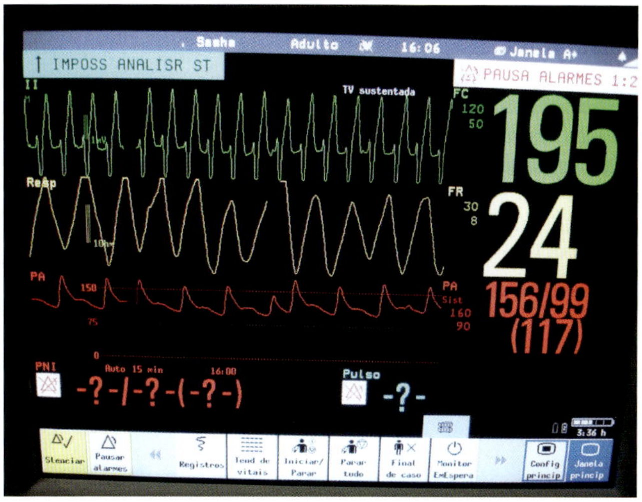

Figura 5.10 Taquicardia ventricular. (Imagem gentilmente cedida pelo Dr. Rodrigo Cardoso Rabelo.)

As causas cardíacas incluem cardiomiopatia, infarto, neoplasia, miocardite traumática e pericardite. Como causas secundárias, citam-se hipoxia, anemia, piometra, síndrome da torção-dilatação-vólvulo gástrica, uremia, pancreatite, parvovirose, alterações eletrolíticas, doença de Lyme e fármacos (digitálicos, epinefrina, atropina, tiobarbitúricos).

Alguns pacientes podem não apresentar sinais clínicos, principalmente na ausência de cardiopatia primária. Quando a FC se eleva acima de 300 bpm, ocorre decréscimo acentuado do débito cardíaco, com hipotensão (pressão arterial sistólica abaixo de 90 mmHg), causando isquemia de órgãos e síncope. Essa ocorrência é comum em Boxers e Dobermanns com CMD e é prenúncio de morte súbita, caso não seja corrigida.

A abordagem das arritmias ventriculares é complexa, pois se baseia em uma combinação de experiência pessoal, relatos aleatórios, experimentos clínicos em humanos, informação farmacodinâmica teórica e no *feeling* do profissional quanto às consequências de não tratar a arritmia em um caso específico.

Em pacientes monitorados com cateteres arteriais sistêmicos e pulmonares, é relativamente fácil determinar os efeitos hemodinâmicos da arritmia. Na ausência de dados hemodinâmicos invasivos, torna-se mandatória a avaliação de pressão arterial, coloração de mucosas, tempo de preenchimento capilar, qualidade do pulso, presença de pulso jugular e frequência e esforço respiratórios.

É difícil evitar tratamento antiarrítmico nos pacientes emergenciais que exigem hospitalização, nos portadores de arritmias em que mais de 35% dos batimentos cardíacos são complexos ventriculares prematuros.

Indicações concretas para o tratamento de arritmias ventriculares incluem com frequência fenômenos "R sobre T", paroxismos de taquicardia ventricular sustentada de alta velocidade, períodos múltiplos de taquicardia ventricular paroxística (< 30 segundos) e qualquer período de taquicardia ventricular sustentada (> 30 segundos) a frequências passíveis de produzirem efeitos hemodinâmicos significativos.

Ao abordar uma arritmia ventricular, considerar: causa subjacente (morte súbita é mais comum em cães com CMD ou outras causas de ICC), espécie (gatos são menos suscetíveis a desenvolver fibrilação ventricular que cães), estado hemodinâmico e bioquímico do paciente (corrigir imediatamente choque/hipotensão, sepse/coagulação intravascular disseminada, alterações eletrolíticas e abordar agressivamente trauma, síndrome da torção-dilatação-vólvulo gástrica). Considerar, também, o monitoramento e os fármacos disponíveis no ambiente hospitalar. Não se indica o tratamento de contrações ventriculares prematuras ocasionais, isoladas, uniformes, em ausência de "R sobre T" sem sinais clínicos associados.

Existe uma grande controvérsia sobre a decisão de utilizar antiarrítmicos em arritmias ventriculares em cães e gatos. O sucesso do tratamento do paciente depende de bom senso, cautela e um bom plano de controle.

O protocolo para paciente emergencial com taquicardia ventricular sustentada confirmada por ECG e sob monitoramento define que:[4]

- Se houver pulso palpável, obtenha dosagem de eletrólitos e gasometria. Determine rapidamente o estado hemodinâmico/ventilatório/metabólico e a causa provável da arritmia e corrija as alterações
- Administre lidocaína 2 mg/kg, IV, em *bolus*, que pode ser repetido até 3 vezes em um período de 5 minutos, monitorando a resposta. Se positiva, mantenha o fármaco em infusão contínua (25 a 100 µg/kg/min). Caso ocorram sinais de intoxicação (náuseas, tremores ou crises epilépticas), administre diazepam IV
- Caso a arritmia persista, utilize sulfato de magnésio 30 mg/kg, IV, em *bolus*, lentamente, monitorando a resposta. Se positiva, mantenha a infusão na dose de 30 mg/kg ao longo de 12 a 24 horas
- Caso não haja resposta, considere o uso de procainamida (2 a 15 mg/kg), IV, em *bolus*, lentamente (durante 20 a 30 minutos), monitorando cuidadosamente
- Caso não haja resposta, reavalie o diagnóstico
- Em ausência de insuficiência miocárdica, considere o uso de esmolol (500 µg/kg, IV, em *bolus*, lentamente), ou sotalol (1 a 2 mg/kg), VO ou por sonda nasogástrica
- Amiodarona pode ser usada, com cautela e sob monitoramento contínuo
- Em arritmias irresponsivas, pode-se tentar, sob anestesia geral, cardioversão elétrica de baixa voltagem (3 a 5 J/kg), com até 3 repetições, se necessárias, em sucessão rápida
- Após a conversão para ritmo sinusal, aplique *bolus* de lidocaína, seguido de infusão contínua, conforme descrito anteriormente
- A implantação de desfibrilador automático é uma opção em casos graves.

A taquicardia ventricular deve ser diferenciada do ritmo idioventricular acelerado, comum em pacientes emergenciais e que, geralmente, não se encontra associado à disfunção cardíaca, não altera o perfil hemodinâmico, é autolimitante e não requer tratamento antiarrítmico, apenas a correção da causa primária[2,4,5-8,10,14] (Figura 5.11).

Ritmos de parada cardíaca

Flutter e *fibrilação ventriculares*

Disfunção elétrica grave dos ventrículos. *Flutter* ventricular consiste em taquicardia ventricular muito rápida, na qual não se distinguem complexos QRS ou ondas T. Transforma-se rapidamente em fibrilação ventricular, em que os impulsos são produzidos e propagados nos ventrículos de maneira caótica. É um ritmo terminal com ausência de contrações ventriculares – forma de parada cardíaca, com prognóstico muito desfavorável.

O ECG revela FC rápida e desorganizada, ritmo irregular com P-QRS-T substituídos por ondulações da linha de base de configurações variáveis (Figura 5.12).

É um evento terminal em pacientes com cardiopatia ou doença sistêmica graves. Outras causas incluem choque, anoxia, lesão miocárdica, hipopotassemia, hipocalcemia, alcalose, halotano, barbitúricos, intoxicação digitálica, cirurgia cardíaca, choque elétrico e hipotermia.

Os pacientes colapsam com ausência de pulso periférico.

Episódios de *flutter* ventricular podem ser controlados com antiarrítmicos (sotalol em Boxers). Na fibrilação ventricular, a intervenção rápida é essencial para prevenir a lesão celular irreversível por hipoxia e acidose, já que este é um ritmo de parada cardíaca no qual o paciente deve ser imediatamente intubado, ventilado e submetido à massagem cardíaca. O tratamento mais eficaz é a desfibrilação elétrica (5 a 10 J/kg nas massagens fechadas e 0,5 a 1 J/kg nas massagens internas). Podem ser necessárias várias tentativas. Entre as tentativas, pode-se usar epinefrina, IV (0,1 mg/kg) ou intratraqueal (0,2 mg/kg diluído em 5 a 10 mℓ de solução salina fisiológica), e lidocaína em *bolus* (2 mg/kg), seguida de infusão contínua, que deve ser mantida após a desfibrilação. Nos ritmos fibrilatórios, jamais se indica o uso de sulfato de atropina. Portanto, nos casos de parada cardíaca, é necessário que haja conexão direta com o monitor para determinar a melhor terapêutica, já que, em sua maioria, essas paradas ocorrem durante o atendimento de urgência, sem que haja monitoramento. Na ausência de desfibrilador, tenta-se associação de cloreto de potássio (1 mEq/kg), lidocaína (1 mg/kg) e gliconato de cálcio (0,5 mg/kg de solução a 10%), IV ou intracardíaca, ou massagem cardíaca com tórax aberto.[2,5,6,7,11,13,15]

Assistolia ventricular

Nenhum impulso é produzido por marca-passos atriais ou ventriculares. No ECG, não há ritmo ventricular. Podem ocorrer ondas P normais no bloqueio atrioventricular (BAV) completo grave. Não há complexos QRS. É um ritmo de parada cardíaca com prognóstico muito desfavorável.

Tem como causas fibrilação ventricular, BAV completo, acidose e hiperpotassemia. Os pacientes colapsam com ausência de pulso periférico.

O tratamento é a reanimação cardiopulmonar. Epinefrina administrada por via intravenosa ou intratraqueal pode converter a assistolia em fibrilação ventricular, promovendo a desfibrilação elétrica.[2,5,7,11-15]

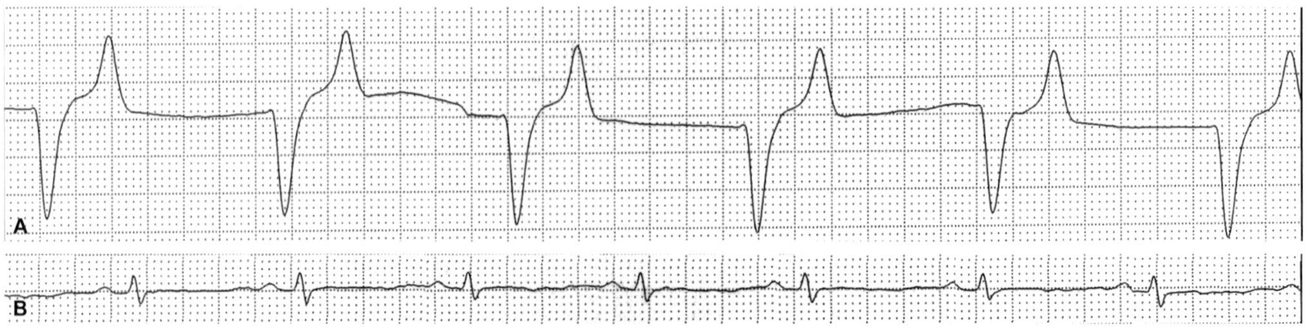

Figura 5.11 A. Ritmo idioventricular em felino com obstrução uretral. **B.** Mesmo paciente após desobstrução e correção do potássio sérico.

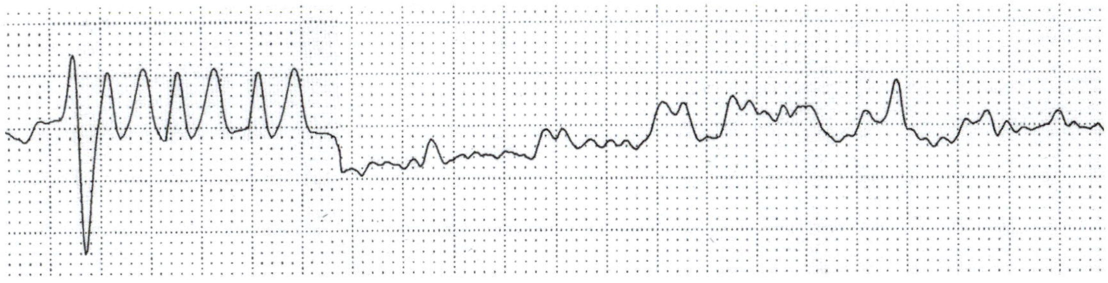

Figura 5.12 *Flutter* ventricular, fibrilação ventricular.

Atividade elétrica sem pulso ou dissociação eletromecânica

Definida por ausência de pulso periférico, de batimentos cardíacos à ausculta e de pressão arterial sistêmica, mas com evidência de complexos no monitor eletrocardiográfico. Trata-se de um ritmo de parada, que exige monitoramento constante da mecânica cardiovascular e não somente da atividade elétrica, já que os pacientes podem permanecer por vários minutos com ritmo sinusal ao monitor, sem qualquer atividade mecânica simultânea, antes de evoluir eletricamente para fibrilação ventricular ou assistolia.

No ECG, os complexos QRS se encontram alargados ou bizarros, mas podem ocorrer complexos normais.

É causada por depressão inotrópica grave do miocárdio com diminuição das reservas de oxigênio.

O tratamento é a reanimação cardiopulmonar.[2,6-8,10-15,17]

FÁRMACOS

O Quadro 5.1 apresenta uma lista de fármacos e suas respectivas doses para cães e gatos.

QUADRO 5.1 Doses de fármacos.

Fármaco	Dose para cão	Dose para gato
Amiodarona[2]	Ataque: 10 a 30 mg/kg, a cada 24 h, por 7 a 10 dias Manutenção: 5 a 15 mg/kg, a cada 24 h	–
Atenolol[2]	6,25 a 50 mg, a cada 12 h (iniciar com baixa dose e aumentar para efeito)	6,25 a 12,5 mg, a cada 12 h (iniciar com baixa dose e aumentar para efeito)
Atropina[5]	0,01 a 0,04 mg/kg, IV ou IM, ou o dobro da dose intratraqueal; 0,02 a 0,04 mg/kg, SC	0,01 a 0,04 mg/kg, IV ou IM, ou o dobro da dose via intratraqueal; 0,02 a 0,04 mg/kg, SC
Bicarbonato de sódio[15]	0,5 a 1 mEq/kg, IV (1 mEq = 85 mg)	0,5 a 1 mEq/kg, IV (1 mEq = 85 mg)
Cloreto de magnésio[2]	1 a 2 mg/kg/min, IV	–
Digoxina[5]	Dosar por peso magro e reduzir a dose em 10 a 15% para elixir Abaixo de 20 kg: 0,0055 a 0,011 mg/kg, VO, a cada 12 h Acima de 20 kg: 0,22 mg/m^2, VO, a cada 12 h Digitalização rápida: 0,0025 mg/kg, IV, em *bolus*, a cada hora, com 3 a 4 repetições, até o total de 0,01 mg/kg. Iniciar terapia oral após 12 h	0,01 mg/kg, VO, em dias alternados 0,007 mg/kg, VO, em dias alternados (com furosemida e AAS)
Dobutamina[5]	5 a 20 μg/kg/min, IV (iniciar com dose baixa e aumentar para efeito)	1 a 5 μg/kg/min, IV (iniciar com dose baixa e aumentar para efeito)
Dopamina[5]	2 a 20 μg/kg/min, IV (iniciar com dose baixa e aumentar para efeito)	2 a 10 μg/kg/min, IV (iniciar com dose baixa e aumentar para efeito)
Epinefrina[5]	0,2 mg/kg, IV ou IO, ou 0,4 mg/kg, por via intratraqueal, a cada 3 a 5 min	0,2 mg/kg, IV ou IO, ou 0,4 mg/kg, por via intratraqueal, a cada 3 a 5 min
Fludrocortisona[15]	0,025 mg/kg, VO, a cada 12 a 24 h	0,1 mg/animal, VO, a cada 24 h
Gliconato de cálcio[5]	0,5 a 0,75 mℓ/kg, IV, lentamente (solução a 10%)	0,5 a 0,75 mℓ/kg, IV, lentamente (solução a 10%)
Insulina[5]	Na hiperpotassemia: 0,5 a 1 UI/kg, insulina regular com 2 g de glicose por UI de insulina, IV	Na hiperpotassemia: 0,5 a 1 UI/kg insulina regular com 2 g de glicose por UI de insulina, IV
Lidocaína[5]	2 a 8 mg/kg, IV, em *bolus*, lentamente – iniciar com 2 mg/kg, seguidos de infusão venosa contínua de 25 a 100 μg/kg/min	0,25 a 0,75 mg/kg, IV, em 5 min
Procainamida[5]	8 a 20 mg/kg, VO ou IM, a cada 6 h – 2 mg/kg, IV, por 3 a 5 min até total de 20 mg/kg 20 a 50 mg/kg/min em infusão, IV contínua	3 a 8 mg/kg, VO ou IM, a cada 6 a 8 h
Quinidina[5]	6 a 20 mg/kg, VO ou IM, a cada 6 h ou 8 h para produtos de liberação lenta; 5 a 10 mg/kg, IV, muito lenta	Não há
Sotalol[15]	0,5 a 2 mg/kg, VO, a cada 12 a 24 h	Não há
Teofilina[5]	9 mg/kg, VO, a cada 8 a 12 h	4 mg/kg, VO, a cada 8 a 12 h

AAS: ácido acetilsalicílico; IM: via intramuscular; IO: via intraóssea; IV: via intravenosa; SC: via subcutânea; VO: via oral.

REFERÊNCIAS BIBLIOGRÁFICAS

1. Kittleson MD. Diagnosis and treatment of arrhythmias (dysrhythmias). In: Kittleson MD, Kienle, RD (editors). Small animal cardiovascular medicine. St. Louis: Mosby; 1998. p. 449-94.
2. Stepien RL. Cardiac arrhythmias: what to treat, when and how. Proceeding of the NAVC North American Veterinary Conference; 2005 Jan 8-12; Orlando (Fla), EUA. IVIS [acesso em 18 Feb. 2008]. Disponível em: http://www.ivis.org/proceedings/navc/2005/SAE/054.pdf?LA=1.
3. Rudloff E. Dysrhythmias in the critically ill patient. Proceedings of the NAVC North American Veterinary Conference; 2005 Jan 8-12; Orlando (Fla), EUA. IVIS [acesso em 18 Feb. 2008]. Disponível em: http://www.ivis.org/proceedings/navc/2005/SAE/069.pdf?LA=1.
4. Keene BW. Emergency management of arrhythmias – what you must know. Proceedings of the NAVC Conference; 2013. VetFolio Mar 8, 2019. [acesso em 15 feb. 2021]. Disponível em: https://www.vetfolio.com/learn/article/emergency-management-of-arrhythmias-what-you-must-know.
5. Tilley LP, Miller MS, Smith Jr. FWK. Canine and feline cardiac arrhythmias. Malvern: Lea & Febiger; 1993.
6. Tilley LP. Essentials of canine and feline electrocardiography. 3. ed. Malvern: Lea & Febiger; 1992.
7. Abbott JA. Dilated cardiomyopathy. In: Wingfiled WE (editor). Veterinary emergency medicine secrets. 2. ed. Philadelphia: Hanley & Belfus Inc.; 2001. p. 203-11.
8. Lima MCCD. Arritmias. In: Rabelo RC (editor). Emergências de pequenos animais. Rio de Janeiro: Elsevier; 2013. p. 925-33.
9. Podrid PJ, Kowey PR. Arritmias cardíacas. Rio de Janeiro: Medsi; 2000.
10. Carr AP, Tilley LP, Miller MS. Treatment of cardiac arrhythmias and conduction disturbances. In: Tilley LP, Goodwin JK (editors). Manual of canine and feline cardiology. 3. ed. Philadelphia: WB Saunders; 2001. p. 371-405.
11. Lima MCCD. O cardiopata na emergência. In: Rabelo RC, Crowe Jr. DT (editores). Fundamentos de terapia intensiva veterinária em pequenos animais: condutas no paciente crítico. Rio de Janeiro: LF livros; 2005. p. 187-214.
12. Borde DJ, Dhupa N. Cardiopulmonary arrest and ressuscitation. In: Tilley LP, Goodwin JK (editors). Manual of canine and feline cardiology. 3. ed. Philadelphia: WB Saunders; 2001. p. 407-24.
13. Meurs KM. Evidence-based approach to treatment of ventricular arrhythmias. Proceeding of the NAVC North American Veterinary Conference; 2005 Jan 8-12; Orlando (Fla), EUA. IVIS [acesso em 18 Feb. 2008]. Disponível em: http://www.ivis.org/proceedings/navc/2005/SAE/042.pdf?LA=1.
14. Fuentes VL. Cardiovascular emergencies. Proceedings of the SCIAVC Congress; 2007; Rimini, Italy. IVIS [acesso em 18 Feb. 2008]. Disponível em: http://www.ivis.org/proceedings/sciavac/2007/fuentes2_en.pdf?LA=1.
15. Darke P, Bonagura JD, Kelly DF. Atlas ilustrado de cardiologia veterinária. São Paulo: Manole; 2000.
16. Pinkos A. Ventricular arrhythmias under anestesia in dogs and cats – when do ou worry? MedVet Jul 24, 2019. [acesso em 15 Feb. 2021]. Disponível em: https://www.medvetforpets.com/ventricular-arrhythmias-under-anesthesia-in-dogs-and-cats-when-do-you-worry/
17. Viana FAB. Guia terapêutico veterinário. Lagoa Santa: CEM; 2003.

6
Edema Pulmonar Agudo

Henrique Augusto Souza Andrade • Rodrigo Cardoso Rabelo • Maria Carmen Cioglia Dias Lima

INTRODUÇÃO

O edema pulmonar pode ser definido como aumento do líquido pulmonar extravascular, ou seja, fluido no parênquima pulmonar e nos alvéolos. A sua fisiopatologia resulta de: (1) edema por alta pressão, decorrente do aumento da pressão hidrostática pulmonar (p. ex., cardiogênico, infusão excessiva de fluidos); ou (2) edema por aumento de permeabilidade vascular e tecidual, causada por danos à barreira microvascular do epitélio alveolar (origem não cardiogênica).[1-4] Independentemente da etiologia, o acúmulo de fluido pulmonar prejudica as trocas gasosas e acarreta dificuldade respiratória importante que pode tornar-se fatal nos casos emergenciais.[4]

Por mais de um século, Ernest Starling afirmou que o mecanismo que controlava a troca de fluidos entre os espaços microvascular e intersticial era realizado por meio da pressão hidrostática capilar e da pressão oncótica da proteína, enquanto o endotélio capilar atuava como uma membrana semipermeável.[4] Entretanto, recentes descobertas de uma rede complexa de glicosaminoglicanos e proteínas que revestem o lúmen do endotélio capilar, denominada "glicocálice", revolucionaram o compreendimento da fisiologia moderna.[4] Essa estrutura evita o extravasamento excessivo de fluido para o ambiente extravascular e atua como um filtro limitador de fluxo para água e solutos por meio das junções intercelulares, além de proporcionar a permanência das proteínas plasmáticas no leito intravascular, o que consequentemente cria uma poderosa força oncótica.[4]

O papel do glicocálice remodelou a compreensão da fisiopatologia do edema pulmonar, uma vez que a quebra dessa camada – por evento traumático, lesões isquêmicas, inflamação ou infecção – resulta em permeabilidade capilar aumentada (produzindo edema não cardiogênico), e aumento acentuado na pressão hidrostática inicia uma sinalização intracelular que eleva a permeabilidade capilar, promovendo o extravasamento de fluido para fora dos capilares e causando acúmulo no espaço intersticial (p. ex., edema pulmonar cardiogênico [EPC]).[4]

A drenagem linfática é a principal proteção contra o edema no pulmão por limitar o acúmulo de líquido, servindo como sistema de sucção e de reservatório, simultaneamente, capaz de drenar o fluido do interstício alveolar nos estágios iniciais.[3,4] A taxa de eliminação do edema dos alvéolos e do interstício depende do tipo de fluido; sendo a água pura reabsorvida em minutos enquanto os fluidos celulares ou carreadores de macromoléculas demoram muitas horas ou até dias.[3]

A progressão do edema pulmonar, seja por altas forças hidrostáticas ou aumento na permeabilidade, segue uma sequência definida. No estágio "compensado", a elevação de fluido é equilibrada pelo aumento da drenagem linfática, resultando em praticamente nenhum acúmulo de líquido pulmonar.[4] A progressão ocorre quando o fluxo linfático é sobrecarregado pelo acúmulo de fluido e o edema começa a se instalar em torno dos bronquíolos e da vasculatura pulmonar, produzindo o padrão clássico intersticial (linhas B à ultrassonografia [USG], e nebulosidade radiográfica peribrônquica).[4] Nos casos mais graves, manifesta-se o edema alveolar após um maior acúmulo de fluido intersticial, que inicialmente permeia a membrana e rompe a parede do alvéolo, causando a inundação alveolar e comprometendo as trocas gasosas, fenômeno que produz a imagem do edema pulmonar alveolar (linhas B infinitas, padrão radiográfico alveolar).[4]

EDEMA PULMONAR CARDIOGÊNICO

O EPC é resultante das altas pressões hidrostáticas nos capilares pulmonares, responsável por um extravasamento de fluidos superior à taxa de remoção linfática.[4] É a urgência clínica mais comum decorrente da insuficiência cardíaca congestiva (ICC) esquerda em cães e gatos.[5] Nesses pacientes, a ativação neuro-hormonal induz a retenção de água e sódio, além da expansão do volume plasmático em até 30%, acompanhada por um aumento da pressão no sistema venoso pulmonar e capilar.[6]

As cardiopatias que ocasionam o edema pulmonar cursam de maneira similar, por meio do aumento da pressão de enchimento no ventrículo esquerdo (VE), secundária à incapacidade do coração de ejetar ou acomodar o sangue no VE e, consequentemente, no átrio esquerdo (AE).[3] O aumento da pressão diastólica final (pré-carga) se traduz na elevação da pressão no AE e nas veias e capilares pulmonares.[3,5]

A degeneração mixomatosa na valva mitral (DMVM) se destaca pela alta ocorrência em cães de meia-idade, principalmente nos de pequeno porte, sendo responsável pela regurgitação mitral crônica e progressiva com aumento da pressão venosa no AE.[3,5,7] Cães de raças grandes tendem a expressar a cardiomiopatia dilatada (CMD), também capaz de produzir um efeito *tethering* como ponte, ao desenvolver insuficiência funcional mitral com aumento da pressão venosa intra-atrial.[3,5] Já os felinos são mais propensos às doenças miocárdicas (hipertrófica, restritivas, dilatada e a não classificada), cuja regurgitação sanguínea é reflexo da frágil coaptação das cúspides da valva mitral, ocasionada pela hipertrofia ou pelo enrijecimento dos músculos papilares.[3,5,8]

Portanto, o EPC é uma consequência da elevação da pressão diastólica ventricular ordinariamente causada pelo aumento acentuado do volume sanguíneo e do retorno venoso para o coração esquerdo (que superam a capacidade de distensão miocárdica), por um VE rígido que não consegue comportar o retorno venoso normal sob pressão normal, ou por ambos.[3] É importante salientar a sobreposição do edema pulmonar dentre as várias cardiopatias (adquiridas e congênitas), sendo necessário o diagnóstico ecocardiográfico após a estabilização do quadro respiratório.

EDEMA PULMONAR NÃO CARDIOGÊNICO

O *edema pulmonar não cardiogênico* (EPNC) é a consequência do dano primário à membrana alveolar (edema de alta permeabilidade) que promove o extravasamento de fluido com alto teor proteico. Há duas causas principais capazes de irromper esse processo, quais sejam: a hematogênica (lesão no capilar e, em seguida, na célula epitelial alveolar) ou a aerógena, quando a célula alveolar é danificada e posteriormente o capilar.[3] Nos casos mais graves, com lesão endotelial e epitelial concomitantes, o edema intersticial progride rapidamente para a inundação alveolar, justificando a maior emergência e o curso fulminante do edema de permeabilidade aumentada em comparação com o edema hidrostático.[3]

Há duas formas de edema pulmonar agudo em que a fisiopatogenia não é completamente compreendida: o *edema pulmonar neurogênico* (EPN) e o *edema pulmonar por pressão negativa* (EPPN).[3] O EPN é precedido por um evento neurológico agudo, como traumatismo cranioencefálico (TCE), crise convulsiva ou eletrocussão. A patogênese dessa lesão cérebro-pulmonar é conhecida como Teoria de Blast: uma descarga simpática massiva com liberação de catecolaminas é mediada centralmente por lesão hipotalâmica após dano agudo ao sistema nervoso central.[9] As catecolaminas promovem vasoconstrição periférica maciça e hipertensão sistêmica (com aumento acentuado da pós-carga) limitando o débito cardíaco. Além disso, a vasoconstrição periférica aumenta o retorno venoso (pré-carga), causando o acréscimo nas pressões arterial e venosa pulmonar.[9] Inicialmente, ocorre o edema por alta pressão hidrostática, que promoverá lesões de células endoteliais e extravasamento vascular (glóbulos vermelhos e proteínas para o alvéolo). Ou seja, o EPN pode ser puramente hidrostático, com alto índice proteico ou hemorrágico, dependendo da sua intensidade.[3]

Desde logo, o EPPN ocorre após crises dramáticas incitadas por doenças respiratórias obstrutivas ou ulteriormente um ato de estrangulamento.[3] Durante a obstrução das vias respiratórias superiores, cria-se o ambiente para produção de pressões subatmosféricas e intratorácicas extremas, as quais motivam uma sobrecarga da pressão vascular pulmonar e o aumento do retorno vascular (pré-carga). Acredita-se que esse processo seja exacerbado pela estimulação simpática associada à hipoxia, o que ocasiona um aumento na pós-carga. Similarmente ao EPN, haverá edema de pressão hidrostática e dano microvascular.[3]

Além desses dois principais mecanismos, a *inalação de fumaça* também acarreta consequências clínicas delicadas como a obstrução aguda das vias respiratórias superiores, broncospasmo, predisposição para infecção pulmonar e insuficiência respiratória. As toxinas associadas às partículas inaladas podem ser solúveis em água e dissolver-se no muco das vias respiratórias, cursando com danos à mucosa por até 48 horas após a inalação, inflamação aguda, aumento da permeabilidade vascular, ruptura do surfactante, colapso do lobo pulmonar e edema extenso.[10]

As outras causas mais comuns de EPNC são:[11]

- Inalação de gases tóxicos e aspiração de secreções gástricas
- Infecção pulmonar aguda e sepse
- Pancreatite
- Trauma e choque elétrico
- Anafilaxia
- Doença imunomediada
- Herbicidas, organofosforados
- Uremia, glomerulopatias
- Exposição prolongada a altas doses de oxigênio
- Obstrução da drenagem linfática (neoplasias)
- Hipoalbuminemia profunda secundária a gastrenteropatia
- Insuficiência hepática
- Sobrecarga hídrica
- Tromboembolia pulmonar
- Superdosagem de narcóticos
- Eclâmpsia
- Edema pós-cardioversão
- Períodos repetidos de apneia
- Síndrome do desconforto respiratório agudo (SDRA).

Existem ainda relatos de edema pulmonar secundário à intoxicação por gossipol,[12] tálio,[13] picadas de abelhas africanas,[14] indução anestésica com diazepam–quetamina[15] e picadas de aranha e escorpião.[16]

MANIFESTAÇÕES CLÍNICAS E ABORDAGEM DIAGNÓSTICA INICIAL

O edema pulmonar varia conforme a sua intensidade, podendo produzir desde taquipneia até dispneia grave ameaçadora à vida.[2,17] Apesar da sobreposição, os sinais mais comuns do EPC e do EPNC são tosse, taquipneia, dispneia e angústia respiratória.[18] Para isso, o primeiro passo é quantificar a gravidade do desconforto respiratório e a região anatômica afetada, por meio da avaliação de frequência respiratória, esforço, padrão, ruído e ausculta pulmonar, além da presença ou ausência de movimento abdominal paradoxal.[3]

Associado ao quadro clínico, a história aumenta a probabilidade de uma causa subjacente específica: a inalação de fumaça pode causar aumento do edema de permeabilidade; o vômito predispõe o paciente à pneumonia por aspiração e aumento do edema de permeabilidade; se um animal tem um diagnóstico prévio de ICC, sopro ou ritmo de galope preexistente, o EPC é o mais provável; dano neurológico agudo (TCE, convulsões ou choque elétrico) associa-se a EPN; doença respiratória obstrutiva crônica (colapso de traqueia) de grau avançado e agudizado pode estar correlacionado a EPPN.[3] Outros achados durante a avaliação inicial do paciente com EPNC podem incluir balanço hídrico inadequado, veias do pescoço achatadas, ausência de edema periférico e pulso femoral normal.[2,19] Para facilitar a triagem e aumentar a assertividade diagnóstica e terapêutica, o acrônimo CAPÚM (**c**ena, **a**lergia, **p**assado/prenhez, **ú**ltima refeição e **m**edicações em uso) deve ser executado na admissão de todos os pacientes graves.[20]

Com a progressão do edema, o paciente manifesta ortopneia e evita assumir um decúbito. Observam-se abdução das costelas, extensão da cabeça e pescoço (Figura 6.1), respiração de boca aberta e identificação dos espaços intercostais durante a inspiração. A dispneia pode ser expiratória ou mista, e a cianose de mucosas pode ocorrer na hipoxemia grave.[2,5,21] É importante ressaltar que a cianose é uma manifestação tardia de hipoxia e o suporte respiratório não deve ser retardado na sua ausência.

À auscultação pulmonar, é possível identificar estertores pulmonares crepitantes ou sons pulmonares altos e ásperos, distribuídos em hemitórax ou, bilateralmente, de maneira difusa à medida que o quadro progride.[5,18] A crepitação pode ser difícil

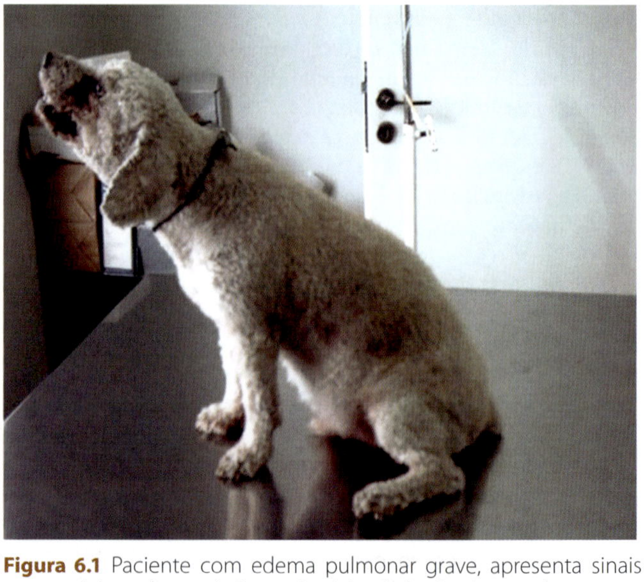

Figura 6.1 Paciente com edema pulmonar grave, apresenta sinais característicos de angústia respiratória: abdução de membros anteriores e extensão de cabeça e pescoço. (Arquivo pessoal da Dra. Maria Carmen Cioglia Dias Lima.)

de ouvir com pequenos volumes correntes ou taxas respiratórias muito rápidas.[3] Uma ausculta cuidadosa com a localização anatômica dos sons pulmonares anormais auxilia no alinhamento diagnóstico, uma vez que a distribuição cranioventral pode estar relacionada com pneumonia por aspiração e a distribuição peri-hilar pode associar-se a EPC no cão.[3]

Já na ausculta cardíaca, pacientes com EPC geralmente apresentam sopro holossitólico de alta intensidade em foco mitral (grau ≥ 3/6), muitas vezes com frêmito, principalmente decorrente de DMVM,[5,7] no entanto o sopro cardíaco avaliado isoladamente não deve ser considerado sinônimo de congestão e a sua ausência não descarta EPC, uma vez que felinos cardiopatas podem ser admitidos sem sopro audível[8] e na CMD canina a intensidade do sopro pode ser baixa (grau ≤ 3/6).[22] O ritmo de galope pode estar presente no EPC.[3]

Apesar da sensibilidade e da especificidade conflitantes para remodelamento cardíaco em cães e gatos, o ECG é capaz de identificar arritmias associadas ao EPC. Caninos cardiopatas estão comumente sob efeito simpático, refletindo taquicardia; já aqueles com doença respiratória crônica obstrutiva tendem a apresentar arritmia sinusal predominante.[23]

A oximetria é interessante já que a coleta de sangue arterial para gasometria muitas vezes não é possível em um primeiro momento. É um método não invasivo em que uma leitura de oxímetro de pulso ($SatO_2$) de 95% é equivalente a uma pressão parcial de oxigênio (PaO_2) de aproximadamente 80 mmHg, enquanto abaixo de 90% é ≤ 60 mmHg (indicando hipoxemia grave) e necessidade de oxigenoterapia.[24] Porém, é um exame que sofre interferência em virtude de movimento do paciente, pele pigmentada, hipotermia, vasoconstrição, iluminação externa intensa e baixo débito cardíaco.[25]

PERFIL CLÍNICO-HEMODINÂMICO DO EDEMA PULMONAR CARDIOGÊNICO

O EPC pode ser classificado quanto ao seu perfil clínico-hemodinâmico (Figura 6.2). Na medicina humana, a estratégia terapêutica baseia-se no perfil do paciente, que pode ser traçado por achados de exame físico à beira do leito.[26,27] Apesar de ainda não ser validado na medicina veterinária, é um método cada vez mais difundido, de fácil acesso e baixo custo, além de valioso na sala de urgência por não requerer monitoramento invasivo, mas, sim, um exame físico detalhado que pode ser executado por um médico-veterinário não especialista.[5,26]

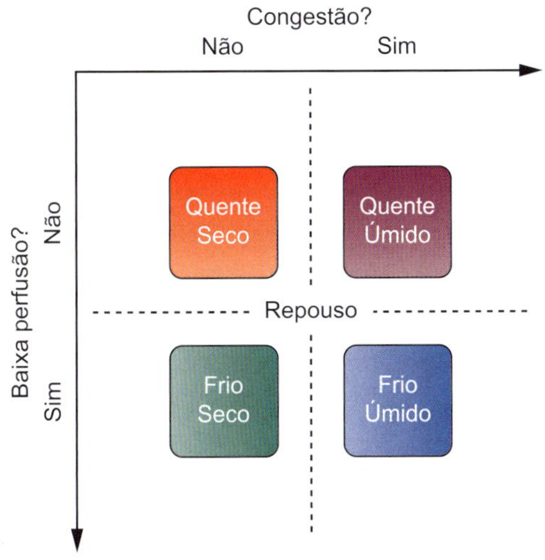

Figura 6.2 Perfil clínico-hemodinâmico do paciente com insuficiência cardíaca em repouso, quanto a perfusão tecidual (estabilidade hemodinâmica) e congestão (edema pulmonar). (Adaptada da Diretriz Brasileira de Insuficiência Cardíaca Crônica e Aguda, 2018; Arquivo pessoal do Dr. Henrique Augusto Souza Andrade.)[27]

O *perfil clínico-hemodinâmico* busca critérios de elevadas pressões de enchimento ventricular (sinais de congestão) e de perfusão periférica comprometida (sinais de baixo débito cardíaco; Quadro 6.1). O paciente é classificado em repouso, como "úmido" ou "seco", se a congestão estiver presente ou ausente, respectivamente. Os critérios de congestão são taquipneia, estertores pulmonares/EPC, terceira bulha, elevação da pressão venosa jugular, edema de membros inferiores, hepatomegalia dolorosa, refluxo hepatojugular, derrame pleural ou ascite.[5,26]

Uma vez classificado como "úmido", um paciente com EPC pode ser subdivido em dois grupos: "quente" ou "frio" se a perfusão estiver preservada ou reduzida, respectivamente. Um cão com EPC e manutenção da perfusão tecidual (úmido/quente) apresenta-se normotenso, com mucosas normocoradas, tempo de preenchimento capilar (TPC) e temperatura normais, débito urinário satisfatório e manutenção do nível de consciência.[5,26] Em contraponto, pacientes em EPC com hipotensão, hipotermia central e/ou aumento do gradiente central-periférico (ΔTcp ≥ 6,5°C em caninos ou ≥ 7,5°C em felinos[28]), TPC aumentado (> 3 segundos), mucosas hipocoradas, ausência de borborigmos intestinais, oligúria (segundo critério IRIS para evento agudo), nível de consciência reduzido (AVDN < A) e lactato > 3,2 mmol/ℓ têm comprometimento importante de débito cardíaco, sendo alocados no perfil úmido/frio.[5,20,26]

Cães no estágio C de DMVM podem cursar com hiperlactatemia (> 3,2 mmol/ℓ) quando comparados com estágio B2, tornado o lactato um preditor promissor de descompensação e hipoperfusão em pacientes com ICC sintomática e necessidade de ajustes terapêuticos. Por se tratar de uma condição crônica, pacientes no estágio C podem manter os parâmetros hemodinâmicos centrais normais (frequência cardíaca [FC], pressão arterial, temperatura retal ou nível de consciência) associados à hipoperfusão oculta (hiperlactatemia do tipo A), em consequência a um estado de baixo fluxo que pode estar relacionado com agravamento da ICC (baixo débito cardíaco).[29]

São necessários mais estudos que correlacionem a distribuição epidemiológica com a prevalência do perfil clínico-hemodinâmico associado ao desfecho clínico na medicina veterinária. Entretanto, estudos sugerem um comportamento semelhante à medicina, com maior prevalência do fenótipo quente/úmido na sala de emergência, seguido pelo perfil úmido/frio com pior prognóstico.[5,20,26,27]

QUADRO 6.1 Identificação de congestão e baixo débito cardíaco (adaptado).[26-28]

Sinais de congestão	Sinais de hipoperfusão/ baixo débito cardíaco
Crepitação pulmonar/edema pulmonar	Hipotensão (PAS de cão < 90 mmHg; PAS de gato < 100 mmHg)
Taquipneia/dispneia/ortopneia (FR > 40 irpm)	ΔTcp: ≥ 6,5°C (cães) ou ≥ 7,5°C (gatos)
Reflexo hepatojugular positivo	TPC > 3 s, mucosas pálidas, ausência de borborigmos
Ingurgitação jugular	Escala AVDN*: Diferente < A
Edema de membros	Taquicardia: > 180 bpm
Terceira bulha cardíaca	Lactato sérico > 3,2 mmol/ℓ

ΔTcp: gradiente central-periférico; escala AVDN: **a**lerta, alerta à resposta **v**erbal, alerta a estímulo **d**oloroso, **n**ão responsivo; FR: frequência respiratória; PAS: pressão arterial sistólica; TPC: tempo de preenchimento capilar.

DIAGNÓSTICO POR IMAGEM

O paciente com edema pulmonar agudo é, quase sempre, hemodinamicamente instável e a contenção física mais simples para um exame diagnóstico pode ser fatal. É imperativo realizar a atenção de urgência para a estabilização antes dos demais exames complementares. O diagnóstico inicial é obtido por ausculta torácica e sinais clínicos, porém a USG pulmonar é uma modalidade que se ajusta à condição respiratória do animal e não requer contenção física intensa. A radiografia torácica deve ser realizada somente quando o paciente atingir a estabilidade cardiorrespiratória e for capaz de tolerar o procedimento.[11]

A USG desempenha um papel importante na triagem e no monitoramento de terapia em pacientes com dispneia aguda. A varredura pulmonar pelo protocolo Vet BLUE (USG pulmonar à beira do leito) é uma técnica não invasiva capaz de se ajustar à condição clínica do animal, com execução simples e rápida (2 a 3 minutos), e capaz de identificar sinais compatíveis com um "pulmão úmido" em uma síndrome alveolointersticial cardiogênica ou não cardiogênica.[30] Com o paciente em decúbito esternal ou em estação, afastando a pelagem, o transdutor é posicionado em quatro janelas acústicas em cada hemitórax, utilizando-se gel ou álcool para o acoplamento acústico. A varredura tem início na região do lobo pulmonar caudodorsal, seguindo para a região peri-hilar, o lobo pulmonar médio e o lobo pulmonar cranial.[30-32] Um "pulmão úmido" apresenta linhas B (artefatos em "cauda de cometa") nos espaços intercostais, caracterizadas como linhas verticais hiperecoicas estreitas com início na interface pleuropulmonar até a região mais distante da tela de USG com movimento sincrônico à respiração (Figura 6.3).[33] As linhas B são quantificadas em 0, 1, 2, 3, > 3 e infinito (∞) em um único espaço intercostal representativo, e foram correlacionadas com edema pulmonar agudo cardiogênico quando evidenciada quantidade > 3 linhas B em dois ou mais pontos em cada hemitórax, de sensibilidade e especificidade comparável a radiografia torácica em cães e gatos.[30-33] No entanto, linhas B não diagnosticam a causa do edema intersticial alveolar, e outras doenças como a pneumonia também podem formar esse artefato. Para isso, o padrão de distribuição pode facilitar o direcionamento do diagnóstico, uma vez que edema cardiogênico tende a ser mais dorsal e peri-hilar ou generalizado, e a broncopneumonia bacteriana mais ventral.[30,33,34]

Mesmo que, na maioria das situações, a correta localização da origem do edema pulmonar seja obtida por história e exame físico, a USG cardíaca focada na sala de emergência pode melhorar a assertividade diagnóstica.[35] Por meio da janela acústica paraesternal direita, o ultrassonografista treinado pode obter uma estimativa do tamanho do AE, que frequentemente se mostra aumentado nos casos de EPC em cães e gatos. Uma relação ecocardiográfica entre o AE e aorta no corte transversal (eixo curto) > 1,6 em cães e 1,5 em gatos sugere aumento/sobrecarga atrial esquerda (Figura 6.4).[3,36]

A radiografia torácica, apesar de grande valia, jamais deve ser relizada em animais com angústia respiratória. Em pacientes estáveis que toleram o procedimento, deve-se fazer ao menos duas projeções, sendo elas laterolateral (LL) e ventrodorsal (VD) ou dorsoventral (DV), mantendo a suplementação de oxigênio.[5] A ICC esquerda é caracterizada por três achados radiográficos (Figura 6.5): (1) aumento do AE, geralmente com ampliação do VE; (2) distensão das veias pulmonares; e (3) padrão intersticial/alveolar em região peri-hilar e caudodorsal.[37] Na vista LL, a silhueta cardíaca no cão não deve ter mais que 2/3 da altura vertical do tórax e não deve ocupar mais do que 3,5 espaços intercostais na horizontal. Já na visão VD/DV, a largura da silhueta cardíaca em seu ponto mais largo deve ser menor que a metade da largura do tórax no nível da nona costela. A escala *Vertebral Heart Size* (VHS) encontra-se frequentemente aumentada em casos de EPC, sendo o valor de normalidade entre 8,5 e 10,6, embora algumas raças como Schnauzer, Boxer e Buldogue possam ter valores maiores considerados normais.[5,37] O aumento do átrio pode ser percebido com mais facilidade na vista lateral no canto dorsal caudal da silhueta cardíaca como uma protuberância distinta nesta região.[37] Além disso, o desvio dorsal da traqueia (cerca de 15° da coluna vertebral) e a verticalização da silhueta cardíaca sugerem cardiomegalia.[5,37] As artérias e veias pulmonares devem ter diâmetros simétricos, podendo ser avaliados na projeção VD/DV, na nona costela. Quando os vasos cruzam a costela, a silhueta deve parecer uma caixa, mas, se a vasculatura estiver distendida, a silhueta formará um retângulo largo. O aumento das veias pulmonares indica elevação da pressão atrial esquerda, consequentemente, ICC esquerda.[37] Por fim, o edema pulmonar progride do espaço intersticial para o nível alveolar com o avanço do quadro. O padrão intersticial é reconhecido radiograficamente como aumento na opacidade geral dos campos pulmonares afetados, preservando a visibilidade das estruturas normais. Já o padrão alveolar é caracterizado pelo apagamento completo da vasculatura pulmonar e pela presença de broncogramas aéreos, definidos como fluido nos alvéolos terminais, o que resulta em uma opacidade uniforme dos tecidos moles ao redor do brônquio radiotransparente.[37]

Em cães o EPNC pode apresentar padrões pulmonares variáveis, destacando-se os padrões mistos, simétricos, periféricos, multifocais, bilaterais e dorsais (Figura 6.6).[38] Quando a distribuição é unilateral, a infiltração pulmonar envolve principalmente os lobos pulmonares direitos.[9,38] O EPPN geralmente cursa com aumento da opacidade pulmonar mais

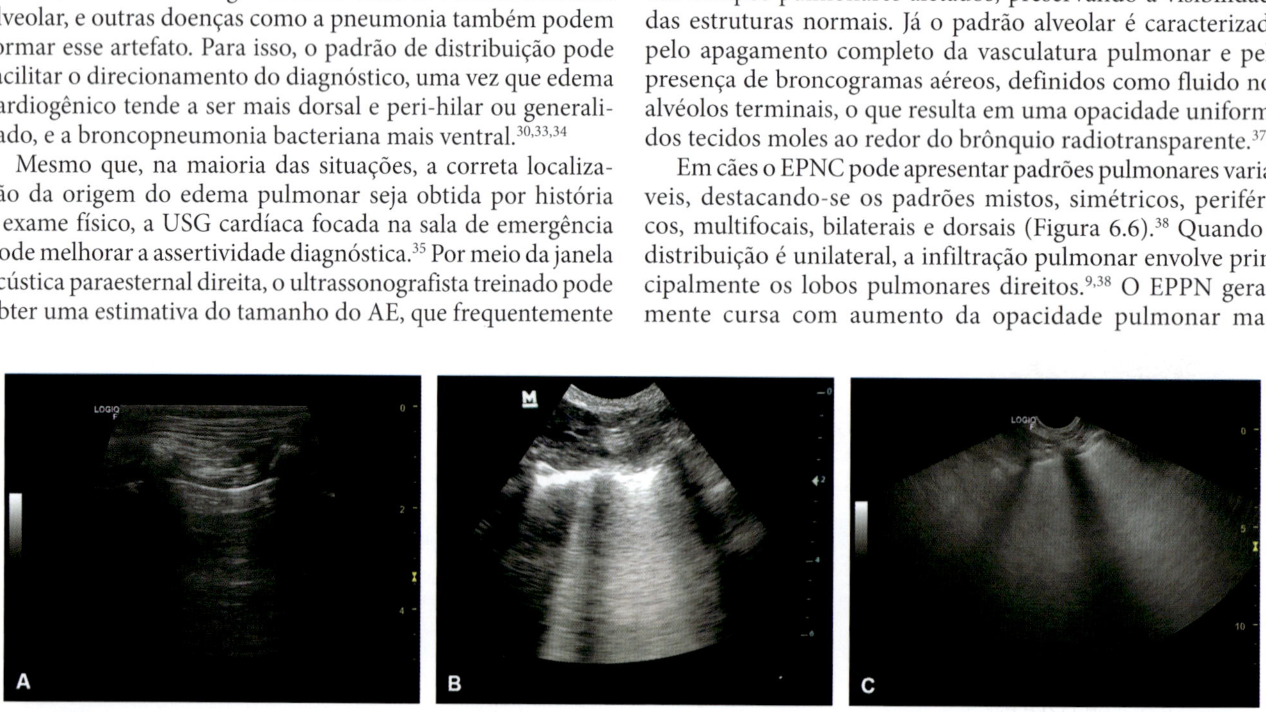

Figura 6.3 Ultrassonografia pulmonar (Vet BLUE) com imagens em modo B utilizando sonda linear (**A**) e convexa (**B** e **C**). Linhas A ("A" = ar) horizontais paralelas à linha pleuroparietal hiperecogênica/brilhante, caracterizando um pulmão normal (**A**). Linhas B que partem da linha pleuroparietal como artefatos de "caudas de cometas" que oscilam ao longo da inspiração e da expiração, em quantidade > 3 (**B**) e infinitas (**C**), sugestivas de "pulmão molhado"/edema pulmonar/síndrome alveolointesticial. (Arquivos pessoais da Dra. Annanda Souza de Figueiredo [imagens **A** e **C**] e do Dr. Henrique Augusto Souza Andrade [imagem **B**].)

frequentemente assimétrico, unilateral e dorsal. Distribuição cranioventral é mais sugestiva de pneumonia.[3] O EPN é tipicamente no quadrante caudodorsal, embora o envolvimento difuso também possa ocorrer.[9] A princípio, no EPNC a silhueta cardíaca apresenta-se normal.

Durante a avaliação radiográfica em felinos, o EPC não apresenta padrão ou distribuição consistente como nos cães, destacando-se um tipo intersticial não estruturado, com ou sem padrão alveolar (Figura 6.7). A efusão pleural é frequente nos gatos cardiopatas e, apesar da silhueta cardíaca estar frequentemente aumentada, pode parecer normal em um número significativo de gatos.[39] A largura da silhueta cardíaca normal deve medir entre 2,5 e 3 espaços intercostais, e o VHS varia entre 7,2 e 7,8.[37] O EPNC apesar da tender a uma distribuição em campo pulmonar caudal e dorsal com um padrão intersticial a alveolar

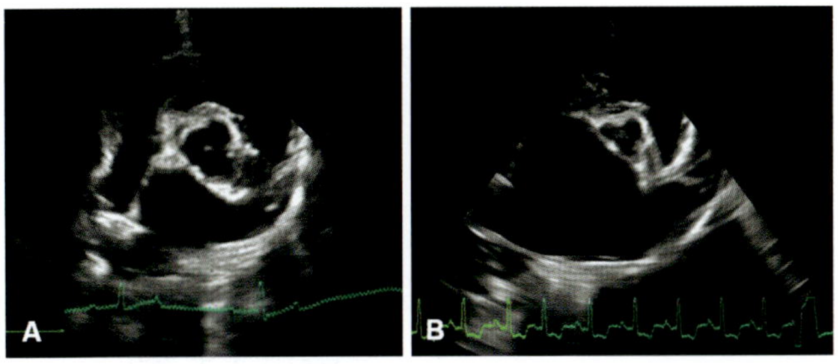

Figura 6.4 Ecocardiografias do corte transversal da janela paraesternal direita no nível do átrio esquerdo (AE) e da artéria aorta (AO) por meio da avaliação bidimensional. Relação AE/AO < 1,6 caracterizada como normal (**A**). Relação AE/AO > 1,6 (cerca de 4,6) com aumento importante de AE (**B**). (Arquivo pessoal do Dr. Henrique Augusto Souza Andrade.)

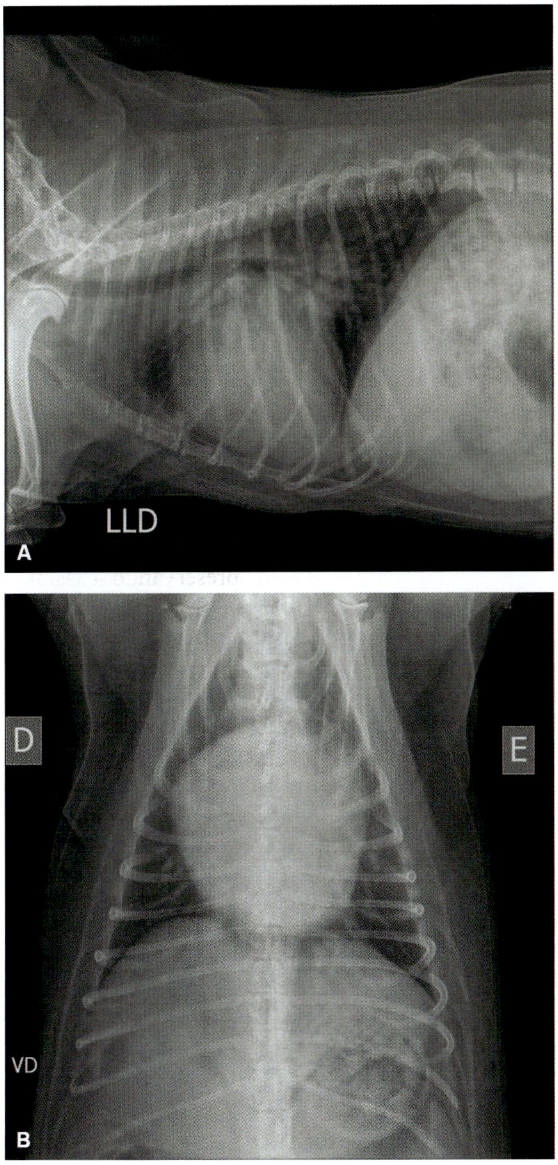

Figura 6.5 Radiografias torácicas lateral (**A**) e ventrodorsal (**B**) de cão da raça Poodle, com 11 anos, história de tosse e dificuldade respiratória moderada secundária a edema pulmonar cardiogênico. Observa-se aumento da silhueta cardíaca (**A** e **B**), com aumento na escala VHS (cerca de 13,2) e evidente ampliação do coração em seu eixo base-hilar, elevação dorsal da traqueia, abaulamento em região correspondente a átrio esquerdo e opacificação pulmonar tendendo a alveolar em região peri-hilar (**A**), não tão evidente em projeção ventrodorsal devido à sobreposição à silhueta cardíaca (**B**). (Arquivo pessoal da Dra. Annanda Souza de Figueiredo).

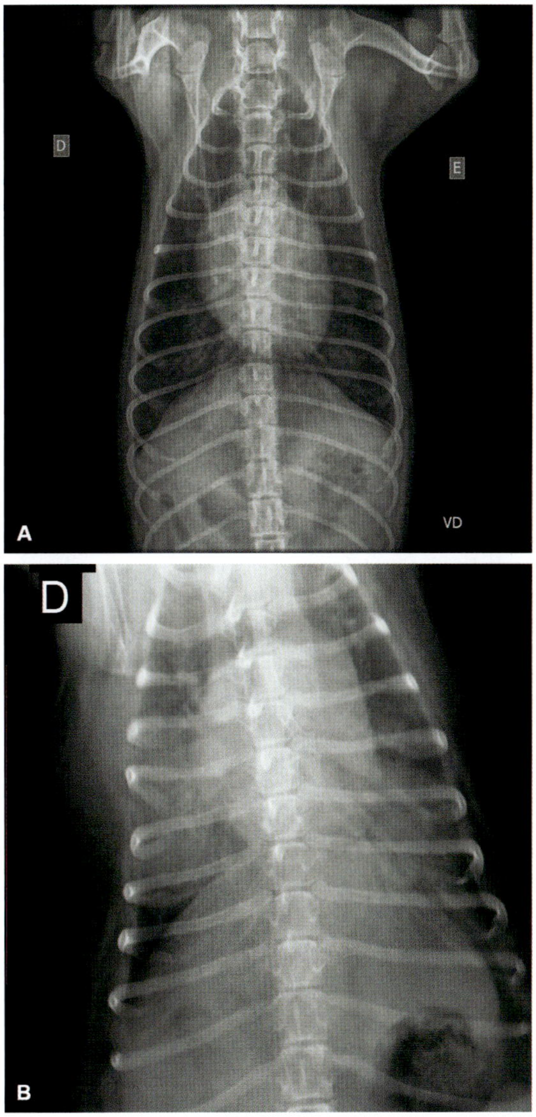

Figura 6.6 Radiografias torácicas de edemas pulmonares não cardiogênicos em cães: edema pulmonar neurogênico (**A**) e edema pulmonar secundário a neoplasia (**B**). Em **A**, Yorkshire Terrier de 4 anos, com dificuldade respiratória após episódio convulsivo: imagem ventrodorsal com opacificação pulmonar multifocal discreta em padrão intersticial não estruturado e silhueta cardíaca normal. Em **B**, Shih-tzu de 12 anos, com dificuldade respiratória grave não responsiva a diurético: imagem dorsoventral com importante opacificação alveolar em campos pulmonares caudais e lobo médio, silhueta cardíaca normal e citologia pulmonar sugestiva de carcinoma. (Arquivos pessoais do Dr. Alex Silveira Uchôa [imagem **A**] e da Dra. Annanda Souza de Figueiredo [imagem **B**]).

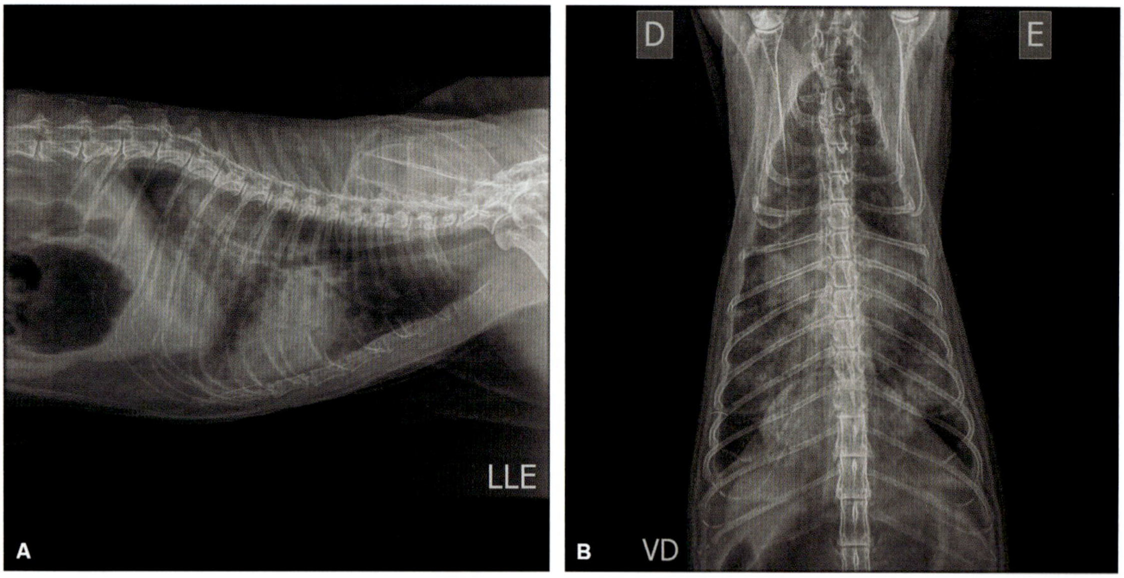

Figura 6.7 Radiografias torácicas lateral (**A**) e ventrodorsal (**B**) de felino sem raça definida, com 23 anos, com dificuldade respiratória secundária a edema pulmonar cardiogênico. Observam-se coração alongado, com aumento na escala VHS (8,5) (**A**), e abaulamento de átrios esquerdo e direito (**B**). Opacificação pulmonar difusa em padrão misto (intersticial não estruturado e alveolar) (**A** e **B**). Gás moderado em estômago sugestivo de aerofagia (**A**). Broncograma aéreo e dilatação de vasos pulmonares (**B**). Diagnóstico definitivo de cardiomiopatia hipertrófica na avaliação ecocardiográfica. (Arquivo pessoal do Dr. Alex Silveira Uchôa).

misto bilateral, pode ser facilmente confundido com um edema cardiogênico nessa espécie, sendo necessário correlacionar a imagem com a história e os achados clínicos.[39]

ABORDAGEM PRIMÁRIA DO EDEMA PULMONAR AGUDO

A avaliação ABC (via respiratória, respiração, circulação) é fundamental em todo paciente grave. Uma vez identificadas vias respiratórias patentes, a suplementação de oxigênio deve ser imediatamente oferecida aos pacientes com dificuldade respiratória. Além disso é imperativo reconhecer que o animal deve ser mantido vivo por tempo suficiente para que a terapia específica surta efeito (abordagem *hands-off*, que inclui o mínimo de estresse ambiental possível).

Suplementação de oxigênio

Ao primeiro sinal de esforço respiratório, a *suplementação de oxigênio* em alta concentração (fração inspirada de oxigênio [FIO_2] a 100%) deve ser iniciada, com a técnica que cause menor estresse e ansiedade ao paciente. Como há poucas contraindicações para a administração de oxigênio a curto prazo, essa recomendação se baseia na prevenção do quadro hipóxico, com objetivo de aumentar a FIO_2 fornecida aos alvéolos para pacientes com dificuldade respiratória.[25,40] É importante ressaltar que na vigência de obstrução parcial ou completa das vias respiratórias superiores, uma passagem deve ser rapidamente estabelecida com aspiração de conteúdo e até mesmo a intubação orotraqueal (IOT). Caso esta seja necessária, mas haja obstrução das vias respiratórias, proceder à cricotireoidostomia percutânea ou à traqueotomia.[25] Felizmente a maioria dos pacientes se beneficia com técnicas não invasivas, como *flow-by*, máscara facial, sonda nasal, colar de Crowe e gaiola de oxigênio ou até mesmo oxigenação nasal de alto fluxo (ONAF) (Quadro 6.2).

No momento da admissão, pode-se optar pela técnica *flow-by*, que utiliza tubo de silicone de grosso calibre diretamente conectado ao cilindro de oxigênio em fluxo máximo

QUADRO 6.2 Estimativa da fração inspirada de oxigênio (FIO_2) por diferentes métodos de oxigenoterapia (adaptado).[18,40]

Método de oxigenoterapia	FIO_2 (%) estimada	Fluxo de O_2
Fluxo de oxigênio	24 a 45	Máximo permitido pelo paciente
Máscara facial	35 a 60	≥ 200 mℓ/kg/min
Colar elisabetano (Crowe)	40 a 70	3 a 5 ℓ/min
Sonda nasal unilateral	30 a 50	50 a 100 mℓ/kg/min
Sonda nasal bilateral	30 a 70	50 a 100 mℓ/kg/min em cada
Gaiolas de oxigênio	21 a 60	–
Ventilação mecânica	21 a 100	1 a 2 ℓ/min

permitido pelo paciente com distância de 1 a 3 cm da narina ou boca do animal. É um método fácil e de rápida implementação que pode alcançar FIO_2 entre 25 e 40%, porém, além do desperdício de oxigênio e da baixa tolerância de alguns pacientes, necessita de um assistente em tempo integral para administração de oxigênio. Portanto, após a abordagem primária, deve-se optar por método mais eficiente e menos dispendioso.[25,40]

O uso da máscara (Figura 6.8) é uma técnica simples e difundida, mas que depende da cooperação e da anatomia do paciente. Várias máscaras estão disponíveis no mercado, devendo ser adotada aquela que apresentar melhor encaixe ao paciente. A FIO_2 é variável (35 a 60%), dependendo de quão bem ajustada a máscara é ao redor da face e do fluxo adotado (em média 200 mℓ/kg/min, podendo ser mais alto se o paciente tolerar). Há preferência por máscaras com saída para o ar expirado ou circuito sem reinalação de CO_2, para evitar hipercapnia e hipertermia. Assim como o método *flow-by*, a máscara depende de um assistente para execução, e a maioria dos pacientes exigirá outros métodos de fornecimento se o suporte de oxigênio a longo prazo for necessário.[25,40]

A técnica do colar elisabetano desenvolvida pelo Prof. Dennis Crowe é simples, eficiente, bem tolerada e fornece oxigenação por longos períodos (Figura 6.9). É um método indicado para

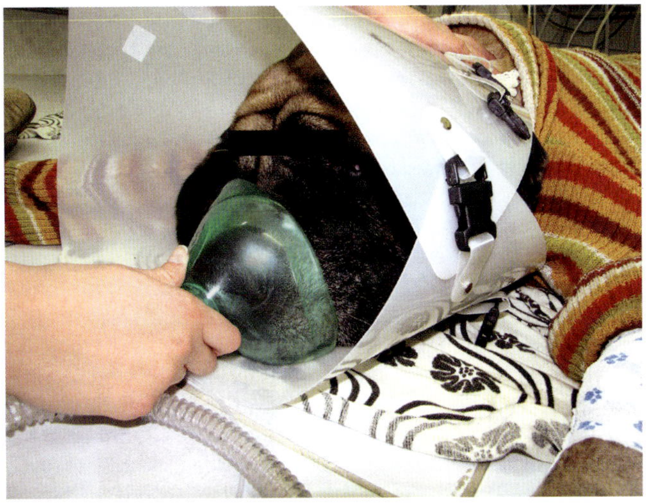

Figura 6.8 Suplementação de oxigênio por máscara. (Arquivo pessoal do Dr. Rodrigo Cardoso Rabelo.)

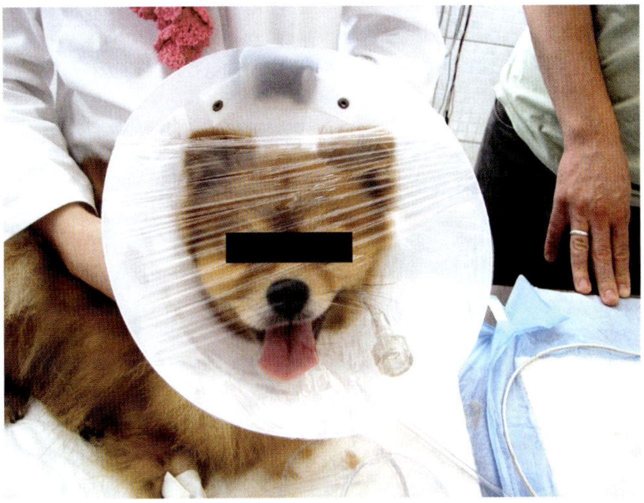

Figura 6.9 Cão com suplementação de oxigênio pela técnica do colar elizabetano. (Arquivo pessoal do Dr. Rodrigo Cardoso Rabelo.)

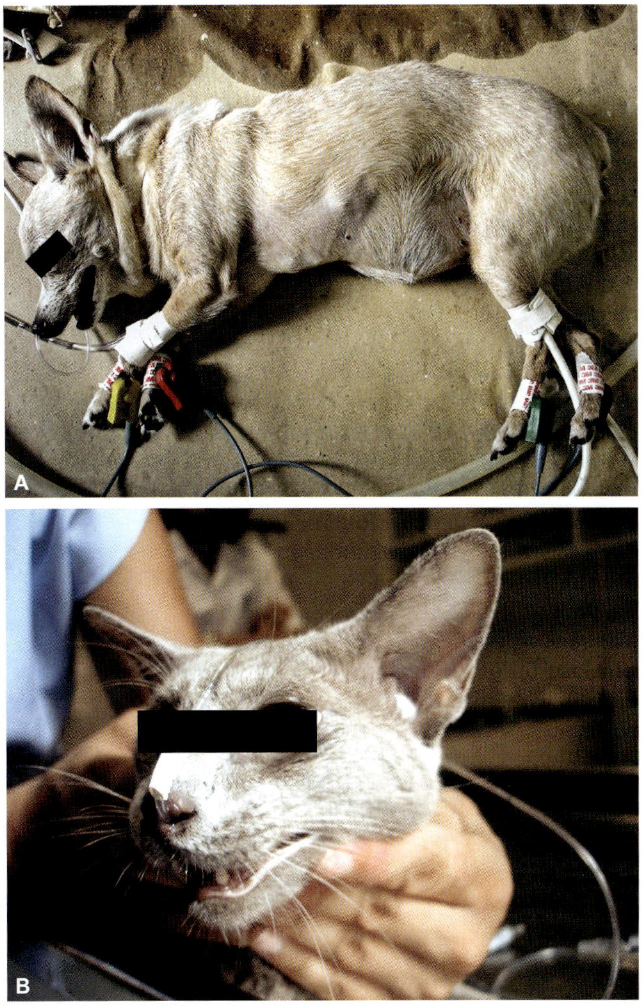

Figura 6.10 Cão (**A**) e gato (**B**) com suplementação de oxigênio via sonda nasal. (Arquivo pessoal do Dr. Rodrigo Cardoso Rabelo.)

animais braquicefálicos, de porte pequeno, ou que não suportam a oxigenação por sonda ou máscara. Utiliza-se um colar elisabetano com 1 cm de distância entre a coleira e a pele do animal. O colar é coberto com filme de PVC até 2/3 a ¾ de sua circunferência, o que possibilita a saída de gás carbônico e ar quente. O oxigênio é fornecido pelo tubo ligado ao cilindro e inserido dentro do colar, a um fluxo de 3 a 5 ℓ/min nos primeiros 15 minutos, e reduzido quando houver estabilização da FiO_2, podendo alcançar 40 a 70% dela.[25,40,41]

A cânula/sonda nasal é uma técnica de excelência para oxigenação constante (Figura 6.10). O calibre da sonda deve ocupar até 50% do diâmetro da narina e mede-se a distância entre a narina e a rima lacrimal medial para inserção da sonda até a entrada da orofaringe, produzindo altas FiO_2. A dessensibilização com anestésico local nas narinas antes da colocação é necessária (1 a 2 gotas de lidocaína intranasal e lubrificação do tubo). Eleva-se a cabeça do paciente e insere-se a sonda até a marcação. A fixação deve ser feita com sutura ou cola para tecidos, em posição medial para gatos e lateral para cães. Com fluxo de 100 mℓ/kg/min, consegue-se até 50% de FiO_2, ou até 70%, se usadas nas duas narinas.[41] É necessário identificar a entrada de oxigênio, já que as sondas nasogástricas apresentam o mesmo tipo de conexão externa. Cânulas nasais tipo óculos oferecem o gás bilateralmente, são curtas e de maior calibre, não necessitam de anestésico local na maioria das vezes e podem alcançar entre 50 e 60% de FiO_2.[40] O oxigênio deve ser umidificado para evitar o ressecamento da mucosa nasal, e em taxas acima de 100 mℓ/kg/min podem haver desconforto já que o organismo não consegue umidificar e aquecer o ar adequadamente. A principal vantagem do método é o acesso ao paciente para avaliação clínica sem interrupção da oxigenoterapia.[25]

As gaiolas de oxigênio compõem o método com menor carga de estresse e podem alcançar até 60% de FiO_2. São indicadas para filhotes, animais exóticos, felinos e cães muito ansiosos. Há gaiolas projetadas com essa finalidade, capazes de controlar FiO_2, dióxido de carbono (CO_2), calor e umidade, ou podem se adaptar caixas de transporte envoltas com papel filme e incubadoras com fonte externa de oxigênio, lembrando sempre de manter uma saída de ar para evitar a reinalação de CO_2 e hipertermia. Para monitoramento do ambiente, um medidor de CO_2 e um termômetro podem ser colocados em gaiolas adaptadas. As principais desvantagens são o acesso limitado ao paciente e a queda abrupta da FiO_2 para 21% no momento de abertura da gaiola, o que pode provocar descompensação respiratória.[25,40]

Sedação

A dificuldade respiratória provocada pelo edema pulmonar pode cursar com alto grau de ansiedade. A exacerbação do estresse pode acentuar o esforço respiratório e provocar ruptura alveolar e de capilares alveolares, piorando o quadro clínico, além de aumentar o gasto energético e contribuir para hipertermia.[5,6,18] Pacientes hemodinamicamente estáveis podem se beneficiar da sedação para facilitar o manejo e amenizar a fadiga respiratória. Há predileção por dose baixa de opioides (butorfanol 0,1 a 0,4 mg/kg por via intramuscular [IM] ou fentanila 5 µg/kg/IM) associados a fenotiazínicos (acepromazina 0,0125 mg/kg/IM),[18] porém os protocolos de sedação devem ser sempre individualizados e deve-se evitar sedação excessiva, hipotensão e bradicardia.[5,18]

TERAPÊUTICA NO EDEMA PULMONAR CARDIOGÊNICO

Após a abordagem inicial, a terapia do EPC pode ser guiada com base no perfil clínico hemodinâmico (Figura 6.11) e é estruturada pela tríade: diurético, vasodilatadores e inotrópicos. Os pacientes alocados no perfil quente/úmido (estabilidade hemodinâmica + EPC) comumente inclui o primeiro EPC agudo que deve ser tratado objetivando otimizar a redução da pré-carga (terapia diurética com ou sem terapia vasodilatadora). Já pacientes com o perfil úmido/frio (EPC + baixo débito cardíaco), além da redução da pré-carga (diurético), necessitam da restauração da perfusão tecidual (inotrópico positivo); isso inclui animais com pior prognóstico, muitas vezes refratários a terapia, com disfunção orgânica e hiperlactatemia, associado a maior risco de óbito.[5,26,42] Para isso, cães com EPC com baixo clareamento de lactato e manutenção de seu valor elevado em 2 horas após admissão na emergência têm pior desfecho clínico, com maior mortalidade intra-hospitalar.[42]

Diurético

A *furosemida* compõe a principal estratégia terapêutica no caso de paciente quente/úmido, especialmente por sua ação de início rápido e potente. Responsável pela inibição da reabsorção de sódio, potássio e cloreto na alça de Henle, promove a redução da pré-carga por meio da diurese, e consequente redução da congestão. A eficácia pode ser comprometida em pacientes com baixo débito cardíaco, terapia concomitante com

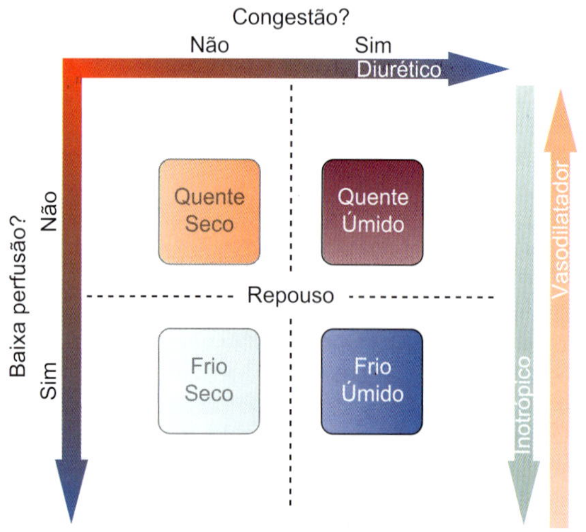

Figura 6.11 Perfil clínico-hemodinâmico do paciente com insuficiência cardíaca em repouso. Paciente com perfusão tecidual (estabilidade hemodinâmica) e congestão (edema pulmonar) é classificado como quente/úmido, preconizando-se o uso de diurético e vasodilatador; paciente com perfusão tecidual comprometida (instabilidade hemodinâmica) e congestão (edema pulmonar) é classificado como frio/úmido, preconizando-se o uso de diurético e inotrópico. (Adaptada da Diretriz Brasileira de Insuficiência Cardíaca Crônica e Aguda, 2018;[27] Arquivo pessoal do Dr. Henrique Augusto Souza Andrade.)

anti-inflamatórios não esteroides (AINEs) ou hipoalbuminemia grave.[6] A sua apresentação injetável possibilita versatilidade. Embora por via intravenosa (IV) seja preferível, nos pacientes em que a obtenção de um acesso venoso possa prejudicar a ventilação devido ao estresse por manipulação, a via intramuscular pode ser aplicável.[43] Apesar de a via subcutânea (SC) ser de fácil obtenção, não é incomum pacientes em ICC apresentarem vasoconstrição periférica, o que pode comprometer a sua absorção. Estudos em cães saudáveis demostram que o pico de produção urinária é maior na administração intravenosa, embora pela via subcutânea o tempo de manutenção da diurese seja mais prolongado, o que justifica replicações de *bolus* pela primeira via. Além disso, ambas as vias provocaram pico de diurese após 1 hora de administração do fármaco. A infusão contínua (IC) de furosemida mantém uma produção de urina estável com maior volume total comparada às outras vias em *bolus*,[44,45] entretanto, são necessárias pesquisas que avaliem a dose-resposta nos diferentes contextos hemodinâmicos, e o método de administração deve ser selecionado para corresponder à condição clínica do paciente.

Quando o diurético é administrado por via intravenosa, estima-se que o início de sua ação ocorra em 5 minutos, com pico próximo de 30 minutos e duração de ação de 120 a 180 minutos.[6] A dose inicial e a frequência de aplicações podem variar de 2 a 4 mg/kg para cães e 1 a 2 mg/kg para gatos, com *bolus* a cada 1 a 3 horas, geralmente requerendo 1 a 4 *bolus* repetidos, evitando ultrapassar 8 mg/kg em 4 horas e 12 mg/kg/dia.[5,6,7,8,46] O senso crítico deve ser mandatório na estratégia terapêutica, guiado principalmente por frequência respiratória, FC, esforço do paciente, produção urinária, SpO_2, PaO_2 e pressão arterial após a dose inicial para avaliar a resposta ao fármaco.[6] A recomendação do *Guideline ACVIM* para o tratamento de DMVM (2020) no manejo agudo de EPC é a administração intravenosa (ou intramuscular) de furosemida 2 mg/kg, seguidos por 2 mg/kg, IV ou IM, a cada hora, até melhora substancial dos sinais respiratórios, não ultrapassando 8 mg/kg em 4 horas.[7] Em casos de EPC ameaçador à vida, a IC de furosemida na dosagem de 0,66 a 1 mg/kg/h após o *bolus* inicial pode ser considerada.[7] Acredita-se que a IC promova elevação da diurese comparada à administração em *bolus* e maior risco de desidratação e azotemia.[43-45] Na medicina, a IC não foi associada a menor mortalidade e a menor tempo de hospitalização apesar do potencial aumento da produção de urina em 24 horas.[47] Pacientes com história de ICC recorrente que fazem uso crônico de altas doses de furosemida e com suspeita de resistência diurética podem necessitar de doses maiores de *bolus* inicial (4 mg/kg),[5] e talvez a IC seja o método mais indicado.[6]

Vasodilatadores

O *nitroprussiato de sódio* tem efeito vasodilatador misto, ideal para pacientes úmidos quentes, capaz de promover veno e arteriodilatação, auxiliando respectivamente na redução da pré e da pós-carga, aumentando a capacitância e diminuindo a resistência. Esse fármaco é indicada no EPC com risco de morte, pouco responsivo à terapia diurética, em animais normotensos ou hipertensos.[7,48] Infundido por via intravenosa, geralmente é efetivo na dose 0,5 a 3 µg/kg/min em cães e 0,5 a 2 µg/kg/min em gatos.[22,46,49] Sua meia-vida curta possibilita uma titulação precisa podendo alcançar dose máxima de 10 µg/kg/min (raramente necessário).[6,22] A redução-alvo da pressão arterial sistólica (PAS) após o início da infusão é de 10 a 20% do basal em pacientes hipertensos, ou a meta de 90 a 100 mmHg nos normotensos.[6] Valores de PAS inferiores a 90 a 100 mmHg em cães e gatos podem comprometer a perfusão tecidual, o que torna imperativa a aferição da pressão arterial a cada 15 minutos até atingir o valor estimado, mantendo o controle constante.[50] O vômito é um sinal geralmente precoce da hipotensão pela IC de nitroprussiato e, caso ocorra, a aferição pressórica deve ser imediata, bem como a redução da taxa de infusão conforme a necessidade, procurando não interromper seu uso de modo abrupto a fim de evitar o risco de hipertensão rebote.[50] O nitroprussiato pode ser diluído em solução fisiológica a 0,9% ou dextrose a 5% e deve ser protegido da luz.[2]

Na ausência do nitroprussiato e se a via oral (VO) estiver disponível, a *hidralazina* e o *anlodipino* podem ser consideradas como terapia vasodilatadora, embora a absorção gastrintestinal possa estar comprometida pela congestão. A hidralazina e o anlodipino são vasodilatadores arteriais úteis na redução da fração regurgitante e no aumento do débito cardíaco.[22] A hidralazina (0,5 a 2,5 mg/kg, VO, a cada 12 horas) deve ser iniciada com uma dosagem baixa e titulada para o efeito conforme descrito acima com nitroprussiato, mas se necessário com aumentos de dosagem a cada hora.[7] Já o anlodipino (0,05 a 0,2 mg/kg, VO/24 h para o cão e 0,625 a 1,25 mg, VO/24 h, por gato) apresenta risco limitado de causar hipotensão e conta com uma ação prolongada e gradual, que torna possível sua administração uma vez ao dia e evita reduções rápidas da pressão arterial,[22] embora o efeito máximo do fármaco não ocorra antes de 3 horas, exigindo uma titulação mais lenta.[7] Uma vez que a titulação refinada dos vasodilatadores por via oral esteja comprometida, seu uso é mais indicado para pacientes com a PAS acima de 180 mmHg, devendo-se optar por iniciar e manter sempre a menor dose efetiva.[49]

O *dinitrato de isossorbida* (0,5 a 2 mg/kg, VO, 2 vezes/dia em cães) é um nitrato de uso oral ainda conflitante. Geralmente sua administração é realizada no perfil úmido/quente, na indisponibilidade do nitroprussiato, quando os sinais de congestão persistem, apesar do uso de diuréticos, ou aumentos adicionais no uso de diuréticos são impedidos por azotemia em casos crônicos.[51,52] A isossorbida tem o papel de diminuir a pré-carga mediante venodilatação, com consequente redução da pressão atrial esquerda e da congestão.[53,54] Aparentemente, a medicação não interfere significativamente na resistência vascular sistêmica e sua tolerância é discutível,[53] o que torna razoável o seu uso na sala de emergência com manutenção do reflexo de deglutição.[5] Contudo, a sua eficácia em pacientes congestos e a dosagem ideal para o efeito desejado em cães e gatos permanece controversa.

Inotrópicos

Pacientes com EPC (úmido) e hipotensão (frio) fulminante requerem suporte inotrópico. A otimização da contratilidade restaura gradativamente a perfusão renal pela melhora no débito cardíaco, possibilitando o alcance da furosemida na alça de Henle para o controle da sobrecarga volêmica.

A *dobutamina* é o inotrópico de escolha, por seus efeitos beta-1 e beta-2-adrenérgicos com modesta repercussão vasomotora (alfa-1-adrenérgico),[55] capaz de promover o aumento do débito cardíaco a curto prazo com doses tituladas por IC. A estimulação beta-1 aumenta o débito cardíaco por meio do incremento na contratilidade e na FC, enquanto a redução da pós-carga é mediada pelos receptores beta-2 com discreta diminuição da resistência vascular periférica por dilatação arterial direta.[56] A dose pode variar entre 2 e 20 μg/kg/min, mas pacientes que requerem doses acima de 15 μg/kg/min têm pior prognóstico.[5,7] A diluição é realizada em solução glicosada a 5% e apresenta fotossensibilidade.[5] Procura-se alcançar a menor dose efetiva já que a estimulação adrenérgica aumenta o consumo de oxigênio pelo miocárdio, conferindo um potencial arritmogênico em altas doses, sendo necessário o acompanhamento eletrocardiográfico durante a infusão e a redução da dose frente a arritmias supraventriculares e/ou ventriculares.[5,7] Entretanto, enquanto seu uso for seguro, na ausência da melhora na pressão de pulso, coloração de mucosa e/ou diminuição do TPC, a dose pode ser aumentada.[2] Uma vez que o EPC começa a desaparecer, a infusão de dobutamina é gradualmente diminuída ao longo de 12 a 24 horas, e a administração oral crônica de pimobendana é iniciada.[6] Pacientes felinos com EPC refratário e hipotensos, desde que apresentem déficit de contratilidade miocárdica/disfunção sistólica sem obstrução da via de saída do VE, podem se beneficiar com a dobutamina (1 a 6 μg/kg/min).[8,46,49]

O *pimobendana* é válido para pacientes úmidos, sejam eles frios ou quentes, independentemente do uso da dobutamina em IC, uma vez que os mecanismos de ações são diferentes e sinérgicos.[5] Indicado para pacientes com ICC leve, moderada e grave,[57] o pimobendana tem seu efeito inotrópico positivo por aumentar a afinidade da troponina cardíaca para a ligação do íon cálcio, além de inibir a fosfodiesterase 3 (PDE3), otimizando a contratilidade miocárdica.[6,58] A PDE3 também induz o relaxamento do músculo liso arterial e a venodilatação, auxiliando na redução da pós e da pré-carga, tornando o fármaco desejável por sua ação inodilatadora.[6,22,58] O seu início de ação rápido (2 a 3 horas, VO)[57] e potente em cães faz dele um pilar no tratamento de pacientes com CMD e DMVM,[7,59] sendo também indicado no EPC agudo,[7] porém nem sempre a via oral está disponível e, até o momento, não há apresentação injetável no Brasil. A dose recomendada é de 0,25 a 0,3 mg/kg, VO, a cada 12 horas.[7,22] Além de promover uma resolução mais rápida do EPC, a associação de pimobendana à terapia convencional diminui as recidivas[60] e pode ser capaz de reduzir a pressão atrial esquerda em cães com regurgitação mitral por ruptura de cordoalha tunídea.[61] Por fim, recente estudo piloto experimental em cães saudáveis sugere que a administração retal de pimobendana (0,5 mg/kg) possa atingir concentrações plasmáticas terapêuticas semelhantes às da via oral rapidamente, sendo potencialmente benéfica como terapia a curto prazo em uma dose única durante a estabilização inicial de pacientes descompensados.[58] Apesar de ser uma informação promissora, mais estudos são necessários em pacientes com ICC a fim de avaliar a segurança e eficácia terapêutica da administração do pimobendana por via retal.

O pimobendana pode ser usado em felinos com EPC refratário quando há disfunção sistólica concomitante sem obstrução da via de saída do VE documentada por ecocardiografia.[8] A dose recomendada é de 0,25 mg/kg[49] ou 0,625 a 1,25 mg/gato, VO, a cada 12 horas.[8] Apesar das diretrizes de manejo de cardiomiopatias em felinos – ACVIM 2020 – não indicar o uso do pimobendana em pacientes com obstrução da via de saída do VE, o nível de evidência é baixo e não está claro se esse fármaco é contraindicado nesses pacientes.[62] Estudo recente avaliando a dose única de pimobendana em gatos com cardiomiopatia hipertrófica sugere melhora da função atrial sem diferença significativa na exacerbação da obstrução da via de saída do VE,[63] porém, trabalhos futuros são necessários para avaliar se os benefícios propostos do pimobendana podem superar os riscos nesses pacientes de acordo com a gravidade da obstrução.

TERAPÊUTICA NO EDEMA PULMONAR NÃO CARDIOGÊNICO

O tratamento do EPNC envolve o tratamento da causa subjacente ao evento. Portanto, o manejo baseia-se nos cuidados de suporte e tratamento da causa de base até que haja a resolução da lesão pulmonar aguda.[19]

O manejo diurético e vasodilatador é factível no EPNC em pacientes que não estejam hipovolêmicos e hipotensos, já que além do aumento da permeabilidade, a alta pressão hidrostática intravascular exacerba a formação de edema.[3,64] A furosemida (2 mg/kg em cães; 1 mg/kg em gatos), IV ou intramuscular, pode ser administrada, com reaplicação a cada 1 a 2 horas dependendo da resposta,[2,9] mas se nenhuma melhora for observada após 2 a 3 doses, é improvável que este medicamento seja útil.[9] O nitroprussiato de sódio (0,5 a 10 μg/kg/min) pode diminuir rapidamente a pressão capilar pulmonar e possivelmente o acúmulo de fluido pulmonar, contudo, a hipotensão sistêmica deve ser evitada[9] e, caso ocorra, deve-se interromper o uso de vasodilatadores e avaliar a necessidade de suporte vasopressor ou inotrópico em pacientes normovolêmicos. Há sugestão de que dobutamina (5 a 20 μg/kg/min) pode diminuir a sobrecarga de volume pulmonar por meio da otimização do débito cardíaco, porém mais estudos são necessários no EPNC.[9] Como não há consenso sobre o uso dessas medicações e infelizmente seus efeitos não podem ser previstos sem administrá-los empiricamente, em caso de EPNC o médico julgará a necessidade de sua utilização até que mais evidências clínicas objetivas estejam disponíveis.[9]

Existe uma preocupação com a progressão do edema pulmonar por aumento da permeabilidade associado a infusão de fluidos, o que torna a escolha entre cristaloides e coloides cada vez mais controversa. Os cristaloides em grandes volumes podem aumentar a pressão hidrostática e diminuir a pressão oncótica (especialmente em pacientes hipoalbuminêmicos).[9,64] Os coloides naturais ou sintéticos, apesar da infusão em menor volume, não diminuem necessariamente a incidência de edema, já que a barreira microvascular pulmonar normal é relativamente permeável à proteína, ou seja, pacientes com EPNC têm aumento relativo da permeabilidade na microvasculatura pulmonar, o que torna possível a perda de partículas coloides no interstício, o aumento da pressão oncótica intersticial e o subsequente aumento do edema.[3,9] Clinicamente, esse evento não pode ser previsto, mas se o uso for necessário, uma infusão teste em dose baixa de uma solução coloidal deve preceder a terapia. Na sequência ao teste, se a melhora clínica se mantiver ausente ou ocorra piora do edema pulmonar, seu uso deve ser restrito.[2,3,9] Além disso, a depuração macromolecular nos alvéolos é muito lenta em comparação com soluções eletrolíticas isotônicas, fazendo dos coloides uma escolha perigosa.[3] Nesse sentido, a restrição de fluidos se mostra prudente, mas deve ser balanceada contra os riscos de hipovolemia e comprometimento da perfusão orgânica, optando-se pelos cristaloides como primeira linha caso a reanimação volêmica seja necessária.[9]

Pacientes com edema pulmonar secundário à inalação de fumaça podem se beneficiar com beta-2-agonistas (terbutalina 0,01 mg/kg, IV, IM, SC ou VO, ou albuterol inalado) devido ao seu efeito redutor de histamina e anti-inflamatório.[10] O uso de antibiótico profilático não é recomendado nesses pacientes, apesar de 50% dos humanos tratados por inalação de fumaça desenvolverem pneumonia bacteriana.[3] A nebulização com epinefrina e corticosteroides ajuda a minimizar o edema das vias respiratórias superiores, mas o uso de esteroides sistêmicos não parece ser benéfico.[3] Casos graves de dificuldade respiratória necessitam de intubação orotraqueal com suplementação de oxigênio a 100%, sabendo que a oximetria de pulso pode não avaliar a gravidade da hipoxia porque não é capaz de diferenciar a hemoglobina oxigenada da carboxi-hemoglobina.[65]

A epinefrina (0,01 a 0,025 mg/kg, IV) é indicada para casos de disfunção respiratória e edema secundário a anafilaxia e hipersensibilidade. Esses pacientes também podem se beneficiar com broncodilatadores e corticosteroides (dexametasona 0,1 mg/kg, IV).[66] A dexametasona (0,5 mg/kg, IV ou IM) também pode ser indicada no edema pulmonar secundário à lesão pulmonar aguda relacionada a transfusão (TRALI), apesar da eficácia ser questionada.[67]

COMPLICAÇÕES DO EDEMA PULMONAR AGUDO

A SDRA é a complicação mais importante do edema pulmonar com índices elevados de mortalidade em cães e gatos.[68] Na medicina veterinária ainda há divisão entre lesão pulmonar aguda (LPA) e SDRA, sendo a primeira uma resposta inflamatória excessiva do pulmão a um dano pulmonar sistêmico,[64] enquanto a SDRA é uma LPA complicada com hipoxemia refratária e baixa complacência pulmonar.[64,68]

Os critérios de SDRA para pequenos animais são: (1) início agudo de dificuldade respiratória (< 72 horas); (2) fatores de risco conhecidos; (3) infiltrado pulmonar bilateral evidente na radiografia ou na tomografia computadorizada (TC), sem aumento da pressão capilar pulmonar (EPNC); (4) evidência de troca gasosa ineficiente (LPA: $PaO_2/FIO_2 < 300$; SDRA: $PaO_2/FIO_2 < 200$; aumento do gradiente de oxigênio alveolar–arterial; aumento da ventilação do espaço morto); e (5) evidência de inflamação pulmonar difusa, sendo o último critério opcional e disponível apenas com lavagem transtraqueal ou lavagem broncoalveolar.[69]

É necessária parcimônia para diagnosticar SDRA pela radiografia torácica. Um estudo em humanos comparando a acurácia do exame radiográfico de tórax com a TC (padrão-ouro) para identificar infiltrado pulmonar bilateral observou que a radiografia apresenta sensibilidade e especificidade próximo a 70%, podendo subestimar a condição clínica e retardar o diagnóstico.[70]

A hemogasometria arterial é extremamente importante para o diagnóstico da SDRA, mas o tratamento do edema pulmonar não deve ser retardado por obtenção de amostra e até que o paciente seja estabilizado para coleta opta-se por métodos menos invasivos.[71] Se a oximetria de pulso estiver disponível, pode-se estimar a relação PaO_2/FIO_2 por SpO_2/FIO_2 até que a coleta de sangue arterial seja possível.[18,72] Uma relação SpO_2/FIO_2 acima de 315 corresponde à PaO_2/FIO_2 acima de 300, e PaO_2/FIO_2 menor que 235 corresponde à PaO_2/FIO_2 menor que 200.[18,73] Apesar da SpO_2 ter uma boa correlação com a PaO_2, não são métodos substitutivos.[74]

Pacientes com hipoxemia grave, apesar da suplementação de oxigênio ($PaO_2 < 60$ mmHg), e esforço respiratório excessivo têm indicação de ventilação mecânica (VM) a fim de manter $PaO_2 > 80$ mmHg ($SpO_2 \geq 95\%$) e pressão parcial de dióxido de carbono ($PaCO_2$) < 50 mmHg.[24] A estratégia ventilatória deve ser protetora, envolvendo um baixo volume corrente (6 mℓ/kg) e baixa pressão inspiratória (pressão de platô < 30 cmH_2O) para evitar barotrauma/volutrauma.[18,75] Pressões positivas ao final da expiração (PEEP) são benéficas, e o recrutamento alveolar pode ser necessário para expandir alvéolos atelectásicos, desde que a estabilidade hemodinâmica esteja preservada.[18]

Pacientes em EPC refratários a terapia que preencham os critérios de VM se beneficiam com a abordagem. O objetivo é manter a PaO_2 e a SpO_2 em níveis aceitáveis, diminuir o esforço respiratório, melhorar a fração inspirada, e quando possível e necessário, realizar o recrutamento alveolar. Geralmente, os cães cardiopatas são mantidos até 24 a 48 horas em ventilação e apresentam melhor prognóstico quando comparados ao EPNC.[5]

Pacientes que sobrevivem à SDRA podem desenvolver sequelas respiratórias, devido à proliferação de células epiteliais e à deposição de colágeno adicionadas a disfunção pulmonar, resultando em fibrose pulmonar.[64]

REFERÊNCIAS BIBLIOGRÁFICAS

1. Hughes D. Pulmonary edema. In: King LG (editor). Textbook of respiratory disease in dogs and cats. St. Louis: Saunders; 2004. p. 487-97.
2. Rosa KT. Edema agudo do pulmão. In: Rabelo RC (editor). Emergências em pequenos animais: Condutas clínicas e cirúrgicas no paciente grave. Rio de Janeiro: Elsevier; 2012. p. 1123-31.
3. Adamantos S, Hughes D. Pulmonary edema. In: Silverstein D, Hopper K (editors). Small animal critical care medicine. WB Saunders; 2015. p. 116-20.
4. Assaad S, Kratzert WB, Shelley B, Friedman MB, Perrino A. Assessment of pulmonary edema: principles and practice. J Cardiothoracic Vascular Anestesia. 2018;32(2):901-14.
5. Goldfeder GT, Gonçalves VD. Edema pulmonar cardiogênico. In: Larsson MHMA (editor). Tratado de cardiologia veterinária. Interbook; 2020. Cap 20. p. 359-70.
6. Oyama MA. Cardiogenic pulmonary edema. In: Drobatz KJ, Hopper K, Rozanski EA, Silverstein DC (editors). Textbook of small animal emergency medicine. John Wiley & Sons; 2018. p. 242-6.
7. Keene BW, Atkins CE, Bonagura JD, Fox PR, Häggström J, Fuentes VL *et al.* ACVIM consensus guidelines for the diagnosis and treatment of myxomatous mitral valve disease in dogs. J Vet Intern Med. 2019;33(3):1127-40.
8. Luis Fuentes V, Abbott J, Chetboul V, Côté E, Fox PR, Häggström J *et al.* ACVIM consensus statement guidelines for the classification, diagnosis, and management of cardiomyopathies in cats. J Vet Intern Med.
9. Drobatz KJ. Neurogenic pulmonary edema. In: Drobatz KJ, Hopper K, Rozanski EA, Silverstein DC (editors). Textbook of small animal emergency medicine. John Wiley & Sons; 2018. p. 247-52.
10. McGowan E, Drobatz KJ. Smoke Inhalation toxicity. In: Drobatz KJ, Hopper K, Rozanski EA, Silverstein DC (editors). Textbook of small animal emergency medicine. John Wiley & Sons; 2018. p. 897-904.
11. Lucena AR. Edema pulmonar. In: Rabelo RC, Crowe Jr. DT (editores). Fundamentos de terapia intensiva veterinária em pequenos animais: condutas no paciente crítico. Rio de Janeiro: LF livros; 2005. p. 236-9.
12. Uzal FA, Puschner B, Tahara JM, Nordhausen RW. Gossypol toxicosis in a dog consequent to ingestion of cottonseed bedding. J Vet Diagn Invest. 2005;17(6):626-9.
13. Volmer PA, Merola V, Osborne T, Bailey KL, Meerdink G. Thallium toxicosis in a pit bull terrier. J Vet Diagn Invest. 2006;18(1):134-7.
14. Oliveira EC, Pedroso PM, Meirelles AE, Pescador CA, Gouvêa AS, Driemeier D. Pathological findings in dogs after multiple africanized bee stings. Toxicon. 2007;49(8):1214-8.
15. Boutureira J, Trim CM, Cornell KK. Acute pulmonary edema after diazepam ketamine in a dog. Vet Anaesth Analg. 2007;34(5):371-6.
16. Hopper K. Spider and scorpion envenomation. In: Drobatz KJ, Hopper K, Rozanski EA, Silverstein DC (editors). Textbook of small animal emergency medicine. John Wiley & Sons; 2018. p. 921-5.
17. Strickland KN. Emergency management of cardiogenic pulmonary edema. Proceeding of the NAVC North American Veterinary Conference; 2007; Orlando (Fla), EUA. IVIS. [acesso em 19 fev. 2008.] Disponível em: http://www.ivis.org/proceedings/navc/2007/SAE/068.asp?LA=1.
18. Bitencourt EH, Beier SL, Lima MPA. Edema pulmonar agudo. Cad Técn. Vet Zoot UFMG. 2017;87:9-17.
19. Clark SB, Soos MP. Noncardiogenic pulmonary edema. StatPearls Publishing. [acesso em 29 ago. 2020.] Disponível em: https://www.statpearls.com/.
20. Rabelo RC. Emerging monitoring techniques. In: Drobatz KJ, Hopper K, Rozanski EA, Silverstein DC (editors). Textbook of small animal emergency medicine. John Wiley & Sons; 2018. p. 1011-8.
21. Lucena AR. Edema pulmonar. In: Rabelo RC, Crowe Jr. DT (editores). Fundamentos de terapia intensiva veterinária em pequenos animais: condutas no paciente crítico. Rio de Janeiro: LF livros; 2005. p. 236-9.
22. Prošek R. Canine cardiomyopathy. In: Silverstein D, Hopper K (editors). Small animal critical care medicine. WB Saunders; 2015. p. 225-30.
23. Santilli R, Moïse S, Pariaut R, Perego M (editors). Electrocardiography of the dog and cat: diagnosis of arrhythmias. Edra; 2018.
24. Hopper K, Powell LL. Basics of mechanical ventilation for dogs and cats. The Vet Clin North Am Small Anim Pract. 2013;43(4):955-69.
25. Christine LG. Oxygen therapy. In: Drobatz KJ, Hopper K, Rozanski EA, Silverstein DC (editors). Textbook of small animal emergency medicine. John Wiley & Sons. 2018;181:1177-82.
26. Silva RM, Fadel L. Relação entre o perfil clínico hemodinâmico e a mortalidade de cães com insuficiência cardíaca descompensada. Rev Unimar Ciências. 2017;24(1-2).
27. Rohde LEP, Montera MW, Bocchi EA, Clausell NO, Albuquerque DCD, Rassi S *et al.* Diretriz Brasileira de Insuficiência Cardíaca Crônica e Aguda. Arq Bras Cardiol. 2018;111(30):436-539.
28. Rabelo RC, Pereira Neto GB, Carvalho VJ, Carvalho GJ. Temperature gradients in domestic cats over seven-years-old: descriptive analysis. Pesquisa Vet Bras. 2020;40(3):197-201.
29. Soares FB, Pereira Neto GB, Rabelo RC. Assessment of plasma lactate and core peripheral temperature gradient in association with stages of naturally occurring myxomatous mitral valve disease in dogs. J Vet Emerg Crit Care. 2018;28(6):532-40.
30. Lisciandro GR. The Vet BLUE lung scan. In: Lisciandro GR (editor). Focused ultrasound techniques for the small animal practitioner. John Wiley & Sons; 2014. p. 166-88.
31. Ward JL, Lisciandro GR, De Francesco TC. Distribution of alveolar interstitial syndrome in dogs and cats with respiratory distress as assessed by lung ultrasound *versus* thoracic radiographs. J Vet Emerg Crit Care. 2018;28(5):415-28.
32. Ward JL, Lisciandro GR, Keene BW, Tou SP, De Francesco TC. Accuracy of point-of-care lung ultrasonography for the diagnosis of cardiogenic pulmonary edema in dogs and cats with acute dyspnea. J Am Vet Med Assoc. 2017;250(6):666-75.
33. Lisciandro GR, Fulton RM, Fosgate GT, Mann KA. Frequency and number of B-lines using a regionally based lung ultrasound examination in cats with radiographically normal lungs compared to cats with left-sided congestive heart failure. J Vet Emerg Crit Care. 2017;27(5):499-505.
34. Lisciandro GR. Sonography in the emergency room. In: Drobatz KJ, Hopper K, Rozanski EA, Silverstein DC (editors). Textbook of small animal emergency medicine. John Wiley & Sons; 2018. p. 1183-94.
35. Hezzell MJ, Ostroski C, Oyama MA, Harries B, Drobatz KJ, Reineke EL. Investigation of focused cardiac ultrasound in the emergency room for differentiation of respiratory and cardiac causes of respiratory distress in dogs. J Vet Emerg Crit Care. 2020;30:159-64.
36. Sousa MG, Goldfeder GT, Silva VBC, Santos JP. Exame ecocardiográfico. In: Larsson MHMA (editor). Tratado de cardiologia veterinária. Interbook; 2020. Cap 6. p. 97-123.
37. Fine DM. Thoracic radiography. In: Durham HE (editor). Cardiology for veterinary technicians and nurses. Wiley-Blackwell; 2017. p. 283-5.
38. Bouyssou S, Specchi S, Desquilbet, L, Pey P. Radiographic appearance of presumed noncardiogenic pulmonary edema and correlation with the underlying cause in dogs and cats. Vet Radiol Ultrasound. 2017;58(3):259-65.
39. Larson MM. Feline pulmonary disease. In: Holland M, Hudson J (editors). Feline diagnostic imaging. John Wiley & Sons; 2020. p. 253-80.
40. Crowe DT. Oxigênio e vias aéreas. In: Rabelo RC (editor). Emergências em pequenos animais: condutas clínicas e cirúrgicas no paciente grave. Rio de Janeiro: Elsevier; 2012. p. 1104-28.
41. Crowe Jr. DT, Rabelo RC. Via aérea. In: Rabelo RC, Crowe Jr DT (editores). Fundamentos de terapia intensiva veterinária em pequenos animais: condutas no paciente crítico. Rio de Janeiro: LF livros; 2005. p. 731-42.
42. Ribeiro, CAM. Tese: Uso do clareamento do lactato sérico em cães com insuficiência cardiorrespiratória descompensada. Universidade de Franca. VETTESES. 2015.
43. Ohad DG, Segev Y, Kelmer E, Aroch I, Bdolah-Abram T, Segev G *et al.* Constant rate infusion vs. intermittent bolus administration of IV furosemide in 100 pets with acute left-sided congestive heart failure: A retrospective study. Vet J. 2018;238:70-5.
44. Harada K, Ukai Y, Kanakubo K, Yamano S, Lee J, Kurosawa TA *et al.* Comparison of the diuretic effect of furosemide by different methods of administration in healthy dogs. J Vet Emerg Crit Care. 2015;25(3):364-71.
45. Adin DB, Taylor AW, Hill RC, Scott KC, Martin FG. Intermittent bolus injection *versus* continuous infusion of furosemide in normal adult greyhound dogs. J Vet Intern Med. 2003;17(5):632-6.
46. Ferasin L, DeFrancesco T. Management of acute heart failure in cats. J Vet Cardiol. 2015;17:173-89.
47. Kuriyama A, Urushidani S. Continuous *versus* intermittent administration of furosemide in acute decompensated heart failure: a systematic review and meta-analysis. Heart Fail Rev. 2019;24(1):31-9.
48. Greer RJ, Lichtenberger M, Kirby R. Use of sodium nitroprusside (SNP) for treatment of fulminant congestive heart failure (CHF) in dogs with mitral regurgitation. J Vet Emerg Crit Care. 2004;14(S1):S1-17.
49. Pellegrino A. Cardiomiopatias em felinos. In: Larsson MHMA (editor). Tratado de cardiologia veterinária. Interbook; 2020. Cap 12. p. 197-235.
50. Peterson N, Barr JW. Cardiogenic shock. In: Bruyette D (editor). Clinical small animal internal medicine. John Wiley & Sons; 2020. p. 413-20.
51. Acierno MJ, Brown S, Coleman AE, Jepson RE, Papich M, Stepien R L *et al.* ACVIM consensus statement: Guidelines for the identification, evaluation, and management of systemic hypertension in dogs and cats. J Jap Assoc Vet Nephrol Urol. 2020;12(10):30-49.
52. Rosenthal S, Oyama MA. Management of heart failure. In: Bruyette D (editor). Clinical small animal internal medicine. John Wiley & Sons; 2020. p. 185.
53. Yamamoto Y, Suzuki S, Hamabe L, Aytemiz D, Huai-Che H, Kim S *et al.* Effects of a sustained release form of isosorbide dinitrate on left atrial pressure in dogs with experimentally induced mitral valve regurgitation. J Vet Intern Med. 2013;27(6):1421-6.

54. Strickland KN. Pathophysiology and therapy of heart failure. In: Smith FW, Tilley LP, Oyama M, Sleeper MM. Manual of canine and feline cardiology-e-book. Elsevier Health Sciences; 2015. p. 288-314.
55. Haskins SC. Catecholamines. In: Silverstein D, Hopper K (editors). Small animal critical care medicine. WB Saunders; 2015. p. 829-35.
56. Long KM, Kirby R. An update on cardiovascular adrenergic receptor physiology and potential pharmacological applications in veterinary critical care. J Vet Emerg Crit Care. 2008;18(1):2-25.
57. Boyle KL, Leech E. A review of the pharmacology and clinical uses of pimobendan. J Vet Emerg Crit Care. 2012;22(4):398-408.
58. Her J, Kuo KW, Winter RL, Cruz-Espindola C, Bacek LM, Boothe DM. Pharmacokinetics of pimobendan and its metabolite o-desmethyl-pimobendan following rectal administration to healthy dogs. Front Vet Sci. 2020;7:423.
59. Summerfield NJ, Boswood A, O'Grady MR, Gordon SG, Dukes-McEwan J, Oyama MA *et al.* Efficacy of pimobendan in the prevention of congestive heart failure or sudden death in Doberman Pinschers with preclinical dilated cardiomyopathy (the PROTECT Study). J Vet Intern Med. 2012;26(6):1337-49.
60. Mizuno M, Yamano S, Chimura S, Hirakawa A, UKAI Y, Sawada T *et al.* Efficacy of pimobendan on survival and reoccurrence of pulmonary edema in canine congestive heart failure. J Vet Med Sci. 2017;79(1):29-34.
61. Suzuki S, Fukushima R, Ishikawa T, Hamabe L, Aytemiz D, Huai-Che H *et al.* The effect of pimobendan on left atrial pressure in dogs with mitral valve regurgitation. J Vet Intern Med. 2011;25(6):1328-33.
62. Reina-Doreste Y, Stern JA, Keene BW, Tou SP, Atkins CE, DeFrancesco TC *et al.* Case-control study of the effects of pimobendan on survival time in cats with hypertrophic cardiomyopathy and congestive heart failure. J Am Vet Med Assoc. 2014;245(5):534-9.
63. Oldach MS, Ueda Y, Ontiveros ES, Fousse SL, Harris SP, Stern JA. Cardiac effects of a single dose of pimobendan in cats with hypertrophic cardiomyopathy; a randomized, placebo-controlled, crossover study. Front Vet Sci. 2019;6:15.
64. Nelson R, Couto CG. Distúrbios do parênquima e vasculatura pulmonar. In: Nelson R, Couto CG (editores). Medicina interna de pequenos animais. Elsevier Brasil; 2015. Cap 22. p. 316-36.
65. Tello LH. Queimaduras. In: Rabelo RC (editor). Emergências em pequenos animais: condutas clínicas e cirúrgicas no paciente grave. Rio de Janeiro: Elsevier; 2012. p. 621-99.
66. Hoehne SN, Hopper K. Hypersensitivity and anaphylaxis. In: Drobatz KJ, Hopper K, Rozanski EA, Silverstein DC (editors). Textbook of small animal emergency medicine. John Wiley & Sons; 2018. p. 936-41.
67. Gonçalves S. Tratamento das reações transfusionais. In: Rabelo RC (editor). Emergências em pequenos animais: condutas clínicas e cirúrgicas no paciente grave. Rio de Janeiro: Elsevier; 2012. p. 1406-15.
68. Boiron L, Hopper K, Borchers A. Risk factors, characteristics, and outcomes of acute respiratory distress syndrome in dogs and cats: 54 cases. J Vet Emerg Crit Care. 2019;29(2):173-9.
69. Wilkins PA, Otto CM, Baumgardner JE, Dunkel B, Bedenice D, Paradis MR *et al.* Acute lung injury and acute respiratory distress syndromes in veterinary medicine: consensus definitions: The Dorothy Russell Havemeyer Working Group on ALI and ARDS in Veterinary Medicine. J Vet Emerg Crit Care. 2017;17(4):333-9.
70. Figueroa-Casas JB, Brunner N, Dwivedi AK, Ayyappan AP. Accuracy of the chest radiograph to identify bilateral pulmonary infiltrates consistent with the diagnosis of acute respiratory distress syndrome using computed tomography as reference standard. J Crit Care. 2013;28(4):352-7.
71. Sumner C, Rozanski, E. Management of respiratory emergencies in small animals. Vet Clin North Am Small Anim Pract. 2013;43(4):799-815.
72. Carver A, Bragg R, Sullivan L. Evaluation of PaO_2/FIO_2 and SaO_2/FIO_2 ratios in postoperative dogs recovering on room air or nasal oxygen insufflation. J Vet Emerg Crit Care. 2016;26(3):437-45.
73. Calabro JM, Prittie JE, Palma DA. Preliminary evaluation of the utility of comparing SpO_2/FIO_2 and PaO_2/FIO_2 ratios in dogs. J Vet Emerg Crit Care. 2013;23(3):280-5.
74. Farrell KS, Hopper K, Cagle LA, Epstein SE. Evaluation of pulse oximetry as a surrogate for PaO_2 in awake dogs breathing room air and anesthetized dogs on mechanical ventilation. J Vet Emerg Crit Care. 2019;29(6):622-9.
75. Silverstein D. Beer KS. Síndrome da angústia respiratória aguda. In: Rabelo RC (editor). Emergências em pequenos animais: condutas clínicas e cirúrgicas no paciente grave. Rio de Janeiro: Elsevier; 2012. p. 444-50.

7 Suporte Nutricional do Paciente Gravemente Enfermo

Márcio Antonio Brunetto • Thiago Henrique Annibale Vendramini • Aulus Cavalieri Carciofi

INTRODUÇÃO

A maioria dos animais que ingressa em uma clínica ou hospital veterinário está acometida por alguma alteração sistêmica que pode colocar sua vida em risco. Em muitas ocasiões esses pacientes apresentam resposta catabólica aumentada, consequente a processos infecciosos, sepse e traumas, que resultam em resposta inflamatória sistêmica. Essas alterações no metabolismo são efeitos da maior liberação de mediadores endógenos, como hormônios do estresse e citocinas. Eles estimulam o balanço energético negativo, que com o passar do tempo causa desnutrição, perda de massa muscular, disfunções sistêmicas, queda na resposta imune, comprometimento do processo de cicatrização tecidual e alteração na metabolização de fármacos. Esse processo é agravado pelo fato de muitos pacientes encontrarem-se em disorexia ou anorexia há dias, sem que isso tenha sido considerado importante algumas vezes por parte do tutor.

A escassez de dados mais precisos sobre as necessidades nutricionais de animais hospitalizados durante as fases da doença complica ainda mais esse quadro. Por esse motivo, a abordagem nutricional dos pacientes em estado crítico é um dos grandes desafios da nutrição clínica. Embora existam diferentes métodos, técnicas e protocolos de fornecimento proteico-energético para pacientes enfermos, cabe lembrar as dificuldades para a aplicação prática deles. Animais anoréxicos nem sempre toleram a administração de alimentos pela via enteral por apresentarem vômito, distensão abdominal e gastroparesias. Outras dificuldades como restrição no fornecimento de líquidos, dificuldade de acesso vascular ou enteral, impossibilidade de realização de procedimentos invasivos, insuficiência orgânica e síndrome da realimentação determinam grande complexidade no processo de nutrição desses animais.

ALTERAÇÕES METABÓLICAS

Animais enfermos apresentam resposta metabólica ímpar, o que os coloca em maior risco de subnutrição e suas subsequentes complicações.[1] Pacientes saudáveis em situações de déficit calórico inicialmente suprem sua demanda energética pelo uso dos estoques de glicogênio hepático e pela mobilização de aminoácidos do tecido muscular. Embora esses processos possam fornecer a energia necessária, eles são ineficientes. Assim, após algum tempo, o organismo se adapta diminuindo o *turnover* proteico e aumenta a oxidação de gorduras.[2] Em resposta a essas adaptações, um animal saudável pode sobreviver por longos períodos sem comida, desde que haja água disponível.[3]

De modo contrário, em situações de lesões e doenças, a secreção elevada de glucagon, catecolaminas, cortisol, hormônio do crescimento e citocinas antagoniza os efeitos da insulina e induz hiperglicemia e degradação de proteína tecidual para fornecer substrato para a gliconeogênese.[4] Esse mecanismo perpetua a perda de massa corporal magra, refletindo-se de modo negativo nos processos de reparação tecidual, metabolização de fármacos, resposta imune e prognóstico.[5] Existe correlação importante entre aptidão imune, sobrevida de pacientes hospitalizados e sua massa magra. Pacientes em escore de condição corporal ruim, com perda das reservas nutricionais orgânicas, demonstraram maior mortalidade do que aqueles em condição nutricional ideal ou mesmo em sobrepeso.[6,7] Do mesmo modo, o jejum ou o baixo consumo/suprimento energético durante a hospitalização apresentam intensa correspondência com a alta hospitalar.

Além de modificar o metabolismo, situações graves como sepse, isquemia, traumas, falência múltipla de órgãos podem induzir aumento drástico na produção de radicais livres de oxigênio, o que pode resultar em estresse oxidativo (EO) com ativação de células fagocíticas do sistema imune, produção de óxido nítrico pelo endotélio vascular, liberação de íons ferro, cobre e metaloproteínas.[8] A desnutrição pode ser considerada fator determinante do EO, sendo reconhecido que deficiências de nutrientes relacionados com o sistema de defesa antioxidante, como magnésio, selênio, zinco, cobre e vitamina E, e excesso de outros, como o ferro, apresentaram associação com as alterações metabólicas associadas a aumento na produção de radicais livres e consequente dano oxidativo.[9,10] Deve-se então considerar sempre que pacientes em estado crítico estão mais suscetíveis a déficits de nutrientes, pois a condição hipermetabólica pode induzir o aumento das necessidades nutricionais e de nutrientes do sistema antioxidante, que muitas vezes não são supridos por dietas de manutenção e encontram-se agravados pela hiporexia ou anorexia.[11]

Assim, o suporte nutricional como fator independente influencia o prognóstico, deve ser considerado como parte integral do tratamento do paciente[5,12] e tem como objetivos prevenir a desnutrição proteico-energética, situação muito comum devido ao hipermetabolismo e anorexia, e atuar como agente modulador da resposta inflamatória e metabólica, efeitos que podem aumentar as chances de recuperação.[13]

AVALIAÇÃO NUTRICIONAL E SELEÇÃO DOS PACIENTES

Para escolher a abordagem nutricional mais adequada e eficaz, é fundamental realizar a avaliação nutricional sistemática dos pacientes. Com isso é possível identificar não só os desnutridos que necessitam de intervenção nutricional imediata, mas também os pacientes para os quais a terapia nutricional pode prevenir a desnutrição.[14]

A identificação dos animais que necessitam de suporte nutricional baseia-se em história, exame físico e laboratorial. Deve-se obter a história nutricional para verificar qualidade, adequação e consumo diário de nutrientes inadequados. Os proprietários também devem ser questionados sobre o uso de fármacos que podem interferir na homeostase nutricional dos animais, como corticosteroides, antibióticos, diuréticos, agentes quimioterápicos para câncer, dentre outros. No Quadro 7.1 estão listadas as principais situações que determinam a necessidade de suporte nutricional intensivo.

QUADRO 7.1 Indicações para a intervenção nutricional intensiva.[13-15]

- Consumo prolongado de dieta considerada inadequada (desbalanceada)
- Ingestão desajustada de alimentos (inferior à NEB) por mais de 3 dias
- Rápida perda de peso (> 5% do peso corporal total) ou perda crônica (> 10%) de peso sem perda de fluidos
- Cirurgia ou trauma recentes e aumento da perda de nutrientes por ferimentos, vômito, diarreia ou queimaduras
- Baixo escore de condição corporal: inferior a 3 na escala de 9 pontos e inferior a 2 na escala de 5 pontos
- Perda acentuada de massa muscular em membros e região frontal e parietal do crânio (escore de massa muscular abaixo de 2)
- Concentração de albumina sérica inferior aos parâmetros normais
- Situações de hipermetabolismo como infecção, traumas, queimaduras e cirurgia
- Uso prolongado de fármacos com efeitos catabólicos que podem propiciar depleção de nutrientes

NEB: necessidade energética basal.

A determinação do escore de condição corporal[15,16] demonstra-se como um método bastante útil na avaliação do estado nutricional devido a sua simplicidade, porém ele foi desenvolvido para avaliar os depósitos de massa adiposa, não para detectar perdas de massa muscular, o que o torna bastante subjetivo, devendo ser empregado com atenção.[17] Em relação à determinação do escore de massa muscular, esta é uma avaliação indireta da quantidade de massa corporal magra e reflete a ingestão e reserva de proteínas,[18,19] e quando esse escore é analisado com outros parâmetros, pode ser um indicador de anorexia e catabolismo proteico.[20,21]

Os exames laboratoriais podem ser medidas mais objetivas do estado nutricional, porém nem sempre apropriados para seu diagnóstico. A dosagem de proteínas plasmáticas, como as proteínas totais e a albumina, são parâmetros interessantes para o diagnóstico de desnutrição calórico-proteica, no entanto apresentam tempo de meia-vida diferente e fatores não nutricionais podem interferir nas suas concentrações.[22] A dosagem de albumina sérica é o teste bioquímico mais realizado para avaliação da desnutrição. As concentrações normais de albumina variam de 2,6 a 4 g/dℓ na espécie canina e 2,6 a 4,3 g/dℓ nos felinos. Variações nesses valores podem indicar desnutrição proteica, mas não podem ser interpretados precipitadamente, pois devido a sua meia-vida sérica relativamente longa (aproximadamente 8 dias), em geral é necessário prolongado período de privação alimentar para que suas concentrações decaiam abaixo dos parâmetros normais.[23] Desse modo, proteínas séricas com meia-vida mais curta, como transferrina, fibrinogênio e pré-albumina também podem ser usadas para se obterem informações adicionais mais dinâmicas e acuradas do estado nutricional do paciente.[24] Contagens linfocitárias totais diminuídas podem ser observadas em cães e gatos em estado crítico, assim como anemia normocítica normocrômica arregenerativa, decorrentes da deficiência proteico-energética.

O método mais prático e efetivo de se conduzir a avaliação nutricional e a seleção dos pacientes consiste na combinação de todos esses parâmetros. A integração das informações de avaliação física (escore de condição corporal e escore de massa muscular), composição e ingestão alimentar e avaliação de variáveis bioquímicas é considerada a abordagem mais segura. Sendo necessário o suporte nutricional intensivo, parte-se para seu planejamento que inclui a determinação das necessidades nutricionais do paciente e a seleção do tipo de suporte que será utilizado.

NECESSIDADES NUTRICIONAIS

A necessidade energética dos pacientes enfermos deverá ser estimada a partir da soma da energia necessária para seu metabolismo basal, atividade física voluntária e enfermidade. A taxa metabólica basal, ou necessidade energética basal (NEB), pode ser estimada de vários modos. Em quilocalorias por dia, podem-se empregar equações exponenciais [$(97 \times \text{peso corporal}_{[kg]})^{0,655}$ ou $(70 \times \text{peso corporal}_{(kg)})^{0,75}$] ou linear $(30 \times \text{peso corporal}_{(kg)} + 70)$. Todas essas equações produzem resultados semelhantes para animais que pesam entre 15 e 30 kg, no entanto as exponenciais são consideradas mais precisas para pacientes muito pequenos ou muito grandes.[25]

Tradicionalmente, a NEB do paciente tem sido multiplicada por uma constante denominada "fator de doença", que varia entre 1 e 2 vezes, para considerar o aumento no metabolismo associado a diferentes condições e enfermidades,[26-28] mas nos últimos anos tem-se dado menos ênfase a esses fatores, que são bastante subjetivos. Assim, as recomendações atuais são de se utilizarem estimativas mais conservadoras de energia para evitar superalimentação,[29-31] isso porque superestimar as necessidades nutricionais aumenta o risco de ocorrência de complicações metabólicas associadas à alimentação excessiva, principalmente em pacientes que estão recebendo suporte nutricional intensivo enteral ou parenteral.[30,32]

Assim, embora tenha sido demonstrado que algumas condições, como septicemia e queimaduras, podem aumentar em 25 a 35% o gasto energético basal de cães,[29] dados mais recentes sugerem que as necessidades energéticas basais em cães em estado crítico, em pós-operatório e traumatizados graves não são maiores do que as de animais saudáveis. Em um estudo que comparou cães e gatos hospitalizados que receberam aproximadamente sua NEB com aqueles que receberam até 100% da necessidade energética de manutenção (aproximadamente 1,8 vez mais calorias), verificou-se a mesma taxa de alta hospitalar. Esses resultados indicam que o fornecimento em nutrição intensiva das necessidades energéticas basais pode ser suficiente para atender à demanda calórica da maioria dos pacientes hospitalizados.[6,7]

De qualquer maneira, a definição da necessidade energética do paciente é apenas um ponto de partida. Ajustes deverão ser realizados com base em resposta individual do animal à alimentação, variações de seu peso corporal e mudanças na doença de base. Deve-se ter em mente que o sucesso do suporte nutricional depende de monitoria constante, para assegurar que o fornecimento de calorias esteja adequadamente ajustado ao cão ou ao gato.

As necessidades proteicas dos pacientes enfermos não são conhecidas até o momento. Os animais jovens em crescimento necessitam de teores proteicos que correspondam a aproximadamente 17 a 22% das calorias fornecidas.[33] Nos pacientes acometidos por doenças que aumentam suas perdas proteicas, como enteropatias ou nefropatias, aconselha-se estimar e repor essas perdas.[33,34] Pacientes queimados podem perder quantias relevantes de proteína, que devem ser suplementadas com elevadas porcentagens de calorias provindas das proteínas.[35] Suplementos caseiros como carne, ovo ou queijo podem ser empregados com essa finalidade, tomando-se sempre cuidado para que esses alimentos representem apenas parte da dieta e que seu conteúdo calórico seja computado na suplementação energética diária do animal.

Os pacientes hospitalizados também necessitam de ácidos graxos essenciais, minerais e vitaminas. As necessidades específicas de minerais e vitaminas dependem do processo mórbido de base. Para a suplementação nutricional por curto período, devem ser fornecidos pelo menos sódio, cloro, potássio, fósforo, cálcio e magnésio. A suplementação de zinco também deve ser considerada, especialmente nos pacientes anoréxicos com doença gastrintestinal, quando as perdas podem ser elevadas.[36] As dietas comerciais tipo *super premium*, de elevada caloria (acima de 420 kcal por 100 g), quando empregadas no suporte nutricional de animais anoréxicos, tanto os que necessitam de alimentação por tubo como os que consomem de modo voluntário, contêm todos os nutrientes necessários, o que não justifica suplementação adicional.[37] O fornecimento de minerais e vitaminas na quantidade exata ou próxima às necessidades para crescimento, estabelecido no *Nutrient Requirements of Dogs and Cats* (NRC, 2006) e atualizado pela European Pet Food Industry Federation (FEDIAF, 2020), parece razoável e sem qualquer contraindicação específica.[38,39] No Quadro 7.2 é apresentada a sugestão prática para seleção de alimentos para emprego em suporte nutricional enteral em pacientes em estado crítico.

SUPORTE NUTRICIONAL ENTERAL

A terapia nutricional enteral é definida como o fornecimento de nutrientes no lúmen do sistema gastrintestinal, administrados por boca, sondas ou ostomias, com o objetivo de promover a manutenção ou recuperação do estado nutricional do paciente.[40] Sempre que possível, é utilizado o suporte enteral em vez do parenteral, por ser mais próximo do fisiológico, seguro e econômico, além de garantir o aporte de nutrientes no lúmen intestinal, mantendo, assim, a integridade da mucosa, o que evita atrofia do órgão, comprometimento imune e translocação bacteriana.[41-45] A presença de nutrientes no lúmen intestinal representa importante estímulo trófico para a mucosa desse órgão. A absorção de nutrientes a partir do lúmen intestinal corresponde a 70% das necessidades energéticas dos colonócitos (ácidos graxos de cadeia curta) e 50% das demandas dos enterócitos (monômeros oriundos da digestão dos alimentos e nutrientes), sendo o restante suprido pela corrente circulatória.[46] A mucosa intestinal apresenta as maiores taxas de multiplicação e renovação celular de todo o organismo, o que demonstra a grande importância do fornecimento de nutrientes para o intestino.[47]

Papel do intestino no paciente grave

Durante muito tempo o intestino dos pacientes foi considerado um órgão inativo do ponto de vista fisiológico e de pouco significado fisiopatológico, apresentando, assim, importância secundária nos processos de recuperação.[48] Ao contrário do que se pensava, no entanto, esse órgão apresenta papel muito importante por desempenhar funções endócrinas, imunológicas e servir como barreira protetora, pois separa os meios corporais interno e externo, sendo considerado atualmente o órgão "central" do paciente em estado crítico.[49,50]

A capacidade de permeabilidade seletiva da parede intestinal está diretamente associada à sua integridade. Situações graves como queimaduras, politraumatismos, pancreatite aguda e jejum prolongado podem ocasionar a perda dessa função, o que resulta na entrada e translocação de bactérias e produtos bacterianos (endotoxinas, exotoxinas, fragmentos de parede celular) do lúmen intestinal para outros territórios extraintestinais, refletindo-se em queda da resposta imune e da secreção de substâncias imunológicas. Esse aumento da permeabilidade intestinal acarreta a síndrome da resposta inflamatória sistêmica.[51]

QUADRO 7.2 Guia prático para seleção de alimentos industrializados para suporte nutricional de pacientes críticos.

Item	Cão	Gato
Energia metabolizável (kcal/g)	> 4,2	> 4,2
Proteína bruta (%)[1]	> 26	> 32
Extrato etéreo (%)	> 18	> 18
Carboidratos (%)	< 35	< 25
Fibra bruta (%)	< 2	< 2
Matéria mineral (%)	< 7,5	< 7,5

Segundo alguns estudos em pacientes graves (humanos e animais) que receberam algum tipo de suporte nutricional enteral, houve redução dos índices de infecção em relação aos que receberam nutrição parenteral ou foram mantidos em jejum alimentar.[52,53] Esses achados podem ser explicados pelo importante papel imunológico que o intestino apresenta. Há evidências cada vez maiores de que a manutenção da massa tecidual linfoide do intestino preserva a imunidade local e sistêmica. Alimentos encontrados no lúmen relacionam-se com maior produção de colecistocinina; essa, por sua vez, aumenta o cálcio disponível para os linfócitos, servindo como cofator de multiplicação. Outros benefícios associados à nutrição enteral são o aumento da imunoglobulina A (IgA) intraluminar, regulação na produção de mediadores inflamatórios e redução da virulência bacteriana, consequente a menor expressão de adesinas.[54,55] Outro fator relevante é o estimulo trófico produzido pela existência de alimentos no lúmen intestinal, promovendo maiores taxas de replicação e diferenciação celular com formação de melhor membrana mucosa, com maior capacidade de absorção de nutrientes e defesa contra diversos antígenos.

Papel da microbiota no paciente grave

A microbiota intestinal desempenha papel importante em sistema imunológico, barreira intestinal, sistema nervoso entérico e sua motilidade, além de influenciar na absorção e na metabolização dos nutrientes.[56-58] A microbiota intestinal saudável é influenciada principalmente pelo animal hospedeiro e pela dieta. Em pacientes em estado grave, esses dois fatores desempenham papel importante, no entanto, deve-se observar também que os patógenos são capazes de alterar por completo a microbiota intestinal.[59] Esses patógenos se beneficiam em condições adversas como em afecções que alteram o tempo de trânsito; jejum prolongado que resulta em ausência de alimento no sistema gastrintestinal; concentração reduzida de oxigênio e uso prolongado de antibióticos.[60]

Esse desequilíbrio na microbiota é denominado "disbiose" e associa-se a uma série de doenças relacionadas com o paciente enfermo.[61] Em pessoas em estado grave, a microbiota intestinal foi avaliada e, em geral, aqueles que permaneceram em unidades de terapia intensiva (UTI) apresentaram "disbiose".[62-64] Os autores apontaram que pacientes em UTI apresentam menores diversidade e abundância de gêneros comensais importantes (como *Faecalibacterium*, *Blautia* e *Ruminococcus*) e, em alguns casos, crescimento excessivo (mais de 50% da abundância relativa) de um único gênero ou espécie, como *Escherichia ou Shigella*, *Salmonella*, *Enterococcus*, *C. difficile* ou *Staphylococcus*.[62-66]

A antibioticoterapia em pacientes em estado grave é uma recomendação rotineira e, apesar do desenvolvimento de antibióticos mais potentes, as infecções por organismos multirresistentes estão aumentando. A restauração do microbioma saudável por meio do uso de prebióticos, probióticos ou simbióticos pode representar uma alternativa adjuvante importante ao tratamento dessas condições.[61]

Quantidades moderadas de fibras podem ser usadas para melhora e controle do microbioma ideal em pacientes em estado grave.[67,68] Os prebióticos são fibras fermentáveis que podem estimular o crescimento de bactérias benéficas no sistema gastrintestinal[69] e assim beneficiar cães e gatos, por meio da alteração das populações microbianas.[70,71] Exemplos de prebióticos empregados em alimentos para animais de estimação incluem fruto-oligossacarídeos, polpa de beterraba e inulina. Os probióticos, por sua vez, são microrganismos vivos que também podem propiciar efeitos benéficos à saúde.[72] Os simbióticos consistem na associação de prebióticos e probióticos, que fornecem benefícios semelhantes aos animais, mas por mecanismos distintos.[67]

Sondas nasoesofágicas

A colocação da sonda pela via nasoesofágica é o método mais indicado para cães e gatos enfermos que necessitem de suporte nutricional por período inferior a 1 semana.[73,74] Os nutrientes são administrados na porção distal do esôfago, não devendo a sonda penetrar o estômago. As vantagens dessa técnica são seu baixo custo, facilidade, aceitação pelo paciente e a dispensa da anestesia geral,[4] no entanto o pequeno calibre da sonda torna possível apenas a administração de dietas líquidas sem partículas, o que dificulta o suprimento calórico-proteico dos animais debilitados e desnutridos. As complicações associadas a seu uso incluem obstrução, remoção pelo próprio animal, epífora, atraso no esvaziamento gástrico, aspiração, vômito, diarreia, hipopotassemia e moléstias nasais e faríngeas relacionadas com a sua permanência prolongada.[73-75]

Para essa técnica podem ser empregadas as sondas siliconizadas descartáveis da marca Mark med® ou a sonda Levine da marca Medical's®. Inicialmente deve-se estimar o comprimento da sonda que será colocada no esôfago, pelo posicionamento dela desde o plano nasal até a extensão do sétimo espaço intercostal. Em seguida, marca-se essa medida com o auxílio de um esparadrapo que será aderido no tubo. Deve-se, então, lubrificar a extremidade da sonda com lidocaína a 5% e manter a cabeça do paciente em posição normal. Na sequência, a sonda deve ser colocada na face ventrolateral de uma das narinas externas (direita ou esquerda) e introduzida em direção caudoventral e medial na cavidade nasal escolhida. Ao se introduzir cerca de 3 cm na narina, encontra-se uma barreira anatômica, o septo mediano, no piso da cavidade nasal. Em caso de dificuldade para ultrapassar essa barreira, podem-se empurrar as narinas externas dorsalmente para facilitar a abertura do meato ventral. Deve-se, então, elevar a extremidade proximal da sonda e avançá-la para o interior da orofaringe. Para a confirmação da localização da sonda no interior do esôfago, pode-se infundir cerca de 5 mℓ de solução fisiológica estéril através do tubo. A ausência do reflexo de tosse ou espirro sugere posição esofágica. Essa etapa também pode ser realizada mediante radiografia torácica, sendo esta mais segura que a primeira, porém mais onerosa. A fixação da sonda pode ser feita com cola de cianocrilato, na linha média nasal dorsal. Deve-se usar um colar elizabetano para proteção do tubo. A demonstração da técnica está ilustrada na Figura 7.1.

Como dieta, indicam-se os alimentos úmidos (enlatados) hipercalóricos para cães ou gatos, diluídos em água. Define-se um alimento úmido como hipercalórico quando este apresenta mais de 1,7 kcal/g. Os alimentos úmidos de manutenção comercializados no Brasil apresentam entre 0,9 e 1 kcal/g, de maneira que, se diluídos em água, produzem uma solução com muito baixa energia e incompatível para fornecer as calorias necessárias ao volume estomacal e à necessidade hídrica do animal. Seu emprego fornece baixas calorias e promove a hiperidratação do paciente, não sendo recomendável. Como sugestão, o Serviço de Nutrição Clínica do Hospital Veterinário da Faculdade de Ciências Agrárias e Veterinárias (FCAV) da Universidade de Estadual Paulista (Unesp) desenvolveu fórmulas caseiras práticas para uso em sondas de reduzido calibre, sendo de fácil preparação, e que têm demonstrado bons resultados ao longo dos anos (Quadro 7.3).

Para o suporte nasoesofágico, recomenda-se o fornecimento das necessidades energéticas basais, pois o pequeno calibre das sondas dificulta a administração de grandes volumes de alimento, principalmente em cães de grande porte. A alimentação pode ser iniciada logo após a colocação do tubo, tomando-se os cuidados de adaptação dos pacientes para a realimentação. Assim, o fornecimento de alimentos deve ser gradual, de modo a respeitar a capacidade de digestão e absorção de cada paciente, fornecendo-se 1/3 da quantidade calculada no primeiro dia, 2/3 no segundo dia e somente no terceiro dia se fornece toda a NEB do paciente.

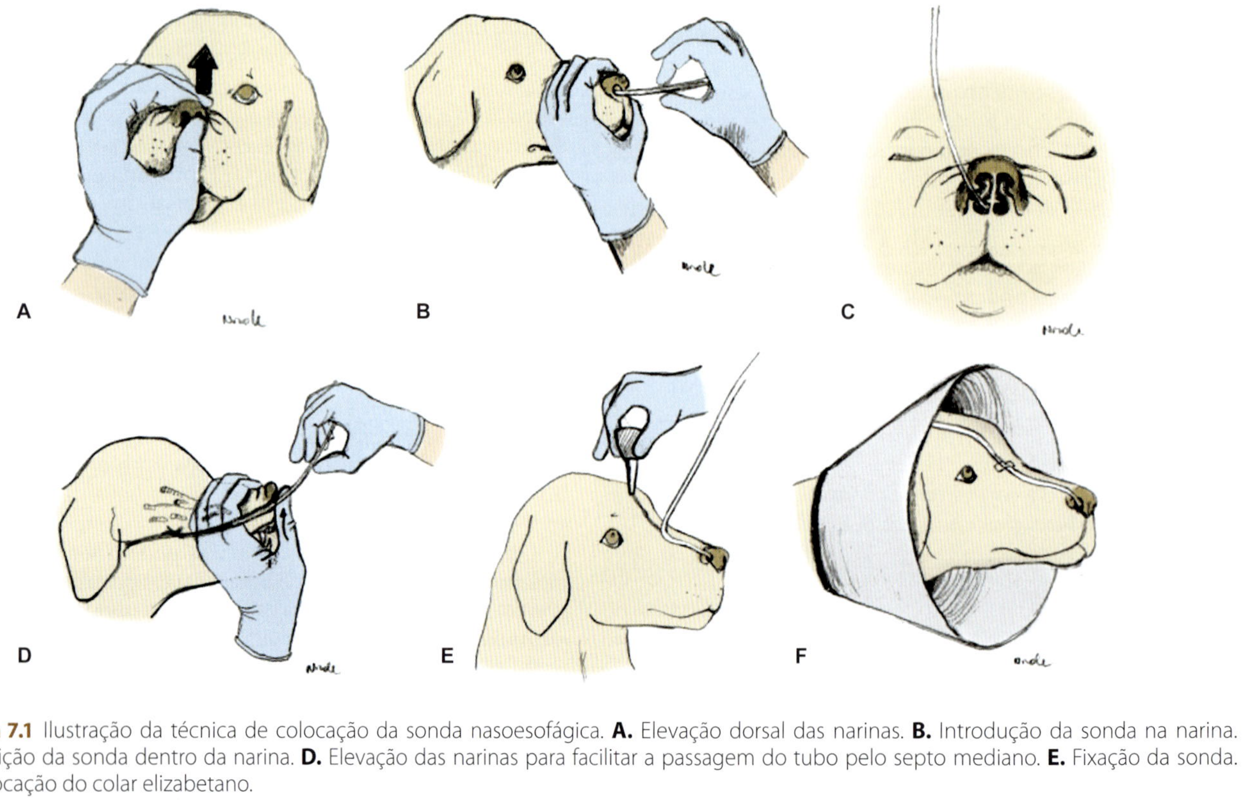

Figura 7.1 Ilustração da técnica de colocação da sonda nasoesofágica. **A.** Elevação dorsal das narinas. **B.** Introdução da sonda na narina. **C.** Posição da sonda dentro da narina. **D.** Elevação das narinas para facilitar a passagem do tubo pelo septo mediano. **E.** Fixação da sonda. **F.** Colocação do colar elizabetano.

QUADRO 7.3 Protocolo de nutrição enteral para cães e gatos hospitalizados, desenvolvido pelo Serviço de Nutrição Clínica do Hospital Veterinário da FCAV/Unesp.

Pacientes em estado grave e que não suportam grande quantidade de alimento

1 Determinação da NEB dos animais:

1.1 Pesar o animal: (________) kg

1.2 Calcular a necessidade energética de repouso ou basal (NER/NEB):

$NER/NEB = 70 \times [\text{peso corporal}_{(kg)}]^{0,75}$

NER/NEB = (________) kcal/dia, para cães e gatos

Pacientes em manutenção que podem receber alimento em quantidade normal

2 Determinação da necessidade energética de manutenção de cães:

2.1 Pesar o animal: (________) kg

2.2 Calcular a necessidade energética de manutenção (NEM):

$NEM = 95 \times [\text{peso corporal}_{(kg)}]^{0,75}$

NEM = (________) kcal/dia

3 Determinação da necessidade energética de manutenção de gatos:

3.1 Pesar o animal: (________) kg

3.2 Calcular a necessidade energética de manutenção

$NEM = 100 \times [\text{peso corporal}_{(kg)}]^{0,67}$

NEM = (________) kcal/dia

4 Calcular a necessidade hídrica (NH) – (cães e gatos):

NH = peso corporal × 70 mℓ = (________) mℓ/dia

Considerar o volume fornecido pelo alimento

Suplementação hídrica via sonda = NH – volume de alimento = (________) mℓ/dia

5 Dietas caseiras para utilização por sonda nasoesofágica:

Dieta 1*	Dieta 2**
1,1% Nutrilon® ou Mucilon®	3,9% Nutrilon® ou Mucilon®
1,1% dextrose	1,6% dextrose
15,3% extrato solúvel de soja	63,4% ração em lata para gatos
11,4% creme de leite	7,7% creme de leite
69,5% água	21,9% água
0,8% Suplemento vitamínico-mineral	0,8% Suplemento vitamínico-mineral
0,5% Ornitargin®	0,5% Ornitargin®
0,3% KCl a 20%***	0,3% KCl a 20%***
Composição química	
PB : 32,1%, EE : 27,3 e EM: 0,96 kcal/mℓ	PB: 32,5%, EE: 26,4% e EM: 0,96 kcal/mℓ

*Para uso em sondas 6 ou 8 F

**Para uso em sondas > 10 F

***Gatos: adicionar 30 mg de taurina por 100 mℓ de alimento

5.1 Como calcular e prescrever a dieta:

Exemplo: cálculo e prescrição de uma dieta enteral hipermetabólica para cão adulto de 10 kg

Dieta selecionada: alimento para sonda de 6 e 8 F

EM da dieta = 0,96 kcal por mℓ

Etapa 1: calcular a necessidade energética de repouso ou basal do animal

$NER/NEB = 70 \times (\text{peso em kg})^{0,75}$

$NER/NEB = 70 \times (10)^{0,75}$

NER/NEB = 392 kcal/dia

Etapa 2: calcular a quantidade de alimento a ser administrada por dia, em mℓ

Quantidade de alimento = NER ou NEB/EM dieta

Quantidade de alimento = 392 kcal/dia/0,96 kcal/mℓ

Quantidade de alimento = 408 mℓ/dia

Etapa 3: calcular a quantidade de cada ingrediente da dieta

Após calcular a quantidade a ser administrada em mℓ/dia da dieta, deve-se calcular a quantidade de cada ingrediente da mistura, como no exemplo a seguir:

Exemplo (dieta para sonda 6 a 8 F):

Nutrilon®: do total calculado (408 mℓ), 1,1% será composto por Nutrilon®:

408 mℓ da dieta -----------------100 % (total)

x g de Nutrilon® ----------------- 1,1% (% de Nutrilon® na fórmula)

x = 4,48 g de Nutrilon® por dia (aproximadamente 4,5 g)

Realizar esse cálculo para todos os ingred ientes

Fórmula final:

4,5 g de Nutrilon®

4,5 g de dextrose

62,4 g de extrato solúvel de soja

46,5 mℓ de creme de leite

283,5 mℓ de água

3,26 g de suplemento vitamínico-mineral

2 mℓ de Ornitargin®

1,22 mℓ de KCl a 20%

Etapa 4: administração de água (cálculo para pacientes que não apresentam retenção de líquido e podem receber água normalmente)

Após calcular a quantidade de alimentos, verifica-se se existe necessidade de água suplementar:

Necessidade hídrica = 70 mℓ × peso corporal

Necessidade hídrica = 70 mℓ × 10 kg = 700 mℓ/dia

Água suplementar = necessidade hídrica – volume de alimento

Água suplementar = 700 mℓ – 408 mℓ = 292 mℓ/dia

6 Modo de uso

6.1 Essa quantidade deve ser pesada e batida em liquidificador, permanecendo em geladeira até o momento de uso

6.2 Dividir o alimento em seis refeições ao dia, administrando-o em temperatura ambiente

6.3 Infundir água potável para limpar a sonda de resíduos alimentares após seu uso

6.4 Manter a sonda sempre bem fechada para evitar refluxo e entrada de ar no esôfago

6.5 Monitorar a produção de fezes

EE: extrato etéreo; EM: energia metabolizável; F: French; NEB: necessidade energética basal; PB: proteína bruta.

Sondas esofágicas

A técnica de colocação da sonda por meio de esofagostomia é de fácil realização e não apresenta desconforto para o animal, podendo permanecer por meses quando necessário.[76] Consiste em uma via bastante segura por proporcionar digestão eficiente e possibilitar que o animal beba e coma normalmente, mesmo com a sonda. A simplicidade para manejo do tubo e administração do alimento permite a cooperação dos proprietários dos animais, minimizando os custos de internação nas clínicas e hospitais veterinários.

Sua vantagem em relação à sonda nasoesofágica é seu maior diâmetro, o que viabiliza a administração de alimentos mais consistentes e em maior quantidade,[77] além de poder ser utilizada por longos períodos. As complicações associadas a essa técnica são infecção do campo operatório, edema de face por pressão exercida pela bandagem, esofagite, aspiração de alimento, obstrução das vias respiratórias superiores, disfagia, vômito, com saída da sonda pela cavidade oral, e gastrite.[5,78,79]

No entanto, nos mais de 15 anos de utilização dessa técnica pelo Serviço de Nutrição Clínica do Hospital Veterinário, nenhuma complicação grave foi observada. Apenas vômito ocasional foi verificado, principalmente em gatos, e infecção da ferida cirúrgica, em alguns casos nos quais os tutores não realizaram a troca diária de curativos.[80,81] Como sugestão de sondas, podem ser empregados para cães os tubos de PVC (Embramed®) e Levine (Medical's®), e para cães e gatos a sonda de Foley (Embramac®). Esta última é mais recomendável, pois tem demonstrado melhor aceitação, principalmente para gatos, com menor ocorrência de vômito.

A alimentação por meio da sonda esofágica pode ser iniciada aproximadamente 2 horas após o término do procedimento cirúrgico. Pode-se administrar ao paciente mais alimento. Recomenda-se o fornecimento de sua NEB e, depois da adaptação, a elevação do aporte energético para atender às necessidades energéticas de manutenção (NEM). Para cães, esse cálculo pode ser realizado pela equação:

$$NEM = (\text{peso corporal em kg})^{0,75} \times 95 \text{ kcal/dia}$$ [35]

Para os pacientes felinos:

$$NEM = (\text{peso corporal})^{0,67} \times 100 \text{ kcal/dia}$$ [38]

Todos os animais devem passar por um processo inicial de adaptação à dieta, principalmente quando anoréxicos há vários dias, sob o risco de desenvolverem síndrome da realimentação ou distúrbios digestivos. É, então, conveniente administrar no primeiro dia 25% da quantidade total calculada de alimento, 50% no segundo dia, 75% no terceiro e, no quarto dia, infundir via sonda a quantidade total estipulada. Como alimento, pode-se utilizar a ração comercial seca tipo *super premium*, para cães ou gatos em crescimento, conforme teores nutricionais sugeridos no Quadro 7.2.

A ração deve ser umedecida em água potável, triturada em liquidificador, coada em peneira e administrada por sonda com o auxílio de seringa. A quantidade total de alimento diário é dividida em seis refeições, com o intervalo mínimo de 2 horas entre elas e duração de 10 a 15 minutos cada, sendo a dieta fornecida em *bolus*. Após cada alimentação, a sonda precisa ser higienizada com água. A capacidade gástrica de cães e gatos pode ser estimada em até 50 mℓ por kg de peso corporal em cada refeição, sendo importante respeitar esse limite para evitar sobrecarga de alimentos.

A ingestão hídrica pode ser estimada em 70 a 85 mℓ por kg de peso corporal, desde que o paciente não apresente retenção de água decorrente da afecção de base. O volume hídrico utilizado para umedecer a dieta e para a higienização da sonda deve ser considerado nesse cálculo. Um exemplo do procedimento de cálculo da quantidade de alimentos e água a ser infundida encontra-se no Quadro 7.4.

Sondas gástricas

São considerados meios efetivos de suporte nutricional em cães e gatos, podendo ser utilizadas por longos períodos (meses a anos).[82] Consistem em uma via segura por proporcionar digestão eficiente, além de seu diâmetro possibilitar a administração de alimentos mais consistentes e sob a forma polimérica (não digerida). As funções de mistura, digestão e estocagem do estômago permanecem íntegras. A boa aceitação do paciente e do proprietário, somada à facilidade de reiniciar a alimentação oral ou espontânea, mesmo com a permanência do tubo, representa vantagem para alimentação enteral pela técnica de gastrostomia,[83] no entanto esse método apresenta como desvantagens a necessidade do uso de anestesia geral e de aparelho especializado para sua colocação.[4,84] Complicações associadas incluem peritonite, quando o tubo é retirado pelo animal precocemente sem que haja cicatrização e aderência do estômago à parede abdominal, vômito e diarreia.

Os pacientes candidatos a essa terapia são principalmente aqueles acometidos por doenças orofaríngeas ou distúrbios esofágicos, mas também é empregada em casos de lipidose hepática e outros quadros de anorexia resultantes de distúrbios debilitantes. Contraindica-se a gastrostomia em situações de episódios incoercíveis de vômito, distúrbios gastrentéricos, ascite, peritonite, pancreatite e em pacientes que necessitem de suporte nutricional por período inferior a 5 dias.[85] Outra desvantagem são as sondas utilizadas, como o cateter de Pezzer, que nem sempre são facilmente localizadas, pois o procedimento exige o emprego das sondas especiais apropriadas ao procedimento, como as que apresentam um cogumelo na extremidade distal. As dietas, os cálculos e os cuidados no emprego da sonda gástrica são os mesmos descritos para o uso de sonda esofágica. A demonstração da técnica de colocação da sonda que emprega aplicador está ilustrada nas Figuras 7.2 e 7.3.

Sondas intestinais

Os tubos intestinais são colocados em segmentos que ultrapassam o sistema gastrintestinal superior (estômago, duodeno proximal e pâncreas). Eles são indicados principalmente nas situações em que o estômago não se apresenta em condições de uso. As indicações específicas da utilização das sondas alimentares por enterostomia incluem pancreatite, cirurgia pancreática, cirurgia hepatobiliar, obstrução gastrintestinal proximal, neoplasia, cirurgia gastrintestinal extensa, e naqueles casos em que existe risco de aspiração, coma, decúbito prolongado e distúrbios de motilidade esofágica, pois a enterostomia implica menor risco de refluxo gastresofágico, se comparada com as técnicas anteriores. A enterostomia é contraindicada quando houver obstrução do segmento intestinal posterior ao local de colocação do tubo e peritonite.

A alimentação pode ser iniciada 24 horas após o processo cirúrgico. O pequeno calibre dos tubos utilizados exige a administração de dietas líquidas. Pelo fato de ultrapassar o estômago e infundir alimento diretamente no intestino, recomenda-se o emprego de dietas monoméricas (pré-digeridas), dependendo do local de colocação do tubo. Como tentativa podem-se consumir as mesmas dietas recomendadas para sondas nasoesofágicas, mas é possível ocorrer diarreia, flatulência e desconforto abdominal, pois o alimento não sofrerá a digestão promovida por ácido clorídrico, proteases e lipases gástricas. Nesse tipo de suporte, o alimento deve ser administrado por infusão contínua, por meio de um equipo de administração, pois o intestino não apresenta condições de receber grandes volumes de alimento rapidamente. O cálculo da necessidade energética também deve ser o mesmo utilizado para a sonda nasoesofágica. Essa técnica implica necessidade de hospitalização, frequente monitoramento e uso de bomba de infusão em alguns casos. O uso desses tubos pode ser indicado para períodos longos (semanas a meses), e o período mínimo recomendado é de 5 a 7 dias, para possibilitar a formação de aderência no local da enteropexia.

QUADRO 7.4 Exemplo de procedimento de cálculo da quantidade de ração e de água a ser infundida pela sonda esofágica de calibre superior a 12 F.

Cálculo e prescrição da dieta para cão adulto, com 10 kg de peso corporal

EM da dieta = 4,2 kcal/g (seca, *super premium*)

Etapa 1: calcular a necessidade energética do animal

$NEM = 95 \times (\text{peso em kg})^{0,75}$

$NEM = 95 \times (10)^{0,75}$

$NEM = 95 \times 5,6 = 534,22$ kcal/dia

Etapa 2: calcular a quantidade de alimento a ser administrada por dia, em gramas

Quantidade de alimento = NEM/EM dieta

Quantidade de alimento = 534,22 kcal/dia/4,2 kcal/g

Quantidade de alimento = 127,19 g/dia (130 g aproximadamente), divididos em seis refeições

Etapa 3: calcular a quantidade de água a ser administrada via sonda

Necessidade hídrica = 70 mℓ/kg de peso corporal (animal com hidratação normal, não apresentando retenção de líquidos)

Necessidade hídrica = 70 × 10 = 700 mℓ

Desse volume calculado (700 mℓ), deverá ser descontado o volume de água utilizado para umedecer a dieta seca antes de triturá-la, o volume adicionado no momento da trituração e o volume utilizado para higienizar a sonda após cada refeição.

A consistência do alimento deverá ser semelhante à de mingau

NEM: necessidade energética de manutenção; EM: energia metabolizável.

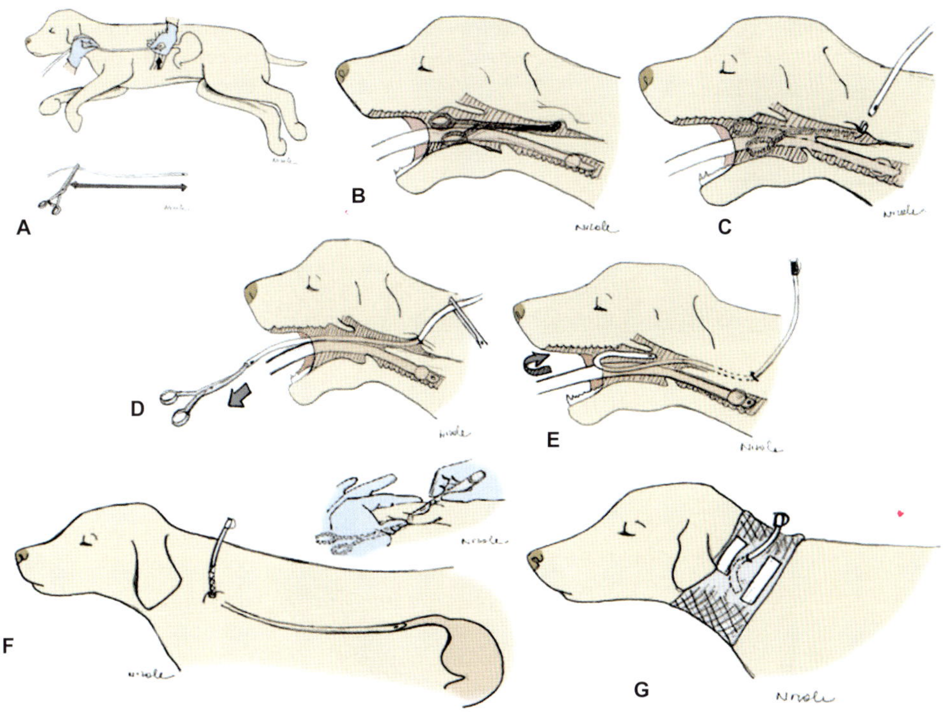

Figura 7.2 Ilustração da colocação da sonda pela técnica de esofagostomia. **A.** Demarque a extensão da sonda que será introduzida no esôfago (sétimo espaço intercostal). **B.** Coloque o corpo do instrumento na cavidade oral, pressionando o esôfago contra a musculatura mesocervical, formando uma saliência na pele cervical, local onde se procederá à incisão. **C.** Com auxílio de uma lâmina de bisturi, faça incisão em pele e tecidos até exteriorizar o instrumento através da pele. Aumente o orifício para possibilitar a passagem do tubo, após a fixação do mesmo ao instrumento. **D.** Retraia o instrumento e puxe o tubo para o interior da cavidade oral. **E.** Redirecione o tubo com o auxílio de um estilete para o interior do esôfago. **F.** Fixe o tubo na pele com fio de sutura não absorvível 2-0 utilizando ponto dedo chinês ou bailarina. **G.** Coloque uma bandagem na região para proteção dos pontos e da ferida.

As complicações mais comuns são diarreia, vômito e desconforto abdominal relacionados com a doença primária, o método de alimentação ou a dieta empregada.[84,86] A peritonite é a complicação mais séria da enterostomia e pode resultar em extravasamento de alimento no local da cirurgia devido a deslocamento ou retirada prematura da sonda. O extravasamento também pode resultar em celulite local ou infecção em torno do local da enterostomia. Os cateteres rígidos de polivinil apresentam maior incidência de dobradura e perfuração intestinal.[87]

SUPORTE NUTRICIONAL PARENTERAL

O suporte nutricional parenteral consiste na administração de toda a alimentação ou parte das exigências nutricionais diárias por via intravenosa (IV). A administração de todas as necessidades nutricionais, incluindo calorias, aminoácidos, lipídios, vitaminas e minerais é denominada “nutrição parenteral total” (NPT).[1,88] Nela todas as necessidades nutricionais conhecidas são infundidas em um período de 24 horas, incluindo-se a totalidade das necessidades energéticas do paciente. A nutrição parenteral parcial (NPP) decorre da administração de apenas parte das necessidades nutricionais.[1,88] Essa pode ou não incluir lipídios e microelementos. Normalmente, na NPP são administrados eletrólitos e vitaminas necessários, e apenas parte das necessidades energéticas e de aminoácidos do animal.[5,89,90] Na experiência do Serviço de Nutrição Clínica de Cães e Gatos do Hospital Veterinário da FCAV/Unesp e do Serviço de Nutrologia Veterinária do Hospital Veterinário da Faculdade de Medicina Veterinária e Zootecnia (FMVZ) da Universidade de São Paulo (USP), a NPP demonstra-se mais simples, segura e barata para uso em cateter periférico que a NPT, com bons resultados clínicos.

A nutrição parenteral tem sido uma ferramenta importante na recuperação de pacientes em estado crítico. Frequentemente animais debilitados estão incapacitados de se alimentar. Estudos demonstraram que seres humanos em condição nutricional ruim apresentaram taxas inferiores de recuperação no pós-cirúrgico, queda da função imune, maior tempo de hospitalização e aumento nos riscos de infecção e/ou mortalidade quando comparados com pacientes que apresentaram ingestão calórica satisfatória ou receberam suporte nutricional enteral ou parenteral.[91] No entanto, trata-se de um recurso terapêutico mais caro, que necessita de monitoramento adequado, demandando tempo e cuidado por parte do corpo clínico.

Doenças graves, traumas e grandes cirurgias estão associados ao hipermetabolismo e à desnutrição. A resposta metabólica ao estresse é mediada por citocinas, incluindo interleucina 1 (IL-1), fator de necrose tumoral alfa (TNF-α) e interleucina 6 (IL-6), que induzem importantes alterações neuroendócrinas. Essas resultam em aumento da taxa metabólica, resistência periférica à insulina, proteólise muscular, aumento nas concentrações séricas de glicocorticoides, catecolaminas, glucagon e hormônio do crescimento, processo que culmina com perda de nitrogênio e balanço nitrogenado negativo.[1,5,92] A magnitude dessas respostas varia de acordo com a natureza da enfermidade e pode provocar alterações metabólicas adicionais e resultar em imunossupressão.

Desse modo, animais com enfermidades ou sinais clínicos que contraindiquem o uso da via enteral devem receber nutrição parenteral. Não se deve permitir que permaneçam sem receber calorias e outros nutrientes. São indicações específicas para o uso da nutrição parenteral: obstrução gastrintestinal, hipomotilidade gastrintestinal, má absorção, diarreias profusas, vômito grave, período pós-operatório de determinados procedimentos cirúrgicos do sistema gastrintestinal, pancreatite, peritonite,

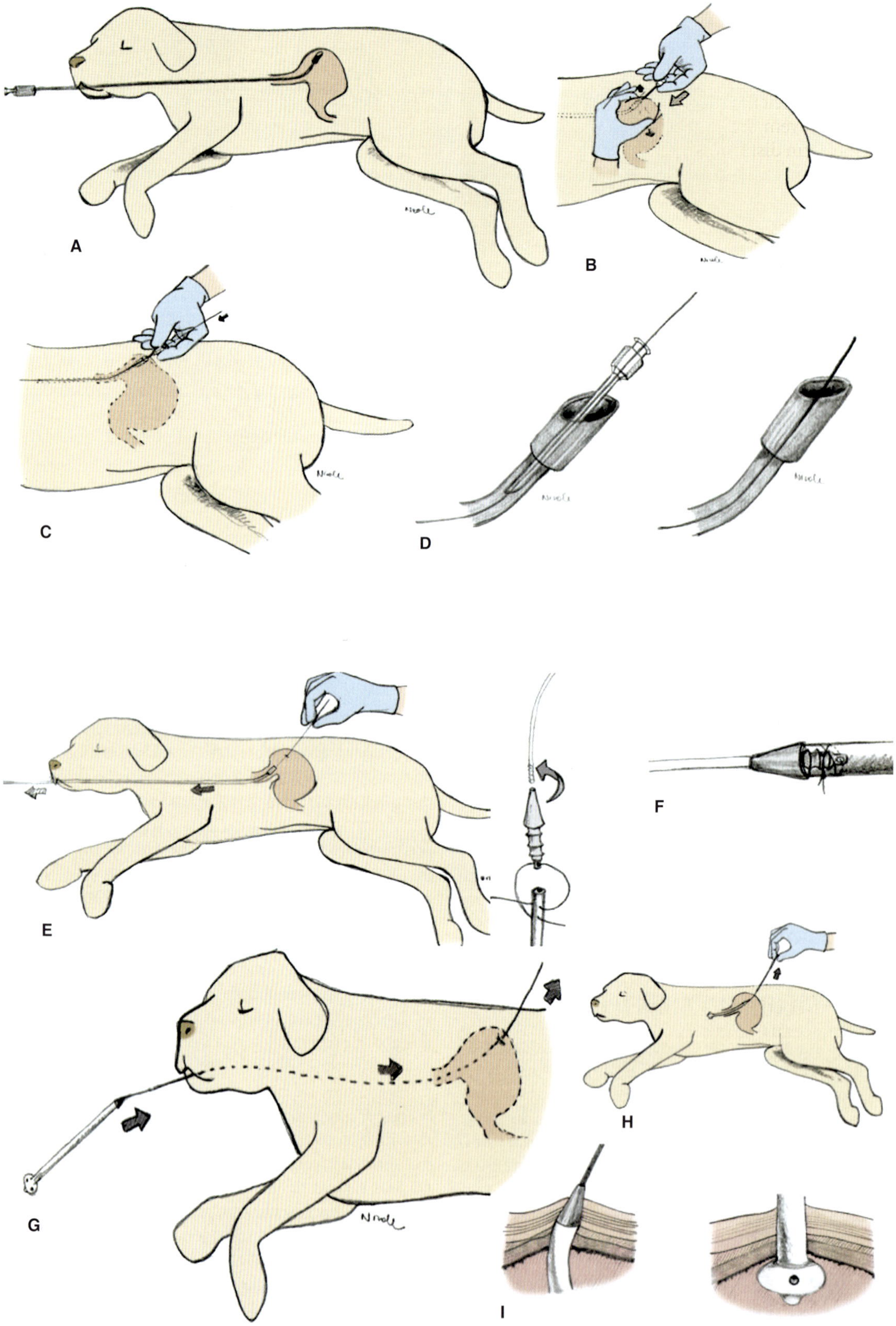

Figura 7.3 Ilustração da técnica de colocação de sonda por gastrostomia com uso de aplicador. **A.** Vista esquemática demonstrando como o aplicador se posiciona dentro do estômago do animal. O aplicador deve empurrar o estômago contra a parede abdominal e produzir uma saliência para que se possa introduzir o trocáter. **B.** Com o auxílio do trocáter, perfure a pele e a musculatura até posicionar sua extremidade distal dentro da extremidade distal do aplicador. **C.** Introduza a guia pelo trocáter até o interior do aplicador. **D.** Visualize a guia sendo introduzida pelo trocáter e em um segundo momento esta já estará posicionada dentro do aplicador. **E.** Retire o aplicador, permanecendo apenas a guia dentro do animal. **F.** Fixe o tubo gástrico na extremidade distal da guia. **G** e **H.** Após fixada a guia, o tubo será arrastado da cavidade oral para dentro do estômago. **I.** Localização da extremidade distal do tubo dentro do estômago.

hepatite, coma, inconsciência ou déficits neurológicos graves, ocasiões em que a colocação de tubos não for possível e outras circunstâncias individuais. Essa via pode ser empregada também como meio de suplementação da rota enteral.[1,5,88-90]

Antes de se proceder à nutrição parenteral, é importante que o paciente esteja hidratado e com seu equilíbrio acidobásico estabelecido. Pacientes com alterações hidreletrolíticas e acidobásicas devem ser previamente estabilizados, sob pena de desenvolverem distúrbios metabólicos graves durante o procedimento.

Soluções e proporções nas misturas

Há pelo menos cinco soluções básicas empregadas na nutrição parenteral: dextrose, aminoácidos, lipídios, eletrólitos e compostos vitamínico-minerais. Na Figura 7.4 está apresentada imagem ilustrativa das soluções empregadas.

Dextrose

Soluções de dextrose variam de 5 a 70% em concentração. As soluções a 50% fornecem aproximadamente 1,7 kcal/mℓ e estão presentes em muitas formulações para nutrição parenteral como fonte de calorias. Soluções de glicose a 5% apresentam açúcar em concentração muito diluída, servindo apenas para hidratação.

A velocidade de infusão da glicose tem efeito significativo sobre o risco de desenvolvimento de complicações metabólicas. A glicose intravenosa pode seguir diferentes vias metabólicas, sendo mais desejável a oxidação para atender às necessidades energéticas do organismo. Todavia, essa pode seguir vias não oxidativas, por exemplo, ser incorporada às reservas de glicogênio ou sofrer glicólise anaeróbica e produzir ácido láctico, o que aumenta a possibilidade de distúrbios metabólicos.

A concentração de glicose circulante também pode aumentar em taxas de infusão elevadas, o que pode resultar em alterações drásticas na função imune, em particular nos monócitos ativados.[93] A otimização da quantidade de glicose metabolizada por via oxidativa, associada ao efetivo controle da concentração sanguínea desse açúcar, é fundamental para se alcançarem os resultados clínicos esperados. Em função disso, recomendações sugerem taxas de infusão de dextrose inferiores a 4 mg/kg de peso corporal/min.[94]

O uso isolado de dextrose como fonte de calorias não proteicas, apesar de barato, não é recomendável. Tem como inconveniente o fato de muitos pacientes em estado crítico apresentarem resistência insulínica periférica, podendo esse procedimento resultar em hiperglicemia, glicosúria, poliúria, desidratação e acidose. Além disso, a glicose não é efetiva em limitar a lipólise e a mobilização de massa muscular em cães e gatos. A mescla de glicose com lipídios no fornecimento de calorias não proteicas é preferível por diminuir esses efeitos colaterais. A solução torna-se mais eficiente na manutenção do balanço nitrogenado,[95] além de as soluções de lipídios apresentarem menor osmolaridade em relação ao plasma e baixarem a osmolaridade final da mistura. Formulações de nutrição parenteral para pacientes diabéticos e hiperglicêmicos devem fornecer proporção maior de calorias provenientes de aminoácidos e peptídios e requerem administração ou ajustes na insulinoterapia durante o suporte nutricional.[96]

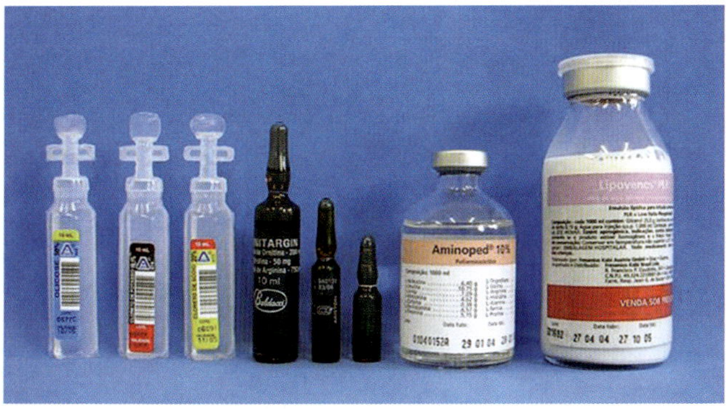

Figura 7.4 Soluções que podem ser empregadas no preparo da bolsa de nutrição parenteral.

Para distribuição ideal de calorias de origem não proteica no início da privação alimentar de cães (animal com disorexia há poucos dias), sugere-se 50 a 70% de calorias provenientes de carboidratos e 30 a 50% provenientes de lipídios. Para gatos recomenda-se que 20 a 40% das calorias sejam provenientes dos carboidratos e 60 a 80% de lipídios. Após anorexia prolongada (animal há muitos dias sem se alimentar), a distribuição ideal torna-se a mesma para ambas as espécies, ou seja, não mais que 40% das calorias oriundas de carboidratos e, ao menos, 60% provenientes de lipídios. Essa medida é necessária em função da adaptação ao uso de combustíveis derivados de gorduras durante a anorexia.[3,5]

Lipídios

Emulsões lipídicas são utilizadas em nutrição parenteral como fonte energética e de ácidos graxos essenciais. Apresentam em sua constituição triglicerídios envoltos por camadas estabilizadoras de fosfatídios do ovo. Após infusão intravenosa, seguem por via metabólica semelhante à dos quilomícrons, resultantes de digestão e absorção da gordura ingerida por via oral (VO).[97] Os triglicerídios presentes nas emulsões lipídicas são compostos por diferentes tipos de ácidos graxos. Após infusão intravenosa, esses ácidos podem ser incorporados às membranas das células do sistema imunológico e, assim, alteram sua fluidez e modulam suas funções.[98,99]

Emulsões lipídicas disponíveis para uso parenteral são compostas, em geral, por triglicerídios contendo ácidos graxos poli-insaturados de cadeia longa, ou mistura física associada a triglicerídios, compostos por ácidos graxos saturados de cadeia média. Seus principais ingredientes incluem óleo de soja ou de açafrão, glicerina, ácidos graxos essenciais e gema de ovo como emulsificante fosfolipídico.

O perfil de ácidos graxos das emulsões lipídicas altera as funções de células imunoefetoras, provavelmente pela incorporação de ácidos graxos poli-insaturados na membrana celular, com modificação de suas características funcionais, estruturais e participação na síntese de eicosanoides.[100,101] Alguns autores não recomendam o uso de emulsão lipídica parenteral rica em ácido graxo poli-insaturado tipo n-6, como as baseadas em óleo de soja, em pacientes imunocomprometidos ou em risco de imunossupressão,[102] isso porque, experimentalmente em ratos e em estudos clínicos no homem, esse tipo de ácido graxo pode inibir algumas funções de linfócitos, neutrófilos e macrófagos, prejudicar funções do sistema reticuloendotelial e diminuir a remoção plasmática de lipídios.[103-109]

Ácidos graxos poli-insaturados n-6 também podem aumentar a intensidade da resposta inflamatória em determinadas condições clínicas, conforme exemplificado por estudo em pacientes com sepse, que demonstrou aumento da secreção das citocinas pró-inflamatórias TNF-a, IL-1β, IL-6 e interleucina 8 (IL-8), durante a oferta de emulsão lipídica com alta inclusão desses compostos.[110] Essas alterações parecem não prejudicar a evolução de pacientes estáveis, mas poderiam agravar a condição de pacientes com comprometimento da resposta imunológica.[111,112] Por esse motivo, atualmente existe a preocupação em se ter disponível emulsão lipídica com efeito imunológico neutro ou com menor impacto nas respostas imune e inflamatória, o que se consegue com emulsões suplementadas com ácidos graxos poli-insaturados n-3.

Em função disso, alguns autores sugeriram limitar a infusão de lipídios em cães e gatos em 2 g/kg de peso corporal/dia, para se evitar a possibilidade de imunossupressão. Em situações de hipertrigliceridemia, é necessária maior redução nas doses desses compostos ou evitar seu uso. Cães acometidos por pancreatite sem cursar com hipertrigliceridemia não necessitam diminuir sua ingestão de lipídios a partir do cálculo padrão.

As emulsões comerciais apresentam-se em concentrações de 10 a 20% de lipídios e são hiposmolares (aproximadamente 270 mOsm/ℓ), o que as torna úteis para administração periférica, quando a osmolaridade deve ser inferior a 600 mOsm/ℓ. Outra vantagem das soluções lipídicas é apresentar alta densidade energética, aproximadamente 2 kcal/mℓ em solução a 20%. No entanto, algumas propiciam crescimento bacteriano, podendo favorecer a sepse, e são instáveis se misturadas diretamente com a dextrose a 50%. Também são mais efetivas em favorecer o estabelecimento do balanço calórico positivo e apresentam vantagens ao emprego isolado de glicose no fornecimento de calorias não proteicas para cães e gatos, devendo sempre que possível fazer parte das soluções. Uma desvantagem, no entanto, é seu alto custo.[113]

Aminoácidos

Todo paciente deve receber uma fonte de aminoácidos que inclua tanto os essenciais como os não essenciais. A maioria das soluções apresenta todos os aminoácidos essenciais para cães e gatos, exceto a taurina, que é encontrada apenas em alguns produtos especiais disponíveis no mercado. Algumas formulações, no entanto, não apresentam arginina, devendo isso ser verificado antes de sua utilização. De qualquer maneira, o que se busca é a ocorrência dos aminoácidos essenciais arginina, histidina, isoleucina, leucina, metionina, fenilalanina, treonina, triptofano, valina e lisina. As soluções de aminoácidos e dextrose podem ou não apresentar eletrólitos. Devido à maior facilidade de preparo, deve-se dar preferência àquelas que já vêm com eletrólitos. As soluções de aminoácidos estão disponíveis em concentrações que variam de 3,5 a 10% e com osmolaridades que variam de 750 a 1.200 mOsm/ℓ, todas classificadas como hiperosmolares.[1,4,88,89,96]

A proteína necessária para cães e gatos que estão recebendo nutrição parenteral deve ser calculada separadamente da energia. Para cães, as estimativas da ingestão ideal de proteína variam de 3 a 4 g[27,114] até 4 a 8 g[115] por kg de peso corporal por dia, ou 2 a 4 g por 100 kcal.[5] Para gatos, recomenda-se de 4 a 6 g por kg de peso corporal por dia,[27] ou 3 a 4 g por 100 kcal infundidas.[4] A infusão de aminoácidos deve ser restringida em animais com disfunção renal ou encefalopatia hepática e aumentada quando houver perdas importantes, como nos casos de enteropatia com perda de proteína ou peritonite.[96]

Alguns aminoácidos que merecem consideração especial são a arginina e a glutamina. A arginina é essencial para cães e gatos, mas não para o homem adulto, e participa em várias reações químicas fundamentais para a metabolização do nitrogênio e da energia. É um componente essencial do ciclo da ureia, sendo para o gato o único precursor da ornitina.[116] Dietas livres desses aminoácidos foram relacionadas com hiperamonemia e distúrbios consequentes a esse déficit, não podendo ser empregadas para gatos. Isso merece atenção principalmente no paciente em estado crítico, pois suas alterações metabólicas resultam em catabolismo proteico com elevada produção de amônia.[117] Além disso, a arginina desempenha importante função na produção de poliaminas, que influenciam no crescimento e diferenciação celular, sendo precursora do óxido nítrico, um importante fator de relaxamento endotelial. Nesse sentido deve-se dar preferência às soluções pediátricas de aminoácidos ou sua suplementação na mistura, que pode ser obtida a partir de soluções comerciais facilmente localizadas.

A glutamina é classificada como um aminoácido não essencial para cães e gatos; no entanto, em situações como trauma, septicemia e câncer, as concentrações séricas desse aminoácido podem se reduzir em até 50%, sendo sugerida sua reposição. Por esse motivo, ela vem sendo classificada como um aminoácido condicionalmente essencial. A suplementação de glutamina pode auxiliar a reduzir a depleção muscular, por meio da redução do catabolismo proteico nas situações de dano.[118] Esse aminoácido é considerado um dos mais importantes substratos metabólicos para as células do sistema gastrintestinal. A elevada atividade da glutaminase, enzima necessária para a metabolização da glutamina, proporciona ao sistema gastrintestinal eficiência em utilizar esse aminoácido como fonte energética. Estudos em animais e no homem demonstraram que a NPT contendo dipeptídios de glutamina pode evitar a atrofia intestinal relacionada com o trauma, o que não foi verificado na nutrição parenteral livre desse aminoácido. Em pacientes com doença inflamatória intestinal e neoplasias, a permeabilidade intestinal pode ser mantida e a estrutura das microvilosidades preservada com a suplementação desse aminoácido.[119]

Cerca de metade da glutamina que chega ao intestino é convertida em alanina que, por sua vez, é captada pelo fígado e utilizada na gliconeogênese. Além dos enterócitos e dos colonócitos, outras células de *turnover* elevado, como as neoplásicas, os fibroblastos e outros tecidos como os rins e o fígado, utilizam a glutamina como principal fonte de nitrogênio e carbono. Em condições de hipermetabolismo, ocorre intensa mobilização de glutamina. Nesses casos, sua infusão pode favorecer redução da morbidade e mortalidade dos pacientes.[120]

Eletrólitos, vitaminas e minerais

Compostos multivitamínicos, macro e microelementos também são incorporados à nutrição parenteral. As vitaminas, especialmente as hidrossolúveis, são rapidamente perdidas durante a anorexia e o estado catabólico, pois o organismo animal não apresenta estoque eficiente desses nutrientes. Elas participam como cofatores de várias etapas do processo de utilização da energia, de modo que a suplementação de calorias acelera seu consumo e perda. A deficiência de vitaminas do complexo B, em especial de tiamina e riboflavina, é um dos fatores responsáveis pela ocorrência da síndrome da realimentação, um distúrbio metabólico potencialmente fatal que se desenvolve no paciente anoréxico quando realimentado. Além disso, deficiências de riboflavina, piridoxina e cianocobalamina foram associadas à imunossupressão, havendo importante comprometimento da capacidade de replicação de células imunes e síntese de anticorpos.[121] Uma revisão completa dos efeitos das vitaminas hidrossolúveis foge ao objetivo deste capítulo, contudo não se deve desconsiderar sua importância para os pacientes em nutrição parenteral. Como várias vitaminas do complexo B são destruídas pela luz, é recomendável proteger o recipiente que contém a solução parenteral com papel alumínio ou outro material que impeça a incidência de luminosidade. A dose de 1 mℓ de solução de complexo B para uso parenteral para cada 100 kcal de energia metabolizável administrada é geralmente suficiente para atender às necessidades de tiamina e riboflavina.[113] Algumas condições clínicas podem resultar em deficiência de vitamina K, sendo essa administrada pela via subcutânea, de acordo com a necessidade.[96]

Outros fatores envolvidos na síndrome da realimentação são o fósforo, o magnésio e o potássio. Estes são perdidos durante a destruição tecidual secundária à inanição e podem ter sua concentração plasmática diminuída por captação celular posterior à infusão de calorias. A glicose estimula a secreção de insulina e aumenta a utilização do fósforo na fosforilação intermediária da glicose. Hipofosfatemia causada por administração muito rápida de calorias na forma de glicose ocorre mais rapidamente em cães que passaram fome do que em animais normais.[41]

As soluções de nutrição parenteral devem conter entre 20 e 30 mEq/ℓ de potássio, para pacientes normocalêmicos. Em situações de hipopotassemia, pode-se aumentar para 40 mEq/ℓ e acompanhar a resposta, fazendo ajustes de acordo com a necessidade. Na hiperpotassemia, inicia-se a terapia nutricional sem a suplementação desse eletrólito e deve-se fazer acompanhamento diário para se iniciar a administração conforme a resposta do paciente.[5] Com relação ao fósforo, as soluções devem apresentar concentração entre 10 e 20 mmol/ℓ. Em casos de hiperfosfatemia, recomenda-se reduzir o volume de solução de aminoácidos, eletrólitos e lipídios, para diminuir a concentração de fosfatos.[5]

Os elementos traço algumas vezes são adicionados à mistura de nutrição parenteral, porém geralmente isso só é feito em animais subnutridos ou em situações de suporte nutricional por período superior a 5 dias. Os elementos mais comumente suplementados são zinco, cobre, manganês e cromo.[120] No Quadro 7.5 são apresentadas indicações das concentrações de eletrólitos empregadas em formulações para nutrição parenteral em cães e gatos.

Cálculo das necessidades nutricionais e volume das soluções

A primeira coisa a se determinar é a NEB do paciente. Existem várias fórmulas para sua determinação, mas a mais adequada é:

$$\text{NEB} = 70 \times (\text{peso corporal, em kg})^{0,75}$$

Para animais com peso compreendido entre 3 e 25 kg, como alternativa pode-se aplicar a fórmula:[1,14,96]

$$\text{NEB} = (30 \times \text{peso corporal}) + 70$$

No passado, o valor obtido para a NEB era na sequência multiplicado por um fator de doença (*illness factor*), de modo a se obter o gasto energético associado à doença específica.[122] No entanto, esses dados foram obtidos a partir de pacientes humanos, com base em fórmulas que se revelaram inapropriadas.[123]

Estudos posteriores que empregaram calorimetria indireta para determinar as necessidades metabólicas de pacientes veterinários em estado crítico demonstraram que a utilização destes fatores é inadequada para grande número de condições.[29,31] Sabe-se que o gasto energético basal é altamente variável, dependendo de inúmeras condições, e que na verdade a maioria das entidades mórbidas resulta em diminuição desses valores.[123] Em função disso e também pelo fato de o excesso calórico estar associado a maior incidência de complicações na nutrição parenteral,[124] a maioria dos autores aconselha atualmente se iniciar a suplementação nutricional fornecendo a NEB do paciente e ajustá-la de acordo com sua evolução clínica.[96] A NEB do paciente deverá ser fornecida pelas soluções de glicose, lipídios e aminoácidos. As calorias não proteicas devem sempre ser divididas entre a glicose e os lipídios, conforme já discutido anteriormente.

QUADRO 7.5 Sugestão de concentrações de eletrólitos em soluções parenterais para cães e gatos.

Elemento	mEq/ℓ
Sódio	> 65
Potássio	> 20
Cloro	> 55
Magnésio	> 3,5
Fósforo	> 9

Após o cálculo das calorias necessárias, estimam-se as necessidades de proteína. Elas, de modo geral, são superiores nos animais de companhia, sobretudo em gatos,[96] quando comparadas com os valores utilizados para seres humanos;[125] no entanto, o fornecimento proteico mais adequado para pacientes graves não está ainda totalmente definido.[126] Ao calcular as necessidades de proteína, o clínico não deverá esquecer que elas poderão também ser utilizadas como fonte de calorias pelo organismo. Se esse fato for ignorado no momento da elaboração do plano nutricional, aumenta-se o risco de ocorrência de complicações.[126,127] Após o cálculo das necessidades proteicas, estima-se o de outros nutrientes, como eletrólitos, vitaminas e aminoácidos específicos. Estipuladas as quantidades, define-se se elas serão fornecidas em sua totalidade (NPT) ou parte delas (nutrição parenteral parcial). A necessidade hídrica, por fim, deve ser considerada. Nesse sentido, a nutrição parenteral pode ou não conter a necessidade de água para manutenção do paciente. Vantagens do fornecimento da necessidade hídrica na nutrição parenteral incluem maior diluição dos nutrientes e redução da osmolaridade da solução. Com isso, os riscos de complicações relacionadas com a infusão muito rápida de glicose, lipídios ou eletrólitos são reduzidos, assim como o perigo de ocorrência de flebite.

O Quadro 7.6 demonstra as etapas envolvidas no cálculo das necessidades e volumes das soluções empregados na nutrição parenteral parcial e total. Outros nutrientes como macroelementos podem também ser adicionados, sendo interessante para isso contar com apoio de laboratório especializado em elaborar e fornecer soluções parenterais prontas.

A NPT também pode ser determinada com esta mesma sequência de cálculo. Basta, para isso, nas etapas 3, 4 e 5 fornecer a totalidade das necessidades estimadas. Essa, no entanto, deve ser infundida em um vaso central e não periférico, caso contrário existe elevado risco de flebite.

Preparo da mistura

O preparo da solução deve obedecer à seguinte ordem de mistura nas bolsas: (1) aminoácidos; (2) eletrólitos e água; (3) dextrose; (4) emulsão lipídica e (5) vitaminas e outros ingredientes menores. A mistura deve ser realizada da maneira mais asséptica possível, pois a solução apresenta-se como um meio de cultura para microrganismos, podendo causar sepse. Recomenda-se seu preparo em capela de fluxo laminar, mas na falta dela pode-se utilizar o centro cirúrgico após sua desinfecção ou outro local convenientemente higienizado e desinfetado, tomando-se cuidado de usar luvas estéreis e avental durante o procedimento. Todo frasco de solução após aberto deve ser mantido sob refrigeração, observando as recomendações do fabricante com relação ao tempo de uso.

Outra opção interessante é adquirir a solução pronta embalada em bolsas para 24 h de nutrição parenteral em hospitais ou laboratórios especializados. Nessa opção o clínico deve prescrever com precisão o volume ou concentração final de cada nutriente (lipídios, dextrose, aminoácidos, vitaminas, eletrólitos e minerais). As vantagens incluem maior facilidade, menor custo potencial, maior garantia de assepsia e precisão da formulação, e a possibilidade do emprego de vários tipos de solução, formando uma bolsa mais completa.

QUADRO 7.6 Protocolo de nutrição parenteral parcial empregado pelo Serviço de Nutrição Clínica do Hospital Veterinário da FCAV/Unesp – Jaboticabal, SP.

1. Calcular a necessidade energética:
Cão/gato: "A" kcal/dia = 70 × (peso corporal)^{0,75}
2. Calcular a necessidade hídrica:
Cão/gato: "B" mℓ/dia = 70 × peso corporal (kg)
(para pacientes que não estejam retendo líquido)
3. Cálculo do volume de dextrose a 50%:
Cão/gato: "A"/3 = "C" kcal/dia (30% da necessidade calórica do animal)
"D" mℓ de glicose 50% por dia = "C"/1,7 (glicose 50% tem 1,7 kcal/mℓ)
4. Lipídios 20%:
Cão/gato: "A"/5 = "E" kcal/dia (20% da necessidade calórica do animal)
"F" mℓ de lipídios a 20% por dia = "E"/2 (lipídios 20% têm 2 kcal/mℓ)
5. Aminoácidos (aa) 10%:
Cão: "A"/2 = "F" kcal (50% da necessidade energética)
Necessidade proteica em g por dia "G" = ("F" × 3)/100 (3 g para cada 100 kcal de EM)
Em 100 mℓ há 10 g de aa: "H" mℓ de aa 10% = "G" × 10
Gato: "A"/2 = "F" kcal (50% da necessidade energética)
Necessidade proteica em g por dia "G" = ("F" × 4)/100 (4 g para cada 100 kcal de EM)
Em 100 mℓ há 10 g de aa: "H" mℓ de aa 10% = "G" × 10
6. Complexo B (CB):*
Cão/gato: "I" mℓ CB = "A"/100 (1 mℓ CB para cada 100 kcal de EM)
7. Ringer simples (RS):
Cão/gato: "J" mℓ de RL por dia = "B" – ("D" + "F" + "H")
8. NaCl a 20%:**
Cão/gato: ("D" × 0,5) + ("F" × 0,8) + ("H" × 0,9) = "K" mℓ de água;
"L" g de NaCl = ("K" × 0,9)/100
(Deseja-se adicionar 0,9 g de cloreto de sódio para cada 100 mℓ de solução)
Solução a 20% de NaCl: "M" mℓ solução de NaCl = "L" × 5
9. KCl:***
Cão/gato: "N" mEq de K provenientes do RS = ("J" × 4)/1.000 (a solução de RL apresenta 4 mEq/ℓ)
"O" mEq de K a serem suplementados = [("B" × 30)/1.000] – "N" (concentração desejada é de 30 mEq/ℓ)
"P" mℓ KCl = "O"/2 (Em 1 mℓ de KCl há 2 mEq)
10. Arginina:
Cão/gato: 1 ampola de Ornitagin® para 10 kg de PC por dia
11. Vitamina K:
Cão/gato: 0,5 mg/kg/SC no primeiro dia e depois 1 vez/semana
12. Receita diária do animal:
"D" mℓ de solução de glicose a 50%
"F" mℓ de solução de lipídios a 20%
"H" mℓ de solução de aa a 10%
"I" mℓ de CB
"J" mℓ de RS
"M" mℓ de solução de NaCl a 20%
"P" solução de KCl a 2 mEq/mℓ
Total = X mℓ/dia
13. Velocidade de infusão:
Cão/gato: 4 a 6 mℓ/kg peso corporal/h (tempo total de infusão de 14 a 16 h)

*Proteger da luz com papel alumínio. **Correção da solução de glicose e aminoácidos, necessária apenas quando esta contém eletrólitos! Caso empregue soluções com eletrólitos, desconsidere essa etapa. ***A suplementação de K e outros eletrólitos deve respeitar a demanda hidreletrolítica e o equilíbrio acidobásico. EM: energia metabolizável; PC: peso corporal; aa: aminoácidos; CB: complexo B; RS: Ringer simples; SC: via subcutânea.

Administração

Para a execução dessa etapa, devem ser utilizados cateteres intravenosos longos, bolsas contendo a mistura, bomba de infusão intravenosa e equipos apropriados. O uso de cateteres não trombogênicos compostos de poliuretano em base de poliéster ou elastômero siliconizado é preferível. Os cateteres devem ser colocados sempre em condições de assepsia estrita, pois a pele é considerada a fonte de infecção mais comum.[128] O risco de contaminação bacteriana diminui ao se administrarem as soluções de nutrição parenteral por uma via exclusiva, não sendo usada para nenhum outro propósito. Cateteres de lúmen duplo ou triplo são vantajosos, por ser necessária a canulação de apenas um vaso, usando-se uma via para o suporte nutricional e as demais para outros fins, como coleta de amostras de sangue, administração de fluidos adicionais e medicações intravenosas. Os cateteres devem ser fixos e cobertos, porém a bandagem deve ser substituída diariamente, de modo que eles possam ser visualizados. Essa prática auxilia na identificação de edemas, eritema ou mau posicionamento deles.[96]

Na NPP podem ser empregados cateteres intravenosos comuns (Figura 7.5) utilizados normalmente para fluidoterapia; os vasos de eleição são as veias cefálica e safena lateral (cães), e safena medial (gatos). Na NPT, recomenda-se utilizar cateteres de poliuretano ou silicone, cujo comprimento dependerá do porte do animal e o vaso a ser canulado deverá ser a veia jugular. No protocolo apresentado neste capítulo, os autores recomendam o uso associado das soluções de nutrição parenteral com a fluidoterapia. Essa prática propicia o uso de cateteres periféricos comuns, sem maiores complicações em função da diluição da solução final e sem relatos de tromboflebite nos pacientes em que foi empregada.

A velocidade de administração da nutrição parenteral deve ser mais lenta no início e pode ser aumentada gradualmente para diminuir riscos de intolerância. Vômito e pirexia podem estar associados à infusão de emulsões lipídicas; podem ser prevenidos por velocidade lenta de infusão nos primeiros 30 a 60 minutos. No primeiro dia deve ser infundido apenas metade do volume calculado, possibilitando-se ao paciente receber toda a formulação nos dias subsequentes. Se o animal estiver estável e não for dependente de insulina, será possível empregar infusão cíclica de 12 a 18 horas. Entre as infusões, o cateter deve ser preenchido com solução fisiológica heparinizada. No Quadro 7.6 é apresentada uma estimativa da velocidade e do tempo de infusão necessários para o fornecimento da nutrição parenteral.

Complicações da nutrição parenteral

As principais complicações da nutrição parenteral são, em ordem de ocorrência, obstruções e distúrbios mecânicos durante a infusão, flebite, distúrbios metabólicos e septicemia.[76] A hiperglicemia é o distúrbio metabólico mais comum, seguido por hiperlipemia e hiperbilirrubinemia. Em pacientes não hiperglicêmicos, antes da instituição da nutrição parenteral,

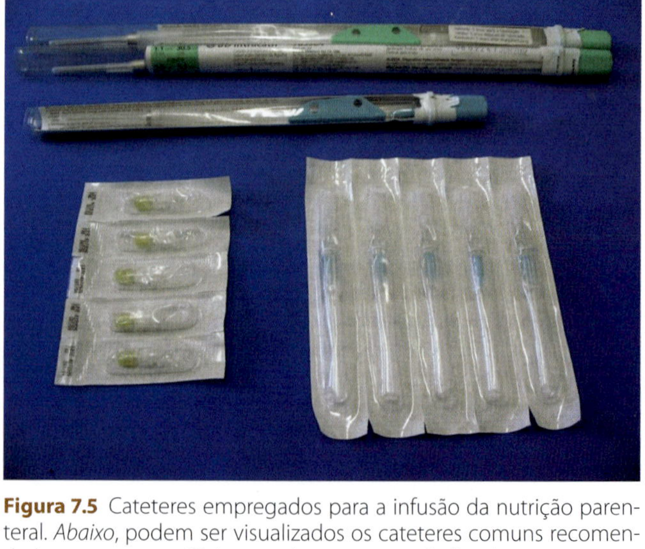

Figura 7.5 Cateteres empregados para a infusão da nutrição parenteral. *Abaixo*, podem ser visualizados os cateteres comuns recomendados para uso periférico; e *acima*, cateteres indicados para uso em vaso central.

a hiperglicemia raramente precisa ser corrigida com a administração de insulina; normalmente a redução da velocidade de administração da solução de dextrose já é suficiente para solucionar o distúrbio. Gatos são mais suscetíveis à hiperglicemia, devendo ser monitorados. Uma alternativa interessante é infundir no primeiro dia apenas 50% da solução de dextrose necessária, e no segundo dia, não havendo glicosúria ou hiperglicemia, infundir a totalidade do volume calculado de solução. Hiperlipemia pode ocorrer nos primeiros dias de suporte nutricional. Nesses casos, deve-se diminuir a concentração da solução lipídica do soluto infundido.[129]

A hipopotassemia é o principal distúrbio eletrolítico da nutrição parenteral, pois a glicose promove captação de potássio pela célula, devendo a concentração desse elemento ser monitorada no plasma do animal. A suplementação de potássio na solução infundida é fundamental. O grande volume de fluidos a ser administrado, associado à elevada frequência de transtornos mecânico-obstrutivos, faz com que seja recomendável o emprego de uma bomba de infusão. Além disso, os distúrbios metabólicos são muito mais suscetíveis de ocorrerem em função de velocidade muito rápida de infusão do que em função da qualidade do fluido administrado. A nutrição parenteral deve ser infundida à velocidade de 4 mℓ/kg/h, bastante lenta, o que faz com que mais de 14 ou 16 horas sejam necessárias para se completar o procedimento. As complicações mecânico-obstrutivas podem ser prevenidas com o emprego de cateteres intravenosos de boa qualidade, regularmente lavados com soluções anticoagulantes, bem-posicionados e fixados no animal.

A complicação mais séria da nutrição parenteral, mas incomum, é a sepse relacionada com o cateter ou a solução.[2] Infecções associadas ao cateter, causadas por migração bacteriana da superfície cutânea, são mais comuns e podem resultar em bacteriemia ou sepse, febres cíclicas e leucocitose. Os curativos do cateter devem ser trocados com adequada assepsia a cada 48 horas, inspecionando-se minuciosamente o local de entrada do cateter durante essas trocas em busca de eritema, tumefação, dor e exsudação. A contaminação bacteriana da própria solução de nutrição parenteral também deve ser avaliada. As soluções de nutrição parenteral modernas representam um meio relativamente pobre para o crescimento bacteriano, devido a sua alta osmolaridade e baixo pH.[5] A probabilidade de contaminação pode ser reduzida quando se evitam as desconexões do sistema de administração, o emprego da mesma bolsa de solução por no máximo 24 horas e substituindo-se todos os componentes do sistema de administração diariamente.

O monitoramento dos pacientes que estão recebendo nutrição parenteral torna-se, assim, bastante importante. No Quadro 7.7 estão apresentados os principais parâmetros a serem monitorados e as frequências dessa verificação.

Na experiência do Serviço de Nutrição Clínica de Cães e Gatos do Hospital Veterinário da FCAV/Unesp e do Serviço de Nutrologia Veterinária do Hospital Veterinário da FMVZ/USP, em muitos pacientes de rotina que receberam NPP em vaso periférico, foi observada baixa frequência de complicações. As mais comuns foram obstrução do cateter, rompimento das vias de administração e interrupção na infusão em decorrência de problemas relacionados com bomba de infusão ou posição do animal. Embora não tenham sido empregadas as avaliações recomendadas no Quadro 7.7 em todos os pacientes, devido ao seu custo, foram observadas hiperglicemia e hipertrigliceridemia em alguns casos. Essa baixa incidência de complicações pode ser atribuída ao fornecimento parcial das necessidades calóricas basais, à diluição das soluções parenterais na necessidade hídrica diária do paciente, reduzindo assim sua osmolaridade, ao emprego de bomba de infusão e de cateteres de boa qualidade.

QUADRO 7.7 Protocolo de monitoramento dos pacientes em terapia nutricional parenteral (adaptado).[83]

Parâmetro	Frequência
Temperatura, pulso e frequência respiratória	A cada 6 a 12 h
Estado de hidratação	A cada 6 a 12 h
Coloração das mucosas, tempo de preenchimento capilar	A cada 6 a 12 h
Exame físico completo	A cada 24 h
Peso corporal	A cada 24 h
Consumo de alimento	A cada 24 h
Hematócrito e lipemia	A cada 24 h
Glicemia	A cada 6 a 12 h
Glicose urinária	Conforme disponível
Eletrólitos séricos e fósforo	A cada 24 h (inicial)
Hemograma completo e perfil bioquímico sérico	1 a 2 vezes/semana

CONSIDERAÇÕES FINAIS

A ingestão ou administração de calorias e nutrientes durante a hospitalização aumenta as chances de recuperação do paciente. O suporte nutricional assistido e intensivo demonstra-se como prática importante e efetiva para auxílio no tratamento de animais em estado crítico. O uso da nutrição enteral, além de fornecer nutrientes essenciais à manutenção da imunidade, à capacidade cicatricial e à metabolização de fármacos, promove modulação da resposta inflamatória de fase aguda, preservação da função gastrintestinal e favorece o estabelecimento adequado do metabolismo do animal durante os estágios críticos de diferentes tipos de lesão. A terapia nutricional parenteral pode ser instituída com segurança em cães e gatos hospitalizados, e dentre os tipos de nutrição parenteral, sugere-se a NPP, diluída de acordo com a necessidade hídrica diária do paciente e infundida em vaso periférico, como a mais prática e segura.

REFERÊNCIAS BIBLIOGRÁFICAS

1. Chan DL. Nutritional support for the critically ill patient. In: Bataglia AM. Small animal emergency and critical care for veterinary technicians. 2. ed. St. Louis: Saunders Elsevier; 2007. p. 85108.
2. Torrance AG. Intensive care: nutritional support. In: Kelly NC, Wills J. Manual of companion animal nutrition & feeding. Iowa: BSAVA; 1996. p. 17180.
3. Chan DL. Nutritional requirements of the critically ill patients. Clin Tech Small An Pract. 2004;19(1):15.
4. Okada Y, Deaney SJ. Nutrition for the hospitalized patient and the importance of nutritional assessment in critical care. Adv Small An Care. 2020;1:207-25.
5. Remillard RL, Armstrong PJ, Davenport DJ. Assisted feeding in hospitalization patients: enteral and parenteral nutrition. In: Hand MS, Thatcher CD, Remillard RL, Roudebush P. Small animal clinical nutrition. 4. ed. Topeka: Mark Morris Institute; 2000. p. 351400.
6. Brunetto MA. Avaliação de suporte nutricional sobre a alta hospitalar em cães e gatos; 2006. 86 p. [dissertação]. Faculdade de Ciências Agrárias e Veterinárias. Universidade Estadual Paulista. Jaboticabal.
7. Brunetto MA, Carciofi AC, Gomes MOS, André MR, Teshima E, Venturelli KN. Effects of the nutritional support in hospitalized dogs and cats. J Vet Emerg Crit Care. 2010;20(2):224-31.
8. Cols EM. Antioxidant in criticall illness. Arch Surg Chicago. 2001;136:120111.
9. Mataix J. Nutrición y estrés oxidativo. In: Nutrición y Alimentación Humana. Barcelona: Ergón; 2002. p. 104764.
10. Marino P. El libro de la UCI. In: El libro de la UCI. Barcelona: Masson; 2002. p. 3351.
11. Baines M, Shenkin A. Lack of effective ness of shortterm intravenosus micronutrient nutrition in restoring plasma antioxidant status after surgery. Clinical Nutrition. 2002;2(2):14550.
12. Carciofi AC, Fraga VO, Brunetto MA. Ingestão calórica e alta hospitalar em cães e gatos. Rev Educ Cont CRMVSP, São Paulo. 2003;6(1/3):1627.
13. Molina J, Hervera M, Manzanilla EG, Torrente C, Villaverde C. Evaluation of the prevalence and risk factors for undernutrition in hospitalized dogs. Front Vet Sci. 2018;5:205.

14. Chan DL, Freeman LM. Nutrition in critical illness. Vet Clin North Am. 2006;36(6):122541.
15. Laflamme DP. Development and validation of a body condition score system for cats: a clinical tool. Feline Practice. 1997;25(56):137.
16. Laflamme DP. Development and validation of a body condition score system for dogs: a clinical tool. Canine Practice. 1997;22(3):10-5.
17. Michel E. Nutritional assessment. In: Ettinger SJ, Feldman EC. Textbook of veterinary internal medicine. 6. ed. Philadelphia: Elsevier; 2005. p. 5545.
18. The World Small Animal Veterinary Association (WASAVA). Muscle condition score for cats. Disponível em: https://wsava.org/wp-content/uploads/2020/01/Muscle-Condition-Score-Chart-for-Cats.pdf.
19. The World Small Animal Veterinary Association (WASAVA). Muscle Condition score for dogs. Disponível em: https://wsava.org/wp-content/uploads/2020/01/Muscle-Condition-Score-Chart-for-Dogs.pdf.
20. Freeman LM, Michel KE, Zanghi BM, Boler BMV, Fages J. Evaluation of the use of muscle condition score and ultrasonographic measurements for assessment of muscle mass in dogs. Am J Vet Res. 2019;80(6):595-600.
21. Freeman LM, Michel KE, Zanghi BM, Boler BMV, Fages J. Usefulness of muscle condition score and ultrasonographic measurements for assessment of muscle mass in cats with cachexia and sarcopenia. Am J Vet Res. 2020;81(3):254-9.
22. De Paula ID. Métodos laboratoriais auxiliares na avaliação da condição nutricional. I Simpósio de Nutrição Clínica em Cães e Gatos. São Paulo; 2005. Anais – CD ROM.
23. Kaneko JJ, Harvey JW, Bruss ML. In: Clinical biochemistry of domestic animals. 5. ed. San Diego: Academic Press; 1997. p. 127.
24. Fascetti AJ, Mauldin GE, Mauldin GN. Correlation between serum creatine kinase activities and anorexia in cats. J Vet Intern Med. 1997;11(1):913.
25. Hill RC, Scott KR. Energy requirements and body surface area of cats and dogs. J Am Vet Med Assoc. 2004;225(5):2416.
26. Wolfe RR, Durkot MJ, Wolfe MH. Effect of thermal injury on energy metabolism, substrate kinetics and hormonal concentrations. Circulatory Shock. 1982;9(4):38394.
27. Donoghue S. Nutritional support of hospitalised patients. In: Kalfelz FA. Vet Clin North Am Small An Pract. 1989;19(3):47595.
28. Crowe DT. Nutritional support for the hospitalized patient: an introduction to tube feeding. Compendium Cont Educ Pract Vet. 1990;12(12):171120.
29. Walton RS, Wingfield WE, Ogilvie GK, Fettman MJ, Matteson VL. Energy expenditure in 104 postoperative and traumatically injured dogs with indirect calorimetry. J Vet Emerg Crit Care. 1996;6(2):719.
30. Krishnan JA, Parce PB, Martinez A. Caloric intake in medical ICU patients: consistency of care with guidelines and relationship to clinical outcomes. Nutr Clin Pract. 2004;19(6):6456.
31. O´Toole E, Miller CW, Wilson B, Mathews KA, Davis C, Sears W. Comparison of the standard predictive equation for calculation of resting energy expenditure with indirect calorimetry in hospitalized and healthy dogs. J Am Vet Med Assoc. 2004;255(1):5864.
32. Biffl WL, Moore EE, Haenel JB. Nutritional support for the trauma patient. Nutrition. 2002;18(1112):9605.
33. Ferraboli R, Malheiro PS, Abdulkader RC, Yu L, Sabbaga E, Burdmann EA. Anuric acute renal failure caused by dextrana 40 administration. Renal Fail. 1997;19:303.
34. Chan DL, Freeman LM. Nutrition in critical illness. Vet Clin North Am. 2006;36(6):122541.
35. Chan DL, Rozanski EA, Freeman LM, Rush JE. Retrospective evaluation of human albumin use in critically ill dogs. J Vet Emerg Crit Care. 2004;14(1):117.
36. Guyton AC, Granger HJ, Taylor AE. Intersticial fluid pressure. Physiol Rev. 1971;51:527.
37. Brunetto MA. Anorexia e doença: benefícios com o emprego de dietas de alta energia. VI Simpósio sobre Nutrição de Animais de Estimação, Campinas. 2007. Anais – p. 3544.
38. National Research Council. Nutrient requirements of dogs and cats. Washington: National Academy Press; 2006.
39. European Pet Food Industry Federation. Nutritional guidelines for complete and complementary pet food for cats and dogs. The European Pet Food Industry Federation, Bruxelas; 2020.
40. Shenkin A. Micronutrients. In: Rombeau J, Rolandelli R. Clinical nutrition: enteral and tube feeding. Philadelphia: Saunders; 1997. p. 96111.
41. Donoghue S, Kronfeld DS. Feeding hospitalised dogs and cats. In: Wills JM, Simpson KW. The Waltham book of clinical nutrition of dog & cat. New York: Pergamon; 1994. p. 2537.
42. Davenport D. Suporte nutricional enteral e parenteral. In: Ettinger SJ, Feldmam EC. Tratado de medicina interna veterinária. 4. ed. Philadelphia: W.B. Saunders; 1995. p. 34757.
43. Devey JJ, Crowe DT, Kirby R. Postsurgical nutritional support. J Am Vet Med Assoc. 1995. 2006;(11):16735.
44. Jolliet P, Pichard G, Biolo R, Chiolero R, Grimble G, Leverve X *et al.* Enteral nutrition in intensive care patients: a practical approach. Intensive Care Med. 1998;28(8):84859.
45. Macintire DK. Bacterial translocation: clinical implications and prevention. In: Bonagura JD. Kirks current veterinary therapy: small animal practice. 13. ed. Philadelphia: W. B. Saunders Company; 2000. p. 2013.
46. Roediger WE. The starved colondiminished mucosal nutrition, diminished absorption, and colitis. Dis Colon Rectum. 1990;33(10):85870.
47. Harris JP, Parnell NK, Griffith EH, Saker KE. Retrospective evaluation of the impact of early enteral nutrition on clinical outcomes in dogs with pancreatitis: 34 cases (2010-2013). J Vet Emerg Crit Care. 2017;27(4):425-33.
48. Pérez CS. Tratado de Nutrición Artificial. Madrid: Grupo Aula Médica S. A.; 1998. p. 579.
49. Ribeiro PC. Terapia nutricional na sepse. Rev Bras Ter Int. 2004;16(3):1758.
50. Otani S, Coopersmith CM. Gut integrity in critical illness. J Intensive Care. 2019;7:17.
51. Simpson KW, Birnbaum N. Fluid and electrolyte disturbances in gastrintestinal and pancreatic diseases. In: Dibartola SP. Fluid, electrolyte, and acidbase disorders in small animal practice. St. Louis: Saunders Elsevier; 2006. p. 42036.
52. Windsor ACJ, Kanwar S, Li A, Barnes E, Guthrie J, Spark J *et al.* Compared with parenteral nutrition, enteral feeding attenuates the acute phase response and improves disease severity in acute pancreatitis. Gut. 1998;42(1):4315.
53. Barr J, Hecht M, Kara E, Flavin EK, Khorana A, Gould MK. Outcomes in critically ill patients before and after the implementation of an evidencebased nutritional management protocol. Clin Invest Crit Care. 2004;125(4):144657.
54. Li J, Kudsk KA, Gocynsky B, Dent D, Glizer J, LangkampHenken B *et al.* Effects of parenteral and enteral nutrition on gutassociated lymphoide tissue. J Trauma. 1995;39(1):4452.
55. Beale RJ, Bryg DJ, Bihari DJ. Immunonutrition in the critically ill: a systematic review of clinical outcome. Crit Care Med. 1999;27(12):2799805.
56. Ciccia F, Guggino G, Rizo A, Alessandro R, Luchetti MM, Miling S, Saieva L *et al.* Dysbiosis and zonulin up regulation alter gut epithelial and vascular barriers in patients with ankylosing spondylitis. Ann Rheum Dis. 2017;76:1123-32.
57. Nicholson JK, Holmes E, Kinross J, Burcelin R, Gibson G, Jia W *et al.* Host-gut microbiota metabolic interactions. Science. 2012;336:1262-7.
58. Bäckhed F, Roswall J, Peng Y, Feng Q, Jia H, Kovatcheva-Datchary P *et al.* Dynamics and stabilization of the human gut microbiome during the first year of life. Cell Host Microbe. 2015;17:690-703.
59. Wolff NS, Hugenholtz F, Wiersinga JW. The emerging role of the microbiota in the ICU. Crit Care. 2018;22:78.
60. Dickson RP. The microbiome and critical illness. Lancet Respir Med. 2016;4:59-72.
61. Wishmeyer PE, McDonald D, Knight R. Role of the microbiome, probiotics, and 'dysbiosis therapy' in critical illness. Curr Opin Crit Care. 2016;22(4):347-53.
62. Lankelma JM, van Vught LA, Belzer C, Schulltz MJ, van der Poll T, de Vos WM *et al.* Critically ill patients demonstrate large interpersonal variation in intestinal microbiota dysregulation: a pilot study. Intensive Care Med. 2017;43:59-68.
63. McDonald D, Ackermann G, Khailova L, Baird C, Heyland D, Kozar R *et al.* Extreme dysbiosis of the microbiome in critical illness. mSphere. 2016;1:e00199-16.
64. Wischmeyer PE, McDonald D, Knight R. Role of the microbiome, probiotics, and 'dysbiosis therapy'in critical illness. Curr Opin Crit Care. 2016;22:347-53.
65. Zaborin A, Smith D, Garfield K, Quensen J, Shaksheer B, Kade M *et al.* Membership and behavior of ultra-low-diversity pathogen communities present in the gut of humans during prolonged critical illness. mBio. 2014;5:e1361-14.
66. Ojima M, Motooka D, Shimizu K, Gotoh K, Shintani A, Yoshiya K *et al.* Metagenomic analysis reveals dynamic changes of whole gut microbiota in the acute phase of intensive care unit patients. Dig Dis Sci. 2016;61:1628-34.
67. Lenox CE. Nutritional management for dogs and cats with gastrointestinal diseases. Vet Clin North Am Small An Pract. 2021;51:669-84.
68. Wara A, Datz C. Cats and dietary fiber. Vet Focus. 2014;24(3):26-32.
69. Volkmann M, Steiner JM, Fosgate GT, Zentek J, Hartmann S, Kohn B. Chronic diarrhea in dogs – retrospective study in 136 cases. J Vet Intern Med. 2017;31(4):1043-55.
70. Barry KA, Wojcicki BJ, Middelbos IS, Vester BM, Swanson KS, Fahey Jr. GC. Dietary cellulose, fructooligosaccharides, and pectin modify fecal protein catabolites and microbial populations in adult cats. J Anim Sci. 2010;88(9):2978-87.
71. Swanson KS, Grieshop CM, Flickinger EA, Bauer LL, Chow J *et al.* Fructooligosaccharides and Lactobacillus acidophilus modify gut microbial populations, total tract nutrient digestibilities and fecal protein catabolite concentrations in healthy adult dogs. J Nutrition. 2002;132(12): 3721-31.
72. Jugan MC, Rudinsky AJ, Parker VJ, Gilor C. Use of probiotics in small animal veterinary medicine. J Am Vet Med Assoc. 2017;250(5):519-28.

73. Abood SK, Buffington CA. Improved nasogastric intubation technique for administration of nutritional support in dogs. J AM Vet Med Assoc. 1991;199(5):5779.
74. Abood SK, Buffington CA. Enteral feeding of dogs and cats: 51 cases (19891991). J AM Vet Med Assoc. 1992;201(4):61922.
75. Donoghue S, Kronfeld DS. Feeding hospitalized dogs and cats. In: Wills JM, Simpson KW. The Waltham book of clinical nutrition of dog & cat. New York: Pergamon; 1994. p. 2537.
76. Battaglia AM. Nutrition for the critically ill hospitalized patient. In: Small animal emergency and critical care: a manual for the veterinary technician. New York: W. B. Saunders; 2001. p. 7293.
77. Donoghue S. Nutritional support of hospitalised dogs and cats. Aust Vet J. 1994;71(10):3326.
78. Levine PB, Smallwood LJ, Buback JL. Esophagostomy tubes as a method of nutritional management in cats: a retrospective study. J Am Anim Hospital Assoc. 1997;33(3):40510.
79. Breheny CR, Boag A, Le Gal A, Hõim SE, Cantatore M, Anderson D *et al.* Esophageal feeding tube placement and the associated complications in 248 cats. J Int Med. 2019;33:1306-14.
80. Brunetto MA, Carciofi AC, Daleck CR, Nardi AB, Gomes MOS, Silva M *et al.* Suporte nutricional enteral com o uso de sonda esofágica em cães submetidos à hemimandibulectomia. Relato de seis casos. Rev Universidade Rural. 2005;25:2645.
81. Brunetto MA, Carciofi AC, Abi Rached P, Barbosa VT, Gossuen LG, Thiesen R. Uso de sonda esofágica como método de suporte nutricional em cães e gatos hospitalizados. XXVI Congresso brasileiro da ANCLIVEPA, Salvador. 2005. Anais. 2005. CD Rom.
82. Simpson KW, Elwood CM. Techniques for enteral nutrition suport. In: Wills JM, Simpson KW. The Waltham book of clinical nutrition of dog & cat. Oxford: Pergamon; 1994. p. 6374.
83. Seim III HB, Bartges JW. Enteral and parenteral nutrition. In: Tams TT. Handbook of small animal gastroenterology. Missouri: Saunders; 2003. p. 41662.
84. Crowe DT. Enteral nutrition for critically ill or injured patients. Part II. Compend Cont Educ Practicing Vet. 1986;8:719.
85. Han E. Esophageal and gastric feeding tubes in ICU patients. Clin Techn Small An Pract. 2004;19(1):2231.
86. Swann HM, Sweet DC, Michel K. Complications associated with use of jejunostomy tubes in dogs and cats: 40 cases (19891994). J AM Vet Med Assoc. 1997;210(12):1764.
87. Orton EC. Enteral hiperalimentation administered via needle catheterjejunostomy as an adjunct to cranial abdominal surgery in dogs and cats. J Am Vet Med Assoc. 1986;188:1406.
88. Chan DL, Freeman LM. Nutrition in critical illness. Vet Clin North Am. 2006;36(6):122541.
89. Remillard RL. Nutritional support in critical care patients. Vet Clin North Am. 2002;32(5):114564.
90. Brunetto MA, Gomes MOS, Teshima E, Oliveira LD, Carciofi AC. Nutrição parenteral: princípios básicos de administração. Acta Sci Vet. 2007;35(2):S2368.
91. Johansen N, Kondrup J, Plum LM, Bak L, Norregaard P, Bunch E *et al.* Effect of nutritional support on clinical outcome in patients at nutritional risk. Clin Nutrition. 2003;22(1):5856.
92. Butterwick RF, Torrance A. Nutrición y malnutrición en los pequeños animales hospitalizados. Waltham Focus. 1995;5(2):1521.
93. Khaodhiar L, Mc Cowen K, Bistrian B. Perioperative hyperglycemia, infection or risk. Curr Opin Clin Nutrition Metab Care. 1999;2(1):7982.
94. Rosmarin DK, Wardlaw GM, Mirtallo J. Hyperglycemia associated with high, continuous infusion rates of total parenteral nutrition dextrose. Nutrition Clin Pract. 1996;11(4):1516.
95. Hill RC. Critical care nutrition. In: Wills JM, Simpson KW. The Waltham book of clinical nutrition of dog & cat. Oxford: Pergamum; 1994. p. 3961.
96. Freeman LM, Chan DL. Total parenteral nutrition. In: Di Bartola SP. Fluid, electrolyte and acidbase disorders in small animal practice. 3. ed. St. Louis: Saunders Elsevier; 2006. p. 584600.
97. Calder PC, Yaqoob P, Thies F, Wallace FA, Miles EA. Fatty acids and lymphocyte functions. Br J Nutr. 2002;87(1):S3148.
98. Waitzberg DL, Lotierzo PH, Logullo AF, Torrinhas RS, Pereira CC, Meier R. Parenteral lipid emulsions and phagocytic systems. Br J Nutr. 2002;87(1):S4957.
99. Martin PG, Culebras BOJP, Catala PR, Ruiz GJ. Effects of 2 lipid emulsions (LCT *versus* MCT/LCT) on the fatty acid composition of plasma phospholipid: a doubleblind randomized trial. J Parenter Enteral Nutr. 2002;26(1):3041.
100. Lotierzo PH, Waitzberg DL. Efeito das emulsões lipídicas sobre o sistema imunológico. Rev Bras Nutr Clin. 1998;13:25869.
101. Carpentier YA, Simoens C, Siderova V, El Nakadi I, Vanweyenberg V, Eggerickx D *et al.* Recent developments in lipid emulsions: relevance to intensive care. Nutrition. 1997;13(9):73S8S.
102. Campos FG, Waitzberg DL, HabrGama A, Logullo AF, Noronha IL, Jancar S *et al.* Impact of parenteral n3 fatty acids on experimental acute colitis. Br J Nutr. 2002;87(1):S838.
103. Nordenstrom J, Jarstrand C, Wiernik A. Decreased chemotactic and random migration of leukocytes during Intralipid infusion. Am J Clin Nutr. 1979;32(12):241622.
104. Hayashi N, Tashiro T, Yamamori H, Takagi K, Morishima Y, Otsubo Y. Effects of intravenous omega3 and omega6 fat emulsion on cytokine production and delayed type hypersensitivity in burned rats receiving total parenteral nutrition. J Parenter Enteral Nutr. 1998;22(6):3637.
105. Sobrado J, Moldawer LL, Pomposelli JJ, Mascioli EA, Babayan VK, Bistrian BR *et al.* Lipid emulsions and reticuloendothelial system function in healthy and burned guinea pigs. Am J Clin Nutr. 1985;42(5):85563.
106. Sedman PC, Ramsden CW, Brennan TG, Guillou PJ. Pharmacological concentrations of lipid emulsions inhibit interleukin2dependent lymphocyte responses *in vitro*. J Parenter Enteral Nutr. 1990;14(1):127.
107. Jensen GL, Mascioli EA, Seidner DL, Istfan NW, Domnitch AM, Selleck K *et al.* Parenteral infusion of longand mediumchain triglycerides and reticuloendothelial system function in man. J Parenter Enteral Nutr. 1990;14(5):46771.
108. Waitzberg DL, Yamaguchi N, Bellinati PR, Leone MC, MasiliOku SM, Salgado MM *et al.* Efeito de emulsões lipídicas sobre os mecanismos de defesa orgânica na agressão infecciosa. Rev Hospital das Clínicas. 1992;47(5):21522.
109. Cukier C, Waitzberg DL, Logullo AF, Bacchi CE, Travassos VH, Torrinhas RS *et al.* Lipid and lipidfree total parenteral nutrition: differential effects on macrophage phagocytosis in rats. Nutrition. 1999;15(11):8859.
110. Mayer K, Gokorsch S, Fegbeutel C, Hattar K, Rosseau S, Walmrath, D *et al.* Parenteral nutrition with fish oil modulates cytokine response in patients with sepsis. Am J Respir Crit Care Med. 2003;167(10):13218.
111. Waitzberg DL, Bellinati PR, Salgado MM, Hypolito IP, Colleto G, Yagi O *et al.* Effect of total parenteral nutrition with different lipid emulsion on human monocytes and neutrophil function. Nutrition. 1997;13(2):12832.
112. Freeman J, Goldmann DA, Smith NE, Sidebottom DG, Epstein MF, Platt R. Association of intravenous lipid emulsion and coagulasenegative staphylococcal bacteremia in neonatal intensive care units. N Eng J Med. 1990;323(5):3018.
113. Carciofi AC, Brunetto MA. Nutrição parenteral. I Simpósio de Nutrição Clínica em Cães e Gatos. São Paulo; 2005. Anais. CD ROM.
114. Dudrick SJ, Wilmore DW, Vars HM. Long term parenteral nutrition with growth, development and positive nitrogen balance. Surgery. 1968;64:13442.
115. Lippert AC, Armstrong PJ. Parenteral nutrition support. In: Kirk RW. Current veterinary therapy X. WB Saunders: Philadelphia; 1989. p. 25.
116. Rogers QR, Visek WJ. Role of urea cycle intermedia nutritional and clinical aspects. J Nutrition. 1985;115:5058.
117. Kerl MF, Johnson PA. Nutritional plan: matching diet to disease. Clin Techn Small An Pract. 2004;19(1):921.
118. Abcouwer SF, Souba WW. Glutamina e arginina. In: Shils ME, Olson JA, Shike M, Ross AC. Tratado de nutrição moderna na saúde e na doença. 9. ed. São Paulo: Manole; 2003. p. 597608.
119. Seiça TCSS. Nutrientes imunomoduladores: uma perspectiva. Rev Saúde Amato Lusitano. 1996;1:1723.
120. Novak F, Heyland D, Avenell, Drover JW, Su X. Glutamine suplementation in serious illness: a systematic review of the evidence. Crit Care Med. 2002;30:20229.
121. Delaney SJ, Fascetti AJ, Elliot DA. Critical care nutrition of dogs. In: Pibot P, Biourge V, Elliot D. Encyclopedia of canine clinical nutrition. Paris: Aniwa SAS; 2006. p. 42647.
122. Burkholder WJ. Metabolic rates and nutrient requirements of sick dogs and cats. J Am Vet Med Assoc. 1995;206(5):6148.
123. Sternberg JA, Rohovsky SA, Blackburn GL, Babineau TJ. Total parenteral nutrition for the critically ill patient. In: Shoemaker WC, Ayres SM, Grenvik A, Holbrook PR. Textbook of critical care. 4. ed. Philadelphia: W.B. Saunders; 2000. p. 898907.
124. Crabb SE, Chan DL, Freeman LM, Labato MA. Retrospective evaluation of total parenteral nutrition in cats: 40 cases (19912003). J Vet Emerg Crit Care. 2006;16(1):216.
125. Mauldin GE, Reynolds AJ, Mauldin GN, Kallfelz FA. Nitrogen balance in clinically normal dogs receiving parenteral nutrition solutions. Am J Vet Res. 2001;62(6):91220.
126. Chan DL. Nutritional requirements of the critically ill patient. Clin Techn Small An Pract. 2004;19(1):15.
127. Valadares RC, Palhares M, Bicalho ALF, Turchetto Jr. CR, Freitas MD, Silva Filho *et al.* Aspectos clínicos e hematológicos em cães submetidos à fluidoterapia intravenosa, nutrição enteral e parenteral. Arq Bras Med Vet Zoo. 2006;58(4):495502.
128. McGee DC, Gould MK. Preventing complications of central venous catheterization. N Eng J Med. 2003;348(12):112333.
129. Chan DL, Freeman LM, Labato MA, Rush JE. Retrospective evaluation of partial parenteral nutrition in dogs and cats. J Vet Intern Med. 2002;16(4):4405.

8

Controle de Danos Ortopédicos na Sala de Urgência

Leandro Romano

INTRODUÇÃO

Emergências ortopédicas são comuns em pequenos animais vitimados de trauma, sendo comumente tema negligenciado pelos clínicos gerais e intensivistas veterinários. Talvez esse seja um dos fatores complicantes nesse tipo de paciente, justificando o alto índice de sequelas e óbitos encontrados. O fato é que existe um número crescente de acidentes com cães e gatos no mundo moderno que, na maioria, apresentam uma ou mais fraturas de ossos longos ou pelve, associadas a lesões em outros órgãos ou sistemas.

Entende-se que a gravidade das lesões é determinada pelo trauma propriamente dito, pela capacidade orgânica compensatória do paciente e por suas consequências no decorrer do tempo. Isso posto, faz-se necessário um atendimento pormenorizado e padronizado nesse tipo de paciente, evitando complicações inerentes ao manejo inicial e ao tratamento definitivo escolhido.

A expressão "controle de danos" é utilizada pela Marinha norte-americana para minimizar o dano ao marinheiro combatente, sem interferir na integridade da missão. Esse nome foi adotado em ortopedia na década de 1990, sendo que o "controle de danos ortopédicos" tem como objetivo, no mínimo, evitar danos secundários ao tecido ósseo já acometido, bem como às estruturas adjacentes aos tecidos, tais como tecidos macios, vasos, artérias e nervos, diminuindo sequelas decorrentes do trauma ortopédico, além de identificar lesões em outros órgãos e controlá-las, mas principalmente a deterioração desses tecidos decorrente do manejo inicial pobre e desordenado, possibilitando que o paciente retome a função do membro precocemente.[1]

O politrauma é uma síndrome decorrente de lesões múltiplas com reações sistêmicas sequenciais que podem levar à disfunção de órgãos ou de sistemas vitais que não foram diretamente lesados pelo trauma. Sendo assim, o paciente deve ser considerado em estado grave até que se prove o contrário, uma vez que seu estado geral poderá rapidamente se deteriorar, evoluindo de estável para instável em questão de horas. É fundamental priorizar e adotar manobras básicas de sustentação da vida, visto que os mecanismos compensatórios têm duração limitada e são diretamente proporcionais à intensidade e à duração da agressão.[2]

Em medicina veterinária geralmente transcorre um importante período entre o acidente e o atendimento inicial do paciente, pois na maioria dos casos os pacientes não recebem a abordagem inicial na cena do acidente.[2] Esse fato aparece como fator determinante, visto que a preservação da vida nas primeiras horas após o trauma é garantida com adequada oferta de oxigênio aos tecidos e pode-se explicar a piora clínica dos pacientes pelo fato de os mecanismos homeostáticos apresentarem capacidade limitada de interação. Desse modo, pacientes vítimas de trauma em condições limítrofes, se não abordados criteriosamente, favorecem o aparecimento de complicações graves, como a síndrome da resposta inflamatória sistêmica (SIRS, do inglês *systemic inflammatory reaction syndrome*) seguida pela síndrome da falência múltipla dos órgãos (MOFS, do inglês *multiple organ failure syndrome*), culminando, assim, em óbito.

No que se refere às complicações, todos os estudos cursam no sentido de melhorar o tempo de convalescência e na diminuição de riscos, entretanto, faz-se uma reflexão: o que é uma complicação ortopédica?

Certamente há uma confusão sobre a definição de "complicação ortopédica". Segundo Dindo e Clavien (2004), trata-se de "qualquer desvio do pós-operatório ideal que não é inerente ao procedimento e que não comprometa a cura". Essa afirmação nos leva a entender que uma complicação ortopédica não está relacionada a erros técnicos, mas a fatores inerentes à atividade biológica local do paciente.[3]

É possível, então, adaptar para a veterinária o sistema de classificação proposto por Dindo e Clavien (2004) para cirurgias ortopédicas veterinárias, conforme apresentado no Quadro 8.1, com o intuito de facilitar a padronização de relatos de complicações e tornar os estudos de resultados mais comparáveis.

Quando se trata de cirurgias ortopédicas, sabe-se que os riscos inerentes aos procedimentos são enormes, uma vez que, além de fatores relacionados ao paciente e seus tutores, da atividade local no foco de fratura, da vascularização, da qualidade dos implantes e da experiência do cirurgião, os médicos-veterinários se encontram em uma corrida entre a consolidação óssea e a falha do implante. É fato que o implante não responderá em algum momento, caso o ambiente biológico não permita a consolidação óssea.

Pela experiência de anos do autor deste conteúdo realizando cirurgias ortopédicas e acompanhando estudantes em sua curva de aprendizado, acredita-se que, em média, 2/3 das complicações de fratura resultam de erros de decisão por parte do cirurgião no planejamento pré-operatório ou durante o intraoperatório.

Erros técnicos são responsáveis pelo terço restante, sendo que a dificuldade na tomada de decisões geralmente resulta da inexperiência ou da falta de compreensão pelo cirurgião dos *fatores biológicos*, *biomecânicos* e *clínicos* que afetarão os ossos e a cicatrização da fratura do paciente.

Para exemplificar, pode-se notar nas figuras a seguir alterações ósseas inerentes a erro técnico (Figura 8.1) – em que foi inserido um pino intramedular em rádio para correção de fratura distal de rádio e ulna, gerando uma nova fratura (na orientação do pino) no fragmento distal, não união – e uma complicação pós-cirúrgica (Figura 8.2) – em que é possível notar o calo ósseo na fratura inicial e uma fratura nova em um novo trauma, gerando uma força de alavanca.

QUADRO 8.1 Complicações ortopédicas adaptadas para veterinária por Romano.[4]

Grau 1	Não requerem mudança no curso do pós-operatório
Grau 2	Requerem mudança no curso do pós-operatório
Grau 3	Requerem intervenção cirúrgica simples
Grau 4	Requerem intervenção cirúrgica complexa
Grau 5	Intervenção pode exacerbar a inflamação e levar à iminência de óbito

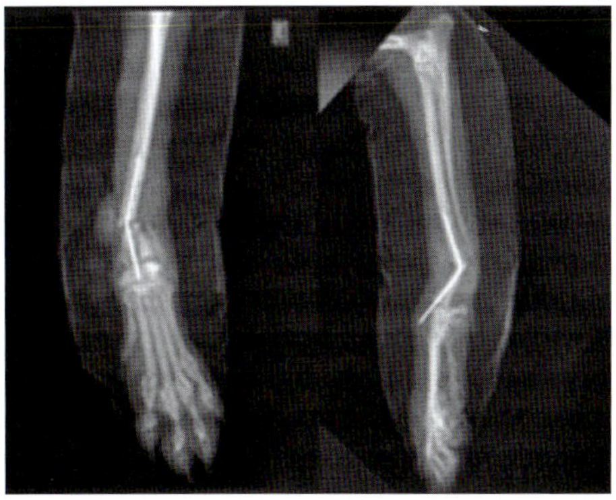

Figura 8.1 Erro técnico em fratura de rádio e ulna. Note a osteossíntese por pino intramedular e seu encurvamento, levando à fratura do fragmento distal, não à união óssea.

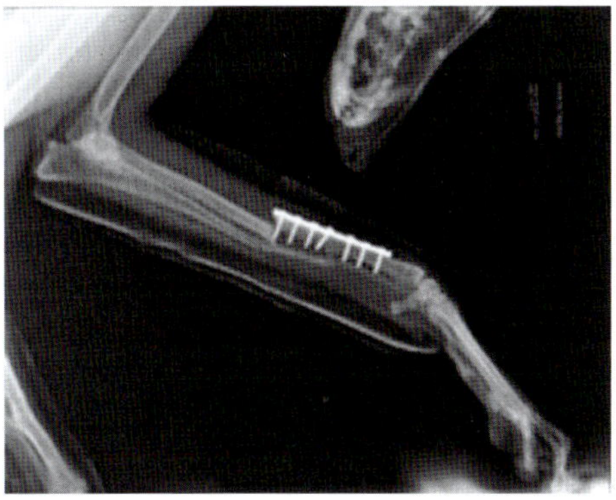

Figura 8.2 Complicação ortopédica em fratura de rádio e ulna pós-operatória tardia. Note a osteossíntese por placa e parafusos e fratura na região diafisária óssea justaposta ao implante.

O cirurgião ortopédico veterinário, nesse caso, como regra, deve direcionar o atendimento inicial do politraumatizado em unidades de terapia intensiva (UTI) no intuito de preservar os tecidos ósseos e macios, evitando danos adicionais e favorecendo o tratamento o mais brevemente possível. Para tanto, é essencial conhecer os princípios fisiopatológicos do trauma e do desenvolvimento da SIRS e MOFS, além da discussão de estratégias de tratamento entre as equipes multiprofissionais.

A decisão tomada pelo ortopedista no que diz respeito ao momento de fixação das fraturas interfere diretamente no sucesso ou fracasso do tratamento. Cada vez mais os mecanismos envolvidos em todos os processos biológicos precisam ser compreendidos, sendo que o trauma musculoesquelético e o controle da liberação do segundo gatilho na SIRS pode ser considerado novo campo de pesquisa ortopédica.

MECANISMO DO TRAUMA

A produção de um ferimento é guiada pelas leis da física, sendo assim, os eventos pós-traumáticos são previsíveis.[5-10]

Traumatismo é a transferência de energia para um organismo vivo com uma patologia resultante. Vale lembrar que a energia não pode ser criada ou destruída, ela apenas pode mudar de forma; então, toda energia imposta a um organismo é absorvida e alterada. A quantidade de energia que poderá ser absorvida sem lesão depende diretamente do volume de tecido envolvido na região do trauma.[1,5,7,11-16] A partir desse princípio, pode-se inferir que existe uma relação importante entre a região do corpo envolvida e a gravidade da lesão.[5,7] Como exemplo, supondo que uma energia de 100N fosse diretamente aplicada ao membro de um cão, sabendo que existem estruturas diferentes envolvidas nessa região, como tecidos ósseo e muscular, a lesão causada por essa energia pode ser contusão grave no osso e contusão fatal para a musculatura ao seu redor, ou seja, a mesma energia atua de modo diferente nos diversos tecidos.

Quando agentes agressores interagem com o organismo em quantidades excedentes ao limiar de tolerância, tem-se como resultante alguma lesão. Alguns agentes agressores são: energia mecânica, energia elétrica, calor, agentes químicos e radiação.[5-10]

Comumente, a carga recebida no tecido ósseo é bastante complexa. O apoio do membro ao solo, a contração muscular que ocorre pela antecipação do trauma, a rotação e o arqueamento associados que ultrapassam o limiar de modelação óssea influenciarão na lesão. Outra variável importante é a velocidade de aplicação da força. Se for lenta e constante, normalmente ocorrem fraturas simples; no entanto, se a força for rápida, a energia liberada se dissipará em várias direções ao mesmo tempo, causando fraturas múltiplas ou cominutivas.[7,17] Assim, compreende-se a fórmula que rege essa lei como:

$$EC = M \times V^2$$

Em que: EC, energia cinética; M, massa; V, velocidade.

Por meio dessa fórmula, infere-se a importância da velocidade no mecanismo do trauma, uma vez que sua potência é elevada ao quadrado.

Como exemplo, têm-se dois cães pesando 5 e 10 kg, consecutivamente, atingidos por energias mecânicas diferentes em uma velocidade de 5 m/s^2:

Cão de 5 kg: $EC = 5\ (kg) \times 5^2\ (velocidade) = 125$;
Cão de 10 kg: $EC = 10 \times 5^2 = 250$.

Se esta velocidade for de 10 m/s^2, a equação será:

Cão de 5 kg: $EC = 5 \times 10^2 = 500$;
Cão de 10 kg: $EC = 10\ (kg) \times 10^2 = 1.000$.

Nesse caso, quanto maior a velocidade envolvida em uma mesma massa, maior será o resultante em potencial de lesão. Por sua vez, quanto maior a massa envolvida em uma mesma velocidade, menor será o resultante em potencial de lesão quando comparados entre si (Quadro 8.2).

Outra variante importante referida no Quadro 8.2 é a região que recebe o trauma, visto que, quanto maior a massa local na região do trauma, maior a dissipação de energia e menor o potencial de lesão, ou seja, quanto mais tecido na região receptora, maior será a capacidade orgânica de responder ao trauma sem lesão, sendo fator a ser considerado no momento do atendimento inicial.[8,9,15,18-20]

Em medicina veterinária, acidentes envolvendo automóveis, interação entre animais, quedas, maus-tratos, ferimentos por projéteis balísticos e lesões causadas por causas desconhecidas são responsáveis por grande parte das lesões ortopédicas.[6-10,21,22]

RESPOSTA TECIDUAL LOCAL AO TRAUMATISMO

A inflamação é a resposta tecidual às lesões, sendo necessária no processo de reparação por proporcionar mecanismos pelos quais o tecido lesionado ou a causa injuriante sejam eliminados, o que proporciona um ambiente pelo qual os tecidos são preparados para reconstrução e cicatrização.[7]

QUADRO 8.2 Relação entre velocidade e peso na produção de lesão.

$EC = 5 \times 5^2 = 125$	$EC = 10 \times 5^2 = 250$
$EC = 5 \times 10^2 = 500$	$EC = 10 \times 10^2 = 1.000$
$EC = 5 \times 20^2 = 2.000$	$EC = 10 \times 20^2 = 4.000$

A resposta aos processos inflamatórios varia com a causa, entretanto, como regra, caracteriza-se pela infiltração de leucócitos ou macrófagos e pela exsudação de líquido e ativação de proteínas pró-inflamatórias. Como resultante, encontram-se vasodilatação e aumento da permeabilidade vascular à infiltração leucocitária. Esse processo proporciona o meio pelo qual o tecido lesionado se livra do material estranho e inicia a preparação para o reparo, sendo guiado pela liberação de mediadores químicos derivados do plasma e das células.[5,7]

Normalmente, a inflamação associada ao traumatismo se resolve em alguns dias, dependendo da gravidade da lesão. Entretanto, com persistência da causa desencadeante, adição de novos fatores (como a infecção), presença de material estranho ou procedimento cirúrgico precoce, esse processo pode persistir e eventualmente se tornar destrutivo e não reparativo, denominado "SIRS". A retroalimentação positiva entre os mediadores exacerba a inflamação.[5,7,13,14]

Os principais fatores relacionados com a SIRS, como o papel dos neutrófilos, a ação das espécies reativas ao oxigênio, as interleucinas, o choque e a microcirculação, bem como a fisiopatologia pulmonar, em seu desenvolvimento não são menos importantes. Esses temas não são o assunto deste capítulo, entretanto alguns pontos são importantes e valem uma breve descrição.

Como definição, a SIRS é uma condição clínica caracterizada pela ampla ativação do sistema inflamatório, secundária a uma doença inflamatória estéril ou a um insulto infeccioso (Quadro 8.3). Em locais de lesão tecidual localizada ou de infecção, é bem conhecido que a resposta inflamatória localizada é caracterizada por cinco sinais cardinais: calor, dor, rubor, edema e perda de função, causados por dilatação capilar local e um aumento na permeabilidade, e ocorrem para proteger o hospedeiro e eliminar agentes nocivos e células lesadas. No entanto, em pacientes com SIRS, lesões locais ou inflamação regional levam a uma inundação de mediadores inflamatórios na circulação sistêmica, o que resulta em uma variedade de perturbações globais caracterizadas por vasodilatação e aumento da permeabilidade vascular.

No mais, cabe ressaltar que a distinção entre SIRS e sepse é baseada na presença ou na ausência de infecção subjacente (Quadro 8.4). As manifestações clínicas da SIRS e da sepse são frequentemente inespecíficas e variam de acordo com o curso de doença. Achados fisiológicos também diferem e podem ser inespecíficos (Quadro 8.5). É importante observar que os sinais clínicos de SIRS diferem em cães e gatos.

Gatos com frequência não desenvolvem uma resposta hiperdinâmica (ou seja, não há mucosas vermelhas nem pulsos delimitadores) e são mais propensos a ter bradicardia relativa e hipotermia. O Quadro 8.6 descreve os critérios clínicos que fornecem sensibilidade e especificidade no diagnóstico de SIRS em cães e gatos sépticos e não sépticos.

QUADRO 8.3 Exemplos de fatores incitantes de síndrome da resposta inflamatória sistêmica (SIRS).

Doenças inflamatórias estéreis (SIRS não séptica)	Insultos infecciosos (SIRS séptica)
• Queimaduras • Aspiração química • Insolação • Doença imunomediada • Necrose de órgão isquêmico (p. ex., torção esplênica) • Neoplasia • Pancreatite • Trauma	• Bactérias anaeróbicas • Fungos • Produtos de bactérias gram-negativas • Produtos de bactérias gram-positivas • Protozoários • Vírus

Adaptado de: Silverstein D. Systemic inflammatory response syndrome & sepsis. Today's Veterinary Practice. 2015. Disponível em: https://navc.com/wp-content/uploads/sites/4/2016/06/T1501F03.pdf.

QUADRO 8.4 Distinções entre síndrome da resposta inflamatória sistêmica (SIRS) e sepse.

SIRS	Manifestações clínicas de doenças inflamatórias sistêmicas, que resultam de lesão infecciosa (SIRS séptica) ou de lesão não infecciosa (SIRS não séptica)
Sepse	Manifestação clínica de SIRS, secundária a um organismo patogênico subjacente
Sepse grave	Sepse com SIRS associada, com um ou mais dos quadros: • Hipotensão arterial • Disfunção orgânica • Hipoperfusão (anormalidades sugestivas de hipoperfusão podem incluir hiperlactatemia e oligúria)
Choque séptico	Apesar do fluido intravascular adequado na reanimação, associam-se à sepse: • Insuficiência circulatória aguda • Hipotensão arterial persistente
MODS	Distúrbios fisiológicos de pelo menos dois dos principais sistemas de órgãos associados com SIRS (ver Quadro 8.6)

MODS: síndrome da disfunção de múltiplos órgãos (do inglês *multiple organ dysfunction syndrome*). (Adaptado de: Silverstein D. Systemic inflammatory response syndrome & sepsis. Today's Veterinary Practice. 2015. Disponível em: https://navc.com/wp-content/uploads/sites/4/2016/06/T1501F03.pdf.)

QUADRO 8.5 Manifestações clínicas de síndrome da resposta inflamatória sistêmica e sepse.

Achados físicos: fase hiperdinâmica	• Pulso limitante* • Membranas mucosas na cor vermelho-tijolo* • Febre • Taquicardia* • Taquipneia
Achados físicos: progressão da doença avançada	• Hipotensão • Hipotermia • Membranas mucosas pálidas • Pulso fraco
Achados no histórico	• Diarreia • Letargia • Perda de apetite • Estado depressivo • Vômitos

*Os gatos frequentemente não desenvolvem esses sinais clínicos. (Adaptado de: Silverstein D. Systemic inflammatory response syndrome & sepsis. Today's Veterinary Practice. 2015. Disponível em: https://navc.com/wp-content/uploads/sites/4/2016/06/T1501F03.pdf.)

QUADRO 8.6 Critérios para diagnóstico de síndrome da resposta inflamatória sistêmica em cães e gatos.

Critérios	Cães (2 critérios necessários)	Gatos (3 critérios necessários)
Temperatura (°C)	< 38,1 ou > 39,2	< 37,7 ou > 39,7
FC (bpm)	> 120	< 140 ou > 225
FR (respirações/min)	> 20	> 40
Glóbulos brancos (× 10^3)	< 6 ou > 16	< 5 ou > 19,5

FC: frequência cardíaca; FR: frequência respiratória. (Adaptado de: Silverstein D. Systemic inflammatory response syndrome & sepsis. Today's Veterinary Practice. 2015. Disponível em: https://navc.com/wp-content/uploads/sites/4/2016/06/T1501F03.pdf.)

Referente ao tecido respiratório e à ventilação, os pacientes frequentemente apresentam comprometimento das vias respiratórias, podendo se instalar de maneira aguda, insidiosa, progressiva ou periódica, independentemente do mecanismo do trauma, devendo ser motivo de extrema atenção. A liberação dessas vias, a adequada oferta de oxigênio e o restabelecimento do padrão hemodinâmico são primordiais no atendimento inicial, uma vez que a falha nesses procedimentos poderá causar sequelas irreparáveis, cursando para eventos orgânicos irreversíveis, culminando em óbito do paciente.[23] Cabe ressaltar que, para tratar o tecido ósseo, é necessário que o paciente esteja ventilando adequadamente e em seu estado hemodinâmico normal e estável, ou seja, de nada adianta tratar o osso primeiro se o paciente não é capaz de respirar ou se há hemorragia profusa.

Obviamente, a falta da capacidade de respirar "mata" mais rapidamente que a falta de volume sanguíneo circulante, o qual, por sua vez, "mata" mais rapidamente que uma lesão ortopédica emergencial.

Além disso, os traumatismos cranioencefálico, facial, cervical e torácico podem comprometer as vias respiratórias do politraumatizado, e a avaliação revela que o paciente é incapaz de ventilar adequadamente. As lesões torácicas normalmente desencadeiam um processo de hipoxia tecidual devido à hipovolemia, à hipoventilação pulmonar e à contusão pulmonar. Desse modo, pneumotórax simples ou hipertensivo, tórax instável (fraturas de costelas), hemotórax maciço e o tamponamento pericárdico exigem intervenções terapêuticas imediatas, a fim de preservar a vida do paciente.

Relacionado ao sistema cardiovascular, a hipovolemia como definição é a perda súbita e intensa de sangue circulante. Na perda abrupta de sangue, há uma perfusão inadequada de órgãos e tecidos, causando, em última análise, distúrbios metabólicos celulares. Com isso, é ativado o mecanismo compensatório de vasoconstrição periférica e de formação de ácido láctico, com o intuito de tentar preservar a irrigação dos órgãos vitais, como cérebro, rim e coração. O restabelecimento do padrão hemodinâmico é extremamente importante no processo de recuperação do paciente, uma vez que a falha nesses procedimentos poderá causar sequelas irreparáveis, podendo levá-lo a óbito.[24]

Em relação ao sistema locomotor, pode-se inferir que os traumatismos musculoesqueléticos raramente representam risco de morte, devendo ser avaliados em segundo plano, exceto nos casos em que as lesões se associam a outros sistemas, como, por exemplo, o respiratório, já citado, o vascular e o nervoso. No caso de ruptura de artéria provocada por fragmentos ósseos de uma fratura de coxal, fratura de ossos longos ou nos casos de múltiplas fraturas, o animal pode apresentar hemorragia interna, que desencadeará desde uma síndrome de compartimento no membro – por meio do aumento de pressão local com a obstrução do fluxo, levando à perda do membro – até um choque hipovolêmico, que poderá levá-lo à morte posteriormente.

Alguns exemplos podem ser citados, como a ruptura arterial provocada por fragmentos ósseos em uma fratura de coxal e esquírolas da pelve, comprometendo órgãos ocos, como intestino e vesícula urinária (Figuras 8.3 e 8.4); fraturas em bisel de ossos longos, como o fêmur, pela proximidade da artéria femoral (Figuras 8.5 e 8.6); situações de fraturas de costelas adentrando o tórax que comprometem a capacidade de expansão pulmonar, podendo ser potenciais agentes agressores secundários aos tecidos intratorácicos; casos de múltiplas fraturas de ossos longos (Figura 8.7), o que leva o animal à hemorragia interna e, possivelmente, desencadeará síndrome de compartimento a partir do aumento de pressão local, obstrução dos fluxos venoso e arterial e comprometimento nervoso (Figura 8.8); lesões irreversíveis do membro em casos extremos, que podem cursar para choque hipovolêmico importante e consequente óbito do paciente.

Isso posto, após a estabilização do paciente e a detecção dos possíveis fatores de risco, adotam-se procedimentos de avaliação secundária em busca de lesões importantes e incapacitantes que não levem ao risco de morte. Nessa etapa do atendimento, cabe avaliar possíveis lesões adicionais causadas por manipulação excessiva e manejo inadequado ou por procedimentos extensos que levam à exacerbação da inflamação e instalação do "segundo gatilho" da inflamação.

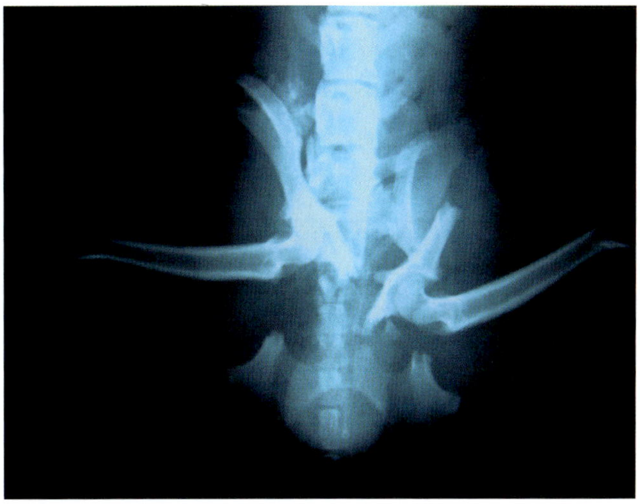

Figura 8.3 Imagem radiográfica de fratura de coxal. Note a perda da integridade do quadrilátero ósseo e o deslocamento intracavitário do fragmento ósseo.

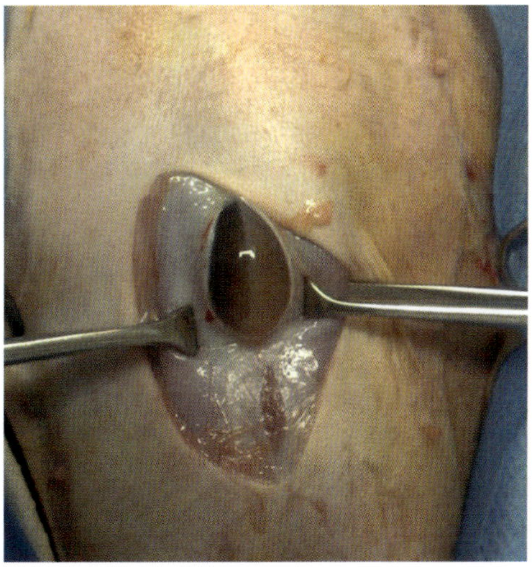

Figura 8.4 Incisão cutânea em procedimento de laparotomia exploratória. Note a presença de líquido (urina) intra-abdominal por ruptura da vesícula urinária.

CIRURGIA ORTOPÉDICA E SEGUNDO GATILHO DA INFLAMAÇÃO

Após a agressão inicial, tem início uma resposta inflamatória sistêmica seguida de uma resposta anti-inflamatória generalizada. Esses fatores antagônicos (inflamação/anti-inflamação) medeiam a evolução clínica dos pacientes, sendo dependentes entre si (Figura 8.9).

A manipulação excessiva desses pacientes no primeiro momento pode estar associada à liberação contínua de substância pró-inflamatórias em maior quantidade do que a liberação de fatores anti-inflamatórios, perpetuando o quadro e, em muitas situações, levando a estados irreversíveis.

A maior incidência de desenvolvimento de SIRS e MOFS ocorre nos primeiros dias após o trauma, nos quais os pacientes são bastante manipulados, ou para a manutenção do estado geral, ou para reduções e estabilizações definitivas de fraturas.[25-28] Em muitas situações de trauma ortopédico na realidade veterinária, os pacientes são negligenciados, sendo ou não contidos em gaiolas com pouca ou nenhuma restrição da região fraturada por métodos de coaptação externa. Esse

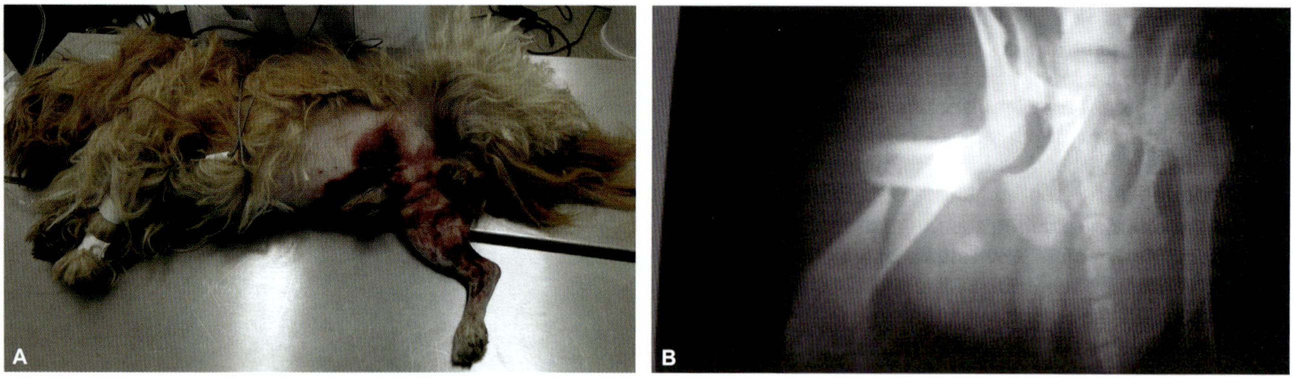

Figura 8.5 Presença de hematoma desde a região inguinal até a porção medial do membro em decorrência de fraturas de coxal e fêmur associadas. **A.** Hematoma subcutâneo. **B.** Fratura diafisária fragmentada em bisel de fêmur.

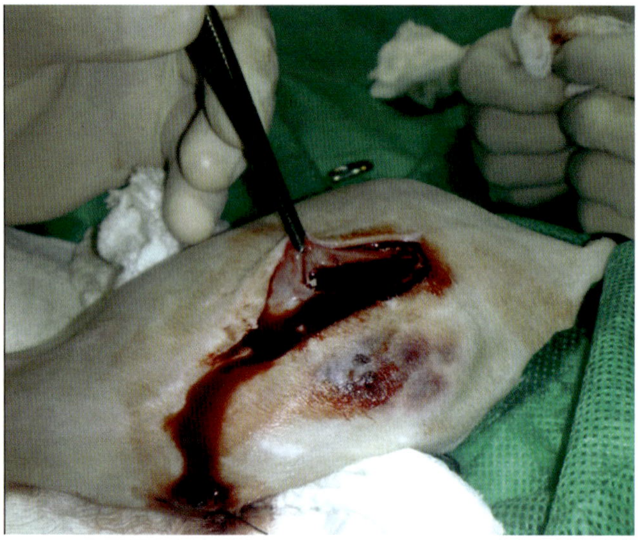

Figura 8.6 Incisão lateral em região de fêmur para acesso ao tecido ósseo. Note a presença de grande quantidade de fluido serossanguinolento intracompartimental.

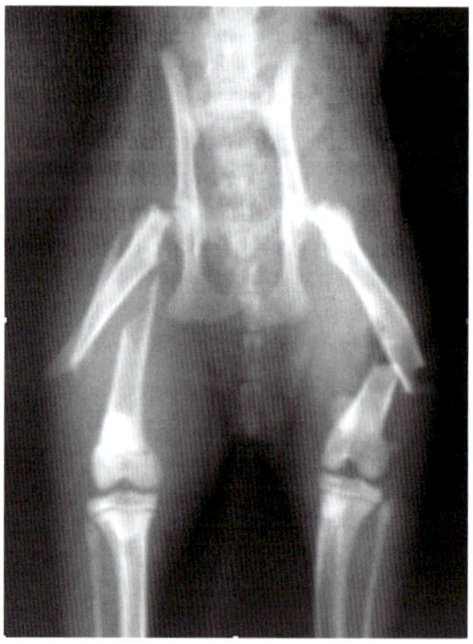

Figura 8.7 Imagem radiográfica de paciente com fraturas múltiplas. Note fratura bilateral diafisária de fêmur com exposição do tecido ósseo e fratura bilateral de colo femoral.

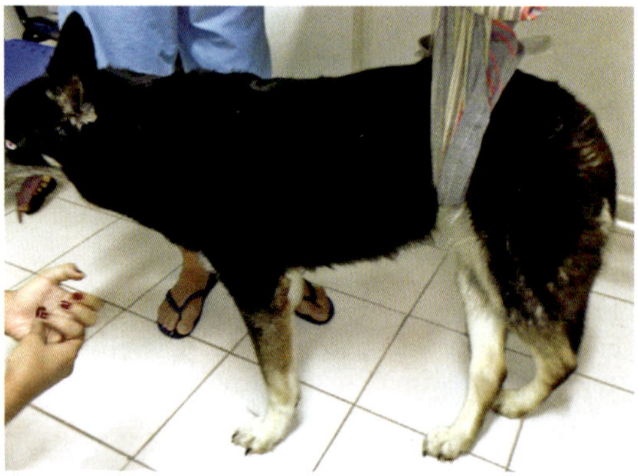

Figura 8.8 Imagem fotográfica de uma vítima de trauma e fratura de coxal com comprometimento neurológico. Note déficit proprioceptivo.

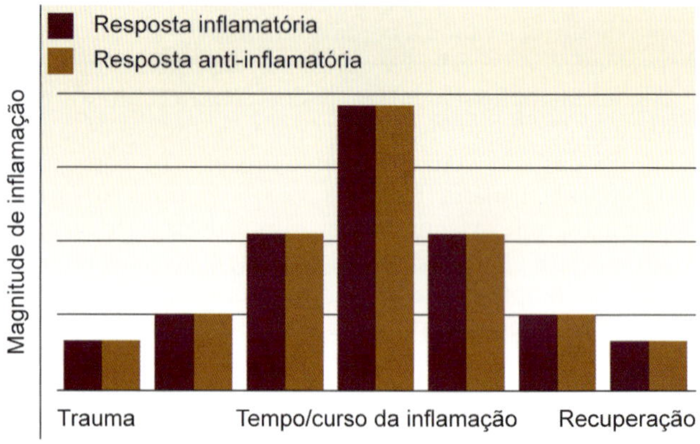

Figura 8.9 Gráfico da resposta inflamatória/anti-inflamatória sistêmica.

fato exacerba a inflamação, uma vez que os fragmentos ósseos estão em constante movimentação, lacerando tecidos macios adjacentes e impedindo os processos iniciais de reparação. Ou seja, o manejo inicial de contenção da instabilidade e o conforto do paciente interferem diretamente no resultado do tratamento.

O procedimento cirúrgico definitivo também leva à liberação das substâncias inflamatórias na circulação, que, somados aos fatores inflamatórios liberados durante a lesão inicial, podem – e certamente vão – agravar as condições clínicas desses pacientes. Nessa situação, esse procedimento precoce como método definitivo de osteossíntese realizado logo após a reanimação ou nos próximos 2 a 4 dias, pode se transformar em um novo evento deletério injuriante e reverter um eventual processo de atenuação em curso para um processo de exacerbação da resposta inflamatória, o qual culminará no óbito.

Pode-se então teorizar (teoria Romano, Figura 8.10) que a fixação definitiva de fraturas em ossos longos por procedimentos invasivos e demorados, como hastes intramedulares ou placas e parafusos nas horas iniciais seguintes ao trauma, pode acionar um segundo gatilho de inflamação (*second hit*), seguido do desenvolvimento de SIRS (Quadro 8.7), bem como MOFS.[10,29]

O conceito de controle de danos (*damage control*) no trauma ortopédico vem sendo estudado no que se refere ao controle do desenvolvimento ou da exacerbação de SIRS e consequente estabelecimento de MOFS.[10,29]

Para tanto, devem-se adotar medidas de controle da integridade do tecido ósseo lesionado, bem como das estruturas moles adjacentes, no intuito de evitar minimamente que essas lesões se agravem até o momento em que esse paciente esteja em condições seguras para a realização de osteossíntese definitiva. Essa filosofia de tratamento é fundamentada em procedimentos menos agressivos às partes moles e menor perda sanguínea, como bandagens de coaptação externa e/ou osteossínteses breves, menos agressivas ao tecido ósseo e às partes moles adjacentes que possibilitam estabilização do complexo fraturário com menor perda sanguínea. Após um período de estabilização dos parâmetros clínicos (cerca de 4 a 6 dias), a cirurgia definitiva pelo complemento da fixação estadiada por fixadores circulares, hastes intramedulares e/ou placas ósseas e parafusos pode ser realizada com maior segurança.[10,22,29]

QUADRO 8.7 Critérios para avaliação da instalação da síndrome de resposta inflamatória sistêmica em cães e gatos segundo Otto (2006).[30]

Critérios	Média	Referência
Cães		
Taquicardia (bpm)	> 200	218 a 235
Bradicardia (bpm)	< 140	120 a 140
FR (mpm)	> 40	36 a 60
Hipertermia (°C)	> 39,4	39,4 a 40
Hipotermia (°C)	< 37,2	37,2 a 37,8
Leucometria	> 20.000 < 5.000	18.000 a 23.000 3.400 a 5.000
Gatos		
FC (bpm)	> 150	140 a 160
FR (mpm)	> 40	34 a 50
Hipertermia (°C)	> 39,4	39,4 a 39,7
Hipotermia (°C)	< 37,2	36,9 a 37,8
Leucometria	> 19.000 < 5.000	17.000 a 22.000 3.500 a 5.000

FC: frequência cardíaca; FR: frequência respiratória.

PROTOCOLO DE ATENDIMENTO DO PACIENTE ORTOPÉDICO

A fim de padronizar o atendimento ao paciente vítima de trauma com comprometimento ortopédico associado, o autor deste capítulo desenvolveu um protocolo denominado *abordagem Romano "VIP"* de atendimento ortopédico,[31] de fácil entendimento e realização (Quadro 8.8).

Sendo assim, têm-se como premissas básicas:

- Salvar vidas
- Preservar membros
- Restabelecer funções
- Planejamento cirúrgico.

Salvar vidas

O protocolo do paciente politraumatizado se baseia em três regras fundamentais, sendo que a priorização é extremamente importante:

- Tratamento emergencial e prioritário ao que mais ameaça a vida
- Tratamento imediato independentemente do diagnóstico
- Avaliação periódica durante as primeiras horas, posterior anamnese detalhada e tratamento das lesões secundárias.

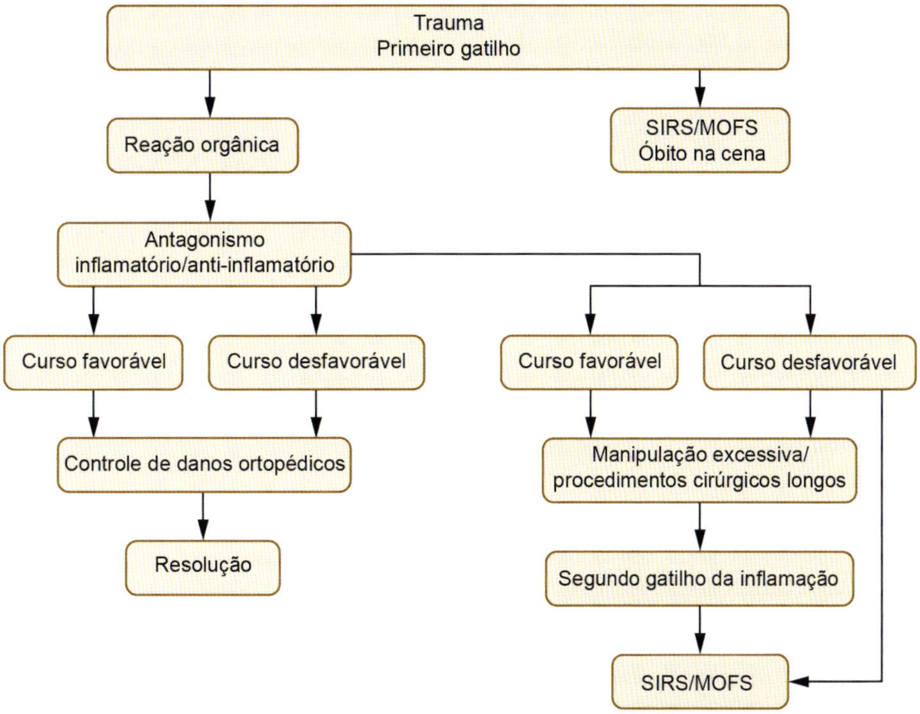

Figura 8.10 Algoritmo da "teoria Romano" de resposta ao trauma frente ao segundo gatilho da inflamação *vs.* controle de danos ortopédicos.

QUADRO 8.8 Abordagem Romano "VIP".

Ventilação	Via respiratória desobstruída e PO_2/PCO_2
Infusão	Fluidos e volume vascular circulante (PAM/DC)
Proteção	Preservar tecidos ósseos e suas estruturas adjacentes.

PCO_2: saturação de oxigênio; PCO_2: saturação de gás carbônico; PAM: pressão arterial média; DC: débito cardíaco.

O exame físico deve ser consistente e ordenado para diminuir o desconforto do paciente e minimizar manipulações desnecessárias. O paciente ortopédico geralmente apresenta lesões óbvias, ou seja, fraturas, lesões ligamentares e lesões neurológicas, entretanto uma abordagem inicial pormenorizada deve ser realizada, examinando todos os sistemas do organismo.[2]

É essencial a priorização do atendimento, visto que o trauma progride de modo previsível, sendo importante lembrar que a *obstrução das vias respiratórias* (A) leva o paciente a óbito mais rápido do que a *perda da capacidade de respirar* (B), que, por sua vez, lesa o organismo mais rápido do que a *diminuição do volume vascular circulante* (C), sendo extremamente importante priorizar a cronologia da gravidade das lesões.

Realizadas essas etapas e garantida a estabilização do paciente, deve-se abordá-lo a fim de proporcionar conforto e evitar as alterações deletérias ocasionadas pela *dor* (D). Nesse momento, avalia-se a possibilidade de realizar o controle de danos ortopédicos.

Corrobora-se a ideia descrita por Kolata[20] de que uma forma segura para abordagem inicial que também contemple o sistema apendicular seria *a crash plan*.[2,13,31]

- ***A* – Vias respiratórias (*Airways*).** Realizam-se cuidadosas inspeção, palpação e auscultação, além de exame de cavidade oral, faringe e pescoço
- ***C* e *R* – Cardiovascular e respiratório (*Cardiovascular and respiratory*).** Inspeção, palpação e auscultação do tórax em ambos os lados. Acrescenta-se percussão e monitoramento das frequências cardíaca e respiratória
- ***A* – Abdome (*Abdomen*).** Inclui exame da região inguinal, torácica caudal e paralombar. Realizam-se inspeção, palpação, percussão e auscultação dos ruídos intestinais e é prudente realizar tricotomia em regiões suspeitas para detecção de contusões ou perfurações
- ***S* – Coluna vertebral (*Spine*).** Exame desde a coluna cervical até a última vértebra coccígea. Avaliar, localizar e identificar lesões de neurônios motores superiores ou inferiores, bem como a integridade dos reflexos espinais, presença ou ausência de nocicepção
- ***H* – Cabeça (*Head*).** Analisar olhos, orelhas, focinho e todos os nervos cranianos
- ***P* – Pelve (*Pelvis*).** Exame perineal, perianal, retal e genitália externa do macho e da fêmea, além de mobilidades anormais
- ***L* – Membros (*Limbs*).** Verificar extremidades torácica e pélvica, pele, músculos, tendões, ossos e articulações. Observar mobilidades anormais, crepitação, dor à palpação, exposição óssea e aumento de volumes regionais
- ***A* – Artérias periféricas (*Peripheral arteries*).** Avaliar pulsos braquial e femoral de ambos os lados, além de palmar superficial e coccígeo
- ***N* – Nervos periféricos (*Peripheral nerves*).** Inclui as saídas motoras e sensoriais para ambos os membros e cauda.

As lesões ortopédicas que verdadeiramente ameaçam a vida estão confinadas às fraturas cranianas que resultam em trauma cerebral, fraturas de costelas que reduzem a função respiratória, fraturas da mandíbula e laringe que obstruem as vias respiratórias anteriores, fraturas de pelve que atingem o trato urinário e o reto, fraturas de ossos longos cominutivas ou em bisel na proximidade de artérias e nervos, além das lesões da coluna vertebral que ameaçam o cordão espinal.

No caso de fraturas cranianas que resultam em trauma cerebral, a gravidade da lesão pode ser determinada pela avaliação de cinco funções neurológicas básicas:

- Nível de consciência: melhor indicador da extensão da hipoxia cerebral
- Função motora: avalia a condução do impulso nervoso até os membros, incluindo o grau de simetria em movimentos voluntários
- Diâmetro pupilar: uma vez que a constrição ou a dilatação excessiva é sinal de deterioração neurológica
- Testes dos nervos cranianos: auxiliam na localização da lesão.[2]

Fraturas de costelas reduzem a função respiratória. Inicialmente, se houver suspeita de pneumotórax, deve-se proceder à toracocentese bilateral, removendo a maior quantidade de ar possível. Avalie a parede corporal externa, costelas, externo e vértebras. Procure enfisema subcutâneo e acúmulo anormal de líquido, considerando a colocação de tubo de toracotomia se forem necessárias punções periódicas, bem como estabilize o tórax oscilante por meio de bandagens. É importante salientar que as radiografias de tórax não são terapêuticas, mas diagnósticas, ou seja, o paciente precisa ser primeiro estabilizado e estar livre de risco iminente para, depois, ser radiografado.[2]

As fraturas de mandíbula e laringe que obstruem as vias respiratórias anteriores por oclusão ou estenose podem prejudicar a respiração. A principal sequela desse déficit é a oxigenação diminuída com inadequada liberação de oxigênio aos tecidos, alterando todo o processo de troca gasosa e levando ao risco de morte. Têm-se como objetivos primários determinar e corrigir a causa, estabelecendo uma via respiratória desobstruída, e iniciar a ventilação. Intube o animal o mais brevemente; se não for possível, realize traqueostomia. Remova qualquer material estranho e fluidos anormais da cavidade oral.[2]

As fraturas de pelve, em alguns casos, não necessitam de reparo cirúrgico e remodelam-se bem durante o período de recuperação do animal. Entretanto, não raramente causam hemorragias graves, sendo motivo de atenção. Os fragmentos da pelve fraturados podem alcançar trato urinário inferior, próstata, grandes vasos, nervos e reto, tornando-se uma emergência. Deve-se se certificar da integridade das estruturas em sua proximidade, como bexiga e uretra, estabelecendo a desobstrução por meio de sonda uretral. Colete amostras para urinálise, cultura e antibiograma. Avalie a viabilidade dos tecidos com cistografia e uretrografia e, em caso de lesão grave, proceda para a cirurgia. Lacerações retais pró-fratura de coxal são consideradas fraturas expostas e devem ser manejadas imediatamente por meio de reparo cirúrgico.[2]

Lesões da coluna vertebral que ameaçam o cordão espinal frequentemente ocorrem por compressão ou concussão, causando herniações discais e fraturas vertebrais, as quais levam à transcecção do cordão medular. Como resultado têm-se hemorragia, edema, deterioração celular, extravasamento de plasma e alterações vasculares. Inicialmente, avaliam-se propriocepção consciente, movimento voluntário, dores superficial e profunda, uma vez que a gravidade da lesão está diretamente relacionada ao diâmetro da fibra atingida; então, infere-se a gravidade da lesão.[2] A localização da lesão dentre as quatro regiões anatômicas possíveis (C1-C5/C6-T1/T2-L3/L4-S3) também é de suma importância. O tratamento e a manutenção do animal em repouso absoluto e a instituição da terapia conservativa medicamentosa são os passos iniciais; contudo, em casos graves, deve-se proceder ao tratamento cirúrgico.[2]

Discutido o manejo inicial, serão abordadas a avaliação da gravidade das lesões e a terapia de emergência aplicada a lesões ortopédicas comuns no esqueleto apendicular, com o intuito de salvar o membro lesionado pelo trauma.

Preservar membros

As fraturas esqueléticas, mesmo as mais óbvias e evidentes, raramente ameaçam a vida. A avaliação ortopédica pode ser protelada até que se esteja convencido de que o animal não corre risco de morte.

Após a estabilização e possíveis lesões graves controladas, podem-se avaliar as lesões ortopédicas e neurológicas com mais segurança.[2]

O diagnóstico das lesões musculoesqueléticas envolve:

- Observação e palpação dos membros como um todo, a fim de se isolar e localizar alterações não evidentes no estado geral. Deve ser realizada de modo a manipular todo o membro, da extremidade até sua região mais proximal. Por movimentos de flexão, extensão, adução e abdução, avaliar a amplitude de movimento articular e, por fim, avaliar a deambulação, se possível
- Avaliar a extensão das lesões em tecidos moles adjacentes, como pele, músculo, tendões, veias, artérias e nervos.

Lacerações importantes em tecidos moles com exposição óssea devem ser tratadas em caráter de urgência, bem como lesão vascular ou arterial que diminua o fluxo sanguíneo caracterizado por ausência de pulso e extremidades frias, associados à ausência de sensibilidade local.

Para a detecção dos sinais clínicos em lesões ortopédicas, deve-se:

- Identificar claudicação
- Identificar movimento anormal ou amplitude reduzida durante a marcha
- Incapacidade de caminhar, tetraparesia ou paresia de membros posteriores
- Deformidades angulares
- Dor local
- Edema, tumefação ou crepitação regional
- Ferimentos em tecidos moles passíveis de contaminação ou exposição óssea
- Contusões musculotendíneas e ligamentares
- Descontinuidades articulares com crepitação
- Diferenciar déficits em neurônios motores superiores e inferiores
- Controlar lesão vascular importante ou circulação periférica prejudicada
- Avulsões ou amputações traumáticas.

Com o paciente estável, utilizam-se exames complementares de imagem, como radiografias simples em projeções ortogonais, tomografia computadorizada, ultrassonografia para detecção de alterações articulares e a avaliação completa da coluna vertebral em todos os seus segmentos.

Como tratamento inicial ao esqueleto apendicular, deve-se obrigatoriamente *controlar danos ortopédicos*, sendo eles em forma de bandagens de coaptação ou por meio de fixação esquelética externa (Figura 8.11). Objetiva-se minimizar possíveis danos secundários às fraturas, como movimentação excessiva dos fragmentos – potenciais agressores aos tecidos moles adjacentes, principalmente os em formato de bisel ou esquírolas pontiagudas –, evitar a exposição óssea, diminuir edema e controlar o processo inflamatório local.

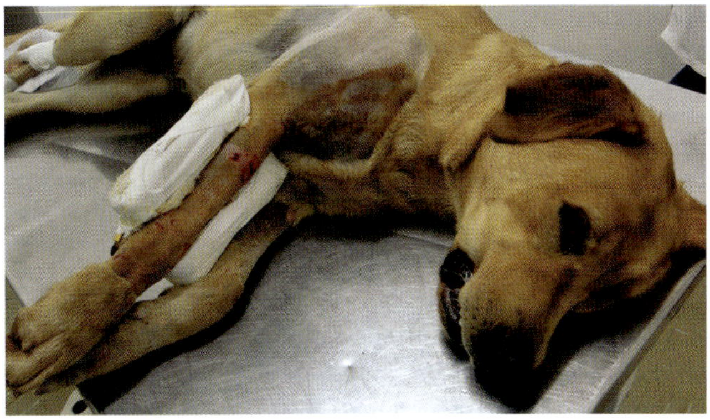

Figura 8.11 Imagem fotográfica do paciente pós-osteossíntese por fixação esquelética externa em "céu fechado". Note as feridas na região cranial do membro.

Após o evento inicial (trauma), ocorre uma resposta inflamatória sistêmica, seguida de uma resposta anti-inflamatória generalizada, conforme exemplificado anteriormente. Sendo assim, entende-se que a *evolução clínica do paciente depende da resultante desses mecanismos antagônicos.*

A manipulação exuberante e incontrolada dos fragmentos ósseos nos pacientes com fraturas pode causar liberação contínua de substâncias inflamatórias e perpetuar o quadro. Há correlação entre o resultado do tratamento ortopédico com as condutas seguidas nas primeiras horas da lesão. Sendo assim, deve-se, como regra, realizar a estabilização temporária das fraturas, mesmo que feita em UTI e sob anestesia regional, com subsequente controle da exposição óssea e da contaminação de tecidos moles.[1]

Fraturas expostas

Visto a frequência com que a exposição óssea ocorre em casos de trauma, e por ser considerada urgência ortopédica, algumas considerações são importantes. Quando uma fratura é considerada exposta? Quando há ruptura de pele e tecidos moles adjacentes, permitindo a comunicação direta da fratura e seu hematoma ao meio externo. Não é necessariamente exposição óssea para o exterior, bastando a presença de soluções de continuidade entre os meios, além de comunicações com cavidades contaminadas como boca, tubo digestivo, vias respiratórias, vagina e ânus, que devem ser incluídas nesse grupo.

A ruptura à força da pele e dos tecidos constitui a expressão mais óbvia de uma fratura aberta, mas é apenas uma de muitas manifestações de um encontro violento entre o corpo e o ambiente. As lesões causadas por força direta são, na maioria das vezes, consideradas sérias por destruírem tecido mole local e contaminar a ferida; contudo, frequentemente os efeitos das forças indiretas são gravemente subestimados. Durante o atendimento ao paciente com uma ou mais fraturas expostas, deve-se obedecer inicialmente aos princípios de um paciente vítima de trauma, ou seja, seguir os princípios do *controle de danos ortopédicos*.

Após reanimação, estabilização do paciente e exame primário, a preocupação inicial com a fratura exposta será a circulação. Nessa fase, o alinhamento do membro e a compressão do sangramento com ataduras umedecidas são realizados, em conjunto com uma imobilização provisória. O exame secundário para avaliação da fratura exposta por meio de inspeção local, palpação e radiografias em projeções ortogonais dos membros fraturados são os próximos passos a serem seguidos.

Deve ser considerada exposta ou aberta fratura que apresente ferimentos cutâneos no mesmo segmento da fratura, até que se prove o contrário.[2,10]

Para um tratamento mais adequado, assim como para a definição do prognóstico, foi criado por Gustilo e Anderson um sistema de classificação para as fraturas expostas.[32] A classificação está resumida nos Quadros 8.9 e 8.10.

Durante o atendimento, deve-se ter muita atenção com o primeiro curativo, utilizando-se, de preferência, material estéril ou limpo. Essa conduta aparentemente simples diminui sobremaneira o risco de contaminação.

Exame da ferida

Em princípio, deve-se observar comunicação e/ou ferimento na região do osso fraturado e avaliar as condições circulatória e neurológica. Recomenda-se lavagem abundante sob pressão, retirada de material estranho e tecidos desvitalizados. Deve-se:

- Examinar a pele: o quanto está lacerada, se está contaminada por agentes estranhos, como pelo, poeira e terra, debris deixados por lesões por mordedura ou objetos pontiagudos, ou projéteis de arma de fogo
- Verificar o tamanho e a forma da ferida cutânea, além do grau de comprometimento muscular
- Examinar o tecido circundante: se há hematoma importante, escoriações, contusões
- Remover de modo estéril os corpos estranhos e as sujidades aparentes
- Cobrir a ferida com compressa esterilizada umedecida
- Iniciar o tratamento da ferida o mais brevemente possível.

É preciso ter cuidado na exploração digital por conta da possibilidade de contaminação iatrogênica adicional.

Tratamento

O tratamento fundamental da fratura exposta é a prevenção de infecção, com a limpeza exaustiva com solução fisiológica sob pressão. Na segunda etapa, também é importante o desbridamento dos tecidos que estão necrosados ou desvitalizados e que necrosarão. A antibioticoterapia é o tratamento principal, sendo feito por bactericidas de largo espectro de ação, de maneira empírica, no momento inicial.

Os objetivos mais importantes do tratamento das fraturas expostas são:

- Prevenir a infecção: a partir da infecção local, possivelmente ocorrerá osteomielite e consequente não consolidação da fratura ou pseudoartrose, consolidação viciosa da fratura, levando à perda de função do membro
- Tratar tecidos macios comprometidos (bandagens aderentes e não aderentes)
- Estabilizar a fratura o mais precocemente possível.

Após a limpeza cirúrgica, a estabilização do osso pode ser feita com qualquer método. O mais utilizado em fraturas expostas é o fixador externo, uma vez que implantes ortopédicos internos em contato com tecido ósseo contaminado levam a resultados devastadores, como a soltura precoce dos implantes e consequente não união e osteomielite.

Em geral, como regra no manejo de feridas, não se deve suturar no tratamento de urgência das fraturas expostas, para que não ocorra formação de coleções ou abscessos. O tratamento adequado inclui estabilidade no complexo fraturário ou bandagens fenestradas (Figuras 8.12 e 8.13) com função aderente na fase inicial (no intuito de retirada da maior quantidade de sujidades e tecido necrosado, até a fase inicial de granulação

QUADRO 8.9 Classificação das fraturas expostas.

Fratura	Tipo I	Tipo II	Tipo III*
Ferimento	< 1 cm	1 a 10 cm	> 10 cm
Contaminação	Pouca	Moderada	Grande
Lesão óssea	Simples (traço transverso ou oblíquo)	Pouca cominuição	Cominutiva ou segmentar

*O tipo III é subdividido em três tipos: III A, em que é possível cobrir o osso fraturado; III B, na qual a cobertura óssea não é possível; e III C, em que a lesão vascular precisa ser reparada.

QUADRO 8.10 Fatores que modificam a classificação.

Exposição do tecido ósseo	Características
Exposição à terra	Sinais de trauma de alta energia
Exposição à água	Fraturas segmentares
Exposição às fezes	Perda óssea
Exposição à flora oral	Síndrome compartimento
Grande contaminação	Esmagamento
Atraso no atendimento superior a 12 h	Desenluvamento extenso
	Necessidade de cobertura

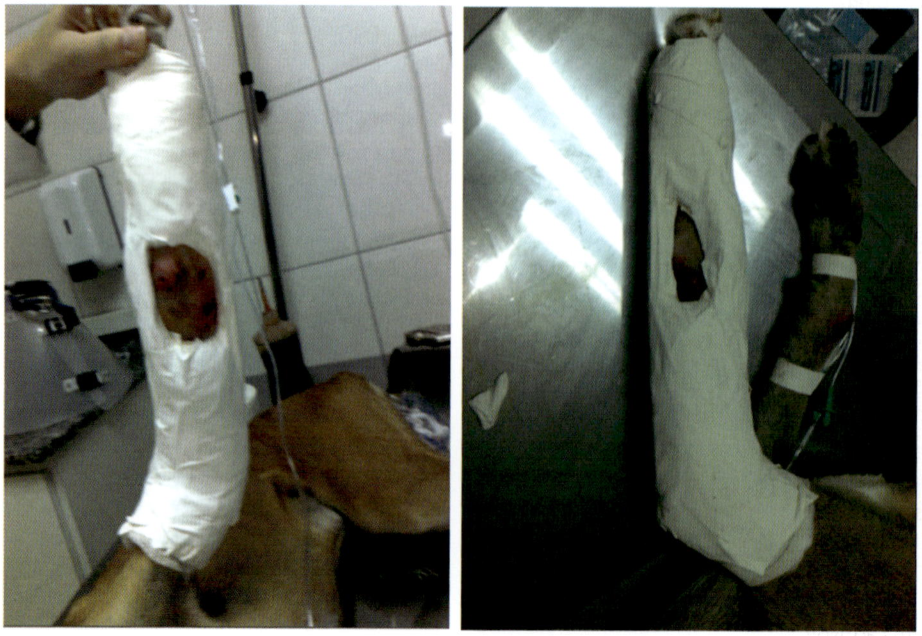

Figura 8.12 Imagem fotográfica de bandagem esparadrapada fenestrada. Note o espaço criado para acesso às feridas cutâneas.

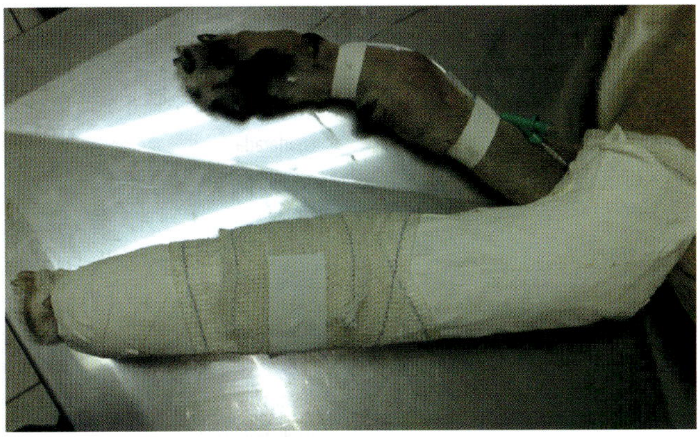

Figura 8.13 Imagem fotográfica de bandagem esparadrapada fenestrada. Note o recobrimento por faixa pós-tratamento da ferida aberta.

da ferida) e com funções não aderentes (ferida em fase de granulação) durante a evolução do tratamento. Após alguns dias, quando na certeza de que não haverá infecção, o tratamento definitivo da fratura é realizado.

O uso de fixadores externos aparece como alternativa viável para estabilização do membro fraturado, seja essa lesão fechada ou aberta, em função de sua fácil aplicação; de causar danos mínimos aos tecidos envolvidos, tendo em vista que causa sangramento mínimo durante sua inserção e permite limpeza e desbridamento das feridas sem interferir em sua estrutura; e, por fim, de conferir estabilidade relativa suficiente para evitar danos maiores (Figuras 8.14 a 8.18).

Para a tomada de decisão de quando indicar estabilização da fratura ou não, deve-se adotar algum critério de instabilidade (descrito a seguir). Para tanto, sugere-se que, caso existam dois ou mais fatores envolvidos na lesão, é necessária a estabilização do complexo fraturário. Os critérios de instabilidade são:

- Dano grave aos tecidos moles adjacentes
- Comprometimento vascular importante
- Exposição óssea grave
- Deslocamento ósseo em relação ao eixo anatômico
- Fraturas em espiral ou bisel

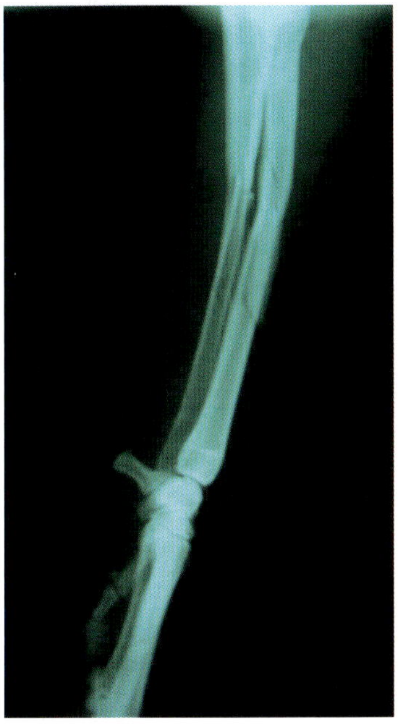

Figura 8.14 Imagem radiográfica em projeção mediolateral de fratura de rádio e ulna em cão. Note pontos de densidade de ar entremeados aos tecidos macios.

- Fraturas com cominução maiores do que 50%
- Encurtamento do membro
- Valgus/varus ou rotação maiores do que 10%.

A associação desses fatores exacerba os danos iniciais à lesão, levando, em alguns casos, a situações irreversíveis do ponto de vista ortopédico.

O uso desse tipo de tratamento vem de encontro às novas técnicas de abordagem de fraturas, que seguem o conceito de osteossíntese biológica. Os procedimentos minimamente invasivos favorecem a preservação do potencial biológico em detrimento da reconstrução anatômica. Esse conceito ganha maior

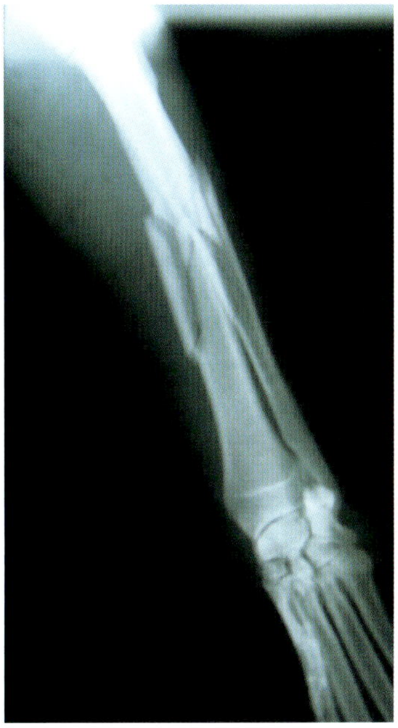

Figura 8.15 Imagem radiográfica em projeção craniocaudal de fratura de rádio e ulna em cão. Note pontos de densidade de ar entremeados aos tecidos macios.

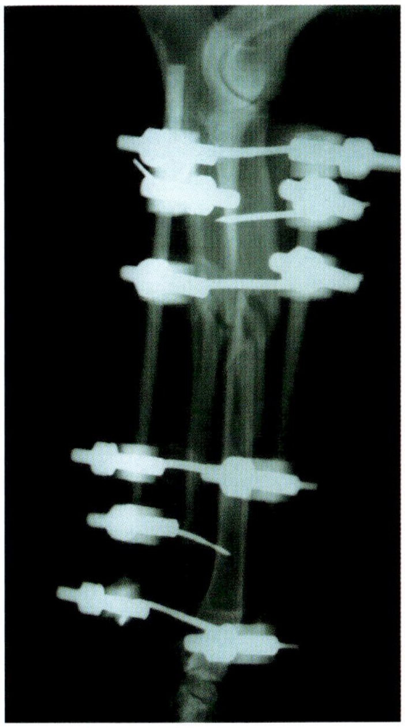

Figura 8.16 Imagem radiográfica em projeção mediolateral de fratura de rádio e ulna em cão pós-osteossíntese por fixador externo tipo II em "céu fechado" para estabilização e alinhamento da fratura. Note os pinos do fixador em uma configuração "longe/perto/perto/longe".

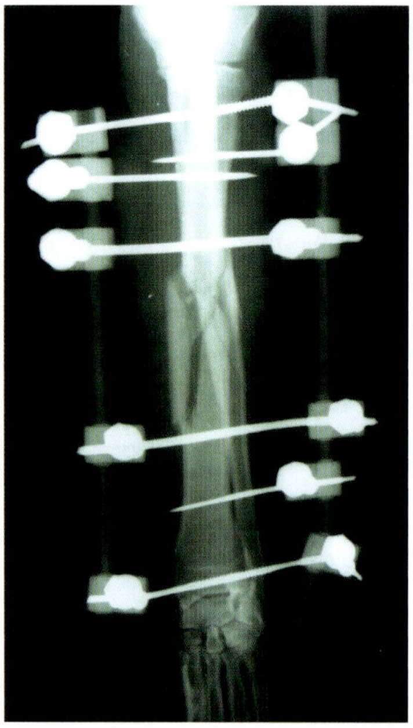

Figura 8.17 Imagem radiográfica em projeção craniocaudal de fratura de rádio e ulna em cão pós-osteossíntese por fixador externo tipo II em "céu fechado" para estabilização e alinhamento da fratura. Note os pinos do fixador em uma configuração "longe/perto/perto/longe".

importância quando o ambiente biológico que rodeia a fratura não é favorável à sua cicatrização. Exemplos são as fraturas de elevada energia, em que, além da comunicação óssea com um meio contaminado, há uma perturbação vascular grave ou fraturas abertas ao meio externo. Esse elevado grau de contaminação retarda a resposta biológica à fratura.

Para perceber a importância da preservação dos tecidos moles no tratamento das fraturas, é necessário entender alguns aspectos da cicatrização óssea. Quando ocorre a fratura, há uma interrupção da vascularização ao nível dos bordos dos fragmentos, a qual é, em parte, responsável pela necrose da extremidade desses bordos. Essa necrose pode ser mais ou menos importante. Ela é mínima quando os fragmentos sofrem pouca deslocação, mas pode ser considerável quando essa deslocação é grande, havendo desvitalização dos tecidos moles e, consequentemente, das esquírolas que estão desprovidas de aderências musculares.

Após uma fratura, inicia-se um processo de proliferação celular intenso que engloba as células do periósteo, do endósteo e da medula óssea. Essa proliferação ocorre também nos tecidos periféricos em que a multiplicação das células pluripotenciais permitem a invasão do calo por neovasos periósseos, responsáveis pela restauração da continuidade da circulação sanguínea entre os fragmentos e pela vascularização do calo, a dita "vascularização extraóssea". A irrigação sanguínea após uma fratura passa a se processar por via centrípeta, devido à redução da pressão intramedular. Esse tipo de irrigação é especialmente importante nas fraturas com muitos fragmentos, em que houve uma extensa destruição dos vasos medulares e corticais. A irrigação perióstica passa a ser a mais importante e é apoiada pelo suprimento extraósseo vindo da musculatura circundante. Os fragmentos que não se encontrem conectados ao sistema de vasos sanguíneos medulares, mas ainda ligados aos tecidos moles circundantes, podem contribuir para a osteorregeneração. Os fragmentos sem aderências não entrarão no processo de cicatrização. O calo periósteo que se forma e que serve de ponte entre os dois bordos da fratura é inicialmente vascularizado pelo sistema extraósseo; somente mais tarde o sistema medular é restaurado.

Atualmente, sabe-se que uma fratura diafisária multifragmentada, por exemplo, tomadas as devidas precauções, não é considerada grave. Ademais, deixar os fragmentos intocados com uma distância entre si, assim como permitir uma ligeira perda de estabilidade em favor de proporcionar ao foco de fratura uma resposta biológica maior, certamente assegurará bons resultados. O calo ósseo, então, deixa de ser uma observação indesejável e reflexo de uma má osteossíntese, passando a ser a segurança de que a cicatrização óssea está progredindo.

Uma vez que as lesões ortopédicas estejam estabilizadas e a dor se mostre controlada, deve-se iniciar manejo apropriado. A manutenção do animal em repouso ou confinado, a limpeza das feridas abundantemente, a obtenção de amostras para cultura e antibiograma, e a administração de analgésicos até que o animal tenha condições adequadas para instituição da cirurgia definitiva são os objetivos do tratamento.

A conversão da cirurgia de controle de danos ortopédicos para cirurgias definitivas – por hastes bloqueadas ou placas ósseas – somente deve ser realizada quando o paciente estiver em condições sistêmicas aceitáveis, sendo indicada, no mínimo, a partir do quarto dia após o trauma. Contudo, essa decisão deve ser avaliada caso a caso.

Restabelecer funções

Uma vez estabilizado, controlado do ponto de vista ortopédico, deve-se iniciar o processo de restabelecimento das funções do membro acometido do paciente. Seguindo o padrão de osteossíntese biológica, deve-se dar preferência às cirurgias minimamente invasivas, a fim de não exacerbar o processo inflamatório novamente. Os procedimentos minimamente invasivos favorecem a preservação do potencial biológico em detrimento da reconstrução anatômica. Esse conceito ganha maior importância quando o ambiente biológico que rodeia a fratura não é favorável à cicatrização.

Entendidas as manifestações biológicas no processo cicatricial e realizado o procedimento cirúrgico, são indicados procedimentos que auxiliem o controle do quadro álgico, aumentem a amplitude de movimento e a força muscular, e estimulem carga precoce e marcha. A atenção a essa etapa é imprescindível para os pacientes de trauma osteomuscular; sem ela, grande parte dos pacientes não teria condições de recuperar toda a função, ou levaria maior tempo para essa recuperação.[5]

Algumas condutas são importantíssimas na assistência do paciente de trauma com comprometimento ortopédico:

- Tratar as lacerações e abrasões cutâneas usando técnicas de curativo estéril para diminuir os riscos de infecções
- Controlar edemas e aliviar a dor com aplicação de bolsa de gelo por 30 minutos no local do trauma e colocar o segmento lesado em posição confortável
- Realizar exercícios passivos para evitar atrofias graves e síndrome do desuso
- Aplicar a estimulação de movimentos de segmentos não imobilizados (p. ex., o paciente com bandagem pode ser estimulado a se movimentar)
- Evitar que o animal ponha a boca na região operada pelo uso de colar elizabetano
- Observar odores e secreções oriundas dos pinos do aparelho imobilizador e avaliar a pressão de seus componentes na região de proeminências ósseas.

Salienta-se que os cuidados intensivos pós-cirúrgicos aceleram o processo de cicatrização, contribuem para a redução do processo inflamatório e previnem e/ou reduzem as aderências que limitam a amplitude do movimento dos tecidos que sofreram algum tipo de trauma. Esses cuidados evitam também possíveis complicações que poderiam surgir após cirurgias ou longos períodos de imobilização, além de aliviarem quadros dolorosos.

A implementação dessas e de outras medidas devem ser executadas na assistência imediata ao paciente politraumatizado ortopédico, com o intuito de acelerar o processo de recuperação, diminuir a morbidade e melhorar o prognóstico.

REFERÊNCIAS BIBLIOGRÁFICAS

1. Bagley RS. Exogenous spinal cord: Surgical therapy and aftercare. Small animal/exotics – Compendium. 2000;22(3):218-29.
2. Bjorling RJ. Thoracic trauma. J. Am. Hosp. Assoc. 1982;2:687-93.
3. Dindo D, Demartines N, Clavien P-A. Classification of surgical complications: a new proposal with evaluation in a cohort of 6336 patients and results of a survey. Ann Surg. 2004;240(2):205-13.
4. Romano L. Fundamentos em ortopedia veterinária - complicações ortopédicas: uma abordagem prática. 3. ed. Ebook; 2021.
5. Houlnton JEF. Veterinary traumatology. In: Houlton J. Trauma management in the dog and cat/Veterinary practioner handbook; 1987. p. 1-10.
6. Gartland JJ. Fundamentals of orthopaedics. Philadelphia: WB Saunders; 1965.
7. Fregonesi TPG, Romano L, Santos FC. Emergências ortopédicas. In: Santos MM, Fragata FS. Emergências e terapia veterinária em pequenos animais – bases para o atendimento hospitalar. São Paulo: Roca; 2008. p. 407-26.
8. Denny HR. A guide to canine orthopaedic surgery. Oxford: Blackwell Scientific Publications; 1980.
9. Chauvet AE. Neuromuscular emergencies. In: Proceedings IVECCS VII, 2000. Orlando, FL. Anais proceedings IVECCS VII; 2000. p. 304-5.
10. Romano L, Schmaedecke A, Ferrigno CRA, Pedro CR. Afecções do cotovelo. In: Mikail S, Pedro CR. Fisioterapia veterinária. São Paulo: Manole; 2006. p. 110-20.
11. Fantoni DT, Mastrocinque S. Fisiopatologia e controle da dor. In: Fantoni DT. Anestesia em cães e gatos. São Paulo: Roca; 2002. p. 323-35.
12. Holt D. Management of the trauma patient. In: Proceedings IVECCS VII, 2000. Orlando, FL. Anais proceedings IVECCS VII; 2000. p. 572-6.
13. Salter RB, Harris WR. Injuries involving the epiphy-seal plate. J Bone Joint Surg. 1963; 45A:587.
14. Whittick WG. Canine orthopaedics. Philadelphia: Lea & Febiger; 1974. p. 127-30.
15. Chauvet AE. Managing the acutely paralyzed dog. In: Proceedings IVECCS VII, 2000. Orlando, FL. Anais proceedings IVECCS VII; 2000. p. 293-8.
16. Jenny J. Orthopaedic notes. Unpublished, University of Pennsylvania; 1970.
17. Ferrigno CRA, Pedro CR. Fraturas. In: Mikail S, Pedro CR. Fisioterapia veterinária. São Paulo: Manole, 2006; p. 139-52.
18. Brinker WO. Types of fractures and their repair. In Archibald J. (ed): Canine surgery. 2. ed. Santa Barbara: American Veterinary Publications; 1974. p. 957-60.
19. Kolata RJ. Mecanismos e efeitos do traumatismo. In: Slater D. Manual de cirurgia de pequenos animais. 2. ed. São Paulo: Manole; 1988. p. 1-12.
20. Kolata RJ. Traumatismo: epidemiologia e mecanismos. In: Bojrab MJD. Mecanismos da moléstia na cirurgia de pequenos animais. 2. ed. São Paulo: Manole; 1996. p. 127-31.
21. Boothe DM, Boothe HW. Resposta tecidual ao traumatismo e a cirurgia. In: Slater D. Manual de cirurgia de pequenos animais. 2. ed. São Paulo: Manole; 1988. p. 13-20.
22. Muir WW. Pain therapy for the critical small animal pacient In: Proceedings IVECCS VII, 2000. Orlando, FL. Anais proceedings IVECCS VII; 2000. p. 66-8.
23. Leonard EP. Orthopaedic surgery of the dog and cat. 2. ed. Philadelphia: WB Saunders; 1971. p. 90-4.
24. Pavelqueires S. Manobras avançadas de suporte ao trauma – MAST. 3. Ribeirão Preto: Legis Summa Ltda.; 1997.
25. Zaslow IM, Cawley AJ. The body's response to trauma In: Veterinary trauma and critical care. Philadelphia: Lea & Febiger; 1984. p. 35-50.
26. Sgarbi MWM, Silva Jr BA, Hungria NoJS. Importância da resposta inflamatória sistêmica (SIRS) no prognóstico dos pacientes politraumatizados. Rev Bras Ortop. 2006;41(1/2):1-6.
27. Roberts CS, Pape HC, Jones AL, Malkani AL, Rodriguez JL, Giannoudis PV. Damage control orthopaedics: evolving concepts in the treatment of patients who have sustained orthopaedic trauma. Instr Course Lect. 2005;54:447-62. Review.
28. Brady C, Otto C, van Winkle T *et al.* Severe sepsis in cats: a retrospective study of 29 cases (1986-1998). JAVMA. 2000;217:531-5.
29. Foex BA. Systemic responses to trauma. Br Med Bull. 1999;55(4):726-43. Review.
30. Plunkett SJ. Emergências traumáticas. In: Plunkett SJ. Procedimentos de emergência em pequenos animais. São Paulo: Revinter; 2006. p. 45-65.
31. Romano L. Fundamentos em ortopedia veterinária para o clínico geral: uma abordagem prática. E-book. São Paulo; 2016.
32. Gustilo RB, Anderson JT. Prevention of infection in the treatment of one thousand and twenty-five open fractures of long bones: retrospective and prospective analyses. J Bone Joint Surg Am. 1976;58:453.

9

Controle da Dor no Paciente Grave

Maria Alice Kuster A. Gress • Douglas dos Santos e Castro

INTRODUÇÃO

Por muito tempo, os animais foram considerados inferiores ao homem, em termos de desenvolvimento, por isso se acreditava que eles não sentiam dor. Durante muitos anos os animais vivenciaram a dor decorrente de diferentes procedimentos, devido à não utilização de analgésicos, como mostra um estudo retrospectivo realizado na década de 1980 com 258 casos, em que apenas dois terços dos cães e nenhum dos gatos receberam analgésicos.[1]

Entretanto, nas últimas duas décadas, houve maior interesse nos estudos sobre as características neuroanatômicas e neurofisiológicas dos animais, a compreensão da fisiologia da dor aumentou e antigos conceitos foram desmitificados.[2] Com isso, o tratamento da dor ganhou novo enfoque. Recentemente a dor passou a ser considerada como o quinto sinal vital, somada à avaliação de pulso, frequência cardíaca, temperatura e frequência respiratória. Deve ser avaliada de imediato em qualquer atendimento clínico ou emergencial e logo quantificada e tratada.[3]

Apesar das mudanças de conceito e dos novos conhecimentos em relação à algia animal, o uso de analgésicos ainda é considerado relativamente baixo. Apenas metade dos pacientes caninos é tratada para dor pós-operatória, por exemplo.[2] Com base em dados estatísticos recentes, nota-se que são poucos os animais que recebem analgésicos durante o curso de uma doença ou em situações em que a dor é o sinal clínico principal.[4]

Muitos fatores contribuem para a deficiência no tratamento da algia animal, entre eles a falta de comunicação verbal entre animais e o homem, a dificuldade em avaliar se o animal está ou não com dor, já que nem sempre o comportamento observado no animal reflete a intensidade do que ele está experimentando, além do receio do uso de certos fármacos analgésicos por medo dos seus efeitos adversos.

O importante é que atualmente é inaceitável que um animal não receba tratamento álgico adequado em qualquer situação em que se encontre. O não tratamento da dor aguda implica mudanças negativas metabólicas e endócrinas significativas. O que se deve ter em mente é que, durante a anamnese inicial de um paciente, a dor deve ser diagnosticada, quantificada e tratada. Durante a análise secundária, o nível de dor deve ser reavaliado; a avaliação se faz extremamente necessária para que se possa estudar a eficácia do tratamento utilizado e quando este poderá ser interrompido.

FISIOPATOLOGIA

De acordo com a Associação Internacional para o Estudo da Dor (IASP, do inglês International Association for the Study of Pain), a dor é conceituada como uma experiência sensorial e emocional desagradável que está associada a danos reais ou potenciais.[5] A dor é um fenômeno sensorial complexo que envolve componentes fisiopatológicos, psicológicos e comportamentais, que são frequentemente difíceis de serem reconhecidos e interpretados em animais.[6,7] Trata-se de um mecanismo de proteção que é ativado quando há lesão tecidual, permite a detecção de estímulos nocivos físicos e químicos e sensibiliza os sistemas que protegem o organismo contra futuras lesões. Tem grande importância, pois é uma resposta adaptativa fisiológica que pode se tornar um fenômeno patológico, bem como interferir diretamente na recuperação do paciente. Além disso, em situações extremas, pode até conduzir à morte.[8,9]

O conhecimento da fisiologia da dor é importante para que se defina uma estratégia efetiva para o tratamento da dor em animais.

O componente fisiológico da dor é denominado “nocicepção”, que consiste em um processo de transdução, transmissão e modulação de sinais neurais gerados em resposta a um estímulo nocivo externo que resulta em percepção consciente desses estímulos no córtex cerebral. A transdução é a transformação de um estímulo nociceptivo em estímulo elétrico nas terminações sensoriais dos nervos, os nociceptores (viscerais, osteoarticulares, musculoesqueléticos ou tegumentares). Após a lesão tecidual, instala-se a inflamação que resulta em profunda alteração no ambiente químico dos nociceptores. Acontece a liberação de várias substâncias denominadas “alogênicas” (sopa sensibilizadora), responsáveis pelo aumento da sensibilidade (hiperalgesia) e pela vasodilatação observada em lesões traumáticas, inflamatórias e isquêmicas. A liberação dessas substâncias alogênicas é responsável também pela alteração na sensibilidade dos nociceptores, a qual tem seu limiar de excitabilidade diminuído, além da ativação dos receptores silenciosos que respondem de maneira mais intensa, mesmo a estímulos não dolorosos. A hiperalgesia primária ocorre no local da lesão, já a hiperalgesia secundária acontece ao redor da área lesada, ambas caracterizadas por aumento da sensibilidade aos estímulos.

A transmissão é a propagação dos impulsos por meio do sistema sensorial, até o corno posterior da medula, enquanto a modulação é a modificação da transmissão nociceptiva que ocorre antes de ascender aos níveis superiores do sistema nervoso central. No córtex cerebral, a transdução, a transmissão e a modulação são integradas e percebidas como dor. Em sua apresentação simples, a via pode ser considerada como um grupo de três neurônios, sendo os de primeira ordem originados na periferia, projetando-se para a medula espinal; os de segunda ordem ascendendo à medula espinal; e os de terceira ordem projetando-se para o córtex cerebral.[6,8,10,11]

Existem dois fenômenos álgicos diferentes: o que resulta de intenso estímulo doloroso, que ativa os nociceptores em circunstâncias normais, podendo ser denominado “dor fisiológica” (dor aguda); e o que resulta de um estímulo de baixa intensidade (ou inócuo) em situações clínicas, podendo ser denominado “dor patológica” (dor crônica).[12,13] A dor fisiológica gerada como consequência de lesão tem função de defesa, proteção, impedindo a continuidade do contato com o agente agressor e a ampliação da lesão. É localizada, transitória[10] e sua atribuição é servir como alerta para o organismo responder ao ataque.[7,14-16] A dor patológica perdeu a característica de sinal de defesa e se apresenta quando há lesão tecidual, inflamação ou lesão de tecidos nervosos (dor neuropática), o que provoca mudanças dinâmicas na excitabilidade de neurônios do corno dorsal, acarretando alterações periféricas e centrais.[10] A dor patológica muitas vezes tem sua origem em um processo agudo que teve seu tratamento malconduzido e a dor manifestada durante um período prolongado. Pode provocar hipersensibilidade central, assumindo, assim, caráter crônico, tornando-se mais difícil de ser tratada.[2,17] A dor crônica é caracterizada por três aspectos primordiais: dor espontânea, resposta exagerada a estímulos (hiperalgesia) e dor produzida por estímulos que normalmente não seriam dolorosos (alodinia). Esses fenômenos são os principais responsáveis pela dor pós-trauma.[18]

A dor causa sofrimento, leva à diminuição de ingestão de alimentos, à automutilação e contribui para a ocorrência de complicações pós-operatórias,[19] demora na cicatrização das feridas,[17,20] acarreta prolongamento da recuperação e maior morbidade pós-operatória.[17,19]

A compreensão da fisiopatologia da dor ajuda a entender como os analgésicos podem atuar; os opioides, por exemplo, inibem os impulsos aferentes no cérebro ou medula espinal; os anti-inflamatórios não esteroides (AINEs) previnem a sensibilização do nociceptor que acompanha o processo inflamatório; e os anestésicos locais interrompem diretamente a condução do impulso.[21]

DOR NA UNIDADE DE TERAPIA INTENSIVA

Pacientes em estado crítico podem ficar agitados, desconfortáveis e com dor. Esse fato geralmente decorre de vários aspectos, incluindo o ambiente adverso encontrado nas unidades de terapia intensiva (UTIs). Existem estudos em animais que demonstraram aumento nas respostas nociceptivas relacionadas com o estresse.[22] O estresse por si só afeta a atividade do cérebro e promove mudanças a longo prazo em diversos sistemas neurais. A dor inicia uma cascata de mudanças hormonais e, além disso, nesses pacientes estão presentes fatores como medo e ansiedade. Pacientes internados em UTI são os que dormem pouco e têm constantemente seu sono interrompido. São submetidos a procedimentos invasivos e dolorosos que aumentam o estresse, a agitação e a agressividade.[23] Por esse motivo, abordagens terapêuticas (farmacológicas e ambientais) para diminuir essas respostas ao ambiente e aos estímulos que induzem ao desconforto são importantes. Entre essas abordagens, o controle da dor merece atenção especial, pois ela é uma das piores experiências possíveis para os pacientes críticos e, infelizmente, uma das mais comuns. Em quase todos aqueles que recebem cuidados intensivos, há de ser empregado algum tipo de analgesia.[24]

A dor em pacientes críticos pode produzir efeitos diretos e indiretos sobre os sistemas cardiovascular, pulmonar, gastrintestinal, hepático e renal. Ainda como efeito deletério provocado pela dor, observa-se o desencadeamento de resposta sistêmica neuroendócrino-metabólica e imunológica. A dor aguda e o estresse, que geralmente ocorrem após o trauma, provocam alterações nas respostas somáticas, autonômicas, metabólicas (aumentam os níveis de glicose e diminuem os níveis de insulina), hormonais (aumento de hormônio adrenocorticotrófico [ACTH], cortisol, hormônio antidiurético, catecolaminas, aldosterona, renina, angiotensina II e testosterona) e psicológicas.[25,26] Como consequência, pode-se observar catabolismo muscular proteico, lipólise, retenção hídrica e sódica e ainda excreção de potássio. Clinicamente, o estresse também pode gerar efeitos graves e retardar o tempo de recuperação do paciente.[25] A cicatrização de feridas nos pacientes com dor também será retardada. Foi demonstrado que a desregulação das funções imune e neuroendócrina ocorre nesses pacientes e, com isso, a dor torna-se fundamental no retardo da cicatrização.

No sistema cardiovascular, ocorre constrição arteriolar e venosa com consequente aumento da pressão arterial e diminuição da capacitância venosa, aumento de pré-carga, pós-carga, contratilidade e frequência cardíaca, gerando aumento do consumo de oxigênio pelo miocárdio, causando hipoxia, isquemia e arritmias cardíacas.[27]

Um paciente que sofreu trauma torácico tem diminuição da sua função pulmonar devido à lesão direta na parede torácica ou à disfunção diafragmática. Como consequência ocorrerá hipoventilação e atelectasia, resultando em alteração da relação ventilação-perfusão do paciente e hipoxemia. A capacidade residual funcional e a capacidade vital também estarão diminuídas, o que contribui para a retenção de secreções e aumento da atelectasia, podendo progredir para pneumonia secundária. A dor nesses pacientes pode contribuir para agravar esse quadro de disfunção pulmonar. O paciente com dor protege a musculatura ao redor da área dolorida; com isso, restringe o movimento do tórax e do diafragma, agravando as alterações citadas.[28]

O aumento da concentração plasmática de catecolaminas pode ainda diminuir a motilidade intestinal e o fluxo sanguíneo para o órgão, o que pode ocasionar isquemia e facilitar crescimento e translocação bacterianos.[29]

Os pacientes em UTI apresentam dor e desconforto por fatores óbvios, como trauma, doenças preexistentes ou procedimentos invasivos. Esses sinais clínicos podem ser causados pelo monitoramento e por procedimentos da terapia a que são submetidos. Como exemplo, tem-se a presença na pele dos sensores do cardioscópio, cateteres, drenos, tubo orotraqueal, tubo torácico, entre outros.[30] A dor pode contribuir para a agitação e o sono inadequado, o que gera estresse e resposta caracterizada por taquicardia, que aumenta o consumo de oxigênio pelo miocárdio. Ocorrem também imunossupressão e aumento do catabolismo. A combinação do uso de analgésicos e sedativos diminui a resposta ao estresse e suas consequências.[31]

Uma ideia equivocada, porém comum, é de que os analgésicos mascaram os indicadores fisiológicos do paciente (p. ex., frequências cardíaca e respiratória) em estado grave, o que não é correto. Pode-se observar que, com o uso de analgésicos (p. ex., infusão contínua de opioides), a frequência cardíaca de um paciente responde se ocorrerem hipotensão, hipoxemia e hipovolemia. Existem vários motivos para se administrarem analgésicos aos pacientes críticos ou que sofreram trauma. O benefício fisiológico do tratamento da dor é a diminuição ou modulação da resposta inflamatória exagerada que resulta em hipercoagulabilidade, disfunção de múltiplos órgãos, resposta inflamatória sistêmica, lesão pulmonar aguda e outras lesões. Foi observado em pacientes humanos, bem como em pacientes veterinários, que os analgésicos não mascaram os sinais de piora clínica; ao contrário, favorecem a abordagem e a melhor avaliação clínica do paciente, aceleram sua recuperação e o seu uso os mantêm menos tempo internados.[32,33]

Ainda há receio com relação à ocorrência de efeitos adversos com o uso de analgésicos, principalmente em pacientes críticos. Embora esse conceito esteja errado, faz com que muitos clínicos veterinários não utilizem analgésicos em pacientes que sofreram trauma ou que estejam internados na UTI. Em pacientes humanos internados em UTI, a dor também não é adequadamente tratada, principalmente por medo dos efeitos indesejáveis, como sedação e depressão respiratória.[23,33]

RECONHECIMENTO E AVALIAÇÃO

A dor no paciente crítico sempre pode ser tratada e existem inúmeros fármacos que, sozinhos ou combinados, promovem o alívio da dor. O que precisa ser definido para o início da terapia analgésica é qual substância utilizar, a dose e a frequência de seu uso para cada paciente. Tradicionalmente, analgésicos são administrados sem avaliar a real necessidade de cada um, e muitas vezes esse regime de administração se mostra ineficiente para muitos pacientes. O ideal é que a avaliação da dor seja contínua, para saber se a escolha do agente analgésico, a posologia e a frequência de administração foram suficientes para tratar a dor daquele paciente ou se há a necessidade de ajuste de doses, adição de outro fármaco ou alteração na frequência de administração.

É importante lembrar que os objetivos do uso de analgésicos são minimizar ou abolir a dor e a ansiedade e reduzir a resposta ao estresse, que se não tratada, resulta em aumento da morbidade e aumento do tempo de recuperação dos pacientes.[23]

O reconhecimento e a avaliação da dor em animais de companhia são tarefas desafiadoras para os médicos-veterinários, pois não há meio efetivo de comunicação verbal entre os animais e seus tratadores, diferentemente de seres humanos, que podem descrever de modo minucioso a sensação da dor, meio conhecido como padrão-ouro para essa avaliação em medicina.[34]

Observações nos padrões comportamentais com a finalidade de identificar a algia é prática comum entre veterinários e proprietários de animais. Assim, parece intuitivo que o reconhecimento da dor seja fácil, mas infelizmente não é assim que acontece na prática.[35] Sempre que houver dor aguda, características comportamentais estarão presentes e aparentes, mas isso pode não ocorrer se o estímulo doloroso for um estímulo contínuo, ou seja, crônico.[32] Outro fator importante é que nem sempre o comportamento observado está refletindo a intensidade da dor experimentada, sendo importante lembrar que o comportamento varia entre os diferentes animais e de acordo com a gravidade da doença ou lesão. Um animal que vocaliza pode fazê-lo por dor, mas esse comportamento também pode se dar por ansiedade, medo ou delírio induzido por anestésicos. Pacientes internados na UTI muitas vezes apresentam limitações que podem mascarar os sinais de dor; alguns pacientes não podem se mover, não conseguem ficar de pé e não vocalizam. Podem também estar sob efeito de sedação, o que dificulta ainda mais a avaliação e induz a erros no tratamento. Entretanto alguns pacientes nos demonstram sinais claros de que estão com dor: podem perder o completo interesse em se limpar, não se alimentam, urinam e defecam sem sair do lugar, vocalizam de maneira contínua ou intermitente, adotam posicionamento de proteção da área dolorida ou relutam em mover-se e mudar de posição, tornando-se, muitas vezes, agressivos.

Uma tentativa de auxiliar a avaliação da dor e ajudar a determinar o protocolo analgésico a ser utilizado é classificá-la de acordo com o grau de lesão apresentado: dor leve a moderada, em casos de pacientes com lesões não muito extensas ou que sofreram procedimentos cirúrgicos pouco dolorosos em que receberam tratamento adequado; dor moderada em pacientes que sofreram procedimentos recentes em que não exista lesão tecidual extensa ou complicações devido a processos inflamatórios; dor moderada a intensa em pacientes com lesões de maior grau ou mais extensas; e dor intensa nos pacientes que apresentam lesões de grande extensão ou processos inflamatórios agudos.

Considera-se o monitoramento dos sinais vitais uma das maneiras de se identificar a ocorrência de dor, mas se deve considerar que em pacientes críticos pode não ajudar muito. Nesses pacientes, a frequência cardíaca pode aumentar por outros fatores, principalmente como resposta ao estresse, não por relação direta com a dor. A temperatura também pode estar aumentada em função de outras doenças, bem como a taquipneia, que, apesar de ser um sinal da existência de dor, pode ocorrer devido a outros fatores nesses pacientes.[36]

A dor é um fenômeno subjetivo difícil de quantificar e qualificar, e não existe um método único e eficaz para avaliá-la em animais. Existem várias escalas de avaliação, adaptadas da medicina humana, que são utilizadas na rotina da clínica veterinária e podem ser utilizadas para analisar a dor no paciente crítico. Um instrumento de avaliação álgica deve ser prático, sensível e confiável, bem como mensurar a amplitude e quantificar a dor.

Lembre-se de que o mais importante é a observação, a contínua evolução do quadro clínico do paciente, o monitoramento dos sinais vitais e, sempre, a utilização de analgésicos. Em pacientes graves é recomendada reavaliação completa da dor a cada duas horas.[37] A analgesia multimodal, método de combinação de dois ou mais fármacos que agem por diferentes meios de ação, é uma excelente opção para o tratamento da dor desses animais. Não negligenciar a dor é o primeiro passo para o eficaz tratamento da algia de pacientes internados em UTI.

TRATAMENTO

O tratamento da dor é uma prática obrigatória que deve ser implementada após sua minuciosa identificação clínica e seu diagnóstico. A adequação do tratamento dependerá diretamente da gravidade do estado mórbido em que o paciente se encontra e do conhecimento da farmacologia das substâncias presentes no arsenal terapêutico.

A analgesia do paciente crítico pode ser obtida pela administração de analgésicos sistêmicos por diversas vias ou por bloqueios de nervos periféricos. A via intravenosa (IV) é a melhor opção quando se opta pela analgesia sistêmica, já que a administração direta no sistema circulatório permite a distribuição imediata para o sistema nervoso, seja por dose única ou por meio de infusão contínua de fármacos analgésicos, muito utilizada em pacientes graves e que permite a manutenção de concentração plasmática constante do fármaco no organismo.

A analgesia multimodal é um método para controlar a dor com base na associação de diversos fármacos com mecanismos de ação diferente. Essa técnica vem sendo empregada com sucesso, minimizando os efeitos, como naúsea, vômito, constipação intestinal e sedação, desencadeados por doses elevadas de um único fármaco.[38]

Opioides

Os opioides ganharam popularidade após sua descoberta pelas civilizações antigas, as quais extraíam da papoula (*Papaverum somniferum)* uma substância leitosa denominada "ópio".[39] Embora descobertos há muitos anos, nos dias atuais ainda são consagrados como fármacos de escolha para o alívio da dor em animais.[40]

Os efeitos terapêuticos dos opioides estão relacionados diretamente com ligações a receptores específicos, os quais são denominados "mu" (μ), "delta" (δ) e "kappa" (κ). Esses são localizados principalmente no sistema nervoso central (SNC), tanto na medula espinal como em regiões supraespinais; no entanto, receptores periféricos também estão envolvidos no controle da dor.[40,41]

O principal receptor responsável pela ação analgésica é o μ, entretanto os demais receptores δ e κ também corroboram a resposta analgésica final. Efeitos indesejáveis como sedação, vômito, constipação intestinal, euforia, disforia e depressão respiratória são pouco prováveis em cães e gatos quando doses terapêuticas são adotadas.[23,42]

Agonistas μ

Morfina

A morfina é o protótipo de todos os opioides, sendo utilizada vastamente para o controle da dor em cães e gatos. Embora classificada como agonista μ puro, também pode atuar nos demais receptores (δ e κ).[43]

As vias de administração podem ser variadas, no entanto, há certa desvantagem pela escolha da via oral (VO), pois por essa via a morfina sofre o efeito de primeira passagem pelo sistema hepático, o que a torna pouco biodisponível. Quando administrada por via intravenosa pode ocorrer liberação de histamina e, consequentemente, ser desencadeada hipotensão. Todavia, administração lenta ou de baixas doses em infusão contínua reduz significantemente esses efeitos. As náuseas e o vômito são efeitos vistos com certa frequência em pacientes normais, principalmente associados à medicação pré-anestésica; no entanto, esses efeitos não são muito observados em pacientes críticos.

Quando administrada por via parenteral, seu efeito analgésico pode durar de 2 a 4 horas em cães[44] e até 6 horas em gatos, devido à deficiência de glucuroniltransferase nessa espécie.[45,46] Após a conjugação pelo ácido glicurônico, a morfina é eliminada pela urina.

No controle da dor, a morfina pode ser implementada na dose de 0,1 a 1 mg/kg por via subcutânea (SC) ou intramuscular (IM) em cães[33] e 0,1 a 0,2 mg/kg, SC ou IM, em gatos, pois nessas doses não há mudança de comportamento na espécie.[45] Como protocolo para seu uso em infusão contínua em cães, aplica-se inicialmente uma dose de carga (com a finalidade de promover o aumento da concentração plasmática do fármaco) de 0,1 a 0,5 mg/kg diluída em solução salina e aplicada lentamente, IV, seguida da infusão na dose de 0,05 a 1 mg/kg/h. A característica de baixa lipossolubilidade da morfina permite sua utilização por via epidural tanto em cães como em gatos na dose de 0,1 mg/kg. Seu período de latência é de 60 a 90 minutos e a analgesia pode durar até 24 horas.[46,47]

Meperidina

A meperidina, também conhecida como petidina, é um opioide sintético que promove analgesia por atuar em receptores μ. Sua ação analgésica também está envolvida a ligação com os receptores α_2[48] e bloqueio dos canais de sódio (Na).[49] A potência da meperidina é de um décimo da morfina com tempo de duração analgésica de aproximadamente 1 hora.[50]

Ao contrário dos outros opioides, a meperidina promove moderada elevação da frequência cardíaca, devido a sua semelhança estrutural coma a atropina. Observa-se também efeito inotrópico negativo. Assim como a morfina, a meperidina pode causar liberação de histamina; porém, a administração lenta via intravenosa ou em baixas doses minimiza esse efeito.[50,51]

Para promover o controle da dor no paciente crítico, a meperidina pode ser administrada na dose de 3 a 5 mg/kg, SC ou IM, em cães e gatos.[33,40,52] Recomendam-se baixas doses para cães de porte grande e altas doses para cães de porte pequeno e gatos.[33]

Metadona

A metadona é um agonista dos receptores μ com a farmacologia semelhante à da morfina, entretanto esse fármaco também é classificado como antagonista dos receptores N-metil-D-aspartato (NMDA).[53]

As principais vantagens da metadona são a baixa incidência de vômito e a excelente absorção via oral. Essas características a tornam um agente de escolha para o tratamento álgico moderado e intenso em pacientes ambulatoriais.[50]

A implementação da metadona para controle da dor em cães, na dose de 0,25 a 0,5 mg/kg, VO, pode promover analgesia de aproximadamente 2 a 3 horas; em gatos, na dose de 0,1 a 0,5 mg/kg, a analgesia pode chegar até 6,5 horas. As doses utilizadas por via subcutânea, intramuscular ou intravenosa em cães e gatos são de 0,1 a 0,5 mg/kg.[33,40]

Fentanila

A fentanila é conhecida com agonista sintético μ seletivo, 150 vezes mais potente que a morfina. Por ser um fármaco com alta lipossolubilidade, seu período de latência (2 a 5 minutos) e duração (20 a 30 minutos) são curtos.[23,40]

Ao contrário da morfina e da meperidina, a fentanila não promove liberação de histamina, um dos motivos pelo qual é vastamente utilizada por via intravenosa. Em doses terapêuticas de 5 a 10 mg/kg, IV, em cães e gatos,[33,34,54] esse fármaco carece de efeitos adversos; entretanto, quando associado a outros ou em doses elevadas, a fentanila pode desencadear diminuição das frequências cardíaca e respiratória.[40,55]

Como a duração do seu efeito é relativamente curta, a fentanila tem grande validade na prática de infusão contínua para o controle da dor em pacientes críticos. Embora a analgesia seja um dos pontos de grande importância, a fentanila também pode desencadear leve sedação ou até mesmo potencializar outros fármacos, por exemplo, os sedativos. Essa característica torna-se importante em pacientes politraumatizados. Minutos antes de promover a infusão contínua de fentanila, é necessária a utilização de uma dose de carga de 1 a 2 mg/kg, IV.[23] A dose implementada para infusão contínua é de 1 a 5 mg/kg/h, IV, em cães.[56]

Outra maneira de utilização da fentanila é por meio de adesivos de liberação lenta, os quais vêm sendo adotados para a abordagem da dor moderada a grave em cães e gatos.[52,54,57] Os adesivos de fentanila são encontrados em quatro apresentações, 25, 50, 75 ou 100 mg/h. Embora existam variações individuais, o adesivo de fentanila permite a manutenção da concentração plasmática, que pode chegar a 12 horas nos gatos e 24 horas nos cães.[23]

Tramadol

O tramadol é um análogo sintético da codeína, utilizado amplamente para o controle da dor, sendo esse um opioide de ação central e periférica.[58] Sua potência, quando comparada à da morfina, é de cinco a dez vezes menor.[59]

Esse fármaco é composto de uma mistura racêmica de dois enantiômeros, o (+) tramadol e o (–) tramadol. É classificado como opioide agonista μ, por atuar nesse receptor, sendo que sua afinidade por ele é baixa, exercida principalmente pelo enantiômero (+).[60] No entanto, após o fármaco sofrer a primeira metabolização pelo sistema hepático, ele é convertido em diferentes metabólitos, sendo que um desses, chamado "O-desmetiltramadol", único metabólito farmacologicamente ativo, é considerado com afinidade pelos receptores μ 200 vezes maior que o tramadol propriamente dito.[61]

Os mecanismos de ação pertinentes à analgesia não estão bem elucidados. Todavia, é descrito que o enantiômero (+) inibe o pico de serotonina e o (–) é um potente inibidor da recaptação de norepinefrina, desencadeando sinergismo e, consequentemente, promovendo a antinocicepção pelo bloqueio dos impulsos elétricos na medula espinal.[59]

Para o controle da dor em pacientes críticos, o tramadol pode ser utilizado nas doses de 2 a 4 mg/kg, VO, IM ou IV.[27,54,62]

Agonistas parciais e agonistas antagonistas

Buprenorfina

A buprenorfina é um opioide semissintético de alta lipossolubilidade derivado da tebaína. É classificada como agonista parcial dos receptores μ, com afinidade 50 vezes maior que a morfina por esses receptores, característica que pode dificultar a reversão por antagonistas farmacológicos.[23,40]

O período de latência da buprenorfina pode chegar a 1 hora aproximadamente e seu tempo de duração pode alcançar de 6 a 12 horas. Normalmente, as vias IM e IV são adotadas para administração desse fármaco; entretanto, a IV é preferível devido ao seu longo período de latência.[43,70] A utilização da buprenorfina em mucosa oral ou por meio de adesivos de liberação lenta pode ser uma excelente escolha em gatos.[43,54]

A dose preconizada para cães e gatos no controle da dor é de 0,005 a 0,03 mg/kg, SC, IM ou IV;[43,70] em gatos também se pode utilizar a dose de 0,01 a 0,03 mg/kg, VO.[54]

Butorfanol

O butorfanol é um opioide do grupo dos agonistas antagonistas, utilizado vastamente em medicina veterinária. Seu mecanismo de ação é compreendido por efeito agonista nos receptores κ e antagonista nos receptores μ.[23]

Esse fármaco parece ser mais efetivo no controle de dor leve ou moderada e dor visceral, não promovendo o controle da dor grave ou somática. O mesmo fármaco também apresenta efeito sedativo e antitussígeno. Seu período de ação pode oscilar de 2 a 4 horas aproximadamente.[50,72]

O butorfanol pode ser administrado por diferentes vias (VO, SC, IM, IV ou epidural) e não libera histamina quando administrado por via intravenosa. A grande desvantagem é o *efeito teto* que esse composto apresenta, ou seja, doses elevadas não aumentam seu poder analgésico, mas propiciam o desenvolvimento de efeitos indesejáveis.[63]

A dose recomendada para o controle da dor em cães e gatos é de 0,2 a 0,4 mg/kg, VO, SC, IM ou IV.[43,50,54]

Antagonistas

Naloxona

A naloxona é um potente antagonista dos opioides que atua nos receptores μ, δ e κ. O desenvolvimento desse agente tem a finalidade de reverter os efeitos tanto dos agonistas μ puros quanto dos agonistas antagonistas.[64]

O período de duração é relativamente curto, de 30 a 60 minutos. A grande desvantagem da naloxona é que além de reverter os efeitos indesejáveis também reverte a analgesia produzida pelos opioides, um fator importante nos pacientes críticos. Esse composto pode desencadear estimulação simpática, como taquicardia, hipertensão, edema pulmonar e arritmias. Sua administração também pode ser seguida de vômito e náuseas. A dose preconizada para cães e gatos é de 0,002 a 0,02 mg/kg, IV.[23,40,42]

Anti-inflamatórios não esteroides

Os AINEs são utilizados vastamente em medicina veterinária, devido a sua capacidade analgésica, anti-inflamatória e antipirética. Seu mecanismo de ação é compreendido pela inibição das enzimas ciclo-oxigenases (COX), oriundas do ácido araquidônico, as quais se subdividem em COX-1 e COX-2. Ainda não muito bem-elucidada, há uma variação de COX-1 denominada "COX-3".[65] A COX-1 é compreendida por produzir prostaglandinas fisiológicas, responsáveis pela integração do sistema orgânico, enquanto a COX-2 é responsável pelas prostaglandinas patológicas.[65-67]

Efeitos adversos podem ser observados na presença dos AINEs. Acredita-se que eles estejam relacionados com a inibição das prostaglandinas fisiológicas. Os efeitos mais observados clinicamente são alterações gastrintestinais (anorexia, vômito, diarreia e ulcerações), plaquetárias, hepáticas e renais.[52] Embora esses fármacos sejam adotados principalmente para o controle da dor pós-operatória, eles também podem ser utilizados com cautela em pacientes críticos, relevando-se as condições em que se encontrem.[23,42]

Meloxicam

O meloxicam é um AINE da família dos oxicans com seletividade em COX-2 utilizado em diferentes países em cães e gatos.[42,52,65] Sua vasta implementação está relacionada com a abordagem da dor aguda, principalmente após procedimentos cirúrgicos, e da dor crônica, como em osteoartrites.[68,69]

Os efeitos adversos do meloxicam sobre os sistemas renal, hepático e gastrintestinal são mínimos quando utilizado em doses terapêuticas, no entanto, doses elevadas ou utilização do fármaco por tempo prolongado pode desencadear esses efeitos.[43,70]

Para o controle da dor em cães, o meloxicam pode ser implementado na dose inicial de 0,2 mg/kg, VO, SC ou IV, seguido de 0,1 mg/kg pelas respectivas vias com intervalo de 24 horas. Nos gatos a dose inicial é de 0,1 a 0,2 mg/kg, VO ou SC, seguida de doses de 0,05 a 0,1 mg/kg pelas respectivas vias com intervalo de 24 horas. Tanto para cães e gatos preconiza-se a utilização deste fármaco por 2 a 3 dias consecutivos.[43,52,71]

Carprofeno

O carprofeno é um membro da classe dos ácidos arilpropiônicos dos AINEs com seletividade em COX-2, aprovado para utilização em cães e gatos.[72] Esse fármaco vem sendo utilizado principalmente para a abordagem da dor aguda, pertinente aos procedimentos cirúrgicos, e da dor crônica, como em osteoartrites.[43]

Os efeitos adversos são pouco frequentes na rotina clínica, entretanto altas doses podem desencadeá-los. Os mais observados nesses casos são as alterações gastrintestinais.[42,73,74]

A dose inicial utilizada para a abordagem da dor em cães é de 4 mg/kg, SC, IM ou IV seguida de 2,2 mg/kg, VO, com intervalo de 12 a 24 horas. Em gatos, a dose do carprofeno não é muito bem-elucidada, no entanto, alguns autores utilizam uma dose única de 4 mg/kg SC após procedimentos cirúrgicos.[43,71,74]

Cetoprofeno

O cetoprofeno é um AINE da classe dos ácidos arilpropiônicos utilizado vastamente para a abordagem da dor em cães e gatos. Diferentemente do meloxicam e do carprofeno, esse fármaco não apresenta seletividade nas vias da COX, o que promove a inibição tanto de COX-1 como de COX-2.[19]

Os efeitos adversos podem ser mais pronunciados do que os dos AINEs descritos anteriormente, devido a sua ação em COX-1. Embora cetoprofeno seja utilizado para a abordagem da dor pós-operatória, ele pode causar hemorragia por interferir no processo de agregação plaquetária.[52,75,76] Os efeitos sobre o sistema gastrintestinal também são vistos clinicamente.[71]

Para a abordagem da dor em cães e gatos a dose inicial é de 2 mg/kg, VO, SC, IM ou IV seguida de 1 mg/kg pelas mesmas vias, com intervalo de 24 horas.[42,43,71]

Dipirona

A dipirona é um AINE que promove a inibição de COX-3 com ação analgésica central. Esse fármaco é indicado na abordagem da dor leve e em quadros de hipertermia, quando outros AINEs são contraindicados.[42,65,66]

A nefrotoxidade e ulcerações gástricas não são fatores preocupantes quando doses terapêuticas e tempo de administração adequado são adotados. A utilização por via oral ou intravenosa é indicada para evitar a irritação quando administrada por via intramuscular.[43]

A dose implementada para cães é de 25 a 35 mg/kg e de 25 mg/kg para gatos, VO, ou IV, com intervalo de 8 horas para cães e 24 ou 48 horas para gatos.

Agonistas α_2

Os agonistas α_2 são agentes da classe dos sedativos utilizados vastamente na medicina veterinária. São conhecidos principalmente por sua ação sedativa, analgésica e de relaxamento muscular.[77] Seu mecanismo de ação compreende a ligação aos receptores α_2 localizados tanto em regiões periféricas como centrais, promovendo a inibição da norepinefrina. Acredita-se que os receptores centrais, localizados no corno dorsal da medula espinal e *locus coeruleus*, estejam envolvidos diretamente com a ação analgésica.[78]

A utilização dos agonistas α_2 na abordagem da dor pode vir acompanhada de efeitos adversos, como aumento da resistência periférica vascular, hipertensão, hipotensão, bradicardia e bloqueios atrioventriculares.[79] Por conta desses efeitos, deve-se ter cautela na implementação dos agonistas α_2 na abordagem da dor em pacientes críticos.

Medetomidina

A medetomidina é um fármaco do grupo dos agonistas α_2 utilizado vastamente em cães e gatos.[77] Esse composto é formado por uma mistura racêmica de dois enantiômeros, a dexmedetomidina (farmacologicamente ativa) e a levomedetomidina (farmacologicamente inativa), com grande seletividade pelos receptores α_2.[79]

A implementação da medetomidina no paciente crítico deve ser cautelosa devido aos efeitos cardiovasculares que os agonistas α_2 apresentam, entretanto, baixas doses podem promover analgesia satisfatória com efeitos adversos de curta duração.[33]

A dose implementada para a abordagem da dor em cães é de 2 a 4 mg/kg, SC ou IM[33]; em gatos é de 5 a 10 mg/kg, SC, IM ou IV. Nos gatos pode ser uma boa escolha nos casos de emergência, pois além da analgesia também promove sedação e relaxamento muscular, facilitando a abordagem desses animais.[54]

Em caso de alterações cardiovasculares e respiratórias pode ser utilizado um antagonista de alta seletividade dos receptores α_2, o antipamezole na dose de 0,05 a 0,2 mg/kg, IV.[64]

Anestésicos dissociativos

Os anestésicos dissociativos são utilizados com grande frequência na rotina clínica de cães e gatos. Durante muito tempo esses fármacos foram adotados principalmente para promover contenção química e anestesia geral, entretanto atualmente estão sendo empregados no manejo da dor.[43,80]

O mecanismo de ação é compreendido pela inibição não competitiva dos receptores NMDA localizados tanto no SNC quanto no corno dorsal da medula espinal.[23] A duração dos fármacos dissociativos é relativamente curta com excelente analgesia somática e fraca analgesia visceral.[80]

Ao contrário dos demais anestésicos, os dissociativos promovem permanência dos reflexos protetores, aumento significativo das secreções e acentuado tônus muscular, podendo chegar à mioclonia e à convulsão. Observam-se também aumento da frequência cardíaca, elevando o consumo de O_2 pelo miocárdio, aumento das pressões arterial, intracraniana e ocular.[79,80]

Cetamina

A cetamina é um fármaco do grupo dos anestésicos dissociativos que promove antagonismo nos receptores NMDA. É formada por uma mistura racêmica de dois isômeros R (–) e S (+). Acredita-se que o isômero R (–) esteja envolvido com os efeitos excitatórios, enquanto o S (+), com a ação analgésica, na modulação da dor. Em cães, o metabolismo desse fármaco ocorre no fígado, enquanto nos gatos não ocorre metabolização e este é eliminado na forma ativa por filtração renal.

A utilização da cetamina para o controle da dor nos pacientes críticos deve ser em baixas doses, ao contrário das doses utilizadas na rotina clínica para promover contenção química. Preconiza-se para a abordagem da dor a dose de 2 mg/kg, IV, ou 4 a 6 mg/kg, IM.[46] Por seu tempo de ação ser relativamente curto, recomenda-se a infusão contínua no paciente crítico.[81] A dose de carga adotada para cães é de 0,5 mg/kg, IV, seguida de 0,6 mg/kg/h. Na ausência de uma bomba de infusão, 60 mg de cetamina podem ser diluídos em um frasco de 1 ℓ de cristaloide e administrados na dose de 10 mℓ/kg/h.[27,82]

Anestésicos locais

Nos últimos anos a anestesia regional vem ganhando popularidade na rotina clínica de pequenos animais, principalmente com aplicabilidade em procedimentos cirúrgicos e na abordagem da dor de pacientes politraumatizados.

A anestesia regional consiste na infiltração de anestésicos locais, e tem como objetivo promover o bloqueio de fibras sensoriais e motoras, inibindo, assim, a percepção dos estímulos nociceptivos. Nos pacientes críticos, os bloqueios regionais são uma excelente opção para o controle da dor, visto que os efeitos adversos dos anestésicos locais são poucos quando empregados de maneira adequada.

A utilização de anestésicos locais e analgésicos pela via epidural tem sido bastante empregada na rotina clínica de pequenos animais e têm ganhado popularidade no controle da dor em pacientes críticos, devido a sua eficiência e duração da analgesia. A anestesia peridural, entretanto, está contraindicada em pacientes que apresentem problemas de coagulação, sepse, hipotensão ou infecção de pele no local da punção. A administração de anestésicos locais e analgésicos por essa via tem sido utilizada tanto para o tratamento da dor durante o procedimento cirúrgico quanto o controle da dor no período pós-operatório.[23,47,83] Existem receptores para opioides ao longo de toda medula espinal, o que facilita a ação e a distribuição desses agentes, por isso a morfina é muito utilizada por essa via, além de promover excelente analgesia de longa duração em nível somático e visceral sem comprometimento motor. Outra opção para uma analgesia prolongada em pacientes críticos é a colocação de cateteres no espaço peridural para a infusão contínua ou seriada de anestésicos ou analgésicos.

O mecanismo de ação dos anestésicos locais é compreendido pela inibição dos canais de sódio (Na), que tem como função impedir a entrada do Na no interior da célula no momento da despolarização. Os fármacos mais utilizados na rotina clínica são lidocaína, bupivacaína e ropivacaína, que apresentam variações em suas estruturas químicas, promovendo diferenciação entre si no período de latência, potência, duração de ação e toxicidade.[83] Aplicação tópica de anestésicos, infiltração local, bloqueios periféricos e centrais e infusão contínua de lidocaína são utilizados para o manejo da dor em UTI.[36]

CONSIDERAÇÕES FINAIS

A abordagem adequada da dor no paciente crítico gera benefícios éticos, comportamentais e fisiológicos, além de reduzir a morbidade e a mortalidade. É fundamental também o cuidado com o ambiente da UTI, para que o paciente seja mantido em um local confortável, limpo, em que frio ou calor e ruídos possam ser minimizados para diminuir o estresse e a ansiedade. A dor não tratada e o estresse provocam danos graves sobre o estado do paciente e, consequentemente, sobre sua recuperação.

REFERÊNCIAS BIBLIOGRÁFICAS

1. Hansen B, Hardie E. Prescription and use of analgesics in dogs and cats in veterinary teaching hospital: 258 cases (1982-1989). J Am Vet Med Assoc. 1993;203(3):1485-94.
2. Hellebrekers LJ. Fisiopatologia da dor em animais e sua consequência para terapia analgésica. In: Hellebrekers LJ. Dor em animais. São Paulo: Manole; 2002. p. 69-79.
3. Fantoni D. Tratamento da dor na clínica de pequenos animais. Elsevier; 2011.
4. Otero PE. O manejo da dor e a medicina veterinária. In: Otero PE. Dor avaliação e tratamento em pequenos animais. São Paulo: Interbook; 2005. p. 2-5.
5. IASP International Association For the Study of Pain subcommittee on taxonomy. Pain terms: a list of definitions and notes on usage. Pain. 1979;6:249.
6. Hansen BD. Though a glass darkly: using behavior to assess pain. Seminars in Veterinary Medicine and Surgery (Small Animal). 1997;12:61-74.
7. Thurmon JC, Tranquilli WJ, Benson JG. Perioperative pain and distress. In: Veterinary anesthesia. 2. ed. Baltimore: Willians & Wilkins; 1996. p. 40-60.
8. Sackman JE. Pain: its perception and alleviation in dogs and cats. Part I. The physiology of pain. Continuing Education Article 6. 1991;13(1):71-5.
9. Weary DM, Niel L, Flower FC, Fraser D. Identifying and preventing pain in animals. Appl. Anim. Behav. Sci. 2006;100(2):64-76.
10. Lamont LA, Tranquilli WJ, Grimm KA. Phisiology of pain. The veterinary clinics of North America. 2000;30(4):703-28.
11. Hellyer P, Rodan I, Brunt J, Downing R, Hagedorn JE, Robertson SA. AAHA/AAFP pain management guidelines for dogs & cats. JAAHA. 2007;43:235-48.
12. Woolf CJ, Hall PD. Recent advances in the pathophysilogy of acute pain. Br J Anesth. 1989;63:139-46.
13. Wilder-Smith OHG. Pre-emptive analgesia and surgical pain. In: Sandkühler B, Bromm B, Gebhart GF. Progress in brain research. Elsevier Science. 2000;129:505-24.
14. Kitchen H, Aronson AL, Bittle JL, Mcpherson CW, Morton DB, Pakes SP *et al.* Panel report on the colloquium on recognition and alleviation of animal pain and distress. JAAHA. 1987;191(10):1186-92.
15. Lascelles BD, Capner CA, Waterman PAE. Current British veterinary attitudes to perioperative analgesia for dogs. The Veterinary Record. 1999;145(4):95-9.
16. Pisera D. Fisiologia da dor. In: Otero PE. Dor, avaliação e tratamento em pequenos animais. São Paulo: Interbook; 2005. p. 30-75.
17. Fantoni DT, Krumenerl Jr JL, Galego MP. Utilização de analgésicos em pequenos animais. Clínica Veterinária. 2000;28:23-33.
18. Woolf CJ, Chong MS. Preemptive analgesia-treating postoperative pain by preventing the establishment of central sensitilization. Anesthesia and Analgesia. 1993;77(2):362-79.
19. Matsuda EI, Fantoni DT, Futema F, Migliati ER, Ambrosio A, Almeida TI. Estudo comparativo entre o ketoprofeno e o flunixino meglumine no tratamento da dor pós-operatória em cães submetidos à cirurgia ortopédica. Clínica Veterinária. 1999;19:19-22.
20. Deneuche AJ, Dufayet C, Goby L, Fayolle P, Desbois C. Analgesic comparison of melodic or ketoprofen for orthopedic surgery in dogs. Veterinary Surgery. 2004;33(6):650-60.
21. Carrol GL. Analgesics and pain. Vet Clin North AM Small Anim Pract. 1999;29(3):701-17.
22. Muir W. Handbook of veterinary anesthesia. St. Louis: Mosby; 2000.
23. Glowaski MM. Analgesia in critical care. Vet Clin Small Anim. 2002;32(1):1127-44.
24. Benseñor FEM, Cicarelli DD. Sedação e analgesia em terapia intensiva. Rev Bras Anestesiol. 2003;53:680-93.
25. Weissman C. The metabolic response to stress: an overview and update. Anesthesiology. 1990;73:308-27.
26. Wassef MR. Concepts of preemptive analgesia for postoperative pain. MSJM. 1998;65(4):271-9.
27. Gaynor JS. Is postoperative pain management important in dogs and cats? Veterinary Medicine. 1999;94(3):254-8.
28. Desai PM. Pain management and pulmonary dysfunction. Crit Care Clin. 1999;15:151-66.
29. Hamil RJ. The physiologic and metabolic response to pain and stress. Handbook of critical care pain management. Mcgraw-Hill: New York; 1994. p. 39-53.
30. Novaes MA, Knobel E, Bork AM, Pavão OF, Nogueira-Martins LA, Ferraz MB. Stressors in ICU: perception of the patient, relatives and healthcare team. Intensive Care Med. 1999;25:1421-6.
31. Lewis KS, Whipple JK, Michael KA, Quebbeman EJ. Effect of analgesic treatment on the physiological consequences of acute pain. Am J Hosp Pharm. 1994;51:1539-54.
32. Mathews KA. Abordagem da dor em cães e gatos. In: Rabelo RC, Crowe DT. Fundamentos de terapia intensiva veterinária em pequenos animais. Condutas no paciente crítico. Rio de Janeiro: L.F. Livros; 2005. p. 507-17.
33. Dyson DH. Analgesia and chemical restraint for the emergent veterinary patient. Vet Clin Small Anim. 2008;38(1):1329-52.
34. Mathews KA. Pain assessment and general approach to management. Vet Clin North AM Small Anim Pract. 2000;30(4):729-55.
35. Hardie EH. Reconhecimento do comportamento doloroso em animais. In: Hellebrekers LJ. Dor em animais. São Paulo: Manole; 2002. p. 49-68.
36. Hansen BD. Analgesia and sedation in the critically ill. JVECC. 2005;15(4):285-94.
37. Mathews KA, Dyson DH. Analgesia and chemical restraint for the emergent patient. Vet Clin North AM Small Anim Pract. 2005;35:481-515.
38. Shih A, Bant C, Johnson J. Analgesia no paciente com trauma. In: Fantoni D. Tratamento da dor na clínica de pequenos animais. Elsevier; 2011.
39. Jaffe JH. Hipno-Analgésicos. In: Goodman LS, Gilman A. As bases farmacológicas da terapêutica. 3. ed. Rio de Janeiro: Guanabara Koogan; 1967. p. 225-58.
40. Pascoe PJ. Opioid analgesics. Vet Clin North AM Small Anim Pract. 2000;30(4):757-70.
41. Smith PA, Lee NM. Opioid receptor interaction: local and nonlocal, symemetric and asymmetric, physical and functional. Lif Sci. 2003;73:1873-93.
42. Papich MG. Pharmacologic considerations for opiate analgesic and nonsteroidal anyi-inflammatory drugs. Vet Clin North AM Small Anim Pract. 2000; 30(4):815-37.
43. Lamont LA, Mathews KA. Opioids, nonsteroidal anti-inflammatories, and analgesic adjuvants. In: Lumb and Jones. Veterinary anesthesia. 4. ed. Philadelphia: Blackwell; 2007. p. 241-71.
44. Barnhart MD, Hubbell JA E, Muir WW, Sams RA, Bednarski RM. Pharmacokinetics, pharmacodynamics, and analgesic effects of morphine after rectal, intramuscular, and intravenous administration in dog. Am J Vet Res. 2000;61(1):24-8.
45. Lascelles D, Waterman A. Analgesia in cats. In: Practice. 1997;19(4):203-13.
46. Taylor PM, Robertson SA. Pain management in cats-past, present and future. Part I. The cat is unique. J. Feline Med. Surg. 2004;6(5):313-20.
47. Valverde A. Epidural analgesia and anesthesia in dogs and cats. Vet Clin Small Anim. 2008;38(6):1205-30.
48. Takada K, Clark DJ, Daies MF, Tonner PH, Krause TK, Bertaccini E *et al.* Meperidine exerts agonist activity at the alpha (2B)-adrenorreceptor subtype. Anesthesiology. 2002;96(6):1420-6.
49. Wagner LE, Eaton M, Sabnis SS, Gingrich KJ. Meperidine and lidocaine block of recombinant voltage-dependent Na+ channels: evidence that meperidine is a local anesthetic. Anesthesiology. 1999;91(1):1481-90.
50. Wagner AE. Opioides In: Gaynor JS, Muir III WW. Manual de controle da dor em medicina veterinária. 2. ed. São Paulo: Medvet; 2009. p. 163-82.
51. Priano LL, Vatner SF. Generalized cardiovascular and regional hemodynamic effects of meperidine in conscious dogs. Anaesthesia Analgesia. 1981;60(1)649-54.
52. Robertson SA. Assessment and management of acute pain in cats. JVECC. 2005;15(4):261-72.
53. Sotgiu ML, Valente M, Storchi R, Caramenti G, Biella GE. Cooperative N-methyl-D-aspartate (NMDA) receptor antagonism and mu-opioid receptor agonism mediate the methadone inhibition of the spinal neuron pain-related hyperactivity in a rat modelo of neuropathic pain. Pharmacol Res. 2009;60(4):284-90.
54. Robertson SA, Lascelles BD, Taylor PM. PK-PD modeling of buprenorphine in cats: intravenous and oral transmucosal adminisytation. J Vet Pharmacol Ther. 2005;28(5):453-60.
55. Grimm KA, Tranquilli WJ, Gross DR, Sisson DD, Bulmer BJ, Benson GJ *et al.* Cardiopulmonary effects of fentanila in conscious dogs and dogs sedated with a continuous rate infusion of medetomidine. Am J Vet Res. 2005;66(7):1222-6.
56. Bednarski RM. Dogs and cats. In: Lumb and Jones. 4. ed. Philadelphia: Blackwell; 2007. p. 705-15.
57. Egger CM, Glerum L, Michelle HK, Rohrbach BM. Efficacy and cost-effectiveness of transdermal fentanila patches for the relief of post-operative pain in dogs after anterior cruciate ligament and pelvic limb repair. Vet Anesth Analg. 2007;34(3):200-8.
58. Bianchi M, Panerai AE. Anti-hyperalgesic effects of tramadol in rest. Brain Research. 1998;797(2):163-6.
59. Lee CR, Mctavish D, Sorkin EM. Tramadol. A preliminary review of its pharmacodynamic and pharmacokinetic properties, and therapeutic potential in acute and chronic pain states. Drugs. 1993;46(2):313-40.
60. Murthy BVS, Pandya KS, Booker PD, Murray A, Lintz W, Terlinden R. Pharmacokinetics of tramadol in children after IV or caudal epidural administration. Br. J. Anaesth. 2000;84(3):346-9.

61. Campanero MA, Calahorra B, Quetglás EG, Escolar M, Honorato J. High-performance liquid chromatographic assay for simultaneous pharmacokinetic studies. Chromatographia. 1998;48(7):555-60.
62. Mastrocinque S, Fantoni DT. A comparison of preoperative tramadol and morphine for the control of early postoperative pain in canine ovariohysterectomy. Vet Anesth Analg. 2003;30(4):220-8.
63. Lascelles BD, Robertson SA. Use of thermal threshold response to evaluate the antinociceptive effects of butorphanol in cats. Am J Vet Res. 2004;65(8):1085-9.
64. Muir III WW. Antagonismo e drogas antagonistas In: Gaynor JS, Muir III WW. Manual de controle da dor em medicina veterinária. 2. ed. São Paulo: Medvet; 2009. p. 391-401.
65. Clark TP. The clinical pharmacology of cyclooxygenase-2-selective and dual inhibitors. Vet Clin Small Anim. 2006;36 (5):1061-85.
66. Mathews KA. Nonsteroidal anti-inflamatory analgesics indication and contrainadications for pain management in dogs and cats. Vet Clin North AM Small Anim Pract. 2000;30(4):783-804.
67. Fox SM. Nonsteroidal anti-inflamatory drugs. In: Small animal anesthesia and analgesia. Iowa: Blackwell; 2008. p. 143-57.
68. Mclaughlin R. Management of chronic osteoarthritic pain. Vet Clin North AM Small Anim Pract. 2000;30(4):933-49.
69. Mathews KA, Pettifer G, Foster R, Mcdonell W. Safety and efficacy of preoperative administration of meloxicam, compared with that of ketoprofen and butorphanol in dogs undergoing abdominal surgery. Am J Vet Res. 2001;62(6):882-8.
70. Boström IM, Nyman G, Hoppe A, Lord P. Effects of meloxicam on renal function in dogs with hypotension during anaesthesia. VAA. 2006;33(1):62-9.
71. Budsberg S. Drogas anti-inflamatórias não esteroides. In: Gaynor JS, Muir III WW. Manual de controle da dor em medicina veterinária. 2. ed. São Paulo: Medvet; 2009. p. 183-209.
72. Ricketts AP, Lundy KM, Seibel SB. Evaluation of selective inhibition of canine cyclooxygenase 1 and 2 by carprofen and other nonsteroidal anti-inflammatory drugs. Am J Vet Res. 1998;59(11):1441-6.
73. Raekallio MR, Hielm-Bjorkman AK, Kejonen J, Salonen HM, Sankari SM. Evaluation of adverse effects of long-term orally administered carprofen in dogs. J Am Vet Med Assoc. 2006;15(6):876-80.
74. Stegall PV, Moutinho FQ, Mantovani FB, Passarelli D, Thomassian A. Evaluation of the adverse effects of subcutaneous carprofen over six days in healthy cats. Res Vet Sci. 2009;86(1):115-20.
75. Grisneaux E, Pibarot P, Dupuis J, Blais D. Comparison of ketoprofen and carprofen administered prior to orthopedic surgery for control of postoperative pain in dogs. J Am Vet Mad Assoc. 1999;215(8):1105-10.
76. Gaál T, Halmay D, Kocsis R, Abonyi-Tóth Z. Evaluation of the effect of ketoprofen and carprofeno on platelet function in dogs studied by PFA-100 point-of-care analyser. Acta Vet Hung. 2007;55(3):287-94.
77. Lemke KA, Dawson SD. Local and regional anesthesia. Vet Clin North AM Small Anim Pract. 2000;30(4):839-57.
78. Buerkle H, Yaksh TL. Pharmacological evidence for different alpha 2-adrenergic receptor sites mediating analgesia and sedation in the rat. British Journal of Anaesthesia. 1998;81(2):208-15.
79. Carpenter RE, Pettifer GR, Tranquilli WJ. Anesthesia for geriatric patient. Vet Clin Small Anim. 2005;35(3):571-80.
80. Kuusela E, Raekallio M, Anttila M, Falck I, Mölsä S, Vainio O. Clinical effects and pharmacokinetics of medetomidine and its enantiomers in dogs. Journal of Veterinary Pharmacology and Therapeutics. 2000;23(1):15-20.
81. Kruse-Elliott KT. Induction agents and total intravenous anesthesia. Small animal anesthesia and analgesia. Iowa: Blackwell; 2008. p. 82-94.
82. Lamont LA. Adjunctive analgesic therapy in veterinary medicine. Vet Clin Small Anim. 2008;32(6):1187-203.
83. Lerche P, Muir W. Analgesia. In: Small animal anesthesia and analgesia. Iowa: Blackwell; 2008. p. 123-42.
84. Otero PE. Papel dos anestésicos locais na terapêutica da dor. In: Otero PE. Dor, avaliação e tratamento em pequenos animais. São Paulo: Interbook; 2005. p. 168-91.

BIBLIOGRAFIA

Altunkaya H, Ozer Y, Kargi E, Babuccu O. Comparison of local anaesthetic effects of tramadol with prilocaine for minor surgical procedures. Br J Anaesth. 2003;90(3):320-2.

10

Abordagem da Gastrenterite Hemorrágica na Sala de Urgência

Ana Carolina Inácio Ruiz • Rodrigo Cardoso Rabelo

INTRODUÇÃO

O trato gastrintestinal (TGI) é um dos sistemas com maior funcionalidade e versatilidade no organismo animal, sendo responsável pelo armazenamento e pela digestão de alimentos, por secretar enzimas e fluidos, absorver nutrientes, água e eletrólitos, além de exercer função crucial nos sistemas imunológico e metabólico. Devido a sua participação no transporte de água e eletrólitos, quaisquer alterações que prejudiquem a sua excreção e absorção dispõem de potencial para gerar desequilíbrios hidreletrolíticos de grande importância.[1]

A gastrenterite hemorrágica (GEH) é o sinal clínico que expressa a perda da integridade da mucosa intestinal, caracterizado por diarreia com perda sanguínea acompanhada de sinais de abdome agudo, como vômito e intensa dor abdominal, podendo evoluir para choque hipovolêmico. Dentre as causas mais comuns estão as infecções virais, meramente o *Parvovírus tipo 2 (CPV-2)*, além do coronavírus, e as infecções bacterianas por *Salmonella typhimurium*, *E. coli* e *C. perfringens* (Quadro 10.1).

Independentemente da causa, a perda da integridade da barreira gastrintestinal pode provocar um quadro de sepse secundário à translocação bacteriana da flora intestinal para a corrente linfática e/ou sanguínea. Somadas, desidratação, hipoproteinemia e anemia, deixam o paciente em risco de síndrome da disfunção múltipla de órgãos (SDMO) decorrente do comprometimento da entrega de oxigênio celular com repercussão negativa na perfusão sistêmica.[1,2]

Neste capítulo será abordado o sequenciamento do atendimento das gastrenterites hemorrágicas, dando ênfase ao paciente séptico na sala de urgência.

TRANSLOCAÇÃO BACTERIANA

O TGI apresenta mecanismos de defesa intrínsecos, evitando que as bactérias e endotoxinas presentes no lúmen intestinal alcancem sítios estéreis, como os linfonodos mesentéricos e a corrente sanguínea. Diversos fatores estão envolvidos nesse mecanismo, como bile, suco gástrico, peristaltismo e tecido linfoide, associados à barreira de células epiteliais diferenciadas do próprio intestino.[4]

Processos isquêmicos ou que alterem a perfusão e a permeabilidade do intestino permitem que as bactérias e seus produtos acessem as circulações sistêmica e linfática, proporcionando a translocação bacteriana.[5] Após a disseminação sistêmica dos microrganismos, ocorre a produção de citocinas e outros mediadores pró-inflamatórios, além da ativação do sistema de coagulação e fibrinólise, encaminhando o paciente para um quadro de síndrome da resposta inflamatória sistêmica (SIRS, do inglês *systemic inflammatory response syndrome*), sepse, choque séptico e SDMO.[6]

HISTÓRICO E SINAIS CLÍNICOS

O histórico é variável e depende da etiologia. As gastrenterites virais são as mais frequentes e acometem, em sua maioria, filhotes de até 6 meses de idade, que ainda apresentem sistema imunológico imaturo e estejam em fase de imunização. Os sinais clínicos comumente observados são anorexia, letargia, febre e abdome agudo, os quais, em sua maioria, cursam com perda sanguínea, com potencial de provocar hipovolemia e desidratação graves, desequilíbrio hidreletrolítico, hipoglicemia, hipoperfusão tecidual e choque.[2]

SIRS, SDMO, SEPSE E CHOQUE SÉPTICO

A SIRS é caracterizada por uma resposta inflamatória exacerbada com acometimento sistêmico desencadeado por diferentes injúrias, podendo ser físicas, químicas ou biológicas. Como consequência, pode haver redução ou perda do tônus vascular, e distúrbios da hemostasia capazes de produzir um estado de hipercoagulabilidade e hiperfibrinólise. O diagnóstico de SIRS se baseia em avaliação clínica, e o paciente deverá preencher pelo menos dois ou mais critérios em cães e três ou mais critérios de felinos, entre frequência cardíaca, frequência respiratória, temperatura central e leucometria (Quadro 10.2).

A sepse tem por definição a disfunção orgânica ameaçadora à vida, causada por uma resposta desregulada do hospedeiro frente à uma infecção (Quadro 10.3).[7,8] O choque séptico é definido por instabilidade hemodinâmica refratária à reanimação volêmica, com necessidade do uso de vasopressores somado à hiperlactatemia no paciente séptico.[7,8] Já a SDMO é caracterizada por falha orgânica em mais de um sistema, sendo o estágio mais grave de todo o processo.[9]

TRIAGEM, ANAMNESE E EXAME FÍSICO

A triagem é o primeiro contato entre a equipe médica e o paciente, e tem como objetivo estabelecer a sequência do atendimento e classificar o nível de gravidade (Quadro 10.4). Independentemente

QUADRO 10.1 Diagnósticos diferenciais das gastrenterites (adaptado).[3]

- Clostridiose
- Coagulopatia
- Corpo estranho
- Doença inflamatória intestinal
- Intolerância alimentar
- Neoplasias em cólon e/ou reto
- Parasitas intestinais
- Parvovirose

QUADRO 10.2 Critérios de inclusão para diagnóstico de SIRS em cães e gatos (adaptado).[10,11]

Parâmetro clínico	Cães	Gatos
Temperatura (°C)	< 38,1 ou > 39,2	< 37,8 ou > 40
Frequência cardíaca (bpm)	> 120	< 140 ou > 225
Frequência respiratória (mpm)	> 20	> 40
Leucometria (×10 ≥); % bastonetes	< 6 ou > 16; > 3%	< 5 ou > 19; 5%

QUADRO 10.3	Critérios para diagnóstico de sepse por disfunções orgânicas em cães e gatos (adaptado).[12,13,14]

- Alteração da consciência: escala de coma de Glasgow < 17 ou AVDN* menor que A
- Hipotensão ameaçadora: queda abrupta maior que 40 mmHg na PAS, ou ainda uma PAM < 65 mmHg ou PAS < 90 mmHg em cães ou < 100 mmHg em gatos
- Oligúria: débito urinário < 0,5 mℓ/kg/h ou creatinina > 2,0 mg/dℓ
- Hiperbilirrubinemia: > 0,5 mg/dℓ
- Disfunção respiratória: PaO_2/FIO_2 < 300 ou sinais graves de insuficiência respiratória acrescidos de infiltrado bilateral à radiografia de tórax
- Coagulação: trombocitopenia (< 100.000/mm ≥ ou queda de 50% em 12 h), aumento do TP/TTPA/D-dímero ou queda no fibrinogênio
- Íleo paralítico: ausência de ruídos a ausculta
- Hiperlactatemia: > 3,2 mmol/ℓ em cães ou > 2,5 mmol/ℓ em gatos

*Escala AVDN: **a**lerta, resposta ao estímulo **v**erbal, resposta ao estímulo **d**oloroso, **n**ão resposivo; PAM: pressão arterial média; PAS: pressão arterial sistêmica; TP: tempo de protrombina; TTPA: tempo de tromboplastina parcial ativado.

QUADRO 10.4 Classificação de triagem em quatro classes (adaptado).[16]

I – Emergência. Provável PCR. Atendimento imediato, máximo 1 min	Necessitam de atendimento imediato, no máximo em 1 min, se possível, em segundos. São aqueles com insuficiência respiratória traumática, parada cardiorrespiratória, obstrução grave das vias respiratórias e todos os pacientes inconscientes e em apneia
II – Emergência, muito graves, críticos, possibilidade de óbito nos primeiros 10 a 20 min	A ação tem que ser realizada em minutos. Todos os pacientes em choque, ou que apresentam graves problemas de ventilação. Nesses pacientes deve-se aplicar a "hora de ouro" de maneira compulsória. Correção imediata da instabilidade hemodinâmica e da disfunção respiratória
III – Sérios, urgentes. Lesões importantes, deve ser atendido em, no máximo, 1 a 2 h	O atendimento deve ocorrer, no máximo, nas primeiras horas. Fraturas expostas, feridas abertas ou queimaduras, corpo estranho penetrante no abdome (sem hemorragia), ou trauma sem sinais aparentes de choque, além dos estados de alteração de consciência (p. ex., convulsões) são os casos incluídos nesta classe
IV – Urgência relativa. Sinais clínicos inespecíficos. Pode gerar óbito a partir de 24 a 72 h	A ação completa poderia ocorrer em até 24 a 72 h. A maioria dos pacientes traumatizados não se encaixa nesta categoria, mas alguns somente se evidenciam após o proprietário relatar persistência de sintomatologia clínica. Anorexia, vômito, claudicação, mau cheiro (miíase, ferida infectada, abscessos etc.) e apatia são alguns dos casos.

da causa, é importante que o foco da avaliação inicial seja atribuído às condições que oferecem risco imediato à vida. Desse modo, há de se realizar o sequenciamento ABCD (**a**r, **b**oa respiração, **c**irculação, **d**eambulação) (Quadro 10.5).[5]

Após triagem e direcionamento do paciente de acordo com o nível de gravidade, as informações sobre o ocorrido deverão ser obtidas por meio da anamnese, que pode ser agilizada pelo mnemônico CAPÚM (Quadro 10.6).

A história vai diferir com cada tipo de afecção. Por esse motivo, é importante abordar todos as possíveis causas, desde idade, *status* de imunização, nutrição, ingestão de corpo estranho, administração de fármacos, exposição a agentes tóxicos e acesso à rua. Antecedentes são dados cruciais que também devem ser conhecidos, como procedimentos cirúrgicos e doenças crônicas.

O exame clínico deverá ser realizado de maneira sequencial e objetiva, com atenção contínua para o fato de que o tratamento deve ser iniciado antes do diagnóstico estabelecido, visto que muitas vezes não há tempo hábil para estabelecer a causa no momento inicial. Ainda assim, o estado hemodinâmico do paciente (fenótipo) deverá ser avaliado para a correta tomada de decisão (Quadro 10.7).[15]

QUADRO 10.5 Protocolo ABCD (adaptado).[18]

Ar	Avaliação da permeabilidade das vias respiratórias; laringoscopia; classificação de Cormack-Lehane
Boa respiração	Checagem e classificação da insuficiência respiratória; estabilização da ventilação (PCO_2 ideal entre 40 e 45 mmHg); avaliar necessidade de oxigenoterapia (SpO_2 ideal > 92%)
Circulação	Controle de hemorragias, acesso vascular, avaliação de índices perfusionais, reposição volêmica baseada em meta
Deambulação	Avaliar nível de consciência pela escala AVDN* e pela escala de coma adaptada de Glasgow

*Escala AVDN: **a**lerta, resposta ao estímulo **v**erbal, resposta ao estímulo **d**oloroso, **n**ão resposivo.

QUADRO 10.6 Protocolo CAPÚM (adaptado).[18]

Cena	Descrição do acontecimento. Como, onde, quando, com quem?
Alergia	O paciente é alérgico a algum fármaco?
Passado/prenhez	Há histórico de doenças, cirurgias ou internamentos prévios? Há possibilidade de gestação?
Última refeição	O que e quando o animal se alimentou pela última vez?
Medicamentos em uso	Há algum fármaco em uso que possa interagir com a medicação a ser utilizada?

A palpação abdominal também deverá ser realizada minuciosamente, dividindo o abdome em quadrantes. Deve-se buscar sinais de organomegalia, presença de líquido, corpo estranho e alteração na anatomia dos órgãos.[5]

EXAMES LABORATORIAIS

No atendimento emergencial, deve-se avaliar de maneira mandatória o hematócrito, as proteínas totais, o lactato e a glicemia. Em seguida, avaliar os marcadores de disfunção orgânica (classificadores de sepse), como bilirrubinas, creatinina e plaquetas. Posteriormente, completa-se a avaliação com a checagem dos equilíbrios hidreletrolítico e acidobásico, bem como com o perfil de coagulação, que abrange desde o tempo de sangramento gengival e de coagulação em tubo até os tempos de protrombina (TP) e tromboplastina parcial ativado (TTPA), fibrinogênio e D-dímero. A tromboelastografia é um teste que avalia de maneira dinâmica, rápida e objetiva o perfil coagulativo, apresentando alta sensibilidade e especificidade para predizer hipercoagulabilidade, hipocoagulabilidade ou hiperfibrinólise, como no caso da coagulação intravascular disseminada (CID). Além disso, como a análise apresenta de modo específico qual componente da coagulação está deficiente, o exame guia a terapia transfusional, caso seja necessário.

Após a estabilização clínica e hemodinâmica, deve-se realizar exames mais específicos, como ultrassonografia e radiografia

QUADRO 10.7 Sinais de alteração hemodinâmica e de hipoperfusão (adaptado).[14]

- Taquicardia
- ΔTcentro-periférico: ≥ 6,5°C (cães) ou ≥ 7,5°C (gatos)
- Tempo de preenchimento capilar (TPC) > 3 s
- Mucosas pálidas
- Alteração na curva pletismográfica
- Borborigmos intestinais diminuídos ou ausentes
- Hipotensão arterial
- Redução do nível de consciência
- Oligúria/anúria
- Hiperlactatemia

abdominais, perfis hematológico e bioquímico completos, testes rápidos para parvovirose e cinomose, lipase pancreática específica e coproparasitológico. A triagem para hemoparasitas, como *Erlichia canis*, *Babesia*, *Micoplasma* e Leishmaniose, contempla exames importantes a serem avaliados.

TERAPIA COM BASE EM METAS

A hipovolemia é um sinal comum em pacientes que apresentam perdas de grandes volumes de fluido por meio de vômito e diarreia. A hipoperfusão e o choque hipovolêmico são complicações que devem ser reconhecidas e tratadas rapidamente, pois colocam em risco a vida do paciente. A diminuição da entrega de oxigênio para os tecidos, secundariamente à hipovolemia, resulta em metabolismo anaeróbico, aumentando valores séricos de lactato, com potencial de ocasionar uma acidose láctica com aumento de ânion *gap*, elevando, então, a mortalidade.[2,5]

Nesses casos, a meta a ser alcançada é restabelecer a volemia e, consequentemente, a perfusão dos órgãos. Para a infusão de fluidos e fármacos, deve-se dar preferência à via intravenosa. Entretanto, na ausência de acesso vascular patente, e com a necessidade de infusão de fluidos de emergência, pode-se utilizar a via intraóssea até que um acesso vascular seja viabilizado.

A reanimação volêmica deverá ser realizada com base em metas, e a decisão da solução ideal dependerá dos estados eletrolítico e acidobasico do paciente. Na maioria das vezes, a solução de escolha é o cristaloide isotônico (Lactato de Ringer ou Ringer acetato). Nos casos de alcalose metabólica com déficit de cloreto (hipocloremia), pode-se lançar mão da solução salina (NaCl a 0,9%).

Para a determinação do volume a ser administrado, deve-se avaliar o grau de desidratação do animal e realizar estimativa de perdas. Para isso, é importante levar em consideração alguns detalhes, como os descritos a seguir.

Classificação dos sinais clínicos

Pode-se avaliar a desidratação de maneira subjetiva, por meio de sinais clínicos descritos no Quadro 10.8, que seguem o fenótipo hemodinâmico estabelecido por Rabelo (2018).[15] Animais caquéticos podem superestimar o grau de desidratação, ao contrário dos obesos, pois, como apresentam maior deslizamento de pele, podem subestimar a graduação da desidratação.

Ainda de acordo com Rabelo (2012),[5] para avaliação do estado volêmico, deve-se considerar os parâmetros descritos no Quadro 10.9.

Reanimação volêmica

A infusão deve ser fundamentada em metas descritas no Quadro 10.10, e deverá ser avaliada de modo individualizado de acordo com a necessidade e o perfil clínico hemodinâmico de cada paciente, levando em consideração o grupo de risco (idosos, cardiopatas, felinos e pacientes renais).

A infusão de fluidos deverá ser realizada de maneira parcimoniosa, mesmo em pacientes hipovolêmicos, pois a administração de grandes volumes em curto intervalo de tempo lesiona o glicocálix (membrana contida no endotélio vascular, responsável pela regulação de entrada e saída de fluidos).[19] Desse modo, utilizam-se de 10 mℓ/kg em infusão de 30 a 60 minutos, com checagem periódica do fenótipo hemodinâmico e da necessidade imediata de vasopressores. A presença de hipotensão ameaçadora à vida (PAM < 65 mmHg ou PAS < 90 mmHg em cães ou menor que 100 mmHg em gatos) cria a necessidade da associação de vasopressores (norepinefrina 0,1 a 1 mcg/kg/min) durante o período de reanimação volêmica.[5,20]

QUADRO 10.8 Sinais clínicos sugeridos para avaliação da desidratação (adaptado).[5]

Desidratação sugerida	Parâmetros e quadros clínicos
5%	História clínica compatível com perda de líquido, mas não há alterações ao exame físico
7%	Alterações compatíveis com choque oculto (macro hemodinâmica sustentada por vasoconstrição periférica) associado à hiperlactatemia
10%	Alterações compatíveis com choque mecânico (hipotensão, hipotermia central e alteração do nível de consciência)

QUADRO 10.9 Sinais detalhados de alteração hemodinâmica e de hipoperfusão (adaptado).[5]

- Aumento do tempo de enchimento jugular (TEJ) – maior que 2 s, que corresponde a uma queda na pressão venosa central (PVC)
- Hiperlactatemia (lactato maior que 2,5 mmol/ℓ)
- Diminuição da consciência
- Oligúria (débito urinário menor que 1 a 2 mℓ/kg/h)
- Taquicardia, pulso fraco, mucosas pálidas, hipotensão arterial
- Delta de temperatura centro periférico aumentado

Nutrição

Inicialmente, cabe recordar que o paciente grave atravessa um processo de doença que deve ser rigorosamente avaliado do ponto de vista de sua evolução. Esse detalhe é crucial para compreender o melhor momento de iniciar a dieta durante a hospitalização.

Atualmente, o Plano de Nutrição da Associação Mundial de Clínicos de Pequenos Animais (WSAVA, do inglês World Small Animal Veterinary Association), corroborada pela Sociedade Norte Americana de Emergências e Cuidados Intensivos (VECCS, do inglês Veterinary Emergency and Critical Care Society), é a base de trabalho mais aceita para uso intrahospitalar.[17,21]

Esse plano se baseia em quatro passos indispensáveis:

- Quem alimentar?
- Quando alimentar?
- Onde alimentar?
- O que oferecer?

O plano sugere alimentar todos os pacientes hemodinamicamente estáveis e sem contraindicações. Além disso, todos devem ter uma pauta completa e descrita do seu protocolo individual.

Animais que tenham histórico de hiporexia ou anorexia há mais de 3 dias devem receber atenção especial, uma vez que a nutrição enteral é a base desse plano nutricional e as dietas hipercalóricas são as mais utilizadas nessa fase inicial.

Com o objetivo de cumprir o plano WSAVA de maneira estratégica, sugere-se a criação de pontes que permitam o acesso gradativo aos diferentes tipos de dieta, sem forçar o trato digestório no momento inadequado.

QUADRO 10.10 Metas hemodinâmicas e perfusionais da reanimação volêmica em pacientes hipovolêmicos (adaptado).[5,17]

- Pressão arterial média (PAM) > 65 mmHg
- Pressão arterial sistólica > 90 mmHg em cães e > 100 mmHg em gatos
- Desaparecimento do lactato (*lactime*) de 20% a cada 2 h nas primeiras 8 h
- Restaurar débito urinário e balanço hídrico
- Melhora do nível de consciência
- Eliminação da vasoconstrição periférica

Por isso, todos os pacientes com previsão de jejum maior que 24 horas, ou com critérios de gravidade aumentados, deverão passar pelas pontes nutricionais (Figura 10.1) com o objetivo de reduzir a translocação bacteriana por diminuição de fluxo esplâncnico e iniciar a dieta completa com maior precocidade e menos efeitos colaterais.

Ponte nº 1: avaliação do conteúdo gástrico

Como descrito na Figura 10.1, sugere-se que o primeiro momento seja o de estabelecer a real condição de "drenagem" alimentar pelo estômago e duodeno.

Recomenda-se a colocação de uma sonda nasogástrica em todos os pacientes com vômito e que estejam internados, com o objetivo de realizar a drenagem gástrica contínua e as lavagens com carvão ativado (Enterex®). Assim, pode-se medir o volume gástrico residual (VGR) ou aspirado nasogástrico (ANG) (Figuras 10.2 e 10.3).

É necessário observar a correta posição da sonda nasogástrica por radiologia, ou por aspiração direta de conteúdo gástrico. Não confiar nas provas de infusão de fluido, reflexo de tosse ou ausculta gástrica apenas.

O fluido recuperado deve ser analisado do ponto de vista macroscópico para cor, odor e componentes estranhos, além da ocorrência de sangue.

Em um primeiro momento, recomenda-se a lavagem gástrica com solução salina a 0,9% ou Lactato de Ringer (aquecidos, se houver hipotermia, e à temperatura ambiente se houver hipertermia) até que o conteúdo aspirado esteja límpido. Em seguida, infundir solução de carvão ativado (Enterex®: um envelope diluído em 40 mℓ de solução salina a 0,9%), lavar e retirar o excesso, não deixando volume residual no estômago. Esse procedimento somente se repetirá se houver recuperação de fluido sanguinolento nas aspirações gástricas seguintes, com mau cheiro ou presença de fezes no aspirado.

Sempre que esse volume estiver abaixo de 0,5 mℓ/kg/h é possível iniciar a fluidoterapia microenteral com taxas entre 0,1 e 0,3 mℓ/kg/h (nesse caso, mesclando solução de Lactato de Ringer com um nutracêutico de escolha).

Ponte nº 2: fluidoterapia microenteral

Quando a drenagem gástrica é negativa ou máxima de 0,5 mℓ/kg/h, inicia-se o fluido microenteral. Caso necessário, utilizam-se fármacos que auxiliem a cinesia digestiva, assegurando-se de que não há padrão obstrutivo ou risco de perfuração. Lembre-se de que os pacientes inaptos para início de microenteral nas primeiras 24 horas de hospitalização devem receber atenção especial para evolução de pancreatite e intussuscepção.

O fluido microenteral pode ser composto de: 1 mℓ de Glicopan Gold Vetnil® + 49 mℓ de SRL (solução Lactato de Ringer) ou 8 mℓ de Glicopan Pet Vetnil® + 42 mℓ de SRL.

Inicia-se com a taxa de infusão de 0,1 mℓ/kg/h, realizando aspirações nasogástricas a cada 2 horas. Se é negativa ou máxima de 0,5 mℓ/kg/h, dobra-se a dose até alcançar 1 mℓ/kg/h, quando se inicia a oferta de dieta entérica (Nutralife Intensive Vetnil®). Caso não seja possível oferecer a terapia por sonda nasogástrica e bomba de infusão, sugere-se quadruplicar a taxa de infusão e oferecer por via oral a cada 1 hora, consciente de que há um risco maior de indução do vômito e retenção de líquido com dilatação do estômago.

A fase microenteral não deveria ultrapassar mais de 48 horas desde que esse fosse um sinal de problemas no trânsito alimentar (pesquisar por pancreatite ou causas obstrutivas).

Ponte nº 3: dieta hipercalórica líquida

Assim que o animal mantiver o ANG dentro do limite aceitável, o início da dieta calórica torna-se imprescindível, a partir de 25 a 30% do requerimento energético basal. O cálculo inicial do REB permitirá o cálculo final do volume de dieta. Normalmente, inicia-se o protocolo com Nutralife Intensive Vetnil® (melhor relação calorias/volume). Dá-se seguimento com o monitoramento do ANG conforme algoritmo da Figura 10.1.

Ponte nº 4: dieta hipercalórica pastosa

Se o animal aceitar a dieta líquida, fato que deve ser confirmado pela correta manutenção do ANG alvo, prossegue-se para dieta

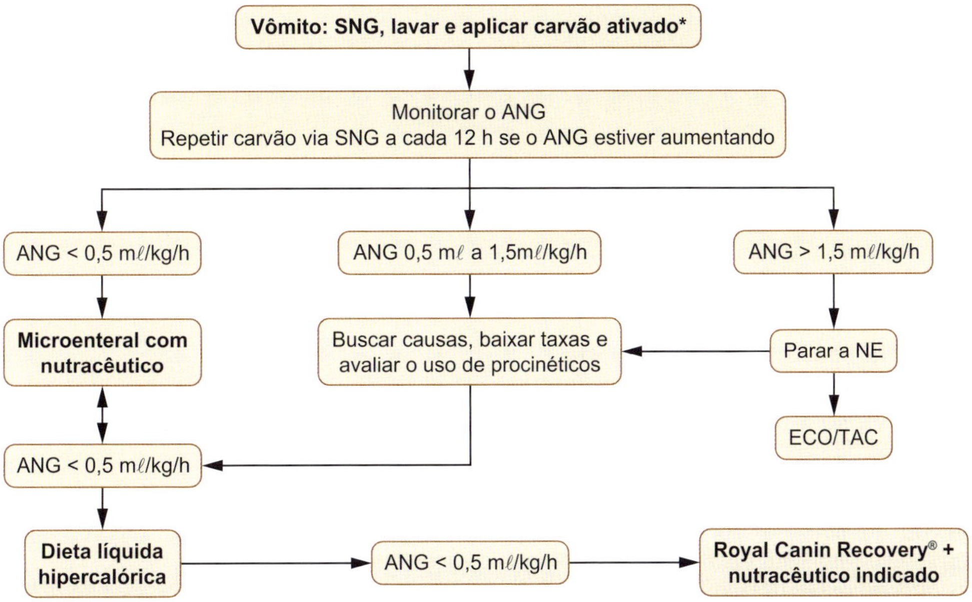

Figura 10.1 Organograma de pontes nutricionais proposto e adaptado por Rabelo RC (2017).[17] *Sempre que houver indícios de sangramento digestivo ou presença de fezes no estômago por retorno duodenal. SNG: sondagem nasogástrica; ANG: aspirado nasogástrico; NE: nutrição enteral; ECO: ultrassonografia abdominal; TAC: tomografia axial computadorizada.

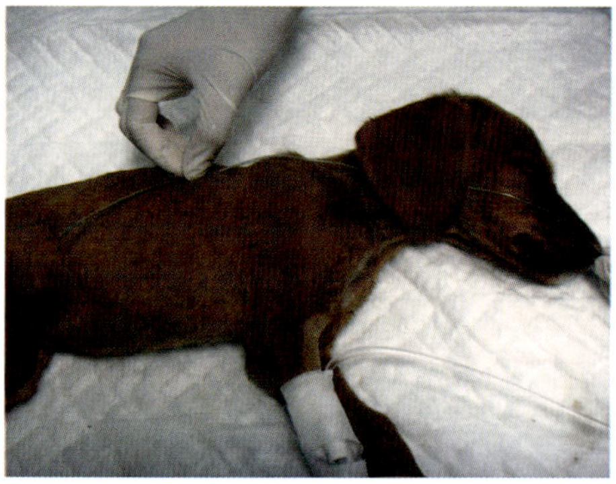

Figura 10.2 Sondagem nasogástrica. Medir a sonda até o último espaço intercostal; lubrificar com gel hidrofílico; posicionar o animal; e inserir a sonda no sentido ventromedial com a cabeça voltada ventralmente. (Arquivo pessoal do Dr. Rodrigo Cardoso Rabelo.)

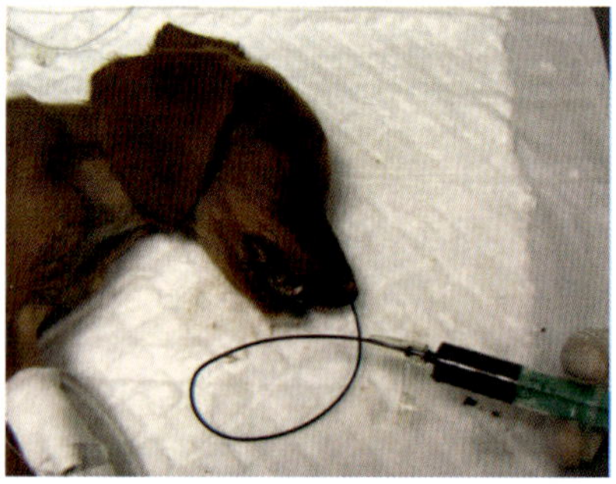

Figura 10.3 Lavagem gástrica. Lavagem com carvão ativado (Enterex®) após aspiração de conteúdo e lavagem com solução salina (0,9%) ou Lactato de Ringer. (Arquivo pessoal do Dr. Rodrigo Cardoso Rabelo.)

pastosa, ainda por meio de sonda de apoio alimentar ou diretamente por acesso voluntário pela via oral.

Ponte nº 5: dieta seca ou de prescrição individualizada

Consideram-se objetivos a serem perseguidos incessantemente a fim de cumprir o conceito de pontes nutricionais:

- Calcular o requerimento energético de todos os animais hospitalizados
- Garantir que a oferta calculada alcance, no mínimo, 80% de oferta realizada
- Jamais aceitar o vômito e as náuseas como "normais"
- Manter a hemodinâmica e a relação centroperiférica sempre ajustadas
- Iniciar pela fluidoterapia microenteral após critérios de ANG
- Garantir calorias entéricas de maneira precoce e obrigatória.

Esse processo de "pontes" é de extrema importância para testar o sistema digestório em cada fase de sua recuperação e obedecer ao conceito de nutrição enteral mínima, ou trófica, essencial durante a fase crítica da doença. Cabe ainda apontar que a estabilidade hemodinâmica é considerada essencial e indispensável como critério de início de qualquer processo nutricional.

Recordando os dados produzidos por Brunetto (2010), é de suma importância seguir um plano estratégico que cumpra com o mínimo de 80% do requerimento energético basal, se deseja-se obter as melhores taxas de sobrevida na hospitalização de pequenos animais. Esse estudo foi pioneiro no mundo em identificar a relação direta entre nutrição enteral e sobrevida de cães e gatos.[22]

Antiemético e protetores gástricos

Animais com inflamação intestinal cursam com intensos vômitos e náuseas, muitas vezes incoercíveis, que levam o animal a um estado de anorexia e desidratação. Protetores gástricos e antieméticos são imprescindíveis para o controle dos sinais clínicos. Recomenda-se:

- **Citrato de maropitant:** antagonista dos receptores da neurocinina (NK1), que atua inibindo a ligação da substância P, neurotransmissor envolvido no vômito. Recomenda-se 1 mg/kg, 1 vez/dia, SC ou IV, diluído e lento
- **Cloridrato de ondansetrona:** antagonista da serotonina. Sugere-se dose de 0,1 a 1 mg/kg, 2 ou 3 vezes/dia, IV, diluído e lento
- **Omeprazol:** age como bloqueador da bomba de prótons, inibindo a secreção de ácido clorídrico. A dose recomendada é 1 mg/kg, 2 vezes/dia.

Analgésicos

A dor é considerada um sinal vital e de caráter incapacitante, além de liberar citocinas pró-inflamatórias. Após a avaliação, a dor deve ser controlada com analgésicos, sendo a potência dos fármacos compatível com o grau de desconforto do paciente.

CONSIDERAÇÕES FINAIS

A GEH é uma apresentação clínica envolvida em diversas patologias e, dentre as mais comumente encontradas na rotina de urgência e emergência de pequenos animais, estão as causadas por *parvovírus tipo 2* (CPV-2) e corpo estranho gastrintestinal e as induzidas por distúrbios hemostáticos. Independentemente da causa de base, os desequilíbrios imunológico, hemodinâmico e eletrolítico não controlados resultam em choque hipovolêmico, hemorrágico e/ou séptico.

A abordagem emergencial consiste em restabelecer a hemodinâmica, o equilíbrio acidobásico e a analgesia, além de identificar e tratar a causa de base.

REFERÊNCIAS BIBLIOGRÁFICAS

1. Hackett TB. Gastrointestinal complications of critical illness in small animals. Vet. Clin. N. Am. – Small Anim. Pract. 2011. p. 759-66.
2. Barr MC. Canine Viral Enteritis. In: Bruyette D. (editor). Clinical small animal internal medicine. John Wiley & Sons; 2020. p. 857-60.
3. Ribeiro CAM. Hematoquezia. In: Rabelo RC. (editor). Emergências em pequenos animais: condutas clínicas e cirúrgicas no paciente grave. Rio de Janeiro: Elsevier; 2012. p. 1123-31.
4. Baumgart DC, Dignass AU. Intestinal barrier function. Curr. Opin. Clin. Nutr. Metab. Care. 2002. p. 685-94.
5. Rabelo RC. Fluidoterapia. In: Rabelo RC. (editor). Emergências de pequenos animais. Rio de Janeiro: Elsevier; 2013. p. 324-33.
6. Iba T, Levi JH, Warkentin TE, Thachil J, Poll T, Levi M *et al.* Diagnosis and management of sepsis induced coagulopathy and disseminated intravascular coagulation. Thromb. Haemost. 2019;17(11):1989-94.
7. Singer M, Deutschman CS, Seymour CW. The Third International Consensus Definitions for Sepsis and Septic Shock (Sepsis-3). JAMA. 2016;315(8):801-10.
8. Castro BGA, Rabelo RC. Sepsis-3: uma análise aplicada à medicina veterinária; 2017. 56 p. [trabalho de conclusão de curso]. Universidade de Brasília. Faculdade de Agronomia e Medicina Veterinária. Brasília.
9. Sagarra N. Cuidados veterinários. Argos: Informativo Veterinário. 2017; (192):42.
10. Costello MF. Shock. In: Drobatz KJ, Costello MF. Feline emergency and critical care medicine. Wiley-Blackwell, Iwoa, EUA; 2010. p. 23-9.
11. Silverstein DC, Sanotoro-Beer K. Síndrome de resposta inflamatória sistêmica (SRIS). In: Rabelo RC. Emergências de pequenos animais – condutas clínicas e cirúrgicas no paciente grave. Rio de Janeiro: Elsevier; 2012. p. 444-50.

12. Bone RC, Balk RA, Cerra FB, Dellinger RP, Fein AM, Knaus WA *et al.* ACCP/SCCM Consensus Conference: definitions for sepsis and organ failure and guidelines for the use of innovative therapies in sepsis. Chest. 1992;101(6):1644-55.
13. Levy MM, Fink MP, Marshall JC, Abraham E, Angus D, Cook D *et al.* 2001 SCCM/ESICM/ACCP/ATS/SIS International Sepsis Definitions Conference. Crit Care Med. 2003;31(4):1250-6
14. Rabelo RC. Sepse, sepse grave e choque séptico. In: Rabelo RC. Emergências de pequenos animais – condutas clínicas e cirúrgicas no paciente grave. Rio de Janeiro: Elsevier; 2012. p. 451-73.
15. Rabelo RC. Emerging monitoring techniques. In: Drobatz KJ, Hopper K, Rozanski EA, Silverstein DC. (editors). Textbook of small animal emergency medicine. John Wiley & Sons; 2018. p. 1011-18.
16. Rabelo RC, Forgione UE. Índices prognósticos em urgências. In: Rabelo RC. Emergências de pequenos animais – condutas clínicas e cirúrgicas no paciente grave. Rio de Janeiro: Elsevier; 2012. p. 81-96.
17. Rabelo R.C. Guia de condutas para o médico veterinário. 2. ed. São Paulo: Medvet; 2018. p. 103-16.
18. Rabelo RC. Abordagem inicial ao paciente grave. In: Rabelo RC. Emergências de pequenos animais – condutas clínicas e cirúrgicas no paciente grave. Rio de Janeiro: Elsevier; 2012. p. 241-59.
19. Milfod E, Reade M. Ressuscitation fluid choice to preserve the endothelial glycocalix. Critical Care. 2019; 23:77.
20. Revelly JP, Tappy L, Martinez A, Mollmann M, Cayeux M-C, Berger MM *et al.* Lactate and glucose metabolism in severe sepsis and cardiogenic shock. Crit Care Med. 2005;33(10):2235-40.
21. Freeman L, Cave N, MacKlay C, Nguyen P, Rama B, Takashima G *et al.* WSAVA nutritional assessment guidelines. JSAP. 2011. p. 3-9.
22. Brunetto MA, Gomes MOS, Andre MR, Teshima E, Gonçalves KNV, Pereira GT *et al.* Effects of nutritional support on hospital outcome in dogs and cats. J Vet Emerg Crit Care. 2010;20:224-31.

11

Emergências Oncológicas

Mariana Fernandes Cavalcanti • Rodrigo Cardoso Rabelo

INTRODUÇÃO

Estudos apontam o câncer como uma das principais causas de morte em animais de companhia. Apesar de a incidência dessa doença aumentar a cada dia, avanços na oncologia veterinária relacionados a diagnóstico, tratamento e prognóstico têm proporcionado melhor qualidade de vida e maior sobrevida aos pacientes. Em contrapartida, as emergências oncológicas tornaram-se mais comuns na rotina da clínica de pequenos animais.

A emergência oncológica é uma condição aguda causada pelo câncer ou seu tratamento, que requer rápida intervenção para se evitar o óbito ou a lesão permanente do animal.[1]

Algumas emergências oncológicas podem levar meses para se desenvolverem e outras podem se manifestar em algumas horas, produzindo efeitos devastadores e até a morte. Contudo, em diversos casos, o quadro emergencial do paciente pode levar o médico-veterinário ao diagnóstico de uma neoplasia até então desconhecida.[2]

Durante o curso da doença, o animal pode chegar ao serviço de emergência apresentando complicações relacionadas direta (obstruções, compressões) ou indiretamente (síndromes paraneoplásicas) à existência de um tumor.[3] As emergências oncológicas são divididas em: metabólicas, hematológicas, estruturais e as provocadas por efeitos colaterais associados à utilização de medicamentos quimioterápicos.[2,4]

Assim, é muito importante que o clínico saiba reconhecer o paciente oncológico grave, para que seja estabelecida a terapia apropriada, jamais subestimando a gravidade do quadro e a necessidade de se utilizarem os protocolos emergenciais na sala de urgência.[5]

SÍNDROMES PARANEOPLÁSICAS

São chamadas "síndromes paraneoplásicas" (SPNs) as alterações estruturais e/ou funcionais relacionadas com as neoplasias que ocorrem distantes do tumor. As causas são variáveis, geralmente têm relação com a produção de pequenas moléculas que, por meio da circulação, causam efeitos distantes e sintomas sistêmicos. Podem provocar maior morbidade do que a própria doença ou até serem a primeira manifestação clínica de um tumor maligno.[6]

As principais SPNs observadas em medicina veterinária que podem levar o paciente ao serviço de urgência são síndrome da lise tumoral (SLT), hipercalcemia, hipoglicemia, anemia e hiperviscosidade.

EMERGÊNCIAS METABÓLICAS

Síndrome da lise tumoral

A síndrome da lise tumoral (SLT) é uma complicação metabólica que ocorre secundariamente à morte de grandes populações de células cancerosas. Acontece após o início do tratamento quimio ou radioterápico, levando à liberação sistêmica de produtos intracelulares (fosfatos, cálcio, potássio etc.), que podem ser agudamente tóxicos e provocar a alteração patológica da homeostase.[6]

A SLT não é frequente, acontece principalmente durante o tratamento de neoplasias hematológicas em cães e gatos (leucemias e linfomas de alto grau), mas também pode ocorrer como complicação no tratamento de alguns tumores sólidos, de crescimento rápido e quimiossensíveis. A manifestação clínica se dá geralmente entre o primeiro e o quinto dia após o início do tratamento citotóxico. Animais com quadro de disfunção renal prévia são considerados de risco. A quimioterapia deve ser adiada ou interrompida nesses casos, até que os distúrbios metabólicos, como azotemia, sejam corrigidos. O diagnóstico e o tratamento devem ser instituídos rapidamente para que se evite a descompensação aguda do paciente, e até mesmo o óbito.

A liberação aguda de eletrólitos (fosfato e potássio) após rápida lise tumoral causa hipocalcemia, hiperpotassemia e hiperfosfatemia. O animal apresenta descompensação aguda, vômito, diarreia e choque. Quando a síndrome se instala, os pacientes devem ser mantidos sob cuidados intensivos, com monitoramento hemodinâmico contínuo. A avaliação da bioquímica sérica é essencial para confirmar o diagnóstico, bem como dosagens de potássio, cálcio, fósforo, ureia e creatinina devem ser obrigatoriamente realizadas. Além disso, o eletrocardiograma (ECG) pode ser útil na detecção de hiperpotassemia.

Assim que a SLT é diagnosticada, o paciente deve ser tratado com fluidoterapia cristaloide intensa. A velocidade de infusão deve ser ajustada conforme as necessidades de cada paciente, de acordo com o peso corporal, as frequências cardíaca e respiratória, a pressão venosa central e as perdas em curso, como vômito, diarreia e débito urinário. Deve-se fazer opção por fluidos que não contenham lactato, como o NaCl a 0,9%, até que sejam corrigidas as alterações de hiperpotassemia e hiperfosfatemia. Em caso de choque, deve-se administrar 60 a 90 mℓ/kg na primeira hora; em seguida, 10 mℓ/kg/h, em dose de manutenção, mas monitorando o paciente constantemente, com relação às funções renal e cardíaca, ao estado de hidratação e à variação dos eletrólitos, até que se normalizem os sintomas clínicos.[7] A prevenção da SLT pode ser realizada, identificando-se pacientes predispostos.

Hipercalcemia

A patogênese da hipercalcemia paraneoplásica envolve vários mecanismos que podem ocorrer em conjunto ou separadamente, como osteólise tumoral direta ou induzida por prostaglandinas, produção ectópica de fatores ativadores de osteoclastos e produção ectópica de proteína relacionada com o hormônio paratireóideo (PTH).

As principais neoplasias de cães e gatos relacionadas com essa alteração são linfomas, tumores nasais, da paratireoide, timoma, mieloma múltiplo, tumores ósseos e adenocarcinomas de glândulas apócrinas do saco anal.

A hipercalcemia é considerada leve (12 a 15 mg/dℓ), moderada (15 a 18 mg/dℓ) e grave (acima de 18 mg/dℓ).

Os sintomas começam a aparecer na hipercalcemia moderada em diante. Incluem sintomas gastrintestinais (náuseas, vômito e diarreia), sintomas urinários (poliúria em cães e polidipsia), sintomas neurológicos (convulsão e coma), disritmias cardíacas, fadiga e mialgia. Quando há azotemia, considera-se um quadro de emergência oncológica e é necessário pesquisar a origem do problema para instituir a terapia apropriada. A poliúria não é muito comum em gatos, mas pode ocorrer pela diminuição da sensibilidade do túbulo contorcido distal ao hormônio antidiurético (ADH), causando poliúria e polidpsia secundária.[8]

O tratamento inclui o diagnóstico rápido para eliminação do tumor primário, além de terapia de suporte, como:

- Correção hídrica
- Diurese salina (cloreto de sódio a 0,9%, 100 mℓ/kg na primeira hora e de 100 a 150 mℓ/kg nas próximas 24 horas)
- Furosemida, após hidratação (2 a 4 mg/kg, por via intravenosa [IV] ou oral [VO], 2 ou 3 vezes/dia)
- Prednisolona, após o diagnóstico (0,5 mg/kg, VO, 2 vezes/dia).

Nos casos emergenciais de hipercalcemia grave, recomenda-se ainda a utilização de calcitonina (4 a 8 UI/kg, 1 ou 2 vezes por até 2 dias) e bifosfonados (pamidronato, 1,3 mg/kg diluído em 150 mℓ de cloreto de sódio a 0,9%, IV, lento, semanalmente). O monitoramento dos níveis de fósforo deve ser sequencial, já que sua queda é comum e piora a evolução do quadro.[6,9]

Hipoglicemia

A hipoglicemia pode ocorrer em função da existência de tumores pancreáticos (insulinoma), pelo aumento da produção de insulina ou devido aos tumores extrapancreáticos (carcinoma hepatocelular, liomioma, liomiossarcoma, linfoma, tumores de glândula salivar, melanoma oral, hemangiossarcoma), que também aumentam a produção de insulina ou de substância semelhante à insulina, como IGF-I ou IGF-II. É definida quando a concentração da glicose sanguínea estiver abaixo de 80 mg/dℓ. No entanto, os sinais clínicos geralmente são percebidos quando a concentração sérica está abaixo de 45 mg/dℓ, embora seja observada tolerância na espécie felina a níveis inferiores a 20 mg/dℓ.[8]

A causa mais comum de hipoglicemia em oncologia veterinária é o insulinoma. Os sintomas observados são fadiga, anorexia, vertigem, desorientação, fraqueza, nervosismo, convulsões e/ou coma. O diagnóstico é realizado por meio de exames laboratoriais que identificam elevado nível de insulina associado à baixa concentração de glicose sanguínea. Alguns diagnósticos diferenciais devem ser considerados, como insuficiência hepática grave e hipoadrenocorticismo. Em 2016, foi relatado um caso de uma paciente com carcinoma mamário de grande volume, crescimento rápido, apresentando condição hipoglicêmica (glicose = 32 mℓ/dℓ), sem resposta ao tratamento convencional, com a glicemia se mantendo em 23 mℓ/dℓ. A paciente foi submetida à mastectomia parcial, com margens livres e posterior resolução do quadro hipoglicêmico.[10]

O tratamento para a hipoglicemia maligna consiste na detecção do tumor primário juntamente com o suporte terapêutico. Fluidos contendo glicose devem ser administrados para manter a concentração sanguínea adequada. O animal deve ser monitorado intensivamente para observação do equilíbrio da insulina e da glicose, até que seja estabilizado.

A administração de prednisona (0,5 a 2 mg/kg, VO, 2 vezes/dia) é efetiva para aumentar os níveis de glicose pela indução da gliconeogênese hepática. Outros medicamentos relatados que podem contribuir com a elevação da glicose sanguínea são o diazóxido (10 a 30 mg/kg, VO, 2 vezes/dia) e o propranolol, em casos de insulinoma (10 a 30 mg/kg, VO, 2 vezes/dia).

A cirurgia para a extirpação do tumor é recomendada apenas quando o paciente for estabilizado e como tratamento de escolha para eliminar o tumor primário. Entretanto, como a hipoglicemia maligna é considerada uma síndrome paraneoplásica, o tratamento cirúrgico geralmente não é curativo. Nos casos de insulinoma, é indicada a remoção cirúrgica parcial do pâncreas, com alguns riscos importantes, como a pancreatite iatrogênica e o diabetes *mellitus*.[2,9]

EMERGÊNCIAS HEMATOLÓGICAS

As células da medula óssea representam um alvo para os agentes antineoplásicos em graus variáveis de toxicidade. Os animais submetidos a tratamentos com quimioterápicos devem ser monitorados com exames laboratoriais (hemograma completo), para verificação de ocorrência e duração da mielossupressão. O período entre a aplicação do fármaco e a ocorrência do menor valor hematológico é denominado "nadir". A maioria dos antineoplásicos apresenta nadir entre 7 e 14 dias.

As emergências hematológicas normalmente estão relacionadas com a mielossupressão provocada pela toxicidade dos agentes quimioterápicos utilizados ou pela invasão medular dos tumores de alto grau (mieloftíase). Caracterizam-se por leucopenia, trombocitopenia e anemia.

O grau de citopenia é variável e pode ser classificado de acordo com níveis de toxicidade (Quadro 10.1). Depende de vários fatores, como:

- Mecanismo de ação do fármaco utilizado
- Dose
- Idade do paciente (os mais jovens têm maior quantidade de medula óssea e são menos suscetíveis)
- Mieloftíase
- Uso prévio de quimioterapia
- Estado nutricional do paciente (os malnutridos são mais sensíveis à quimioterapia).

Também há maior risco de citopenia grave quando são utilizados protocolos com mais de um agente antineoplásico.[7,11]

Neutropenia febril

A neutropenia febril é uma das complicações mais comuns no tratamento do câncer em animais, normalmente causada por toxicidade hematológica secundária à utilização de agentes quimioterápicos.[2] Pacientes com neutropenia são altamente predispostos à infecção.

Os neutrófilos são as primeiras células a serem afetadas por agentes citotóxicos, já que apresentam meia-vida mais curta (7,4 horas).

De maneira geral, a neutropenia febril é dose-limitante. Está relacionada com a quimioterapia e os piores efeitos normalmente aparecem dias após o início do tratamento, dependendo do nadir do fármaco utilizado. Os neutrófilos geralmente são recuperados cerca de 36 a 72 horas após o término da terapia.

Mesmo conhecendo os efeitos individuais de cada fármaco utilizado, é possível que a síndrome neutropênica ocorra em qualquer fase do tratamento e em graus diversos, sendo necessário o monitoramento intensivo, já que a neutropenia é o fator de risco mais importante para o desenvolvimento de sepse.

QUADRO 11.1 Mielossupressão em cães e gatos.

Graus de toxicidade	Leucócitos (células × 10^3/mℓ)	Granulócitos (células × 10^3/mℓ)	Plaquetas (células × 10^3/mℓ)	Hematócrito (%)
Normal	5 a 17	4 a 10	150 a 500	28 a 50
Leve	3 a 5	2 a 4	80 a 150	28 a 50
Moderado	2 a 3	1 a 2	40 a 80	15 a 28
Intenso	< 2	< 1	< 40	< 15

Fonte: Hahn KA, Richarson RC. Cancer chemoterapy a veterinary handbook. Baltimore: Williams & Wilkins; 1995. p. 238.

Contagens de neutrófilos menores que 1.000 células/mℓ são extremamente graves, e a terapia antibiótica preventiva deve ser iniciada mesmo que não haja sintomatologia clínica aparente, podendo ser suspensa quando a contagem alcançar pelo menos 2.000 células/mℓ e o paciente recuperar o apetite, o comportamento normal e a temperatura corporal adequada. Em geral, o animal deve responder em até 72 horas. Em casos mais graves, podem-se utilizar fatores de crescimento hematopoéticos, como fator estimulante de granulócitos (rcG-CFS 5 μg/kg/dia por via subcutânea [SC]).[7]

A associação de hipertermia, desvio degenerativo à esquerda e anorexia em pacientes neutropênicos deve sugerir atenção para uma possível infecção grave, e o tratamento deve ser iniciado imediatamente com antibióticos de amplo espectro:

- Aminoglicosídios (gentamicina – 2 a 4 mg/kg, 3 vezes/dia) (função renal preservada e boa hidratação)
- Cefalosporinas (ceftriaxona – 25 a 50 mg/kg, IV ou SC, 2 vezes/dia)
- Metronidazol (15 mg/kg, IV, 2 vezes/dia).

Antes do início da terapia com antibióticos, deve-se realizar hemocultura e urinálise com antibiograma.

A manutenção do suporte nutricional adequado, priorizando a imunonutrição e o cuidado direto dos enterócitos é um pilar importante na recuperação do paciente oncológico grave. O uso da fluidoterapia microenteral é uma opção para os animais que não podem receber dieta entérica completa nos primeiros dias de internação, reduzindo as possibilidades de translocação bacteriana e sepse.[5]

Deve-se lembrar que, em pacientes neutropênicos, todo cuidado com assepsia é pouco (cateteres vasculares, sondas urinárias, curativos etc.). É importante também mantê-los hidratados e em temperatura adequada. O tratamento quimioterápico deve ser reavaliado e, caso o animal apresente neutropenia grave, deve ser suspenso imediatamente até que ele se recupere das alterações.

Um paciente pode ser considerado sob menor risco de sepse e complicações por infecção somente quando o tumor apresentar-se em remissão (diminuição de tamanho e regressão de sintomas) ou a doença já estiver devidamente controlada com ausência de insuficiência hepática, hipotensão ou comorbidades. Além disso, os exames laboratoriais, hemograma e bioquímica, devem estar dentro dos parâmetros de normalidade para a espécie.

Trombocitopenia

A trombocitopenia por neoplasia pode ser induzida por diminuição na produção total de plaquetas (mieloftíase, mielodisplasia, leucemias e quimioterapia), aumento da destruição plaquetária (imunomediada, por microangiopatia ou pela diminuição na sobrevida celular) ou de sua utilização (coagulação intravascular disseminada [CID], e hemólise), e ainda por sequestro (nos casos de esplenomegalia ou tumores vasculares).

Essa alteração hematológica tem sido observada em 58% dos cães com tumores de origem linfoproliferativa e em 20% dos gatos com diversos tumores, principalmente linfomas.[9,12]

O tratamento das trombocitopenias mediadas por neoplasia deve se basear na remissão do tumor primário, quando possível. Quando a trombocitopenia for mediada por quimioterapia, a dose deverá ser diminuída nos ciclos posteriores ou totalmente descontinuada.

Todo animal com trombocitopenia deve ser mantido em repouso absoluto, em um ambiente acolchoado, evitando trauma e movimentos muito bruscos, sob risco iminente de hemorragia.

A transfusão de sangue total ou de concentrado de plaquetas deve ser realizada sempre que necessário e o uso de corticosteroides nos casos de alterações autoimunes está indicado (> 2 mg/kg, VO, 1 vez/dia). Alguns autores citam também o uso da azatioprina (2 mg/kg, VO, 1 vez/dia, em seguida 0,5 a 1 mg/kg, VO, em dias alternados) para casos de trombocitopenia imunomediada.[13]

A transfusão de plasma nos pacientes com CID deve ser utilizada e repetida sempre que necessário. Deve-se buscar tempos de protrombina e tromboplastina parcial ativada 1 a 1,5 vez o tempo de sangramento normal. O uso da heparina ainda é controverso, mas pode apresentar benefícios quando utilizado em conjunto com as plaquetas.

Anemia

A anemia é uma das síndromes paraneoplásicas mais comuns em medicina veterinária e humana, em pacientes com tumores disseminados ou metastáticos.[14] Em pacientes com câncer, pode ser provocada por:

- Perda sanguínea direta
- Mieloftíase
- Supressão medular por quimioterapia
- Destruição imunomediada
- Aplasia de células vermelhas
- Hemólise microangiopática
- Deficiência de ferro.

Apesar de comum em medicina humana, a anemia causada por quimioterapia não parece merecer tanta importância no caso de cães e gatos, já que alguns autores relatam hematócritos não inferiores a 20%.[14] O que acontece na maioria das vezes é que outras questões, como idade, comorbidades, hemorragias e tratamentos prévios, intensificam a mielossupressão, tornando a anemia ainda mais grave.[7]

Nos casos de anemias imunomediadas, a terapia imunossupressora deve ser instituída à base de prednisona (> 2 mg/kg, VO, 1 vez/dia), sendo a azatioprina outra possível opção em casos refratários.

A hemólise por microangiopatias apresenta os mesmos mecanismos da CID e normalmente está associada aos hemangiossarcomas.[6]

Quase todas as causas de anemia devem ser combatidas por meio da abordagem direta ao tumor primário e oferecendo suporte paliativo (transfusão sanguínea, uso de corticosteroides nos casos de doença autoimune e alteração ou suspensão dos quimioterápicos, quando esses forem responsáveis diretos pela anemia).

Síndrome da hiperviscosidade

A síndrome da hiperviscosidade é caracterizada por um conjunto de sinais provocados pelo aumento da viscosidade sanguínea. O aumento das imunoglobulinas séricas altera o formato e aumenta o tamanho celular, provocando hipoperfusão por diminuição no fluxo, devido à maior viscosidade e dificuldade de movimentação do sangue pelos vasos.

A maior causa de hiperglobulinemia em animais é o mieloma múltiplo, mas os linfomas e os plasmocitomas também podem provocar a síndrome.[15]

Os sintomas podem incluir sangramento espontâneo, alterações neurológicas (neuropatias periféricas) e oculares (hemorragia retiniana), todos eles relacionados com a hipoperfusão, que também pode chegar ao sistema nervoso central (SNC), aos rins e ao coração.

As alterações de coagulação também são comuns e podem se manifestar por melena, equimose ou hemorragia da mucosa. Podem ocorrer palidez das mucosas, desidratação, convulsões, giro de cabeça, sopros sistólicos ou ritmo de galope.

Normalmente, essa síndrome deve ser cogitada sempre que houver um animal com altos níveis de globulinas e alguns dos sintomas mencionados.

O tratamento obviamente começa com a diminuição da viscosidade sanguínea, o que pode ser inicialmente obtido pela administração de fluidos cristaloides, sempre com o cuidado de não provocar hemodiluição. Se houver confirmação de mieloma múltiplo ou linfoma, a quimioterapia adequada deve ser imediatamente iniciada.

Brown e Rogers[14] sugerem adaptar a técnica de plasmaférese humana por meio da retirada de sangue total do animal, com posterior separação do plasma e das células. O plasma é retirado, e as células são ressuspensas em um volume igual ao de solução salina fisiológica (0,9%) e administradas por infusão intravenosa.

Eritrocitose

A eritrocitose é o aumento na massa total de eritrócitos do sangue. Trata-se de uma síndrome paraneoplásica, que já foi descrita em associação com diversos tipos de tumores. Na medicina veterinária, já foi observada em neoplasias hepáticas, de células renais, adenocarcinomas, linfomas, carcinoma nasal e tumores venéreos transmissíveis. Essa síndrome consiste no aumento da concentração da eritropoetina em função da presença do tumor por mecanismos variados. A viscosidade sanguínea aumentada diminui o fluxo sanguíneo, promovendo distensão de capilares e pequenos vasos, que, além de causarem ruptura muscular e mucosas hiperêmicas, consequentemente acarretam hipoxia, trombose, resultando em poliúria, polidipsia, distúrbios do SNC, hematêmese, epistaxe, hematoquezia, hematúria, letargia e depressão. O tratamento de escolha é a remoção cirúrgica do tumor, além do uso de agente quimioterápico que induz supressão da medula óssea.[16-18]

EMERGÊNCIAS ESTRUTURAIS

Alterações mecânicas

De modo geral, as emergências estruturais são ocasionadas por obstruções, compressões ou estenoses, devido à ocorrência de massa sólida (Figuras 11.1 a 11.3). Pode haver também a perda da função do órgão afetado em decorrência da invasão neoplásica.

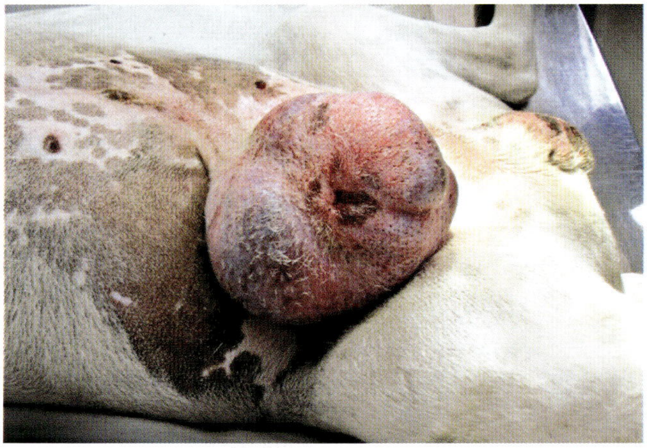

Figura 11.1 Tumor em região peniana de cão com estenose de ureter.

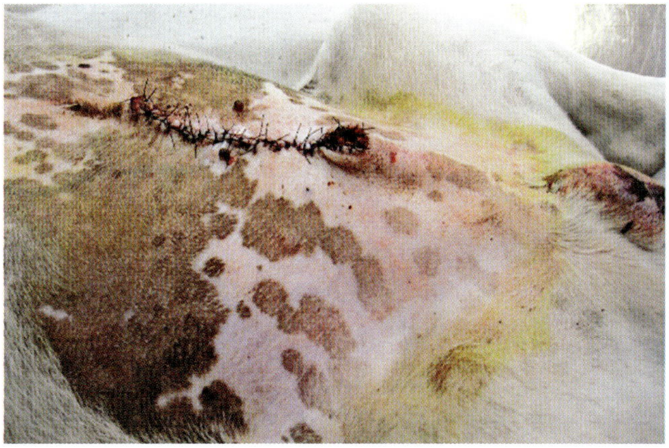

Figura 11.2 Cirurgia para exérese de tumor em região peniana.

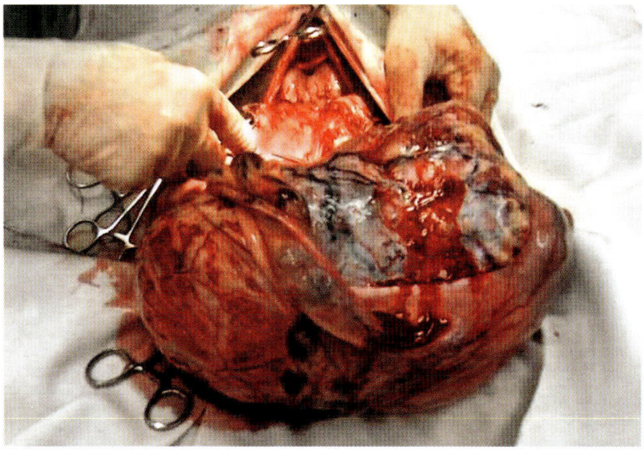

Figura 11.3 Cirurgia de exérese de massa que está comprimindo a cavidade abdominal de um cão.

Alguns tumores em medicina veterinária merecem destaque:

- Tumores das cavidades nasal e oral, como carcinomas de células escamosas e fibrossarcomas em gatos (disfagia, obstrução respiratória)
- Tumores ósseos, como osteossarcomas (fraturas patológicas)
- Tumores urinários (obstrução do trato urinário inferior)
- Tumores primários do SNC (meningiomas) ou secundários (carcinomas metastáticos), que causam convulsões.[13,19,20]

A cirurgia é o tratamento de escolha para remoção do tumor primário. Nos casos de neoplasias grandes ou de difícil acesso à quimioterapia, pode ser utilizada como tratamento neoadjuvante (antes da cirurgia), para uma tentativa de redução da massa. Nos pacientes em que for possível a exérese tumoral, a quimioterapia pode ser realizada como adjuvante (após a cirurgia), para evitar a ocorrência de metástases a distância. Dependendo do diagnóstico, a quimioterapia pode ser utilizada como tratamento único, no sentido de prevenir a progressão do quadro (tratamento paliativo). Além disso, deve-se considerar a terapia de suporte, como medicações para dor, antibioticoterapia, dietas adequadas (alimentação enteral em alguns casos), oxigenoterapia nos casos de obstrução respiratória, sonda urinária para os pacientes com estenose ou obstrução urinária etc.

Emergências provocadas por efeitos colaterais devido aos quimioterápicos

Os agentes antineoplásicos utilizados nos protocolos de rotina são bem-tolerados pelos animais de companhia. Observa-se que a hospitalização de pacientes por toxicidade relacionada com fármacos corresponde a menos de 5%, sendo que, desses, 1% vem a óbito em decorrência de complicações.[21]

A toxicidade decorrente da utilização de quimioterápicos pode ser observada, uma vez que células com alto índice proliferativo são influenciadas pelo fármaco. Assim, os efeitos colaterais mais comuns são distúrbios gastrintestinais, mielossupressão e alopecia. Além disso, outros tecidos podem sofrer lesões pela liberação de radicais livres, reações de hipersensibilidade e até efeitos necrosantes. As alterações podem ser agudas ou tardias e, por isso, o animal deve ser monitorado constantemente.

Alterações gastrintestinais

Os efeitos colaterais ligados aos agentes quimioterápicos são individuais e cumulativos. Os principais sintomas causados pela toxicidade gastrintestinal são diarreia, náuseas, êmese e anorexia.

É muito importante o preparo do animal para receber o protocolo quimioterápico. Exames laboratoriais prévios às sessões (hemograma completo, funções renal e hepática) devem ser obrigatoriamente realizados. Os proprietários devem ser orientados quanto à dieta dos pacientes, que deve ser mantida durante todo o tratamento.

A toxicidade gastrintestinal pode ter consequências significativas para o paciente oncológico. Eventos como desidratação, deficiência nutricional, fraqueza, hipoglicemia, azotemia e desequilíbrio eletrolítico podem ocorrer e prejudicar o andamento do tratamento ou até levar à sua suspensão.

Em casos de vômitos profusos, o animal deve ser internado para receber terapia adequada. O tratamento recomendado é a fluidoterapia, que deve ser ajustada de acordo com as necessidades e perdas (vômito, diarreia, débito urinário) de cada paciente. Recomenda-se o uso de antieméticos, como metoclopramida (0,5 mg/kg, IV, 3 vezes/dia), em casos mais graves, utiliza-se a ondasetrona (0,1 mg/kg, IV, 2 vezes/dia) e o citrato de maropitant (1 mg/kg, SC, 1 vez/dia, por 5 dias). Outros antieméticos citados seriam a clorpromazina (0,2 a 0,5 mg/kg, IV, 3 vezes/dia) e a proclorperazina (0,5 mg/kg, IM, 3 vezes/dia). O uso de antagonistas de receptores de H_2 também é recomendado (ranitidina, 2 mg/kg, VO, 2 vezes/dia). Utilizam-se ainda inibidores da bomba de prótons tanto no tratamento das emergências gastrentéricas quanto na sua prevenção, 5 dias antes do início da quimioterapia (omeprazol, 1 mg/kg, VO, 1 vez/dia). Nos casos de suspeita de úlcera gástrica, protetores de mucosas são muito úteis e devem ser administrados com intervalo de 2 horas após as outras medicações (sucralfato, 25 a 50 mg/kg, VO, 2 vezes/dia).[22]

Alguns fármacos quimioterápicos podem provocar diarreia com mais frequência, principalmente os classificados como antibióticos antitumorais (dactinomicina) e os antimetabólitos (metotrexato). Nesses casos, terapia de suporte com antidiarreicos, hidratação, dietas terapêuticas e antibioticoterapia de amplo espectro são recomendadas. Os enemas com carvão ativado podem ajudar a adsorver toxinas e reduzir o sangramento em cólon. Recomenda-se também a utilização de antibióticos de amplo espectro.[5,7,13]

Em gatos, outra alteração observada é a anorexia, que pode ser grave, muitas vezes sendo recomendada a alimentação enteral para se evitar o risco do desenvolvimento de lipidose hepática.[5]

Em pacientes inapetentes, a nutrição microenteral é realizada para evitar a translocação bacteriana, por meio da colocação de sondas nasogástricas. Se a inapetência persistir, a nutrição parenteral pode ser efetiva para manter o metabolismo basal do animal (aminoácidos, glicose, lipídios). Nesse caso, devem ser avaliadas as funções renal e hepática e a hidratação do paciente. O cálculo dos nutrientes e a velocidade de infusão dependem das necessidades de cada um.[5]

Ulceração gastrintestinal

A causa mais comum da síndrome paraneoplásica associada à ulceração gastrintestinal é o mastocitoma.[23] De modo semelhante aos mastócitos normais, os mastócitos neoplásicos apresentam granulações citoplasmáticas com quantidade variável de aminas vasoativas, como heparina e histamina. A liberação maciça dessas substâncias pode causar graves efeitos sistêmicos, como a ulceração gastrintestinal. Concentrações de histamina plasmática elevadas de maneira anormal estão geralmente associadas a um pior prognóstico em pacientes com masticitoma. O tratamento recomendado costuma ser sintomático: inibidores da bomba de sódio e potássio, bloqueadores H_2, misoprostol, sucralfato e reidratação podem ser utilizados no combate da SPN associada à ulceração gástrica.[23]

Outra neoplasia associada à ulceração gástrica paraneoplásica é o gastrinoma (tumor pancreático secretor de gastrina). Embora raro, ocorre geralmente em cães idosos e raramente nos gatos. Gastrinomas podem ser associados com êmese, letargia, anorexia, perda de sangue e dor abdominal.[23,24]

Alterações hepáticas

A toxicidade hepática pode ser detectada por meio dos exames laboratoriais que caracterizam alterações da função hepática. A avaliação dos níveis séricos de fosfatase alcalina, alanina aminotransferase (ALT) e bilirrubina deve ser realizada no início do tratamento e após a aplicação dos agentes antineoplásicos, principalmente os sabidamente hepatotóxicos.

O grau de toxicidade é variável e, muitas vezes, reversível com a interrupção do tratamento (Quadro 11.2). Alguns fármacos podem produzir efeitos mais graves, como lomustina, citarabina-arabinosida, L-asparaginase e metotrexato.[7,11,13]

Clinicamente, os pacientes podem apresentar inapetência, apatia, ascite, mucosas ictéricas e até alterações neurológicas (encefalopatia hepática).

QUADRO 11.2 Toxicidade hepática em cães e gatos.

	Cães			Gatos		
	Branda	Moderada	Grave	Branda	Moderada	Grave
ALT (UI/ℓ)	50 a 300	300 a 500	> 500	60 a 240	240 a 350	> 350
Fosfatase alcalina (UI/ℓ)	150 a 500	500 a 1.500	> 1.500	90 a 125	125 a 150	> 150
Albumina (g/dℓ)	2,2 a 2,8	1,8 a 2,2	< 1,8	2,2 a 2,8	1,8 a 2,2	< 1,8
Bilirrubina (g/dℓ)	0,2 a 2	2 a 2,5	> 2,5	0,2 a 2	2 a 2,5	> 2,5

Fonte: Hahn KA, Richarson RC. Cancer chemoterapy a veterinary handbook. Baltimore: Williams & Wilkins; 1995. p. 238, 240. ALT: alanina aminotransferase.

A indicação consiste em interrupção imediata do tratamento, fluidoterapia, protetores hepáticos (silimarina 30 mg/kg, 1 vez/dia) e dietas terapêuticas.

Alterações renais

A toxicidade renal pode variar desde leve aumento nos níveis séricos de ureia e creatinina até um quadro grave de insuficiência renal irreversível. Essa alteração ocorre principalmente com a diminuição da filtração glomerular (dependente do agente neoplásico e dose utilizados), produzindo necrose secundária à ativação do sistema renina-angiotensina.

Alguns agentes nefrotóxicos merecem destaque, como cisplatina (exige hidratação prévia, em cães), metotrexato, doxorrubicina (principalmente em gatos), L-asparaginase e piroxicam.

Os pacientes devem ser monitorados durante todo o tratamento, por meio da avaliação laboratorial de ureia e creatinina. Animais com disfunções renais prévias por qualquer razão (nefropatias em função de idade, uso de medicamentos, comorbidades etc.) são considerados de risco para serem submetidos a protocolos contendo fármacos nefrotóxicos, bem como pacientes desidratados e malnutridos.

Pacientes com níveis séricos de creatinina entre 2,5 e 4 e de ureia entre 40 e 60 já apresentam toxicidade moderada. Nos casos mais graves (creatinina > 4 e ureia > 60), a terapia deve ser suspensa e o tratamento de suporte instituído. O primeiro passo é a soroterapia, para corrigir a desidratação, suprir as perdas (vômito, diarreia) e para manutenção do paciente. A escolha da fluidoterapia depende da necessidade de reposição eletrolítica de cada animal, mas o soro isotônico pode ser utilizado na correção da desidratação nas primeiras horas da recuperação. Deve-se monitorar também a função cardiovascular, o débito urinário e a pressão venosa central. Com essas informações, a diurese leve à intensa é promovida. Em alguns casos, pode-se utilizar furosemida (2 a 4 mg/kg) e ainda manitol ou dextrose (0,5 a 1 g/kg, IV, lento). O tratamento deve ser realizado até que os sintomas clínicos desapareçam (vômito, diarreia, inapetência, apatia, desidratação) e os níveis de ureia e creatinina fiquem normalizados. Dietas terapêuticas devem ser recomendadas para casa e os proprietários devem ser conscientizados da importância de uma alimentação hipoproteica.[6,7,11,13,21,22]

Cistite hemorrágica não infecciosa

A cistite hemorrágica não infecciosa não é frequente. Ocorre em consequência da administração de ciclofosfamida. A acroleína (metabólito da ciclofosfamida), em contato com o epitélio da bexiga, causa um efeito irritante, provocando cistite hemorrágica, edema, ulceração e até fibrose. Os sintomas incluem hematúria, disúria e poliúria. Inicialmente, a cultura da urina é negativa.

A prevenção dessa alteração é possível. Deve-se realizar hidratação prévia do paciente que vai receber a ciclofosfamida e sua administração deve ser feita pela manhã. O animal deve ingerir grande quantidade de líquidos, e os proprietários devem ser orientados a estimular a micção de seus cães e gatos (saindo com os cães para passear mais vezes/dia ou comprimindo a bexiga, nos casos de pacientes felinos).

Em medicina, utiliza-se profilaticamente o 2-mercaptoetanossulfonato de sódio (mesna), que neutraliza a ação da acroleína.

Anafilaxia

As reações alérgicas podem ser localizadas ou generalizadas e geralmente não acontecem durante a primeira aplicação do fármaco. A anafilaxia é causada pela degranulação mastocitária com liberação de histamina, intermediada pela IgE. Em veterinária, os fármacos frequentemente associados às reações agudas são L-asparaginase, doxorrubicina, ciclofosfamida, metotrexato e dactinomicina. Os sintomas mais observados são eritema, prurido e dor no local da aplicação em reações locais. Nas alterações sistêmicas, observam-se agitação, náuseas, edema facial, hipotensão, dispneia, tremores, tonturas e espasmos laríngeos. O paciente fica hipotenso, bradi ou taquicárdico, podendo evoluir a óbito. O tratamento consiste na interrupção imediata da infusão do fármaco, fluidoterapia, glicocorticoides, antagonistas de receptor de H_1 e epinefrina.[7,13]

Extravasamento de fármacos

Muitos agentes citostáticos são irritantes ou vesicantes quando chegam aos tecidos em casos de extravasamento desses fármacos. Em oncologia veterinária, algumas substâncias, como vincristina, doxorrubicina e dactinomicina, podem causar danos importantes. Os sintomas incluem eritema, prurido, dor, dermatite e necrose da área afetada e podem aparecer dias após a aplicação do fármaco.

Quando constatado o extravasamento perivascular, a infusão deve ser imediatamente suspensa e, se possível, deve-se aspirar o resíduo do medicamento do tecido afetado. Recomenda-se também o uso de antídotos, como:

- DHM3 (antineoplásicos antibióticos)
- Corticosteroides (infiltração local de 1 mg/kg, hidrocortisona ou hidrocortisona creme a 1%) ou dexametasona (4 mg/mℓ de fármaco extravasado)
- Dimetilsulfóxido (controverso)
- Bicarbonato de sódio 8,4% (doxorrubicina, vincristina, vimblastina, carmustina)
- Hialuronidase 1.500 UI/mℓ (1 mℓ: 2 mℓ de soro fisiológico a 0,9%, intradérmico – vincristina, vimblastina, etoposídio e teniposídio)
- Ácido ascórbico 50 mg/mℓ (1 mℓ com a mesma agulha do extravasamento, no local – dactinomicina e mitomicina).

A aplicação de compressas frias (exceto com alcaloides da vinca) pode ser benéfica para retardar a absorção do fármaco.[7,13,25,26]

Alterações neurológicas

Miastenia gravis

A miastenia *gravis* é uma doença congênita ou adquirida da junção neuromuscular que resulta de uma falha de transmissão por meio da junção neuromuscular. A causa mais comum da miastenia *gravis* adquirida nos cães é o timoma, embora também tenha sido relatada em osteossarcoma, linfoma e carcinoma das vias biliares. Os sinais clínicos consistem em fraqueza muscular intermitente, intolerância ao exercício, disfagia, regurgitação em decorrência de megaesôfago e até uma pneumonia aspirativa secundária.[23] A miastenia *gravis* pode levar a uma paralisia respiratória que, embora seja uma complicação pouco frequente, requer tratamento imediato. É importante a detecção e o acompanhamento em série dos anticorpos dos receptores de acetilcolina tanto no diagnóstico quanto no acompanhamento da evolução clínica do paciente. O tratamento de escolha é a remoção do tumor primário, o que leva a uma rápida melhora clínica, além da diminuição dos anticorpos dos receptores de acetilcolina. O uso de doses imunossupressoras de prednisona (superior a 2 mg/kg/dia VO) também podem ter benefício terapêutico. A administração de anticolinesterásicos de ação prolongada também pode ser utilizada.

Neuropatia periférica

A neuropatia periférica (NP) é uma condição caracterizada por alterações dos nervos periféricos. A NP provoca dano a essas estruturas e qualquer prejuízo causado ao sistema nervoso periférico (SNP) interfere nas conexões vitais. A etiologia da doença não é bem elucidada, porém acredita-se na produção de anticorpos pelo tumor. Os sintomas também podem ocorrer após a administração de alguns quimioterápicos, por exemplo, a vincristina. Não é um achado comum na oncologia veterinária, mas já foi descrito associado a vários tipos de tumores. Em cães, já foi descrita em câncer primário de pulmão, insulinoma, mastocitomas, adenocarcinoma de tireoide, melanoma, tumores mamários, leiomiossarcoma, sarcoma indiferenciado, hemangiossarcoma e mieloma múltiplo.[23] Os principais sinais clínicos são dor, fraqueza e paraparesia a tetraparesia progressiva característicos de uma doença que afeta os nervos motores inferiores. O tratamento da neuropatia periférica paraneoplásica é a remoção do tumor primário, além da analgesia adequada, com a utilização da gabapentina (10 mg/kg, VO, 2 vezes/dia). Quando essa alteração ocorre em virtude da aplicação de antineoplásicos, o tratamento deve ser descontinuado.

Alterações cardíacas

A cardiomiopatia pode ocorrer em pacientes em tratamento quimioterápico com fármacos cardiotóxicos, que têm efeito cumulativo. Esses efeitos podem aparecer gradativamente, ou de modo agudo, causando a síndrome caracterizada clinicamente por insuficiência cardíaca congestiva (ICC), hipotensão, alterações no eletrocardiograma, arritmias e morte súbita. Alguns agentes citostáticos, chamados "antracíclicos", são utilizados com frequência na oncologia veterinária, como a doxorrubicina. A citotoxicidade das antraciclinas ocorre devido à liberação de radicais livres ou por meio da fragmentação de DNA topoisomerase II dependente. Histologicamente, a lesão miocárdica se caracteriza por degeneração vacuolar sarcoplasmática, miocitólise, atrofia de miócitos e fibrose, o que causa o déficit de contratilidade observado e as arritmias. As alterações podem ser observadas pelo eletrocardiograma (arritmias, taquicardia parocística, fibrilação atrial). Recomenda-se uma dose máxima cumulativa de 180 mg/m^2 de doxorrubicina em cães. Os sintomas clínicos podem aparecer imediatamente à aplicação do fármaco ou ao longo do tratamento. Podem ocorrer dispneia, tosse, cianose, edema de extremidades, cansaço e prostração. É importante a detecção precoce das possíveis alterações com realização de ecocardiogramas e eletrocardiogramas. Pacientes idosos são considerados de risco, bem como pacientes que já apresentem alterações cardíacas prévias. O tratamento é sintomático, com digitálicos e diuréticos, além de suspender a terapia com citostático cardiotóxico, caso os sintomas sejam detectados.[7]

REFERÊNCIAS BIBLIOGRÁFICAS

1. Irving RS, Rippe JM. Intensive care medicine. 5. ed. Lippincott Williams & Wilkins; 2003.
2. Higdon ML, Higdon JA. Treatment of oncologic emergencies. Am Fam Physian. 2006;74(11):1873-80.
3. Lew MW, Falabella A, Moore-Jeffries E, Gray RJ, Sullivan, MJ. Oncologic emergencies: the anesthesiologist's perspective. J Natl Compr Canc Netw. 2007;5(9):860-8.
4. Chaffin K, Novosad A. Tumor-related feline oncology emergencies. In: Nelson RW, Coutro CG. Feline internal medicine. Elsevier Health Sciences; 2005. p. 613-26.
5. Rabelo R, Crowe D. Fundamentos de terapia intensiva em pequenos animais. Rio de Janeiro: L.F. Livros; 2005.
6. Bergman PJ. Paraneoplasic syndromes. In: Small animal clinical oncology. 4. ed. Philadelphia: Saunders; 2002. p. 77-94.
7. Rodaski S, Barbosa A. Quimioterapia antineoplásica em cães e gatos. 3. ed. São Paulo: Medvet; 2008.
8. Finora K. Common paraneoplasic syndromes. Clin Tech Small Anim Pract. 2003;18(2):123-6.
9. Ogilvie GK, Moore AS. Metabolic emergencies: hypercalcemia, hyponatremia, and hypoglycemia. In: Ogilvie GK. Managing the veterinary cancer patient: a practice manual. Trenton: Veterinary Learning Systems; 1995. p. 169-74.
10. Castro PF, Fantoni DT, Torres LN, Matera JM. Hipoglicemia paraneoplásica associada a carcinoma mamário em cadela. Revista de Educação Continuada em Medicina Veterinária e Zootecnia do CRMV – SP. 2016;14(2):52.
11. Hahn KA, Richarson RC. Cancer chemoterapy a veterinary handbook. Baltimore: Williams & Wilkins; 1995.
12. Brigden ML. Hematologic and oncologic emergencies. Doing the most good in the least time. Postgrad Med. 2001;109:143-58.
13. Withrow JS, Vail DM. Small animal clinical oncology. 4. ed. Philadelphia: Saunders; 2002.
14. Brown MR, Rogers KS. Treatment-related emergencies in feline oncology. In: Feline internal medicine. Elsevier Health Sciences; 2005. p. 659-63.
15. Williams DA, Goldschmidt MH. Hyperviscosity syndrome with IgM monoclonal gammopathy and hepatic plasmaytoid lynphosarcoma in a cat. J Small Anim Pract. 1982;23:311-23.
16. Olgivie GK. Paraneoplasic syndromes. In: Withrow SJ, Macewen EG. Small animal clinical oncology. 2. ed. Philadelphia: WB. Saunders; 1996. p. 32-41.
17. Olgivie GK. Síndromes paraneoplásicas. In: Ettinger SJ, Feldman EC. Tratado de medicina interna veterinária. 5. ed. Rio de Janeiro: Guanabara-Koogan; 2004.
18. Durno AS, Weeb JA, Gauthier MJ, Bienzle D. Polycytemia and innappropriate erythropoietin concentrations in two dogs with renal t-cell lymphoma. JAAHA. 2011;47(12):122-8.
19. Averill DR. Tumors of the nervous system. Holzworth J. Diseases of the cat. Philadelphia: Saunders; 1987.
20. Stebbins KE, Morse CC, Goldshmidt MH. Feline oral neoplasia: a ten year survey. Vet Pathol. 1989;26:121.
21. Chun R, Garrett LD, Vail D. Cancer chemotherapy. In: Withrow SJ, MacEwen EG. Small animal clinical oncology. 4. ed. Philadelphia: Saunders; 2002. p. 166.
22. Bretas BV. Guia terapêutico veterinário. 2. ed. CEM; 2007.
23. Bergman PJ. Paraneoplasic syndromes. In: Withron SJ, MacEwen EG. Small animal clinical oncology, 4. ed. WB Saunders Company; 2007. p 35.
24. Villalobos A, Kaplan L. Canine and feline geriatric oncology: honoring the human-animal bond. Blackwell Publishing; 2007. p. 43-85.
25. Krimsky WS, Behrens RJ, Kerkvliet GJ. Oncologic emergencies. In: Pazdur R. Medical oncology: a comprehensive review. New York: Huntington; 1997.
26. Ogilvie GK, Moore AS. Feline oncology: a comprehensive guide for compassionate cat. Trenton: Veterinary Learning Systems; 2002.

12

Aspectos Diferenciais na Medicina de Urgência Felina

Marcela Malvini Pimenta • Rodrigo Cardoso Rabelo

INTRODUÇÃO

A espécie felina se diferencia das demais em diversos aspectos, dentre eles os anatômicos, fisiológicos, metabólicos e comportamentais. Os gatos respondem atipicamente a situações como hipovolemia, choque e manobras de reanimação volêmica, são mais suscetíveis às toxicoses e mais sensíveis ao estresse. Essas características peculiares desses pacientes reforçam a necessidade de um acompanhamento atento a desafios específicos.

O atendimento emergencial se diferencia dos demais por requerer agilidade em detectar e corrigir a ocorrência de lesões, geralmente ocultadas pelo organismo no estágio compensatório, antes que um estágio descompensatório se inicie. Para isso, o conhecimento dos riscos potenciais envolvidos com essa espécie torna-se de grande importância, possibilitando a intervenção segura e eficaz.

O objetivo deste capítulo é revisar os principais aspectos diferenciais encontrados na medicina de urgência felina.

DIFERENÇAS FISIOLÓGICAS E ANATÔMICAS QUE INTERFEREM NO ATENDIMENTO EMERGENCIAL

As particularidades fisiológicas e anatômicas dos gatos devem ser sempre consideradas durante a gestão de cuidados a pacientes críticos, reforçando as evidências de que eles não podem ser tratados como "cães pequenos".[1]

Muitos aspectos da emergência e terapia intensiva são únicos na espécie felina, pelo fato de esses pacientes apresentarem mecanismos distintos em situações como choque e hipovolemia.[2,3]

O choque é uma síndrome decorrente de anormalidades circulatórias, na qual a perfusão e a oxigenação tecidual encontram-se diminuídas e incapazes de manter a função normal das células, resultando em alterações no metabolismo celular, morte celular, falência orgânica e morte do animal.[4,5]

O choque pode ser classificado em quatro tipos principais, de acordo com o comprometimento circulatório,[5] podendo ocorrer mais de um tipo simultaneamente. São eles:

- Choque cardiogênico
- Choque hipovolêmico
- Choque distributivo (séptico, anafilático, neurogênico, psicogênico)
- Choque obstrutivo.

O *choque cardiogênico* resulta de insuficiência cardíaca em que o coração apresenta deficiência no bombeamento do sangue. É importante diferenciá-lo dos choques séptico e hipovolêmico, uma vez que a administração de líquidos nesses pacientes provoca comprometimento circulatório por sobrecarga de trabalho.[5,6]

No *choque hipovolêmico*, não ocorre necessariamente perda de sangue,[6] embora seja frequentemente associado aos traumatismos.[7] A vasodilatação e o acúmulo de sangue nas veias também resultam em diminuição da volemia (retorno do sangue ao coração).

Por sua vez, o *choque distributivo* encontra-se relacionado com redistribuição de volume (aumento na capacitância vascular), enquanto o *choque obstrutivo* caracteriza-se por impedimento ou restrição do retorno venoso na grande circulação.[5,6]

A evolução do choque séptico é a progressão para hipoperfusão profunda dos tecidos e disfunção múltipla dos órgãos.[5,7-9] A pressão sanguínea e o débito cardíaco continuam decrescendo, a viscosidade sanguínea aumenta, os vasos sanguíneos se tornam permeáveis e são ativadas as cascatas de inflamação, coagulação e fibrinólise.[8]

A hipotensão estimula a ocorrência de mecanismos compensatórios, os quais são ativados simultaneamente no estágio inicial do choque e no estado hiperdinâmico da sepse, a fim de conter o comprometimento hemodinâmico. Ocorre redução dos estímulos via barorreceptores, enquanto quimiorreceptores periféricos são estimulados. Além da descarga simpática mediada pelo sistema nervoso central, a isquemia tem como consequências a liberação de hormônios responsáveis pela conservação de volume (catecolaminas, sistema renina-angiotensina-aldosterona, hormônio antidiurético e hormônio adrenocorticotrófico) e a superinsuflação pulmonar.[5]

A essência desses mecanismos é restaurar a hemodinâmica, principalmente por meio da vasoconstrição. Pode-se restabelecer a pressão sanguínea, desde que a queda da volemia não se encontre em nível inferior a 30%, ou, em alguns casos, 40%, e o fator desencadeante seja contido.[5] Uma resposta fisiológica positiva também depende do tempo transcorrido e da capacidade do animal em mobilizar sangue esplênico.[10] Em estágios mais avançados, os mecanismos compensatórios sofrerão oposição aos mecanismos descompensatórios, agravando a hipotensão e progredindo para a morte do animal.[5,7]

Os mecanismos descompensatórios se caracterizam por falência cardíaca, alterações microcirculatórias, acidose metabólica, diátese hemorrágica e depressão dos centros cardíaco, vasomotor e histiolinfoplasmocitário.[5] Nesse momento, a isquemia esplênica favorece o aumento na produção de endotoxinas por bactérias existentes no tubo digestivo, resultando em pulso fraco ou de baixa qualidade, extremidades periféricas frias, membranas mucosas pálidas, tempo de preenchimento capilar prolongado, temperatura corporal aumentada ou diminuída, redução do fluxo renal em paciente euvolêmico, estado mental inapropriado ou confuso, depressão, taquicardia ou bradicardia, redução do hematócrito, abdome distendido ou dolorido, arritmia cardíaca, padrão respiratório anormal, dificuldade ou angústia respiratória e hemorragia gastrintestinal via hematêmese ou fezes.[11]

RESPOSTA FISIOLÓGICA DO GATO A HIPOVOLEMIA, CHOQUE E MANOBRAS DE REANIMAÇÃO VOLÊMICA

Diferentemente do que ocorre em cães, a esplenocontração nos gatos não exerce função importante na compensação da hipovolemia, pelo fato de eles não realizarem contração esplênica com sucesso, devido a sua menor capacidade de armazenamento e mobilização de sangue a partir do baço.[10,12] Além disso, eles têm fibras vagais alinhadas com fibras simpáticas, resposta adrenérgica débil[12,13] e raramente desenvolvem a fase hiperdinâmica do choque.[3,12,13] Os pulmões são menos complacentes, mais sensíveis à hipoxemia e à hipotermia, durante o choque, ou à sepse, por representarem o maior sítio de *clearence* bacteriano nessa espécie.[12,13]

A resposta fisiológica do cão à hipovolemia está relacionada com os estímulos simpáticos e com a taquicardia compensatória, ao passo que, nos gatos, o choque é tipicamente hipodinâmico e descompensatório.[1,3,5,13] Os sinais clássicos de descompensação, caracterizados por hipotensão, hipotermia, bradicardia[9,12] e hiperlactatemia,[12] constituem os principais parâmetros de diferenciação da resposta dos gatos em relação às outras espécies e compõem o quadrilátero da morte dos felinos. Cada vértice do quadrado interfere e contribui para a ocorrência e o agravamento dos outros, devendo ser considerados como metas ou *end points* durante a abordagem ao paciente (Figura 12.1).[9,12]

Hipotensão

A hipotensão ocorre devido à diminuição da responsividade dos receptores alfa-1-adrenérgicos, que se tornam refratários às catecolaminas em baixas temperaturas corporais, levando ao decréscimo subsequente da resposta contrátil[3,9] e à perda da vasoconstrição termorregulatória. Como consequência, a vasodilatação associada à bradicardia resulta em hipotensão.[2,9]

Hipotermia

A hipotermia ocorre secundariamente a estados de perfusão periférica insuficientes,[6] atuando como um mecanismo de proteção criado pelo organismo na redução das lesões isquêmicas no coração, no cérebro e em outros órgãos, por induzir um estado hipometabólico nos tecidos, reduzindo a demanda de oxigênio e o gasto energético.[2] O cérebro sofre menos efeitos da hipoxia durante a hipotermia, sendo capaz de suportar entre 5 e 6 minutos de isquemia, no estado normotérmico, dobrando sua resistência a cada cinco graus de decréscimo na temperatura corporal.[9] No entanto, em gatos, a hipotermia resulta na diminuição da responsividade dos receptores alfa-1-adrenérgicos e na redução da liberação de catecolaminas que participam do mecanismo de compensação das alterações cardiovasculares.[3,9] Em temperaturas corporais inferiores a 37,8°C, ainda se pode observar vasoconstrição compensatória secundária,[3,13] porém a diminuição da atividade das catecolaminas agrava-se com a evolução da queda de temperatura, devido à perda de sensibilidade de resposta dos barorreceptores. Em temperaturas inferiores a 34°C, a vasoconstrição periférica é substituída por vasodilatação e a termorregulação fica prejudicada. Abaixo de 31°C, ocorre depressão do sistema nervoso central e a termorregulação é completamente perdida.[2,9]

Paralelamente, há redução da função do miocárdio, como consequência da acidose metabólica e do aumento da viscosidade sanguínea decorrentes da hipotermia.[9]

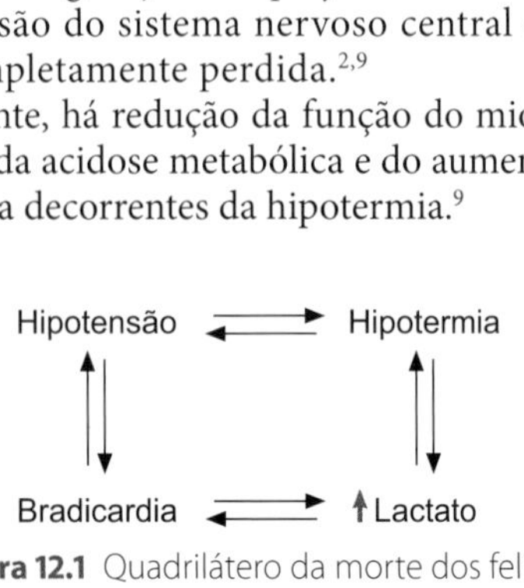

Figura 12.1 Quadrilátero da morte dos felinos.

Bradicardia

A resposta fisiológica à diminuição do débito cardíaco, na maioria das espécies, é a taquicardia, devido à estimulação simpática central mediada pelos barorreceptores.[9] Ainda não está totalmente elucidado o fenômeno por meio do qual os felinos respondem ao mecanismo de choque com bradicardia,[3,9] sendo ineficazes as respostas simpáticas e as catecolaminas.[10,12]

De toda sorte, sabe-se que o baço felino não favorece o restabelecimento da hemodinâmica[10,12] e que outros fatores podem contribuir para a redução da frequência cardíaca, como, por exemplo, a depressão miocárdica e a estimulação parassimpática induzida por citocinas.[3] Gatos com endotoxemia induzida experimentalmente apresentaram contratilidade ventricular esquerda diminuída e volume ventricular diastólico esquerdo aumentado, resultando em estiramento dos receptores no ventrículo esquerdo, levando à bradicardia reflexa, por meio de estimulação vagal.[3,13]

Outro mecanismo proposto para casos de bradicardia inclui a estimulação simultânea de barorreceptores em fibras vagais e simpáticas,[3] com predomínio da resposta parassimpática. A debilidade da perfusão periférica contribui para a ocorrência de hipotermia, favorecendo a diminuição da frequência cardíaca.[2,4] Em gatos, os receptores adrenérgicos tornam-se refratários às catecolaminas em temperaturas corporais inferiores a 37,8°C, resultando em bradicardia.[3,13]

O débito cardíaco depende da frequência e da contratilidade cardíaca e, desse modo, a resposta compensatória ao choque é perdida.[4]

Hiperlactatemia

Durante a glicólise aeróbica, a glicose é transformada em piruvato, que é oxidado em acetil coenzima A (acetil-CoA) para entrar no ciclo do ácido cítrico. Na glicólise anaeróbica, o piruvato é convertido em lactato.[14] A concentração do lactato do soro aumenta quando sua produção por tecidos isquêmicos oprime sua eliminação pelo fígado e pelos rins,[4] levando à acidose láctica e refletindo-se em desequilíbrio entre o requerimento metabólico e o suprimento de oxigênio.[14]

O aumento do lactato é inversamente proporcional à oxigenação tecidual, podendo ser usado como marcador do balanço de oxigênio e considerado fator prognóstico para pacientes críticos.[4,5,14] Outros fatores associados ao aumento da concentração plasmática de lactato incluem hiperventilação, hiperglicólise decorrente de síndrome da resposta inflamatória sistêmica (SIRS) ou administração de glicose, administração de epinefrina, administração de insulina, disfunção mitocondrial, estimulação adrenérgica, utilização deficiente pelo fígado ou aumento da demanda metabólica.[5,14] Essa elevação, porém, é menor do que aquela observada no choque. A concentração elevada de lactato no sangue, após terapia, é indicativa de correção inadequada ou sinal de irreversibilidade do choque.[5]

REANIMAÇÃO DO PACIENTE

As intervenções necessárias à manutenção da vida requerem ventilação adequada, estabilização da volemia, reaquecimento do paciente e remoção das causas desencadeantes,[5,7,9,15,16] simultaneamente a uma avaliação rápida e capaz de determinar o grau de comprometimento sistêmico.

Manejo, inspeção e procedimentos emergenciais primários envolvem o mnemônico ABC padrão para reanimação[5,11,17]: **a**r (patência de via respiratória), **b**oa respiração e **c**irculação.[5,7,8] Logo em seguida, deve-se definir a estabilidade do quadro clínico e determinar a necessidade e a possibilidade da realização de terapia de suporte, testes diagnósticos adicionais e intervenções cirúrgicas.[11]

Via respiratória

Na avaliação, é importante certificar-se de que as da vias respiratórias estejam intactas e não haja sinais de obstrução para proporcionar imediatamente suprimento de oxigênio adequado.[5,11,17] Níveis insuficientes de oxigênio nos tecidos e nas células constituem um potente estímulo para a inflamação[4] e inviabilizam a respiração mitocondrial, representando um fator determinante para o surgimento e a propagação da falência múltipla de órgãos em pacientes críticos.[18] Pode ser necessária a remoção de corpos estranhos e de outros fatores, por exemplo, hemorragia, coágulos e secreções que possam obstruir as vias de entrada.[5,17] Caso seja necessário realizar sucção, o animal deverá ser intubado ou deverá ser fornecida fonte de oxigênio transtraqueal. A cricotireoidostomia emergencial é a primeira opção, caso não seja imediatamente solucionado o processo obstrutivo da via respiratória superior.[11]

Respiração

Se o animal não estiver respirando ou se houver prejuízo da ventilação, a intubação deve ocorrer imediatamente para fornecer fonte adicional de oxigênio e retirar o gás carbônico residual, maximizando a perfusão tissular.[5,11]

A oxigenoterapia é indicada para qualquer animal com evidência de redução da função pulmonar, sendo determinante para o sucesso do tratamento e da restauração da entrega de oxigênio em nível tecidual,[8] o que deve ser realizado de maneira não estressante (Figura 12.2).[15] A capacidade de oxigenação tecidual depende da realização de trocas gasosas em nível pulmonar, da concentração de hemoglobina e do débito cardíaco.[8]

A frequência e o padrão respiratório (inspiratório e expiratório) devem ser avaliados, bem como a presença de sons respiratórios e pulmonares, ruídos anormais e sinais de angústia respiratória. É importante realizar a auscultação bilateral do tórax, inspecionar as membranas mucosas e realizar palpação do pescoço, região lateral do tórax e região cervical dorsal, a fim de apurar a ocorrência de deslocamento de traqueia, enfisema subcutâneo ou fratura de costelas.[5,11]

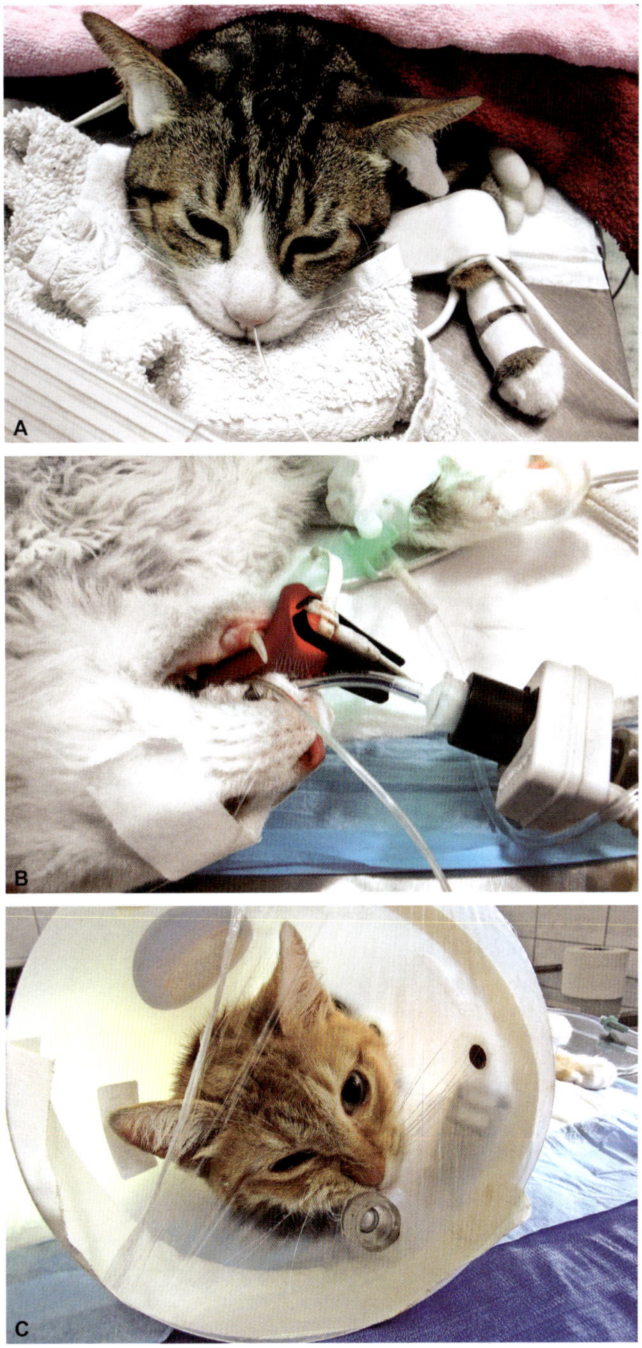

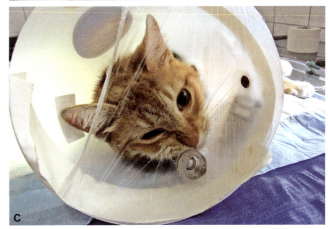

Figura 12.2 Vias de reposição de oxigênio. **A.** Sonda nasal. **B.** Intubação traqueal. **C.** Colar elizabetano fenestrado.

Circulação

A condição circulatória deve ser aferida cuidadosamente. Parâmetros como tempo de enchimento jugular, qualidade de pulso, pressão arterial, nível de consciência, débito urinário, delta T (δT), ritmo cardíaco, frequência cardíaca, abafamento de sons cardíacos e ritmo eletrocardiográfico devem ser mensurados.[6,11]

Reposição volêmica

É importante estabelecer acesso em um vaso de grande calibre ou acesso intraósseo, para que a fluidoterapia seja instituída.[11] Em animais em choque, o objetivo do fornecimento de grandes volumes de fluidos intravenosos é restabelecer a volemia e manter a perfusão tecidual, diminuindo a viscosidade do sangue e aumentando o retorno venoso, contribuindo para melhorar o débito cardíaco.[1,15] O aumento da perfusão tecidual proporciona a reversão da acidose celular e recompõe a oferta de oxigênio para as células.[1]

Alguns aspectos devem ser considerados na realização da fluidoterapia do paciente felino. O primeiro – e mais importante – é a diferença do volume sanguíneo entre as espécies canina e felina.[1,12] Enquanto o volume sanguíneo no gato é de aproximadamente 45 a 60 mℓ/kg (5 a 6% do seu peso vivo), no cão, compreende cerca de 80 a 90 mℓ/kg (8 a 9% do seu peso vivo).[1,2] Isso significa que, em geral, a fluidoterapia deve ser muito mais conservadora em gatos do que em cães. Os felinos são muito mais suscetíveis à sobrecarga hídrica, portanto se deve tomar muito cuidado para não induzir hiperidratação, caracterizada por desconforto respiratório, devido à presença de derrame pleural e edema pulmonar, decorrente da vasoconstrição compensatória, que sobrevém ao se normalizar a temperatura. Além disso, é necessário lembrar que baixas temperaturas corporais no gato impedem a resposta adrenérgica adequada nas situações de choque, acomodando melhor o volume na ausência de vasoconstrição.[1,12] Assim, os volumes fornecidos devem ser inferiores, bem como o *bolus* de fluido, sobretudo coloides, que também devem ser administrados mais lentamente.[1]

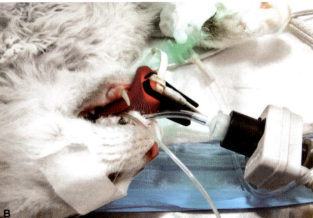

Será realizada a chamada "prova de carga" ou "prova de volume", associada ao monitoramento do tempo de enchimento jugular ou à pressão venosa central.[12] Em felinos, recomenda-se a infusão de 10 mℓ/kg em 6 minutos, ou mais lento, se necessário, reavaliando sistematicamente a resposta do paciente a cada *bolus* de fluido oferecido. Normalmente, se não houver boa resposta com duas provas de carga, a próxima opção é realizar um *bolus* de coloide, na dose de 10 a 20 mℓ/kg em 1 a 2 horas de infusão, sempre checando e ajustando os quatro *end points*. Após a prova de carga e a estabilização do paciente, inicia-se o cálculo de reposição para 24 horas, descontando, ao fim, o volume infundido durante a prova de carga.[12]

O fluido inicial de escolha para animais hipovolêmicos com função cardíaca normal é o lactato de Ringer, devido às suas propriedades fisiológicas e por apresentar menores contraindicações.[6,13] Nem sempre, porém, ele constitui uma opção segura, devendo ser evitado em animais hipercalcêmicos ou paralelamente a outra solução que contenha cálcio, em pacientes com alcalose metabólica e naqueles com doença hepática.[3] Ao longo da reposição, também pode ser necessária a troca do tipo de fluido, de acordo com as necessidades do paciente.[11,12] É importante considerar o paciente como um todo, antes de escolher a solução para a fluidoterapia. Conhecendo os componentes de cada fluido e estando ciente das necessidades dos pacientes, é possível realizar a escolha adequada.[3]

A pressão venosa central é muito útil para o acompanhamento dos animais que apresentam risco de sobrecarga hídrica, como os felinos, particularmente aqueles com doença cardíaca. Em geral, fluidos intravenosos podem ser administrados com segurança, desde que não resultem em aumento da pressão venosa central. Caso contrário, a administração de fluidos deve ser reduzida ou suspensa.[1,15]

Se o gato não responder à fluidoterapia, ou nos casos em que a reposição volêmica for contraindicada, a pressão sanguínea não for mantida em níveis superiores a 65 mmHg e não se alcançarem níveis de corte mínimos para o lactato em sala de urgência (≤ 2,5 mmoL/ℓ), são recomendados agentes inotrópicos positivos, como importante meio de melhorar a circulação e a perfusão tecidual. A dopamina é a mais utilizada, sendo bem-tolerada pela maioria dos gatos.[1,6,15,18]

A norepinefrina é um agonista dos receptores alfa-adrenérgicos mais potente, sendo indicada em pacientes que não respondem adequadamente à dopamina. Se houver evidência de redução da contratilidade cardíaca, a dobutamina é indicada como agente inotrópico mais eficaz em gatos.[15] Porém, o uso de dopamina ou dobutamina pode ser um erro fatal se o paciente apresentar cardiomiopatia hipertrófica subjacente ou se ainda estiver hipovolêmico.[2]

Transfusão sanguínea

A checagem do hematócrito e das proteínas totais é essencial na determinação da necessidade de transfundir o animal.[12] Se o hematócrito estiver menor que 10% ou se a hemorragia aguda causar queda do hematócrito, abaixo de 30% (ou 10,4 g/dℓ de Hb), na chegada à sala de urgência, ou menor que 24,3% (ou 9,9 g/dℓ de Hb), após 24 horas de atenção hospitalar ou fluidoterapia cristaloide, a transfusão é indicada, pois esses valores se associam a menor mortalidade, 28 dias após a atenção primária de urgências.[18]

Ao contrário do que ocorre em cães, em gatos não há doador universal, e o fato de eles terem aloanticorpos naturais contra outros tipos sanguíneos felinos resulta em maior suscetibilidade a reações transfusionais graves e potencialmente fatais, mesmo durante a primeira transfusão.[1,11]

Os gatos apresentam três grupos sanguíneos (A, B e AB). O tipo A é o mais comum e resulta em reações transfusionais mais brandas, ao contrário de gatos com o tipo B, que, apesar de relativamente raro, apresenta grande quantidade de aloanticorpos anti-A, aumentando as chances de reações hemolíticas. A infusão de 1 mℓ de sangue tipo A em um receptor portador do tipo sanguíneo B representa risco de morte, devendo todo sangue ser submetido à tipagem e à reação cruzada antes de qualquer transfusão.[1,2,11]

Os componentes sanguíneos podem ser muito importantes na gestão de choque, e, muitas vezes, são extremamente úteis durante a abordagem dos gatos criticamente enfermos. Se a pressão venosa central diminuir agudamente em 20%, a transfusão de sangue total ou de papa de hemácias pode melhorar significativamente a entrega de oxigênio para os tecidos e resultar em melhora significativa na pressão arterial. Transfusões sanguíneas são geralmente bem-aceitas por gatos, mesmo quando outros modos de fluidoterapia não são tolerados. A transfusão de plasma é uma fonte útil de albumina, se houver hipoproteinemia grave. Plasma fresco ou congelado pode ser requerido nas coagulopatias ou em quadros de coagulação intravascular disseminada (CID).[1]

O sangue pode ser administrado pelas veias cefálica, safena medial, jugular ou intramedular, caso não seja possível um acesso vascular. O volume de componente sanguíneo, necessário para provocar aumento específico do hematócrito do paciente, é dependente da característica da transfusão, se foi transfundido sangue total ou papa de hemácias e se há hemorragia ou hemólise contínua.[11]

Um gato de 2 a 4 kg pode receber de 40 a 60 mℓ de sangue total, por via intravenosa (IV), ao longo de 30 a 60 minutos, na velocidade de 5 a 10 mℓ/kg/h. A seguinte fórmula pode ser usada para estimar o volume de sangue necessário para a transfusão em um gato:[11]

$$\text{Volume de sangue (m}\ell\text{)} = \text{Peso corporal (kg)} \times 70 \times \frac{\text{Ht desejado} - \text{Ht do receptor}}{\text{Ht do doador com anticoagulante}}$$

Reaquecimento

A hipotermia provoca alteração de perfusão à medida que produz alterações cardíacas, vasodilatação, fluxo sanguíneo deficiente e coagulopatias. Importância maior deve ser dada durante o monitoramento da temperatura do paciente. Além da temperatura retal, deve ser aferida a temperatura no espaço interdigital. A diferença obtida (δT), quando superior a 3,5°C, implica queda de perfusão periférica.[19]

O reaquecimento é um elo importante para o restabelecimento do mecanismo termorregulatório e da função cardiovascular, além de favorecer o retorno do nível de consciência do animal, já que em baixas temperaturas ocorre depressão do sistema nervoso central.[2]

O método mais seguro e eficiente de restaurar a temperatura é a inspiração do ar aquecido, pois o aquecimento direto da pele pode provocar vasodilatação, resultando em redistribuição de sangue e comprometimento futuro dos órgãos vitais.[2,6]

O aumento do calor corpóreo também pode ser obtido por meio da administração intravenosa de líquidos aquecidos a 37,7 a 39,4°C,[2] utilizando-se bolsas térmicas nas axilas, área inguinal e pescoço (próximo a grandes vasos) e a partir do uso de lâmpadas de infravermelho (nunca com o foco direto para o animal), incubadoras e colchonete térmico.[2,5,6] Neste último caso, cuidados devem ser sempre tomados para evitar queimaduras de pele, controlando-se a temperatura dos dispositivos e introduzindo-se uma barreira entre a fonte de calor e o paciente (Figura 12.3). Uma medida alternativa é construir

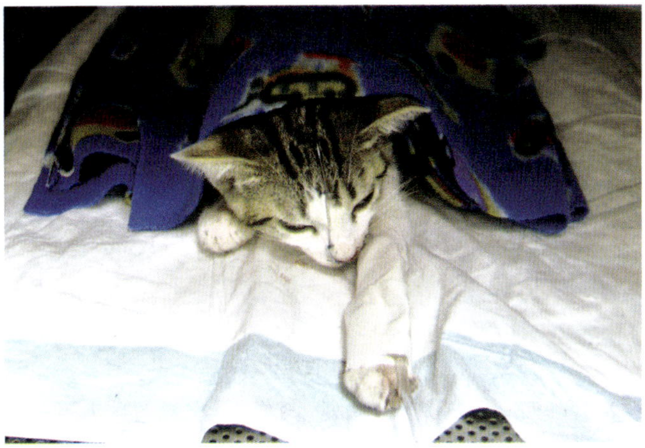

Figura 12.3 Cuidados com a utilização do colchão térmico.

uma tenda com cobertor, utilizando-se ar quente a partir de sopradores, com o intuito de reter o calor, disponibilizando-o para o animal.[2] De qualquer modo, o aquecimento do ar inspirado ainda é o melhor e mais seguro método de aquecimento de pacientes graves.

A aplicação da fonte de calor deve ocorrer de modo gradativo, pois o reaquecimento precoce ou muito rápido pode agravar a hipotensão.[5,6] Deve-se evitar que a temperatura eleve-se mais rápido que 1°C a cada 30 minutos.[5] Sugere-se um aumento de 0,5°C por hora, até que seja alcançada a temperatura retal de 37°C, na qual as funções coagulatórias e cardiovasculares são restauradas.[6]

Durante o período de reaquecimento e o período subsequente, é indispensável monitorar o paciente quanto à presença de hipotensão arterial, arritmias, desequilíbrio acidobásico e eletrolítico, depressão do sistema nervoso central e complicações pulmonares.[2]

Em um estudo experimental em ratos, no qual se induziu o reaquecimento durante o período de choque, antes de ser realizada a reanimação, encontrou-se sobrevivência durante o choque e a pós-reanimação, significativamente maior do grupo controle. O reaquecimento de pacientes humanos politraumatizados, em associação à administração de fluidos de reanimação, teve efeito positivo sobre a diminuição acentuada do tempo de permanência na unidade de terapia intensiva (UTI) e mortalidade reduzida, por diminuir a perda sanguínea e a necessidade de reposição adicional de fluidos. Essas informações, aliadas ao conhecimento dos mecanismos fisiopatológicos de choque no gato, devem ser consideradas na formação do choque hipovolêmico.[2]

A restauração do volume circulante é essencial durante o período de reaquecimento, devendo ser minuciosa e controlada nos gatos, simultaneamente à temperatura.[2]

Terapia antibiótica

Se houver suspeita de processo séptico, é essencial a realização de terapia antimicrobiana de amplo espectro, até que seja possível a obtenção do antibiograma, necessário para direcionar o tratamento.[6,15]

Ainda que a existência de um foco infeccioso não seja evidente, a antibioticoterapia é indicada como medicação coadjuvante, no tratamento de todos os tipos de choque.[5,15] A isquemia, em nível esplênico, favorece o aumento na produção de endotoxinas pelas bactérias presentes no sistema digestório. Em nível gastrintestinal, resulta em perfusão inadequada.[5,16] A maioria dos pacientes gravemente enfermos apresenta, além da má perfusão gastrintestinal, inflamação sistêmica, as quais representam alto risco de translocação bacteriana.[5,15]

Deve-se lembrar de que a capacidade de metabolização e eliminação dos antibióticos, em gatos criticamente enfermos, encontra-se comprometida, e os possíveis efeitos colaterais dos fármacos devem ser considerados na escolha do medicamento.[2]

Manejo nutricional

O animal em choque ou sepse encontra-se em um estado hipermetabólico, resultando em maior demanda energética.[5,20] Além disso, o lactato produzido pela glicólise anaeróbica resulta em um ganho de somente dois trifosfatos de adenosina (ATP) por molécula de glicose, comparado com o ganho de 38 ATP oriundos do metabolismo oxidativo, e o paciente tem um gasto de 12 ATP para converter novamente o lactato em glicose.[3] Desse modo, é um erro considerar a fluidoterapia como modo de suporte nutricional para pacientes hospitalizados,[3] mesmo porque os felinos são carnívoros essenciais e necessitam de níveis elevados de proteína como fonte de energia, além de outras exigências nutricionais.[2]

Manejo hospitalar

Alguns cuidados de enfermagem são vitais para a recuperação do paciente:[5,9,21]

- Conforto: acomodar o paciente em cama macia e limpa, alternando a postura a cada 4 horas
- Higiene: monitorar cateteres e sondas, realizar cultura bacteriológica e higienização
- Favorecer o retorno das funções orgânicas, estimulando a evacuação e a micção, realizando o controle da dor (manutenção da função cardiovascular e do bem-estar do paciente)
- Instituir fisioterapia (movimentos de flexão e extensão dos membros, massagem vigorosa em todo o corpo, tapotagem torácica para drenar secreções)
- Estimular visita do proprietário do animal
- Manipular o paciente cuidadosamente e de modo carinhoso
- Minimizar o estresse.

Controle do estresse

A saúde mental do gato é tão importante quanto a física.[2] O estresse envolve a secreção de catecolaminas ou a ativação do eixo hipotalâmico-pituitário-adrenal (HPA) e inclui tanto adaptações fisiológicas como emocionais. Certo nível de estimulação é necessário para a saúde; no entanto, os felinos têm necessidades físicas e comportamentais distintas e únicas, respondendo de modo particular ao estresse, quando comparados a outros animais.[21]

Em um ambiente hospitalar, quando as necessidades especiais de um felino são ignoradas, o estresse resultante tem efeitos nocivos, podendo causar respostas metabólicas adversas, capazes de provocar desidratação, depressão mental, resistência à insulina e suscetibilidade à infecção, além de anorexia, desenvolvimento de úlceras gástricas, diminuição da capacidade reprodutiva e morte. O aumento da permeabilidade endotelial e epitelial secundária às vias de resposta ao estresse pode levar ao desenvolvimento de patologias relacionadas com a bexiga urinária, o tecido gengival, a pele, os pulmões e o sistema gastrintestinal. O estresse ainda compromete o aspecto imunológico, diminuindo a resposta do animal contra infecções, podendo reativar infecções latentes.[21]

Um local adequado de internação deve levar em consideração as necessidades físicas e comportamentais desses pacientes, por exemplo, mantê-los em ambientes silenciosos, separados das áreas com cães latindo.[21] Também é importante para os gatos ter água fresca, um lugar afastado da sua caixa de areia para a alimentação e um local aconchegante para dormir. Disponibilizar uma caixa para o gato se esconder ou usar outras técnicas para obstruir sua visão de outros animais (inclusive outros gatos), quando for possível, reduz o seu nível de medo e de estresse.[2] O biorritmo dos felinos pode se alterar, quando são expostos continuamente à luz na UTI.[2] O gato tem grande necessidade de dormir e, quando impedido, torna-se irritável. Quando possível, deve-se diminuir ou apagar as luzes, para estimular e promover o sono.[2,5]

Cuidados de higiene e carinho são necessários para sua melhor permanência (Figura 12.4). Pequenas mudanças podem afetar sua saúde emocional, o que pode resultar tanto em benefícios como em recuperação mais rápida e prevenção de doenças.[21]

No contexto hospitalar, o contato humano pode ser benéfico durante todos os estágios de doença e cura. Os funcionários do hospital podem oferecer contato gentil, mas pesquisas sugerem que a melhor abordagem é o contato com pessoas familiares.[21]

O conhecimento da personalidade e do comportamento dos gatos é essencial para assegurar uma abordagem adequada, pois eles podem definhar facilmente longe de seu ambiente habitual. Entre tantos desafios para sua recuperação, coisas simples como uma cama macia, o fornecimento de água fresca e um alimento de seu agrado, além de muita atenção e carinho, não devem ser esquecidas.

MONITORAMENTO NA SALA DE URGÊNCIA

Os testes diagnósticos de emergência devem incluir hematócrito, sólidos totais, glicose, lactato, bilirrubina, potássio, creatinina sanguínea e densidade urinária.[11,18] Em seguida, deve-se realizar hemograma e esfregaço de sangue periférico, para avaliar a contagem de plaquetas e a morfologia das hemácias e leucócitos, além da obtenção dos valores de eletrólitos, gasometria arterial, parâmetros da coagulação, perfil bioquímico sérico e exame de urina.[11]

O período de monitoramento é realizado ao se alcançar a estabilidade do paciente. Todos os parâmetros avaliados devem ser registrados, para que seja traçado um prognóstico seguro, possibilitando a previsão de futuras complicações.[11,20] A frequência com que o acompanhamento é realizado depende da gravidade da doença do paciente,[15] mas, em geral, recomenda-se avaliação clínica periódica pelo menos a cada meia hora nos pacientes críticos, e a cada quatro horas nos que estiverem fora de risco imediato.[20] Os parâmetros de monitoramento do paciente crítico são:

- Exame físico
- Pressão arterial média (PAM)
- Eletrocardiograma (ECG) (contínuo)
- Temperatura retal
- δT
- Tempo de enchimento jugular ou pressão venosa, quando possível a instalação de cateter
- Diurese com cateter urinário em sistema de coleta fechado
- Oximetria de pulso
- Glicemia, gasometria e eletrólitos
- Hematócrito
- Proteínas totais
- Hemograma completo (diariamente): deve ser realizado na frequência estipulada somente se o animal apresentar condições clínicas compatíveis
- Perfil de coagulação (diariamente)
- Perfil bioquímico sérico (a cada 2 dias ou de acordo com a necessidade)
- Radiografias torácicas (inicialmente, a qualquer sinal de desconforto respiratório): gatos dispneicos não devem ser submetidos a exames radiográficos antes de serem estabilizados
- Lactato.

Em pacientes críticos, o exame físico é caracterizado pela observação do nível de consciência e das características das membranas mucosas, temperatura central e periférica, caracterização do pulso femoral, tempo de enchimento e esvaziamento jugular e do monitoramento do débito urinário, que, indiretamente, fornecem informações sobre a condição de perfusão cerebral e periférica, da volemia (na ausência de alterações cardiovasculares concomitantes) e da circulação renal.[19] A pressão arterial correlaciona-se a débito cardíaco, volemia, resistência e capacidade vascular, podendo ser utilizada na avaliação da perfusão, sendo um dos métodos mais efetivos de monitorar respostas em quadros de choque, juntamente com a curva de lactato.[18] Os métodos não invasivos mais comuns são o oscilométrico (Figura 12.5 A) e o uso do Doppler.[1,19] Atualmente, encontram-se disponíveis no mercado aparelhos para aferir pressão arterial específicos para uso em pequenos animais (Figura 12.5 B).

Um conjunto de medidas se faz necessário nas emergências felinas, compreendendo desde o atendimento inicial de qualidade e do diagnóstico correto, até a estabilização, o monitoramento e a realização de terapêutica adequada. Os gatos apresentam maiores riscos à intoxicação. Assim, é importante redobrar a atenção durante a administração de alguns fármacos.

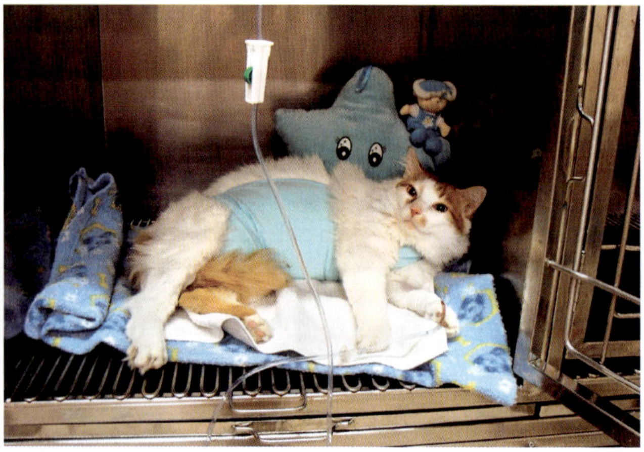

Figura 12.4 Cuidados de higiene, conforto e carinho na internação.

INTERAÇÕES MEDICAMENTOSAS

O uso intencional, acidental ou em excesso de algumas substâncias ou produtos químicos pode resultar em reações graves nos felinos, podendo levar o animal a óbito,[22] caso não seja possível o atendimento emergencial. A maioria das diferenças na terapêutica dessa espécie refere-se a particularidades farmacocinéticas no metabolismo de fármacos.[23] No entanto, a sensibilidade incomum de receptores locais a certas substâncias,[23,24] a suscetibilidade da hemoglobina felina em oxidar (resultando na formação de corpúsculos de Heinz e metemoglobina)[22-24] e as particularidades comportamentais do gato tornam esses animais mais propensos à intoxicação.[23]

Processamento dos fármacos

A cinética da absorção de fármacos é similar entre cães e gatos, independentemente da via de administração.[23,24] A maior

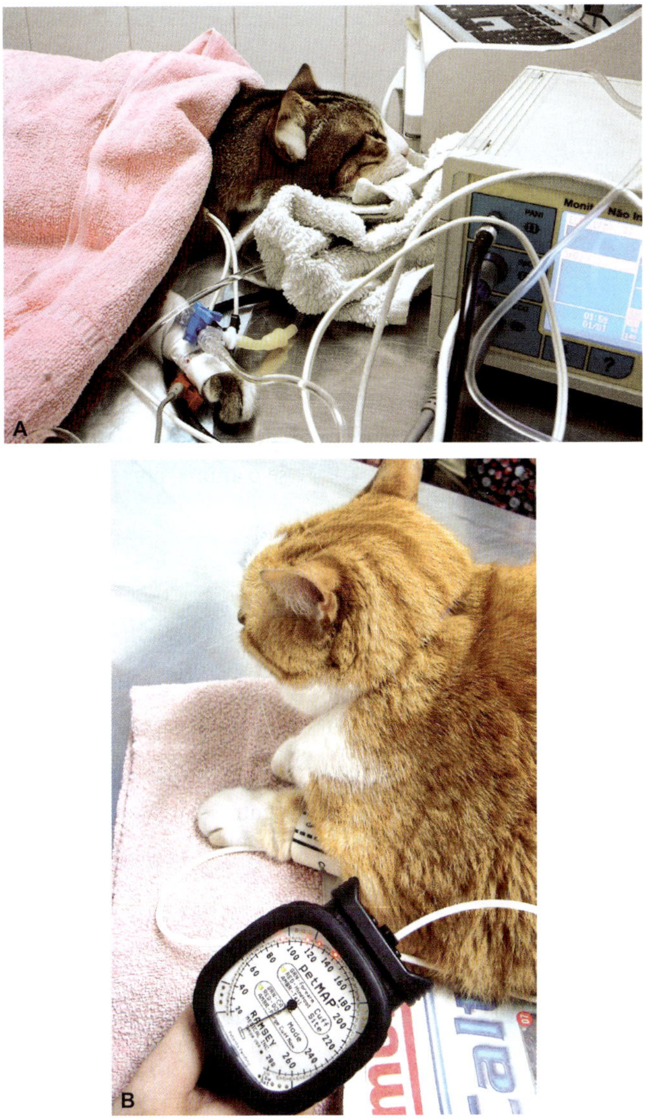

Figura 12.5 Métodos não invasivos de mensuração da pressão arterial. **A.** Método oscilométrico. **B.** Aparelho para aferir pressão arterial em pequenos animais.

diferença está na distribuição e no metabolismo hepático dos fármacos;[23] contudo, a eliminação também pode ser prolongada na espécie felina, considerando que existem diferenças na estrutura das proteínas plasmáticas entre as duas espécies, na qual os fármacos se ligam para limitar sua concentração nos tecidos.[24]

Os cães têm volume sanguíneo, por quilograma de peso corporal, aproximadamente 50% maior do que o dos gatos,[1] portanto as concentrações plasmáticas dos fármacos podem diferir no caso daqueles confinados ao compartimento plasmático, podendo haver supersaturação na espécie felina.[23] A distribuição dos fármacos também se altera durante as enfermidades em gatos, devido a sua maior predisposição à desidratação.[24]

Contraditoriamente aos fármacos hidrossolúveis, que podem ser excretados na urina sem serem metabolizados, os lipossolúveis necessitam ser convertidos em metabólitos hidrossolúveis para serem excretados.[2,23]

O metabolismo no fígado envolve dois tipos de reação bioquímica, conhecidos como reações de fase I e fase II.[23-25] As reações de fase I consistem em oxidação, redução ou hidrólise.[23] Se tanto a molécula original quanto o produto decorrente da fase I tiverem em sua composição grupos como OH, COOH, NH_2, HN e SH serão suscetíveis à conjugação, isto é, à fixação de um grupo substituinte. Essa etapa de síntese é denominada "reação de fase II". O conjugado resultante é quase sempre farmacologicamente inativo e menos lipossolúvel do que seu precursor, sendo excretado na urina ou na bile.[23-26] O ácido glicurônico e a glutationa são dois dos conjugados mais comuns; outros incluem a conjugação com grupos sulfato, acetil, glicina e metil.[23,26]

Os gatos tendem a ser deficientes em algumas famílias de glicuronil transferases, as quais são importantes para a glicuronidação.[2,23,24,26] Como resultado, os fármacos que são excretados como conjugados de glicuronídio em outras espécies podem ter meia-vida prolongada em gatos, aumentando o risco de toxicidade, em decorrência do seu acúmulo no organismo.[23,26]

O fato de a redução da capacidade de formar conjugados de glicuronídio representar ou não risco significativo para os felinos dependerá da substância específica em questão e da disponibilidade de trajeto alternativo para essa molécula.[26] Um fármaco ou substância química pode se acumular em gatos, dependendo da quantidade presente e de os trajetos alternativos serem ou não inadequados para aquela molécula específica. Importância crítica é dada a esse fato, quando se extrapolam terapêuticas de outras espécies para a felina.[24,26] O risco de acúmulo de uma substância aumenta ao intercambiar-se a mesma dosagem entre espécies, sem considerar diferenças na distribuição dos fármacos. Intervalos mais longos entre dosagens ou sua redução são indicados em alguns casos,[26] enquanto, em outros, a utilização do fármaco não é recomendada.[2,23,24] Os fármacos terapeuticamente úteis que devem ser utilizados com restrições em gatos são:

- Ácido acetilsalicílico
- Cetoconazol
- Cloranfenicol
- Diazepam
- Dipirona
- Doxorrubicina
- Furosemida
- Griseofulvina
- Lidocaína
- Metronidazol
- Morfina
- Propofol
- Tetraciclinas.

Já os fármacos potencialmente tóxicos não recomendados para felinos são:

- Paracetamol (acetaminofeno)
- Ácido benzoico
- Ácido mefenâmico
- Álcool benzílico
- Apomorfina
- Azatioprina
- Azul de metileno
- Benzoato de benzila
- Benzocaína
- Cisplatina
- Cloridrato de fenazopiridina
- Di-hidroestreptomicina
- Enemas de fosfato de sódio
- Escopolamina
- Estreptomicina
- Fenacetina
- Fenilbutazona
- Fenitoína
- Hexaclorafeno
- Ibuprofeno

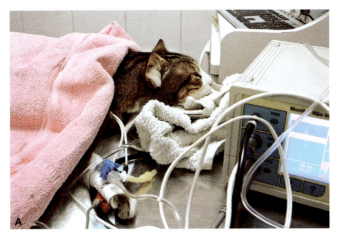

- Naproxeno
- Organofosforados
- Propiltiouracila
- Salicilato de bismuto
- Sulfassalazina
- Tiacetarsamida.

Apesar de a acetilação ser bem-desenvolvida nos felinos,[2,23] a sulfatação é o principal trajeto metabólico. Porém, a sua capacidade torna-se saturada à medida que aumenta a dose administrada.[2,23,24] Além disso, gatos inapetentes não disponibilizam proteínas dietéticas que constituem fonte essencial de sulfato e outros compostos usados no metabolismo de fase II, resultando em maior suscetibilidade a reações adversas, em razão da redução do metabolismo.[23]

Lesões oxidativas eritrocitárias

Existem dois sítios nas hemácias mais suscetíveis à lesão oxidativa: os grupos sulfidrila na porção globina, resultando na formação de corpúsculos de Heinz, e os grupos heme, que, uma vez oxidados, levam à metemoglobinemia.[27]

O organismo tem um mecanismo de defesa contra lesões oxidativas. A glutationa produzida pelas hemácias tem a função de se ligar a agentes oxidantes, evitando lesões celulares. A enzima metemoglobina redutase e o cofator NADH realizam a redução retrógrada da metemoglobina em hemoglobina.[24] Na ausência de enzimas necessárias para a redução da metemoglobina e ao ocorrer acúmulo de oxidantes induzidos por agentes químicos endógenos ou exógenos, se estes sistemas estiverem exauridos,[22-24] tornam-se presentes os danos oxidativos eritrocitários.[26]

A metemoglobinemia ocorre quando há oxidação do ferro ferroso (+2) presente na hemoglobina em ferro férrico (+3),[24,27,28] podendo ser reversível. Todavia, a capacidade de transporte de oxigênio é perdida.[24,28]

A formação de corpúsculos de Heinz é uma alteração irreversível que resulta em aumento da fragilidade das hemácias.[27-30] Teoricamente, todas as espécies de animais domésticos podem desenvolver corpúsculos de Heinz, mas os gatos são mais predispostos, pelo fato de haver fácil dissociação da sua hemoglobina (de tetrâmeros para dímeros)[28] e devido à característica da hemoglobina felina de ter mais grupos sulfidrila oxidáveis por molécula (8 a 20 grupos sulfidrila), quando comparada com dois grupos sulfidrila na maioria das outras espécies.[22,24,27]

Ao oxidar os grupos sulfidrila da molécula de hemoglobina com sua consequente desnaturação, há formação de corpúsculos de Heinz.[24,28] Esses precipitados de hemoglobina na superfície das hemácias são responsáveis por reduzir a sobrevida dessas células, tornando-as mais propensas à hemólise intravascular,[22,30] e por provocarem anemia hemolítica por corpúsculos de Heinz (AHCH), basicamente extravascular, quando a hemácia alcança um nível crítico de fragilidade e deve ser retirada da circulação.[28,29]

Outros fatores, no entanto, estão relacionados com a destruição de hemácias contendo corpúsculos de Heinz em gatos, como a peroxidação lipídica da membrana eritrocitária, a depleção de glutationa, a redução da flexibilidade da membrana eritrocitária, o desequilíbrio de cálcio e potássio e a exposição de antígenos na superfície das hemácias, resultando na ligação de anticorpos.[22,27]

O baço felino é relativamente ineficaz, em termos da remoção desses agregados eritrocitários da circulação periférica, devido a sua natureza não sinusoide.[27,28,30] Como consequência, pode ser observado maior número de corpúsculos de Heinz no sangue dos felinos, mesmo em gatos clinicamente normais.[27,28] A presença de grande quantidade de corpúsculos de Heinz não indica, necessariamente, crise hemolítica iminente, pois eles podem estar em diversas doenças em gatos,[28] incluindo lipidose hepática, diabetes *mellitus* com ou sem cetoacidose, hipertireoidismo, linfoma e hipofosfatemia.[22,27,30]

Manifestações clínicas e achados do exame físico

As manifestações clínicas são variadas. No caso de AHCH, as mucosas estão pálidas, podendo também estar ictéricas ou cianóticas. Outros achados significativos são fraqueza, depressão, taquicardia e taquipneia. Diante da ocorrência de metemoglobinemia, as mucosas se tornam cianóticas ou com coloração acastanhada,[28,29] podendo haver edema de face e pés, ptialismo, depressão, hipotermia, vômitos, urina e fezes de coloração alaranjada (no caso de uso de fenazopiridina) ou azulada (uso indevido de azul de metileno; Figura 12.6).[24,29]

Diagnóstico

Considerando a diversidade de agentes químicos capazes de causar lesão oxidativa às hemácias felinas, torna-se primordial a realização de anamnese detalhada.[28] Serão apresentados, no Quadro 12.1, alguns fármacos associados à formação de corpúsculos de Heinz, com ou sem anemia hemolítica e metemoglobinemia associadas, e os principais sinais clínicos encontrados.

Os corpúsculos de Heinz podem ser observados em esfregaço de sangue periférico,[22] utilizando-se corantes hematológicos de rotina, por exemplo, o azul de metileno e o Wright.[22,28] Nesses casos, os corpúsculos de Heinz se coram, respectivamente, em azul e rosa-pálido, apresentando-se como grandes inclusões solitárias na superfície das hemácias. Uma resposta regenerativa à AHCH é possível, após alguns dias, sendo delimitada pelo número crescente de reticulócitos agregados circulantes, em substituição às hemácias lesadas.[28]

Como teste de triagem para metemoglobinemia, pode ser utilizado um papel-filtro branco com uma gota de sangue do paciente. Em caso positivo, a coloração do sangue é evidentemente acastanhada. Alguns laboratórios comerciais oferecem o serviço de dosagem sanguínea para níveis de metemoglobina.[28]

Embora AHCH não seja reversível, o prognóstico de recuperação é melhor do que o de metemoglobinemia, que pode

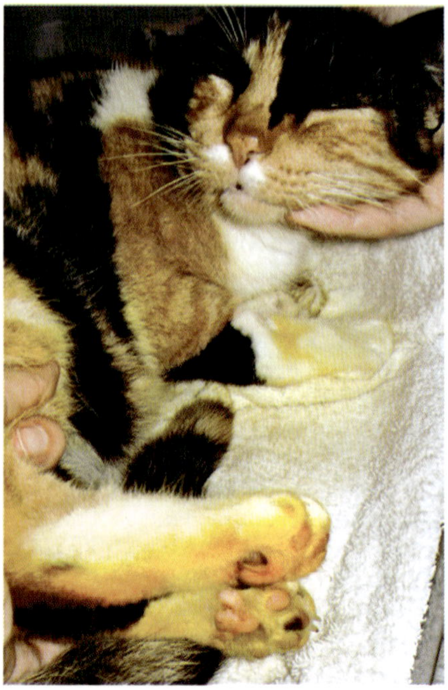

Figura 12.6 Mancha alaranjada nos membros pélvicos de origem urinária, após administração de fenazopiridina.

QUADRO 12.1 Compostos que induzem lesões oxidativas às hemácias felinas.

Paracetamol (acetaminofeno): fármaco não esteroide que pode resultar em grave toxicidade em gatos. É transformado no fígado por meio da oxidação mediada pelo citocromo P450 em N-acetil-P-benzoquinoneimina, uma substância tóxica que pode causar lesão oxidativa de hemácias, além de danos aos hepatócitos. Os gatos desenvolvem, com rapidez, anemia hemolítica por corpúsculos de Heinz e metemoglobinemia, podendo resultar em morte em 48 h após a ingestão. A dose tóxica para gatos é a partir de 50 mg/kg. Os sinais clínicos incluem: angústia respiratória, devido à baixa capacidade de carrear oxigênio; cianose; letargia; salivação; vômito; edema de face e patas

Antissépticos das vias urinárias: o azul de metileno e o cloridrato de fenazopiridina são antissépticos das vias urinárias para uso humano. Sua utilização é contraindicada em gatos, por provocar lesões oxidativas irreversíveis da hemoglobina, resultando na formação de metemoglobinemia, corpúsculos de Heinz e hemólise intravascular. A anemia ocorre dentro de 2 a 15 dias, depois de realizada a terapia. As mudanças hematológicas são observadas após 5 dias do início do tratamento. Os sinais clínicos de intoxicação são: depressão, dispneia, urina e fezes de coloração azulada ou alaranjada, mucosas pálidas ou ictéricas

Benzocaína: anestésico local utilizado para facilitar a intubação traqueal ou para o controle de prurido da pele, podendo levar ao desenvolvimento de metemoglobinemia. Os sinais clínicos observados após seu uso são: vômito, dispneia, mucosa cianótica, taquicardia, taquipneia e prostração. Pode-se observar edema laríngeo, edema pulmonar agudo e fatal

Naftaleno: princípio ativo de bolas de naftalina; tem alto potencial tóxico. Os sinais clínicos associados à intoxicação incluem vômito, estimulação do sistema nervoso central e toxicidade hepática. Geralmente, o hemograma revela a presença de corpúsculos de Heinz e anemia. Pode haver formação de metemoglobinemia

Propofol: componente fenólico que requer glicuronidação para ser excretado pelos rins. A deficiência na biotransformação desse fármaco, associada a administrações prolongadas ou em dias consecutivos, pode causar lesões celulares oxidativas. Além disso, alguns animais podem apresentar alergia a componentes do anestésico

Tiossulfatos (cebola, alho e cebolinha): contêm compostos sulfóxidos que podem causar lesão oxidativa em hemácias, provocando anemia por corpúsculos de Heinz, metemoglobinemia e hemólise intravascular. Os sinais clínicos incluem fraqueza, letargia, taquipneia, taquicardia e mucosas pálidas. Pode haver hemoglobinúria e lesão do epitélio tubular renal, como consequência de hemólise intravascular.

resultar em morte, se o potencial de transporte de oxigênio cair abaixo do nível crítico. Esses pacientes têm menor probabilidade de sobreviver sem internação.[28]

Tratamento

O tratamento visa à remoção de qualquer fonte adicional do agente intoxicante, bem como à contenção e à prevenção de futuros danos oxidativos (Quadro 12.2).[24,26-29]

Abordagem para tratamento emergencial de toxicoses

Nas situações em que houver risco de morte, ainda que a identidade do veneno seja conhecida, pode ser necessário instituir uma terapêutica emergencial.[26]

O provérbio "trate o paciente, não o veneno" é uma realidade quando a substância tóxica não é conhecida ou quando não há antídoto específico, devendo-se adotar procedimentos intensivos de tratamento,[11] conforme o Quadro 12.3.

Outros fatores relacionados com as particularidades terapêuticas

Os opioides podem agir de modo variado nos receptores localizados no sistema nervoso central. Dependendo da dosagem, do agente e da sua composição, poderão causar excitação ou depressão nos felinos.[24] As diferenças entre cães e gatos, com relação à distribuição e à afinidade de receptores de fármacos, são classicamente descritas pela morfina. Além de ter velocidade de biotransformação mais lenta, em razão da deficiência de glicuronidação, as alterações observadas nos efeitos farmacodinâmicos da morfina, em gatos, em comparação aos cães, incluem estimulação do sistema nervoso central,[23,26] redução da sensibilidade à êmese centralmente mediada e midríase, apesar de proporcionar analgesia efetiva na dose de 0,1 mg/kg, por via subcutânea (SC).[23]

QUADRO 12.2 Intervenção terapêutica nas toxicoses por lesões oxidativas eritrocitárias.*

Terapêutica primária:

- N-acetilcisteína: no organismo, a N-acetilcisteína é rapidamente hidrolisada à cisteína, um precursor de glutationa, constituindo também uma fonte exógena de sulfato para a conjugação com o paracetamol. Em solução a 5%, pode ser usada na dosagem de 140 mg/kg, VO ou IV, em dose única, seguida de 70 mg/kg, a cada 4 h, por 2 ou 3 dias. As soluções em concentrações maiores devem ser apropriadamente diluídas com cloreto de sódio

Terapêutica secundária:

- Cimetidina: esse fármaco atua como inibidor do metabolismo oxidativo em nível hepático, sendo responsável pela formação de metabólitos não tóxicos, mais facilmente excretáveis. A dose recomendada é de 5 mg/kg, IV, a cada 8 h
- Ácido ascórbico (vitamina C): utilizado como terapia adjuvante, podendo ajudar na redução de metabólitos tóxicos circulantes não ligados, à medida que forem recuperadas as reservas de glutationa, responsáveis por facilitar a conjugação do paracetamol. A recomendação é administrar 30 mg/kg, VO, a cada 6 h, totalizando sete doses
- Transfusão sanguínea: animais com anemia hemolítica grave podem exigir transfusão sanguínea, sendo necessária nos pacientes em que o hematócrito cair abaixo de 20%. A capacidade de transporte de oxigênio do sangue pode estar diminuída, portanto sinais de hipoxia justificam a transfusão, mesmo se o hematócrito estiver normal, pois esse indicador não é um reflexo real da capacidade de transporte de oxigênio do sangue

Terapia auxiliar:

- Envolve oxigenoterapia, fluidoterapia (utilizada com o objetivo de proteger o organismo contra os danos provocados pela hemoglobinúria nos túbulos renais e contra a acidose), utilização de eletrólitos intravenosos e manipulação limitada do paciente.

*O tipo de tratamento pode variar de acordo com a gravidade de cada paciente.

Os fatores comportamentais também devem ser considerados na alta casuística de intoxicação entre os felinos. O fato de o gato higienizar-se aumenta a probabilidade de ingestão de medicações tópicas acidentalmente. Os felinos apresentam maiores riscos de exposição a intoxicantes tópicos, como desinfetantes (particularmente os fenólicos, que são principais candidatos a glicuronidação) ou pesticidas, e podem ser letais quando ingeridos.[23]

Outro fator relevante se refere à alteração do metabolismo, na síndrome do choque, em que a administração de qualquer fármaco deve ser realizada com cautela.[6]

CONSIDERAÇÕES FINAIS

É de extrema importância, na abordagem emergencial, conhecer as diferentes respostas dos gatos diante das síndromes, para otimizar o atendimento e direcionar a terapêutica e o monitoramento a pontos específicos.

O sucesso da abordagem envolve reconhecimento rápido, intervenção precoce, conhecimento da fisiopatologia e das peculiaridades da espécie e requer uma equipe preparada e devidamente treinada, utilizando padrões de trabalho preestabelecidos.

A fim de evitar diagnósticos errôneos e terapias inapropriadas, cuidados especiais devem ser tomados para não haver extrapolação de doses e intervalos de administração de fármacos para gatos.

QUADRO 12.3 Tratamento intensivo básico para intoxicações.

Exame físico: deve ser breve, mas minucioso, incluindo todos os sistemas orgânicos. É importante coletar amostras de soro, urina, vômito ou lavado orogástrico, para análises toxicológicas posteriores

Estabilização dos sinais vitais: inclui quatro objetivos principais: manter a respiração e a função cardíaca, controlar a excitação do sistema nervoso central e a temperatura corporal. Deve-se colocar um cateter intravenoso, na chegada do animal, para a administração de medicamentos, fluidos e antídotos. Fluidos cristaloides (lactato de Ringer) são os de primeira escolha, podendo ser alterado, posteriormente, em função da condição hidreletrolítica e acidobásica do paciente. Também se deve avaliar a necessidade de transfusão. Gatos com sinais de angústia ou disfunção respiratória devem receber suplementação de oxigênio de modo não estressante. A temperatura corporal pode estar aumentada ou reduzida, dependendo da toxina ingerida e do estágio da intoxicação, devendo ser controlada

Obtenção de um histórico detalhado: devem ser investigados a identidade do agente tóxico, o volume a que o animal foi exposto, o tempo decorrido da detecção do problema, os primeiros sinais clínicos observados, a presença de outras alterações, a evolução dos sintomas, as atividades recentes do animal (alimentação, tipo de dieta, acesso à rua, administração de medicamentos, exposição a substâncias tóxicas). Em emergências, o histórico deve ser obtido enquanto o animal é submetido ao exame inicial e tem seus parâmetros vitais estabilizados

Prevenção de absorção continuada da toxina: deve-se procurar remover ou evitar a absorção inicial da substância ingerida, incluindo êmese e lavagem orogástrica (eficientes nas primeiras 2 h após ingestão da substância tóxica), catárticos e enemas. Podem-se utilizar adsorventes, resinas de troca iônica ou substâncias precipitantes ou quelantes. A indução ao vômito e a lavagem gástrica são contraindicadas no tratamento de intoxicações por ingestão de naftaleno, de produtos derivados do petróleo e de ácidos/álcalis

Administração de antídotos: deve-se administrar antídoto específico para inibir o efeito da toxina e evitar a conversão da substância em metabólitos tóxicos sempre que possível. As categorias de substâncias usadas incluem o carvão ativado, catárticos e eméticos. São recomendados para o tratamento sintomático fármacos como atropina, sedativos, esteroides, antiarrítmicos e betabloqueadores e os antídotos específicos, quando disponíveis

Estimulação da excreção e da metabolização da toxina absorvida: o aumento da excreção renal é útil para substâncias orgânicas presentes em quantidade significativa no plasma. Substâncias não iônicas e lipossolúveis são menos influenciadas pela tentativa de promover rápida excreção renal. Antes de iniciar a diurese, deve-se adequar a fluidoterapia intravenosa em função da pressão venosa central, do débito urinário e da pressão arterial normal. O uso de manitol como diurético osmótico pode reduzir a reabsorção passiva de alguns tóxicos no túbulo contorcido proximal, por reduzir a reabsorção de água. A dextrose (50%) pode ser usada como diurético osmótico e a furosemida para promover diurese. O uso de manitol, dextrose e furosemida é contraindicado a pacientes hipotensos ou hipovolêmicos. Recomenda-se atenção, para não provocar desidratação com o uso de diurético

Tratamento de suporte sintomático: inclui protetores gastrintestinais, antieméticos, analgésicos e suporte nutricional, associados ao suporte respiratório e circulatório e à manutenção das funções renal e gastrintestinal. A manutenção da perfusão renal é prioridade no paciente intoxicado, devido ao alto risco de desenvolvimento de lesão renal e insuficiência renal aguda por lesão tóxica primária ao parênquima renal ou em decorrência da hipoperfusão renal aguda ou crônica

O conhecimento de características específicas da espécie felina, como as citadas neste capítulo, é essencial para a intervenção consistente do paciente, maximizando sua capacidade de recuperação da doença crítica.

REFERÊNCIAS BIBLIOGRÁFICAS

1. King L. Update on feline critical care. Proceedings of 33th World Small Animal Veterinary Association Congress; 2008. p. 20-24; Dublin: WSAVA; 2008.
2. Kirby R. The cat is not a small dog in ICU: parts I and II. Proceedings of 29th World Small Animal Veterinary Association Congress; 2004. p. 6-9; Rhodes – Greece: WSAVA; 2004.
3. Holowaychuk MK, Martin LG. Misconceptions about emergency and critical care: cardiopulmonary cerebral resuscitation, fluid therapy, shock, and trauma. Em Crit Care Med. 2006;420-32.
4. Barton L. Shock resuscitation: a new look at traditional endpoints. Proceedings of the 30th World Small Animal Veterinary Association Congress; 2005. p. 11-14; Mexico City: WSAVA; 2005.
5. Raiser AG. Choque. In: Rabelo RC, Crowe JR, Dennis T. Fundamentos de terapia intensiva veterinária em pequenos animais: condutas no paciente crítico. Rio de Janeiro: LF Livros; 2005. p. 71-104.
6. Otto CM. Emergências clínicas. In: Lorenz MD, Cornelius LM, Ferguson DC. Terapêutica clínica em pequenos animais. Rio de Janeiro: Interlivros; 1996. p. 373-418.
7. Day TK, Bateman S. Síndrome choque. In: Dibartola LA, Stephen P. Anormalidade de fluidos, eletrólitos e equilíbrio ácido-básico na clínica de pequenos animais. 3. ed. São Paulo: Roca; 2007. p. 523-46.
8. Paixão N. Sepse e síndrome da resposta inflamatória sistêmica (SIRS). In: Rabelo RC, Crowe JR, Dennis T. Fundamentos de terapia intensiva veterinária em pequenos animais: condutas no paciente crítico. Rio de Janeiro: LF Livros; 2005. p. 113-26.
9. Kirby R. Feline shock and resuscitation. Proceeding of the 30th World Small Animal Veterinary Association Congress; 2005. p. 11-14; Mexico City: WSAVA, 2005.
10. Crowe JR, Dennis T. Hemorragias catastróficas. In: Rabelo, RC, Crowe JR, Dennis T. Fundamentos de terapia intensiva veterinária em pequenos animais: condutas no paciente crítico. Rio de Janeiro: LF Livros; 2005. p. 137-44.
11. Ford RB, Mazzaferro EM. Manual de procedimentos veterinários & tratamento emergencial. São Paulo: Roca; 2007.
12. Rabelo RC. Fluidoterapia no paciente felino grave. Anais do XXIX Congresso Brasileiro da Anclivepa, Maceió – Brasil; 2008.
13. Brady CA, Otto CM, Winkle TJV, King LG. Severe sepsis in cats: 29 cases (1986-1998). JAVMA. 2000;217(4):531-5.
14. Holveck S, Grande P. Hypovolemia is a main factor behind disturbed perfusion and metabolism in the intestine during endotoxemia in cat. Shock. 2002;18(4):367-73.
15. Hopper K. Systemic inflammation and sepsis: why should I care? Proceeding of the 33th World Small Animal Veterinary Association Congress; 2008. p. 20-24; Dublin: WSAVA; 2008.
16. Schaer M. Fluid therapy for critically ill dogs and cats. Proceeding of the 30th World Small Animal Veterinary Association Congress; 2005. p. 11-14; Mexico City: WSAVA, 2005.
17. Mele E, López A. Manejo inicial do paciente traumatizado. In: Tello LH. Trauma em cães e gatos. São Paulo: MedVet Livros; 2008. p. 17-31.
18. Rabelo RC. Estudio y valor pronóstico de los parámetros relacionados con supervivencia en clinica de urgencias de pequeños animales: Estudio Multicéntrico. Tesis Doctoral. Facultad de Veterinaria, Universidad Complutense de Madrid; 2008. 256 p.
19. Lima FPC, Rabelo RC. Abordagem ao abdome agudo. In: Rabelo RC, Crowe JR, Dennis T. Fundamentos de terapia intensiva veterinária em pequenos animais: condutas no paciente crítico. Rio de Janeiro: LF Livros; 2005. p. 61-9.
20. Rabelo RC. Abordagem emergencial do paciente crítico. In: Rabelo RC, Crowe JR, Dennis T. Fundamentos de terapia intensiva veterinária em pequenos animais: condutas no paciente crítico. Rio de Janeiro: LF Livros; 2005. p. 3-14.
21. Griffin B, Hume KR. Recognition and management of stress in housed cats. In: August JR. Consultations in feline internal medicine. v. 5. Philadelphia: Elsevier; 2006. p. 717-32.
22. Martinie JT, Krimer P. Heinz body anemia in cats. The University of Georgia, Athens: Veterinary Clinical Pathology Clerkship Program; 2002. [acesso em 24 fev. 2022.] Disponível em: http://www.vet.uga.edu/vpp/clerk/Tarigo/index.php.
23. Maddison JE. Considerações especiais na terapêutica felina. In: Chandler EA, Gaskell CJ, Gaskell RM. Clínica e terapêutica em felinos. São Paulo: Roca; 2006. p. 3-10.
24. Souza HJMS. Particularidades da terapêutica. In: Souza HJMS. Coletâneas em medicina e cirurgia felina. Rio de Janeiro: L.F. Livros; 2003. p. 349-61.
25. Rang HP, Dale MM, Ritter JM. Farmacologia. Rio de Janeiro: Guanabara Koogan; 2001. p 65-77.
26. Breathnach R. Abordagem para toxicologia. In: Chandler EA, Gaskell CJ, Gaskell RM. Clínica e terapêutica em felinos. São Paulo: Roca; 2006. p. 32-40.
27. Desnoyers M. Anemias associated with Heinz bodies. In: Feldman BF, Zinkl JG, Jain NC. Schalm's veterinary hematology. Baltimore: Lippincott Williams & Wilkins; 2000. p. 178-80.
28. Grace SF. Methemoglobinemia and Heinz body hemolytic anemia. In: Norsworthy GD, Crystal MA, Grace SF, Tilley LP. The feline patient. Essentials of diagnosis and treatment. 2. ed. Philadelphia: Lippincott Williams & Wilkins; 2002. p. 359-62.
29. Grace SF. Acetaminophen toxicosis. In: Norsworthy GD, Crystal MA, Grace SF, Tilley LP. The feline patient. Essentials of diagnosis and treatment. 2. ed. Philadelphia: Lippincott Williams & Wilkins; 2002. p. 109-11.
30. Knottenbelt CM, Blackwood L. Sangue. In: Chandler EA, Gaskell CJ, Gaskell RM. Clínica e terapêutica em felinos. São Paulo: Roca; 2006. p. 194-230.

13 Consenso Brasileiro de Sepse

Leandro Fadel • Rodrigo Cardoso Rabelo

INTRODUÇÃO

A sepse é uma questão de saúde pública, considerada a maior causa de morte em humanos mundialmente. Na 70ª Assembleia Mundial de Saúde, a Organização Mundial da Saúde (OMS) pautou a discussão sobre os processos necessários para melhorar a prevenção, o diagnóstico e o manejo clínico da sepse. No documento oficial, foi descrito um cenário mundial dramático para a síndrome, que causa cerca de 6 milhões de mortes humanas ao ano, além de representar cerca de 6,2% de todos os custos hospitalares anuais somente nos EUA.[1,2]

O conceito de sepse tem evoluído nas últimas décadas, sendo que já foram oficialmente publicados três documentos nos últimos 30 anos.[3] Simultaneamente, há uma força-tarefa na medicina humana encarregada de trabalhar as diretrizes de tratamento da sepse adulta e pediátrica, a qual, de tempos em tempos, atualiza o documento com as recomendações das terapias envolvidas no tratamento da doença.[4]

No entanto, a difusão do conhecimento da síndrome e seus agravamentos deve ser realizada em todos os âmbitos, sendo necessário treinar médicos, médicos-veterinários e a população leiga para sua correta identificação, classificação e seu tratamento no que se refere às condições de higiene, bem como para o reconhecimento de que pode ser uma doença grave e de que o cuidado sem orientação médica, tanto humana como veterinária, pode tirar as chances de sobrevivência do paciente.[1,2]

DEFINIÇÕES

A necessidade de alinhar conceitos e padronizar critérios, permitindo que houvesse uniformidade entre a comunidade médico-científica, gerou uma primeira declaração em 1991 (Sepse-1), aprovada pelo American College of Chest Physicians (ACCP) e pela Society of Critical Care Medicine (SCCM). Essa uniformidade tinha como objetivo melhorar a comparação entre trabalhos científicos e epidemiológicos de diferentes locais e garantir um melhor padrão de comparação e entendimento deles. Nesse momento, optaram também por excluir alguns termos a fim de aperfeiçoar essa uniformização, sendo eles: septicemia, endotoxemia, choque endotóxico e síndrome séptica.[5] Outra importante contribuição nesse momento foi estabelecer alguns termos que seriam usados daquela data em diante. Foram definidos os termos "síndrome da resposta inflamatória sistêmica", "sepse", "sepse grave" e "choque séptico".[6]

A síndrome da resposta inflamatória sistêmica (SIRS, do inglês *systemic inflammatory response syndrome*) foi sugerida como critério de inclusão para pacientes em sepse e consistia na identificação da alteração de quatro parâmetros: frequência cardíaca, frequência respiratória, temperatura corporal e leucometria.[5] Na medicina veterinária, SIRS foi estabelecida seguindo os mesmos critérios adaptados ao cão e ao gato, conforme apresentado no Capítulo 10, Quadro 10.1, considerada positiva quando os cães apresentam dois dos quatro critérios alterados e, nos felinos, três dos quatro.[7,8] Uma vez que se considerasse positivo para SIRS e houvesse suspeita ou confirmação de alguma infecção, o paciente seria classificado como sepse. Aqui o paciente não necessariamente precisa ser submetido a tratamento mais agressivo ou mesmo ser hospitalizado, mas deve-se avaliar se há disfunções orgânicas, que tenham ficado indefinidas no Sepse-1.[6] Cunharam-se os termos "sepse grave" e "choque séptico". Uma vez que o paciente apresentasse disfunção orgânica e sepse, seria classificado como sepse grave, enquanto o choque séptico compreenderia a hipotensão induzida pela sepse que não respondeu à reanimação volêmica e há necessidade de realizar o uso de aminas vasoativas.[5]

Em 2001, em uma tentativa de aumentar a especificidade dos conceitos e aprimorar o esclarecimento, o documento foi revisado em um encontro entre a SCCM, a ACCP, a European Society of Intensive Care Medicine (ESICM), a American Thoracic Society (ATS) e a Surgical Infection Society (SIS), quando surgiu o Sepse-2. Nesse documento, foi incluída uma lista com diversos sinais de SIRS em resposta à infecção que poderiam ser utilizados para verificar se o paciente parece séptico ou não. Nessa lista encontram-se achados que demonstram a presença de disfunção orgânica, como hipoxemia arterial, disfunção hemodinâmica, coagulopatia, alteração de funções renal e hepática, alteração em parâmetros gerais, inflamatórios e perfusionais.[9] Essas disfunções, as quais ainda não estavam estabelecidas no Sepse-1, ganharam uma descrição mais consistente e prática.[6] Os critérios para diagnóstico de sepse grave e disfunções orgânicas adaptados para cães e gatos são:[5,9,10]

- Alteração do nível consciência: escala de coma de Glasgow < 17 ou AVDN diferente que A
- Hipotensão: queda abrupta maior que 40 mmHg na PAS, ou ainda uma PAM < 65 mmHg ou PAS < 90 mmHg em cães ou < 100 mmHg em gatos
- Oligúria: débito urinário < 0,5 mℓ/kg/h ou creatinina > 2 mg/dℓ
- Hiperbilirrubinemia total > 0,5 mg/dℓ
- Disfunção respiratória: $PaO_2/FiO_2 < 300$ ou sinais clínicos graves somados a infiltrado bilateral
- Coagulação: trombocitopenia (< 100.000/mm³ ou queda de 50% em 12 horas), aumento do TP/TTPA/D-dímero ou queda no fibrinogênio
- Íleo paralítico: ausência de ruídos à ausculta
- Hiperlactatemia: > 3,2 mmol/ℓ em cães ou > 2,5 mmol/ℓ em gatos.

No Sepse-2 não houve mudança significativa no conceito do choque séptico.

Após 15 anos de Sepse-2, em 2016, foi publicado novo consenso, em que houve nova mudança estrutural na classificação da sepse. Nesse momento, foram removidas a SIRS e a sepse grave, sugerindo-se o uso de dois novos escores para ajudar em sua classificação: o escore *Sequential Organ Failure Assessment* (SOFA), para identificação da sepse, associado a um escore clínico para uso em pronto-socorro, denominado *Quick* SOFA (qSOFA).[3] Os dois escores ainda dependem de completa validação com a correta evidência em medicina veterinária, estando o seu uso adaptado totalmente desencorajado.

O Sepse-3 foi desenvolvido a partir da necessidade de revisar os conceitos descritos nos documentos anteriores. A nomenclatura do Sepse-1 era a base utilizada há 25 anos, sem qualquer atualização prática.

Uma das alterações foi a retirada do uso dos critérios de SIRS sugeridos para o diagnóstico de sepse nos documentos anteriores, pois ficou demonstrado que seriam preditivos de inflamação exagerada e que não necessariamente indicariam a presença de infecção, de uma resposta desregulada ou até mesmo de um quadro grave de contrarregulação inflamatória e imunossupressão.[3,11]

A nova definição de sepse publicada foi: "disfunção orgânica ameaçadora à vida, causada por uma resposta desregulada do hospedeiro à infecção".[3] Devido a essa atualização do conceito, adotou-se que a sepse seria um evento causador de disfunção orgânica grave, em vez de apenas infecção acompanhada de resposta pró-inflamatória exagerada, o que tornou o termo "sepse grave" redundante e inútil para o processo de aprendizado da síndrome.[12]

Em conjunto com os novos conceitos da sepse, publicou-se a avaliação de diferentes escores de gravidade, tanto para pronto-socorro como para a unidade de terapia intensiva (UTI). Dentre os escores avaliados estavam SIRS, SOFA, qSOFA e *Logistic Organ Dysfunction System* (LODS), os quais foram testados para predição de mortalidade em ambos os ambientes, pronto-socorro e UTI. Os escores que apresentaram maior capacidade preditiva na UTI foram SOFA e LODS, superando o SIRS. Já no pronto-socorro, o qSOFA foi o que apresentou maior capacidade preditiva.[13] Portanto, a força-tarefa recomendou o uso do qSOFA fora da UTI e, para pacientes admitidos na UTI, o uso do SOFA.[6,11-13]

Com relação ao choque séptico, a definição publicada afirma se tratar de um subgrupo da sepse em que as anormalidades adjacentes dos metabolismos circulatório e celular são profundas o suficiente para aumentar substancialmente a mortalidade.[3] Para seu diagnóstico, considera-se a necessidade de uso de vasopressores para manter a pressão arterial média acima de 65 mmHg e a hiperlactatemia persistente após reanimação volêmica adequada.[14]

Antes que qualquer sociedade médico-veterinária se posicionasse em relação à atualização conceitual proposta no consenso Sepse-3, houve muitas controvérsia e discussão, especialmente pelas sociedades de países de baixa e média renda (LIC, do inglês *low income country*; MIC, do inglês *middle income country*), as quais argumentaram que o banco de dados de pacientes utilizados foi de países de alta renda, não comparáveis aos países LIC e MIC.[15] Com essa discussão, a retirada do uso dos critérios de SIRS foi justificada, pois não eram capazes de identificar o paciente com infecção, mas, sim, com resposta inflamatória exagerada, que tornava o método muito sensível.[11] Entretanto, o uso do qSOFA como método de triagem apresenta sensibilidade mais baixa e tem desempenho melhor para identificar pacientes com alto risco e, novamente, não é direcionado à identificação do paciente com infecção. Essa baixa sensibilidade ocorre em uma população de renda maior e com acesso a melhores unidades de saúde, porém não reflete a realidade em países LIC e MIC,[15] nos quais, muitas vezes, o paciente chega tardiamente ao serviço de atenção médica, que em muito se assemelha ao cotidiano da medicina veterinária nacional. Outra questão levantada em relação ao qSOFA é o seu uso, para o qual se deve avaliar o nível de consciência, a frequência respiratória e a pressão arterial. Quando dois dos três parâmetros estiverem alterados, somando-se a suspeita ou a confirmação de infecção, há sepse.[13] Esse método atrasaria o diagnóstico e o início da terapêutica do paciente, acarretando a possibilidade de consequências maiores, inclusive com aumento de mortalidade.[12,15]

Quanto à nova definição do choque séptico, foi realizado o mesmo padrão para identificar os pacientes, fundamentado na gravidade e na mortalidade. Desse modo, para o diagnóstico, seguindo o terceiro consenso de classificação, o paciente séptico é aquele que apresentar necessidade de uso de vasopressor para manter a pressão arterial média acima de 65 mmHg e apresentar hiperlactatemia mesmo após reanimação volêmica adequada.[3,14] De acordo com a última classificação, o lactato tem importância somente para identificação de choque e não é considerado disfunção orgânica.[15] No entanto, a inclusão da lactimetria é um fator que pode dificultar o diagnóstico, por questões de recursos limitados, dificultando a classificação dos pacientes em choque séptico.[12]

CONDUTA NA CLASSIFICAÇÃO PARA MEDICINA VETERINÁRIA

A conduta a ser realizada para a classificação no paciente deve ser padronizada e é sugerido o uso de um fluxograma para facilitar as tomadas de decisão. Esse fluxograma (Figura 13.1) fundamenta-se no que foi sugerido no terceiro consenso de sepse,[3] tendo sido adaptado por Castro e Rabelo (2016) por meio das recomendações de Machado *et al.* (2016). Essas recomendações colocam a realidade da prática clínica de pequenos animais muito próxima à realidade de países de baixa e média renda.

O início da conduta é justamente avaliar a possibilidade de o paciente estar em um processo infeccioso. Nesse momento a recomendação é de que, na suspeita,[3,4,10,12] não havendo a necessidade

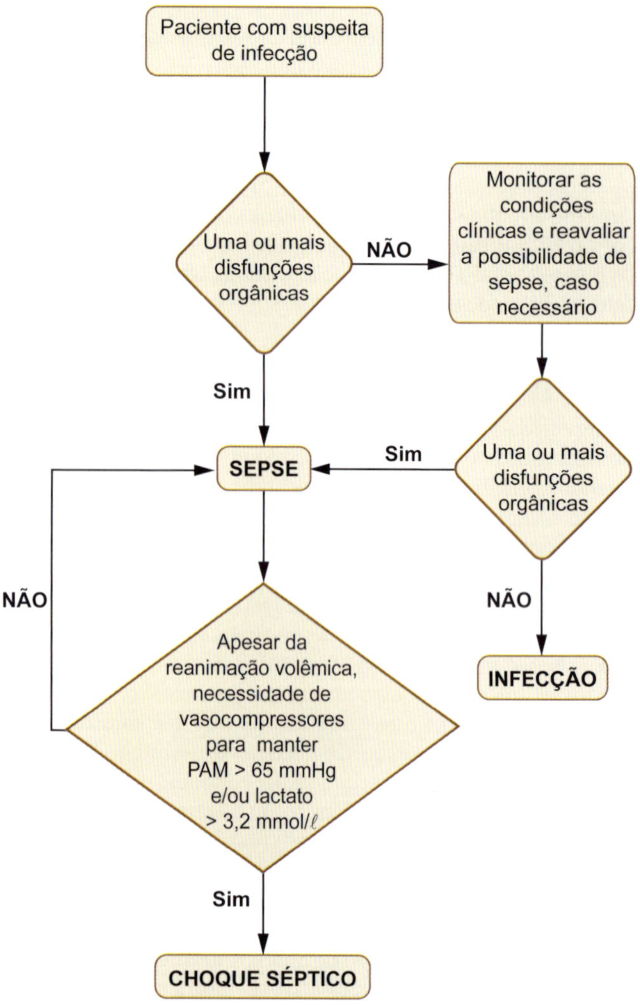

Figura 13.1 Fluxograma da classificação das condições de sepse, choque séptico e infecção (Adaptada de Machado *et al.*, 2016, por Castro e Rabelo, 2016.)

de comprovação da infecção, o paciente passe à primeira avaliação específica, que é buscar a existência de disfunções orgânicas, conforme descrito no Capítulo 10, Quadro 10.2. Muitas vezes, situações comuns nesse cenário que podem cursar com má conduta são as que se atêm aos exames laboratoriais, não validando que um rebaixamento do nível de consciência ou mesmo um íleo paralítico associado ou não a uma gastroparesia já valem como disfunção orgânica. Caso esse paciente não apresente nenhuma disfunção orgânica, sugere-se mantê-lo monitorado, se necessário. Na persistência do quadro clínico, trata-se de uma infecção. Na presença de pelo menos uma disfunção orgânica, tem-se um quadro de sepse. Reforçando que aqui, diferentemente do documento original da medicina humana, o qual sugere duas disfunções,[3] a sepse deve ser confirmada na ocorrência de uma disfunção orgânica nova.[12] Se houver sepse, deve-se avaliar a estabilidade hemodinâmica do paciente, e a necessidade de reanimação volêmica não o coloca na classificação de choque séptico. Caso ele responda à reanimação com fluidos e não seja necessário o uso de fármacos vasoativos, esse paciente é classificado com sepse.

Contudo, se a resposta à reanimação não foi satisfatória e há necessidade de vasopressores, esse paciente é classificado com choque séptico. Idealmente, a classificação inclui o uso de lactato, que também deve estar em estado de hiperlactatemia.[3] Muitas vezes, porém, por questões de disponibilidade e de custos, a lactimetria não está disponível;[15] portanto, mesmo na ausência da mensuração (que é o ideal), é possível classificar o paciente em choque séptico.

É importante ressaltar que, mesmo após a internação e o tratamento, o quadro de choque séptico pode surgir.

CONSIDERAÇÕES FINAIS

Seguramente, esse é o período de ouro da abordagem ao paciente séptico. Com a evolução e a atualização dos consensos e guias de trabalho, é possível otimizar imediatamente a identificação e o tratamento dos pacientes afetados por essa síndrome.

Cabe ao chefe de serviço a implantação das novas diretrizes e não permitir um tempo médio de 15 a 20 anos para que uma nova evidência alcance o paciente dentro do hospital e se aplique na rotina de urgências na medicina veterinária.

O uso prático dessa proposta de consenso para identificar corretamente um animal nos diversos estágios da sepse é de vital importância para que os protocolos de diagnóstico e tratamento sejam aplicados de maneira assertiva e produzam os melhores desfechos.

REFERÊNCIAS BIBLIOGRÁFICAS

1. World Health Organization. Improving the prevention, diagnosis and clinical management of sepsis. Seventieth World Health Assembly – Provisional Agenda item 12.2. p. 1-6; 2017.
2. World Health Organization. Improving the prevention, diagnosis and clinical management of sepsis. In: Governing Body Matters: key issues arising out of the Seventieth World Health Assembly and the 140th and the 141 st sessions of the WHO Executive Board. Provisional Agenda item 10.1. p. 4-5; 2017.
3. Singer M, Deutschman CS, Seymour CW *et al.* The Third International Consensus Definitions for Sepsis and Septic Shock (Sepsis-3). JAMA. 2016;315(8):801-10.
4. Rhodes A, Evans LA, Alhazzani W, Levy MM, Antonelli M, Ferrer R *et al.* Surviving Sepsis Campaign: International Guidelines for Management of Sepsis and Septic Shock: 2016. Crit Care Med. 2017;45(3):486-552.
5. Bone RC, Balk RA, Cerra FB, Dellinger RP, Fein AM, Knaus WA *et al.* ACCP/SCCM Consensus Conference: definitions for sepsis and organ failure and guidelines for the use of innovative therapies in sepsis. Chest. 1992;101(6):1644-55.
6. Gül F, Arslantas MK, Cinel I, Kumar A. Changing definitions of sepsis. Turkish J Anaest Rean. 2017;54:129-38.
7. Costello MF. Shock. In: Drobatz KJ, Costello MF. Feline emergency and critical care medicine. Wiley-Blackwell, Iwoa, EUA; 2010. p. 23-9.
8. Silverstein DC, Sanotoro-Beer K. Síndrome de resposta inflamatória sistêmica (SRIS). In: Rabelo RC. Emergências de pequenos animais – condutas clínicas e cirúrgicas no paciente grave. Rio de Janeiro: Elsevier; 2012. p. 444-50.
9. Levy MM, Fink MP, Marshall JC, Abraham E, Angus D, Cook D *et al.* 2001 SCCM/ESICM/ACCP/ATS/SIS International Sepsis Definitions Conference. Int Care Med. 2003;29(4):530-38.
10. Rabelo RC. Sepse, Sepse Grave e Choque Séptico. In: Rabelo RC. Emergências de Pequenos Animais – Condutas clínicas e cirúrgicas no paciente grave. Rio de Janeiro: Elsevier, 2012. p. 451-473.
11. Kaukonen KM, Bailey M, Pilcher D, Cooper DJ, Bellomo R. Systemic inflammatory response syndrome criteria in defining severe sepsis. N Engl J Med. 2015;372(17):1629-38.
12. Castro GA, Rabelo RC. Sepsis-3: uma análise aplicada à medicina veterinária. Journal LAVECC. 2016;9(3).
13. Seymour CW, Liu VX, Iwashyna TJ *et al.* Assessment of Clinical Criteria for Sepsis: For the Third International Consensus Definitions for Sepsis and Septic Shock (Sepsis-3). JAMA. 2016;315(8):762-74.
14. Shankar-Hari M, Phillips GS, Levy ML *et al.* Developing a new definition and assessing new clinical criteria for septic shock: for the third international consensus definitions for sepsis and septic shock (Sepsis-3). JAMA. 2016;315(8):775-87.
15. Machado FR, Assunção MSC, Cavalcanti AB, Japiassú AM, Azevedo LCP, Oliveira MC. Chegando a um consenso: vantagens e desvantagens do Sepsis 3 considerando países de recursos limitados. Rev Bras Ter Intensiva. 2016;28(4):361-5.

14

Fluidoterapia no Ambiente do Paciente Grave

Rodrigo Cardoso Rabelo • Bruna Santiago Dias Portilho

INTRODUÇÃO

A fluidoterapia é parte imprescindível no manejo do paciente grave, no intuito de reidratá-lo, restaurar o volume sanguíneo circulante em caso de hipovolemia ou de choque, ou ainda para corrigir eventuais desequilíbrios eletrolíticos ou acidobásicos. O objetivo principal ao repor volume sanguíneo sempre será o de obter a máxima perfusão e aumentar a sobrevida do paciente. O diagnóstico de déficit de fluido intracelular é difícil e se baseia mais na constatação de hipernatremia ou hiperosmolaridade do que nos sinais clínicos. É necessário conhecer os potenciais de troca, as noções básicas de hemodinâmica e as variáveis que influenciam na fluidoterapia.

A infusão de fluidos pode ser realizada pelos acessos intravenoso, intraósseo, intraperitoneal, subcutâneo ou mesmo pela via entérica.

Cada paciente apresenta uma necessidade e vai demonstrar dificuldades distintas quando abordado na sala de urgência. Entretanto, a fluidoterapia de urgência é em geral realizada pela via intravenosa ou intraóssea no caso dos filhotes, uma vez que essas vias propiciam rápida correção da desidratação e da hipovolemia, reposição de eletrólitos, além de ação imediata de fármacos – em razão da ausência de barreiras para absorção, existentes quando comparadas às vias oral, subcutânea e intramuscular. Nos casos de pacientes pediátricos e exóticos, quase sempre a via intraóssea é indicada, ocorrendo também rápida absorção de líquidos, que se difundem da região medular dos ossos para a circulação.

CONCEITOS BÁSICOS

Primeiramente, deve-se entender que o organismo é composto de diferentes compartimentos de líquidos, como o extracelular ou LEC (composto de líquidos intravascular e intersticial, os quais são separados pela parede vascular) e o intracelular ou LIC, que inclui todos os líquidos existentes no interior das células.[1-3]

A troca de solutos e fluido entre o plasma e os espaços intersticiais ocorre em nível capilar. O volume do espaço vascular é controlado por um equilíbrio entre as forças que favorecem a filtração de fluido através do sistema vascular e do endotélio no espaço intersticial (pressão hidrostática capilar e pressão oncótica do tecido) e as forças que tendem a reter fluido dentro do espaço vascular (pressão oncótica plasmática e pressão hidrostática tecidual). A pressão oncótica é a pressão osmótica gerada por proteínas plasmáticas, contidas no espaço vascular. Além das pressões citadas, deve-se levar em consideração o papel do glicocálix na regulação de fluidos no leito vascular, conforme apresentado adiante.[4-6]

Glicocálix e sua importância

Novos conceitos em permeabilidade vascular alteraram a forma de abordagem da reanimação volêmica, levando ao aumento da sua eficácia. Esse novo conceito envolve o entendimento de uma estrutura contida no endotélio vascular, denominada "glicocálix". O recente entendimento do funcionamento do glicocálix permitiu a revisão do princípio de Starling e explica de modo mais adequado como ocorre o deslocamento de fluido através da barreira endotelial para o interstício.[7]

O glicocálix consiste em uma membrana contida no endotélio vascular, responsável pela regulação de entrada e saída de fluidos. É composto de uma série de proteínas, como proteínas plasmáticas (a albumina é a principal delas), proteinoglicanas (a sindectana é a principal) e glucosaminoglicanas (sulfato de heparana, sulfato de condroitina e ácido hialurônico). A degradação do glicocálix promove extravasamento de fluido do vaso para o interstício e pode ser observada em diversas patologias, como na sepse, no trauma ou ainda quando são administrados grandes volumes de fluido em curto espaço de tempo. Estudos em pacientes humanos relatam a associação da degradação do glicocálix com a piora do prognóstico dos pacientes.[7]

Modelo de Starling modificado

Até recentemente, o movimento do fluido através do endotélio vascular era explicado pelo princípio clássico de Starling, que descreve a taxa de filtração como uma função de duas forças opostas – pressão hidrostática e pressão osmótica – através da parede do vaso. Contudo, estudos recentes indicam uma série de contradições no modelo de Starling, dentre elas: não há reabsorção venosa de fluido, a taxa de fluxo transcapilar é menor do que a anteriormente prevista e a concentração de proteína intersticial tem efeito mínimo no fluxo de fluido. A análise desses pontos levou às principais modificações no modelo de Starling, no qual o glicocálix tem função central. Por meio do modelo de Starling modificado, foi possível entender adequadamente, por exemplo, a função da albumina na regulação do líquido vascular. Anteriormente, atribuía-se as alterações vasculares oferecidas pela hipoalbuminemia à redução da pressão oncótica dentro do leito vascular, promovendo extravasamento de líquido para o interstício. Entretanto, pelo novo modelo de Starling, entende-se que pacientes nessa condição apresentam degradação do glicocálix em função da atuação de enzimas, como as metaloproteinases, induzidas pelos baixos níveis séricos de albumina.[7]

O completo entendimento da atribuição do glicocálix na dinâmica dos fluidos no leito vascular é de suma importância para a definição e a condução da fluidoterapia no paciente grave.

Soluções utilizadas na fluidoterapia

Podem-se separar as soluções utilizadas na fluidoterapia em duas categorias, cristaloides e coloides, as quais podem ser classificadas em função de suas propriedades oncóticas e osmóticas.[8]

Cristaloides

Um cristaloide é um fluido composto de pequenas moléculas, osmoticamente ativas, mas com baixo poder oncótico, sendo altamente permeáveis às membranas. Nessas soluções, as concentrações de sódio e glicose determinam sua osmolaridade e a consequente distribuição de água nos compartimentos orgânicos. Apresentam capacidade expansora temporária, causando diurese e permanecendo pouco tempo no leito intravascular, sendo indicadas principalmente quando se faz necessário repor volume intersticial.[1,2,9,10]

Os fluidos cristaloides mais comuns são a solução salina (0,9%), o Lactato de Ringer e o Ringer simples, o Plasma Lyte e a solução de glicose a 5%.[1,2,4,11]

O Quadro 14.1 descreve a composição das principais soluções de cristaloides.

Esses fluidos são primariamente indicados para a correção da desidratação, dos desequilíbrios acidobásicos e eletrolíticos, repondo volume no espaço intersticial e intracelular, podendo ser utilizados para manter a exigência hídrica diária, repor déficit hídrico ou a perda contínua de água. É importante entender que a quantidade de fluido administrada deve ser calculada para cada paciente, de acordo com necessidade, quadro clínico e evolução hemodinâmica. Apesar de a fluidoterapia desempenhar parte fundamental no tratamento do paciente hospitalizado, a literatura indica que seu uso não é isento de riscos. A utilização de determinados volumes e tipos de fluido pode aumentar o risco de danos ou até aumentar as chances de óbito em determinados pacientes.[12]

Coloides

Os coloides são fluidos compostos tanto de moléculas pequenas (íons de alta permeabilidade) quanto de moléculas de alto peso molecular, que caracterizam esse grupo. Uma vez no espaço intravascular, ocorre o aumento da pressão oncótica decorrente da atração provocada pela molécula coloidal, mantendo o volume dentro do vaso por mais tempo.[9-11,13,14]

Por não passarem facilmente pelo endotélio vascular, os coloides são frequentemente considerados na escolha da solução a ser utilizada em pacientes críticos, pois considerando uma barreira vascular sem alterações, eles apresentam maior capacidade de retenção de volume dentro do vaso quando comparados aos cristaloides. Entretanto, ainda há muitas questões a serem esclarecidas na medicina veterinária sobre os riscos e benefícios da utilização dos coloides.[15]

Os coloides são classificados, de acordo com a sua origem, em naturais (como a albumina) e sintéticos (como as dextranas, gelatinas e amidos). Dentre eles, a albumina e os amidos (principalmente o HES, do inglês *hydroxyethyl starches*) podem ser destacados como os de maior interesse clínico.

O Quadro 14.2 descreve a composição das principais soluções de coloides.[8,16,17]

O HES ganhou espaço nas medicinas humana e veterinária por sua aparente eficácia na reanimação e na manutenção da pressão oncótica vascular. Contudo, após o uso intensivo dessa solução, observaram-se diversos efeitos adversos relacionados à sua administração, como acúmulo nos tecidos, reação anafilática, coagulopatias e lesão renal aguda. Na última década, foram realizados vários estudos clínicos randomizados em pacientes humanos, que investigaram a segurança e a eficácia da utilização da solução de HES em pacientes críticos. Os estudos indicaram um aumento no risco de lesão renal aguda, bem como aumento da mortalidade e da necessidade de terapia dialítica, com benefício mínimo de redução de volume utilizado de solução quando comparado à solução de cristaloide. Na medicina veterinária ainda faltam estudos clínicos randomizados comparando a utilização de cristaloides e coloides. Desse modo, até que todos os pontos possam ser devidamente elucidados, deve-se avaliar criteriosamente cada paciente quanto ao risco e ao benefício do uso. Análogo à implementação de qualquer outro fármaco, a escolha do tipo de fluido deve ser cuidadosamente avaliada, considerando as indicações, contraindicações e potenciais efeitos deletérios para alcançar o objetivo desejado minimizando riscos.[15]

QUADRO 14.1 Composição das principais soluções cristaloides.

	mEq/ℓ							
Fluido	**Na**	**Cl**	**K**	**Ca**	**Mg**	**Tampões**	**pH**	**mOsm/ℓ**
Plasma	140	103	5	5	2	HCO_3^- (25)	7,4	290
NaCl a 0,9%	154	154	–	–	–	–	5,7	308
Lactato de Ringer	130	109	4	3	–	Lactato (28)	8,4	273
Plasma Lyte	140	98	5	3	3	Acetato (27) Gliconato (23)	7,4	295

Fonte: Rabelo R. Emergências de pequenos animais. 2. ed. Rio de Janeiro: Elsevier; 2013. p. 286.

QUADRO 14.2 Composição das principais soluções coloides.

	Albumina (4%)	Plasmion Geloplasma®	Gelofusine®	Voluven® (HES 6% 130/0,40)
Sódio	140	150	154	154
Potássio	0	5	0	0
Cloro	128	100	125	154
Cálcio	0	0	0	0
Magnésio	0	1,5	0	0
Bicarbonato	0	0	0	0
Lactato	0	30	0	0
Malato	0	0	0	0
Octanoato	6,4	0	0	0

Fonte: Rabelo R. Emergências de pequenos animais. 2. ed. Rio de Janeiro: Elsevier; 2013. p. 287.

Avaliação clínica da desidratação e da hipovolemia

Quando o paciente entra no serviço de urgência, deve-se iniciar imediatamente o protocolo ABC de atendimento de emergências. Uma vez obtido o acesso vascular, realiza-se extensa avaliação sobre o estado volêmico do paciente, incluindo o nível intersticial e o intravascular.[1,2,10,18]

Normalmente, julga-se a desidratação de modo subjetivo por meio dos sinais clínicos, sendo difícil chegar a um consenso sobre o estado real do compartimento intersticial. O Quadro 14.3 indica os graus de desidratação com os respectivos sinais clínicos.

Com relação à classificação proposta no Quadro 14.3, é importante ressaltar alguns detalhes na avaliação do estado de hidratação do paciente, como:

- Sempre levar em consideração a história clínica completa do paciente
- Cães obesos apresentam maior deslizamento da pele, dando impressão de hidratação normal, assim como outras raças de gordura aparente e excesso de pele (Molossos, Shar-pei, Chow-Chow etc.), cães jovens e filhotes também aparentam maior elasticidade[1-3,18]

QUADRO 14.3 Sinais clínicos e graus de desidratação.

% de desidratação sugerida	Parâmetros e quadro clínico
5%	História clínica compatível com perda de líquido, mas não há alterações ao exame físico
7%	Alterações compatíveis com choque oculto (macro-hemodinâmica sustentada por vasoconstrição periférica) associado à hiperlactatemia
10%	Alterações compatíveis com choque clássico (hipotensão, hipotermia central e alteração do nível de consciência)

Fonte: Rabelo R. Emergências de pequenos animais. 2. ed. Rio de Janeiro: Elsevier; 2013. p. 220.

- Pacientes desnutridos ou extremamente magros podem parecer desidratados mesmo estando normais, pois têm menor elasticidade de pele, bem como os idosos.[1-3,18]

No caso da volemia, não há uma graduação específica, mas alguns sinais refletem diretamente a gravidade da perda de líquido intravascular, como:

- Aumento do tempo de preenchimento jugular (TPJ) – maior que 2 segundos, que corresponde a uma queda na pressão venosa central (PVC)
- Hiperlactatemia (lactato maior que 3,2 mmol/ℓ em cães e maior que 2,5 mmol/ℓ em gatos)
- Alteração da consciência
- Oligúria (débito urinário menor que 1 a 2 mℓ/kg/h)
- Taquicardia, pulso fraco, mucosas pálidas, hipotensão arterial
- ΔTcp aumentado (maior que 6,5°C para cães e maior que 7,5°C para gatos) consequente à vasoconstrição periférica.

Abordagem TROL

Para iniciar a fluidoterapia do paciente, deve-se primeiramente definir os itens estabelecidos na abordagem TROL (Quadro 14.4).

Fases da fluidoterapia

Ao realizar a fluidoterapia é fundamental guiar a reanimação volêmica com base em quatro pilares:

- Saber começar
- Saber parar
- Saber manter
- Saber retirar.

Assim, é necessário compreender as diferentes fases da fluidoterapia e localizar em qual delas o paciente se encontra, conforme indicado no Quadro 14.5.[21] O entendimento e o respeito a cada fase e duração da fluidoterapia estão diretamente ligados ao prognóstico do paciente, uma vez que a manutenção de um balanço hídrico positivo ao longo de vários dias de internação pode acarretar o aumento da pressão intra-abdominal (PIA), bem como promover um quadro de hipertensão intra-abdominal (HIA), que, além de causar alterações perfusionais, está associado à maior probabilidade de desenvolvimento de síndrome da disfunção múltipla de órgãos (SDMO).[21]

QUADRO 14.4 Abordagem TROL.

Tipo de fluido	Nesse item, deve-se definir o tipo de solução a ser utilizada. As soluções de Lactato de Ringer ou Plasma Lyte (Ringer acetato) são as mais indicadas. As exceções ficam reservadas aos pacientes que apresentam hiponatremia, em que há indicação de uso da solução salina a 0,9% e aos pacientes oriundos de trauma por TCE (traumatismo cranioencefálico), cursando com edema cerebral, nos quais é indicada a utilização da solução salina hipertônica (3%). Já os coloides têm sua indicação restrita aos casos de hemorragias agudas recém-admitidas. Recomenda-se cuidado absoluto na velocidade e tempo de administração[19,20]
Regime de infusão	Nesse item, deve-se definir qual a taxa de fluidoterapia deve ser administrada no paciente
Objetivo clínico	É de grande importância definir as metas terapêuticas a serem alcançadas com a fluidoterapia, bem como baseá-las na progressão do paciente na linha hemodinâmica. Nesse contexto, faz-se necessária a avalição sequencial dos parâmetros macro e micro-hemodinâmicos, sempre antes e após a reanimação volêmica
Limites de segurança	O volume administrado em excesso, bem como a escolha errada da solução, podem levar a diversas alterações no quadro do paciente, como inflamação, distúrbios eletrolíticos e do equilíbrio acidobásico, acidose hiperclorêmica, hemodiluição e edema

QUADRO 14.5 Fases da fluidoterapia (R.O.S.E).

Reanimação	Deve ter duração de minutos
Otimização	Deve ter duração de horas
***S**tabilization* (estabilização)	Pode ter duração de semanas
Evacuação	Em caso de necessidade urgente de retirada de fluido

O principal objetivo da reanimação volêmica é estabilizar o volume intravascular no paciente hipovolêmico funcional, com instabilidade orgânica e hipoperfusão, e o volume extravascular manifestado pela desidratação e hiperosmolaridade.[22]

CÁLCULO

O choque é uma síndrome complexa e desafiadora para o médico-veterinário que atua na emergência. Clinicamente, a presença de hipotensão arterial indica um sinal de choque clássico, entretanto esse parâmetro nem sempre se apresenta em todos os tipos de choque, como no choque oculto. Desse modo, a identificação de vasoconstrição periférica (representada por redução da temperatura periférica, mucosas pálidas, aumento do tempo de preenchimento capilar [TPC], oligúria, redução dos borborigmos intestinais e dificuldade de captação da onda de pulso via oximetria) é de extrema importância no atendimento do paciente grave, sendo parte essencial na emergência.[23]

Uma vez identificado o estado de choque mecânico (exceto o choque cardiogênico e o choque obstrutivo) ou choque oculto (observa-se alteração microcirculatória cursando com sustentação periférica), inicia-se a prova de carga, ou desafio volêmico. A necessidade de realização da prova de carga se baseia na presença de dois sinais de alteração hemodinâmica central, como: consciência, pressão arterial ou temperatura central, ou ao menos dois parâmetros de perfusão periférica alterados ocorrendo em conjunto com hiperlactatemia, parâmetros que devem ser considerados como metas a serem corrigidas, conforme listado a seguir:[24]

- Consciência deprimida
- PAM entre 80 mmHg e 65 mmHg
- PAS entre 120 mmHg e 100 mmHg ou redução aguda de 40 mmHg
- Hipotermia central
- Taquicardia
- Extremidades frias (ΔTcp > 6,5°C em cães ou > 7,5°C em felinos)
- Pulso fraco e curva plestimográfica inadequada no oxímetro
- Mucosas pálidas/TPC > 3 segundos
- Enchimento jugular reduzido (> 2 segundos ou ausente)
- Oligúria em 6 horas (DU < 1 mℓ/kg/h)
- Lactato > 3,2 mmol/ℓ em cães ou 2,5 mmol/ℓ em gatos.

A prova de carga deve ser realizada da seguinte maneira: 10mℓ/kg em 30 a 60 minutos, utilizando-se solução de Lactato de Ringer (ou Plasma Lyte), sendo possível a utilização de outro tipo de solução a depender do perfil eletrolítico do paciente. É recomendado verificar novamente as metas no fim de cada desafio, não ultrapassando o número máximo de três tentativas. Em pacientes que não respondem imediatamente ao desafio volêmico, deve-se iniciar a infusão contínua de norepinefrina (0,1 a 2 mcg/kg/min).[24]

A Figura 14.1 representa a linha da vida do paciente crítico, na qual são descritas a evolução hemodinâmica e a resposta orgânica ao baixo débito cardíaco.

Toda fluidoterapia deve ser realizada em conjunto com o monitoramento de hematócrito, proteínas totais, potássio, sódio e cloro séricos, visando determinar o tipo de solução e a dose a serem administrados ao paciente. A utilização de bombas de infusão é indispensável para a realização da fluidoterapia.

O objetivo sempre é restaurar imediatamente a perfusão, administrando-se apenas o volume deficitário na velocidade adequada, para retirar o paciente do choque central. Após o desafio volêmico, calcula-se a fluidoterapia para gerar o volume de infusão das próximas 24 horas, sempre descontando o volume administrado na prova de carga no momento da emergência.

Como exemplo, é apresentado a seguir um caso clínico que descreverá algumas variações possíveis na rotina clínica.

Caso clínico | Cálculo de fluidoterapia

Um paciente canino, sem raça definida (SRD), fêmea, 5 anos, 12 kg, dá entrada na emergência com quadro de vômitos profusos e diarreia líquida há 2 dias.

Parâmetros clínicos: AVDN-A (alerta); FC = 140 bpm; FR = 40 rpm; TPC = 3 segundos; mucosas normocoradas; Tcentral = 38,3°C; Tperiférica = 31,2°C; dTcp = 7,1; borborigmo = presente e fraco; PAS = 80 mmHg; lactato = 4,5 mmol/ℓ e glicemia = 85 mg/dℓ.

A partir desses dados, é possível planejar a abordagem de fluidoterapia mais adequada.

Passo 1. Tipo de solução a ser utilizada: Lactato de Ringer; regime de infusão: prova de carga seguida de reavaliação dos parâmetros perfusionais; objetivo clínico: retirar o paciente do choque clássico e restabelecer a perfusão.

Passo 2. Calcular a prova de carga: 10 mℓ/kg em 30 minutos; 10 × peso = 10 × 12 = 120 mℓ administrado em 30 minutos em bomba de infusão.

Passo 3. Ao término da prova de carga, aferiu-se novamente os parâmetros clínicos, obtendo-se: PAS = 120 mmHg; TPC = 2 segundos; FC = 110 bpm; FR = 40 rpm; mucosas normocoradas; Tcentral = 38,4°C; Tperiférica = 32,3°C; dTcp = 6,1; borborigmo = presente e forte; lactato = 2 mmoL/ℓ.

Passo 4. Calcular o volume de fluidoterapia a ser oferecido nas próximas 24 horas; considerando o cálculo pela linha hemodinâmica: paciente em choque clássico. Para 10% de desidratação estimada, tem-se:

10% de 12 kg = 1,2 de litros = 1.200 mℓ.

Requerimento de fluido diário: (30 × peso) + 70 = (30 × 12) + 70 = 430 mℓ. Descontando o volume da prova de carga (120 mℓ):

1.630 – 120 = 1.510 mℓ/24 h.

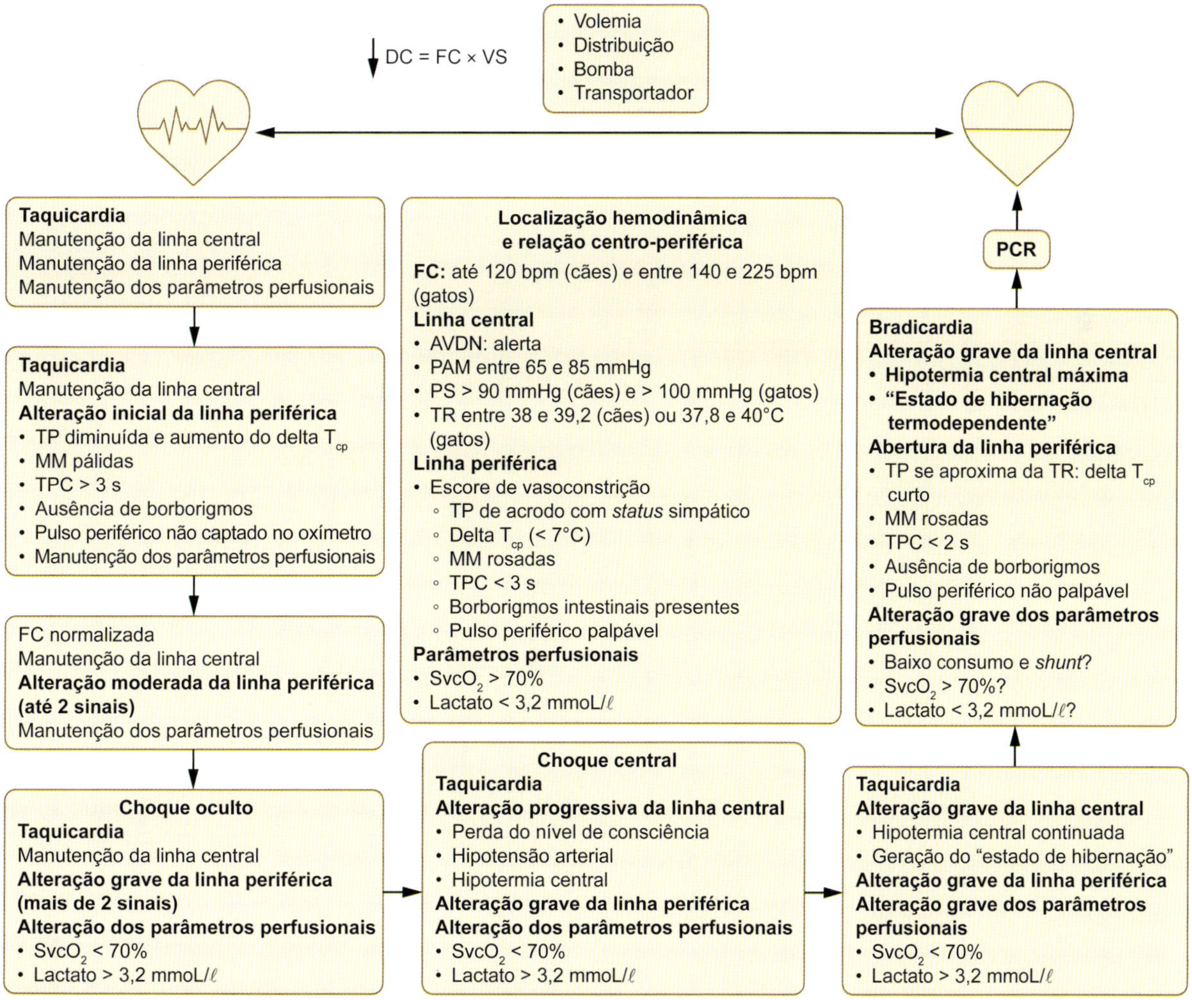

Figura 14.1 Linha da vida do paciente crítico. DC: débito cardíaco; FC: frequência cardíaca; VS: volume sistólico; PCR: parada cardiorrespiratória; AVDN: alerta, alerta a resposta verbal, alerta a estímulo doloroso, não responde; PAM: pressão arterial média; PS: pressão sistólica; TR: temperatura retal; TP: temperatura periférica; MM: membranas mucosas; TPC: tempo de preenchimento capilar; Delta Tcp: gradiente de temperatura centro-periférico; $SvcO_2$: saturação venosa central de oxigênio. (Retirada de Silverstein D. *et al.* Textbook of small animals emergency medicine. 3. ed. NJ-EUA: Willey Backwell; 2019. p. 1013.)

É fundamental realizar o cálculo e o acompanhamento do balanço hídrico e do débito urinário dos pacientes sob fluidoterapia, pelo menos a cada 12 horas, uma vez que a análise crítica desses valores permite reavaliar e corrigir, se necessário, a taxa de fluidoterapia.

REPOSIÇÃO DE POTÁSSIO

O potássio é o principal cátion encontrado no meio intracelular. Estima-se que 95 a 98% do potássio do organismo encontram-se dentro das células. O teor sérico do potássio é regulado pela ação da bomba de sódio-potássio-adenosinatrifosfato das membranas celulares. Um dos pontos mais importantes da fluidoterapia de reposição é a manutenção dos níveis adequados de potássio, que é um dos principais elementos na manutenção do potencial de repouso da membrana de tecidos excitáveis, incluindo neurônios e miócitos cardíacos. Por ser um dos eletrólitos essenciais para manutenção da fisiologia cardiovascular, torna-se essencial calcular o déficit e planejar a sua reposição de maneira controlada.[1,2,10,11,13,18,25,26]

Muitas são as situações em que se deve aumentar o nível de suspeita para hipocaliemia, dentre elas:

- Anorexia ou jejum prolongado
- Vômito e diarreia
- Pancreatite
- Peritonite
- Gastrenterite hemorrágica (GEH)
- Utilização prolongada de fluidos que contenham menos de 14 a 20 mEq/ℓ de potássio em sua composição
- Alcalose, tratamento com insulina, diabetes ou infusão de glicose (translocam o potássio para dentro da célula)
- Perdas urinárias (diurese, hipomagnesemia, doença renal crônica)
- Uso de diuréticos de alça e diurese pós-obstrução.

Os sinais clínicos mais característicos de um paciente com déficit de potássio são:

- Tremores (muito parecidos com crises de mioclonia)
- Debilidade muscular
- Ventroflexão do pescoço
- Arritmias
- Íleo paralítico
- Retenção urinária
- Vômitos.

A regra mais importante quando se opta por repor potássio informa que jamais se deve exceder 0,5 mEq/kg/h de taxa de infusão, sob risco de assistolia e outras arritmias, principal consequência clínica de hiperpotassemia. O Quadro 14.6 indica a quantidade de potássio a ser reposta em 1 ℓ de fluido de acordo com o potássio sérico do paciente.[1,2,5,8,10,11,13,25]

A reposição de potássio é realizada utilizando-se a solução de cloreto de potássio (KCl), normalmente distribuída em várias apresentações (KCl 19,1% = 2,56 mEq/mℓ, 10% = 1,34 mEq/mℓ e a 20% = 2,68 mEq/mℓ). Se não há a possibilidade de mensurar os níveis de potássio na unidade de urgência de imediato, recomenda-se a reposição mínima de 20 mEq/1 ℓ de fluido pré-calculado.[10,11,13,27] Sendo possível a medida rápida do íon, devem-se seguir os níveis de reposição propostos no Quadro 14.6.[1,2,10,11]

QUADRO 14.6 Quantidade sérica de potássio para reposição volêmica.

Potássio sérico (mEq/ℓ)	mEq KCl/ℓ de fluido
3,6 a 5	20
3,1 a 3,5	30
2,6 a 3	40
2,1 a 2,5	60
< 2	80

Fonte: Rabelo R. Emergências de pequenos animais. 2. ed. Rio de Janeiro: Elsevier; 2013. p. 223.

Caso clínico | Cálculo de reposição de potássio

Um paciente canino, SRD, macho, 3 anos, 10 kg, está internado em função do quadro de pancreatite. Está realizando uma taxa de fluidoterapia de manutenção (30 × Peso/70/24 h = 370 mℓ/24 h). Foram realizados exames laboratoriais do paciente, que indicaram potássio sérico de 3,2 mEq/ℓ. Paciente apresenta balanço hídrico neutro e débito urinário de 1,5 mℓ/kg/h e parâmetros clínicos dentro da normalidade.

A partir desses dados, é possível calcular o volume de potássio a ser administrado ao paciente.

Passo 1. Calcular o volume de potássio a ser reposto – de acordo com o Quadro 14.5, deve-se repor 30 mEq KCl para 1 ℓ de fluido. O frasco de potássio utilizado na clínica tem concentração de 19,1%. Sabe-se que para KCl (19,1%): 2,56 mEq/mℓ. Calcular o volume de potássio para o frasco de 500 mℓ, considerando o volume de fluidoterapia administrado ao paciente de 370 mℓ/24 h.

30 mEq ------------------ 1.000 mℓ
x ------------------------ 370 mℓ
x = 11,1 mEq de KCl

Mas, sabe-se que o KCl (19,1%) tem 2,56 mEq/mℓ, logo:

2,56 mEq ---------------- 1 mℓ
11,1 mEq ---------------- x
x = 4,33 mℓ de KCl (19,1%)

Passo 2. Verificar se a regra de velocidade de infusão foi respeitada, não excedendo 0,5 mEq/kg/h; nesse caso, tem-se:

$$0,5 \times 10 \times 24 = 120 \text{ mEq/24 h} = 46,87 \text{ m}\ell\text{/24 h}.$$

Como o volume calculado para o paciente foi de 4,33 mℓ de KCl/24 h, está dentro do limite diário permitido.

INFUSÕES CONTÍNUAS

Na internação, torna-se necessário o conhecimento sobre como infundir os fármacos de maneira contínua, para que se obtenham níveis plasmáticos adequados por 24 horas.[3,11]

A técnica de infusão contínua é de grande ajuda, principalmente no caso de fármacos que apresentam uma cinética irregular e funcionam em melhores condições quando administrados ao longo do tempo e não em *bolus* (p. ex., a norepinefrina).[2,3,11]

O uso da bomba de infusão é indispensável quando se opta por trabalhar um fármaco em infusão contínua.[10,11,13]

O caso clínico abaixo exemplifica uma situação em que há necessidade de manter o paciente em infusão contínua de norepinefrina.

Caso clínico | Cálculo de infusão de norepinefrina

Um paciente canino, SRD, macho, 4 anos, 5 kg, está internado em função de sepse, que evoluiu para choque séptico, necessitando de infusão contínua de norepinefrina.

A partir desses dados, é possível calcular o volume necessário de norepinefrina a ser adicionado à solução e a taxa de infusão a ser praticada.

Passo 1. Definir a taxa de norepinefrina a ser utilizada: 0,3 mcg/kg/min. Definir a solução utilizada para realizar a infusão: solução de glicose a 5%. Definir o volume do frasco a ser utilizado: 100 mℓ. Definir a taxa de infusão da bomba a ser praticada: 2 mℓ/h.

Passo 2. Calcular o volume de norepinefrina a ser adicionado ao frasco de 100 mℓ de glicose a 5%. Utiliza-se a fórmula:

$$v = P \times D \times V\ (\text{frasco}) \times 60 = 5 \times 0{,}3 \times 100 \times 60$$
$$= 4{,}5\ m\ell \text{ de norepinefrina.}$$
$$[\,] \times 1.000 \times \text{Taxa}\ 1 \times 1.000 \times 2$$

Em que:

v = volume do fármaco a ser adicionado no frasco (mℓ)
P = peso do paciente (kg)
D = dose do fármaco na infusão contínua (mcg/kg/min)
V (frasco) = volume total do frasco (mℓ)
[] = concentração do fármaco (mg/mℓ)
Taxa = taxa de administração da infusão (mℓ/h)

Passo 3. Calcular o volume de cada item da solução: volume de norepinefrina: 4,5 mℓ; volume de solução de glicose a 5%: 100 a 4,5 = 95,5 mℓ

CONSIDERAÇÕES FINAIS

Na prática de medicina de emergência, as perdas podem ser de caráter agudo, devido à diminuição rápida do volume circulante; semiagudo; ou crônico, como em casos de desidratação e poliúria. Quanto mais rápidas forem as perdas, maior será o impacto na perfusão do paciente e mais rapidamente deve-se iniciar a correção.[9,13]

A fluidoterapia intravenosa é indicada principalmente quando o grau de desidratação é alto, necessitando de uma resposta rápida para salvar a vida do paciente ou, ainda, quando o paciente apresenta alterações perfusionais importantes em função da perda aguda de fluidos.[11,13]

O método mais eficaz e seguro de administração intravenosa de fluidos é a bomba de infusão.[10,11] Deve-se ter extremos cuidado e atenção nos volumes de fluido administrados, bem como no acompanhamento das evoluções clínica e hemodinâmica do paciente, no sentido de evitar iatrogenias geradas pela administração excessiva de fluidoterapia.

REFERÊNCIAS BIBLIOGRÁFICAS

1. Gomes C, Tudury EA, Rabelo RC. Reposição volêmica na terapia intensiva. In: Rabelo RC, Crowe DT. Fundamentos de terapia intensiva veterinária em pequenos animais – condutas no paciente crítico. Rio de Janeiro: LF Livros; 2005. p. 631-50.
2. Macintire D, Drobatz KJ, Haskins SC, Saxon WD. Fluidoterapia. In: Macintire D, Drobatz KJ, Haskinsc SC, Saxon WD. Emergências e cuidados intensivos em pequenos animais. São Paulo: Manole; 2007. p. 57-73.
3. Macintire D, Drobatz KJ, Haskins SC, Saxon WD. Apêndice E. Velocidade constante de infusão. In: Macintire D, Drobatz KJ, Haskins SC, Saxon WD. Emergências e cuidados intensivos em pequenos animais. São Paulo: Manole; 2007. p. 460-4.
4. Hansen BD. Aspectos técnicos da fluidoterapia. In: Di Bartola SP. Anormalidades de fluidos, eletrólitos e equilíbrio acidobásico na clínica de pequenos animais. São Paulo: Roca; 2007. p. 329-61.
5. Di Bartola SP, Bateman S. Introdução à fluidoterapia. In: Di Bartola SP. Anormalidades de fluidos, eletrólitos e equilíbrio acidobásico na clínica de pequenos animais. São Paulo: Roca; 2007. p. 309-28.
6. Di Bartola SP. Fluid electrolyte and acid-base disorders in small animal practice. 4. ed. St Louis-EUA: Elsevier; 2012.
7. Milford E, Reade M. Resuscitation fluid choice to preserve the endothelial glycocalix. Critical Care. 2019;23:77.
8. Rabelo RC. Emergências de pequenos animais. 2. ed. Rio de Janeiro: Elsevier; 2013.
9. Valadares RC, Palhares RC, Bicalho MS, Bicalho ALF. Aspectos clínicos e hematológicos em cães submetidos à fluidoterapia intravenosa, nutrição enteral e parenteral. Arq Bras Med Vet Zootec. 2006;58(4):495-502.
10. Ford RB, Mazaferro EM. Fluidos coloides e cristaloides. In: Ford RB, Mazaferro EM. Manual de procedimentos veterinários e tratamento emergencial. São Paulo: Roca; 2007. p. 42-6.
11. Merlo A. Cristaloides e coloides. In: Fragata FS, Santos MM. Emergência e terapia intensiva veterinária em pequenos animais. São Paulo: Roca; 2008. p. 209-33.
12. Hoste EA, Maitland K, Brudney CS, Mehta R, Vincent J-L, Yates D *et al.* Four phases of intravenous fluid therapy: a conceptual model. Br. J. Anaesth. 2014;113(5):740-7.
13. Thollot IG, Dethioux F. Fluidoterapia. Guia prático de medicina de emergência no cão e no gato; 2007. p. 91-108.
14. Hughes D, Boag AK. Fluidoterapia com expansores de volume plasmático macromoleculares. In: Di Bartola SP. Anormalidades de fluidos, eletrólitos e equilíbrio acidobásico na clínica de pequenos animais. São Paulo: Roca; 2007. p. 601-14.
15. Wong C, Koenig A. The colloid controversy. Are colloids bad and what are the options? Vet. Clin. N. Am. – Small Anim. Pract. 2017;47:411-21.
16. Mathews KA. Monitoração e complicações da fluidoterapia. In: Di Bartola SP. Anormalidades de fluidos, eletrólitos e equilíbrio acidobásico na clínica de pequenos animais. São Paulo: Roca; 2007. p. 362-77.
17. Haddas JN, Trapp SM, Domingos SM. Considerações fisiológicas na fluidoterapia de cães e gatos. Arq. Cient Vet Zool. UNIPAR. 2005 ;8(1):63-70.
18. Rabelo RC. Otimizando a fluidoterapia na unidade hospitalar. In: Rabelo RC, Crowe DT. Fundamentos de terapia intensiva veterinária em pequenos animais – condutas no paciente crítico. Rio de Janeiro: LF Livros; 2005. p. 625-30.
19. McBride D, Hosgood G, Raisis A, Smart L. Platelet closure time in anesthetized Greyhounds with hemorrhagic shock treated with hydroxyethyl starch 130/0,4 or 0,9% sodium chloride infusions. JVECC. 2016;26(4):509-15.
20. Wesley HS, Semler MW, Wanderer JP, Li Wang, Bryne DW, Collins SP *et al.* Balanced Crystalloids *versus* Saline in noncritically ill adults. N Engl J Med. 2018;378:819-828.
21. Malbrain MLNG, Marik PE, Witters I, Cordemans C, Kirkpatrick AW, Roberts DJ *et al.* Fluid overload, de-resuscitation, and outcomes in critically ill or injured patients: a systematic review with suggestions for clinical practice. Anaesthesiol Intensive Ther. 2014;46(5):361-80.
22. Lira A, Pinsky M. Choices in fluid type and volume during resuscitation: impact on patient outcomes. Ann. Intensive Care, 2017;4:38.
23. Silverstein DC, Drobatz KJ, Hopper K, Rozanski EA. Textbook of small animals emergency medicine. 3. ed. NJ-EUA: Willey Backwell; 2019.
24. Rabelo RC. Guia de conduta para o médico-veterinário. 2. ed. São Paulo: MedVet; 2018.
25. Ford RB, Mazaferro EM. Fluidoterapia. In: Ford RB, Mazaferro EM. Manual de procedimentos veterinários e tratamento emergencial. São Paulo: Roca; 2007. p. 33-41.
26. Driessen B, Brainard B. Fluid therapy for the traumatized patient. JVECC. 2006;4(16):276-299.
27. Chan DL. Conundrums in fluid therapy. Proceedings of the International Veterinary Emergency and Critical Care Society Congress; 2005 Sep 7-11; Georgia. Atlanta: United States; 2005.

15

Aspectos Práticos da Reanimação Cardiopulmonar

Rodrigo Cardoso Rabelo • César Augusto Martins Ribeiro

INTRODUÇÃO

A reanimação de um paciente em parada cardiorrespiratória (PCR) deve ser entendida como um conjunto de ações com base em evidências que seguem protocolos rígidos, praticamente mecânicos, e que têm como foco principal o restabelecimento da fisiologia básica sem sequelas. É de suma importância que o médico-veterinário tenha a consciência de que as manobras de reanimação não envolvem medidas que busquem impedir ou bloquear o processo natural de morte, mas que procuram resgatar aqueles pacientes em que o resultado de "óbito" não era o esperado. Para fins conceituais, a PCR é definida como a interrupção inesperada da respiração e da circulação sanguínea e, se a PCR fosse considerada uma entidade patológica, seria uma condição de alta letalidade, com difícil abordagem terapêutica e que sempre que tratada poderá produzir recorrências em um curto período.[1-3]

Por isso, há de se entender que a reanimação cardiorrespiratória (RCP) mais efetiva é aquela evitada, ou seja, antecipar ou prever o colapso cardiopulmonar é fundamental para o sucesso terapêutico. Todo o cuidado deve ter início no preparo da área, dos equipamentos e dos recursos humanos, com a manutenção de um treinamento repetitivo e sistemático, de modo a incorporar profundamente cada detalhe do protocolo dos profissionais responsáveis ao pronto atendimento. Em 2012, a iniciativa RECOVER (do inglês *Reassessment Campaign on Veterinary Resuscitation*) publicou um consenso para a prática da RCP em cães e gatos, com base em uma revisão de evidências extensa e sistemática, similar ao sistema utilizado pelo ILCOR (do inglês *International Liaison Committee on Resuscitation*) na medicina humana há mais de 20 anos (Quadros 15.1 e 15.2).[4,5]

QUADRO 15.1 Descrição da classe para os guias clínicos, categorizando o risco-benefício associado à intervenção.

Classe	Risco/benefício	Recomendação clínica
I	Benefício >>> Risco	Deve ser realizada
IIa	Benefício >> Risco	Pode ser realizada
IIb	Benefício ≥ Risco	Pode ser realizada
III	Risco > Benefício	Não deve ser realizada

Modificado de Fletcher DJ, Boller M, Brainard BM, Haskins SC, Hopper K, McMichael MA *et al*. RECOVER evidence and knowledge *gap* analysis on veterinary CPR. Part 7: Clinical guidelines; 2012.

QUADRO 15.2 Descrição dos níveis para os guias clínicos, categorizando a força da evidência disponível por recomendação.

Nível	População estudada	Critério para recomendação
A	Múltiplas populações	Alta qualidade ou alto nível de evidências em estudos
B	Populações limitadas	Pouca ou baixa qualidade/nível de evidência em estudos
C	Populações muito limitadas	Opinião consensual, opinião com base em experiência, guia fundamentado em princípios fisiológicos/anatômicos

Modificado de Fletcher DJ, Boller M, Brainard BM, Haskins SC, Hopper K, McMichael MA *et al*. RECOVER evidence and knowledge *gap* analysis on veterinary CPR. Part 7: Clinical guidelines; 2012.

CONCEITOS BÁSICOS

Em medicina veterinária, as patologias respiratórias estão entre as grandes causadoras de PCR (pneumonia, paralisia de laringe, neoplasias, descontrole da pressão intratorácica, efusões, pneumotórax, hemotórax ou mesmo as broncoaspirações). Além delas, outros fatores também são frequentes, principalmente como evolução de patologias multissistêmicas ou trauma.[6-10]

Hiperestimulação vagal, hipoxia, distúrbios acidobásicos e hidreletrolíticos, fármacos anestésicos e patologias metabólicas também constituem um grupo de causas importantes diretamente relacionadas com o evento da PCR.[9-11] Realizar uma RCP não significa que o objetivo primário seja somente o de restaurar as funções cardiorrespiratórias sem sequelas. Esse objetivo pode se tornar um grande pesadelo, uma vez que, em medicina veterinária, existe uma obrigação e uma cobrança por parte de tutores com relação ao estado neurológico e as sequelas motoras e cognitivas que possam advir do processo.[12-17]

Infelizmente, fundamentar as estatísticas de sobrevida pós-reanimação em índices e parâmetros que não envolvam a qualidade de vida total pode ser um grande equívoco, já que grande parte desses pacientes sofrerá eutanásia.[18-22] De qualquer modo, sabe-se que existem várias situações potencialmente relacionadas com a ocorrência de uma parada cardiorrespiratória em cães e gatos, incluindo sepse, neoplasias, trauma ou intoxicações; principalmente quando essas patologias estão acompanhadas por hipoxemia.[5-7] As PCRs relacionadas com episódios anestésicos devem ser mais compreendidas, dada sua grande importância no meio veterinário quando comparadas com a medicina humana, visto que o número desses eventos ocorridos durante a anestesia em veterinária é substancialmente maior que em medicina humana, o que pode ser um alarme importante de melhoria de qualidade a ser pesquisado.[5,8,13]

Um longo caminho há de ser percorrido antes que a medicina veterinária alcance índices considerados aceitáveis. Aproximadamente apenas 6% dos cães e gatos que padecem de uma parada cardiorrespiratória, dentro do ambiente hospitalar, sobrevivem até a alta,[8,9] o que traduz uma diferença expressiva quando comparados aos dados de sobrevida à alta em humanos, em torno de 20%.[22-27]

PREPARO DE ÁREA E MATERIAL DE REANIMAÇÃO

O primeiro detalhe a ser observado é o local de realização das manobras de RCP, devendo-se levar em conta os seguintes aspectos:[15,23,28]

- Espaço
- Facilidade de acesso
- Localização dos equipamentos e fármacos (ou do carro de parada)
- Onde ocorre a parada e onde estão os pacientes graves.

O ideal é proporcionar uma "área pronta" ou "sala de emergência" em que seja possível realizar qualquer tipo de manobra de reanimação. Sabe-se que a presença do paciente em uma ala adequada no momento da PCR está relacionada a melhores taxas de sobrevida.[3,10,24,29,30]

O treinamento repetitivo e constante deve ser obtido por meio de prática em manequins, cadáveres e mesmo durante as situações reais; o mais importante é manter uma sequência de treinamento e obedecer aos protocolos, adaptando-os a cada situação.[31-36] Mesmo um pequeno hospital pode oferecer ao paciente o mesmo padrão de atendimento de um centro de referência.

Três fatores principais são responsáveis pelo melhor resultado de uma RCP nas áreas específicas:[3,10,37]

- Presença de médicos-veterinários habilitados e treinados no local
- *Staff* treinado (Curso ABC Trauma LAVECCS)
- Maior repetição das ferramentas de uso com a equipe de rotina no local adequado.

No pronto-socorro sempre há menos indicações de ordem de não reanimação (ONR).

Reanimados no pronto-socorro ficam menos tempo internados após a RCP e com menos disfunções. Para essa finalidade, utiliza-se a mesa ou o carro de parada, que pode ser rapidamente deslocado à área desejada, como a desenvolvida pelos autores deste capítulo. Esse carro, ou mesa RCP, deve conter somente os equipamentos estritamente necessários, evitando-se acumular muitos medicamentos ou instrumentos, para não dificultar a localização do que realmente será importante para a manobra, podendo-se também utilizar uma maleta ou mesmo uma caixa de urgência de fácil transporte.

É importante que os itens sejam revisados diariamente, a fim de checar a viabilidade, a data de vencimento e a disponibilidade. Seguramente, essa verificação é essencial no sucesso das manobras. Essa lista contém o que é considerado ideal para atender a qualquer tipo de evento em uma emergência, devendo cada local adaptar o seu conteúdo à realidade individual, mas mantendo o mesmo conceito, com previsão de quantidades mínimas e itens que devem ser utilizados nos primeiros 5 a 10 minutos de atendimento.

Obviamente, essa mesa de RCP deve estar acompanhada dos equipamentos de monitoramento mais importantes, que devem estar acoplados à mesa ou disponíveis para deslocamento:

- Doppler vascular 9 mHz com *probe flat* (plana)
- Termômetro retal e periférico
- Lactímetro/glicosímetro
- Medidor de hematócrito e hemoglobina
- Oxímetro de pulso
- Oscilômetro
- Eletrocardiograma (ECG)
- Capnógrafo
- Desfibrilador
- Ultrassonografia.

IDENTIFICAÇÃO DA PARADA CARDIORRESPIRATÓRIA

A inconsciência e a não responsividade, simultâneos à ausência de movimentos respiratórios (ou à presença de movimentos agônicos ou ainda distrição respiratória grave) são suficientes para identificar um paciente potencialmente tratável por RCP.[10,38,39] Em momento algum deve-se perder tempo buscando a identificação pela palpação de pulso, e não há estudos que garantam que o uso de quaisquer equipamentos acelere o diagnóstico de parada (como o Doppler ultrassônico, monitores de apneia etc.).[6] O tempo de preenchimento capilar não é um bom método de monitorar a viabilidade circulatória do paciente, pois em cães experimentalmente induzidos à fibrilação ventricular, o tempo de preenchimento capilar manteve-se normal entre 3 e 4 minutos após a parada total.[8,27]

É apropriado que se conheçam os principais mecanismos e causas de PCR para acelerar o diagnóstico e o início do tratamento. Segundo a American Heart Association (AHA), deve-se sempre estar atento aos chamados "6 Hs" e "5 Ts", por se tratar das dez causas de PCR mais comuns, consideradas reversíveis. Os 6 "Hs" incluem **h**ipovolemia, **h**ipoxia, **H**$^+$ (acidose), **h**ipo/**h**iperpotassemia e **h**ipotermia; e os 5 "Ts" são compostos de **t**óxicos, **t**amponamento cardíaco, pneumotórax de **t**ensão, **t**romboembolismo pulmonar e **t**romboembolismo sistêmico.[5-7,40,41]

Em medicina veterinária, há um entendimento de que as paradas causadas por eventos anestésicos têm um papel mais importante que em medicina humana, o que pode superestimar a taxa de PCRs nessa especialidade, e remete a uma maior necessidade de melhorar a segurança de todo período perioperatório, pois é justamente nos pacientes que se encontram nesse período que os melhores resultados de retorno à circulação espontânea (ROSC, do inglês *return of spontaneous circulation*) se concretizam, provavelmente por apresentarem melhor condição orgânica no momento da parada.[5-7,42]

Apesar do monitoramento eletrocardiográfico e do uso do *beep* para se detectar a presença de ondas R no traçado serem de extrema valia, deve-se lembrar que eles apenas confirmam a atividade elétrica no coração. Outra apresentação comum de arritmia, menos conhecida e não identificada pelo ECG é a atividade elétrica sem pulso (AESP), anteriormente conhecida como dissociação eletromecânica (DEM). Na AESP, o ECG aparenta estar normal, embora não haja atividade mecânica no coração.[1,28,30,43-45]

PREPARO DE PESSOAL PARA A REANIMAÇÃO

Quando se trata de reunir a equipe adequada para atender uma parada, o correto é pensar em, no mínimo, três pessoas, sendo o ideal uma equipe de quatro ou cinco membros. De qualquer modo, todos os funcionários da instituição devem estar devidamente reciclados e treinados, principalmente para as manobras de massagem torácica. Pode-se dividir as tarefas da seguinte maneira:

- 1ª pessoa: realiza as compressões torácicas externas, eventualmente pode ser o líder
- 2ª pessoa: responsável por ventilação, administração de fármacos por via endobrônquica, utilização da bolsa de reanimação (ambu), controle dos parâmetros respiratórios após a obtenção da via respiratória (normalmente realizada pelo líder)
- 3ª pessoa: responsável pelo acesso vascular e administração de volume e fármacos
- 4ª pessoa: assegura que os métodos de monitoramento sejam disponibilizados (colocação dos eletrodos e cabos de ECG, transdutor do Doppler etc.), prepara os fármacos, carrega o desfibrilador, confere equipamentos. Realiza as anotações de parâmetros clínicos e sobre o material gasto durante o procedimento, além de coordenar o contato entre a área de emergência, a recepção e a família do paciente. Também será o responsável pelas compressões abdominais e assessoria direta ao líder durante os procedimentos

- 5ª pessoa: o *líder* é geralmente a pessoa com mais treinamento e mais capacitada tecnicamente. Ele dita as regras e coordena as manobras, sendo o responsável direto sobre os procedimentos de maior impacto (dissecações venosas, desfibrilação, toracotomia etc.) quando não houver alguém disponível e habilitado. O líder pode ser a pessoa que presenciou a parada, o médico responsável pelo paciente no momento do evento ou mesmo o chefe do plantão naquele momento, podendo inicialmente assumir funções até que chegue o responsável pelo serviço ou pelo paciente.

SUPORTE BÁSICO À VIDA

O socorro inicial oferecido imediatamente após a identificação de um paciente colapsado é conhecido como suporte básico à vida (BLS, do inglês *basic life support*). Essa assistência inclui o reconhecimento da PCR, a realização das compressões torácicas, o manejo da via respiratória e o fornecimento da ventilação. É imperativo que o BLS seja conhecido tanto por leigos quanto por profissionais da área, quando se tratar de uma parada em ambiente extra-hospitalar, pois é sabido que a qualidade e a precocidade desse suporte estão diretamente associadas a melhores resultados.[5,10,46-48]

Como em todos os protocolos de emergência, é crucial que uma via respiratória patente seja obtida o mais rápido possível durante a RCP, principalmente pelo fato da perpetuação da hipoxia e da hipercapnia diminuírem a chance do retorno à circulação espontânea.[15,16,49-51] A grande questão ainda reside no benefício do tempo gasto para obtenção de uma via respiratória *versus* o tempo sem compressões torácicas durante a PCR. Em virtude disso, os acrônimos humanos mais atuais enfatizam a importância da massagem (**C** – **c**irculação) em relação à ventilação (**A** – vias respiratórias e **B** – boa ventilação) no BLS, já que a maioria dos adultos humanos padece de paradas causadas por falha cardiovascular direta e poderia se beneficiar do início precoce da massagem antes mesmo da obtenção da via respiratória, respeitado um limite de tempo. Já em recém-nascidos, há evidências de que a ventilação precoce seja mais importante, pois a maioria das paradas se dá por causas não cardíacas.[17,18,52-54] Como em cães e gatos a maioria das paradas também parece ocorrer sem vínculo direto com as causas cardíacas diretas, a intubação traqueal precoce e a ventilação podem apresentar maiores benefícios.[6,9,55]

O consenso RECOVER não discute a possibilidade de que o número de socorristas seja menor que dois indivíduos durante uma RCP, por esse motivo, quando isso ocorre, o médico-veterinário deve tomar uma decisão de suma importância: iniciar as massagens ou buscar uma via respiratória em primeiro lugar. Nesse caso, os autores deste capítulo recomendam que o profissional inicie as massagens imediatamente após chamar ajuda, e caso ela não chegue até o fim do segundo ciclo (em torno de 4 minutos de massagem torácica), recomendam iniciar uma sequência 30:2 (30 compressões torácicas para cada duas ventilações) após obter a patência da via respiratória. Caso haja suspeita imediata de que a parada foi causada por um evento respiratório (sinal clássico de parada com cianose, ou histórico altamente compatível com processo obstrutivo das vias respiratórias), o médico deve iniciar pelos procedimentos de abertura de via respiratória, realizar duas ventilações de resgate e, em seguida, dar início às compressões torácicas.[5-10]

A facilidade de intubar cães e gatos no ambiente intra-hospitalar praticamente obriga o profissional a realizar esse procedimento para obtenção de vias respiratórias não obstruídas, em vez de realizar ventilações boca-máscara ou boca-focinho. Ela deve ser realizada em decúbito lateral para que não haja interrupção nas massagens, o balonete deve ser inflado e a ventilação acontecer simultaneamente às compressões torácicas sempre que houver pelos menos dois resgatistas, ou em ciclos 30:2, conforme mencionado, se apenas um socorrista estiver em ação (I-A). A sonda deve ser devidamente fixada no focinho ou na mandíbula para evitar que saia da posição. O consenso recomenda uma frequência respiratória de 10 movimentos por minuto com um volume corrente de 10 mℓ/kg e um tempo inspiratório curto de 1 segundo, sempre evitando o aumento da pressão intratorácica prolongada durante o procedimento, e com os objetivos clínicos de alcançar a normocapnia e evitar a hipoxemia a qualquer custo (I-A).[6,10,19,24,33]

Nenhum estudo até o momento avaliou a eficácia da respiração boca-focinho em cães e gatos em ambiente intra-hospitalar. Como existe apenas um reporte de caso mencionando a técnica (se trata da única evidência publicada), o consenso RECOVER admite o uso da técnica sem discriminar o ambiente, intra ou extra-hospitalar, mas com a ressalva de que a intubação precoce seria mais adequada.[6,20,44,55] Os autores deste capítulo contraindicam expressamente o uso da ventilação boca-focinho, principalmente em ambiente intra-hospitalar, tanto pelo alto potencial de transmissão de doenças e pela baixa segurança do procedimento, quanto por não admitir que um ambiente de atendimento clínico de emergência não esteja devidamente equipado e com pessoal capacitado a realizar os procedimentos de obtenção de vias respiratórias, invasivos ou não. No caso de atenção extra-hospitalar, o socorrista, em todos os casos, deve buscar ajuda, iniciar as massagens com precocidade, e caso a ajuda não chegue até o fim do segundo ciclo (em torno de 4 minutos de massagem torácica), iniciar a sequência 30:2 (30 compressões torácicas para cada duas ventilações boca-focinho), mas somente se admitir "conforto" para realizar o procedimento e se houver dispositivos de proteção adequados, pois o próprio consenso ILCOR Humano não obriga o procedimento em 100% dos casos (I-B).[19,21,27]

Infelizmente, a melhor técnica de compressão torácica externa ainda é extremamente ineficiente em promover uma boa circulação sistêmica, alcançando, no máximo, entre 25 e 30% da competência necessária. Mesmo assim, a massagem torácica externa ainda é o maior alicerce terapêutico para o suporte básico de vida e deve ser iniciado com toda atenção e rapidez possíveis. Sempre que a parada for testemunhada, as compressões devem ser priorizadas e mantidas por até 4 minutos sem o auxílio da ventilação, quando esta não for possível, principalmente em ambiente extra-hospitalar, e quando não houver uma causa respiratória para a parada.[6] De qualquer modo, é indispensável recordar que a acidose provocada pelo atraso no início da ventilação será responsável por bloquear o efeito de substâncias importantes (principalmente a epinefrina), após 4 a 5 minutos de PCR somente com massagem torácica e sem a respiração por pressão positiva, como já publicado em modelos caninos.[21-23,53-55]

Apesar de mundialmente divulgadas, de estarem presentes em todos os manuais de RCP e de aparentarem simplicidade na técnica, as compressões exigem uma tática precisa e um controle tanto psicomotor quanto cognitivo para alcançar o seu nível máximo de eficácia, que ainda seria insuficiente para uma boa circulação, conforme mencionado anteriormente.

Alguns pontos devem ser observados durante o exercício das compressões externas, a fim de garantir melhores resultados:

- Posição do animal para a massagem
- Localização e posição das mãos do resgatista no tórax do animal
- Frequência e ritmo das compressões torácicas
- Profundidade das compressões torácicas
- Recuo torácico necessário

- Monitoramento dos ciclos de RCP e dos intervalos entre ciclos
- Decisão do término das compressões.

Dados experimentais sugerem maiores pressões intraventriculares, fluxo aórtico e retorno à circulação espontânea (ROSC) quando os animais se apresentam em decúbito lateral do que quando se apresentam em decúbito dorsal. Tanto o decúbito lateral esquerdo quanto o direito são aceitos em cães e gatos, mas os autores deste capítulo preferem o lado direito por se tratar do decúbito padrão de atendimento de emergência (I-B).[8-10]

A teoria da bomba cardíaca sugere que os ventrículos são diretamente comprimidos entre o esterno e a coluna nos pacientes em decúbito dorsal, ou entre os hemitórax direito e esquerdo nos pacientes em decúbito lateral, proporcionando fluxo. Já a teoria da bomba torácica propõe que as compressões aumentem a pressão intratorácica, secundariamente comprimindo a aorta e colapsando a veia cava, gerando, por fim, o fluxo sanguíneo sistólico. Durante o recuo do tórax, a pressão intratorácica subatmosférica produz um gradiente de pressão que favorece o fluxo sanguíneo da periferia de volta ao tórax e para dentro dos pulmões, nos quais ocorre a troca de oxigênio com gás carbônico.[55-57]

Na maioria dos cães de raça média, grande ou gigante, com tórax arredondado (p. ex., Golden Retriever, Labrador, Rottweiller, Pastor-Alemão e Pitbull), um efeito sobre o coração a partir de compressões externas diretas é mais improvável. Sendo assim, a teoria da bomba cardíaca não se aplicaria, mas, sim, a teoria de bomba torácica, segundo a qual a massagem deve ser realizada na porção mais larga do tórax para permitir o aumento máximo da pressão intratorácica, sempre com as mãos em forma de "concha", adaptando-se ao formato torácico. (Figura 15.1).[5,6,10]

Já nos animais com tórax em forma de quilha, como nos cães do grupo *hound* (p. ex., Afghan Hound, Borzoi, Saluki, Greyhounds), ou nos animais com tórax muito profundo lateralmente, mas estreitos (p. ex., Setter Irlandês, Inglês ou Gordon, e Doberman), a massagem deve ser aplicada com as mãos posicionadas diretamente sobre o coração em decúbito lateral, sempre com uma mão sobre a outra, abaixo do 4º ou 5º espaço intercostal, logo abaixo da ponta do cotovelo (IIa-C) (Figura 15.2).[10]

Em cães com tórax em formato de barril (p. ex., Bulldogue Inglês), a massagem externa deve ser realizada em decúbito dorsal, com as mãos diretamente sobre o esterno, em busca do cumprimento da teoria de bomba cardíaca (IIb-C) (Figura 15.3).

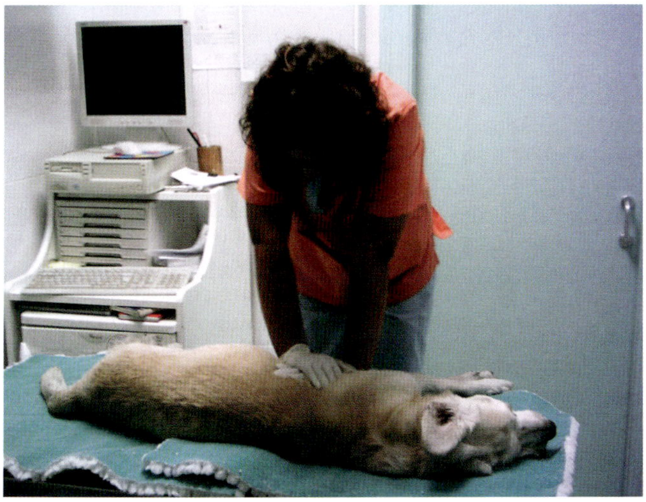

Figura 15.1 Técnica de compressão torácica para raças médias, grandes e gigantes na maior porção do tórax a fim de empregar a teoria da bomba torácica. (Fonte: Dr. Rodrigo Cardoso Rabelo – Intensivet Núcleo de Medicina Veterinária Avançada.)

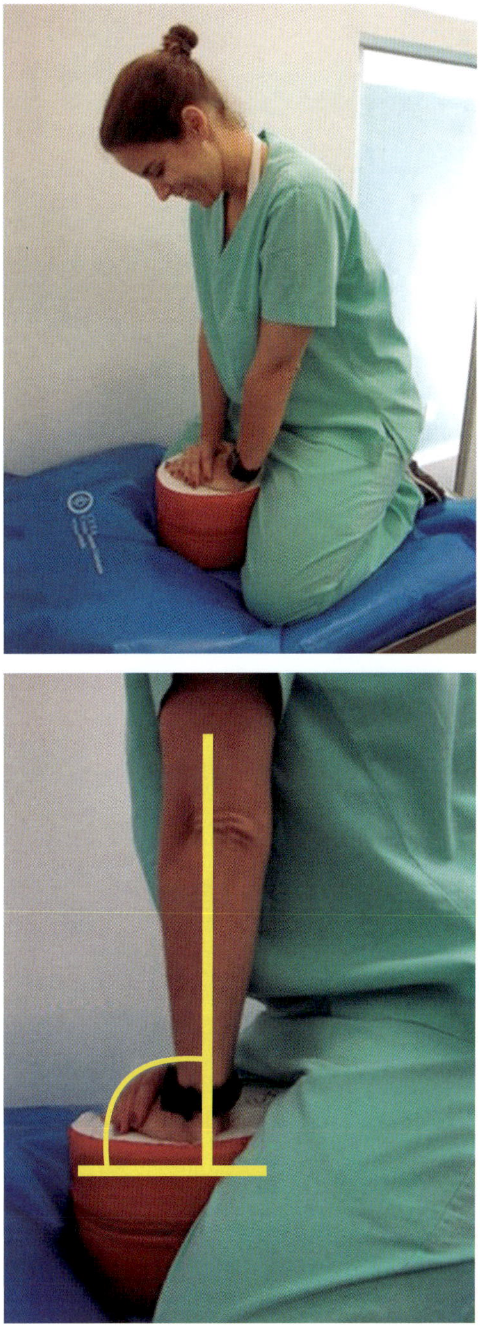

Figura 15.2 Independentemente do formato ou da posição da massagem, os cotovelos devem estar bloqueados e os braços devem estar sempre a 90º em relação ao paciente. (Fonte: Dr. Rodrigo Cardoso Rabelo – Intensivet Núcleo de Medicina Veterinária Avançada.)

Nesses casos, a acomodação do animal com bolsas de areia ou colchões de posicionamento é muito útil para manter a posição durante a RCP.[10]

Gatos e cães pequenos (p. ex., Yorkshire, Maltês, Shih-tzu e Chihuahua) apresentam uma parede torácica mais complacente e, desse modo, a massagem pode ser realizada com uma mão posicionada no nível do coração, e realizada de maneira circular em decúbito lateral ou com as duas mãos envolvendo o tórax, mas com o cuidado de não promover aumento contínuo da pressão intratorácica durante o recuo[5-10] (IIb-C) (Figura 15.4).[19]

Em todos os casos, é necessário que a superfície do local de RCP seja rígida, por isso é necessário ter em mãos pranchas rígidas apropriadas para garantir a transmissão total de força durante as compressões (Figura 15.5).[8-10]

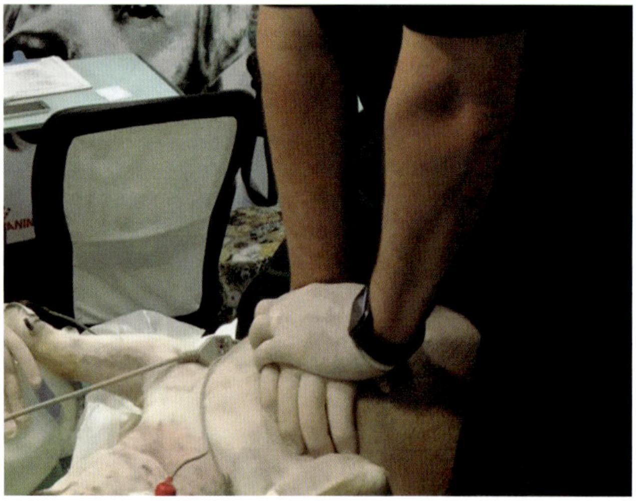

Figura 15.3 Em raças com tórax em formato de barril, usar decúbito dorsal e mãos sobre o coração. (Fonte: Dr. Rodrigo Cardoso Rabelo – Intensivet Núcleo de Medicina Veterinária Avançada.)

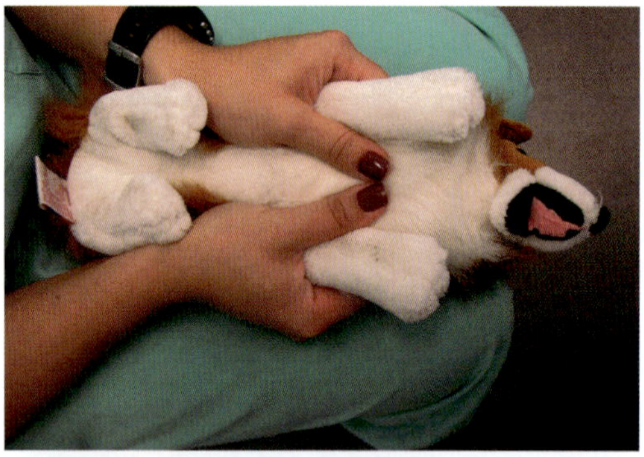

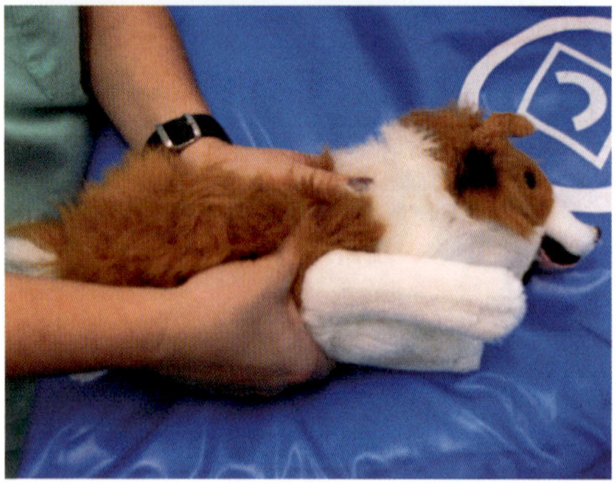

Figura 15.4 Em gatos e cães com menos de 10 kg, usar a técnica de uma mão posicionada sobre o coração. (Fonte: Dr. Rodrigo Cardoso Rabelo – Intensivet Núcleo de Medicina Veterinária Avançada.)

Observaram-se maiores taxas de ROSC e de sobrevivência a 24 horas quando se realizaram de 100 a 120 compressões torácicas por minuto em cães e gatos (I-A).[23] Com relação à profundidade da massagem, as evidências sugerem que elas devem alcançar em torno de ⅓ a ½ da largura torácica (IIa-A). Recomenda-se o recuo total do tórax entre as compressões, a fim de melhorar as perfusões coronária e cerebral por diminuir o tempo sob altas pressões intratorácicas (I-A).[25,33,46] A recomendação do consenso humano, conhecida como *push hard, push fast*, ou seja, realizar as compressões com boa velocidade e força, parecem aplicar-se à rotina veterinária e é indicada.[26]

As massagens devem ser realizadas em ciclos de 2 minutos sem interrupção para pacientes intubados e quando mais de um

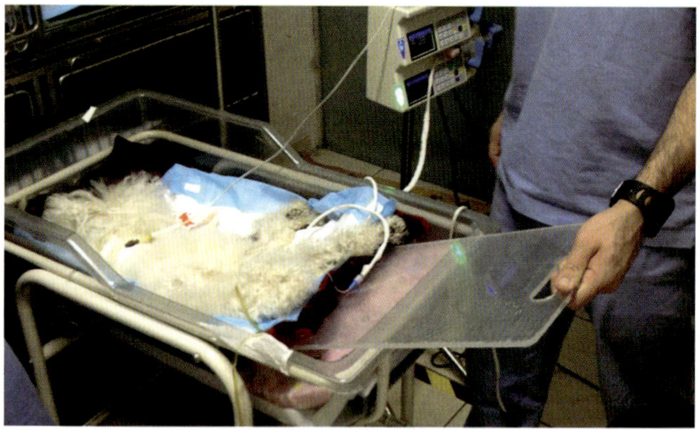

Figura 15.5 Prancha rígida para realização das manobras de reanimação cardiorrespiratória. (Fonte: Dr. Rodrigo Cardoso Rabelo – Intensivet Núcleo de Medicina Veterinária Avançada.)

socorrista estiver disponível; ou ainda em ciclos de 2 minutos com uma interrupção máxima de 10 segundos a cada 30 compressões, para permitir que duas rápidas ventilações sejam aplicadas no caso de socorrista único (I-A). A cada ciclo de 2 minutos, recomenda-se a troca do massageador para evitar a fadiga e o comprometimento da eficácia e qualidade da massagem.[6,19,55]

A massagem cardíaca direta é mais efetiva, quando comparada com o procedimento efetuado com tórax fechado, em restaurar o ROSC e promover melhores resultados em cães com parada por fibrilação ventricular (FV). Porém, essa técnica envolve a necessidade de mais recursos, além de uma equipe multiprofissional altamente qualificada. Em pacientes com doença intratorácica, como o pneumotórax hipertensivo ou efusão pericárdica, a RCP com o tórax aberto é a mais indicada (IIb-C).[19,44,45,53,54]

O uso de contrapressões abdominais em conjunto com as compressões torácicas pode ser considerado se existir uma equipe treinada e familiarizada com a técnica a fim de facilitar o retorno venoso e melhorar o débito cardíaco (IIa-B).[6,19] De modo geral, os autores deste capítulo acreditam que, com uma equipe composta de menos de 4 a 5 pessoas, é fisicamente impossível realizar todas as tarefas essenciais com alta qualidade e garantir uma boa contrapressão em abdome. Além disso, a realização sincronizada de massagens torácicas e abdominais sob uma frequência maior que 100 movimentos por minuto exige muito mais que treinamento e coordenação motora, sendo uma execução considerada de nível extremamente elevado.[10,47,52,53]

Deve-se ressaltar que o consenso veterinário RECOVER e o humano ILCOR sugerem uma sequência muito similar para o BLS, que inclui o reconhecimento precoce da parada e o manejo imediato das vias respiratórias e da ventilação, suportados simultaneamente pelo início das massagens torácicas externas. A grande diferença reside no uso do desfibrilador ainda no suporte básico (no caso do ILCOR) ou no avançado (no caso do RECOVER). Como em medicina humana, o uso do DEA (desfibrilador elétrico automático) é comum no ambiente extra-hospitalar; já em veterinária ele não é útil, como será discutido no tópico correspondente. A desfibrilação elétrica em cães e gatos será incluída no suporte avançado de vida. Também está recomendada a realização simultânea da ventilação durante a reanimação, ou seja, inflar o tórax sempre que ele for comprimido. Essa manobra tem por objetivo separar o controle das vias respiratórias da massagem torácica, enviando perda de compressões ao longo de cada minuto. Entretanto, sabe-se que qualquer manipulação que gere aumento na pressão intrapleural e intratorácica diminuirá o retorno venoso e o gradiente entre a raiz da aorta e o lado direito do coração, reduzindo o fluxo sanguíneo coronariano e o débito cardíaco, apesar de aumentar a pressão arterial. O maior cuidado a ser tomado é que o ventilador não se exceda na frequência de movimentos ao tentar acompanhar o reanimador e mantenha altas pressões intratorácicas, impedindo o enchimento cardíaco completo. Percebeu-se que, de modo geral, sempre que o responsável por ventilar se deixa levar pela ansiedade e pelo "calor" da situação, costuma aumentar a frequência de movimentos, chegando, às vezes, a 60 mpm, o que compromete muito a função ventilatória, induzindo a hiperventilação com isquemia cerebral. Portanto, um cuidado extremo deve ser tomado nesse aspecto.[8-10,24,45,50]

SUPORTE AVANÇADO À VIDA (*ADVANCED LIFE SUPPORT*)

Esta fase do atendimento está didaticamente disposta após o BLS, mas em uma situação com equipe completa deve ser realizada simultaneamente aos procedimentos básicos. Esse passo compreende todas as manobras de uso intra-hospitalar mais avançadas e necessárias para que se obtenha o retorno da circulação espontânea (ROSC). O conjunto terapêutico dessa etapa inclui todo pacote farmacológico (substâncias vasopressoras, antiarrítmicos, reversores, eletrólitos), a reposição volêmica, a desfibrilação e a massagem cardíaca interna.[10,19,21-23]

Como apenas 25 a 30% do débito cardíaco pode ser gerado por uma boa massagem cardíaca, as perfusões cerebral e coronariana adequadas requerem mais do volume circulante para a circulação central, tornando os vasopressores essenciais nessa fase do atendimento.[19] Os principais vasopressores indicados durante a realização das manobras de RCP são a epinefrina e a vasopressina.

A epinefrina (ou adrenalina) corresponde à catecolamina que age como agonista adrenérgico não específico, indispensável durante a RCP provocada por qualquer causa.[27] As doses altas (0,1 mg/kg IV) foram associadas à maiores taxas de ROSC, porém não puderam ser relacionadas com a maior sobrevivência e alta clínica, possivelmente devido aos efeitos adrenérgicos exacerbados, responsáveis pelo aumento do consumo de oxigênio do miocárdio e pela predisposição a arritmias cardíacas.[58-61] Ainda assim, o uso da dose alta está recomendado nas paradas prolongadas, ou após a comprovação da ineficácia da dose baixa (0,01 mg/kg IV), indicada a cada 3 a 5 minutos durante a RCP (I-B e IIb-B respectivamente).[19] Já a vasopressina tem seu efeito vasopressor mediado pelos receptores V1 localizados na musculatura lisa dos vasos, e o mecanismo de ação é totalmente independente dos efeitos alfa-1-adrenérgicos. Os receptores V1 se mantêm responsivos em ambiente ácido, ao contrário dos receptores alfa-1 utilizados pela epinefrina, o que pode ser uma vantagem nas situações de parada total prolongada. A vasopressina não apresenta efeito cronotrópico ou inotrópico, que poderiam piorar a isquemia do miocárdio, por isso ela foi estudada como alternativa à epinefrina durante a RCP.[19,62-66] A evidência da sua eficácia ainda é limitada e, apesar de ter o seu uso associado a uma maior sobrevivência em humanos com assistolia, PCR prolongada ou hipovolemia, uma grande metanálise falhou em demonstrar esse benefício na comparação direta com a epinefrina.[67-71] Mesmo que mais estudos sejam necessários em cães e gatos, o uso da vasopressina na dose de 0,8 U/kg IV como um substituto ou em combinação com a epinefrina em dose baixa deve ser considerada (IIb-B).[72-76] A atropina por ser um agente parassimpatolítico foi amplamente utilizada durante a RCP, entretanto jamais foi demonstrado qualquer benefício na sua utilização, assim como não se encontraram evidências de risco aumentado em pacientes com atividade elétrica sem pulso ou assistolia, na dose padrão de 0,04 mg/kg.[19] Já as doses mais altas (0,1, 0,2 e 0,4 mg/kg) foram associadas com piores resultados nos estudos experimentais em cães.[32] Embora não totalmente apoiado pela literatura, a dose padrão de 0,04 mg/kg parece ser benéfica em PCR por assistolia ou atividade elétrica sem pulso associadas com um excessivo tônus vagal, e pode ser considerada (IIa-B e IIb-C, respectivamente). Portanto, há de se tomar extremo cuidado com a indicação da atropina na RCP, com sua reserva para os casos especiais como doenças ou pacientes mais sensíveis à produção e ao próprio efeito vagal em si (p. ex., animais braquicéfalos, doenças do sistema digestório, descompressões abdominais agudas, cirurgias de cabeça e pescoço, ou doenças respiratórias). Cabe ainda ressaltar que a atropina jamais deve ser utilizada sem um diagnóstico eletrocardiográfico inicial, pois a mínima possibilidade de uma fibrilação ventricular é suficiente para descartar seu uso.

A lidocaína continua sendo o antiarrítmico de escolha para uso em pequenos animais, na dose de 2 mg/kg, IV, em conjunto com a desfibrilação elétrica nos casos de FV ou taquicardia ventricular (TV) não geradoras de pulso (I-B).[19] Para os casos de arritmias refratárias à desfibrilação elétrica, apenas a amiodarona demonstrou benefícios consistentes na dose de 2,5 a 5 mg/kg pela via intravenosa, mas em pacientes humanos vítimas de infarto agudo do miocárdio, e ainda não foi validada em cães ou gatos (IIb-B).[39] Nessas situações, se a amiodarona não estiver disponível, a lidocaína ainda poderia ser utilizada (I-B).[19]

Dos agentes reversores disponíveis, apenas a naloxona foi avaliada em animais com PCR, que deve ser usada durante a RCP nos casos de intoxicação por opioides (I-B).[40] Porém, mesmo quando não houver uma evidência de toxicidade, mas um histórico positivo recente do uso de opioides, o uso da naloxona pode ser considerado (IIb-B). Embora não existam estudos específicos avaliando o uso de outros agentes reversores em cães e gatos que receberam anestésicos ou sedativos reversíveis, a administração dos reversores durante a RCP deve ser considerada (IIb-C).[19,41]

O uso de eletrólitos durante a RCP é muito controverso, ficando seu uso indicado somente em pacientes com alterações comprovadas em exames laboratoriais. O uso de cálcio somente é indicado em hipocalcemia de moderada a grave (III-C) e o uso de potássio indicado nos casos de hipopotassemia grave (I-B). Já o bicarbonato de sódio deve ser considerado na dose de 1 mEq/kg em dose única, lenta e diluída, IV, nos pacientes com PCR prolongada (mais que 10 a 15 minutos) e nos casos com alterações documentadas por exames laboratoriais (IIb-C).[77-80]

Outra substância de uso controverso é o corticoide. Apenas um estudo prospectivo demonstrou um aumento da taxa de ROSC em cães e gatos após a administração de corticosteroide; porém, os tipos e as doses administrados foram muito variáveis, o que não permitiu uma definição sobre a relação de causa e efeito.[8] Devido à falta de evidências comprovando resultados favoráveis, e levando em consideração os efeitos deletérios de sua administração, especialmente em animais com baixa perfusão, seu uso não é recomendado (III-C).[19]

Em animais nos quais as vias intravenosa ou intraóssea não estão disponíveis, o uso da via intratraqueal pode ser considerado para epinefrina, vasopressina ou atropina (IIb-B).[19] A localização ideal no sistema respiratório para a administração desses medicamentos ainda não foi validada, bem como doses, volumes e tipos de diluentes ideais.[19] Normalmente a indicação é a de diluir quaisquer dos fármacos em água para injeção, e, preferencialmente, administrar através de um cateter longo ou sonda uretral, inseridos pelo tubo orotraqueal e que alcance a bifurcação dos brônquios principais (I-B).[19] As doses devem ser pelo menos 10 vezes a dose padrão (no caso de epinefrina), mas para os demais fármacos normalmente utiliza-se o dobro.[19]

Convém ressaltar que a utilização da via intracardíaca como meio de ofertar as substâncias durante a RCP não é mais considerada pelo consenso ILCOR há mais de 20 anos e não apresenta qualquer nível de comentário ou recomendação pelo estudo RECOVER. O seu uso fica muito restrito aos eventos de tórax aberto, quando porventura não houver qualquer chance ou disponibilidade de uma via intratraqueal, venosa ou intraóssea, e sempre que não haja comprometimento das massagens internas.[12,10,24,55]

Alguns estudos indicam que pacientes hipervolêmicos ou normovolêmicos não se beneficiaram da administração de fluidos durante a RCP, e por isso sua administração não é recomendada (III-B).[42] Em pacientes hipovolêmicos não há evidências dos benefícios da fluidoterapia, porém ela pode ser considerada útil nesses casos (IIa-C).[19] Cabe ainda ressaltar a importância do uso de agentes inotrópicos a fim de aumentar a força de contratilidade nos casos de insuficiência cardíaca, como geradora para PCR.[81-86]

O uso de uma fração inspirada de oxigênio a 100% durante a RCP é justificado com o intuito de maximizar o conteúdo de oxigênio arterial e compensar o baixo débito cardíaco durante as massagens cardíacas externas. Entretanto, a presença de hiperoxia pode resultar em altas concentrações de espécies reativas de oxigênio, agravando o dano tecidual durante a RCP.[19] Evidências sugerem menores índices de lesão neurológica quando a suplementação é titulada para alcançar a normoxemia (PaO_2 entre 80 e 105 mmHg).[43] Devido a essa evidência durante a RCP em cães e gatos, o uso de um FiO_2 de 21% pode ser considerada (IIb-B), entretanto, na ausência do controle por hemogasometria, o risco de hipoxemia é maior que o risco de hiperoxemia, portanto o uso de um FiO_2 de 100% é mais seguro nos momentos iniciais (IIa-B).[87-90]

DESFIBRILAÇÃO E CARDIOVERSÃO ELÉTRICA

A PCR por fibrilação ventricular é comum em humanos e a terapia mais efetiva é a desfibrilação elétrica, ou seja, a aplicação de uma corrente elétrica contínua não sincronizada, diretamente sobre o músculo cardíaco. No entanto, outras arritmias malignas, conhecidas como taquicardias não geradoras de pulso, também podem ser causadoras de uma PCR. Essas arritmias também são tratadas por meio da aplicação de uma corrente elétrica contínua não sincronizada, por meio do mesmo desfibrilador.[8,17,91-93]

Tanto a fibrilação como a taquicardia ventricular são resultados de uma atividade anormal de um grupo de células do miocárdio e não do eixo marca-passo. O objetivo da desfibrilação é despolarizar o maior número possível de células, parando a atividade elétrica aleatória e a atividade mecânica incoordenada. Se bem-sucedido, o procedimento produzirá o retorno do ritmo sinusal ou assistolia.[19,94,95]

Já os cardioversores são equipamentos capazes de aplicar uma corrente elétrica contínua sincronizada, descarregada no período refratário, simultaneamente à onda R. Esses equipamentos estão indicados para o tratamento das taquicardias malignas geradoras de pulso (atriais ou ventriculares), da fibrilação atrial, e do *flutter* atrial. É importante estar atento à posição da tecla SINCRONIA no caso dos cardioversores, pois, se for necessário realizar uma desfibrilação, ela deverá estar desligada para não acionar a descarga caso não haja uma onda R clara no traçado, o que nunca ocorrerá na fibrilação ventricular e nas taquicardias não geradoras de pulso.[96-98]

Há dois tipos básicos de desfibriladores: os monofásicos e os bifásicos. O que diferencia as duas categorias é a baixa energia e maior segurança oferecida pelo modelo bifásico. Todo desfibrilador monofásico tradicional utiliza a mesma tecnologia de forma de onda (monofásica senoidal amortecida de alta energia), liberada em sentido único de uma pá em direção à outra. Já os aparelhos bifásicos liberam a corrente em dois sentidos, de ida e de volta entre as pás, que podem ser do tipo bifásica truncada exponencial (BET), já validadas pelo consenso ILCOR 2010; ou bifásica retilínea (menos comum na atualidade).[33] Esses tipos de tecnologia diminuem o limiar de desfibrilação, a carga de energia necessária, e reduz os principais efeitos adversos, como as queimaduras externas e internas, além de produzir maior efetividade (I-A).[95,99-101]

É importante recordar que os desfibriladores elétricos automáticos (DEAs) não são validados para uso em medicina veterinária, e, segundo a experiência dos autores deste capítulo, seriam contraindicados para o uso intra-hospitalar. Os maiores problemas seriam a necessidade de 100% de adesão dos adesivos à pele do paciente (muito improvável em animais), o tamanho fixo dos adesivos, e o tempo gasto para o procedimento completo em ambiente intra-hospitalar.[14,102-104]

No caso dos desfibriladores convencionais, as pás devem ser posicionadas em lados opostos do tórax, logo acima da junção costocondral e diretamente sobre do coração. O decúbito dorsal facilita essa manobra, mas, caso não seja possível, é necessário cuidado absoluto para que o operador não toque a mesa durante a descarga, e a melhor opção é mesclar uma pá externa comum (que será posicionada sobre o tórax) com uma interna plana (posicionada entre a mesa e o tórax do animal). A Figura 15.6 demonstra o melhor uso do desfibrilador.

A dose recomendada é de 4 a 6 J/kg para os aparelhos monofásicos e de 2 a 4 J/kg para os bifásicos (IIa-B).[8,10,33] Assim que o desfibrilador é carregado, o socorrista que aplica a descarga deve se assegurar de que mais ninguém está em contato com o paciente ou com a mesa, em seguida deve anunciar em voz alta, usando a palavra "**afastar**", e visualmente confirmar se todos realmente se afastaram da mesa. O desfibrilador nunca deve ser utilizado se houver álcool no pelo, devido ao risco iminente de fogo.[10,19,22,105,106]

Sempre que a primeira descarga for ineficiente, a voltagem pode ser aumentada, com o cuidado de não causar lesões ao miocárdio.[19] Convém ressaltar que os protocolos de energia escalonável sugeridos para os desfibriladores monofásicos não se aplica aos bifásicos, que deverão ser utilizados sempre na mesma dose, independentemente do número de repetições.[107-109]

A desfibrilação elétrica precoce em pacientes humanos com FV está associada com maior chance de ROSC e sobrevivência.[35,110,111]. Se a duração da FV é conhecida ou há suspeita de que ela teve início em 4 minutos ou menos, as compressões torácicas devem ser mantidas enquanto o aparelho é carregado. Se a duração da FV for maior que 4 minutos, um ciclo completo de RCP deve ser realizado antes da desfibrilação, a fim de permitir que as células do miocárdio gerem suficiente substrato energético para restaurar o potencial de membrana ao valor normal e assim aumentar a chance de sucesso.[36,112-116]

Todos os procedimentos de BLS e ALS devem ser treinados contínua e exaustivamente, garantindo total confiança e preparo às equipes envolvidas com os eventos de PCR. A fim de facilitar o entendimento e a sequência de todas as medidas a serem tomadas, o estudo RECOVER sugere o uso de um algoritmo com os passos a serem seguidos frente à RCP, assim como uma tabela de doses dos fármacos utilizados nessa situação. Ambos estão representados de maneira adaptada, respectivamente, pela Figura 15.7 e pelo Quadro 15.3.

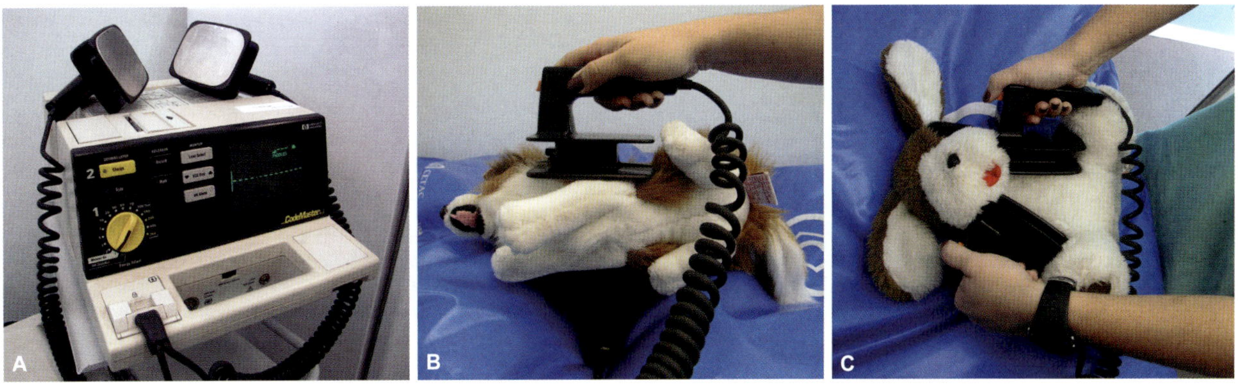

Figura 15.6 **A.** Desfibrilador. **B** e **C.** Posicionamento das pás do tórax durante reanimação cardiorrespiratória. (Fonte: Dr. Rodrigo Cardoso Rabelo – Intensivet Núcleo de Medicina Veterinária Avançada.)

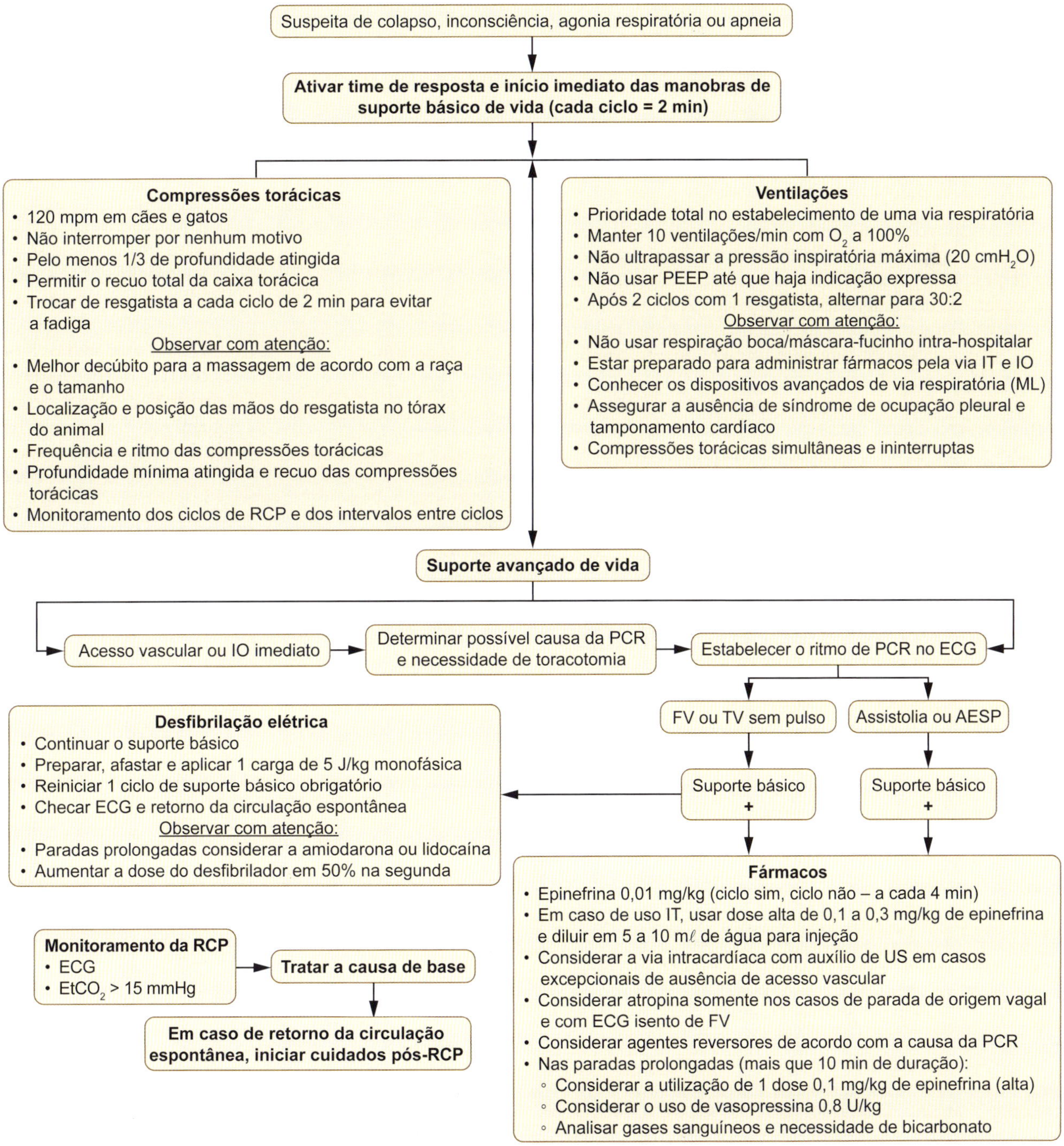
Suspeita de colapso, inconsciência, agonia respiratória ou apneia
Ativar time de resposta e início imediato das manobras de suporte básico de vida (cada ciclo = 2 min)
Compressões torácicas
• 120 mpm em cães e gatos
• Não interromper por nenhum motivo
• Pelo menos 1/3 de profundidade atingida
• Permitir o recuo total da caixa torácica
• Trocar de resgatista a cada ciclo de 2 min para evitar a fadiga
Observar com atenção:
• Melhor decúbito para a massagem de acordo com a raça e o tamanho
• Localização e posição das mãos do resgatista no tórax do animal
• Frequência e ritmo das compressões torácicas
• Profundidade mínima atingida e recuo das compressões torácicas
• Monitoramento dos ciclos de RCP e dos intervalos entre ciclos
Ventilações
• Prioridade total no estabelecimento de uma via respiratória
• Manter 10 ventilações/min com O_2 a 100%
• Não ultrapassar a pressão inspiratória máxima (20 cmH_2O)
• Não usar PEEP até que haja indicação expressa
• Após 2 ciclos com 1 resgatista, alternar para 30:2
Observar com atenção:
• Não usar respiração boca/máscara-fucinho intra-hospitalar
• Estar preparado para administrar fármacos pela via IT e IO
• Conhecer os dispositivos avançados de via respiratória (ML)
• Assegurar a ausência de síndrome de ocupação pleural e tamponamento cardíaco
• Compressões torácicas simultâneas e ininterruptas
Suporte avançado de vida
Acesso vascular ou IO imediato
Determinar possível causa da PCR e necessidade de toracotomia
Estabelecer o ritmo de PCR no ECG
FV ou TV sem pulso
Assistolia ou AESP
Suporte básico +
Suporte básico +
Desfibrilação elétrica
• Continuar o suporte básico
• Preparar, afastar e aplicar 1 carga de 5 J/kg monofásica
• Reiniciar 1 ciclo de suporte básico obrigatório
• Checar ECG e retorno da circulação espontânea
Observar com atenção:
• Paradas prolongadas considerar a amiodarona ou lidocaína
• Aumentar a dose do desfibrilador em 50% na segunda
Fármacos
• Epinefrina 0,01 mg/kg (ciclo sim, ciclo não – a cada 4 min)
• Em caso de uso IT, usar dose alta de 0,1 a 0,3 mg/kg de epinefrina e diluir em 5 a 10 mℓ de água para injeção
• Considerar a via intracardíaca com auxílio de US em casos excepcionais de ausência de acesso vascular
• Considerar atropina somente nos casos de parada de origem vagal e com ECG isento de FV
• Considerar agentes reversores de acordo com a causa da PCR
• Nas paradas prolongadas (mais que 10 min de duração):
◦ Considerar a utilização de 1 dose 0,1 mg/kg de epinefrina (alta)
◦ Considerar o uso de vasopressina 0,8 U/kg
◦ Analisar gases sanguíneos e necessidade de bicarbonato
Monitoramento da RCP
• ECG
• $EtCO_2$ > 15 mmHg
Tratar a causa de base
Em caso de retorno da circulação espontânea, iniciar cuidados pós-RCP

Figura 15.7 Algoritmo para reanimação cardiorrespiratória. AESP: atividade elétrica sem pulso; ECG: eletrocardiograma; PEEP: pressão expiratória final positiva (do inglês *positive end-expiratory pressure*); IT: via intratecal; IO: via intraóssea; US: ultrassonografia; FV: fibrilação ventricular; RCP: reanimação cardiopulmonar; PCR: parada cardiorespiratória.

QUADRO 15.3 Doses de fármacos utilizados durante a reanimação cardiorrespiratória.

Fármaco	Dose
Amiodarona (50 mg/mℓ)	5 mg/kg
Atipamezol (5 mg/mℓ)	100 mcg/kg
Atropina (0,54 mg/kg)	0,04 mg/kg
Desfibrilação externa (J)	4 a 6 J/kg
Desfibrilação interna (J)	0,5 a 1 J/kg
Epinefrina (dose alta) 1:1.000; 1 mg/mℓ	0,1 mg/kg
Epinefrina (dose baixa) 1:1.000; 1 mg/mℓ	0,01 mg/kg
Flumazenil (0,1 mg/mℓ)	0,01 mg/kg
Lidocaína (20 mg/mℓ)	2 mg/kg
Naloxona (0,4 mg/mℓ)	0,04 mg/kg
Vasopressina (20 U/mℓ)	0,8 U/kg

As voltagens dos desfibriladores correspondem a desfibriladores monofásicos. (Modificado de Fletcher DJ, Boller M, Brainard BM, Haskins SC, Hopper K, McMichael MA *et al.* RECOVER evidence and knowledge *gap* analysis on veterinary CPR. Part 7: Clinical guidelines; 2012.)

CONSIDERAÇÕES FINAIS

A PCR corresponde a um evento altamente letal e sua reversão ainda apresenta um baixo índice de sucesso apesar de todos os anos de pesquisa e convivência com o tema. O total conhecimento, tanto do seu diagnóstico como das ferramentas disponíveis para seu tratamento, é essencial para a melhora nas taxas de sobrevivência dos pacientes que apresentam essa condição. Apesar de todos os esforços e técnicas desenvolvidos nos últimos anos, ainda é desesperadora a maneira com que a morte se sobrepõe à medicina, por isso todos os pensamentos devem estar direcionados para a prevenção e identificação dos sinais de uma PCR. Evitar o encontro com os ritmos de parada ainda é a melhor maneira de salvar os pacientes.[117-120]

REFERÊNCIAS BIBLIOGRÁFICAS

1. 2005 American Heart Association Guidelines for Cardiopulmonary Resuscitation and Emergency Cardiovascular Care. Part 5: Electrical Therapies: automated external defibrillators, desfibrillation, cardiovesion and pacing. Circulation. 2005;112:IV:35-46.
2. Fletcher DJ, Boller M. Updates in small animal cardiopulmonary resuscitation. Vet Clin Small Anim. 2013;43(4): 971-87.
3. Boller M, Kellet-Gregory L, Shofer FS, Rishniw M. The clinical practice of CPCR in small animals: an internet-based survey. J Vet Emerg Crit Care. 2010;20:558-70.
4. Maton B, Smarick S. 2010 AHA guidelines and veterinary medicine? J Vet Emerg Crit Care. 2012;2:148-59.
5. McMichael M, Herring J, Fletcher DJ, Boller M. RECOVER preparedness and prevention RECOVER evidence and knowledge *gap* analysis on veterinary CPR. Part 2: Preparedness and prevention. J Vet Emerg Crit Care. 2012;22(1):S13-25.
6. Hopper K, Epstein SE, Fletcher DJ, Boller M. RECOVER Basic Life Support RECOVER evidence and knowledge *gap* analysis on veterinary CPR. Part 3: Basic life support. J Vet Emerg Crit Care. 2012;22(1):S26-43.
7. Rozanski EA, Rush JE, Buckley GJ, Fletcher DJ, Boller M. RECOVER Advanced Life Support; RECOVER evidence and knowledge *gap* analysis on veterinary CPR. Part 4: Advanced life support. J Vet Emerg Crit Care. 2012;22(1):S44-64.
8. Brainard BM, Boller M, Fletcher DJ. RECOVER Monitoring Domain Worksheet RECOVER evidence and knowledge *gap* analysis on veterinary CPR. Part 5: Monitoring. Vet Emerg Crit Care. 2012;22(1):S65-84.
9. Smarick SD, Haskins SC, Boller M, Fletcher DJ. RECOVER Post-Cardiac Arrest Care RECOVER evidence and knowledge *gap* analysis on veterinary CPR. Part 6: Post-cardiac arrest care. J Vet Emerg Crit Care. 2012;22(1):S85-101.
10. Fletcher DJ, Boller M, Brainard BM, Haskins SC, Hopper K, McMichael MA, Rozanski EA, Rush JE, Smarick SD. RECOVER evidence and knowledge *gap* analysis on veterinary CPR. Part 7: Clinical guidelines. Emergency and Critical Care Society. J Vet Emerg Crit Care. 2012;22(1):S102-31.
11. Aune S, Herlitz J, Bang A. Characteristics of patients who die in hospital with no attempt at resuscitation. Resuscitation. 2005;65(3):291-9.
12. Cole SG, Otto CM, Hughes D. Cardiopulmonary cerebral resuscitation in small animals – a clinical practice review (part 1). JVECC. 2002;12(4):261-7.
13. Cheng A, Kessler D, Lin Y, Tofil NM, Hunt EA, Davidson J, Chatfield J, Duff JP. Influence of cardiopulmonary resuscitation coaching and provider role on perception of cardiopulmonary resuscitation quality during simulated pediatric cardiac arrest. Pediatr Crit Care Med. 2019;20(4):e191-8.
14. Mathis A. Preparing and training for CPR in small animal practice. Vet Rec. 2019;184(13):412-3.
15. Hopper K, Rezende ML, Borchers A, Epstein SE. Efficacy of manual ventilation techniques during cardiopulmonary resuscitation in dogs. Front Vet Sci. 2018;5:239.
16. Hackett TB, Van Pelt DR. Cardiopulmonary resuscitation. In: Bonagura J. Kirk's current veterinary therapy XII. Philadelphia: WB Saunders; 1995. p. 167-75.
17. ECC Committee, Subcommittees and Task Forces of the American Heart Association. 2005 American Heart Association guidelines for cardiopulmonary resuscitation and emergency cardiovascular care. Circulation. 2005;112(suppl):IV1-IV203.
18. Cole SG, Otto CM, Hughes D. Cardiopulmonary cerebral resuscitation in small animals – a clinical practice review (part 2). JVECC. 2003;13(1):13-23.
19. Plunkett SJ, McMichael M. Cardiopulmonary resuscitation in small animal medicine: an update. J Vet Intern Med. 2008;22(1):9-25.
20. White SJ, Himes D, Rouhani M. *et al.* Selected controversies in cardiopulmonary resuscitation. Seminars in Respiratory and Critical Care Medicine. 2001;22(1):35-50.
21. Rabelo RC, Crowe DT. Ressuscitação cárdio-cérebro-pulmonar. In: Rabelo RC, Crowe DT. Fundamentos de terapia intensiva veterinária. Rio de Janeiro: LF Livros; 2005.
22. Kayser RG, Ornato JP, Peberdy MA. Cardiac arrest in the emergency department: a report from the national registry of cardiopulmonary resuscitation. Resuscitation. 2008;78(2):151-60.
23. Rieser TM. Cardiopulmonary resuscitation. Clin Tech Small Animal Pract. 2000;15(2):76-81.
24. Waldrop JE, Rozanski EA, Swanke ED, O'Toole TE, Rush JE. Causes of cardiopulmonary arrest, resuscitation management, and functional outcome in dogs and cats surviving cardiopulmonary arrest. JVECC. 2004;14(1)22-9.
25. Weil MH, Sun S. Clinical review: devices and drugs for cardiopulmonary resuscitation – opportunities and restraints. Critical Care. 2004;9(3):287-90.
26. Wingfield WE. Cardiopulmonary arrest. In: Wingfield WE, Raffe MR. The Veterinary ICU Book. Teton Newmedia, Jackson Hole, Wyoming; 2002.
27. Kruse-Elliot KT. Cardiopulmonary resuscitation: strategies for maximizing success. Veterinary Medicine. 2001;16(1):51-8.
28. Fries M, Tang W. How does interruption of cardiopulmonary resuscitation affect survival from cardiac arrest? Curr Opin Crit Care. 2005;11(3):200-3.
29. Wik L, Kramer-Johansen J, Myklebust H, Svensson L, Fellows B, Steen PA *et al.* Quality of cardiopulmonary resuscitation during out-hospital cardiac arrest. JAMA. 2005;293(3):299-304.
30. Cerchiari EL, Safar P, Klein E, Diven W. Visceral, hematologic and bacteriological changes and neurologic outcome after cardiac arrest in dogs. The visceral post-resuscitation syndrome. Resuscitation. 1993;25(2):119-36.
31. Begue J, Terndrup T. Delaying shock for cardiopulmonary resuscitation: does it save lives? Curr Opin Crit Care. 2005;11(3):183-7.
32. Angelos MG, DeBehnke DJ, Leasure JE. Arterial pH and carbon dioxide tension as indicators of tissue perfusion during cardiac arrest in a canine model. Crit. Care Med. 1992;20(9):1302-8.
33. Abella BS, Alvarado JP, Myklebust H. *et al.* Quality of cardiopulmonary resuscitation during in-hospital cardiac arrest. JAMA. 2005;293(3):305-10.
34. Paradis NA, Halperin HR, Kern KB, Wenzel V, Chamberlain DA. Cardiac arrest: the science and practice of resuscitiation medicine. 2. ed. Cambridge: Cambridge University Press; 2007.
35. Duffy T. What's new in cardiopulmonary cerebral resuscitation? AAHA 2008 – Tampa, Florida. Netsymposium Digitell, Inc.; 2008.
36. Nurmi J, Harjola VP, Nolan J, Castrén M. Observations and warning signs prior to cardiac arrest. Should a medical emergency team intervence earlier? Acta Anaesthesiol. Scand. 2005;49(5):702-6.
37. Ebihara S, Ogawa H, Hida W, Kikuchi Y. Doxapram and perception of dyspnea. Chest Journal, 2002;121(4);1380-1.
38. Rush JE, Wingfield WE. Recognition and frequency of dysrhythmias during cardiopulmonary arrest. JAMA. 1992;200:1932-7.
39. Meaney PA, Nadkarni VM, Kern KB, Indik JH, Halperin HP, Berg RA. Rhythms and outcomes of adult in-hospital cardiac arrest. Crit Care Med. 2010;38(1).
40. DeBehnke DJ, Swart GL, Spreng D, Aufderheide TP. Standard and higher doses of atropine in a canine model of pulseless electrical activity. Acad Emerg Med. 1995;2(12):1034-41.

41. DeBehnke DJ. Effects of vagal tone on resuscitation from experimental electromechanical dissociation. Ann Emerg Med. 1993;22(12):1789-94.
42. Fitzgibbon E, Berger R, Tsitlik J, Halperin HR. Determination of the noise source in the electrocardiogram during cardiopulmonary resuscitation. Crit Care Med. 2002;30(Suppl):S148-53.
43. Chan PS, Krumholtz HM, Nichol G, Nallamothu BK. Delayed time to defibrillation after in-hospital cardiac arrest. N Engl J Med. 2008;358:9-17.
44. Topjian AA, Nadkarni VM, Berg RA. Cardiopulmonary resuscitation in children. Curr Opin Crit Care. 2009;15(3):203-8.
45. Hallstrom A, Cobb L, Jonson E, Copass M. Cardiopulmonary resuscitation by chest compresion alone or with mouth-to-mouth ventilation. N Engl J Med. 2000;342:1546-53.
46. Aufderheide TP, Lurie KG. Death by hyperventilation: a common and life-threatening problem during cardiopulmonary resuscitation. Crit Care Med. 2004;32(9 Suppl):S354-51.
47. Aufderheide TP, Pirrallo RG, Yannopoulos D, Klein JP, Briesen C, Sparks CW *et al.* Incomplete chest wall decompression: a clinical evaluation of CPR performance by EMS personnel and assessment of alternative manual chest compression-decompression techniques. Resuscitation. 2005;64(3):353-62.
48. Aufderheide TP, Sigurdsson G, Pirrallo RG, Yannopoulos D, McKnite S, Briesen C *et al.* Hyperventilation-induced hypotension during cardiopulmonary resuscitation. Circulation. 2004;109;1960-5.
49. Bhende MS, Karasic DG, Menegazzi JJ. Evaluation of and end-tidal CO2 detector during cardiopulmonary resuscitation in a canine model for pediatric cardiac arrest. Pediatr Emerg Care. 1995;11(6):365-8.
50. Shy BD, Rea TD, Becker LJ, Eisenberg MS. Time to intubation and survival in prehospital cardiac arrest. Prehosp Emerg Care. 2004;8(4):394-9.
51. Herweling A, Karmrodt J, Stepniak A, Fein A, Baumgardner JE, Eberle B *et al.* A novel technique to follow PaO_2 variations during experimental CPR. Resuscitation. 2005;65(1):71-8.
52. Dani C, Bertini G, Pezzati M, Pratesi S, Filippi L, Tronchin M *et al.* Brain hemodynamic effects of doxapram in preterm infants. Biol Neonate. 2006;89:69-74.
53. Davis A, Janse J, Reynolds GW. Acupuncture in the relief of respiratory arrest. NZ Vet J. 1984;32:109-10.
54. Alzaga-Fernandez AG, Varon J. Open-chest cardiopulmonary resuscitation: past, present and future. Resuscitation. 2005;64(2):149-56.
55. Benson DM, O´Neil B, Kakish E, Erpelding J, Alousi S, Mason R *et al.* Open-chest CPR improves survival and neurologic outcome following cardiac arrest. Resuscitation. 2005;64(2):209-17.
56. Chandra NC, Gruben KG, Tsitlik JE, Brower R, Guerci AD, Halperin HH *et al.* Observations of ventilation during resuscitation in a canine model. Circulation. 1994;90(6):3070-5.
57. Fenici P, Idris AH, Lurie KG, Ursella S, Gabrielli A. What is the optimal chest-compression-ventilation ratio? Curr Opin Crit Care. 2005;11(3):204-11.
58. Kern KB, Sanders AB, Janas W, Nelson JR, Badylak FS, Babbs CF *et al.* Limitations of open-chest cardiac massage after prolonged, untreated cardiac arrest in dogs. Ann Emerg Med. 1991;20(7):761-7.
59. Angelos MG, DeBehnke DJ. Epinephrine and a high-flow reperfusion after cardiac arrest in a canine model. Ann Emerg Med. 1995;26(2):208-15.
60. Bar-Joseph G, Weinberger T, Ben-Haim S. Response to repeated equal doses of epinephrine during cardiopulmonary resuscitation in dogs. Annuals Emerg Med. 2000;35(1):3-10.
61. Behringer W, Kittler H, Sterz F, Domanovits H, Schoerkhuber W, Holzer M *et al.* Cumulative epinephrine dose during cardiopulmonary resuscitation and neurologic outcome. Ann Inter Med. 1998;129:450-6.
62. Krismer AC, Wenzel V, Stadlbauer KH, Arntz HR, Sitter H, Lindner KH *et al.* Vasopressin during cardiopulmonary resuscitation: a progress report. Crit Care Med. 2004;32(9 Suppl):S432-5.
63. Schmittinger CA, Astner S, Astner L, Kössler J, Wenzel V. Cardiopulmonary resuscitation with vasopressin in a dog. Vet Anaesth Analg. 2005; 32(2):112-4.
64. Voelckel WG, Lurie KG, Lindner KH, Zielinski T, McKnight S, Krismer AC *et al.* Vasopressin improves survival after cardiac arrest in hypovolemic shock. Anaesth Analg. 2000;91:627-34.
65. Aung K, Htav T. Vasopressin for cardiac arrest: a systematic review and meta-analysis. Arch Inter Med. 2005;165(1):17-24.
66. Zhong JQ, Dorian P. Epinephrine and vasopressin during cardiopulmonary resuscitation. Resuscitation. 2005;66(3):263-9.
67. Ben-Abraham R, Stepensky D, Assoulin-Dayan Y, Efrati O, Lotan D, Manisterski Y *et al.* Beta 1- or beta2-blockers to improve hemodynamics following endotracheal adrenaline administration. Drug Metab Drug Interac. 2005;21(1):31-9.
68. Brown CG, Martin DR, Pepe PE, Stueven H, Cummins RO, Gonzalez E *et al.* A comparison of standard-dose and high dose epinephrine in cardiac arrest outside the hospital. The Multicenter High-Dose Epinephrine Study Group. N Engl J Med. 1992;327(15):1051-5.
69. Cairns CB, Niemann JT. Hemodynamic effects of repeated doses of epinephrine after prolonged cardia arrest and CPR: preliminary observations in an animal model. Resuscitation. 1998;36(3):181-5.
70. Efrati O, Ben-Abraham R, Barak A, Modan-Moses D, Augarten A, Manisterski Y *et al.* Endobronchial adrenaline: should it be reconsidered? Dose response and haemodynamic effect in dogs. Resuscitation. 2003;59(1):117-22.
71. Huang L, Weil MH, Sun S, Tang W, Fang X. Carvedilol mitigates adverse effects of epinephrine during cardiopulmonary resuscitation. J Cardiovasc Pharmacol Ther. 2005;10(2):113-20.
72. Lindner KH, Dirks B, Strhmenger HU, Prenguel AW, Lindner IM, Lurie KG. Randomised comparision of epinephrine and vasopressin in patients. Lancet. 1997;349:535-537.
73. Martin GB, Gentile NT, Paradis NA, Moeggenberg J, Appleton TJ, Nowak RM. Effect of epinephrine on end-tidal carbon dioxide monitoring during CPR. Ann Emerg Med. 1990;19(4):396-8.
74. Niemann JT, Stratton SJ. Endotracheal *versus* intravenous epinephrine and atropine out-of-hospital "primary" and postcountershock asystole. Crit Care Med. 2000;28:1815-9.
75. Chamnanvanakij S, Perlman JM. Outcome following cardiopulmonary resusitation in the neonate requiring ventilatory assistance. Resuscitation. 2000;45(3):73-180.
76. Chandra NC, Gruben KG, Tsitlik JE, Brower R, Guerci AD, Halperin HH *et al.* Observations of ventilation during resuscitation in a canine model. Circulation. 1994;90(6):3070-5.
77. Bar-Joseph G, Weinberger T, Castel T, Bar-Joseph N, Laor A, Bursztein S *et al.* Comparision of sodium bicarbonate, Carbicarb, and THAM during cardiopulmonary resuscitation in dogs. Crit Care Med. 1998; 26(8):1397-408.
78. Leong EC, Bendall JC, Boyd AC, Einstein R. Sodium bicarbonate improves the chance of resuscitation after 10 minutes of cardiac arrest in dogs. Resuscitation. 2001;51(3):309-15.
79. Vukmir RB, Bircher NG, Radovsky A, Safar P. Sodium bicarbonate may improve outcome in dogs with brief or prolonged cardiac arrest. Crit Care Med. 1995; 23(3):515-22.
80. Lindner KH, Ahnefeld FW, Bowdler IM. Comparison of different doses of epinephrine on myocardial perfusion a resuscitation success during cardiopulmonary resuscitation in a pig model. Am J Emerg Med. 1991;9(1):27-31
81. Huang L, Weil MH, Tang W, Sun S, Wang J. Comparison between dobutamine and levomesimedan for management of postresuscitation myocardial dysfunction. Crit Care Med. 2005;33(3):487-91.
82. Kern KB, Hilwig RW, Berg RA, Rhee KH, Sanders AB, Otto CW *et al.* Postresuscitation left ventricular systolic and diastolic dysfunction: treatment with dobutamine. Circulation. 1997;95(12):2610-3.
83. Meyer RJ, Kern KB, Berg RA, Hilwig RW, Ewy GA. Post-resuscitation right ventricular dysfunction: delineation and treatment with dobutamine. Resuscitation. 2002;55(2):187-91.
84. Niemann JT, Garner D, Khaleeli E, Lewis RJ. Milrinone facilitates resuscitation from cardiac arrest and attenuates post-resuscitation myocardial dysfunctional. Circulation. 2003;108(24):3031-5.
85. Vasquez A, Kern KB, Hilwig RW, Heidenreich J, Berg RA, Ewy GA. Optimal dosing of dobutamine for treating post-resuscitation left ventricular dysfunction. Resuscitation. 2004;61(2):199-207.
86. López-Herce J, Garcia C, Dominguez P, Rodríguez-Nuñes A, Carrillo A, Calvo C *et al.* Outcome of out-of-hospital cardiorespiratory arrest in children. Pediatr Emerg Care. 2005;21(12):807-15.
87. Yannopoulus D, Nadkarni VM, McKnite SH, Rao A, Kruger K, Metzger A *et al.* Intrathoracic pressure regulator during continuous-chest-compression advanced cardiac resuscitation improves vital organ perfusion pressures in a porcine model of cardiac arrest. Circulation. 2005;112(6):803-11.
88. Rea TD, Shah S, Kudenchuk PJ, Copass MK, Cobb LA. Automated external defibrillators: to what extent does the algorithm delay CPR? Ann Emerg Med. 2005;46(2):132-41.
89. Beiser DG, Carr GE, Edelson DP, Peberdy MA, Hoek TLV. Derangements in blood glucose following initial resuscitation from in-hospital cardiac arrest: A report from the national registry of cardiopulmonary resuscitation. Resuscitation. 2009;80(6):624-30.
90. Paiva, EF, Perondi MB, Kern KB, Berg RA, Timerman S, Cardoso LF *et al.* Effect of amiodarone on haemodynamics during cardiopulmonary resuscitation in a canine model of resistant ventricular fibrillation. Resuscitation. 2003;58(2):203-8.
91. Stoner J, Martin G, O´Mara K, Ehlers J, Tomlanovich M. Amiodarone and bretylium in the treatment of hypothermic ventricular fibrillation in a canine model. Acad Emerg Med. 2003;10(3):187-91.
92. Berlin N, Ohad DG, Maiorkis I, Kelmer E. Successful management of ventricular fibrillation and ventricular tachycardia using defibrillation and intravenous amiodarone therapy in a cat. J Vet Emerg Crit Care. 2020;30(4):474-480.
93. Bochicchio GV, Joshi M, Bochicchio KM, Pyle A, Johnson SB, Meyer W, Lumpkins K, Scalea TM. Early hyperglicemic control is important in critically injured trauma patients. J Trauma. 2007;63(6):1353-8.
94. Srinivasen V, Morris MC, Helfaer MA, Berg RA, Nadkarni VM. Calcium use during in-hospital pediatric cardiopulmonary resuscitation: a report from the National Registry of Cardiopulmonary Resuscitation. Pediatrics. 2008;121;e1144-e1151.

95. Abella BS, Rhee JW, Huang KN, Vanden Hoek TL, Becker LB. Induced hypothermia is underused after resuscitation from cardiac arrest: a current practice survey. Resusciation. 2005;64(2):181-6.
96. Bernard SA, Gray TW, Buist MD, Jones BM, Silvester W, Gutteridge G *et al.* Treatment of comatose survivors of out-of-hospital cardiac arrest with induced hypothermia. N Engl J Med. 2002;346(8):557-63.
97. Hartemink KJ, Wisselink W, Rauwerda JA, Girbes ARJ, Polderman KH. Novel applications of therapeutic hypothermia: report of three cases. Critical Care. 2004;8(5):R343-6.
98. Hypothermia After Cardiac Arrest Study Group. Mild therapeutic hypothermia to improve the neurologic outcome after cardiac arrest. N Engl J Med. 2002;346(8):549-56.
99. Johanna N, Sten R. Induction of mild hypothermia with infusion of cold (4 degrees C) of fluid during ongoing experimental CPR. Resuscitation. 2005;66(3):357-65.
100. Lasater M. The role of thermoregulation in cardiac resuscitation. Crit Care Nurs Clin N Am. 2005;17(1):97-102.
101. Nozari A, Safar P, Stezoski SW, Wu X, Henchir J, Radovsky A *et al.* Mild hypothermia during prolonged cardiopulmonary cerebral resuscitation increases conscious survival in dogs. Crit Care Med. 2004;32(10):2110-6.
102. Popp E, Sterz F, Bottiger BW. Therapeutic hypothermia after cardiac arrest. Anaesthesist. 2005;54(2):96-106.
103. Safar P, Xiao F, Radovsky A, Tanigawa K, Ebmeyer U, Bircher N *et al.* Improved cerebral resuscitation from cardiac arrest in dogs with mild hypothermia plus blood flow promotion. Stroke. 1996;27:105-13.
104. Shaffner DH, Eleff SM, Koehler RC, Traystmann RJ. Effect of the no-flow interval and hypothermia on cerebral blood flow and metabolism during cardiopulmonary resuscitation in dogs. Stroke. 1998;29(12):2607-15.
105. Reis AG, Nadkarni V, Perondi MB, Grisi S, Berg RA. A prospective investigation into the epidemiology of in-hospital pediatric cardiopulmonary resuscitation using the internationl Utstein report style. Pediatrics. 2002;109(2):200-9.
106. Hajbaghery MA, Mousavi G, Akbari H. Factors influencing survival after in-hospital cardiopulmonary resuscitation. Resuscitation. 2005;66(3):317-21.
107. Suffoletto B, Peberdy MA, van der Hoek T, Callaway C. Body temperature changes are associated with outcomes following in-hospital cardiac arrest and return of circulation. Resuscitation. 2009;80(12):1365-70.
108. Xiao F, Safar P, Alexander H. Peritoneal cooling for mild cerebral hypothermia after cardiac arrest in dogs. Resuscitation. 1995;30(1):51-9.
109. Kounas SP, Letsas KP, Sideris A, Efraimidis M, Kardaras F. QT interval prolongation and torsaes de point due to a coadministration of metronidazol and amiodarone. Pacing Clin Electrophysiol. 2005;28:472-3
110. Lindner KH, Prengel AW, Pfenninger EG, Lindner IM, Strohmenger HU, Georgieff M *et al.* Vasopressin improves vital organ blood flow during close-chest cardiopulmonary resuscitation in pigs. Circulation. 1995;91:215-21.
111. Prengel AW, Lindner KH, Keller A. Cerebral oxygenation during cardiopulmonary resuscitation with epinephrine and vasopressin in pigs. Stroke. 1996;27:1241-8.
112. Wenzel V, Lindner KH, Krismer AC, Miller EA, Voelckel WG, Lingnau W. Repeated administration of vasopressin but not epinephrine mantains coronary perfusion pressure after early and late administration during prolonged cardiopulmonary resuscitation in pigs. Circulation. 1999;99:1379-84.
113. Wenzel V, Lindner KH, Krismer AC, Voelckel WG, Schocke MF, Hund W *et al.* Survival with full neurologic recovery and no cerebral pathology after prolonged cardiopulmonary resuscitation with vasopressin in pigs. J Am Coll Cardiol. 2000;35:527-33.
114. Efrati O, Barak A, Ben-Abraham R, Weinbroum AA, Lotan D, Manistersky Y *et al.* Hemodynamic effects of tracheal administration of vasopressin in dogs. Resuscitation. 2001;50(2):227-32.
115. Kern KB. Postresuscitation myocardial dysfunction. Cardiol Clin. 2002;20(1):89-101.
116. Nadkarni VM, Larkin GL, Peberdy MA, Carey SM, Kaye W, Mancini ME *et al.* First documented rhythm and clinical outcome from in-hospital cardiac arrest among children and adults. JAMA. 2006;295(1):50-7.
117. Parra DAS, Totapally BR, Zahn E, Jacobs J, Aldousany A, Burke RP *et al.* Outcome of cardiopulmonary resuscitation in a pediatric cardiac intensive care unit. Crit Care Med. 2000;28(9):3296-300.
118. Sayre MR, Berg RA, Cave DM, Page RL, Potts J, White RD *et al.* Hands-only (compression-only) cardiopulmonary resuscitation: a call to action for bystander response to adults who experience out-of-hospital cardiac arrest. A science advisory for the public from the Emergency Cardiovascular Care Committee, American Heart Association. Circulation. 2008;117(16):2162-7.
119. Samsom RA, Nadkarni VM, Meaney PA, Carey SM, Berg MD, Berg RA. Outcomes of in-hospital ventricular fibrillation in children. N Engl J Med. 2006;354(22):2328-39.
120. Torres A Jr, Pickert CB, Firestone J, Walker WM, Fiser DH. Long-term functional outcome of in patient pediatric cardiopulmonary resuscitation. Pediatr Emerg Care. 1997;13(6):369-373.

PARTE 3

Manejo e Controle da Dor

Karina Velloso Braga Yazbek

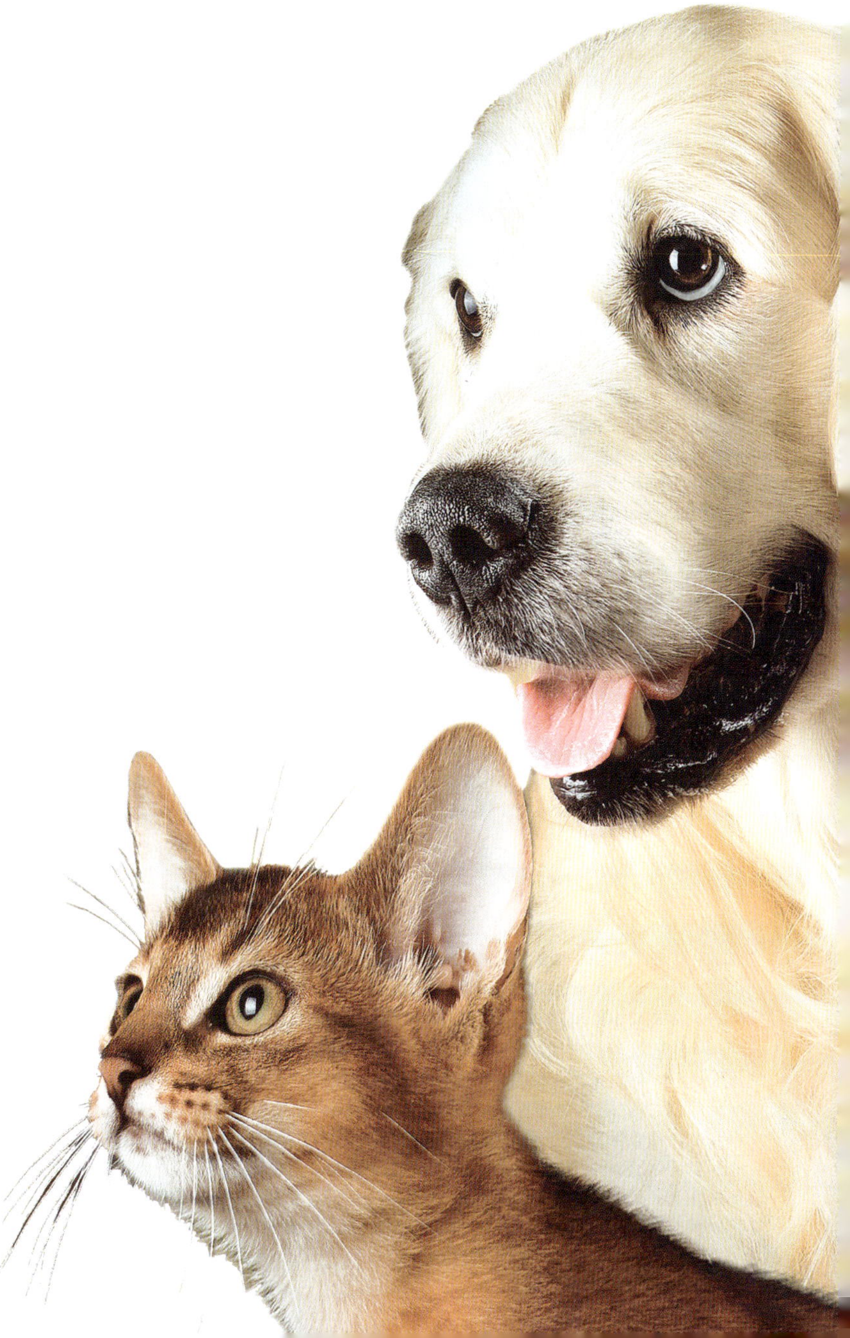

16

Fisiopatologia da Dor

Denise Tabacchi Fantoni • Sandra Mastrocinque

INTRODUÇÃO

Os procedimentos cirúrgicos, o trauma e as doenças sistêmicas acarretam dor nos animais e, apesar disso, muitos profissionais ainda subestimam esse fato. Acredita-se que grande parte dos pacientes submetidos a cirurgias ou internados em unidades de terapia intensiva (UTIs) tenha a dor desconsiderada e tratada de maneira inadequada. A ausência de analgesia pós-operatória pode ocorrer em 22 a 60% dos pacientes, sendo mais prevalente na espécie felina.[1] É sabido, porém, por meio da antropomorfia, que qualquer estímulo que seja doloroso para o homem também o será para os animais, visto que eles apresentam todos os componentes anatômicos e fisiológicos envolvidos no processamento da dor. Desde os primórdios da civilização, o ser humano tenta esclarecer as razões pelas quais a dor ocorre. Os povos primitivos colocavam a dor e os inimigos no mesmo nível, ou seja, a dor era atribuída à agressão à pessoa, aos maus espíritos e à punição por faltas cometidas. Há cerca de 2 mil anos, havia a crença de que a dor existiria externamente ao corpo e nele penetraria como força real. A dor súbita era percebida como perda da estabilidade entre o animal e o meio ambiente. Na Índia, a dor foi reconhecida como uma sensação e já era relacionada com aspectos emocionais. Na China, a dor e as doenças eram atribuídas ao excesso ou deficiência de certos fluidos no organismo. Na Grécia, nos séculos 5 e 6 a.C., foi relacionada com o cérebro e os nervos, não com o coração. Somente após o Renascimento foi definitivamente atribuída ao sistema nervoso central (SNC) a função fundamental no mecanismo das sensações e da nocicepção. Nos séculos 16 e 17, Descartes introduziu conceitos sobre a especificidade das vias nervosas envolvidas na percepção da dor que se firmaram completamente no século 19.[2,3] Apesar de sua inestimável contribuição científica, Descartes acreditava que os animais, por não terem alma, funcionavam como máquinas e, portanto, não necessitavam de qualquer tipo de cuidado ou comiseração quando submetidos à vivissecção.[3] Mesmo na atualidade, ainda é possível encontrar médicos-veterinários que acreditam que a dor faça parte do processo de cura, sendo então natural que o paciente a vivencie após um procedimento cirúrgico.[2]

Esse cenário felizmente tem mudado nos últimos anos, uma vez que cada vez mais profissionais têm se dedicado ao estudo da dor para aperfeiçoar o diagnóstico e o tratamento dos processos dolorosos em animais.

O desenvolvimento de estratégias efetivas para o manejo da dor requer conhecimento básico de sua fisiopatologia, incluindo: vias neurais envolvidas no processamento do estímulo nocivo, resposta do sistema nervoso aos estímulos e as consequências sistêmicas dos processos dolorosos. Ao se conhecer a fisiopatologia da dor, é possível atuar em vários pontos da nocicepção, o que certamente contribui para a escolha e associação adequadas de fármacos analgésicos, tornando seu manejo mais seguro e efetivo.

FISIOPATOLOGIA DA NOCICEPÇÃO

Dor é informação

A dor é uma experiência vivenciada por quase todos os animais e constitui um instrumento de proteção, o qual permite a detecção de estímulos nocivos físicos e químicos, estabelece situações de limiares específicos e organizados, além de sensibilizar sistemas que protegem o organismo contra futuras lesões, de acordo com vários mecanismos.[4] A dor informa ao ser o perigo real ou potencial para sua integridade física. A capacidade de obter informação relevante e a possibilidade de interpretá-la constituem enormes vantagens adaptativas. Em animais mais evoluídos, os receptores sensoriais estão localizados a uma distância considerável dos efetores, razão pela qual há necessidade de um sistema que transmita informação a longa distância com rapidez e eficiência. Assim, as células que atuam como canais de comunicação entre os receptores sensoriais em um extremo e os efetores em outro são diferenciadas, especializadas e organizadas, formando, então, o sistema nervoso.[5]

Deve-se ressaltar, entretanto, que a dor é uma resposta adaptativa fisiológica, que pode se tornar um fenômeno patológico quando a informação transmitida não é real, ou quando o perigo sobre o qual alerta não pode ser evitado.

A definição padrão de dor foi criada em 1986 pelo comitê de taxonomia da Associação Internacional para o Estudo da Dor, trata-se de "uma experiência sensorial e/ou emocional desagradável que é associada a lesões reais ou potenciais".[2-5] A dor, entretanto, é uma sensação e pode ser mais bem-entendida como uma experiência que envolve tanto aspectos fisiológicos como emocionais ou, no caso dos animais, como uma reação comportamental a essa sensação. Williams e Craig (2016) sugeriram recentemente uma nova definição para a dor, sendo esta: uma experiência desagradável associada a um dano tecidual real ou potencial com componentes sensoriais, emocionais, cognitivos e sociais.[6,7] Ou seja, é de se esperar que, também para os animais, a experiência dolorosa possa variar de um para outro na dependência de seu histórico de vida, ambientação, bem como histórico de doenças e traumas diversos, entre outros fatores.

Atualmente, sabe-se que há a participação de muitos centros, vias nervosas e neurotransmissores nos mecanismos centrais e periféricos envolvidos no processamento do estímulo nocivo. A dor provocada por lesão tecidual ou doença é o efeito da interação de mecanismos bioquímicos, fisiológicos e psicológicos.[8]

Em descrições prévias, as vias da dor eram divididas em três componentes básicos: um **neurônio de primeira ordem** (corpo celular na raiz dorsal ganglionar), o qual transmitia dor da periferia para o neurônio de segunda ordem; um **neurônio de segunda ordem** no corno dorsal da medula espinal, cujo axônio ascende para o trato espinotalâmico e para o tálamo onde está o **neurônio de terceira ordem**, que se projeta para estruturas encefálicas.

Embora correta, essa descrição é considerada simplificada e, atualmente, os componentes das vias da dor podem ser considerados como:

- Receptores periféricos
- Mediadores químicos da dor
- Vias ascendentes
- Centros supraespinais e vias descendentes.

Essas etapas, envolvidas no processamento da dor aguda somática, serão discutidas a seguir e, posteriormente, serão abordados alguns aspectos das dores crônica e visceral, as quais apresentam mecanismos distintos daqueles da dor aguda somática.

RECEPTORES PERIFÉRICOS

O evento inicial que dá sequência a todos os demais eventos para a geração do fenômeno sensitivo doloroso se dá pela transformação dos estímulos ambientais físicos ou químicos em potenciais de ação que, das fibras nervosas periféricas, são transferidos do sistema nervoso periférico (SNP) para o SNC. O nociceptor é uma porção especializada da fibra periférica, capaz de detectar estímulos nocivos ou potencialmente nocivos. A partir de um potencial gerado nos nociceptores, o estímulo seguirá pelas fibras aferentes primárias até a medula espinal e, por meio das vias ascendentes, será projetado no córtex, no qual ocorre a percepção consciente da dor, após conexões com estruturas, como o tálamo e a formação reticular.[9] O receptor nociceptivo pode ser definido como um transdutor, o qual converte diversos tipos de estímulos em eventos que possam ser interpretados pelo sistema, nesse caso, em potenciais de ação, que são o código da transmissão da informação no sistema nervoso. Eles são representados por terminações nervosas livres de fibras mielínicas A-delta e amielínicas C, presentes na pele, nas vísceras, nos vasos sanguíneos e nas fibras do músculo esquelético. A terminação nervosa livre é limitada à região da membrana axonal, a qual corresponde a poucas centenas de micrômetros da terminação axonal distal. O restante da membrana axonal não apresenta a propriedade de gerar potenciais repetitivos diante de estímulos neurais.[4,5]

Os nociceptores são classificados em três categorias, de acordo com a dimensão do corpo celular e seus axônios:[4,5,8]

- *Fibras C*: aquelas com pequeno diâmetro (0,4 a 1,2 μm), amielinizadas e com baixa velocidade de condução; correspondem a 70% dos nociceptores cutâneos
- *Fibras A-delta*: diâmetro médio (2 a 6 μm), mielinização discreta e velocidade intermediária, e correspondem a 10% dos neurônios sensitivos cutâneos
- *Fibras A-beta* e *A-alfa*: grande diâmetro (maior que 10 μm), intensa mielinização e alta velocidade de condução, perfazendo 20% dos neurônios sensitivos cutâneos.

Apenas 20% das fibras A-alfa e A-beta estão envolvidas no processo de nocicepção, enquanto a maior parte das fibras C e A-delta é nociceptiva[6,9] (Figura 16.1). De modo geral, as fibras do tipo A-delta são responsáveis por estímulos mecânicos intensos (mecanorreceptores de alto limiar) e geram a primeira fase da dor, que é rápida e forte. As fibras C, por sua vez, induzem uma

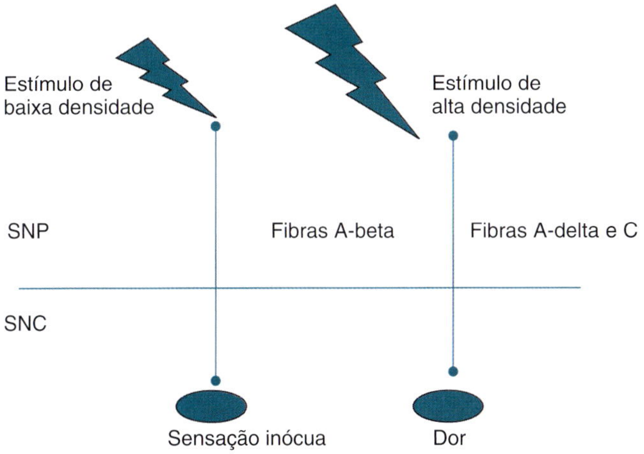

Figura 16.1 Diferentes tipos de fibras respondem de maneira distinta aos estímulos periféricos. As fibras A-beta respondem aos estímulos inócuos como tato, vibração e pressão, enquanto as fibras A-delta e C respondem aos estímulos nocivos. SNC: sistema nervoso central; SNP: sistema nervoso periférico. (Adaptado de Lamont *et al.*[6])

segunda fase álgica, a qual é mais duradoura e menos intensa, formando, na periferia, receptores de alto limiar para estímulos térmicos e/ou mecânicos (termorreceptores e mecanorreceptores). Existem ainda fibras C do tipo polimodal que respondem a estímulos térmicos, químicos e mecânicos. As fibras A-beta, na ausência de dano tecidual ou nervoso, somente transmitem informação relacionada com estímulo inócuo, como tato, vibração e pressão.[4]

Em geral, é necessário que o estímulo alcance, durante certo tempo, várias fibras, para que a percepção seja interpretada como dor. Na ausência de lesão tecidual, a estimulação repetida das fibras C polimodais produz inibição da resposta. Entretanto, se a lesão ocorre, esse fenômeno sofre processo de sensibilizações periférica e central. Esses processos de sensibilização serão discutidos no decorrer deste capítulo.

A porção terminal do axônio é especializada na transformação de eventos físicos e químicos que acontecem nos tecidos em potenciais de ação, interpretados como dolorosos após seu processamento no SNC. Os estímulos alteram a atividade das membranas desses receptores e o tipo de alteração varia com a natureza do estímulo ambiental. Por exemplo, os estímulos mecânicos causam estiramento dos canais iônicos e alteram a condutância de Na^+. O mecanismo de transdução térmica está provavelmente relacionado com proteínas de membrana com elevado coeficiente de temperatura. Os receptores químicos têm alta sensibilidade a mudanças de pH e reagem a toxinas vegetais ou animais, sendo assim sensibilizados, por exemplo, quando há trauma tecidual com consequente liberação de íons hidrogeniônicos, potássio, geração de bradicinina entre outras substâncias descritas a seguir.[4]

Sensibilização periférica | Mediadores periféricos da dor

Quando o estímulo captado pelos nociceptores é intenso e de longa duração, há liberação de substâncias responsáveis pelo processo inflamatório no local da lesão tissular, que pode persistir por horas ou até mesmo dias. As substâncias químicas liberadas podem modular a atividade dos nociceptores e são denominadas "substâncias algogênicas", sendo provenientes tanto das células do tecido que sofreu lesão, como das células inflamatórias, como mastócitos, macrófagos e linfócitos (Figura 16.2).[10] Esse fenômeno de ativação ou sensibilização dos nociceptores, descrito inicialmente na A-beta de 1970, quando se demonstrou a ação das prostaglandinas, é conhecido como sensibilização periférica.

Os nervos sensitivos expressam grande variedade de receptores para mediadores inflamatórios, sendo representados por três classes principais: os acoplados à proteína G, os canais iônicos dependentes dos ligantes e os receptores de citocinas ou de tirosinoquinase.[4]

A liberação de trifosfato de adenosina (ATP) no tecido lesado ativa células vizinhas, entre elas os macrófagos, que apresentam receptores para esse neurotransmissor. A hidrólise rápida do ATP forma adenosina, que provoca dor e hiperalgesia pela ação em receptores A2. A adenosina atua também em receptores A1, causando diminuição da excitabilidade por bloquear a permeabilidade ao íon cálcio ou aumentar a permeabilidade ao íon potássio.[8] O glutamato despolariza os neurônios sensitivos abrindo canais iônicos, culminado com inflamação e hiperalgesia. A bradicinina, que é a principal cinina liberada durante o processo inflamatório, estimula a atividade de receptores de modo direto, principalmente nas fibras C, podendo induzir sensibilização intensa ao calor, também atuando por meio da interação sinérgica com outros algogênicos (prostaglandinas,

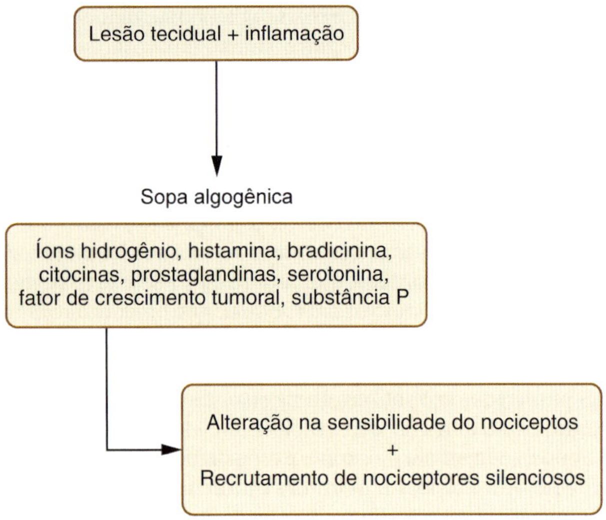

Figura 16.2 A transdução dos nociceptores pode ser modificada pela liberação de substâncias algogênicas que atuam de maneira sinérgica. Pode haver sensibilização de nociceptores, bem como recrutamento de fibras anteriormente silenciosas.

serotonina, citocinas e histamina). A serotonina é liberada pelas plaquetas e mastócitos após a lesão do tecido, reduzindo o limiar de aferentes primários aos estímulos nociceptivos. A histamina, liberada por mastócitos, também atua nos neurônios sensitivos. Outras substâncias algogênicas de suma importância no processo doloroso são as prostaglandinas G_2, H_2, I_2 e E_2 e o tromboxano A_2. Esses são metabólitos do ácido araquidônico, o qual é liberado dos proteolipídios de membrana pela ação da fosfolipase A_2. As prostaglandinas sensibilizam os nociceptores aos estímulos térmicos, químicos e mecânicos.[4,5,9,10]

Outro peptídio, cuja função no processo de nocicepção é largamente estudada, é a substância P. Ela causa degranulação de mastócitos com liberação de histamina, vasodilatação, extravasamento de outros algogênicos (bradicinina, serotonina) e ativação de outras células inflamatórias (macrófagos, linfócitos e monócitos). Além disso, a substância P estimula a produção de óxido nítrico, um vasodilatador contido nas camadas endoteliais dos vasos sanguíneos.[9,10]

As citocinas são proteínas regulatórias, sintetizadas quando ocorre lesão tecidual, e podem influenciar várias funções celulares, como proliferação, diferenciação, expressão genética, regulação de processos imunológicos e inflamatórios, cuja expressão de seus receptores se dá em diversos tecidos, inclusive no SNC. Dentre elas estão interleucinas, interferonas, fator de crescimento tumoral e fator de ativação plaquetária. Essas citocinas são produzidas por monócitos, macrófagos, mastócitos, linfócitos B e T, células endoteliais, células gliais, fibras musculares lisas e células tumorais, sendo sua síntese estimulada por traumatismos, infecções, inflamação e câncer. Elas podem ativar linfócitos, estimular o eixo neuroendócrino da dor e atuar nos processos de hiperalgesia e na dor crônica.[4,8,10]

Portanto, essa "sopa de substâncias algogênicas", atuando de maneira sinérgica, reduz o limiar dos nociceptores e recruta receptores silenciosos. Essas substâncias são responsáveis, portanto, pelo fenômeno conhecido como hiperalgesia (sensibilidade dolorosa exacerbada) termomecânica e pela vasodilatação observada em lesões traumáticas, inflamatórias e isquêmicas, podendo ocorrer dor persistente ou aumento da resposta diante de determinados estímulos ou redução do seu limiar. A hiperalgesia primária ocorre no local da lesão, com aumento da sensibilidade a estímulos mecânicos, térmicos (em especial o calor) e químicos. A hiperalgesia secundária se dá ao redor da área lesada e caracteriza-se por aumento da sensibilidade a estímulos mecânicos e térmicos (especialmente o frio) e os mecanismos centrais estão envolvidos em sua geração.[5,9]

VIAS ASCENDENTES

Os corpos celulares de ambos os tipos de fibras nervosas nociceptivas estão contidos na raiz dorsal ganglionar e projetam axônios que fazem sinapse com os neurônios do corno dorsal no interior da substância cinzenta medular. O impulso nociceptivo gerado pelos receptores é então processado em várias lâminas da medula espinal no corno posterior medular (CPME). O CPME não atua apenas como uma estação de coleta de informações transmitidas pelos aferentes primários, mas apresenta interneurônios que interferem no processamento das informações sensitivas, inibindo ou facilitando a transmissão dos potenciais veiculados pelos aferentes primários para o SNC. Na medula espinal, a inter-relação de neurônio espinal, excitabilidade e inibição determina a mensagem que é transmitida para centros supraespinais (tálamo, formação reticular, sistema límbico e córtex). Nesse processo estão envolvidos vários neurotransmissores excitatórios (substância P, glutamato, aspartato) e inibitórios (encefalina, serotonina, GABA, glicina, acetilcolina, norepinefrina). Desse modo, dependendo do grau de estimulação dos nociceptores periféricos, haverá a liberação de neurotransmissores excitatórios no corno dorsal da medula espinal.[9,11,12]

A substância cinzenta da medula espinal tem 10 lâminas, que diferem entre si de acordo com o padrão arquitetônico de suas unidades celulares na medula espinal. O CPME corresponde às seis primeiras lâminas.[5] Os neurônios nociceptivos do corno dorsal estão localizados nas lâminas mais superficiais I (lâmina marginal) e II (substância gelatinosa) e recebem conexões sinápticas diretas de fibras A-delta e C. A maioria dos neurônios da lâmina marginal processa apenas estímulos nociceptivos, seguindo para centros superiores. Porém, existem neurônios nessa lâmina, chamados "neurônios de faixa dinâmica ampla" (em inglês, *wide range dynamic receptor* [WDR]), que respondem de modo gradativo à estimulação mecânica nociva e inócua. A substância gelatinosa (lâmina II) é formada, quase em sua totalidade, por interneurônios excitatórios e inibitórios, alguns respondendo apenas a estímulos nociceptivos e outros com resposta a sinais nocivos e não nociceptivos.[5]

As lâminas III e IV, portanto, têm neurônios que se conectam diretamente com terminais centrais de fibras A-beta, com resposta predominante a estímulos não nocivos. A lâmina V apresenta neurônios WDR que se projetam para o tronco encefálico e certas regiões do tálamo, respondendo à estimulação de fibras A-beta, A-delta e C. Esses neurônios recebem informação nociceptiva somática e visceral, por conseguinte, de uma ampla área, razão pela qual essa lâmina pode estar envolvida nos mecanismos que geram a chamada "dor referida", na qual a percepção álgica de uma estrutura visceral lesionada é deslocada para outras áreas da superfície corporal. Os neurônios da lâmina VI estão conectados a aferentes A-beta de músculos e articulações e respondem a estímulos inócuos[4,5] (Figura 16.3).

Os neurônios de projeção do corno dorsal medular podem então ser agrupados em três populações distintas:

- *Neurônios não nociceptivos*: localizados nas lâminas III e IV, os quais recebem informações de fibras A-beta
- *Neurônios específicos de alto limiar*: localizados especialmente nas lâminas I e II e ocasionalmente nas lâminas V e VI, sendo ativados somente por estímulos nocivos de alta intensidade, provenientes de fibras C e A-delta
- *Neurônios de faixa dinâmica ampla (WDR)*: localizados na lâmina V e em menor quantidade nas lâminas I e II, que, por

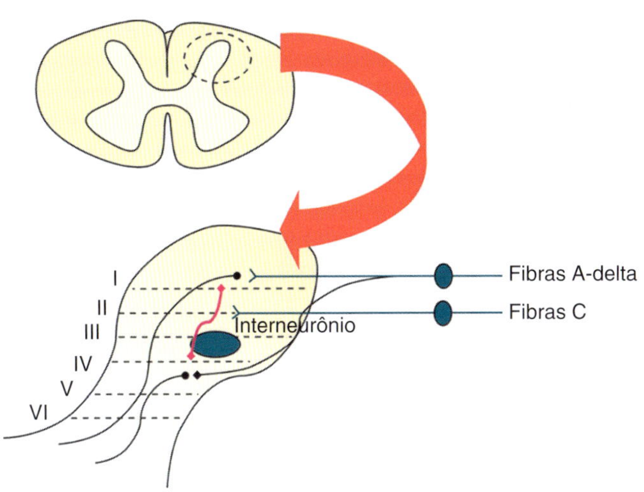

Figura 16.3 Esquematização das lâminas do corno posterior medular. As fibras aferentes primárias fazem conexão com o corno dorsal medular. Os neurônios de projeção das lâminas I e V recebem impulsos diretos das fibras A-delta e indiretos das fibras C, via interneurônios da lâmina II. (Adaptada de Lamont *et al.*[6])

receberem entradas de fibras C, A-beta e A-delta, respondem tanto a estímulos nocivos como aos inócuos, apresentando a propriedade de precisão na codificação da intensidade do estímulo.[5]

A transferência das informações nociceptivas da medula espinal para as estruturas encefálicas se dá por intermédio de sistemas neuronais de projeção ascendente, compostos de fibras longas, denominados "tratos". As cinco vias ascendentes principais são:[4,5,6]

- *Trato espinotalâmico*: via nociceptiva mais proeminente da medula espinal. Origina-se a partir de axônios das lâminas I e V a VII, os quais cruzam a linha média e se projetam para o tálamo no sentido contralateral
- *Trato espinorreticular*: formado por axônios de neurônios das lâminas mais profundas VII e VIII que seguem para formação reticular e ascendem para o tálamo. Apesar de a maior parte dos neurônios terminar em vários núcleos da formação reticular, algumas fibras ascendem pela via medial até o tálamo
- *Trato espinocervical*: axônios das lâminas III e IV que chegam ao tálamo pelo trato cervicotalâmico
- *Trato espinomesencefálico*: axônios de neurônios das lâminas I e V que se projetam para a formação reticular, substância cinzenta periaquedutal e outras estruturas encefálicas
- *Trato espino-hipotalâmico*: axônios provenientes das lâminas I, V e VIII, que se projetam no hipotálamo, sendo este importante na ocorrência das respostas neuroendócrina e autonômica induzidas pelos processos dolorosos.

Sensibilização central

Ao compreender os eventos espinais que podem exacerbar a resposta aos estímulos aferentes, explica-se a ocorrência de diversas síndromes, nas quais há alteração da relação entre estímulo e resposta. A sensibilização central é fundamentada na ausência dessa relação.[9] Quando há estimulação persistente de nociceptores, ocorre elevação reversível na excitabilidade e na eficácia sináptica dos neurônios das vias nociceptivas centrais, havendo redução do limiar de sensibilidade destes, o que se manifesta clinicamente como alodinia (dor por estímulos não dolorosos) e hiperalgesia, os quais persistem mesmo após a resolução da lesão tissular, demonstrando não ser a sensibilização periférica a geradora desses eventos. A ativação dos aferentes periféricos resulta na liberação de substâncias (substância P, neurocinina-A, glutamato, aspartato), as quais levam a alterações no estado funcional dos nociceptores e vias nociceptivas em todo o neuroeixo, via geração de potenciais pós-sinápticos. Estímulos repetidos nas fibras C causam aumento na atividade de determinados neurônios na medula espinal, e há liberação de peptídios e neurotransmissores em grande quantidade por períodos prolongados. Como consequência, há ativação de receptores como o N-metil-D-aspartato (NMDA), o que culmina com a hiperexcitabilidade de neurônios do SNC, denominada "sensibilização central".[6,8]

A substância P tem importante atribuição nesse processo, pois causa redução do limiar de excitabilidade da sinapse, com ativação de sinapses anteriormente silenciosas. Além disso, a substância P pode causar difusão do processo doloroso no corno dorsal medular, sensibilizando neurônios a distância, com aumento da extensão da dor. A interação entre a substância P e o receptor NMDA tem suma importância no processo de hipersensibilização. Esses peptídios, liberados no interior da medula espinal na sinapse neuronal, removem o magnésio do canal do receptor de NMDA, permitindo que o glutamato o ative e amplifique o impulso nociceptivo. Entretanto, não é apenas a retirada do *plug* de magnésio, o responsável pela ativação do receptor NMDA. Os estímulos repetitivos ou de alta intensidade que modificam o canal ionófero desse receptor também devem estar ocorrendo simultaneamente para que haja sua ativação. A ativação do NMDA leva, ainda, à entrada de cálcio nos neurônios, os quais podem, então, produzir outros mediadores pela estimulação da atividade enzimática. O influxo de cálcio induz também a produção de prostanoides na medula espinal, em consequência da estimulação de fosfolipases.[11] Tais alterações resultam em dor de maior intensidade e mais prolongada.[8] A sensibilização central explica a ocorrência da cronificação da dor pós-operatória e existência de síndromes dolorosas, como a dor neuropática. As células da glia, que circundam os neurônios, são amplamente ativadas no processo de sensibilização central e sua função será discutida no item "Dor crônica" adiante.

Esse complexo mecanismo de sensibilização central que envolve não apenas a liberação em grande escala de neurotransmissores excitatórios, mudanças estruturais e a ativação do receptor NMDA explicam porque é tão importante que a dor seja tratada prontamente e de maneira eficaz, para que não haja sua perpetuação ou cronificação.

CENTROS SUPRAESPINAIS E VIAS DESCENDENTES

O estímulo doloroso é modulado em diversos níveis do SNC por meio de sistemas anatômica e neurofisiologicamente diferentes, podendo um mesmo estímulo ser percebido de maneira diversa em cada um. A mensagem original pode ser modificada (exacerbada ou inibida) a cada sinapse, ou seja, em cada passo da transmissão do estímulo nervoso nociceptivo. Neurônios nociceptivos foram identificados em porções da medula, ponte, mesencéfalo, tálamo, hipotálamo e córtex cerebral.

O sistema reticular tem grande importância no que diz respeito à integração da experiência dolorosa, uma vez que um impulso nociceptivo produz profundas alterações na atividade neuronal reticular. Os neurônios reticulares ascendentes modulam aspectos emocionais da dor por meio de suas projeções para o tálamo medial e sistema límbico.[6]

O tálamo atua como ponto de transmissão da informação sensitiva para o córtex cerebral e é composto de vários núcleos, os quais têm importante atribuição na nocicepção. Todas as aferências (somáticas ou viscerais) aos centros superiores do SNC passam por ele, direta ou indiretamente.[5]

As vias ascendentes, as quais medeiam os aspectos álgicos discriminativos, terminam no núcleo talâmico lateral, ao passo que as vias que contribuem para os aspectos emocionais da dor são destinadas aos núcleos talâmicos mediais.[4]

O sistema límbico, também denominado "paleocórtex", influencia o componente motivacional da dor, determinando comportamentos intencionais, diante de estímulos dolorosos.[13]

A transmissão do impulso nociceptivo ao córtex tem função vital na integração da percepção dolorosa. Várias regiões corticais são ativadas pelo estímulo nocivo, demonstrando este ser o principal alvo do impulso gerado na periferia. Os aspectos físicos da dor são atribuídos a vias aferentes do tálamo que chegam ao córtex cerebral. O córtex sensitivo primário é o responsável por discriminar a localização e a intensidade do estímulo, enquanto a informação nociceptiva visceral chega ao tálamo com campos receptivos pouco definidos, o que limita a localização da dor. O córtex é capaz de modular tanto aspectos cognitivos como afetivos da sensação dolorosa, interferindo, portanto, nos complexos padrões comportamentais frente ao estímulo nocivo.[6]

As vias descendentes também são responsáveis pela modulação da dor, sendo as principais localizadas no córtex, tálamo, núcleo da rafe, *locus coeruleus* e *subcoeruleus*.[9] A substância cinzenta periaquedutal mesencefálica é a área mais estudada, por ser um importante sítio anatômico envolvido no sistema de analgesia endógena. Essa é uma área de rica celularidade que circunda o aqueduto cerebral, considerada por alguns autores como uma extensão caudal do sistema límbico.[6,14] Os efeitos antinociceptivos que ocorrem após a estimulação de corpos celulares dessa região cerebral parecem ser mediados por ativação de opioides. A densa concentração de peptídios e receptores opiáceos encontrados na substância cinzenta periaquedutal enfatiza sua importância no processo de modulação inibitória da dor (Figura 16.4).[6]

Outros importantes neurotransmissores que participam da modulação inibitória da dor são a serotonina (5-HT) e a norepinefrina. A serotonina é liberada a partir de neurônios serotoninérgicos e, no SNC, concentra-se nos núcleos da rafe. Os receptores para 5-HT foram divididos em sete subfamílias ($5\text{-}HT_1$ a $5\text{-}HT_7$). Estudos demonstram que agonistas $5\text{-}HT_{1B}$ induzem analgesia, enquanto agonistas $5\text{-}HT_1$ estão relacionados com hiperalgesia.[14] A norepinefrina tem função antinociceptiva central, mediante ação em receptores alfa-2.[14]

O glutamato é o principal neurotransmissor excitatório entre os tratos, transferindo informações desde o trato espinotalâmico até o tálamo e do trato espinomesencefálico até a substância cinzenta periaquedutal. O aspartato também é um neurotransmissor excitatório envolvido na transmissão e no processamento dos sinais nos sistemas talamocorticais. O ácido gama-aminobutírico (GABA) e a glicina afetam a excitabilidade talamocortical, sendo moduladores inibitórios descendentes.[4,5,14]

A medula espinal é um local igualmente importante na modulação descendente da dor. Assim como o corno dorsal medular tem importância vital no processamento do impulso nociceptivo ascendente, também é crucial na antinocicepção descendente. Concentrações elevadas de GABA, glicina, serotonina, norepinefrina e peptídios opiáceos endógenos foram encontradas nos neurônios do corno dorsal da medula espinal, todos produzindo efeitos inibitórios na transmissão nociceptiva.[6] Basicamente, os sistemas de controle inibitórios descendentes atuam tanto pré-sinapticamente (por meio da inibição da liberação de substância P) como pós-sinapticamente.[6,14]

Como visto anteriormente, a transferência das informações nociceptivas do CPME para o SNC sofre alterações devido à participação de influências inibitórias e excitatórias atuando localmente ou a distância. A ideia de que a transmissão da informação nociceptiva na medula resulta do equilíbrio entre a atividade de aferentes nociceptivos e não nociceptivos foi apresentada por Melzack e Wall,[15] na década de 1960, e denominada "teoria da comporta" (Figura 16.5), fundamental para

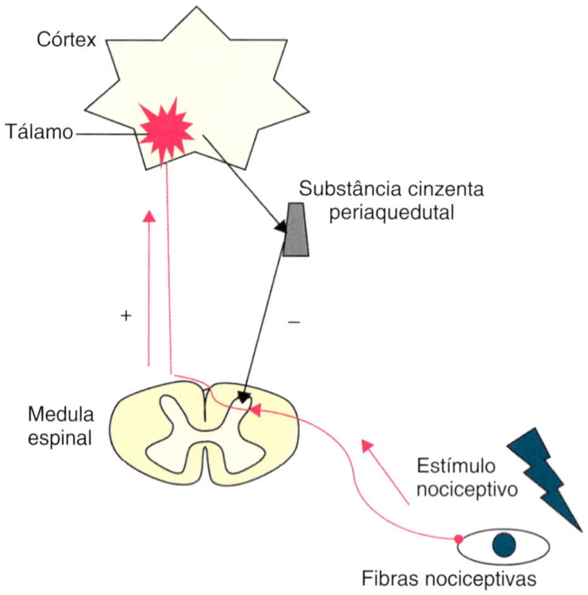

Figura 16.4 O impulso nociceptivo gerado em centros periféricos segue através da medula espinal, chegando ao tálamo e ao córtex, e sofre modulação inibitória descendente, principalmente no nível da substância cinzenta periaquedutal.

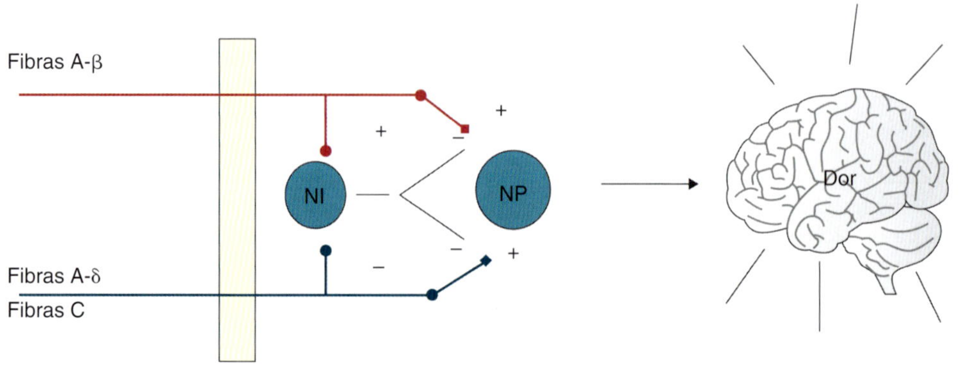

Figura 16.5 Teoria da comporta proposta por Melzac e Wall.[13] Os neurônios de projeção carreiam tanto a informação de estimulação nociceptiva (fibras A-delta e C) como a inócua (fibras A-beta). Os neurônios A-beta podem ativar interneurônios inibitórios (NI) que fazem sinapse com os neurônios de projeção (NP). Quando o estímulo é inócuo, há ativação de fibras A-beta e o portão se fecha. Se houver estímulo nocivo, as fibras A-delta e C bloqueiam os neurônios inibitórios abrindo o portão.

o entendimento dos mecanismos de analgesia proporcionados pela acupuntura, por exemplo.

Ao adicionar um estímulo não nocivo a um nociceptivo, as fibras A-beta estimulam os interneurônios inibitórios parcial ou completamente, dependendo da intensidade do estímulo nocivo, e competem com sua passagem até o neurônio de projeção.

DOR CRÔNICA

Na medicina, a dor crônica é definida como aquela que perdura por mais de 3 a 6 meses e deriva de estímulos nocivos sustentados, como inflamação persistente, podendo ser autonômica, sem relação temporal com o fator que a causa.[16] A resposta ao estímulo geralmente é mais exacerbada em duração e amplitude.[6] A Associação para Estudos da Dor incorporou mais de 200 síndromes clínicas na classificação da dor crônica,[17] devido ao reconhecimento da natureza multifatorial dessa algia. Dentre as síndromes mais estudadas em medicina veterinária estão: a dor do câncer, a osteoartrite e a dor pós-amputação.[6] Sabe-se que a dor crônica difere da aguda somática não apenas pela sua duração, mas envolve alterações fisiológicas importantes as quais reduzem a qualidade de vida do paciente.[6]

Estudos sobre dor crônica, principalmente a neuropática, demonstram haver resposta anormal dos sistemas nervosos periférico e central a estímulos anteriormente inócuos, resultantes da hiperatividade das membranas excitáveis frente a estímulos repetitivos, resultando em transmissão facilitada no corno dorsal medular e que não dependem de nova estimulação. Dentro desse contexto pode estar associado o fenômeno denominado *wind-up*, que é o aumento da resposta de certos neurônios nociceptivos tanto em intensidade como em duração de atividade. Como mencionado anteriormente, estímulos repetitivos em fibras C ocasionarão o *wind-up* devido ao aumento cumulativo da despolarização. Para que esse fenômeno ocorra, é necessário que o glutamato, o neurotransmissor excitatório dos neurônios aferentes primários, ligue-se a receptores pós-sinápticos nos neurônios no corno dorsal da medula espinal, incluindo ionóforos como o propionato de amino-3-hidroxi-5-methil-4-isoxazol (AMPA), N-metil-D-aspartato (NMDA), cainato (KA), receptores metabotrópicos (acoplados à proteína-G) e outros receptores chamados "glutamatérgicos" (mGluR). Nas lâminas superficiais do corno posterior medular, AMPAR e NMDAR estão dispostos em mosaico, enquanto os mGluRs se situam nas extremidades da zona de densidade pós-sináptica.

O receptor NMDA está bloqueado de maneira voltagem-dependente por um íon de magnésio (Mg2+) localizado no poro do receptor. A liberação sustentada por nociceptores de glutamato, neuropeptídios, substância P (SP) e peptídeo do gene relacionado a calcitonina (CGRP) ocasionam a despolarização intensa da membrana plasmática, expelindo o íon Mg2+ do poro do receptor de NMDA, quando então ocorre a ligação do glutamato ao receptor, gerando uma corrente interna, e influxo de Ca2+. A entrada de íons cálcio ativa vários eventos intracelulares que contribuem para a manutenção da sensibilização central. A substância P (SP), liberada com o glutamato por nociceptores (fibras C), também contribui para geração de sensibilização central, ao se ligar ao receptor NK1 (neurocinina 1) causando despolarização de longa duração na membrana axonal.

A bradicinina, substância algogênica, que ativa e sensibiliza o aferente primário, também é produzida na medula espinal em resposta a estímulos dolorosos periféricos intensos e aumenta a eficácia sináptica. Uma vez instalado o *wind-up*, as respostas de todos os neurônios estarão aumentadas.[9] Esse mecanismo complexo determina a dificuldade do tratamento da dor crônica e a baixa resposta que certas síndromes, como a dor neuropática, mostram diante da terapia analgésica convencional. Conforme citado anteriormente, as células da glia são ativadas nos processos de *wind-up*. Tais células estão dispostas ao redor de cada neurônio, formando uma bainha em torno de cada corpo celular. Fisiologicamente, são consideradas equivalentes aos astrócitos, porém no SNP. Têm como função a regulação da concentração iônica extracelular e a reciclagem de neurotransmissores. A ativação de micróglias e astrócitos é exacerbada após lesão neuronal, produzindo e liberando fatores tróficos, neurotransmissores, citocinas, quimiocinas, óxido nítrico e BNDF, e podem levar à apoptose neuronal. A ativação microglial é precoce e participa do início do processo de sensibilização central, enquanto a ativação de astrócitos é mais lenta, mas perdura por mais tempo, demonstrando atribuição mais importante na manutenção da hipersensibilidade.[18]

DOR VISCERAL

O tratamento da dor visceral é um desafio na medicina e na medicina veterinária. As vísceras são sabidamente menos expostas aos estímulos externos, porém são alvos de doenças que causam processos álgicos, os quais podem refletir a existência de importantes condições clínicas. A maioria dos estudos sobre fisiopatologia da dor abrange apenas a nocicepção originada da estimulação de estruturas cutâneas superficiais. Tem se tornado cada vez mais evidente, entretanto, que os mecanismos neurais envolvidos nesses dois tipos de dor são pronunciadamente distintos.[19] Nessas situações, a função protetora da dor, como ocorre em regiões superficiais dos organismos, torna-se menos óbvia, porém as características álgicas podem auxiliar no diagnóstico de sua origem.[6]

A sensibilidade visceral aos diferentes tipos de estímulos mecânicos, térmicos e químicos difere profundamente da dor somática. As vísceras são mais sensíveis à distensão de paredes musculares, no caso de órgãos cavitários (bexiga urinária, trato gastrintestinal), à isquemia (em humanos, destaca-se o miocárdio) e à inflamação (p. ex., na pancreatite). Todas as vísceras abdominais e torácicas têm fibras C e A-delta polimodais que conduzem informação nociceptiva até o SNC, por intermédio de cadeias simpáticas e parassimpáticas, envolvidas no controle do reflexo autônomo das funções cardiopulmonares, gastrintestinais e geniturinárias. Há maior predominância de pequenas fibras A-delta entre o grupo de fibras tipo A e maior proporção de fibras C em relação às fibras A. Além disso, o número de fibras aferentes nas vísceras é bem inferior ao número de fibras cutâneas, sendo uma área maior inervada por menos fibras aferentes.[7] A característica de dor difusa advém do fato de as vísceras apresentarem pouca densidade de fibras aferentes com grandes campos receptivos, os quais ainda poderiam estar associados ao fenômeno de dor referida.[5] Entretanto, a chamada "dor referida" ainda é alvo de muita controvérsia e diz respeito à dor distante da área afetada ou de difícil localização. Além de a dor visceral diferir da somática com respeito a sua localização, a somática é acompanhada de componentes autônomos, como hipotensão, náuseas e sudorese.[5,19] Finalmente, os fenômenos de hiperalgesia e alodinia envolvidos na hipersensibilização cutânea são muito discutidos e estudados, ao passo que há escassez de pesquisas sobre sensibilização visceral, apesar de processos inflamatórios poderem ocasioná-la.[6]

A compreensão dos mecanismos fisiológicos e das vias envolvidas no processamento dos estímulos dolorosos permite a adequada intervenção terapêutica da dor, uma vez que os diversos fármacos analgésicos atuam interferindo em várias etapas da nocicepção: inibindo os impulsos aferentes no cérebro ou medula espinal (como opioides e agentes alfa-2-agonistas), interrompendo diretamente a condução do impulso (anestésicos locais), ou prevenindo a sensibilização do nociceptor que acompanha o processo inflamatório (anti-inflamatórios não esteroides), e ainda inibindo a liberação ou receptação de mediadores em vários níveis do sistema.[7] Além disso, sabe-se que, mediante o conhecimento da fisiopatologia da dor, muitos pesquisadores estudam a criação de agentes altamente específicos, como agonistas ou antagonistas de receptores (p. ex., os antagonistas de receptores NMDA) e fármacos que possam atuar perifericamente, sem ultrapassar a barreira hematencefálica, com mínimos efeitos adversos.[9]

REFERÊNCIAS BIBLIOGRÁFICAS

1. Simon BT, Scallan EM, Carroll G, Steagall PV. The lack of analgesic use (oligoanalgesia) in small animal practice. J Small Ani Pract. 2017;58:543-54.
2. Rollin BE. Pain and ideology in human and veterinary medicine. Semin Vet Med Surg (Small Animal). 1997;12:56-60.
3. Teixeira MJ, Okada M. Dor: evolução histórica dos conhecimentos. In: Neto AO, Costa CMC, Siqueira JTT, Teixeira MJ (editores). Dor: princípios e prática. Porto Alegre: Artmed; 2009. p. 27-56.
4. Teixeira MJ. Fisiopatologia da dor. In: Neto AO, Costa CMC, Siqueira JTT, Teixeira MJ (editores). Dor: princípios e prática. Porto Alegre: Artmed; 2009. p. 145-76.
5. Pisera D. Fisiologia da dor. In: Otero PE (editor). Dor: avaliação e tratamento em pequenos animais. São Caetano do Sul: Interbook; 2005. p. 30-76.
6. Lamont LA, Tranquilli WJ, Grimm KA. Physiology of pain. Vet Clin North Am Small Anim Pract. 2000;30:703-28.
7. 7 Williams AC, Craig KD. Updating the definition of pain. Pain. 2016:157(11):2420-2423.
8. Bonica JJ. Anatomic and physiologic basis of nociception and pain. In: Bonica JJ (editor). The management of pain. Philadelphia: Lea & Febiger; 1990. p. 28-94.
9. Sakata RK, Issy AM. Fisiopatologia da nocicepção e da dor neuropática. In: Sakata, RK, Issy AM (editores). Dor. São Paulo: Manole; 2004. p. 1-16.
10. Garcia JBS, de Moraes EM. Epidemiologia, fisiopatologia e classificação da dor. In: Mattos SLL, de Azevedo MP, Cardoso MGM, Nunes RR. Dor e cuidados paliativos. Rio de janeiro, Sociedade Brasileira de Anestesiologia; 2018.
11. Besson JM. The neurobiology of pain. Lancet. 1999;353:1610-5.
12. Dray A. Inflammatory mediators of Pain. Br J Anaesth. 1995;75:125-31.
13. Hellyer PW, Robertson SA, Fails AD. Pain and its management. In: Tranquilli WJ, Thurmon JC, Grimm KA (editors). Lumb & Jones' Veterinary Anesthesia. 4. ed. Ames: Blackwell Publishing; 2007. p. 31-57.
14. Stamford JA. Descending control of pain. Br J Anaesth. 1995;75:217-27.
15. Melzak M, Wall PD. Pain mechanisms: a new theory. Brain. 1962;85:331-56.
16. Garcia J, Altman RD. Chronic pain states: pathophysiology and medical therapy. Semn Arthritis Rheum. 1997;27:1-16.
17. Merskey HM. Classification of chronic pain syndromes. Pain. 1986; Suppl3:S217.
18. Costa FAL, Neto FLM. Células gliais satélite de gânglios sensitivos: o seu papel na dor. Rev Bras Anestesiol; 2015;65(1):73-81.
19. Cervero F. Pathophysiology of visceral pain. Rev Dor. 2014;15(2):133-8.

BIBLIOGRAFIA

Djouhri L, Lawson SN. A beta-fiber nociceptive primary afferent neurons: a review of incidence and properties in relation to other afferent A-fiber neurons in mammals. Brain Res Brain Res Rev Review. 2004;46:131-45.

Hamill RJ. The physiologic and metabolic response to pain and stress. In: Hamill RJ, Rowlingson JC. Handbook of critical care pain management. New York: Mc Graw-Hill; 1994. p. 39-53.

Hazem AA, Freire GMG. Peripheral and central sensitization. Rev Dor. 2016;17(Suppl 1):S31-4.

17

Classificação e Avaliação da Dor em Cães e Gatos

Teresinha Luiza Martins • Patrícia Bonifácio Flôr

INTRODUÇÃO

De acordo com o *Dicionário Aurélio da Língua Portuguesa* (1986), a palavra "dor" significa uma sensação desagradável, variável em intensidade e em extensão de localização, produzida pela estimulação de terminações nervosas especializadas em sua recepção; sendo, ainda, vista como sofrimento moral, mágoa, pesar, aflição, dó, compaixão e condolência. Observa-se, dessa maneira, que mesmo antes da definição da International Association for the Study of Pain (IASP), que viria quase 10 anos depois, a dor já era tida como uma experiência emocional desagradável diante de uma lesão real, mas que também era extrapolada para outros sentimentos de origem psicológica, social e cultural.

A dor foi considerada o quinto sinal vital a partir de 1996 pela American Pain Society (APS),[1] devendo ser avaliada de maneira sistematizada e tratada mediante protocolos previamente estabelecidos, abolindo o empirismo e o subtratamento.[2] É uma sensação subjetiva e sua manifestação está relacionada com o limiar de algia que o ser apresenta para determinado estímulo doloroso; contudo, em medicina veterinária é impossível predizer o quanto dessa experiência será traduzido em um comportamento observável e de fácil interpretação,[3] pois isso depende de diversos fatores, como espécie, raça, idade, sexo, estado nutricional, saúde geral e tempo de exposição ao estímulo nociceptivo.[4-6]

Em medicina veterinária, a interpretação da dor, sua intensidade e tratamento adequado dependem da visão do veterinário, que influencia decisivamente no enfoque terapêutico adotado; para tanto, o profissional deverá ter conhecimento da fisiologia da dor e de como avaliá-la, da farmacologia dos agentes analgésicos e das particularidades da espécie.[7] Os métodos mais comuns de avaliação da dor em animais envolvem parâmetros fisiológicos, neuroendócrinos e comportamentais,[8] além do conhecimento do potencial da doença em causá-la.

O tratamento álgico deverá ser instituído durante qualquer procedimento que curse com dor, seja no segmento de pesquisa, no ensino ou na rotina clínica,[9] pois tem como objetivo o conforto do paciente, acelera a recuperação pós-operatória e reduz o estresse cirúrgico, bem como o tempo de permanência de drenos, sonda gástrica e cateterismo vesical, proporcionando movimentação e ingestão alimentar precoces.[10]

CLASSIFICAÇÃO DA DOR

A dor é uma experiência única e individual e os métodos para a sua classificação devem ser utilizados para seu adequado controle, baseando-se na história e na característica álgica, em alterações comportamentais e no exame físico do paciente.

A seguir, será explorada a classificação da dor em: aguda, crônica, do câncer e crônica não decorrente do câncer.

Mecanismo fisiopatológico

A dor pode ser diferenciada pelos mecanismos básicos que fazem a mediação em sua origem; portanto, com base em sua neurofisiologia, ela pode ser considerada *nociceptiva* ou *não nociceptiva*. A dor nociceptiva tem origem somática e visceral; já a não nociceptiva pode ser neuropática ou psicogênica.[8]

Dor nociceptiva

Ocorre quando as terminações nervosas são estimuladas por agentes químicos, físicos ou térmicos, podendo levar a danos nos tecidos e ocorrendo frequentemente nos processos inflamatórios, traumáticos e circulatórios (isquemias).[11]

Dor neuropática

Ocorre quando há lesão de um nervo do sistema nervoso periférico (SNP) ou sistema nervoso central (SNC) ou ainda quando a função nervosa está anormal em alguma parte das linhas de transmissão neuronal dos tecidos mais periféricos ao SNC, o que é determinado por trauma, infecção, isquemia, doença degenerativa, invasão tumoral, lesão química ou radiação.[11] Os mecanismos biológicos envolvidos ainda são pouco esclarecidos, mas envolvem teorias inflamatórias e imunológicas.[12] A característica da queixa no ser humano é de dor com irradiação neurodérmica e em queimação.[11] Em animais, essa característica não é clara. Normalmente, a dor pode ser melhorada, mas com frequência não é completamente aliviada pelo uso de analgésicos simples como opioides e anti-inflamatórios. Fármacos analgésicos adjuvantes são frequentemente necessários, como os antidepressivos e anticonvulsivantes. A dor neuropática pode ser dividida em:

- Deaferentação: quando ocorre lesão de plexo, como o braquial ou lombossacral no caso da dor fantasma
- Dor central: ocorre por dano direto ao SNC
- Dor simpática mantida: dor neuropática associada a disfunções autonômicas (edema local e temperatura). Pode ser sustentada por atividade eferente no sistema nervoso simpático (SNS).[11]

A dor neuropática produz disestesia (sensação anormal desagradável, espontânea ou provocada), hiperestesia (sensibilidade exagerada à estimulação), hiperalgesia (resposta exagerada a um estímulo pouco doloroso), alodinia (dor causada por estímulo que normalmente não é doloroso), hiperpatia (resposta explosiva e frequentemente prolongada a um estímulo) e dor súbita (dor episódica, incidental ou transitória).[11]

Tempo de duração

Dor aguda

Tem início súbito relacionado com lesão tecidual decorrente de trauma, de procedimento cirúrgico e diagnóstico e, ainda, devido à progressão de doença. Responde rapidamente ao tratamento e não costuma ser recidivante.

Geralmente tem origem nociceptiva, embora também possa ter componente neuropático,[1] de origem somática e/ou visceral. A dor somática ocorre devido à lesão de pele, músculo e osso. Em geral é localizada, sendo o seu diagnóstico fundamentado em dor à palpação e em dificuldade de locomoção. Já a dor visceral origina-se nas vísceras abdominais e/ou torácicas, sendo o seu diagnóstico mais complexo, pois o órgão afetado projeta a sua dor até uma área de referência na parede abdominal ou torácica. Os órgãos geralmente são insensíveis a estímulos causados por compressão, incisão ou ruptura, mas os estímulos dolorosos podem ocorrer devido à distensão, estreitamento, inflamação, isquemia ou obstrução. A palpação cuidadosa ajudará no diagnóstico correto da origem da dor.[7] Tanto a dor somática quanto a visceral respondem bem à administração de analgésicos simples. A dor aguda promove alterações neurovegetativas importantes, como aumento de pressão arterial, frequência cardíaca e respiratória[11] e, ainda, modificações comportamentais, como vocalização e postura de proteção. Todas essas alterações interferem negativamente na qualidade de vida.[7] Assim, deve-se agir energicamente para prevenir e/ou minimizar sua ocorrência.

Dor crônica

Decorre de estimulações nociceptivas repetidas, desencadeando uma variedade de modificações no SNC.[11] Está relacionada com dor persistente por mais de 3 a 6 meses; contudo, atualmente, outros fatores devem ser considerados para a sua correta classificação, como: poucas evidências para se estabelecer a patologia relacionada com a presença e a extensão da dor; perpetuação da dor não relacionada com uma causa; dor contínua ou intermitente com ou sem exacerbação dos sintomas; sintomas de hiperatividade do sistema nervoso autônomo (SNA); e alterações de comportamento, apetite e padrão de sono.[13] As alterações neurovegetativas observadas na dor aguda não são observadas na crônica, pois há uma adaptação do organismo a essa situação, mas causam respostas emocionais e comportamentais que podem sofrer influência de fatores biológicos e do meio.[11] A dor crônica pode ser de origem nociceptiva e/ou neuropática decorrente de procedimentos cirúrgicos, traumas, neoplasias e doenças degenerativas.[13] Ela ainda pode ser dividida em: *dor do câncer* e *dor crônica não decorrente do câncer*.

Dor do câncer

A dor do câncer (ou associada ao câncer) está relacionada com a doença (tumor invasivo tecidual; compressão ou infiltração em nervos ou vasos sanguíneos; obstrução de órgãos; infecção e inflamação) ou com procedimentos diagnósticos ou de tratamento (biopsia; dor pós-operatória; quimioterapia e radioterapia).[1] Embora haja controvérsias, a classificação da dor do câncer difere da dor crônica não decorrente do câncer por vários motivos, como tempo de organização, causa da doença e estratégias de tratamento.[13]

Dor crônica não decorrente do câncer

Nesta categoria pode-se identificar aqueles pacientes que sentem dor sem relação forte com uma doença ou que não reagem bem ao tratamento.[13] Ela pode ser decorrente de dor aguda anterior e de várias doenças crônicas (osteoartrite, dor central, pancreatite crônica, neuropatia periférica) ou, ainda, não haver nenhuma doença ou lesão envolvida. Pode variar de intensidade leve a insuportável.[14]

AVALIAÇÃO E MENSURAÇÃO DA DOR

Sem dúvida, a avaliação da dor constitui um grande desafio aos pesquisadores e profissionais de saúde, tanto em medicina humana quanto em medicina veterinária, devido à subjetividade, à complexidade e à multidimensionalidade da experiência dolorosa.

A avaliação da dor visa aferir as qualidades do sintoma álgico, sua duração e impacto na esfera psicoafetiva e na funcionalidade, além de determinar sua intensidade. Ela tem a finalidade de auxiliar no diagnóstico, na escolha da terapia, bem como quantificar a efetividade da terapêutica implementada.[15] No dia a dia, veterinários e proprietários (ou cuidadores) usam observações comportamentais para avaliar o bem-estar daqueles que se encontram sob sua proteção. Portanto, parece intuitivo que a avaliação da dor deva ser fácil. Infelizmente, essa tarefa não é tão simples e nem sempre é intuitiva.[16] A dificuldade de definir dor em animais está no fato de essa ser uma análise subjetiva da atividade do SNC. A mesma dificuldade é encontrada por pediatras, enfermeiros e anestesistas na avaliação da dor em neonatos e crianças que ainda não conseguem se comunicar verbalmente.[17] O estudo do comportamento é importantíssimo para o processo de avaliação de dor e desconforto em animais, pois esses são resultados da interação entre ser e meio, sendo afetados por muitos fatores, como sexo, raça, idade, origem da dor e doença coexistente,[6,18] além de fatores que influenciam a experiência e as atitudes observacionais frente à dor e ao comportamento doloroso do animal pelo observador, que a julga e dimensiona.[16]

Em medicina veterinária, o animal depende de um observador para relato da dor e de um profissional treinado (veterinário) para suas adequadas interpretação e mensuração, o que faz com que a confiabilidade do avaliador seja muito importante quando da validação de escalas criadas para esse fim.

É importante salientar que estratégias de tratamento da dor utilizadas sem avaliação sistemática não são eficazes ou adequadas, assim como a excelente avaliação sem o acompanhamento do tratamento não trará benefícios ao paciente.[2] Desse modo, a eficácia do tratamento e a sua continuidade dependem da avaliação e de sua mensuração de modo confiável e válido.[19]

A dor é multidimensional, sendo que o clínico deverá considerar vários aspectos quando da sua avaliação. O objetivo principal dele é obter o maior número de informações que o ajudem a identificar sua causa e orientar no tratamento. O histórico do paciente, o exame físico e demais estudos para o correto diagnóstico deverão ser realizados para essa finalidade.[1]

A seguir serão analisados alguns princípios fundamentais da avaliação da dor e a orientação para contribuir nesse processo.

Comportamento

Características comportamentais são importantes dados para a avaliação da dor em cães e gatos (Quadro 17.1), embora alguns sinais não estejam claramente presentes em estados dolorosos e outros estejam relacionados com estados de excitação.[9]

Em medicina veterinária, ainda são poucos os estudos que demonstram o comportamento validado de modo rigoroso na avaliação da dor.[6]

As avaliações comportamentais podem ser realizadas de maneira simples por meio do uso de escala numérica ou descritiva ou por modalidades mais detalhadas, como a utilização de vídeo. Esses métodos preveem que o animal apresentará um comportamento estereotipado associado à dor ou à ausência dela.[8] Diante de experiência extremamente dolorosa, pode-se observar vocalização, rolar de corpo e agressividade durante a palpação da área afetada. Dor de intensidade moderada produz alterações na posição e na postura corporal, na alimentação, nos padrões de sono, na autolimpeza e na locomoção. Contudo, é preciso considerar que essas alterações comportamentais podem ser de difícil percepção durante observações a curto prazo e, às vezes, podem estar associadas à sedação, ao estresse ou à doença, além de dor.[16] Filmar um animal por um período de tempo que varia de poucos minutos a alguns dias e, depois, quantificar o tempo no qual ele manteve certo comportamento não é tão útil clinicamente como outros métodos, pois o tempo disponível é pequeno para obter dados e tomar decisões quanto ao tratamento.[8] A investigação do comportamento poderá ser realizada somente por observação do animal em uma gaiola, bem como

QUADRO 17.1 Características comportamentais e fisiológicas associadas à dor em cães e gatos.[1,9,33]

Postura anormal	• Olhando ou preocupado com o local da lesão • Sentado ou deitado em posição anormal • Posição de prece • Não consegue descansar em posição normal
Andar anormal (quando da lesão em membros)	• Rígido • Não utiliza o membro como sustentação do peso do corpo • Leve ou acentuada claudicação
Movimento anormal	• Cambaleante • Inquieto • Não se movimenta
Vocalização	• Gritando • Resmungando ou chorando de maneira intermitente, constante ou quando manipulado • Não vocaliza
Diversos	• Olha, lambe ou morde a área afetada • Hiperestesia ou hiperalgesia • Alodinia
Características de comportamento associadas à dor em cães e gatos, mas também associadas à doença	• Inquieto ou agitado • Tremores ou agitação • Taquipneia ou ofegante • Abana pouco ou não abana a cauda • Depressão ou pouca resposta quando estimulado pelo proprietário (ou cuidador) • Cabeça baixa • Diminuição ou ausência de apetite ou apetite pervertido • Permanece a maior parte do tempo deitado e não dorme • Estupor • Urina e defeca deitado • Deitado e alheio ao meio externo • Agressividade
Características relacionadas também com apreensão e ansiedade	• Inquieto e agitado • Tremores ou agitação • Taquipneia ou ofegante • Abana pouco ou fracamente a cauda • Dificuldade em subir obstáculos • Depressão • Dificuldade no adestramento • Ladra, rosna, morde ou tenta morder o proprietário (ou cuidador) • Orelhas para trás • Sentado no fundo da gaiola ou escondido sob cobertor (gato)
Pode ser comportamental	• Relutância em mover a cabeça (movimenta somente os olhos) • Estira todos os membros quando o abdome é tocado • Prolapso peniano • Limpando (lambendo) a ferida ou incisão
Sinais fisiológicos que podem ser associados à dor	• Taquipneia ou respiração ofegante • Depressão respiratória por diminuição do fluxo de ar causada por atelectasia e pneumonia • Taquicardia (leve, moderada ou grave), com aumento da demanda de oxigênio • Aumento da pressão sanguínea e da resistência vascular • Alteração da coagulação • Pupilas dilatadas • Hipertensão • Diminuição da taxa de esvaziamento do estômago • Diminuição da motilidade intestinal • Anorexia • Fadiga • Depressão da função imunológica • Diminuição do débito urinário • Distúrbios eletrolíticos • Alteração da liberação de cortisol, catecolaminas, insulina, hormônio adrenocorticotrófico

pela observação antes e depois de manipulação da área afetada e de estímulos externos.

No entanto, quando se trata da avaliação da dor crônica, a descrição de alterações comportamentais ao longo do tempo realizada pelo proprietário é de extrema importância, pois muitos pacientes apresentam adaptações cotidianas para amenizá-la, de tal maneira que observá-las pode auxiliar na sua mensuração.

Idade

A intensidade da dor está relacionada com o grau de estímulo nocivo produzido, mas a idade também contribui para determinados padrões de comportamentos a ela associados. De modo semelhante a crianças, animais jovens tendem a vocalizar mais e ser menos tolerantes à dor, enquanto os adultos, principalmente os idosos, tendem a conter suas emoções, dificultando a avaliação e o tratamento. Nos animais idosos, ela pode ocorrer devido a processos crônicos, como osteoartrites, sem que eles necessariamente apresentem queixa de dor, manifestando somente postura anormal, o que pode ser erroneamente considerado como um desvio de comportamento para chamar a atenção. Quando o animal que sente dor é entretido com brincadeiras ou passeios, por exemplo, pode ocorrer redução temporária na sua percepção.[9]

Espécie: felina *versus* canina

Nos últimos anos, o manejo da dor em pequenos animais tornou-se um importante componente da rotina clínica veterinária, porém em felinos a dor ainda é menos tratada adequadamente quando comparada à dos cães.

Todos os mamíferos têm componentes neuroanatômicos e neurofarmacológicos necessários para que ocorram a transdução, transmissão, modulação e percepção do estímulo nociceptivo. É consenso que todos os animais são capazes de sentir emoções e, consequentemente, de experimentar a dor;[32] porém, na espécie felina, o processo doloroso é subestimado devido a muitos fatores.

Sabe-se que muitos veterinários, ao serem questionados sobre a dor proveniente de uma laparotomia exploratória em cães e gatos, admitem que ambas as espécies sentem dor de mesma intensidade, porém apenas 56% dos gatos recebem analgésicos, em comparação a 71% dos cães;[32] isso ocorre por muitas razões, principalmente porque as demonstrações de dor nessa espécie são sutis, podendo passar despercebidas. Outra razão para o subtratamento da dor em felinos é o temor dos veterinários no que tange aos efeitos adversos e à toxicidade de diversos fármacos nessa espécie.[3,32]

Como já mencionado, a dor em animais costuma ser extremamente subjetiva e, desse modo, dificilmente padronizada. Isso se torna ainda mais complexo na espécie felina devido ao entendimento incorreto ou insuficiente do comportamento da espécie. É muito importante que se observe o animal e o seu comportamento antes do seu manuseio para a avaliação da área dolorida. Gatos com traumas agudos ou dor pós-operatória estão normalmente deprimidos, imóveis ou quietos, podendo apresentar-se tensos ou alheios ao ambiente, não responsivos a chamadas, a brincadeiras e, com frequência, refugiam-se em locais fechados. Muitos se mostram agressivos, inquietos e agitando a cauda. Não é raro estarem de olhos semicerrados e recusarem se mover mesmo sob estímulo. A vocalização não é comum, mas alguns animais rosnam ou ronronam. Assim como cães, os gatos adotam uma postura de defesa da área lesada quando esta é palpada e podem lamber ou morder o local doloroso de modo insistente. Animais com dores abdominais adotam postura esternal, com as articulações curvadas e músculos abdominais tensos. Apresentam diminuição do apetite e do *grooming*.[3-5] O veterinário deve estar atento, pois os felinos poderão demonstrar comportamento semelhante ao de dor em algumas situações não dolorosas, por exemplo, a difícil adaptação a bandagens, que pode ser confundida com um comportamento doloroso.[3]

Os cães também podem sofrer com estímulos que influenciem na expressão comportamental de sua dor, como o medo e a ansiedade. Não vocalizam necessariamente e tendem a não se locomoverem em dores moderadas a intensas. Mudanças posturais, reação ao manuseio da área dolorida, menor/ausência de interação social, agressividade, mobilidade alterada (p. ex., claudicação) e redução da ingestão de alimento/água são algumas das modificações de comportamento que podem ser observadas pelos tutores. A exemplo dos gatos, os cães devem ser observados inicialmente com relação ao comportamento e postura no local em que estão (canil, gaiola, cama) e somente após a aproximação e tentativa de socialização (p. ex., chamando-o pelo nome) é que se deve realizar a palpação da área afetada e verificar a resposta demonstrada.[33] O alívio da dor deverá ser instituído imediatamente ao animal. Sendo que, tanto o cão como o gato, deverão ser regularmente reavaliados, principalmente em dores mais intensas.

Raças

Variações com relação ao comportamento da dor ocorre entre espécies e raças diferentes, mas não necessariamente indica que não estejam sentido dor. Algumas raças miniaturas ou de pequeno porte, assim como Huskies Siberianos, podem ter tratamento inadequado da dor, pois apresentam um comportamento exagerado diante de um estímulo doloroso. O contrário pode ocorrer quando da avaliação da dor em raças supostamente "resistentes" a ela, como as de trabalho, situação em que é possível incorrer em seu subtratamento.[9] A avaliação da dor no animal fundamentada em características fenotípicas, como porte físico, e características sociais, como a capacidade/facilidade de interação com o homem, pode levar a resultados incorretos, como evidenciado em estudo no qual se demonstrou que cães de raças de pequeno porte ou aquelas que demonstraram maior interação social com o homem são vistos como tendo maior sensibilidade à dor, impactando de modo negativo no tratamento de dor dos cães que não se enquadram nos aspectos avaliados citados.[39]

Dor prevista

Finalmente, o conhecimento prévio da dor esperada em determinada doença, trauma ou procedimento (Quadro 17.2) poderá auxiliar na compreensão da intensidade da dor expressada pelo animal e assim direcionar o tratamento analgésico de maneira adequada. Alterações de comportamento podem ser similares na dor de grau leve ou intenso. Desse modo, gravidade, agudeza ou cronicidade da lesão tecidual deverão ser avaliadas quando da quantificação do grau dela. O quadro de dor relacionado com o pós-operatório pode ser intenso na presença de processo inflamatório, distensão de vísceras e manuseio exagerado dos tecidos.[9]

Parâmetros fisiológicos

Os parâmetros fisiológicos (frequências cardíaca e respiratória, pressão arterial, temperatura e dilatação das pupilas)[6] são bons indicadores de dor (ver Quadro 17.1), sendo assim, faz-se

QUADRO 17.2 Níveis de dor esperados em caso de procedimento cirúrgico, doença ou trauma.[9]

Intensa ou excruciante	• Dor neuropática, incluindo encarceramento de nervo, herniação de disco intervertebral cervical e inflamação • Inflamação extensa • Dor pós-operatória quando a lesão tecidual é extensa ou existe inflamação • Reparação de múltiplas fraturas quando houver lesão tecidual de tecidos moles ou pinçamento por implante ortopédico em tecido neuronal • Pancreatite e cistite necrosante • Fratura patológica • Neoplasia óssea (especialmente após biopsia) • Meningite
Moderada a intensa e intensa	• Osteoartrite, poliartrite aguda • Procedimento cirúrgico intra-articular • Reparação de fratura, amputação de membro • Estágios de resolução de algumas lesões de tecidos moles, inflamação ou doenças • Peritonite, pleurite • Dor capsular como resultado de organomegalia (pielonefrite, hepatite, esplenite, torção esplênica) • Distensão de órgão cavitário • Torção mesentérica, gástrica, testicular e outras • Obstrução de uretra, ureter e biliar • Toracotomia, laparatomia, oniectomia • Reparação de hérnia diafragmática (associada à extensão/lesão de tecidos) • Trauma (ortopédico, lesão tecidual extensa) • Doença de disco toracolombar • Ablação total de canal auditivo • Reaquecimento após hipotermia acidental, congelamento • Dor do câncer • Mucosite após terapia de radiação • Trombose ou isquemia (arterial ou venosa), trombose aórtica • Osteodistrofia hipertrófica, panosteíte • Ulceração ou abrasão corneal, glaucoma e uveíte • Mastite
Moderada	• Reparo articular extracapsular • Procedimentos ortopédicos pouco invasivos • Laparotomia (pequeno procedimento com manipulação mínima e sem inflamação prévia) • Reparo de hérnia inguinal e diafragmática (aguda sem lesão de órgão) • Remoção de massas (depende de localização, tamanho e envolvimento de estruturas) • Pancreatite em resolução • Lesão de tecidos moles • Obstrução uretral • Ovariossalpingo-histerectomia (animais idosos e obesos), orquiectomia • Procedimentos odontológicos • Enucleação
Leve a moderada	• Ovariossalpingo-histerectomia (animais jovens), orquiectomia • Remoção de nódulos • Procedimentos cirúrgicos oftálmicos (sepultamento de terceira pálpebra, *flap*, entre outros) • Procedimentos dentários (biopsias gengivais, extração de dente com grande mobilidade) • Algumas lacerações • Cistites, otites • Drenos torácicos
Leve	• Condições mencionadas em processo de resolução

necessário minucioso exame físico do paciente. Os sistemas neurológico e musculoesquelético também deverão ser investigados, principalmente na ocorrência de dor crônica.[1] Deve-se atentar para não confundir os efeitos decorrentes de alterações fisiológicas relacionadas com a dor com aqueles decorrentes da administração de alguns fármacos; por exemplo, midríase em cães e gatos após atropina e opioides e miose em cães após altas doses de opioides. Embora sejam importantes, os parâmetros fisiológicos relacionados com a dor poderão ser indicadores insuficientes, devendo-se considerar também o comportamento e outras alterações não associadas aos parâmetros fisiológicos.[9]

Métodos para mensuração da dor

A mensuração da dor deverá ser realizada como parâmetro para o tratamento analgésico e o acompanhamento da sua eficácia na rotina clínica e em pesquisas por meio da utilização de escalas unidimensionais e multidimensionais que sejam validadas para a espécie e tipo de dor. O método adotado deverá ser aquele que melhor atenda às necessidades da equipe, seja de fácil compreensão e individualizado para as diferentes espécies e características álgicas, pois, se o método não for totalmente adaptável, não ajudará na avaliação clínica da dor.

As normas para instituição de metodologia para mensuração da dor são:[6]

- Ser utilizada para determinar a melhor terapia analgésica para o controle da dor
- A analgesia não deverá ser baseada somente na pontuação baixa obtida
- O comportamento de dor deverá prevalecer sobre a pontuação alcançada
- Animais doentes poderão não expressar claramente comportamento de dor, podendo ser subtratados
- Doses baixas de opioides deverão ser administradas em animais levemente inconscientes. O retorno à consciência sem sinais de agitação sugere benefício da terapia analgésica
- O tratamento deverá ser realizado toda vez que ocorrer lesão tecidual ou trauma, mesmo quando houver alguma dúvida com relação à manifestação da dor
- Em procedimentos considerados dolorosos, a analgesia deverá ser realizada mesmo diante de pontuação baixa da intensidade de dor.

Na dor aguda decorrente de cirurgia, o animal deverá ser avaliado a cada hora nas primeiras 4 a 6 horas após o procedimento, desde que esteja estável com relação a parâmetros vitais e de consciência. Caso contrário, deverá ser avaliado por mais tempo. De modo geral, quanto maior o período de observação, maior será a probabilidade de se observar comportamento de dor, mesmo que sutil. Já na dor crônica, deve-se considerar que as alterações decorrentes dela afetam principalmente a qualidade de vida, pois as mudanças de comportamento podem ser sutis e relacionadas com a idade quando relatadas pelo proprietário.[6] Contudo, deve-se orientá-lo no seu relato, pois ele é o melhor avaliador da dor e das alterações de comportamento do seu animal.

Avaliações unidimensionais

Elas permitem a mensuração da dor quantificando apenas a sua intensidade ou gravidade[20] por meio de escalas numéricas, verbais, descritivas e visuais analógicas, podendo ser utilizadas em cães e gatos. As escalas verbais e descritivas são fáceis de usar, contudo apresentam pouca sensibilidade, possivelmente por causa da pouca variabilidade dos itens avaliados. Ressalta-se que, embora os mecanismos de mensuração unidimensionais sejam bastante utilizados na avaliação de dor aguda e crônica, eles podem simplificar demasiadamente a experiência dolorosa.

- Nas escalas numéricas (ENs), o número pode variar de 0 a 10 (até 10 pontos), sendo que nelas a intensidade da dor é quantificada assinalando-se determinado número, de modo verbal ou visual. A nota 0 representa *ausência de dor* e a nota máxima, *a pior dor possível.* A intensidade deve ser mensurada no início da avaliação e durante todo o tratamento[1,16] (Figura 17.1). É de fácil utilização, podendo ser empregada para dor aguda, do câncer e crônica não decorrente do câncer, tanto em cães como em gatos. Porém, seu uso pode ser difícil por proprietários (ou cuidadores) que não saibam ler, sejam muito jovens ou muito velhos e tenham restrições de visão e audição.[1] É bastante utilizada em medicina veterinária para avaliar e nortear o tratamento analgésico.
- Escala visual analógica (EVA): escala sensível, facilmente reproduzida e viável em estudos da dor nas diferentes espécies animais em medicina veterinária.[6] É utilizada principalmente na mensuração da dor pós-operatória, e consiste em uma faixa de 10 cm de comprimento, representando a intensidade de dor; suas extremidades correspondem a *sem dor* e *pior dor possível*[16,21] (Figura 17.2). A mensuração ocorre pela avaliação da distância entre a extremidade ancorada pela descrição *sem dor* e o ponto assinalado pelo proprietário (cm). Há necessidade de certa abstração para sua compreensão, podendo ter sua validade e confiabilidade comprometidas quando utilizada por idosos.[20,22]
- As escalas de categorias que utilizam adjetivos do tipo leve, moderada, forte, grave ou variantes desses, com cinco ou seis pontos geralmente, expressam a dor de maneira qualitativa. As escalas de categorias descritivas esclarecem somente se há diferença entre uma categoria e a outra, sem se estabelecer a razão entre elas[23] ou diferença de comportamento.[6] Embora sejam bastante utilizadas, as opções de alternativas de respostas são limitadas e os pacientes tendem a escolher sempre as respostas extremas no momento da escolha[23] (Quadro 17.3). Ainda se pode citar a escala de análise descritiva (EAD),[24] que une a observação visual do paciente com relação à analgesia a descritores que variam de *boa* a *ausência* de analgesia e a resposta do animal à pressão manual da ferida. O resultado dessas observações gera escore de 0 a 3 (Quadro 17.4).

QUADRO 17.3 Exemplos de escalas descritivas simples.[16]

A. 4 = Claudicação sem carregar peso | 3 = Claudicação acentuada | 2 = Claudicação leve | 1 = Claudicação intermitente | 0 = Marcha normal

B. 4 = Pior dor possível. Parece desconfortável e a ferida não pode ser tocada. Vocaliza e rosna | 3 = Parece desconfortável, mas a ferida pode ser tocada | 2 = 0 animal está bem, retrai-se quando a ferida é tocada | 1 = 0 animal está bem, retrai-se quando a ferida é pressionada, mas não quando a área é tocada | 0 = Nenhuma dor

C. 3 = Dor grave | 2 = Dor moderada | 1 = Dor leve | 0 = Sem dor

Sem dor	0	1	2	3	4	5	6	7	8	9	10	Pior dor possível

Figura 17.1 Representação da escala numérica.[6,16,33]

Sem dor ——————————————— Pior dor possível

Figura 17.2 Representação da escala visual analógica.[6,16,33]

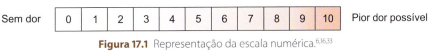

QUADRO 17.4 Escala de análise descritiva (EAD) da dor.[24]

Escore	Descrição
0	Completa analgesia, sem sinais evidentes de desconforto ou reação à pressão da região lesada
1	Boa analgesia, sem sinais evidentes de desconforto, mas há presença de reação à pressão da região lesada
2	Analgesia moderada, com alguma evidência de desconforto, acentuando-se quando é feita a pressão da região lesada
3	Ausência de analgesia, com sinais óbvios de desconforto persistente, apresentando piora mediante pressão da região lesada

Avaliações multidimensionais

Algumas avaliações multidimensionais (escalas, questionários etc.) incluem as características da dor e os efeitos sobre a rotina diária do paciente.[1] Elas permitem a mensuração da dor considerando-se duas ou mais dimensões e possibilitando a obtenção de dados quantitativos e qualitativos para uma avaliação mais precisa. Contudo, há necessidade de se considerar que apenas algumas dessas avaliações se adaptam ao meio veterinário (p. ex., validada para o português), são específicas para determinada origem da dor (p. ex., aguda, crônica, cirúrgica, doenças articulares) e ainda contemplam aplicação na espécie específica (cão ou gato) para a obtenção de dados mais fidedignos. No Quadro 17.5, estão listadas algumas das avaliações multidimensionais disponíveis para avaliação das dores aguda e crônica em cães e gatos.

- Escala multidimensional da UNESP-Botucatu para avaliação de dor aguda pós-operatória em gatos: escala elaborada para avaliação de dor em gatos submetidos a procedimentos cirúrgicos desenvolvida e validada por médicos-veterinários brasileiros, que foi recentemente adaptada para diversos idiomas. Avalia atividades psicomotoras (postura, conforto, atividade, atitude e outros aspectos do comportamento), aspectos associados à proteção da área dolorosa (reação à palpação da ferida cirúrgica e à região de flanco e abdome), variáveis fisiológicas (pressão arterial e apetite) e expressão vocal da dor por meio de vocalização. Cada sessão apresenta um subtotal de escore que após a soma geral pode alcançar o valor de 30, sugerindo subtratamento ou ausência de tratamento da dor[33,34]

QUADRO 17.5 Avaliações multidimensionais de dores aguda e crônica em cães e gatos.[33,37]

Dor aguda	Dor crônica
Colorado State University Canine Acute Pain Scale (utiliza aspectos psicológicos, comportamentais e de palpação para avaliação da dor)	*Helsinki Chronic Pain Index (HCPI)*
Colorado State University Feline Acute Pain Scale (utiliza aspectos psicológicos, comportamentais e de palpação para avaliação da dor)	*Canine Brief Pain Inventory (CBPI)*
University of Glasgow Short Form Composite Pain Score (Decisão clínica – ferramenta para cães com dor aguda – Indicador de necessidade analgésica. Inclui 30 descritores e 6 indicadores comportamentais de dor)	*Cincinnati Orthopedic Disability Index (CODI)*
Escala multidimensional da UNESP-Botucatu para avaliação de dor aguda pós-operatória em gatos o escore total de dor é obtido por meio da avaliação de 10 indicadores)	*Health-Related Quality of Life (HRQL)*
	Liverpool Osteoarthritis in Dogs (LOAD)
	Feline Musculoskeletal Pain Index (FMPI)

- Questionário para dor McGill (MPQ): uma das escalas multidimensionais mais utilizadas, que indica que a interpretação da dor pode sofrer influência de fatores sensoriais (sensório-discriminativas), emocionais (afetivo-motivacionais) e culturais (avaliativas). É utilizado em pesquisas de dores agudas e crônicas, eficácia de técnicas analgésicas e caracterização de diferentes síndromes dolorosas em cães e gatos. Devido ao grande número de descritores, adaptações em sua apresentação foram realizadas para agilizar o seu uso – a forma reduzida do questionário para dor McGill (SF-MPQ).[21] Contudo, como em qualquer outro instrumento de avaliação da dor, também podem ocorrer algumas limitações, como o fato de apresentar mais descritores sensoriais do que afetivos e avaliativos, podendo levar a maior valorização sensorial da dor. Por necessitar de tempo maior para sua aplicação, torna-se impraticável em pacientes em estado grave. O SF-MPQ contém algumas informações a respeito da dor neuropática, contudo não pode quantificá-la. Para uma avaliação mais específica, pode-se utilizar a escala de avaliação de dor neuropática[25] com questões a respeito de tipo e grau de sensação da dor experimentada pelo paciente
- Escala de dor da Universidade de Melbourne (UMPS – *University of Melbourne Pain Scale*): consiste em seis categorias que contêm descritores que avaliam parâmetros fisiológicos (frequências cardíaca e respiratória, tamanho da pupila, temperatura e salivação) e de comportamento (atividade, resposta à palpação, postura, estado mental e vocalização). Como avalia também o estado mental do paciente, é importante que o avaliador tenha mantido contato com o paciente antes do procedimento anestésico para interpretação mais fidedigna das alterações do seu comportamento. A mínima contagem total é 0 (zero) e a máxima, 27. Essa escala foi testada em cadelas submetidas a ovário-histerectomia e demonstrou facilidade de aplicação e resultados seguros.[6] As desvantagens da sua utilização consistem em se tratar de um teste que exige tempo para sua aplicação, somente o total do escore poder avaliar a gravidade da dor e poder haver confusão de vocabulário por quem está avaliando[1]
- Escala de Glasgow (CMPS): composta de descritores de parâmetros fisiológicos e de comportamento para avaliação de dor em cães. Os descritores postura, conforto, vocalização, atenção dada à ferida, comportamento e resposta ao homem, mobilidade e resposta ao toque são empregados de maneira bem definida para evitar interpretação errônea (Quadro 17.6). É bastante empregada em dor pós-operatória. Atualmente, é apresentada em versão adaptada curta com 30 descritores e seis categorias que avaliam o comportamento do animal – é a apresentação reduzida da escala de Glasgow (CMPS-SF). Quanto maior o número de pontos, melhor o grau de analgesia do animal, podendo chegar a 24, caso todas as categorias possam ser avaliadas, sendo que a administração de resgate analgésico deverá ser realizada com escore de 6. Caso o animal não possa ser avaliado com relação à sua locomoção, o escore total será de 20 e o resgate analgésico deverá se iniciar com escore 5[6]
- Escala de faces felinas (FGS – *Feline Grimace Scale)*: escala desenvolvida para interpretar as mudanças na expressão facial dos gatos sob dor aguda. A FGS avalia a posição das orelhas (voltadas para frente, ligeiramente afastadas ou achatadas e voltadas para fora), olhos (olhos abertos, parcialmente abertos ou semicerrados), tensão do focinho (relaxado – fica redondo; ligeiramente tenso ou tenso – fica elíptico), posição do bigode (pelos soltos e curvos, ligeiramente curvos ou retos ou retos e para a frente) e posição da cabeça (acima dos ombros, na altura dos ombros ou abaixo dos ombros).

QUADRO 17.6 Forma reduzida da escala de Glasgow (CMPS-SF).

Assinale a melhor opção de resposta às questões a seguir:

A. Observe o animal dentro do canil.
O cão está:

	(i)		(ii)
Quieto	0	Ignorando a região dolorosa	0
Chorando ou choramingando	1	Olhando a região dolorosa	1
Gemendo	2	Lambendo a região dolorosa	2
Gritando	3	Esfregando a região dolorosa	3
		Mordendo a região dolorosa	4

Em caso de fratura espinal, pélvica ou múltiplas fraturas de membros, ou quando a necessidade de assistência para locomoção não for possível, pule a seção B e vá direto para a C.

B. Coloque a guia no cão, retire-o do canil e o observe andar.
Como está andando?

(iii)	
Normal	0
Manca	1
Devagar ou relutante	2
Rígido	3
Recusa-se a mover-se	4

C. Faça uma pressão gentil na ferida e região adjacente (aproximadamente 5 cm ao redor)
Qual a reação do cão?

(iv)	
Não faz nada	0
Olha ao redor	1
Hesita para ser tocado	2
Rosna ou protege a ferida	3
Depressivo ou irresponsivo ao estímulo	4

D. No geral o cão está:

	(v)		(vi)
Feliz/contente	0	Confortável	0
Quieto	1	Instável	1
Indiferente ou não responsivo ao ambiente	2	Inquieto	2
Nervoso, ansioso ou com medo	3	Encurvado ou tenso	3
Depressivo ou irresponsivo ao estímulo	4	Rígido	4

Total (*i* + *ii* + *iii* + *iv* + *v* + *vi*)

A pontuação acima de 4 indica dor; a igual a 10 indica dor intensa[38]

- Questionário de dor crônica de Helsinque (HCPI): ferramenta em língua inglesa para o tutor do cão avaliar o tratamento da dor crônica decorrente de osteoartrose (OA) canina. Apresenta 15 questões com cinco possibilidades de respostas com notas de 0 a 4 (zero: sem alterações e quatro: a pior alteração clínica), abordando aspectos relacionados a estado de ânimo do cão, comportamento, locomoção e aspecto emocional da dor, que totalizam de 0 a 60 pontos: de 0 a 6, o animal está normal; de 7 a 11, o animal pode estar com dor; e de 11 a 60, o animal está com dor crônica[35]
- Índice de dor musculoesquelética felina (FMPI – *Feline Musculoskeletal Pain Index)*: desenvolvida para avaliação da gravidade e do impacto da dor musculoesquelética na vida do gato. Contém 17 itens que envolvem mobilidade, capacidade de realizar atividades diárias, como pular, brincar, "escovar" os pelos, entre outras, e capacidade de interação com animais e pessoas em seu ambiente doméstico.[37]

O instrumento ideal para avaliação e mensuração da dor deveria considerar seus vários tipos (aguda e crônica, cirúrgica e clínica, visceral e somática) em diferentes espécies e várias idades, contudo isso seria extremamente complexo e difícil.[9] A avaliação da dor crônica é um "capítulo à parte" na difícil tarefa da mensurá-la, pois envolve aspectos relacionados ao bem-estar geral do animal, refletindo em diminuição da qualidade de vida, como alterações no processamento somatossensorial do sistema nervoso, presença de distúrbios cognitivos, menor interação social e comportamento afetivo instável, alterações do sono, marcha/movimentação e dificuldade para realizar atividades corriqueiras do cotidiano.[36]

A reavaliação da dor é parte fundamental para verificação da eficiência do tratamento analgésico, sendo que devem ser estabelecidos alguns critérios para que ela seja mais bem-empregada, como a frequência e a metodologia de avaliação, levando-se sempre em conta tipo de dor, duração, intensidade, características do paciente e disponibilidade de analgésicos.

No tratamento da dor aguda, a frequência de avaliação poderá ser realizada 30 minutos após a administração do analgésico por via parenteral e 1 hora após a administração por via oral, ou ainda quando houver mudança da intensidade da dor.[27] De maneira geral, a avaliação dos parâmetros fisiológicos auxiliará na avaliação, contudo a sua regularidade dependerá de cada caso, devendo ser realizada rotineiramente, mas principalmente nos pacientes graves, naqueles nos quais houve complicações pós-operatórias ou resposta inadequada ao tratamento analgésico e naqueles em dor crônica.[27,28]

Ressalta-se que a qualidade da metodologia empregada deverá ser mantida durante todo o tratamento da dor, pois trará informações importantíssimas sobre seu tipo, a respeito da resposta ao tratamento e de possíveis efeitos adversos decorrentes do emprego dos fármacos analgésicos.

AVALIAÇÃO DA QUALIDADE DE VIDA

O inadequado controle da dor causa sofrimento e compromete a realização das tarefas do cotidiano do paciente e o seu comportamento, interferindo na qualidade de vida. Desse modo, a sua quantificação é outro parâmetro e instrumento para a avaliação da eficácia do tratamento analgésico, principalmente na dor crônica decorrente ou não do câncer.[29,30] Fatores ligados à qualidade de vida até pouco tempo atrás eram considerados filosóficos mesmo em medicina, mas tornaram-se parte importante da metodologia científica empregada na avaliação dos resultados das intervenções, principalmente nas doenças crônicas.[31]

Em medicina, a opinião predominante sobre o conceito de qualidade de vida reside "na percepção do doente sobre seu estado físico, emocional e social".[31] Até mesmo em relação aos pacientes humanos conceituar a qualidade de vida é uma tarefa complicada, pois envolve subjetividade. Em medicina veterinária não é diferente e com o agravante de que se depende muito da observação e da participação do proprietário (ou cuidador) para adequada avaliação da qualidade de vida do animal.

Existem algumas escalas já validadas para o paciente veterinário; entre elas pode-se citar a escala de qualidade de vida em cães com sinais de dor secundária ao câncer,[17] composta de 12 questões com quatro diferentes possibilidades de resposta, totalizando 36 pontos, tendo sido validada em português. Quanto maior o total de pontos obtidos, maior será a qualidade de vida do paciente. É de fácil utilização, contudo há restrição da sua aplicação para proprietários que não saibam ler ou tenham deficiência visual (Quadro 17.7).

QUADRO 17.7 Questionário para avaliação da qualidade de vida de Yazbek e Fantoni.[17]

1. Você acha que a doença atrapalha a vida do seu animal?
( ) 0. Muitíssimo ( ) 1. Muito ( ) 2. Um pouco ( ) 3. Não

2. O seu animal continua fazendo as coisas de que gosta (brincar, passear...)?
( ) 0. Nunca mais fez ( ) 1. Raramente ( ) 2. Frequentemente ( ) 3. Normalmente

3. Como está o temperamento do seu animal?
( ) 0. Totalmente alterado ( ) 1. Alguns episódios de alteração ( ) 2. Mudou um pouco ( ) 3. Normal

4. O seu animal manteve os hábitos de higiene (p. ex., lamber-se)?
( ) 0. Não ( ) 1. Raramente ( ) 2. Menos que antes ( ) 3. Está normal

5. Você acha que o seu animal sente dor?
( ) 0. Sempre ( ) 1. Frequentemente ( ) 2. Raramente ( ) 3. Nunca

6. O seu animal tem apetite?
( ) 0. Não ( ) 1. Só come forçado/somente o que gosta ( ) 2. Pouco ( ) 3. Normal

7. O seu animal se cansa facilmente?
( ) 0. Sempre ( ) 1. Frequentemente ( ) 2. Raramente ( ) 3. Está normal

8. Como está o sono do seu animal?
( ) 0. Muito ruim ( ) 1. Ruim ( ) 2. Bom ( ) 3. Normal

9. O seu animal tem vômitos?
( ) 0. Sempre ( ) 1. Frequentemente ( ) 2. Raramente ( ) 3. Não

10. Como está o intestino do seu animal?
( ) 0. Péssimo/funciona com dificuldade ( ) 1. Ruim ( ) 2. Quase normal ( ) 3. Normal

11. O seu animal é capaz de se posicionar sozinho para urinar e defecar?
( ) 0. Nunca mais conseguiu ( ) 1. Raramente consegue ( ) 2. Às vezes consegue ( ) 3. Consegue normalmente

12. Quanta atenção o animal está dando para a família?
( ) 0. Está indiferente ( ) 1. Pouca atenção ( ) 2. Aumentou muito (carência) ( ) 3. Não mudou/está normal

A maioria das doenças crônicas que acomete os animais de estimação e cursa com dor apresenta evolução prolongada e compromete o conforto e o bem-estar daqueles que delas padecem. Diferentemente dos casos agudos, que necessitam de atitudes rápidas e precisas com o objetivo de eliminar o fator causal, em doenças crônicas o principal objetivo da prática médica não é a cura da enfermidade, mas a melhora funcional e o alívio dos sintomas, limitando a progressão, ou seja, melhorando a qualidade de vida, mesmo diante da impossibilidade de resolução parcial ou total da causa de base.[31]

CONSIDERAÇÕES FINAIS

Preocupadas com a problemática da subavaliação da dor em medicina, organizações internacionais relacionadas à saúde, como a OMS (Organização Mundial da Saúde) e a IASP (International Association for the Study of Pain), propõem políticas de avaliação e tratamento embasadas na necessidade de implantação sistemática de rotinas de avaliação e registro da dor em instituições de saúde, o que também deve ser adotado na medicina veterinária. O comportamento animal é uma ferramenta útil na mensuração da dor; contudo, variações relacionadas com idade, raça, sexo, dentre outras, podem produzir resultados não padronizados, resultando na doutrina que dá a todos os animais o direito à analgesia, mesmo diante de alguma dúvida em qualquer procedimento que cause algum grau de dor. Parâmetros fisiológicos, neuroendócrinos e inflamatórios podem auxiliar nessa tarefa. Vários métodos de avaliação e mensuração da dor aguda são descritos na literatura para utilização em medicina veterinária, contudo mais estudos são necessários para a avaliação e mensuração da dor crônica em cães e gatos. Embora haja poucas ferramentas de avaliação e mensuração em animais, é importante que se entenda que a dor que não é identificada e mensurada adequadamente também não é tratada de modo eficiente, sendo ainda necessária a contínua utilização da ferramenta escolhida durante todo o tratamento analgésico do paciente.

REFERÊNCIAS BIBLIOGRÁFICAS

1. American Pain Society. Pain: current understanding of assessment, management, and treatments. [acesso em 25 fev. 2022.] Disponível em: http://www.americanpainsociety.org/uploads/pdfs/npc/npc.pdf.
2. Silva YP, Gomez RS, Máximo TA, Silva ACS. Avaliação da dor em neonatologia. Rev Bras Anestesiol. 2007;57:565-74.
3. Taylor PM, Robertson SA. Pain management in cats – past, present and future. The cat is unique. J Feline Med Surg. 2004;6(Pt 1):313-20.
4. Teixeira MW. Dor em pequenos animais. Revista CFMV. Brasília: Conselho Federal de Medicina Veterinária. 2005;34(11):31-41.
5. Lamont LA. Feline perioperative pain management. Vet Clin North Am Small Anim Pract. 2002;32:747-63.
6. Reid J, Nolan AM, Hughes JML, Lascelles D, Pawson P, Scott EM. Development of the short-form Glasgow Composite Measure Pain Scale (CMPS-SF) and derivation of an analgesic intervention score. Animal Welfare. 2007;16(S):97-104.
7. Otero PE. Dor: avaliação e tratamento em pequenos animais. São Paulo: Interbook; 2005.
8. Greene AS. Segredos em anestesia veterinária e manejo da dor. Porto Alegre: Artmed; 2004.
9. Mathews KA. Nosteroidal anti-inflamatory analgesics – indications and contraindications for pain management in dogs and cats. Vet Clin of North Am Small Anim Pract. 2000;30:783-804.
10. Caumo W. Tratamento da dor e a medicina perioperatória. In: Cavalcanti IL, Cantinho FAF, Assad A (org). Medicina perioperatória. Rio de Janeiro: Sociedade de Anestesiologia do Estado do Rio de Janeiro; 2006. p. 1079-91.
11. Brasil. Ministério da Saúde. Instituto Nacional de Câncer. Cuidados paliativos oncológicos: controle da dor. Rio de Janeiro: INCA; 2001. [acesso em 25 fev 2022.] Disponível em: http://www1.inca.gov.br/publicacoes/manual_dor.pdf.
12. Kraychete DC, Gozzani JL, Kraychete AC. Dor neuropática – aspectos neuroquímicos. Rev Bras Anestesiol. 2008;58:492-505.
13. Loeser JD, Butler SH, Chapman CR *et al.* (editors). Bonica's management of pain. 3. ed. Baltimore: Lippincott Williams & Wilkins; 2001.
14. Dunajcik L. Chronic nonmalignant pain. In: McCaffery M, Pasero C (editors). Pain clinical manual. 2. ed. St. Louis: Mosby; 1999. p. 467-521.
15. Pimenta CAM, Koizumi MS, Teixeira MJ. Dor no doente com câncer: características e controle. Rev Brasileira de Cancerol. 1997;43:21-44.
16. Hardie EM. Reconhecimento do comportamento doloroso em animais. In: Hellebrekers LJ. Dor em animais. São Paulo: Manole; 2002. p. 49-68.
17. Yazbek KVB, Fantoni DT. Validity of a health-related, quality-of-life scale for dogs with signs of pain secondary to cancer. J Am Vet Med Assoc. 2005;226:1354-8.
18. Hansen B. Through a glass darkly: using behavior to assess pain. Semin Vet Med Surg (Small Anim). 1997;12:61-74.
19. Pedroso RA, Celich KLS. Dor: quinto sinal vital, um desafio para o cuidar em enfermagem. Rev Texto & Contexto Enferm Florianópolis. 2006;15(2):270-6.
20. Sousa FAEF. Dor: o quinto sinal vital. Rev Lat Am Enferm Ribeirão Preto. 2002;10(3):446-7.
21. Calls J, Calero MAR, Sánchez DH, Navarro MJG, Amer FJ, Rosales DT, Torrijos J. Evaluación del dolor en hemodiálisis mediante diversas escalas de medición validadas. Nefrologia. 2009;29:236-43.
22. Ciena AP, Gatto R, Pacini CV, Picanço VV, Magno IMN, Loth EA. Influência da intensidade da dor sobre as respostas nas escalas unidimensionais de mensuração da dor em uma população de idosos e de adultos jovens. Semin Ciênc Biol Saúde Londrina. 2008;29(2):201-12.
23. Teixeira MJ, Pimenta CAM. Avaliação do doente com dor. In: Teixeira MJ, Figueiró JABF. Dor: epidemiologia, fisiopatologia, avaliação, síndromes dolorosas e tratamento. São Paulo: Grupo Editorial Moreira Jr; 2001. p. 58-68.
24. Lascelles BDX, Butterwor TH, Waterman AE. Postoperative analgesic and sedative effects of carprofen and pethidine in dogs. Vet Rec. 1994;134:187-90.
25. Galer BS, Jensen MP. Development and preliminary validation of a pain measure specific to neuropathic pain: the neuropathic pain scale. Neurology. 1997;48:332-8.
26. Firth AM, Haldane SL. Development of a scale to evaluate postoperative pain in dogs. J Am Vet Med Assoc. 1999;214:651-9.
27. Jacox AK, Carr DB, Chapman CR *et al.* Acute pain management: operative or medical procedures and trauma clinical practice guideline. Rockville: US Department of Health and Human Services, Agency for Health Care Policy and Research. 1992;32(1).

28. Wilson PR, Caplan RA, Connis RT *et al.*. American Society of Anesthesiologists. Practice guidelines for chronic pain management. Anesthesiology. 1997;86:995-1004.
29. Robertson SA. What is pain? J Am Vet Med Assoc. 2002;221:202-5.
30. McMillan FD. A world of hurts – is pain special? J Am Vet Med Assoc. 2003;223:183-6.
31. Barros, N. Qualidade de vida no doente com dor. In: Teixeira MJ, Filho Braum JL, Marques JO, Yeng JO. Dor: contexto interdisciplinar. 20. ed. Curitiba: Editora Maio; 2003. p. 187-90.
32. Robertson SA. Assessment and management of acute pain in cats. J Vet Emerg Crit Care. 2005;15:261-72.
33. Mathews K, Kronen PW, Lascelles D, Nolan A, Robertson S, Steagall PV *et al.* Guidelines for recognition, assessment and treatment of pain. J Small Anim Pract. 2014;55(6):E10-68.
34. Brondani JT, Luna SPL, Minto BW, Santos BPR, Beier SL, Matsubara LM *et al.* Validity and responsiveness of a multidimensional composite scale to assess postoperative pain in cats. Arq Bras de Med Vet e Zootec. 2012;64(6):1529-38.
35. Hielm-Björkman AK, Rita H, Tulamo RM. Psychometric testing of the Helsinki chronic pain index by completion of a questionnaire in Finnish by owners of dogs with chronic signs of pain caused by osteoarthritis. Am J of Vet Res. 2009;70(6):727-34.
36. Lascelles BDX, Brown DC, Conzemius M, Gill M, Oshinsky ML, Sharkey M. Measurement of chronic pain in companion animals: priorities for future research and development based on discussions from the Pain in Animals Workshop (PAW) 2017. The Vet J. 2019;252:105-370.
37. Epstein ME, Rodan I, Griffenhagen G, Kadrlik J, Petty M, Robertson S, Simpson W. 2015 AAHA/AAFP pain management guidelines for dogs and cats. J of Feline Med and Surg. 2015;17(3):251-72.
38. Evangelista MC, Watanabe R, Leung VSY, Monteiro BP, O'Toole E, Pang DSJ, Steagall PV. Facial expressions of pain in cats: the development and validation of a Feline Grimace Scale. Sci Rep. 2019;9(1):1-11.
39. Gruen ME, White P, Hare B. Do dog breeds differ in pain sensitivity? Veterinarians and the public believe they do. PloS One. 2020;15(3): e230-315.

18

Bases e Princípios do Tratamento Farmacológico da Dor

Denise Tabacchi Fantoni • Sandra Mastrocinque

INTRODUÇÃO

Muitos foram os avanços na medicina veterinária no que se refere ao tratamento da dor. Há poucos anos, muitos profissionais contestavam os benefícios de se prover analgesia aos animais, especialmente em determinadas situações clínicas em que a imobilidade ocasionada pela sensação dolorosa poderia ser considerada benéfica. Também acreditava-se que a dor que os animais experimentavam em um procedimento cirúrgico jamais seria semelhante àquela sentida pelo ser humano e assim por diante. À medida que a ciência demonstrava que os animais apresentavam todas as características para experimentar um quadro álgico semelhante ao do ser humano, novos caminhos se abriram tanto para a instituição de terapêuticas mais eficazes como para sua melhor compreensão.

Algumas regras e alguns princípios básicos devem ser obedecidos para que o tratamento da dor seja bem-sucedido, os quais devem ser respeitados se o objetivo é conferir adequada analgesia a cães e gatos.

O primeiro é o *princípio da analogia*, que estabelece que a magnitude da dor apresentada por um animal é a mesma que o ser humano experimenta em situação correlata. Assim, diante de um procedimento que causará dor de grau moderado no ser humano, parte-se do pressuposto de que o animal também o sentirá. Empregando-se esse princípio simples, parte do problema de se diagnosticar a dor e estabelecer seu grau será solucionada. De fato, em várias ocasiões, o diagnóstico pode ser difícil por vários motivos. O animal fora de seu meio pode ter um comportamento estereotipado. Por exemplo, um cão agressivo com dor pode se tornar calmo, e vice-versa; algumas raças de temperamento mais agitado ou sanguíneo tendem a manifestá-lo de maneira mais explícita; em contrapartida, um gato naturalmente agressivo e amedrontado pode não manifestar a dor claramente; nessas situações deve prevalecer o bom senso e o princípio da analogia deve ser seguido. De acordo com Rollin,[1] é moral e eticamente apropriado adotar e utilizar um ponto de vista antropocêntrico ao se avaliar e tratar a dor nos animais.

Várias tabelas são apresentadas na literatura associando o grau de dor ao grau de destruição tecidual, por exemplo, o Quadro 18.1.

Deve-se ter em mente, no entanto, que existe importante variação individual em relação à percepção da dor. Além disso, diversos outros fatores podem modificar o grau de dor que determinado procedimento pode acarretar, como características do animal, manipulação cirúrgica, existência de edema e inflamação. Uma cadela da raça Cocker obesa e idosa, submetida à ovário-histerectomia, provavelmente sentirá dor muito mais acentuada no pós-operatório do que uma Poodle de 1 ano, com pouco tecido adiposo, submetida ao mesmo procedimento. Embora haja controvérsias, a maioria dos pesquisadores concorda que o grau de manipulação cirúrgica também poderá influenciar a magnitude da dor, tendo-se em vista que o trauma tecidual será proporcionalmente maior ao tipo de manipulação. Assim, um cirurgião pouco experiente que manipule de modo intenso o abdome em busca do pedículo ovariano no animal obeso provavelmente contribuirá para um grau mais intenso de dor no pós-operatório. Essas considerações são muito importantes nesse momento, pois sugerem que um segundo princípio básico no tratamento seja seguido.

O segundo princípio remete à necessidade de *individualizar o tratamento da dor*. Por mais protocolos que se criem, deve-se ter em mente todos os aspectos que podem influenciar seu grau em um paciente. Sendo assim, a terapêutica deverá ser adequada a cada caso, tanto na dor aguda quanto na crônica. No pós-operatório, a dose dos opioides deverá ser titulada a partir de uma dose inicial, caso essa não se mostre suficiente. Os intervalos de administração dos opioides e fármacos, como a dipirona, podem ser ajustados de acordo com a demanda do paciente. Nesse aspecto, um animal que recebe tramadol a cada 8 horas e apresenta um bom controle da dor por 6 horas, mas que, finalizado esse período, mostra-se desconfortável, deverá ter sua prescrição alterada para intervalos de 6 horas. Em geral, os opioides permitem esses ajustes, bem como a dipirona, desde que observados os intervalos mínimos de administração e que seja feita uma avaliação contínua do animal.

Alguns agentes podem promover efeitos adversos, o que não condena todo um grupo de fármacos. Mesmo em relação aos anti-inflamatórios não esteroides (AINEs), a intolerância a um agente não significa que os demais causarão os mesmos efeitos.

Outro aspecto importante concerne às mudanças de requerimento do analgésico, sobretudo nos quadros de dor crônica que, em várias ocasiões, tende a aumentar. Isso ocorre porque nos quadros de dor oncológica, com o aumento de tamanho do tumor, o grau de invasão tecidual é maior, ocasionando a piora do quadro álgico. As doses devem ser adequadas, assim como os intervalos de administração podem ser reduzidos. Deve-se comentar também a ocorrência do fenômeno de tolerância, que pode ser controlado com a rotação dos agentes opioides, assim como o aparecimento de hiperalgesia. A hiperalgesia pode estar associada a várias causas que necessitam de maiores esclarecimentos da literatura, mas a rotação de fármacos pode ser uma excelente solução.

O terceiro princípio preconiza que *não há qualquer benefício em não se tratar a dor*, independentemente de origem, causa ou tempo de aparecimento. A dor promove importantes

QUADRO 18.1 Grau de dor pós-operatória e tipo de procedimento cirúrgico.

Dor leve	Dor moderada	Dor intensa	Dor excruciante
Sutura de pele	Ovariossalpingo-histerectomia	Toracotomia	Amputação
Drenagem de tórax	Osteossíntese simples	Mastectomia	Hérnia de disco
Tratamento periodontal sem extração	Orquiectomia	Artroplastia	Ablação total de conduto auditivo
Exérese de nódulo cutâneo	Cistotomia	Enucleação	Politraumatismos

alterações em diferentes sistemas, dentre as quais destacam-se (Quadro 18.2):

- Distúrbios cardiovasculares como arritmias e hipertensão
- Hipoxia, hipercapnia e atelectasia no sistema respiratório
- Hipomotilidade e úlceras gastrintestinais
- Distúrbios da coagulação.

Além disso, a dor promove sofrimento, incapacitação física, perda do interesse e outras importantes alterações comportamentais. Por isso, a terapia analgésica deve ser sempre instituída, o mais precocemente possível. Não se deve esperar uma solução espontânea do quadro álgico nem seu abrandamento. Outro aspecto amplamente discutido na atualidade é o risco de transição da dor aguda para dor crônica, também conhecido como cronificação da dor aguda pós-operatória (DCPO). Em medicina, conceitua-se dor crônica persistente pós-operatória aquela que se mantém por 3 meses ou mais após o ato cirúrgico, quando se excluem quaisquer outras causas de dor, como câncer ou infecção. Não há relato da incidência da cronificação da dor aguda para crônica, devido à intervenção cirúrgica em medicina veterinária, e em humanos é pouco documentada na literatura, sendo muito variável e ocorrendo tanto depois de intervenções muito complexas quanto após cirurgias mais simples. Entre 5 e 80% dos pacientes evoluem para dor crônica após procedimentos cirúrgicos, principalmente naqueles em que ocorre lesão de nervos. No entanto, sabe-se que um protocolo adequado de analgesia, se possível com implementação de bloqueios loco-regionais, pode auxiliar na redução de sua incidência.[2]

Especial atenção deve ser dada aos pacientes com dor pré-operatória, a qual envolve grande risco para desenvolvimento de DCPO, e àqueles que recebem opioides cronicamente pelo risco de hiperalgesia induzida pelas substâncias. Identificando-se os pacientes de risco, já é possível adotar medidas preventivas, otimizando a analgesia.[2]

ANALGESIA MULTIMODAL E ESCADA DA DOR

Em muitas situações, faz-se necessário lançar mão de fármacos com diferentes mecanismos de ação, com o objetivo atuar nas várias etapas da condução da dor. Esse conceito explica, em parte, a associação de diversos agentes com o intuito de um controle mais efetivo. O resultado são menores doses dos agentes que, uma vez empregados juntos, têm seus efeitos potencializados. De acordo com a Organização Mundial da Saúde (OMS), a dor leve deve ser tratada com os AINEs, associados ou não à dipirona. Na dor moderada, os opioides fracos, como tramadol ou codeína, são associados aos AINEs, e na dor intensa, empregam-se opioides potentes, como morfina, metadona e oxicodona, mantendo-se os AINEs. Esse escalonamento de fármacos de acordo com o grau de algia é referido como a escada da dor (Figura 18.1), proposta pela OMS em 1986.[3] A dipirona tem sido amplamente empregada em todas as situações de dor, aumentando o grau de analgesia de maneira efetiva sem promover efeitos adversos no cão.[4] Os opioides são os medicamentos padrão-ouro para o tratamento da dor. A grande vantagem desse grupo farmacológico é que existem diversos fármacos

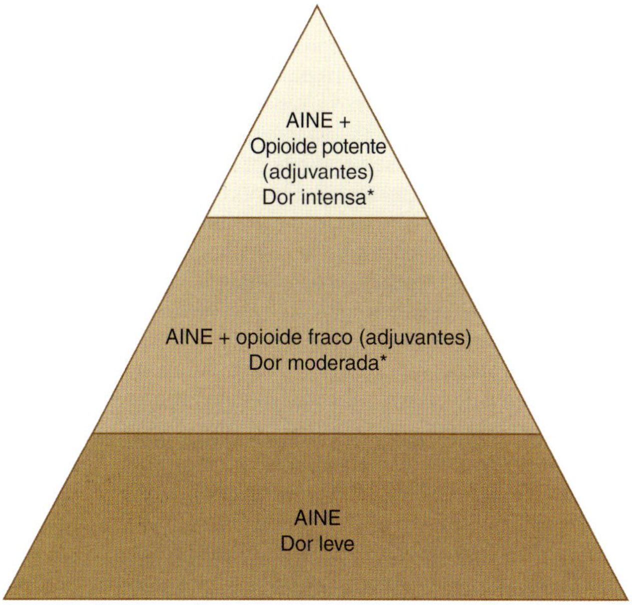

Figura 18.1 Escada da dor. *De acordo com a magnitude da dor, considerar o emprego de técnicas de bloqueio regional e associação de adjuvantes (anticonvulsivantes, antidepressivos) e dipirona.

disponíveis no mercado, em várias apresentações, que facilitam imensamente o manejo da dor em qualquer situação, e qualquer espécie animal pode recebê-los.

Os AINEs, por sua vez, também são grandes aliados no tratamento de quaros álgicos. Sua administração conjunta com os fármacos opioides está associada à potencialização da ação desses agentes na ordem de 30%. Não havendo contraindicações, devem ser utilizados para todos os graus de dor. É importante lembrar que atualmente há vários agentes no mercado com propriedades distintas, sendo eles mais ou menos seletivos para as ciclo-oxigenases 1 e 2. Portanto, sua escolha deve ser pautada nos antecedentes mórbidos do paciente, no tempo de administração pretendido e na possibilidade de causarem efeitos adversos.

Várias outras classes de fármacos têm sido amplamente empregadas para o tratamento da dor. Esses agentes, denominados "adjuvantes" (uma vez que foram desenvolvidos para outras finalidades terapêuticas, não para promover analgesia), podem contribuir sobremaneira para a prevenção e o tratamento da dor aguda e crônica. A cetamina tem apresentado excelentes resultados no tratamento da algia pós-operatória e, principalmente, no da crônica, refratária à terapêutica convencional. No tratamento da dor neuropática, os antidepressivos tricíclicos (amitriptilina) e os anticonvulsivantes (gabapentina, carbamazepina, pregabalina) também têm sido usados com êxito crescente em várias espécies. Adicionalmente, os gabapentinoides têm sido estudados atualmente como agentes que podem ser empregados no período pré-operatório imediato (2 a 3 horas antes da cirurgia), auxiliando no controle da dor (principalmente naqueles com dor prévia à cirurgia, como nas amputações devido a neoplasias ósseas), e promovendo diminuição do consumo de opioides no período pós-operatório.[5]

QUADRO 18.2 Alterações sistêmicas associadas à dor.

Sistema cardiovascular	Sistema respiratório	Trato gastrintestinal	Sistema geniturinário	Outros sistemas
Arritmias	Hipoxia	Íleo paralítico	↓ taxa de filtração glomerular Hipomotilidade vesical e uretral	Imunossupressão Distúrbios da coagulação
Hipertensão	Hipercapnia	Úlceras	–	–
Taquicardia	↓ capacidade residual funcional	–	–	–

Outro adjuvante analgésico estudado em cães e gatos é o citrato de maropitant, ainda com poucas evidências na literatura. Foi desenvolvido como fármaco antiemético de ação central para a medicina veterinária, sendo antagonista do receptor NK-1, inibindo, portanto, a substância P, importante mediadora da dor. Isso justificaria seu emprego no esquema de analgesia multimodal, principalmente na dor visceral.[6]

Além disso, os anestésicos locais constituem importantes aliados para o tratamento da dor, tanto a pós-operatória quanto a crônica. O uso de bloqueios locais e loco regionais pode reduzir significativamente o influxo por via nervosa ao sistema nervoso central (SNC), desde a infiltração local até os bloqueios centrais. Essa seria uma medida preventiva fundamental nos casos indicados, desde que utilizada a partir do período intraoperatório e, se possível, mantida por tempo suficiente correspondente ao período inflamatório máximo no pós-operatório (pelo menos 48 horas).

Desse modo, a melhor terapêutica para a dor é a que envolve a associação de vários agentes dirigidos especificamente para atuar nos seus diferentes mecanismos causadores.

Localização da dor

A intensidade da dor varia de acordo com sua localização. Aquelas decorrentes de procedimentos realizados no tórax costumam ser de maior intensidade que as provenientes de manipulação no abdome, as quais, por sua vez, são mais intensas que as realizada em membros.[3] Não somente a intensidade, mas a duração da dor varia muito com o tipo de procedimento. As dores pós-amputação e pós-toracotomias, por exemplo, perduram por mais de 48 horas. Obviamente, deve-se levar em consideração o grau de destruição tecidual (Figura 18.2).

Tempo cirúrgico *versus* grau de dor

A dor pós-operatória decorre do trauma tecidual. Espera-se, então, que seu grau mais intenso ocorra nas primeiras horas de pós-operatório e que, ao longo do tempo, sua magnitude diminua. Portanto, deve-se dar especial atenção a esses períodos. Geralmente, as primeiras 24 horas são as que cursam com a maior intensidade de dor, requerendo analgésicos mais potentes e doses mais altas dos opioides. Ainda nessas 24 horas, acredita-se que as primeiras 6 horas sejam as de dor mais intensa.

Efeitos indesejáveis *versus* benefícios dos analgésicos

Vários profissionais se manifestam contrários à terapêutica analgésica, alegando que os fármacos analgésicos estão associados a uma miríade de efeitos adversos. Primeiramente, deve-se considerar cada grupo e seus efeitos de maneira isolada. Os opioides, quando administrados em doses adequadas no pós-operatório, promovem efeitos colaterais de pouca importância e, na sua maioria, passíveis de controle:

- Náuseas e vômito
- Salivação
- Midríase
- Constipação intestinal
- Retenção urinária
- Sedação/sonolência
- Depressão respiratória/bradicardia.

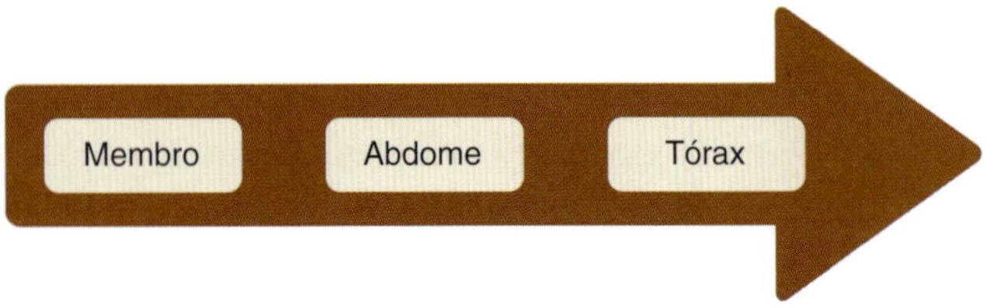

Figura 18.2 Intensidade de dor de acordo com a localização do trauma cirúrgico.

Depressão respiratória e bradicardia são observadas com o emprego de fármacos, como fentanila e remifentanila ou morfina e metadona, que podem provocar esses efeitos apenas em doses excessivas, mas isso não dispensa administração cautelosa e monitoramento adequado.

A ocorrência de leve sedação após a administração de tramadol em um gato submetido à laparotomia é, com certeza, bem menos deletéria que a ocorrência de dor no pós-operatório.

A discussão sobre os riscos associados ao emprego de opioides gerou uma modalidade de anestesia chamada *opioid free*,[7] em que eles não seriam empregados. Os maiores temores seriam a ocorrência de hiperalgesia[8] e imunossupressão (mais preocupante em pacientes com câncer, nos quais poderiam desencadear recidivas mais precoces, e pacientes já imunossuprimidos, em unidades de terapia intensiva).[9]

A hiperalgesia é definida como um estado de sensibilização dolorosa induzida pelo opioide, ou seja, uma reação paradoxal, em que o paciente, ao receber essa classe de analgésico, torna-se mais sensível à dor. O mecanismo para esse fenômeno não está totalmente elucidado, mas as teorias mais aceitas envolvem a ativação de receptores glutamatérgicos, facilitação descendente, inibição de dinorfinas, além de fatores genéticos.[7]

A imunossupressão decorrente do uso de opioides pode ocorrer, pois existem receptores para esses fármacos nas células de defesa do organismo. A imunossupressão parece ser independente do efeito antinociceptivo e tem maior relação com a estrutura molecular do agente. Alguns opioides, como a morfina, a fentanila e a metadona, são mais imunossupressores que o tramadol, por exemplo. Opioides agonistas parciais, destacando-se a buprenorfina, podem aumentar a imunidade do paciente, bem como os antagonistas do receptor μ (mu).[9]

Os opioides são soluções terapêuticas essenciais para controle da dor, e as autoras deste capítulo não partilham da opinião dos protocolos de analgesia sem o emprego desses fármacos. Entretanto, a monoterapia com altas doses de opioides vem sendo cada vez mais criticada, dando espaço para analgesia multimodal.

Os AINEs podem estar associados a efeitos adversos mais graves, como alterações, sobretudo, gastrintestinais, renais e da coagulação. Entretanto, essas manifestações são mais comuns com determinados fármacos (aminoglicosídios) e em animais com predisposição, como idosos, e com alterações renais e hipovolemia. Observando-se a posologia correta, evitando-se os fatores predisponentes e respeitando-se os limites de administração dos agentes, também em relação aos AINEs, os efeitos adversos podem ser minimizados.

A via de administração também modifica substancialmente a ação dos fármacos e deve ser considerada. Acredita-se, por exemplo, que a morfina por via intramuscular (IM) seja pouco efetiva e que a via intravenosa (IV) deva ser escolhida para o pós-operatório imediato. Entretanto, para os tratamentos subsequentes, a via oral (VO) é a melhor opção. Pacientes que apresentem náuseas, vômito ou salivação excessiva podem receber um cateter por via subcutânea (SC). A latência e a duração de ação são outros aspectos importantes a serem considerados.

MALEFICÊNCIA *VERSUS* BENEFICÊNCIA

Atualmente, o discurso do bem-estar animal está em evidência, devendo ser de fato a maior preocupação do médico-veterinário. Em muitas situações, não é possível a cura, mas garantir o conforto e o bem-estar pode estar ao alcance de todos.

Assim, o profissional deverá estar ciente de que a não administração de analgésicos talvez configure maus-tratos. Portanto, é importante que ele se mantenha atualizado, ciente dos fármacos disponíveis e dos protocolos terapêuticos próprios para cada situação, não esquecendo que é seu dever conferir adequada analgesia aos animais em todas as situações clínicas e cirúrgicas que acarretem dor.

Nas ciências biológicas em geral não há dogmas incontestáveis. Resultados de vários estudos publicados já foram contestados, bem como muitos hábitos arraigados podem estar completamente inadequados e precisem ser revistos. Novas evidências aparecem diuturnamente e não se deve temer evoluir e mudar conceitos – isso é crescer. A experiência de cada profissional e de cada serviço deve ser levada em consideração.

Por fim, nenhuma terapêutica será bem-sucedida se não estiver acompanhada por criteriosa e constante avaliação mediante o emprego de escalas subjetivas e objetivas que avaliem o grau de dor ou de alívio.

CONSIDERAÇÕES FINAIS

A dor deve ser sempre tratada. Os analgésicos devem ser escolhidos de acordo com o grau de dor e sua natureza, sendo a dose adequada mediante titulação cuidadosa do agente. As avaliações periódicas são mandatórias para a detecção precoce da ocorrência de efeitos adversos, bem como de respostas inadequadas da terapêutica analgésica. A abolição completa do quadro álgico nem sempre é factível, mas seu controle é sempre possível.

REFERÊNCIAS BIBLIOGRÁFICAS

1. Rollin, BE. A ética do controle da dor. In: Gaynor JS, Muir III, W. Manual de controle da dor em medicina veterinária. 2. ed. São Paulo: MedVet; 2009. p. 2-12.
2. De Oliveira LF. Princípios gerais do tratamento farmacológico da dor. In: Alves Neto O, Costa CMC, Siqueira JTT, Teixeira MJ. Dor: princípios e prática. Porto Alegre: Artmed; 2009. p. 1033-41.
3. Fantoni DT, Mastrocinque S. Dor e analgesia em animais. In: Alves Neto O, Costa CMC, Siqueira JTT, Teixeira MJ. Dor: princípios e prática. Porto Alegre: Artmed; 2009. p. 1390-408.
4. Kraychete DC, Sakata RK, Carvalho LO, Bandeira ID, Sadatsune EJ. Dor crônica persistente pós-operatória: o que sabemos sobre prevenção, fatores de risco e tratamento? Rev Bras Anestesiol. 2016;66 (5):505-12.
5. Crociolli GC, Cassu RN, Barbero RC, Roca TLA, Gomes DR, Nicácio GM. Gabapentin as an adjuvant for postoperative pain management in dogs undergoing mastectomy. Journal of Veterinary Medical Science. 2015;77(8):1011-15.
6. Marquez M, Boscan P, Weir H, Vogel P, Twedt DC. Comparison of NK-1 receptor antagonist (Maropitant) to morphine as a pre-anaesthetic agent for canine ovariohysterectomy. PloS one. 2015;10(10):e0140-734.
7. Veyckemans F. Opioid-free anaesthesia still a debate? European Journal of Anaesthesiology. 201936:245-6.
8. Lee M, Silverman S, Hansen H. Comprehensive Review of Opioid-Induced Hyperalgesia Pain Physician. 2011;14:145-161.
9. Odunayo A, Dodam JR, Kerl ME, DeClue AE. State-of-the-Art-Review: Immunomodulatory effects of opioids. JVECC. 2010;20(4):376-85.

19

Anti-Inflamatórios Não Esteroides

Marcia Aparecida Portela Kahvegian • Cristina de Oliveira Massoco Salles Gomes

INTRODUÇÃO

Os anti-inflamatórios não esteroides (AINEs) são agentes terapêuticos com capacidade anti-inflamatória, analgésica e antipirética. O uso de fármacos AINEs na clínica médica e cirúrgica de animais de companhia é muito comum, uma vez que a maioria dos sinais de doença é proveniente do processo inflamatório. É a classe de fármacos mais utilizada em medicina humana e o aumento do uso desses em medicina veterinária deve-se à percepção da importância do tratamento da dor aguda e crônica, além da atual disponibilidade de AINEs eficazes e seguros. O objetivo deste capítulo é viabilizar a utilização racional e criteriosa dos AINEs.

INFLAMAÇÃO

A inflamação é definida como uma resposta de proteção dos tecidos conjuntivos vascularizados, cujo objetivo primário seria remover a causa inicial da agressão, além das suas consequências. O processo inflamatório pode ser considerado como um fenômeno biológico que se manifesta localmente de modo estereotipado qualquer que seja a natureza do agente lesivo, no qual são acionados mecanismos de reparação do organismo.[1]

Nesse sentido, traumatismos, infecções, inflamação osteoarticular, isquemia, processos autoimunes e reações imunológicas são associados a reações inflamatórias. A inflamação se manifesta clinicamente como rubor, intumescimento, calor, dor e perda da função do órgão ou tecido lesado.[2] Basicamente, a resposta inflamatória consiste em dois componentes essenciais – a reação vascular e a resposta celular –, levando ao acúmulo de fluido e leucócitos no tecido extravascular. São diversos os componentes que participam da resposta inflamatória aguda e crônica (Figura 19.1).

Quando as células são ativadas por estímulos danosos, os lipídios de membrana são rapidamente remodelados, produzindo mediadores lipídicos (autacoides) com atividade biológica, que servem como sinais intracelulares e extracelulares para o início da resposta inflamatória. Entre esses, os eicosanoides formam-se em resposta a estímulos diversos, capazes de ativar a enzima fosfolipase A2, que hidrolisa os fosfolipídios de membrana celular, liberando para o citoplasma o ácido araquidônico. Este, por sua vez, servirá de substrato para duas vias enzimáticas distintas, a via das ciclo-oxigenases (COX), que culmina com a formação de tromboxanos e prostaglandinas, e a via das lipo-oxigenases, que leva à formação dos leucotrienos e outros compostos.[1]

Durante o processo inflamatório, microscopicamente observa-se dilatação das pequenas arteríolas, resultando em aumento do fluxo sanguíneo, seguido de redução e estase sanguínea, com aumento da permeabilidade das vênulas pós-capilares e exsudação de líquidos. A vasodilatação ocorre em virtude dos mediadores como histamina, prostaglandinas e citocinas, sintetizados e liberados a partir da ativação de macrófagos, neutrófilos, células endoteliais e mastócitos, após o reconhecimento de resíduos tissulares de vírus e bactérias ou produtos de células fagocitárias locais. Adicionalmente, a bradicinina e o sistema complemento (C3a e C5a) contribuem para o aumento da permeabilidade vascular e a vasodilatação.[2]

MECANISMOS NÃO NEURONAIS ENVOLVIDOS NA SENSIBILIZAÇÃO NOCICEPTIVA PERIFÉRICA NA INFLAMAÇÃO

Existem evidências da existência de duas classes de mediadores hiperalgésicos (hipernociceptivos): os mediadores intermediários e os finais. Os mediadores hiperalgésicos finais são aqueles que atuam diretamente sensibilizando os receptores nas membranas dos neurônios periféricos nociceptivos. Os mais importantes dessa classe são:

- Eicosanoides (prostaglandinas e prostaciclinas)
- Aminas simpáticas
- Leucotrienos
- Fator de agregação de plaquetas (PAF)
- Histamina
- Serotonina.

Os mediadores finais são liberados após a estimulação pelos mediadores hiperalgésicos intermediários. Entre eles, os mais importantes são:

- Citocinas e quimiocinas
- Bradicinina
- Fatores do complemento C3a e C5a.

A demonstração da participação de uma citocina na dor inflamatória foi realizada por Ferreira *et al.*, os quais demonstraram a indução de hiperalgesia mecânica em ratos pela interleucina-1 (IL-1) de maneira dependente da produção de prostanoides durante a inflamação.[3] Posteriormente, Cunha *et al.* demonstraram que tanto o fator de necrose tumoral alfa (TNF-α) quanto a IL-8 podem induzir a secreção de IL-1 e, consequentemente, de prostanoides.[4]

Após a ativação da inflamação, o TNF-α é a primeira citocina a ser liberada, estimulando a produção de IL-1 e, posteriormente, de prostaglandinas, elementos fundamentais para a produção de hiperalgesia. O TNF-α também estimula a liberação de IL-8, quimiocina responsável pela ativação do componente simpático da hiperalgesia inflamatória por meio da liberação de aminas simpáticas.[4]

Ao contrário da ideia comum em relação à "sopa de mediadores inflamatórios", esse processo biológico é hierárquico e os mediadores são liberados de maneira organizada e ordenada, com a possibilidade de inibição de uma citocina ou de várias citocinas com o uso de anti-inflamatórios.

MECANISMO DE AÇÃO DOS FÁRMACOS ANTI-INFLAMATÓRIOS NÃO ESTEROIDES

O processo inflamatório pode ser tratado por diferentes intervenções terapêuticas, devido à sua complexidade e diversidade de mediadores fisiológicos envolvidos. Os AINEs são um grupo de medicamentos comumente empregados em animais desde a década de 1990 e incluem uma diversidade de agentes

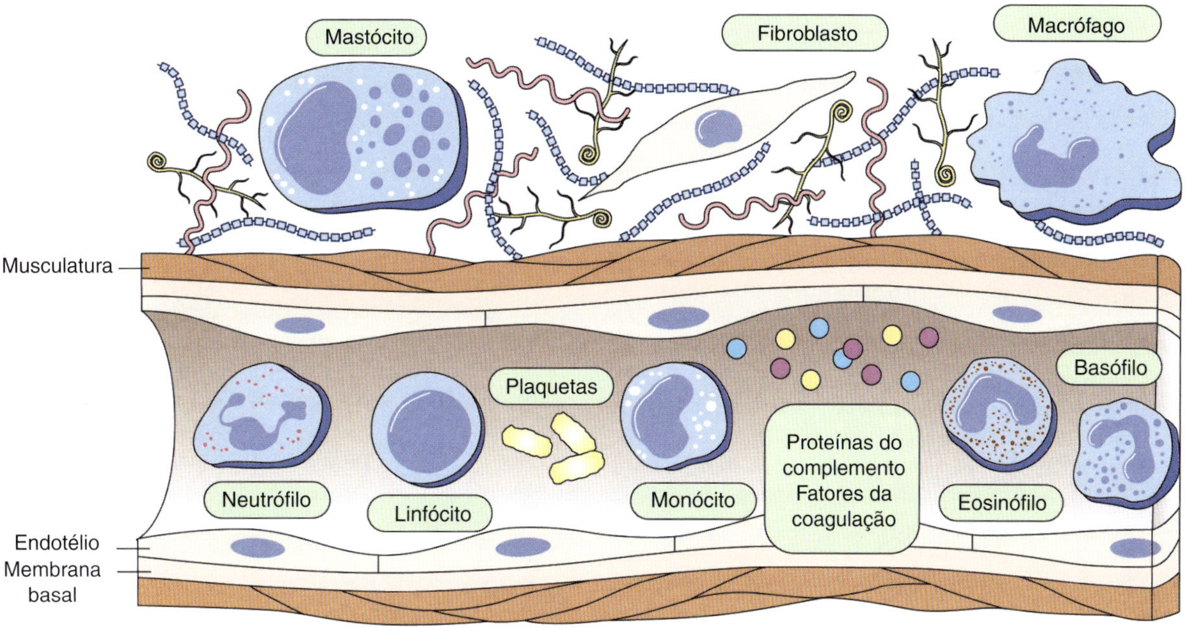

Figura 19.1 Componentes das respostas inflamatórias aguda e crônica: células circulantes, proteínas, células do endotélio, e células e proteínas da matriz extracelular. (Adaptada de Kumar *et al.*, 2005.[1])

que pertencem a diferentes classes químicas (embora muitos deles sejam ácidos orgânicos) e, em sua maioria, apresentam atividade anti-inflamatória, analgésica e antipirética.

Seu principal alvo é a inibição da enzima formadora de eicosanoides, a ciclo-oxigenase (COX). A enzima COX, responsável pela conversão do ácido araquidônico em prostanoides, existe em duas isoformas, a COX-1 e a COX-2. A COX-1 é expressa em muitos tecidos e está envolvida na homeostase de várias funções fisiológicas, como proteção da mucosa gástrica, hemodinâmica renal e regulação da agregação plaquetária. Essa isoforma pode aumentar duas a três vezes durante o processo inflamatório.[5] A COX-2 é induzida na inflamação aguda e crônica, principalmente por vários estímulos como citocinas, hormônios, fatores de crescimento e promotores tumorais, sendo expressa nas células envolvidas no processo inflamatório, como macrófagos, monócitos e sinoviócitos; sua expressão aumenta em cerca de 20 vezes quando há inflamação. As prostaglandinas contribuem para a resposta inflamatória causando vasodilatação e acentuando os efeitos das citocinas. Dessa maneira, quando há inflamação em um tecido, a COX-2 é induzida, com aumento nas concentrações de prostaglandinas.

Achados demonstraram que a COX-2 tem ação fisiológica nos ovários, útero, encéfalo, rins, cartilagens e ossos,[6] além de ser expressa constitutivamente nos vasos renais, nas células intersticiais dos rins, no ducto coletor e na porção delgada da alça de Henle, na traqueia e no sistema nervoso central (SNC). A COX-2 pode também ser mediadora nas funções fisiológicas do endotélio vascular, uma vez que a liberação da prostaciclina (PGI_2), resultante da metabolização do ácido araquidônico pela COX-2 endotelial, desempenha papel importante no mecanismo de defesa homeostático que promove vasodilatação, fibrinólise e limita a ativação plaquetária. Nesse sentido, a inibição completa da COX-2 é prejudicial para funções fisiológicas do organismo.

Os AINEs inibem as enzimas COX-1 e COX-2 periféricas, evitando a conversão do ácido araquidônico em prostanoides. As prostaglandinas E_1 e E_2 (PGE_1 e PGE_2) causam dilatação de arteríolas e sensibilizam os nociceptores terminais periféricos às ações de mediadores inflamatórios, produzindo dor e hipersensibilidade. No SNC, as prostaglandinas mediadas pela COX-2 (PGE_2) estão envolvidas na nocicepção espinal e sensibilização central. A inibição da COX-1 ou COX-2 pode ocorrer de maneira similar ou diferente, situação que depende da seletividade do agente (Quadro 19.1).[5] Além disso, os AINEs têm a capacidade de inibir a atividade da lipo-oxigenase e a ativação neutrofílica.[7]

Por conta do bloqueio da enzima COX-1 e de efeitos adversos como ulceração gástrica e aumento do tempo de sangramento, atualmente existe a tendência da utilização de fármacos anti-inflamatórios, os quais inibem seletivamente a COX-2. Dessa maneira, alguns pontos devem ser considerados. Por exemplo, nem toda enzima COX-2 é induzida, existindo evidências de essa ser constitutiva no SNC, bem como nem todo processo fisiológico é governado pela enzima COX-1. Como já citado, a isoforma COX-2 está presente no sistema renal de muitas espécies e assumir que a utilização de inibidores específicos de COX-2 não compromete a perfusão renal em situações de hipovolemia pode implicar erros e prejuízo ao paciente.[7]

Os anti-inflamatórios foram classificados de acordo com sua capacidade de inibir as isoformas da enzima COX. Assim, eles podem ser divididos em:

- Inibidores não seletivos (cetoprofeno, fenilbutazona, ácido acetilsalicílico, paracetamol, naproxeno)
- Inibidores preferenciais de COX-2 (carprofeno, meloxicam, nimesulida)
- Inibidores seletivos de COX-2 (firocoxibe, deracoxibe, rofecoxibe, valdecoxibe).[8]

QUADRO 19.1 Especificidade para COX-1 e COX-2 dos AINEs disponíveis para uso em medicina veterinária no Brasil.

Nome	COX-1	COX-2
Carprofeno	+	+++
Cetoprofeno	+++	+
Flunixino meglumina	+++	+
Ibuprofeno	+++	+
Meloxicam	+	+++
Nimesulida	+	+++

Adaptado de Livingston, 2000.[7]

Dentre os inibidores seletivos da COX-2, no âmbito da medicina veterinária, estão disponíveis para uso o deracoxibe e o firocoxibe, sendo que, no Brasil, apenas o último está licenciado para uso.

ANTI-INFLAMATÓRIOS NÃO ESTEROIDES

A inflamação é fundamentalmente uma resposta protetora do organismo; contudo, a resposta inflamatória intensa e sem controle pode causar sequelas ao organismo, bem como danos irreversíveis. Nesse sentido, o uso de AINEs tem como objetivo controlar a intensidade da resposta inflamatória sem interferir em seus efeitos benéficos.

É importante entender os mecanismos pelos quais os AINEs provocam seus efeitos analgésicos e quaisquer efeitos adversos potenciais relacionados ao medicamento, a fim de minimizar o risco desses efeitos adversos e possíveis interações medicamentosas.

A administração dos AINEs deve ser restrita a pacientes normovolêmicos e normotensos, hidratados, com funções renal e hepática normais, sem evidências de alterações hemostáticas ou ulceração gástrica e que não estejam fazendo uso de corticosteroides. Da mesma maneira, dois ou mais AINEs não devem ser administrados concomitantemente.[5]

Os anti-inflamatórios são indicados para dores de intensidade fraca, como agentes isolados, mas uma vez associados aos analgésicos opioides podem potencializar seus efeitos. A associação AINEs e opioide confere excelente analgesia em pacientes com dor classificada como moderada e grave, uma vez que modula o estímulo nociceptivo por diferentes mecanismos, apresentando efeito sinérgico.[9]

Com relação ao uso dessa classe de fármacos durante o procedimento cirúrgico, o benefício da administração pré-operatória dos AINEs está relacionado com o efeito analgésico na recuperação. Quando opioides são utilizados preemptivamente, os AINEs podem ser administrados no pós-operatório, mas quando os opioides não estão disponíveis, o uso pré-operatório dos AINEs pode garantir analgesia e sobrepor o risco de potenciais efeitos adversos. A literatura recente indica que a administração preemptiva de AINE em cães hígidos é benéfica e eficaz em diferentes procedimentos cirúrgicos quando comparada à administração desses fármacos ao fim da cirurgia.[10] De qualquer modo, a administração do AINE antes do procedimento cirúrgico deve ser efetuada de maneira criteriosa no paciente selecionado e, ainda, deve-se atentar para os devidos cuidados com relação à fluidoterapia e ao controle sistemático da pressão arterial no período transoperatório.

Uma das principais características farmacodinâmicas dos anti-inflamatórios é o "efeito-teto", ou seja, há uma relação dose-resposta limitada acima da qual a elevação da dose não promove o aumento da analgesia, ampliando apenas os efeitos colaterais. Nessas condições, deve-se proceder à utilização de outro AINE em decorrência da variabilidade da resposta individual.[5]

Indicações para uso de anti-inflamatórios não esteroides no tratamento da dor

Os AINEs são efetivos no tratamento da dor proveniente de procedimentos cirúrgicos ortopédicos e de tecidos moles, especialmente quando há extensa inflamação e trauma tecidual.[5]

O emprego dessa classe de fármacos também é eficaz no tratamento da dor causada por meningite, tumor ósseo, osteoartrite, cistite, otites e dermatites com inflamação importante. Nessas condições, pode-se optar por uma combinação de baixas doses de opioides, bem como de AINEs.

Outras indicações para o uso de anti-inflamatórios são panosteítes, osteodistrofia hipertrófica, dor oriunda de câncer e de doenças periodontais. Os AINEs devem ser utilizados com cautela nas extrações dentais e em cirurgias oncológicas em decorrência do sangramento difuso que acompanha alguns desses procedimentos.

Em caso de tratamento da dor proveniente de osteoartrite, como a maioria dos pacientes que apresentam essa doença é geriátrica, deve-se tentar redução da dose com a manutenção do estado de conforto para o paciente, objetivando a redução de potencial toxicidade. Se um paciente requer uma alta dose de um AINE específico para controlar a dor, pode-se optar pela prescrição de outro, condição que pode ser mais efetiva em decorrência da variação individual em resposta a diferentes analgésicos.[5]

O Quadro 19.2 demonstra os diferentes AINEs, assim como doses, vias de administração e indicações em cães e gatos.

Efeitos adversos

A taxa de intoxicação pelo uso incorreto de AINE segundo um levantamento de casos realizado por Xavier e Kogika foi de 86,4 e 50% em cães e gatos, respectivamente.[11]

Estão relatados eventos adversos com o uso dessa classe de fármacos, incluindo alterações gastrintestinais, renais, hepáticas, de coagulação e de cartilagem articular.[12] Os efeitos adversos mais comuns dos AINEs envolvem o trato gastrintestinal (TGI) e incluem vômitos, diarreia, ulceração gástrica e úlcera perfurante, sendo que vômitos podem ocorrer em 5 a 50% dos pacientes com a terapia crônica de AINE.

A toxicidade do TGI pelos AINEs ocorre por dois mecanismos: irritação direta do fármaco na mucosa do TGI e como resultado da ação da inibição das prostaglandinas.

A análise das publicações relacionadas com a toxicidade gastrintestinal após uso de AINE indica que problemas foram observados com a administração de doses mais altas que as recomendadas, mas a segurança dos fármacos está relacionada com inibição preferencial da COX-2 em relação a COX-1.

De qualquer maneira, têm-se utilizado cronicamente diversos AINEs, como ácido acetilsalicílico e cetoprofeno, sem a ocorrência de eventos gastrintestinais, fato que pode ser explicado pelo fenômeno de adaptação gástrica.

Em decorrência da inibição da atividade da enzima COX e da síntese de prostaglandinas, os AINEs podem apresentar efeitos indiretos nos mecanismos homeostáticos que previnem a lesão renal atribuída à hipovolemia em pacientes anestesiados.[13] Quando a normovolemia é ameaçada, há aumento da síntese de prostaglandinas com o objetivo de manter a perfusão renal, sendo que a inibição desses prostanoides pode resultar em disfunção renal. Como citado anteriormente, é indispensável o controle criterioso da pressão arterial e a manutenção da normovolemia nesses animais.

A toxicidade hepática causada pelos AINEs normalmente é considerada idiossincrática. Anorexia, vômito e icterícia associados a níveis aumentados de enzimas hepáticas podem ser observados antes de 21 dias de tratamento com o AINE.[14] Como os AINEs são metabolizados no fígado, não devem ser administrados em pacientes com disfunção hepática.

Durante a terapia com AINE, os pacientes devem ser monitorados com relação a hematoquezia, melena, vômitos, aumento do consumo de água e hiporexia. A realização de exames bioquímicos, como creatinina e alanina aminotransferase (ALT), também é recomendada para identificar toxicidade quando os AINEs são prescritos para uso crônico.[5]

QUADRO 19.2 Dose, vias de administração e indicações em cães e gatos dos diferentes AINEs.

AINEs	Espécie	Dose	Via de administração	Frequência de uso	Indicação
Meloxicam	Cães	0,2 mg/kg (1º dia) + 0,1 mg/kg	SC, VO	A cada 24 h	Pós-operatório
		0,1 mg/kg	SC, VO	A cada 24 h	Dor crônica
	Gatos	0,2 mg/kg (1º dia) +0,1 mg/kg	SC, VO	A cada 24 h (por 2 a 3 dias)	Pós-operatório
		0,05 mg/kg	SC, VO	A cada 24 h (máximo de 5 vezes/semana)	Dor crônica
Carprofeno	Cães	4,4 mg/kg (1º dia) + 2,2 mg/kg	SC, IM, VO	A cada 24 h (1º dia) A cada 24 ou 12 h (dose de 2,2 mg/kg)	Pós-operatório
		2,2 mg/kg	SC, IM, VO	A cada 24 ou 12 h	Dor crônica
	Gatos	2,2 mg/kg (1º dia)	SC, IM, VO	A cada 24 h (por 2 ou 3 dias)	Pós-operatório
Cetoprofeno	Cães	2 mg/kg (1º dia) +1 mg/kg	SC, IM, IV, VO	A cada 24 h	Pós-operatório
		1 mg/kg	SC, IM, IV, VO	A cada 24 h	Dor crônica
	Gatos	1 mg/kg	SC, IM, IV, VO	A cada 24 h (máximo de 5 dias)	Pós-operatório
Flunixino meglumina	Cães	1 mg/kg	SC, IM, IV	A cada 24 h	Pós-operatório
	Gatos	0,25 mg/kg	SC, IM	A cada 24 h	Pós-operatório
Firocoxibe	Cães	5 mg/kg	VO	A cada 24 h	Dor crônica
Robenacoxib*	Cães	1 a 2 mg/kg	SC, VO	A cada 24 h	Dor crônica Pré-operatório Pós-operatório
	Gatos	1 a 2 mg/kg	VO SC (pré-operatório)	A cada 24 h (máximo de até 6 dias)	Dor crônica Pré-operatório Pós-operatório
Mavacoxib**	Cães	2 mg/kg	VO	Dar a 2ª dose 14 dias após a 1ª dose – repetir a cada 30 dias (não deve exceder 7 doses consecutivas)	Dor crônica
Cimicoxib***	Cães	2 mg/kg	VO	A cada 24 h (3 a 7 dias)	Dor crônica Pós-operatório
Gapripant****	Cães	2 mg/kg	VO	A cada 24 h (até 28 dias)	Dor crônica
Nimesulida	Cães	5 mg/kg	VO	A cada 24 h (3 a 5 dias)	Pós-operatório

*Não foram conduzidos estudos de segurança em gatos com peso inferior a 2,5 kg ou com menos de 4 meses de idade. Verificar resposta clínica entre 3 e 6 semanas. Para gatos, administrar como tratamento oral único antes da cirurgia ortopédica. A segurança do medicamento veterinário não foi demonstrada em cães com peso inferior a 2,5 kg ou com menos de 3 meses de idade. Em tratamentos prolongados, devem-se monitorar as enzimas hepáticas no início da terapia, depois de 2, 4 e 8 semanas e monitoramento a cada 3 a 6 meses. **Um ciclo do tratamento não deve exceder sete doses consecutivas. O médico-veterinário deve realizar o acompanhamento regular em caso de uso crônico. ***Não administrar a cães com menos de 10 meses de idade. ****Um tratamento mais prolongado deve ser cuidadosamente considerado, devendo ser monitorado pelo médico-veterinário. IM: intramuscular; IV: intravenosa; SC: subcutânea; VO: via oral.

As principais contraindicações e os fatores de risco para a utilização dos AINEs em cães e gatos são:[15]

- Utilização de corticosteroides sistêmicos
- Utilização de outro AINE simultaneamente
- Nefropatia
- Hepatopatia
- Insuficiência cardíaca congestiva
- Suspeita de hemorragia ativa ou perda de sangue significativa
- Desidratação
- Hipotensão
- Hipertensão
- Gestação
- Trombocitopenia
- Coagulopatia
- Utilização de anticoagulantes
- Inibidores da enzima conversora de angiotensina
- Furosemida
- Vômitos
- Diarreia
- Ulceração gástrica
- Hematoquezia
- Melena
- Caquexia.

O Quadro 19.3 apresenta os principais sintomas durante a toxicidade de AINE.

QUADRO 19.3 Principais sinais clínicos observados durante a toxicidade por AINE em cães e gatos.

Toxicidade	Sinais clínicos
Gastrintestinal	Naúsea, vômito, diarreia, hematoquezia, melena, anorexia, depressão, letargia
Hepática	Anorexia, vômito, icterícia, perda de peso, depressão
Renal	Oligúria, anúria, poliúria, polidipsia, vômito, náuseas, anorexia, letargia

Tratamento da toxicidade por anti-inflamatórios não esteroides

O tratamento da toxicidade causada pela utilização de AINE em cães e gatos consiste na utilização de bloqueadores de receptores H_2 (ranitidina, cimetidina), protetores de mucosa (sucralfato), bloqueador da bomba de prótons (omeprazol) estimulantes de esvaziamento gástrico (metoclopramida) e fármacos hepatoprotetores (S-adenosil-L-metionina). A terapia de suporte consiste em descontinuação do AINE, controle do vômito e administração de fluidoterapia instituída na taxa de 50 a 70 mℓ/kg/dia para manutenção de débito urinário maior que 2 mℓ/kg/h. Os fármacos e doses utilizados para tratamento da toxicidade estão dispostos no Quadro 19.4.

QUADRO 19.4 Fármacos e doses utilizados para tratamento da toxicidade por AINE em cães e gatos.

Fármaco	Espécie	Dose
Ranitidina	Cães	2 mg/kg, a cada 8 h, VO, SC
	Gatos	2 mg/kg, a cada 12 h
Cimetidina	Cães	10 mg/kg, a cada 12 h, SC (por 3 dias)
	Gatos	10 mg/kg, a cada 12 h, SC (por 3 dias)
Omeprazol	Cães	0,5 a 1 mg/kg, a cada 24 h, VO
	Gatos	0,7 mg/kg, a cada 24 h, VO
Sucralfato	Cães	0,5 a 1 g/cão, a cada 12 ou 8 h, VO (por 15 dias)
	Gatos	0,5 g/gato, a cada 12 ou 8 h, VO (por 15 dias)
Metoclopramida*	Cães e gatos	0,2 a 0,5 mg/kg, a cada 8 h, VO, SC
S-adenosil-L-metionina	Cães e gatos	18 mg/kg, a cada 24 h, VO

*Administrar 30 minutos antes da alimentação. SC: via subcutânea; VO: via oral.

Fármacos anti-inflamatórios aprovados para utilização

Meloxicam

Meloxicam é um AINE derivado do ácido enólico com atividade preferencial para a enzima COX-2 em diversas espécies,[16,17] aprovado para uso no Brasil para cães e gatos. A inibição da COX-2 pelo meloxicam foi demonstrada em estudos *in vitro*, sendo que esse fármaco pode inibir 12 vezes mais a atividade da enzima COX-2 do que a atividade da COX-1.[16] É indicado em osteítes, artrites reumatoides, osteoartrites, espondiloses, espondiloartroses anquilosantes, displasias coxofemorais, calcificação de discos intervertebrais, reparação de fraturas, traumatismos, além de pós-operatório de artroplastias e outras cirurgias.

Muitos estudos demonstraram a eficácia do tratamento com meloxicam no período pré-operatório para o controle da dor associada à inflamação, inclusive em procedimentos oncológicos.[18] Parece ser efetivo no controle da dor pós-operatória em cadelas submetidas à ovariossalpingo-histerectomia quando administrado 30 minutos antes da indução anestésica na dose de 0,2 mg/kg, SC.[19] Ainda pode ser utilizado como anti-inflamatório em cirurgias ortopédicas em cães no pós-operatório a cada 24 horas.

Um estudo multicêntrico, controlado e randomizado utilizando meloxicam injetável (0,2 mg/kg, SC, no 1º dia seguido de 0,1 mg/kg, VO, a cada 24 horas durante 13 dias) em cães com osteoartrite mostrou significativa melhora dos escores clínicos dos animais tratados com o AINE quando comparados ao grupo placebo.[20]

O meloxicam é reconhecido como um analgésico efetivo em gatos e pode ser utilizado de maneira preemptiva para o controle da dor e da inflamação associadas a cirurgia ortopédica, ovariossalpingo-histerectomia e orquiectomia.[21] Ele parece controlar a dor associada à ovariossalpingo-histerectomia em gatas de maneira semelhante ao carprofeno e à buprenorfina.

Em estudo *in vitro*, demonstrou-se fraca seletividade do meloxicam para a enzima COX-2 em gatos.[22] Talvez essa seja a razão pela qual o fármaco não é aprovado para uso crônico em gatos. Entretanto, a dose de 0,3 mg/kg (1º dia), seguida de 0,1 mg/kg, foi administrada durante 4 dias em gatos com afecções locomotoras, resultando em redução da dor e inflamação, aumento do consumo de alimentos e peso dos animais, com mínimos efeitos adversos.[23] Gunew *et al.*[24] relataram o meloxicam como eficaz e seguro no tratamento prolongado em gatos com osteoartrite, inclusive em pacientes com idade avançada. Contudo, segundo a recomendação do fabricante, nessa espécie, o tratamento não deve ultrapassar 4 dias consecutivos.

Como qualquer AINE, o meloxicam pode facilitar a ocorrência de eventos adversos, por exemplo, vômito e diarreia, apesar da baixa prevalência dos episódios.[23,24] A administração aguda de meloxicam parece não interferir na função renal[24] mesmo em pacientes submetidos à hipotensão durante a anestesia. Segundo alguns pesquisadores, esse AINE também não altera a função hepática e a hemostasia, uma vez que não afeta o número de plaquetas e a agregação plaquetária, além do tempo de sangramento. A dose de 0,1 mg/kg ou 0,2 mg/kg administrada previamente em cães submetidos a cirurgias ortopédicas não afetou o tempo de sangramento da mucosa oral, o tempo de protrombina e o tempo de tromboplastina parcial ativada. Esse AINE pode ser utilizado em associação a outros analgésicos, inclusive opioides. Sua associação SC à anestesia epidural também é possível e parece reduzir o escore de dor em cães com ruptura do ligamento cruzado cranial.[25] Entretanto, sua administração associada a corticoides causa importantes alterações gástricas em cães saudáveis.[26]

Carprofeno

O carprofeno é um AINE pertencente à classe dos derivados do ácido arilpropiônico, na qual também estão inclusos o ibuprofeno, o cetoprofeno, o naproxeno e o fenoprofeno. É aprovado para cães no tratamento da osteoartrite e no controle da dor associada a cirurgias ortopédicas, de tecidos moles e traumatismos em geral.[27] Atualmente, é um fármaco muito utilizado nas doenças degenerativas articulares e na displasia coxofemoral. Esse AINE atua diminuindo a produção de prostaglandina via inibição da COX, preferencialmente a COX-2, promovendo ação anti-inflamatória e analgésica. O pequeno efeito do carprofeno na prostaglandina sintetase explica a baixa prevalência de complicações associadas à sua administração quando comparada com a de outros fármacos disponíveis. É considerado mais potente no controle dos sinais de dor crônica que os anti-inflamatórios tradicionais, por exemplo, o ácido acetilsalicílico.[28]

A dose de 4,4 mg/kg pode ser administrada 1 vez/dia ou, fracionada, 2 vezes/dia (2,2 mg/kg).[21] A analgesia proporcionada pelo carprofeno parece ser mais efetiva quando o fármaco é administrado previamente ao procedimento cirúrgico.[10]

Esse AINE pode ser administrado com segurança no pós-operatório de cirurgias ortopédicas, com analgesia variando de 12 a 18 horas. Quando o carprofeno (4 mg/kg) foi comparado à meperidina (2 mg/kg), o AINE promoveu menores escores de dor, de sedação e boa analgesia durante 18 horas se comparado ao opioide.[29] Em cadelas submetidas à ovariossalpingo-histerectomia, o carprofeno (2 mg/kg, a cada 12 horas) promove analgesia satisfatória semelhante ao meloxicam (0,1 mg/kg, a cada 24 horas). Trabalhos demonstram a eficiência desse fármaco no tratamento da osteoartrite.[30]

Até o momento, o carprofeno não é aprovado para uso em gatos no Brasil, mas a solução injetável na dose de 4 mg/kg como dose única foi aprovada na Europa para utilização nessa espécie. Está documentado o uso seguro desse fármaco previamente a cirurgias de tecidos moles e ortopédicas em gatos, com analgesia de 4 a 20 horas no pós-operatório,[31] mas o uso crônico não é recomendado, uma vez que a margem de segurança nessa espécie é desconhecida. Além disso, mostrou-se diferença entre a farmacocinética do carprofeno em gatos e cães. Enquanto a meia-vida na espécie canina é de 8 horas, essa variável é de aproximadamente 20 horas em gatos.

Com relação aos efeitos adversos, o carprofeno não apresenta efeito no tempo de sangramento de cães submetidos à cirurgia ortopédica e quando administrado em cães anestesiados parece não promover alteração da função renal.[32] Como qualquer outro AINE, pode causar danos ao TGI e aos sistemas renal e hepático.[33] Os sinais mais comuns de efeitos adversos são vômito, diarreia e anorexia, mas letargia, poliúria, polidipsia e hematúria também foram observados com o uso desse fármaco.[33]

Apesar da alta margem de segurança, foi relatada a incidência de hepatotoxicidade idiossincrática ao carprofeno, seja apenas por elevação das enzimas hepáticas (incidência de 0,00042%) ou por insuficiência e falência hepática (0,00017%). Dos 21 cães relatados como tendo apresentado dano hepatocelular associado ao carprofeno, 13 eram da raça Labrador Retriever, com idades entre 4 e 15 anos, sendo a dose de 1,57 a 3,1 mg/kg a cada 12 horas, com duração do tratamento entre 3 e 180 dias. Os sinais de intoxicação foram notados em média após 19 dias do início do tratamento.[33] Portanto, é fundamental a realização de hemograma e provas bioquímicas prévia e posteriormente ao tratamento com carprofeno. A elevação dos níveis das enzimas ALT e aspartato aminotransferase (AST) associada à anorexia pode ser um sinal de hepatopatia e, nesse caso, deve-se suspender a utilização de fármaco e iniciar terapia suporte.

Cetoprofeno

O cetoprofeno é um derivado do ácido propiônico com propriedades anti-inflamatória, antipirética e analgésica bem-estabelecidas em cães. Esse fármaco está aprovado no Brasil para uso em cães e gatos e é indicado para o tratamento de sinais e sintomas da inflamação, como traumas e fraturas, artrite, artrose e hérnias discais, e para controlar a dor pós-operatória oriunda de cirurgias de tecidos moles. Tem a capacidade de diminuir as contrações uterinas, aliviar a dor isquêmica e a espasmódica, além de reduzir a aderência plaquetária e inibir de maneira reversível a agregação, porém em menor grau que o ácido acetilsalicílico.[5] O cetoprofeno inibe a síntese de prostaglandinas por meio da inibição não seletiva da enzima COX a partir do ácido araquidônico. Por conta da inibição da lipo-oxigenase, tem a capacidade de reduzir o edema tecidual.[5]

O cetoprofeno promove analgesia avaliada como boa e excelente por até 24 horas, semelhante ao meloxicam, em cães submetidos a cirurgias abdominais e ortopédicas, apesar da farmacocinética diferente dos dois fármacos, principalmente quando administrados por via oral.[34] Esse fármaco tem sido utilizado como analgésico em pacientes hígidos na dose inicial de 2 mg/kg e depois 1 mg/kg nos dias subsequentes.

Os efeitos analgésicos podem implicar o bloqueio da geração do impulso doloroso mediante uma ação periférica por inibição da síntese das prostaglandinas. Como esse fármaco tem capacidade de inibir tanto COX-1 quanto COX-2, os efeitos adversos desse bloqueio podem ser um problema potencial. Desse modo, os candidatos a fazerem uso desse fármaco devem ser cuidadosamente selecionados.

Entre os efeitos adversos relatados com o uso desse fármaco estão aumento do tempo de sangramento, úlceras duodenais e gástricas, além de falência renal e ocorrência de vômitos com o uso crônico.[5] Ulceração gástrica moderada foi observada em todos os cães que receberam cetoprofeno com 7 e 28 dias de administração.[35] Por isso, sugere-se a administração simultânea de protetores gástricos com a utilização crônica desse anti-inflamatório. Em decorrência do risco de sangramento intraoperatório, o cetoprofeno deve ser administrado apenas no período pós-operatório, além de ser evitado em pacientes com potencial sangramento após cirurgias, como laminectomias, rinotomias, laparotomias e toracotomias. Adicional cuidado deve ser adotado no uso de drenos torácicos ou cateter epidural, uma vez que o sangramento pode ocorrer no procedimento de retirada desses.

Flunixino meglumina

O flunixino meglumina é um AINE derivado do ácido fenamínico e está aprovado para uso no Brasil, em cães, na dose de 1,1 mg/kg a cada 24 horas, não ultrapassando 3 dias de tratamento. Atua inibindo a enzima prostaglandina sintetase, bloqueando então a produção de prostaglandina, diminuindo assim a inflamação. Esse fármaco foi muito utilizado para o tratamento de condições inflamatórias e dolorosas em oftalmologia,[5] como úlceras de córnea, uveítes, conjuntivites e no pré e pós-operatório de cirurgias oculares.

O potencial desse anti-inflamatório para causar efeitos adversos como aumento da enzima ALT, nefrotoxicidade e lesões gástricas[36] desestimulou seu uso, principalmente em pacientes idosos, nos últimos anos.

Firocoxibe

Firocoxibe é um inibidor seletivo de COX-2 aprovado para uso em cães no país. Tem a capacidade de inibir a enzima COX-2 com mínimo impacto na atividade da COX-1. Está indicado para o controle de dor e inflamação associadas à osteoartrite em cães, com efeito anti-inflamatório, analgésico e antipirético. É disponibilizado em comprimidos mastigáveis para serem usados na dose de 5 mg/kg, 1 vez/dia.

Cães com osteoartrite tratados com esse fármaco apresentaram melhora na claudicação, menor dificuldade de locomoção e menores escores de dor à palpação, inclusive quando comparado ao carprofeno. Segundo Hazewinkel *et al.*,[37] o uso de firocoxibe foi eficaz em reduzir a dor aguda associada à sinovite em cães, com efeito similar àquele observado com vedaprofeno e superior ao carprofeno. O firocoxibe também pode ser utilizado para tratar dor e inflamação transoperatória associadas à cirurgia de tecidos moles em cães.[21]

Com relação aos efeitos adversos do firocoxibe, parece que a utilização desse fármaco por um período de 7 dias não está associada ao aumento do risco de eventos adversos. Recomenda-se observação cuidadosa quando o fármaco for utilizado por períodos prolongados ou em doses acima de 5 mg/kg, ou ainda, em filhotes com menos de 7 meses, nos quais ele foi associado a sérios eventos adversos, inclusive, óbito.[21] Em um estudo no qual foram incluídos 575 cães com osteoartrite, tratados com firocoxibe (5 mg/kg/dia), carprofeno (4 mg/kg/dia) ou etodolaco (10 a 15 mg/kg/dia), durante 30 dias, uma pequena porcentagem (3,1%) de cães apresentou diarreia quando comparados aos tratados com carprofeno (6,1%).[38] Em contrapartida, o firocoxibe foi administrado na dose de 5,3 mg/kg durante 29 dias e foram estudadas variáveis como contagem de leucócitos, ureia, creatinina, ALT, fosfatase alcalina (FA), gamaglutamiltransferase (GGT), agregação plaquetária, sangue oculto nas fezes e tempo de sangramento da mucosa oral. O estudo concluiu que o fármaco não causou qualquer efeito adverso no TGI, monitorado via endoscopia, ou nos parâmetros hematológicos e bioquímicos, sendo bem-tolerado por cães hígidos.[39]

O uso desse fármaco está contraindicado em fêmeas gestantes e lactantes. Da mesma maneira, a segurança e a eficácia do firocoxibe ainda não foram determinadas em gatos.

Contudo, em caso de vômitos, inapetência ou emagrecimento durante o uso do fármaco, deve-se cessar sua administração. Apesar da segurança associada ao uso de firocoxibe, o fármaco ainda não foi testado em algumas condições, como em situações de insuficiência renal ou hepática. O fabricante recomenda um período mínimo de 24 horas para o início da administração do firocoxibe quando outro fármaco anti-inflamatório foi utilizado previamente e alerta que o uso de AINE em associação a glicocorticoides pode provocar agravamento das ulcerações do TGI.

Robenacoxibe

O robenacoxibe é membro do ácido fenilacético e é um AINE com capacidade de inibição preferencial para COX-2 o qual foi desenvolvido para uso em cães e gatos para o controle da dor, da inflamação e da hipertermia.[40] As formulações disponíveis para animais são comprimidos palatáveis e solução injetável. A segurança e eficácia de duas diferentes formulações aprovadas de robenacoxibe, administradas por duas vias e regimes diferentes, foram demonstradas individualmente em um estudo em gatos. Esse estudo demonstrou que o uso intercambiável de injeção de robenacoxibe e comprimidos é seguro quando empregado para indicações aprovadas, conferindo-lhe vantagem – uma vez que a capacidade de iniciar a terapia com uma formulação e instituir a manutenção terapêutica com o outro fornece a flexibilidade que os veterinários almejam.[41]

Estudos de farmacocinética demonstram que o robenacoxibe se liga fortemente às proteínas plasmáticas (> 98%), tanto no plasma do gato como do cão.[42] O robenacoxibe alcança concentrações máximas e persiste por mais tempo no exsudato inflamatório devido à porção ácida em sua estrutura e consequente alta afinidade pelas proteínas plasmáticas que transportam o medicamento para os locais de inflamação. Isso explica a eficácia mais longa após uma única dose de robenacoxibe, apesar de sua rápida eliminação do sangue.[43] A rápida depuração do robenacoxibe do sangue e, consequentemente, seus efeitos transitórios sobre as enzimas COX no sangue têm sido atribuídos à sua ampla margem de segurança, além de sua seletividade COX-2.

O robenacoxibe administrado por via oral (1 a 2 mg/kg) e por via subcutânea (2 mg/kg) reduziu significativamente as concentrações plasmáticas de PGE_2 e produziu um efeito não significativo nas concentrações séricas de TxB_2 em comparação ao grupo que recebeu o veículo. Comparado ao meloxicam, o tempo de inibição da COX-2 (PGE_2) no plasma sanguíneo foi significativamente menor. Isso foi confirmado pela farmacocinética *in vivo* do robenacoxibe mostrando uma rápida depuração plasmática e menor tempo meia-vida no sangue seguindo ambas as vias (subcutânea e oral) de administração em gatos saudáveis. Esses resultados de estudos *ex vivo* e *in vivo* sugerem que o robenacoxibe é seletivo para COX-2, mas com uma curta duração no compartimento central (sangue).[44]

Ensaios clínicos multicêntricos e randomizados realizados em cães e gatos demonstraram a eficácia e tolerabilidade não inferior do robenacoxibe (2 mg/kg, SC e VO) em comparação com AINE não coxibe, contra uma variedade de condições dolorosas agudas e crônicas. O robenacoxibe pré-operatório (2 mg/kg, SC) mostrou eficácia superior ao meloxicam (0,3 mg/kg, SC) na redução dos escores de dor por 22 horas. A administração a longo prazo de comprimidos de robenacoxibe (1 a 2 mg/kg) em gatos com osteoartrite e doença renal crônica concomitante demonstrou ser segura. A administração simultânea de robenacoxib com substâncias nefrotóxicas potenciais não causou lesão renal aguda em cães e gatos saudáveis.[45]

Mavacoxibe

Os AINEs fazem parte de um grupo farmacológico amplamente empregado em condições de dor crônica como a osteoartrose canina (OA). A OA é caracterizada por uma deterioração degenerativa, progressiva e irreversível das articulações, resultando em uma diminuição da amplitude de movimento, dor, edema e crepitação das articulações.[46] A maioria dos casos de OA resulta de displasia do quadril, displasia do cotovelo, osteocondrose do ombro, bem como fraturas articulares e ruptura do ligamento cruzado cranial. Esse tipo de doença crônica do sistema locomotor resulta em uma redução de 20% na longevidade em cães.[47]

O tratamento da AO tem como objetivo reduzir a dor nas articulações, retardar a progressão da doença e restaurar a função normal das articulações com uma melhora na qualidade de vida.[48] Os fármacos do grupo dos AINEs são uma das principais linhas de tratamento da AO canina uma vez que atuam no corno dorsal da medula espinal e em locais periféricos relacionados à inflamação. A COX-2 é expressa constitutivamente nas células do corno dorsal da medula espinal e é induzida perifericamente em locais inflamados em resposta à lesão tecidual.[49] Acredita-se que a produção contínua de prostaglandinas pró-inflamatórias, por exemplo, PGE2 por COX-2 perifericamente, e provavelmente também centralmente, seja um elemento importante na manutenção de respostas hiperalgésicas.[50] Foi demonstrado o aumento da expressão de COX-2 na articulação do quadril, cápsula articular e osso subcondral canino.[51] Além de evidências do aumento da expressão de COX-2 na medula espinal em resposta à inflamação periférica, indicando uma função significativa no desenvolvimento de hiperalgesia e alodinia.[52] Essa doença está relacionada à sensibilização central, fato que amplifica os sinais provenientes das articulações inflamadas,[53] resultando em maior percepção da dor. A COX-2 contribui para essa hipersensibilidade à dor e a supressão da inflamação articular e da hiperalgesia pelo bloqueio das vias de sensibilização central após o bloqueio de COX-2 na medula espinal, inibindo o processo álgico.[54]

O mavacoxibe é um AINE com ação preferencial e moderadamente seletiva sobre a isoforma COX-2 que promove analgesia eficaz e de longa duração.[55] O fármaco é indicado para cães com 12 anos ou mais com osteoartrose, para tratar a dor e inflamação, e contraindicado para cães com menos de 5 kg. É classificado quimicamente como uma sulfonamida, estruturalmente semelhante ao celecoxibe.[56] Trata-se de um fármaco pouco solúvel em água, mas muito lipossolúvel e com uma meia-vida de eliminação longa (17,3 dias), uma vez que a depuração é muito lenta e o volume de distribuição é alto. A excreção do fármaco é principalmente por via biliar (inalterado) e em pequena parte por via renal (metabólitos). A porcentagem de ligação a proteínas plasmáticas é de 98% e a biodisponibilidade foi significativamente maior em 87% em cães alimentados em comparação com 46% em animais em jejum.[57] Esse estudo descreveu dados farmacocinéticos do mavacoxibe principalmente utilizando cães de grande porte e idosos (idade média 10 anos), todos com diagnóstico de OA, e deve-se ter cautela em extrapolar os dados farmacocinéticos derivados de outros estudos com animais jovens e saudáveis para populações de animais idosos e com comorbidades. O intervalo da dosagem de 14 dias inicialmente e 28 dias, subsequente, deve ser respeitado e é essencial para garantir que as concentrações plasmáticas de mavacoxibe permaneçam dentro de sua janela terapêutica, ou seja, dentro da faixa de concentrações plasmáticas associadas à segurança e eficácia.

Para a maioria dos AINEs, a janela terapêutica é considerada bastante estreita, embora isso varie entre os fármacos e ocorra alteração para animais individuais. A janela terapêutica é delimitada por duas concentrações críticas: uma concentração inferior abaixo da qual a probabilidade de alcançar a eficácia adequada é muito baixa e uma concentração superior acima da qual o risco de ocorrência de efeitos colaterais supera o benefício potencial de qualquer efeito terapêutico adicional.[58]

A inibição da COX-2 é considerada pela maioria dos autores como a ação mais relacionada ao efeito anti-inflamatório terapêutico necessário, embora alguns tenham postulado um papel adicional para a COX-1 a perfuração, ulceração e sangramento no TGI, além de inibição da coagulação, que são efeitos relacionados à inibição da COX-1.[59] No entanto, parece que tanto a COX-1 quanto a COX-2 contribuem para a defesa da mucosa gástrica, já que estudos demonstraram que os inibidores seletivos da COX-2 podem atrasar a cicatrização de úlceras no estômago.[60] Em um primeiro momento, acreditou-se que a inibição seletiva da COX-2 estava relacionada à ausência de efeitos adversos. No entanto, estudos identificaram a isoforma COX-2 constitutivamente em vários órgãos, incluindo medula espinal, osso, articulações, olhos, rim, mucosa pilórica e duodenal, além de células endoteliais.[61-64] Condições como exposição do revestimento da mucosa do estômago e do intestino a altas concentrações locais após a dosagem e antes da absorção, exposição via fluxo sanguíneo local contendo o fármaco e exposição local da mucosa por meio da secreção diária de fármaco na bile são relacionadas à efeitos adversos.[65] Foi demonstrado que o mavacoxibe na dose de 10 mg/kg não teve efeito na função plaquetária, conforme determinado pelo tempo de sangramento da mucosa bucal 16 dias após a administração do fármaco em cães da raça Beagle saudáveis.[66]

Os efeitos renais da inibição de COX-2 são variáveis.[67] No cão hipovolêmico ocorre aumento da expressão de COX-2 e o tratamento crônico com furosemida e inibidores preferenciais de COX-2 (carprofeno e etodolaco) promove diminuição reversível da taxa de filtração glomerular, esse fato sugere que a COX-2 desempenha atribuição importante na manutenção da taxa de filtração glomerular em cães com redução do volume circulante.[68,69]

Assim como acontece com qualquer outro AINE, os estudos experimentais de segurança em animais geralmente não detectam toxicidade renal porque os animais utilizados são jovens e saudáveis e ainda permanecem hidratados durante o período de experimentação. No entanto, é reconhecido que as implicações clínicas para o rim com a administração de AINEs cronicamente em cães idosos com OA são desconhecidas e exigiriam uma comparação com o placebo. Esse estudo não seria ético, pois esses cães requerem algum tipo de alívio da dor para melhorar sua qualidade de vida. Os efeitos nos rins dos fármacos preferenciais da COX-2, bem como dos inibidores não seletivos da COX, quando administrados cronicamente a cães, ainda precisam ser determinados. A expressão constitutiva de COX-1 e COX-2 ocorre no rim canino, sugerindo que ambas as enzimas desempenham função na fisiologia renal. Manter o paciente hidratado e normovolêmico, bem como otimizar a pressão arterial em níveis normais, são medidas importantes para se evitar a lesão renal aguda e a diminuição da taxa de filtração glomerular em cães recebendo AINEs.[55] A realização de exames complementares como hemograma, função renal e hepática periodicamente ou diante de um possível efeito adverso do fármaco é uma medida de cautela quanto à utilização do mavacoxibe.

Todos os coxibes são, em vários graus, inibidores seletivos ou preferenciais da COX-2. No entanto, uma consideração particularmente relevante para o mavacoxibe é que a concentração máxima ocorre apenas uma vez a cada 28 dias, logo após a administração.[55]

Principalmente pela facilidade da administração, existe uma grande aderência ao tratamento por parte dos tutores, mas a incapacidade para encerrar a exposição ao fármaco é um fator de risco para sua utilização. Apesar da impossibilidade de interrupção do fármaco, estudos demonstraram que o perfil de segurança do mavacoxibe mensal e do carprofeno diário é semelhante, inclusive em relação à frequência e natureza dos eventos adversos.[70] Em um estudo com 595 cães tratados com mavacoxibe e 568 cães tratados com carprofeno demonstraram que o tempo médio em dias para o início de eventos adversos foi de 80 e 76 para mavacoxibe e carprofeno, respectivamente. Os eventos adversos relacionados ao TGI foram os mais prevalentes (195 mavacoxibe; 338 carprofeno).[70] A utilização com cautela deve ser efetuada em pacientes idosos com comorbidades ou para aqueles que já apresentam doença de TGI instalada. Em outro estudo com 124 cães, os quais foram administrados carprofeno ou mavacoxib durante 134 dias, concluíram que o último alcançou os mesmos efeitos anti-inflamatórios quando comparado à administração diária de carprofeno, sem um aumento na incidência e na gravidade das reações adversas.[71]

A dose clínica selecionada (2 mg/kg, VO) de mavacoxibe inibe a isoforma COX-1 (20%) em um grau muito menor do que a da COX-2 (80%). Isso pode minimizar os efeitos colaterais no TGI e coagulação atribuíveis à inibição dessa isoforma. No entanto, deve-se notar que a COX-2 é constitutiva de vários tecidos e, como com outros inibidores seletivos da COX-2, a ação persistente do mavacoxibe pode inibir certas funções fisiológicas ou fisiopatológicas sob certas condições. Em caso de eventos adversos com mavacoxibe, o tratamento deve ser sintomático.[70] A literatura do produto recomenda que os médicos-veterinários observem um período sem tratamento de pelo menos 1 mês antes da administração de outro AINE após o tratamento com mavacoxibe.

Em um modelo de sinovite aguda, foi relatada analgesia excelente 30 dias após a dosagem, quando a concentração plasmática média de mavacoxibe foi de 0,411 μg/mℓ.[72] Achados semelhantes foram relatados para mavacoxibe e podem ser refletidos na melhora da mobilidade, redução na atrofia muscular da doença e possivelmente redução na taxa de progressão da doença.[73] Em termos de benefício terapêutico, existem vantagens teóricas de eficácia decorrentes da manutenção das concentrações plasmáticas de mavacoxibe, em comparação com os picos e vales de concentração fornecidos pela dosagem diária de outros AINEs. A manutenção de uma concentração plasmática eficaz de mavacoxibe ao longo do intervalo entre doses irá assegurar que as concentrações no tecido (incluindo o líquido sinovial) estejam em equilíbrio com as do plasma e, assim, minimizar a variabilidade nas concentrações no local de ação.[55]

Cimicoxibe

O cimicoxibe é o mais novo anti-inflamatório da família coxib aprovado para o tratamento da dor perioperatória e tratamento da dor na osteoartrite em cães.[74] Trata-se de uma sulfonamida, como o mavacoxibe e o firocoxibe. Apresenta alta potência *in vitro* para a inibição da isoforma COX-2.[75]

Com relação ao perfil farmacocinético, o cimicoxibe apresenta meia-vida terminal entre 2 e 4 horas, sendo intermediário entre o robenacoxibe (meia-vida de 1 hora) e o firocoxibe (meia-vida de 7 horas). Em cães da raça Beagle apresentaram-se dois diferentes subgrupos quando o cimicoxibe foi administrado.[76] Um grupo em que a eliminação do fármaco foi rápida (metabolizadores extensos) e no outro grupo a taxa de depuração plasmática foi três vezes menor (metabolizadores fracos). A origem e o mecanismo desses diferentes padrões de eliminação de cimicoxibe não foram investigados, mas provavelmente se devem ao polimorfismo das enzimas citocromo P450 2D15 (CYP2D15) em cães, que mostraram estar envolvidas no polimorfismo do metabolismo do celecoxibe canino.[77]

Com relação ao efeito analgésico, o cimicoxibe apresenta efeito anti-hiperalgésico (aumento no limiar de tolerância à dor que foi anormalmente reduzido pela inflamação) e também aumento no limiar de tolerância à dor sugerindo um mecanismo de ação do cimicoxibe independentemente de seu efeito anti-inflamatório.[76] O cimicoxibe na dose de 2 mg/kg administrado 1 vez/dia até 6 dias após a cirurgia é um método eficaz e seguro de controle da dor perioperatória em cães submetidos à cirurgia ortopédica ou de tecidos moles. Nesse estudo, 7% dos animais do grupo cimicoxibe experimentaram pelo menos um evento adverso ao longo do estudo, sendo o vômito o mais prevalente.[78]

A administração pré-operatória de cimicoxibe para ovário-histerectomia eletiva foi tão eficaz quanto a buprenorfina no fornecimento de analgesia pós-operatória em cães, e os resgates analgésicos foram semelhantes nos dois grupos. Não houve diferença entre os grupos no número de animais que apresentavam efeitos adversos relacionados ao TGI; no entanto, quando os dois grupos administrados com cimicoxibe (cimicoxibe isolado e cimicoxibe mais brupenorfina) foram considerados em conjunto e comparados com o grupo de cães administrados com buprenorfina isoladamente, observou-se um aumento significativo nos efeitos colaterais.[79] Segundo um estudo realizado em cães, o perfil farmacocinético da dose de 2 mg/kg ou de doses aproximadas como 1,95 a 2,5 mg/kg são similares. Segundo os autores, não há diferença na farmacocinética quando o fármaco é administrado em pacientes em jejum ou no período pós-prandial.[80]

Grapiprant

Grapiprant é um analgésico e anti-inflamatório recente da classe dos piprant que bloqueia competitiva e especificamente o receptor de prostaglandina do tipo EP4 e, portanto, bloqueia a dor e a inflamação induzidas por PGE_2.[81] A PGE_2 liga-se a quatro tipos de receptores, dos quais um, o receptor EP4, é o principal responsável pela dor e inflamação associadas à OA e atua como mediador primário da sensibilização induzida por PGE_2 de neurônios sensoriais e inflamação induzida por PGE_2.[82]

A relativa falta de efeitos tóxicos com grapiprant em comparação com aqueles que foram relatados em cães tratados com AINEs inibidores de COX é consistente com o mecanismo de ação exclusivo do grapiprant uma vez que ele bloqueia seletivamente o receptor EP4, e, portanto, por não interferir na produção de prostanoide, não interferindo nas outras vias do receptor de prostaglandina, as quais são afetadas em animais tratados com AINEs inibidores de COX.

Estudos de segurança em cães demonstraram uma ampla margem de segurança, e isso foi confirmado com estudos de eficácia de campo em cães com osteoartrite. Em um estudo realizado com cães da raça Beagle, no qual foi administrado grapiprant diariamente por 9 meses (1,6 ou 50 mg/kg), verificou-se que, em doses de até 15 vezes a indicação terapêutica, o fármaco foi bem-tolerado porque não houve alteração nos valores das enzimas hepáticas, no nitrogênio ureico sanguíneo/creatinina ou na função plaquetária. Foram observadas diminuições leves e reversíveis, dependentes do tempo e da dose, na proteína total, albumina e cálcio. Os sinais clínicos também foram dependentes da dose e restritos a sinais gastrintestinais leves, incluindo fezes moles, fezes ocasionais com muco ou sangue e vômitos esporádicos. Não houve alterações histopatológicas em nenhum tecido, incluindo estômago, rins ou fígado.[83] Um estudo de segurança em gatos demonstrou que o grapiprant foi bem-tolerado e nenhum efeito adverso foi observado nas doses acima de 15 mg/kg.[84]

Com relação à sua eficácia, um estudo clínico prospectivo randomizado controlado por placebo avaliou o alívio da dor artrítica em pacientes clínicos caninos com base em um questionário de dor e demonstrou que o grapiprant foi eficaz no controle da dor associada à osteoartrite.[85] No entanto, para gatos, os estudos para comprovação de eficácia no controle da dor ainda são insuficientes para indicação do uso terapêutico para esse tipo de afecção. Um fato a ser levantado no contexto dos estudos de eficácia de anti-inflamatórios com novos mecanismos de ação é que poucos são aqueles que comparam a eficácia dos antagonistas de receptores EP4 com os anti-inflamatórios inibidores da COX no modelo de artrite em cães.

Um estudo recente em cães utilizando um modelo transitório de artrite induzida por cristal de urato no qual o alívio da dor artrítica foi mensurado por meio de placa de força e foi comparado ao tratamento de um inibidor de COX-2, o firocoxib e o grapiprant administrados antes da indução de artrite em cães resultou em um alto nível de analgesia do firocoxib desde a primeira avaliação pós-tratamento de 1,5 até 24 horas pós-tratamento quando comparado ao grapiprant e, ainda, a redução da claudicação induzida pelo firocoxib foi superior à fornecida pelo grapiprant.[86] Contudo, uma ressalva deve ser feita em relação a esses modelos de indução aguda de artrite, uma vez que o controle da dor aguda pode não ser suficiente para mostrar a dor e o controle anti-inflamatório dos medicamentos em condições crônicas, como a osteoartrose, e um maior número de animais nesse tipo de estudo muitas vezes não pode ser considerado devido às questões éticas de restrição quanto ao alto número deles em pesquisa.

Nimesulida

A nimesulida é um fármaco pertencente à classe das sulfonanilidas e apresenta ação relativamente seletiva pela COX-2 canina. Por via endoscópica, foram avaliados os aspectos da mucosa gastroduodenal em cães tratados experimentalmente com nimesulida na dose de 5 mg/kg, 1 vez/dia, durante 21 dias. Segundo os autores, esse é um fármaco pouco estudado em medicina veterinária e não há estudos com acompanhamento endoscópico em relação aos efeitos adversos sobre o TGI dos cães. A avaliação endoscópica nesse estudo mostrou que a mucosa gastroduodenal apresentou apenas lesões consideradas de baixo grau, sugerindo que o uso de nimesulida na dose e via utilizadas é seguro para a mucosa gastroduodenal de cães clinicamente saudáveis.[87]

Apesar da segurança desse fármaco para a mucosa gastroduodenal, é possível que o emprego incorreto de nimesulida possa induzir falência hepática e renal. Foi relatado um caso clínico de intoxicação em um gato de 3 meses de idade que desenvolveu doença biliar e falência renal aguda após o tratamento com nimesulida na dose de 100 mg/dia divididos em três doses diárias por 3 dias. O animal sobreviveu à intoxicação após descontinuação do fármaco e tratamento de suporte.[88]

REFERÊNCIAS BIBLIOGRÁFICAS

1. Kumar V, Abbas AK, Fausto N. In: Kumar V, Abbas A, Aster J. Robbins & Cotran: Patologia – bases patológicas das doenças. 7. ed. Rio de Janeiro: Elsevier; 2005.
2. Janeway CA, Travers P, Walport M, Shlomchik M. Imunobiologia. 5. ed. Porto Alegre: Artmed; 2002. p. 32-43.
3. Ferreira SH, Lorenzetti BB, Bristow AF, Poole S. Interleukin-1 beta as a potent hyperalgesic agent antagonized by a tripeptide analogue. Nature. 1988;334:698-700.
4. Cunha TM, Verri WA Jr, Silva JS, Poole S, Cunha FQ, Ferreira SH. Hypernociceptive role of cytokines and chemokines: targets for analgesic drug development? A cascade of cytokines mediates mechanical inflammatory hypernociception in mice. Proc Natl Acad Sci EUA. 2005;102:1755-60.
5. Mathews KA. Nonsteroidal anti-inflammatory analgesics. Indications and contraindications for pain management in dogs and cats. Vet Clin North Am Small Anim Pract. 2000;30:783-804.
6. Gozzani JL. Analgesia pós-operatória. In: Manica J. Anestesiologia: princípios e técnicas. 3. ed. Porto Alegre: Artmed; 2004.
7. Livingston A. Mechanism of action of nonsteroidal anti-inflammatory drugs. Vet Clin North Am Small Anim Pract. 2000;30:773-81.
8. Lees P, Landoni MF, Giraudel J, Toutain PL. Pharmacodynamics and pharmacokinetics of non steroidal anti-inflammatory drugs in veterinary species. J Vet Pharmacol Ther. 2004;27:479-90.
9. Tighe KE, Webb AM, Hobbs GJ: Persistently high plasma morphine-6-glucuronide levels despite decreased hourly patient-controlled analgesia

morphine use after single-dose diclofenac: potential for opioid-related toxicity. Anesth Analg. 1999;88:1137-42.
10. Lascelles BD, Cripps PJ, Jones A, Waterman-Pearson AE. Efficacy and kinetics of carprofen, administered preoperatively or postoperatively, on the prevention of pain in dogs undergoing ovariohysterectomy. Vet Surg. 1998;27:568-82.
11. Xavier FG, Kogika MM. Common causes of poisoning in dogs and cats in a Brazilian veterinary teaching hospital from 1998 to 2000. Vet Hum Toxicol. 2002;44:115-6.
12. Sweetman SC. Nonsteroidal anti-inflammatory drugs. In: Sweetman SC (editor). Martindale: the complete drug reference. 3. ed. London: Pharmaceutical Press; 2002. p. 63-4.
13. Forsyth SF, Guilford WG, Pfeiffer DU. Effect of NSAID administration on creatinine clearance in healthy dogs undergoing anaesthesia and surgery. J Small Anim Pract. 2000;41:547-50.
14. MacPhail CM, Lappin MR, Meyer DJ, Smith SG, Webster CR, Armstrong PJ. Hepatocellular toxicosis associated with administration of carprofen in 21 dogs. J Am Vet Assoc. 1998;212:1895-901.
15. Yazbek KVB. Como avaliar e tratar a dor em cães e gatos. Cães & Gatos. 2009;125:20-8.
16. Kay-Mugford P, Benn SJ, LaMarre J, Conlon P. *In vitro* effects of non-steroidal anti-inflammatory drugs on cyclooxygenase activity in dogs. Am J Vet Res. 2000;61:802-10.
17. Pairet M, Van Ryn J, Schierok H, Mauz A, Trummlitz G, Engelhardt G. Differential inhibition of cyclooxygenase-1 and -2 by meloxicam and its 4isomer. Inflamm Res. 1998;47:270-6.
18. Nakagawa K, Miyagawa Y, Takemura N, Hirose H. Influence of preemptive analgesia with meloxicam before resection of the unilateral mammary gland on postoperative cardiovascular parameters in dogs. J Vet Med Sci. 2007;69:939-44.
19. Caulkett N, Read M, Fowler D, Waldner C. A comparison of the analgesic effects of butorphanol with those of meloxicam after elective ovariohysterectomy in dogs. Can Vet J. 2003;44:565-70.
20. Peterson KD, Keefe TJ. Effects of meloxicam on severity of lameness and other clinical signs of osteoarthritis in dogs. J Am Vet Med Assoc. 2004;225:1056-60.
21. Clark TP. The Clinical pharmacology of cyclooxygenase-2–selective and dual inhibitors. Vet Clin Small Anim. 2006;36:1061-85.
22. Giraudel JM, Toutain PL, Lees P. Development of *in vitro* assays for the evaluation of cyclooxygenase inhibitors and predicting selectivity of nonsteroidal anti-inflammatory drugs in cats. Am J Vet Res. 2005;66:700-9.
23. Lascelles BD, Henderson AJ, Hackett IJ. Evaluation of the clinical efficacy of meloxicam in cats with painful locomotor disorders. J Small Anim Pract. 2001;42:587-93.
24. Gunew MN, Menrath VH, Marshall RD. Long-term safety, efficacy and palatability of oral meloxicam at 0.01-0.03 mg/kg for treatment of osteoarthritic pain in cats. J Feline Med Surg. 2008;10:235-41.
25. Fowler D, Isakow K, Caulkett N, Waldner C. An evaluation of the analgesic effects of meloxicam in addition to epidural morphine/mepivacaine in dogs undergoing cranial cruciate ligament repair. Can Vet J. 2003;44:643-8.
26. Boston SE, Moens NM, Kruth SA, Southorn EP. Endoscopic evaluation of the gastroduodenal mucosa to determine the safety of short-term concurrent administration of meloxicam and dexamethasone in healthy dogs. Am J Vet Res. 2003;64:1369-75.
27. Forsyth SF, Guilford WG, Haslett SJ, Godfrey J. Endoscopy of the gastroduodenal mucosa after carprofen, meloxicam and ketoprofen administration in dogs. J Small Anim Pract. 1998;39:421-4.
28. Fox SM, Johnston SA. Use of carprofen for the treatment of pain and inflammation in dogs. JAVMA. 1997;210:1486-92.
29. Lascelles BD, Butterworth SJ, Waterman AE. Postoperative analgesic and sedative effects of carprofen and pethidine in dogs. Vet Rec. 1994;134:187-91.
30. Moreau M, Dupuis J, Bonneau NH, Desnoyers M. Clinical evaluation of a nutraceutical, carprofen and meloxicam for the treatment of dogs with osteoarthritis. Vet Rec. 2003;152:323-9.
31. Al-Gizawiy MM, Rude PE. Comparison of preoperative carprofen and postoperative butorphanol as postsurgical analgesics in cats undergoing ovariohysterectomy. Vet Anaesth Analg. 2004;31:164-74.
32. Bergmann HM, Nolte IJ, Kramer S. Effects of preoperative administration of carprofen on renal function and hemostasis in dogs undergoing surgery for fracture repair. Am J Vet Res. 2005;66:1356-63.
33. MacPhail CM, Lappin MR, Meyer DJ, Smith SG, Webster CR, Armstrong PJ. Hepatocellular toxicosis associated with administration of carprofen in 21 dogs. J Am Vet Assoc. 1998;212:1895-1901.
34. Montoya L, Ambros L, Kreil V, Bonafine R, Albarellos G, Hallu R *et al.* A pharmacokinetic comparison of meloxicam and ketoprofen following oral administration to healthy dogs. Vet Res Commun. 2004;28:415-28.
35. Forsyth SF, Guilford WG, Lawoko CRO. Endoscopic evaluation of the gastroduodenal mucosa following non-steroidal anti-inflammatory drug administration in the dog. NZ Vet J. 1996;44:179-181.
36. Luna SP, Basílio AC, Steagall PV, Machado LP, Moutinho FQ, Takahira RK *et al.* Evaluation of adverse effects of long-term oral administration of carprofen, etodolac, flunixin meglumine, ketoprofen, and meloxicam in dogs. Am J Vet Res. 2007;68:258-64.
37. Hazewinkel HAW, van den Brom WE, Theyse LFH, Pollmeier M, Hanson PD. Comparison of the effects of firocoxib, carprofen and vedaprofen in a sodium urate crystal induced synovitis model of arthritis in dogs. Res Vet Sci. 2008;84:74-9.
38. Hanson PD, Brooks KC, Case J, Conzemius M, Gordon W, Schuessler J *et al.* Efficacy and safety of firocoxib in the management of canine osteoarthritis under field conditions. Vet Ther. 2006;7:127-40.
39. Steagall PVM, Mantovani FB, Ferreira TH, Salcedo ES, Moutinho FQ, Luna SPL. Evaluation of the adverse effects of oral firocoxib in healthy dogs. J Vet Pharmacol Therap. 2007;30:218-23.
40. Kongara K, Chambers JP. Robenacoxib in the treatment of pain in cats and dogs: safety, efficacy, and place in therapy. Vet Med. 2018;9:53-61.
41. Heit MC, Stallons LJ, Seewald W *et al.* Safety evaluation of the interchangeable use of robenacoxib in commercially available tablets and solution for injection in cats. BMC Vet Res. 2020;16:355.
42. Jung M, Lees P, Seewald W, King JN. Analytical determination and pharmacokinetics of robenacoxib in the dog. J Vet Pharmacol Ther. 2009;32(1):41-8.
43. Giraudel JM, Diquelou A, Lees P, Toutain PL. Development and validation of a new model of inflammation in the cat and selection of surrogate endpoints for testing anti-inflammatory drugs. J Vet Pharmacol Ther. 2005;28(3):275-85.
44. Schmid VB, Seewald W, Lees P, King JN. *In vitro* and ex vivo inhibition of COX isoforms by robenacoxib in the cat: a comparative study. J Vet Pharmacol Ther. 2010;33(5):444-52.
45. Kamata M, King JN, Seewald W, Sakakibara N, Yamashita K, Nishimura R. Comparison of injectable robenacoxib *versus* meloxicam for perioperative use in cats: results of a randomised clinical trial. Vet J. 2012;193(1):114-8.
46. Johnston SA. Osteoarthritis. Joint anatomy, physiology, and pathobiology. The Veterinary Clinics of North America. Small Animal Practice. 1997;27:699-723.
47. Moreau D, Cathelain P, Lacheretz A. Comparative study of causes of death and life expectancy in carnivorous pets (II). Revue de Medecine Veterinaire. 2003;154:127-32.
48. Singh G. Treatment options for osteoarthritis. Surgical Technology International. 2003;11:287-92.
49. Crofford LJ. COX-1 and COX-2 tissue expression: implications and predictions. Journal of Rheumatology, 1997;24(Suppl. 49):15-9.
50. Zhang Y, Shaffer A, Portanova J, Seibert K, Isakson PC. (1997) Inhibition of cyclooxygenase-2 rapidly reverses inflammatory hyper- algesia and prostaglandin E2 production. J Pharmacol Exp Ther. 1997;283:1069-75.
51. Lascelles BD, King S, Roe S, Marcellin-Little DJ, Jones S. Expression and activity of COX-1 and 2 and 5-LOX in join tissues from dogs with naturally occurring coxofemoral joint osteoarthritis. J. Orthop. Res. 2009; 27:1204-8.
52. Schaible HG, Schhmelz M, Tegeder I. Pathophysiology and treatment of pain in joint disease. Advanced Drug Delivery Reviews. 2006;58:323-42.
53. Neugebauer V, Schaible HG. Evidence for a central component in the sensitization of spinal neurons with joint input during development of acute arthritis in cat's knee. Journal of Neurophysiology. 1990;64:299-311.
54. Imamura M, Tomikawa M, Imamura ST, Kaziyam HH, Targino RA, Hsing WT *et al.* Impact of nervous system hyperalgesia on pain, disability and quality of life in patients with knee osteoarthritis: a controlled analysis. Arthritis and Rheumatism. 2008;59:1424-31.
55. Lees P, Pelligand L, Elliott J, Toutain PL, Michels G, Stegemann M. Pharmacokinetics, pharmacodynamics, toxicology and therapeutics of mavacoxib in the dog: a review. J Vet Pharmacol Ther. 2014;38(1):1-14.
56. Penning TD, Talley JJ, Bertenshaw SR, Carter JS, Collins PW, Docter S *et al.* Synthesis and biological evaluation of the 1,5-diarylpyrazole class of cyclooxygenase- 2 inhibitors: identification of 4-[5-(4-Methylphenyl)-3-(trifluorometh- yl)-1 H-pyrazol-1-yl]benzenesulfonamide (SC-58635, celecoxib). J Med Chem. 1997;40:1347-65.
57. Cox SR, Lesman SP, Boucher JF, Krautmann MJ, Hummel BD, Savides M *et al.* The pharmacokinetics of mavacoxib, a long-acting COX-2 inhibitor, in young adult laboratory dogs. JVet Pharmacol Ther. 2010;33:461-70.
58. Rowland M, Tozer TN. Clinical pharmacokinetics. Concepts and applications. 3. ed. Williams and Wilkins, Baltimore, MD; 1995.
59. Wallace JL, Bak A, McKnight W, Asfaha S, Sharkey KA, Mac-Naughton WK. Cycooxygenase1 contributes to inflammatory responses in rats and mice: implications for gastrointestinal toxicity. Gastroenterology. 1998;115:101-9.
60. Wallace JL. Prostaglandins, NSAIDs, and gastric mucosal protection: why doesn't the stomach digest itself. Physiological Reviews. 2008;88:1547-65.
61. Flower RJ. The development of COX-2 inhibitors. Nature Reviews. Drug Discovery. 2003;2:179-91.
62. Papich MG. An update on nonsteroidal anti-inflammatory drugs (NSAIDs) in small animals. Vet Clin N Am – Small Anim Pract. 2008;38:1243-66.
63. Wooten JG, Blikslager AT, Ryan KA, Marks SL, MacLaw J, Cook VL *et al.* Cyclooxygenase expression and prostanoid production in pyloric and

duodenal mucosae in dogs after administration of nonsteroidal anti-inflammatory drugs. Am J Vet Res. 2008;69:457-64.
64. Wooten JG, Blikslager AT, Marks SL, MacLaw J, Graeber EC, Lascelles BDX. Effect of nonsteroidal anti-inflammatory drugs with varied cyclooxygenase-2 selectivity on cyclooxygenase protein and prostanoid concentrations in pyloric and duodenal mucosa of dogs. Am J Vet Res. 2009;70:1243-9.
65. Whittle BJ. Mechanisms underlying intestinal injury induced by anti-inflammatory COX inhibitors. Eur Journal of Pharmacology. 2004;500:427-39.
66. Krautmann MJ, Boucher JF, Cox SR, Savides MC, Stegemann M. Target animal safety studies of mavacoxib in dogs. J Vet Pharmacol Ther. 2009;32 (Suppl. 1):104-5.
67. KuKanich B, Bidgood T, Knesl O. Clinical pharmacology of nonsteroidal anti-inflammatory drugs in dogs. Veterinary Anaesthesia and Analgesia. 2021;39:69-90.
68. Khan KN, Venturini CM, Bunch RT, Brassard JA, Koki AT, Morris DL *et al.* Inter- species differences in renal localization of cyclooxygenase isoforms: implications in nonsteroidal anti-inflammatory drug-related nephrotoxicity. Toxicologic Pathology. 1998;26:612-20.
69. Surdyk KK, Sloan DL, Brown SA. Renal effects of carprofen and etodolac in euvolemic and volume-depleted dogs. Am J Vet Res. 2012;73:1485-90.
70. Six H, Mitchell J, Anton C, Siedek E, Tena JK, Stegemann MR. Efficacy and safety of mavacoxib in comparison with carprofen in the treatment of pain and inflammation associated with degenerative joint disease in dogs presented as veterinary patients. J Vet Pharmacol Ther. 2012;35(Suppl. 3):56.
71. Payne-Johnson M, Becskei C, Chaudhry Y, Stegemann MR. Comparative efficacy and safety of mavacoxib and carprofen in the treatment of canine osteoarthritis. Veterinary Record. 2015;176:284.
72. Lees P, Alexander-Bowman S, Hummel B, Kubiak T, Michels G, Krautmann M *et al.* Pharmacokinetics and pharmacodynamics of mavacoxib in the dog. J Vet Pharmacol Ther. 2009;32(Suppl. 1):105-6.
73. Innes JF, Clayton J, Lascelles BDX. Review of the safety and efficacy of long-term NSAID use in the treatment of canine osteoarthritis. The Veterinary Record. 2010;166:226-30.
74. Murrell J, Grandemange E. Woehrle F, Menard J, White K. Clinical efficacy and tolerability of cimicoxib in dogs with osteoarthritis: a multicentre prospective study. Open J Vet Med. 2014;4:78-90.
75. Almansa C, Alfon J, De Arriba AF, Cavalcanti FL, Escamilla I, Gomez LA *et al.* Synthesis and structure-activity relationship of a new series of COX-2 selective inhibitors: 1,5-diarylimidazoles. J Med Chem. 2003;46(16):3463-75.
76. Jeunesse EC, Schneider M, Woehrle F, Faucher M, Lefebvre HP, Toutain PL. Pharmacokinetic/pharmacodynamic modeling for the determination of a cimicoxib dosing regimen in the dog. BMC Vet Res. 2013;11(9):250.
77. Paulson SK, Engel L, Reitz B, Bolten S, Burton EG, Maziasz TJ *et al.* Evidence for polymorphism in the canine metabolism of the cyclooxygenase 2 inhibitor, celecoxib. Drug Metab Dispos. 1999;27(10):1133-42.
78. Grandemange E, Fournel S, Woehrlé F. Efficacy and safety of cimicoxib in the control of perioperative pain in dogs. J Small Anim Pract. 2013;54(6):304-12.
79. Bustamante R, Daza MA, Canfrán S, García P, Suárez M, Trobo I *et al.* Comparison of the postoperative analgesic effects of cimicoxib, buprenorphine and their combination in healthy dogs undergoing ovariohysterectomy. Veterinary Anaesthesia and Analg. 2018; 45(4):545-56.
80. Kim TW, Lebkowska-Wieruszewska B, Owen H, Yun HI, Kowalski CJ, Giorgi M. Pharmacokinetic profiles of the novel COX-2 selective inhibitor cimicoxib in dogs. Vet J. 2014;200(1):77-81.
81. Nakao K, Murase A, Ohshiro H, Okumura T, Taniguchi K, Murata Y *et al.* CJ023,423, a novel, potent and selective prostaglandin EP4 receptor antagonist with antihyperalgesic properties. J Pharmacol Exp Ther. 2007;322:686-94.
82. Lin CR, Amaya F, Barrett L, Wang H, Takada J. Samad TA *et al.* Prostaglandin E2 receptor EP4 contributes to inflammatory pain hyper- sensitivity. J Phar Exp Therap 2006; 319:1096-1103.
83. Rausch-Derra LC, Huebner M, Rhodes L. Evaluation of the safety of long-term, daily oral administration of grapiprant, a novel drug for treatment of osteoarthritic pain and inflammation, in healthy dogs. Am J Vet Res 2015;76:853-9.
84. Rausch-Derra LC, Rhodes L. Safety and toxicokinetic profiles associated with daily oral administration of grapiprant, a selective antagonist of the prostaglandin e2 ep4 receptor, to cats. Am J Vet Res. 2016;77:688-92.
85. Rausch-Derra L, Huebner M, Wofford J, Rhodes L. A prospective, randomized, masked, placebo-controlled multisite clinical study of grapiprant, an EP4 prostaglandin receptor antagonist (PRA), in dogs with osteoarthritis. J Vet Intern Med. 2016;30(3):756-63.
86. Alcalá AGS, Gioda L, Beugnet, F. Assessment of the efficacy of firocoxib (Previcox®) and grapiprant (Galliprant®) in an induced model of acute arthritis in dogs. BMC Vet Res. 2019;15(1):309.
87. Costa PRS, Araujo RB, Costa MC, Maia REN. Endoscopia gastroduodenal após administração de nimesulida, monofenilbutazona e meloxicam em cães. Arq Bras Med Vet Zootec; 2007;59(4):903-9.
88. Borku MK, Guzel M, Karakurum MC, Ural K, Aktas S. Nimesulide-induced acute biliary tract injury and renal failure in a kitten: a case report. Vet Med. 2008;53:169-72.

20

Agonistas Alfa-2-Adrenérgicos

Silvia Renata Gaido Cortopassi

INTRODUÇÃO

Os agonistas alfa-2-adrenérgicos foram sintetizados no início da década de 1960 e utilizados na prática clínica inicialmente como descongestionantes nasais e, posteriormente, como agentes anti-hipertensivos.[1] Paralelamente, demonstrou-se que esse grupo farmacológico também apresentava atividades analgésica, sedativa, ansiolítica e simpaticolítica, surgindo interesse em empregá-lo em anestesiologia.[2]

Os agonistas alfa-2-adrenérgicos (clonidina, detomidina, romifidina, xilazina, medetomidina e dexmedetomidina) são substâncias derivadas da tiazina que exercem ação sedativa, miorrelaxante e analgésica dose-dependente.

Atualmente, alguns fármacos desse grupo são usados em medicina como medicação pré-anestésica e no tratamento de hipertensão, ansiedade, enxaqueca, síndrome de abstinência de opioides, nevralgia, esclerose múltipla e como antiemético em quimioterapia.[3] Em medicina veterinária, são comumente empregados como sedativos, analgésicos e na medicação pré-anestésica, por diminuírem até 50% da concentração alveolar mínima (CAM) de agentes anestésicos inalatórios e na dose total requerida de outros fármacos, como os barbitúricos e opioides.[4] Os efeitos induzidos pelos agentes agonistas alfa-2-adrenérgicos resultam da interação com receptores alfa-adrenérgicos pré e pós-sinápticos, centrais ou periféricos.

Esses receptores são classificados em dois grupos, alfa-1 e alfa-2, com base em suas localizações anatômicas e funções fisiológicas. Nessa classificação, os receptores alfa-1 são representados por receptores pós-sinápticos que promovem vasoconstrição e outros efeitos simpaticomiméticos. Em contrapartida, os alfa-2 são inibitórios, localizados na região pré-sináptica, embora estudos demonstrem a existência de alfa-2 pós-sinápticos,[5] e medeiam efeitos analgésicos, ansiolíticos, sedativos, simpaticolíticos e anti-hipertensivos.[4]

Os receptores alfa-2-adrenérgicos são constituídos de vários subtipos – alfa-2A, alfa-2B, alfa-2C, alfa-2D – com base na farmacologia clássica e em estudos biomoleculares,[6,7] nos quais o subtipo 2D é homólogo de 2A.[7,8] Sabe-se que o efeito hipnótico deve-se à ativação dos receptores 2A e 2D,[9] e a hipertensão fugaz, após administração em *bolus* de dexmedetomidina, ao subtipo 2B.[10] Há diferenças entre as espécies animais, fundamentadas na proporção desses subtipos no nível do tronco encefálico. Por exemplo, o subtipo alfa-2A predomina no tronco encefálico de caninos e ratos,[11] enquanto o subtipo alfa-2D parece prevalecer no tronco encefálico de ovinos.[12]

Os receptores de superfície celular utilizam vários mecanismos para a transdução de mensagens após a ligação do agonista ao seu local de afinidade para a ocorrência da resposta celular, que, no caso dos neurônios, seria a mudança de voltagem transmembrânica e o aumento da excitabilidade, alcançando o potencial de ação e deflagrando o impulso elétrico. Nos receptores alfa-2-adrenérgicos, esse mecanismo de transdução está relacionado com a proteína acoplada ao nucleotídio guanina, também conhecida como proteína G.[3]

Clinicamente, o grau de sedação e analgesia produzido pelos agonistas alfa-2-adrenérgicos está relacionado não apenas com densidade, localização e tipo de receptores alfa-2-adrenérgicos, mas também com a seletividade individual e a afinidade da molécula entre os sítios alfa-1 e alfa-2.

EFEITOS SISTÊMICOS

Efeitos no sistema nervoso central

No sistema nervoso central (SNC), o receptor alfa-2A-adrenérgico é o subtipo predominante, e o maior núcleo noradrenérgico no cérebro é o *locus coeruleus*, que apresenta somente o subtipo alfa-2A.[13] Sua estimulação está associada às mediações antinociceptiva, sedativa, hipotérmica e à redução do requerimento de outros anestésicos. Os receptores alfa-2C-adrenérgicos contribuem para analgesia espinal, ação hipotérmica e modulação da atividade dopaminérgica, mas aparentemente produzem efeitos hemodinâmicos.[10] Eles promovem relaxamento muscular em virtude da inibição de receptores alfa-2-adrenérgicos dos interneurônios da medula espinal.

A ação analgésica é mediada pelo SNC por ativação de receptores alfa-2 localizados pré-sinapticamente em fibras nociceptivas aferentes da medula espinal e, pós-sinapticamente, em projeções neuronais. O resultado é a diminuição da liberação de neurotransmissores e hiperpolarização neuronal. Projeções noradrenérgicas espinais participam da modulação da dor, contudo sua participação envolve outros neurotransmissores, como serotonina e endorfinas.[4]

Efeitos cardiovasculares

Os agonistas alfa-2-adrenérgicos, quando administrados por via intravenosa (IV), induzem resposta cardiovascular bifásica. Inicialmente, há incremento da pressão arterial por causa do aumento da resistência vascular periférica. Essa elevação transitória da pressão arterial é resultante da ação dos fármacos nos receptores alfa-2-adrenérgicos pós-sinápticos localizados na musculatura lisa vascular, causando vasoconstrição. Posteriormente, a pressão arterial diminui devido à redução da frequência cardíaca e do débito cardíaco, sendo sustentada pelo estímulo em receptores adrenérgicos pré ou pós-sinápticos centrais e periféricos.[14]

A resistência vascular periférica permanece elevada ou retorna progressivamente ao normal, dependendo do fármaco e da dose utilizada. Desse modo, a pressão arterial pode se apresentar dentro ou abaixo dos valores normais. Os efeitos cardiovasculares parecem ser dose-dependentes, embora um efeito teto não exista.

A redução do débito cardíaco está ligada ao efeito bradicárdico. A bradicardia ocorre, inicialmente, por causa do reflexo barorreceptor. Devido a essa relação, o uso de anticolinérgico tem sido sugerido. Entretanto, o uso concomitante dessa classe de fármaco com os agonistas alfa-2-adrenérgicos causa hipertensão arterial e efeitos adversos na função cardíaca, não sendo, portanto, recomendado.[16]

Bloqueios sinoatrial e atrioventriculares de 1º e 2º graus consequentes ao aumento do tônus vagal foram relatados.[15]

Os agonistas alfa-2-adrenérgicos induzem redistribuição de fluxo sanguíneo, o qual, para órgãos mais vitais (p. ex., coração, cérebro, rins), pode ser parcial ou totalmente preservado em detrimento da circulação sanguínea pobre em órgãos menos vitais (pele, músculo, intestino etc.).

Os agonistas alfa-2-adrenérgicos têm sido historicamente relacionados com arritmias. No entanto, a dexmedetomidina mostrou aumentar o limiar para arritmias induzidas pela epinefrina, por meio de interação com receptores imidazolina.

Efeitos respiratórios

Os agonistas alfa-2 alteram a função pulmonar de maneira variável, dependendo da espécie animal, da via de administração, da dose e da especificidade do agonista.

Pode ocorrer diminuição da pressão parcial de oxigênio ou aumento da pressão parcial de dióxido de carbono, principalmente nos primeiros minutos que se seguem à administração. Há redução da frequência respiratória e do volume-minuto, em especial após a administração por via intravenosa ou mesmo intramuscular (IM) quando doses elevadas são utilizadas.

Em 30 a 40% dos animais sedados ocorre cianose, mas, em geral, ela não está acompanhada de alterações significativas na PaO_2 e na SaO_2, mantendo-se normalmente superior a 95%. É provável que a cianose ocorra devido à redução do fluxo sanguíneo no leito capilar periférico e da dessaturação venosa.

Efeitos renais

Há aumento da diurese em cães e gatos após a administração de xilazina ou medetomidina por causa do aumento do fluxo sanguíneo renal e da taxa de filtração glomerular,[17,18] supressão central do hormônio antidiurético (ADH)[17] e antagonismo do ADH no nível de túbulo renal.[19]

Efeitos gastrintestinais

Reduzem a secreção de ácido gástrico[20] e prolongam o tempo de trânsito intestinal.[21] A supressão gastrintestinal é dependente da dose e da especificidade do agente agonista alfa-2-adrenérgico. Demonstrou-se que a medetomidina inibe a atividade elétrica do intestino delgado e a motilidade do cólon de cães.[22] Esses efeitos foram completamente antagonizados pelo atipamezol, confirmando que o efeito na motilidade gastrintestinal é mediado por receptores alfa-2-adrenérgicos. Induzem vômito por estimulação da zona de gatilho quimiorreceptora, localizada próximo à região do *locus coeruleus*.[23]

O vômito tem sido descrito como um efeito adverso da administração da xilazina em cães e gatos, sendo mais frequente nos gatos, acometendo 80% deles.[24] A administração de anticolinérgicos 10 a 20 minutos antes da aplicação de agonistas alfa-2-adrenérgicos parece reduzir a ocorrência de vômitos em cães. A êmese ocorre mais frequentemente após a administração subcutânea e menos pela via intramuscular.

A xilazina diminui a pressão do esfíncter esofágico em cães e pode aumentar a probabilidade de refluxo gástrico. Já foi relatada distensão abdominal aguda em cães de raças de grande porte após a administração de xilazina.[4]

Efeitos endócrinos

Os agonistas alfa-2-adrenérgicos promovem aumento na glicemia devido a supressão da liberação de insulina e estimulação da liberação de glucagon, ou ambos, nas células beta e alfa do pâncreas, respectivamente.[25] Contudo, a medetomidina, embora reduza os valores de insulina, não altera a glicemia após o uso de doses clínicas em cães.[26]

FÁRMACOS

Xilazina

A xilazina foi o primeiro agonista alfa-2-adrenérgico a ser empregado em medicina veterinária e ganhou grande popularidade por promover sedação, analgesia e relaxamento muscular. É um fármaco lipossolúvel, de baixo peso molecular, que apresenta rápida penetração e ligação aos receptores no SNC. Trata-se do agonista alfa-2-adrenérgico menos seletivo utilizado clinicamente, com ligação alfa-2:alfa-1 na proporção de somente 160:1.

Após sua administração por via intravenosa em cães, ocorre diminuição da frequência cardíaca, elevação transitória da pressão arterial (por 5 a 10 minutos) seguida de diminuição para valores similares ou sensivelmente mais baixos do que os valores basais, elevação na resistência vascular sistêmica e diminuição no débito cardíaco. O aumento transitório da pressão arterial parece ser mediado pela estimulação de receptores vasculares pós-sinápticos, resultando em vasoconstrição. Já a diminuição subsequente nesse parâmetro ocorre por diminuição do tônus simpático, que se dá em decorrência do efeito central causado pela xilazina e pela ativação de receptores pré-sinápticos periféricos no sistema nervoso autônomo simpático.[4] A administração de xilazina IM resulta em efeitos similares, porém a fase hipertensiva pode não ser evidenciada,[27] provavelmente por causa da concentração plasmática mais baixa de xilazina quando administrada por essa via.[4] Nas doses recomendadas para uso clínico, a administração de xilazina não resulta em alterações respiratórias significativas. A redução intensa da frequência respiratória não foi acompanhada de alterações significativas na PaO_2, na $PaCO_2$ ou no pH após a administração da xilazina no cão.[27]

Os efeitos adversos promovidos pela xilazina podem ser minimizados empregando-se doses baixas e associando-se os fármacos opioides, como meperidina, morfina, metadona, butorfanol e tramadol. Cabe ressaltar que a associação com a morfina pode aumentar a incidência de vômitos. Nas associações, as doses devem ser balanceadas objetivando-se a redução dos efeitos adversos dos dois fármacos.

Por muitos anos, a xilazina foi empregada em cães e gatos em doses excessivas, quase exclusivamente associada à cetamina. Nessas associações, os efeitos adversos cardiovasculares do agonista alfa-2-adrenérgico nem sempre eram contrabalançados pela ação simpaticomimética do agente dissociativo. De fato, a dose de 1 mg/kg está relacionada com uma incidência maior de efeitos indesejáveis e, por esse motivo, seu emprego pelos anestesistas veterinários foi muito limitado. Entretanto, mesmo em doses baixas, os efeitos sedativos e analgésicos ainda são evidentes e a incidência de efeitos depressores cardiovasculares e respiratórios é bem menor. Assim, o emprego desse fármaco tem se tornado mais frequente novamente no meio veterinário, em novas associações e em novo contexto. Uma das associações mais frequentes é o emprego de xilazina e butorfanol para obtenção de sedação e analgesia para pequenas manipulações que cursem com dor, como posicionamento para exames radiográficos, oftalmológicos, trocas de curativos entre outros.

A xilazina pode ser empregada na dose de 0,1 a 1 mg/kg em cães e gatos.

Medetomidina

A medetomidina, potente e seletivo agonista alfa-2, derivado do imidazol, contém partes iguais de dois isômeros: a dexmedetomidina e a levomedetomidina. Em modelos *in vitro*, ela mostrou-se 10 vezes mais seletiva e 100 vezes mais potente que a xilazina (a ligação alfa-2:alfa-1 é de 1.620:1). Essa diferença também se reflete na depressão do SNC *in vivo*. Ambos induzem sedação dose-dependente. O período de latência da sedação, da analgesia e do relaxamento muscular é curto após a administração intramuscular em cães e gatos. Em cães, 30 mcg/kg determinam sedação em 5 minutos, com período hábil de 1 a 2 horas. Nos gatos, com 50 mcg/kg, a sedação ocorre em 15 minutos, com período hábil de 1 a 2 horas.

A administração de medetomidina na dose de 20 mcg/kg induz sedação comparável à produzida pela xilazina na dose de 1 mg/kg. Quando administrada pela via intramuscular, o início da sedação é rápido (latência menor que 10 minutos), independentemente da dose.

Promove alterações cardiovasculares dose-dependentes. Os efeitos são mais bem descritos em duas fases: fase inicial (periférica), caracterizada por vasoconstrição, aumento da pressão arterial e bradicardia reflexa (ocasionalmente ocorre bloqueio atrioventricular secundário ao aumento da pressão arterial); fase subsequente (central), caracterizada por redução do tônus simpaticomimético, frequência cardíaca e pressão arterial.[28]

Os efeitos respiratórios são discretos: redução na frequência respiratória e no volume-minuto. A ocorrência de vômitos é em torno de 10% em cães e 50% em gatos, o que pode determinar o aumento das pressões intracraniana e da intraocular. Há redução da temperatura corpórea em virtude de depressão no centro da termorregulação, relaxamento muscular e menor ocorrência de tremores.

Na prática clínica, a medetomidina tem sido utilizada em doses que variam de 17 a 80 mcg/kg em cães (IV ou IM), dependendo do grau de sedação e de analgesia requerido, e, como regra geral, as doses variam de 20 a 40 mcg/kg. O uso de anticolinérgico não previne a ocorrência de bradiarritmias; às vezes, podem incrementar o tônus vagal transitoriamente, aumentando a incidência de arritmias.

Romifidina

A romifidina é uma imino-imidazolidina, derivada da clonidina, com ligação alfa-2:alfa-1 na razão de 340:1. Foi utilizada nos equinos tanto na medicação pré-anestésica como na sedação. Em cães e gatos, seus efeitos são semelhantes àqueles promovidos pela medetomidina. Em geral, a dose de 40 mcg/kg promove sedação e analgesia semelhantes às obtidas com 1 mg/kg de xilazina, além de efeitos cardiovasculares de mesma intensidade.[29] Em cães, recomendam-se doses que variam de 10 a 120 mcg/kg.

Detomidina

Esse fármaco é amplamente empregado em equinos, entretanto, assim como a romifidina, seu uso no exterior não é aprovado para cães e gatos. É mais potente que a xilazina. Sedação, analgesia e relaxamento muscular são comparáveis aos promovidos pela xilazina na dose de 1,1 mg/kg em intensidade, não em duração.[30] Na dose de 20 mcg/kg, IV, o período de latência é de 15 minutos e o período hábil[30] é de 60 minutos. A analgesia desencadeada pela detomidina (20 mcg/kg, IV) e pela xilazina (1,1 mg/kg, IV) permanece, respectivamente, por 45 e 20 minutos.

As doses preconizadas, IV ou IM, são, respectivamente, de 5 a 20 mcg/kg e 10 a 40 mcg/kg.

Dexmedetomidina

A dexmedetomidina, o enantiômero dextrogiro da medetomidina, é um agonista alfa-2-adrenérgico superseletivo, apresentando relação de seletividade entre os receptores alfa-2: alfa-1 de 1.600:1, com importante ação sedativa e analgésica. Estudos iniciais utilizando os isômeros dextrogiro e levogiro da medetomidina demonstraram que o isômero dextrogiro, a dexmedetomidina, responde por total atividade farmacológica e efeitos anestésicos do composto racêmico.[31]

Com relação aos efeitos anestésicos, a dexmedetomidina oferece sedação e relaxamento muscular similares aos da administração de medetomidina;[31] entretanto, sua utilização resulta em analgesia mais duradoura. Seu uso em anestesia geral balanceada ou IV diminui de maneira considerável o consumo de agentes hipnóticos, opioides e anestésicos inalatórios.

Em cães, dose de 5 mcg/kg, IV, promove sedação moderada a profunda por cerca de 30 minutos. A associação de dexmedetomidina com acepromazina (0,05 mg/kg) não altera a intensidade nem prolonga os efeitos sedativos do agonista alfa-2-adrenérgico.[16] Nos cães, parece haver um efeito-teto com a dose de 10 mcg/kg, e com a dose de 10 a 20 mcg/kg há aumento da duração do efeito, mas não da intensidade da sedação.[32]

Pode ocorrer vômito após a administração intramuscular de dexmedetomidina em gatos, e sua incidência é similar àquela deflagrada pela xilazina.[33] Esse efeito pode ser interessante em animais com suspeita de ingestão de substâncias tóxicas. Os felinos parecem ser menos sensíveis do que os cães à sedação promovida por medetomidina e dexmedetomidina.

Seu uso em infusão contínua (0,5 mcg/kg/h após *bolus* de 0,5 mcg/kg) durante a anestesia em cães reduz a concentração alveolar mínima do isoflurano.[34] Em cães submetidos a cirurgias ortopédicas, a dexmedetomidina administrada em *bolus*, na dose de 5 mcg/kg, com posterior infusão contínua na dose de 15 mcg/kg/h, proporciona terapia analgésica complementar, reduzindo o consumo de anestésico geral e favorecendo a qualidade da recuperação da anestesia.[35]

Antagonistas

São descritos, pelo menos, quatro antagonistas de receptores de alfa-2-adrenérgicos na prática veterinária mundial: ioimbina, tolazolina, atipamezol e idazoxano. Apresentam seletividade e afinidade individuais pelos receptores alfa-1 e alfa-2-adrenérgicos, de modo similar ao que ocorre com os agonistas alfa-2-adrenérgicos. A especificidade de reversão alfa-2/alfa-1 dos antagonistas é: atipamezol > idazoxano > ioimbina > tolazolina.

A ioimbina tem sido utilizada como antagonista de receptor alfa-2-adrenérgico com o objetivo de reverter efeitos sedativos e cardiovasculares da xilazina em cães, gatos e animais exóticos. As doses devem ser calculadas com base na relação agonista/antagonista (p. ex., cão 10:1 e gato 2:1). Portanto, se a dose inicial da xilazina foi de 0,5 mg/kg em um cão, a dose de ioimbina a ser empregada deve ser de 0,05 mg/kg. Deve ser administrada lentamente por via intravenosa, com objetivo de evitar efeitos excitatórios e cardiovasculares.

O atipamezol, com sua alta seletividade para receptor alfa-2 (8.500:1 em comparação ao idazoxano), é o antagonista de escolha para reverter a ação da medetomidina e dexmedetomidina, podendo também ser empregado na reversão de xilazina e detomidina. Sua meia-vida é duas vezes maior que a da medetomidina, de modo que o retorno da sedação não é comum. A dose preconizada para reversão total dos efeitos sedativos, analgésicos e cardiovasculares corresponde a quatro a seis vezes a dose de medetomidina empregada no cão e duas a quatro vezes no gato.[36]

As preparações comerciais de atipamezol e dexmedetomidina são formuladas de modo que a concentração de atipamezol seja cinco vezes a concentração de dexmedetomidina no respectivo produto. Desse modo, o volume de injeção da dose recomendada de atipamezol em cães é idêntico ao volume da dose recomendada de dexmedetomidina.[37]

REFERÊNCIAS BIBLIOGRÁFICAS

1. Venn RM, Bradshaw CJ, Spencer R, Brealey D, Caudwell E *et al.* Preliminary UK experience of dexmedetomidine, a novel agent for postoperative sedation in the intensive care unit. Anaesthesia. 1999;54(12):1136-42.
2. Kamibayashi T, Maze M. Clinical uses of α_2-adrenergic agonists. Anesthesiol. 2000;93(5):1345-9.
3. Scheinin M, MacDonald E. An introduction to the pharmacology of α-2 adrenoceptors in the central nervous system. Acta Vet Scand. 1989;85:11-9.
4. Thurmon JC, Tranquilli W, Benson GJ. Preanesthetics and anesthetic adjuncts. In: Thurmon JC, Tranquilli W, Benson GJ (editors). Lumb & Jones' veterinary anesthesia. Philadelphia: Lea & Febiger; 1996. p. 183-209.
5. Langer SZ. Presynaptic regulation of catecholamines release. Biochem Pharmacol. 1974;23(13):1793-800.
6. Ruffolo Jr RR, Stadel JM, Hieble JP. α-adrenoceptors: recent developments. Med Res Rev. 1994;14:229-70.
7. Scheinin M, Lomasney JW, Hayden-Hixson DM. Distribution of α-2-adrenergic receptor subtype gene expression in rat brain. Mol Brain Res. 1994;21:133-49.
8. Ordway GA, Jaconetta SM, Halaris AE. Characterization of subtypes of alpha-2 adrenoceptors in the human brain. J Pharm Exp Therap. 1993;264(2):967-76.
9. Mizobe T, Maghsoudi K, Sitwala K, Tianzhi G, Ou J, Maze M. Antisense technology reveals the alpha2A adrenoceptor to be the subtype mediating the hypnotic response to the highly selective agonist, dexmedetomidine, in the *locus* coeruleus of the rat. J Clin Invest. 1996;98(5):1076-80.
10. Link RE, Desai K, Hein L, Stevens ME, Chruscinski A, Bernstein D *et al.* Cardiovascular regulation in mice lacking α_2-adrenergic receptor subtypes b and c. Science. 1996;273(5276):803-5.
11. Schwartz DD, Jones WG, Hedden KP, Clark TP. Molecular and pharmacological characterization of the canine brainstem alpha-2A adrenergic receptor. J Vet Pharmacol Therap. 1999;22:380-6.
12. Schwartz DD, Clark TP. Selectivity of atipamezol, yohimbine, and tolazoline for alpha-2 adrenergic receptor subtypes: implications for clinical reversal of alpha-2 adrenergic mediated sedation in sheep. J Vet Pharmacol Therap. 1998;21:342-7.
13. MacDonald E, Scheinin M. Distribution and pharmacology of α2-adrenoceptors in the central nervous system. J Physiol Pharmacol. 1995;46(3):241-58.
14. Clough DP, Hatton R. Hypotensive and sedative effects of α-adrenoceptor agonists: relationship to α-1 and α-2 adrenoceptor potency. Br J Pharm;1981;73:595-604.
15. Maze M, Tranquilli W. Alpha-2 adrenoceptor agonists: defining the role in clinical anesthesia. Anesthesiol. 1991;74(5):581-605.
16. Alvaides RK, Neto FJ, Aguiar AJ, Campagnol D, Steagall PV. Sedative and cardiorespiratory effects of acepromazine or atropine given before dexmedetomidine in dogs. Vet Rec. 2008;162(26):852-6.
17. Saleh N, Aoki M, Shimada T, Akiyoshi H, Hassanin A, Ohashi F. Renal effects of medetomidina in isoflurane-anesthetized dogs with special reference to its diuretic action. J Vet Med Sci. 2005;67(5):461-5.
18. Grimm JB, Grimm KA, Kneller SK, Tranquilli WJ, Crochik SS, Bischoff MG *et al.* The effect of a combination of medetomidine-butorphanol and medetomidine, butorphanol, atropine on glomerular filtration rate in dogs. Vet Radiol Ultrasound. 2001;42(5):458-62.
19. Gellai M, Edwards RM. Mechanism of α2-adrenoceptor agonist-induced diuresis. Am J Physiol. 1988;255:317-23.
20. Del Tacca M, Soldani G, Bernardini C, Martinotti E, Impicciatore M. Pharmacological studies on the mechanisms underlying the inhibitory and excitatory effects of clondine on gastric acid secretion. Eur J Pharmacol. 1982;81:255-61.
21. McNeel SV, Hsu WH. Xylazine-induced prolongation of gastrointestinal transit in dogs: reversal by yohimbine and potentiation by doxapram. J Am Vet Med Assoc. 1984;185:878-81.
22. Maugeri S, Ferre JP, Intorre L, Soldani G. Effects of medetomidine on intestinal and colonic motility in the dog. J Vet Pharmacol Therap. 1994;17:148-54.
23. Colby ED, McCarthy LE, Borison HL. Emetic action of xylazine on the chemoreceptor trigger zone for vomiting in cats. J Vet Pharmacol Ther. 1981;4(2):93-6.
24. Selmi AL, Barbudo-Selmi GR, Mendes GM, Figueiredo JP, Lins BT. Sedative, analgesic and cardiorespiratory effects of romifidine in cats. Vet Anaesth Analg. 2004;31(3):195-206.
25. Brockman RP. Effect of xylazine on plasma glucose, glucagons and insulin concentrations in sheep. Res Vet Science. 1981;30:383-4.
26. Burton S, Lemke KA, Ihle SL, Mackenzie AL. Effects of medetomidine on serum insulin and plasma glucose concentrations in clinically normal dogs. Am J Vet Res. 1997;58:1440-2.
27. Klide AM, Calderwood HW, Soma LR. Cardiopulmonary effects of xylazine in dogs. Am J Vet Res. 1975;36(7):931-5.
28. Pypendop BH, Verstegen JP. Hemodynamic effects of medetomidine in the dog: a dose titration study. Vet Surg. 1998;27:612-22.
29. Selmi AL, Barbudo-Selmi GR, Moreira CF. Evaluation of sedative and cardiorespiratory effects of romifidine and romifidine-butorphanol in cats. J Am Vet Med Assoc. 2002;221:506-10.
30. Jochle W, Hamm D. Sedation and analgesia with Domosedan (detomidine hydrochloride) in horses: dose response studies on efficacy and its duration. Acta Vet Scand Suppl. 1986;82:69-84.
31. Ansah OB, Raekallio M, Vainio O. Comparison of three doses of dexmedetomidine with medetomidine in cats following intramuscular administration. J Vet Pharmacol Therap. 1998;21:380-7.
32. Kuusela E, Raekallio M, Anttila M, Falck I, Mölsä S, Vainio O. Clinical effects and pharmacokinetics of medetomidine and its enantiomers in dogs. J Vet Pharmacol Ther. 2000;23(1):15-20.
33. Willey JL, Julius TM, Claypool SP, Clare MC. Evaluation and comparison of xylazine hydrochloride and dexmedetomidine hydrochloride for the induction of emesis in cats: 47 cases (2007-2013). J Am Vet Med Assoc. 2016;248(8):923-8.
34. Pascoe PJ, Raekallio M, Kuusela E, McKusick B, Granholm M. Changes in the minimum alveolar concentration of isoflurane and some cardiopulmonary measurements during three continuous infusion rates of dexmedetomidine in dogs. Vet Anaesth Analg. 2006;33(2):97-103.
35. Uilenreef JJ, Murrell JC, McKusick BC, Hellebrekers LJ. Dexmedetomidine continuous rate infusion during isoflurane anaesthesia in canine surgical patients. Vet Anaesth Analg. 2008;35(1):1-12.
36. Vaha-Vahe AT. The clinical effectiveness of atipamazole as a medetomidine antagonist in the dog. J Vet Pharm Therap. 1990;13:198-205.
37. Product information. Antisedan (atipamezol hydrochloride). New York: Pfizer Animal Health; 2006.

21

Derivados Opioides em Pequenos Animais

Claudio Correa Natalini

INTRODUÇÃO

O termo "opioide" se refere a um grupo diverso de fármacos de origem natural e sintética, com ação similar à da morfina, que são usados primariamente por sua atividade analgésica para o controle da dor aguda e crônica nos animais e no homem. Esses fármacos exercem seus efeitos por ação em receptores específicos e não específicos, produzindo a redução da percepção do estímulo nocivo por mecanismos diversos.[1]

Os derivados opioides estão indicados como medicação pré-anestésica (MPA), quando há necessidade de analgesia pré, intra e pós-operatória, como sedativos para contenção química de animais intratáveis e animais silvestres e como parte de associações neuroleptoanalgésicas na contenção farmacológica para procedimentos diagnósticos como ultrassonografia, punções e cateterização venosa ou óssea. Os opioides têm efeito analgésico potente, sendo os mais indicados quando o intuito é aliviar o desconforto e o sofrimento associados à dor, em várias condições patológicas ou durante o período pós-operatório.[1,2]

CARACTERÍSTICAS ANATOMOFISIOLÓGICAS E EFEITOS FARMACOLÓGICOS

Os derivados opioides são aqueles compostos sintéticos ou exógenos com afinidades por receptores opioides específicos. O principal efeito farmacológico dos opioides é a produção de analgesia intensa, vinculada à classe utilizada.[1] Dependendo do fármaco utilizado, esse efeito analgésico pode ser de curta ou longa duração. Os derivados opioides são classificados de acordo com sua afinidade e atividade sobre os diferentes receptores. Atualmente são conhecidos os seguintes receptores opioides: mu (μ), kappa (κ), sigma (σ) e delta (δ).[2] Os receptores delta foram reclassificados recentemente como receptores inespecíficos, uma vez que não existem evidências de sua ativação por receptores peptídios opioides endógenos.[2]

Os derivados opioides produzem mínima depressão cardiovascular, sendo observada bradicardia quando esses são administrados sem o uso concomitante de anticolinérgicos. Pode ser observado intenso efeito depressor da função ventilatória com a ocorrência de hipercapnia e acidose respiratória quando são utilizadas doses elevadas de agonistas dos receptores μ, como morfina. Em geral, a depressão respiratória é dose-dependente e ocorre diminuição do volume corrente pulmonar. A frequência respiratória pode estar diminuída ou aumentada. No sistema nervoso central (SNC) os opioides produzem depressão pós-sináptica da neurotransmissão por bloqueio da liberação de neurotransmissores, como a norepinefrina. Em algumas espécies, como equinos, felinos e suínos, quando administrado por via venosa ou subaracnóidea, ocorre ativação da neurotransmissão devido ao aumento da liberação de dopamina como efeito compensador da diminuição da concentração de norepinefrina na fenda sináptica. O centro termorregulador fica deprimido e alguns animais desenvolvem taquipneia compensatória. O centro do vômito não é alcançado, embora a zona de indução ao vômito no tronco encefálico seja estimulada por agonistas μ.[1]

Os opioides têm ação analgésica por meio de interação com receptores opioide-específicos. Ligam-se reversivelmente a esses receptores e reduzem os impulsos aferentes e, principalmente, eferentes nas vias especializadas para condução dos estímulos nociceptivos, alterando a nocicepção e a percepção da dor. Esses receptores estão distribuídos em diferentes órgãos e tecidos, como em tecido sinovial, mesentério, coração, rins, glândula adrenal, mas principalmente em cérebro, medula e sistema nervoso periférico (SNP). Estão descritos, primariamente, quatro tipos de receptores opioides: mu (OP3), kappa (OP2), nociceptina (OP4) e delta (OP1), os quais diferem quanto à localização anatômica, à dinâmica de ligação e, principalmente, ao efeito analgésico produzido. O receptor OP2 é responsável por euforia, sedação, analgesia e depressão respiratória. O receptor OP3 é responsável por analgesia, depressão respiratória, bem como sedação e dependência física. O receptor OP4 produz disforia (alucinação), excitação, inquietação e ansiedade.[1,3] O receptor OP1 ainda não tem sua função totalmente conhecida. O efeito de um opioide depende da afinidade que ele tem pelo receptor específico e, consequentemente, aqueles com afinidade para diferentes receptores causam diferentes efeitos clínicos (Quadro 21.1).[3,4]

QUADRO 21.1 Tipos e subtipos de receptores opioides com relação a sua localização e função.

Receptor	Subtipos	Localização	Função
Delta (d) OP1	δ_1, δ_2	Encéfalo • Núcleo pontino • Amígdala • Bulbo olfatório • Córtex	• Analgesia • Dependência física
Kappa (k) OP2	κ_1, κ_2, κ_3	Encéfalo • Hipotálamo • Substância cinzenta periaqueductal • Claustro Medula espinal • Substância gelatinosa	• Analgesia • Sedação • Miose • Inibição do ADH • Disforia
Mu (μ) OP3	μ_1, μ_2, μ_3	Encéfalo • Córtex (lâminas III e IV) • Tálamo • Estriossomos • Substância cinzenta periaqueductal Medula espinal • Substância gelatinosa Trato intestinal	μ_1: • Analgesia supraespinal Dependência física μ_2: • Depressão respiratória • Miose • Euforia • Motilidade gastrintestinal reduzida • Dependência física μ_3:
Nociceptina OP4	ORL1	Encéfalo • Córtex • Amígdala • Hipocampo • Núcleo septal • Habênula • Hipotálamo Medula espinal	• Ansiedade • Depressão • Apetite • Desenvolvimento de tolerância aos agonistas μ

ADH: hormônio antidiurético.

MECANISMO GERAL DE AÇÃO ANALGÉSICA

Os derivados agonistas μ opioides têm o mesmo mecanismo de ação. Todos ocupam e ativam receptores opioides pré e pós-sinápticos no SNC espinal e supraespinal. Quando os receptores pré-sinápticos são ativados, há redução do influxo celular de cálcio, o que produz a redução da liberação de glutamato na fenda sináptica. O glutamato é um neurotransmissor excitatório responsável pela condução do potencial de ação. Nos receptores pós-sinápticos, a ativação pelo agonista opioide produz o efluxo de potássio, reduzindo a resposta do neurônio pós-sináptico aos neurotransmissores excitatórios liberados na fenda sináptica (hiperpolarização). Ambos os efeitos potencializam a redução da geração do potencial de ação nas vias de condução do estímulo nociceptivo.

EFEITOS INDESEJÁVEIS DOS OPIOIDES

A administração de analgésicos opioides está associada a alguns efeitos farmacológicos indesejáveis. Mesmo em animais em estado clínico comprometido, a gravidade desses efeitos é mínima se eles forem administrados nas doses recomendadas.[3]

Efeitos adversos que podem ocorrer após a administração dos opioides incluem:

- Constipação intestinal
- Excitação
- Disforia
- Bradicardia
- Hipotensão
- Reações alérgicas por liberação de histamina
- Depressão respiratória
- Náuseas e vômito
- Depressão da liberação de cortisol e hormônios sexuais.

Gatos são particularmente propensos a esses efeitos e, por esse motivo, geralmente são usadas doses menores nessa espécie.[5]

Pode ocorrer depressão respiratória particularmente quando esses fármacos são associados a outros sedativos ou agentes anestésicos, embora seja rara em animais. A depressão do sistema respiratório se dá por ação direta do opioide sobre o centro respiratório no SNC. Sucede-se a diminuição da sensibilidade ao aumento dos níveis de dióxido de carbono e, assim, o centro respiratório perde sua habilidade de responder ao aumento nos níveis desse composto, o que resulta em diminuição tanto na frequência como na amplitude respiratória, aumento da $Paco_2$ e, mais gravemente, hipoxia. A depressão respiratória é dose-dependente para os opioides agonistas OP2 e OP3, significando que o efeito é mais pronunciado quanto maior for a dose.[1,3]

A taquipneia pode acontecer após a administração de alguns opioides OP3 por ação no centro termorregulador do hipotálamo e não no centro respiratório. Essa ação reduz o limiar de temperatura, sendo entendido pelo organismo, que a temperatura corporal está elevada.[1]

Em geral, os principais efeitos adversos com o uso de derivados opioides em pequenos animais são os cardiovasculares. Quando presentes, os mais comuns são a bradicardia e a diminuição da pressão arterial. A bradicardia pode ser grave quando outros fármacos depressores cardiovasculares são utilizados concomitantemente. Pelo fato de a bradicardia ser mediada por reflexo vagal, pode-se utilizar um fármaco anticolinérgico, como o sulfato de atropina, para prevenção ou tratamento. A hipotensão é consequência da estimulação da liberação de histamina, que causa vasodilatação periférica. A liberação de histamina está associada à rápida administração de alguns opioides, mais comumente, a morfina e a meperidina, principalmente, quando esses são administrados por via intravenosa (IV). Pode-se evitar esse efeito e, como consequência, a hipotensão, por meio da diluição desses opioides e fornecendo administrações via intravenosa lentas, ou mesmo empregando-se as vias intramuscular (IM) ou subcutânea (SC). A hipotensão induzida é evitada e tratada com fluidoterapia apropriada e com o uso de anti-histamínicos.[3]

Opioides agonistas OP2 inibem a liberação do hormônio antidiurético e causam aumento da diurese. Os agonistas OP3, ao contrário, causam efeito antidiurético por aumento do tônus no esfíncter da bexiga, dificultando a micção.[6]

Os efeitos gastrintestinais incluem vômito, salivação, diminuição da motilidade e constipação intestinal. A constipação intestinal se dá porque os opioides agonistas OP3 atuam nos receptores presentes no trato gastrintestinal, diminuindo a contração da musculatura lisa e o peristaltismo. Esse efeito é exacerbado pela redução das secreções biliares, gástricas e pancreáticas. O vômito pode ser observado particularmente com o uso da morfina e, por esse motivo, deve-se evitar a utilização desse fármaco no período pré-cirúrgico, quando há risco de aspiração. O vômito causado pela administração da morfina está relacionado com a estimulação da zona deflagradora quimiorreceptora do bulbo, podendo ser evitado administrando-se previamente um fármaco antiemético.[5,6]

Os gatos são mais suscetíveis à disforia e à excitação por ação dos opioides, se comparados aos seres humanos e aos cães. Sua suscetibilidade está, provavelmente, relacionada com a distribuição de receptores opioides em algumas regiões do cérebro dessa espécie e às dosagens utilizadas. Ocorre sedação com maior frequência em animais deprimidos.[7] Fisiologicamente, quando receptores opioides são ativados, a secreção de glutamato na fenda sináptica é bastante reduzida. Essa redução produz a secreção compensatória de dopamina, fato que desencadeia a disforia. Esse tipo de reação pode ser facilmente controlado pela administração concomitante de fármacos antidopaminérgicos centrais.

Pode haver prurido quando a morfina é injetada pela via epidural ou por via sistêmica em razão da indução da liberação de histamina. Essa ocorrência é mais comum em caninos.[6]

A tolerância a um opioide pode advir da necessidade de aumentar a sua dose após o uso prolongado para conseguir o mesmo efeito farmacológico. Esse mecanismo envolve o fenômeno da internalização dos receptores opioides, que diminui a população desses receptores. Com essa redução, o efeito farmacológico fica reduzido, havendo necessidade de se intensificar a ação sobre os receptores restantes para que o efeito clínico seja produzido. A dependência física pode ocorrer e é observada após o uso contínuo do fármaco por um período entre 15 e 30 dias, dependendo da espécie animal. Butorfanol e tramadol são exceções, pois fármacos de baixa afinidade ou especificidade para o receptor OP3 têm menor potencial de causar dependência. A metadona é uma exceção, pois mesmo sendo um agonista puro de receptores OP3, tem menos potencial para dependência física.[1,3,4,6]

AGONISTAS OPIOIDES MU (OP3, MOP, MOPR, MU 1)

Morfina

É considerado o derivado opioide padrão, por isso arbitrariamente recebeu a referência de potência "1" contra a qual os demais opioides são comparados. Produz vômito em caninos e felinos. Causa intensa analgesia por longo período de tempo quando administrada por via intramuscular ou por via extradural. Em caninos e felinos, quando administrada por via intravenosa ocorre liberação de histamina, que pode produzir hipotensão grave e quadros de choque anafilactoide, como edema de glote e pulmonar, bem como broncoconstrição. Por produzir disforia em felinos, o sulfato de morfina deve ser precedido de fenotiazínicos nessa espécie, como a acepromazina ou a levomepromazina. Como a morfina sofre metabolismo hepático, animais com grave disfunção podem apresentar sedação por períodos prolongados. Nesses casos, devem ser utilizados fármacos antagonistas opioides para reverter os efeitos do sulfato de morfina. As doses variam de acordo com a espécie animal e com o efeito desejado. Em alguns casos, o sulfato de morfina pode ser utilizado por infusão contínua. Nesses, deve-se ter cuidados intensivos, pois pode causar profunda depressão respiratória. Quando utilizada por via extradural, o sulfato de morfina deve ser usado sem solução preservante. Em geral, as soluções de morfina contêm fenóis como preservante, os quais podem ser tóxicos para a medula espinal.[3]

Metadona

A metadona, um opioide sintético agonista mu, por ser sintética, não produz liberação de histamina em administração por via intravenosa. Em caninos, é o opioide de escolha para utilização na MPA, por não produzir vômito. O efeito sedativo é inferior ao da morfina, portanto animais que necessitem de sedação mais profunda devem ser pré-medicados com uma associação de metadona e midazolam, xilazina, medetomidina ou acepromazina. O tempo de efeito analgésico da metadona é de 4 a 8 horas.[8]

Meperidina

A meperidina é menos potente que a morfina (tem apenas 25% da potência) e produz efeito por menor período de tempo. Quando administrada por via venosa em cães, produz maior liberação de histamina que a morfina. Como pode produzir grave hipotensão, deve ser administrada com cautela em caninos e felinos.[5,8]

Hidromorfona

Dez vezes mais potente que a morfina, a hidromorfona produz intensa analgesia por curto período de tempo, em geral de 2 a 4 horas quando 0,1 a 0,2 mg/kg são administrados via intramuscular. Está recomendada nos casos em que é necessário intenso efeito analgésico por curto período de tempo. Também é recomendada nos casos em que os efeitos depressores ventilatórios dos opioides são indesejáveis, como nos animais braquicefálicos, geriátricos e debilitados. Não produz significante liberação de histamina quando administrada por via intravenosa, sendo por isso recomendada em associações sedativas com benzodiazepínicos IV.[8]

Tramadol

Embora não seja considerado um fármaco opioide, o tramadol exerce sua atividade analgésica fundamentalmente por ter efeito sobre os receptores mu opioides. Existem evidências de que o tramadol também produza inibição da recaptação de neurotransmissores, como a serotonina e a norepinefrina, reduzindo a neurotransmissão nas vias de condução e modulação do estímulo doloroso. O efeito analgésico mais intenso é promovido pelo metabólito M1 que, em caninos e felinos, é produzido a partir do metabolismo hepático. Por ser uma mistura racêmica, um enantiômero é responsavel pela inibição da recaptação de serotonina, enquanto o outro inibe a recaptação de norepinefrina. É cerca de 10 vezes menos potente que a morfina e produz intenso efeito emético em caninos e seres humanos.[8,9]

Fentanila

O citrato de fentanila é um derivado opioide extremamente potente. Deprime a função ventilatória e produz bradicardia intensa. Pode ser utilizado por via intramuscular como MPA, sempre associado a um fármaco anticolinérgico. Em caninos, pode produzir rigidez torácica por efeito depressor sobre os receptores de elastância da parede torácica (deprime o reflexo de Hering-Bauer). A maior indicação para o uso da fentanila é como analgésico intraoperatório em caninos. Existem outros derivados semelhantes à fentanila com maior ou menor potência, como sufentanila, alfentanila, remifentanila e carfentanila.[3,8,9]

Por ter características cinéticas em cães e gatos diferentes das do homem, a administração por infusão contínua de fentanila por até 6 horas não produz uma recuperação prolongada como na espécie humana. A meia-vida sensível ao tempo em caninos é de cerca de 30 a 60 minutos, enquanto no homem é de 300 minutos aproximadamente.

Remifentanila

É um agonista opioide μ com potência analgésica similar à fentanila e rápido equilíbrio entre o sítio de ação e o sangue. Isso confere à remifentanila uma ação analgésica mais rápida no caso da administração de uma dose em *bolus* quando comparado à fentanila. Embora seja similar aos demais derivados fenilpiperidínicos, a presença de uma ligação éster confere à remifentanila a característica de ser quebrada no plasma por hidrólise e esterases não específicas, sem necessidade de metabolismo hepático. Essas características conferem rápida recuperação, embora o efeito analgésico também desapareça. Fármaco ideal para uso em casos de cirurgias do SNC, como craniotomias, e em pacientes com pouca capacidade de metabolismo hepático.

Alguns estudos descrevem a rápida tolerância aos efeitos da remifentanila com necessidade de doses maiores de resgate analgésico com outros opioides quando comparado ao uso da fentanila.

AGONISTAS PARCIAIS OPIOIDES MU (OP3, MOP, MOPR, MU 1)

Buprenorfina

A buprenorfina apresenta intensa afinidade por receptores mu opioides, embora exerça baixa atividade, ou seja, apesar de se ligar aos receptores, sua atividade intrínseca ou a capacidade de ativar os receptores é baixa. O início de efeito é considerado lento, e o tempo de efeito é prolongado. Pelo fato de ocupar os sítios nos receptores e pelo prolongado tempo de efeito, deve ser entendido que, após o uso de buprenorfina, se houver necessidade do uso de um agonista mu como a morfina, os efeitos desse último serão menos intensos, especialmente o analgésico. A buprenorfina deve ser reservada para produção de analgesia pós-operatória nos casos de estímulo doloroso de média intensidade (cirurgias laparoscópicas, suturas de pele e cirurgias oftálmicas que não envolvam o globo ocular).[8,9]

AGONISTAS OPIOIDES KAPPA (OP2, KOP, KOPR, KOR-1)

Butorfanol

O butorfanol é classificado como um agonista kappa opioide e um antagonista mu, ou seja, tem afinidade por receptores kappa e mu, embora apresente atividade intrínseca somente sobre receptores kappa. É mais potente que a morfina, embora o período de efeito seja breve. Produz analgesia moderada por cerca de 60 minutos quando é utilizada dose de 0,4 mg/kg, IM. Está indicado como sedativo pré-operatório, em associações a fenotiazínicos em caninos e felinos. Assim como alguns agonistas parciais mu, após o uso de butorfanol, na eventualidade de ser necessária analgesia mais intensa, os agonistas mu não produzem efeito com a mesma intensidade, pois os receptores estarão sob efeito antagonista do butorfanol.[8,9]

Nalbufina

Assim como o butorfanol, a nalbufina é um agonista kappa e um antagonista mu. Produz analgesia moderada e geralmente não é utilizada como MPA, mas como analgésico pós-operatório. A maior indicação para o uso de nalbufina é em caninos que receberam agonistas mu como MPA e seja preciso reverter os efeitos opioides desses agonistas mu, sendo necessária a manutenção do efeito analgésico. Seu efeito persiste por 1 a 2 horas. Portanto, após esse período, havendo necessidade de manutenção do efeito analgésico, deve ser utilizada nova dose de nalbufina ou outro agonista kappa, pois os agonistas mu praticamente não produzirão efeito.[8,9]

ANTAGONISTAS OPIOIDES

Naloxona

A naloxona reverte completamente os efeitos analgésicos e depressores dos agonistas opioides, embora o período de efeito seja curto. É indicada para antagonizar os efeitos sedativos dos opioides, principalmente nos casos de recuperação anestésica prolongada. Deve ser administrada lentamente, por via intravenosa, também pode ser administrada por via subcutânea e intramuscular. Quando administrada rapidamente, pode produzir taquicardia, hipertensão e edema pulmonar. Como produz efeito por apenas 45 minutos, é recomendada a administração de uma dose IM e a mesma dose SC para manutenção do efeito, principalmente nos casos de depressão respiratória em cães braquicefálicos.[8,9]

Naltrexona e metilnaltrexona

Mais potente que a naloxona, a naltrexona está indicada para a reversão dos efeitos dos opioides quando doses elevadas são administradas de modo acidental, principalmente porque tem período de efeito maior. É o fármaco de eleição para a reversão dos efeitos dos opioides quando a dose administrada do agonista for considerada uma sobredose. A metilnaltrexona tem efeitos similares à naltrexona, entretanto não é capaz de penetrar a barreira hematoencefalica. Assim, é capaz de antagonizar os efeitos periféricos, como a hipomotilidade intestinal e a constipação intestinal, bem como a retenção urinária, sem eliminar os efeitos analgésicos dos agonistas OP3.[8,9]

USO DE OPIOIDES EM TERAPÊUTICA E CONTROLE DA DOR EM PEQUENOS ANIMAIS

A dor ocorre frequentemente em animais em decorrência de trauma, doenças sistêmicas e em pacientes cirúrgicos. Ela pode ser resumidamente definida como a percepção central e consciente do trauma tissular. Esse reconhecimento é parte importante dos mecanismos protetores das funções teleológicas (naturais). A ativação do sistema nervoso simpático está envolvida nas reações de luta ou fuga diante do estresse, assim como nas reações locais de aumento do fluxo sanguíneo e permeabilidade capilar e o consequente processo inflamatório. Esses mecanismos são protetores, com o objetivo de remover o agente agressor, mas também vão produzir ativação de fibras sensoriais que irão transmitir o estímulo doloroso ao SNC (espinal e supraespinal). Estima-se que somente 40% dos animais que são submetidos a um procedimento cirúrgico recebam algum tipo de proteção analgésica. Em geral, o que inibe o uso de técnicas analgésicas apropriadas é o desconhecimento das opções existentes por parte do profissional envolvido com o caso ou a falta de experiência clínica com as técnicas e tecnologias existentes. Alguns procedimentos, como cirurgias ortopédicas, torácicas e abdominais, exigem o uso de técnicas analgésicas mais agressivas e eficientes. O antropomorfismo da dor é uma maneira reconhecida de se identificar o processo doloroso em animais. Algo que pareça doloroso ao ser humano, com certeza o será também neles. A prevenção da dor tem sido demonstrada como mais eficiente do que o seu tratamento. Uma vez instalado o processo doloroso, é mais difícil e mais caro o tratamento do que seria sua prevenção. A prevenção também reduz o tempo de hospitalização e, consequentemente, os custos do tratamento.[10-12]

O reconhecimento do estímulo nociceptivo pelo SNC produz alterações que podem causar tantos danos quanto o processo inicial. Respostas endócrinas ao estímulo doloroso, como respostas neuro-hormonais, levam a taquicardia, taquipneia, imunossupressão, anorexia, aumento do catabolismo, hiperglicemia e depleção das reservas metabólicas, em vez de serem utilizadas para a recuperação do paciente.[11]

O uso de técnicas analgésicas apropriadas diminui a ansiedade, o estresse em geral e as respostas neuroendócrinas, e produz um estado de conforto mais apropriado, o que se reflete geralmente em um tempo de recuperação mais rápido. A prevenção do reconhecimento nociceptivo por regiões espinais e supraespinais e da sensibilização periférica evita o surgimento do fenômeno de *neuroplastia*, que é responsável pelo surgimento da dor crônica e intensa observada em casos como amputações e traumas extensos, como cirurgias de grande porte envolvendo trauma tecidual abundante. Em geral, as técnicas analgésicas mais apropriadas são aquelas que envolvem mais de um fármaco analgésico atuando em níveis diferentes do SNC e do SNP.[14]

Definições, mecanismos e classificação da dor

A nomenclatura para definição e classificação da dor segue a da International Association for the Study of Pain (IASP), dividindo-se em aguda e crônica. A dor aguda resulta de lesões teciduais ou nervosas por efeito de doenças diversas, traumatismos e cirurgia. Esse tipo de dor é comumente encontrado em animais e está limitado em 24 a 72 horas. É mais fácil de tratar e geralmente apresenta boa resposta ao efeito de analgésicos. Pode ser subdividida em dor somática e visceral. A dor somática tem origem em estruturas superficiais, como pele, músculos, ossos e tendões. Uma característica da dor aguda é sua localização precisa, geralmente próxima à região da lesão.

A dor visceral pode ser torácica, abdominal, ocular e testicular. Geralmente está associada a lesões ou inflamações da serosa visceral, é de difícil localização e apresenta intensidade variável e pulsátil, com reflexos, por vezes em regiões superficiais (dor viscerocutânea).[1,2]

Mecanismos envolvidos no processo da dor

Sensibilização periférica

A origem da dor é, em geral, inflamatória. Portanto, o uso de fármacos anti-inflamatórios deve sempre acompanhar o tratamento álgico. A modulação dessas reações inflamatórias envolve a liberação de substâncias chamadas "mediadores químicos", como histamina, bradicinina, serotonina, leucotrienos, interleucinas, prostaglandinas E_2 e, principalmente, a chamada "substância P". Esses mediadores e alguns íons com o H^+ e K^+ constituem os elementos inflamatórios que modificam o limiar de sensibilidade para excitação das terminações nervosas sensoriais, levando ao aumento da sensibilização periférica. Essa sensibilização periférica produz resposta dolorosa exagerada e constitui a chamada *nocicepção*. A região afetada se torna hiperalgésica e as áreas adjacentes não traumatizadas podem também estar sensibilizadas, o que se denomina hiperalgesia secundária. Os anti-inflamatórios não esteroides (AINEs) evitam e tratam essa sensibilização, por isso sua importância na terapêutica da dor. Por meio da ação em diferentes níveis da formação de substâncias inflamatórias, os AINEs atuam na sensibilização das terminações nervosas no SNP e também na medula espinal. Esse efeito geralmente se deve à inibição da ciclo-oxigenase (COX), preferentemente a isoenzima COX-2, embora outras enzimas possam ser inibidas, como a lipo-oxigenase e a fosfolipase A. Essa inibição enzimática geralmente produz a inibição da cascata do ácido araquidônico, evitando a formação de prostaglandinas, tromboxano e leucotrienos.[10-12]

Sensibilização central

Quando não ocorre o bloqueio da sensibilização periférica e as terminações nervosas (nociceptores) enviam grande quantidade de estímulo ao SNC, por meio de fibras do tipo C e A delta – que são fibras nervosas especializadas na condução do estímulo nociceptivo – e de fibras A beta – que conduzem geralmente as sensações de tato e pressão –, ocorre a chamada "sensibilização central" na medula espinal e nas regiões supraespinais. O fenômeno se dá inicialmente nos neurônios do corno dorsal da medula espinal. Há ativação dos receptores do ácido N-metil-D-aspartato (NMDA) devido a impulsos aferentes dolorosos, o que aumenta o fluxo neuronal de Ca^{++}, que produz a hiperexcitabilidade neuronal, o fenômeno da facilitação da sensação dolorosa. A sensibilização central se torna um processo patológico que produz a chamada *hiperalgesia*, que consiste em respostas exageradas a um estímulo doloroso, e *alodinia*, respostas a estímulos não dolorosos como se fossem. Nos casos de sensibilização central, os derivados ciclo-hexamínicos, como a cetamina e a tiletamina, e os opioides, como a metadona, têm papel importante na terapia da dor.[10-14]

Analgesia preventiva com derivados opioides

A analgesia preventiva pode ser considerada a medicina veterinária preventiva para a dor. Vários estudos têm demonstrado que a algia patológica, ou seja, aquela que leva a alterações neuroplásticas do SNC – que podem causar hiperalgesia, alodinia e dor neuropática –, pode ser mais bem-tratada ou mesmo evitada se os analgésicos forem utilizados antes que o estímulo doloroso ocorra. Essa modalidade analgésica é apropriada para intervenções nas quais se sabe que um estímulo doloroso será produzido, como em cirurgias e exames diagnósticos invasivos e mais cruentos. Geralmente, duas ou mais técnicas analgésicas devem ser utilizadas para a obtenção da analgesia preventiva. O uso de um único fármaco costuma não ser apropriado para a produção de analgesia preventiva apropriada. Em geral, um analgésico AINE deve ser utilizado nos pacientes cirúrgicos para a prevenção do efeito inflamatório que acompanha o trauma tecidual. Além de um AINE, nos casos em que há processo inflamatório envolvido, a maioria dos casos de dor deve ser tratada com algum tipo de agonista opioide de qualquer uma das diversas classes disponíveis. Dos conhecidos, os analgésicos opioides são os mais potentes e são importantes no tratamento dos diversos tipos de dor. Outros agentes analgésicos são igualmente importantes e devem ser explorados e utilizados clinicamente para a obtenção de bem-estar e conforto dos pacientes.[1-3,5,6,8,9]

Opioides e tramadol

Os agentes opioides agonistas dos receptores do tipo mu, como a morfina e seus derivados (fentanila, meperidina etc.), são a base da analgesia sistêmica. Esses fármacos geralmente produzem analgesia previsível e são de margem de segurança alta. Podem ser utilizados em animais debilitados e com doenças sistêmicas diversas. A analgesia é produzida de modo consistente nas diversas espécies domésticas e silvestres, embora a via de administração, a dose e a velocidade de administração possam ser importantes na obtenção do efeito farmacológico desejado. Em caninos, primatas, ratos e leporinos os opioides causam depressão do SNC. Em equinos, felinos, suínos e ruminantes, ocorre excitação, que é dependente da via e da velocidade de administração. Em aves, o efeito parece ser dose-dependente e não há sedação apreciável ou excitação do SNC. Em espécies suscetíveis à excitação do SNC, deve-se combinar o opioide a um outro tranquilizante, tal como acepromazina, agonistas alfa-2-adrenérgicos ou midazolam. Opioides com alta afinidade por receptores mu causam dependência física e são considerados entorpecentes narcóticos, sendo necessário o controle estrito do seu uso e licença específica para aquisição. A dependência física em animais se inicia em cerca de 7 dias, mas pode surgir em 24 horas se o animal receber infusão contínua de doses elevadas. Ocorrem efeitos cardiovasculares que geralmente levam à diminuição dos batimentos cardíacos por minuto (bradicardia). A bradicardia pode ser facilmente tratada com anticolinérgicos como atropina, escopolamina ou glicopirrolato. Podem ocorrer também retenção urinária, espasmos da vesícula biliar, aumento da tonicidade de esfíncteres gastrintestinais e retal, vômito, defecação, depressão respiratória, diminuição da motilidade gastrintestinal e arritmias cardíacas. Todos esses sintomas podem ser revertidos com antagonistas específicos, como naloxona ou naltrexona. A reversão dos efeitos adversos é acompanhada da reversão dos efeitos sedativos e analgésicos. A morfina e a meperidina podem produzir intensa liberação de histamina quando administradas por via intravenosa.[8,9]

Morfina

É usada como MPA em cães como analgésico por infusão contínua e nas analgesias espinais epidurais ou subaracnóideas. Como pré-anestésico, deve ser utilizada por via intramuscular na dose de 0,5 a 1 mg/kg. Em animais braquicefálicos, deve ser administrada com atropina, 0,04 mg/kg. O tempo de efeito é de cerca de 3 a 6 horas. As doses menores podem ser utilizadas em gatos desde que acompanhas de outro sedativo, tal como o midazolam, 0,1 mg/kg. Como infusão contínua deve ser utilizada em doses de 0,1 a 0,4 mg/kg/h por até 24 horas. Nas analgesias espinais, utiliza-se 0,05 mg/kg quando por via subaracnóidea ou 0,1 mg/kg por via epidural.[9]

Hidromorfona e oximorfona

Derivados semissintéticos da morfina com grande vantagem de não produzirem significante liberação de histamina quando usadas por via intramuscular. A oximorfona é de alto custo. Ambos os fármacos são indicados para uso por via intramuscular em animais de alto risco pelo alto índice terapêutico. O tempo de efeito está entre 2 e 4 horas e a analgesia é semelhante à produzida pela morfina. Quando combinadas com midazolam, 0,1 mg/kg, podem ser utilizadas nas doses de 0,05 a 0,1 mg/kg, IM ou IV, com efeito sedativo e analgésico. Além disso, ambos os opioides podem ser utilizados por infusão contínua em doses, variando de 0,005 mg/kg/h em felinos e 0,01 mg/kg/h em caninos. Também podem ser utilizadas por vias epidural, 0,05 mg/kg, ou subaracnóidea, 0,025 mg/kg.[9]

Meperidina

A meperidina (Demerol® ou Dolantina®) é um analgésico sintético aproximadamente 10 vezes menos potente que a morfina, e é produtor de depressão do miocárdio, sendo, portanto, menos seguro em animais de alto risco. Tem curto período de ação, cerca de 1 a 2 horas, por isso há necessidade de administrações constantes, além da liberação de histamina quando administrada por via intravenosa. Não produz bradicardia tanto quanto a morfina e reduz a incidência de vômito e secreções respiratórias e salivares por efeito atropinérgico. É dolorida quando administrada por via intramuscular. A dose de meperidina em cães e gatos é de 3 a 5 mg/kg, IM.[8,9]

Fentanila

Potente sintético agonista mu, portanto não produz liberação de histamina. Tem um tempo de efeito muito curto, entre 10 e 30 minutos, dependendo da dose utilizada. Pode ser administrada por via intramuscular, intravenosa ou espinal. Tem potência cerca de 100 vezes maior que a morfina. Pode ser usada na dose de 0,005 mg/kg associada ao midazolam, 0,1 mg/kg, IM ou IV, para sedação ou mesmo indução anestésica em animais debilitados. Para uso por infusão contínua é necessária uma dose inicial de 0,005 mg/kg para caninos e 0,0025 mg/kg para felinos, IV, e depois a manutenção com doses de 0,005 a 0,02 mg/kg/h em caninos e 0,0025 mg/kg a 0,005 mg/kg em felinos. Essas diferenças ocorrem pelos diferentes volumes de distribuição da fentanila nas duas espécies. Por via espinal, é usada nas doses de 0,001 mg/kg por via subaracnóidea e 0,002 mg/kg por via epidural, com efeito curto de menos de 45 minutos. Geralmente há necessidade da introdução de um cateter epidural ou subaracnóideo e manutenção com 0,001 mg/kg/h de infusão contínua epidural. Existem ainda os adesivos de fentanila, nas doses de 0,025 mg/h, 0,05 mg/h, 0,075 mg/h ou 0,1 mg/h. O adesivo de fentanila deve ser utilizado com cuidados especiais, pois se deve evitar que o animal remova ou ingira o adesivo, que é ativado por via gastrintestinal. Geralmente se coloca o adesivo na região cervical dorsal, cobrindo-o com uma bandagem leve. A dose deve ser calculada em 0,005 mg/kg/h. Assim, um gato de 4 kg receberia um adesivo de 0,025 mg/h. Geralmente, o adesivo necessita de um período de início de ação de cerca de 12 horas e, após esse período, permanece ativo por 72 horas. Deve-se observar o animal com sedação com relação à depressão em geral. Animais que se tornem demasiadamente sonolentos devem ter o adesivo removido. O adesivo não deve ser cortado e a pele não deve ser limpa com álcool, pois pode acontecer aumento da absorção de fentanila. Ocorrem poucos efeitos adversos, sendo o mais comum a bradicardia, facilmente tratada com atropina.[8-10]

Codeína

Derivado morfínico semissintético com propriedades antitussígenas e analgésicas semelhantes às da morfina. Tem potência 10 vezes inferior à da morfina. Por ter boa absorção oral, essa é a via de administração eleita. Geralmente utilizada em caninos associada ao paracetamol (acetaminofeno) para efeito analgésico anti-inflamatório pós-cirúrgico. A dose deve ser de 0,5 a 2,0 mg/kg de codeína e 5 a 10 mg/kg de paracetamol, a cada 6 ou 8 horas, por no máximo 4 dias. Não utilizar em gatos pela deficiência em citocromo P450 e consequente dificuldade de metabolismo do paracetamol.[8,9]

Metadona

Opioide sintético com efeito semelhante ao da morfina com duração de 4 a 6 horas. Tem absorção excelente tanto por via parenteral como oral. Difere da morfina por ser mais lipossolúvel, portanto a redistribuição é mais rápida e a eliminação também. Tem efeito depressor do peristaltismo, como a morfina, e aumento do tônus muscular intestinal, dificultando procedimentos de endoscopia gastrintestinal. A administração por via intravenosa não produz liberação de histamina, sendo, portanto, segura em animais de alto risco anestésico. Pode ser usada como pré-anestésico na dose de 1 mg/kg, IM, associada ou não à atropina, e nas doses de 0,1 a 0,5 mg/kg, IM ou VO, como analgésico a cada 6 horas. A metadona também produz efeito antagonista sobre receptores NMDA no SNC, contribuindo para prevenção e tratamento da dor neuropática. Quando associada à acepromazina, produz sedação intensa e prolonga o efeito analgésico para 8 a 10 horas. Uma das grandes vantagens da metadona é que não induz vômito em caninos, diferentemente de outros opioides, como a morfina.[8,9,15]

Tramadol

É um fármaco sintético de ação analgésica central que não está relacionado com os opioides. Apesar disso, o tramadol tem afinidade por receptores opioides mu, embora com baixa especificidade, ou seja, tem pouca capacidade de ativar esses receptores, produzindo efeito analgésico moderado quando comparado à morfina. Um mecanismo analgésico considerado secundário, mas que participa ativamente no efeito analgésico do tramadol, é a inibição da recaptação de serotonina e norepinefrina. Esse efeito é semelhante aos dos agonistas alfa-2-adrenérgicos, embora não ocorram as alterações cardiovasculares características desses últimos. Em animais, o tramadol está indicado para tratamento de dor moderada a grave. Seu efeito analgésico é similar ao da meperidina. Tem indicação tanto para dor aguda (p. ex., pós-operatório imediato) como para dor crônica (p. ex., osteoartrite e dor neuropática). Em caninos e felinos, a dose recomendada varia de 1 a 2 mg/kg, IV, 2 a 4 mg/kg, IM, ou 5 a 10 mg/kg, VO, a cada 24 horas. Uma das grandes vantagens do tramadol é a pouca probabilidade de efeitos, como retenção urinária ou fecal, tolerância e dependência química ou física. Porém, esses efeitos podem surgir com o uso prolongado do fármaco.[8,9,15,16]

REFERÊNCIAS BIBLIOGRÁFICAS

1. Jones SL. Anatomy of pain. In: Sinatra RS, Hord AH, Ginsberg B *et al.*, editors. Acute pain: mechanisms & management. St. Louis: Mosby-Year Book; 1992. p. 8-28.
2. Bonica JJ. Pain research and therapy: history, current *status*, and future goals. In: Short CE, Van Poznak A, editors. Pain. New York: Churchill Livingstone; 1992. p. 1-30.
3. Beitz AJ. Anatomic and chemical organization of descending pain modulation systems. In: Short CE, Van Poznak A (editors). Pain. New York: Churchill Livingstone; 1992. p. 31-62.

4. Lewis JW, Cannon, JT, Liebeskind JC. Opioid and non-opioid mechanisms of stress analgesia. Science. 1980;208:623-5.
5. Hellyer PW. Minimizing postoperative discomfort in dogs and cats. Vet Med. 1999;94(3):259-65.
6. Evans AT. Precautions when using opioid agonist analgesics. Vet Clinic North Am Small Anim Pract. 1992;22(2):362-3.
7. Hokfelt T, Kellerth JO, Nilsson G *et al.* Experimental immunohistochemical studies on the localization and distribution of substance P in cat primary sensory neurons. Brain Res. 1975;100:235-52.
8. Stoelting RK. Pharmacology and physiology in anesthetic practice. 5. ed. Philadelphia: Lippincott-Raven Publishers; 2015. p. 217-56.
9. Natalini CC. Teoria e técnicas em anestesiologia veterinária. Porto Alegre: Artmed Editora; 2007.
10. Iizuka T, Nishimura R. Context-sensitive half-time of fentanyl in dogs. J Vet Med Sci. 2015;14-0549.
11. Ohara H, Namimatsu A, Fukuhara K *et al.* Release of inflammatory mediators by noxious stimuli: effect of neurotropin on the release. Eur J Pharmacol. 1988;157:93-9.
12. Aimone LD. Neurochemistry and modulation of pain. In: Sinatra RS, Hord AH, Ginsberg B *et al.* (editors). Acute pain: mechanisms & management. St. Louis: Mosby-Year Book; 1992. p. 29-43.
13. Cohen RH, Perl ER. Contributions of arachidonic acid derivatives and substance P to the sensitization of cutaneous nociceptors. J Neurophysiol. 1990;64:457-64.
14. Taiwo YO, Levine JD. Prostaglandin effects after elimination of indirect hyperalgesic mechanisms in the skin of the rat. Brain Res. 1989;492:397-9.
15. Kaplan AP. The relationship of Hageman factor activation to the formation of bradykinin in humans: a historical perspective. Prog Clin Biol Res. 1989;297:311-23.
16. Natalini CC. Teoria e técnicas em anestesiologia veterinária. Porto Alegre, Artmed; 2007. 296 p.

22
Tratamento da Dor Aguda em Cães e Gatos

Nilson Oleskovicz • Juan Carlos Duque Moreno

INTRODUÇÃO

O tratamento da dor em medicina veterinária tem evoluído de maneira acelerada nos últimos anos, no entanto a dor nos animais ainda é ignorada ou incorretamente tratada por muitos profissionais. A falta de diagnóstico etiológico, de rotinas de avaliação da sua gravidade e o desconhecimento dos grupos farmacológicos, com seus respectivos mecanismos de ação, duração, doses e aplicações práticas, são os principais fatores que contribuem para que essa conduta se perpetue entre os profissionais.

Mesmo com os avanços recentes, poucos fármacos podem ser considerados efetivos em produzir analgesia excelente, ou até mesmo boa, por períodos prolongados e sem o risco de efeitos adversos significativos ou toxicidade em cães e gatos. A falta de dados validados cientificamente, as limitações das formulações e a ausência de estudos clínicos acabam dificultando o uso crônico de muitos fármacos em cães e gatos.

Em geral, os fármacos analgésicos são as principais ferramentas utilizadas para controle da dor, todavia é importante ter em mente que existem opções não farmacológicas que podem contribuir para o sucesso da terapia analgésica. A ansiedade, o estresse e condições desconfortáveis têm impacto negativo no paciente e nos resultados da terapia para o controle da dor. Deve-se reconhecer que os pacientes têm muito mais conforto em um ambiente calmo, preferencialmente em casa, com seus objetos habituais e com a comida que estão acostumados a receber, fatores que contribuem para o bem-estar do animal e para sua pronta recuperação.

Os aspectos fisiológicos e físicos também têm impacto decisivo no controle da dor.[1] Um exemplo disso é a adoção de medidas simples, como reduzir o barulho na recuperação anestésica e controlar a temperatura e a luz ambiente, para propiciar condições adequadas para a recuperação pós-anestésica dos pacientes. Do mesmo modo, cuidados de enfermagem, como manter o ambiente e a cama limpos e confortáveis, oferecer brinquedos ou distrações e sempre manipular o paciente de maneira afável e carinhosa, facilitam e potencializam o tratamento farmacológico na maioria dos casos de algia aguda.

Condutas farmacológicas não analgésicas também podem promover efeitos calmantes e intensificar o alívio da dor produzido por diversos fármacos analgésicos. Esse é o princípio básico da neuroleptoanalgesia (NLA), a qual providencia melhores resultados do que a analgesia isolada, quando pequenos procedimentos são necessários.

De modo geral, os fármacos mais utilizados e mais eficazes para o tratamento da dor em medicina veterinária incluem:

- Opioides
- Agonistas dos receptores adrenérgicos alfa-2
- Anti-inflamatórios não esteroides (AINEs)
- Anestésicos locais
- Glicocorticoides
- Fármacos adjuvantes
- Fármacos modificadores do comportamento.

OPIOIDES

O termo "opioide" é aplicado a qualquer um dos compostos, naturais ou sintéticos, que produzem efeitos semelhantes aos da morfina pela ação em receptores opioides μ (mu ou OP3), κ (kappa ou OP2), δ (delta ou OP1). Seu principal efeito é a analgesia sem perda da propriocepção ou da consciência, sendo considerada a administração sistêmica mais eficaz para controle da dor aguda ou pós-operatória.

Os opioides variam na sua especificidade, potência e eficácia nos diferentes receptores opioides, resultando em ampla variedade de efeitos clínicos, dependendo do fármaco administrado, da dose e da espécie. Conforme seus efeitos nos receptores, os opioides são classificados como:

- Opioides agonistas puros: apresentam alta atividade intrínseca em receptores μ e são caracterizados por produzirem analgesia e sedação (p. ex., morfina, metadona, meperidina, fentanila, sufentanila, remifentanila)
- Opioides antagonistas: bloqueiam ou revertem os efeitos de opioides agonistas por se combinarem com receptores opioides, produzindo mínimo ou nenhum efeito (p. ex., naloxona e naltrexona)
- Opioides agonistas-antagonistas: apresentam atividade agonista em receptores κ e atividade antagonista em receptores μ (p. ex., butorfanol e nalbufina)
- Agonistas parciais: apresentam baixa atividade intrínseca e podem atuar como agonistas ou antagonistas nos receptores μ dependendo da situação (p. ex., buprenorfina).

Farmacologia dos opioides

Os opioides produzem efeitos farmacológicos variados com base em sua habilidade de se associar e ativar os vários tipos e subtipos de receptores opioides localizados no sistema nervoso, tanto central (SNC) como periférico (SNP). A prevalência e a localização (central ou periférica) dos vários receptores nas diferentes espécies, a seletividade por esses receptores, o tamanho e a forma molecular, além da influência dos processos patológicos determinam os efeitos clínicos dos opioides, os quais são considerados os fármacos mais efetivos de todas as medicações analgésicas, embora sua potência analgésica e sua eficácia clínica sejam variáveis. Os opioides agonistas produzem sedação mínima ou moderada quando administrados isoladamente. Em contrapartida, podem produzir profunda depressão do SNC e depressão ou parada respiratória quando administrados com tranquilizantes (NLA) ou com anestésicos injetáveis ou inalatórios, especialmente em pacientes debilitados.

Quando administrados em doses altas, podem produzir nervosismo, agitação, aumento da atividade locomotora, disforia e hipertermia, especialmente em felinos. Os gatos são particularmente suscetíveis aos efeitos neuroexcitatórios dos opioides. Animais geriátricos podem ser mais suscetíveis aos efeitos comportamentais e no SNC, podendo ocorrer indiferença, mal-estar, desorientação e agitação.

Essas substâncias estimulam a zona do gatilho quimiorreceptor (ZGQ), podendo provocar sinais de náuseas e vômito em cães e gatos, e de respiração ofegante em cães, fenômenos agudos frequentemente observados após administração intramuscular (IM) ou intravenosa (IV) de opioides. O vômito pode ser um efeito desejado naqueles pacientes que se apresentam com o estômago repleto e são admitidos para cirurgia. Porém, esse efeito deve ser evitado ao máximo em pacientes com suspeita de corpo estranho faríngeo, esofágico, ou gástrico ou naqueles com úlceras de córnea ou aumento das pressões intraocular ou intracraniana.

Ainda, com relação aos efeitos centrais, os opioides produzem miose (pupilas puntiformes) em cães, como resultado da estimulação de segmentos parassimpáticos do nervo oculomotor. Essa resposta pode ser inibida pela administração prévia de fármacos anticolinérgicos (p. ex., atropina e glicopirrolato). Em felinos e equinos ocorre o efeito inverso, midríase (dilatação da pupila), como resultado da estimulação de vias simpáticas do SNC. Os opioides também interferem nos centros termorreguladores no hipotálamo, podendo resultar em hipotermia em cães e hipertermia em gatos, principalmente após a administração de agonistas μ.

Dentre os efeitos cardiovasculares adversos destacam-se as bradiarritmias, as quais são de pequena magnitude, quando os opioides são administrados nas doses recomendadas tanto em cães como em gatos. Em doses maiores, ou repetidas, pode ocorrer bloqueio atrioventricular (BAV) de primeiro grau (intervalo PR prolongado), de segundo grau (onda P não seguida de um intervalo QRS) e, raramente, de terceiro grau (nenhuma relação entre a onda P e os complexos QRS). Esses efeitos são atribuídos ao aumento do tônus parassimpático mediado pelo vago e, portanto, são responsivos à terapia anticolinérgica (atropina ou glicopirrolato).

Os opioides produzem efeitos pouco significativos na força de contração cardíaca (inotropismo), na pressão arterial e no débito cardíaco, exceto quando administrados rapidamente em *bolus* IV. Além disso, quando administradas por essa via, a morfina e a meperidina induzem liberação de histamina, podendo produzir hipotensão.

A administração de opioides pode induzir depressão respiratória, elevando a concentração de dióxido de carbono necessária para estimular a frequência e a amplitude da respiração (aumentam o limiar respiratório) e deprimem as respostas ventilatórias ocasionadas pelo aumento na concentração inspirada de dióxido de carbono (reduzem a sensibilidade respiratória). Clinicamente, ambos os efeitos predispõem os pacientes à hipoventilação e ao desenvolvimento de acidose respiratória. A gravidade da depressão respiratória induzida por opioides em cães e gatos está diretamente relacionada com a intensidade de depressão do SNC preexistente. A depressão respiratória se dá com maior frequência quando administrados simultaneamente fármacos tranquilizantes ou sedativos antes da anestesia, devendo a função ventilatória ser monitorada com cuidado.

O uso clínico dos opioides para analgesia ou como medicação pré-anestésica deve ser considerado dentro da formulação do problema do paciente, da gravidade da dor e do potencial para anestesia. Baixas doses de opioides agonistas-antagonistas (butorfanol) podem produzir efeitos aditivos com opioides agonistas (hidromorfona e oximorfona). Porém, efeitos antagônicos estarão presentes quando doses altas ou repetidas de um opioide agonista-antagonista ou agonista parcial (buprenorfina) forem administradas a um paciente que recebeu um agonista puro. Além disso, nem todos os efeitos opioides podem ser antagonizados. A administração de doses baixas de um antagonista (naltrexona), previamente à administração de um agonista (morfina, hidromorfona) pode ajudar a prevenir efeitos excitatórios relacionados com os opioides, aumentando a analgesia relacionada com o opioide e atenuando o desenvolvimento de tolerância associada ao seu uso crônico. Doenças hepáticas, renais ou do SNC e administração concomitante de anestésicos podem retardar a biotransformação e eliminação dos opioides, produzindo efeitos depressivos mais prolongados.

Opioides agonistas

Morfina

É o principal alcaloide derivado do ópio e o protótipo dos agonistas opioides. Produz analgesia sem perda da sensação ou da propriocepção, com duração de aproximadamente 4 horas. Os gatos não produzem o metabólito ativo da morfina após a administração por via intramuscular e, após a administração por via intravenosa, somente 50% deles o fazem. Por esse motivo, a morfina pode ser menos eficaz na maioria dos gatos do que em cães. A morfina parece ser menos eficaz na dose de 0,1 mg/kg do que a buprenorfina (0,01 mg/kg) em vários procedimentos cirúrgicos e diagnósticos invasivos em gatos; contudo, na dose de 0,2 mg/kg, IM, aumentou o limiar nociceptivo para estímulo térmico entre 4 a 6 horas. A morfina tem sido amplamente empregada em gatos, nas doses de 0,1 a 0,2 mg/kg, sem causar excitação e com eficiência em várias situações clínicas.

Esse fármaco produz depressão do centro respiratório, resultando em redução do volume-minuto e aumento da tensão arterial de dióxido de carbono. A morfina deprime o centro da tosse e estimula a ZGQ e o peristaltismo intestinal. Deve ser administrada lentamente, quando injetada por via intravenosa, devido ao potencial de liberação de histamina. A dose máxima recomendada por via IV em cães é de 0,5 mg/kg, administrada em 1 a 2 minutos. Pode causar excitação ou disforia em alguns animais, sendo que os cães normalmente são menos afetados do que os gatos e os cavalos.

A morfina pode ser indicada em doses mais altas (até 1 mg/kg) para controle da dor grave, porém em doses baixas é apropriada para controle da dor leve a moderada (0,2 a 0,5 mg/kg). Ocasionalmente, alguns pacientes requerem o uso de analgésicos potentes em doses altas para obter efeitos sedativos aditivos, entretanto nessas situações a disforia e a excitação podem ser uma desvantagem.

Quando procedimentos cirúrgicos mais cruentos e invasivos, com maior extensão de trauma tecidual, são realizados, os opioides agonistas puros, como a morfina (0,3 a 0,5 mg/kg), metadona (0,2 a 0,5 mg/kg) ou hidromorfona (0,03 a 0,05 mg/kg), devem ser selecionados. Em cirurgias extremamente dolorosas ou naqueles pacientes nos quais já exista sensibilização central, doses maiores de até 1 mg/kg (morfina) e 0,1 mg/kg (hidromorfona) são indicadas.

O período de latência da morfina após administração por via intravenosa pode variar de 5 a 15 minutos e o pico de seu efeito analgésico é alcançado após 30 a 45 minutos. Embora a meia-vida da morfina seja curta, aproximadamente 1 hora, seus efeitos podem perdurar entre 4 e 6 horas. Em algumas situações, em animais com dor moderada a grave que requerem doses em intervalos curtos, há indicação da administração de um *bolus* (0,3 a 0,5 mg/kg, IV ou IM) seguido de infusão intravenosa contínua 0,1 a 1,0 mg/kg/h.[2]

A administração epidural de morfina (0,1 mg/kg) promove analgesia por até 24 horas. Os efeitos analgésicos são ideais para procedimentos nos membros pélvicos e fornecem suplementação analgésica excelente para toracotomia. Esse fármaco também tem sido indicado para administração intra-articular por afetar diretamente os receptores presentes na articulação. As evidências desses efeitos ainda são controversas, mas a adição de anestésicos locais é uma técnica efetiva e simples. A morfina na dose de 0,1 mg/kg, adicionada à bupivacaína 0,5% (aproximadamente 0,1 mℓ/kg), é depositada no espaço intra-articular após a síntese da cápsula articular. Nessa técnica, assim como na administração epidural, como a dose de morfina é baixa, a incidência de efeitos sistêmicos é mínima.

Oximorfona

É um opioide semissintético com efeito analgésico similar ao da morfina. Não induz liberação de histamina sendo, portanto, mais segura para administração por via intravenosa do que a morfina. É menos propensa a produzir excitação do que a morfina, porém apresenta maior capacidade de produzir respiração ofegante, resultante da ativação do centro termorregulatório, fazendo com que o animal tenha a sensação de necessidade de perder calor, mesmo que a temperatura corporal esteja normal ou reduzida.

Clinicamente, a oximorfona não tem sido associada a hipertermia, vômito, náuseas ou outros efeitos adversos. Contudo, ela não foi tão efetiva como a buprenorfina para o controle da dor após oniectomia com ou sem castração ou ovário-histerectomia em gatos.[3]

Hidromorfona

Também é um opioide semissintético, com praticamente a mesma eficácia e potência da oximorfona podendo, no entanto, produzir analgesia melhor do que a da morfina em gatos. Apresenta duração de ação similar à da morfina e à da oximorfona. Embora a hidromorfona possa induzir liberação de histamina, a magnitude desse efeito é mínima. É pouco provável que cause vasodilatação e hipotensão, sendo sua administração por via intravenosa considerada segura. Produz menor sedação que a morfina e a oximorfona em cães e gatos e, do mesmo modo que a morfina, a hidromorfona é apropriada para controle da dor leve a moderada (0,02 a 0,03 mg/kg). Em doses mais altas, pode ser indicada para controle da dor grave.

A hidromorfona, administrada por via intravenosa, nas doses de 0,025 e 0,05 mg/kg, induziu pequeno aumento na antinocicepção térmica de curta duração em gatos, enquanto doses de 0,1 mg/kg, IV, produziram aumento significativo na antinocicepção térmica por até 7 horas.[4] A via de administração tem efeito significativo na qualidade e duração da analgesia, bem como na ocorrência de efeitos adversos. Nesse sentido, quando a dose de 0,1 mg/kg foi administrada por via intramuscular ou por via subcutânea (SC), observou-se que a IV produziu maior intensidade e duração do efeito antinociceptivo com menor incidência de vômito e salivação.[5]

Metadona

É um opioide sintético, com eficácia analgésica similar à da morfina e com duração de 2 a 6 horas. Trata-se de um agonista μ menos propenso a causar vômito, com atividade antagonista em receptores N-metil-D-aspartato (NMDA), pela qual potencializa seus efeitos analgésicos e auxilia na prevenção do desenvolvimento de tolerância aos opioides. A metadona tem sido amplamente utilizada para controle da dor oncológica e neuropática em pacientes humanos. Em cães, seu perfil farmacocinético é responsável pela baixa biodisponibilidade após a administração oral, observando-se rápido *clearance* e meia-vida de eliminação curta, ao contrário do que acontece em pacientes humanos.[6] As propriedades farmacocinéticas da metadona em gatos são similares às observadas em cães, e foi sugerido que doses de 0,6 mg/kg, IM, podem fornecer analgesia por 4 horas ou mais. A administração por via subcutânea de metadona em gatos, na dose de 0,2 mg/kg, aumentou o limiar térmico de 1 para 3 horas e o limiar mecânico de 45 para 60 minutos.[7]

A metadona racêmica, na dose de 0,6 mg/kg, e a levometadona, na dose de 0,3 mg/kg, administradas por via intramuscular antes da cirurgia promoveram analgesia efetiva, a qual foi avaliada pelo comportamento e palpação da ferida em gatos após a ovariectomia. Nesse mesmo estudo não foram observados efeitos comportamentais, respiratórios ou cardiovasculares.[8]

Em outro trabalho a administração de levometadona, na dose de 0,3 mg/kg, a cada 8 horas, durante 5 dias, iniciada no momento da extubação, não foi efetiva, quando comparada ao carprofeno ou à buprenorfina, em gatos submetidos a procedimentos ortopédicos, além de ter sido associada a excitação em alguns indivíduos.[9]

A metadona tem sido relacionada com a ocorrência de bradicardia em vários estudos em cães, independentemente da dose. Esse efeito, assim como no caso de outros opioides agonistas μ, é mediado por estimulação vagal e pode ser revertido com a administração de anticolinérgicos.

Também foi estabelecido que, em associação à acepromazina, a metadona induz efeito sedativo mais acentuado do que outros opioides como morfina, butorfanol e tramadol em cães. Entretanto, o aumento da dose parece não incrementar a intensidade do efeito sedativo, mas, sim, sua duração. Doses de 0,25 mg/kg seriam suficientes para obter efeitos em menor período, enquanto doses maiores seriam necessárias para obter efeitos prolongados. Mais recentemente, foram observados os efeitos da infusão intravenosa contínua (0,1 mg/kg/h) de metadona durante 72 horas em Beagles e, embora tenha sido registrado aumento do limiar nociceptivo mecânico e térmico sem a ocorrência de tolerância ou taquifilaxia durante todo o período da infusão, os típicos efeitos adversos dos opioides foram observados: sedação, bradicardia e hipotermia, além de inapetência e regurgitação.

Apesar de seus efeitos analgésico e sedativo de excelente qualidade, é de se mencionar o potencial arritmogênico da metadona em cães, principalmente em pacientes sob anestesia geral com sevofluorano, que também induz aumento do intervalo QT, diferentemente do propofol. Foi sugerido que esses efeitos da metadona são independentes da sua ação nos receptores μ e podem estar relacionados com sua estrutura química, que é similar à de bloqueadores dos canais de cálcio. Além disso, esse opioide também bloqueia os canais de potássio, reduzindo o efluxo desse íon da célula, prolongando o potencial de ação e retardando a repolarização, o que se manifesta como aumento do intervalo QT. Esses efeitos devem ser considerados principalmente em pacientes com distúrbios eletrolíticos que podem levar ao prolongamento do intervalo QT, como hipercalcemia, hipermagnesemia e hipopotassemia.

Meperidina

É um opioide sintético com aproximadamente um décimo da potência da morfina. Devido à curta duração de seu efeito analgésico e dos possíveis efeitos cardiovasculares, torna-se menos satisfatória do que a morfina para a analgesia de longa duração. Pode apresentar efeitos inotrópicos negativos significativos e induz liberação de histamina de maior magnitude que a morfina. Por essa razão, a administração por via intravenosa não é recomendada.

Estudos clínicos em gatos, utilizando doses de 3,3 a 10 mg/kg, IM, têm demonstrado que ela é efetiva, apresenta breve período de latência, porém com curta duração de ação. Na dose de 5 mg/kg, IM, sua duração de ação é menor que 1 hora.[10]

Fentanila

É um opioide sintético de reduzida duração com eficácia analgésica similar à da morfina. Pode diminuir a concentração alveolar mínima (CAM) dos anestésicos inalatórios em até 63%. Seus efeitos duram somente cerca de 30 minutos após injeção única. Desse modo, normalmente é utilizado por meio de infusão intravenosa contínua no período transoperatório, para promover analgesia cirúrgica e reduzir o requerimento de anestésicos inalatórios ou injetáveis. O uso da fentanila no período intraoperatório pode ser especialmente vantajoso em pacientes com função cardíaca comprometida, pois seus efeitos sobre a função cardíaca e o tônus vascular são mínimos, enquanto contribui para redução significativa da CAM.

Os adesivos de fentanila são efetivos para controle perioperatório da dor. Os animais que são admitidos na noite anterior à cirurgia podem recebê-los como uma opção para controle da dor. A vantagem desse método é que o início da analgesia ocorre em aproximadamente 12 horas (gatos) a 24 horas (cães), perdurando por aproximadamente 72 horas. As concentrações plasmáticas de fentanila variam significativamente entre indivíduos, por isso pode ser difícil garantir níveis adequados de analgesia durante o período cirúrgico. Os adesivos de fentanila reduzem em torno de 18% a CAM em gatos e 37% em cães normotérmicos, porém não há redução significativa em cães hipotérmicos (< 34,5°C). Também deve ser mencionado que o uso de adesivos transdérmicos de fentanila não é recomendado para o tratamento da dor aguda ou pós-operatória no ser humano, devido à dificuldade no ajuste da dose e ao risco de hipoventilação.

A redução da CAM em gatos é semelhante após a administração do butorfanol e, em virtude da hipotermia que geralmente é esperada durante cirurgias prolongadas, ela pode ser bastante variável. Se um nível adequado de analgesia não for obtido durante a cirurgia, a administração de opioides durante o procedimento é indicada. Um estudo demonstrou que, em cães, os adesivos de fentanila não melhoraram a analgesia e aumentaram os custos para o proprietário quando comparados à administração sistêmica de opioides. Estudos dessa natureza ainda não foram realizados em gatos.[11]

Os adesivos de fentanila têm sido utilizados para controle da dor perioperatória aguda em gatos. Nessas situações, a concentração plasmática de fentanila é variável após a aplicação do adesivo. Isso foi comprovado por Lee *et al.*,[12] que demonstraram que em dois de seis gatos não houve concentração plasmática > 1 ng/mℓ. Os principais fatores que afetam as concentrações plasmáticas de fentanila em gatos incluem o tamanho do adesivo em relação ao peso do animal, a permeabilidade da pele e a temperatura corporal. Além disso, em pacientes críticos, a hipotermia, a hipovolemia e a diminuição da perfusão da pele diminuem a absorção. Como o acesso venoso normalmente se apresenta nesses pacientes, a infusão contínua de fentanila torna-se uma escolha mais interessante neles.

Em gatos normotérmicos (38°C), as concentrações plasmáticas de fentanila foram de 1,83 ± 0,63 ng/mℓ quando comparadas com 0,59 ± 0,30 ng/mℓ em animais hipotérmicos (35°C).[13] Em gatos com peso inferior a 4 kg, a colocação do adesivo de 25 mg/h com exposição total resulta em concentrações plasmáticas de 1,78 ± 0,92 ng/mℓ quando comparadas com 1,14 ± 0,86 ng/mℓ nos casos em que somente metade do adesivo foi exposto.[14] Para animais extremamente pequenos ou pediátricos, os adesivos de 12,5 mg/h podem ser utilizados e, em geral, independentemente do tamanho do animal, as concentrações plasmáticas são alcançadas ± 6 a 12 horas após a colocação do adesivo, sendo que seus efeitos perduram por ± 18 a 20 horas após sua remoção. Até que se chegue às concentrações plasmáticas, outro opioide deveria ser utilizado para promover analgesia, lembrando-se de que se deve evitar o uso de butorfanol, pois esse poderá antagonizar os efeitos da fentanila.

Em pacientes críticos, os opioides podem facilitar a indução, especialmente quando associados ao diazepam ou ao midazolam (0,2 mg/kg). A dose de opioide necessária varia de 0,05 a 0,1 mg/kg para hidromorfona e 10 a 20 μg/kg para a fentanila, administrados por via intravenosa. Embora se observe boa analgesia, deve-se esperar que ocorram depressão respiratória e bradicardia. Felizmente os efeitos negativos associados à administração de opioides são facilmente revertidos pela ventilação com pressão positiva intermitente e administração de anticolinérgicos.

Em gatos, a dose de 10 μg/kg, IV, promove rápido início de ação (pico de efeito em menos de 5 minutos) com significativa analgesia que perdura por 110 minutos, sem ocorrência de excitação, salivação ou vômito.[15] Nesse estudo, a concentração plasmática de fentanila e a analgesia foram intimamente relacionadas. Concluiu-se que valores plasmáticos > 1,07 ng/mℓ de fentanila promovem analgesia em gatos similar à observada em cães.[15] Nesse sentido, a fentanila é uma excelente escolha para vários procedimentos críticos ou situações pós-cirúrgicas, pois a taxa de infusão pode ser rapidamente ajustada para cima ou para baixo de acordo com a necessidade individual de cada paciente. Em adição, o uso de fentanila de maneira isolada raramente produz disforia, sendo que as respostas mais comuns em gatos são calma e conforto.

Remifentanila

Opioide sintético com aproximadamente metade da potência da fentanila, é o único entre os opioides que é metabolizado por esterases não específicas presentes no sangue e tecidos, principalmente músculo esquelético. Isso faz com que a remifentanila apresente rápida eliminação, independentemente da função hepática ou renal. Por causa da curta duração de sua ação farmacológica, é utilizada em infusão intravenosa contínua para manter seu efeito analgésico. A recuperação ocorre dentro de 3 a 7 minutos após o término da infusão. É um fármaco extremamente útil em situações nas quais analgesia intensa é necessária por períodos curtos.

Opioides agonistas-antagonistas

Butorfanol

O butorfanol é um opioide sintético que exerce seus efeitos principalmente em receptores κ, produzindo graus variados de analgesia e sedação com mínima depressão cardiopulmonar. Liga-se a receptores μ, mas tem mínimo efeito nesses. Desse modo, é tido como antagonista μ. Sua potência analgésica é cerca de três vezes a da morfina, doses acima de 0,8 a 1 mg/kg estão associadas a um platô (ou efeito-teto), a partir do qual não há nenhuma melhora adicional na analgesia.

O butorfanol é mais efetivo para a dor leve ou moderada e para a dor visceral do que para dor grave ou somática. A duração da analgesia depende da espécie, da intensidade da dor e da via de administração. Alguns estudos sugerem duração de menos de 1 hora em cães, enquanto outros indicam duração de até 6 horas, particularmente em gatos. O butorfanol, bem como a buprenorfina, é indicado para controle da dor leve a moderada, como nos casos de ovário-histerectomia ou orquiectomia.

Acreditava-se que a administração simultânea ou sequencial de um agonista-antagonista, como o butorfanol, e um agonista puro, como a oximorfona ou a morfina, produziria efeitos antagônicos, uma vez que o agonista-antagonista poderia inibir ou até mesmo reverter os efeitos analgésicos do agonista. Porém, sugeriu-se que a associação de butorfanol com oximorfona (0,05 a 0,1 mg/kg de cada) resulta em analgesia sinérgica com mínimos efeitos cardiopulmonares, excitação ou disforia, quando comparada com a oximorfona isolada. Nesse sentido, a associação de um agonista-antagonista e um agonista puro pode apresentar vantagens, particularmente em espécies ou pacientes propensos à disforia induzida pelo opioide agonista puro.

O butorfanol normalmente é utilizado em gatos na dose de 0,1 a 0,4 mg/kg, porém suas propriedades analgésicas têm sido questionadas nessa espécie. Após a administração intravenosa não houve diferença na nocicepção térmica produzida com 0,1, 0,2, 0,4 ou 0,8 mg/kg. Em um modelo experimental de dor visceral (distensão retal com balão) a dose IV mais efetiva foi de 0,1 mg/kg, a qual produziu analgesia por 350 ± 10 minutos, e a dose SC mais efetiva foi de 0,4 mg/kg, a qual resultou em um período analgésico de 298 ± 45 minutos.[16]

Estudos clínicos e experimentais indicam que o butorfanol apresenta curto período de ação (menos de 90 minutos), necessitando de constante reaplicação para que seja efetivo.[17] Ele tem sido considerado uma escolha analgésica ruim para os casos de dor somática. Em contrapartida, é uma escolha razoável para os casos de dor visceral aguda, como a associada aos casos de cistite e enterite; entretanto, nos casos em que o alívio da dor não é alcançado com as doses habituais, doses adicionais podem não ser efetivas.

Nalbufina

É um agonista κ e antagonista μ parcial, o qual produz analgesia leve com pouca sedação, depressão respiratória ou efeitos cardiovasculares. Seus efeitos sedativos em associação à acepromazina parecem ser menores que os do butorfanol. Com uma duração de ação de cerca de 1 hora, assim como o butorfanol, a nalbufina também pode ser efetiva em antagonizar parcialmente os efeitos sedativos de um agonista μ, com doses de 0,1 a 0,5 mg/kg, IV.

Embora o emprego da nalbufina tenha sido bastante popular no passado, atualmente ela não é muito utilizada em cães e gatos. Por meio de um método de estimulação elétrica, para avaliar a antinocicepção somática, não foi evidenciado nenhum efeito antinociceptivo com a administração por via intravenosa de 0,75 a 1,5 mg/kg em gatos.[16] Nesse mesmo estudo, demonstrou-se que a dose necessária para produzir efeito analgésico visceral foi de 3 mg/kg, IV, com duração de efeito de 180 ± 39 minutos.

Buprenorfina

A buprenorfina é diferente de outros agonistas-antagonistas pelo fato de ser considerada agonista parcial em receptores μ e um antagonista em receptores κ. Por ser somente agonista parcial, a buprenorfina pode não prover analgesia adequada para dor moderada a grave, como a que se segue a procedimentos ortopédicos ou toracotomia, e o aumento das doses acima daquelas clinicamente recomendadas pode resultar em analgesia reduzida. A buprenorfina tem início de ação mais lento que muitos outros opioides, com seu pico de efeito até 1 hora após a administração por via intravenosa.

A buprenorfina é bem-absorvida após administração oral transmucosa (OT) em gatos, com duração de 6 a 8 horas, tornando-se um analgésico prático para esses animais. Com relação ao butorfanol, tem a vantagem de que a duração do seu efeito analgésico é de aproximadamente 6 horas, quando comparada a menos de 2 horas do agonista-antagonista.

Em gatos, a dose IM de 0,01 mg/kg resulta em longo período de latência (2 horas) para analgesia e duração variável de 4 a 12 horas.[17] Na dose de 0,02 mg/kg, IM, o limiar térmico foi aumentado a partir de 35 minutos e até 5 horas após o tratamento.[18] A biodisponibilidade da buprenorfina após a administração OT é de 100%, devido ao pH da boca do gato ser entre 8 e 9, o qual poderia aumentar a absorção. Esse fato poderia justificar a maior efetividade dessa via em gatos quando comparada nas demais espécies com pH oral neutro. Não foram observadas diferenças no início da analgesia (30 minutos), tempo para o pico de efeito (90 minutos) ou duração da ação (6 horas) quando a dose de 0,02 mg/kg foi administrada pelas vias intravenosa ou OT em gatos.[19]

A buprenorfina produziu melhor analgesia do que a morfina em gatos submetidos a vários procedimentos cirúrgicos de tecidos moles ou ortopédicos, além disso foi superior à oximorfona nos casos de orquiectomia e promoveu maior alívio da dor do que a meperidina (petidina) após ovário-histerectomia.[20] Raramente produz vômito ou disforia e não tem sido associada à hipertermia.

Os adesivos transdérmicos de buprenorfina de uso humano foram testados em gatos, observando-se que, após a aplicação de um adesivo de 35 μg/h, houve concentrações efetivas de buprenorfina no sangue, durando aproximadamente 4 dias. Contudo, não foi demonstrada a existência de analgesia efetiva.[21] Esse estudo concluiu que, de maneira similar à infusão intravenosa contínua, uma dose inicial ou *bolus* de buprenorfina é necessária antes da aplicação do adesivo para alcançar concentrações plasmáticas e criar um gradiente entre o plasma e o sistema SNC ou, ainda, que um adesivo com maior taxa de liberação do fármaco talvez seja necessário.

Opioides antagonistas

São utilizados com frequência para despertar animais que estejam excessivamente sedados, por exemplo, quando a recuperação da anestesia é prolongada e o paciente não retomou os reflexos laríngeos e de deglutição. Deve-se lembrar que a reversão dos efeitos dos opioides, particularmente em um animal que esteja com dor, pode resultar em algia aguda intensa acompanhada de estimulação simpática, o que pode ser prejudicial. Portanto, os antagonistas opioides devem ser utilizados com cautela.

Naloxona

A naloxona não induz nenhum efeito quando administrada isoladamente, mas quando administrada a um animal ao qual foi dado previamente um agonista opioide, como a morfina, reverte de modo efetivo os efeitos do agonista, produzindo agitação, aumento dos reflexos e do nível de consciência. A duração dos efeitos da naloxona é mais curta que a de muitos agonistas opioides. A dose de 0,01 mg/kg, IV, induz efeitos que duram cerca de 20 a 40 minutos, enquanto com a de 0,04 mg/kg, IM, o tempo aumenta para 40 a 70 minutos. Por isso, a reaplicação pode ser necessária e o monitoramento dos pacientes deve ser cuidadoso para evitar que ocorram narcotização ou sedação novamente.

Naltrexona

Antagonista opioide puro, cerca de quatro vezes mais potente que a naloxona. A duração de seus efeitos, no homem, é cerca de duas vezes a da naloxona. É utilizada na reversão dos efeitos do carfentanila em grandes mamíferos, mas dados sobre seu uso em cães e gatos são escassos. Esse antagonista opioide não é de uso comum na reversão de agonistas μ em animais de companhia, mas há alguns anos vem sendo usado como adjuvante no manejo da dor crônica associada à osteoartrite, no tratamento de doenças autoimunes e como parte de protocolos de quimioterapia em cães.

Opioide atípico | Não opioide

Tramadol

O tramadol não é considerado um opioide clássico, pois apresenta fraca afinidade por receptores μ (6.000 vezes menor do que a da morfina), além de ter outros mecanismos de ação, como aumento da liberação de serotonina, inibição da recaptação de norepinefrina, antagonismo de receptores NMDA, 5-HT2 c e colinérgicos muscarínicos e efeito agonista em receptores TRPV1. O principal metabólito do tramadol, o

O-desmetiltramadol ou M1, é de duas a quatro vezes mais potente que a substância mãe e tem afinidade entre 200 e 300 vezes maior pelo receptor μ. Entretanto, a produção desse metabólito parece ser dependente da espécie e do animal. De fato, a eficiência do tramadol tem sido questionada em cães e equinos devido à grande variabilidade na produção do M1 entre indivíduos observada em diferentes estudos. Alguns autores consideram que o tramadol não é eficiente para o manejo da dor aguda e, inclusive, da dor crônica nessas duas espécies. Em contrapartida, gatos produzem quantidades significativas de M1 conferindo potencial analgésico mais consistente ao tramadol nessa espécie.

A administração por via oral (VO) de tramadol em cães resulta em rápida absorção, com aproximadamente 75% de biodisponibilidade, sendo que a administração com ou sem alimento não parece alterar sua absorção. Foi sugerido que a administração de tramadol, VO, na dose de 5 mg/kg a cada 6 horas ou de 2,5 mg/kg a cada quatro horas em cães permitiria obter concentrações plasmáticas de M1 similares àquelas compatíveis com as que induzem analgesia em seres humanos. Em gatos, doses de 1 a 2 mg/kg, VO, administradas a cada 8 a 12 horas, podem permitir concentrações plasmáticas de M1 compatíveis com analgesia em seres humanos.

Até recentemente, o uso de tramadol em gatos ainda era empírico, mas novos dados farmacocinéticos apresentam alguns fundamentos para seleção de doses e usos clínicos.[22] Em gatos, a dose de 1 mg/kg, SC, não produziu antinocicepção térmica, mas quando comparada com a administração isolada do ácido tolfenâmico no pós-operatório, a pré-medicação com tramadol, na dose de 4 mg/kg, SC, melhorou o nível de conforto dos gatos nas primeiras 8 horas após a ovário-histerectomia.[23] Após administração por via oral, observa-se biodisponibilidade de 62% em gatos, com pico de concentração plasmática em torno de 45 minutos e, quando comparado com o uso em cães, o tramadol é lentamente eliminado em felinos. Esses fatores o tornam uma boa escolha para analgesia por tempo prolongado em gatos, especialmente quando tratados em casa. Os dados farmacocinéticos sugerem que a dose utilizada em gatos deva ser menor e os intervalos de aplicação maiores, quando comparados aos usados em cães.[24]

Embora tenha se observado que o tramadol reduz a concentração alveolar mínima do isofluorano e do sevofluorano em cães, não foi possível comprovar seus efeitos antinociceptivos para estímulos térmicos e mecânicos. A literatura é controversa sobre os efeitos analgésicos do tramadol em cães, uma vez que diversos estudos mostram a eficiência analgésica em cirurgias, como ovário-histerectomia, mastectomia e ortopédicas, inclusive sendo comparável, e até melhor, do que outros opioides, como codeína, butorfanol, buprenorfina, nalbufina e morfina. Porém, em outros estudos não foi possível confirmar esses efeitos. Em recente metanálise concluiu-se que a evidência existente sobre a eficácia do tramadol no controle da dor pós-operatória em cães é de baixa ou muito baixa qualidade.

Quanto ao uso para o tratamento da dor crônica, cães com osteoartrite (cotovelo ou joelho) não apresentaram qualquer benefício após receberem tramadol (5 mg/kg, VO, 4 vezes/dia) durante 10 dias. Resultados diferentes foram obtidos em gatos com osteoartrite que apresentaram melhora na atividade mecânica e diminuição do estado de hipersensibilidade durante o tratamento com tramadol, 3 mg/kg, VO, 2 vezes/dia, durante 19 dias.

Alguns efeitos adversos, como midríase, sedação leve, euforia, polidipsia, náuseas, vômito e prurido facial, têm sido relatados em gatos. Já em cães foram relatados inapetência, diarreia, constipação intestinal (com o uso prolongado), sedação, agitação, tremores musculares e ansiedade. O tramadol pode ter diversas interações farmacológicas com relevância clínica. Não se recomenda o uso concomitante com meperidina, antidepressivos tricíclicos (amitriptilina), inibidores seletivos da receptação de serotonina (fluoxetina) pelo risco de desenvolvimento da síndrome serotoninérgica (febre, tremores/fasciculações musculares, convulsões, hipertermia, salivação e raramente morte). Embora pouco ou nada se fale sobre a administração de tramadol em condições especiais em cães e gatos, em pacientes humanos com histórico de convulsões, insuficiência hepática, insuficiência renal, aumento da pressão intracraniana e desordens mentais, como tendências suicidas, desordem bipolar e esquizofrenia, seu uso deve ser muito bem ponderado.

AGONISTAS DOS RECEPTORES ALFA-2-ADRENÉRGICOS

Neste grupo de fármacos estão incluídas xilazina, clonidina, detomidina, medetomidina e, mais recentemente, dexmedetomidina, as quais promovem sedação, relaxamento muscular e analgesia. Elas não são comumente utilizadas para o tratamento da dor em virtude da profunda sedação e depressão cardiovascular que acompanham sua administração. O uso de xilazina atualmente tem sido desencorajado, pois tem sido identificada como fator de risco em relação à mortalidade perioperatória, especialmente em gatos, podendo ser substituída, nesses casos, pela dexmedetomidina.

A medetomidina (mistura racêmica) e a dexmedetomidina (isômero D) são excelentes quando utilizadas como parte de um protocolo anestésico em pacientes saudáveis. Nesse sentido, esses fármacos promovem recuperação suave, diminuição do requerimento de anestésicos gerais (injetáveis ou inalatórios) e analgesia.[25] A medetomidina e a dexmedetomidina podem também ser administradas, conforme descrito adiante, por meio de infusão contínua, promovendo analgesia dependente da dose e relaxamento muscular.

Medetomidina

Após a ovário-histerectomia, a medetomidina na dose de 15 μg/kg promoveu alívio da dor similar ao butorfanol na dose de 0,1 mg/kg.[26] Em gatos com dor leve a moderada, a administração por via oral de medetomidina resultou em concentrações semelhantes às observadas após administração OT, demonstrando ser uma técnica útil. Do mesmo modo, a dexmedetomidina, na dose de 40 μg/kg, VO, foi efetiva e a analgesia foi tão longa quanto a obtida com administração por via intramuscular.[27] A administração epidural de medetomidina (10 μg/kg) demonstrou ser superior à administração de 4 μg/kg de fentanila, com efeitos sistêmicos leves e de curta duração.[28] Essa técnica pode ser uma opção em animais submetidos a procedimentos na região abdominal caudal, pelve ou membros pélvicos.

Dexmedetomidina

A dexmedetomidina é um enantiômero da medetomidina e, quando administrada na metade da dose, promove efeitos farmacológicos similares.[29] Apresenta alta seletividade para os receptores alfa-2, promove aumento da pressão arterial com diminuição da frequência cardíaca dependente da dose e da via de administração e reduz o requerimento de anestésicos durante a anestesia.[30] Souza[31] observou que a administração epidural e a infusão intravenosa contínua de dexmedetomidina reduziram o consumo de isofluorano e produziram recuperação de melhor qualidade e mais prolongada em relação ao grupo que recebeu somente lidocaína pela via epidural.

Segundo Villela e Junior[30] e Bagatini *et al.*,[32] a dexmedetomidina produz efeitos cardiovasculares semelhantes aos dos demais agonistas de receptores alfa-2-adrenérgicos, não promovendo depressão respiratória importante ou alteração nos valores de gases sanguíneos. Dorigon *et al.*[33] avaliaram os efeitos da administração epidural da dexmedetomidina na dose de 2 mg/kg em gatas premedicadas com cetamina S(+) e midazolam, submetidas à anestesia geral por infusão contínua de propofol, e concluíram que os animais que receberam o fármaco pela via epidural apresentaram plano de anestesia mais estável, com melhor grau de analgesia nos períodos trans e pós-operatório, bem como recuperação anestésica de melhor qualidade. Não tiveram alterações significativas cardiovasculares ou nos gases sanguíneos quando comparados ao grupo placebo.

A dexmedetomidina tem sido associada ao butorfanol e à cetamina em gatos, resultando em melhor sedação e analgesia do que sua administração isolada.[34]

ANTI-INFLAMATÓRIOS NÃO ESTEROIDES

Os anti-inflamatórios não esteroides (AINEs) podem promover analgesia de até 24 horas e não estão sujeitos à regulação e aos aspectos legais implicados no uso de opioides. No entanto, em alguns casos podem apresentar menor margem de segurança que os opioides e agonistas alfa-2-adrenérgicos e, ao contrário desses, não têm antagonistas.

Os gatos apresentam maior potencial de toxicidade aos AINEs, em virtude da sua limitada habilidade para glicuronidação de substâncias exógenas, resultando em prolongada duração de efeito com possibilidade de acúmulo dessas substâncias. A meia-vida do carprofeno, por exemplo, é de aproximadamente 20 horas, cerca de duas vezes a do cão, mas ela pode variar de um período curto de 9 horas até um longo,[35] de 49 horas.

Os AINEs têm sido tradicionalmente utilizados para controle da dor crônica em cães. Entretanto, os efeitos adversos dos chamados "AINEs não seletivos", particularmente em relação à lesão renal quando na ocorrência de hipotensão e ao aumento do sangramento, acabam restringindo seu uso no período pré-operatório. Em contrapartida, os mais recentemente desenvolvidos são conhecidos por serem mais seguros, em especial por atuarem de modo mais seletivo sobre as ciclo-oxigenases (COX).

Esses fármacos têm contribuído de modo significativo para o controle da dor na prática veterinária, principalmente da dor aguda e crônica em cães e gatos. Alguns efeitos antinociceptivos são exercidos na medula espinal e em locais supraespinais. Essa ação, além do alívio da dor aguda, pode promover bem-estar nos animais e melhorar seu apetite.

Do mesmo modo que acontece com os opioides, vários cuidados devem ser tomados em relação ao uso de AINEs. A condição geral do paciente influencia diretamente a decisão para usá-los ou não. Os gatos e os cães são mais suscetíveis do que os seres humanos aos efeitos adversos de alguns deles e, consequentemente, a segurança relatada para pacientes humanos não deve ser utilizada como parâmetro para prescrição em veterinária.

As principais situações nas quais o uso dos AINEs deve ser ponderado incluem insuficiência renal ou hepática, desidratação, hipotensão, condições associadas a baixo volume circulante (insuficiência cardíaca congestiva, ascite), disfunção plaquetária, coagulopatias (trombocitopenia, doença de von Willebrand, deficiências dos fatores de coagulação), uso concomitante de outros AINEs (p. ex., ácido acetilsalicílico) ou corticosteroides e nos casos de evidências de ulcerações gástricas (vômito, melena ou distúrbios gastrintestinais). Os gatos parecem ser particularmente suscetíveis aos efeitos adversos renais dos AINEs.

Mecanismo de ação dos anti-inflamatórios não esteroides

Grande parte dos efeitos clínicos analgésicos e anti-inflamatórios observados com a administração de AINEs está relacionada com a inibição das isoformas da enzima COX. Duas isoformas, COX-1 e COX-2, estão bem-definidas e, no início da década de 2000, foi identificada uma terceira isoforma, a COX-3, a qual é uma variante da COX-1.

A COX-1 é primariamente considerada a isoforma constitutiva da COX e é responsável pela produção basal das prostaglandinas necessárias para manter a homeostasia em muitos tecidos. A COX-2 é a isoforma induzida e é encontrada principalmente em locais nos quais há inflamação. Contudo, em diversos tecidos, incluindo cérebro, rim, sistema reprodutor e o olho, também há expressão dessa enzima de maneira constitutiva.

As enzimas COX iniciam uma cascata complexa que resulta na conversão de ácidos poli-insaturados em prostaglandinas e tromboxanas. O ácido araquidônico é transformado em prostaglandina G_2 (PG_2) e, então, em PGH_2 pela COX. Uma conversão enzimática adicional de PGH_2 resulta na formação de prostaglandinas importantes (tipos D, E, F e I) e tromboxanas. Com relação à dor, as prostaglandinas, primariamente a PGE_2, contribuem para a resposta inflamatória, causando vasodilatação e acentuando os efeitos de outras citocinas e mediadores inflamatórios.

A produção de PGE_2 em vários locais de inflamação parece ser mediada primariamente pela COX-2. Assim, quando um evento inflamatório ocorre em um tecido, a produção da enzima COX-2 é induzida, seguida de um aumento nas concentrações de prostaglandinas. A inibição seletiva de certas prostaglandinas produzidas primariamente pela COX-2 deveria permitir os efeitos terapêuticos analgésicos e anti-inflamatórios, enquanto diminui grandemente os efeitos adversos indesejáveis causados pela inibição da COX-1.

A seletividade pela COX é uma medida das concentrações relativas de uma substância necessárias para inibir cada isoenzima COX e normalmente é obtida em estudos *in vitro*. Os inibidores duplos da COX e da 5-lipo-oxigenase (5-LOX) (como a tepoxalina e o cetoprofeno) bloqueiam as vias metabólicas da COX e da 5-LOX, tendo efeitos anti-inflamatórios e antibroncospasmo. Os AINEs clássicos que inibem a COX podem ocasionar maior disponibilidade de ácido araquidônico para a produção de leucotrienos, o que pode levar à piora dos sinais respiratórios em pacientes asmáticos (NERD, do inglês *NSAID Exacerbated Respiratory Disease*). No caso da tepoxalina, embora seja inibidor não específico das enzimas COX, parece ter a mesma toxicidade gastrintestinal que os agentes COX-2 seletivos e menos que os inibidores da COX não seletivos.

Dentre os possíveis efeitos adversos associados aos AINEs, podem ser mencionados:

- Ulceração gastrintestinal, em alguns casos com hemorragia ou enteropatia e perda de proteínas
- Isquemia renal (medular/papilar) com insuficiência renal aguda, principalmente em pacientes hipovolêmicos ou hipotensos
- Hepatoxicidade, com necrose hepática em casos graves
- Embriotoxicidade/teratogenicidade, especialmente no primeiro terço da gestação, principalmente com ácido acetil salicílico
- Toxicidade na medula óssea e discrasias sanguíneas
- Diátese hemorrágica, principalmente com inibidores não seletivos
- Atraso no parto
- Fechamento prematuro do ducto arterioso
- Piora na broncoconstrição em pacientes asmáticos
- Lesão às cartilagens articulares (fenilbutazona).

Indicações dos anti-inflamatórios não esteroides no controle da dor

A administração dos AINEs deve ser considerada somente em cães e gatos bem hidratados, normotensos e com função hepática e renal normal, sem anormalidades hemodinâmicas, sem evidências de ulceração gástrica e que não estejam recebendo corticosteroides. Além disso, dois ou mais AINEs não deveriam ser administrados concomitantemente, pois apresentam período de latência analgésico de aproximadamente 30 a 60 minutos e, nesse sentido, nos casos de tratamento de dor pós-operatória, um opioide ou outro analgésico deveria ser administrado até que o efeito dos AINEs fosse alcançado.

Os AINEs podem também ser administrados como analgésicos preventivos. Embora esse efeito ainda seja controverso, vários estudos utilizando a administração prévia deles ao trauma cirúrgico já foram realizados, atestando sua segurança e eficácia em uma grande variedade de procedimentos cirúrgicos sem reações adversas significativas.

Os AINEs têm demonstrado ser efetivos para o controle da dor pós-operatória, tanto em procedimentos ortopédicos como de tecidos moles, especialmente quando há inflamação ou trauma tecidual intenso. No entanto, no período pós-operatório imediato, os opioides têm sido preferencialmente administrados em virtude dos seus efeitos sedativos e analgésicos potentes e imediatos. Nos casos de dor produzida por meningite, tumores ósseos, inflamação de tecidos moles (mastites), poliartrites, cistites, otites e doenças dermatológicas graves, os AINEs têm sido considerados mais eficazes do que os próprios opioides. Além disso, a associação de doses baixas de opioides com doses baixas de AINEs pode ser extremamente benéfica nessas situações. Outras indicações para seu uso incluem: panosteíte, osteodistrofia hipertrófica, dor oncológica (especialmente óssea) e dor odontológica.

Carprofeno

A administração perioperatória de carprofeno tem sido extensivamente estudada em cães, demonstrando analgesia satisfatória por até 18 horas após a cirurgia. Lascelles *et al.*[36] observaram que a administração preventiva desse fármaco promove analgesia superior quando comparada à pós-operatória. Uma das preocupações com a administração pré-operatória de AINEs é o comprometimento dos mecanismos de autorregulação do fluxo sanguíneo renal. No entanto, de acordo com Boström *et al.*,[37] a administração de carprofeno não foi associada a efeitos adversos em cães saudáveis submetidos à anestesia hipotensiva.

Embora seja classificado como AINE, a administração de carprofeno em cães da raça Beagle não inibiu a PGE, o ácido hidroxieicotetraenoico ou a síntese de tromboxana B_2. Isso levou à conclusão de que o principal modo de ação do carprofeno pode envolver mecanismos diferentes da inibição da COX ou da lipo-oxigenase. Porém, estudos mais recentes indicam que ele é um AINE, preferencialmente COX-2, com atividade antitromboxana mínima, sugerindo que a indução de coagulopatia pode não ser um problema em pacientes com os mecanismos hemostáticos intactos.

Efeitos indesejáveis, como nefrotoxicidade, hepatotoxicidade, hemorragia gastrintestinal ou deficiências hemostáticas, não têm sido frequentemente associados ao uso de carprofeno como acontece com outros AINEs não seletivos. Nesse sentido, o carprofeno foi utilizado na dose de 2 mg/kg, 2 vezes/dia, durante 7 dias, seguido da administração de 2 mg/kg, 1 vez/dia, durante mais 21 dias, produzindo erosões gástricas em 50% dos cães avaliados, o qual não diferiu estatisticamente do grupo placebo.

O carprofeno é indicado para tratamento da dor em doenças articulares degenerativas e tem sido associado a bons níveis de analgesia por até 18 horas após uma série de procedimentos ortopédicos. Em gatas submetidas à ovário-histerectomia, a administração de carprofeno SC, na dose de 4 mg/kg, no momento da extubação, promoveu profunda analgesia entre 4 e 20 horas após o procedimento cirúrgico, além de melhorar significativamente os escores de dor, quando comparados aos animais do grupo controle.[38]

O carprofeno e a meperidina (petidina) foram comparados após administração por via subcutânea no fim da cirurgia em gatas. Durante 2 horas depois da ovário-histerectomia, a meperidina, na dose de 10 mg/kg, promoveu analgesia superior à do carprofeno. Entretanto, em 2 a 20 horas, o carprofeno foi superior, fazendo com que as gatas que receberam carprofeno necessitassem de menor resgate analgésico.[38] De maneira semelhante, Balmer *et al.*[39] demonstraram que o carprofeno administrado antes da orquiectomia ou ovário-histerectomia foi mais efetivo e produziu analgesia por até 24 horas, quando comparado à meperidina administrada ao término da cirurgia em gatos.

Meloxicam

O meloxicam é um AINE do grupo dos oxicans. Inibe a síntese de prostaglandinas, tendo efeitos anti-inflamatórios, analgésicos, antiexsudativos e antipiréticos. Reduz a infiltração leucocitária no tecido inflamado e bloqueia, em menor grau, a agregação trombocitária induzida pelo colágeno. Estudos tanto *in vitro* como *in vivo* têm demonstrado que o meloxicam inibe em maior grau a enzima COX-2 do que a COX-1.

Depois de administrado por via oral, é bem-absorvido, apresentando picos plasmáticos em 7 a 8 horas. Após injeção SC, o meloxicam apresenta biodisponibilidade completa e as concentrações plasmáticas máximas (0,73 μg/mℓ em cães e 1,1 μg/mℓ em gatos) são alcançadas totalmente após 2,5 horas e 1,5 hora, respectivamente. Esse fármaco se une em 97% às proteínas plasmáticas e existe relação direta entre as doses administradas e as concentrações plasmáticas. A biotransformação hepática do meloxicam resulta em álcool, derivados ácidos e diversos metabólitos que carecem de atividade farmacológica. A meia-vida dessa substância é de 24 horas em cães e 15 horas em gatos. A excreção é predominantemente biliar (75%), havendo pequenas quantidades da substância inalterada na urina.

As principais indicações em cães são alívio da inflamação e da dor em distúrbios musculoesqueléticos crônicos ou agudos e redução da dor e da inflamação ocasionada por cirurgia ortopédica e de tecidos moles. Em gatos, recomenda-se principalmente para o tratamento da dor após ovário-histerectomia e outras cirurgias menores de tecidos moles.[40]

O meloxicam tem sido extensivamente utilizado para o tratamento da dor crônica, como nos casos de osteoartrite, sendo considerado também muito efetivo e seguro para o tratamento da dor aguda perioperatória, promovendo analgesia de até 20 horas em cães submetidos à laparotomia.[41] Nesse mesmo estudo, evidenciou-se que a analgesia produzida pelo meloxicam foi mais efetiva do que a produzida pelo butorfanol e similar à produzida pelo cetoprofeno.

O meloxicam tem atividade preferencialmente em COX-2, não induzindo anormalidades renais ou hepáticas importantes após administração aguda. Apresenta mínima atividade antitromboxanas, sugerindo que em cães com hemostasia normal não são observados efeitos adversos significativos. Erosões gástricas de leves a moderadas foram observadas em 50% dos animais, sem diferenças em relação ao grupo placebo, quando doses de 0,2 mg/kg foram administradas durante 28 dias.[42]

Contudo, foram observadas sérias alterações gastrintestinais (refletidas por sinais clínicos como vômito e diarreia e graves lesões macro e microscópicas ao exame *post mortem*) após o uso de meloxicam, durante 16 dias, nas doses de 1 e 2 mg/kg, em cães. O fato de esses autores terem usado doses 5 a 10 vezes maiores que a dose terapêutica sugere um estreito índice terapêutico para essa substância.[43] De fato, por meio de endoscopia, foi registrada a existência de lesões gastrintestinais moderadas em cães tratados com meloxicam, mesmo em doses terapêuticas (0,2 mg/kg).[42]

Em contraste, Jones *et al.*[44] observaram que existe boa correlação entre a seletividade *in vitro* e *in vivo* para o meloxicam e para o ácido acetilsalicílico em cães. Nessa pesquisa, o meloxicam preservou a atividade plaquetária e a proteção gástrica *in vivo*, enquanto o ácido acetilsalicílico inibiu ambas as funções.

Em outro estudo foram relatadas complicações graves, como perfuração gastrintestinal e peritonite séptica, após o uso de meloxicam em cães. Os fatores apontados como possíveis desencadeadores da toxicidade foram a administração de produtos de uso não veterinário, o uso de doses acima das recomendadas e doenças gastrintestinais ocultas (enterite linfoplasmocítica ou enterite eosinofílica). É importante ressaltar que, ao fracionar os produtos de uso humano, a mucosa gástrica fica diretamente exposta ao princípio ativo, podendo ocorrer irritação. Em contrapartida, é provável que a distribuição do princípio ativo não seja uniforme dentro do comprimido, podendo ocasionar sub ou sobredosificação quando esse for fracionado.

Em gatos, tem sido indicada a dose de 0,3 mg/kg, administrada por via subcutânea. No entanto, muitos veterinários utilizam doses menores (0,1 a 0,2 mg/kg) com bons resultados. Se houver indícios de hipotensão ou perda de sangue durante a cirurgia, o uso de meloxicam dever ser reservado para o início do período de recuperação, sem que haja perda da eficácia analgésica desse fármaco nessa espécie. Entretanto, nessas situações, outro analgésico, como os opioides, deve ser administrado no período transoperatório.

Durante muito tempo se acreditou que o uso de AINEs estaria contraindicado em pacientes com doença renal, porém gatos com doença renal crônica que receberam meloxicam ou robenacoxibe por longos períodos para o tratamento de dores osteoarticulares não apresentaram diferenças nos valores de creatinina em comparação com gatos que não receberam os AINEs. Nem todos os gatos com doença renal podem se beneficiar desse uso, sendo indicado unicamente em pacientes estáveis (mínimas alterações no peso corporal e na creatinina por pelo menos 2 meses e outras condições, como hipertensão, devidamente controladas). Outra recomendação é o uso da dose mínima efetiva após cuidadosa titulação, conforme a resposta do paciente. Desse modo, doses de 0,01 a 0,05 mg/kg, VO, 1 vez/dia, têm sido empregadas por períodos superiores a 6 meses.

Cetoprofeno

O cetoprofeno tem sido recomendado para controle da dor perioperatória e da dor crônica em cães e gatos. Por se tratar de um inibidor não seletivo de COX-1 e COX-2, os efeitos indesejáveis são um problema em potencial com o uso desse agente. A atividade antitromboxana é fortemente reduzida por esse fármaco. Quando administrado previamente à cirurgia, a ureia sérica, a creatinina e os níveis de alanina aminotransferase (ALT) permaneceram inalterados nas 24 e 48 horas após a administração. Porém, a contagem de células vermelhas foi significativamente reduzida no período pós-operatório em comparação com os valores basais.[45]

Vários estudos relatam que a hemorragia pós-operatória incisional ocorre em um pequeno número de animais. Grisnaux *et al.*[46] observaram aumento da hemorragia pós-operatória quando o cetoprofeno foi administrado antes da cirurgia em cães submetidos a vários procedimentos ortopédicos eletivos. Com base no exposto, embora o cetoprofeno seja efetivo para controle da dor perioperatória, recomenda-se que esse seja administrado somente no período pós-operatório, para reduzir o potencial de hemorragia transoperatória. Nesse sentido, ele pode ser administrado durante a sutura de pele após procedimentos ortopédicos ou no período de recuperação anestésica, nos casos de laparotomia ou toracotomia.

O cetoprofeno também tem sido relacionado com a inibição da lipo-oxigenase, mecanismo pelo qual pode contribuir para seus efeitos anti-inflamatórios e eficácia analgésica. Em gatos, a farmacocinética e a eficácia clínica do cetoprofeno estão bem documentadas.[47] Esse fármaco tem sido utilizado por até 5 dias de tratamento, especialmente em gatos com dor musculoesquelética. Assim como ocorre em cães, por inibir a COX-1, interferindo com a função plaquetária, seu uso pré-operatório não é recomendado.

Flunixino meglumina

Embora a flunixino meglumina tenha sido utilizada basicamente em cães, alguns autores a recomendam e utilizam também em gatos, na dose de 0,25 mg/kg, IM, 1 vez/dia. Tem sido considerada efetiva para fornecer analgesia cirúrgica em cães, além de aumentar o tempo de sobrevida em pacientes com endotoxemia, especialmente equinos. Porém, não existem relatos de que esse efeito também ocorra em cães com endotoxemia. Nos casos em que a dor está associada à peritonite, a administração de flunixino meglumina pode ser benéfica em virtude dos seus efeitos analgésicos e anti-inflamatórios. Entretanto, apresenta grande potencial para efeitos adversos, como aumento da ALT, nefrotoxicidade e ulcerações gástricas.[48]

Etodolaco

O etodolaco é indicado para o controle da dor e da inflamação associadas à osteoartrite, mas também pode ser utilizado para outras condições dolorosas. Os efeitos adversos observados são restritos ao trato gastrintestinal. Nesse sentido, observaram-se erosões gastroduodenais em cães após 28 dias de tratamento, mas essas não diferiram dos animais que receberam carprofeno ou do grupo controle. No entanto, foram menos intensas do que as observadas com o uso de ácido acetilsalicílico no mesmo período.[49] O etodolaco é bem-absorvido após administração oral, com concentração sanguínea máxima e início de ação ocorrendo entre 30 e 60 minutos após a administração.

Ácido tolfenâmico

O ácido tolfenâmico é indicado para controle da dor pós-operatória aguda e dor crônica em cães e gatos. As doses clínicas utilizadas incluem o tratamento durante 3 dias e a suspensão desse durante 4 dias, o que deve ser cautelosamente seguido. Os efeitos adversos mais comuns incluem diarreia e, às vezes, vômito. Apresenta potencial atividade anti-inflamatória e antitromboxana, podendo assim comprometer a hemostasia cirúrgica e pós-traumática durante uma hemorragia ativa. A potência analgésica desse agente é cerca de quatro vezes maior que a da indometacina e é equipotente ao diclofenaco em ratos.

Dipirona

Fármaco reconhecidamente efetivo para o tratamento da dor aguda em pequenos animais, também indicado por sua ação antipirética quando outros AINEs não funcionam. Os efeitos analgésicos e antipiréticos da dipirona provavelmente estão relacionados com a inibição da enzima COX-3 no SNC.

A dipirona deve ser administrada por via oral ou intravenosa para evitar a irritação que ocorre após a injeção IM. Alguns autores consideram que os efeitos analgésicos desse agente não são adequados para dor pós-operatória moderada a grave.

Recentemente, observou-se que também pode ser administrada em infusão contínua (10 mg/kg/h, durante 20 horas) para o alívio da dor pós-operatória. Embora com esse protocolo não tenham sido relatados efeitos adversos relevantes e esse regime de uso seja promissor, são necessários mais estudos. A dipirona pode induzir os mesmos efeitos indesejáveis observados com outros fármacos do grupo das pirazolonas. Dentre esses efeitos, podem ser mencionados úlceras pépticas, estomatite ulcerativa, nefrite, anemia aplásica, leucopenia, agranulocitose e trombocitopenia. Por esse motivo, os pacientes tratados com dipirona por tempo prolongado devem ser avaliados constantemente.

Paracetamol

Assim como a dipirona, o paracetamol não é considerado um AINE clássico. Os efeitos analgésicos e antipiréticos desse fármaco provavelmente também estão relacionados com a inibição da enzima COX-3 no SNC. Apesar de ter pouca atividade anti-inflamatória, produz analgesia com mínimo risco de hemorragia em pacientes trombocitopênicos, induz mínimos efeitos gastrintestinais e tem efeito sinérgico com opioides, como a codeína. Entretanto, não deve ser usado em gatos, pois essa espécie apresenta deficiências na glicuronidação e saturação hepática. Também foi relatada a formação de corpos de Heinz, metemoglobinemia e anemia fatal em gatos. Os cães tratados com paracetamol devem ser monitorados periodicamente para detectar o aparecimento de metemoglobinemia, anemia hemolítica e necrose hepática.

Firocoxibe

Lançado no mercado brasileiro há alguns anos, o firocoxibe exibe grande seletividade para a inibição da COX-2, sendo uma opção viável para uso por tempo prolongado. Em um modelo canino de dor articular inflamatória aguda o firocoxibe se mostrou eficiente, fornecendo analgesia inclusive superior à do carprofeno e do robenacoxibe. Quando comparado ao grapiprant (inibidor seletivo da prostaglandina EP_4 que não inibe a COX), o firocoxibe forneceu analgesia superior no mesmo modelo de artrite aguda em cães, após uma única dose, durante 24 horas. Estudos clínicos mostraram a eficiência clínica e a baixa incidência de efeitos gastrintestinais com o uso do firocoxibe em cães com doença articular degenerativa e a utilidade e segurança dessa substância na espécie felina. Após a administração de firocoxibe em 33 cães com osteoartrite e idade superior a 7 anos, por 90 dias, houve melhora significativa nos sinais de dor e claudicação, entretanto foram observados diarreia, vômito, fezes escuras e anorexia em alguns animais. Em outro estudo com 16 cães idosos de diferentes raças e portes, foram observados resultados similares, melhora nos escores de dor sem efeitos adversos renais e mínimos efeitos gastrintestinais, diarreia transitória em quatro cães, vômito esporádico em um e alterações não significativas ao exame de endoscopia em 13 animais. O uso de firocoxibe foi relatado em gatos para o controle da dor pós-operatória após ovário-histerectomia, nas doses de 0,1 ou 0,3 mg/kg. A dose de 0,3 foi eficaz, mas ocasionou efeitos adversos gastrintestinais (vômito em 12,5% dos animais) e renais (azotemia em 25% dos animais).

Robenacoxibe

O robenacoxibe é um inibidor altamente seletivo da COX-2, com efeitos fracos e rapidamente reversíveis na COX-1 em modelos *in vitro*. Apesar do seu *clearance* ser rápido e sua meia-vida curta em gatos, uma dose oral de robenacoxibe (1 a 2,4 mg/kg) mostrou fornecer analgesia equivalente à do cetoprofeno por 24 horas, até por 6 dias. Em outro estudo, a administração pré-operatória robenacoxibe (2 mg/kg, SC) foi mais eficiente do que a de meloxicam (0,3 mg/kg, SC) para reduzir os escores de dor no período pós-operatório de cirurgias ortopédicas e de tecidos moles em gatos. Esse AINE também foi usado por 28 dias em gatos para tratamento da dor associada à osteoartrite, não tendo sido observados efeitos deletérios em fígado, rins ou no trato gastrintestinal, mesmo em gatos com doença renal preexistente. Cães submetidos a procedimentos cirúrgicos de tecidos moles e ortopédicos receberam uma dose de robenacoxibe (2 mg/kg) ou meloxicam (0,2 mg/kg), SC, no período pré-operatório, seguida de administração diária de robenacoxibe (1 a 2 mg/kg) ou meloxicam (0,1 mg/kg), VO, 1 vez/dia, durante 12 a 15 dias. Os efeitos dos dois AINEs foram comparáveis, pois produziram controle adequado da dor, sem a necessidade de resgates analgésicos e sem apresentar maiores complicações. Os efeitos adversos mais relatados são vômito e diarreia por curtos períodos, tanto em cães como em gatos, que não foram considerados clinicamente relevantes. Em alguns animais pode haver aumento da relação nitrogênio ureico no sangue (BUN)/creatinina. O robenacoxibe também mostrou ser tão eficiente quanto o carprofeno no manejo da dor osteoarticular crônica quando administrado diariamente durante 12 semanas em cães. Contudo, alguns pacientes dos dois grupos apresentaram diminuição no número de hemácias e discretas alterações na bioquímica sanguínea.

O robenacoxibe parece ter certa margem de segurança renal, uma vez que foi administrado conjuntamente com benazepril e furosemida sem induzir lesão renal aguda em cães e gatos. Contudo, esses estudos foram experimentais e realizados em animais saudáveis, sendo necessária a avaliação dos possíveis efeitos da associação desses fármacos em pacientes com doença renal ou cardíaca preexistente.

Mavacoxibe

O mavacoxibe é um AINE inibidor preferencial da COX-2 cujo diferencial é o longo período de ação. O *clearance* plasmático é lento, sua meia-vida de eliminação é longa e seu volume de distribuição é grande no cão. Sua biotransformação e sua excreção renal são limitadas, sendo eliminado principalmente via secreção biliar pelas fezes de maneira inalterada. Embora possa haver pequenas variações na farmacocinética do mavacoxibe entre cães de diferentes raças e idades, as doses e intervalos de administração foram estabelecidos (2 mg/kg em duas aplicações com intervalo de 14 dias e depois uma administração a cada 28 dias por no máximo 6,5 meses) em estudos clínicos em cães com doença articular degenerativa. Recomenda-se o uso do mavacoxibe unicamente em cães com idade superior a 12 meses, pesando acima de 5 kg.

Do mesmo modo que para muitos outros AINEs, também foram identificados efeitos antiproliferativos e pró-apoptóticos do mavacoxibe em células tronco de osteossarcoma canino *in vitro*, sugerindo que esse fármaco também poderia ser útil como coadjuvante no tratamento de certos tipos de câncer.

Cimicoxibe

O cimicoxibe é outro AINE inibidor seletivo de COX-2 disponível para o tratamento da dor e da inflamação em cães após cirurgias de tecidos moles e ortopédicas, bem como em pacientes com doença articular degenerativa. Assim como para deracoxibe, firocoxibe e robenacoxibe, o *clearance* é mais lento e a meia-vida de eliminação é maior para o cimicoxibe em gatos quando comparados a cães. Uma vez que a excreção renal é baixa, provavelmente a eliminação do cimicoxibe seja realizada em maior parte pelas fezes tanto em cães quanto em gatos. Todavia, a eliminação renal em gatos é de quatro a cinco vezes menor, o que junto com a menor capacidade de glicuronidação contribuem para a eliminação mais lenta do fármaco nessa última espécie (o *clearance* é três vezes menor e a meia-vida de eliminação três vezes maior no gato). Por esses motivos, o cimicoxibe não é licenciado para uso em gatos.

O cimicoxibe foi comparável ao carprofeno, quanto à analgesia pós-operatória e à ocorrência de eventos adversos, após cirurgias de tecidos moles e ortopédicas em cães. Os mesmos efeitos adversos associados a outros AINEs podem ser apresentados por animais recebendo cimicoxibe, principalmente vômito nas primeiras 24 horas de pós-operatório. Contudo, esse evento não pode ser totalmente atribuído aos AINEs, uma vez que ainda pode haver influência de diferentes fármacos nesse período, como os usados na anestesia e na antibioterapia. Igualmente, o cimicoxibe se mostrou eficiente para controle da dor em cães com doença articular degenerativa, melhorando os escores de dor, locomoção e mobilidade, com a administração prolongada (30 dias) de 2 mg/kg, VO, 1 vez/dia.

ANESTÉSICOS LOCAIS

Os anestésicos locais podem ser utilizados para bloqueios regionais (p. ex., anestesia epidural), para bloqueio de nervos específicos (intercostal, membros e dígitos) ou para infiltração em feridas ou fraturas (cirúrgicas ou traumáticas).[50] O valor desses fármacos é subestimado e, muitas vezes, seu uso é negligenciado em pacientes cirúrgicos, nos quais poderiam promover completa analgesia com mínimos efeitos adversos. Assim, sempre que possível o clínico deveria lançar mão das técnicas de anestesia locorregional.

Existe uma infinidade de técnicas e modalidades que podem ser empregadas para o alívio da dor, desde as mais simples – como a infiltração perineural de anestésicos locais – até as mais sofisticadas – como colocação de cateteres epidurais e *soaker catheters* (colocados na ferida cirúrgica), após amputações ou remoção de grandes massas tumorais, promovendo um excelente método de manutenção da analgesia.

Após a remoção de fibrossarcomas em gatos, o uso de cateter para infusão de anestésico local no foco da ferida reduziu significativamente o tempo de hospitalização, sugerindo que essa técnica aumente a mobilidade e o conforto dos pacientes.[51] A administração de lidocaína, na dose de 2 a 4 mg/kg, pode ser repetida a cada 2 ou 3 horas ou conforme a necessidade, baseando-se na resposta à palpação da ferida. Já a bupivacaína, por apresentar maior tempo de ação, pode ser administrada na dose de 2 mg/kg, a cada 4 ou 5 horas. Ambos os fármacos podem ser diluídos em solução salina para promover volume adequado em animais de porte reduzido. Pode-se também associar os dois fármacos, obtendo-se analgesia de rápido início de ação (com a lidocaína) e de longa duração (com a bupivacaína).

Cremes anestésicos tópicos podem ser aplicados sobre a pele depilada para promover analgesia para realização de acesso venoso, colocação de cateter de grande diâmetro, aspiração de medula óssea ou uma variedade de outros procedimentos em pacientes críticos. Um estudo em pacientes críticos utilizando um creme à base de lidocaína e prilocaína (EMLA®), previamente à colocação de cateter na veia jugular, demonstrou que a taxa de sucesso na colocação do cateter nos pacientes que receberam o anestésico local foi de 68%, contra 38% dos animais que não o receberam.[52]

Outros estudos em humanos apresentam a eficácia analgésica da colocação de adesivos de lidocaína, especialmente para alívio da neuralgia pós-herpética. As concentrações plasmáticas obtidas são extremamente reduzidas e essa técnica pode promover excelente analgesia de ferida, podendo ser utilizada como parte de uma terapia multimodal para controle da dor.[53]

Os anestésicos locais bloqueiam os canais de sódio em células neuronais e outros tecidos, prevenindo o influxo de íons sódio, a despolarização da membrana e produzindo decréscimo na propagação dos potenciais de ação. A analgesia, produzida por supressão ou bloqueio da atividade elétrica em nervos sensoriais e motores, é o resultado direto do bloqueio de canais de sódio e estabilização de membranas. Inicialmente, as fibras nervosas de pequeno diâmetro (C, A δ) são bloqueadas. Na sequência ocorre o bloqueio das fibras mielinizadas de maior diâmetro (A β), produzindo perda de sensação (analgesia) e graus variados de paralisia. Os anestésicos locais são administrados mais frequentemente em locais específicos (tópico, local) ou em nervos (regional) para produzir analgesia.

Doses baixas de anestésicos locais produzem efeitos desprezíveis no SNC e no sistema cardiovascular. A frequência cardíaca (FC) pode aumentar como resultado da supressão simpática e da dilatação arteriolar, com consequente redução na pressão arterial. No sistema respiratório se observam efeitos quase imperceptíveis. Porém, sedação leve pode ocorrer como resultado da estabilização de membranas, decréscimo generalizado na atividade neuronal e redução da atividade simpática mediada centralmente. A maioria dos anestésicos locais potencializa os efeitos de anestésicos injetáveis e inalatórios, resultando em redução na quantidade de anestésico necessário para produzir inconsciência e anestesia cirúrgica.

A absorção do fármaco desde o local de injeção, a distribuição no organismo e a excreção são de importância primária na determinação da disposição sistêmica do fármaco e do seu potencial para a produção de efeitos indesejáveis.[54] Em altas doses, os anestésicos locais são capazes de produzir estimulação do SNC caracterizada por nervosismo, desorientação, nistagmo, náuseas, excitação, agitação e convulsões. Acredita-se que esses efeitos sejam causados pela inibição de neurônios inibitórios no SNC e, quando graves, podem resultar em morte por paralisia respiratória.

Além disso, doses altas administradas por via epidural ou subaracnóidea podem migrar cranialmente alcançando as raízes nervosas de C5-C6, produzindo hipoventilação ou apneia. Do mesmo modo, doses altas ou a administração intravenosa rápida reduzem o débito cardíaco, a pressão arterial e a FC. A redução no débito cardíaco é causada por decréscimo nos estímulos simpáticos eferentes do SNC, na força de contração miocárdica e no retorno venoso. Esses efeitos são mais proeminentes em animais estressados ou doentes, que dependem de elevado tônus simpático para manutenção da homeostasia.[55] Esses fármacos não devem ser administrados em animais com BAV de segundo ou terceiro grau, pois podem causar depressão ainda maior da condução e suprimir batimentos de escape ventricular, levando à parada cardíaca.

As concentrações plasmáticas capazes de produzir as várias fases da sobredose estão relacionadas com a substância e, talvez, com a espécie. Em gatos, a procaína é menos potente em termos de efeitos no SNC, produzindo convulsões com aproximadamente 35 mg/kg. A bupivacaína é um dos mais potentes, iniciando as convulsões com cerca de 5 mg/kg. Conforme a potência, a toxicidade relativa no SNC de bupivacaína, etidocaína e lidocaína é de 4:2:1, respectivamente.[55]

Cabe ressaltar que, quando administrados em doses apropriadas, os agentes anestésicos locais são relativamente livres de efeitos adversos. A maioria das reações potencialmente prejudiciais ocorre após a administração acidental IV ou se segue à absorção vascular de grandes quantidades do anestésico após administração regional.

O desaparecimento da função nervosa em resposta ao bloqueio anestésico local ocorre na seguinte ordem: dor, calor, toque, pressão profunda e, finalmente, função motora. Tal variação na sensibilidade neuronal aos anestésicos locais tornou possível bloquear clinicamente a transmissão sensorial no paciente, sem o acompanhamento de paralisia motora (bloqueio nervoso diferencial).[54] Exceções a essa regra geral incluem grandes troncos nervosos periféricos, com grande número de nervos motores ao redor, pois são expostos primeiro ao agente anestésico local, permitindo que o bloqueio motor ocorra antes do bloqueio sensorial. A adição de vasoconstritor à solução de anestésico local reduz a perfusão local, retarda a taxa de absorção vascular do anestésico local e, portanto, prolonga a ação anestésica. A epinefrina (5 μg/mℓ ou 1:200.000) é o agente mais comumente adicionado ao anestésico local.

Cloridrato de lidocaína

A lidocaína é um dos anestésicos locais mais versáteis e amplamente utilizados em medicina veterinária. Apresenta pKa de 7,9 e é considerada duas vezes mais potente que a procaína. O uso clínico da lidocaína está associado a rápido início de ação e efeito de curta duração (60 a 120 minutos). Quando administrada por via oral, 78% da dose chega à circulação geral. Sua taxa de absorção sistêmica após a administração parenteral é mais lenta e sua duração de ação é prolongada quando utilizada com um vasoconstritor. Sua metabolização ocorre no fígado por oxidases de função mista, a uma taxa quase tão rápida quanto a da procaína.

A lidocaína apresenta taxa de ligação às proteínas plasmáticas de 64%, se comparada com os 75% da mepivacaína, justificando seu rápido início de ação e sua curta ação farmacológica.[56]

É utilizada para todos os tipos de anestesia local. A administração transdérmica de lidocaína produz concentrações teciduais locais muito abaixo daquelas capazes de produzir toxicidade, mas altas o suficiente para produzir analgesia local clinicamente efetiva por períodos de até 24 horas, sem bloqueio sensorial completo. Os adesivos têm sido utilizados para proporcionar analgesia para abrasões de pele, lacerações, grave irritação e coceira local da pele.

Além de seu uso como anestésico local, é utilizada por via intravenosa como um agente antiarrítmico e como um suplemento na anestesia geral (25 a 50 mg/kg/min), reduzindo o requerimento de anestésicos inalatórios e injetáveis (ver seção sobre infusão intravenosa contínua de lidocaína adiante).

Mistura eutética de lidocaína e prilocaína

A mistura eutética de lidocaína e prilocaína (EMLA®) 1:1 está disponível comercialmente para aplicação percutânea. Cada grama (ou mililitro) contém 25 mg de lidocaína e 25 mg de prilocaína. A biodisponibilidade relatada é de 3% para a lidocaína e de 5% para a prilocaína, o que pode, entretanto, variar de acordo com o local de aplicação, a pigmentação e a condição da pele. EMLA® foi avaliado como um analgésico percutâneo antes da venopunção em cães, gatos, coelhos, e ratos, sendo considerado eficaz após 60 minutos da aplicação nos três primeiros e questionável em ratos.

Cloridrato de bupivacaína

A bupivacaína é um anestésico local de longa duração, quimicamente relacionado com a mepivacaína e cerca de quatro vezes mais potente que a lidocaína. Devido ao tamanho da sua molécula e à lipossolubilidade, ela se dissocia de maneira mais lenta que a lidocaína dos canais de sódio. Assim, seu início de ação é de lento a intermediário e sua duração varia de 3 a 10 horas.[57]

É mais comumente utilizada para bloqueios regionais e para anestesia neuraxial, principalmente epidural, e foi o primeiro agente anestésico local a mostrar divisão significativa do bloqueio sensorial e motor, tornando-a o fármaco de escolha para anestesia obstétrica. A toxicidade cardíaca e do SNC ocorre com doses e concentrações sanguíneas mais baixas que as relatadas para a lidocaína.

Por causa da toxicidade cardíaca associada à bupivacaína, a levobupivacaína (o enantiômero S da bupivacaína) foi desenvolvida para uso clínico. A toxicidade sistêmica do isômero S de vários compostos pode ser menor do que a das preparações racêmicas. Embora não haja diferença na eficácia dos dois compostos, foi demonstrado que a dose letal da levobupivacaína é 1,3 a 1,6 vez a da bupivacaína e, consequentemente, esse produto pode oferecer uma vantagem clínica.

Em cães, a administração epidural de bupivacaína a 0,5% ou 0,75% e ropivacaína a 0,5% ou 0,75%, nas doses de 0,7 a 1,65 mg/kg, resultou em tempo de início de ação e duração de bloqueio similares nas áreas caudais à região toracolombar e foram associadas a mínimas alterações cardiorrespiratórias.[58] O início de ação foi intermediário (< 30 minutos) e a duração da analgesia para áreas anatômicas caudais ao diafragma foi de aproximadamente 2 horas para ambas as substâncias.

Em outro estudo, no qual o procedimento cirúrgico foi realizado com sedação e anestesia epidural com bupivacaína, nas doses de 1 a 1,5 mg/kg, foi obtido bloqueio sensorial completo de 12 a 30 minutos e bloqueio sensorial parcial associado a bloqueio motor por 50 a 200 minutos.[59] Os autores observaram, ainda, que os parâmetros cardiovasculares foram mantidos mais estáveis quando comparados a cães submetidos aos mesmos procedimentos sob anestesia geral.

Cloridrato de ropivacaína

A ropivacaína, outra aminoamida de longa duração, é estruturalmente relacionada com a mepivacaína e a bupivacaína, mas assim como a levobupivacaína, é um isômero S, enquanto outros agentes são misturas racêmicas. As propriedades físico-químicas da ropivacaína são similares àquelas da bupivacaína, com exceção da sua solubilidade lipídica, sendo que a ropivacaína é menos lipossolúvel.[60] Apresenta peso molecular, pKa (8,1) e ligação às proteínas plasmáticas (94 a 96%) similares aos da bupivacaína. Uma exceção são seus efeitos vasoconstritores, que contrastam com os efeitos vasodilatadores da maioria dos outros anestésicos locais.[61] Em baixas concentrações, a ropivacaína tem propriedades intrínsecas vasoconstritoras, enquanto concentrações mais altas resultam em vasodilatação.

A ropivacaína é utilizada de maneira similar à bupivacaína, mas pode ser menos potente. Alguns relatos indicam que o bloqueio motor após a administração epidural é menos intenso e de duração mais curta do que o produzido pela bupivacaína.

GLICOCORTICOIDES

O principal mecanismo de ação para os efeitos anti-inflamatórios dos glicocorticoides é a inibição da fosfolipase A2, a precursora do ácido araquidônico. Com isso se reduz a produção de prostaglandinas e leucotrienos, diminuindo a sensibilidade às substâncias que causam dor, como a histamina e a bradicinina. Além disso, os glicocorticoides reduzem as concentrações de enzimas COX nas células inflamatórias, inibindo a produção de prostaglandinas. Concentrações basais de glicocorticoides endógenos parecem ser essenciais para a facilitação de alguns mecanismos analgésicos, como os mediados por opioides endógenos.

Os glicocorticoides são mais comumente administrados por via oral ou por via parenteral. Existem muitas indicações para o uso desse grupo de substâncias, mas somente as relacionadas com a dor serão discutidas. As doses utilizadas para o alívio da dor devem ser aquelas que reduzem a inflamação e não as que são imunossupressoras. Fármacos de ação mais curta, como a prednisona, a prednisolona ou a metilprednisolona, são os preferidos para a administração sistêmica. Esses carregam um risco menor de efeitos tóxicos, quando comparados com fármacos com meia-vida e duração de ação longas.

As principais indicações para o uso de glicocorticoides no tratamento da dor incluem: doença do disco intervertebral, dor intra-articular, dor lombar (por via epidural), otite externa e doença inflamatória sistêmica.

A prednisona, na dose de 0,1 a 0,2 mg/kg, VO, a cada 12 ou 24 horas, tem sido utilizada com sucesso para tratar casos leves de doença do disco intervertebral.[62] O tratamento com 30 mg/kg de succinato sódico de metilprednisolona, administrado por via intravenosa lentamente (acima de 5 minutos), seguida de infusão contínua de 5,4 mg/kg/h, durante 24 a 48 horas, até 8 horas após o trauma da medula espinal, tem sido utilizado em cães e gatos. O objetivo principal desse uso é reduzir a inflamação e melhorar a função neurológica, além disso, alguns benefícios analgésicos podem ser obtidos. Entretanto, evidências mais recentes em seres humanos sugerem que não há benefícios no uso do corticoide nesses casos em termos de desfecho neurológico e, além disso, os pacientes estariam em maior risco de eventos adversos como, hiperglicemia, hemorragias do trato gastrintestinal e infecções respiratórias.[63]

Os glicocorticoides têm sido geralmente utilizados em doses imunossupressoras (prednisona: 1,1 a 2,2 mg/kg, 2 vezes/dia) para tratar as doenças inflamatórias sistêmicas que cursam com dor, como polimiosite, miosite, poliartrite, meningite e lúpus eritematoso sistêmico. Nesses casos, o alívio da dor é secundário ao objetivo principal da terapia com glicocorticoides, que é suprimir os distúrbios imunomediados causados por essas doenças.

Nos casos de otite externa, o uso tópico ou sistêmico de glicocorticoides é indicado com o objetivo de reduzir a inflamação e o edema no ouvido, além de produzir analgesia. Uma ampla variedade de preparações que contêm glicocorticoides está disponível, incluindo dexametasona, betametasona ou triancinolona (a 0,1%) e hidrocortisona (a 1,0% e 2,5%). A prednisona ou a prednisolona oral podem ser indicadas quando a inflamação for grave, em dose anti-inflamatória de 0,1 a 0,5 mg/kg, 1 ou 2 vezes/dia.

A administração epidural de glicocorticoides é com frequência utilizada em humanos como tratamento conservador da dor lombar. A eficácia se deve mais provavelmente à redução da inflamação nas raízes nervosas e nas meninges. Os efeitos benéficos da injeção epidural de betametasona foram demonstrados em um modelo de doença da raiz nervosa lombar em ratos.

Existem relatos do uso epidural de acetato de metilprednisolona (1 mg/kg em três ocasiões, sendo a segunda com intervalo de 2 semanas e a terceira com intervalo de 6 semanas da primeira injeção) para o tratamento da dor associada com a protrusão de disco intervertebral na região lombossacra em cães, sendo relatada melhora em 73% dos casos e até remissão total dos sinais em 53% dos pacientes.[64] Também foi relatada a infiltração perineural (guiada por fluoroscopia) de bupivacaína e metilprednisolona em raízes nervosas em cães com material extruído lateralizado na região cervical.[65]

Os principais efeitos indesejáveis associados ao uso de glicocorticoides para o tratamento da dor em cães e gatos incluem:

- Retardo na cicatrização de feridas
- Alterações no equilíbrio hidreletrolítico
- Ulceração gástrica
- Glaucoma e catarata
- Hipoadrenocorticismo (doença de Addison)
- Infecções bacterianas e fúngicas iatrogênicas
- Hiperadrenocorticismo iatrogênico (síndrome de Cushing)
- Imunossupressão
- Resistência à insulina
- Neuropatia
- Miopatia
- Polifagia.

Os glicocorticoides diminuem a dor por redução da inflamação, mas apresentam diversos efeitos deletérios em vários tecidos, podendo mascarar a progressão da doença específica que está sendo tratada e o desenvolvimento de novas doenças. Embora tenham importante função no controle da dor em alguns pacientes, devem ser utilizados com cautela, ressaltando-se que sua função como analgésico adjuvante e seu uso por vias alternativas (p. ex., administração epidural) ainda não foram completamente investigados em cães e gatos.

AGENTES ADJUVANTES

A analgesia perioperatória tem sido fundamentada principalmente nos opioides, entretanto o uso constante e intensivo dessas substâncias pode levar ao aparecimento de efeitos indesejáveis, como depressão respiratória, sonolência, sedação, náuseas, vômito, prurido, retenção urinária, íleo paralítico e constipação intestinal, podendo aumentar o tempo de permanência do paciente no âmbito hospitalar.[66]

Em contrapartida, a utilização intraoperatória de opioides agonistas puros potentes em doses altas ou em regimes de infusão contínua pode induzir desenvolvimento de tolerância aguda e hiperalgesia no período pós-cirúrgico.

Por esse motivo, o emprego de fármacos não opioides como coadjuvantes no manejo da dor tem se tornado uma excelente alternativa para melhorar a eficiência analgésica dos protocolos e minimizar os efeitos adversos das diferentes substâncias utilizadas, caracterizando a prática da analgesia "multimodal". Dentre os fármacos mais utilizados para fornecer analgesia multimodal junto aos opioides estão os anestésicos locais, a dipirona e os AINEs.

Em casos de dor traumática ou pós-operatória nos quais há sensibilização central ou naqueles relacionados com a dor neuropática e a dor oncológica, a resposta aos opioides e aos AINEs pode não ser satisfatória.[66] Para o tratamento desses quadros tem sido proposto o uso conjunto de substâncias como cetamina, agonistas dos receptores alfa-2-adrenérgicos, midazolam, adenosina, droperidol, magnésio, neostigmina e gabapentina, entre outros.[67]

Até recentemente, a maioria dos protocolos para controle da dor em medicina veterinária envolvia os agentes farmacológicos conhecidos como "analgésicos tradicionais", ou seja, aqueles que são as primeiras indicações para o tratamento da dor. Esses incluem os opioides, os AINEs e os anestésicos locais, os quais já foram abordados. Embora esses fármacos continuem a ser amplamente utilizados para o tratamento da dor no homem e em medicina veterinária, existe uma série de outras opções terapêuticas que podem e devem ser utilizadas para promover conforto e analgesia aos pacientes.

Essas outras opções são conhecidas como terapias analgésicas adjuvantes e são didaticamente divididas em duas categorias:

farmacológicas e não farmacológicas. Entre os fármacos utilizados na terapia analgésica adjuvante farmacológica incluem-se os que têm indicações primárias para o tratamento da dor e outros que não necessariamente promovem analgesia, mas contribuem com a produzida por outros fármacos e melhoram o conforto dos pacientes.[68]

Os analgésicos adjuvantes são coadministrados com os tradicionais e são mais comumente utilizados no tratamento da dor crônica. Entretanto, seu uso no controle da dor aguda e perioperatória vem aumentando gradualmente. Nos casos de dor crônica, os analgésicos adjuvantes podem ser administrados para controle da dor refratária aos tradicionais, para reduzir as doses dos opioides, consequentemente, diminuindo seus efeitos indesejáveis, e para tratar outros sintomas além da dor.

Tramadol

O tramadol, um opioide atípico, é um análogo sintético da codeína com fraca atividade em receptor μ. Além de atuar nesses receptores, ele inibe a recaptação de norepinefrina e serotonina e pode facilitar a liberação de serotonina; esses mecanismos de ação contribuem para sua eficácia analgésica. É um fármaco indicado para o tratamento da dor aguda e crônica de intensidade moderada. Estudos comparando a eficácia analgésica da administração por via intravenosa de tramadol ou morfina, previamente à ovário-histerectomia em cadelas, demonstraram que o tramadol apresentou a mesma intensidade analgésica para esse tipo de estímulo doloroso. Não existem muitos estudos clínicos que indiquem a segurança e a eficácia das doses VO de tramadol, no entanto alguns desses recomendam a utilização de doses de 3 a 10 mg/kg, VO, a cada 8 a 12 horas em cães e, em virtude da possibilidade de disforia, a dose de 3 a 5 mg/kg (no máximo) em gatos, administrados a cada 12 horas.

Os efeitos adversos mais comuns associados ao tramadol incluem sedação e disforia, especialmente em gatos. Em humanos, alguns estudos têm demonstrado redução do limiar convulsivo após a utilização desse fármaco. Devido à controvérsia sobre os efeitos do tramadol em cães, muitos autores o consideram hoje como um fármaco de segunda e até terceira linha nessa espécie.

Antagonistas do receptor N-metil-D-aspartato

Os antagonistas do receptor NMDA têm atividade comprovada na redução da sensibilização do SNC e no desenvolvimento da hiperalgesia. Nesse sentido, são fármacos indicados para minimizar o *windup* do corno dorsal da medula espinal e melhorar o controle da dor. Dois fármacos dessa categoria têm sido empregados em medicina veterinária: a cetamina e a amantadina.

Desde a descoberta dos efeitos da cetamina em antagonizar os receptores NMDA na medula espinal, ela tem sido utilizada como analgésico adjuvante em humanos. Nesse caso, é importante salientar a diferença entre o uso de doses altas de cetamina para se obterem efeitos anestésicos e o uso de doses baixas (subanestésicas) com o fim de fornecer efeitos analgésicos ou anti-hiperalgésicos, principalmente pelo bloqueio não competitivo dos receptores NMDA. De fato, sabe-se que pode existir um intervalo significativo entre as doses que produzem analgesia e aquelas que não a produzem, mas que, uma vez associadas aos opioides, diminuirão o consumo final desses agentes, além de potencializar e prolongar o efeito analgésico pós-operatório.[69]

No cenário atual, o tratamento com cetamina como agente único não é considerado adequado para fornecer analgesia intra ou pós-operatória, principalmente pelas altas doses requeridas e pelo aparecimento de efeitos psicomiméticos. Por esses motivos, o papel da cetamina como analgésico mudou e, hoje em dia, ela é utilizada como fármaco coadjuvante durante a anestesia geral ou regional e como parte dos protocolos de tratamento da dor pós-cirúrgica, em doses subanestésicas.[70]

Existem vários estudos em humanos relatando os efeitos analgésicos de doses baixas de cetamina para tratamento da dor em muitas situações clínicas, incluindo a pós-operatória, a pós-traumática e a neuropática. Wagner *et al.*[71] observaram que cães submetidos à amputação do membro pélvico e que receberam cetamina na dose de 0,5 mg/kg, IV (antes da cirurgia), 0,6 mg/kg/h (durante a cirurgia) e 0,12 mg/kg/h, IIC (durante 18 horas após a cirurgia) apresentaram menores escores de dor no período de infusão. Além disso, esses animais foram mais ativos no período pós-operatório durante 3 dias, em comparação aos animais que receberam placebo (solução fisiológica).

Muir *et al.*[72] demonstraram que a cetamina isolada infundida na dose de 0,6 mg/kg/h, em cães, promoveu redução da CAM do isofluorano em 25%; entretanto a infusão de cetamina, morfina e lidocaína promoveu redução da CAM do isofluorano em 45%. Foi demonstrado que a infusão contínua de doses altas de cetamina (1,4 e 6,9 mg/kg/h) reduziu a CAM do isofluorano em 45% e 75%, respectivamente, em gatos.[73] No entanto, essas doses produziram aumento da FC e da pressão arterial com período de recuperação extremamente prolongado. A administração de cetamina diminuiu os escores de dor, a necessidade de analgésicos pós-operatórios e a hiperalgesia da ferida no pós-operatório, quando comparada ao grupo controle (solução fisiológica).

Cadelas submetidas à mastectomia que receberam *bolus* de cetamina nas doses de 0,15 mg/kg, IV, seguido de infusão intravenosa contínua de 0,12 mg/kg/h, ou *bolus* de 0,7 mg/kg, IV, seguido da infusão de 0,6 mg/kg/h, apresentaram melhor comportamento no período pós-operatório. No entanto, não foram observadas diferenças no resgate analgésico com opioides entre os grupos que receberam cetamina e o grupo placebo.[74] Esses estudos demonstram que a cetamina, especialmente administrada por infusão contínua em doses baixas, efetivamente aumenta a analgesia tanto na dose de 0,12 como na de 0,6 mg/kg/h, podendo ser utilizada com sucesso como analgésico adjuvante em cães.

A amantadina é um fármaco antiviral que foi originalmente aprovado para tratamento da *influenza* A em humanos. Além disso, tem sido utilizado também para reduzir os sintomas da doença de Parkinson e de outras síndromes que induzem efeitos extrapiramidais. Mais recentemente, seu potencial em inibir as respostas dos receptores NMDA foi reconhecido e, por esse motivo, acredita-se que apresente maior potencial para mecanismos inibitórios não bloqueando canais abertos, mas estabilizando e prolongando a ação em canais fechados. Essa é a diferença básica entre os efeitos da amantadina e da cetamina, no que se refere aos efeitos em receptores NMDA.

Existem alguns estudos demonstrando a eficácia da amantadina como analgésico adjuvante, porém em humanos e, especificamente, em medicina veterinária há um número muito limitado de estudos controlados documentando sua segurança e eficácia clínica. A amantadina foi utilizada como parte de um regime analgésico multimodal para alívio da dor refratária em cães com osteoartrite. Nesse estudo, os cães que receberam amantadina na dose de 3 a 5 mg/kg, VO, a cada 24 horas, em adição ao meloxicam, VO, na dose de 0,2 mg/kg no primeiro dia e 0,1 mg/kg nos dias subsequentes, apresentaram melhores escores de atividade (atribuídos pelos proprietários) e melhores escores para claudicação (atribuídos pelo médico-veterinário). Os autores sugerem que a amantadina possa ser uma chave para o tratamento da dor crônica em cães, especialmente naqueles pacientes refratários ou com tolerância ao tratamento convencional com AINEs ou opioides.[75] Raramente, alguns pacientes podem apresentar sinais como vômito, flatulência e diarreia nos primeiros dias de administração.

Agonistas dos receptores alfa-2-adrenérgicos

Esses fármacos sedativos e analgésicos produzem seus efeitos por interação com os receptores alfa-2-adrenérgicos no SNC, especificamente no corno dorsal da medula espinal e no *locus coeruleus*. Embora não sejam considerados analgésicos de primeira linha, como os opioides ou AINEs, esses fármacos são comumente utilizados como analgésicos adjuvantes. Como seu mecanismo de ação é similar ao dos opioides, a coadministração dessas duas classes de fármacos pode produzir efeitos analgésicos sinérgicos. O maior fator limitante para o uso dos agonistas alfa-2-adrenérgicos são seus efeitos indesejáveis no sistema cardiovascular.

Dos agonistas alfa-2-adrenérgicos disponíveis, a medetomidina e a dexmedetomidina são os mais comumente empregados como analgésicos adjuvantes em medicina veterinária nos EUA, onde são aprovados como sedativos e analgésicos em cães e gatos. Porém, podem ser utilizados também em gatos em vários países. A dexmedetomidina é um enantiômero farmacologicamente ativo encontrado na mistura racêmica da detomidina. A dexmedetomidina é um fármaco aprovado para uso em humanos, no entanto já existem inúmeros estudos que demonstram sua eficácia tanto em cães como em gatos. A romifidina e a detomidina, outros agonistas alfa-2-adrenérgicos, não são comumente empregadas como agentes analgésicos adjuvantes em pequenos animais.

A dexmedetomidina é mais comumente utilizada, em doses baixas, associada aos opioides antes da indução à anestesia geral em cães e gatos; isso faz com que se obtenha analgesia superior à observada com a administração do opioide isoladamente. Alguns estudos em humanos demonstraram que a administração desses fármacos no período pré ou transoperatório reduz significativamente o requerimento de analgésicos no pós-operatório.

Mais recentemente, tem sido proposta a utilização dos agonistas alfa-2-adrenérgicos em infusão intravenosa contínua durante os períodos trans ou pós-operatório, como meio de suplementar a analgesia. Essa técnica tem sido amplamente empregada em seres humanos e os resultados demonstram que a dexmedetomidina em infusão promove sedação, analgesia suplementar e reduz a resposta de estresse dos pacientes. Em contrapartida, excetuando-se os dados clínicos e a rotina anestésica, existem poucos estudos que demonstrem os efeitos sedativos-analgésicos e adversos da infusão de dexmedetomidina em medicina veterinária.

A infusão intravenosa contínua de dexmedetomidina, nas doses de 0,1, 0,5 e 3 μg/kg/h, reduziu a CAM do isofluorano em 18% e 59%, respectivamente, para a menor e maior dose em cães. Os efeitos cardiovasculares adversos foram considerados mínimos com a menor dose. Em outro estudo, observou-se que a infusão de 1,5 μg/kg/h de medetomidina, associada a 15 μg/kg/h de fentanila, produziu efeitos hemodinâmicos adversos, incluindo redução da FC e do índice cardíaco com aumento da pressão da artéria pulmonar.[76]

Outra opção de tratamento da dor utilizando-se os agonistas alfa-2-adrenérgicos é a via epidural. Nesse sentido, a medetomidina tem sido associada a doses baixas de morfina, hidromorfona, buprenorfina, fentanila, lidocaína ou bupivacaína por essa via. Os efeitos analgésicos regionais da dexmedetomidina podem ser otimizados pela administração por infusão contínua por meio de um cateter epidural, utilizando-se microdoses e minimizando, desse modo, os efeitos sistêmicos de altas concentrações plasmáticas do fármaco.

Adicionalmente, a dexmedetomidina pode ser administrada por outras vias periféricas como meio para suplementar a analgesia, como a via intra-articular ou perineural, associada aos anestésicos locais. Os adrenorreceptores alfa-2 foram identificados no SNP nas terminações nervosas das fibras nociceptivas aferentes primárias, e estes contribuem para a analgesia pela inibição da liberação de norepinefrina. Nesse sentido, existem relatos dos efeitos aditivos e benéficos da associação dos agonistas alfa-2-adrenérgicos com opioides ou anestésicos locais, administrados por via intra-articular. Em humanos, existem várias evidências de que os agonistas alfa-2-adrenérgicos aumentem a intensidade e a duração do bloqueio de nervos periféricos quando associados a anestésicos locais e administrados perineuralmente, contudo os poucos relatos da associação de dexmedetomidina com anestésicos locais em medicina veterinária apresentam resultados conflitantes. Esse aumento do bloqueio perineural pode ser resultado da hiperpolarização das fibras nervosas do tipo C, pelo bloqueio de canais de potássio específicos ou por vasoconstrição local, a qual diminuiria a absorção vascular dos anestésicos locais ao redor dos nervos, prolongando sua duração de ação.

Anestésicos locais sistêmicos

A lidocaína, assim como outros fármacos bloqueadores dos canais de sódio classificados como anestésicos locais, é considerada analgésico tradicional quando administrada perineuralmente para produzir bloqueio da condução nervosa. No entanto, os anestésicos locais também podem ser administrados por via oral ou intravenosa como adjuvantes analgésicos. Seu mecanismo de ação por essas vias ainda não está totalmente esclarecido. As evidências sugerem que existam locais de ação tanto periféricos quanto centrais. Vários estudos sugerem que a infusão intravenosa contínua de lidocaína está associada à diminuição da dor perioperatória, à redução da CAM dos agentes inalatórios e do consumo de opioides, com significativo decréscimo do período de hospitalização em pacientes humanos submetidos a cirurgias abdominais.[77]

A lidocaína tem sido utilizada por infusão contínua em doses de até 0,12 mg/kg/min.[78] A redução da CAM do isofluorano associada à infusão de lidocaína, na taxa de 0,05 mg/kg/min, é de aproximadamente 19 a 29%.[79] Ko *et al.*[80] demonstraram que os adesivos transdérmicos de lidocaína a 5% em cães ocasionaram concentrações plasmáticas adequadas após 12 horas, e permanecerem por 24 a 48 horas após a aplicação. Alguns estudos posteriores demonstraram efeitos analgésicos locais e não sistêmicos, uma vez que as concentrações plasmáticas de lidocaína registradas após a colocação do adesivo foram muito baixas ou indetectáveis.

A administração de lidocaína em infusão intravenosa contínua nos períodos intra e pós-operatório, na taxa de 0,025 mg/kg/min, precedida de *bolus* de 1 mg/kg, IV, produziu analgesia pós-operatória comparável à da morfina (0,15 mg/kg, IV, seguida de infusão de 0,1 mg/kg/h) em cães.[81] Em gatos, a infusão contínua de lidocaína reduz a CAM do isofluorano, no entanto as doses utilizadas foram associadas a depressão cardiovascular semelhante à observada com a utilização do isofluorano isoladamente.[82] Em contrapartida, alguns autores referem a lidocaína em gatos como coadjuvante no tratamento da dor neuropática usando doses mais baixas do que em cães, *bolus* de 0,25 a 0,5 mg/kg, IV, em 5 minutos, seguido de infusão intravenosa contínua 0,25 a 0,5 mg/kg/h, descontinuando a infusão após 6 a 8 horas.[83]

Anticonvulsivantes

A gabapentina normalmente é utilizada como anticonvulsivante em humanos, mas estudos recentes têm demonstrado ação analgésica mediada pela ligação às subunidades α_2-δ_1 dos canais pré-sinápticos de cálcio voltagem-dependentes. Assim, especula-se que a gabapentina contribua para antinocicepção por meio da inibição do influxo de cálcio através desses canais e, subsequentemente, iniba a liberação de neurotransmissores excitatórios como a substância P e os peptídios relacionados com a calcitonina desde as fibras aferentes primárias.[84]

O uso da gabapentina, assim como de outras substâncias analgésicas adjuvantes, tem aumentado de modo significativo em medicina veterinária. Ela tem sido empregada clinicamente para o tratamento da dor crônica nos casos de câncer, osteoartrite e dor neuropática, além do alívio da dor perioperatória em cães e gatos. Existem poucos estudos em cães e gatos avaliando a eficácia e a segurança da gabapentina. Não foi considerada eficiente na dose de 5 mg/kg, 2 vezes/dia, em cães submetidos à amputação de membros e tampouco na dose de 10 mg/kg, 2 vezes/dia, associada a opioides, para o controle da dor pós-operatória em cirurgias de disco intervertebral. Em outros estudos a gabapentina teve melhor desempenho que o tramadol no tratamento da dor em cães com estenose lombossacra e diminuiu o requerimento de opioides no período pós-operatório após mastectomia em cadelas.

Em ratos, camundongos, macacos e humanos, a gabapentina é excretada sem alterações pela urina. Em cães, no entanto, ela sofre biotransformação hepática significativa em N-metil-gabapentina, antes de sua eliminação renal. Lamont,[69] com base na experiência clínica, sugere que as doses de 3 a 10 mg/kg, VO, a cada 8 a 12 horas, são inicialmente recomendadas. Já Kukanich e Cohen,[85] com base na farmacocinética da gabapentia em Greyhounds, sugerem que doses de 10 a 20 mg/kg, 3 vezes/dia, seriam necessárias para manter concentrações plasmáticas acima de 2 μg/mℓ, que são as concentrações associadas com analgesia em seres humanos. Clinicamente, pode-se começar com 10 mg/kg, 3 vezes/dia e, conforme a resposta do paciente, pode-se ajustar a dose entre 5 e 25 mg/kg. São necessários, porém, mais estudos controlados para comprovar seus efeitos analgésicos, sedativos e indesejáveis em cães e gatos.

Infusão intravenosa contínua de opioides

Existem vários estudos descrevendo a utilização de morfina por infusão intravenosa contínua em cães. Embora uma dose *bolus* administrada por essa via intravenosa rapidamente possa causar liberação de histamina, a infusão lenta pode ser utilizada sem grandes complicações. As doses recomendadas de morfina variam de 0,12 a 0,34 mg/kg/h, produzindo analgesia de leve a moderada. Doses maiores resultam em concentrações plasmáticas maiores, porém não foram associadas a efeitos cardiovasculares e respiratórios significativos em cães saudáveis. Como a sedação é aparente com altas taxas de infusão, essas doses devem ser administradas somente em pacientes hígidos, sem depressão do SNC ou depressão respiratória aparente.

Em cães anestesiados, a bradicardia e a depressão respiratória podem acontecer, mas ambas são facilmente tratadas com ventilação e administração de anticolinérgicos. Vale ressaltar que um *bolus* de 0,3 a 1 mg/kg de morfina deve ser administrado previamente à infusão para promover adequada analgesia e alcançar a concentração plasmática ideal.

Vários estudos relataram a segurança cardiovascular e a efetividade da administração de fentanila por infusão em cães. Diferentemente do ser humano, no qual a meia-vida contexto-dependente da fentanila aumenta consideravelmente após 2 horas de infusão, em cães parece não ocorrer o mesmo fenômeno, sendo um fármaco razoável para infusão nessa última espécie. Doses de 3, 12 e 42 μg/kg/h promovem redução de 20%, 44% e 65% da CAM, respectivamente. A administração intraoperatória deve ser precedida de um *bolus* de 3 a 5 μg/kg, seguido pela infusão de 10 μg/kg/h. Taxas de infusão altas de fentanila (> 5 μg/kg/h) necessitam ser reduzidas próximo ao término da cirurgia (20 minutos antes), o que reduz a chance de disforia no período pós-operatório. Nesse período, geralmente recomenda-se a taxa de 2 a 5 μg/kg/h, sendo que taxas mais altas, como a de 10 μg/kg/h, devem ser utilizadas somente em procedimentos mais invasivos.

Outros opioides com perfil farmacocinético mais favorável, como a sufentanila e a remifentanila, têm sido cada vez mais usados no Brasil para oferecer analgesia intra e pós-operatória. Em particular, a meia-vida contexto-dependente da remifentanila não é afetada pelo tempo de infusão, uma vez que seu metabolismo não depende do fígado e é degradada pelas estearases plasmáticas, tornando esse fármaco extremamente útil em pacientes com insuficiência hepática, por exemplo. Diferente da fentanila, não se recomenda a administração de *bolus* antes do início da infusão de remifentanila, tendo sido relatada, inclusive, assistolia quando esse fármaco é usado como coindutor em seres humanos. Outra preocupação é garantir o fornecimento de analgesia adequada após o término da infusão de remifentanila devido ao seu curto período de ação. Tem sido relatada a ocorrência de tolerância aguda e hiperalgesia pós-infusão de remifentanila em seres humanos. Contudo, em estudo experimental recente em cães com tolerância aguda (medida pela capacidade de reduzir a concentração alveolar mínima do sevofluorano) não foi verificada e a hiperalgesia (avaliada como diminuição do limiar nociceptivo mecânico) não foi observada aos 3 e aos 7 dias após a infusão de remifentanila.

O butorfanol também pode ser utilizado por meio de infusão para quadros de dor leve a moderada, na taxa de 0,1 a 0,4 mg/kg/h. Nesse caso, um *bolus* de 0,1 a 0,4 mg/kg deve ser administrado previamente ao início da infusão.

A associação de morfina/lidocaína/cetamina (MLK) promove analgesia e redução da CAM, pela administração de 4 μg/kg/min (0,24 mg/kg/h) de morfina, 50 μg/kg/min (3 mg/kg/h) de lidocaína e 10 μg/kg/min (0,6 mg/kg/h) de cetamina diluídas em solução salina e administradas em taxa de infusão condizente com a condição do paciente e que não ocasione sobrecarga hídrica. A solução promove a mesma redução da CAM (45%) e efeitos cardiovasculares que a administração isolada de morfina (na mesma dose usada na associação). Assim, a analgesia multimodal é a principal vantagem da administração dessa solução.

Em contrapartida, foi relatado que, em cães, a redução da CAM do isofluorano foi maior com a infusão de fentanila/lidocaína/cetamina (FLK) do que com MLK, 97% e 45% de redução, respectivamente. Além disso, cães que recebem mℓK para controle da dor pós-operatória apresentam maior risco de hipotermia do que cães que recebem FLK.

No Quadro 22.1 são citados os fármacos, as vias, as doses e as associações mais comumente utilizados para o controle da dor em pequenos animais.

QUADRO 22.1 Principais fármacos utilizados isoladamente ou em associações para tratar a dor aguda de origem traumática ou pós-operatória em cães e gatos.

Fármaco	Espécie	Dose	Comentários
Opioides			
Morfina	Cães	0,1 a 1 mg/kg, a cada 2 a 4 h	SC, IM ou IV lenta
	Gatos	0,1 a 0,2 mg/kg, a cada 2 a 4 h	SC, IM ou IV lenta
Morfina epidural	Cães e gatos	0,05 a 0,1 mg/kg, 1 vez/dia	Completar para um volume final de 0,13 a 0,26 mℓ/kg Pode ocorrer prurido, retenção urinária e, raramente, depressão respiratória tardia
Morfina intra-articular	Cães e gatos	0,1 mg/kg, após sutura da cápsula articular	Associada a bupicavaína, para um volume final de 0,1 mℓ/kg
Morfina infusão contínua	Cães	0,1 a 0,2 mg/kg/h	Deve ser precedida por um *bolus*, IV, de 0,3 a 1 mg/kg
	Gatos	0,05 a 0,1 mg/kg/h	–
Metadona	Cães	0,1 a 0,5 mg/kg, a cada 3 a 6 h	IV, IM, SC
	Gatos	0,1 a 0,25 mg/kg, a cada 3 a 4 h	IV, IM, SC
Metadona infusão contínua	Cães	0,05 a 0,2 mg/kg/h	–
	Gatos	0,05 a 0,1 mg/kg/h	–
Meperidina	Cães	2 a 5 mg/kg, a cada 1 a 2 h	IM, SC
	Gatos	3 a 10 mg/kg, a cada 30 a 120 min	IM, SC
Fentanila	Cães e gatos	2 a 10 μg/kg, a cada 20 a 120 min	IV, IM, até 15 μg/kg a cada 1 a 3 h
Fentanila infusão contínua	Cães e gatos	2 a 5 μg/kg/h	Precedido de um *bolus*, IV, de 2 a 5 mg/kg. Taxas de infusão maiores (10 mg/kg/h) podem ser usadas para procedimentos muito invasivos
Adesivos transdérmicos de fentanila	Cães	12,5, 25, 50, 75 e 100 μg/h	Aplicar entre 12 e 24 h antes. O efeito dura até 72 h
	Gatos	12,5 e 25 μg/h	Aplicar entre 12 e 24 h antes. O efeito dura até 72 h
Remifentanila	Cães e gatos	5 a 20 μg/kg/h	–
Butorfanol	Cães e gatos	0,2 a 0,4 mg/kg, a cada 1 a 6 h	IV, IM, SC
Butorfanol infusão contínua	Cães e gatos	0,1 a 0,2 mg/kg/h	–
Nalbufina	Cães	0,25 a 1 mg/kg	IV, IM
	Gatos	0,25 a 1 mg/kg	IV, IM
Buprenorfina	Cães	5 a 40 μg/kg, 3 a 4 vezes/dia	IV, IM, SC
	Gatos	5 a 20 μg/kg, 3 a 4 vezes/dia	IV, IM, SC, OT (sublingual)
Tramadol	Cães	4 a 10 mg/kg, 4 vezes/dia	IV, IM, VO
	Gatos	2 a 5 mg/kg, 2 ou 3 vezes/dia	IV, IM, VO
Naloxona	Cães e gatos	0,001 mg/kg a 0,04 mg/kg	IV, efeitos entre 20 e 40 min
		0,04 mg/kg	IM, efeitos entre 40 e 70 min
Naltrexona	Cães e gatos	2,5 mg/kg	IV, efeitos até por 2 h
AINEs			
Meloxicam	Cães	0,2 mg/kg, no 1ºdia, depois 0,1 mg/kg, 1 vez/dia	IV, IM, SC, VO
	Gatos	0,2 a 0,3 mg/kg, no 1º dia, depois 0,01 a 0,03 mg/kg, 1 vez/dia	IV, IM, SC, VO (Uso prolongado, até por 6 meses com a dose mínima efetiva)
Carprofeno	Cães	2,2 mg/kg, 2 vezes/dia ou 4,4 mg/kg, 1 vez/dia	IV, SC, VO
	Gatos	2,2 mg/kg, 2 vezes/dia ou 4,4 mg/kg, 1 vez/dia	IV, SC, VO (uso controverso em gatos; administrar durante 4 dias, depois em dias alternados. Alguns autores recomendam uma única dose 1 a 4 mgk/kg, IV ou IM)
Vedaprofeno	Cães	0,5 mg/kg, 1 vez/dia	VO
	Gatos	Não recomendado	–
Dipirona	Cães	25 a 35 mg/kg, 2 a 3 vezes/dia	IV, VO. Monitorar quando administrada por longos períodos
	Gatos	25 mg/kg, 2 a 3 vezes/dia	IV, VO. Monitorar quando administrada por longos períodos
Cetoprofeno	Cães	1 a 2 mg/kg, 1 a 2 vezes/dia	IV, VO, SC, 1 mg/kg, por até 5 dias SC S 2 mg/kg, por até 3 dias
	Gatos	1 a 2 mg/kg, 1 vez/dia	IV, VO, SC, 1 mg/kg, por até 5 dias SC 2 mg/kg, por até 3 dias
Paracetamol	Cães	5 a 15 mg/kg, 3 a 4 vezes/dia	VO. Monitorar quando administrado por longos períodos
	Gatos	Contraindicado	–
Firocoxibe	Cães	5 mg/kg, 1 vez/dia	VO
	Gatos	1 a 3 mg/kg, 1 vez/dia	VO (não licenciado para uso em gatos no Brasil)

(*continua*)

QUADRO 22.1 Principais fármacos utilizados isoladamente ou em associações para tratar a dor aguda de origem traumática ou pós-operatória em cães e gatos. *(Continuação)*

Fármaco	Espécie	Dose	Comentários
AINEs			
Robenacoxibe	Cães e gatos	1 a 2 mg/kg, 1 vez/dia	VO
Mavacoxibe	Cães	2 mg/kg, repetir 14 dias após e depois a cada 28 a 30 dias até por 6,5 meses	VO
Cimicoxibe	Cães	2 mg/kg, 1 vez/dia	VO
Flunixino meglumina	Cães	0,5 a 1 mg/kg, 1 vez/dia	IV, IM, SC, VO
	Gatos	1 mg/kg, dose única	IV, IM, SC, VO
Etodolaco	Cães	5 a 15 mg/kg, 1 vez/dia	VO
Ácido tolfenâmico	Cães	4 mg/kg, 1 vez/dia	VO, SC
	Gatos	4 mg/kg, 1 vez/dia	VO, por até 3 dias
Adjuvantes			
Amantadina	Cães	1 a 4 mg/kg, 1 vez/dia	VO
	Gatos	3 mg/kg, 1 vez/dia	VO. Melhor resultado se associado a AINEs
Gabapentina	Cães	5 a 25 mg/kg, 3 vezes/dia	VO
	Gatos	5 a 25 mg/kg, 2 vezes/dia	VO
Amitriptilina	Cães	1 mg/kg, 1 a 2 vezes/dia	VO
	Gatos	0,5 a 1 mg/kg, 1 a 2 vezes/dia	VO
Cetamina	Cães	2 a 10 mg/kg	IV, IM, SC, VO. Analgesia de até 40 min
	Gatos	2 a 10 mg/kg	IV, IM, SC, VO. Analgesia de até 40 min
Cetamina (infusão contínua)	Cães e gatos	0,5 mg/kg em *bolus*, IV, seguido de 0,6 mg/kg/h durante a cirurgia e 0,12 mg/kg/h durante as seguintes 18 h 2 mg/kg em *bolus*, IV, seguido de 1 a 2 mg/kg/min para redução da CAM dos anestésicos inalatórios	
Lidocaína (infusão contínua)	Cães	1 a 2 mg/kg em *bolus*, IV, seguido de 25 a 100 mg/kg/min, para redução da CAM dos anestésicos inalatórios	
	Gatos	0,25 a 0,5 mg/kg/h, até por 6 a 8 h (uso controverso em gatos)	
Dexmedetomidina	Cães	0,5 a 3 μg/kg/h	Para redução da CAM dos anestésicos inalatórios
	Gatos	0,5 a 1 μg/kg/h	Efeitos cardiovasculares importantes em gatos anestesiados com isofluorano
Morfina/lidocaína/cetamina (infusão contínua)	Cães	4 mg/kg/min (0,24 mg/kg/h) de morfina, 50 mg/kg/min (3 mg/kg/h) de lidocaína e 10 mg/kg/min (0,6 mg/kg/h) de cetamina	Para uso intra ou pós-operatório

As doses e os regimes de administração foram selecionados com base na literatura científica e na experiência clínica dos autores. AINEs: anti-inflamatórios não esteroides; CAM: concentração alveolar mínima; IM: intramuscular; IV: intravenosa; OT: oral transmucosa; SC: subcutânea; VO: via oral.

REFERÊNCIAS BIBLIOGRÁFICAS

1. Dyson DH. Perioperative pain management in veterinary patients. Vet Clin Small Anim. 2008;38:1309-27.
2. Taylor PM, Robertson SA, Dixon MJ, Ruprah M, Sear JW, Lascelles BDX *et al.* Morphine, pethidine and buprenorphine disposition in the cat. J Vet Pharmacol Ther. 2001;24:391-8.
3. Dobbins S, Brown NO, Shofer FS. Comparison of the effects of buprenorphine, oxymorphone hydrochloride, and ketoprofen for postoperative analgesia after onychectomy or onychectomy and sterilization in cats. J Am Anim Hosp Assoc. 2002;38:507-14.
4. Wegner K, Robertson SA. Dose-related thermal antinociceptive effects of intravenous hydromorphone in cats. Vet Anaesth Analg. 2007;34: 132-8.
5. Robertson S, Wegner K, Lascelles BDX. Antinociceptive and side-effects of hydromorphone after subcutaneous administration in cats. J Fel Med Surg. 2009;11:76-81.
6. Kukanich B, Lascelles BD, Aman AM, Papich MG. The effects of inhibiting cytochrome P450 3A, p-glycoprotein, and gastric acid secretion on the oral bioavailability of methadone in dogs. J Vet Pharmacol Ther. 2005;28:461-6.
7. Steagall PV, Carnicelli P, Taylor PM, Luna SP, Dixon M, Ferreira TH. Effects of subcutaneous methadone, morphine, buprenorphine or saline on thermal and pressure thresholds in cats. J Vet Pharmacol Ther. 2006;29:531-7.
8. Rohrer Bley C, Neiger-Aeschbacher G, Busato A, Schatzmann U. Comparison of perioperative racemic methadone, levo-methadone and dextromoramide in cats using indicators of post-operative pain. Vet Anaesth Analg. 2004;31:175-82.
9. Mollenhoff A, Nolte I, Kramer S. Anti-nociceptive efficacy of carprofen, levomethadone and buprenorphine for pain relief in cats following major orthopaedic surgery. J Vet Med A Physiol Pathol Clin Med. 2005;52:186-98.
10. Dixon MJ, Robertson SA, Taylor PM. A thermal threshold testing device for evaluation of analgesics in cats. Res Vet Sci. 2002;72:205-10.
11. Egger CM, Glerum L, Michelle Haag K, Rohrbach BW. Efficacy and cost-effectiveness of transdermal fentanyl patches for the relief of post-operative pain in dogs after anterior cruciate ligament and pelvic limb repair. Vet Anaesth Analg. 2007;34:200-8.
12. Lee DD, Papich MG, Hardie EM. Comparison of pharmacokinetics of fentanyl after intravenous and transdermal administration in cats. Am J Vet Res. 2000;61:672-7.
13. Pettifer GR, Hosgood G. The effect of rectal temperature on perianesthetic serum concentrations of transdermally administered fentanyl in cats anesthetized with isoflurane. Am J Vet Res. 2003;64:1557-61.
14. Davidson CD, Pettifer GR, Henry JD Jr. Plasma fentanyl concentrations and analgesic effects during full or partial exposure to transdermal fentanyl patches in cats. J Am Vet Med Assoc. 2004;224:700-5.
15. Robertson SA, Taylor PM, Sear JW, Keuhnel G. Relationship between plasma concentrations and analgesia after intravenous fentanyl and disposition after other routes of administration in cats. J Vet Pharmacol Ther. 2005;28:1-7.
16. Sawyer DC, Rech RH. Analgesia and behavioral effects of butorphanol, nalbuphine, and pentazocine in the cat. J Am Anim Hosp Assoc. 1987;23:438-46.
17. Robertson SA, Taylor PM, Dixon MJ, Lascelles BD. Changes in thermal threshold response in eight cats after administration of buprenorphine, butorphanol and morphine. Vet Rec. 2003;153:462-5.
18. Johnson JA, Robertson SA, Pypendop BH. Antinociceptive effects of butorphanol, buprenorphine, or both, administered intramuscularly in cats. Am J Vet Res. 2007;68:699-703.
19. Pypendop BH, Pascoe PJ, Ilkiw JE. Effects of epidural administration of morphine and buprenorphine on the minimum alveolar concentration of isoflurane in cats. Am J Vet Res. 2006;67:1471-5.

20. Slingsby LS, Waterman-Pearson AE. Comparison of pethidine, buprenorphine and ketoprofen for postoperative analgesia after ovariohysterectomy in the cat. Vet Rec. 1998;143:185-9.
21. Murrell JC, Robertson SA, Taylor PM, McCown JL, Bloomfield M, Sear JW. Use of a transdermal matrix patch of buprenorphine in cats: preliminary pharmacokinetic and pharmacodynamic data. Vet Rec. 2007;160:578-83.
22. Pypendop BH, Ilkiw JE. Pharmacokinetics of tramadol, and its metabolite O-desmethyl-tramadol, in cats. J Vet Pharmacol Ther. 2008;31:52-9.
23. Chen HC, Radzi R, Rahman NA *et al.* Analgesic effect of tramadol combined with tolfenamic acid in cats after ovariohysterectomy. In: Proceedings of the 13th Annual IVECCS Conference; 2007 Sep 27; New Orleans.
24. Kukanich B, Papich MG. Pharmacokinetics of tramadol and the metabolite O-desmethyltramadol in dogs. J Vet Pharmacol Ther. 2004;27:239-46.
25. Mendes GM, Selmi AL, Barbudo-Selmi GR, Figueiredo JP. Clinical use of dexmedetomidine as premedicant in cats undergoing propofol-sevoflurane anaesthesia. J Feline Med Surg. 2003;5:265-70.
26. Ansah OB, Vainio O, Hellsten C, Raekallio M. Postoperative pain control in cats: clinical trials with medetomidine and butorphanol. Vet Surg. 2002;31:99-103.
27. Slingsby LS, Taylor PM, Waterman-Pearson AE. Efficacy of buccal compared to intramuscular dexmedetomidine for antinociception to a thermal nociceptive stimulus in the cat. In: Proceedings of the 9th World Congress of Veterinary Anaesthesia; 2006 Sep 12-16: Santos, Brazil., 2006. p. 163.
28. Duke T, Cox AM, Remedios AM, Cribb PH. The analgesic effects of administering fentanyl or medetomidine in the lumbosacral epidural space of cats. Vet Surg. 1994;23:143-8.
29. Otero PE. Dor: avaliação e tratamento. São Paulo: Interbook; 2005.
30. Villela NR, Junior PN. Uso de dexmedetomidina em anestesiologia. Rev Bras Anest. 2003;53:97-113.
31. Souza SS. Efeitos da dexmedetomidina, por via epidural ou infusão contínua intravenosa, em gatas anestesiadas com propofol e isofluorano e submetidas a ovariossalpingohisterectomia; 2006. [dissertação]. Faculdade de Medicina Veterinária e Zootecnia. Universidade de São Paulo. São Paulo.
32. Bagatini A, Gomes CR, Masella MZ, Rezer G. Dexmedetomidina: farmacologia e uso clínico. Rev Bras Anestesiol. 2002;52:606-617.
33. Dorigon O, Oleskovicz N, Moraes AN, Dallabrida AL, Flôres FN, Soares AV *et al.* Dexmedetomidina epidural em gatas submetidas à ovariosalpingohisterectomia sob anestesia total intravenosa com propofol e pré-medicadas com cetamina S(+) e midazolam. Cienc Rural. 2009;39:791-7.
34. Selmi AL, Mendes GM, Lins BT, Figueiredo JP, Barbudo-Selmi GR. Evaluation of the sedative and cardiorespiratory effects of dexmedetomidine, dexmedetomidine-butorphanol, and dexmedetomidine- ketamine in cats. J Am Vet Med Assoc. 2003;222:37-41.
35. Taylor PM, Delatour P, Landoni FM, Deal C, Pickett C, Shojaee AF *et al.* Pharmacodynamics and enantioselective pharmacokinetics of carprofeno in the cat. Res Vet Sci. 1996;60:144-51.
36. Lascelles BDX, Cripps PJ, Jones A, Waterman-Pearson AE. Efficacy and kinetics of carprofen, administered preoperatively or postoperatively, for the prevention of pain in dogs undergoing ovariohysterectomy. Vet Surg. 1098;27:568-82.
37. Boström IM, Nyman GC, Lord PE, Häggström J, Jones BE, Bohlin HP. Effects of carprofen on renal function and results of serum biochemical and hematological analyses in anesthetized dogs that had low blood pressure during anesthesia. Am J Vet Res. 2002;63:712-21.
38. Lascelles BDk, Cripps P, Mirchandani S, Waterman AE. Carprofen as an analgesic for postoperative pain in cats: dose titration and assessment of efficacy in comparison to pethidine hydrochloride. J Small Anim Pract. 1995;36:535-41.
39. Balmer TV, Irvine D, Jones RS, Roberts MJ, Sungsby L, Taylor PM *et al.* Comparison of carprofen and pethidine as postoperative analgesics in the cat. J Small Anim Pract. 1998;39:158-64.
40. Slingsby L, Waterman-Pearson AE. Comparison between meloxicam and carprofen for postoperative analgesia after feline ovariohysterectomy. J Small Anim Pract. 2002;43:286-9.
41. Mathews KA, Pettifer G, Foster R, McDonell W. Safety and efficacy of preoperative administration of meloxicam, compared with that of ketoprofen and butorphanol in dogs undergoing abdominal surgery. Am J Vet Res. 2001;62:882-8.
42. Forsyth SF, Guilford WG, Haslett SJ, Godfrey J. Endoscopy of the gastroduodenal mucosa after carprofen, meloxicam and ketoprofen administration in dogs. J Small Anim Pract. 1998;39:421-4.
43. Alencar MMA, Pinto MT, Oliveira DM, Pessoa AWP, Cândido IA, Virgínio CG *et al.* Margem de segurança do meloxicam em cães: efeitos deletérios nas células sanguíneas e trato gastrintestinal. Cienc Rural. 2003;33:525-33.
44. Jones CJ, Streppa HK, Harmon B.G. *In vivo* effects of meloxicam and aspirin on blood, gastric mucosal, and synovial fluid prostanoid synthesis in dogs. Am J Vet Res. 2002;63:1527-31.
45. Mathews KA, Foster RF. A prospective study of the analgesic efficacy and potential side effects of ketoprofen in dogs after splenectomy. In: Proceedings of the International Veterinary Emergency and Critical Care Symposium; 1996: San Antonio, Texas; 1996. p. 886.
46. Grisnaux E, Pibarot P, Dupuis J, Blais D. Comparison of ketoprofen and carprofen administered prior to orthopedic surgery for control of postoperative pain in dogs. JAVMA. 1999;215:1105-10.
47. Lees P, Taylor PM, Landoni FM, Arifaha AK, Waters C. Ketoprofen in the cat: pharmacodynamics and chiral pharmacokinetics. Vet J. 2003;165:21-35.
48. Mathews KA, Paley DM, Foster RF, Valliant AE, Young SS. A comparison of ketorolac with flunixin, butorphanol, and oxymorphone in controlling postoperative pain in dogs. Can Vet J. 1996;37:557-67.
49. Allyn M, Johnston S, Leib M *et al.* The gastroduodenal effects of buffered aspirin, carprofen and etodolac in the dog. In: Proceedings of the 16th Annual American College of Veterinary Internal Medicine Veterinary Medical Forum; 1998: San Diego, California; 1998. p. 731.
50. Curcio K, Bidwell LA, Bohart GV, Hauptman JG. Evaluation of signs of postoperative pain and complications after forelimb onychectomy in cats receiving buprenorphine alone or with bupivacaine administered as a four-point regional nerve block. J Am Vet Med Assoc. 2006;228:65-8.
51. Davis KM, Hardie EM, Martin FR, Zhu J, Brownie C. Correlation between perioperative factors and successful outcome in fibrosarcoma resection in cats. Vet Rec. 2007;161:199-200.
52. Wagner KA, Gibbon KJ, Strom TL, Kurian JR, Trepanier LA. Adverse effects of EMLA (lidocaine/prilocaine) cream and efficacy for the placement of jugular catheters in hospitalized cats. J Feline Med Surg. 2006;8:141-4.
53. Weil AB, Ko J, Inoue T. The use of lidocaine patches. Compendium. 2007;29:208-16.
54. Mama KR. Anestésicos locais. In: Gaynor JS, Muir WW (editores). Controle da dor. São Paulo: MedVet Livros, 2008. p. 231-48.
55. Muir WW. Drogas utilizadas para tratar a dor. In: Gaynor JS, Muir WW, editores. Controle da dor. São Paulo: MedVet Livros, 2008. p. 141-62.
56. Valverde A. Epidural analgesia and anesthesia. Vet Clin Small Anim. 2008;38:1205-30.
57. Butterworth JF IV, Strichartz GR. Molecular mechanisms of local anesthesia: a review. Anesthesiol. 1990;72:711-34.
58. Duke T, Caulkett NA, Ball SD, Remedios AM. Comparative analgesic and cardiopulmonary effects of bupivacaine and ropivacaine in the epidural space of the conscious dog. Vet Anaesth Analg. 2000;27:13-21.
59. Almeida TF, Fantoni DT, Mastrocinque S, Tatarunas AC, Imagawa VH. Epidural anesthesia with bupivacaine, bupivacaine and fentanyl, or bupivacaine and sufentanil during intravenous administration of propofol for ovariohysterectomy in dogs. J Am Vet Med Assoc. 2007;230:45-51.
60. Fowler D, Isakow K, Caulkett N, Waldner C. An evaluation of the analgesic effects of meloxicam in addition to epidural morphine/mepivacaine in dogs undergoing cranial cruciate ligament repair. Can Vet J. 2003;44:643-8.
61. Hiroki I, Yukinaga W, Shuji D, Tadahiko I. Direct effects of ropivacaine and bupivacaine on spinal pial vessels in canine: assessment with closed spinal window technique. Laboratory investigation. Anesthesiol. 1997;87:75-81.
62. Coates JR. Intervertebral disc disease. Vet Clin North Am Small Anim Pract. 2000;30:77-110.
63. Liu Z, Yang Y, He L, Pang M, Luo C, Liu B, Rong L. High-dose methylprednisolone for acute traumatic spinal cord injury. Neurology. 2019;93:841-850.
64. Janssens L, Beosier Y, Daems R. The results of epidural infiltration with methylprednisolone acetate: a restrospective study. Vet Comp Orthop Traumatol. 2009; 22:486-491.
65. Giambuzzi S, Pancotto T, Ruth J. Perineural injection for treatment of root--signature signs associated with lateralized disk material in five dogs (2009-2013). Front Vet Sci. 2016;3.
66. White PF. The role of non-opioid analgesic techniques in the management of pain after ambulatory surgery. Anesth Analg. 2002;94:577-85.
67. Ballantyne J, Carr D, Berkey C, Chalmers TC, Mosteller F. Comparative efficacy of epidural, subarachnoid, and intracerebroventricular opioids in patients with pain due to cancer. Reg Anesth. 1996;21:542-56.
68. Yamamoto S, Yamaguchi H, Sakaguchi M, Yamashita S, Satsumae T. Preoperative droperidol improved postoperative pain relief in patients undergoing rotator-cuff repair during general anesthesia using intravenous morphine. J Clin Anesth. 2003;15:525-29.
69. Lamont LA. Adjunctive analgesic therapy. Vet Clin Small Anim. 2008; 38:1187-203.
70. Schmid RL, Sandlera AN, Katz J. Use and efficacy of low-dose ketamine in the management of acute postoperative pain: a review of current techniques and outcomes. Pain. 1999;82:111-25.
71. Wagner AE, Walton JA, Hellyer PW, Gaynor JS, Mama KR. Use of low doses of ketamine administered by constant rate infusion as an adjunct for postoperative analgesia in dogs. J Am Vet Med Assoc. 2002;221:72-5.
72. Muir WW, Wiese AJ, March PA. Effects of morphine, lidocaine, ketamine, and morphine-lidocaine-ketamine drug combination on minimum alveolar concentration in dogs anesthetized with isoflurane. Am J Vet Res. 2003;64:1155-60.

73. Pascoe PJ, Ilkiw JE, Craig C, Kollias-Baker C. The effects of ketamine on the minimum alveolar concentration of isoflurane in cats. Vet Anaesth Analg. 2007;34:31-9.
74. Sarrau S, Jourdan J, Dupuis-Soyris F, Verwaerde P. Effects of postoperative ketamine infusion on pain control and feeding behaviour in bitches undergoing mastectomy. J Small Anim Pract. 2007;48:670-6.
75. Lascelles BD, Gaynor J, Smith ES, Roe SC, Marcellin-Little DJ, Davidson G *et al.* Evaluation of amantadine as part of a multimodal analgesic regimen for the alleviation of refractory canine osteoarthritis pain. J Vet Intern Med. 2008;22:53-9.
76. Pascoe PJ, Raekallio M, Kuusela E, McKusick B, Granholm M. Changes in the minimum alveolar concentration of isoflurane and some cardiopulmonary measurements during three continuous infusion rates of dexmedetomidine in dogs. Vet Anaesth Analg. 2006;33:97-103.
77. Kaba A, Laurent SR, Detroz BJ, Sessler DI, Durieux ME, Lamy ML *et al.* Intravenous lidocaine infusion facilitates acute rehabilitation after laparoscopic colectomy. Anesthesiol. 2007;106:11-8.
78. Moraes AN, Dyson DH, O'Grady MR, McDonell WN, Holmberg DL. Plasma concentrations and cardiovascular influence of lidocaine infusions during isoflurane anesthesia in healthy dogs and dogs with subaortic stenosis. Vet Surg. 1998;27:486-97.
79. Valverde A, Doherty TJ, Hernandez J, Davies W. Effect of lidocaine on the minimum alveolar concentration of isoflurane in dogs. Vet Anaesth Analg. 2004;31:264-71.
80. Ko J, Weil A, Maxwell L, Kitao T, Haydon T. Plasma concentrations of lidocaine in dogs following lidocaine patch application. J Am Anim Hosp Assoc. 2007;43:280-3.
81. Smith LJ, Bentley E, Shih A, Miller PE. Systemic lidocaine infusion as an analgesic for intraocular surgery in dogs: a pilot study. Vet Anaesth Analg. 2004;31:53-63.
82. Pypendop BH, Ilkiw JE. Assessment of the hemodynamic effects of lidocaine administered IV in isoflurane-anesthetized cats. Am J Vet Res. 2005;66:661-8.
83. Mathews K. Physiologic and pharmacologic applications to manage neuropathic pain. In: Mathews K, Sinclair M, Steele AM, Grubb T (editors). Analgesia and anaesthesia for the ill or injured dog and cat. Hoboken: Wiley-Blackwell, 2018. p. 17-50.
84. Tiippana EM, Hamunen K, Kontinen VK, Kalso E. Do surgical patients benefit from perioperative gabapentin/pregabalin? A systematic review of efficacy and safety. Anesth Analg. 2007;104:1545-56.
85. Kukanich B, Cohen RL. Pharmacokinetics of oral gabapentin in Greyhound dogs. 2011;187:133-5.

23
Analgesia Pós-Operatória em Gatos

Karina Velloso Braga Yazbek • Teresinha Luiza Martins

INTRODUÇÃO

O número de gatos de estimação tem aumentado no Brasil e no mundo. Estima-se que a população felina no país seja de aproximadamente 22 milhões, conforme último levantamento da população de animais de estimação realizado pelo Instituto Brasileiro de Geografia e Estatística (IBGE) em 2013. As pesquisas constantes em relação à nutrição, à prevenção, aos diagnósticos e ao tratamento das doenças, bem como o desejo dos proprietários em proporcionar melhores cuidados diante de fatores que comprometem a saúde e a qualidade de vida dos seus animais, refletem o aumento da população felina. No que se refere ao controle da dor, principalmente a aguda decorrente de procedimento cirúrgico, vários são os estudos desenvolvidos com o objetivo de demonstrar as melhores opções terapêuticas. Mesmo com a evolução dos conhecimentos relacionados ao tratamento e à avaliação, a dor ainda é subestimada e subtratada em gatos. O conhecimento insuficiente ou equivocado sobre a fisiologia e os efeitos deletérios da dor, a farmacologia dos analgésicos e o controle dos seus efeitos adversos, a orientação inadequada ao proprietário (ou cuidador) do animal e a dificuldade na prescrição e na aquisição dos fármacos colaboram para essa situação. Pesam ainda sobre o controle inadequado da dor as características particulares da espécie, que podem comprometer a identificação e a mensuração da dor e a farmacocinética dos analgésicos, levando ao seu subtratamento em felinos quando comparados aos caninos. Recentes revisões e estudos sobre o controle da dor em felinos foram publicados na literatura veterinária, auxiliando-nos a entendê-la e controlá-la de maneira mais efetiva nessa espécie. A analgesia não deve ser uma preocupação somente durante o procedimento cirúrgico, devendo ser instituída no período pré e pós-operatório, por meio de abordagem preventiva e multimodal, conforme o plano analgésico cirúrgico, devendo ser ajustada individualmente, se necessário. Vale ressaltar que a dor aguda persistente e indevidamente tratada pode levar ao aparecimento de dor crônica, impactando de modo negativo a qualidade de vida do animal.

A dor é um evento fisiológico que envolve o sistema nervoso central (SNC) e periférico (SNP) em decorrência de uma experiência sensorial e emocional desagradável relacionada a uma lesão real ou potencial tecidual ou descrita nesses termos.[1] Os fatores que a determinam ou a modulam estão ligados a influências genéticas, estresse e funções cognitivas do cérebro, além dos tradicionais mecanismos sensoriais.[2]

A identificação e a mensuração da dor nos animais são complexas; contudo, por meio do conhecimento da fisiologia e da fisiopatologia álgica, seguindo dados obtidos por analogia, principalmente à espécie humana quando submetida a estímulos dolorosos, podem-se facilitar essas tarefas. O veterinário deverá estar atento a sinais sutis que apontem precocemente o aparecimento da dor, pois a administração de analgésico nesse momento evitará o aumento da sua intensidade, a possibilidade de cronificação da dor aguda e o sofrimento do paciente.[3] Para que o reconhecimento e, consequentemente, o tratamento da dor aguda pós-operatória em felinos sejam efetivos, deve-se atentar para os seguintes pontos:

- Avaliar a saúde e o comportamento do paciente: anamnese; exame físico e de diagnóstico; observação do comportamento (p. ex., ansiedade, diminuição de brincadeiras e de *grooming*); sinais de dor (p. ex., sinais de agressividade quando manipulado, automulitação)[4,5,7,13]
- Considerar o estímulo doloroso do procedimento cirúrgico: procedimentos articulares e em condutos auditivos promovem maior intensidade de dor quando comparados a uma sutura de pele por laceração, portanto há necessidade de conhecimento da intensidade da dor promovida pela lesão de estruturas envolvidas em um procedimento cirúrgico, além daquela promovida pela doença relacionada, para se esquematizar uma estratégia analgésica adequada nos períodos trans e pós-cirúrgicos. O Quadro 23.1 demonstra a intensidade de dor esperada para determinado procedimento cirúrgico, devendo assim ser instituído o melhor protocolo para preveni-la e/ou tratá-la adequadamente
- Sempre tentar prevenir a sensação dolorosa: a analgesia preemptiva (administração de analgésicos com o objetivo de diminuir a alteração no processamento sensorial antes da realização da lesão cirúrgica) pode inibir ou diminuir a sensibilização ou a intensificação da dor (hiperalgesia) em níveis central e periférico. Pode ser realizada por meio da administração de opioides, alfa-2-agonistas, anti-inflamatórios não esteroides (AINEs), anestésicos locais (ALs) e cetamina
- Familiarizar-se com os diferentes analgésicos à disposição no mercado, atentando para a dose e o intervalo de administração, prevenindo e tratando adequadamente os efeitos adversos, caso ocorram
- Associar fármacos e técnicas para promover melhor controle da dor. A utilização de ALs por meio de bloqueios regional e infiltrativo pode contribuir para melhor analgesia nos períodos trans e pós-cirúrgicos, além de diminuir a concentração dos anestésicos gerais para a manutenção anestésica,[3,4] como, por exemplo, em animais submetidos a tratamentos odontológicos, quando analgésicos comuns, como AINEs, opioides, além de bloqueios regionais realizados no transoperatório, poderão promover melhor analgesia no período perioperatório, sendo que aqueles pacientes submetidos a procedimentos que cursem com dor moderada a intensa, também devem ser tratados com analgésicos adjuvantes, que incluem anticonvulsivantes (p. ex., a gabapentina)[38]
- Atentar para sinais e comportamentos sutis, bem como os mais intensos, que podem ser decorrentes de dor: diversas escalas de dor estão disponíveis para sua identificação e mensuração. O comportamento é um fator importante a ser observado, pois é afetado diretamente por ela
- As alterações dos parâmetros fisiológicos, como pressão arterial, frequências cardíaca e respiratória e temperatura corpórea podem ser indicativos de dor; contudo, podem se manifestar em situações de estresse, não devendo ser interpretados isoladamente como seus indicadores. Deve-se atentar ainda que as alterações fisiológicas podem não existir em um gato com dor
- O tratamento farmacológico da dor no pós-operatório deverá ser realizado pelo tempo necessário para que o animal volte às suas funções normais. Para tanto, a observação constante do animal pelo proprietário e o acompanhamento do veterinário são instrumentos importantíssimos para o emprego adequado da terapia analgésica e a evolução favorável do quadro clínico.[3,4]

QUADRO 23.1 Percepção de dor associada a condições cirúrgicas.[7,38]

Dor leve a moderada	Dor moderada	Dor moderada a intensa	Dor intensa a torturante
Sutura de lacerações superficiais Colocação de drenos torácicos/drenagem de abscesso Orquiectomia	Ovário-histerectomia Remoção de nódulos Lesões dos tecidos moles menos graves que as descritas anteriormente Artroscopia diagnóstica e laparoscopia	Ruptura diafragmática traumática Traumatismo ósseo, tecidos moles de forma extensa (ou seja, ortopédico, tecido mole extenso, região de cabeça) Torções mesentéricas, gástricas, testiculares ou outras torções Ressecção extensa e reconstrução para remoção em massa Ortopedia corretiva (osteotomias; cirurgia ligamento cruzado; artrotomia aberta)	Reparo de fratura com extensa lesão de tecidos moles Cirurgia da coluna vertebral Ablação do conduto auditivo Fraturas articulares ou patológicas Amputação do membro Fraturas maxilofaciais Maxilectomia e mandibulectomia

FARMACOCINÉTICA DOS ANALGÉSICOS NA ESPÉCIE FELINA

Os gatos têm baixa capacidade em metabolizar fármacos que exijam conjugação hepática por glicuronidação, sulfatação e glicação, resultando em maior tempo de ação com potencial efeito cumulativo desses, o que explica a sua suscetibilidade na ocorrência de efeitos adversos mediante administração de, por exemplo, paracetamol (acetaminofeno), carprofeno e ácido acetilsalicílico, que têm meia-vida longa.[5] O ácido acetilsalicílico (salicilato) tem lenta metabolização no gato, devido à deficiência relativa de atividade microssômica da glicuroniltransferase, aumentando, assim, a meia-vida (quatro a cinco vezes) de liberação do fármaco.[6] Os efeitos clínicos de alguns fármacos podem ser menores, caso haja necessidade de ativação do processo de glicuronidação, como é o caso da morfina, pois somente pequenas quantidades de morfina-6-glicuronideo (M-6-G) são produzidas após a administração, sendo essa então menos efetiva em controlar a dor nessa espécie.[5]

De modo geral, o padrão de metabolismo de qualquer fármaco é dividido em duas fases distintas: fase I e fase II. Na fase I, ocorrem reações classificadas como oxidativas, redutoras e hidrolíticas, nas quais há aparecimento ou introdução de moléculas de –OH –, SH –, COOH e $-NH_2$, permitindo que haja conjugação com substâncias endógenas (ácido glicurônico, acetato e sulfato, entre outros), produzindo metabólitos geralmente inativos farmacologicamente, embora alguns possam ter ação. Nessa fase, a oxidação é a reação mais relevante no metabolismo da maior parte dos compostos. A via de metabolização pode sofrer diferenças quantitativas com relação à espécie, além de duas ou mais vias poderem ocorrer simultaneamente.[6]

Já na fase II, ocorrem reações do tipo conjugação, nas quais um fármaco ou seu metabólito (fase I) contém um agrupamento –OH –, COOH –, NH_2 ou –SH e permanece disponível para se combinar com um composto natural fornecido pelo organismo para formação de metabólitos polares hidrossolúveis, que poderão ser rapidamente excretados. Há necessidade de um agente conjugante (p. ex., nucleotídio ou enzima de transferência), porém, determinadas reações podem ser imperfeitas ou estar ausentes em determinadas espécies, como no caso do gato, que sintetiza conjugados do glicuronídeo lentamente,[6] pois apresenta menor expressão da isoforma UDP-glicuroniltransferase (UGT) na enzima de transferência glicuroniltransferase, levando a maior incidência de efeitos adversos, caso as doses ou os intervalos entre as doses não sejam ajustados.[7]

O sistema gastrintestinal também está envolvido no metabolismo dos fármacos, mediando determinadas transformações principalmente por meio de microrganismos presentes nos intestinos.[6] Substâncias que são absorvidas no intestino após administração por via oral (VO) podem estar sujeitas ao efeito da primeira barreira de absorção (ou efeito de primeira passagem), que é a combinação da ação das enzimas epiteliais gastrintestinais e hepáticas, diminuindo significativamente a concentração necessária para o efeito farmacológico desejado. As vias intravenosa (IV), subcutânea (SC) e intramuscular (IM) evitam esse efeito de primeira passagem.

A excreção de fármacos é realizada principalmente pelos rins, contudo alguns compostos também podem ser excretados por pulmão, bile e glândulas salivares, mamárias e sudoríparas. A taxa de eliminação sofre ação da intensidade de ligação às proteínas plasmáticas, grau de perfusão do órgão eliminador, atividade enzimática metabolizadora do fármaco e eficácia da excreção renal.[6]

A maioria dos hipnoanalgésicos sofre um efeito acentuado de primeira passagem pelo fígado por via oral, sendo metabolizados por meio de reações de primeira e segunda fase. Já a administração via intramuscular e subcutânea proporciona maior biodisponibilidade do fármaco.[3]

Os AINEs geralmente sofrem metabolismo oxidativo na fase I, seguido de conjugação com ácido glicurônico ou glicina. Entretanto, a baixa capacidade de conjugação na espécie felina prolonga a meia-vida de eliminação dos AINEs. A eliminação geralmente é renal, sendo influenciada pelo pH da urina, que por sua vez pode ser modificado pela dieta alimentar, verificando-se que, para ácidos fracos, quanto maior o pH, menor será a meia-vida de eliminação desses compostos.[3] O meloxicam pode ser uma boa opção de uso em gatos, pois utiliza mais que uma via de oxidação em seu metabolismo.[5]

VIAS DE ADMINISTRAÇÃO

As vias subcutânea, intramuscular e intravenosa de administração de fármacos são as mais utilizadas, principalmente em âmbito hospitalar. Podem comprometer o início e o período de ação, como foi notado quando o opioide hidromorfona, administrado por via intravenosa, obteve menor período de início de ação e maior intensidade e duração do efeito analgésico. O período para o pico de ação foi maior quando administrado por via subcutânea. A duração e a intensidade de efeito foram menores pelas vias subcutânea e intramuscular em comparação à via intravenosa, sugerindo que a via intravenosa possa ser recomendada para otimizar o período de início e de duração do fármaco.[5]

A administração de fármacos VO em gatos pode ser bastante difícil e em algumas situações ocorre reduzida concentração plasmática ocasionada pela primeira passagem hepática de metabolização,[3,7] mas já existem apresentações comerciais interessantes para uso nesses animais, como é o caso do cloridrato de tramadol veterinário, que tem boa biodisponibilidade oral e é palatável.

Em gatos, a via epidural pode ser utilizada para promover analgesia no período perioperatório, assim como diminuir a concentração de anestésicos gerais no período transoperatório.

Devido ao fato de a medula espinal e o saco dural terminarem próximo ao segmento L7-S1, o espaço subaracnóideo poderá ser inadvertidamente puncionado, o que não é desejado, pois a dose exigida para essa via é menor do que pela epidural,[3] sendo indicado, então, o espaço entre a junção sacrococcígea para evitar tal ocorrência.[3] A região a ser puncionada deverá ser submetida à rigorosa antissepsia, uma agulha de Tuhoy de pequenos tamanho e calibre será introduzida e a solução anestésica (anestésicos locais isoladamente ou associados a outros analgésicos) lentamente injetada.[3] Diversos opioides isoladamente têm sido utilizados pela via epidural em gatos, como morfina, fentanila e buprenorfina, entre outros. Observou-se em estudo realizado em gatos que a administração de morfina (0,1 mg/kg) ou buprenorfina (0,00125 mg/kg) promoveu igual controle durante estímulo térmico por até 24 horas após a administração, mas a morfina demonstrou maior período de ação e de intensidade em relação à buprenorfina.[8] A administração epidural de opioides pode não produzir diminuição na concentração alveolar mínima durante a cirurgia, contudo promoverá satisfatória analgesia pós-operatória.

A via transdérmica proporciona constante disponibilidade do fármaco, levando à sua absorção homogênea,[3] muito embora haja controvérsias sobre a biodisponibilidade dessa via em gatos.[45] Alguns fármacos podem ser administrados por essa via, como a fentanila e a buprenorfina. A preparação da pele é importantíssima para que haja absorção adequada. Ela deverá ser depilada com máquina (nunca com lâmina), a fim de não irritá-la. Devem-se evitar soluções alcoólicas, preferindo-se água e sabão para antissepsia.[3] Fitas adesivas, malhas tubulares ou roupas podem auxiliar na proteção do adesivo.

A via transmucosa oral proporcionou 100% de biodisponibilidade da buprenorfina quando comparada com a via intravenosa no tratamento da dor em gatos,[9] porém há necessidade de outros estudos controlados para melhor avaliação clínica dessa via e fármacos disponíveis.

A infusão contínua intravenosa de analgésicos opioides, como fentanila, alfentanila, sufentanila e remifentanila,[7] bem como cetamina,[10] pode ser utilizada como parte do protocolo da anestesia geral e também ser administrada a gatos conscientes para o controle da dor no pós-operatório.

ANALGESIA MULTIMODAL PREEMPTIVA E PREVENTIVA NO ALÍVIO DA DOR PÓS-OPERATÓRIA

O conhecimento da anatomia e da fisiologia das vias nociceptivas e supressoras da dor sugere que a utilização de fármacos com diferentes mecanismos de ação pareça lógica no controle da dor, pois promove melhor efeito analgésico por agir nas várias vias do seu mecanismo – é a chamada "analgesia multimodal", em que a combinação de dois ou mais fármacos permite a utilização de baixas doses de diferentes classes farmacológicas com menores efeitos adversos decorrentes de sua utilização.

A associação AINE-opioide pode ser muito benéfica, como observado em gatas submetidas à ovário-histerectomia que receberam a associação vedaprofeno-tramadol quando comparadas aos grupos tratados com vedaprofeno e tramadol isoladamente.[11] Também em gatas submetidas à ovário-histerectomia, observou-se melhor controle da dor no grupo tratado com buprenorfina (0,01 mg/kg) e carprofeno (4 mg/kg), quando comparados aos grupos tratados somente com carprofeno ou buprenorfina,[12] possivelmente por prevenir a sensibilização central e periférica.

A utilização de vias diferentes de administração de analgésicos também pode ser bastante interessante na estratégia do controle da dor como a técnica de anestesia local (AL) e regional, sendo facilmente realizada e de grande eficiência em diferentes procedimentos cirúrgicos em gatos.[13] A associação de AL, por meio da infusão de analgésico local via cateter na ferida cirúrgica, e analgésicos sistêmicos promoveu bom controle da dor em gatos após remoção cirúrgica de fibrossarcoma.[14] As vias perineural para bloqueio de nervos (p. ex., plexo braquial, dental, intercostal, interpleural), epidural e infiltrativa poderão ser adotadas e acessadas antes do procedimento cirúrgico, promovendo melhor controle analgésico no pós-operatório, além de causarem diminuição da concentração de anestésico para a manutenção da anestesia.[13]

A analgesia preemptiva consiste na administração do tratamento analgésico antes do início do estímulo doloroso, pois, mesmo no paciente sob anestesia geral, pode não haver manifestação da dor decorrente da lesão tecidual. Contudo, a sensibilização ocorrida pode resultar em grande intensidade de dor no período pós-operatório, sendo muitas vezes necessária a utilização de doses altas de analgésicos. A prevenção dessa sensibilização proporciona melhor estratégia no tratamento da dor,[13] pois reduz a percepção dos estímulos dolorosos e da intensidade da dor pós-operatória.[3] Porém, uma analgesia adequada é aquela que reduz a ativação de mecanismos periféricos e centrais também no período trans e pós-operatórios e, desse modo, a analgesia preventiva deverá ser realizada a qualquer momento do perioperatório, visando à redução da gravidade da dor pós-operatória e da ocorrência da dor crônica.[3] A administração de AL para bloqueios regionais ou locais, cetamina, AINEs e opioides é um exemplo de como é possível prevenir a dor decorrente de estímulos nocivos.

ANTI-INFLAMATÓRIO NÃO ESTEROIDE

Este grupo farmacológico inibe a expressão das ciclo-oxigenases 1 e 2 (COX-1- COX-2) e da 5-lipo-oxigenase (5-LOX).[15] A COX-1, conhecida por constitutiva, é responsável pela manutenção da integridade da mucosa gástrica, função plaquetária e autorregulação renal, enquanto a COX-2, conhecida também por indutiva, tem aumento de sua expressão durante um processo inflamatório. O desenvolvimento de fármacos COX-2 seletivos ou preferenciais proporcionou maior controle dos efeitos adversos, contudo verificou-se que a COX-2 também é produzida nos rins e no SNC em algumas espécies, contribuindo para a homeostase do organismo.[7] Desse modo, as COXs são responsáveis pela produção de prostanoides que, entre outras atividades, contribuem para a manutenção de atividades fisiológicas. A distinção entre a ação dos AINEs baseia-se na possibilidade de inibição seletiva da COX-2 e a solução de problemas relacionados com a toxicidade dos AINEs. É sabido, porém, que atualmente a sua inibição exclusiva não impede a ocorrência de efeitos adversos[13] e que a seletividade ou não da COX não parece estar relacionada com a ação analgésica dos AINEs em gatos.[16] A inibição da LOX estaria relacionada com a diminuição dos efeitos gastrintestinais, uma vez que é postulado que haja aumento da sua atividade quando as COX são inibidas. A seletividade COX/LOX é importante, entretanto não há garantia de ausência de efeitos adversos.[15] Os AINEs podem reduzir a percepção da dor em nível supraespinal e diminuir a sensibilização central em resposta a um estímulo doloroso.[13]

Os AINEs são fármacos mais utilizados no controle da dor pós-operatória, promovendo analgesia, ação anti-inflamatória e antipirética. Quando administrados no período perioperatório, recomenda-se a infusão de fluidos para preservação da função renal. Nunca devem ser associados aos corticosteroides, pois haverá risco de efeitos adversos intensos relacionados com o sistema gastrintestinal pela inibição de ambas as vias do ácido araquidônico.[16]

Exames laboratoriais devem ser verificados para a utilização de AINEs. Esses fármacos não são recomendados em pacientes com doença renal ou hepática, assim como em pacientes com alterações nos valores do hematócrito e proteína total,[16] sendo contraindicados em ulceração ou sangramento gastrintestinal e disfunção plaquetária,[7] sendo esta última uma contraindicação, principalmente quando se utiliza AINE com importante inibição sobre COX1.[3] A utilização em pacientes com doença cardíaca e renal pode aumentar o risco para a falência renal aguda.[15] A autorregulação renal da pressão arterial é realizada pela prostaglandina, assim sua inibição e estados de desidratação podem predispor a hipotensão. O seu uso deverá ser criterioso em animais muito doentes e hipotensos.[7] Os efeitos adversos renais podem ser intensificados quando do uso concomitante de outros fármacos, como diuréticos, anticonvulsivantes, inibidores da ECA, digoxina e agentes quimioterápicos.[15] Os efeitos gastrintestinais poderão ser prevenidos e tratados com a utilização de antagonistas de receptor H_2 (p. ex., ranitidina) e inibidor da bomba de prótons (p. ex., omeprazol).[3,7,15]

Os AINEs são indicados em regime unimodal para controle da dor de intensidade leve,[13] mas a associação a outros fármacos, como os opioides, poderá promover melhor conforto analgésico para o paciente em dores moderadas a intensas, como observado na associação de vedaprofeno (0,5 mg/kg) e tramadol (2 mg/kg) no pós-operatório de gatas submetidas à ovário-histerectomia, quando comparadas ao grupo que recebeu somente vedaprofeno, tramadol ou placebo. Os animais do grupo AINE-opioide não necessitaram de medicação de resgate nas primeiras 32 horas após o procedimento cirúrgico, sugerindo que a adoção da analgesia multimodal possa ser uma boa estratégia para o controle da dor pós-operatória.[11]

A dose em gatos obesos ou um pouco acima do peso deverá ser fundamentada na massa magra ou no peso corpóreo ideal[15], objetivando minimizar efeitos adversos.

O tratamento preconizado com um tipo de AINE deverá ser o mesmo durante todo o tempo do tratamento. Caso haja necessidade de mudança de princípio ativo, deverá ser realizada após a meia-vida total de eliminação plasmática do medicamento decorrente da sua descontinuação (tempo de *washout*), devido ao longo período de meia-vida que alguns apresentam. Durante esse período, outra classe farmacológica deverá ser instituída para controle da dor. O período de *washout* será maior (7 a 10 dias) quando do uso de ácido acetilsalicílico e de anti-inflamatórios esteroidais (AIEs).[15]

Os AINEs podem fornecer até 24 horas de analgesia e não estão sujeitos à regulamentação legal como os opioides.[7] Cetoprofeno, meloxicam, carprofeno (dose única – consulte informações adiante) e robenacoxibe são utilizados em gatos.[17]

A seguir, são apresentados os AINEs atualmente mais utilizados e disponíveis comercialmente no meio. Sugestões de dose, via e intervalo estão dispostas no Quadro 23.2.

Carprofeno

O carprofeno, cuja farmacocinética ainda não está totalmente esclarecida na espécie felina, é liberado para utilização nessa espécie somente em administração única e injetável, na dose de 2 a 4 mg/kg,[12,16] mas na prática clínica tem sido usado em baixas doses por longos períodos. Entretanto, estudos ainda não estão disponíveis na literatura veterinária sobre esse tipo de prescrição.[16] O carprofeno é biotransformado no fígado, principalmente por glicuronidação e, em gatos, é mais lentamente eliminado em comparação ao cão e ao homem, elevando a meia-vida em 50%, sugerindo que doses menores e em intervalos maiores deverão ser adotados quando de seu emprego por longos períodos.[39] Slingsby e Watermann-Pearson[17] verificaram a eficácia analgésica do carprofeno (4 mg/kg) quando o compararam ao meloxicam (0,3 mg/kg) no pós-operatório de gatas submetidas à ovariossalpingo-histerectomia, mas sem diferença significativa entre os grupos.

Cetoprofeno

É um potente inibidor não seletivo[3] de COX-1 e COX-2, muito utilizado para controle da dor pós-operatória em gatos. Quando associado a outros fármacos, como o tramadol, torna-se uma ótima opção para o tratamento da dor aguda moderada a intensa em gatos. Deve-se evitar a administração no período pré-operatório, pois pode ocorrer interferência na função plaquetária. A dose recomendada por via oral é de 1 mg/kg, a cada 24 horas, até 5 dias; e SC, 2 mg/kg, a cada 24 horas, por até 3 dias.[16] Demonstrou ser eficiente no controle da dor após a ovário-histerectomia em gatas por até 18 horas (2 mg/kg) quando comparadas ao grupo que recebeu meperidina (5 mg/kg), buprenorfina (0,006 mg/kg) ou placebo. Esse estudo também demonstrou que há necessidade do tratamento da dor após a ovário-histerectomia, pois o grupo placebo (sem analgesia prévia) necessitou de maior número de medicação analgésica de resgate em relação aos demais grupos.[19] Já em oniectomia isolada ou associada à ovário-histerectomia em gatas, o cetoprofeno foi mais eficiente no controle da dor com relação à oximorfona, mas não à buprenorfina, após 12 horas de administração.[20] Embora a oximorfona seja mais potente que a morfina, o seu período de ação é curto, estando em desvantagem com relação a esse fator quando comparada ao cetoprofeno, com ação de até 24 horas.

QUADRO 23.2 AINEs utilizados no controle da dor pós-operatória em gatos.[15,18]

Fármaco*	Dose (mg/kg)	Via	Intervalo	Observação
Carprofeno	4	IV, SC	–	Dose única; COX-2 preferencial
Cetoprofeno	2	SC	24 h	Até 3 dias
	1	VO	24 h	Até 5 dias
Dipirona	12,5 a 25	IV, IM, VO	12 a 24 h	Segurança com relação a efeitos adversos renais e gástricos
Meloxicam	0,2	SC	–	Dose única, para dor leve a moderada
	0,1	VO, SC	24 h	Até 4 dias com dose inicial de 0,2 mg/kg
	0,03 a 0,05	VO	24 h	Uso contínuo

*Os AINEs agem no corno dorsal da medula e minimizam ou demonstram eficácia durante o desenvolvimento da sensibilização periférica.[2] IM: intramuscular; IV: intravenosa; SC: subcutânea; VO: via oral; COX-2: ciclo-oxigenase 2.

Dipirona

A dipirona, embora tenha pouco efeito anti-inflamatório, é classificada como um AINE atípico, com baixa incidência de efeitos adversos quando comparada aos AINEs tradicionais.[18] É utilizada para controle da dor leve,[1] mas, quando associada a outro fármaco, como AINE típico e opioide, promove controle adequado da dor moderada a intensa. A dose da dipirona em gatos ainda é controversa, podendo ser utilizada no controle da dor pós-operatória em gatos na dose de 25 mg/kg, a cada 8 horas, VO, IM e IV.[18] Na experiência das autoras deste capítulo, doses de 25 mg/kg a cada 24 horas ou 12,5 mg/kg a cada 12 horas também são muito efetivas. Apresenta mecanismo de ação complexos, ativando os sistemas opioidérgicos e canabinoides e inibindo a atividade da COX-3.[40] É aprovada para uso em gatos no Canadá e na Europa e, embora não haja muitas publicações a respeito da farmacocinética na literatura veterinária, a administração de 25 mg/kg de dipirona pelas vias VO, IV e IM resultaram na detecção da meia-vida de 7 horas do metabólito 4-metilaminoantipirin, sendo que o metabólito 4-aminoantipirina (AA) obteve concentração plasmática detectável até 24 horas após a administração.[40] Os efeitos adversos, como vômito e náuseas, são os mais relatados.[41] Outro efeito adverso bastante importante está relacionado a transtornos hematológicos e bioquímicos, contudo a administração de dipirona nas doses de 25 mg/kg a cada 24, 12 e 8 horas em gatas submetidas à ovário-histerectomia não apresentou alterações relevantes sobre os valores do hemograma, presença de corpúsculo de Heinz e níveis de superóxido dismutase e de catalase durante os 10 dias de avaliação.[42] A administração por via oral pode ser dificultada pela baixa palatabilidade do fármaco, contudo a manipulação em cápsulas ou em gel transdérmico pode facilitar o manejo. Embora seja utilizada na prática clínica das autoras deste capítulo, há necessidade de estudos controlados para comparação de sua eficácia analgésica relacionada a outros fármacos e tipos e intensidade de dor em gatos.

Meloxicam

É um COX-2 preferencial metabolizado por enzimas oxidativas, promovendo menor variabilidade de resultados e menos efeitos adversos em gatos.[17] Pode ser utilizado no período pré-operatório na dose única[12,21] de 0,2 a 0,3 mg/kg, e na dose de 0,1 mg/kg no pós-operatório, como foi observado em 23 gatas submetidas à ovário-histerectomia. O estudo demonstrou adequado controle da dor e melhor tendência na redução da inflamação da ferida cirúrgica quando esse grupo foi comparado ao que não recebeu AINE.[21] Recentemente, a dose de 0,05 mg/kg VO, a cada 24 horas foi aprovada para a administração por longos períodos na Europa para controle da dor decorrente de artrose. É o mais indicado em animais idosos quando há necessidade de administração por mais de 5 dias.[15] Doses diárias de 0,03 mg/kg têm sido utilizadas pelas autoras com sucesso, de modo contínuo, em felinos que necessitem de terapia anti-inflamatória a longo prazo.

Robenacoxibe

O robenacoxibe é um AINE COX-2 específico, também denominado "coxibe", e o seu uso poderia ser de grande benefício no controle dos efeitos adversos promovidos pela inibição da COX-1, principalmente aqueles relacionados ao sistema digestório. Recentemente introduzido no Brasil, pode ser utilizado em gatos na dose de 2 mg/kg, SC, 1 vez/dia, por até 6 dias, ou 1 mg/kg, VO, ou menor dose efetiva por períodos maiores,[3] principalmente em dores crônicas. Em cirurgias ortopédicas demonstrou efeito analgésico não menor do que o meloxicam,[22,23] bem como em cirurgias de tecidos moles,[23] apresentando efeitos adversos principalmente gastrintestinais, sendo a êmese e a diarreia os mais prevalentes.[22]

Outros anti-inflamatórios não esteroides

A flunixino meglumina é pouco recomendada em gatos, sendo utilizada somente em dose única de 0,5 a 1 mg/kg, IV ou VO.[16]

Já o piroxicam é mais utilizado no tratamento de neoplasia da bexiga urinária em gato na dose de 0,3 mg/kg, VO,[1,16] a cada 24 a 48 horas, mas não se sabe ainda se essa dose promove efeito anti-inflamatório e analgésico.[16]

Utilizado como inibidor da agregação plaquetária no tromboembolismo, até o momento não há estudos demonstrando eficácia e segurança da administração do ácido acetilsalicílico para controle da dor e inflamação na espécie felina, não sendo recomendado para esses fins.[15,16]

A taxa de glucuronidação da fenilbutazona ainda não está clara na espécie felina, assim como a inibição sobre COX-1 e COX-2,[16] não sendo recomendada de modo geral pelas autoras.

O ácido tolfenâmico é liberado no Canadá, na Austrália e em alguns países da Europa, entretanto ainda não há dados farmacocinéticos do seu uso em gatos. Demonstrou-se eficácia analgésica na dose de 4 mg/kg, semelhante ao meloxicam (0,3 mg/kg), administrados no momento pré-cirúrgico e 24 horas após a ovário-histerectomia em gatas,[21] bem como em gatos submetidos a cirurgias ortopédicas, quando se comparou a quantidade de ácido tolfenâmico na dose de 1,5 a 3 mg/kg a 0,2 mg/kg de meloxicam, sendo que a administração de meloxicam (0,05 mg/kg, VO, a cada 24 horas) ou de ácido tolfenâmico (1,5 a 3 mg/kg, VO, a cada 12 horas) foi continuada por mais 4 dias no pós-operatório.[43]

O vedaprofeno, um inibidor COX-2 preferencial, utilizado em dores musculoesqueléticas em cães, ainda carece de estudos farmacocinéticos e farmacodinâmicos em gatos. No entanto, ao ser utilizado na dose de 0,5 mg/kg associado ao tramadol (na dose de 2 mg/kg), proporcionou melhor analgesia e preveniu hiperalgesia quando comparado ao uso isolado dos citados fármacos.[11]

OPIOIDES

Historicamente, os opioides têm fama de causarem excitação na espécie felina, pois estudos anteriores utilizaram doses extremamente elevadas para o controle da dor nesses animais. Porém, eles são muito eficientes na analgesia e devem ser utilizados nessa espécie. As doses poderão ser ajustadas individualmente para obtenção da ação desejada com menor ou nenhuma ocorrência de efeitos adversos (Quadro 23.3).

Euforia, prurido, midríase, vômito e salivação, além de hipertermia, são os efeitos adversos mais comuns em gatos, sendo que alguns deles podem ser prevenidos ou minimizados quando utilizados em doses adequadas e em associação a outras classes de fármacos.[3,5,13]

A euforia pode ser vista pelo comportamento de se esfregar na gaiola e ronronar. A disforia é menos comum de ocorrer, podendo ser prevenida quando da associação de fenotiazínicos e alfa-2-agonistas, pois esses promovem sedação no animal.[5] A midríase ocorrerá em todo felino[24] e pode ser bastante intensa, devendo-se tomar cuidado durante a manipulação do animal. O vômito e a salivação são menos frequentes do que no cão, como observado em estudo que comparou doses crescentes de morfina (0,3 a 2,4 mg/kg) e fentanila (5 a 40 mcg/kg) em cães e gatos.[24] No entanto, tais efeitos podem estar relacionados com

QUADRO 23.3 Opioides utilizados no controle da dor pós-operatória em gatos.[1,3,13,18,24]

Fármaco*	Dose (mg/kg)	Via	Intervalo**	Observação
Butorfanol	0,1 a 0,4	IM, SC	2 a 6 h	Controle da dor leve a moderada
	0,1	IV	1 a 2 h	
Buprenorfina	0,005 a 0,02	IM, IV, SC	4 a 8 h	Controle da dor leve a moderada
	0,01 a 0,02	Transmucosal	6 a 12 h	
Fentanila	0,001 a 0,005	IM, IV, SC	20 a 30 min	Controle da dor moderada a intensa
Fentanila, infusão contínua	*Bolus* de 0,002 a 0,003 mg/kg, seguido de 0,001 a 0,005 mg/kg/h	IV	–	Controle da dor moderada a intensa. Ajuste a dose se necessário
Fentanila, adesivo transdérmico	0,005 mg/kg/h	Transdérmico	3 a 5 dias	Controle da dor moderada a intensa
Meperidina	5 a 10	IM	0,5 a 3 h	Não utilizada como analgésico isoladamente devido ao seu curto período de ação
Metadona	0,03 a 0,2	IM, SC	8 a 12 h	Controle da dor moderada a intensa
Morfina	0,03 a 0,5	IM, SC	6 a 8 h	Controle da dor moderada a intensa
Morfina, infusão contínua	*Bolus* de 0,1 mg/kg, seguido de 0,05 a 0,1 mg/kg/h	IV	–	Controle da dor moderada a intensa
Morfina epidural	0,1	Epidural	–	Ação analgésica por 12 a 24 h

*Os opioides agem no corno dorsal da medula, estruturas talamocorticais, vias descendentes nociceptivas e minimizam ou demonstram eficácia durante o desenvolvimento da sensibilização periférica.[2] **O intervalo de administração está relacionado com o tempo de ação do fármaco conforme a via utilizada. Pela via intravenosa o início da ação é geralmente mais rápido, contudo o período de ação poderá ser menor. IM: intramuscular; IV: intravenosa; SC: subcutânea.

a via de administração, como no caso da hidromorfona, subcutânea, que parece promover mais vômito e salivação do que intravenosa ou intramuscular. A administração prévia de acepromazina poderá diminuir a incidência desses efeitos.[5] Doses maiores que 1 mg/kg de morfina podem gerar aumento na temperatura corpórea. Alfentanila e fentanila também podem elevar a temperatura.[25] As depressões cardíaca e respiratória estão relacionadas a dose e via de administração utilizada, sendo que pela via intravenosa a depressão ocorrerá diante do uso de altas doses e em rápidas administrações.[24] A liberação de histamina poderá ocorrer com a administração de morfina e meperidina, IV, mas não é muito comum, principalmente se forem injetadas diluídas em solução salina e lentamente.[13]

Butorfanol

A ação analgésica desse opioide agonista-antagonista ocorre sobre os receptores kappa. Embora a analgesia possa ser obtida, é comumente utilizado em gatos para sedação, pois apresenta efeito teto, ou seja, o aumento da dose não implicará em maior ação analgésica e, ainda, tem curto período de ação (90 a 120 minutos), sendo necessárias repetidas administrações em curtos intervalos para adequada analgesia.[3,5] Parece ter melhor efeito analgésico visceral do que somático, mas outros opioides podem ser utilizados com maior sucesso.[7]

Buprenorfina

Apresenta lento início de ação analgésica, principalmente quando administrada por via subcutânea ou intramuscular (45 a 60 minutos). A via intravenosa e a transmucosa têm início de analgesia em 30 minutos com pico de ação[5] em 90 minutos. Os efeitos adversos são menos intensos quando comparados aos da morfina.

A administração pela via transmucosa oral pode ser realizada por meio da formulação injetável existente no mercado. Um pequeno volume de 0,03 mℓ (0,02 mg/5 kg) deverá ser depositado debaixo da língua ou em qualquer outra região da cavidade oral.[5] Estudo comparando a ação farmacocinética e farmacodinâmica da buprenorfina na dose de 20 mg/kg demonstrou que a via sublingual foi tão efetiva quanto a intravenosa no controle de dor produzida por estímulo térmico, sem diferença significante para o início (30 minutos), pico (90 minutos) ou duração de ação (6 horas).[9]

A via transdérmica, por meio de adesivo, ainda apresenta resultados variáveis, pois sua absorção pode sofrer alterações que interferem na sua analgesia.[25,26] Ainda há necessidade de estudos clínicos controlados para avaliação da analgesia pós-operatória, pois, embora promova controle da dor com poucos efeitos adversos, como disforia e vômito, a variabilidade na dose e na via de administração ainda reflete em resultados diversos presentes nos estudos na literatura veterinária.[26]

De maneira geral, a buprenorfina pode ser um fármaco interessante para a utilização na rotina clínica para o controle da dor pós-operatória, pois o volume necessário e os efeitos adversos são pequenos, proporcionando médio período de ação, e a administração transmucosa oral é de fácil realização.

Codeína

É um opioide agonista mu derivado da morfina que sofre ação do metabolismo hepático de primeira passagem, comprometendo a analgesia pretendida. Tem importante efeito antitussígeno também. É utilizado na medicina em dor de intensidade moderada.[1] A dose de 0,5 mg/kg, VO, a cada 12 horas, poderá ser administrada em gatos.[3]

Fentanila

É um potente agonista mu de curta duração, sendo utilizado nos períodos trans e pós-operatórios na forma de *bolus* ou em infusão contínua e, ainda, sob a forma de adesivo. A infusão contínua pode ser rapidamente ajustada para se obter o efeito analgésico adequado.[7] O adesivo pode proporcionar analgesia 6 a 12 horas após a sua aplicação e de 18 a 20 horas após a sua remoção,[5] porém a absorção do fármaco pode sofrer variações.[3,13] A concentração sanguínea pode mudar no início e estar relacionada com o tamanho do adesivo e o peso do gato, a permeabilidade da pele e a temperatura corpórea, sendo que em animais muito doentes a infusão contínua poderá ser a melhor opção de analgesia. Até alcançar a concentração sanguínea adequada (> 1 ng/mℓ), outros opioides poderão ser administrados,[5] com exceção aos antagonistas-agonistas, como o butorfanol. Embora tenha alto custo, é uma boa alternativa no tratamento da dor em gatos de difícil manuseio e com dor moderada a intensa, pois, quando comparada ao butorfanol no controle da dor pós-onicectomia em gatos, a similaridade da analgesia foi obtida com a administração do butorfanol a cada 4 horas.[25] Alterações de temperatura (aumento) poderão ser observadas 4 a 12 horas após a instalação do adesivo de fentanila.[5]

Analógos estruturais à fentanila, alfentanila, remifentanila e sufentanila são potentes agonistas mu opioides que apresentam menor período de latência e de ação, sendo que o sufentanila poderá promover menor depressão simpática sobre a frequência cardíaca e pressão arterial.[26]

Meperidina

A meperidina (petidina) apresenta período de ação bastante curto com início de ação rápido. Estudos demonstraram que a dose de 5 mg/kg produziu efeito analgésico menor[27] que 1 hora. As vias intramuscular e subcutânea são preferidas, pois a intravenosa pode produzir excitação e outros efeitos adversos de maneira intensa. Pode ser utilizada na medicação pré-anestésica por promover e/ou intensificar a sedação desejada nessa fase.

Por apresentar curto período de ação, pode ser utilizada em situações ambulatoriais, como na sondagem uretral ou na analgesia inicial quando associada a AINE. As vias intravenosa e intramuscular proporcionam início de ação em 45 a 60 minutos.[3] A analgesia promovida somente pela meperidina (5 mg/kg) em ovário-histerectomia em gatas demonstrou ser inadequada após um período de observação de 18 horas, sendo necessária a administração de medicação de resgate para conforto analgésico dos animais.[19]

Metadona

É um potente opioide sintético, também com ação antagonista sobre os receptores N-metil-D-aspartato (NMDA),[12] além de agir sobre a inibição da recaptação de norepinefrina e serotonina, bem como bloquear receptores nicotínicos colinérgicos,[26] justificando seu amplo efeito analgésico. Pode ser utilizada para tratamento das dores aguda e crônica associadas ao câncer e com componente neuropático. No homem, apresenta alta biodisponibilidade oral e longa meia-vida de eliminação. Ainda não há estudos relatando a farmacocinética em gatos, mas em cães a biodisponibilidade é baixa e a meia-vida de eliminação é curta.

Gatas submetidas a ovário-histerectomia e tratadas com metadona (5 mg/m^2) obtiveram menores escores de dor e necessidade de analgesia de resgate nas 8 horas de avaliação quando comparadas ao grupo que recebeu buprenorfina (180 mcg/m^2). Ambos os grupos foram associados a cetamina, midazolam e medetomidina.[44]

Morfina

Tem grande afinidade pelos receptores agonistas mu e moderada pelos receptores kappa e sigma. A administração por via intramuscular é prontamente absorvida, mas a biodisponibilidade oral é baixa devido a um efeito de primeira passagem.[3] O seu efeito analgésico pode ser limitado quando se compara com a administração no cão, pois no gato há baixa produção do metabólito ativo da morfina[28] – M-6-G. A dose de 0,1 a 0,2 mg/kg promove boa analgesia sem causar excitação. O efeito analgésico inicia-se em 45 a 60 minutos por vias IM e SC. Pela via intravenosa, o metabólito M-6-G foi detectado em 50% dos gatos de um estudo, sugerindo ser esta a via mais efetiva para administração da morfina.[5] O início de ação é curto (cerca de 30 minutos) com efeito clínico de 4 a 6 horas. A via epidural promove analgesia por até 24 horas, mas o início de ação somente ocorrerá após 60 a 90 minutos da administração.[3] É uma boa opção no tratamento da dor moderada a intensa. Sedação, euforia, midríase e depressão cardiorrespiratória dose-dependente podem ser observadas.[24]

ANESTÉSICO LOCAL

Os anestésicos locais (AL) podem ser utilizados por via intravenosa em infusão contínua de lidocaína sem vasoconstritor; infusão contínua ou intermitente em feridas, em cavidades e próxima a nervos, via epidural, bem como aplicação tópica.[3,10] A lidocaína e a bupivacaína são as mais utilizadas para esses fins,[7] contudo se deve atentar que o uso de lidocaína intravenosa em gatos doentes ou sob anestesia inalatória poderá promover significativa depressão cardiovascular.[29] Quando aplicada diretamente na ferida cirúrgica, a lidocaína poderá ser utilizada na dose de 2 a 4 mg/kg a cada 2 a 3 horas ou conforme necessário. Já a bupivacaína poderá ser utilizada na dose de 2 mg/kg a cada 4 a 5 horas. Poderão ser diluídas em solução fisiológica para aumentar o volume final e em associações (lidocaína + bupivacaína), tendo-se, assim, rápido início de ação e efeito por tempo mais prolongado, lembrando que a dose total de AL não deverá exceder[7] 2 mg/kg. A infusão contínua de AL é um método efetivo para o bloqueio do estímulo nociceptivo, promovendo analgesia completa quando de uma lesão tecidual. Entretanto, na prática, nem sempre é fácil obter analgesia satisfatória, pois alterações que comprometam a absorção e a ação do fármaco podem estar presentes, assim como o tipo e a extensão da lesão. Em alguns procedimentos cirúrgicos é possível ter controle da dor adequada por meio do uso de AL administrado antes, durante e depois da lesão tecidual.[10]

A literatura veterinária ainda é escassa em relação a estudos que demonstrem a utilização e a ação do AL administrado de modo contínuo para bloqueio de nervos ou infiltração em feridas por meio da instalação de um cateter no local da lesão ou próximo de nervos correspondentes aos tecidos lesados.[10] O bloqueio regional pode ser a melhor alternativa para analgesia satisfatória quando houver feridas cirúrgicas extensas e profundas.

Cateteres especiais ou adaptações de cateteres intravenosos e sondas uretrais podem ser utilizados como dispositivos para administração de AL em feridas, sempre mantendo as condições adequadas de assepsia para sua colocação e manejo.

Quando a intenção for o bloqueio nervoso, o cateter deverá ser colocado ao lado do nervo pretendido, não sendo necessárias grandes extensões de contato (5 cm serão suficientes), mas em feridas deverá acompanhar o tamanho delas. Um estimulador elétrico de nervos poderá ser utilizado para verificação da instalação correta do dispositivo. Pequenas perfurações em planos diferentes deverão ser realizadas ao longo do dispositivo para que o AL tenha contato com toda a ferida. Dependendo do tipo de ferida, o dispositivo poderá ser instalado profunda ou superficialmente com a ajuda do cirurgião, fixando-o por meio de suturas facilmente removíveis caso seja necessário. A tunelização do subcutâneo poderá ser adotada para manter a saída do dispositivo fora da margem da ferida, prevenindo possível contaminação ao longo da superfície do dispositivo.[10] Lidocaína 1 e 2% (até 4 mg/kg) e bupivacaína 0,25 e 0,5% (até 1 mg/kg) poderão ser utilizadas para administração perineural, promovendo ação de 1 a 2 horas e de 2 a 6 horas, respectivamente.[13]

A administração do AL deverá ser iniciada antes da recuperação da anestesia e ser empregada a cada 4 a 6 horas para adequado controle da dor. A dose deverá ser cuidadosamente calculada para não promover efeitos indesejáveis no paciente, como, por exemplo, a dose diária de bupivacaína não deverá ultrapassar 2 mg/kg. A administração do AL poderá ser realizada por 1 a 3 dias ou conforme necessário. As soluções deverão ser injetadas com alguma força. Inicialmente pode-se verificar algum desconforto nesse momento, mas o início da analgesia será rápido.[10]

Pela via epidural, o AL deverá ser administrado antes do procedimento cirúrgico, pois promoverá alívio da dor também durante a fase transoperatória. A utilização ou não de vasoconstritor interferirá no período de ação, assim como a associação a outros fármacos, que deverão ser empregados com base na condição clínica e na intensidade de dor causada pelo procedimento cirúrgico, conforme sugerido a seguir:

- Lidocaína 0,2% com ou sem vasoconstritor: 4 mg/kg (ou aproximadamente 1 mℓ para cada 4,5 kg de peso corporal), com 1 a 2 horas de ação
- Bupivacaína 0,5% com ou sem vasoconstritor: 1 mg/kg (ou aproximadamente 1 mℓ para cada 4,5 kg de peso corporal), com 4 a 6 horas de ação
- Morfina: 0,1 mg/kg (associada a 1 mℓ de solução salina ou AL para 4,5 kg de peso corporal), com 8 a 24 horas de ação
- Fentanila: 0,005 mg/kg (associada a 1 mℓ de solução salina ou AL para 4,5 kg de peso corporal) com ação de 2 a 4 horas.[1,13]

O uso de AL pela via intravenosa poderá ser realizado com lidocaína sem vasoconstritor isoladamente ou associada a outros fármacos, como fentanila ou morfina e cetamina, promovendo melhor controle da dor por dessensilibização de diferentes mecanismos deflagradores e perpetuadores da dor.[2,3,5,18]

TRAMADOL

Recentemente, a literatura passou a classificar o tramadol como um fármaco não opioide e, embora tenha afinidade por receptores μ-opioides, o seu mecanismo de ação ocorre principalmente por inibição de recaptação noradrenérgica e serotoninérgica.

Atualmente é uma excelente alternativa para o tratamento da dor moderada a intensa no pós-operatório, já que pode ser administrado por via oral utilizando formulação registrada no Brasil para as espécies canina e felina. Em gatos, a sua administração promove midríase. Apresenta 62% de biodisponibilidade quando administrado oralmente, com pico plasmático ocorrendo em até 45 minutos, mas a eliminação é lenta.[30] Dados farmacocinéticos sugerem que baixas doses e maior intervalo de administração poderão ser empregados nessa espécie (Quadro 23.4).[7] O tramadol na dose de 4 mg/kg, administrado em gatas no período pré-operatório de ovário-histerectomia, possibilitou melhor conforto analgésico por ausência da necessidade de administração de resgate analgésico no período de 6 horas, quando comparadas às gatas dos grupos tramadol 2 mg/kg e petidina 6 mg/kg.[31] A utilização do tramadol (1 mg/kg) por via epidural não proporcionou maior período de ação analgésica quando comparado à morfina (0,1 mg/kg).[32]

CETAMINA

A cetamina (Quetamina®) é um anestésico dissociativo muito utilizado para contenção química em gatos. Recentemente, pesquisas apontaram a sua utilização analgésica devido à ação antagonista sobre os receptores NMDA que estão envolvidos na sensibilização central e no processo *wind-up*.[1,33] A sua utilização para controle da dor por meio de infusão constante de baixas doses ainda não foi avaliada adequadamente em gatos, embora possa ser sugerida a administração de 0,5 mg/kg de cetamina antes da estimulação cirúrgica, seguida de infusão de 10 μg/kg/min (antes e durante a cirurgia). A realização de infusão contínua de 2 μg/kg/min (0,12 mg/kg/h) 24 horas após a cirurgia poderá intensificar a analgesia nesse período. Caso seja necessário, 1 μg/kg/min poderá ser infundido por mais 24 horas. Recomenda-se a utilização de baixas doses de cetamina para a infusão contínua para se prevenir a ocorrência dos seus efeitos adversos (ver Quadro 23.4).[10]

OUTROS FÁRMACOS

A gabapentina, o anticonvulsivante mais administrado para tratamento da dor neuropática e da dor crônica em cães e gatos, também está sendo utilizada em pesquisa para tratamento da dor aguda decorrente de procedimento cirúrgico e, quando utilizada próximo ao período cirúrgico, pode reduzir a incidência da dor crônica,[7,38] principalmente quando for identificada anteriormente ao procedimento. A dose efetiva poderá ser obtida por meio de titulação gradativa (ver Quadro 23.4).[34] É um análogo estrutural do ácido gama-aminobutírico e parece inibir subunidades dos canais de cálcio, reduzindo a liberação de neurotransmissores excitatórios na medula espinal.[35] Infelizmente, recente estudo em veterinária demonstrou que a utilização da gabapentina (1.200 mg, VO, de modo preemptivo) não foi efetiva em controlar a ocorrência e a intensidade da dor no ombro em pós-operatório de toracotomia em cães, sendo necessárias administrações de hidromorfona para o conforto analgésico.[36] Em cirurgia de tecidos moles (ovário-histerectomia) não foi melhor quando se comparou a necessidade de analgesia de resgate com os grupos gabapentina (50 mg/animal)–buprenorfina

QUADRO 23.4 Outros fármacos utilizados no controle da dor pós-operatória em gatos.[3,13,24]

Fármaco*	Dose (mg/kg)	Via	Intervalo**	Observação
Medetomidina	0,001 a 0,01	IV, IM, SC	0,5 a 2 h	Analgesia na dor leve
Cetamina	*Bolus* de 0,5 mg/kg, seguido de infusão contínua de 10 μg/kg/min durante procedimento cirúrgico	IV	–	Antagonista de receptores NMDA Se necessário, continuar infusão na dose de 2 mg/kg/min após 24 h do procedimento cirúrgico
Tramadol	1 a 4	IV, IM, VO	8 a 12 h	Apresentação veterinária palatável
Xilazina	0,1 a 1	IV, IM, SC	0,5 a 2 h	Analgesia na dor leve
Gabapentina	2,5 a 10	VO	8 a 12 h	Dor crônica

*A cetamina minimiza ou demonstra eficácia durante o desenvolvimento da sensibilização central. Os alfa-2-agonistas agem nas fibras aferentes primárias, corno dorsal da medula, estruturas talamocorticais e vias antinociceptivas descendentes.[2] O tramadol age nos locais de ação dos opioides, bem como afeta as vias noradrenérgicas e serotoninérgicas, interferindo na neuromodulação do estímulo doloroso.[3] **O intervalo de administração está relacionado com o tempo de ação do fármaco conforme a via utilizada. Geralmente pela via intravenosa o início de ação é mais rápido, porém o período de ação poderá ser menor. IM: intramuscular; IV: intravenosa; SC: subcutânea; VO: via oral; NMDA: N-metil-D-aspartato.

(0,02 mg/kg) e buprenorfina–meloxicam (0,2 mg/kg).[37] Estudo de farmacocinética em gatos demonstrou que a via oral apresenta alta biodisponibilidade, mas a transdérmica não produziu o mesmo resultado. A dose de 10 mg/kg, VO, a cada 12 horas, não promoveu concentrações plasmática e analgésica quando comparadas às do rato e do homem, sugerindo que há necessidade de estudos avaliando os valores obtidos associados a estudos de dor.[45] Contudo, há outros estudos sendo realizados e são grandes as expectativas do emprego da gabapentina no controle da dor pós-operatória e, então, no estabelecimento de protocolos padronizados a respeito de dose, momento e via da administração, bem como em ferramentas de mensuração da dor adequadas.

A dexmetedomidina, a medetomidina e a xilazina são exemplos de fármacos pertencentes à classe dos agonistas alfa-2 pré-sinápticos, podendo ser utilizadas para sedação e analgesia em gatos no período perioperatório. Apresentam melhor efeito analgésico visceral, contudo este não é suficiente para controlar adequadamente a dor em uma abordagem cirúrgica abdominal, necessitando de associações para tal efeito. O período de analgesia é curto e pode promover efeitos deletérios importantes no sistema cardiovascular, além de provocarem vômitos (principalmente na espécie felina), aumento da glicemia e tremores, sendo contraindicados em pacientes com cardiomiopatias e em neonatos.[3] Sugere-se que a sua utilização como analgésico seja realizada em associação a opioides para controle da dor leve a moderada[3,13] e acompanhada de monitoramento cardiopulmonar (ver Quadro 23.4).

Além do tratamento farmacológico da dor, outras medidas também deverão ser adotadas para que o gato se sinta confortável para diminuir a percepção da dor e/ou aumentar a sensação analgésica. Assim, ambientes limpos, aquecidos e tranquilos, com camas e cobertores disponíveis, além de cuidados durante o manuseio, principalmente de animais com algum tipo de fratura e ferida,[3] orientações e auxílio sobre a ingestão de água e alimentos, defecação e micção são alguns dos aspectos importantíssimos para manutenção do bem-estar do paciente em cuidados pós-operatórios.

CONSIDERAÇÕES FINAIS

Muitos estudos já foram realizados sobre analgesia em felinos, contudo há necessidade de cada vez mais se entender o complexo comportamento farmacocinético da espécie e a anatomia e a fisiologia das vias nociceptivas e supressoras da dor para a adoção de fármacos e técnicas que a controlem adequadamente, sem o comprometimento das suas funções vitais.

Os AINEs, opioides, anestésicos locais e o tramadol, dentre outros, são excelentes fármacos para o controle da dor aguda decorrente do procedimento cirúrgico. A adoção da analgesia multimodal por meio da associação de diferentes fármacos e técnicas deve ser sempre incentivada por promover melhor qualidade do controle da dor nesse período tão importante que é o do pós-operatório. Para tanto, os felinos, que apresentam comportamentos e atitudes muito peculiares à sua espécie, precisam ser observados e avaliados por meio de instrumentos presentes na literatura veterinária e já adotados na rotina clínica de muitas instituições de saúde animal, que permitirão a identificação e o tratamento apropriados da dor.

Deve-se ter em mente que, mesmo diante da dúvida da existência ou não de dor, é preciso tratar adequadamente o animal, a fim de evitar o sofrimento desnecessário que poderá lhe causar diversos efeitos deletérios, como disfunção orgânica e cronicidade da dor aguda, contribuindo para a redução da sobrevida e da qualidade de vida.

REFERÊNCIAS BIBLIOGRÁFICAS

1. IASP terminology. IASP – International Association for the Study of Pain. [acesso em 20 ago. 2019.] Disponível em: https://www.iasp-pain.org/terminology?navItemNumber=576#Pain.
2. Lamont LA. Multimodal pain management in veterinary medicine: the physiologic basis of pharmacologic therapies. Vet Clin Small Anim. 2008;38:1173-86.
3. Mathews K, Kronen PW, Lascelles D, Nolan A, Robertson S, Steagall PV *et al*. Guidelines for recognition, assessment and treatment of pain. J Small Anim Pract. 2014;55(6):E10-68.
4. Hellyer PW. Minimizing postoperative discomfort in dogs and cats. Vet Med. 1999;94(3):259-66.
5. Robertson SA. Controle da dor em gatos. In: Gaynor JS, Muir III WW. Manual de controle da dor em medicina veterinária. 2. ed. São Paulo: MedVet Livros; 2009. p. 415-36.
6. Brown AS. Farmacocinética: distribuição e destino das drogas no organismo. In: Adams HR. Farmacologia e terapêutica em veterinária. 8. ed. Rio de Janeiro: Guanabara Koogan; 2003. p. 11-47.
7. Robertson SA. Managing pain in feline patients. Vet Clin Small Anim. 2008;38:1267-90.
8. Pypendop BH, Siao KT, Pascoe PJ, Ilkiw JE. Effects of epidurally administered morphine or buprenorphine on the thermal threshold in cats. Am J Vet Res. 2008;69:983-7.
9. Robertson SA, Lascelles BD, Taylor PM, Sear JW. PK-PD modeling of buprenorphine in cats: intravenous and oral transmucosa administration. J Vet Pharmacol Ther. 2005;28:453-60.
10. Hansen B. Analgesia for the critically ill dog or cat: an update. Vet Clin Small Anim. 2008;38:1353-63.
11. Brondani JT, Luna SPL, Beier SL, Minto BW, Paadovani CR. Analgesic efficacy of perioperative use of vedaprofen, tramadol or their combination in cats undergoing ovariohysterectomy. J Feline Med Surg. 2009;11(6):420-9.
12. Steagall PVM, Taylor PM, Rodrigues LCC, Ferreira TH, Minto BW, Aguiar AJA. Analgesia for cats after ovariohysterectomy with either buprenorphine or carprofen alone or in combination. Vet Rec. 2009;164(12):359-63.
13. Lamont LA. Feline perioperative pain management.Vet Clin Small Anim. 2002;32:747-63.
14. Davis KM, Hardie EM, Martin FR, Zhu J, Brownie C. Correlation between perioperative factors and successful outcome in fibrosarcoma resection in cats. Vet Rec. 2007;161:199-200.
15. Sparkes AH, Heiene R, Lascelles BD, Malik R, Sampietro LR, Robertson S *et al*. ISFM and AAFP consensus guidelines: long-term use of NSAIDs in cats. J Feline Med Surg. 2010;12:521-38.
16. Lascelles BDX, Court MH, Hardie EM, Robertson SA. Nonsteroidal anti-inflammatory drugs in cats: a review. Vet Anaesth Analg. 2007;34:228-50.
17. Slingsby L, Waterman-Pearson AE. Comparison between meloxicam and carprofen for postoperative analgesia after feline ovariohysterectomy. J Small Anim Pract. 2002;43:286-9.
18. Fantoni DT, Mastrocinque S. Fisiologia e controle da dor aguda. In: Fantoni DT, Cortopassi SRG. Anestesia em cães e gatos. 2. ed. São Paulo: Roca; 2009. p. 521-44
19. Slingsby LS, Waterman-Pearson AE. Comparison of pethidine, buprenorphine, and ketoprofen for postoperative analgesia after ovariohysterectomy in the cat. Vet Record. 1998;143:185-9.
20. Dobbins S, Brown NO, Shofer FS. Comparison of the effects of buprenorphine, oxymorphone hydrochloride, and ketoprofen for postoperative analgesia after onychectomy or onychectomy and sterilization in cats. J Am Anim Hosp Assoc. 2002;38:507-14.
21. Benito-de-la-Víbora J, Lascelles BDX, García-Fernández P, Freire M, Segura IAG. Efficacy of tolfenamic acid and meloxicam in the control of postoperative pain following ovariohysterectomy in the cat. Vet Anaesth Analg. 2008;35:501-10.
22. Speranza C, Schmid V, Giraudel JM, Seewald W, King JN. Robenacoxib *versus* meloxicam for the control of perioperative pain and inflammation associated with orthopaedic surgery in cats: a randomised clinical trial. BMC Vet Res. 2015;11(1):79.
23. Robenacoxib in the treatment of pain in cats and dogs: safety, efficacy, and place in therapy. Veterinary Medicine: Research and Reports. 2018:953-61.
24. Kamata M, Nagahama S, Kakishima K, Sasaki N, Nishimura R. Comparison of behavioral effects of morphine and fentanyl in dogs and cats. J Vet Med Sci. 2012;74(2):231-4.
25. Gellasch KL, Kruse-Elliott KT, Osmond CS, Shih AN, Bjorling DE. Comparison of transdermal administration of fentanyl *versus* intramuscular administration of butorphanol for analgesia after onychectomy in cats. J Am Vet Med Assoc. 2002;220:1020-4.
26. Bortolami E, Love EJ. Practical use of opioids in cats: a state-of-the-art, evidence-based review. J Feline Med Surg. 2015;17(4):283-311.
27. Dixon MJ, Robertson SA, Taylor PM. A thermal threshold testing device for evaluation of analgesics in cats. Res Vet Sci. 2002;72:205-10.

28. Taylor PM, Robertson SA, Dixon MJ, Ruprah M, Sear JW, Lascelles BD *et al.* Morphine, pethidine and buprenorphine disposition in the cat. J Vet Pharmacol Ther. 2001;24:391-8.
29. Pypendop BH, Ilkiw JE. Assessment of the hemodynamic effects of lidocaine administered IV in isoflurane-anesthetized cats. Am J Vet Res. 2005;66:661-8.
30. Pypendop BH, Ilkiw JE. Pharmacokinetics of tramadol, and its metabolite O-desmethyl-tramadol, in cats. J Vet Pharmacol Ther. 2008;31:52-9.
31. Evangelista MC *et al.* Comparison of preoperative tramadol and pethidine on postoperative pain in cats undergoing ovariohysterectomy. BMC Vet Res. 2014;10:252.
32. Castro DS, Silva MF, Shih AC, Motta PP, Pires MV, Scherer PO. Comparison between the analgesic effects of morphine and tramadol delivered epidurally in cats receiving a standardized noxious stimulation. J Feline Med Surg. 2009;11:948-53.
33. Petrenko AB, Yamakura T, Baba H, Shimoji K. The role of N-methyl-D-aspartate (NMDA) receptors in pain: a review. Anesth Analg. 2003;97:1108-16.
34. Seib RK, Paul JE. Preoperative gabapentin for postoperative analgesia: a metaanalysis. Can J Anaesth. 2006;53:461-9.
35. Kong VK, Irwin MG. Gabapentin: a multimodal perioperative drug? Br J Anaesth. 2007;99:775-86.
36. Huot MP, Chouinard P, Girard F, Lafontaine ER, Ferraro P. Gabapentin does not reduce postthoracotomy shoulder pain: a randomized, double-blind placebo-controlled study. Can J Anaesth. 2008;55(6):337-43.
37. Steagall PV, Benito J, Monteiro BP, Doodnaught GM, Beauchamp G, Evangelista MC. Analgesic effects of gabapentin and buprenorphine in cats undergoing ovariohysterectomy using two pain-scoring systems: a randomized clinical trial. J Feline Med Surg. 20(8):741-8.
38. Bellows J, Berg ML, Dennis S, Harvey R, Lobprise HB, Snyder CJ *et al.* 2019 AAHA Dental Care Guidelines for Dogs and Cats. J Am Anim Hosp Assoc. 2019; 55(2):49-69.
39. Michael HC. Feline drug metabolism and disposition: pharmacokinetic evidence for species differences and molecular mechanisms. Vet Clin North Am Small Anim Pract. 2013;43(5):1039-54.
40. Jasiecka A, Maślanka T, Jaroszewski JJ. Pharmacological characteristics of metamizole. Pol J Vet Sci. 2014;17(1):207-14.
41. Lebkowska-Wieruszewska B *et al.* Pharmacokinetic profiles of the two major active metabolites of metamizole (dipyrone) in cats following three different routes of administration. J Vet Pharmacol Ther. 2018;41(2):334-9.
42. Teixeira LG, Martins LR, Schimitis PI, Dornelles GL, Aiello G, Oliveira JS *et al.* Evaluation of postoperative pain and toxicological aspects of the use of dipyrone and tramadol in cats. J Feline Med Surg. 2020;22(6):467-75.
43. Murison PJ, Tacke S, Wondratschek C, Macqueen I, Phillip H, Narbe R *et al.* Postoperative analgesic efficacy of meloxicam compared to tolfenamic acid in cats undergoing orthopaedic surgery. J Small Anim Pract. 2010;51(10):526-32.
44. Shah M, Yates D, Hunt J, Murrell J. Comparison between methadone and buprenorphine within the QUAD protocol for perioperative analgesia in cats undergoing ovariohysterectomy. J Feline Med Surg. 2019;21(8):723-31.
45. Adrian D, Papich MG, Baynes R, Stafford E, Lascelles BDX. The pharmacokinetics of gabapentin in cats. J Vet Intern Med. 2018;32(6):1996-2002.

24

Controle da Dor em UTI e Emergência

Patrícia Bonifácio Flôr

INTRODUÇÃO

A medicina veterinária intensiva é uma especialidade recente e vem se tornando cada vez mais semelhante à medicina intensiva humana, na qual o controle da dor é realizado concomitantemente à causa da internação do paciente, já que o grande objetivo da medicina intensiva é diagnosticar e tratar os pacientes com doenças potencialmente letais e restaurar a condição de saúde e a qualidade de vida que tinham anteriormente ao evento que originou a admissão na unidade de terapia intensiva (UTI).[1] Em muitos distúrbios, os cuidados intensivos envolvem procedimentos dolorosos. Em pacientes graves, a identificação da dor é dificultada pela depressão clínica e pelo fato de o processo doloroso tornar-se, em muitas ocasiões, crônico, podendo o paciente não demonstrar sinais fisiológicos ou comportamentais de estresse. Portanto, a dor deve ser assumida como presente para aqueles animais em que as condições os colocam em risco.[2]

Um bom manejo da dor dentro da UTI resulta em conforto para o animal que terá possibilidade de se alimentar melhor e descansar adequadamente enquanto se recupera.

O médico-veterinário tem a responsabilidade de aliviar o sofrimento do animal com dor,[3] a qual, quando inadequadamente tratada, gera estresse, sofrimento, ansiedade e diminuição da qualidade de vida.[4] Portanto, em pacientes traumatizados ou naqueles que chegam para consulta sob influência de dor aguda, o tratamento deverá ser enérgico para garantir sua efetividade.[5]

A dor é reconhecida como uma das principais consequências do trauma e suas repercussões identificadas como potencialmente prejudiciais para o organismo, embora frequentemente pouca atenção tenha sido concedida ao traumatizado no que se refere ao controle álgico. Essa situação assume atualmente proporções desconhecidas no meio, principalmente no setor de emergências.

AVALIAÇÃO DA DOR NO PACIENTE EM UTI E EMERGÊNCIA

Muitos pacientes admitidos na UTI e na emergência de diversos hospitais veterinários podem se encontrar em estado grave e merecem atenção maior nesse momento. Aliviar a dor desses animais auxilia a não comprometer ainda mais a saúde deles. Segundo Blakinston,[6] o paciente grave é caracterizado por uma crise, que envolve grande incerteza ou risco. Casos de trauma, trombose, distensão de órgãos, imobilidade e alguns procedimentos terapêuticos e diagnósticos podem tornar cães e gatos pacientes graves.[2]

Um estudo realizado por Wiese e Muir[7] teve como objetivo estimar a prevalência e as características da dor em cães e gatos atendidos no serviço de emergência de um hospital-escola veterinário e avaliar a resposta dos pacientes com sintomas de dor ao tratamento analgésico. Foi observado que dentre 317 cães e 112 gatos atendidos, respectivamente, 56% e 54% dos animais apresentavam sinais de dor.[7] Essa prevalência se assemelha à observada em serviços de emergência em hospitais humanos (58%),[8] sendo, porém, consideravelmente maior que as porcentagens observadas em atendimento em cães de rotina, em animais não internados, cuja prevalência correspondeu a 20% em cães e 14% em gatos.[9] Esses resultados demonstram a importância da terapia analgésica na prática emergencial.

A dor consequente a síndromes dolorosas preexistentes pode se tornar pior em ocasiões de doenças agudas, e a intensidade da dor, de qualquer origem, pode ser mais grave na presença de inflamação sistêmica intensa. Osteoartrite, doença dental e câncer são exemplos de síndromes dolorosas preexistentes que podem se tornar mais intensas na presença de inflamação sistêmica e doenças agudas.[2]

A dor é comum no paciente emergencial ou internado; porém, no caso de um animal fraco e debilitado, é improvável que ele responda com alteração dramática de comportamento. Alguns pacientes que apresentam manifestações subjetivas de dor são incapazes de se movimentar, levantar, mudar de posição, vocalizar ou demonstrar outros sinais de dor facilmente reconhecíveis. Eles perdem a habilidade e a motivação para o próprio cuidado e podem não se limpar, comer, beber, e pedir para sair para defecar e urinar.[2,7]

A avaliação da dor perante a resposta à terapia, frequentemente, é de difícil interpretação, e é impossível em algumas situações. Em pequenos animais, o monitoramento de sinais vitais em pacientes graves não é de grande auxílio na avaliação da dor. Alguns animais podem aprender a não demonstrar sinais de dor; isso parece estar ligado à dor intensa ou crônica, ou resultar de depressão clínica intensa.[2] Por outro lado é possível encontrar animais extremamente medrosos nos quais a avaliação da dor é complicada, pois qualquer comportamento demonstrado pode estar implicado na demonstração de medo e não de dor propriamente dita, sendo a afirmação contrária também verdadeira – o que finalmente pode culminar na interpretação errônea do comportamento do paciente.

TERAPIA FARMACOLÓGICA

Os fármacos disponíveis para o tratamento da dor aguda e do estresse em pacientes graves são os opioides, os anti-inflamatórios não esteroides (AINEs), os anestésicos locais, os alfa-2 agonistas e os sedativos.[2] Entretanto os mais empregados são, sem dúvida, os opioides e os AINEs.

Opioides

O ópio surgiu para a humanidade como algo inocente e recreacional, no tempo em que tudo era novo e a saúde não dispunha de recursos para detectar os perigos do uso ou abuso das substâncias ingeridas, inaladas ou administradas.[10]

Passado esse período e as guerras que o comércio e o dinheiro naquela época motivaram, surgiu o uso medicinal do ópio e derivados, bastante rudimentar é verdade, mas muito efetivo não somente para a dor, mas também para a tosse e os problemas respiratórios. Claro que, devido à falta de controle, ao desconhecimento do potencial de efeitos adversos e à perversidade humana, seu uso foi desvirtuado, criando uma legião de dependentes e milhares de famílias destruídas.[10]

Mas o homem insistiu em usá-la, criou legislações, combateu a fabricação, venda e uso ilegais, modificou moléculas e inventou novos fármacos derivados, criando um arsenal considerável para combater a dor e o sofrimento. O mundo progrediu. No século 21 vive-se a era do poder tecnológico absoluto, da globalização, da comunicação fácil, sem fronteiras, todos estão 24 horas *online*, não há segredos.[10]

Mas, como explicar o medo e o desconhecimento dos profissionais de saúde em relação ao uso da morfina, por exemplo, ou a inaceitável relação que se faz entre morfina e terminalidade?

É preciso que todas as possibilidades possíveis sejam utilizadas para desmascarar falsos tabus, de passar aos colegas, aos proprietários e aos cuidadores as verdades farmacológicas, distinguir dependência física e tolerância de vício ou adição, tentar mudar o rumo dos fatos.

Em medicina veterinária os opioides foram subutilizados por muitos anos, principalmente em felinos, pois havia o receio dos efeitos adversos desses fármacos ou que pudessem causar episódios de excitação, prejudicando a pronta recuperação dos animais.[11] Entretanto, atualmente há estudos suficientes com diferentes opioides recomendados a pequenos animais, inclusive aos gatos.[12]

Os opioides são os fármacos mais importantes para tratar a dor de grau moderado a intenso em animais de companhia hospitalizados. Embora os agonistas injetáveis, como a morfina e a fentanila, sejam os mais efetivos, outros opioides, incluindo o butorfanol, a metadona e o adesivo transdérmico de fentanila também podem ser empregados em cães e gatos.[2] Vale aqui ressaltar que é cada vez maior o uso de opioides considerados fracos, como a codeína e o tramadol, para analgesia da dor moderada.

O uso apropriado dessas medicações requer total entendimento de indicação, metabolismo, efeitos adversos desses fármacos e técnicas de monitoramento.[13]

A resposta de cada paciente varia de acordo com a espécie, o nível de consciência, a presença de doenças concomitantes, a intensidade e a causa da dor.[2,13]

Os opioides agonistas puros podem ser administrados em infusão contínua ou em intervalos regulares, com a possibilidade de aumentar a frequência de administração em pacientes que necessitem de analgesia adicional. Quando o fármaco for administrado pela infusão contínua, o animal deve ser avaliado frequentemente e a velocidade de infusão aumentada ou reduzida quando necessário.[2,13]

Os efeitos adversos dos opioides agonistas em animais hígidos incluem náuseas, vômito e disforia, dificilmente observados em pacientes com dor intensa. Nos pacientes enfermos, os efeitos adversos mais importantes incluem depressão respiratória, bradicardia, hipotensão e retenção urinária. Os opioides geralmente não causam diminuição da frequência cardíaca em gatos, exceto indiretamente por acalmarem um paciente agitado.[2,13] Os efeitos adversos dos opioides estão relacionados no Quadro 24.1.

A escolha do opioide apropriado para cada situação depende da intensidade da dor experimentada pelo paciente,[13] por exemplo, no caso de animais com dor intensa, recomenda-se o emprego de opioides fortes, como a morfina. Para pacientes com dor moderada será mais benéfico o uso de um opioide fraco, como o tramadol.

Segundo Davis *et al.*,[14] a combinação de opioides deve ser evitada, pois ainda são necessários mais experimentos nessa área, pois, quando utilizados em combinações, o risco de errar as doses aumenta, assim como o risco de interação desses fármacos, além de aumentar o custo do tratamento.

Vale ressaltar que é necessário ter sempre disponível um antagonista seletivo, como a naloxona, quando um paciente recebe um agonista puro, para o tratamento de eventuais intoxicações, porém a naloxona reverte completamente todos os efeitos dos opioides agonistas e agonistas-antagonistas e tem um período de ação de apenas 1 hora, muito aquém da maioria dos opioides. Uma alternativa consiste em administrar um agonista-antagonista como a nalbufina, na dose de 0,1 mg/kg, por via intravenosa (IV), em *bolus*, a cada 10 minutos, até alcançar a reversão desejada do efeito. Uma das vantagens dessa opção é realizar o antagonismo apenas dos efeitos indesejáveis como sedação e depressão respiratória, mantendo uma boa analgesia por sua ação em receptores kappa.[5] As doses recomendadas dos opioides, descritas a seguir, estão listadas no Quadro 24.2.

QUADRO 24.1 Efeitos adversos dos opioides.

Sistema	Efeitos
Cardiovascular	Redução da resistência vascular sistêmica, diminuição da pressão arterial e bradicardia
Endócrino	Diminuição de cortisol
Gastrintestinal	Constipação intestinal, náuseas, vômito, esvaziamento gástrico lento
Geniturinário	Retenção urinária
Imunológico	Imunossupressão
Musculoesquelético	Rigidez muscular e mioclonia
Nervoso central	Disforia, euforia, sedação, apatia, agitação, hiperalgesia, convulsão
Ocular	Miose ou midríase
Respiratório	Diminuição de frequência respiratória e volume-corrente

Morfina

A morfina é o protótipo dos analgésicos opioides. Quando administrada de maneira preventiva em um animal sem dor, pode causar excitação, o que pode ser evitado com o uso de agentes sedativos ou tranquilizantes associados, como a acepromazina. Em pacientes com dor, essas reações são menos frequentes. Outros efeitos adversos relatados são a depressão respiratória e a liberação de histamina seguida de hipotensão, quando administrada rapidamente via intravenosa.[15]

Em muitas ocasiões, principalmente em pacientes emergenciais, é difícil estimar a dosagem requerida. Para tal, é possível titular a dose da morfina aplicando-se doses pequenas de 0,05 a 0,1 mg/kg de morfina, que devem ser administradas por via intravenosa a cada 10 minutos até que se obtenha analgesia completa ou a presença de efeitos adversos. Ao fim, a dose cumulativa é então calculada e será administrada nesse paciente em um intervalo de 4 horas. Vale ressaltar que ele deve ser reavaliado antes e depois de cada aplicação.[2] Se doses adicionais

QUADRO 24.2 Doses recomendadas de analgésicos opioides por quilo de peso corpóreo.

Fármaco	Dose (mg/kg), IV	Duração (horas)	Infusão contínua (mg/kg/h)
Buprenorfina	0,01 a 0,02	4 a 6	–
Butorfanol	0,1 a 0,4	1 a 4	–
Codeína	0,5 a 2	6 a 8	–
Fentanila	0,005 a 0,02	0,3 a 0,5	0,01 a 0,06
Meperidina	2 a 6	3 a 4	–
Metadona	0,1 a 0,5	4 a 8	–
Morfina	0,1 a 2	2 a 4	0,1 a 0,15
Tramadol	1 a 10	6 a 8	–

forem necessárias em gatos, poderão ser administradas até o desenvolvimento da midríase.[2] Lembrando que a presença de náuseas e vômitos está diretamente associada à rapidez da administração do fármaco. Para tentar evitar esses efeitos, pode-se também administrar uma solução de morfina 0,5 mg/kg diluída em quantidade suficiente de solução fisiológica que permita sua realização em 30 minutos. O paciente deve ser monitorado durante todo o tempo e, se ocorrer salivação, náuseas ou vômito, mas ainda apresentar dor importante, diminui-se a velocidade de infusão. Se esses sintomas persistirem, deve-se cessar a administração. Pacientes com dor intensa beneficiam-se muito dessa administração em um primeiro momento e muitos ficam levemente sedados auxiliando no manejo inicial do paciente emergencial. Recomenda-se reavaliar a dor periodicamente e rever as doses do fármaco.

Sobre o intervalo entre as dosagens, recomenda-se reavaliar o paciente periodicamente para estabelecer o melhor regime que deve estar entre 4 e 6 horas. Outra possibilidade para pacientes internados é sua infusão contínua, uma vez que esse tipo de administração garante melhor estabilidade no que tange ao controle da dor do paciente, que deve estar sempre monitorado, principalmente quando esse fármaco estiver associado a outros, como a lidocaína (25 mcg/Kg/min) e/ou a cetamina (10 mcg/kg/min), sendo a dose mais citada na literatura para esse emprego de 10 mcg/kg/min.

Meperidina

A meperidina é aproximadamente 10 vezes menos potente que a morfina quando administrada por via parenteral,[16] pode causar taquicardia, redução da contratilidade miocárdica e diminuir o débito cardíaco em 20%. Quanto à depressão respiratória, deprime-se mais o volume-corrente do que a frequência respiratória. Causa midríase em cães, enquanto outros opioides causam miose. O metabólito normeperidina tem metade do efeito analgésico, mas diminui o limiar para convulsão, efeito duas vezes maior que o da meperidina, e induz excitabilidade do sistema nervoso central (SNC), com tremor, mioclonia e convulsão.[16] Esses efeitos são raros em cães e gatos, porém seu uso em pacientes com alterações neurológicas deve ser evitado.

Na prática, a meperidina não é empregada para o tratamento da dor aguda e muito menos da dor crônica, pois seu grau de analgesia é muito leve e seu período de ação muito curto (aproximadamente 3 horas), além de causar dependências física e química, sem mencionar que o desenvolvimento de tolerância é muito rápido.[16]

Em veterinária, esse opioide tem grande emprego como medicação pré-anestésica, pois, apesar da fraca ação analgésica, causa boa sedação tanto em cães como em gatos, com dose entre 2 e 4 mg/kg para ambos.

Codeína

A codeína é um opioide fraco, derivada da morfina e formulada pela substituição do grupo metil no carbono 3 da molécula. Essa substituição reduz o efeito da primeira passagem no metabolismo hepático, resultando em boa eficácia após administração oral. Sua biodisponibilidade é de 40 a 60%.[16]

A codeína é metabolizada no fígado e pela desmetilação forma norcodeína e morfina. Aproximadamente 10% da codeína são transformados em morfina, que é responsável pela ação analgésica. A potência analgésica da codeína é cerca de 1/10 da morfina.[16] Sua aplicação intravenosa pode ser acompanhada pela liberação de histamina.[16]

A codeína é amplamente utilizada para deprimir o centro da tosse e, infelizmente, tem a mesma ação constipante da morfina. Pode ser empregada na dose de 0,5 a 2 mg/kg a cada 8 ou 6 horas, IV, intramuscular (IM), subcutânea (SC) ou oral (VO). Tem sido pouco empregada na veterinária, pois não se conhece bem sua biodisponibilidade oral, porém existe a possibilidade de seu uso quando o tramadol está contraindicado.

Tramadol

O tramadol, é um composto racêmico, com duas isomorfas, em que uma (isoforma +) tem efeitos em receptor opioide μ e a outra (isoforma –) tem ação na inibição da recaptação da norepinefrina e serotonina.[16]

O tramadol é um derivado 1-(m-metioxifenil)-2-(dimetila minometil)-ciclo-hexano-1-ol (tramadol), classificado como analgésico morfínico e utilizado desde 1977 na Europa. Eleva o limiar da dor em animais de experimentação e em humanos. Apresenta atividade béquica (antitussígena) equivalente a 50% da atividade da codeína. Não apresenta efeito antitérmico. Reduz os níveis de β-endorfina circulante em condições de dor pós-operatória.[17]

Muito se tem discutido sobre a ação do seu metabólito desmetiltramadol (M1), que apresenta uma afinidade muito maior para o receptor μ, 200 vezes em relação ao composto original, e que é considerado o metabólito responsável pela analgesia conferida por esse fármaco em humanos, chegando a afirmações errôneas de que o tramadol não produziria efeito satisfatório em cães. No entanto, é notório o número de artigos publicados que remetem ao seu benefício em cães mesmo que ainda não se tenha desvendado seu mecanismo de ação.[18,19] Outro fator que deve ser levado em consideração é a combinação opioide e não opioide em seu mecanismo de ação que resulta em sinergismo, potencializando seu efeito analgésico.[18,20]

A dose do tramadol relatada na literatura é muito variável, de 1 a 5 mg/kg quando a dor é moderada[21] e, devido à escassez de fármacos para uso pela via oral, alguns autores relatam doses de até 10 mg/kg para o controle de dores intensas. Esse fármaco pode ser empregado por diversas vias (IV, IM, SC e VO), sendo o intervalo entre as administrações de 6 a 8 horas.

Metadona

O hidrocloreto de metadona é um opioide sintético potente e antagonista não competitivo de receptores N-metil-D-aspartato (NMDA). É uma alternativa para a morfina e está sendo usado em medicina com maior frequência, particularmente para a dor resistente a outros opioides.[16] Além das ações mencionadas, observações clínicas sugerem também atividade inibidora na recaptação monoaminérgica de serotonina e norepinefrina.

Apresenta grande afinidade e eficácia com os receptores opioides, tendo potência analgésica de 8 a 10 vezes maior que a da morfina. Sua duração de ação prolongada é decorrente da ligação proteica com liberação lenta e da pequena capacidade do fígado de metabolizá-la.[16]

A metadona pode ser uma alternativa quando efeitos adversos de outro opioide limitam o aumento da dosagem, além do seu baixo custo em relação a outros opiáceos.[16]

Foram realizados estudos em veterinária com o emprego da metadona com medicação pré-anestésica avaliando seu poder de analgesia no pós-operatório.[21] Em felinos, estudos demonstram seu emprego no pós-operatório com analgesia mais eficaz quando comparado ao butorfanol.[22]

Apesar da escassez de artigos na literatura que comprovem segurança e eficácia no seu emprego em pacientes internados, é rotineira a presença desse fármaco nas UTIs veterinárias. Recomenda-se principalmente para pacientes com dor intensa sendo uma alternativa quando a morfina está contraindicada. Vale ressaltar que a morfina ainda é considerada o padrão-ouro para analgesia em pacientes emergenciais ou internados com dor intensa.

A dose empregada atualmente é de 0,1 a 0,5 mg/kg pelas vias IV, SC e IM com intervalos de 6 a 8 horas entre as administrações. Esse fármaco também pode sofrer titulação: pode-se aplicar 0,1 mg/kg, aumentando de 0,05 mg/kg a cada 10 minutos até analgesia eficaz ou aparecimento de efeitos adversos, dentre os quais pode-se citar a bradicardia.

Fentanila

A fentanila pertence ao grupo das fenilpiperidinas e é 75 a 100 vezes mais potente que a morfina. É altamente lipofílica e passa rapidamente para o SNC, com início de ação rápido e curta duração quando comparada à morfina. Esse fármaco tem pouca ação hipnótica e sedativa. Devido à curta duração de ação e à rápida depuração, é útil para infusão venosa e não há vantagem em seu emprego via intramuscular. Além disso, não provoca liberação de histamina e está associada a pouca alteração hemodinâmica, mas causa bradicardia, o que em alguns casos pode levar à diminuição do débito cardíaco e, consequentemente, à diminuição da pressão, e pode provocar rigidez torácica.[16]

A administração de um analgésico em infusão contínua (IC) auxilia a manter concentrações plasmáticas estáveis e evita concentrações subterapêuticas transitórias. Também pode ajudar a minimizar efeitos adversos dependentes da dose, evitando picos de concentrações plasmáticas resultantes de *bolus* intermitentes. A fentanila, por ter seu tempo de ação muito curto, é comumente empregada em IC principalmente no transoperatório em pacientes veterinários, mas é cada vez mais empregada após uma grande cirurgia ou em pacientes com dor intensa no âmbito de uma UTI, estabilizando a dor de modo eficaz. Os dados farmacocinéticos disponíveis para a fentanila IC em cães mostram que podem ser alcançadas concentrações previsíveis e estáveis de fentanila no plasma. A dose empregada pode variar entre 0,03 e 0,5 mcg/kg/min, dependendo dos fármacos associados e da intensidade da dor.[23]

Fentanila em adesivo transdérmico

Os adesivos transdérmicos de fentanila são dispositivos que liberam o fármaco lentamente e são utilizados para o alívio da dor em pessoas com câncer, mas também estão sendo empregados para o tratamento da dor aguda e crônica em cães e gatos.[12] A quantidade de fentanila liberada do adesivo é proporcional à área da superfície, com 25 μg/h liberados de 10 cm^2.[16]

O mecanismo se baseia no uso de um adesivo aplicado à pele, o qual distribui o fármaco através da superfície cutânea para a circulação. Normalmente os gatos aceitam sem restrições esse método de analgesia, principalmente aqueles que não toleram a administração de fármacos por via oral ou que necessitam de analgésicos por um período prolongado. Os adesivos de fentanila são indicados para pacientes geriátricos, pois não levam à sedação e não é observada depressão respiratória significativa.[24,25] Em um estudo, o adesivo de fentanila de 25 μg/h, dobrado ao meio, necessitou de 6 a 12 horas para alcançar níveis plasmáticos terapêuticos que permanecem em estado de equilíbrio por cerca de 5 dias na maioria dos felinos estudados.[26] Os níveis plasmáticos terapêuticos em caninos são alcançados em 24 horas, com duração de 72 horas.[5] Esse intervalo de tempo para início da ação ocorre porque o opioide necessita saturar o depósito cutâneo antes de ser absorvido para a circulação sistêmica.[16] Desse modo, outro fármaco deve ser utilizado até que o efeito analgésico da fentanila tenha início,[15] a internação é recomendada. Recentemente, foram incorporados adesivos de 12,5 μg/h que podem ser empregados em pacientes com menos de 5 kg de peso corpóreo. As doses especificadas estão apresentadas no Quadro 24.3.

QUADRO 24.3 Doses recomendadas de fentanila em adesivo transdérmico por quilo de peso corpóreo.

Caninos		Felinos	
Peso (kg)	Dose (mg/h)	Peso (kg)	Dose (mg/h)
0 a 5	12	0 a 5	12
5 a 10	25	5 a 10	25
10 a 20	50	–	–
20 a 30	75	–	–
Mais de 30	100	–	–

É importante que o manipulador use luvas para evitar o contato com a superfície do adesivo durante a colocação. Deve-se depilar a região sobre a qual se aplicará o adesivo, evitando a erosão da pele que terá contato com o dispositivo, já que pode haver alteração na absorção do princípio ativo. Os lugares mais utilizados para a colocação são a parede torácica e a região cervical dorsal. Também se pode utilizar a região axilar em felinos.[5,15] Vale lembrar que o calor aumenta a absorção de fentanila, assim como a hipotensão e a hipotermia reduzem-na. Após a remoção do adesivo, a diminuição de 50% da concentração da corrente sanguínea ocorre em 17 horas.[16]

Buprenorfina

A buprenorfina é um opioide semissintético derivado da tebaína, altamente lipofílica, antagonista parcial κ e agonista parcial μ. Também apresenta efeito teto para o tratamento da dor leve a moderada, e duração de ação longa.[2,16] Sua biodisponibilidade é maior que 90% por via sublingual, mas diminui para 50 a 60% quando é deglutida.[16]

Devido a sua absorção pela mucosa oral de gatos, associado ao fato de sua apresentação ser insípida, facilitando muito o tratamento pelo proprietário, esse fármaco é considerado boa opção no que tange ao tratamento da dor em felinos, apesar de sua analgesia fraca quando comparado aos demais opiáceos.[12] Entretanto a buprenorfina não se encontra mais disponível no mercado brasileiro.

Butorfanol

O tartarato de butorfanol é um analgésico de ação central com ambas as propriedades, agonista e antagonista, com afinidade para ambos os receptores, μ e κ, sendo antagonista no primeiro e agonista no segundo. Além de sua ação analgésica, é um poderoso supressor da tosse.[27]

Em pequenos animais, o butorfanol frequentemente é empregado como parte de um esquema pré-anestésico, com ou sem tranquilizante, e para controlar a dor de intensidade leve a moderada. A dose usual varia de 0,1 a 0,4 mg/kg e pode ser administrada SC, IM e IV. A analgesia conferida por essa medicação tem duração de ação maior no gato do que no cão.[27]

O emprego desse fármaco em pacientes emergenciais ou internados está associado à necessidade de sedação e dor leve, já que o butorfanol não apresenta grande poder analgésico, mas pode tornar um paciente assustado e arredio em um paciente colaborativo diminuindo inclusive os prejuízos causados pelo estresse.

Anti-inflamatórios não esteroides

Os AINEs são os analgésicos mais amplamente utilizados na medicina veterinária. Após a introdução dos inibidores preferenciais ou seletivos da ciclo-oxigenase (COX)-2, esses medicamentos se tornaram ainda mais populares por seus efeitos anti-inflamatórios, analgésicos e antipiréticos. Os AINEs são cruciais no tratamento da dor aguda, como no período perioperatório, são a pedra angular no tratamento da osteoartrite (OA) e outras condições dolorosas crônicas.[28]

Os AINEs são agentes não narcóticos que inibem as enzimas que participam do metabolismo do ácido araquidônico e da formação de eicosanoides, como os prostanoides (prostaglandinas, prostaciclina, tromboxano) e os leucotrienos. As prostaglandinas, particularmente PGE_2 e PGI_2, têm função na transdução dos estímulos nocivos na periferia, sensibilizando os receptores e as terminações neuronais aferentes à ação de bradicinina, histamina e outros compostos liberados durante o processo inflamatório. As prostaglandinas, graças a sua ação sobre o SNC, também facilitam a transmissão de estímulos nocivos que são transmitidos para a medula espinal e, posteriormente, para centros superiores. Isso ocorre principalmente durante a dor pós-operatória grave e na dor crônica. Assim, os medicamentos que inibem a produção de prostaglandinas, inibindo a COX, produzem efeitos analgésicos por meio de ações centrais e periféricas.[29] Os locais de ação dos anti-inflamatórios estão demonstrados na Figura 24.1.

Para a obtenção de melhores resultados, com mínima incidência de efeitos adversos, alguns cuidados devem ser observados quando se pretende administrar um AINE. A dose deve ser calculada adequadamente para a espécie animal em que será utilizado levando em consideração o peso corpóreo ideal, respeitar o intervalo de administração, fazer uso de medicação testada e aprovada para administração em animais. O grande receio com relação à administração de AINE por veterinários são seus efeitos adversos, sobretudo os gastrintestinais. Porém, se houver escolha e prescrição adequada da medicação, os animais dificilmente apresentarão esses efeitos.[30]

Os AINEs estão associados a diferentes níveis de inibição de ambas as isomorfas de COX e, por esse motivo, podem induzir efeitos adversos que incluem irritação gástrica, desenvolvimento de enteropatia por perda de proteínas, danos renais e prolongamento do tempo de sangramento. Os AINEs veterinários aprovados como seletivos de COX-2 foram postulados como associados a menor ocorrência de efeitos adversos, uma vez que, teoricamente, teriam um efeito poupador de COX-1. No entanto, essa teoria não foi comprovada na medicina veterinária e esses medicamentos ainda podem produzir experiência adversa gastrintestinal em cães.[28] O uso indiscriminado dos AINEs está associado a alta incidência de efeitos adversos gastrintestinais, sendo náuseas, vômito, dor abdominal e diarreia os mais comuns. Menos comuns, porém clinicamente mais significativos, são as úlceras gástricas e o sangramento do trato digestório. Há necessidade de estudos que comparem os diferentes AINEs para avaliar a eficácia e os efeitos adversos nas doses utilizadas,[31] principalmente em pacientes idosos e que necessitem da manutenção desses fármacos por período de tempo mais prolongado.

O emprego de AINEs é contraindicado para pacientes nefropatas, hepatopatas, trombocitopênicos, hipertensos arteriais, pacientes com insuficiência cardíaca congestiva, desidratados, hipotensos e que estejam sendo medicados com fármacos que possam causar nefrotoxicidade e disfunção plaquetária. Cumpre salientar que o risco de toxicidade aumenta com a idade, tendo-se observado que os eventos adversos devido ao uso de AINEs resultam em aumento da mortalidade em pacientes.[32]

Pacientes com hipovolemia ou hipoperfusão e aqueles com comprometimento renal preexistente são os mais suscetíveis à insuficiência renal aguda induzida pelos AINEs.[13] Em pacientes anêmicos, desidratados, cardiopatas, com coagulopatias, doenças renais, hepáticas ou problemas gastrintestinais, o uso de AINEs é proibitivo. Portanto, recomenda-se avaliação mais acurada do paciente emergencial anteriormente à aplicação de um AINE. Em um primeiro momento, visando à segurança do paciente, recomenda-se o uso desses fármacos em animais jovens, hidratados, normotensos, sem problemas gastrintestinais e na ausência de perda sanguínea.[33]

Como outros grupos, os AINEs também têm margem de segurança muito estreita em relação ao seu emprego em felinos. O potencial de toxicidade nesse caso está relacionado com a habilidade limitada dos felinos de metabolização ligada à glicuronidase exógena resultando em duração prolongada com potencial de acúmulo do fármaco.[34] O emprego de carprofeno, meloxicam e cetoprofeno é bem documentado em gatos. As doses recomendadas dos AINEs de uso em pacientes emergenciais e hospitalizados estão listadas no Quadro 24.4.

O uso de AINEs reduz o requerimento de opioides após procedimento cirúrgico ou lesão em humanos em torno de 30%, e, quando associados aos opioides, promovem excelente analgesia multimodal.[2,13]

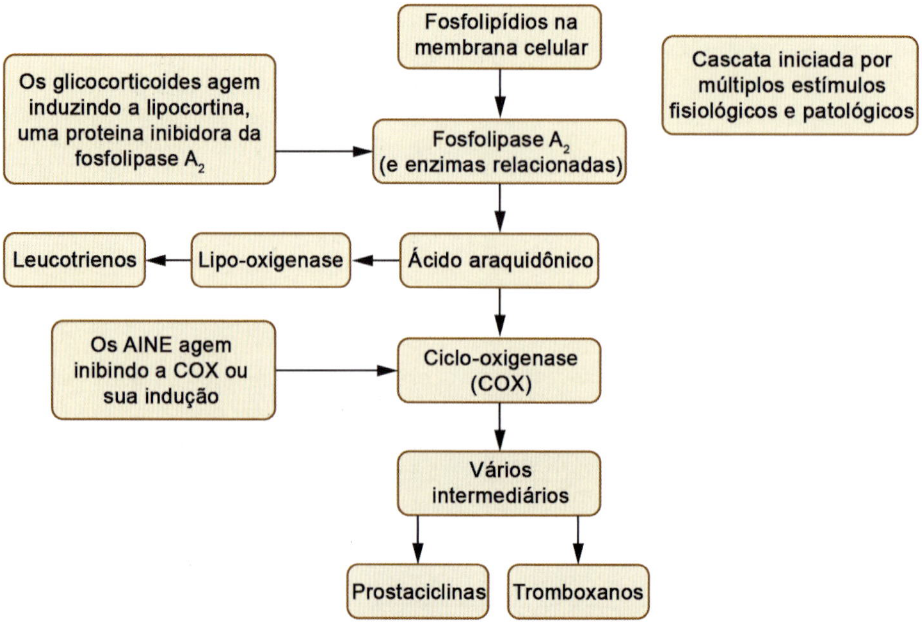

Figura 24.1 Ácido araquidônico e seus metabólitos.

QUADRO 24.4	Doses recomendadas de analgésicos AINEs por quilo de peso corpóreo.	
Fármaco	**Dose (mg/kg), IV**	**Duração (h)**
Dipirona	25 a 30	6 a 8 cães, 24 gatos
Carprofeno	2,2 a 4,4	12 a 24
Meloxicam	0,03 a 0,2	24
Firocoxib	5	24
Mavacoxib	2	14 dias – 30 dias
Cimicoxib	2	24
Robenacoxib	1 a 2	24
Grapiprant	2	24

As vantagens para o uso dessa classe de fármacos em pacientes graves incluem propriedades anti-inflamatórias e antipiréticas e a possibilidade de manter pacientes com administração oral depois da saída da UTI.[2]

A disponibilidade do carprofeno e do meloxicam em preparações injetáveis torna-os de grande utilidade para o emprego em pacientes emergenciais ou hospitalizados.

Meloxicam

O meloxicam é um derivado oxicam, é um potente inibidor da síntese de prostaglandinas, sendo, desse modo, anti-inflamatório, analgésico e antipirético. O meloxicam tem ação preferencial na inibição da COX-2 e tem pouca ação inibitória da COX-1;[35,36] portanto, é seguro para uso em cães e gatos quando comparados aos AINEs de ação em COX-1 e COX-2, uma vez que a possibilidade de promover efeitos adversos é bem menor. A administração pré-operatória de meloxicam é aprovada na Europa e no Canadá para o controle da dor pós-operatória e está aprovado seu emprego para o tratamento da dor aguda e crônica em cães.[37,38]

Alcança nível plasmático máximo de 7 a 8 horas após a administração e tem meia-vida de eliminação de 24 horas. Apresenta alta ligação a proteínas (97%), é metabolizado no fígado e eliminado especialmente pelas fezes.[38] A dose indicada é de 0,2 mg/kg na primeira aplicação e depois de 0,1 mg/kg nos dias seguintes.

Carprofeno

O mecanismo de ação do carprofeno parece envolver especificidade maior da COX-2. As ações fisiológicas ou protetoras das prostaglandinas parecem ficar muito pouco inibidas sem perda da eficácia anti-inflamatória. Outros mecanismos propostos para o carprofeno incluem inibição da fosfolipase e prejuízo da liberação do ácido araquidônico.[34] Seu efeito máximo se dá dentro de 1 a 3 horas, com meia-vida de 8 horas. É altamente ligado a proteínas plasmáticas (99%), metabolizado no fígado e eliminado, em sua maioria, nas fezes (70 a 80%), sendo o restante pela urina. Promove analgesia leve a moderada e seus principais efeitos adversos são gastrintestinais.[39]

O carprofeno é amplamente utilizado para o controle da dor nas doenças degenerativas articulares, displasia coxofemoral e no controle da dor aguda pós-operatória em cães,[33,40,41] sendo, em geral, bem-tolerado nessa espécie.[42] A dose indicada para uso em cães é 2,2 mg/kg a cada 12 horas, VO.[29,37]

Com relação aos felinos, a meia-vida do carprofeno é de aproximadamente 20 horas, duas vezes maior se comparada à dos cães, sendo empregado em alguns países na dose de 2 mg/kg a cada 24 horas.[34] Ainda não está liberado no Brasil.

Dipirona

A dipirona não apresenta efeito anti-inflamatório clínico, mas é classificada como tal. Suas propriedades anti-inflamatórias foram identificadas apenas em alguns modelos farmacológicos, porém o mecanismo de ação da dipirona permanece controverso.[16]

Apesar de a dipirona ser utilizada com sucesso há mais de 90 anos, o seu mecanismo de ação não foi completamente elucidado. Durante muito tempo foi considerada como um inibidor não seletivo de COX-1 e COX-2.[43,44] O mecanismo envolvido no seu efeito analgésico é complexo. Muito provavelmente, esse efeito é obtido por meio tanto da ação em COX-3, uma variante da COX-1, que ocorre principalmente no SNC,[45] quanto do seu impacto sobre os sistemas opioidérgico e canabinoide.

A dipirona tem alta eficácia analgésica, baixo custo, amplas disponibilidade e margem de segurança, sobretudo nos pacientes hepatopatas, nefropatas e cardiopatas. O seu perfil seguro e eficaz tem sido consagrado há décadas na medicina brasileira, sendo amplamente utilizado como agente principal ou coadjuvante no tratamento das dores tanto agudas como crônicas.[16]

É empregada em muitos países, como, por exemplo, na Espanha, para o tratamento da dor oncológica no homem.[46] No Canadá e na Europa, a dipirona é liberada para uso em cães e gatos.[41] Rodriguez *et al.*[46] demonstraram que a dipirona na dose de 2 g a cada 8 horas exerce a mesma eficácia analgésica comparada a 10 mg de morfina a cada 4 horas no homem com câncer. No Brasil, a dipirona é muito utilizada no tratamento da dor aguda pós-operatória e como auxiliar na terapia analgésica em pacientes com câncer.[47] Uma das grandes vantagens desse agente é o fato de causar pouquíssimos efeitos colaterais renais ou gastrintestinais. É indicada para o tratamento da dor leve e como antipirético.[48] A dose preconizada para cães é de 25 mg/kg a cada 6 a 8 horas, VO, IM ou IV. A mesma dose é empregada em gatos, porém em intervalo de 24 horas.[11,33]

Anti-inflamatórios preferenciais para COX-2

A epopeia dos anti-inflamatórios teve início quando a hipótese de Sir John Vane, em 1971, foi confirmada para explicar o mecanismo de ação dos AINEs tradicionais e levou o pesquisador inglês a ganhar o prêmio Nobel. Esse grupo de fármacos inibiria a ação da ciclo-oxigenase (COX) e impediria a formação de prostaglandinas (PG) a partir do ácido araquidônico. Durante aproximadamente 20 anos, essa área do conhecimento médico esteve intocada, mas no fim dos anos 1980 e começo dos anos 1990 apareceram algumas evidências da existência de uma segunda forma de COX.[49]

Nos laboratórios do Prof. Needleman, da Monsato, surgiu a hipótese da existência de uma segunda forma de COX, que passou a ser exaustivamente procurada por alguns poucos laboratórios que trabalhavam na área de bioquímica de PG. Entretanto, com certa ironia, a clonagem da COX-2 humana ocorreu em outro laboratório, trabalhando em uma área de pesquisa completamente diferente, a expressão de oncogenes induzida por temperaturas acima de 38°C.[49]

Hoje, portanto, sabe-se da existência de duas formas de COX, sendo a primeira (COX-1) uma enzima constitutiva, presente universalmente em todos os tecidos e responsável pela síntese de PG em condições basais e fisiológicas, cuja expressão tecidual varia muito pouco frente a estímulos celulares (duas a quatro vezes no máximo). A segunda forma (COX-2) ainda tem discutida a sua presença em todos os tecidos, é indutível quando estimulada por citocinas, fatores de crescimento ou hormônios e sua expressão tecidual é muito variável, dependendo da intensidade do estímulo (10 a 80 vezes).[49,50]

Desse modo, surgiu, a partir de 1991, um novo alvo terapêutico mais racional, a COX-2. Inibindo apenas a COX-2, conseguir-se-ia um efeito analgésico e anti-inflamatório potente, sem os efeitos colaterais dos AINEs tradicionais. Assim, seriam mantidos a função basal da COX-1 e seus efeitos constitutivos (proteção da mucosa esofágica, gástrica e duodenal, proteção renal e da função plaquetária).[49,50]

As estruturas enzimáticas COX-1 e COX-2 têm homologia considerável, mas em função do número significativo de diferentes aminoácidos.[31] Atualmente muitos laboratórios estão empenhados em estudar os mais diversos fármacos com a finalidade de encontrar o anti-inflamatório seletivo para a COX-2 mais próximo do ideal.

Recentemente discutiram-se à exaustão os efeitos adversos dessa nova geração de anti-inflamatórios, como por exemplo o risco potencial de eventos adversos cardiovasculares com os inibidores preferenciais da COX-2, que ainda é controverso.

Os efeitos adversos descritos até o momento incluem efeitos gastrintestinais, porém de menor significância clínica. Entretanto, sabe-se que os coxibes em humanos levam a risco de agravamento da hipertensão, insuficiência renal e insuficiência cardíaca congestiva.[31]

Infelizmente, a medicina veterinária ainda está iniciando os seus estudos no que tange a essa classificação de uso de anti-inflamatórios inibidores preferenciais para a COX-2. É importante lembrar que, devido a COX-1 e a COX-2 serem espécie-específicas, quase inexistem fármacos dessa classe que obtenham os mesmos efeitos terapêuticos na espécie humana quando comparada com as espécies canina e felina.[50]

Em medicina veterinária, meloxicam, carprofeno, deracoxibe, firocoxib, mavacoxib, cimicoxib e robenacoxib são representantes de anti-inflamatórios preferenciais para COX-2, porém os únicos que podem ser classificados como coxibes são deracoxibe, firocoxib, mavacoxib, cimicoxib e o robenacoxib. Já o liclofenol e a tepoxalina apresentam características diferentes de serem inibidores tanto da ciclo-oxigenase como da lipo-oxigenase.

Todavia, o único que apresenta formulação injetável no Brasil é o robenacoxib, o que viabiliza o seu emprego em animais internados ou na emergência.

Firocoxib

É um coxib altamente seletivo para COX-2, desenvolvido para o mercado veterinário. Indicado para o tratamento analgésico da osteoartrite e manejo da dor pós-operatória de cirurgias ortopédicas e de tecidos moles. No cão, o firocoxib tem meia-vida de 7,59 horas, biotransformação hepática e excreção fecal. É contraindicado para uso na gestação e lactação e a margem de segurança para filhotes é pequena, sendo seu uso preconizado para animais a partir de 7 meses de vida.[51] A dose preconizada é de 5 mg/kg, VO, 1 vez/dia.

Mavacoxib

Moderadamente seletivo para COX-2, apresenta meia-vida plasmática de 17,3 dias, sendo que, em alguns estudos, de até 44 dias, tornando-se uma alternativa para tratamentos longos, como o de osteoartrite.[52]

A dose recomendada é de 2 mg/kg, VO, sendo que a segunda dose deve ser dada em 14 dias e, após isso, a cada 30 dias.

Cimicoxib

O cimicoxib é um inibidor de COX-2 altamente seletivo. É indicado para o tratamento de osteoartrite e para uso em cirurgia. Apresenta meia-vida de 7 horas e é excretado especialmente pela via biliar. Em modelo de inflamação, o efeito do cimicoxib durou 10 a 14 horas, também foi efetivo no pós-operatório em cirurgia ortopédica ou tecidos moles, por 24 horas.[53] Tem dose recomendada 2 mg/kg, VO, 1 vez/dia.

Robenacoxib

O robenacoxib é um inibidor seletivo da COX-2 que foi aprovado para uso em cães em vários países da Europa e agora também no Brasil. A segurança do robenacoxib e seus efeitos adversos foram relatados em apenas quatro estudos. Esses artigos receberam classificações altas e foram realizados em uma grande população de cães. Os resultados atuais foram considerados promissores e mais estudos e ensaios clínicos potencialmente fortalecerão suas evidências atuais.[28]

É um AINE altamente seletivo para COX-2, com rápido início de ação e disponível em duas apresentações, injetável e oral. Tem natureza ácida (pKa = 4,7) e é altamente ligado a proteínas plasmáticas (> 98%), o que resulta em maior concentração do fármaco em tecidos inflamados, apresentando a propriedade de seletividade tecidual. É rapidamente eliminado dos compartimentos centrais, persistindo, no entanto, nos locais de inflamação. O fato de o fármaco ter a meia-vida plasmática reduzida na circulação reflete na baixa possibilidade de efeitos adversos nos rins e no fígado. Não deve ser administrado próximo ou durante as refeições. A dose recomendada é de 1 a 2 mg/kg, VO, ou 2 mg/kg, SC, 1 vez/dia.[54]

Anti-inflamatório não inibidor de COX

Grapiprant

Grapiprant é um analgésico e anti-inflamatório não esteroide, não inibidor da ciclo-oxigenase (COX), pertencente à classe piprant da prostaglandina E2, antagonista do receptor EP4, um receptor-chave da prostaglandina E2, que predominantemente medeia a nocicepção induzida pela prostaglandina E2. O efeito específico da ligação da prostaglandina E2 ao receptor EP4 inclui vasodilatação, aumento da permeabilidade vascular, angiogênese e produção dos mediadores pró-inflamatórios. O receptor EP4 é importante na mediação da dor e da inflamação, já que esse é o mediador primário da sensibilização induzida pela prostaglandina E2 em neurônios sensoriais e inflamação induzida por prostaglandina E2.[55]

É prontamente e rapidamente absorvido no trato gastrintestinal em cães. Após a administração oral de uma única dose de 2 mg/kg, foram alcançados valores de 1,21 μg/mℓ e 2,71 μg/h/mℓ de Cmax e AUC, respectivamente, quando os animais estavam em jejum. A concentração máxima foi observada no soro 1 hora após o tratamento, com o animal em jejum, e 2,5 horas quando o medicamento foi administrado junto à alimentação. A biodisponibilidade oral quando administrado junto à alimentação foi de aproximadamente 40%. É primariamente excretado via fezes, onde aproximadamente 65% da dose é encontrada, e aproximadamente 20% é excretado na urina. Aproximadamente 70 a 80% da dose administrada é excretada dentro de 48 a 72 horas, sendo a maior parte excretada inalterada. Devido à formação e à eliminação limitadas de metabólitos, bem como à maior via de excreção pelas fezes, sugere-se que seja desnecessário o ajuste da dose em pacientes que apresentem comprometimento renal ou hepático. Sua meia-vida de eliminação é de aproximadamente 4,60 a 5,76 horas.[56,57]

Foram relatadas as seguintes reações adversas: vômito, fezes pastosas ou com muco, diarreia e inapetência.[56,57]

A dose recomendada é de 2 mg/kg, tem apenas apresentação oral até o momento. Não há período máximo de duração do tratamento. Para terapias de longa duração, é recomendado monitoramento apropriado.[56,57]

Anti-inflamatórios esteroides

Os corticosteroides, dentre eles a dexametasona e a prednisona, são utilizados no tratamento da dor associada a lesões traumáticas, inflamatórias e neoplásicas do sistema nervoso periférico

(SNP), do SNC, e da dor associada a doenças inflamatórias e neoplásicas sistêmicas com presença de metástase óssea.[17] Promovem estabilização da membrana neural, exercem ação anti-inflamatória, reduzem os níveis dos mediadores que ativam e sensibilizam os nociceptores, reduzem a atividade ectópica em locais de lesão neural, reduzem o edema, causam euforia e bem-estar e estimulam o apetite.[17,47] O agente mais empregado é a dexametasona.[47]

Cetamina

A cetamina é capaz de produzir um estado singular de analgesia e anestesia. As substâncias da classe das fenciclidinas, à qual a cetamina pertence, parecem produzir um estado de dissociação sensorial no qual o paciente está retirado de seu ambiente. A cetamina é o único desses compostos que apresenta utilidade clínica comprovada, sendo empregada há anos.[16]

Pode-se afirmar que a cetamina é uma das poucas substâncias disponíveis capazes de antagonizar os receptores NMDA, por isso o interesse pelo fármaco na medicina tem aumentado expressivamente. Há experimentos que indicam que a cetamina pode conferir proteção cerebral e miocárdica, ter ação no ciclo anti-inflamatório, promover analgesia por mecanismos centrais ou periféricos, interferindo inclusive na ação de outras substâncias, como na hiperalgesia e na tolerância decorrente do uso prolongado de opioides.[16]

Atualmente a cetamina tem sido empregada no tratamento da dor neuropática, tanto em adultos como em crianças. Outra aplicação desse fármaco é em pacientes cuja dose de opioides encontra-se muito elevada, devido à tolerância desenvolvida pelo uso prolongado ou pela sensibilização central.

O uso da cetamina em doses subanestésicas em CRI (do inglês *constant rate infusion*), em combinação com outros analgésicos (p. ex., os opioides), tem ganhado popularidade na prevenção e na minimização da dor pós-operatória em pessoas e animais. Alguns autores citam o emprego de doses pré-operatórias, durante a indução, de 0,5 mg/kg, seguido de 10 mcg/kg/min de CRI durante o procedimento cirúrgico e com a manutenção dessa mesma taxa durante 24 horas no pós-operatório imediato. Existe ainda quem defenda o emprego de doses 0,3 a 0,5 mg/kg a cada 8 horas durante a internação.[58]

ANALGESIA EPIDURAL

Outro meio de promover analgesia com a utilização de opioides e com menos risco de ocorrerem alterações comportamentais é mediante a administração pela via epidural. Em cães e gatos, a administração de opioides por essa via parece resultar em analgesia tão ou mais efetiva que a via intravenosa.[2]

A utilização dessa via tem muitas vantagens que permitem seu emprego no tratamento da dor aguda e crônica, abrangendo seu uso nos procedimentos cirúrgicos, tanto no pré, no trans e no pós-operatório. Outra vantagem também muito desejada relaciona-se com a duração do tempo de ação do fármaco utilizado, com efeitos sedativos brandos quando se compara com a administração sistêmica dos mesmos agentes.[59-61] No caso da morfina, por exemplo, quando administrada por via intramuscular, sua ação é de 4 horas. Na administração epidural, essa ação é de aproximadamente 18 horas, podendo se estender por até 24 horas, sendo empregada na dose de 0,07 a 0,1 mg/kg.[30]

O uso dessa via tem sido extensivamente adotado na espécie humana, tanto para procedimentos cirúrgicos como para o controle de processos álgicos pós-operatórios ou pós-trauma, e trabalhos reforçam que essa técnica é apropriada para uso em cães e gatos.[62]

Os cateteres peridurais são um método eficiente de administração de medicamentos para proporcionar alívio da dor, são amplamente empregados na medicina não somente no trans e no pós-operatório, mas também no controle da dor aguda ou crônica. As principais contraindicações para o uso são infecções da pele, septicemia, distúrbios hemorrágicos, hipotensão, doença degenerativa central ou periférica, doenças e anormalidades anatômicas. Alguns autores relatam o emprego do cateter por mais de 8 dias sem contaminação, sendo seu deslocamento a principal intercorrência relatada.[63]

A administração contínua de opioides e outros fármacos por cateter epidural pode ser uma ótima alternativa para a administração intravenosa, quando for necessário um tratamento analgésico intenso por vários dias.[2]

ANALGESIA VINCULADA AO DIAGNÓSTICO

Analgesia nas afecções neurológicas

Significativa depressão do SNC pode se apresentar em animais admitidos na emergência ou em UTIs. Esses animais podem ser vítimas de traumas ou doenças relacionadas com o próprio SNC. Nesses casos, é possível observar depressão respiratória associada resultando em aumento da $PaCO_2$ e, consequentemente, em aumento da pressão no líquido cefalorraquidiano, podendo, eventualmente, causar herniação cerebral se isso não for corrigido. Se a analgesia for necessária, recomenda-se o uso de opioides em baixa dose, com a finalidade de não promover nem piorar a depressão respiratória. Os analgésicos mais citados com essa finalidade são o tramadol (2 a 4 mg/kg), a meperidina (3 a 5 mg/kg) e o butorfanol (0,1 a 0,4 mg/kg), lembrado que a meperidina e o butorfanol causam sedação importante e dificultam a avaliação neurológica. Outra possibilidade é a infusão contínua de fentanila em animais que experimentam dor intensa, já que esse fármaco apresenta a possibilidade de titulação da dose de infusão e tem ação curta de 20 minutos, o que permite, em caso de depressão respiratória associada ao seu emprego, sua interrupção com rápida melhora. Permite também a interrupção periódica para reavaliação neurológica fidedigna do paciente.[63]

A morfina, fármaco de eleição para uso em pacientes emergenciais, não deve ser empregada sem que antes tenha sido administrado um antiemético, sendo os mais citados a metoclopramida e o maropitant, 20 minutos antes.

A dipirona é um fármaco que pode ser associado sem grandes problemas e que auxilia muito no controle da dor.

Analgesia nas afecções respiratórias

A depressão respiratória é um dos sintomas mais comuns em pacientes admitidos na emergência. Essa condição pode estar relacionada com a própria enfermidade ou trauma, porém muitas vezes é decorrente de excitação, pânico e ansiedade comum nessas situações.[63]

As doenças respiratórias que necessitam de internação ou atendimento emergencial incluem doenças das vias respiratórias anteriores que resultem na incapacidade de ventilar e doenças primárias do pulmão em associação à incapacidade de oxigenar. Além dessas, em muitos animais com traumas torácicos, como ruptura diafragmática, existe a dificuldade de ventilar e oxigenar. Nesses, a manipulação deve ser feita com o mínimo de estresse ou excitação.[64]

Nos casos de obstrução das vias respiratórias anteriores, o uso de opioides é totalmente contraindicado devido à depressão respiratória promovida por esses fármacos, que podem intensificar a hipercapnia presente nessas afecções.[64]

Em diversas doenças, ou mesmo em virtude do trauma, é comum a necessidade de oxigenoterapia e a colocação de cânula nasal para essa função, que é uma possibilidade rápida e eficaz. Muitos veterinários acabam abortando essa tentativa devido à intolerância dos animais à colocação da cânula, porém uma alternativa é a generosa instilação de anestésicos locais oftálmicos no meato nasal, causando perda da sensibilidade local, permitindo a realização do procedimento.[63]

No caso de doenças pulmonares em que houver a necessidade de sedação associada à analgesia, recomenda-se o uso de opioides em baixa dose, considerando que as doses normais são: tramadol (2 a 4 mg/kg), a morfina (0,2 a 0,5 mg/kg), a meperidina (2 a 4 mg/kg) e o butorfanol (0,2 a 0,5 mg/kg). Vale ressaltar que é sempre mais assertivo iniciar com uma dose mais baixa para, se necessário, incrementar a dose em seguida.

Na ocasião de fraturas de ossos da costela, recomenda-se o uso de AINE, guardando as devidas contraindicações já citadas. No entanto, se houver contusão pulmonar, o anti-inflamatório de eleição é o esteroide. A dipirona também pode ser empregada para auxiliar no controle da dor nesses pacientes. A anestesia ou analgesia local deve ser considerada como analgesia suplementar, principalmente em animais com dor intensa, podendo-se lançar mão de bloqueios locais.

Analgesia nas afecções cardiovasculares

Uns dos pacientes de mais alto risco de óbito dentro da UTI é o cardiopata, e o veterinário deve se atentar que a ansiedade e a dor são fatores que pioram o prognóstico desses animais, pois eles apresentam um distúrbio que não permite que respondam de maneira adequada às mudanças hemodinâmicas resultantes dessa situação.

Com o intuito de diminuir a ansiedade e a dor que esses animais possam estar sofrendo, indica-se o emprego da morfina, que, além de reduzir a ansiedade, apresenta propriedades venodilatadoras. A dose preconizada varia em torno de 0,1 a 0,3 mg/kg, IM, ou lentamente IV; se necessário, para obtenção do efeito desejado, pode ser reaplicada até 4 vezes/dia, tendo atenção ao risco de depressão respiratória. Outro opioide que pode ser utilizado para diminuição da ansiedade é o butorfanol que apresenta ótimo potencial sedativo. Vale relembrar, porém, que a analgesia conferida por esse fármaco é fraca em relação à conferida pela morfina. A dose preconizada é de 0,1 a 0,3 mg/kg, IM ou IV.

Nesses casos, o AINE deve ser evitado, porém a dipirona pode ser empregada para melhorar a ação dos opioides controlando melhor a dor desses pacientes.

Analgesia nas afecções ortopédicas

Entre as afecções ortopédicas mais comumente presentes nas salas de emergência e terapia intensiva, podem-se citar os traumas com fraturas, politraumatizados e as discopatias. Em todos os casos, a manipulação com mínima movimentação da região afetada e repouso absoluto do paciente, bem como a imobilização do membro afetado, são cuidados cruciais que diminuem sensivelmente a dor experimentada pelo animal.

Na atualidade é consenso que animais com afecções ortopédicas têm analgesia pronunciada com o emprego de AINE; porém, em alguns casos, como nos politraumatizados e nas discopatias, é necessário completar a analgesia com fármacos opioides. Outra possibilidade é o uso de analgésicos adjuvantes, pouco empregados em medicina intensiva, entretanto são de grande valia para pacientes com discopatias.

Em animais com dor decorrente de discopatias, existe a possibilidade de se proceder à internação para controle da dor. Muitos protocolos podem ser empregados nesses pacientes. Recomenda-se, entretanto, a analgesia multimodal, em que há associação de uma gama de fármacos para a obtenção da analgesia almejada.

Em animais com dor intensa a excruciante, pode-se fazer uso de AINE ou AIE, dependendo da afecção, associados à dipirona e ao tramadol. Outros opioides também podem ser empregados, como a morfina e a metadona, porém o adesivo transdérmico de fentanila é uma boa opção. Em alguns casos de pacientes com discopatia cervical, a infusão contínua de fentanila ou morfina é opção para retirar o animal da crise álgica.

O adesivo transdérmico de fentanila é indicado principalmente para pacientes cuja analgesia não foi considerada satisfatória com o emprego do tramadol e há intuito de alta hospitalar, uma vez que isso se torna inviável com o emprego de morfina, metadona ou infusão contínua de opioides, cujo uso oral não é possível. Vale lembrar que o paciente deve permanecer hospitalizado até que o controle da dor seja efetivo e a fentanila tenha alcançado níveis plasmáticos adequados.

Pacientes com discopatia são grandes candidatos a apresentar dor neuropática ou sensibilização central devido à presença da dor por tempo prolongado. Por esse motivo, o uso de cetamina em doses menores que as geralmente empregadas na anestesia dissociativa de pequenos animais confere benefício substancial a esses pacientes. Pode-se administrar doses menores, considerando que as doses normais estão entre 0,3 a 0,5 mg/kg de cetamina, IM.

Analgesia nas afecções do trato reprodutor

As emergências relacionadas com o trato reprodutor são comuns na clínica médica e cirúrgica de pequenos animais, principalmente em referência ao gênero feminino. Dentre as mais comuns, podem-se citar parto distócico, piometra, torção uterina e prolapso uterino. No gênero masculino, essas emergências se referem muito mais às ocasionadas por traumas, como fratura do osso peniano; ou às raras, como a torção testicular.

Nesses pacientes, a dor é comumente de origem visceral, e os analgésicos mais efetivos são os opioides, principalmente se associados à dipirona. Pode-se fazer uso também da associação disponível comercialmente de dipirona e escopolamina.

Nos casos de fêmeas gestantes, o emprego de fármacos que atravessem a barreira placentária pode causar depressão dos fetos; o tramadol é um opioide indicado para essas situações, uma vez que, apesar de alcançar a corrente sanguínea fetal, não promove sedação ou depressão respiratória e promove boa analgesia visceral nas parturientes.

Na maioria das vezes essas afecções têm tratamento cirúrgico, portanto pode-se utilizar o fármaco analgésico como medicação pré-anestésica.

Analgesia nas afecções do trato urinário

O termo "urolitía" se refere à existência de cálculos urinários ou urólitos, podendo ocorrer nos rins, ureteres, bexiga ou uretra. Porém, apenas 5 a 10% dos urólitos caninos são encontrados nos rins e ureteres. Nos gatos, é menos comum ainda encontrar cálculos nesses locais. Com base nessas informações, pode-se concluir que é incomum a emergência ou a internação desses pacientes com o intuito de controle da dor decorrente da presença de urólitos nos locais citados, que nas pessoas causam grande flagelo. A presença de urólitos na uretra, no entanto, causa obstrução com maior frequência que cálculos em outras regiões.

O tratamento nessas situações é sem dúvida cirúrgico, porém a analgesia é mandatória até que se possa realizar o procedimento. Deve-se ter em mente que a origem da dor é visceral, com comprometimento de um ou mais órgãos. Há dor por distensão da uretra, bexiga urinária, distensão da pelve renal e, em casos de maior gravidade, hidronefrose. Recomenda-se o emprego de opioides fortes, como morfina ou metadona. O tramadol também pode ser utilizado nos casos iniciais. Alguns autores sugerem que o butorfanol e a meperidina possam auxiliar na passagem da sonda por melhorarem muito a dor relacionada ao trato urinário de modo geral.

A dipirona associada à escopolamina é potente auxiliar no alívio da dor, pois colabora com o relaxamento da musculatura lisa dos órgãos citados.

Analgesia nas afecções gastrintestinais

As afecções intestinais encontradas no âmbito hospitalar são as mais variadas possíveis. Dentre elas, podem-se citar gastrenterites, presença de corpo estranho obstrutivo ou não, intussuscepção, síndrome da dilatação vólvulo-gástrica, prolapso retal, entre outros. Em quaisquer desses pacientes, a dor é de cunho visceral, porém vale lembrar que muitos dos opiáceos indicados podem induzir ou piorar a náusea e o vômito, o que pode prejudicar o paciente em vez de trazer benefícios.

Recomenda-se o emprego de fármacos como morfina, em baixa dose, tramadol ou metadona, associados ou não à dipirona. Nesses casos, a escopolamina pode ser empregada se o intuito for diminuir o peristaltismo intestinal, como nos casos de obstrução ou na presença de cólicas intestinais por diarreia. A infusão contínua de fentanila pode ser empregada de maneira criteriosa e na possibilidade de manter o paciente sob monitoramento constante.

Os AINEs são contraindicados nessas situações, devido aos efeitos adversos desses fármacos que podem complicar substancialmente a enfermidade apresentada.

Uma das afecções que necessitam de internação por um período que pode se estender por dias é a pancreatite. Nesses casos, além de vômitos incoercíveis que impedem o animal de se alimentar, a crise álgica é considerada excruciante e necessita de acompanhamento periódico e rigoroso. Muitos animais necessitam do emprego da farmacologia multimodal com dipirona associada a opioides fortes, como a morfina e a fentanila, em *bolus* ou infusão contínua, ou o adesivo transdérmico de fentanila. É comum observar que nesses pacientes há piora da dor conforme a progressão da doença.

CONSIDERAÇÕES FINAIS

A integração entre toda a equipe envolvida é de extrema importância para o sucesso da abordagem. O clínico que realiza a avaliação inicial do paciente deve informar ao cirurgião sobre a gravidade do caso. Todas as intercorrências durante o procedimento cirúrgico devem ser informadas pelo cirurgião e pelo anestesista ao clínico ou intensivista. Em uma situação de hipoxia prolongada, por exemplo, certamente ocorrerão danos teciduais que podem acarretar dor. A ocorrência deve ser informada ao cirurgião, ao clínico e ao intensivista pelo anestesista, com o objetivo de adoção de um protocolo de pós-operatório mais adequado para essa situação. A integração de toda a equipe envolvida no caso visa minimizar o risco global a que o paciente será submetido.[65,66]

REFERÊNCIAS BIBLIOGRÁFICAS

1. Factore LAP. Indicadores prognósticos em pacientes graves; 2000. [tese]. Faculdade de Medicina da Universidade de São Paulo. Universidade de São Paulo. São Paulo.
2. Hansen BD. Analgesia and sedation in the critically ill. J Vet Crit Care. 2005;15(4):285-94.
3. Robertson SA. What is pain? J Am Vet Med Assoc. 2002;221(2):202-5.
4. McMillan FD. A world of hurts – is pain special? J Am Vet Med Assoc. 2003;223(2):183-90.
5. Otero PE. Manejo da dor aguda de origem traumática e cirúrgica. In: Otero PE. Dor: avaliação e tratamento em pequenos animais. São Caetano: Interbook; 2005. p. 122-41.
6. Osol A. Blakinston Dicionário Médico. 2. ed. São Paulo: Editora Andrei; 1987.
7. Wiese AJ, Muir WW. Characteristics of pain and response to analgesic treatment in dogs and cats examined at veterinary teaching hospital emergency service. J Am Vet Med Assoc. 2005;226(12):2004-9.
8. Liebelt E, Levick N. Acute pain management, analgesia e anxiolysis in the adult pacient. In: Tintinalli JE, Kelen GD, Stapcxynski JS. Emergency Medicine: a comprehensive study guide. 5. ed. New York: McGraw-Hill; 2000. p. 251-80.
9. Muir WW, Woolf CJ. Mechanisms of pain and their therapeutic implications. J Am Vet Med Assoc. 2001;219(7):1346-56.
10. Rizzo JM. Opiofobia ou simplesmente ignorância? Revista Dor. 2009;10:91.
11. Fantoni DF, Mastrocinque S. Fisiopatologia e controle da dor. In: Fantoni DF, Cortopassi SRG. Anestesia em cães e gatos. São Paulo: Roca; 2002. p. 323-36.
12. Robertson AS, Taylor PM. Pain management em cats – past, present and future. Part 2 – Treatment of pain – clinical pharmacology. J Feline Med Surg. 2004;6(5):321-33.
13. Glowaski MM. Analgesia in critical care. Vet Clin North Am Small Anim Pract. 2002;32:1127-44.
14. Davis MP, LeGrand SB, Lagman R. Look before leaping: combined opioids may not be the rave. Support Care Cancer. 2005;13(10):769-74.
15. Lamont LA. Feline perioperative pain management. Vet Clin North Am Small Anim Pract. 2002;32(4):747-63.
16. Sakata RK, Issy AM. Opioides. In: Sakata RM, Issy AM. Fármacos para o tratamento da dor. Barueri: Manole; 2008. p. 45-80.
17. Teixeira MJ. Fisiopatologia da dor. In: Teixeira MJ. Dor: tratamento farmacológico da dor. São Paulo: Editora Maio; 1999. p. 47-77.
18. Flôr PB, Yazbek KVB, Ida KK, Fantoni DT. Tramadol plus metamizole combined or not with anti-inflammatory drugs is clinically effective for moderate to severe chronic pain treatment in cancer patients. Vet Anesth Analg. 2013;40(3):316-27.
19. Benitez ME, Roush JK, Kukanich B, McMurphy. Pharmacokinetics of hydrocodone and tramadol administered for control of postoperative pain in dogs following tibial plateau leveling osteotomy. Am J Vet Res. 2015;76(9):763-70.
20. Radbruch L, Grond S, Lehmann KA. A Risk-benefit assessment of tramadol in the management of pain. Drug Safety. 1996;15(1):8-29.
21. Cardozo LB, Cotes LC, Kahvegian MAP, Rizzo MFCI, Otsuki DA, Ferrigno CRA *et al.* Evaluation of the effects of methadone and tramadol on postoperative analgesia and serum interleukin-6 in dogs undergoing orthopedic surgery. BMC Vet Res. 2014;10(1):1-7.
22. Warne LN, Beths T, Holm M, Bauquier SH. Comparison of preoperative analgesic efficacy between methadone and buthorfanol in cats. J Am Vet Med Assoc. 2013;243(6):844-50.
23. Biello P, Bateman SW, Kerr CL Comparison of fentanyl and hydromorphone constant rate infusions for pain management in dogs in an Intensive Care Unit. Vet Anesth Analg. 2018;45(5):673-683.
24. Lascelles BDX Farmacologia clínica de agentes analgésicos. In: Hellebrekers LJ. Dor em animais. São Paulo: Manole; 2002. p. 81-108.
25. Souza HJM, Belchior C. Analgesia pós-operatória. In: Souza HJM. Coletâneas em medicina e cirurgia felina. Rio de Janeiro: L.F. Livros de Veterinária; 2003. p. 1-14.
26. Mathews KA. Manejo da dor em gatos. In: Hellebrekers LJ. Dor em animais. São Paulo: Manole; 2002. p. 121-4.
27. Branson KR, Gross ME. Agonista e antagonistas opioides. In: Adams HR. Farmacologia terapêutica veterinária. 8. ed. Rio de Janeiro: Guanabara Koogan, 2003. p. 224-48.
28. Monteiro-Steagall BP, Steagall PVM, Lascelles BDX. Systematic review of non steroidal anti-inflammatory drug-induced adverse effects in dogs. J Vet Int Med. 2013;27(5):1011-19.
29. Lascelles D. Analgesia preoperatória – opiaceos y AINEs. Waltham Focus. 1999;9(4):2-9.
30. Fantoni DT, Krumemerl Jr. JL, Galego MP. Utilização de analgésicos em pequenos animais. Clin Vet. 2000;28:23-33.
31. Page C, Curtis M, Sutter M, Walker M, Hoffman B. As drogas e o sistema musculoesquelético. In: Page C, Curtis M, Sutter M, Walker M, Hoffman B. Farmacologia integrada. 2. ed. Barueri: Manole; 2004. p. 437-54.
32. Posso IP, Romanack RM, Posso JP. Inibidores da ciclo-oxigenase-2. In.: Auler Jr. JOC. Atualização em anestesiologia I. São Paulo: Atheneu; 1994. p. 47-59.
33. Mathews KA. Nosteroidal anti-inflamatory analgesics – Indications and contraindications for pain management in dogs and cats. Vet Clin North Am Small Anim Pract. Philadelphia. 2000;30(4):783-804.

34. Robertson SA. Managing Pain in Feline Patients. Vet Clin North Am Small Anim Prac. 2008;38(6):1267-90.
35. Engelhard G, Börgel R, Schnitzer C. Meloxicam: influence on arachidonicacid metabolism. Part I. *In vitro* findings. Biochem Pharmacol. 1996a;51:21-8.
36. Engelhard G, Börgel R, Schnitzer C. Meloxicam: influence on arachidonicacid metabolism. Part II. *In vitro* findings. Biochem Pharmacol. 1996b;51:29-38.
37. Brown SA. Renal effects of nonsteroidal anti-inflammatory drugs. In: Kirk RW. Current veterinary therapy. Philadelphia: Saunders; 1989. p. 1158-61.
38. Deneuch AJ, Dufayet C, Goby L, Fayolle P, Desbois C. Analgesic comparison of meloxicam or ketoprofen for orthopedic surgery in dogs. Vet Surg. 2004;33:650-60.
39. Papich MG. An Update on nonsteroidal anti-inflamatory drugs (NSAIDs) in Small Animals. Vet Clin Small Anim Pract. 2008;38:1243-66.
40. Boothe DM. Drogas analgésicas, antipiréticas e anti-inflamatórias. In: Adams HR. Farmacologia terapêutica veterinária. 8. ed. Rio de Janeiro: Guanabara Koogan; 2003. p. 361-75.
41. Mathews KA. Nonsteroidal anti-inflamatory analgesics in pain management in dogs and cats. Canad Vet J. 1995;37:539-45.
42. Raekallio MR, Hilem-Bilörkman AK, Kejonen J, Salomen H, Sankari SM. Evaluation of adverse effects of long-term orally administered carprofeno in dogs. J Am Vet Med Assoc. 2006;228(6):876-80.
43. Hinz B, Chetemina O, Bachmakov J, Renner B, Zolk O, Fromm MF *et al.* Dipyrone elicits substantial inhibition of peripheral cyclooxygenases in humans: new insights into the pharmacology of an old analgesic. FASEB Journal. 2007;21(10):2343-51.
44. Rogosh T, Sinning C, Podlewshy A, Watzer B, Schlosburg J, Lichtman AH *et al.* Novel bioactive metabolites of dipyrone (metamizol). Bio-org Med Chem. 2012;20(1):101-7.
45. Chandrasekharan NV, Dai H, Roos KL, Evanson NK, Tomsik J, EltonL TS *et al.* COX-3, a cyclooxygenase-1 variant inhibited by acetaminophen and other analgesic/antipyretic drugs: cloning, structure, and expression. Proc Natl Acad Sci EUA. 2002;99(21):13926-31.
46. Rodríguez M, Barutell C, Rull M, Gálvez R; Pallarés J, Vidal F *et al.* Efficacy and tolerance of oral dipyrone *versus* oral morphine for cancer pain. Eur J Cancer. 1994;30(5):584-7.
47. Sakata RK. Tratamento da dor no doente com câncer. In: Teixeira MJ, Figueró JABF. Dor: epidemiologia, fisiopatologia, avaliação, síndromes dolorosas e tratamento. São Paulo: Grupo Editorial Moreira Jr.; 2001. p. 201-207.
48. Pimenta CAM, Teixeira MJ, Neves ATA, Pirrota ACA. Dor e seu controle. São Paulo: FURP; 1998. 20 p.
49. Bombardier C, Reicein A. Comparison of upper gastrointestinal toxicity of rofecoxibe and naproxen in pacients with reumathoid arthritis. N Eng J Med. 2000;343:1520-28.
50. Bergh MS, Budsberg SC. The Coxib NSAIDs: potencial clinical and pharmacologic importance in veterinary medicine. J Vet Int Med. 2005;19:633-43.
51. Joubert KE. The effects of firocoxib (Previcox TM) in geriatric dogs over a period of 90 days. J S Afr Vet Assoc. 2009;80(3):179-84.
52. Cox SR, Liao S, Payne-Johnson M, Zielinski RJ, Stegemann MR. Population pharmacokinetics of mavacoxib in osteoarthritic dogs. J Vet Pharmac Therap. 2011;34(1):1-11.
53. EMEA. European Medicine Agency. Cimalgex: resumo das características do medicamento. 2009.
54. Bennet D, Eckersall PD, Waterson M, Marchetti V, Rota A, McCulloch E *et al.* The effect of Robenacoxib on the concentration of C-reactiveprotein in synovial fluid from dogs with osteoarthritis. BMC Vet Res. 2013;42(9):1-12.
55. Shaw KK, Rausch-Derra LC, Rhodes L. Grapiprant: an EP4 prostaglandin receptor antagonist and novel therapy for pain and inflammation. Vet Med Sci. 2016;3-9.
56. Rausch-Derra LC, Rhodes L, Hawks R. Pharmacokiletic comparison of oral tablet and suspension formulations of grapiprant, a novel therapeutic for the pain and inflammation of osteoarthritis in dogs. J Vet Pharmac Ther. 2016;39:566-571.
57. Rausch-Derra LC, Huebner M, Rhodes L. Evaluation of the safety of long-term, daily oral administration of grapiprant, a novel drug for treatment of osteoarthritic pain and inflammation, in healthy dogs. Am J Vet Res. 2015;76(10):853-59.
58. Gaynor JS. Outras drogas utilizadas para o tratamento da dor. In: Gaynor JS, Muir III WWW. Manual de controle da dor em medicina veterinária. São Paulo: Roca; 2009. p. 260-76.
59. Skarda RT. Local and regional anesthetic and analgesic techniques: dogs. In: Thurmon JC, William JT, Benson GJ. Lumb & Jones veterinary anesthesia. Baltimore: Williams & Wilkins; 1996. p. 426-47.
60. Papich, MG. Principles of analgesic drug therapy. Semin Vet Med Surg Small Anim. 1997;12(2):80-93.
61. Yaksh TL, Provencher JC, Rathun ML, Kohn FR. Pharmacokinetics and efficacy of epidurally delivered sustained-release encapsulated morphine in dogs. Anesthesiology. 1999;90(5):1402-12.
62. Hendrix PK, Radde MR, Robinson EP, Felice LJ, Randal DA. Epidual administration of bupivacaine, morphine, or their combination for postoperative analgesia in dogs. J Am Vet Med Assoc. 1996;209(3):598-607.
63. Dyson DH. Chemical restraint and analgesia for diagnostic and emergency procedures. Vet Clin N Am Small Anim Pract. 2000;30(4):885-98.
64. Perkowski SZ. Anesthesia for the emergency small animal patient. Vet Clin N Am Small Anim Pract. 2001;30(3):509-30.
65. Eagle KA Guideline update for perioperative cardiovascular evaluation for non-cardiac surgery. J Am Coll Cardiol. 2000;39:542-53.
66. Gordon AJ Guidelines chaos: conflicting recommendations for perioperative cardiac assessment. Am J Cardiol. 2003;91:1299-303.

25

Avaliação, Tratamento da Dor Crônica e Cuidados Paliativos em Cães e Gatos com Câncer

Karina Velloso Braga Yazbek

INTRODUÇÃO

O avanço da medicina veterinária com relação à prevenção, ao diagnóstico e ao tratamento das doenças proporcionou o aumento da expectativa de vida dos animais de companhia e, consequentemente, elevou a incidência de doenças relacionadas com idade avançada. Atualmente, o câncer tem sido apontado como a principal causa de morbidade e mortalidade em cães e gatos idosos.[1] Além da evolução da medicina veterinária, ocorreu a mudança do perfil do proprietário, que hoje considera o animal de estimação como membro da família, questionando e não autorizando a realização da eutanásia na maioria dos casos. A dor é muito frequente nos pacientes oncológicos, sendo subestimada e desvalorizada na maioria das vezes. Um estudo realizado em cães com câncer mostrou que 83% dos animais apresentavam dor de intensidade moderada de acordo com a opinião do proprietário.[2] A dor causa alterações cardiovasculares, neuroendócrinas, imunológicas, respiratórias e gastrentéricas, dentre outras extremamente deletérias, além de proporcionar sofrimento e redução da qualidade de vida (QV) do animal. No Brasil, o tratamento e a prevenção do câncer em cães e gatos ainda estão longe do ideal. Na maioria das vezes, o diagnóstico é tardio e o animal já apresenta metástases, sendo considerado fora da possibilidade de cura na primeira consulta ao veterinário. Nesses casos, a medicina paliativa, visando ao alívio dos principais sintomas, é o mais indicado para manter a QV do paciente. O alívio da dor é essencial antes, durante e após o tratamento oncológico, principalmente quando a doença se encontra em fase avançada. Na maioria das vezes, são necessárias a administração contínua de analgésicos e a realização de cuidados paliativos para manter a QV do animal. A avaliação da QV por meio de questionários deve ser realizada durante todo o tratamento.

Atualmente conceitos relacionados com o manejo da dor oncológica e a realização de cuidados paliativos são fundamentais para a manutenção da QV dos animais idosos na rotina do médico-veterinário de pequenos animais.

CLASSIFICAÇÃO DA DOR ONCOLÓGICA

A classificação e avaliação da dor são fundamentais para a escolha dos fármacos mais adequados para o animal. A avaliação da dor associada ao câncer requer a compreensão da fisiopatologia e das características das suas síndromes típicas.

O câncer pode causar dor em qualquer fase da doença, mas a frequência e a intensidade dessa dor tendem a aumentar nos estágios mais avançados. Os pacientes oncológicos podem ter múltiplas causas de dor provocadas pelo próprio tumor, por síndromes paraneoplásicas, em decorrência do tratamento cirúrgico, quimioterápico ou radioterápico ou até mesmo por causas não relacionadas com a doença.[1]

A dor secundária ao câncer pode ser classificada como somática, visceral ou neuropática na sua origem.[1,3] A dor mista é o tipo mais frequente, pois o tumor, dependendo da sua localização, pode infiltrar vários tecidos ao mesmo tempo.

Dor somática

A dor somática pode ser causada pela invasão do tumor em ossos, músculos e pele.[1,4] A presença do tumor produz e estimula a produção local de mediadores inflamatórios, causando ativação direta dos nociceptores periféricos.[5] Esse tipo de dor é comumente associado a neoplasias e metástases ósseas, fraturas patológicas, período pós-operatório e síndromes pós-rádio e quimioterapia. A dor somática é descrita como contínua, bem-localizada e que piora ao movimento.[1,5] Nem toda metástase óssea é dolorosa e a magnitude da dor pode não ser proporcional à imagem radiográfica.[5,6] Os nociceptores aferentes estão em maior número no periósteo, sendo a medula óssea e a porção cortical do osso menos sensíveis à dor. Portanto, os principais mecanismos que contribuem para a dor óssea incluem a distensão do periósteo pela expansão tumoral, microfraturas locais e liberação local de substâncias algogênicas pela medula óssea.[5] Na doença metastática, a atividade osteoclástica é a principal responsável por esse tipo de dor.[5] O tratamento para essa dor pode ser radioterapia paliativa, opioides, anti-inflamatórios não esteroides (AINEs) e esteroidais e bifosfonados, muitas vezes em associação para promover adequada analgesia. A dor relacionada com o movimento é de difícil tratamento, sendo ainda um grande desafio para a medicina.[5]

Dor visceral

A dor visceral apresenta características clínicas peculiares. Alguns órgãos menos sensíveis à dor, como pulmão, fígado e parênquima renal, somente se tornam dolorosos quando há distensão da cápsula ou comprometimento de estruturas adjacentes.[5] Em vísceras ocas, a dor está relacionada com torção, tração, contração, obstrução, isquemia e irritação da mucosa, sendo, em geral, mal localizada e associada a náuseas e vômitos.[3,4] Em vísceras sólidas, ela ocorre por estiramento, distensão da cápsula e necrose do tumor.[3,5] Estudos recentes mostraram que existem duas classes de nociceptores nas vísceras. A primeira classe é composta de receptores de alto limiar, localizados no coração, pulmões, trato gastrintestinal, ureteres e bexiga e a segunda classe é composta de receptores de baixo limiar. Ambos os receptores estão envolvidos com a detecção de estímulos mecânicos, como tração e torção, e de qualquer estímulo nocivo. Estudos experimentais também demonstram a presença de nociceptores aferentes silenciosos viscerais, que na ocorrência de inflamação, isquemia, hipoxia ou qualquer lesão tecidual se tornariam sensibilizados.[5] A dor visceral pode ser tratada com opioides, AINEs, fármacos adjuvantes, técnicas de bloqueio de plexos viscerais e infusão de fármacos anestésicos e analgésicos via peridural ou intravenosa (IV).

Dor neuropática

A lesão do sistema nervoso central (SNC) ou periférico (SNP), causada por infiltração tumoral, compressão direta pelo tumor ou lesão por quimioterapia e radioterapia, pode induzir o aparecimento de dor neuropática, que se caracteriza por hiperatividade patológica de membranas excitáveis, resultando em descargas de potenciais de ação ectópicos.[3,5] As alterações periféricas incluem descargas ectópicas e espontâneas, alteração na expressão dos canais de sódio, recrutamento de nociceptores colaterais e neurônios aferentes primários e sensibilização de nociceptores. Mecanismos centrais incluem sensibilização central, reorganização do corno dorsal e cortical, alterações na modulação descendente inibitória e expansão do campo receptivo.[3] Esse tipo de dor é descrito por humanos como em queimação, lancinante e em formigamento, e se caracteriza por déficits sensoriais (alodinia e hiperalgesia), motores e autônomos na área comprometida.[5] Nos animais, a automutilação e as lambeduras excessiva e compulsiva na região comprometida podem ser meios de manifestação de dor neuropática. A eficácia dos opioides no tratamento da dor neuropática é controversa, já que existe a hipótese de que ocorra redução de receptores opioides em nível espinal.[5] A dor neuropática é de difícil tratamento, pouco responsiva a AINEs e opioides, necessitando de outros fármacos, como antidepressivos tricíclicos e gabapentinoides, para o adequado controle. Os corticosteroides também podem ser indicados na dor neuropática causada por compressão tumoral.

ALTERAÇÕES DELETÉRIAS CAUSADAS PELA DOR ONCOLÓGICA

A dor crônica, principalmente de grau moderado a intenso, pode causar alterações nos sistemas cardiopulmonar, neuroendócrino, gastrintestinal e imunológico e manifestações comportamentais deletérias aos cães e gatos com câncer.

No animal com dor verifica-se aumento de hormônio adrenocorticotrófico (ACTH), cortisol, glucagon, hormônio antidiurético (ADH), catecolaminas, aldosterona, renina e angiotensina II, e redução de insulina e testosterona. Essas alterações resultam em um estado geral de catabolismo e caquexia, com degradação de proteínas musculares e lipólise.[7] Além disso, observa-se retenção de sódio e água e excreção de potássio pela ativação do sistema renina-angiotensina-aldosterona, resultando em retenção hídrica com consequente aumento da pressão arterial e diminuição da perfusão renal. O consumo de oxigênio pelo miocárdio pode aumentar e a elevação do cortisol secundário à dor pode reduzir a eficácia do sistema imunológico. O inadequado tratamento da dor e a manifestação dessas alterações podem reduzir a qualidade do tratamento oncológico e influenciar diretamente o sucesso da terapia e, consequentemente, a sobrevida do paciente.

Além das alterações no organismo, o animal com dor apresenta alterações comportamentais importantes que podem auxiliar no diagnóstico da dor e no monitoramento da qualidade do tratamento antiálgico. Um estudo realizado com 117 cães com câncer demonstrou que as principais alterações comportamentais percebidas e relatadas pelos proprietários foram aumento da carência e redução da alegria, da mobilidade, da disposição para brincadeiras, do apetite, da curiosidade e do interesse.[8] A reação à dor crônica é caracterizada pelo isolamento prolongado e por manifestações comportamentais semelhantes ao da depressão humana, principalmente nos felinos. Além das alterações deletérias que ela pode provocar, deve-se ter em mente que a dor crônica é a causa mais frequente de sofrimento e incapacidade que prejudica a QV.

AVALIAÇÃO DA DOR ONCOLÓGICA

A avaliação da dor em cães e gatos evoluiu muito nas últimas décadas, mas ainda é um grande desafio para o médico-veterinário. A dor, por ser uma experiência individual, é muito difícil de ser observada e quantificada. Somente o ser humano tem a habilidade de expressá-la e quantificá-la verbalmente, já em animais o reconhecimento é subjetivo e totalmente fundamentado nas alterações fisiológicas e comportamentais causadas por ela. As alterações comportamentais podem ser graduais e somente perceptíveis a pessoas familiarizadas com o comportamento normal do animal (cuidador e/ou proprietário). O sucesso da terapia analgésica no paciente com dor crônica depende muito do bom relacionamento e da integração entre o veterinário e o cuidador e/ou proprietário do paciente.

Nos últimos anos, várias escalas foram criadas para a avaliação da dor aguda pós-operatória em cães e gatos, mas em relação à dor crônica e, principalmente, à dor oncológica, a literatura ainda é escassa. As escalas mais usadas para avaliação da dor crônica são a escala visual analógica (EVA), a escala numérica verbal (ENV) e a escala descritiva verbal (EDV).[7,9] Elas devem ser utilizadas por veterinários e por proprietários a fim de monitorar a terapia analgésica durante todo o tratamento.

Escalas para avaliação da dor

Escala visual analógica

A escala visual analógica (EVA) é uma linha com 10 cm de comprimento, que apresenta em uma extremidade o conceito "ausência de dor" (0) e na outra "pior dor imaginável" (10) (ver Capítulo 17, Figura 17.2). O proprietário ou o cuidador marca com uma caneta a localização da dor. Com o auxílio de uma régua, o veterinário avalia o valor marcado pelo avaliador. A dor é considerada controlada se houver valores iguais ou inferiores a 3.

Escala numérica verbal

Utiliza-se também a escala numérica verbal (ENV), na qual o avaliador afere uma nota para dor de 0 (ausência de dor) a 10 (pior dor imaginável). Considera-se a dor controlada com valores iguais ou inferiores a 3. Essa escala é a mais utilizada na rotina do ambulatório de dor.

Escala descritiva verbal

Por meio da escala descritiva verbal (EDV), a dor é classificada em ausente, leve, moderada e intensa. Essa escala pode ser muito útil para os proprietários que apresentarem dificuldade com a ENV.

Avaliação da qualidade de vida

A American Veterinary Medical Association (AVMA) acredita que a dor seja de grande importância clínica, resultando em sofrimento e redução da QV do animal.[10] O conceito de QV é complexo, subjetivo e várias definições na literatura médica e veterinária são encontradas. Para McMillan, esse conceito para animais pode ser definido como a ausência ou a presença mínima de desconfortos físicos (p. ex., náuseas, retenção urinária, prurido, dor, tosse, dispneia) e emocionais (p. ex., medo, ansiedade, solidão, frustrações).[11] Em oncologia, a medida da QV tem sido sugerida para demonstrar diferenças de resposta dos pacientes frente a tipos específicos de câncer, avaliar o alívio dos sintomas e comparar a resposta aos tratamentos. Um estudo em relação à expectativa de proprietários de cães e gatos com câncer em relação ao tratamento mostrou que: 52,5% dos proprietários esperavam a redução do tamanho do tumor; 44,1% desejavam o alívio dos sintomas; e 42%, a manutenção ou melhora da QV e do bem-estar do animal.[12] Esse estudo demonstra a preocupação do proprietário quanto à manutenção da QV do animal.

Em 2005, Yazbek e Fantoni validaram a primeira escala de avaliação da QV em cães com dor crônica secundária ao câncer (Quadro 25.1).[13] O questionário é composto de 12 questões com 4 alternativas possíveis de resposta. Cada questão vale de 0 a 3, alcançando um total de 36 pontos. Zero é considerado a pior QV; 36, a melhor. As questões abrangem informações sobre comportamento, interação com o proprietário e avaliação da dor, apetite, cansaço, distúrbios do sono, problemas gástricos e intestinais, defecação e micção. Para validação a escala foi submetida a proprietários veterinários e não veterinários (leigos) de cães saudáveis, com doenças dermatológicas e com câncer e dor. Cães com câncer e dor (moderada) apresentaram escore de QV 20,7; os com doença dermatológica obtiveram escore 30,6; e os saudáveis, 34, sendo a diferença entre os grupos estatisticamente significativa ($p < 0{,}001$). Esse resultado demonstra a baixa QV de cães com dor oncológica moderada em comparação aos outros animais e enfatiza a importância da constante avaliação durante o tratamento.

O Quadro 25.2 demonstra uma sugestão de abordagem escalonada de um cão ou gato com suspeita de dor oncológica.

TRATAMENTO DA DOR ONCOLÓGICA

Em 1986, a Organização Mundial da Saúde (OMS) publicou um guia para o tratamento da dor oncológica, conhecido como escada de analgesia.[1,14,15] A terapia é realizada em etapas ou degraus, de acordo com o grau de dor apresentado pelo paciente (Figura 25.1).

QUADRO 25.1 Escala para avaliação da qualidade de vida (QV) em cães com câncer.

1. Você acha que a doença atrapalha a vida do seu animal?
0. ( ) Muitíssimo
1. ( ) Muito
2. ( ) Um pouco
3. ( ) Não

2. O seu animal continua fazendo as coisas de que gosta (brincar, passear...)?
0. ( ) Nunca mais fez
1. ( ) Raramente
2. ( ) Frequentemente
3. ( ) Normalmente

3. Como está o temperamento do seu animal?
0. ( ) Totalmente alterado
1. ( ) Alguns episódios de alteração
2. ( ) Mudou pouco
3. ( ) Normal

4. O seu animal manteve os hábitos de higiene (p. ex., lamber-se)?
0. ( ) Não
1. ( ) Raramente
2. ( ) Menos que antes
3. ( ) Está normal

5. Você acha que o seu animal sente dor?
0. ( ) Sempre
1. ( ) Frequentemente
2. ( ) Raramente
3. ( ) Nunca

6. O seu animal tem apetite?
0. ( ) Não
1. ( ) Somente come forçado/somente o que gosta
2. ( ) Pouco
3. ( ) Normal

7. O seu animal se cansa facilmente?
0. ( ) Sempre
1. ( ) Frequentemente
2. ( ) Raramente
3. ( ) Está normal

8. Como está o sono do seu animal?
0. ( ) Muito ruim
1. ( ) Ruim
2. ( ) Bom
3. ( ) Normal

9. O seu animal tem vômitos?
0. ( ) Sempre
1. ( ) Frequentemente
2. ( ) Raramente
3. ( ) Não

10. Como está o intestino do seu animal?
0. ( ) Péssimo/funciona com dificuldade
1. ( ) Ruim
2. ( ) Quase normal
3. ( ) Normal

11. O seu animal é capaz de se posicionar sozinho para fazer xixi e cocô?
0. ( ) Nunca mais conseguiu
1. ( ) Raramente consegue
2. ( ) Às vezes consegue
3. ( ) Consegue normalmente

12. Quanta atenção o animal está dando para a família?
0. ( ) Está indiferente
1. ( ) Pouca atenção
2. ( ) Aumentou muito (carência)
3. ( ) Não mudou/Está normal

0: pior QV; 36: melhor QV.[13]

Assim, considera-se o primeiro degrau a dor leve; o segundo, a moderada; e o terceiro, a intensa. Fármacos não opioides como os AINEs são sugeridos para a dor de leve a moderada. Opioides fracos e potentes são indicados, respectivamente, para a moderada e a intensa, associados ou não aos AINEs. Fármacos adjuvantes, como os antidepressivos tricíclicos e gabapentinoides, e a realização de cuidados paliativos podem e devem ser utilizados em qualquer degrau.

QUADRO 25.2 Abordagem escalonada do cão ou gato com suspeita de dor oncológica.

- Passo 1: coleta dos dados/anamnese detalhada
  - Avaliação da neoplasia: tipo, localização, presença e localização de metástases, realização de cirurgias e quimioterapia
  - Doenças relacionadas e antecedentes mórbidos: questione a presença de comorbidades (doenças cardiovasculares, hepáticas, renais e endócrinas, entre outras)
  - Avaliação dos exames complementares (sangue e imagem)
  - Avaliação de medicações em uso: quimioterápicos, analgésicos e AINEs, entre outros
  - Avaliação da QV: solicite ao proprietário que responda ao questionário (ver Quadro 25.1)
  - Avaliação da dor – solicite ao proprietário que avalie a dor por meio das escalas ENV ou EDV
  - Avaliação da presença de alterações comportamentais
  - Questione o proprietário sobre as suas expectativas em relação ao tratamento e inicie explicação sobre o objetivo do tratamento da dor e cuidados paliativos
- Passo 2: avaliação clínica
  - Exame físico
  - Avaliação da dor: localização, intensidade (ENV, EDV), tipo (visceral, somática, neuropática, mista)
  - Estado geral do animal
- Passo 3: interpretação das informações
- Passo 4: formulação de estratégia de tratamento
  - Institua terapia analgésica de acordo com a avaliação da dor
  - Institua terapia e manejo paliativo
  - Cuidado com interações medicamentosas (quimioterápicos e AINEs, entre outros)
  - Estabeleça metas
- Passo 5: atenção e orientação ao proprietário
  - Explique detalhadamente o tratamento
  - Coloque-se à disposição para contato 24 h (celular)
  - Fale sobre o objetivo do tratamento: aliviar a dor e principais sintomas
  - Explique que a participação dele é fundamental para o sucesso da terapia
  - Conforte e apoie o proprietário
- Passo 6: reavaliação do animal a cada 7 a 10 dias até óbito ou eutanásia

AINEs: anti-inflamatórios não esteroides; EDV: escala descritiva verbal; ENV: escala numérica verbal; QV: qualidade de vida.

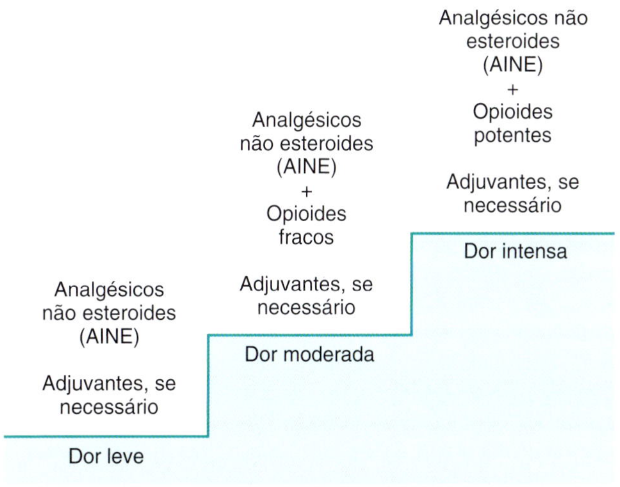

Figura 25.1 Escada de analgesia.

Além de seguir a escada de analgesia da OMS, deve-se ter em mente algumas regras básicas durante o tratamento da dor oncológica:

- A medicação analgésica deve ser fornecida no "horário" e não "se necessário"
- Inicie o tratamento da dor assim que ela for diagnosticada; não aguarde o agravamento do quadro para tratar
- Inicie os analgésicos opioides e adjuvantes sempre com a menor dose e ajuste de acordo com as necessidades do animal
- Sempre dê preferência para a medicação por via oral (VO); evite medicações injetáveis no tratamento a longo prazo
- A dose deve ser calculada e reajustada de acordo com o peso do animal. O peso não deve ser estimado. O animal deve ser pesado em todos os retornos e reajustes devem ser realizados de acordo com o novo peso
- Os efeitos colaterais como náuseas e vômitos devem ser tratados
- Faça uma tabela com todos os medicamentos e horários para entregar ao proprietário, a fim de evitar erros de administração.

As doses dos principais fármacos citados nos textos estão descritas no Quadro 25.3.

QUADRO 25.3 Sugestão de dose, intervalo e via de administração dos principais fármacos indicados para o tratamento da dor crônica em cães e gatos.

Fármaco	Dose	Intervalo de administração	Via de administração
Cães			
Carprofeno	4,4 mg/kg	A cada 24 h	VO
	2,2 mg/kg	A cada 12 h	VO
Meloxicam	0,2 mg/kg no 1º dia, seguido de 0,1 mg/kg (titular de menor dose eficaz)	A cada 24 h	VO
Firocoxibe	5 mg/kg	A cada 24 h	VO
Dipirona	25 a 35 mg/kg	A cada 6 a 8 h	VO, IV, SC, IM
Prednisolona	0,5 a 1 mg/kg	A cada 24 h	VO
Tramadol	2 a 4 mg/kg*	A cada 6 a 8 h	VO, SC, IV, IM
Morfina	0,05 a 1 mg/kg**	A cada 2 a 6 h	SC, IV, IM
Metadona	0,1 a 0,3 mg/kg	A cada 8 h	SC, IV, IM
Amitriptilina	0,5 a 2 mg/kg**	A cada 12 a 24 h	VO
Gabapentina	5 a 20 mg/kg**	A cada 8 a 12 h	VO
Amantadina	3 a 5 mg/kg	A cada 24 h	VO
Gatos			
Meloxicam	0,1 mg/kg, dose inicial seguido de 0,03 a 0,05 mg/kg	A cada 24 h	VO
Prednisolona	0,5 a 2 mg/kg	A cada 24 h	VO
Dipirona	12,5 mg/kg	A cada 12 h	VO, IM, SC
Tramadol	1 a 3 mg/kg	A cada 8 a 12 h*	VO, IM, SC
Morfina	0,05 a 0,3 mg/kg	A cada 4 a 6 h**	IV, IM, SC
Amitriptilina	0,5 a 2 mg/kg	A cada 12 a 24 h**	VO
Gabapentina	5 a 10 mg/kg	A cada 8 a 12 h	VO
Amantadina	3 a 5 mg/kg	A cada 24 h	VO

*Vias intravenosa (IV), subcutânea (SC) e intramuscular (IM), não ultrapassar 4 mg/kg e fazer aplicação lenta por via IV; por via oral (VO), iniciar a administração com a menor dose e titular de acordo com a intensidade da dor do animal. **Iniciar a administração com a menor dose e titular de acordo com a intensidade da dor do animal.

Anti-inflamatórios não esteroides

Os AINEs são os fármacos mais utilizados em medicina veterinária para o controle da dor. São indicados para o tratamento de dor aguda e crônica, de intensidade leve a moderada, com comprometimento visceral, tegumentar, ósseo, muscular e articular, resultante de afecções inflamatórias, traumáticas e câncer.[7] Quando associados aos opioides, os AINEs conferem analgesia satisfatória em pacientes com dor moderada a intensa.[16] Além disso, são capazes de reduzir a quantidade de opioides necessária para o alívio da dor, principalmente nos animais com neoplasia óssea.

O principal mecanismo de ação dos AINEs é a inibição da biossíntese das prostaglandinas inflamatórias por meio da inibição das enzimas ciclo-oxigenases 1 e 2 (COX-1 e COX-2).[16] A maioria inibe de modo equipotente a COX-1 e a COX-2, porém alguns apresentam ação predominantemente sobre a COX-2 e outros fármacos mais recentes inibem seletivamente a COX-2 (coxibes) e a 5-lipo-oxigenase (5-LOX).[7] Além disso, reduzem a liberação de substância P, inibem a migração e a quimiotaxia de leucócitos, inibem a ativação de neutrófilos e interferem centralmente na atividade de opioides, serotonina e óxido nítrico, entre outros mecanismos.[17]

Alterações gastrintestinais, como vômito e diarreia, são os efeitos adversos mais comuns durante a administração prolongada dos AINEs em cães e gatos. Nefrotoxicidade, disfunção hepática e diminuição do tempo de coagulação por alteração da função plaquetária podem ocorrer, mas são menos frequentes. Vale ressaltar que a eficácia e a incidência de efeitos colaterais variam de acordo com a sensibilidade individual.

Os AINEs são contraindicados em pacientes nefropatas, hepatopatas, trombocitopênicos, hipertensos arteriais, cardiopatas com insuficiência cardíaca congestiva, desidratados, hipotensos e que estejam sendo medicados com fármacos que possam causar nefrotoxicidade e disfunção plaquetária.[7] As contraindicações dos AINEs em cães e gatos são:

- Nefropatias, hepatopatias, trombocitopenias, cardiopatias com insuficiência cardíaca congestiva, desidratação, hipotensão, hipertensão
- Vômito, diarreia e úlceras gástricas
- Tratamento com fármacos potencialmente nefrotóxicos e hepatotóxicos – furosemida, inibidores da enzima conversora da angiotensina, cisplatina
- Tratamento com anticoagulantes.

Todos os pacientes com câncer que estiverem sendo medicados com AINEs devem ser cuidadosamente monitorados em relação a sangramento gastrintestinal e nefrotoxicidade durante a quimioterapia.[7]

Atualmente existem vários AINEs disponíveis no mercado nacional, mas apenas os que atuam preferencial ou seletivamente na COX-2 podem ser utilizados com segurança, uma vez que causam menos efeitos adversos durante a administração prolongada. Atualmente, a recomendação é usar a menor dose eficaz para o paciente e espaçar o intervalo de administração. Muitos pacientes se beneficiam de administração a cada 2 ou 3 dias, podendo, assim, reduzir a incidência de efeitos adversos. Além disso, a administração de omeprazol na dose de 0,5 ou 1 mg/kg a cada 12 ou 24 horas deve ser considerada para reduzir a incidência de efeitos gastrintestinais.

Dentre os disponíveis no Brasil e aprovados para uso em cães, podem ser citados carprofeno, firocoxibe, cimicoxibe, robenacoxibe, mavacoxibe e o meloxicam.

Um estudo em cães avaliou, durante 90 dias, os efeitos adversos gastrintestinais da administração de carprofeno, etodolaco, flunixino meglumina, cetoprofeno e meloxicam. Os autores do estudo concluíram que o carprofeno causou menos efeitos adversos gastrintestinais após 90 dias de administração contínua quando comparado aos outros AINEs.[18] Na experiência da autora, o carprofeno é extremamente seguro para administração prolongada em cães com câncer, principalmente ósseo, e deve ser considerado a primeira opção como medicação única nos casos de dor leve a moderada e em associação com os opioides (tramadol e codeína) e/ou dipirona para animais com dor moderada a intensa.

Outro estudo realizado por Pollmeier *et al.* comparou a eficácia do carprofeno e do firocoxibe no tratamento da dor de 218 cães com osteoartrite. Cento e oito foram tratados com carprofeno e 110, com firocoxibe. Após 30 dias de administração, 92,5% dos cães tratados com firocoxibe e 92,4% dos tratados com carprofeno obtiveram melhora em relação aos parâmetros basais, mostrando não haver diferença entre os grupos. A dor após a manipulação foi reduzida em 86,8% dos cães tratados com firocoxibe e 85,7% dos tratados com carprofeno após 30 dias.[19]

A elevada incidência de efeitos adversos relacionados com os AINEs, as peculiaridades dos felinos em relação à biotransformação de fármacos e a escassez de informações farmacológicas sobre AINEs em gatos são os principais motivos da ausência desses produtos no mercado para essa espécie. O meloxicam, na dose de 0,1 mg/kg, a cada 24 horas, nos primeiros 3 dias, seguidos de 0,03 mg/kg, a cada 24 horas, pode ser uma opção segura para gatos, principalmente nos animais com dor por neoplasia óssea e artrose. O cetoprofeno é um excelente AINE para o tratamento da dor aguda em gatos jovens, mas a administração acima de 5 dias não é indicada por aumentar a incidência de efeitos adversos. Na Europa, o AINE mais moderno para uso em gatos é o robenacoxibe, que pode ser administrado por 6 dias consecutivos. Estudos com uso crônico estão sendo realizados em felinos.

O mavacoxibe apresenta uma característica peculiar e única e tempo de ação prolongado. O medicamento apresenta elevada biodisponibilidade quando administrado com a refeição, chega ao pico plasmático em 24 horas e tem meia-vida de 39 dias, por ser excretado lentamente pelo organismo (vias biliares). Essa característica farmacológica possibilita a administração da segunda dose somente 14 dias após a primeira e subsequentes administrações a cada 30 dias, por um período de 6 meses. Esse AINE é indicado para animais com osteoartrose ou cães que necessitem de tratamento contínuo por 1 mês. Na experiência da autora, animais com neoplasia óssea, artrose e afecções em coluna vertebral que cursam com dor crônica moderada a intensa têm apresentado excelentes resultados com o uso do mavacoxibe. A associação ao tramadol e aos fármacos adjuvantes utilizados no tratamento da dor crônica também pode ser realizada sem efeitos adversos. A escolha criteriosa do paciente é fundamental já que este não deve ter contraindicação a uso de AINEs.

A dipirona exerce potente ação analgésica e, por causar pouquíssimos efeitos renais e gastrintestinais, é uma opção segura e de baixo custo para o tratamento da dor em cães e gatos com câncer. Seu uso isolado é indicado para o tratamento da dor leve a moderada, mas quando associada aos opioides, AINEs e fármacos adjuvantes, pode proporcionar excelente sinergismo analgésico. É uma excelente opção para o tratamento da dor visceral nos animais com neoplasia hepática, esplênica, renal e intestinal e em animais com contraindicação ao uso de AINE. A dose pode ser titulada de acordo com as necessidades de cada animal, podendo chegar, na experiência da autora deste capítulo, a 35 mg/kg, por via oral (VO), a cada 6 horas em cães. A associação dipirona e tramadol ou dipirona e codeína é muito utilizada no ambulatório de dor crônica, principalmente em cães e gatos idosos que podem apresentar maior risco de efeitos adversos com o uso de AINEs a longo prazo.

Opioides

São os agentes mais importantes para o alívio da dor de grau moderado a intenso em cães e gatos com câncer. O fato de causarem mínimos efeitos adversos permite que sejam utilizados com segurança em pacientes idosos, com comorbidades e em associação a AINEs e fármacos adjuvantes. Os efeitos desencadeados pelos opioides são mediados pela ligação a receptores específicos no SNC e no SNP. O efeito analgésico é mediado via inibição da liberação de neurotransmissores (substância P, neuropeptídios) pelas terminações nervosas livres periféricas (local da lesão tecidual) e centrais (substância cinzenta da medula espinal) e da dopamina nos núcleos da base, bem como a ativação das unidades supressoras da dor no tronco encefálico.[20] Aumentam a condutância ao potássio (hiperpolarização neuronal e diminuição da condução do estímulo) e bloqueiam a disponibilidade de cálcio inibindo a liberação de neurotransmissores.[20] Podem ser agonistas, agonistas parciais, agonistas-antagonistas e antagonistas. Para o controle da dor crônica, dá-se preferência aos agonistas puros pelo fato de esses não apresentarem efeito-teto, permitindo titulação individual de dose. Podem ser empregados por várias vias de administração, mas para o tratamento da dor crônica, prefere-se a via oral e, quando essa estiver impossibilitada, a subcutânea (SC) e a transdérmica. Com relação à subcutânea, recomenda-se a implantação de um cateter para administração dos fármacos a fim de não perfurar o animal constantemente, evitando-se assim mais um desconforto. Com relação à via transdérmica, o adesivo de fentanila não tem estudos referentes à dor crônica em cães e gatos.

Os efeitos colaterais mais comumente encontrados são relacionados com a função gastrintestinal (constipação intestinal, náuseas e vômito) e neurológica (sonolência e sedação), sendo importante o ajuste individual de dose para obtenção de máximo efeito analgésico com mínimos efeitos adversos e o tratamento e a prevenção dos sintomas. A incidência de constipação intestinal e vômitos é baixa em cães e gatos, diferentemente do ser humano. Em animais mais sensíveis à constipação intestinal, esta pode ocorrer, sendo facilmente controlada com o manejo alimentar. Os vômitos podem ser controlados com maropitant e ondansetrona. Vale ressaltar que a administração de ondansetrona pode reduzir a eficácia analgésica do tramadol. Nesse caso, o paciente deve ser avaliado e deve-se considerar o aumento de doses e associações com outros analgésicos e adjuvantes.

Existem vários opioides disponíveis no mercado nacional, como tramadol, butorfanol, meperidina, morfina, buprenorfina, metadona, codeína, oxicodona, entre outros, muito utilizados no tratamento da dor perioperatória. Considerando que a via oral é a via de eleição para o tratamento da dor crônica, restam poucas opções para esse fim. Dos fármacos listados anteriormente, o tramadol tem sindo muito utilizado em medicina veterinária devido ao seu efeito analgésico nas dores de magnitude moderada a intensa, à sua segurança e à possibilidade de administração, por via oral, assegurando o controle da dor crônica em casa. É rapidamente absorvido após administração por via oral e o início da ação ocorre em cerca de 1 hora. O tramadol é considerado um agente opioide de ação mista ou atípico porque seu mecanismo de ação não envolve apenas a ligação a receptores opioides, mas também a inibição da recaptação de norepinefrina e de serotonina neuronal. Atualmente, em medicina humana, tem sido abordado como uma opção para o controle da dor neuropática devido ao mecanismo de ação.

O tramadol demonstrou-se eficaz, seguro e com baixa incidência de efeitos adversos no controle da dor em cães com câncer.[8,21] Nesses casos, inicia-se o tratamento com a dose de 2 mg/kg, VO, a cada 8 horas, e reajustes devem ser realizados de acordo com a intensidade da dor do animal. Como não apresenta efeito-teto, a dose do tramadol pode ser modificada para a obtenção de analgesia, desde que sob a supervisão do médico-veterinário a fim de detectar possíveis efeitos adversos. Assim, são encontradas na literatura recomendações para cães[22,23] de até 5 mg/kg e 7 mg/kg, VO, a cada 5 horas.[8] Em felinos, devido à meia-vida de eliminação mais lenta e ao fato de o metabólito M1 (responsável por grande parte da analgesia) formar-se em quantidades superiores às demais espécies, pode ser necessária maior cautela com os aumentos de dose ou de frequência de administração.[24,25] A associação do tramadol a AINE e dipirona é eficaz para o controle da dor crônica e aguda, de intensidade moderada a intensa, em cães e gatos.

A codeína é um opioide agonista, o qual foi muito utilizado como analgésico, mas atualmente é muito questionado devido à baixa metabolização em cães e gatos e à capacidade analgésica. Doses próximas a 2 mg/kg estão relacionadas com náuseas, vômitos e sedação em cães, dificultando, portanto, a titulação do fármaco de acordo com a intensidade da dor. Em cães com neoplasia pulmonar ou mediastinal, em que a tosse pode ser um grande desconforto, a codeína pode ser considerada como uma boa opção antitussígena na dose de 0,2 a 0,5 mg/kg. Nos gatos, pouco se sabe em relação à eficácia e à biotransformação.

A morfina, a metadona e a oxicodona são considerados opioides potentes indicados para o controle da dor intensa. Ainda não existem estudos a longo prazo em relação à eficácia da oxicodona e da metadona em cães e gatos com câncer. A dose de oxicodona sugerida e já utilizada com sucesso pela autora é de 0,1 a 0,5 mg/kg, VO, a cada 12 horas para os cães. Um dos principais efeitos adversos em doses elevadas é a sedação e os inconvenientes da oxicodona são o custo e a impossibilidade de mastigação do comprimido, já que é de liberação lenta. A morfina deve ser indicada para cães e gatos com dor intensa, principalmente no período perioperatório (p. ex., amputação, mastectomia), pelas vias intramuscular (IM), subcutânea (SC), intravenosa (IV) ou peridural. Infelizmente, a administração por via oral da morfina não é eficaz, pois o fármaco é muito pouco absorvido pelo trato gastrintestinal em cães, não alcançando a concentração plasmática ideal.[26] Além disso, a morfina causa êmese e constipação intestinal por essa via. Pode liberar histamina, não sendo indicada em cães e gatos com mastocitoma. Uma alternativa por via oral para cães com dor intensa é o tramadol em doses mais elevadas.

Fármacos adjuvantes

Os adjuvantes são fármacos originalmente utilizados para outras finalidades que não o tratamento da dor, mas indicados na dor neuropática, para potencializar os efeitos dos opioides e melhorar a qualidade do sono. São representados pelos corticosteroides, antidepressivos, neurolépticos, ansiolíticos, gabapentinoides, inibidores da reabsorção óssea, inibidores dos receptores N-metil-D-aspartato (NMDA), entre outros. Dentre os fármacos listados, os antidepressivos tricíclicos, os gabapentinoides e os corticosteroides são os mais utilizados no ambulatório de dor crônica em cães e gatos. Eles podem ser associados em qualquer degrau da escada de analgesia da OMS. Indica-se iniciar os adjuvantes com a menor dose possível e reajustar de acordo com as necessidades de cada animal a fim de obter o efeito analgésico esperado com o mínimo de efeitos adversos.

Antidepressivos tricíclicos

Os tricíclicos são os fármacos considerados de primeira linha para o tratamento da dor neuropática.[27] Apresentam como mecanismo de ação:

- Inibição da recaptação pré-sináptica de norepinefrina e serotonina
- Ação pós-sináptica no bloqueio de receptores histamínicos, adrenérgicos e colinérgicos
- Bloqueio de receptores NMDA e canais de sódio.[27]

O efeito analgésico independe do efeito antidepressivo, já que as doses analgésicas são inferiores às antidepressivas. Os antidepressivos tricíclicos têm importante função na analgesia de pacientes com dor crônica principalmente de origem neoplásica com componente neuropático, sendo a amitriptilina o mais utilizado nesses casos.[4] A amitriptilina pode ser indicada na dose de 0,5 a 2 mg/kg, VO, a cada 24 horas (à noite, de preferência) para cães e gatos com dor crônica oncológica. Os principais efeitos adversos são boca seca (o animal bebe mais água), sedação nos primeiros 5 dias e aumento do apetite. Deve-se aguardar pelo menos 21 dias para o aumento da dose e a avaliação do benefício analgésico. Em alguns pacientes, faz-se necessário o uso a cada 12 horas. A titulação deve ser individualizada. Esse fármaco pode ser associado a AINE, dipirona e opioides. A dose do tramadol não deve ser alta quando associada à amitritilina. A amitriptilina é contraindicada em animais com arritmias cardíacas, como o bloqueio atrioventricular (BAV), e epilépticos.

Gabapentinoides (anticonvulsivantes)

Os gabapentinoides (antes chamados "anticonvulsivantes") são conhecidamente muito utilizados e eficazes no tratamento de animais epilépticos, mas também têm sido muito usados para o controle da dor neuropática, principalmente a de origem oncológica. Apesar de muitos estranharem essa indicação, as convulsões são desencadeadas por excitabilidade espontânea de neurônios cerebrais de modo semelhante à dor desencadeada por lesões dos nervos. Esses fármacos reduzem a excitabilidade dos neurônios do corno dorsal da medula espinal induzida pela lesão e aumentam os mecanismos inibitórios da dor.[28] Os gabapentinoides agem por meio dos seguintes mecanismos celulares:

- Aumento da ação inibitória do neurotransmissor GABA
- Diminuição da excitabilidade mediada pelo glutamato
- Modulação da permeabilidade da membrana a íons sódio, cálcio e potássio, entre outros.[28]

Esses fármacos podem ser utilizados em cães e gatos para o tratamento da dor neuropática, mas ainda faltam estudos de eficácia e segurança nessas espécies. Dentre os gabapentinoides mais utilizados no ambulatório de dor em medicina veterinária estão a gabapentina e a pregabalina.

A gabapentina é o gabapentinoide mais estudado no controle da dor e vem sendo utilizada com sucesso no tratamento de neuralgia do trigêmeo, esclerose múltipla, síndrome complexa de dor regional e dor neuropática em humanos com câncer há anos.[29] Em cães e gatos, a gabapentina pode ser iniciada na dose de 5 a 20 mg/kg, a cada 8 a 12 horas, sem apresentar efeitos adversos importantes. Recomenda-se iniciar com a menor dose e frequência e titular de acordo com as necessidades. Em felinos, doses superiores a 10 mg/kg podem causar sedação; sendo assim, os pacientes devem ser monitorados ao longo do tratamento.

A pregabalina pode ser usada quando a gabapentina tornar-se ineficaz mesmo em dose e frequência elevadas ou em pacientes que apresentarem muito sono com seu uso. Pode ser iniciada na dose de 2 mg/kg, a cada 12 horas, e titulada de acordo com as necessidades do paciente até 6 mg/kg, a cada 12 horas. Em gatos, a dose de 2 a 4 mg/kg a cada 24 horas pode ser eficaz. A vantagem em relação à gabapentina é ser a cada 12 horas. Não existem estudos comprovando a dose para cães e gatos com dor oncológica.

Corticosteroides

Os corticosteroides podem ser utilizados para o alívio da dor em pacientes humanos com compressão de encéfalo, medula espinal, plexo, nervos, vasos e ossos causada pelo tumor, podendo também ocasionar euforia, bem-estar e aumento do apetite. A prednisolona pode ser indicada em cães e gatos com neoplasias com compressão de plexos nervosos periféricos, neoplasias intracranianas e em animais com metástase óssea em disco intervertebral e compressão medular na dose de 0,5 a 1 mg/kg, a cada 24 horas. É uma excelente opção para administração a longo prazo em gatos pela reduzida incidência de efeitos adversos nessa espécie.

Antagonistas de receptores NMDA

A cetamina tem sido muito utilizada em pacientes humanos com câncer na dose de 0,5 mg/kg, VO, como terapia adjuvante, principalmente naqueles com dor neuropática e já em uso de doses excessivas de opioides. Em ambiente hospitalar é muito utilizada pela via SC na dose de 0,3 a 1 mg/kg em cães e gatos com dor refratária e hiperalgesia de difícil controle. Em pacientes com dor crônica, nos quais a via oral é de eleição, fica complexa a liberação do fármaco ao tutor para uso domiciliar, já que é de uso controlado e hospitalar. Uma opção seria a prescrição de amantadina, uma antagonista de receptor NMDA e que pode ser usada por via oral na dose de 3 a 5 mg/kg, a cada 24 horas, em cães e gatos com dor neuropática refratária. Não se recomenda o uso em pacientes com arritmias ventriculares e atriais. Em pacientes com câncer, têm sido utilizada com sucesso, embora faltem estudos que avaliem a eficácia e a segurança.

CUIDADOS PALIATIVOS

Atualmente tem crescido o número de proprietários que solicitam a realização de cuidados paliativos para os animais de estimação. A OMS definiu esses cuidados como "o cuidado ativo total dos pacientes cuja doença não responde mais ao tratamento curativo. O objetivo do cuidado paliativo é conseguir a melhor qualidade de vida possível para os pacientes e sua família".[30] Em estudo feito em 2005, a realização de cuidados paliativos foi viável e eficaz para a manutenção da QV de cães com câncer sem possibilidade de cura.[8] Os objetivos desses cuidados são aliviar a dor (também náuseas e vômitos, tosse e dispneia secundária ao edema pulmonar por metástases ou pela própria neoplasia, escaras, feridas e ulcerações tumorais e constipação intestinal), fazer planejamento alimentar, entre outros. Para amenizar esses sintomas, a medicina paliativa pode contar com intervenções medicamentosas, não medicamentosas e cirúrgicas. Para o controle medicamentoso podem-se utilizar fármacos analgésicos, anti-inflamatórios, adjuvantes, antieméticos, antimicrobianos, antissépticos, antitussígenos, orexígenos e diuréticos, entre outros. A cirurgia paliativa deve ser considerada, assim como a aplicação de métodos para a melhora do estado geral, como higiene, curativos e suportes para locomoção. Vale ressaltar que o tratamento é individualizado e deve ser reavaliado constantemente. O questionário de avaliação da QV deve ser utilizado a cada retorno a fim de monitorar a qualidade e a eficácia do tratamento.

A realização dos cuidados paliativos somente será bem-sucedida se houver uma boa comunicação entre o veterinário e o proprietário do animal a fim de se avaliarem as reais necessidades da família e do paciente. A primeira consulta deve ter como objetivo a avaliação das reais condições do animal, das expectativas e a opinião do proprietário em relação à doença, aos cuidados e à eutanásia. Alguns pontos devem ser enfatizados, como os principais efeitos da doença, o detalhamento dos efeitos adversos dos fármacos que serão prescritos e principalmente o estado psicológico do proprietário. Após todos os esclarecimentos, devem-se realizar exame físico detalhado, avaliação da dor e da QV e, assim, com base em todas as informações obtidas, estabelecer um protocolo para o animal. O objetivo da realização dos cuidados paliativos deve ser dar mais qualidade aos dias de vida do animal e não prolongar o sofrimento. A eutanásia deverá ser considerada somente após a certeza de que não há mais nada a ser efeito pelo animal e com a total aceitação do proprietário. Eutanásia precoce deve ser sempre desconsiderada.

REFERÊNCIAS BIBLIOGRÁFICAS

1. Lester P, Gaynor JS. Management of cancer pain. Vet Clin North Am Small Anim Pract. 2000;30(4):951-66.
2. Yazbek KVB, Fantoni DT. Principais alterações comportamentais e intensidade da dor relatada por proprietários de cães com câncer. Rev Dor. 2003;4(4):193.
3. Sakata RK. Dor no câncer. In: Sakata RK, Issy AM. Guias de medicina ambulatorial e hospitalar, UNIFESP – dor. Barueri: Manole; 2004. p. 117-25.
4. Andrade Filho ACC. Dor: diagnóstico e tratamento. São Paulo: Roca; 2001. p. 255-8.
5. Regan JM, Peng P. Neurophysiology of cancer pain. Cancer Control. 2000;7(2):111-9.
6. Portenoy RK, Lesage P. Management of cancer pain. Lancet. 1999;353:1695-700.
7. Gaynor JS. Pain management for the oncology patient. In: Withrow SJ, Macewen EG. Small animal clinical oncology. Philadelphia: W. B. Saunders Company; 2001. p. 219-32.
8. Yazbek KVB. Manutenção da qualidade de vida em cães com câncer: tratamento da dor e cuidados paliativos; 2005. [tese]. Faculdade de Medicina Veterinária e Zootecnia. Universidade de São Paulo. São Paulo.
9. Firth AM, Haldane SL. Development of scale to evaluate postoperative pain in dogs. J Am Vet Med Assoc. 1999;214(5):651-9.
10. McMillan FD. Maximizing quality of life in ill animals. J Am Anim Hosp Assoc. 2003;39:227-35.
11. McMillan FD. Quality of life in animals. J Am Vet Med Assoc. 2000; 216(12):1904-10.
12. Bronden LB, Rutteman GR, Flagstad A, Teske E. Study of dog and cat owners perceptions of medical treatment for cancer. Vet Rec. 2003;152:77-80.
13. Yazbek KVB, Fantoni DT. Validity of a health-related, quality-of-life scale for dogs with signs of pain secondary to cancer. J Am Vet Med Assoc. 2005;226(8):1354-8.
14. Ripamonti C, Dickerson ED. Strategies for the treatment of cancer pain in the new millennium. Drugs. 2001;61(7):955-77.
15. Zech DFJ, Grond S, Lynch J, Hertel D, Lehmann KA. Validation of World Health Organization Guidelines for cancer pain relief: a 10-year prospective study. Pain. 1995;63:65-76.
16. Mathews KA. Nosteroidal anti-inflammatory analgesics – indications and contraindications for pain management in dogs and cats. Vet Clin North Am Small Anim Pract. 2000;30(4):783-804.
17. Sakata RK, Issy AM. Guias de medicina ambulatorial e hospitalar, UNIFESP – dor. Barueri: Manole; 2004. Anti-inflamatórios; p. 141-52.
18. Luna SPL, Basílio AC, Steagall PVM, Machado LP, Moutinho FQ, Takahira RK *et al.* Evaluation of adverse effects of long-term oral administration of carprofen, etodolac, flunixin meglumine, ketoprofen and meloxicam in dogs. Am J Vet Res. 2007;68(3):258-64.
19. Pollmeier M, Toulemonde C, Fleishman C, Hanson PD. Clinical evaluation of firocoxib and carprofen for the treatment of dogs with osteoarthritis. Vet Rec. 2006;21:547-51.
20. Teixeira MJ. Dor: contexto interdisciplinar. Curitiba: Maio; 2003a. Dor no doente com câncer; p. 327-41.
21. Flôr PB. Avaliação da eficácia e segurança do emprego do tramadol para analgesia de cães portadores de dor oncológica; 2006. [dissertação]. Faculdade de Medicina Veterinária e Zootecnia. Universidade de São Paulo. São Paulo.
22. Papich MG. Saunders handbook of veterinary drugs. 2. ed. Saint Louis: Saunders Elsevier; 2007. p. 658-60.

23. Parker R. Tramadol. Comp Cont Ed Pract Vet. 2004;26:800-2.
24. Papich MG, Bledsoe DL. Tramadol pharmacokinetics in cats after oral administration of an immediate release tablet. J Vet Intern Med. 2007;21:616.
25. Pypendop BH, Ilkiw JE. Pharmacokinetics of tramadol, and its metabolite O-desmethyltramadol, in cats. J Vet Pharmacol Ther. 2007;31:52-9.
26. Kukanich B, Lascelles BDX, Papich MG. Pharmacokinetics of morphine and plasma concentrations of morphine-6-glucoronide following morphine administration in dogs. J Vet Pharmacol Ther. 2005;28:371-6.
27. Gazi MCB, Sakata RM, Issy AM. Antidepressivos. In: Sakata RK, Issy AM. Fármacos para o tratamento da dor. Barueri: Manole; 2008. p. 81-110.
28. Menezes MS, Sakata RK, Issy AM. Anticonvulsivantes. In: Sakata RK, Issy AM. Fármacos para o tratamento da dor. Barueri: Manole; 2008. p. 111-38.
29. Teixeira MJ, Okada M, Escapolan HB. Anticonvulsivantes no tratamento da dor. In: Teixeira MJ. Dor: manual para o clínico. São Paulo: Atheneu; 2006. p. 91-9.
30. Pessini L, Caponero R, Melo AGC. Cuidados paliativos: uma necessidade urgente na área de saúde. O Mundo da Saúde. 2003;27(1):3-5.

26

Tratamento Farmacológico da Osteoartrose em Cães e Gatos

Bruno Testoni Lins • André Luis Selmi

INTRODUÇÃO

A osteoartrose é uma doença de caráter progressivo que acomete cerca de 20% dos cães e gatos com idade superior a 1 ano.[1] Estima-se que nos EUA aproximadamente 10 milhões de cães sofram anualmente com algum grau de degeneração articular. Infelizmente não existem dados concretos referentes à prevalência dessa doença no país, mas a observação diária da prática clinicocirúrgica, em diversos serviços de referência nacional, demonstra um confronto diário dos médicos-veterinários com grande número de pacientes portadores dessa afecção. Muitas alternativas médicas e cirúrgicas são descritas para o seu tratamento, todas com finalidade de alívio da dor associada e retardo do progresso da degeneração articular.[1] Sendo assim, torna-se de vital importância a perfeita compreensão da fisiopatologia da osteoartrose, com o propósito de instituição de tratamentos adequados para a melhora da qualidade de vida desses animais.

Um cão suporta cerca de 60 e 40% de seu peso corporal, respectivamente, nos membros torácicos e pélvicos. Durante a movimentação, as cargas impostas às superfícies articulares podem atingir valores muito superiores. As articulações sinoviais atuam facilitando o movimento de maneira eficiente e livre de dor. Em um cão saudável, a amplitude de movimento articular é limitada por cápsula articular, ligamentos, contorno das superfícies articulares, tendões e músculos periarticulares. A osteoartrose, também denominada "doença articular degenerativa" (DAD) ou osteoartrite, é invariavelmente progressiva. Apesar de a artrose primária ou idiopática ser bem descrita na espécie humana, em cães e gatos ocorre com maior incidência de maneira secundária. Fatores como incongruência articular decorrente de doenças hereditárias, como a displasia, ou instabilidade adquirida, como a ruptura do ligamento cruzado cranial, alteram a transmissão das forças intra-articulares e iniciam uma série de eventos degradantes. Processos inflamatórios, infecciosos ou imunomediados também podem contribuir. A DAD é caracterizada como um processo inflamatório de baixa intensidade no qual se observam, inicialmente, efusão articular, dor e redução da amplitude de movimento articular e, em uma fase posterior, ocorrem limitação da biomecânica articular e perda progressiva da função.

Vários aspectos devem ser observados para o manejo eficiente de pacientes portadores de artrose. Na maioria dos casos, é indicada a intervenção cirúrgica, de modo a se controlar a afecção primária. Este capítulo objetiva a descrição das alternativas disponíveis para o tratamento médico da osteoartrose, com objetivo de redução do processo inflamatório intra-articular, alívio da dor e recuperação da função do membro acometido.

FISIOPATOLOGIA DA DOENÇA ARTICULAR DEGENERATIVA

A patogênese da DAD em cães e gatos envolve fatores genéticos e ambientais que podem promover ou acelerar a lesão articular.[2] Em cães geneticamente suscetíveis à DAD, o estresse mecânico anormal pode desencadear a expressão de alterações degenerativas.[2] A doença pode estar associada a defeitos do metabolismo da cartilagem articular, trauma, instabilidade articular ou processos inflamatórios.[3] A cápsula articular é composta por uma camada fibrosa externa espessa e uma fina membrana sinovial interna. Vasos de maior calibre se ramificam na porção fibrosa da cápsula articular e, subsinovialmente, com emissão de ramos para os ligamentos, sendo acompanhados de nervos e linfáticos em sua distribuição. A membrana sinovial é rica em fibras colágenas, especialmente colágeno tipo VI, e contém sinoviócitos tipo A (função fagocitária) e tipo B. O fluido sinovial é um ultrafiltrado do plasma acrescido principalmente de hialuronato, que é sintetizado pelos sinoviócitos tipo B. A troca de fluidos entre o plasma e o líquido sinovial é governada pelas alterações de pressão hidrostática e pressão coloidal, além do efeito inibidor da difusão promovido pelo hialuronato. O hialuronato é uma cadeia de polissacarídios, composta por N-acetilglucosamina e ácido glicurônico. Sua concentração no líquido sinovial normal é de 0,1 a 5 mg/mℓ. Em algumas articulações, estruturas especializadas como os meniscos têm função adicional na estabilidade e transmissão de cargas. Em uma articulação normal, pequeno volume de líquido sinovial, caracterizado por coloração amarelada e alta viscosidade, atua como lubrificante articular e é responsável pela nutrição da superfície articular. Um pequeno número de células mononucleares corresponde a 90% de sua celularidade, enquanto normalmente são evidenciados poucos polimorfonucleares. A cartilagem articular é ricamente hidratada, sendo composta por aproximadamente 70% de água. A matéria seca corresponde a 50% de colágeno (com predomínio de fibras tipo II), 35% de proteoglicanos (sulfato de condroitina, de dermatano e de queratano, entre outros), 10% de glicoproteínas, 3% de minerais, 1% de lipídios e entre 1 e 12% de condrócitos. A cartilagem articular é dividida em três zonas não mineralizadas (zonas I a III, respectivamente, zonas superficial, transicional e radiada) e delimitadas por uma zona de cartilagem calcificada (zona IV). O arranjo celular é complexo e complementado pela estruturação das fibras colágenas. O metabolismo na cartilagem é predominantemente anaeróbico e os nutrientes como glicose, oxigênio e aminoácidos se difundem a partir do líquido sinovial. Os condrócitos sintetizam, organizam e regulam a composição de matriz complexa. O *turnover* de colágeno é acentuadamente lento se comparado aos proteoglicanos e é provável que esteja associado às propriedades estruturais de suas fibras. Os agregados de proteoglicanos são responsáveis pela resistência à compressão da superfície articular e progressivamente aumentam em quantidade a partir das zonas intermediárias e radial. Os constituintes primários dos agregados de proteoglicanos são uma série de glicosaminoglicanos unidos a um núcleo proteico que se conjuga a uma cadeia de ácido hialurônico. Os glicosaminoglicanos são compostos por sulfato de condroitina-6, sulfato de queratano e sulfato de condroitina-4, em menor proporção. Essas estruturas altamente sulfatadas e carboxiladas têm cargas negativas com alto poder de repelência entre si. Os proteoglicanos apresentam *turnover* médio de 300 dias no cão, período inferior aos 1.800 dias relativos ao quadril humano. Após a perda de proteoglicanos da matriz, esse pode ser sintetizado novamente e depositado na rede interfibrilar em caso de lesão leve. Em situações com perda superior a 50% dos proteoglicanos da cartilagem articular, a degeneração irreversível é inevitável. O *turnover* de matriz extracelular sob condições normais e degenerativas é influenciado por citocinas e fatores de crescimento produzidos pelos sinoviócitos e condrócitos.

Lesões limitadas à superfície da cartilagem articular resultam em uma série de respostas secundárias. Em uma laceração traumática perpendicular à superfície articular, ocorrem morte localizada dos condrócitos e subsequente perda da matriz de suporte. Como consequência, o defeito na matriz se perpetua e é caracterizado por ausência de infiltrado vascular e resposta inflamatória. Em casos de lesões profundas no nível do osso subcondral, ocorre a migração de capilares e células-tronco mesenquimais. Como resultado, acontece uma fase inflamatória e de desbridamento, seguida de uma fase proliferativa, com migração de fibroblastos e posterior síntese de fibrocartilagem, sendo, entretanto, esse reparo biomecanicamente inferior à cartilagem hialina. Não ocorre a formação da zona calcificada e, desse modo, há predisposição para perda da integridade mecânica com o estresse contínuo.

Os eventos iniciantes da patogênese da DAD são obscuros e caracterizam-se biomecanicamente pela redução da concentração de proteoglicanos na cartilagem, alteração no tamanho e agregação de proteoglicanos, aumento do conteúdo hídrico, perda da integridade das fibras colágenas e desequilíbrio entre a síntese e a degradação da matriz. À avaliação macroscópica, são observados perda da cartilagem articular (mais frequente nas áreas de carga acentuada), esclerose do osso subcondral, osteófitos e entesófitos, além de variável grau de inflamação sinovial. Histologicamente ocorrem fibrilação e fragmentação da cartilagem, formação de clones de condrócitos, perda de cartilagem e necrose local.

Inicialmente, é observada discreta sinovite, caracterizada pela produção de metabólitos do ácido araquidônico, especialmente PGE e PGII, além de uma série de metaloproteinases. As citocinas e outros fatores promovem o aumento da produção intra-articular de óxido nítrico (NO) e prostaglandinas, responsáveis pela progressão da osteoartrite. Essas enzimas atuam promovendo degeneração da matriz extracelular e despolarização do ácido hialurônico, com consequente redução da viscosidade do líquido sinovial. Além disso, várias citocinas (interleucina-1 [IL-1], fator de necrose tumoral [TNF] etc.) têm papel importante na indução e progressão da DAD, sendo responsáveis pelo aumento do catabolismo celular. Alguns fatores de crescimento, dentre eles o fator transformador do crescimento beta (TGF-β) e o fator de crescimento similar à insulina, podem induzir anabolismo e aumentar a síntese de constituintes da matriz em várias células, incluindo condrócitos e células-tronco mesenquimais. A resposta à lesão articular ocorre com aumento da síntese de colágeno pelos condrócitos e expressão do procolágeno tipo II. Alterações bioquímicas na composição da cartilagem ocorrem concomitantemente na fase inicial da doença. Citocinas pró-inflamatórias, como IL-1 e TNF-α, ativam a cascata de produção de metaloproteinases e há consequente mudança do estado anabólico para o catabólico. Uma vez ativadas, essas enzimas promovem degradação da matriz extracelular de modo irreversível. As metaloproteinases têm um papel crítico tanto no remodelamento fisiológico da cartilagem quanto em seu catabolismo, por meio da degradação enzimática dos proteoglicanos e colágenos da matriz extracelular. Os primeiros mediadores dessa destruição são colagenases, gelatinases, estromelisina e agrecanase. O aumento da concentração de água promove perda da integridade das fibras colágenas e progressiva necrose ou apoptose dos condrócitos. A extensão da apoptose é correlacionada positivamente ao grau de DAD. As alterações histopatológicas características da lesão são fragmentação da cartilagem articular, clonagem de condrócitos, remodelação óssea periarticular e aumento da vascularização. Essas alterações podem ser evidenciadas radiograficamente caso a doença apresente estágio relativamente avançado. A origem exata para a formação de osteófitos e entesófitos é desconhecida, mas pode estar relacionada com o aumento de tensão em pontos de inserção da membrana sinovial, inflamação da membrana sinovial ou alterações degenerativas associadas às alterações da superfície articular.

Diagnóstico

Cães e gatos portadores de DAD geralmente apresentam episódios de claudicação. Essas alterações são mais frequentes após períodos de repouso ou em dias frios. Ao exame físico, é comum notar aumento do volume articular, acompanhado ou não de dor, e principalmente diminuição da amplitude de movimento articular; em alguns casos, crepitação. É importante notar que em algumas situações de acometimento bilateral, a palpação simultânea pode trazer dados importantes, pois permite a comparação da gravidade da lesão. Gatos também são frequentemente acometidos por DAD, entretanto a manifestação clínica pode estar presente em menos de um terço dos animais e nem sempre está associada à claudicação. De fato, alguns animais com dor à manipulação articular não apresentam sinais radiográficos de DAD.

A análise do líquido sinovial, coletado por artrocentese, geralmente revela perda da viscosidade e aumento da celularidade, com predomínio de monócitos. Alterações radiográficas como aumento da massa sinovial, formação de osteófitos e esclerose do osso subcondral são características da DAD. Entretanto, não existe correlação direta da gravidade dos sinais radiográficos da doença à função locomotora.[4] A cintigrafia nuclear tem demonstrado associação positiva a sintomas e pode ser um indicador mais sensível da perda de função associada à dor e à inflamação. Apesar de constituir uma grande ferramenta para localização da articulação afetada, o método não está prontamente disponível em nossa rotina.[3] A avaliação por tomografia computadorizada é uma alternativa extremamente útil para o diagnóstico da afecção primária causadora de DAD, como fragmentação do processo coronoide medial ou osteocondrose.

TRATAMENTO

O tratamento da osteoartrose tem como objetivos principais o alívio da dor e a melhora da função articular e pode ser dividido em terapia conservativa, médica e cirúrgica. Frequentemente é empregada uma terapia multimodal, que pode incluir as três modalidades terapêuticas.[5] O tratamento conservador inclui atividade física controlada, redução de peso e emprego de técnicas fisioterápicas diversas, como ultrassom terapêutico, crioterapia, cinesioterapia, acupuntura, entre outras. Também tem sido demonstrado o papel benéfico da nutrição no manejo da osteoartrose, com aumento da expectativa de vida e redução da velocidade de progressão das doenças em diversas articulações após o emprego de dieta de restrição calórica. Além do efeito de redução de carga nas articulações, a restrição dietética pode favorecer a síntese de proteoglicanos, acentuando a resposta de reparo articular.[3,5-7] A intervenção cirúrgica deve ser indicada com objetivo de redução ou limitação dos danos biomecânicos à articulação acometida ou como um procedimento de salvação para alívio da dor, como na indicação de artrodese ou substituição total da articulação por prótese. Algum grau de alívio da dor tem sido relatado após lavagem e desbridamento articular, em especial com o emprego de artroscopia, provavelmente em virtude da remoção de enzimas degradativas. O emprego de engenharia tecidual e técnicas de transplante representa um campo de intensa pesquisa para o reparo cirúrgico de lesões articulares, com futuro promissor. Concomitantemente à intervenção cirúrgica ou isoladamente, o tratamento médico é preconizado com o objetivo de redução do processo inflamatório intra-articular e alívio dos sintomas.

O emprego de anti-inflamatórios não esteroides (AINEs) é o recurso mais comumente empregado no tratamento da osteoartrose.[8,9] As suas propriedades analgésicas e anti-inflamatórias estão relacionadas com a inibição da ciclo-oxigenase (COX) e a consequente redução da produção de metabólitos do ácido araquidônico. Em gatos, existe preocupação a respeito do uso crônico de AINE, especialmente pelo metabolismo mais lento desses compostos na espécie em decorrência da menor capacidade de glucuronidação. Essa preocupação é justificada pela necessidade do uso crônico de substâncias com capacidades analgésica e anti-inflamatória, especialmente pelas poucas informações a respeito da farmacocinética e da toxicidade na espécie felina.

A COX-1 é expressa em vários órgãos, incluindo estômago, intestino e rins. Já a COX-2 é produzida nos rins e outros tecidos, mas é induzida por mediadores associados à inflamação. Sua expressão é induzida primariamente por mediadores, como fatores de crescimento séricos, citocinas e mitógenos, e resulta na síntese de eicosanoides associados à inflamação.[10] Apesar de inúmeros estudos, ainda existem controvérsias a respeito do papel da COX-1 e da COX-2 na homeostasia e na inflamação. Em casos de DAD, a produção de COX-2 contribui para dor e inflamação associadas. Produtos que inibem COX-1 e COX-2 igualmente são considerados não específicos e apresentam baixo índice terapêutico. Anti-inflamatórios que inibem a COX-2 em maior grau do que COX-1 são considerados COX-2 preferenciais, enquanto fármacos que inibem COX-2 sem inibição aparente de COX-1 são denominados "COX-2 específicos". Efeitos colaterais desse grupo de fármacos incluem irritação gástrica, lesão hepática e renal, além de aumento do tempo de sangramento.[10]

Os anti-inflamatórios comumente empregados no tratamento da osteoartrose incluem ácido acetilsalicílico, fenilbutazona, carprofeno, cetoprofeno, meloxicam, deracoxibe e firocoxibe, entre outros.

O meloxicam é um AINE com seletividade para a COX-2, sendo indicado no tratamento de dor e inflamação associadas a doenças agudas ou crônicas do sistema musculoesquelético. É um fármaco que apresenta boa absorção oral, sem influência da alimentação e com meia-vida de eliminação de aproximadamente 24 horas. Estudos têm demonstrado a melhora clínica de cães com DAD submetidos ao tratamento com meloxicam na dose inicial de 0,2 mg/kg, por via subcutânea (SC), no 1º dia de tratamento, seguido por um período 28 dias de administração na dose de 0,1 mg/kg, por via oral (VO).[11] A toxicidade gastrintestinal é o efeito colateral mais comumente observado com o emprego dessa substância. Além disso, tem sido relatado um efeito negativo na síntese de proteoglicanos por condrócitos *in vitro*, porém a relevância clínica dessa observação ainda não foi estabelecida. Outras possíveis complicações envolvem o risco de insuficiência renal e hepática, além do aumento do tempo de sangramento. A literatura mundial apresenta estudos com avaliações objetivas do uso do meloxicam em cães com DAD que reforçam sua indicação no tratamento terapêutico da doença. Outro estudo comparou a eficácia clínica do meloxicam em cães com DAD, que receberam 0,2 mg/kg, SC, no 1º dia de tratamento, seguido por 0,1 mg/kg, VO, por mais 14 dias, e os autores concluíram que houve melhora significativa no escore clínico geral e no grau de claudicação.[11] Quando comparados seus efeitos aos do carprofeno e a um composto nutracêutico à base de sulfato de condroitina em cães com DAD, observou-se que os animais recebendo carprofeno ou meloxicam apresentaram melhora clínica, mas não aqueles recebendo o nutracêutico.[12] Estudos em gatos têm demonstrado a eficácia analgésica desse composto quando administrado na dose de 0,1 mg/kg, SC. Apesar de o uso contínuo não ser aprovado pelo fabricante, existem citações do seu emprego no pós-operatório e no tratamento de claudicação em gatos, sendo indicado na dose de 0,2 mg/kg, VO, na primeira administração, seguido por redução para 0,1 mg/kg a cada 24 horas, por 3 ou 4 dias, e outra redução para 0,025 a 0,1 mg/kg, VO, caso seja necessário, entre 2 e 3 vezes/semana.[13] Recentemente um estudo prospectivo em gatos com DAD demonstrou a segurança do meloxicam quando administrado na dose de 0,01 a 0,03 mg/kg, VO, 1 vez/dia, em um período de aproximadamente 6 meses.[14]

O carprofeno é considerado um inibidor preferencial de COX-2, com dose preconizada de 2,2 mg/kg, 2 vezes/dia ou 4,4 mg/kg, 1 vez/dia, e uso amplamente divulgado na literatura veterinária. Reações de toxicidade hepática idiossincráticas têm sido relatadas. Meta-análise recente demonstrou que o uso desse fármaco produz resultados significativos na melhora clínica de pacientes com DAD, com poucos efeitos colaterais associados. Estudos têm demonstrado sua utilização em cães com DAD por 84 dias consecutivos, na dose de 4 mg/kg/dia, com mínimos efeitos colaterais e melhora clínica evidente.[15] Em outro estudo, cães com DAD foram medicados com carprofeno na dose de 2,2 mg/kg, VO, por 14 dias e os autores observaram que os animais tratados apresentaram chance 3,3 vezes maior de melhora clínica que aqueles que receberam placebo.[16] O uso do carprofeno em gatos tem sido aprovado em vários países. Estudos demonstraram que a dose de 4 mg/kg, SC, produziu analgesia adequada no período perioperatório.[17] Apesar de inúmeros estudos terem sido conduzidos com o uso desse AINE em gatos, nenhum estudo avaliou o uso contínuo no tratamento da DAD em gatos.

Assim como o carprofeno, o cetoprofeno tem sido estudado em gatos como analgésico e anti-inflamatório, e seu uso também é aprovado em vários países. A dose indicada é de 2 mg/kg, VO, 1 vez/dia, seguida da administração de 1 mg/kg, VO, por mais 2 a 3 dias, sendo seu uso limitado a 5 dias.[18] Tem sido demonstrado que o cetoprofeno na dose de 0,1 mg/kg, VO, a cada 24 horas, produziu efeitos similares aos do meloxicam na dose de 0,3 mg/kg, VO, seguido por 0,1 mg/kg por mais 4 dias em gatos com condições ortopédicas agudas e crônicas.[19]

O firocoxibe é um anti-inflamatório pertencente a uma nova classe de fármacos, tendo sido especialmente desenvolvido para uso veterinário. É o primeiro anti-inflamatório de uso veterinário a preencher os requisitos de um inibidor COX-2 seletivo, apresentando seletividade de 350 a 400 vezes para COX-1. A dose preconizada para uso diário é de 5 mg/kg por períodos de administração de até 30 dias.[10] Apesar da relativa segurança, complicações como anorexia, constipação intestinal, diarreia, êmese, letargia e polidipsia têm sido relatadas com o seu uso.[10] Uma grande vantagem desses compostos pode ser a alta palatabilidade da apresentação oral atualmente disponível. Tem sido demonstrado que o uso do firocoxibe em cães portadores de DAD resultou em melhora significativa desses, entretanto a comparação com animais recebendo placebo e submetidos a avaliações objetivas dos resultados é de extrema importância para se definir o real benefício da substância. Sua eficácia foi comparada recentemente com a do carprofeno (4 mg/kg/dia) em estudo clínico em cães com DAD durante 30 dias e os resultados para melhora clínica foram semelhantes, apesar de a melhora no grau de claudicação ter sido superior no grupo de animais tratados com firocoxibe.[10] Em outro estudo clínico em cães com DAD, a eficácia do firocoxibe foi comparada com a do etodolaco e observou-se superioridade do primeiro em relação a grau de claudicação, dor à manipulação e amplitude de movimento das articulações afetadas.[20] Recentemente, a segurança da administração contínua do firocoxibe foi avaliada por meio de análises laboratoriais e endoscópicas em cães que o receberam por 28 dias; não foram observadas quaisquer alterações clínicas relevantes. Apesar disso, os autores já observaram pacientes com distúrbios gastrintestinais após terem recebido essa medicação.[21]

A tepoxalina é um AINE relativamente novo, com propriedades analgésica, anti-inflamatória e antipirética. Seu mecanismo de ação difere dos de outros fármacos com as mesmas propriedades, pois além de inibir ambas, COX-1 e COX 2, atua também na lipo-oxigenase. Apesar de qualidades analgésicas importantes, poucos são os estudos clínicos que comprovam sua superioridade sobre outros anti-inflamatórios. Atualmente é recomendado para cães na dose de 10 mg/kg, VO, 1 vez/dia, podendo ser administrado por até 28 dias consecutivos.

A amantadina é uma amina simétrica derivada do adamantano. É indicada em pacientes com doença de Parkinson e foi recentemente estudada como coadjuvante terapêutico em cães portadores de DAD, não responsivos à administração de AINEs tradicionais. Os cães foram medicados com meloxicam por 5 semanas consecutivas e receberam amantadina (3 a 5 mg/kg, VO), em 1 vez/dia, por mais 3 semanas, enquanto o grupo controle recebeu a mesma dose de meloxicam associado a placebo. Os resultados demonstraram que os animais que receberam amantadina apresentaram maior atividade física em relação aos animais do grupo controle.[22] No entanto, estudos envolvendo possíveis reações adversas, bem como melhor determinação da dose eficaz, devem ser realizados para se comprovar o real benefício da associação terapêutica.

Apesar de não aprovada pelo órgão de controle americano Food and Drug Administration (FDA) para uso em cães, a dipirona tem sido administrada por vários anos para o tratamento da DAD. O alívio de sintomas associado a baixo custo tem tornado esse fármaco uma alternativa no tratamento da osteoartrose.

Os corticosteroides apresentam potente efeito anti-inflamatório, analgésico e antipirético. Porém, o uso de corticoides tem sido contraindicado na maioria dos casos de DAD, à exceção das artropatias imunomediadas, por promover degeneração e atrofia dos condrócitos, além de alteração na síntese de colágeno e proteoglicanos. A administração intra-articular de esteroides é um ponto controverso e, no mínimo, requer sedação profunda em pacientes veterinários. Tem sido relatado o efeito benéfico da administração intra-articular de sulfato de betametasona em casos de tenossinovite bicipital. Porém os efeitos decorrentes de seu uso, principalmente com a administração prolongada, podem ser deletérios.

Agentes de modificação lenta da doença, comumente chamados "condroprotetores", são compostos que afetam a progressão da osteoartrose. Seu uso objetiva o suporte a síntese de matriz dos condrócitos, síntese do hialuronato pelos sinoviócitos e inibição de enzimas degradativas no espaço intra-articular. Existe especial interesse no potencial efeito desses nutracêuticos, porém cercado de enorme ceticismo. Diferenças entre formulações em relação à origem da matéria-prima e concentração de substâncias, além da metodologia empregada no processo de fabricação, podem contribuir para os resultados diferenciados entre produtos similares. O mecanismo proposto de ação dos nutracêuticos é o balanceamento da disparidade de síntese e degradação articular decorrente da osteoartrose.

A glicosamina é um precursor dos glicosaminoglicanos, presente na matriz extracelular da cartilagem articular. A molécula tem sido descrita como um bloco de construção para a matriz da cartilagem. Também é considerada o principal substrato para a síntese de proteoglicanos, incluindo o ácido hialurônico e o sulfato de condroitina. Estimula a síntese de glicosaminoglicanos, proteoglicanos e colágenos pelos condrócitos e fibroblastos. Entretanto, alguns estudos de cultura tridimensional demonstraram efeito deletério da glicosamina na viabilidade de condrócitos e produção de glicosaminoglicanos. Além disso, a glicosamina pode ter propriedades anti-inflamatórias independentes da COX e pode neutralizar radicais livres. Glicosaminoglicanos sulfatados e glicosamina podem agir sinergicamente para promover a síntese de hialuronato pelas células da membrana sinovial. A cartilagem osteoartrítica apresenta menor poder de síntese da glicosamina em comparação aos condrócitos. Cloridrato ou sulfato de glicosamina são os sais mais frequentemente encontrados como suplemento de glicosamina. A primeira apresentação fornece maior concentração de glicosamina por unidade de peso do sal. Outra apresentação, a N-acetilglucosamina, parece ter menor atividade do que as duas anteriores. A glicosamina é comumente encontrada associada a sulfato de condroitina e ascorbato de manganês. A administração exógena de glicosamina parece estimular a produção de proteoglicanos e colágeno pelos condrócitos. A glicosamina tem boa absorção quando administrada VO ou por via parenteral, tendo distribuição adequada em todos os tecidos corporais. Apesar de não promover alívio imediato dos sintomas da DAD, ela pode trazer benefícios similares aos dos AINEs a longo prazo. Não têm sido relatado efeitos colaterais com a administração desses compostos, inclusive a longo prazo. A sua administração pode resultar em menor necessidade de anti-inflamatórios e redução dos efeitos colaterais desses fármacos.

O sulfato de condroitina é um glicosaminoglicano predominante, encontrado na matriz extracelular da cartilagem articular. A suplementação desse composto pode resultar em redução dos níveis de IL-1 e dos mediadores da inflamação, inibição de diversas metaloproteinases e estímulo à síntese de glicosaminoglicanos e colágeno. Moléculas de sulfato de condroitina de alta pureza e baixo peso molecular apresentam boa absorção e grande biodisponibilidade. O sulfato de condroitina apresenta excelente absorção oral no cão. Um estudo duplo-cego, aleatório, controlado, demonstrou que a associação de sulfato de condroitina e glicosamina resultou em melhora clínica satisfatória em cães com DAD, entretanto a avaliação dos resultados foi feita de maneira subjetiva.[23] No entanto, outro estudo comparando os efeitos da associação nutracêutica com a do carprofeno ou do meloxicam em cães com DAD revelou que somente os que receberam AINE apresentaram melhora por meio de avaliação objetiva, sendo que os animais tratados com meloxicam foram os que apresentaram a melhora mais evidente.[24]

Mexilhão-de-lábio verde (*Perna canaliculus*) é um novo composto classificado como agente modificador da osteoartrose. A fórmula é rica em glicosaminoglicanos, ômega-3, aminoácidos, vitaminas e minerais. Tem sido sugerida a ação sinérgica de seus componentes na redução da inflamação, limitação da lesão à cartilagem articular e suporte à regeneração tecidual. Entretanto, o pequeno número de estudos sobre a sua eficácia limita a sua indicação clínica. Apresenta potente ação anti-inflamatória, comprovada por estudos *in vivo* em ratos, e características similares às dos AINEs modernos por ter inibição significativa da COX-2 e da 5-lipo-oxigenase, o que explica sua eficácia em estudos clínicos e seu baixo índice de complicações. Apesar de seus efeitos benéficos surgirem lentamente, acredita-se que esses durem por 2 a 3 semanas além do período de tratamento, se administrado por pelo menos 2 meses. Estudos têm demonstrado que a utilização do extrato liofilizado de *Perna canaliculus* por 8 semanas produziu melhora significativa em cães com DAD quando comparado ao placebo, entretanto a resposta foi inferior quando compararam-se os benefícios aos cães que receberam carprofeno na dose de 2 mg/kg, 2 vezes/dia, VO.[25]

Os ésteres polissulfatados de glicosaminoglicanos são compostos que estão ganhando popularidade, principalmente nos EUA e na Europa. São considerados uma mistura de glicosaminoglicanos altamente sulfatados, sendo o sulfato de condroitina o seu maior componente. Seu efeito condroprotetor é derivado da inibição de várias enzimas destrutivas e de prostaglandinas associadas à sinovite. Sua atividade condroestimulante é associada ao aumento da produção de colágeno, proteoglicanos e hialuronato pelos condrócitos e ao aumento de secreção de hialuronato pelos sinoviócitos. Esses compostos também apresentam algum grau de atividade anticoagulante e fibrinolítica. A dose recomendada é de 4,4 mg/kg, por via intramuscular (IM), a cada 3 ou 5 dias, com um máximo de oito aplicações. Efeitos colaterais incluem a inibição, por curto período, da via intrínseca da cascata de coagulação e a agregação plaquetária. Além disso a inibição de neutrófilos e complemento pode predispor os pacientes a infecção. Reações de sensibilização podem ocorrer no homem, mas não foram relatadas em cães ou gatos. Quanto mais precoce for o início do tratamento, maiores serão os benefícios relacionados com a redução da sinovite e a proteção da degradação da cartilagem articular na osteoartrose com o seu uso.

Outros glicosaminoglicanos polissulfatados, como o polissulfato de pentosana, apresentam considerável promessa para o alívio dos sintomas decorrentes da osteoartrite. O polissulfato de pentosana é um éster sulfato polissacarídio semissintético com uso aprovado para cães e gatos na Austrália. Esse composto tem sido amplamente utilizado em medicina humana como agente antitrombótico e lipidêmico e tem ganhado popularidade como um potencial coadjuvante no tratamento da osteoartrose. A apresentação oral pode ser combinada com sal de sódio ou cálcio, sendo que este último pode favorecer a sua absorção. Suas propriedades antitrombóticas e fibrinolíticas podem melhorar o fluxo sanguíneo subcondral e na membrana sinovial após a DAD. Também pode modular a ação de citocinas e preservar o conteúdo proteoglicano, além de promover a síntese de hialuronato pelos fibroblastos sinoviais e aumentar o peso molecular do hialuronato no líquido sinovial. Esse composto pode ser administrado IM (3 mg/kg, semanalmente, por 4 semanas), SC (3 mg/kg, semanalmente, por 4 semanas), VO (10 mg/kg, semanalmente, por 4 semanas) ou por via intra-articular (5 a 10 mg/kg). Têm sido relatados a redução da velocidade de progressão da DAD e potencial benefício da administração do polissulfato de pentosana em pacientes clínicos. Entretanto, alguns estudos recentes não demonstram benefício com a sua utilização em comparação com a administração de placebo. Não foram observadas reações adversas com o seu emprego em nenhuma das avaliações.[6]

O hialuronato é um glicosaminoglicano de alto peso molecular, composto por repetidas unidades de dissacarídios de ácido D-glicurônico e N-acetilglucosamina. É produzido pelos condrócitos e sinoviócitos tipo B, presentes na matriz extracelular, além do fluido sinovial. Em contraste aos outros glicosaminoglicanos (sulfato de condroitina, sulfato de queratano, sulfato de dermatano), o hialuronato não é sulfatado e não se liga covalentemente a proteínas agregadoras para formar monômeros proteoglicanos. Ao contrário, liga-se ao domínio G1 da terminação N dos núcleos proteicos dos proteoglicanos em conjunto a uma proteína para formar um grande proteoglicano agregador. Suas cargas negativas e propriedades hidrofílicas fazem com que o proteoglicano contribua para as propriedades hidrodinâmicas da cartilagem, proporcionando resistência compressiva à superfície articular. Suas propriedades viscoelásticas auxiliam na lubrificação durante a movimentação articular lenta e como um atenuador do impacto decorrente de cargas mais aceleradas. Em caso de osteoartrose, o hialuronato intra-articular apresenta baixo peso molecular e reduzida concentração. As alterações patológicas se desenvolvem como resultado da diluição atribuída à efusão articular, fragmentação (despolimerização) secundária às alterações biomecânicas e enzimas degradativas, além de síntese alterada em virtude de mudanças fenotípicas dos sinoviócitos. O hialuronato de sódio pode aumentar a lubrificação articular (viscossuplementação), incrementar a produção de hialuronato, reduzir a produção de prostaglandinas, combater radicais livres, inibir a migração de células inflamatórias, reduzir a permeabilidade da membrana sinovial, proteger e promover a cicatrização da cartilagem articular e reduzir a rigidez articular e a formação de adesões entre tendões e bainhas tendíneas. A molécula recobre a membrana sinovial e age como uma barreira, excluindo bactérias e células inflamatórias do compartimento sinovial. Desse modo, ocorrem redução do estresse mecânico e incremento da lubrificação articular. Atualmente, o hialuronato de sódio é recomendado em casos de moderada sinovite e capsulite e pode ser administrado IV ou por via intra-articular (7 mg/kg/articulação/semana). Os resultados indicam substancial redução dos sintomas e melhora da mobilidade após a administração de hialuronato por via intra-articular. Sua administração pode ser benéfica especialmente nos pacientes em que a administração de anti-inflamatórios seja contraindicada.[1] Entretanto, existem controvérsias quanto ao seu real benefício no tratamento da osteoartrose.[3] O hialuronato pode reduzir a transmissão do estímulo mecânico nocivo às terminações nervosas nos tecidos articulares e pode reduzir os sinais de dor e degeneração induzidos por bradicinina, prostaglandinas e metaloproteinases. Também podem ocorrer prevenção da liberação de moléculas de IL-1, estímulo da síntese de proteoglicanos pelos condrócitos, aumento da proliferação de condrócitos e aumento da síntese de colágeno e de fatores de crescimento e consequente produção de matriz celular.[1] Não existem relatos de efeitos colaterais acentuados, porém reações de irritação no local de aplicação são descritas em humanos. A administração de uma dose de 0,5 mℓ (4 mg) por via intra-articular é sugerida por alguns autores. O custo elevado desse grupo de medicamentos pode ser um fator proibitivo para o tratamento, especialmente em virtude da necessidade de terapia prolongada.

A diacereína e seu derivado reína podem efetivamente reduzir o nível de fragmentação do DNA em condrócitos de pacientes com DAD. Esse efeito é mediado pela redução do nível de expressão da enzima caspase-3, relacionada com a produção de NO.[26] Além desses aspectos, a diacereína pode regular negativamente a produção de IL-1. Seu uso profilático em cobaias resultou em menor grau de rigidez articular quando comparada à glicosamina, apesar de produzir resultados histologicamente similares.[27] Um possível mecanismo de ação é a inibição da perda de hidroxiprolina e proteoglicanos da cartilagem articular, um efeito não observado com AINE.[28] A dose sugerida de 15 a 20 mg/kg, diariamente, pode estar associada a pequena alteração da motilidade intestinal e consequentes episódios de diarreia.

Os derivados não saponificáveis de soja e abacate (ASU) podem reduzir o desenvolvimento da osteoartrose em sua fase inicial. Esses complementos são compostos somente pela fração total não saponificável dos óleos de abacate e soja, em proporções, respectivamente, de um e dois terços. Estudos pré-clínicos, *in vitro*, demonstraram que os ASU apresentam efeito inibitório sobre a IL-1β, além de estimularem a síntese de colágeno nos condrócitos. Além disso, os ASU podem promover efeito anabólico por estimulação da expressão de TGF-β. Um estudo demonstrou redução das lesões osteoartríticas à cartilagem e ao osso subcondral em um modelo de lesão em cão. Esse efeito parece ser mediado pela inibição da síntese de NO e metaloproteinase-13 (MMP-13), considerados os mediadores-chave das alterações estruturais na osteoartrose. Os efeitos benéficos dos ASU em relação aos sintomas clínicos podem persistir após o término do tratamento. A dose recomendada atualmente é de 5 mg/kg, 1 vez/dia, em caso de artrose do quadril ou joelho em humanos.[29]

Outros compostos podem apresentar algum benefício no tratamento da osteoartrose. O manganês é um cofator na síntese de glicosaminoglicanos, e a sua suplementação pode estimular a síntese da matriz da cartilagem articular. Esse mineral é também fundamental para a síntese do fluido sinovial e pode ter efeito antioxidante. O ascorbato é um agente redutor necessário para a hidroxilação de prolina e lisina, envolvidas no processo de agregação das moléculas de colágeno. Os ácidos graxos poli-insaturados, como o ômega-3, têm ganhado popularidade devido ao seu potencial uso em pacientes com DAD. Esse ácido é dessaturado no organismo para produção de ácido eicosapentaenoico, um análogo do ácido araquidônico. Prostaglandinas, tromboxanos e leucotrienos são produzidos a partir desses dois compostos pela ação da COX e da lipo-oxigenase. Os produtos do ácido araquidônico têm atividade pró-inflamatória, promovendo agregação plaquetária e imunossupressão, quando comparados aos produtos do ácido eicosapentaenoico, que apresentam menor potencial inflamatório, agregador e imunossupressivo. O emprego de ácidos graxos ricos em ômega-3 pode, pelo menos teoricamente, beneficiar cães e gatos portadores de DAD ao causar redução da inflamação e da ocorrência de microtrombos. A relação ideal do ácido ômega-6 comparada à do ômega-3 é controversa, mas as recomendações atuais estão entre 10:1 e 5:1. A doxiciclina, um antibiótico semissintético de amplo espectro, do grupo das tetraciclinas, apresenta algum efeito condroprotetor, independentemente de sua atividade antibacteriana. Esse fármaco tem sido recomendado na dose de 3 a 4 mg/kg, 1 vez/dia, para administração por VO em pacientes com artrose. Possivelmente ocorre redução da atividade de metaloproteinases, principalmente colagenase e gelatinase. Apesar de poucos estudos demonstrarem benefício com a administração da doxiciclina em pequenas concentrações, ainda faltam evidências sobre a eficácia desse fármaco para o tratamento da osteoartrose.[30]

CONSIDERAÇÕES FINAIS

Agentes que reduzem a expressão de mediadores inflamatórios e estimulam a síntese de condrócitos e matriz da cartilagem articular podem ter um papel importante no manejo da osteoartrose. Os agentes de modificação lenta podem retardar o progresso da DAD, aliviar a dor e melhorar a função das articulações acometidas. O real benefício desse grupo de substâncias parece ser a redução da necessidade de terapia com anti-inflamatórios. Entretanto a eficácia clínica de grande parte desses compostos ainda não é comprovada. O uso de AINE continua como uma alternativa ao controle da dor, porém devem ser observados os seus efeitos colaterais. O tratamento da osteoartrose permanece como grande obstáculo na prática clínica veterinária, a exemplo da medicina humana, sendo frequentemente indicada uma terapia multimodal.

REFERÊNCIAS BIBLIOGRÁFICAS

1. Kuroki K, Cook J, Kreeger J. Mechanisms of action and potential uses of hyaluronan in dogs with osteoarthritis. Vet Med Today. 2002;221:944-50.
2. Huck J, Biery D, Lawler D, Gregor T, Runge J, Evans R *et al*. A longitudinal study of the influence of lifetime food restriction on development of osteoarthritis in the canine elbow. Vet Surg. 2009;38:192-8.
3. Runge J, Biery D, Lawler D, Gregor T, Evans R, Kealy R *et al*. The effects of lifetime food restriction on the development of osteoarthritis in the canine shoulder. Vet Surg. 2008;37:102-7.
4. Aragon C, Hofmeister E, Budsberg S. Systematic review of clinical trials of treatment for osteoarthritis in dogs. J Am Vet Med Assoc. 2007;230:514-21.
5. Smith G, Paster E, Powers M, Lawler D, Biery D, Shofer F *et al*. Lifelong diet restriction and radiographic evidence of osteoarthritis of the hip joint in dogs. J Am Vet Med Assoc. 2006;229:690-3.
6. Impellizeri J, Tetrick M, Muir P. Effect of weight reduction on clinical signs of lameness in dogs with hip osteoarthritis. J Am Vet Med Assoc. 2000;216:1089-91.
7. Gordon W, Conzemius M, Riedesel E, Esancon M, Evans R, Wilke V *et al*. The relationship between limb function and radiographic osteoarthrosis in dogs with stifle osteoarthrosis. Vet Surg. 2003;32:451-54.
8. Budsberg S, Bergh M, Reynolds L, Streppa H. Evaluation of pentosan polysulfate sodium in the postoperative recovery from cranial cruciate injury in dogs: A randomized placebo-controlled clinical trial. Vet Surg. 2007;36:234-44.
9. Farrell M, Clements N, Mellor D, Gemmill T, Clarke S, Arnott J *et al*. Retrospective evaluation of the long-term outcome of non-surgical management of 74 dogs with clinical hip dysplasia. Vet Rec. 2007;160:506-11.
10. Pollmeier M, Toulemonde C, Fleishman C, Hanson P. Clinical evaluation of firocoxib and carprofen for the treatment of dogs with osteoarthritis. Vet Rec. 2006;159:547-51.
11. Peterson K, Keefe T. Effects of meloxicam on severity of lameness and other clinical signs of osteoarthritis in dogs. J Am Vet Med Assoc. 2004;225:1056-60.
12. Moreau M, Dupuis J, Bonneau N, Desnoyers M. Clinical evaluation of a nutraceutical, carprofen and meloxicam for the treatment of dogs with osteoarthritis. Vet Rec. 2003;11:323-29.
13. Slingsby L,Waterman-Pearson A. Comparison between meloxicam and carprofen for postoperative analgesia after feline ovariohysterectomy. J Small Anim Pract. 2002;43:286-9.
14. Gunew J. Long-term safety, efficacy and palatability of oral meloxicam at 0.01-0.03 mg/kg for treatment of osteoarthritic pain in cats. Feline Med Surg. 2008;10:235-41.
15. Mansa S, Palmér E, Grfndahl C, Lonaas L, Nyman G. Long-term treatment with carprofeno of 805 dogs with osteoarthritis. Vet Rec. 2007;31:427-30.
16. Vasseur P, Johson A, Budsberg S, Lincoln J, Toombs J, Whitehair J *et al*. Randomized, controlled trial of the efficacy of carprofen, a nonsteroidal anti-inflammatory drug, in the treatment of osteoarthritis in dogs. J Am Vet Med Assoc. 1995;206:807-11.
17. Lascelles B, Cripps P, Mirchandani S. Carprofen as an analgesic for postoperative pain in cats: dose titration and assessment of efficacy in comparison to pethidine hydrochloride. J Small Anim Pract. 1995;36:535-41.
18. Glew A, Aviad A, Keiser D. Use of ketoprofen as an antipyretic in cats. Can Vet J. 1996;37:222-5.
19. Lascelles B, Henderson A, Hackettl J. Evaluation of the clinical efficacy of meloxicam in cats with painful locomotor disorders. J Small Anim Pract. 2001;42:587-93.
20. Hanson P, Brooks K, Case J, Conzemius M, Gordon W, Schuessler J. Efficacy and safety of firocoxib in the management of canine osteoarthritis under field conditions. C Vet Ther. 2006;7:127-40.
21. Steagall P, Mantovani F, Ferreira T, Salcedo E, Moutinho F, Luna SJ. Evaluation of the adverse effects of oral firocoxib in healthy dogs. Vet Pharmacol Ther. 2007;30:218-23.
22. Lascelles B, Gaynor J, Smith E, Roe S, Marcellin-Little D, Davidson G *et al*. Amantadine in a multimodal analgesic regimen for alleviation of refractory osteoarthritis pain in dogs. J Vet Int Med. 2008;22:53-9.
23. McCarthy G, O'Donovan J, Jones B, McAllister H, Seed M, Mooney C. Randomised double-blind, positive-controlled trial to assess the effi-

cacy of glucosamine/chondroitin sulfate for the treatment of dogs with osteoarthritis. Vet J. 2007;174:54-61.

24. Moreau M, Dupuis J, Bonneau N, Desnoyers M. Clinical evaluation of a nutraceutical, carprofen and meloxicam for the treatment of dogs with osteoarthritis. Vet Rec. 2003;15:323-9.
25. Hielm-Bjorkman A, Tulamo R, Salonen H, Raekallio M. Evaluating complementary therapies for canine osteoarthritis. Part I: Green-lipped mussel (*Perna canaliculus*). Evid Based Complement Alternat Med [Internet]. 2009;6(3):365-73. Disponível em: http://www.hindawi.com/journals/ecam/2009/397263/abs/
26. Pelletier JP, Mineau F, Boileau C, Martel-Pelletier J. Diacerein reduces the level of cartilage chondrocyte DNA fragmentation and death in experimental dog osteoarthritic cartilage at the same time that it inhibits caspase-3 and inducible nitric oxide synthase. J Clin Exp Rheumatol. 2003;21:171-7.
27. Rezende M, Gurgel H, Vilalta Junior P, Kuroba R, Lopes A, Philipi R *et al*. Diacerhein *versus* glucosamine in a rat model of osteoarthritis. Clinics. 2006;61:461-6.
28. Colville-Nash P. Comparison of the pharmacologic effect of diacerein and a selective COX-2 inhibitor in the mouse induced-granuloma model. Presse Med. 2002;31:4S16-7.
29. Boileau C, Pelletier J, Caron J, Msika P, Guillou G, Baudouin C *et al*. Protective effects of total fraction of avocado/soybean unsaponifiables on the structural changes in experimental dog osteoarthritis: inhibition of nitric oxide synthase and marix metalloproteinase-13. Arthritis Res Ther. 2008;11:1-9.
30. Nganvongpanit K, Pothacharoen P, Suwankong N, Ong-Chai S, Kongtawelert Nganvongpanit *et al*. The effect of doxycycline on canine hip osteoarthritis: design of a 6-months clinical trial. J Vet Sci. 2009;10:239-47.

27 Acupuntura e Dor

Renata Navarro Cassu • Stelio Pacca Loureiro Luna

INTRODUÇÃO

A dor tem sido alvo de diversos estudos que buscam métodos eficientes com o intuito de minimizá-la ou combatê-la de maneira satisfatória por questões éticas e humanitárias.

Tradicionalmente, muitos fármacos são empregados com sucesso na terapia antálgica, mas podem desencadear efeitos adversos. Além disso, o tratamento convencional pode ser insuficiente para muitos pacientes, sobretudo no cuidado da dor crônica. Desse modo, houve um crescimento expressivo na investigação de outras terapias, além das convencionalmente empregadas, visando o melhor controle da dor, tanto na medicina humana quanto na veterinária.

Dentro das técnicas não farmacológicas, ressalta-se, entre outras, a acupuntura, a qual pode ser empregada isolada ou associada a outras terapias antálgicas, bem como aos fármacos convencionais.

As principais vantagens da acupuntura para fins analgésicos são: facilidade e praticidade de metodologia, custo acessível, possibilidade de associação a fármacos tranquilizantes e anestésicos, viabilidade para a manutenção da analgesia durante o procedimento cirúrgico para animais de alto risco, que não suportariam os efeitos depressores de técnicas anestésicas convencionais, como pacientes obstétricas submetidas à cesariana, pacientes muito jovens ou idosos, com benefícios para o pós-operatório imediato, devido à manutenção da consciência e reflexos.[1]

Em vista desses fatores, a acupuntura pode ter um papel importante como adjuvante durante a anestesia, bem como para analgesia pré ou pós-operatória.

A acupuntura é uma terapia milenar que integra a Medicina Tradicional Oriental (MTO), com relatos do uso de mais de 2.500 anos. É indicada para o tratamento de diversas doenças, bem como para o alívio da dor.[2]

Tradicionalmente, a acupuntura fundamenta-se na filosofia do equilíbrio energético, de modo que qualquer alteração, bloqueio ou estagnação no fluxo da energia que circula pelo organismo pode favorecer o desenvolvimento de uma doença ou da dor.[3]

Do ponto de vista da MTO, a dor é decorrente da estagnação da circulação de energia (Qi) e/ou de sangue (Xue) ao longo dos meridianos. Assim, quando a energia é reconduzida e o corpo reequilibrado, a dor pode ser minimizada ou totalmente abolida.[2,4]

Os meridianos são canais que conduzem a energia pelo corpo. Embora a existência deles nunca tenha sido realmente comprovada, a teoria dos meridianos é amplamente difundida e aceita por muitos profissionais da área.[2] São definidos 14 meridianos principais, 12 são bilaterais e simétricos, enquanto os outros 2 estão distribuídos na linha média ventral e dorsal. Cada um dos membros apresenta três meridianos ventrais e três dorsais, os quais são ligados uns aos outros e conectados aos órgãos internos. São denominados da seguinte maneira: pulmão (P), intestino grosso (IG), estômago (E), baço pâncreas (BP), coração (C), intestino delgado (ID), bexiga (B), rim (R), pericárdio (PC), triplo aquecedor (TA), vesícula biliar (VB) e fígado (F).[3]

A acupuntura consiste na introdução de agulhas em pontos específicos, distribuídos ao longo dos meridianos, de modo a serem exercidas influências sobre determinados processos fisiológicos. Esses pontos são denominados "acupontos", os quais apresentam características físicas, fisiológicas e histológicas que os diferenciam de outros tecidos. Nesses pontos observa-se menor resistência elétrica, maior concentração de mastócitos, vasos linfáticos, capilares, vênulas, arteríolas e terminações nervosas.[5] A introdução de agulhas nesses locais pode causar uma irritação intensa e aguda, de modo a determinar a ativação de respostas analgésicas endógenas, imunes e comportamentais, o que resulta na efetividade clínica da acupuntura.[2]

MECANISMO DE AÇÃO DA ACUPUNTURA

O exato mecanismo de ação exercido pela acupuntura no controle da dor permanece sem completo esclarecimento.[4-6] Contudo, alguns estudos[6,7] concordam com a teoria clássica do "portão de controle", na qual o estímulo proporcionado pelas agulhas é capaz de ativar as fibras nervosas de maior calibre, de modo a alterar a percepção da dor na medula espinal, o que favorece a redução do estímulo doloroso transmitido pelas fibras nervosas delgadas, como as fibras C.[6] Com base nessa teoria, pode-se afirmar que a analgesia mediada pela acupuntura é capaz de fechar vários "portões condutores de dor" presentes no sistema nervoso central (SNC), com inibição da resposta do paciente frente ao estímulo nociceptivo.[5,7]

Existem evidências de que a acupuntura atue por estimulação do sistema inibitório da dor na medula espinal, tronco cerebral e outras áreas do SNC, como o tálamo, 3° ventrículo do mesencéfalo, diencéfalo, hipotálamo e hipófise.[2,5]

Adicionalmente, a liberação de opioides endógenos, como as endorfinas, encefalinas e dinorfinas também contribuem no efeito analgésico mediado pela acupuntura.[2,4,5]

Os estímulos gerados por meio da acupuntura são conduzidos por nervos sensoriais periféricos para a medula espinal, seguindo para o tálamo, hipotálamo e mesencéfalo por via ascendente, por meio dos tratos espinotalâmicos. Os sinais ascendentes promovem a liberação de substâncias neuro-humorais e neurotransmissoras.[5]

Além dos peptídeos opioides, outros fatores analgésicos neuroquímicos estão envolvidos no mecanismo de ação da acupuntura, como serotonina, norepinefrina, dopamina, acetilcolina, ácido gama-aminobutírico, substância P, glutamato, AMP cíclico, íons cálcio[5] e canabinoides endógenos.[8]

Paralelamente, alguns estudos têm demonstrado que a acupuntura favorece a cicatrização da ferida cirúrgica e reduz o edema,[9] favorecendo a inibição da sensibilização periférica, de modo a incrementar o efeito analgésico.

PRINCIPAIS TÉCNICAS PARA ANALGESIA COM ACUPUNTURA

Além do uso de agulhas, o estímulo em pontos específicos também pode ser desencadeado por meio de calor (moxa), *laser*, estímulo elétrico (eletroacupuntura) e aplicação de fármacos (farmacopuntura).[1,3] Tanto o estímulo manual com agulhas, como a eletroacupuntura (EA) devem ser utilizados por um período de 20 a 30 minutos para a obtenção de analgesia.[1]

Apesar de o estímulo manual desencadear analgesia, efeito analgésico mais prolongado e mais intenso tem sido relatado no homem com a eletroacupuntura em relação ao estímulo manual das agulhas.[10]

O *laser* de baixa frequência pode ser empregado diretamente nos pontos de acupuntura para o tratamento da dor e, sobretudo, indicado para pacientes cuja introdução de agulha possa ser difícil, em função do comportamento do animal. No homem, a aplicação de *laser* em pontos de acupuntura promoveu efeitos analgésicos semelhantes ao da agulha isolada nos pontos, porém, na opinião dos pacientes, o *laser* é significativamente menos doloroso e induz maior relaxamento em relação à introdução da agulha no acuponto.[11]

Eletroacupuntura

A EA é a técnica física mais empregada para indução de analgesia, que associa o efeito mecânico produzido pela introdução da agulha ao efeito elétrico da passagem de corrente elétrica.[5]

Como os acupontos são localizados em áreas de baixa resistência elétrica, a corrente é facilmente transmitida para as áreas ao redor da inserção das agulhas.[1,5] A pele normal apresenta resistência de corrente direta de aproximadamente 200.000 até 2.000.000 ohms, a qual decresce para aproximadamente 50.000 ohms nos acupontos.[5] Os cães adaptam-se mais facilmente à técnica,[1] enquanto os gatos apresentam reações diversas, com resultados favoráveis ou não.[12]

A analgesia desencadeada pela EA tem sido comprovada em várias espécies,[6,7,12-15] no entanto, há variação individual na resposta do paciente em relação ao efeito analgésico induzido pela EA, já que entre 10 e 40% das pessoas e animais respondem de maneira insatisfatória.[13]

A eletroestimulação pode ser realizada por diversas técnicas, relacionadas à frequência de impulsos, intensidade da corrente e forma da onda.[1,13]

Farmacopuntura

A administração de fármacos em pontos de acupuntura, técnica denominada "farmacopuntura", tem sido indicada para potencializar o efeito de diversos medicamentos.[16] A utilização dessa técnica tem sido descrita para fins sedativos,[17,18] analgésicos,[19,20] anti-inflamatórios[21] e imunomoduladores.[22]

Em cães, a administração de 1/10 da dose de xilazina no ponto Yintang resultou em pronunciada sedação, sem efeitos adversos.[17] Em estudo semelhante, a administração de dexmedetomidina no acuponto VG20 potencializou o efeito analgésico e sedativo comparativamente à administração intramuscular.[18] Resultados similares foram relatados em gatos, sendo demonstrada potencialização do efeito antinociceptivo da dexmedetomidina pela aplicação no ponto de acupuntura VG1 em relação à mesma dose por via intramuscular.[20] Em cadelas submetidas à ovariossalpingo-histerectomia (OSH), a administração de 1/10 da dose de morfina em pontos de acupuntura promoveu a mesma eficiência analgésica em relação à administração da dose convencional desse opioide por via intramuscular.[19]

Seleção do tipo de estímulo elétrico

Em animais, a frequência do estímulo elétrico desencadeia a liberação de diferentes peptídeos opioides endógenos. A EA com baixa frequência (2 Hz) acelera a liberação central de encefalina e β-endorfina, ao passo que a com alta frequência (100 Hz) induz a liberação de dinorfina na medula espinal.[5] O emprego do estímulo elétrico com frequência mista (baixa alternada com alta frequência) promove melhores resultados analgésicos quando comparado ao uso de baixa ou alta frequência isoladas.[1]

O estímulo elétrico pode ser realizado por meio de diferentes tipos de corrente elétrica: direta ou monofásica – a qual deve ser utilizada apenas por curto período de tempo, sendo indicada com finalidades terapêuticas, porém inadequada para analgesia, por causar polarização do local e eletrólise – e a alternada ou bifásica – que apresenta maior penetração quando comparada à direta, indicada principalmente para o tratamento da dor e distúrbios musculares, porém também pode ser utilizada para outras finalidades, com a vantagem de evitar eletrólise e lise celular.[1,3]

Os impulsos podem ser liberados com a mesma intensidade (amplitude) ou com amplitudes variadas. A pulsação elétrica com utilização de amplitudes de mesma intensidade pode ser dividida em contínua (regular) ou descontínua (intermitente). No primeiro caso, a corrente é produzida sem interrupção, podendo ser utilizada alta (modo denso – entre 50 e 60 Hz) ou baixa frequência (modo disperso – entre 1 e 3 Hz). A combinação de baixa e alta frequência, denominado "modo denso-disperso" parece ser ideal, pois induz menor tolerância ao estímulo, o que o torna indicado para analgesia cirúrgica. A pulsação elétrica descontínua ou intermitente caracteriza-se por uma série de impulsos elétricos, seguido de uma pausa. Esse estímulo não é normalmente empregado, pois apresenta acuracidade restrita, além de provocar dor e espasmos musculares.[1,4]

A EA produz vasodilatação, devido à liberação de substâncias vasodilatadoras, como a histamina, cininas e prostaglandinas e diminuição da irritabilidade, excitabilidade e condutividade dos nervos e músculos na área em que os eletrodos foram posicionados, devido à passagem da corrente elétrica. A tonificação pode ser adquirida por meio de voltagem e frequência baixas (2 a 15 Hz), enquanto a sedação é obtida com voltagem e frequências elevadas (> 200 Hz). Normalmente, é recomendado o uso de sedação, por meio de estímulo com alta frequência (200 a 1.000 Hz) durante 20 minutos em casos agudos e tonificação, por meio de estímulo com baixa frequência (2 a 5 Hz) durante 5 a 8 minutos para casos crônicos.[1,2,4]

Principais pontos indicados para analgesia

Muitas associações de pontos podem ser utilizadas para a indução de analgesia por acupuntura e EA em pequenos animais.[1] Em muitas ocasiões, são empregados pontos empíricos que podem mediar a analgesia em diversas áreas do corpo e,[2,13] de modo geral, a escolha dos pontos depende da familiaridade e preferência do acupunturista, localização do ponto e indicações do uso dos pontos de acordo com a MTO.[1] Um dos princípios da MTO fundamenta-se na relação entre o meridiano e o comando que ele exerce no organismo. Por exemplo, o pulmão comanda a pele e, dessa forma, a escolha de pontos no meridiano do pulmão pode favorecer o tratamento da dor decorrente do trauma cirúrgico cutâneo, bem como o fígado, que comanda os olhos, o estímulo de pontos desse meridiano é indicado em casos de procedimentos oftálmicos.[2]

Outro princípio para a seleção indica a escolha de pontos próximos à área afetada, ou seja, "cercar o dragão", no sentido de que o "dragão" seja o local com dor. Dessa maneira, seriam selecionados os acupontos proximais e distais à lesão.[2,13] Em casos de dor pós-operatória, podem ser escolhidos meridianos que percorram a região ou se localizem próximos à área cirúrgica, visando estimular as estruturas lesionadas.[2] Nas discopatias vertebrais, normalmente o estímulo é realizado em pontos distais e proximais à lesão, no meridiano da bexiga, cujo trajeto se localiza na região paravertebral.[5]

No caso de membros, podem ser empregados acupontos no membro contralateral, em situações de inflamação e/ou dor intensa no local afetado. Essa técnica é conveniente, sobretudo em situações de traumas teciduais intensos, ou quando o membro ferido está protegido por bandagens. Em casos de tumores malignos, essa técnica também é adequada, visto que as agulhas não devem ser inseridas ao redor da massa tumoral, em função do aumento do aporte sanguíneo desencadeado pela acupuntura.[2,13]

Alguns dos pontos empregados para o tratamento da dor em diferentes áreas corpóreas estão descritos nos Quadros 27.1 e 27.2.

ACUPUNTURA PARA O TRATAMENTO DA DOR AGUDA

A EA é uma boa opção para o controle da dor pós-operatória, no sentido de reduzir o requerimento de analgésicos e favorecer a recuperação pós-cirúrgica.[6,7,14] Pode também ser aplicada no período pré-operatório, dentro do conceito de analgesia preventiva, para inibir a sensibilização dos neurônios no corno dorsal da medula espinal antes do início do estímulo nociceptivo.[13]

O emprego da EA nos pontos E36, BP6 e VB34 em cães produziu resultados satisfatórios quando o estímulo foi iniciado antes da incisão cirúrgica e mantido durante a cirurgia de mastectomia[14] e OSH,[15] com redução no consumo de morfina no período pós-operatório em relação aos grupos controles. Em estudo semelhante, a aplicação perioperatória de EA nos pontos E36, VB34, B23, B25, IG4, P9 e Bai Hui foi associada ao incremento dos níveis plasmáticos de β-endorfina e redução no requerimento de opioide durante 24 horas após a OSH de cadelas.[23] Paralelamente, o emprego pré-operatório da EA durante 45 minutos antes da indução da anestesia determinou a redução do consumo de morfina no período pós-operatório em cadelas submetidas à OSH.[24] Em estudo similar, foram relatados efeitos analgésicos pós-operatórios semelhantes entre o uso da EA em pontos auriculares, em relação ao uso de buprenorfina, em cadelas submetidas à OSH.[25] Nessa mesma espécie, a acupuntura e EA foram tão eficazes quanto o meloxicam[26] e a morfina[15] para o controle da dor pós-OSH em cadelas.

QUADRO 27.1 Pontos empregados para dor em membro pélvico.

Área de dor	Pontos usados
Fêmur	B54-B40; VB34- VB30; B11 – bilateral
Joelho	VB33- VB34; F8-BP9; Xi Yan
Quadril	B54-B40; VB29-VB30; VB34; B11 – bilateral
Tarso	B40-B62; E41-E44; BP3-BP6; B60; R3, B11 – bilateral
Tíbia ou fíbula	B40-B60; E35-E41; VB34- VB39; BP6-BP9; B11 – bilateral

Fonte: Gaynor JS. Acupunture for management of pain. Vet Clin North Am Small Anim Pract. 2000;30:875-84.

QUADRO 27.2 Pontos empregados para dor em membro torácico.

Área de dor	Pontos usados
Carpo	TA14-TA3; ID3-ID8; PC8-PC6; IG4 -IG7; B11 bilateral
Cotovelo	TA14-TA3; ID3-ID8; IG4-IG15; C3; PC3; P5, B11 bilateral
Ombro	TA14-IG15; ID9-ID11; VB20; VB34
Rádio ou ulna	ID9-ID3; IG4-IG15; PC3-PC6; B11 – bilateral
Úmero	TA14-TA5; ID9-ID3; B11 – bilateral

Fonte: Gaynor JS. Acupunture for management of pain. Vet Clin North Am Small Anim Pract. 2000;30:875-84.

Recentemente, dois estudos relataram a eficácia da aplicação pré-operatória de *laser* de baixa frequência nos pontos de acupuntura E36 e BP6 como técnica adjuvante de analgesia para a espécie felina.[27,28] Nascimento *et al.*[29] relataram que a aplicação de *laser* em acupuntura foi tão eficiente quanto à EA, resultando em redução significativa do consumo de opioide no período pós-operatório em relação ao tratamento farmacológico analgésico isolado em gatas submetidas à OSH.

Além das cirurgias de tecidos moles, a acupuntura também foi avaliada com sucesso em cães submetidos à hemilaminectomia devido à discopatia intervertebral toracolombar, sendo detectada redução no requerimento de fentanila e menores escores de dor nas primeiras 12 e 36 horas após a cirurgia, respectivamente, nos animais tratados com anti-inflamatórios convencionais associados à EA em relação ao uso exclusivo de anti-inflamatórios, demonstrando que a EA reduziu a intensidade de dor decorrente desse procedimento cirúrgico.[29]

Alguns resultados divergentes dos estudos que avaliam o efeito analgésico da EA podem estar associados a diversos fatores, como a seleção dos pacientes, a experiência do acupunturista, a seleção dos acupontos, a magnitude do estímulo nociceptivo, bem como a metodologia empregada para a aferição da dor.[2]

Paralelamente, a EA também pode ser aplicada no período pós-operatório, preferencialmente na fase de recuperação pós-anestésica, evitando que o animal se estresse com a introdução das agulhas.[2,4]

O tempo de analgesia conferido por uma sessão de acupuntura é variável, dependendo da resposta individual e da magnitude da dor.[2] Alguns estudos sugerem que, após uma sessão pré-operatória de EA, o efeito analgésico permaneça durante 2 a 3 horas,[7,30] enquanto outros relatam efeito analgésico prolongado, com analgesia satisfatória entre 6 a 12 horas.[6,14,16,31]

ACUPUNTURA PARA O TRATAMENTO DA DOR CRÔNICA

Para o tratamento da dor crônica podem ser empregados os mesmos pontos utilizados para a dor aguda. Porém, nesses casos, normalmente o tratamento é prolongado, de modo que o número de sessões, bem como o intervalo entre elas, será determinado em função dos sinais clínicos do paciente.[13]

Frequentemente, no tratamento da dor crônica, a acupuntura é empregada como adjuvante de fármacos analgésicos convencionais, visando maior conforto ao animal, bem como a possibilidade da redução das doses dos medicamentos empregados. Recentemente, um estudo clínico relatou melhora significativa na qualidade de vida e redução na intensidade da dor após a aplicação de acupuntura isolada e associada a medicamentos analgésicos em cães com doenças musculoesqueléticas e neurológicas.[34]

De modo geral, as osteoartrites constituem uma das principais causas de dor crônica nos pequenos animais, sobretudo devido às propriedades progressivas e degenerativas da doença. Nesses casos, muitas vezes o uso de medicamentos convencionais não é suficiente para a obtenção de analgesia satisfatória, sendo indicado o uso de terapias adjuvantes, como a acupuntura.

Em cães com dor crônica causada por osteoartrite, o tratamento com acupuntura foi mais efetivo quando as articulações acometidas foram as do quadril, joelho e ombro em relação às outras articulações do corpo.[32] Em cães com osteoartrite no cotovelo não foi observado efeito analgésico satisfatório após o tratamento semanal com EA realizado em um período de 3 semanas.[33]

Nesse contexto, cabe ressaltar a osteoartrite secundária à displasia coxofemoral, cujo tratamento convencional nem sempre é efetivo para o alívio do desconforto do paciente. Nesses casos, recomenda-se o uso adjuvante da acupuntura ou preferencialmente a EA, com três sessões na primeira semana, duas sessões na segunda semana, e uma sessão a partir da terceira semana de tratamento, o que deve ser mantido por várias semanas ou meses, até que seja possível conceder maiores intervalos entre as sessões, em função dos sinais de melhora clínica exibidos pelo paciente.[13] Em cães com osteoartrite secundária à displasia coxofemoral, a aplicação semanal de acupuntura possibilitou redução da claudicação e da intensidade da dor após 4 semanas de tratamento.[35] Adicionalmente, também pode ser indicado o implante de fio de ouro nos acupuntos, porém existem controvérsias em relação ao sucesso dessa terapia para o alívio da dor. Cães com displasia coxofemoral apresentaram melhora significativa nos sinais clínicos, com maior mobilidade, redução da claudicação e menores sinais de dor em relação ao grupo controle, com avaliações realizadas em 14 dias, 3 e 6 meses após o implante de fio de ouro.[24] Em contrapartida, resultados divergentes foram relatados por outros pesquisadores, que não observaram efeito analgésico superior após o implante de fio de ouro em relação aos grupos de controle.[25]

ACUPUNTURA PARA ANALGESIA CIRÚRGICA

Em algumas situações, como em casos de pacientes críticos, para os quais os efeitos depressores dos anestésicos gerais possam representar um risco em potencial, a EA pode ser empregada isolada ou associada aos fármacos convencionais, visando reduzir o requerimento deles e, assim, os possíveis efeitos indesejáveis.[6,14-16] Apesar dessa técnica não ser prática com a finalidade de analgesia cirúrgica, pode determinar redução da concentração alveolar mínima (CAM) dos anestésicos inalatórios em até 17%, quando se usa o ponto BP6.[26]

Paralelamente, tem sido demonstrado que a indução de analgesia cirúrgica por acupuntura favorece a redução do sangramento intraoperatório, fator que constitui mais uma vantagem quando se trata de pacientes extremamente debilitados.[4]

Nesses casos, indica-se a tranquilização com fenotiazínicos e/ou benzodiazepínicos, associados ou não a opioides. Como a EA não causa relaxamento muscular, os benzodiazepínicos são mais indicados. Os eletrodos devem ser adaptados nos corpos das agulhas com o aparelho desligado. Inicia-se com intensidade de estímulo zero, aumentando-se lentamente. Deve-se evitar que a corrente elétrica cruze a área cardíaca, particularmente em cardiopatas. Associa-se baixa (F1 – 1 a 50 Hz) e alta frequência (F2 – 100 a 1.000 Hz) e empregam-se ondas de formato quadrado com corrente alternada, para evitar eletrólise e lise celular. É importante a presença de contração muscular localizada ao se realizar o estímulo elétrico. Após um período de latência de 20 a 30 minutos, pode-se iniciar a cirurgia, após conferir a ocorrência da analgesia por meio de pinçamento cutâneo. Em regiões de alta enervação, como o pedículo ovariano, há necessidade de complementação com anestesia local. Deve-se evitar ruído no ambiente e, tendo em vista a possibilidade de desconforto pela posição do animal durante a cirurgia, em determinadas ocasiões há necessidade de uma complementação anestésica. O sucesso na obtenção de analgesia cirúrgica é variável de acordo com os pontos selecionados e a técnica de eletroestimulação, chegando a alcançar 80 a 90%.[26]

Alguns dos pontos mais empregados para analgesia cirúrgica estão expostos no Quadro 27.3.

Estudos desenvolvidos em cães têm demonstrado resultados satisfatórios com o emprego da EA para obtenção de analgesia cirúrgica. Em cadelas encaminhadas para cesariana, observou-se que neonatos cujas mães foram tratadas com EA nos pontos E36, IG4 e Bai Hui apresentaram reflexos neurológicos mais evidentes quando comparados aos neonatos nascidos de cadelas mantidas sob anestesia inalatória com enfluorano durante o procedimento cirúrgico.[27] Em estudo similar, o estímulo dos acupontos E36, VB34 e BP6 foi satisfatório para realização de laparotomia em 90% dos cães estudados.[28] Em outro estudo desenvolvido em cães e gatos submetidos à laparotomia, o estímulo elétrico dos acupontos BP6, B23, B24, VG6, zona pré-auricular e pós-auricular permitiu analgesia adequada em 50% e 100% dos cães e gatos, respectivamente.[12]

QUADRO 27.3 Pontos empregados para analgesia cirúrgica.

Procedimento	Pontos usados
Cesariana	Similar à laparotomia BP9, VG26, IG4
Esternotomia	Agulhas peri-incisionais E36, BP6, PC6, IG4, VB34, B11
Laparotomia	Agulhas peri-incisionais E36, BP6, VB34

Fonte: Gaynor JS. Acupunture for management of pain. Vet Clin North Am Small Anim Pract 2000;30:875-84.

Deve-se ressaltar que o uso intraoperatório da EA intensifica o efeito analgésico mediado por fármacos convencionais, possibilitando a redução das doses desses medicamentos no período pós-operatório, dos efeitos adversos como depressão respiratória, retenção urinária, êmese e obstipação intestinal, os quais podem ser decorrentes do tratamento com os opioides.[6,12] A redução da dose de opioides é de grande valia, sobretudo em casos de traumas teciduais extensos, nos quais a necessidade de analgésicos é elevada.[14]

Além dos acupontos já citados para obtenção da analgesia cirúrgica, também pode ser realizada a inserção das agulhas paralelamente à linha de incisão cirúrgica. Estudos no homem[19] e no cão[16] demonstraram efeitos analgésicos mais pronunciados com o emprego associado dos acupontos ao estímulo elétrico nos dermátomos peri-incisionais em relação ao uso isolado de cada uma das técnicas de analgesia.

Uma técnica que tem sido recentemente utilizada é a administração de subdoses de fármacos em pontos de acupuntura, denominada "farmacopuntura". Nesse caso, observa-se uma potencialização do efeito do fármaco, com minimização de efeitos colaterais e redução de custos. Nesse sentido, a utilização de 0,01 mg/kg de acepromazina, 1/10 da dose convencional, potencializou em 33% a anestesia barbitúrica.[29] De modo similar, a administração pré-operatória de 1/10 da dose de morfina ou carprofeno em acupontos foi tão eficaz quanto a administração subcutânea das doses convencionais desses mesmos fármacos no controle da dor pós-operatória em cadelas submetidas à OSH.[30]

CONTRAINDICAÇÕES DA ACUPUNTURA

A EA deve ser evitada para pacientes com cardiopatias, epilepsia, doenças agudas, febre e gestação, pois pode induzir abortamento, sobretudo quando são utilizados alguns acupontos, como o E36, IG4 e BAI HUI.[1]

As agulhas de acupuntura não devem ser introduzidas ao redor de massas tumorais, pois podem favorecer o incremento do aporte sanguíneo, resultando no crescimento das células neoplásicas.[3]

Deve-se ressaltar que o uso prolongado dos mesmos pontos de acupuntura pode induzir tolerância. Esse fenômeno é semelhante ao observado com o uso de morfina por períodos prolongados. Acredita-se que a tolerância à EA seja resultante da ação prolongada dos opioides endógenos sobre os respectivos receptores, de modo que a tolerância cruzada à morfina pode ser esperada.[2]

CONSIDERAÇÕES FINAIS

A acupuntura exerce um papel importante no tratamento da dor aguda e/ou crônica, pois apresenta efeito antinociceptivo, em nível de transdução, transmissão e modulação, bem como atua na percepção da dor, por aumentar a liberação de diversos opioides endógenos, neuropeptídeos, serotonina e acetilcolina, com participação anatômica de diversas estruturas do SNC. Cabe ao profissional, empregá-la de modo isolado ou como um dos componentes do tratamento antálgico, de acordo com a adequação do caso, já que a dor deve ser abordada de forma multidimensional e, como tal, tratada de maneira multimodal.

REFERÊNCIAS BIBLIOGRÁFICAS

1. Luna SPL. Emprego da acupuntura em anestesia. In: Fantoni DT, Cortopassi SG, editors. Anestesia em cães e gatos. São Paulo: Roca; 2002. p. 337-43.
2. Skarda RT, Glowaski M. Acupuncture. In: Tranquilli WJ, Thurmon JC, Grimm KA, editors. Lumb & Jones' Veterinary Anesthesia and Analgesia. Oxford: Blackwell Publishing; 2007. p. 533-60.
3. Cantwell S. Pain management III: ancillary therapies. In: Seymour C, Duke-Novakovski T (editors). BSAVA Manual of canine and feline anaesthesia and analgesia. Gloucester: BSAVA 2007; p. 115-9.
4. Klide AM, Gaynor JS. Acupuncture for surgical analgesia and postoperative analgesia. In: Schoen AM. Ancient art to modern medicine. Veterinary acupuncture. St Louis: Mosby; 2001. p. 295-302.
5. Janssens LAA, Rogers PAM, Schoen AM. Acupuncture analgesia: a review. Vet Rec. 1988;122:355-8.
6. Kotani N, Hashimoto H, Yuataka S, Sessler DI, Yoshioka H, Kitayama M *et al.* Preoperative intradermal acupuncture reduces postoperative pain, nausea and vomiting, analgesic requeriment, and sympathoadrenal responses. Anesthesiology. 2001;95:349-56, 2001.
7. Christensen PA, Rotne M, Vedelsdal R, Jensen RH, Jacobsen K, Husted C. Electroacupuncture in anaesthesia for hysterectomy. Br J Anaesth. 1993;71:835-8.
8. Chen L, Zhang J, Li F, Qiu Y, Wang L, Li YH *et al.* Endogenous anandamide and cannabinoid receptor-2 contribute to electroacupuncture analgesia in rats. J Pain. 2009;10:732-9.
9. Ceccherelli F, Gagliardi G, Visentin R, Sandona F, Casale R, Giron G. The effects of parachlorophenylalanine and naloxone on acupuncture and electroacupuncture modulation of capsaicin-induced neurogenic edema in the rat hind paw. A controlled blind study. Clin Exp Rheumatol. 1999;17:655-62.
10. Sator-Katzenschlager SM, Szeles JC, Scharbert G, Michalek-Sauberer A, Kober A, Heinze G *et al.* Electrical stimulation of auricular acupuncture points is more effective than conventional manual auricular acupuncture in chronic cervical pain: a pilot study. Anesth Analg. 2003;97:1469-73.
11. van Amerongen KS, Kuhn A, Mueller M. Patients' sensation during and after laserneedle *versus* metal needle treatment. Eur J Obstet Gynecol Reprod Biol. 2009;142:68-72.
12. Still J. Acupuncture analgesia for laparotomy in dogs and cats: an experimental study. Am J Acupunc. 1987;15:155-65.
13. Gaynor JS. Acupuncture for management of pain. Vet Clin North Am Small Anim Pract. 2000;30:875-84.
14. Gakiya HH, Silva DA, Gomes J, Stevanin H, Cassu RN. Electroacupuncture *versus* morphine for the postoperative control pain in dogs. Acta Cir Bras. 2011;26:346-51.
15. Paes de Barros MS, Luna SPL, Scognamilli-Szabo MVR. Pre-treatment with electroacupuncture, morphine and carprofen for postoperative analgesia in ovariohysterectomy in dogs. In: 32nd International Congress on Veterinary Acupuncture; 2006; Boston. Massachusetts: United States; 2006. p. 32.
16. Cheon S, Zhang X, Lee IS Cho SH, Chae Y, Lee H. Pharmacopuncture for cancer care: a systematic review. Evid Based Complement Alternat Med. 2014;804746.
17. Cassu RN, Melchert A, Canoa JT, Oliveira PD. Sedative and clinical effects of the pharmacopuncture with xylazine in dogs. Acta Cir Bras. 2014;29:47- 52.
18. Pons A, Canfrán S, Benito J, Cediel-Algovia R, Gómez de Segura IA. Effects of dexmedetomidine administered at acupuncture point GV20 compared to intramuscular route in dogs. J Small Anim Pract. 2017;58:23-8.
19. Luna SP, Martino ID, Lorena SE, Capua ML, Lima AF, Santos BP *et al.* Acupuncture and pharmacopuncture are as effective as morphine or carprofen for postoperative analgesia in bitches undergoing ovariohysterectomy. Acta Cir Bras. 2015;30:831-7.
20. Scallan EM, Lizarraga I, Coursey CD, Wild JL, Simon BT. Thermal antinociceptive, sedative and cardiovascular effects of Governing Vessel 1 dexmedetomidine pharmacopuncture in healthy cats. Vet Anaesth Analg. 2019;46:529-37.
21. Meng XL, Qu Q. Effect of subcutaneous injection of lidocaine in Zusanli (ST 36) and Jiaji (EX-B2) regions on immune function in patients undergoing laparoscopic cholecystectomy. Zhen Ci Yan Jiu. 2016;41:74-9.
22. Zhang Y, Hou XR, Li LH, Yang M, Liang FH. Effect of acupoint injection on eosinophil counts protein and mRNA expressions of eotaxin in nasal mucosa of allergic rhinitis rats. Zhen Ci Yan Jiu. 2017;42:141-4.
23. Groppetti D, Pecile AM, Sacerdote P, Bronzo V, Ravasio G. Effectiveness of electroacupuncture analgesia compared with opioid administration in a dog model: a pilot study. Br J Anaesth. 2011;107:612-8.
24. Cassu RN, Silva DA, Genari Filho T, Stevanin H. Electroanalgesia for the postoperative control pain in dogs. Acta Cir Bras. 2012;27:43-8.
25. Still J. Anaesthetic and post-anaesthetic effects of placebo, buprenorphine and auricular electro-acupuncture in bitches ovario-hysterectomized under halothane anaesthesia. J Altern Complement Med. 1997;16:26-32.
26. Ferrari D, Luna SPL, Lima, AFM, Marucio RL, Paparotto T, Takahira RK *et al.* Effetti analgesici ed emostatici perioperatori dell'agopuntura in cagne sottoposte ad ovarioisterectmia. Obiettivi & Documenti Veterinari. 2006;27: 11-20.
27. Marques VI, Cassu RN, Nascimento FF, Tavares RC, Crociolli GC, Guilhen RC *et al.* Laser Acupuncture for Postoperative Pain Management in Cats. Evid Based Complement Alternat Med. 2015;2015:653270.
28. Nascimento FF, Marques VI, Crociolli GC, Nicácio GM, Nicácio IPAG, Cassu RN. Analgesic efficacy of *laser* acupuncture and electroacupuncture in cats undergoing ovariohysterectomy. J Vet Med Sci. 2019;81:764-70.
29. Laim A, Jaggy A, Forterre F, Doherr MG, Aeschbacher G, Glardon O. Effects of adjunct electroacupuncture on severity of postoperative pain in dogs undergoing hemilaminectomy because of acute thoracolumbar intervertebral disk disease. J Am Vet Med Assoc. 2009;234:1141-6.
30. Christensen PA, Noreng M, Andersen PE, Nielsen JW. Electroacupuncture and postoperative pain. Br J Anaesth. 1989;62:258-62.
31. Sim CK, Xu PC, Pua HL, Zhang G, Lee TL. Effects of electroacupuncture on intraoperative and postoperative analgesic requirement. Acupunct Med. 2002;20:56-65.
32. Janssens LAA. Observations on acupuncture therapy of chronic osteoarthritis in dogs: a review of sixty-one cases. J Small Anim Pract. 2008; 27:825-37.
33. Kapatkin AS, Tomasic M, Beech J, Meadows C, Boston RC, Mayhew PD *et al.* Effects of electrostimulated acupuncture on ground reaction forces and pain scores in dogs with chronic elbow joint arthritis. J Am Vet Med Assoc. 2006;228:1350-4.
34. Silva NEOF, Luna SPL, Joaquim JGF, Coutinho HD, Possebon FS. Effect of acupuncture on pain and quality of life in canine neurological and musculoskeletal diseases. Can Vet J. 2017;58:941-51.
35. Teixeira LR, Luna SP, Matsubara LM, Cápua ML, Santos BP, Mesquita LR *et al.* Owner assessment of chronic pain intensity and results of gait analysis of dogs with hip dysplasia treated with acupuncture. J Am Vet Med Assoc. 2016;249:1031-9.

PARTE 4

Genética e Biologia Molecular

José Fernando Garcia

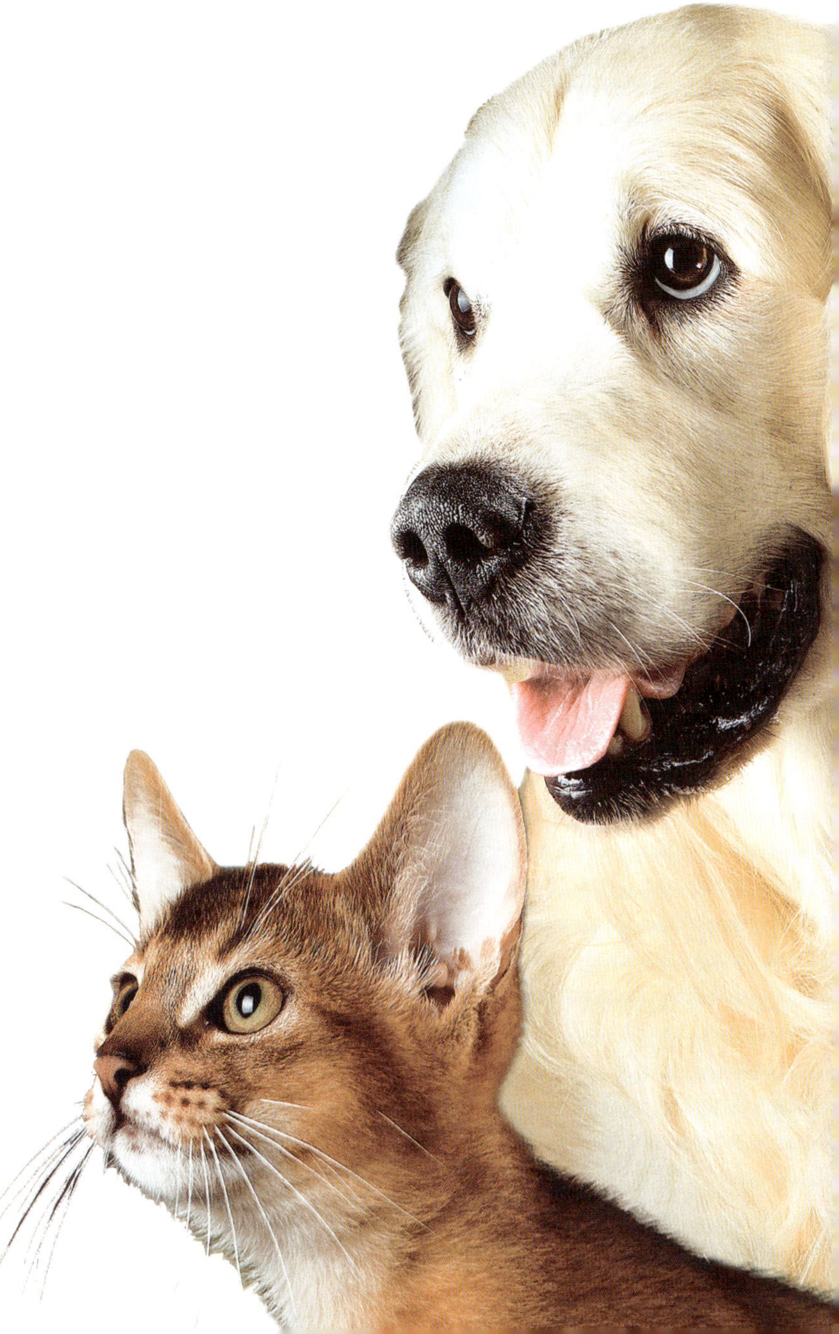

28

Introdução à Biologia Molecular e à Biotecnologia

José Fernando Garcia • Yuri Tani Utsunomiya • Rafaela Beatriz Pintor Torrecilha • Cáris Maroni Nunes

INTRODUÇÃO

As técnicas de manipulação de ácidos nucleicos e proteínas abriram portas não somente para o entendimento refinado do fluxo de informação celular que coordena o metabolismo em condições fisiológicas, mas também para a compreensão do desenvolvimento de doenças em nível molecular. Isso permitiu a criação de uma série de ferramentas valiosas na prática clínica humana e na veterinária, como testes de diagnóstico de enfermidades parasitárias, infecciosas e de defeitos genéticos, com alta especificidade e sensibilidade. Dessa maneira, esta seção objetiva trazer ao clínico de pequenos animais os fundamentos teóricos das estruturas e das interações entre ácidos nucleicos e proteínas, bem como apresentá-los às principais técnicas e aos testes diagnósticos disponíveis no campo da biologia molecular.

De modo simplificado, biologia molecular é a abordagem reducionista da vida, com o intuito de conectar estruturas químicas e funções biológicas, mediante técnicas que isolam, quantificam e caracterizam biomoléculas. Seu nascimento é atribuído a iniciativas conjuntas de biólogos, químicos e físicos, e lida predominantemente com as relações entre ácidos nucleicos e proteínas.

NATUREZA DAS PROTEÍNAS

A palavra "proteína" deriva do grego *proteios* e significa "primário" ou, em uma tradução livre, "fundamental". Essa denominação se deve ao fato de que apenas os seres autótrofos são capazes de produzir suas subunidades, os aminoácidos. Os herbívoros as obtêm alimentando-se de plantas; os carnívoros, de outros animais. Assim, todos os seres vivos constroem suas proteínas dos mesmos 20 aminoácidos, que podem ser visualizados na Figura 28.1. Por esse motivo, cadeias de aminoácidos também são denominadas "peptídeos", palavra que deriva do grego e significa "partículas digestíveis".

As proteínas participam de todos os processos biológicos, por serem bastante versáteis quanto à função desempenhada. Elas participam da constituição estrutural de células e tecidos, da catalisação de reações químicas, da sinalização celular, do transporte de substâncias, da resposta imune etc. Um tópico bastante intrigante dentro da bioquímica é como apenas 20 aminoácidos são capazes de trazer tamanha diversidade de funções. A resposta está na exploração de aspectos estruturais dessas moléculas.

Um exemplo simples é o do alfabeto latino, cuja constituição é bastante aproximada ao número de aminoácidos existentes: 23 letras. Isoladamente, elas não exibem diversidade, pois são apenas caracteres finitos. Entretanto, podem-se criar combinações a fim de formar palavras. Cada palavra, por si só, tem um significado, e o número de combinações é altíssimo. Aumentando a complexidade, as palavras podem ser unidas

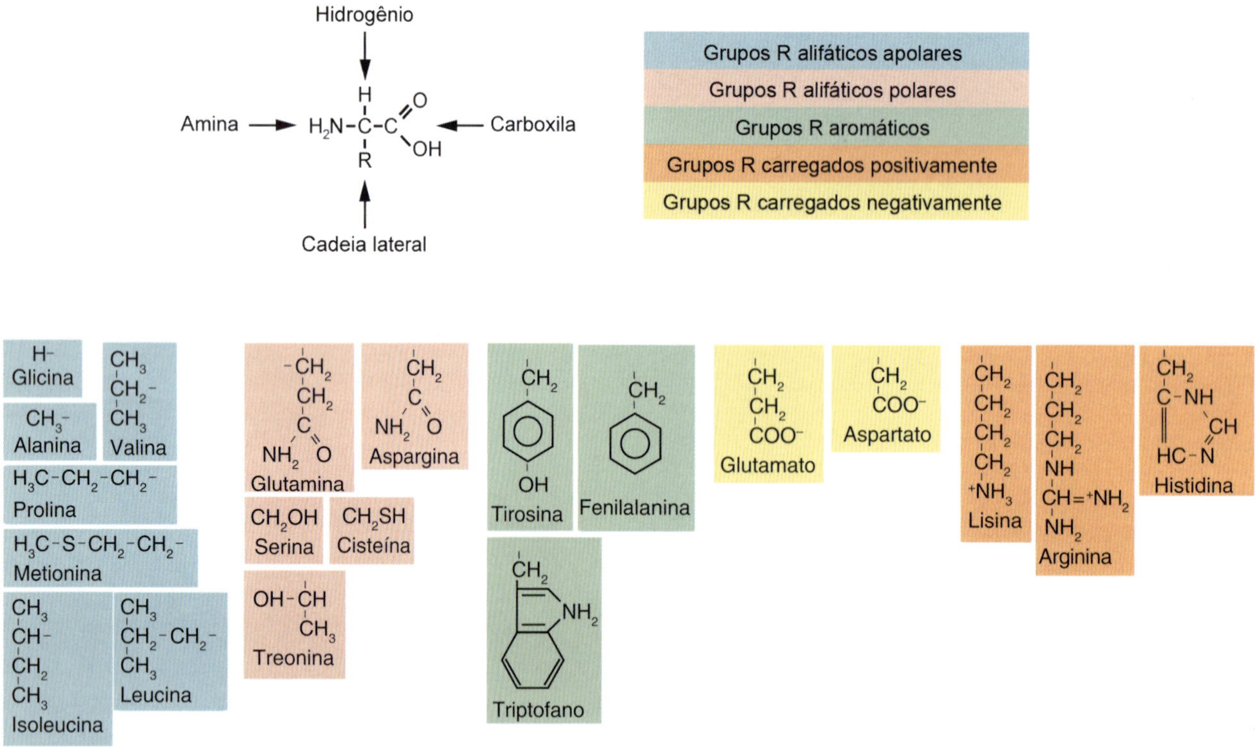

Figura 28.1 Fórmula estrutural genérica dos aminoácidos e suas cadeias laterais. Glicina (Gly; G); Alanina (Ala; A); Prolina (Pro; P); Metionina (Met; M); Valina (Val; V); Leucina (Leu; L); Isoleucina (Ile; I); Glutamina (Gln; Q); Serina (Ser; S); Cisteína (Cys; C); Asparagina (Asn; N); Treonina (Thr; T); Tirosina (Tyr; Y); Fenilalanina (Phe; F); Triptofano (Trp; W); Lisina (Lys; K); Arginina (Arg; R); Histidina (His; H); Glutamato (Glu; E); Aspartato (Asp; D).

em um texto, por exemplo, para contar uma história. Com essa metáfora, é fácil entender o porquê de a unidade química ser capaz de compor tamanha diversidade biológica: os aminoácidos são letras, as proteínas são palavras e as diversas vias metabólicas são histórias. Entretanto, ao escrever utilizando letras aleatoriamente, como "ajosijhoqdwubo", tem-se uma palavra sem qualquer significado, estruturada de modo ininteligível, pois seu formato é desconhecido, isto é, não tem função. Assim, a identidade e a função da proteína são ditadas por sua estrutura, que em primeira instância é determinada pela combinação de aminoácidos.

A estrutura das proteínas é classificada basicamente em quatro níveis: primária, secundária, terciária e quaternária. A estrutura primária é a sequência de aminoácidos, que são unidos pelo grupo carboxila de um resíduo com o grupo amino de outro, formando um grupo amida (ligação peptídica). Conforme os aminoácidos vão formando ligações peptídicas, suas cadeias laterais iniciam interações intermoleculares (dipolo-dipolo, dipolo momentâneo-dipolo induzido, pontes de hidrogênio e interações iônicas), provocando dobramentos na cadeia. O resultado desses "enovelamentos" é denominado "estrutura secundária". Existem diversos padrões de enovelamento, e uma união de estruturas secundárias específicas é o que se chama de "estrutura terciária". Por sua vez, a estrutura terciária pode se repetir e se unir com outras estruturas terciárias em uma proteína, como subunidade ou domínio, formando a estrutura quaternária, grau máximo de organização de uma proteína (Figura 28.2).

Na formação de uma proteína, todos esses passos são cruciais para seu pleno desempenho, uma vez que ligeiras modificações de formato podem alterar significativamente sua função. Uma proteína cujo formato está alterado é denominada "desnaturada", e pode ser consequência de interferências na força das interações intermoleculares das cadeias laterais (p. ex., variações de pH e temperatura) ou até mesmo na própria constituição dos aminoácidos (p. ex., defeitos genéticos).

As sentenças "não corram" e "não, corram" diferem em apenas um caractere: a vírgula. Uma simples modificação nessa sentença pôde alterar drasticamente o significado: correr ou não correr. De modo semelhante, a alteração do formato de uma proteína, mesmo que causada por um único aminoácido, modifica sua função e pode significar prejuízo em toda uma via metabólica, provocando uma doença. Além da qualidade e função da proteína em si, é importante salientar que algumas doenças estão associadas à produção de quantidade inadequada de algumas proteínas (excesso ou déficit) em determinada célula, tecido, órgão ou sistema.

NATUREZA DOS ÁCIDOS NUCLEICOS

As informações para a produção das diversas proteínas estão contidas nos ácidos nucleicos, macromoléculas presentes no núcleo e nas mitocôndrias de células eucariotas. À semelhança do que ocorre nas proteínas, os ácidos nucleicos também são formados por subunidades, nesse caso chamadas "nucleotídios". Eles podem ser classificados em dois grupos: ribonucleotídios e desoxirribonucleotídios (Figura 28.3). Quando uma macromolécula é formada por ribonucleotídios, ela recebe o nome de ácido ribonucleico ou RNA (do inglês *ribonucleic acid*). Em contrapartida, se formada por desoxirribonucleotídios, recebe o nome de ácido desoxirribonucleico ou DNA (do inglês *deoxyribonucleic acid*).

A identidade dos nucleotídios é determinada por suas nucleobases ou bases nitrogenadas, classificadas em dois grupos: as purinas, representadas por adenina (A) e guanina (G); e as pirimidinas, representadas por timina (T), citosina (C) e uracila (U). As bases A, G e C ocorrem em todos os ácidos nucleicos, entretanto a base T ocorre quase exclusivamente no DNA, enquanto a base U, no RNA, sendo elas análogas em termos de informação.

Os nucleotídios se unem pela ligação do grupo fosfato do carbono 5′ da ribose de um resíduo com a hidroxila do carbono 3′ da ribose do outro resíduo, formando uma ligação fosfodiéster. Além dessa formação covalente, algumas pontes de hidrogênio podem ocorrer entre as nucleobases. Essas pontes se dão com maior estabilidade entre pares de bases específicos: duas pontes de hidrogênio entre A e T ou A e U e três entre C e G. No caso do DNA, duas cadeias ou fitas se unem de maneira complementar, pareando exatamente AT e CG. No RNA, uma única cadeia pode dobrar em si mesma, formando algumas pontes entre bases complementares.

A estrutura do DNA é compreendida como uma dupla-hélice, na qual duas fitas de desoxirribonucleotídios se unem de maneira complementar e antiparalela: uma fita segue na direção

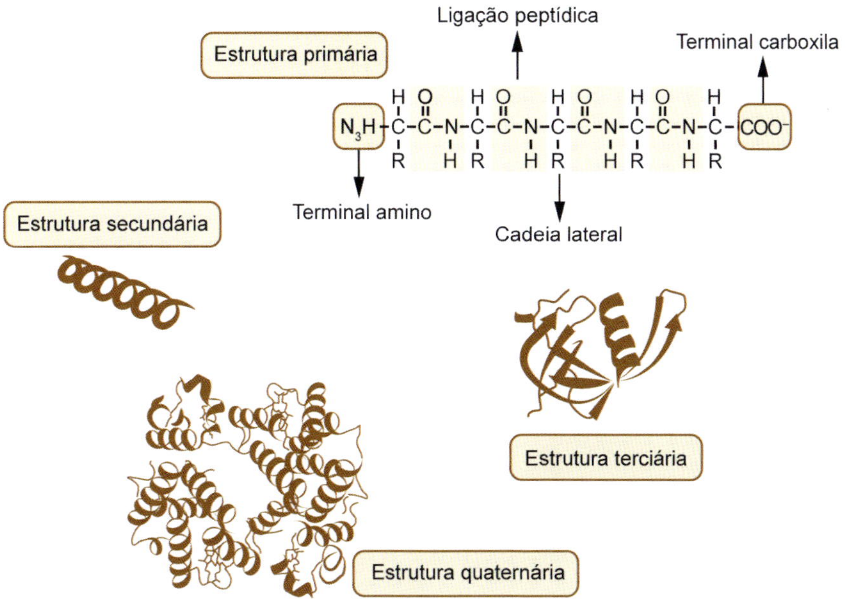

Figura 28.2 Níveis de organização estrutural das proteínas.

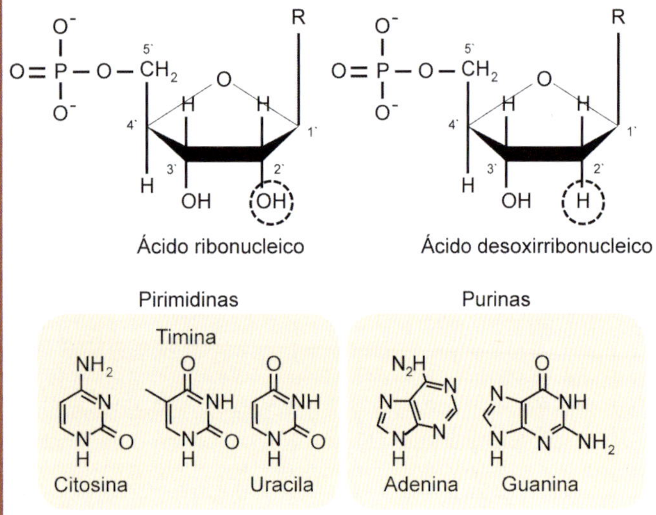

Figura 28.3 Fórmula estrutural dos ácidos nucleicos e suas nucleobases.

5′→3′ (fita positiva) e outra na direção 3′→5′ (fita negativa). No interior da estrutura helicoidal, as bases nitrogenadas formam pontes de hidrogênio, e as cargas negativas dos grupos fosfatos são voltadas para o exterior da molécula. No caso dos RNA, suas estruturas variam de acordo com o tipo. Existem basicamente três tipos de RNA que nos interessam neste capítulo: o RNA mensageiro (mRNA), o RNA de transporte ou de transferência (tRNA) e o RNA ribossômico (rRNA). O mRNA é uma fita simples de RNA que, apesar de ser helicoide, é dita linear. O tRNA, no qual as bases formam pontes de hidrogênio em regiões específicas, conferindo uma estrutura secundária e terciária à molécula, apresenta ligado ao seu terminal 3′ um aminoácido. Já o rRNA é formado por uma estrutura bastante complexa com inúmeras pontes de hidrogênio.

Como dito anteriormente, existem dois tipos de DNA em uma célula: o DNA nuclear (nDNA) e o DNA mitocondrial (mtDNA). Durante a fase G_0 do ciclo celular, o nDNA está disposto na forma de cromatina, na qual as moléculas de DNA se enrolam em complexos proteicos chamados "histonas", otimizando, assim, o espaço ocupado no núcleo. Existem duas porções distinguíveis das cromatinas: as eucromatinas, que estão pouco enroladas e correspondem a regiões ricas em genes que estão sendo expressos; e as heterocromatinas, regiões bastante densas sem informação gênica com função constitutiva ou com informações gênicas silenciadas pela célula (mecanismos chamados "epigenéticos"). Nos eventos de divisão celular, essas cromatinas são reorganizadas na forma de cromossomos, tendo um par correspondente denominado "homólogo". Dá-se o nome de genoma ao conjunto de todos os cromossomos pareados (diploide). No caso do mtDNA, cada mitocôndria carrega consigo várias cópias idênticas de um DNA de formato circular. As informações contidas no genoma nuclear são diferentes das do genoma mitocondrial.

DOGMA CENTRAL DA BIOLOGIA

A relação entre ácidos nucleicos e proteínas foi descrita por Francis Crick, em 1970, e batizada por ele mesmo como "Dogma Central da Biologia", referência não ao fato de ser incontestável, mas à pouca fundamentação científica na época, tratando-se apenas de uma grande hipótese.[1] Essa hipótese postula que o fluxo de informação celular (Figura 28.4) é unidirecional: ácidos nucleicos têm informação para se produzirem proteínas, porém uma proteína jamais poderá retornar a mesma informação a um ácido nucleico. Essa hipótese foi levada adiante, e todos os avanços na área de biologia molecular foram desenvolvidos com base nela, tornando-a ainda mais forte.

ESTRUTURA DE UM GENE

Com base nos descobrimentos de Mendel, os genes foram tratados por algum tempo como "fatores", entidades determinantes da hereditariedade. Com a conexão da genética com outras disciplinas, como a citologia e a bioquímica, foi possível realizar a associação de que os cromossomos são os detentores dos genes, que mais tarde seriam relacionados com a formação das proteínas pela biologia molecular.

Após a divisão celular, os cromossomos perdem o grau de condensação e retornam à forma de cromatina, que se divide em heterocromatina e eucromatina. No entanto, como é possível o maquinário celular saber, em termos de estrutura (bases nitrogenadas), o que é uma região rica em genes e uma região que tem apenas função constitutiva nos cromossomos? De fato, um gene não é uma entidade ou um fator, mas sim regiões do DNA passíveis de transcrição. Existem basicamente quatro motivos estruturais em um gene: região promotora, éxon, íntron e sítio de *splice*.

REGIÃO PROMOTORA

É uma porção da sequência de nucleotídios que serve como um sinalizador, indicando que ali existe um gene. Essa região é rica em sequências repetitivas, geralmente duplas de C e G, denominadas "ilhas CpG", ou duplas de T e A, conhecidas como "TATA *box*".

ÉXON

Corresponde à região do gene que de fato contém a informação para se proceder à síntese proteica. Um gene pode conter apenas um, dois ou até dezenas de éxons. Isso está relacionado com a ocorrência de proteínas que resultam de diversos genes, cada um contribuindo com um domínio da sua estrutura, ou mesmo com casos em que um único gene contém a informação para se produzirem diversas proteínas.

ÍNTRON

Também chamado "região interveniente", o íntron é uma porção desprovida de informação para a produção de proteínas dentro de um gene. Sua ocorrência é restrita aos seres eucariotos, e um íntron sempre se encontra entre dois éxons. Como será visto adiante, o íntron deve ser removido do mRNA antes da síntese proteica, para que os éxons sejam lidos de maneira contínua para a formação das proteínas.

Os íntrons têm sido associados a diversas atividades regulatórias da expressão gênica. Por exemplo, alguns íntrons podem ser

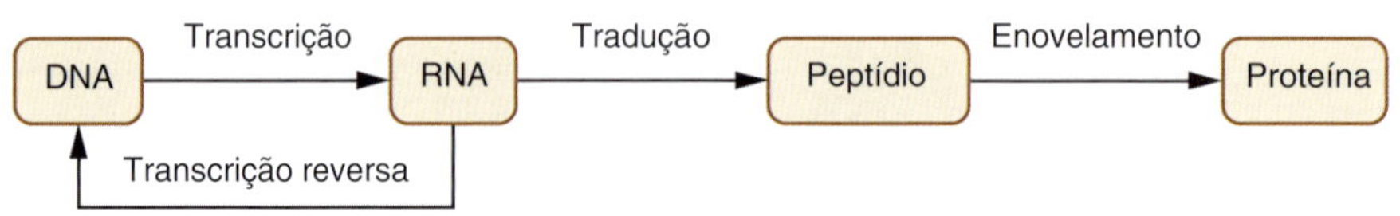

Figura 28.4 Fluxo da informação celular.

utilizados na confecção de RNA especiais, como os micro-RNA (miRNA), capazes de silenciar determinados mRNA. Outros podem servir como sítios de ligação de fatores de transcrição, os quais podem facilitar ou dificultar a transcrição. Finalmente, os íntrons demarcam o início e o fim de cada éxon, e alterações na sua sequência podem acarretar mudanças nas combinações dos éxons incluídos no mRNA maduro.

SÍTIO DE *SPLICE*

A palavra *splice* vem do inglês e significa "ligar". Como os íntrons são removidos na maturação do mRNA, os éxons devem ser unidos. Assim, o sítio de *splice* nada mais é do que uma dupla específica de bases nitrogenadas que determina o ponto de remoção dos íntrons e ligação dos éxons. Essas bases são tipicamente GT para o terminal 5´ (sítio doador) e AG para o terminal 3′ do íntron (sítio aceptor).

TRANSCRIÇÃO

Após a caracterização dos motivos estruturais dos genes, como se processam os eventos que darão origem às proteínas? Esses eventos se dividem em dois grandes processos: a *transcrição* e a *tradução*. No primeiro, o gene na forma de DNA é lido e reescrito na forma de RNA por uma proteína chamada "RNA polimerase". No segundo, o RNA transcrito é lido pelos ribossomos e traduzido em uma proteína funcional.

A enzima RNA polimerase é capaz de reconhecer uma região promotora e se ligar a ela. A leitura da sequência de DNA por essa enzima ocorre por meio de interações complexas de sua estrutura com as bases nitrogenadas, responsáveis por desfazer as pontes de hidrogênio entre as fitas complementares e parear com precisão as bases de RNA com seus complementares de DNA. Ao fim da leitura, toda a informação contida no DNA é transcrita na forma de mRNA. Aplica-se o mesmo à leitura de genes de RNA não codificantes, como tRNA e rRNA.

Uma vez formado, o mRNA deve ser maturado para que os ribossomos sejam capazes de traduzir corretamente a informação, em uma série de etapas chamadas "modificações pós-transcrição" ou "maturação do mRNA". Essas etapas, na realidade, não fazem parte da transcrição, porém sua abordagem aqui é conveniente. O primeiro passo importante é a adição da sequência Cap ao terminal 5′, que ocorre simultaneamente à transcrição. A Cap 5′ é uma sequência de bases G modificadas que se acopla ao início do mRNA, responsável pelo seu reconhecimento pelos ribossomos e pela proteção da sequência contra o ataque de exonucleases (enzimas que degradam ácidos nucleicos).

Logo após o fim da transcrição, uma sequência repetida de bases A, denominada "cauda poli-A", é adicionada ao mRNA em uma etapa chamada "poliadenilação". Essa sequência repetitiva também é importante na proteção contra o ataque de exonucleases, além de ajudar na exportação do mRNA do núcleo.

O último passo relevante é a retirada dos íntrons em um processo denominado *splicing*. Essa tarefa é executada pelo *spliceossomo*, um complexo ribonucleoproteico que identifica os sítios de *splice*, remove os íntrons e une os éxons em uma sequência ininterrupta. Esse ponto é crucial para a apropriada síntese proteica, uma vez que os íntrons, além de não codificantes, são ricos em *stop* códons (ver adiante). A estrutura final do mRNA é composta de Cap 5′, região não traduzida (UTR, do inglês *untraslated region*) da porção 5′, região codificante, UTR 3′ e cauda poli-A. Uma representação pode ser vista na Figura 28.5.

TRADUÇÃO

Ao término da maturação, o mRNA está pronto para ser traduzido em proteína. Esse processo ocorre nos ribossomos citoplasmáticos ou acoplados ao retículo endoplasmático rugoso. Esses são complexos formados por inúmeras subunidades contendo proteínas e rRNA, e formam o maquinário responsável pela montagem dos aminoácidos em proteínas.

Quando a região Cap 5′ encontra o ribossomo, este imediatamente reconhece o mRNA e inicia sua leitura, a qual ocorre de três em três bases, o que é conhecido como códon. O ribossomo progride três bases, testa diferentes anticódons de tRNA, cada um com um aminoácido distinto, e assim sucessivamente. O aminoácido é removido do tRNA e acoplado à proteína pelo ribossomo apenas se o códon do mRNA for exatamente compatível ao anticódon do tRNA. Entretanto, esses testes sucessivos somente são iniciados quando o ribossomo identifica o códon específico do aminoácido metionina, o qual é denominado "*start* códon". É por esse motivo que o mRNA apresenta a porção UTR 5′. Um sumário dos códons existentes e de seus respectivos aminoácidos pode ser visto na Figura 28.6. Existe um códon especial denominado "*stop* códon", situado um pouco antes da cauda poli-A, o qual sinaliza ao ribossomo que a síntese proteica deve ser interrompida. É por essa razão também que a porção final do mRNA não é traduzida (UTR 3′). Assim, a proteína é liberada e o mRNA, descartado.

REPLICAÇÃO DO DNA

Além da interação entre ácidos nucleicos e proteínas no metabolismo celular, outro tópico de bastante interesse em biologia molecular é a replicação do DNA. O entendimento de como a

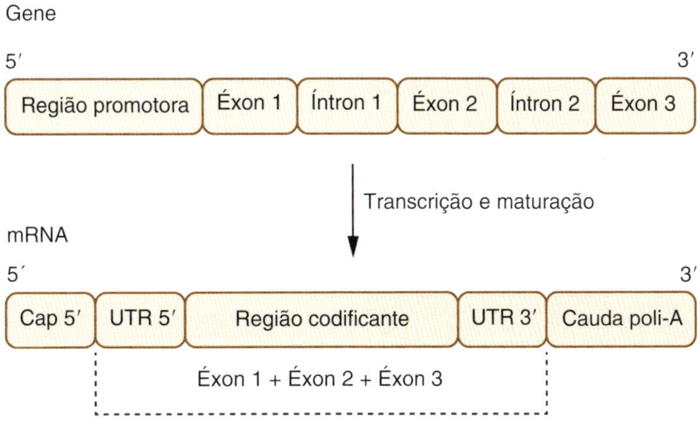

Figura 28.5 Representação esquemática das estruturas de um gene e de seu respectivo RNA mensageiro.

	U	C	A	G	
U	UUU UUC Fenilalanina UUA UUG Leucina	UCU UCC UCA UCG Serina	UAU UAC Tirosina UAA UAG	UGU UGC Cisteína UGA UGG Triptofano	U C A G
C	CUU CUC CUA CUG Leucina	CCU CCC CCA CCG Prolina	CAU CAC Histidina CAA CAG Glutamina	CGU CGC CGA CGG Arginina	U C A G
A	AUU AUC AUA Isoleucina AUG Metionina	ACU ACC ACA ACG Treonina	AAU AAC Asparagina AAA AAG Lisina	AGU AGC Serina AGA AGG Arginina	U C A G
G	GUU GUC GUA GUG Valina	GCU GCC GCA GCG Alanina	GAU GAC Aspartato GAA GAG Glutamato	GGU GGC GGA GGG Glicina	U C A G

Figura 28.6 Códons do RNA. Em destaque, *start* códon (verde) e *stop* códons (lilás).

informação genética é copiada durante a divisão celular foi de extrema importância no desenvolvimento de algumas biotecnologias, como a reação em cadeia da polimerase (PCR).

Em uma visão global, a replicação do DNA é uma reação na qual as fitas antiparalelas são separadas e utilizadas como molde para a síntese de duas novas fitas complementares, produzindo duas moléculas de DNA contendo uma fita antiga e outra nova. Por manter uma fita do molde original em cada cópia, o processo é dito semiconservativo. Apesar de ser um conceito bastante simples, esse evento acontece nas dependências de um sistema enzimático complexo.

As fitas de DNA são separadas pelo conjunto helicase e topoisomerase, cujas funções são romper as pontes de hidrogênio entre as nucleobases e desfazer a torção do DNA, respectivamente. Essa atividade disponibiliza as fitas para se proceder à cópia e produz uma estrutura chamada "forquilha de replicação".

A cópia é feita por leitura da sequência e subsequente adição de bases complementares, tarefa essa executada pela enzima DNA polimerase. A leitura é sempre feita no sentido 3′3′→5′ da fita molde, com a síntese ocorrendo no sentido 5′→3′. A fita molde que é desdobrada no sentido 3′→5′ pela forquilha de replicação tem então sua leitura realizada de maneira ininterrupta, dando origem a síntese de uma fita 5′→3′ (positiva).

A fita molde complementar, em contrapartida, é desdobrada no sentido 5′→3′ na forquilha, o que impossibilita a leitura contínua pela DNA polimerase. A estratégia adotada nessa situação é: na subunidade α da DNA polimerase, existe um domínio capaz de inserir um *primer*, uma pequena sequência de RNA complementar capaz de se ligar no molde de DNA e servir como um iniciador da leitura, sendo posteriormente substituída por DNA. Assim, a DNA polimerase consegue sintetizar a nova fita (negativa) de maneira descontínua no sentido 3′→5′, formando pequenos fragmentos conhecidos como fragmentos de Okazaki. Por fim, o processo é completado com a união desses fragmentos pela enzima DNA ligase.

REFERÊNCIAS BIBLIOGRÁFICAS

1. Crick F. Central dogma of molecular biology. Nature. 1970;227:561-63.
2. Jo BS, Choi SS. Introns: the functional benefits of introns in genomes. genomics inform. 2015;13(4):112-8.

BIBLIOGRAFIA

Nelson DL, Cox MM. Lehninger: principles of biochemistry. 5. ed. New York: WH Freeman; 2008. p. 1970.

Tan SC, Yiap CB. DNA, RNA and protein extraction: the past and the present. J Biomed Biotechnol. 2009;2009:10.

29

Aplicações das Técnicas de Manipulação de Ácidos Nucleicos para Diagnóstico de Enfermidades Infecciosas e Parasitárias em Cães e Gatos

Cáris Maroni Nunes • Yuri Tani Utsunomiya • Rafaela Beatriz Pintor Torrecilha • José Fernando Garcia

INTRODUÇÃO

Testes que amplificam ácidos nucleicos de agentes biológicos representam a ferramenta diagnóstica mais recente e rápida para o veterinário clínico. A reação em cadeia da polimerase (PCR) é mais utilizada para amplificar pequeníssimas quantidades de ácido desoxirribonucleico (DNA) presentes em amostras biológicas, em poucas horas. Do mesmo modo, o ácido ribonucleico (RNA) também pode ser amplificado, uma vez que é possível convertê-lo em cDNA por meio da transcriptase reversa (RT-PCR).[1]

A aplicação da PCR na clínica de pequenos animais é maior para diagnóstico de agentes infecciosos e parasitários, particularmente para agentes de crescimento lento e difícil, porém também é utilizada em combinação com outras técnicas para a detecção de alterações genéticas, como mutações e polimorfismos, avaliação da resistência microbiana a antibióticos, doenças neoplásicas, bem como avaliação da carga viral ou parasitária.[2]

SELEÇÃO, COLETA E CONSERVAÇÃO DA AMOSTRA

O sucesso da aplicação de técnicas de manipulação de ácidos nucleicos para fins diagnósticos depende fundamentalmente da amostra. Ao optar por um teste que utiliza tecnologias de DNA ou RNA, o clínico deve sempre ter em mente as seguintes perguntas: Estou colhendo o material certo? O procedimento de coleta é apropriado? A quantidade de amostra é adequada? O acondicionamento e a remessa do material estão corretos? Essa etapa é a mais importante de todo o processo, pois é da amostra enviada que os ácidos nucleicos serão extraídos e posteriormente manipulados e analisados.

A amostra biológica a ser colhida para o diagnóstico molecular depende da disponibilidade e da facilidade de coleta, além do objetivo do diagnóstico. Como rotina, amostras frescas são mais interessantes. Nessa categoria, o sangue total apresenta maior facilidade de coleta. Amostras de sangue devem ser colhidas em tubos com anticoagulante não heparinizados (preferencialmente citrato de sódio ou ácido etilenodiamino tetra-acético [EDTA]) e devem ser mantidas congeladas (de −20 a −80°C) até o processamento.

Amostras de liquor ou de tecidos de biopsias e necropsias também podem ser utilizadas e devem, preferencialmente, ser mantidas congeladas a −20°C.[1,3] Alternativamente, as amostras podem ser mantidas em etanol a 95%, em temperatura ambiente.

Sempre que possível, as amostras devem ser coletadas em duplicata a fim de que se possa repetir a extração do DNA, caso seja necessário. De modo geral, utilizam-se de 500 a 700 mℓ de sangue total e de 10 a 30 mg de tecidos.

A extração de RNA, em geral, exige maiores cuidados para que não haja degradação do ácido nucleico, mais lábil que o DNA, e demanda que as amostras sejam imediatamente congeladas a −80°C, caso o objetivo da análise necessite, por exemplo, da avaliação da expressão de determinada proteína em tecidos, análise ainda não rotineira para os clínicos veterinários.

Os resultados de detecção de DNA de agentes nas amostras sofrem influência da fase de evolução da doença, condição essa difícil de avaliar para doenças de evolução longa, como a leishmaniose visceral, ou em pacientes previamente submetidos a tratamento antimicrobiano, por exemplo. Assim, as amostras devem ser preferencialmente colhidas antes do estabelecimento do tratamento, diminuindo a possibilidade de resultados falso-negativos.

Em cães com leishmaniose visceral, por exemplo, a medula óssea apresenta maior quantidade de parasitos, seguida da pele, com ou sem lesão cutânea. O sangue periférico apresenta a menor quantidade de parasitos e sofre influência maior do tempo de evolução da doença. Uma das desvantagens é a dificuldade na coleta de medula óssea.[4,5,6] Entretanto, pesquisas recentes demonstram que *swab* de conjuntiva ocular apresenta alta quantidade de parasitas e sua coleta é rápida e não invasiva, sendo uma excelente escolha para a rotina clínica.[4]

INTERPRETAÇÃO DOS RESULTADOS

A aplicação de técnicas de biologia molecular é cada vez mais frequente para o diagnóstico de enfermidades de cães e gatos. Entretanto, a interpretação do resultado deve levar em consideração que nenhum teste diagnóstico apresenta 100% de confiabilidade, ou seja, apresenta variações de sensibilidade e de especificidade. Essas características dependem de fatores, como a técnica diagnóstica propriamente dita, e da prevalência da doença, particularmente quando se aplica um teste em nível populacional.

Assim, utiliza-se o termo sensibilidade analítica ao se referir ao menor número de cópias de DNA-alvo que se pode detectar por determinada técnica, e especificidade analítica diz respeito à reatividade específica dentro de um espectro de organismos relacionados.[7] Já a sensibilidade (S) epidemiológica do teste diz respeito à capacidade de identificar corretamente os animais infectados, e a especificidade (E) epidemiológica, à capacidade que o teste tem em identificar corretamente os animais não infectados. Assim, um teste com alta sensibilidade resulta em pequeno número de resultados falso-positivos, enquanto um com alta especificidade, em poucos falso-negativos.

O valor preditivo positivo (VPP) de um teste mede a probabilidade de que um resultado positivo seja realmente um infectado ou doente, e o valor preditivo negativo (VPN) mede a probabilidade de que um resultado negativo seja realmente de um animal não infectado ou doente.[8] Um teste pode não ser capaz de diferenciar um animal exposto de um já doente. Nesse caso, seu valor preditivo é baixo.

Conhecer essas características dos testes (S, E,VPP e VPN) e saber que elas variam para cada teste e agente infeccioso ou parasitário ajuda o clínico na interpretação dos resultados e na decisão da melhor conduta para seu paciente. No Quadro 29.1, são apresentadas as variáveis para que se calculem essas características dos testes diagnósticos.

REAÇÃO EM CADEIA DA POLIMERASE | PCR

A PCR foi originalmente descrita por Saiki *et al.* e aperfeiçoada por Mullis *et al.* na década de 1980,[9] sendo um método *in vitro* de amplificação específica de ácidos nucleicos, no qual um segmento particular de DNA pode ser replicado. Essa técnica emprega dois oligonucleotídios iniciadores, e cada um se liga à região complementar da fita oposta do DNA a ser amplificado (Figura 29.1). Estes estão orientados de tal maneira que a síntese de DNA feita pela polimerase é realizada na região entre os dois iniciadores. O requerimento para reação é simples: alíquota das amostras de DNA, oligonucleotídios iniciadores específicos (*primers*), DNA polimerase termoestável de *Thermus aquaticus*, quatro desoxirribonucleotídios e um tampão apropriado. A amplificação ocorre por ciclos repetidos de aquecimento das amostras, iniciando pela desnaturação do DNA a 95°C, seguido do pareamento dos oligonucletídeos iniciadores. Em geral, isso se dá a temperaturas que podem variar de 37 a 55°C (anelamento) e, em seguida, a 72°C, a DNA polimerase termoestável estende as fitas duplas de DNA dos *primers* anelados, usando DNA de fita simples como molde. O resultado é o acúmulo exponencial do fragmento-alvo, específico, na proporção de aproximadamente 2^n, em que "n" é o número de ciclos a serem realizados. As reações são realizadas em um ciclador automático de temperatura programável (termociclador).

De modo geral, a PCR é mais sensível que técnicas citológicas ou histopatológicas, sendo comparável ao cultivo e inoculação em animais de laboratório, com a vantagem de identificar agentes de difícil cultivo *in vitro*, como *Mycoplasma* sp., *Chlamydia* sp., rickéttsia e vírus. A especificidade varia bastante e depende, principalmente, dos oligonucleotídios iniciadores escolhidos que devem resultar na amplificação de fragmento de DNA que codifica apenas para determinada proteína. Assim, a escolha dos oligonucleotídios pode resultar em amplificação de um fragmento gênero-específico (p. ex., *Ehrlichia* spp.) ou espécie-específico (*E. canis*).[1]

Por ser um teste bastante sensível, a PCR pode revelar resultados falso-positivos decorrentes de contaminação das amostras na coleta e/ou no processamento ou da escolha inadequada dos *primers* e das condições inadequadas da reação. Em contrapartida, resultados falso-negativos também podem ocorrer, principalmente pela presença de inibidores na amostra de DNA, bastante comum em amostras de fezes[2] ou pela baixa representatividade do DNA-alvo na amostra a ser testada. Falso-negativos também podem ser observados quando da detecção de vírus RNA, por RT-PCR, em animais em tratamento específico para o agente em questão,[1] ou quando da conservação inadequada da amostra biológica.

Embora bastante sensíveis, técnicas de PCR apresentam, em geral, baixo valor preditivo positivo, ou seja, não necessariamente um resultado positivo significa que o animal está doente, uma vez que o DNA amplificado pode ser decorrente de agente já morto na hora da coleta da amostra. No caso de animais poderem ser portadores da doença, ou seja, albergarem o agente, mas não manifestarem sintomas, um resultado positivo também não significará a ocorrência de doença. Além disso, testes de PCR podem não diferenciar cepas vacinais daquelas de campo para alguns agentes cuja vacinação é feita com vacina viva modificada (VVM), dificultando a interpretação dos resultados, a exemplo das infecções por herpes-vírus felino[1] e pelo vírus da cinomose canina.[10]

Além desses problemas, há que se observar que os resultados podem variar de acordo com as condições laboratoriais, sendo importante existir o mínimo de controle de qualidade entre laboratórios que oferecem diagnóstico com base em manipulação de ácidos nucleicos, a fim de dar confiabilidade aos clínicos.

QUADRO 29.1 Cálculo das características de um teste diagnóstico usando-se uma tabela 2 × 2.

Teste	Infectado	Não infectado	Total
Positivo	a (VP)	b (FP)	a + b (VP + FP)
Negativo	c (FN)	d (VN)	c + d (FN + VN)
Total	a + c (VP + FN)	b + d (FP + VN)	N

FN: falso-negativo; FP: falso-positivo; VN: verdadeiro-negativo; VP: verdadeiro-positivo.

EXTRAÇÃO E QUANTIFICAÇÃO DE ÁCIDOS NUCLEICOS

A extração é o procedimento de retirada dos ácidos nucleicos do interior das células. Existem diversos métodos e *kits* comerciais de extração, específicos para cada tipo de tecido ou fluido biológico e de custo variado. Entretanto, todos eles compartilham os seguintes fundamentos:

- Lise celular
- Remoção de membranas e proteínas, principalmente nucleases
- Desnaturação de complexos nucleoproteicos
- Precipitação dos ácidos nucleicos.

A análise da existência de ácidos nucleicos efetivamente extraídos pode ser feita por eletroforese em gel de agarose, revelado por corante que se liga ao DNA em luz ultravioleta, ou espectrofotometria. Esse controle de qualidade fornece informações importantes para se avaliar a viabilidade da aplicação de técnicas sobre aquele grupo de amostras.

A Figura 29.2 apresenta um fluxograma para a decisão do método de extração de ácidos nucleicos de amostra biológica, segundo a localização do agente.

VARIAÇÕES DA PCR

Multiplex PCR

Nessa técnica, vários oligonucleotídios iniciadores específicos para diferentes DNA-alvo são incluídos na mesma reação, permitindo a amplificação simultânea de fragmentos de DNA de dois ou mais agentes diferentes na mesma amostra clínica, ou até mesmo a diferenciação entre espécies de um mesmo gênero, a exemplo da *Ehrlichia*.[2]

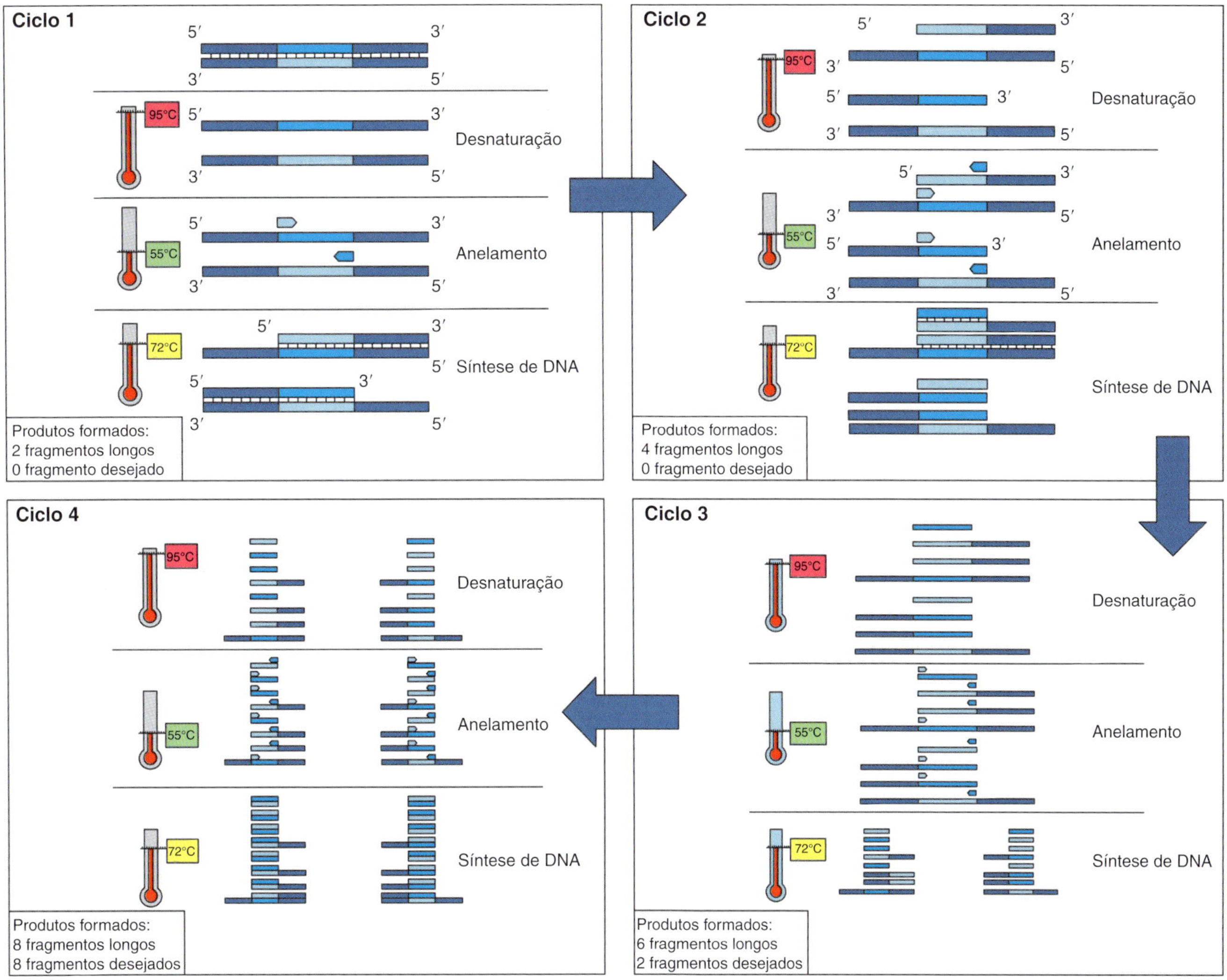

Figura 29.1 Representação esquemática da amplificação de fragmento de DNA por meio da PCR.

Polimorfismo do tamanho dos fragmentos de restrição | PCR-RFLP

As enzimas de restrição reconhecem sequências específicas de bases em DNA de dupla-hélice e clivam ambos os filamentos em pontos específicos. Elas são indispensáveis para analisar a estrutura cromossômica, isolar genes e clonar moléculas de DNA. São observadas em uma grande variedade de procariontes e reconhecem sequências específicas de quatro a oito pares de bases, hidrolisando uma ligação fosfodiéster em cada filamento nessa região. Acoplada à PCR, a análise dos tamanhos dos fragmentos amplificados e cortados com enzimas de restrição (PCR-RFLP) à eletroforese permite a identificação de polimorfismos (mutações, deleções) em regiões específicas dos genomas, diferenciando cepas, espécies ou indivíduos.[2]

Transcriptase reversa | RT-PCR

A RT-PCR é uma técnica semiquantitativa que permite não somente detectar se há agentes RNA, como avaliar a expressão de determinadas proteínas em tecidos ou células. O mRNA (que traz a informação para a síntese das proteínas) é extraído da amostra biológica e serve como molde, a partir do qual, com o auxílio da enzima transcriptase reversa, fragmento específico de cDNA é sintetizado em condições semelhantes às da PCR convencional. Após a síntese de cDNA, nova fita de DNA é sintetizada em uma segunda reação. A RT-PCR pode ser útil para evidenciar infecção ativa, já que não amplifica DNA de organismos mortos, uma vez que necessita de mRNA na amostra.[2]

Nested-PCR

A sensibilidade da PCR convencional pode ser prejudicada pela qualidade e pela quantidade dos ácidos nucleicos presentes na amostra. Assim, a *nested*-PCR pode ser utilizada para diminuir essa interferência e aumentar a chance de identificação dos agentes. Na primeira PCR, os oligonucleotídios utilizados são direcionados para a amplificação de um fragmento maior de DNA, seguido de uma segunda reação, com oligonucleotídios diferentes, mas que usam o fragmento amplificado como molde, resultando em amplificação de fragmento menor e em quantidades maiores, uma vez que o DNA usado como molde está presente em grande quantidade. Como variação, pode-se usar apenas um dos oligonucleotídios diferentes na segunda reação. Nesse caso, o procedimento é denominado *hemi-nested* PCR.[2]

PCR em tempo real | qPCR

A PCR em tempo real (em inglês, *real time PCR*) é utilizada para avaliação quantitativa da existência de ácidos nucleicos de diferentes agentes biológicos, como bactérias, vírus, fungos

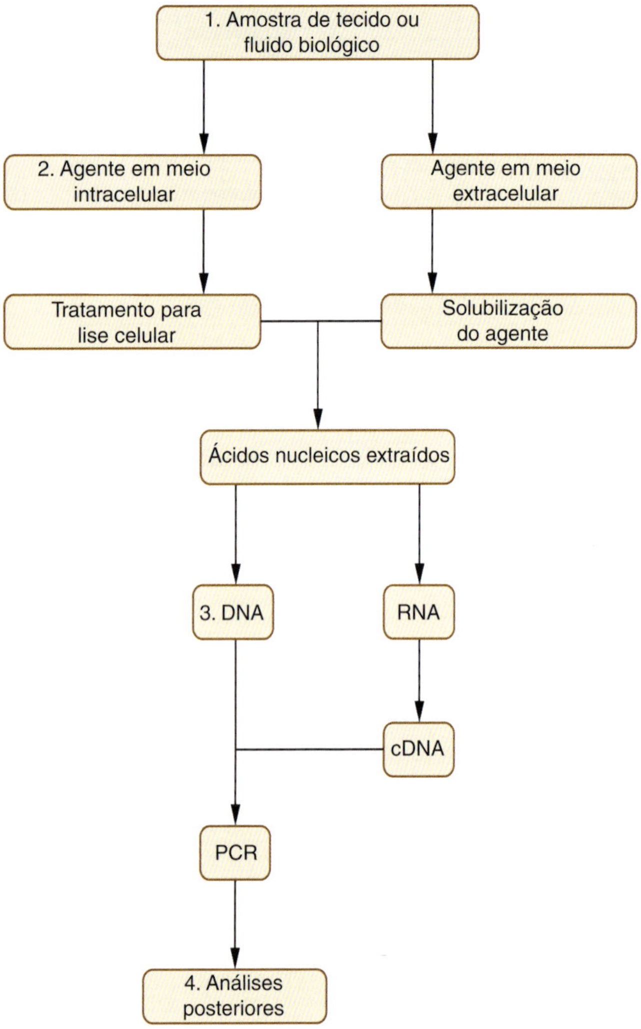

Figura 29.2 Fluxograma dos principais eventos envolvidos na extração, na amplificação e na análise de ácidos nucleicos com base em amostras biológicas.

e parasitas.[6] A quantidade de DNA presente em uma amostra pode ser relacionada com a existência ou não de doença para alguns agentes.[1] Assim, a qPCR é capaz de detectar positividade para *Leishmania* spp., mesmo quando houver pequena quantidade de DNA (0,1 fg DNA/mℓ, o que representa 1/3.000 de um parasito).[6]

Além de possibilitar a quantificação dos agentes na amostra, a grande vantagem da qPCR é permitir a análise dos resultados da reação durante sua execução, dispensando a necessidade de realizar eletroforese posterior à reação para evidenciar os resultados. Por outro lado, o custo e as dificuldades na padronização das condições ainda restringem seu uso na clínica de pequenos animais,[2] mas atualmente já vem sendo utilizado principalmente para o acompanhamento de tratamento de leishmaniose canina em áreas endêmicas. Assim, aos poucos, a importância do acompanhamento e do diagnóstico das doenças com a utilização de técnicas moleculares vai fazendo parte da rotina em clínicas e hospitais veterinários.

SEQUENCIAMENTO DE DNA

Para algumas doenças, a identificação da espécie requer a amplificação de fragmento de DNA e posterior sequenciamento. O princípio do método de Sanger *et al.*[11] para a realização de sequenciamento se baseia na síntese de nova fita de DNA pela fita molde simples, usando, entretanto, além dos precursores normais do DNA (dATP, dCTP, dGTP e dTTP), didesoxinucleotídios trifosfatados (ddATP, ddCTP, ddGTP e ddTTP). Ao ser incorporada à fita que está sendo sintetizada, a molécula de ddNTP bloqueia a extensão dela, possibilitando a síntese de fragmentos de tamanhos variados, sempre terminando com a mesma base. Isso permite a geração de fragmentos de DNA de diferentes tamanhos em cada um dos quatro tubos, que, quando submetidos a eletroforese lado a lado, permitem a leitura da sequência original da molécula recombinante. Para a visualização da sequência, os desoxinucleotídios são marcados com um corante fluorescente diferente para cada um deles (amarelo, azul, verde e vermelho), permitindo a leitura automatizada e a determinação da sequência (Figura 29.3).

A obtenção da sequência de determinado fragmento de DNA permite sua comparação com outras sequências, resultando, por exemplo, na diferenciação de espécies de um mesmo gênero, como na leishmaniose.

Uma das limitações da PCR e suas variações é a necessidade absoluta de se ter alguma informação da sequência de DNA que se deseje amplificar, o que pressupõe que estudos prévios de determinação das sequências de DNA dos agentes já tenham sido publicados e depositados em banco de dados de acesso livre. O banco de dados de sequências de ácidos nucleicos mais corriqueiramente utilizado é o GenBank (http://www.ncbi.nlm.nih.gov/pubmed).

A identificação molecular do agente depende da escolha do marcador genético mais adequado, considerando-se que, para o diagnóstico com base em PCR e variações, a região do gene selecionada deve ser a mais diferente possível entre as espécies e com a menor variação possível dentro de uma mesma espécie. Inversamente, a identificação de cepas ou isolados exige a seleção de região com altas variações intraespecíficas. O cassete do gene ribossômico (rDNA), por exemplo, que apresenta os espaçadores internos transcritos 1 e 2 (*internal transcript spacer* – ITS_1 e ITS_2) e do espaçador intergênico é bastante explorado para identificação de espécies de nematoides e outros parasitos. Por outro lado, o mtDNA é particularmente útil para estudos de genética de populações e taxonomia.[12]

A Figura 29.4 sintetiza as informações comentadas neste capítulo com o intuito de orientar o clínico veterinário na decisão de qual técnica diagnóstica utilizar.

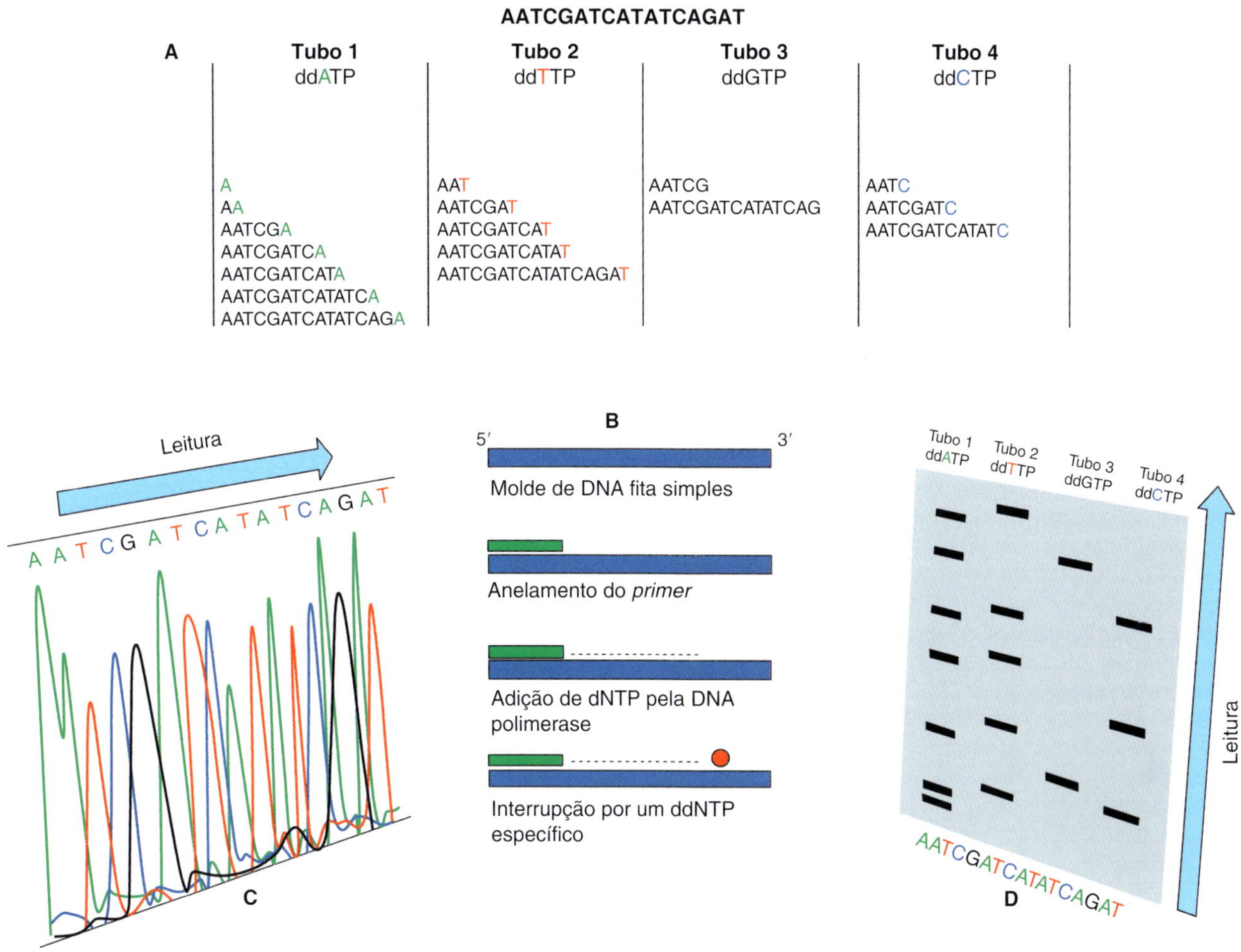

Figura 29.3 Representação das etapas de sequenciamento de fragmento de DNA. **A.** Tubos contendo DNA molde, oligonucleotídio iniciador e didesoxinucleotídios trifosfatados (ddNTP) marcados com corante fluorescente, em quatro reações separadas. **B.** Amplificação da fita de DNA simples e interrupção quando da incorporação de um ddNTP marcado. **C.** Representação gráfica da eletroforese capilar. **D.** Representação da eletroforese em gel das amplificações realizadas em **A**.

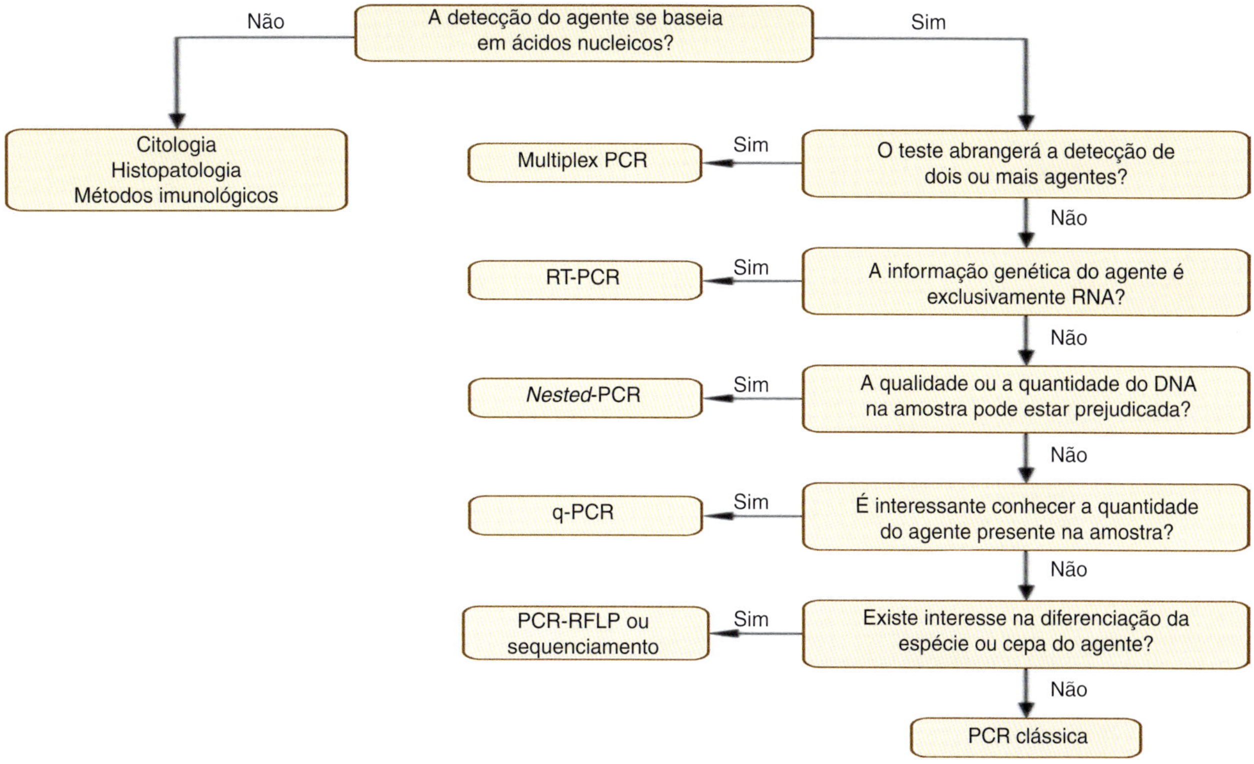

Figura 29.4 Esquematização da aplicação das técnicas de biologia molecular para diagnóstico.

REFERÊNCIAS BIBLIOGRÁFICAS

1. Lappin MR. Infectious disease diagnostic assays. Topics in Companion Anim Med. 2009;24:199-208.
2. Cuchacovich R. Clinical applications of the polymerase chain reaction. Infect Dis Clin North Am. 2006;20:735-58.
3. Galluzi L, Cecarelli M, Diotallevi A, Menotta M, Magnani M. Real time PCR applications for diagnosis of leishmaniasis. Parasit Vector. 2018;11:273.
4. Torrecilha RBP, Utunomiya YT, Bosco AM, Almeida BF, Pereira PP, Narciso LG, Pereira DCM, Baptistiolli L, Calvo-Bado L, Courtney O, Nunes CM, Ciarlini PC. Correlation between peripheral parasite load and common clinical and laboratory alterations in dogs with visceral leishmaniasis. Prev Vet Med. 2016;132:83-87.
5. Francino O, Sánchez-Robert E, Rodriguez A, Solano-Gallego L, Alberola J, Ferrer L *et al.* Advantages of real-time PCR assay for diagnosis and monitoring of canine leishmaniosis. Vet Parasitol. 2006;137:214-21.
6. Quaresma PF, Murtab SMF, Ferreira EC, Rocha-Lima ACVM, Xaviera AAP, Gontijo CMF. Molecular diagnosis of canine visceral leishmaniasis: identification of *Leishmania* species by PCR-RFLP and quantification of parasite DNA by real-time PCR. Acta Tropica. 2009;111:289-94.
7. Conraths FJ, Schares G. Validation of molecular-diagnostic techniques in the parasitological laboratory. Vet Parasit. 2006;136:91-8.
8. Evermann JF, Sellon RK, Sykes JE. In: Greene CE, editor. Infectious disease of the dog and cat. Laboratory diagnosis of viral and rickettsial infections and epidemiology of infectious disease. 3. ed. Pennsylvania: WB Saunders; 2006. p. 1-9.
9. Saiki RK, Scharf S, Faloona F, Mullis K, Horn G, Erlich H. Enzymatic amplification of betaglobin genomic sequences and restriction *site* analysis for diagnosis of sickle cell anemia. Science. 1985;230:1350.
10. Calderon P, Calderon MG, Remorini P, Periolo O, Iglesias M, Mattion N *et al.* Detection by RT-PCR and genetic characterization of canine distemper virus from vaccinated and non-vaccinated dogs in Argentina. Vet Microbiol. 2007;125:341-49.
11. Sanger F, Nicklen S, Coulson R. DNA sequencing with chain-terminating inhibitors. Proc Nati Acad Sci EUA. 1977;74:5463-67.
12. Traversa D, Otranto D. Biotechnological advances in the diagnosis of little-known parasitoses of pets. Parasitol Res. 2009;104:209-16.

30 Doenças Genéticas

Rafaela Beatriz Pintor Torrecilha • Yuri Tani Utsunomiya • José Fernando Garcia • Cáris Maroni Nunes

INTRODUÇÃO

Embora a abordagem das doenças em sistemas orgânicos se faça interessante na composição do raciocínio clínico, a organização de um material de consulta deve privilegiar também o rápido acesso à base etiológica das enfermidades e as técnicas disponíveis para sua detecção. Assim, este capítulo objetiva apresentar o estado da arte do grupo de enfermidades cuja etiologia é dita genética, trazendo ao clínico de pequenos animais os fundamentos que compõem o entendimento da etiologia e do diagnóstico dessas doenças, bem como fácil acesso aos exames existentes atualmente para a detecção de algumas enfermidades específicas.

É considerada uma doença ou defeito genético qualquer enfermidade ou anomalia cuja etiologia esteja relacionada com o material genético do animal. Apesar de simples, esse conceito gera algumas dúvidas. Denomina-se material genético toda a informação contida nos ácidos nucleicos, tanto nucleares quanto mitocondriais, das primeiras células do embrião. Assim, há uma distinção entre doença genética e qualquer outra enfermidade adquirida que afete o material genético de populações específicas de células em um animal (p. ex., mutações em células somáticas provocando neoplasias). Atualmente, existem registradas na base de dados *Online Mendelian Inheritance in Animals* (OMIA) pelo menos 784 doenças genéticas na espécie canina e 362 na felina. Dessas, têm a causa descrita pelo menos 297 em cães e 83 em gatos. Desse modo, esse tema não pode ser simplesmente ignorado pelo clínico de pequenos animais, tendo em vista que 471 doenças genéticas de cães e 228 de gatos são potenciais modelos para doenças genéticas humanas.

Resgatando a organização clássica dos tratados de medicina interna, as doenças genéticas podem ser representativas de qualquer sistema, dependendo da natureza da informação genética envolvida. Consequentemente, elas apresentam características bastante distintas entre si e dificilmente podem ser correlacionadas de maneira clinicamente prática. Apesar de se esperar que eles se manifestem no animal jovem (p. ex., surdez), alguns desses distúrbios podem apresentar sinais apenas na idade adulta (p. ex., mielopatia degenerativa). No entanto, todos eles compartilham algo em comum, o que permite que sejam organizados e compreendidos neste breve capítulo: as bases de sua origem, transmissão, desenvolvimento e diagnóstico. Para melhor compreensão dos conceitos aqui aplicados, segue um glossário dos termos-chave frequentes em genética clínica:

- Doença genética: enfermidade cuja etiologia está relacionada com defeito genético
- Defeito genético: anormalidade em um gene ou cromossomo (estrutura ou número)
- Congênito: condição expressa na vida fetal ou logo após o nascimento
- Hereditário: condição que pode ser transmitida dos pais para a prole
- Genoma: conjunto de toda a informação genética de um animal
- Cariótipo: visualização dos cromossomos do núcleo de uma célula
- *Locus* (singular) e *loci* (plural): fragmento ou região específica de um cromossomo
- Gene: *locus* que detém uma informação codificante ou funcional (*i. e.*, passível de transcrição)
- Alelo: informação presente em determinado *locus* em um dos cromossomos homólogos (cada *locus* apresenta dois alelos, uma vez que cães e gatos são seres diploides)
- Fenótipo: característica expressa em um animal, resultante da interação do genótipo com fatores ambientais
- Genótipo: conteúdo alélico de um *locus* (p. ex., AA, Aa, aa)
- Haplótipo: combinação específica de inúmeros alelos em diferentes *loci*
- Homozigoto: animal cujo genótipo para determinado *locus* é de dois alelos idênticos por estado
- Heterozigoto: animal cujo genótipo para determinado *locus* é de dois alelos diferentes por estado
- Doença monogênica: enfermidade associada a um único *locus* gênico
- Doença poligênica: enfermidade causada pela combinação de vários alelos desfavoráveis em diferentes *loci* gênicos
- Linhagem: grupo de indivíduos com mesma ascendência.

De maneira genérica, doenças genéticas podem surgir em qualquer raça de cão ou gato. Entretanto, muitas delas são restritas a algumas raças ou mesmo famílias de animais. Esse fato está relacionado com o surgimento de variações na sequência de DNA e sua sobrevivência ao processo de seleção. Em um ambiente selvagem, muitas dessas variações causadoras de doença são eliminadas naturalmente, pois elas trazem desvantagens competitivas aos animais que as apresentam, principalmente de sobrevivência e de reprodução. No entanto, os animais domésticos vêm sendo selecionados pelo homem há séculos para características desejáveis, o que proporcionou a prevalência artificial de alelos causadores de enfermidades. Doenças genéticas individuais também podem ocorrer em cães e gatos. Esses raros casos são decorrentes de mutação do DNA na formação das células germinativas (espermatozoide ou oócito) ou na embriogênese, levando ao aparecimento de variantes exclusivas que não foram herdadas dos pais. Variantes do DNA exclusivas recebem o nome de mutação *de novo*.

Alguns distúrbios genéticos são bastante marcados, porém dificilmente existem sinais patognomônicos de sua ocorrência. Geralmente eles ocorrem como síndromes, malformações ou erros inatos do metabolismo, uma vez que é frequente estarem associados a genes que codificam proteínas que desempenham funções em diversos tipos celulares, como as enzimas.

A elucidação dos mecanismos de várias doenças genéticas em cães e gatos somente foi possível graças aos avanços nas áreas de biologia molecular e biotecnologia, os quais se materializaram em acuradas técnicas de diagnóstico. Apesar de ainda não serem extensamente aplicados na rotina no Brasil, esses exames tornaram-se importantes na medicina de pequenos animais, por permitirem: (1) opções de diagnóstico ao clínico mediante a suspeita de uma doença genética; (2) desenvolvimento de estudos epidemiológicos para se identificar o padrão de herança e a predisposição racial dessas enfermidades e (3) a geração de testes para a certificação de *pedigree* e registro genealógico, de particular interesse dos criadores de cães e gatos.

Naturalmente, para se chegar ao entendimento do que é uma informação genética alterada, primeiramente é preciso estabelecer o que é considerado informação normal. Assim, pesquisas na área de genômica têm ganhado importância não somente na compreensão das bases moleculares de doenças humanas e animais, mas também no entendimento da variabilidade genética e de como diferentes conjuntos alélicos determinam o fenótipo dos animais. Essas iniciativas estão relacionadas, principalmente, com a existência de doenças genéticas humanas similares àquelas observadas em outras espécies animais, o que faz da pesquisa genética em cães e gatos uma valiosa fonte de informação para o entendimento de doenças no homem. Consequentemente, a clínica de pequenos animais beneficia-se dessas pesquisas, e a criação desse pequeno capítulo somente foi possível graças ao desenvolvimento técnico-científico nesse campo.

MECANISMOS DE DOENÇA GENÉTICA

Apesar de muito distintas entre si, as doenças genéticas apresentam etiopatogenias bastante semelhantes. Elas podem ser causadas por divisões inadequadas dos cromossomos homólogos, alterações na estrutura de cromossomos inteiros, alelos defeituosos em um *locus* que afeta simultaneamente diversas características ou uma combinação desfavorável de múltiplos *loci* que determinam um fenótipo. Esta seção se dedica a mostrar, de maneira sucinta, os fundamentos dos principais mecanismos envolvidos nessas enfermidades.

Aberrações numéricas dos cromossomos

Esse grupo de defeitos genéticos fundamenta-se na ocorrência de um número de cromossomos diferente do genoma esperado para um animal de determinada espécie. Essas aberrações podem decorrer de falhas nos eventos de meiose para a formação dos gametas ou mesmo durante a clivagem do zigoto, não representando, assim, defeitos no material genético em si, mas sim problemas na distribuição dos cromossomos homólogos. Os cães naturalmente têm 76 (38 pares) cromossomos autossômicos acrocêntricos e um par de cromossomos sexuais metacêntricos (39 pares totais, 78XX ou 78XY), ao passo que os gatos têm 36 (18 pares) autossômicos e um par de cromossomos sexuais (19 pares totais, 38XX ou 38XY), todos metacêntricos. Qualquer alteração nessas distribuições é considerada uma aberração numérica, as quais são classificadas em euploidias e aneuploidias.

Euploidias

O número de cromossomos é diferente do normal, porém respeita múltiplos do número haploide (n). As duas euploidias mais comuns são a triploidia (3n) e a tetraploidia (4n). Indivíduos 3n geralmente são resultantes de falhas na divisão do oócito ou do espermatozoide, produzindo gametas 2n. Assim, quando há fecundação, um gameta 2n se une a um gameta 1n, produzindo um zigoto 3n. Por outro lado, indivíduos 4n resultam de uma falha de clivagem inicial do zigoto. Essa observação é justificada pelo grupo de cromossomos sexuais presente nesses indivíduos, que se apresenta sempre como XXXX ou XXYY.

As euploidias são incompatíveis com a vida, e os animais portadores desse tipo de aberração numérica raramente sobrevivem. Quando acontece, apresentam múltiplas doenças (principalmente distrofias e graves alterações anatomofisiológicas), resultando em natimortalidade ou morte neonatal. São enfermidades extremamente raras e de difícil detecção, o que dificulta bastante sua caracterização e pesquisa, sendo a literatura nesse campo restrita a poucos relatos de casos.

Aneuploidias

O número de cromossomos é diferente do normal, não havendo, no entanto, alteração do número de todos os pares de cromossomos, mas de um ou mais pares específicos. O tipo de ocorrência mais comum de aneuploidia é a chamada "trissomia", situação na qual um cromossomo que se esperava encontrar em par apresenta-se em trio. Menos comum, a monossomia é caracterizada por haver apenas um representante dos homólogos de um par. Essas aberrações cromossômicas decorrem da chamada "não disjunção meiótica", falha na separação dos cromossomos homólogos durante a meiose I e/ou II.

A maior parte das aneuploidias autossômicas relatadas em cães e gatos está relacionada com neoplasias, entretanto sua caracterização como doença genética é discutível, uma vez que, em muitos casos, apenas a população de células neoplásicas apresenta aneuploidia, o que pode ser tanto evidência de enfermidade adquirida quanto de quimerismo (existência de dois genomas diferentes em um mesmo animal). Por outro lado, aneuploidias dos cromossomos sexuais são relatadas com frequência, o que permitiu a caracterização de afecções nessa categoria.

Um exemplo clássico de aneuploidia de cromossomo sexual é a chamada "síndrome XXY", ou "síndrome de Klinefelter" (nos felinos). O sexo gonádico do animal é masculino, entretanto a existência de um cromossomo X acessório determina alterações como hipogonadismo e infertilidade. Um achado interessante é a pelagem tricolor. O cromossomo X apresenta um *locus* referido na literatura como *locus* laranja, que não tem homologia no cromossomo Y, o qual pode deter um alelo que determina a pelagem marrom ou um alelo que determina a pelagem preta. Em fêmeas normais (38XX), um dos cromossomos X é inativado e forma o corpúsculo de Barr, porém a determinação de qual deles sofrerá esse processo é aleatória nas células somáticas, fazendo com que fêmeas heterozigotas para esse *locus* apresentem regiões de pelagem marrom e outras de pelagem preta, podendo ou não ser acompanhada de branco (coloração determinada por ausência de pigmento, característica autossômica recessiva), padrão conhecido como cálico. Assim, um gato macho normal não deve ser cálico, uma vez que porta apenas um cromossomo X e, consequentemente, apenas um alelo desse *locus*. Desse modo, animais com síndrome XXY podem apresentar esse padrão de pelagem se forem heterozigotos para o *locus* laranja.

Aberrações estruturais dos cromossomos

Translocações

Esse grupo de aberrações é consequência da quebra dos cromossomos, seguida de sua reconstituição, provocando um rearranjo estrutural anormal. Elas ocorrem durante a interfase, na qual os cromossomos estão menos condensados, o que os torna mais vulneráveis a rupturas. Após a quebra, os rearranjos formados podem ser classificados em equilibrados ou não equilibrados.

- *Rearranjos equilibrados*: nesse tipo de evento, a reparação da ruptura ocorre de tal maneira que todas as informações genéticas são preservadas, porém algumas informações são postas em *loci* diferentes do original, o que pode ou não acarretar alterações fisiológicas
- *Rearranjos não equilibrados*: após a quebra, o cromossomo é religado de maneira inapropriada, com a perda de informação ou até mesmo com a incorporação de *loci* extras, o que pode levar ao desaparecimento de algum *locus* gênico importante.

Outro modo de se classificar as translocações é como sendo ou não robertsonianas. A translocação não robertsioniana ou recíproca é aquela na qual dois cromossomos não homólogos trocam material, podendo apresentar rearranjos equilibrados ou não. Aqueles que são portadores de translocações recíprocas equilibradas podem ser saudáveis durante toda a vida, porém apresentam o risco de formar gametas com rearranjos não equilibrados, o que pode causar anormalidades na prole. Já os animais com translocação recíproca não equilibrada apresentam alterações anatomofisiológicas associadas ao *locus* gênico envolvido.

Translocações robertsonianas decorrem da fusão de cromossomos acrocêntricos na região dos centrômeros, levando à perda dos "braços" curtos e à formação de um novo cromossomo. Em princípio, as consequências desse tipo de rearranjo parecem desastrosas para o animal, mas, em vários casos, não há geração de morbidades ou estas são de pouca repercussão. A razão disso é o fato de que os braços curtos dos cromossomos acrocêntricos raramente portam *loci* gênicos, sendo sua perda apenas uma questão estrutural. Entretanto, por provocar o aparecimento de um cromossomo neoformado e o desaparecimento de outros dois cromossomos normais, o animal portador desse tipo de translocação formará gametas com aberrações numéricas e estruturais, o que incidirá diretamente em sua prole. Esse tipo de aberração tem importância, principalmente, na espécie canina, pois todos os seus cromossomos são acrocêntricos, existindo relatos dessa alteração associada à infertilidade em cadelas.

Indels

Indel é a contração das palavras "inserção" e "deleção". Essas alterações, apesar de representarem processos distintos, são abordadas em conjunto, pois os efeitos de sua ocorrência são semelhantes.

- *Inserções*: são adições de nucleotídios à sequência de DNA, podendo ocorrer em diferentes regiões e proporções. Uma pequena inserção geralmente corresponde a um erro de síntese da DNA polimerase durante a replicação, sendo grandes inserções atribuídas a erros durante o *crossing over*
- *Deleções*: caracterizam-se por perda de uma porção do cromossomo, podendo variar de poucas até centenas de bases. As consequências da perda de informação genética variam de acordo com o tamanho e a natureza da sequência deletada. No entanto, grandes deleções são incompatíveis com a vida, provocando morte fetal ou neonatal. As deleções têm diversas causas, como erros durante o *crossing over*, translocações com rearranjos não equilibrados e erros no processo de replicação.

Quando indels ocorrem em regiões não gênicas dos cromossomos, sua repercussão pode ser mínima, tendo importância apenas no âmbito da pesquisa. Disfunções bastante expressivas são observadas, porém, quando do envolvimento de um gene. Em regiões promotoras ou regulatórias, um indel pode provocar diminuição de afinidade ou o não reconhecimento do gene pela RNA polimerase, silenciando-o ou reduzindo sua taxa de expressão. Quando situado em um éxon, um indel pode provocar diminuição (deleção) ou aumento (inserção) no número de aminoácidos da proteína final, modificar a fase de leitura dos códons ou criar um *stop* códon prematuro, o que provocará posteriormente a formação de uma proteína com formato – e, consequentemente, função – alterado. Dependendo do tamanho e da posição do indel, sua localização nos íntrons pode não acarretar problemas.

Inversões

Quando há quebra de um cromossomo, seu rearranjo pode ocorrer de tal maneira que o pedaço partido é religado ao cromossomo de origem de modo invertido. Esse tipo de alteração não causa problemas ao animal, uma vez que toda a informação genética é preservada. Entretanto, o rearranjo provoca uma alteração de conformação no cromossomo afetado, gerando uma cromátide anormal. Isso pode levar à formação de gametas com conteúdo genético alterado, o que reduz a taxa de fertilidade do animal.

Polimorfismos do DNA

As diferenças fenotípicas observadas nos indivíduos de uma mesma espécie, situados em um mesmo ambiente, são determinadas em primeira instância pelo que se denomina polimorfismo do DNA. Entende-se por polimorfismo as variantes existentes da sequência de DNA de um mesmo *locus* em determinada espécie, as quais são resultantes de recombinações e/ou variantes bem-sucedidas que sobreviveram à seleção natural e/ou à seleção do homem. Existem diversos tipos de polimorfismo, sendo os próprios indels caracterizados como tal. O tipo mais abundante de variante é o polimorfismo de sítio único ou SNP (do inglês *single nucleotide polymorphism*). Trata-se da ocorrência de sequências de DNA de um *locus* que diferem entre si pela troca de um único nucleotídio em posições específicas, as quais se distinguem de novas variantes por estarem presentes em pelo menos 1% da população.

Os SNPs podem se situar em qualquer região do cromossomo, incluindo áreas não codificantes, sítios regulatórios de genes, íntrons, éxons ou mesmo sítios de *splice*. Dependendo da localização, o efeito sobre a expressão da informação genética é diferente:

- *SNP em regiões não gênicas*: em princípio, são variações sem importância, pois elas não afetam diretamente a expressão dos genes, o que naturalmente não afetará o fenótipo do animal. No entanto, esse tipo de polimorfismo é extremamente importante no âmbito da pesquisa científica, especialmente em estudos filogenéticos e na busca indireta de associação de *loci* com enfermidades, permitindo a identificação dos genes-alvo e seus alelos defeituosos
- *SNP em sítios regulatórios*: a mudança de uma única base pode ser crucial na determinação se um gene será mais ou menos expresso do que o esperado. SNPs presentes em sítios regulatórios podem diminuir ou até mesmo anular a afinidade da RNA polimerase com a sequência a ser transcrita, o que pode dificultar a leitura do gene
- *SNP em íntrons e sítios de* splice: o mesmo descrito nas regiões não codificantes se aplica aos íntrons, uma vez que estes nada mais são do que áreas não codificantes dentro de um gene. Entretanto, como abordado no capítulo anterior, um ponto-chave na estrutura do íntron é o chamado sítio de *splice*. Se uma base é mudada nessa região, o evento de maturação do RNA mensageiro (mRNA) pode ser prejudicado, inibindo a retirada do íntron do RNA maduro. Como os íntrons são naturalmente ricos em *stop* códons, a síntese da proteína é interrompida prematuramente nesses casos
- *SNP em éxons*: como descrito no capítulo anterior, os éxons detêm, de fato, a informação genética funcional, a qual se baseia em trincas de bases. A mudança de uma única base pode determinar a troca de um aminoácido por outro na proteína final. Quando isso acontece, diz-se que o SNP não é sinônimo, pois há mudança na sequência de aminoácidos. Quando, por coincidência, o códon que apresenta um SNP é representativo do mesmo aminoácido do códon original, diz-se que esse SNP é sinônimo. A ocorrência de um ou mais SNPs em éxons leva à troca de aminoácidos em posições específicas, o que pode levar a alterações estruturais na proteína final.

Por serem de alta frequência e distribuídos por todos os cromossomos, os SNPs atualmente são utilizados como ferramenta de diagnóstico e como fonte de dados genéticos para estudos de associações genótipo-fenótipo. Uma nanotecnologia conhecida como SNP *chip* é utilizada para determinar o genótipo em dezenas ou até centenas de milhares de pontos do genoma de um animal. Combinando dados de SNP *chip* com computação, estatística e inteligência artificial, algumas empresas oferecem serviços de estimação de composição racial (ancestralidade), níveis de consanguinidade e teste simultâneo de algumas centenas de doenças genéticas em cães e gatos por até US$ 200. O exame é geralmente comercializado pela *internet* na forma de *swab* bucal, o qual deve ser enviado ao laboratório credenciado via correio. Até o fechamento desta edição, a oferta desses serviços restringia-se a EUA, Canadá e Europa.

HERANÇA DAS DOENÇAS GENÉTICAS

Tão importante quanto compreender os mecanismos envolvidos na causa e no desenvolvimento das doenças genéticas, o entendimento de como essas enfermidades são transmitidas torna-se um ponto-chave na abordagem clínica correta. Nesta seção, oferece-se uma breve explanação a respeito de como as doenças genéticas são herdadas, conceito essencial para o correto aconselhamento do proprietário sobre aspectos reprodutivos.

Doenças monogênicas

São enfermidades causadas por defeitos em apenas um *locus* gênico e que apresentam padrão de herança segundo as leis de Mendel:

- *Autossômicas dominantes*: nesse grupo, o alelo defeituoso pertence a um cromossomo autossômico e precisa estar em apenas um homólogo para causar a doença, a despeito de a informação contida no outro cromossomo ser ou não normal. Assim, indivíduos homozigotos e heterozigotos para o alelo defeituoso manifestam a doença
- *Autossômicas recessivas*: nesse tipo de herança, a manifestação da doença somente ocorre se o animal apresentar duas cópias do alelo defeituoso, ou seja, homozigoto para esse *locus* gênico autossômico. Nesse caso, o pai e a mãe do animal têm pelo menos uma cópia do alelo, uma vez que cada um contribui com a metade da informação genética do animal. Indivíduos heterozigotos que carregam uma cópia do alelo defeituoso são denominados "portadores", apesar de não manifestarem a doença, já que têm potencial de transmitir o alelo para a prole
- *Ligadas ao cromossomo X*: nesse grupo, o alelo defeituoso é de um gene pertencente ao cromossomo X. Assim, tanto os machos quanto as fêmeas são afetados por enfermidades com esse padrão de herança. À semelhança do que ocorre na herança autossômica, as doenças ligadas ao cromossomo X podem ser dominantes ou recessivas. Quando o alelo for dominante, tanto os machos quanto as fêmeas manifestam a doença, porém a literatura humana relata que mulheres heterozigotas para o *locus* afetado geralmente apresentam sintomas mais brandos do que os homens, uma vez que a existência de um alelo normal e a inativação aleatória do alelo dominante na formação do corpúsculo de Barr podem trazer algum grau de compensação. Por outro lado, na herança recessiva espera-se que machos e fêmeas manifestem a doença
- *Ligadas ao cromossomo Y*: enfermidades ligadas ao Y são, naturalmente, exclusivas de indivíduos machos. Diferentemente dos outros padrões de herança citados anteriormente, esse grupo de enfermidades não apresenta dominância ou recessividade, já que apenas uma cópia do cromossomo Y é passada. Assim, a transmissão desse tipo de enfermidade é exclusivamente por linhagem paterna
- *Doenças mitocondriais*: além do genoma nuclear, as células eucariotas têm outra fonte de DNA: as mitocôndrias. Toda a atividade mitocondrial é coordenada por suas próprias enzimas, que provêm de sua própria informação genética. Essas organelas são passadas para a prole pelo oócito, fazendo que esse tipo de herança seja exclusivamente da linhagem materna. Eventos de transmissão paterna são extremamente raros, com poucas documentações em mamíferos. Assim, todos os indivíduos estão sujeitos a doenças mitocondriais, porém as fêmeas são capazes de disseminá-las.

Doenças poligênicas

Não é incomum, na prática clínica, ouvir colegas falando sobre o "gene" que causa determinada doença. Como visto anteriormente, de fato muitas enfermidades de ordem genética são de caráter monogênico, ou seja, seu aparecimento é atribuído à ocorrência de alelos defeituosos em um único *locus*. Entretanto, existem diversas doenças com associação genética que detêm etiologias bastante complexas, determinadas pela combinação alélica de múltiplos *loci*.

Diz-se que uma doença é poligênica quando alguns *loci* exercem grande influência e inúmeros outros apresentam contribuição aditiva pequena a ela, ou seja, muitos genes estão envolvidos em sua etiologia e a quantidade e a intensidade dos sintomas varia de acordo com o genótipo do animal. Como esperado, não é tão simples prever o padrão de herança, encontrar qual é a combinação alélica (haplótipo) a partir da qual um animal manifestará algum grau de enfermidade ou mesmo rastrear os *loci* que contribuem para ela. Entretanto, os avanços na área de genômica têm permitido a identificação desses *loci* e até mesmo de haplótipos relacionados com doenças poligênicas em cães e gatos. São exemplos nesse âmbito:

- Displasia coxofemoral e de cotovelo
- Epilepsia idiopática
- Neoplasias
- Doenças endócrinas
- Cardiomiopatias.

DIAGNÓSTICO DE DOENÇAS GENÉTICAS DESCRITAS EM CÃES E GATOS

Como citado no início do capítulo, diversas enfermidades já foram associadas, em maior ou menor grau, a aspectos genéticos em cães e gatos, entretanto a natureza do defeito alélico ou da aberração cromossômica ainda carece de mais detalhes ou permanece desconhecida em muitos casos. Assim, ainda não existem testes para sua detecção, devendo o diagnóstico ser presuntivo ou por meio de exames complementares indiretos. Entretanto, algumas dessas enfermidades já foram bem identificadas e suas etiologias estabelecidas, havendo a possibilidade para sua detecção por meio de biotecnologias moleculares.

O capítulo anterior aborda com riqueza de detalhes as principais técnicas moleculares para diagnósticos de parasitas, mas que também são utilizadas para identificação de variantes de doenças genéticas.

Esta parte se dedica a abordar as técnicas utilizadas no diagnóstico das doenças genéticas de cães e gatos, bem como apresentar um sumário daquelas que já têm teste confirmatório.

- *Doenças monogênicas – detecção de polimorfismos do DNA e indels*: a reação em cadeia da polimerase (PCR) e suas variações (p. ex., PCR em tempo real) são utilizadas principalmente em *indels*, em que o tamanho do produto de PCR difere entre animais portadores e não portadores da variante do DNA. Além do PCR, outras técnicas disponíveis para a detecção das doenças genéticas nessa categoria baseiam-se no sequenciamento do *locus*-alvo pelo método de Sanger. A análise pode ser feita por meio da comparação do animal teste com um controle negativo ou, mais frequentemente, da utilização de uma sequência de referência disponível em um banco de dados. Após o alinhamento das sequências por um programa de computador desenvolvido para essa finalidade, o animal teste é considerado positivo se o alelo observado apresentar alteração descrita na literatura como causadora da doença. Considerando-se apenas o custo do ensaio, o teste de uma única variante por meio de PCR ou sequenciamento de Sanger pode variar entre US$ 5 e US$ 25. O sequenciamento completo do genoma é atualmente a alternativa de maior custo, tendo seu preço médio estimado em US$ 1.000 por animal. Além disso, a análise de genomas completos é muito mais complexa do que sequenciamentos alvo, demandando a *expertise* de análise de geneticistas altamente capacitados e especializados em Genômica e Bioinformática. A análise geralmente envolve o alinhamento do genoma do animal teste contra o genoma de referência canino para a identificação de variantes como SNPs ou *indels*. Apesar do alto custo e da necessidade de análise especializada, o sequenciamento completo permite não somente a identificação de variantes já conhecidas, mas também a detecção de mutações *de novo*. Por fim, para variantes já catalogadas, o melhor custo-benefício é obtido por meio da tecnologia de SNP *chip*, permitindo a interrogação de milhares de variantes simultaneamente por menos de US$ 200. Os Quadros 30.1 e 30.2 trazem exemplos de doenças genéticas de cães e gatos (respectivamente) estabelecidas nesse contexto. O Quadro 30.3 apresenta as tecnologias de diagnósticos utilizadas atualmente para detecção de doenças genéticas.
- *Detecção de aberrações numéricas e estruturais dos cromossomos*: o tipo de análise nesse caso difere um pouco do que já foi descrito, sendo competência do campo da citogenética. O exame largamente difundido é a cariotipagem ou o cariograma, que consiste na coloração e na visualização dos cromossomos por microscopia óptica. Diversas técnicas foram desenvolvidas para essa finalidade, mas, de maneira genérica, todas seguem os mesmos princípios.

O método clássico utiliza leucócitos isolados de amostras de sangue ou medula óssea, aumentados em número por meio de cultivo celular. Um inibidor de mitose, como a colchicina, é adicionado à cultura com o intuito de promover a paralisação da divisão celular na metáfase. Logo após centrifugar e retirar os leucócitos desse meio, eles são colocados em uma solução hipotônica, o que provoca influxo de líquido que causará afastamento dos cromossomos. Então, uma solução fixadora é adicionada para que os eritrócitos remanescentes sejam lisados e os leucócitos fixados. As células são então espalhadas em uma lâmina e coradas em seguida, geralmente por uma mistura de tripsina com Giemsa ou Leishman.

Cada método de coloração oferece um tipo de visualização distinto. O que difere uma técnica da outra nesse quesito é o padrão de bandeamento obtido: os cromossomos apresentam regiões com maior ou menor abundância de determinadas bases nitrogenadas, o que permite a formação de contrastes ou "bandas" mediante sua coloração. O método mais utilizado é de bandeamento-G (Giemsa), sendo outros exemplos os bandeamentos R (reverso de G), C (coloração de centrômeros), Q (quinacrina) e T (coloração de telômeros).

A análise é feita mediante a comparação dos cromossomos em tamanho e padrão de bandeamento, seguindo os padrões estabelecidos em literatura para nomenclatura dos cariótipos. Assim, cromossomos de mesmo tamanho e com bandeamento igual são homólogos e, desse modo, vão sendo analisados em pares à procura de cromossomos despareados (exceto no caso dos cromossomos sexuais do macho, XY), supranumerários ou com alterações morfológicas. O Quadro 30.4 apresenta as principais aneuploidias de cromossomos sexuais registradas em cães e gatos.

CONTROLE E ACONSELHAMENTO GENÉTICO

Uma questão que preocupa tanto os criadores de raças quanto os pesquisadores é como interferir na epidemiologia dessas enfermidades, a fim de diminuir a incidência delas: os criadores, com o particular interesse de controlar doenças no núcleo de reprodução e de comercializar animais certificadamente livres de defeitos genéticos, e os pesquisadores, com o intuito de contribuírem para a saúde animal. Assim, esse tema também deve ser de interesse do clínico de pequenos animais, uma vez que o diagnóstico de uma doença genética sempre precede a consultoria sobre o uso do animal e de outros membros de sua família para fins reprodutivos.

Infelizmente não há uma conduta padrão para o correto aconselhamento reprodutivo, necessitando, assim, de avaliação caso a caso. Entretanto, pode-se dispor do conhecimento de genética básica e das informações tratadas neste capítulo para se adotar procedimentos adequados. A chave nesse contexto é estabelecer o diagnóstico corretamente e ter em mãos uma anamnese detalhada. Com isso, o clínico deve buscar na literatura qual a base etiológica da enfermidade em questão e confirmar se a doença tem origem genética. Em qualquer caso, o ideal é que o clínico entre em contato com veterinários especializados em genética para estudo de caso e realização de aconselhamento adequado.

Em seguida, é interessante que o clínico e o geneticista façam uma investigação buscando rastrear a doença na família do animal. Isso somente é possível se sua origem for conhecida, principalmente de criadores com registro genealógico e *pedigree* dos animais, ou se o proprietário tiver outros animais com grau de parentesco. Essa investigação permite observar qual linhagem está transmitindo o defeito genético, se é a materna ou a paterna. Caso seja de interesse do proprietário e a doença tiver teste disponível, recomenda-se genotipar os animais.

Aberrações cromossômicas

Doenças relacionadas com aberrações numéricas dos cromossomos não apresentam, a princípio, hereditariedade expressiva, o que não desfavorece a manutenção dos pais na reprodução. Quanto ao paciente, geralmente apresenta infertilidade ou disfunções reprodutivas, entretanto os pais devem ser investigados, com base em seus cariótipos, para a verificação da ocorrência de translocações, especialmente em cães. Sabe-se que esse tipo de aberração estrutural pode causar aberrações numéricas na prole.

QUADRO 30.1 Exemplos de doenças monogênicas com identificação do alelo defeituoso na espécie canina.

Enfermidade	Raças mais acometidas	*Locus*-alvo para diagnóstico	Informações sobre o *locus*	Defeitos alélicos descritos (animal positivo)	Efeito na transcrição/tradução	Fenótipo	Herança	Referência
Alfafucosidose	English Springer Spaniel	Gene da alfa-L-1-fucosidase (FUCA1)	Expressão da enzima alfafucosidase, responsável pela retirada de resíduos da hexose fucose de oligossacarídios de glicoproteínas e glicolipídios nos lisossomos	Deleção dos últimos 14 pb do terminal 3' do éxon 1	25 códons provenientes do íntron 1 são incorporados no éxon 2, seguidos de dois *stop* códons prematuros, causando a interrupção da síntese proteica do aminoácido 152	Acúmulo de fucose no tecido nervoso, levando a uma síndrome neurológica	Autossômica recessiva	Skelly *et al.*[2]
Anomalia do olho do Collie (CEA)	Australian Shepherd, Border Collie, Boykin Spaniel, Lancashire Heeler, Longhaired Whippet, Nova Scotia Duck Tolling Retriever, Rough Collie, Shetland Sheepdog, Silken Windhound, Smooth Collie	Gene do *non-homologous end-joining factor* 1 (NHEJ1)	Expressão do *non-homologous end-joining factor* 1, proteína importante em vias de reparo de fita dupla de DNA	Deleção de 7.779 pb do íntron 4	Não identificado	Hipoplasia da coroide e deslocamento secundário da retina	Autossômica recessiva	Parker *et al.*[5]
Atrofia progressiva da retina (análoga à retinite pigmentosa em humanos)/ Rod-Cone Dysplasia 3 (rcd3)	Cardigan Welsh Corgi	Gene da rodopsina (RHO)/ gene da subunidade alfa da cGMP fosfodiesterase tipo 6 (PDE6A)	Expressão da rodopsina, pigmento visual da retina responsável pelos primeiros eventos bioquímicos da percepção da luz/expressão da subunidade alfa de cGMP fosfodiesterase tipo 6, enzima responsável pela degradação de cGMP nos bastonetes, o qual é um importante segundo mensageiro na transdução de sinais na retina	Substituição CSG no nucleotídio 11 (RHO)/deleção de uma única base do códon 616 (PDE6A)	Troca de um aminoácido Thr/Arg na posição 4 do domínio extracelular/ alteração da fase de leitura durante a tradução	Degeneração focal progressiva na retina, sendo evidente dos 12 aos 18 meses de vida. Animais homozigotos apresentam sintomas mais graves do que heterozigotos	Autossômica recessiva	Kijas *et al.*[3]
Colapso induzido por exercício (EIC)	Border Collie, Boykin Spaniel, Chesapeake Bay Retriever, Curly-coated Retriever, Labrador Retriever.	Gene da dinamina 1 (DNM1)	Expressa a dinamina 1, que pertence à superfamília das proteínas ligadoras de GTP. Participa da endocitose mediada por clatrina e de outros processos de transporte vesicular	Substituição GST no nucleotídio 767	Troca de um aminoácido Arg/leu na posição 256	Fraqueza muscular, incoordenação e colapso induzido por exercício	Autossômica recessiva	Patterson *et al.*[9]
Deficiência de C3	Brittany Spaniel	Gene do componente 3 do complemento (C3)	Expressão do componente 3 do complemento, que desempenha papel central na ativação do sistema complemento	Deleção de uma única base na posição 2136	Formação de um *stop* códon 11 aminoácido depois do local de deleção	Suscetibilidade a infecções bacterianas e desenvolvimento de glomerulonefrite membranoproliferativa tipo 1	Autossômica recessiva	Ameratunga *et al.*[24]
Deficiência de fator XI	Kerry Blue Terrier	Gene do fator XI da coagulação (F11)	Expressão do fator XI da coagulação, responsável por ativar a fase intermediária da via intrínseca pela ativação do fator IX	Inserção de uma sequência de 90 pb rica em adenina no éxon 7, denominada *short intersparsed nucleotide element* (SINE)	Inclusões de vários resíduos de lisina na síntese do domínio *3rd apple*	Defeito complexo no mecanismo de hemostasia, levando a um distúrbio hemorrágico	Autossômica	Tcherneva *et al.*[25]
Deficiência do fator VII	Alaskan Klee Kai, Beagle, Scottish Deerhound	Gene do fator VII da coagulação (F7)	Expressa o fator VII da cascata da coagulação, sendo uma das proteínas centrais no processo hemostático	Substituição GSA no éxon 5	Troca de um aminoácido Gly/Glu na posição 96	Distúrbio hemorrágico semelhante à hemofilia	Autossômica recessiva	Callan *et al.*[10]

Degeneração progressiva de cones e bastonetes (PRCD – análoga à retinite pigmentosa 17 em humanos)	American Cocker spaniel, Australian Cattle Dog, Australian Shepherd, Australian Stumpy Tail Cattle Dog, Chesapeake Bay Retriever, Chinese Crested Dog, English Cocker Spaniel, Entlebucher Mountain Dog, Finnish Lapphund, Golden Retriever, Karelian Bear Dog, Kuvasz, Labrador Retriever, Lapponian Herder, Miniature Poodle, Norwegian Elkhound, Nova Scotia Duck Tolling Retriever, Portugese Water Dog, Spanish Water Dog, Swedish Lapphund, Toy Poodle, Yorkshire Terrier	Gene da degeneração progressiva de cones e bastonetes (PRCD)	Expresso na retina, porém, ainda sem função claramente definida	Substituição GSA no códon 2 (TGC) do éxon 1	Não identificado	Degeneração progressiva da retina	Autossômica recessiva	Zangerl *et al.*[21]
Displasia ectodermal canina (CED)	Chinese Crested Dog, Mexican Hairless Dog (Xoloitzcuintli), Peruvian Hairless Dog (Inca Hairless)	Gene do *forkheadbox transcription factor* 3 (FOXI3)	Expressa o *forkhead box transcription factor* 3, importante na regulação da expressão de genes envolvidos no crescimento, na diferenciação e na proliferação celular e no desenvolvimento embrionário	Duplicação em tandem de 7 pb no éxon 1	Não identificado	Ausência de pelos ou rarefação pilosa, dentição com formato alterado ou ausência de alguns dentes	Autossômica codominante	Drögemüller *et al.*[6]
Distrofia muscular do Golden Retriever (análoga à distrofia muscular de Duchenne em humanos)	Golden Retriever	Gene da distrofina (DMD)	Expressão da distrofina, proteína que não apresenta função claramente estabelecida, podendo estar associada à ancoragem do citoesqueleto à membrana plasmática	Mutação no local de *splice aceptor* do íntron 6	Resulta na não leitura do éxon 7, causando uma terminação prematura da tradução	Distrofia muscular grave	Ligada ao cromossomo X	Fletcher *et al.*[20]
Doença de armazenamento do glicogênio tipo I (glicogenose, análoga à doença de von Gierke em humanos)	Maltês	Gene da glicose-6-fosfatase, subunidade catalítica (G6 PC)	Expressão da subunidade catalítica da glicose-6-fosfatase, enzima importante na homeostasia de glicose responsável pela hidrólise da D-glicose-6-fosfato em D-glicose e ortofosfato	Substituição GSC na posição 450	Troca de um aminoácido Met/Ile na posição 121	Hepatomegalia grave e retardo de crescimento	Autossômica recessiva	Kishnani *et al.*[11]
Doença de Krabbe	West Highland, White Terrier, Cairn Terrier	Gene da galactocerebrosidase (galactocerebromidase – GALC)	Expressão da galactocerebrosidase, enzima responsável pelo catabolismo lisossomal de galactosilceramidas, os maiores componentes lipídicos da bainha de mielina	Substituição ASC na posição 473	Troca de um aminoácido tirosina/serina na posição 158	Acúmulo lisossomal de mielina, levando à paresia, que pode progredir para paralisia	Autossômica recessiva	Victoria *et al.*[17]

(*continua*)

QUADRO 30.1 Exemplos de doenças monogênicas com identificação do alelo defeituoso na espécie canina. *(Continuação)*

Enfermidade	Raças mais acometidas	*Locus*-alvo para diagnóstico	Informações sobre o *locus*	Defeitos alélicos descritos (animal positivo)	Efeito na transcrição/tradução	Fenótipo	Herança	Referência
Doença de von Willebrand tipo III	Dutch Kooiker	Gene do fator de von Willebrand (F8VWF)	Expressão do fator de von Willebrand (vWF), proteína ligante do fator VIII responsável por mantê-lo inativo em condições normais. Além disso, tem grande importância no mecanismo de agregação plaquetária	Substituição GSA na primeira base da sequência do local de *splice* doador do íntron 16	Manutenção de 46 bases intrônicas no transcrito e criação de um *stop* códon na posição 729 da sequência de aminoácidos	Defeito complexo no mecanismo de hemostasia, provocando diátese hemorrágica	Autossômica	Rieger *et al.*[1]
Epidermólise bolhosa juncional	German Pointer	Gene da laminina, cadeia alfa 3 (LAMA 3)	Expressa a cadeia alfa 3 da laminina 5, uma glicoproteína complexa formada por três subunidades (alfa, beta e gama). A laminina 5 participa de adesão celular, transdução de sinais e diferenciação de queratinócitos	Inserção de 6,5 kb de DNA satélite no íntron 35	Interfere na maturação do pré-mRNA, resultando na coexpressão de um transcrito com uma inserção de 227 nucleotídios e mRNA que codifica quantidades escassas de cadeia alfa 3	Formação de bolhas em transições mucocutâneas e pele	Autossômica recessiva	Capt *et al.*[7]
Epilepsia mioclônica de Lafora	Beagle, Chihuahua, Miniature Wirehaired Dachshund, Pembroke Welsh Corgi	*NHL repeat containing E3 ubiquitin protein ligase 1* (NHLRC1)	Expressão da laforina, proteína sem função claramente conhecida, podendo estar associada ao controle do metabolismo de glicogênio	Os alelos normais apresentam uma sequência de 12 nucleotídios que se repete duas ou três vezes. O alelo defeituoso pode apresentar a mesma sequência repetida de 19 a 26 vezes	Não identificado	Desenvolvimento de epilepsia	Autossômica recessiva	Lohi *et al.*[26]
Hemofilia B	Cairn Terrier	Gene do fator IX da coagulação (F9)	Expressão do fator IX da coagulação, proteína plasmática dependente de vitamina K que participa da via intrínseca mediante a conversão do fator X em sua forma ativa na ocorrência de íons cálcio, fosfolipídios e fator VIIIa	A alteração mais conservada é a substituição GSA na posição 1477, porém inúmeras outras já foram identificadas	Troca de um aminoácido Glu/Gly no domínio catalítico da proteína	Distúrbio de coagulação	Ligada ao cromossomo X	Evans *et al.*[12] Para outros defeitos, ver Mauser *et al.*,[13] Brooks *et al.*,[14] Gu *et al.*,[15] e Brooks *et al.*[16]
Hiperqueratose epidermolítica	Norfolk Terrier	Gene da queratina 10 (KRT10)	Expressa a proteína queratina 10, pertencente à família das citoqueratinas, as quais são componentes importantes do citoesqueleto de células epiteliais	Substituição GST no local de *splice* doador do íntron 5	Formação de até três transcritos diferentes, podendo apresentar *stop* códons prematuros	Quantidade de tonofilamentos diminuída e agregação anormal de filamentos nas camadas espinhosa e granular da epiderme	Autossômica recessiva	Credille *et al.*[8]

Lipofuscinose ceroide neuronal 8	English Setter	Genes da lipofuscinose ceroide neuronal 8 (CLN8)	Expressa a proteína CLN8 que não apresenta função claramente conhecida	Substituição TSC na posição 491 (CLN8)	Troca de um aminoácido Leu/Pro na posição 164	Atrofia retinal e encefálica, com acúmulo de pigmentos lipídicos autofluorescentes	Autossômica recessiva	Katz *et al.*,[18] Melville *et al.*[19]
Nefrite hereditária canina (análoga à síndrome de Alport em humanos)	Samoyeda	Gene do colágeno tipo IV, cadeia alfa 5 (COL4A5)	Expressão da cadeia alfa 5 do colágeno tipo IV, o principal componente das membranas basais	Substituição GST no códon 1027 (GGA) do éxon 35/deleção de 10 pares de bases no éxon 9	A mudança do códon GGA para TGA gera *stop* códon no resíduo de glicina na posição 1027/parada prematura da síntese proteica na leitura do éxon 10	Glomerulonefrite hematúrica, alterações no cristalino e déficits de audição	Ligada ao cromossomo X	Zheng *et al.*[4]
Neuropatia atáxica sensorial	Golden Retriever	Gene mitocondrial do tRNA para o aminoácido tirosina (tRNA-Tyr)	Expressa o RNA de transferência responsável pelo transporte de tirosina nas mitocôndrias	Deleção de uma única base na posição 5304	Ineficiência de transporte de tirosina para a síntese de proteínas mitocondriais	Manifestações neuromusculares de dismetria, ataxia, reação postural anormal e diminuição dos reflexos espinais	Mitocondrial	Baranowska *et al.*[23]
Síndrome do câncer renal	Pastor-Alemão	Gene da foliculina (FLCN)	Expressão da foliculina, proteína sem função claramente conhecida, podendo estar relacionada com supressão de tumores e controle de divisões celulares e do crescimento pelas vias AMPK e mTOR	Substituição ASG no éxon 7	Troca de um aminoácido His/Arg na posição 255	Cistadenocarcinoma renal multifocal e dermatofibrose nodular	Autossômica dominante	Lingaas *et al.*[22]

QUADRO 30.2 Exemplos de doenças monogênicas com identificação do alelo defeituoso na espécie felina.

Enfermidade	Raças mais acometidas	*Locus*-alvo para diagnóstico	Informações sobre o *locus*	Defeitos alélicos descritos (animal positivo)	Efeito na transcrição/tradução	Fenótipo	Herança	Referência
Alfamanosidose	Persa, Domestic Longhair e Shorthair	Gene da alfamanosidade lisossomal (membro 1 da classe 2B das alfamanosidases – MAN2B1)	Expressão da alfamanosidade lisossomal, enzima que cliva todas as ligações alfamanosídicas, necessária para o catabolismo de carboidratos liberados durante o *turnover* de glicoproteínas	Deleção de 4 pb no códon 583	Mudança na fase de leitura, levando à formação de um *stop* códon prematuro no resíduo 645 do peptídeo	Acúmulo lisossomal de compostos ricos em manose, levando a ataxia, tremor de cabeça, agressão, paralisia e morte	Autossômica recessiva	Berg *et al.*[31]
Doença de armazenamento de glicogênio (glicogenose) tipo IV	Não identificada	Gene da [1,4-alfa] enzima ramificadora de glicogênico (GBE1)	Expressão da enzima ramificadora de glicogênio, sem importância na ramificação das posições alfa 1 a 6 do glicogênio (responsáveis pelo aumento da solubilidade da molécula e pela redução da pressão osmótica no interior das células)	Rearranjo complexo, constituído de uma deleção de 6,2 kb do íntron 11 ou 12, removendo o éxon 12, seguida de uma inserção de 334 pb no mesmo local	Ausência da informação do éxon 12 no transcrito	Hepatomegalia grave e retardo de crescimento	Autossômica recessiva	Fyfe *et al.*[27]
Doença renal policística	Burmilla, Persa	Gene da policistina-1 (proteína da doença do rim policístico 1 – PKD1)	Expressão da policistina-1, proteína cuja função ainda não é totalmente esclarecida, podendo ter importância na regulação de canais iônicos e na tubulogênese mediante interações de adesão proteína-proteína e proteína-carboidrato	Substituição CSA no éxon 29	Formação de um *stop* códon prematuro na posição 3284 do peptídeo, com não expressão de aproximadamente 25% da porção C-terminal	Desenvolvimento de múltiplos cistos renais	Autossômica dominante	Young *et al.*[30]
Hemofilia B	Não identificada	Gene do fator IX da coagulação (F9)	Expressão do fator IX da coagulação, proteína plasmática dependente de vitamina K que participa da via intrínseca pela conversão do fator X em sua forma ativa, havendo íons cálcio, fosfolipídios e fator VIIIa	Substituição CST do primeiro nucleotídio do éxon 8/ substituição GSA do segundo nucleotídio do éxon 4	Troca de informação do resíduo 338 (Arg) por um *stop* códon prematuro/troca de um aminoácido tirosina por uma cisteína na posição 82 do peptídeo	Distúrbio de coagulação	Ligada ao cromossomo X	Goree *et al.*[28]
Mucopolissa-caridose tipo VI	Siamesa	Gene da N-acetilgalacto-samina-4-sulfatase (arilsulfatase B – ARSB)	Expressão da arilsulfatase B, responsável pela hidrólise dos grupos 4-sulfato das unidades de N-acetil-D-galactosamina-4-sulfato das glicoproteínas sulfato de condroitina e sulfato de dermatan	Substituição CST no códon 476	Troca de um aminoácido Pro/leu no códon 476	Displasia tanatofórica (dwarfismo), dismorfia facial e displasia epifiseal	Autossômica recessiva	Yogalingam *et al.*[29]

QUADRO 30.3 Tecnologias utilizadas para detecção de doenças genéticas de pequenos animais.

Tecnologia	Propósito para doenças genéticas	Variantes que podem ser observadas	Necessita de análise computacional especializada	Custo médio
PCR e suas variações	Genotipagem pontual de variantes	Variantes conhecidas, como SNPs e pequenos *indels*.	Não	US$ 5 – US$ 25
Sequenciamento local (Sanger)	Sequenciamento de 500 a 1.000 pares de base em *locus* específico	Qualquer variante, conhecida ou não, que ocorra dentro do fragmento alvo	Sim	US$ 5 – US$ 25
Sequenciamento completo	Sequenciamento de todo DNA (aproximadamente 2,5 bilhões de pares de base)	Todas as variantes existentes no genoma	Sim	US$ 1.000
SNP *chip*	Genotipagem de dezenas a centenas de milhares de SNPs para pesquisa de associação genótipo-fenótipo	SNPs conhecidos	Sim	US$ 80 – US$ 300
Painéis comerciais (SNP *chip* personalizado)	Genotipagem de dezenas a centenas de milhares de SNPs para diagnóstico de doenças, estimação de composição racial, estimação de nível de consanguinidade e perfil genético para outras características de interesse, como comportamento e morfologia	SNPs conhecidos	Sim, porém é incluída no custo	US$ 200

QUADRO 30.4 Aneuploidias de cromossomos sexuais descritas em cães e gatos.

Enfermidade	Resultado do cariótipo	Gônada	Derivados do ducto de Müller	Derivados do ducto de Wolff	Genitália externa	Outros fenótipos importantes
Síndrome XXY (análoga à síndrome de Klinefelter)	Cães 79 XXY Gatos 39 XXY	Testículo normal ou hipoplásico	Nenhum	Epidídimo e ducto deferente	Masculina	Felino macho tricolor
Síndrome X0 (análoga à síndrome de Turner)	Cães 77 X0 Gatos 37 X0	Ovário hipoplásico	Útero, oviduto e vagina	Nenhum	Feminina (infantil)	Subdesenvolvimento
Quimera hermafrodita	Cães com populações de células 78 XX/78 XY ou 78 XX/79 XXY Gatos com populações de células 38 XX/38 XX ou 38 XX/38 XXY	Ovotestículo bilateral ou unilateral acompanhado de um ovário ou testículo contralateral/ ovário unilateral e testículo unilateral	Variável	Variável	Masculina, feminina ou ambígua	–

Enfermidades monogênicas

São mais fáceis de rastrear, pois obedecem à herança mendeliana clássica, sendo possível, em muitos casos, até a erradicação dessas doenças do núcleo de reprodução. Se um paciente tem uma doença autossômica dominante, pelo menos um de seus pais também a apresenta, o qual é o portador do alelo dominante. Caso haja animais da mesma ninhada que não apresentem a doença, isso significa que o portador do alelo dominante é heterozigoto para esse *locus*. Assim, aconselha-se a retirada dele e de seu progenitor da reprodução. O outro progenitor e os demais animais da ninhada que não apresentam a doença podem ser mantidos sem problemas.

A tomada de decisão diante das doenças autossômicas recessivas é um pouco mais difícil. Nesse caso, ambos os pais são portadores do alelo indesejável. Se não manifestam a doença, significa que são heterozigotos para esse *locus*. A utilização do paciente, de seus pais e mesmo de seus irmãos normais para fins reprodutivos não é totalmente desaconselhável, porém deve ser feita com cautela. O ideal seria excluí-los, eliminando da criação o alelo defeituoso. Entretanto, em muitos casos esses animais são extremamente consanguíneos, ou seja, eles são provenientes de acasalamentos entre indivíduos de uma mesma família, o que pode significar a saída de um criador da atividade, o que é impensável. De fato, o aumento da incidência de doenças recessivas está ligado ao da consanguinidade, que diminui a variabilidade genética por aumento da frequência de determinados alelos. Por isso, o proprietário deve ser orientado a buscar outras fontes de recursos genéticos, introduzindo animais não aparentados em seu núcleo.

Nas doenças ligadas ao cromossomo X, a primeira consideração a se fazer é se o paciente é macho ou fêmea. No caso dos machos, o defeito vem da mãe, já que o pai contribui apenas com o cromossomo Y. Já as fêmeas recebem um cromossomo X de cada um de seus pais. Se o pai dessa fêmea manifesta a doença, ele é o portador do alelo defeituoso. Do contrário, é provável que a herança seja da linhagem materna. A utilização do progenitor e do paciente na reprodução nesses casos, de um modo ou de outro, é um jogo de cara ou coroa, no qual sempre haverá 50% de possibilidade de se obter um animal portador ou doente. Assim, a decisão deve ficar a critério do proprietário.

Doenças relacionadas com o cromossomo Y são mais fáceis de manejar, uma vez que somente a linhagem paterna é capaz de transmiti-las. De maneira semelhante, as enfermidades mitocondriais são passadas apenas pela linhagem materna, porém com o agravante de que tanto os machos quanto as fêmeas as manifestam. Em ambos os casos, o mais racional é afastar os animais afetados da reprodução.

Enfermidades poligênicas

Nesse grupo, o controle é muito mais complexo, principalmente quando há alto grau de consanguinidade entre os animais. A erradicação, na maioria dos casos, é uma tarefa quase impossível.

A primeira recomendação a ser feita é que o proprietário submeta todos os seus animais aparentados a um exame físico direcionado à avaliação do grau de acometimento da doença genética, promovendo a classificação dos indivíduos. A partir disso, é possível ter uma ideia de quais animais carregam os haplótipos mais desfavoráveis para aquela situação. Esses são os indivíduos que devem ser evitados na reprodução. Em seguida, é recomendável que o proprietário adquira outras fontes de recurso genético e as introduza em sua criação, podendo utilizar os animais com manifestações clínicas mais brandas para continuar o núcleo. Essa estratégia deve ser adotada sob vigilância constante e com vistas a longo prazo, principalmente com o acompanhamento de um geneticista.

REFERÊNCIAS BIBLIOGRÁFICAS

1. Rieger M, Schwarz HP, Turecek PL, Dorner F, van Mourik JA, Mannhalter C. Identification of mutations in the canine von Willebrand factor gene associated with type III von Willebrand disease. Thromb Haemost. 1998;80(2):332-37.
2. Skelly BJ, Sargan DR, Herrtage ME, Winchester BG. The molecular defect underlying canine fucosidosis. J Med Genet. 1996;33(4):284-88.
3. Kijas JW, Cideciyan AV, Aleman TS, Pianta MJ, Pearce-Kelling SE, Miller BJ *et al.* Naturally occurring rhodopsin mutation in the dog causes retinal dysfunction and degeneration mimicking human dominant retinitis pigmentosa. Proceed Nat Acad Sci. 2002;99(9):6328-33.
4. Zheng K, Thorner PS, Marrano P, Baumal R, McInnes RR. Canine X chromosome-linked hereditary nephritis: a genetic model for human X-linked hereditary nephritis resulting from a single base mutation in the gene encoding the alpha 5 chain of collagen type IV. Proceed Nat Acad Sci EUA. 1994;91(9):3989-93.
5. Parker HG, Kukekova AV, Akey DT, Goldstein O, Kirkness EF, Baysac KC *et al.* Breed relationships facilitate fine-mapping studies: a 7.8-kb deletion cosegregates with Collie eye anomaly across multiple dog breeds. Genome Research. 2007;17(11):1562-71.
6. Drögemüller C, Karlsson EK, Hytönen MK, Perloski M, Dolf G, Sainio K *et al.* A mutation in hairless dogs implicates FOXI3 in ectodermal development. Science. 2008;321(5895):1462.
7. Capt A, Spirito F, Guaguere E, Spadafora A, Ortonne JP, Meneguzzi GJ. Inherited junctional epidermolysis bullosa in the German Pointer: establishment of a large animal model. J Invest Dermatol. 2005;124(3):530-35.
8. Credille KM, Barnhart KF, Minor JS, Dunstan RW. Mild recessive epidermolytic hyperkeratosis associated with a novel keratin 10 donor splice-*site* mutation in a family of Norfolk terrier dogs. Brit J Dermatol. 2005;153(1):51-8.
9. Patterson EE, Minor KM, Tchernatynskaia AV, Taylor SM, Shelton GD *et al.* A canine DNM1 mutation is highly associated with the syndrome of exercise-induced collapse. Nature Genetics. 2008;40(10):1235-9.
10. Callan MB, Aljamali MN, Griot-Wenkl ME, Pollak ES, Werner P, Giger U *et al.* Molecular characterization of hereditary factor VII deficiency in the Beagle. J Vet Int Med. 2005;19:448-49.
11. Kishnani PS, Bao Y, Wu JY, Brix AE, Lin JL, Chen YT. Isolation and nucleotide sequence of canine glucose-6-phosphatase mRNA – identification of mutation in puppies with glycogen storage disease type Ia. Bioch Mol Med. 1997;61:168-177.
12. Evans JP, Brinkhous KM, Brayer GD, Reisner HM, High KA. Canine hemophilia B resulting from a point mutation with unusual consequences. Proceed Nat Acad Sci EUA. 1989;86(24):10095-9.
13. Mauser AE, Whitlark J, Whitney KM, Lothrop CD Jr. A deletion mutation causes hemophilia B in Lhasa Apso dogs. Blood. 1996;88(9):3451-5.
14. Brooks MB, Gu WK, Ray K. Complete deletion of factor IX gene and inhibition of factor IX activity in a Labrador Retriever with hemophilia B. J Am Vet Med Assoc. 1997;211:1418.
15. Gu WK, Brooks M, Catalfamo J, Ray J, Ray K. Two distinct mutations cause severe hemophilia B in two unrelated canine pedigrees. Thromb Haemost. 1999;82:1270-75.
16. Brooks MB, Gu W, Barnas JL, Ray J, Ray KA. Line 1 insertion in the factor IX gene segregates with mild hemophilia B in dogs. Mammal Gen. 2003;14(11):788-95.
17. Victoria T, Rafi MA, Wenger DA. Cloning of the canine GALC cDNA and identification of the mutation causing globoid cell leukodystrophy in West Highland White and Cairn terriers. Genomics. 1996;33(3):457-62.
18. Katz ML, Khan S, Awano T, Shahid SA, Siakotos AN, Johnson GS. A mutation in the CLN8 gene in English Setter dogs with neuronal ceroid-lipofuscinosis. Biochem Biophys Res Commun. 2005;327(2):541-7.
19. Melville SA, Wilson CL, Chiang CS, Studdert VP, Lingaas F, Wilton AN. A mutation in canine CLN5 causes neuronal ceroid lipofuscinosis in Border collie dogs. Genomics. 2005;86(3):287-94.
20. Fletcher S, Ly T, Duff RM, McC Howell J, Wilton SD. Cryptic splicing involving the splice *site* mutation in the canine model of Duchenne muscular dystrophy. Neurom Dis. 2001;3:239-43.
21. Zangerl B, Goldstein O, Philip AR, Lindauer SJP, Pearce-Kelling SE, Mullins RF *et al.* Identical mutation in a novel retinal gene causes progressive rod-cone degeneration in dogs and retinitis pigmentosa in humans. Genomics. 2006;88(5):551-63.
22. Lingaas F, Comstock KE, Kirkness EF, Sørensen A, Aarskaug T, Hitte C *et al.* A mutation in the canine BHD gene is associated with hereditary multifocal renal cystadenocarcinoma and nodular dermatofibrosis in the German Shepherd dog. Hum Mol Genet. 2003;12(23):3043-53.
23. Baranowska I, Jäderlund KH, Nennesmo I, Holmqvist E, Heidrich N, Larsson NG *et al.* Sensory ataxic neuropathy in golden retriever dogs is caused by a deletion in the mitochondrial tRNATyr gene. PLoS Genetics. 2009;5(5):e1000499.
24. Ameratunga R, Winkelstein JA, Brody L, Binns M, Cork LC, Colombani P *et al.* Molecular analysis of the third component of canine complement (C3) and identification of the mutation responsible for hereditary canine C3 deficiency. J Immunol. 1998;160:2824-30.
25. Tcherneva E, Huff AM, Giger U. Coagulation factor XI deficieny in Kerry blue terrier dogs is caused by an exonic sine insertion. J Vet Int Med. 2006; 20:767.
26. Lohi H, Young EJ, Fitzmaurice SN, Rusbridge C, Chan EM, Vervoort M *et al.* Expanded repeat in canine epilepsy. Science. 2005;307(5706):81.
27. Fyfe JC, Kurzhals RL, Hawkins MG, Wang P, Yuhki N, Giger U *et al.* A complex rearrangement in GBE1 causes both perinatal hypoglycemic collapse and late-juvenile-onset neuromuscular degeneration in glycogen storage disease type IV of Norwegian forest cats. Mol Gen Metabol. 2007;90(4):383-92.
28. Goree M, Catalfamo JL, Aber S, Boudreaux MK. Characterization of the mutations causing hemophilia B in 2 domestic cats. J Vet Int Med. 2005;19(2):200-4.
29. Yogalingam G, Litjens T, Bielicki J, Crawley AC, Muller V, Anson DS *et al.* Feline mucopolysaccharidosis type VI. Characterization of recombinant N-acetylgalactosamine 4-sulfatase and identification of a mutation causing the disease. J Biol Chem. 1996;271(44):27259-65.
30. Young AE, Biller DS, Herrgesell EJ, Roberts HR, Lyons LA. Feline polycystic kidney disease is linked to the PKD1 region. Mammalian Genome. 2005;16(1):59-65.
31. Berg T, Tollersrud OK, Walkley SU, Siegel D, Nilssen O. Purification of feline lysosomal alpha-mannosidase, determination of its cDNA sequence and identification of a mutation causing alpha-mannosidosis in Persian cats. Biochem J. 1997;328(Pt 3):863-70.

BIBLIOGRAFIA

Breen M. Canine cytogenetics – from band to base pair. Cytogen Gen Res. 2008;120(1-2):50-60.

Brookes AJ. The essence of SNPs. Gene. 1999;234:177-86.

Chase K, Jones P, Martin A, Ostrander EA, Lark KG. Genetic mapping of fixed phenotypes: disease frequency as a breed characteristic. J Hered. 2009;100(Suppl 1):S31-S41.

Chase K, Sargan D, Miller K, Ostrander EA, Lark KG. Understanding the genetics of autoimmune disease: two *loci* that regulate late onset Addison's disease in Portuguese Water Dogs. Int J Immunogenet. 2006;33(3):179-84.

Distl O, Vollmar AC, Broschk C, Hamann H, Fox PR. Complex segregation analysis of dilated cardiomyopathy (DCM) in Irish wolfhound. Heredity. 2007;99:460-65.

Dybdahl Thomsen P, Byskov AG, Basse A. Fertility in two cats with X-chromosome mosaicism and unilateral ovarian dysgenesis. J Reprod Fertil. 1987;80:43-47.

Genecards. The human gene compendium. [acesso em 11 ago. 2010.] Disponível em: http://www.genecards. org/.

Hiekkalinna T, Talikota S. Genome-wide scan with SNPs. Research seminars on data analysis for bioinformatics seminar 2005. [acesso em 11 ago. 2010.] Disponível em: http://www.cs.helsinki.fi/u/skaski/bioinf_semin05/notes_lect07.pdf.

Janutta V, Disti O. Review on canine elbow dysplasia: pathogenesis, diagnosis and genetic aspects. Dtsch Tierarztl Wochenschr. 2008;115(5):172-81.

Jones P, Chase K, Martin A, Davern P, Ostrander EA, Lark KG. Single-nucleotide-polymorphism-based association mapping of dog stereotypes. Gen Soc Am. 2008;179(2):1033-44.

Kim S, Misra A. SNP genotyping: technologies and biomedical applications. Annu Rev Biomed Eng. 2007;9:289-320.

Komáromy AM, Alexander JJ, Rowlan JS, Garcia MM, Chiodo VA, Kaya A *et al.* Gene therapy rescues cone function in congenital achromatopsia. Hum Mol Genet. 2010;19(13):2581-93.

Lopes PS. Teoria do melhoramento animal. Belo Horizonte: FEPMVZ; 2005. p. 118.

Lyle SK. Disorders of sexual development in the dog and cat. Theriogenology. 2007;68:338-43.

Mäki K, Janss LLG, Groen AF, Liinamo AE, Ojala M. An indication of major genes affecting hip and elbow dysplasia in four Finnish dog populations. Heredity. 2004;92:402-8.

Meyers-Wallen VN. CVT update: inherited disorders of the reproductive tract in dogs and cats. In: Bonagura JD. Kirk's current veterinary therapy XIII: small animal practice. Philadelphia: WB Saunders; 2000. p. 904-9.

Meyers-Wallen VN. Ethics and genetic selection in purebred dogs. Reproduction in Domestic Animals. 2003;38:73-6.

Oberbauer AM, Belanger JM, Grossman DI, Regan KR, Famula TR. Genome-wide linkage scan for *loci* associated with epilepsy in Belgian shepherd dogs. BMC Genetics. 2010;11(35):8.

Online inheritance in animals – OMIA. OMIA database. [acesso em 11 ago. 2010.] Disponível em: http://www.ncbi.nlm.nih.gov/omia.

Ostrander EA, Ruvinsky A. The genetic of the dog. Oxfordshire: CABI, 2012, p. 521.

Speicher MR, Carter NP. The new cytogenetics: blurring the boundaries with molecular biology. Nature Reviews – Genetics. 2005;6:782-92.

Switonski M, Szczerbal I, Skorczyk A, Yang F, Antosik P. Robertisonian translocation (8;14) in an infertile bitch (*Canis familiaris*). J Appl Genet. 2003;44(4):525-27.

Uniprot. Protein knowledgebase (UniProtKB). [acesso em 11 ago. 2010.] Disponível em: http://www.uniprot. org/.

PARTE 5

Imunologia e Imunoprofilaxia em Cães e Gatos

Mitika Kuribayashi Hagiwara • Mary Marcondes

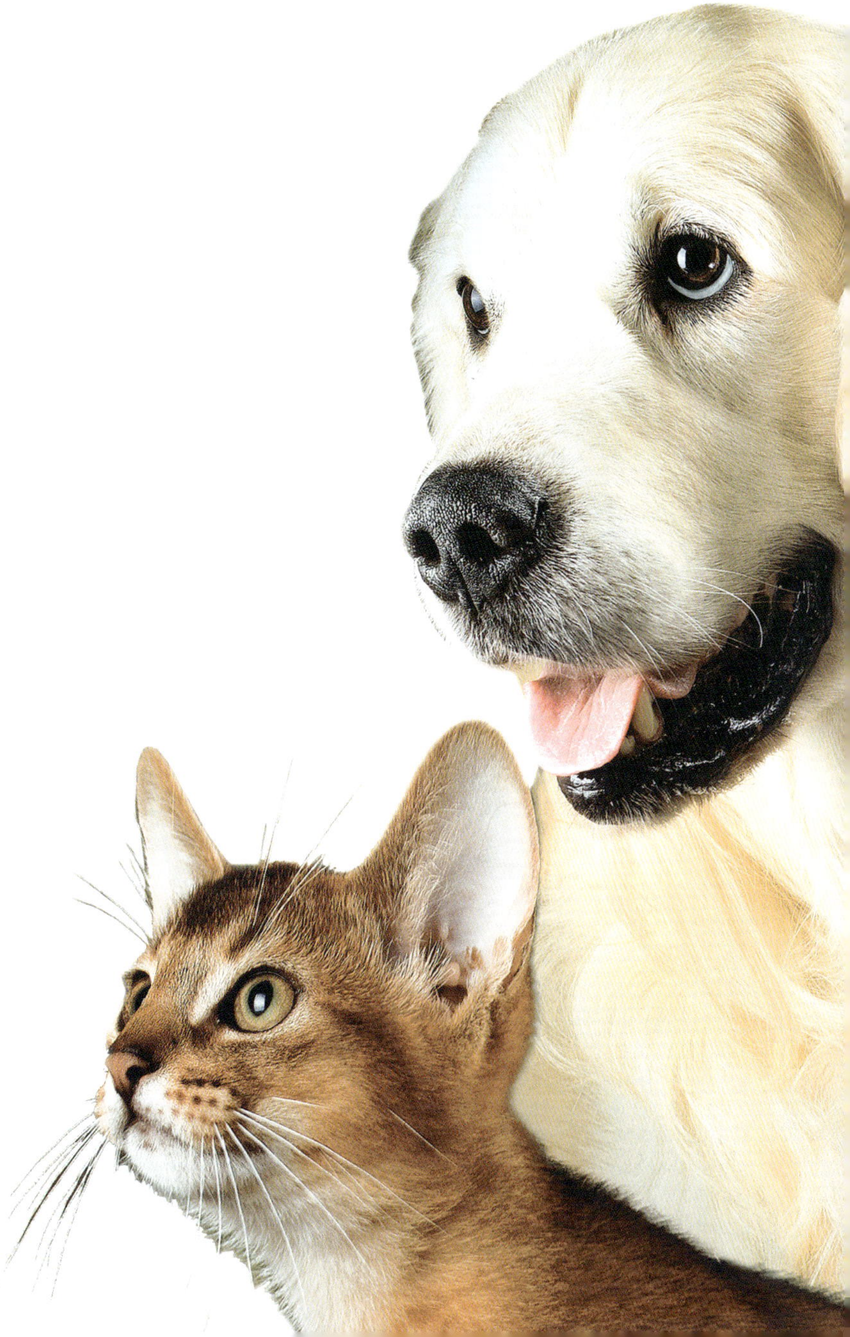

31 Princípios Básicos da Imunoprofilaxia de Cães e Gatos

Mary Marcondes • Mitika Kuribayashi Hagiwara • Michael Joseph Day (*in memoriam*)

INTRODUÇÃO

A vacinação de cães e gatos contra as doenças infecciosas é praticada globalmente desde a década de 1960. Sua eficácia no controle de doenças como cinomose, hepatite infecciosa canina e parvovirose canina – causadas, respectivamente, pelo vírus da cinomose canina (CDV), adenovírus canino (CAV-2), parvovírus canino tipo 2 (CPV-2) – e panleucopenia felina, causada pelo parvovírus felino (FPV), tem sido fartamente demonstrada nos países em que boa parte dos animais é vacinada, com diminuição na prevalência dessas infecções. A vacinação também tem grande impacto na redução da morbidade e da mortalidade associadas a infecções causadas por calicivírus felino (FCV), herpesvírus felino tipo 1 (FHV-1), vírus da parainfluenza canina (CPiV), vírus da leucemia felina (FeLV), *Chlamydia felis*, *Bordetella bronchiseptica* e *Leptospira interrogans*. Em áreas endêmicas, como no Brasil, a vacinação antirrábica de cães e gatos diminui significativamente a prevalência de raiva na população humana. Apesar da eficácia das vacinas, a prevalência de infecções de cães e gatos que podem ser prevenidas por meio de imunização ainda permanece alta, embora a vacinação seja realizada em praticamente todas as clínicas e consultórios veterinários do país. Isso se deve a uma baixa porcentagem de animais vacinados em uma população e a falhas nos protocolos de vacinação de parte dos animais. Os conceitos sobre imunização de cães e gatos evoluíram ao longo dos tempos à medida que novos conhecimentos científicos foram sendo incorporados e novas vacinas foram desenvolvidas e adicionadas ao portfólio existente. Isso requer revisões periódicas do conceito de vacinação dos animais de companhia e constantes modificações do protocolo vacinal e de sua implementação na prática profissional.

A vacinação não deve ser considerada simplesmente o ato de aplicar a vacina e constituir-se como importante fonte de renda da clínica ou do hospital veterinário. Acima de tudo, deve ser considerada um procedimento médico, realizado após cuidadosa avaliação dos fatores de risco desse animal, baseado no estilo de vida (p. ex., interior *versus* exterior, frequência e local de viagens, domicílio solitário ou com vários animais, tipo de residência e área geográfica em que vive), levando em conta sua idade e o histórico de vacinações prévias. A vacinação está incluída no conceito de "medicina individualizada" e não em apenas um "protocolo padrão de vacinação". O reforço anual das vacinas não deve ser a principal razão para um cliente levar seu animal ao veterinário. A vacinação deve fazer parte de um *check-up* anual, com foco no estado nutricional, questões comportamentais, controle de ecto e endoparasitas, avaliação dentária, realização de exames preventivos, monitoramento de doenças crônicas e, finalmente, avaliação das vacinas necessárias naquele momento. A ênfase na vacinação como principal motivo da consulta deve ser modificada, tornando-se parte dos cuidados de medicina preventiva.

Durante muito tempo, perdurou o conceito de que as vacinas deveriam ser administradas anualmente para propiciar a manutenção da imunidade. Essas recomendações foram estabelecidas no fim da década de 1960, quando se assumia que a revacinação anual não traria problemas e seria uma forma de avaliar periodicamente (ao menos uma vez ao ano) o animal. No entanto, mais componentes foram sendo acrescidos nas vacinas, que passaram a conter cada vez um número maior de antígenos, e nem todos são realmente necessários, como será visto a seguir. As recomendações constantes na bula das vacinas comercializadas no Brasil indicam a revacinação anual com vacinas que contenham múltiplos antígenos, o que leva o cliente a acreditar que essa abordagem é a melhor para seus animais. Um problema adicional enfrentado pelos veterinários no Brasil é que a vacinação de cães e gatos não se restringe às clínicas veterinárias e os clientes podem obter vacinas para a administração em seus animais em casas agropecuárias e aplicá-las sem a supervisão de um médico-veterinário, e sem a observância dos princípios básicos da imunização de cães e gatos.

Inúmeros estudos científicos já comprovaram que a imunidade conferida pelas chamadas "vacinas essenciais", com vírus vivo modificado (VVM), é robusta e duradoura, variando de 5 a mais de 10 anos.[1,2,3] A partir desse conhecimento, concluiu-se que não existe razão para realizar uma revacinação anual. Assim, com base em estudos científicos, a recomendação passou a ser de revacinação trienal para as vacinas essenciais em muitas partes do mundo, como nos EUA, no Canadá e na Europa.

A questão é que a duração da imunidade (DOI) licenciada para antígenos essenciais (CPV-2, CDV, CAV-2, FPV) no Brasil ainda é de 1 ano, enquanto produtos idênticos em outros mercados trazem a informação de uma DOI mínima de 3 anos. Outra questão a ser considerada é que as vacinas de vírus vivo modificado são comercializadas, em sua grande maioria, sob a forma de vacinas multicomponentes, nas quais, além das vacinas essenciais, que propiciam imunidade de longa duração, encontram-se presentes antígenos vacinais que conferem uma imunidade de curta duração, como as vacinas contra o vírus da parainfluenza (CPiV) e a leptospirose (duração da imunidade de 1 ano). A pouca disponibilidade de produtos que contenham exclusivamente os antígenos essenciais leva os profissionais a optarem pela vacinação anual dos cães, com o intuito de promover proteção contra todas as doenças citadas na bula.

Embora a maioria das vacinas comercializadas no Brasil seja originária de fabricantes internacionais, existem muito menos linhas de produtos disponíveis quando comparadas aos mercados internacionais, com uma tendência para vacinas polivalentes (com múltiplos antígenos), em vez das combinações com menos antígenos que estão amplamente disponíveis em outras partes do mundo. Nesse ponto ocorre um círculo vicioso, pois os fabricantes continuam a fornecer e promover produtos com múltiplos componentes que podem incluir (para cães) até 10 antígenos diferentes, e os médicos-veterinários preferem a utilização desses produtos à individualização do protocolo vacinal de acordo com as reais necessidades do animal.

Todos esses fatores dificultam, para os veterinários, a aderência às atuais diretrizes globais de vacinação, como as da Associação Mundial de Veterinários de Pequenos Animais (WSAVA).[4,5] Em particular, a administração das vacinas essenciais a cães e gatos adultos a cada 3 anos é um grande desafio, uma vez que não é possível, salvo raras exceções, obter vacinas essenciais com apenas três componentes (p. ex., uma combinação de CDV, CAV-2 e CPV-2). Esses antígenos essenciais encontram-se associados a múltiplos antígenos não essenciais em vacinas polivalentes. Para implementar diretrizes modernas de imunização, é necessária sua aceitação por parte dos profissionais e dos responsáveis pelos animais e, ao mesmo tempo, a realização de forte apelo às indústrias farmacêuticas para a disponibilização de produtos com maior duração da imunidade contra as infecções virais caninas e felinas. Pelo exposto, as atuais diretrizes de vacinação para cães e gatos podem sugerir protocolos diferentes daqueles contidos nas bulas das vacinas no Brasil. É importante salientar que as diretrizes são um reflexo do pensamento científico atual e possibilitam aos profissionais a escolha da maneira mais segura e imunologicamente correta de vacinar os animais. As recomendações encontradas nas diretrizes diferem das bulas das vacinas, preparadas há muito mais tempo e que ainda trazem conceitos arraigados, já ultrapassados. Quando as recomendações dadas diferirem daquelas das bulas, os novos protocolos (uso *off-label*) devem ser realizados, desde que com o consentimento informado do cliente.

Existe um receio infundado de que, se a vacinação essencial for realizada a cada 3 anos no Brasil, os animais poderão não estar protegidos, já que o desafio gerado por doenças infecciosas é muito elevado. Esse receio não tem base científica, conforme se verá a seguir. Os princípios básicos de imunologia demonstram que a imunidade protetora não se mede em graus. A presença de anticorpos contra antígenos das vacinas vivas, seja qual for o título, indica que houve resposta imunológica protetora ao antígeno e o desenvolvimento de células de memória, de forma que qualquer exposição ao patógeno resultará em uma rápida resposta imune (memória) secundária. Simplesmente não é possível aumentar o grau de proteção de um animal vacinando-o com mais frequência. No entanto, existem animais que podem não responder de forma adequada a uma vacinação, os chamados "pouco responsivos" ou até "responsivos". Nesse caso, o aumento do número de doses aplicadas não melhora a resposta imune, que será pequena ou ausente, independentemente de quantas doses da vacina ele receber. Um médico que está em contato frequente com pacientes que tenham doenças infecciosas não necessita de mais vacinas do que outros indivíduos na população apenas por estar mais exposto. Portanto, a revacinação trienal para as infecções virais causadas pelo CDV, CPV-2, CAV-2 e FPV é perfeitamente adequada, mesmo para cães e gatos que estejam em ambientes com maior carga viral. Caso o veterinário tenha receio de implementar esse protocolo, pode fazer uso da sorologia para determinar se esse animal tem imunidade humoral ou não. É importante salientar que se refere aqui a animais que frequentam regularmente clínicas veterinárias, não a animais errantes ou que vivem em abrigos, já que podem apresentar deficiências nutricionais ou alguma enfermidade que pode interferir na resposta vacinal. O ideal é que um maior número de cães e gatos sejam vacinados contra essas doenças, de forma a obter a imunidade de rebanho, dificultando assim a disseminação da infecção naquela população. A prática de vacinar cada animal somente quando necessário e, ao mesmo tempo, alcançar um maior número de animais vacinados, significa que será mais difícil que ocorra disseminação da doença infecciosa naquela população. Além disso, a revacinação trienal é direcionada apenas para as vacinas essenciais de cães e para a panleucopenia felina. As demais vacinas, com duração de imunidade menor, se forem consideradas necessárias, deverão ser aplicadas anualmente.

RESPOSTA IMUNE À VACINAÇÃO (IMUNIZAÇÃO ATIVA)

A administração de um antígeno vacinal gera uma resposta imune ativa e uma memória imunológica persistente. A natureza dessa resposta segue o mesmo padrão de indução da imunidade desencadeado por qualquer antígeno estranho ao organismo composto de imunidade inata e imunidade adaptativa. A **resposta imune inata** é fornecida por barreiras epiteliais, mastócitos, células fagocíticas e linfoides especializadas, como neutrófilos, eosinófilos, macrófagos, células *natural killer* (NK), anticorpos polirreativos e via alternativa do sistema complemento. As barreiras epiteliais fornecem um sistema de defesa física e bioquímica na tentativa de prevenir a invasão por patógenos. Se as barreiras epiteliais forem rompidas, mecanismos humorais e celulares são acionados na defesa do hospedeiro. As células epiteliais podem iniciar uma resposta defensiva por meio da secreção de peptídeos antimicrobianos (PAMs) e alertar o sistema imunológico pela liberação de citocinas e quimiocinas. Em seguida os leucócitos são rapidamente recrutados para o local da infecção, contribuindo para a resposta inflamatória. Para detectar a presença de infecção, o sistema imunológico utiliza receptores de reconhecimento de padrões (RRPs), dentre os quais a família dos receptores *toll-like* (TLRs), presentes principalmente em macrófagos, neutrófilos e células dendríticas, que detectam moléculas intrinsecamente estranhas. Estas são referidas como "padrões moleculares associados a patógenos" (PAMPs) e são encontradas nas membranas externas ou no interior de microrganismos, como bactérias. Os RRPs também podem ser utilizados para a detecção de substâncias liberadas por células hospedeiras danificadas ou mortas, referidas como "padrões moleculares associados a danos" (DAMPs), presentes no local da infecção.[6,7,8]

Os antígenos vacinais, uma vez inoculados no organismo, são detectados por células apresentadoras de antígenos (APCs), como células dendríticas ou macrófagos, no local da administração da vacina ou em locais distantes alcançados pelo agente infeccioso presente na vacina. As células dendríticas (DCs) são as mais importantes células apresentadoras de antígenos. Elas são encontradas em todo o organismo, e formam uma rede em quase todos os tecidos, especialmente proeminentes na pele, linfonodos e superfícies mucosas. A interação entre o antígeno vacinal e as DCs envolve PAMPs presentes no antígeno vacinal ou DAMPs liberados pelo dano tecidual. Quando as DCs encontram esse antígeno estranho, são estimuladas por esses sinais de perigo, como os PAMPs e DAMPs, e sofrem uma rápida maturação, migrando em direção à fonte do antígeno (seja o local de injeção ou o linfonodo drenante). Na ausência desses sinais, as células dendríticas não são ativadas. Por essa razão, vacinas inativadas muitas vezes requerem adjuvantes, para gerar sinais mais intensos. As DCs exercem várias funções na indução da resposta imune e são o elo entre a imunidade inata e a **imunidade adaptativa**.[6,7,8]

As DCs ativadas e maduras capturam, por fagocitose, os antígenos exógenos e, por meio de proteases, fragmentam esses antígenos a pequenos peptídeos. Esses peptídeos ligam-se a moléculas do complexo principal de histocompatibilidade (MHC) de classe II. Esse complexo antígeno-MHC é então transportado para a superfície da célula, onde é exposto e pode ser reconhecido por células T *helper*, que se transformam em linfócitos Th2, ocorrendo a produção de uma resposta imune humoral. No caso de vírus, por exemplo, que invadem células e as forçam a produzir novas proteínas virais (antígenos endógenos), o controle da infecção ocorre inicialmente pela quebra das novas proteínas virais sintetizadas. Os peptídeos são então carreados até o retículo endoplasmático, em que se ligam às moléculas de MHC de classe I. Esse complexo peptídeo-MHC I é então carreado para a superfície das células, onde é apresentado às células T citotóxicas, que finalmente matarão as células infectadas. Extrapolando essas respostas para uma vacinação, fica claro entender que, para que ocorra uma resposta imune celular, é necessário que haja a replicação intracelular do microrganismo, portanto isso somente é adquirido com vacinas vivas. Já a resposta imune humoral ocorre tanto com vacinas mortas quanto vivas.[6,7,8]

As moléculas do MHC ativam os linfócitos T por meio de um receptor de células T (TCR), molécula responsável pelo reconhecimento de fragmentos de antígenos ligados ao MHC, e por proteínas mensageiras solúveis específicas (citocinas) que atuam nos receptores de citocinas na célula T alvo. Cada pequeno elemento de um antígeno de proteína que pode ser reconhecido por um receptor de antígeno de linfócito é denominado "epítopo antigênico". Assim, mesmo um patógeno pequeno como um vírus terá vários antígenos de proteína que contribuem para sua estrutura e cada antígeno terá muitos epítopos que podem ser potencialmente detectados.[15,16] Quando um linfócito encontra seu antígeno-alvo em um órgão linfoide secundário, dependendo da natureza do antígeno e dos sinais recebidos das APCs, ocorre o desenvolvimento de linfócito T CD4+ sensibilizado especificamente para o antígeno. O linfócito T sensibilizado (linfócito precursor) começa a se dividir e proliferar, criando muitas cópias de células-filhas com a mesma especificidade de antígeno do clone reativo original (proliferação clonal), e uma população menor de células de memória [8]. Dependendo do estímulo recebido de uma APC, o linfócito precursor pode se tornar um linfócito T auxiliar CD4+ do tipo Th1, Th2, Th17 ou T regulador (Treg). No que diz respeito à vacinação, as populações de células T mais importantes são as Th1 e Th2.[6,7,8]

As células Th1 produzem IL-2 e IFN-γ e estimulam respostas imunes mediadas por células, envolvendo a ativação de células T citotóxicas CD8+ e de células *natural killer* (NK). O principal papel das células T CD8+ é destruir células infectadas por vírus. As células Th2 produzem IL-4, IL-5, IL-9 e IL-13 e preferencialmente auxiliam a geração de imunidade humoral por meio de ativação e proliferação clonal de linfócitos B específicos, sua transformação em células plasmáticas e secreção de anticorpos específicos para antígenos, os quais, no que diz respeito às vacinas, são geralmente imunoglobulinas G (IgG) ou A (IgA). As respostas Th1 e Th2 são mutuamente antagônicas, uma vez que IFN-γ inibe as células Th2, e IL-4 e IL-13 são inibidores da função das células Th1. As células Th17 produzem citocinas IL-17A, IL-17F, IL-21 e IL-22, e são importantes em várias doenças infecciosas, sobretudo fúngicas. Quando a infecção foi controlada, os componentes finais da resposta imune são o desenvolvimento da memória imunológica e a ação de linfócitos reguladores (Treg) que suprimem a resposta imune adaptativa. As células Treg podem suprimir os linfócitos TCD4+, TCD8+, *natural killer* (NK), linfócitos B e APCs.[6,7]

A **memória imunológica** é uma característica chave da imunidade adaptativa, por meio da qual a reexposição ao mesmo antígeno resulta em uma resposta imune mais potente por parte do sistema imunológico adaptativo. Os clones de linfócitos que se desenvolvem nos tecidos linfoides no fim do período de recuperação são conhecidos como linfócitos de memória. São células de vida longa que entram na circulação para contribuir com a vigilância imunológica, prontas para serem acionadas (resposta imune secundária) se o hospedeiro encontrar o mesmo patógeno novamente, ainda que isso aconteça muitos anos depois. Com frequência, a memória imunológica fornece proteção contra a reinfecção, sem que nenhum sintoma da doença se torne aparente. Assim, uma vez recuperados, há o desenvolvimento de imunidade a longo prazo. Esse fenômeno fundamenta o uso da vacinação. O sistema imunológico é educado deliberadamente sobre o que ele pode esperar em termos de doenças infecciosas.[6]

O objetivo da administração de um antígeno sob a forma de uma vacina é a indução de uma resposta imune ativa protetora do hospedeiro contra o patógeno específico, bem como a indução de uma memória imunológica persistente no animal. Esse tipo de imunização ativa difere do que ocorre quando o animal recebe anticorpos pré-formados, ao que se denomina **imunização passiva**. A natureza da imunidade protetora difere de acordo com o patógeno. Para algumas vacinas existe uma forte correlação entre a formação de anticorpos específicos e a imunidade protetora. Por exemplo, no caso do vírus da cinomose canina (CDV), do adenovírus-2 canino (CAV2), do parvovírus-2 canino (CPV2) e do parvovírus felino (FPV), existe uma forte associação entre a proteção e a presença de anticorpos. Por outro lado, para o herpesvírus felino-1 (FHV-1) e para o calicivírus felino (FCV), a proteção está mais relacionada a uma imunidade mediada por células e com a imunidade local, respectivamente. Outro exemplo são as vacinas contra microrganismos que infectam o trato respiratório superior, em que a resposta imune relacionada à proteção ocorre ao nível de mucosa e é difícil de ser mensurada.[4,7]

IMUNIZAÇÃO PASSIVA

Além da imunização ativa, por meio de vacinação, um animal pode se tornar provisoriamente imune a uma doença infecciosa por meio de **imunização passiva**. Nesta, ocorre transferência de anticorpos de um animal resistente para um suscetível, como o que ocorre quando anticorpos maternos são transferidos aos filhotes pela placenta ou por meio do colostro, ou quando anticorpos são produzidos em animais doadores por imunização ativa (p. ex., em cães contra o vírus da cinomose), para depois serem administrados a animais suscetíveis, de modo a conferir proteção imediata. Esses anticorpos conferem proteção imediata, mas essa proteção diminui aos poucos à medida que os anticorpos são catabolizados, tornando o animal novamente suscetível. Na imunização passiva não ocorre formação de células de memória, uma vez que não ocorre ativação das respostas imunes inata e adaptativa.[8,9,10]

A administração passiva de soro ou de imunoglobulinas pode auxiliar na proteção de um neonato que não mamou colostro contra algumas infecções, como pelos parvovírus canino e felino e pelo vírus da cinomose. A imunização ativa, nesses casos, deve ser evitada durante as primeiras 4 semanas de vida devido ao risco de vacinas com VVM induzirem a uma doença, e ao fato de o sistema imune não estar ainda totalmente desenvolvido, não sendo capaz de desencadear uma resposta imune adequada.[11] As imunoglobulinas têm um pequeno papel na proteção contra organismos intracelulares, porque a imunidade mediada por células é mais importante do que a imunidade humoral na proteção contra esses patógenos.[11] O soro imune pode ser produzido na própria clínica veterinária por coleta de soro ou plasma de animais hígidos vacinados contra a enfermidade em questão, ou que tenham se recuperado da doença. Entretanto, a utilização de imunoglobulinas dessa maneira tem como principal desvantagem o fato de o título de anticorpos administrados ser desconhecido. As amostras de sangue devem ser colhidas preferencialmente da veia jugular, com todos os cuidados de assepsia. A quantidade mínima de soro imune necessária para conferir proteção é desconhecida, e depende basicamente do título de anticorpos do doador. O soro de cães adultos tem sido administrado a neonatos em uma dose de 22 a 40 mℓ/kg. No entanto, esse volume nem sempre confere títulos elevados no filhote, sendo geralmente abaixo dos conferidos quando o animal mama colostro. A dose para gatos é de 5 mℓ, administrados logo após o nascimento. Essa administração é repetida com 12 e 24 horas de vida. A dose total de 15 mℓ por gato equivale a cerca de 150 mℓ/kg. O plasma imune pode ser administrado por via intravenosa, entretanto a administração de soro por essa via pode levar a episódios trombóticos. O ideal é a utilização das vias subcutâneas, intraperitoneal ou intramedular.[11]

TIPOS DE VACINAS

A gama de vacinas para animais de companhia se expandiu consideravelmente e inclui novos tipos de vacinas, como vacinas de subunidade, vacinas de vetor recombinante e vacinas de DNA, além das vacinas convencionais vivas modificadas e inativadas. As **vacinas vivas (atenuadas)** ou de **vírus vivo modificado (VVM)** são aquelas que contêm o agente infeccioso intacto e viável, porém atenuado para reduzir sua virulência. O processo de redução da virulência é chamado "atenuação". O grau de atenuação é crítico, uma vez que o processo insuficiente resultará em virulência residual e doença, enquanto uma atenuação excessiva pode resultar em uma vacina ineficaz.[4,7,9] Os vírus são tradicionalmente atenuados pelo crescimento em células ou inoculados em espécies animais às quais eles não estão naturalmente adaptados.[8] Essas vacinas atenuadas induzem uma imunidade robusta por causarem baixo nível de infecção ao se replicar no animal, mimetizando uma infecção natural, sem, no entanto, causar a doença.[4,7] As vacinas de VVM são muito mais imunogênicas, podendo gerar uma resposta imune consistente e duradoura (por muitos anos) após uma única dose, sem necessidade de revacinação (Figura 31.1).[4,7,8] Ao desencadear uma resposta imune inata, as vacinas vivas mantêm a habilidade de induzir a produção de interferona. Como resultado, elas podem conferir uma proteção muito rápida, uma vez que a produção de interferona precede a produção de anticorpos.[8]

As vacinas **mortas**, ou **inativadas**, podem conter um microrganismo inteiro, inativado, antigenicamente intacto, para que não ocorram mudanças na estrutura dos antígenos que possam prejudicar a resposta vacinal. Nesse tipo de vacinas os agentes infecciosos não são capazes de infectar, replicar-se ou induzir a doença. Como elas não mimetizam uma infecção natural, podem não produzir uma adequada imunidade de mucosas ou imunidade celular. Essas vacinas geralmente requerem um adjuvante para estimular uma resposta imune adequada e, por essa razão, são mais propensas a causar reações adversas. São necessárias múltiplas doses, mesmo em um animal adulto, a fim de induzir a uma resposta imune satisfatória com vacinas inativadas (ver Figura 31.1). A primeira dose, em geral, prepara a resposta imune; a segunda fornece a resposta imune protetora. A vacina antirrábica é uma exceção, pois é altamente imunogênica e pode induzir imunidade protetora com dose única. As vacinas mortas costumam ser administradas por via parenteral e geralmente têm uma duração de imunidade (DOI) menor quando comparada à das vacinas de VVM. A resposta imune protetora total pode não se desenvolver antes de 2 a 3 semanas após a aplicação da última dose de vacina.[4,7,8,9]

Nas **vacinas recombinantes de vetores virais**, os genes que codificam antígenos podem ser clonados diretamente em uma variedade de microrganismos. Em vez de ser purificado, o microrganismo recombinante pode ser usado como vacina. Os microrganismos que foram mais amplamente empregados para esse propósito são os poxvírus e o canarypox. Esses vírus têm um genoma estável, quc torna relativamente fácil a inserção de um novo gene. São vacinas muito seguras, que induzem uma resposta imune protetora potente, e podem ser efetivas em traspor a imunidade materna. Essas vacinas são capazes de induzir respostas imunes humorais e celulares sem a necessidade de um adjuvante. São utilizadas para doenças como leucemia felina, cinomose e raiva.[4,9]

As **vacinas de subunidade** são baseadas em componentes antigênicos de microrganismos que foram purificados de culturas ou produzidos por técnicas de DNA recombinante (clonagem de genes). Essas vacinas tendem a ser menos imunogênicas, por isso geralmente têm uma DOI mais curta. A primeira vacina recombinante com antígenos gerados por clonagem de genes disponível comercialmente em medicina veterinária foi contra o vírus da leucemia felina. O antígeno gp70 é responsável por induzir uma resposta imune protetora em gatos. Sendo assim, o gene que codifica esse antígeno foi isolado e inserido em bactérias (*E. coli*), que sintetizaram grandes quantidades de antígeno, utilizado na preparação de uma vacina. Essas vacinas podem necessitar de adjuvante para melhorar a resposta imune.[9,10]

As **vacinas de DNA** têm basicamente a mesma tecnologia das vacinas de antígenos virais recombinantes, em que o RNA

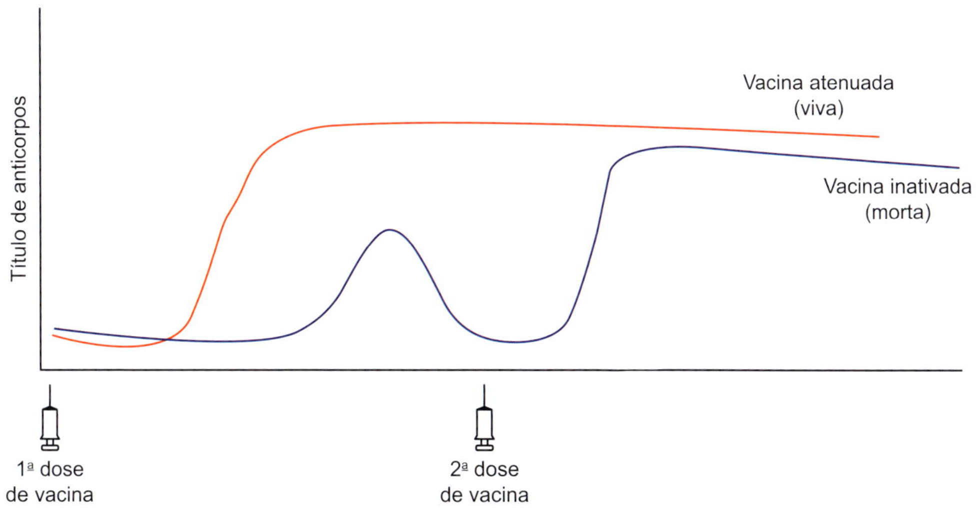

Figura 31.1 Comparação da resposta imune humoral após a administração de vacinas atenuadas e inativadas. Uma única dose de vacina de vírus vivo modificado (vacina atenuada) é capaz de desencadear uma resposta imune robusta e duradoura. São necessárias ao menos duas doses de vacinas inativadas para que se obtenha uma resposta imune semelhante que, no entanto, não será tão duradoura.

de um vírus é isolado e transcrito em DNA, que é cuidadosamente cortado para ser inserido em um plasmídeo. A diferença é que, nesse caso, o próprio plasmídeo, que contém os genes que codificam o antígeno de interesse, é inoculado no organismo hospedeiro. Uma vez que esses plasmídeos recombinantes estejam dentro da célula hospedeira, o gene alvo será transcrito, processado e apresentado pelas células apresentadoras de antígenos, podendo estimular uma resposta imune robusta, celular e humoral.[10] Vacinas de DNA não estão disponíveis comercialmente para uso em cães e gatos para prevenir doenças infecciosas. No entanto, existe uma vacina contra o melanoma canino comercializada para uso terapêutico.

ADJUVANTES

Os adjuvantes são componentes adicionados a vacinas inativadas, principalmente as que têm microrganismos mortos ou antígenos altamente purificados, que podem prolongar a exposição ao antígeno, aumentar a apresentação de antígenos e a produção de citocinas e, consequentemente, a resposta imune e a duração de imunidade. Os adjuvantes podem aumentar a velocidade e a intensidade da resposta imune adaptativa a vacinas e, dessa maneira, é possível reduzir a dose de antígenos por vacina e as doses de vacinas administradas para desencadear uma resposta imune. Eles também podem ser utilizados para induzir o padrão de resposta imune, por exemplo, para Th1 ou Th2. Os antígenos muito purificados não têm a capacidade de gerar uma resposta imune inata e, consequentemente, uma resposta imune adaptativa adequada. Os adjuvantes, por sua vez, desencadeiam uma resposta imune inata necessária para que ocorra uma adequada resposta imune adaptativa, com apresentação dos antígenos principalmente pelas células dendríticas. Eles fazem isso de duas maneiras: (1) desencadeando respostas imunes inatas que fornecem um estímulo para a apresentação de antígenos pelas células dendríticas; e (2) "entregando" o antígeno de um modo que auxilie seu processamento e posterior apresentação pelas células dendríticas.[8]

Os **adjuvantes do tipo DAMP** causam danos às células e aos tecidos e, portanto, ocorre a liberação de padrões moleculares associados a danos (DAMPs) por células hospedeiras danificadas ou mortas, que são reconhecidos por células dendríticas. Estas, por sua vez, sofrem uma rápida maturação, migrando em direção à fonte do antígeno, ou no local de injeção, ou no linfonodo drenante. Esses adjuvantes agem por irritação química ou causam efeitos tóxicos diretos. Assim, adjuvantes como as **saponinas**, algumas **emulsões** e os **adjuvantes de alumínio** promovem lise celular no local da injeção, produzindo uma intensa reação inflamatória. Esses adjuvantes agem por irritação química ou por efeitos tóxicos diretos. As saponinas são glicosídeos que podem formar complexos com o colesterol da membrana celular, resultando na destruição da membrana. A toxicidade das emulsões é causada pela presença de moléculas de cadeia curta que lisam as membranas celulares. Os sais de alumínio também são citotóxicos e causam a liberação de DNA, ácido úrico e adenosina das células mortas.[8]

Um segundo tipo, os **adjuvantes do tipo PAMP**, contém produtos microbianos que desencadeiam uma resposta imune inata pela presença de "padrões moleculares associados a patógenos" (PAMPs) encontrados nas membranas externas ou no interior desses microrganismos. Esses adjuvantes também fornecem sinais por meio de receptores de reconhecimento de padrões (RRPs), como os receptores *toll-like* (TLRs) e, assim, ativam as células dendríticas. Os adjuvantes do tipo PAMP podem conter bactérias mortas ou moléculas microbianas, como a flagelina (ligante de TLR5), um lipopolissacarídeo (ligante de TLR4/2) ou ligantes TLR sintéticos, entre outros. Eles podem também conter toxinas bacterianas como a toxina da cólera ou uma toxina de *Escherichia coli*. Esses adjuvantes, do tipo PAMP, ativam diretamente os PRRs nas células dendríticas, alertando o sistema imunológico pela liberação de citocinas e quimiocinas. Em seguida os leucócitos são rapidamente recrutados para o local da infecção, contribuindo para a resposta inflamatória. Alguns adjuvantes muito potentes têm componentes que atuam por meio de DAMPs e PAMPs.[8]

Existem, ainda, adjuvantes produzidos por meio de **nanotecnologia**, que utilizam partículas de 1 a 1.000 nanômetros. As nanopartículas podem encapsular e, assim, proteger os antígenos da degradação prematura. Devido ao seu tamanho muito pequeno, eles efetivamente "entregam" peptídeos ou proteínas às células apresentadoras de antígenos, como as células dendríticas, estimulando a resposta imune. As nanopartículas têm propriedades imunológicas únicas que podem ser manipuladas alterando seu tamanho, forma, carga e hidrofobicidade. O tamanho da partícula pode influenciar o tipo de resposta imune. Os adjuvantes convencionais de alumínio empregam micropartículas (2 a 8 mm) e promovem respostas do tipo Th2. No entanto, se forem reduzidos ao tamanho de nanopartículas (200 a 1.500 nm), eles favorecem as respostas do tipo Th1. As moléculas biológicas envolvidas na imunidade, especialmente antígenos, alergênios e PAMPs, também têm nanômetros de tamanho, portanto o tamanho das partículas é essencial no desenvolvimento da resposta imune. Nanopartículas abaixo de 500 nm de tamanho trafegam rapidamente para os linfonodos de drenagem, enquanto as partículas maiores são retidas no local da injeção e são fagocitadas e transportadas para os linfonodos por células apresentadoras de antígeno (APCs). Os adjuvantes de nanopartículas podem ser projetados para exibir uma mistura de antígenos e moléculas coestimulantes em sua superfície, de modo que a resposta imune seja otimizada. Eles podem ser revestidos com combinações únicas de antígenos, citocinas, moléculas de adesão e imunomoduladores. Ao associar, por exemplo, antígenos com PRRs, as nanopartículas podem desencadear respostas de linfócitos citotóxicos a antígenos que normalmente não farão isso. Adjuvantes de nanopartículas podem ser produzidos a partir de diferentes compostos, como poliaminoácidos, polissacarídeos, polímeros biodegradáveis, além de elementos não degradáveis, como ouro, prata, ferro e sílica.[8]

Entretanto, é importante lembrar que a reação tecidual no local da aplicação de uma vacina com adjuvante pode causar reações adversas e levar à formação de granulomas, abscessos e sarcomas de sítios de injeção. Também podem ocorrer manifestações sistêmicas, como quadros de poliartrite, uveíte e glomerulonefrite imunomediadas.[4,7,8,9,11] As reações adversas às vacinas são discutidas no Capítulo 34.

VACINAS ESSENCIAIS, NÃO ESSENCIAIS E NÃO RECOMENDADAS

Na tentativa de reduzir a administração desnecessária de antígenos vacinais a cães e gatos, desde a década de 1990 tem havido um esforço conjunto de pesquisadores para classificar as vacinas mundialmente existentes em essenciais, não essenciais e não recomendadas. **Vacinas essenciais** são aquelas que todos os cães e gatos devem receber, independente das circunstâncias ou localização geográfica, de modo a promover proteção contra doenças infecciosas graves e potencialmente fatais que apresentam distribuição global. As vacinas essenciais para os cães são aquelas que conferem proteção contra a infecção pelo vírus da cinomose (**CDV**), o adenovírus canino (**CAV**; tipos 1 e 2) e o parvovírus canino (**CPV-2** e suas variantes). As vacinas essenciais para os gatos são aquelas que protegem contra o vírus da panleucopenia felina (**FPV**), o herpesvírus felino-1 (**FHV-1**) e o calicivírus felino (**FCV**). Em áreas do mundo onde a infecção pelo vírus da raiva é endêmica, a vacinação contra esse agente deve ser considerada essencial para ambas as espécies, mesmo que não haja exigência legal para a vacinação de rotina.[4,5]

Vacinas não essenciais são aquelas utilizadas nos animais cuja localização geográfica, ambiente ou o estilo de vida os coloca em risco de contrair infecções específicas. As vacinas consideradas não essenciais para cães, disponíveis no Brasil, são as contra dois agentes do complexo respiratório infeccioso canino, o vírus da parainfluenza (**CPiV**) e a ***Bordetella bronchiseptica***, contra ***Leptospira interrogans*** e contra ***Leishmania infantum***; para gatos, são as vacinas contra o vírus da leucemia felina (**FeLV**) e ***Chlamydia felis***. Na medicina humana, e mesmo em medicina veterinária em outros países, a decisão sobre o uso de vacinas não essenciais é realizada com base nos dados de vigilância de doenças infecciosas, que mapeiam com precisão os locais em que determinadas doenças são prevalentes. A escassez de estudos, publicados em revistas indexadas que utilizam avaliação por pares, sobre a prevalência de doenças infecciosas no Brasil, com exceção da leishmaniose visceral – que é amplamente estudada –, constitui-se em um desafio para os médicos-veterinários na tomada de decisões baseadas em evidência sobre quais vacinas não essenciais são apropriadas para os animais nas diferentes regiões do país.[4,5] **Vacinas não recomendadas** são aquelas para as quais há insuficiente justificativa científica para seu uso, como as vacinas designadas para proteger cães contra o coronavírus entérico canino (**CCoV**), ***Giardia* spp** e ***Microsporum canis***.[4,5]

Vacinas essenciais e anticorpos derivados da imunidade materna

A imunidade adquirida passivamente (anticorpos maternos) proporciona proteção contra muitos dos agentes infecciosos contra os quais a cadela ou a gata foi exposta em decorrência de vacinação, ou por infeção natural, e para os quais desenvolveu anticorpos. No caso de cães, por exemplo, pode haver a transferência de anticorpos contra o vírus da cinomose (CDV), o parvovírus canino tipo 2 (CPV-2), o adenovírus canino (CAV) tipo 1 e 2 e o vírus da raiva. Ao contrário do ser humano, cujo recém-nascido recebe anticorpos por transferência através da placenta, os cães e gatos neonatos precisam mamar colostro para adquirirem os anticorpos maternos, uma vez que têm uma barreira placentária mais complexa do que a humana. Os anticorpos presentes no colostro são absorvidos durante as primeiras 24 horas de vida e proporcionam proteção para o neonato durante as primeiras semanas de vida, enquanto o seu sistema imune está em desenvolvimento. Os anticorpos (IgG) adquiridos passivamente proporcionam apenas uma proteção temporária, pois têm uma meia-vida sérica média de 10 dias (entre 8 e 12 dias). Isso significa afirmar que, a cada 8 a 12 dias, metade dos anticorpos que foi transferida passivamente a partir da mãe é degradada.[4,7,9] Além dos anticorpos adquiridos pelo colostro, a imunoglobulina IgA secretória, presente no leite, também é importante, já que participa da defesa contra infecções das mucosas intestinal e do trato respiratório superior em neonatos.[9]

Embora os anticorpos adquiridos pelo colostro sejam importantes para proteger o filhote nas primeiras semanas de vida, eles também impedem a resposta imune quando são administradas as vacinas, ao inibir a síntese de anticorpos neonatais por vias regulatórias, assegurando ao organismo que não haja produção de anticorpos além do necessário. Os cães e gatos somente estão aptos a produzirem sua própria resposta imune à vacinação quando os anticorpos de origem materna forem quase totalmente degradados. Na maioria dos filhotes de cães e gatos, os anticorpos maternos declinam a um nível em que já é possível obter uma resposta frente a uma vacinação por volta de 8 a 12 semanas. Esse nível não é constante, mas é determinado pela relação entre a quantidade de anticorpos maternos e a quantidade de antígenos vacinais. Por isso, aumentando o título de antígenos vacinais é possível que haja uma imunização precoce, mesmo na presença de anticorpos maternos. Durante o período em que os anticorpos maternos não estão em quantidade suficiente para conferir proteção e os anticorpos do filhote ainda não foram produzidos, conhecido como "janela de suscetibilidade", um filhote pode se tornar infectado se entrar em contato com um patógeno (Figura 31.2).[4,7,8]

O título de anticorpos recebidos pelo filhote depende do título da mãe, da quantidade de colostro mamada e até do tamanho da ninhada. Em uma mesma ninhada pode haver filhotes com diferentes títulos de anticorpos, em decorrência da quantidade de colostro adquirida. Alguns filhotes podem demorar mais a mamar e, por serem menores ou mais fracos, acabam ingerindo uma quantidade menor de colostro. É importante salientar também que o tempo necessário para ocorrer diminuição (ou ausência) de anticorpos maternos não é o mesmo para todos os agentes infecciosos. Sendo assim, por exemplo, enquanto os anticorpos contra o CPV-2 podem estar praticamente ausentes apenas com 15 semanas de vida, no mesmo animal os anticorpos contra o CDV podem diminuir drasticamente já com 10 semanas de idade, na dependência dos fatores antes mencionados (título de anticorpos da mãe, tamanho da ninhada, quantidade de colostro ingerida).[4,7] Ademais, não existe nenhuma evidência para afirmar que filhotes nascidos de uma mãe que é revacinada anualmente com vacinas essenciais recebem mais anticorpos maternos do que os filhotes nascidos de uma mãe que é revacinada a cada 3 anos. Sabe-se que os cães adultos que recebem revacinação trienal das vacinas essenciais têm títulos de anticorpos protetores estáveis durante cada ciclo de revacinação de 3 anos, e dados experimentais mostraram que os filhotes adequadamente vacinados no início da vida (e então nunca mais quando adultos) mantêm um platô de títulos de anticorpos protetores contra CDV, CAV-2 e CPV-2.[12] Alguns veterinários gostam de vacinar as cadelas reprodutoras imediatamente antes de elas acasalarem, mas não há nenhuma evidência de que isso proporcione anticorpos maternos de melhor qualidade do que nas cadelas que recebem um protocolo de revacinação trienal.[4]

Como é impossível prever o momento exato da perda da imunidade materna, em geral a série de vacinação inicial requer a administração de múltiplas doses de vacinas contendo vírus vivo modificado. Essas não são doses de reforço. Elas são simplesmente aplicadas para desencadear uma resposta imune primária o mais rápido possível, após a queda da imunidade materna. Quando o título de anticorpos maternos é suficientemente elevado para bloquear a vacinação com vacinas de VVM, é necessário esperar pelo menos 2 semanas para voltar a administrar a vacina. Considerando que metade dos anticorpos passivos desaparecerá durante esse período, o nível poderá tornar-se suficientemente baixo para não bloquear a imunização ativa com a segunda dose da vacina e o animal ficará imunizado.[4]

Há cerca de uma ou duas décadas, acreditava-se que a imunidade materna era totalmente eliminada por volta de 12 semanas de vida do filhote. No entanto, pela própria qualidade das vacinas – melhorada com o passar dos anos –, pelo aumento do número de animais vacinados e pelo desenvolvimento de técnicas imunológicas que permitem uma avaliação mais precisa da imunidade humoral, hoje se sabe que parte dos animais (cães

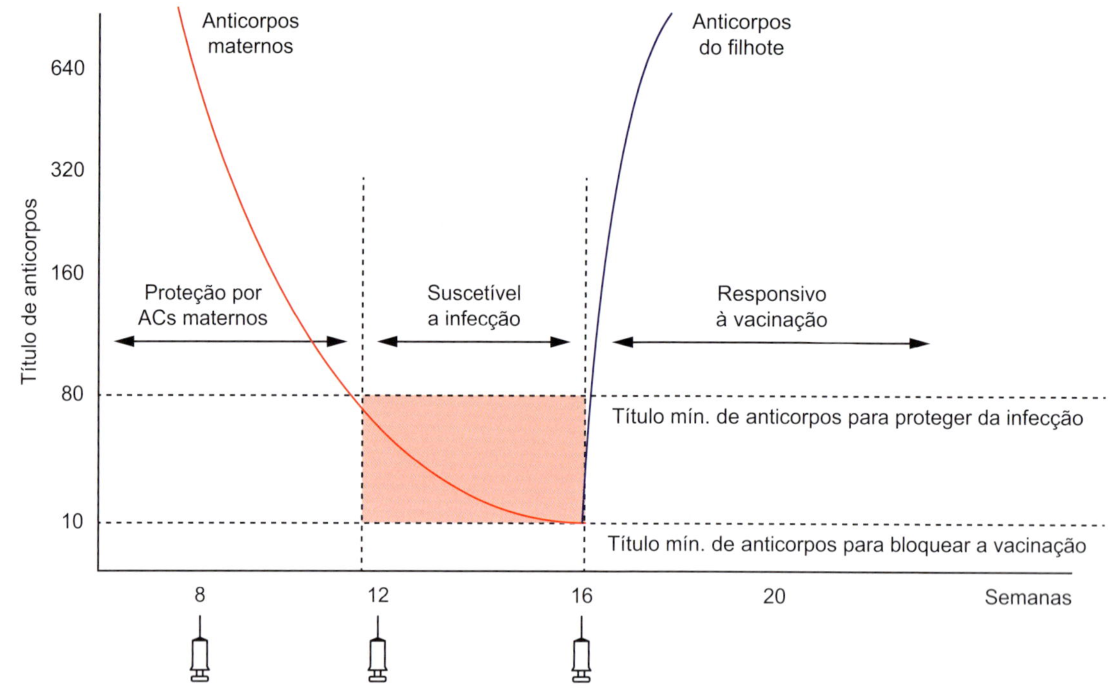

Figura 31.2 Nesse exemplo, demonstrando o título de anticorpos contra determinado agente infeccioso, 80 é o título mínimo para proteger contra uma infecção, enquanto 10 é o título mínimo capaz de bloquear uma resposta à vacinação. Observa-se que, por volta da 12ª semana de vida, o título de anticorpos maternos caiu a um nível abaixo do mínimo protetor, deixando o filhote vulnerável até as 16 semanas de vida (janela de suscetibilidade), quando passa a responder a uma única dose de vacina com vírus vivo modificado, uma vez que os anticorpos maternos decaíram a um nível tal que permite uma resposta imune ativa.

e gatos) mantém anticorpos maternos até 16 semanas de vida, e às vezes um pouco mais. Por essa razão, com os protocolos de vacinação que recomendavam a aplicação da última dose de vacina essencial no animal com cerca de 12 semanas de idade, parte desses animais não se encontrava adequadamente imunizada, em decorrência da presença de anticorpos maternos.[4]

Em um questionário aplicado pelo Grupo de Diretrizes de Vacinação (VGG), da Associação Mundial de Veterinários de Pequenos Animais (WSAVA), em sua visita ao Brasil em 2017, cerca de 50% dos veterinários brasileiros relataram que terminam o protocolo de vacinação essencial de cães e gatos com menos de 16 semanas de idade (informação pessoal). Desse modo, a ocorrência de enfermidades infecciosas em animais vacinados – como é o caso da cinomose e da parvovirose, diagnosticadas em cães com mais de 3 meses previamente vacinados – deve-se muito provavelmente a uma falha no protocolo de vacinação. Muito embora a quase totalidade dos cães e gatos deixe de apresentar anticorpos maternos com 16 semanas de vida, ainda é possível que alguns animais permaneçam com anticorpos maternos séricos por mais tempo. Por essa razão, a WSAVA recomenda, em suas Diretrizes Globais e nas Recomendações para a América Latina, que a última dose de vacina do protocolo de filhotes seja realizada entre 6 e 12 meses de vida, de preferência aos 6 meses, de modo que, se ainda existirem anticorpos maternos às 16 semanas, estes seguramente terão desaparecido no momento da aplicação da última dose.[4,5] Esse protocolo tem diminuído a incidência de doenças infecciosas prevenidas por vacinas essenciais em países que aderiram à recomendação dada pela WSAVA. A presença de anticorpos maternos também pode interferir na resposta imune às vacinas inativadas, mas é incomum após 6 a 9 semanas de idade. Se no momento da administração da primeira dose ainda houver anticorpos suficientes para bloquear a resposta imune, não ocorrerá o "preparo da resposta imune", e a segunda dose não será capaz de imunizar.

DURAÇÃO DE IMUNIDADE E DE PROTEÇÃO

Duração de imunidade (DOI) e **duração de proteção** (DOP) são termos relacionados à eficácia vacinal. A DOI refere-se ao período, após a administração de uma vacina, em que uma resposta imune específica pode ser detectada. De modo geral, a DOI é avaliada por meio da resposta imune humoral (IgG sérica) à vacina. Por outro lado, a DOP é o intervalo de tempo, após a vacinação, em que o animal está efetivamente protegido por um desafio com um agente infeccioso virulento. Dessa maneira, a DOI não é necessariamente equivalente à DOP. Como parte dos dados gerados para obter a licença de comercialização de vacinas, as indústrias precisam avaliar a DOP, que determinará o intervalo de revacinação recomendado para o produto. Devido à dificuldade de realizar esses estudos (tempo, custo e aspectos éticos), a maior parte de tais desafios foi realizada por um período de 12 meses pós-vacinação. Por isso, as vacinas veterinárias costumam ser tradicionalmente licenciadas com DOI/DOP de 12 meses. No entanto, novos estudos têm demonstrado que as vacinas essenciais virais são capazes de induzir uma resposta imune protetora muito mais duradoura, de até 9 anos para alguns componentes. A DOI mínima de uma vacina (VVM) contra o CPV-2 é de pelo menos 9 anos quando a avaliação é feita por desafio (exposição ao patógeno), e de pelo menos 7 anos quando a avaliação é feita por sorologia. Com relação à cinomose canina, enquanto a DOI mínima avaliada por meio de desafio varia de 5 a 7 anos, na dependência da cepa vacinal, a DOI mínima avaliada por sorologia varia de 9 a 15 anos.[1,2,12] Poucos estudos foram realizados para avaliar a DOI de vacinas felinas, mas existem evidências de que a DOI mínima para a vacina contra o parvovírus felino (FPV) pode chegar a 7,5 anos.[1,3,12] As vacinas não devem ser administradas desnecessariamente. A maioria das vacinas essenciais para cães e gatos, até alguns anos atrás, tinha DOI mínima de 1 ano e recomendava-se a revacinação anual. Porém, muitos dos mesmos produtos passaram a ser licenciados com uma DOI mínima de 3 anos. Na maioria dos países, as vacinas essenciais com VVM estão agora licenciadas para revacinação trienal de animais adultos, enquanto, no Brasil, produtos idênticos ainda têm DOI mínima de 1 ano. Isso ocorre por dois motivos: porque o fabricante não solicitou uma mudança na bula do produto, ou porque a autoridade nacional de licenciamento não permitiu que a alteração fosse realizada. Deve-se lembrar que mesmo uma DOI de 3 anos para vacinas essenciais é um valor mínimo, e que, para a maioria das vacinas essenciais, o tempo é bem maior.[1,2,3,12]

Um conceito importante em relação à vacinação de cães e gatos é o reconhecimento de que se deve ter como objetivo reduzir a carga vacinal desnecessária fornecida aos animais, sem colocá-los em risco, a fim de minimizar o potencial de reações adversas e reduzir o ônus financeiro dos clientes com procedimentos médicos-veterinários injustificados.[4,9,10] Ainda existe no Brasil uma conduta entre os médicos-veterinários de pequenos animais de que, quanto mais vacinas forem aplicadas, melhor para o animal. Dessa maneira, costumam vacinar os animais com todas as vacinas existentes no mercado, e revaciná-los anualmente por toda a vida, mesmo quando isso não se faz necessário. Não se eleva o grau de imunidade em relação a uma doença prevenida por vacinas essenciais caninas, por exemplo, por meio da vacina anual. Mais importante do que vacinar o mesmo animal todos os anos de sua vida com vacinas essenciais é vacinar o maior número de cães dentro de uma população e, dessa maneira, contribuir para o desenvolvimento da imunidade de rebanho.

As vacinas em cães e gatos adultos devem ser administradas de acordo com a duração de sua imunidade, da mesma forma como ocorre em humanos. Os protocolos de vacinação em humanos baseiam-se exclusivamente na DOI de cada vacina. Portanto, partindo-se do mesmo princípio, não existe justificativa científica para a vacinação anual de cães e gatos (com algumas exceções, que serão discutidas no capítulo de vacinação de gatos). Se isso de fato fosse necessário, o mesmo deveria acontecer com médicos expostos a doenças infecciosas. A quase totalidade de relatos de animais vacinados que ainda assim desenvolvem doenças infecciosas deve-se a uma falha no protocolo de vacinação (o que é discutido nos respectivos capítulos de vacinação de cães e de gatos), não a um maior desafio do ambiente.

IMUNIDADE DE REBANHO

A vacinação não deve ser realizada apenas para proteger o animal, mas deve também proteger a população por meio do desenvolvimento de "imunidade de rebanho". O conceito de imunidade de rebanho sugere que, quanto mais indivíduos vacinados houver em uma comunidade, mais difícil será a introdução e disseminação do agente infeccioso em questão. Isso ocorre quando existe na população uma elevada proporção de indivíduos vacinados. A imunidade de rebanho relacionada ao uso de vacinas essenciais que fornecem uma longa DOI (muitos anos) depende muito da porcentagem de animais vacinados na população, não do número de vacinações que ocorrem anualmente. A imunidade de rebanho é demonstrada na infecção pelo vírus da raiva canina quando a cobertura vacinal de 70% da população alcança a proteção das populações humana e animal contra a doença.[4,9,10] Entretanto, com doenças como a enterite, causada pelo parvovírus canino (CPV-2), em que o vírus é altamente resistente e grandes quantidades de vírus são eliminadas no meio ambiente, a cobertura vacinal deve ser bem maior, para prevenir a ocorrência de surtos da doença.[11] O fator mais importante que influencia a imunidade de rebanho é o número reprodutivo básico da doença, denominado "R0" (R zero). R0 é o número de casos secundários resultantes de cada caso primário da doença, em uma população suscetível, que na verdade indica a chance de transmissão de um agente infeccioso. Um R0 de 1 indica que cada caso primário da doença gera um caso secundário, e a prevalência da doença permanecerá inalterada. Um R0 menor do que 1 significa que cada caso primário gerará menos de 1 caso secundário, isto é, nem todo animal infectado levará à infecção de um outro animal. Dessa maneira, a prevalência da doença diminuirá. Por outro lado, um R0 maior do que 1 significa que cada caso primário gerará mais de um caso secundário, portanto a prevalência da doença aumentará. A vacinação de uma população, ao reduzir o número de animais suscetíveis, reduz o contato entre animais infectados e suscetíveis. Essa redução depende da eficácia vacinal em reduzir a transmissão e da cobertura vacinal na população. Desse modo, a densidade populacional de animais suscetíveis é reduzida, e a quantidade de patógeno disponível para infectar os animais não vacinados diminui. Cada animal vacinado, portanto, contribui para a imunidade de rebanho. Não é necessário que todos os animais sejam protegidos para que esta ocorra; se o número de animais suscetíveis em uma população for baixo, a transmissão será interrompida e a doença será eliminada naquele rebanho.[7,8]

TESTES SOROLÓGICOS PARA MONITORAR A IMUNIDADE ÀS VACINAS CANINAS

Durante a exposição primária a um antígeno vacinal, em geral a proteção inicial é conferida por interferona (IFN) e, posteriormente, por uma resposta imune mediada por células e por uma resposta imune humoral. A resposta primária a uma vacinação tem um início mais lento do que a secundária e é composta predominantemente de IgM. A resposta secundária, que ocorre após uma reexposição ao mesmo antígeno, é formada basicamente por IgG[8,9,11] (Figura 31.3). Os títulos de anticorpos correlacionam-se ao grau de proteção na dependência do tipo de infecção produzida pelo patógeno. Microrganismos que se encontram de forma extracelular em fluidos corporais durante o curso de infecção são mais suscetíveis aos efeitos dos anticorpos circulantes. Assim, os títulos de anticorpos podem ser usados para avaliar a proteção contra infecções sistêmicas causadas pelo CDV, CPV-2 e CAV em cães e pelo FPV em gatos.[11] Para infecções de mucosa, como as causadas por *Bordetella bronchiseptica*, coronavírus entérico canino (CCoV), calicivírus felino (FCV) e herpesvírus felino (FHV-1), as concentrações de IgA secretória são mais importantes do que o título de anticorpos séricos (IgG e IgM). A proteção contra infecções intracelulares persistentes, como as causadas pelos vírus da leucemia felina (FeLV) e da imunodeficiência felina (FIV) é mais dependente de uma resposta imune celular.[11]

Até alguns anos, o único meio de testar anticorpos séricos específicos para antígenos vacinais era enviar amostras a um laboratório de diagnóstico especializado. O teste de "padrão-ouro" para detecção de anticorpos contra CDV, CAV e vírus da raiva é o teste de neutralização viral (VN); e para CPV-2 e FPV, o teste de inibição da hemaglutinação (HI). Os laboratórios fornecem um título de anticorpos e sugerem se esse título está acima de um limite que é considerado "protetor". No entanto, mais recentemente, testes rápidos que determinam a presença de concentrações protetoras de anticorpos séricos contra doenças virais evitáveis por vacina, que podem ser realizados nas próprias clínicas, passaram a ser comercializados

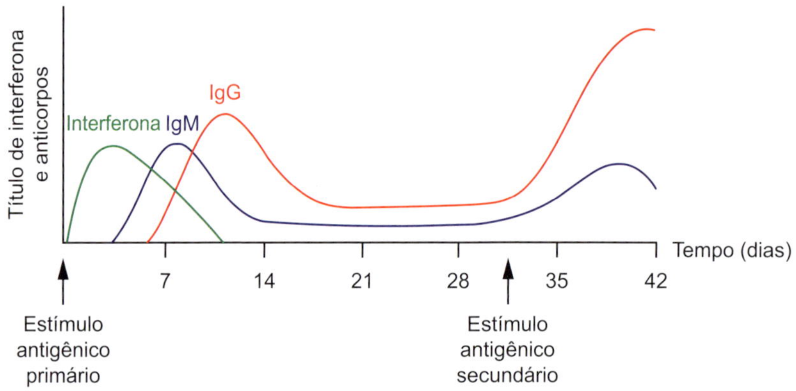

Figura 31.3 Padrão de resposta imune desenvolvida após um estímulo antigênico primário e secundário. A proteção inicial é geralmente conferida por interferona (IFN) e, depois, por uma resposta imune mediada por células e por uma resposta imune humoral. A resposta primária a uma vacinação tem um início mais lento do que a secundária, e é composta predominantemente de IgM. A resposta secundária, que ocorre após uma reexposição ao mesmo antígeno, é formada basicamente por IgG.

e validados por diversos estudos científicos. As tecnologias utilizadas nesses testes são o ELISA e a imunocromatografia. Enquanto alguns testes fornecem apenas um resultado positivo ou negativo, outros fornecem intervalos de títulos de anticorpos, em um sistema semiquantitativo de avaliação. Um resultado de teste negativo indica que o animal tem pouco ou nenhum anticorpo e que a revacinação é recomendada. Alguns animais soronegativos estão na realidade imunizados e sua revacinação seria desnecessária, pois eles produziriam uma rápida e substancial resposta anamnésica à vacinação. No entanto, tais animais não podem ser prontamente detectados e o resultado negativo do teste, independentemente do teste utilizado, deve ser interpretado como ausência de anticorpos detectáveis nesse animal, portanto ele é suscetível à infecção. Por outro lado, um resultado de teste positivo leva à conclusão de que a revacinação não se faz necessária.[4] Nem todos os testes para detecção rápida do nível de anticorpos séricos foram validados. Os clínicos precisam estar atentos para verificar se os testes utilizados apresentam resultados que se correlacionam com os obtidos em laboratórios de referência, que utilizam testes de neutralização viral ou de inibição da hemaglutinação, na dependência do patógeno.[11]

Existem várias aplicações desses testes. A primeira delas é determinar se os filhotes responderam apropriadamente ao curso primário de vacinação essencial. De acordo com as recomendações atuais, a última dose da vacina essencial deve ser administrada com 16 semanas de idade ou mais. Testar filhotes com 20 semanas de idade indicará aqueles que são soropositivos e, portanto, protegidos. Um filhote soropositivo não requer mais uma dose aos 6 meses e poderia receber a próxima dose de vacina essencial 3 anos depois. Por outro lado, filhotes soronegativos não estão protegidos e devem ser revacinados na 26ª semana (6 meses) e retestados após 4 semanas. Aqueles que não respondem após a revacinação devem ser considerados geneticamente "pouco" ou "não responsivos", sendo incapazes de produzir uma resposta imune a esse componente antigênico da vacina. Estima-se que tais animais sejam raros em uma população, mas existem raças de maior risco, incluindo Rottweiler, que têm predisposição conhecida para desenvolver respostas imunológicas menos eficazes ao CPV-2 e ao vírus da raiva. A estimativa é de que a proporção de não responsivos em uma população canina é de 1 em cada 5 mil cães para CDV, 1 em cada 100 mil cães para o CAV-2 e 1 em cada mil cães para CPV-2.[4]

Outra indicação para os testes sorológicos é determinar o grau de imunidade de um cão recém-adotado com histórico de vacinação desconhecido, ou de um cão que não foi revacinado por alguns anos. Os cães soropositivos permanecem protegidos, enquanto os animais soronegativos devem ser vacinados. Quando um animal tem história de um evento adverso após a vacinação, o teste sorológico pode ser utilizado para determinar se a revacinação essencial é necessária. Se a vacinação pode ter sido o fator desencadeante de um evento adverso, como uma doença imunomediada, então o ideal é que esse animal receba o mínimo de vacinas no futuro. Enquanto os cães permanecerem soropositivos para CDV, CAV-2 e CPV-2, eles não precisam de revacinação, e a aplicação de vacinas não essenciais neles deve ser considerada com cautela. Está se tornando cada vez mais comum, principalmente na Europa, nos EUA e no Canadá, o conceito de *check-up* anual, para oferecer rotineiramente testes sorológicos em vez de revacinação essencial trienal. Os clientes apreciam essa opção e faz mais sentido determinar se uma vacina essencial é necessária do que administrar uma vacina desnecessariamente. A avaliação trienal é adequada para animais adultos, mas, em pacientes geriátricos, ou seja, cães com 10 anos ou mais e gatos com 15 anos ou mais, a avaliação deve ser realizada todos os anos, de forma a garantir que esses animais continuam protegidos. Por fim, os testes sorológicos revolucionaram a capacidade do veterinário de gerenciar surtos de doenças infecciosas em abrigos de animais, particularmente surtos de CDV, CPV-2 ou FPV. Os animais dentro do abrigo são testados para identificar os soropositivos e protegidos, que devem ser alojados separadamente dos soronegativos (suscetíveis), que serão vacinados.[4]

O monitoramento dos anticorpos séricos específicos contra o vírus da raiva canina não é geralmente utilizado da mesma maneira para determinar as necessidades de revacinação, pois estas são determinadas por lei. A determinação do título de anticorpos protetores contra o vírus da raiva (considerado como superior a 0,5 UI/mℓ) é exigida normalmente para viagens internacionais.[4] A sorologia para a raiva é realizada apenas por laboratórios de referência reconhecidos. As determinações dos anticorpos contra outros componentes de vacinas não essenciais para cães são de valor limitado, ou nenhum valor, devido ao curto período em que esses anticorpos persistem (p. ex., *Leptospira*), ou à ausência de correlação entre anticorpos séricos e a proteção (p. ex., *Leptospira* e Parainfluenza canina).[4,13,14,15]

A detecção de anticorpos contra agentes de vacinas essenciais de felinos pode ser útil para determinação da proteção de gatos filhotes após a vacinação contra o FPV, para determinar proteção contra o FPV em gatos adultos (a fim de tomar decisões sobre a revacinação), e para uso em abrigos, em casos de surtos de infecção por FPV. A correlação entre o título de anticorpos séricos e a proteção contra a infecção por FCV e FHV-1 é menos robusta do que a presença de imunidade de mucosa e imunidade mediada por células, respectivamente. Por esse motivo, um resultado de teste negativo para FCV ou FHV-1 não indica necessariamente a falta de proteção em um gato.[4,7,16] O teste de anticorpos contra FIV é realizado para o diagnóstico da doença e não tem nenhum valor na determinação da imunidade ao FIV.[4]

RESPOSTA IMUNE A VACINAS INATIVADAS

Para que haja uma resposta imune adequada a vacinas inativadas, de maneira geral, são necessárias duas doses e, na dependência do antígeno e da vacina, até três (p. ex., algumas vacinas contra leishmaniose visceral canina). Se for aplicada uma única dose de uma vacina inativada, esta não será capaz de fornecer imunidade. A primeira dose é administrada para "preparar" o sistema imune, e a segunda é a responsável pela imunização. O intervalo ideal entre a primeira e a segunda dose deve levar em conta como as células B e as células T se diferenciam. Essas células respondem rapidamente ao antígeno e geram células efetoras e plasmócitos. Uma vez terminada essa fase, a maioria das células efetoras morre, enquanto as sobreviventes diferenciam-se em células de memória. Os linfócitos T de memória podem levar algumas semanas após a resposta imune primária para atingir seu número máximo. Somente quando essa fase de memória se desenvolve pode ser induzida uma resposta secundária significativa. Por isso, como regra geral, deve haver um intervalo mínimo entre a primeira dose e a dose de reforço. A administração de uma segunda dose com muita antecedência pode resultar em respostas secundárias abaixo do ideal. Por outro lado, aguardar muito tempo entre as doses aumenta as chances de adquirir uma infecção.[8] Em relação às vacinas utilizadas em cães e gatos, o intervalo entre doses normalmente varia de 2 a 4 semanas. Se não for administrada uma segunda dose em um intervalo de até 6 semanas da primeira, o regime de administrações deve ser reiniciado, assegurando que as duas doses sejam administradas em 2 a 4 semanas. Após as duas doses, a revacinação, com uma única dose, pode ser realizada em intervalos anuais ou um pouco maiores, para reforçar a resposta imune.[4] Como mencionado anteriormente, as vacinas vivas não necessitam de múltiplas doses para desencadear uma resposta imune adequada. O início da imunidade protetora requer mais tempo para se desenvolver com vacinas inativadas do que com vacinas atenuadas. Com a maioria das vacinas inativadas, o tempo mínimo para o desenvolvimento de imunidade protetora, desde a administração da primeira dose, na série inicial de vacinação, é de 3 semanas (considerando-se um intervalo mínimo de 2 semanas entre as doses, e mais 1 semana para a produção de anticorpos após a segunda dose). Já a revacinação anual de adultos com vacinas inativadas promove uma resposta imune rapidamente, de horas a alguns dias.[17]

VACINAÇÃO E VERMIFUGAÇÃO

Muito se discute se cães e gatos devem ser vermifugados antes de receberem uma vacina. As diretrizes do European Scientific Counsel for Companion Animal Parasites – Conselho Científico Europeu sobre Parasitas de Animais de Companhia – (ESCCAP) recomendam que a vermifugação regular comece com 2 semanas de idade nos filhotes de cães, e com 3 semanas de vida nos filhotes de gatos (https://www.esccap.org/guidelines/). Esse período é anterior ao início da administração das vacinas essenciais. No entanto, se um filhote de cão ou gato é apresentado à vacinação quando ainda não recebeu vermífugos, ele pode ser vacinado, desde que esteja aparentemente saudável, pois pode ser mais importante fornecer proteção contra a doença viral do que se preocupar com o possível efeito do parasitismo na vacinação. Se, no entanto, o filhote porta uma carga maciça de parasitas, ao ponto de estar gravemente anêmico e clinicamente enfermo, é mais sensato adiar a vacinação até que o animal esteja bem. Existem pesquisas demonstrando que a infestação parasitária pode influenciar a natureza das respostas imunes, desviando a imunidade para uma resposta T reguladora, associada à supressão imunológica, e a uma resposta de linfócitos T *helper* tipo 2 em cães, o que poderia intervir com uma resposta imune vacinal.[18] O controle de endoparasitas é claramente uma parte importante dos cuidados de saúde preventivos para cães e gatos, mas deve-se ponderar se há a necessidade de adiar a vacinação de animais suscetíveis até ser feita a vermifugação.[4]

ARMAZENAMENTO DAS VACINAS

As vacinas devem ser mantidas em um refrigerador utilizado apenas para armazená-las, e eventualmente para armazenar medicamentos, mas nunca amostras biológicas, alimentos ou bebidas. O suprimento de eletricidade para o refrigerador das vacinas deve ser protegido contra desligamentos inadvertidos com o uso de geradores e tomadas elétricas que não possam ser desligadas. As vacinas, sobretudo as com adjuvantes, têm uma temperatura de armazenamento ideal entre 2 e 8°C. Esses produtos não devem ser congelados ou posicionados próximos ao compartimento do congelador e a temperatura do refrigerador deve ser monitorada regularmente com o uso de um termômetro de máxima e mínima localizado no corpo principal do refrigerador. O ideal é que a temperatura do refrigerador seja registrada diariamente em gráfico em um livro de registro. As vacinas devem ser armazenadas no refrigerador com espaço adequado para circulação de ar, permitindo a manutenção de uma temperatura constante ao redor dos produtos. As vacinas devem ser armazenadas dentro da embalagem do fabricante. Determinadas prateleiras devem ser designadas para vacinas específicas, e a localização das vacinas mantida em uma lista fora do refrigerador. Isso diminuirá o tempo em que a porta é mantida aberta ao acessar as vacinas. Devem ser mantidos estoques corretos de vacinas, sem excessos. O estoque deve ser movimentado de modo que o novo estoque seja colocado na parte do fundo do refrigerador. As vacinas liofilizadas devem ser reconstituídas com o diluente apropriado imediatamente antes do uso, ou devem ser administradas de forma concomitante com a vacina líquida (de acordo com as especificações do fabricante). Não é uma boa prática, e é contraindicado, preparar antecipadamente as vacinas previstas para serem utilizadas durante o dia. Alguns componentes das vacinas, como o CDV e o FHV-1, são particularmente instáveis e, portanto, essas vacinas podem não induzir imunidade adequada se não forem reconstituídas imediatamente antes do uso. A luz solar pode inativar vírus e bactérias de uma vacina. As vacinas somente devem ser misturadas na mesma seringa se isso for especificado como aceitável nas bulas do fabricante. Os locais da injeção da vacina não devem ser esterilizados com álcool ou outros desinfetantes, pois isso pode inativar as vacinas com vírus vivo modificado.[4,11]

EFICÁCIA E PROTEÇÃO VACINAIS

Eficácia vacinal é o grau de proteção em relação à doença de interesse, conferida pela vacina, quando se compara a um grupo de animais não vacinados. Essa proteção pode significar a capacidade de uma vacina de prevenir o desenvolvimento de uma doença após o desafio (a chamada "imunidade estéril") em comparação aos animais vacinados que desenvolvem a doença. Também pode ser expressa como a proporção de indivíduos vacinados que apresentam redução da gravidade dos sintomas de uma doença, quando comparados aos não vacinados. E, finalmente, pode também levar em consideração a redução da eliminação do patógeno ou até prevenção da mortalidade, na dependência do agente etiológico e do tipo de vacina utilizada. Quando se diz que uma vacina tem 95% de eficácia, significa, por exemplo, que 95 de cada 100 indivíduos vacinados encontram-se protegidos (de acordo com a explicação anterior), e 5 podem se infectar ou adoecer. A eficácia vacinal leva em conta tanto a porcentagem dos animais vacinados quanto a dos não vacinados que continuam saudáveis (naturalmente resistentes), e o cálculo é obtido da seguinte maneira: porcentagem de animais doentes/infectados no grupo controle (não vacinado), menos a porcentagem de animais doentes no grupo vacinado, dividido pela porcentagem de animais doentes/infectados no grupo não vacinado (controle), multiplicado por 100. Esse número representa a porcentagem de animais que foram verdadeiramente protegidos.[11]

$$\text{Eficácia vacinal} = \frac{\text{\% de doentes no grupo controle} - \text{\% de doentes no grupo vacinado}}{\text{\% de doentes no grupo controle}} \times 100$$

O termo **proteção (ou efetividade) vacinal** é utilizado em relação à porcentagem de indivíduos vacinados que permanecem sadios em uma população vacinada, mas não leva em consideração os resultados de um grupo controle. Ele reflete os resultados em condições "reais", e depende da eficácia vacinal, das condições de armazenamento das vacinas, das técnicas de aplicação e da cobertura vacinal (diminuição da transmissão dentro da população), dentre outras questões. Portanto, o termo proteção (ou efetividade) vacinal não pode ser usado como sinônimo de eficácia vacinal.

FALHAS VACINAIS

Nenhuma vacina imuniza 100% dos animais vacinados. Isso simplesmente reflete a variação biológica dentro da população de animais vacinados. Entre as razões pelas quais uma vacina pode não promover adequada proteção encontram-se: falha na administração da vacina, baixa imunogenicidade da vacina, problemas na conservação e armazenamento da vacina e, finalmente, falha devido a fatores relacionados ao animal. Alguns filhotes podem estar incubando uma doença no momento da vacinação, devido à janela de suscetibilidade. Nesse caso, o desenvolvimento da doença não pode ser interpretado como uma falha vacinal ou atribuído ao vírus presente na vacina. Portanto, é importante que se conheça o período de incubação das doenças infecciosas que podem ser prevenidas por vacinas, de modo a verificar, na dependência do momento do aparecimento dos sintomas, se trata-se de falha vacinal ou de um animal previamente infectado.[4,8]

Dentre as **falhas na administração de uma vacina** destaca-se o protocolo de vacinação instituído. Por exemplo, se um filhote de cão ou gato recebe a última dose de vacina essencial em um momento em que ainda apresenta anticorpos maternos, não estará adequadamente imunizado, mesmo que tenha recebido várias doses da vacina. Nesse caso ocorrerá uma falha vacinal devido a um bloqueio da resposta imune pela **interferência de anticorpos maternos**, por um erro na instituição do protocolo vacinal por parte do médico-veterinário. Falhas vacinais também podem ocorrer devido a uma **administração insatisfatória ou incompleta da vacina**. Por exemplo, parte dos agentes contidos em uma vacina viva podem ser inativados como resultado do uso de desinfetantes na pele, como álcool, no local da aplicação da vacina. O **intervalo muito curto entre a administração das vacinas** (menor que 15 dias) pode levar a falhas vacinais, por interferência da primeira vacina sobre a segunda, relacionada, em parte, à produção de interferona (IFN) por células infectadas. Finalmente, o **intervalo de tempo insuficiente entre a recuperação de uma doença infecciosa e a vacinação** (de 3 a 4 semanas) também pode levar a falhas vacinais.[4,8,11]

A **baixa imunogenicidade de uma vacina** pode refletir uma série de fatores que vão desde o estágio de concepção da vacina e fabricação até a administração no animal. Por exemplo, a cepa do vírus, seu histórico de passagem ou erros de produção na fabricação de determinado lote do produto são fatores que podem causar falha da vacina. Na realidade, tais efeitos são raros em vacinas produzidas pelos grandes fabricantes que comercializam suas vacinas internacionalmente.[4,8] Em razão da grande diversidade de tipos de vacinas e, sobretudo, das diferentes propriedades das vacinas vivas modificadas, é fundamental que as instruções de armazenamento do fabricante sejam rigorosamente seguidas. Muitas vacinas, sobretudo aquelas com VVM, são extremamente sensíveis à temperatura, e podem perder sua potência com muita rapidez. Portanto, é essencial que a cadeia de frio seja mantida desde o fabricante, o fornecedor, o médico-veterinário e a administração ao paciente. A falha nesses cuidados pode resultar em um declínio significativo na eficácia vacinal, em um aumento da taxa de falhas vacinais e, possivelmente, em um aumento da prevalência de eventos adversos pós-vacinais. Todos os cuidados mencionados anteriormente, no item que descreve o armazenamento de vacinas, devem ser seguidos. Muitas vezes, as geladeiras que armazenam vacinas são utilizadas também para armazenar medicamentos e materiais biológicos (como amostras de sangue, fezes e urina), além de alimentos e bebidas. Essa é uma conduta inadequada, uma vez que a geladeira será aberta inúmeras vezes durante o dia, gerando oscilações da temperatura. Ainda, uma geladeira cheia não permite uma refrigeração adequada e uniforme de todas as vacinas estocadas.[4]

Dentre as falhas atribuídas ao animal, destaca-se a **imunodeficiência**, seja decorrente de uma enfermidade, seja por medicação. Animais doentes ou sob tratamento imunossupressivo não devem ser vacinados. A administração concomitante de agentes citotóxicos e glicocorticoides pode estar associada a uma menor resposta imune à vacinação, dependendo da dose (imunossupressora) e da duração do tratamento. Embora os **glicocorticoides** sejam menos propensos a interferir nas vacinações de reforço, eles não devem ser utilizados quando a resposta imune primária a um antígeno está sendo desenvolvida.[4,11] Se o animal estiver fazendo uso de glicocorticoides durante a administração da série inicial de vacinas essenciais, recomenda-se que o animal seja revacinado algumas semanas (2 ou mais) após a terapia com glicocorticoides ter terminado.[4] Dexametasona administrada diariamente a cães, em doses anti-inflamatórias, antes e após a primovacinação contra a raiva, não resultou em diferença no título de anticorpos entre animais tratados e não tratados.[11] Cães imunossuprimidos no momento da administração de vacinas de VVM contra a infecção pelo vírus da cinomose podem desenvolver doença sistêmica induzida pela vacina. Cães imunossuprimidos após a vacinação contra o CDV, e posteriormente desafiados com o CDV virulento, resistiram ao desafio, mas não apresentaram elevação no título de anticorpos neutralizantes.[11] Gatos tratados com altas doses de **ciclosporina** e vacinados durante o tratamento não apresentaram alterações na resposta sorológica a vacinas de reforço contra o FPV e o FCV, mas apresentaram respostas imunes retardadas contra o FHV-1, o FeLV e o vírus da raiva. Em contraste, não houve desenvolvimento de anticorpos contra o vírus da imunodeficiência felina (FIV) após a série inicial de vacinas, sugerindo que a ciclosporina prejudica a resposta imune vacinal primária, mas não a resposta de memória.[4] Não existem dados específicos sobre a falta de eficácia ou efeitos associados ao tratamento com doses padrão de ciclosporina em cães adultos que receberam um esquema de vacinação primária. No entanto, a própria indústria farmacêutica recomenda que os animais não devem receber uma vacina viva ou inativada durante o tratamento, ou dentro de um intervalo de 2 semanas antes ou depois do tratamento com ciclosporina. A decisão de vacinar ou não um animal durante o tratamento deve ser baseada em uma cuidadosa avaliação dos riscos-benefícios, incluindo a possibilidade de recidiva do quadro clínico primário que levou ao uso da ciclosporina, a viabilidade de tratamentos alternativos para cobrir a lacuna do uso da ciclosporina antes e depois da vacinação e a real necessidade de vacinação, levando em consideração o risco de exposição ao patógeno. A determinação dos títulos de anticorpos séricos pode auxiliar na identificação da real necessidade de administrar uma vacina essencial nesse momento.[19]

Mudanças na **temperatura corpórea** podem influenciar a resposta imunológica. Uma temperatura retal elevada, induzida por uma temperatura ambiente muito elevada, pode inibir a resposta sorológica de filhotes à vacina contra cinomose. Filhotes com temperaturas retais elevadas (39,8°C) que foram mantidos sob essas condições desenvolveram doença clínica após um desafio com CDV virulento, enquanto aqueles com temperaturas retais mais baixas estavam protegidos contra o desafio.[11] A **quimioterapia** realizada em casos de neoplasias não altera o título de anticorpos que o animal tinha antes do início do tratamento, sugerindo que a imunidade humoral estabelecida pela vacinação não é afetada por protocolos padrões de quimioterapia. Não existem evidências de que uma **anestesia** ou a realização de uma **cirurgia** eletiva possa interferir na resposta imune à vacinação. Cães vacinados contra o CDV e o CPV-2, antes ou após uma cirurgia, não apresentaram prejuízo na resposta imune humoral e nem doença induzida pela vacina.[11] Já em gatos, a castração no momento ou próximo ao momento da primeira série de vacinas essenciais (FPV, FHV-1, FCV) com VVM não prejudicou a resposta imune humoral.[20] A **deficiência nutricional** grave de vitaminas e oligoelementos (p. ex., vitamina E e selênio) podem interferir no desenvolvimento de uma resposta imune protetora nos filhotes. As deficiências nutricionais devem ser corrigidas por suplementação nutricional apropriada, e os animais devem ser revacinados para assegurar que haja imunidade protetora adequada.[4]

Existem, no entanto, **animais irresponsivos** – ou "pouco responsivos" – que, muitas vezes por fatores genéticos, não são capazes de desenvolver uma resposta imunológica adequada. Nesses casos, a resposta imune independe do número de vacinações. Por ser um processo biológico, a resposta imune nunca confere proteção absoluta e nunca é igual em todos os membros de uma população vacinada. Como a imunidade é influenciada por muitos fatores genéticos e ambientais, a gama de respostas imunológicas em uma grande população de animais segue uma distribuição normal. Isso significa que a maioria dos animais responde às vacinas desenvolvendo uma resposta imunológica média e adequada, enquanto alguns geram uma resposta excelente e alguns poucos geram uma resposta imunológica fraca. Aqueles que respondem mal podem não estar protegidos contra a infecção, apesar de terem recebido uma vacina eficaz dentro de um protocolo correto.[4,8] Como já foi colocado anteriormente, uma das maneiras de confirmar se um animal é "não responsivo" a uma vacina essencial é pela determinação do título de anticorpos após a última dose de vacina do protocolo de filhotes, por meio de testes sorológicos para monitorar a resposta imunitária às vacinas caninas.[4]

REFERÊNCIAS BIBLIOGRÁFICAS

1. Schultz RD, Thiel B, Mukhtar E, Sharp P, Larson LJ. Age and long-term protective immunity in dogs and cats. J Comp Path. 2010;142:S102-8.
2. Bohm M, Thompson H, Weir A, Hasted AM, Maxwell NS, Herrtage ME. Serum antibody titres to canine parvovirus, adenovirus and distemper virus in dogs in the UK which had not been vaccinated for at least three years. Vet Rec. 2004;154:457-63.
3. Scott FW, Geissinger CM. Long-term immunity in cats vaccinated with an inactivated trivalent vaccine. Am J Vet Res. 1999;60:652-8.
4. Day MJ, Horzinek M, Schultz RD, Squires, RA. Guidelines for the vaccination of dogs and cats. J Small Anim Pract. 2016;57:E1-45.
5. Day MJ, Crawford C, Marcondes M, Squires M. Recommendations on vaccination for Latin America small animal practitioners: a report of the WSAVA Vaccination Guidelines Group. J Samll Anim Pract. 2020;E1-35.
6. Day MJ, Schultz RD. Veterinary immunology – principles and practice. 2. ed. London: CRC Press; 2014.
7. Day MJ. Companion animal vaccinations. In: Ettinger SJ, Feldman EC, Coté E. Textbook of veterinary internal medicine. 8. ed. St Louis: Elsevier; 2017. p. 895-901.
8. Tizard IR. Vaccines for veterinarians. St. Louis: Elsevier; 2021.
9. Tizard IR. Veterinary immunology. 10. ed. St. Louis: Elsevier; 2018.
10. Day MJ. Clinical immunology of the dog and cat. 2. ed. [Revised Version]. London: Manson Publishing Ltd; 2012.
11. Greene CE; Levy JK. Immunoprophylaxis. In: Greene CE. Infectious diseases of the dog and cat. 4. ed. St Louis: Elsevier; 2012. p. 1163-1205.
12. Schultz RD. Duration of immunity for canine and feline vaccines: a review. Vet Microbiol. 2006;117:75-9.
13. Klaasen HL, Molkenboer MJ, Vrijenhoek MP, Kaashoek MJ. Duration of immunity in dogs vaccinated against leptospirosis with a bivalent inactivated vaccine. Vet Microbiol. 2003;95:121-32.
14. Ellis JA, Krakowka GS. A review of canine parainfluenza virus infection in dogs. J Am Vet Med Assoc. 2012;240:273-84.
15. Martin LER, Wiggans KT, Wennogle SA, Curtis K, Chandrashekar R, Lappin MR. Vaccine-associated Leptospira antibodies in client-owned dogs. J Vet Int Med. 2014;28:789-92.
16. Lappin MR, Andrews J, Simpson D, Jensen WA. Use of serologic tests to predict resistance to feline herpesvirus 1, feline calicivirus, and feline parvovirus infection in cats. J Am Vet Med Assoc. 2002;220:38-42.
17. American Animal Hospital Association (AAHA) Canine Vaccination Task Force, Welborn LV, DeVries JG, Ford R, Franklin RT, Hurley KF, McClure KD, Paul MA, Schultz RD. 2011 AAHA canine vaccination guidelines. J Am Anim Hosp Assoc. 2011;47:1-42.
18. Junginger J, Raue K, Wolf K, Janecek E, Stein VM, Tipold A, Günzel-Apel AR, Strube C, Hewicker-Trautwein M. Zoonotic intestinal helminths interact with the canine immune system by modulating T cell responses and preventing dendritic cell maturation. Sci Rep. 2017;7:103-10.
19. Nuttall T, Reece D, Roberts E. Life-long diseases need life-long treatment: long-term safety of ciclosporin in canine atopic dermatitis. Vet Rec. 2014;174:3-12.
20. Reese MJ, Patterson EV, Tucker SJ, Dubovi EJ, Davis RD, Crawford PC, Levy JK. Effects of anesthesia and surgery on serologic responses to vaccination in kittens. J Am Vet Med Assoc. 2008;233:116-21.

32

Imunoprofilaxia de Cães

Mary Marcondes • Michael Joseph Day (*in memoriam*)

VACINAS ESSENCIAIS

Compreender o conceito de vacinas essenciais *versus* não essenciais é fundamental para instituir protocolos de vacinação. As **vacinas essenciais** são aquelas que todo cão, independentemente da localização ou estilo de vida, deve receber para proteção contra infecções que causem morbidade significativa ou doença grave ou fatal. As vacinas essenciais contêm o vírus da cinomose (CDV), o adenovírus canino tipo 2 (CAV-2) e o parvovírus canino tipo 2 (CPV-2), preferivelmente na forma de vírus vivos modificados (VVM). Nos países onde a raiva continua sendo uma doença endêmica, a vacina antirrábica inativada é também considerada uma vacina essencial para todos os cães.[1]

Vírus da cinomose (CDV), adenovírus (CAV-2), parvovírus canino (CPV-2)

Vacinação do filhote

A maioria dos filhotes está protegida por anticorpos maternos nas primeiras semanas de vida. Esses anticorpos vão sendo gradativamente eliminados, de modo que a imunidade passiva terá declinado, em cerca de 12 semanas de idade, para um nível que permite a imunização ativa na maioria dos cães. Os filhotes com baixos títulos de anticorpos maternos podem se tornar suscetíveis à infecção, mas também são capazes de responder à vacinação em uma idade mais precoce. Por outro lado, os que têm títulos muito elevados de anticorpos maternos são incapazes de responder à vacinação até 12 semanas de idade ou mais, mantendo anticorpos maternos, às vezes, até 16 semanas de vida.[1,2] É importante recordar que todo filhote passará por um período denominado "janela de suscetibilidade", em que não estará mais protegido pelos anticorpos maternos e ainda não terá capacidade de desenvolver uma resposta imune ativa, estando, portanto, suscetível à infecção.[1,2] Esses conceitos foram discutidos detalhadamente no capítulo anterior.

A vacinação essencial de cães (CDV, CAV-2, CPV-2) deve ser iniciada entre 6 e 8 semanas de vida, com revacinações a cada 2 a 4 semanas. A última dose deve ser realizada com 16 semanas de idade ou mais (Quadro 32.1), momento em que o título de anticorpos maternos não bloqueia mais a resposta imune vacinal na quase totalidade dos cães (ver Capítulo 31). Em áreas geográficas com elevada taxa de infecção, a revacinação pode ser realizada a cada 2 semanas; no entanto, nesses casos o número de vacinações passa a ser maior, uma vez que deve ser mantida a recomendação da última dose com 16 semanas ou mais (Figura 32.1). Portanto, o número de vacinações essenciais primárias do filhote será determinado pela idade em que a primovacinação é iniciada, e pelo intervalo (2 a 4 semanas) selecionado entre as vacinações. Não existe um protocolo padrão, e cabe a cada clínico decidir a melhor opção para seu paciente. De acordo com essa recomendação, quando a vacinação é iniciada com 6 ou 7 semanas de idade, uma série de quatro vacinas essenciais primárias seria administrada com um intervalo de 4 semanas, mas somente três seriam necessárias com início às 8 ou 9 semanas de idade, caso o intervalo entre as vacinações seja de 4 semanas. O desenvolvimento de imunidade protetora não depende do número de doses de vacinas essenciais com VVM administradas durante a série de vacinação dos filhotes, mas sim de quando elas são administradas. A dose mais importante das vacinas essenciais é realmente aquela administrada às 16 semanas de idade ou mais, quando todos os filhotes já devem ter perdido os anticorpos maternos, sendo capazes de responder à vacina.[1,2]

Mesmo com a administração da última dose de vacina com 16 semanas de vida ou mais, uma pequena porcentagem de cães pode não responder adequadamente à vacinação. Por essa razão, recomendava-se administrar um "reforço" de vacinas essenciais aos 12 meses de idade ou 12 meses após a última vacina da série primária dos filhotes. O objetivo desta vacina não é "reforçar" a resposta imune, mas assegurar o desenvolvimento de uma resposta imune protetora em qualquer cão que possa não ter respondido às vacinas essenciais primárias. A aplicação dessa vacina aos 12 meses de idade foi provavelmente escolhida historicamente como um momento conveniente para realizar uma avaliação da saúde do filhote. No entanto, um filhote que deixa de responder a qualquer uma das vacinações essenciais primárias ficará desprotegido até receber essa vacina aos 12 meses de idade. Isso pode explicar a ocorrência de doenças infecciosas, como a parvovirose canina, em filhotes com mais de 4 meses de idade.[1] O Grupo de Diretrizes de Vacinação (VGG), da Associação Mundial de Veterinários de Pequenos Animais (WSAVA), reavaliou essa conduta, e sugere que os veterinários tentem reduzir esse possível período de suscetibilidade, adiantando essa vacina de 52 semanas para 26 semanas de idade, ou em qualquer momento entre 26 e 52 semanas de idade; no entanto, às 26 semanas, isto é, aos 6 meses de idade, seria o momento ideal (Figura 32.1; Quadro 32.1). Para que essa conduta seja adotada, é importante que os clientes compreendam claramente por que isso é recomendado, pois adotar tal protocolo significará que a vacinação iniciada em um filhote de 6 ou 7 semanas de idade pode agora exigir até cinco vacinações nos primeiros 6 meses de vida.[1,2] A recomendação para vacinação aos 6 meses, como uma alternativa para a vacinação com 1 ano de idade, certamente não exclui ou impede uma consulta de *check up* quando o animal está perto de completar 1 ano, na qual, além da verificação de estado de saúde, estado nutricional e controle de ecto e endoparasitas, dentre outros, deverá ser realizada a revacinação com as vacinas não essenciais, caso sejam necessárias. A proteção contra a infecção e doença em cães adequadamente vacinados com vacinas essenciais (CDV, CAV-2, CPV-2) contendo VVM é maior ou igual a 98%.[1] Na ausência de anticorpos maternos, as vacinas contra o CPV-2, CAV-2 e CDV com vírus vivo modificado podem conferir imunidade a partir de 3, 5 e 1 a 2 dias após a vacinação, respectivamente.[1]

Uma prática comum no Brasil é a venda de filhotes a partir de 4 a 6 semanas de idade, que é muito cedo para os filhotes serem desmamados, afastados de sua mãe e comercializados. Na Europa é ilegal vender filhotes com menos de 8 semanas de vida. O veterinário deve assumir o controle dessa questão de bem-estar e instruir os criadores de cães quanto à época apropriada para o desmame. Reunir ninhadas de filhotes com 4 a 6 semanas de idade nas "feiras de adoção e venda de filhotes" é um passo para o desastre em termos de transmissão de doenças infecciosas, e é obrigação do médico-veterinário a abordagem dessa questão. Entretanto, nas situações em que filhotes são expostos a um desafio muito precoce, é possível iniciar a vacinação essencial com vacinas contendo alta massa antigênica de

CDV e CPV-2, designadas para uso em filhotes jovens de até 4 semanas. Essas vacinas podem conseguir ultrapassar a interferência de anticorpos maternos, sem risco de causarem uma doença, permitindo uma imunização precoce desses filhotes.[3] No entanto, como não há garantia de que todo filhote terá uma resposta imune ativa rápida aos dois antígenos dessa vacina, após essa vacinação inicial contra cinomose e parvovirose, os filhotes devem ser vacinados, a cada 2 a 4 semanas, com vacinas contendo CDV, CAV-2 e CPV-2, até as 16 semanas de idade.[1,2] Existem estudos demonstrando que vacinas recombinantes vetoriais (vírus canarypox) contra a cinomose podem superar a interferência de anticorpos maternos em filhotes de cães, entretanto nem todos os cães serão imunizados na presença de anticorpos maternos.[4]

É difícil estar absolutamente certo de que uma ninhada de cães ou gatos não mamou colostro, exceto quando do óbito da mãe durante o nascimento. No entanto, se houver suspeita de que alguns filhotes não foram capazes de mamar o colostro, o primeiro conselho seria que essa ninhada fosse criada em um ambiente tão limpo e isolado quanto possível. O uso de "colostro artificial", formulado a partir de um substituto de leite associado a soro ou plasma de um animal adulto adequadamente vacinado, pode também ser considerado nas primeiras 24 horas de vida. Sabe-se, por meio de experimento, que os animais privados de colostro são capazes de produzir uma resposta imune às vacinas essenciais logo no início da vida. No entanto, as vacinas com VVM nunca devem ser utilizadas antes de 4 semanas de idade, pois elas podem induzir infecção ou defeitos no desenvolvimento do neonato. A vacinação essencial nessa situação pode ser iniciada com 4 semanas de idade, com as vacinas mencionadas, contendo elevados títulos, próprias para utilização em animais dessa idade. Embora teoricamente um animal privado de colostro deva ser capaz de responder a uma única vacina essencial canina com VVM, seria sensato prosseguir com o protocolo recomendado para cães ou gatos filhotes.[1,2]

O ideal seria que todos os filhotes de uma ninhada recebessem a mesma quantidade de anticorpos, mas está claro que, dentro de uma ninhada grande, ocorre uma disputa dos filhotes para encontrar uma teta, e nem todos conseguem ingerir uma quantidade adequada de colostro dentro das primeiras 24 horas de vida. Filhotes menores ou mais fracos podem não ser capazes de conseguir isso e terão, portanto, ingerido menos anticorpos maternos. Esses animais serão protegidos de infecção por um período de tempo menor durante o início da vida, mas, em contraste, devem ser capazes de produzir uma resposta imune endógena às vacinas essenciais mais cedo do que seus irmãos da ninhada, que mamaram com mais sucesso e adquiriram um volume maior de colostro. Alguns veterinários preferem vacinar as cadelas reprodutoras imediatamente antes de elas acasalarem, mas não há nenhuma evidência de que isso proporcione anticorpos maternos de melhor qualidade do que nas cadelas que recebem um protocolo de revacinação essencial trienal padrão.[1] Em geral não se recomenda a vacinação de animais prenhes, a menos que indicado especificamente pelo fabricante de que a vacinação é segura durante a gestação. Existem também riscos ao feto com relação ao uso de vacinas com VVM em uma fêmea prenhe. Não existem evidências de que filhotes nascidos de uma mãe que é revacinada anualmente com vacinas essenciais recebem mais anticorpos maternos do que os nascidos de uma mãe que é revacinada a cada 3 anos. Sabe-se que os cães adultos que recebem revacinação essencial trienal têm títulos de anticorpos protetores estáveis durante cada ciclo de revacinação de 3 anos, e dados experimentais mostraram que os filhotes adequadamente vacinados no início da vida (e então nunca mais quando adultos) mantêm um platô de títulos de anticorpos protetores contra CDV, CAV e CPV.[1,5,6] As vacinas não essenciais também não devem ser administradas durante a gestação, principalmente porque não induzem os anticorpos protetores transferidos no colostro do modo como ocorre com as vacinas essenciais.[1]

Os **testes sorológicos rápidos** disponíveis no mercado para serem realizados na própria clínica detectam a presença de anticorpos séricos contra CDV, CAV e CPV, mas são designados para tomar uma decisão sobre a revacinação de cães adultos e não para determinar o momento ideal para a vacinação dos filhotes. Simplesmente não é prático (e tem implicações para o bem-estar do animal) coletar amostras de sangue várias vezes de filhotes muito jovens. Além disso, até as 16 semanas de idade não é possível diferenciar entre os anticorpos maternos e os produzidos endogenamente pelo próprio sistema imunológico do filhote em resposta à vacinação. Esses testes podem, no entanto, ser usados para determinar a necessidade de uma vacina essencial administrada com 26 semanas (6 meses). Se um filhote for testado com 20 semanas de idade (*i. e.*, 4 semanas após receber a vacina essencial) e for soropositivo para CDV, CAV e CPV, então esses anticorpos devem refletir a resposta imune do próprio filhote e indicam que a proteção imunológica foi induzida. A presença de anticorpos séricos, **independentemente do título**, em um cão imunizado de forma ativa com mais de 20 semanas de idade, está correlacionada à proteção. Nessa circunstância, ele não teria necessidade de receber outra vacina na 26ª semana e poderia ir direto para o esquema de revacinação de adulto, a cada 3 anos[1,2] (Figura 32.1). Cerca de 1 em cada mil a 10 mil cães não responde à vacinação para cinomose, independentemente do tipo de vacina e do número de doses aplicadas. Esses valores podem ser maiores em algumas raças e famílias de cães.[7]

De acordo com a idade do filhote quando se inicia o protocolo de vacinação, não é necessário aplicar todas as doses de vacinas essenciais. Por exemplo, um filhote que nunca foi vacinado e chega para a primovacinação com 12 semanas de vida deverá receber uma vacina nessa data, uma nova dose com 16 semanas e, dependendo de fazer ou não sorologia para avaliar o título de anticorpos, uma terceira dose às 26 semanas. Já um filhote que receber a primeira dose com 16 semanas somente necessita de uma vacina nesse momento e outra com 26 semanas, caso não tenha desenvolvido anticorpos séricos contra os três antígenos, ou caso não tenha sido testado sorologicamente na 20ª semana. É importante lembrar que, na ausência de anticorpos maternos, uma única dose de vacinas essenciais confere imunidade adequada e robusta.

Dentre as vacinas para **cinomose (CDV)**, aquelas com VVM são as mais utilizadas. As cepas virais mais comumente utilizadas são a Rockborn, Snyder Hill e Onderstepoort. Vacinas com VVM não devem ser usadas em espécies silvestres, a menos que exista evidência específica demonstrando que elas são seguras. Existem, ainda, vacinas recombinantes de vetores virais (rCDV), como o vírus canarypox. As vacinas de VVM com **adenovírus (CAV-2)** são os produtos mais comumente disponíveis. Elas são as únicas vacinas recomendadas para a prevenção de hepatite infecciosa canina, causada pelo CAV-1, e para reduzir os sinais de doença respiratória associados à infecção pelo CAV-2. São vacinas eficazes e que não causam a reação adversa comumente observada com as vacinas contendo o CAV-1, conhecida como "olho azul" (*blue eye*), devido a uma reação imunomediada.[1]

Desde a primeira identificação do **parvovírus canino (CPV-2)** em 1978, novas variantes do vírus (CPV-2ª, CPV-2b e CPV-2 c) emergiram em várias partes do mundo, incluindo a América Latina. Essas variantes são caracterizadas por alterações

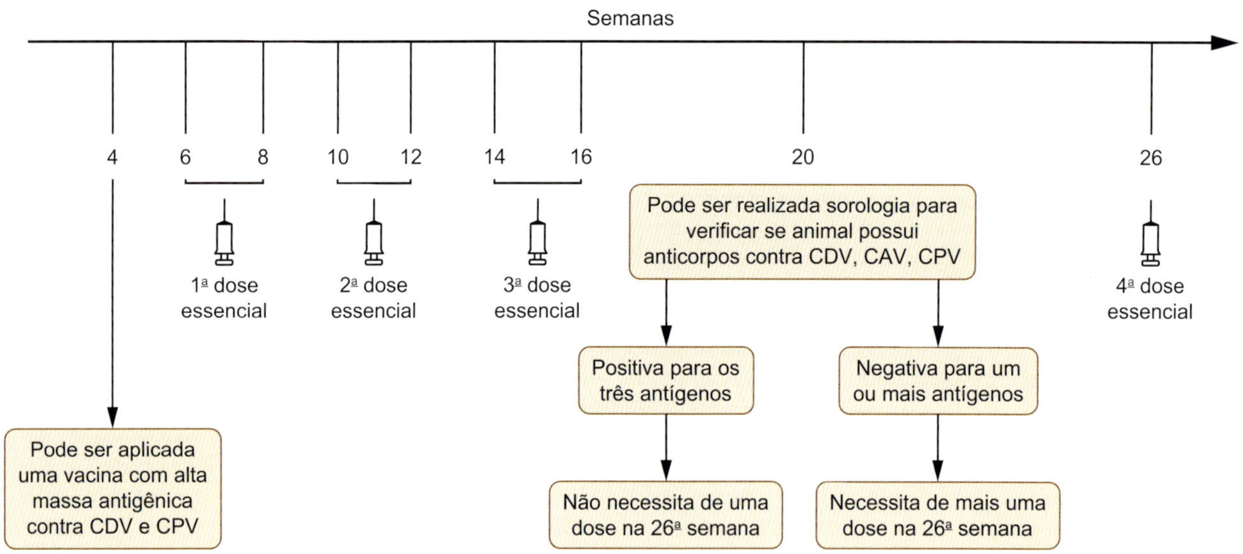

Figura 32.1 Exemplo de protocolo de administração de vacinas essenciais para filhotes de cães, administradas a cada 4 semanas. Caso o cão seja exposto a um desafio precoce, pode ser iniciado o protocolo de vacinação com uma vacina com alta massa antigênica de CDV e CPV-2, própria para ser utilizada a partir de 4 semanas. Entre 6 e 8 semanas inicia-se a administração das vacinas com CDV, CAV-2 e CPV-2. A revacinação é realizada a cada 2 a 4 semanas, desde que uma dose seja administrada às 16 semanas de vida ou mais. A última dose de vacinas essenciais para filhotes deve ser administrada de preferência com 26 semanas, para garantir uma imunização adequada nos casos em que ainda existiam anticorpos maternos na 16ª semana de vida. Com 20 semanas, ou seja, 4 semanas após a terceira dose de vacina, os cães podem ser testados sorologicamente. Se apresentarem anticorpos contra CDV, CPV e CAV, não existe necessidade de fazer mais uma vacina com 26 semanas. Caso não apresentem anticorpos para um ou mais antígenos, será necessária a realização de mais uma dose de vacina aos 6 meses.

sutis na sequência de aminoácidos na proteína VP2. A maioria das vacinas contém CPV-2 ou CPV-2b, tendo sido levantadas dúvidas sobre elas conferirem proteção cruzada adequada contra as novas variantes do vírus (especificamente o CPV-2 c). Existem numerosos estudos que mostram que essa proteção cruzada ocorre e que todas as atuais vacinas contra CPV continuam eficazes a campo.[1,8,9] Ocorrem relatos ocasionais de parvovirose em cães vacinados, mas esse cenário geralmente está relacionado a falhas no protocolo de vacinação, ou à vacinação de filhotes que já estejam incubando o vírus.[1] Já foram identificados filhotes que mantiveram anticorpos maternos contra o parvovírus canino por até 20 semanas.[7] Nesse caso, somente a vacina aplicada na 26ª semana de idade será capaz de promover uma resposta imune.

Os Rottweilers são uma raça bem reconhecida por apresentar uma frequência acima da média de animais geneticamente pouco responsivos ou não responsivos às vacinas contra CPV-2 e antirrábica.[1,10,11] Entre os Doberman, Pinschers e os Pastores-Alemães é possível encontrar também animais pouco ou não responsivos à vacina de CPV-2. Acredita-se que os cães não responsivos à vacina de CPV-2 correspondam a 0,1% da população, enquanto os pouco responsivos correspondam a 1 a 5% da população.[7] Não há nenhum motivo para vacinar cães dessas raças com mais frequência do que de outras. Se eles apresentarem esse padrão genético, significa que são destituídos de habilidade imunológica para responder a um antígeno em particular (p. ex., CPV-2). Portanto, não importa com qual frequência eles sejam vacinados, eles não responderão à vacinação. Essa é uma situação em que é importante realizar um teste sorológico que, nesse caso, será negativo mesmo após um protocolo de vacinação adequado. Esse cão estaria, portanto, em risco de contrair infecção, e medidas apropriadas podem ser tomadas para minimizar esse risco. Mais importante, esses cães não devem ser usados com a finalidade de reprodução. Cabe ressaltar que o CPV-2 pode continuar viável por 1 ano ou mais no ambiente. Portanto, todas as instalações onde animais doentes estiveram presentes devem ser consideradas infectadas.[1]

Vacinação do adulto

Os cães que responderam à vacinação com vacinas essenciais contendo VVM mantêm uma sólida imunidade (memória imunológica) por vários anos na ausência de qualquer repetição da vacinação. Portanto, após a vacinação aos 6 meses (26 semanas), as revacinações subsequentes devem ser administradas em intervalos de 3 anos.[1,2] Um cão adulto que tenha recebido uma série completa de vacinações essenciais quando filhote, incluindo a revacinação aos 6 meses, mas que não foi vacinado regularmente quando adulto, requer apenas uma única dose de vacina essencial com VVM para reforçar a imunidade. De forma semelhante, um cão adulto (ou filhote com mais de 26 semanas de idade) adotado, com histórico de vacinação desconhecido, requer apenas uma única dose de vacina essencial (CDV, CAV-2, CPV-2) com VVM para gerar uma resposta imune protetora.[1,2]

Com base nos estudos de desafio e sorológicos, a duração de proteção (DOP) e a duração de imunidade (DOI) após a vacinação com vacinas de VVM para **cinomose**, contendo a cepa Rockborn, é de no mínimo 7 e 15 anos, respectivamente. Para as cepas Ondestepoort, a DOP e a DOI foram maiores que 5 e 9 anos, respectivamente. As DOP e DOI após a vacinação com a vacina rCDV são maiores que 3 anos.[5] As DOI e DOP após a vacinação com vacinas de VVM contra CAV-2 são de no mínimo 7 e 9 anos, respectivamente.[5] As DOI e DOP após a vacinação com vacinas contendo VVM contra **parvovirose** canina são, respectivamente, maiores que 7 e 9 anos.[5]

Um problema existente no Brasil com o protocolo de revacinações essenciais a cada 3 anos é que as vacinas essenciais são licenciadas para serem administradas todo ano. Essa situação foi enfrentada de maneira global pelos veterinários nas últimas duas décadas, quando as recomendações das diretrizes passaram a ser para revacinação essencial em adultos com frequência de no máximo a cada 3 anos, mas todos os produtos tinham uma duração da imunidade registrada de 1 ano. Naquela época, a maioria dos veterinários passou a utilizar os produtos disponíveis de acordo com as diretrizes de vacinação, simplesmente obtendo o consentimento informado do cliente para o uso "*off label*" do produto, e documentando isso no prontuário médico. Subsequentemente, em vários países, as mesmas vacinas essenciais passaram a ser licenciadas com uma DOI de 3 anos. Embora as autoridades reguladoras do Brasil exijam a revacinação anual com vacinas essenciais internacionais contendo VVM, licenciadas em outros locais para uso a intervalos de 3 anos, essa prática é considerada como uso impróprio dos recursos financeiros do cliente, que seriam melhor aplicados aos exames de saúde anuais e à profilaxia parasitária de rotina. Aumentar a frequência de vacinações com vacinas essenciais contendo VVM não confere maior proteção para um animal. Aumentar o número de animais que são adequadamente vacinados é muito mais importante para assegurar a proteção da população ou a imunidade de rebanho do que vacinar cada animal com mais frequência.[1,2]

Existe, ainda, o receio por parte de médicos-veterinários de que uma revacinação essencial a cada 3 anos pode colocar em risco cães no Brasil, uma vez que o desafio gerado por doenças infecciosas é grande. Deve-se lembrar que, em humanos, o intervalo entre vacinações é determinado pela duração de imunidade de cada vacina, não se recebem todas as vacinas existentes todos os anos. O que determina essa conduta é a qualidade da vacina e a resposta imune de quem a recebe. O mesmo ocorre com cães. Um médico infectologista que se encontra exposto a pacientes infectados todos os dias não recebe vacinas anualmente apenas pelo desafio maior. Por essa razão, não existe justificativa científica para condenar essa prática no Brasil. Se um cão responsivo a vacinação receber vacinas de qualidade contra cinomose, parvovirose e hepatite infecciosa canina a cada 3 anos por toda a vida, seguramente estará protegido. Não se sugere aqui que esse animal deixe de ser vacinado quando adulto, mas que o protocolo de vacinação seja baseado em evidências científicas amplamente comprovadas. Uma exceção são cães mantidos em abrigos, ou cães errantes, que podem sim apresentar uma resposta imune prejudicada devido a fatores nutricionais ou comorbidades. É importante lembrar que a resposta vacinal de cães apresenta uma curva de distribuição normal; isto é, dentro de uma população, haverá animais com uma resposta imune muito grande no centro da curva, respostas menores (mas ainda efetivas) à medida que a curva se desloca para a direita e esquerda, e animais irresponsivos nas extremidades da curva. Os últimos (irresponsivos) não serão beneficiados por intervalos entre vacinações mais curtos. Portanto, o argumento de que vacinações essenciais trienais são um risco para cães no Brasil não apresenta justificativa científica. O papel do médico-veterinário é trabalhar de acordo com um embasamento científico, e seria muito importante que as vacinas deixassem de ser a maior fonte de renda de uma clínica veterinária, para que seu preço fosse acessível a um número maior de proprietários de animais e, portanto, de cães vacinados.

Uma dúvida que surge, muitas vezes, é até que idade continuar vacinando um cão, e se é necessário aplicar as vacinas essenciais em um cão idoso. Para as vacinas essenciais (CDV, CAV-2 e CPV-2), há boa evidência de que a vacinação do filhote induz imunidade protetora por toda a vida, mesmo sem revacinação regular quando adulto, no entanto recomenda-se que a vacinação trienal seja continuada por toda a vida. Existem também estudos que demonstram que cães com mais de 10 anos mantêm níveis protetores de anticorpos contra esses três antígenos virais essenciais, e que esses níveis não declinam com a idade como parte do fenômeno da "imunossenescência". Por outro lado, sabe-se também que a administração de uma nova vacina – isto é, uma vacina não administrada previamente – a um cão mais velho leva a uma resposta imune primária menos efetiva do que a que poderia ter sido produzida quando o animal era jovem. Por essa razão, é extremamente importante vacinar filhotes, ou ao menos animais jovens.[12] Não há nenhuma evidência de que os cães idosos que foram vacinados quando filhotes requeiram revacinação essencial com mais frequência do que os adultos mais jovens. Em locais onde a revacinação essencial é determinada por testes sorológicos, recomenda-se que estes sejam realizados todos os anos (em vez de trienalmente) nos cães idosos, apenas para ter certeza de que a revacinação não é necessária. Caso haja uma preocupação maior por parte do veterinário, sobretudo em animais que estão expostos em um local de grande desafio e não haja acesso a testes para avaliar a resposta imune, pode-se optar por intervalos mais curtos de revacinação em animais idosos; entretanto, não existem evidências científicas que justifiquem essa conduta caso o cão tenha sido vacinado desde filhote. Alguns veterinários costumam testar seus pacientes anualmente, por meio dos testes rápidos, por existir uma preocupação de que a revacinação a cada 3 anos possa colocá-los em risco. Essa conduta não tem sido mais indicada, particularmente em adultos jovens, que mantêm títulos de anticorpos protetores entre as vacinações trienais, mas é indicada para animais idosos. Em alguns países os testes rápidos são usados para avaliar o grau de proteção em intervalos de 3 anos, em vez de se revacinar simplesmente os animais.[1,2]

Vírus da raiva

Vacinação do filhote

A vacinação **antirrábica** em cães pode ser iniciada com uma vacina administrada a partir das 12 semanas de idade, e revacinação realizada após 1 ano. Muitos veterinários optam por realizar a vacinação antirrábica junto com a última vacina da série de filhotes. Em áreas com elevado risco, particularmente aquelas em que está ocorrendo um surto de raiva, pode ser aplicada uma segunda dose aos filhotes, 2 a 4 semanas após a primeira. Recomenda-se que, em qualquer país onde a raiva canina seja endêmica, a vacinação dos cães seja fortemente indicada aos clientes, mesmo se não exigida por lei. Em geral, o monitoramento dos anticorpos séricos contra o vírus da raiva canina não é realizado para avaliar as necessidades de revacinação, pois estas são determinadas por lei. O teste laboratorial para verificar o título de anticorpos protetores contra o vírus da raiva (considerado como superior a 0,5 UI/mℓ) é exigido normalmente para viagens internacionais. A sorologia para a raiva é realizada apenas por laboratórios de referência reconhecidos. As vacinas contra raiva canina e felina são geralmente compostas de microrganismos inativados.[1]

As vacinas antirrábicas caninas licenciadas nos EUA, no Canadá e no Brasil são inativadas (mortas). Normalmente são necessárias duas doses de uma vacina inativada, com intervalo de 2 a 4 semanas entre elas, para imunizar um animal. No entanto, a vacina contra o vírus da raiva é uma exceção e pode imunizar com apenas uma dose.[13]

Vacinação do adulto

Os intervalos de revacinação para a **raiva canina** são, muitas vezes, determinados por lei. As vacinas antirrábicas inativadas disponíveis internacionalmente eram, no início, produzidas com uma DOI licenciada de 1 ano e, portanto, as leis exigiam a revacinação anual. Esses mesmos produtos agora apresentam uma DOI de 3 anos e, em vários países, as leis foram modificadas para incorporar essa mudança. Contudo, em alguns países existem vacinas antirrábicas fabricadas localmente com uma DOI de 1 ano, que muito provavelmente não pode ser estendida com segurança para 3 anos. Cães adultos que nunca receberam vacina antirrábica podem receber uma única dose.[1] Alguns estudos têm demonstrado que cães mais velhos que nunca receberam vacina antirrábica produzem uma resposta imune

QUADRO 32.1 Protocolo de vacinação essencial contra cinomose (CDV), hepatite infecciosa canina (CAV), parvovirose (CPV-2) e raiva, para cães filhotes e adultos.

Tipo de vacina	Vacinação de filhotes	Vacinação de adultos
Vacinas de VVM contendo CDV, CAV-2 e CPV-2	Iniciar entre 6ª e 8ª semana de idade e revacinar a cada 2 a 4 semanas até 16 semanas de idade ou mais. Uma quarta dose de vacina deve ser administrada com 26 semanas (6 meses) de vida Uma vacina contendo altos títulos de CDV e CPV-2 pode ser utilizada já às 4 semanas, antes de iniciar as vacinas essenciais trivalentes (CDV, CAV-2, CPV-2)	A revacinação com vacinas essenciais contendo VVM não deve ser mais frequente do que a cada 3 anos. A sorologia pode ser usada para monitorar a imunidade protetora (para CDV, CAV e CPV2) e ajudar na tomada de decisão sobre os intervalos da revacinação Um cão adulto que nunca recebeu vacina antes pode receber uma única dose de vacina contra CDV, CAV-2 e CPV-2 para que seja adequadamente imunizado
Vacina antirrábica canina	Pode ser iniciada com uma única dose administrada a partir de 12 semanas de idade. A próxima vacinação deve ser realizada 12 meses depois ou aos 12 meses de idade Em áreas de alto risco (onde estão ocorrendo surtos de raiva), uma segunda dose pode ser administrada aos filhotes, de 2 a 4 semanas após a primeira vacinação	Revacinação anual

inferior quando comparados a cães jovens. Cães que receberam a primovacinação contra raiva por causa de uma viagem internacional quando já eram idosos apresentaram maior probabilidade de não atingir o título necessário de 0,5 UI/mℓ, quando comparados àqueles que já haviam recebido vacina antirrábica quando filhotes. Isso sugere que cães mais velhos são capazes de manter adequadamente células B de memória e concentrações de anticorpos séricos, mas podem responder de forma menos eficaz a uma imunização primária.[12]

VACINAS NÃO ESSENCIAIS

As **vacinas não essenciais**, ou **opcionais**, são aquelas consideradas para animais cuja localização geográfica ou estilo de vida os coloca em risco de adquirirem infecções específicas. Essas vacinas não são necessárias para todos os animais do mundo e não devem ser usadas onde não houver evidência de uma doença ou risco de exposição. No entanto, uma vacina considerada não essencial a nível global, como a vacina contra leptospirose, pode ser considerada essencial em uma área de alta prevalência da doença. As vacinas não essenciais caninas incluem as vacinas contra leptospirose, leishmaniose visceral canina (LVC) e as destinadas a proteger contra elementos do complexo de doenças respiratórias infecciosas caninas (Quadro 32.2), que geralmente contêm *Bordetella bronchiseptica* com ou sem o vírus da parainfluenza (CPiV).[1,2]

Vírus da parainfluenza (CPiV), *Bordetella bronchiseptica*

Vacinação do filhote

Quando o estilo de vida de um cão justifica o uso de uma vacina contra agentes do **complexo de doenças respiratórias infecciosas caninas (CDRIC)**, deve-se lembrar que existem inúmeros patógenos nesse complexo que não estão representados nas vacinas atuais. Dentre os patógenos envolvidos incluem-se: vírus da cinomose (CDV), adenovírus tipo 2 (CAV-2), vírus da parainfluenza (CPiV), *Bordetella bronchiseptica, Streptococcus* spp., *Mycoplasma* spp., vírus da influenza (CIV), pneumovírus canino e coronavírus respiratório canino.[1] Nos EUA existem vacinas caninas contra o CIV (H3N8); no entanto, ainda existem poucas evidências da circulação desses vírus (H3N8, H3N2, H1N1) na população canina no Brasil e, consequentemente, até o momento, essas vacinas não são comercializadas no país. Uma vacina contra o CDRIC não previne o desenvolvimento de manifestações clínicas, mas pode melhorar sua gravidade. Essas vacinas estão disponíveis em diferentes combinações dos três antígenos; como injetáveis (*Bordetella bronchiseptica* morta, CPiV vivo atenuado e CAV-2 vivo atenuado), intranasais (*B. bronchiseptica* viva atenuada com ou sem CPiV e CAV-2) e orais (*B. bronchiseptica* viva atenuada).[14] A vacina intranasal contendo CAV-2 tem como objetivo auxiliar na prevenção da doença respiratória superior causada pelo CAV-2, não proteger contra a infecção pelo CAV-1, isto é, proteger contra o desenvolvimento de hepatite infecciosa canina.[1]

Apesar de ser mais difícil de mensurar, a IgA secretória em superfícies mucosas parece ser mais importante para a proteção contra patógenos do sistema respiratório do que os anticorpos sistêmicos.[7] Quando os antígenos são aplicados por via parenteral, desencadeia-se uma resposta imune sistêmica e as células T efetoras no baço são ativadas. O baço é um órgão linfoide central não associado a nenhuma superfície corpórea. Como resultado, as células T esplênicas deslocam-se para diferentes locais, incluindo as superfícies mucosas. Por essa razão, as vacinas parenterais que necessitam produzir proteção em mucosas são menos eficientes do que as vacinas que estimulam diretamente os tecidos linfoides das mucosas.[15] A via de administração intranasal tem vantagens sobre a administração oral, pois a vacina não é significativamente diluída pelos fluidos nasais e não é exposta a pH baixo ou a enzimas digestivas. Também é mais apropriado administrar uma vacina no local de invasão potencial do organismo, como é o caso dos **vírus da parainfluenza canina (CPiV)** e da ***Bordetella bronchiseptica***, que penetram no organismo por via nasal. O tecido linfoide presente no trato respiratório superior é extenso, e inclui o tecido tonsilar, linfonodos cervicais, além de células dendríticas intraepiteliais que capturam antígenos na mucosa nasal.[15] Alguns autores sugerem que vacinar com produtos parenterais e intranasais ao mesmo tempo poderia fornecer uma imunidade maior do que vacinar somente em um local. Assim, a vacinação parenteral forneceria proteção no pulmão, mas pouca ou nenhuma imunidade no trato respiratório superior (especialmente a IgA), enquanto uma vacinação intranasal produziria uma boa quantidade de IgA, mas nem sempre proporcionará imunidade pulmonar.[16] Esse protocolo, no entanto, não tem sido recomendado por falta de evidências científicas que justifiquem sua utilização.

O protocolo de vacinação de filhotes contra o **vírus da parainfluenza (CPiV)** com vacinas parenterais é o mesmo instituído para as vacinas essenciais que foi descrito anteriormente, iniciando-se entre 6 e 8 semanas de vida, com a última dose com 16 semanas ou mais e uma revacinação aos 6 meses de idade. Entretanto, como mencionado, deve-se dar preferência a vacinas intranasais contra o CPiV, uma vez que o local da infecção primária é o trato respiratório superior. Nesse caso, uma única dose é capaz de induzir uma resposta imune, mesmo na presença de anticorpos maternos, já a partir de 3 semanas de vida.[1,2] A vacina contra a ***Bordetella bronchiseptica*** encontra-se disponível como produto único ou em combinação com o CPiV e com CPiV e CAV-2. A administração parenteral pode ser iniciada às 6 ou 8 semanas de idade, com a necessidade de realizar

QUADRO 32.2 Protocolo de vacinação não essencial contra o vírus da Parainfluenza (CPiV), *Bordetella bronchiseptica*, *Leptospira interrogans* e *Leishmania infantum*, para cães filhotes e adultos.

Tipo de vacina	Vacinação de filhotes	Vacinação de adultos
Vírus da Parainfluenza (CPiV) – parenteral	Iniciar entre 6ª e 8ª semana de idade e revacinar a cada 2 a 4 semanas até 16 semanas de idade ou mais. Uma quarta dose de vacina deve ser administrada com 26 semanas (6 meses) de vida	Revacinação anual. Um animal adulto que nunca recebeu vacina contra CPiV será imunizado com apenas uma dose de vacina
Bordetella bronchiseptica – parenteral	Duas doses, com 2 a 4 semanas de intervalo entre elas, a partir de 8 semanas de vida	Revacinação anual. Um animal adulto que nunca recebeu vacina contra *B. bronchiseptica* parenteral deverá receber duas doses, com intervalo de 2 a 4 semanas entre elas, para que seja adequadamente imunizado
CPiV e *B. bronchiseptica* – intranasal	Uma única dose a partir de 3 semanas de idade. A via intranasal é a preferida para vacinas contra agentes do complexo respiratório infeccioso canino	Revacinação anual, ou em intervalos menores, caso necessário. Um animal que nunca recebeu vacina intranasal contra CPiV e *B. bronchiseptica* será imunizado com uma única dose
B. bronchiseptica – oral	Uma única dose a partir de 8 semanas de idade	Revacinação anual, ou em intervalos menores, caso necessário. Um animal que nunca recebeu vacina oral contra *B. bronchiseptica* será imunizado com uma única dose
Leptospira interrogans	Duas doses, com 2 a 4 semanas de intervalo entre elas, a partir de 8 semanas de vida. Existem recomendações para que se inicie a vacinação contra leptospirose apenas com 12 semanas, particularmente em raças mais propensas a desenvolver quadros de hipersensibilidade	Revacinação anual. Um animal adulto que nunca recebeu vacina contra leptospirose deverá receber duas doses, com intervalo de 2 a 4 semanas entre elas, para que seja adequadamente imunizado
Leishmania infantum	Três doses, com 21 dias de intervalo entre elas, a partir de 4 meses de vida	Revacinação anual. Um animal adulto que nunca recebeu vacina contra leishmaniose visceral deverá receber as três doses com intervalo de 21 dias entre elas

uma segunda dose 2 a 4 semanas depois. Por outro lado, com o uso de uma vacina intranasal pode-se administrar uma única dose a partir da terceira semana de vida. A resposta imune com a utilização de vacinas intranasais desenvolve-se em um período de até 72 horas após a administração, enquanto as vacinas parenterais contra *B. bronchiseptica* geralmente não produzem proteção antes da segunda ou terceira semana após a aplicação da segunda dose.[1,2,7] O espirro, com perda de parte da vacina, é comumente observado após o uso de vacinas intranasais. Essas vacinas foram projetadas para permitir a perda parcial do produto e, portanto, não deve ser necessário revacinar, a menos que fique claro que nenhuma ou uma quantidade mínima do produto tenha sido administrada com sucesso. Alguns animais apresentam tosse, espirro e descarga nasal transitória entre 3 e 10 dias após a vacinação.[1,2] Filhotes imunossuprimidos podem apresentar infecções mais graves do trato respiratório inferior. Por essa razão, vacinas intranasais não devem ser administradas a cães com doenças imunossupressoras do sistema respiratório, tanto preexistentes quanto ocorrendo no momento da administração da vacina.[7] Existe ainda uma vacina oral contra *B. bronchiseptica*. Ela é especialmente indicada para aqueles animais em que é difícil realizar a aplicação de uma vacina intranasal, como animais muito agressivos, ou muito pequenos, ou quando o cliente reluta no uso de vacina intranasal por causar desconforto no momento da aplicação. A principal desvantagem da vacina oral é que ela contém apenas um antígeno.

Vacinação do adulto

Cães adultos que nunca receberam vacina contra o CPiV, ou com histórico de vacinação desconhecido, podem receber uma única dose da vacina, apesar de os fabricantes geralmente indicarem duas doses. A revacinação deve ser anual. Já cães adultos que nunca receberam vacina contra *B. bronchiseptica* devem receber duas doses da vacina parenteral, com intervalo de 2 a 4 semanas, para gerar uma resposta imune protetora. A revacinação deve ser anual, ou mais frequente em animais de elevado risco de desenvolver a doença. Nos casos de vacinas intranasais, uma única dose é suficiente, independentemente da idade do animal.[1,2]

Leptospira interrogans

Vacinação do filhote

Embora as vacinas contra leptospirose sejam consideradas não essenciais, em lugares onde a prevalência da doença é alta, ela deve ser considerada uma vacina essencial. A administração de uma vacina contra a ***Leptospira interrogans*** deve ser uma escolha do clínico baseada na prevalência da doença no local, de acordo com fatores de risco para a infecção dos cães, como: contato com urina de ratos e outros animais possivelmente infectados; ocorrência de inundações; moradia próxima de locais contendo reservatórios ou fontes de água; possibilidade de contato com animais silvestres no ambiente peridomiciliar; cães com acesso externo, particularmente aqueles com acesso a água, que pode estar contaminada devido à exposição a roedores; e cães mantidos em um quintal onde pode haver a entrada de roedores.[1]

As vacinas contra a *L. interrogans* no Brasil inicialmente tinham dois sorovares, Canicola e Icterohaemorrhagiae; entretanto, nos últimos anos, passaram a ser comercializadas vacinas contendo quatro sorovares, os dois anteriores acrescidos de Pomona e Grippotyphosa. A decisão de usar uma vacina com quatro sorovares deve ser baseada no conhecimento de que esses sorovares encontram-se presentes na região e podem ser isolados de cães com leptospirose. No Brasil, praticamente não existem estudos com isolamento de leptospiras que demonstrem que os quatro sorovares podem estar causando a doença canina.[17] A soroaglutinação microscópica (MAT), teste sorológico de escolha para diagnosticar a leptospirose, apresenta pouca habilidade para confirmar o sorovar infectante, e são necessários estudos envolvendo o isolamento de leptospiras de cães para o desenvolvimento de vacinas.[18] Uma situação comumente observada é o diagnóstico da leptospirose com base no teste de uma única amostra de sangue, às vezes considerando o sorovar com mais alto título como o causador da infecção. Embora, na presença de sintomas, um único título acima de 800 possa sugerir uma infecção, ele não pode confirmar o diagnóstico. O MAT deve ser realizado com amostras de soro pareadas, coletadas com 1 a 2 semanas de intervalo. Uma elevação de quatro vezes no título de anticorpos confirma uma infecção recente.[18] O sorogrupo com o título mais elevado muitas vezes é interpretado como o sorogrupo infectante; contudo, o título mais elevado no MAT pode variar ao longo do tempo, indicando que o MAT não prediz confiavelmente o sorogrupo infectante em animais com infecção aguda.[18,19] Outro problema é a falta de padronização e controle de qualidade nos laboratórios que realizam o MAT para o diagnóstico da leptospirose, resultando na variação dos resultados.[18]

Os estudos sorológicos e de isolamento realizados no Brasil até o momento apontam para a prevalência dos sorovares Copenhageni e Canicola entre os cães. O sorovar Copenhageni, incluído no sorogrupo Icterohaemorrhagiae, é o mais frequentemente envolvido em surtos de leptospirose humana e em casos de doença canina no Brasil. Embora existam, no Brasil, vacinas contendo os sorovares Pomona e Grippotyphosa, o papel destes ainda não está definido por completo na infecção canina no Brasil, uma vez que foram raramente isolados de cães no país. A *L. interrogans* sorovar Pomona foi isolada de um único cão em um estudo realizado em 1980.[17]

A vacinação contra leptospirose gera uma resposta de anticorpos que podem declinar ou até mesmo desaparecer até 4 meses após a vacinação. Contudo, o cão continua protegido por todos os 12 meses de cobertura vacinal devido à memória imunológica. Embora os títulos pós-vacinação tendam a ser baixos, ou muitas vezes ausentes, eles podem persistir por mais de 4 meses em altos níveis se o cão for exposto a cepas do campo. Outro ponto importante a ser mencionado é que pode ocorrer reatividade cruzada com sorovares não vacinais; isto é, após uma vacinação contra leptospirose, o animal pode apresentar títulos de anticorpos elevados contra um sorovar que não estava presente na vacina, levando às vezes à falsa interpretação de que esse sorovar possa estar causando uma doença.[2,18,20] Por essa razão, para confirmar um diagnóstico de leptospirose em um cão clinicamente enfermo, é necessário realizar o teste MAT em amostras de soro pareadas, coletadas com 2 semanas de intervalo. Os anticorpos vacinais não apresentarão uma elevação do título na segunda amostra, enquanto os anticorpos contra um sorovar potencialmente infectante devem apresentar uma elevação de quatro vezes no título de anticorpos entre a primeira e a segunda amostra.[2,18,20]

Os filhotes sob risco de infecção devem receber uma dose inicial a partir de 8 semanas de vida, com uma segunda dose administrada após 2 a 4 semanas, e um reforço vacinal após 1 ano da última dose.[1,2] Existem recomendações, no sentido de minimizar possíveis reações de hipersensibilidade, de que as vacinas contra leptospirose sejam iniciadas com 12 semanas de idade, particularmente nas raças mais propensas a desenvolverem quadros de hipersensibilidade. Onde houver evidência científica sólida de que a leptospirose é um problema significativo, é necessário vacinar com frequência os cães sob risco, para prevenir uma doença infecciosa séria e potencialmente zoonótica.

Vacinação do adulto

Cães adultos que nunca receberam vacina contra leptospirose também necessitam de duas doses com intervalos de 2 a 4 semanas. A revacinação deve ser anual. Se um cão demorou um período de até 3 meses para receber sua vacina de reforço anual contra *Leptospira*, uma única dose de reforço da vacina deve ser suficiente. Se a revacinação anual demorar mais de 3 meses (*i. e.*, um intervalo maior que 15 meses desde a última vacina), então devem ser administradas duas doses da vacina (com intervalo de 2 a 4 semanas entre elas) para restabelecer a imunidade e, a partir de então, reforços anuais. Alguns fabricantes informam que a proteção pode se estender até 18 meses antes de uma nova série de vacinação primária ser necessária, mas o Grupo de Diretrizes de Vacinação, da Associação Mundial de Veterinários de Pequenos Animais (VGG/WSAVA), adota uma visão mais cautelosa quando considera todas as vacinas de modo geral.[1,2]

Leishmania infantum

Vacinação do filhote

A resposta imune protetora em animais infectados por *L. infantum* pode ser, de maneira simplificada, do tipo Th1 ou Th2. Os animais que apresentam predominantemente uma resposta imune Th1 desenvolvem imunidade celular e são capazes de controlar a infecção. Já aqueles que apresentam um predomínio de resposta imune humoral, do tipo Th2, desenvolvem quadro clínico da doença. Como a *Leishmania* spp. é um parasita intracelular, depende principalmente de uma resposta imune celular para ser eliminado.[21] Por isso, não é possível esperar de uma vacina contra um protozoário o mesmo grau de imunidade que se obtém com uma vacina contra um vírus, como o CDV, em que o controle da infecção ocorre pela produção de anticorpos. Do ponto de vista epidemiológico, a utilização de vacinas contra a LVC deveria reduzir ou interromper a transmissão de *L. infantum*, não bastando apenas que a doença seja evitada. Os resultados alcançados até agora não justificam seu uso em larga escala como medida de saúde pública, já que não existe comprovação de redução da incidência da infecção em humanos, da prevalência da doença em cães e da transmissão do parasita ao vetor.[22] A eficácia da vacina contra LVC comercializada no Brasil atualmente é de cerca de 70%. Entretanto, quando são acrescentados os resultados de xenodiagnóstico, ela pode diminuir para cerca de 60%.[23] Isso significa que alguns cães, apesar de apresentarem resultados parasitológicos negativos, são infectados e capazes de infectar flebotomíneos. Nenhuma vacina contra LVC confere imunidade estéril. Elas podem prevenir ou diminuir a intensidade dos sintomas nos animais afetados, mas nem sempre previnem a infecção e, portanto, mesmo os cães vacinados podem atuar como reservatório de *L. infantum*.[23,24,25]

Isso não significa afirmar que os cães não devam ser vacinados como uma medida de prevenção individual. As vacinas contra LVC devem ser recomendadas por médicos-veterinários de acordo com o estilo de vida do animal, o local onde vive (área endêmica ou não) e o risco de infecção. É de suma importância entender que as vacinas contra a LVC são uma ferramenta a mais para proteger um cão que se encontra exposto, em uma área endêmica para a doença, mas que já faz uso regular de inseticidas tópicos como medida de proteção, sob a forma de coleiras por exemplo. Clientes que optam por vacinar seus animais devem ser esclarecidos quanto à importância do uso de inseticidas tópicos, para que não deixem de utilizá-los acreditando que a vacina, por si só, é uma medida de prevenção da doença e de sua transmissão. Para animais que vivem em áreas endêmicas, é mais importante aplicar inseticidas tópicos do que vacinar. O médico-veterinário deve estar ciente das limitações das vacinas, explicando ao cliente que, mesmo vacinado, o animal pode ser infectado, e que o uso de vacinas não exclui a possibilidade de desenvolver a doença. Animais que não vivem em área endêmica para a doença não necessitam fazer uso de vacinas, a não ser que façam viagens para tais áreas.[2,22,23,24,25] Clientes cujo poder aquisitivo não permite que façam uso de vacinas e de inseticidas tópicos devem optar pelos últimos.

As vacinas deverão ser usadas somente em cães com diagnóstico sorológico negativo para LVC. A esse respeito, é importante salientar que cães assintomáticos e com sorologia negativa podem também estar infectados. Muitos animais infectados não fazem soroconversão por apresentarem uma resposta imune predominantemente celular, e outros, apesar de apresentarem uma resposta predominantemente humoral, podem ainda não ter tido tempo suficiente pós-infecção para elevarem o título de anticorpos.[21] Assim, a realização de uma prova sorológica antes da utilização de uma vacina não exclui a possibilidade de que o cão já esteja infectado, mas auxilia a identificar ao menos parte da população infectada que já pode ter desenvolvido título de anticorpos, mas ainda não apresenta sintomas da doença. Além do mais, a vacinação de um cão que já está infectado não traz nenhum benefício na prevenção da infecção e é um desperdício de vacina.

No momento da redação deste texto, existe no Brasil uma única vacina licenciada contra a leishmaniose visceral canina (LVC), que contém a proteína recombinante A2 de *Leishmania donovani* em saponina como adjuvante. O protocolo de vacinação inclui três doses com intervalo de 21 dias entre elas, e revacinação anual. A vacina pode ser utilizada em cães a partir de 4 meses de idade. De acordo com o Ministério da Saúde do Brasil, nos municípios nos quais a LVC é endêmica e nos municípios indenes (áreas de risco, mas sem transmissão), somente poderão ser utilizadas vacinas que permitam diferenciar cães vacinados de cães infectados, com testes diagnósticos registrados no Ministério da Agricultura, Pecuária e Abastecimento (MAPA). A vacina que contém a proteína recombinante A2 de *L. donovani*, comercializada atualmente no Brasil, não induz a reações cruzadas quando da avaliação sorológica nos testes imunodiagnósticos utilizados de rotina pelo Ministério da Saúde (DPP® e ELISA Bio-Manguinhos®), permitindo a diferenciação entre um cão vacinado e um infectado.[26]

Vacinação do adulto

Cães adultos que nunca receberam vacina contra leishmaniose visceral necessitam realizar o mesmo protocolo indicado para filhotes, isto é, três doses da vacina com intervalo de 21 dias entre elas, seguido de revacinação anual.[2]

VACINAS NÃO RECOMENDADAS

As Diretrizes Globais para Vacinação de Cães e Gatos[1] e as Recomendações para Vacinação de Cães e Gatos na América Latina,[2] publicadas pelo Grupo de Diretrizes de Vacinação, da Associação Mundial de Veterinários de Pequenos Animais (VGG/WSAVA), classificam algumas vacinas como **não recomendadas** para qualquer cão, porque não há evidência científica suficiente para justificar seu uso. Estas incluem a vacina contra o coronavírus entérico (não pantrópico) (CCoV entérico), a vacina contra *Giardia duodenalis* e as vacinas contra *Microsporum canis.*[1]

Coronavírus entérico canino (CCoV)

Os cães podem ser infectados por um alfacoronavírus (CCoV) que causa doença entérica, e por um betacoronavírus (CRCoV) que causa doença respiratória.[27] Apesar de existirem vacinas contra o CCoV, seu uso não é recomendado porque o vírus, de modo geral, causa apenas uma gastrenterite leve, autolimitante ou inaparente. A evidência de que o CCoV seja um patógeno primário que leva a doença intestinal em cães adultos é fraca, e a diarreia associada à infecção é leve, a menos que exista infecção concomitante com CPV-2.[1,2,7,28] Estudos brasileiros não mostram diferença na identificação do CCoV, por PCR das fezes, entre cães normais e cães com diarreia,[29] o que significa que a identificação de CCoV nas fezes de um animal com diarreia não indica necessariamente que ele seja o patógeno responsável pelo quadro clínico. O CCoV em geral afeta filhotes com menos de 6 semanas e causa uma gastrenterite por alguns dias. Por essa razão, a vacinação no período recomendado, de 6 a 12 semanas de idade, é tarde demais para prevenir a doença.[7,27] Outro fator importante a ser considerado é que a proteção contra o CCoV é dependente da presença de IgA secretória no intestino. Entretanto, cães vacinados pela via parenteral não desenvolvem uma resposta de anticorpos IgA intestinais protetores.[27,28] Estudos demonstraram que as vacinas comerciais inativadas contra CCoV entérico não reduzem a infecção viral ou a disseminação fecal, comparadas aos cães não vacinados.[1,2] Não há evidências também de que as vacinas disponíveis protegeriam contra formas mutantes patogênicas do vírus (cepa pantrópica) que ocasionalmente surgem e têm sido descritas.[1,2,27] Por todas essas razões, as vacinas contra coronavirose entérica canina não têm seu uso justificado.

Giardia duodenalis

A *Giardia duodenalis* é um protozoário que infecta uma grande variedade de mamíferos, e que apresenta sete diferentes genótipos (A-G). Cães em geral se infectam com os genótipos C e D, enquanto os gatos normalmente se infectam pelo genótipo F. Em algumas ocasiões, os genótipos A e B, identificados principalmente em humanos, foram isolados de cães e gatos. Entretanto, o fato de cães e gatos apresentarem infecção pelos mesmos genótipos encontrados em uma pessoa da residência não implica afirmar que houve transmissão zoonótica. O mais provável é que eles tenham se infectado da mesma fonte, mais provavelmente de água contaminada.[30] As giárdias apresentam-se sob duas formas; trofozoítos e cistos. Os primeiros são a forma flagelada encontrada no trato intestinal, enquanto os cistos são os estágios resistentes, eliminados para o meio ambiente, responsáveis pela transmissão da doença. A infecção do intestino delgado em geral começa com a ingestão de cistos. Estes rapidamente diferenciam-se em trofozoítos que se replicam no lúmen intestinal.[30,31] O sistema imunológico do intestino é extremamente complexo. Além de constituir uma barreira física, o epitélio intestinal tem papel central na imunidade inata e adaptativa da mucosa em resposta a estímulos externos. A barreira natural é formada pela presença de muco, proteases, lipases, sais biliares, peristaltismo e microbiota intestinal. O segundo mecanismo de defesa é a imunidade inata, com a participação de óxido nítrico, espécies reativas ao oxigênio (EROs), lactoferrinas, defensinas, fagócitos, mastócitos e células dendríticas. E, finalmente, a resposta imune adaptativa é formada pela presença de anticorpos do tipo IgA secretória e por resposta de células T.[32] Em uma infecção natural, as células linfoides que respondem à estimulação antigênica estão localizadas ao longo das superfícies da mucosa intestinal.[33]

Não existem evidências científicas suficientes que justifiquem o uso de uma vacina contra giardíase.[2,30,31,34,35,36] A doença em cães não causa risco de morte, é raramente zoonótica e responde bem à terapia.[2,30,31] A evidência de que a vacina pode prevenir a eliminação de oocistos ou a infecção é muito fraca. Alguns estudos demonstraram que a vacina pode auxiliar na prevenção da infecção e eliminação de cistos, entretanto, estes foram realizados com um número pequeno de animais (geralmente não mais que 30, incluindo grupos experimental e controle) e a avaliação foi realizada por um período de tempo muito curto.[37] Um estudo de campo com 6 mil filhotes com mais de 6 meses (3 mil vacinados e 3 mil no grupo controle), acompanhados por 2 a 12 meses, demonstrou que os filhotes vacinados tinham maior probabilidade de apresentar diarreia do que os não vacinados, não se observando diferença entre grupos com relação à detecção de cistos ou antígenos.[34] As vacinas não impedem a infecção, e cães vacinados podem desenvolver sintomas.[2,31,34,35,36] Até onde é do conhecimento dos autores, não existe, na literatura, estudo demonstrando que o uso de uma vacina parenteral contra giardíase canina possa induzir à formação de anticorpos protetores do tipo IgA secretória, necessários para o controle da infecção intestinal em cães. Da mesma forma, a existência de anticorpos séricos ou a nível intestinal contra antígenos presentes nos cistos de *Giardia* em pacientes humanos infectados não parece ter sido relatada.[33] Existem apenas estudos *in vitro* demonstrando a formação de anticorpos cisto-específicos.[38]

A vacina contra *Giardia* foi retirada de todos os mercados globalmente, com exceção dos da América Latina. O controle e a prevenção da giardíase não se baseiam no uso de vacinas, mas na descontaminação ambiental com compostos de amônia quaternários, tratamento de animais doentes, higienização da região posterior dos animais (banhos) quando ocorrer diarreia (para evitar que cistos fiquem aderidos aos pelos), retirar os animais dos ambientes contaminados, retirada das fezes do ambiente constantemente e utilização de água de bebida filtrada ou fervida.[30,31,36] Muitos veterinários relatam que fazem uso de vacinas contra giardíase uma vez que essa é uma exigência de hotéis de hospedagem de cães, que não aceitam animais que não tenham sido vacinados. É papel do médico-veterinário esclarecer aos responsáveis por esses estabelecimentos que a vacinação não é uma garantia de que o animal não elimine cistos, caso esteja infectado.

Microsporum canis

Embora exista uma vacina comercializada no Brasil para um possível tratamento e prevenção de dermatofitose em cães e gatos, não se recomenda o uso de vacinas para prevenir dermatofitose nessas espécies animais, uma vez que existem pouquíssimos estudos de eficácia publicados. Embora existam relatos de sucesso das vacinas antidermatófitos em gado, a resposta não parece ser a mesma em cães e gatos, pois essas vacinas não protegem contra infecção provocada por desafio. Uma vacina comercial que consiste em *M. canis* inativado foi licenciada nos EUA para o tratamento de gatos; no entanto, gatos vacinados não apresentaram cura mais rápida de uma infecção já estabelecida do que os controles não vacinados, então o produto foi retirado do mercado.[2]

VACINAÇÃO DE CÃES EM AMBIENTES DE ABRIGOS

Em geral, os abrigos de animais são caracterizados por uma população com histórico de vacinação desconhecido, alta rotatividade da população e elevado risco de doenças infecciosas. O termo "abrigo" engloba situações que vão desde refúgios que têm uma população estável a estabelecimentos que admitem centenas de animais por dia, inclusive lares adotivos e de resgate que cuidam de múltiplos animais ou filhotes em determinado momento. Da mesma forma que os protocolos de vacinação individuais variam de acordo com a necessidade de cada animal, não há um protocolo único para a vacinação dos animais dos abrigos.[1] A medicina no ambiente de um abrigo difere do cuidado individual, já que os clínicos precisam lidar com um ambiente onde a erradicação das doenças infecciosas não pode ser alcançada. É possível, no entanto, minimizar a disseminação de infecções dentro de uma população de alta densidade e alto risco, e manter a saúde dos animais ainda não infectados. Para filhotes de cães que entram em um abrigo, a **vacinação essencial (CDV, CAV-2, CPV-2)** pode ser iniciada às 4 ou 6 semanas de idade e, quando as condições financeiras permitirem, a revacinação deve ser realizada a cada 2 semanas até que o animal atinja 20 semanas de idade, se ele continuar no abrigo até esse momento.[1] Não existe um consenso sobre a necessidade de aplicação de uma **vacina antirrábica** em todos os cães que têm mais de 12 semanas de vida e chegam a um abrigo. Enquanto alguns grupos acreditam que isso deva ser realizado, outros sugerem que não há necessidade. Entretanto, todos concordam que uma dose de vacina antirrábica seja administrada no momento de deixar o abrigo.[1] Em casos de surtos de cinomose ou parvovirose no abrigo, o ideal seria testar sorologicamente todos os cães, e separar os positivos dos negativos. Os cães com sorologia positiva encontram-se protegidos. Os cães com sorologia negativa são suscetíveis e não devem ser levados para fora do abrigo até terminar o período de incubação da possível infecção (*i. e.*, pelo menos 2 semanas para o CPV e 6 semanas para o CDV). Esses cães devem ser vacinados e testados novamente, para confirmar a imunização, após os períodos de incubação mencionados.[1]

A utilização de **vacinas intranasais** contra ***B. bronchiseptica*** e **CPiV** é altamente recomendada para animais que chegam a um abrigo. Deve-se administrar uma dose a partir das 3 semanas de idade. Uma única dose pode ser protetora, mas, em uma situação de alto risco, uma segunda dose pode propiciar maior proteção. A vacinação parenteral é recomendada apenas quando não for possível administrar uma vacina de mucosa (intranasal ou oral).[1] É importante diferenciar um abrigo de um canil de hospedagem. Este último é um estabelecimento onde animais vacinados podem ser hospedados por períodos de tempo relativamente curtos, como quando os donos estão em férias. Uma exigência para a entrada nesse tipo de estabelecimento deve ser de que o cão ou gato tenha recebido todas as vacinas essenciais administradas de acordo com um protocolo correto. O uso de vacinas não essenciais contra infecções respiratórias é também apropriado nessas circunstâncias, dando-se preferências às vacinas intranasais.[1]

REFERÊNCIAS BIBLIOGRÁFICAS

1. Day MJ, Horzinek M, Schultz RD, Squires, RA. Guidelines for the vaccination of dogs and cats. J Small Anim Pract. 2016;57:E1-45.
2. Day MJ, Crawford C, Marcondes M, Squires M. Recommendations on vaccination for Latin America small animal practitioners: a report of the WSAVA Vaccination Guidelines Group. J Small Anim Pract. 2020;E1-35.
3. Chalmers WSK, Baxendale W. A comparison of canine distemper vaccine and measles vaccine for the prevention of canine distemper in young puppies. Vet Rec. 1994;135:349-53.
4. Pardo MC, Tanner P, Bauman J, Silver K, Fischer L. Immunization of puppies in the presence of maternally derived antibodies against canine distemper virus. J Comp Pathol. 2007;137:S72-5.
5. Schultz RD. Duration of immunity for canine and feline vaccines: a review. Vet Microbiol. 2006;117:75-9.
6. Schultz RD, Thiel B, Mukhtar E, Sharp P, Larson LJ. Age and long-term protective immunity in dogs and cats. J Comp Path. 2010;142:S102-8.
7. Greene CE; Levy JK. Immunoprophylaxis. In: Greene CE. Infectious diseases of the dog and cat. 4. ed. St Louis: Elsevier; 2012. p. 1163-1205
8. Decaro N, Buonavoglia C. Canine parvovirus – a review of epidemiological and diagnostic aspects with emphasis on type 2 c. Vet Microbiol. 2012;155:1-12.
9. Wilson S, Stirling C, Borowski S, Thomas A, King V, Salt J. Vaccination of dogs with Duramune DAPPi+LC protects against pathogenic canine parvovirus type 2 c challenge. Vet Rec. 2013;172:662.
10. Houston DM, Ribble CS, Head LL. Risk factors associated with parvovirus enteritis in dogs: 283 cases (1982-1991). J Am Vet Med Assoc. 1996;208:542-6.
11. Kennedy LJ, Lunt M, Barnes A, McElhinney L, Fooks AR, Baxter DN, Ollier WE. Factors influencing the antibody response of dogs vaccinated against rabies. Vaccine. 2007;25:8500-7.
12. Day MJ. Ageing, immunosenescence and inflammageing in the dog and cat. J Comp Pathol. 2010;142:S60-9.
13. Rabies vaccinations: titers, exemptions, and protocols. AAHA [Internet]. [acesso em 16 nov. 2021.] Disponível em: https://www.aaha.org/aaha-guidelines/vaccination-canine-configuration/frequently-asked-questions/what-are-the-recommendations-for-rabies-vaccinations/.

14. Day MJ. Companion animal vaccinations. In: Ettinger SJ, Feldman EC, Côté E. Textbook of veterinary internal medicine. 8. ed. St Louis: Elsevier; 2017. p. 895-901.
15. Tizard IR. Vaccines for veterinarians. St. Louis: Elsevier; 2021.
16. Ellis JA. How well do vaccines for *Bordetella bronchiseptica* work in dogs? A critical review of the literature 1977-2014. Vet J. 2015;204:5-16.
17. Hagiwara MK, Miotto BA, Tozzi BF. Revisão sobre a leptospirose canina no Brasil. Clínica Veterinária. 2015;114:86-104.
18. Sykes JE, Hartmann K, Lunn KF, Moore GE, Stoddard RA, Goldstein RE. 2010 ACVIM small animal consensus statement on leptospirosis: diagnosis, epidemiology, treatment, and prevention. J Vet Intern Med. 2011;25:1-13.
19. Schuller S, Francey T, Hartmann K, Hugonnard M, Kohn B, Nally JE, Sykes JE. European consensus statement on leptospirosis in dogs and cats. J Small Anim Pract. 2015;56:159-79.
20. Martin LE, Wiggans KT, Wennogle SA, Curtis K, Chandrashekar R, Lappin MR. Vaccine-associated Leptospira antibodies in client-owned dogs. J Vet Intern Med. 2014;28:789-92.
21. Baneth G, Koutinas AF, Solano-Gallego L, Bourdeau P, Ferrer L. Canine leishmaniosis – new concepts and insights on an expanding zoonosis: part one. Trends Parasitol. 2008;24:324-30.
22. Marcondes M. Vacinas anti leishmaniose visceral canina. In: Brasil. Conselho Federal de Medicina Veterinária – CFMV. Comissão Nacional de Saúde Pública Veterinária do Conselho Federal de Medina Veterinária. Guia de Bolso Leishmaniose Visceral, Comissão Nacional de Saúde Pública Veterinária. 1. ed., Brasília – DF: CFMV; 2020. p. 161-73.
23. Regina-Silva S, Feres AMLT, França-Silva JC, Dias ES, Michalsky EM, Andrade HM, Coelho EAF, Ribeiro GM, Fernandes AP, Machado-Coelho GLL. Field randomized trial to evaluate the efficacy of the Leish-Tec® vaccine against canine visceral leishmaniasis in an endemic area of Brazil. Vaccine. 2016;34:2233-9.
24. Bongiorno G, Paparcone R, Manzillo VF, Oliva G, Cuisinerc A, Gradoni L. Vaccination with LiESP/QA-21 (CaniLeish®) reduces the intensity of infection in Phlebotomus perniciosus fed on *Leishmania infantum* infected dogs – A preliminar xenodiagnosis study. Vet Parasitol. 2013;197:691-5.
25. Fernandes CB, Magalhães Junior JT, de Jesus C, Souza BMPS, Larangeira DF, Fraga DBM, Veras PST, Barrouin-Melo SM. Comparison of two commercial vaccines against visceral leishmaniasis in dogs from endemic areas: IgG, and subclasses, parasitism, and parasite transmission by xenodiagnosis. Vaccine. 2014;5:1287–95.
26. Testasicca MCS, dos Santos MS, Machado LM, Serufo AV, Doro D, Avelar D *et al.* Antibody responses induced by Leish-Tec®, an A2-based vaccine for visceral leishmaniasis, in a heterogeneous canine population. Vet Parasitol. 2014:204:169-76.
27. Tizard IR. Vaccination against coronaviruses in domestic animals. Vaccine. 2020;38:5123-30.
28. Decaro N, Pratelli A, Tinelli A, Martella V, Camero M, Buonavoglia D, Tempesta M, Caroli AM, Buonavoglia C. Fecal immunoglobulin A antibodies in dogs infected or vaccinated with canine coronavirus. Clin Diagn Lab Immunol. 2004;11:102-5.
29. Gizzi AB, Oliveira ST, Leutenegger CM, Estrada M, Kozemjakin DA, Stedile R, Marcondes M, Biondo AW. Presence of infectious agents and co-infections in diarrheic dogs determined with a real-time polymerase chain reaction-based panel. BMC Vet Res. 2014;10:23.
30. Scorza V, Lappin MR. Giardiasis. In: Greene CE. infectious diseases of the dog and cat. 4. ed. St Louis: Elsevier; 2012. p. 785-92.
31. Lappin MR. Giardiasis. In: Sykes JE. Canine and feline infectious disease. St Louis: Elsevier; 2014. p. 771-8.
32. Roxström-Lindquist K, Palm D, Reiner D, Ringqvist E, Svärd SG. *Giardia* immunity – an update. Trends Parasitol. 2006;22:26-31.
33. Faubert G. Immune response to *Giardia duodenalis*. Clin Microbiol Rev. 2000;13:35-54.
34. Lund E, Yang M, Faunt K, Shearer P, Lappin M. Assessment of risk for diarrhea in young dogs after *Giardia* vaccine administration. J Vet Intern Med. 2010;24:750.
35. Anderson KA, Brooks AS, Morrison AL, Reid-Smith RJ, Martin SW, Benn DM, Peregrine AS. Impact of *Giardia* vaccination on asymptomatic *Giardia* infections in dogs at a research facility. Can Vet J. 2004;45:924-30.
36. Payne PA, Ridley RK, Dryden MW, Bathgate C, Milliken GA, Stewart PW. Efficacy of a combination febantel-praziquantel-pyrantel product, with or without vaccination with a commercial *Giardia* vaccine, for treatment of dogs with naturally occurring giardiasis. J Am Vet Med Assoc. 2002;220:330-3.
37. Olson ME, Morck DW, Ceri H. Preliminary data on the efficacy of a *Giardia* vaccine in puppies. Can Vet J. 1997;38:777-9.
38. Campbell JD, Faubert GM. Recognition of *Giardia* lamblia cyst-specific antigens by monoclonal antibodies. Parasite Immunol. 1994;16:211-9.

33
Imunoprofilaxia de Gatos

Aline Santana da Hora • Marcelo de Souza Zanutto

INTRODUÇÃO

O conceito de um programa de imunização individualizado deve estar cada dia mais presente na clínica de pequenos animais. A seleção das vacinas para cada animal deve levar em consideração a suscetibilidade, o estado de saúde e a exposição aos patógenos, ou seja, a idade, o estado nutricional, a localização geográfica, a presença de infecção por retrovírus e o estilo de vida do animal, que o predispõem ou não a um elevado risco de exposição aos patógenos. Além disso, o tipo de vacina também deve ser levado em consideração. Dessa maneira, fica evidente que não há um protocolo padrão que possa ser empregado para todos os gatos. A vacinação é um procedimento médico, cabendo a este a avaliação dos riscos e benefícios para determinar o protocolo ideal para cada gato. Com base na análise racional das necessidades vacinais para cada animal de estimação e das características das vacinas existentes, as vacinas foram categorizadas em essenciais, não essenciais e não recomendadas. A compreensão dessa categorização e da sua aplicabilidade permite uma base mais sólida para individualização de um programa de vacinação.

VACINAS ESSENCIAIS

As vacinas necessárias para a proteção contra infecções graves amplamente disseminadas na natureza, as quais, na ausência da imunidade, sobretudo nos filhotes, colocam os animais sob risco significativo de doença e/ou morte são classificadas como essenciais. Devem ser administradas a todos os felinos, independentemente do estilo de vida ou da localização geográfica do animal. As vacinas contra o calicivírus felino (FCV), o herpes-vírus felino tipo 1 (FHV-1) e o parvovírus felino (FPV), também denominado "vírus da panleucopenia felina" (FPLV), encontram-se nessa categoria. A vacina antirrábica também é considerada essencial no Brasil, pois a raiva é endêmica no país.[1–3] As diretrizes da American Animal Hospital Association (AAHA) e da American Association of Feline Practitioners (AAFP) também classificam como essenciais a vacina contra o vírus da leucemia felina (FeLV) para gatos com até 1 ano de idade, porém aspectos sobre essa vacina serão abordados na seção "Vacinas não essenciais" deste capítulo.

Calicivírus felino (FCV), herpes-vírus felino tipo 1 (FHV-1) e parvovírus felino (FPV)

Vacinação do filhote

Os filhotes são os mais suscetíveis às infecções, que em geral culminam em um curso grave com desfecho em morte, por isso um adequado programa de vacinação deve ser instituído. Cabe evidenciar que a vacinação isoladamente não é garantia de proteção, ela deve ser associada a outros métodos preventivos, como limpeza e desinfecção ambiental, restrição de acesso à rua, isolamento de animais doentes, redução de fatores estressantes, dentre outros. Assim, assegura-se uma menor exposição aos patógenos e melhor estado imune e, consequentemente, uma maior proteção dos gatos.

Os anticorpos maternos fornecem uma importante proteção aos filhotes nas primeiras semanas de vida, porém a interferência deles é a principal e a mais comum causa de falha vacinal. Portanto, um programa de vacinação para filhotes somente será bem-sucedido se a presença dos anticorpos maternos for levada em consideração. Um aspecto importante é a grande variação individual com relação à taxa de declínio dos anticorpos maternos nos filhotes. Alguns podem manter esses anticorpos em altas concentrações durante meses.[4] A duração da interferência dos anticorpos derivados da mãe (ADM) está relacionada com o título de anticorpos da fêmea, que é variável entre diferentes ninhadas, e com a quantidade de anticorpos absorvidos do colostro, que não é uniforme entre diferentes filhotes de uma mesma ninhada.

Os anticorpos maternos em quantidades que interferem na imunização ativa estarão em níveis reduzidos por volta de 8 a 12 semanas de idade do gatinho. Nos filhotes que receberam colostro e em situação de baixa exposição aos patógenos, a vacinação pode ser iniciada com 8 ou 9 semanas de idade.[1,3] O intervalo entre as revacinações deve ser determinado de acordo com o risco individual de exposição dos filhotes aos patógenos; quanto maior o risco, menor o intervalo. O intervalo entre doses também é diferente de acordo com o tipo de vacina, para as vacinas com vírus vivo modificado (VVM) pode-se utilizar um intervalo menor (2 semanas), enquanto, para as vacinas inativadas, o intervalo mínimo deverá ser de 3 semanas.[3]

Filhotes que não receberam colostro podem ser vacinados a partir de 4 semanas de idade, com doses seguintes administradas com intervalos de 2 a 4 semanas de acordo com o risco de exposição até o gatinho atingir 16 a 20 semanas.[3] Vacinas com VVM não devem ser aplicadas em filhotes com menos de 4 semanas de idade, em função do potencial risco de danos cerebelares[5] ou desenvolvimento de panleucopenia[6] pela replicação da cepa vacinal do FPV. Adicionalmente, esses filhotes devem ser mantidos em ambientes com excelentes cuidados de higiene e limpeza, além de isolados do contato com outros animais.

No geral, o esquema vacinal do filhote com as vacinas essenciais contra FCV, FHV-1 e FPV deverá ser iniciado com 6 a 8 semanas de idade com revacinações a cada 2 a 4 semanas até o animal atingir a idade de 16 a 20 semanas.[1–3]

O Grupo de Diretrizes de Vacinação (VGG), da World Small Animal Veterinary Association (WSAVA), preconiza que às 16 semanas ou mais ocorra a dose final do protocolo inicial do filhote.[1] Já as diretrizes da AAHA/AAFP preconizam a idade de 20 semanas como ideal para a última dose do ciclo inicial do filhote.[3] Essa recomendação leva em consideração estudos que demonstram que alguns filhotes ainda permanecem com ADM em quantidades que interferem na vacinação por até 20 semanas de idade.[7,8]

A dose final do ciclo inicial do filhote no período de 16 a 20 semanas de idade foi estipulada para garantir que não houvesse mais a interferência dos anticorpos maternos na resposta à vacinação. Apesar disso, alguns animais podem não apresentar títulos protetores de anticorpos, por isso o gatinho deverá receber sua última dose do protocolo vacinal de filhote com 6 meses (Quadro 33.1).[1–3] Dessa maneira, assegura-se adequadamente a imunização. Com isso, a prática de vacinação com 12 meses de idade ou 12 meses após a última dose do ciclo primário do

QUADRO 33.1 Protocolo de vacinação essencial contra calicivírus felino (FCV), herpes-vírus felino tipo 1 (FHV-1), parvovírus felino (FPV) e vírus da raiva, para gatos filhotes e adultos.

Tipo de vacina	Vacinação de filhotes	Vacinação de adultos
FCV, FHV-1 e FPV Vírus vivo modificado ou vírus inativado	O ciclo primário do filhote deve iniciar às 6 a 8 semanas de idade, com revacinações a cada 2 a 4 semanas até 16 a 20 semanas de idade. O ciclo primário termina com uma dose de vacina, que deve ser administrada quando o gato atingir 6 meses de vida Vacinas de VVM permitem um intervalo menor (2 semanas) entre as revacinações Vacinas de vírus inativados devem ser usadas respeitando um intervalo mínimo de 3 semanas	A revacinação com vacinas essenciais contendo VVM não deve ter frequência maior que a cada 3 anos. Um gato adulto de estado vacinal desconhecido ou que nunca recebeu vacina antes deverá receber duas doses de vacina contra FCV, FHV-1 e FPV para que seja adequadamente imunizado Gatos em alto risco para FCV e FHV-1 devem ser revacinados anualmente
Vacina antirrábica felina Vírus inativado	Pode ser iniciada com uma única dose administrada a partir de 12 semanas de idade. A próxima vacinação deve ser realizada 12 meses depois ou aos 12 meses de idade Em áreas de alto risco (onde estão ocorrendo surtos de raiva), uma segunda dose pode ser administrada aos filhotes, de 2 a 4 semanas após a primeira vacinação	Revacinação anual

filhote deverá ser substituída por uma consulta de rotina para avaliar a saúde geral do animal, reforçando, assim, a rotina de visitas periódicas ao veterinário como prática fundamental da medicina veterinária preventiva.

Estima-se que a proteção dos filhotes devidamente vacinados com VVM é igual ou superior a 98% para a infecção e a doença resultantes da exposição ao FPV. Em contraste, a proteção contra o desenvolvimento dos sinais clínicos para a exposição ao FCV e/ou FHV-1 é de 60 a 70% em filhotes adequadamente vacinados.[1] A proteção estimada no caso desses vírus respiratórios é melhor para gatos mantidos isolados, devido ao baixo risco de exposição e redução de fatores estressantes.

O complexo respiratório felino é ocasionado por FCV, FHV-1, dentre outros patógenos. Gatos que se recuperaram de complexo respiratório viral felino podem não estar protegidos contra novos episódios de doença. Isso devido ao fato de que, normalmente, o microrganismo envolvido não é identificado e o gato pode apresentar manifestações clínicas decorrentes da infecção por outros patógenos.[9] A proteção cruzada entre diferentes cepas de FHV-1 é observada, diferentemente do que pode ocorrer com as cepas de FCV.[10] A maioria das vacinas vivas modificadas contra o calicivírus é composta da cepa F9, que produz imunidade cruzada contra uma gama de cepas respiratórias circulantes na população, porém não confere boa proteção contra as cepas sistêmicas.[11] É recomendado que a vacinação do filhote contra FCV seja sempre com a mesma cepa vacinal.[1]

Nos EUA e na Europa, cepas de FCV hemorrágicas e altamente virulentas foram isoladas em gatis com surtos de doença sistêmica grave com alta taxa de mortalidade. No Brasil não há ainda descrição da circulação dessas cepas na população felina, porém é plausível acreditar que isso também esteja acontecendo aqui. Observou-se que, ao combinar a cepa de FCV avirulenta (cepas tradicionalmente encontradas nas vacinas) com a cepa virulenta em uma vacina, houve proteção contra o desafio experimental com a cepa que causa doença fatal, provando que essa combinação é capaz de proteger tanto contra as cepas tradicionais quanto contra as virulentas.[12] Vacinas com ambas as cepas de FCV estão disponíveis no mercado brasileiro.

A maioria dos casos de panleucopenia felina é ocasionada pelo FPV; no entanto, as variantes CPV-2ª, CPV-2b e CPV-2 c do parvovírus canino são capazes também de infectar e ocasionar doença nos felinos. As vacinas atuais contra a panleucopenia felina podem conferir alguma proteção também contra as variantes caninas.[13]

No mercado brasileiro há vacinas de administração parenteral contra FCV, FHV-1 e FPV compostas de vírus vivo modificado e vírus inativado. Observou-se título máximo de anticorpos anti-FPV 1 semana após a aplicação de VVM contra FPV em gatinhos *specific pathogen free* (SPF) com 9 semanas de idade. Os vacinados com a vacina inativada demoram pelo menos 14 dias para gerar resposta imune.[14] A vacina de VVM não somente confere proteção mais rapidamente, como também apresenta maior eficácia em sobrepujar os anticorpos maternos e maior probabilidade de conferir imunidade suficiente,[4,14] por isso deve ser dada preferência na utilização de vacinas desse tipo.

A vacina contra FHV-1 e FCV não produz imunidade esterilizante, ou seja, mesmo um gato vacinado adequadamente poderá se infectar e desenvolver sinais clínicos, porém esse gato disseminará menos vírus no ambiente e apresentará manifestações clínicas mais brandas.[3] Gatos que foram expostos ao herpes-vírus tornam-se portadores por toda a vida, e a infecção latente pode ser reativada em condições de estresse.[9] Não está definido se gatos vacinados apresentam um intervalo maior entre as reativações da latência do FHV-1, porém isso foi comprovado em outras espécies animais.[10] Não está determinado se a cepa vacinal de FHV-1 administrada por via parenteral causa latência, como observado com as cepas de vacinas intranasais.[10] A disseminação de FHV-1 somente ocorre quando há reativação da latência, diferentemente do que ocorre com FCV, que apresenta disseminação contínua por um período de vários meses até ser interrompida.[15] O impacto da vacinação sobre a disseminação de FCV ainda não está bem esclarecido.[1]

O VGG/WSAVA recomenda a utilização de testes sorológicos *point of care* para o uso na rotina clínica para determinar se um gato está protegido contra o FPV, desde que esses testes tenham sido validados cientificamente.[2] O *kit* comercial Feline Vaccicheck®, da Biogal Laboratories, tem como princípio o ELISA e foi validado por meio de estudos científicos[16,17] que utilizaram comparações com técnicas laboratoriais padrão-ouro para detecção de anticorpos. É importante evidenciar que, até o momento da redação deste texto, esse teste encontra-se em processo de registro no Ministério da Agricultura, Pecuária e Abastecimento (MAPA) para posterior comercialização em território nacional.

Os testes sorológicos rápidos disponíveis comercialmente são capazes de detectar níveis de anticorpos contra FCV, FHV-1 e FPV. No geral, gatos positivos para anticorpos anti-FPV são imunes, porém, para FCV e FHV-1, não existe uma boa correlação entre proteção e presença de anticorpos. Assim, a avaliação do título de anticorpos contra FCV e FHV-1 não deve ser utilizada pra determinar se um gato precisa ou não receber vacina.[6] A imunidade protetora contra FCV está fortemente relaciona com IgA presente nas mucosas.[18] Já para FHV-1, a imunidade celular é importante para a proteção.[1] O teste rápido pode ser utilizado para avaliar a proteção de gatos adultos ou o sucesso do protocolo inicial de vacina do filhote para FPV; nesse caso, deve ser utilizado após 4 semanas da última dose do ciclo inicial do filhote.[1] Não há indicação para que se utilize esse teste como forma de determinar o período em que o filhote deveria receber as doses iniciais de vacina, o que seria bastante estressante, além de dispendioso, já que para isso seriam necessárias visitas adicionais ao veterinário para coletas de sangue. Além disso, não é possível a diferenciação entre ADM dos vacinais. Se os anticorpos para FPV estiverem presentes a partir da 20ª semana de vida de um filhote vacinado, houve boa resposta à vacinação. De acordo com o VGG/WSAVA, para esses animais não é necessária uma dose entre 6 e 12 meses de idade e deve ser considerada a revacinação em 3 anos.[1]

Há uma preocupação na utilização desse tipo de teste, pois resultados falso positivos foram observados em um estudo em que se comparou esse teste com a inibição da hemaglutinação (IHA), que é o teste padrão-ouro para determinar os títulos de anticorpos anti-FPV.[16] Identificar um animal como positivo, sendo que ele não tem anticorpos, traduzir-se-ia na prática em um animal desprotegido não sendo vacinado. O Vaccicheck® apresentou especificidade aceitável (89%) quando se assumiu o título de anticorpos ≥ 1:20 na IHA como protetor.[16] Se o teste for usado em gatos pertencentes a uma população com uma alta soroprevalência esperada, como animais adultos, o valor preditivo positivo será alto e o teste será considerado adequado para uso na prática veterinária.[16]

Vacinação do adulto

A duração da imunidade propiciada por algumas vacinas é maior que 1 ano, excedendo o intervalo anual de revacinação tradicionalmente proposto, conforme observado em vários estudos, nos quais os títulos de anticorpos permaneciam elevados muitos anos após adequada primovacinação do filhote. Evidências de que a imunidade pós-vacinal era muito mais prolongada foram dadas pela persistência de anticorpos em muitos gatos imunizados e confirmadas em vários ensaios experimentais laboratoriais ou de desafio.[19,20]

Em um teste de desafio, observou-se que gatos mantidos em isolamento por 7 anos e meio após a vacinação com FPV, FHV-1 e FCV resistiram ao teste de desafio com FPV (99%) e ao teste de desafio com FHV-1 ou FCV (75%).[21] Em outro estudo, gatos SPF receberam o protocolo vacinal do filhote com vacina essencial de VVM, foram mantidos em isolamento em ambiente controlado e, após 3 anos, foram desafiados com FCV e FHV-1. Foi possível observar que o protocolo vacinal do filhote foi capaz de gerar imunidade com duração de pelo menos 3 anos.[20]

Todas as evidências demonstram que o intervalo de 3 anos para a aplicação das vacinas essenciais em gatos adultos, após um protocolo vacinal de filhote adequado, oferece proteção adequada idêntica à que seria obtida pela revacinação anual (Quadro 33.1).[1,3,19] O uso de vacinas em um intervalo menor que 3 anos possivelmente não melhora a imunidade vacinal e ainda aumenta as chances de desenvolver reações adversas em decorrência da vacinação (ver Capítulo 34).[2] Caso a revacinação no período indicado (em 1 ou 3 anos) não tenha sido realizada em um gato adulto, uma dose de vacina é suficiente para elicitar a memória imunológica.[1] Os recursos financeiros dos proprietários de animais serão utilizados mais adequadamente se investidos em exames anuais de *check-up* do gato, em vez de serem dispendidos com revacinações desnecessárias.

A imunidade gerada pela vacina contra FPV é mais robusta do que a gerada para FCV e FHV-1,[20,21] por isso é preconizada a revacinação anual de gatos contra FHV-1 e FCV quando estes estiverem em situações de alto risco de exposição, como gatos de abrigos ou que participam de exposições de raças.[1]

Gatos adultos ou filhotes com mais de 6 meses de idade e de estado desconhecido quanto à vacinação devem receber dose única de vacina de VVM contra FPV e duas doses com 2 a 4 semanas de intervalo contra FHV-1 e FCV.[1] Como em território nacional não há biológicos sem a fração FPV, deve-se seguir o protocolo de duas doses preconizado para atingir a proteção necessária contra FHV-1 e FCV.[2]

O uso de vacinas inativadas deve ser reservado apenas para fêmeas prenhes e animais imunossuprimidos, quando necessário.[1] Quando as infecções por FHV-1 e FCV são um problema em gatinhos de gatis de raça, a vacinação da fêmea antes do acasalamento é preferível à vacinação durante a prenhez e pode prolongar a duração da persistência de anticorpos maternos.[9,22]

Cabe evidenciar que as recomendações do *European Board Advisory on Cat Diseases* é de que gatos positivos para FIV somente devem ser vacinados se em condições de risco de exposição e se confirmado que não apresentam títulos de anticorpos anti-FPV por meio de teste rápido.[23] A vacinação para esses gatos não deve ser realizada caso não seja possível essa determinação da presença de anticorpos e o animal recebeu vacinações prévias e se encontra em uma situação de baixo risco. Se o animal estiver em situação de risco de exposição, apenas é recomendada a administração de vacinas essenciais em formulações inativadas.

Animais em situação de baixa exposição também podem se beneficiar do uso de vacinas inativadas para FHV-1 e FCV à medida que estas não geram sinais respiratórios após a vacinação, como observado em alguns animais que recebem produtos com VVM. As manifestações são resultantes da aerossolização da vacina durante sua manipulação ou da lambedura pelo gato no local de administração.[10]

Vírus da raiva

Vacinação do filhote

Na maioria dos filhotes, os anticorpos maternos não persistem por mais de 12 semanas. Em contraste com outras vacinas inativadas, uma única dose de vacina antirrábica induz imunidade de longa duração. Em locais de alto risco de infecção, uma segunda dose de vacina pode ser administrada 2 a 4 semanas após a dose inicial.[2] Anticorpos neutralizantes atingem pico máximo em 4 a 6 semanas após a vacinação. Em geral, os títulos neutralizantes alcançados excedem muito o título protetor mínimo (0,5 UI/mℓ) com uma única dose do imunógeno. As vacinas indicadas para a imunização antirrábica são inativadas adjuvadas ou recombinantes vetorizadas em poxvírus de canário; estas não estão disponíveis no Brasil. As vacinas com vírus vivo atenuado deixaram de ser usadas há muito tempo pelo potencial de desenvolvimento de encefalite pós-vacinal. Os filhotes de gatos devem ser vacinados com 12 semanas, reforço 12 meses após ou quando o gato fizer 1 ano de idade.

Vacinação do adulto

A revacinação deve ser realizada com um intervalo anual.[2] Para as vacinas que conferem imunidade prolongada de 3 anos, os reforços vacinais devem ser aplicados de acordo com a legislação local ou nacional.[3,24] No caso do Brasil, a legislação sanitária referente ao controle da raiva urbana indica a vacinação anual dos animais de companhia.

VACINAS NÃO ESSENCIAIS

As vacinas produzidas contra doenças mais benignas ou de ocorrência apenas em alguns grupos de felinos, não havendo a necessidade de vacinação de todos os gatos, são consideradas como vacinas não essenciais ou opcionais. Os riscos para essas doenças são determinados pela localização geográfica da população ou pelo estilo de vida do animal. A indicação para o uso dessas vacinas depende do veterinário, levando em consideração os riscos de exposição, o estilo de vida e a faixa etária. As vacinas felinas disponíveis no Brasil que se enquadram nessa categoria são contra a *Chlamydia felis* e o vírus da leucemia felina (FeLV) (Quadro 33.2).

Vírus da leucemia felina (FeLV)

O vírus da leucemia felina (FeLV) é um gamaretrovírus da subfamília *Orthoretrovirinae.* É um vírus exógeno que se replica em diversos tecidos dos felinos, incluindo medula óssea, glândula salivar e epitélio digestório. Os retrovírus são RNA vírus envelopados, com integração de seu material genético na forma de DNA (provírus) no genoma da célula hospedeira pela ação em sequência da transcriptase reversa e da integrase.[25] Existem cinco subtipos do vírus: A, B, C, D e T; o subtipo A está envolvido em todas as infecções; os subtipos B e D originam-se da integração do FeLV-A com o vírus endógeno (enFeLV) integrado no genoma felino; o subtipo C é o resultado da mutação do gene *env* do FeLV; e o subtipo T é definido por seu tropismo por linfócitos T.[2] Esses subtipos não são transmitidos horizontalmente.

O FeLV não sobrevive no meio ambiente, fora do organismo hospedeiro, sendo facilmente inativado por desinfetantes, sabão, calor e ressecamento. A transmissão entre os felinos ocorre, sobretudo, por contato amigável, via saliva do gato infectado, compartilhamento de comedouros, bebedouros e bandeja sanitária, como também por mordeduras em brigas. A infecção vertical pode ocorrer por via transplacentária, transmamária ou pelo ato de lambedura dos filhotes pela mãe ao nascimento.[25] Demonstrou-se a transmissão por transfusão sanguínea de doador sem antigenemia, mas com provírus integrado (infecção regressiva). O receptor do sangue com provírus integrado desenvolve antigenemia persistente (infecção progressiva).[26]

Há diferentes evoluções da infecção pelo FeLV (progressiva, regressiva, abortiva e focal ou atípica). A evolução da infecção será determinada pela interação do sistema imune do gato e o vírus nas 12 primeiras semanas de infecção.[27] Em alguns gatos, essa batalha imune segue por toda a vida. Alguns fatores podem influenciar o equilíbrio resultante da interação do vírus com o sistema imune do gato; dentre eles, a idade na qual o gato se infecta é muito importante. Conforme o gato amadurece, ele se torna resistente à infecção. Em filhotes ou adultos jovens com menos de 3 anos, a chance de desenvolvimento de infecção progressiva é muito alta. Essa resistência etária deve estar relacionada à diminuição de receptores para o FeLV-A infectar as células com o passar do tempo, como também amadurecimento da função macrofágica.[27] Gatos velhos infectados tendem a ter infecção abortiva ou regressiva. Ausência de imunidade humoral e celular mediada frente ao vírus e de vacinação também são fatores que influenciam o curso de evolução da infecção, assim como a pressão de infecção na população e o contato crônico com disseminadores do vírus.[27]

A maioria dos felinos naturalmente expostos (cerca de 70%) é capaz de eliminar ou controlar a infecção: metade pela produção de anticorpos neutralizantes contra o vírus, eliminando a infecção antes de ocorrer a viremia (infecção abortiva), e a outra metade após viremia transitória (infecção regressiva). Os demais (20 a 30%) apresentam viremia persistente (infecção progressiva), podendo desenvolver, meses ou anos depois, qualquer uma das doenças proliferativas, degenerativas ou infecções secundárias associadas ao FeLV.[27,28] Menos de 10% apresentam infecção focal ou atípica em que o vírus fica restrito a um órgão, como a glândula mamária. Os felinos que sobrepujam a fase de viremia transitória podem permanecer infectados pela integração do provírus no genoma do gato por meses ou anos (infecção regressiva) e podem voltar a se tornar virêmicos dependendo de serem imunossuprimidos ou de o vírus sobrepujar o sistema imune do gato. Esses gatos regressores apresentam resultados negativos aos testes de antígeno (ELISA, IFI, imunocromatografia), de carga viral (RT-qPCR) e no isolamento viral, mas podem permanecer positivos por meio do teste de PCR, que detecta o provírus integrado ao genoma do hospedeiro.[27,28]

Em nosso meio, a prevalência da infecção pelo vírus da leucemia felina ainda é relativamente alta (cerca de 6%),[29] quando comparada à de outros países em que a aplicação rotineira dos testes diagnósticos e a vacinação dos suscetíveis na população de risco reduziram a prevalência, atualmente de cerca de 2% da população felina em geral.[30] A prevalência entre os gatos mantidos individualmente é, em geral, menor que 1% e, em ambientes de múltiplos gatos, sem a instituição de medidas específicas de prevenção, pode exceder 20%. No contexto da América Latina, o VGG realizou uma pesquisa por meio de questionário entre veterinários de cinco países (Argentina, Brasil, Costa Rica, Equador e México) e, especificamente, no que toca ao Brasil, 82,3% dos respondentes indicaram que a infecção pelo FeLV é um problema em sua rotina,[2] o que indica a elevada casuística dessa infecção no país. Aquelas regiões do mundo que conseguiram diminuir a prevalência da infecção consideravelmente fizeram a combinação de diagnóstico da infecção pelo FeLV, manejo adequado dos gatos diagnosticados como infectados (eliminação ou separação dos não infectados) e vacinação extensiva.[2]

A vacina contra o FeLV é considerada não essencial pelas diretrizes da WSAVA, que salientam que, em áreas de elevada prevalência da doença, pode ser considerada como vacina essencial,[1,2] no entanto é considerada vacina obrigatória ou essencial em gatos até 1 ano de idade pelas diretrizes da AAHA/AAFP, e após 1 ano de vida torna-se opcional ou não essencial,

QUADRO 33.2 Protocolo de vacinação não essencial contra o vírus da leucemia felina (FeLV) e a *Chlamydia felis*, para gatos filhotes e adultos.

Tipo de vacina	Vacinação de filhotes	Vacinação de adultos
Vírus de leucemia felina (FeLV) Vírus inativado	Filhotes com menos de 16 semanas: iniciar às 8 semanas de idade e revacinar após 2 a 4 semanas. Uma dose de reforço deve ser administrada após 12 meses. Após esse esquema de primoimunização, os reforços poderão ser a cada 2 ou 3 anos, dependendo da intensidade do risco e do estilo de vida do gato	Gatos com mais de 16 semanas: duas doses com intervalo de 2 a 4 semanas. Uma dose de reforço deve ser administrada após 12 meses. Após esse esquema de primoimunização, os reforços poderão ser a cada 2 ou 3 anos, dependendo da intensidade do risco e do estilo de vida do gato
Chlamydia felis Microrganismo vivo modificado Microrganismo inativado	A partir de 9 semanas de idade do filhote, sendo necessária uma segunda dose com intervalo de 2 a 4 semanas	Revacinação anual para gatos com risco comprovado Gatos adultos nunca vacinados ou com estado vacinal desconhecido devem ser vacinados com duas doses com intervalo de 2 a 4 semanas

dependendo do estilo de vida do gato e fatores de risco relacionados.[3] Veja a abordagem diagnóstica prévia à vacinação na seção "Vacinação de gatos em ambientes de abrigos". Não há benefício em vacinar um gato infectado.[31] Para os animais suscetíveis e expostos ao risco da infecção, os benefícios sobrepujam possíveis efeitos adversos. As vacinas contêm cepas do FeLV-A. Não existe evidência de que a incorporação de outras cepas (B, C e D) na vacina adiciona qualquer benefício.[31]

As vacinas disponíveis no mercado brasileiro são de vírus inativado com adjuvantes. No entanto, existe uma vacina recombinante vetorizada em poxvírus de canário não adjuvada, que expressa genes da glicoproteína de envelope (gp70) e da proteína de nucleocapsídio p27. A diversidade das vacinas existentes dificulta a real comprovação da imunidade desenvolvida pelos diferentes tipos de vacinas. A proteção descrita gira em torno de 80 a 93%.[31] As vacinas de vírus morto parecem induzir proteção mais consistente. Nenhuma vacina fornece proteção total, nem protege contra viremia transitória, nem induz imunidade estéril. As vacinas contra a leucemia viral não foram capazes de prevenir a integração do vírus no DNA do hospedeiro, resultando na persistência da infecção após a exposição ao vírus de campo, embora a viremia seja mínima ou mesmo indetectável.[32] A imunização não beneficia gatos prováveis progressores e regressores, e provavelmente também não beneficia gatos com infecção atípica ou focal. Presume-se que ela beneficie gatos que abortaram a infecção, e sem sombra de dúvida ela beneficia principalmente aqueles que não foram infectados com o FeLV.[28]

Outras medidas preventivas, como a minimização dos riscos, principalmente a exposição ao vírus de campo, adquirem importância fundamental na prevenção da leucemia felina. Gatis, abrigos de gatos e residências com múltiplos gatos apresentam maior risco de disseminação da infecção, por causa da alta densidade populacional, contato muito próximo entre os residentes ou o uso em comum dos mesmos vasilhames de água, alimento e bandeja sanitária. A proteção conferida pelas vacinas não é total, de modo que se recomenda que os gatos vacinados não sejam colocados no mesmo ambiente que os gatos antigenêmicos. De maneira similar, a vacinação não deve ser o substituto do teste de leucemia felina e da quarentena ou eliminação/isolamento dos gatos reagentes.

Vacinação do filhote

A meia-vida dos anticorpos maternos anti-FeLV é de 15 dias e a duração da proteção contra a infecção é de 6 a 8 semanas. O esquema de primoimunização de filhotes com menos de 16 semanas consiste na aplicação da primeira dose com 8 semanas e a segunda dose 2 a 4 semanas depois, e o reforço 1 ano depois.[2]

Vacinação do adulto

O esquema de primoimunização de adultos e de gatos com mais de 16 semanas de idade nunca antes vacinados contra FeLV consiste em receber duas doses com intervalo de 2 a 4 semanas e reforço 1 ano depois. A duração de imunidade após a vacinação primária parece ser de aproximadamente 2 a 3 anos, assim, gatos adultos com mais de 2 anos em risco devem receber reforços a cada 2 a 3 anos.[2] Segundo as recomendações da AAHA/AAFP, os reforços vacinais em gatos expostos a alto risco para a FeLV devem ser anuais.[3]

Chlamydia felis

Vacinação do filhote

As gatas infectadas desenvolvem anticorpos e seus filhotes permanecem protegidos até 7 a 9 semanas de vida pelos anticorpos maternos.[33] A imunidade celular possivelmente tem um papel crucial na proteção dos animais, com uma possível participação da resposta humoral.[34] A vacinação contra esse agente tipicamente não previne a infecção e nem a disseminação do patógeno pelo hospedeiro, mas previne a instalação de doença mais grave.[35] Não existem dados disponíveis para comparar a eficácia das vacinas inativadas e dos produtos contendo microrganismos modificados,[36] ambos disponíveis comercialmente no Brasil. Como a vacina não previne a infecção e apresenta potencial de eventos adversos, que podem ser maiores do que a doença propriamente dita, a vacinação rotineira dos felinos mantidos em ambientes domésticos como único animal de estimação ou em pequeno número em geral não é recomendada. Entretanto, pode ser útil em alguns ambientes nos quais o risco de infecção seja alto, como nos abrigos. A vacinação deverá ser iniciada com 9 semanas de idade do filhote, com uma segunda dose administrada em um intervalo de 2 a 4 semanas.[1]

Vacinação do adulto

Gatos adultos que não receberam o protocolo vacinal de filhote ou que têm estado vacinal desconhecido devem receber duas doses com um intervalo de 2 a 4 semanas.[1] Animais previamente infectados tornaram-se reinfectados em um intervalo de 1 ano;[36] portanto, apesar de a DOI não ser bem estabelecida, é recomendado que o reforço dessa vacina seja administrado com um intervalo de 1 ano para gatos adultos.[1] Dada a baixa prevalência da infecção em gatos adultos devido a uma possível resistência relacionada à idade, devem ser vacinados apenas gatos com comprovado risco de exposição, ou seja, gatos que vivem com outros gatos em um ambiente onde sinais clínicos de clamidiose foram observados.[3]

VACINAS NÃO RECOMENDADAS

No caso dos felinos, há apenas uma vacina classificada como não recomendada, a vacina contra a peritonite infecciosa felina (coronavírus felino – FCoV). Essa vacina não deve ser incluída no programa de imunização do gato porque não há evidências científicas que comprovem sua eficácia.[1–3]

Coronavírus felino (FCoV)

A infecção pelo coronavírus mutante (vírus da peritonite infecciosa felina) é capaz de promover viremia persistente e resposta imunológica deletéria ao animal, resultando em uma doença altamente fatal, a peritonite infecciosa felina (PIF). Assim como ocorre com o vírus da dengue ou o vírus respiratório sincicial, na PIF uma intensa resposta humoral resulta um desfecho desfavorável ao hospedeiro. Por isso, a administração de uma vacina que estimule a presença de IgG é desencorajada.[31]

Embora não esteja disponível no Brasil, uma vacina com VVM para aplicação intranasal existe comercialmente em alguns países. Essa vacina é composta de um mutante termossensível do FCoV, que se replica de maneira restrita no trato respiratório superior e é capaz de induzir a produção de anticorpos secretórios locais (IgA) contra o FCoV. A vacina intranasal produz proteção local contra a invasão viral, pré-requisito para o desenvolvimento da PIF. A vacina foi licenciada para administração a partir de 16 semanas de vida do gato, porém é raro que os filhotes não tenham sido infectados antes dessa idade. Além disso, o sorotipo I é o predominante na população felina, enquanto a vacina é constituída pelo sorotipo II e não há proteção cruzada entre os diferentes sorotipos. A eficácia dessa vacina é altamente questionável e, portanto, a vacina não é recomendada.

VACINAÇÃO DE GATOS EM AMBIENTES DE ABRIGOS

Dois fatores críticos para a determinação do protocolo vacinal ideal são a densidade populacional e a exposição aos patógenos. A possibilidade de exposição aos microrganismos e de imunossupressão resultante do estresse se eleva proporcionalmente de acordo com o número e a rotatividade de animais em um ambiente. O estresse crônico resulta em maior liberação de glicocorticoides endógenos que, consequentemente, atuam de forma negativa sobre a interferona α, prejudicando a função das células T e resultando em imunidade celular deficiente. Os hospedeiros necessitam da imunidade mediada por células para uma melhor resposta frente aos microrganismos intracelulares, como os vírus. Além disso, o efeito imunossupressor do estresse favorece a reativação de infecções latentes, como por FHV-1.

Na admissão de filhotes com estado vacinal desconhecido ou que não receberam vacina, estes devem receber uma dose de vacinas essenciais (FCV, FHV-1 e FPV) às 4 a 6 semanas de idade, com revacinações a cada 2 semanas quando as condições financeiras do abrigo são favoráveis. Esse protocolo deve ser continuado até o gato atingir 20 semanas de idade, quando a última dose do protocolo vacinal inicial do filhote deverá ser administrada. O esquema vacinal desse filhote se encerra com a última dose de vacinas essenciais sendo aplicada aos 6 meses de idade.[1,3] O uso da vacina não essencial contra *Chlamydia felis* deveria ser considerado nos abrigos de acordo com a identificação desse patógeno[6] (de forma ideal) e seguindo-se as orientações vacinais anteriormente discutidas neste capítulo.

Vacinas intranasais com VVM de FCV e FHV-1 estão disponíveis em outros países. A administração de vacinas contra FPV pela via intranasal é contraindicada. Em condições de abrigos, a melhor opção seria esse tipo de vacina para os vírus respiratórios, pois apenas uma dose é necessária e o início da imunidade é bastante precoce, ocorrendo em 48 horas. Essas vacinas também são melhores em sobrepujar os ADM.[31] Por outro lado, manifestações clínicas do trato respiratório superior podem ser observadas por até 7 dias após a vacinação intranasal,[1] o que pode ser indesejado em situações de abrigo, quando se deseja separar os animais doentes.

Enquanto não há disponibilidade de vacinas intranasais no Brasil, a preferência deverá ser para vacinas de VVM, devido a todas as vantagens previamente apresentadas. É importante lembrar que, para gatos que serão vacinados precocemente, ou seja, com 4 semanas de idade, as vacinas inativadas são preferíveis conforme discutido na seção "Calicivírus felino (FCV), Herpes-vírus felino tipo 1 (FHV-1) e Parvovírus felino (FPV)", em "Vacinação do filhote".

Como a imunidade gerada contra FCV e FHV-1 não é tão robusta quanto para FPV, a revacinação de gatos adultos em abrigos deverá ser realizada anualmente. Quando animais adultos ou filhotes acima de 16 a 20 semanas forem admitidos em um abrigo, estes devem receber duas doses de vacinas essenciais de VVM, com intervalo de 2 semanas.

Antes de promover a imunização de gatos de abrigos ou criatórios para leucemia viral deve-se conhecer seu estado de infecção.[27,28] A vacinação contra FeLV sem o conhecimento prévio do estado sorológico e/ou molecular dos animais a serem vacinados não permite o controle adequado da infecção nesses ambientes. Em ambientes de alto risco, o intervalo entre as doses do esquema de primoimunização pode ser de 2 a 3 semanas, enquanto nos ambientes de baixo risco o intervalo pode ser de 3 a 4 semanas. Duas situações serão enfrentadas: introdução de gatos saudáveis em criatórios ou abrigos livres da infecção pelo FeLV e em criatórios ou abrigos com desconhecimento da infecção pelo FeLV em seus integrantes.

Introdução de gatos saudáveis em abrigos ou criatórios livres da infecção pelo FeLV

O novo integrante deve ser colocado em quarentena e colher o material para a testagem após 1, 2 ou 6 semanas de quarentena se for utilizado RT-PCR (presença do vírus, exame qualitativo) em saliva ou sangue, qPCR ou PCR em sangue (carga proviral ou provírus) e testes rápidos para p27 em sangue (antigenemia), respectivamente.[27,28] No momento, o teste RT-PCR não está disponível comercialmente no Brasil. Embora o resultado não reagente nos testes rápidos para antigenemia tenha alto valor preditivo negativo, um erro frequente é a introdução de um novo integrante com apenas um resultado negativo nesses testes. Esse novo integrante pode ter sido infectado muito recentemente e tornar-se reagente mais adiante. Assim, se os testes rápidos para antigenemia forem utilizados, a quarentena deve ser mantida por mais 6 semanas para uma nova testagem; desse modo, se for não reagente ao teste, é mais seguro que o gato novo integrante não esteja infectado. Caso a abordagem seja pelo uso de PCR (provírus) ou qPCR (carga proviral), o período de quarentena será de 2 semanas para a testagem. Gatos com resultado positivo devem ser testados para antigenemia; caso sejam reagentes, são gatos disseminadores do vírus. Caso o teste de antígeno seja não reagente, naquele momento o gato está infectado, mas não é transmissor do vírus. A definição do desfecho da infecção (progressor, regressor, abortivo ou atípico) dependerá da repetição dos testes em sequência.[27] Por exemplo, a avaliação sequencial da carga proviral (qPCR) pode sugerir a possibilidade de o gato evoluir para a infecção progressiva ou regressiva. A manutenção ou ascensão de cargas provirais altas indica possibilidade de progressão da infecção, enquanto a tendência de queda nas cargas provirais indica possibilidade de regressão da infecção. Os candidatos a ingressantes positivos em qualquer abordagem desses testes não devem ser introduzidos no grupo e mantidos isolados e a vacinação desses gatos não trará qualquer benefício.

Introdução de gatos saudáveis em abrigos ou criatórios com desconhecimento do estado de infecção pelo FeLV em seus integrantes

Nessa situação, o ideal é que todos os gatos integrantes do grupo e os novos ingressantes sejam testados. Os novos ingressantes saudáveis seguem a mesma linha de raciocínio discutida na seção anterior após o conhecimento do estado de infecção do grupo. Para checar sobre a presença de infecção pelo FeLV no grupo, duas abordagens diagnósticas podem ser definidas a partir do objetivo do abrigo ou criatório. A primeira abordagem é pela testagem de todos os integrantes pela PCR (presença de provírus) ou qPCR (carga proviral) com o objetivo de detectar todos os portadores de provírus. O ideal é que os gatos sejam isolados de contato entre si por 2 a 3 semanas antes da testagem pela PCR ou qPCR. Tempo necessário para descartar a possibilidade de infecção muito recente entre os integrantes do grupo. Aqueles animais em que se detecta a presença do provírus ou de carga proviral devem ser mantidos isolados e imediatamente testados para antigenemia (testes rápidos para p27). Assim será possível separar gatos transmissores do vírus daqueles portadores de provírus não transmissores.

A outra abordagem com o objetivo de detecção de gatos transmissores do vírus pode ser realizada pela testagem de todos os integrantes para antigenemia (testes rápidos para p27) ou pela RT-PCR (presença de vírus). Se a abordagem for pela pesquisa de antigenemia, o ideal é que os gatos sejam isolados de contato entre si por 6 semanas. Os gatos antigenêmicos devem ser isolados e os gatos não reagentes, mantidos em isolamento para nova testagem 6 semanas depois. Se a opção for pela pesquisa de presença viral (RT-PCR), 1 a 2 semanas são suficientes para o isolamento. Para diminuir os custos dos testes moleculares, outra abordagem é formar um *pool* de amostras de saliva de cada subgrupo de 10 gatos do abrigo. Como a saliva é um material biológico com alta carga viral em gatos transmissores, se houver apenas um gato infectado no *pool* de amostras, ele será detectado pela alta sensibilidade desse teste. Se o grupo testar positivo, todos os gatos devem ser testados individualmente para identificar qual ou quais estão infectados naquele subgrupo.[27,28]

Apenas os gatos negativos aos testes utilizados (antigenemia seriada, presença de provírus ou do vírus ou carga proviral) para avaliação da infecção pelo FeLV devem ser vacinados. A vacinação beneficia aqueles que não foram infectados com o FeLV.[28] Os felinos reagentes ao teste de antígeno p27 ou aos testes moleculares devem ser mantidos isolados, a despeito da vacinação dos demais gatos não infectados.

REFERÊNCIAS BIBLIOGRÁFICAS

1. Day MJ, Horzinek MC, Schultz RD, Squires RA. WSAVA Guidelines for the vaccination of dogs and cats. J Small Anim Pract. 2016;57(1):E1-45.
2. Day MJ, Crawford C, Marcondes M, Squires RA. Recommendations on vaccination for Latin American small animal practitioners: a report of the WSAVA Vaccination Guidelines Group. J Small Anim Pract. 2020;61(6):E1-35.
3. Stone AE, Brummet GO, Carozza EM *et al.* 2020 AAHA/AAFP Feline Vaccination Guidelines. J Feline Med Surg. 2020;22(9):813-30.
4. DiGangi BA, Levy JK, Griffin B *et al.* Effects of maternally-derived antibodies on serologic responses to vaccination in kittens. J Feline Med Surg. 2012;14(2):118-23.
5. Forsyth LMG, Minns FC, Kirvar E *et al.* Hydranencephaly and cerebellar hypoplasia in two kittens attributed to intrauterine parvovirus infection. J Comp Pathol. 1999;121(1):39-53.
6. Scherk MA, Ford RB, Gaskell RM *et al.* 2013 AAFP Feline Vaccination Advisory Panel Report. J Feline Med Surg. 2013;15:785-808.
7. DiGangi BA, Levy JK, Griffin B *et al.* Prevalence of serum antibody titers against feline panleukopenia virus, feline herpesvirus 1, and feline calicivirus in cats entering a Florida animal shelter. J Am Vet Med Assoc. 2012;241(10):1320-25.
8. Jakel V, Cussler K, Hanschmann KM *et al.* Vaccination against Feline Panleukopenia: implications from a field study in kittens. BMC Vet Res. 2012;8(1):62.
9. Thiry E, Addie D, Belák S *et al.* Feline herpesvirus infection ABCD guidelines on prevention and management. J Feline Med Surg. 2009;11(7):547-55.
10. Sykes JE. Feline respiratory viral infections. In: Sykes je (editor). Canine and feline infectious diseases. Califórnia: Elsevier; 2013. p. 239-51.
11. Tizard IR. Feline vaccines. In: Tizard IR. Vaccines for veterinarians. St. Louis: Elsevier; 2021. p. 167-78.
12. Huang C, Hess J, Gill M, Hustead D. A dual-strain feline calicivirus vaccine stimulates broader cross-neutralization antibodies than a single-strain vaccine and lessens clinical signs in vaccinated cats when challenged with a homologous feline calicivirus strain associated with virulent systemic disease. J Feline Med Surg. 2010;12(2):129-137.
13. Nakamura K, Ikeda Y, Miyazawa T, Tohya Y, Takahashi E, Mochizuki M. Characterisation of cross-reactivity of virus neutralising antibodies induced by feline panleukopenia virus and canine parvoviruses. Res Vet Sci. 2001;71(3):219-22.
14. Lappin MR. Feline panleukopenia virus, feline herpesvirus-1 and feline calicivirus antibody responses in seronegative specific pathogen-free kittens after parenteral administration of an inactivated FVRCP vaccine or a modified live FVRCP vaccine. J Feline Med Surg. 2012;14(2):161-4.
15. Coyne KP, Dawson S, Radford AD *et al.* Long-term analysis of feline calicivirus prevalence and viral shedding patterns in naturally infected colonies of domestic cats. Vet Microbiol. 2006;118(1-2):12-25.
16. Mende K, Stuetzer B, Truyen U, Hartmann K. Evaluation of an in-house dot enzyme-linked immunosorbent assay to detect antibodies against feline panleukopenia virus. J Feline Med Surg. 2014;16(10):805-11.
17. DiGangi BA, Gray LK, Levy JK, Dubovi EJ, Tucker SJ. Detection of protective antibody titers against feline panleukopenia virus, feline herpesvirus-1, and feline calicivirus in shelter cats using a point-of-care ELISA. J Feline Med Surg. 2011;13(12):912-8.
18. Sato H, Sehata G, Okada N *et al.* Intranasal immunization with inactivated feline calicivirus particles confers robust protection against homologous virus and suppression against heterologous virus in cats. J Gen Virol. 2017;98(7):1730-8.
19. Schultz RD. Duration of immunity for canine and feline vaccines: A review. Vet Microbiol. 2006;117(1):75-9.
20. Jas D, Frances-Duvert V, Vernes D, Guigal PM, Poulet H. Three-year duration of immunity for feline herpesvirus and calicivirus evaluated in a controlled vaccination-challenge laboratory trial. Vet Microbiol. 2015;177(1-2):123-31.
21. Scott F, Geissinger C. Long-term immunity in cats vaccinated with an inactivated trivalent vaccine. Am J Vet Res. 1999;60(5):652-8.
22. Radford AD, Addie D, Belák S *et al.* Feline calicivirus infection ABCD guidelines on prevention and management. J Feline Med Surg. 2009;11(7):556-64.
23. Hartmann K. Vaccination of immunocompromised cats. European Advisory Board on Cat Diseases; c2020. [acesso em 16 nov. 2021.] Disponível em: http://www.abcdcatsvets.org/vaccination-of-immunocompromised-cats/.
24. Frymus T, Addie D, Belák S *et al.* Feline rabies ABCD guidelines on prevention and management. J Feline Med Surg. 2009;11(7):585-93.
25. Lutz H, Addie D, Belák S *et al.* Feline leukaemia ABCD guidelines on prevention and management. J Feline Med Surg. 2009;11(7):565-74.
26. Nesina S, Katrin Helfer-Hungerbuehler A, Riond B *et al.* Retroviral DNA-the silent winner: Blood transfusion containing latent feline leukemia provirus causes infection and disease in naïve recipient cats. Retrovirology. 2015;12(1).
27. Hofmann-Lehmann R, Hartmann K. Feline leukaemia virus infection: A practical approach to diagnosis. J Feline Med Surg. 2020;22(9):831-46.
28. Hartmann K, Hofmann-Lehmann R. What's new in feline leukemia virus infection. Vet Clin North Am – Small Anim Pract. 2020;50(5):1013-36.
29. Hagiwara MK, Junqueira-Jorge J, Stricagnolo C. Infecção pelo vírus da leucemia felina em gatos de diversas cidades do Brasil. Clínica Veterinária. 2007;Jan/Fev(60):44-50.
30. Levy J, Crawford C, Hartmann K *et al.* 2008 American Association of Feline Practitioners' feline retrovirus management guidelines. J Feline Med Surg. 2008;10(3):300-16.
31. Tizard IR. Vaccination against coronaviruses in domestic animals. Vaccine. 2020;38(33):5123-30.
32. Hofmann-Lehmann R, Cattori V, Tandon R *et al.* How molecular methods change our views of FeLV infection and vaccination. Vet Immunol Immunopathol. 2008;123(1-2):119-23.
33. Sykes JE. Chlamydial infections. In: Sykes JE (editor). Canine and feline infectious diseases. St. Louis: Elsevier; 2013. p. 326-33.
34. Longbottom D, Livingstone M. Vaccination against chlamydial infections of man and animals. Vet J. 2006;171(2):263-75.
35. Wills JM, Gruffydd-Jones TJ, Richmond SJ, Gaskell RM, Bourne FJ. Effect of vaccination on feline Chlamydia psittaci infection. Infect Immun. 1987;55(11):2653-2657.
36. Gruffydd-Jones T, Addie D, Belák S *et al.* Chlamydophila felis infection ABCD guidelines on prevention and management. J Feline Med Surg. 2009;11(7):605-9.

34
Reações Adversas Pós-Vacinais

Mitika Kuribayashi Hagiwara

INTRODUÇÃO

As vacinas consistem na mais bem-sucedida aplicação dos princípios de imunologia para a saúde humana e animal, reduzindo drasticamente a morbidade e a mortalidade antes associadas a doenças infecciosas. A vacinação apresenta a melhor relação custo-benefício para a prevenção dessas doenças.[1] Entre os *pets*, exemplos são a vacinação de cães contra a cinomose e a parvovirose – graves infecções virais, principalmente para os cães mais jovens e mais suscetíveis – e a vacinação de gatos contra a panleucopenia felina, a rinotraqueíte infecciosa e a calicivirose. A vacinação diminuiu consideravelmente a prevalência da cinomose em muitos países do mundo, porém a doença ainda é prevalente em países como o Brasil, onde a vacinação não alcança o patamar necessário para o seu controle.[2] Isso não quer dizer que cada animal deva ser vacinado com mais frequência, pelo contrário, implica a necessidade de a vacinação contra a cinomose abranger um contingente maior de cães. Da mesma maneira, o controle de graves ameaças à saúde pública, como a raiva, não seria possível sem os programas de vacinação dirigidos aos animais domésticos. Isso indica a importância da contribuição do médico-veterinário para a Saúde Única, que é a de prover cuidados aos animais e, dessa forma, colaborar para a saúde humana. O uso de vacinas, no entanto, não é isento de riscos.[3] A vacinação é um procedimento imunológico e, como tal, as vacinas que promovem a proteção contra as infecções também podem produzir efeitos adversos indesejados. O risco associado à vacinação é exacerbado com o uso errôneo das vacinas, vacinações em excesso e uso de vacinas multivalentes, pois, quanto maior a quantidade de antígenos em uma vacina, maior o risco de desenvolver reações adversas e reações alérgicas fatais em uma pequena proporção da população vacinada.[4] Os eventos vacinais adversos são, em geral, pouco frequentes por conta das boas práticas de manufatura e de procedimentos empregados pela indústria de biológicos.[5,6] A contaminação inadvertida de uma vacina por pirógenos ou patógenos, ou a falha na inativação de um patógeno vivo usado como vacina pode certamente produzir um efeito indesejado, muitas vezes letal.[5]

Após a vacinação, podem ocorrer reações locais de caráter inflamatório (edema, formação de nódulo, discreta sensibilidade no ponto de aplicação) ou sistêmico (febre, prostração), que são transitórias, de baixa intensidade e se resolvem espontaneamente. São reações indesejáveis sobretudo do ponto de vista dos tutores, porém factíveis de ocorrer, dependendo do tipo de vacina, do antígeno e principalmente da presença de adjuvante. Estas são consideradas **reações esperadas**, de natureza ou gravidade conhecida, conforme informações de segurança mencionadas nas bulas ou nas embalagens preparadas pelos detentores do registro do produto, devidamente aprovado pelos órgãos competentes. O responsável ou o tutor do animal deve ser informado sobre as possíveis reações pós-vacinais que porventura possam ocorrer, para poder reconhecer os sintomas e entrar em contato com o médico-veterinário, caso haja necessidade.[7] Variações na intensidade dos sintomas podem estar relacionadas com o tipo de vacina utilizada, bem como com a raça do animal. Com relação às vacinas, as multivalentes com grande número de antígenos vacinais, as com inclusão do coronavírus canino no imunobiológico, as contra leptospirose e as que contêm adjuvantes apresentam maior risco de desencadear reações transitórias.[3] **Evento adverso** é qualquer sinal desfavorável, sintoma ou doença, incluindo anormalidades laboratoriais, temporalmente associado à utilização de um fármaco ou biológico, relacionado de forma direta ou indireta ao produto utilizado.[8] Eventos adversos pós-vacinais são as respostas indesejadas, prejudiciais ao animal, de caráter local ou sistêmico, que ocorrem após a aplicação da vacina, com uma relação de causalidade entre os eventos.

Os eventos biológicos indesejados podem ocorrer por uma miríade de razões; porém, na maioria das vezes, a relação causa–efeito é difícil de ser determinada nas reações adversas pós-vacinais.[5] A temporalidade (a causa precede o evento) e/ou a plausibilidade biológica em geral fornecem uma evidência bastante forte, sobretudo quando o evento adverso ocorre poucos momentos ou poucas horas após a vacinação. Outros critérios, como a força (risco relativamente grande), a consistência (observada de forma repetida) ou a especificidade (uma causa resulta em efeito) não são, na maioria das vezes, preenchidos pelo simples fato de que os eventos são incomuns ou de rara ocorrência ou, ainda, não são relatados ou notificados. Em geral, a associação da vacinação com o desenvolvimento de um evento adverso é baseada na reação temporal e adicionais evidências epidemiológicas. Definir uma associação como causal é complicado pela ocorrência de doenças imunomediadas em indivíduos não vacinados ou naqueles em que não há histórico recente de vacinação.[5]

COMPLICAÇÕES IMUNOLÓGICAS

As reações de hipersensibilidade (HS) que se desenvolvem após a vacinação em alguns cães e gatos são classificadas como tipos I, II, III e IV e podem ocorrer isoladamente ou em qualquer combinação entre elas.[3] Cães e gatos que apresentaram previamente evidências de reações de hipersensibilidade leves ou moderadas poderão ser revacinados com os devidos cuidados, minimizando ao máximo os antígenos vacinais, de preferência apenas com as vacinas denominadas essenciais. Idealmente, a fração da vacina que contribui para a reação deve ser reconhecida. Reações mais sérias ou distúrbios autoimunes podem ocorrer pelas repetidas aplicações de vacinas, sobretudo as que contêm adjuvantes.

Hipersensibilidade tipo I (anafilaxia)

Dentre as reações adversas sistêmicas, a reação de HS tipo I, ou anafilática, é considerada uma das mais frequentes e mais graves.[3,9] Conhecida também como reação de hipersensibilidade imediata, pode ocorrer minutos ou horas após a exposição. É uma reação bem documentada, associada à formação de IgE citofílicas que se ligam aos antígenos presentes na vacina, ocasionando a degranulação de basófilos circulantes e mastócitos teciduais com a consequente liberação de histamina, heparina, prostaglandinas, aminas biogênicas e citocinas para a circulação sanguínea (Figura 34.1). Alguns indivíduos geneticamente mais predispostos podem apresentar uma exagerada resposta Th2,

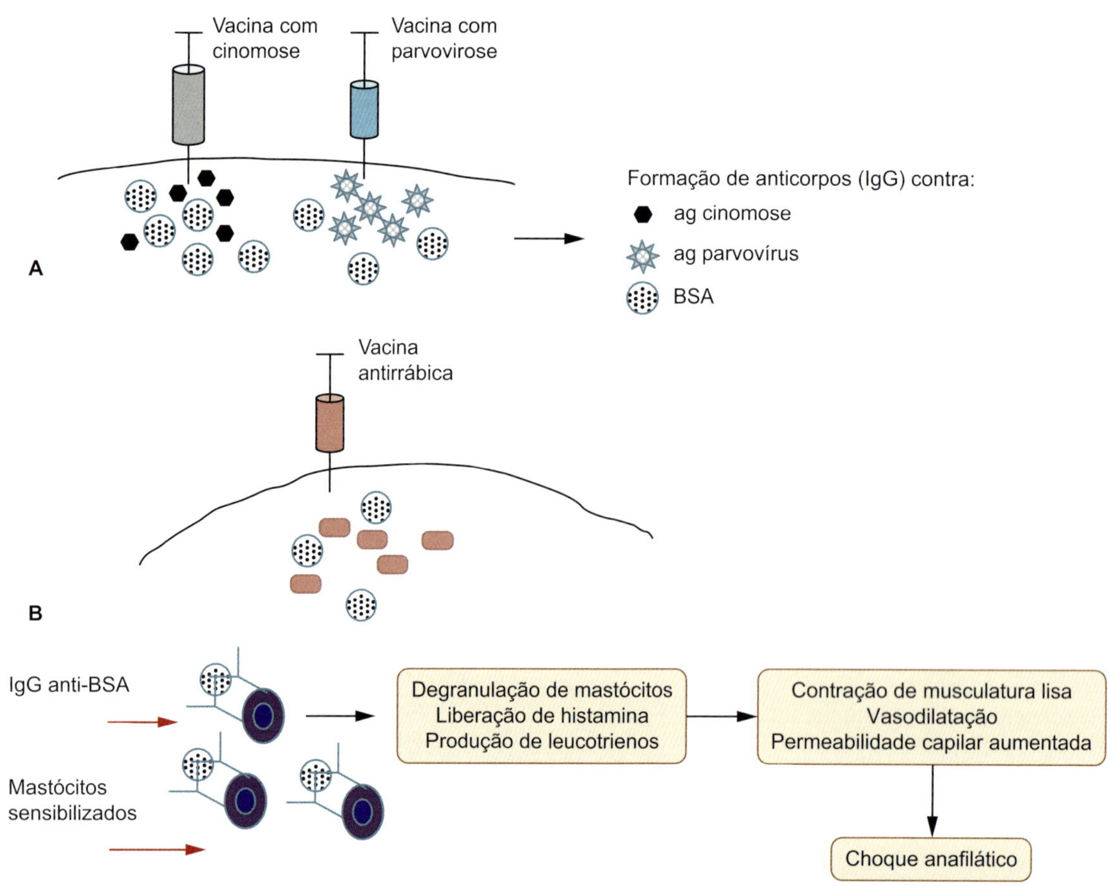

Figura 34.1 Vacinas virais contêm resquícios de proteínas estranhas do soro fetal bovino, a albumina sérica bovina (BSA). **A.** A administração de vacina da cinomose ou da parvovirose com BSA estimula a produção de anticorpos IgG, e algumas vezes IgE, contra os antígenos alvos e a BSA. A resposta imune contra o antígeno estranho é estimulada por qualquer outra vacina com o antígeno estranho, como a vacina contra o parvovírus canino. **B.** IgEs formadas ligam-se aos mastócitos teciduais pelos seus receptores Fc. Quando o animal recebe outra vacina, por exemplo, a antirrábica, contendo essa proteína, as moléculas de IgE ligam-se a esses antígenos por meio de ligação cruzada dos receptores Fc, iniciando a degranulação dos mastócitos e a liberação de mediadores vasoativos como a histamina, e a produção de mediadores do ácido araquidônico, prostaglandinas e leucotrienos, cujos efeitos resultam nos sinais de hipersensibilidade I, por exemplo, edema facial e choque anafilático. BSA: albumina sérica bovina. (Adaptada de Gershwin, 2018.[4]).

produzindo maior quantidade de IgE e desenvolvendo reações de HS tipo I.[9] A anafilaxia pode ocorrer após o uso de qualquer vacina, embora seja mais frequentemente associada ao uso de vacinas adjuvadas ou produtos multicomponentes que podem conter resquícios de soro fetal bovino, gelatina ou caseína (compostos presentes na fabricação de certos tipos de vacinas). Ainda que uma quantidade mínima de IgG seja produzida no cão contra as proteínas do soro fetal bovino, ela é geralmente inócua. Entretanto, em populações de pacientes com atopia (aqueles que produzem respostas IgE com facilidade e são alérgicos), a produção de uma resposta IgE contra os antígenos estranhos presentes é em um problema em potencial. A presença dessas proteínas estranhas em múltiplas vacinas virais significa que, cada vez que o paciente recebe uma vacina, esses antígenos estão disponíveis para reestimular a resposta imune.[4]

As vacinas humanas e caninas produzidas em meio de cultura enriquecido com soro fetal bovino podem conter resquícios de albumina sérica bovina (BSA), embora em mínimas concentrações, sensibilizando os indivíduos mais propensos a desenvolverem IgE. Em humanos, 73,3% dos pacientes que têm alergia a carne bovina apresentam IgE produzida contra BSA e são suscetíveis ao desenvolvimento de reações de HS tipo I após vacinação contra sarampo, rubéola ou caxumba.[10] As vacinas animais contêm BSA em maior concentração que os produtos humanos, tendo como resultado maior possibilidade de desenvolvimento de anafilaxia nos animais vacinados.[4,11] Também foi demonstrada reatividade por IgE contra soro fetal bovino em cães com outras reações alérgicas após a vacinação, sugerindo que boa parte dessas reações pode ser causada por componentes do soro fetal bovino derivados do meio de cultura usado para produzir as vacinas. Cães e gatos mais predispostos produzem IgE e as vacinações repetidas levam à indução de mais IgG e IgE, que estão inevitavelmente presentes em cadelas vacinadas, podendo ser transferidas por colostro e sensibilizar os mastócitos neonatais.[9] Esses filhotes já apresentam propensão ao desenvolvimento de anafilaxia ou outras modalidades de reações alérgicas.

Manifestações clínicas

A reação anafilática pode iniciar-se precocemente, 30 minutos após a aplicação da vacina, sendo observadas manifestações de prurido, com o roçar do focinho e da face com as patas ou esfregando-os em superfícies ásperas. Os sintomas associados ao processo podem persistir de 24 a 48 horas, dependendo da gravidade. Em cães, o órgão alvo é o fígado, especificamente as veias hepáticas. Os sintomas podem ser graves e chegar a colapso cardiocirculatório (choque anafilático) e morte.[3,6,9] Cães com choque anafilático podem apresentar edema facial, prurido, choque hipotensivo, fraqueza, dispneia, vômito, defecação, micção espontânea e, com a evolução do quadro, desenvolver fraqueza muscular e depressão respiratória, o que pode levar a óbito. Nas formas mais brandas, os cães apresentam, mais frequentemente, sintomas relacionados com alterações cutâneas (reação urticariforme na face e nas orelhas). Reações locais ou sistêmicas costumam ocorrer em filhotes de cães de 1 a 24 horas após a vacinação e podem resultar em sintomas graves, como descrito anteriormente. Os gatos costumam apresentar, com mais frequência, quadros gastrintestinais (66% dos casos) e respiratórios (22% dos casos).[12]

Fatores de risco

Em um estudo retrospectivo de coorte abrangendo mais de 1 milhão de cães, foram analisados os fatores de risco envolvidos nos eventos adversos documentados no intervalo de 3 dias após a vacinação.[13,14] A maioria dos eventos ocorreu no próprio dia da aplicação da vacina e os sinais clínicos foram consistentes com a Reação de HS do tipo I. O maior risco foi associado com o número total de vacinas administradas, isto é, mililitros de vacina recebidos pelo animal na visita ao consultório, tendo sido evidenciada a importância da relação dose-resposta. A relação dose-resposta variou de acordo com o peso corpóreo do cão; o aumento na taxa de eventos adversos por cada mililitro adicional de vacina em cães de pequeno porte (< 10 kg) foi mais que o dobro do aumento na taxa observada em cães de grande porte. Ainda que o número de vacinas – e, portanto, o volume administrado – fosse menor, como em cães que receberam apenas vacina antirrábica (1 mℓ), os de pequeno porte apresentaram maior frequência de reação quando comparados aos de grande porte e taxa muito maior que os cães de raças gigantes.[13] Doses adicionais de vacinas multicomponentes ou vacinas com adjuvantes aumentam o risco da ocorrência de reações adversas em 27% dos cães com menos de 10 kg e 12% em cães com mais de 12 kg.[13] A maior prevalência em cães das raças pequenas, que são aqueles que produzem a mais alta resposta sorológica,[9,11] pode ser explicada pelo fato de que esses animais recebem carga antigênica proporcionalmente maior em relação ao peso corpóreo, em comparação aos de grande porte.[11] As vacinas são formuladas de forma a conter antígeno em concentração suficiente para estimular a resposta imune em cães de todas as raças, desde as pequenas até as gigantes. A resposta humoral pós-vacinal aparentemente está relacionada ao porte do animal, com as raças pequenas apresentando respostas humorais mais exuberantes.[11] Entre os animais de porte grande, o Rotweiller é uma das raças com resposta humoral mais baixa.[9]

As reações anafiláticas podem ocorrer após o uso de qualquer tipo de vacina, embora sejam mais comumente associadas ao uso de vacinas que contêm adjuvantes ou produtos com múltiplos componentes vacinais e resquícios de proteínas dos meios de cultivo. As vacinas com adjuvantes induzem reação inflamatória local mais intensa e mais grave do que as sem adjuvantes.[9] Pelo menos uma parte das reações adversas vacinais está relacionada ao uso de adjuvantes potentes em alguns produtos. Recentes estudos em gatinhos neonatos demonstraram que as vacinas sem adjuvantes induzem significativamente menos inflamação do que aquelas com adjuvantes.[2] Vacina antirrábica inativada, vacina contra coronavírus, vacina contra leucemia viral felina (FeLV), bacterinas de Leptospira e vacina parenteral contra *Bordetella bronchiseptica* estão entre as mais propensas a produzirem anafilaxia.[3] Especial atenção deve ser dada à vacina contra leptospirose, constituída por bactérias mortas (bacterinas) com a tendência do aumento de reações de HS proporcionalmente ao número de antígenos de leptospiras incluídas na vacina.[15,16] As raças de maior risco são Dachshund, Pug, Boston Terrier, Pinscher miniatura e Chihuahua.[11,13] Cães adultos jovens são particularmente suscetíveis, sendo o pico da incidência observado em animais de 1 a 2 anos.[9,13] As reações adversas que ocorrem no espaço de 3 dias após a vacinação são mais frequentes em cães e gatos com 1 ano.[14] Isso é facilmente explicado quando se sabe que, por volta de 1 ano, a maioria dos cães e gatos está recebendo a dose de reforço vacinal após a série primária de três a quatro vacinas atenuadas aplicadas entre 6 e 16 semanas de idade. A maior frequência de reações anafiláticas em cães de menor peso, aliada à resposta humoral mais intensa nesses animais[9] e à preocupação de que eles estivessem recebendo excesso de antígeno suscitaram a discussão sobre a possibilidade de formulação de produtos com doses mais baixas, adequados às necessidades dos animais de menor porte, sem adjuvantes e com reduzido conteúdo de proteínas estranhas.[9]

Tratamento

A reação de HS tipo I requer tratamento emergencial para se contrapor aos efeitos sistêmicos da histamina e de outros mediadores químicos. É mandatória a administração imediata de epinefrina na diluição de 1:10 em salina fisiológica (1:10.000) na dose de 0,2 mℓ administrada por via intravenosa. Em seguida deve ser providenciada a administração de glicocorticoide hidrossolúvel em doses anti-inflamatórias com anti-histamínicos. Animais com graves complicações respiratórias devem receber suplementação de oxigênio em gaiolas ou via máscara facial. Adicionalmente, em animais hipotensos há a necessidade de administração de fluidos intravenosos.[3] Cães e gatos que apresentam histórico de choque anafilático não deverão ser revacinados, ao passo que aqueles que antes apresentaram evidências de reações de hipersensibilidade leves ou moderadas poderão ser revacinados com os devidos cuidados, minimizando ao máximo os antígenos vacinais, de preferência apenas com as vacinas denominadas essenciais, ou de acordo com cada animal, analisando criteriosamente a necessidade de revacinação.[3]

Prevenção

As reações anafiláticas podem ocorrer logo após a aplicação do imunógeno e persistir por 24 a 48 horas. Os clientes devem ser orientados no sentido de monitorar o animal durante esse período de tempo para possibilitar, se surgirem manifestações clínicas, a imediata instituição do tratamento antes mencionado, com o uso de anti-histamínicos, corticosteroides ou epinefrina, dependendo da gravidade dos sintomas, principalmente nos animais que apresentam histórico anterior de reações alérgicas pós-vacinais. Se a anafilaxia se constituir em um possível problema para um cão ou gato com ou sem histórico anterior de reações anafiláticas ou em cães de raças e faixa etária mais predispostos, recomenda-se aos profissionais veterinários: (1) revacinar cães e gatos que apresentaram prévias evidências de reações de hipersensibilidade leve ou moderada com os devidos cuidados, minimizando ao máximo os antígenos vacinais, de preferência apenas com as vacinas essenciais; (2) minimizar o uso de produtos inativados e diminuir a frequência de vacinação com vacinas vivas modificadas;[3] (3) substituir por produto de outra marca, de qualidade comparável; (4) utilizar a via subcutânea ou intranasal, se for disponível, não utilizando a via intramuscular, evitando desse modo atingir inadvertidamente os vasos sanguíneos; (5) realizar a titulação de anticorpos para agentes infecciosos como o vírus da cinomose e o parvovírus canino, para determinar se, e quando, é necessária a revacinação; e, (6) se for absolutamente necessária a revacinação, administrar anti-histamínicos, por exemplo, difenidramina (1 mg/kg por via subcutânea [SC]), 15 a 30 minutos antes da aplicação da vacina e, nos casos mais problemáticos, uma única dose anti-inflamatória de corticoide.[12] Os antígenos vacinais devem ser aplicados separadamente, se houver disponibilidade, com intervalos de 15 dias, para permitir a identificação do componente envolvido no desencadeamento do processo.

Hipersensibilidade tipo II ou citotóxica

As reações de hipersensibilidade tipo II ou citotóxicas estão relacionadas com a ação de anticorpos produzidos contra células e causando sua destruição, como é o caso da trombocitopenia imunomediada de curta duração observada em cães após a inoculação de vacinas vivas atenuadas contra a cinomose.[3] Nesses casos, intensa trombocitopenia (valores plaquetários inferiores a 50.000 plaquetas/mm^3), com surgimento 1 a 2 semanas após a vacinação, é a única alteração observada. O tratamento pode exigir o uso de corticosteroides por semanas, até os valores plaquetários se estabilizem. A vacinação pode, ainda, desencadear a indução de anticorpos antieritrocitários, o que leva à anemia hemolítica imunomediada. Suspeita-se do desencadeamento de quadros de anemia hemolítica imunomediada não regenerativa (pela formação de anticorpos contra os precursores eritroides na medula óssea) causados por resposta inapropriada à vacina viva atenuada contra o parvovírus canino. Não apenas as vacinas, mas certos medicamentos (antibióticos) e agentes infecciosos, dentre outros, são fatores propensos a incitar o desenvolvimento ou a exacerbação de doenças imunomediadas em seres humanos e animais.[3,5]

Hipersensibilidade tipo III ou reação de Arthus

Uma resposta menos séria que as respostas de HS do tipo I mediadas por IgE é a reação de HS do tipo III, também chamada "reação de Arthus", que se desenvolve no sítio de aplicação ou se manifesta sob a forma sistêmica. O local da aplicação do produto torna-se edemaciado e dolorido. Na avaliação histológica, o tecido apresenta vasculite com infiltração de neutrófilos. A hemorragia local pode também ocorrer como um aspecto da resposta.[4] Essas respostas ocorrem pela presença de anticorpos IgG circulantes específicos para antígenos-alvos vacinais e os formados contra os resquícios de proteínas do meio de cultura celular, como o BSA. As reações de hipersensibilidade tipo III envolvem a formação de complexos antígeno-anticorpos, desencadeando uma variedade de processos biológicos, dentre eles a ativação da cascata do sistema complemento. Quanto mais antígeno for injetado no tecido, mais imunocomplexos são formados no interior e nos arredores dos vasos. Fixação de complemento por esses imunocomplexos resulta na produção de fatores quimiotáticos C3a e C5a, com a degranulação de mastócitos e quimiotaxia de neutrófilos. A alopecia local no ponto de vacinação, relatada mais frequentemente após a aplicação de vacina antirrábica inativada, está relacionada com o desenvolvimento de hipersensibilidade do tipo III. A inflamação resultante leva a edemaciação e dor local. Em geral a lesão se resolve em 2 a 3 dias, porém a alopecia pode permanecer visível por mais tempo. A lição a ser aprendida nesse caso é a de que o paciente não necessitaria de uma dose de reforço em um futuro próximo, já que anticorpos circulantes têm o significado de resposta humoral adequada ou em excesso, ou seja, apresenta uma resposta humoral mais do que satisfatória (se for um paciente idoso, provavelmente não necessitará mais de reforços vacinais). A determinação do título de anticorpos contra o antígeno vacinal é o passo lógico para a decisão de se, e quando, revacinar o paciente.[4]

A intensidade das reações de hipersensibilidade tipo III varia de acordo com a concentração e o local da deposição de imunocomplexos formados. A intensa reação inflamatória e a deposição de imunocomplexos podem resultar no desenvolvimento de distúrbios vasculares generalizados, como a púrpura ou, ainda, a deposição desses imunocomplexos nos glomérulos, levando à glomerulonefrite. A fixação desses imunocomplexos nas células sanguíneas pode resultar em anemia, leucopenia ou trombocitopenia imunomediadas. A uveíte e o edema corneano (doença do olho azul) que se desenvolvem 1 a 2 semanas após a vacinação de cães com vacina viva modificada contendo adenovírus canino 1 (CAV-1, vírus da hepatite infecciosa canina) também estão relacionados à deposição de imunocomplexos na úvea (Figura 34.2). Com o objetivo de minimizar essas reações adversas, o adenovírus 1 (CAV-1) foi substituído nas vacinas virais pelo adenovírus tipo 2 (CAV-2), agente respiratório canino, com reatividade cruzada com o CAV-1, o que resulta na proteção contra hepatite infecciosa canina.[3] Atualmente, todas as vacinas caninas contêm o adenovírus respiratório, de modo que a doença do olho azul causada pela vacina da hepatite infecciosa canina ou pela infecção natural na fase de recuperação tornou-se um evento raríssimo.

Hipersensibilidade tipo IV ou tardia

Os eventos adversos relacionados à reação de hipersensibilidade tardia, ou tipo IV, são descritos após o uso de produtos biológicos que incitam a formação de um granuloma no local de aplicação, no qual, histologicamente, são encontradas células gigantes com material fagocitado em seu interior. Tal reação é decorrente de resposta inflamatória tardia, mediada por linfócitos T e células *natural killer*. Acredita-se que os adjuvantes, principalmente os sais de alumínio, por sua característica de retardar a apresentação antigênica, estejam entre os principais fatores causadores desse evento. Vale ressaltar que, em gatos, esses granulomas são reconhecidos como fatores de risco para o desenvolvimento de sarcomas no ponto de aplicação em indivíduos predispostos. A maioria dos nódulos pós-vacinais apresenta resolução espontânea em poucas semanas. Porém, um nódulo que persiste por mais de 3 meses, tem mais de 2 cm de diâmetro ou que continua a crescer 1 mês após a vacinação deve ser investigado por meio de citologia aspirativa ou biopsia.[3]

REAÇÕES LOCAIS

Diversas complicações locais ou sistêmicas são observadas após a aplicação de biológicos em cães e gatos e relatadas na literatura e nos relatórios de farmacovigilância das empresas e dos organismos oficiais ou não governamentais.

Dor e edema

São consideradas as reações mais comuns após a aplicação de vacinas, até um certo ponto esperadas, por se tratar de produtos

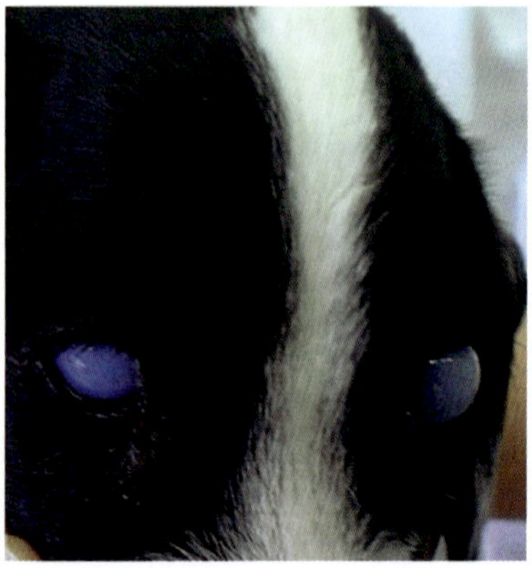

Figura 34.2 "Olho azul" característico de hepatite infecciosa canina, infecção causada pelo adenovírus canino (CAV-1). A viremia resulta na deposição de imunocomplexos na parede vascular com o subsequente dano imunológico do endotélio corneal. Cão encontrado na rua (PCR positivo para CAV-1). (Foto de acervo próprio da autora.)

biológicos contendo, muitas vezes, antígenos, vivos ou mortos, associados com inativantes, adjuvantes, conservantes e resquícios de proteínas oriundas dos meios de cultivo do organismo vacinal. Um tipo de toxicidade imediata é a ardência produzida por alguns agentes inativantes, como o formaldeído. Isso pode representar problemas não somente ao animal a ser vacinado, mas também ao vacinador, se o animal reagir violentamente à vacinação. A dor no momento da aplicação pode estar relacionada a componentes da vacina, como estabilizadores, pH ácido ou alcalino, alta osmolalidade, adjuvantes, temperaturas baixas do produto ou preservativos.[3] Ainda, a distensão do tecido subcutâneo pela administração da vacina, e a proximidade do local de aplicação de algum nervo periférico, também podem contribuir para exacerbar a dor.[1] Tipicamente, eritema, edema e irritação ocorrem logo após a aplicação do produto vacinal, no máximo em 30 minutos. O edema pode estar relacionado ao influxo de fluido intersticial e células inflamatórias (Figura 34.3).[5] Edema no local de aplicação está frequentemente associado a produtos não infecciosos contendo adjuvantes ou a produtos bacterianos contendo a parede celular bacteriana e proteínas estranhas derivadas do meio de cultura. Bacterinas de leptospiras contendo adjuvantes, vacinas parenterais contra *Bordetella bronchiseptica* e as vacinas inativadas de raiva, leucemia felina e doenças respiratórias felinas são as mais propensas a produzirem essas reações locais. Reações locais que tendem a se expandir ou persistir por 2 a 3 meses após a administração da vacina devem ser avaliadas por citologia aspirativa ou biopsia, principalmente em gatos, porque podem evoluir para sarcomas associados ao sítio da infecção.[3]

Reação cutânea granulomatosa focal e alopecia

Nódulos ou massas palpáveis ocorrem frequentemente nos sítios de vacinação. A formação de um nódulo no local da vacinação, em geral, é decorrente da resposta inflamatória, sendo considerada normal e esperada em até 3% dos animais. Os nódulos pós-vacinais costumam desaparecer em 15 dias, a não ser que evoluam para a formação de um granuloma (reação de hipersensibilidade tipo IV ou tardia) no local de aplicação.[17] As reações de hipersensibilidade locais podem ser estimuladas por antígenos, diluentes, adjuvantes, contaminantes ou endotoxinas. Reações de HS tipo I (imediata), tipo III (por imunocomplexos) e tipo IV (tardia) podem estar envolvidas nas reações locais. Os granulomas formados localmente no sítio de aplicação são associados com frequência aos produtos contendo adjuvantes, sobretudo aqueles de depósito. Em geral os granulomas são estéreis e indolores e se resolvem em algumas semanas ou meses. Raramente pode ocorrer paniculite granulomatosa necrosante focal associada à vacina antirrábica em cães e gatos.[5] Com menor frequência, a vacina combinada de cinomose com outros agentes virais também pode estar envolvida.

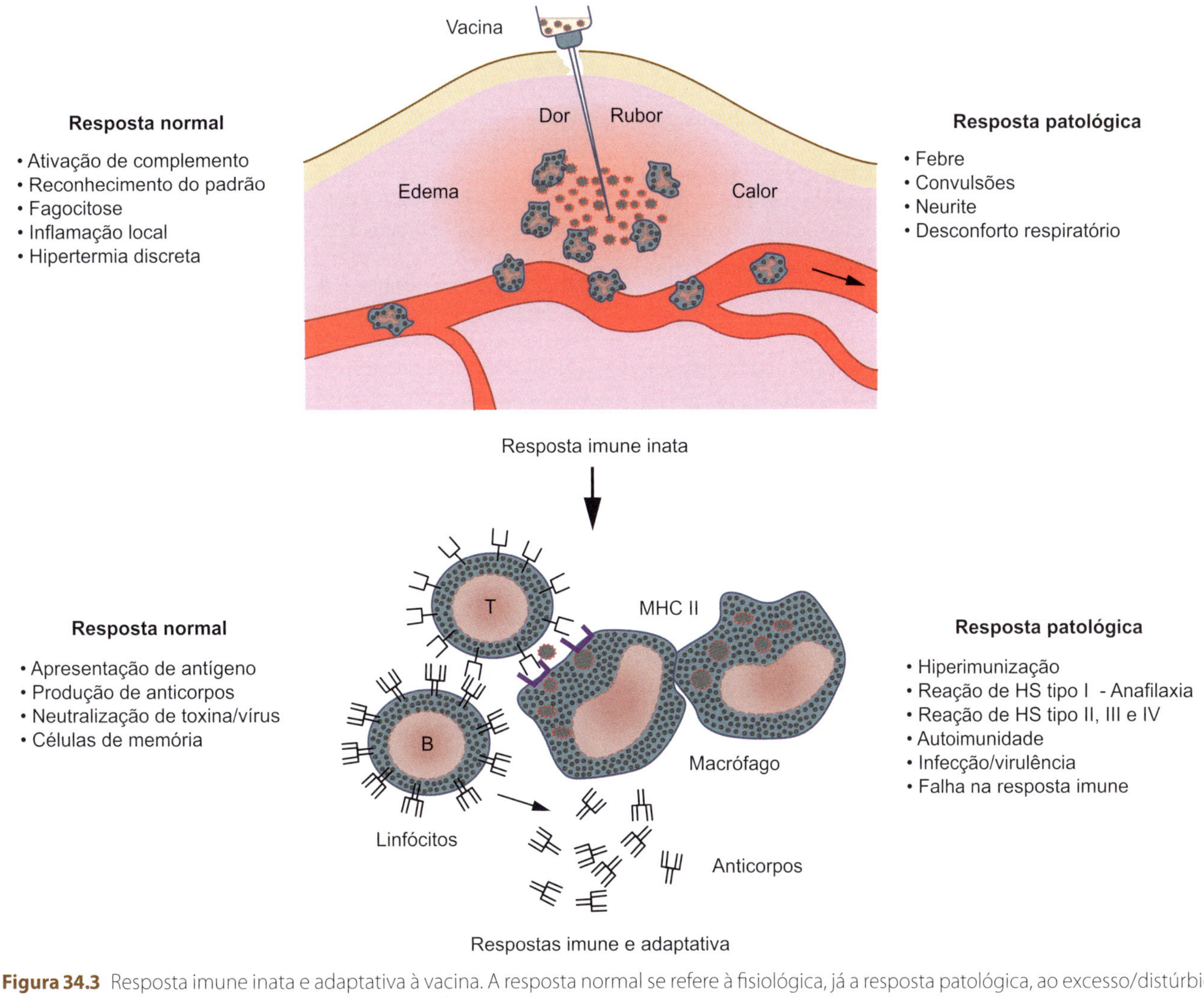

Figura 34.3 Resposta imune inata e adaptativa à vacina. A resposta normal se refere à fisiológica, já a resposta patológica, ao excesso/distúrbio da resposta biológica. (Adaptada de Bellavite, 2020.[18])

O desenvolvimento de alopecia local no ponto de vacinação foi inicialmente reconhecido após a aplicação de vacinas antirrábicas inativadas, e acredita-se que seja resultado de vasculite causada por reação tipo antígeno-anticorpo (HS tipo III). As lesões foram caracterizadas como inflamação não supurativa e atrofia adnexal na derme, com a presença de agregados periarteriolares de linfócitos e plasmócitos no tecido subcutâneo. A arterite decorre da formação local de complexos antígeno e anticorpos e é considerada um evento raro (ver "Hipersensibilidade tipo III ou reação de Arthus"). Outras vacinas também podem estar envolvidas em cães das raças pequenas, mais predispostas, como Chihuahua, Lulu da Pomerânia, Bichon Frisé, Maltês, Shih-tzu e Papillon. A literatura é pobre em relação ao tratamento das alopecias pós-vacinais, mas o uso de pentoxifilina, na dose de 10 mg/kg, 2 ou 3 vezes/dia, por via oral (VO), durante 10 a 20 dias, tem apresentado boa eficácia.[5] A pentoxifilina é um derivado da metilxantina formulada para o tratamento da vasculopatia em humanos. Ela inibe a adesão de plaquetas e de leucócitos às superfícies endoteliais, reduz a fragmentação das hemácias, melhorando assim a perfusão sanguínea. Dispõe também de um efeito anti-inflamatório pela inibição da produção de TNF-alfa. Deve-se atentar para os efeitos colaterais desse medicamento, principalmente a êmese.[17]

Dermatopatia isquêmica

Vasculite e dermatopatia isquêmica foram associadas à vacina antirrábica 1 a 5 meses após sua aplicação, caracterizadas por ulceração, formação de crostas, hiperpigmentação e alopecia. Adicionalmente à lesão granulomatosa no ponto de injeção, foram observadas lesões em orelha, face, região do cotovelo e joelho e outras proeminências ósseas e nos coxins. Lesões histopatológicas consistiam na atrofia folicular, hialinização do colágeno, atrofia vascular e miopatia isquêmica com fibrose. A associação causal entre ambos os eventos – a aplicação da vacina e o surgimento da dermatopatia isquêmica – não foi confirmada, havendo necessidade de elucidar a patogênese envolvida no processo.[3]

Abscessos

A formação de abscessos está relacionada à entrada de agentes contaminantes (fungos, bactérias etc.) no tecido subcutâneo no momento da aplicação da vacina, ou posteriormente, como nos casos em que os animais se coçam ou mordem o local de aplicação, permitindo a entrada de agentes bacterianos. Não há indícios de que essa contaminação local interfira no desenvolvimento de imunidade, ou seja, na maioria das vezes não é necessária a recomendação de nova vacinação desses animais. Nesses casos, recomenda-se tratamento local, como a limpeza ou o desbridamento da ferida. O uso de antibióticos tópicos ou sistêmicos pode ser indicado, dependendo da gravidade da lesão.

Sarcomas no sítio de aplicação

Fibrossarcomas e, em menor grau, outros sarcomas de tecidos moles passaram a receber atenção na prática de felinos e na vacinologia de pequenos animais a partir da década de 1990.[12] O aumento dos relatos na incidência de sarcomas diagnosticados no sítio de vacinação dos gatos levou inicialmente à especulação de que havia uma relação entre essas neoplasias e o aumento da frequência de vacinação antirrábica nesses animais. Logo se observou que a administração de vacinas mortas adicionadas de adjuvantes (raiva e leucemia felina) estava associada com o desenvolvimento desses tumores. O aumento na população felina nos EUA, os avanços na prática clínica de felinos, a promoção de novas vacinas felinas, incluindo a vacina de vírus da leucemia felina (FeLV), e a alteração na legislação local em relação à vacinação de gatos contra a raiva foram os fatores que resultaram na maior incidência desses tumores, trazendo à luz a importância dos sarcomas associados à vacinação. Entretanto, sem um banco de dados em âmbito nacional ou comunicação mandatória dos efeitos adversos resultantes da vacinação, estudos subsequentes puderam apenas estimar a prevalência desses sarcomas. A estimativa é amplamente variável, de acordo com os diferentes trabalhos, de uma reação adversa por mil vacinas administradas a menos de uma por 10 mil vacinas aplicadas.[4,12] Sarcomas em gatos ocorrem em taxas muito menores que as reações de HS, porém são devastadores quanto ao desfecho, por causa da resposta sombria ao tratamento cirúrgico ou médico. Ao longo dos anos, foram realizados estudos para determinar a causa da resposta inflamatória e o subsequente desenvolvimento da neoplasia, como também para avaliar os fatores relacionados ao hospedeiro e ao tipo da vacina associada ao processo. A identificação da presença de alumínio em alguns dos tumores descritos levou à suspeição de que o gatilho inicial para o desenvolvimento do sarcoma fosse a substância utilizada como adjuvante. A estrutura do alumínio torna-o um marcador facilmente identificado nos sítios de vacinação. Os adjuvantes aumentam a apresentação do antígeno e potencializam a resposta imune eliciada pela vacina. O grau e a forma pelos quais essa resposta ocorre variam com a estrutura e as propriedades do adjuvante e com o mecanismo de absorção. Acredita-se que as reações inflamatórias exuberantes desencadeadas pelos adjuvantes estão no cerne da questão, tendo como resultado a formação de sarcomas associados à vacinação.[9] Entretanto, apesar de as vacinas com adjuvantes produzirem inflamação microscópica e – às vezes – macroscopicamente evidente, não tem sido demonstrada uma clara associação entre reações localizadas sintomáticas e posterior desenvolvimento de sarcomas.

A oncogênese pode estar relacionada a reações inflamatórias inapropriadas (e menos visíveis) nas quais alguns fibroblastos sofrem transformação maligna.[5] Os oncogenes podem codificar para a expressão de fatores de crescimento ou de seus receptores. Imunorreatividade para o fator de crescimento derivado das plaquetas, o fator de crescimento epidermal e seus receptores e o fator de crescimento transformador foram demonstrados nos sarcomas associados a vacinas. Também foi observado aumento da expressão de *c-jun* que codifica para a proteína AP1, envolvida na estimulação de fibroblastos quiescentes e na oncogênese. A coloração imunoistoquímica dos sarcomas felinos associados à vacina revelou que a maioria dos tumores apresenta anticorpos corados contra a mutação de *p53*, com polimorfismos de nucleotídios na sequência do gene *p53* e associados ao prognóstico. O gene supressor de *p53* codifica uma proteína nuclear envolvida na regulação do ciclo celular. Células com *p53* ausente ou mutante permanecem desreguladas durante o ciclo celular, com a criação de clones aberrantes e resultando em tumorigênese. Os genótipos específicos *p53* estão aparentemente associados com o fenótipo de câncer em humanos. Os portadores de *p53* mutantes apresentam probabilidade 100 vezes maior de desenvolver tumores de tecidos moles.[5]

Os sarcomas associados ao ponto de aplicação das vacinas tendem a ocorrer em animais jovens e são maiores e mais agressivos do que os que se desenvolvem em outros locais. As metástases são observadas em 25 a 70% dos casos. O aumento da incidência de sarcomas pós-vacinais pode se dever, em parte, ao aumento do estímulo imunogênico (via bem intencionadas, repetidas vacinações) de uma população de felinos geneticamente predispostos ao risco. Em 1996, foi instituído nos EUA um grupo de trabalho com a finalidade específica de realizar estudos sobre a preocupante questão dos sarcomas originados nos sítios de aplicação das vacinas, o que resultou na alteração dos protocolos e procedimentos vacinais nos felinos. Foi sugerida a escolha de pontos específicos para a aplicação da vacina contra a leucemia felina e da vacina antirrábica.[12] A primeira deveria ser aplicada no membro esquerdo, o mais distal quanto possível, e a segunda, no membro direito. Essa disposição teria o propósito de determinar qual a vacina associada ao desenvolvimento do sarcoma e, na possibilidade de ocorrer neoplasia, pelo menos seria possível salvar a vida do animal pela amputação do membro comprometido. A administração da vacina na área interescapular praticamente não permitia a remoção cirúrgica do tumor nessa região. Subsequentemente, tornou-se disponível a vacina antirrábica sem adjuvantes, porém não houve substancial queda na incidência de fibrossarcoma pós-vacinal. Reações locais associadas a vacinas intranasais

Vacinas felinas contra herpes-vírus felino e calicivírus formuladas para aplicação intranasal podem eventualmente resultar em úlceras nasais, úlceras orais ou conjuntivite. Não foram determinadas as causas desses eventos adversos.[1]

REAÇÕES SISTÊMICAS

Reações sistêmicas inespecíficas

As reações sistêmicas inespecíficas desencadeadas pela aplicação de vacinas são extremamente variáveis, incluindo anorexia, letargia, febre, dor no local da aplicação e sonolência, podendo persistir, em geral, por até 48 horas, e são consideradas *normais*, podendo ocorrer em 1,2% dos casos, segundo um estudo clínico envolvendo 2.288 vacinações em gatos nos EUA.[17] Dentre as causas dessas reações sistêmicas "normais", podem-se considerar a replicação dos antígenos vacinais vivos atenuados, a exposição a endotoxinas, a reação ao adjuvante ou simplesmente a resposta do sistema imune à vacinação, desencadeando a resposta vacinal com o surgimento dos sintomas descritos. A vacinação incita, normalmente, uma reação inflamatória transitória e de baixa intensidade, considerada necessária para o desenvolvimento de uma resposta imune efetiva (Figura 34.3). A maioria dessas reações é branda e autolimitante, mas às vezes o desconforto do animal requer tratamento sintomático à base de analgésicos ou anti-inflamatórios. Recomenda-se o uso de anti-inflamatórios não esteroides (como dipirona ou paracetamol, lembrando que o último é contraindicado para os felinos) a cada 12 horas durante 2 dias para tratamento desses pacientes, o que não deve interferir na formação da imunidade vacinal.

Imunossupressão vacinal

A ocorrência de imunossupressão vacinal é uma preocupação frequente dos clínicos. Não existem, no entanto, estudos definitivos que comprovem que o uso de vacinas seja capaz de causar supressão efetiva do sistema imunológico. Estudos experimentais demonstraram a diminuição da contagem de linfócitos e da resposta mitogênica em cães vacinados concomitantemente com a cepa Rockborn do vírus atenuado da cinomose canina e com o adenovírus tipo 1 ou 2. No entanto, em outros estudos envolvendo a vacinação de filhotes de cães não foi comprovada a ocorrência de linfopenia ou de blastogênese linfocitária pós-vacinal. Não se sabe, dessa forma, se a eventual linfopenia transitória ou a diminuição da blastogênese tem algum efeito prático na diminuição ou supressão da resposta imune nos animais vacinados ou se esses achados se constituem em um reflexo apenas de modificação do *pool* linfocitário.[3]

Ausência de eficácia

O objetivo do processo de vacinação é o desenvolvimento da imunidade contra patógenos e, consequentemente, contra as doenças para as quais as vacinas são produzidas. Nesse aspecto, a falha no desenvolvimento da imunidade pode ser considerada uma reação adversa pós-vacinal. Considera-se falha vacinal a incapacidade de determinada vacina de promover a sensibilização do organismo de modo adequado, comprometendo, dessa maneira, o desenvolvimento da resposta imune, seja humoral, seja celular, o que resulta na falha na aquisição de imunidade protetora, mantendo o animal suscetível ao agente infeccioso presente no meio ambiente.

Virulência vacinal

A virulência residual das vacinas vivas modificadas pode causar efeitos adversos em animais vacinados. As causas podem estar associadas com o produto ou os animais aos quais ele é administrado. Vacinas de calicivírus e herpes-vírus modificados podem estar associadas a espirros e secreção nasal, 4 a 9 dias após a vacinação, mesmo em animais sadios e vacinados de forma adequada, simplesmente por causa da virulência residual dos organismos atenuados. Poliartropatia foi associada com o calicivírus, com os antígenos sendo detectados nos macrófagos sinoviais dos gatos vacinados com vacinas vivas modificadas ou expostos ao vírus de campo. Reações que ocorrem 7 a 21 dias após a vacinação dos gatos, caracterizadas por febre, anorexia e letargia, ocasionalmente associadas com dores articulares, esqueléticas ou generalizadas, foram relatadas após a vacinação com produtos contendo *Chlamydia* spp. Em geral, a doença clínica é discreta e a reação pós-vacinal pode ser mais grave, portanto não é recomendado o uso rotineiro da vacina contra a *Chlamydia* spp.[3]

Os atributos do animal vacinado podem modular a manifestação de virulência residual. Por exemplo, os microrganismos considerados seguros para uso em animais adultos sadios podem causar doença em neonatos expostos ao organismo, seja pela vacina, seja pelos organismos eliminados por animais recentemente vacinados. Vacinação em fêmeas prenhes pode resultar em anormalidades fetais, como a hipoplasia cerebelar em gatinhos, associada com o parvovírus felino, e doença miocárdica em cães vacinados com vacinas de parvovírus canino. Vacinas parenterais vivas de herpes-vírus e calicivírus foram associadas a manifestações clínicas pela formação e inalação de aerossóis pelo gato. A inativação inadequada ou a reversão da virulência também pode resultar em doença. Vacinas antirrábicas e vacinas contra cinomose podem, em raríssimas ocasiões, resultar em encefalite pós-vacinal em animais imunocomprometidos. A VVM da cinomose também resulta em virulência quando aplicada em espécies diversas daquelas para as quais a vacina foi preparada, como o furão. Via de administração errônea pode contribuir para o desenvolvimento de doença induzida por vacina como resultado da virulência residual.[3]

Contaminação do produto

Eventos adversos sistêmicos podem estar associados com a contaminação das vacinas com vírus, fungo, micoplasmas ou bactérias. A contaminação pode ocorrer durante a produção da vacina, bem como na aplicação do produto. A contaminação com bactérias e fungos é facilmente vista e detectada porque há a modificação da aparência do produto. Embora contaminação tenha sido raramente relatada, pode estar associada com desfechos extremamente sérios. Os mais dramáticos casos de contaminação são vistos em relação a vírus. No passado, a contaminação da vacina viva modificada da cinomose com o vírus da língua azul dos bovinos foi associada com a morte e aborto de cadelas prenhes.[1]

Doenças autoimunes

Recentemente têm sido realizadas muitas conjecturas e relatados casos de doenças de caráter imunológico nas quais é sugerida uma possível conexão entre vigorosa estimulação da resposta imune com a frequente vacinação ou a imunização simultânea com múltiplos antígenos e o desenvolvimento de doença autoimune, como anemia hemolítica imunomediada (AHIM).[4] O alerta de que a vacinação poderia estar envolvida no desenvolvimento de anemia hemolítica autoimune foi levantado pela publicação de um artigo em que, dos 58 cães que apresentaram AHIM, 26% haviam desenvolvido a doença no período de 1 mês após a vacinação. Os autores concluíram haver associação temporal entre vacinação de cães com as vacinas comumente usadas e o desenvolvimento de AHIM; porém, essa hipótese não foi comprovada em outros estudos realizados. Causalidade é a relação entre dois eventos (causa e efeito), em que o segundo evento é a consequência do primeiro (definição da OMS). É necessária a confirmação ou negação de causalidade entre eventos pós-vacinais e a vacinação, considerando todas as possíveis causas que podem explicar o evento adverso e, assim, excluir o papel da vacinação. A temporalidade (a causa precede o evento) e/ou a plausibilidade biológica em geral fornecem uma evidência bastante forte, sobretudo quando o evento adverso ocorre poucos momentos ou poucas horas após a vacinação. Subsequentemente, ainda que exista plausibilidade biológica e compatibilidade temporal para uma associação causal entre a vacina e o evento adverso, ainda devem ser procuradas quaisquer evidências de que a vacina poderia não ter causado tal evento. Às vezes existem múltiplos fatores que podem precipitar o evento (efeito) ou funcionar como fatores adjuvantes para o desenvolvimento dos eventos adversos autoimunes.[18]

Outros critérios, como a força (risco relativamente grande), a consistência (observada repetidamente) ou a especificidade (uma causa resulta em um efeito), não são na maioria das vezes preenchidos por serem os eventos incomuns, de rara ocorrência. Em geral, a associação da vacinação com o desenvolvimento de doença é baseada na relação temporal e na adicional evidência epidemiológica. Assim, embora haja alguma suspeição de que exista uma associação entre as doenças autoimunes que ocorrem logo após a vacinação, tal fato não é comprovado na maioria das vezes e a causa determinante do processo mórbido permanece sem elucidação.

A suposição de que a vacinação *per se* causa autoimunidade é quase certamente falsa.[4] A combinação de fatores genéticos e ambientais, aliada à agressiva estimulação do sistema imunológico devido ao excesso de zelo na vacinação dos *pets*, contribuem para o desenvolvimento de muitas doenças autoimunes. Não é incomum ouvir a história de cães de meia-idade, vacinados anualmente desde a infância, que desenvolveram anemia hemolítica aguda algumas semanas após a visita a seu veterinário para receber o reforço anual de vacinas. Em tais situações, a estimulação de uma "chuva de citocinas" por múltiplos antígenos vacinais e adjuvantes pode propiciar a ativação das células B autorreativas, que normalmente permaneciam quiescentes, pela inexistência do auxílio das células T *helper*. O conceito de ativação celular *bystander* foi sugerido como resultado potencial da excessiva estimulação do sistema imunológico pela injeção de múltiplas vacinas de uma só vez, a cada 6 a 12 meses. A produção de citocinas no microambiente localizado nos tecidos linfoides pode conduzir à estimulação promíscua de células B potencialmente autorreativas, que permaneciam em inatividade. A autotolerância é desenvolvida pela remoção de linfócitos Th autorreativos no timo durante o desenvolvimento fetal, mas em relação às células B a capacidade de autorreagir contra proteínas próprias pode ser mantida, porém não ocorre normalmente por inexistir o auxílio das células Th. As células B autorreativas, auxiliadas pelas células Th, podem induzir à produção de autoanticorpos, com o subsequente desenvolvimento de doenças autoimunes.

A maioria dos eventos adversos após a imunização ocorre como uma resposta inflamatória e imunológica exuberante ou inadequada ao imunógeno. Ainda que mínimas quantidades de IgG sejam produzidas contra as proteínas do soro fetal bovino, em geral são inócuas. Entretanto, em populações com atopia (aqueles que realmente produzem resposta IgE e são alérgicos), a eliciação de resposta IgE pós vacinal, dirigida contra os antígenos estranhos presentes no imunógeno, constitui-se em um problema em potencial. A presença de antígenos estranhos em múltiplas vacinas virais significa que, a cada ocasião em que o animal recebe a vacina, esses antígenos estão disponíveis para estimular a resposta imune.[4]

Os fenômenos indesejados, ocasionalmente graves, estão associados a diversos fatores exógenos ou endógenos, que em geral interagem por vias complexas. A patogênese das doenças autoimunes é caracterizada por complexa interação entre fatores genéticos e ambientais, reações imunológicas e hormonais, que se constitui no mosaico da autoimunidade.[18] Em relação às vacinas, o fato de as reações graves ocorrerem apenas em alguns animais sugere que, na maioria dos casos, as vacinas não se constituem na única causa do evento, havendo a presença de outros fatores para o desenvolvimento da morbidade. A excessiva vacinação em um cão com predisposição genética para o desenvolvimento de doença autoimune pode aumentar a probabilidade de desenvolvimento de resposta autoimune.[4] Acredita-se que a combinação de fatores genéticos, fatores ambientais e excessiva estimulação do sistema imune (o que ocorre como resultado da vacinação em excesso) contribui para o desenvolvimento de muitas doenças autoimunes.

Genética e autoimunidade

Doenças autoimunes em cães são associadas a certos haplotipos genéticos, não sendo surpresa que certas raças apresentem mais propensão ao desenvolvimento de doenças autoimunes.[4] Os Samoyedas apresentam chance muito maior de desenvolverem diabetes *mellitus* quando comparados a outras raças. Tireoidite autoimune é muito mais frequente em Labrador Retriever. Embora existam algumas doenças autoimunes que têm uma direta conexão com uma infecção em particular ou outro fator instigante, na maioria dos casos os fatores que contribuem para o desenvolvimento de uma resposta autoimune são aparentemente múltiplos e, em sua maioria, desconhecidos. Antígenos de histocompatibilidade (DLA) têm sido relacionados a uma variedade de doenças autoimunes. DLA DQ de cães Samoyeda, que apresentam maior predisposição ao desenvolvimento de diabetes, estão diminuídos nesses animais. Em Cocker Spaniels, em que ocorre frequentemente a AHIM, não há diferenças quanto a DLA quando comparados com outras raças caninas. Duplicação de DLA DQB1 é um alelo de risco para desenvolvimento de insuficiência pancreática exócrina (IPE) em Pastor-Alemão e Pembroke Welsh Corgis.

Tireoidite autoimune/hipotireoidismo

A tireoidite/hipotireoidismo canino é um exemplo de como a complexa interação entre diversos fatores genéticos e ambientais e excessiva estimulação do sistema imune podem resultar em doenças autoimunes. O hipotireoidismo é uma das endocrinopatias mais frequentes na espécie canina. No Brasil, é precedida apenas por diabetes *mellitus* e hiperadrenocorticismo em termos de frequência.[19] Dentre as raças mais suscetíveis está o Labrador Retriever. Em mais de 95% dos casos, o hipotireoidismo é resultante da perda progressiva de tecido tireoidiano funcionante como consequência de tireoidite autoimune e da atrofia idiopática. A tireoidite linfocítica, observada mais frequentemente em cerca de 4 anos, é um distúrbio imunomediado caracterizado por uma infiltração difusa de linfócitos, plasmócitos e macrófagos na glândula tireoide. Anticorpos antitireoglobulina (Tg) canina, anti-T3 e anti-T4 podem ser observados nessa fase da doença. A atrofia idiopática, em que não são observados anticorpos anti-Tg canina, representa o estágio final da tireoidite autoimune, com pico de ocorrência em torno de 8 anos.[19] Um estudo de 16 mil perfis tireoidianos e 1093 cães hipotireóideos revelou a presença de anticorpos anti-Tg canina em cerca de 50 a 60% dos casos, revelando a natureza autoimune da doença. Deles, 20% dos casos evoluíram no período de 12 meses com anormalidades clínicas e laboratoriais consistentes com hipotireoidismo.[19] Em estudos anteriores, anticorpos anti-Tg canina e anti-Tg bovina haviam sido observados no soro de cães vacinados.[20] Entretanto, apesar das evidências, não foi ainda demonstrada em definitivo a correlação entre a vacinação e o desenvolvimento de tireoidite autoimune, sendo debatido o papel dos anticorpos anti-Tg bovina e canina na patogênese da tireoidite autoimune dos cães.[4] A hipótese formulada pelo autor é a de que a presença de Tg bovina no soro fetal bovino usado para assistir a propagação da cultura celular resultaria, no cão, no estímulo de células T reativas aos epítopos da Tg bovina e também aos epítopos compartilhados com a Tg canina, resultando no surgimento de células T autorreativas, e na produção de anticorpos anti-Tg canina pelos linfócitos B auxiliados pelas células T *helper*. A infiltração da glândula tireoide por esses linfócitos autorreativos resultaria na destruição celular e formação de anticorpos anti-T3 e anti-T4, tendo como consequência a diminuição dos níveis séricos de T3 e T4 (Figura 34.4). A associação de certas raças com o hipotireoidismo indica a influência da genética no desenvolvimento do hipotireoidismo.

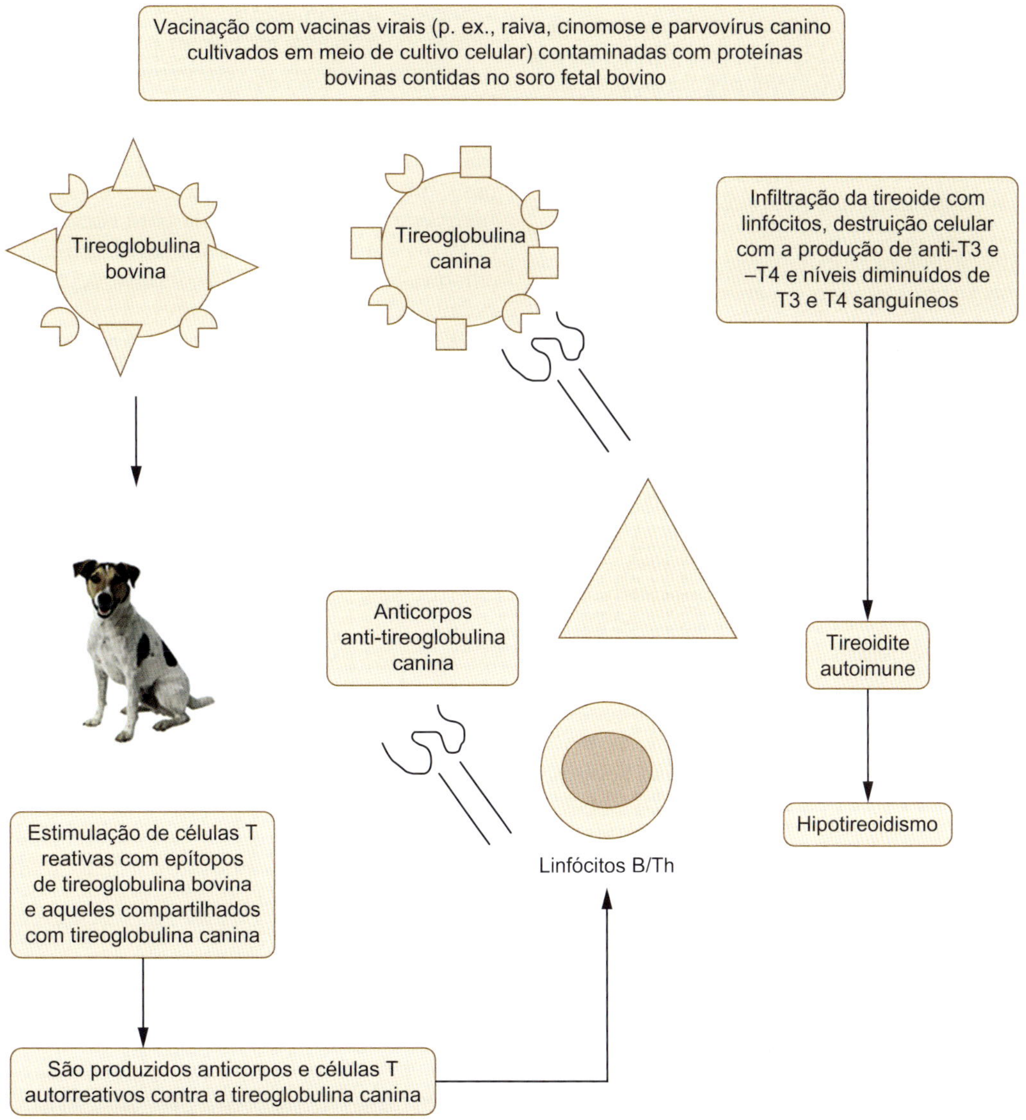

Figura 34.4 Tireoidite autoimune/hipotireoidismo canino. Caracterizado pela presença de anticorpos antitireoglobulina (Tg) canina, anti-T3 e anti-T4, destruição do tecido glandular e diminuição de hormônios tireoidianos, evoluindo para o estado de hipofunção tireoidiana. Hipótese sugerida. Presença de Tg bovina nas vacinas. Antígeno estranho, presente no soro fetal bovino, estimula a produção de anticorpos anti-Tg bovina e de células T reativas aos epítopos da Tg bovina e aos epítopos compartilhados com a Tg canina. Células T autorreativas são desenvolvidas, o que leva à destruição do tecido glandular. (Adaptada de Gershwin, 2018.[4])

OUTRAS CONDIÇÕES MÓRBIDAS POSSIVELMENTE ASSOCIADAS À VACINAÇÃO

Diversas condições mórbidas de caráter sistêmico são citadas na literatura[3] seguindo a vacinação de cães com vacinas vivas. **Poliartrite**, caracterizada por infiltrado neutrofílico intenso no líquido sinovial, foi descrita em cães adultos jovens de 1,3 a 2,4 anos, com início súbito de claudicação 3 a 15 dias após a vacinação. Os sinais clínicos se resolveram 2 dias após o tratamento com anti-inflamatórios não esteroidais e antimicrobiano. Famílias de cães da raça Akita desenvolveram **poliartrite imunomediada** 3 a 29 dias após receberem vacina de vírus vivo modificado, com cerca de 16 semanas de idade. Febre cíclica, dores articulares, leucocitose neutrofílica e anemia não regenerativa, além de aumento das enzimas hepáticas, foram observadas durante o curso da doença. A síndrome, semelhante à síndrome de amiloidose dos cães da raça Shar-pei, era também caracterizada por febre, poliartrite e amiloidose renal.

A doença pode ter sido induzida por uma imunodeficiência com suscetibilidade aumentada aos organismos e antígenos vacinais. **Osteodistrofia hipertrófica** (ODH) foi relatada em cães associada ao uso de vacinas combinadas com o vírus vivo modificado da cinomose. Em geral, o processo ocorria 1 a 2 semanas após a aplicação da segunda dose da vacina, e se caracterizava por febre, edema do membro e alterações radiográficas típicas de osteodistrofia hipertrófica.[5] O processo é geralmente acompanhado de **celulite juvenil**.[3] Outras manifestações sistêmicas, como linfadenomegalia, diarreia, ulceração oral e tosse, acompanham o processo. A ocorrência simultânea de ODH e da celulite juvenil após a vacinação com o vírus vivo modificado da cinomose deu origem à hipótese de que se tratava da infeção por esse vírus em um hospedeiro imunocomprometido, não se descartando também a possibilidade de infecção natural pelo vírus da cinomose em cães com proteção vacinal incompleta. Os cães acometidos foram principalmente da raça Weimaraner, que são mais suscetíveis à infecção pelo vírus da cinomose, por causa da imunodeficiência de base genética. Outra condição mórbida associada à vacinação com produtos contendo calicivírus felino atenuado foi descrita em felinos, a **síndrome da claudicação dos felinos**. A doença é observada em filhotes de menos de 6 meses de idade e ocorre cerca de 21 dias após a vacinação, sendo caracterizada por febre, claudicação intermitente e hiperestesia, sem localização articular específica. Alguns gatos apresentam também sinais de comprometimento respiratório e ulceração oral. A hipótese mais provável é a de que, após a inoculação, segue-se a viremia com a disseminação do vírus vacinal para as articulações, com a subsequente resposta inflamatória. Síndrome semelhante ocorre também na infecção natural.[12] As **doenças neurológicas** induzidas por vírus vacinais são tipicamente causadas pelo uso de vacinas de vírus vivo modificado, com a recrudescência do agente neurotrópico, por exemplo, vírus da cinomose ou raiva.[3] A pouca atenuação do vírus vacinal associada à imunodeficiência pode estar na gênese do problema de raríssima ocorrência na atualidade. As polirradiculoneuropatias que ocorrem em animais de companhia e a paralisia do coonhound são consideradas modelos animais da síndrome de Guillain-Barré (paralisia flácida aguda), e foram relatadas em associação com a vacinação. As vacinas inativadas contra a raiva, produzidas em células de cérebro de camundongo lactente, em que resquícios de mielina podem estar inadvertidamente presentes, aparentemente estão associadas ao desenvolvimento do quadro mórbido, em geral 1 a 2 semanas após a aplicação da vacina.[5,17]

PREVALÊNCIA DE REAÇÕES ADVERSAS PÓS-VACINAIS

Não se conhece a real prevalência das reações adversas pós-vacinais na clínica de pequenos animais. A ocorrência de eventos adversos associados a vacinas aparentemente pode ser subestimada por causa da subnotificação por parte dos veterinários e proprietários dos animais[12] e por não existir um sistema de farmacovigilância veterinária centralizada para as vacinas animais.[13,21,11,7] Apesar da obrigatoriedade de as empresas produtoras de imunobiológicos manterem um sistema de farmacovigilância pós-venda de seus produtos, com um canal de comunicação aberto aos clientes, é um sistema passivo contando com o relato e a notificação voluntários de quaisquer eventos adversos.[12,16,7] Tais informações raramente chegam ao conhecimento do público, por não serem publicados ou disponibilizados nos *sites* das empresas. Registros de eventos adversos compilados por associações de classe, análise dos prontuários de animais atendidos em hospitais veterinários, inquéritos realizados com os profissionais clínicos em diversas partes do mundo e relatos de casos são as informações disponíveis na literatura.

Relatos espontâneos de eventos adversos notificados ao serviço de atendimento aos clientes, anotados no relatório de farmacovigilância de uma empresa brasileira de medicamentos e produtos biológicos veterinários, foram compilados, interpretados e apresentados sob a forma de dissertação de mestrado.[7] No período de 2014 a 2016 foram relatados 531 eventos adversos, envolvendo diversos produtos e biológicos para diferentes espécies, comercializados pela empresa. Ineficácia da vacina múltipla para cães respondeu por 109 (20%) das queixas apresentadas. Anafilaxia em oito cães, pirexia em um cão e dor no local da administração em outro foram os eventos adicionalmente relatados.

A análise dos prontuários eletrônicos de cães e de gatos atendidos em 329 hospitais associados ao Hospital Banfield nos EUA[13,14] no período de aproximadamente 2 anos (2002-2004) trouxe informações relevantes, como a prevalência calculada dos eventos adversos associados a vacinas. Foram observados 4.678 eventos adversos em 1.226.159 cães vacinados, sendo a prevalência estimada de 38,2 eventos/10 mil cães. As reações adversas foram mais frequentes em cães de peso menor; em cães castrados; e na faixa etária de 1 a 3 anos – na qual foram 35 a 64% mais frequentes do que em cães de 2 a 9 meses de idade. O número de antígenos vacinais aplicado em uma única visita foi associado ao número de eventos adversos, cada antígeno adicional resultando no aumento do risco de evento adverso em 27% de cães com 10 kg e 12% em cães com mais de 10 kg. Cães castrados, adultos jovens e de raças pequenas que recebem múltiplas vacinas por visita apresentaram maior risco de reações adversas no intervalo de 72 horas após a administração da vacina, sendo as raças mais propensas Dachshund, Pug, Boston Terrier, Pinscher miniatura, Chihuahua, Maltês e Schnauzer miniatura. Nesse estudo ficou evidenciada a importância da relação volume da vacina/peso do animal no desenvolvimento de reações adversas, a predisposição genética de algumas raças, o número de vacinas administradas simultaneamente e a baixa prevalência de eventos adversos na população em geral.[13]

Entre os gatos foram observados 2.560 eventos adversos em 1.258.712 felinos vacinados. A prevalência calculada foi de 51,6/10 mil gatos. Anafilaxia foi observada em 0,7% dos casos; reações alérgicas, em 15,4%; e reações vacinais (não especificadas), em 83,7% dos casos. Os principais sinais clínicos anotados foram letargia associada ou não a febre (54,2%); edema, inflamação e dor local (25,2%); edema facial ou periorbital (5,7%); e prurido generalizado (1,9%). O risco de ocorrência de eventos adversos duplica quando são aplicadas simultaneamente três vacinas, e triplica quando são aplicadas cinco vacinas. A chance de desenvolvimento de reações adversas foi 50% maior em animais de 1 ano quando comparados com aqueles de 9 meses de idade. Letargia, inapetência e dor foram observados com mais frequência quando houve administração simultânea da vacina antirrábica, da panleucopenia e da vacina contra a leucemia felina. As reações locais, isto é, nos sítios de injeção, ocorreram mais tardiamente e foram caracterizadas por infiltrado inflamatório, sobretudo de linfócitos, que tendem a aumentar até 3 semanas após a vacinação, e foram atribuídas à ocorrência de inflamação não supurativa atribuída a adjuvantes vacinais que aumentam a resposta humoral. Neoplasias no sítio de aplicação não foram observadas nos gatos vacinados acompanhados durante o período de observação de 2 anos.[14] Em relação às vacinas contra leptospirose,[15] a prevalência relatada de reações adversas foi de 0,015% para todas as vacinas contendo duas leptospiras (2/10 mil) e de 0,069% (7/10 mil) para vacinas contendo quatro antígenos de leptospiras, o que indica a necessidade de analisar cuidadosamente, em cada situação, a escolha de vacinas com dois ou quatro antígenos de leptospiras. Vacinas geladas estão mais relacionadas a reações locais ou sistêmicas. Em outros estudos,[21] a prevalência de reações adversas foi de 2,663/10 mil cães, 0,187/10 mil gatos e 2,646/10 mil relativas à vacina antirrábica em ambas as espécies. Anafilaxia, diarreia, vômito, reações locais, distúrbios neurológicos, distúrbios autoimunes e ausência de eficácia foram os eventos adversos relatados ao Canadian Center for Veterinary Biologics no período de junho 2010 a 2014. No Japão, a prevalência estimada de reações adversas foi de 62,7/10 mil cães vacinados, sendo a anafilaxia o evento adverso mais observado ocorrido no período de 12 horas após a vacinação.[11] O Dachshund respondeu por 50,4% dos eventos, e cães jovens, de 2 a 9 meses de idade, foram os mais acometidos. A maior prevalência estimada quando comparada à de outros países foi justificada pelos autores pela predominância de cães de pequeno porte, sendo as raças mais apreciadas o Dachshund, o Pinscher miniatura, o Chihuahua e o Poodle Toy, respondendo por 50% dos registros caninos. Anafilaxia foi a reação adversa mais dramática (7,2/10 mil) e mais frequentemente observada em raças pequenas. O agente primário ou o antígeno, adjuvantes, preservativos, estabilizadores e resíduos do cultivo tissular usado na produção da vacina foram considerados os prováveis fatores desencadeantes dos eventos adversos. Predisposição racial e predisposição genética exercem um papel fundamental no desencadeamento da anafilaxia após a vacinação, e o peso e a faixa etária foram considerados fatores preditivos do risco potencial de reações adversas.

FARMACOVIGILÂNCIA VACINAL

Existem duas formas de mecanismo de farmacovigilância: ativa e passiva. Na forma ativa, o estado vacinal de todos os pacientes em uma população é correlacionado com a evolução clínica. É um processo oneroso, de alto custo, de forma que, na maioria das vezes, prevalecem os sistemas de vigilância passiva, baseados no relato voluntário de eventos adversos.[1] A frequência e distribuição dos eventos adversos relatados são anotados sem haver uma reação causal predeterminada, de modo que os dados carecem de especificidade e as relações causais não podem ser estabelecidas em definitivo. Por causa da falta de especificidade, os programas de farmacovigilância são usados para identificar possível associação entre produtos e eventos adversos. Uma vez identificada uma associação em potencial ou uma tendência de associação, possibilita-se um controle mais rigoroso do produto.[1] Em muitos países não existe obrigatoriedade oficial de relatar as reações pós-vacinais, porém qualquer suspeita de reação adversa a uma vacina deve ser relatada ao fabricante.[7,21]

Em nosso meio, a ocorrência das reações adversas pós-vacinais é muitas vezes relatada apenas ao profissional e esporadicamente a empresas. Desse modo, não existem informações disponibilizadas publicamente sobre os tipos e a prevalência de reações adversas pós-vacinais em cães e gatos. Segundo informações coletadas com as empresas produtoras de vacinas pela autora (informação pessoal), não existe ainda no Brasil um sistema organizado de farmacovigilância veterinária, incluindo os produtos biológicos. No entanto, entre as obrigações das empresas ao obter o registro dos produtos com o Ministério da Agricultura, Pecuária e Abastecimento (MAPA) encontra-se a de manutenção de sistema de coleta de informações pós-venda quanto a possíveis idiossincrasias, farmocotoxicidade ou eventos adversos, relatados a seus representantes comerciais ou ao *call center* pelos usuários dos produtos. Esses relatos são voluntários e dependem da iniciativa dos médicos-veterinários ou dos responsáveis pelo animal, o que resulta em subnotificação. Cada empresa tem um formulário próprio a ser preenchido pelo informante. Os relatórios de eventos adversos não são encaminhados ao MAPA pelos fabricantes de produtos biológicos, porém devem ser mantidos na própria empresa e podem ser requeridos pelos órgãos fiscalizadores durante a inspeção *in loco*. Os relatos espontâneos (notificações recebidas pelas empresas farmacêuticas ou órgãos regulatórios, quando existentes em níveis locais ou regionais) constituem-se na única fonte de informação dos possíveis eventos adversos relacionados às vacinas e não espelham a realidade factual pela existência de uma série de vieses, incluindo subnotificação, heterogeneidade e qualidade das informações, e natureza passiva e voluntária de todo o sistema de coleta de informações. Na tentativa de instituir um programa de farmacovigilância no mercado veterinário brasileiro, foi disponibilizada para consulta pública a portaria DAS 152/08, uma normativa de um sistema de farmacovigilância veterinária nacional. A portaria DAS 152/08 caracterizava o MAPA como órgão responsável por receber e analisar os eventos adversos pós-vacinais para fornecer informações aos usuários, além de elaborar cenários e verificar tendências relacionadas às reações adversas identificadas. Competiria ao órgão responder aos relatos recebidos e determinar as medidas preventivas e corretivas que deveriam ser providenciadas pelo estabelecimento fabricante. A normativa não prevaleceu e sua publicação foi postergada, permanecendo no limbo até o presente momento, comprometendo a vigilância pós-venda dos produtos veterinários.[7] Como resultado, o padrão de ocorrência dos eventos adversos continua sendo desconhecido.

CONSIDERAÇÕES FINAIS

As evidências de que as vacinas caninas e felinas e os protocolos vacinais implementados no século passado, no afã de proteger os cães e gatos contra as doenças infecciosas, estavam associados a eventos adversos pós-vacinais; e a percepção de que as doenças imunomediadas ou autoimunes, cada vez mais frequentes, poderiam também estar associadas ao excesso de vacinação, levou os vacinólogos a reestudar a questão e sugerir nova abordagem para a imunização de cães e gatos.[22] Após a demonstração "*in vivo*" de que a duração da imunidade para as vacinas essenciais caninas e felinas era de pelo menos 3 anos,[23] houve uma mudança radical nas recomendações sobre a vacinação desses animais. Assim, o protocolo recomendado passou a ser a finalização do procedimento primário de vacinação com 16 semanas de idade, com uma dose adicional da vacina entre 6 meses e 1 ano de idade e, posteriormente, reforços vacinais a cada 3 anos. A expectativa foi a de reduzir, dessa maneira, a estimulação imunológica desnecessária. Se a frequente vacinação se constitui em um fator de risco no desenvolvimento da autoimunidade, espera-se que haja declínio na incidência das doenças autoimunes e da ocorrência de reações adversas pós-vacinais.[4] Contraindicações para a vacinação rotineira em cães portadores de, ou propensos a, doenças autoimunes estão apresentadas no Quadro 34.1. Além disso, os cães das raças mais predispostas ao desenvolvimento de complicações imunológicas requerem atenção especial quanto aos protocolos vacinais, evitando ao máximo a aplicação de vacinas não recomendadas, com a judiciosa consideração sobre a necessidade das vacinas opcionais.[3] A necessidade ou não de vacinação contra a cinomose e a parvovirose poderá ser avaliada pela titulação de anticorpos durante a visita anual para os cuidados preventivos da saúde,[2,22,26] principalmente nos cães idosos, tendo em mente que a imunidade produzida pelas vacinas vivas após o protocolo inicial de imunização é bastante longa, muito além dos 3 anos propostos para a revacinação.[23]

A chave para prevenir interações adversas entre fatores predisponentes e vacinação é o maior conhecimento desses fatores, sobretudo os genéticos, envolvidos no desenvolvimento da autoimunidade em cães particularmente propensos a apresentarem reações adversas pós-vacinais.

QUADRO 34.1 Contraindicações para a vacinação rotineira em cães e gatos.*

Doença ou condição	Evitar	Possíveis alternativas
Imunodeficiências genéticas – Weimaraners e Akitas	VVM com cepas Rockborn ou Snyder Hill; Produtos IN	Vacinas inativadas, vacina recombinante VVM cepa Onderstepoort
Imunodeficiências adquiridas; infecções concomitantes (FIV, FeLV, cinomose), câncer, quimioterapia, fármacos cititóxicos ou mielossupressivos[a]	VVM	Inativadas ou produtos não infecciosos
Doenças imunomediadas: uveíte, glomerulonefrite, poliartrite, polirradiculonurite	Vacinação anual	Vacina antirrábica trienal, minimizar outros antígenos
Doenças imunomediadas; anemia hemolítica ou trombocitopenia	VVM (parvovírus) ou vacinas combinadas	Considerar não realizar reforços vacinais, exceto para raiva
Reações de HS tipo I, Dachshunds	Vacinas inativadas, com adjuvantes, administração por via intramuscular	Vacinas vivas modificadas
Reações leves ou reações localizadas, febre	VVM	Controlar doença ou usar vacinas não infecciosas
Gestação ou lactação	VVM	Vacinas inativadas ou produtos não infecciosos
Sarcoma induzido por vacinas	Vacinas inativadas, vacinas com adjuvantes	Vacinas sem adjuvantes, VVM, vacinação trienal
Gengivoestomatite ulcerativa crônica dos felinos e faucite	Vacina calicivírus inativada com adjuvante	Reduzir frequência de vacinação ou usar VVM, se necessário

REFERÊNCIAS BIBLIOGRÁFICAS

1. Meyer EK. Vaccine associated adverse events. Vet Clin North Am Small Anim Pract. 2001;31(3):493-514.
2. Day MJ, Crawford C, Marcondes M, Squires M. Recommendations on vaccination for Latin America small animal practitioners: a report of the WSAVA Vaccination Guidelines Group. J Samll Anim Pract. 2020;E1-35.
3. Greene CE; Levy JK. Immunoprophylaxis. In: Greene CE. Infectious diseases of the dog and cat. 4. ed. St Louis: Elsevier; 2012. p. 1163-1205.
4. Gershwin LJ. Adverse reactions to vaccination: From anaphylaxis to autoimmunity. Vet Clin Small Anim. 2018;48:279-90.
5. Moore GE, HogenEsch H. Adverse vaccine events in dogs and cats. Vet Clin North Am Small Anim Pract. 2010;40;393-407.
6. Tizard IR. Adverse consequences of vaccination In: Vaccines for veterinarians. St. Louis: Elsevier; 2021. p. 115-30.
7. Marcon DS. Farmacovigilância veterinária baseada em relatos espontâneos de uma empresa farmacêutica no Brasil; 2019. 32 p. [dissertação]. Universidade de São Paulo. São Paulo.
8. Agência Nacional de Vigilância Sanitária. Resolução RDC nº 4, de 10 de fevereiro de 2009. Dispõe sobre as normas de farmacovigilância para os detentores de registro de medicamentos de uso humano. DOI. Brasília, 10 fev. 2009. Disponível em: http://bvsms.saude.gov.br/bvs/saudelegis/anvisa/2009/res0004_10_02_2009.html.
9. Day M. Vaccine safety in the neonatal period. J Comp Path. 2007;137:51-6.
10. Da Silva R, Danasayake WM, Wickramasinha GD. Sensitization to bovine serum albumin as a possible cause of allergic reaction to vaccine. Vaccine. 2017;35(11);1494-500.
11. Miyaji K, Suzuki A, Shimakura H, Takase Y, Kiuchi A, Fujimura M *et al.* Large scale survey of adverse reactions to canine non-rabies combined vaccines in Japan. Vet Immunol Immunopathol. 2012;145:447-52.
12. Kass PH, Petersen EP, Sykes J, Westman ME. 2020 AAHA/AAFP feline vaccination guidelines. J Feline Med Surg. 2020; 22:813-30.
13. Moore GE, Guptill LE, Ward MP, Glickman NW, Faunt KK, Lewis HB, Glickman LT. Adverse events diagnosed within three days of vaccine administration in dogs. J Am Vet Med Assoc. 2005;227:1102-8.
14. Moore GE, DeSantis-Kerr AC, Guptill LE, Glickman NW, Lewis HB, Glickman LT. Adverse events after vaccine administrationin cats: 2560 cases (2002-2005). Am Vet Med Assoc. 2007;231:94-100.
15. Robbins H. Adverse events in dogs given *Leptospira* vaccine. Vet Rec. 2017;11:257.
16. Day MJ, Horzinek M, Schultz RD, Squires RA. Guidelines for the vaccination of dogs and cats. J Small Anim Pract. 2016;57:E1-45.
17. Brandão LP. Reações pós-vacinais. In: Jerico M, Andrade JP, Kogika MM. Tratado de medicina interna de cães e gatos. Rio de Janeiro: GEN; 2014.
18. Bellavite P. Causality assessment of adverse events following immunization: the problem of multifactorial pathology [version 2; peer review: 3 approved, 1 approved with reservations]. F1000Research 2020;9:170.
19. Marco V. Hipotireoidismo. In: Larsson CE, Lucas R. Tratado de medicina externa: dermatologia veterinária. São Caetano do Sul: Interbook; 2016. p. 561-74.
20. Scott-Moncrieff JC, Azcona-Olivera J, Glickman NW, Glickman LT, HogenEsch H. Evaluation of antithyroglobulin antibodies after routine vaccination in pet and research dogs. J Am Vet Med Assoc. 2002;221(4):515-21.
21. Valli JL. Suspected adverse reactions to vaccination in Canadian dogs and cats. Can Vet J. 2015;56:1090-2.
22. Horzinek MC. Vaccine use and disease prevalence in dogs and cats. Vet Microbiol. 2006;117:2-8.
23. Schultz RD, Thiel B, Mukhtar E, Sharp P, Larson LJ. Age and long-term protective immunity in dogs and cats. J Comp Path. 2010;142:S102-8.

PARTE 6

Nutrição Clínica de Cães e Gatos

Yves Miceli de Carvalho

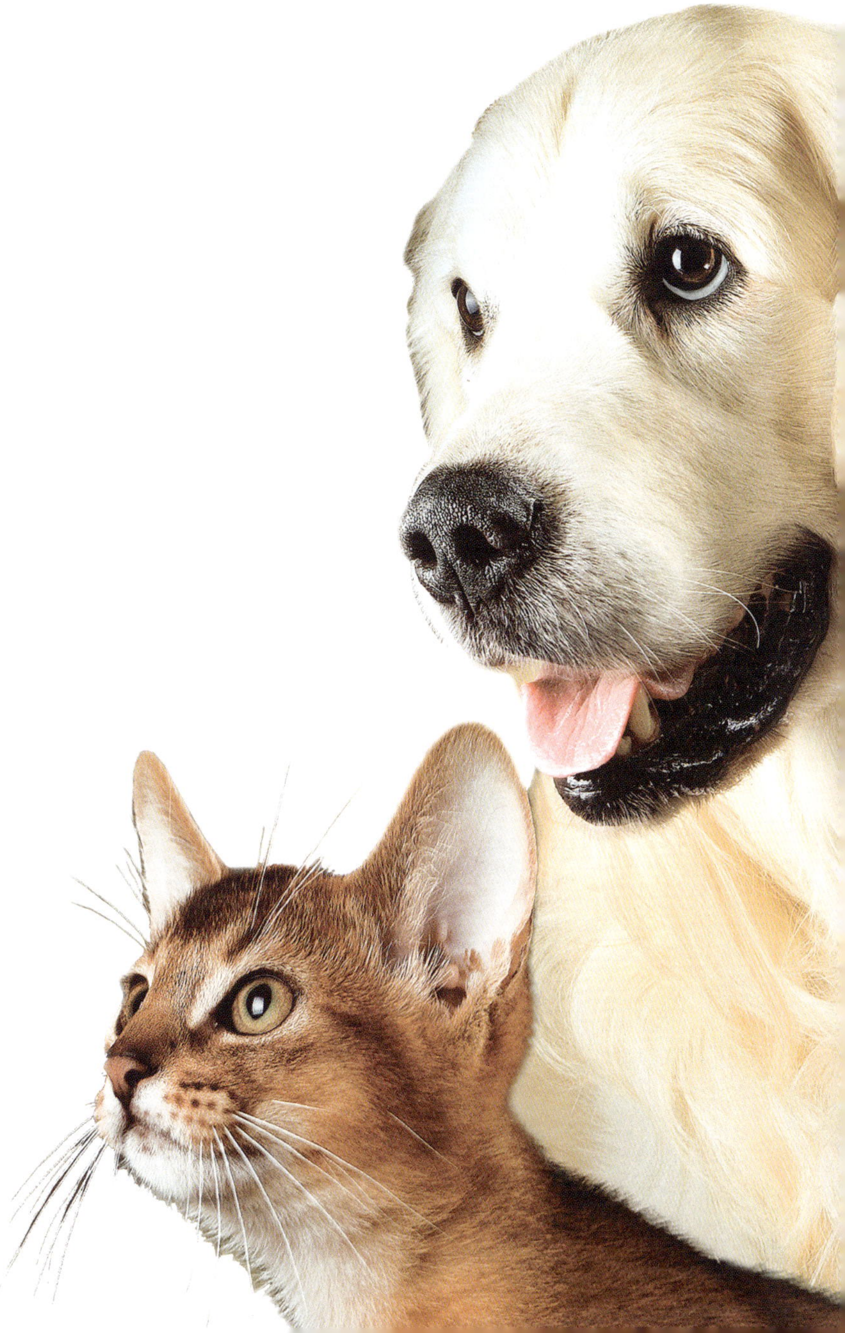

35 Introdução

Yves Miceli de Carvalho

A nutrição desempenha um papel importante, podendo ser determinante na prevenção e no apoio ao tratamento de doenças em cães e gatos.

A nutrição clínica é uma ciência jovem e em plena expansão. Todos os anos, milhares de publicações contribuem para a melhor compreensão dos processos fisiopatológicos e de suas interações com os nutrientes e determinados ingredientes.

Esses conhecimentos permitem desenvolver novas estratégias de tratamento, podendo reforçar as teorias existentes ou colocar em questão dogmas e ideias preconcebidas.

Os médicos-veterinários que trabalham com pesquisas deverão acompanhar essa evolução para proporcionar alimentos constantemente atualizados aos médicos-veterinários clínicos, com base nos conhecimentos científicos mais recentes.

Esta Parte apresenta inovações e condutas específicas, mas também coloca em questão ideias preconcebidas sobre algumas doenças frequentes na prática clínica diária.

O sucesso do tratamento depende da conduta clínica aplicada em conjunto com um alimento específico e adequado a determinada doença. As respostas nutricionais são o resultado da estreita colaboração entre pesquisadores, médicos-veterinários clínicos e proprietários de animais.

Sendo a nutrição clínica uma ciência dinâmica, os próximos anos proporcionarão inúmeras descobertas, bem como muitas controvérsias.

Os médicos-veterinários e nutricionistas de animais têm como objetivo desenvolver e adequar as dietas com bases terapêuticas aos avanços científicos, a fim de permitir um tratamento cada vez mais eficaz e pertinente a seus pacientes, levando em consideração as realidades da prática veterinária diária.

Assim, os capítulos desta Parte propõem um processo interativo, baseado na avaliação clínica do animal, ou do paciente em questão, e no qual sua saúde, o tipo de alimentação atual e seu método de fornecimento nortearão os passos a seguir, como a escolha dos nutrientes ideais e o tipo de fornecimento deles.

Desse modo, o problema de saúde atual de um animal doente pode ser resolvido pela nutrição clínica de diversas maneiras, inclusive no ambiente hospitalar, sob cuidados intensivos. Quadros como câncer e doença renal crônica, causas mais comuns de óbito em cães e gatos na atualidade, têm no suporte nutricional uma ferramenta valiosa para contornar os efeitos catabolizantes desses processos mórbidos, bem como amenizar as condições de toxemia, seja pelo processo em si, seja pela terapia empregada.

Muito importante também é a noção cada vez mais atual de que a má nutrição inclui o excesso de nutrientes. Atualmente, doenças carenciais, por deficiências de nutrientes, são cada vez mais raras. Na modernidade, problemas como obesidade e distúrbios lipidêmicos estão intimamente ligados à alimentação excessiva. Da mesma maneira, a oferta exagerada de micronutrientes pode levar a alterações do trato urinário e descompensar doenças cardíacas e renais. Todas essas condições clínicas citadas e suas ferramentas no apoio nutricional serão contempladas aqui.

36

Abordagem Nutricional de Pacientes com Hiperlipidemia

Viviani De Marco

Hiperlipidemia ou dislipidemia é a ocorrência de níveis elevados de triglicerídios (hipertrigliceridemia) e/ou de colesterol (hipercolesterolemia) no sangue. Como os lipídios são transportados na corrente sanguínea primariamente por lipoproteínas, o termo hiperlipoproteinemia é utilizado algumas vezes como sinônimo, porém seu uso deve ser restringido a situações nas quais as frações das lipoproteínas tiverem sido devidamente determinadas.[1-4]

A hiperlipidemia pós-prandial é normal e transitória, e normalmente desaparece 7 a 12 horas após uma refeição, dependendo do teor de gordura do alimento. Já a hiperlipidemia persistente após jejum de 12 horas sempre é considerada anormal e pode representar tanto produção acelerada quanto degradação retardada de lipoproteínas.[5,6]

A hiperlipidemia pode ser evidenciada com a ocorrência de lipemia (soro ou plasma turvo e leitoso), que indica, especificamente, hiperquilomicronemia ou hipertrigliceridemia. Outras vezes, porém, o plasma ou soro pode estar normal e a hiperlipidemia somente será constatada pelas determinações laboratoriais de colesterol e triglicerídios na amostra sanguínea.[2,4]

Em razão dos potenciais riscos associados à hiperlipidemia, ela deve sempre ser tratada tanto em cães quanto em gatos. A hipertrigliceridemia grave tem sido associada a pancreatite, resistência insulínica,[7] convulsões, paralisia do nervo periférico, mudanças no comportamento, lipemia retinal e xantomas cutâneos, principalmente em gatos.[5-8] Além disso, a lipemia ainda interfere nos resultados de diversos testes laboratoriais de rotina. A hipercolesterolemia grave tem sido associada a arcos lipoides córneos, lipemia retinal e aterosclerose.[2,5]

Antes de iniciar um tratamento para hiperlipidemia, é fundamental que seja determinado se ela é primária ou secundária a doenças que causam distúrbios no metabolismo lipídico.[8] Com mais frequência, a hiperlipidemia canina e felina é secundária a diversas enfermidades endócrinas, como diabetes *mellitus*, hiperadrenocorticismo e hipotireoidismo, além de síndrome nefrótica, obesidade, pancreatite, colestase hepática, dietas ricas em gordura e administração de glicocorticoides e fenobarbital.[9,10]

As hiperlipidemias primárias ou idiopáticas devem ser diagnosticadas apenas após a exclusão de todas essas condições, sendo geralmente hereditárias, com marcante predisposição racial, a exemplo do Schnauzer miniatura.[2,4,6]

Modificações dietéticas, suplementos à base de óleos de peixe ou fármacos hipolipemiantes podem ser empregados no tratamento das hiperlipidemas, dependendo da gravidade e da persistência.[4]

Como a hipertrigliceridemia é a anormalidade mais comumente associada às hiperlipidemias primárias, o objetivo inicial da terapia se baseia na redução dos níveis séricos de triglicerídios, os quais, acima de 400 mg/dℓ, elevam o risco de pancreatite aguda, mediante dietas com baixo teor de gordura.[6,10]

A hipercolesterolemia parece estar mais associada à existência de uma doença subjacente, notadamente as endocrinopatias, e em geral se resolve com o controle do distúrbio metabólico de base.[5] Em casos raros, a hipercolesterolemia isolada é identificada na hiperlipidemia primária de Schnauzers miniatura, estando quase sempre acompanhada de hipertrigliceridemia moderada a grave.[6] A hipercolesterolemia nessas condições resulta da redução do *clearance* e do aumento da produção dos quilomícrons ou lipoproteína de densidade muito baixa (VLDL), pois essas moléculas contêm pequenas quantidades de colesterol livre e esterificado.[12]

A abordagem terapêutica inicial da hiperlipidemia primária inclui dieta com restrição de gordura. Idealmente, a concentração de gordura deve ser inferior a 8% ou menor que 25 g/1.000 kcal em cães e inferior a 10% ou menor que 30 g/1.000 kcal em gatos. No entanto, é importante também que o teor de proteína seja moderado, superior a 18% ou maior que 60 g/1.000 kcal em cães e superior a 30% ou maior que 85 g/1.000 kcal em gatos. Vale lembrar que a porcentagem desses nutrientes deve sempre ser calculada em relação à energia metabolizável da dieta, não em relação à matéria seca.[9,10]

Há, no mercado, algumas dietas terapêuticas formuladas com restrições rigorosas de gordura (< 8%), sendo essas dietas de grande aplicabilidade aos animais com hiperlipidemia grave ou com histórico recente de pancreatite aguda. No entanto, a longo prazo, cães e gatos hiperlipidêmicos se beneficiarão mais com dietas com restrição moderada de gordura (8 a 12%) e maiores concentrações de proteínas e fibras.[8] Dietas hipoproteicas podem causar aumento da concentração sérica de colesterol e, portanto, devem ser evitadas, a menos que outras doenças concomitantes justifiquem sua prescrição.[13] Já as fibras interferem na absorção de glicose, melhoram a atividade do receptor de insulina[1] e comprometem a reabsorção entérica dos ácidos biliares, fazendo com que o fígado utilize o colesterol para aumentar a síntese dos ácidos biliares, sendo de extrema importância para o controle da hipercolesterolemia.[5]

Ressalta-se, ainda, que, se o animal for obeso, um programa de redução de peso deverá ser instituído em adição à ração pobre em gordura e rica em fibras.[14]

Caso a dieta com baixo teor de gordura e, portanto, menos calórica resulte em perda de peso indesejável em cães e gatos, a suplementação com óleo composto de triglicerídios de cadeia média (TCM), na dose de 0,5 mℓ/kg/dia, pode ser oferecida. O óleo proveniente do TCM é transportado diretamente do intestino ligado à albumina e não requer a formação de quilomícrons para o seu transporte, sendo uma fonte dietética de gordura alternativa. Em gatos, porém, sua administração torna-se difícil devido a sua baixa palatabilidade.[2,11]

A concentração sérica de triglicerídios deve ser reavaliada em animais com hiperlipidemia primária após 4 a 6 semanas de alimentação com restrição de gordura. Caso os valores não tenham sido reduzidos satisfatoriamente, deve-se investigar se os proprietários não estão oferecendo outras fontes de gordura, como petiscos e alimentos caseiros, e também se certificar da inexistência de endocrinopatias de base.[5]

O manejo terapêutico de um animal com hiperlipidemia secundária baseia-se, de preferência, na terapia da doença de base.[8] No entanto, todos se beneficiarão de uma dieta pobre em gordura inicialmente. Em casos de hipertrigliceridemia e/ou hipercolesterolemia grave, a intervenção medicamentosa, em geral, é necessária para evitar complicações clínicas, notadamente pancreatite e convulsões. Dentre os medicamentos hipolipemiantes empregados, destacam-se os derivados do ácido fíbrico, como a genfibrozila (200 mg/dia/cão) e o bezafibrato (5 mg/kg/dia) para tratar a hipertrigliceridemia ou a hiperlipidemia mista e as estatinas utilizadas empiricamente em cães para tratar a hipercolesterolemia isolada.[14,15]

As dietas comerciais com baixo teor de gordura nem sempre são eficientes na resolução da hipertrigliceridemia, já que esses lipídios (VLDL rica em triglicerídios) são sintetizados endogenamente.[4] De modo geral, a hiperquilomicronemia pura (diagnosticada pelo teste de refrigeração, no qual há formação de uma camada cremosa acima de uma camada de soro turva) responde mais rapidamente à restrição dietética de gordura do que a hipertrigliceridemia mista (aumento de quilomícron e triglicerídios), já que os quilomícrons são provenientes da gordura da dieta alimentar.[5,16]

Mesmo quando a hiperlipidemia persistir após 6 semanas de manejo dietético adequado, as dietas terapêuticas pobres em gordura deverão ser mantidas e associadas a outros agentes hipolipemiantes, por exemplo, os ácidos graxos ômega-3 presentes em óleos de peixe.[8,16]

Óleos de peixes, que são uma importante fonte de ácido linolênico e gordura poli-insaturada ômega-3, têm se mostrado eficazes na redução dos níveis séricos de triglicerídios, particularmente em seres humanos; na diminuição na produção de partículas de VLDL;[3,10] no aumento da atividade da lipoproteína lipase; na diminuição da absorção intestinal de glicose e lipídios; no aumento da secreção de colesterol para a bile; e na redução da absorção de colesterol e das concentrações de ácidos graxos livres.[8]

Além disso, os óleos de peixe são substratos pobres para as enzimas sintetizantes de triglicerídios, e seu uso leva à formação de partículas de VLDL pobres em triglicerídios. Alguns autores recomendam a suplementação com óleo de um peixe semelhante ao arenque, na dose de 200 mg/kg/dia, para auxiliar no controle da hipertrigliceridemia em cães,[5,14,16] assim como concentrados de lipídios marinhos ricos em ácidos graxos ômega-3, na dose de 30 mg/kg/dia.[2,13] É necessário certificar-se de que as cápsulas de óleos de peixe compreendam uma combinação de alfa-ácido linolênico e ácidos graxos poli-insaturados de cadeia longa ômega-3, eicosapentaenoico (EPA) e docosaexaenoico (DHA), isso porque muitos produtos denominados "suplementos ômega-3" contêm porcentagem elevada de AG não ômega-3. Outro inconveniente é o odor de peixe que o animal pode adquirir, sendo rejeitado por alguns proprietários.[8]

Como a patogênese da hiperlipidemia primária em cães e gatos não está totalmente esclarecida, tratamentos utilizados na deficiência familiar da lipoproteína lipase em seres humanos têm sido investigados em pequenos animais, como o uso de vários antioxidantes orais (alfa-tocoferol, betacaroteno, vitamina C, selênio e metionina), que auxiliam na prevenção de pancreatite, mesmo não apresentando efeitos hipolipemiantes. A justificativa para essa prevenção apoia-se no fato de que distúrbios na homeostase da glutationa, associados ao aumento de radicais livres nas células acinares pancreáticas, podem ser o evento inicial na pancreatite aguda.[17]

Além disso, é prudente associar antioxidantes orais quando os ácidos graxos ômega-3 são administrados cronicamente, visto que aumentam o risco de oxidação das membranas lipídicas.[9] Suplementos que contêm essa associação estão disponíveis comercialmente, em particular voltados para o consumo humano no auxílio à prevenção de doenças cardiovasculares.

Muitas condições podem causar hiperlipidemia em cães e gatos, e um diagnóstico de hiperlipidemia primária deve ser feito com base na exclusão das causas de hiperlipidemia secundária. Em ambas as situações, os níveis elevados de colesterol e, sobretudo, os de triglicerídios devem ser tratados de forma adequada, inicialmente com dieta e, se necessário, com o auxílio de ácido graxo ômega-3 e substâncias hipolipemiantes, haja vista as potenciais complicações clínicas que podem ocorrer na hiperlipidemia persistente.

REFERÊNCIAS BIBLIOGRÁFICAS

1. Armstrong PJ, Ford RB. Hyperlipidemia. In: Bonagura JD. Kirk's current veterinary therapy – small animal practice. Philadelphia: Saunders; 1989. p. 1046-50.
2. Whitney MS. Evaluation of hyperlipidemias in dogs and cats. Semin Vet Med Surg Small Anim. 1992;7:292-30.
3. Watson TDG, Barrie J. Lipoprotein metabolism and hyperlipidemia in the dog and cat: a review. J Small Anim Pract. 1993;34:479-87.
4. Bauer JE. Evaluation and dietary considerations in idiophatic hyperlipidemia in dogs. J Amer Vet Med Assoc. 1995;206:1684-88.
5. Elliot DA. Distúrbios do metabolismo. In Nelson RW, Couto CG, editores. Medicina interna de pequenos animais. 3. ed. Rio de Janeiro: Elsevier; 2006. p. 787-92.
6. Xenoulis PG, Suchodolski JS, Levinski MD, Steiner JM. Investigation of hypertriglyceridemia in healthy miniature Schnauzers. J Vet Int Med. 2007;21:1224-30.
7. Xenoulis PG, Levinski MD, Suchodolski JS, Steiner JM. Association of hypertriglyceridemia with insulin resistance in healthy miniature Schnauzers. J Amer Vet Med Assoc. 2011;238:1011-6.
8. Ford RB. Clinical management of lipemic patients. Comp. 1996;18:1053-65.
9. Schenck P. Diagnostic approach to the hyperlipidemic cat and dietary treatment. In: Pibot P, Biourge V, Elliot D (editors). Encyclopedia of feline clinical nutrition. Royal Canin, France: Aniwa SAS; 2006. p. 235-59.
10. Schenck P. Canine hyperlipidemia: causes and nutritional management. In: Pibot P, Biourge V, Elliot D, editors. Encyclopedia of canine clinical nutrition. Royal Canin, France: Aniwa SAS; 2008. p. 223-46.
11. Jones BR, Manella C. Some aspects of hyperlipidemia in the dog and cat – clinical review. Aust Vet Pract. 1990;20:136-42.
12. Bauer JE. Lipoprotein-mediated transport of dietary and synthesized lipids and lipid abnormalities of dogs and cats. J Amer Vet Med Assoc. 2004;224:668-75.
13. Hansen B, DiBartola SP, Chew DJ, Brownie C, Nagode L. Clinical and metabolic findings in dogs with chronic renal failure fed two diets. Amer J Vet Res. 1992;53:326-34.
14. Duncan J. Investigação de hiperlipidemia. In: Mooney CT, Peterson ME, editors. Manual de endocrinologia canina e felina. São Paulo: Roca; 2009. p. 59-67.
15. De Marco V, Noronha KSM. Avaliação terapêutica da sinvastatina e bezafibrato nas dislipidemias caninas primárias e secundárias; 2009. Faculdade de Medicina Veterinária, Universidade Guarulhos. Guarulhos (SP).
16. Bauer JE. Hyperlipidemias. In: Ettinger SJ, Feldman EC (editors). Textbook of veterinary internal medicine. Philadelphia: Saunders; 2000. p. 283-92.
17. Heaney AP, Sharer N, Rameh B, Braganza JM, Durrington PN. Prevention of recurrent pancreatitis in familial lipoprotein lipase deficiency with high-dose antioxidant therapy. J Clin End Met. 1999;84:1203-5.

37 Gastrenteropatias em Cães e Gatos

Yves Miceli de Carvalho

INTRODUÇÃO

As dietas que auxiliam os tratamentos das perturbações digestivas consistem em fornecer ao cão ou ao gato uma alimentação com volume limitado composta de nutrientes facilmente digeríveis. Ao contrário da medicina humana, uma alimentação concentrada em gorduras, enriquecida com nutracêuticos e prescrita por um período de tempo suficiente é muito favorável para cães e gatos.

Em algumas doenças do sistema digestório, foi demonstrada a importância de uma dieta com níveis reduzidos em gorduras, em média 5% na matéria seca, e fibras alimentares. Desse modo, a doença intestinal justifica uma dupla abordagem nutricional.

EPIDEMIOLOGIA

As perturbações gastrintestinais constituem um dos três principais motivos da consulta médica veterinária.[1] No caso dos cães, algumas raças – como o Pastor-Alemão, o Setter Irlandês e o West Highland White Terrier – apresentam sensibilidade maior.

Nos felinos, a maior prevalência pode ser observada em gatos da raça Siamês.[2]

Apesar de nem sempre ser determinada uma etiologia, as principais causas clínicas são diarreia crônica, inflamação crônica do intestino, má assimilação, colite, proliferação bacteriana do intestino delgado e insuficiência pancreática exócrina.

FISIOPATOLOGIA

A diarreia crônica (em média, duração maior ou igual a 2 semanas) resulta em um distúrbio de secreção e absorção dos fluidos através da mucosa intestinal. Antes de qualquer prescrição, é importante determinar a origem de uma diarreia crônica: do intestino delgado ou do cólon.

A proliferação bacteriana no nível do intestino delgado pode ter origem na redução da motilidade intestinal, na retenção do conteúdo intestinal, na redução da acidez estomacal, na deficiência do suco pancreático ou na presença de resíduos alimentares.

A colite, ou inflamação do cólon ou do reto, caracteriza-se por tenesmo, flatulências, vestígios de sangue nas fezes e dor abdominal.

ABORDAGEM NUTRICIONAL CLÁSSICA

Classicamente, os alimentos com nutrientes equilibrados para animais com diarreia apresentam nível reduzido em gorduras. De fato, existe uma teoria inspirada na medicina humana segundo a qual, em caso de doenças digestivas, as bactérias destroem sais biliares e impedem a assimilação das gorduras. Na prática, as perturbações digestivas de inúmeros cães e gatos melhoram após o consumo de alimentos muito digestíveis com níveis em gorduras superiores a 20%.

ABORDAGEM NUTRICIONAL ATUAL

A nutrição do animal com problemas digestivos tem por finalidade restaurar as funções digestivas, por um lado proporcionando aos animais nutrientes facilmente assimiláveis pelo intestino delgado e, por outro, nutrindo a microbiota do cólon com os nutrientes necessários ao restabelecimento do seu equilíbrio.

Fornecimento de nutrientes rapidamente assimiláveis pelo intestino delgado

Dieta concentrada em energia para reduzir o volume alimentar

Para compensar a perda da atividade enzimática das vilosidades intestinais, apenas um alimento concentrado em nutrientes, de elevada digestibilidade e, como tal, de elevada densidade energética – rico em gorduras –, limita o volume da refeição e reduz, de maneira considerável, a sobrecarga do intestino em nutrientes.

Nutrientes digestíveis

Gorduras

Apresentam vantagens em termos de doença intestinal. Retardam o esvaziamento gástrico e prolongam a digestão. Sua digestibilidade pode ser superior a 90%, sendo os nutrientes mais digeríveis.[3]

As medidas da digestibilidade demonstram que a incorporação de até 60% é bem tolerada pelo cão saudável.[4] Entretanto, a atividade das lipases pancreáticas não é ultrapassada. Com efeito, pelo menos 50% das gorduras alimentares são absorvidas na total ausência de enzimas pancreáticas.[5] Em caso de diarreia, os gatos suportam melhor um alimento rico em gorduras do que rico em carboidratos.[6]

A contribuição de gorduras sob a forma de triglicerídios de cadeias curta e média – obtidos do óleo de coco – poupa os sais biliares. Os ácidos graxos de cadeias curta e média são rapidamente digeridos, transportados e metabolizados facilmente; sua incorporação no tecido adiposo é bastante reduzida.

Carboidratos

O arroz, como fonte de amido, melhora a digestibilidade da matéria seca, das proteínas e das gorduras.[7] Caracterizado por um amido de estrutura pouco ramificada (amilopectina) e, como tal, mais digerível e com teor bastante reduzido de fibras alimentares (menor que 2%), o arroz apresenta digestibilidade máxima e diminui a quantidade de fezes. A moagem fina dos cereais torna-os mais acessíveis às enzimas digestivas.

Restauração da microbiota

Redução da quantidade de proteínas indigeríveis no nível do cólon

A escolha de fontes de proteínas e amido determina a tolerância digestiva. Proteínas com elevado valor biológico e muito digeríveis, como o isolado de proteína de soja (digestibilidade maior que 95%), diminuem o fornecimento de proteínas indigeríveis para o cólon e a ocorrência de putrefações indesejáveis, que podem desequilibrar a microbiota.

Fibras

As fibras não fermentáveis apresentam efeito regulador do trânsito intestinal, mas não fornecem um substrato energético para a população bacteriana do intestino grosso. Em contrapartida, as fibras fermentáveis da polpa de beterraba, apenas parcialmente degradadas no intestino delgado, representam um substrato de eleição para as bactérias que se degradam em ácidos graxos voláteis (AGVs).

Os AGVs apresentam tropismo pela mucosa intestinal.[8] As fibras fermentáveis também contribuem para a regulação da motilidade do sistema digestório.

Fornecimento de nutracêuticos com tropismo digestivo

A prescrição médica sem acompanhamento nutricional pode, na melhor das hipóteses, retardar o desaparecimento dos sintomas ou, na pior, acentuar sua expressão.

A formulação de base – que contribui com a energia e os nutrientes essenciais – é reforçada pela incorporação de nutrientes que atuam positivamente no intestino delgado ou no equilíbrio da microbiota. Esses nutracêuticos com tropismo digestivo combatem a proliferação microbiana intestinal, nutrem e protegem a mucosa digestiva e contribuem para a regulação da motilidade do sistema digestório.

Uso de argilas

Argila de estrutura tetraédrica, denominada "zeólita", que apresenta grande superfície de contato – várias centenas de metros quadrados por grama – adsorve as toxinas bacterianas, os gases (NH_3), os ácidos biliares, assim como o excesso de água presente no lúmen intestinal. A zeólita forma uma película protetora sobre a mucosa intestinal.

Fruto-oligossacarídios

Os fruto-oligossacarídios (FOS) são rapidamente fermentados pela microbiota. Eles estimulam o crescimento da população bacteriana benéfica para o processo digestivo (*Lactobacillus*, bifidobactérias) e inibem a proliferação das bactérias patogênicas (*E. coli*, *Clostridium* etc.).[9,10] Os *Lactobacilli* secretam as vitaminas B_1, B_6, B_2, PP e um peptídio antibacteriano, que atuam contra as enterobactérias. Os FOS favorecem a digestão e a absorção dos nutrientes.

Os Mannan-oligossacarídios (MOS), extraídos das paredes das leveduras, têm dupla ação sobre a saúde digestiva: (1) limitam o desenvolvimento de bactérias potencialmente patogênicas mediante a inibição competitiva dos locais de ligação na mucosa intestinal.[11] As bactérias patogênicas não conseguem, fisicamente, alcançar e aderir aos enterócitos, e são eliminadas com as fezes; (2) estimulam a imunidade local no nível do aparelho digestório, aumentando os níveis de imunoglobulinas (Ig) A locais. Os MOS aumentam a população de neutrófilos responsáveis pelas defesas não específicas.[12]

Ácidos graxos essenciais da série ômega-3

Os ácidos eicosapentaenoico (EPA) e docosaexaenoico (DHA), existentes em concentrações elevadas no óleo de peixe, estimulam a irrigação da lâmina própria e aumentam a absorção dos nutrientes e a eliminação dos produtos metabólicos para o sistema porta. Reduzem, igualmente, os processos de má absorção e ativam a produção de mediadores anti-inflamatórios por competição com o ácido araquidônico.

ESTUDOS CLÍNICOS

Benefícios de um alimento com níveis acima de 20% de gorduras

Um estudo clínico realizado em 12 cães com diagnóstico confirmado (bioquímica, endoscopia, histologia) de perturbações gastrintestinais crônicas (insuficiência pancreática exócrina; doença inflamatória crônica do intestino, proliferação bacteriana intestinal, gastrite aguda ou crônica) ilustra o impacto de um alimento com nível concentrado em gorduras altamente digeríveis sobre a evolução dos sintomas. As observações realizadas nesse ensaio (avaliação das modificações do apetite, frequência dos vômitos e flatulências, evolução do peso, consistência fecal e condição física 15 a 30 dias após o início do tratamento nutricional) ilustram, a curto prazo, os benefícios de uma dieta rica em gorduras sobre o apetite, o ganho de peso e o desaparecimento dos sintomas (diarreia, vômito etc.). A prescrição a longo prazo, combinada com uma terapêutica sintomática, permite manter a boa condição física dos animais sujeitos a recidivas.

Benefícios de um alimento com níveis até 19% de gorduras e proteínas hidrolisadas

Oito cães com doença inflamatória crônica do intestino, diagnosticados a partir de biopsias, foram alimentados com um alimento rico em gorduras (19%), tendo como única fonte proteica um hidrolisado de isolado de soja. Não foi efetuado qualquer outro tratamento durante o período inicial de 4 semanas. A avaliação dos sintomas clínicos e das lesões intestinais (endoscopia bimensal) destacou melhora nítida da consistência fecal nos oito cães, normalização dos movimentos intestinais em seis dos oito cães e redução da infiltração da mucosa intestinal em dois dos cães.[13]

Estudo multicêntrico

Foi realizado um estudo multicêntrico em 25 animais (14 cães e 11 gatos) com diarreia crônica não parasitária (permanente ou intermitente), alimentados durante 30 dias com um alimento à base de hidrolisado proteico com 19% de gorduras. Os resultados mostraram o benefício dos nutrientes altamente digestíveis sobre a evolução dos sintomas. A consistência fecal melhorou em todos os cães e gatos no fim do ensaio.

CASOS PARTICULARES

Algumas afecções – como a pancreatite, a linfangiectasia (dilatação acentuada da rede linfática intestinal) ou a enteropatia exsudativa, que se traduzem por perturbação da absorção das gorduras – requerem, imperativamente, a prescrição de um alimento com o menor teor possível em gorduras, sem enriquecimento com fibras. Na pancreatite, é fundamental evitar a liberação das enzimas pancreáticas, reduzindo estritamente o teor de gorduras. Os ácidos graxos estimulam os receptores da mucosa que libertam a colecistoquinina, poderoso estimulador da secreção pancreática.[14]

Doença hepática

O suporte nutricional da doença hepática baseia-se em quatro fatores:

- Manutenção do balanço nitrogenado, evitando sinais de encefalopatia hepática, com um nível equilibrado de proteínas de origem vegetal de altíssima qualidade e valor biológico
- Redução do teor de cobre e exploração da competição entre o cobre e o zinco pela absorção intestinal
- Utilização de fibras fermentáveis para diminuir a absorção da amônia e de outras toxinas de origem bacteriana no nível do cólon
- Utilização de um complexo de vitaminas antioxidantes e microminerais que auxiliem no metabolismo, minimizando os efeitos de metabólitos e reduzindo a sobrecarga hepática.

Epidemiologia

A incidência da doença hepática é baixa. É possível citar dois grandes grupos de afecções:

- Os *shunts* portossistêmicos (congênitos ou adquiridos), nos quais se observam, com frequência, sintomas de encefalose hepática
- As doenças que afetam o parênquima: insuficiência hepática aguda ou crônica e as hepatites de origem viral ou secundária a uma parasitose, nas quais a icterícia é um sintoma frequente.

No caso de raças predispostas, observa-se sensibilidade hepática particular em cães das raças West Highland Terrier, Cocker Spaniel, Labrador Retriever, Dobermann e Pinscher.[15]

Outra doença é de estocagem de cobre em cães das raças West Highland White Terrier, Bedlington Terrier, Skye Terrier e Dálmata.[16]

Sintomatologia

Os sintomas predominantes são anorexia, vômitos, polidipsia (em média, 75% dos casos), diarreia, perda de peso e icterícia aparecem em menor frequência.[15]

Fisiopatologia

O fígado é reconhecido como o "chefe" do metabolismo. Apresenta mais de 1.500 funções. Entre as mais importantes, é possível citar:

- Manutenção da homeostasia
- Regulação do balanço hormonal
- Síntese de fatores de coagulação
- Distribuição
- Neutralização dos subprodutos endógenos
- Importante papel na função imunológica.

O fígado apresenta excepcional capacidade de regeneração: em torno de 70% do tecido hepático pode apresentar sinais de regeneração algumas semanas após ser lesionado.

Alimentação do paciente com doença hepática

Durante muito tempo, o tratamento nutricional da doença hepática ficou restrito à utilização de alimentos industrializados, formulados para animais com doença renal crônica.

A restrição proteica desses alimentos, na maioria dos casos, é um tanto grave e não apresenta limitações em relação aos níveis de cobre.

Os objetivos da nutrição como meio de terapia em animais com insuficiência hepática são três:

- Prevenir a má nutrição
- Prevenir os danos e estimular a regeneração hepática
- Prevenir as complicações metabólicas, principalmente a encefalose hepática e a ascite.

Nova abordagem na terapia nutricional hepática

Prevenção da má nutrição

Proteína e energia

O fornecimento específico de proteína e energia para os pacientes, de acordo com a espécie, é de suma importância (para cães, de 110 a 130 kcal de energia metabolizável/$kg^{0,75}$; para gatos, de 50 a 60 kcal/kg) para preservar a massa muscular (massa magra) e evitar a perda de peso, assim como para prevenir o catabolismo proteico frequente em pacientes acometidos por insuficiência hepática.[17]

Ao contrário do que se pensa, cães e gatos com insuficiência hepática toleram muito bem níveis mais elevados de gordura no alimento (30 a 50% de calorias).[18]

A restrição lipídica deverá ser considerada somente nos casos de esteatorreia e de esteatose hepática. A intolerância à glicose é comum em pacientes com insuficiência hepática, e alimentos ricos em açúcares que apresentem digestibilidade elevada não podem ser recomendados para gatos. Os açúcares não podem representar mais de 35% do valor calórico do alimento para gatos e 45% para cães. O arroz apresenta excelente digestibilidade para ambas as espécies, sendo uma fonte importante de carboidrato. O fornecimento adequado de proteínas de alto valor biológico (perfil de aminoácidos e digestibilidade) é essencial para garantir equilíbrio proteico positivo e regeneração hepática.[17-19]

Em situações nas quais o fornecimento seja excessivo ou as fontes de proteínas sejam de má qualidade, pode ocorrer agravamento dos sinais de encefalopatia. Considera-se que as necessidades mínimas de pacientes com insuficiência hepática são semelhantes às de animais saudáveis. Para os cães, as proteínas devem representar, no mínimo, 10 a 14% das calorias; para os gatos, 20%. A maioria dos carnívoros domésticos com insuficiência hepática tolera níveis mais elevados. O objetivo para o médico-veterinário clínico será oferecer quantidade maior de proteína.

Os animais com *shunts* hepáticos são os que apresentam tolerância menor. Já os gatos acometidos por esteatose hepática suportam níveis em torno de 35 a 50% de proteínas na dieta. O racionamento dos pacientes deve ser ajustado em função da resposta clínica do paciente. Em um animal no qual a realimentação foi reiniciada, é importante fazê-la progressivamente, chegando à totalidade do alimento (100% da necessidade) em torno de 7 dias após o início, para que o sistema digestório se readapte. Para não ultrapassar a capacidade metabólica do fígado nem sua função "tampão" no período pós-prandial (importante na manutenção da glicemia), a quantidade diária deverá ser fracionada em várias e pequenas refeições; a quantidade de refeições aumenta proporcionalmente à gravidade da perda de função (de 2 a 8/dia).

Em pacientes acometidos de insuficiência hepática, as carências observadas com maior frequência são as de potássio e zinco, assim como de algumas vitaminas (K e do complexo B). A carência de potássio pode ser corrigida com fluidoterapia e/ou suplementos alimentares. A carência em zinco deve-se à anorexia. Em caso de hemorragias, recomendam-se injeções de vitamina K_1 (1,5 mg/kg intramuscular, três vezes a cada 12 horas). As dietas serão enriquecidas com vitaminas (K e do complexo B). Nos carnívoros domésticos, a vitamina C é sintetizada pelo fígado. Desse modo, recomenda-se suplementação nutricional.[20]

Nutrição preventiva ou de tratamento

Após a assimilação, o cobre é armazenado no fígado e, quando em excesso, é eliminado pela bile. Algumas doenças hereditárias e a obstrução das vias biliares provocam acúmulo patológico de cobre no fígado. O cobre em excesso pode aumentar a produção de radicais livres, e estes podem causar necrose nos hepatócitos. Em animais com insuficiência hepática, recomenda-se a restrição nos níveis de cobre.

Nos enterócitos, o zinco estimula a produção de uma proteína, a metalotioneína, que fixa o zinco e o cobre, impedindo assim sua assimilação. Alimentos ricos em zinco inibem a absorção do cobre e são recomendados para animais com insuficiência hepática.[17,19]

Favorecidos por fenômenos inflamatórios crônicos e excesso de cobre, os radicais livres desempenham um papel importante na patogenia e na progressão de lesões hepáticas. Portanto, suplementos de antioxidantes são indicados em apoio ao tratamento. A combinação de diferentes antioxidantes é importante para a ação mais eficiente e em sinergia.[17,21]

Importância das proteínas

As proteínas são essenciais para a regeneração hepática. O objetivo é oferecer um nível elevado, quando comparado com um alimento de manutenção, desde que o paciente suporte, sem o comprometimento dos sintomas. Os animais que apresentam *shunts* hepáticos e aqueles com doenças hepáticas mais graves são os que apresentam menor tolerância.[17,18]

Apoio dos nutracêuticos

Um exemplo importante é o da L-carnitina, pois ela permite o transporte de ácidos graxos do citoplasma para as mitocôndrias.

Em pacientes acometidos de doença hepática grave e que apresentam redução da biossíntese de carnitina e em casos de lipidose hepática, a suplementação em carnitina apresenta efeito benéfico.[19]

Prevenção das complicações metabólicas

Encefalopatia hepática

Em animais acometidos de *shunts* hepáticos ou com lesões hepáticas graves, o fornecimento excessivo de proteínas pouco digeríveis pode provocar ou agravar os sinais de encefalopatia hepática. O objetivo clínico é oferecer o nível mais elevado de proteínas que o paciente puder suportar. A natureza das proteínas utilizadas é muito importante, as de origem vegetal e as de origem láctea são mais bem toleradas.[17-20,22]

As proteínas de origens vegetal e láctea são menos ricas em DNA, RNA e outros compostos nitrogenados do que as proteínas de origem animal, que poderiam estar indicadas para a patogenia da encefalopatia hepática.

As fibras alimentares em quantidade moderada são favoráveis aos animais com insuficiência hepática. As fermentáveis são utilizadas pela microbiota; elas estimulam a incorporação do amoníaco nas proteínas bacterianas, que, em seguida, são eliminadas nas fezes. A fermentação dessas fibras é responsável pela redução do pH do cólon, diminuindo a produção e a absorção do amoníaco. As fibras não fermentáveis apresentam efeito favorável, acelerando o trânsito intestinal e absorvendo partes das toxinas.[18,19]

Ascite

Uma das causas da ascite é a diminuição da pressão oncótica associada à hipoalbuminemia. Isso pode ser minimizado prevenindo a má nutrição proteica.

Em animais com ascite e hipertensão portal, indica-se a restrição moderada do sódio alimentar (menor que 0,5 g de Na/1.000 kcal).[17-19]

CONSIDERAÇÕES FINAIS

Nos casos de gastrenteropatias, a escolha de uma dieta rica (20%) ou pobre (5%) em gorduras depende da origem da perturbação digestiva e da condição física do animal. Os alimentos ricos em gorduras são mais palatáveis e permitem dosagens mais concentradas; são bem tolerados pela maioria dos cães e dos gatos com afecções digestivas.

Os alimentos com teor reduzido em gorduras e em fibras deverão ser reservados para casos de pancreatite ou de linfangiectasia. A oferta de nutracêuticos com tropismo digestivo permite, em todos os casos, maximizar a rápida restauração da função digestiva.

A terapia nutricional é essencial para pacientes acometidos de insuficiência hepática. A anorexia e a má nutrição são frequentes, devendo o médico-veterinário clínico acompanhar a ingestão do alimento. Os objetivos dos tratamentos nutricionais são prevenir a má nutrição, favorecer a regeneração do parênquima hepático e minimizar as complicações metabólicas, sobretudo a encefalopatia hepática. O nível, a qualidade e as fontes de proteínas; os níveis de cobre e zinco; a concentração energética; os suplementos em antioxidantes; e as fibras fermentáveis são os principais elementos na terapia nutricional da doença hepática.

REFERÊNCIAS BIBLIOGRÁFICAS

1. Lund EM. Health *status* and population characteristics of dogs and cats examined at private veterinary practices in the United States. JAVMA. 1999;214(9).
2. Purdue Veterinary Medical Database Report (1981-2000) VMDB Publishing Award 1248 Lynn Hall, Purdue University – West Lafayette, IN 47907; 1999.
3. Debraekeller J, Gross KL, Zicker SC. Normal dogs in small animal clinical nutrition, Mark Morris Institute. Walsw Publ Comp. 2000:233.
4. Westermarck E, Juntilla JT, Wiberg ME. Role of low dietary fat in the treatment of dogs with exocrine pancreatic insufficiency. Am J Vet Res. 1995;56(5):600-5.
5. Strombeck DR. Small and large intestine: normal structure and function. In: Strombeck's small animal gastroenterology. Philadelphia: WB Saunders; 1996: p. 329-33.
6. Scherding RG. Diseases of the intestines. In: Scherding RG (editor). The cat: diseases and clinical management. New York: Churchill Livingstone; 1989; p. 955-1006.
7. Belay T, Shields RO, Wiernusz CJ *et al.* Evaluation of nutrient digestibility and stool quality of rice (Orya sativa) based canine diets. Vet Clin Nut. 1997;4(4):122-29.
8. Howard MD, Kerley MS, Mann FA, Sunvold GD, Reinhart GA. Blood flow epithelial cell proliferations of the canine colon are altered by source of dietary fiber. Vet Clin Nut. 1999;6(2):8-15.
9. Sparkes AH, Papasouliotis K, Sunvold G, Werret G, Clarke C, Jones M *et al.* Effects of dietary supplementation with fructooligosaccharides on fecal flora of healthy cats. Am J Vet Res. 1998;59:436-40.
10. Sparkes AH, Papasouliotis K, Sunvold G, Werret G, Clarke C, Jones M *et al.* Bacterial flora in the duodenum of healthy cats, and effects of supplementation with fructooligosaccharides. Am J Vet Res. 1998;59:431-35.
11. Harmon D. Incidence of dietary inclusion of Mannanoligosaccharide on diet component digestibility and intestinal bacteria. University of Kentucky, Lexington, EUA; 1999.
12. O'Carra R. Effects of dietary inclusion of a Mannaoligosaccharide preparation on the immune system of rats and dogs. Cell and Molecular Biology Group, Department of Biochemistry, University College Galway, Ireland; 1997.
13. Dossin O, Semin MO, Raymond I, Delverdier M, Biourge V. Soy hydrolysate in the management of Canine IBD: a preliminary study. Proc. 12th ECVIM-CA/ESVIM Congress, Munich. 2002 Sep:167.
14. Marks SL, Fascetti AJ. Nutritional management of diarrheal diseases. In: Bonagura JD (editor). Kirk's current veterinary therapy. Philadelphia: WB Saunders; 1999(xiii):653-8.
15. Rothuizen J. Hépatite chronique et fibrose chez le chien: nouvelles approaches. Waltham Symposium, ESCG; 1999.
16. Webb CB, Twedt DC, Meyer DJ. Cooper-associated liver disease in Dalmatians: a review of 10 dogs (1998-2001). J Vet Intern Med. 2002;16(6):665-8.
17. Strombeck DR, Guiford WG. Small animal gastroenterology. 2. ed. Davis CA: Stonegate Publishing; 1990:465-518, 529-56, 629-47.
18. Biourge V. Nutrition and liver disease. Sem Vet Med Surg (Small Animal). 1997;12:34-44.
19. Center SA. Nutritional support for dogs and cats with hepatobiliary disease. J Nutr. 1998;128:2733S-46S.
20. Strombeck DR, Rogers QR. Effects of diet and hormones on plasma amino acids patterns in canine liver disease. In: Proceedings of the Waltham Symposium. 1987; Hannover, Germany; 114-20.
21. Wallace KP, Center SA, Hickford FH *et al.* S-adenosyl-L-methionine (SAMe) for the treatment of acetaminophen toxicity in a dog. J Am Anim Hosp Assoc. 2002;38:246-54.
22. Condon RE. Effect of dietary protein on symptoms and survival in dogs with Eck fistula. Am J Surg. 1971;121:107-14.

BIBLIOGRAFIA

Hickman MA. Interventional nutrition for gastrintestinal disease. Clin Tech Small Anim Pract. 1998;13(4):211-16.

Noaker LJ, Washabau RJ, Detrisac CJ, Heldmann E, Hendrick MJ. Cooper associated acute hepatic failure in a dog. J Am Vet Med Assoc. 1999;214(10):1502-6, 1495.

Sunvold G, Fahey Jr. GC *et al.* Dietary fiber for dogs: IV. *In vitro* fermentation of selected fiber sources by dog fecal inoculum and *in vivo* digestion and metabolism of fiber-supplemented diets. J Anim Sci. 1995;73:1099-109.

Willard MD. Le laboratoire en clinique vétérinaire. Ed. Maloine; 1996.

38

Manejo Nutricional do Diabetes *Mellitus* em Cães e Gatos

Flavia Maria Tavares Manoel Zimmer

O diabetes *mellitus* é uma enfermidade endócrina complexa de alta incidência em cães e gatos. O manejo nutricional dos pacientes diabéticos é um dos pontos-chave no tratamento da doença, podendo ser responsável pelo melhor controle dos índices glicêmicos e, com isso, pela maior qualidade e quantidade de vida dos pacientes. Como o comportamento nutricional dessas duas espécies é muito diferente, a abordagem nutricional terapêutica da doença torna-se única para cada uma delas.[1]

O objetivo do tratamento do diabetes envolve manutenção de um corpo saudável, com decréscimo de gordura e acréscimo de massa muscular; sensação de saciedade, evitando consumo excessivo de alimento; e estabilização e auxílio direto no controle da glicemia.[2]

Além da composição química, o tamanho das partículas e o processamento dos alimentos poderão influenciar a velocidade de digestão e absorção dos carboidratos. Partículas menores, determinadas tanto pelo processamento/preparo do alimento como pelo maior tempo de mastigação, facilitam a digestão e a absorção dos carboidratos, interferindo na exposição das moléculas à ação da amilase salivar (exceto nos felinos), responsável pela quebra parcial da parede celular do alimento. Além disso, o modo de cocção também poderá interferir na disposição das moléculas e na velocidade de absorção.[3]

A quantidade de amido na dieta mostrou ser o principal determinante da resposta glicêmica pós-prandial de cães saudáveis.[4] Há indícios muito bons em pessoas diabéticas para uma forte associação entre a exigência de dose de insulina e o conteúdo de carboidratos da refeição, independentemente de índice glicêmico, tipo e fonte de carboidratos ou perfil da composição de macronutrientes; o mesmo pode ser verdade para cães diabéticos.[3]

A resposta glicêmica pós-prandial de carboidratos na dieta poderia ser potencialmente influenciada pelo tipo de carboidrato e pelo modo como foi processada a digestão. A resposta glicêmica pós-prandial depende diretamente da absorção de glicose, frutose e galactose, porque exige o metabolismo hepático de conversão para glicose. Assim, o tipo de amido contido nos alimentados com dieta de carboidratos pode influenciar a resposta glicêmica pós-prandial;[4] por exemplo, a mandioca produz uma resposta glicêmica pós-prandial menor que o arroz em cães saudáveis.[5] A dieta do cão diabético deve conter alta concentração de carboidratos complexos, que correspondem àqueles com estrutura química maior, mais complexa, como os polissacarídios (amido, celulose). Por conta do tamanho de sua molécula, são digeridos e absorvidos lentamente, ocasionando aumento pequeno e gradual da glicemia.[6]

O efeito das fibras solúveis na redução da velocidade de absorção da glicose vem sendo atribuído tanto ao retardo do esvaziamento gástrico como à adsorção e à interação com os nutrientes, conferindo menor superfície de contato direto com a parede do intestino delgado.[7] A maior resistência à difusão através da mucosa ocorre em virtude da viscosidade conferida ao bolo alimentar de uma dieta rica em fibras. Exemplos de alimentos ricos em fibras solúveis que podem ser utilizados na dieta de cães: aveia, *psyllium*, ervilhas, lentilhas, casca de maracujá, maçã e laranja.[3]

As fibras insolúveis (lignina, celulose) devem ser adicionadas à dieta para diminuir a absorção de glicose pelo intestino e, assim, melhorar o controle glicêmico do animal diabético.[4] Essa dieta somente não pode ser oferecida a animais diabéticos magros, pois tem baixa densidade calórica, o que interfere no ganho de peso do animal e, consequentemente, resulta em emagrecimento. Exemplos de alimentos ricos em fibras insolúveis: arroz integral, aveia, farelo de trigo e cereais.[8]

A fibra fermentável é associada à capacidade de transporte intestinal de glicose e ao aumento do glucagon-*like*-peptídio-1 e aumenta a secreção de insulina em cães não diabéticos. O efeito final é a redução significativa da área sob a concentração de glicose no sangue *versus* a curva de tempo durante o teste oral de tolerância à glicose.[3]

A dieta muito rica em fibra pode trazer efeitos indesejados, como rejeição ao alimento, vômito, diarreia, flatulência e fezes volumosas, principalmente em felinos que não toleram dietas ricas em fibras. Além disso, pelo seu baixo teor calórico, pode influenciar o ganho de peso do paciente e, por isso, não deve ser utilizada em cães diabéticos com caquexia. Entretanto a dieta rica em fibra está associada à redução da frutosamina, da hemoglobina glicosilada, do glicerol livre e do colesterol, além de demonstrar importante melhora na capacidade de atividade dos animais.[1]

Dietas ricas em gorduras reduzem a morbidade e a mortalidade cardiovasculares em pessoas diabéticas. Embora a aterosclerose e a doença arterial coronariana geralmente não sejam uma preocupação clínica em cães diabéticos, pode ocorrer aterosclerose em associação ao diabetes canino espontâneo. Talvez a maior relevância clínica seja que o diabetes secundário à doença pancreática parece ser comum em cães e gatos, podendo o estado diabético também ser um fator de risco para pancreatite.[7]

Dietas com baixos teores de gordura minimizam o risco de pancreatite,[9] ajudam a reduzir o aporte calórico total para ocasionar perda ou manutenção de peso e controlam a hiperlipidemia. A hiperlipidemia com elevação de ácidos graxos livres (AGLs) na circulação inibe o metabolismo da glicose via ciclo ácido graxo/glicose. O aumento de AGLs induz betaoxidação, com aumento de produção de acetil-CoA. Isso resulta em inibição da piruvato desidrogenase e oxidação do piruvato. Ao mesmo tempo, o aumento de citrato e trifosfato de adenosina inibe a fosfofrutoquinase e a glicólise, resultando em acúmulo de glicose-6-fosfato (G-6-P). Esta, por sua vez, leva à inibição da atividade da hexoquinase, com redução da captação e fosforilação da glicose.[3]

O efeito dos ácidos graxos sobre a secreção de insulina é variável. A elevação na secreção de insulina é estimulada por ácidos graxos de cadeia longa e inibida diretamente com o grau de saturação. Os ácidos graxos poli-insaturados (PUFA) são benéficos no tratamento e na prevenção de obesidade e diabetes *mellitus*. Além de inibir a produção de mediadores pró-inflamatórios, que são produzidos na obesidade, aumentam o número de receptores de insulina em vários tecidos e melhoram as ações da insulina.[10,6]

O baixo teor de gordura, fibra e amido na dieta resultou, significativamente, em menor concentração média de colesterol total em comparação a qualquer uma das outras dietas e em menor média de glicerol e ácidos graxos livres do que a dieta comercial. Não se sabe se todos os benefícios de saúde podem ser atribuídos a essas melhorias no perfil lipídico.[3]

A L-carnitina é uma amina quaternária que desempenha um papel crucial no metabolismo do ácido graxo.[11] A suplementação de L-carnitina suprime a acidose e a cetogênese durante a inanição em cães. Sua adição na dieta pode aumentar a conversão de energia da oxidação de ácidos graxos e proteger os músculos do catabolismo durante a perda de peso.[3]

O tripicolinato de cromo é um mineral do suplemento dietético que mostrou aumentar a taxa de depuração de glicose do sangue em cerca de 10% em cães saudáveis. No entanto, esse potencial benefício somente é possível se houver deficiência de cromo, porque o cromo é um nutriente, não um fármaco. Assim, a suplementação somente pode resultar em benefícios se o animal é deficiente ou marginalmente deficiente em cromo. O cromo é utilizado para potencializar a capacidade de a insulina armazenar glicose e, teoricamente, ser útil a cães com resistência à insulina ou como adjuvante da terapêutica com insulina exógena. Também é possível que a ingestão inadequada de cromo por cães possa aumentar o risco de desenvolvimento de diabetes.[3]

Atualmente, concorda-se que, para cães, deve ser oferecida uma dieta rica em carboidratos complexos, como fibra alimentar e amido, compondo 55% da energia dietética. A fibra complexa apresenta digestão mais prolongada, permanecendo no sistema gastrintestinal por mais tempo e diminuindo a oscilação na hiperglicemia pós-prandial. Estudos demonstraram que fibras altamente fermentáveis melhoram a homeostasia da glicose em cães sadios.[12] A dieta deve ser livre de açúcares simples, que são absorvidos rapidamente, piorando a hiperglicemia preexistente. Deve-se restringir gorduras, fornecendo um teor menor que 20% no valor energético, para reduzir a cetonemia. As proteínas são necessárias em todos os processos metabólicos, portanto não devem ser ingeridas em cotas moderadas (14 a 30% é um valor adequado). Além disso, a restrição calórica somente deve acontecer em animais com sobrepeso.[13] Animais abaixo do peso devem ser alimentados com dietas inicialmente energéticas e, à medida que ganharem peso, passa-se a oferecer alimento com restrição de energia[7] (Figuras 38.1 e 38.2).

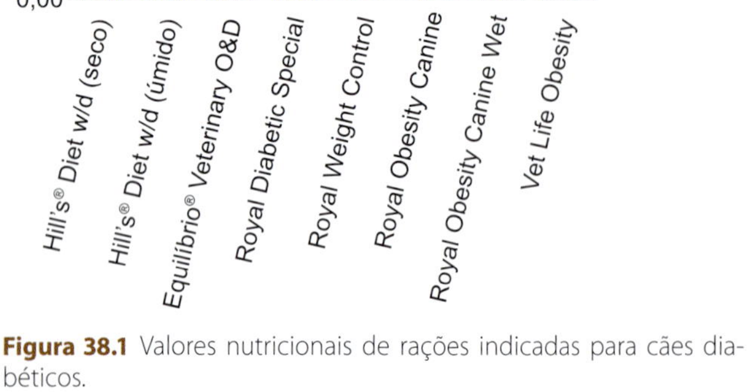

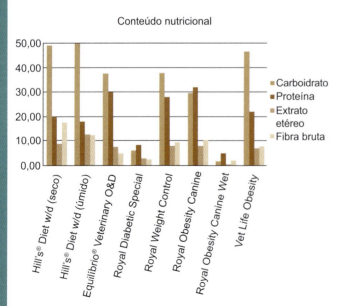

Figura 38.1 Valores nutricionais de rações indicadas para cães diabéticos.

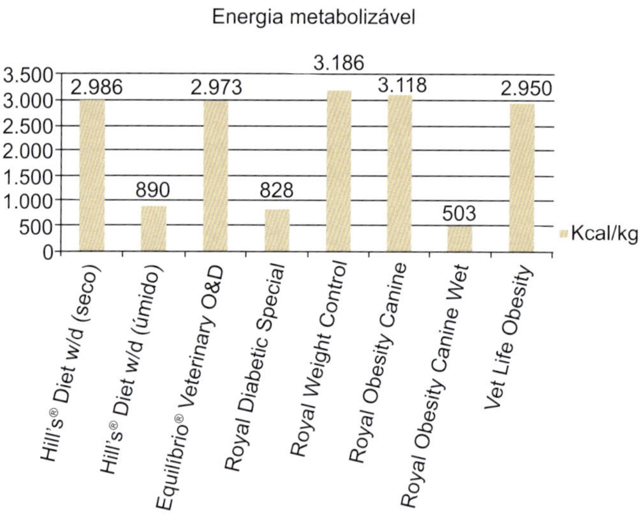

Figura 38.2 Energia metabolizável de rações indicadas para cães diabéticos.

PARTICULARIDADES NO TRATAMENTO NUTRICIONAL DE GATOS DIABÉTICOS

Há dois tipos de diabetes: 1 e 2. O diabetes tipo 2 é o mais comum em humanos e gatos. O diabetes tipo 1 acontece quando as células beta do pâncreas não são capazes de produzir insulina. O diabetes tipo 2 é caracterizado por dois problemas: o primeiro, como no tipo 1, é a habilidade diminuída do pâncreas para secretar insulina; o segundo é determinado por fatores geradores de resistência insulínica; porém, nesses casos, há capacidade de produção pancreática de insulina.[14]

Atualmente, a recomendação dietética para a boa gestão do diabetes baseia-se em dietas que reduzam a obesidade.[15] Para o correto manejo dessa condição, é necessário compreender que o gato é um carnívoro estrito e que suas necessidades nutricionais são diferentes das dos cães. Os gatos em vida selvagem comem presas (ratos e pássaros), que são ricas em proteínas, moderadas em gordura e com baixos teores de carboidrato.[9]

Os gatos apresentam hiperglicemia pós-prandial muito mais prolongada que os cães ou humanos. O pico das concentrações de glicose e insulina ocorre cerca de 6 a 12 horas após a ingestão, e apenas regressa a níveis basais 14 a 24 horas após a alimentação, dependendo do tipo de dieta.[16] A concentração de glicose sanguínea pós-prandial varia muito, dependendo da quantidade de carboidratos da dieta. Por esse motivo, é recomendada uma dieta comercial baixa em carboidratos e elevada em proteínas, em especial para gatos diabéticos, exceto se contraindicado por outra doença[17] (Figuras 38.3 e 38.4).

Os gatos são programados para utilizar a proteína como fonte de disponibilidade de energia, mesmo quando eles têm baixos níveis dela. Os gatos necessitam de concentrações elevadas de arginina, taurina, metionina, cisteína, tirosina e carnitina para manter as funções corporais.[17] Gatos não são adaptados para lidar com níveis elevados de carboidratos nos alimentos, pois não apresentam amilase salivar e têm baixa atividade das amilases pancreática e intestinal e dissacaridases. No fígado de gatos, a atividade da glucoquinase é mínima, sendo essa a enzima responsável pela fosforilação da glicose para ser armazenada ou oxidada. Os gatos têm capacidade reduzida de regular a atividade da hexoquinase hepática.[6] A frutose não pode ser administrada para gatos diabéticos, pois estes não a metabolizam. As dietas tradicionais para perda de peso baseiam-se em restrição de energia, o que efetivamente resulta em perda de

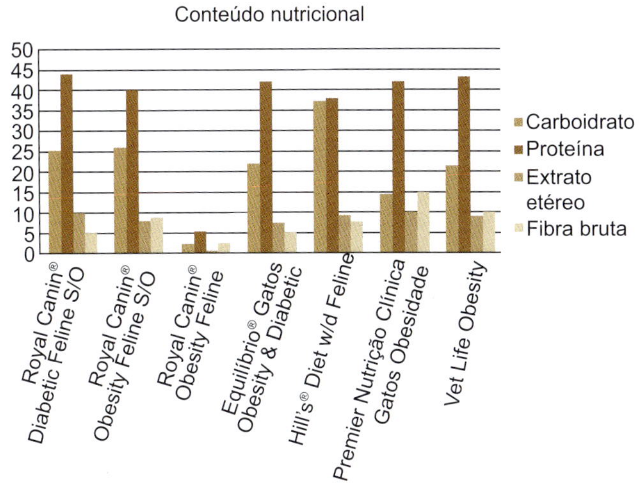

Figura 38.3 Valores nutricionais de rações indicadas para felinos diabéticos.

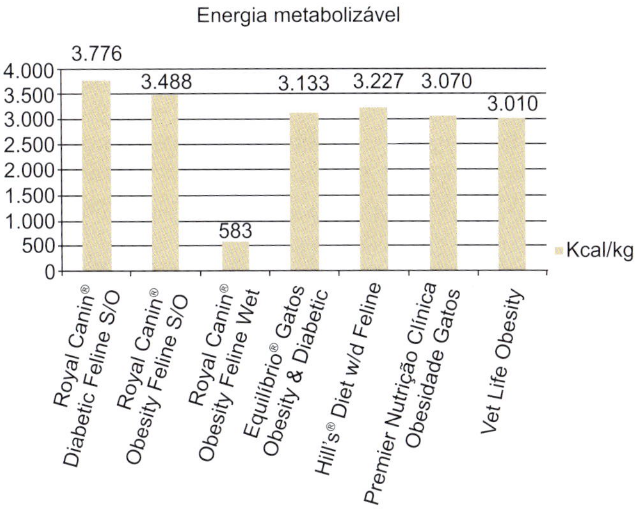

Figura 38.4 Energia metabolizável de rações indicadas para felinos diabéticos.

peso, mas com detrimento da massa muscular corporal. Para um programa de peso bem-sucedido, é necessário manter a massa muscular. Recentemente, as dietas de perda de peso em gatos são ricas em proteínas e pobres em carboidratos, mantendo, desse modo, a perda de peso e a manutenção de massa muscular.[4] O cálculo de energia metabolizável necessária para a perda de peso desses pacientes deve ter como base também o hábitat e o estilo de vida do felino.[17]

O assunto da fibra também é discutido amplamente em relação à nutrição felina e ao diabetes. Ao contrário do que é visto em cães e humanos, a dieta natural de um gato não é muito alta em fibra, pois não apresenta interesse em alimentar-se dela.[18]

As dietas ricas em proteínas e pobres em carboidratos e fibras são altamente benéficas no controle da glicemia de gatos diabéticos e conseguem diminuir a necessidade da insulina, podendo, em até um terço dos casos, abolir essa demanda.[19,6,17] As dietas enlatadas apresentam tais características e podem ser usadas com perfeição no manejo do diabetes e na promoção da perda de peso desejada. Dietas enlatadas são facilmente aceitas pela maioria os gatos e conferem alta saciedade (maior que a dieta seca rica em fibras).[14] Um importante fator de risco na dieta com rações úmidas é que exige um intenso controle de oferta e ingestão feito pelo proprietário e de um acompanhamento muito próximo da perda de peso por meio da avaliação frequente do veterinário.[4]

Resumindo, para se obter o ideal controle dietético de um felino diabético, a dieta deve seguir algumas regras:

- Ser rica em proteínas (mais que 40% de energia metabolizável), para prevenir perda de massa muscular, que pode ocorrer com grave restrição energética
- Ser reduzida em energia, restringindo carboidrato e estimulando a mobilização da energia
- Ser monitorada e ajustada de tal modo que o aporte energético resulte em perda de peso efetiva.[4]

REFERÊNCIAS BIBLIOGRÁFICAS

1. Graham PA, Maskell E, Rawlings JM *et al.* Influence of a high fibre diet on glycaemic control and quality of life in dogs with Diabetes Mellitus. J Small Anim Pract. 2002;43(2):67-73.
2. Appleton DJ, Rand JS, Sunvold GD. Insulin sentivity decreases with obesity, and lean cats with low insulin sensitivity are greater risk of glucose intolerance with weight gain. J Feline Med Surg. 2001;3:211-28.
3. Pibot P, Biourge V, Elliott D. Encyclopedia of canine clinical nutrition. Roy Can EUA. 2006;192-221.
4. Zoran DL, Rand JS. The role of diet in the prevention and managemente of feline diabetes.Veterinay Clinics North America. Small Anim Pract. 2013;43:233-43.
5. Silveira GB, Paule BP, Socorro EP. Avaliação dietética de amidos pelas respostas glicêmica e insulinêmica em cães. Arq Bras Med Vet Zootec. 2004;56(5):596-601.
6. Lutz TA. Feline diabetes melittus: nutricional strategies. In: Encyclopedia of feline clinical nutricion. Fr Roy Can. 2008;181-217.
7. Feldman EC, Nelson RW. Diabetes mellitus. In: Feldman EC, Nelson RW, editors. Canine and feline endocrinology and reproduction. 2. ed. Philadelphia: WB Saunders, 1996: p. 339-91.
8. Bloom CA, Rand JS. Diabetes and the kidney in human and veterinary medicine. Vet Clin Small Anim. 2013;43:351-65.
9. Brand Miller JC, Colagiuri S. The carnivore connection: dietary carbohydrate in the evolution of NIDDM. Diabetl. 1994;37:1280-6.
10. Farrow H, Rand J. The effect of high fat, high carbohydrates diets on postprandial glucose and insulin concentrations in normal cats. Abstract # 133. In: Proceeding 20th ACVIM Forum; 2002. p. 794.
11. Opara ES. Oxidative stress, micronutrients, diabetes mellitus and complications. J Roy Can Soc Prom Heal. 2002;122:28-34.
12. Nelson RW, Ihle SL, Lewis LD *et al.* Effect of dietary fiber supplementation on glycemic control in dogs with alloxan-induced diabetes mellitus. J Am Vet Res. 1991;52(12):2060-6.
13. Diez M, Nguyen P, Jeusette I *et al.* Weigth loss in obese dogs: evaluation of high-protein, low carbohydrate diet. J Nutr. 2002;1685S-7S.
14. Rand JS. Pathogenesis of feline diabetes. Veterinary Clinics North America. Small Anim Pract. 2013;43:221-31.
15. Rand JS, Apleton DJ. Feline obesity: causes and consequences. In: Proceeding 19th ACVIM Forum; 2001. p. 533-5.
16. Curry DL, Morris JG, Rogers QR *et al.* Dinamics of insulin and glucagon secretion by the isolated perfused cat pancreas. Com Biochem Physiol. 1982;72A:333-8.
17. Rand JS. Understand feline diabetes. Aust Vet Pract. 1997;27:17-26.
18. Nelson RW, Scott-Moncrieff JC, Feldman EC *et al.* Effect of dietary insoluble fiber on control of glycemia in cats with naturally acquired diabetes mellitus. J Am Vet Med Assoc. 2000;216:1082-8.
19. Hoering M, Alexander S. Effect of a high and low protein diet on glucose metabolism and lipids in the cats (Abstr.). The Purina Nutrition Forum, St Louis, MO; 2000.

BIBLIOGRAFIA

Bennet N, Greco DS, Peterson ME. Comparation of a low carbohydrate *versus* high fiber diet in cats with diabetes mellitus. Abstract 103. In: Proceeding 19th ACVIM Forum; 2001. p. 862.

Biourge V, Nelson RW, Feldman EC *et al.* Effect of weight gain and subsequent weight loss on glucose tolerance and insulin response in healthy cats. J Vet Intern Med. 1997;11:86-91.

Rand JS. Understand feline diabetes and management. In: Proceeding 20th ACVIM Forum; 2002. p. 29-34.

39

Apoio Nutricional das Doenças Cardíacas em Cães

Hamilton Lorena da Silva Júnior

INTRODUÇÃO

O tratamento dietético na doença cardíaca não se limita unicamente à redução do teor de sódio. As pesquisas mais recentes demonstram a importância de nutrientes como a L-carnitina, a taurina, os antioxidantes, os ácidos graxos essenciais, assim como o interesse dos flavonóis, compostos que fazem parte da família dos polifenóis.[1]

Muitos avanços científicos têm melhorado o conhecimento sobre as doenças cardíacas e a insuficiência cardíaca congestiva (ICC) em cães.

Além de novos medicamentos, os avanços recentes melhoraram nossa compreensão das intervenções nutricionais e da farmacologia nutricional. A doença cardiovascular ainda é uma das doenças graves mais comuns em cães. Na maioria deles, as doenças cardíacas não podem ser curadas e o processo da doença é geralmente progressivo, levando a ICC avançada ou arritmias cardíacas letais. A abordagem nutricional permanece como um dos principais pilares da terapia, além de ser uma das linhas de pesquisa mais atrativas.

EPIDEMIOLOGIA

Muitos fatores de risco e associações clínicas foram identificados para doenças cardiovasculares em cães. Predisposições raciais são reconhecidas em grande parte das doenças cardiovasculares.

A maioria dos cães de raças pequenas e médias é predisposta a adquirir doença valvar crônica (DVC) e endocardiose, ao passo que cardiomiopatia dilatada (CMD) e doença pericárdica são causas mais comuns de ICC em cães de raças grandes. Certas doenças cardiovasculares são reconhecidas por predisposição relacionada ao sexo. Por exemplo, as fêmeas estão predispostas a persistência do canal arterial, ao passo que, nos machos, DVC, doença pericárdica idiopática e endocardite bacteriana são mais comuns. Os cães com doença renal ou adrenal podem desenvolver hipertensão arterial sistêmica, e isso pode predispor ou contribuir para a existência da doença.

As afecções cardíacas são muito frequentes e afetam mais de um cão em cada dez. A probabilidade de desenvolver uma doença cardíaca aumenta com a idade, mas algumas perturbações podem surgir precocemente, sobretudo nos cães de raças grandes.

Duas afecções representam, por si sós, a maioria dos casos observados em cardiologia canina: a endocardiose mitral (insuficiência crônica da valva esquerda) e a CMD.[1]

Na evolução da doença, 84% dos cães com ICC evidenciam anorexia.[2] Essa circunstância deve-se ao mal-estar geral, ao esforço respiratório ou, ainda, aos efeitos secundários dos medicamentos. A anorexia é um fator que contribui para a decisão de eutanásia em 68% dos cães com ICC. Aproximadamente dois terços dos cães cardíacos apresentam morbidades concomitantes, com outros requisitos dietéticos específicos. Por exemplo, alguns cães com ICC apresentam doença renal crônica, por isso têm a necessidade da restrição de fósforo.[1]

FISIOPATOLOGIA

Por que razão se deve proporcionar uma alimentação específica a um paciente cardíaco? Quando o coração não funciona de modo normal, os tecidos deixam de ser corretamente irrigados. Os rins reagem a essa diminuição da perfusão com um mecanismo fisiológico de compensação (sistema renina–angiotensina), mediante retenção do sódio e água. O volume de sangue e de água extracelular aumenta, para permitir melhor irrigação celular.

Com o passar do tempo, a retenção excessiva de água pode provocar edemas, hipertensão e acréscimo de esforço no coração debilitado.

A hipertensão arterial sistêmica prolongada pode causar o aparecimento de problemas secundários, entre eles, doenças vasculares e hipertrofia ventricular, ocasionando diminuição da função cardíaca e insuficiência cardíaca (ICC), descolamento da retina e danos progressivos aos rins.[3]

A perda total de gordura do organismo e da massa magra, mais especificamente do músculo esquelético, tem sido relacionada com ICC crônica, sendo denominada "caquexia cardíaca". Os aspectos da patogenia podem ser classificados em:

- Diminuição da ingestão de energia
- Diminuição da absorção de energia
- Aumento da utilização de energia
- Fatores iatrogênicos.

A inapetência e a anorexia são as principais causas da perda de peso dos pacientes com ICC e causam ingestão insuficiente de energia e vitaminas. A ligeira distensão abdominal que acompanha a ascite é comum na ICC e dificulta que o cão se alimente. A compressão do estômago pelo líquido ascítico e o aumento do fígado pode levar a uma sensação de saciedade. Além disso, as dietas deixam de ser palatáveis devido à restrição de sódio e proteína e, assim, é possível que os pacientes diminuam a ingestão energética.

Em pacientes com ICC, é bem comprovada a existência de má absorção de vários nutrientes. É possível que a congestão da mucosa intestinal coopere para a má absorção e, além disso, que o edema do pâncreas diminua as funções das células pancreáticas, ou que ocorra obstrução nos ácinos, provocando má digestão.

ABORDAGEM DIETÉTICA

Tratamento da doença cardíaca

Em geral, o manejo dietético de cães com doença cardíaca depende dos sintomas e da fase de ICC. Portanto, as necessidades nutricionais de um cão cardiopata secundárias ao defeito do septo ventricular ou endocardite bacteriana seriam semelhantes às de um cão com DCV e ICC. Ao selecionar uma dieta de um cão com doença cardíaca, os médicos-veterinários devem levar em consideração uma série de fatores, incluindo os sintomas e os exames laboratoriais. Outra questão importante a considerar é a fase da doença. Diante da ICC aguda, o objetivo inicial deve ser calcular as doses de medicação e obter a estabilização do cão. Uma vez que o animal esteja estabilizado, a mudança gradual para uma nova dieta pode ser feita, sendo importante reavaliar após 1 semana de uso do alimento específico. Forçar mudanças na dieta quando o animal está doente ou iniciar novos medicamentos pode induzir aversões alimentares. A incapacidade de responder às terapias farmacológicas e nutricionais pode ser sinal de doença avançada ou progressiva, efeitos colaterais do fármaco ou diagnóstico incorreto. Assim, os inibidores da enzima conversora da angiotensina (ECA) são conhecidos por causar aumento de potássio sérico, com alguns animais desenvolvendo hiperpotassemia.[4-6]

Isso pode ser um problema, especialmente para animais que recebem alimentos industrializados para cardíacos, uma vez que algumas dietas cardíacas contêm aumento das concentrações de potássio para contrabalançar a perda teórica devido aos diuréticos.

Deficiências nutricionais *versus* farmacologia nutricional

Historicamente, uma variedade de deficiências nutricionais tem sido estudada como causa da doença cardíaca em diferentes espécies. Estas incluem tiamina, magnésio, vitamina E, selênio e taurina. Embora deficiências nutricionais em geral sejam pouco frequentes (exceto quando os proprietários alimentam os cães com dietas caseiras desequilibradas), elas ainda podem desempenhar um papel em algumas doenças cardíacas de cães. Deficiências nutricionais também podem desenvolver-se secundariamente à doença ou ao seu tratamento. Também há indefinição das linhas entre os benefícios de corrigir uma deficiência nutricional (p. ex., em um gato com a deficiência de taurina induzida por CMD) e os efeitos farmacológicos de um nutriente (p. ex., os efeitos inotrópicos positivos de taurina). As informações mais recentes ressaltam as exigências nutricionais entre as raças e entre as espécies. Assim, parece haver muito mais para fornecer níveis ótimos de nutrientes do que apenas impedir uma deficiência.

Ação dos nutrientes

Proteína e aminoácidos

Proteína

A restrição de proteína pode realmente ser prejudicial em termos de perda de massa magra e desnutrição. Nos cães com ICC, a proteína não deve ser restringida, a menos que o cão tenha doença renal avançada em conjunto. Além disso, alguns médicos-veterinários recomendam a restrição de proteínas nas dietas para cães cardíacos que apresentam doença renal concomitante, porque essas dietas muitas vezes (mas nem sempre) também são moderadas em sódio.

A não ser que ocorra azotemia em uma insuficiência renal grave (*i. e.*, creatinina sérica > 3 mg/dℓ), é conveniente administrar proteínas de alta qualidade para atender as necessidades para a manutenção do cão adulto (5,1 g/100 kcal).[7]

Outro equívoco dos impactos da doença cardíaca é a crença de que a proteína dietética deve ser restringida na doença renal precoce. Embora a maioria dos cães tratados com inibidores da ECA não desenvolva azotemia, alguns podem desenvolvê-la.[5] Azotemia ocorre mais frequentemente quando os inibidores da ECA são usados em conjunto com diuréticos; contudo, em um pequeno número de cães, ela pode se desenvolver somente com a utilização dos inibidores da ECA. Quando o inibidor da ECA e o diurético são usados ao mesmo tempo, podem causar azotemia, que pode ser reduzida com a diminuição da dose de furosemida. A restrição da proteína na dieta não é necessária nessa situação, a menos que a utilização da medicação não corrija o problema e a doença renal progrida.

Taurina

A associação entre a taurina e a CMD felina, descrita no fim da década de 1980, levou os pesquisadores a examinar o papel da taurina na CMD canina.[8] Ao contrário dos gatos, acredita-se que os cães são capazes de sintetizar quantidades adequadas de taurina endogenamente, não sendo, assim, considerada necessária na dieta deles. Embora os estudos iniciais mostrassem que a maioria dos cães com CMD não apresentava baixas concentrações de taurina no plasma, algumas raças de cães com CMD (p. ex., Cocker Spaniel e Golden Retriever) tinham baixa concentração de taurina.[9] A associação entre CMD e taurina plasmática baixa foi demonstrada perfeitamente no Cocker Spaniel americano.[9,10]

Em um estudo, 12 dos 19 cães Terras-novas pesquisados apresentaram concentrações de taurina correspondentes com deficiência. No entanto, nenhum desses cães sofria de CMD.[11] Entre os cães com CMD associada à carência de taurina, outras raças podem ser citadas: Golden Retriever, Labrador Retriever, São-bernardo e Setter Inglês.[12,13]

O primeiro questionamento sobre a relação entre CMD canina e deficiência de taurina é se a CMD é causada por deficiência dietética.

A qualidade e a quantidade de proteína na dieta também podem desempenhar um papel na deficiência de taurina. Em um estudo, um grupo de Beagles alimentados com dieta pobre em taurina e muito baixa em proteína durante 48 meses teve diminuição em concentrações de taurina no sangue total e 1 dos 16 cães desenvolveu CMD.[14]

Finalmente, algumas raças de cães podem estar predispostas a deficiência de taurina quando alimentadas com certos tipos de dietas, devido a exigências mais elevadas ou raças com anormalidades metabólicas.

A segunda questão que permanece é se a suplementação de taurina reverte a CMD em cães que apresentam a deficiência de taurina concomitante.

Em um pequeno estudo, 11 Cocker Spaniels suplementados com taurina e carnitina apresentaram melhora nos parâmetros clínicos e nas medidas ecocardiográficas.[10]

A resposta à terapia pode depender da raça. Em um estudo de um grupo de Cães D'Água Portugueses carreadores presuntivos de CMD, a taurina estava abaixo do intervalo de referência em oito dos nove filhotes pesquisados, e foi diagnosticada CMD nesses animais.[15] Institui-se suplementação de taurina em seis filhotes, o que aumentou significativamente as concentrações de taurina no plasma e no sangue total, bem como houve melhora na função cardíaca.[15] Em um estudo de Beagles que ingeriram dieta baixa em taurina e muito baixa em proteínas durante 48 meses, um único cão desenvolveu a CMD e os outros tiveram melhora após 3 meses do uso de suplemento de taurina.[14] Alguns dos benefícios da utilização de taurina em cães com CMD devem-se aos efeitos inotrópicos positivos ou em função da regulação do cálcio no miocárdio.

Embora a extensão do benefício da suplementação ainda não esteja clara, a suplementação de taurina é recomendada para manter as concentrações de taurina no plasma e no sangue total. Embora a dose ótima de taurina para suprir uma deficiência ainda não tenha sido determinada, a dose recomendada atualmente é de 500 a 1.000 mg/kg, a cada 8 a 12 horas. Taurina pode ser fornecida como um suplemento, embora determinadas dietas possam conter taurina suficiente para elevar suas concentrações plasmáticas.

Gordura

A gordura é uma fonte concentrada de calorias e ácidos graxos essenciais. Além disso, aumenta a palatabilidade da dieta. No entanto, dependendo do tipo de ácidos graxos nela contidos, pode ter efeitos significativos na função imunitária, na produção de mediadores inflamatórios e até mesmo na função hemodinâmica.

Ácidos graxos

Os ácidos graxos ômega-6 são abundantes na maioria das dietas para humanos e cães. Em um ácido graxo ômega-6 (p. ex., ácidos linoleico, g-linolênico e araquidônico), a primeira dupla ligação está na posição do carbono 6 a partir do fim de metila. No entanto, os ácidos graxos ômega-3 (ácidos m-linolênico, eicosapentaenoico [EPA] e docosaexaenoico [DHA]) têm a primeira dupla ligação no carbono 3 a partir do fim de metila. Embora isso pareça insignificante, essa modificação confere aos ácidos graxos estrutura e características muito diferentes. Normalmente, as membranas plasmáticas contêm concentrações muito baixas de ácidos graxos ômega-3, mas os níveis podem aumentar com a utilização de um alimento enriquecido em ácidos graxos ômega-3.

Os cães com IC têm menor concentração plasmática dos ácidos eicosapentaenoicos (EPA, 20:5n-3) e docosaexaenoico (DHA, 22:6n-3), independentemente da doença subjacente.[16,17] Essa alteração no perfil dos ácidos graxos plasmáticos também foi observada em pessoas com outras doenças. Isso sugere que certas doenças levam a alterações metabólicas que aumentam a utilização dos ácidos graxos ômega-3. Portanto, a suplementação pode melhorar a deficiência absoluta ou relativa desses ácidos graxos.

A suplementação de ácidos graxos ômega-3 também reduz eicosanoides mais inflamatórios. Sabe-se que os ácidos graxos ômega-3 reduzem a produção de eicosanoides das séries 2 e 4 pró-inflamatórios (há deslocamento de produção de prostaglandinas E_2 e E_3). Em um estudo, cães com CMD que tomaram óleo de peixe apresentaram maior redução na formação da prostaglandina E_2 do que os que receberam placebo.[16] Isso pode ter benefícios em termos de redução da inflamação. Os ácidos graxos ômega-3 também diminuem a produção de citocinas inflamatórias, o fator de necrose tumoral e a interleucina-1, que são elevados na ICC.[16,18,19]

Suplementação com óleo de peixe reduz a caquexia em alguns cães que apresentam anorexia provocada pela ICC, mas não em todos, e melhora a ingestão de alimentos.[16] Finalmente, os ácidos graxos ômega-3 demonstraram reduzir a arritmia em numerosos estudos com roedores, primatas e cães.[20-22] Muitos cães com DVC e a maioria dos cães com CMD apresentam arritmias. Em alguns cães com doença cardíaca, a morte súbita devido a arritmias é a primeira manifestação da doença em cães totalmente assintomáticos. Portanto, suplementar com ácidos graxos ômega-3 pode ser benéfico, usando-os antes do desenvolvimento da ICC.

Suplementação de ácidos graxos

Há controvérsias sobre o que é mais importante observar em relação aos efeitos benéficos dos ácidos graxos ômega-3: a dose dos ácidos graxos ômega-3 ou a proporção entre os ácidos graxos ômega-6 e ômega-3. Algumas evidências apontam para a dose total de ômega-3, mas também é importante uma relação ômega-6:ômega-3 alta. Embora uma dose ideal ainda não tenha sido determinada, os autores recomendam atualmente doses de 40 mg/kg de EPA e 25 mg/kg de DHA para cães com anorexia e caquexia.

A menos que a dieta seja específica para o tratamento, a suplementação será necessária, uma vez que outras dietas comerciais não terão a quantidade ideal de ácidos graxos ômega-3. Os suplementos à base de óleo de peixe podem conter quantidades de EPA e DHA muito diferentes. Contudo, a apresentação mais comum é em formato de cápsulas de 1 g que contêm 180 mg de EPA e 120 mg de DHA, aproximadamente. Com essa concentração, é necessária uma cápsula de óleo de peixe por 4,5 kg para alcançar as quantidades de EPA e DHA, mais práticas para os cães grandes.

Suplementos de óleo de peixe devem sempre conter vitamina E como um antioxidante, mas outros nutrientes não devem ser incluídos, para evitar toxicidade. O óleo de fígado de bacalhau não deve ser utilizado por causa da possibilidade de intoxicação das vitaminas A e D. Finalmente, embora o óleo de semente de linhaça contenha altos teores de ácido α-linolênico, esse ácido graxo deve ser convertido em EPA e DHA, para que seus efeitos benéficos sejam utilizados pelo organismo. A capacidade de fazer a conversão varia entre as espécies: os cães têm as enzimas para convertê-lo, mas com eficiência limitada. Assim, o óleo de semente de linhaça não é recomendado como um suplemento de ácidos graxos ômega-3.

Minerais e vitaminas

Potássio

O potássio é um eletrólito importante para pacientes cardíacos por uma série de razões. Hipopotassemia potencializa as arritmias, provoca fraqueza muscular e predispõe os animais à intoxicação por digitálicos. Além disso, os antiarrítmicos de classe I, como procainamida e quinidina, são relativamente ineficazes em caso de hipopotassemia. No passado, a hipopotassemia era considerada um problema comum, quando os diuréticos eram a base do tratamento. Muitos dos medicamentos usados em cães com ICC podem predispor o paciente a hipopotassemia, incluindo os diuréticos de alça (p. ex., furosemida) e os tiazídicos (p. ex., hidroclorotiazida). No entanto, com o aumento da utilização de inibidores da ECA, a hipopotassemia já não é algo tão habitual em cães com ICC.

Além dos efeitos dos medicamentos, uma dieta inadequada pode predispor um cão à hipopotassemia. Em um estudo, 49% dos cães com doença cardíaca ingeriram menos potássio do que o mínimo preconizado pela Association of American Feed Control Officials (AAFCO) (170 mg/100 kcal). O consumo variou entre 37 e 443 mg/100 kcal.[23] Isso sugere que, com base apenas no consumo alimentar, alguns cães podem estar predispostos à hipopotassemia (para além do risco de hipopotassemia discutido anteriormente) e ressalta a importância de monitoramento do potássio sérico em cães com ICC.

Magnésio

O magnésio é um grupo provavelmente essencial em centenas de reações enzimáticas envolvendo o metabolismo dos carboidratos e dos ácidos graxos, a síntese de proteínas e ácidos nucleicos, o sistema da adenilato ciclase e a contratilidade dos músculos cardíaco e liso. Assim, o magnésio desempenha um papel importante na função cardiovascular normal. Também é evidente que alterações na homeostase do magnésio em pessoas e cães podem ter efeitos prejudiciais em uma variedade de enfermidades cardiovasculares, sobretudo a hipertensão, a doença coronariana, a ICC e as arritmias cardíacas.[24-28] Além disso, vários fármacos usados para tratar doenças cardíacas, inclusive a digoxina e os diuréticos de alça, estão associados à depleção de magnésio.[29] Portanto, os cães com IC que recebem esses medicamentos correm o risco de desenvolver hipomagnesemia, que pode aumentar com o risco das arritmias, diminuir a contratibilidade cardíaca e potencializar os efeitos adversos dos medicamentos em relação à doença cardíaca.

Há relatos conflitantes sobre a prevalência de hipomagnesemia em cães com doenças cardíacas. Segundo esses relatos, a frequência da hipomagnesemia varia consideravelmente, desde o “incomum”[30] 2, até 84;[31] de 50 a 75% dos casos[32] em cães são tratados com furosemida.[28]

Uma das dificuldades em diagnosticar a deficiência de magnésio é que apenas 1% do total de magnésio do corpo está no espaço extracelular. Portanto, o magnésio sérico normal não significa necessariamente que as reservas totais do organismo estejam em níveis ideais. Recomenda-se medir regularmente o magnésio sérico, sobretudo nos cães com arritmias e nos que recebem grandes doses de diuréticos. Se as concentrações séricas de magnésio estiverem baixas e a dieta do cão for pobre em magnésio, a suplementação de magnésio pode ser benéfica. As concentrações de magnésio variam muito nos alimentos industrializados. As dietas hipossódicas para cães podem conter entre 9 e 50 mg de magnésio/100 kcal (o mínimo, segundo a AAFCO, é de 10 mg/100 kcal). Se o cão permanecer com hipomagnesemia, a suplementação oral de magnésio será necessária (p. ex., na forma de óxido de magnésio).

Vitamina B

Há poucos dados disponíveis sobre a prevalência de vitamina do complexo B em cães com doenças cardíacas. No entanto, o risco de carência de vitaminas do complexo B na ICC vem sendo discutido há muito tempo devido à anorexia e à perda urinária de vitaminas hidrossolúveis por conta do uso de diuréticos. Certamente, a evolução do tratamento clínico e o uso de medicamentos mais eficazes reduziram o problema. Não obstante, em um estudo de 1991, 91% das pessoas com ICC tratada com furosemida, inibidores da enzima conversora da angiotensina (ECA), nitratos e digoxina (quando havia a indicação) apresentaram baixas concentrações de tiamina.[30]

Embora não haja relatos da ação das vitaminas do complexo B em cães com ICC, eles podem ter maior necessidade de vitamina B na dieta. A maioria dos alimentos industrializados específicos para doentes cardíacos contém níveis elevados de vitaminas hidrossolúveis para compensar as perdas urinárias, de maneira que não seja necessária a suplementação.

Outros nutrientes

Antioxidantes

O importantíssimo papel dos antioxidantes na prevenção e no tratamento das doenças cardíacas dos humanos vem sendo estudado há muito tempo. Os radicais livres são subprodutos do metabolismo do oxigênio para que o organismo possa compensar, produzindo antioxidantes endógenos. Um desequilíbrio entre a produção de oxidantes e a proteção dos antioxidantes (o estresse oxidativo) pode aumentar o risco de cardiopatias. Os antioxidantes são produzidos endogenamente, mas também podem ser fornecidos de maneira exógena. Os principais antioxidantes são as enzimas (p. ex., superóxido dismutase, catalase, glutationa peroxidase) e inibidores da oxidação (p. ex., vitaminas C e E, glutationa e betacaroteno).

O estresse oxidativo tem sido implicado no desenvolvimento de uma série de doenças cardíacas, e seu aumento tem sido demonstrado em indivíduos com ICC.[31,32] Em cães com IC, independentemente da causa subjacente, há aumento dos níveis de biomarcadores de estresse oxidativo e redução de certos antioxidantes, especialmente vitamina E.[33,34] Essas alterações sugerem desequilíbrio entre estresse oxidativo e proteção antioxidante em cães com ICC.

L-carnitina

L-carnitina é uma amina quaternária, cujo papel principal consiste em facilitar o transporte de ácidos graxos de cadeia longa ao interior das mitocôndrias para permitir a produção de energia. Nos humanos, o déficit de carnitina tem sido associado a doenças miocárdicas primárias, por isso é interessante estudar o papel dela na CMD em cães.

Deficiência de L-carnitina foi relatada em uma família de Boxers em 1991.[35] Desde então, a L-carnitina vem sendo utilizada em alguns cães com CMD, mas, devido à ausência de estudos prospectivos cegos, seu papel ainda não foi demonstrado. A maior parte dos estudos dedicados à L-carnitina em pacientes humanos que sofrem de CMD não foi bem controlada. No entanto, um estudo randomizado duplo-cego contra placebo demonstrou aumento da sobrevivência em 3 anos nos seres humanos com CMD que recebiam 2 mg/dia de L-carnitina.[36]

Os progressos em matéria de conhecimento do papel da L-carnitina na CMD têm como dificuldade a necessidade de medir a concentração miocárdica. Na verdade, a concentração plasmática pode estar normal e haver déficit no miocárdio. Resta determinar se o déficit de carnitina observado em alguns cães com CMD é a causa da doença ou simplesmente uma consequência da evolução da ICC. Um estudo em cães com ICC induzida por rápida estimulação mostrou que as concentrações do miocárdio diminuíram em cães normais após o início de ICC.[37] No entanto, mesmo se a deficiência de L-carnitina não for a causa da CMD, a suplementação pode ainda proporcionar benefícios pela melhoria do miocárdio e produção de energia.

Os suplementos de L-carnitina têm poucos efeitos colaterais, mas são caros, o que pode desestimular os proprietários. Os autores recomendam o uso de L-carnitina aos proprietários de cães com CMD, especialmente Boxers e Cocker Spaniels, mas não consideram essencial. Não se conhece a dose ideal de L-carnitina necessária para um cão com baixas concentrações de carnitina miocárdica, mas as doses recomendadas são de 50 a 100 mg/kg, VO, a cada 8 horas.

CONSIDERAÇÕES FINAIS

A modificação da dieta para os cães cardiopatas deve ser individualizada, pois nem todos os cães com doença cardíaca necessitam da mesma formulação dietética. Os pacientes cardiopatas variam muito nos sintomas e nos parâmetros laboratoriais, e as preferências alimentares e todos esses fatores devem influenciar a escolha da dieta. Por exemplo, pode haver necessidade de maior restrição de sódio em um cão com CMD e ICC do que em outro que apresente CMD assintomática. Cães com caquexia cardíaca necessitam de dieta mais energética, ao passo que um cão com excesso de peso deve ser alimentado com dieta de restrição calórica. Cães com doença cardíaca podem ser hipopotassêmicos, hiperpotassêmicos ou normopotassêmicos, o que também influenciará a escolha da dieta.

Doenças concomitantes também influenciam a escolha da dieta. Um estudo mostrou que 61% dos cães com cardiopatia sofrem de doenças secundárias.[23] Por exemplo, um cão com DVC e colite precisaria de uma dieta com restrição de sódio, mas também a dieta terá modificações nutricionais para ajudar a tratar a colite (p. ex., redução de gordura e aumento das fibras).

Com base nesses parâmetros do paciente, uma dieta ou mais pode ser selecionada individualmente. Hoje em dia existe um grande número de alimentos industrializados coadjuvantes ao tratamento, sobretudo desenvolvidos para pacientes cardiopatas. As características específicas desses alimentos variam de restrição moderada a grave de sódio e geralmente contêm níveis elevados de vitaminas do complexo B. Algumas dietas cardíacas também podem incluir níveis aumentados de taurina, carnitina, antioxidantes e ácidos graxos ômega-3. Em alguns casos, a utilização da dieta coadjuvante ao tratamento não será necessária, pois alguns alimentos específicos podem ter nutrientes reduzidos ou aumentados que auxiliam na prevenção da doença cardíaca. Os autores também recomendam mostrar ao proprietário do animal que existem diversos alimentos e que, se o cão não se adaptar à primeira escolha, isso não quer dizer que ele não possa aceitar outro. Nessas ocasiões, é útil dispor de diversas alternativas dietéticas, especialmente para os cães com ICC grave, nos quais a perda de apetite é comum. Além de encontrar o alimento ideal, o proprietário deve receber orientações a respeito das guloseimas e dos restos de comida. Em alguns casos, o cão consome um alimento ideal, mas recebe altas quantidades de sódio das guloseimas. Em um estudo, mais de 90% dos cães com doença cardíaca receberam mimos (guloseimas), e estes recebiam até 100% da necessidade de sódio (a média é de 25%) nas guloseimas.[23]

Por isso, além de encontrar uma dieta com as propriedades nutricionais e a palatabilidade desejadas, é importante elaborar um plano dietético que atenda às expectativas do proprietário, assim como um plano de administração de medicamentos, pois a maioria das pessoas que administram medicamentos utiliza os alimentos como uma forma de administrá-los.[23] É necessário discutir essa prática com o proprietário do animal, porque os alimentos mais utilizados para esse fim são muito ricos em sódio (p. ex., queijos, embutidos etc.). Incluir todas as possibilidades de ingestão da dieta no plano dietético é importante para alcançar o êxito nas modificações nutricionais necessárias.

Em muitos casos, um único alimento supre as necessidades nutricionais desejadas. Contudo, a suplementação de determinados nutrientes pode ser desejável se o alimento não tiver a quantidade ideal para o efeito desejado. Uma questão com a administração de suplementos é que eles não substituem medicamentos cardíacos (p. ex., inibidores da ECA e diuréticos). Cães com ICC grave podem receber 10 a 20 comprimidos/dia. Desse modo, pode ser difícil para o proprietário dar suplementos sem se esquecer de um ou mais medicamentos cardíacos. É importante perguntar ao proprietário quais os suplementos dietéticos utilizados, pois dificilmente ele dará essa resposta de forma voluntária (*i. e.*, os suplementos alimentares nem sempre são considerados parte da dieta). Isso ajudará a determinar se alguns suplementos que estão sendo oferecidos não são prejudiciais e se estão sendo administrados na quantidade correta. Nas situações em que a administração dos comprimidos passa a ser um problema para o proprietário do animal, o médico-veterinário pode auxiliá-lo na escolha de suplementos alimentares que, por serem menos necessários, podem ser retirados do tratamento.

Finalmente, os proprietários devem estar cientes de que os suplementos alimentares não são regulamentados do mesmo modo que os medicamentos. Eles não exigem comprovação de segurança, eficácia ou controle de qualidade antes de serem comercializados. Portanto, é importante ter prudência na hora de escolher o suplemento, para evitar casos de intoxicação e falta de eficácia.

REFERÊNCIAS BIBLIOGRÁFICAS

1. Sahade V, Montera VSP. Tratamento nutricional em pacientes com insuficiência cardíaca. Rev Nut. 2009;22:399-408.
2. Freeman LM, Rush JE, Cahalane AK, Markwell PJ. Dietary patterns of dogs with cardiac disease. American Society for Nutritional Science. J Nutr. 2002;132:1632S-3S.
3. Stepien RL, Miller MW. Enfermedad cardiovascular. In: Wills JM, Simpson KW (coordinators). El libro de Waltham de nutrición clínica del perro y el gato. Zaragoza: Acribia; 1995. p. 409-29.
4. Roudebush P, Allen T, Kuehn N *et al.* The effect of combined therapy with captopril, furosemide, and a sodium restricted diet on serum electrolyte concentrations and renal functions in normal dogs and dogs with congestive heart failure. J Vet Intern Med. 1994;8:337-342.
5. Woodfield JA. Controlled clinical evaluation of enalapril in dogs with heart failure: Results of the cooperative veterinary enalapril study group. J Vet Intern Med. 1995;9:243-52.
6. Rush JE, Freeman LM, Brown DJ *et al.* Use of enalapril in feline hypertrofic cardiomyopathy. J Am Anim Hosp Assoc. 1998;34:38-41.
7. Association of American Feed Control Officials. Official publication. Oxford, Ind, Association of American Feed Control Officials; 2005:144-6.
8. Pion PD, Kittleson MD, Rogers QR *et al.* Myocardial failure in cats associated with low plasma taurine: a reversible cardiomyopathy. Sci. 1987;237:764-8.
9. Kramer GA, Kitteleson MD, Fox PR. Plasma taurine concentrations in normal dogs and in dogs with heart disease. J Vet Intern Med. 1995;9:253-8.
10. Kittleson MD, Keene B, Pion PD, Loyer CG. Results of the Multicenter Spaniel Trial (MUST): Taurine-and Carnitine-Responsive Dilated Cardiomyopathy in American Cocker Spaniels With Decreased Plasma Taurine Concentration. J Vet Intern Med. 1997;11:204-211.
11. Backus RC, Cohen G, Pion PD *et al.* Taurine deficiency in Newfoundlands fed commercially available complete and balanced diets. J Am Vet Med Assoc. 2003;223:1130-6.
12. Freeman LM, Rush JE, Brown DJ *et al.* Relationship between circulating and dietary taurine concentrations in dogs with dilated cardiomyopathy. Vet Therapeut. 2001;2:370-8.
13. Fascetti AJ, Reed JR, Rogers QR *et al.* Taurine deficiency in dogs with dilated cardiomyopathy: 12 cases (1997-2001). J Am Vet Med Assoc. 2003;223:1137-41.
14. Sanderson SL, Gross KL, Ogburn PN *et al.* Effects of dietary fat and L-carnitine on plasma and whole blood taurine concentratitions and cardiac function in healthy dogs fed protein-restricted diets. Am J Vet Res. 2001;62:1616-23.
15. Alroy J, Rush J, Freeman L *et al.* Inherited infantile dilated cardiomyopathy in dogs: genetic, clinical, biochemical, and morphologic findings. J Med Genet. 2000;95:57-66.
16. Freeman LM, Rush JE, Kehayias JJ *et al.* Nutritional alterations and the effect of fish oil suplementation in dogs with heart failure. J Vet Intern Med. 1998;12:440-8.
17. Rush JE, Freeman LM, Brown DJ *et al.* Clinical echocardiographic, and neurohumoral effects of a sodium-restricted diet in dogs with heart failure. J Vet Intern Med. 2000;14:513-20.
18. Endres S, Ghorbani R, Kelley VE. Effect of dietary supplementation with n-3 polyunsaturated fatty acid on the synthesis of interleukin-1 and tumor necrosis factor by mononuclear cells. N Engl J Med. 1989;320:265-71.
19. Meydani SN, Endres S, Woods MM. Oral (n-3) fatty acid supplementation suppresses cytokine production and lynphocyte proliferation. J Nutr. 1991;121:547-55.
20. Charnock JS. Dietary fats and cardiac arrhythmias in primates. Nutrit. 1994;10:161-9.
21. Kang JX, Leaf A. Antiarrhythmic effects of polyunsaturated fatty acids. Circulat. 1996;94:1774-80.
22. Billman GE, Kang JX, Leaf A. Prevention of sudden cardiac death by dietary pure n-3 polyunsaturated fatty acids. Circulat. 1999;99:2452-7.
23. Freeman LM, Rush JE, Cahalane AK *et al.* Dietary patterns in dogs with cardiac disease. J Am Vet Med Assoc. 2003b;223:1301-5.
24. Resnick L. Intracellular free magnesium in erythrocytes of essential hypertension. Proc Natl Acad Sci. 1984;81:6511-5.
25. Rayssiguer Y. Role of magnesium and potassium in the pathogenesis of arteriosclerosis. Magnes Bull. 1984;3:226-38.
26. Gottlieb SS, Baruch L, Kukin ML. Prognostic importance of serum magnesium concentration in patients with congestive heart failure. J Am Coll Cardiol. 1990;16:827-31.
27. Iseri LT. Magnesium and dysrhythmias. Magnes Bull. 1986;8:223-9.
28. Cobb M, Michell A. Plasma electrolyte concentrations in dogs receiving diuretic therapy for cardiac failure. J Small Animal Pract. 1992;33:526-9.
29. Quamme GA, Dirks JH. Magnesium metabolism. In: Narins RG, editor. Clinical disorder of fluid and electrolyte metabolism. 5. ed. New York: McGraw-Hill; 1994. p. 337-97.
30. Seligmann H, Halkin H, Rauchfleish S *et al.* Thiamine deficieny in patients with congestive heart failure receiving long-term furosemide therapy: a pilot study. Am J Med. 1991;92:705-6.
31. Belch JJF, Bridges AB, Scott N *et al.* Oxygen free radicals and congestive heart failure. Br Heart J. 1991;65:245-8.
32. Keith M, Geranmayegan A, Sole MJ *et al.* Increase oxidative stress in patients with congestive heart failure. J Am Coll Cardiol. 1998;31:1352-6.
33. Freeman LM, Brown DJ, Rush JE. Assessment of degree of oxidative stress and antioxidant concentrations in dogs with idiopathic dilated cardiomyopathy. J Am Vet Med Assoc. 1999;215:644-6.
34. Freeman LM, Rush JE, Milbury PE *et al.* Antioxidants *status* and biomarkers of oxidative stress in dogs with congestive heart failure. J Vet Intern Med. 2005;19:537-41.
35. Keene BW, Panciera DP, Atkins CE *et al.* Myocardial L-carnitine deficiency in family dogs with dilated cardiomyopathy. J Am Vet Med Assoc. 1991;198:647-50.
36. Rizos I. Three year survival of patients with heart failure caused by dilated cardiomyopathy and L-carnitine administration. Am Heart J. 2000; 139:S120-S3.
37. Pierpont MEM, Foker JE, Pierpont GL. Myocardial carnitine metabolism in congestive heart failure induced by incessant tachycardia. Basic Res Cardiol. 1993;88:362-70.

BIBLIOGRAFIA

Freeman LM, Rush JE. Cardiovascular diseases: nutritional modulation. In: Pibot P, Biourge V, Elliot D (editors). Encyclopedia of canine clinical nutrition. Aniwa; 2006. p. 336-61.

40

Nutrição Clínica do Paciente Hospitalizado | Nutrições Parenteral e Enteral

Júlio César Cambraia Veado

INTRODUÇÃO

Os processos especiais de alimentação compõem uma parte fascinante da nutrição, que se tornou possível somente a partir de estudos desenvolvidos nas últimas décadas. Hoje, sonhos se realizam. Pode-se alimentar pacientes enquanto eles estão com diarreia, vômito, fratura de mandíbula ou mesmo após cirurgia de enterotomia. Nenhum deles precisa mais sofrer de inanição.

Quando um animal está doente e necessita de hospitalização, observa-se que, na maioria das vezes, o primeiro sintoma apresentado é o de inapetência. Se o clínico não intervier de alguma maneira no fornecimento de nutriente para esse paciente, ele poderá passar dias sem se alimentar. A inapetência, dependendo da enfermidade, pode ser suficiente para impedir que esse paciente se recupere da doença primária, desenvolvendo um processo de catabolismo, instalando-se caquexia progressiva e, muitas vezes, irreversível, característica da falta de conduta terapêutica de reposição nutricional. Pacientes assim têm, em geral, desfecho trágico indesejável: o óbito.

A clínica de pequenos animais vive hoje um novo momento. Os clínicos estão mais exigentes, necessitam dos avanços da ciência e precisam aplicar os conhecimentos. Por outro lado, os proprietários não têm medido esforços, exigindo, inclusive, o melhor tratamento para seu melhor amigo. Essa associação estimula a aplicação de novas técnicas, a aquisição de novos aparelhos e o emprego de novas terapias.

A nutrição clínica do paciente hospitalizado se encaixa bem nessa realidade. Há alguns anos, falar sobre esse assunto era utópico. Hoje a realidade é outra. Nessa área, muito se fez em pouco tempo. Os produtos são seguros, têm custo mais baixo e a aplicação tornou-se simplificada. Para realizar procedimentos especiais de nutrição do paciente hospitalizado, técnicas simples ou mesmo sofisticadas podem ser aplicadas.

Neste capítulo, esse assunto será discutido de maneira prática, para que o clínico possa aplicar a técnica de nutrição parenteral e enteral em seus pacientes internados.

CONCEITOS

Nutrição clínica pode ser definida como um processo de fornecimento de compostos, que visa suprir a necessidade de energia, minerais e vitaminas de um organismo que se encontre em condições especiais. Uma dessas condições pode ser a incapacidade de se alimentar voluntariamente, relacionada com um ou mais fatores, como falta de desejo (apetite), impossibilidade de aproveitamento, incapacidade de apreensão, digestão ou absorção do nutriente. Quando um paciente apresenta uma dessas manifestações, o clínico deve intervir, oferecendo uma nutrição especial, utilizando o sistema gastrintestinal ou a corrente sanguínea: nutrição enteral ou nutrição parenteral, respectivamente.

O suporte nutricional adequado favorece o estado metabólico na doença, otimiza a resposta a tratamentos clinicocirúrgicos, impede a deterioração da função imune, minimiza a perda de massa corporal magra e favorece a cicatrização e a reparação tecidual, diminuindo, consequentemente, o tempo de permanência em ambiente hospitalar.[1-3]

Esse "alimento" a ser fornecido pelo sistema gastrintestinal ou pela via intravenosa (IV) é constituído, essencialmente, de aminoácidos, carboidratos e lipídios, e cada um desses elementos, após ser metabolizado, fornecerá uma quantidade de energia, medida em quilocalorias, importante para a manutenção das funções orgânicas.

HISTÓRICO

No fim do século 19, após os avanços da ciência com o sucesso da infusão de grande volume de líquido intravenoso no ser humano, iniciaram-se pesquisas que tinham como finalidade avaliar a capacidade de certos líquidos como expansores plasmáticos e, mesmo, suporte nutricional. Pesquisadores como Hodder e Thomas (em 1873 e 1878) tiveram resultados surpreendentes com a infusão intravenosa de leite de vaca no corpo humano. O leite precisava ser fresco. Assim, a vaca era levada ao paciente. Apesar de vários esforços dos pesquisadores da época, foi apenas em 1970 que as soluções cristalinas de aminoácidos foram definitivamente determinadas. Já soluções de lipídios somente foram aprovadas pela Food and Drug Administration (FDA) em 1981.[4] Assim, observa-se que a nutrição parenteral é técnica recente, e muitas pesquisas ainda estão em andamento.

Do mesmo modo, os avanços da nutrição enteral vieram com pesquisas realizadas no fim do século 20.[5]

ESCOLHA DA MELHOR TÉCNICA

O tipo de intervenção nutricional a ser aplicado depende da condição clínica específica de cada animal, levando em consideração doença primária, evolução do quadro clínico e possíveis complicações. Essencialmente, o médico-veterinário dispõe das nutrições parenteral e enteral. Em teoria, a escolha entre uma ou outra deve seguir os princípios da viabilidade do sistema gastrintestinal. Se o animal não apresenta vômito ou diarreia, a nutrição enteral é a técnica de escolha. Caso contrário, a parenteral é a que deve ser escolhida.[6,7]

Discutem-se muito as questões de atrofia das vilosidades intestinais e, consequentemente, a possibilidade de translocações de bactérias intestinais, provocando processos infecciosos generalizados, quando animais, em quadro de inapetência, passam dias sem se alimentar. Por esse fato, indica-se como conduta mais adequada reutilizar o sistema gastrintestinal o mais rápido possível.

É possível associar as duas técnicas. Muitas vezes, essa associação é indicada a fim de sobrecarregar menos tanto o sistema gastrintestinal quanto o sistema vascular.

Mesmo com toda a informação técnica teórica, cabe ainda ao profissional médico-veterinário, com a aplicação de seus conhecimentos e o bom senso clínico, adequar, a seu paciente, o que melhor lhe convier, em relação à escolha mais apropriada de mantê-lo com suporte nutricional equilibrado.

O clínico deve ainda lembrar-se sempre de que, em medicina veterinária, diferentemente da prática geral em medicina humana, o paciente hospitalizado receberá essa nutrição alternativa por curto espaço de tempo (poucos dias), o que permite ao clínico, inclusive, simplificar as formulações.

Assim, serão tratadas aqui formulações parenterais que visam ao fornecimento essencialmente de energia, sob a forma de proteínas, carboidratos e lipídios. Vitaminas e minerais não necessitam ser acrescidos às formulações. Em situações especiais nas quais o paciente requeira especificamente um desses complementos, sugere-se que a vitamina ou o mineral escolhido na conduta terapêutica deva ser acrescido, de preferência, ao fluido que ele esteja recebendo. Já nas dietas enterais que são industrializadas prontas para uso, as formulações são completas, compostas de fontes energéticas, vitaminas e minerais.

QUANDO INICIAR A NUTRIÇÃO DO PACIENTE HOSPITALIZADO

Em pacientes hipermetabólicos, inapetentes ou anoréxicos, o estoque de glicogênio hepático é consumido em menos de 24 horas, levando tecidos que consomem obrigatoriamente glicose – como o sistema nervoso central e o periférico, o coração, as células sanguíneas, os fibroblastos e as células da região medular renal – a serem providos de energia resultante da neoglicogênese.[8,9]

Sendo assim, pode-se considerar que todo animal que ingressa em um hospital veterinário e recebe a indicação de internação já é candidato a dieta parenteral ou enteral.

Deve-se considerar, entretanto, que essas dietas especiais devem ser introduzidas lentamente, em geral cerca de um terço a metade da necessidade total de energia calculada ministrada no primeiro dia. A partir do segundo dia, a quantidade a ser fornecida pode ser o total de quilocalorias calculado para o dia.

Além disso, a nutrição parenteral somente pode ser iniciada se o paciente estiver hidratado. Portanto, se for o caso, todo animal deve ser reidratado para, em seguida, lentamente começar a receber o suporte de nutrição parenteral.

RESPOSTAS ORGÂNICAS AO JEJUM, À INANIÇÃO E À DOENÇA

Na abordagem sobre as alterações nutricionais do paciente hospitalizado, é muito importante esclarecer alguns conceitos básicos. Jejum refere-se a períodos curtos de não alimentação, de cerca de 24 horas, nos quais não existem condições de lesão orgânica subjacentes. O termo "inanição" refere-se ao organismo em jejum prolongado ou associado a uma lesão, ou seja, um período superior a 72 horas, em geral associado a determinada doença. A inapetência e a anorexia referem-se, respectivamente, à diminuição do apetite e à ausência total de ingestão de alimentos.[10]

A partir dessas considerações, pode-se afirmar que variações no consumo alimentar (e mesmo breves períodos de jejum) podem ser bem toleradas pelo organismo devido a um equilíbrio metabólico dinâmico, capaz de ajustar-se a essas situações. Em um animal sadio, a inapetência ou o jejum conduz o organismo à utilização de reservas energéticas, até que ocorra nova ingestão de nutrientes. Os "estoques" de energia prontamente disponíveis para o organismo são o glicogênio hepático e os aminoácidos circulantes para realização de neoglicogênese.

As reservas hepáticas de glicogênio no cão sadio podem mantê-lo por até 72 horas. Contudo, em animais doentes, todo o glicogênio hepático poderá ser depletado em menos de 12 horas. Nos gatos, há menor estoque de glicogênio hepático, quando comparados com os cães. Em função disso, os felinos são muito mais dependentes da neoglicogênese.

Com o prolongamento do tempo de jejum e o fim da glicogenólise, além da quebra de proteína, inicia-se também a quebra das gorduras para obtenção de energia. Pela lipólise, há o fornecimento de triglicerídios e ácidos graxos, que serão utilizados diretamente ou convertidos em corpos cetônicos pelo fígado, nessa ordem. Dessa maneira, triglicerídios e corpos cetônicos são uma fonte alternativa de energia para a maioria dos tecidos, diminuindo o uso da glicose e a quebra das proteínas corporais.[11]

Essa fase – na qual o organismo utiliza a gordura primariamente e os aminoácidos para neoglicogênese em segundo plano – denomina-se "jejum adaptado". As alterações metabólicas que ocorrem no jejum adaptado visam à diminuição da taxa metabólica, com consequente diminuição dos gastos energéticos e "economia" de substratos, para que o organismo possa sobreviver o máximo de tempo possível sem prejuízo de suas funções vitais.

No jejum complicado ou em caso de algum distúrbio, a falta de ingestão de nutrientes soma-se à doença e, como consequência, a diversos distúrbios endógenos. Desse modo, as alterações metabólicas que ocorrem no organismo em inanição tornam-se completamente diferentes daquelas observadas no jejum simples.

Como consequência da lesão, do trauma ou da doença, ocorre o aumento dos requerimentos energéticos para a manutenção das funções orgânicas. Além disso, durante a evolução do quadro clínico, há necessidade de reparação tecidual, cicatrização, formação de células de defesa e combate a determinado agente agressor. Em função dessas necessidades no jejum em caso de doença, não há poupança ou economia de substratos, e sim aumento da taxa metabólica e dos gastos energéticos na tentativa de recuperação do paciente.

O desgaste físico e o estresse fisiológico ocasionados pela lesão levam o organismo à produção e à liberação de mediadores inflamatórios e alguns hormônios. Essas substâncias, com ações predominantemente catabólicas, é que determinam o aumento da taxa metabólica e das necessidades de energia, caracterizando o hipermetabolismo, comum nos animais doentes.

Os principais hormônios responsáveis pelo hipermetabolismo são as catecolaminas, os corticosteroides e o glucagon. Já os mediadores inflamatórios envolvidos são, principalmente, o fator de necrose tumoral (TNF) e as interleucinas.

No hipermetabolismo, as reservas energéticas orgânicas são rápida e precocemente exauridas. Dependendo da doença, em menos de 12 horas os estoques de glicogênio são depletados. Assim, tecidos que consomem obrigatoriamente glicose – como o sistema nervoso central e o periférico, os eritrócitos, os fibroblastos e as células da região medular renal – serão providos de energia resultante da glicogenólise e da gliconeogênese hepática.

Se o paciente não retornar à alimentação de forma voluntária ou se as necessidades nutricionais não forem supridas de alguma maneira, com o agravamento do quadro de inanição a taxa metabólica finalmente declinará, na tentativa de diminuir o autocatabolismo. Ocorrerá conservação, sobretudo das proteínas remanescentes, para manutenção das funções celulares e imunológicas.

Como visto, em pacientes hipermetabólicos, inapetentes ou anoréxicos, o estoque de glicogênio hepático é consumido em menos de 24 horas.[8,11]

Naqueles pacientes que não se alimentam, não retornam rapidamente à alimentação ou que não têm as necessidades nutricionais supridas de forma adequada, o hipermetabolismo, associado à doença, leva à desnutrição. Essa condição pode chegar a situações críticas de sobrevivência, nas quais a taxa metabólica finalmente declinará, na tentativa de poupar substratos remanescentes para a manutenção das funções vitais celulares. Nessa fase, porém, a perda de massa magra tecidual pode atingir tamanha proporção que haverá depleção das musculaturas esquelética, lisa e cardíaca, levando a colapso e falência sistêmicos.[8,11]

A tentativa de realimentação nessas condições – isto é, animais que tiveram perda de peso de cerca de 40% ou mais –, por qualquer que seja a via, normalmente não conseguirá reverter o quadro instalado e o óbito em geral sobrevém.[7,11]

A ideia antiga de que o suporte nutricional é desnecessário por até 10 dias após o início da inapetência é considerada hoje, sem dúvida, desatualizada e injustificada. Iniciar o suporte nutricional pelo menos 3 dias depois de instalada a inanição, mesmo antes de diagnosticar a doença de base, é considerado hoje uma conduta mais apropriada, na maioria dos casos.[12]

Com base no exposto, deve-se levar em consideração que o suporte nutricional em animais hospitalizados é de fundamental importância para a recuperação deles. Assim, quanto mais precoce for o início da terapia nutricional, melhores serão os resultados.

SELEÇÃO DO PACIENTE

Em medicina humana, são realizadas diversas análises bioquímicas, físicas, imunológicas e morfométricas, bem como a medida da energia consumida e o balanço nitrogenado.[11,12] Em medicina veterinária, muitos desses exames não podem ser realizados rotineiramente. Por isso, o médico-veterinário precisa confiar nas informações fornecidas pelo responsável do animal, mesmo que, muitas vezes, não sejam precisas o bastante. Apesar disso, a boa avaliação, por meio do histórico e do exame físico, é possível, podendo-se adotar as seguintes orientações sugeridas:[13-15]

- *Seleção pelo histórico*: são candidatos ao suporte nutricional terapêutico pacientes que apresentarem perda de peso aguda (menos de 5 dias) maior do que 10% do peso corporal em animais adultos ou maior do que 5% em filhotes; diminuição da ingestão alimentar há mais de 5 dias; ingestão alimentar menor do que 85% da necessidade energética de manutenção; fluidoterapia nos últimos 10 dias, sem ingestão de alimentos; e uso de medicamentos, como imunossupressores, antineoplásicos, antibióticos ou outros, que podem levar a inapetência ou anorexia
- *Seleção pelo exame físico*: o exame físico indica, para o suporte nutricional, os animais que apresentarem peso anormal ou escore corporal igual ou menor que dois; caquexia ou emaciação; subdesenvolvimento ou crescimento retardado; atrofia das papilas linguais; observação de úlceras de decúbito (cicatrização retardada de feridas); atrofias musculares, flacidez muscular, deformidades flexurais e fraqueza generalizada, apatia e prostração
- *Seleção por exames laboratoriais*: pode ser efetuada para confirmação de quadros de subnutrição ou desnutrição, sendo anemia, leucopenia, linfopenia e diminuição das proteínas totais achados comuns.

NUTRIÇÃO PARENTERAL EM PEQUENOS ANIMAIS

A nutrição parenteral, como o próprio nome indica, é a alimentação fornecida pela via parenteral, mais precisamente por via intravenosa.

Existem, essencialmente, dois tipos de nutrição parenteral: (1) nutrição parenteral parcial ou periférica (NPP) e (2) nutrição parenteral total (NPT).

Diferentes conceitos fazem referência a esses dois tipos de nutrição. O que se julga mais coerente à medicina veterinária é aquele que afirma que a NPT tem todos os constituintes energéticos em sua formulação, tanto aminoácidos quanto carboidratos, lipídios, vitaminas e minerais, sendo hipercalórica e permitindo nutrição em longo tempo. A NPT exige, por isso, acesso venoso de grande calibre (veias centrais), necessitando de manutenção rigorosa, o que implica realização por pessoal rigorosamente treinado.

A NPP é um método alternativo ao uso da NPT, utilizado há várias décadas, promovendo a redução de muitas complicações da NPT, sendo menos dispendiosa. A NPP é a denominação genérica para esse tipo de terapia, em que nutrientes são aplicados sem se caracterizar o tipo de formulação (em geral, aminoácidos, carboidratos e lipídios), desde que a osmolaridade da mistura se mantenha dentro dos limites de tolerância das veias periféricas (no máximo, 800 a 850 mOsm/ℓ).[16] Visto que os cálculos de necessidades energéticas dos pacientes veterinários fundamentam-se em necessidades basais, os volumes finais apresentam osmolaridades próximas às da tolerância das veias periféricas, o que permite o uso dessa técnica em animais.

As evoluções tecnológicas que permitiram a confecção de produtos de alta qualidade e baixa osmolalidade, como é o caso das soluções de lipídios, vieram facilitar a aplicação de soluções, que até há pouco tempo somente podia ser feita em veias centrais. Hoje são preparadas em proporções consagradas na literatura e podem ser aplicadas em veias periféricas. Além disso, seu baixo custo tem popularizado seu emprego.

A nutrição parenteral tem como objetivo fornecer energia ao paciente inapetente, impedindo que esse convalescente entre em catabolismo e favorecendo seu restabelecimento.

Para iniciar a realização dessa técnica, precisa-se calcular as necessidades energéticas do paciente e as proporções dos compostos utilizados e ter o conhecimento de como misturá-los e como aplicá-los.

O primeiro passo é saber qual produto adquirir. Existem poucas empresas que fabricam os compostos utilizados para esse fim. Ainda não existem produtos específicos para cães e gatos, porém a constituição das soluções humanas, empregadas por curto tempo (dias ou mesmo semanas), não provoca carências significativas, com exceção da taurina e do ácido araquidônico para os felinos. Os preços podem variar muito. O ideal é procurar representantes das empresas e consultar o melhor lugar para adquiri-los.

Como dito, a NPP é constituída de uma solução de aminoácidos (em geral, em uma concentração de 10%) misturada a uma fonte de carboidratos, no caso glicose ou dextrose (a 50%), e uma solução de lipídios (em concentração de 10 a 20%) (Figura 40.1). Cada um desses compostos fornece, após metabolização, quantidades diferentes de energia: 1 g de aminoácido fornece 4 kcal; 1 g de glicose, 4 kcal; e 1 g de lipídios, cerca de 9 kcal. O conhecimento desses números, bem como da concentração de cada um dos constituintes, é fundamental para poder calcular as necessidades, em volume, da solução final.

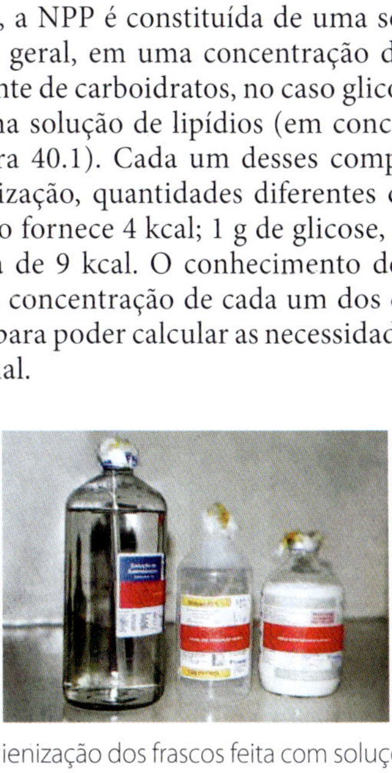

Figura 40.1 Higienização dos frascos feita com soluções degermantes.

O próximo passo é calcular a necessidade energética do paciente que receberá a nutrição parenteral. Para cães e gatos, têm-se as seguintes opções: de posse de uma calculadora científica (existente em qualquer computador), pode-se calcular pela fórmula clássica, aceita internacionalmente:

$$REB = 70 \times P^{0,75}$$

Uma segunda opção é ter, pelo menos, a função de raiz quadrada, calculada pela seguinte fórmula:

$$REB = 70 \times (P \times P \times P\ V^{-}\ V^{-})$$

Em que REB significa requerimento energético basal e 70 é uma constante.

Na segunda fórmula, ao multiplicar o peso pelo peso e, novamente, pelo peso; extrair a raiz; e, em seguida, extrair a raiz novamente, será obtido o mesmo valor do peso elevado a 0,75. O peso elevado a 0,75 é o chamado "peso metabólico".

O REB é a quantidade mínima de energia necessária para as atividades basais do paciente. Assim, é necessário multiplicar esse valor por índices, que permitirão acrescentar um percentual ao valor obtido na origem, pois, afinal de contas, o paciente, além de estar em um quadro de hipermetabolismo, está gastando um pouco a mais que o consumo basal. Se fornecer então a energia mínima basal mais a energia necessária para outras funções orgânicas, será evitado, pelo menos, o catabolismo, totalmente indesejado para o paciente em recuperação de uma doença.

Esse percentual, além da necessidade basal, pode ser obtido multiplicando o REB por um fator de correção, como apresentado no Quadro 40.1.

Conceitos atuais consideram que a necessidade energética de um paciente hospitalizado está bem próxima da necessidade basal. Em geral, esse valor é igual ao valor basal, ou até 20% a mais, o que o caracteriza com outra nomenclatura: requerimento energético em repouso (RER).[12]

Calculada a necessidade energética do animal, parte-se para o cálculo das proporções dos compostos que constituirão a solução final.

Uma solução parenteral 3 em 1 clássica (três partes – aminoácidos, glicose e lipídios – formando uma só solução) para cães deve ser constituída de cerca de 20% da necessidade energética do animal fornecida por aminoácidos (a 10%), 40% por glicose (a 50%) e 40% por lipídios (a 10%). Já para os gatos, deve-se escolher 25% de aminoácidos (a 10%), 20% de glicose (a 50%) e 55% de lipídios (a 10%).

Para calcular qual o volume final de cada um desses compostos, deve-se conhecer qual a quantidade de quilocalorias que cada um fornece por mililitro.

Como visto anteriormente, 1 g de aminoácidos fornece 4 kcal. Se tiver uma solução de aminoácidos a 10% (como são encontrados comercialmente no mercado), têm-se 10 g de aminoácidos em 100 mℓ, ou seja, 40 kcal em cada 100 mℓ, ou, ainda, 0,4 kcal por mℓ. No caso da glicose a 50%, se 1 g fornece também 4 kcal, 1 mℓ fornece 2 kcal. Já o lipídio, que cada grama fornece 9 kcal, para soluções a 10% tem-se que cada mℓ fornece cerca de 1 kcal.

Segue, para efeito ilustrativo, uma simulação de cálculo para um cão de 10 kg de peso vivo.[17]

Inicia-se pelo cálculo do RER:

$$REB = 70 \times 10^{0,75} = 70 \times 5,623$$
$$REB = 393 \text{ kcal}$$
$$393 \times 1,2 \text{ (aumento de 20\% referente ao RER)}$$
$$RER = 472 \text{ kcal}$$

Em seguida, o cálculo de cada um dos constituintes. Desse modo, necessitando de 20% da demanda energética do animal em aminoácidos, tem-se:

20% de 472 = 94 kcal
(fornecer, então, sob a forma de aminoácidos)

Se cada mℓ de uma solução de aminoácidos a 10% fornece 0,4 kcal, necessita-se de:

0,4 kcal ———— 1 mℓ
94 kcal ———— 235 mℓ

Assim, devem-se separar 235 mℓ de aminoácidos para compor a solução final.

O mesmo raciocínio deve ser empregado no cálculo da glicose e do lipídio.

Glicose: 40% de 472 = 188 kcal (fornecer sob a forma de glicose a 50%).

Se cada mℓ fornece 2 kcal, necessita-se de:

2 kcal ———— 1 mℓ
188 kcal ———— 94 mℓ

Lipídio: 40% de 472 = 188 kcal (fornecer sob a forma de lipídios).

Se cada mℓ fornece 1 kcal, necessita-se de:

1 kcal ———— 1 mℓ
188 kcal ———— 188 mℓ

A solução final 3 em 1 será composta de:

- 235 mℓ de solução de aminoácidos a 10%
- 94 mℓ de solução de glicose a 50%
- 188 mℓ de solução de lipídios a 10%.

O que totaliza uma solução de cerca de 517 mℓ. Arredondamentos não prejudicam o tratamento e facilitam a preparação da mistura.

Cada frasco dos compostos deve ser devidamente higienizado antes de ser manipulado, tendo-se o cuidado de desinfetar as áreas das tampas. A mistura normalmente é feita em ambiente asséptico (Figura 40.2). A retirada do conteúdo de cada frasco deve ser feita, de preferência, por meio de equipo de transferência (que, algumas vezes, acompanha as soluções), sendo passado o volume determinado para um frasco vazio, estéril, que receberá os três compostos. Todos os frascos são graduados. Inicialmente retira-se o volume do frasco de aminoácidos. Em seguida, evitando-se qualquer possibilidade de contaminação, acrescenta-se o volume de glicose. Por último e respeitando essa ordem para evitar precipitações, acrescenta-se o lipídio. No momento em que se acrescenta o lipídio, deve-se homogeneizar constantemente o frasco de recepção (Figura 40.3).

A solução final constituída de coloração esbranquiçada deve ser aplicada logo após ser confeccionada. Caso não seja possível, é segura sua conservação em geladeira por 24 horas. Deve-se

QUADRO 40.1 Fatores de correção no requerimento energético em cães e gatos doentes.

Condição	Donoghue[13,14]	Crowe[8]
Coma	1,1 × REB	0,5 a 0,7 × REB
Paralisia	1,1 × REB	0,5 a 0,9 × REB
Cirurgias	1,35 × REB	1 a 1,2 × REB
Fraturas	–	1 a 1,5 × REB
Traumatismos	1,35 a 1,50 × REB	1 a 1,5 × REB
Sepse	1,50 a 1,75 × REB	1,2 a 1,5 × REB
Queimaduras	1,75 a 2 × REB	1,2 a 2 × REB
Trauma craniano	–	1 a 2 × REB

REB: requerimento energético basal.

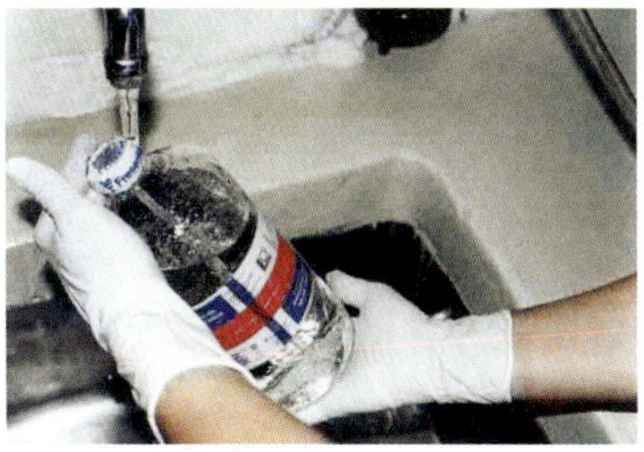

Figura 40.2 Frascos após higienização, mantidos em condições assépticas.

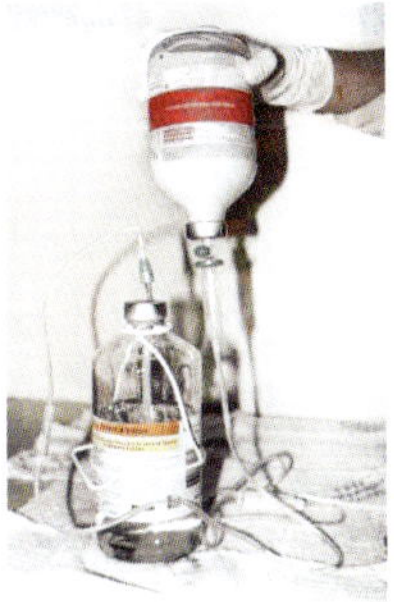

Figura 40.3 Preparação da solução final, transferindo cada parte das soluções matrizes (aminoácidos, glicose e lipídios) para um frasco receptor ou de transferência.

levar a solução à temperatura ambiente antes da aplicação. Cada um dos frascos de aminoácidos, glicose e lipídios, depois de violados, devem ser conservados em geladeira, podendo permanecer em condição de aproveitamento por até 7 dias. Portanto, o volume que sobrar em cada frasco pode ser aproveitado para constituição de outras soluções.

Deve-se, no primeiro dia, dar a metade do volume calculado da necessidade para efeito de adaptação metabólica do paciente. Assim, no exemplo, em vez de retirar 235 mℓ de aminoácidos, retiram-se 117 mℓ, e assim com os demais (glicose e lipídios). A solução final no primeiro dia terá 50% do volume.

O paciente deve estar hidratado para receber a nutrição parenteral. Em geral, aguardam-se as primeiras 24 a 48 horas do início da internação, suficientes para repor o volume hídrico perdido pelo paciente. Caso, ao internar o animal, este não esteja desidratado, pode-se iniciar imediatamente a nutrição parenteral.[17]

VIAS DE APLICAÇÃO

A utilização da nutrição parenteral em medicina veterinária apresenta características específicas importantes que servem de base para a análise e a escolha da via de aplicação dessas soluções.

Em medicina humana, os pacientes recebem nutrientes por via parenteral por um período maior quando comparado à medicina veterinária. Por esse motivo, é recomendado, em medicina humana, acesso vascular que apresente amplo lúmen e alto fluxo de sangue, como as veias jugular interna, subclávia, cefálica, basílica e femoral, para aplicação de nutrição parenteral total.[16]

Seguindo preceitos humanos, a literatura médica veterinária norte-americana e europeia preconizam, na maioria das vezes, a aplicação de soluções de nutrição parenteral constituídas de aminoácidos, glicose e lipídios em vasos calibrosos, como a veia jugular, por exemplo, devido, essencialmente, à alta osmolalidade que essa solução apresenta após ser constituída.

De maneira geral, essa medida é a mais indicada. Entretanto, pela dificuldade natural de canular e manter um cateter nesse vaso, muitos profissionais deixam de utilizar esse importante recurso, por considerarem-no, assim, de difícil aplicação.

As práticas clínicas humana e veterinária, sustentadas pela pesquisa científica, confirmam que a nutrição parenteral total pode ser aplicada em vasos periféricos, seguindo certos critérios. Desde que sejam respeitados os cuidados com a antissepsia e a assepsia, tanto com o produto a ser aplicado quanto com a venopunção, as maiores restrições e complicações se resumem a situações relacionadas com o número de dias que o paciente receberá esse tipo de nutrição, a relação do volume total a ser infundido e o tempo gasto para aplicação.

Há alguns anos, devido à alta osmolaridade das soluções, a única via de aplicação eram os grandes vasos centrais. Entretanto, com a introdução das soluções lipídicas de baixa osmolaridade, o produto final da mistura 3:1 apresenta menor osmolaridade, permitindo sua administração em veias periféricas, o que facilita o manejo de sua aplicação.[17,18] É condição básica para a aplicação de soluções de osmolaridade mais elevada, em veias periféricas, que a velocidade de infusão seja lenta, sendo a flebite a complicação mais grave da má aplicação de soluções hiperosmóticas.[17,19-21]

A flebite está relacionada a falhas com a técnica de nutrição parenteral, como traumas, ou com fatores individuais do paciente, causando deslocamento de mediadores inflamatórios e ativação da cascata de coagulação, ocorrendo formação de trombos. Sua consequência pode ser leve ou grave.[20]

A introdução de soluções hiperosmóticas no interior do vaso acarreta desequilíbrio e eleva a pressão oncótica intravascular, forçando a entrada de líquido para o seu interior, o que provoca edema, eritema, dor, enfim, reação inflamatória da parede do vaso, conhecida como flebite.[18,19] As flebites são reações vasculares que podem surgir em decorrência de processos infecciosos ou como consequência do desequilíbrio osmótico intravascular.[20] Entretanto, sua patogênese ainda não foi bem estabelecida.[21] Portanto, as flebites podem ter como gênese causas osmolares, mecânicas, sépticas e de outra natureza. Independentemente da causa, entretanto, as flebites levam a trombose, eritema, dor, obstrução no local de inserção do cateter e extravasamento de solução parenteral em tecidos próximos.[22]

Em medicina veterinária, tem-se estimulado a NPP, por ser uma técnica mais simples, apresentar menor morbidade e necessidade de cuidados médicos, menor incidência de complicações (como punção da artéria, sepse, hematomas e trombose), além de custo reduzido. A NPP é uma técnica segura para aplicação em pacientes que necessitam desse suporte por período inferior a 10 dias e sem restrição de volume de aplicação[19,23,24] (Figura 40.4).

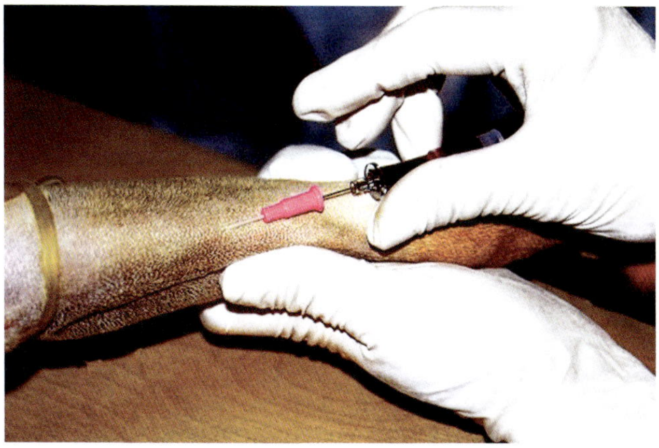

Figura 40.4 Venopunção de vaso periférico (veia cefálica), com cateter do tipo "agulha por dentro", seguindo todos os cuidados de tricotomia ampla e antissepsia.

A aplicação da solução preparada do tipo 3 em 1 pode ser feita, então, em veias periféricas (radial, safena lateral ou outras). Não há risco de ocorrência de flebites, desde que a solução seja administrada lentamente: 1 a 2 gotas por quilo por minuto. As soluções 3 em 1 da NPP apresentam osmolalidade superior à osmolalidade plasmática, e por isso há necessidade do equilíbrio, obtido com a administração lenta. Se, por outro lado, a aplicação for rápida, ocorrerá aumento da osmolalidade local, formação de edema e, consequentemente, flebite.

NUTRIÇÃO ENTERAL EM PEQUENOS ANIMAIS

Animais enfermos que não conseguem atingir suas necessidades nutricionais por via oral (VO) geralmente necessitam de terapia de nutrição enteral. A nutrição enteral consiste em prover nutrientes para o animal utilizando alguma parte do sistema digestório. Pode ser realizada por via oral, persuasão, estimulação do apetite, alimentação forçada ou com tubos. A alimentação via sistema gastrintestinal é simples, fácil, rápida, segura e barata, sendo o método mais fisiológico de alimentar o paciente. Esse tipo de alimentação é preconizado para pacientes que, apesar da inapetência, apresentam o sistema gastrintestinal capaz de digerir e absorver os alimentos.

Existem vários métodos de alimentação enteral, sendo a primeira escolha a estimulação do apetite. Cães e gatos sob internação, invariavelmente, sofrem com algum grau de estresse e podem deixar de ingerir alimentos quando hospitalizados. Alguns animais voltam a comer pela simples presença do proprietário, por insistência do clínico, pelo oferecimento de "pratos favoritos" ou por alimentos de alta palatabilidade. O aquecimento moderado da comida e, algumas vezes, a limpeza das narinas ou a colocação de uma porção do alimento na boca do paciente podem servir de estímulos para o início da alimentação. Uma vez que o cão ou o gato tenha ingerido alimentos, em geral, o apetite prossegue voluntariamente.[1,25-28]

Outro método que deve ser empregado é a alimentação oral forçada. Com o auxílio de uma seringa, deve-se colocar o alimento na boca do animal, o que estimula o reflexo de deglutição. Caso o paciente não apresente resistência, esse método pode ser usado por longo período de tempo, fornecendo energia suficiente para satisfazer suas necessidades. Nos cães, a seringa é posicionada entre os dentes molares, estando a cabeça erguida, mantida acima do corpo. Nos gatos, a seringa é colocada entre os caninos. Alguns pacientes rejeitam a alimentação com seringa, devendo-se ter muito cuidado com a aspiração do alimento. Quando a anorexia persiste ou o animal não ingere quantidades suficientes de alimento para sua manutenção, um programa de suporte nutricional enteral deve ser iniciado. Para os pacientes que necessitem de nutrição enteral por curto período de tempo, a sonda nasogástrica é a mais utilizada, devido ao seu baixo custo e à fácil colocação. Técnicas como a gastrotomia e a jejunostomia são utilizadas, em geral, quando a duração da terapia nutricional for superior a 6 semanas.

Existem diversos métodos de nutrição enteral, descritos no Quadro 40.2, bem como suas principais indicações e contraindicações. A escolha do melhor método baseia-se na enfermidade primária apresentada pelo paciente, no tempo requerido e na disponibilidade de pessoal treinado para realização do procedimento (Figuras 40.5 a 40.8).

Existem diversas opções de dietas que podem ser empregadas na nutrição enteral. Produtos específicos humanos (líquidos enterais), rações comerciais caninas ou felinas, dietas específicas enterais para cães e gatos e até mesmo alimento caseiro são opções. Devem estar adequadamente preparados, isto é, atendendo às necessidades do paciente, e ser oferecidos sob forma líquida para evitar a obstrução das sondas. Se possível, a dieta habitual do paciente deve ser mantida.[15,26,27,30]

As complicações da nutrição enteral podem ser de origem mecânica, gastrintestinal, metabólica ou séptica. Problemas mecânicos referem-se à colocação e à manutenção da sonda

QUADRO 40.2 Métodos de nutrição enteral, indicações e contraindicações.*

Técnica	Indicações	Contraindicações
Intubação nasogástrica ou orogástrica	Indicado para curtos períodos de alimentação (2 a 3 dias)	Animais comatosos, lesões neurológicas, lesões na cavidade oronasal ou outras porções do sistema gastrintestinal
Faringostomia	Indicada para períodos prolongados de alimentação. Em geral, animais com doenças, lesões ou cirurgias na cavidade oral ou região	Recebe as mesmas contraindicações anteriores, com exceção de lesões na cavidade oronasal
Gastrotomia	Indicada para períodos longos de alimentação em que a cavidade oronasal, faringe ou esôfago precisam ser ultrapassados	Pacientes com lesões ou cirurgias gastrintestinais, vômito e/ou diarreia crônicos
Jejunostomia	Indicada para períodos prolongados em que as estruturas anteriores devem ser ultrapassadas	Recebe as mesmas contraindicações da gastrotomia

*Adaptado de Armstrong PJ (1990).[29]

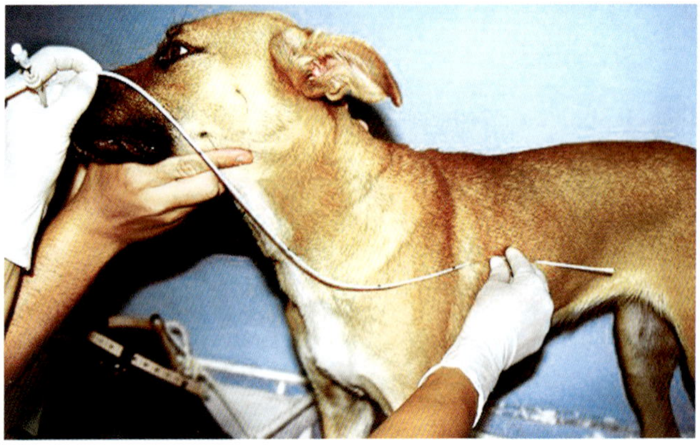

Figura 40.5 Medição para marcar, na sonda nasal, o ponto de parada de introdução. Externamente, ela deve simular o caminho que seguirá dentro do organismo, até onde se deseja que fique sua extremidade (esôfago, estômago ou intestino).

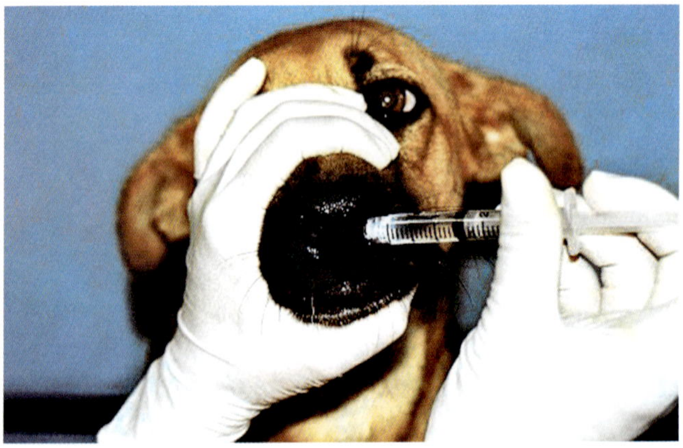

Figura 40.6 Aplicação de um pouco de solução anestésica local para diminuir o incômodo da introdução da sonda.

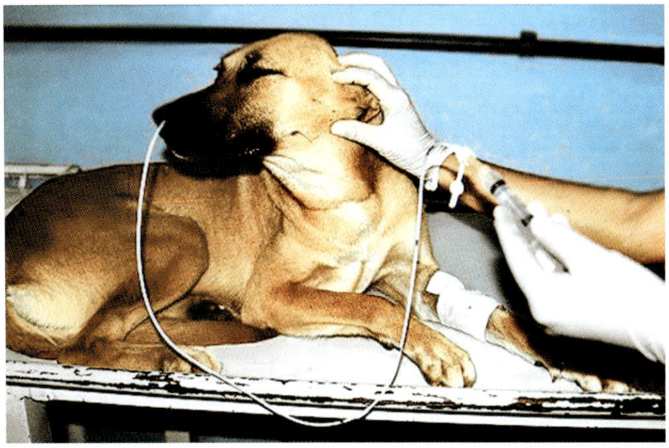

Figura 40.7 Teste para verificar a localização da sonda, com pequena quantidade de solução salina. Se ela estiver na traqueia, o animal tossirá.

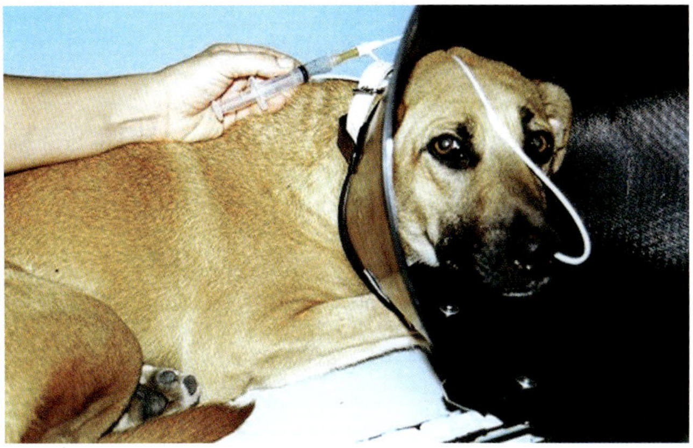

Figura 40.8 Sonda devidamente colocada e fixada na pele. O colar elizabetano evita que o animal retire a sonda com a pata. Observar que é possível aplicar na sonda, além da nutrição enteral, medicamentos e soro oral.

no devido local. Alterações gastrintestinais e metabólicas referem-se a esofagite, regurgitação ou intolerância a algum dos componentes da alimentação. Já as complicações sépticas estão relacionadas com a contaminação e a infecção do procedimento cirúrgico, quando este se fizer necessário.

O requerimento energético está relacionado com o peso metabólico e as atividades corporais, devendo ser ajustado individualmente. Perdas energéticas dependem da gravidade da lesão física e são somadas ao requerimento energético basal.

A seleção de dieta e vias de administração consiste, basicamente, em optar pelo tipo de alimentação e se esta será fornecida por via enteral ou parenteral. Como regra, sempre que houver a possibilidade de alimentação enteral, esta deverá ser escolhida, pois é a que mais se aproxima da fisiologia digestiva normal.

Há menores riscos de complicações e o custo é inferior. Assim como no início, o retorno à alimentação normal deve ser, de preferência, gradual, até que o paciente esteja ingerindo a quantidade total necessária de nutrientes via oral voluntariamente.

CONSIDERAÇÕES FINAIS

Na experiência da autoria, essas técnicas, que fazem parte da rotina do hospital, passaram a representar um protocolo de tratamento diferenciado, que transmite um ato de confiança para o clínico, atualização científica e, sobretudo, respeito aos pacientes.

REFERÊNCIAS BIBLIOGRÁFICAS

1. Abood SK *et al.* Cuidados nutricionais de pacientes hospitalizados. In: Abood D. Manual de cirurgia de pequenos animais. São Paulo: Manole; 1998. p. 79-104.
2. Hand MS, Thatcher CD, Remillard RL, Roudenbush P. Small animal clinical nutrition. Topeka: Mark Morris Institute; 2000. p. 1192.
3. Castro MG, Veado JCC, Caldeira MIF, Telles TC, Menezes JMC, Laguna RS. Nutrição enteral em felinos – relato de casos. In: Anais do Congresso Mineiro da Anclivepa, 2005. Belo Horizonte. Belo Horizonte: Anclivepa; 2005. (CD-ROM)
4. Grant JP. Nutrição parenteral. Rio de Janeiro: Revinter; 1996. p. 384.
5. Davenport DJ. Suporte nutricional enteral e parenteral. In: Ettinger SJ, Feldman EC. Tratado de medicina interna veterinária. 4. ed. São Paulo: Manole; 1997, v. 1. p. 347-57.
6. Chan DL. Suporte nutricional em pacientes críticos. Rev Wath Foc. 2007:9-16.
7. Oliveira J, Palhares MS, Veado JCC. Nutrição clínica em animais hospitalizados: da estimulação do apetite à nutrição parenteral. Rev Fac Zoot, Vet e Agro. 2008;15:172-85.
8. Crowe DT. Understanding the nutritional needs of critically ill or injured patients. Vet Med. 1998;83:1224-49.
9. Lippert AC, Buffington CAT. Parenteral nutrition. In: Di Bartola SP. Fluid therapy in small animal practice. Philadelphia: Saunders; 1992. p. 384-418.
10. Veado JCC, Oliveira J, Bandeira CM. Suporte nutricional para cães e gatos. Lavras: Universidade Federal de Lavras; 2004. p. 46.
11. Bilbrey SA, Buffington TB. Metabolismo e nutrição no paciente cirúrgico. In: Mecanismos da moléstia na cirurgia dos pequenos animais. São Paulo: Manole; 1996. p. 53-64.
12. Chan DL, Freeman LM. Nutrition in critical illness. Vet Clin Small Anim. 2006;36:1225-41.
13. Donoghue S. Nutritional support of hospitalized patients. Vet Clin Small Anim. 1989;19:475-95.
14. Donoghue S. Nutritional support of hospitalized animals. J Am Vet Med Assoc. 1992a;200:612-15.
15. Michel KE. Escolha dos pacientes para suporte nutricional. Rev Walth Foc. 2007:17-21.
16. Rombeau JL, Rolandelli RH. Nutrição clínica nutrição parenteral. São Paulo: Roca; 2005. p. 576.
17. Veado JCC, Menezes JMC, Magalhães MAB. Nutrição clínica do paciente hospitalizado: uma estratégia terapêutica. Rev Nos Clín. 2003;6:6-12.
18. Bachiller C, Tovar JA, Diez-Pardo JA, Lassaletta L, Nistal N, Monereo J. Effects of parenteral nutrition solutions on the venous walls (an experimental study). An Esp Pediatr. 1978;11(1):5-12.
19. Kuwahara T, Asanami S, Kubo S. Experimental infusion phlebitis: tolerance osmolality of peripheral venous endothelial cells. Nutri. 1998a;14(6):496-501.
20. Maki DG. Preventing infection in intravenous therapy. Hosp Pract. 1976;11(4): 95-104.
21. Everitt NJ. Effect of prolonged infusion on vein calibre: a prospective study. In: Anals Royal College of Surgeons of England. London: London RCSE; 1999. v. 81. p. 109-12.
22. Macfie J. Infusion phlebitis and peripheral parenteral nutrition. Nutri. 1998;14(2):233-35.
23. Bayer-Berger M, Chioléro R, Freeman J, Hirschi B. Incidence of phlebitis in peripheral parenteral nutrition: Effect of the different nutrient solutions. Clin Nutr. 1989;152:93-8.
24. Everitt NJ, Wong C, McMahon MJ. Peripheral infusion as the route of choice nutrition: a prospective two year study for intravenous. Clinic Nutr. 1996;15:69-74.
25. Lippert AC. The metabolic response to injury: enteral and parenteral nutrition support. In: Murtaugh R, Kaplan PM (editors). Veterinary emergency and critical care. Saint Louis: Mosby-Year; 1992. p. 593-617.
26. Lewis LD, Morris ML, Hand MS. Small animal clinical nutrition III. Topeka: Mark Morris Institute; 1994.
27. Simpson KW, Elwood CM. Techniques for enteral nutrition support. In: Wills JM, Simpson KW (editors). The Waltham book of clinical nutrition of the dog and cat. Great Britain: Pergamon; 1994. p. 63-74.
28. Valadares RC, Palhares MS, Bicalho ALF, Turchetti JR, Freitas MD, Silva Filho JM *et al.* Aspectos clínicos e hematológicos em cães submetidos à fluidoterapia intravenosa, nutrição enteral e parenteral. Arq Bras Med Vet Zootec. 2006;58:495- 502.
29. Armstrong PJ, Hand MS, Frederick GS. Enteral nutrition by tube. Vet Clin N Am. 1990;20:237-75.
30. Andrade MGMG, Faria ABF, Andrade MEJ, Pereira RDO, Veado JCC, Malm C. Nutrição enteral em cirurgia gastrintestinal em cão – relato de caso. In: 8ª Conferência Sul-Americana de Medicina Veterinária, 2008; Rio de Janeiro.

41

Manejo Nutricional do Paciente com Câncer

Márcio Antonio Brunetto • Aulus Cavalieri Carciofi

INTRODUÇÃO

A alimentação adequada merece atenção especial em qualquer fase do ciclo vital de cães e gatos, sendo fator essencial para a sobrevivência e a longevidade. A terapia nutricional em animais com câncer deve contemplar inúmeras variáveis, relacionadas com tipo de tumor, protocolo quimioterápico, intervenções cirúrgicas, alterações metabólicas induzidas pela neoplasia, características individuais do animal e cooperação dos proprietários dos animais. Em medicina veterinária, existem poucos estudos relacionados com esse tema. Assim, a presente revisão objetiva descrever as principais alterações no metabolismo de cães e gatos decorrentes do processo neoplásico, bem como discutir e apresentar princípios de suporte nutricional e manejo dietético, aspectos esses fundamentais como terapia adjuvante aos tratamentos quimioterápico e cirúrgico dos pacientes.

CAQUEXIA

A caquexia provocada pelo câncer é a síndrome paraneoplásica mais comum em medicina veterinária. A palavra composta derivada do grego (*kakos* = mal, *hexis* = condição)[1] se caracteriza por perda tecidual acelerada, anorexia, depauperação da musculatura esquelética, miopatia, perda acelerada de gordura, atrofia de vísceras e náuseas.[2-6] As alterações bioquímicas e hematológicas verificadas incluem:

- Anemia
- Hipoalbuminemia
- Hiperglicemia
- Lactacidemia
- Hiperlipidemia
- Intolerância à glicose.

Um dos componentes importantes na gênese da caquexia cancerosa é a anorexia. Esta pode ser consequente da redução na percepção do sabor e do olfato, da satisfação precoce durante a ingestão alimentar, da resposta inadequada a peptídios orexígenos, do aumento de triptofano cerebral e da produção de citocinas.[7] No momento do diagnóstico, cerca de 15 a 40% dos pacientes humanos com câncer estão anoréxicos, podendo esses valores aumentar para 80% em estágios mais avançados da doença.[8,9]

A perda de peso precoce no desenvolvimento do câncer é frequentemente uma das características da doença, sendo proveniente dos catabolismos muscular e gorduroso, que em geral ocorrem na mesma intensidade.[10,11] Essas mudanças parecem ser dirigidas por citocinas pró-inflamatórias, alterações neuroendócrinas axiais e fatores catabólicos derivados do tumor maligno,[10] que conduzem a alterações no metabolismo de gorduras, carboidratos e proteínas.[11,12]

O comprometimento do estado nutricional é aceito como parte da evolução do doente com câncer e também como uma consequência de seu tratamento. Dados em humanos indicam prevalência de perda de peso e desnutrição variando de 9% (em pacientes com câncer de mama) a 80% (em pacientes com câncer de esôfago).[13] Acredita-se que cerca de 20% dessas pessoas venham a óbito pela desnutrição, não pela doença em si.[14] Em cães e gatos, a prevalência da perda de peso não está bem definida. Alguns autores estimaram que, em aproximadamente 25% dos cães e 40% dos gatos, esta já tenha ocorrido quando do diagnóstico da doença.[15] Em outro estudo mais recente, apenas 5% dos cães avaliados estavam caquéticos, definidos com escore corporal ≤ a 3 na classificação de 9 pontos, o que aponta a escassez de informações a respeito e indica a necessidade de mais estudos para quantificar a verdadeira prevalência da caquexia em cães com câncer.[16] Em gatos, ao contrário dos cães, observou-se perda de massa muscular em 44% dos pacientes avaliados em estudo realizado na Pensilvânia.[17]

A etiologia da desnutrição em pacientes com câncer é multifatorial, sendo esta decorrente de efeitos sistêmicos e locais do tumor ou efeitos adversos do tratamento.[18] Os efeitos sistêmicos, como anorexia e alterações metabólicas, são múltiplos e variados em tipo e gravidade, dependendo da forma de câncer.[18] Os efeitos locais geralmente estão associados a má absorção, constipação intestinal, diarreia e vômitos. Sinais como fadiga, depressão, ansiedade ou dor, consequentes do tratamento ou da própria doença, também podem interferir na ingestão de alimentos. Durante a terapia quimioterápica da neoplasia, podem ocorrer decréscimo do apetite, satisfação precoce, fadiga, disfagia, inflamação oral, aumento de sensibilidade a odores, mudanças no paladar, diarreia, constipação intestinal, náuseas e vômitos.[19]

Fisiopatologia

A exata etiologia da caquexia cancerosa é ainda desconhecida. Acredita-se que o aumento do consumo energético pelo tumor, a liberação de fatores que agem no centro da saciedade que resultam em redução do consumo alimentar e as citocinas produzidas tanto pelo hospedeiro como pela neoplasia levem a anormalidades metabólicas características da síndrome.

A caquexia pode ser classificada em primária ou secundária. A primária está relacionada com as consequências metabólicas e inflamatórias associadas à presença do tumor. Estas resultam em consumo progressivo e frequentemente irreversível de proteína visceral, musculatura esquelética e tecido adiposo. A secundária é resultante da diminuição na ingestão e absorção de nutrientes por obstruções tumorais do sistema gastrintestinal, anorexia consequente do efeito do tratamento e ressecções viscerais extensas. Existe associação inversa entre a perda de peso e o tempo de sobrevida. Pacientes humanos com câncer de próstata malnutridos e anoréxicos, por exemplo, permaneceram hospitalizados por um período duas vezes maior e apresentaram tempo de sobrevida inferior ao de pacientes bem nutridos.[20]

Sob o ponto de vista clínico, a caquexia associada ao câncer pode ser subdividida em três fases. A primeira é a pré-clínica ou silenciosa. Nesta, os pacientes não apresentam sintomas da doença, porém exibem alterações bioquímicas como hiperlactacidemia, hiperinsulinemia e alteração de aminoácidos e lipídios sanguíneos. A segunda fase é a clínica, na qual os pacientes apresentam-se anoréxicos, letárgicos e manifestam as primeiras evidências de redução de peso corporal. A terceira fase, ou fase final, é caracterizada por marcada perda de peso e evidências bioquímicas de balanço nitrogenado negativo.[21] A Figura 41.1 ilustra pacientes com caquexia clínica avançada.

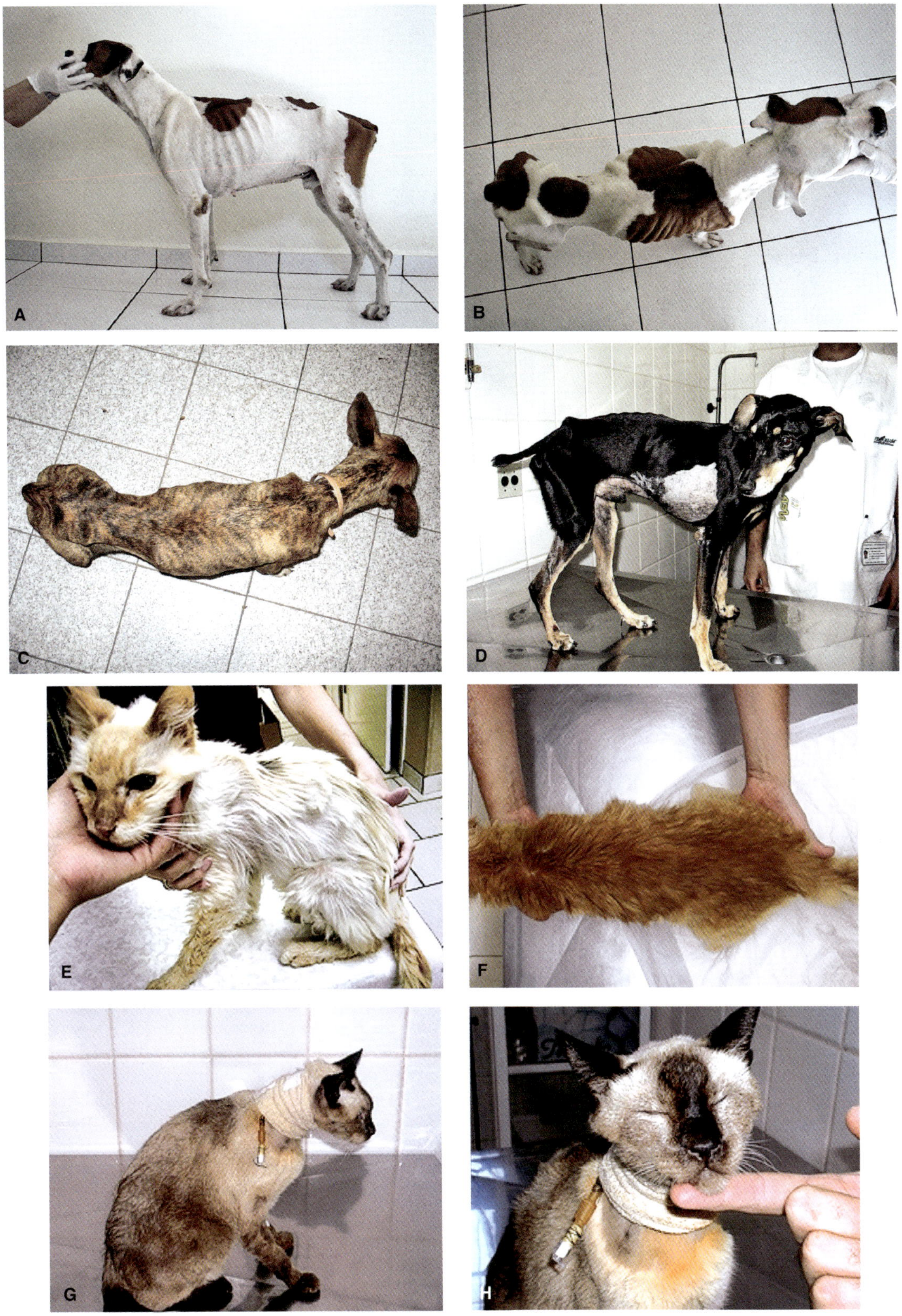

Figura 41.1 Cães (**A** a **D**) e gatos (**E** a **H**) acometidos por caquexia clínica atendidos pelo Serviço de Oncologia do Hospital Veterinário Governador Laudo Natel da FCAV/Unesp.

Principais fatores de desenvolvimento

Citocinas

Citocinas são glicoproteínas solúveis com pequeno peso molecular. Elas são produzidas pelos macrófagos e linfócitos do hospedeiro em resposta aos estímulos tumorais, atuando como mensageiros intercelulares. Níveis circulantes mensuráveis de citocinas ocorrem, em geral, em situações de hiperestímulo da produção e, provavelmente, refletem a perda dos mecanismos de homeostase. Estas têm sido consideradas importantes fatores humorais envolvidos na caquexia do câncer. Diversas citocinas têm sido propostas como mediadoras do processo caquético, destacando-se o fator de necrose tumoral alfa (TNF-α), as interleucinas (IL)-1 e 6 e a interferona-γ (IFN-γ), geralmente encontradas em níveis elevados em pacientes com câncer. Na Figura 41.2, há um resumo dos efeitos do TNF-α e das IL-1 e 6 nos animais.

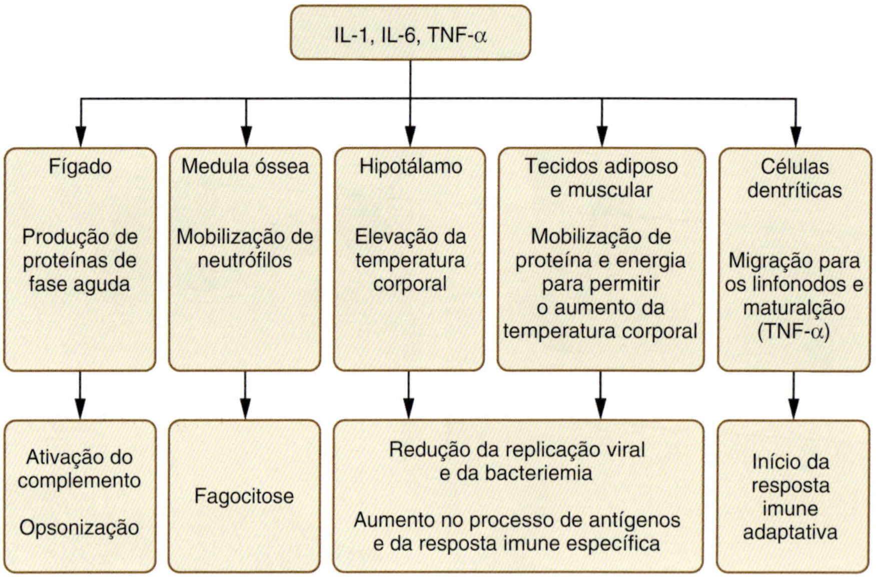

Figura 41.2 Efeitos do fator de necrose tumoral alfa (TNF-α) e interleucinas-1 (IL-1) e 6 (IL-6) nos animais.

As citocinas IL-1 e 6 e TNF-α desempenham diversas atividades biológicas que ajudam a coordenar as respostas do organismo contra a infecção. Elas estimulam os hepatócitos a sintetizar as proteínas de fase aguda e o endotélio da medula óssea a liberar neutrófilos. As proteínas de fase aguda atuam como opsoninas, já a eliminação de patógenos opsonizados é aumentada pelo maior recrutamento de neutrófilos da medula óssea. Essas três citocinas também são pirógenos endógenos, elevando a temperatura corporal para debelar infecções. Um importante efeito dessas substâncias é verificado sobre o hipotálamo, no qual alteram a regulação da temperatura corporal, e sobre as células musculares e adiposas, ao modificarem a mobilização de energia para aumentar a temperatura corporal. Em temperaturas elevadas, a replicação bacteriana e a viral são reduzidas, ao passo que o processamento de antígenos é aumentado. O estabelecimento da resposta imune adaptativa também é favorecido por essas citocinas, pelos estímulos à migração de linfócitos B e T para os linfonodos e à maturação dessas células.[22]

As citocinas atuam sinergicamente, o TNF-α induz secreção de IL-1 e ambas estimulam outras citocinas, como a IL-6, cuja ação conjunta resulta em cascata metabólica. Receptores de TNF-α e IL-1 são encontrados na área reguladora da ingestão alimentar do hipotálamo. A infusão de IL-1 em ratos saudáveis reduziu a ingestão alimentar, o número e o tamanho das refeições.[7] A administração crônica dessas citocinas, isoladas ou combinadas, é capaz de reduzir a ingestão de alimentos e reproduzir características da síndrome da anorexia-caquexia do câncer.[1,10]

Fator de necrose tumoral alfa

O TNF-α, também conhecido como caquexina, é um polipeptídio produzido por monócitos e macrófagos, mediante estímulo das células do sistema mononuclear fagocitário. É considerado o mediador primário no desenvolvimento das respostas sistêmicas secundárias a infecção, trauma e inflamação. A exposição persistente ao TNF-α promove lipólise, glicogenólise e mobilização de substratos energéticos periféricos, principalmente aminoácidos e triglicerídios, que são direcionados para o fígado.[23]

Interleucina-1

A IL-1 compreende uma família com dois agonistas (alfa e beta) e dois antagonistas (IL-1 receptor antagonista ou IL-1ra). Macrófagos, monócitos, células endoteliais, fibroblastos, epitélio intestinal e, ainda, eosinófilos, neutrófilos e mastócitos podem sintetizar IL-1. A infusão de IL-1 induz saciedade, sendo esta considerada antagonista do neuropeptídio Y, um peptídio com ação orexígena.[24] Segundo alguns autores, ela parece produzir os mesmos efeitos do TNF-α. No entanto, não age sobre o músculo, sendo seus efeitos em produzir caquexia menos potentes.[25]

Interleucina-6

Essa citocina é produzida pelas mesmas células que produzem a IL-1, após a indução pela própria IL-1 e pelo TNF-α.[23] Apresenta efeitos semelhantes, porém menos potentes que a IL-1. Altos níveis circulantes de IL-6 estão associados à perda de peso em alguns pacientes com linfoma, câncer de pulmão e neoplasias colorretais em humanos e ratos.[26]

Interferona-γ

É uma citocina produzida por células T ativadas e *natural killer* (NK). Ela potencializa o efeito do TNF-α e aumenta a expressão gênica do RNA mensageiro (mRNA), engatilhado pelo TNF-α nos macrófagos expostos à endotoxina. Seus efeitos sobre a redução da ingestão alimentar e a inibição da lipase lipoproteica nos adipócitos são semelhantes aos do TNF-α.

A Figura 41.3 ilustra a ação das citocinas nos diferentes tecidos e o envolvimento no desenvolvimento da caquexia.

Alterações hormonais

O controle da ingestão alimentar sofre regulação cerebral, localizada em hipotálamo, eixo hipotálamo-hipofisário e sistema autônomo (simpático e parassimpático). Essa regulação, ou controle, é feita por mecanismos de ordem comportamental (como ingestão de alimentos e padrões de atividade e de sono) ou fisiológica (como ajuste da temperatura corporal, gasto energético basal e ativação da resposta aguda ao estresse).[27]

Vários neuropeptídios centrais e gastrintestinais – como leptina, neuropeptídio Y, melanocortina, grelina, insulina, galamina, colecistocinina e endorfinas – atuam na regulação da ingestão de alimentos e no gasto energético. Alterações nas concentrações dessas substâncias contribuem para a caquexia.[28,29]

Leptina

A perda de peso é um potente estimulador da ingestão de alimentos em humanos e animais saudáveis. Nessa condição,

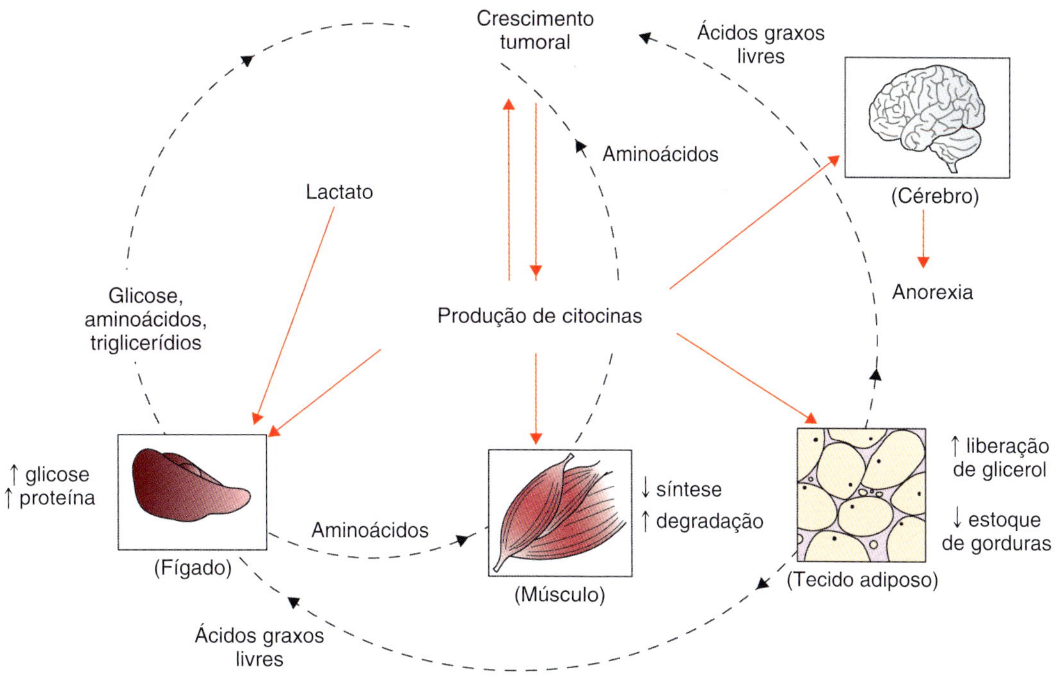

Figura 41.3 Efeito pleiotrópico das citocinas e sua relação com o desenvolvimento da caquexia.

neuropeptídios orexígenos são produzidos e neuropeptídios anorexígenos são inibidos, o que ocorre por meio da interação hormonal entre glucagon e colecistocinina. A leptina, hormônio secretado pelo tecido adiposo, integra o circuito homeostático de regulação do peso corporal, sendo importante no desencadeamento da resposta adaptativa ao jejum. A perda de peso ocasiona redução na concentração de leptina, proporcional à diminuição da gordura corporal.[1] Baixas concentrações de leptina no cérebro aumentam a atividade dos sinais orexígenos hipotalâmicos, que estimulam o apetite, levam à redução do gasto energético e diminuem a atividade dos sinais anorexígenos. Por outro lado, elevadas concentrações de leptina cerebral estão relacionadas com a saciedade e o aumento do gasto energético basal.

Em pacientes com câncer, a elevação dos níveis de citocinas pode levar ao aumento das concentrações de leptina ou interferir no *feedback* negativo de sua sinalização hipotalâmica. Com isso, ocorre interferência no mecanismo fisiológico normal de detecção da diminuição alimentar e peso corporal, de modo que, mesmo anoréxico e perdendo peso, o animal com neoplasia permanece com supressão do apetite e aumento da taxa metabólica.[30]

Neuropeptídio Y

Hormônio também associado à caquexia, abundantemente distribuído no cérebro, é considerado o peptídio orexígeno mais potente. É ativado pela diminuição da leptina, fazendo parte de uma rede interconectada de substâncias orexígenas, como galamina, insulina, peptídios, opioides e outras. Entre suas ações, destacam-se o aumento da ingestão de alimentos, a diminuição do gasto energético e o aumento da lipogênese, promovendo balanço energético positivo e aumento da reserva de gordura.[31] Estudos demonstraram que os sistemas de controle da alimentação relacionados com o neuropeptídio Y (NPY) são ineficazes em animais anoréxicos com tumor. A liberação de NPY no hipotálamo pode ser menor em animais com tumores, sendo esse efeito mais intenso à medida que a anorexia progride.[29]

Melanocortina

Constitui-se em uma família de peptídios regulatórios que incluem os hormônios adrenocorticotrófico (ACTH) e melanócito-estimulante (MSH). Esse grupo de peptídios e seus receptores auxiliam a regulação do apetite e da temperatura corporal. Em pacientes com neoplasia, apesar da perda de peso, esse sistema permanece ativo. Normalmente, espera-se regulação negativa dos sistemas anorexígenos relacionados com a melanocortina, de modo que sua atividade, durante a caquexia neoplásica, aumenta ainda mais a taxa metabólica, a anorexia e a perda de peso.[31]

Grelina

A grelina é um hormônio peptídico predominantemente secretado por células epiteliais do fundo gástrico. É um importante regulador do apetite e do peso corporal, atuando por meio de mecanismos centrais que envolvem o NPY e o peptídio agouti-associado (ARGP), ambos potentes estimulantes do apetite no eixo hipotalâmico. Os níveis plasmáticos de grelina podem estar diminuídos em pacientes com anorexia-caquexia. Isso ocorre devido a um bloqueio na resposta adaptativa ao jejum, consequente da diminuição da expressão do mRNA da grelina no estômago, diminuindo assim o apetite. No entanto, ainda existem controvérsias a respeito das concentrações de grelina na circulação e a ação dela em pacientes com neoplasia.[32]

Alterações metabólicas

Metabolismo dos carboidratos

As principais alterações metabólicas dos pacientes com câncer talvez ocorram no metabolismo dos carboidratos. As células neoplásicas malignas têm de 10 a 50 vezes mais capacidade de captar glicose do que as células normais, de modo que a presença do tumor aumenta o consumo de glicose. A partir de experimentos, verificou-se que a taxa de captação de glicose pelas células tumorais está fortemente relacionada com o grau de malignidade e o poder de invasão dessas células.[33] Seria esperado, então, que a concentração plasmática de glicose diminuísse nos pacientes com câncer, mas isso não ocorre.

Há aumento da neoglicogênese hepática e o fígado passa a sintetizar continuamente glicose a partir de substratos como os aminoácidos provindos dos músculos e do lactato. Nas células neoplásicas, a glicose é degradada a lactato via glicólise anaeróbica. O lactato, por sua vez, é reconvertido em glicose no fígado, no ciclo de Cori (Figura 41.4). Essa via metabólica resulta no consumo de seis moléculas de trifosfato de adenosina (ATP), de modo que a manutenção desse processo resulta em gasto energético pelo hospedeiro, que precisa consumir energia para converter o lactato em glicose, e em ganho de energia pelo tumor. Esse mecanismo leva a espoliação energética do hospedeiro, contribuindo para a degradação tecidual e a perda de peso e de massa magra nesses pacientes.[3,4,6,34-39] Para ter uma dimensão desse processo, pacientes com neoplasias malignas em estágios avançados e com perda de peso progressiva apresentam atividade do ciclo de Cori aproximadamente duas a três vezes maior do que aquela medida nos pacientes com câncer sem perda de peso ou em animais saudáveis.[40]

Pacientes com neoplasia podem desenvolver, também, intolerância à glicose e resistência à ação da insulina. Resumidamente, a primeira é ocasionada pela diminuição da sensibilidade dos receptores das células beta, já a segunda é causada pela redução da sensibilidade dos tecidos periféricos ao hormônio.[41,42] Os resultados desse processo são aumento da glicemia e da insulinemia, bem como respostas alteradas à alimentação ou à infusão de glicose ou lactato.

Cães com linfoma, mesmo antes do aparecimento de sintomas de caquexia, já apresentam alterações no metabolismo dos carboidratos. Evidências indicam que essas alterações também ocorrem em cães com neoplasias malignas não hematopoéticas.[43] Cães acometidos por neoplasias não hematopoéticas apresentaram maior elevação da insulina e do lactato plasmático do que cães saudáveis, em resposta ao teste intravenoso de tolerância à glicose.[44] Resultados semelhantes foram encontrados por outros autores em ratos acometidos por sarcoma.[45] Essa alteração metabólica parece não se reverter com a remissão da neoplasia. Um estudo não observou redução da hiperlactacidemia e da hiperinsulinemia em cães com linfoma após extirpação completa dos tumores ou remissão quimioterápica deles com doxorrubicina.[46]

Essas alterações metabólicas impõem que alguns cuidados especiais devam ser tomados no manejo clínico desses pacientes; a infusão de glicose ou lactato, por exemplo, pode ser contraindicada. Outros autores documentaram exacerbação da hiperlactacidemia em cães com linfoma mediante infusão de solução de Ringer com lactato de sódio. As concentrações de lactato desses animais demonstraram-se elevadas antes, durante e após o término da infusão, em comparação a cães saudáveis.[35] Esse aumento no lactato sanguíneo induzido pela administração de Ringer com lactato pode criar uma carga metabólica adicional, implicando maior gasto energético pelo cão (no ciclo de Cori) e possível exacerbação de acidose metabólica, contraindicando a infusão dessa solução nesses pacientes.

Do mesmo modo, deve-se minimizar o fornecimento de carboidratos na alimentação desses animais. Após uma refeição rica em amido, a glicose se eleva por várias horas na corrente sanguínea. Essa glicose, captada pelo tumor, pode resultar em aumento da quantidade total de lactato produzido, tornando necessário que o paciente utilize suas reservas energéticas para converter o lactato em glicose novamente. A importância desse fato pode ser verificada no estudo de Ogilvie *et al.*[46] Esses autores estudaram a influência da dieta na recuperação de 22 cães com linfoma linfoblástico avançado. Os animais foram divididos em dois grupos: um foi alimentado com uma dieta rica em gordura, que apresentava 37% de extrato etéreo e 14% de carboidratos sobre a matéria seca; e o outro recebeu uma dieta com elevado teor de amido, com 9% de extrato etéreo e 58% de carboidratos. A remissão dos tumores foi alcançada com quimioterapia à base de doxorrubicina. Dos 10 cães, 9 (90%) que receberam a dieta rica em gordura alcançaram remissão total e 8 dos 12 cães (66,6%) que foram alimentados com alimento rico em carboidratos alcançaram a remissão total da neoplasia. As concentrações de glicose média sanguínea, lactato e insulina obtidas durante provas de tolerância ao alimento foram menores nos cães alimentados com a dieta rica em gordura. Esse estudo serviu para demonstrar que a modificação dietética foi capaz de melhorar tanto a resposta inicial à quimioterapia como as alterações relativas ao metabolismo de carboidratos dos pacientes.

Metabolismo das proteínas

As alterações metabólicas induzidas pela neoplasia se refletem de maneira importante sobre o *turnover* das proteínas orgânicas, ou seja, o balanço entre síntese e catabolismo proteicos.[1,40,48] As células neoplásicas utilizam os aminoácidos como fonte de energia, via gliconeogênese, fato que se torna bastante importante a partir do momento em que a degradação exacerbada passa a

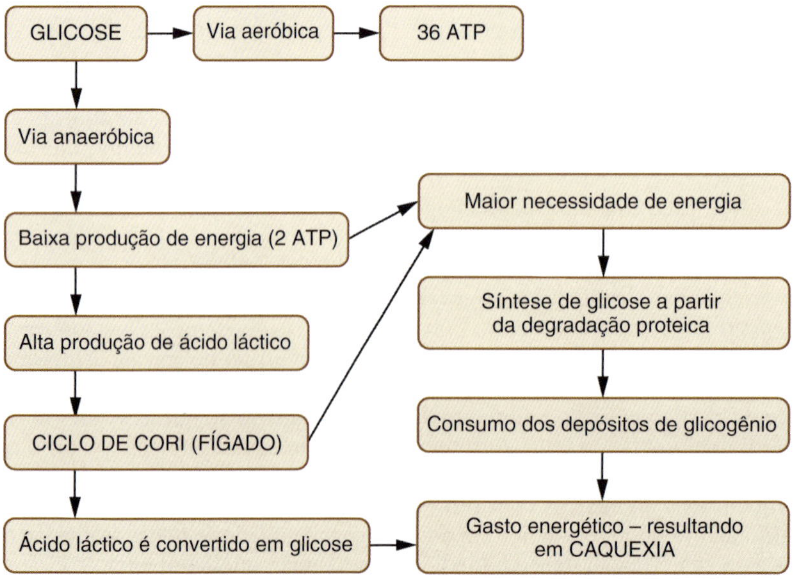

Figura 41.4 Alterações no metabolismo dos carboidratos em pacientes com neoplasia. ATP: trifosfato de adenosina.

exceder a síntese de aminoácidos e proteínas. As depleções proteicas manifestam-se como atrofia da musculatura esquelética e de órgãos viscerais, miopatia e hipoalbuminemia. Clinicamente, a redução do estoque proteico e a atrofia da musculatura esquelética reduzem, no animal canceroso, a capacidade de cicatrização de feridas; aumentam a suscetibilidade a infecções; e levam à diminuição da capacidade funcional de órgãos.

O catabolismo proteico está aumentado para fornecer ao organismo aminoácidos para a gliconeogênese, o que resulta em depleção de massa muscular esquelética. A redução na síntese proteica também concorre para esse quadro. Entre os fatores endócrino-metabólicos envolvidos nesse quadro estão a resistência insulínica e a menor disponibilidade tecidual de aminoácidos que propiciem síntese proteica.[24,49] Diferentes vias proteolíticas foram relatadas como responsáveis pelo maior catabolismo dos músculos esqueléticos:

- O sistema lisossomal, que envolve, principalmente, a degradação de proteínas extracelulares e receptores de superfície de membranas
- O sistema citosólico cálcio-dependente, que atua em situações de trauma tecidual, necrose e autólise, promovendo proteólise
- A via ubiquitina dependente de energia, responsável por acelerada proteólise em condições de estresse como jejum, sepse, acidose metabólica, diabetes e durante a caquexia do câncer.[50]

Cães com câncer apresentaram concentrações plasmáticas significativamente mais baixas de treonina, glutamina, glicina, valina, cistina e arginina e concentrações mais elevadas de isoleucina e fenilalanina, quando comparados com cães saudáveis.[34] Essas alterações do perfil de aminoácidos plasmáticos não se normalizaram após a extirpação cirúrgica dos tumores, o que sugere que o câncer induz a alterações a longo prazo no metabolismo proteico de cães.[39]

Estudos recentes isolaram uma glicoproteína sulfatada de baixo peso molecular de esplenócitos de ratos com adenocarcinoma, denominada "fator indutor de proteólise" (PIF), que induz ao catabolismo do músculo esquelético e à caquexia *in vivo*. Essa proteína também foi isolada da urina de pacientes humanos com câncer que apresentavam caquexia, mas não foi encontrada na urina de animais sem câncer ou em pacientes com perda de peso devido a trauma, cirurgia e sepse, nem naqueles com neoplasia que apresentavam manutenção do peso corporal.[51]

Metabolismo das gorduras

A perda de massa gorda corporal é a responsável pela maior parte da redução de peso nos pacientes com neoplasia.[1,3,5,21,39,52] Animais e pessoas acometidos por câncer podem apresentar alterações importantes no metabolismo dos lipídios, como redução da lipogênese e aumento da lipólise, que resultam em elevação nas concentrações sanguíneas de ácidos graxos livres, lipoproteínas de baixíssima densidade, triglicerídios, e da atividade da lipoproteína lipase hormônio-dependente (lipolítica), com diminuição nas concentrações da lipoproteína lipase derivada do endotélio (lipogênica).[53] Cães acometidos por linfoma demonstraram alteração nas concentrações de colesterol associadas a lipoproteínas e nas concentrações de triglicerídios associadas às lipoproteínas.[3,6,39] Essas alterações metabólicas podem estar relacionadas com muitos problemas clínicos, como a imunossupressão, podendo resultar em menor sobrevida dos pacientes.[54]

O catabolismo do tecido adiposo na caquexia, entre outros fatores, tem sido atribuído à produção pelo tumor do fator mobilizador de lipídios (LMF, do inglês *lipid mobilizing factor*). Esse fator sensibiliza o tecido adiposo, estimulando a atividade lipolítica.[48] Estudos com modelos animais sugerem que a produção de LMF pelos tumores indutores de caquexia contribui para a diminuição da gordura corporal e o aumento no gasto energético, não existindo relação, no entanto, com a anorexia. Ratos que receberam LMF apresentaram decréscimo no peso corporal, constituído, na sua maior parte, por diminuição do tecido adiposo, sem ocorrer alteração no consumo de líquidos e alimento.[7]

Ao contrário do que ocorre com carboidratos e proteínas, observou-se que algumas células tumorais apresentam dificuldade para utilizar os lipídios como substrato energético. Esses achados apoiam a hipótese de que os alimentos com aumento relativo nos teores de gordura podem ser benéficos aos pacientes com neoplasia.[10] Além disso, os lipídios apresentam 2,25 vezes mais energia do que proteínas e carboidratos, de modo que sua elevação aumenta o teor energético do alimento e favorece o fornecimento de calorias aos pacientes.

Além da função energética, alguns ácidos graxos apresentam importantes funções metabólicas, como precursores dos eicosanoides.[55] Os ácidos graxos poli-insaturados da família ômega-3 inibiram a tumorigênese e a disseminação do câncer em alguns modelos experimentais, confirmando dados obtidos em investigações sobre prevenção e tratamento do câncer em seres humanos.[56] Estudos *in vivo* demonstraram que o ácido eicosapentaenoico (ômega-3) desempenha ação tumoricida seletiva sem lisar células normais[57] e reduz a degradação proteica sem alterar sua síntese, demonstrando, assim, efeito anticaquético. Esse ácido graxo melhora, também, a acidose láctica induzida por endotoxinas em cobaias.[58]

A administração de ácidos graxos ômega-3 reduziu a produção de citocinas indesejáveis, como o TNF-α e as IL-1α, 1α e 2α[52] Saker[57] sugere o aumento nos teores de ácidos graxos ômega-3, com redução nos de ômega-6 da dieta, para conferir atividade antitumorigênica a ela. Outros benefícios verificados em pacientes alimentados com dietas ricas em ácidos graxos poli-insaturados ômega-3 foram maior tempo de sobrevida e melhora na qualidade de vida.

Metabolismo energético

Um dos fatores associados à perda de peso no câncer é o aumento do gasto energético pelo paciente.[59] O metabolismo energético pode ser definido como a soma de reações químicas complexas e integradas, por meio das quais os animais obtêm energia do ambiente e, assim, mantêm o funcionamento de todos os processos biológicos.

Animais com neoplasia podem apresentar grande alteração do gasto energético. Esta, no entanto, não é uniforme, podendo-se verificar hipermetabolismo, normometabolimo ou hipometabolismo, a depender do tipo e do estágio do tumor e do tratamento empregado. Estudos por calorimetria indireta encontraram, em pacientes humanos com câncer, taxa metabólica basal (TMB) com variação de 60% a mais de 150% do valor normal.[41] A elevação da TMB é, até certo ponto, compensada pela diminuição do gasto energético muscular voluntário, que representa, em animais saudáveis, aproximadamente 25% do gasto energético diário. Essa diminuição se dá por redução na atividade física, apatia, depressão e fadiga do paciente. Apesar da controvérsia sobre o assunto, acredita-se que exista um estado de hipermetabolismo ou catabolismo persistente nos estágios mais avançados da doença. As explicações para esse quadro estão relacionadas com a soma de vários processos em curso, como a avidez das células neoplásicas malignas em captar glicose e as alterações metabólicas e hormonais consequentes dos fatores produzidos pelo tumor, anteriormente descritos. Com isso, é estabelecido um desequilíbrio persistente entre a ingestão de alimentos e o gasto energético, um processo importante que contribui para a perda de peso dos animais.

Estudos demonstraram que as proteínas mitocondriais denominadas *uncoupling proteins*, ou UCP, estão envolvidas no controle do metabolismo energético e no desenvolvimento de caquexia no câncer. A UCP 1 é expressa no tecido adiposo marrom, que tem como função queimar o excesso de gordura e gerar calor, a UCP 2 é distribuída e expressa na maioria dos tecidos corporais e a UCP 3 é expressa no tecido adiposo marrom e na musculatura esquelética. A síntese das UCP é mediada por sinais orexígenos e anorexígenos. Os sinais orexígenos diminuem e os anorexígenos aumentam a atividade do sistema nervoso simpático, que é responsável por regular o gasto energético, interferindo na regulação térmica promovida pelas UCP. A ativação das UCP no músculo e no tecido adiposo branco, pelas citocinas, parece ser um importante mecanismo molecular responsável pelo aumento da produção de calor nos animais com neoplasia.

Considerações finais sobre caquexia

Como se pôde notar nesta breve revisão, as alterações metabólicas e endócrinas que acompanham os animais com neoplasias malignas são extensas e complexas. No Quadro 41.1, são apresentadas as principais alterações metabólicas verificadas na síndrome caquexia. O reconhecimento e a compreensão dessas alterações são importantes, à medida que elas mudam profundamente o metabolismo, resultando em um desbalanço material, que determina uma espoliação das reservas nutricionais e da capacidade funcional do organismo.

RECOMENDAÇÕES E SUPORTE NUTRICIONAIS

A terapia nutricional é um componente de suma importância no tratamento de todo paciente com neoplasia, especialmente no animal com caquexia neoplásica. Nutrientes específicos podem reduzir a toxicidade associada ao uso de quimioterápicos ou da radioterapia, modular a resposta imunológica e fornecer substrato proteico-energético adequado para os pacientes. Os objetivos do suporte nutricional são prevenir ou corrigir deficiências nutricionais, minimizar os efeitos secundários do tratamento antineoplásico, melhorar a qualidade de vida e auxiliar a recuperação da condição corporal do paciente. Outro aspecto importante no processo alimentar é educar e orientar os proprietários sobre as alterações no metabolismo e as necessidades nutricionais especiais desses pacientes.

O estabelecimento do suporte nutricional de cães e gatos com câncer inicia-se com a estimativa de suas necessidades proteico-energéticas, calculadas com base no peso e na condição corporal. Essa estimativa deve considerar também os resultados dos exames laboratoriais e as informações colhidas na anamnese, incluindo consumo alimentar, dieta prévia, quantidade fornecida, hábitos alimentares do paciente e outras informações. Esse conjunto de observações deve, então, ser integrado com os conhecimentos disponíveis sobre a neoplasia específica que o paciente apresenta e o protocolo quimioterápico ou cirúrgico que foi ou será implementado.

Uma vez estabelecido o alimento apropriado, o médico-veterinário deve definir sua forma de administração. Pacientes que apresentam consumo voluntário de alimentos têm manejo alimentar simples. Aqueles, no entanto, com hiporexia ou anorexia devem receber alimentação intensiva, via enteral ou parenteral. Para isso, o profissional deve estar habilitado a reconhecer a importância desses procedimentos e a executá-los adequadamente.

O perfil nutricional adequado de um alimento destinado a cães e gatos com neoplasia é, na realidade, algo subjetivo à prática cliniconutricional de alguns profissionais que estudam o tema, com poucos estudos científicos publicados sobre o assunto. Os teores de proteína, energia, gordura e outros nutrientes são, na realidade, variáveis e, na prática, um intervalo pode ser considerado adequado. O que é satisfatório para determinado paciente pode não ser para outro, principalmente quando se somam doenças como neoplasia e cardiopatia ou nefropatia, alterando, assim, o perfil nutricional necessário para o animal. Roudebush *et al.*[58] e Ogilvie e Marks[42] propuseram algumas recomendações nutricionais, apresentadas nos Quadros 41.2 e 41.3. Além dessas, são apresentados os teores nutricionais médios de alimentos industrializados *superpremium*, que talvez possam ser empregados.

Proteína. A elevação do teor proteico tem por base aumentar o fornecimento de aminoácidos ao paciente, na tentativa de compensar o aumento da demanda desses compostos. O objetivo é permitir que o animal atenda o acelerado catabolismo proteico e consiga, de algum modo, manter ou até mesmo aumentar sua massa muscular, quando ele se encontra magro ou caquético. Essa elevada demanda é consequente da gliconeogênese hepática; da captação e uso de aminoácidos pelo tumor; da síntese de proteínas de fase aguda; da síntese de compostos imunes, como células e anticorpos; da reparação tecidual; e de outros. Existe uma correlação importante entre aptidão imune e sobrevida de pacientes hospitalizados com sua massa magra. Pacientes em escore de condição corporal ruim, com perda das reservas nutricionais orgânicas, demonstraram maior mortalidade do que aqueles em boa condição nutricional ou mesmo com sobrepeso.[60]

Carboidratos. A marcada intolerância aos carboidratos, que se reflete em hiperglicemia e hiperinsulinemia presentes em muitos pacientes, faz com que o amido passe a ser uma fonte ineficiente de energia. Esse ingrediente tem, para cães e gatos, apenas função energética na dieta. Como carnívoros, estes não têm necessidade metabólica desse composto. Toda a glicose

QUADRO 41.1 Principais alterações metabólicas verificadas na síndrome caquexia.

Metabolismo dos carboidratos	
Tolerância à glicose	Diminuída
Sensibilidade à insulina	Diminuída
Turnover da glicose	Aumentado
Glicose plasmática	Aumentada
Insulina plasmática	Aumentada
Gliconeogênese hepática	Aumentada
Lactato plasmático	Aumentado
Atividade do ciclo de Cori	Aumentada
Metabolismo das proteínas	
Turnover proteico	Aumentado
Catabolismo muscular	Aumentado
Síntese de proteínas de fase aguda	Aumentada
Síntese de proteínas musculares	Diminuída
Aminoácidos gliconeogênicos	Diminuídos
Balanço nitrogenado	Negativo
Lipídios	
Lipólise	Aumentada
Atividade lipase lipoproteica	Diminuída
Síntese periférica de lipídios	Diminuída
Triglicerídios plasmáticos	Aumentados
Ácidos graxos livres plasmáticos	Aumentados

QUADRO 41.2 Recomendações nutricionais para cães e gatos com câncer.*

Animais	Proteína bruta (%)	Carboidratos (%)	Gordura (%)	Ácidos graxos ômega-3 (%)**	Arginina (%)	Fibra bruta (%)
Cães	30 a 45	< 25	25 a 40	> 5	> 2,5	> 2,5
Gatos	40 a 50	< 25	25 a 40	> 5	> 2,5	> 2,5

Adaptado de Ogilvie e Marks42 e Roudebush *et al.*[58] *Valores expressos em porcentagem de matéria seca. **A relação ômega-6:ômega-3 deve estar entre 1:1 e 0,5:1. Os ácidos graxos eicosapentaenoico e docosaexaenoico são mais efetivos que o ácido α-linolênico, devendo ser os principais ácidos graxos suplementados à dieta.

QUADRO 41.3 Teores nutricionais de algumas dietas comerciais selecionadas.*

Produtos	Proteína bruta (%)	Carboidratos (%)	Gordura (%)	Ácidos graxos ômega-3 (%)**	Arginina (%)	Fibra bruta (%)
Hill's Prescription Diet Canine® n/dia (úmida)	38	19,9	33,2	7,3	2,95	2,7
Hill's Prescription Diet Canine/Feline® a/dia (úmida)	45,7	14,7	30,5	2,6	2,1	1,3
Hill's Prescription Diet Feline® p/dia (úmida)	47,6	12,2	32	0,41	2,7	0,7
Dietas *superpremium* para cães em fase de crescimento, raças pequenas (seca)***	30 a 33	25 a 33	18 a 22	–	–	2,5* a 3,5
Dietas *superpremium* para gatos em fase de crescimento (seca)***	34 a 41	18 a 27	18 a 22	–	–	2,5* a 3,5

Adaptado de Ogilvie e Marks42 e Roudebush *et al.*[58] *Valores expressos em porcentagem de matéria seca. **A relação ômega-6:ômega-3 deve estar entre 1:1 e 0,5:1. Os ácidos graxos eicosapentaenoico e docosaexaenoico são mais efetivos que o ácido α-linolênico, devendo ser os principais ácidos graxos suplementados à dieta. ***Valores médios de alguns produtos comerciais.

sanguínea de cães e gatos pode ser sintetizada a partir de aminoácidos e glicerol. O consumo de glicose pelo tumor reflete-se, também, em gasto energético pelo hospedeiro e hiperlactacidemia, como abordado nas seções "Alterações metabólicas" e "Metabolismo dos carboidratos", neste capítulo. Em função dessas alterações metabólicas, torna-se prudente reduzir o fornecimento de carboidratos para animais com neoplasia.

Gordura. É o composto com maior digestibilidade e teor energético da dieta. Desse modo, quanto mais gordura, maior a densidade energética do alimento. Isso é importante em pacientes hiporéticos ou com aumento da taxa metabólica, situações frequentes nos animais com câncer. O fornecimento de alimentos com alta energia faz com que, mais facilmente, estes consigam ingerir calorias suficientes para manterem o balanço calórico positivo, necessitando, para isso, consumir menor volume de alimento. Além disso, a gordura é utilizada com menor eficiência pelas células neoplásicas, de modo que existe menos competição entre o hospedeiro e o tumor no uso desse nutriente.

Fibra bruta. O funcionamento intestinal adequado depende de quantidade satisfatória de fibra. No entanto, a partir de certo ponto ela passa a prejudicar o aproveitamento da dieta e a diluir a energia do alimento, o que não é recomendável em pacientes com neoplasia. Outro aspecto importante em relação à fibra, que leva à recomendação dos Quadros 41.2 e 41.3, é que sua fermentação intestinal leva à produção de ácidos graxos voláteis, especialmente de ácido butírico, importante para o intestino e para o controle de algumas neoplasias, como será visto adiante.

As recomendações de arginina, glutamina e ácidos graxos ômega-3 devem-se a seu papel metabólico e modulador na inflamação, ações que serão discutidas mais adiante.

Dieta caseira para animais com neoplasia

Por vezes, por questões de custo e disponibilidade, o fornecimento de alimentos industrializados se torna difícil. Mesmo com relação à palatabilidade, alguns cães estão acostumados à dieta caseira, sendo mais fácil lhes fornecer esse tipo de alimento. Nessas situações, o médico-veterinário pode utilizar uma formulação caseira. O estabelecimento de uma dieta caseira, no entanto, é mais complexo do que o uso de um alimento industrializado. O proprietário do animal deve estar disposto a cozinhar para seu animal, o que toma tempo e nem sempre é fácil. O custo do alimento, também, pode ser caro, devido à necessidade de empregar uma proporção de carnes considerável.

É necessário sempre conversar e instruir adequadamente o proprietário para que este esteja consciente da necessidade de manter o mais próximo possível a receita original prescrita para o animal. Modificações, às vezes consideradas pequenas e sem importância pelo proprietário, podem alterar significativamente a composição nutricional do alimento. No Quadro 41.4, são apresentadas duas receitas caseiras para cães e gatos com neoplasia. As duas fórmulas servem tanto para cães como para gatos. A primeira dieta apresenta músculo bovino como fonte proteica, e a segunda, carne de frango.

Modo de preparo

Se possível, prepare o arroz, as carnes, o fígado e a cenoura separadamente. A formulação foi feita considerando o ingrediente *cozido*. O cozimento altera a quantidade de água do alimento, podendo levar a alterações na composição nutricional final da dieta, caso a mistura seja feita com os ingredientes crus. Como alternativa, podem-se refogar as carnes, o fígado e os legumes de forma conjunta e misturá-los posteriormente ao arroz, que foi preparado em separado. Sal e óleo podem ser incorporados durante o preparo do alimento; as quantidades indicadas de sal podem ser empregadas como um guia e alteradas de acordo com a necessidade de preparo da dieta. O fígado e a levedura de cerveja entram como fontes naturais de vitaminas e minerais. O fígado pode ser oferecido como alternativa em dias intercalados. Por exemplo, em vez de incluir fígado e carne ao mesmo tempo, pode-se empregar apenas fígado duas vezes por semana e apenas carne nos demais dias.

Pesar cada ingrediente na quantidade calculada para a fórmula após o cozimento. Os minerais (fosfato bicálcico, carbonato de cálcio e suplemento vitamínico e mineral) e a levedura de cerveja não devem ser cozidos. Devem ser adicionados após o alimento esfriar. Misturar todos os ingredientes após a pesagem e oferecer ao animal a quantidade total de alimento dividido em, no mínimo, duas refeições diárias. Após a adição do suplemento vitamínico e mineral e da levedura de cerveja, o alimento poderá ser aquecido somente em banho-maria. Portanto, recomenda-se que esses ingredientes sejam adicionados à dieta no momento em que ela for ser oferecida.

QUADRO 41.4 Receitas de alimento caseiro para cães e gatos com neoplasia.

	Matéria seca (%)		Fórmula		Matéria original (%)	
Composição	**Cães**	**Gatos**	**Cães**	**Gatos**	**Cães**	**Gatos**
Proteína bruta	41,72	45	Arroz cozido		30	32
Carboidrato	27,81	27,82	Músculo gordo	Carne de frango	42	36
Extrato etéreo	24,4	23,12	Fígado		08	08
Fibra bruta	1,38	1,48	Cenoura		15	15
Matéria mineral	4,67	3,7	Carbonato de cálcio		0,6	0,6
Umidade	53	53,14	Levedura de cerveja		0,8	01
Cálcio	0,81	0,8	Suplemento mineral e vitamínico*		0,6	0,6
Fósforo	0,5	0,5	Sal	Sal *light***	0,1	0,2
Potássio	0,63	0,6	Óleo de soja		03	06
Sódio	0,24	0,22	Energia metabolizável		2,33 kcal/g	2,34 kcal/g
Magnésio	0,05	0,05	–	–	–	–

*Considerando a média de vários produtos comerciais completos e balanceados para cães e gatos. **Sal *light* é a mistura de cloreto de sódio (NaCl) com cloreto de potássio (KCl), entrando como fonte de sódio e potássio.

Como calcular e prescrever a dieta

Ao ser avaliado clinicamente, todo animal deve ser pesado, e sua necessidade energética de manutenção (NEM) deve ser estimada em kcal de energia metabolizável por dia. Esta pode ser estimada por meio das fórmulas:

$$\text{Cães: NEM (kcal por dia)} = 95 \times (\text{peso corporal, em kg})^{0,75}.$$

$$\text{Gatos: NEM (kcal por dia)} = 100 \times (\text{peso corporal, em kg})^{0,67}.$$

As fórmulas anteriores estimam a necessidade calórica de um paciente saudável, sem doenças. No entanto, as alterações impostas pela neoplasia maligna, anteriormente exploradas, terminam por aumentar, na maioria dos casos, as necessidades energéticas do paciente. A doença catabólica pode resultar em aumentos de 20 até 50% das necessidades calóricas diárias.[61] Sendo assim, os valores estabelecidos devem sempre ser tomados como um guia, e ajustes na quantidade devem ser realizados quando o paciente indicar a necessidade dessa medida. O hipercatabolismo e os fatores de caquexia em geral resultam em perda de peso, sendo necessário maior fornecimento de calorias nessa situação.

A quantidade de alimento a ser administrada deve ser calculada considerando a NEM do paciente e a energia metabolizável (EM) do alimento. Esta última pode ser verificada com o fabricante do alimento industrializado ou, na ausência dessa informação, estimada a partir da composição de rótulo dos alimentos pelas fórmulas:

Cães: EM = [(% proteína bruta × 3,5) + (% extrato etéreo × 8,5) + (% extrativos não nitrogenados × 3,5)] kcal por 100 g de ração.[61]

Gatos: EM = [(% proteína bruta × 5,65) + (% extrato etéreo × 9,4) + (% extrativos não nitrogenados × 4,15)] × 0,99 a 126 kcal por 100 g de ração.[62]

Os extrativos não nitrogenados (ENN) não são informados no rótulo do alimento. Estes podem ser calculados pela fórmula:

ENN = 100 – (% proteína bruta + % umidade + % matéria mineral + % extrato etéreo + % fibra bruta).

De posse das informações a respeito da NEM do paciente e da EM do alimento, a quantidade a ser fornecida é calculada como:

Quantidade de alimentos (g) = (NEM × 100)/EM alimento.

A seguir, apresenta-se um exemplo de cálculo da quantidade de alimentos a ser fornecida. Caso se empregue uma das fórmulas caseiras, a energia metabolizável do alimento já está indicada no Quadro 41.4, devendo ser utilizada para a definição da quantidade de alimentos. Para a prescrição da dieta do animal, pode-se aplicar o esquema a seguir, que toma por base o cálculo e a prescrição de dieta para um cão adulto de 10 kg e apresenta duas fórmulas com proteína e energia elevadas:

EM da dieta = 2,33 kcal/g (dieta à base de carne)

Etapa I. Calcular a necessidade energética do animal

$$NEM = 95 \times (\text{peso em kg})^{0,75}$$

$$NEM = 95 \times (10)^{0,75}$$

$$NEM = 534,22 \text{ kcal/dia.}$$

Alternativamente, o peso metabólico pode ser calculado como a raiz quarta do peso corporal elevado ao cubo. Para isso, multiplique o peso por ele mesmo três vezes (p. ex., 10 × 10 × 10 = 1.000) e calcule a raiz quadrada do valor obtido duas vezes consecutivas (p. ex., raiz de 1.000 = 31,62; raiz de 31,62 = 5,6).

Etapa II. Calcular a quantidade de alimento a ser administrada por dia em gramas.

Quantidade de alimento = NEM/EM dieta

Quantidade de alimento = 534,22 kcal/dia/2,33 kcal/dia

Quantidade de alimento = 229,28 g/dia (230 g, aproximadamente).

Etapa III. Calcular a quantidade de cada ingrediente da dieta.

Após calcular a quantidade a ser administrada em g/dia da dieta, deve-se calcular a quantidade de cada ingrediente da mistura. Tome como exemplo as seguintes proporções: 30% de arroz cozido; 42% de músculo cozido; 8% de fígado; 15% de cenoura; 0,6% de fosfato bicálcico; 0,8% de levedura de cerveja; 0,6% de suplemento mineral e vitamínico; 0,1% de sal; 3% de óleo de soja.

Arroz = 30% do total calculado (230 g)
230 g da dieta ---------- 100% (total)
x g de arroz ------------ 30% (% de arroz)
x = 70 g/dia de arroz.

Deve-se realizar esse cálculo para todos os ingredientes.

Etapa IV. É necessário conversar com o proprietário do animal sobre a importância de manter as quantidades determinadas dos ingredientes. Alguns alimentos são necessários em quantidade muito pequena, de modo que a quantificação deles depende de uma balança adequada, o que não existe na casa do proprietário. Assim, ajudá-lo a definir como medirá as quantidades ou os volumes, de modo a manter o perfil nutricional da dieta, é importante. Alimentos como o fosfato bicálcico, por exemplo, são extremamente concentrados em nutrientes. No exemplo, uma variação de apenas 1 g para menos significa o não fornecimento de cálcio e fósforo, ao passo que uma variação de 1 g para mais no fornecimento excessivo desses elementos pode causar problemas ao animal. Para gatos, recomenda-se suplementar taurina (40 mg por quilograma de peso corporal por dia). Além disso, durante o preparo dos alimentos, a água do cozimento não deve ser desprezada, pois contém boa parte da taurina das carnes. Uma alternativa prática é mandar preparar em farmácias de manipulação os ingredientes necessários em muito pequena quantidade, como calcário, fosfato bicálcico ou taurina, e recomendar ao proprietário do animal que abra e misture o papelote ou a cápsula ao alimento do animal na hora do fornecimento. Outra opção é o proprietário preparar alimento suficiente para vários dias e congelá-lo, pois isso implica a mistura de quantidades maiores, mais facilmente medidas por uma balança de cozinha.

Dieta calculada. Uma vez calculada a alimentação diária do animal, o proprietário deve receber a informação da quantidade, em gramas por dia, de cada alimento que integrará a dieta do paciente. Considerando os valores anteriormente exemplificados: 70 g/dia de arroz cozido; 97 g/dia de músculo cozido; 19 g/dia de fígado; 35 g/dia de cenoura; 1,38 g/dia de fosfato bicálcico; 1,84 g/dia de levedura de cerveja; 1,38 g/dia de suplemento mineral e vitamínico; 0,23 g/dia de sal; 7 mℓ/dia de óleo de soja.

Fornecimento da dieta e controle do consumo

Para cães, tanto o alimento industrializado como o caseiro devem ser divididos em duas refeições diárias. Para gatos, o alimento deve sempre estar disponível o dia todo, mas a quantidade oferecida deve ser calculada, como anteriormente especificado, de modo a se ter controle do consumo de calorias. Mesmo para cães, deixar o alimento sempre à disposição pode ser uma medida interessante para estimular o consumo e aumentar a ingestão de calorias, especialmente em animais com hiporexia secundária à neoplasia ou à quimioterapia.

No entanto, mecanismos ou protocolos de registro do consumo de alimentos são fundamentais. De nada adianta selecionar ou formular um alimento adequado e fornecê-lo em quantidades corretas se não existir monitoramento da ingestão. Saber exatamente o quanto o animal está comendo é importante para interpretar de forma correta as alterações de saúde e da condição corporal que se seguem ao estabelecimento do plano nutricional. Um paciente que perde peso, mas não apresenta consumo satisfatório de calorias, encontra-se em condição completamente adversa de outro que, mesmo ingerindo toda a quantidade de energia ou alimento estabelecido, continua a perder peso. Essa informação, que pode ser bastante importante no prognóstico e na compreensão do caso clínico, somente pode ser obtida se o médico-veterinário tiver estabelecido corretamente a necessidade energética e a quantidade de alimentos necessária ao animal e, ao mesmo tempo, monitorado de forma adequada o consumo.

Pacientes que apresentam consumo voluntário insatisfatório (inferior a 70% das necessidades energéticas de repouso) por mais de 3 dias ou que se encontram anoréxicos devem ser submetidos a terapia nutricional intensiva, conforme ilustrado na Figura 41.5.

Terapia nutricional enteral

Durante muito tempo, o sistema gastrintestinal dos pacientes críticos foi considerado um órgão fisiologicamente inativo e de pouco significado fisiopatológico, apresentando, desse modo, importância secundária nos processos de recuperação.[64,65] No entanto, nas últimas décadas esse paradigma modificou-se. Atualmente, destaca-se o papel central do intestino no metabolismo intermediário da glicose e de alguns aminoácidos, sobretudo da glutamina, realizado nos enterócitos antes de sua passagem para o fígado.[66] Um segundo aspecto relevante é sua função como barreira protetora, constituída pelos enterócitos e pelo tecido linfoide intestinal, que impedem a passagem de bactérias e toxinas do lúmen intestinal para a corrente circulatória.[66–70]

Animais anoréxicos acometidos por alguma afecção são indicativos clínicos muito frequentes para o uso do suporte nutricional enteral.[71] Animais inapetentes, mas que apresentem o sistema gastrintestinal funcional, devem ser prioritariamente alimentados via sondas nasoesofágica, esofágica ou gástrica.[72–75]

A terapia nutricional enteral pode ser definida como um conjunto de procedimentos empregados na manutenção ou

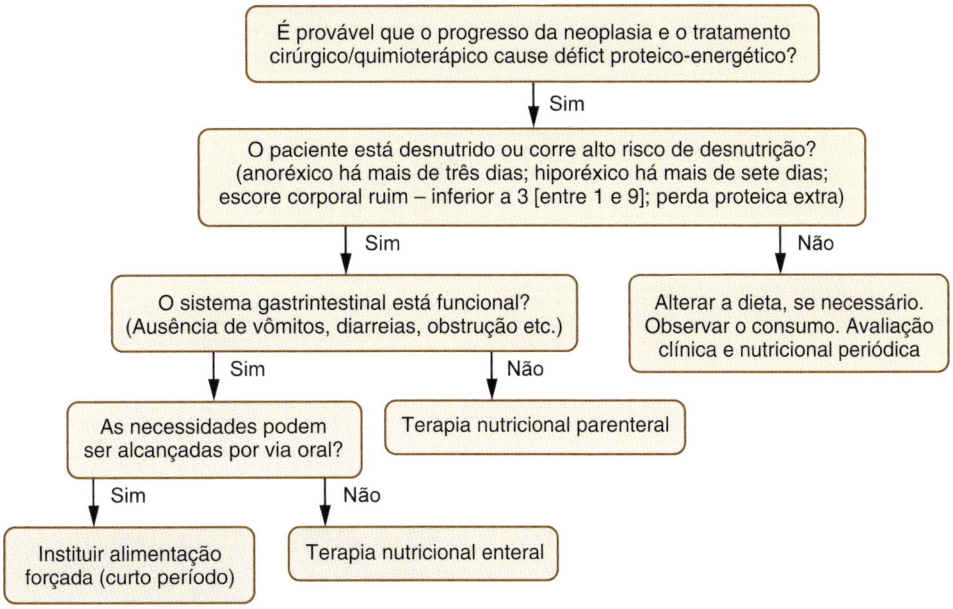

Figura 41.5 Dendrograma para a instituição de terapia nutricional intensiva.

na recuperação do estado nutricional do paciente, por meio do fornecimento de nutrientes no lúmen do sistema gastrintestinal, que podem ser administrados por boca, sondas ou ostomias.[76] Sempre que possível, o uso do suporte nutricional enteral é preferível ao parenteral, por ser mais próximo do fisiológico, seguro e econômico, além de garantir o fornecimento de nutrientes ao lúmen intestinal, mantendo, desse modo, a integridade da mucosa e evitando a translocação bacteriana.[65,77-80] A existência de nutrientes no lúmen intestinal representa um estímulo trófico poderoso para a mucosa desse órgão, a absorção de nutrientes diretamente do lúmen intestinal corresponde a 70% das necessidades energéticas dos colonócitos e 50% das dos enterócitos, sendo o restante suprido pela corrente circulatória.[66] A mucosa intestinal apresenta a maior taxa de multiplicação e renovação celular de todo o organismo, demonstrando, com isso, a importância da administração de nutrientes para o intestino, sem a qual o órgão apresenta rápida e pronunciada atrofia.

A colocação da sonda pela via nasoesofágica é o método mais indicado para cães e gatos doentes que necessitam de suporte nutricional por um período inferior a 1 semana.[81,82] Os nutrientes são administrados na porção distal do esôfago. As vantagens dessa técnica são baixo custo, facilidade, aceitação pelo paciente e dispensa da anestesia geral. Como sondas nasoesofágicas, podem ser empregadas as siliconadas descartáveis da marca Mark Med® ou sonda Levine da marca Medical's®. Inicialmente, deve-se estimar o comprimento da sonda que será colocada no esôfago, pelo posicionamento dela desde o plano nasal até a extensão do sétimo espaço intercostal. Em seguida, marca-se essa medida com o auxílio de um marcador de esparadrapo, que será aderido no tubo. Deve-se, então, lubrificar a ponta da sonda com lidocaína a 5% e manter a cabeça do paciente em posição normal. Depois, a sonda deve ser colocada na face ventrolateral de uma das narinas externas (direita ou esquerda) e introduzida em direção caudoventral e medial na cavidade nasal escolhida. Ao introduzir cerca de 3 cm na narina, encontra-se uma barreira anatômica, o septo mediano, no piso da cavidade nasal. Em caso de dificuldade para ultrapassar essa barreira, pode-se empurrar as narinas externas dorsalmente para facilitar a abertura do meato ventral. Deve-se, então, levantar a extremidade proximal da sonda e avançá-la para o interior da orofaringe. Para confirmar que a sonda está dentro do esôfago, pode-se injetar cerca de 5 mℓ de solução fisiológica estéril através do tubo. A ausência do reflexo de tosse ou espirro sugere posição esofágica. Essa etapa também pode ser realizada mediante radiografia torácica, sendo esta mais segura que a primeira, porém mais onerosa. A fixação da sonda pode ser feita com cola de cianoacrilato (Super Bonder®), na linha média nasal dorsal. Deve-se usar um colar elizabetano para proteção do tubo. Uma ilustração do procedimento de colocação da sonda nasoesofágica é apresentada na Figura 41.6 A e a visualização prática, nas Figuras 41.6 B a E.

O pequeno diâmetro desse tipo de sonda permite apenas a administração de dietas líquidas sem partículas, o que dificulta o suprimento calórico e proteico de animais debilitados e desnutridos. As complicações associadas a seu emprego incluem:

- Possível obstrução da sonda
- Remoção pelo próprio animal
- Epífora
- Atraso no esvaziamento gástrico
- Aspiração
- Vômitos
- Diarreia
- Hipopotassemia
- Moléstias nasais e faríngeas relacionadas com sua permanência prolongada.[81-83]

Como dieta, recomenda-se o uso de alimentos enlatados hipercalóricos desenvolvidos para essa finalidade, diluídos em água. A quantidade de água a ser adicionada depende da viscosidade final do alimento e da facilidade ou dificuldade de infusão pela sonda. Destaca-se que os alimentos úmidos enlatados convencionais, produzidos no Brasil, não apresentam densidade calórica suficiente para serem diluídos em água e infundidos. Esses alimentos apresentam entre 0,85 e 1 kcal por mℓ; se diluídos em água, a densidade calórica final será tão baixa que não será compatível o fornecimento de calorias com a capacidade estomacal do paciente e sua necessidade hídrica. O excesso de alimento no estômago terminará por estimular o vômito e o excesso de água levará à sobrecarga hídrica. Estima-se em 40 mℓ por kg de peso corporal o volume máximo de alimento que deve ser infundido por refeição no estômago de um animal anoréxico há mais de 3 dias. Essa quantidade pode ser elevada até o máximo de 80 mℓ por kg de peso corporal por refeição, após 1 semana de realimentação.

As dificuldades em encontrar produtos úmidos hipercalóricos desenvolvidos para suporte enteral em locais fora dos grandes centros, aliadas ao seu alto custo, fizeram com que o Serviço de Nutrição Clínica do Hospital Veterinário da FCAV/Unesp desenvolvesse algumas fórmulas caseiras. Estas foram estabelecidas para serem de fácil uso e de baixo custo, facilitando o emprego desse tipo de suporte nutricional. Duas fórmulas com elevada proteína e energia podem ser encontradas no Quadro 41.5, bem como um guia de prescrição e cálculo das quantidades.

Destaca-se, no entanto, que sempre se deve dar preferência ao emprego de um alimento úmido comercial completo e balanceado desenvolvido para essa finalidade. Para sua administração, a quantidade a ser fornecida por dia pode ser estabelecida a partir da necessidade calórica do paciente e da quantidade de energia metabolizável do alimento, informada pelo próprio fabricante. Uma vez definida a quantidade de alimento, essa quantidade total pode ser misturada com água no liquidificador, de modo a adquirir uma consistência adequada, e fornecida como especificado também no Quadro 41.5. Para o cálculo da necessidade hídrica, pode-se proceder, também, como especificado no Quadro 41.5.

Pacientes muito debilitados e prostrados não devem receber, de imediato, a quantidade total de energia metabolizável de que necessitam. Para estes, recomenda-se a infusão apenas de sua necessidade energética de repouso. Essa medida é importante para evitar distúrbios metabólicos e digestivos, não sobrecarregando um animal que pode apresentar déficits funcionais decorrentes da infecção ou septicemia. Uma vez que este apresente melhora do quadro clínico, aumenta-se progressivamente a quantidade de calorias fornecidas até o atendimento completo de sua necessidade energética de manutenção. Não se deve, tampouco, infundir mais energia do que a correspondente à necessidade de manutenção do paciente. Mesmo que se evidencie acentuado estado hipermetabólico, com aumento da necessidade calórica, não é seguro hiperalimentar o paciente.[84]

A técnica de colocação da sonda pela via de esofagostomia é de fácil realização (Figura 41.7 A). A permanência do tubo esofágico apresenta pouco desconforto para o animal.[71] A simplicidade do manejo da sonda e da administração do alimento permite maior cooperação dos proprietários,[85] minimizando os custos de internação nas clínicas e nos hospitais veterinários. Outra vantagem é o maior diâmetro do tubo, o que viabiliza a administração de maior quantidade de alimento (e mais grosseiro), em geral próxima ao consumido por cães e gatos.[86-88] Como sonda esofágica, podem ser empregados, para cães, os tubos de PVC (Embramed®)

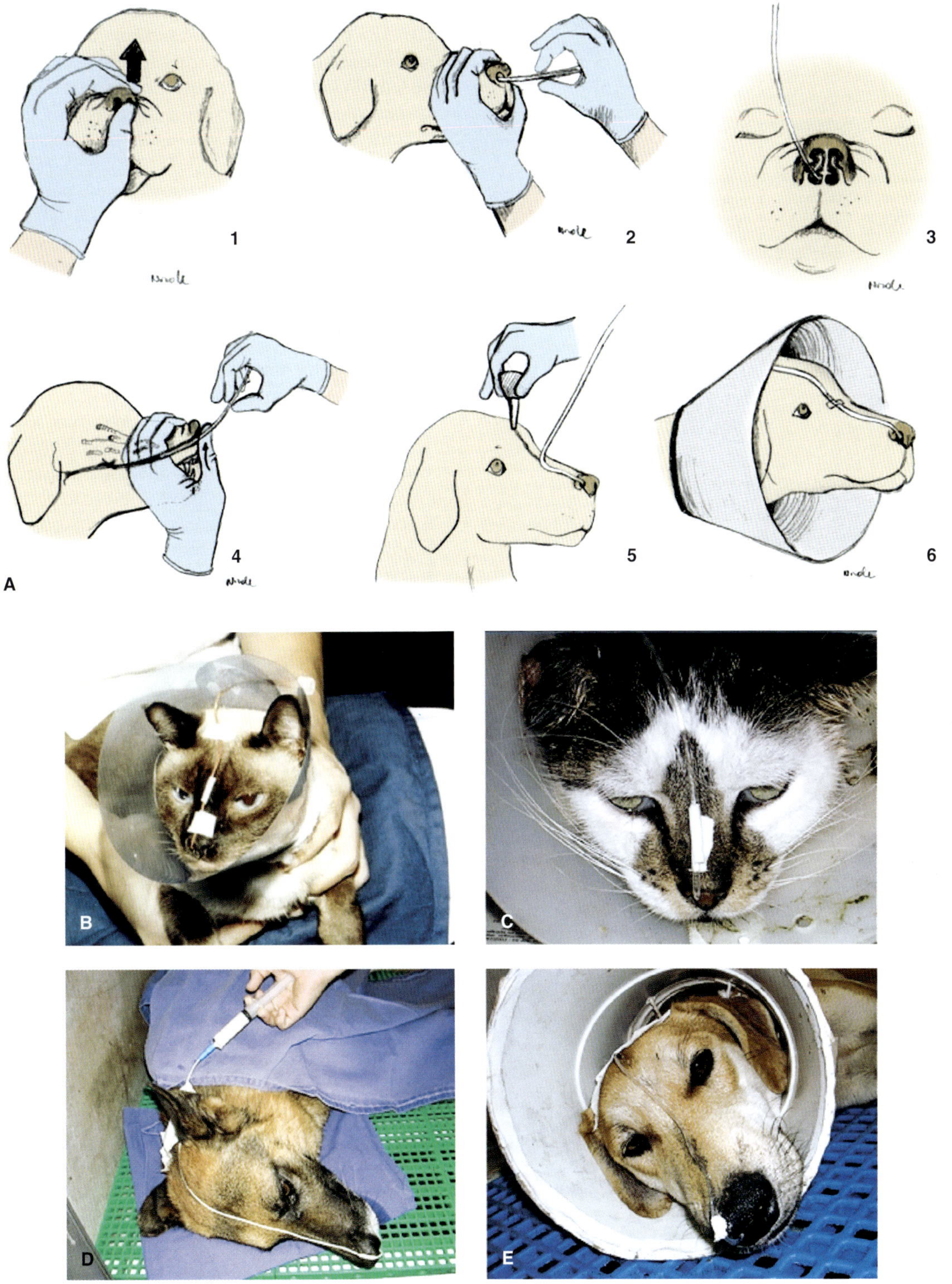

Figura 41.6 A. Ilustração da técnica de colocação da sonda nasoesofágica: (1) elevação dorsal das narinas; (2) introdução da sonda na narina; (3) posição da sonda dentro da narina; (4) elevação das narinas para facilitar a passagem do tubo pelo septo mediano; (5) fixação da sonda; e (6) colocação do colar elizabetano. **B** a **E.** Casos clínicos demonstrando o uso de sonda nasoesofágica. *Uma descrição mais completa dessa técnica pode ser encontrada em: Fossum TW. Cirurgia de pequenos animais. 3. ed. Rio de Janeiro: Elsevier; 2008.

e Levine (Medical's®); para cães e gatos, a sonda de Foley (Embramac®). A experiência da autoria tem demonstrado ser esse último tipo o mais aceito pelos animais, principalmente pelos gatos, com menor ocorrência de vômito. As complicações associadas a essa técnica são infecção do campo operatório, edema de face por pressão exercida pela bandagem, esofagite, aspiração de alimento, obstrução das vias respiratórias superiores, disfagia, vômito, saída da sonda através da cavidade oral e gastrite.[62,90,91]

A experiência clínica da autoria tem demonstrado ser essa a técnica de eleição nas situações em que o suporte enteral será feito por um período superior a 1 semana.[91-93] A sonda tem baixo custo, é facilmente encontrada e o procedimento de colocação é simples, podendo ser realizado em qualquer clínica veterinária habilitada à realização de procedimento anestésico e pequenas cirurgias. Uma ilustração da colocação desse tubo pode ser encontrada na Figura 41.7 A e exemplos práticos podem ser visualizados na Figura 41.7 B a E.*

QUADRO 41.5 Protocolo de nutrição enteral para cães e gatos hospitalizados.

Protocolo de Nutrição Enteral para Cães e Gatos (Serviço de Nutrição Clínica – HVGLN/Pacv/Unesp)

1.0 Pacientes críticos e que não suportam grande volume de alimento

1.1 Determinação das necessidades energéticas dos animais:

1.1.1 Pesar o animal: (_____) kg

1.1.2 Calcular a necessidade energética de repouso (NER)

$$NER = 70 \times (\text{peso corporal})^{0,75}$$

$$NER = (\_\_\_\_\_)\ \text{kcal/dia}$$

2.0 Pacientes em manutenção que podem receber alimento em quantidade normal

2.1 Determinação das necessidades energéticas dos cães:

2.1.1 Pesar o animal: (_____) kg

2.1.2 Calcular a necessidade energética de manutenção (NEM)

$$NEM = 120 \times \text{peso em kg}^{0,75}$$

$$NEM = (\_\_\_\_\_)\ \text{kcal/dia}$$

2.2 Determinação das necessidades energéticas dos gatos:

2.2.1 Pesar o animal (_____) kg

2.2.2 Calcular a NEM

$$NEM = 60 \times \text{peso em kg}$$

$$NEM = (\_\_\_\_\_)\ \text{kcal/dia}$$

3.0 Cálculo da necessidade hídrica (NH) (cães e gatos)

$$NH = \text{peso vivo} \times 70\ m\ell = (\_\_\_\_\_)\ m\ell/\text{dia}$$

- Considerar volume fornecido pelo alimento
  - Suplementação hídrica via sonda = NH – volume de alimento = (____) mℓ/dia

4.0 Dietas caseiras para utilização via sonda nasoesofágica

- Dieta 1 (para uso em sondas com 6 ou 8 french): 1,1 % Nutrilon® ou Mucilon®; 1,1% dextrose; 15,3% extrato solúvel de soja (composição: PB = 41%, EE = 22%, FB = 2,5%, U = 6%); 11,4% creme de leite; 69,5% água; 0,8% suplemento vitamínico-mineral; 0,5% Ornitargin®; 0,3% KCl a 20% (gatos: adicionar 30 mg de taurina por 100 mℓ de alimento); *32,1% proteína bruta; 27,3 extrato etéreo; 0,96 kcal/mℓ*
- Dieta 2 (para uso em sondas com mais de 8 french): 3,9% Nutrilon® ou Mucilon®; 1,6% dextrose; 63,4% ração em lata para gatos; 7,7% creme de leite; 21,9% água; 0,8% suplemento vitamínico-mineral; 0,5% Ornitargin®; 0,3% KCl a 20% (gatos: adicionar 30 mg de taurina por 100 mℓ de alimento); *32,5% proteína bruta; 26,4 extrato etéreo; 0,96 kcal/mℓ energia metabolizável*
- Dieta selecionada: alimento para sonda de 6 e 8 french. EM da dieta = 0,96 kcal/mℓ

Etapa I: calcular a necessidade energética do animal:

$$NEM = 120 \times (\text{peso em kg})^{0,75}$$

$$NEM = 120 \times (10)^{0,75}$$

$$NEM = 674{,}80\ \text{kcal por dia}$$

Etapa II: Calcular a quantidade de alimento a ser administrada por dia em mililitros:

Quantidade de alimento = NEM/EM dieta

Quantidade de alimento = 674,80 kcal por dia/0,96 kcal por mℓ

Quantidade de alimento = 702,91 mℓ/dia (700 mℓ aproximadamente)

Etapa III: Calcular a quantidade de cada ingrediente da dieta: após calcular a quantidade a ser administrada em mℓ/dia da dieta, deve-se calcular a quantidade de cada ingrediente da mistura, como no exemplo a seguir:

- Dieta para sonda de 6 a 8 french (realizar este cálculo para todos os nutrientes):

Nutrilon®: do total calculado (700 mℓ), 1,1% será composto de Nutrilon®

700 mℓ da dieta ------------------------------ 100% (total)

x gramas de Nutrilon® ------------------------ 1,1% (% de Nutrilon® na fórmula)

x = 7,7 gramas de Nutrilon® por dia

Fórmula final: 7,7 g de Nutrilon®; 7,7 g de dextrose; 107 g de extrato solúvel de soja; 80 mℓ de creme de leite; 486 mℓ de água; 5,6 g de suplemento vitamínico-mineral; 3,5 g de Ornitargin®; 2,1 g de KCl a 20%

5.0 Modo de uso

5.1 Essa quantidade deve ser pesada e batida em liquidificador, permanecendo em geladeira até o momento de uso

5.2 Dividir o alimento em seis refeições ao dia. Administrar o alimento em temperatura ambiente

5.3 Injetar água potável para limpar a sonda de resíduos alimentares após seu uso

5.4 Manter a sonda sempre bem fechada para evitar refluxo e entrada de ar no esôfago

5.5 Monitorar a produção de fezes

Desenvolvido pelo Serviço de Nutrição Clínica do Hospital Veterinário da FCAV/Unesp. PB: proteína bruta; EE: extrato etéreo; FB: fibra bruta; U: umidade.

Devido à importância do suporte nutricional enteral, toda situação na qual se prevê hiporexia ou anorexia deve ser considerada indicativa da colocação de tubo esofágico. Exemplos nesse sentido são cirurgias orais extensas, que necessitam de um longo período pós-cirúrgico no qual o consumo de alimentos é contraindicado; e quimioterapia agressiva, que, com frequência, resulta em anorexia, perda de peso e caquexia. Nessas situações, antes do início da quimioterapia, quando o paciente está ainda compensado do ponto de vista clínico ou no próprio plano cirúrgico de um procedimento que resultará em dificuldade ou impossibilidade de deglutição, o clínico já deve pensar em colocar o tubo enteral. Essa medida poderia evitar uma situação comum, quando, após algum tempo de quimioterapia, o paciente passa a apresentar considerável deterioração do estado nutricional e, somente então, a terapia nutricional enteral passa a ser cogitada. Nesse momento, dois fatores complicantes podem estar presentes. Primeiro, já houve deterioração da condição nutricional, com implicações para o prognóstico do paciente. Segundo, a debilidade instalada pode dificultar em muito o procedimento anestésico necessário à colocação do tubo.

A técnica de gastrostomia é considerada uma forma efetiva de suporte nutricional em cães e gatos, do mesmo modo que a esofagostomia, podendo ser utilizada por longos períodos (meses a anos).[75] Consiste em uma via segura, por proporcionar uma digestão eficiente. As funções do estômago de mistura, digestão e estocagem permanecem íntegras. Além disso, o diâmetro das sondas utilizadas permite a administração de alimentos mais consistentes e sob a forma polimérica (não digerida). Há, normalmente, boa aceitação por parte do paciente, com facilidade de reinício da alimentação oral ou espontânea, mesmo com a permanência do tubo.[94,95] No entanto, esse método apresenta como desvantagens a necessidade do uso de anestesia geral e aparelho especializado para a colocação dos tubos, as sondas não podem ser removidas em período de tempo inferior a 5 dias e o extravasamento de conteúdo alimentar do estômago para a cavidade abdominal pode resultar em peritonite.[96]

Os pacientes candidatos a essa terapia são aqueles acometidos por neoplasias orofaringeanas, esofágicas e hepáticas e aqueles com anorexia resultante do tratamento quimioterápico. A gastrostomia fica contraindicada, porém, nas situações de vômitos incoercíveis, nos distúrbios gastrentéricos, nos quadros de ascite e em pacientes que necessitam de suporte nutricional por um período inferior a 5 dias.[97] A técnica de colocação do gastrotubo com o uso de aplicadores está ilustrada nas Figuras 41.8 A e B e exemplos práticos podem ser visualizados nas Figuras 41.8 C e D.

Terapia nutricional parenteral

A terapia nutricional parenteral (TNP) consiste na administração de todas as exigências nutricionais diárias ou parte delas pela via intravenosa.[98] A administração de todas as necessidades nutricionais, incluindo calorias, aminoácidos, lipídios, vitaminas e minerais, é denominada "nutrição parenteral total". Nela, todas as necessidades nutricionais conhecidas são infundidas dentro de um período de 24 horas, incluindo aqui a totalidade das necessidades energéticas do paciente. A administração de apenas parte das necessidades nutricionais é denominada "nutrição parenteral parcial".[74] Esta pode ou não incluir lipídios e microelementos. Normalmente, na nutrição parenteral parcial (NPP) são administrados eletrólitos e vitaminas necessários e apenas parte das necessidades energéticas e de aminoácidos do paciente.[90]

São indicações específicas para o uso da nutrição parenteral:

- Obstrução gastrintestinal
- Hipomotilidade gastrentérica
- Má absorção

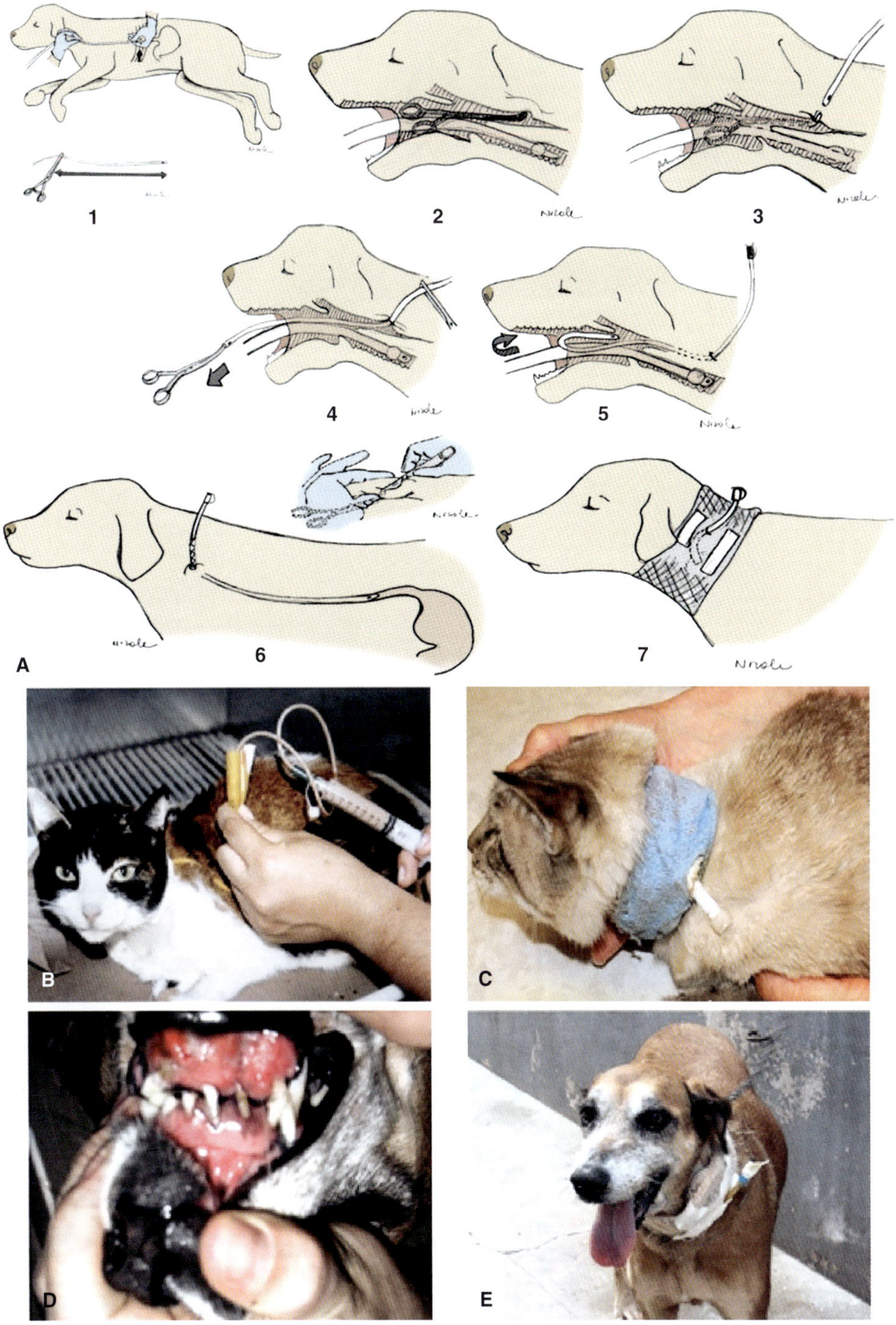

Figura 41.7 A. Ilustração da colocação da sonda pela técnica de esofagostomia: (1) demarque a extensão da sonda que será introduzida dentro do esôfago (sétimo espaço intercostal); (2) coloque o corpo do instrumento na cavidade oral, pressionando o esôfago contra a musculatura mesocervical, formando uma saliência na pele cervical, local onde se procederá à incisão; (3) com o auxílio de uma lâmina de bisturi, incise a pele e os tecidos até exteriorizar o instrumento mediante incisão cutânea. Aumente o orifício para permitir a passagem do tubo, após a fixação deste ao instrumento; (4) retraia o instrumento e puxe o tubo para o interior da cavidade oral; (5) redirecione o tubo com o auxílio de um estilete para o interior do esôfago; (6) fixe o tubo na pele com fio de sutura não absorvível 2 a 0, utilizando ponto dedo chinês ou bailarina; e (7) coloque uma bandagem na região para proteção dos pontos e da ferida. **B** a **E.** Casos clínicos demonstrando o uso de sonda esofágica.

- Diarreias profusas
- Vômitos graves
- Período pós-operatório de determinados procedimentos cirúrgicos do sistema gastrintestinal
- Pancreatite
- Peritonite
- Hepatite
- Coma
- Inconsciência ou déficits neurológicos graves
- Ocasiões em que a colocação de tubos não é possível
- Outras circunstâncias individuais.

Essa via pode ser empregada, também, como forma de suplementação da via enteral.[95,98]

Os benefícios do uso prolongado da terapia nutricional parenteral em pacientes com câncer são questionáveis até o momento. A maioria dos autores recomenda esse tipo de suporte apenas para aqueles animais que apresentam grandes possibilidades de recuperação, como os que foram submetidos a cirurgias gastrintestinais, os anoréxicos (devido à quimioterapia) ou os com tumores de prognóstico favorável ao tratamento.

Antes de iniciar à nutrição parenteral, é importante que o paciente esteja hidratado e com seu equilíbrio acidobásico

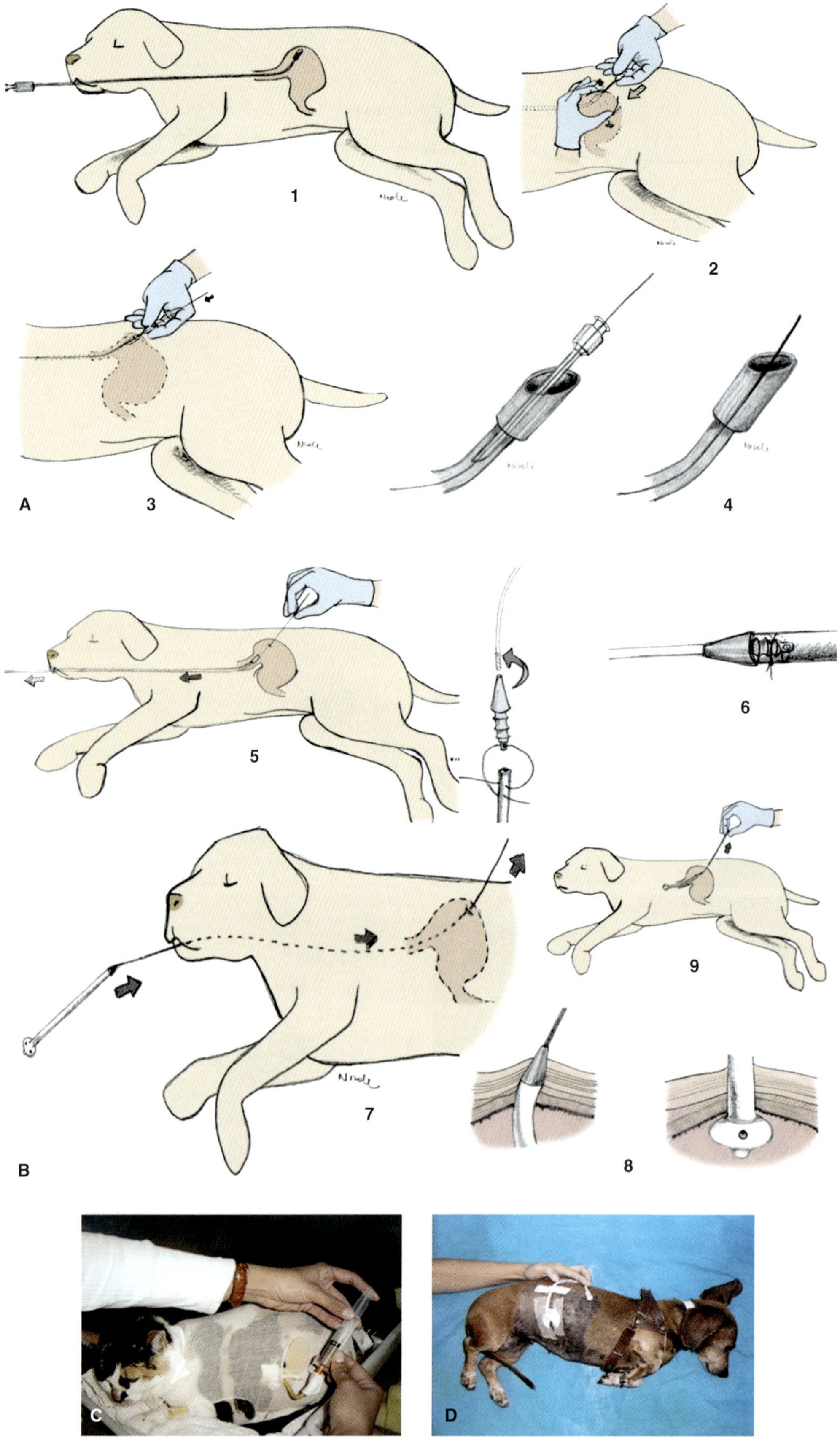

Figura 41.8 A e **B.** Ilustração da técnica de colocação de sonda por gastrostomia com uso de aplicador: (1) vista esquemática demonstrando como o aplicador se posiciona dentro do estômago do animal. Ele deve empurrar o estômago contra a parede abdominal e produzir uma saliência para que se possa introduzir o trocarte; (2) com o auxílio do trocarte, perfure a pele e a musculatura até posicionar a extremidade distal do trocarte dentro da extremidade distal do aplicador; (3) introduza o guia pelo trocarte até o interior do aplicador; (4) visualize o guia sendo introduzido pelo trocarte e, em um segundo momento, este já está posicionado dentro do aplicador; (5) retire o aplicador, permanecendo apenas o guia dentro do animal; (6) fixe o tubo gástrico na extremidade distal do guia; (7 e 8) após fixado o guia, o tubo será arrastado da cavidade oral para dentro do estômago; e (9) localização da extremidade distal do tubo dentro do estômago. **C** e **D.** Casos clínicos demonstrando o uso de sonda gástrica.

estabelecido. Pacientes com alterações hidreletrolíticas e acidobásicas devem primeiro ser reidratados e estabilizados, sob pena de desenvolverem distúrbios graves durante o procedimento.[99]

Há cinco soluções básicas empregadas na nutrição parenteral: dextrose, aminoácidos, lipídios, eletrólitos e compostos vitamínico-minerais. A concentração de soluções de dextrose varia de 5 a 100%; a de aminoácidos, de 3,5 a 15%; e a lipídios, de 10 a 30%. Normalmente, na NPP essas soluções são diluídas na necessidade hídrica diária do paciente, sendo assim mais bem toleradas em vasos periféricos. O uso isolado de dextrose como fonte de calorias não proteicas, apesar de barato, tem como inconveniente o fato de pacientes catabólicos serem insulinorresistentes, podendo esse procedimento resultar em hiperglicemia e hiperlactacidemia.[72] Além disso, a glicose não é efetiva em limitar a lipólise e o balanço nitrogenado negativo em cães e gatos. A composição de glicose com lipídios no fornecimento de calorias não proteicas é preferível, pois diminui esses efeitos colaterais e a solução torna-se mais eficiente na manutenção do balanço nitrogenado.[100]

As emulsões lipídicas são utilizadas como fonte de energia e ácidos graxos essenciais para pacientes que recebem a TNP. Os ácidos graxos provenientes de emulsões lipídicas podem influenciar as respostas imune e inflamatória de maneiras distintas, de acordo com suas características físico-químicas. Recentemente, uma nova emulsão lipídica rica em ácido graxo ômega-3 tornou-se disponível para uso clínico em pacientes humanos. Efeitos positivos sobre a capacidade fagocítica foram verificados em animais que receberam essa solução.[101] Outras vantagens das soluções lipídicas incluem sua isosmolaridade, alta densidade energética e a possibilidade de uso em vaso periférico. No entanto, estas propiciam crescimento bacteriano, podendo favorecer a sepse, e são instáveis, se misturadas diretamente com a dextrose a 50%.[102]

Os pacientes devem receber uma mistura de aminoácidos essenciais e não essenciais. A maior parte das soluções apresenta todos os aminoácidos essenciais para cães e gatos, exceto a taurina, que pode ser encontrada apenas em algumas soluções especiais para pacientes humanos pediátricos. Algumas formulações, no entanto, não apresentam arginina, aminoácido essencial para cães e gatos, devendo isso ser checado antes da administração. As soluções de aminoácidos e dextrose podem ou não apresentar eletrólitos. Em razão da maior facilidade de preparo, deve-se dar preferência às que já vêm com eletrólitos.[102]

Compostos multivitamínicos e oligoelementos também são incorporados à TNP. As vitaminas, sobretudo as hidrossolúveis, são rapidamente perdidas durante a anorexia e o estado catabólico, pois o organismo não apresenta estoque desses nutrientes. Elas participam como cofatores de várias etapas do processo de utilização da energia, de modo que a suplementação de calorias acelera seu consumo e perda. A deficiência de vitaminas do complexo B, em especial de tiamina, é um dos fatores responsáveis pela ocorrência da síndrome da realimentação, um distúrbio metabólico potencialmente fatal que se desenvolve no paciente anoréxico realimentado. Como várias vitaminas do complexo B são destruídas pela luz, é recomendável proteger o recipiente com a solução parenteral com papel-alumínio ou outro material que impeça a incidência direta.[103]

Outros fatores envolvidos na síndrome da realimentação são o fósforo, o magnésio e o potássio. Estes são perdidos durante a destruição tecidual secundária à inanição e podem ter sua concentração plasmática diminuída por captação celular, posteriormente ao fornecimento de calorias. A glicose estimula a secreção de insulina e aumenta a utilização do fósforo, na fosforilação intermediária da glicose. Hipofosfatemia causada por administração muito rápida de calorias na forma de glicose ocorre mais rapidamente em cães que passaram fome do que em animais que não passaram.[61]

As principais complicações da TNP são, em ordem de ocorrência, distúrbios metabólicos, obstruções e distúrbios mecânicos durante a infusão, septicemia e flebite.[98] A hiperglicemia é o distúrbio metabólico mais comum, seguido de hiperlipemia e hiperbilirrubinemia. Em pacientes não hiperglicêmicos antes da instituição da TNP, a hiperglicemia raramente precisa ser corrigida com a administração de insulina. Em geral, a redução da administração de solução de dextrose já é suficiente para solucionar o transtorno. Gatos são mais suscetíveis a hiperglicemia, necessitando de maior atenção. Uma alternativa interessante seria infundir, no primeiro dia, apenas 50% da solução de dextrose necessária e, no segundo, não havendo no animal glicosúria ou hiperglicemia, a totalidade do volume calculado de solução. Hiperlipemia pode ocorrer nos primeiros dias do suporte. Nesses casos, deve-se diminuir a concentração da solução lipídica do soluto infundido.[104]

A hipopotassemia é o principal distúrbio eletrolítico da TNP. A glicose promove captação de potássio pela célula, devendo a concentração desse elemento ser adequadamente monitorada na fluidoterapia do animal e suplementada na solução infundida. O grande volume de fluidos a ser administrado, associado à elevada frequência de distúrbios mecânicos obstrutivos, faz com que seja recomendável o emprego de uma bomba de infusão.[98] Além disso, os distúrbios metabólicos são muito mais suscetíveis de ocorrer em função de uma velocidade muito rápida de infusão do que em função da qualidade do fluido administrado. As complicações mecânicas obstrutivas podem ser prevenidas com o emprego de cateteres intravenosos de boa qualidade, regularmente lavados com soluções anticoagulantes, bem posicionados e fixados no animal. Os cateteres devem ter uso exclusivo para a TNP, evitando seu uso para a administração de medicamentos ou coleta de sangue do paciente.[61]

O protocolo de monitoramento dos pacientes que estão recebendo TNP deve incluir:[95]

- Checar sinais vitais a cada 6 ou 12 horas (temperatura, pulso, membranas mucosas, frequência respiratória)
- Pesar os animais todos os dias
- Mensurar a glicemia de início a cada 6 ou 12 horas e depois a cada 72 horas
- Determinar a concentração de eletrólitos a cada 24 horas durante os primeiros 2 ou 3 dias
- Determinar a ureia sérica 12 horas após o início da nutrição
- Determinar hematócrito, contagem de plaquetas e verificar a turbidez e a coloração do plasma a cada 24 horas por 2 a 3 dias, depois semanalmente
- Determinar hemograma completo e perfil bioquímico (enzimas hepáticas e creatinina) uma ou duas vezes por semana.

O preparo da solução deve seguir a seguinte ordem: (1) aminoácidos e eletrólitos, (2) dextrose, (3) emulsão lipídica e (4) vitaminas. A mistura deve ser feita da forma mais asséptica possível, pois a solução apresenta-se como um meio de cultura para microrganismos, podendo levar à sepse. Recomenda-se seu preparo em capela de fluxo laminar, mas, na realidade, pode-se utilizar o centro cirúrgico após sua desinfecção ou outro local convenientemente higienizado e desinfetado, tomando o cuidado de usar luvas estéreis e avental durante o procedimento. Todo frasco de solução, após aberto, deve ser refrigerado, observando as recomendações do fabricante.[105]

Outra opção interessante é adquirir a solução pronta, embalada em bolsas para 24 horas de nutrição parenteral, de hospitais ou laboratórios humanos especializados. Nessa opção, o clínico deve prescrever, com precisão, o volume ou a concentração final de cada nutriente (lipídios, dextrose, aminoácidos, vitaminas, eletrólitos e minerais). As vantagens incluem maior facilidade, menor custo potencial, maior garantia de assepsia, precisão da formulação e possibilidade do emprego de vários tipos de solução, formulando uma nutrição mais completa.[105]

No Quadro 41.6, apresenta-se o protocolo de nutrição parenteral parcial desenvolvido para uso no Hospital Veterinário da FCAV/Unesp, o qual já foi extensamente avaliado e empregado, com mais de 200 terapias nutricionais implementadas.* Ele se propõe a fornecer apenas parte da necessidade calórica e de aminoácidos, por uma questão de custo e praticidade. A solução é infundida, também, com a necessidade hídrica do paciente. Essa medida facilita a terapia nutricional, pois reduz a osmolaridade da solução, tornando mais segura sua administração em vaso periférico, e permite a infusão do fluido em maior velocidade, pois está diluído em água, reduzindo o risco de desenvolvimento de distúrbios metabólicos e mecânicos.

QUADRO 41.6 Protocolo para nutrição parenteral parcial.

Protocolo para nutrição parental parcial (Serviço de Nutrição Clínica – HVGLN/FCAV/Unesp)

1.0 Calcular a necessidade energética

Cão/gato: *"A"* kcal/dia = 70 × (peso corporal)^{0,75}

2.0 Calcular a necessidade hídrica

Cão/gato: *"B"* mℓ/dia = 70 × (peso corporal) (kg)

3.0 Calcular o volume de dextrose a 50%

Cão/gato: *"A"*/3 = *"C"* kcal por dia (30% da necessidade calórica do animal)

"D" mℓ de glicose a 50% por dia = *"C"*/1,7 (glicose a 50% = 1,7 kcal por mℓ)

4.0 Lipídios a 20%

Cão/gato: *"A"*/5 = "E" kcal por dia (20% da necessidade calórica do animal)

"F" mℓ de lipídios a 20% por dia = *"E"*/2 (lipídios a 20% = 2 kcal por mℓ)

5.0 Aminoácido (aa) a 10%

Cão: *"A"*/2 = *"F"* kcal (50% da necessidade proteica)

Necessidade proteica em gramas por dia *"G"* = (*"F"* × 3)/100

(3 g para cada 100 kcal de energia metabolizável)

Em 100 mℓ, há 10 g de aa: *"H"* mℓ de aa a 10% = *"G"* × 10

Gato: *"A"*/2 = *"F"* kcal (50% da necessidade proteica)

Necessidade proteica em gramas por dia *"G"* = (*"F"* × 4)/100

(4 g para cada 100 kcal de energia metabolizável)

Em 100 mℓ, há 10 g de aa: *"H"* mℓ de aa a 10% = *"G"* × 10

6.0 Complexo B (CB)

Cão/gato: *"I"* mℓ de CB = *"A"*/100* (1 mℓ de CB para cada 100 kcal de energia metabolizável)

7.0 Ringer simples (RS)

Cão/gato: *"J"* mℓ de RL por dia = *"B"* – (*"D"* + *"F"* + *"H"*)

8.0 NaCl a 20%**

Cão/gato: (*"D"* × 0,5) + (*"F"* × 0,8) + (*"H"* × 0,9) = *"K"* mℓ de água; *"L"* gramas de NaCl = (*"K"* × 0,9)/100 (Deseja-se adicionar 0,9 g de cloreto de sódio para cada 100 mℓ de solução)

Solução a 20% de NaCl: *"M"* mℓ solução de NaCl = *"L"* × 5

9.0 KCl***

Cão/gato: *"N"* mEq de K provenientes do RS = (*"J"* × 4)/1.000 (A solução de RL apresenta 4 mEq/*"O"* mEq de K a serem suplementados = [(*"B"* × 30)/1.000] – *"N"*

(Concentração desejada é de 30 *"P"* mℓ KCl = *"O"*/2 (Em 1 mℓ de KCl, têm 2 mEq)

10.0 Arginina

Cão/gato: 1 ampola de Ornitagin® para 10 kg de PV por dia

11.0 Vitamina K

Cão/gato: 0,5 mg/kg SC no primeiro dia e após 1 vez/semana

12.0 Receita diária do animal

"D" mℓ de solução de glicose a 50% + *"F"* mℓ de solução de lipídios a 20% + *"H"* mℓ de solução de aminoácidos a 10% + *"I"* mℓ de complexo B + *"J"* mℓ de Ringer simples + *"M"* mℓ de solução de Na

"P" solução de KCl a 2 mEq/mℓ. *Total* = *X* mℓ/dia

13.0 Velocidade de infusão

Cão/gato: 4 a 6 mℓ/kg peso corporal/h

A *nutrição parenteral total* também pode ser determinada com essa mesma sequência de cálculo. Basta, para isso, nas etapas 3, 4 e 5, fornecer a totalidade das necessidades estimadas. Esta, no entanto, deve ser infundida em um vaso central. *Proteger da luz com papel-alumínio. **Correção da solução de glicose e aminoácidos, necessária apenas quando estas não vêm com eletrólitos. Caso sejam empregadas soluções com eletrólitos, desconsiderar essa etapa. ***A suplementação de potássio e outros eletrólitos deve respeitar a demanda hidreletrolítica e o equilíbrio acidobásico. RL: Lactato de Ringer; PV: peso vivo.

*N. do A.: Outros protocolos podem ser encontrados em Hand MS, Thatcher CD, Remillard RL, Rodebush P. Small animal clinical nutrition. 4. ed. Topeka: Mark Morris Institute; 2000; e Pibot P, Biourge V, Elliot D. Encyclopedia of canine clinical nutrition. Royal Canin; 2006.

NUTRACÊUTICOS E CÂNCER

Arginina

A arginina é um aminoácido essencial para cães e gatos, sendo considerada um importante secretagogo de hormônio do crescimento, prolactina e insulina, estimulando, também, a liberação de glucagon, polipeptídio pancreático e catecolaminas. Ela participa do metabolismo do nitrogênio e exerce efeitos benéficos na cicatrização e nos mecanismos de defesa antitumor, interferindo no metabolismo e no crescimento tumorais.[106] É precursora de nitritos, nitratos e óxido nítrico (NO). Esse último é produzido no interior das células pela reação entre arginina e oxigênio, utilizando como catalizador a NO sintetase.[107] No sistema imune, ela é importante para a citotoxidade dos macrófagos ativados e para a inibição da agregação de neutrófilos.[107]

O óxido nítrico está envolvido em vários fenômenos fisiológicos e fisiopatológicos, como regulação da pressão arterial, neurotransmissão, síntese de proteínas hepáticas, transporte de elétrons na mitocôndria, redução do crescimento bacteriano e do tumoral, imunidade mediada por células, síntese de colágeno, metabolismo de nitrogênio e creatina, síntese de poliaminas, transcrição do DNA e transdução do RNA etc., com possíveis efeitos benéficos para o paciente, como melhor cicatrização e retenção de nitrogênio. Segundo Meier *et al.*,[106] ratos alimentados com arginina mostraram redução da tumorigênese e disseminação do câncer. Elevadas concentrações de óxido nítrico gerado pela arginina resultaram em apoptose e inibição do crescimento tumoral em tumores pancreáticos *in vivo* e *in vitro*. Em ratos com tumor sólido recebendo suplementação com 4 a 6% de arginina, a taxa de metástases foi mais baixa e a anemia foi menos grave do que naqueles sem arginina na alimentação.

No entanto, o óxido nítrico pode apresentar um papel dúbio, por ser potencialmente tóxico em situações como estresse oxidativo, geração de radicais oxigênio-reativos e na deficiência do sistema antioxidante.[108] Os mesmos autores destacam, ainda, que a arginina sozinha não tem efeito benéfico, este é conseguido quando ela é fornecida com uma mistura balanceada de aminoácidos, melhorando, assim, o equilíbrio proteico da dieta. Isso foi verificado em um estudo clínico controlado e randomizado, com 32 pacientes humanos com câncer sólido avançado que haviam perdido ao menos 5% do peso corporal. Os pacientes que receberam a mistura de aminoácidos essenciais apresentaram melhor manutenção do peso corporal quando comparados com o grupo que não foi suplementado.[48]

Glutamina

A glutamina é classificada como um aminoácido não essencial para cães e gatos. No entanto, em situações como trauma, septicemia e câncer, as concentrações séricas desse aminoácido podem se reduzir em até 50%, sendo necessária sua reposição, motivo pelo qual vem sendo classificado como um aminoácido condicionalmente essencial. Segundo Abcouwer e Souba,[109] a suplementação com glutamina pode auxiliar a reduzir a depleção muscular, diminuindo o catabolismo proteico associado à caquexia cancerosa.

Esse aminoácido é considerado um dos mais importantes substratos metabólicos para as células do sistema gastrintestinal.

A elevada atividade da glutaminase, enzima necessária para o metabolismo da glutamina, proporciona ao sistema gastrintestinal eficiência em utilizar esse aminoácido como fonte energética. Cerca da metade da glutamina que chega ao intestino é convertida em alanina, que, por sua vez, é captada pelo fígado e utilizada na gliconeogênese. Além dos enterócitos e dos colonócitos, outras células de *turnover* elevado, como células neoplásicas, fibroblastos e outros tecidos como os rins e o fígado, utilizam a glutamina como principal fonte de nitrogênio e carbono. Em condições de hipermetabolismo e hipercatabolismo, como na caquexia, ocorre intensa mobilização de glutamina. Nesse caso, sua ingestão passa a ter papel fundamental na redução da morbidade e da mortalidade dos pacientes.[111]

A preservação e a manutenção da estrutura do sistema gastrintestinal são cruciais para a manutenção da saúde. As elevadas taxas de proliferação, diferenciação e renovação celular tornam o intestino o sítio de maior gasto energético do organismo.[112] Estudos em animais e no ser humano demonstraram que a nutrição parenteral total contendo dipeptídios de glutamina pode evitar a atrofia intestinal relacionada com o trauma, o que não é verificado na nutrição parenteral livre desse aminoácido. Em pacientes com doença inflamatória intestinal e neoplasias, a permeabilidade intestinal pode ser mantida e a estrutura das microvilosidades, preservada com a suplementação de glutamina.[113]

Traumas locais, como a ação de agentes quimioterápicos, podem danificar o epitélio da mucosa intestinal e permitir a translocação de bactérias e toxinas para a corrente circulatória, culminando em sepse e, consequentemente, falência múltipla de órgãos. O aumento da tolerância à radioterapia e à quimioterapia foi verificado com a suplementação de glutamina, devido à proteção contra lesão intestinal e toxicidade do tratamento conferidas pelo aminoácido. Evidências também sugerem que seu uso em pacientes com neoplasia seja seguro, sem a ocorrência de aumento da proliferação das células tumorais.[114]

De acordo com Seiça,[111] os efeitos benéficos exercidos pela glutamina podem ser divididos em dois mecanismos principais:

- Restabelecimento do volume de fluidos extracelulares: o estresse está associado à expansão do compartimento extracelular. Embora a causa da redistribuição dos fluidos orgânicos não seja completamente conhecida, o uso de terapia nutricional parenteral total, isenta de glutamina, está associado à expansão do fluido extracelular. Doentes em nutrição parenteral suplementada com esse aminoácido apresentaram redução significativa da água corporal total e menor aumento de água extracelular. Esse efeito ocorre, possivelmente, devido à atenuação de invasão microbiana e infecção dos pacientes. A glutamina reduz o extravasamento de fluidos, prevenindo sua perda pelas células endoteliais[23]
- Estímulo ao transporte intestinal de solutos, principalmente sódio, com melhora do trofismo da mucosa intestinal. Esse fato relaciona-se com o efeito protetor da glutamina sobre a mucosa, possivelmente em decorrência de sua função de fornecimento de azoto para a síntese de purinas e pirimidinas, bases nitrogenadas necessárias à síntese dos ácidos nucleicos nos enterócitos.

Ácidos graxos poli-insaturados

Ácidos graxos (AG) são ácidos carboxílicos. A composição deles varia de dois átomos de carbono (ácido acético) a 24 átomos de carbono (ácido lignocérico). São classificados, de acordo com a saturação das ligações entre os carbonos, em saturados (todas as ligações entre carbonos são ligações simples), monoinsaturados (uma dupla ligação) e poli-insaturados (mais de uma dupla ligação). A localização da primeira dupla ligação, a partir do fim da molécula (grupo metil ou ômega), define a série, ou família, à qual pertence. De importância em medicina veterinária, têm-se os AGPs ômega-6 e ômega-3.[55,115]

O mecanismo exato de funcionamento dos ácidos graxos poli-insaturados (AGPs) não é totalmente conhecido. Estes desempenham diversas funções nas células, sendo as principais atuarem como fonte de energia, como componentes estruturais da membrana celular e como precursores dos eicosanoides. Na membrana celular, participam como parte integral de sua estrutura lipoproteica. Os AGPs são incorporados à estrutura dos fosfolipídios, tendo papel essencial para que a membrana celular mantenha fluidez e permeabilidade adequadas.[116] Os eicosanoides incluem tromboxanos, leucotrienos e prostaglandinas. Exercem papel na secreção e na regulação dos hormônios hipotalâmicos e da pituitária e são compostos-chave nos processos inflamatórios e imunes.[117]

Em estudo com cães com linfoma tratados com doxorrubicina, alguns pesquisadores demonstraram que a suplementação da dieta com AGP ômega-3 resultou em aumento no tempo de sobrevida dos animais.[118] Ao pesquisar o câncer de mama humano, encontrou-se conexão direta entre a relação ômega-6:ômega-3 e o aparecimento da neoplasia, levantando hipótese sobre a existência de correlação entre os AGPs dietéticos e a doença.[119] Em outro trabalho, com indução experimental de câncer de mama em ratas, observou-se que os animais submetidos a dietas ricas em ômega-6 tiveram maior crescimento primário do tumor e formação de metástases, quando comparados aos alimentados com dieta rica em ômega-3.[120]

Apenas o aumento da densidade energética das dietas nem sempre é capaz de reverter o processo catabólico existente nos pacientes com câncer. Os AGPs ômega-3 podem contribuir para a normalização de algumas das alterações metabólicas observadas na síndrome caquexia. Em diversos estudos, a suplementação de ácido eicosapentaenoico inibiu o crescimento tumoral, apresentou efeito protetor sobre o desenvolvimento e a progressão de vários modelos tumorais e atuou como agente contrarregulador das citocinas mediadoras da caquexia, incluindo o TNF-α, as IL-1 e 6 e os fatores indutor de proteólise e mobilizador de lipídios, anteriormente descritos neste capítulo. Destaca-se que os ácidos graxos mais efetivos são o docosaexaenoico (DHA, C22:4 v3) e o eicosapentaenoico (EPA, C22:3 v3), derivados do precursor da família ômega-3, o ácido alfalinoleico. Este último, encontrado, por exemplo, na semente da linhaça, é menos efetivo que a suplementação com DHA e EPA, presentes em quantidades mais apreciáveis no óleo de alguns peixes marinhos.

Os principais benefícios propostos com o uso dos AGPs ômega-3 nos pacientes cancerosos estão resumidos na Figura 41.9.

Fibras

O termo "fibra" refere-se a um grande número de hidratos de carbono complexos, compreendidos por celulose, hemicelulose, pectinas, gomas, mucilagens e outros. Estes são diferentes dos amidos, por serem resistentes à digestão enzimática no intestino delgado, são fermentáveis em maior ou menor grau pela microbiota colônica e caracterizam-se pelos tipos de açúcares presentes em sua estrutura.[121]

As fibras são degradadas pela microbiota intestinal (bactérias, fungos e protozoários), sendo resistentes à ação das enzimas digestivas. Sua fermentação produz energia para os microrganismos, resultando na produção de ácidos graxos voláteis (AGVs)

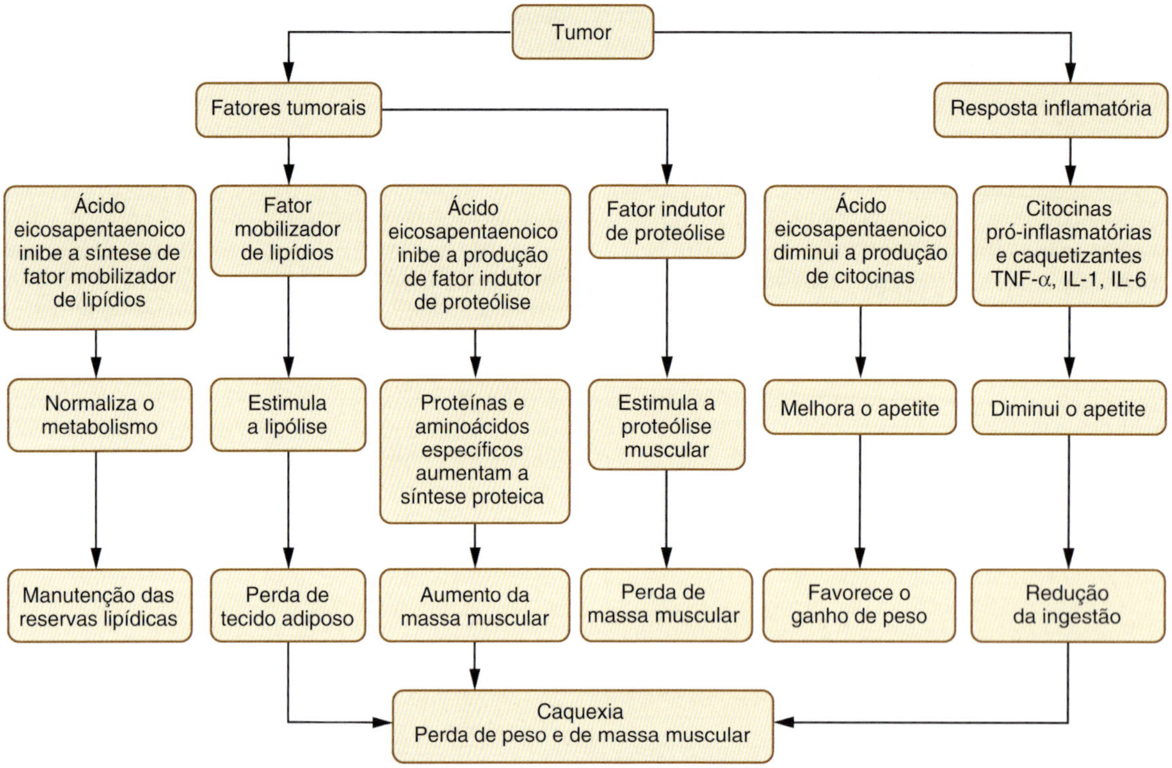

Figura 41.9 Possíveis efeitos do ácido eicosapentaenoico na caquexia cancerosa. IL-1: interleucina-1; IL-6: interleucina-6; TNF-α: fator de necrose tumoral alfa.

ou ácidos graxos de cadeia curta.[121] Os principais AGVs produzidos são acetato, propionato e butirato, que se constituem em importante substrato energético para os colonócitos. Estima-se que 70% das necessidades dessas células venham da oxidação dos AGVs.[66] Após absorvidos, os AGVs são metabolizados pelo epitélio colônico. Segundo alguns estudos, aproximadamente 90% do butirato e entre 10 e 50% do propionato são utilizados por essas células.[66] Já o acetato é metabolizado pelo fígado, originando glutamina e corpos cetônicos que ganham a circulação sanguínea. A glutamina servirá, posteriormente, de substrato para os enterócitos, como já discutido. A parte restante do propionato é utilizada como substrato na gliconeogênese hepática.

No cólon, os AGVs são responsáveis pela redução do pH intraluminal, estimulam a reabsorção de água e sódio e potencializam a reabsorção de cátions divalentes.[122] Admite-se que o butirato seja o AGVs com maior efeito trófico sobre a mucosa intestinal, consequente do maior fornecimento de energia que propicia ao aumento do fluxo sanguíneo colônico, ao estímulo à secreção pancreática e de hormônios gastrintestinais e, ainda, à estimulação do sistema nervoso autônomo.[123] Outro aspecto com relação ao butirato é sua ação reguladora da expressão de genes implicados na proliferação e na diferenciação colônicas.[124]

Entre seus efeitos sistêmicos, os AGVs estão associados ao metabolismo lipídico e de glicose. O propionato diminui a síntese hepática de colesterol, por inibição da atividade da enzima hidroximetilglutaril coenzima A. O acetato e o propionato regulam o metabolismo da glicose, reduzindo a glicemia e a insulinemia pós-prandiais.[125] Por tudo isso, é importante adequar a qualidade e a quantidade de fibra na dieta do animal com câncer. Se, de um lado, os teores de fibra devem ser baixos, de modo a maximizar a digestibilidade e o valor energético do alimento; de outro, uma quantidade adequada de fibra de boa fermentação é importante para conseguirem os benefícios discutidos anteriormente.

CONSIDERAÇÕES FINAIS

Pela presente revisão, verifica-se que existe relação direta entre nutrição e evolução clínica de cães e gatos com neoplasia. O consumo de nutrientes influencia positivamente o funcionamento dos sistemas imune e metabólico, a capacidade cicatricial, a resposta aos tratamentos quimioterápico e/ou cirúrgico, a resistência do hospedeiro à quimioterapia, entre outros. Desse modo, inúmeros estudos demonstraram que a instituição de suporte nutricional adequado pode aumentar a longevidade e a qualidade de vida do paciente, colaborando para a redução de efeitos secundários da neoplasia e do tratamento dela, como a caquexia. Com base na experiência prática de rotina, pode-se afirmar que a combinação de suporte nutricional e tratamento quimioterápico tem apresentado os melhores resultados em comparação com o uso isolado dessas práticas. Em função disso, salienta-se a importância da conscientização dos médicos-veterinários para que a terapia nutricional se torne rotina em sua prática profissional. Talvez o mais importante seja a mudança do paradigma atual, conceituado em "*quando o animal melhorar, ele voltará a se alimentar*", buscando interiorizar o conceito de que "*deve-se alimentar o animal, para que este se sinta melhor e se recupere mais rápido*".

REFERÊNCIAS BIBLIOGRÁFICAS

1. Inui A. Cancer-cachexia syndrome: current issues in research and management. CA Cancer J Clin. 2002;52:72-91.
2. Howard J, Senior FD. Caquexia and nutritional issues in animals with cancer. J Vet Med Assoc. 1999;214:632-37.
3. Mauldin EG. Feeding the cancer patient. In: Reinhart GA, Carey DP, editors. Recent advances in canine and feline nutrition. Wilmington, OH: Orange Frazer Press. 1998;2:219-32.
4. Albrecht TJ, Todd W. Cachexia and anorexia in malignancy. Hematol Oncol Clin North Am. 1996;10:791-97.
5. Halm AK, Richardson CR. Cancer chemotherapy: cancer biology. Philadelphia: Malvern; 1995. p. 15.

6. Ray P, Thatcher CD, Swecker JSW. Nutritional management of dogs and cats with cancer. Vet Med. 1992:1185-94.
7. Body JJ. The syndrome of anorexia-cachexia. Curr Opin Oncol. 1999;11(4):255-60.
8. Tisdale MJ. Cancer anorexia and cachexia. Nutr. 2001;17:438-42.
9. Nelson KA. The cancer-cachexia syndrome. Semin Oncol. 2000;27:64-8.
10. Tisdale JM, Brennan AR, Fearon CK. Reduction of weight loss and tumour size in a cachexia model by a high fat diet. Brit J Canc. 1987;56:39-43.
11. Grimble RF. Nutritional therapy for cancer cachexia. Gut. 2003;52:1391-2.
12. Cohen J, Lefor AT. Nutrition support and cancer. Nutr. 2001;17:698-9.
13. Barber MD, Ross JA, Fearon KCH. Cancer cachexia. J Surg Oncol. 1999;8:133-41.
14. Inui A, Meguid M. Cachexia and obesity: two sides of one coin? Curr Opin Clin Nutr Metab Care. 2003;6:395-9.
15. Daniel HL, Mauldin GE. Body condition scoring in dogs and cats with and without malignant disease. Annual Veterinary Cancer Society Conference, Chicago; 1996.
16. Michel KE, Sorenmo K, Shofer FS. Evaluation of body condition and weight loss in dogs presented to a veterinary oncology service. J Vet Int Med. 2004;18:692-5.
17. Baez JL, Michel KE, Sorenmo K, Shofer FS. A prospective investigation of the prevalence and prognostic significance of weight loss and changes in body condition in feline cancer patients. J Fel Med Surg. 2007;9:411-7.
18. Capra S, Ferguson M, Ried K. Cancer: impact of nutrition intervention outcome – nutrition issues for patients. Nutr. 2001;17:769-72.
19. Grosvenor M, Bulcavage L, Chlebowski R. Symptoms potencially influencing weight loss in a cancer population. Correlations with primary *site*, nutritional *status*, and chemotherapy administration. Cancer. 1989;63:330-4.
20. Oterry F. Definition of standardized nutritional assessment and interventional pathways in oncology. Nutr. 1996;12:15-19.
21. Ogilvie GK. Interventional nutritional for the cancer patient. Clin Techn Small Anim Pract. 1998;13:224-31.
22. Janeway CA, Travers P, Walport M, Capra JD. Imunobiologia: o sistema imunológico na saúde e na doença. 4. ed. Porto Alegre: Artes Médicas Sul; 2000, p. 288-93.
23. Waitzberg DL. Nutrição enteral e parenteral na prática clínica. 3. ed. São Paulo: Atheneu; 2000, p. 211-22.
24. McCarthy DO. Rethinking nutritional support for persons with cancer cachexia. Biolog Res Nurs. 2003;5:3-17.
25. Carvalho EB, Correia MM, Torres HOG. Câncer. In: Carvalho EB. Manual de suporte nutricional. Rio de Janeiro: Medsi; 1992, p. 221-32.
26. Samuels SE, Knowles AL, Tilignac F *et al.* Protein metabolism in the small intestine during cancer cachexia and chemotherapy in mice. Cancer Res. 2000;60:4968-74.
27. Davis MP, Dreicer R, Walsh D *et al.* Appetite and cancer-associated anorexia: a review. J Clin Oncol. 2004;22:1510-17.
28. Inui A. Cancer anorexia-cachexia syndrome: are neuropeptides the key? Cancer Res. 1999;59:4493-501.
29. Inadera H, Nagai S, Dong HY, Matsushima K. Molecular analysis of lipid – depleting factor in a colon inoculated cancer cachexia model. Int J Cancer. 2002;101:37-45.
30. Wigmore SJ, Plester CE, Ross JA, Fearon KCH. Contribution of anorexia and hypermetabolism to weight loss in anicteric patients with pancreatic cancer. Brit J Surg. 1997;84:196-7.
31. Waitzberg DL, Nardi L, Ravacci G *et al.* Síndrome da anorexia e caquexia em câncer: abordagem terapêutica. In: Waitzberg DL. Dieta, nutrição e câncer. São Paulo: Atheneu; 2004. p. 334-52.
32. Maltoni M, Amadori D. Prognosis in advanced cancer. Hematol Oncol Clin North Am. 2002;10:715-29.
33. Guppy M, Leedman P, Russel V. Contribution by different fuels and metabolic pathways to the total ATP turnover of proliferating MCF-7 breast cancer cells. Biochem J. 2002;364:309.
34. Ogilvie GK, Vail DM. Nutritional and cancer: recent developments. Vet Clin North Am Small Anim Pract. 1990;20:969-85.
35. Vail DM, Ogilvie GK, Wheeler SL. Metabolic alterations in patients with cancer cachexia. Comp Cont Ed Pract Vet. 1990;12:381-7.
36. Chlebowski TR, Heber D. Metabolic abnormalities in cancer patients: carbohydrate metabolism. Surg Clin North Am. 1986;66:957-67.
37. Crane WS. Perioperative nutritional support for the animal with cancer. Vet Clin North Am Small Anim Pract. 1995;25:63-76.
38. Ogilvie GK. Metabolic alterations and nutritional therapy. In: Withrow SJ, Macewen EG. Small animal clinical oncology. 3. ed. Pennsylvania: WB Saunders; 2001. p. 169-82.
39. Rubin H. Cancer cachexia: its correlations and causes. Proc Nat Acad Scie. 2003;100:5384-9.
40. Shils ME, Shike M. Suporte nutricional do paciente com câncer. In: Shils ME, Olson JA, Shike M, Ross AC. Tratado de nutrição moderna na saúde e na doença. 9. ed. São Paulo: Manole; 2003. p. 1385-416.
41. Matias JEF, Campos ACL. Terapia nutricional no câncer. In: Campos ACL. Nutrição em cirurgia. São Paulo: Atheneu; 2002. p. 281-95.
42. Ogilvie GK, Marks SL. Cáncer. In: Hand MS, Thatcher CD, Remillard RL, Roudebush P. Nutrición clínica en pequeños animales (Small Animal Clinical Nutrition). 4. ed. Buenos Aires: Hill's Pet Nutrition Inc; 2000. p. 1035-55.
43. Ogilvie GK, Walters L, Salman MD *et al.* Alterations in carbohydrate metabolism in dogs with nonhematopoietic malignancies. Amer J Vet Res. 1997;58:277-81.
44. Burt EM. Metabolic alterations in a noncachetic animal system. Cancer. 1981;47:2138-46.
45. Ogilvie GK, Vail DM, Wheeler SL *et al.* Effects of chemotherapy and remission on carbohydrate metabolism in dogs with lymphoma. Cancer. 1992;69:233-8.
46. Ogilvie GK, Walters L, Fettman MJ *et al.* Energy expenditure in dogs with lymphoma fed two specialized diets. Cancer. 1993;71:3146-252.
47. Cabral ELB, Correia MITD. Princípios nutricionais na abordagem do câncer avançado. In: Waitzberg DL. Dieta, nutrição e câncer. São Paulo: Atheneu; 2004, p. 329-33.
48. Costelli P, Baccino FM. Cancer cachexia: from experimental models to patient management. Curr Opin Clin Nutr Met Care. 2000;3:177-81.
49. Cabal-Manzano R, Bhargava P, Torres-Duarte A *et al.* Proteolysis-inducing factor is expressed in tumours of patients with gastrintestinal cancers and correlates with weight loss. Brit J Cancer. 2001;15(84):1599.
50. Ogilvie GK, Fettman MJ, Mallinckrodt C *et al.* Effect of fish oil, arginine and doxorubicin chemotherapy on remission and survival time for dogs with lymphoma. Cancer. 2000;88:1916-28.
51. McAndrew FP. Fat metabolism and cancer. Surg Clin North Ame. 1986;66:1003-23.
52. Kern KA, Norton JA. Cancer caquexia. J Parent Ent Nutr. 1988;12:286-98.
53. Carciofi AC, Bazolli RS, Prada F. Ácidos graxos poli-insaturados w6 e w3 na alimentação de cães e gatos. Rev Ed Cont CRMV – SP. 2002;5:268-77.
54. Babcock T. Omega-3 fatty acid supplementations reduces tumor growth and vascular endothelial growth factor expression in a model of progressive non-metastasizing malignancy. J Par Ent Nutr. 2002;26:285-9.
55. Bech SA, Smith KL, Tisdale MJ. Anticachetic and antitumor effect of eicosapentaenoic acid and its effect on protein turnover. Cancer Res. 1992;3:703-27.
56. Pomposelli JJ, Flores EA, Blackburn GL *et al.* Diets enriched with n-3 fatty acids ameliorate lactic acidosis by improving endotoxin-induced tissue hypoperfusion in guinea pigs. Ann Surg. 1991;213:166-76.
57. Saker EK. Managing the cancer patient. Pet Food Forum Industry, Chicago; 2004. p. 129ª-129 g.
58. Roudebush P, Davenport D, Novotny JB. The use of nutraceuticals in cancer therapy. Vet Clin North Am Small Anim Pract. 2004;34:249-69.
59. Remillard RL. Nutritional support in critical care patients. Vet Clin Small Anim Pract. 2002;5:1145-64.
60. National Research Council Staff. Nutrient Requirements of Dogs, Washington, DC: National Academies Press; 1985. p. 77.
61. Kelly NC. Food types and evaluation. In: Kelly NC, Wills J. Manual of companion animal nutrition & feeding. Iowa: BSAVA; 1996. p. 22-42.
62. Pérez CS. Tratado de nutrición artificial. Madrid: Grupo Aula Médica, S. A.; 1998. p. 57-9.
63. Macintire DK. Bacterial translocation: clinical implications and prevention. In: Bonagura, JD. Kirks current veterinary therapy – small animal practice. 13. ed. Philadelphia: WB Saunders; 2000. p. 201-3.
64. Roediger WE. The starved colon-diminished mucosal nutrition, diminished absorption and colitis. Dis Colon Rect. 1990,33:858-70.
65. Suchner U. Enteral *versus* parenteral nutrition: effects of gastrintestinal function and metabolism. Background. Nutr. 1998;14:76-81.
66. Marks SL. The principles and practical aplicattion of enteral nutrition. Vet Clin North Am Small Anim Pract. 1998,28:677-707.
67. Kesek DR, Akerlind L, Karlsson T. Early enteral nutrition in the cardiothoracic intensive care Unit. Clin Nutr. 2002:21:303-7.
68. Prittie J, Barton L. Route of nutrient delivery. Clin Techn Small Anim Pract. 2004;19:6-8.
69. Battaglia AM. Nutrition for the critically ill hospitalized patient. In: Battaglia AM. Small animal emergency and critical care: a manual for the veterinary technician. New York: WB Saunders; 2001. p. 72-93.
70. Armstrong PJ, Lippert AC. Selected aspects of enteral and parenteral nutritional support. Semin Vet Med Surg. 1988;3:216-8.
71. Crowe DT. Nutrition in critical patients: administering the support therapies. Vet Med Small Anim Clin. 1989;5:152-80.
72. Crowe DT. Nutritional support for the hospitalized patient: an introduction to tube feeding. Comp Cont Ed. 1990;12:1711-20.
73. Simpson KW, Elwood CM. Techniques for enteral nutrition support. In: Wills JM, Simpson KW. The Waltham book of clinical nutrition of dog & cat. Oxford: Pergamon; 1994. p. 63-74.
74. Shenkin A. Micronutrients. In: Rombeau J, Rolandelli R. Clinical nutrition: enteral and tube feeding. Philadelphia: WB Saunders; 1997. p. 96-111.
75. Donoghue S. Nutritional support of hospitalised patients. Vet Clin North Am Small Anim Pract. Philadelphia: WB Saunders; 1989;19:475-95.

76. Davenport D. Suporte nutricional enteral e parenteral. In: Ettinger SJ, Feldman EC. Tratado de medicina interna veterinária. 4. ed. Philadelphia: WB Saunders; 1995. p. 347-57.
77. Devey JJ, Crowe DT, Kirby R. Postsurgical nutritional support. J Am Vet Med Assoc. 1995;206:1673-5.
78. Jolliet P, Pichard G, Biolo R *et al.* Enteral nutrition in intensive care patients: a practical approach. Clin Nutr. 1999;18:47-56.
79. Abood SK, Buffington CA. Improved nasogastric intubation technique for administration of nutritional support in dogs. J Am Vet Med Assoc. 1991;199:577-9.
80. Abood SK, Buffington CA. Enteral feeding of dogs and cats: 51 cases (1989-1991). J Am Vet Med Assoc. 1992;201:619-22.
81. Donoghue S, Kronfeld DS. Feeding hospitalised dogs and cats. In: Wills JM, Simpson KW. The Waltham book of clinical nutrition of dog & cat. New York: Pergamon; 1994. p. 25-37.
82. Chan DL, Freeman LM. Nutrition in critical illness. Vet Clin North Am. 2006;36(6):1225-41.
83. Ireland LM, Hohenhaus AE, Broussard JD. A comparison of owner management and complications in 67 cats with esophagostomy and percutaneous endoscopic gastrostomy feeding tubes. J Am Anim Hosp Assoc. 2003;39:241-6.
84. Donoghue S. Nutritional support of hospitalised dogs and cats. Aust Vet J. 1994;71:332-6.
85. Devitt CM, Seim III HB. Esophageal feeding tubes. In: Bonagura JD. Kirks current veterinary therapy – small animal practice. 13. ed. Philadelphia: WB Saunders; 2000. p. 597-9.
86. Brunetto MA, Gomes MOS, Nogueira SP *et al.* Suporte nutricional enteral no paciente crítico. Clín Vet. 2009;xiv:40-50.
87. Levine PB, Smallwood LJ, Buback JL. Esophagostomy tubes as a method of nutritional management in cats: a retropective study. J Am Anim Hosp Assoc. 1997;33:405-10.
88. Remillard RL, Armstrong PJ, Davenport DJ. Assisted feeding in hospitalization patients: enteral and parenteral nutrition. In: Hand MS, Thatcher CD, Remillard RL, Rodebush P. Small animal clinical nutrition. 4. ed. Topeka: Mark Morris Institute; 2000. p. 351-400.
89. Brunetto MA, Carciofi AC, Abi Rached P *et al.* Uso de sonda esofágica como método de suporte nutricional em cães e gatos hospitalizados. In: XVII Congresso Brasileiro da ANCLIVEPA; 2005, Salvador, p. 233-4(a).
90. Brunetto MA, Carciofi AC, Daleck CR *et al.* Suporte nutricional enteral com o uso de sonda esofágica em cães submetidos à hemimandibulectomia. Relato de seis casos. Rev Univ Rur. 2005(b);25: 264-5.
91. Brunetto MA. Avaliação de suporte nutricional sobre a alta hospitalar em cães e gatos; 2006. 86 p. [dissertação]. Faculdade de Ciências Agrárias e Veterinárias. Universidade Estadual Paulista. Jaboticabal.
92. Seaman R, Legendre A. Owner experiences with home use of a gastrostomy tube in their dog or cat. J Am Vet Med Assoc. 1998;212:1576-731.
93. Seim III HB, Bartges JW. Enteral and parenteral nutrition. In: Tams, TR. Handbook of Small Animal Gastroenterology. Missouri: Saunders; 2003. p. 416-62.
94. Han E. Esophageal and gastric feeding tubes in ICU patients. Clin Techn Small Anim Pract. 2004;19:22-31.
95. Chan DL. Nutritional requirements of the critically ill patients. Clin Techn Small Anim Pract. 2004;19:1-5.
96. Chan DL, Freeman LM, Labato MA *et al.* Retrospective evaluation of partial parenteral nutrition in dogs and cats. J Vet Int Med. 2002;16:440-5.
97. Zsombor-Murray E, Freeman LM. Peripheral parenteral nutrition. Comp Cont Ed Pract Vet. 1999;21:512-23.
98. Hill RC. Critical care nutrition. In: Wills JM, Simpson KW. The Waltham book of clinical nutrition of dog & cat. Oxford: Pergamon; 1994. p. 39-61.
99. Waitzberg DL, Torrinhas RS, Jacintho TM. New parenteral lipid emulsions for clinical use. J Parent Ent Nutr. 2006;30:351-67.
100. Chandler ML, Guilford WG, Payne-James J. Use of peripheral parenteral nutritional support in dogs and cats. J Am Vet Med Assoc. 2000;216:669-73.
101. Crook MA, Hally V, Panteli JV. The importance of the refeeding syndrome. Nutr. 2001;17:632-7.
102. Torrance AG. Intensive care – nutritional support. In: Kelly NC, Wills J. Manual of companion animal nutrition & feeding. Iowa: BSAVA; 1996. p. 171-80.
103. Carciofi AC, Brunetto MA. Nutrição parenteral. In: Anais do I Simpósio de Nutrição Clínica de Cães e Gatos. São Paulo; 2005. p. 56-61.
104. Atkinson F, Sieffert E, Bihari DA. Prospective, randomized, double-blind, controlled clinical trial of enteral imunonutrition in the critically ill. Crit Care Med. 1998;26:1164-72.
105. Novaes MRCG, Lima LAM. Suplementação nutricional com L-arginina: uma terapêutica coadjuvante em portadores de câncer. J Metab Nutr. 1998;5:40-4.
106. Meier R, Steuerwald M, Waitzberg DL. Imunonutrição em câncer. In: Waitzberg DL. Dieta, nutrição e câncer. São Paulo: Atheneu; 2004. p. 630-7.
107. Dusse LMS, Vieira LM, Carvalho MG. Revisão sobre óxido nítrico. J Bras Patol Med Lab. 2003;39:343-50.
108. Novak F, Heyland D, Avenell A *et al.* Glutamine suplementation in serious illiness: a systematic review of the evidence. Crit Care Med. 2002;30:2022-9.
109. Abcouwer SF, Souba WW. Glutamina e arginina. In: Shils ME, Olson JA, Shike M, Ross AC. Tratado de nutrição moderna na saúde e na doença. 9. ed. São Paulo: Manole; 2003. p. 597-608.
110. Rombeau JL, Rolandelli RH. Clinical nutrition – parenteral nutrition. 3. ed. Philadelpia: Saunders; 2001. p. 623.
111. Seiça TCS. Nutrientes imunomoduladores: uma perspectiva. Rev Saúde Amat Lus. 1996;1:17-23.
112. Frenhani PB. Terapia nutricional em estados hipermetabólicos. Rev Nutr Pauta. 2003;11:40-6.
113. Ackerman L. Dermatologic uses of fatty acids in dogs and cats. Vet Med. 1995;90:1149-55.
114. Clandinin MT, Claerhout DL, Lien EL. Docosahexaenoic acid increases thyroid-stimulating hormone concentration in male and adrenal corticotrophic hormone concentration in female weanling rats. J Nutr. 1998;128:1257-61.
115. Simonsen NR, Vant VP, Strain JJ *et al.* Adipose tissue omega-3 and omega-6 fatty acid content and breast cancer in the EURAMIC study. Am J Epid. 1998;147:342-52.
116. Cave WT. Omega-3 polyunsaturated fatty acids in rodent models of breast cancer. Breast Cancer Res Treat. 1997;46:239-46.
117. Gross KL, Wedekind KL, Cowell CS *et al.* Nutrients. In: Hand MS, Thatcher CD, Remillard RL, Rodebush P. Small Animal Clinical Nutrition. 4. ed. Topeka: Mark Morris Institute; 2000. p. 21-107.
118. Lupton JR, Kurtz PP. Relationship of colonic luminal short-chain fatty acids and pH to *in vivo* cell proliferation in rat model. J Nutr. 1993,123:1522-30.
119. Hallman JE, Moxley RA, Reinhart GA, Wallace EA, Clemens ET. Cellulose, beet pulp and pectina/gum arabic effects on canine colonic microstructure and histopatology. Vet Clin Nutr. 1995;2:137-42.
120. Inan MS, Rasuolpour RJ, Yin L, Hubbard A *et al.* The luminal short-chain fatty acid butyrate modulates NF-kB activity in human colonic epithelial cell line. Gastr. 2000;118:724-34.
121. Anderson JW, Gustafson NJ, Bryant CA. Dietary fiber and diabetes: a comprehensive review and practical aplication. J Am Diet Assoc. 1997;87:1189-97.
122. Lupton JR, Kurtz PP. Relationship of colonic luminal short-chain fatty acids and pH to *in vivo* cell proliferation in rat model. J Nutr. 1993;123:1522-30.
123. Hallman JE, Moxley RA, Reinhart GA *et al.* Cellulose, beet pulp and pectina/gum arabic effects on canine colonic microstructure and histopatology. Vet Clin Nutr. 1995;2:137-42.
124. Inan MS, Rasuolpour RJ, Yin L *et al.* The luminal short-chain fatty acid butyrate modulates NF-kB activity in human colonic epithelial cell line. Gastr. 2000;118:724-34.
125. Anderson JW, Gustafson NJ, Bryant CA. Dietary fiber and diabetes: a comprehensive review and practical aplication. J Am Diet Assoc. 1997;87:1189-97.

BIBLIOGRAFIA

Brunetto MA, Gomes MOS, André MR *et al.* Effects of nutritional support on hospital outcome in dogs and cats. J Vet Emerg Crit Care. 2010;20:224-31.
Mester M. Citocinas. In: Waitzberg DL. Nutriçāo oral, enteral e parenteral na prática clínica. 3. ed. São Paulo: Atheneu; 2000. p. 211-22.
Tisdale MJ. Biochemical mechanisms of cellular catabolism. Curr Opin Clin Nutr Metab Care. 2002;5:401-5.

42

Obesidade em Cães e Gatos | Elaboração dos Planos Diagnóstico e Terapêutico

Ricardo Souza Vasconcellos • Naida Cristina Borges • Aulus Cavalieri Carciofi

INTRODUÇÃO

A obesidade é o acúmulo excessivo de gordura corporal, de maneira que pode comprometer as funções orgânicas normais dos animais, predispondo ao aparecimento de doenças decorrentes do excesso de peso e adiposidade.[1] Diferentemente de humanos, em que os critérios para classificação de uma pessoa com sobrepeso ou obesa já estão bem definidos, com base na associação entre condição corporal e risco associado ao desenvolvimento de doenças, para cães e gatos não foram, até o presente momento, definidos critérios específicos para classificar animais em sobrepeso ou obesos. Alguns estudos apontam prevalência de cães com excesso de peso ou obesos entre 22 e 40%.[2] Em gatos, esses números também são similares.[3]

Embora algumas doenças hormonais (p. ex., hiperadrenocorticismo e hipotiroidismo, em cães), uso crônico de medicamentos (p. ex., corticosteroides e anticonvulsivantes) e defeitos genéticos (em humanos) atuem como causas da obesidade, a principal razão para o desenvolvimento do excesso do peso é a regulação inadequada entre a ingestão e o gasto energético, produzindo uma situação de balanço energético positivo. No caso de cães e gatos domiciliados, o controle da oferta diária de alimentos é feito pelos respectivos proprietários, o que poderia ajudar no controle do peso. No entanto, ao contrário disso, os proprietários, sobretudo de cães, avaliam erroneamente a condição corporal de seus animais, subestimando-a quando os animais estão com sobrepeso.[4] Essa dificuldade em reconhecer o excesso de peso dos animais limita, na prática, as ações corretivas e preventivas no manejo da obesidade.

Foi feito um extenso estudo sobre prevalência de sobrepeso em cães e riscos associados em hospitais privados nos EUA;[2] o risco foi avaliado com base na *odds ratio* (OR), que é maior que 1 nos animais acima do peso. De um total de 21.764 cães, verificou-se que alguns fatores apresentam risco aumentado, como envelhecimento (OR = 1,1); castração (OR = 1,5); consumo de alimentos mais palatáveis (OR = 1,5); e algumas raças, como Cocker Spaniel (OR = 1,9), Dachshund (OR = 1,6), Dálmata (OR = 1,6), Labrador Retriever (OR = 1,6), Rottweiler (OR = 1,6), Golden Retriever (OR = 1,5) e Shetland Sheepdog (OR = 1,4). Estudo semelhante foi conduzido com 8.159 gatos, pelos mesmos autores,[3] no qual se verificou risco aumentado em animais castrados (OR = 1,4) e machos (OR = 1,4). Diferentemente dos cães, o envelhecimento em gatos não é acompanhado do aumento na prevalência de animais com sobrepeso, mas da tendência ao emagrecimento, que ocorre em gatos a partir dos 12 anos.

Entre os elementos dietéticos implicados como responsáveis pelo excesso no consumo de energia, a densidade calórica dos alimentos recebe especial atenção, pois o nutriente que mais eleva o teor energético e a palatabilidade das rações é a gordura, que, por sua vez, é mais bem digerida, utilizada e estocada que os carboidratos e as proteínas. Apesar disso, a composição nutricional da dieta é menos importante que o consumo energético total diário pelo animal, que, quando em excesso, independentemente do tipo de alimento, induz ao ganho de peso. A falta de controle da ingestão calórica diária tem grande importância no ganho de peso em cães, de maneira que animais obesos alimentam-se de ração associada a alimento caseiro e/ou petiscos. Apesar de a oferta de petiscos ser uma prática mais comum por proprietários de cães, essa oferta descontrolada de alimentos também foi observada em gatos.[1]

A elevação do peso corporal predispõe os animais ao desenvolvimento de alterações de origem mecânica, como dificuldade respiratória, letargia, rupturas de ligamento, calos de apoio e distúrbios articulares ou de origem metabólica, como dislipidemias, diabetes *mellitus*, subfertilidade, neoplasias, dermatopatias, lipidose hepática e doenças do trato urinário, reduzindo a expectativa e a qualidade de vida de animais obesos.[5]

Em comparação com os gatos em condição corporal ideal, nos obesos observou-se aumento da prevalência de algumas doenças, como:

- Doenças da cavidade oral (+1,5 vez)
- Doenças do trato urinário inferior (+1,5 vez)
- Lipidose hepática (+2,2 vezes)
- Distúrbios gastrintestinais (+1,5 vez)
- Diabetes *mellitus* (+3,4 vezes)
- Dermatopatias (+1,4 vez).

Em cães, de maneira similar, os obesos apresentaram maior prevalência de algumas afecções em relação àqueles em condição corporal ideal, como:

- Artrites/osteoartrites (+1,8 vez)
- Diabetes *mellitus* (+2,4 vezes)
- Hiperadrenocorticismo (+3 vezes)
- Hipotiroidismo (+4,1 vezes)
- Claudicação (+1,5 vez)
- Doença do trato urinário inferior (+1,2 vez)
- Distúrbios musculoesqueléticos (+1,4 vez)
- Neoplasias (+2 vezes)
- Doenças da cavidade oral (+1,4 vez)
- Pancreatite (+2 vezes)
- Ruptura de ligamento cruzado cranial (+3,2 vezes)
- Colapso de traqueia (+4 vezes).[2,3]

ACÚMULO DE GORDURA CORPORAL E ALTERAÇÕES METABÓLICAS

O acúmulo de gordura corporal representa um risco à saúde do paciente obeso, pois o adipócito é considerado uma verdadeira fábrica metabólica, produtor de muitas adipocitocinas responsáveis por diversas ações na homeostasia corporal e em processos patológicos. Entre essas substâncias, destacam-se leptina, adiponectina, resistina, angiotensinogênio, inibidor ativador do plasminogênio 1 (PAI-1), lipase hormônio-sensível (LHS), fator de necrose tumoral alfa (TNF-α), interleucina-6 (IL-6), adipsina, visfatina, *uncoupling proteins* 1 (UCP 1), entre outras. Embora todas essas substâncias tenham sido descobertas, pouco se conhece sobre os papéis fisiológicos delas, isolada ou conjuntamente, assim como suas implicações com a obesidade em animais de companhia. Outros peptídios e hormônios estudados quanto a sua implicação na regulação do peso corporal são a lipoproteína lipase (LPL), os glicocorticoides, a insulina, o neuropeptídio Y (NPY), a grelina, a colecistocinina (CCK) e os esteroides sexuais.

Apesar dos eficientes mecanismos de regulação neuroendócrina da ingestão de alimentos, alguns fatores internos e externos podem interferir negativamente, fazendo com que a existência de mecanismos regulatórios não implique a permanência de estoques de gordura orgânica imutáveis. Intervenções que alterem os níveis séricos de um ou mais peptídios reguladores da homeostase energética podem predispor o ganho de peso. Cerca de 50 hormônios e peptídios conhecidos hoje em dia atuam no controle neuroendócrino da ingestão de alimentos. O comportamento ingestivo depende dos nutrientes que são ou deixam de ser absorvidos e está relacionado com eles, determinando, assim, estímulos neuroendócrinos para fome, apetite, satisfação ou saciedade. A regulação adequada da ingestão de alimentos e do peso corporal depende da ação conjunta e harmônica de todo o sistema neuroendócrino. No entanto, fatores externos ou até mesmo internos podem quebrar essa harmonia, gerando o ganho de peso. Entre os fatores externos, composição do alimento, palatabilidade, competição alimentar (cães), estilo de vida e atitude do proprietário são os principais responsáveis pelo ganho de peso.[6] Entre os fatores internos, particularidades raciais, idade, sexo, castração e endocrinopatias podem estar envolvidos, conforme citado anteriormente neste capítulo.

O organismo dos animais apresenta respostas metabólicas adaptativas ao ganho de peso. Quando essas respostas são incapazes de manter a homeostasia, surgem os efeitos deletérios da obesidade, que atualmente são parcialmente conhecidos para cães e gatos. A resistência insulínica é a principal preocupação com pacientes obesos, pois a resistência do organismo à ação da insulina leva à redução na expectativa de vida dos animais e ao desenvolvimento de muitos processos patológicos.[5] A gênese da resistência insulínica é um processo bastante complexo, com muitas situações ocorrendo simultaneamente. No entanto, o que se sabe é que a redução do peso corporal reverte ou melhora os sintomas na maior parte dos casos.

O aumento da gordura subcutânea e da visceral em cães é acompanhado do aumento na secreção pancreática de insulina e sua inabilidade em suprimir a produção endógena de glicose pelas vias neoglicogênicas, o que leva à exacerbação da resposta glicêmica dos animais e, em casos mais graves, ao desenvolvimento do diabetes *mellitus*. Essas alterações no metabolismo da glicose aparecem precocemente com o aumento do peso corporal, e o tecido hepático em cães parece ser o primeiro a sofrer os danos.[7]

A passagem da glicose da corrente sanguínea para o meio intracelular é possível graças à existência de proteínas transportadoras de glicose (GLUT). Em gatos, verificou-se que o ganho de peso reduz a expressão da GLUT-4, uma dessas proteínas, e como consequência os animais desenvolvem prejuízo nas respostas glicêmicas e insulínicas. Os mecanismos pelos quais os animais obesos desenvolvem diabetes *mellitus* ainda não estão completamente elucidados. No entanto, além da redução na sensibilidade dos receptores à ação da insulina e na expressão das GLUT, o aumento nas concentrações plasmáticas de ácidos graxos livres e TNF-α em animais obesos parece atuar na patogênese do diabetes em animais obesos.[8]

Níveis elevados de TNF-α são constatados em animais obesos, e essa elevação na expressão reduz a atividade e a expressão da LPL. Por outro lado, há aumento da atividade da LHS no adipócito, o que contribui para a lipólise e a consequente elevação dos ácidos graxos livres plasmáticos. A predisposição de gatos obesos a lipidose hepática pode estar relacionada com esse fator, entre outros. Gatos obesos apresentam concentrações significativamente mais elevadas de TNF-α que os magros, não descartando essa hipótese.[9]

Animais obesos também apresentam aumento nas concentrações de fator de crescimento insulinossímile-1 (IGF-1), cuja produção e secreção são estimuladas pelo aumento na sensibilidade periférica à ação do hormônio de crescimento (GH), que é secretado em reação ao aumento da oferta de energia ao organismo. A insulina é responsável por inibir a produção/secreção do IGF-1. Em animais resistentes à ação da insulina, há aumento das concentrações de IGF-1, conforme verificado em cães.[8] No entanto, ainda não está claro se essa alteração contribui ou é uma consequência da resistência insulínica.

Um outro peptídio, a leptina, que é produzida pelos adipócitos, entre outros tecidos do organismo, apresenta como principais funções o estímulo de saciedade e a termogênese orgânica. Appleton *et al.*[10] observaram correlação positiva entre as concentrações séricas de leptina e massa gorda corporal, sugerindo que, a exemplo da insulina, há redução na permeabilidade da barreira hematencefálica à passagem da leptina ou mesmo uma atividade reduzida desse peptídio em gatos obesos. A elevação na insulinemia e na glicemia são estímulos para a secreção de leptina. No entanto, quando comparados a seres humanos e ratos, o jejum em gatos não foi acompanhado de acentuada redução nas concentrações de leptina sérica, o que pode estar ligado à natureza gliconeogênica dessa espécie. Demonstrou-se, *in vitro*, que altas concentrações de leptina reduzem a sensibilidade dos receptores à ação da insulina, contribuindo para o desenvolvimento do diabetes *mellitus* tipo 2 em gatos obesos, caso essa alteração ocorra também *in vivo*.[11]

Todas essas alterações metabólicas observadas em cães e gatos obesos são revertidas com a perda de peso, o que reforça a ideia de que a obesidade é um estado patológico crônico, não simplesmente estético.

DIAGNÓSTICO E AVALIAÇÃO DO PACIENTE OBESO

Apesar da aparente simplicidade em reconhecer o excesso de peso dos animais, essa tarefa ainda é um pouco subjetiva, devido à escassez de recursos disponíveis para o clínico.

Em medicina, o cálculo do peso ótimo e da composição corporal por meio de medidas antropométricas e de bioimpedância é relativamente rotineiro na avaliação do paciente obeso, devido ao grande número de estudos realizados até o momento, que possibilitaram a criação de tabelas de referência para o uso pelos nutricionistas na prática clínica. Essas tabelas não estão disponíveis para cães e gatos, devido à grande diversidade morfométrica entre as raças, especialmente de cães, somada à escassez de dados.

O diagnóstico correto do grau de sobrepeso é importante para estabelecer as metas do tratamento, porém os métodos propostos para isso, até o momento, ainda não fornecem resultados muito exatos.[12] Entre os métodos auxiliares disponíveis para a avaliação dos pacientes, é possível citar a determinação do peso corporal relativo e da condição e composição corporais.

Existem muitos métodos disponíveis para avaliar a composição corporal dos pacientes, embora muitos não tenham validação para cães e gatos. Segundo Baumgartner,[13] os métodos para avaliação da composição corporal podem ser distribuídos hierarquicamente em quatro níveis, considerando o grau de invasividade e de exatidão. O nível mais alto (nível 1), com o máximo de invasividade e exatidão, é a análise físico-química dos tecidos corporais obtida a partir de biopsias ou da análise química de carcaça. Existem poucos trabalhos que aplicam essa metodologia, porém os conhecimentos fundamentais sobre peso relativo, proporções, densidades e elementos que constituem o corpo provêm desses estudos.

No segundo nível (nível 2) estão as técnicas de quantificação *in vivo* das estruturas químicas ou anatômicas, incluindo a ativação por nêutrons (AN), a ressonância magnética (RM), a tomografia computadorizada (TC) e a absorciometria de raios X de dupla energia (DEXA). Os resultados fornecidos são considerados exatos e precisos, porém requerem equipamentos nem sempre acessíveis nos hospitais veterinários.[13] Todos esses métodos são passíveis de uso para cães e gatos, porém a necessidade de anestesia do paciente para o exame inviabiliza tais técnicas na rotina. Na Figura 42.1, pode-se verificar o resultado da composição corporal de um gato pelo exame de DEXA.

No terceiro nível (nível 3) estão os métodos de avaliação corporal (diluição de isótopos e hidrodensitometria), que estimam dois ou mais componentes orgânicos, por exemplo, densidade corporal, água corporal total e água extracelular; e o cálculo da composição corporal é feito por extrapolações matemáticas. Esses métodos utilizam modelos derivados dos resultados fornecidos pelo nível anterior e são menos exatos, porém mais aplicáveis na rotina clínica, pela não necessidade de anestesia do paciente e pela execução simples. A hidrodensitometria, pela necessidade de imersão total do animal na água, não é empregada em medicina veterinária. No entanto, a técnica de diluição de isótopos é de simples execução e apresenta bons resultados na prática.

Na base da pirâmide, representando o quarto nível (nível 4), estão os métodos que avaliam as propriedades somáticas ou físicas do corpo. Biometria, bioimpedância e ultrassonografia são alguns dos métodos aplicados, e os resultados primários são utilizados para predizer massa gorda (MG), massa magra (MM) e água corporal, por meio de modelos estatísticos de predição sustentados por dados obtidos e validados pelas técnicas descritas nos níveis anteriores.[13]

O método mais simples existente é a pesagem dos animais e a comparação com o peso padrão da raça. No entanto, a existência de muitos animais mestiços ou fora das medidas padrão para a raça dificulta a avaliação e a definição do grau de sobrepeso. O peso corporal isoladamente não fornece informação ao clínico para o diagnóstico da obesidade, exceto nos casos em que o proprietário tem registros do peso do animal quando adulto jovem, entre 1 e 1,5 ano. Por esse motivo, para utilizar o peso corporal relativo como método de avaliação do sobrepeso, é importante avaliar conjuntamente as medidas biométricas do animal, para verificar se ele está dentro dos padrões da raça.

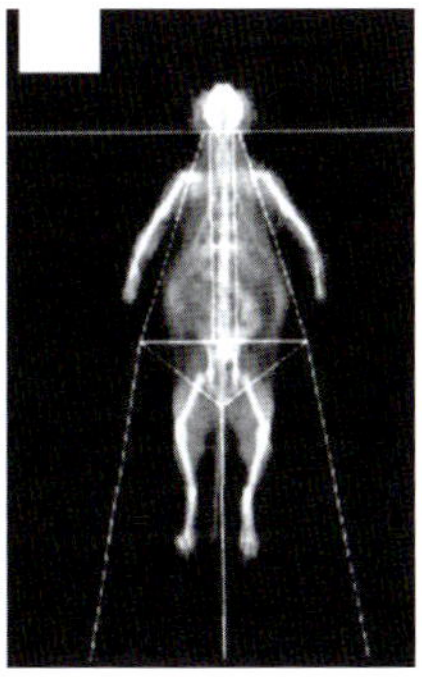

Figura 42.1 Após anestesiar o gato e posicioná-lo para a avaliação da composição corporal pela técnica de absorciometria de raios X de dupla energia (DEXA), tem-se a imagem do animal projetada pelo *software* para a determinação de gordura corporal, massa magra, massa óssea e densidade mineral óssea.

O escore de condição corporal (ECC) é um método subjetivo e semiquantitativo de avaliar gordura corporal e músculo, que se baseia na observação visual e na palpação, independentemente do peso corporal e do porte do animal. A espessura da camada de gordura sobre o gradil costal e os ossos pélvicos constitui um bom indicador de obesidade.

O método emprega escalas de 1 a 5, 1 a 9 e 1 a 17.[14-16] Os valores intermediários representam o escore ótimo da condição corporal; os inferiores, a condição de emaciação e os extremos superiores, o excesso de gordura corporal.

A confiabilidade desse exame foi confirmada por Mawbay *et al.*,[17] ao compararem quatro diferentes métodos de avaliação corporal – DEXA, diluição do isótopo deutério, ECC e biometria – em 23 cães hígidos. O resultado demonstrou haver boa correlação entre o percentual de gordura corporal obtido por meio de DEXA e a classificação do ECC ($r^2 = 0,92$), podendo este ser empregado na prática clínica como ferramenta auxiliar na avaliação do sobrepeso do paciente.

ELABORAÇÃO DE UM PLANO TERAPÊUTICO

Abordagem ao paciente e ao proprietário

A elaboração de um plano terapêutico para o tratamento da obesidade inclui alguns passos importantes:

- Obter o consentimento e o comprometimento do proprietário para o tratamento do cão ou do gato
- Fazer uma anamnese completa para definir possíveis causas do ganho de peso do animal e possíveis dificuldades encontradas pelos proprietários durante o programa de redução do peso do animal
- Realizar avaliação clínica e laboratorial correta, buscando distúrbios concomitantes ou decorrentes da obesidade que devem ser considerados no plano terapêutico
- Propor o tratamento, incluindo tipo de alimento, quantidade, tipo/quantidade de petiscos, manejo alimentar, atividade física, reavaliações e metas de peso em curto e longo prazos.

Na Figura 42.2 há um organograma sobre os critérios e a abordagem terapêutica para a obesidade em animais de estimação.[18]

Diálogo inicial com o proprietário

A abordagem adequada do proprietário é o principal passo para o sucesso da perda de peso. Portanto, a obesidade não deve ser considerada apenas como uma questão estética, mas sim como um assunto médico. Além de discutir os problemas de saúde que o animal apresenta ou pode apresentar em decorrência da obesidade, o médico-veterinário deve utilizar ferramentas de motivação para os proprietários manterem seus animais nos programas de perda de peso. Muitos médicos-veterinários sentem-se desmotivados para implementar um manejo de peso adequado, pois consideram que essa tarefa consome muito tempo e paciência, ou até mesmo já estão frustrados por tentativas anteriores fracassadas.

Uma primeira avaliação importante é procurar saber o motivo da consulta, se o proprietário está na clínica devido à obesidade de seu animal ou por causa de outro problema de saúde. A segunda opção é mais comum, uma vez que os proprietários não consideram a obesidade um problema de saúde. Nesses casos, o médico-veterinário deverá investigar se o problema apresentado pelo cão ou pelo gato é decorrente da obesidade e, então, discutir isso com o proprietário do animal.

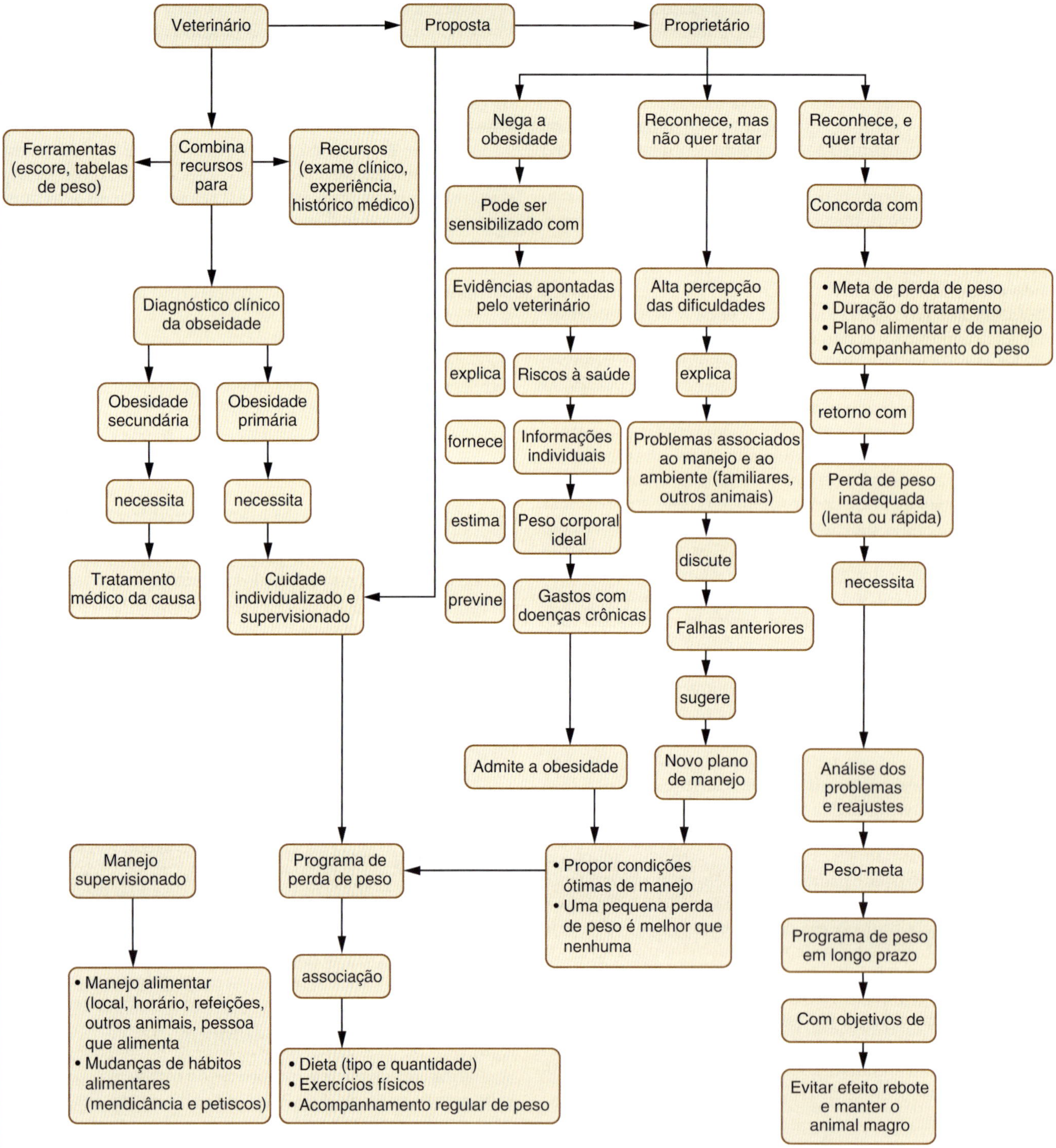

Figura 42.2 Interação médico-veterinário com proprietário diante de um animal obeso.[18]

Alguns pontos importantes para informar o proprietário sobre a obesidade estão listados a seguir:

- Mostrar folhetos ilustrativos sobre a condição corporal do animal
- Explicar os riscos à saúde decorrentes do ganho de peso que irão interferir na longevidade e na qualidade de vida
- Demonstrar que a perda de peso é algo gradativo, lento e que não implica sofrimento, mas sim benefícios à saúde
- Discutir quais os petiscos ofertados e mostrar, em tabelas de composição de alimentos, qual a contribuição calórica deles na alimentação diária do animal. Essas informações podem ser obtidas em *sites* como: http://www.nal.usda.gov/fnic/foodcomp/search/index.html
- Verificar os fatores de risco (castração, raça, sexo, idade) e considerá-los para a implementação da restrição energética
- Verificar as possibilidades da prática de exercícios físicos
- Verificar a pessoa que alimenta o animal e procurar conversar com ela sempre que possível
- Explicar a importância de retornos, no mínimo mensais, para a conferência do peso corporal e ajustes nas quantidades de alimento
- Mostrar ao proprietário qual o peso ideal do cão ou do gato e as perspectivas de tempo para atingi-lo
- Oferecer informativos didáticos sobre a obesidade e a importância do tratamento, para que o proprietário leve-os para casa e distribua-os a seus familiares.

Uma vez obtido o comprometimento do proprietário para estabelecer o regime de perda de peso, é necessário identificar possíveis dificuldades durante o tratamento que comprometerão a perda de peso. A atividade física é uma das principais. Em um estudo envolvendo proprietários de cães obesos, avaliaram-se as possíveis dificuldades a serem encontradas durante a dieta. Assim, verificou-se que 33,3% dos proprietários relataram que teriam dificuldade em manter o regime caso percebessem que o animal sentia fome, 29% relataram a dificuldade em praticar exercícios físicos e 22% alegaram dificuldade de não oferecer petiscos ao animal. Nesse mesmo estudo, os proprietários foram novamente entrevistados durante o regime, e o percentual dos que não conseguiram praticar caminhadas com seus animais subiu para 64%, ou seja, o sedentarismo do proprietário dificulta a prática de exercícios do animal. As dificuldades psicológicas são as maiores limitações em programas de perda de peso. Por esse motivo, o médico-veterinário deve dar especial atenção aos retornos mensais para detectar as dificuldades encontradas pelos proprietários.

Definição de metas

O estabelecimento do regime inicia-se pela pesagem e pela definição do peso ideal do cão ou do gato. Considera-se o animal com sobrepeso, com base no ECC, entre 10 e 20% acima do peso ideal; e os animais obesos, acima de 20% do peso ideal. Assim, considerando a subjetividade do ECC para avaliar a composição corporal e a grande variação, quando usado para estimar o grau de sobrepeso do animal,[12] independentemente do quanto o cão ou o gato esteja obeso, considera-se a perda inicial de peso de 20% e, para animais com sobrepeso, de 15%. Apenas para exemplificar, para um cão obeso com 10 kg, estima-se o peso ideal de 8 kg ou, para esse mesmo cão, caso ele esteja somente em sobrepeso, considera-se o peso ideal de 8,5 kg. Uma vez atingido o peso ideal, reavalia-se o animal pelo ECC e, então, é definida a necessidade de continuar ou não fazendo o regime. Para facilitar o entendimento, a partir daqui o animal obeso de 10 kg será considerado em todos os exemplos.

Após a definição do peso ideal, mostram-se ao proprietário as metas para a perda de peso, que devem ser atingidas cuidadosamente, evitando perdas muito rápidas ou muito lentas, que comprometerão a saúde do animal e a motivação do proprietário, respectivamente. Na Figura 42.3, há um modelo de gráfico a ser apresentado ao proprietário, mostrando a taxa de perda de peso e as metas de peso do animal.

A perda de 1 a 2% do peso corporal por semana é considerada satisfatória, mas, em animais de proprietários, a perda entre 0,5 e 1% do peso corporal por semana é adequada, uma vez que os relatos literários sobre perda de peso envolvendo cães e gatos de proprietários estão compreendidos nessa faixa. Para o cão do exemplo, isso significa uma redução de aproximadamente 50 a 100 g por semana, conforme ilustrado. Pode-se perceber que, se o animal perder apenas 0,5% do peso semanalmente, o regime terá duração aproximada de 40 semanas. Se essa perda for por volta de 2% por semana, o regime terá duração de 10 semanas. Este último, porém, é considerado excessivo por alguns autores, sendo mais segura a redução de peso máxima de 1,5% por semana, visando evitar a perda de massa magra corporal e favorecer a manutenção do peso após o término do regime.[19]

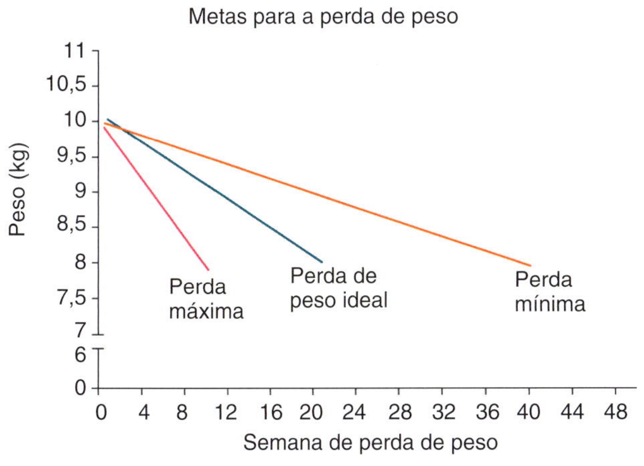

Figura 42.3 A redução de 20% do peso corporal deve ocorrer entre 10 (perda máxima) e 40 semanas (perda mínima), sendo o emagrecimento entre 0,5 e 2% considerado satisfatório (perda de peso ideal).

Escolha do alimento

O princípio básico para o regime de obesidade é a restrição energética, pois, desse modo, o cão ou o gato ingere menos energia do que o necessário e, então, o organismo é obrigado a mobilizar seus estoques de gordura para fornecer o restante da energia necessária à manutenção da homeostasia. No entanto, restringir energia não significa simplesmente diminuir o alimento, pois essa é uma prática comum e que pode trazer muitos riscos à saúde do animal, como perda de massa muscular, prejuízos aos sistemas de defesa do organismo, desnutrição subclínica, predisposição ao novo ganho de peso após o término do regime (efeito rebote) e lipidose hepática no caso dos gatos. A restrição energética deve ser feita com alimentos que tenham perfil adequado de nutrientes, pois, ao mesmo tempo que se diminui a oferta de energia, não se deve restringir concomitantemente vitaminas, minerais e aminoácidos na dieta dos animais. Ou seja, os alimentos devem apresentar um perfil adequado de nutrientes para o tratamento da obesidade. Na prática, isso significa utilizar produtos comerciais ou até mesmo formular dietas caseiras de baixa energia, específicas para pacientes obesos ou com sobrepeso. A prática mais comum para se obterem alimentos de baixa energia é a redução nos teores de gordura, com aumento concomitante nas concentrações de fibra. Obter alimento de baixa energia é extremamente importante para estimular o proprietário a manter seu animal no regime, pois, à medida que se reduz a densidade energética de um alimento, pode-se aumentar a quantidade oferecida ao animal. É desejável que um alimento seco para perda de peso em cães tenha menos que 300 kcal/100 g; para gatos, menos que 350 kcal/100 g. Com relação aos nutrientes, a seguir serão comentados os níveis recomendados e as funções de cada nutriente em dietas para perda de peso.

Aminoácidos e proteínas

O teor de aminoácidos essenciais em dietas para redução de peso deve ser aumentado, considerando a redução no volume ingerido. Como os cálculos são todos baseados na energia metabolizável a ser ingerida durante o regime, é importante considerar a concentração proteica na dieta em gramas/quilocalorias de alimento. Recomenda-se, na prática, o fornecimento de alimentos que contenham quantidade de proteína bruta superior a 80 g/1.000 kcal para cães e 100 g/1.000 kcal para gatos. Isso significa fornecer alimentos secos com mais de 28% de proteína bruta (PB) para cães e 35% para gatos. Dietas ricas em proteína favorecem a perda de gordura corporal sem a concomitante perda de massa magra, e diversos estudos em cães e gatos demonstraram esse efeito.[20,21] Outro efeito importante de dietas com elevado teor proteico, verificado em felinos até o momento, foi o longo prazo, uma vez que, com a oferta de alimentos com PB mais elevada durante a perda de peso (117 g/1.000 kcal), os gatos apresentaram maior necessidade energética durante a fase de manutenção do peso após o término do regime.[20] Isso significa, para os proprietários, maior facilidade em manter o peso do animal durante essa fase e evitar o efeito rebote, pois os animais podem ingerir quantidade maior de alimento sem ganhar peso. Outros efeitos atribuídos às proteínas, mas que ainda carecem de comprovação em cães e gatos, são suas propriedades estimulantes de saciedade e benefícios na palatabilidade.[22] Simplesmente elevar a concentração de proteína nos alimentos não é sinônimo de sucesso em dietas específicas para perda de peso. Deve-se atentar para a qualidade das fontes proteicas empregadas, vistas principalmente por sua biodisponibilidade e concentração de aminoácidos essenciais.

Fibra alimentar

Considerando que o aproveitamento da fibra e a contribuição energética desse elemento para os animais são muito baixos, a principal função da fibra em dietas para emagrecimento é a diluição energética da ração, ou seja, sua inclusão favorece a ingestão de maior volume pelo animal, sem, concomitantemente, elevar a ingestão energética. Outras funções importantes são suas propriedades que estimulam a saciedade e a satisfação e regulam o trânsito intestinal. No entanto, alguns efeitos indesejáveis também podem ocorrer com seu uso, como diarreia e flatulência, diminuição na digestibilidade dos nutrientes do alimento e redução na palatabilidade da ração. Por esse motivo, é importante conhecer as propriedades da fonte de fibra empregada nas dietas para redução de peso, visando otimizar seus efeitos benéficos e evitar os efeitos indesejáveis. Devido às suas propriedades físicas e à higroscopicidade, as fibras solúveis retardam o trânsito gastrintestinal de nutrientes e a taxa de esvaziamento gástrico, favorecendo maior estímulo de saciedade aos animais. Outra ação desse tipo de fibra é a redução na taxa de digestão/absorção de nutrientes, favorecendo, especialmente, o controle glicêmico pós-prandial dos animais. Deve-se tomar cuidado com inclusões muito elevadas de fibras solúveis em alimentos, pois um dos principais efeitos indesejáveis pode ser a diarreia, além de redução na digestibilidade dos nutrientes. Por outro lado, as fibras insolúveis podem ser incluídas em maiores concentrações nos alimentos hipocalóricos, sem prejuízos à qualidade fecal. Esse tipo de fibra apresenta como principais funções a diluição energética do alimento proporcional a sua taxa de inclusão, uma vez que a microbiota intestinal do cão e do gato apresenta baixa capacidade de utilização dessas fibras. Por esse motivo, as fibras insolúveis são os principais nutrientes que auxiliam na redução da densidade energética da ração. Podem ocorrer alguns efeitos indesejáveis com seu uso, sendo os principais a redução da palatabilidade do alimento e o ressecamento das fezes. O papel da fibra na estimulação da saciedade em cães e gatos ainda é controverso, pois estudos que verificaram a redução na ingestão energética com o uso de dietas ricas em fibra avaliaram esse efeito em animais que consomem a quantidade de alimento para a manutenção do peso.[23] Por outro lado, poucos estudos verificaram seus efeitos estimulantes da saciedade em animais sob restrição energética, o que torna seus efeitos inconclusivos.

Independentemente disso, German *et al.*,[12] utilizando cães de proprietários, verificaram que a associação elevada de PB (30%), acompanhada de alta fibra dietética total (28%) em dietas para perda de peso, induziu maior taxa de perda de peso e perda de gordura corporal em cães, o que justifica seu uso nos alimentos.

Gordura e ácidos graxos essenciais

O aporte energético para o animal proveniente da gordura é aproximadamente 2,5 vezes maior que o fornecido pelas proteínas e pelos carboidratos. Desse modo, para reduzir a energia metabolizável de dietas para perda de peso, é imprescindível diminuir a concentração de gordura no alimento. No entanto, essa redução deve ser acompanhada do fornecimento de fontes de gordura ricas em ácidos graxos essenciais, como óleos vegetais, de peixe e de aves. O sebo bovino é contraindicado nesses alimentos, devido a sua pobre composição em ácido linoleico, o principal ácido graxo essencial para cães e gatos. Para obter alimento de baixa energia, é necessário que as gorduras não contribuam com mais de 30% da energia metabolizável, o que equivale, na prática, a concentrações de extrato etéreo nos alimentos secos inferiores a 10%.

Amido

Ao contrário das fibras, o amido é um carboidrato que apresenta alta digestibilidade em alimentos processados. No entanto, levando em consideração que a resistência insulínica é uma alteração comum em animais obesos, não é desejável que as dietas para pacientes obesos contenham altas concentrações de amido, uma vez que a glicose sanguínea é diretamente proporcional à taxa de absorção da glicose proveniente da fonte de amido do alimento. Além da baixa quantidade, é importante que as fontes de amido empregadas nos alimentos apresentem um processo de digestão/absorção mais lento, evitando grandes oscilações da glicemia pós-prandial. À semelhança do índice glicêmico usado para os alimentos em nutrição humana, torna-se importante conhecer o comportamento glicêmico dos animais ante a ingestão das fontes de amido. Para cães, o sorgo e a lentilha apresentam taxa de digestão/absorção mais lenta,[24] sendo fontes indicadas para alimentos hipocalóricos. O arroz apresenta resposta glicêmica acentuada, e seu uso não é muito comum em dietas para a perda de peso.

Minerais e vitaminas

Considerando que a ingestão de alimento durante o regime de perda de peso é inferior à ingestão para a manutenção (cerca de 40 a 60% mais baixa), as concentrações de todos os minerais e vitaminas devem ser proporcionalmente elevadas para atender as exigências nutricionais.

Nutrientes funcionais

Neste capítulo, não serão detalhados os papéis dos nutrientes funcionais em alimentos para perda de peso, devido à necessidade de mais estudos comprobatórios da eficácia deles. Esses nutrientes, porém, são adjuvantes no tratamento de distúrbios decorrentes do excesso de peso e também parecem contribuir para a perda de peso mais rápida e segura. São eles:

- L-carnitina (aumenta a oxidação hepática dos ácidos graxos mobilizados)
- Cromo (melhora a ação da insulina nos receptores e ajuda no controle da glicemia)
- Ácido linoleico conjugado (reduz a diferenciação de pré-adipócitos em adipócitos maduros e reduz o acúmulo de gordura)
- Antioxidantes naturais (contribuem para a prevenção de doenças crônicas degenerativas)
- Sulfato de glicosamina e de condroitina (auxiliam na prevenção e no tratamento de artrites degenerativas)
- Óleo de peixe (melhora a qualidade da pele e dos pelos e modula a resposta imunológica)
- Triglicerídios de cadeia média (aumentam o gasto energético e auxiliam na redução da gordura corporal).

No Quadro 42.1 estão algumas das dietas comerciais secas e úmidas de baixa energia recomendadas para o tratamento de animais obesos, mais comumente encontradas no mercado nacional. As vantagens do uso desse tipo de alimento são a praticidade do fornecimento, a adequação nutricional para o

QUADRO 42.1 Alimentos comerciais de baixa energia disponíveis no mercado e recomendados para tratamento da obesidade.

Nome comercial	Tipo de alimento	Empresa	Energia metabolizável (kcal/100 g)[1]
Cães			
Guabi® Natural Cães Light	Seco	Guabi	344
Guabi® Natural Cães Obesos	Seco	Guabi	297
Obesity®	Seco	Royal Canin	299
Pro Plan® Adult Reduced Calorie	Seco	Purina	270
r/d® Canine	Seco	Hill's	297
Vet Life® Obesity	Seco	Farmina	295
w/d® Canine	Seco	Hill's	298
Weight Control Diabetic®	Seco	Royal Canin	323
Obesity Management®	Úmido	Royal Canin	48
r/d® Canine	Úmido	Hill's	73
w/d® Canine	Úmido	Hill's	89
Gatos			
Pro Plan® Reduced Calorie Protection	Seco	Purina	330
Obesity Management®	Seco	Royal Canin	529
Obesity®	Seco	Royal Canin	314
m/d® Feline	Seco	Hill's	396
r/d® Feline	Seco	Hill's	301
w/d® Feline	Seco	Hill's	322
Guabi® Natural Gatos Light	Seco	Guabi	353
m/d® Feline	Úmido	Hill's	100
r/d® Feline	Úmido	Hill's	73

Os valores de energia metabolizável apresentados, quando disponíveis, foram extraídos diretamente dos dados fornecidos pela empresa fabricante ou calculados segundo as equações propostas pelo NRC.[25]

manejo alimentar correto e os benefícios comprovados com relação à composição corporal, ao controle glicêmico, ao controle do peso e à prevenção de doenças degenerativas comuns em animais obesos.

Os alimentos úmidos (> 70% de água), em decorrência do maior volume ingerido para atender a necessidade energética dos animais, parecem estimular mais eficientemente os mecanismos de satisfação dos animais, embora mais estudos sejam necessários, uma vez que, para humanos, o teor de água dos alimentos é capaz de limitar a ingestão de alimentos (estímulo de satisfação) durante a refeição, mas sem efeito a longo prazo. O maior teor proteico em alimentos úmidos pode ter algum efeito na saciedade dos animais, embora os efeitos de saciedade relacionados com a ingestão de proteína ainda não sejam muito claros.

Muitos proprietários não fornecem alimentos comerciais a seus animais e solicitam que o tratamento da obesidade seja realizado com dieta caseira. Esse tipo de alimento também pode ser uma alternativa, mas existem alguns inconvenientes com o uso dele, como a dificuldade de preparo e o potencial de contaminação do alimento. No entanto, para os animais que consomem alimento caseiro e o proprietário que não se disponibiliza a fazer a transição para alimentos comerciais, essa parece ser a única solução.

Outra opção na escolha de um alimento para perda de peso é a utilização de alimentos comerciais *light*, em vez dos específicos. Essa opção é válida quando o proprietário não se disponibiliza a fornecer os alimentos específicos devido ao custo. No entanto, deve-se estar ciente de que esses alimentos apresentam teores de proteína e fibra inferiores e maior concentração de amido, o que, na prática, resulta em perda de peso mais lenta, maior sensação de fome e maior perda de massa magra corporal durante o regime. Deve-se ressaltar que o manejo alimentar de animais obesos com esse tipo de alimento deve ser cauteloso e a perda de peso deve ser controlada para ser lenta, evitando restrição energética muito intensa ao animal.

Cálculo da restrição energética

Conforme explicado anteriormente, a perda de peso ocorrerá quando produzido um balanço energético negativo, ou seja, quando se oferece ao animal quantidade de energia inferior a sua necessidade energética diária. A taxa de perda de peso é diretamente proporcional à restrição energética imposta ao cão ou ao gato. No entanto, não se deve restringir acentuadamente a oferta de alimento por três motivos: o animal sentirá muita fome e o proprietário desistirá do regime; ocorrerá perda muito intensa de massa magra corporal; e o animal se tornará predisposto a novo ganho de peso após o regime. Conforme dito anteriormente, verificou-se, em cães, que a perda de peso superior a 1,5% não é recomendada, pois, após o término do regime, será maior a dificuldade em manter o peso dos animais.[19] Para manter uma taxa de perda de peso próxima de 1% por semana, calcula-se a ingestão energética pelo animal por volta de 60% das necessidades energéticas de manutenção, mas cada animal responde de uma maneira, devendo-se corrigir a quantidade de alimento após cada retorno.

A perda de peso de cães domiciliados, em geral, é mais lenta do que em animais de canil.[4] Parece que a necessidade energética de animais que vivem em canil é superior à de cães domiciliados, o que é relacionado com a maior atividade física de animais de canil ou mesmo com a oferta de outros tipos de alimentos aos animais de proprietários.[26] Apesar da maior dificuldade em instituir a redução do peso em cães de proprietários, do ponto de vista de composição corporal, a perda de peso mais lenta favorece a manutenção da massa magra corporal. Em alguns estudos com cães domiciliados, a perda de peso foi próxima de 0,70% por semana.[4,12] Em gatos, a ingestão energética de aproximadamente 55 a 65% da necessidade energética de manutenção propiciou uma taxa de perda de peso de 0,9 a 1,1% por semana.[20,21] Já em gatos de proprietários, German *et al.*[27] encontraram taxas de perda de peso semanais próximas de 0,7 a 0,8%, semelhantes às observadas em cães. Essa taxa de perda de peso obtida em animais de proprietários, associada à ingestão de dietas com elevados teores proteicos, favorece a manutenção da massa magra corporal, uma vez que a perda de massa magra durante regime apresenta relação não somente com a baixa ingestão de proteína, mas também com a taxa de perda de peso acelerada.[27] No Quadro 42.2 estão os resultados de alguns estudos em cães e gatos, comparando dietas com diferentes teores proteicos às respectivas taxas de perda de peso e percentual de perda proveniente das massas magra e gorda, respectivamente. Pode-se verificar que a taxa de perda de peso mais baixa, associada a dietas com maiores teores proteicos, é mais benéfica para a composição corporal do animal.

A restrição energética para atingir a perda de peso adequada também difere entre machos e fêmeas, uma vez que a necessidade energética das fêmeas parece ser menor que a dos machos. Nesses casos, é necessária uma restrição energética maior em fêmeas para atingir a mesma taxa de perda de peso que a de machos, conforme se pode verificar na Figura 42.4, em estudo com gatos obesos.[20]

Conforme discutido anteriormente, o estabelecimento da restrição energética para a perda de peso é feito ao reduzir 40% da ingestão energética do cão ou do gato para a manutenção

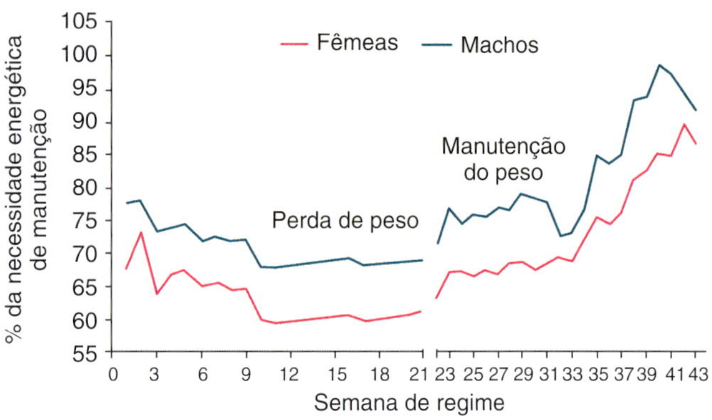

Figura 42.4 Ingestão energética (percentual da necessidade energética de manutenção) em gatos fêmeas e machos durante a perda de peso e a manutenção do peso após o regime.

do peso. As seguintes equações são utilizadas para calcular as necessidades energéticas, baseando-se nas necessidades energéticas de manutenção recomendadas pelo NRC:[25]

$$\text{Cães: } 84 \times \text{peso}^{0,75} \text{ kcal/dia}$$
$$\text{Gatos: } 84 \times \text{peso}^{0,40} \text{ kcal/dia.}$$

Em que os pesos elevados às potências 0,75 e 0,40 equivalem aos pesos metabólicos para cães e gatos, respectivamente. Para cães e gatos em manutenção do peso, a ingestão de energia metabolizável recomendada por dia é cerca de 130 kcal; e o valor 84 recomendado para a restrição energética para ambas as espécies é calculado para o fornecimento aproximado de 60% dessa necessidade energética. É importante lembrar que o peso considerado para a equação é o estimado como ideal para o animal. Seguindo o exemplo do cão de 10 kg citado anteriormente, considerando seu peso ideal de 8,5 kg, haverá uma necessidade energética para perda de peso de 418,16 kcal/dia. Para exemplificar o cálculo para o regime de emagrecimento de um cão obeso, tem-se o seguinte exemplo:

Paciente: cão, ECC = 9/9; peso = 40 kg;
peso estimado ideal = 32 kg

1º passo: escolher o alimento

2º passo: calcular ou verificar, nas informações do fabricante, a energia do alimento (p. ex., 2,90 kcal/g)

3º passo: definir a necessidade energética para o regime do cão

$$84 \times 32^{0,75} \text{ kcal/dia}$$
$$1.130 \text{ kcal/dia}$$

4º passo: calcular a quantidade diária de alimento

$$1.130/2,9 \text{ g/dia}$$
$$390 \text{ g/dia}$$

5º passo: definir o número de refeições

3 vezes/dia

6º passo: definir a quantidade por refeição

$$390/3 \text{ g/refeição}$$
$$130 \text{ g/refeição.}$$

Para os gatos, segue-se a mesma linha de cálculos, porém considerando o fator 0,40 no cálculo do peso metabólico.

Esses cálculos são apenas estimativas para iniciar o regime, mas é importante lembrar aos proprietários que níveis de atividade física, idade, castração, sexo, metabolismo basal, estado fisiológico, entre outros fatores, podem aumentar ou diminuir a necessidade energética do animal em questão. Por esse motivo, são importantes os retornos durante o regime, para que seja corrigida a quantidade de alimento.

A maior parte dos proprietários de cães e gatos obesos não fornece apenas ração a seus animais, mas também outros tipos de alimentos, que contribuem com a energia ingerida ao longo do dia.[30] Assim, é importante, ao realizar cálculos de necessidade energética para perda de peso e quantidade de alimento a ser oferecida diariamente, considerar a ingestão desses outros alimentos nos cálculos. Antes de iniciar o regime, o proprietário e o médico-veterinário devem discutir quais alimentos, além da ração, serão tolerados. Apesar de a oferta de petiscos não ser ideal, muitos proprietários consideram isso importante na relação com o animal, portanto essa oferta pode ser negociada de maneira que não comprometa o regime. Na prática, isso significa escolher os petiscos que apresentem densidade energética mais baixa e definir exatamente a quantidade diária a ser oferecida. Essa contribuição energética precisa ser descontada da quantidade de alimento calculada, portanto deve ser a menor possível para não comprometer a ingestão de nutrientes essenciais. Quando os petiscos oferecidos são outros alimentos comerciais (biscoitos e outros petiscos), o cálculo da energia de cada um é feito com base nas informações de rótulo fornecidas pela empresa fabricante. Por outro lado, quando é um alimento caseiro *in natura*, essas informações podem ser obtidas em tabelas como a do USDA, citada anteriormente neste capítulo (http://www.nal.usda.gov/fnic/foodcomp/search/index.html).

Com relação à quantidade fornecida, esta deverá ser dividida em pelo menos duas refeições diárias, com o foco de reduzir a sensação de fome dos animais. No entanto, quando possível, o proprietário deve ser estimulado a dividir em mais refeições. Para evitar erros dos proprietários na quantidade de alimento a ser oferecida para o cão ou o gato, recomenda-se que o médico-veterinário forneça uma caneca-medida com a quantidade recomendada por refeição ou uma medida diária, que é feita antes da primeira refeição da manhã, e então o proprietário irá subdividi-la de acordo com o número de refeições diárias do animal. Essa técnica é preferível, pois, naqueles casos em que o proprietário tende a superestimar o volume oferecido, esse erro ocorrerá uma única vez no dia.[12] Outra opção, mais correta, porém de difícil execução, é recomendar que o proprietário, quando tiver balança em casa, pese diariamente o alimento, ou até mesmo que o alimento já seja obtido pesado e distribuído em alíquotas para o mês todo.

Atividade física

A obesidade em cães, mas não em gatos, acompanha o sobrepeso de seus proprietários.[31] Sabendo da relação da obesidade com o sedentarismo, o médico-veterinário deve encorajar o proprietário a praticar algum tipo de atividade física com seu animal, o que contribuirá para as mudanças de hábitos de vida, ajudará na manutenção da massa magra durante o regime e também no aumento do gasto energético pelo animal, o que, na prática, poderá ser convertido em maior oferta de alimento sem prejuízos à taxa de perda de peso. Isso porque a atividade física contribui para, aproximadamente, 10 a 30% do gasto energético diário do animal, ou seja, quanto mais ativo for o cão ou o gato, maior será sua contribuição para o gasto energético.[32] Poucos estudos avaliaram a perda de peso em animais; porém, em humanos, os exercícios de força são mais efetivos na manutenção da massa magra durante a perda de peso.[33] Esse tipo de atividade física, porém, é pouco comum para animais, sendo as caminhadas mais recomendadas aos proprietários. A atividade física foi apontada como a maior dificuldade dos proprietários em cumprir o protocolo ideal para perda de peso.[4] Apesar dessas dificuldades, a prática de atividade física deve sempre ser encorajada, de acordo com as limitações físicas, clínicas e de manejo dos pacientes, visando modificar o estilo de vida do proprietário e do animal para evitar novo ganho de peso após o regime.

Importância dos retornos

Os retornos periódicos durante o regime para perda de peso são importantes para a avaliação inicial do paciente e para os cálculos da quantidade de alimentos. Isso porque, na prática, mesmo em situações experimentais nas quais os proprietários são contatados frequentemente e estimulados a manterem seus animais no regime, cerca de 60% dos pacientes atingem o peso-meta e chegam ao fim do regime.[5,12] Yaissle *et al.*[34] verificaram que retornos mensais para avaliação da perda de peso e discussão dos resultados foram suficientes para manter o estímulo do proprietário durante o regime de cães. Conforme verificado por German *et al.*,[27] todos os gatos que começaram um regime para perda de peso tiveram de sofrer reajustes na quantidade de alimento oferecida para que a perda de peso fosse satisfatória. Como consequência, os retornos são o fator determinante para atingir a adequada perda de peso. Além disso, conforme afirmado anteriormente, cães e gatos de proprietários perdem peso de maneira mais lenta, o que se deve em parte à oferta de outros tipos de alimentos a esses animais domiciliados,[27] o que deve ser discutido durante os retornos mensais com os proprietários e familiares.

Durante os retornos, deve-se pesar o animal e realizar um exame clínico geral, com a avaliação do ECC. Além disso, a apresentação de um gráfico ilustrando a perda de peso ao proprietário, conforme exemplificado na Figura 42.3 deste capítulo, possibilita que sejam discutidos problemas de manejo (oferta de petiscos, inatividade física, acesso ao alimento de outros animais etc.) ou que sejam corrigidas as quantidades de alimento, caso a perda de peso esteja fora da recomendada.

Prevenção ao ganho de peso

A obesidade tem sido cada vez mais frequente em medicina veterinária, como resultado dos poucos proprietários que levam seus animais às clínicas para consultas preventivas. Além disso, é necessário que a indústria de alimentos e os médicos-veterinários informem os proprietários, sobretudo ensinando-os a avaliar corretamente a condição corporal dos animais pelo ECC e a corrigir a quantidade de alimento diante das variações de peso.

Os retornos após o término do regime para perda de peso devem ser mantidos até que ocorra a estabilização da quantidade de alimento para manter o peso, após o término do regime. Isso é importante, pois, conforme verificado por Vasconcellos *et al.*,[20] em gatos, e German *et al.*,[27] em cães, após o término do regime, há diminuição da necessidade energética dos animais, o que os predispõe a novo ganho de peso, caso não sejam monitorados constantemente. Na Figura 42.4, pode-se ver a ingestão energética em gatos durante a fase de manutenção do peso (semanas 22 a 43) e verificar que, durante as cerca de 10 primeiras semanas da fase de manutenção do peso, a necessidade energética dos gatos mantém-se aproximadamente 30% abaixo da necessidade estimada de manutenção. Então, a partir desse ponto, pode-se verificar aumento gradual do consumo de alimento nas semanas subsequentes. Esse fato pode se dever à normalização dos processos anabólicos, à medida que o animal estabiliza o peso e a oferta de alimento é suficiente para preservar as reservas corporais, mas ainda não foi completamente estudado em cães e gatos.

Os retornos mensais deverão ser mantidos durante a fase de manutenção do peso. Conforme verificado por Yaissle *et al.*,[34] estes são suficientes para o sucesso do manejo nessa fase.

Com relação ao tipo de alimento, tendo em vista que os animais que já foram obesos apresentam essa predisposição, recomenda-se que, mesmo após o regime, seja mantida a oferta de alimentos com densidade energética reduzida, especialmente os mais ricos em fibras, pois parecem contribuir para o menor consumo energético dos animais.

REFERÊNCIAS BIBLIOGRÁFICAS

1. Robertson ID. The influence of diets and other factors on owner-perceived obesity in privately owned cats from Metropolitan Perth, Western Australia. Prevent Vet Med. 1999;40:75-85.
2. Lund EM, Armstrong PJ, Kirk CA, Klausner JS. Prevalence and risk factors for obesity in adult dogs from private us veterinary practices. Intern J Appl Res Vet Med. 2006;4(2):177-86.
3. Lund EM, Armstrong PJ, Kirk CA, Klausner JS. Prevalence and risk factors for obesity in adult cats from private US veterinary practices. Intern J Appl Res Vet Med. 2005;3(2):88-96.
4. Carciofi AC, Gonçalves KNV, Vasconcellos RS, Bazolli RS, Brunetto MA *et al.* A weight loss protocol and owners participation in the treatment of canine obesity. Ciênc Rur. 2005;35(6):1331-8.
5. Kealy RD, Lawler DF, Ballam JM, Mantz SL, Biery DN, Greeley EH *et al.* Effects of diet restriction on life span and age-related changes in dogs. J Am Vet Med Assoc. 2002;220:1315-20.
6. Kienzle E, Bergler R. Human-animal relationship of owners of normal and overweight cats. J Nutr. 1998;136:1947S-50S.
7. Kim SP, Ellmerer M, Van Citters GW, Bergman RN. Primacy of hepatic insulin resistance in the development of the metabolic syndrome induced by an isocaloric moderate-fat diet in the dog. Diab. 2003;52:2453-60.
8. Gayet C, Bailhache E, Dumon H, Martin L, Siliart B, Nguyen P. Insulin resistance and changes in plasma concentration of TNFa, IGF1, and NEFA in dogs during weight gain and obesity. J Anim Phys Anim Nutr. 2004;88(3-4):157-65.
9. Miller C, Bartges J, Cornelius L, Norton N, Barton M. Tumor necrosis factora levels in adipose tissue of lean and obese cats. J Nutr. 1998;128:2751S-2S.
10. Appleton DJ, Rand JS, Sunvold GD. Insulin sensitivity decreases with obesity, and lean cats with low insulin sensitivity are at greatest risk of glucose intolerance with weight gain. J Fel Med Surg. 2001;3(4):211-28.
11. Appleton DJ, Rand JS, Sunvold GD. Plasma leptin concentrations are independently associated with insulin sensitivity in lean and overweight cats. J Fel Med Surg. 2002;4:83-93.
12. German AJ, Holden SL, Bissot T, Morris PJ, Biourge V. Use of starting condition score to estimate changes in body weight and composition during weight loss in obese dogs. Res Vet Sci. 2009;87:249-54.
13. Baumgartner RN. Body composition in elderly persons: a critical review of needs and methods. Progr Food Nutr Sci. 1993;17(3):223-60.
14. Kronfeld DS, Donoghue S, Glickman LT. Body condition and energy intakes of dogs in a referral teaching hospital. J Nutr. 1991;121(11): S157-S8.
15. Laflamme D. Development and validation of a body condition score system for dogs. Can Pract. 1997;22(4):10-15.
16. Scarlett JM, Donoghue S. Associations between body condition and disease in cats. J Am Vet Med Assoc. 1998;212(11):1725-31.
17. Mawbay DI, Bartges JW, Laflamme DP, Cottrell T. Comparison of various methods for estimating body fat in dogs. J Am Anim Hosp Assoc. 2004;40:109-14.
18. Diez M, Picavet P, Istasse L, Loest E. The obese dog and its owner: a method to implement a weight loss program using a concept map. In: 13th Congress of the European Society of Veterinary and Comparative Nutrition. Proceedings..., October 15-17, 2009, Oristano, Italy, p. 136.
19. Laflamme DP, Kuhlman G. The effect of weight loss regimen on subsequent weight maintenance in dogs. Nutr Res. 1995;15(7):1019-28.
20. Vasconcellos RS, Borges NC, Gonçalves KNV, Canola JC, Paula FJA, Malheiros EB *et al.* Protein intake during weight loss influences the energy required for weight loss and maintenance in cats. J Nutr. 2009;139:855-60.
21. Laflamme D, Hannah SS. Increased dietary protein promotes fat loss and reduces loss of lean body mass during weight loss in cats. Int J Appl Res Vet Med. 2005;3(2):62-8.
22. Diez M, Nguyen P. Obesity: epidemiology, pathophysiology and management of the obese dog. In: Pibot P, Biourge V, Elliot DA. Encyclopedia of canine clinical nutrition. France: Airmargues; 2006. p. 2-57.
23. Prola L, Dobenecker B, Kienzle E. Interaction between dietary cellulose content and food intake in cats. J Nutr. 2006;136:1988S-90S.
24. De-Oliveira LD, Carciofi AC, Oliveira MCC, Vasconcellos RS, Bazolli RS, Pereira GT *et al.* Effects of six carbohydrate sources on diet digestibility and postprandial glucose and insulin responses in cats. J Anim Sci. 2008;86:2237-46.

25. National Research Council. Nutrient Requirements of Dogs and Cats. National Academy Press: Washington, D. C; 2006. p. 398.
26. Center S. Obesity prevention. Pet Food Ind. 2003;45(1):12-7.
27. German AJ, Holden S, Bissot T, Morris PJ, Biourge V. Changes in body composition during weight loss in obese client-owned cats: loss of lean tissue mass correlates with overall percentage of weight lost. J Fel Med Surg. 2008;10:452-59.
28. Nguyen P *et al.* Weight loss does not influence energy expenditure or leucine metabolism in obese cats. J Nutr. 2002;132:1649S-51S.
29. Diez M, Nguyen P, Jeusette I et al. Weight loss in obese dogs: evaluation of a high-protein, low-carbohydrate diet. Journal of Nutrition. 2002;132(6): 1685S-7S.
30. Markwell PJ, Butterwick RF. Obesity. In: Wills JM, Simpson KW. The waltham book of clinical nutrition of the dog & cat. Oxford: Pergamon; 1994. p. 131-48.
31. Nijland ML, Stam F, Seidell JC. Overweight in dogs, but not in cats, is related to overweight in their owners. Pub Health Nutr. 2009;13:102-6.
32. Riond JL, Stiefel M, Wenk C, Wanner M. Nutrition studies on protein and energy in domestic cats. J Anim Phys Anim Nutr. 2003;187:221-8.
33. Geliebter A, Maher MM, Gerace L, Gutin B, Heymsfield SB, Hashim SA. Effects of strength or aerobic training on body composition, resting metabolic rate, and peak oxygen consumption in obese dieting subjects. Am J Clin Nutr. 1997;66(3):557-63.
34. Yaissle JE, Holloway C, Buffington CAT. Evaluation of owner education as a component of obesity treatment programs for dogs. J Am Vet Med Assoc. 2004;224:1932-5.

BIBLIOGRAFIA

Brennan CL, Hoenig M, Fergunson DC. GLUT4 but not GLUT1 expression decreases early in the development of feline obesity. Dom Anim Endoc. 2004;26(4):291-301.

43

Nutrição e Dermatologia

René Rodrigues Junior

PELE E PELO

Estrutura e função

A pele é o maior órgão do corpo, podendo representar 24% do peso vivo de um filhote e aproximadamente 12% quando ele atingir a idade adulta.[1] Ela tem como principal função formar uma barreira entre o corpo e o meio ambiente, barreira esta que serve para evitar agressões de agentes químicos, lesões físicas e microbiológicas.

Os componentes da pele também apresentam componentes sensoriais em suas estruturas, capazes de percepção de calor e frio, o que possibilita à pele promover a termorregulação junto com os pelos, o que está diretamente relacionado com seu comprimento, espessura e densidade. Outra função destinada à pele é a sensorial, indicando dor, prurido, toque e pressão.

A pele cumpre também um papel de estocagem, mantendo em suas estruturas eletrólitos, água, gorduras, carboidratos, proteínas, minerais e vitaminas.[1] A vitamina D, em particular, tem sua formação também na pele, mediante estímulos oferecidos pela radiação solar, que é transportada pela circulação para o organismo e ativada após duas modificações: uma no fígado e outra no rim.

Esse órgão tem ação sinérgica com outros sistemas orgânicos internos, transparecendo processos patológicos primários em outras partes ou ocorridos em outros tecidos do organismo, sendo essa mais uma função da pele, a de indicadora.

Com isso, a pele tem a capacidade de refletir alterações que possam estar ocorrendo no interior do organismo, além de ser responsável pela pigmentação da própria pele e dos pelos pela formação de melanina, vascularização e queratinização. Essas estruturas queratinizadas também cumprem o papel de produção de anexos, como é o caso de pelos e unhas.

A pele e o pelo podem sofrer variações em quantidade e qualidade entre espécies, raças e animais. Essa variação também é vista em diferentes áreas do corpo e conforme a idade e o sexo.

A pelagem sofre modificações ao longo do crescimento do animal. Devido à ação cíclica dos folículos pilosos, assim como a mudança periódica dos pelos, há melhor adaptação dessa pelagem, que ocorre de acordo com alterações sazonais de temperatura ou circunstâncias ambientais.

Nesse ciclo de crescimento do pelo, existem várias etapas, como o período de crescimento chamado "anagênico", ou "telogênico", que corresponde a um período de repouso no qual o pelo fica retido no folículo e é depois perdido, e entre esses dois períodos ocorre uma transição chamada "período catagênico". Alguns fatores estimulam e interferem nesse ciclo do pelo, como fotoperíodo, temperatura, estado de saúde do animal e ações hormonal e genética, por exemplo.

A pelagem cresce até atingir um tamanho determinado pela genética e varia de comprimento, conforme a localização do pelo no corpo.

A porção mais externa da pele é chamada "epiderme". Nela são encontradas cinco diferentes camadas celulares. A camada basal é uma fileira única de células em constante reprodução. Nela são encontrados os melanócitos, células encarregadas da produção de pigmentos da melanina, principais responsáveis pela coloração da pele e do pelo. Têm-se, ainda, as camadas espinhosa, granular, clara e córnea.

Nutrientes importantes para a pele e o pelo

Os problemas que acometem a pele e a pelagem, entre outras inúmeras origens, podem ocorrer devido à carência, ao excesso ou ao desequilíbrio nutricional, abrangendo as proteínas, os ácidos graxos, algumas vitaminas e alguns minerais. Não é comum ver desequilíbrios desse tipo acontecerem em animais que consomem alimentos de boa qualidade. No entanto, alimentos mal formulados ou armazenados e também alimentação caseira desequilibrada, assim como desnutrição, podem oferecer riscos em causar distúrbios dermatológicos.[2]

Proteína

A proteína é uma molécula formada por uma cadeia de aminoácidos unidos por ligações químicas. São cerca de 22 aminoácidos, dos quais alguns são essencialmente necessários na alimentação (os aminoácidos essenciais), e outros podem ser sintetizados no organismo.[3]

A proteína na alimentação pode ter duas origens: animal (carnes, peixes, ovos) e vegetal (soja). Após a ingestão, a proteína passa por degradação no tubo digestório, liberando os aminoácidos, que são absorvidos e utilizados pelo organismo.[3]

A fonte de proteína utilizada na alimentação (animal ou vegetal) não tem importância. O importante é que essa fonte tenha alto valor biológico, ou seja, alta capacidade de conter grande diversidade de aminoácidos, sobretudo os essenciais, acompanhados de uma fonte proteica de alta digestibilidade.

O pelo é constituído de aproximadamente 90% de proteína, e cerca de 30% da proteína ingerida na alimentação são destinados ao crescimento normal do pelo e à renovação da pele.[4]

Casos de carência proteica ou desequilíbrio no fornecimento de aminoácidos resultam em queratinização anormal da pele e do pelo, diminuindo sua capacidade protetora e causando despigmentação da pelagem; alterações na produção de lipídios; áreas de alopecia; e pelos quebradiços, sem brilho e ressecados.[5]

Ácidos graxos

São os principais constituintes das gorduras e caracterizam-se pelo número de átomos de carbono que eles apresentam. Podem ser classificados como ácidos graxos saturados (quando não apresentarem ligações duplas entre os carbonos) e ácidos graxos insaturados (quando tiverem entre dois carbonos uma ligação dupla, podendo ter de uma até seis ligações duplas).[3]

Os ácidos graxos saturados têm como única função o fornecimento de energia; já os insaturados cumprem papel estrutural nas membranas e também nas lipoproteínas do sangue. Entre os ácidos graxos insaturados, os das séries químicas ômega-3 e ômega-6 desempenham funções essenciais, não podendo ser sintetizados no organismo. Portanto, é obrigatória a presença deles na alimentação. São os ácidos graxos essenciais (AGEs).[3]

O ácido α-linolênico, que é o precursor dos ácidos graxos ômega-3, tem como fonte as verduras e as frutas e também está presente nos óleos de plantas oleaginosas, como a soja. Os óleos de peixes de águas frias são muito ricos em ácidos graxos de cadeia longa que derivam do ômega-3, ácido eicosapentaenoico (EPA) e ácido docosaexaenoico (DHA). Tanto o EPA quanto o DHA exercem papel muito importante para a pele, já que participam da fluidez das membranas celulares.[6]

O ácido linoleico é o precursor do ácido graxo ômega-6 e encontra-se em grande quantidade nos óleos vegetais, como no de soja e no de borragem.[6] Os gatos, em particular, têm deficiência de uma enzima ativa chamada "dessaturase D6", a qual é necessária para transformar o ácido linoleico em ácido araquidônico. Sendo assim, tanto o ácido linoleico quanto o araquidônico são nutrientes essenciais para os gatos.[1]

Os AGEs desempenham importantes funções estruturais e funcionais na pele, como flexibilidade e permeabilidade (principalmente o ômega-6), por se incorporarem nas estruturas da membrana celular; produzirem eicosanoides, como os leucotrienos e as prostaglandinas; e também participarem do metabolismo, assim como do transporte de colesterol. O ácido graxo ômega-6, associado ao zinco e ao ácido gamalinolênico (GLA), promove o brilho na pelagem.[4]

O ômega-3 tem função precursora anti-inflamatória, pois ele inibe a síntese de alguns mediadores químicos da inflamação.[3]

É raro ocorrer deficiência em ácidos graxos, porém ela pode ocorrer em casos de má assimilação por alimento de baixa qualidade e má conservação do alimento, como em locais quentes; podem ocorrer alterações oxidativas e perda dos ácidos graxos.[1,6]

Quando o aporte de AGE não estiver em quantidade suficiente, poderá ter como resultado pelagem seca e opaca e também lesões cutâneas devido à alteração lipídica da pele e, como consequência, alteração da microbiota bacteriana normal, predispondo infecções secundárias.

Vitaminas

As vitaminas são consideradas moléculas orgânicas e são pouco necessárias no organismo para desempenhar ação de enzimas, precursores enzimáticos ou coenzimas nos processos metabólicos.[2] Elas não são sintetizadas no organismo, com poucas exceções, portanto devem ser adicionadas na alimentação.

Existem dois grupos nos quais as vitaminas são classificadas: vitaminas hidrossolúveis e lipossolúveis. Dentro do grupo das vitaminas hidrossolúveis estão as vitaminas do complexo B, que compreendem B_1 (tiamina), B_2 (riboflavina), B_5 (ácido pantotênico), B_6 (piridoxina), B_8 (biotina), B_9 (ácido fólico), B_{12} (cianocobalamina), PP (niacina) e colina. Também como hidrossolúvel tem-se a vitamina C, ou o ácido ascórbico.

Já o grupo das vitaminas lipossolúveis é composto de vitamina A ou retinol, vitamina E ou tocoferol, vitamina D ou colecalciferol e vitamina K ou menadiona.

As hidrossolúveis utilizam a água para serem absorvidas e aproveitadas e podem ser excretadas pela urina, motivo pelo qual o risco de intoxicação é quase nulo, o que não ocorre com a carência desse tipo de vitamina, por estar constantemente sendo eliminada por fluidos corporais.

Já as vitaminas do grupo lipossolúvel utilizam a gordura para serem absorvidas e aproveitadas e têm a capacidade de armazenagem. Em casos de excesso, no fígado, podem levar a um quadro de intoxicação, com exceção da vitamina E.

Para a pele e a pelagem, as vitaminas de maior relevância são A, E e as do complexo B, em particular a riboflavina, a biotina e a niacina.

A vitamina A age diretamente na manutenção da integridade da pele e das células epiteliais. Tanto em casos de deficiência quanto de excesso, provoca alterações cutâneas, como diminuição da qualidade da pelagem, hiperqueratinizacão da epiderme e dos folículos e descamação, podendo levar a infecções bacterianas secundárias.[2]

Assim como ocorre com a vitamina A, a carência da vitamina E também pode provocar seborreia seca e infecções secundárias por supressão do sistema imune, porém são casos muito mais difíceis de serem observados.

A deficiência de riboflavina leva ao surgimento de dermatite seca, bem como de seborreia. As áreas de maior aparição desse quadro são ao redor dos olhos e no abdome. Nos gatos, também é observada alopecia na cabeça em casos de deficiência de riboflavina.[6,7]

A biotina participa do catabolismo da glicose, de determinados aminoácidos e dos ácidos graxos.[3] A deficiência dela pode estar relacionada com tratamentos prolongados com antibióticos por via oral (VO). Os sinais de deficiência de biotina são alopecia da face e ao redor dos olhos e, devido à semelhança nos sintomas, é necessário um diferencial de algumas dermopatias, como demodicose, dermatofitose, entre outras doenças. Na carência de biotina, pode-se também ter pelos opacos e quebradiços.[6]

Dermatites pruriginosas no abdome e nos membros posteriores são sintomas de deficiência em niacina, podendo ocorrer em casos de alimentação rica em milho e pobre em nutrientes de origem animal. O milho apresenta baixos teores de triptofano, substância convertida em niacina nos animais, menos nos gatos, que têm de ter quantidade suficiente dela na alimentação.[1,6,7]

Minerais

Os minerais são elementos inorgânicos e divididos em dois grupos: os macroelementos, que são encontrados em maior quantidade no organismo e que correspondem à maior parte do conteúdo mineral do corpo (como cálcio, fósforo, sódio, entre outros); e os oligoelementos, presentes em quantidade bem baixa no organismo (como ferro, zinco e cobre).[3,4]

O zinco é o principal mineral de importância dermatológica. Ele é coenzima de inúmeras reações metabólicas, sendo um elemento essencial para a integridade da pele e do pelo.

A carência de zinco no organismo se deve, principalmente, à associação de um alimento rico em fitatos ou cálcio, pois tanto os fitatos quanto o cálcio têm ação quelante do zinco, tornando-o indisponível. Para que isso não ocorra, é importante que o zinco seja incorporado no alimento na forma orgânica, ou seja, deve-se utilizar o zinco quelado com aminoácidos para melhorar as condições de absorção.[4]

Alguns distúrbios genéticos em cães também são responsáveis pela deficiência de zinco. Nesses casos, ocorre diminuição da absorção e do metabolismo desse mineral.[2]

Sinais dermatológicos de deficiência de zinco iniciam-se nos coxins plantares, podendo, posteriormente, se estender por todo o corpo. Nessas áreas, observam-se perdas de pelo, enrijecimento, processo inflamatório e crostas.[2] Não é simples fechar um diagnóstico de carência de zinco. Há a necessidade de fazer um diagnóstico clínico, sempre acompanhado de um exame histopatológico.

Em filhotes de gatos, a deficiência nutricional de zinco mostrou adelgaçamento da pelagem, crescimento mais lento do pelo, pele escamosa e ulceração das margens bucais.[1]

HIPERSENSIBILIDADE ALIMENTAR

Causa

Tanto cães como gatos podem apresentar reações a substâncias que foram ingeridas na alimentação, que são chamadas "hipersensibilidade alimentar" ou "alergia alimentar".

A alergia é uma reação do organismo provocada por um ingrediente antigênico, que normalmente se trata de uma glicoproteína hidrossolúvel com peso molecular entre 10 mil e 60 mil dáltons (dálton corresponde ao peso de um átomo de hidrogênio). Consiste na produção de anticorpos em resposta a substâncias que normalmente são aceitas.[4,8]

Sendo assim, hoje qualquer fonte proteica de um alimento pode conter potenciais ingredientes alergênicos. É possível, portanto, diferenciar alergia de um quadro de intolerância alimentar. Nesse caso, não há evidências de resposta imunológica pelo organismo, pois é causada por falta de enzima intestinal, impossibilitando a digestão dos ingredientes presentes na alimentação.

Sinais e sintomas

A hipersensibilidade alimentar pode iniciar-se sem uma causa em particular, não havendo nenhum tipo de relação com a idade do animal, com o sexo e com a época do ano, portanto não se trata de uma causa sazonal.[1]

Os sinais e sintomas de hipersensibilidade alimentar são muito diversificados, o que dificulta o diagnóstico. Esses sintomas podem ser digestivos, cutâneos ou ambos, acontecendo ao mesmo tempo, o que é muito raro, totalizando aproximadamente 13% dos casos.[8]

Em casos de resposta digestiva, que é mais comum nos gatos do que nos cães, caracteriza-se por ocorrência de vômito e diarreia.

Quando há sintomatologia cutânea devido à hipersensibilidade alimentar, o animal apresenta prurido crônico, que pode estar localizado em determinadas áreas do corpo ou mesmo ser generalizado, com resposta insatisfatória à utilização de corticoides. Também pode apresentar lesões traumáticas e sofrer infecção bacteriana secundária, processo inflamatório da pele e perda de pelos.[8]

Diagnóstico

Chegar a um diagnóstico de hipersensibilidade alimentar não é tarefa muito fácil, pois sua imunopatologia ainda não está muito bem definida; não há testes confiáveis nem por meio de dosagem sanguínea de anticorpos, nem por testes feitos por reação intradérmica; e as biopsias cutâneas não são específicas.[8]

O diagnóstico da hipersensibilidade alimentar baseia-se, primeiramente, na eliminação de outras dermopatias alérgicas que apresentam sintomas semelhantes, como nos casos de dermatites infecciosas ou parasitárias, e na utilização de uma dieta de eliminação.

A dieta de eliminação baseia-se em oferecer ao cão, ou ao gato, um alimento que tenha fontes proteicas com as quais ele nunca tenha tido contato anteriormente. São três as possibilidades de se obter uma dieta de eliminação: o alimento caseiro, o alimento com fonte proteica selecionada, como o carneiro, e o alimento à base de proteínas hidrolisadas.

Embora a alimentação caseira pareça ser a melhor opção, existem fatores que podem complicar seu emprego. Dificuldades como falta de tempo para o preparo, disponibilidade de encontrar os ingredientes corretos, alto custo gerado, risco eminente de contaminação cruzada e desequilíbrio nutricional desse tipo de alimentação (que é o maior problema) limitam muito a segurança da alimentação caseira.[4,6,8]

Nesse caso, torna-se fundamental orientar o proprietário do animal a não utilizar, de maneira alguma, um alimento que não esteja no programa de eliminação.

Uma dieta de eliminação deve ser utilizada por um período que pode variar entre 6 e 12 semanas. Após esse período, deve-se fazer a prova, oferecendo ao animal o alimento utilizado anteriormente. O retorno para a dieta resulta no aparecimento dos sintomas que haviam surgido antes, o que pode ocorrer de algumas horas a 2 semanas, demonstrando que não se tratava de uma coincidência.[4]

Tratamento clínico

O tratamento da hipersensibilidade alimentar consiste em utilizar glicocorticoides sistêmicos, anti-histamínicos e antibióticos, nos casos de infecções bacterianas secundárias causadas pelas lesões traumáticas, sendo imprescindível a prescrição de uma dieta hipoalergênica.

Os alimentos que utilizam, em sua maior parte, fontes proteicas selecionadas não devem ser considerados viáveis para uma dieta de eliminação, por conterem fontes proteicas variadas. O mesmo não ocorre para aqueles alimentos em que são incorporadas exclusivamente fontes proteicas selecionadas. Nesse caso, há maior chance de obter sucesso no tratamento.

Os alimentos formulados com fontes de proteína hidrolisadas apresentam menor risco de resposta alérgica do que os que utilizam fontes de proteína não hidrolisada.

O processo de hidrólise é feito mediante ação enzimática, com o objetivo de diminuir o peso molecular das proteínas. Com a hidrólise, as proteínas são fracionadas em peptídios, que são cadeias mais curtas de aminoácidos. Portanto, eles têm peso molecular mais baixo. Com o peso molecular menor, essa fonte proteica hidrolisada diminui também o poder alergênico do alimento.[6,8]

A liberação de histamina no organismo causada pela degradação dos mastócitos necessita da fixação de duas sequências de aminoácidos que pertençam à mesma proteína em duas imunoglobulinas situadas nos mastócitos. Com a quebra da proteína causada pela hidrólise, a probabilidade de essa reação ocorrer passa a ser muito menor.[8]

O processo de hidrólise também aumenta a capacidade digestiva da proteína, fazendo com que ela permaneça por um tempo menor no intestino, oferecendo menos tempo para o desenvolvimento de possível reação alérgica ou mesmo um quadro de intolerância.[8]

Uma das proteínas usadas para fazer o processo de hidrólise é a de soja. A soja tem excelente qualidade; porém, muitas vezes, ela não é utilizada em alimentação animal por conta dos fatores antinutricionais. Ela apresenta duas substâncias que interferem na digestibilidade e na absorção de seus nutrientes (a lectina e a antitripsina) e teor mais alto de carboidratos (em torno de 8 a 15%), o que pode causar aumento da fermentação no intestino, levando a flatulência e risco de diarreia.[9]

Por esse motivo, a soja deve passar por uma adaptação antes de ser utilizada na alimentação. Para eliminar esses fatores indesejáveis, ela passa por isolamento. Após o cozimento do grão da soja, ele é desengordurado, resultando em uma fonte rica em proteína (aproximadamente 85%), e perde a ação da lectina e da antitripsina. Com essa adaptação, a soja passa a ter excelente valor biológico, e depois da hidrólise a digestibilidade do hidrolisado isolado de soja é superior a 96%, o que a compara a digestibilidade próxima à do ovo em pó e à da caseína. Para uma fonte proteica mais completa, há necessidade da suplementação de metionina.[9]

BARREIRA CUTÂNEA

É comum encontrar, nas dermatopatias, alteração na barreira cutânea, principalmente no que diz respeito à formação de cemento lipídico intercelular, constituído, sobretudo, de uma substância chamada "ceramida".

Com a perda da capacidade de produção de ceramidas, a pele se torna permeável, aumentando a perda de líquidos para o meio ambiente e também proporcionando maior risco de penetração, através da pele, de agentes potencialmente contaminantes.

Portanto, um cão ou gato que esteja com diminuição da capacidade de manter a barreira cutânea intacta terá risco maior de desenvolver problemas imunológicos.

Nutrientes

A alimentação adequada, com nutrientes específicos, tem a capacidade de melhorar a produção de ceramidas pelo organismo e, assim, a proteção da pele, revigorando a barreira cutânea e melhorando a qualidade da pele e da pelagem, com menor perda hídrica através da pele.

Em uma pesquisa realizada, estudaram-se vários nutrientes – cerca de 27 – que possivelmente poderiam intervir na capacidade de melhoria da barreira cutânea. Desses 27 nutrientes, foi selecionado um complexo de nutrientes de maior significado na recomposição da formação de ceramidas: as vitaminas niacina, ácido pantotênico, inositol, colina, biotina e piridoxina; e os aminoácidos histidina e prolina. O produto final foi patenteado, e o complexo recebeu o nome comercial Skin Barrier™.[4,8]

Em casos de dermatite atópica, é comum estar associada à diminuição da capacidade de manutenção da barreira cutânea íntegra. Em estudos *in vivo* por 9 semanas utilizando cães atópicos com alimento suplementado com os nutrientes citados, observou-se diminuição de perda de água significativa. Portanto, pode-se evidenciar também um efeito positivo no risco de penetração de agentes alergênicos, assim como possíveis reduções bacteriana e fúngica que podem desencadear o processo de dermatite atópica.[6]

Em casos de dermatite atópica, hipersensibilidade digestiva ou mesmo em outras dermatopatias de maneira geral, nas quais ocorra essa perda de função da barreira cutânea, torna-se importante a inclusão na alimentação desse complexo de nutrientes, para assim melhorar a capacidade de regeneração da pele e ao mesmo tempo evitar a piora do quadro dermatológico.

NUTRIENTES E PIGMENTAÇÃO DA PELE E DA PELAGEM

Origem da pigmentação

A cor de um cão e de um gato é influenciada por uma variedade muito grande de fatores. A genética é o fator determinante da coloração do animal (se ele será marrom, preto, branco, bicolor, tricolor, com listas ou com manchas), porém outros motivos podem levar a alterações dessas cores, como o ambiente, por meio da ação de raios ultravioleta, umidade e temperatura. Outro fator que também tem a capacidade de modificar o aspecto da coloração é a alimentação.

As células encarregadas da produção de melanina, pigmento responsável pela coloração da pele e dos pelos, são chamadas "melanócitos". Os melanócitos são encontrados na epiderme, no folículo piloso e nas glândulas sebáceas e sudoríparas dos animais.[1]

A melanina produzida nos melanócitos é armazenada em estruturas chamadas "melanossomas", que são pequenas bolsas que, a partir do crescimento do pelo, passam para as células da pelagem.[4]

Existe uma diversidade muito grande de pigmentos formados pelas melaninas. Entre eles, os principais são a eumelanina, responsável pela pigmentação variável entre o preto e o castanho, e as feomelaninas, caracterizadas pela coloração do vermelho ao amarelo. Outras melaninas, que são as misturas de eumelanina e feomelanina, são responsáveis por pigmentos intermediários entre as duas.[1]

Nutrientes responsáveis pela pigmentação

Para a adequada produção de melanina, os melanócitos precisam de nutrientes específicos que participam do ciclo da melanina. Mesmo com a diversidade de melaninas existentes, elas se formam por um processo metabólico comum que tem a dopaquinolona como formadora intermediária.

A tirosina é um aminoácido não essencial, já que ele pode ser sintetizado a partir de um aminoácido essencial, a fenilalanina.[3] A tirosina é convertida em dopa e, após uma ação oxidativa causada pela tirosinase, que necessita de teores de cobre adequados para cumprir esse papel, se transforma em dopaquinona.[4,10] A ausência da tirosinase é a causa do albinismo, já que, sem essa enzima, não há possibilidade de o ciclo da melanina prosseguir.

A dopaquinona também sofre ação oxidativa e passa a se transformar em eumelanina e feomelanina. Para a transformação em feomelanina, há necessidade da presença da cistina. O controle dessas ações oxidativas é realizado pela carga genética que o animal traz.[10]

A alimentação tem capacidade de interferir no ciclo da melanina, otimizando a produção dos pigmentos. Uma alimentação que apresente maiores teores de fenilalanina, tirosina, cistina e cobre estimulará os melanócitos na produção de melanina, uma vez que esses nutrientes têm de estar presentes para o ciclo da melanina se completar.

Em casos de deficiência no teor de tirosina, o resultado é um pelo avermelhado em animais pretos ou escuros. Essa observação foi vista primeiramente em gatos, o mesmo sendo observado em trabalhos utilizando cães Terra-nova e Labrador Retriever pretos com alimento pobre em tirosina. Outro fato é que um suplemento alimentar de tirosina resulta em aumento na intensidade da coloração da pelagem desses animais.[6]

A deficiência de cobre na alimentação também poderá acarretar alteração na pigmentação da pelagem. Nesse caso, o pelo clareará, uma vez que, para a tirosinase cumprir sua função de transformar a tirosina em dopaquinona, ela necessita de dois íons cobre.[6] Para a maior segurança de que o teor de cobre esteja sendo absorvido em quantidade necessária, sem sofrer ação competidora com o zinco, cálcio ou ferro, é importante que ele seja incorporado na alimentação na forma quelatada.

CONSIDERAÇÕES FINAIS

A nutrição desempenha um papel de extrema importância na saúde de cães e gatos, e essa importância de estende para a área dermatológica. Para obter melhor resultado do tratamento terapêutico empregado nesses pacientes, a correção alimentar também se faz necessária.

Como visto, a alimentação cumpre papel fundamental para definir o diagnóstico, para melhor condição de renovação cutânea e evitar que o problema dermatológico se agrave.

Com isso, o estudo e a prescrição de uma dieta adequada trarão benefícios importantíssimos para o sucesso durante o tratamento do paciente, o que claramente reflete benefícios não somente para ele, mas também para o tutor e para o médico-veterinário que o assiste.

REFERÊNCIAS BIBLIOGRÁFICAS

1. Scott D, Miller W, Griffin C. Dermatologia de pequenos animais. 5. ed. Rio de Janeiro: Interlivros; 1996.
2. Case L, Carey D, Hirakawa D. Nutrição canina e felina. Madrid: Horcourt Brace; 1998.
3. Grandjean D. Nutrientes cães e gatos. Aniwa AS; 2003.
4. Dethioux F. Nutrição, saúde da pele e qualidade da pelagem. Vet Focus. 2008;18(1):40-46.
5. Ágar S. Small animal nutrition. Reino Unido: Butterworth-Heinemann; 2001.
6. Prélaud P, Harvey R. Encyclopedia of canine clinical nutrition. Aniwa SAS; 2006. p. 58-91.
7. Mueller R, Dethioux F. Encyclopedia of feline clinical nutrition. Aniwa SAS; 2008. p. 51-75.
8. Biourge V. Últimas inovações em nutrição clínica. São Paulo: Royal Canin; 2001. p. 29-35.
9. Royal Canin. Ação hipoalergênica da proteína de soja hidrolisada. Centro de Pesquisa e Desenvolvimento Royal Canin.
10. Royal Canin. Syndrome Du Poil Rouge: approche nutritionnelle. Royal Canin; 2002.

44

Apoio Nutricional ao Tratamento das Urolitíases em Cães

Yves Miceli de Carvalho

INTRODUÇÃO

A urolitíase é definida pela formação de sedimentos, consistindo em um ou mais cristaloides pouco solúveis no trato urinário. Os sedimentos microscópios são conhecidos como cristais e os precipitados macroscópicos são chamados "urólitos". A urolitíase é um problema comum em cães. Os urólitos podem se formar em qualquer lugar do trato urinário, embora, nos cães, a maior parte se forme na bexiga. Em cães com alterações do trato urinário inferior, as urolitíases são responsáveis por aproximadamente 18% das consultas clínicas.

Os quatro minerais mais comuns encontrados nos urólitos caninos são o fosfato de amônio e o magnésio (estruvita), o oxalato de cálcio, o urato de amônio e a cistina.[1,2] Os tipos de urólitos menos comuns são o de fosfato de cálcio, o de sílica e por medicamentos e seus metabólicos.

O oxalato de cálcio e a estruvita são os minerais predominantes nas nefrolitíases caninas.[3] A prevalência de urolitíases e a composição dos urólitos podem ser influenciadas por uma variedade de fatores, incluindo raça, sexo, idade, dieta, anomalias anatômicas, infecções do trato urinário (ITUs), pH da urina e medicamentos.[4]

A identificação desses fatores de risco é essencial para o controle e a prevenção eficazes da urolitíase. As urolitíases apresentam alta taxa de recorrência. Esse fato levou à crescente utilização de alimentos de controle tanto para a dissolução quanto para a prevenção da urolitíase, embora alguns tipos de minerais sejam mais suscetíveis à dissolução do que outros.

DIAGNÓSTICO

Histórico e manifestações clínicas

As manifestações clínicas das urolitíases ocorrem, principalmente, devido à irritação da mucosa do trato urinário inferior, o que resulta em manifestações de cistite e/ou uretrite. As manifestações mais comuns são hematúria, disúria e polaquiúria. Ocasionalmente, as urolitíases podem levar à obstrução da uretra, que é uma emergência médica e cirúrgica. Os cálculos renais, além disso, podem causar pielonefrite, obstrução do fluxo, redução da massa renal, azotemia e insuficiência renal. Por outro lado, alguns pacientes ficam assintomáticos.

Diagnóstico diferencial

Outras causas comuns de hematúria, disúria e micção frequente, com ou sem a obstrução da uretra, são a ITU, os pólipos e as neoplasias vesicais. Estas podem ser distinguidas mediante cultura de urina e exames de imagem.

Exames laboratoriais e de imagem

O exame de urina, a urocultura quantitativa e os exames por imagem (como as radiografias simples e de duplo contraste e/ou ultrassonografias) são exames necessários para a confirmação da urolitíase e para a busca dos fatores de predisposição. A avaliação dos compostos bioquímicos séricos é útil para o reconhecimento de anomalias subjacentes e para a avaliação da função renal em cães com nefrolitíase. Além disso, a análise dos componentes químicos da urina pode revelar quantidade excessiva de um ou mais minerais contidos nos urólitos.

Exame de urina

O exame de urina normalmente pode revelar inflamação e também proteinúria, hematúria e piúria. O pH da urina varia dependendo do tipo de cristais, da existência ou não de infecções e da alimentação. Em geral, os urólitos de estruvita estão associados à urina mais alcalina, particularmente quando há infecção por bactérias produtoras de urease. A formação de urato e cistina tende a estar associada a um pH que pode variar de ácido a neutro.[2]

Por outro lado, o pH da urina é um fator menos importante para a formação de oxalato de cálcio. A cristalúria pode surgir sem que haja litíase urinária e a urolitíase pode ocorrer sem que haja cristalúria. Além disso, os achados dos cristais não são necessariamente representantes do tipo urólito, já que eles podem ser influenciados por uma infecção bacteriana produtora de urease que pode produzir cristais de estruvita. No entanto, os cristais de urato de amônio podem indicar um *shunt* portossistêmico e os cristais de cistina são patognomônicos da cistinúria. A ocorrência de cristais depende do pH, da temperatura e da concentração da urina. As amostras de urina devem ser examinadas dentro de 30 minutos após terem sido coletadas e não devem ser refrigeradas.

Urocultura

A urocultura bacteriana e os exames de sensibilidade devem ser realizados em todos os cães a fim de avaliar se a ITU é primária ou secundária, uma vez que as bactérias na urina podem não ser as mesmas abrigadas nos urólitos.[2] Se a cistotomia tiver de ser realizada para a remoção dos cálculos, recomenda-se o envio de um fragmento da mucosa da bexiga para cultura e exames de sensibilidade, já que este é mais sensível do que a cultura de urina.[5]

Exames de imagens

A radiografia e/ou a ultrassonografia são indicadas para a verificação da ocorrência de urólitos, bem como sua localização, número, tamanho, formato e radiodensidade. Os urólitos precisam ter mais de 3 mm para serem detectados pela radiografia ou ultrassonografia abdominal. Os urólitos de urato são os mais radiolúcidos e, normalmente, requerem uma cistografia de duplo contraste para sua visualização. Os estudos de contraste retrógrado e a urografia excretora são necessários em alguns casos para avaliar os cálculos uretrais, quando houver a suspeita de cálculos renais. A cistoscopia requer equipamento especializado e anestesia geral, mas pode ser muito útil para confirmar a urolitíase e remover pequenos urólitos da bexiga ou da uretra.

ANÁLISE DE OUTROS TIPOS DE URÓLITOS

Composição

Os urólitos podem ser coletados por micção espontânea, por uro-hidropropulsão, pela aspiração por cateter uretral, pela cistoscopia ou pela remoção cirúrgica. A composição do urólito deve ser determinada por análises físicas quantitativas, que são muito mais precisas do que as técnicas de química qualitativa. Os urólitos podem conter mais do que um tipo de mineral e a análise da composição de cada camada de mineral pode ser necessária para os urólitos compostos. Portanto, é importante não quebrar os urólitos antes da análise. A causa inicial dos urólitos pode ser determinada pela composição mineral do núcleo, que, por sua vez, pode ser diferente da composição das camadas circundantes.

Identificação do tipo de urólito

A dissolução eficaz dos urólitos depende do conhecimento de sua composição mineral. O ideal seria se os urólitos fossem recolhidos e analisados e, assim, uma série de fatores poderia ajudar no tratamento específico de acordo com sua composição.

Tipos específicos de urólitos

Estruvita

Estruvita ou hexaidrato de fosfato de amônio e magnésio, representado pela fórmula $[(MgNH_4PO_4)6H_2O]$, é um dos minerais mais encontrados em urólitos caninos. A supersaturação da urina com íons fosfato de amônio e magnésio é um requisito, mas vários outros fatores – incluindo ITU, urina alcalina, alimentação e predisposição genética – podem influenciar sua formação. Nos cães, a maioria dos urólitos de estruvita está associada a uma infecção urinária bacteriana com bactérias produtoras de urease, como *Staphylococcus* spp. (na maioria das vezes, *S. intermedius*) ou, com menos frequência, *Proteus* spp. A urease é uma enzima que hidrolisa a ureia, levando ao aumento de amônio, de fosfato e de carbonato, que resulta na alcalinização da urina. Muitos urólitos de estruvita também contêm uma pequena quantidade de outros minerais, como o fosfato de cálcio e, menos comumente, o urato de amônio. O urólito de estruvita estéril é raro em cães; sua etiopatogenia pode incluir fatores alimentares, metabólicos ou familiais, mas não envolve a urease bacteriana.[2]

Oxalato de cálcio

O principal fator de risco é a supersaturação da urina com oxalato de cálcio, sendo o cálcio relativamente mais importante.[6] Um fator importante é a hiperabsorção intestinal de cálcio, reconhecida como causa de cálculos urinários de oxalato de cálcio tanto em humanos quanto em cães suscetíveis a urolitíase de oxalato de cálcio.[6,7] Indiretamente, isso provoca a hiperoxalúria, uma vez que aumenta a disponibilidade de oxalato para a absorção. A relação entre a absorção intestinal de cálcio e o ácido oxálico é clinicamente importante, pois a redução da concentração de cálcio aumenta a absorção de oxalato e, assim, o risco de formação de cálculos se mantém ou aumenta. As dietas podem ter um papel significativo no desenvolvimento desses urólitos.[8,9]

Urato

O ácido úrico é um dos vários produtos da biodegradação do metabolismo do nucleotídio da purina. Em cães, exceto nos da raça Dálmata, quase todos os uratos formados a partir da degradação dos nucleotídios de purina são resultantes da transformação metabólica da uricase hepática em alantoína, que é muito solúvel e excretada pelos rins. Em cães da raça Dálmata, apenas 30 a 40% do ácido úrico são convertidos em alantoína, resultando no aumento dos níveis séricos e da excreção urinária de urato. É mais comum que os urólitos consequentes sejam formados de urato de amônio. O mecanismo deficiente de ácido úrico em cães da raça Dálmata provavelmente envolve as alterações tanto das vias hepáticas quanto das renais, mas o mecanismo exato não foi compreendido por completo. A reduzida excreção urinária dos inibidores da cristalização pode contribuir para a formação de cálculos nos Dálmatas. Provavelmente, a urolitíase em Dálmatas é uma herança autossômica recessiva, embora isso não explique o aumento do risco de formação de cálculos em cães machos. Qualquer disfunção hepática grave pode predispor os cães a urolitíase de urato, mas existe uma predisposição específica em cães com *shunts* portossistêmicos congênitos ou adquiridos.[10,11] Esses cães frequentemente desenvolvem cristalúria intermitente, cálculos de urato ou ambos. Nesses cães, a disfunção hepática pode estar associada à conversão hepática reduzida de ácido úrico em alantoína e de amônia em ureia, resultando na hiperuricemia e na hiperamonemia, mas o mecanismo preciso ainda é incerto.

Sabe-se relativamente pouco sobre a litíase urinária de urato em cães da raça Dálmata que não apresentam *shunts* portossistêmicos, apesar de uma tendência familial ter sido sugerida para os Bulldogues Ingleses.[10,11] Os fatores dietéticos de risco para litíase urinária de urato incluem as dietas ricas em purina (p. ex., dietas ricas em vísceras) e o baixo consumo de água. A acidez da urina promove a litogênese do urato, pois as purinas são menos solúveis em pH ácido. O consumo de dietas que promovam a acidúria, como as ricas em proteínas, também é um fator de risco para cães predispostos.

Cistina

Esse urólito surge em cães com cistinúria, um erro inato do metabolismo caracterizado pela reabsorção tubular proximal defeituosa de cistina e outros aminoácidos. Cães cistinúricos reabsorvem proporção muito menor da cistina que é filtrada pelos glomérulos, e alguns podem até secretar cistina. Em geral, a cistinúria é a única alteração detectável da perda de aminoácidos, a menos que a ingestão de proteína seja seriamente restringida.

A urolitíase por cistina se desenvolve porque a cistina está disponível, de maneira moderada, no pH da urina de 5,5 a 7. Nem todos os cães cistinúricos formam urólitos e os cálculos, muitas vezes, não são reconhecidos até o crescimento. Eles surgem, sobretudo, em cães machos, mas existem outros fatores ainda indeterminados em sua patogênese. A cistinúria canina é geneticamente heterogênea e tem sido reconhecida em mais de 60 raças de cães, apresentando padrões variáveis de aminoacidúria.[12]

Outros urólitos

Os urólitos de cálcio são comumente chamados "urólitos de apatita", sendo a hidroxiapatita e a apatita de carbonato seus tipos mais comuns. Eles ocorrem, em geral, como um componente menos importante dos cálculos de estruvita e de oxalato de cálcio. Os urólitos de puro fosfato de cálcio são raramente encontrados, estando em geral associados a distúrbios metabólicos (hiperparatireoidismo primário, outros distúrbios de hipercalcemia, acidose tubular renal, hipercalciúria idiopática) e/ou excesso de cálcio e fósforo dietéticos.[13] Os cristais de fosfato de cálcio podem predispor a cristalização de oxalato de cálcio pela permissão da cristalização heterogênea em uma supersaturação urinária menor do que a necessária para a cristalização homogênea. Os riscos associados à formação de fosfato de cálcio, portanto, devem ser levados em conta durante o tratamento de outros tipos de urólitos.

A urolitíase de sílica é uma doença recentemente descoberta.[14] Sua patogênese pode envolver o consumo de um tipo absorvível de sílica encontrada em vários alimentos, que resulta na hiperexcreção de sílica urinária. O surgimento recente desses urólitos pode ter alguma relação com o aumento da utilização de ingredientes derivados de plantas, como as fibras e os farelos, em alimentos industrializados para cães.[2] Os urólitos compostos consistem em um núcleo de um tipo de mineral e uma camada externa de outro tipo de mineral. Eles se formam porque os fatores que favorecem a formação da precipitação de um tipo de urólito impedem os fatores de precipitação do outro tipo de mineral. Alguns tipos de minerais podem também atuar como um núcleo para a deposição de outro tipo de mineral; por exemplo, todos os urólitos predispõem à ITU, o que pode resultar na precipitação secundária de cristais de estruvita.

EPIDEMIOLOGIA

Causas

A urolitíase é o resultado de doenças hereditárias, congênitas ou adquiridas que resulta no aumento da excreção urinária de certos minerais e/ou da predisposição para a formação de urólitos.[2] A composição da urina pode ser alterada por distúrbios metabólicos. Um mecanismo hereditário foi comprovado em cães das raças Dálmata (urato) e Terra-nova (cistina), e a predileção em várias outras raças sugere uma possível base genética.[12] As causas congênitas podem, direta (p. ex., cistinúria congênita) ou indiretamente (p. ex., malformações urogenitais), predispor um animal à formação de urólitos. Os distúrbios adquiridos incluem ITU por bactérias produtoras de urease, bem como os distúrbios metabólicos que resultam em aumento da excreção de minerais (p. ex., hipercalcemia). Em alguns casos, a administração de medicamentos pode ser uma causa agravante.

PREDISPOSIÇÃO E FATORES DE RISCO

Raça, sexo e idade

A urolitíase tende a afetar os cães de raças de pequeno porte com mais frequência do que os de raças maiores.[7] A predisposição das raças menores pode estar relacionada com o pequeno volume de urina, a baixa frequência de micções e o consequente aumento das concentrações de minerais.[4] A predisposição racial para os tipos de minerais específicos pode sugerir uma base genética e, muitas vezes, está significativamente correlacionada ao sexo.[6] O modo de herança genética foi determinado para a cistinúria em cães da raça Terra-nova, demonstrando que a doença é transmitida por um simples padrão autossômico recessivo.[12] A maioria dos tipos de litíases urinárias é mais comum em cães machos, ao passo que a urolitíase de estruvita tem maior incidência nas fêmeas, provavelmente relacionada com a maior suscetibilidade delas ao desenvolvimento de ITU bacterianas. Em geral, a urolitíase ocorre em cães adultos, embora a faixa etária seja ampla. Os cálculos que contêm cálcio (fosfato e oxalato) tendem a ser encontrados em cães mais idosos.

Alimentação e consumo de água

A alimentação pode influenciar a composição da urina. Assim, os fatores dietéticos podem desempenhar um papel significativo no aumento do risco de urolitíase, embora possam diferir para certos tipos de minerais.

Infecções do trato urinário

As ITU predispõem o animal à urolitíase de estruvita, principalmente quando associadas a bactérias produtoras de urease. As infecções urinárias são mais frequentes em fêmeas do que em machos, o que pode justificar a frequência maior dos urólitos de estruvita em fêmeas, sobretudo nas castradas.

Ambiente

As diferenças no padrão de formação dos urólitos são observadas entre os diferentes países. Fatores que predisponham o animal à desidratação (p. ex., em clima quente, o acesso limitado à água potável) ou à retenção da urina na bexiga (estilo de vida no domicílio, animal confinado) podem aumentar a probabilidade da formação de urólitos.[15]

Administração de medicamentos

Os medicamentos podem acentuar a formação de urólitos mediante alteração do pH da urina, reabsorção ou secreção tubular e precipitação dos medicamentos e seus metabólitos. A prevalência da litíase urinária induzida por medicamentos é desconhecida, embora os medicamentos e seus metabólitos estejam mais propensos a se precipitar na urina se os urólitos já estiverem presentes. As primeiras gerações de sulfonamidas têm sido mais frequentemente apontadas, embora as precipitações e a urolitíase também possam ocorrer com o uso de medicamentos de gerações mais novas, quando administrados por tempo prolongado e em concentrações elevadas.

Influências metabólicas

A hipercalcemia prolongada e a calciúria subsequente podem aumentar o risco de cálculos contendo cálcio. O hiperadrenocorticismo tem sido associado aos cálculos de oxalato de cálcio, uma vez que os glicocorticosteroides aumentam a mobilização de cálcio dos ossos e reduzem a reabsorção tubular, provocando a calciúria.[16] A acidose metabólica crônica também pode contribuir para a urolitíase de oxalato de cálcio, que é atribuída ao armazenamento dos íons hidrogênio em excesso pelo fósforo e carbonato dos ossos, com a liberação concomitante do cálcio. A cistinúria é um erro hereditário do metabolismo que predispõe o animal à formação de urólitos de cistina, embora nem todos os cães com cistinúria ou cristalúria de cistina formem urólitos.

FISIOPATOLOGIA

Formação de urólitos

Supersaturação relativa

A determinação da supersaturação relativa (SSR) da urina com minerais específicos tem sido usada para a identificação de cães em risco de formação de urólitos. O método da SSR é considerado um indicador do potencial de cristalização da urina mais preciso que a proporção da atividade do produto (PAT), usada anteriormente. A principal limitação da técnica de PAT é a suposição de que um estado estacionário com relação à fase sólida será alcançado até o fim do período de 48 horas de incubação, ao passo que a urina pode levar até 9 dias para atingir o equilíbrio, especialmente quando está supersaturada.[17]

Em uma solução simples, o valor SSR menor que um corresponde à zona subsaturada, já o superior a um indica uma zona saturada. No entanto, como a urina é uma solução complexa, mesmo que ela esteja saturada, o fluxo significativo de urina, os inibidores de cristalização ou de agregação e as forças iônicas podem impedir a formação de pedras. Essa é a zona metaestável. Se a urina ficar ainda mais concentrada, os cristais se formarão espontaneamente, o que é chamado "supersaturação". A SSR na qual a urina se tornará supersaturada depende do mineral em questão: em torno de 2,5 para a estruvita e de 10 a 14 para o oxalato de cálcio na urina humana.

Nucleação

O primeiro passo no processo de desenvolvimento dos urólitos é a formação de um núcleo de cristal. Essa fase, chamada "nucleação", depende da supersaturação da urina com substâncias calculogênicas, de maneira que a precipitação e a cristalização de sais possam ocorrer. O grau de supersaturação da urina pode ser influenciado por fatores como a magnitude da excreção renal de cristaloides, o pH da urina favorável para a cristalização, a retenção urinária e a diminuição da concentração de inibidores da cristalização na urina.[17]

Há muitos registros de inibidores urinários da formação de oxalato de cálcio, incluindo o magnésio, o citrato e os inibidores macromoleculares, como a nefrocalcina e os glicosaminoglicanos.[17] O papel dos inibidores da formação de oxalato de cálcio canino ainda não foi totalmente explorado. A composição iônica urinária pode afetar a nucleação e a precipitação quando há interação entre os elementos na urina. Por exemplo, o magnésio se liga ao oxalato e o citrato pode se vincular ao cálcio; o magnésio e o citrato, portanto, são considerados inibidores da urolitíase do oxalato de cálcio.

Crescimento dos cristais

Uma vez que a nucleação tenha ocorrido, o crescimento dos cristais pode ocorrer em menores graus de supersaturação. Portanto, a continuação do crescimento do núcleo do cristal depende da duração de sua passagem pelo trato urinário, do grau e da duração da supersaturação urinária para cristaloides semelhantes ou outros e das propriedades do cristal. Os mecanismos que levam ao crescimento dos cristais ainda são incertos e podem incluir o crescimento em torno de um núcleo ou matriz, que poderia ser facilitado pela falta de inibidores da agregação de cristais.[2]

Destino dos urólitos

Os urólitos podem passar por vários segmentos do trato urinário e/ou ser expelidos, submetidos à dissolução espontânea, ficar inativos ou continuar a crescer. Nem todos os urólitos evoluem para manifestação clínica.

CONTROLE NUTRICIONAL

Estímulo da diurese

A maneira mais fácil de fazer com que a urina fique subsaturada é promover a diurese. O aumento do fluxo urinário reduz a concentração de substâncias litogênicas, compensando a desvantagem de diluir os inibidores da cristalização. Os elevados volumes de urina também aumentam a frequência da micção, o que colabora na remoção de quaisquer cristais livres que se formam no trato urinário.[18]

Para estimular a diurese, o consumo de líquidos deve ser incentivado. Isso pode ser feito com alimentos enlatados que contenham de 70 a 80% de água, pela adição de água ao alimento ou pelo ligeiro aumento do teor de cloreto de sódio nas dietas secas. O aumento do teor de cloreto de sódio no alimento demonstrou elevar o consumo de água e a produção de urina e diminuir a supersaturação da urina de cães e gatos.[19]

No entanto, existem algumas controvérsias com relação ao uso do cloreto de sódio para estimular a sede e a diurese, porque ele poderia afetar a excreção urinária de cálcio e a pressão arterial.[20] Em humanos, a alta ingestão de sal tem sido associada ao aumento da excreção urinária de cálcio, e observações semelhantes foram feitas inicialmente com cães. Isso levou à hipótese de que as dietas ricas em sal poderiam promover a urolitíase de oxalato de cálcio e que aquelas para o controle das doenças do trato urinário inferior (DTUI) devem, portanto, apresentar teor restringido de sal.[20] No entanto, estudos posteriores não conseguiram observar o efeito do sal sobre a excreção urinária de cálcio em cães. Os estudos epidemiológicos em cães demonstraram que o aumento de sódio dietético reduziu o risco de cálculos urinários de oxalato de cálcio, porque o efeito de diluição e o aumento de sódio na dieta compensam a tendência para a hipercalciúria.[8,9] Vários estudos também mostraram que o aumento da ingestão moderada de sal não altera a pressão arterial em cães sadios e cães com doenças renais induzidas.[21-23]

pH da urina

A alteração do pH da urina por meio da manipulação dietética ou de meios terapêuticos pode ser muito eficaz para o controle de alguns, mas não de todos os urólitos. A acidificação da urina aumenta significativamente a solubilidade de estruvita, sendo essencial para a dissolução desses urólitos. Por outro lado, a alcalinização da urina é importante para aumentar a solubilidade dos urólitos de urato e de cistina. A maioria dos outros tipos de urólitos é mais difícil de ser dissolvida com as mudanças do pH. É aconselhável identificar um pH da urina que impeça novas precipitações e a potencial excreção de outros minerais que possam se precipitar ou agir como inibidores.

CONTROLE GERAL DA UROLITÍASE

Os protocolos de dissolução se destinam a dissolver os urólitos ou evitar o crescimento deles pela redução da supersaturação da urina com substâncias calculogênicas.

Necessidade do alívio da obstrução do trato urinário

Isso geralmente exigirá a remoção cirúrgica, uma vez que o paciente tenha sido estabilizado. Os cálculos uretrais em cães machos podem ser deslocados para a bexiga antes da cirurgia ou da dissolução terapêutica.

Dissolução medicamentosa

A modificação da alimentação pode reduzir a absorção intestinal e a excreção urinária de cristaloides, além de modular o pH da urina. O equilíbrio entre os diferentes nutrientes depende da formulação da dieta. A principal intenção das fórmulas das dietas é que elas possam alterar o pH urinário, estimular a diurese e reduzir a excreção urinária de minerais, auxiliando, assim, o tratamento de doenças de cálculos urinários.

Os métodos variam de acordo com o tipo de cálculo. Os urólitos de oxalato de cálcio, fosfato de cálcio e sílica não podem ser dissolvidos de forma clínica a uma taxa fisiologicamente útil e, portanto, precisam ser removidos por cirurgia antes da implantação dos protocolos que evitam as recidivas. O tratamento médico complementar é indicado quando há ITU, quando o tipo de urólito não responde de forma favorável às mudanças na alimentação ou quando há maior crescimento de urólitos. Certos medicamentos agem especificamente, interrompendo as vias metabólicas da excreção cristaloide, por exemplo, o alopurinol na urolitíase de purina de cães Dálmatas.

Os acidificantes ou alcalinizantes podem ajudar a alterar o pH da urina. Durante a dissolução, os urólitos se tornam menores e podem passar para a uretra (no cão macho) ou os ureteres, causando obstrução urinária e/ou hidronefrose. Os proprietários devem ser informados sobre essa possibilidade, sendo necessária a reavaliação radiográfica regular durante a dissolução terapêutica de nefrólitos para detectar cálculos ureterais antes que eles provoquem a hidronefrose.[7] O processo de dissolução pode durar de 1 a 6 meses.

Remoção mecânica

A cirurgia é indicada para os tipos de cálculos que não podem ser dissolvidos por meio terapêutico, para os que são grandes demais para serem expelidos pela uretra ou quando eles estiverem causando a obstrução urinária. A cirurgia também é necessária para cães com defeitos anatômicos do trato urinário que predisponham a ITU. Nesses casos, a remoção do cálculo pode ser combinada com a correção do defeito. A cirurgia, por si só, está associada a alta taxa de recidiva, uma vez que ela não corrige os fatores subjacentes que causam a urolitíase e também por causa da dificuldade de remoção dos cálculos menores ou dos fragmentos, que posteriormente podem funcionar como núcleos para a formação de futuros cálculos.[7]

Após a cirurgia, há necessidade da realização de exames por imagem para garantir que todos os cálculos tenham sido removidos. Pequenos urólitos presentes na bexiga e/ou na uretra, às vezes, podem ser removidos por uro-hidropropulsão ou cistoscopia.

Eliminação dos fatores de risco mistos

As dietas acidificantes são úteis na prevenção da urolitíase de estruvita, mas devem ser evitadas em cães que apresentem a urolitíase de urato. O tratamento das ITU é essencial para a redução do risco da formação de urólitos de estruvita. Também é importante tratar doenças adjacentes que possam potencializar a urolitíase (como o hiperparatireoidismo e o hiperadrenocorticismo).

Prevenção das recidivas

Para prevenir as recidivas de urólitos, são necessárias a correção das causas adjacentes, a redução dos fatores de risco, a elevação da diurese e a diminuição da supersaturação da urina.

Os urólitos de estruvita são, em geral, sensíveis à dissolução terapêutica com o uso de uma dieta calculolítica associada a antibioticoterapias.[24]

CONTROLE NUTRICIONAL

Urolitíase de estruvita

Dissolução terapêutica

Os urólitos de estruvita induzidos por infecções necessitam de uma combinação de tratamento antimicrobiano adequado e alimentação calculolítica. Os urólitos de estruvita estéreis não requerem o uso de antibióticos e podem ser dissolvidos com o tratamento feito apenas com dieta calculolítica ou com o uso de acidificantes da urina.

Eliminação das infecções do trato urinário

O tratamento com antibióticos deve se basear na cultura e na determinação da sensibilidade do antimicrobiano na urina obtida por cistocentese, também deve continuar até que não se possa mais detectar a existência de urólitos nos exames radiográficos, uma vez que as bactérias viáveis podem permanecer dentro dos urólitos.[25] A urina deve ser estéril para as repetidas culturas. Caso as ITU persistam, os antibióticos devem ser alterados para outros mais específicos.

Dieta | Apoio na dissolução de urólitos

As dietas visam à redução das concentrações urinárias de ureia, fósforo e magnésio.[7] As dietas calculolíticas presentes no mercado contêm quantidades moderadas de proteína (15 a 20% em uma dieta de 4.000 kcal/kg), são altamente digeríveis, apresentam baixo conteúdo de fibras (para reduzir a perda de água pelas fezes) e contêm níveis elevados de NaCl. A restrição do conteúdo de proteína reduz a quantidade de substrato (ureia) disponível na urina para as bactérias produtoras de urease. A eficiência do tratamento alimentar foi demonstrada em estudos clínicos.[24]

Os animais devem receber as dietas calculolíticas por, pelo menos, 1 mês depois da remoção ou dissolução dos urólitos de estruvita, pois ainda podem estar presentes urólitos pequenos demais para serem detectados nos exames radiográficos. Depois desse período, os cães podem então voltar a receber alimentação normal. O tratamento de dissolução deve ser monitorado mensalmente por meio de radiografias abdominais ou exames de ultrassonografia e exames de urina regulares (o pH da urina matinal deve ser de 6,5, sem evidências de ITU). O tempo médio para a dissolução de urólitos de estruvita induzidos por infecções é de cerca de 3 meses, embora as manifestações clínicas em geral desapareçam nas primeiras 2 semanas, provavelmente em virtude do controle da ITU. Os cálculos de estruvita estéreis tendem a se dissolver com mais rapidez, em geral dentro de 5 a 6 semanas.

Tratamento com medicamentos

O tratamento medicamentoso não será abordado em específico neste capítulo, mas é importante ressaltar que os agentes acidificantes da urina, como o cloreto de amônio, não são necessários quando o animal estiver recebendo dieta calculolítica ou medicamentos antimicrobianos. A persistência do pH alcalino da urina indica que a ITU permanece e o pH não abaixará até que a infecção seja controlada.[7]

O fator mais importante para a prevenção de urólitos de estruvita induzidos por infecções é a cura da ITU subjacente e a prevenção da recidiva. O tratamento com dietas de prevenção é especialmente importante para os raros casos de cães com cálculos de estruvita estéreis que não apresentam infecção concomitante. Apenas as dietas desenvolvidas para o uso prolongado devem ser oferecidas aos animais por um longo período.

Urolitíase de oxalato de cálcio

Os urólitos de oxalato de cálcio não respondem à dissolução terapêutica. Os cálculos sintomáticos requerem a remoção mecânica, seguida da implantação de protocolos médicos para a prevenção da recorrência deles. Os cães com predisposição à urolitíase de oxalato de cálcio também podem se beneficiar do tratamento com dietas preventivas.

Prevenção de recidivas

Esses urólitos apresentam alta taxa de recidivas, sendo de até 50% em 2 anos após a remoção inicial. Os protocolos de condutas médicas são essenciais para a redução da ocorrência de urólitos após sua remoção. Além disso, a modificação da alimentação pode reduzir o risco da recidiva em indivíduos acometidos.[26]

Eliminação dos fatores de risco

Se o cão for hipercalcêmico ou apresentar outras doenças (como o hiperadrenocorticismo), as causas adjacentes precisam ser corrigidas. De modo geral, nenhuma outra medida de prevenção será necessária. Se o cão for normocalcêmico, os fatores de risco para a urolitíase precisam ser identificados e controlados. Devem ser evitados dietas acidificantes que não tenham sido formuladas para o aumento da diurese e medicamentos que promovam a excessiva excreção do cálcio urinário (p. ex., acidificantes da urina, furosemida, glicocorticosteroides). O animal também não deve receber nenhum petisco ou suplemento alimentar que contenha cálcio, vitamina D ou quantidades excessivas de vitamina C, uma vez que esses nutrientes promovem a excreção de cálcio e/ou oxalato.

As dietas que previnem o oxalato de cálcio devem estimular o consumo de água e não devem apresentar conteúdos restritos de proteína, cálcio ou fósforo. Um estudo clínico recente demonstrou que a modificação da alimentação pode reduzir os fatores de risco associados à formação do oxalato de cálcio, reduzindo, assim, o risco de recidivas em indivíduos suscetíveis.[26]

Modificação da alimentação

Diurese

O aumento do consumo de água, tanto por meio de alimentação úmida quanto da adição de água e/ou cloreto de sódio ao alimento, permanece como o principal fator para o controle e a prevenção da urolitíase de oxalato de cálcio.[9]

Sódio

Os alimentos secos têm sido relacionados com o grande risco de formação de cálculos, especialmente quando o conteúdo de cloreto de sódio da dieta é baixo.[8] Isso pode ocorrer pelo fato de que tais dietas não estimulam a diurese adequada, sobretudo em cães de raças de pequeno porte que demonstram eliminar menor quantidade de urina e em menor frequência do que os cães de porte grande. Pesquisas demonstram que os valores da SSR da urina para o oxalato de cálcio e, portanto, o risco para a formação do oxalato de cálcio podem diminuir de modo significativo com o aumento do conteúdo de sódio, de 0,06 g/100 kcal para 0,30 g/100 kcal.

Cálcio e fósforo

As recomendações para os níveis de cálcio e fósforo nas dietas de prevenção do oxalato de cálcio estão mudando. No passado, aconselhava-se que o cálcio e o fósforo fossem restringidos, mas estudos recentes demonstram que essa restrição, na verdade, pode promover a formação de cálculos de oxalato de cálcio.[8,9] A restrição do cálcio sem a concomitante redução do oxalato provoca o aumento da absorção intestinal e da excreção urinária dessa substância, aumentando, assim, o risco de urolitíase.[7] A restrição do fósforo também aumenta a absorção do cálcio. Consequentemente, os alimentos de prevenção do oxalato de cálcio não devem ter níveis restritos de cálcio ou fósforo.

Proteína

No passado, recomendava-se que o conteúdo proteico fosse baixo, uma vez que a proteína poderia aumentar a excreção de cálcio e reduzir a excreção de citrato (o citrato se liga ao cálcio para formar um sal solúvel).[7] No entanto, estudos indicam que níveis mais elevados de proteína reduzem o risco da urolitíase.[8,9] O mecanismo ainda é desconhecido, mas pode ocorrer devido a outros fatores, uma vez que as dietas ricas em proteína estimulam a diurese e também contêm mais fósforo e potássio.

pH da urina

Os cristais de oxalato de cálcio, de modo geral, não são sensíveis ao pH da urina, embora o pH afete os minerais que se precipitam com o oxalato de cálcio. A alta acidificação que induz a acidose metabólica pode aumentar a concentração de cálcio urinário a uma extensão que possa promover a formação de pedras de oxalato de cálcio.[8,9] A alta alcalinização também deve ser evitada, uma vez que ela promove a urolitíase do fosfato de cálcio. As dietas que promovem acidificação moderada (pH entre 5,5 e 6,5) e aumentam a diurese podem reduzir o risco da formação de cristais de estruvita e de oxalato de cálcio, sendo muito úteis em raças predispostas à formação dos dois tipos de pedras.[6]

Tratamento com medicamentos

Do mesmo modo que os urólitos de estruvita, o tratamento medicamentoso não será abordado em específico neste capítulo, mas o tratamento complementar com medicamentos é usado quando houver persistência da cristalúria do oxalato de cálcio ou recidiva da urolitíase.

O citrato de potássio é usado em seres humanos para evitar a recorrência da urolitíase de oxalato de cálcio, por causa de suas propriedades de alcalinização e formação de sais solúveis com o cálcio. O citrato de potássio oral aumenta o pH da urina, provocando a diminuição da reabsorção tubular do citrato e, assim, aumentando a excreção de citrato urinário. Entretanto, a administração oral de até 150 mg/kg/dia não causa o aumento consistente das concentrações de citrato na urina de cães saudáveis, embora ela mantenha o pH da urina alto ao longo do dia.

A hidroclorotiazida (2 a 4 mg/kg, VO, 2 vezes/dia) reduz a excreção de cálcio na urina, possivelmente mediante a promoção de leve contração do volume, resultado do aumento da reabsorção tubular proximal de solutos diversos, incluindo o cálcio e o sódio.[7] Seus efeitos hipocalciúricos podem ser utilizados na redução da reincidência da formação de urólitos de oxalato de cálcio, especialmente quando combinados com uma dieta de prevenção de urólitos.[7] No entanto, mais estudos clínicos são necessários para confirmar a segurança e a eficácia de sua administração prolongada; esse medicamento tem o potencial de causar hipocalcemia, hipercalcemia e desidratação.

Monitoramento

A eficácia da terapia deve ser inicialmente monitorada mediante exame de urina (pH, densidade relativa), a cada 2 a 4 semanas. Os eletrólitos séricos também devem ser checados quando o animal for submetido ao tratamento com a hidroclorotiazida. A realização de exames por imagens a cada 6 a 12 meses pode ajudar a detectar qualquer novo urólito, quando ele ainda for pequeno o suficiente para ser removido de modo não invasivo.[7]

Urolitíase de urato

Dissolução terapêutica em cães que não apresentam *shunts portossistêmicos*

O objetivo principal da dieta de dissolução dos urólitos de urato em cães Dálmatas é elevar o pH da urina, a fim de diminuir as concentrações de ácido úrico, amônia e/ou íons de hidrogênio na urina.

Dieta calculolítica

A estratégia alimentar visa reduzir o teor de purina da alimentação. Isso pode ser alcançado com a restrição proteica em geral (18 a 10%). No entanto, com a seleção de ingredientes adequados, é possível desenvolver uma dieta com baixo conteúdo de purina sem impor restrição proteica grave. Peixe ou órgãos glandulares, que são ricos em purinas, devem ser evitados. Exemplos de algumas fontes alternativas de proteínas que apresentam quantidades relativamente baixas dos precursores da purina incluem proteínas vegetais, ovos e produtos lácteos.[27]

Nenhum outro suplemento alimentar deve ser oferecido ao animal. As dietas antiácido úrico de baixa proteína geralmente contêm proteínas suficientes para satisfazer as necessidades nutricionais das fases de crescimento e lactação. As dietas experimentais foram desenvolvidas de modo que possam satisfazer as necessidades.[28] Tal como acontece com todos os tipos de urólitos, a alimentação por meio de uma dieta úmida, a adição de água suplementar ao alimento ou o aumento do teor de sódio podem contribuir para a elevação do volume urinário. Além disso, as dietas de baixa proteína prejudicam a capacidade de concentração da urina por meio da diminuição do gradiente da concentração medular, devido à menor concentração de ureia na medula renal.

Alcalinização da urina

A urina alcalina contém baixas concentrações de amônia e íons amônio. Assim, diminui o risco de cálculos urinários de urato de amônio. As dietas de baixo conteúdo proteico têm efeito alcalinizante, mas, talvez, seja necessária a administração de outros agentes alcalinizantes da urina.[7] O bicarbonato de sódio (25 a 50 mg/kg, a cada 12 horas) e o citrato de potássio (50 a 150 mg/kg, a cada 12 horas) são os mais utilizados. A dose deve ser individualizada para manter um pH urinário de aproximadamente 7. O pH urinário maior que 7,5 deve ser evitado, pois este promove a formação de depósitos secundários de fosfato de cálcio, o que dificultará a dissolução dos cálculos.

Uso do alopurinol como inibidor da xantina oxidase

A excreção urinária de urato é reduzida mais efetivamente com o uso do alopurinol, que é um inibidor da xantina oxidase e a enzima responsável por catalisar a conversão de xantina e hipoxantina em ácido úrico. Como resultado do tratamento com o alopurinol, as concentrações de xantina e de hipoxantina na urina aumentam, mas o ácido úrico diminui.

O alopurinol deve ser administrado em conjunto com uma dieta de baixo conteúdo de purina, a fim de minimizar o risco de formação de cálculos de xantina.[29] A dose recomendada para a dissolução dos urólitos de urato é de 15 mg/kg, a cada 12 horas.[7] A dose deve ser reduzida em pacientes com disfunção renal, uma vez que o alopurinol é excretado pelos rins. Uma variedade de efeitos colaterais, incluindo erupções cutâneas, distúrbios gastrintestinais e anemia hemolítica, tem sido descrita em humanos, mas é rara em cães. O efeito adverso mais comum do tratamento com alopurinol em cães é o desenvolvimento de urólitos de xantina, tanto na forma pura quanto com a existência de uma concha exterior em torno de cálculos de urato preexistentes. A interrupção do tratamento com o alopurinol e a instituição de uma dieta com baixo conteúdo de purina, às vezes, podem dissolver urólitos de xantina.[29]

Monitoramento

Durante a dissolução, o tamanho dos urólitos deve ser periodicamente monitorado por meio de estudos radiográficos e/ou radiografia de contraste ou ultrassonografia. A urografia excretora ou a ultrassonografia é utilizada para monitorar a dissolução de cálculos de urato renal. O tempo necessário para a dissolução varia muito (entre 4 e 40 semanas), embora, em um estudo, o tempo médio tenha sido de 14 semanas. Após a remoção ou a dissolução dos urólitos, devem-se realizar exames de urina e de ultrassonografia (ou cistografias de duplo contraste) a cada 1 a 2 meses durante 6 meses. Mesmo que os urólitos não reincidam, as dietas alcalinas de baixo conteúdo de purina devem continuar sendo oferecidas ao animal. Exames de acompanhamento podem ser estendidos para 2 a 4 meses, e os intervalos entre os exames pode aumentar gradualmente.

Dissolução medicamentosa em cães com shunts *portossistêmicos*

Pouco se sabe sobre o comportamento biológico de cálculos de urato após a correção cirúrgica dos *shunts* portossistêmicos. Quando o urólito não puder ser removido no momento da ligação do *shunt*, a dissolução terapêutica pós-operatória deverá ser considerada. No entanto, mais estudos são necessários para comparar o valor relativo da dieta calculolítica, da alcalinização e/ou do alopurinol na dissolução de urólitos de urato de amônio em cães com *shunts* portossistêmicos.

Prevenção

Cães da raça Dálmata

O tratamento preventivo após a remoção ou a dissolução dos urólitos é importante para os cães da raça Dálmata por causa da alta predisposição deles à recorrência do urólito de urato. Como primeira escolha, têm-se as dietas de baixo conteúdo de purina, que promovem a formação de urina diluída e alcalina. Se o pH da urina não for sempre alcalino e/ou a cristalúria persistir, agentes alcalinizantes talvez tenham de ser adicionados. O tratamento preventivo com alopurinol não é recomendado, devido ao risco de formação de urólitos de xantina, mas pode ser adicionado ao protocolo, caso as dificuldades persistam. O uso prolongado do alopurinol também não é recomendado. Além disso, não é necessário alimentar os cães da raça Dálmata que não tiveram urolitíase de urato com dietas de baixo conteúdo de purinas. As dietas ricas em proteínas acidificantes que aumentam a excreção de íons amônio devem ser evitadas, uma vez que os íons amônio podem se ligar aos íons urato para formar os cristais de urato de amônio.

Cães de outras raças

A recidiva da litíase urinária de urato tem sido descrita em Bulldogues Ingleses, e medidas preventivas, como as discutidas para os cães da raça Dálmata, devem ser implantadas. Os cães alimentados por muito tempo com dietas de conteúdo proteico restrito (10%) podem desenvolver deficiência de taurina, que pode levar a cardiomiopatia dilatada. Por causa disso, as dietas de conteúdo proteico restrito, disponíveis no mercado, são agora suplementadas com taurina.

Urólitos de cistina

Dissolução medicamentosa

O objetivo do tratamento é reduzir a concentração de cistina na urina e aumentar sua solubilidade. Isso geralmente requer a modificação da dieta em combinação com o uso de um medicamento que contenha tiol.

Dieta calculolítica

A redução da proteína na dieta pode diminuir a excreção de cistina, provavelmente porque essas dietas contêm menos precursores da cistina. No entanto, o grau ideal da restrição de proteínas é motivo de muita controvérsia, uma vez que os cães cistinúricos também excretam carnitina e, portanto, quando alimentados com dietas com nível proteico reduzido, têm o potencial para desenvolver deficiência de carnitina e, consequentemente, cardiomiopatia dilatada. Recomenda-se dar aos cães cistinúricos, que consomem esse tipo de dieta, suplementos de carnitina e taurina.

Alcalinização da urina

A solubilidade da cistina depende do pH, sendo nitidamente maior com o pH da urina entre 7,5 e 7,8. A alcalinização da urina pode ser realizada por meio do uso de uma dieta industrializada que tenha conteúdo proteico baixo a moderado. Se o pH da urina não ficar alcalino o suficiente, pode-se administrar o citrato de potássio a fim de mantê-lo em torno de 7,5. No entanto, isso deve ser feito com cautela, uma vez que a alcalinização pode ser um fator de risco para a litíase urinária de fosfato de cálcio.

Medicamentos que contenham tiol

Esses medicamentos reagem com a cistina mediante uma reação de troca tiol-dissulfeto, resultando na formação de um complexo que é mais solúvel na urina do que a cistina. A N-(2-mercaptopropionil)-glicina (2-MPG) é, normalmente, mais utilizada, na dose de 20 mg/kg, VO, 2 vezes/dia. Esse medicamento se provou eficiente na dissolução de urólitos de cistina, sobretudo quando usado em conjunto com uma dieta calculolítica.[7]

O tempo para a dissolução varia de 1 a 3 meses. Os efeitos colaterais são relativamente raros; agressão, miopatia, anemia e/ou trombocitopenia foram relatados, mas esses sintomas desapareceram quando da interrupção do tratamento.[30] A D-penicilamina, um medicamento que contém tiol e que foi utilizado com eficácia no passado, não é mais usada devido a um número inaceitável de efeitos colaterais, incluindo frequentes reações de hipersensibilidade.

Monitoramento

A dissolução dos urólitos deve ser monitorada em intervalos de 30 dias com exames de urina (pH, densidade, sedimento) e radiografias em série para avaliar a localização, o número, o tamanho, a densidade e o formato dos cálculos. A dieta calculolítica, a 2-MPG e o tratamento de alcalinização devem continuar durante, pelo menos, 1 mês depois do desaparecimento radiográfico dos urólitos.

Prevenção

O tratamento preventivo é importante, porque a cistinúria é um defeito metabólico hereditário e porque os urólitos de cistina reincidem na maioria dos cães propensos à formação de cálculos dentro de 12 meses após a remoção cirúrgica. A probabilidade de recorrência é maior quando o cão excreta grande quantidade de cistina. As dietas de conteúdo proteico baixo a moderado que promovem a formação de urina alcalina podem ser eficazes na prevenção da recidiva dos urólitos de cistina em cães com cistinúria de grau baixo a moderado. Se necessário, o tratamento nutricional pode ser combinado ao tratamento de alcalinização para aumentar o pH urinário e evitar a urolitíase de cistina.[30] A gravidade da cistinúria pode diminuir com o avanço da idade em alguns cães; consequentemente, a dose de 2-MPG pode ser diminuída ou mesmo interrompida.[30]

Urolitíase de fosfato de cálcio

Dissolução medicamentosa

Doenças metabólicas subjacentes

Em casos raros, os urólitos de cálcio podem se dissolver espontaneamente após a realização de paratireoidectomia para o tratamento do hiperparatireoidismo primário. Se os cálculos forem clinicamente não detectáveis, pode-se esperar que isso ocorra antes da remoção cirúrgica ou não. A dissolução terapêutica não é eficaz na acidose tubular renal distal.

Urólitos idiopáticos

Se nenhum distúrbio específico for diagnosticado, os urólitos de fosfato de cálcio devem ser removidos cirurgicamente e, então, controlados do mesmo modo que a urolitíase de oxalato de cálcio.[7]

Prevenção

O reconhecimento e o gerenciamento das condições gerais são os primeiros e os mais importantes passos na prevenção da urolitíase de fosfato de cálcio. O paciente deve ser avaliado para a verificação de evidências de hiperparatireoidismo primário, hipercalcemia, concentrações excessivas de cálcio e/ou fosfato na urina e pH da urina inadequadamente alcalino. Pode haver também históricos de tratamento nutricional anterior e a administração de agentes alcalinizantes para a prevenção de outro tipo de urólito. Se nenhum distúrbio específico for diagnosticado, os urólitos de fosfato de cálcio são geralmente controlados de modo semelhante às estratégias usadas para cálculos urinários de oxalato de cálcio.[7] Contudo, é necessário ter cuidado para evitar a alcalinização excessiva da urina, que pode ocorrer em virtude do uso de algumas dietas para a prevenção de urólitos de oxalato de cálcio.

Urolitíase de sílica

Prevenção

Uma vez que as causas do início e da precipitação da urolitíase de sílica não são bem conhecidas, pode-se apenas fazer recomendações não específicas. Os urólitos de sílica podem aparecer em cães com hábito de ingerir terra ou naqueles alimentados com dietas ricas em grãos de cereais que contenham silicatos. As recomendações empíricas são mudar a alimentação para uma com proteína de alta qualidade e, se possível, quantidades reduzidas de ingredientes vegetais não nutritivos. Tal como para todos os urólitos, o aumento da ingestão de água deve ser promovido a fim de diminuir a consequente concentração de material calculogênico na urina.

Urólitos compostos

A dissolução dos urólitos compostos deveria, teoricamente, visar à implantação subsequente de protocolos para a dissolução das várias camadas do urólito, começando com a camada exterior. Na prática, a maioria dos urólitos compostos é removida cirurgicamente ou por outros meios não cirúrgicos. A estratégia de pós-remoção em geral visa impedir a reconstrução do mineral que compõe o núcleo do urólito removido, uma vez que as camadas externas provavelmente foram depositadas de forma secundária devido à nucleação heterogênea.

Considerações finais

A modificação da alimentação é uma parte importante da conduta de tratamento dos cálculos urinários de estruvita. A dieta influencia a saturação da urina com estruvita à medida que altera o pH da urina, seu volume e a concentração de solutos. O pH urinário é o fator mais importante no controle da saturação da estruvita. Portanto, a redução do pH da urina com a manipulação dietética provavelmente é o meio mais confiável de fazer com que a urina seja subsaturada com estruvita.

A restrição da ingestão de cristaloides também pode ser benéfica, embora as mudanças na concentração urinária de magnésio ou fosfato, individualmente, causem menos impactos sobre a saturação de estruvita do que a alteração do pH da urina. O objetivo do tratamento nutricional para a urolitíase de oxalato de cálcio é a formação de urina que tenha baixa saturação com oxalato de cálcio. Idealmente, a urina deve ser subsaturada, uma vez que a formação de novos cristais não pode ocorrer sob essa circunstância; no entanto, em alguns pacientes, tal condição é mais difícil de ser alcançada.

Na parte inferior da zona metaestável de supersaturação, a formação de cristais homogêneos não ocorrerá, e provavelmente nem a de heterogêneos. Portanto, esta representa uma meta razoável que deve reduzir o risco de recidivas nos pacientes. O aumento do volume da urina para determinada carga de soluto também reduzirá a saturação, visto que diminuirá a concentração de cristaloides. Além disso, o crescente volume de urina pode influenciar o tempo de trânsito do cristal através do trato urinário, reduzindo, assim, seu potencial de crescimento.

PAPEL DA NUTRIÇÃO NO TRATAMENTO E NA PREVENÇÃO DAS UROLITÍASES CANINAS

Estímulo do consumo de água e da diurese

Para todos os tipos de cálculos, o incentivo do consumo de água para favorecer a diluição da urina é parte essencial na prevenção da formação dos cálculos. A diluição da urina limita a concentração urinária dos precursores de cristais. Há três maneiras simples de incentivar o consumo de água: escolher um alimento úmido, hidratar o alimento seco antes de servi-lo e aumentar ligeiramente o conteúdo de sódio do alimento. O teor de sódio de 3,2 g/1.000 kcal não causa qualquer efeito sobre a pressão arterial do cão saudável ou daquele com uma doença renal de grau moderado.

pH da urina

A acidificação da urina é o melhor método para diminuir a saturação urinária de estruvita e, portanto, evitar esse tipo de cálculo urinário. Os cálculos de estruvita são altamente solúveis em pH ácido. Sendo assim, a acidificação de fato ajudará a dissolver esses cálculos. Os cálculos de oxalato de cálcio não são sensíveis ao pH urinário. A alcalinização urinária limita, indiretamente, a ocorrência de precursores na urina e, ao mesmo tempo, aumenta o risco de formação da estruvita. O ideal seria combinar o aumento da diurese ao pH moderado (6 a 6,5) para, simultaneamente, prevenir tanto o aparecimento dos cálculos de estruvita quanto os de oxalato. Por outro lado, para a urolitíase, tanto da cistina quanto do urato, é necessária a obtenção de um pH mais alcalino (em torno de 7) para aumentar a solubilidade desses cálculos. No entanto, a alcalinização da urina aumenta o risco da urolitíase de fosfato de cálcio.

Proteínas

A restrição de proteínas é recomendada para o controle da urolitíase de urato e de cistina. Em especial os cães predispostos à formação de cálculos de urato (Dálmatas, Bulldogues Ingleses) precisam de uma dieta que tenha baixo teor de purina, sem necessariamente reduzir o total de proteínas ingeridas. Essas duas metas serão atingidas quando uma fonte de proteína com baixo teor de purina for selecionada. Se a restrição proteica for usada para auxiliar no controle dos cálculos de cistina, a dieta precisará ser suplementada com taurina e L-carnitina para ajudar a prevenir o risco do desenvolvimento da cardiomiopatia dilatada.

Sódio

Depois do cálcio e do potássio, o sódio é o íon mais abundante no organismo. Ele representa aproximadamente 0,13% do peso corporal de um mamífero. O sódio extracelular é encontrado no esqueleto (43% do sódio total), no líquido intersticial (29%) e no plasma (12%). O restante do sódio corporal se localiza dentro das células. O sódio desempenha várias funções essenciais para o funcionamento da célula:

- Mantém o equilíbrio da pressão osmótica entre os ambientes intra e extracelular, regulando assim o volume dos líquidos extracelulares, um importante papel na sensação da fome e na micção
- Está envolvido no equilíbrio acidobásico
- Participa na transmissão nervosa.

A absorção digestiva do sódio é muito importante. A manutenção do nível constante de sódio no organismo se baseia na regulagem das excreções renal e intestinal.

Os cães não suam, portanto, não correm o risco de perda excessiva de sódio.

Influência na pressão arterial

Em cães, o aumento do teor de sódio nos alimentos desempenha claramente o papel de estimular a diurese e reduzir a saturação de oxalato de cálcio. A relação entre o teor de sal na alimentação humana e a hipertensão arterial é um assunto de intenso debate, daí a lógica do questionamento da influência do sal (NaCl) na pressão arterial canina.

O National Research Council Committee on Animal Nutrition (NRC) foi encarregado de estabelecer as necessidades nutricionais de cães e gatos por meio da U.S. Academy of Sciences. Suas últimas recomendações indicam que não há risco algum de efeitos adversos à saúde de cães quando o teor de sódio da dieta for de 3,75 g/1.000 kcal em um alimento seco que forneça 4.000 kcal/kg. Isso equivale a um teor de sódio de 1,5%.

REFERÊNCIAS BIBLIOGRÁFICAS

1. Houston DM, Moore AEP, Favrin MG *et al.* Canine urolithiasis: a look at over 16,000 urolith submissions to the Canadian Veterinary Urolith Centre from February 1998 to April 2003. Can Vet J. 2004;45:225-30.
2. Osborne CA, Lulich JP, Bartges JW *et al.* Canine and feline urolithiasis: relationship of etiopathogenesis to treatment and prevention. In: Osborne CA, Finco DR (editors). Canine and feline nephrology and urology. Philadelphia: Lea & Febiger; 1995. p. 798-888.
3. Ross SJ, Osborne CA, Lulich JP *et al.* Canine and feline nephrolithiasis. Epidemiology, detection, and management. Vet Clin North Am Small Anim Pract. 1999;29:231-50.
4. Ling GV. Urolithiasis in dogs II: breed prevalence and interrelation of breed, sex, age and mineral composition. Am J Vet Res. 1998;59:630-42.
5. Hamaide AJ, Martinez SA, Hauptman J *et al.* Prospective comparison of four sampling methods (cystocentesis, bladder mucosal *swab*, bladder mucosal biopsy, and urolith culture) to identify urinary tract infection in dogs with urolithiasis. J Am Anim Hosp Assoc. 1998;34:423-30.
6. Stevenson AE. The incidence of urolithiasis in cats and dogs and the influence of diet in formation and prevention of recurrence. [doctoral Tthesis], Institute of Urology and Nephrology, University College. London: Institute of Urology and Nephrology, University College; 2002.
7. Lulich JP, Osborne CA, Bartges JW *et al.* Canine lower urinary tract disorders. In: Ettinger SJ, Feldman EC (editors). Textbook of veterinary internal medicine diseases of the dog and cat. 5. ed. Philadelphia: WB Saunders; 2000. p. 1747-81.
8. Lekcharoensuk C, Osborne CA, Lulich JP *et al.* Associations between dry dietary factors and canine calcium oxalate uriliths. Am J Vet Res. 2002a;63:330-7.
9. Lekcharoensuk C, Osborne CA, Lulich JP *et al.* Associations between dietary factors in canned food and formation of calcium oxalate uroliths in dogs. Am J Vet Res. 2002b;63:163-9.
10. Kruger JM, Osborne CA. Etiopathogenesis of uric acid and ammonium urate in non Dalmatian dogs. Vet Clin North Am. 1986;16:87-126.
11. Bartges JW, Osborne CA, Felice LJ *et al.* Prevalence of cystine and urate uroliths in English bulldogs and urate uroliths in Dalmatian dogs. J Am Vet Med Assoc. 1994;204:1914-8.
12. Henthorn PS, Liu J, Gidalevich T *et al.* Canine cystinuria: polymorphism in canine SLC3AL gene and identification of a nonsense mutation in cystinuric Newfoundland dogs. Hum Genet. 2000;107:295-303.
13. Kruger JM, Osborne CA, Lulich JP. Calcium phosphate urolithiasis: etiopathogenesis, diagnosis and management. Vet Clin N Am. 1999;29:141-59.
14. Aldrich J, Ling GV, Ruby AL *et al.* Silica containing urinary calculi in dogs (1981-1993). J Vet Intern Med. 1997;11:288-95.
15. Franti CE, Ling GV, Ruby AL *et al.* Urolithiasis in dogs V: regional comparisons of breed, age, sex, anatomic location, and mineral type of calculus. Am J Vet Res. 1999;60:29-42.

16. Hess RS, Kass PH, Ward CR. Association between hyperadrenocorticism and development of calcium containing uroliths in dogs with urolithiasis. J Am Vet Med Assoc. 1998;212:1889-91.
17. Robertson WG, Jones JS, Heaton MA *et al.* Predicting the crystallization potential of urine from cats and dogs with respect to calcium oxalate and magnesium ammonium phosphate (struvite). J Nutr. 2002;132:1637S-41S.
18. Borghi L, Meschi T, Amato F *et al.* Urine volume: stone risk factor and preventive measure. Nephron. 1999;81(Suppl):31-7.
19. Lulich JP, Osborne CA, Sanderson SL. Effects of dietary supplementation with sodium chloride on urinary relative supersaturation with calcium oxalate in healthy dogs. Am J Vet Res. 2005;66:319-24.
20. Osborne CA, Bartges JW, Lulich JP *et al.* Canine urolithiasis. In: Hand MS, Thatcher CD, Remillard RL (editors). Small animal clinical nutrition. Missouri: Walsworth Publishing; 2000. p. 605-88.
21. Biourge V, Iben C, Wagner E *et al.* Does increasing dietary NaCl affect blood pressure in adult healthy dogs. In: Proceeding of the 12th Congress of the European College of Veterinary Internal Medicine; 2002, Munich; 2002; p. 153.
22. Greco DS, Lees GE, Dzendel GS *et al.* Effect of dietary sodium intake on glomerular filtration rate in partially nephrectomized dogs. Am J Vet Res. 1994;55:152-65.
23. Kirk CA. Dietary Salt and FLUTD: risk or benefit? In: Proceedings of the 20th American College of Veterinary Internal Medicine Forum; 2002. Dallas, Texas; 2002. p. 553-5.
24. Rinkardt NE, Houston DM. Dissolution of infection induced struvite bladder stones using a noncalculolytic diet and antibiotic therapy. Can Vet J. 2004;45:838-40.
25. Seaman R, Bartges JW. Struvite urolithiasis. Comp Cont Edu. 2001;23: 407-26.
26. Stevenson AE, Blackburn JM, Markwell PJ *et al.* Nutrient intake and urine composition in calcium oxalate stone forming dogs: comparison with healthy dogs and impact of dietary modification. Vet Ther. 2004;5(3):218-31.
27. Ling GV, Sorenson JL. CVT update: management and prevention of urate urolithiasis. In: Bonagura JW (editors). Kirk's current veterinary therapy XII. Philadelphia: WB Saunders; 1995. p. 985-9.
28. Bijster S, Nickel RF, Beynen AC. Comparation of the efficacy of two antiuric acid diets in Dalmatian dogs. Acta Vet Hung. 2001;49:295-300.
29. Ling GV, Ruby AL, Harrold DR *et al.* Xanthine containing urinary calculi in dogs given allopurinol. J Am Vet Med Assoc. 1991;198:1935-40.
30. Hoppe A, Denneberg T. Cystinuria in the dog: clinical studies during 14 years of medical treatment. J Vet Intern Med. 2001;15(4):361-7.

45

Apoio Nutricional ao Tratamento das Urolitíases em Gatos

Yves Miceli de Carvalho

INTRODUÇÃO

O termo *doenças do trato urinário inferior felino* (DTUIF) refere-se a um grupo de doenças, caracterizadas por sintomas semelhantes, que incluem hematúria (macro e microscópica), disúria, estrangúria, polaquiuria, micção inadequada (periúria ou sintomas irritativos urinários fora da liteira) e obstrução uretral completa ou parcial.[1]

EPIDEMIOLOGIA

Os termos *taxas de incidência*, *prevalência* e *morbidade proporcional* são todos usados para descrever a frequência da doença.

ETIOLOGIA

A cistite idiopática é, sem dúvida, a causa mais comum de DTUIF relatada em machos e fêmeas da espécie felina.[1-3]

A urolitíase é a segunda maior causa de DTUIF. Os urólitos podem se formar em qualquer lugar do trato urinário, mas, na maioria dos gatos, eles se formam na bexiga.[4] A maioria dos urólitos encontrados na bexiga é composta de fosfato, amoníaco e magnésio (estruvita) ou oxalato de cálcio, diferentemente dos nefrólitos, que em geral são compostos de oxalato de cálcio.

A prevalência de urólitos de oxalato de cálcio e estruvita, em gatos, mudou ao longo dos últimos 20 anos. A análise quantitativa de urólitos de estruvita feita por dois laboratórios nos EUA demonstrou um número exagerado de urólitos de oxalato de cálcio antes do fim da década de 1980.[4] Entre os anos de 1984 e 1995, a proporção de urólitos de oxalato de cálcio enviada ao Minnesota Urolith Center aumentou de 2% para 40%. Em diversos países, a história se repete (Canadá, China, Itália e Grã-Bretanha). Os urólitos de estruvita foram os mais comuns durante o período estudado (1998 a 2000), ficando os de oxalato de cálcio em segundo lugar. Na Holanda, os urólitos de oxalato de cálcio foram o tipo mais comum durante o mesmo período do estudo e, em segundo, os de estruvita.[5] Os urólitos relatados com menor frequência incluem urato de amônia, cistina, sílica, xantina, fosfato de cálcio, pirofosfato e urólitos de sangue solidificado e seco.

Em gatos machos com DTUIF obstrutiva, a obstrução uretral é a causa número um, seguida da cistite idiopática. As causas menos comuns de DTUIF, tanto em machos quanto em fêmeas, são as provocadas por defeitos anatômicos, neoplasias, infecções do trato urinário e distúrbios neurológicos.[1] Em gatos com mais de 10 anos, a cistite idiopática é rara e a infecção do trato urinário é a principal causa de DTUIF, acompanhada de urolitíase. A cistite bacteriana é normalmente identificada em gatos com menos de 1 ano, em gatos mais velhos e em gatos com fatores de predisposição (uretrostomia perineal, diabetes *mellitus*, doença renal crônica e outros).

FISIOPATOLOGIA

Cistite idiopática felina

Acredita-se que a cistite idiopática (ou intersticial) felina (CIF) seja um distúrbio psiconeuroendócrino inflamatório e não infeccioso com anomalias na bexiga, no sistema nervoso central e no eixo hipotalâmico-pituitário-adrenal. Supõe-se que os níveis reduzidos de glicosaminoglicanos (GAG) diminuam o efeito de proteção do uroepitélio, permitindo que os constituintes da urina, como os íons cálcio e potássio, penetrem o epitélio e causem a inflamação.[6,7] Os íons podem estimular os neurônios sensoriais na submucosa, que, via medula espinal e cérebro, são percebidos como dor. Alguns fatores de estresse presentes no ambiente de um gato sensível poderiam precipitar os sintomas mediante a ativação do sistema nervoso simpático eferente, que estimula o gânglio da raiz dorsal. Este provoca a liberação periférica de neuropeptídios e mediadores responsáveis pela inflamação e pela dor.[6,7] Os gatos podem nascer com predisposição para CIF, e os sintomas clínicos da DTUIF se manifestam se esses animais forem submetidos a um ambiente "provocativo e estressante". A CIF é uma doença crônica que aumenta e diminui, sendo caracterizada por períodos de remissão intercalados com recidivas precipitadas pelo estresse. Alguns gatos acometidos pela doença apresentaram glândulas adrenais de tamanho menor.[7]

Tampões uretrais ou plugs uretrais

Os tampões uretrais são precipitações desorganizadas e normalmente compostas de tecido necrosado, sangue ou células inflamatórias, misturadas a grandes quantidades de matrizes. O material cristalino pode ou não estar presente. A estruvita é a composição mineral predominantemente encontrada em tampões uretrais que contenham um componente mineral. Existem diferenças físicas e provavelmente etiológicas entre os urólitos e os tampões uretrais. No entanto, a real causa da formação dos tampões de matriz-cristalina ainda não foi determinada com clareza. Sugere-se que a mucoproteína Tamm-Horsfall seja o composto predominante da matriz, que se acredita ser um mecanismo de defesa do hospedeiro local.[1,8-10] Os tampões uretrais são mais comuns em gatos machos e causam a obstrução parcial ou completa do trato urinário. A CIF pode predispor alguns gatos à formação de tampões uretrais.

Urólitos

São definidos pela formação de sedimentos, constituídos por um ou mais cristaloides de difícil solubilidade no trato urinário. Os sedimentos microscópicos são denominados "cristais", e os precipitados macroscópicos são chamados "urólitos" ou "cálculos".

Os cristais urinários se formam quando a urina fica supersaturada com um mineral ou composto mineral específico. A precipitação é o resultado do aumento da supersaturação. A fase inicial, ou nucleação, da formação dos urólitos envolve a formação de um núcleo de cristal. Essa fase depende da supersaturação da urina com cristaloides calculogênicos, sendo influenciada pela extensão da excreção renal dos cristaloides, pelo pH e pela temperatura da urina, pela existência ou não de vários fatores de inibição e por haver promotores da cristalização (como células mortas, restos celulares, proteínas, bactérias e outros cristais). O crescimento do cristal depende da capacidade do núcleo de se manter dentro do trato urinário, da duração da supersaturação da urina e da estrutura física do cristal. A taxa de crescimento de um urólito depende de inúmeros fatores, incluindo a sua composição mineral e os fatores de risco, como as infecções.[3]

DIAGNÓSTICO

Histórico, sinais e sintomas

Independentemente da causa, os gatos com DTUIF apresentam hematúria (macro ou microscópica), disúria, estrangúria, polaquiuria, micção inadequada (periúria ou micção fora da liteira) ou obstrução uretral completa ou parcial.[1]

Os gatos machos podem ser vistos lambendo a extremidade do pênis. De modo geral, pode-se notar que os gatos passam mais tempo do que o normal em suas liteiras tentando urinar ou, então, urinam com mais frequência, mas em pequenas quantidades. A inquietação ou a limpeza excessiva do abdome caudal são comportamentos que podem indicar desconforto.

A obstrução do trato urinário pode ocorrer de repente ou ao longo de várias semanas. A obstrução completa caracteriza-se por depressão, anorexia, letargia, desidratação, hipotermia e vômito. Em casos muito graves, a bexiga pode se romper, causando alívio passageiro dos sintomas, que é rapidamente seguido do desenvolvimento da peritonite, podendo levar à morte.

Exames físicos

Exame físico completo deve ser realizado em qualquer gato que apresente DTUIF. Deve-se prestar atenção especial ao estado de hidratação, à bexiga e ao orifício uretral externo. A bexiga deve ser palpada para avaliação de tamanho (grau de distensão), formato, contorno, espessura da parede, massa intramural ou intraluminal (tumores, urólitos, coágulos) ou irritações dentro do lúmen da bexiga.

A maioria dos urólitos não pode ser detectada com palpação abdominal. Esta geralmente causa expressão de dor, como choro, resistência à palpação abdominal mais profunda, esforço para urinar ou micção de algumas gotas de urina tingidas de sangue. Devem ser examinados o pênis, o prepúcio ou a área vulvar, a fim de verificar a existência de alguma anomalia uretral e evidências de sangue, muco ou cristais minerais.

Em gatos com DTUIF obstrutiva, a bexiga fica distendida, túrgida e dolorida. Em gatos obstruídos, a ponta do pênis pode ficar descolorida por causa da inflamação, de um trauma causado pelas lambidas excessivas ou em virtude de um tampão uretral. A obstrução uretral é uma emergência médica que requer intervenção imediata. Os estados de hidratação, o eletrolítico (especialmente hiperpotassemia) e o acidobásico devem ser avaliados e as manobras terapêuticas adequadas, rapidamente iniciadas.

Avaliação laboratorial

Em gatos não obstruídos, a avaliação inicial deve incluir urinálise, como o exame de sedimentos, a cultura da urina e a imagem abdominal. Também deve ser realizada contagem sanguínea completa; entretanto, esta é quase sempre normal. Deve-se obter o perfil bioquímico dos gatos doentes ou dos que apresentam obstrução uretral. Em gatos com urolitíase de urato e que apresentam *shunts* portossistêmicos ou insuficiência hepática, o nitrogênio no soro deve estar baixo; alguns gatos com urolitíase de oxalato de cálcio apresentam hipercalcemia.

A urina para a análise deve ser coletada pelo proprietário do animal com uma liteira especial ou na clínica, por meio da obtenção de uma amostra do esvaziamento natural da bexiga, da cateterização ou da cistocentese. A coleta manual deve ser evitada, uma vez que esta pode causar hemorragia ou trauma iatrogênico. Além disso, nas raras ocasiões em que houver infecção, é possível que haja ascensão retrógrada da bexiga para o rim e o desenvolvimento de pielonefrite.

O método de coleta influenciará os resultados do diagnóstico e a interpretação. O método preferido é a cistocentese, pois ele previne a contaminação da amostra de urina pela uretra ou pelo trato genital. Além disso, ele é pouco invasivo, bem tolerado e seguro, desde que a técnica adequada seja utilizada para evitar o trauma iatrogênico ou uma infecção do trato urinário. As principais contraindicações à cistocentese são volume insuficiente na bexiga urinária, resistência do paciente à palpação abdominal e coagulopatia ou distúrbios de sangramento. A cistocentese não deverá ser realizada caso a bexiga não possa ser palpada.

A cateterização urinária pode ser realizada por:

- *Indicações de diagnóstico*: coleta da urina para análise, identificação de obstáculos uretrais (p. ex., urólitos, tumores) e instilação do meio de contraste para estudos radiográficos
- *Indicações terapêuticas*: alívio da obstrução uretral e facilitação da cirurgia de bexiga, uretra ou estruturas ao redor.

O horário em que a urina for coletada deve ser registrado. Além disso, o proprietário deve ser questionado com relação à última refeição do animal e ao nível de estresse dele ao ir para o hospital. O pH da primeira urina pela manhã, antes de o animal se alimentar, é, em geral, o mais ácido. O pH pode ficar mais alto se a urina for coletada no período pós-prandial (período compreendido entre 2 e 6 horas depois da refeição). Uma vez que o pH da urina ficar acima de 6,5, os cristais de estruvita poderão se formar. Se o gato se estressar no caminho até a clínica, poderá ocorrer a hiperventilação pulmonar, o que também pode fazer com que o pH da urina fique acima de 6,5, resultando no aparecimento de cristais de estruvita.[11]

A amostra da urina deve ser coletada em um recipiente esterilizado. Se cultura for realizada, uma porção da urina deverá ser refrigerada imediatamente dentro de um recipiente hermético e esterilizado. Para a análise de sedimentos, a urina não deve ser refrigerada, mas conservada em temperatura ambiente e protegida da luz. As análises devem ser realizadas em amostras de urina fresca (dentro de 15 a 60 minutos após a coleta); caso contrário, os cristais de estruvita e oxalato de cálcio poderão se formar.[12]

Todas as propriedades físicas e químicas da urina e o exame dos sedimentos devem ser determinados. As anomalias consistentes com DTUIF e que podem ser notadas na urinálise e no exame dos sedimentos incluem a hematúria, a proteinúria, a piúria e a cristalúria (estruvita, fosfatos amorfos, urato, oxalato de cálcio, cistina e xantina).

A identificação de cristais na urina depende do pH, da temperatura e da gravidade específica. Entretanto, é importante notar que a existência de cristais de estruvita ou oxalato de cálcio na urina não significa necessariamente um problema. Alguns cristais em urina muito concentrada em geral são menos significativos do que alguns cristais em urina diluída.[13]

A análise deve ser feita com amostras de urina fresca, uma vez que os cristais podem se formar na urina se ela esfriar antes da análise (cristalização *in vitro*). A existência de cristais observada em amostras armazenadas deve ser validada com a reavaliação da urina fresca.[12]

A cultura bacteriana quantitativa da urina é indicada para diagnosticar, de maneira conclusiva, infecção do trato urinário.

A urina deve ser obtida por cistocentese – a fim de evitar a contaminação bacteriana iatrogênica – e submetida a cultura dentro de 30 minutos após a coleta. Caso isso não seja possível, a urina deverá ser refrigerada. Obtida a identificação positiva, um teste de sensibilidade antimicrobiana deve ser realizado para conduzir uma terapia antimicrobiana adequada.

Diagnóstico por imagem

As técnicas de diagnóstico por imagem incluem os estudos radiográficos, a ultrassonografia, a radiografia por contraste (urografia excretora, cistografia, uretrografia), a tomografia computadorizada e a ressonância.

Estudos radiológicos são utilizados para rastrear as mudanças no tamanho, no formato, na posição ou na radiointensidade do trato urinário. É importante radiografar todo o trato urinário, incluindo a uretra perineal, para garantir que nenhuma anomalia tenha sido negligenciada. Em alguns casos, um enema aquoso poderá ser necessário para assegurar a visualização adequada do sistema urinário. Em gatos com CIF, a bexiga pode parecer grossa e não distensível no exame radiológico.

A *ultrassonografia* permite avaliar as anomalias não observadas nos estudos radiológicos, determina a extensão da área afetada e fornece informações referentes à composição do tecido, por exemplo, sólido *versus* lesões císticas.

Cistografia de contraste positivo é utilizada para determinar localização da bexiga, ruptura, divertículos e fístulas. Já a *cistografia de contraste duplo* é utilizada para avaliar a superfície da mucosa da bexiga e o conteúdo luminal. Um estudo de contraste duplo de boa qualidade requer apenas um pequeno volume de meio de contraste positivo (1 a 2 mℓ). É importante palpar a bexiga, à medida que ela for sendo preenchida com o contraste, a fim de monitorar o grau de distensão e evitar o excesso de preenchimento. O meio de contraste negativo deve distender bem a bexiga, enquanto um pequeno volume de contraste positivo deve ficar na superfície do lúmen da bexiga. Os urólitos radioluscentes são identificados como defeitos do preenchimento irregular do contraste positivo. Os coágulos sanguíneos são identificados tanto como defeitos de preenchimento irregular na margem do contraste positivo quanto como aderências na superfície da mucosa. O reconhecimento de pequenas alterações do contorno da superfície da mucosa é um ponto importante no diagnóstico tanto da cistite quanto de tumores, mas também pode ser o resultado do preenchimento incompleto da bexiga. Para o exame da uretra, é usada a uretrografia.

Uroendoscopia

Atualmente é possível realizar a endoscopia da uretra e da bexiga usando um endoscópio de fibra óptica flexível em gatos machos e um cistoscópio rígido de uso pediátrico humano em gatos fêmeas. A superfície da mucosa da bexiga de gatos com CIF apresenta evidências características de hemorragia petequial da submucosa (glomerulações) durante a cistoscopia, seguida da distensão da bexiga para 80 cm de água.[14]

Cirurgia

Quando houver a necessidade de cirurgia para investigação, biopsia ou remoção de urólito, a bexiga deve ser completamente aberta. Uma vez que grande parte dos urólitos felinos é de tamanho pequeno, a remoção cirúrgica completa de todos os urólitos pode ser difícil e uma radiografia pós-cirúrgica deve sempre ser realizada, a fim de garantir que todos os urólitos tenham sido removidos.[15] A incapacidade de remover todos os urólitos em uma cistotomia é comum e parece ser ainda mais comum com os urólitos de oxalato de cálcio. Lulich *et al.*[15] relataram que a remoção incompleta dos urólitos de cálcio em gatos era de 20%.

Exames histopatológicos

As biopsias da mucosa da bexiga de gatos com CIF podem demonstrar epitélio relativamente normal e muscular com edemas na submucosa e vasodilatação; a infiltração de células inflamatórias é de leve a moderada. Alguns gatos apresentam números elevados de mastócitos; outros apresentam erosões, ulcerações ou fibrose da parede da bexiga.

Análise da composição do urólito

Os urólitos podem ser coletados com micção espontânea (usar uma rede de limpeza de aquários para apanhar o urólito), uro-hidropropulsão, aspiração para dentro de um cateter uretral via cistoscopia ou remoção cirúrgica.[3,16] Os urólitos têm de ser enviados dentro de um recipiente limpo e seco, sem conservantes ou outros líquidos. Em muitos casos, não é possível identificar os urólitos por meio de um simples exame de suas características visuais. Todos os urólitos recolhidos devem ser analisados quantitativamente por laboratórios especializados, para que seja determinada a composição mineral de todas as quatro camadas que possam estar presentes.

Existem quatro técnicas disponíveis para a análise quantitativa, incluindo a microscopia de luz polarizada, a difração por raios X, a espectroscopia infravermelha e a microscopia de varredura eletrônica. A correta identificação do tipo ou dos tipos de minerais presentes em um urólito é essencial para a aplicação do tratamento e das ações preventivas mais adequadas.

Identificação do tipo de urólito

O tratamento e a prevenção eficazes dos urólitos dependem do conhecimento da composição mineral deles. O ideal é que o urólito seja recolhido e analisado quantitativamente. Entretanto, existem inúmeros fatores que podem ajudar na identificação da composição de um urólito, incluindo informações como idade, sexo e raça, histórico de distúrbios adjacentes, radiodensidade dos urólitos e parâmetros da urina (pH, densidade relativa, cristalúria). É importante lembrar que os cristais podem ou não estar presentes na amostra de urina, e que essa amostra pode ainda conter cristais que se diferenciam da composição dos urólitos adjacentes.

DOENÇAS ESPECÍFICAS

Cistite idiopática felina

O diagnóstico de CIF requer a avaliação dos sintomas urinários irritativos crônicos (disúria, hematúria, polaquiuria, micção inadequada), urina estéril, estudos de imagem negativa e observação cistoscópica de hemorragia petequial da submucosa (glomerulações). Além disso, pode haver aumento da permeabilidade da bexiga urinária, diminuição das concentrações de GAG na urina, aumento da vascularidade da mucosa, erosões, ulcerações, edemas, fibrose e inflamação neurogênica.[6,7,11]

Epidemiologia

Os gatos com CIF em geral são jovens com idade média menor que 10 anos e saudáveis. Machos e fêmeas podem ser afetados, e muitos gatos predispostos ingerem exclusivamente alimento seco. Um número significativo tem alta densidade relativa da urina.

Controle

Um dos pilares do tratamento é a identificação e o alívio dos fatores de estresse presentes no ambiente do animal. Potenciais fontes de estresse incluem aspectos como outros gatos, mudanças climáticas, falta de atividade, posicionamento e tipo da liteira, alimentação, ritmo de trabalho do proprietário e adição ou remoção de pessoas ou animais.

O estresse pode ser controlado com o fornecimento de locais onde o gato possa se esconder e de equipamentos, como postes para escalada e brinquedos que o animal possa perseguir e pegar, permitindo, assim, que ele expresse seu comportamento predatório.

A alimentação também desempenha um papel muito importante na fisiopatologia e no tratamento da cistite intersticial. A mudança abrupta ou as frequentes mudanças na alimentação têm sido associadas às recidivas dos sintomas clínicos. Por isso, é importante limitar a frequência nas mudanças de alimentos dos gatos mais sensíveis.

Acredita-se também que a diluição da urina possa ajudar os gatos com CIF, pois ela diminui a concentração de substâncias na urina que podem irritar a mucosa da bexiga. Um estudo demonstrou que grande parte dos gatos com CIF recebia exclusivamente alimento seco (59%) quando comparados com os da população geral (19%). Em um estudo prospectivo, não aleatório, com duração de 1 ano e realizado com 46 gatos, um grupo foi alimentado com uma dieta úmida terapêutica, sobretudo desenvolvida para promover a saúde do trato urinário inferior, e o outro recebeu uma dieta seca. No fim de 1 ano de estudos, a recidiva dos sintomas clínicos nos gatos que comeram a dieta úmida foi muito menor (11% de 18 gatos) do que a dos gatos que receberam a dieta seca (39% de 28 gatos). Além disso, nos gatos que receberam a dieta seca, a densidade relativa da urina foi significativamente menor do que a dos que receberam o alimento úmido. A densidade relativa média da urina variou entre 1,032 e 1,041 nos gatos que receberam o alimento úmido. Já nos que receberam o alimento seco, variou entre 1,051 e 1,052. As dietas altamente acidificantes não são recomendadas, uma vez que a urina muito ácida pode intensificar a transmissão de sinais neurológicos pela fibra nervosa sensorial na bexiga, aumentando assim a percepção da dor.

Em alguns casos, outros tratamentos também podem ser indicados. Os gatos naturalmente liberam feromônios enquanto esfregam sua face, quando se sentem contentes em seu ambiente. Um análogo sintético de um feromônio facial felino pode ajudar a combater os comportamentos relacionados com ansiedade em alguns gatos.[17,18] Embora um grande número de tratamentos alternativos tenha sido defendido ao longo dos anos, nenhum, com exceção da dieta, provou-se clinicamente capaz de operar diferenças significativas. É provável que as outras opções de tratamento envolvam a diminuição do sistema noradrenérgico central e a normalização da capacidade de resposta do sistema de reação ao estresse em gatos sensíveis.

Muitos medicamentos têm sido sugeridos, incluindo a amitriptilina e o polissulfato de pentosana (GAG ou agentes de reabastecimento de GAG).[17-19] Os sintomas clínicos se resolvem de forma espontânea em 85% dos animais com CIF dentro de 2 a 3 dias, independentemente do tratamento. Entretanto, cerca de 40 a 50% desses gatos terão uma recaída dentro de 12 meses; e alguns terão várias.

Tampão uretral ou plug uretral

O alívio da obstrução do trato urinário e o restabelecimento do fluxo da urina são mandatórios em gatos com obstrução uretral. Além disso, é necessária a correção dos desequilíbrios de hidratação, eletrolíticos e acidobásicos associados à obstrução e à azotemia pós-renal. Existe um grande número de excelentes referências com relação ao controle de emergência da obstrução uretral.[3,7]

Urólitos

Fatores de risco universais | Supersaturação relativa

Há mais de 40 anos, os pesquisadores começaram a investigar os tipos de avaliação dos parâmetros da urina e de previsão dos riscos para o desenvolvimento da urolitíase. Isso levou a uma metodologia de pesquisa chamada "supersaturação relativa" (SSR), técnica introduzida primeiramente em medicina humana, na década de 1960, pelo Dr. W.G. Robertson. A medida da SSR prevê o potencial de cristalização da urina. Essa técnica se tornou o padrão-ouro para a avaliação da urina em seres humanos.

A capacidade de prever o potencial de cristalização da urina é uma ferramenta útil para médicos e pesquisadores que desejam desenvolver intervenções terapêuticas para pacientes com urolitíase. No fim da década de 1990, Dr. Robertson começou um trabalho colaborativo com cientistas do Waltham Centre for Pet Nutrition (WCPN) – Centro Waltham para Nutrição de Animais de Estimação, em tradução livre –, a fim de validar a proporção relativa de supersaturação na urina de cães e gatos. Desde então, inúmeras publicações têm aparecido na literatura veterinária sobre essa técnica e sua interpretação.[20]

A fim de estudar os parâmetros da urina usando a metodologia SSR, é necessário obter coletas de urina completa ao longo de um período de 2 a 5 dias. A urina é analisada para a concentração de 10 solúveis (cálcio, magnésio, sódio, potássio, amônio, fosfato, citrato, sulfato, oxalato e ácido úrico) e o pH da urina.[20]

O número de complexos interativos que poderiam ocorrer entre esses íons, com os coeficientes de atividade dos sais, é calculado e o produto da atividade é, assim, determinado. O produto da atividade é um indicador da probabilidade da formação de urólitos. O produto de atividade é dividido pelo produto da solubilidade termodinâmica do cristal, resultando na proporção SSR (o produto da solubilidade termodinâmica é o produto da atividade na qual um urólito permanecerá estático, sem crescer ou se dissolver).

O método SSR é único para cada tipo de cristal. Pode-se usar a SSR para definir três diferentes zonas da saturação da urina: subsaturada, metaestável e supersaturada. Cada uma dessas zonas apresenta diferentes implicações para o risco da formação de urólitos. Quanto maior for a SSR, maior o risco de se formarem cristais. Quanto menores forem os valores da SSR, menor é a probabilidade de haver riscos de se formarem cristais.[20]

O valor da SSR menor do que um indica que a urina está subsaturada e que cristais não se formarão. Em um meio tão complexo como a urina, é possível obter valores de SSR acima de um sem que haja a precipitação espontânea de cristais. Isso se deve aos campos elétricos (forma iônica) induzidos por inúmeros íons e inibidores de cristalização presentes na solução. Ambos não permitem a interação das frações livres de minerais (p. ex., cálcio e oxalato) para a formação de cristais. Esse nível de saturação é classificado como metaestável. Nesse nível de saturação, os cristais de oxalato de cálcio não se formarão espontaneamente, mas podem ocorrer havendo um núcleo. Na zona da saturação metaestável, cristais e urólitos não se dissolverão.

Em níveis mais altos de minerais na urina, os cristais se formam espontaneamente dentro de minutos ou horas. Essa é a zona de supersaturação instável. O limite entre a zona metaestável e a de supersaturação instável é chamado "produto da formação". Os estudos de precipitação cinética na urina têm demonstrado que a SSR para o produto da formação para a estruvita é de 2,5 e para o oxalato de cálcio, 12.

Controle universal

Estímulo da diurese

A maneira mais fácil de reduzir a supersaturação – e, de fato, um dos tratamentos mais simples e mais eficazes para todas as causas de DTUIF – é o aumento do volume da urina e a promoção da diurese. Existem muitas evidências, em gatos, de que o baixo volume da urina, bem como a concentração desta, é fator de risco para a formação de urólito. Volumes maiores realmente reduzem o risco de formação de urólitos devido ao aumento da frequência de micção, que ajuda a remover do trato urinário os cristais livres, o material proteico e os fragmentos celulares. Além disso, sabe-se que a diluição da urina e o aumento do fluxo urinário ajudam gatos com urolitíase e tampões uretrais, pois reduzem a concentração de substâncias litogênicas e o tempo necessário para que os solutos urinários formem cristais ou pedras.

Para estimular a diurese, deve-se encorajar o animal a beber água. Os gatos alimentados com dietas mais secas tendem a consumir menos água, urinar com menos frequência e produzir pouca urina, mas mais concentrada. O aumento do consumo de água pode ser alcançado mediante alimentação com dietas que contenham de 70 a 80% de umidade (dietas enlatadas ou em sachê), pelo aumento da frequência da alimentação (aumento do número de refeições/dia), pelo aumento do teor de cloreto de sódio ou, ainda, pela adição de água à dieta. A ingestão de água do gato é significativamente influenciada por seu número de refeições diárias. Kirschvink *et al.*[21] relataram que o consumo de água aumentou de 72 mℓ/gato/dia para 95 mℓ/gato/dia com o aumento de uma para três refeições diárias.

A digestibilidade da dieta também influencia a quantidade absoluta de água disponível para a diluição da urina. As dietas menos digeríveis têm sido associadas à perda elevada de água pelas fezes, que, por sua vez, diminui a quantidade de água absorvida e excretada pela urina. O risco de urolitíase aumenta quanto mais concentrada estiver a urina. Por isso, os gatos com distúrbios do trato urinário inferior devem ser alimentados com dietas altamente digeríveis, a fim de reduzir a perda de água pelas fezes.

O aumento do teor do sódio alimentar tem sido usado para elevar o consumo de água e provocar a subsequente diluição da urina em gatos. A eficácia de sódio alimentar no aumento do volume da urina foi claramente demonstrada em um estudo realizado. Gatos saudáveis, alimentados com 1,1 g NaCl/1.000 kcal, apresentaram volume de urina médio de 11 ± 5 mℓ/kg/dia. O volume da urina aumentou significativamente para 20 ± 7 mℓ/kg/dia quando o consumo de sódio alimentar foi elevado para 2,5 g NaCl/100 kcal.

Efeitos do sódio alimentar sobre a excreção do cálcio urinário

Historicamente, existe controvérsia com relação ao uso do sódio alimentar na estimulação da sede e da diurese, uma vez que ele poderia afetar a excreção do cálcio urinário e a pressão arterial, além de causar doenças renais.[3]

Entretanto, estudos mais recentes com gatos refutam essa teoria e apoiam o uso de aumentos moderados no sódio para ajudar na conservação da saúde do trato urinário. Em estudos realizados por Devois *et al.*,[22] demonstrou-se que a ingestão de 1,04% de sódio (difluorometoxi)-2-mercapto-1 H-benzimi-dazol (DMB) estava associada ao aumento, em 24 horas, da excreção do cálcio e da urina. No entanto, como a excreção urinária aumentou em 100%, o consumo do sódio resultou na excreção semelhante à do cálcio e em concentrações urinárias mais baixas de oxalato comparado com o consumo de sódio de 0,30 a 0,39% de DMB. Em virtude do efeito significativo do sódio sobre o volume da urina, o aumento do NaCl alimentar não eleva a SSR do oxalato de cálcio urinário e, assim, não aumenta o risco para a formação de urólitos de oxalato de cálcio.

Os resultados desse estudo são apoiados por estudos epidemiológicos que relatam que as dietas com teor de sal de 1,43 a 3,70 g/1.000 kcal apresentam menor risco para a formação de urólitos de oxalato de cálcio quando comparadas com as que contêm 0,48 a 0,77 g/1.000 kcal. Hawthorne e Markwell[23] avaliaram o efeito do teor do sódio alimentar em 23 dietas extrusadas disponíveis no mercado, a fim de verificar o consumo de água e a composição da urina de 55 gatos adultos saudáveis. Os gatos alimentados com dietas que continham níveis mais altos de sódio alimentar consumiram muito mais água e produziram um volume significativamente mais alto de urina, com densidade relativa e valores de SSR para o oxalato de cálcio muito mais baixos do que os gatos alimentados com dietas menos ricas em sódio. A concentração do cálcio urinário não se diferenciou de modo significativo entre os gatos alimentados com duas dietas. Os resultados desse estudo demonstraram que as concentrações de sódio alimentar de até 4 g/1.000 kcal não aumentaram as concentrações de cálcio na urina de gatos, mas realmente elevaram a ingestão de água e o volume da urina em relação às concentrações de sódio menores do que 1,75 g/1.000 kcal.

Zu *et al.*[24] avaliaram o efeito do teor do sódio alimentar com relação à ingestão de água, ao volume da urina, à densidade relativa da urina, à excreção mineral, à supersaturação relativa e às proporções do produto de atividade do oxalato de cálcio e da estruvita em 9 gatos saudáveis. O aumento do teor de cálcio de 0,4 para 1,2% de DMB foi associado a maior volume significativo de urina. O aumento do sódio alimentar não elevou a excreção do cálcio nesses gatos saudáveis.

Efeitos do sódio alimentar sobre os valores de supersaturação relativa

O cálculo de SSR da urina de gatos alimentados com uma dieta específica pode ser usado para o estudo do efeito dessa dieta sobre o potencial de cristalização da urina.[20] Estudos têm confirmado que o aumento da ingestão de sódio alimentar reduz significativamente a SSR da estruvita e do oxalato de cálcio em gatos saudáveis.

Um estudo avaliou 11 dietas extrusadas com teores de sódio variando entre 0,44% e 1,56% de DMB para verificar os parâmetros urinários em gatos saudáveis. Observou-se correlação linear significativa entre o sódio alimentar e a SSR para o oxalato de cálcio, demonstrando que o aumento do teor de sódio alimentar reduz, de modo expressivo, o valor de SSR para o oxalato de cálcio em gatos pelo aumento do volume da urina e de sua consequente diluição. A maior ingestão de umidade também tem demonstrado reduzir os valores de SSR para o oxalato de cálcio em gatos que já haviam formado urólitos.[25]

Efeitos do sódio alimentar sobre a pressão arterial e as funções renais

Assim como acontece com seres humanos, os riscos do consumo elevado e a longo prazo de NaCl alimentar (de 1,75 para 3,25 g/1.000 kcal) para a saúde dos gatos são motivos de controvérsias. Os níveis de NaCl alimentar que estimularão a diurese não parecem afetar a pressão arterial de gatos saudáveis, de gatos com doenças renais anteriores, bem como de modelos felinos com insuficiência renal.[26] Além disso, um estudo epidemiológico concluiu que a alimentação de gatos com níveis mais altos de sódio, entre outros nutrientes, reduziu a possibilidade de apresentarem insuficiência renal crônica.

A alimentação de gatos jovens e saudáveis com dietas ricas em sódio (1,02% de Na *versus* 0,46% de DMB) durante apenas 14 dias foi associada a aumento significativo da ingestão de água e à diminuição da densidade relativa da urina, sem o aumento da pressão arterial sistólica. As aferições da pressão arterial continuaram dentro da variação de referência para todos os 10 gatos ao longo de todo o estudo.

Os resultados desse estudo sugerem que a alimentação com uma dieta de teor moderado de sal aumenta o consumo de água e provoca a diurese, sem aumentar a pressão arterial sistólica em gatos jovens e saudáveis.

Pesquisadores avaliaram o efeito da concentração de sódio alimentar sobre as funções renais de gatos adultos. Não houve diferenças na creatinina plasmática, no nitrogênio ureico sanguíneo (BUN) ou na taxa de filtração glomerular (TFG),* quando os gatos foram alimentados com dietas cujo teor de sódio era de 0,22% *versus* 1,3%. Esses dados sugerem que os extremos de sal alimentar não exercem efeito a curto prazo sobre as funções renais em gatos saudáveis.

Buranakarl *et al.*[26] avaliaram o efeito da ingestão de sal sobre a pressão arterial de gatos com azotemia induzida semelhante nos graus II e III dos estágios da International Renal Interest Society (IRIS) em gatos. O consumo de sal não exerce efeitos sobre a pressão arterial. Além disso, o nível mais baixo de consumo de sal está associado aos valores mais baixos para a TFG, à hipopotassemia inadequada e à ativação do sistema renina/angiotensina/aldosterona. Os resultados desse estudo sugeriram que, assim como os gatos saudáveis, aqueles com doenças renais induzidas não são sensíveis ao sal.

Ajuste do pH da urina

O ajuste do pH da urina via alimentação ou medicamentos pode ser muito eficiente no controle de alguns urólitos, mas não de todos. A acidificação da urina aumenta, de maneira expressiva, a solubilidade da estruvita, sendo essencial para a dissolução medicamentosa desses urólitos. Por outro lado, a alcalinização da urina é importante para o aumento da solubilidade de urólitos metabólicos, incluindo alguns urólitos de urato e de cistina. No entanto, a alcalinização acima de 7,5 não é recomendada, uma vez que pode contribuir para a urolitíase do fosfato de cálcio. Não é possível obter dissolução dos urólitos de oxalato de cálcio após sua formação. Em contrapartida, a alcalinização do pH pode, em alguns casos, exercer ação preventiva importante limitando a excreção de citrato, um inibidor da formação desse tipo de urólito. O efeito do pH da urina sobre o risco de se formarem cristais, e como um método de tratamento ou prevenção, será debatido mais a seguir, à medida que ele se relacionar com urólitos individuais.

Estruvita | Fatores de risco

Diferentemente dos cães, a maioria dos urólitos de estruvita – hexaidrato de fosfato de magnésio e amônio $(MgNH_4PO_4)6H_2O$ – em gatos é estéril. Os urólitos de estruvita se formam quando a urina se torna supersaturada com magnésio, amônio e fósforo e quando o pH da urina é maior do que 6,5. Os cristais de estruvita são mais solúveis quando o pH da urina é menor do que 6,5 e a cristalização provavelmente não ocorre quando o pH é menor do que 6,3. No entanto, o pH é menos crítico quando o alimento promove a diurese e a diluição da urina, como é o caso dos alimentos úmidos. Um estudo de caso-controle relatou que as dietas com altos teores de magnésio, fósforo, cálcio, cloreto e fibra, nível moderado de proteína e baixo em gordura foram associadas ao elevado risco de urolitíase de estruvita.

Magnésio

As dietas secas com níveis de magnésio de 0,15 a 1% foram associadas à formação de urólitos de estruvita. Entretanto, o efeito do magnésio depende da forma do magnésio e do pH da urina. Um estudo relatou que gatos alimentados com 0,5% de magnésio na forma de cloreto de magnésio ($MgCl_2$) não formaram urólitos de estruvita, ao passo que aqueles alimentados com 0,5% de magnésio na forma de óxido de magnésio (MgO) formaram-nos. A diferença na suscetibilidade para a formação de estruvita se deve ao fato de que o MgO promove a formação de urina alcalina, já o $MgCl_2$, urina ácida.

Fósforo

Os gatos alimentados com dietas ricas em fósforo (3,17 a 4,70 g/1.000 kcal) se mostraram quase quatro vezes mais propensos ao desenvolvimento de urólitos de estruvita do que aqueles alimentados com dietas cujo teor de fósforo era de 0,85 a 1,76 g/1.000 kcal. O alto consumo do fósforo alimentar acentua a excreção de fósforo urinário e, consequentemente, promove a supersaturação da urina com magnésio, amônio e fosfato.

Controle

Eliminação da infecção do trato urinário

Embora não sejam comuns, os urólitos de estruvita induzidos por infecção necessitam de uma combinação de tratamento alimentar de dissolução e tratamento antimicrobiano adequado. O tratamento antimicrobiano deve se basear na cultura e na determinação da sensibilidade da urina obtida mediante cistocentese. O tratamento com antibiótico deve durar 1 mês e ser seguido de estudos radiológicos dos urólitos, uma vez que os urólitos podem ser pequenos ou luzentes demais para serem vistos em radiografias pós-dissolução e bactérias viáveis podem permanecer neles.

Dietas calculolíticas para a dissolução de urólitos de estruvita

Os urólitos de estruvita puros podem ser dissolvidos pela administração de dieta que promova o aumento do volume da urina e pH menor do que 6,3.[27] A dieta deve ter nível de magnésio controlado e gerar valores de SSR < 1 (zona subsaturada). A dieta ainda deve conter quantidades adequadas de sódio para promover o consumo de água e a formação de urina diluída. Os urólitos de estruvita estéril não necessitam de tratamento antibiótico complementar.

A eficácia da dieta úmida (acima de 75% de umidade), com teor restrito de magnésio, suplementada com sal e acidificante de urina, elaborada para dissolver a urolitíase de estruvita, foi demonstrada em 1990. Mais recentemente, foi relatada por Houston *et al.*[27] a eficácia de uma outra dieta úmida e de uma seca (umidade máxima 10%) com teor moderado de magnésio, especificamente desenvolvidas para promover a formação de urina ácida, com valor de SSR < 1 para a dissolução da urolitíase de estruvita felina. Nesse estudo, realizado com 30 gatos, o tempo médio necessário para a dissolução de urólitos de estruvita foi de 26 dias para a dieta enlatada e de 34 dias para a dieta seca.

Recomenda-se que a terapia de dissolução continue por 1 mês depois das análises radiográficas da dissolução da estruvita. Se o urólito não se dissolver, pode ser que tenha havido identificação incorreta do tipo de mineral ou um complexo de minerais pode estar envolvido.

Prevenção da recidiva

A taxa de recorrência para os urólitos de estruvita é relatada como de 2,7%, com tempo médio de recorrência de 20 meses. Por isso, recomenda-se, depois da dissolução ou da remoção mecânica dos urólitos de estruvita, uma dieta desenvolvida para a prevenção da recorrência. Essa dieta deve ter um valor de SSR que varie entre subsaturado a metaestável e pH da urina menor do que 6,5. Além disso, ela também deve ser altamente úmida (enlatados ou sachê) ou desenvolvida para promover a diurese (enriquecida com cloreto de sódio).

*N. do A.: A TFG foi avaliada por meio de uma análise farmacocinética de 10 horas da depuração plasmática de creatinina exógena.

Terapia com medicamentos

Agentes de acidificação da urina, como o cloreto de amônio ou DL-metionina, não são necessários caso o animal receba dieta acidificante adequada.

Monitoramento

A eficácia do tratamento deve ser monitorada mediante urinálise (pH, densidade relativa da urina, exame de sedimentos) a cada 2 semanas, 4 semanas e, então, a cada 3 a 6 meses. Nem todos os gatos com urólitos expelem cristais, por isso uma radiografia abdominal deve ser realizada a cada 3 e 6 meses, para monitorar a recidiva de urólitos.

Oxalato de cálcio

Fatores de risco

A idade média para o diagnóstico da urolitíase de oxalato de cálcio em gatos é de 7,8 anos, com variação de 2 a 18 anos. O risco para a formação de urólitos de oxalato de cálcio aumenta com a idade. Um estudo relatou que o pico de distribuição bimodal da idade fica entre 5 e 12 anos. A idade de maior risco para o desenvolvimento de urólitos de oxalato de cálcio parece ser de 7 a 10 anos. Um estudo relatou que gatos idosos (idade média de 10,6 ± 1,3 anos) produziam urina com valores de SSR significativamente mais baixos para estruvita (0,72 ± 0,58 *versus* 4,98 ± 4,03) e significativamente mais altos para o oxalato de cálcio (3,45 ± 1,62 *versus* 0,91 ± 0,87) quando comparados a um grupo de gatos mais jovens (4,1 ± 1 anos). A urina dos gatos mais idosos também apresentava pH muito mais baixo quando comparada com a dos gatos mais jovens (6,1 ± 0,2 *versus* 6,4 ± 0,2, respectivamente). A diminuição do pH da urina dos gatos mais idosos pode explicar, em parte, o aumento do risco para a formação de urólitos de oxalato de cálcio com a idade.

As diferenças genéticas e as relacionadas com o sexo, o sedentarismo, a obesidade e o ambiente têm sido associados ao aumento do risco para o desenvolvimento de urólitos de oxalato de cálcio. Os machos (55%) são normalmente mais afetados e apresentam 1,5 vez mais possibilidades de desenvolver urólitos de oxalato de cálcio do que as fêmeas. As raças Birmanesa, Himalaia e Persa são mais propensas ao desenvolvimento da urolitíase de oxalato de cálcio, sugerindo que fatores genéticos possam contribuir para a formação de urólitos de oxalato de cálcio. O estilo de vida mais confinado desses indivíduos também tem sido relatado como um fator de risco para a urolitíase do oxalato de cálcio.[2]

A explicação para o aumento do risco de urólitos de oxalato de cálcio em gatos, de 1984 a 2002, não é clara, embora a difusão do uso de dietas acidificantes da urina, com teor de magnésio restrito, desenvolvidas para controlar os urólitos de estruvita tenha sido implicada.[10] Entretanto, muitos gatos são alimentados com dietas acidificantes, mas alguns, ainda assim, parecem desenvolver hipercalcemia, acidose metabólica e urolitíase de oxalato de cálcio. Por isso, outros fatores, como a hiperabsorção gastrintestinal ou o aumento da excreção renal de cálcio e/ou oxalato, podem ser significativos em gatos suscetíveis.

Acidose

Lekcharoensuk *et al.*[28] relataram que gatos alimentados com dietas formuladas para a produção de um pH da urina entre 5,99 e 6,15 tinham três vezes mais possibilidade de desenvolver urólitos de oxalato de cálcio. A acidúria persistente poderia estar associada à acidose metabólica leve, que promove a mobilização óssea do carbonato e do fósforo pela transferência de íons de hidrogênio. A mobilização simultânea de cálcio, com a inibição da reabsorção tubular renal do cálcio, provoca o aumento da excreção urinária de cálcio. A elevada excreção urinária de cálcio tem sido registrada em gatos clinicamente normais, alimentados com dietas suplementadas com acidificantes da urina.

Em cinco gatos com hipercalcemia e urólitos de oxalato de cálcio, a interrupção da alimentação com dietas acidificantes ou da suplementação com acidificantes da urina foi associada à normalização da concentração sérica de cálcio.

Em um estudo com gatos, a adição de um acidificante a um alimento úmido industrializado foi associada a um pequeno mas significativo aumento dos valores de SSR para o oxalato de cálcio. Entretanto, esses valores mais altos de SSR ainda estavam bem abaixo do valor do produto de formação, que é 12. Além disso, esse estudo demonstrou que é possível formular uma dieta bastante acidificante (pH médio da urina = 5,8) que reduzirá tanto a cristalização de estruvita quanto do oxalato de cálcio. Quando comparados os valores de SSR para o oxalato de cálcio ao pH urinário associado a várias dietas comerciais e experimentais, este último não pareceu ser um bom indicador de SSR para o oxalato de cálcio.

Cálcio

A hipercalciúria foi uma anomalia consistente em 10 gatos que apresentavam urólitos de oxalato de cálcio. O aumento da absorção intestinal de cálcio pareceu ocorrer em virtude do excesso de cálcio alimentar e da vitamina D ou da hipofosfatemia. O aumento da excreção renal de cálcio pode ter ocorrido com a diminuição da reabsorção tubular renal (furosemida e corticosteroides) ou com o aumento da mobilização do cálcio armazenado no corpo (acidose, hiperparatireoidismo, hipertireoidismo, excesso de vitamina D).[3]

Proteína

As dietas ricas em proteína animal são associadas à acidose, ao aumento da excreção urinária de cálcio e de oxalato e à diminuição da excreção urinária de ácido cítrico em seres humanos. O consumo de proteína animal, tanto por gatos saudáveis quanto por gatos com urolitíase de oxalato de cálcio, está associado ao aumento da ingestão de água, do volume da urina e da excreção urinária de fósforo; já a excreção de cálcio não é aumentada.[25,28] As dietas altamente proteicas (105 a 138 g/1.000 kcal) apresentaram menos do que a metade da possibilidade de serem associadas à formação de urólitos de oxalato de cálcio do que as dietas com baixo teor proteico (52 a 80 g/1.000 kcal).[28] Um estudo de caso-controle relatou que gatos alimentados com dietas pouco úmidas e de baixo teor proteico tinham mais riscos para o desenvolvimento da urolitíase de oxalato de cálcio. O tipo da proteína também pareceu demonstrar influência sobre a excreção urinária de oxalato em gatos.

Consumo de água

A depleção do volume intravascular e a concentração do volume da urina aumentam o risco para a supersaturação da urina com cálcio e oxalato. Gatos alimentados com dietas mais úmidas ficam quase 33% mais propensos ao desenvolvimento de urólitos de oxalato de cálcio do que quando comparados aos gatos alimentados com dietas com teores de umidade inferiores.

Oxalato

O excesso de consumo de oxalato alimentar (p. ex., brócolis, espinafre, nozes, morango, ruibarbo) aumentará a depuração ou o *clearance* renal de oxalato e o risco para a urolitíase em seres humanos, por isso tais alimentos devem ser evitados na alimentação de animais de estimação.

Vitamina C

Em seres humanos, embora ainda haja controvérsias, os urólitos de oxalato de cálcio têm sido relacionados com o consumo exagerado de vitamina C e com os baixos níveis de vitamina B_6. A vitamina C é transformada em ácido oxálico e excretada na urina. Os efeitos dos suplementos de vitamina C sobre as concentrações de oxalato na urina têm sido estudados em 48 gatos domésticos da raça Pelo Curto Americano. Os animais receberam, como controle, um alimento seco nutricionalmente balanceado e completo por 2 semanas, depois foram alimentados, durante 4 semanas, com uma das quatro dietas contendo 40 mg/kg, 78 mg/kg, 106 mg/kg ou 193 mg/kg de vitamina C, respectivamente. O suplemento de vitamina C de até 193 mg/kg não afetou a concentração de oxalato na urina de gatos saudáveis.

Vitamina B_6

A vitamina B_6 aumenta a transaminação do glioxilato, um importante precursor do ácido oxálico, em glicina. Assim, a deficiência de piridoxina aumenta a produção endógena (e a subsequente excreção) de oxalato. A deficiência de vitamina B_6 experimentalmente induzida resulta no aumento das concentrações de oxalato na urina e provoca a nefrocalcinose por oxalato em filhotes. Entretanto, uma forma natural de ocorrência dessa síndrome ainda não foi relatada. A suplementação com vitamina B_6 não diminui a excreção do ácido oxálico na urina, quando comparada a uma dieta contendo níveis adequados de vitamina B_6. Consequentemente, não é provável que os suplementos de vitamina B_6 sejam capazes de reduzir a excreção de ácido oxálico na urina de gatos com urólitos de oxalato de cálcio que consumam dietas com quantidades adequadas de vitamina B_6.

Citrato

A deficiência de citrato urinário é apontada como causa para o aumento do risco de oxalato de cálcio em seres humanos, uma vez que ela aumenta a disponibilidade dos íons de cálcio de se ligarem ao oxalato. A deficiência de citrato pode ser um defeito hereditário ou secundário à acidose, que promove a utilização tubular renal do citrato. Se o consumo de precursores de ácido alimentar estiver associado à hipocitratúria em gatos, o risco de urólitos de oxalato de cálcio poderá aumentar, já que o citrato é um inibidor da formação de urólitos de oxalato de cálcio.

Magnésio

O magnésio é relatado como um inibidor da urolitíase de oxalato de cálcio em outras espécies. Em gatos, dietas com baixo teor de magnésio (0,09 a 0,18 g/1.000 kcal) estão associadas ao aumento do risco da formação de urólitos de oxalato de cálcio, comparadas a dietas com teor moderado de magnésio (0,19 a 0,35 g/1.000 kcal). Reciprocamente, dietas com teor de magnésio maior que 0,36 g/1.000 kcal estão associadas ao aumento do risco de urolitíase de oxalato de cálcio.[28] O magnésio contribui para o aumento da perda de cálcio na urina, pelo aumento da concentração de cálcio no sangue e pela supressão da secreção de paratormônio.

Fosfato

A hipofosfatemia pode aumentar o risco da urolitíase de oxalato de cálcio em gatos. O risco da formação de urólitos de oxalato de cálcio foi cinco vezes maior em gatos alimentados com uma dieta contendo 0,85 a 1,76 g/1.000 kcal de fósforo do que em animais que receberam um alimento contendo 1,77 a 3,16 g/1.000 kcal de fósforo. A hipofosfatemia provocará a ativação da vitamina D_3 em calcitriol mediante a 1-alfa-hidroxilase no rim e causará o aumento da absorção intestinal e da excreção renal do cálcio. Além disso, o fosfato urinário é apontado como um inibidor da formação de urólitos de oxalato de cálcio. Por outro lado, dietas ricas em fósforo (> 3,17 g/1.000 kcal) foram relacionadas com o aumento do risco da formação de urólitos de oxalato de cálcio quando comparadas às dietas que continham níveis moderados (1,77 a 3,16 g/1.000 kcal).[28]

Sódio

Os suplementos de cloreto de sódio são apontados como causa do aumento da excreção de cálcio urinário em seres humanos. Observações semelhantes foram feitas em gatos. A ligação entre o sódio (Na) alimentar e a excreção de cálcio (Ca) urinário levou à hipótese de que as dietas ricas em sal poderiam promover a formação de oxalato de cálcio em gatos e, consequentemente, à recomendação de que as dietas desenvolvidas para o controle da DTUIF deveriam ter níveis baixos de sódio. Entretanto, embora o aumento do consumo de sódio eleve a excreção de cálcio, a concentração de cálcio não aumenta, por causa do aumento concomitante do volume da urina e da significativa redução do valor de SSR para o oxalato de cálcio (ver anteriormente, em *Efeitos do sódio alimentar sobre a excreção do cálcio urinário*). Além disso, um recente estudo epidemiológico descobriu que o aumento do sódio alimentar diminui o risco de urólitos de oxalato de cálcio em gatos.[28]

Potássio

As dietas com baixo teor de potássio demonstraram contribuir para o risco de urólitos de oxalato de cálcio.[28] As dietas ricas em potássio podem proteger o animal contra a formação de urólitos de oxalato de cálcio mediante a alteração da excreção de cálcio urinário. Isso tem se mostrado verdadeiro para seres humanos.

Controle e prevenção da recidiva

Os urólitos de oxalato de cálcio não respondem à dissolução medicamentosa. Consequentemente, os cistourólitos devem ser removidos de forma mecânica por uro-hidropropulsão ou cirurgia. Uma vez removidos, medidas preventivas são indicadas, já que o risco de recorrência é alto. As taxas de recorrência são registradas como 10,9%, com tempo médio de 20 meses. A taxa de recorrência é 1,8 vez maior em machos. Por esse motivo, os protocolos médicos são essenciais para a redução da recorrência de urólitos após a remoção.

Eliminação dos fatores de risco

Se o gato for hipercalcêmico, indica-se um trabalho médico completo para a identificação e o tratamento da causa adjacente. Em muitos casos, a causa adjacente da hipercalcemia não pode ser determinada. Se o gato for normocalcêmico, os fatores de risco para a urolitíase deveriam ser identificados e controlados. Na maioria, os alimentos secos e acidificantes não são formulados para o aumento da produção de urina e os medicamentos que promovem excreção excessiva de cálcio urinário (acidificantes urinários, furosemida etc.) deveriam ser evitados. Os animais também não devem receber nenhum petisco ou suplemento alimentar que contenha cálcio, vitamina D ou excesso de vitamina C, o que pode promover o aumento da excreção de cálcio e/ou oxalato.

Modificação da dieta

Na cristalização do oxalato de cálcio, o primeiro passo para a formação desse tipo de urólito não ocorre, a menos que a urina esteja supersaturada com esses cristaloides. Sendo assim, as dietas que promovem a produção de urina com saturação metaestável ou subsaturada com oxalato de cálcio deveriam ajudar a prevenir a recidiva desses urólitos. A dieta deveria produzir um valor de SSR significativamente menor do que 12 (o ideal é menor do que 5). O aumento do consumo de água permanece um fator importantíssimo para o controle e a prevenção da urolitíase de oxalato de cálcio.

Cálcio e oxalato

Estudos têm demonstrado claramente que as concentrações de cálcio e oxalato alimentar influenciam os valores de SSR do cálcio urinário. O consumo em excesso de cálcio e de oxalato alimentar deve ser evitado, porém as dietas de prevenção do oxalato de cálcio não devem restringir o teor de cálcio ou oxalato. A redução do consumo de qualquer um dos dois poderia aumentar a disponibilidade de outro componente para a absorção intestinal. Em um estudo com 10 gatos, a redução do cálcio alimentar não foi relacionada com o aumento da concentração de ácido oxálico urinário, mas, em outros estudos, observou-se a diminuição do risco de urolitíase de oxalato de cálcio em gatos alimentados com dietas que continham quantidades moderadas de cálcio alimentar.[25,28]

Fósforo, magnésio, potássio

O fósforo alimentar não deve ser restringido nem suplementado. A restrição grave de fosfato pode aumentar a excreção de cálcio urinário, o que contribui para a formação de urólitos. As dietas renais de baixo teor proteico não são recomendadas, pois são dietas com menor teor de fósforo. Uma vez que tanto a restrição quanto a suplementação de magnésio têm sido associadas ao aumento do risco de urolitíase de oxalato de cálcio em gatos, as dietas não devem nem restringir seriamente nem adicionar magnésio.[28]

pH urinário

Trabalhos recentes, em alguns centros de pesquisas, sugerem que o pH da urina não é um bom indicador da saturação por oxalato de cálcio em gatos saudáveis. Ainda que a acidose metabólica aumente a concentração de cálcio urinário, é impossível formular uma dieta que induza um pH entre 5,8 e 6,2 e um valor de SSR para oxalato de cálcio bem abaixo de 5, de modo a prevenir tanto a formação de cristais de estruvita quanto de oxalato de cálcio.[28]

Medicamentos e monitoramento

Os tratamentos médicos complementares à base de citrato, diuréticos tiazídicos e vitamina B_6 são recomendados em casos de cristalúria de oxalato de cálcio persistente ou urolitíase recorrente.

O citrato de potássio tem sido usado em humanos para evitar a recorrência da urolitíase de oxalato de cálcio, em virtude de sua capacidade de formar sais solúveis com o cálcio. O citrato de potássio oral aumenta o pH da urina e pode ser usado nos casos em que o pH da urina é mais ácido do que o desejado, um estado que pode contribuir para a hipocitratúria. O diurético hidroclorotiazida é usado para o tratamento de pessoas com urolitíase de oxalato de cálcio. Esse diurético tem demonstrado capacidade de reduzir a SSR de oxalato de cálcio em gatos adultos saudáveis. Entretanto, a administração de tal diurético foi relacionada com o aumento da excreção de potássio, sódio, magnésio, fósforo e cloreto, o que pode resultar na depleção de todo o organismo, se usado por muito tempo.

Controle dos urólitos renais e uretrais

Existem controvérsias com relação ao modo mais eficiente de controlar os urólitos renais e uretrais. Kyles *et al.*[29] relataram que 92% dos gatos com uretrolitíase estavam azotêmicos no momento da apresentação, 67% tinham urólitos múltiplos e 63% estavam afetados bilateralmente. A alta probabilidade do envolvimento bilateral e da concorrência da insuficiência renal e a probabilidade da recorrência limitavam a nefrectomia como opção cirúrgica. A nefrectomia provoca a inevitável destruição dos néfrons. Portanto, essa cirurgia não é recomendada, a menos que seja estabelecido com clareza que os urólitos renais estejam causando doenças clinicamente significativas. A uretrotomia pode ser indicada para os gatos com hidronefrose progressiva e com uretrólito identificável. As complicações pós-operatórias incluem as estenoses uroabdominal e uretal. Alternativamente, os urólitos de obstrução parcial podem ser controlados de maneira conservadora. O uretrólito passará para a bexiga em 30% dos gatos tratados de maneira conservadora.[29] Embora seja comumente usada em humanos, a litotripsia não foi estabelecida como um procedimento de rotina em gatos.

Fosfato de cálcio

O reconhecimento e o controle das condições contribuintes são o primeiro passo, e o mais importante, para a prevenção da urolitíase do fosfato de cálcio. O gato deve se submeter a uma avaliação para a detecção de evidências de hiperparatireoidismo primário, hipercalcemia, concentrações excessivas de cálcio e/ou fosfato na urina e de pH urinário inadequadamente alcalino (> 7,5). Também pode haver prévio tratamento alimentar e a administração de agentes alcalinos para evitar outro tipo de urólito. Se não for diagnosticado um distúrbio adjacente, os urólitos de fosfato de cálcio, de modo geral, podem ser controlados com estratégias semelhantes às usadas para a urolitíase de oxalato de cálcio. No entanto, deve-se tomar muito cuidado para evitar a alcalinização excessiva da urina, que pode ocorrer com o uso de algumas dietas para a prevenção de urólitos de oxalato de cálcio.

Urato

Fatores de risco

Os urólitos de urato são o terceiro tipo mais comum de urólitos relatados em gatos. Eles são compostos de ácido úrico e sal amônio monobásico do ácido úrico (urato de ácido amônio). Comparados aos urólitos de estruvita e ao oxalato de cálcio, sua prevalência é menor do que 6%, e não se alterou significativamente nas últimas três décadas.[3,27,30] No Canadá, 10 em 321 submissões de urato de amônio (3,1%) foram de gatos Siameses e 9 em 321 foram de Maus Egípcios (2,8%).[30] Os urólitos de urato podem aparecer em gatos com *shunts* portossistêmicos ou qualquer outro tipo de disfunção hepática grave. Eles podem estar ligados à baixa conversão de amônia em ureia, resultando na hiperamonemia. Os urólitos de urato em gatos com *shunts* portossistêmicos geralmente contêm estruvita. Os urólitos de urato também podem aparecer:

- Em gatos com infecções do trato urinário que provoquem o aumento das concentrações de amônia urinária
- Em gatos com acidose metabólica e urina altamente ácida
- Em gatos alimentados com comidas ricas em purinas, como fígado e carne de outros órgãos.

Tratamento

Os urólitos de urato podem ser amenizados por meio de dissolução alimentar, entretanto não há testes clínicos publicados sobre a eficiência de dietas para a dissolução medicamentosa dos urólitos de urato felinos. A estratégia alimentar visa à diminuição do teor de purina da dieta. Assim como o que ocorre com todos os tipos de urólito, a promoção do consumo de água e da diluição da urina com alimentos úmidos industrializados (enlatados, sachês) ou da adição de um suplemento de água ou sódio ao alimento pode ajudar a diminuir a saturação urinária.

Alcalinização da urina

A urina alcalina contém níveis baixos de amônia e íons amônio, assim a alcalinização da urina diminuirá o risco de urolitíase de urato de amônio. As dietas de base vegetal e com pouca proteína têm efeito de alcalinização, porém pode ser necessária a adição de citrato. A dose deve ser individualizada para manter o pH da urina entre 6,8 e 7,2. A alcalinização da urina acima de 7,5 deve ser evitada, uma vez que ela pode promover a formação secundária de cristais de fosfato de cálcio. Se o gato for alimentado com uma dieta de base vegetal, cuidados devem ser tomados para garantir que esta seja adequadamente balanceada, a fim de satisfazer as necessidades específicas do gato.

Inibidores da oxidase da xantina

O alopurinol, um inibidor da oxidase da xantina, é a enzima responsável pela catalisação da conversão de xantina e hipoxantina em ácido úrico e tem sido usado em outras espécies para ajudar a reduzir a excreção de urato urinário. Embora a dosagem de 9 mg/kg/dia VO tenha sido sugerida para gatos, a eficácia e a potencial toxidade do alopurinol em gatos ainda são desconhecidas e, consequentemente, seu uso em gatos não é recomendado.

Monitoramento

Durante a dissolução, o tamanho dos urólitos deve ser monitorado por meio de estudos radiográficos e/ou radiografias de contraste duplo ou ultrassonografias, de 4 a 6 semanas. Após a dissolução completa, o exame de ultrassonografia (ou cistografia de contraste duplo) é recomendado a, pelo menos, cada 2 meses durante 1 ano, visto que o risco de recorrência é alto. A eficácia da terapia preventiva também deve ser monitorada por meio da urinálise (pH, densidade específica, exame de sedimentos), a cada 3 a 6 meses.

Cistina

Fatores de risco

Os urólitos de cistina aparecem em gatos com cistinúria, um problema metabólico de nascença caracterizado pela má reabsorção tubular proximal da cistina e outros aminoácidos (ornitina, lisina arginina).[10] Até então, não foram relatadas predisposições obviamente relacionadas com o sexo ou a raça do animal, mas os gatos Siameses podem correr maiores riscos.[3,4] Na maioria dos casos, os gatos acometidos têm idade média a avançada.[1]

Controle

Os protocolos médicos que consistentemente promovem a dissolução dos urólitos de cistina em gatos ainda não foram desenvolvidos.[3] Os urólitos pequenos podem ser removidos por uro-hidropropulsão.[16] A cistotomia é necessária para a remoção de urólitos grandes. Caso a dissolução medicamentosa seja tentada, o objetivo do tratamento será reduzir a concentração de cistina na urina e aumentar sua solubilidade. Isso geralmente requer a alteração da dieta por uma com teor proteico (metionina-cistina) reduzido, em conjunto com um medicamento que contenha tiol.

Medicamentos que contenham tiol

Esses medicamentos reagem com a cistina por meio de uma reação de troca tiol-dissulfeto, resultando na formação de um complexo mais solúvel na urina do que a cistina. O N-(2-mercaptopropionil)-glicina (2-MPG) é recomendado na dosagem de 12 a 20 mg/kg, a cada 12 horas.[3]

Alcalinização da urina

A solubilidade da cistina depende do pH, sendo esta muito mais solúvel em urina alcalina. A alcalinização da urina pode ser conseguida de meio de uma dieta que contenha citrato de potássio ou de suplementação deste.

Controle

Durante a dissolução, o tamanho dos urólitos deve ser monitorado por meio de estudos radiográficos e/ou radiografias de contraste duplo ou ultrassonografias por um período de 4 a 6 semanas. Após a dissolução completa, o exame de ultrassonografia (ou cistografia de contraste duplo) é recomendado a, pelo menos, cada 2 meses durante 1 ano, uma vez que o risco de recorrência é alto. A eficácia da terapia preventiva também deve ser monitorada mediante urinálise (pH, densidade específica, exame de sedimentos), a cada 2 a 3 meses.

Xantina

Os urólitos de xantina são raros e podem aparecer devido a um problema de metabolismo da purina ou em consequência da administração do alopurinol. Na maioria dos casos, não são observados fatores de riscos. Aparentemente, não existe predisposição relacionada com raça, idade ou sexo. A estratégia alimentar visa à diminuição do teor de purina da dieta. Assim como o que ocorre com todos os tipos de urólitos, o estímulo ao consumo de água e a diluição da urina com um alimento úmido industrializado ou a suplementação de água ou sódio ao alimento podem ajudar a diminuir a saturação urinária. O tratamento com o alopurinol deve ser interrompido no controle da urolitíase do urato, já que pode funcionar como fator contribuinte para a formação de urólitos de xantina.

Sílica

Os urólitos de sílica são raros. Com base em números limitados, não existe predisposição de raças. No Canadá, os machos ultrapassaram as fêmeas em número de casos.[30] A patogênese em cães pode envolver o consumo de uma forma absorvível de sílica presente em vários alimentos, resultando na hiperexcreção da sílica urinária. Pode haver uma relação entre o grande uso de ingredientes derivados de plantas, como fibras e farelos, nos alimentos para animais de estimação. Os urólitos de sílica podem ser encontrados incidentalmente em gatos. A remoção cirúrgica é indicada caso se acredite que os sintomas da DTUIF sejam causados pelos urólitos.

Uma vez que as causas de inicialização e precipitação da urolitíase da sílica são desconhecidas, é possível apenas fazer recomendações alimentares não específicas. As recomendações empíricas são relacionadas à alteração da dieta para uma com proteínas de alta qualidade e, se possível, com quantidades reduzidas de ingredientes de origem vegetal. O consumo de água e a diluição da urina devem ser promovidos.

Urólitos mistos

Urólitos de potássio, magnésio e pirofosfato foram relatados em quatro gatos da raça Persa. No Canadá, foi analisado um total de 15 urólitos de potássio, magnésio e pirofosfato no Canadian Veterinary Urolith Center. Dois terços deles foram identificados em gatos machos. A maioria apareceu em gatos domésticos (66,7%). Havia um macho e uma fêmea da raça Himalaia, um macho e uma fêmea Persas e um macho da raça Maine Coon.

Havia nove urólitos com núcleos de oxalato de cálcio (8) ou estruvita (1) circundados por urólitos ou conchas de pirofosfato. Embora a etiologia ainda não seja conhecida, supõe-se que ela esteja ligada a alguma disfunção enzimática temporária ou permanente, causando a supersaturação da urina com pirofosfato, o que leva à cristalização do urólito. Os urólitos de sangue solidificado têm sido relatados em gatos na América do Norte. No entanto, sua etiologia continua desconhecida. Esses urólitos geralmente não contêm nenhum material mineral e um grande número deles é radiotransparente.

Uma vez que as causas de inicialização e precipitação – tanto dos urólitos de potássio, magnésio e pirofosfato quanto dos urólitos de sangue solidificado – são desconhecidas, é possível apenas fazer recomendações alimentares não específicas. As recomendações empíricas são as de alterar a dieta para uma que seja altamente digerível, com proteínas de alta qualidade e baixo teor de fibras. O consumo de água e a diluição da urina devem ser promovidos.

Urólitos compostos

Os urólitos compostos consistem em um núcleo de um tipo de mineral e um urólito ou camada externa de outro tipo de mineral. Eles se formam, pois fatores promotores da precipitação de um tipo de urólito desorganizam os fatores de precipitação de outro tipo de mineral. Alguns tipos de minerais também podem funcionar como núcleos para a deposição de outro tipo de mineral; por exemplo, todos os tipos de urólitos predispõem a infecções do trato urinário, o que pode resultar na precipitação secundária de estruvita.[3] A possibilidade de urólitos compostos destaca a necessidade do envio de urólitos para análises quantitativas, a fim de que as estratégias médicas e alimentares adequadas possam ser implantadas.

A estratégia alimentar visa controlar os fatores que levam à formação dos núcleos. Assim como o que ocorre com todos os tipos de urólitos, o consumo de água e a diluição da urina com alimentos úmidos industrializados ou a suplementação de água ou sódio ao alimento podem ajudar a diminuir a saturação urinária.

CONSIDERAÇÕES FINAIS

O estímulo do consumo de água para o aumento do volume de urina e da diurese é essencial para o tratamento de todos os gatos com sintomas de distúrbios do trato urinário inferior. Para a CIF, a diluição da urina diminui as substâncias nocivas e causadoras de irritações na bexiga. Para os tampões uretrais ou *plugs*, a diluição da urina e o aumento do volume desta também ajudarão a diminuir a concentração de material proteico e fragmentos do trato urinário.

Para a urolitíase, a diluição da urina aumenta o volume desta para uma dada carga de solutos, reduz a saturação e diminui as concentrações de cristaloides. Além disso, o aumento do volume da urina pode influenciar o tempo de trânsito dos cristais ao longo do trato urinário e, assim, reduzir o potencial para o crescimento do cristal.

A modificação da dieta é uma parte importante do tratamento para gatos com urolitíase, independentemente das causas. As recomendações alimentares específicas para cada tipo de urólito dependem de sua composição mineral. Para os gatos com urolitíase de estruvita, são necessários o controle de magnésio e a redução do pH da urina pela manipulação alimentar, a fim de obter urina subsaturada com estruvita. Para gatos com urolitíase de oxalato de cálcio, deve-se dar atenção à quantidade de precursores de cálcio e oxalato na dieta, e o objetivo é atingir valores de SSR que sejam metaestáveis. A manipulação do pH urinário não é eficiente para o controle dos urólitos de oxalato de cálcio. Para os urólitos metabólicos (cistina, xantina, urato), recomendam-se quantidades reduzidas de proteína e o pH da urina deve ser ajustado para permanecer entre neutro a alcalino.

REFERÊNCIAS BIBLIOGRÁFICAS

1. Kruger JM, Osborne CA, Goyal SM *et al.* Clinical evaluation of cats with lower urinary tract disease. J Am Vet Med Assoc. 1991;199:211-6.
2. Gerber B, Boretti FS, Kley S *et al.* Evaluation of clinical signs and causes of lower urinary tract disease in European cats. J Small Anim Pract. 2005;46:571-7.
3. Osborne CA, Kruger JM, Lulich JP *et al.* Feline lower urinary tract diseases. In: Ettinger SJ, Feldman EC (editors). Textbook of veterinary internal medicine. 5. ed. Philadelphia: WB Saunders; 2000. p. 1710-47.
4. Cannon AB, Westropp J, Ruby AL *et al.* Evaluation of trends in urolith composition in cats: 5.230 cases (1985 2004). J Am Vet Med Assoc. 2007;231:570-6.
5. Stevenson AE. The incidence of urolithiasis in cats and dogs and the influence of diet in the formation and prevention of recurrence; 2001. [doctoral thesis]. Institute of Urology and Nephrology. University College London. Londres.
6. Buffington CA, Pacak K. Increased plasma norepinephrine concentration in cats with interstitial cystitis. J Urol. 2001;165:2051-4.
7. Westropp JL, Welk KA, Buffington CA. Small adrenal glands in cats with feline interstitial cystitis. J Urol. 2003;170:2494-7.
8. Forrester SD. Evidence based nutritional management of feline lower urinary tract disease. In: Proceedings of the 24th American College of Veterinary Internal Medicine Forum; 2006. Louisville, Kentucky; 2006. p. 510-2.
9. Osborne CA, Kruger JM, Lulich JP *et al.* Feline matrix crystalline urethral plugs: a unifying hypothesis of causes. J Small Anim Pract. 1992b;33:172-7.
10. Osborne CA, Polzin D, Kruger JM *et al.* Relationship of nutritional factors to the cause, dissolution and prevention of feline uroliths and urethral plugs. Vet Clin North Am Small Anim Pract. 1996 c;10:561-81.
11. Buffington CA, Chew DJ. Intermittent alkaline urine in a cat fed an acidifying diet. J Am Vet Med Assoc. 1996a;209:103-4.
12. Albasan H, Lulich JP, Osborne CA *et al.* Effects of storage time and temperature on pH, specific gravity, and crystal formation in urine samples from dogs and cats. J Am Vet Med Assoc. 2003;222:176-9.
13. Laboto MA. Managing urolithiasis in cats. Vet Med. 2001;96:708-18.
14. McCarthy TC. Cystoscopy and biopsy of the feline lower urinary tract. Vet Clin North Am. 1996;26:463-82.
15. Lulich JP, Osborne CA, Polzin DJ *et al.* Incomplete removal of canine and feline urocystoliths by cystotomy. In: Proceedings of the 11th American College of Veterinary Internal Medicine Forum; 1993, Washington, DC; 1993a. p. 397.
16. Lulich JP, Osborne CA, Carlson M *et al.* Nonsurgical removal of urocystoliths in dogs and cats by voiding urohydropropulsion. J Am Vet Med Assoc. 1993b;203:660-3.
17. Chew DJ, Buffington CA, Kendall MS. Amitriptyline treatment for severe recurrent idiopathic cystitis in cats. J Am Vet Med Assoc. 1998;213:1282-6.
18. Gunn Moore DA, Shenoy CM. Oral glucosamine and the management of feline idiopathic cystitis. J Feline Med Surg. 2004;6:219-25.
19. Mealey KL, Peck KE, Bennett BS *et al.* Systemic absorption of amitriptyline and buspirone after oral and transdermal administration to healthy cats. J Vet Inten Med. 2004;18:43-6.
20. Robertson WG, Jones JS, Heaton MA *et al.* Predicting the crystallization potential of urine from cats and dogs with respect to calcium oxalate and magnesium ammonium phosphate (struvite). J Nutr. 2002;132:1637S-41S.
21. Kirschvink N, Lhoest E, Leemans J *et al.* Effects of feeding frequency on water intake in cats. J Vet Intern Med. 2005;19:476.
22. Devois C, Biourge V, Morice G *et al.* Influence of various amounts of dietary NaCl on urinary Na, Ca, and oxalate concentration and excretions in adult cats. In: Proceed 10th Congress Eur Soc Vet Int Med; 2000. Neuchâtel, Switzerlands; 2000. p. 85.
23. Hawthorne AJ, Markwell PJ. Dietary sodium promotes increased water intake and urine volume in cats. J Nutr. 2004;134:2128S-9S.
24. Zu H, Laflamme DP, Bartges JW *et al.* Effect of dietary sodium on urine characteristics in healthy adult cats. J Vet Intern Med. 2006;20:103.
25. Lulich JP, Osborne CA, Lekcharoensuk C *et al.* Effects of diet on urine composition of cats with calcium oxalate urolithiasis. J Am Anim Hosp Assoc. 2004;40:185-91.
26. Buranakarl C, Mathur S, Brown SA. Effects of dietary sodium chloride intake on renal function and blood pressure in cats with normal and reduced renal function. Am J Vet Res. 2004;65:620-7.
27. Houston DM, Rinkardt NE, Hilton J. Evaluation of the efficacy of a commercial diet in the dissolution of feline struvite bladder uroliths. Vet Therap. 2004;5:187-201.
28. Lekcharoensuk C, Osborne CA, Lulich JP *et al.* Association between dietary factors and calcium oxalate and magnesium ammonium phosphate urolithiasis in cats. J Am Vet Med Assoc. 2001b;219:1228-37.
29. Kyles AE, Hardie EM, Wooden BG *et al.* Management and outcome of cats with ureteral calculi: 153 cases (1984 2002). J Am Vet Med Assoc. 2005;226:937-44.
30. Houston DM, Moore AE, Favrin MG *et al.* Data on file, Canadian Veterinary Urolith Centre, University of Guelph, Lab Services, Guelph, Ontario, Canada; 2006.

46

Abordagem Nutricional na Doença Renal Crônica

Júlio César Cambraia Veado • Yves Miceli de Carvalho

INTRODUÇÃO

A abordagem nutricional da doença renal crônica (DRC) tem como objetivo alterar a concentração de nutrientes, que são passíveis de modular a velocidade de progressão da lesão renal, comprometendo o funcionamento dos néfrons. Além disso, a nutrição balanceada para o animal com DRC permite uma vida mais estável, evitando os desconfortos provocados pelos excessos de catabólitos e minerais no organismo.

Em medicina humana, técnicas dialíticas mantêm a qualidade de vida do humano com nefropatia crônica. Mesmo que esses recursos estejam à disposição em medicina veterinária, infelizmente ainda são poucos os animais que podem ser beneficiados por essas técnicas. Desse modo, as alterações dietéticas têm lugar de destaque dentro do tratamento clínico e da manutenção do paciente com DRC, podendo, inclusive, aumentar o tempo de sobrevida de animais acometidos de maneira significativa.[1]

Neste capítulo, serão discutidos os efeitos de cada elemento da dieta, o que permitirá ao clínico melhor compreensão de como é possível maximizar a qualidade da manutenção do paciente renal crônico, bem como aplicar os novos conceitos de renoproteção, que visam retardar a progressão da doença renal.

DOENÇA RENAL CRÔNICA E PRINCIPAIS CARACTERÍSTICAS DAS DIETAS RENAIS

A doença renal crônica consiste em lesão renal e perda progressiva e irreversível da função dos rins (glomerular, tubular e endócrina). Em sua fase mais avançada (chamada "fase terminal de insuficiência renal crônica"), os rins não conseguem mais manter a normalidade do meio interno do paciente.

Na verdade, o conceito de DRC se confunde com o de insuficiência real crônica (IRC), que pode ser definida como uma síndrome metabólica decorrente da perda progressiva, irreversível e geralmente lenta das funções renais (glomerular, tubular e endócrina). A IRC, portanto, é um estado, uma condição, não uma doença propriamente dita.

As dietas para nefropatas têm por objetivos minimizar a formação de catabólitos proteicos; prevenir e reduzir sinais e consequências das uremias; deter ou retardar a progressão da doença; prevenir o acúmulo de fósforo e sódio e fornecer os requerimentos calóricos por meio de fontes de gordura e carboidratos.

Assim, as dietas específicas para animais com comprometimento das funções renais são constituídas de, pelo menos, proteínas de alto valor biológico e baixos teores de sódio e fósforo. Algumas delas ainda são acrescidas de compostos que contribuem sobremaneira na manutenção do nefropata, como ácidos graxos essenciais (ômegas-3 e 6), vitaminas lipossolúveis, fibras que nutrem bactérias que consomem nitrogênio, alcalinizantes, entre outros.

Proteína

Objeto de muitos debates na literatura científica, a proteína e a possível relação dela com o desenvolvimento da doença renal em animais e seres humanos saudáveis vêm sendo cada vez mais estudadas, de modo a buscar respostas mais precisas sobre o assunto. Na revisão realizada por Martin *et al.*,[2] verificou-se que, embora a alta ingestão de proteínas continue a ser uma preocupação para a saúde em seres humanos com DRC preexistente, a literatura falha em apontar pesquisas que demonstrem relação significativa entre a ingestão de proteína e o surgimento da doença renal em indivíduos saudáveis. Além disso, evidências sugerem que as alterações da função renal induzidas pela ingestão proteica são, provavelmente, um mecanismo adaptativo normal, dentro dos limites funcionais de um rim saudável. Do mesmo modo, em cães e gatos as pesquisas existentes até o presente momento não são suficientes para justificar indicações da restrição da ingestão de proteínas na dieta de animais saudáveis adultos ou idosos, com a finalidade de preservar a função renal, consistindo em indicação com pouco respaldo científico, embora estudos a longo prazo sejam ainda importantes para obter maior esclarecimento do assunto.[2-8]

Quando se fala sobre animais que apresentam DRC, estudos indicam que a restrição de proteína também não é de valia terapêutica em animais não azotêmicos, com DRC inicial. A restrição proteica deve ser considerada em dietas para animais com DRC que apresentem azotemia e/ou proteinúria, ou seja, animais nos estágios mais avançados da doença. Uma vez que a DRC atinja a fase urêmica (fim do estágio 3/início do estágio 4 na classificação da International Renal Interest Society [IRIS]), é recomendado reduzir a ingestão de proteína, para garantir que o bem-estar do animal não seja afetado de modo adverso pela uremia.[9,10]

A eficácia da redução da ingestão de proteína como um tratamento para a proteinúria, contudo, é muito controversa para gatos. Em estudos experimentais com ratos, essa estratégia demonstrou ajudar a retardar a progressão das lesões renais, de modo que a restrição proteica foi também recomendada para as outras espécies. Entretanto, estudos com gatos falharam em demonstrar essa relação. Inclusive, alguns demonstraram que, nos casos em que a ingestão de proteína foi mais limitada, os gatos apresentaram sinais de má nutrição proteica e diminuição na albuminemia no fim do estudo. Um estudo subsequente falhou ao tentar evidenciar qualquer efeito benéfico na restrição de proteína quando a azotemia foi limitada (estágios 1 e 2 da DRC, de acordo com a classificação IRIS).[11-14]

Embora muito ainda se discuta acerca de quais os teores mais indicados de proteína na dieta dos nefropatas, é prudente respeitar o trabalho de Brenner *et al.*,[11] que, em última análise, recomendam menor ingestão de proteína aos pacientes que apresentam sinais de alterações renais. A proteína na dieta tem sua importância associada, principalmente, por ser fonte de nitrogênio e de aminoácidos essenciais. Sendo assim, pode ser fornecida em quantidade mínima necessária, por meio de uma fonte nobre, a chamada "proteína de alto valor biológico". Quanto mais estreita a relação entre o perfil de aminoácidos do alimento e a necessidade do animal, bem como sua alta digestibilidade e consequente aproveitamento, maior o seu valor biológico, o que é hoje considerado conceito de proteína ideal.

Fósforo

Quando a taxa de filtração glomerular (TFG) diminui e o consumo de fósforo se mantém igual, ocorre discrepância entre a quantidade de fosfato excretada diariamente na urina e a quantidade consumida, havendo acúmulo de fosfato no organismo, o que promove o hiperparatireoidismo e a progressão das lesões renais. Inclusive em seres humanos com ingestão alimentar semelhante, foi demonstrado que, quanto maior o nível de paratormônio e o tempo em diálise, menor é a gordura corporal nos pacientes com hiperparatireoidismo secundário grave, o que mostra que altas concentrações de paratormônio contribuem para alterações no estado nutricional nesses pacientes.[15]

Trabalhos desenvolvidos por Finco *et al.*[8] demonstraram que o excesso de fósforo leva a menor tempo de sobrevida de animais com IRC. Inicialmente, o objetivo é reduzir o consumo de fósforo, o que pode ser feito pela ingestão de alimentos pobres em fósforo, de modo a controlar a secreção de paratormônio. Estudos indicam que o uso de dietas veterinárias renais tem sido efetivo no controle dos fosfatos plasmáticos em boa parte dos casos, principalmente em gatos. Nessa espécie, inclusive, constatou-se que o uso exclusivo de dietas com restrição de fósforo reduziu a concentração plasmática de paratormônio, podendo até ser obtida a normalização dos valores desse hormônio. Nos estágios mais avançados da doença renal (estágios III e IV do estadiamento IRIS), contudo, pode ser necessário introduzir agentes quelantes do fósforo, de modo a reduzir a biodisponibilidade do fósforo alimentar, com resultados bastante satisfatórios com relação ao tempo de sobrevida dos animais acometidos. Com base nesse trabalho e em outros que comprovam que o fósforo deve ser fornecido em menor quantidade aos pacientes nefropatas, a indústria de alimentos para cães e gatos tem confeccionado os produtos para animais nefropatas, com teor considerado mínimo de fósforo.[1,8,16,17]

Sódio

A hipertensão arterial é um achado comum em cães e gatos com DRC. Além disso, tem sido implicada como um fator que contribui para a progressão da insuficiência renal. Cães e gatos com ocorrência da DRC e pressão arterial sistólica maior que 180 mmHg, quando comparados a animais com pressão arterial sistólica normal, são mais propensos a desenvolver crise urêmica, apresentar lesões de órgãos-alvo e morrer.[18-20]

A maioria das dietas destinadas a cães e gatos com DRC contém menos sódio do que os alimentos de manutenção para animais adultos. Do mesmo modo, alimentos para animais idosos tendem a conter menores concentrações desse nutriente. Essa indicação baseia-se na hipótese de que, com um parênquima renal com função reduzida, tem-se mais dificuldade em manter a homeostasia do sódio e a consequente retenção desse nutriente pode aumentar a pressão arterial sistêmica e a pressão intraglomerular, o que poderia induzir ou exacerbar as lesões renais crônicas e aumentar o risco de progressão da DRC, como verificado em humanos. Entretanto, estudos em cães e gatos, embora limitados em número e consistência, até agora não conseguiram evidenciar claramente a relação entre o aumento da ingestão de sódio e o aumento da pressão arterial sistêmica, seja em animais saudáveis adultos, seja em animais idosos ou com DRC naturalmente adquirida. Assim, algumas observações têm colocado dúvidas quanto ao valor da restrição sistemática do sódio dietético nos animais de estimação que apresentam DRC espontânea. Em modelos experimentais de hipertensão, a redução no consumo de sódio conduz ao aumento da excreção urinária de potássio e a ligeira hipopotassemia, com ativação mais pronunciada do sistema renina/angiotensina/aldosterona (SRAA); a ativação do SRAA pode provocar efeitos nocivos na função renal e exacerbar a fibrose renal em alguns modelos de doença renal felina.[21-26]

Portanto, até o presente momento, as necessidades de sódio de cães e gatos com DRC ainda não estão definidas com clareza, de maneira que as recomendações atuais indicam o uso de dietas com teores normais a ligeiramente restritos de sódio. Devem ser realizados mais estudos para determinar se a redução do sódio ingerido ajuda a minimizar o aumento crônico na pressão sanguínea arterial sistêmica, detectada na maioria dos animais com DRC, e se a restrição de sódio dietético tem efeito benéfico nos animais que recebem medicação anti-hipertensiva quanto ao grau de controle da pressão arterial conseguido.[27,28]

Energia

O combate à má nutrição em pacientes com DRC é de extrema relevância em seu manejo, principalmente nos estágios mais avançados da DRC, em que o elevado acúmulo de resíduos nitrogenados tem ação irritante para as mucosas. Animais sofrem de náuseas e vômito e tendem a perder o apetite. A energia é fundamental para a manutenção do organismo, podendo o consumo feito em quantidades insuficientes acarretar catabolismo, com consequente perda de peso, anemia e hipoalbuminemia, o que tende a agravar os sinais de uremia, reduzindo a expectativa de vida do animal.[10]

A ingestão energética do animal deverá ser adaptada às necessidades dele. Por isso, o peso e a condição corporal devem ser avaliados com regularidade. Cães e gatos necessitam de cerca de 140 kcal/kg peso corporal^{0,75}/dia para a própria manutenção.[10]

Os lipídios fornecem cerca de duas vezes mais energia que os carboidratos por grama consumido. Eles aumentam a densidade energética do alimento, possibilitando a diminuição do volume a ser administrado e, assim, a redução dos riscos de náuseas e vômito. Além disso, com os carboidratos, devem fornecer toda a energia necessária ao paciente, evitando assim que as proteínas sejam geradas como fontes de energia, o que reduz a formação de ureia, o que é altamente desejado para o paciente nefropata.

Ácidos graxos poli-insaturados ômega-3

Os ácidos graxos de cadeia longa ômega-3 [ácidos eicosapentaenoico (EPA) e docosaexaenoico (DHA)] estão contidos em maiores concentrações nos óleos de peixes marinhos de água fria. Esses ácidos graxos competem com o ácido araquidônico e alteram a produção de eicosanoides, tromboxanas e leucotrienos. A eficácia de ácidos graxos ômega-3 de cadeia curta, como os encontrados no óleo de linhaça, ainda não é conhecida. Os lipídios dietéticos impactam uma variedade de parâmetros importantes, incluindo a concentração de colesterol plasmático e a estrutura da membrana celular. No ser humano e em cães, a hipercolesterolemia e a hipertrigliceridemia são importantes fatores de risco para doença renal. Isso não parece ser o caso de gatos, pelo menos parcialmente, porque eles apresentam apenas uma pequena quantidade de lipoproteína de baixa densidade (LDL), que tem sido implicada, em sua forma oxidada, na progressão da doença renal humana. No entanto, existe um potencial em cães, e possivelmente em gatos, de alterações na estrutura da membrana celular mediante manipulações de lipídios na dieta, alterando especificamente os tipos de ácidos graxos poli-insaturados (PUFA) presentes na dieta.

A manipulação dietética mais bem estudada em cães é a alteração da relação de PUFA ômega-6 (óleos vegetais) para ômega-3 PUFA (óleos de peixe). Os PUFA ômega-6 e 3 são incorporados em fosfolipídios da membrana celular e servem como precursores de eicosanoides de grande importância na vasculatura renal, como prostaglandina E_2 e tromboxana A_2. A hipótese da modificação da relação ômega-6/ômega-3 alimentar foi aventada como um método nutricional para alterar a hemodinâmica renal em um esforço para fornecer renoproteção, limitando a hiperfiltração decorrente da má adaptação. Estudos realizados em cães com nefrectomias parciais avaliaram a suplementação de ácidos graxos ômega-3 (óleo de peixe), relataram redução da inflamação e da pressão arterial sistêmica, alteração das concentrações de lipídios plasmáticos e a preservação da função renal. Em contrapartida, uma dieta rica em PUFA ômega-6 aumentou a pressão capilar glomerular e a proteinúria e causou ritmo acelerado de declínio da TFG em modelos semelhantes de redução cirúrgica do tecido renal.[9]

O fornecimento de PUFA ômega-3 de cadeia longa (EPA e DHA) é, provavelmente, ainda mais importante em gatos que em cães, pois a enzima delta-6-dessaturase é deficiente na espécie felina. Entretanto, mais estudos são necessários para determinar se a suplementação de PUFA ômega-3 de cadeia longa é eficaz no manejo da proteinúria em gatos e para determinar seu efeito na progressão da DRC nessa espécie.

Potássio

A associação existente entre a DRC e a hipopotassemia é relativamente limitada aos gatos, ao passo que, em cães ou no ser humano, a perda de néfrons funcionais acarreta risco maior para a hiperpotassemia. Em 20 a 30% dos gatos com DRC, a adaptação funcional dos néfrons residuais conduz a perdas excessivas de potássio na urina, resultando em hipopotassemia. A correção dessas anomalias eletrolíticas é clinicamente benéfica. A hipopotassemia grave e a miopatia associada podem ser evitadas se os animais não forem alimentados com dietas acidificantes, garantindo que a dieta esteja repleta de potássio e magnésio. Para a maioria dos cães e gatos com DRC, pode ser administrada a dieta formulada para a doença renal e a utilização de suplementos de potássio não será necessária, uma vez que o problema inicial da hipopotassemia tenha sido resolvido e o animal apresente apetite novamente.[10]

Equilíbrio acidobásico

Estudos demonstraram, em gatos, que os sintomas de acidose metabólica geralmente são visíveis nos estágios mais avançados da DRC, quando os mecanismos compensatórios já não são mais eficientes em controlar a acidemia. Em estágios mais iniciais, a acidúria pode ser verificada e tende a ser mais grave quanto mais avançado for o estágio da DRC. A abordagem da acidose metabólica centra-se na administração de um agente alcalinizante por via oral (VO). A resposta do animal ao tratamento pode ser monitorada por meio de determinações sucessivas da concentração plasmática de bicarbonato, a qual deve idealmente permanecer entre os intervalos de referência fisiológicos. A escolha de um agente alcalinizante depende de diversos parâmetros:

- Palatabilidade
- Possível hipertensão (na qual os suplementos de sódio são contraindicados)
- Hipopotassemia (na qual são recomendados os sais de potássio)
- Hiperfosfatemia (nesse caso, os sais de cálcio podem ser prescritos devido à capacidade de captar o fósforo no alimento e nas secreções intestinais).

A acidose metabólica aumenta o risco de hipopotassemia, estando, desse modo, indicado um tratamento que utilize o gliconato de potássio ou o citrato de potássio.[10]

Fibras

As fibras fermentáveis surgiram recentemente no tratamento dietético da DRC. Representam uma fonte de carboidrato para as bactérias gastrintestinais, que utilizam a ureia como fonte de nitrogênio para o crescimento. Dado que a excreção de nitrogênio nas fezes aumenta de acordo com a massa bacteriana, foi sugerido que o aumento da massa bacteriana pode ajudar a reduzir a uremia. No entanto, as toxinas urêmicas clássicas, ao contrário da ureia-nitrogênio, são moléculas de tamanho médio e, assim, demasiado grandes para transpor com facilidade a barreira membranosa. Por isso, é pouco provável que essas toxinas sejam utilizadas pelas bactérias para satisfazer as suas necessidades de nitrogênio. Entretanto, as fibras fermentáveis minimizam as alterações de motilidade duodenojejunal e o decréscimo do tempo de trânsito gastrintestinal do cólon em cães com DRC, o que tende a melhorar a saúde do trato digestório e sua motilidade.[9,10]

Outros

Vitaminas E e C, taurina, luteína, licopeno, betacaroteno, flavonoides, entre outros, têm ação *antioxidante*, pois sua utilização visa minimizar o estresse oxidativo, que contribui para a progressão das lesões da DRC.[10]

Por estimular a produção de óxido nítrico – que por sua vez está relacionado com a produção do fator de relaxamento endotelial, o qual promove vasodilatação –, a *arginina* tende a auxiliar a reperfusão sanguínea capilar e reduzir a pressão glomerular.[10]

CONSIDERAÇÕES FINAIS

Pode ser necessário tentar vários diferentes alimentos antes de selecionar aquele que o animal prefere. Por vezes, é útil aquecer o alimento (no caso dos úmidos) e administrá-lo ao animal em pequenas quantidades, a intervalos muito regulares. O apetite dos animais também pode ser estimulado pela adição de substâncias aromatizantes à dieta-base. Dados obtidos em estudo brasileiro indicaram que 83% dos cães com DRC apresentavam disorexia/anorexia e 70%, êmese, ressaltando que, naqueles em que nenhum meio voluntário ou forçado de alimentação oral for suficiente para administrar a quantidade de alimento preconizada, o médico-veterinário deverá lançar mão do uso de sondas e tubos para a alimentação enteral ou, ainda, a nutrição parenteral, visando atender a demanda energética do paciente e, consequentemente, aumentando a qualidade e o tempo de vida dos animais acometidos.

REFERÊNCIAS BIBLIOGRÁFICAS

1. Elliott J. Retrospective analysis of dietary management of hyperphosphatemia in cats with CKD. Vet Focus. 2008;18:45-7.
2. Martin WF, Armstrong LE, Rodriguez NR. Dietary protein intake and renal function. Nutr Metab. 2005;2:25.
3. Lacroix M, Gaudichon C, Martin A, Morens C, Mathe V, Tome D *et al.* A long term high protein diet markedly reduces adipose tissue without major side effects in Wistar male rats. Am J Physiol Regul Integr Comp Physiol. 2004;287:R934-42.
4. Collins DM, Rezzo CT, Kopp JB, Ruiz P, Coffman TM, Klotman PE. Chronic high protein feeding does not produce glomerulosclerosis or renal insufficiency in the normal rat. J Am Soc Nephrol. 1990;1:624.
5. Robertson JL, Goldschmidt M, Kronfeld DS, Tomaszewski JE, Hill GS, Bovee KC. Long term renal responses to high dietary protein in dogs with 75% nephrectomy. Kidney Int. 1986;29:511-9.
6. McCarthy RA, Steffens WL, Brown CA, Brown SA, Ard M, Finco DR. Effects of dietary protein on glomerular mesangial area and basement membrane thickness in aged uninephrectomized dogs. Can J Vet Res. 2001;65:125-30.

7. Bovee KC. Influence of dietary protein on renal function in dogs. J Nutr. 1991;121:S128-S39.
8. Finco DR, Brown SA, Crowell WA, Navar LG. Effects of dietary phosphorus and protein in dogs with chronic renal failure. Am J Vet Res. 1992;53:2264-71.
9. Brown SA, Finco DR, Bartges JW, Brown CA, Barsanti JA. Interventional nutrition for renal disease. Clin Tech Small Anim Pract. 1998b;13:217-23.
10. Elliott J, Elliott DA. Nutritional management of feline chronic kidney disease. Vet Focus. 2008;18:39-44.
11. Brenner BM, Meyer TW, Hostetter TH. Dietary protein intake and the progressive nature of kidney disease: the role of hemodynamically mediated glomerular injury in the pathogenesis of progressive glomerular sclerosis in aging, renal ablation and intrinsic renal disease. N Engl J Med. 1982;307:652-9.
12. Nath KA, Kren SM, Hostetter TH. Dietary protein restriction in established renal injury in the rat selective role of glomerular capillary pressure in progressive glomerular dysfunction. J Clin Invest. 1986;78:1199-205.
13. Adams LG, Polzin DJ, Osborne CA, O'Brien TD. Effects of dietary protein and calorie restriction in clinically normal cats and in cats with surgically induced chronic renal failure. Am J Vet Res. 1993;54:1653-62.
14. Finco DR, Brown SA, Brown CA, Crowell WA, Sunvold G, Cooper TL. Protein and calorie effects on progression of induced chronic renal failure in cats. Am J Vet Res. 1998;59:575-82.
15. Peters BSE, Jorgetti V, Martini LA. Influência do hiperparatireoidismo secundário grave no estado nutricional de pacientes com insuficiência renal crônica. Rev Nutr. 2006;19:111-8.
16. Barber PJ, Rawlings JM, Markwell PJ, Elliott J. Effect of dietary phosphate restriction on renal 4 secondary hyperparathyroidism in the cat. J Small Anim Pract. 1999;40:62-70.
17. Elliott J, Rawlings JM, Markwell PJ, Barber PJ. Survival of cats with naturally occurring chronic renal failure: effect of dietary management. J Small Anim Pract. 2000;41:235-42.
18. Jacob F, Polzin DJ, Osborne CA, Allen TA, Kirk CA, Neaton JD *et al.* Clinical evaluation of dietary modification for treatment of spontaneous chronic renal failure in dogs. J Am Vet Med Assoc. 2002;220:1163-70.
19. Jacob F, Polzin DJ, Osborne CA, Neaton JD, Lekcharoensuk C, Allen TA *et al.* Association between initial systolic blood pressure and risk of developing a uremic crisis or of dying in dogs with chronic renal failure. J Am Vet Med Assoc. 2003;222:322-9.
20. Syme HM, Barber PJ, Markwell PJ, Elliott J. Prevalence of systolic hypertension in cats with chronic renal failure at initial evaluation. J Am Vet Med Assoc. 2002;220:1799-804.
21. Weir MR, Fink JC. Salt intake and progression of chronic kidney disease: an overlooked modifiable exposure? A commentary. Am J Kidney Dis. 2005;45:176-88.
22. Buranakarl C, Mathur S, Brown SA. Effects of dietary sodium chloride intake on renal function and blood pressure in cats with normal and reduced renal function. Am J Vet Res. 2004;65:620-7.
23. Luckschander N, Iben C, Hosgood G, Gabler C, Biourge V. Dietary NaCl does not affect blood pressure in healthy cats. J Vet Intern Med. 2004;18:463-7.
24. Xu H, Laflamme DLP, Long GL. Effects of dietary sodium chloride on health parametes in mature cats. J Fel Med Surg. 2009;11:435-41.
25. Greco DS, Lees GE, Dzendrel GS, Carter AB. Effects of dietary sodium intake on blood pressure measurements (and glomerular filtration rate) in partially nephrectomized dogs. Am J Vet Res. 1994;55:152-65.
26. Brown SA. Salt, hypertension and chronic kidney disease. Vet Focus. 2007;17:45-6.
27. Mathur S, Brown CA, Dietrich UM, Munday JS, Newell MA, Sheldon SE *et al.* Evaluation of a technique of inducing hypertensive renal insufficiency in cats. Am J Vet Res. 2004;65:1006-13.
28. Elliott DA, Lefebvre H. Chronic renal disease: the importance of nutrition. In: Pibot P, Biourge V, Elliott D (editors). Encyclopedia of canine clinical nutrition. Paris: Diffomédia; 2006. p. 267-82.

BIBLIOGRAFIA

Harte JG, Markwell PJ, Moraillon RM, Gettinby GG, Smith BHE, Wills JM. Dietary management of naturally occurring chronic renal failure in cats. J Nutr. 1994;124:2660S-2S.

Ross SJ, Osborne CA, Kirk CA, Lowry SR, Koehler LA, Polzin DJ. Clinical evaluation of dietary modification for treatment of spontaneous chronic kidney disease in cats. J Am Vet Med Assoc. 2006a;229:949-57.

PARTE 7

Cuidados com Neonatos e Filhotes

Maria Lúcia Gomes Lourenço

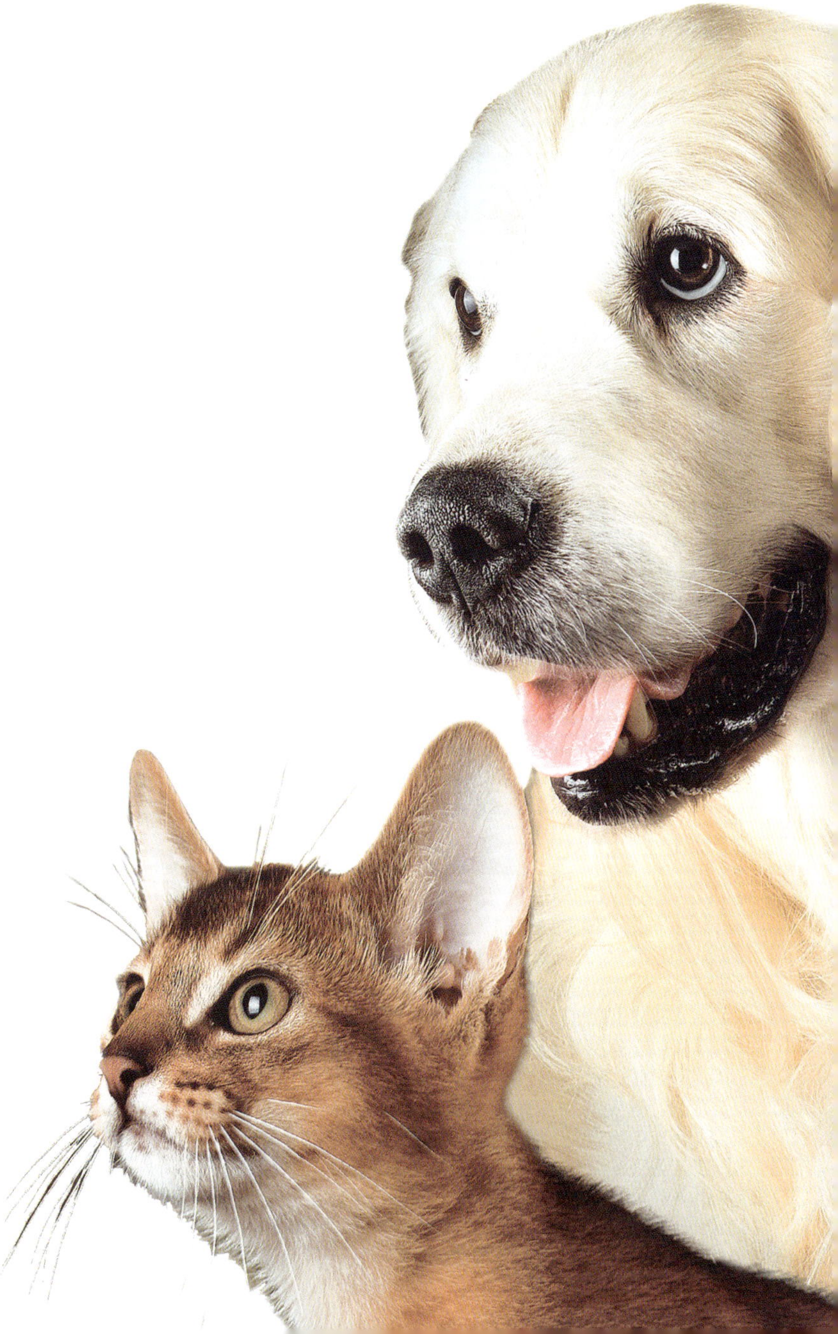

47

Introdução à Neonatologia

Maria Lúcia Gomes Lourenço • Helena Ferreira

CONCEITO SOBRE NEONATOLOGIA

A determinação do período neonatal é cercada de controvérsias, podendo ser o intervalo desde o nascimento até a queda do cordão umbilical ou até o momento em que o filhote abre os olhos. Alguns autores ainda acreditam que o filhote seja neonato até o momento em que adquire competência imunológica adequada ou maturidade hepática próxima à de um animal adulto. No entanto, a tendência atual é considerar o período neonatal como aquele em que o filhote ainda depende da mãe para sobreviver, sendo, em média, 15 a 30 dias, dependendo da literatura consultada. Além disso, nessa fase, os sistemas orgânicos estão em processo de amadurecimento anatômico-fisiológico, o que, gradativamente, torna o filhote apto a sobreviver sem os cuidados maternos. O desenvolvimento do filhote ocorre nos primeiros 15 dias de vida, seguido de um período de transição (15 a 30 dias), de socialização (4 a 12 semanas) e juvenil (12 dias) até a puberdade.[1,2]

A neonatologia é um ramo da esquiminiatria veterinária (do grego *skimnos* = animal jovem; *iatros* = médico) que se dedica aos cuidados com o neonato, aos aspectos fisiológicos e às afecções neonatais propriamente ditas. Para o clínico de pequenos animais, as doenças neonatais representam um grande desafio, pelas consideráveis perdas neonatais (em torno de 20 a 30%), pela imaturidade fisiológica e imunológica (que torna o neonato particularmente sensível ao ambiente, aos agentes infecciosos e parasitários) e pela sintomatologia clínica comum às diversas afecções.[2,3]

A neonatologia tem apresentado um grande avanço nos últimos 20 anos, e a trajetória rumo ao conhecimento neonatal vem passando por algumas modificações ao longo dos anos. Mudanças de alguns paradigmas como gonadectomia precoce ou tardia, crescimento, desenvolvimento comercial de diferentes raças, tipos de partos (cesarianas eletivas programadas) e um rápido crescimento e desenvolvimento da biotecnologia da reprodução tem exigido cada vez mais conhecimento no que diz respeito ao filhote recém-nascido. Não apenas o clínico ou o especialista em reprodução de pequenos animais deve ser instruídos sobre os cuidados com os neonatos, mas também a equipe de apoio de clínicas e hospitais veterinários podem beneficiar-se de uma revisão periódica dos princípios básicos da assistência clínica neonatal.[4]

Por um lado, a investigação diagnóstica no paciente neonato envolve aspectos complexos (exame minucioso do filhote, da mãe e da ninhada), de difícil manejo (dificuldade de manipulação, auscultação) e limitações impostas pelos meios diagnósticos de exploração – como análises laboratoriais, ultrassonografias e exames radiográficos e eletrocardiográficos.[2] Por outro lado, os avanços tecnológicos atuais –como o desenvolvimento de medidores portáteis capazes de analisar grande gama de componentes bioquímicos e hematológicos com apenas uma gota de sangue, biomarcadores precoces de diversas afecções clínicas, equipamentos de imagem que permitem análises com grande acurácia, testes diagnósticos para detecção de doenças geneticamente determinadas e procedimentos cirúrgicos minimamente invasivos – favorecem o diagnóstico. Uma anamnese detalhada que envolva aspectos referentes a gestação (anteriores e atual), desenvolvimento do parto, lactação, vacinação e vermifugação, assim como as afecções maternas pregressas, também auxiliam no diagnóstico das principais afecções neonatais.

CUIDADOS COM O NEONATO

Escolha dos pais

Os cuidados com o neonato iniciam-se antes mesmo do nascimento, com a escolha adequada dos progenitores. O nascimento de um neonato saudável depende de aspectos relevantes que devem ser avaliados antes da gestação, como condições de idade; saúde física e psíquica dos progenitores; idade da fêmea (início da vida reprodutiva, geralmente a partir do terceiro cio ou 18 meses); histórico reprodutivo (ninhadas anteriores, lactação, cesarianas, distocias, instinto materno apurado ou deficitário, filhotes com malformações); cruzamentos criteriosos; nutrição adequada para a gestante (evitar desnutrição); plano completo de vacinação (sempre previamente ao processo reprodutivo); controle de parasitoses internas e externas; exercícios físicos moderados; ambiente adequado; e exames complementares de triagem (hemograma, urinálise, perfil bioquímico, coproparasitológico), sorológicos e de reações em cadeia da polimerase (PCRs) (herpesvirose, brucelose, cinomose, hemoparasitoses). A análise criteriosa para identificação de afecções com caráter genético (que já foram identificadas acima de 700 doenças genéticas em cães de diferentes raças) e/ou congênito (malformações),* bem como alterações de comportamento e índole, deve ser realizada no momento da escolha dos possíveis reprodutores.[3,5]

Fatores como habilidade materna, facilidade no parto, número de filhotes, reabsorção embrionária, abortamentos, mortalidade neonatal, viabilidade neonatal, qualidade do sêmen e longevidade podem ser transmitidos geneticamente com taxa de herdabilidade em torno de 35%, em que tanto os machos quanto as fêmeas podem transmitir essas características para os descendentes.[6]

Os painéis genéticos importados podem ser comercialmente adquiridos (para cães: Wisdon®, Embark®, DNA My Dog®; para gatos: Besepaws®, HomeDNA®, EasyDNA Animal®, DDC Veterinary®, Live Well Testing®) ou enviados a laboratórios específicos para identificação de marcadores genéticos, sendo útil para criadores. Cada teste vem com um *swab* de coleta (amostras de mucosa oral) e instruções sobre como coletar corretamente o DNA do animal. As instruções do fabricante devem ser criteriosamente seguidas, como jejum hídrico e alimentar por duas horas antes da coleta e evitar o contato com outros animais durante o mesmo período, a fim de evitar possível contaminação cruzada; higienização da superfície oral por 20 segundos a 1 minuto antes da coleta e envio ao laboratório. As amostras são processadas e o DNA, extraído e comparado aos de um banco de dados. Um algoritmo é então criado e, em seguida,

---

*N. do A.: O leitor é encorajado a buscar mais informações sobre as doenças genéticas hereditárias nos *links*: https://omia.org/home/ e http://www.hsvma.org/assets/pdfs/guide-to-congenital-and-heritable-disorders.pdf (*Guide to congenital and Heritable disorders in dogs*), e também a realização de painéis de triagem genética.

um gráfico sobre a raça específica, gerado. Importante ressaltar que mesmo que uma variante genética, ou uma mudança na estrutura típica de um gene, apareça nos resultados, isso não implica necessariamente o desenvolvimento da doença associada. Nem todas as variantes genéticas resultam em uma mudança na forma como os genes se comportam, e variantes gênicas se comportam de forma diferente em cada raça, então não é possível prever como afetarão o animal. Se os resultados do painel genético de determinada doença mostram que há uma variação do gene, especialistas em genética animal devem ser consultados afim da interpretação e conduta clínica frente a esses resultados (Quadro 47.1).

QUADRO 47.1 Marcadores genéticos para doenças hereditárias em raças de cães e gatos.

Cães	
Atrofia progressiva de retina **Golden Retriever, Setter Irlandês, Greyhound**	Hipoplasia de esmalte dentário **Greyhound, Samoieda**
Catarata hereditária **Pastor Australiano**	Leucoencefalomielopatia
Catarata juvenil hereditária **Boston Terriers, Staffordshire Bull Terriers, Bulldog Francês**	Leucoencefalomielopatia **Dogue Alemão, Rottweiler**
Chondrodistrofia	Luxação de cristalino primária **Terriers e outras raças**
Cistinúria tipo I-A **Labrador**	Mielopatia centronuclear
Colapso induzido por exercício **Labrador**	Mielopatia degenerativa
Condrodistrofia e condrodisplasia **Bulldog Francês, Bichon**	Mielopatia degenerativa **Boxer, Bulldog, Bulldog Francês, Pastor-Alemão, Setter Irlandês, Labrador e Rottweiler**
Deficiência de adesão de leucócito canino **Pastor-Alemão**	Miopatia centronuclear **Labrador**
Deficiência de piruvatoquinase **Beagle, Labrador, Pug, West Highland White Terrier**	Miopatia hereditária **Dogue Alemão**
Deficiência do fator de coagulação VII **Beagle**	Miopatia miotubular ligada ao cromossomo X **Rottweiler**
Deficiência do fator de coagulação VIII (Hemofilia A) **Boxer, Pastor-Alemão, Bichon**	Miopatia tubular ligada ao cromossomo X **Labrador**
Deficiência seletiva de vitamina B12 (síndrome de Imerslund-Gräsbeck) **Beagle, Border Collie, Setter Irlandês**	Mucopolissacaridose VII **Fox Paulistinha, Pastor-Alemão**
Degeneração cerebelar cortical neonatal **Beagle**	Narcolepsia de Labradores
Degeneração macular da retina (células do cone) **Pointer Alemão, Malamute do Alasca, Husky Siberiano, Pastor Australiano, Labrador**	Narcolepsia **Labrador**
Displasia ectodérmica hipohidrótica **Pastor-Alemão**	Neutropenia cíclica ou síndrome do Collie cinza **Border Collie**
Displasia esquelética 2 **Labrador**	Osteocondrodisplasia e doença de disco intervertrebal
Disrafismo espinal **Weimaraner**	Osteocondrodisplasia **Poodle miniatura**
Distrofia das células do cone **American Staffordshire, American Pit Bull Terrier**	Osteogenesis imperfecta **Dachshund**
Distrofia neuroaxonal **Rottweilers**	Paraqueratose nasal hereditária **(Labradoodles), Labrador**
Doença de Addison juvenil	Polineuropatia com ocular Anormalidades e vacuolação neuronal **Rottweilers, Black Russian Terriers**
Doença de Von Willebrand **Fox Paulistinha**	Polineuropatia **Malamute do Alasca**
Encefalopatia hepática **Husky siberiano**	Retinopatia multifocal canina 1 **Fox Paulistinha, Bulldog**
Encefalopatia neonatal convulsiva **Standard Poodles, Labradoodles, Goldendoodles**	Retinopatia multifocal canina tipo 1 **Bulldog Francês, Bichon**
Fenda palatina	Retinopatia multifocal canina tipo 2
Fenda palatina e sindactilia	Retinopatia multifocal canina tipo 3
Gangliosidose Shiba	Síndrome de Musladin-Lueke **Beagle, Border Collie**

(*continua*)

QUADRO 47.1 Marcadores genéticos para doenças hereditárias em raças de cães e gatos. *(Continuação)*

Cães	
Glaucoma de ângulo aberto **Beagle**	Síndrome miastênica congênita **Labrador**
Hiperuricosúria **American Staffordshire, American, Pit Bull Terrier, Bulldog, Bulldog Francês, Pastor-Alemão, Labrador e Weimaraner**	Suscetibilidade à encefalite **Pug**
Hipomielinização **Weimaraner**	Suscetibilidade ao glaucoma primário de ângulo fechado **Greyhound**
Gatos	
Atrofia progressiva de retina **Persa**	Doenças do estoque de glicogênio tipo IV **Norwegian Forest**
Miocardiopatia hipertrófica **Maine Coon, Ragdoll**	Doença do rim policístico **Sagrado da Birmania**
Atrofia progressiva de retina b **Bengal**	Deficiência de piruvatoquinase **Abssínio, Bengal, Pelo curto doméstico, Maine Coon, Norwegian Forest, Savannah, Singapura, Somali**
Hipopotassemia **Sagrado da Birmania**	Síndrome miastênica congênita **Sphynx e Devon Rex**
Gangliosidose GM2 **Sagrado da Birmania, Korat**	Atrofia muscular espinal **Maine Coon**

*Coleta por escova interdental (mucosa oral). **Coleta com *swab* oral.

Maior sobrevivência neonatal é observada quando a gestação ocorre entre 2 e 4 anos nas cadelas, e em ninhadas com dois a cinco filhotes. Em um estudo recente que analisou 146 cadelas de 84 raças distintas, constatou-se que, com o avanço da idade, ocorreu decréscimo de 0,13 filhotes por ninhada. Para cada ano de idade gestacional da cadela, a gestação aumenta em 0,11 dias. Em relação à raça, Greyhounds, apresentaram prenhez prolongada quando comparada a outras raças.[7]

Nas gatas, a sobrevivência torna-se maior a partir da quinta gestação. Fatores como obesidade, nascimento de apenas um filhote ou mais de cinco e idade avançada da fêmea não são recomendáveis para o acasalamento após 6 a 8 anos pois podem elevar a mortalidade.[1,8,5] Portanto, para um procedimento reprodutivo bem-sucedido e nascimento de neonatos saudáveis, deve-se levar em consideração o escore corporal adequado da fêmea (em torno de cinco, em uma escala de 0 a 10), a vacinação, a vermifugação e a escolha de um macho padreador de qualidade (exames andrológicos para atestar a fertilidade adequada), em bom estado de saúde e fértil, visando otimizar a reprodução. Exames pré-acasalamento devem ser realizados, bem como sorologia para brucelose canina, conforme descrito anteriormente.[5,7]

Fêmea gestante

Aspectos fisiológicos da gestante

O período gestacional (cadela: 56 a 70 dias; gata: 58 a 67 dias) caracteriza-se pelo momento em que ocorrem diversas modificações fisiológicas significativas no organismo da fêmea. As influências hormonais do eixo hipotalâmico-hipofisário-ovariano (progesterona, estrógenos, prolactina, relaxina) alteram o metabolismo geral, fazendo com que a fêmea gestante apresente uma série de características fisiológicas peculiares.

As alterações respiratórias caracterizam-se pelo aumento do volume por minuto (70%), da frequência respiratória (15%) e do volume corrente (40%), levando a um aumento em cerca de 70% da ventilação pulmonar incrementada por dor, ansiedade e desconforto durante o trabalho de parto. A redução da capacidade residual respiratória (20%) ocorre pelo deslocamento do diafragma e dos pulmões pelo crescimento fetal no decorrer da gestação. A ação da progesterona no sistema respiratório também promove redução da resistência pulmonar, devido ao relaxamento da musculatura brônquica. A fêmea gestante, quando submetida à anestesia inalatória, entra em plano anestésico mais rápido. Os valores hemogasométricos durante essa fase diferem dos valores de referência, considerando que, na gestante, os níveis da pressão parcial de oxigênio são maiores, os de dióxido de carbono são menores e o pH tende para alcalino.[9,10]

Em relação ao sistema cardiovascular, durante a gestação, há aumento do volume sanguíneo e plasmático em cerca de 30 a 40%, assim como da frequência cardíaca, pela liberação das catecolaminas em resposta à dor. Aumento do débito cardíaco em 30 a 50% e redução da reserva cardíaca refletem menor possibilidade de compensação das modificações impostas durante a gestação. A compressão da veia cava caudal e da artéria aorta pelo útero reduz o retorno venoso, o débito cardíaco e a pressão durante o parto. Esse fato deve ser levado em consideração no posicionamento da fêmea gestante (decúbito dorsal) durante o procedimento de cesariana.[9,10]

As alterações gastrintestinais durante essa fase também são observadas ao longo do progresso da gestação, como diminuição do tempo de esvaziamento gástrico, aumento das secreções ácidas, diminuição do tônus do esfíncter esofágico e aumento da pressão intragástrica com deslocamento cranial do estômago pelo aumento do útero. A gestante apresenta redução do apetite no período prodrômico do parto e maior predisposição a regurgitação e aspiração do conteúdo regurgitado.[9,10,11] Um aspecto hormonal importante durante a gestação diz respeito a resistência à insulina exógena em cadelas que apresentam diabetes *mellitus*. Esse fato ocorre devido à ação antagônica da progesterona e do hormônio do crescimento em relação à insulina.

Quanto à fisiologia renal, há um aumento da taxa de filtração e retenção de sódio promovidos pelo aumento do volume plasmático. Ocorre também retenção de potássio e cálcio. A retenção de eletrólitos vem acompanhada do aumento do volume hídrico em espaços extracorporais. O volume plasmático começa a sofrer elevação no início da gestação e persiste por todo o período, favorecendo a elevação do volume sanguíneo.[11]

O hemograma também exibe particularidades, como anemia fisiológica pela redução do hematócrito, hemoglobina e proteína plasmática em decorrência do aumento do volume plasmático, fenômeno observado a partir do 21° dia de gestação. Um estado de hipercoagulabilidade pelo aumento no número de plaquetas, dos fatores de coagulação e do fibrinogênio plasmático pode predispor a gestante a risco maior de desenvolvimento de tromboembolismo.[10,11]

O conhecimento das alterações fisiológicas que ocorrem durante o período gestacional é importante, uma vez que qualquer afecção materna pode comprometer a saúde dos fetos e/ou dos neonatos (Quadro 47.2).

Aspectos nutricionais da gestante

A alimentação da fêmea gestante deve ser de boa qualidade, pois seu apetite aumenta consideravelmente. Durante a gestação, há aumento do peso corporal em 15 a 25%, do metabolismo energético em 30 a 40% e do aproveitamento materno de alimento em 10 a 30%. Na cadela, os requerimentos energéticos permanecem semelhantes aos níveis de manutenção até por volta do segundo terço da gestação (3 últimas semanas). No último terço, há um acréscimo considerável de 30 a 60% acima das necessidades de manutenção devido à alta demanda de crescimento fetal, contudo, durante o fim da gestação, tendem a ingerir menos alimento. As necessidades calóricas e o ganho de peso corporal nas gatas gestantes aumentam de modo linear a partir da concepção até o parto. O acréscimo energético da gata encontra-se 25 a 50% acima dos valores de manutenção. As necessidades proteicas também se elevam 40 a 70% durante a gestação, sendo a ingestão mínima na cadela de 6,3 g por 100 kcal.[1,5,12]

Antes do nascimento, os requerimentos nutricionais específicos influenciam a sobrevivência e a saúde neonatal. Durante a gestação e a lactação, as necessidades nutricionais de lipídios e ácidos graxos essenciais, como ácido linoleico e alfalinoleico, são elevadas. A deficiência de ácidos graxos poli-insaturados essenciais pode induzir partos prematuros, desenvolvimento placentário insuficiente e diminuição do tamanho da ninhada. Filhotes nascidos de fêmeas alimentadas durante a gestação com dietas ricas em ácido decosa-hexaenoico (DHA, 22:6n-3) e docosapentanoico (DPA,22:5n-6) apresentam melhor capacidade cognitiva, de memória e de visão.[1,5,12] Filhotes oriundos de mães com baixo escore corporal frequentemente apresentam-se abaixo do peso esperado para a idade gestacional e, como consequência, com baixo peso ao nascimento, menor taxa de crescimento e maior mortalidade.

As necessidades da cadela em relação ao cálcio e ao fósforo para mineralização óssea aumentam um pouco durante a gestação, mais especificamente no terço final dela. De forma geral, as necessidades orgânicas desses minerais normalmente são obtidas com nutrição adequada, não sendo recomendadas suplementações.[12]

A suplementação com cálcio no fim da gestação, principalmente em raças de pequeno porte, predispõe a hipocalcemia. A administração abusiva de cálcio promove inibição da secreção de paratormônio ou hormônio paratireóideo (PTH), favorecendo a ocorrência de hipocalcemia pré ou pós-puerperal, em vez de preveni-la. Essa inibição impossibilita a mobilização rápida de cálcio nos momentos em que este é mais necessário, como durante o parto e no pico de lactação. Portanto, a suplementação com cálcio durante a gestação traz alguns inconvenientes, como fetos grandes e hipocalcemia pós-parto (alteração do controle endócrino).[1,5,12]

O fornecimento de dieta equilibrada e de boa qualidade durante a gestação minimiza a necessidade de suplementações minerais, proteicas ou mesmo energéticas. O aumento da ingestão calórica na cadela ocorre apenas no último terço da gestação, sendo o acréscimo precoce de nutrientes ou da quantidade de alimento fornecido ao início da gestação algo indesejável e não isento de complicações. Excesso de proteína dietética é incriminado na síndrome do filhote nadador e dietas excessivamente ricas podem induzir obesidade fetal e materna, acarretando problemas durante o parto (distocia). Por outro lado, a desnutrição materna durante essa fase influencia o desenvolvimento e o crescimento fetal, a deflagração do trabalho de parto e a lactação, além do nascimento de filhotes fracos, abaixo do peso corporal e hipoglicêmicos.[5,12]

De maneira geral, os aspectos alimentares práticos durante a gestação resumem-se a: fornecimento de dieta comercial apropriada para reprodução e lactação, contendo 29 a 32% de proteínas de origem animal, 18% de lipídios, 20 a 30% de carboidratos, vitaminas, minerais e ácidos graxos; aumento da ingestão de alimentos a partir da quinta ou sexta semanas de gestação na cadela** e na gata*** e das necessidades hídricas (requerimento hídrico em mℓ/dia equivalentes aos energéticos em kcal) (Quadros 47.3 e 47.4); acompanhamento do ganho de peso corporal (15 a 25% ao fim da gestação em cadelas).[12]

Como instruções práticas sobre a nutrição para fêmeas durante essa fase tão peculiar da vida de um animal, podem-se citar dietas com densidade energética que propiciem um desenvolvimento fetal adequado e a manutenção da lactação, ou seja, próxima de um nível nutricional ótimo; elevação do fornecimento de alimentos (cadelas: 1,25 a 1,5 vez a manutenção prévia ao cruzamento; gatas: 2 a 2,5 vez a manutenção prévia

QUADRO 47.2 Alterações fisiológicas durante a gestação.

Respiratórias
- Aumento de volume por minuto (70%)
- Aumento da frequência respiratória (15%)
- Aumento do volume corrente (40%)
- Aumento da ventilação pulmonar (70%)
- Aumento do consumo de O_2 (20%)
- Diminuição da capacidade residual

Cardiovasculares
- Aumento dos volumes sanguíneo e plasmático (30 a 40%)
- Aumento da frequência cardíaca, volume de ejeção e débito cardíaco
- Aumento do débito cardíaco (30 a 50%)
- Vasodilatação
- Diminuição da resistência vascular periférica e da pressão arterial sistêmica

Gastrintestinais
- Aumento da secreção de gastrina
- Diminuição do pH da secreção gástrica, motilidade gástrica
- Aumento da pressão intragástrica e do tempo de esvaziamento gástrico
- Diminuição do tônus do esfíncter esofágico

Hematopoéticas
- Diminuição do hematócrito, hemoglobina e proteína plasmática
- Aumento do número de plaquetas, fatores de coagulação, fibrinogênio e volume plasmático

Renais
- Aumento da taxa de filtração glomerular
- Aumento de retenção de sódio (início da gestação), de potássio e cálcio
- Decréscimo da osmolaridade plasmática com o progredir da gestação
- Aumento da retenção hídrica

Nutricionais
- Aumento do peso corporal (25 a 55%)
- Aumento do metabolismo energético (30 a 40%)
- Aumento do aproveitamento de alimentos (10 a 30%)
- Redução de apetite próximo ao parto

Neurológicas
- Aumento das endorfinas circulantes

**N. do A.: Cálculo das necessidades energéticas para cadelas no fim da gestação (último terço): energia metabolizável no terço final da gestação (Kcal) = necessidades de manutenção (132 kcal × $kg^{0,75}$ de peso corporal) + 26 kcal × peso corporal.

***N. do A.: Cálculo das necessidades energéticas para gatas no fim da gestação: 140 kcal/$kg^{0,67}$ de peso corporal.[13]

QUADRO 47.3 Necessidades energéticas médias durante o crescimento e reprodução em cães.

Filhotes	Idade	Requerimentos energéticos
	Neonatos	25 kcal/100 g PV
	Até 50% peso de adulto	210 kcal/$kg^{0,75}$ PV
	50 a 80% peso de adulto	175 kcal/$kg^{0,75}$ PV
	80 a 100% peso de adulto	140 kcal/$kg^{0,75}$ PV
Cadelas	**Fase reprodutiva**	**Requerimentos energéticos**
Gestação	Primeiras 4 semanas	132 kcal/kg $PV^{0,75}$
	Últimas 5 semanas	132 kcal/kg $PV^{0,75}$ + 26/kg PV
Lactação	Lactante	**Kcal**
	1 a 4 neonatos	145/kg $PV^{0,75}$ + 24n × kg PV × L
	5 a 8 neonatos	145/kg $PV^{0,75}$ + (96 + 12n) × kg PV × L

PV: peso vivo em kg; n: número de filhotes; L: fator de correção para o estágio de lactação = 0,75 na semana 1 de lactação; 0,95 na semana 2; 1,1 na semana 3; 1,2 na semana 4. (Fonte: *Nutritional Guidelines for Complete and complementary pet food for cats and dogs*. Fédération Européenne de líndustrie des aliments pour aimaux familiers; 2017.)

QUADRO 47.4 Necessidades energéticas médias durante o crescimento e reprodução em gatos.

Filhotes	Idade	Requerimentos energéticos
	Até 4 meses	2 a 2,5 × (100 kcal/$kg^{0,67}$ PV)
	4 a 9 meses	1,75 a 2,0 × (100 kcal/$kg^{0,67}$ PV)
	9 a 12 meses	1,5 × (100 kcal/$kg^{0,67}$ PV)
Gatas	Fase reprodutiva	Requerimentos energéticos
Gestação	140 kcal/$kg^{0,67}$ PV	
Lactação	< 3 neonatos	100 kcal/$kg^{0,67}$ + 18 × kg PV × L
	3 a 4 neonatos	100 kcal/$kg^{0,67}$ + 60 × kg PV × L
	> 4 neonatos	100 kcal/$kg^{0,67}$ + 70 × kg PV × L

L: 0,9 nas semanas 1 a 2 de lactação; 1,2 nas semanas 3 a 4; 1,1 na semana 5; 1 na semana 6; e 0,8 na semana 7. (Fonte: *Nutritional Guidelines for Complete and complementary pet food for cats and dogs*. Fédération Européenne de líndustrie des aliments pour aimaux familiers; 2017.)

ao cruzamento) somente a partir da quinta ou sexta semanas de gestação na cadela, dividindo a dieta em várias porções na tentativa de minimizar riscos de timpanismo, vômito, regurgitação. O ganho de peso durante a gestação não deverá exceder 15 a 25% do peso previamente à gestação e 5 a 10% após o parto, a fim de que seja possível a manutenção da lactação. [13]

Administração de fármacos durante a gestação

As alterações maternas fisiológicas contribuem muito para os efeitos nocivos dos medicamentos no período gestacional. Deve-se considerar que o sistema orgânico materno apresenta diversas características farmacocinéticas alteradas durante a gestação, e que o tipo de placenta (endoteliocorial), diferente nas diversas espécies, determina o grau de exposição do feto às substâncias.[14-16]

Durante a gestação, a repleção gástrica e o transporte intestinal são mais lentos, o que propicia maior absorção de fármacos pela via enteral. A distribuição dos fármacos está acrescida, pois a fêmea gestante apresenta incremento hídrico paralelo à redução na concentração das proteínas plasmáticas, transportadoras de fármacos.[14]

Elevação da frequência e do débito cardíacos, com maior volume plasmático, aumenta o fluxo sanguíneo ovariano e uterino, expondo os fetos a altas concentrações de qualquer fármaco disperso no espaço vascular. Observa-se também que há aumento do consumo de oxigênio e da frequência respiratória, propiciando maior absorção pela via inalatória.[15]

A redução da biotransformação hepática dos fármacos, tanto na fase I quanto na fase II, assim como o aumento dos depósitos de gordura que representam um reservatório para esses agentes, favorece a liberação no fim da gestação, atingindo tanto a mãe quanto o feto.[16]

A gestação afeta de modo mais intenso a excreção renal, via mais importante para a eliminação de grande parte dos fármacos do organismo. Com o aumento do fluxo sanguíneo renal e a taxa de filtração glomerular, o processo de eliminação dos medicamentos ocorre mais rapidamente nas gestantes. Os riscos teratogênicos de alguns fármacos, sobretudo nos primeiros 20 dias – fase em que a gestação pode passar despercebida –, dependem do produto utilizado e também da dose e do tempo de administração.[2] Os períodos críticos durante a gestação para a administração de fármacos são os primeiros 20 dias (embrioletalidade), de 20 a 35 dias (teratogênese) e acima de 35 dias (toxicidade fetal)[17] (Figura 47.1).

Grande parte dos fármacos é classificada em cinco categorias, de acordo com a segurança de sua utilização durante a gestação:

- A: provavelmente seguro, embora os estudos específicos não possam comprovar a segurança de todos os fármacos em cães e gatos. Não existem relatos sobre efeitos indesejáveis em animais de laboratórios ou em mulheres
- B: seguro se utilizado com cautela. Estudos em animais de laboratório referem algum risco, mas problemas específicos não foram identificados em cães e gatos. Esses fármacos somente são seguros se utilizados por breve período
- C: representam risco em potencial. Estudos em animais de laboratório demonstram que esses fármacos são nocivos e causam efeitos indesejáveis em mulheres e em cães e gatos. Esses fármacos devem ser utilizados somente em última instância ou quando os benefícios justificarem os riscos
- D: contraindicados, pois causam malformações congênitas e embriotoxicidade. Esses fármacos são tóxicos ao feto ou à gestante. Na maioria dos casos, um fármaco mais apropriado deve ser utilizado em vez destes
- X: evidência comprovada de risco fetal. Contraindicado durante a gestação.[12]

Por conseguinte, a escolha do medicamento durante a fase gestacional deve basear-se na categoria em que ele se encontra em relação a sua segurança. A escolha de fármacos da categoria A é a mais indicada, tendo-se em mente o risco *versus* benefício em todas as ocasiões.[11]

Dentre os fármacos que podem ser utilizados no período gestacional com segurança estão inclusos os antibióticos, como as penicilinas e seus derivados, e as cefalosporinas. Antibióticos como as tetraciclinas, os aminoglicosídios, as sulfonamidas, as quinolonas e os agentes fungicidas são totalmente contraindicados durante a gestação.[14-17]

A utilização de analgésicos durante a gestação é, muitas vezes, requerida e deve ser realizada com cautela. Não existem estudos comprovando segurança, eficácia ou efeitos adversos dos anti-inflamatórios não esteroidais mais recentes na gestação em medicina veterinária (meloxicam, carprofeno, deracoxibe, ácido tolfenâmico, cetoprofeno).[15-16] Os anti-inflamatórios (esteroides e não esteroides) são, portanto, contraindicados na gestação.[9] Com base em estudos realizados em humanos, a administração de analgésicos opioides por curtos períodos não ocasiona problemas, entretanto, seu uso a longo prazo pode resultar em efeitos adversos para o feto. A vacinação (3 meses antes do proestro), a vermifugação (1 mês antes do proestro) e a eliminação de ectoparasitas devem ser realizadas antes do processo reprodutivo. A escolha do fármaco durante a gestação deve ser realizada mediante o conhecimento da fisiologia gestacional, da fase gestacional e levando em consideração os riscos e benefícios de tal opção (Quadros 47.5 e 47.6).[14-16]

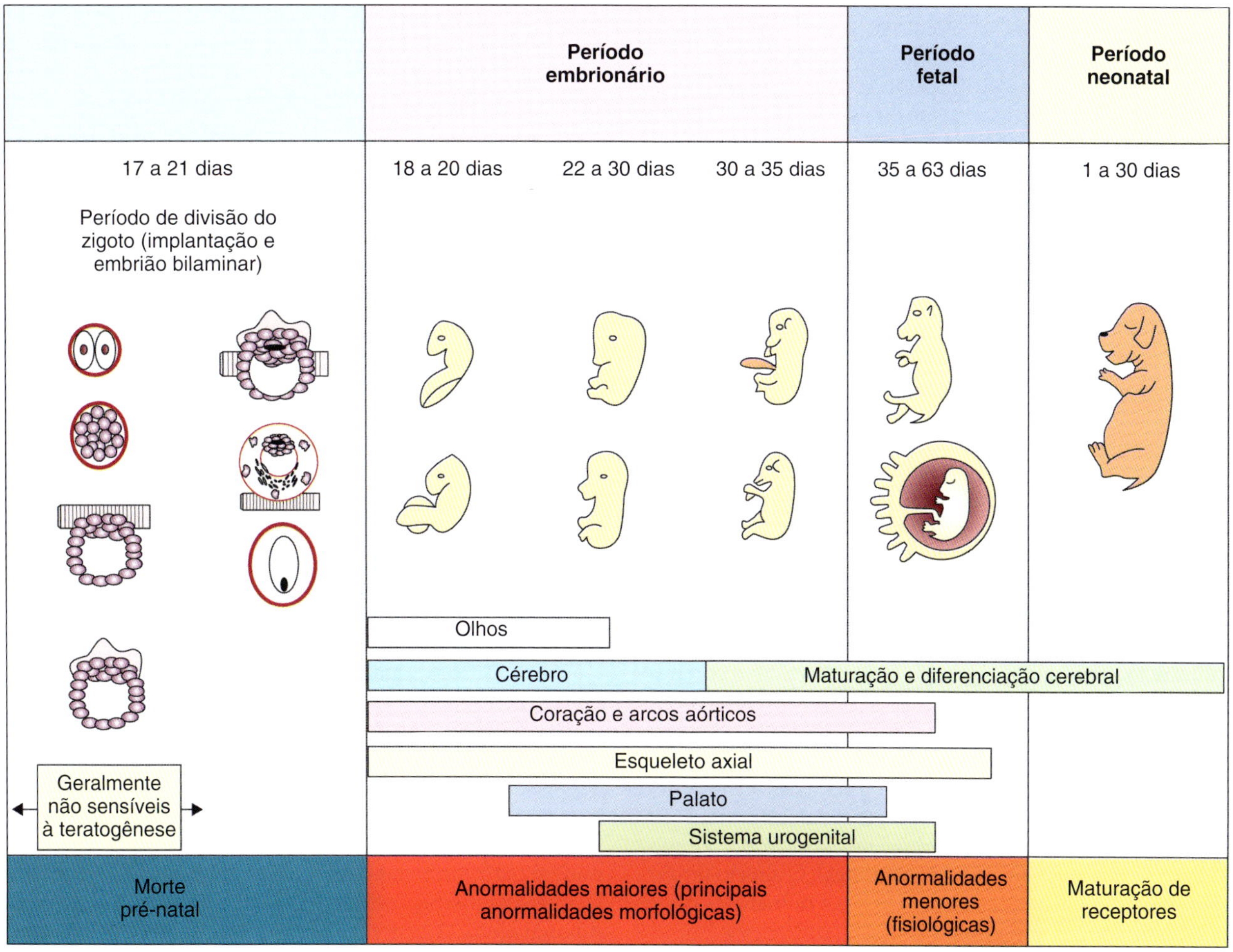

Figura 47.1 Período de desenvolvimento dos diferentes órgãos e sistemas do cão e as anormalidades provocadas pela utilização de fármacos durante a gestação. (Ilustração: Ana Augusta Pagnano Derussi.)

QUADRO 47.5 Utilização de fármacos durante a gestação e seus efeitos sobre o embrião, o feto e o neonato.

Fármacos	Classe A*	Classe B**	Classe C***	Classe D†
Antibióticos	Ampicilina; amoxicilina/clavulanato; cefalosporinas; clindamicina; eritromicina; neomicina	Sulfonamidas e trimetoprima	Amicacina, gentamicina, tobramicina; cloranfenicol; metronidazol	Ciprofloxacino, enrofloxacino; doxiciclina, oxitetraciclina
Anti-inflamatórios	–	–	Paracetamol; ácido acetilsalicílico; flunixino meglumina; fenilbutazona; ibuprofeno, cetoprofeno, carprofeno	–
Ação cardiovascular	Digitálico	Furosemida; teofilina; dopamina; heparina; lidocaína	Atropina; captopril, enalapril; propranolol	Varfarina
Analgésicos	–	Butorfanol; fentanila	–	–
Antifúngicos	Miconazol tópico	Cetoconazol (natimortalidade)	Anfotericina B	Griseofulvina
Antiparasitários	Febendazol, mebendazol; ivermectina; praziquantel	–	Amitraz; levamisol	–
Quimioterápicos	–	–	Doxorrubicina; clorambucila; ciclofosfamida; vincristina	–
Ação gastrintestinal	Sucralfato	Cimetidina, ranitidina; metoclopramida; difenidramina; dimedrinato; laxantes (por pouco tempo)	Escopolamina; omeprazol	–
Anticonvulsivantes	–	Fenobarbital	Diazepam	–

*Provavelmente seguro. Embora estudos específicos não possam comprovar a segurança de todos os fármacos em cães e gatos, não existem relatos de efeitos indesejáveis em animais de laboratório ou mulheres. **Seguro se utilizado com cautela. Estudos em animais de laboratório apresentam algum risco, mas problemas específicos não foram identificados em cães e gatos. São seguros se utilizados somente por um breve período. ***Representam risco em potencial. Estudos em animais de laboratório demonstram que esses fármacos são nocivos; foram descritos efeitos indesejáveis em mulheres, cães e gatos. Devem ser utilizados somente em última instância ou quando os benefícios justificarem os riscos. †Contraindicados. Causam malformações congênitas e embriotoxicidade. São tóxicos ao feto ou à gestante. Na maioria dos casos, um fármaco mais apropriado deve ser utilizado em vez destes.

QUADRO 47.6 Potenciais agentes teratogênicos.

Atrenogest	Mitotano
Ciprofloxacino	Oxitetraciclina
Corticosteroide	Pentobarbital
Diestilbestrol	Estreptomicina
Doxiciclina	Testosterona
Enrofloxacino	Excesso de vitamina A ou D
Ciprionato de estradiol	Tetraciclina
Griseofulvina	

De forma geral, fármacos que interferem na manutenção da gestação no cão são numerosos e incluem membros das seguintes classes farmacológicas: andrógenos, esteroides anabolizantes e estrogênicos, glicocorticoides, antimicrobianos, antifúngicos, antiparasitários, agentes antineoplásticos, analgésicos, anti-inflamatórios, anestésicos, gastrintestinais, cardiovascular, anticonvulsivante e endócrino. Esses fármacos podem, direta ou indiretamente, afetar a gestação interagindo com o controle neuroendócrino (ou seja, hormônios, anestésicos), com o sistema vascular fetal ou placentário (anestésicos, anti-inflamatórios) ou com desenvolvimento fetal propriamente dito (efeitos teratogênicos). Idealmente, nenhum fármaco deve ser administrado durante a gestação, pois todos têm o potencial de induzir abortos ou malformações.[18]

Exposição às doenças durante a gestação

Durante a terceira e a quarta semanas de gestação, a fêmea deve ficar restrita ao ambiente caseiro em que está acostumada, para minimizar a exposição a agentes patogênicos (incluindo animais ou humanos que possam agir como fômites). O aborto tardio e a morte neonatal precoce estão associados a numerosas causas virais, bacterianas e infecciosas.[1,18]

A exposição de fêmea canina ao herpes-vírus durante a gestação pode resultar em aborto tardio ou morte neonatal nas primeiras 3 semanas de vida. A falha reprodutiva devido ao herpes-vírus é caracterizada por infertilidade (perda embrionária imperceptível precoce), reabsorção (fetos não expulsos antes da ossificação/calcificação), aborto (expulsão de fetos bem desenvolvidos e geralmente calcificados não esperados para viver fora do útero), natimorto (expulsão de fetos a curto prazo bem desenvolvidos que seriam esperados para sobreviver fora do útero), nascimento de neonatos fracos e comprometidos ou morte neonatal.

A exposição ao *minute virus* canino (parvovírus tipo I) entre 20 e 35 dias de gestação leva a morte embrionária, infecção fetal e morte neonatal 1 a 3 semanas após o parto (enterite neonatal fatal e pneumonia). O vírus se dissemina via placenta quando a cadela é infectada entre os 25 e 30 dias de gestação, podendo causar reabsorção embrionária ou mortalidade fetal; quando a infecção ocorre entre 30 e 35 dias, os filhotes podem nascer com anasarca e miocardite; e os neonatos com 1 a 3 semanas de vida desenvolvem sinais clínicos como anasarca, insuficiência respiratória e diarreia, sendo os casos graves fatais.[18] A infecção pelo vírus da cinomose induz infecção congênita e alterações neurológicas no filhote.[1,18] A leishmaniose também é associada a falhas reprodutivas em cadelas e passagem transplacentária.

Em gatas, as infecções pelo vírus da panleucopenia felina resultam em infertilidade devido à morte embrionária precoce, aborto de fetos mumificados ou macerados, ou quadros de hipoplasia de retina, cerebrais ou cerebelar. O isolamento viral é obtido de infecções uterinas, provocando abortos ou reabsorção fetal no início da prenhez ou hipoplasia cerebelar e ataxia em neonatos em infecções gestacionais mais tardias. As gatas devem, portanto, ser vacinadas contra a doença antes de se reproduzirem.

Gatas infectadas com o vírus da leucemia felina (ELISA ou IFA positivas) podem sofrer aborto, ou apresentar reabsorção fetal, com isolamento viral nos fetos, em gatinhos recém-nascidos e no útero. Embora o aborto possa ocorrer por lesão fetal direta, sugere-se que o vírus possa promover descolamento placentário e, dessa maneira, comprometer a gestação. O controle da leucemia viral felina em gatis pode ser obtido removendo todos os animais positivos e reavaliando todos os negativos em 90 dias, além de vaciná-los.[19]

Embora o vírus da peritonite infecciosa felina seja incriminado por causar grande taxa de mortalidade em gatis, sua real implicação em abortos em gatas ainda permanece obscura. O papel do vírus em fêmeas prenhes parece ser menos importante do que suas consequências em neonatos. A mortalidade de 100% de filhotes infectados após o nascimento é frequentemente observada, e leva em média cerca de 57 dias.[19]

Infecções por *Campylobacter* spp. causam aborto, natimortos e nascimento de neonatos fracos e debilitados. A septicemia neonatal, muitas vezes, ocorre em virtude das infecções bacterianas causadas por bactérias que fazem parte da microbiota vaginal normal, como *Escherichia coli*, *Estreptococcus* beta-hemolítico, *Mycoplasma* e *Ureaplasma*. As vaginites não devem, portanto, ser menosprezadas em uma fêmea gestante.[5, 18,19]

A brucelose canina é a principal culpada da infertilidade em canis, particularmente em escala comercial. Nas fêmeas não gestantes, acomete o útero; nas gestantes, a placenta, promovendo sinais de infertilidade. Promove abortamento no fim da gestação (45 a 55 dias) com presença de secreção vaginal persistente após o aborto. Os fetos abortados podem apresentar aspecto de autólise, congestão e hemorragias. As cadelas podem parir ninhadas com filhotes vivos e mortos, embora os vivos frequentemente evoluam para o óbito precocemente após o nascimento. A brucelose é considerada uma doença bacteriana com potencial zoonótico, sendo a doença que mais causa infertilidade em canis; é recomendada a eliminação de animais infectados do plantel gestante.[5, 18,19]

A leptospirose é uma zoonose que pode provocar abortamentos e perdas neonatais, sendo sua prevenção obtida pela vacinação semestral e controle de roedores.

As infecções por protozoários, como *Toxoplasma gondii*, *Neospora caninum*, *Babesia canis* e por riquétsias (*Ehrlichia* spp., *Anaplasma phagocytophila* e *A. platys*), podem resultar em morte fetal e/ou neonatal (Quadro 47.7).[1,2]

Dentre outras possíveis causas de perdas embrionárias, fetais e/ou neonatais, podem-se citar traumas, neoplasias, distúrbios endócrinos (condição corporal inadequada, debilidade, diabetes *mellitus*, hiperadrenocorticismo ou hipoadrenocorticismo, hipotiroidismo), defeitos congênitos, afecções reprodutivas propriamente ditas (hipoluteidismo, afecções uterinas, endometrite, estresse materno, deficiências nutricionais entre outras).[20,21]

Exames pré-natais

O método tradicional para o diagnóstico de gestação em cadelas é a palpação abdominal, realizada em qualquer exame físico rotineiro em cães (Figura 47.2). Esse procedimento permite que um examinador experiente avalie modificações morfológicas das estruturas presentes no abdome, estando o animal em posição quadrupedal ou em decúbito lateral. As vesículas embrionárias podem ser palpadas a partir dos 20 a 35 dias, como estruturas esféricas de cerca de 1 cm de diâmetro, normalmente espaçadas de maneira uniforme dentro do útero (Figura 47.3). Após o 34º dia de ocorrência da ovulação, as vesículas não serão mais identificáveis como estruturas esféricas individualizáveis (Figura 47.4). No segundo terço da gestação, a palpação abdominal apresenta uma taxa de precisão de 87 a 88% para

QUADRO 47.7 Infecções maternas que levam a abortamento, natimortos ou mortalidade neonatal em cães e gatos.

Infecções	Cães	Gatos
Virais	Herpes-vírus canino[b,c,d,g] Adenovirus (Hepatite canina) Cinomose[g] Parvovírus tipo 1[c,g]	Herpes-vírus felino[g] Vírus da leucemia felina[c,d] Vírus da panleucopenia felina[g] Vírus da peritonite infecciosa felina[b,c,g] Vírus da imunodeficiência felina[g]
Bacterianas	*Brucella canis*[a,b,c] *Campylobacter* spp. *Escherichia coli* *Mycoplasma*[f,g] *Salmonella*[g] *Staphylococcus* spp *Streptococcus* canis[g]	*Escherichia coli* *Mycoplasma haemofelis* *Salmonella* *Streptococcus* beta-hemolítico
Protozoárias	*Toxoplasmose gondii* *Neospora caninum*[c,d,e,g] *Leishmaniose visceral canina* *Babesia canis*	*Toxoplasma gondii*
Riquetsiais	*Ehrlichia* spp. *Anaplasma phagocytophila* *Anaplasma platys*	–

[a]Morte embrionária. [b]Morte fetal tardia. [c]Reabsorção. [d]Mumificação. [e]Morte fetal precoce. [f]Metrite; [g]Neonatos fracos.

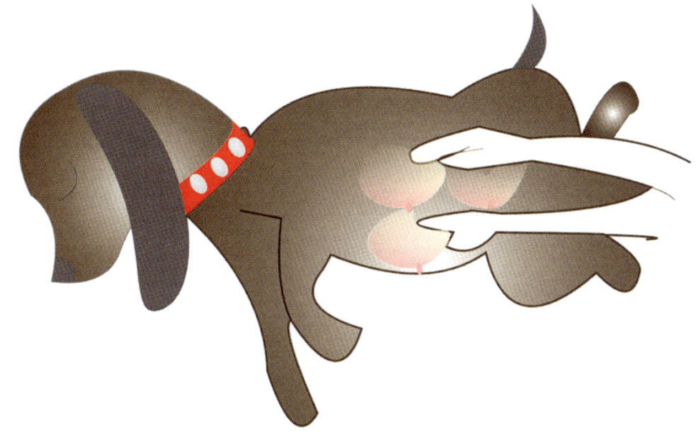

Figura 47.2 Palpação abdominal para o diagnóstico de gestação em cadelas. (Ilustração: Ana Augusta Pagnano Derussi.)

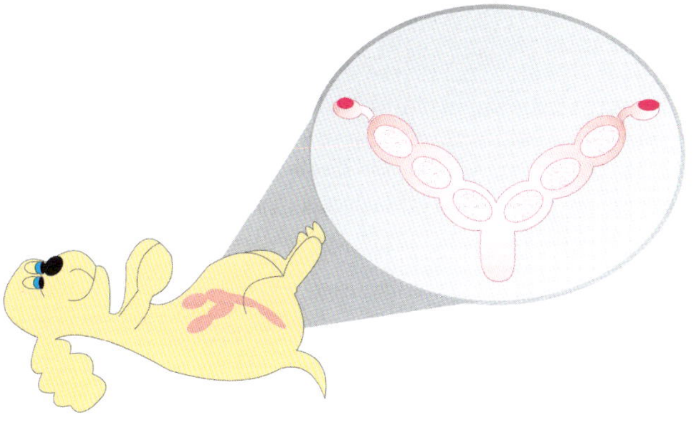

Figura 47.3 Representação esquemática do abdome de cadela com a visualização do útero e das vesículas fetais com 30 dias de gestação. (Ilustração: Ana Augusta Pagnano Derussi.)

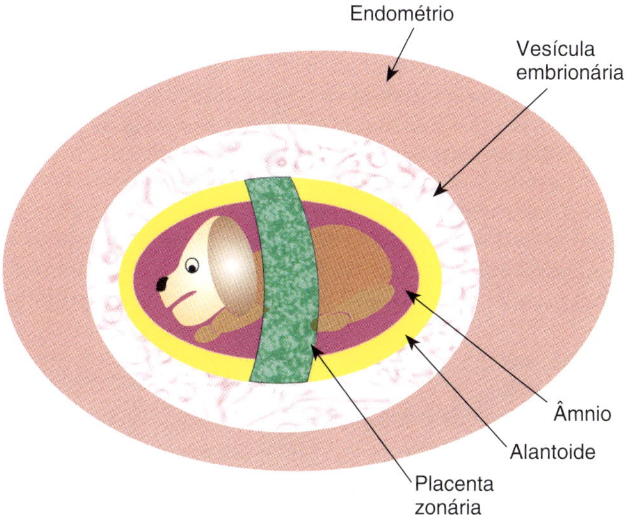

Figura 47.4 Representação esquemática dos envoltórios fetais. (Ilustração: Ana Augusta Pagnano Derussi.)

diagnóstico positivo e de 73% para diagnóstico negativo.[11,18,20,21] Além da palpação abdominal, os exames de glândulas mamárias e mamilos também devem ser realizados.

A auscultação dos batimentos cardíacos fetais por estetoscópio ou Doppler fetal (Figura 47.5) pode ser feita durante os 15 dias finais da gestação e propicia a contagem do número de fetos e a sobrevivência destes. A frequência cardíaca fetal durante o parto varia de 170 a 230 bpm, ou cerca de quatro vezes a frequência cardíaca materna, e fetos normais apresentam-se ativos próximos ao parto. No periparto, o volume por minuto cardíaco do feto/neonato depende principalmente da frequência cardíaca, uma vez que o ventrículo direito é relativamente rígido (menor complacência) e o sistema nervoso autônomo é imaturo (mínima resposta às catecolaminas). As desacelerações da frequência cardíaca associadas às subsequentes contrações uterinas sugerem incompatibilidade do tamanho materno fetal ou mal posicionamento ou postura fetais. Contudo, acelerações transitórias ocorrem com a movimentação fetal normal.[11, 22]

A diminuição da movimentação fetal e da frequência cardíaca (150 a 160 bpm) pode ser indício de angústia fetal e hipoxia. Frequência cardíaca fetal igual ou inferior a 130 bpm devem ser encaminhados ao parto dentro de 2 a 3 horas e representam menor sobrevivência neonatal.[19] Portanto, em termos de parâmetros de sofrimento e/ou angústia fetal pode-se considerar: 170 a 230 bpm (frequência fetal normal), 150 a 160 bpm (estresse fetal), < 130 bpm (prognóstico reservado, devendo ser encaminhado ao parto entre 2 e 3 horas), < 100 bpm (prognóstico ruim, quanto à sobrevivência neonatal precoce, encaminhamento ao parto deve ser imediato).[19]

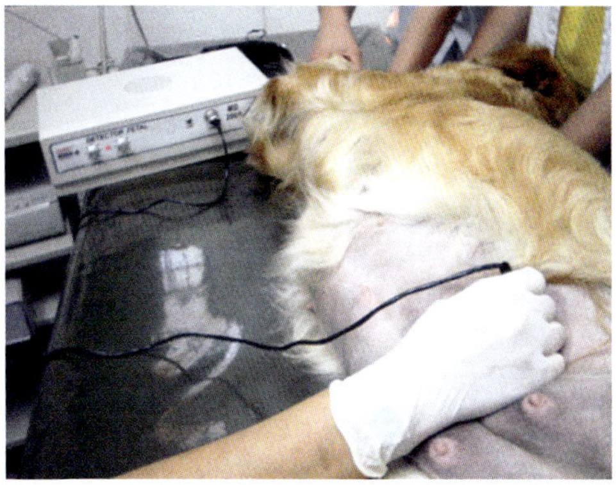

Figura 47.5 Avaliação dos batimentos cardíacos fetais por Doppler fetal.

O exame ultrassonográfico (Quadro 47.8 e Figura 47.6) é o método de escolha para a detecção da prenhez, útil para avaliar desenvolvimento, taxa de crescimento e viabilidade fetais. Os parâmetros mais importantes medidos são diâmetros biparietal e torácico, a relação entre ambos e o comprimento cefalococcígeo.[12] O diagnóstico definitivo de gestação é empreendido pela visualização da vesícula gestacional, que se caracteriza por uma bolsa anecoica esférica, por volta dos 19 dias de gestação. A vesícula tem, em média, quando inicialmente detectada, 2 mm de diâmetro e cresce cerca de 1 mm por dia do 17º ao 30º dia.[8,21,23] A visualização ultrassonográfica da atividade cardíaca (por volta de 24 a 25 dias) e a movimentação dos embriões e fetos (aos 28 dias) são indicativas da viabilidade fetal.

A determinação precisa da idade gestacional por ultrassonografia transabdominal em cadelas é importante quando se deseja planejar uma cesariana eletiva, tendo a segurança de que a formação fetal estará realmente concluída.[11,24] Vários métodos foram desenvolvidos para cálculo da idade gestacional e previsão da data do parto em cães. Entre eles existe a medida do diâmetro biparietal (DBP) do crânio fetal, que foi estimada como a distância entre os ossos parietais ao nível do plexo coroide em uma secção transversal de cabeça simétrica. O DBP é uma das medidas que tem maior correlação com a idade gestacional, podendo ser utilizada de forma mais ampla em cadelas de porte similar[25] entre o 36° e o 58° dia pós-ovulação. Os cães apresentam, além da grande variação de peso e tamanho, uma considerável variabilidade no crânio quanto às suas dimensões segundo sua classificação anatômica em braquicefálicos, mesocefálicos e dolicocefálicos. Tais aspectos referentes a um biotipo físico determinado devem ser considerados ao tentar padronizar valores que caracterizem a gestação canina em geral por meio de ultrassonografia.[26,27] Assim, a medida do DBP é menos confiável na determinação da idade gestacional quando há variações na forma do crânio, como dolicocefalia ou braquicefalia.[28]

Outro método utilizado para estimar a idade fetal é a medida *crown-rump* (CR), na qual é mensurada a distância entre a borda caudal do crânio e o períneo (base do púbis),[29] e sua equação segundo Yeager *et al.* (1992)[30] pode ser: Idade gestacional = $(3 \times CR) + 27$. Vários estudos avaliaram a medida *crown-rump* (CR) e a medida do diâmetro biparietal (DBP) durante a gestação, ambas para avaliação da idade gestacional. Contudo, estudos quanto à utilização da medida CR em neonatos logo após o nascimento e sua comparação com o DBP fetal em cães são escassos, assim como a relação com o peso ao nascimento.[30]

A medida ultrassonográfica de estruturas extrafetais é um método preciso para avaliar a idade gestacional e prever o dia da parturição, quando a cadela é examinada para o diagnóstico durante a gestação precoce.

Nesse período gestacional, o parâmetro mais adequado é a medição dos diâmetros internos da cavidade coriônica (ou *inner chorionic cavity* [ICC], em inglês). Desde a sua primeira detecção aos 45 dias até aproximadamente 25 dias antes da parição, essa estrutura anecoica com margens claramente definidas permanece esférica no contorno e fácil de medir. A medição do ICC é determinada tomando a média de dois diâmetros de ICC feitos em ângulos de 90° de um lado ao outro da cavidade. O ICC está significativamente relacionado à idade gestacional e predição do dia de parto quando aplicado em diferentes equações

QUADRO 47.8 Desenvolvimento fetal e evolução cronológica da visualização de estruturas fetais pelo exame ultrassonográfico.[3,13,14]

Dias de gestação	Características do desenvolvimento	Estrutura visível no exame ultrassonográfico
19 a 20	Embriões medem 0,6 a 0,7 cm; apresentam dois pares de arcos branquiais	Vesículas embrionárias > 1 mm; embriões visíveis, maior ecogenicidade no polo embrionário
21 a 23	Embriões medem cerca de 1 cm; surgem esboços dos membros	Batimentos cardíacos
24 a 30	Embriões crescem até 1,2 a 2,5 cm; diferenciação das cristas mamárias. No fim desse período, os órgãos abdominais ingressam para o interior da cavidade abdominal e inicia-se o desenvolvimento dos pavilhões auriculares	Definição da cabeça e do corpo do embrião; placenta e cordão umbilical, bolsa alantoideana. Aparecimento do tubo anecoico precursor da aorta, início da mineralização do esqueleto (primeiro a mandíbula, depois a coluna torácica e finalmente toda a coluna, que aparece hiperecoica)
31 a 35	Há evidências de pelos táteis ao redor da boca e o término do fechamento do palato; os órgãos sexuais externos encontram-se diferenciados	Vasos de maior calibre aparecem como estruturas anecoicas cilíndricas; movimentos fetais
36 a 40	Fetos medem 6,5 cm de comprimento; as pálpebras encontram-se formadas	Mineralização das costelas com aparecimento de sombra acústica; diferenciação do fígado e pulmões, sendo o pulmão mais ecogênico do que o fígado. Visualização de estômago, bexiga e dos hemisférios cerebrais. Diferenciação das quatro câmaras cardíacas anecoicas
41 a 45	Fetos medem 8,5 a 9,5 cm; ocorre a pigmentação e o desenvolvimento dos folículos pilosos no corpo	Distinção das cavidades torácica e abdominal
46 a 53	Fetos medem 12 a 14 cm; crescimento do pelo em todo o corpo, exceto nas extremidades e orelhas	Visualização de todo o esqueleto; distinção de estômago e duodeno
54 a 58	Desenvolvimento completo dos fetos. Nascimento	Visualização do timo e dos movimentos intestinais

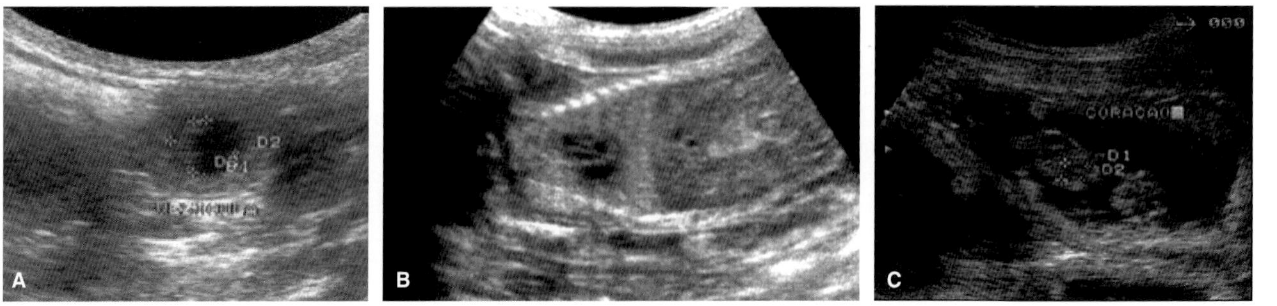

Figura 47.6 Ultrassonografia de gestação. **A.** Com 25 dias após cobertura. **B.** Com 32 dias após a cobertura (pulmão hiperecoico em relação ao fígado). **C.** Com 36 dias após a cobertura (diferenciação do crânio, do corpo e dos membros pélvicos).

matemáticas derivadas de curvas de crescimento, podem ser aplicadas em cadelas de porte pequeno e médio, mas exigem uma correção em cadelas de porte grande. Pela aplicação de equações do ICC,[31] a taxa de precisão preditiva do dia do parto (± 1 dia) foi de aproximadamente 77% em cadelas de pequeno e médio porte, enquanto dentro de ± 2 dias foi de 88% e 85%, respectivamente. Também foi demonstrado que a precisão da previsão da data de parto por meio da medição do ICC não é afetada pelo tamanho da ninhada ou sexo.

Um estudo demonstrou que a relação entre a idade gestacional e o peso logo após o nascimento pode estimar o peso fetal, prevendo o peso ao nascimento em gatos.[32] A estimativa do peso fetal a termo ajuda na conduta do fim da prenhez. Fetos muito pequenos devem ser identificados no útero para que seja fornecida uma estreita monitoramento e planejamento para reduzir os riscos perinatais.[33]

Outro método preditivo mais preciso do momento do parto nas cadelas é a correlação entre a oscilação da frequência cardíaca fetal e o fluxo da artéria umbilical pelo índice de resistividade da artéria umbilical (IR), e o uso concomitante desses dois métodos. O índice é calculado a partir da velocidade do fluxo arterial. O cálculo consiste na seguinte equação: IR = PVS (velocidade sistólica) – VDF (velocidade diastólica final)/PVS, variando de 0 a 1, em que 1 é a resistência máxima. Em cães o IR diminui progressivamente durante a gestação para garantir uma adequada perfusão placentária e visceral ao feto, dentro das 24 horas que precedem o parto, e valores de IR abaixo de 0,7 em todos os fetos indicam que o parto ocorrerá dentro de 12 horas.[34,35]

Uma análise quantitativa da oscilação da frequência cardíaca fetal também pode ser usada como método auxiliar na previsão do parto em cadelas. A oscilação da frequência cardíaca fetal inicia-se 5 dias antes do parto. Essa oscilação é caracterizada por mensurações dos batimentos cardíacos fetais superiores e inferiores a 200 bpm. As amplitudes aumentam à medida que o parto se aproxima, e uma variação maior de 30,67% na frequência cardíaca fetal indica que o parto ocorrerá em até 12 horas.[34, 35]

Outro aspecto que pode ser estimado pela ultrassonografia é a previsão do número de fetos, variando entre 32 e 75% de acerto.

O ultrassom também apresenta potencial valor para o diagnóstico de morte embrionária e fetal, possibilitando a visualização dos batimentos cardíacos, bem como os movimentos fetais determinantes da viabilidade fetal. A ausência de um desses sinais e a visualização da anatomia fetal mal definida e distorcida, assim como a observação de vesículas gestacionais de formato irregular, ou mesmo de reabsorção embrionária, podem ser consideradas sinais de morte embrionária e fetal.[24]

A radiografia abdominal (ventrodorsal) (Quadro 47.9) pode ser utilizada para confirmar a gestação após a calcificação óssea esquelética ou tardiamente na gestação (57 a 65 dias), sendo algumas vezes necessário aumentar entre 4 e 10 kVP para melhor visualização das estruturas ósseas.[27] Antes desse momento, os cornos uterinos podem ser confundidos com alças intestinais distendidas com conteúdo e gases. O número de fetos pode ser determinado radiograficamente, por meio da contagem dos crânios fetais. Avaliações radiográficas tardias determinarão, além do diagnóstico da gestação, o estágio de desenvolvimento fetal e a necessidade de cesariana. Após 42 dias de gestação, os crânios e as colunas dorsais fetais são visíveis na radiografia. Com o avanço da gestação, visualizam-se os ossos dos membros torácicos, seguidos dos ossos dos membros pélvicos, a pélvis e as costelas. Os dentes fetais ficam visíveis entre o 56º e o 61º dia após a ocorrência das ovulações[23,36] (Figura 47.7). A determinação da idade gestacional pode apenas ser estimada por esse método, não sendo, portanto, tão acurada. A morte fetal pode ser pressuposta observando diminuição súbita do diâmetro fetal (aborto ou reabsorção); substituição ou deformação dos ossos do crânio, acúmulo de gás uterino ou ao redor do feto (feto enfisematoso), flexão fetal anômala ou hiperextensão dos membros pélvicos.[27]

Recentemente, uma abordagem mais recente para o controle obstétrico tem sido proposta em conjunto com a avaliação da frequência cardíaca fetal e sua variabilidade, a cardiotocografia fetal, que une um dispositivo portátil para o exame Doppler

QUADRO 47.9 Desenvolvimento fetal e evolução cronológica da visualização de estruturas fetais pelo exame radiográfico em cães e gatos.[3,13,14,27]

Dias de gestação	Características do desenvolvimento	Estrutura visível no exame radiográfico	
		Cão	Gato
31 a 35	Há evidências de pelos táteis ao redor da boca e o término do fechamento do palato; os órgãos sexuais externos encontram-se diferenciados	Visualização dos cornos uterinos com formato esférico (31 a 38; média de 35 dias)	Visualização dos cornos uterinos com formato esférico (21 dias); precoce aos 17 dias após cópula
36 a 40	Fetos medem 6,5 cm de comprimento; as pálpebras encontram-se formadas	Visualização dos cornos uterinos com formato ovalado (38 a 44; média de 41 dias)	–
41 a 45	Fetos medem 8,5 a 9,5 cm; ocorre a pigmentação e o desenvolvimento dos folículos pilosos no corpo	Primeiras evidências de mineralização de crânio (43 a 46; média de 45 dias)	Primeiras evidências de mineralização de crânio (36 a 40; média de 39± 1 dia) Coluna vertebral (38 a 43; média de 41± 1 dia) Crânio (38 a 44; média de 43± 1 dia) Costelas (40 a 45; média de 43± 2 dias) Fêmur (42 a 46; média de 44± 1 dia)
46 a 53	Fetos medem 12 a 14 cm; crescimento do pelo em todo o corpo, exceto nas extremidades e orelhas	Escápula, úmero e fêmur (46 a 51; média de 48 dias)	Escápulas (41 a 48; média de 45± 2 dias) Úmero (41 a 45; média de 45± 1 dia) Rádio (43 a 50; média de 46± 2 dias) Ulna (44 a 6; média de 48± 2 dias) Tíbia (44 a 50; média de 46± 1 dia)
54 a 58	Desenvolvimento completo dos fetos. Nascimento	Rádio, ulna, tíbia (51 a 53; média de 52 dias) Pelve e costelas (53 a 59; média de 54 dias) Vertebra coccígea, fíbula, calcâneo e extremidades distais (55 a 64; média de 61 dias) Dentição (58 a 63; média de 61 dias)	Pelve (45 a 57; média de 46± 1 dia) Vértebra coccígea (49 a 57; média de 50± 2 dias) Fíbula (48 a 65; média de 52± 3 dias) Metacarpo e tarsos (51 a 62; média de 57± 3 dias) Falanges (54 a 65; média de 59± 3 dias) Calcâneos (55 a 65; média de 59± 3 dias) Dentição (59 a 64; média de 63± 1 dia)

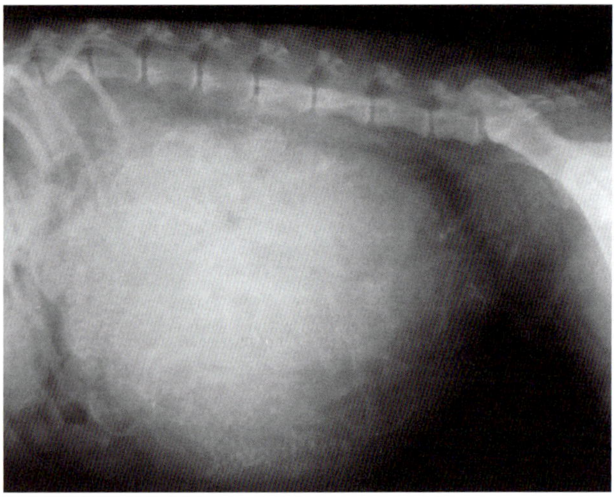

Figura 47.7 Radiografia de gestação com 60 dias após a cobertura (mineralização óssea e feto insinuado no canal do parto).

capaz de detectar e registrar a atividade uterina e a frequência cardíaca. O sensor uterino detecta alterações na pressão intrauterina e intra-aminiótica. A fêmea deve permanecer em repouso durante a realização do exame, que pode ser feito na própria maternidade, sendo bem tolerado. O exame permite a detecção da frequência cardíaca fetal, contração uterina e movimentos fetais. A interpretação do padrão contrátil uterino requer treinamento e experiência de especialistas em reprodução e os exames devem ser feitos duas vezes ao dia durante uma hora caso aja necessidade de acompanhar o trabalho de parto normal, sendo mais rápido nos casos de distocias (cerca de 20 minutos). Os úteros canino e felino exibem padrões de contratilidade característicos específicos que variam de acordo com a força e a frequência previamente, e durante as diferentes fases do parto.[19,37]

O exame seriado permite a avaliação do progresso do trabalho de parto. Durante a fase final da gestação e antes do início do primeiro estágio, o útero pode contrair uma ou duas vezes ao dia, nos estágios II e III, as contrações uterinas variam a de 0 a 12 por hora e apresentam uma potência de 15 a 40 mmHg, com picos até 60 mmHg. As contrações durante o trabalho de parto podem durar de 2 a 5 minutos. Podem-se detectar, com esse exame, padrões anormais de contração uterina (padrões débeis e fracos até prolongados) associados à angústia fetal e estresse fetal refletida por alterações sustentadas de desaceleração da frequência cardíaca. Trata-se, portanto, de um exame adequado para a detecção precoce do sofrimento fetal e tomadas de decisões quanto à inércia e/ou à atonia uterina, bem como ao bem-estar fetal (e subsequente neonatal). A avaliação fetal, a detecção de angústia, o estresse e a desaceleração cardíaca, se não forem corrigidos de forma rápida e não houver encaminhamento para o parto, implicam a elevação da mortalidade neonatal precoce (até 48 horas de vida). Embora a cardiotocografia seja um exame utilizado com frequência em humanos, a técnica não é usada de rotina na clínica de pequenos demandando aparelho, treinamento e experiência para interpretar os resultados, sem dúvida é uma ferramenta diagnóstica útil para a confirmação de atonia uterina e também da viabilidade fetal, contudo ainda utilizada mais em pesquisas.[19,37,38]

Os exames laboratoriais de triagem podem ser realizados para a detecção de afecções maternas, contudo, é necessário que o clínico esteja familiarizado com as alterações fisiológicas que decorrem da gestação e se refletem nos resultados. Cadelas gestantes apresentam diminuição da concentração de creatinina sérica e de imunoglobulinas G (IgG) aos 21 dias após o acasalamento. Anemia normocítica normocrômica, com hematócrito de 29 a 35%, se inicia no 25º ao 30º dia da gestação e pode ser encontrada. Interpretação cuidadosa dos resultados obtidos nessa fase é importante, a fim de se evitarem resultados equivocados[9] (Figura 47.8).

A ausência de exames pré-natais representa um dos fatores de risco para a asfixia em neonatos humanos;[39] pode-se, portanto, predizer a importância de tal avaliação também na neonatologia veterinária (Figura 47.9). As principais causas não infecciosas de reabsorção embrionária e/ou abortamentos são estresse, desnutrição (entendendo-se excessos ou falta de nutrientes), manejo inadequado, desequilíbrios endócrinos (hipoluteinismo, hipotireoidismo, hipo ou hipercalcemia), traumatismos, medicamentos. Sendo as causas infecciosas: brucelose, herpesvirose, leptospirose, erliquiose e bacterianas.[5]

Proximidades do parto

Quando o parto se aproxima, orientações básicas devem ser fornecidas aos tutores para que esse momento seja o mais confortável possível para a fêmea gestante (Quadro 47.10). Para ter uma ideia mais precisa da data do parto, é essencial saber a data do estro, do cruzamento ou da inseminação artificial. A gestação nas cadelas e gatas tem a duração aproximada de 63 dias, contudo a sua aparente longa duração, entre 56 e 70 dias, varia de acordo com o intervalo entre o cruzamento e o parto (Figura 47.10).[11]

Diversas formas de previsão do parto foram descritas na seção anterior deste capítulo na espécie canina e felina,[32,34] contudo a mais confiável são as dosagens hormonais. O dia da ovulação pode ser detectado com base em outros eventos correlacionados, como a onda de hormônio luteinizante (LH), o aumento inicial associado da progesterona ou o início da diestro. A ovulação é causada pelo aumento da concentração de LH e ocorre aproximadamente 2 dias após esse pico, assim, o comprimento da gestação na cadela é de 65 ± 1 dia com muito pouca variação quando cronometrado a partir do pico de LH pré-ovulatório no sangue periférico.[31] A elevação de LH (≥ 10 ng/mℓ) dura cerca de 12 horas, variando consideravelmente entre os indivíduos.[31] Assim, para obter resultados confiáveis, várias determinações por dia são necessárias e isso torna esse método um pouco impraticável. Na cadela, o aumento inicial da progesterona está estritamente associado com o pico de LH e depende de uma luteinização preovulatória significativa de folículos durante e após a elevação. Na cadela, a progesterona é produzida apenas pelos ovários ao longo da gestação, e sua concentração diminui drasticamente entre 12 e 40 horas antes do nascimento do primeiro filhote. Aos 5 dias antes do parto, a concentração de progesterona plasmática tem um valor médio de 4,5 ± 0,6 ng/mℓ (variam de 2,6 a 7,8 ng/mℓ) e em 40 a 32 horas pré-parto a concentração diminui para 3,12 ± 0,40 ng/mℓ. Em 24 a 16 horas pré-parto, o nível é de 1,19 ± 0,36 ng/mℓ com uma nova diminuição até 0,55 ± 0,07 ng/mℓ 12 a 8 horas antes da parição. No dia do parto, a concentração de progesterona é basal e permanece abaixo de 0,5 ng/mℓ ao longo da lactação inicial.[31] A determinação da progesterona plasmática pode ser realizada e tem uma aplicação prática para a determinação mais acurada da data do parto.

Na proximidade do parto, a fêmea deve ser isolada de outros animais. A administração de um laxante suave, 1 a 4 dias antes, para esvaziar a porção final do intestino, é interessante, pois o reto cheio exerce pressão sobre o canal vaginal.

Para a higiene da cadela, não é aconselhável o banho antes do parto. Duchas vaginais com substâncias ácidas, utilizando hipoclorito de sódio ou vinagre na proporção de 1:100 (1 mℓ para cada 100 mℓ de solução fisiológica aquecida a 30°C) diminuem a possibilidade de infecção por herpes-vírus, sendo a

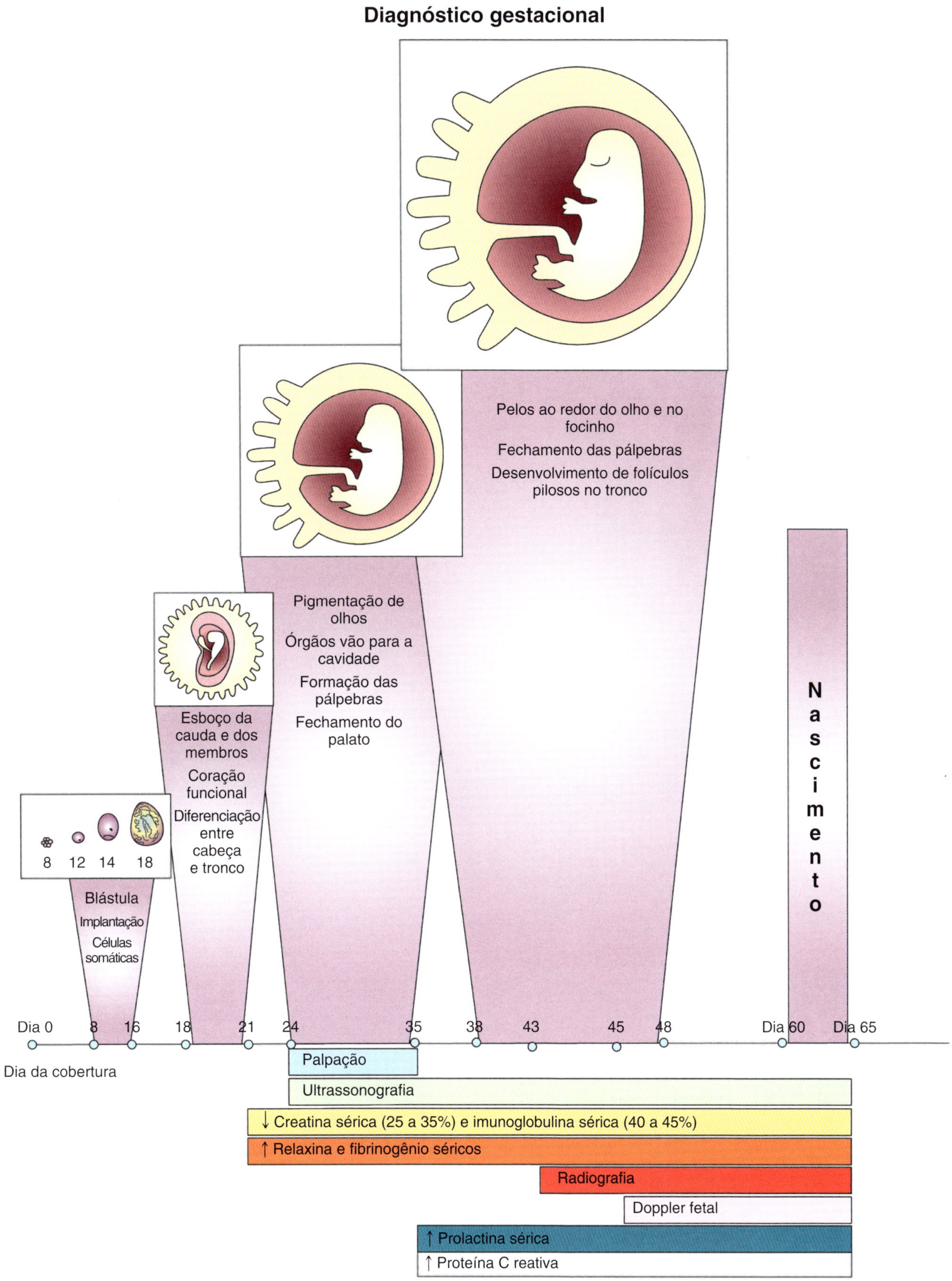

Figura 47.8 Fases do desenvolvimento e diagnóstico gestacional. (Ilustração: Ana Augusta Pagnano Derussi.)

única profilaxia, pois não há vacina contra essa afecção no Brasil. A higienização pode ser realizada 2 a 3 dias antes do parto em dias consecutivos. Além da higienização da genitália externa e dos mamilos (tosa higiênica), devem-se retirar os pelos ao redor dos mamilos e, no caso de lesões nas glândulas mamárias, isolá-las com curativos.

O local apropriado para o parto e onde serão mantidos os neonatos deve ser um local em que a fêmea já esteja acostumada (21 dias antes) e seguro para as crias, para que não haja canibalismo, fuga ou pisoteamento. A maternidade ou caixa de parição deve ficar em um lugar seco, arejado, livre de insetos e a uma altura do chão que possibilite a entrada e a saída da fêmea com facilidade e com temperatura ambiente adequada (30°C na primeira semana, 28°C na segunda semana e 25°C na terceira

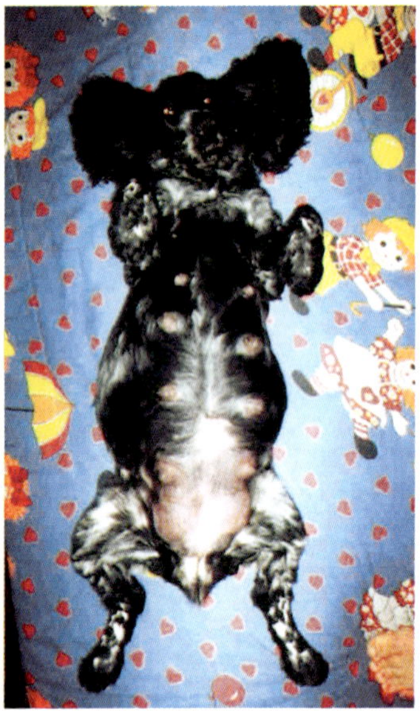

Figura 47.9 Cadela com 50 dias de gestação.

QUADRO 47.10 Aspectos importantes a serem considerados em uma gestação (*check-list*).

Aspectos nutricionais
- Fornecer ração de qualidade e na quantidade adequada
- Cadelas (terço final da gestação); gatas (*ad libitum*)
- Fracionar alimentações (três a quatro vezes)
- Não utilizar suplementação vitamínica ou mineral
- Evitar excesso de peso

Aspectos gerais
- Exercícios físicos leves e regulares
- Caixa de parição ou maternidade (15 a 20 dias antes do parto)
- Evitar exposição a ambientes contaminados

Exames pré-natais
- Palpação:
  - Útero aumentado (cadela = a partir do 7º dia; gata = a partir do 4º dia)
  - Saco gestacional (cadela = 20º dia; gata = 11º dia)
  - Detecção (20º ao 30º dia)
  - Auscultação:
  - A partir do 2º mês (FC fetal > 240 bpm)
- Ultrassonografia (25º ao 30º dia; 59º dia de gestação):
  - Saco gestacional (20º dia)
  - Atividade cardíaca (51º de gestação)
  - Peristaltismo intestinal (61º dia de gestação)
  - Diâmetro biparietal (predizer a data do parto e prevenir distocias)
- Exame radiográfico (após 45 dias)

Fármacos
- Evitar, se possível
- Fármacos de classe A ou B

FC: frequência cardíaca.

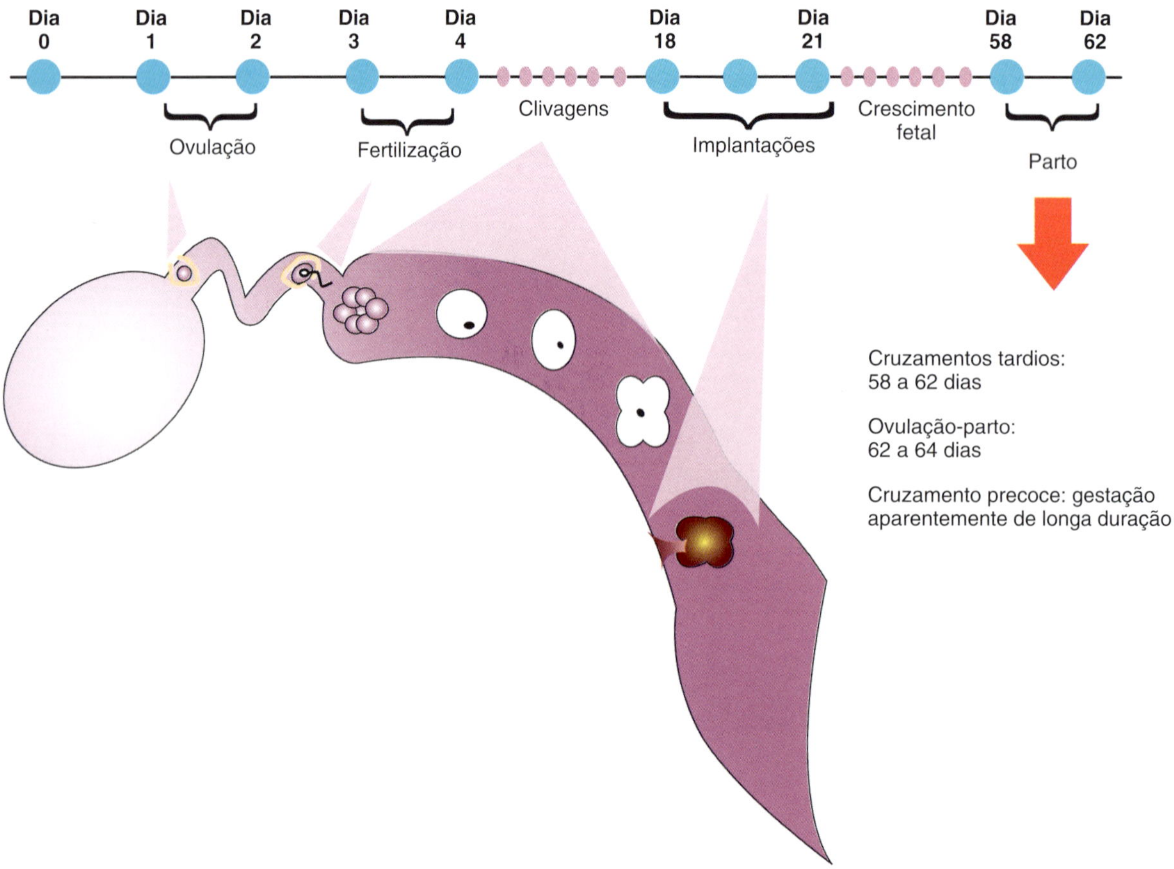

Figura 47.10 Duração da gestação na cadela. (Ilustração: Ana Augusta Pagnano Derussi.)

semana de vida). Para cadelas, pode ser feita de madeira, com furos no assoalho para eliminação de urina e secreções vaginais, ou mesmo uma caixa plástica que permita a higienização frequente. No caso de gatas, pode-se utilizar uma caixa ou uma cesta. A maternidade deve ser ampla o suficiente para a parturiente aconchegar seus neonatos, mas não tão grande que estes fiquem muito longe um do outro e entrem em hipotermia. Para forrá-la, utilizam-se panos que devem ser higienizados diariamente ou papel absorvível específico (Figura 47.11). É importante que o piso não seja muito liso, o que favorece o desenvolvimento da síndrome do filhote nadador. A higienização do ambiente em que o neonato vive não deve ser feita com substâncias de odor forte. As fêmeas prenhes não devem ter contato com animais que não sejam do seu convívio nas 3 semanas que antecedem ou precedem o parto, a instituição de um pedilúvio na entrada da maternidade impossibilita a contaminação do ambiente, impedindo a disseminação de doenças. Pode ser feito com uma bandeja plástica retangular com hipoclorito de sódio 1% ou amônia quaternária.[5]

Alterações comportamentais ocorrem próximo ao parto, fazendo com que a fêmea torne-se mais quieta, agressiva, carente ou dengosa, dependendo do caso. Nos 2 a 3 dias que antecedem o parto, as cadelas normalmente ficam irrequietas, procuram esconder-se, alimentam-se pouco e fazem ninho.[9,19] Nas proximidades do parto, deve-se notar o aparecimento de leite nas mamas, a distensão da vulva e dos ligamentos pélvicos, a liberação de tampão mucoso cervical e a queda da temperatura retal (resultante da queda dos níveis séricos de progesterona) nas 12 a 24 horas que antecedem o início do parto, bem como diminuição de 1 a 2°C na temperatura retal nas 24 a 48 horas que antecedem o parto.[5,11] Deve-se apenas atentar que a diminuição da temperatura ocorre na maioria das cadelas, contudo não em todas, não podendo ser esse o único método de previsão da data do parto, mas deve ser monitorada particularmente em cadelas com filhotes únicos ou ninhadas grandes, em que a inércia uterina pode ocorrer.

Parto

Mecanismos hormonais deflagradores do parto

A maturação fetal provoca alterações que dão início ao processo do parto. O córtex da adrenal fetal, com o hipotálamo e a hipófise, desempenha importante papel de suporte. A maturação do córtex adrenal fetal é de importância crítica no início do parto, tornando-se progressivamente sensível ao hormônio adrenocorticotrófico fetal (ACTH). O cortisol fetal induz enzimas placentárias (17-hidroxilase e C17-20 liase) que direcionam a síntese de esteroides, passando da progesterona para o estrógeno.

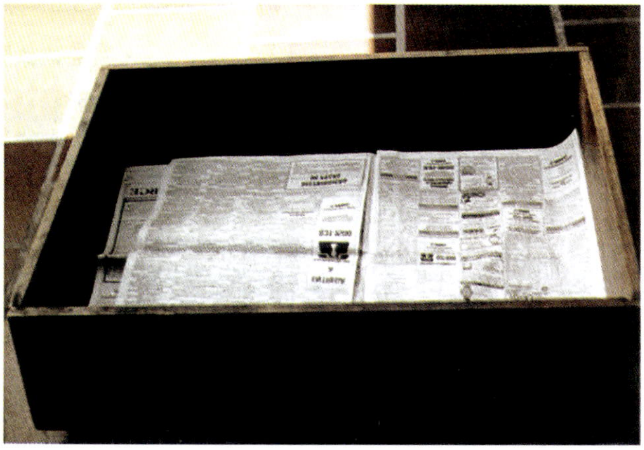

Figura 47.11 Caixa de parição ou maternidade.

O resultado da secreção aumentada de estrógeno é a secreção de prostaglandinas como PGF_{2a}, fundamental para o início do parto.[36] Seu efeito crítico no miométrio é a liberação intracelular de íons cálcio, que se ligam à actina e à miosina, iniciando o processo contrátil. Em conjunto com a prostaglandina E, apresenta efeitos importantes na cérvice, fazendo com que haja relaxamento e dilatação e permitindo a passagem do feto.[21,36]

A síntese e a liberação de PGF_{2a} iniciam a regressão do corpo lúteo em 24 a 36 horas e a diminuição dos níveis de progesterona de 12 a 24 horas antes do parto, respectivamente. A ocitocina também é um hormônio importante na deflagração do parto. O estrógeno induz a formação de receptores de ocitocina no miométrio.[11] Mediante compressão do nervo pudendo, realizada pelas bolsas fetais e/ou pelo feto no canal vaginal, estabelece-se um estímulo na medula espinal para o hipotálamo e para a hipófise, que resulta na liberação de ocitocina e posterior ocorrência dos esforços expulsivos, por meio das contrações abdominais (reflexo de Ferguson).[11]

A produção significativa do hormônio relaxina, produzido pela placenta, começa durante a primeira etapa da gestação e se mantém até o parto, sendo responsável pela separação da sínfise púbica, por meio do relaxamento do ligamento interpúbico. A relaxina faz com que ligamentos e músculos associados ao redor do canal pélvico relaxem, permitindo que o feto expanda o canal em seu potencial máximo[11,21,36] (Figura 47.12 e Quadro 47.11). Na cadela gestante, há elevação da concentração de relaxina periférica a partir da quarta semana de gestação, aumentando durante a metade final da gestação (4 a 6 ng/mℓ) e permanecendo em torno de 0,5 e 2,0 ng/mℓ durante a lactação por 4 a 9 semanas, diferindo de outras espécies, em que ocorre o declínio antes do parto.[5]

Assistência ao parto

O reconhecimento precoce dos sinais do parto e as orientações ao tutor sobre o desenvolvimento normal desse momento crucial para a gestante são importantes, inclusive sobre alguns materiais necessários para assistência imediata ao parto realizado no domicílio, como jornal, toalha, termômetro, lixeira, saco de lixo, caixa de recepção aos neonatos, cronometro, aquecedor ou lâmpadas (regiões frias) ou ventiladores (regiões quentes), fio de náilon, tesoura, gaze, antisséptico (clorexidina, álcool 70% ou iodo povidine), fitas de identificação, balanças, peras para aspiração.[5]

O parto é um momento crítico para a parturiente, em que deve suportar a dor, remover os filhotes dos envoltórios fetais, romper o cordão umbilical, limpar e massagear os neonatos, estimular a amamentação, fornecer calor e cuidar de todos os neonatos. O parto ocorre em ambiente caseiro onde a fêmea esteja acostumada ou mesmo no ambiente hospitalar.

A assistência ao parto deve ser realizada para assegurar o nascimento e o bem-estar de todos os neonatos. Pode ser realizada pelo médico-veterinário, pelo proprietário ou por ambos. Apontamentos sobre o desenvolvimento do parto – como o horário de rompimento da membrana corioalantoideana e do nascimento de cada neonato e a descrição de apresentação, posição e atitude fetais – auxiliam futuramente no diagnóstico de doenças neonatais relacionadas com o parto. Durante o parto, deve-se auxiliar segurando o neonato quando a expulsão ocorrer com a fêmea em estação; romper os envoltórios fetais, secar e estimular a respiração; pinçar a porção final do cordão umbilical ligado à placenta não expulsa, ligá-lo e realizar a desinfecção; certificar-se da eliminação de todas as placentas e pesar todos os filhotes ao nascimento. Em partos prolongados, pode-se estimular a movimentação da fêmea entre o nascimento dos neonatos e ajudá-la a se posicionar, evitando o esmagamento dos filhotes.[2]

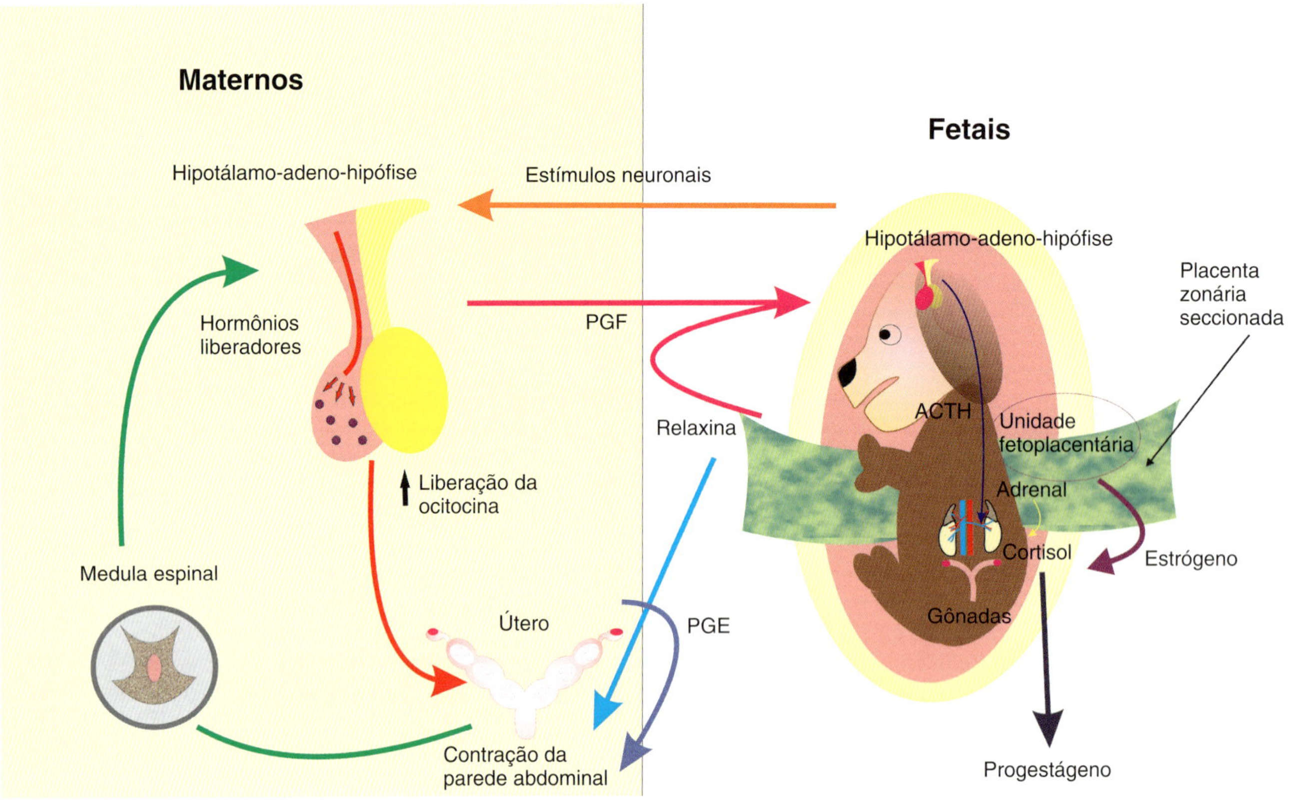

Figura 47.12 Mecanismos hormonais na deflagração do parto. ACTH: hormônio adrenocorticotrófico; PGE: prostaglandina E; PGF: prostaglandina F. (Ilustração: Ana Augusta Pagnano Derussi.)

QUADRO 47.11 Mecanismos hormonais na deflagração do parto.

Hormônio	Ação
Progesterona	Manutenção da gestação, inibição de novas ovulações
Estrógenos	Sensibilizam o miométrio à ação da ocitocina e produzem abertura do colo do útero
Relaxina	Relaxamento da pelve e do canal do parto
Corticoides maternos	Estimulam a maturação fetal e facilitam os mecanismos do parto
Corticoides fetais	Estimulam a maturação fetal e facilitam os mecanismos do parto
Prostaglandinas	Produzem as lises dos corpos lúteos ovarianos estimulando os mecanismos do parto
Ocitocina	Produz as contrações uterinas

Estágios do parto

O primeiro estágio, também chamado "preparatório", ocorre entre 6 e 12 horas, perdurando por até 36 horas, e constitui-se em relaxamento vaginal, dilatação da cérvice secreção vaginal mucoide, início da atividade uterina e sinais de desconforto. As fêmeas ficam inquietas, olham com frequência para o flanco, em taquipneia, com tremores, podendo apresentar anorexia, vômitos e mímica de defecação. Frequentemente, elas cavam o chão, picam jornal e mostram-se ansiosas. As gatas apresentam vocalização intensa, ficam agitadas, andando em círculos e lambendo com frequência a região vulvar.[11]

Quando se estabelece o segundo estágio, caracterizado pela expulsão fetal, que dura em média 3 a 12 horas, o primeiro feto se encaixa no canal pélvico e desencadeiam-se contrações uterinas expulsivas intensas acompanhadas de contrações abdominais.[5,11] Após a ruptura da membrana corioalantoideana, há a saída de um líquido transparente e a expulsão do feto em, no máximo, 2 horas. O intervalo entre o nascimento em um parto normal dura, em média, 5 a 120 minutos. Em ninhadas grandes, ocorrem ausência de contrações e pausas nos nascimentos de cerca de 2 horas (4 a 8 horas).[11] Os fetos são expulsos alternadamente entre os cornos uterinos. Cerca de 60% dos fetos exibem apresentação anterior e 40%, apresentação posterior ao nascimento (Figura 47.13). A expulsão fetal pode ocorrer com a fêmea deitada ou em estação, sendo importante a assistência ao filhote, a fim de evitar traumas. A fêmea realiza lambedura frequente da vulva, até que ocorra o nascimento do filhote. Após o nascimento, há ruptura da membrana amniótica, lambedura do neonato para a limpeza e a estimulação respiratória e rompimento do cordão umbilical. Nos partos prolongados, com ninhadas grandes, algumas fêmeas podem deixar a maternidade e até mesmo apresentar apetite e sede. Segundo alguns autores, pode-se fornecer sorvete de creme, que propicia hidratação, reposição energética e de cálcio. Devem-se evitar alimentos sólidos, pois podem acarretar possibilidade de cesariana, e deve-se deixar uma fonte de água potável disponível.

O terceiro estágio consiste na expulsão da placenta 15 minutos após o nascimento de cada feto ou após o nascimento de dois a três filhotes, alternando com o segundo estágio. As fêmeas normalmente ingerem as placentas, contudo, a ingestão de duas ou mais pode induzir diarreias e/ou vômitos.[11] O início da involução uterina se inicia no terceiro estágio e a expulsão dos lóquios ocorre durante 3 ou mais semanas após o parto, sendo, contudo, mais intensa na primeira semana.

A duração do parto varia muito e depende da raça e do tamanho da ninhada, mas, de maneira geral, dura cerca de 4 a 8 horas.[21]

A gestante deve ser examinada nos casos em que houver ruptura da membrana corioalantoideana, eliminação de secreção vulvar do pigmento uteroverdina e contrações irregulares e fracas, há mais de 2 horas, sem nenhum nascimento ou nas contrações fortes por 30 minutos sem expulsão fetal.

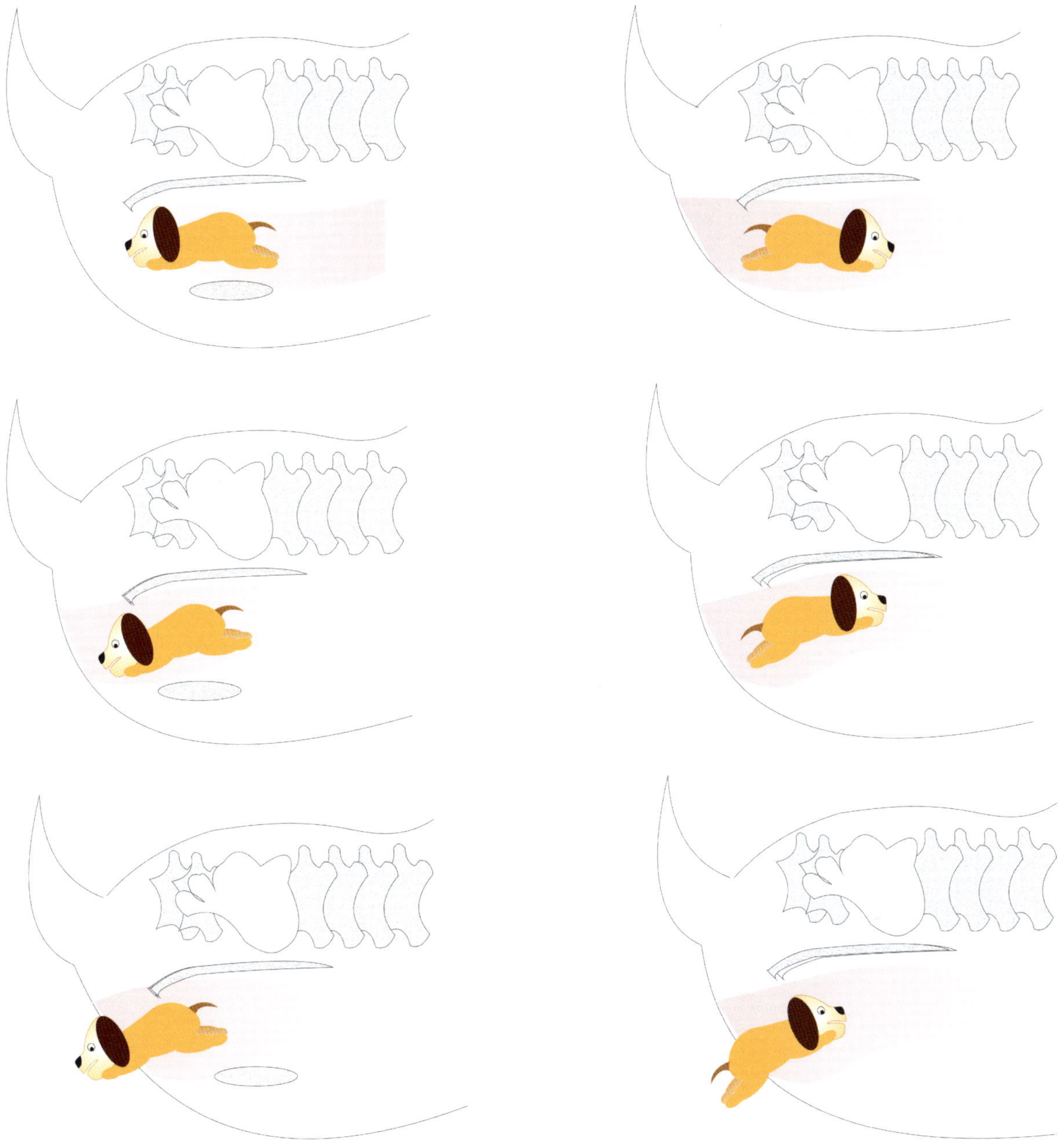

Figura 47.13 Posicionamento fetal e nascimento normal de um neonato canino em apresentações anterior e posterior. (Ilustração: Ana Augusta Pagnano Derussi.)

Complicações do parto | Distocias

Uma vez que o desenvolvimento do parto não ocorra de maneira satisfatória no diz respeito aos aspectos fisiológicos, as complicações do parto são prováveis, resultando muitas vezes em elevada taxa de mortalidade. Questionamentos devem ser feitos na tentativa de se compreender a causa e o possível diagnóstico da complicação enfrentada. Aspectos como vacinação e vermifugação, doenças pregressas e/ou atuais, utilização de medicamentos durante a gestação, exposição a substâncias tóxicas (solventes ou desinfetantes, inseticidas) ou plantas tóxicas, suplementação alimentar e/ou nutricional, introdução de novos animais, ninhadas anteriores, partos anteriores, problemas gestacionais ou neonatais anteriores ou algum fato incomum durante a gestação são importantes em relação a gestação atual e anteriores.

As distocias são definidas como o parto que não se realiza somente com as forças maternas, necessitando de intervenção manual, médica e/ou instrumental do obstetra.[3] Existem inúmeras situações que levam à distocia, como más condições ambientais (local inadequado de parição), alterações do canal de parto (imaturidade da pelve, fraturas, conformação, características da raça, enfermidades ósseas), alterações uterinas (torção, ruptura, prolapso, fibrose de colo de útero, tumores) e alterações fetais (apresentação e/ou tamanho fetal; Figura 47.14).[22,40] O reconhecimento da distocia e as diferentes ações reprodutivas frente a ela devem ser rápidos, para aumentar a sobrevivência dos neonatos. Um histórico clínico detalhado é importante para a escolha do procedimento a ser adotado, e informações sobre a idade da fêmea, o desenvolvimento de gestações anteriores e da atual, a data do acasalamento, os sinais de parto presentes até o momento, a ocorrência de contrações abdominais, o intervalo entre nascimentos, o horário do início das contrações e a ruptura das membranas devem ser obtidas. No exame físico, devem-se avaliar os parâmetros vitais, a hidratação e a temperatura, observar as contrações uterinas e realizar a inspeção da vulva e do períneo e o toque vaginal para exame do canal do parto (Figura 47.15). Exames como ultrassonografia, radiografia, hemograma e concentração sérica de cálcio e glicose são úteis e auxiliam a escolha do procedimento a ser adotado de acordo com o tipo de distocia.

Os critérios adotados para o diagnóstico da distocia são (Quadro 47.12):

- Duração prolongada da gestação:
  - Acima de 65 dias a partir da data da ovulação
  - Acima de 60 dias a partir da data do diestro (diagnosticado por citologia)
  - Acima de 70 dias da data prevista para o parto
- Secreção vulvar abundante, esverdeada ou verde-enegrecida e/ou hemorrágica
- Contrações uterinas intensas e frequentes por mais de 30 minutos sem que ocorra expulsão fetal
- Contrações uterinas fracas intermitentes por mais de 2 horas sem expulsão fetal
- Expulsão parcial do filhote.[22,40]

A ausência da anamnese completa e do exame físico realizados de maneira sistemática pode levar a erros no diagnóstico e nas medidas ou condutas adotadas durante um parto distócico. O encaminhamento de uma fêmea a um procedimento anestésico e cirúrgico desnecessário pode comprometer a viabilidade neonatal e colaborar para a mortalidade. Por outro lado, a escolha de medidas terapêuticas na resolução das distocias deve ser feita com muito critério após o exame físico minucioso da gestante, e levando sempre em consideração a avaliação da frequência cardíaca do feto, o que evita o sofrimento fetal (Figura 47.16). A dosagem sérica de cálcio e a glicemia devem ser realizadas previamente à indução medicamentosa do parto.[22]

A utilização indiscriminada da ocitocina pode induzir torções, rompimentos uterinos e hipoxia fetal. Nas distocias obstrutivas, pela existência de fetos demasiadamente grandes (ninhada pequena, raças braquicefálicas com diâmetro biparietal grande) ou incorretamente posicionados, em que a fêmea é incapaz de expulsar o feto, seu uso é completamente contraindicado.[36,41]

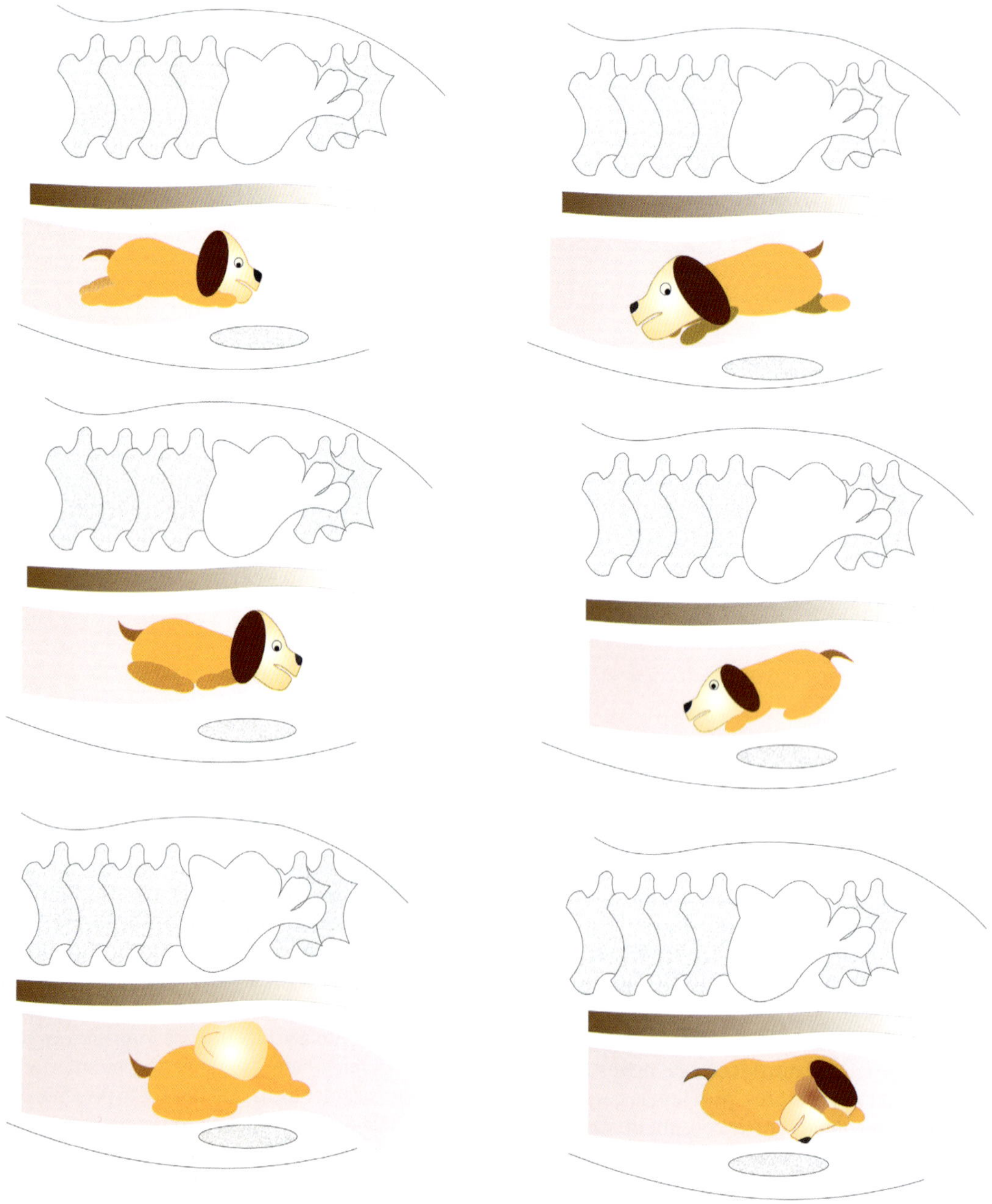

Figura 47.14 Alterações possíveis na apresentação fetal ao nascimento. (Ilustração: Ana Augusta Pagnano Derussi.)

Ao nascimento, o feto deve estar completamente em extensão, com os membros apontados para trás ou para frente (apresentação anterior ou posterior; Figura 47.17). A flexão da cabeça ou dos membros pode dificultar a expulsão, e a apresentação pode ser incorreta. Em 60% dos casos, os filhotes têm apresentação anterior, e em 40%, posterior, como já descrito. O posicionamento incorreto se dá com a apresentação dos membros pélvicos dobrados sob o abdome em apresentação posterior. Nesses casos, uma rápida intervenção com manobras obstétricas ou cirúrgicas deve ser realizada, para evitar a morte neonatal ou o nascimento de neonatos fracos e de difícil reanimação.[11,36,41]

As manobras obstétricas podem evitar a realização de um procedimento cirúrgico, mas devem ser realizadas mediante exame físico prévio do canal do parto, com a utilização de luvas estéreis, lubrificantes e manipulação suave e cuidadosa. É importante ter em mente que a manipulação obstétrica mal

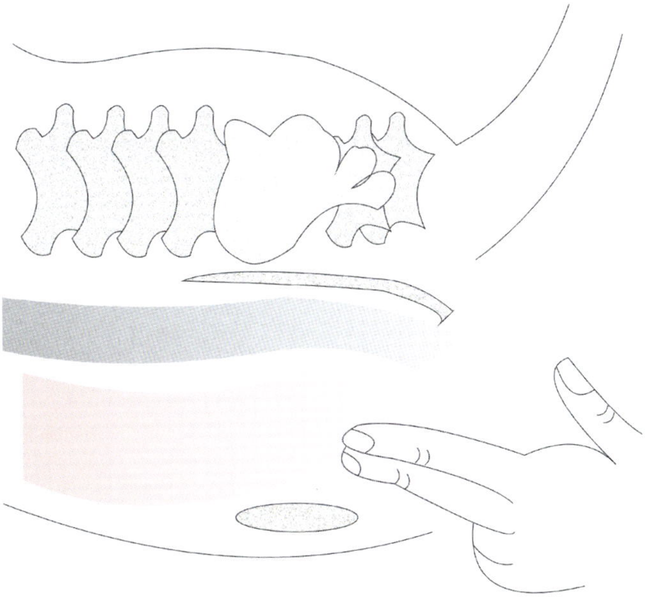

Figura 47.15 Toque vaginal para exame do canal do parto. (Ilustração: Ana Augusta Pagnano Derussi.)

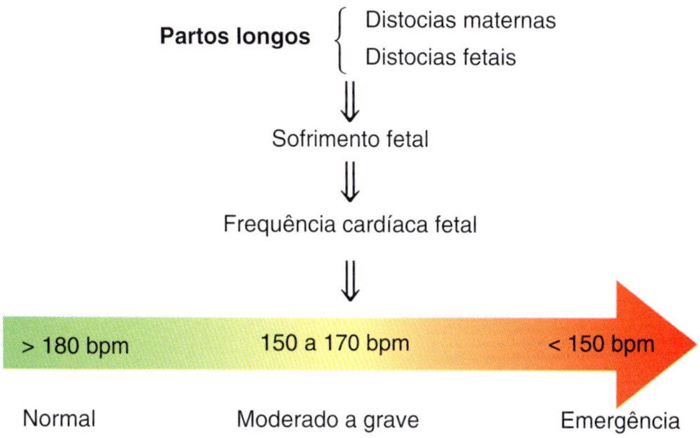

Figura 47.16 Avaliação da frequência cardíaca fetal na distocia. (Ilustração: Ana Augusta Pagnano Derussi)

QUADRO 47.12 Critérios para o diagnóstico, causas possíveis e condutas a serem adotadas nas distocias.

Critérios para diagnóstico de distocia	Causas prováveis	Condutas
Duração prolongada da gestação: • Acima de 65 dias, a partir da data de ovulação • Acima de 60 dias, a partir da data do diestro (diagnosticado por citologia) • Acima de 70 dias da data prevista para o parto	Administração exógena de progestágenos Gestação de apenas um feto Inércia uterina primária	Encaminhamento para cesariana
Secreção vulvar: • Clara • Esverdeada ou verde-enegrecida • Hemorrágica	Pequena quantidade (normal) Deslocamento placentário Nascimento traumático Torção ou ruptura uterina Alteração de coagulação sanguínea	Inspeção, palpação, auscultação, hemograma, exame ultrassonográfico e/ou radiográfico Cesariana
Contrações uterinas intensas e frequentes por mais de 30 min sem expulsão fetal	Feto no canal de parto (obstrução): • Presença de feto no canal do parto • Estática fetal • Tamanho do feto • Alterações obstrutivas do canal	Palpação por toque vaginal e viabilidade da passagem pelo canal de parto Manobras obstétricas (luvas estéreis e lubrificação): • Retropulsão (empurrar o feto insinuado) • Extensão (estender os membros flexionados) • Tração (tração pelas porções insinuadas) • Rotação (girar sob o eixo longitudinal) Palpação por toque vaginal e inviabilidade da passagem pelo canal de parto (alteração obstrutiva) Cesariana
Contrações uterinas fracas intermitentes por mais de 2 h sem expulsão fetal	Inércia uterina primária ou secundária Primíparas Hipocalcemia	Palpação por toque vaginal e viabilidade da passagem pelo canal de parto Estimulação da movimentação da gestante (subir e descer escadas, correr) Toque vaginal e leve compressão abdominal Indução medicamentosa (somente após o nascimento de um filhote ou descarte da possibilidade de distocia obstrutiva) • Cálcio • Glicose • Ocitocina
Expulsão parcial do filhote	Fetos gigantes ou malformados Alterações na estática fetal Falta de lubrificação	Episiotomia ou cesariana Tentar correção por manobra obstétrica Lubrificação

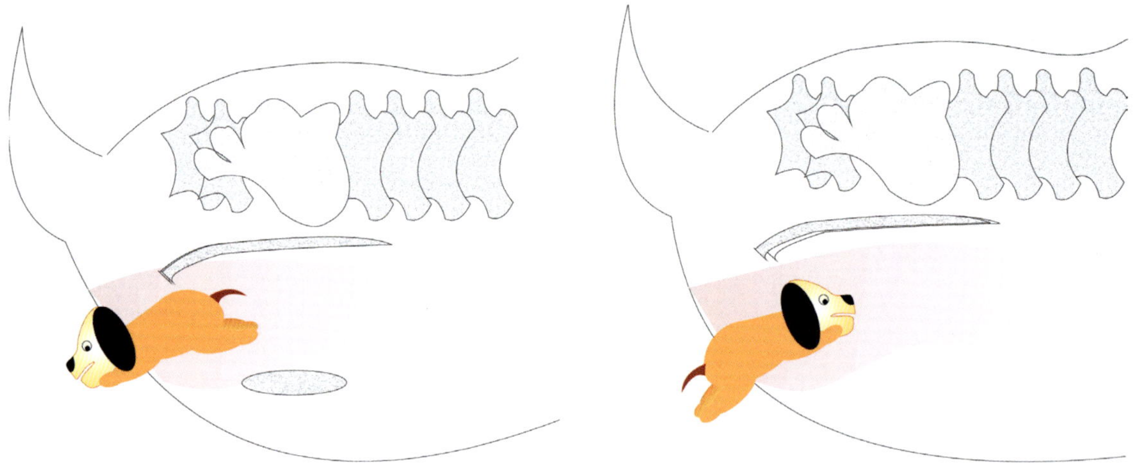

Figura 47.17 Esquema representativo do percurso fetal durante o nascimento. (Ilustração: Ana Augusta Pagnano Derussi.)

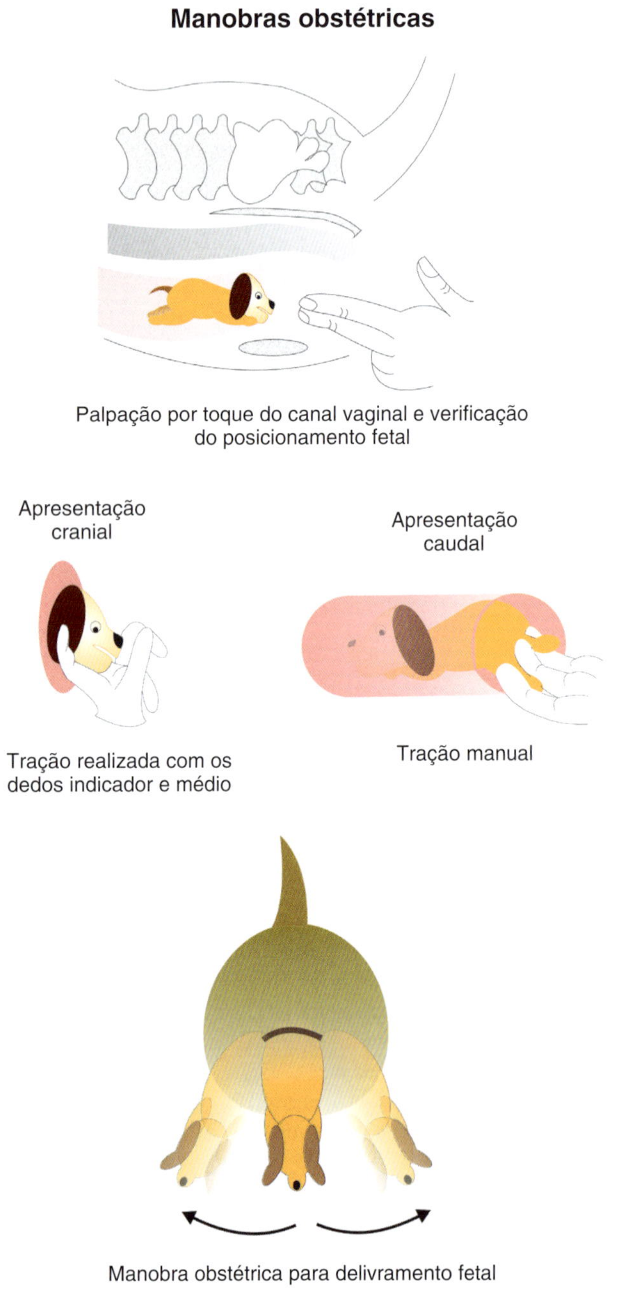
Manobras obstétricas
Palpação por toque do canal vaginal e verificação do posicionamento fetal
Apresentação cranial
Apresentação caudal
Tração realizada com os dedos indicador e médio
Tração manual
Manobra obstétrica para delivramento fetal

Figura 47.18 Manobras obstétricas para correção do posicionamento fetal ao nascimento. (Ilustração: Ana Augusta Pagnano Derussi.)

realizada pode ser responsável pela morte do neonato preso no canal do parto, podendo afetar os filhotes que permanecem no útero. Não se devem utilizar instrumentos obstétricos, exceto se o neonato estiver morto, devido ao risco elevado de esmagamentos ou avulsão de membros. Movimentos como retropulsão (empurrar o feto insinuado), extensão (estender os membros flexionados), tração (tração pelas porções insinuadas) e rotação (girar o feto sob o eixo longitudinal) podem ser feitos delicadamente, na tentativa de correção das alterações de estática fetal (Figura 47.18). Deve-se evitar realizá-los durante uma contração uterina, para que não ocorra o aprisionamento do filhote no canal do parto.[5,11,36,41]

Em muitos partos distócicos, a episiotomia (incisão cirúrgica do períneo em direção ao ânus) torna possível a retirada do filhote que obstrui o canal pélvico, sem que haja a necessidade de uma cesariana. Esse procedimento deve ser realizado apenas em caso de problema obstétrico, não como medida preventiva.[40]

Particularidades anestésicas e cirúrgicas nas cesarianas

As cesarianas são realizadas sob duas condições: (1) eletiva ou programada, quando há estimativa da data e início do parto; ou (2) emergencial (60 a 80% dos casos de distocia), nos partos longos por distocias maternas ou fetais, nos casos de endotoxemia, septicemia, morte fetal e rupturas ou torções uterinas. Independentemente da situação que a tenha requerido, questões importantes devem ser analisadas, como a escolha do melhor momento para se realizar o procedimento, o preparo da paciente, o protocolo anestésico mais adequado e como proceder na reanimação neonatal para melhor vigor, viabilidade neonatal e bem-estar materno.[10,40] As cesarianas eletivas são indicadas em alterações do canal do parto, como as neoplasias vulvares ou vaginais, em fraturas pélvicas, histerocele, feto único ou ninhada numerosa (oito ou mais filhotes), idade avançada da fêmea (primíparas com mais de 6 anos), histórico prévio de distocia ou em raças braquicefálicas (em Boston Terriers e Bulldogs Francês e Inglês, > 80% nascem por cesariana). Esses casos salientam a importância dos exames pré-natais anteriormente mencionados neste capítulo. Alguns estudos mais recentes assumem que o feto possa nascer 48 horas antes da data esperada para o parto espontâneo e permanecer viável sem assistência. Esse fato foi baseado em estudos pregressos em que fetos nascidos naturalmente ou por cesariana em cadelas (48 horas antes da data esperada, com 57 dias previamente à deflagração dos sinais clínicos do parto) após o tratamento antenatal com aglepristone ou betametasona sobreviveram bem sem assistência.[42]

Outro estudo avaliando o tipo de parto (entrega vaginal, cesariana emergencial e programada) na primeira semana de vida em filhotes de cães da raça Dogue Alemão demonstrou que o número de ninhadas com natimortos foi significativamente mais elevado em cesarianas emergenciais quando comparado a parto vaginal e cesarianas programadas.[42,43]

Mais estudos são necessários nas diferentes raças para determinar a segurança e também a sobrevivência a longo prazo dos filhotes nascidos em cesariana eletiva. Esta deve ser planejada com base no perfil hormonal da fêmea no momento da cópula (progesterona) e nos exames complementares (radiográficos e ultrassonográficos), adequando-se tanto à maturidade fetal quanto ao aspecto da lactação (colostro).

As cesarianas emergenciais com quadros de desidratação, hipovolemia, hipotermia, exaustão, toxemia e choque representam um risco iminente tanto para a parturiente quanto para os fetos, requerendo preparo e estabilização prévia.[26,44]

O protocolo anestésico deve ser escolhido mediante o conhecimento das propriedades físico-químicas dos fármacos, das particularidades fisiológicas e anestésicas da gestação e da familiaridade com a técnica. A segurança e o conforto maternos e a mínima depressão fetal são fatores primordiais.[26,44] O primeiro aspecto a ser considerado na anestesia da gestante é que, se o agente anestésico ultrapassa a membrana hematencefálica, também o faz em relação à placenta. Isso significa que todos os fármacos utilizados como sedativos, tranquilizantes, analgésicos de ação central e anestésicos atravessam a barreira placentária, afetando o neonato.[23,24] Algumas condutas minimizam os efeitos deletérios sobre os neonatos: utilização de anestésicos locais com menor absorção sistêmica; utilização da menor dose possível (1/8 a 1/4 da dose calculada); anestésico de curta duração e de rápida metabolização materna (exemplo: propofol), cujo efeito seja reversível por antagonistas (exemplo: opioides); diminuição do tempo de exposição materna a anestésicos inalatórios e empregando estratégias para diminuição da dose. Fármacos como o propofol e o isofluorano são associados a menor mortalidade neonatal, enquanto o halotano e a xilazina exibem efeitos negativos sobre a sobrevivência neonatal.[45] Um estudo comparativo entre a anestesia epidural, injetável (indução anestésica com propofol, tiopental ou midazolam/quetamina) e inalatória (isofluorano) em cadelas demonstrou que a melhor opção em termos de menor depressão cardiorrespiratória e neurológica nos neonatos após o nascimento foi a anestesia epidural, seguida de propofol, tiopental e, por último, midazolam/quetamina (Quadros 47.13 e 47.14).[44]

Um dos estudos mais recentes sobre protocolos anestésicos e vitalidade neonatal avaliou os efeitos do alfaxalone (até o presente momento não disponível no Brasil) na indução anestésica na viabilidade neonatal de cesarianas eletivas em cães de raças grandes. Segundo o estudo, o escore de Apgar neonatal foi efetivamente maior com a utilização do alfaxalone quando comparado ao propofol, sugerindo também o uso da análise de cortisol nos líquidos fetais (amniótico e alantoidiano). Mais estudos são necessários a fim de se verificar também a eficácia desse protocolo nas cesarianas emergenciais.[46,47,48]

Independentemente da técnica cirúrgica empregada (histerotomia e histerorrafia; histerectomia; ovário-histerectomia em bloco) ou do acesso (linha média ventral ou flanco), deve-se submeter a parturiente e os fetos ao menor tempo cirúrgico possível e, por conseguinte, menor depressão fetal e neonatal. Os cuidados – como manutenção de acesso venoso; diminuição do estresse materno; aquecimento e fornecimento de oxigênio; inclinação da mesa cirúrgica, evitando compressão da veia cava caudal; ampla tricotomia e higienização do abdome (Figura 47.19); equipe de recepção neonatal devidamente treinada – minimizam as perdas neonatais. Após o acesso e a exteriorização do útero (Figura 47.20), o delivramento dos neonatos deve ser o mais rápido possível (20 ou 30 minutos após o início da anestesia inalatória ou epidural, respectivamente). Deve-se promover a liberação das vias respiratórias superiores do neonato, antes mesmo do pinçamento do cordão umbilical, para evitar a asfixia neonatal.[22,26] É possível separar a placenta e manter o cordão umbilical intacto, permitindo que o sangue residual flua para os filhotes. Um estudo recente que avaliou a ligadura tardia do cordão sugeriu que manter o cordão umbilical intacto por pelo menos 3 minutos após o início da respiração pode contribuir para o aumento da vitalidade em filhotes entregues por cesariana sem quaisquer consequências negativas.[49]

QUADRO 47.13 Influência de quatro protocolos anestésicos nos parâmetros cardiorrespiratórios de neonatos caninos nascidos por cesariana.[22]

	Tiopental/ isofluorano*	Midazolam/ quetamina/ isofluorano**	Propofol/ isofluorano***	Epidural†
Partos (h)	7 (2)	8 (1)	9 (3)	8 (2)
Número de filhotes	23	21	24	20
Frequência cardíaca (bpm)	123	122	123	132
Frequência respiratória (mpm)	21	16	16	27
Mortalidade neonatal	0	2	1	0

*MPA (medicação pré-anestésica): clorpromazina (0,5 mg/kg); indução anestésica: tiopental (8 mg/kg – intravenosa); manutenção: isofluorano em 100 mℓ/kg de oxigênio. **MPA: clorpromazina (0,5 mg/kg); indução anestésica: midazolam (0,5 mg/kg), quetamina (2 mg/kg); manutenção: isofluorano em 100 mℓ/kg de oxigênio. ***MPA: clorpromazina (0,5 mg/kg); indução anestésica: propofol (5 mg/kg); manutenção: isofluorano em 100 mℓ/kg de oxigênio. †MPA: clorpromazina (0,5 mg/kg), lidocaína 2% com epinefrina (2,5 mg/kg).

QUADRO 47.14 Influência, em porcentagem, de quatro protocolos anestésicos nos reflexos neurológicos de neonatos caninos nascidos por cesariana.[22]

	Reflexos avaliados				
Protocolo anestésico	Dor	Sucção	Anogenital	Magno	Flexor
Tiopental/isofluorano*	78	30	57	26	44
Midazolam/quetamina/ isofluorano**	57	43	38	33	19
Propofol/isofluorano***	96	88	88	58	46
Epidural lidocaína†	100	100	100	95	90

*MPA (medicação pré-anestésica): clorpromazina (0,5 mg/kg); indução anestésica: tiopental (8 mg/kg – intravenosa); manutenção: isofluorano em 100 mℓ/kg de oxigênio. **MPA: clorpromazina (0,5 mg/kg); indução anestésica: midazolam (0,5 mg/kg), quetamina (2 mg/kg); manutenção: isofluorano em 100 mℓ/kg de oxigênio. ***MPA: clorpromazina (0,5 mg/kg); indução anestésica: propofol (5 mg/kg); manutenção: isofluorano em 100 mℓ/kg de oxigênio. †MPA: clorpromazina (0,5 mg/kg), lidocaína 2% com epinefrina (2,5 mg/kg).

Transição fetal-neonatal

O nascimento, ou período de transição fetal-neonatal, que engloba as primeiras 24 horas, é um período delicado e de alto índice de mortalidade. Imediatamente após o nascimento, o neonato precisa assumir as funções vitais realizadas pela placenta. Ao analisar as profundas modificações pelas quais o feto passa ao nascimento, não se pode deixar de caracterizar um tipo de animal, que não é mais um feto nem ainda se assemelha a um filhote com 30 dias de vida. Ele é um animal extraútero, com

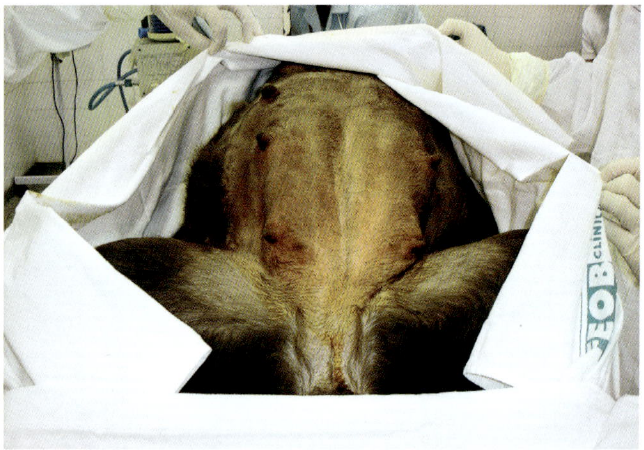

Figura 47.19 Desinfecção do abdome da parturiente para realização de cesariana.

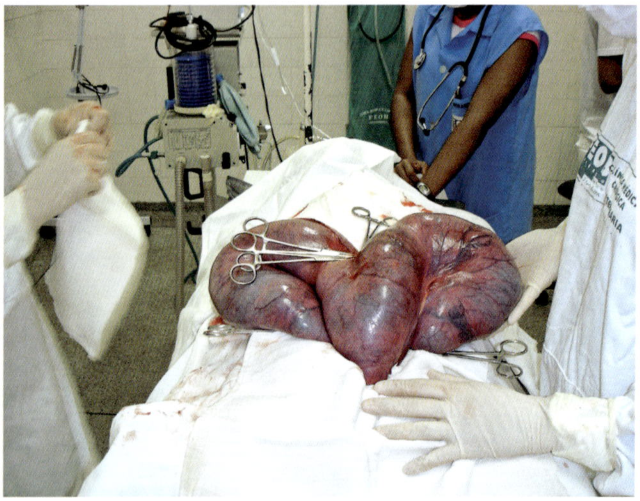

Figura 47.20 Exposição dos cornos uterinos durante a realização de cesariana.

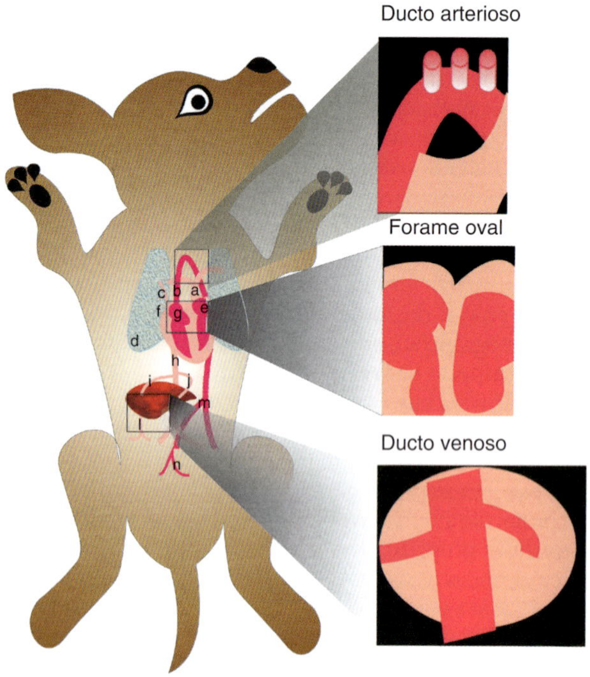

Figura 47.21 Desvios intra e extracardíacos da circulação sanguínea no feto canino. a: tronco pulmonar; b: arco aórtico; c: veia cava superior; d: pulmão; e: átrio esquerdo; f: veias pulmonares; g: átrio direito; h: veia cava inferior; i: veia hepática direita; j: veia hepática esquerda; l: veia porta; m: aorta descendente; n: artéria ilíaca externa. (Ilustração: Ana Augusta Pagnano Derussi.)

características anatômicas e fisiológicas de um ser intraútero. Na terminologia inglesa, ele é denominado *newly born*, ou o filhote nos primeiros minutos ou horas de vida.[24,50]

A transição da vida fetal para a neonatal é caracterizada por uma série de eventos fisiológicos únicos, como a substituição do conteúdo alveolar líquido por ar, o aumento dramático do fluxo sanguíneo pulmonar e alterações de desvios intra e extracardíacos da circulação sanguínea (forame oval e ducto arterioso) (Figura 47.21). Todas as alterações anatômicas que ocorrem ao nascimento favorecem a adequação do neonato ao novo ambiente. Os eventos fisiológicos nos padrões respiratórios e cardiovasculares delimitam a transição da vida fetal para a neonatal.[51,]

Na vida intrauterina, todo oxigênio utilizado pelo feto é de origem materna, difundindo-se da placenta para o sangue fetal. Quando o sangue oxigenado retorna da placenta pela veia umbilical, cerca de 50% passam através dos sinusoides hepáticos, enquanto o restante é desviado do fígado e segue pelo ducto venoso para a veia cava caudal. Após um curto percurso pela veia cava, 90 a 95% do sangue passam para o átrio direito e, seguindo pelo orifício oval, são desviados para o átrio esquerdo. Cerca de 5 a 10% do fluxo sanguíneo que chega ao átrio direito é levado ao pulmão pelas artérias pulmonares e retorna sem ser oxigenado ao átrio esquerdo. Uma parte desse sangue, entretanto, é desviada para a aorta antes de alcançar os pulmões pelo ducto arterioso que liga a artéria pulmonar esquerda à aorta. Cerca de 40 a 50% do fluxo da aorta descendente passa pelas artérias umbilicais e retorna à placenta para reoxigenação, sendo o restante destinado à perfusão das vísceras abdominais e metade caudal do corpo.[51]

O sangue que circula no feto é, em seu maior volume, uma mistura de sangue oxigenado e não oxigenado. Esse sangue lhe é suficiente, pois suas necessidades metabólicas são reduzidas.[51,52]

Como não há respiração pulmonar no feto, os pulmões não estão expandidos e são preenchidos por um líquido proveniente do plasma com baixo teor de oxigênio. Durante a vida fetal, a abertura do ducto arterioso é controlada justamente pela menor concentração de oxigênio e pela produção endógena de prostaglandinas, que atuam sobre as células musculares do ducto, mantendo-as relaxadas.[51,52,53]

Após o nascimento, com o rompimento do cordão umbilical, o feto não mais está ligado à placenta, passando a depender apenas de seus pulmões como fonte de oxigênio. O aumento da pressão parcial de dióxido de carbono dentro dos vasos umbilicais e o esfriamento do corpo desencadeiam o reflexo inspiratório. Ocorre elevação da resistência vascular sistêmica e da pressão arterial e decréscimo da resistência vascular pulmonar, seguida do aumento do fluxo sanguíneo pulmonar. Assim, em questão de segundos, os pulmões devem ser preenchidos por oxigênio, bem como os vasos sanguíneos pulmonares devem dilatar-se para perfundir os alvéolos e absorver o oxigênio, distribuindo-o para todo o organismo do neonato.[51,54]

O líquido contido no alvéolo pulmonar é absorvido pelo interstício pulmonar e substituído gradualmente por oxigênio. A expansão sofrida pelos pulmões leva à liberação de prostaciclina e óxido nítrico, que aumentam a vasodilatação e o fluxo sanguíneo pulmonar. O preenchimento alveolar com oxigênio acarreta a gradativa reabsorção do líquido pulmonar pelos vasos linfáticos. Nem todos os alvéolos são inflados durante a primeira inspiração. Com as subsequentes inalações, todo o pulmão é inflado, e a substância surfactante, distribuída por toda superfície alveolar.[50,51] A forte expansão pulmonar ao nascimento é um importante estímulo para liberação dessa substância armazenada, que facilitará o preenchimento alveolar e prevenirá a atelectasia. Acredita-se que a produção de substância surfactante (fosfatidilcolina) ocorra nos fetos caninos por volta de 57 a 60 dias de gestação, e a maturação pulmonar ainda perdure durante o período neonatal, com o aparecimento da fase alveolar do desenvolvimento do sistema respiratório[55] (Figura 47.22).

Com a dilatação pulmonar e o concomitante aumento dos níveis de oxigênio sanguíneo, o ducto arterioso perde sua função fetal e começa seu fechamento, inicialmente fisiológico e, depois, anatômico. O fechamento parece ser mediado por bradicinina e prostaglandinas liberadas pelos pulmões durante sua insuflação inicial. Quando a pressão de O_2 que passa pelo ducto atinge 50 mmHg, há contração, entretanto, uma pequena ligação sanguínea entre a aorta e a artéria pulmonar persiste por alguns dias. O ducto deixa de ser funcional nas primeiras 24 horas após o parto, mas em neonatos prematuros e naqueles com hipoxia persistente pode permanecer aberto por um tempo prolongado.[52]

Do mesmo modo, o aumento do fluxo sanguíneo pulmonar leva a elevação da pressão no interior do átrio esquerdo, propiciando o fechamento do forame oval ao pressionar a valva desse orifício contra o septo.[52]

Terminada a transição da vida fetal para a extrauterina, o neonato está respirando e utilizando seus pulmões para captação de oxigênio. O choro inicial e as respirações profundas colaboram para a remoção do líquido amniótico restante em suas vias respiratórias. A adequada oxigenação e a distensão gasosa pulmonar são agora o principal estímulo para o relaxamento da vasculatura pulmonar.[50,52]

Quaisquer causas que diminuam a intensidade da primeira inspiração comprometem a expansão alveolar. Neonatos nascidos de cesariana, no entanto, podem apresentar estresse respiratório transitório, por não reabsorverem o fluido pulmonar tão rapidamente quanto aqueles oriundos de parto normal.[51]

Reanimação do neonato

A necessidade de reanimação do neonato pode ser antecipada, na maior parte das vezes, por uma anamnese detalhada. As seguintes entidades perinatais chamam a atenção para a possibilidade de um procedimento reanimatório logo após o nascimento: problemas pré-natais (idade materna, assistência pré-natal ausente, doenças pré-natais, utilização de fármacos na gestação, óbito fetal ou neonatal prévio, malformações,

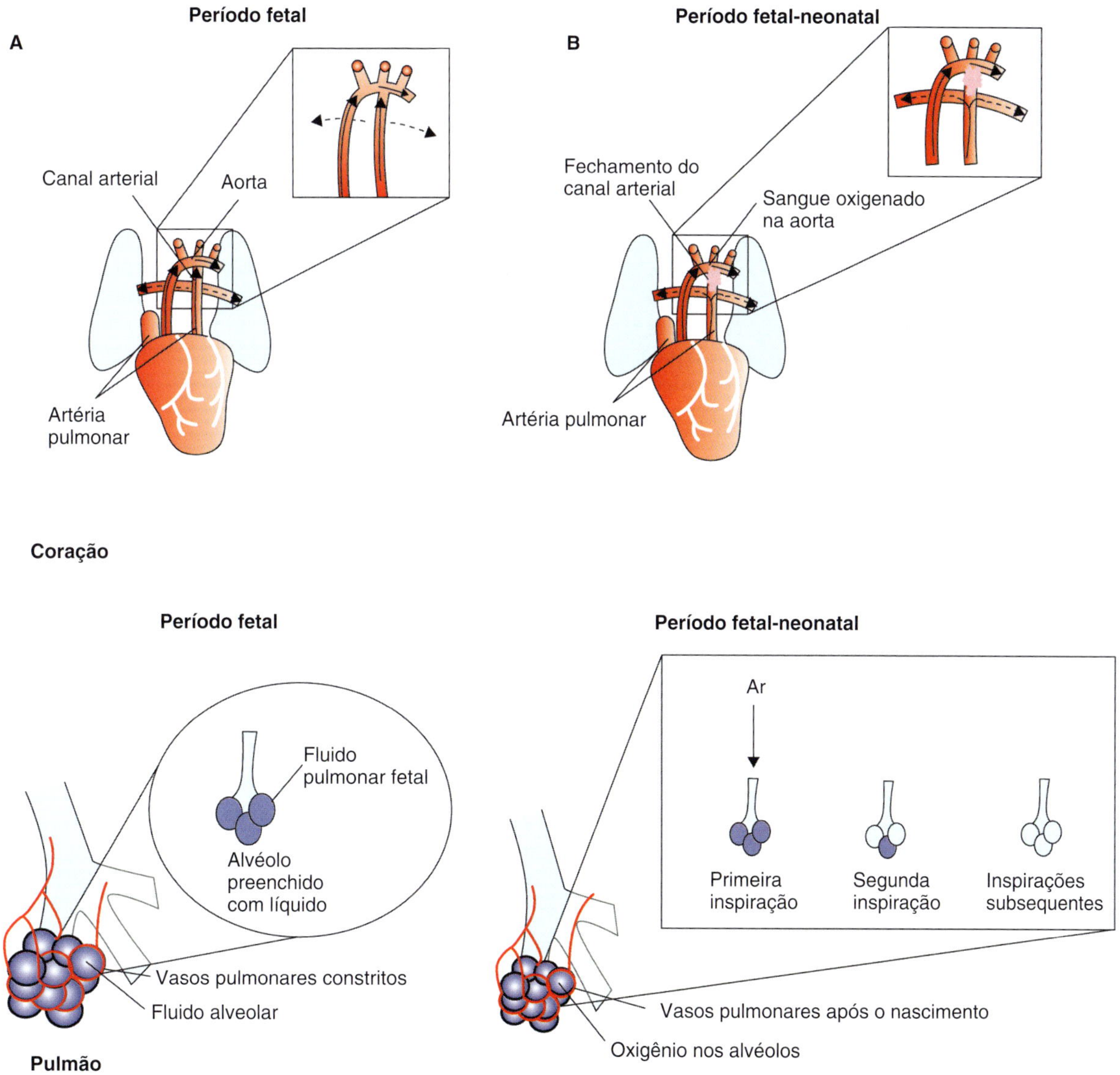

Figura 47.22 **A.** Período fetal: pulmão com ***shunt*** sanguíneo direita-esquerda pelo canal arterioso; alvéolos preenchidos de fluido; e vasos pulmonares constritos. **B.** Período fetal-neonatal: fechamento do ***shunt*** pelo canal arterioso após o nascimento; dilatação dos vasos pulmonares; e direcionamento de sangue para os pulmões. (Ilustração: Ana Augusta Pagnano Derussi.)

diminuição dos movimentos fetais) e problemas durante o parto (apresentação anômala, trabalho de parto prematuro ou prolongado, período de expulsão prolongado, bradicardia fetal, descolamento prematuro da placenta), ou seja, as distocias.[50,56]

As causas de distocia, já citadas anteriormente, resumem-se nas anormalidades uterinas (inércia primária ou secundária, torções uterinas), alterações no canal do parto (fraturas ou estreitamento do canal) e anormalidades fetais (fetos grandes, anomalias congênitas, apresentação anômala). O reconhecimento das distocias deve, portanto, ser rápido, assim como o tratamento para salvar a vida do filhote. Um diagnóstico incorreto pode resultar em cesariana não necessária e, por outro lado, a falha no seu reconhecimento pode resultar na morte da gestante e dos neonatos.[41]

As condições obstétricas, portanto, influenciam os padrões de vitalidade e bioquímica neonatais. As distocias corrigidas por manobras obstétricas ou por cesariana, bem como a indução de contrações uterinas pela utilização da ocitocina indiscriminadamente, levam a alterações metabólicas em neonatos e provavelmente diminuem sua viabilidade.[18,39]

A mortalidade de neonatos nascidos de cesariana é descrita por 8% ao nascimento e 13% após 2 horas, enquanto no parto eutócico, 2,2% ao nascimento e 8% após 24 horas. A depressão fetal que se estabelece em seguida à distocia ou à cesariana apresenta duas causas primárias, a primeira e mais importante, a hipoxia, e a segunda, a depressão provocada pelos agentes anestésicos administrados à gestante. Ambas podem ser minimizadas pela escolha de um protocolo anestésico mais adequado, contudo, mesmo sob condições ótimas de parto, o neonato pode nascer em depressão cardiorrespiratória.[45]

Na depressão neonatal ao nascimento, não há saída do líquido pulmonar dos alvéolos, impedindo a entrada de ar e a expansão pulmonar. Como resultado, os pulmões não se expandem e o oxigênio não fica disponível para penetrar no sangue que circula por eles. Pode ocorrer perda excessiva de sangue, contratilidade cardíaca inadequada ou bradicardia por hipoxia. Consequentemente, não há o esperado aumento da pressão arterial sistêmica, ocorrendo hipotensão. A falta de oxigenação ou a falha na distensão gasosa pulmonar resulta em manutenção da vasoconstrição arteriolar pulmonar, impedindo que o oxigênio atinja os diversos tecidos orgânicos, acarretando assim hipertensão pulmonar persistente. Com a vasoconstrição pulmonar, simultaneamente, as arteríolas dos diversos sistemas orgânicos, como intestino, rins, músculos e pele, contraem-se na tentativa de preservar a irrigação sanguínea dos órgãos, como coração e cérebro. Se a privação sanguínea persistir, a função e o débito cardíacos inicialmente preservados deterioram-se com o comprometimento do fluxo sanguíneo para todos os órgãos, levando à falência em suas funções. Sintomas, como cianose, bradicardia, hipotensão arterial, apneia e hipotonia muscular são então evidentes. Cada sinal clínico apresenta um substrato fisiopatológico, indicando a necessidade de intervenção, variável em sua precocidade e/ou intensidade.[50]

Asfixia ou sofrimento fetal agudo pode ser definido como alteração e/ou redução do intercâmbio metabólico e nutricional materno-fetal em nível placentário. Seu principal efeito é a alteração da homeostase fetal, conduzindo a hipoxia, acidose e hipercapnia. A hipoxia e a acidose levam a vasoconstrição pulmonar fetal, comprometendo o fluxo sanguíneo pulmonar, já reduzido no período fetal. A hipoxia não conduz a consequências imediatas no feto, contudo, no momento do nascimento é capaz de levar a hipertensão pulmonar e desvio persistente da circulação sistêmica da direita para esquerda. A principal característica da asfixia neonatal é a ausência ou a diminuição da ventilação pulmonar. Quando não se estabelece ventilação pulmonar adequada no neonato, o nível de oxigênio intra-alveolar é insuficiente, diminuindo assim a saturação de oxigênio do sangue arterial. Nos quadros mais graves de asfixia, a depressão do centro respiratório é mais intensa e as possibilidades de se estabelecerem ventilação e perfusão pulmonares espontaneamente são remotas. Com a hipoxia, as células musculares cardíacas utilizam escassos estoques de glicogênio como fonte energética. O consumo dessa reserva leva a diminuição da função miocárdica e do fluxo sanguíneo para os órgãos vitais.[24]

Uma série de fatores predispõe os neonatos ao colapso cardiorrespiratório: predomínio fisiológico do sistema nervoso parassimpático ao nascimento, com menor capacidade de reação e compensação; menor capacidade de manutenção do volume sanguíneo sistólico, devido a menor contratilidade miocárdica (aumento da frequência cardíaca compensatória); e imaturidade do controle neural vasculogênico.[45]

A substância surfactante pulmonar é constituída por uma monocamada líquida lipídica proteica, composta de 90 a 95% de lipídios, 5 a 10% de proteína e uma pequena porcentagem de carboidratos. Dentre os lipídios que a compõem, estima-se que a fração de ácidos graxos seja 75% de fosfatidilcolina, 10% de fosfatidilglicerol, 7% de fosfatidiletanolamina e porções menores de esfingomielina, fosfatidilinusitol e fosfatidilserina.[28] Dois peptídios distintos, SPL (pVal) e SPL (Phe), foram identificados de surfactantes de mamíferos, responsáveis pelo aumento da taxa de expansão e tensão superficial durante a compressão dinâmica, reduzindo as propriedades dos fosfolipídios. Sua produção realizada pelas células pulmonares do tipo II (pneumócitos) aumenta no fim da gestação sob estímulo do cortisol fetal, e sua composição varia de acordo com a idade materna. A substância reveste os alvéolos pulmonares, diminuindo a força contrátil da interface hidroaérea e reduzindo a tendência dos alvéolos ao colabamento, sobretudo no fim da expiração. Grande parte da substância surfactante secretada no espaço alveolar é reutilizada pelos pneumócitos tipo II.[50,51]

A integridade do revestimento epitelial alveolar está intimamente relacionada com a função do sistema surfactante. Quando a substância surfactante é adequadamente produzida durante o período pré-natal e, como consequência, o líquido amniótico é totalmente absorvido, os alvéolos permanecem repletos de ar.

O controle neural do sistema respiratório fetal está presente antes mesmo do nascimento. O feto inspira e elimina líquido amniótico de modo rítmico, apresentando *in utero* padrão respiratório rápido e irregular (um a dois movimentos por segundo) e respiração lenta em bloco (um a três movimentos por minuto). Ao nascimento, os movimentos respiratórios em bloco são continuamente substituídos pelo ofego e por padrões respiratórios normais. O padrão respiratório em bloco do neonato propicia então a expansão pulmonar mediante a resistência promovida pelo líquido fetal aspirado e pela complacência da parede torácica. À medida que a pressão parcial de oxigênio plasmático aumenta e simultaneamente diminui a pressão parcial de dióxido de carbono, estabelecem-se padrões respiratórios rítmicos normais. Um elemento importante na respiração do neonato é a existência de líquido amniótico no sistema respiratório, com a produção de substância surfactante pulmonar. O ar inalado após o nascimento desloca o líquido alveolar para o interstício pulmonar, sendo este reabsorvido pelos capilares alveolares pelo efeito osmótico das proteínas plasmáticas.[52]

A incapacidade para respirar logo após o descolamento placentário, as fortes contrações provocadas pelo trabalho de parto e o trauma durante a extração forçada dos fetos retidos produzem, durante a distocia, um incremento do desequilíbrio acidobásico nos fetos e neonatos. Quando o suprimento de oxigênio para os fetos é reduzido, observa-se acidose respiratória fetal, com aumento da pressão parcial de dióxido de carbono (PCO_2) e diminuição do pH sanguíneo. Quando a hipoxia ocorre por um período prolongado, a acidose muda de respiratória para metabólica, havendo desvio do metabolismo aeróbico para o anaeróbico, com a produção de ácido láctico, redução mais acentuada do pH sanguíneo e aumento no déficit de base. A hipoxia prolongada, com a hipotermia, representa importante causa de morte fetal e de nascimento de neonatos fracos, pouco viáveis ou natimortos.[21]

Os neonatos respondem à hipoxia de maneira diferente quando comparados aos adultos, diminuindo a frequência cardíaca, respiratória e os movimentos corporais, presumivelmente como uma resposta protetora aos baixos índices da pressão parcial de oxigênio (PO_2). Essa resposta compensatória permite ao neonato que sobreviva a um estado de hipoxia por mais tempo em relação ao adulto.[45,51,57]

As distocias são, em grande parte, responsáveis pelo desequilíbrio acidobásico que se estabelece ao nascimento. A hemogasometria é o método ideal para análise desses desequilíbrios em fetos de cães a termo. Pode ser realizada por meio de punção obtida por cordocentese ou da veia jugular. Os valores obtidos por punção venosa jugular de neonatos no primeiro minuto de vida após parto eutócico foram: pH = 7,11; PCO_2 = 53,29 mmHg; PO_2 = 20,76 mmHg (ver Quadro 47.10).[58] Enquanto os valores obtidos por cordocentese durante cesariana eletiva sem indícios de sofrimento fetal foram: pH = 7,17; PCO_2 = 59,59 mmHg; PO_2 = 17,91 mmHg.[23] Esses valores refletem uma vertente: cautela para caracterizar como acidemia o estado acidobásico dos fetos e neonatos, uma vez que os valores encontrados podem apenas refletir o padrão fisiológico da fase de transição fetal neonatal da espécie canina.[51]

Em medicina veterinária, os métodos de reanimação neonatal utilizados são diferentes dos preconizados para reanimação de crianças. A comparação com os humanos sugere que as manobras empregadas devam ser mais agressivas no que diz respeito à prevenção da hipotermia e da hipoxia e à reconsideração na utilização de certos fármacos.[24]

A utilização de escores de viabilidade neonatal (escore de Apgar) constitui-se em um método simples de avaliação sistemática ao nascimento que avalia a eficácia das medidas de reanimação em 1, 5 e 60 minutos após o nascimento. O escore baseia-se em frequência cardíaca e respiratória, esforço respiratório e vocalização, tônus muscular, irritabilidade reflexa e coloração das mucosas, atribuindo-lhes notas de 0 a 2, e a somatória das notas é a pontuação do escore de 0 a 10 (Quadro 47.15 e Figura 47.23). Filhotes com escore ao nascimento < 6 têm baixa viabilidade neonatal[59,60] alto risco de mortalidade entre o nascimento e 24 horas.[4,59,61,62]

QUADRO 47.15 Pontuação do escore de Apgar.

	Pontuação		
Parâmetro analisado	**0**	**1**	**2**
Frequência cardíaca	Ausente	Presente, porém baixa (< 200 bpm)	Presente e adequada (200 a 250 bpm)
Esforço respiratório	Ausente	Irregular (< 15 mpm)	Regular (15 a 40 bpm)
Tônus muscular	Flacidez	Alguma flexão	Flexão
Irritabilidade reflexa	Ausente	Algum movimento	Hiperatividade
Coloração das mucosas	Cianose	Palidez	Rósea

Pontuação: 7 a 10 = sem angústia; 4 a 6 = sofrimento moderado; 0 a 3 = sofrimento grave.

É importante frisar que o escore de Apgar não deve ser utilizado para determinar o início da reanimação, nem mesmo para a tomada de decisões em relação à escolha dos procedimentos, mas para avaliar a resposta do neonato às manobras realizadas.[24,63]

Reflexos de vitalidade neonatal utilizados de maneira conjunta com o escore de Apgar objetivam avaliar o grau de depressão ao nascimento e após 60 minutos, em ambos os tipos de parto. Os reflexos da sucção, da procura e do endireitamento estão presentes precocemente após o nascimento, assegurando a amamentação e, portanto, a sobrevivência neonatal. A interpretação da pontuação obtida nesse escore é de 0 a 2 = baixa viabilidade; 3 e 4 = viabilidade moderada; 5 e 6 = viabilidade normal (neonato vigoroso) (Quadros 47.16 e 47.17).[4,59]

A utilização dos reflexos é realizada não com o intuito de avaliar apenas o *status* neurológico do filhote, uma vez que é sabido que o sistema nervoso não se encontra totalmente desenvolvido ao nascimento, além de haver diferenças entre as raças de cães, o que dificultaria uma interpretação precisa no exame neurológico. Os reflexos neonatais incluem reflexos primitivos cruciais para a sobrevivência, sendo sua ausência verificada não somente nos estados de hipoxia fetal e neonatal, mas também nos estados hipoglicêmicos, comuns no período perinatal precoce.[4,59]

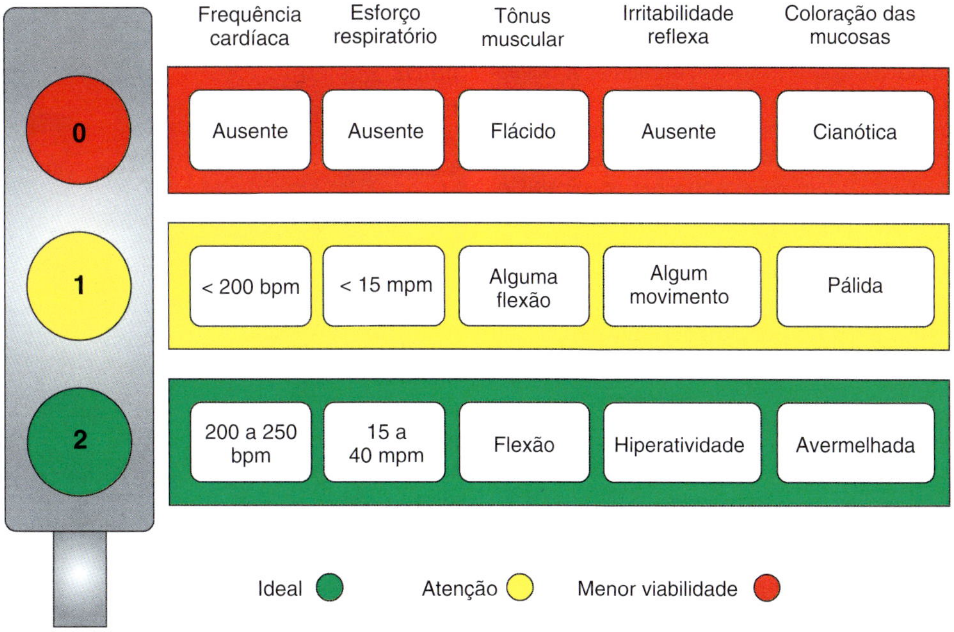

Figura 47.23 Escore de viabilidade neonatal (escore de Apgar). (Ilustração: Ana Augusta Pagnano Derussi.)

QUADRO 47.16 Parâmetros analisados em cães neonatos nascidos de parto eutócico e cesariana eletiva em 1, 5 e 60 minutos do nascimento.[29]

	Parto eutócico			Parto por cesariana eletiva		
	1 min	5 min	60 min	1 min	5 min	60 min
Escore de Apgar	7	9	9	5	7	8
Frequência cardíaca (bpm)	164	198	198	164	181	189
Frequência respiratória (mpm)	36	40	43	29	35	31
pH	7,11	–	7,27	7,18	–	7,27
PCO_2 (mmHg)	53,29	–	40,53	59,85	–	47,88
PO_2 (mmHg)	20,76	–	16,95	21,57	–	12,53

QUADRO 47.17 Sistema de escores para avaliação dos reflexos de viabilidade neonatal.

Reflexo/Pontuação	0	1	2
Sucção	Ausente	Fraco (até 3 sucções/min)*	Forte (5 sucções/min)*
Procura	Ausente	Encaixe lento do focinho dentro do círculo	Encaixe imediato do focinho dentro do círculo
Endireitamento	Ausente (continua no decúbito de posicionamento)	Reposicionamento corporal lento	Reposicionamento corporal imediato

*Pontuação 5 e 6 indicam viabilidade normal; 3 e 4, média viabilidade; e 0 a 2, viabilidade fraca. (Fonte: VASSALO *et al.*, 2015.)[59]

Os valores do escore dos reflexos de viabilidade apresentaram-se inferiores nos partos por cesariana, ao nascimento e aos 60 minutos, muitas vezes correlacionando-se com os do escore de Apgar e dos reflexos de viabilidade apenas nos animais nascidos de parto por cesariana no momento do nascimento e após 60 minutos. Estudos sugerem que a diminuição dos reflexos de viabilidade apresenta correlação positiva com o escore de Apgar.[4,59]

O neonato vigoroso ao nascimento, independentemente do tipo de parto, deve apresentar esforço respiratório espontâneo e adequado, bom tônus muscular, frequência cardíaca superior a 180 bpm e mucosas de coloração avermelhada.[1-3]

Após o nascimento no parto eutócico, o neonato encontra-se dentro do saco amniótico e ligado ao cordão umbilical. A fêmea normalmente retira-o, rompe o cordão e o estimula mediante rigorosas lambeduras. A lambedura realizada é capaz de estimular tanto as funções cardiorrespiratórias como excretórias (eliminação do mecônio), além da simples higienização do neonato. Caso a fêmea seja inexperiente ou não realize os procedimentos descritos dentro de 1 a 3 minutos, deve-se intervir removendo o neonato dos envoltórios fetais, realizando a limpeza das secreções oronasais e massageando-o com suave fricção da região torácica e abdominal. Após o clampeamento do cordão umbilical, realiza-se a avaliação clínica e a pontuação do escore de Apgar. Pontuação superior a 7 indica boa viabilidade neonatal e taxa de sobrevivência superior a 70%.

Ao nascimento, questões importantes devem ser avaliadas:

- A gestação foi a termo?
- O neonato apresenta-se respirando e/ou chorando?
- Apresenta bom tônus muscular?
- Apresenta coloração das mucosas avermelhada?

A resposta negativa a qualquer dos questionamentos realizados indica a necessidade da reanimação.[24] Os neonatos oriundos de partos distócicos apresentam hipoxia prolongada, devido à compressão dos vasos umbilicais e uterinos, ou por descolamento precoce da placenta. A aspiração de grande quantidade de líquido amniótico com ou sem mecônio leva ao desequilíbrio acidobásico com acidose mista (respiratória e metabólica), hipercapnia, hipoxia e menor vitalidade neonatal (menor escore de Apgar). A sobrevivência do neonato nesses momentos fundamenta-se na recepção por uma equipe treinada e com conhecimento da fisiologia neonatal, além do material necessário para procedimento reanimatório (Figura 47.24 e Quadro 47.18).

O primeiro passo na reanimação cardiorrespiratória do neonato é a prevenção da hipotermia, que aumenta a demanda metabólica e diminui a eficácia de outras medidas reanimatórias, conduzindo a bradicardia, hipoxia tecidual e acidose metabólica. Pacientes debilitados e deprimidos ao nascimento apresentam-se rapidamente hipotérmicos, devido a intensa perda de temperatura por evaporação e radiação. Neonatos não conseguem manter-se aquecidos pela imaturidade do seu sistema termorregulador. Termogênese por tremores e reflexos vasoativos não estão presentes ao nascimento. A manutenção da temperatura adequada da gestante durante o procedimento anestésico e cirúrgico minimiza a hipotermia neonatal. Para diminuir a perda de calor nos neonatos, é importante preaquecer a sala de parto na qual serão realizados os procedimentos de reanimação. Pode-se utilizar um colchão térmico posicionado abaixo dos campos de recepção do paciente e/ou uma fonte de calor radiante, como incubadoras (28,4°C a 32,2°C – 50 a 60% de umidade) (Figura 47.25), aquecedores de ambientes, bolsas, garrafas plásticas com água quente ou mesmo secadores de cabelos (Figura 47.26). A recepção deve ser feita utilizando compressas aquecidas e macias, além da fonte de calor radiante. O neonato deve ser gentilmente seco e massageado, atentando-se para o fato de que o processo de secagem também é considerado um estímulo tátil para o início da respiração (Figura 47.27).[4,51,53]

A desobstrução das vias respiratórias é realizada imediatamente após a remoção dos envoltórios fetais. Os neonatos

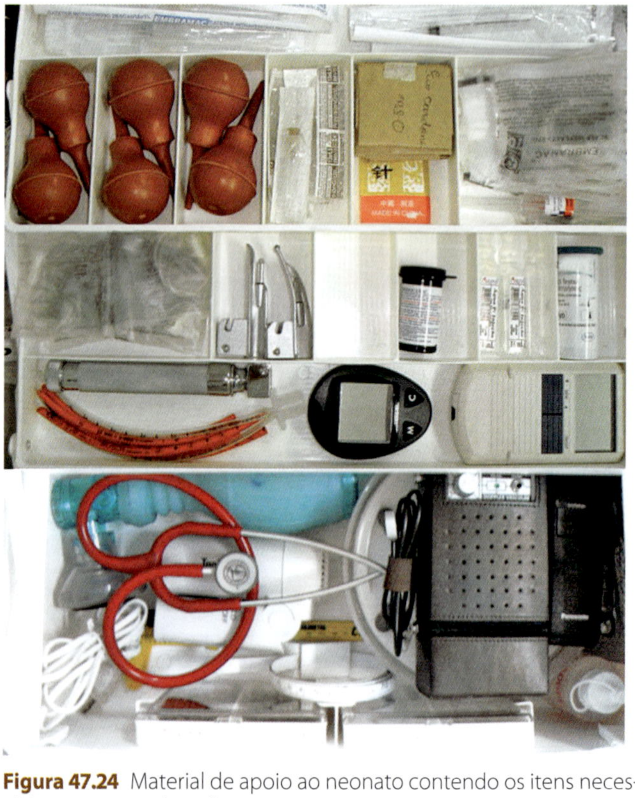

Figura 47.24 Material de apoio ao neonato contendo os itens necessários para a reanimação.

QUADRO 47.18 Material necessário para reanimação do neonato.

Vias respiratórias
- Pera ou bulbo de sucção (nº 1)
- Laringoscópio (cabo infantil)
- Lâminas nº 0 (reta e curva)
- Fonte de oxigênio e fluxômetro
- Máscaras de oxigênio
- Tubos orotraqueais (5 a 6 F)
- Cateteres (12 e 16 G)
- Ambu neonatal
- One Puff™, McCulloch Medical, EUA

Circulação
- Cateteres (25 G) e agulhas (22 G)
- Cateter intraósseo
- Solução isotônica
- Glicose 5, 10 e 50%
- Bomba de infusão intravenosa (seringa)
- Controlador de fluxo intravenoso (*dosi-flow*)
- Esparadrapo

Fármacos
- Epinefrina (simpaticomimético)
- Aminofilina (broncodilatador)
- Penicilinas e cefalosporinas (antibióticos)
- Bicarbonato de sódio
- Dopamina (simpaticomimético)
- Doxapram (estimulante respiratório)
- Naloxona (antagonista opioide)
- Solução de clorexidina (antisséptico)

Outros
- Monitor Doppler de pressão
- Estetoscópio neonatal
- Incubadora (32,2°C; 50-60% umidade)
- Bolsas ou garrafas de água quente
- Secador de cabelos
- Compressas ou toalhas aquecidas
- *Clamps* umbilicais

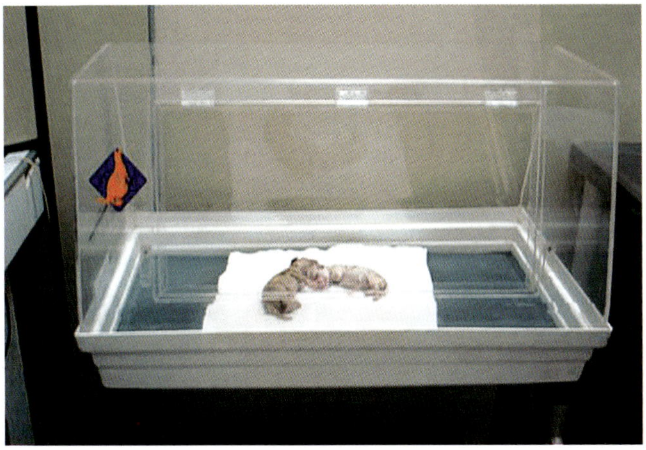

Figura 47.25 Incubadora neonatal.

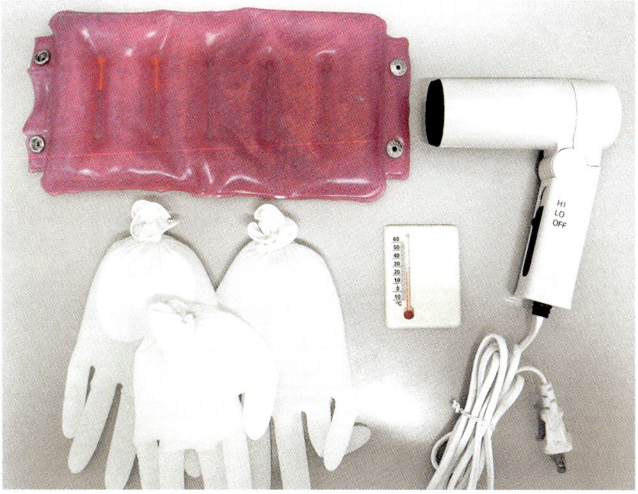

Figura 47.26 Modos de aquecimento do neonato.

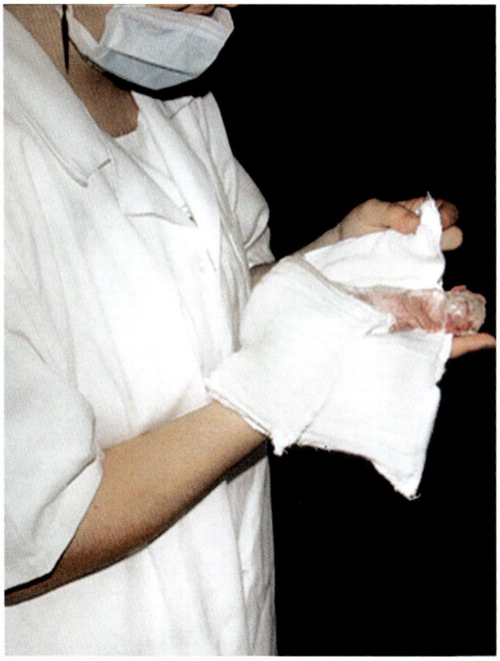

Figura 47.27 Secagem do neonato e estimulação tátil.

vigorosos ao nascimento e que choram eliminam espontaneamente as secreções (líquido amniótico); contudo, os que requerem assistência devem ter suas vias respiratórias limpas e desobstruídas pela sucção das secreções das narinas e da orofaringe. O posicionamento adequado para a realização da sucção é a leve extensão do pescoço, evitando a hiperextensão ou a flexão exagerada. Na sequência, a boca e as narinas devem ser aspiradas delicadamente com uma sonda uretral e seringa ou mesmo com pera ou bulbo de borracha (tamanho 1; Figura 47.28). A introdução da sonda de aspiração na faringe posterior de maneira brusca deve ser evitada, pois esse procedimento pode induzir resposta vagal e espasmo laríngeo, conduzindo a apneia e bradicardia. A sucção deve ser rápida, não durando mais que 10 segundos, com fornecimento de oxigênio a 100% entre as sucções e monitoramento da frequência cardíaca[45,64,65] (Figura 47.29).

É importante salientar que, durante a desobstrução das vias respiratórias do neonato, não devem ser realizados movimentos bruscos e não se pode chacoalhar o filhote para remoção do fluido pulmonar. Esse procedimento pode provocar traumas desnecessários com riscos de concussão e hemorragia cerebral, conduzindo posteriormente a convulsões, déficits de aprendizado e distúrbios comportamentais. Durante essa manobra, há também a eliminação do conteúdo gástrico do neonato, que propicia proteção local ao trato gastrintestinal ou aspiração, sendo sua realização desaconselhável.[66]

O desconforto respiratório ao nascimento é consequência de hipertensão pulmonar, diminuição dos níveis de surfactante (prematuridade), aspiração de mecônio ou pelo excesso de líquido aspirado. Alguns defeitos congênitos podem causar hipertensão pulmonar persistente e desconforto respiratório, normalmente refratário ao tratamento. O tratamento

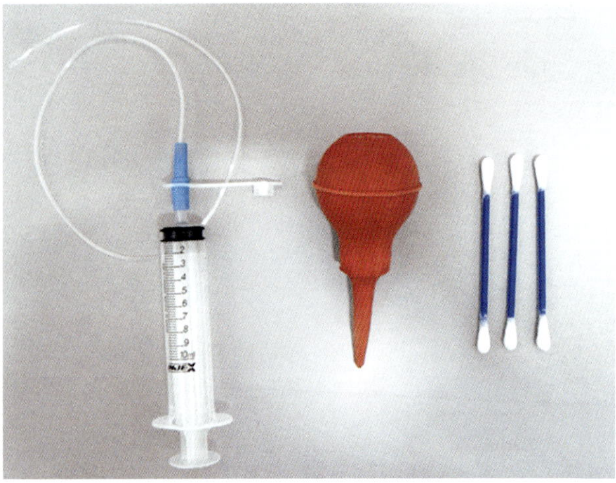

Figura 47.28 Material necessário para realização de aspiração neonatal (sonda uretral e seringa; pera ou bulbo de borracha tamanho 1).

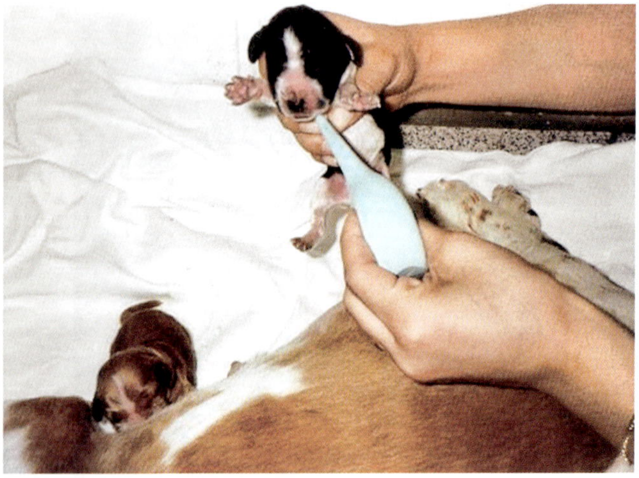

Figura 47.29 Realização da desobstrução das vias respiratórias do neonato por aspiração.

emergencial do neonato com desconforto respiratório e incapacidade em respirar inclui a reversão do efeito depressor de qualquer fármaco utilizado durante a anestesia nos partos por cesariana (naloxona, antagonista opioide).[4,67]

Após a desobstrução das vias respiratórias, o próximo e mais importante passo na reanimação neonatal consiste em expansão e ventilação pulmonar, maximizando a liberação de prostaciclina, óxido nítrico e substância surfactante. O suporte ventilatório ao neonato normalmente é realizado com altas concentrações de oxigênio. A terapia com oxigênio deve ser utilizada por um tempo limitado, minimizando os efeitos deletérios de tal terapia, como a síndrome do desconforto respiratório agudo ou a fibroplasia retrolental. Em situações nas quais o aporte respiratório com oxigênio seja requerido por tempo prolongado, a quantidade de oxigênio inspirado não deve exceder 40 a 60%.[45,64,65]

No neonato com frequência cardíaca normal, mas em apneia, a estimulação tátil e a administração de oxigênio por máscara geralmente são eficazes para iniciar a respiração dentro de 1 minuto. Caso a respiração espontânea não se estabeleça e ocorra diminuição da frequência cardíaca, a expansão pulmonar com pressão positiva deve ser aplicada por máscara ou intubação orotraqueal.

A ventilação dos pulmões do recém-nascido é o procedimento mais importante e efetivo da reanimação neonatal.[57]

Para a expansão pulmonar, alguns dos equipamentos expansores devem estar disponíveis: *One puff™ puppy*, balão autoinflável (ambu) com manômetro acoplado ou ventilador mecânico manual em T. Deve-se utilizar uma máscara ajustada à face do neonato e fornecer uma ventilação com pressão de insuflação de 5 a 10 cm de coluna de água, para evitar traumas no parênquima pulmonar. Deve-se inflar o pulmão uma vez a cada 2 ou 3 segundos, sendo a expansão observada pelo movimento do tórax. Nessa etapa, geralmente poucas repetições da expansão são suficientes para o recém-nascido iniciar a respiração. Embora a expansão pulmonar seja essencial para a sobrevivência do neonato, a pressão exercida durante a ventilação deve ser adequada, evitando danos pulmonares (Figura 47.30). A extensão da cabeça do neonato limita a quantidade de ar introduzida no estômago. Se a expansão torácica adequada e espontânea não for obtida em duas tentativas, o neonato deve ser então intubado e ventilado até que comece a respirar espontaneamente.[69]

A intubação orotraqueal permite maior controle respiratório e previne a distensão gástrica. Requer habilidade considerável quando realizada em neonatos, devido a uma ampla base lingual, pequena via respiratória, fragilidade tecidual e a possibilidade de suscitar laringospasmos. A visualização da laringe para intubação pode ser feita com laringoscópio com cabo pediátrico e lâmina reta e curva tamanho nº 0 (Figura 47.31). A traqueia

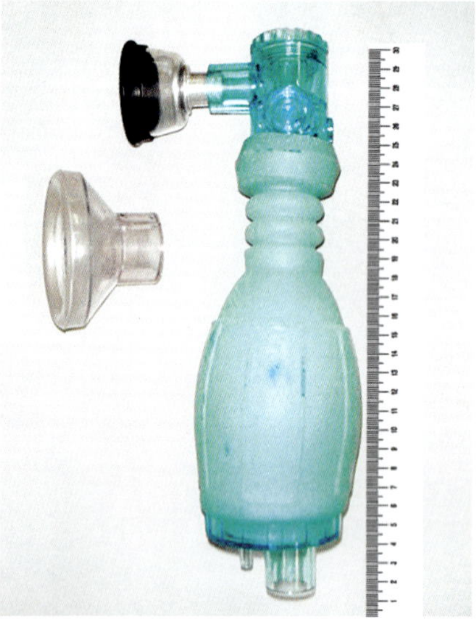

Figura 47.30 Máscara e ambu neonatal utilizados na reanimação neonatal.

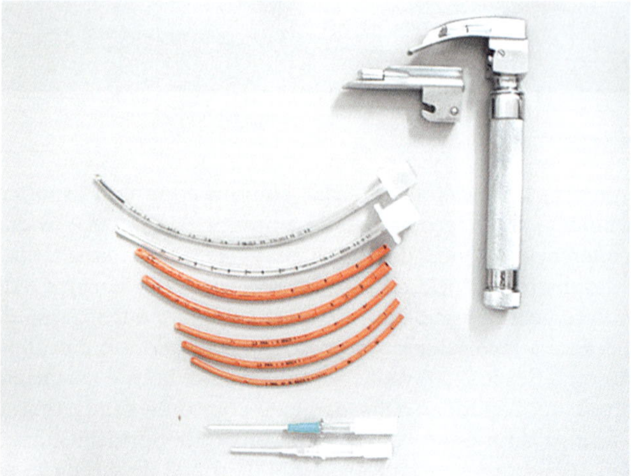

Figura 47.31 Laringoscópio, cânulas orotraqueais e cateteres para intubação do neonato.

neonatal é delicada e pequena para acomodação de tubos orotraqueais de 2 mm sem *cuff* ou maiores. A utilização de cateteres intravenosos de tamanho 12, 14 e 16 G substitui os tubos orotraqueais tradicionais; contudo, pela ausência de *cuff*, não se ajustam perfeitamente à traqueia na ventilação forçada, permitindo o escape de ar ao redor do tubo.[50,54,67]

Após a intubação, deve-se expandir o pulmão com uma pressão de insuflação de aproximadamente 5 a 10 cm de coluna de água e frequência de 30 a 40 movimentos respiratórios por minuto (1 segundo cada), $FiO_2 < 40$ a 60% pausadamente, para avaliar a capacidade de respiração espontânea neonatal. Acréscimos na pressão de insuflação podem ser úteis nos casos em que a expansão pulmonar não for adequadamente obtida.[54]

A utilização do ponto de acupuntura *Jen Chung* (VG 26) na estimulação respiratória é indicada, embora não existam estudos clínicos comprovando sua eficácia, apenas um caso descrito na literatura. A agulha (25 G) é introduzida no filtro nasal próximo à base da narina e rotacionada no sentido horário quando toca o osso (Figura 47.32).[70]

Uma vez estabelecida a respiração espontânea, deve-se remover o tubo orotraqueal e fornecer oxigênio com máscara ou sob o formato de tenda caso haja necessidade, mantendo a estimulação tátil da região lombar, umbilical e genital continuamente até que o neonato esteja alerta[45,64,65] (Figura 47.33).

A diminuição da frequência cardíaca neonatal se deve à hipoxia de miocárdio, não sendo vagomediada. O tratamento mais indicado para a bradicardia ou assistolia neonatal que se estabelece é, portanto, a correção da hipoxia. As manobras para o estabelecimento da ventilação e manutenção da respiração espontânea, descritas anteriormente, costumam ser suficientes para restaurar a saturação de oxigênio do miocárdio e elevar a frequência cardíaca. Após estabelecer a ventilação nos neonatos com bradicardia persistente, a estimulação cardíaca por compressões torácicas laterais deve ser realizada com o dedo médio e o polegar, em uma frequência de 1 a 2 batimentos por segundo. Nos neonatos de raças com tórax amplo e largo (Pug, Buldogue), a compressão esternal é mais efetiva.[64] O monitoramento da frequência é feito utilizando Doppler vascular (Figura 47.34).

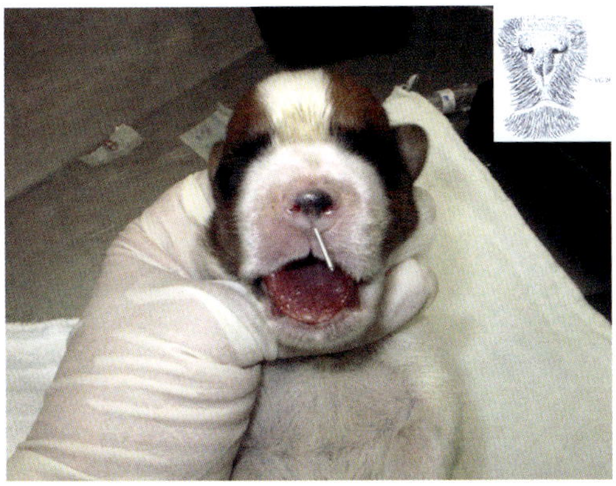

Figura 47.32 Ponto de acupuntura VG 26 utilizado na reanimação cardiorrespiratória do neonato.

O acesso intravenoso para a aplicação de fármacos durante o procedimento reanimatório é o mais indicado. As artérias umbilicais têm parede mais espessada e são de difícil acesso pela vasoconstrição. A veia umbilical tem paredes tênues e é facilmente acessada pelo cordão umbilical com agulha de 24 G. Durante a cesariana, o clampeamento e a secção do cordão umbilical devem ser mais amplos, para permitir o acesso à veia umbilical. Sua cateterização deve ser realizada delicadamente, tomando-se o cuidado de não introduzir o cateter mais que 2 cm, para não haver risco de canulação da veia hepática. A ausência da aspiração de sangue após a cateterização venosa sugere a introdução excessiva do cateter. Os fármacos devem ser diluídos em volume suficiente, para que atinjam a circulação sistêmica quando administrados por essa via. Após a utilização, deve-se retirar o cateter da via umbilical, minimizando o risco de infecção ou trombose da veia porta.[53,65]

A via intraóssea é bem aceitável, pois os neonatos apresentam maior quantidade de medula vermelha quando comparados aos adultos, o que torna essa via ideal nessa faixa etária. A administração de fármacos e fluidos por essa via resulta em concentrações sanguíneas similares à via intravenosa. Assim, é particularmente útil quando os vasos periféricos são muito pequenos ou estão colapsados (colapso circulatório e/ou parada cardíaca). Os vasos intraósseos são revestidos por matriz óssea rígida que permite seu acesso mesmo quando todos os outros vasos apresentam-se colapsados. A via intraóssea também pode ser utilizada para administrar fármacos durante a reanimação e para reposicionar volume com fluidos do tipo cristaloide, coloides, sangue total ou componentes sanguíneos.[71,72]

Os pontos de acesso variam de acordo com a idade, o tamanho e a espécie, mas, de maneira geral, incluem qualquer local utilizado para a aspiração de medula óssea. A porção proximal do fêmur na fossa trocantérica é frequentemente utilizada. Independentemente do local a ser escolhido, é importante que não haja fraturas ósseas e que a pele esteja íntegra. Os pelos

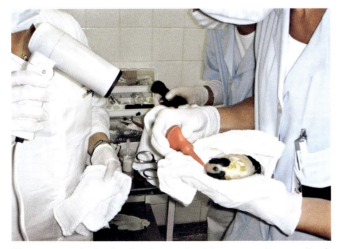

Figura 47.33 Aspiração das vias respiratórias e aquecimento simultâneo do neonato.

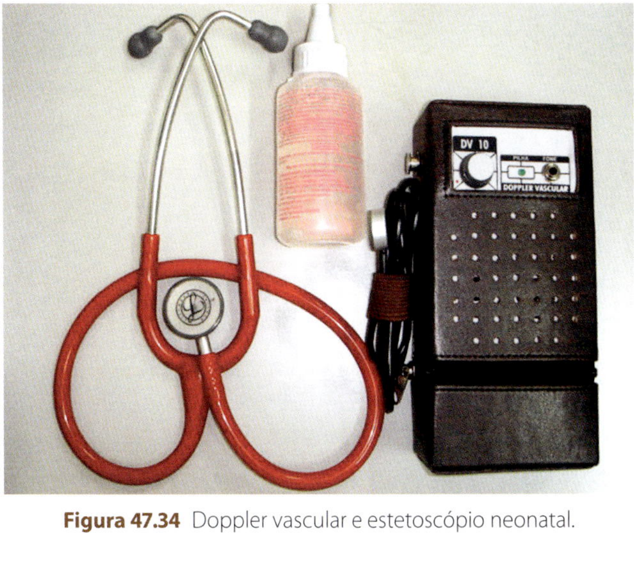

Figura 47.34 Doppler vascular e estetoscópio neonatal.

devem ser removidos e a pele, preparada de maneira asséptica. A anestesia local por meio de botão anestésico com lidocaína 1% é aplicada no tecido subcutâneo até planos mais profundos próximos ao periósteo da fossa trocantérica no ponto de introdução do cateter. A introdução da agulha com agentes anestésicos, bem como do cateter, deve ser cuidadosa, para evitar danos ao nervo ciático localizado caudalmente ao fêmur. É necessário segurar o eixo longo do fêmur e posicionar o dedo polegar sobre o trocanter maior. O cateter é então inserido com movimentos rotatórios, medial ao trocanter e delicadamente movido para baixo dentro da fossa, paralelamente ao dedo posicionado (Figuras 47.35 e 47.36).[71,72,73] A resistência exercida pelo osso é mínima e, quando a cavidade intraóssea é alcançada, diminui. Uma vez inserido o cateter, certifica-se seu posicionamento correto, movimentando o fêmur e infundindo-se solução salina heparinizada. O cateter intraósseo é ligado a uma torneira de três vias e um circuito e, então, fixado por bandagens.[71,72,73]

O tempo de permanência do cateter pode ser de até 72 horas. A taxa de infusão recomendada para pacientes em choque é de 4,5 a 6 mℓ/100 g de peso corporal/hora; contudo, em neonatos, pela possibilidade de sobrecarga de volume, exige-se monitoramento cuidadoso para evitar a hiper-hidratação.[71,72,73]

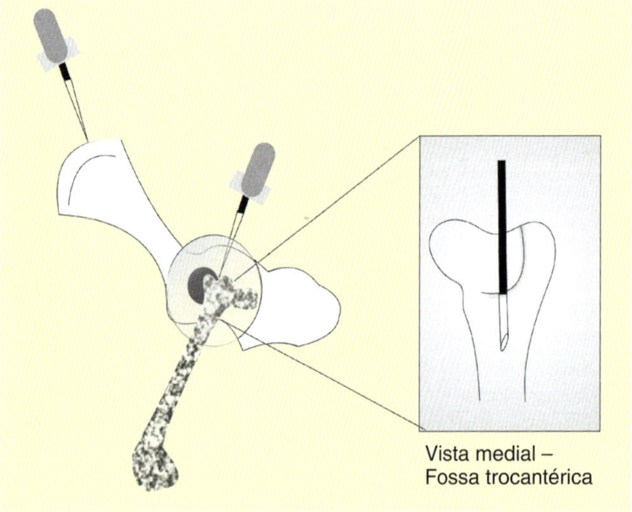

Figura 47.35 Localização da via intraóssea no neonato. (Ilustração: Ana Augusta Pagnano Derussi.)

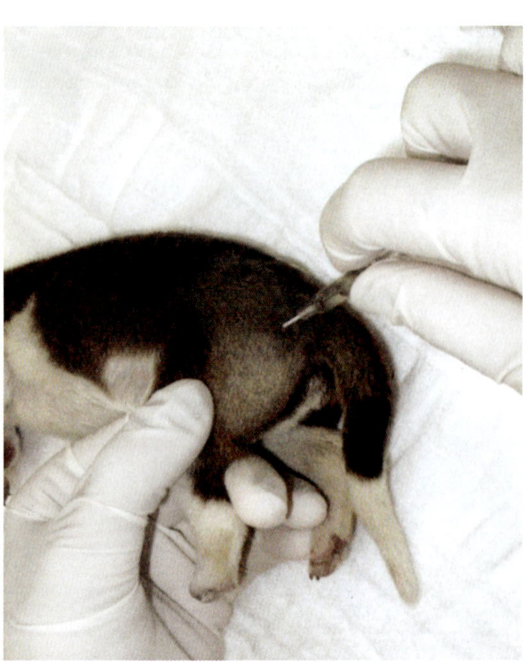

Figura 47.36 Utilização da via intraóssea em um neonato.

As complicações previstas na utilização da via intraóssea incluem dor durante a infusão rápida ou de fluidos frios; infecção (osteomielite e/ou abscessos subcutâneos); extravasamento de fluido para o espaço subcutâneo; danos ao nervo ciático; fratura óssea e lesões na epífise, alterando o crescimento ósseo; embolismo pulmonar e hemorragias locais.[71,72,73]

Outras vias de administração de fármacos em neonatos incluem a sublingual e a orotraqueal. Fármacos lipossolúveis, como epinefrina, lidocaína e naloxona podem ser administrados pela via orotraqueal após a diluição para aumentar a superfície de contato e melhorar a absorção. Contudo, essa via é inapropriada em algumas situações, devido a pequeno diâmetro, demora no início da ação, absorção inadequada ou irritação do tecido traqueal.[72]

É importante considerar que a administração de medicamentos, independentemente da via utilizada, não atingirá concentrações sanguíneas adequadas na ausência de circulação. As compressões ou massagens torácicas devem ser realizadas ou continuadas, para assegurar que o fármaco atinja o órgão-alvo e exerça a ação desejada.[72]

Quando a ventilação e a massagem cardíaca não são suficientes para elevar a frequência cardíaca, a utilização de fármacos inotrópicos faz-se necessária. Os fármacos mais comumente utilizados durante a reanimação cardiorrespiratória do neonato em pequenos animais incluem agonistas adrenérgicos, como epinefrina e vasopressina para manutenção da perfusão sanguínea, doxapram, aminofilina, naloxona, bicarbonato de sódio, atropina e fluidos com glicose (Figura 47.37).[4,45,56]

A epinefrina tem atividade em receptores adrenérgicos do tipo α_1, α_2, β_1, e β_2, sendo predominante em receptores beta. Resulta em aumento do débito cardíaco, diminuição da resistência vascular periférica, em baixas doses, e efeito inotrópico com a elevação da dose. A dose preconizada para neonatos é de 0,01 a 0,03 mℓ/100 g de peso corporal por via sublingual (SL), intravenosa (IV) ou intraóssea (IO) (0,1 mg/mℓ). A administração pela via orotraqueal de epinefrina é descrita, contudo, a intensa vasoconstrição local resulta em absorção inadequada. Sua utilização é associada à hiperglicemia e ao aumento dramático na concentração de lactato. O principal efeito adverso é o aparecimento de arritmias ocasionais em decorrência de dano hipóxico isquêmico preexistente do miocárdio ou sepse. Salienta-se, portanto, a importância de massagem cardíaca e suporte ventilatório prévios (30 segundos antes) para minimizar

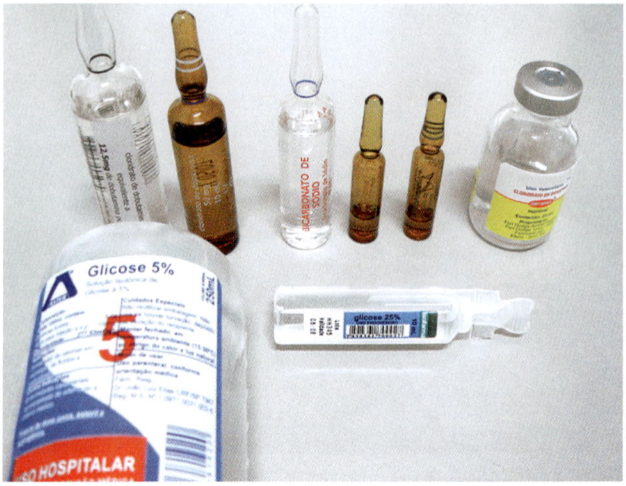

Figura 47.37 Fármacos utilizados durante a reanimação neonatal.

a hipoxia de miocárdio. Sua utilização em doses elevadas em neonatos induz a hipertensão, além do risco de hemorragias cerebrais.[64]

A vasopressina é um hormônio vasoativo com importância ímpar no controle do tônus vascular e efeito na musculatura cardíaca. Em doses fisiológicas, restaura o tônus vascular no choque vasculogênico refratário mediante fechamento dos canais de potássio dependentes de trifosfato de adenosina (ATP), inibição da enzima óxido nítrico sintetase e potencialização de vasoconstritores endógenos e exógenos. Adicionalmente, pode levar à vasodilatação seletiva e ao aumento de débito cardíaco, resultando em melhora da perfusão sanguínea. Estudos recentes sugerem a diminuição nos níveis séricos de vasopressina em pacientes em choque séptico. A utilização de vasopressina nesses casos fundamenta-se apenas na reposição de tal hormônio em detrimento da terapia farmacológica.[53,65]

A vasopressina é utilizada no tratamento de crianças com choque vasculogênico após cirurgia cardíaca, na insuficiência cardíaca congestiva neonatal e como terapia de resgate após parada cardíaca prolongada. Embora haja indicações para o uso durante a reanimação cardiopulmonar neonatal, sua utilização ainda não é preconizada em pequenos animais, uma vez que todas as ramificações metabólicas desse tipo de intervenção ainda não estão claras. A dose de vasopressina para reanimação cardiorrespiratória cerebral é de 0,4 a 0,8 U/kg, IV.[65]

Os estimulantes respiratórios agem sobre o centro respiratório no sistema nervoso central localizado no bulbo, sendo chamados também "analépticos respiratór. Aumentam a ventilação pulmonar, atuando sobre a profundidade e a frequência respiratórias. São fármacos excitatórios do sistema nervoso central e, em doses elevadas, podem provocar convulsões. O doxapram é um dos estimulantes dos centros respiratórios que permanece em uso clínico, e sua utilização em medicina veterinária é controversa. Seu emprego não é descrito na reanimação neonatal de crianças e seu mecanismo de ação ainda não foi completamente elucidado, sendo definido como estimulante de ação central, cuja eficácia diminui em hipoxia cerebral intensa. Portanto, seus benefícios não são observados em recém-nascidos extremamente apneicos e hipóxicos. O doxapram aumenta a ventilação pulmonar e a frequência respiratória em neonatos com baixa frequência respiratória, respiração agônica e padrão respiratório inapropriado após a terapia com oxigênio. A duração da ação desse fármaco é relativamente curta (minutos), e a dose utilizada, de 0,1 a 0,2 mℓ/neonato, IV, ou sublingual (20 mg/mℓ).[45,39,64]

A aminofilina, um dos sais mais solúveis da teofilina, ativa o sistema nervoso central, o músculo cardíaco e os rins, atuando na ação de monofosfato de adenosina cíclico fosfodiesterase (cAMP fosfodiesterase), enzima que degrada o cAMP.[65] Por sua ação broncodilatadora e estimulante da circulação, com o doxapram, a aminofilina é utilizada durante a reanimação neonatal e no tratamento da apneia de crianças pré-termo, devido à ação estimulante de ambos os fármacos sobre o sistema respiratório. A aminofilina promove diurese, vasodilatações pulmonar e sistêmica e aumento da contratilidade e das frequência cardíacas, e pode ser utilizada durante o procedimento de reanimação neonatal na dose de 0,2 mℓ/neonato, IV, ou sublingual (24 mg/mℓ).[54,65,69]

Um estudo avaliando a eficácia do cloridrato de doxapram e da aminofilina, associados ou não, na reanimação de neonatos caninos após a cesariana eletiva, bem como a via de administração (sublingual ou subcutânea) desses fármacos, demonstrou que a aminofilina foi mais eficaz que o doxapram, e a via sublingual mais eficiente que a subcutânea na reanimação dos neonatos.[65]

A naloxona, um antagonista de todos os receptores opiáceos, é indicada para reversão dos efeitos adversos (bradicardia e depressão respiratória) provocados pelos opioides utilizados nas cesarianas. Não existe indicação clínica para sua utilização na ausência do emprego de opioides durante o parto, pois a administração de naloxona diminui a função dos opioides endógenos fetais, necessários à regulação da circulação fetal durante a hipoxia. A dose preconizada aos neonatos logo após o nascimento é 0,02 mℓ/100 g de peso corporal, IV (0,4 mg/mℓ).[4]

A acidose provocada pela diminuição da perfusão (acidose metabólica ou láctica) e pela diminuição da ventilação (acidose respiratória) ocorre em quase todos os cães neonatos oriundos de parto normal e também de partos distócicos e/ou por cesariana. Há, portanto, que se ter cautela para caracterizar como acidemia o estado acidobásico dos fetos e recém-nascidos, uma vez que os valores hemogasimétricos obtidos em tais momentos podem simplesmente refletir o padrão fisiológico para essa fase de transição fetal-neonatal.[51] Acidose pronunciada diminui a contratilidade cardíaca, e esse estado é crítico em neonatos que apresentam menor porcentagem de fibras simpáticas miocárdicas, quando comparados aos adultos. O tratamento da acidose neonatal grave, portanto, deve ser direcionado ao problema primário que a desencadeou, como o déficit de perfusão e a ventilação. A utilização de soluções-tampão, como bicarbonato de sódio, é controversa, pois leva a aumento dos níveis de sódio, causando hiperosmolaridade plasmática com acidose intracelular paradoxal do sistema nervoso central e elevação dos níveis de dióxido de carbono.[55] Não existem evidências demonstrando o efeito benéfico do bicarbonato na reanimação neonatal, contudo a terapia acidobásica ainda é considerada importante no tratamento da acidose neonatal grave ou nos casos de parada cardíaca prolongada com suporte ventilatório prévio. A utilização de bicarbonato de sódio é empregada em neonatos extremamente deprimidos em acidose que não respondem a outras manobras reanimatórias. Se os esforços reanimatórios não surtirem efeito e retorno da respiração espontânea e da circulação adequada após 15 minutos, deve-se tentar a administração de bicarbonato na dose de 0,05 a 0,1 mℓ/100 g de peso corporal intravenoso diluído com solução fisiológica (1:2). A ventilação contínua durante e após a administração intravenosa lenta deve ser feita, uma vez que o bicarbonato é metabolizado para dióxido de carbono e deve ser eliminado pelos pulmões.[4,56,65]

A utilização de atropina durante a reanimação neonatal não é preconizada, uma vez que não exerce influência na frequência cardíaca em neonatos caninos e felinos com menos de 14 e 11 dias de vida, respectivamente. O mecanismo deflagrador da bradicardia ao nascimento é a depressão das células do miocárdio pela hipoxia, portanto, o uso de atropina não promove elevação da frequência cardíaca em detrimento da elevação da demanda de oxigênio do miocárdio.[56]

Durante a reanimação do neonato, a glicemia deve ser constantemente monitorada, uma vez que a glicose é o principal substrato energético para os neurônios e as células do miocárdio. Neonatos com baixo peso corporal ao nascimento ou expostos a hipoxia perinatal, sepse ou quadros toxêmicos durante a gestação são predispostos à hipoglicemia. Todo neonato submetido à lesão hipóxico isquêmica durante o parto se beneficia da suplementação de glicose. Contudo, o principal desafio é a manutenção dos níveis glicêmicos mediante a suplementação, sem a indução do estado hiperglicêmico.[45] Embora, em muitos casos, a administração de glicose seja feita rotineiramente ao nascimento, essa prática é contraindicada, uma vez que a suplementação deve sempre ser realizada após a avaliação da glicemia. A administração de glicose em *bolus* deve ser sempre seguida de infusão contínua, para evitar o risco de hipoglicemia de rebote. A dose recomendada é de 1 a 3 mℓ, IV, lenta (glicose 12,5%, obtida diluindo 1:3 de glicose a 50% com água estéril), seguida de infusão contínua de solução isotônica acrescida de glicose a 1,25 a 5% para reposição de volume necessário durante a reanimação.[4] A suplementação com solução de glicose a 10% por via oral na dose de 0,2 a 0,4 mℓ/100 g de peso corporal pode ser fornecida a neonatos alertas e normotérmicos nascidos de partos por cesariana, até a completa recuperação da parturiente.[4,58]

A fluidoterapia é, muitas vezes, requerida durante a reanimação, contudo exige cautela durante a administração intravenosa ou intraóssea de grandes volumes. A menor capacidade de concentração urinária, somada à diminuição da taxa de filtração glomerular provocada pela hipotermia, predispõe o neonato à hiper-hidratação. As doses de fluidoterapia emergencial em neonatos são de 3 a 4 mℓ/100 g (cães) e 2 a 3 mℓ/100 g (gatos) de solução cristaloide (solução fisiológica, Ringer simples ou lactato) para hipovolemia; e para as hipovolemias não responsivas a múltiplos *bolus* de cristaloides lentos (10 minutos), 0,2 a 0,5 mℓ/100 g/h de coloide, seguido de 0,1 mℓ/100 g, conforme necessário, tendo como meta a manutenção da pressão osmótica em torno de 16 a 20 mmHg. A dose de sangue total a ser transfundido nos casos de anemia é 1 a 2 mℓ/100 g/2 a 3 horas, sendo o sangue total colhido na razão de 9:1 de anticoagulante de citrato.[73]

A velocidade do fluido de manutenção para o neonato é de 3 a 4 mℓ/100 g de peso corporal (cães) e 2 a 3 mℓ/100 g (gatos).[20] A taxa de manutenção diária para pacientes pediátricos é maior do que a de adultos, sendo 8 a 12 mℓ/100 g/dia (cães) e 6 a 8 mℓ/100 g/dia (gatos). A terapia com fluidos deve ser descontinuada se o paciente for capaz de manter a hidratação mamando. Normalmente, os fluidos são desmamados aos poucos ao longo de 2 a 4 dias para garantir que o paciente mantenha a ingestão voluntária adequada e permaneça hidratado.[73]

Após a reanimação cardiorrespiratória, deve-se avaliar o índice de viabilidade neonatal, segundo o escore de Apgar, e manter o neonato sob monitoramento contínuo nas primeiras 24 a 48 horas subsequentes. A internação do paciente durante esse período assegura sua sobrevivência. A prevenção da hipotermia é a primeira consideração no pós-natal imediato, sendo que a manutenção do neonato aquecido é extremamente importante, pois ele sofre rápido resfriamento e é incapaz de regular sua temperatura corporal. A hipotermia diminui a resposta às manobras de reanimação e conduz a bradicardia, hipoxia tecidual e acidose metabólica. O neonato deve ser mantido em incubadoras com temperatura e umidade controladas (32°C - 50 a 60%). Deve-se ainda assegurar a ingestão adequada do colostro (Figuras 47.38 e 47.39), realizar desinfecção do cordão umbilical (Figura 47.40), pesar e proceder ao exame físico neonatal completo.[59]

O protocolo de conduta na assistência neonatal imediata (Figura 47.41) varia de acordo com o tipo de parto, mas, sem dúvida, a avaliação da viabilidade neonatal pelo escore de Apgar - o exame físico com ênfase em auscultação cardiotorácica -, com exames complementares - como hemogasometria venosa e radiografia torácica -, são primordiais para a avaliação da eficácia das medidas durante a reanimação.

Para avaliar a eficácia das manobras de reanimação, as seguintes perguntas podem ser analisadas em conjunto: a pontuação ou então utilize escore de vitalidade neonatal em vez de Apgar modificado? Os reflexos estão presentes? Há vocalização espontânea? Além disso, alguns exames complementares - glicemia, saturação de O_2, hemogasometria venosa e lactato - também devem ser monitorados quando possível.[59,61,74]

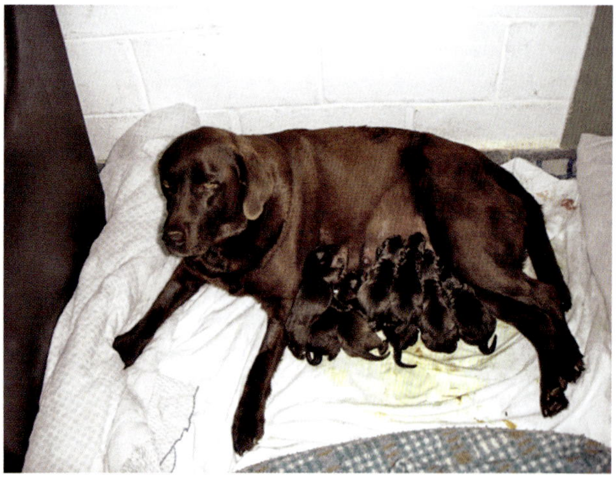

Figura 47.38 Neonatos e sua mãe logo após o parto.

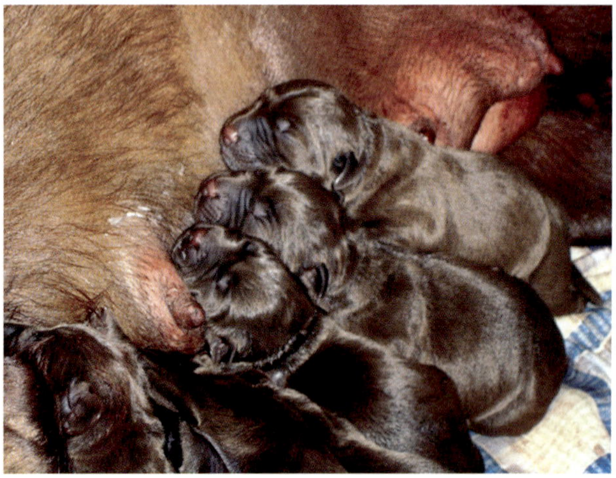

Figura 47.39 Neonatos mamando.

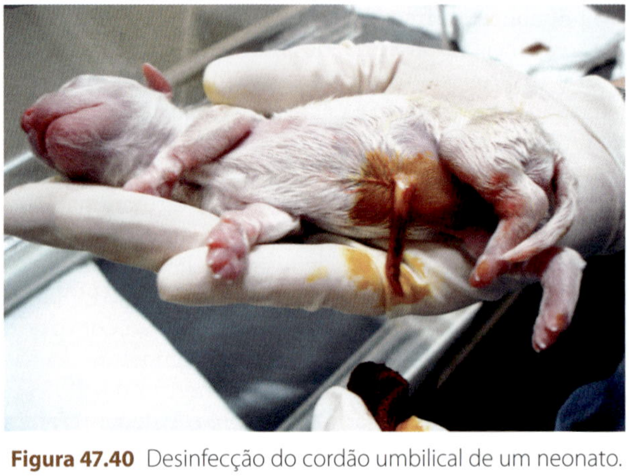

Figura 47.40 Desinfecção do cordão umbilical de um neonato.

Se a ausência de frequência cardíaca é confirmada após 10 minutos de reanimação, é razoável interromper os esforços. Entretanto, a decisão de prosseguir com os procedimentos ou interrompê-los deve ser individualizada. Deve-se levar em consideração que a ausência de oxigenação tecidual, durante esse tempo em parada cardiorrespiratória, levará à morte celular em diversos órgãos.[57] A interrupção ou eutanásia também é recomendada quando há diagnóstico de anomalias congênitas incompatíveis com a vida.[4]

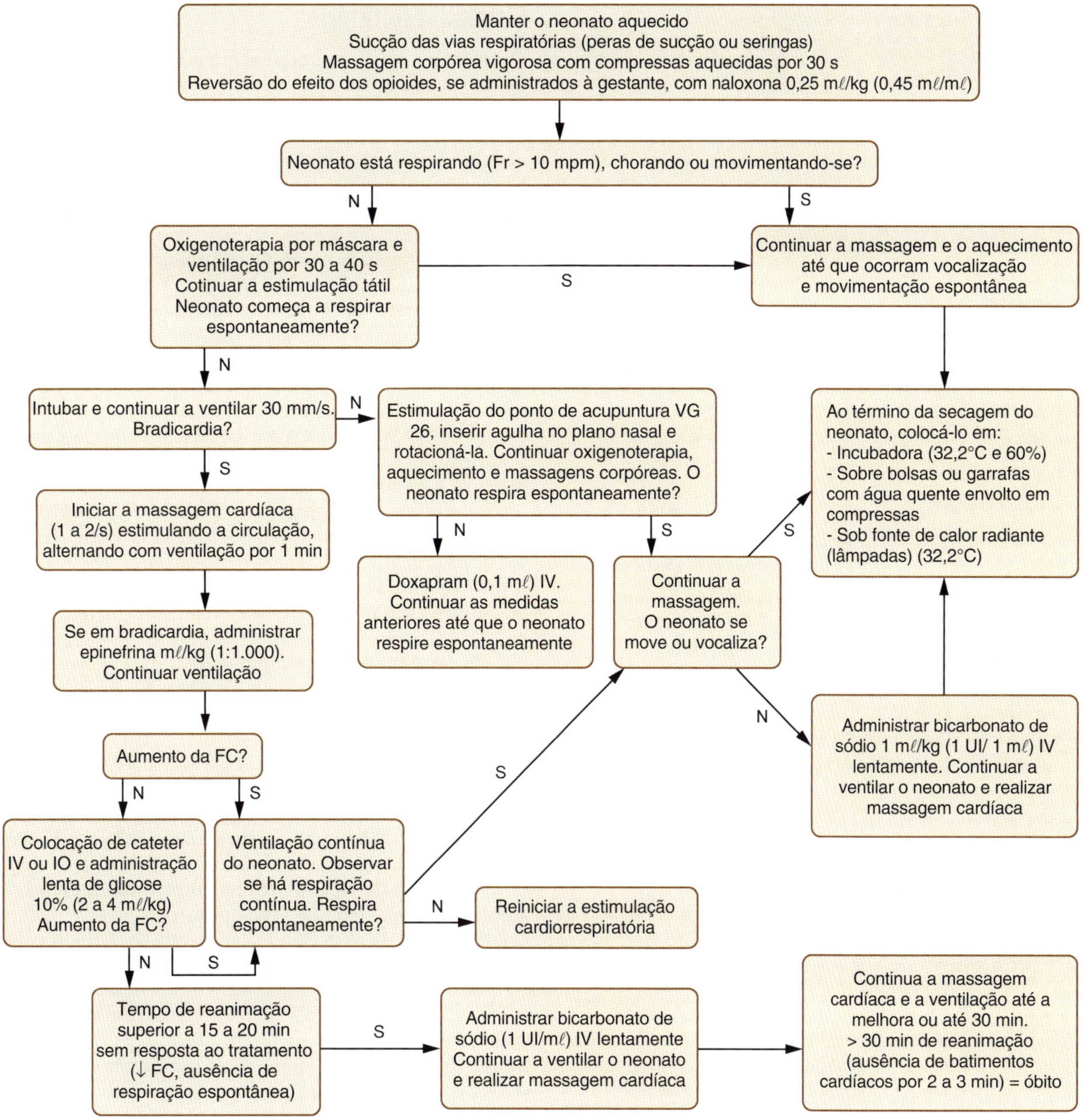

Figura 47.41 Fluxograma da reanimação cardiorrespiratória do neonato. S: sem; N: não; FR: frequência respiratória; FC: frequência cardíaca; IV: intravenosa; IO: intraóssea. (Ilustração: Ana Augusta Pagnano Derussi.)

CARACTERÍSTICAS FISIOLÓGICAS DO NEONATO

Os neonatos diferem dos adultos por sua imaturidade orgânica e por suas particularidades fisiológicas. O conhecimento dessas particularidades que envolvem o período e o desenvolvimento neonatal é fundamental, uma vez que muitos distúrbios orgânicos têm origem durante esse período. A compreensão dos eventos fisiológicos, bioquímicos, hematológicos e hemogasométricos envolvidos no nascimento é fundamental para o clínico neonatologista (Quadros 47.19 e 47.20).

Sistema cardiovascular

O neonato tem sistema circulatório caracterizado por menor pressão sanguínea, volume sanguíneo e resistência vascular periférica. A fisiologia cardiovascular única de pacientes neonatos contribui para a sua incapacidade de responder adequadamente a quadros hipovolêmicos. Animais adultos compensam hipovolemia por meio da ativação do sistema nervoso simpático, elevando a frequência cardíaca, ativação do sistema renina-angiotensina e liberação de hormônio antidiurético para retenção hídrica, e vasoconstrição, para manter o débito cardíaco. Os neonatos, para compensarem esses aspectos, apresentam débito e frequência cardíaca elevados, volume plasmático e pressão venosa central maiores, quando comparados aos adultos. Portanto, a circulação de baixa resistência arteriolar e alto fluxo, promotora de alta perfusão tecidual, é capaz de suprir as necessidades metabólicas. No neonato, o débito cardíaco não pode ser mantido aumentando-se a contratilidade, uma vez que apenas 30% do músculo cardíaco fetal é composto de elementos contráteis.[73]

Durante o período neonatal, a pressão sistólica do cão se eleva (61 ± 5 mmHg ao nascimento para 139 ± 4 mmHg com 4 semanas de vida), em contrapartida há diminuição da frequência cardíaca (204 ± 3 a 123 ± 6 bpm). A influência do

QUADRO 47.19 Características fisiológicas gerais do neonato.

	1	2	5	7	14	21	28
Frequência cardíaca (bpm)	160	224	220	220	212	192	196
Frequência respiratória (mpm)	10 18	18 36	16 32	16 32	16 32	16 32	16 32
Temperatura (°C)	33,3 36,1	35,5 36,7	35,6 36,7	35,6 36,7	36,1 36,7	36,7 37,2	37,2 38,3

QUADRO 47.20 Desenvolvimento do recém-nascido.

	Idade em dias	
Desenvolvimento do recém-nascido	**Gato**	**Cão**
Queda do cordão umbilical	2 a 3	2 a 3
Resposta à luz	3 a 5	4 a 5
Abertura das pálpebras	8 a 12	12 a 15
Abertura do canal auditivo	12 a 15	12 a 17
Termorregulação (igual à do adulto)	45	28 a 30
Sono ativo	Nascimento a 25	Nascimento a 30
Sucção láctea	Nascimento	Nascimento
Controle voluntário de micção/defecação	15 a 25	15 a 25
Desenvolvimento completo do pavilhão auricular	31	–
Movimento do pavilhão auricular a estímulos: tátil, visual, olfatório, auditivo	Nascimento	Nascimento
Resposta auditiva definitiva (orientação pelo som)	7 a 14	18 a 25
Localização espacial	10 a 26	18 a 25
Focalização visual	12	15
Manter-se em pé	12 a 16	15 a 18
Caminhar bem, postura adulta (alimenta-se sozinho)	25 a 30	30 a 35
Função renal completa	50 a 60	55 a 60

sistema nervoso autônomo sobre a frequência cardíaca não é totalmente exercida ao nascimento, sendo o sistema simpático ainda imaturo quando comparado ao parassimpático.[75]

A resposta neural autonômica cronotrópica em neonatos é menor do que nos adultos, e ocorre antes de 14 dias de vida nos cães e 11 nos gatos. Filhotes parecem ter menos fibras nervosas simpáticas miocárdicas. Não há elevação da frequência cardíaca em resposta à administração de atropina, o que sugere inexistência de tônus vagal em tão tenra idade. A atividade dos barorreceptores localizados no seio carotídeo e na crossa da aorta é percebida somente após o quarto dia de vida. Antes desse momento, um período de anoxia resulta em bradicardia (45 bpm) e acentuada hipotensão (23 mmHg), diferentemente do que se observa em animais adultos. O neonato responde ao aumento dos requerimentos de oxigênio aumentando sua extração e redistribuindo o fluxo sanguíneo para órgãos como coração, cérebro, diafragma e adrenais. Esse aspecto representa um reflexo protetor do neonato à hipoxia.[76]

Após o nascimento, o movimento do ventrículo direito decresce em relação ao ventrículo esquerdo; consequentemente, a proporção entre a massa ventricular direita e esquerda se altera, no neonato, de 1:1 para 1:2 a 1:3 no adulto. A geometria ventricular também muda de acordo com a idade, afetando a aparência de exames, como o eletrocardiograma, o ecocardiograma e a radiografia torácica.[11,53,75,76]

Sistema respiratório

O controle neural da função respiratória está presente antes mesmo do nascimento; contudo, sua maturação ocorre somente no período pós-natal. O neonato é suscetível à hipoxia, pela alta taxa metabólica (duas a três vezes a do adulto) e pela imaturidade dos quimiorreceptores do seio carotídeo. No período fetal, a hipoxia causa redução nos movimentos respiratórios e falta de estímulo respiratório. No pós-parto imediato, os neonatos respondem de modo semelhante ao período fetal, com resposta deprimida ao aumento da PCO_2 e diminuição da PO_2. Os níveis de hemoglobina neonatal são mais altos, e a afinidade pelo oxigênio permanece maior que a dos adultos, o que talvez explique por que eles exibem diminuição da frequência respiratória em relação à hipoxia. Além disso, o neonato apresenta vias respiratórias com pequeno diâmetro (aumento da resistência e do trabalho respiratório), menor capacidade de reserva funcional e menor resistência à fadiga muscular, fatores que inviabilizam o aumento da ventilação por minuto. A resposta ventilatória à hipoxia neonatal é bifásica, com elevação inicial da frequência respiratória seguida de progressivo declínio. A estimulação tátil e térmica da região genital ou umbilical induz o reflexo respiratório nos primeiros 3 dias após o nascimento.[11,53,75,76]

As frequências respiratórias iniciais do neonato são mais altas que os níveis adultos; e o volume e a ventilação por minuto, mais baixos. A frequência respiratória em neonatos no primeiro dia de vida varia entre 10 e 18 mpm, e 16 e 32 na primeira semana de vida. Qualquer afecção respiratória que diminua a duração da inspiração exerce impacto negativo nas trocas gasosas do neonato.[11,53,75,76]

Sistema hematopoético

Ao nascimento, o hemograma do neonato exibe macrocitose, devido ao maior volume globular das hemácias fetais. Até a quarta semana de vida, o volume corpuscular diminui pela substituição das hemácias fetais pelas neonatais. O hematócrito apresenta-se elevado ao nascimento, conferindo coloração avermelhada às mucosas.[1,2] Mais ou menos no terceiro dia de vida, inicia-se a queda no número de hemácias, atingindo o menor valor na terceira a quarta semana. Esse fato, denominado "anemia fisiológica do recém-nascido", perdura até aproximadamente 2 meses (Figura 47.42).[1] Durante esse período, observam-se também, no hemograma do neonato, policromasia e contagem elevada de reticulócitos. O perfil hematológico do filhote assemelha-se ao do adulto apenas aos 6 meses de vida.

O leucograma no período neonatal assemelha-se ao do adulto, embora a contagem total de células apresente elevação com o progredir da idade. De maneira geral, a contagem total de leucócitos apresenta-se menor por volta do 7º ao 14º dia de vida, com a ocorrência de linfocitose.[77]

As concentrações de fatores de coagulação e antitrombina são menores ao nascimento, contudo se elevam, atingindo os valores de referência para adultos no fim da primeira semana de vida. O tempo de protrombina é cerca de 1,3 vez o valor observado nos adultos e tende à normalização mais ou menos no sétimo dia. O tempo de tromboplastina parcial ativada também se encontra elevado (1,8 vez), mas diminui cerca de 1,6 vez após 1 semana de vida.[8,67]

Sistema urinário

A função renal difere drasticamente entre neonatos e adultos (Quadro 47.21). O rim neonatal é morfológica e funcionalmente imaturo, e a nefrogênese é incompleta até a terceira semana de vida. A maturação dos néfrons, com o aumento do fluxo

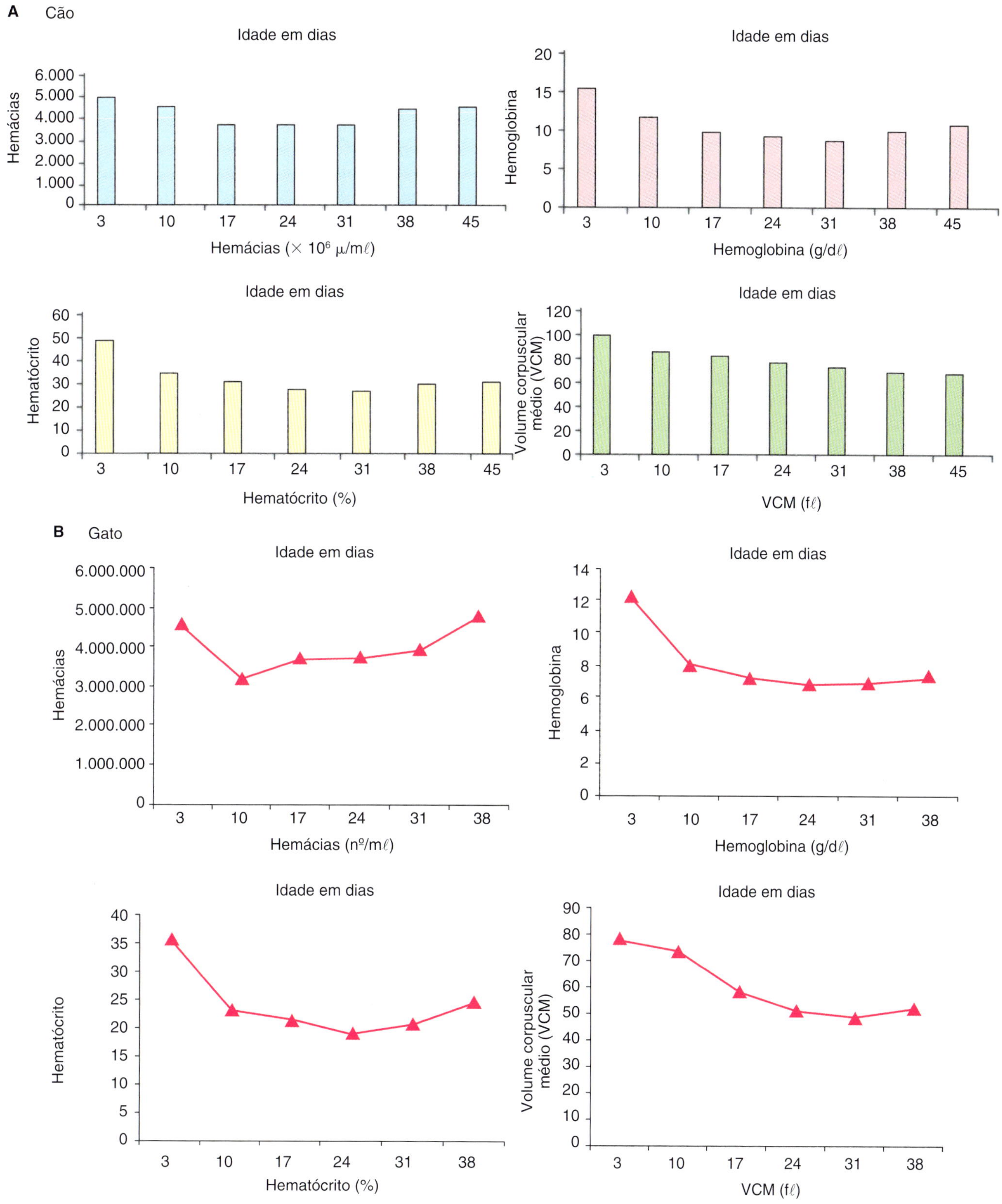

Figura 47.42 Perfil hematológico no cão (**A**) e no gato (**B**) neonato. (Ilustração: Ana Augusta Pagnano Derussi.)'

sanguíneo renal, ocorre de maneira centrífuga, das camadas mais internas do córtex renal para a porção externa, o que o predispõe a maior toxicidade por fármacos. O neonato apresenta, portanto, aspectos característicos de sua imaturidade renal, como menor fluxo sanguíneo renal, taxa de filtração glomerular e de fração filtrada, menor reabsorção de aminoácidos, fosfatos e glicose, elevada natriurese nos túbulos contornados proximais e menor habilidade de concentração urinária. Os níveis séricos de creatinina e ureia são menores em relação aos dos adultos, e os de fósforo são maiores, devido ao intenso desenvolvimento ósseo.[8,73]

Ao nascimento, a pressão arterial é mais baixa (50 a 60 mmHg). Durante a maturação renal, o aumento da pressão sanguínea e a diminuição da resistência vascular periférica resultam em aumento da taxa de filtração glomerular e do fluxo sanguíneo renal. No cão adulto, o sistema renina-angiotensina é um importante mediador renal autorregulatório. Contudo, no neonato, o fluxo sanguíneo renal está diretamente

QUADRO 47.21 Desenvolvimento da função renal no neonato.

Função renal	Desenvolvimento
Densidade urinária	1,006 a 1,017
Filtração glomerular	21 a 25% ao nascimento 50 a 90% na oitava semana
Secreção tubular	12 a 15% ao nascimento 100% na oitava semana

correlacionado à pressão arterial e não parece ser alterado pela inibição da angiotensina até aproximadamente 6 semanas de vida. Embora a habilidade do neonato canino euvolêmico em excretar sódio seja a mesma de um cão adulto, a fração de excreção é menor em filhotes até 3 semanas de vida quando comparada à do adulto (5% *versus* 30% no adulto).[8,73,76]

Do ponto de vista estrutural, diferentemente do adulto, o tufo capilar glomerular cortical do neonato apresenta vasos sanguíneos grandes e irregulares, com maior densidade na região subcapsular. A rede capilar cortical peritubular é imatura, com membrana basal incompleta e poucas fenestrações. Em relação aos túbulos proximais, há distribuição centrífuga da maturação dos néfrons, sendo os mais maduros e antigos encontrados próximo à zona justaglomerular, considerando-se que os néfrons sejam continuamente formados, pelo menos, nas primeiras 2 semanas de vida na região subcapsular. O número de néfrons justaglomerulares corticais praticamente quadruplica durante as primeiras 4 semanas de vida, com aumento mais pronunciado nos primeiros 8 dias de vida. O túbulo proximal do neonato não apresenta organização morfológica e segmentação semelhante à do adulto, sendo mais curto e composto de epitélio cuboidal liso sem processos laterais (interdigitação) e organelas intracelulares.[73]

Em vista da grande imaturidade renal que perdura após o nascimento, a urinálise do neonato exibe particularidades importantes. A diminuição da densidade urinária é um achado frequente e normal, bem como proteínas, glicose e aminoácidos. Por volta de 3 semanas, a glicose e a proteína urinária diminuem e a densidade urinária atinge valores semelhantes aos encontrados nos adultos em 6 a 8 semanas. Devido à incapacidade de concentração urinária (produção de urina diluída) pelo fluxo sanguíneo renal altamente dependente da pressão sanguínea e pela excreção alterada de sódio pelo túbulo proximal, a administração de fluidos ao neonato deve ser realizada com cautela, assegurando a manutenção do volume adequado e prevenindo a hiper-hidratação.[73,76] As necessidades hídricas diárias de manutenção em um cão e um gato neonatos são 8 a 12 mℓ/100 g e 6 a 8 mℓ/100 g de peso corporal, respectivamente.

Sistema hepatobiliar

O sistema hepático do neonato é imaturo, e muitas funções metabólicas do fígado não são completamente desenvolvidas ao nascimento, apesar da diferenciação embriogênica precoce. O fluxo biliar é reduzido quando comparado ao adulto e, até os 3 dias de vida, a estimulação de sua secreção pelos hormônios como secretina e glucagon não ocorre. Os efeitos coleréticos de tais hormônios aos 28 dias de vida são cerca de 30 a 45% em relação ao adulto. Além da diferença na cinética de secreção biliar, a composição da bile também é diferente, contendo maior quantidade de cloreto e bicarbonato e menor teor de sódio. Os níveis de eletrólitos e a concentração de ácidos presentes na bile se alteram durante o período neonatal, assemelhando-se ao adulto somente após 8 semanas. Apesar da relativa colestase no neonato, a concentração sérica de ácidos biliares pode ser utilizada como marcador de alterações hepatocirculatórias em filhotes com 4 semanas de vida.[72,76]

As enzimas microssomais hepáticas, envolvidas em muitas funções metabólicas, como a biotransformação dos fármacos, não estão plenamente funcionais até por volta dos 4 a 5 meses após o parto, apesar do desenvolvimento da função hepática próxima do normal em torno da oitava semana de vida. Na espécie canina, a atividade sérica da gamaglutamil transferase (GGT) e também da fosfatase alcalina (FA), em filhotes de 1 a 10 dias de vida, é cerca de 20 a 25 vezes maior do que nos animais adultos.[39] Essa elevação tão acentuada é provavelmente de origem placentária, colostral e/ou intestinal, diminuindo por volta de 10 a 14 dias após o parto. O colostro é rico em GGT e FA, e há a possibilidade de que essas enzimas sejam absorvidas pelo sistema intestinal durante os primeiros dias de vida. Alternativamente, a ingestão do colostro pode estimular o crescimento intestinal e a produção enzimática. Os níveis séricos de GGT e FA no neonato funcionam como um indicador da ingestão adequada do colostro, não indicando danos hepáticos nos primeiros 15 dias de vida em cães. Nos gatos, essa enzima exibe um comportamento diferente, não se elevando após a ingestão do colostro (Figura 47.43).[72,76,77]

Durante o período neonatal, o sistema microssomal hepático P_{450} não é bem desenvolvido, e os fármacos que requerem reações da fase I são biotransformados mais lentamente. A mensuração da atividade do citocromo P_{450} em cães neonatos demonstrou aumento de seis vezes na sua atividade nas primeiras 4 semanas de vida. Ao nascimento, a oxidação é o processo metabólico mais desenvolvido. As demais reações de biotransformação aumentam sua atividade rapidamente com o decorrer da idade. As reações da fase II são pouco desenvolvidas ao

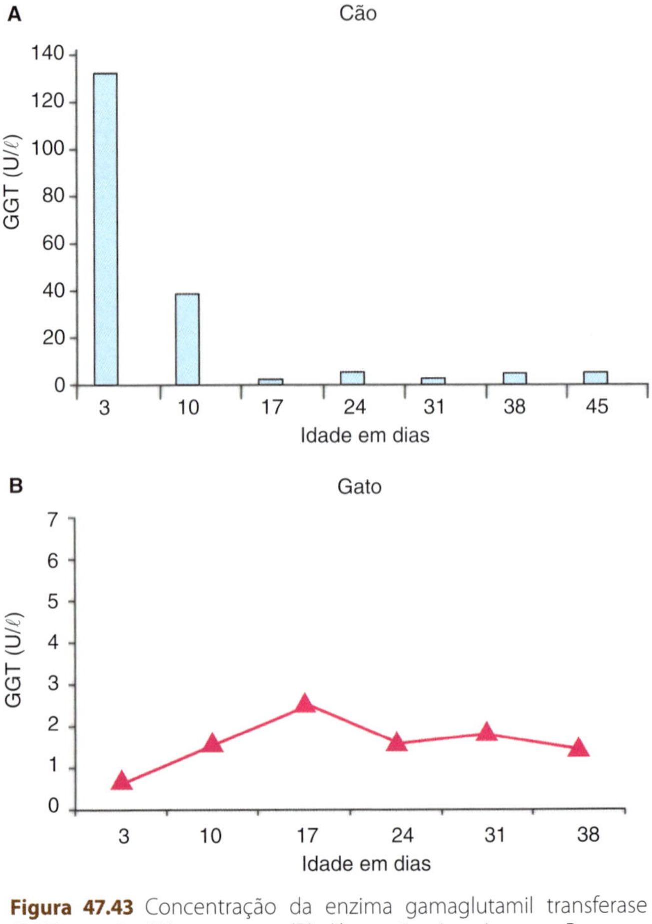

Figura 47.43 Concentração da enzima gamaglutamil transferase (GGT) no cão (**A**) e no gato (**B**). (Ilustração: Ana Augusta Pagnano Derussi.)

nascimento, apresentando cerca de 1/3 a 1/4 da atividade dos adultos.[45]

A plenitude do desenvolvimento hepático é obtida somente em torno de 4,6 meses de vida.[14] A imaturidade hepática no neonato não se resume apenas ao processo de desintoxicação dos fármacos, reflete-se também nos níveis glicêmicos. Os neonatos têm reservas limitadas de glicogênio, gliconeogênese hepática insuficiente e respostas inadequadas ao glucagon, como resposta aos estados de hipoglicemia, sendo incapazes de manter a homeostase de glicose se privados de alimentos por períodos relativamente curtos.[1,2] É importante então ressaltar que os pacientes pediátricos são propensos aos efeitos adversos da hipoglicemia em comparação com animais adultos, sendo a gravidade dos quadros hipoglicêmicos inversamente proporcional ao tamanho e à idade. Embora o encéfalo de todos os animais dependa principalmente de glicose como substrato energético, outros substratos como ácido láctico e cetonas podem ser utilizados como substratos, contudo a pequena quantidade de tecido adiposo e o tempo necessário para produzir corpos cetônicos representam um empecilho.

Em relação aos níveis proteicos, no terceiro dia de vida, os valores aproximam-se dos do adulto. Nesse momento, as proteínas estão elevadas devido à ingestão de colostro, contudo há declínio dos anticorpos maternos circulantes e diminuição da concentração sérica de proteína pela imaturidade hepática. As proteínas somente atingem os valores de referência descritos para o adulto por volta de 6 meses a 1 ano de vida.[77]

Sistema gastrintestinal

Ao nascimento, o sistema gastrintestinal do neonato sofre a mudança funcional mais drástica em relação a qualquer outro órgão, com exceção dos pulmões, assumindo as funções digestivas previamente realizadas pela placenta, incluindo o metabolismo de quantidades suficientes de água, proteínas, carboidratos, gorduras, vitaminas e minerais para crescimento e desenvolvimento adequados. Durante as primeiras 24 horas, o intestino delgado dos neonatos praticamente duplica o seu peso e a capacidade gástrica média atinge cerca de 5 mℓ/100 g. Durante esse período, portanto, as alimentações são mais frequentes e o tempo de esvaziamento gástrico é mais lento do que no adulto. O sistema gastrintestinal é bem desenvolvido ao nascimento, compondo-se de um ambiente estéril. Nos primeiros 2 a 3 dias de vida, inicia-se a colonização intestinal pela microbiota bacteriana de origem materna, que perdura até a quarta ou quinta semana.[67,76]

O sistema gastrintestinal normal do recém-nascido é totalmente capaz de realizar a digestão e a absorção de seu substrato primário, o leite materno. Muitas enzimas da borda em escova intestinal encontradas no adulto já estão presentes, facilitando as etapas finais da digestão e, desse modo, a absorção. A atividade dessas enzimas aumenta de maneira considerável previamente ao parto. Algumas, como as alfaglicosidases e a lipase pancreática, não são secretadas em sua plenitude durante essa fase. Sucedâneos lácteos com sacarose ou maltose podem não ser totalmente digeridos.[76]

As mudanças presentes no sistema gastrintestinal ocorrem concomitantemente às mudanças na composição e no volume do leite materno. O colostro, rico em proteínas, imunoglobulinas, hormônios e outros fatores, promove a hipertrofia e a hiperplasia das células intestinais do neonato. Cães privados de colostro apresentam menor desenvolvimento intestinal nas primeiras 24 horas de vida.

Nos neonatos caninos, a atividade elétrica intestinal inicia-se aos 40 dias, o que sugere que, antes desse período, a motilidade seja dependente do gradiente de pressão. A temperatura corporal também influencia o peristaltismo. A temperatura retal inferior a 34,4°C promove inibição da motilidade intestinal, diminuindo o apetite e predispondo os filhotes alimentados por sonda gástrica a aspiração do conteúdo gastrintestinal e posterior desenvolvimento de pneumonia. Um aspecto vital durante as 3 primeiras semanas de vida é o estímulo do reflexo de micção e defecação na região anogenital após a alimentação. Esse reflexo é realizado pela lambedura-máterna dessa região ou pela massagem com algodão seco ou úmido.[76]

A erupção dentária no neonato ocorre entre a segunda e a terceira semana de vida e todos os dentes decíduos estão presentes às 12 semanas de vida.[1,2,4]

Sistema imunológico

A mortalidade neonatal durante as primeiras 3 semanas de vida varia de 7 a 34%, sendo a septicemia uma das principais causas. Embora a cadela e a gata tenham placenta do tipo endoteliocorial (Figura 47.44), existem diferenças no nível de transferência transplacentária de anticorpos. No gato, 25% dos anticorpos séricos do filhote são derivados da passagem transplacentária, enquanto, no cão, somente 5 a 10% do nível de anticorpos procedem dessa via. Após o nascimento, a ingestão do colostro assegura a transferência da imunidade passiva e colabora para a elevação dos níveis séricos proteicos no neonato. O colostro é formado pelo acúmulo de secreções na glândula mamária no terço final da gestação e por imunoglobulinas, sendo produzido sob a influência de estrógeno e progesterona. Sua constituição, portanto, é rica em imunoglobulinas (Ig) do tipo IgG, IgA e IgM, sendo, nas diversas espécies domésticas, a IgG a mais proeminente.

Nos neonatos, níveis menores de atividade proteolítica no sistema digestório e de inibidores da tripsina presentes no colostro colaboram para a absorção das proteínas colostrais de maneira intacta. O período de absorção proteica pela mucosa intestinal varia entre as espécies, mas, de modo geral, a permeabilidade é mais alta imediatamente após o nascimento, sofrendo lento declínio após 6 horas devido à substituição dos enterócitos sem habilidade de pinocitose e ao estabelecimento da microbiota intestinal. O filhote de cão nasce com concentração sérica de imunoglobulinas do tipo IgG em torno de 0,3 g/ℓ *versus* 8 a 25 g/ℓ, quando comparado ao adulto. Portanto, a ingestão do colostro deve ser assegurada nas primeiras 12 a 24 horas de vida (Quadro 47.22).[78,79]

No cão, a maior concentração de imunoglobulinas no colostro é do tipo IgG, seguida de IgA e IgM. A concentração total de imunoglobulina no soro da cadela diminui drasticamente de 15 mg/mℓ no momento do parto para 3 mg/mℓ 2 dias após, com a transformação do colostro em leite. Após a ingestão de colostro, a concentração sérica de IgG em neonatos caninos sofre elevação de 35 a 3.366 mg/dℓ; de IgM, sofre elevação de 8 a 71 mg/dℓ; e de IgA, de 0 a 575 mg/dℓ.[76]

Nos neonatos felinos, após a ingestão do colostro, os valores de IgG, IgA e IgM também se elevam rapidamente, e os valores atribuídos a IgG, 1 a 2 dias após a ingestão, ultrapassam os valores de adultos. A partir do terceiro dia de vida, há o início do declínio das imunoglobulinas IgG, IgA e IgM, atingindo o ponto mais baixo de concentração por volta de 20 a 25 dias, 14 a 20 dias e 8 a 10 dias, respectivamente.[80]

A estimulação antigênica de neonatos caninos no primeiro dia de vida demonstrou a produção de anticorpos específicos após 2 semanas e, mediante um segundo desafio, em 40 dias, contudo o desenvolvimento da resposta celular (mitogênese, diferenciação e fagocitose) não foi completo. A ingestão de

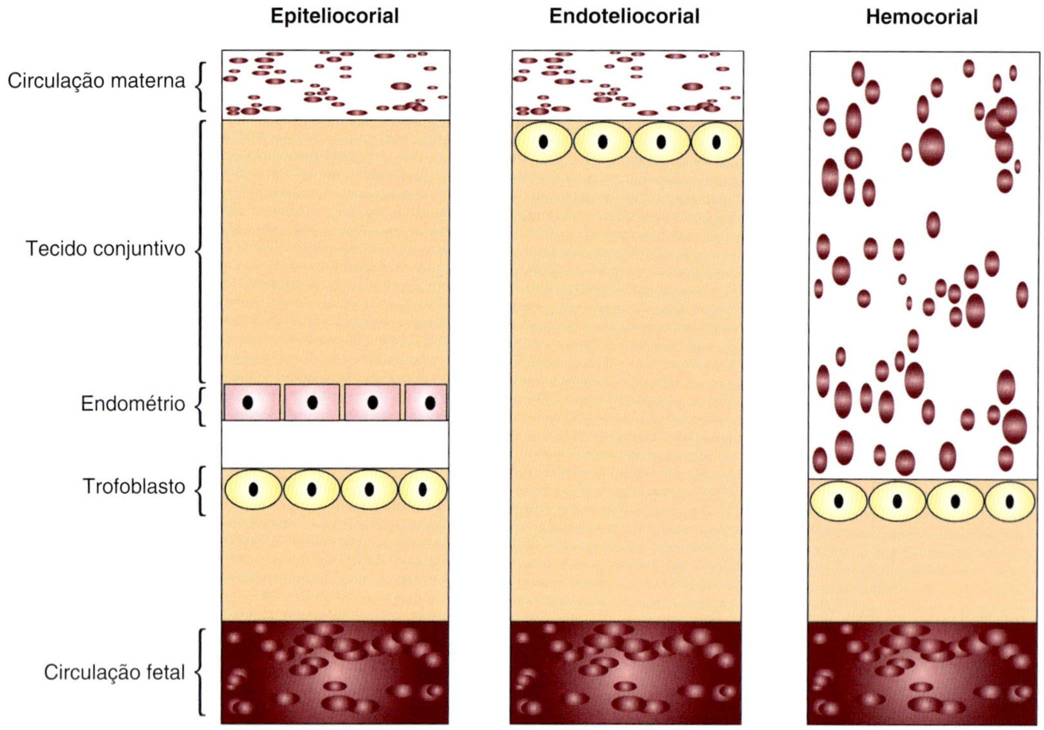

Figura 47.44 Placenta da cadela e da gata do tipo endoteliocorial. (Ilustração: Ana Augusta Pagnano Derussi.)

QUADRO 47.22 Tipos de placentas nas diferentes espécies e porcentagem de transferência de anticorpos por via transplacentária e pelo colostro no cão.

Espécie	Tipo de placenta	Camadas de tecido	Transferência placentária	Transferência por colostro
Porca	Epiteliocorial (difusa)	5	0	++++
Égua				
Ruminante	Sindesmocorial cotiledonária	5	0	++++
Cadela	Endoteliocorial (zonária)	4	+	+++
Gata				
Mulher	Hemocorial (discoide)	3	++	++
Macaca				
Roedores	Hemoendoteliocorial (labiríntica)	1	+++	+

colostro é, portanto, a melhor maneira de compensar a imaturidade do sistema imunológico do neonato.[75]

A mortalidade entre o nascimento e 3 semanas de vida em filhotes com concentração de IgG abaixo de 2,3 g/ℓ foi de 44,4% contra 4,9% em filhotes com maior concentração de IgG; a concentração média de IgG no segundo dia da vida foi de 2,32 g/ℓ em filhotes que vieram a óbito entre o segundo e o 21° dia de vida quando comparado a 6,94 g/ℓ em filhotes que sobreviveram até o 21º dia. A qualidade da transferência de imunidade passiva é fortemente variável entre diferentes ninhadas e dentro de uma mesma ninhada.[81]

Embora a avaliação da concentração de imunoglobulinas séricas pela metodologia de ELISA seja a mais fidedigna, trata-se de uma técnica cara e demorada que é utilizada mais em pesquisas clínicas. Na prática, transferência de imunidade passiva pode ser avaliada indiretamente por meio da atividade de gamaglutamiltransferases (GGT) sérica aos 2 dias de vida: a atividade de GGT no colostro canino é dez vezes maior do que no sangue materno, enquanto a atividade GGT no soro dos filhotes ao nascimento está quase ausente. Qualquer aumento da atividade de GGT no soro de recém-nascidos é indicativo de ingestão de colostro, sendo que a atividade abaixo de 62 U/ℓ consiste em diagnóstico de déficit da transferência da imunidade passiva[68] (Mila *et al.*, 2017b). A transferência também pode ser avaliada por meio da titulação de anticorpos específicos. De fato, aos 2 dias de vida, a concentração de IgG sérica e o título de anticorpo específico contra o parvovírus tipo 2 estão positivamente correlacionados, sendo a transferência adequada da imunidade passiva em 88% dos filhotes com concentração IgG > 2,3 g/ℓ para imunidade geral e titulação de anticorpos contra parvovírus tipo 2 > 1:80.[81,82,83]

O monitoramento precoce do crescimento, ou seja, o percentual de ganho de peso desde o nascimento até 2 dias de vida, pode ser utilizado como marcador de transferência da imunidade passiva, uma vez que o colostro fornece energia e imunoglobulinas. Uma taxa de crescimento nos 2 primeiros dias de vida abaixo de 2,7% permite identificar o déficit de transferência de imunidade passiva em 87 a 96% dos casos, tanto em termos de transferência básica (IgG) quanto específica (anticorpos específicos do CPV2).[80,81] Fatores que influenciam a qualidade da transferência da imunidade passiva é a qualidade do colostro (concentração de IgG), o volume de colostro ingerido e o tempo entre o nascimento e a ingestão de colostro.[82]

A idade também influencia a distribuição das subpopulações de linfócitos T (LT) CD4+ e CD8+. Diferenças semanais nas populações linfocitárias mostram a dinâmica dessas células no período neonatal, havendo diminuição dos LT CD4+ e aumento de CD8+, promovendo a queda da relação CD4+:CD8+. Esse fato está relacionado com o amadurecimento do animal, a involução do timo e o declínio da resposta imunológica, resultando na depressão da atividade dos LT CD4+, importante por desempenhar um papel central em promover e regular a resposta imune.

Metabolismo

O peso dos neonatos caninos ao nascimento varia entre 75 e 700 g, de acordo com a raça. Raças de pequeno porte pesam em torno de 100 a 300 g; raças de médio porte, entre 200 e 300 g; raças de grande porte, 400 a 500 g; e raças de porte gigante, em torno de 700 g. Já nos gatos, o peso médio ao nascimento é cerca de 100 a 110 g. Neonatos nascidos abaixo do peso previsto para a espécie e raça apresentam maior mortalidade. Um rápido crescimento é observado nas primeiras 12 semanas de vida, o ganho de peso diário deve ser 2 a 4 g do peso adulto previsto, de maneira que, após 15 dias, o neonato pese o dobro do seu peso ao nascimento (Figuras 47.45 e 47.46).[4,2,75]

O controle termo regulatório não está presente ao nascimento, sendo o calor crítico para a sobrevivência neonatal. Ao contrário do adulto, o neonato é um animal poiquilotérmico, e sua temperatura corporal está diretamente relacionada com a temperatura ambiente. Assim, ele é incapaz de controlar sua temperatura nas primeiras 4 semanas de vida.

A amamentação propicia não somente nutrição, mas também fonte de calor. Quando o neonato mama, seu metabolismo aumenta, mantendo a temperatura corporal. A perda de calor neonatal ocorre com frequência, devido a alguns fatores, como maior área de superfície em relação à massa corporal, estoques reduzidos de tecido adiposo e pouca habilidade em realizar termogênese por tremores até aproximadamente 6 a 8 dias de vida.[1,2,4,14]

Neonatos não têm o controle hipotalâmico necessário para a manutenção da temperatura corporal. A temperatura retal cai rapidamente nos primeiros 30 minutos após o nascimento e os neonatos perdem calor rapidamente nas primeiras 4 semanas de vida. A termogênese sem tremores ou a produção de calor por outras fontes, que não sejam tremores, colabora com apenas 40% do total de calor produzido. Ela ocorre pela liberação direta de catecolaminas e pela quebra de gordura marrom distribuída sobre o pescoço, as costas, as vísceras e os grandes vasos. Esse mecanismo necessita de um grande requerimento energético, que pode ser deficiente no neonato.

A temperatura corporal normal neonatal é, portanto, mais baixa que a do adulto, oscilando, na primeira semana, entre 35 e 37°C, na segunda semana, entre 36,1 e 37,8°C, e somente na quarta semana assemelha-se à do adulto. A temperatura ambiente para a realização das funções metabólicas mínimas, na qual a temperatura corporal é mantida, é determinada como zona de neutralidade térmica (30 a 32°C). Essa faixa térmica ambiental minimiza as demandas de oxigênio e conserva a energia necessária.[45]

A hipotermia está associada a depressão respiratória, bradicardia, paralisia gastrintestinal e coma. Um neonato saudável sobrevive à hipotermia por períodos superiores a 12 horas, uma vez adequadamente aquecido e mantido próximo ao calor radiante da mãe e da ninhada (Figura 47.47).

Os neonatos são mais suscetíveis ao desenvolvimento de episódios hipoglicêmicos do que os adultos. Fígado pequeno, menor massa muscular e grande massa encefálica em relação ao tamanho corporal são fatores que os predispõem.[8]

Os estoques de glicogênio hepático no neonato são mínimos e declinam rapidamente durante o jejum. Um estudo demonstrou que as concentrações de glicogênio hepático nos cães decaem rapidamente por volta de 31% da concentração presente ao nascimento após 24 horas. A gliconeogênese, contudo, ocorre no fígado do neonato após 9 horas sem alimentação. Os níveis de glicose sanguínea em cães neonatos saudáveis são mantidos (no início, glicogenólise, e depois, gliconeogênese) por 24 horas em jejum após o nascimento.[84]

As concentrações intra-hepáticas reduzidas de trifosfato de adenosina (ATP) sugerem também que a produção e/ou a utilização de energia sofrem alteração somente após 3 horas de

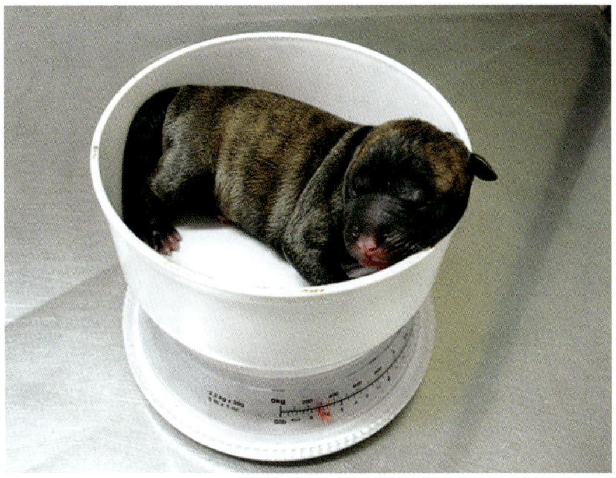

Figura 47.45 Pesagem do neonato.

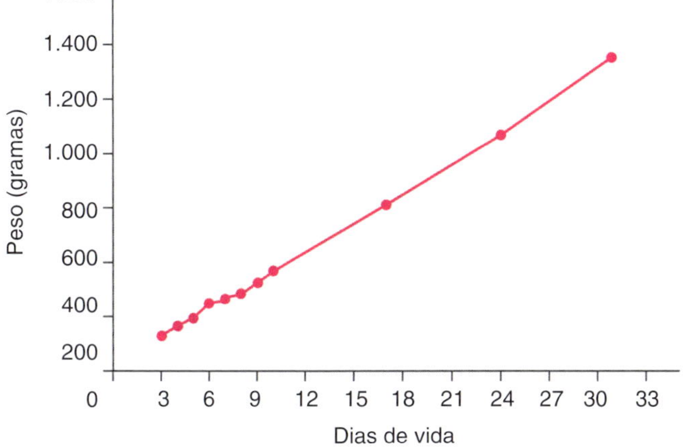

Figura 47.46 Curva de ganho de peso de um neonato canino. (Ilustração: Ana Augusta Pagnano Derussi.)

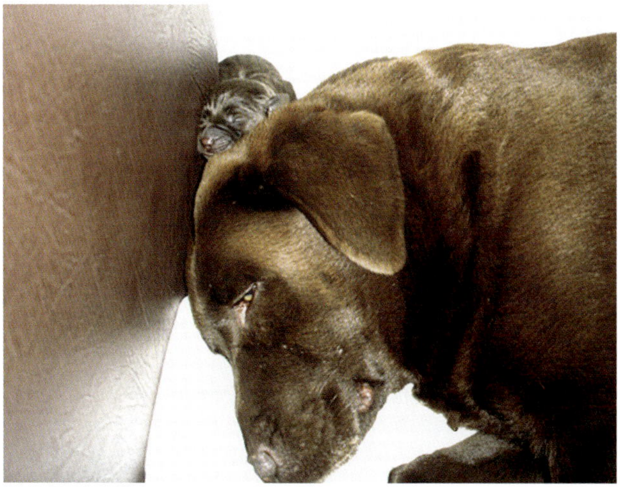

Figura 47.47 Neonato com sua mãe.

jejum nos cães recém-nascidos.[84] A glicemia pode ser mantida por um período de 24 horas de jejum em um neonato saudável. Contudo, os neonatos, em situações de estresse, devido à rápida depleção dos estoques de glicogênio e à imaturidade funcional hepática, tornam-se hipoglicêmicos.[4]

Os gatos, assim como os cães recém-nascidos, não apresentam mecanismos de retroalimentação perfeitamente desenvolvidos entre a gliconeogênese e a concentração de glicose sanguínea. Os ajustes glicêmicos são, portanto, delicados. Eles são relativamente insensíveis à insulina e têm resposta inadequada aos hormônios hiperglicemiantes (epinefrina, glucagon, hormônio do crescimento e cortisol).[84] A epinefrina, um dos hormônios contra regulatórios essenciais na manutenção da glicemia, não é liberada em resposta à hipoglicemia nos neonatos caninos.[65]

Ao nascimento, os neonatos felinos têm concentração de glicose sanguínea próxima aos valores maternos, contudo apresentam diminuição de 45 mg/dℓ entre as primeiras 4 a 6 horas de vida e estabilização dos níveis em 70 mg/dℓ nas próximas 72 horas. A hipoglicemia sintomática nos gatos recém-nascidos é definida com níveis séricos abaixo de 50 mg/dℓ, representando risco de morte iminente.

Sistema nervoso

A imaturidade do neonato reflete o grau de desenvolvimento do sistema nervoso central (SNC) e do sistema nervoso periférico (SNP), representando um sério problema para a clínica veterinária na determinação da integridade do sistema nervoso (SN) desses filhotes. O tempo de maturação de ambos os sistemas é de cerca de 3 semanas. Embora não totalmente desenvolvido, o sistema nervoso do neonato pode realizar funções complexas necessárias para regular a adaptação neonatal.

A função neurológica do neonato é controlada principalmente pelo tronco encefálico e pela medula espinal, sendo as funções cardíaca e respiratória coordenadas pelo tronco encefálico. Todos os nervos cranianos estão presentes ao nascimento, contudo o processo de mielinização ainda é imaturo, fato que interfere na transmissão suave do impulso nervoso. O neonato apresenta córtex cerebral funcional, embora o grau de desenvolvimento dele permaneça desconhecido. No desenvolvimento do sistema nervoso, as vias nervosas sensorial, cerebelar e extrapiramidal são as primeiras a se desenvolver. Os reflexos neonatais classificados como alimentares, protetores e posturais incluem reflexos primitivos, como a sucção e o reflexo de termotropismo (procura por calor), cruciais para a sobrevivência.[1,2,4,75]

Estado mental

Durante as duas primeiras semanas de vida, as principais atividades do neonato consistem em dormir e se alimentar. Os filhotes não dormem sozinhos até aproximadamente 5 ou 6 semanas de vida; em geral, amontoam-se com seus irmãos e próximos à mãe (Figura 47.48). Os gatos apresentam sono ativo, com atividade motora pronunciada durante a primeira semana de vida, e rapidamente passam do estado de alerta ou vigília para o sono REM (rápido movimento dos olhos). Durante os períodos de sono, os neonatos são facilmente acordados quando manipulados. Por volta de 2 semanas de vida, os animais tornam-se mais ativos e começam a brincar.[8]

Postura e locomoção

A função vestibular está presente no nascimento, sendo importante para o posicionamento do neonato durante a amamentação, contudo, os movimentos musculares são incoordenados, demonstrando imaturidade cerebelar. O neonato movimenta-se arrastando seu tórax e abdome por meio de movimentos natatórios com os membros (Figura 47.49). A habilidade para elevar a cabeça está presente no nascimento, sendo inicialmente utilizada para que o neonato se posicione adequadamente (reflexo do endireitamento). Do nascimento até 4 a 5 dias de vida, o neonato mantém postura corporal flexora quando suspenso pela região mastoide. Essa postura é substituída por dominância extensora, que permanece até a terceira ou quarta semana. A dominância extensora no gato é variável (Figura 47.50).[75,84]

Com 5 a 6 dias, o filhote é capaz de suportar seu peso nos membros torácicos e esboçar pequenos passos. A sustentação do corpo com os membros pélvicos ocorre mais tarde, ao redor de 14 a 16 dias. Entre 18 e 21 dias de vida, o filhote caminha

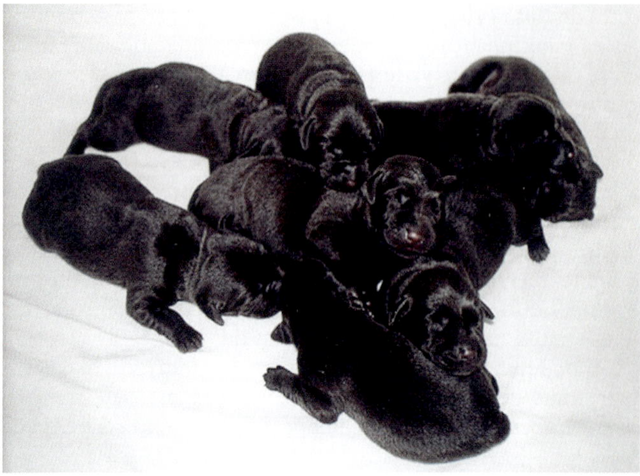

Figura 47.48 Neonatos dormindo com seus irmãos de ninhada.

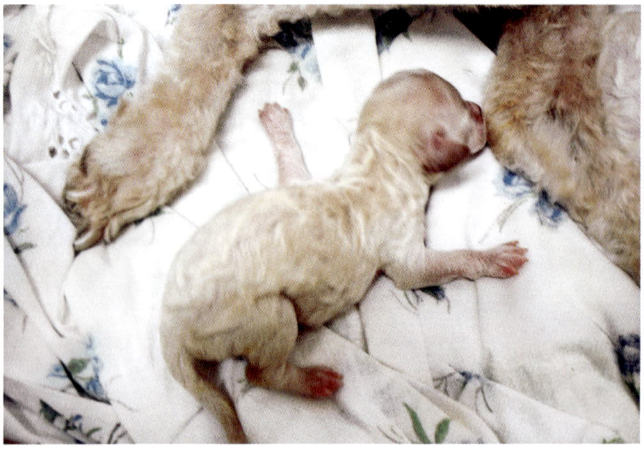

Figura 47.49 O neonato movimenta-se arrastando seu tórax e abdome por meio de movimentos natatórios com os membros.

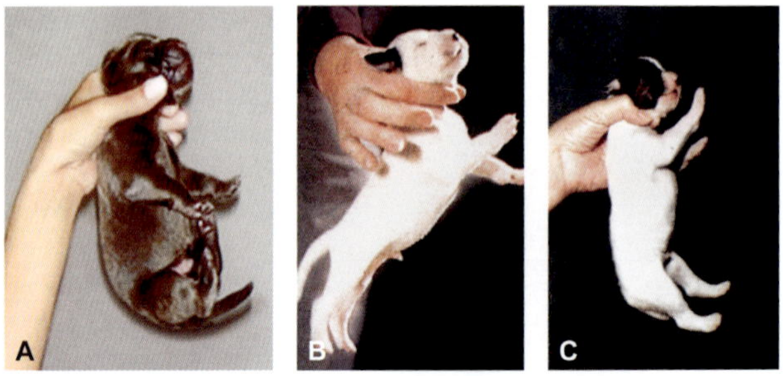

Figura 47.50 Dominância flexora (**A**), extensora (**B**) e normotonia (**C**) do neonato.

de maneira incoordenada; habilidade e coordenação na marcha semelhantes às do adulto desenvolvem-se apenas entre 6 e 8 semanas.[8,75,84]

A idade do aparecimento do reflexo de posicionamento tátil em neonatos varia de acordo com os pesquisadores. Alguns acreditam que o posicionamento esteja presente nos membros torácicos entre 2 e 4 dias, e nos membros pélvicos, entre 5 e 9 dias de vida. Outros afirmam que o reflexo não está presente até a segunda ou terceira semana, sendo observado primeiramente nos membros torácicos seguidos dos membros pélvicos. Em consenso geral, o posicionamento tátil apresenta resposta mais consistente na quinta semana de vida.[76,84]

É difícil interpretar a reação postural de saltitamento antes de 6 a 8 semanas, sendo observada inicialmente nos membros torácicos e depois nos pélvicos.

O reflexo de propulsão extensora é observado ao redor de 12 a 14 dias nos cães e com 14 a 16 dias nos gatos.[84]

O reflexo extensor (reflexo magno; Figura 47.51) do pescoço, que avalia os receptores de tensão localizados na região cervical, está presente no primeiro dia de vida, sendo mais evidente após 5 a 6 dias, e mais vigoroso nos membros torácicos quando comparado aos pélvicos. A extensão do pescoço resulta em extensão dos membros torácicos e flexão dos pélvicos. A flexão do pescoço resulta, por sua vez, em extensão dos membros pélvicos; pode ser observada também em cães, rotacionando o pescoço lateralmente, o que induz a extensão dos membros torácicos e pélvicos ipsilaterais e a flexão dos membros contralaterais. Esse reflexo não é frequentemente observado em gatos e, quando presente após a terceira semana de vida, pode indicar uma lesão e ausência de inibição contralateral por neurônios motores superiores.[84]

O reflexo de Landau (postura de foca) é obtido suportando o neonato ventralmente ao esterno; haverá opistótono e extensão dos membros pélvicos e da cauda. Esse reflexo está presente até a terceira semana de vida.[84]

Nervos cranianos

Os reflexos protetores dos olhos desenvolvem-se antes mesmo da abertura das pálpebras. O reflexo de piscar (óptico – II; oculomotor – III) após a incidência de um foco de luz é observado dentro de 24 a 48 horas após o nascimento, previamente ao desenvolvimento da retina (atividade eletrorretinográfica ausente).

O reflexo pupilar à luz (óptico – II; oculomotor – III) (Figura 47.52) está presente somente após a abertura das pálpebras, de 10 a 16 dias no cão e de 5 a 14 dias no gato (Figura 47.53). A resposta pupilar em geral é lenta, provavelmente pela imaturidade da retina. A atividade elétrica da retina e o padrão eletrorretinográfico (ERG), bem como o reflexo pupilar à luz, apresentam-se iguais aos do adulto aos 28 dias de vida.[84]

O reflexo à ameaça está presente com a abertura das pálpebras, contudo em menor grau em relação ao adulto.[84]

Nos cães, o reflexo vibrissopalpebral (trigêmeo – V; facial – VII) encontra-se presente no primeiro e no segundo dia de vida. O reflexo palpebral (trigêmeo – V; facial – VII) desenvolve-se dentro de 2 a 4 dias no cão e em 1 a 3 dias no gato.[84]

O reflexo corneal (trigêmeo – V; facial – VII) em cães está presente logo na abertura das pálpebras, e continua seu desenvolvimento até aproximadamente 5 semanas de vida. Os gatos exibem estrabismo divergente até 8 semanas de vida.[84]

As estruturas das orelhas média e interna são bem diferenciadas ao nascimento. Os condutos auditivos abrem-se entre 12 e 14 dias de vida nos cães e entre 6 e 14 dias nos gatos (Figura 47.54). Durante esse período, os neonatos respondem discretamente a barulhos súbitos (vestibulococlear – VIII).

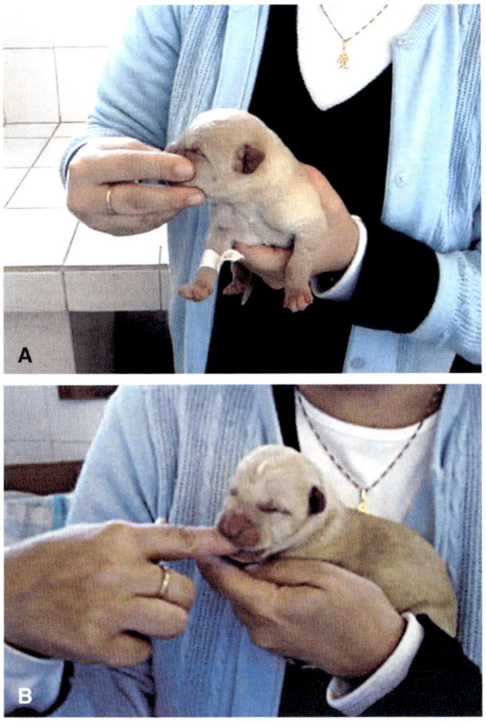

Figura 47.51 **A.** Reflexo magno no neonato. **B.** Reflexo de sucção.

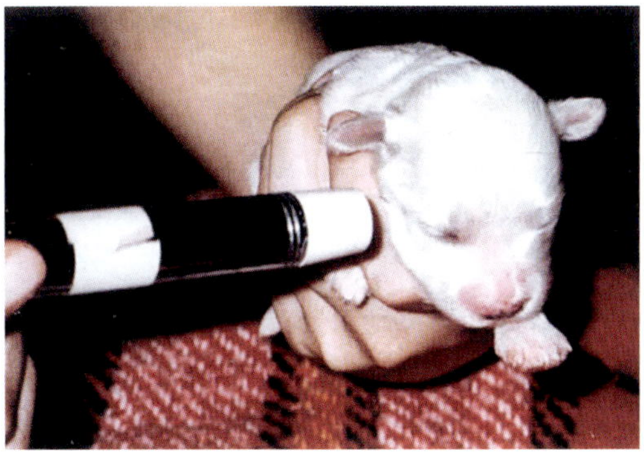

Figura 47.52 Reflexo pupilar à luz.

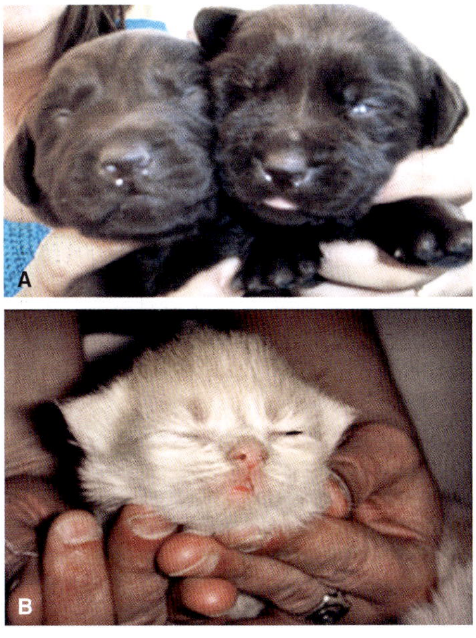

Figura 47.53 Cães (**A**) e gato (**B**) neonatos com as pálpebras recém-abertas.

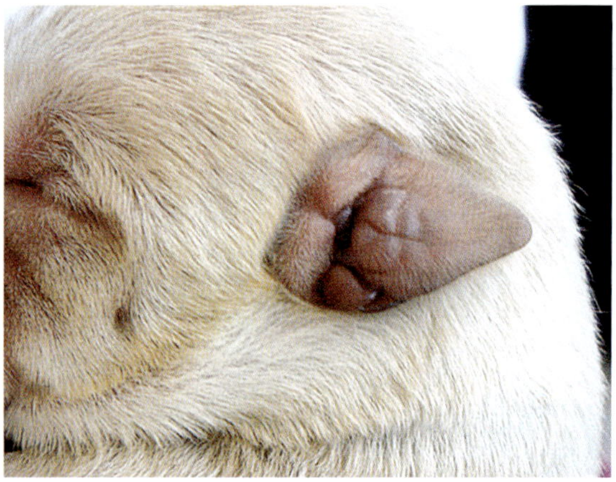

Figura 47.54 Os condutos auditivos do neonato encontram-se fechados ao nascimento.

O potencial evocado auditivo é inicialmente obtido também a partir desse período, apresentando resposta normal no cão em 3 a 4 semanas, e no gato, em 4 a 5 semanas.[8,84]

O olfato (olfatório – I) está presente ao nascimento, embora não esteja bem desenvolvido. O reflexo da deglutição (glossofaríngeo – IX; vago –X) está presente logo após o parto, propiciando, dessa maneira, a amamentação. O reflexo da sucção (trigêmio – V; facial – VII; hipoglosso – XII) é bem desenvolvido dentro de 1 a 2 dias, desaparecendo ao redor dos 20 dias no gato (Figura 47.55). O nervo hipoglosso, relacionado com o reflexo da sucção, é avaliado examinando a língua e sua simetria, e também está presente ao nascimento. [8,84]

O reflexo da procura pode ser avaliado ao colocar a mão em formato de anel próximo ao focinho do neonato, que rapidamente o encaixa na tentativa de mamar. Esse reflexo é muito presente durante as primeiras 2 semanas, e desaparece em cerca de 25 dias.

Um reflexo é uma resposta muscular involuntária a um estímulo sensorial. Sabe-se que certas sensações produzem respostas musculares específicas. A existência e a força de um reflexo são indicação importante de desenvolvimento e função neurológicos. Muitos reflexos do neonato desaparecem com o amadurecimento, embora alguns permaneçam durante toda a vida adulta.[8,84]

Reflexos medulares e miotáticos

Os reflexos miotáticos, como patelar, tricipital, gastrocnêmico, flexor e do panículo, estão presentes logo após o nascimento; contudo, são difíceis de avaliar devido à hipertonicidade característica do período de dominância extensora neonatal. O reflexo extensor cruzado também é visualizado nesse período, persistindo até 17 dias no gato e até 3 semanas no cão. Sua permanência além desse período é um forte indicativo de lesão medular em neurônio motor superior contralateral, e sua ausência é correlacionada à deficiente mielinização desse período.[8,84]

O reflexo anogenital (Figura 47.56) é obtido ao estimular o ânus ou a genitália externa de um neonato, desencadeando assim a defecação e a micção, respectivamente. Esse reflexo é observado até a terceira ou quarta semana de vida, havendo, após essa idade, controle cortical sobre essas funções.

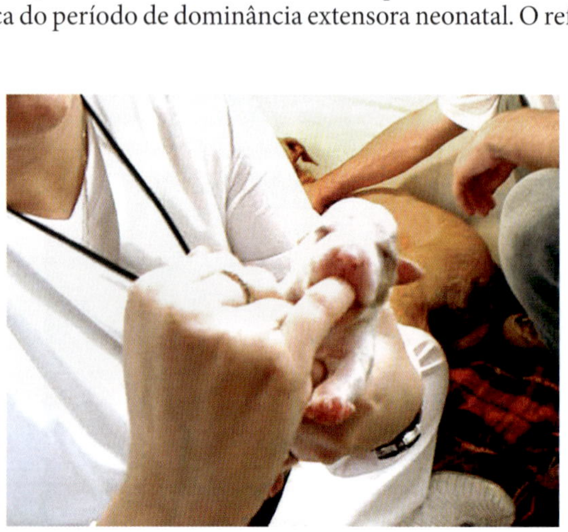

Figura 47.55 Reflexo da sucção em um neonato.

EXAME FÍSICO DO NEONATO

O tempo é essencial quando se tem nas mãos um neonato doente. A avaliação sistemática consiste em história clínica, exame físico da ninhada e da mãe e exames complementares específicos que auxiliam na restrição da lista de diagnósticos prováveis, a fim de que se possa iniciar o tratamento o quanto antes (Quadro 47.23).

História clínica

A história pregressa materna, pré-natal e intraparto são informações importantes para a avaliação adequada do neonato, de modo que o clínico possa antecipar mais precisamente problemas perinatais potenciais e tomar condutas mais adequadas, obtendo resultados mais satisfatórios.

Os antecedentes familiares, como doenças geneticamente transmissíveis, infectocontagiosas e consanguinidade, devem ser investigados, bem como as condições de saúde da mãe (exposição a outros animais no último terço da gestação, viagens ou exposições prévias) e habilidades maternas.

Os antecedentes obstétricos, como número de gestações e abortos, número de filhotes nascidos vivos abaixo do peso adequado para raça, natimortos e tipo de parto não devem ser menosprezados, pois muitas afecções neonatais se repetem por gestações seguidas. Informações concernentes à gestação atual, como a data do último estro, duração da gestação, realização de exames pré-natais, apetite, controle parasitário, dieta, vacinação e utilização de fármacos durante a gestação devem ser obtidos.

Informações sobre as ocorrências durante o parto – como duração, ordem de nascimento dos filhotes, tempo de ruptura das membranas fetais, tipo de parto (eutócico, distócico, realização de manobras obstétricas, uso de agentes ecbólicos, cesariana) e apresentação do filhote – auxiliam o clínico na formulação de um plano diagnóstico, pois grande parte das afecções neonatais é oriunda do parto ou do pós-parto imediato.

As questões pertinentes sobre o neonato e a ninhada também são relevantes, como localização e temperatura do local da caixa de parição (maternidade) (Figura 47.57), exposição a outros animais, atividade da ninhada, peso do filhote ao nascimento, necessidade de reanimação e ingestão do colostro.

Um modelo de anamnese já impresso (Figura 47.58), do qual constem todas as informações necessárias obtidas por

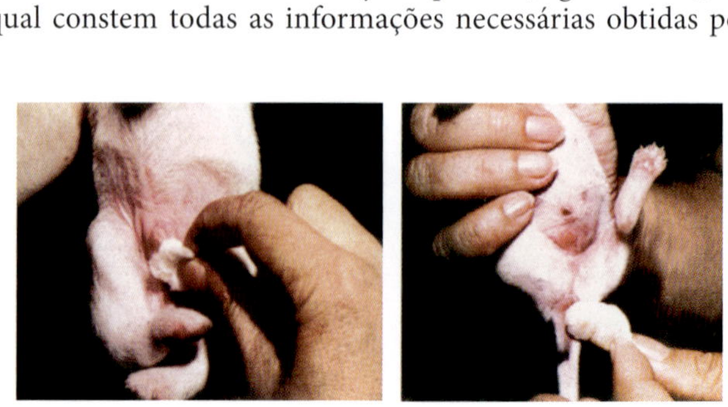

Figura 47.56 Reflexo anogenital em um neonato.

QUADRO 47.23 Exame físico do neonato.

Observação geral
Avaliar estado de consciência, postura, atividade espontânea, reatividade, tônus muscular, estado de hidratação, coloração das mucosas

Sinais vitais
- Frequência respiratória: 10 a 18 mpm – 1º dia; 16-32 mpm – 30 dias
- Frequência cardíaca: 200 a 240 bpm
- Temperatura: 33°C a 36°C – 1º dia; 36,1°C a 36,7°C – 15 dias; 37°C a 38°C – 30 dias

Proporções corpóreas
Cabeça grande, abdome dilatado, membros curtos: anasarca; acondroplasia; gastroquise; hérnias

Peso ao nascimento
- Raças pequenas: 100 a 200 g
- Raças médias: 200 a 300 g
- Raças grandes: 300 a 400 g
- Raças gigantes: 700 g

Ganho diário de peso
2 a 4 g/kg de peso corpóreo quando adulto ou 5 a 10% do peso ao nascimento

Cabeça e face
- Formato, tamanho, simetria, fontanelas, suturas ósseas: fontanelas abertas; craniosquise
- Lábios, palato, tamanho e posição da língua: lábio leporino; fenda palatina
- Simetria e tamanho dos olhos, pálpebras, globo ocular: ausência de pálpebras; coloboma palpebral; microftalmia
- Orelhas (existência, formato, tamanho, inserção): anotia

Tórax
Assimetrias, tipo e padrão respiratório, auscultação cardiorrespiratória: síndrome do filhote nadador; *pectus excavatum*; anomalias cardíacas congênitas

Abdome
Pouco abaulado: distensão abdominal excessiva (existência de líquido, visceromegalia, obstrução ou perfuração intestinal); abdome escavado (hérnia diafragmática); gastroquise

Cordão umbilical
Queda do cordão umbilical (2 a 3 dias): onfalocele

Coluna vertebral
Formato e tamanho: espinha bífida; mielomeningocele; anquilose das vértebras coccígeas

Membros
Inserção, posição, angulação, número de membros: amelia (ausência de membro); pigomielia (número maior de membros); meromielia (ausência da extremidade de um membro); micromielia (menor extremidade de um membro); polidactilia (número maior de dedos); sidactilia (ausência de dedos)

Cauda
Tamanho, inserção, posição, ausência, rigidez: anquilose das vértebras coccígeas, cauda enrolada ou dobrada

Períneo
Períneo, ânus, genitália externa: atresia anal; atresia vaginal; fístula retovaginal; pseudo-hermafroditismo; persistência de frênulo peniano; hipospadia

Exame neurológico
- Reflexos:
  - Dominância flexora: presente até 4 a 5 dias de vida
  - Dominância extensora: presente até 21 dias
  - Extensor cruzado: presente até 21 dias
  - Anogenital: presente até 21 a 30 dias
  - Magno: presente até 21 dias
  - Landau: presente até 21 dias
  - Procura: presente até 30 dias
  - Sucção: presente até 45 dias
- Nervos cranianos:
  - Reflexo pupilar à luz: início em cães de 10 a 16 dias de vida; início em gatos de 5 a 14 dias de vida
  - Reflexo palpebral à luz: início em cães de 1 a 2 dias de vida; início em gatos de 1 a 2 dias de vida
  - Reflexo palpebral: início em cães de 2 a 4 dias de vida; início em gatos de 1 a 3 dias de vida
  - Resposta à ameaça: início em cães de 10 dias a 4 semanas; início em gatos de 1 a 4 semanas
  - Reflexo corneal: início em cães de 10 a 16 dias; início em gatos de 5 a 14 dias
  - Reflexo vibrissopalpebral: início em 1 a 2 dias
- Reações posturais:
  - Carrinho de mão: início em 4 a 5 dias de vida
  - Hemiestação: 3ª a 4ª semana de vida
  - Hemilocomoção: 3ª a 4ª semana de vida
  - Saltitamento: 2 a 4 dias os membros torácicos; 6-8 dias os membros pélvicos
  - Aprumo vestibular: ao nascimento
  - Colocação tátil: 2 dias os membros torácicos; 4 dias os membros pélvicos
  - Colocação visual: 4ª semana
  - Propulsão extensora: 12 a 14 dias

intermédio do criador ou proprietário, deve ser preenchido enquanto se providencia o pronto-atendimento do neonato. Dentre as causas de morte neonatal, encontram-se as relacionadas com gestação, parto e mãe, o que, por si só, justifica a importância de um histórico detalhado.[1]

Exame físico

O neonato pode apresentar inúmeros defeitos congênitos, genéticos ou provocados por causas iatrogênicas. É importante identificar a causa das doenças para corrigi-las nos próximos partos

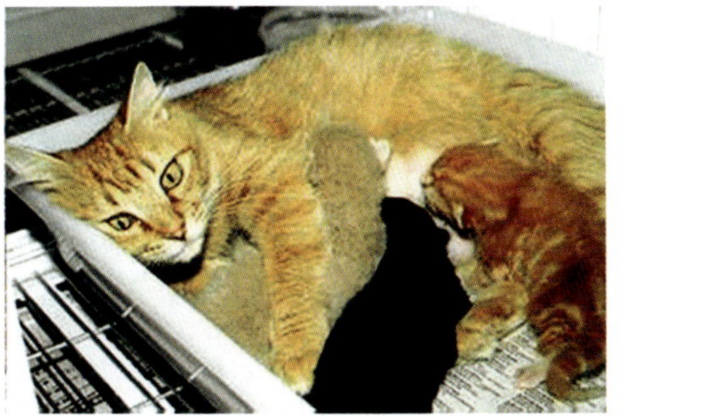

Figura 47.57 Neonatos com a mãe na caixa maternidade.

ou para eliminar, como reprodutores, os machos ou as fêmeas com esses defeitos. Algumas dessas alterações têm resolução médica ou cirúrgica, enquanto outras são incompatíveis com a vida do recém-nascido.[1,2,3]

O equipamento necessário para o exame neonatal inclui balança em escala de gramas, estetoscópio neonatal, termômetro digital, medidor de glicemia e fitas reagentes e tubos capilares. A utilização de feromônios sintéticos na sala de exame físico é útil para acalmar a mãe e os outros filhotes da ninhada. Uma superfície aquecida ou a manutenção do neonato envolto em toalhas ou cobertores diminui o risco de hipotermia.[85]

O exame do neonato inicia-se pela inspeção prévia deste, com a ninhada e sua mãe. A manipulação do neonato pode trazer certo incômodo e estresse para a mãe. Após a inspeção prévia do conjunto (neonato, ninhada e mãe), deve-se então colocar o neonato em sala separada em uma superfície aquecida para a realização do exame físico completo. O risco de exposição a doenças infectocontagiosas quando os filhotes são trazidos à clínica deve ser exposto ao proprietário ou criador, e a escolha de um ambiente menos contaminado minimiza esse risco.[85] A inspeção do neonato deve ser, sobretudo, desde o princípio e em todo momento, delicada e progressiva (Figura 47.59).[1]

Imediatamente após o nascimento, o clínico deve revisar cada um dos filhotes da ninhada, para a detecção precoce de enfermidades ou alterações que possam afetar a vida futura

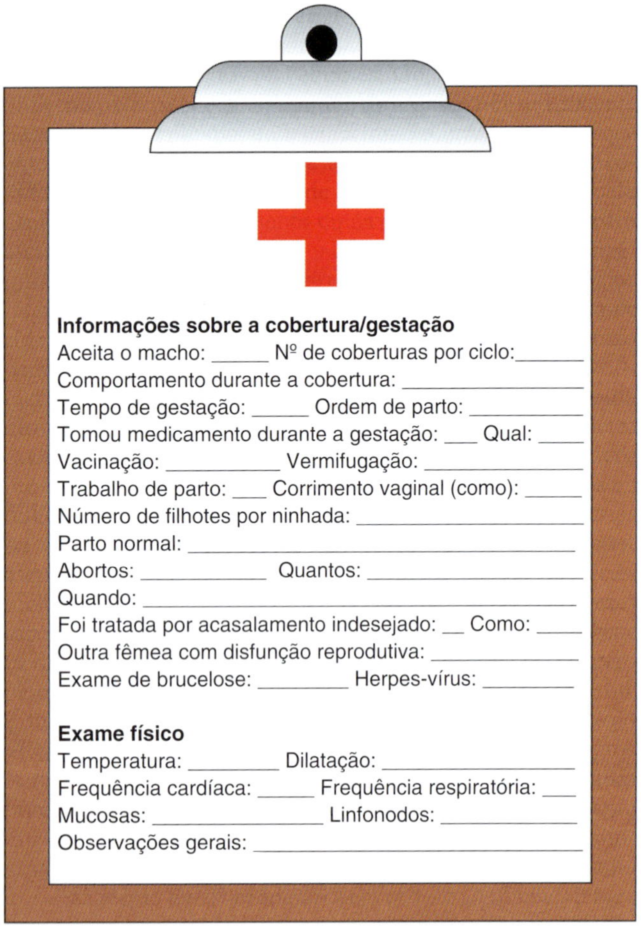

Figura 47.58 Modelo de anamnese empregada no exame físico do neonato. (Ilustração: Ana Augusta Pagnano Derussi.)

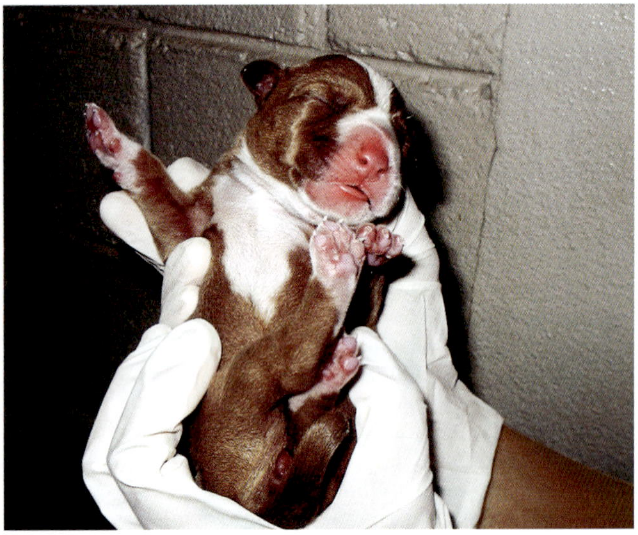

Figura 47.59 Aspecto do neonato saudável, coloração avermelhada das mucosas e regiões glabras.

dos filhotes. Primeiro, deve-se observar o neonato em seu conjunto, o qual tem proporções corporais diferentes das de um adulto. Sua cabeça é grande, seus membros são curtos em relação ao corpo e seu abdome é dilatado. Após observação geral, realiza-se ampla revisão de cada uma das partes do filhote, começando por cabeça, boca, palato, tórax, abdome, extremidades, cauda e sua inserção, ânus, órgãos dos sentidos e genitália externa.[2]

Peso corporal

O primeiro passo na avaliação clínica do neonato é a avaliação do peso corporal. O controle do ganho de peso é a melhor maneira de avaliar o correto desenvolvimento e de detectar problemas precocemente.

O baixo peso ao nascimento parece predispor à mortalidade neonatal precoce, sugerindo um papel predominante da raça na determinação do peso ao nascimento em filhotes. Um estudo concluiu que o tamanho materno, o peso e a idade, bem como as características da raça, podem afetar o peso ao nascimento em cães. A enorme heterogeneidade da morfometria das diferentes raças e a falta de padrões de referência para peso ao nascimento em cães de raça pura tornam desafiador determinar as faixas fisiológicas do peso ao nascimento nessa espécie. O aumento do conhecimento sobre o impacto do peso ao nascimento na mortalidade de filhotes facilita a identificação de filhotes que necessitam de qualquer assistência veterinária, bem como o atendimento precoce de neonatos de baixo peso para melhorar a sobrevivência neonatal.[86]

A avaliação do peso ao nascimento é uma ferramenta fácil de usar, exigindo instrumentos simples e de baixo custo (balança de escala em gramas). Os resultados estão disponíveis imediatamente e sem qualquer manipulação invasiva. Estudos sobre o peso ao nascimento em cães devem ser realizados dentro de uma raça específica devido a diferenças significativas entre raças, incluindo dentro do mesmo tamanho (pequeno, médio, grande e gigante). Três parâmetros relacionados ao monitoramento de peso que influenciam a mortalidade neonatal de filhotes são o peso ao nascimento, a heterogeneidade do crescimento fetal em uma mesma ninhada e a taxa de crescimento precoce. A identificação de limiares críticos proporciona a identificação de filhotes com maior risco de mortalidade neonatal e, por conseguinte, permite maiores cuidados. Mais pesquisas são necessárias para definir limiares de peso ao nascimento para as diversas raças caninas, e para todas as raças, em diferentes países. Pesquisas sobre fisiologia da gestação também são necessárias para diminuir a prevalência de filhotes com baixo peso ao nascimento e redução da heterogeneidade do crescimento fetal de uma mesma ninhada.[87]

A mortalidade neonatal não é apenas afetada por fatores ambientais após o nascimento, mas também pela vida fetal durante a gestação e pelo curso do parto. O crescimento fetal adequado garante a maturidade do feto ao nascimento, e sua capacidade de lidar com a transição fetal-neonatal da vida extrauterina. Imediatamente após o nascimento, o recém-nascido deve adaptar-se a muitas mudanças drásticas, sendo as principais o interrompimento do suprimento de oxigênio e nutrientes, devido à separação da placenta. A qualidade desse processo de adaptação reflete-se na vitalidade do recém-nascido durante as primeiras horas após o nascimento. Em humanos, como na medicina veterinária, o peso ao nascimento é usado para avaliar o crescimento intrauterino, e o escore de Apgar marca o nível de vitalidade. Ambos os parâmetros podem ser usados para identificar quais filhotes apresentam maior risco de mortalidade neonatal.[83]

O peso ao nascimento é de grande importância na prevenção da mortalidade precoce entre nascimento e 2 dias de vida; cerca de 80% dos filhotes que morrem durante esse período apresentam baixo peso ao nascimento. O risco de mortalidade durante os 2 primeiros dias de vida é multiplicado se o neonato tiver 25% a menos do peso esperado para a raça (Quadro 47.24).[83]

Os estudos recentes[83] mostraram que os dois principais fatores que influenciam o peso ao nascimento são o tamanho da raça e da ninhada. De fato, quanto maior o peso da cadela, maior o peso do filhote ao nascimento. Como o peso ao nascimento

QUADRO 47.24 Definição de baixo peso associado ao tamanho da raça.

Tamanho da raça	Limiar que define baixo peso	Tamanho da ninhada número de filhotes por ninhada)
Pequena (peso corporal quando adulto) < 15 kg	< 151 g	< 4 (ninhadas pequenas) 4 a 5 (ninhadas médias) > 5 (ninhadas grandes)
Média (peso corporal quando adulto) 15 a 25 kg	< 225 g	< 5 (ninhadas pequenas) 5 a 6 (ninhadas médias) 6 a 9 (ninhadas grandes)
Grande (peso corporal quando adulto) > 25 kg	< 330 g	< 6 (ninhadas pequenas) 6 a 9 (ninhadas médias) > 9 (ninhadas grandes)

varia entre diferentes tamanhos de raças, o baixo peso ao nascimento foi definido de forma independente para os diferentes portes de raça (pequenas: < 15 kg; médias: 15 a 25 kg; grandes: > 25 kg). Ao mesmo tempo, filhotes de ninhadas grandes apresentam peso significativamente menor ao nascimento quando comparados a filhotes de ninhadas pequenas.[86,87,88]

Ao nascimento, os filhotes de cães pesam cerca de 1 a 3% do peso de adulto da raça, e gatos, cerca de 2 a 3% do peso materno, considerando, portanto, filhotes de baixo peso como os que estão abaixo da porcentagem.

O neonato perde cerca de 10% do seu peso ao nascimento nas primeiras 24 horas de vida, contudo o recupera nos dias subsequentes. O cão neonato deve então pesar o dobro de seu peso ao nascimento nos primeiros 15 dias de vida, e o incremento diário de peso deve ser em torno de 2 a 4 g por quilo de peso antecipado quando adulto. Os gatos devem ganhar cerca de 7 a 10 g de peso diariamente. A pesagem deve ser realizada a cada 12 horas durante as primeiras 24 horas após o nascimento, e então uma vez ao dia até completarem 14 dias de vida. O simples acompanhamento do ganho de peso resulta em taxa maior de sobrevivência neonatal em comparação com a espera pelo aparecimento de sinais clínicos, portanto essas medidas não devem ser menosprezadas pelo clínico.[8,86,87]

Temperatura

A prevenção da hipotermia é fundamental, devido à termorregulação imatura ao nascimento. A hipotermia deprime a capacidade de sucção e a função gastrintestinal, além de incentivar o abandono por parte da mãe, agravando ainda mais o quadro. Imediatamente após o parto, a temperatura retal é de cerca de 35,6°C; durante a primeira semana, varia entre 35 e 36,7°C; e na segunda e na terceira semana, entre 36,1 e 37,7°C. A temperatura ambiente adequada situa-se entre 30 e 32°C nas primeiras 24 horas, 28 a 30°C na primeira semana, 26 a 27°C na segunda e na terceira semana e 24 a 25°C posteriormente. Temperaturas elevadas devem ser evitadas, assim como mudanças bruscas. A umidade ambiente de 55 a 60% é a mais adequada no período neonatal, evitando desidratação excessiva do neonato (Figura 47.60).[1,8]

Parâmetros vitais

A frequência cardíaca durante a primeira e a segunda semana de vida varia em torno de 210 a 220 bpm, em conjunto com a frequência respiratória de 10 a 35 movimentos por minuto. O ritmo respiratório é observado a distância, deixando-se o neonato sobre a mesa de exame físico, pois a manipulação realizada durante o exame pode alterar esse parâmetro. As frequências diminuem gradualmente, apresentando-se próximas às do adulto entre a sétima e a oitava semana. Neonatos anêmicos ou gravemente enfermos, muitas vezes, apresentam sopro cardíaco funcional com graduação de I a III/VI auscultado em hemitórax esquerdo. Sopros inocentes não associados a qualquer cardiopatia, decorrentes de aumento na força de ejeção ventricular (excitação e/ou exercício), são muitas vezes percebidos, contudo, se não acompanhados de frêmito, alterações de pulso ou cardiomegalia; esses tipos de sopro geralmente desaparecem aos 4 a 5 meses de vida (Figura 47.61).[67,76,85] A avaliação do pulso pode ser difícil pelo pequeno tamanho do neonato.[42]

O grau de hidratação no neonato é avaliado pela umidade das mucosas, uma vez que turgor ou elasticidade da pele não é um marcador fidedigno nesse período. A melhor forma de avaliar a hidratação do neonato é pesando-o e verificando a perda de peso, uma vez que se deve conhecer previamente o peso do neonato. A coloração das mucosas do neonato apresenta-se avermelhada nos primeiros 4 a 7 dias de vida. O acompanhamento diário do ganho de peso deve ser uma prática constante, já que a falha em ganhar peso, como descrito anteriormente,

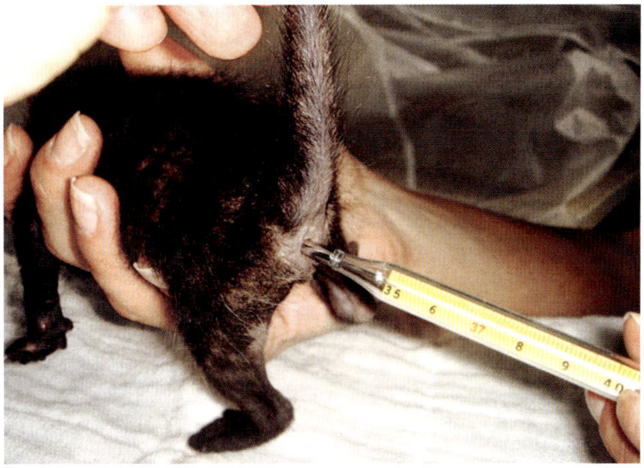

Figura 47.60 Avaliação da temperatura do neonato.

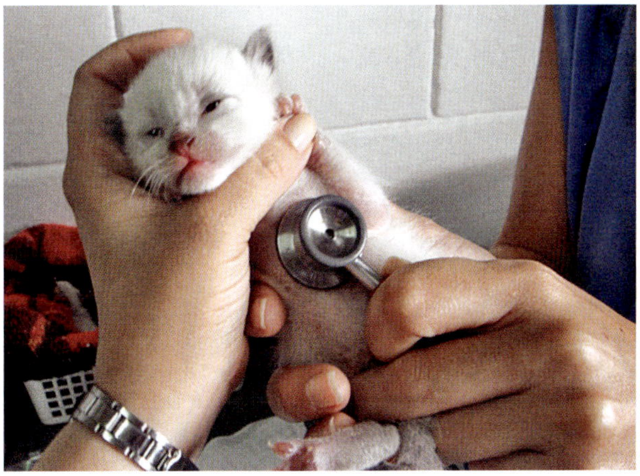

Figura 47.61 Auscultação do neonato.

é o primeiro indício de afecção clínica em neonatos. O tempo de repreenchimento capilar é avaliado com mais facilidade na mucosa oral labial, sendo, sob condições normais, inferior a 2 segundos.

Avaliação geral

O exame físico geral do neonato inclui a avaliação dos reflexos do endireitamento, da procura e da sucção. As respostas neurológicas aos reflexos neonatais devem ser exploradas e avaliadas antes de se manipular excessivamente o neonato, sobretudo antes das 3 semanas de vida (Figura 47.62).[59]

O exame geral da pele inclui as características de elasticidade, quantidade e qualidade do pelo, existência de lesões, descamação e ectoparasitas. A palpação do tecido adiposo subcutâneo na região torácica permite avaliação do estado nutricional do animal.

À palpação, o neonato apresenta o corpo firme, indicando certa tonicidade muscular, embora os gatos apresentem menor tonicidade quando comparados aos cães. Flacidez ou rigidez muscular e dos membros podem representar desconforto.

O exame da cabeça inicia-se com a avaliação das estruturas cranianas (especialmente se há ou não fontanelas abertas), seguido pelo exame dos olhos quando abertos (terceira pálpebra, esclera, córnea, íris, cristalino, retina e fundoscopia) e das pálpebras. Os ouvidos também são examinados assim que abrem, aos 15 dias de vida. O exame da boca inclui a língua e região da orofaringe, assim como a região do palato para detecção de fendas palatinas (Figura 47.63). Por último, analisa-se a abertura das cavidades nasais e suas características pigmentares.

O exame dos membros envolve a verificação do número de dedos, unhas e possíveis anomalias, como alterações de aprumos, angulações, estruturas ósseas, articulações e reflexos. Hiperemia em extremidades dos dígitos, cauda ou orelhas é um forte indício de vasculite causada por quadros septicêmicos.[1,4,67]

Assimetrias em tórax ocorrem por malformações de coração, pulmões, coluna ou arcabouço costal. Da mesma maneira, no exame do abdome, o formato (detecção de hérnias umbilicais ou inguinais) e a avaliação cuidadosa da região umbilical revelam inchaços, alteração da cor e secreção, indicando onfaloflebite (Figura 47.64).[67,84]

O exame físico da região perineal deve incluir a inspeção de ânus e períneo, na tentativa de se identificarem alterações, como atresias ou fístulas, e genitália externa e sua constituição anatômica.

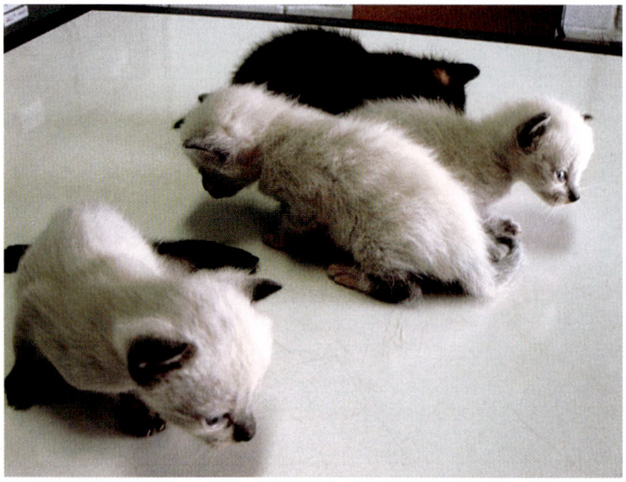

Figura 47.62 Inspeção a distância de um neonato com seus irmãos de ninhada.

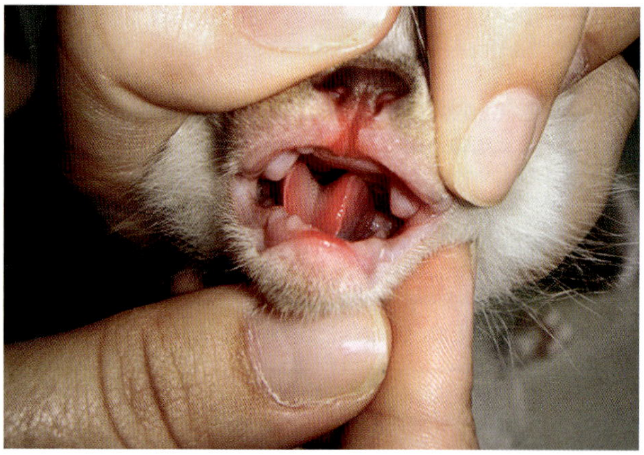

Figura 47.63 Inspeção da cavidade oral do neonato.

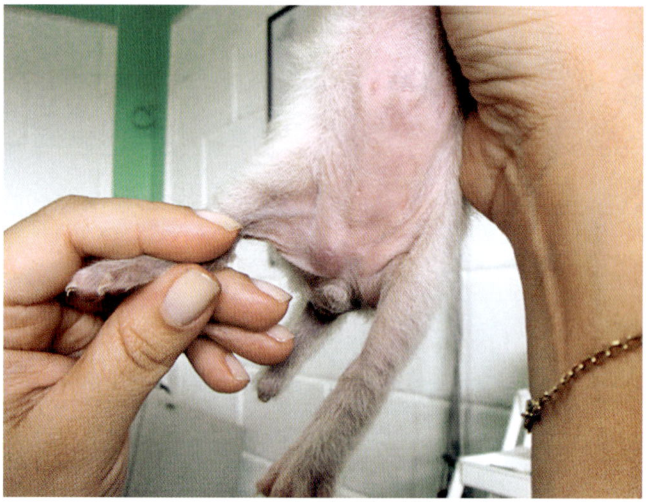

Figura 47.64 Inspeção do abdome e da região perineal do neonato.

Exame materno

Assim como o neonato, o exame materno pode revelar afecções que interfiram na saúde neonatal. Especial atenção deve ser dada à hidratação, às glândulas mamárias, incluindo a produção láctea e sua qualidade, e à possibilidade de secreção vulvar. Uma pequena quantidade de secreção sanguinolenta é observada até aproximadamente 6 semanas após o parto, contudo, neutrófilos degenerados e bactérias fagocitadas em abundância na citologia vaginal são indicativos de metrite. O exame ultrassonográfico para avaliação uterina e a realização de cultura bacteriana da secreção uterina podem revelar metrite subclínica, que propicia uma fonte contínua de infecção para o neonato.[11]

As mastites são diagnosticadas por meio do exame das mamas e avaliação citológica do leite, evitando a ingestão de leite impróprio pelo neonato, pois, assim como as metrites, também ocorrem de modo subclínico.

Importante ressaltar que alguns agentes infecciosos potencialmente perigosos para fetos e neonatos podem estar presentes em fêmeas que não apresentem sinais clínicos evidentes como *Brucella canis*, *Escherichia coli*, *Staphylococcus pseudointermédius*, *Streptococcus* spp., Herpevírus canino, Parvovírus tipo I, *Toxoplasma gondii*, *Neospora caninum*, *Leishmania infantum*.[5]

Exames complementares

Os exames complementares exibem peculiaridades no paciente neonato, particularmente pelo pequeno tamanho do paciente, pela dificuldade na contenção e coleta dos exames e pela necessidade de correta interpretação dos resultados específicos para tal faixa etária.[2]

Os padrões de referência para uma série de exames complementares não estão ainda disponíveis, portanto a neonatologia canina e felina fornece um vasto campo para que novas pesquisas sejam desenvolvidas. É provável que novas pesquisas nessa área tragam grande contribuição à medicina veterinária e às outras áreas que utilizam esses animais como modelos experimentais.

Quanto à análise dos resultados obtidos nos exames complementares do neonato, o clínico deve ter pleno conhecimento da fisiologia neonatal para correta interpretação (Quadros 47.25 a 47.28).

Análises laboratoriais

As coletas sanguíneas são obtidas da veia jugular com agulhas de 22 a 25 G e seringas de 1 a 3 mℓ. O volume sanguíneo do neonato é cerca de 6,8 mℓ/100 g de peso e não se deve colher mais que 10% do volume sanguíneo em menos de 24 horas. A avaliação laboratorial neonatal mínima inclui glicemia, hematócrito, concentração sérica de proteína total e contagem de leucócitos[8,89,90] (Figura 47.65).

A coleta de amostras para urinálise é facilmente obtida pela estimulação do reflexo da micção, sendo a densidade urinária normal de 1,006 a 1,017 antes da oitava semana de vida. Amostras fecais também são obtidas estimulando o reflexo da defecação ou com um *swab* retal.[1]

As análises laboratoriais gasométricas também contribuem para o diagnóstico das disfunções neonatais, pois auxiliam o diagnóstico diferencial de afecções respiratórias com origens distintas. Em medicina, a análise gasométrica tem se tornado uma ferramenta importante na avaliação de neonatos. Nos cães, existem poucos estudos sobre os valores gasométricos, embora seja claro que com a progressão do parto há o desenvolvimento de acidose mista e aumento significativo da PCO_2 fetal. A coleta para a hemogasometria em neonatos pode ser realizada por punção da veia jugular ou cordocentese com o uso de agulhas e seringas estéreis previamente heparinizadas. A partir das amostras sanguíneas, pode-se determinar, por meio de analisadores clínicos portáteis, imediatamente pH, PCO_2, PO_2, HCO_3, bases em excesso, saturação de oxigênio (SO_2), hemoglobina e hematócrito.[91]

QUADRO 47.26 Parâmetros hematológicos do gato neonato.

Parâmetros	Idade em semanas		
	0-2ª	2ª a 4ª	4ª a 6ª
Hemácias (× 10⁶/mℓ)	5,29 ± 0,24	4,67 ± 0,10	5,89 ± 0,23
Hemoglobina (g/dℓ)	12,1 ± 0,6	8,7 ± 0,2	8,6 ± 0,3
Hematócrito (%)	35,3 ± 1,7	26,5 ± 0,8	27,1 ± 0,8
VCM (fℓ)	67,4 ± 1,9	53,9 ± 1,2	45,6 ± 1,3
CHCM (%)	34,5 ± 0,8	33,0 ± 0,5	31,9 ± 0,6
Leucócitos (× 10³/mℓ)	9,67 ± 0,57	15,31 ± 1,21	17,45 ± 1,37
Bastonetes	0,06 ± 0,02	0,11 ± 0,04	0,20 ± 0,06
Neutrófilos	5,96 ± 0,68	6,92 ± 0,77	9,57 ± 1,65
Linfócitos	3,73 ± 0,52	6,56 ± 0,59	6,41 ± 0,77
Monócitos	0,01 ± 0,01	0,02 ± 0,02	0
Eosinófilos	0,96 ± 0,43	1,41 ± 0,16	1,47 ± 0,25
Basófilos	0,02 ± 0,01	0	0

VCM: volume corpuscular médio; CHCM: concentração de hemoglobina corpuscular média.

Exame radiográfico

A realização de radiografia neonatal apresenta certa complexidade pela dificuldade de contenção e pelas características físicas dos animais jovens. A pequena mineralização óssea e a menor espessura dos tecidos moles interferem na qualidade de penetração dos raios. A diminuição da quilovoltagem (kV) pela metade da empregada em animais adultos é descrita. Radiografias torácicas para avaliação pulmonar podem ser realizadas, utilizando aparelho radiográfico odontológico portátil e filme radiográfico extraoral oclusal. O intervalo de radiação empregado para neonatos é de 65 a 72 kV por 0,4, mas a uma distância de 5 cm entre o foco emissor e o filme radiográfico. Nas imagens obtidas, observam-se o grau de opacidade do parênquima pulmonar nos diferentes lobos, o grau de definição de silhueta cardíaca e timo, bem como a visualização de traqueia e ramificação brônquica (Figura 47.66).[8,89]

Exame ultrassonográfico

A utilização de exame ultrassonográfico no paciente pediátrico possibilita a obtenção de informações relevantes de modo não invasivo, sem efeitos adversos biologicamente confirmados.

QUADRO 47.25 Parâmetros hematológicos do cão neonato.

Parâmetros	Idade em semanas				
	Nascimento	1ª	2ª	3ª	4ª
Hemácias (× 10⁶/mℓ)	4,7 a 5,6 (5,1)	3,6 a 5,9 (4,6)	3,4 a 4,4 (3,9)	3,5 a 4,3 (3,8)	3,6 a 4,9 (4,1)
Hemoglobina (g/dℓ)	14,0 a 17,0 (15,2)	10,4 a 17,5 (12,9)	9,0 a 11,0 (10,0)	8,6 a 11,6 (9,7)	8,5 a 10,3 (9,5)
Hematócrito (%)	45,0 a 52,5 (47,5)	33,0 a 52,0 (40,5)	29,0 a 34,0 (31,8)	27,0 a 37,0 (31,7)	27,0 a 33,5 (29,9)
VCM (fℓ)	93,0	89,0	81,5	83,0	73,0
CHCM (%)	32,0	32,0	31,5	31,0	32,0
Reticulócitos (%)	4,5 a 9,2 (6,5)	3,8 a 15,2 (6,9)	4,0 a 8,4 (6,7)	5,0 a 9,0 (6,9)	4,6 a 6,6 (5,8)
Leucócitos (× 10³/mℓ)	6,8 a 18,4 (12,0)	9,0 a 23,0 (14,1)	8,1 a 15,1 (11,7)	6,7 a 15,1 (11,2)	8,5 a 16,4 (12,9)
Neutrófilos	4,4 a 15,8 (8,6)	3,8 a 15,2 (7,4)	3,2 a 10,4 (5,2)	1,4 a 9,4 (5,1)	3,7 a 12,8 (7,2)
Linfócitos	0,5 a 4,2 (1,9)	1,3 a 9,4 (4,3)	1,5 a 7,4 (3,8)	2,1 a 10,1 (5,0)	1,0 a 8,4 (4,5)
Monócitos	0,2 a 2,2 (0,9)	0,3 a 2,5 (1,1)	0,2 a 1,4 (0,7)	0,1 a 1,4 (0,7)	0,3 a 1,5 (0,8)
Eosinófilos	0 a 1,3 (0,4)	0,2 a 2,8 (0,8)	0,08 a 1,8 (0,6)	0,07 a 0,9 (0,3)	0 a 0,7 (0,25)
Basófilos	0	0 a 0,2 (0,01)	0	0	0 a 0,15

VCM: volume corpuscular médio; CHCM: concentração de hemoglobina corpuscular média.

QUADRO 47.27 Parâmetros bioquímicos do cão e do gato neonatos.

		Cães			Gatos		
Teste bioquímico	1 a 3 dias	2 semanas	4 semanas	Adulto	2 semanas	4 semanas	Adulto
Ácidos biliares (μmol/ℓ)	< 15	< 15	< 15	0 a 15	ND	< 10	0 a 10
Bilirrubina total (mg/dℓ)	0,5 (0,2 a 1,0)	0,3 (0,1 a 0,5)	0 (0 a 0,1)	0 a 0,4	0,3 (0,1 a 1,0)	0,2 (0,1 a 0,2)	0 a 0,2
ALT (IU/ℓ)	69 (17 a 337)	15 (10 a 21)	21 (20 a 22)	12 a 94	18 (11 a 24)	16 (14 a 26)	28 a 91
AST (IU/ℓ)	108 (45 a 194)	20 (10 a 40)	18 (14 a 23)	13 a 56	18 (8 a 48)	17 (12 a 24)	9 a 42
FA (IU/ℓ)	3.845 (618 a 8.760)	236 (176 a 541)	144 (135 a 201)	4 a 107	123 (68 a 269)	111 (90 a 135)	10 a 77
GGT (IU/ℓ)	1.111 (163 a 3.558)	24 (4 a 77)	3 (2 a 7)	0 a 7	1 (0 a 3)	2 (0 a 3)	(0 a 4)
Ureia	30 (23 a 37)	23 (15 a 23)	15 (10 a 21)	7 a 27	39 (22 a 54)	23 (17 a 30)	15 a 34
Creatinina	0,5 (0,4 a 0,6)	0,4 (0,3 a 0,5)	0,4 (0,3 a 0,5)	0,4 a 1,8	0,4 (0,2 a 0,6)	0,4 (0,3 a 0,5)	0,8 a 2,3
Proteína total (g/dℓ)	4,1 (3,4 a 5,2)	3,9 (3,6 a 4,4)	4,1 (3,9 a 4,2)	5,4 a 7,4	4,4 (4,0 a 5,2)	4,8 (4,6 a 5,2)	5,8 a 8,0
Albumina (g/dℓ)	2,1 (1,5 a 2,8)	1,8 (1,7 a 2,0)	1,8 (1,0 a 2,0)	2,1 a 2,3	2,1 (2,0 a 2,4)	2,3 (2,2 a 2,4)	2,3 a 3,0
Colesterol (mg/dℓ)	136 (112 a 204)	282 (223 a 344)	328 (266 a 352)	103 a 299	229 (164 a 443)	361 (222 a 434)	150 a 270
Glicose (mg/dℓ)	88 (52 a 127)	129 (111 a 146)	109 (86 a 115)	65 a 110	117 (76 a 129)	110 (99 a 112)	63 a 144

ALT: alanina aminotransferase; AST: aspartato aminotransferase; FA: fosfatase alcalina; GGT: gamaglutamil transferase.

QUADRO 47.28 Parâmetros hemogasométricos no cão neonato de acordo com o tipo de parto.

	Eutocia		Distocia		Ocitocina	
Parâmetros hemogasométricos	Ao nascimento	60 min	Ao nascimento	60 min	Ao nascimento	60 min
pH	7,109 ± 0,12	7,271 ± 0,08	7,036 ± 0,19	7,240 ± 0,09	7,039 ± 0,15	7,275 ± 0,05
PCO_2	52,93 ± 10,70	39,61 ± 5,86	52,96 ± 16,21	38,37 ± 6,53	51,55 ± 14,11	35,33 ± 5,66
HCO_3	17,20 ± 3,13	19,39 ± 3,50	15,66 ± 4,56	17,96 ± 4,54	14,25 ± 4,23	17,25 ± 3,15
TCO_2	18,93 ± 3,05	20,85 ± 3,47	17,38 ± 4,61	19,31 ± 4,87	15,73 ± 4,43	18,64 ± 3,32
PO_2	21,96 ± 8,36	16,78 ± 4,75	24,23 ± 8,48	14,77 ± 4,75	27,64 ± 9,36	17,55 ± 2,94
SO_2	24,41 ± 10,60	28,33 ± 10,62	31,46 ± 15,20	21,69 ± 8,38	34,18 ± 16,31	30,64 ± 10,69

Além disso, o fato de esse exame ser acessível a grande parte dos clínicos e não exigir sedação para sua realização o torna prático e rápido.[1,75]

O exame ultrassonográfico abdominal pediátrico é, muitas vezes, solicitado para a identificação de anomalias congênitas, identificação de corpos estranhos, infestações parasitárias e doenças infecciosas. O exame ultrassonográfico da cavidade abdominal dos pacientes neonato e pediátrico é realizado com a utilização de transdutores de 6 a 8 MHz e os artefatos mais frequentemente encontrados são: sombras acústicas pela maior quantidade de alimento e de gases no sistema digestório, o que dificulta a visualização de órgãos como o fígado e outras vísceras; bexiga urinária pouco repleta e maior ocorrência de líquido abdominal.[1,4] A menor quantidade de gordura abdominal, ao contrário do que se observa no exame radiográfico, propicia melhor qualidade da imagem.[75]

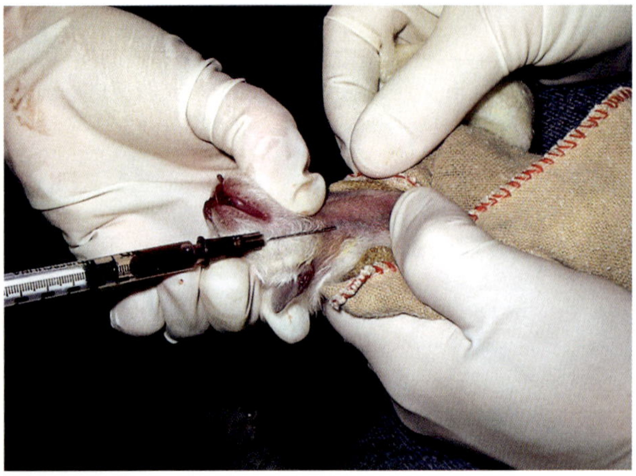

Figura 47.65 Punção da veia jugular para coleta de sangue em neonato.

O paciente deve ser posicionado sobre uma calha em decúbito dorsal e mantido sob contenção manual pelos membros torácicos e pélvicos. Um cuidado adicional em relação aos pacientes neonatos é a manutenção da temperatura corporal do filhote por meio de bolsas de água quente e com o aquecimento do gel para ultrassom. Longos períodos de jejum também não são possíveis no paciente neonato.[8,75]

Exame ecodopplercardiográfico

As informações obtidas por meio do exame ecodopplercardiográfico nos neonatos denotam a importância desse exame como complemento da avaliação clínica global. Em função do tamanho, da idade dos pacientes neonatos e ainda das dificuldades de contenção, algumas adaptações devem ser consideradas para a realização desse exame. O neonato deve ser devidamente posicionado em decúbito lateral direito sobre uma superfície aquecida, bem como o gel para ultrassom também previamente aquecido, a fim de proporcionar ambiente mais confortável. O transdutor é posicionado sobre a parede torácica esquerda e, em função das suas dimensões, as imagens são obtidas por meio de vários espaços intercostais simultaneamente.[92]

Por meio do Doppler pulsado, são mensurados os picos de velocidade dos fluxos sanguíneos através das valvas mitral, tricúspide, aórtica e pulmonar. Observa-se correlação positiva de todas as mensurações com o peso corporal e a idade do neonato. A imagem Doppler de fluxo colorido é de grande valor para a observação e a identificação dos fluxos, bem como para auxiliar o posicionamento do cursor para mensurar o pico de velocidade do fluxo. A direção dos fluxos é identificada a partir de sua codificação em vermelho ou azul, sendo determinante para a compreensão da hemodinâmica do pequeno coração do neonato.[92]

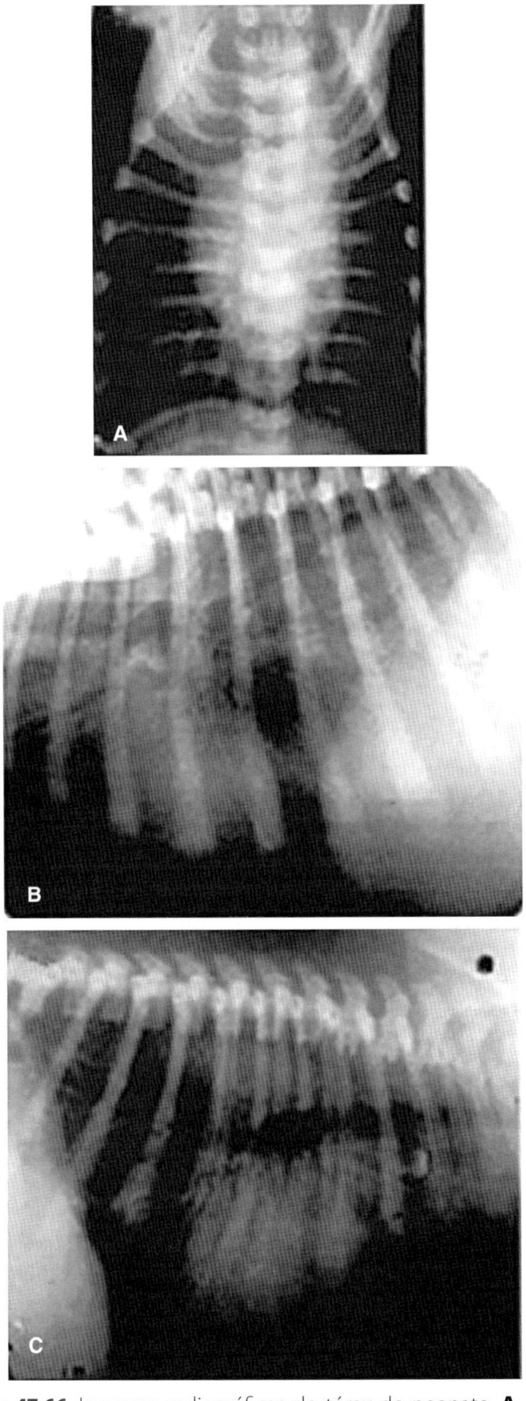

Figura 47.66 Imagens radiográficas do tórax do neonato. **A.** Projeção ventrodorsal (discreta visualização de bronquíolos principais caudais, coração e timo). **B** e **C.** Projeções laterolaterais esquerda e direita (visualização de traqueia, brônquios e bronquíolos principais caudais e coração).[32]

Com a ecodopplercardiografia, podem-se diagnosticar as diversas cardiopatias congênitas que acometem os filhotes de cães, contribuindo para o estabelecimento das reais causas de morte durante o período neonatal.[75,92] É importante ressaltar que o diagnóstico ecocardiográfico das principais cardiopatias congênitas de cães e gatos requer o exame criterioso por um especialista capacitado, uma vez que algumas doenças cardíacas podem ser encaminhadas para tratamento cirúrgico minimamente invasivo.

Exame eletrocardiográfico

O eletrocardiograma é um método diagnóstico que tem se mostrado cada vez mais proveitoso e considerado indispensável para o clínico veterinário. Valendo-se de tal exame, é possível diagnosticar arritmias cardíacas e/ou distúrbios de condução elétrica frequentemente encontrados nas enfermidades cardíacas, sendo um método prático e sua utilização é viável no período neonatal.

Para realizar esse exame, o neonato deve ser posicionado em decúbito lateral direito sob superfície macia e aquecida, e os eletrodos devem ser devidamente posicionados acima das articulações do cotovelo e do joelho. É aconselhável que se aguarde algum tempo para permitir a acomodação do neonato e realizar, assim, o exame eletrocardiográfico com tranquilidade sem muitas interferências na linha de base.[93]

Traçado eletrocardiográfico normal não exclui a existência de doença cardíaca congênita, contudo, o clínico deve estar familiarizado com as características fisiológicas e as alterações que estas conferem ao traçado.[93]

Durante os primeiros 30 dias de vida, observa-se variação nas amplitudes das ondas eletrocardiográficas Q, R e S, mudança da orientação do eixo elétrico e na relação R/S nos cães e nos gatos. Tais alterações demonstram que, durante o primeiro mês de vida dos neonatos, há mudança da predominância do ventrículo direito sobre o esquerdo.[93,94] O ritmo cardíaco não é influenciado pela idade e a frequência cardíaca varia entre 200 e 260 bpm durante o período neonatal (Figuras 47.67 e 47.68).

Exame eletroencefalográfico

O desenvolvimento eletrocortical de cães neonatos ocorre gradualmente, e as primeiras mudanças significativas ocorrem com 14 dias de vida. Na primeira semana de vida, os gatos apresentam intensa atividade motora durante o sono, evoluindo rapidamente do estado de vigília para o sono ativo (REM, movimento rápido dos olhos). Nos períodos de sono, os neonatos são facilmente acordados. Com a predominância do sono REM no período neonatal, o eletroencefalograma de neonatos apresenta-se semelhante no estado de vigília e de sono.[95] Na segunda semana de vida, ocorrem o início da caracterização do sono REM por intermédio dos grafoelementos (registro gráfico das ondas cerebrais) e o aumento de ondas lentas. Após 28 dias, há aumento progressivo da amplitude das ondas lentas e aparecimento do último tipo de sono (NREM, movimento não rápido dos olhos) e aumento crescente dos trechos em vigília. Aos 45 dias de vida, as ondas lentas do sono NREM de alta voltagem, a apresentação de grande quantidade de microdespertares e traçados exibindo instabilidade da manutenção do sono e maior tempo em vigília caracterizaram maturidade maior que em outros períodos, assemelhando-se ao adulto.[95]

Exame necroscópico

A necropsia do neonato e do filhote permite determinar com maior exatidão a causa da morte e, por sua vez, direcionar as medidas necessárias para o tratamento e a profilaxia no

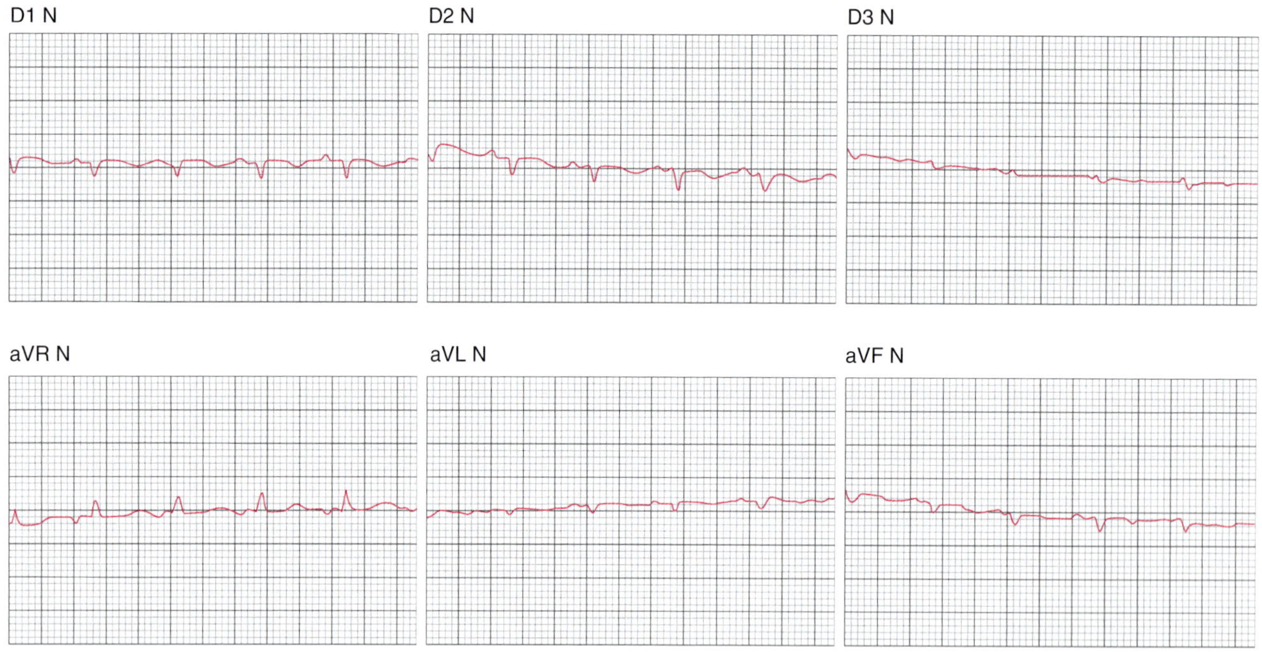

Figura 47.67 Traçado eletrocardiográfico do gato neonato demonstrando alteração da configuração de acordo com a evolução da idade. (Ilustração: Ana Augusta Pagnano Derussi.)

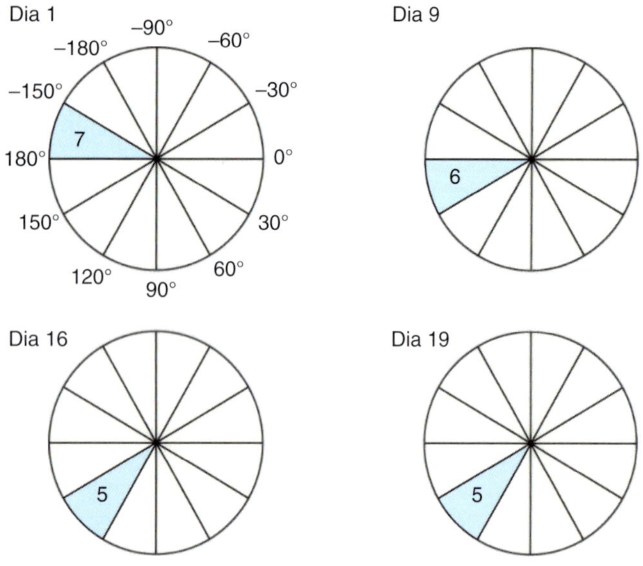

Figura 47.68 Desvio do eixo elétrico do complexo QRS de gatos neonatos, segundo a idade em dias. (Ilustração: Ana Augusta Pagnano Derussi.)

resto da ninhada. Deve-se encorajar o tutor a autorizar sua realização. Todo neonato que vier a óbito sem que o diagnóstico tenha sido concluído deve ser necropsiado, visando ao bem-estar dos outros filhotes da ninhada ou mesmo de ninhadas subsequentes.[2,5]

A investigação da morte fetal e/ou neonatal deve seguir um protocolo e um *check-list* que auxiliam na determinação da causa do aborto ou mesmo de natimortos. A história completa é determinante para a investigação sobre o óbito e suas causas (Quadro 47.29). Assim como a anamnese realizada no exame clínico do paciente neonato, ela deve incluir aspectos como: a fêmea é multípara ou primípara; tamanho da ninhada acometida e ninhadas anteriores; contactantes acometidos (doença do sistema respiratório, diarreia ou outros sinais clínicos) com a fêmea utilizada na reprodução; histórico prévio de aborto, natimortos, infertilidade; histórico de vacinação e desverminação; condições de saúde da mãe e dos filhotes da ninhada; histórico de cruzamento; testes genéticos previamente realizados; novas aquisições de fêmeas ou padreadores no canil ou gatil; viagens e períodos de quarentena para introdução de novos animais no criatório.[96,97]

A necropsia pode ser realizada pelo clínico veterinário que atende o animal e as amostras encaminhadas a laboratórios de patologia para realização de exames histopatológicos, sorologia, bacteriologia e virologia.

Segundo a literatura mais recente, o *check-list* para necropsia de abortos, natimortos ou neonatos deve incluir: histórico completo e lesões macroscópicas observadas; tubos para sorologia (sangue materno, fluídos ou soro fetal); fragmentos de órgãos (0,5 cm) em formalina para exame histopatológico (placenta, fígado, rim, pulmão, coração, cérebro, qualquer lesão digna de nota); amostras ou fragmentos frescos de órgãos para exames virológicos e bacteriológicos (placenta, pulmão, fígado, rim, baço e qualquer lesão digna de nota); tubos para cultura (conteúdo estomacal de fetos).

Quanto à conservação dos fragmentos de órgãos e placentas destinados ao exame patológico, devem ser conservados em formol a 10%. São indicados para investigação diagnóstica de doenças infecciosas, genéticas, tóxicas e metabólicas. Para exames microbiológicos nas suspeitas de infecções bacterianas, fragmentos de placenta, fígado, baço, rim, pulmão e sangue devem ser mantidos resfriados. Para infecções bacterianas, virais e parasitárias, para a realização de PCR, as amostras podem ser congeladas. Nos casos de aborto, é necessário um perfil que inclua cultura para microrganismos aeróbicos.[97]

QUADRO 47.29 Causas comuns de mortalidade de acordo com a faixa etária.

Abortos, natimortos e fase neonatal inicial (0 a 1 dia de vida)

- **Infecciosas**: *Brucella canis/abortus*; herpes-vírus canino e felino; *Toxoplasma gondii; Escherichia coli; Salmonella* e espécies de *Micoplasma; Campylobacter jejuni; Streptococcus* Beta-hemolítico; Vírus da Leucemia felina
- **Não infecciosas**: baixo peso ao nascimento (cães e gatos) e tamanho da ninhada (gatos); anomalias congênitas (fenda palatina, exencefalia, agenesia intestinal, schistosomus reflexus, deformidades em membros, atresia anal, hérnia umbilical ou diafragmática, hipoplasia renal ou aplasia, aniomalias cardiorrespiratórias múltiplas.
- **Outras**: hipoxia intraparto ou asfixia, trauma associado à distocia ou negligência materna; anomalias cromossômicos, metabólicas ou hormonais; fármacos e agentes químicos utilizados durante a gestação.

Fase neonatal (cães: 1 a 10 dias; gatos 1 a 7 dias)

- Má nutrição incluindo negligência materna
- Doenças entéricas: coronavírus, rotavirus; *Eschirichia coli; criptosporidium*
- Septicemia: *Staphylococcus pseudointermedius*
- *Streptococcus, Escherichia, Klebsiella, Enterococcus* ou espécies de *Samonella*
- Outras doenças infecciosas semelhantes a herpes-vírus em cães e toxoplasmose em gatos
- Onfalites com ou sem flebite ou arterite resultante de bactérias oportunistas
- Anomalias congênitas: nessa faixa etária as anomalias envolvem o sistema nervoso central, cardiovascular ou respiratório

Fase pediátrica:

- Cães > 10 dias: doenças respiratórias (traqueobronquite infecciosa canina, cinomose); doenças entéricas (parvovírus tipo 2, cinomose e coccidiose); anomalias congênitas metabólicas ou sistêmicas; desvios portossistêmicos; ou nefropatia juvenil progressiva
- Gatos > 7 dias: doenças respiratórias (herpes-vírus felino, calicivirose); entéricas (parvovírus e coronavírus felino); anomalias congênitas com consequências metabólicas (mais raras quando comparadas a cães)

REFERÊNCIAS BIBLIOGRÁFICAS

1. Prats A, Dumon C, Garcia F, Martí S, Coll V. Neonatologia y pediatria. Buenos Aires: Inter Médica; 2004.
2. Sorribas CE. Atlas de neonatología y pediatría en caninos. Buenos Aires: Inter Médica; 2007.
3. Sorribas CE. Atlas de neonatologia e pediatria em cães. São Paulo: Med Vet Livros, 2011.
4. Wilborn RR. Small animal neonatal health, Vet Clin Small Anim Pract. 2018;48:683-99.
5. Luz MR, Silva AR. Reprodução em cães. São Paulo: Manole; 2019.
6. Donner J, Anderson H, Davison S, Hughes AM, Bouirmane J, Lindqvist J *et al.* Frequency and distribution of 152 genetic disease variants in over 100,000 mixed breed and purebred dogs. PLoS Genet. 2018;14(4):1-20e1007361.
7. Hollinshead FK, Hanlon DW. Factors affecting the reproductive performance of bitches: A prospective cohort study involving 1203 inseminations with fresh and frozen semen. Theriogenol. 2017;101:62-72.
8. Hoskins JD. Veterinary pediatrics: dogs and cats from birth to six months. 3. ed. Philadelphia: WB Saunders; 2001.
9. Moon PF, Erb HN, Ludders JW, Gleed RD, Pascoe PJ. Perioperative risk factors in puppies delivered by caesarean section in the United States and Canada. J Am An Hosp Ass. 2000;36:359 68.
10. Mathews KA. Analgesia for the pregnant, lactating and neonatal to pediatric cat and dog. J Vet Emer Critic Care. 2005;15(4):273 84.
11. Landim Alvarenga FC, Prestes NC, Santos TCM. Manejo do neonato. In: Prestes NC, Landim Alvarenga FC. Obstetrícia veterinária. Rio de Janeiro: Guanabara Koogan; 2017.
12. Greco DS. Nutritional supplements for pregnant and lactating bitches. Theriogenology. 2008;70:393 96.
13. Féderation Européenne de Iíndustrie des aliments pour animaux familiers (FEDIAF). Guideline for complete pet food for cats and dogs; 2013.
14. Baggot, JD. The physiological basis of veterinary clinical pharmacology. Iowa: Blackwell Science; 2001. p. 252 66.
15. Crespilho AM, Martins MIM, Souza FF, Lopes MD, Papa FO. Abordagem terapêutica do paciente neonato canino e felino: 1. Particularidades farmacocinéticas. Rev Bras Reprod Anim. 2006;30(1/2):3 10.
16. Crespilho AM, Martins MIM, Souza FF, Lopes MD, Papa FO. Abordagem terapêutica do paciente neonato canino e felino: 2. Aspectos relacionados à terapia intensiva, antiparasitários e antibióticos. Rev Bras Reprod Anim. 2006;31(4):425 32.
17. Papich MG, Davis LE. Drug therapy during pregnancy and in the neonate. Vet Clin North Am Small Anim Pract. 1986;16:525-38
18. Verstegen J, Dhaliwal G, Verstegen-Onclin K. Canine and feline pregnancy loss due to viral and non-infectious causes: a review. Theriogenology. 2008;70(3):304-19.
19. Davidson A. XXVI Jornadas Veterinárias. Argentina; 2017.
20. Lamm CG, Njaa BL. Clinical approach to abortion, stillbirth, and neonatal death in dogs and cats. Vet Clin North Am Small Anim Pract. 2012;42(3):501–vi.
21. Johnson CA. Pregnancy management in the bitch. Theriogenology. 2008;70:1412 7.
22. Freitas JG, Silva AR. Diagnóstico da gestação em cadelas. Rev Bras Reprod Anim. 2008;32(1):58 66.
23. Mamprim MJ, Castro VM. Estudo comparativo de métodos ultrassonográficos de avaliação da idade gestacional em cadelas; 2006. [dissertação.] Faculdade de Medicina Veterinária e Zootecnia. Universidade Estadual Paulista. Botucatu.
24. Rego JD. Reanimação neonatal. São Paulo: Atheneu; 2004.
25. Teixeira MJ, de Souza DM, de Melo K. Wischral A. Estimativa da data do parto em cadelas rottweiler através da biometria fetal realizada por ultrassonografia. Cienc Anim Bras. 2009; 10(3):853-61.
26. Lopate C. Estimation of gestational age and assessment of canine fetal maturation using radiology and ultrasonography: A review. Theriogenology. 2008;70:397 402.
27. Lopate C. Gestational Aging and Determination of Parturition Date in the Bitch and Queen Using Ultrasonography and Radiography. Vet Clin North Am Small Anim Pract. 2018;48(4):617-38.
28. Butt K, Lim K. Diagnostic imaging committee. Determination of gestational age by ultrasound. J Obstet Gynaecol Can. 2014;36(2):171-81.
29. Son CH, Jeong KA, Kim JH, Park IC, Kim SH, Lee CS. Establishment of the prediction table of parturition day with ultrasonography in small pet dogs. J Vet Med Sci. 2001;63(7):715-21.
30. Yeager AE, Mohammed HO, Meyers-Wallen V, Vannerson L, Concannon PW. Ultrasonographic appearance of the uterus, placenta, fetus, and fetal membranes throughout accurately timed pregnancy in beagles. Am J Vet Res. 1992;53(3):342-351.
31. Luvoni GC, Beccaglia M. The prediction of parturition date in canine pregnancy. Reprod Domest Anim. 2006;41(1):27-32.
32. Socha P, Janowski T. Development of specific fetometric formulas of ICC and BP for predicting the parturition date in Maine Coon queens. Reprod Domest Anim. 2019;54(3):622-6.
33. Gatel L, Rosset E, Chalvet-Monfray K, Buff S, Rault DN. Relationships between fetal biometry, maternal factors and birth weight of purebred domestic cat kittens. Theriogenology. 2011;76(9):1716-22.
34. Giannico AT, Garcia DA, Gil EM, Sousa MG, Froes TR. Assessment of umbilical artery flow and fetal heart rate to predict delivery time in bitches. Theriogenology. 2016;86(7):1654-61.
35. Brunkow C, Borba BA, Zortéa K F, Amaral CH, Pereira JFS. The use of umbilical artery flow and fetal heart rate to predict delivery time in bitch – Case Report. Rev Elet Bioc, 2017;18.
36. Pretezer SD. Medical management of canine and feline dystocia. Theriogenology. 2008;70:332 6.
37. Groppetti D, Pecile A, Del Carro AP, Copley K, Minero M, Cremonesi F. Evaluation of newborn canine viability by means of umbilical vein lactate measurement, apgar score and uterine tocodynamometry. Theriogenology. 2010;74(7):1187-96.
38. Davidson AP. Tocodynamometry detects preterm labor in the bitch before luteolysis. Top Companion Anim Med. 2015;30(1):2-4.
39. Trass AM. Surgical management of canine and feline dystocia. Theriogenology. 2008;70:337 42.
40. Sipriani TM, Grandi F, Silda LCG, Maiorka PC, Vannucchi CL. Pulmonary maturation in canine foetuses from early pregnancy to parturition. Reprod Dom Anim. 2009;44(2):137 40.

41. Gonzales K. Periparturient Diseases in the dam. Vet Clin North Am Small Anim Pract. 2018;48(4):663-81.
42. De Cramer KGM, Nöthling JO. Curtailing parturition observation and performing preparturient cesarean section in bitches. Theriogenology. 2019;124:57-64.
43. Alonge S, Melandri M. Effect of delivery management on first-week neonatal outcome: How to improve it in Great Danes. Theriogenology. 2019;125:310-6.
44. Luna SPL, Cassu RN, Castro GB, Teixeira Neto FJ, Silva Junior JR. Effects of four anaesthetic protocols on the neurological and cardiorespiratory variables of puppies born by caesarean section. Vet Rec. 2004;27:387 9.
45. Pascoe PJ, Moon PF. Periparturiente and neonatal anesthesia. Vet Clin North Am Small Animal Pract. 2001;31(2):315 37.
46. Melandri M, Alonge S, Peric T, Bolis B, Veronesi MC. Effects of alfaxalone or propofol on giant-breed dog neonates viability during elective caesarean sections. Anim (Basel). 2019;9(11):962.
47. Metcalfe S, Hulands-Nave A, Bell M *et al.* Multicentre, randomised clinical trial evaluating the efficacy and safety of alfaxalone administered to bitches for induction of anaesthesia prior to caesarean section. Aust Vet J. 2014;92(9):333-8.
48. Conde Ruiz C, Del Carro AP, Rosset E *et al.* Alfaxalone for total intravenous anaesthesia in bitches undergoing elective caesarean section and its effects on puppies: a randomized clinical trial. Vet Anaesth Analg. 2016;43(3):281-90.
49. Pereira KHNP, Correia LECDS, Oliveira ELR *et al.* Effects of clamping umbilical cord on the neonatal viability of puppies delivered by cesarean section. J Vet Med Sci. 2020;10.1292/jvms.19-0078.
50. Trass AM. Resuscitation of canine and feline neonates. Theriogenology. 2008;70:343 8.
51. Mattos SS. Fisiologia da circulação fetal e diagnóstico das alterações funcionais do coração do feto. Arq Bras Cardiol. 1997;69(3):205 7.
52. Lúcio CF. Influência das condições obstétricas ao nascimento sobre padrões de vitalidade e bioquímica neonatal na espécie canina; 2008. [dissertação.] Faculdade de Medicina Veterinária e Zootecnia. Universidade de São Paulo. São Paulo.
53. Crissiuma AL, Labarthe NV, Soares AMB, Juppa Jr CJ, Mannarino R, Gershony LC. Aspectos cardiorrespiratórios e ácidos básicos do período de transição fetal neonatal em cães. Clin Vet. 2005;57:36 44.
54. Moon PF, Massat BJ, Pascoe PJ. Neonatal critical care. Vet Clin North Am. 2001;31:343 65.
55. Silva LCG, Lucio CF, Veiga GAL, Rodrigues JA, Vannucchi CI. Acid base changes in canine neonates following normal birth or dystocia. Reprod Dom Anim. 2009;44:208 10.
56. Davidson AP. Neonatal Resuscitation: Improving the Outcome. Vet Clin North Am Small Anim Pract. 2014;44:191-204.
57. Weiner GM. Manual de ressuscitação neonatal. 7. ed. São Paulo, SP: Associação paulista para o desenvolvimento da medicina; 2018.
58. McMichael M. Pediatric emergencies. Vet Clin North Am. 2005;35:421 34.
59. Vassalo FG, Simões CR, Sudano MJ *et al.* Topics in the routine assessment of newborn puppy viability. Top Compan Anim Med. 2015;30(1):16-21.
60. Batista M, Moreno C, Vilar J *et al.* Neonatal viability evaluation by Apgar score in puppies delivered by cesarean section in two brachycephalic breeds (English and French bulldog). Anim Reprod Sci. 2014;146(3-4):218-26.
61. Vannucchi CI, Abreu RA. Cuidados básicos e intensivos com o neonato canino. Rev Bras Repr Anim. 2017;41(1):151-6.
62. Mila H, Grellet A, Chastant-Maillard S. NeoCare – 5 years of science to improve the health of newborn puppies; 2016. [acesso em 11 abr 2021.] Disponível em: https://www.researchgate.net/publication/303474554.
63. Mota-Rojas D. Is vitality assessment important in neonatal animals? CAB Reviews. 2018;13(36):1-13.
64. Andrade SF. Manual de terapêutica veterinária. 3. ed. São Paulo: Roca; 2008.
65. Santos JC, Pompermayer LG, Mata LBSC, Alonso DC, Borboleta RL. Efeitos da aminofilina e do doxapram em recém nascidos advindos de cesariana eletiva em cadelas anestesiadas com Midazolam, propofol e isofluorano. Ceres. 2007;54(13):33 9.
66. Grundy SA, Davidson AP. Intracranial trauma in a dog due to being swung at birth. Top Comp An Med. 2009;24(2):100 3.
67. Hosgood G, Hoskins JD. Small animal paediatric medicine and surgery. Oxford: Butterworth Heinemann; 1998.
68. Mila H, Grellet A, Delebarre M *et al.* Monitoring of the newborn dog and prediction of neonatal mortality. Prev Vet Med. 2017;143(1):11-20.
69. Lawer DF. Neonatal and pediatric care of the puppy and kitten. Theriogenology. 2008;70:384 92.
70. Skarda RT. Anesthesia case of the month. Dystocia, cesarean section and acupuncture resuscitation of newborn kittens. J Am Vet Med Assoc. 1999;214(1):37-9.
71. Camargo P. Estudo clínico da via intramedular como alternativa para infusão de fluídos em cães jovens; 1994. [dissertação.] Faculdade de Medicina Veterinária e Zootecnia. Universidade Estadual Paulista. Botucatu.
72. Davidson AP. Pediatrics. Vet Clin North Am. 2006;36:443 66.
73. Lee JA, Cohn LA. Fluid therapy for pediatric patients. Vet Clin North Am Small Anim Pract. 2017;47(02):373-82.
74. Lourenço MLG, Machado LHA. Características do período de transição fetal-neonatal e particularidades fisiológicas do neonato canino. Rev Bras Reprod Anim. 2013;37(4):303-8.
75. Poffenbarger EM, Ralston SL, Chandler ML, Olson PN. Canine neonatology. Part I Physiologics differences between puppies and adults. Comp Cont Edu. 1990;12(11):1601 9.
76. Grundy SA. Clinically relevant physiology of the neonate. Vet Clin North Am Small Anim Pract. 2006;36(3):443–v.
77. Freshman JL. Symposium on fading puppy and kitten syndrome. Vet Med. 2005;11:708 808.
78. Mila H, Feugier A, Grellet A *et al.* Immunoglobulin G concentration in canine colostrum: Evaluation and variability. J Reprod Immunol. 2015;112:24-8.
79. Pereira M, Valério-Bolas A, Saraiva-Marques C, Alexandre-Pires G, Pereira da Fonseca I, Santos-Gomes G. Development of dog immune system: from in uterus to elderly. Vet Sci. 2019;6(4):83.
80. Chastant-Maillard S, Aggouni C, Albaret A, Fournier A, Mila H. Canine and feline colostrum. Reprod Domest Anim. 2017;52(2):148-52.
81. Mila H, Grellet A, Feugier A *et al.* General and type 2 parvovirus-specific passive immune transfer in puppies – Evaluation by early growth. Reprod Domest Anim. 2018;53(3):96-102.
82. Chastant S, Mila H. Passive immune transfer in puppies. Anim Reprod Sci. 2019;207:162-70.
83. Mila H, Grellet A, Mantelli M, Mariani C, Feugier A, Chastant-Maillard S. Indirect detection of passive immune transfer in puppies. In: 20th International Congress of the European Veterinary Society for Small Animal Reproduction; 2017 June 29-July 1; Vienna, Austria.
84. Feitosa M. Semiologia do sistema nervoso em pequenos animais. In: Feitosa FL. Semiologia: a arte do diagnóstico. 2. ed. São Paulo: Roca. 2008. p. 454 9.
85. Lourenço MLG. Semiologia de Recém-nascidos de Companhia (Cães e Gatos). In: Feitosa FL. Semiologia: a arte do diagnóstico. 3. ed. São Paulo: Roca; 2020. p. 454-9.
86. Groppetti D, Ravasio G, Bronzo V, Pecile A. The role of birth weight on litter size and mortality within 24 h of life in purebred dogs: What aspects are involved? Anim Reprod Sci. 2015;163:112-9.
87. Mugnier A, Mila H, Guiraud F, Brévaux J, Lecarpentier M, Martinez C, Mariani C, Adib-Lesaux A, Chastant-Maillard S, Saegerman C, Grellet A. Birth weight as a risk factor for neonatal mortality: Breed-specific approach to identify at risk puppies. Prev Vet Med. 2019;171.
88. Schrank M, Mollo A, Contiero B, Romagnoli S. Bodyweight at birth and growth rate during the neonatal period in three canine breeds. Anim (Basel). 2019;10(1).
89. Lourenço MLG. Efeito da idade e da suplementação com luteína no hemograma, nas enzimas hepáticas, na glicemia e no proteinograma de neonatos felinos; 2004. [dissertação.] Faculdade de Medicina Veterinária e Zootecnia. Universidade Estadual Paulista. Botucatu.
90. Martins RR. Hemograma, proteinograma e enzima gamaglutamiltransferase em cães neonatos, do 3º ao 45º dia de vida, sob a ação da idade e da suplementação com luteína; 2005. [dissertação.] Faculdade de Medicina Veterinária e Zootecnia. Universidade Estadual Paulista. Botucatu.
91. Silva LCG, Lucio CF, Veiga GAL, Rodrigues JA, Vannucchi CI. Neonatal clinical evaluation, blood gas and radiographic assessment after normal birth, vaginal dystocia or caesarean section in dogs. Reprod Dom Anim. 2009;44:160 3.
92. Alves RO, Araú¬jo RB, Silva EF, Viana FAB, Pena JLB. Ecocardiografia doppler em cães neonatos. Arq Bras Med Vet Zootec. 2001;53(4):1 8.
93. Lourenço MLG, Ferreira H. Electrocardiography evaluation in cats from birth to 30 days of age. Can Vet J. 2003;44:914 7.
94. Faria EG, Nogueira SSS, Sousa MG. Avaliação da variabilidade da frequência cardíaca não espectral em cães e gatos neonatos. Medvep – Vet Cient Med Vet. 2009;7(22):354 6.
95. Paula LF. Desenvolvimento pós natal do EEG em cães normais: avaliação - visual qualitativa e quantitativa até os 45 dias de vida; 2004. [dissertação.] Faculdade de Medicina Veterinária e Zootecnia. Universidade Estadual Paulista. Botucatu.
96. Young CN, Haldorson G, Memon, MA. Diagnosis of canine and feline neonatal death: a retrospective study of 107 cases (2000-2010). Clin Theriogen. 2015;7:53-7.
97. Löhr CV. Postmortem Examination of the Puppy and Kitten. In: Peterson ME, Kutzler MA. Small animal pediatrics. 1 ed. St. Louis: Elsevier, 2011. p. 276-87.

48

Doenças do Neonato

Maria Lúcia Gomes Lourenço • Helena Ferreira

INTRODUÇÃO

As perdas neonatais variam em torno de 30 a 40%, sendo as causas de mortalidade neonatal veiculadas a: parto (risco obstétrico) e pós-parto imediato (hipoxia), malformações congênitas, imaturidades fisiológica (síndrome do definhamento e tríade crítica do neonato) e materna (nutrição inadequada; lactação; onfalites/onfaloflebites; piodermite e conjuntivite neonatais; síndrome do leite tóxico e septicemias; traumas; canibalismo; e esmagamento) (Figuras 48.1 a 48.3).

Os sinais indicativos de doenças neonatais incluem choro persistente por mais de 20 minutos, estando o neonato alimentado e aquecido (um indício de dor ou desconforto) e com mucosas pálidas ou cianóticas e secas, ausência de borborigmos à auscultação e diarreia.

ABORDAGEM DOS PRINCIPAIS DEFEITOS CONGÊNITOS E ALTERAÇÕES HEREDITÁRIAS NO NEONATO

As alterações ou defeitos congênitos (*congenesis* = com o nascimento) são definidos como anormalidades estruturais ou funcionais, presentes no nascimento e identificadas nas principais raças de cães e gatos.[1] Qualquer alteração que ocorra no período pré-natal desde a formação do blastocisto, passando pelo período embrionário e fetal, é capaz de ocasionar um defeito congênito. A formação dos defeitos congênitos é atribuída a eventos pré-natais, não necessariamente hereditários ou genéticos. Portanto, o termo "congênito" não significa hereditário, ainda que um defeito ou alteração possa ser congênito e hereditário.

A incidência dos defeitos congênitos graves que interferem com a viabilidade neonatal em animais de raça pura corresponde a 1 a 2%,[1,2] contudo existem poucos estudos disponíveis que confirmem a real incidência.

Dentre as etiologias das alterações congênitas, compreendem-se as de origem genética ou hereditárias, as de origem iatrogênica (tratamentos médicos administrados à mãe durante a gestação), nutricionais por desequilíbrios alimentares (excesso de vitaminas ou proteínas) e virais (herpevírus ou parvovírus tipo I).[2]

ETIOLOGIA DOS DEFEITOS CONGÊNITOS

Origem genética ou hereditária

Os defeitos ou as alterações hereditárias (genéticas), por sua vez, caracterizam-se pelo aparecimento frequente e repetido de malformações nas ninhadas de um canil ou gatil.[2] A frequência particular para determinadas alterações varia de acordo com a raça acometida. Listas sobre as principais alterações genéticas ou hereditárias específicas de cada raça encontram-se disponíveis nos clubes de raça, em livros especializados e *sites*,* e também na realização de painéis de triagem genética.[3]

Muitos defeitos hereditários são selecionados e propagados ao longo dos anos, pois representam apelo estético adequado aos padrões humanos, por exemplo, ausência de pelos em gatos da raça Sphynxe; orelhas dobradas em cães da raça Scotish.[4]

O aumento súbito do aparecimento de defeitos nas ninhadas de um canil ou gatil justifica uma investigação genética, a suspensão da consanguinidade, a mudança de reprodutores ou mesmo a eliminação da cria. A análise genética deve incluir a avaliação do histórico familiar e do *pedigree*.[2] Os painéis genéticos importados podem ser comercialmente adquiridos (para cães: Wisdon®, Embark®, DNA My Dog®; para gatos: Besepaws®,

*N. do A.: Conferir: https://omia.org/home/e: https://drfoxonehealth.com/post/guide-to-congenital-heritable-disorders-in-dogs/ (*Guide to congenital and heritable disorders in dogs*).

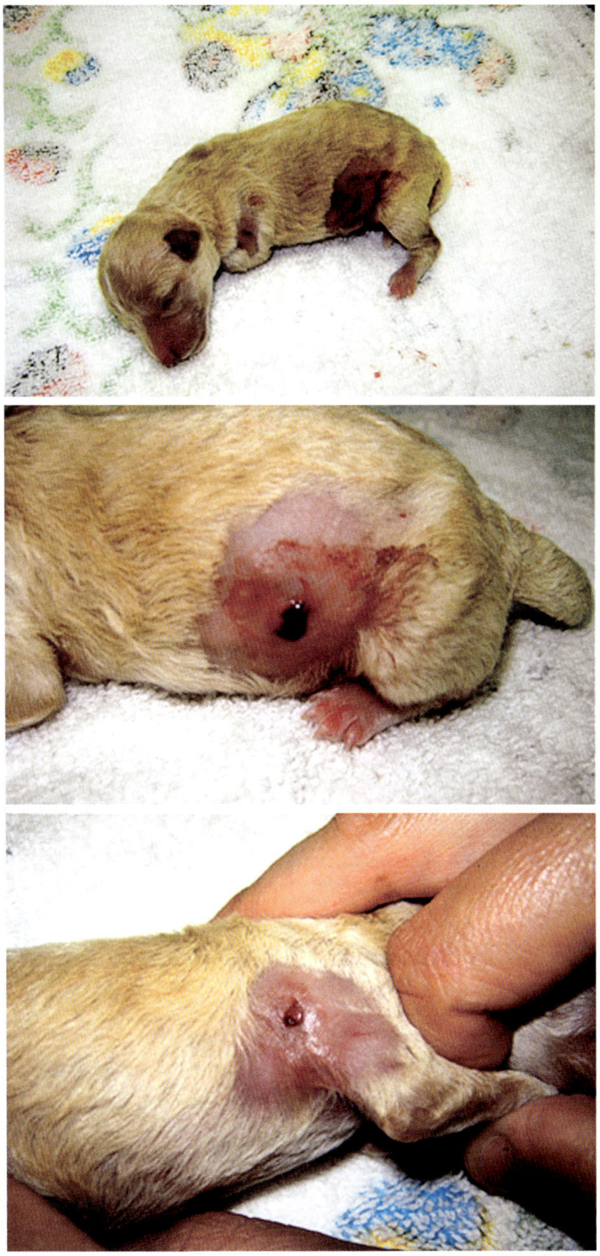

Figura 48.1 Trauma por mordedura provocado pela mãe em neonato.

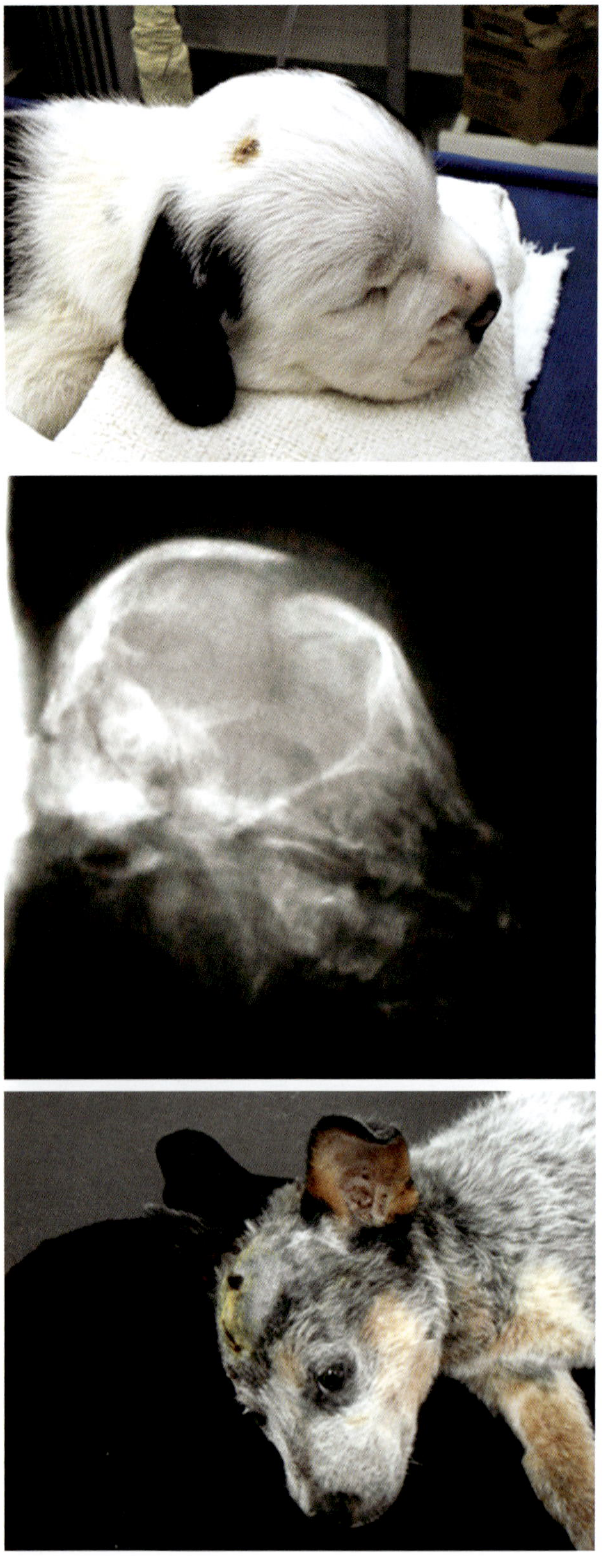

Figura 48.2 Trauma cranioencefálico provocado por mordedura pela mãe em dois neonatos.

HomeDNA®, EasyDNA Animal®, DDC Veterinary®, Live Well Testing®) ou enviados a laboratórios específicos para identificação de marcadores genéticos, sendo útil para criadores.

As alterações genéticas são causadas por um par de genes mutantes, por um único gene mutante ou por herança poligênica.[1] A expressão fenotípica de um defeito genético pode ainda ser alterada por influências ambientais ou também por outros genes. As características hereditárias são divididas em genes dominantes e recessivos. Isso significa que, se um animal

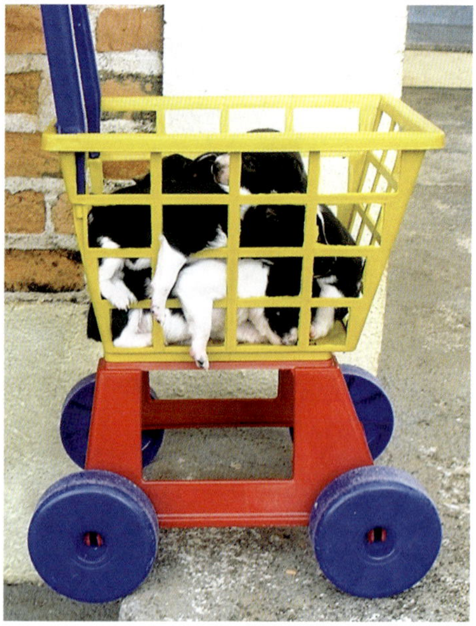

Figura 48.3 As possibilidades de traumas neonatais são inúmeras.

receber um gene dominante ou recessivo para determinada característica, o gene dominante será visível e o recessivo, suprimido. Isso faz do animal um transportador de características capazes de serem transmitidas. O tipo de herança autossômica (não ligada ao sexo) recessiva é o padrão mais frequentemente encontrado, de difícil controle, pois o defeito somente se manifesta no estado homozigoto após o cruzamento de animais heterozigotos, aparentemente normais. Um distúrbio autossômico recessivo pode pular gerações.[1,3] Contrariamente, na herança dominante, a característica hereditária se expressa em estado heterozigoto, e os animais acometidos produzem descendentes normais e acometidos.[3] Uma característica dominante autossômica é transmitida de uma geração para outra sem saltos. Cada descendente afetado tem, pelo menos, um pai afetado.[1]

Existem defeitos ligados ao sexo localizados no cromossomo X. Quando um defeito é recessivo e ligado ao sexo, então os machos têm chance maior que as fêmeas de apresentar o defeito. As fêmeas devem ter o gene recessivo nos dois cromossomos X para desenvolver o defeito, enquanto os machos somente precisam ter o gene recessivo no seu único cromossomo X. Os machos afetados cruzados com fêmeas normais transmitem o gene para suas filhas, que serão todas afetadas, mas não para seus filhos. Fêmeas afetadas passam então a afecção para aproximadamente metade de seus filhos e metade de suas filhas.[3]

Alguns defeitos genéticos são visíveis, contudo mutações genéticas podem induzir defeitos mais sutis (persistência de ducto venoso, megaesôfago, hipoplasia de traqueia, defeitos metabólicos, imunodeficiências) ou alterações bioquímicas, dificultando o diagnóstico. Defeitos incompatíveis com a vida resultam em morte neonatal precoce nos primeiros dias de vida (síndrome do definhamento do neonato); outros surgem tardiamente em meses ou até mesmo em anos.[5]

Existem ainda os defeitos cuja origem é desconhecida; contudo, se determinado defeito ocorre em mais de uma cria oriunda dos mesmos progenitores, ou a frequência com que se repetem aumenta com a endogamia (acasalamento entre indivíduos aparentados), deve-se suspeitar de uma base genética ou hereditária e o animal deve ser removido do programa reprodutivo.[2,3]

Quando se determina se uma doença é ou não hereditária, algumas características típicas aumentam a suspeita de predisposição genética. O primeiro fato que sugere que uma doença possa ser herdada é sua ocorrência com frequência mais alta em um grupo de animais aparentados do que na população geral. Um defeito hereditário costuma envolver o mesmo local anatômico em um grupo de animais aparentados, o aumento da frequência da doença com a endogamia e o início precoce.[1-3]

O diagnóstico de uma doença hereditária se baseia em histórico, sinais clínicos, histórico de doença em indivíduos aparentados, cruzamentos-teste e testes específicos.[1] Alguns laboratórios realizam testes usando ensaios enzimáticos e imunológicos, capazes de definir se um animal é homozigoto ou heterozigoto. Em algumas doenças hereditárias, os defeitos moleculares que as causam foram identificados e os testes de DNA específicos estão disponíveis. A identificação genética apresenta-se bastante promissora na eliminação das doenças genéticas em cães e gatos, contudo suas limitações, como disponibilidade limitada dos testes e a utilização em grande parte para distúrbios gênicos únicos, demonstram a necessidade de programas de triagem para eliminação dos distúrbios herdados[3,48] (Quadro 48.1).

QUADRO 48.1 Defeitos genéticos identificados por testes disponíveis comercialmente.

Doença	Raça
Displasia folicular do pelo negro	Large Munsterlander
Identificação de raças	Diversas
Coloração da pelagem	Diversas
Hipotireoidismo congênito	Fox Terrier *Toy*
Cegueira noturna congênita estacionária	Briard, Tibetano
Neutropenia cíclica	Collie
Cistinúria	Terra-nova
Parentesco	Diversas
Leucodistrofia das células globoides	West Highland White Terrier
Gangliosidose	Cão D'água Português
Hemofilia B	Lhasa Apso, Bull Terrier
Deficiência de adesão leucocitária	Setter Irlandês
Sensibilidade a fármacos (MDR1) Acepromazina, butorfanol, ciclosporina, digoxina, doxorrubicina, ivermectina, moxidectina, loperamida, vimblastina, vincristina	Pastor-Australiano Border Collie Collie Pastor-Inglês Pastor-Alemão Whipper de pelo longo Pastor de Sheetland Silken Winhound Old English Sheepdog
Distrofia muscular	Golden Retriever
Miotonia congênita	Schnauzer miniatura
Narcolepsia	Dobermann Pinscher, Labrador Retriever
Deficiência de fosfofrutoquinase	Cocker Spaniel Inglês, Cocker Spaniel Americano, Springer Spaniel
Deficiência de piruvatoquinase	Basenji, West Highland White Terrier
Deficiência de piruvato fosfatase desidrogenase 1	Clumber Spaniel
Atrofia progressiva da retina	Setter Irlandês, Welsh Corgi
Deficiência de fator VII da coagulação	Beagle
Catarata hereditária	Boston Terrier, Buldogue Francês, Staffordshire Bull Terrier
Nefrite hereditária/glomerulopatia hereditária	Samoieda, Cocker Spaniel Inglês, Bull Terrier
Lipofuscinose neuronal ceroide	Buldogue Americano, Setter Irlandês
Encefalopatia neonatal	Poodle Standard
Doença de von Willebrand I, II, III	Bernese, Dobermann Pinscher, Poodle

Sites disponíveis: http://www.healthgene.com; http://www.optigen.com; http://research.vet.upenn.edu/PennGenHome/tabid/91/Default.aspx (doenças metabólicas de armazenamento); http://www.vetmed.wsu.edu/depts-VCPL/; http://www.vgl.ucdavis.edu/; https://omia.org/home/.

Origem farmacológica ou iatrogênica

Na prática clínica, não existe uma fase que represente maior risco no tratamento do que a fase perinatal, que se inicia na concepção e termina na lactação. Essa fase particular do desenvolvimento de um novo ser vivo está amplamente sujeita a formação anormal ou defeituosa de tecidos, bem como de anormalidades bioquímicas, por uma série de razões, como alterações fisiológicas particulares durante a gestação, capazes de alterar a disposição e/ou os efeitos dos fármacos; testes farmacológicos de segurança não realizados em animais de companhia; efeitos indesejáveis de alguns fármacos não reversíveis no embrião ou no feto.[5]

As mudanças decorrentes do desenvolvimento orgânico podem ser de natureza funcional ou bioquímica e estrutural ou morfológica. As lesões produzidas pela administração de um fármaco durante a gestação são consideradas reversíveis ou irreversíveis. As reversíveis são aquelas que não causam ao animal nenhuma consequência tardia, tanto estrutural como funcionalmente, manifestando-se, em geral, por diminuição no peso corporal ao nascimento. São também determinadas embriotóxicas, pois produzem embrioletalidade, resultando em abortos espontâneos, natimortos ou reabsorção embrionária. As lesões irreversíveis, compatíveis ou não com a vida, são chamadas "teratogênicas" ou "tóxicas", dependendo do período de exposição do animal.[6]

Para um medicamento ser considerado teratogênico, ele deve ser capaz de aumentar a frequência de uma anormalidade funcional ou estrutural na prole de determinada espécie animal quando administrado aos pais antes da concepção ou à mãe durante um período crítico da gestação. As alterações toxicológicas podem produzir degenerações, causando retardo no crescimento ou atraso no desenvolvimento de órgãos específicos e afetando qualquer sistema, produzindo alterações anatômicas, patológicas ou bioquímicas em organismos formados, mesmo que ainda não completamente. Um medicamento pode agir por meio de mutação, alterações cromossômicas em ácidos nucleicos (DNA e RNA), nas características da própria membrana celular, em fontes de energia, perda de balanço osmolar e inibição enzimática.[6,7]

O desenvolvimento dos animais pode ser prejudicado por agentes patológicos, químicos e ambientais. Dentre os fatores patológicos, é possível citar os hereditários, causados por herança genética ou combinações cromossômicas, e as doenças maternas ou fetais que produzem teratogênese ou morte fetal. Os fatores químicos importantes incluem medicamentos, poluentes, praguicidas e fatores ambientais. Uma única exposição intrauterina a determinado fármaco pode afetar as estruturas fetais que se encontram em rápido desenvolvimento, por ocasião da exposição. Contudo, essa exposição deve ocorrer em uma época crítica do desenvolvimento.[7,8]

Os mecanismos pelos quais diferentes fármacos produzem efeitos teratogênicos ainda não estão elucidados e provavelmente são multifatoriais. Os fármacos podem exercer efeito direto sobre os tecidos maternos, com efeitos secundários ou indiretos nos tecidos do feto. Os fármacos também podem interferir na passagem de oxigênio ou de nutrientes pela placenta, exercendo efeitos sobre os tecidos do feto com metabolismo mais rápido. Por fim, os fármacos podem exercer importantes ações diretas sobre os processos de diferenciação nos tecidos embrionário e fetal.[6,7]

A exposição contínua a determinado teratógeno pode produzir efeitos cumulativos ou afetar diversos órgãos que se encontram em diferentes estágios de desenvolvimento.

Para ser considerado um teratógeno, o fármaco ou o processo deve provocar um conjunto característico de malformações, indicando seletividade para determinado órgão-alvo, exercer seus efeitos em determinado estágio do desenvolvimento fetal ou durante um período limitado da organogênese dos órgãos-alvo ou exibir incidência dose-dependente. Devido ao alto nível de ansiedade dos proprietários e pelo fato de metade das gestações não ser planejada, um aconselhamento sobre a exposição de feto a fármacos e substâncias químicas é indicado. Deve-se salientar que o risco teratogênico basal durante a gestação na ausência de qualquer exposição é baixo.[7]

As toxinas, os teratógenos e os agentes químicos podem originar (dependendo de dose, momento da administração e duração do tratamento) morte fetal, abortos ou diversos defeitos congênitos. Os embriões são mais suscetíveis à ação teratogênica de alguns fármacos no primeiro terço da gestação (20 dias). Durante esse período, que precede a implantação do embrião na mucosa uterina, a utilização de fármacos pode ocasionar embrioletalidade.[7,8] Os efeitos secundários dos fármacos administrados durante a gestação são extrapolados de estudos em outras espécies. Os fármacos teratogênicos (Quadro 48.2) utilizados durante os primeiros 26 dias após a implantação produzem anomalias cefálicas, oculares, óticas e/ou cardíacas. Os fármacos administrados após o período inicial causam defeitos em palato, cerebelo e/ou sistema geniturinário. Os defeitos dos sistemas nervoso central, cardiovascular e respiratório, de acordo com a gravidade, são, muitas vezes, incompatíveis com a vida.[6,7]

A administração de qualquer tipo de fármaco à gestante representa sempre algum risco. A gestante pode apresentar efeitos indesejáveis a um fármaco que, em situações normais, não causaria qualquer problema. Alguns fármacos resultam em início rápido de aborto, outros, contudo, causam defeitos congênitos óbvios no feto ou problemas que serão detectados meses após o nascimento.[8]

A função ovariana está sob controle endócrino do hipotálamo e da hipófise, portanto fármacos que interferem nesses centros podem alterar indiretamente a função ovariana e, consequentemente, a gestação. Os ovários recebem quantidades consideráveis de sangue, cerca de 20.000 mℓ/min/kg durante a gestação, sendo expostos a altas concentrações de qualquer fármaco presente no espaço vascular.[7,8]

A maioria dos fármacos administrados a gestantes tem a capacidade de atravessar a placenta e expor o embrião e o feto em desenvolvimento a seus efeitos farmacológicos e teratogênicos. Os fatores críticos que afetam a transferência placentária dos fármacos e seus efeitos sobre o feto incluem:

- Propriedades físico-químicas do fármaco
- Velocidade com que o fármaco atravessa a placenta e a quantidade que alcança o feto
- Duração da exposição ao fármaco
- Características de distribuição do fármaco em diferentes tecidos do feto
- Estágio de desenvolvimento placentário e fetal por ocasião da exposição ao fármaco
- Efeitos de fármacos utilizados em combinação.[7,8]

As adaptações fisiológicas maternas contribuem para os efeitos nocivos de medicamentos no período perinatal. As diversas características farmacocinéticas durante a gestação podem determinar o grau de exposição do concepto às substâncias.[6]

Na gestação, as adaptações fisiológicas do aparelho gastrintestinal possibilitam melhor absorção dos fármacos administrados pela via gástrica. A absorção pela via respiratória, devido ao incremento na ventilação por minuto, também é maior.[5,6]

A distribuição dos fármacos está aumentada, pois o animal apresenta incremento do volume plasmático do organismo paralelo à redução nas proteínas plasmáticas transportadoras de medicamentos. O aumento de depósitos de gordura durante a gestação representa um reservatório para os fármacos, os quais podem ser liberados no fim da gestação, atingindo tanto a mãe como o feto. A gestação afeta também muitos aspectos da biotransformação de medicamentos, tanto na fase I quanto na fase II, reduzindo, em geral, esses processos.[6,8]

A excreção renal, via mais importante na eliminação de fármacos do organismo, está aumentada durante a gestação, devido ao incremento do fluxo sanguíneo renal e, consequentemente, da taxa de filtração glomerular, facilitando o processo de eliminação dos fármacos.[7,8]

Origem alimentar

Os componentes nutricionais são incriminados no desenvolvimento de algumas alterações congênitas.

A vitamina A inclui vários compostos afins, denominados "retinóis", "retinal" e "ácido retinoico". No organismo, cumpre funções que afetam a visão, o crescimento ósseo, a reprodução e a manutenção do tecido epitelial.[9] Os retinoides (retinol e vitamina A) são agentes teratogênicos e seus efeitos são atribuídos à conversão em ácido transretinoico e metabólitos. Os riscos associados ao emprego dessa vitamina variam de acordo com a espécie. Doses terapêuticas de isotretinoides são teratogênicas para humanos, contudo apresentam poucos efeitos em camundongos.[6]

Os requerimentos de vitamina A nas cadelas gestantes são de 1.000 UI/kg;[2] em gatas, os níveis dietéticos durante a gestação não foram estabelecidos. As rações comerciais contêm, em seus componentes, grandes quantidades de fígado e, portanto, são ricas em vitamina. A concentração máxima permitida dessa vitamina nas rações comerciais para gatos gira em torno de 225.000 UI/kg de ração, contudo essa concentração é cerca de 100 vezes maior do que as necessidades diárias para gatos em crescimento.[10]

Um estudo avaliou os efeitos teratogênicos da ingestão a longo prazo de dietas contendo alto teor de vitamina A em gatas gestantes. A hipervitaminose causou o surgimento de

QUADRO 48.2 Fármacos teratogênicos.

Classe	Fármacos
Antibióticos	Amicacina; cetoconazol; ciprofloxacino; cloranfenicol; di-hidroestreptomicina; doxiciclina; enrofloxacino; gentamicina; griseofulvina; metronidazol; oxitetraciclina; tetraciclina
Anti-inflamatórios	Dimetilsulfóxido; glicocorticoides; flunixino meglumina; cetoprofeno; carprofeno
Antifúngicos	Anfotericina B; cetoconazol; griseofulvina
Antiparasitários	Amitraz; levamisol
Quimioterápicos	Doxorrubicina; vincristina
Hormônios	Dietilbestrol; cipionato de estradiol; testosterona; nandrolona; progesterona
Sedativos	Diazepam; midazolam; barbitúricos; halotano
Suplementos alimentares	Vitamina A; vitamina D; proteínas
Outros	Captopril; mitotano; nitroprussiato; propranolol; diuréticos tiazídicos

malformações, como craniosquise, encurtamento da mandíbula, estenose de cólon e agenesia da medula espinal e do intestino delgado.[10] Segundo Prats *et al.*,[2] conteúdos de vitamina A superiores a 12.500 UI/kg na ração, entre os dias 17 e 22 da gestação, ocasionam mumificações fetais, fenda palatina e deformidades da cauda.

A vitamina D consiste em um grupo de compostos esteroides que regulam o metabolismo do cálcio e do fósforo no organismo. Afeta os processos ósseos normais de crescimento e calcificação, atuando com o paratormônio para mobilizar o cálcio ósseo e ocasionar aumento da reabsorção renal de fosfatos.[9] A vitamina D causa dano no desenvolvimento da musculatura esquelética, principalmente em ossos longos e extremidades, pela deposição excessiva de cálcio.[7] Seu excesso também provoca ossificação precoce das fontanelas, hipoplasia do esmalte dentário e estenose valvar cardíaca.[2]

O excesso de proteínas na dieta materna durante a gestação é também incriminado no aparecimento de defeitos congênitos. Uma alteração metabólica oriunda, muitas vezes, da dieta da mãe, rica em proteína, também foi proposta como etiologia da síndrome do filhote nadador. Tais dietas, de alta densidade, ricas em proteína, energia, cálcio e fósforo, causam problemas ósseos e articulares para cães neonatos. A ingestão excessiva desses alimentos acelera o crescimento, induzindo alterações anatômicas.[2,11,12]

Origem viral

Alguns vírus foram ocasionalmente associados aos defeitos congênitos, como o vírus da panleucopenia felina (parvovírus), o parvovírus canino tipo I e herpes-vírus canino.

A infecção *in utero* pelo vírus da panleucopenia felina provoca morte e reabsorção fetal, aborto, natimortalidade ou mumificação fetal. Esse tipo de vírus infecta células em intensa atividade mitótica, como as do cerebelo e da retina, causando destruição celular aguda. Os neonatos que sobrevivem à infecção pré-natal podem desenvolver hipoplasia cerebelar com ataxia e displasia de retina.[2]

A infecção transplacentária pelo parvovírus canino tipo I, também conhecida como *minute-virus*, ocorre quando a mãe se infecta entre o 20º e o 35º dia de gestação, provocando reabsorção fetal ou aborto. Fêmeas expostas à infecção no terço médio da gestação (30 a 35 dias) dão origem a filhotes com anasarca e miocardite.[13]

DEFEITOS CONGÊNITOS

Os defeitos congênitos encontrados nos neonatos correspondem a alterações nas proporções corporais, cabeça e face, abdome, tórax e coluna vertebral, membros e cauda, órgãos genitais e ânus. Dentre eles, destacam-se:

- Alterações nas proporções corporais
  - Acondroplasia: alteração no desenvolvimento da cartilagem de crescimento dos animais jovens. Os animais afetados têm corpo normal e membros muito curtos
  - Anasarca: acúmulo de líquido no tecido subcutâneo e nas cavidades do organismo (Figura 48.4)[11]
- Alterações na cabeça e na face
  - Anencefalia: ausência de desenvolvimento cerebral somada à falta de desenvolvimento dos ossos que constituem a calota craniana e os hemisférios cerebrais, estando bem desenvolvidos somente o núcleo basal e o cerebelo. A deficiência de ácido fólico na dieta é uma das causas do desenvolvimento da anencefalia. Os animais afetados nascem mortos ou vêm a óbito poucas horas após o nascimento[14] (Figura 48.5)

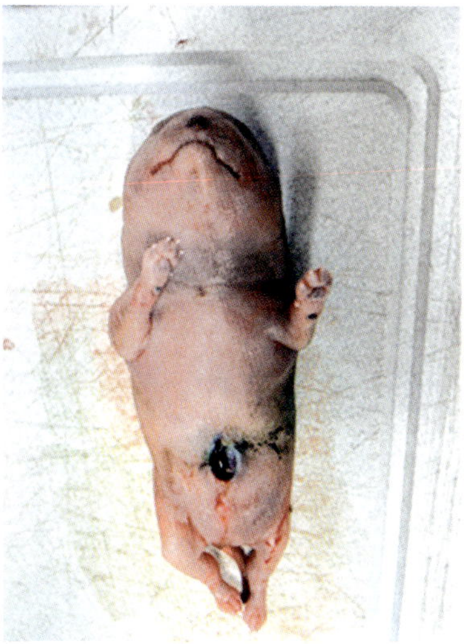

Figura 48.4 Alterações congênitas relacionadas com as proporções corporais do neonato: acondroplasia.

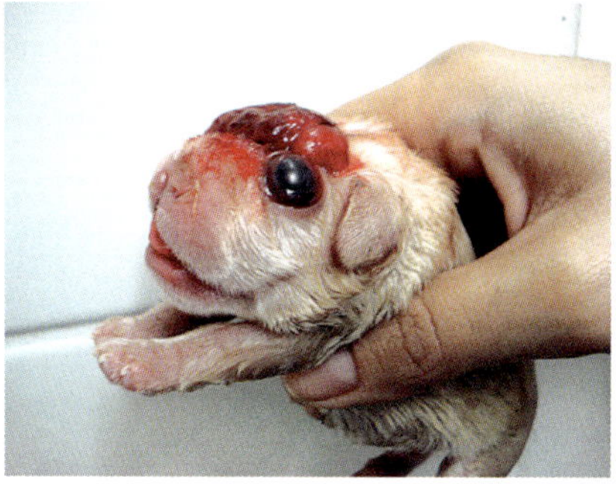

Figura 48.5 Anencefalia em neonato.

  - Arrinencefalia: ausência ou falta de desenvolvimento dos bulbos olfatórios que se apresenta com ausência ou alterações no desenvolvimento dos órgãos olfatórios externos. A arrinencefalia geralmente é acompanhada por defeitos nos olhos, no nariz e no palato (Figura 48.6 A)
  - Exencefalia: alteração na formação do crânio que permite a exteriorização parcial ou total do cérebro. A exencefalia é uma patologia incompatível com a vida[11]
  - Craniosquise: manchas amolecidas no crânio (fissuras cranianas). Aparentemente os defeitos são anormalidades do desenvolvimento da parte superior do crânio ou fontanelas persistentes[11]
  - Hidrocefalia: acúmulo excessivo de líquido cerebrospinal dentro do crânio. Ocorrem formas congênitas, em razão de defeitos estruturais que obstruem o fluxo de saída do líquido no aqueduto mesencefálico ou impedem a absorção do líquido (Figura 48.6 B)
  - Lábio leporino e fenda palatina: provocam comunicação entre as cavidades oral e nasal localizadas no palato primário (lábio leporino) ou afetam o palato secundário (palatos duro e mole)[12,49] (Figura 48.6 C e D)
- Alterações no tórax e na coluna vertebral
  - Toracosquise: fenda em tórax, por defeito no fechamento ventral do embrião e da formação dos elementos do arcabouço costal. A toracosquise geralmente vem associada a locomielia ipsilateral distal (redução no membro), hérnia diafragmática anterolateral e sindactilia
  - Espinha bífida: fusão defeituosa dos arcos veretebrais[12]
  - Meningocele, mielocele e siringomielia: defeitos que envolvem a medula espinal, a coluna vertebral e a pele após

o fechamento imperfeito do tubo neural, as meninges (meningocele), a medula espinal ou as raízes e os espaços císticos dentro do parênquima espinal (siringomielia)[12] (Figura 48.7)
    - *Pectus excavatum*: intrusão do esterno no tórax. As terminações ventrais das costelas voltam-se em sentido medial, unindo dorsalmente as estérnebras deslocadas[12] (Figura 48.8)
- Alterações no abdome
    - Gastrosquise: defeito na parede abdominal no qual uma falha em seu fechamento durante o período fetal produz a saída de todos os órgãos abdominais e, algumas vezes, também os torácicos[11] (Figura 48.9)
    - Onfalocele: persistência da herniação do conteúdo abdominal na região proximal do cordão umbilical
- Alterações nos membros
    - Amelia: ausência completa de um ou mais membros
    - Polimelia: número maior de membros
    - Meromelia: ausência parcial de uma extremidade do membro

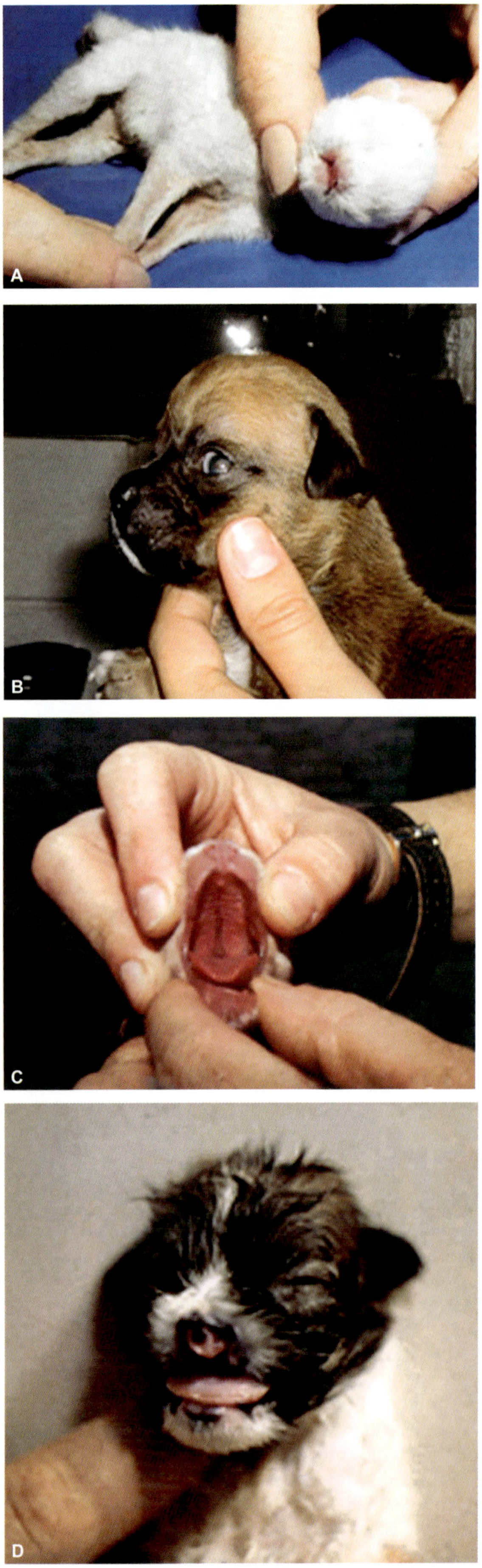

Figura 48.6 Alterações congênitas relacionadas com a cabeça e a face do neonato. **A.** Arrinencefalia. **B.** Hidrocefalia. **C.** Fenda palatina. **D.** Lábio leporino.

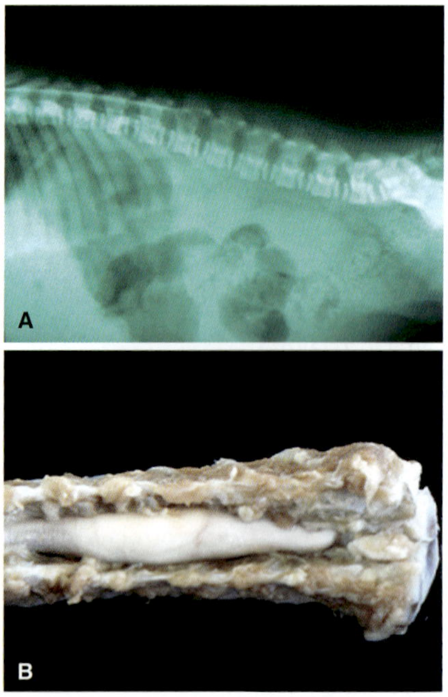

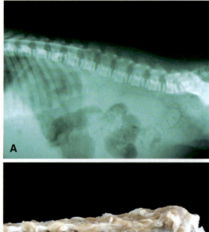

Figura 48.7 Alterações congênitas relacionadas com o tórax (**A**) e a coluna (**B**) do neonato: siringomielia.

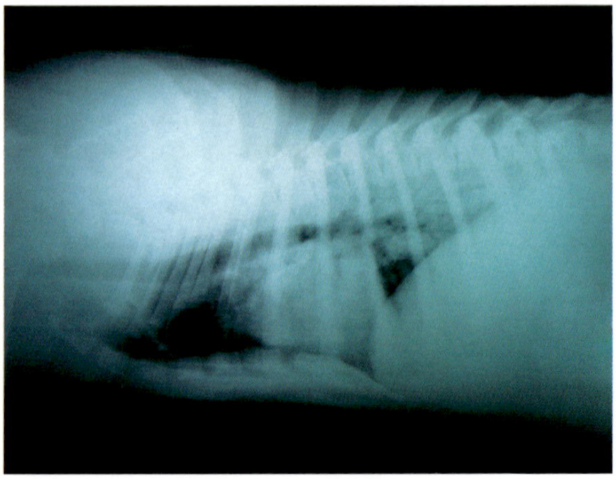

Figura 48.8 Radiografia torácica em um filhote com *pectus excavatum.*

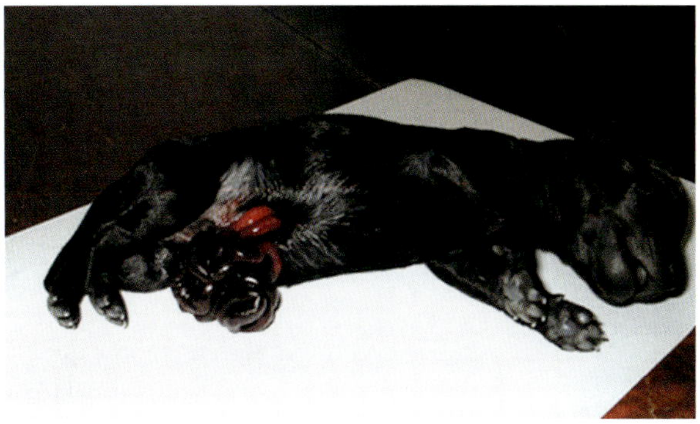

Figura 48.9 Alterações congênitas relacionadas com o abdome do neonato: gastrosquise.

- Micromelia: extremidade do membro menor do que o normal
- Polidactilia: dígitos supranumerários
- Sindactilia: ausência de um ou vários membros
- Deformidades dos membros: alterações nos eixos dos membros, muitas vezes, causadas por mau posicionamento dentro do útero (Figura 48.10)
- Anquilose das vértebras coccígeas

- Alterações na região perineal e no ânus
  - Hipospadia: anormalidade na localização do orifício urinário, sendo ventral e proximal à localização normal na glande peniana. O orifício pode se localizar na glande peniana, na bainha do pênis, na junção do pênis com o escroto, no escroto ou no períneo. Pode acompanhar criptorquidismo ou anormalidades escrotais[12]
  - Defeitos anorretais (atresia anal, aplasia segmentar, fístula retovaginal, fístula retovestibular, fenda anogenital e fístula uretrorretal, ânus imperfurado)[11,12] (Figura 48.11).

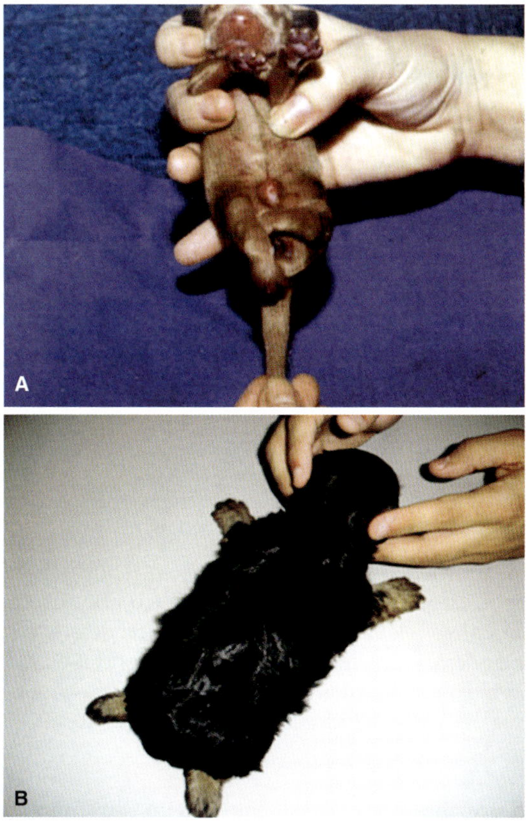

Figura 48.10 Alterações congênitas relacionadas com os membros. **A.** Deformidades. **B.** Síndrome do filhote nadador.

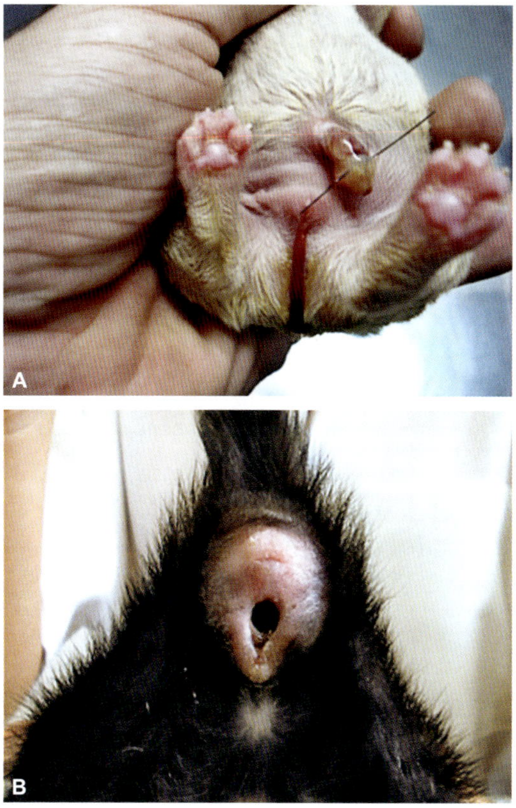

Figura 48.11 Alterações congênitas relacionadas com o períneo e o ânus do neonato. **A.** Hipospadia. **B.** Atrasia anal e fístula retovaginal.

Anasarca congênita

Anatomia e fisiologia

O espaço subcutâneo é delimitado superficialmente pelas camadas profundas da derme e internamente pelas camadas fasciais sobrejacentes a músculos, tendões e/ou periósteo. As estruturas presentes no espaço subcutâneo incluem gordura, sangue, vasos sanguíneos e linfáticos, nervos e feixes de fibras que aderem a derme às fáscias musculares.[13] Todas essas estruturas exercem funções vitais, como termogênese, isolamento e proteção de traumas.[13] No neonato, a função termogênica é pouco desenvolvida ao nascimento, pois ele não tem capacidade piloeretora, seu reflexo de tremor apresenta-se ausente até o 6º dia de vida e sua camada de gordura sob a pele é tênue. Embora o espaço subcutâneo seja passível de expansão, devido ao tecido conjuntivo frouxo e à elasticidade da pele sobrejacente, sua elasticidade é limitada no período neonatal, pois as fibras colágenas são finas, onduladas, sem ramificações, frouxamente arranjadas, distribuídas de maneira irregular e em pouca quantidade, bem como as fibras elásticas.

O acúmulo de líquido no espaço subcutâneo generalizado ocorre a partir de pequenos vasos dérmicos profundos que extravasam líquido associado a condições inflamatórias, traumáticas, obstrutivas, degenerativas ou oncóticas.[12]

Definição e sinonímia

A anasarca, também conhecida como síndrome da morsa, edema congênito ou síndrome do cão d'água, é caracterizada por edema generalizado em filhotes nascidos mortos ou moribundos, normalmente provocando distocia fetal.[14]

Incidência

A anasarca é uma enfermidade de transmissão hereditária, autossômica dominante, com predisposição racial em cães da raça Buldogue,[13] Buldogue Inglês[15-17] e Buldogue Francês.[12] Também há relatos de ocorrência nas raças Bichon Frisé, Schnauzer, Chow-chow,[16] Pequinês, Golden Retriever, Pug, Shih-tzu, Rottweiler, Malamute do Alaska, Fox Terrier e Labrador,[17] e também na espécie felina.[12]

Etiologia e fisiopatologia

Os fatores envolvidos na ocorrência da anasarca não são bem esclarecidos, mas certamente incluem edema linfático congênito (gene autossômico dominante), alterações nutricionais ou hormonais, malformação cardíaca fetal e infecção durante a gestação por parvovírus canino tipo I, também conhecido como *minute-vírus*.[2]

O edema congênito generalizado é, muitas vezes, letal, devido a líquido em quantidade variável na cavidade torácica e abdominal.

Manifestações clínicas

As manifestações clínicas da anasarca caracterizam-se por ascite, derrame pleural e/ou pericárdico e edema de partes moles, sendo o peso dos filhotes com anasarca 1,5 a 5 vezes superior ao de um neonato saudável. Além do edema, o filhote exibe sinais de insuficiências cardíaca e hepática, evoluindo para o óbito rapidamente.[2,12]

Diagnóstico

Por meio da anamnese, pode-se confirmar ou descartar algumas hipóteses. Ao longo da gestação, o diagnóstico pode ser feito durante o acompanhamento pré-natal pelo exame ultrassonográfico, em que se detecta bradicardia fetal (164 bpm), tamanho diferenciado do feto com anasarca em relação aos demais fetos e líquido livre em cavidades abdominal e torácica (Figura 48.12).

No exame necroscópico, observam-se necrose e calcificação hepática,[2] e, quando presentes, anomalias cardíacas, como estenose de artéria pulmonar, anormalidade na formação no seio de Valsava e inversão do segmento proximal da artéria coronária esquerda em cães da raça Buldogue Inglês.[15] O edema linfático congênito é demonstrado por análise histológica e infecção por parvovírus tipo I por exame de reação em cadeia da polimerase (PCR) realizado nos tecidos fetais.[2]

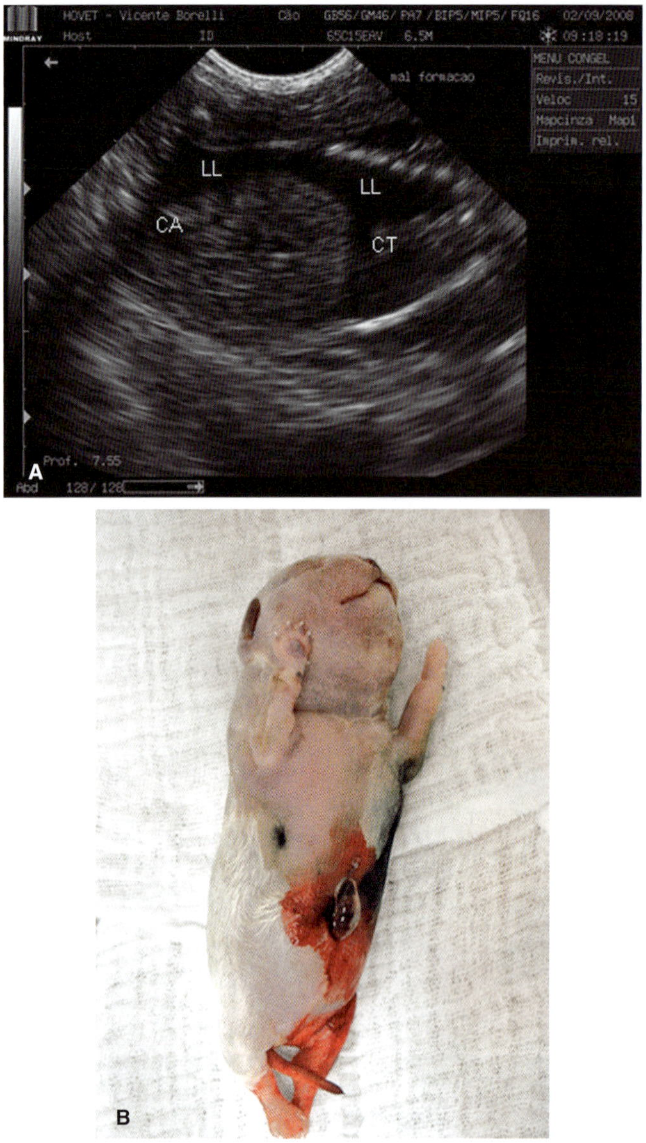

Figura 48.12 A. Ultrassonografia gestacional revelando líquido livre (*LL*) em cavidade abdominal (*CA*) e torácica (*CT*) fetal. **B.** Neonato com anasarca congênita visualizada durante o período fetal na ultrassonografia.

Tratamento

O tratamento do neonato com anasarca deve ser realizado precocemente, aumentando as chances de sobrevivência. Ao nascimento, deve-se desobstruir as vias respiratórias do neonato e pesá-lo, comparando seu peso com o dos demais filhotes da ninhada. O neonato deve ser mantido aquecido à temperatura ambiente de 32°C e tratado com furosemida (0,2 mg/100 g de peso) intramuscular a cada 3 horas. O filhote é manipulado a cada 30 ou 60 minutos e pesado a cada 3 horas. Para cada 30 g de perda de peso, administra-se 1 mEq de cloreto de potássio em gotas pela via oral, evitando-se a depleção de potássio pela ação do diurético.[5,11,14] O tratamento deve continuar até que o filhote acometido atinja o peso aproximado dos outros filhotes da ninhada. O prognóstico da anasarca vai de reservado a ruim, e a profilaxia de tal afecção é a melhor opção terapêutica. Os cruzamentos entre os progenitores que produzem filhotes com anasarca devem ser evitados, e as gestantes com edema durante a gestação, tratadas com diuréticos.[11,14]

Hidrocefalia congênita

Anatomia e fisiologia

O líquido cefalorraquidiano (LCR) é produzido pelo plexo coroide do terceiro e quarto ventrículos, ventrículo lateral e pelo espaço subaracnóideo. O fluxo de LCR direciona-se do sistema ventricular para o espaço subaracnóideo pela abertura lateral do quarto ventrículo. A produção de LCR corresponde a 0,047 mℓ/min no cão e 0,017 mℓ/min no gato,[18] não sendo influenciada pela pressão intraventricular. Contudo, torna-se mais lenta nos casos de atrofia de plexo coroide. A absorção do liquor é feita pelas vilosidades aracnoides do seio venoso, pelas veias cerebrais e vasos linfáticos próximos aos nervos cranianos.[14]

Definição

A hidrocefalia é definida como o acúmulo excessivo de LCR no sistema ventricular cerebral e nos espaços subaracnóideos. Pode ser simétrica ou assimétrica, envolver todo o sistema ventricular ou somente os elementos próximos ao local de obstrução. Ela ainda pode ocorrer dentro ou fora dos ventrículos, caracterizando hidrocefalia interna ou externa, respectivamente.[12] Na maioria dos casos, a hidrocefalia congênita é interna.[14]

Incidência

A hidrocefalia apresenta-se como defeito congênito nas raças de cães pequenas, *toy* e braquicefálicas como Buldogue Inglês, Chihuahua, Maltês, Sptiz Alemão, Poodle, Pug, Pequinês,

Yorkshire Terrier,[14] Pinscher, Lhasa Apso, Boston e Cairn Terriers.[12] Em gatos Siameses, é descrita como um defeito hereditário autossômico recessivo, ocorrendo também nos casos de infecção perinatal pelo vírus da peritonite infecciosa felina.[12]

Etiologia e fisiopatologia

A hidrocefalia congênita é uma morbidade produzida por defeitos estruturais que obstruem ou impedem a drenagem do LCR.[17] A malformação que mais comumente resulta em hidrocefalia é a estenose do aqueduto mesencefálico, que, muitas vezes, ocasiona fusão do colículo rostral. O acúmulo de LCR é rostral à obstrução, provocando atrofia cerebral cortical progressiva. O sistema ventricular então se dilata para acomodar o excesso de líquido, o que resulta em compressão das células epêndimas e formação de divertículos periventriculares.[12]

Muitos casos de hidrocefalia congênita evoluem após o nascimento.

Manifestações clínicas

As manifestações clínicas da hidrocefalia são muito variáveis. Muitas vezes, os pacientes são assintomáticos,[12] sendo o defeito diagnosticado apenas pela ventriculomegalia como um achado incidental durante a realização de um exame radiográfico, ultrassonográfico ou mesmo durante uma tomografia craniana.[18] Contudo, alguns pacientes exibem sinais pronunciados de disfunção neurológica progressiva, pelo acúmulo de LCR e compressão das estruturas adjacentes. Dentre os sintomas destacam-se mudanças de comportamento, dificuldade de aprendizado, andar compulsivo, cegueira, retardo notável do crescimento e convulsões. Ao exame físico, o filhote exibe deformidade em crânio, suturas cranianas e fontanelas abertas e estrabismo ventrolateral.

Os sintomas de hidrocefalia ocorrem pela perda de neurônios corticais e da função neuronal, alteração na pressão intracraniana ou pelo edema periventricular secundário ao fluxo inadequado de liquor. Os sinais variam de acordo com a localização anatômica da área mais afetada. O estrabismo ventrolateral está presente pela deformidade dos ossos do crânio ou das órbitas ou pelo aumento da pressão intracraniana. As fontanelas abertas, o abaulamento da calota craniana e o aumento da vascularização cerebral tornam o filhote mais sensível a traumas e propenso a hemorragias que levam à deterioração do quadro clínico.[19] Não se deve considerar apenas as fontanelas abertas para o diagnóstico, pois em algumas raças isso representa uma variação normal (Figura 48.13).[12]

Diagnóstico

O diagnóstico da hidrocefalia congênita é sugerido pelos sintomas. A realização da ultrassonografia, havendo fontanelas abertas, confirma ventriculomegalia. A tomografia computadorizada[20] e a ressonância magnética também auxiliam no diagnóstico. A ressonância magnética é superior para a avaliação de detalhes do sistema ventricular e do tronco encefálico, para exclusão de outras causas e para detecção de hemorragias.[18] A cintilografia nuclear foi descrita por Hoskins[12] para a avaliação do sistema ventricular e o acompanhamento de desvios cirúrgicos realizados para a drenagem do LCR. Padrão eletroencefalográfico com ondas de alta amplitude e baixa frequência é característico de hidrocefalia.[20]

A avaliação em cães com hidrocefalia congênita utilizando eletroencefalografia, radiografia de crânio e tomografia computadorizada revelou eficácia desses métodos complementares para o diagnóstico desse defeito. A extensão da lesão, contudo, somente pode ser confirmada por tomografia computadorizada (Figuras 48.14 e 48.15).[20]

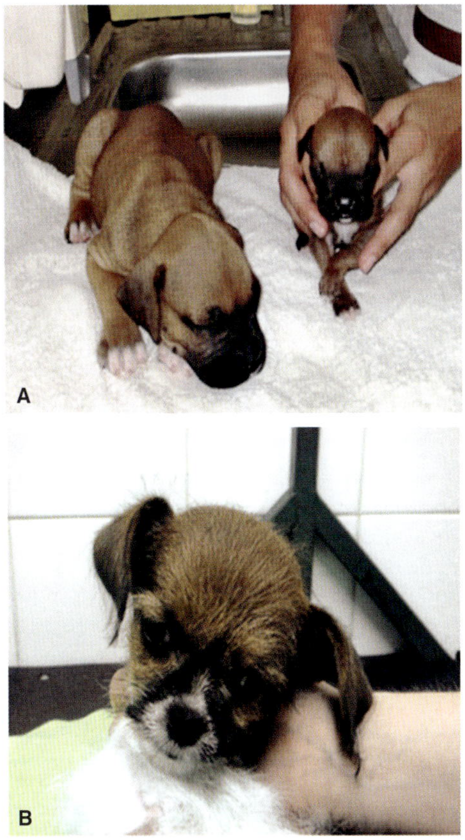

Figura 48.13 **A.** Filhote da raça Boxer com hidrocefalia congênita (à direita) e seu irmão de ninhada saudável (à esquerda). **B.** Filhote de Lhasa Apso com 3 meses de vida e hidrocefalia.

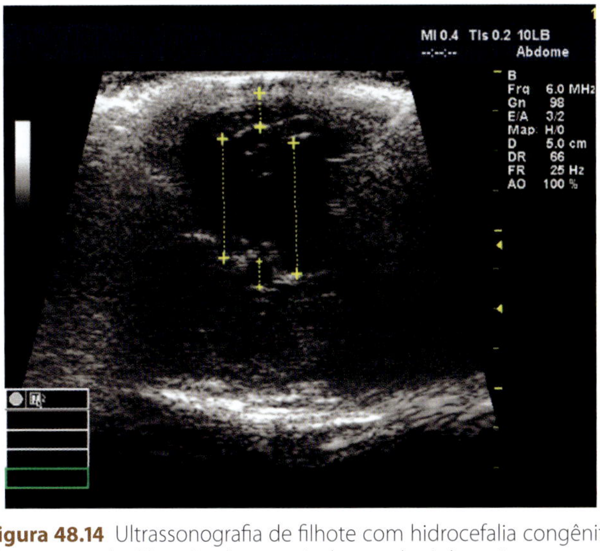

Figura 48.14 Ultrassonografia de filhote com hidrocefalia congênita demonstrando dilatação dos ventrículos cerebrais laterais.

Tratamento

O tratamento da hidrocefalia congênita é normalmente realizado com terapia medicamentosa mediante utilização de glicocorticoides (0,5 mg/kg) por via oral (VO) a cada 12 horas. Os glicocorticoides diminuem a produção de LCR, inibindo a atividade da enzima ATPase sódio-potássio, além de promoverem a diminuição do edema periventricular.[15-17] Outro fármaco indicado no tratamento é o omeprazol, que também promove a diminuição da síntese de LCR, embora sua ação não se deva à inibição enzimática.[18] A acetazolamida, um agente inibidor da anidrase carbônica, pode ser utilizada na dose de 10 mg/

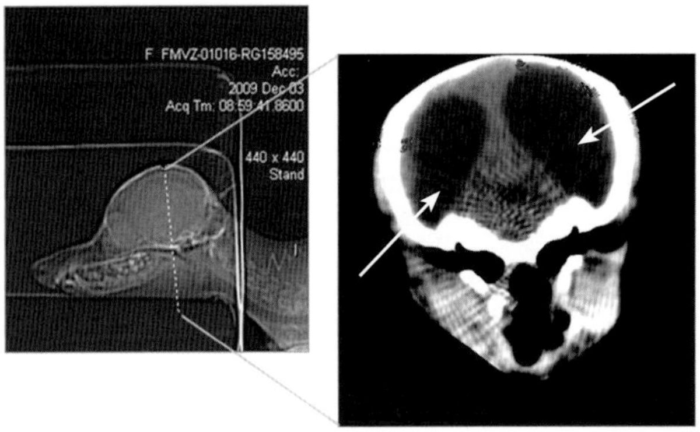

Figura 48.15 Tomografia computadorizada de filhote com hidrocefalia congênita. As *setas* indicam dilatação de ventrículos laterais.

kg, administrada por via oral a cada 6 a 8 horas, tomando-se o cuidado em avaliar a concentração sérica de potássio, pois esse fármaco pode induzir a hipopotassemia.[14,18]

O tratamento cirúrgico da hidrocefalia é indicado para pacientes que não respondam adequadamente à terapia farmacológica. A técnica mais empregada em medicina veterinária e neurocirurgia pediátrica em humanos é a implantação de um cateter e o desvio ventriculoperitoneal do LCR. Nessa técnica, um cateter fenestrado é inserido dentro do sistema ventricular (ventrículo direito e lateral) e conectado a uma válvula controladora do gradiente de pressão hidrostática e a um cateter distal. O cateter distal é guiado pelo tecido subcutâneo até a cavidade peritoneal ou ao átrio direito pela veia jugular.[21] As possíveis complicações dessa técnica incluem infecção, obstrução e falha na drenagem.[18] De acordo com Lavely,[18] somente 48% dos desvios ventriculoperitoneais têm sucesso após 1 ano da implantação. Um relato recente, contudo, descreve a implantação de um novo sistema de drenagem que dificulta a obstrução e a inviabilidade da técnica a longo prazo.[21]

Fenda palatina/lábio leporino

Anatomia e fisiologia

O palato é dividido em primário e secundário, representando uma estrutura anatômica importante, pois separa a cavidade oral e a orofaringe da nasofaringe e a cavidade nasal. O desenvolvimento do palato primário leva à formação dos lábios, crista alveolar incisiva e pré-maxila cranial ao forame incisivo, e do secundário origina os palatos duro e mole.[12,49] A vascularização do palato duro é feita pela artéria palatina maior, enquanto a do palato mole, pela artéria palatina menor, sendo que ambas são ramos da artéria maxilar.[22]

A embriogênese do palato acontece concomitantemente à da face e a partir de estruturas em comum. A formação dos palatos primário e secundário ocorre em momentos diferentes, e seu fechamento acontece entre o 25º e o 28º dia de gestação.[22]

Definição

Trata-se de comunicações entre as cavidades oral e nasal, localizadas no palato primário (lábio leporino) ou no palato secundário (palatos duro e mole).[2] Os defeitos de palato primário incluem: lábio fendido (queilosquise), processo alveolar fendido (alveolosquise) ou ambos (alveoloqueilosquise). Já os defeitos do secundário apresentam tamanho variado e podem atingir tanto o palato mole (estafilosquise) quanto o duro (uranosquise).[22]

Incidência

As raças braquicefálicas caninas e a raça Siamês em gatos apresentam maior tendência ao desenvolvimento desses defeitos, embora também tenham sido descritos em outras raças, como Beagle, Pastor de Berna, Boston Terrier, Bullmastif, Poodle, Pequinês, Buldogue Inglês, Shih-tzu, Golden Retriever, Pastor-Alemão e Schnauzer miniatura.[2,15-17]

Nessas raças, as afecções do palato têm origem genética.[16]

Etiologia e fisiopatologia

As causas prováveis dos defeitos do palato incluem os fatores genéticos hereditários, nutricionais, terapia com certos fármacos durante o período gestacional, fatores hormonais e estresse emocional.

Dentre os fatores genéticos, os defeitos de palato são transmitidos por um gene multifatorial recessivo, poligênico e dominante com penetração parcial, especialmente em algumas raças, como o Buldogue Inglês.[1] A herança poligênica ocorre quando um caráter é controlado por determinado número de genes, sendo cada um responsável por um defeito genético relativamente pequeno, contudo alguns fatores ambientais influenciam esse caráter em maior ou menor grau.[1]

Na raça Cão-dos-pirineus, a análise genética demonstrou herança recessiva autonômica monogênica, diferindo do descrito na literatura. Segundo Kemp *et al.*,[24] em 37 ninhadas, com um total de 163 filhotes, 47 foram acometidos, sendo a proporção macho e fêmea de 1:0,96. O mecanismo molecular responsável pelo fechamento do palato é relacionado com genes como *BMP*, *FGF*, *Shh* e *Wint*. Na fenda palatina, os genes possivelmente envolvidos incluem *Fst*, *Inhba*, *Lhx8*, *Msx1*, *Snail1*, *TGFb3*, *Wnt7b*. Em ratos, o uso de folistatina exibiu função regulatória, antagonizando a ação do gene *TGFb3 in vitro*. Isso pode explicar por que a suplementação de ácido fólico utilizada em cadelas prenhes da raça Boston Terrier reduziu em 76% a incidência de fendas palatinas nos filhotes.[23]

O excesso de vitamina A pode ocasionar malformações congênitas, como a fenda palatina/lábio leporino. Em humanos, o emprego de isotretinoides (derivados da vitamina A) está associado a ocorrência de aborto espontâneo, 4 a 5% de mortalidade perinatal, morte prematura e cerca de 25% de malformações congênitas.[6] O ácido retinoico também parece tomar parte na formação do tubo neural embrionário, na organização do eixo cefalocaudal, uma vez que pode fazer com que segmentos cefálicos sejam reespecificados para caudais, pela regulação da expressão de genes.

A vitamina D também causa dano no desenvolvimento da musculatura esquelética, em ossos longos e ossos da face.[6,16,17] As suplementações com vitaminas durante a gestação são, portanto, contraindicadas, por levarem ao desenvolvimento de malformações importantes, pois agem alterando os processos genéticos moleculares de desenvolvimento.

Durante a gestação, a administração de fármacos como glicocorticoides, hidroxiureia, griseofulvina e antagonistas estrogênicos leva ao surgimento de fenda palatina/lábio leporino e deve ser evitada em qualquer momento do período gestacional.[16,17]

Manifestações clínicas

As manifestações clínicas da fenda palatina incluem:

- Saída de leite pela narina durante a sucção ou amamentação
- Dificuldade para se alimentar, devido à impossibilidade de criar o vácuo para sucção entre o palato e a língua
- Espirros e tosse
- Rinite
- Sinais de afogamento
- Crescimento inadequado em relação aos outros filhotes da ninhada.

A principal complicação desse defeito congênito é o desenvolvimento de pneumonia por aspiração.[16,17]

As fendas do palato mole caudal são mais bem toleradas em filhotes, diferentemente das fendas de palato duro ou completas do próprio palato mole[22] (Figura 48.16).

Diagnóstico

O diagnóstico da fenda palatina inclui a inspeção direta da cavidade nasal e oral, bem como a avaliação clínica completa. Exames radiográficos da região torácica auxiliam no diagnóstico de pneumonia por aspiração, sugestivo em filhotes, da existência de defeitos do palato. O exame clínico cuidadoso do neonato após o nascimento possibilita a identificação precoce de tais defeitos e a intervenção rápida, evitando a perda do filhote.

Tratamento

O tratamento de tal defeito constitui-se de reparação cirúrgica por motivos estéticos nos casos de lábio leporino (palato primário), ou pelo risco de aspiração de conteúdo alimentar e desenvolvimento de pneumonia na fenda palatina (palato secundário).[22] Normalmente, a escolha da técnica cirúrgica a ser empregada depende da localização e do tamanho do defeito, sendo a correção realizada entre 2 e 4 meses de vida.[16,22,23]

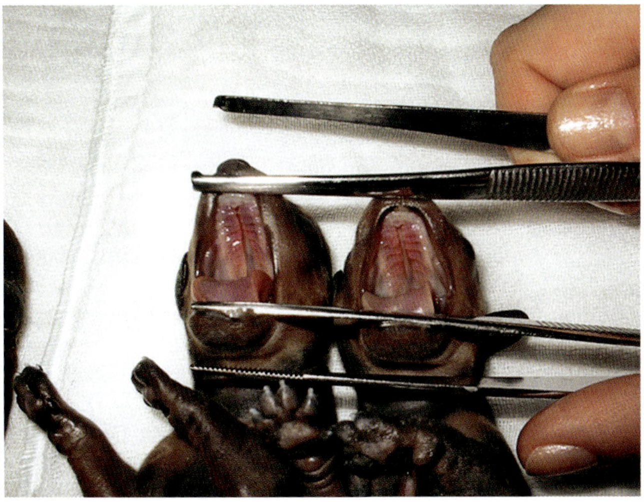

Figura 48.16 Neonatos com fenda palatina de origem iatrogênica. Administração de glicocorticoide durante a gestação.

A reparação da fenda palatina é realizada criando-se um *flap* ou retalho da mucosa gengival/bucal e/ou muco periosteal que cobrirá o defeito (Figura 48.17).

O procedimento cirúrgico para correção é realizado incisando-se a fenda em toda sua extensão a aproximadamente 2 cm da região de união da mucosa oral com a nasal. Incisões de alívio para diminuir a tensão da sutura da fenda são realizadas paralelamente à arcada dentária com comprimento semelhante ao da própria fenda. Mediante as incisões, separa-se a mucosa oral do osso palatino, tomando-se o cuidado para não atingir as artérias palatinas, e desloca-se a mucosa medialmente para o fechamento da fenda, suturando-a. A mucosa nasal é dissecada e suturada. Tanto a mucosa nasal quanto a oral são suturadas com pontos simples separados e fios sintéticos reabsorvíveis.

Os cuidados pós-operatórios consistem no fornecimento de alimento pastoso por 3 a 4 semanas ou alimentação por gastrotomia ou esofagostomia por 7 a 14 dias. A deiscência de pontos é a principal complicação e pode ocorrer entre 3 e 5 dias.[16,17]

A implantação de próteses palatinas feitas de resina acrílica[22] representa outra opção para a correção. A literatura técnica especializada em procedimentos cirúrgicos é indicada para maiores detalhes sobre a correção cirúrgica.

Muitas vezes, o diagnóstico dos defeitos do palato não é realizado precocemente durante o período neonatal, sendo feito pelo aparecimento de sinais clínicos de pneumonia por aspiração mais tardiamente. Nesses casos, a instituição de terapia antibiótica mediante a cultura e antibiograma deve ser feita até a melhora clínica e o encaminhamento ao procedimento cirúrgico.[22]

Quando o defeito é identificado logo ao nascimento, deve-se criar artificialmente o neonato até 60 dias, para que se possa realizar a reparação.

A criação artificial do neonato com fenda palatina envolve aspectos relevantes a serem considerados, como fornecimento da imunidade passiva, manutenção da hidratação, nutrição, ambiente propício para aquecimento do neonato e estimulação dos reflexos da micção e defecação, ausentes até aproximadamente o 20º dia no filhote.

A ingestão do colostro é essencial para a obtenção dos anticorpos maternos, pois a placenta permite somente a aquisição de 20% da imunidade passiva. O colostro materno pode ser ordenhado e fornecido ao neonato pela sonda orogástrica.

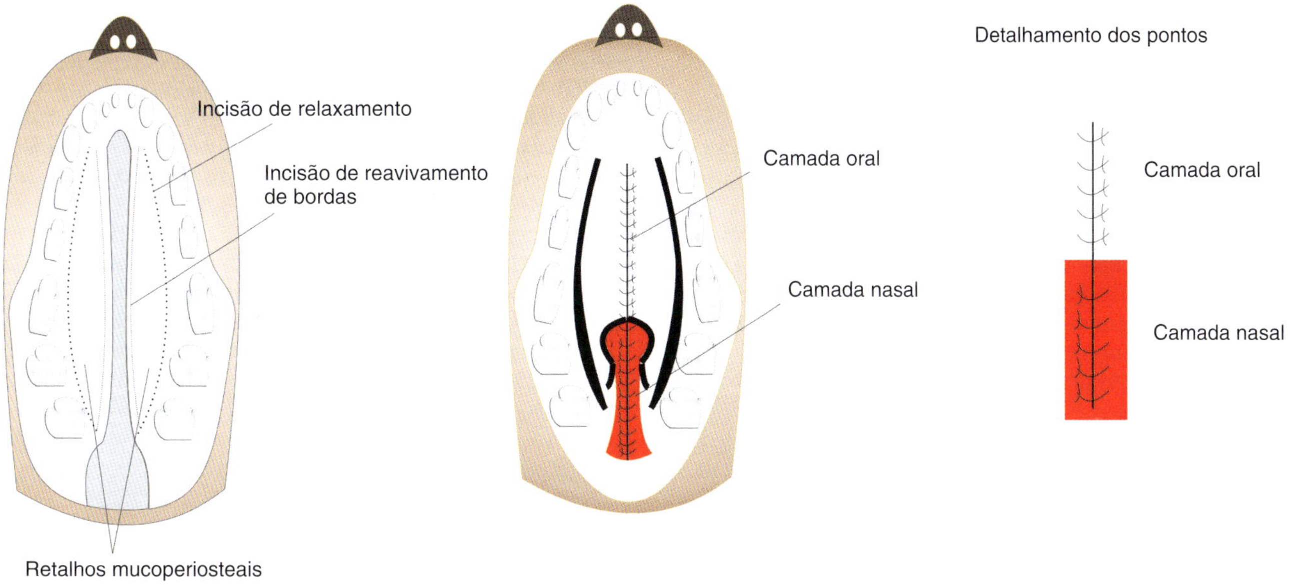

Figura 48.17 Esquema representativo do procedimento cirúrgico utilizado para correção de fenda palatina.

A imunidade passiva também pode ser obtida pela administração de soro sanguíneo de um animal adulto ou da própria mãe. O soro pode ser colhido e estocado congelado em frações de 5 mℓ, embora o uso imediato seja preferido. A administração é feita por sonda orogástrica na dose de 2 mℓ/100 g de peso, repetido 12 horas depois, por via subcutânea, intravenosa ou intraóssea em dose única (2 mℓ/100 g).

Quando se cria artificialmente um filhote, deve-se lembrar de que a água compõe uma porcentagem importante do corpo do filhote (82%) e a imaturidade fisiológica o predispõe à desidratação. As necessidades hídricas de manutenção diária de um neonato equivalem a 6 a 20 mℓ/100 g de peso por dia.

A nutrição do neonato é feita levando em consideração tanto a quantidade quanto a qualidade do suplemento lácteo, além de estar de acordo com os requerimentos do crescimento em cada uma das fases. Fatores nutricionais, como teor energético, proteico, lipídico e vitamínico-mineral são importantes. Comparativamente, o leite de cadelas e gatas é mais rico em gordura e pobre em lactose e tem o dobro da concentração proteica daquele presente no leite da vaca. Em relação à evolução durante a lactação, há aumento da concentração de gordura, manutenção da concentração proteica na cadela e aumento na gata, diminuição nos níveis de açúcar e maior aumento dos teores energético e de cálcio na gata. O requerimento energético do neonato é de 22 a 26 kcal/100 g de peso vivo, e a maioria dos produtos lácteos de qualidade fornece entre 1 e 1,2 kcal/mℓ. Tomando por base esses requerimentos energéticos, portanto, a quantidade diária de sucedâneo lácteo a ser administrada a um neonato na primeira semana de vida é 13 mℓ/100 g; na segunda semana, 17 mℓ/100 g; na terceira semana, 20 mℓ/100 g; e na quarta semana, 22 mℓ/100 g. A quantidade diária total deve ser dividida pelo número de refeições administradas, levando em consideração a pequena capacidade do estômago do neonato (5 mℓ/100 g de peso). Após a administração da dieta, não se pode esquecer a estimulação anogenital para que ocorra a defecação e a micção.

Além de nutrido, o neonato com defeito de palato deve ser mantido em ambiente aquecido (27 a 32°C) e pesado diariamente para acompanhamento do ganho de peso e desenvolvimento corporal.

O prognóstico depende da evolução mediante tratamento cirúrgico. A detecção precoce do defeito antes do estabelecimento da pneumonia por aspiração e a criação do neonato até que ele atinja a idade adequada para o tratamento são os principais desafios desse defeito congênito hereditário.

SÍNDROME DO FILHOTE NADADOR

A síndrome do filhote nadador é uma alteração de desenvolvimento refletida em paresia do membro torácico (26%), paresia do membro pélvico (8%) ou tetraparesia (50%), também descrita como "posição de paraquedista" ou "síndrome do filhote tartaruga", descrita nas espécies canina e felina.

Essa anormalidade afeta principalmente filhotes caninos e, com menor frequência, felinos, que são incapazes de permanecer eretos e se locomover no estágio de desenvolvimento esperado. Entre a segunda e a terceira semana de vida (do 8º ao 10º dia), já se apoiam nos membros torácicos, e do 12º a 15º dia, sobre os membros pélvicos.[2,17,19,25]

O animal realiza movimentos de pedalagem para tentar movimentar-se – portanto, "filhotes nadadores".

Incidência

A principal característica racial que predispõe à síndrome é a condrodistrofia de algumas raças que apresentam tórax largo e extremidades curtas,[2] como Pequinês, Cavalier King Charles, Basset Hound e Buldogue Francês e Inglês.[2] Raças de pequeno porte também são predispostas (Teckel, Yorkshire Terrier, West Highland Terrier e Cocker Inglês),[19] contudo, a síndrome também foi descrita em raças que não apresentam características que favorecem a predisposição, como: Bouvier de Flandres, Pastor-Alemão e Labrador Retriever.[19] Segundo Sorribas,[11] a raça mais acometida é o Buldogue Inglês, sendo descrita também em Boston Terriers, Boxers e Golden Retrievers.

Embora essa síndrome também possa acometer gatos, são poucos os casos encontrados na literatura. A síndrome do filhote nadador na espécie felina foi descrita em um gato neonato sem raça definida, com aproximadamente 1 mês de vida, apresentando os membros pélvicos estendidos e deslocados lateralmente, o que causava dificuldade de locomoção.[26] Segundo esse relato, não havia mais informações sobre os demais filhotes da ninhada. Outro caso descrito ocorreu em um gato da raça Devon Rex com 3 semanas de vida, que apresentava dificuldade para manter-se em estação e caminhar, bem como movimentos natatórios com os membros pélvicos. Nenhum outro filhote da mesma ninhada foi acometido, contudo um gato da ninhada anterior nasceu com deformidades em membros torácicos e pélvicos, vindo a óbito em poucos dias.[27]

Etiologia e fisiopatologia

Embora a etiologia seja incerta, ela pode ser considerada de origem multifatorial e suas hipóteses são baseadas em anamnese, observação dos filhotes afetados e sucesso terapêutico em alguns casos.[2]

Segundo Hoskins,[12] a síndrome do filhote nadador assemelha-se à hipoplasia miofibrilar que acomete suínos e, embora a etiologia dessa miopatia seja desconhecida, infecções virais ou fúngicas durante a gestação provocam distrofia muscular no feto em desenvolvimento.

Por tratar-se de uma anormalidade congênita, suspeita-se de origem genética, que deve ser considerada principalmente quando a cadela ou a gata produz mais de uma ninhada com casos da síndrome.[2,15,23]

A acomodação dos filhotes em um piso demasiadamente liso (fator ambiental) faz com que haja atraso na mielinização, devido à falta de estímulo dos membros e, somado ao excesso de peso, pode causar o aplanamento dos membros, deixando-os incapazes de andar.[2,19]

Uma alteração metabólica da dieta da mãe, principalmente em se tratando de excesso de proteína, também pode causar essa anomalia,[2,19] pois as dietas de alta densidade, ricas em proteína, energia, cálcio e fósforo, causam problemas ósseos e articulares em cães em crescimento. A ingestão excessiva desses alimentos acelera o crescimento, induzindo alterações anatômicas.

O desenvolvimento neuromuscular atrasado, o ganho de peso excedente ao desenvolvimento esquelético, a disfunção do neurônio motor e a obesidade são fatores que colaboram para o desenvolvimento da síndrome.[2,17,18,28,29]

Cogita-se também, principalmente tratando-se dos gatos, que uma das causas seja a deficiência de taurina, por defeito na síntese, alta eliminação pela urina ou aumento das necessidades teciduais.

Poliartrodisplasia ou instabilidade das articulações proximais dos membros, diferentes miopatias e mesmo a osteopretose do Daschund são defeitos congênitos que exibem sintomas semelhantes aos da síndrome e devem ser descartados.[23]

Manifestações clínicas

Apesar de ser considerada uma anormalidade congênita, geralmente os sintomas tornam-se visíveis na segunda ou terceira semana de vida, ou seja, durante o período de aprendizagem da marcha.[2]

O filhote apresenta movimentos de rastejar ou de "foca nadando" sobre o esterno, e as extremidades apresentam-se como "asas de águia". Há compressão dorsoventral e alargamento lateral do tórax quando são afetados somente os membros torácicos. A luxação medial patelar é observada nos casos em que os membros pélvicos são acometidos[23] (Figura 48.18).

Por volta do 21º dia de vida, o animal apresenta atraso na capacidade de marcha e deslocamento, realizando movimentos rastejantes sobre o esterno. Apresenta-se letárgico e fraco. Os membros torácicos ficam estendidos, o que o torna incapaz de sustentar o tronco para ficar em pé e locomover-se. Os membros pélvicos ficam retraídos abaixo do corpo e, às vezes, podem estar desviados, apresentando luxação e rotação da patela. Tem-se a impressão de que o filhote "nada" e, muitas vezes, concomitantemente a esses movimentos, há regurgitação do leite, o que pode causar pneumonia por aspiração. Em paralelo, é possível observar o aplanamento dorsoventral do tórax. O abdome se apresenta úmido e irritado pela urina, podendo apresentar úlceras e dermatites, que também podem ser causadas pelo decúbito.[2,15,27]

Os filhotes são incapazes de permanecer eretos no estágio de desenvolvimento esperado (cerca de 10 dias de vida). Os membros se projetam para o lado de fora do corpo e se movimentam por ações laterais de pedalagem. Os animais afetados apresentam hiperflacidez e hiperextensão das articulações, com deformações articulares em consequência da angulação alterada dos membros. A compressão torácica, abdominal e/ou pélvica e os sinais resultantes variam de acordo com a gravidade da síndrome.

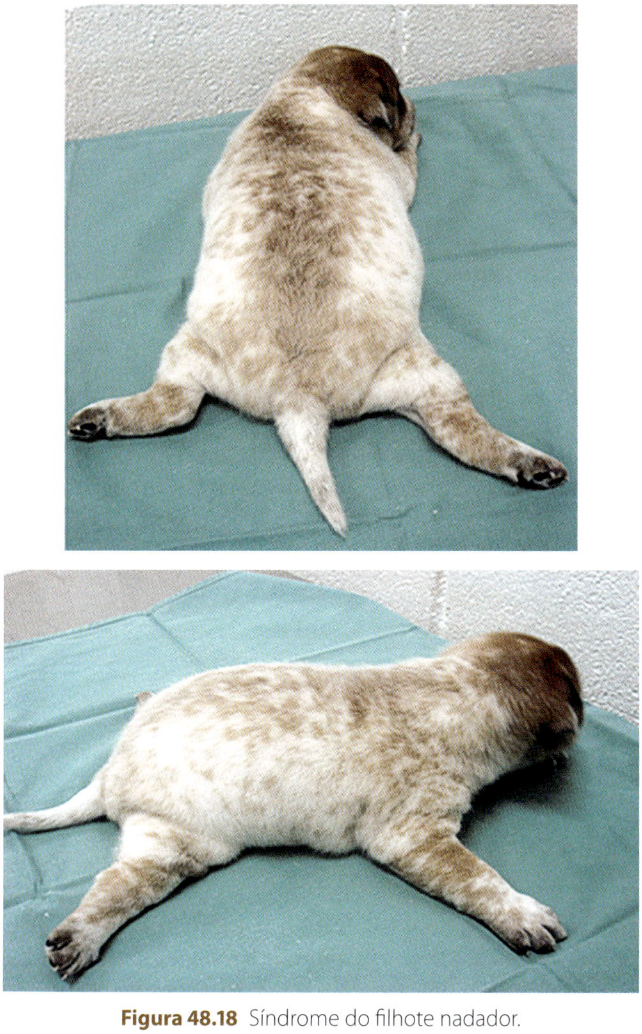

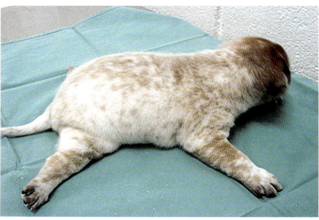

Figura 48.18 Síndrome do filhote nadador.

Diagnóstico

O diagnóstico dessa anormalidade é baseado na anamnese e no exame físico, preferencialmente associados ao exame radiográfico.[19]

O exame radiográfico deve ser feito em projeções mediolateral e ventrodorsal, com os membros afetados distendidos.[26] Nas radiografias, é possível encontrar alterações, como escápula horizontal, compressão dorsoventral torácica, luxação de patela e deslocamento de coração e pulmões.[25]

Tratamento

O tratamento deve ser realizado precocemente, se necessário, mudando radicalmente a dieta da mãe, acomodando os filhotes sobre uma coberta ou superfície rugosa, estimulando os coxins várias vezes ao dia, utilizando uma escova com cerdas duras (escova de dente) para estimular a inervação. Segundo Prats *et al.*,[2] a adoção de exercícios diários sobre terra ou grama, na maioria das vezes, pode ser útil.

Tem-se adotado como uma das alternativas de tratamento a imobilização total dos membros acometidos com o auxílio de bandagens feitas com esparadrapo. Primeiramente, levando-se os membros flexionados ao abdome para que o filhote adquira capacidade de sustentação do tronco e locomoção, depois posicionando os membros paralelamente, utilizando bandagens de esparadrapo em formato de algema para alcançar a posição anatômica normal.[19,26,29,30] A imobilização deve ser instaurada o mais cedo possível, de preferência no filhote com 3 a 4 semanas de vida, pois os ossos e articulações são mais flexíveis e fáceis de corrigir.[29] A colocação das bandagens corretivas requer cuidado para que não ocorram inchaços, edemas ou mesmo isquemia dos membros.[27] As bandagens corretivas auxiliam a recuperação dos aprumos do filhote, evitando o desvio lateral dos membros, permitindo que estes suportem o peso do tronco[16] (Figuras 48.19 e 48.20).

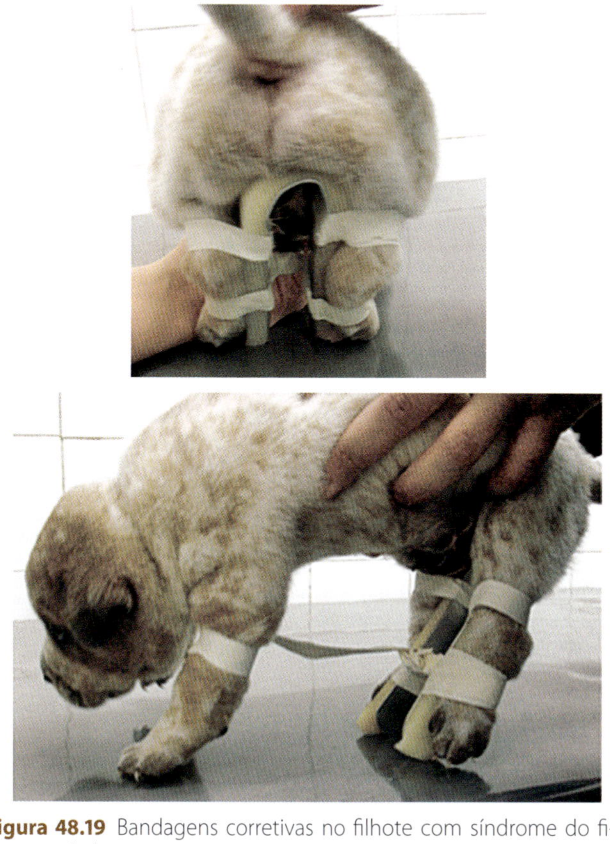

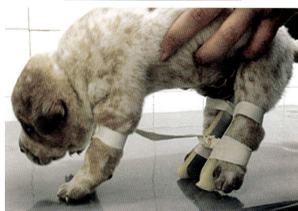

Figura 48.19 Bandagens corretivas no filhote com síndrome do filhote nadador.

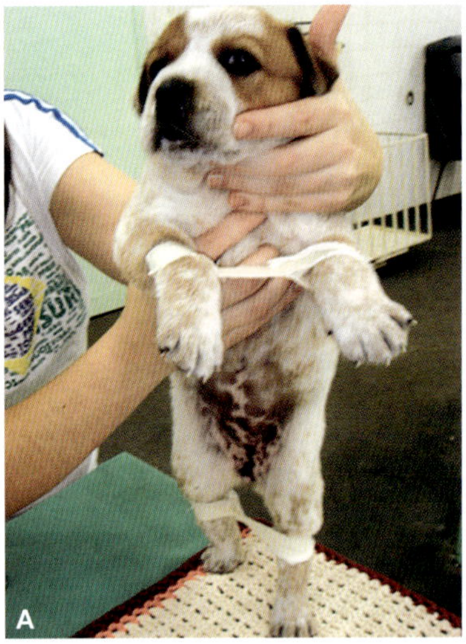

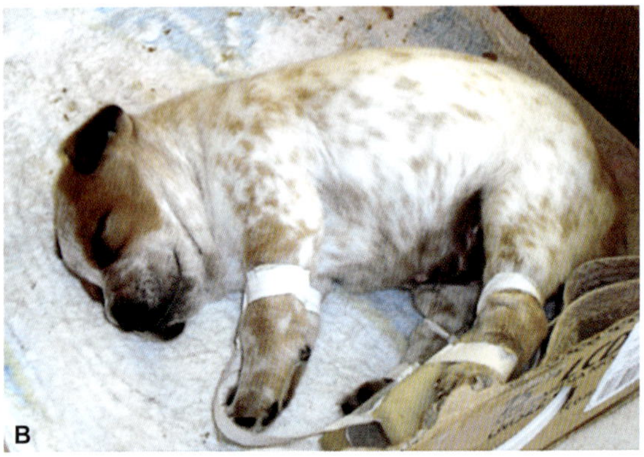

Figura 48.20 A. Bandagens corretivas em formato de algemas. **B.** Filhote dormindo com bandagens corretivas.

O racionamento alimentar do filhote visa à diminuição do ganho de peso. Os filhotes devem ser posicionados em decúbito lateral enquanto dormem, na tentativa de evitar o achatamento torácico.

Um programa de reabilitação funcional de fisioterapia pode ser instaurado, realizando-se três sessões ao dia, durante 10 minutos cada. Podem ser feitas a flexão e a extensão do tarso e das articulações do joelho e coxofemoral, massageando os músculos (tibial cranial, quadríceps e bíceps femoral) e aplicando leve pressão com o polegar e o dedo indicador.[19] A fisioterapia é benéfica para aumentar o tônus e a força muscular, estimulando a circulação venosa e linfática e promovendo melhor aporte sanguíneo para a musculatura. A aplicação de compressas de água quente durante a realização da fisioterapia estimula também a circulação e o metabolismo muscular.[19]

A hidroterapia por meio da natação estimula a atividade muscular, incentivando a movimentação de todos os membros, e pode ser utilizada em filhotes, contudo deve ser desconsiderada nos gatos, que não a toleram, e em neonatos, que ainda não são capazes de se sustentar na água.[19]

Cita-se também, porém sem comprovação científica, a administração de vitamina E, selênio e decanoato de nandrolona, na tentativa de estimular a mielinização e o desenvolvimento muscular.

A profilaxia por meio da seleção de reprodutores, uma vez que se cogita a possibilidade de transmissão hereditária;[16] a nutrição adequada materna durante a gestação e no filhote, controlando o ganho de peso diariamente para prevenir superalimentação e obesidade;[16] e a manutenção do filhote em um ambiente adequado (não escorregadio) à sua locomoção desde o nascimento são aspectos relevantes no manejo da síndrome do filhote nadador.

SÍNDROME DO DEFINHAMENTO DO NEONATO/ TRÍADE CRÍTICA DO RECÉM-NASCIDO

Anatomia e fisiologia

O período neonatal é variavelmente descrito como os primeiros 30 dias de vida ou, de acordo com o desenvolvimento do filhote, os primeiros 15 dias (neonatal) e até completarem 30 dias (transição). De maneira geral, durante os primeiros 30 dias, o neonato apresenta imaturidade em diversos sistemas orgânicos, como já mencionado no Capítulo 47 sobre a introdução à neonatologia. A transição fetal-neonatal é complexa e depende de uma série de fatores envolvidos principalmente em relação ao parto e no pós-parto imediato.

A imaturidade do neonato o torna extremamente suscetível a uma série de afecções clínicas, que nem sempre são prontamente diagnosticadas. Os sinais exibidos pelo neonato são muito restritos e não variam de acordo com a afecção presente. Independentemente da causa, a imaturidade impera e a evolução clínica será sempre a mesma: hipotermia, hipoglicemia, desidratação (tríade crítica neonatal) e, por fim, óbito.

O neonato saudável dorme 90% e mama 10% do tempo em que permanece com sua mãe e seus irmãos de ninhada. Na primeira semana de vida, são muito sensíveis às mudanças de temperatura e ao toque, têm sono ativo e dormem enrolados e amontoados, acordando quando manipulados. Necessitam de estimulação para defecar e urinar, procuram sempre uma fonte de calor e aconchego e se arrastam com os membros torácicos até atingirem as mamas. Alguns reflexos estão presentes no nascimento e possibilitam a amamentação:

- Termotropismo
- Endireitamento
- Procura
- Sucção.

A imaturidade dos diversos sistemas é vencida semanalmente, embora, em alguns sistemas, o neonato leve meses para assemelhar-se ao adulto. Na segunda semana, o neonato apresenta a abertura das pálpebras e do canal auricular, maior tônus muscular nos membros e começa a interagir com o meio ambiente.

Na terceira e na quarta semana de vida, período definido como transição por Prats *et al.*,[2] o neonato desenvolve sua estrutura corporal e já consegue caminhar lentamente, surgem os dentes decíduos, o olfato apresenta-se mais desenvolvido, começa a brincar com seus irmãos e inicia sua independência materna. Nessa fase, os controles termorregulatório, da defecação e da micção estão quase completos e inicia-se o desmame. O comportamento exploratório começa a desenvolver-se, o filhote cansa-se facilmente e deita-se com frequência. A partir desse momento, ele deixa de ser neonato e inicia-se o período de socialização.

O conhecimento do desenvolvimento neonatal e pediátrico é importante, pois se sabe o que esperar em determinado momento. Neonatos que choram por mais de 20 minutos sem causa aparente, ou seja, que estão alimentados e aquecidos; que apresentam mucosas pálidas e/ou cianóticas (a mucosa do neonato deve ser avermelhada); sem tônus muscular ou flácido (ausência de dominância flexora ou extensora, de acordo com a idade); reflexo da sucção fraco ou ausente; não apresentam reflexo do endireitamento (uma vez colocados em decúbito dorsal, rapidamente retornam ao esternal); ausência de sons intestinais à auscultação abdominal ou apresentam diarreia estão provavelmente doentes.

Definição

Modernamente, síndrome (do grego *syndromos* = que correm juntos) é o conjunto de sinais clínicos de múltiplas causas e que afetam diversos sistemas. Quando adequadamente reconhecidos e considerados em conjunto, caracterizam, por vezes, determinada enfermidade ou lesão.[31] Contudo, em algumas situações, a síndrome não revela a entidade mórbida, mas é de fundamental importância na identificação da doença, pois reduz o número de possibilidades diagnósticas e orienta as investigações futuras.[31] A síndrome do definhamento do neonato pode ser definida como o aparecimento da mortalidade sem causa aparente em ninhadas de 3 a 10 dias de vida, nas quais os filhotes nascem sem dificuldade, malformações clinicamente detectáveis, com peso adequado para a raça e curva de crescimento normal, sendo a síndrome mais uma descrição clínica do que um diagnóstico propriamente dito.[2] Tomando-se genericamente, o definhamento ocorre em neonatos que nasceram "fracos" e apresentam dificuldades para se desenvolver ou naqueles que nasceram vigorosos e definharam com o tempo, vindo a óbito na primeira ou segunda semana de vida.[4]

Incidência

Acomete neonatos do nascimento a 2 semanas de vida e, sob uma perspectiva estatística, muitos casos de natimortalidade (40 a 50%) apresentam-se como síndrome do definhamento do neonato ou simplesmente ficam sem explicação após a eliminação de hipóteses diagnósticas.[2] De acordo com Hoskins,[12] a determinação da idade de acometimento é arbitrária, sendo mais útil considerar que a síndrome ocorra do nascimento a 12 semanas de vida.

A mortalidade neonatal em cães varia de 12 a 36% tanto em criatórios comerciais quanto particulares e em gatos de gatis comerciais em torno de 15 a 27%.[31,51]

Etiologia e fisiopatologia

A etiologia da síndrome do definhamento é considerada um verdadeiro paradigma etiopatogênico. Alguns autores a consideram uma entidade patológica de origem multifatorial,[31] outros, como uma entidade única causada por hipoplasia tímica ou insuficiência de substância surfactante alveolar.[2]

Dentre as diversas causas de morte neonatal (multifatorial),[31] existem as não infecciosas e as infecciosas. As causas não infecciosas incluem as ligadas ao parto (risco obstétrico e não ingestão do colostro), às malformações congênitas, às de origem materna (negligência, má nutrição, desnutrição materna), à imaturidade neonatal metabólica (tríade crítica – hipotermia, desidratação e hipoglicemia), aos traumas neonatais, às más condições ambientais, ao peso insuficiente ao nascimento e à isoeritrólise neonatal em gatos.[2,31,32]

As doenças infecciosas que resultam em mortalidade neonatal incluem infecções virais (herpes-vírus, parvoviroses canina e felina, calicivírus, vírus da leucemia felina, morbilivírus, coronavírus, adenovírus canino 1 e vírus da cinomose canina), infecções bacterianas (*Bacterioides* spp., *Bordetella* spp., *Brucella* spp., *Campylobacter* spp., *Clostridium* spp., *Salmonella* spp., *Staphylococcus* spp. e *Streptococcus* spp. hemolítico e não hemolítico) e infestações parasitárias (*Ancylostoma* spp., *Coccidium* spp., *Cryptosporidium* spp., *Giardia* spp. e *Toxocara* spp.).[16,31,32]

Como entidade única, descrita por Prats *et al.*[2] e Minovich,[4] o definhamento poderia ser causado por hipoplasia tímica congênita, genética, de origem tóxica ou infecciosa, com alterações nos linfócitos T. De fato, neonatos timectomizados experimentalmente exibiram definhamento responsivo à terapia de reposição hormonal com a fração 5 do hormônio tímico.

Atualmente, outra causa hipotética do definhamento é a insuficiência da substância surfactante alveolar, em analogia com a morte súbita do recém-nascido em humanos. A redução dos fosfolipídios lecitina e esfingomielina alveolar pulmonar, indispensáveis para o estabelecimento e a manutenção da respiração, predispõe a anoxia ou hipoxia, que causam incapacidade de mamar e, consequentemente, fraqueza (definhamento) e óbito.[2]

A fisiopatologia das perdas neonatais é complexa e deve-se, em grande parte, à imaturidade orgânica neonatal, como referido anteriormente. Os neonatos não são capazes de manter a termorregulação, a homeostase hídrica nem a euglicemia, portanto, independentemente do quadro etiológico em questão, evoluem sempre para a tríade crítica caracterizada por hipotermia, desidratação e hipoglicemia (Figura 48.21).

O neonato tem capacidade termorreguladora limitada, sendo sua temperatura corporal mantida pelo ambiente, pelo contato com a mãe e com seus irmãos de ninhada. Portanto, deve ser mantido na chamada "zona de neutralidade térmica" ou "zona de conforto térmico", descrita como a temperatura ambiente em que o neonato requer a menor quantidade de energia para manter sua temperatura central estável, menor consumo de oxigênio e produção de dióxido de carbono.[33] Temperaturas ambientais acima ou abaixo da zona de conforto térmico aumentam o consumo de oxigênio e taxa metabólica. Algumas características já descritas no Capítulo 47, *Introdução à Neonatologia*, colocam o neonato em desvantagem fisiológica para termorregulação, aumentando o risco de hipotermia. Dentre essas características se destacam: grande superfície corporal em relação à massa; deposição limitada de gordura subcutânea para promover isolamento; instabilidade vasomotora; e capacidade metabólica limitada.[2,15,16,50]

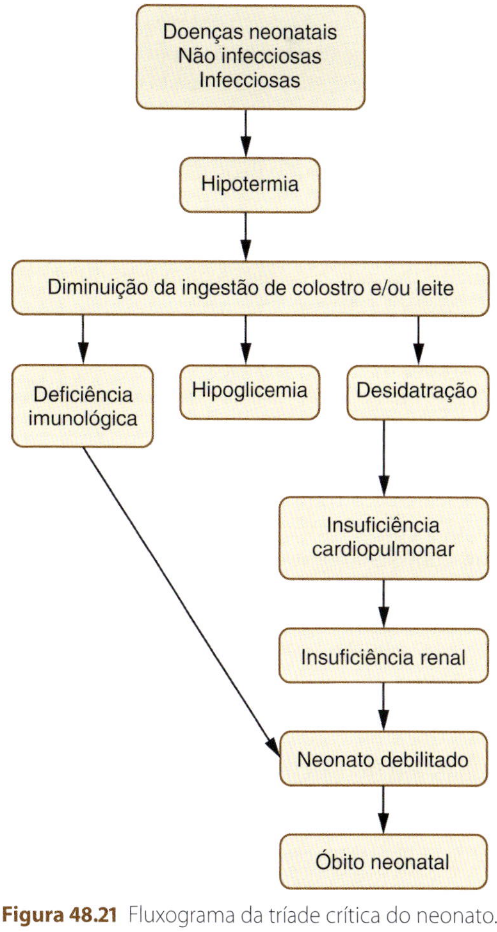

Figura 48.21 Fluxograma da tríade crítica do neonato.

O resfriamento do neonato ocorre em função da perda de calor por evaporação, quando os fluidos corporais e pulmonares se tornam vapor no ar quente. Quanto mais seco for o ambiente, maior a perda por evaporação (um exemplo desse tipo de perda ocorre logo após o parto), condução (contato com uma superfície fria, como balanças ou bancadas), radiação (superfície sólida mais fria sem contato direto com o neonato) e convecção (perda de calor da superfície corporal para o ar circunjacente mais frio).[33]

As defesas contra a hipotermia neonatal são restritas. A estimulação nervosa periférica, que ativa o controle vasomotor e os processos metabólicos para regular o controle térmico, ainda não está bem desenvolvida ao nascimento; o isolamento térmico fornecido pela gordura subcutânea, que impede a perda rápida de calor, não é eficaz devido aos escassos depósitos subcutâneos; a atividade muscular ou os tremores não estão presentes ao nascimento até o 6º dia de vida; a termogênese não espasmogênica, definida como a produção de calor pela lipólise da gordura marrom (localizada na região entre as escápulas e próximo aos grandes vasos), não é eficaz.[32,34] Esse tipo de termogênese é ativado por estimulação simpática e liberação de norepinefrina, contudo o sistema nervoso simpático neonatal ainda é imaturo.

Com a queda da temperatura corporal (inferior a 35°C), o neonato perde o reflexo da sucção e logo é rejeitado pela mãe, diminuindo a ingestão de colostro ou de leite nas primeiras 24 horas após o parto. A diminuição da ingestão láctea priva o filhote de sua fonte de hidratação e nutrição, além de predispô-lo à deficiência imunológica, tornando-o suscetível a diversas infecções.

Com a hipotermia e a perda do reflexo da sucção, o neonato, que tem 82% do peso corporal correspondentes a líquido extracelular, torna-se particularmente sensível à desidratação. Fatores intrínsecos, como a alta relação entre superfície cutânea e peso corporal, mecanismo de concentração urinária imaturo e maior perda de líquido por evaporação cutânea, também favorecem a desidratação. A pele representa cerca de 18% do peso corporal do neonato e apresenta tênue camada de queratina até 20 a 30 dias de vida, fato que não impede a desidratação, principalmente quando o neonato é mantido em ambientes secos.[2,16,17]

As causas de desidratação neonatal correspondem a:

- Falha na sucção (defeitos congênitos, debilidade, hipotermia, hipoglicemia, hipoxia)
- Ambiente inadequado (temperatura ambiente elevada e baixa umidade relativa)
- Má digestão, absorção ou diarreias (infecções bacterianas e/ou virais, suplementos lácteos frios)
- Alterações metabólicas (defeitos congênitos e hipotermia).[17]

A desidratação neonatal resulta em choque hipovolêmico, provocando perfusão tecidual inadequada e hipoxia.[32] A ativação dos mecanismos compensatórios durante o choque hipovolêmico não ocorre com a mesma magnitude dos adultos. Os elementos contráteis, equivalentes a 60% da musculatura cardíaca nos adultos, correspondem somente a 30% nos neonatos, ou seja, o débito cardíaco não pode ser mantido por aumento da contratilidade, sendo dependente exclusivamente da frequência cardíaca elevada nos neonatos. O controle neural da frequência cardíaca, por sua vez, também é imaturo, pela menor densidade das fibras nervosas simpáticas. Consequentemente, a taquicardia em resposta à hipovolemia não é observada. A resposta neonatal ao choque hipovolêmico induzido pela desidratação é, portanto, bem distinta da observada em adultos. A diminuição do débito cardíaco resulta então em diminuição da pressão arterial e da taxa de filtração glomerular, insuficiência renal e óbito neonatal, se não revertida a tempo.[32]

Os neonatos têm reservas limitadas de glicogênio e gliconeogênese hepática insuficiente como resposta aos estados de hipoglicemia.[35] A glicemia é mantida por um mecanismo complexo que envolve hormônios, enzimas hepáticas e a disponibilidade de substratos para a síntese de glicose. Quando os níveis de glicose decaem após a fase de absorção da digestão, a produção de glucagon pelas células pancreáticas assegura a mobilização da glicose hepática dos estoques de glicogênio (glicogenólise) (Figura 48.22). Caso o estímulo para a produção hepática perdure, outro processo agora se inicia, a chamada "gliconeogênese". Nos estados iniciais de jejum, os níveis glicêmicos são mantidos em 75% pela glicogenólise e 25% pela gliconeogênese.[17]

O controle glicêmico é mantido também graças à ação dos hormônios contrarregulatórios, como a epinefrina, o adrenocorticotrófico e o do crescimento.

É provável que a hipoglicemia transitória dos recém-nascidos seja a causa mais comum de hipoglicemia durante o período de amamentação e está frequentemente associada a estoques inadequados de glicogênio ou de substratos proteicos ou por uma função enzimática hepática ainda imatura. Os fatores predisponentes incluem ninhadas prematuras, nascimento de filhotes muito pequenos, fraqueza ou debilidade da fêmea gestante ou diabetes.[17] Os neonatos são mais suscetíveis ao desenvolvimento de episódios hipoglicêmicos do que os adultos. O fígado pequeno, a menor massa muscular e a grande massa encefálica em relação ao tamanho corporal são fatores que os predispõem.[17]

Os estoques de glicogênio hepático no neonato são mínimos e declinam rapidamente durante o jejum. Um estudo demonstrou que as concentrações de glicogênio hepático nos cães decaem rapidamente por volta de 31% da concentração presente ao nascimento após 24 horas. A gliconeogênese, contudo, ocorre no fígado do neonato após 9 horas sem alimentação. Os níveis de glicose sanguínea em cães neonatos saudáveis são mantidos (inicialmente glicogenólise e depois gliconeogênese) por 24 horas em jejum após o nascimento.[28]

As concentrações intra-hepáticas reduzidas de trifosfato de adenosina (ATP) sugerem também que a produção e/ou a

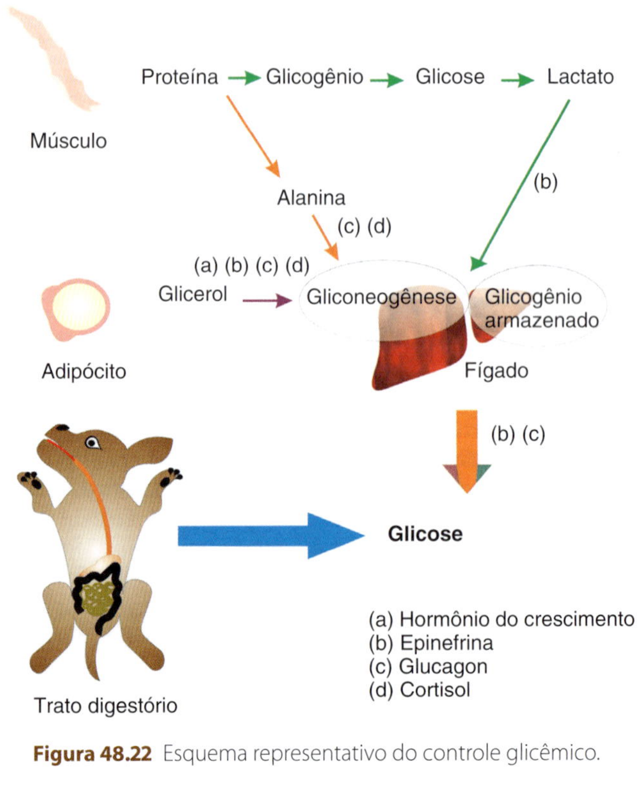

Figura 48.22 Esquema representativo do controle glicêmico.

utilização de energia sofram alteração somente após 3 horas de jejum nos cães recém-nascidos.[28] A glicemia pode ser mantida por um período de 24 horas de jejum, em um neonato saudável; contudo, os neonatos em situações de estresse, devido à depleção dos estoques de glicogênio e à imaturidade funcional hepática, tornam-se rapidamente hipoglicêmicos.[17]

Os gatos, assim como os cães recém-nascidos, não têm os mecanismos de retroalimentação perfeitamente desenvolvidos entre a gliconeogênese e a concentração de glicose sanguínea. Os ajustes glicêmicos são, portanto, delicados. Os gatos são relativamente insensíveis à insulina e apresentam resposta inadequada aos hormônios hiperglicemiantes (epinefrina, glucagon, hormônio do crescimento e cortisol).[28] A epinefrina, um dos hormônios contrarregulatórios essenciais na manutenção da glicemia, não é liberada em resposta à hipoglicemia nos neonatos felinos.[36]

Ao nascimento, os neonatos felinos têm concentração de glicose sanguínea próxima aos valores maternos, contudo apresentam diminuição de 45 mg/dℓ entre as primeiras 4 e 6 horas de vida, e estabilização dos níveis em 70 mg/dℓ nas próximas 72 horas. A hipoglicemia sintomática nos gatos recém-nascidos é definida com níveis séricos abaixo de 50 mg/dℓ, representando risco de óbito iminente.[4]

Filhotes de raças *toy* podem ser suscetíveis ao desenvolvimento de hipoglicemia mais intensa do que filhotes de raças grandes, possivelmente pelas reservas limitadas de glicogênio, mecanismos ainda imaturos de gliconeogênese e glicogenólise e alta demanda metabólica.[17,36]

Além da falta de ingestão láctea e da imaturidade hepática, distúrbios como endotoxemia e sepse colaboram para um intenso declínio na glicemia. A hipotermia, a hipoglicemia e a desidratação, tríade crítica do recém-nascido ou neonato associada à imaturidade imunológica, correspondem às causas mais comuns de vulnerabilidade neonatal.

Manifestações clínicas

Os sintomas do neonato doente constituem-se de choro constante por mais de 20 minutos, diminuição do tônus muscular, incapacidade de mamar ou de permanecer com a mãe ou com a ninhada, mucosas pálidas, acinzentadas ou cianóticas, diarreia, sons intestinais diminuídos a ausentes, perda de peso ou deficiência em ganhar peso. É muito importante diferenciar entre o atraso no crescimento e o desenvolvimento insuficiente do filhote. No primeiro caso, o crescimento é proporcionalmente mais lento quando comparado a outros filhotes da ninhada; já no segundo, o desenvolvimento corporal e mental do neonato é insuficiente, apresenta-se letárgico, abaixo do peso e com prognóstico reservado.

Os neonatos doentes e hipotérmicos apresentam-se frios ao toque, com elevação da frequência respiratória (respiração irregular e superficial), com vocalização aguda na expiração e diminuição da frequência cardíaca, íleo paralítico, depressão, coma e morte. Os filhotes também exibem flacidez muscular e reflexos lentos ou mesmo ausentes. Quando a temperatura do neonato apresenta-se inferior a 35°C, a mãe o separa do resto da ninhada, agravando ainda mais os sinais clínicos.[36]

O neonato desidratado deixa de mamar, chora, perde sua vitalidade e, embora apresente perda de elasticidade cutânea ao esticar a pele e liberá-la, este não é o indicador mais fidedigno da desidratação em neonatos. O principal sinal é a perda de peso, sendo imprescindível o controle da curva de peso em um neonato. Outros sinais de desidratação incluem mucosas secas e sem brilho e urina de coloração amarelada, indicando discreta concentração urinária.

Os sinais clínicos da hipoglicemia se sobrepõem aos da desidratação e da hipotermia, sendo extremamente comuns nos neonatos doentes. O animal com hipoglicemia apresenta depressão, hipotermia, desidratação, enfraquecimento, impossibilidade de mamar, choros contínuos até o esgotamento e, consequentemente, bradicardia, respiração irregular e alterações neurológicas, que vão de discretas até convulsões que precedem o coma e a morte. Por meio dos sinais neurológicos, pode-se diferenciar a hipoglicemia da desidratação.[2]

Diagnóstico

A conduta clínica para identificar as possíveis causas do definhamento neonatal baseia-se em avaliação clínica completa, incluindo história, exame físico, exames laboratoriais, testes imunológicos, eletrocardiograma, ultrassonografia e exame radiográfico.[17]

O exame físico completo do neonato deve ser realizado em superfície aquecida, a fim de evitar ou não piorar a hipotermia, e deve envolver avaliação do peso corporal (adequado para a faixa etária/índice de crescimento insuficiente); temperatura corporal (35°C a 36,7°C); frequências cardíaca e respiratória (FC = 220 bpm; FR = 10 a 35 mpm); auscultação cardíaca para detecção de sopros (fisiológico, inocente ou patológico); reflexos do neonato (endireitamento, da procura e da sucção); inspeção da região umbilical (detecção de aumento de volume ou exsudação); inspeção e palpação para detecção de defeitos congênitos (fenda palatina, fontanelas abertas, atresia anal, fistula retovaginal); estado de hidratação (umidade das mucosas, coloração da urina, peso); e análise do desenvolvimento neonatal adequado para o período (abertura das pálpebras e condutos auditivos, dominância flexora e extensora, manter-se em estação e caminhar, aparecimento dos dentes decíduos).[32]

Os exames laboratoriais no neonato exibem particularidades importantes inerentes à faixa etária que devem ser conhecidas para a correta interpretação do resultado. As coletas sanguíneas representam, muitas vezes, verdadeiros desafios pelo pequeno tamanho do paciente. As coletas sanguíneas podem ser obtidas pela veia jugular, mas não devem ultrapassar 10% do volume sanguíneo em 24 horas (volume sanguíneo do neonato = 6,8 mℓ/100 g de peso). A avaliação laboratorial mínima envolve hematócrito, proteína total, ureia, glicose, análise de esfregaço sanguíneo e contagem de leucócitos. Após a punção da veia jugular, deve-se evitar a formação de hematomas no local e maior perda sanguínea.[32] O hemograma normalmente exibe anemia normocítica normocrômica branda que tende a ser mais grave nas infestações parasitárias. A contagem leucocitária varia em neonatos com infecção, podendo-se observar trombocitopenia e leucocitose moderada a intensa. Neonatos em sepse ou com infecções virais exibem leucopenia. A hipoglicemia é um achado consistente, contudo não específico em neonatos. Outras alterações na bioquímica sanguínea dependem do órgão especificamente envolvido.[37]

A coleta de urina e de fezes é facilmente obtida pela estimulação do reflexo da micção e defecação. A densidade específica da urina dos neonatos é baixa (1,006 a 1,017), sendo a concentração de 1,015 indício de desidratação. O processamento de amostras fecais por centrifugação, em conjunto com o exame direto com solução salina, auxiliam o diagnóstico de infecções por *Campylobacter* spp. e *Salmonella* spp., giardíase, coccidiose ou outros parasitas intestinais.[37,52]

Na suspeita de infecções virais, testes imunológicos como sorologia e PCR são úteis, contudo a coleta para esses testes deve ser realizada no princípio da infecção, quando a eliminação viral ainda está presente. Infecções bacterianas exigem cultura e antibiograma para o diagnóstico correto, mas, nos quadros de septicemia, a coleta de uma quantidade mínima de sangue necessária (5 mℓ) é, muitas vezes, inviável.[37]

Os exames radiográficos, ultrassonográficos e por tomografia são de grande auxílio na identificação de afecções como hidrocefalia, desvio portossistêmico, anomalias cardíacas congênitas, entre outras.

O exame diagnóstico mais útil em situações em que vários neonatos de uma mesma ninhada são acometidos é a realização da necropsia. O exame *post mortem* deve ser realizado por profissional especializado e tão rápido quanto possível logo após a morte do neonato, para evitar as alterações provocadas pela autólise. O neonato não deve ser congelado, o que provoca rompimento tecidual, prejudicando o exame microscópico. O material das lesões significativas deve ser colhido de maneira asséptica e congelado para posterior análise microbiológica (viral, bacteriana, fúngica) ou toxicológica. Se as alterações histopatológicas exibem evidências de infecção ou lesões tóxicas, as amostras congeladas são encaminhadas a laboratórios especializados para isolamento, cultura ou análise toxicológica.[15,17,37,53]

Algumas alterações macroscópicas observadas durante a necropsia auxiliam no diagnóstico, por exemplo, estômago vazio ou preenchido com ar em conjunto com vesícula biliar repleta são indícios de que o neonato não foi alimentado. Por outro lado, a repleção estomacal pode indicar morte súbita (traumas ou afecções hiperagudas) ou disfunção gastrintestinal; petéquias em timo e hemorragias em diversos órgãos sugerem septicemia; bexiga repleta pode indicar falta de cuidado materno ou disfunção renal; pulmões colapsados exibem coloração vermelho-escura e não flutuam quando imersos em água, indicando natimortalidade.[37]

Tratamento

O tratamento adequado do neonato doente melhora as chances de sobrevivência e, embora exija tempo, dedicação, cuidados intensivos e monitoramento constante, pode ser extremamente compensador. A causa exata da síndrome do definhamento do neonato nem sempre é evidente, contudo o tratamento de suporte e sintomático deve ser iniciado o mais rápido possível enquanto se prossegue com a investigação diagnóstica.

Um neonato doente, independentemente da causa, representa uma urgência e, devido à imaturidade fisiológica, deve-se manter a temperatura corporal com reaquecimento progressivo e controle a cada hora; instaurar fluidoterapia adaptada às necessidades do paciente; avaliar a eficácia do tratamento e controlar o risco de hiper-hidratação até que o filhote volte a mamar normalmente; controlar o ambiente em que o neonato se encontra.

O tratamento do neonato em síndrome pode ser definido, portanto, como padrão, uma vez que independe da causa. Sua realização é feita em etapas que exigem monitoramento constante e, desse modo, internação do paciente (Quadro 48.3).

O aquecimento do neonato deve ser gradual, durando cerca de 1 a 3 horas, pois o aquecimento rápido resulta em vasodilatação periférica, colapso circulatório e morte. Os métodos empregados para o aquecimento incluem incubadoras (Figura 48.23) (fornece aquecimento interno), bolsas ou garrafas com água quente. Embora o uso de colchões elétricos seja indicado, o aquecimento promovido por estes não é uniforme, ocasionando queimaduras no neonato. Lâmpadas incandescentes ou infravermelhas são interessantes, contudo devem ser colocadas a uma distância mínima de 30 a 40 cm e sob supervisão para evitar acidentes. Durante o aquecimento, deve-se mudar o decúbito do neonato e registrar sua temperatura retal de hora em hora (Figuras 48.24 e 48.25).

QUADRO 48.3 Tratamento padrão do neonato doente.

Avaliação geral do neonato
- Viabilidade neonatal (reflexo de sucção, do endireitamento e da procura)
- Peso (em gramas) e avaliação da desidratação (mucosa, peso, coloração da urina)
- Escolha da via de administração de fluidos de acordo com a gravidade (subcutânea [SC], intravenosa [IV], intraóssea [IO])
- Coleta de sangue para hematócrito, proteínas totais, esfregaço sanguíneo e glicemia

Aquecimento do neonato
- Bolsas de água quente, incubadoras, circuladores de ar quente, cobertores elétricos de água circulante
- Não colocar o neonato diretamente sobre a superfície aquecida
- Aquecimento lento progressivo de 30 min a 1 h
- Mudança de decúbito a cada hora
- Temperatura retal a cada hora

Fluidoterapia
- Pesar o neonato
- Solução cristaloide NaCl 0,9%; NaCl 0,45%; glicose 5%; lactato de Ringer ou simples aquecida (37°C)
- Suplementação do fluido administrado com potássio, se concentração sérica ≤ 2,5 mmol/ℓ
- Administração lenta de fluidos (SC, IV, IO):
  - Cães (4 mℓ/100 g); gatos (2 a 3 mℓ/100 g) administrado em *bolus* a cada 30 min até a estabilização OU
  - Cães (4 mℓ/100 g); gatos (2 a 3 mℓ/100 g) + infusão contínua da manutenção diária (6 a 18 mℓ/100 g/24 h)
- Em casos de anemia ou hipoproteinemia, administrar sangue total, plasma ou coloides na dose de 2 mℓ/100 g em 4 h

Reposição de glicose
- Administração de glicose 25% em *bolus* (1 mℓ/100 g), se glicemia < 30 a 40 mg/dℓ e/ou ocorrência de sintomas (convulsões ou depressão profunda)
- Administração de glicose 2,5 a 5% (IV, IO) para manutenção
- Manutenção da glicemia entre 80 e 200 mg/dℓ

Antibióticos
- Coleta de amostras (sangue total, urina, exsudatos, fezes), antes da terapia antimicrobiana
  - Hemocultura: coletar 1 mℓ de sangue total de forma asséptica e inocular diretamente em meio enriquecido (5 a 10 mℓ), observar o crescimento entre 6 e 18 h
  - Urocultura: coletar urina por cistocentese e realizar cultura
  - Exsudatos e fezes: coletar e realizar cultura
- Tratamento empírico com antimicrobianos imediatamente após a coleta de material para cultura
  - Cefoxitina (10 a 12 mg/kg IV, 6 a 8 h)
  - Ceftriaxona (25 a 50 mg/kg IV, IO, 12 h)
- Ajuste da dose e intervalo do agente antimicrobiano empregado
- Administração de antimicrobiano (IV, IO)

Oxigênio e suporte nutricional
- Administrar oxigênio por máscara, cateter intranasal ou incubadora para evitar hipoxia tissular
- Encorajar o neonato a alimentar-se quando estiver normotérmico e adequadamente hidratado

Monitoramento da eficácia do tratamento padrão
- Avaliar a evolução do quadro clínico, observando o comportamento geral do neonato e reflexos de viabilidade
- Avaliar o *status* cardiorrespiratório (monitorar os riscos de hiper-hidratação e edema pulmonar)
- Pesar o neonato (3 a 4 vezes/dia), observar a umidade das mucosas, o tempo de preenchimento capilar, o débito e a coloração da urina e avaliar a hidratação adequada

O neonato apresenta termotropismo positivo, contudo, quando em tríade crítica, seus movimentos encontram-se diminuídos ou ausentes, o que aumenta o risco de queimaduras. Após o aquecimento, o neonato deve ser mantido à temperatura ambiente entre 29,4 e 35°C, sob umidade relativa do ar de 55 a 65%, para manter-se na zona de neutralidade térmica, impedindo que a hipotermia recidive e evitando a elevação acima da temperatura adequada para a faixa etária.[32]

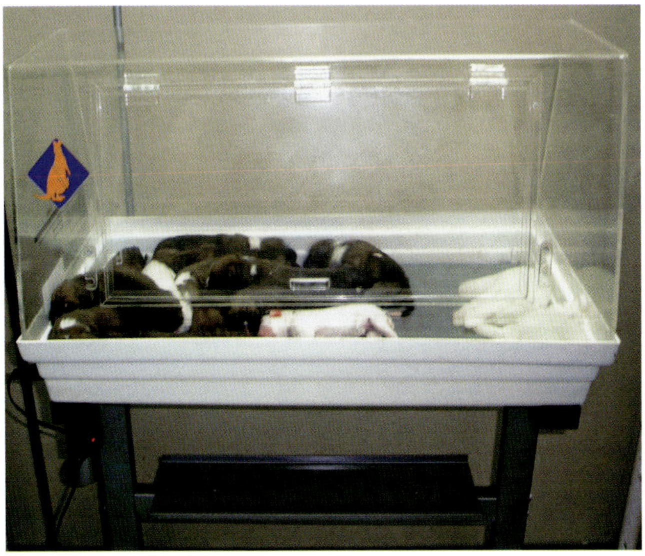

Figura 48.23 Neonatos aquecidos em incubadora.

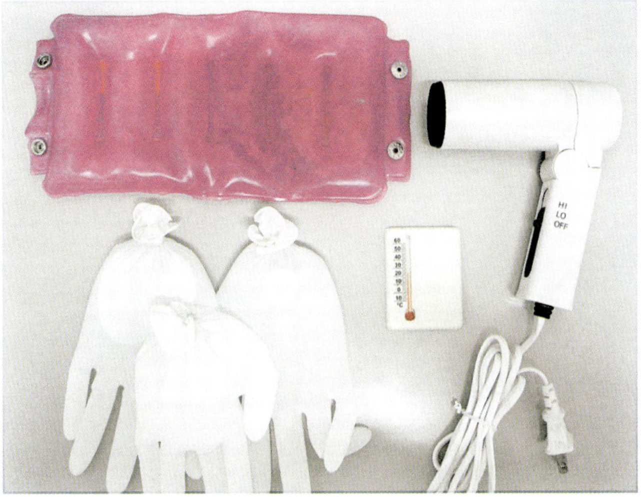

Figura 48.24 Métodos de aquecimento do neonato.

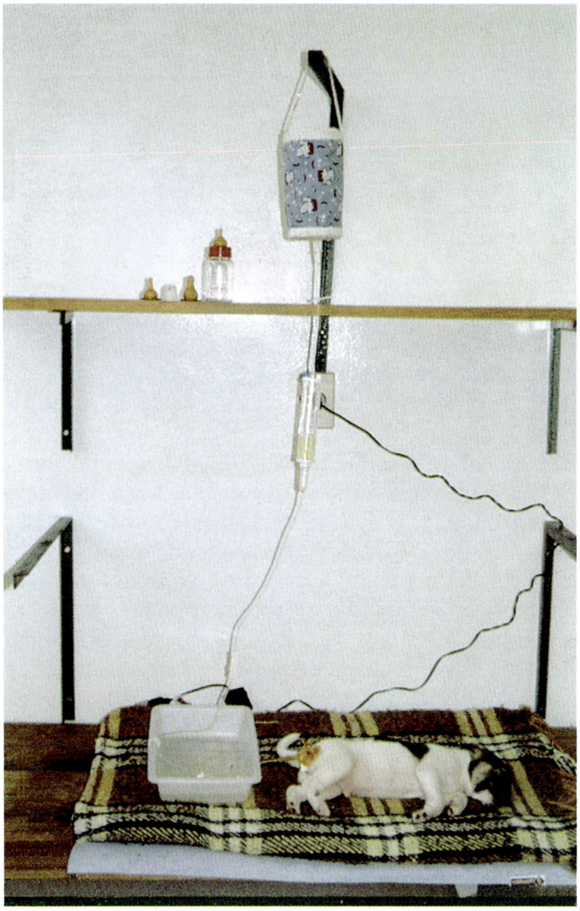

Figura 48.25 Neonato aquecido por colchão térmico e fluidoterapia por via intraóssea.

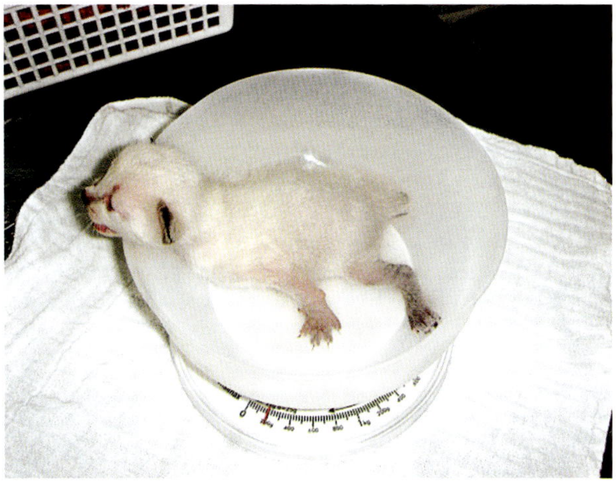

Figura 48.26 Pesagem do neonato.

O reaquecimento interno pode ser conseguido pela administração de fluidos aquecidos pelas vias intravenosa, intraóssea ou como enemas. A alimentação deve ser adiada até a temperatura normalizar-se e os sons dos borborigmos estarem presentes, pois a digestão não ocorre com o neonato em hipotermia.[36]

O propósito da fluidoterapia é o restabelecimento do equilíbrio hídrico adequado adaptado ao grau de desidratação do neonato, lembrando que as necessidades de fluidos dos neonatos excedem as dos adultos, contudo não toleram grandes volumes hídricos.

A avaliação do neonato em tríade determina, portanto, o tipo de fluido a ser escolhido, a via e a velocidade de administração, bem como a posologia. A estimativa do déficit de desidratação em um neonato é realmente difícil. A elasticidade cutânea, muitas vezes, não é um marcador fidedigno, devido ao alto teor de líquido presente no meio extracelular e não deve ser utilizada sozinha. Outros sintomas, como umidade das mucosas, coloração da urina e, sobretudo, a perda de peso corporal, além dos dados laboratoriais, como hematócrito e proteínas totais, também auxiliam na determinação (Figura 48.26).

O déficit de hidratação em neonatos é estimado em leve ou 5% (perda discreta da elasticidade cutânea e mucosas ressecadas), moderado ou 6% (perda acentuada da elasticidade cutânea, mucosas avermelhadas e ressecadas, urina de coloração mais intensa ou densidade urinária de 1,015) e intenso ou 8% (déficit grave, oligúria e depressão).

Os fluidos podem ser administrados pelas vias intravenosa, intraóssea, subcutânea e intraperitoneal (Figura 48.27). A via intravenosa é de difícil acesso no neonato, devido ao pequeno comprimento dos membros e ao tamanho das veias, contudo pode ser empregada. Os cuidados gerais, como realização de tricotomia e antissepsia, são os mesmos empregados em adultos, tomando-se apenas o cuidado em relação à hipotermia quando se prossegue a desinfecção (Figura 48.28). A via intraóssea é uma alternativa lógica diante da ausência de uma via venosa para a administração de líquidos. Os locais e cuidados para a utilização

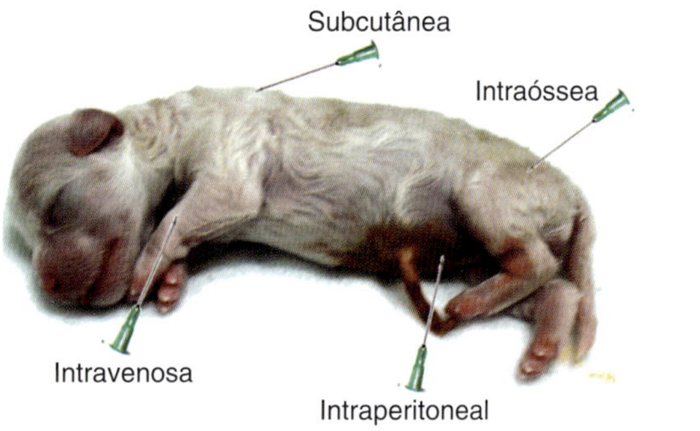

Figura 48.27 Vias de aplicação do medicamento no neonato.

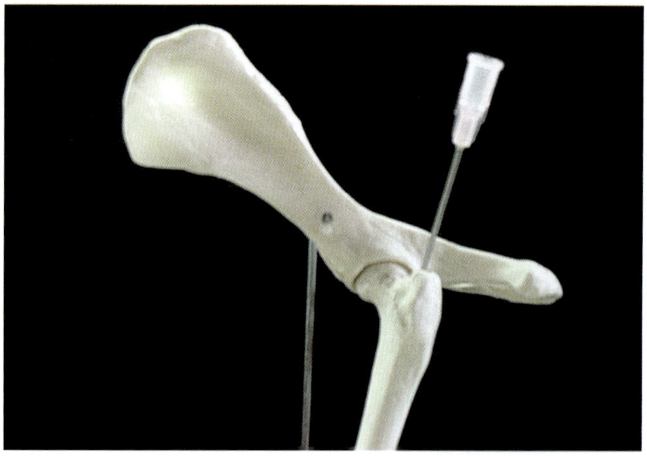

Figura 48.29 Via intraóssea na fossa trocantérica.

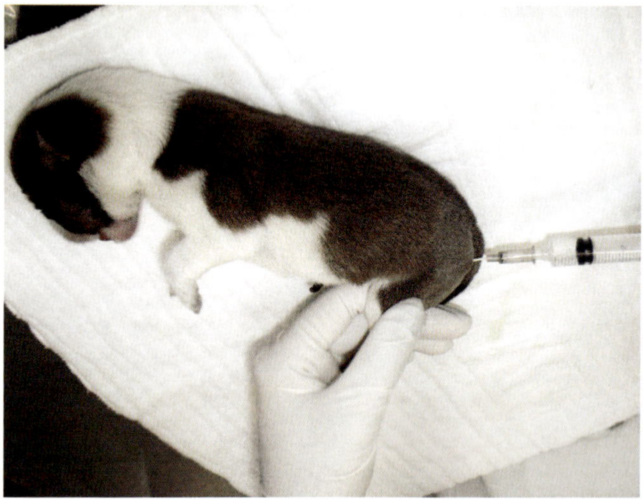

Figura 48.30 Via intraóssea para administração de medicamentos em neonato.

dessa via já foram descritos no capítulo anterior sobre introdução à neonatologia (Figuras 48.29 e 48.30). A via subcutânea é a mais adequada para a manutenção de neonatos estáveis, pois a absorção é lenta, contudo se deve considerar a temperatura do neonato, do ambiente e do fluido a ser administrado. Essa via não deve ser empregada nos casos de choque hipovolêmico nem para a administração de glicose em concentração superior a 5%. A via intraperitoneal é descrita por alguns autores, mas apresenta desvantagens, como risco de perfuração de órgãos abdominais, peritonite, indução de hipotermia e absorção diminuída (24 a 48 horas) nos casos de hipotensão e/ou hipovolemia. A via oral para administração de medicamento deve ser utilizada apenas quando o neonato apresentar-se normotérmico e hidratado (Figura 48.31).[2,17,36]

A administração de fluidos em neonatos deve ser precisamente calculada por meio do peso corporal e controlada utilizando-se equipo de microgotas (60 gotas/min), reguladores de fluxo ou bomba de infusão de seringa (Figura 48.32).

A fluidoterapia neonatal pode ser feita utilizando soluções cristaloides isotônicas sempre aquecidas (37°C) de cloreto de sódio 0,45%, lactato de Ringer e ringer simples, adicionados de glicose 2,5, 5, 10 e 25% nos casos de hipoglicemia. A utilização da solução cristaloide de lactato de Ringer é indicada para hipovolemia e hipoglicemia intensas. Nesses casos, a privação de energia cerebral é suprida pela conversão de lactato em substrato energético. Antes da administração, os fluidos devem ser aquecidos à temperatura corporal do neonato (35°C a 37°C). A velocidade da infusão intravenosa ou intraóssea de fluido é de 4 mℓ/100 g de peso em cães e 2 a 3 mℓ/100 g em gatos, administrado em *bolus* (por 5 a 10 minutos) em intervalos de 30 minutos

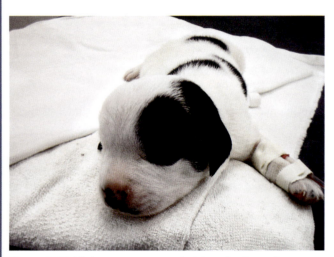

Figura 48.28 Via intravenosa para administração de medicamentos em neonato.

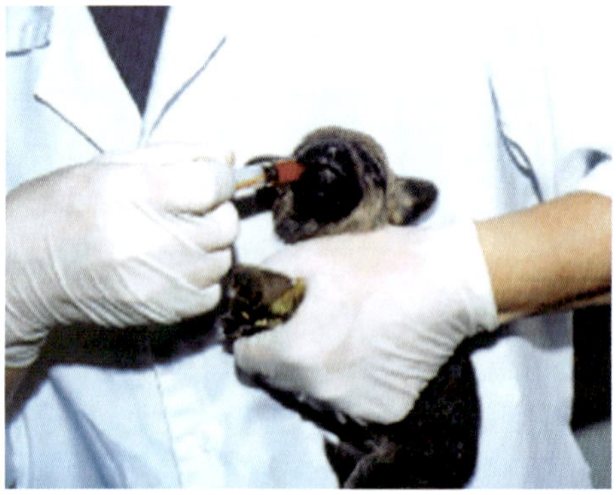

Figura 48.31 Via oral para administração de medicamentos em neonato.

até a estabilização do paciente ou uma dose seguida de infusão contínua de manutenção diária (6 a 18 mℓ/100 g/24 h).[2,17,36]

Fluido neonato

Em neonatos hipoglicêmicos (30 a 40 mg/dℓ), deve-se proceder à administração de glicose a 25% em *bolus* na dose de 1 mℓ/100 g de peso corporal intravenosa ou intraóssea, seguida de infusão contínua da manutenção diária com fluidos isotônicos suplementados com glicose 2,5 ou 5% intravenosa ou subcutânea.

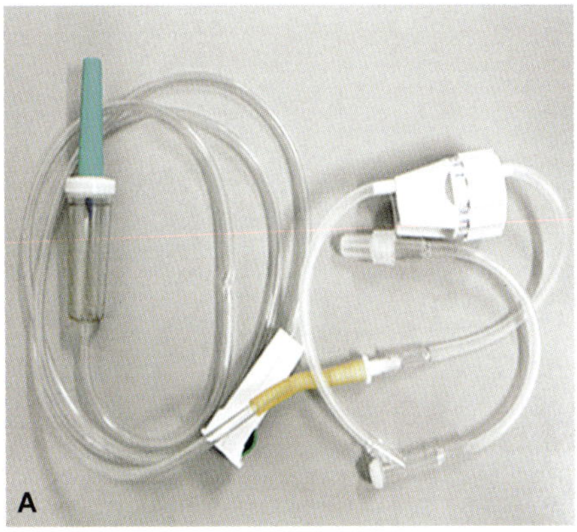

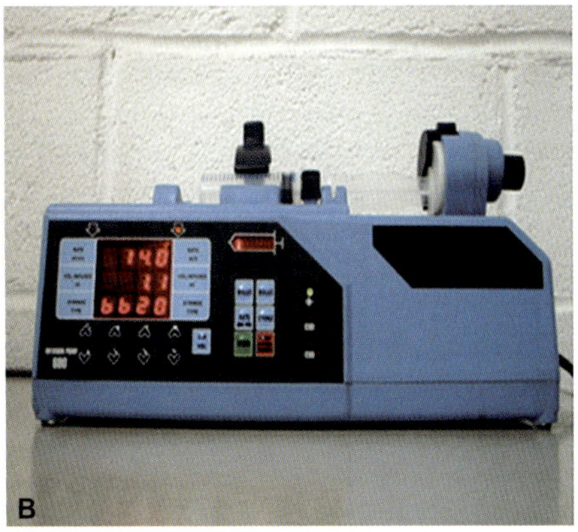

Figura 48.32 **A.** Bomba de infusão para seringa. **B.** Equipo microgotas e regulador de fluxo para administração de fluidos em neonatos.

Deve-se evitar a administração subcutânea de soluções com glicose hipertônica.[28,32] A glicemia deve ser constantemente monitorada (duas a quatro vezes por dia), evitando hiperglicemia (neonatos são relativamente insensíveis à insulina) e diurese osmótica, que provoca desidratação.

Durante o tratamento padrão para a tríade crítica, deve-se avaliar a temperatura corporal e os reflexos do neonato. O retorno do reflexo da sucção, do endireitamento e da procura indica bom prognóstico. Se a hidratação e a temperatura corporal estiverem normais, a glicose pode ser administrada por via oral, 1 a 2 mℓ de glicose 5 ou 10%. Durante a realização do tratamento, a investigação diagnóstica para identificar e tratar a etiologia subjacente deve ser contínua.

A administração de vitamina K_1 (0,01 a 0,1 mg, SC ou intramuscular) deve ser feita a qualquer neonato doente com menos de 48 horas de vida ou que exiba sinais de hemorragia. Ao nascimento, os neonatos apresentam níveis diminuídos de trombina, sendo mais propensos ao desenvolvimento de quadros hemorrágicos quando comparados aos adultos.[17,32,36]

Após o retorno à homeostasia hídrica e térmica, o tratamento deverá ser mantido até que o filhote seja capaz de alimentar-se sozinho. Quando o reflexo da sucção estiver presente e os borborigmos intestinais percebidos à auscultação, deve-se providenciar o suporte nutricional ao neonato (Quadro 48.4), fornecendo sucedâneos lácteos por meio de mamadeira (Figura 48.33) ou sonda orogástrica. A sonda orogástrica é colocada mensurando o tamanho da sonda a ser introduzida (da ponta do focinho até a última costela do neonato) e então cuidadosamente inserida. Normalmente, o neonato deglute a sonda, contudo a colocação inadequada na traqueia deve ser evitada, uma vez que, até 10 dias de vida, o neonato não apresenta reflexo de engasgo (Figuras 48.34 e 48.35).

QUADRO 48.4 Suporte nutricional do neonato.

Criação artificial do neonato | Causas e duração de orfandade

- Relacionadas com os neonatos:
  - Ninhada numerosa (parcial/temporária)
  - Neonatos com defeitos congênitos (total/definitiva)
  - Neonatos debilitados que não ganham peso (parcial/temporária)
  - Neonatos abandonados (total/definitiva)
- Relacionadas com a mãe:
  - Rejeição (total/temporária/definitiva)
  - Óbito durante o parto (total/definitiva)
  - Ninhada numerosa (parcial/temporária)
  - Comportamento materno inadequado (parcial/temporária/definitiva)
  - Canibalismo (total/definitiva)
  - Agalactia (parcial/temporária/definitiva)
  - Mastite, metrite, síndrome do leite tóxico (parcial/temporária/definitiva)
- Eclâmpsia (temporária/definitiva)

Composição do leite materno

- Proteínas:
  - Colostro de cadela (4,3%)
  - Leite de cadela (7,5%)
  - Leite de gata (9,5%)
  - Leite de vaca (3%)
- Lactose:
  - Colostro de cadela (4,4%)
  - Leite de cadela (3,8%)
  - Leite de gata (4%)
  - Leite de vaca (4,7%)
- Gordura:
  - Colostro de cadela (2,4%)
  - Leite de cadela (9,4%)
  - Leite de gata (6,8%)
  - Leite de vaca (3,5%)
- Energia:
  - Colostro de cadela (64 kcal/100 mℓ)
  - Leite de cadela (146 kcal/100 mℓ)
  - Leite de gata (142 kcal/100 mℓ)
- Leite de vaca (68 kcal/100 mℓ)

Sucedâneo lácteo

- Dieta caseira:
  - Receita para cães:
    - 800 mℓ de leite integral
    - 200 mℓ de creme de leite
    - 1 gema de ovo
    - 2.000 UI de vitamina A
    - 500 UI de vitamina D
    - 1 a 2 gotas de limão
  - Receita para gatos:
    - 90 mℓ de leite integral
    - 120 mℓ de iogurte integral
    - 3 a 4 gemas de ovo
    - 90 mℓ de água
- Produto comercial específico
- Dieta comercial adaptada (Hill's®/dia)

Manejo nutricional | Necessidades calóricas do neonato – 22 a 26 kcal/100 g/dia

- Dose:
  - Semana 1 (13 mℓ/100 g de peso/dia)
  - Semana 2 (17 mℓ/100 g de peso/dia)
  - Semana 3 (20 mℓ/100 g de peso/dia)
  - Semana 4 (22 mℓ/100 g de peso/dia)
  - Frequência (a cada 6 a 8 vezes/dia)
  - Formas de administração (mamadeira ou sonda orogástrica)
  - Cuidados gerais:
    - Capacidade estomacal do neonato (5 a 6 mℓ/100 g de peso)
    - Não administrar o sucedâneo lácteo a neonatos hipotérmicos
    - Posicionamento correto para administração
    - Monitoramento do ganho de peso (2 a 4 g/kg peso antecipado quando adulto)
    - Estimulação anogenital (realizada a cada administração)
    - Necessidades hídricas (6 a 18 mℓ/100 g de peso/dia)
    - Providenciar socialização do filhote a partir da 3ª semana de vida
    - Monitorar possíveis complicações (diarreia, pneumonia por aspiração, timpanismo, catarata nutricional, desnutrição)

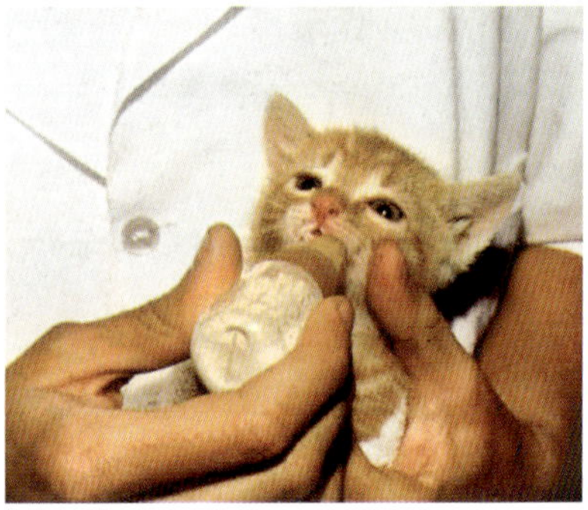

Figura 48.33 Administração de leite a neonato com mamadeira.

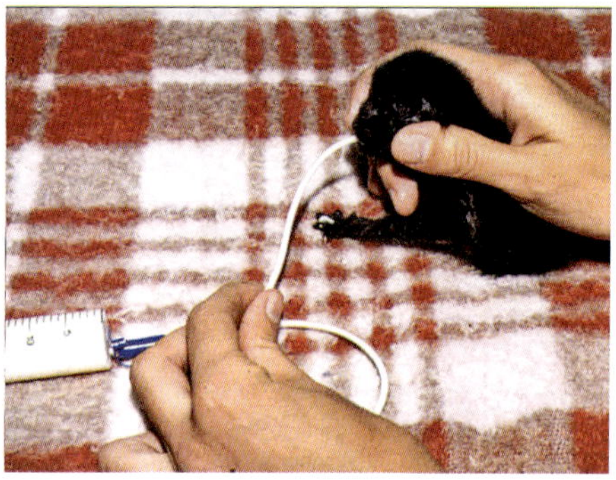

Figura 48.35 Administração de leite a neonato com sonda orogástrica.

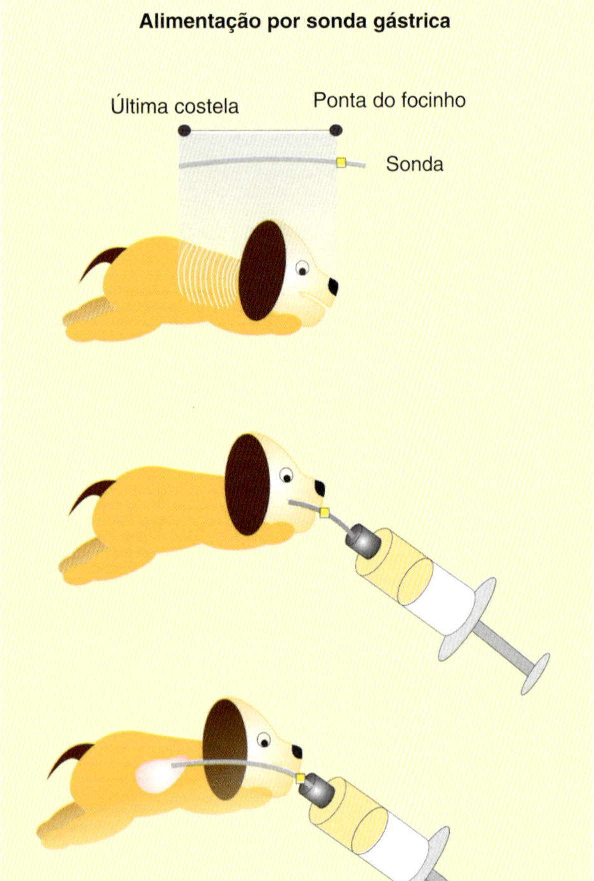

Figura 48.34 Passo a passo para colocação da sonda orogástrica em neonato.

INFECÇÕES BACTERIANAS NO NEONATO

Anatomia e fisiologia

A placenta do tipo endoteliocorial da cadela e da gata não permite a passagem significativa de imunoglobulinas. Os anticorpos passivos específicos são transmitidos ao filhote essencialmente pelo colostro, quando os níveis séricos maternos são adequados, uma vez que a via transplacentária não fornece mais que 5 a 10% da transmissão de anticorpos passivos.[2]

No colostro, o título de anticorpos neutralizantes transmitido é, no máximo, 2 dias (48 horas) após o parto. A permeabilidade intestinal é máxima no neonato para as gamaglobulinas colostrais entre as 2 e 24 primeiras horas de vida.

A taxa sérica de anticorpos neonatais alcança os valores máximos entre 8 e 24 horas de vida, apresentando variação individual de acordo com o nível de anticorpos maternos, o número de neonatos da ninhada, a precocidade da primeira mamada e a permeabilidade intestinal. A maturidade imunológica do filhote somente é alcançada por volta de 90 a 120 dias de vida.[2,4,5]

As infecções bacterianas neonatais estão, portanto, relacionadas com a imaturidade imunológica, as características fisioanatômicas da placenta e a quantidade de anticorpos ingeridos e absorvidos pelo colostro.[5]

Definição

As infecções bacterianas podem ser localizadas, como onfaloflebite (Figura 48.36), conjuntivite neonatal (*ophthalmia neonatorum*), piodermite ou dermatite neonatal, abscessos (Figuras 48.37 e 48.38), ou generalizadas, como a síndrome do leite tóxico e a septicemia neonatal (Figura 48.39).[2,3]

A onfaloflebite e/ou onfalite é definida como inflamação frequentemente provocada por infecção da região umbilical envolvendo os vasos umbilicais. O cordão umbilical é constituído pela membrana amniótica, veias e artérias umbilicais e úraco. A membrana amniótica do cordão umbilical enrola-se durante o nascimento e, aos poucos, a veia umbilical e o úraco fecham-se, mas permanecem temporariamente do lado externo do umbigo. As artérias umbilicais retraem-se até a região superior da bexiga. O corte do cordão umbilical é realizado pelo cirurgião, no caso de parto distócico, e pela cadela ou gata, no caso de parto normal. Após 24 horas do nascimento, torna-se seco e prepara-se para se desprender e, entre 36 e 48 horas do nascimento, ocorre queda ou desprendimento dele. A falta de

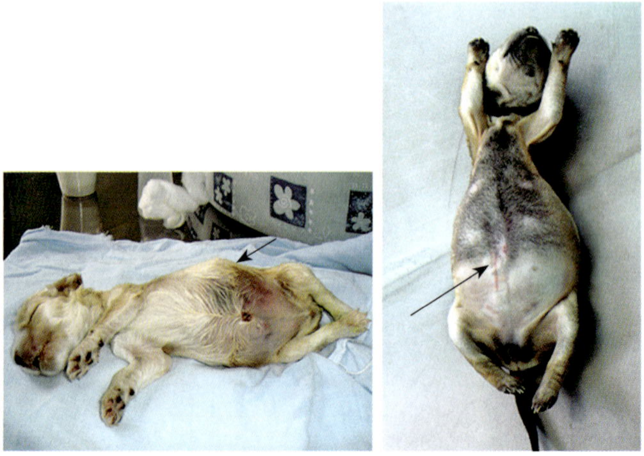

Figura 48.36 Onfaloflebite. As *setas* apontam a dilatação abdominal e a alteração na coloração da região umbilical dos neonatos.

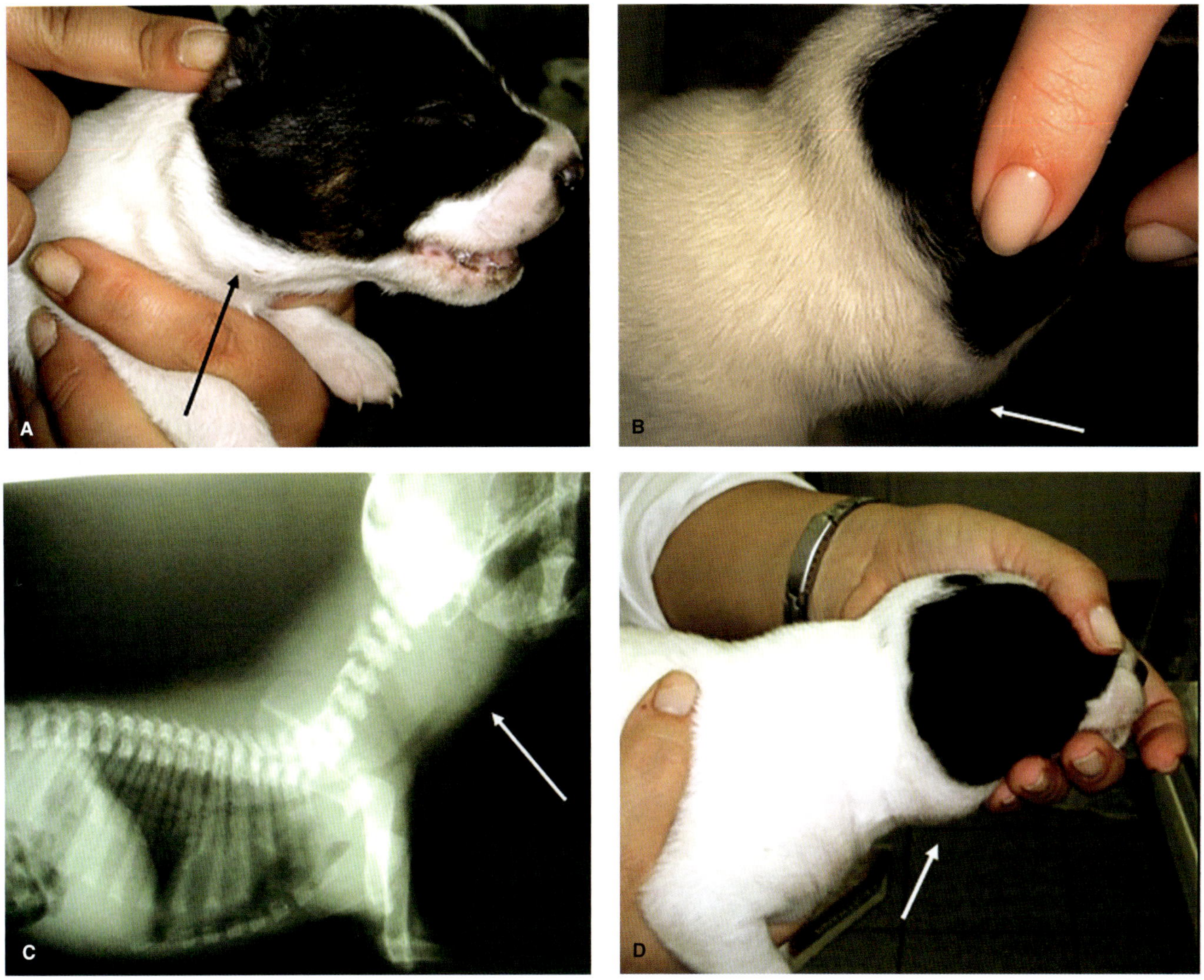

Figura 48.37 **A** a **D.** Abscesso na região cervical de neonato. Notar o aumento de volume na região cervical no exame radiográfico (**C**).

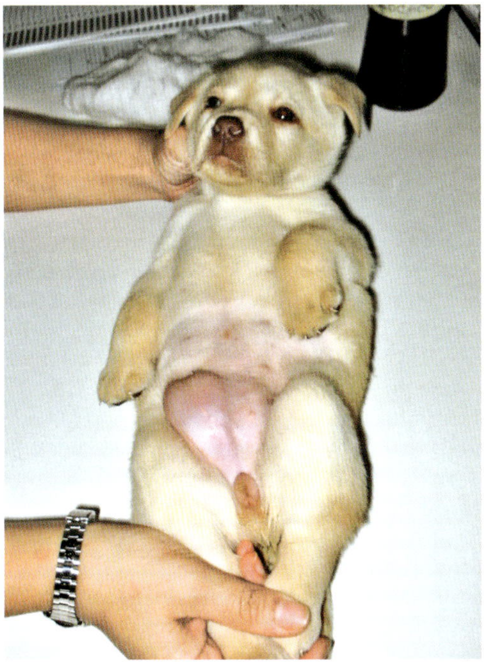

Figura 48.38 Abscesso na região inguinal em filhote.

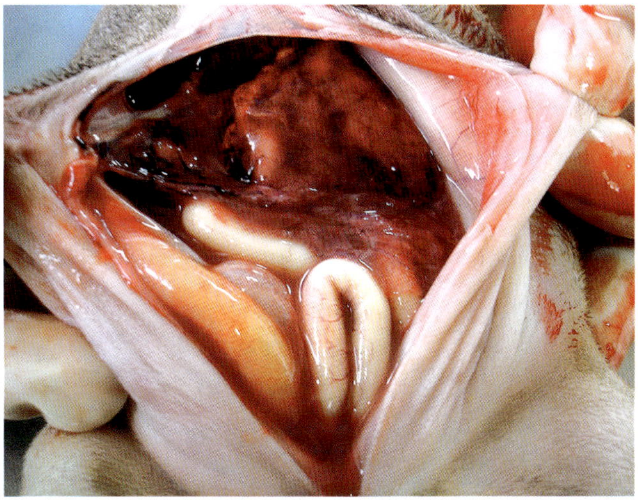

Figura 48.39 Peritonite e septicemia neonatal. À necropsia, observa-se hemorragia peritoneal e abscesso hepático.

antissepsia da cicatriz umbilical, com a ausência de higiene, são fatores predisponentes para o desenvolvimento das onfalites e/ou onfaloflebites.[38]

A conjuntivite neonatal, também conhecida como *ophthalmia neonatorum*, compreende a infecção da conjuntiva ou da córnea antes ou imediatamente após a abertura das pálpebras no neonato. Acredita-se que a fonte de infecção seja a passagem pelo canal do parto ao nascimento ou ambientes mal higienizados (caixa-maternidade).

As piodermites ou dermatites neonatais caracterizam-se por infecção cutânea superficial generalizada ou localizada, adquirida pelo contato entre a pele do filhote e elementos contaminados: boca da mãe, canal do parto, maternidade com cuidados escassos de higiene, mãos mal higienizadas no manuseio da ninhada, doenças de pele da mãe, entre outras.[16,17]

A síndrome do leite tóxico é o conjunto de sintomas clínicos provocado pela incompatibilidade ao leite materno da cadela ou da gata ou toxinas presentes nele. Frequentemente, as bactérias ou toxinas são oriundas de afecções maternas, como mastites, metrites ou subinvolução uterina.

A septicemia neonatal representa a resposta sistêmica à infecção generalizada aguda produzida por um ou mais agentes bacterianos, favorecida pela falta de ingestão do colostro pelo neonato, por infecções maternas como metrite, mastite e onfaloflebite, entre outras, pelo alto índice de contaminação do ambiente em que o neonato se encontra e também por procedimentos cirúrgicos no neonato realizados sem antissepsia prévia adequada.

Incidência

A verdadeira incidência das infecções bacterianas em filhotes é desconhecida. Segundo Prats *et al.*,[2] a infecção superaguda (septicemia) caracteriza-se por mortalidade repentina dos filhotes entre 5 e 6 dias até 4 semanas de vida. Neonatos órfãos que não tenham ingerido o colostro não dispõem de anticorpos e, portanto, são especialmente sensíveis às infecções.[2]

Quando as infecções bacterianas superam a habilidade do sistema imunológico em manter a proteção adequada, há o desenvolvimento da afecção clínica. A invasão bacteriana que ocorre regularmente logo após o nascimento raramente acarreta infecção. Contudo, quando bacteriemia intensa se estabelece em filhotes de 4 a 16 semanas de vida, segundo Hoskins,[12] a gravidade da infecção influencia a sobrevivência. Os fatores que predispõem os filhotes ao desenvolvimento de infecções bacterianas oriundas da própria microbiota incluem nutrição inadequada, imaturidade do sistema termorregulador, infecções virais e parasitárias e defeitos hereditários do sistema imunológico.[17]

Etiologia e fisiopatologia

Os principais agentes bacterianos envolvidos nas infecções neonatais são *Staphylococcus aureus*, *Streptococcus* beta-hemolítico, *Mycoplasma, Ureaplasma, Corynebacterium* e *Escherichia coli*.[4,16,17]

As bactérias do gênero *Staphylococcus* são anaeróbias facultativas, cocos gram-positivos que se agrupam de maneira semelhante a cachos de uva. Estão presentes na pele e nas mucosas do trato respiratório superior e urogenital inferior como comensais, mas também podem ser oportunistas, causando infecções piogênicas.[39]

Após o nascimento, os neonatos adquirem o *Staphylococcus* da microbiota materna nas primeiras semanas de vida. A colonização bacteriana neonatal por esse agente inicia-se pela cavidade oral, seguida da pele da região abdominal e pelas mucosas nasal e anal.[40]

Os *Staphylococci* são caracterizados por serem coagulase-positivos (capacidade de coagular o plasma), apresentarem cápsula polissacarídea, ácido teicoico e proteína A, que são fatores que interferem na opsonização e consequente fagocitose dessa bactéria.[41]

Todas as espécies de *Staphylococcus* são potencialmente patogênicas, contudo a espécie mais envolvida nas infecções neonatais parece ser o *Staphylococcus aureus*, capaz de induzir abortos, nascimento de filhotes fracos ou mortos, enterites, infecções dérmicas e septicemias.[2]

Os *Streptococcus* são cocos gram-positivos que se agrupam em um só plano em cadeia de tamanhos variáveis. São encontrados normalmente nas mucosas do trato respiratório superior e no trato urogenital inferior como agentes comensais, mas também podem se tornar patogênicos.[39,41,42] O *Streptococcus* beta-hemolítico é mais patogênico do que os produtores de alfa-hemólise e seus fatores de virulência são as enzimas e exotoxinas que apresenta.[42] As infecções provocadas pelo *Streptococcus* beta-hemolítico podem levar o animal a apresentar vômito, colite, onfaloflebite, pneumonias, septicemias, enterite, choque e até morte.[16]

O *Streptococcus agalactiae* é associado principalmente a septicemia neonatal e metrite pós-parto em humanos e mastite em vacas. As infecções associadas a *Streptococcus* do sorogrupo G levam a onfaloflebite e septicemia neonatal em gatos. A fonte de infecção é o epitélio vaginal da gata. A bactéria alcança a circulação por meio da veia umbilical, atingindo a cavidade peritoneal, ou pelo ducto venoso e pela circulação portal hepática, resultando em bacteriemia. Vários neonatos de uma mesma ninhada podem ser acometidos, contudo apresenta-se mais frequente na primeira ninhada de gatas jovens (< 2 anos). A prevalência desse tipo de infecção é menor em gatas com idade superior a 2 anos. A mortalidade é elevada em gatis recém-infectados. Aproximadamente 50% das fêmeas com menos de 2 anos domiciliadas e 70 a 100% de criatórios são portadoras de *Streptococcus* sorogrupo G vaginal.[40]

Mycoplasma e *Ureaplasma* são os menores e mais simples microrganismos vivos. Não apresentam parede celular rígida e, por isso, podem ser encontrados em formato mais esférico ou mais filamentoso. São bactérias ubíquas e, nos animais, se localizam na superfície das mucosas dos sistemas respiratório e genital.[39-42] São sensíveis a agentes externos, porém resistentes a certos antibióticos, como as penicilinas. Precisam ser cultivados em meios enriquecidos e com acetato de tálio e penicilina, para evitar o crescimento bacteriano. Normalmente, a colônia de micoplasma tem aspecto de ovo frito e os ureaplasmas formam colônias minúsculas.[39,41,42]

A adesão às células do hospedeiro é um indicador de sua patogenicidade, podendo aderir a macrófagos e neutrófilos, prejudicando a função fagocitária. Alguns antígenos micoplasmáticos reagem cruzadamente com antígenos dos tecidos do hospedeiro, levando ao estabelecimento persistente do micoplasma nas infecções, evitando o reconhecimento do sistema imunológico do hospedeiro. Além disso, também pode induzir desenvolvimento de doenças autoimunes, devido à resposta imunológica que promove no hospedeiro, provocando reações cruzadas com os antígenos das células do hospedeiro.[42] O micoplasma e o ureaplasma podem provocar abortos, sendo que as fêmeas infectadas podem parir filhotes mortos e filhotes pouco viáveis.[16]

As bactérias do gênero *Corynebacterium* são gram-positivas, imóveis, anaeróbias facultativas, têm formato de bacilo fino e nos esfregaços aparecem isoladas ou em grupos, em formato semelhante ao dos ideogramas chineses.[39,41,42] Em sua maioria, são encontradas nas mucosas, agindo de modo comensal, contudo podem ser patogênicos oportunistas, causando lesões supurativas.[42] Essas bactérias são caracterizadas como catalase-positivas, oxidase-negativas, não formadoras de esporos e requerem meios de cultura enriquecidos para seu crescimento.[42]

O agente de maior importância dentro da medicina veterinária é o *C. pyogenes*, responsável pelas mastites piogênicas, endometrites crônicas e infecções umbilicais. *Corynebacterium* pode provocar septicemias, pneumonias, diarreias e morte neonatal dentro de 72 horas.[16]

A *Escherichia coli* é uma bactéria gram-negativa, não esporulada, em formato de bacilos e, na maioria dos casos, móvel, devido a flagelos. As doenças causadas pela *E. coli* podem evoluir para forma septicêmica.[42] A *E. coli* é muito difundida, principalmente por fazer parte da microbiota intestinal normal. Existem vários tipos patogênicos de *E. coli*, sendo os mais importantes *E. coli* enterotoxigênica, *E. coli* enteropatogênica, *E. coli* enteroinvasora e *E. coli* êntero-hemorrágica.[38,40]

Alguns tipos enteropatogênicos de *E. coli* proliferam intensamente no intestino, porém não se sabe ao certo o motivo dessa proliferação. A proliferação causa extravasamento de líquido para o lúmen intestinal, provocando diarreia e desidratação.[41] Outras consequências observadas da infecção são septicemias, pneumonias, exsudato hemorrágico em cavidade torácica e abdominal, além de morte dos neonatos nas primeiras 72 horas de vida.[16]

Outros organismos também são incriminados nas infecções neonatais, como *Klebsiella*, *Pseudomonas*, *Pasteurella*, enterobactérias, *Bacterioides*, *Fusobacterium*, *Brucella* e *Samonella*.

As principais vias de infecção no neonato estão relacionadas com a mãe; ela é capaz de transmitir germes que podem provocar doenças localizadas ou sistêmicas no filhote. A transmissão é efetuada pelo próprio contato materno com os filhotes, pelo leite e também pelas lambidas. Por esse motivo é que a saúde materna deve ser assegurada antes, durante a gestação e após o parto.[2]

A onfaloflebite normalmente é provocada por agentes como o *Streptococcus*, e aparece nos primeiros 5 dias de vida, evoluindo para quadros de septicemia. Outros microrganismos envolvidos na onfaloflebite também são encontrados, como *Corynebacterium pyogenes*, *Pasteurella* e *Escherichia coli*. Alguns fatores podem predispor esse quadro, como o nascimento de neonatos fracos e a falta de higiene no local do parto.[41]

Tanto na conjuntivite quanto na piodermite neonatal, as infecções maternas de mamas, útero, pele, canal do parto, boca ou gengiva, além do ambiente contaminado, são as principais vias de infecção para o neonato.

A síndrome do leite tóxico está relacionada com uma doença primária da mãe (mastites ou metrites), alterando a qualidade do leite ingerido pelo neonato. A mastite aguda ou crônica é a afecção mais frequente no pós-parto de cadelas e representa uma das vias de infecção neonatal. A mama pode ser infectada pela invasão externa por bactérias, devido à falta de higiene ambiental, ou pela via hematógena, capaz de transportar microrganismos presentes em outras infecções do organismo para a mama, ou ainda por feridas provocadas pelos neonatos ao mamarem.[2,38] A mastite também pode ser provocada por pseudogestação, pela morte completa de uma ninhada, pelo desmame precoce, por excessiva produção láctea ou desequilíbrio hormonal.[17] Os microrganismos comumente encontrados nas mastites são *Streptococcus* sp., *Staphylococcus* sp. e *Escherichia coli*.[38]

A metrite, um processo inflamatório agudo do endométrio e miométrio, representa outra via comum de infecção neonatal no pós-parto imediato.[38] Normalmente ocorre em consequência de partos distócicos, pela retenção da placenta, pela falta de higiene durante o parto ou quando as manobras obstétricas são realizadas de maneira errônea.[17] Os microrganismos encontrados com maior frequência na metrite são semelhantes aos da mastite, como coliformes, *Streptococcus* sp. e *Staphylococcus* sp. que normalmente alcançam o útero pela via ascendente.

As vaginites também podem causar infecções neonatais e ocorrem pela ascendência de microrganismos pela vulva ou por via descendente, oriundas de infecções uterinas, embora menos frequentes.

Na septicemia ou sepse neonatal, caracterizada pela resposta sistêmica à infecção bacteriana, a infecção ocorre geralmente pela via umbilical, embora o sistema gastrintestinal, a cavidade peritoneal, o sistema respiratório, as feridas cutâneas e o trato urinário também representem vias de infecção (Quadro 48.5).

Manifestações clínicas

As manifestações clínicas das infecções bacterianas não permitem a identificação específica do agente envolvido. A apresentação nos neonatos é inespecífica e nem sempre imediatamente associada às infecções.[17] A evolução para o óbito é, muitas vezes, rápida e sem a exibição de sintomas evidentes. Os sinais mais observados, além da tríade crítica do neonato, são: síndrome do definhamento com choro constante, inquietação, fraqueza, diarreia, alteração do padrão respiratório, hematúria, falha no ganho de peso, cianose e, nos estágios mais avançados, perda da extremidade dos membros ou da cauda, secundária à necrose gangrenosa observada nos casos de infecção por *Staphylococcus epidermidis*.[2,4,5]

As onfalites/onfaloflebites geralmente ocorrem nos primeiros 4 dias de vida e exibem sinais como distensão abdominal, umbigo avermelhado e violáceo, edemaciado com secreção purulenta, anorexia e letargia. A evolução pode ocasionar abscesso, ascite (líquido na cavidade abdominal), peritonite e septicemia neonatal.[2,16,17]

A conjuntivite neonatal (*ophthalmia neonatorum*) é caracterizada por tumefação e corrimento purulento nas pálpebras inferiores antes mesmo da abertura, manifestando-se até por volta de 2 semanas de vida (10 a 16 dias). Muitas vezes, em gatos, a conjuntivite é um forte indício de viroses características das vias respiratórias superiores como a herpesvirose.[25] As pálpebras ainda apresentam-se fechadas (anquilobléfaro fisiológico) e observa-se tumefação pelo acúmulo de debris e secreção purulenta dentro do saco conjuntival entre a córnea e

QUADRO 48.5 Infecções bacterianas no neonato.

Fatores de risco para infecções neonatais
Não ingestão de colostro; imunidade materna; imunodeficiência neonatal; idade no momento da exposição; *status* nutricional; infecções múltiplas; número de animais; temperatura e umidade ambiente; estresse

Vias de infecção no neonato
Infecção nas mamas, cutânea, no canal do parto, oral e intrauterina; e ambiente infectado

Staphylococcus aureus
Abortos; aumento na porcentagem de inércia uterina; nascimento de neonatos fracos; nascimento de filhotes mortos; enterite; infecções dérmicas; septicemia

***Escherichia coli* e *Corynebacterium* sp.**
Septicemia; pneumonia; morte neonatal em 72 h; diarreia; efusões, pleural e abdominal

Agentes bacterianos
Staphylococcus aureus; *Streptococcus* beta-hemolítico; *Escherichia coli*; *Corynebacterium* sp; micoplasma; ureaplasma

Doenças neonatais de origem bacteriana
Abscessos; bacteriemia/septicemia; pneumonia; meningite; onfaloflebite; pneumonia; septicemia; enterite; choque; morte; filhotes fracos; filhotes mortos

Mycoplasma e Ureaplasma
Aborto, diminuição do número de filhotes por ninhada; nascimento de filhotes mortos; nascimento de filhotes pouco viáveis que não sobrevivem mais que 3 a 4 dias

as pálpebras. A conjuntivite purulenta em geral é bilateral e os globos oculares ficam sujeitos à pressão exercida por exsudato e pus.[16,17,43] Pode-se notar a drenagem de secreção mucopurulenta pelo canto medial do olho. A conjuntivite não tratada evolui para simbléfaro (aderência da conjuntiva à córnea), ulceração e perfuração de córnea com prolapso de íris e perda ocular.[43]

A piodermite neonatal afeta os neonatos entre 5 e 10 dias de vida, apresentando-se clinicamente de modo superficial generalizado (impetigo) ou localizado na região da cabeça, do pescoço, do abdome ventral ou da prega inguinal. As lesões cutâneas evoluem para crostas que rapidamente se multiplicam sobre toda a superfície corporal do filhote. Inicialmente secas e, logo depois, supurativas, aumentam, progridem e causam sofrimento. O neonato apresenta edema de face e linfadenopatia dos linfonodos submandibulares (anasarcoide).[2,16,17]

A síndrome do leite tóxico ocorre em filhotes com 3 a 15 dias de vida e os sintomas incluem choro, sinais de desconforto abdominal, tenesmo, diarreia, filhotes debilitados, ânus edemaciado e com coloração avermelhada a violácea, timpanismo e distensão abdominal. Como essa afecção está frequentemente associada à mastite, o exame físico materno cuidadoso pode revelar sinais de mastite aguda, como mamas firmes e intumescidas, quentes e doloridas ao toque, aparentando estarem cheias de leite, mas secretando pequenas quantidades. As fêmeas apresentam-se anoréxicas, prostradas e com hipertermia, enquanto os filhotes recusam-se a mamar, apresentando vômito, diarreia e desidratação, chegando até mesmo ao choque séptico com evolução para o óbito.[16] As mastites crônicas não exibem tantos sinais visíveis, contudo a falha constante no ganho de peso dos neonatos pode ser um sinal sugestivo.

A síndrome do leite tóxico é, muitas vezes, precedida por parto laborioso e com sequelas, como as metrites. Nesses casos, as fêmeas apresentam secreção vaginal serossanguinolenta ou purulenta de coloração variável e odor fétido, diferente da secreção normal que se encontra no pós-parto imediato, normalmente hemorrágica e inodora. As fêmeas podem apresentar desinteresse pelos filhotes, depressão, hipo ou hipertermia, taquicardia, respiração irregular, intensa desidratação, septicemia, endotoxemia e choque.[16] Já nas vaginites, os sintomas são fluxo vulvar aumentado e mucopurulento e, dependendo do microrganismo, apresentando odor nauseabundo.

Potencialmente, toda infecção bacteriana neonatal pode tornar-se uma septicemia. Os fatores predisponentes, como não ingestão do colostro, infecções maternas e más condições ambientais, favorecem a evolução rápida para o quadro septicêmico, sendo os sintomas muito semelhantes aos já descritos, como choro persistente, distensão abdominal, taquipneia, fraqueza, coma e morte.[43]

Diagnóstico

O diagnóstico clínico das infecções bacterianas é frequentemente realizado com base no histórico e nos achados do exame físico. Os exames complementares, como hemograma, perfil bioquímico e urinálise, são apropriados.[17] O hemograma é caracterizado por anemia normocítica normocrômica, trombocitopenia e neutrofilia moderada com discreto desvio à esquerda. O perfil bioquímico exibe hipoglicemia e alterações específicas dos órgãos envolvidos (fígado e rim). A hipoglicemia desenvolve-se devido a alterações na glicogenólise e gliconeogênese, diminuição da perfusão hepática pelo desvio da circulação sistêmica para órgãos como cérebro e coração e aumento do consumo de glicose (bactérias e leucócitos).[5]

O diagnóstico da síndrome do leite tóxico deve ser fundamentado no hemograma do neonato, da mãe e no exame citológico do leite nos casos das mastites, que frequentemente revela número elevado de polimorfonucleares, degeneração celular e bactérias fagocitadas. Os exames radiográfico e ultrassonográfico permitem a visualização do útero aumentado com fetos mortos, acúmulo de líquidos e mesmo ruptura, confirmando a existência de metrites.[2,4,7]

O reconhecimento do agente etiológico e, se possível, sua sensibilidade a certos antibióticos é fundamental para a eficácia do tratamento das infecções bacterianas, portanto a cultura e o antibiograma são de grande importância na prática clínica.

A seleção, a coleta e o transporte do material são de extrema importância para que o resultado seja mais preciso e válido. As amostras devem ser colhidas preferencialmente antes do início de qualquer tratamento para evitar interferências.[43] A coleta pode ser feita pelo clínico e enviada em meio de transporte correto que mantenha viáveis os microrganismos, impeça o ressecamento da amostra e evite contaminação. Para cultura do sangue, deve-se colher cerca de 1 mℓ de maneira asséptica e inoculá-lo diretamente em 5 a 10 mℓ de meio enriquecido. O crescimento bacteriano geralmente ocorre em 6 a 18 horas.

As secreções geralmente devem ser coletadas com *swab* estéril e enviadas ao laboratório em meio de transporte, como o meio Stuart. A urina deve ser colhida por cistocentese e enviada ao laboratório na própria seringa, porém com a agulha trocada ou em coletor estéril.[44]

O exame bacteriológico do sangue obtido do coração nas 4 horas seguintes após a morte do neonato, ou do cérebro, decorridas mais de 4 horas, permite o isolamento de diversos microrganismos.[2]

A septicemia neonatal é facilmente reconhecida durante a realização da necropsia pela hemorragia generalizada observada em cavidade abdominal e torácica.[5]

Tratamento

As infecções neonatais por etiologia bacteriana são frequentes nas criações e induzem grandes perdas de filhotes.[16] No caso das infecções neonatais, além do tratamento com antibióticos, é necessário alteração no manejo do parto, do periparto e nas condições higiênicas maternas e do local do parto.[16,55,56] Neonatos com infecções frequentemente entram em tríade crítica e desenvolvem a síndrome do definhamento do filhote, exigindo rápida instituição de tratamento padrão e antibioticoterapia (Quadro 48.6).

Os recentes avanços no tratamento das infecções bacterianas permitiram o desenvolvimento de novos agentes antimicrobianos, com amplo espectro de ação e menores efeitos adversos.[17] Contudo, estudos específicos sobre a farmacocinética de tais antibióticos em neonatos não estão disponíveis, tornando a utilização empírica.[17] A distribuição dos fármacos em filhotes com menos de 5 semanas de vida difere da dos adultos pelas características fisiológicas (menor quantidade de gordura e maior quantidade de líquido corporal, menor concentração de albumina plasmática, alterações na barreira hematencefálica).[5,17] Devido às particularidades neonatais, a redução de 30 a 50% da dose preconizada para adultos ou alteração na frequência de administração torna-se necessária.[5,17] Os antibióticos devem ser administrados preferencialmente por via intravenosa ou intraóssea, uma vez que as vias oral, subcutânea e intramuscular não permitem absorção adequada. A administração de antibióticos à fêmea em lactação visando ao tratamento do neonato não é eficaz, já que apenas 1 a 2% da dose é excretada pelo leite.[2,5,17,55]

As penicilinas e as cefalosporinas são antibióticos de amplo espectro que agem em bactérias gram-positivas e negativas não produtoras de betalactamases. O uso desses antibióticos em neonatos é aconselhável, porém algumas modificações devem ser feitas, como aumento da dose inicial, a fim de obter

QUADRO 48.6 Antibióticos indicados nas infecções bacterianas neonatais.

Antibiótico	Dose	Intervalo	Via
Amoxicilina/clavulanato	15 mg/kg	12 h	Oral
Ampicilina/sulbactana	20 mg/kg	6 a 8 h	IV, IO
Ampicilina sódica	10 a 20 mg/kg	12 h	IV, IM, SC
Amoxicilina	20 a 25 mg/kg	12 h	Oral
Azitromicina	5 a 10 mg/kg	24 h	Oral
Cefazolina	10 a 30 mg/kg	6 a 8 h	IV, IM
Cefalexina	10 a 30 mg/kg	8 a 12 h	Oral
Cefalotina	10 a 30 mg/kg	8 a 12 h	IV, IM, SC
Cefotaxima	25 a 50 mg/kg	6 a 8 h	IV, IM, IO, SC
Ceftriaxona	25 a 50 mg/kg	12 h	IV, IM, IO, SC
Ceftazidima	25 a 50 mg/kg	8 a 12 h	IV, IM, IO, SC
Cefoxitina	10 a 20 mg/kg	6 a 8 h	IV, IM
Penicilina	24.000 UI/kg	12 h	SC
Tilosina	5 a 10 mg/kg	12 h	Oral

As doses descritas são direcionadas a animais adultos e devem ser reduzidas em 30 a 50% para utilização em neonatos, ou ter o intervalo de administração prolongado. IM: intramuscular; IO: intraóssea; IV: intravenosa; SC: subcutânea.

concentração eficaz para tratar septicemias, já que o volume de distribuição do neonato é maior, assim como o prolongamento dos intervalos entre as doses.[5-7,17] As penicilinas podem ser administradas por via intramuscular, intravenosa ou oral, contudo sua administração oral em neonatos não é aconselhável, pois interfere no desenvolvimento da microbiota intestinal.[5,17,17]

As cefalosporinas são divididas em gerações, segundo o espectro de ação e a via de administração. Sua distribuição é considerada ampla em todos os tecidos, e as de primeira e segunda geração atingem boas concentrações, principalmente em pele e no tecido subcutâneo, não atravessando a barreira hematencefálica.[44-46]

As cefalosporinas de terceira geração agem em cepas resistentes, como as da família das Enterobacteriaceae, e na maioria das bactérias anaeróbias. Seu espectro de ação atinge inclusive *Pseudomonas* resistentes às cefalosporinas de primeira e segunda gerações, além de atingirem concentrações terapêuticas no líquido cefalorraquidiano, sendo consideradas um fármaco de primeira escolha para o tratamento de neonatos em septicemia.[44,45,47]

Nas onfalites/onfaloflebites, deve-se instituir o tratamento padrão para neonatos muito debilitados, antibióticos sistêmicos e terapia tópica com solução de clorohexidina e drenagem de abscesso quando necessário. A prevenção dessa afecção envolve o saneamento adequado e a desinfecção umbilical ao nascimento.[2,16]

O tratamento da conjuntivite neonatal envolve compressas locais com solução fisiológica morna, seguida de abertura delicada das pálpebras, remoção do conteúdo purulento e utilização de pomadas oftálmicas contendo antibióticos e limpeza da região periocular. Nos gatos, o tratamento específico para as viroses do complexo respiratório é indicado.[2,16]

As piodermites neonatais devem ser tratadas com a utilização de soluções tópicas bactericidas e antibióticos sistêmicos (amoxicilina-clavulanato; cefalexina).[2,29,47,55,56]

A síndrome do leite tóxico requer o afastamento dos filhotes da mãe, tratamento da tríade crítica e antibióticos sistêmicos. A mãe também deve ser tratada com antibióticos. Os neonatos poderão ser aproximados novamente da mãe se a infecção for eliminada, caso contrário, recomenda-se o desmame definitivo e a administração de sucedâneos lácteos ou alimentos para filhotes de acordo com a idade.[16,29]

Dentro do possível, deve-se assegurar a ingestão adequada do colostro pelos neonatos e controlar as possíveis afecções maternas ao fim da gestação ou no pós-parto imediato.[2] A atenção voltada à desinfecção e ao saneamento no ambiente neonatal é imprescindível para o bem-estar e a profilaxia das infecções bacterianas.

REFERÊNCIAS BIBLIOGRÁFICAS

1. Blunden TS. Neonato: defectos congénitos y mortalidad neonatal. In: Simpson GM, England GCM, Harvey MJ. Manual de reproduccíon y neonatología en pequeños animals. Madrid: Harcourt; 2000. p. 193-208.
2. Prats A, Dumon C, Garcia F, Martí S, Coll V. Neonatologia y pediatria. Buenos Aires: Inter Médica; 2004.
3. Gough A, Thomas A. Predisposições a doenças de acordo com as diferentes raças de cães e gatos. São Paulo: Roca; 2006.
4. Minovich FG. Neonatologia felina. In: Gobello C. Temas de reproduccion de caninos y felinos por autores latinoamericanos. 2. ed. Buenos Aires: Gráfica Latina; 2004. p. 129-49.
5. Koren G. Aspectos especiais da farmacologia perinatal e pediátrica. In: Katzung BG, editor. Farmacologia básica e clínica. Rio de Janeiro: Guanabara Koogan; 2008. p. 889-98.
6. Bernardi MM. Exposição aos medicamentos durante o período perinatal. In: Spinosa HS. Farmacologia aplicada à medicina veterinária. 3. ed. Rio de Janeiro: Guanabara Koogan; 2002. p. 691-9.
7. Guido MC. Utilização de medicamentos durante o período perinatal. Neonatologia em cães e gatos. MC Guido [Internet]. 2005 [acesso em 27 dez. 2009.] Disponível em: http://www.mcguido.vet.br/neonatologia_caes_e_gatos.htm.
8. Johnston SD, Kustritz MVR, Olson PNS. Canine and feline theriogenology. Philadelphia: Saunders; 2001. p. 79-86.
9. Papich MG, Davis LE. Drug therapy during pregnancy and in the neonate. Vet Clin North Am Small An Pract. 1986;16(3):525-38.
10. Freytag TL, Liu SM, Rogers QR, Morris JG. Teratogenic effects of chronic ingestion of high levels of vitamin A in cats. J Anim Physiol Anim Nutr. 2003;87:42-51.
11. Sorribas CE. Átlas de neonatología y pediatria en caninos. Buenos Aires: Inter médica; 2007.
12. Hoskins JD. Veterinary pediatrics dogs and cats from birth to six months. 3. ed. Philadelphia: WB Saunders; 2001.
13. Roberts SJ. Obstetrícia veterinária y patologia de la reproduccion (teriogenologia). Buenos Aires: Editorial Hemisferio Sur S.A; 1984.
14. Sorribas CE. Atlas de neonatologia e pediatria em cães. São Paulo: Med Vet Livros, 2011.
15. Buchanan JW. Pathogenesis of single right coronary artery and pulmonic stenosis in English Bulldogs. J Vet Intern Med. 2001;15(2):101-4.
16. Allen W, England GCW, White KB. Hydrops fetalis diagnosed by real time ultrasonography in a bichon fries bitch: case report. J Small An Pract. 1989;30:465-7.
17. Hopper BJ, Richardson JL, Lester NV. Spontaneous antenatal resolution of canine hydrops fetalis diagnosed by ultrasound. J Small An Pract. 2004;45:2-8.
18. Lavely JA. Pediatric neurology of the dog and cat. Vet Clin North Am. 2006;36:475-501.
19. Harkness JE, McCormik LF. Swimming puppy syndrome in a litter of German Shepherd pups. Vet Med Small An Clin. 1981;76(6):817-21.
20. Brüssau C, Meyer Lindenberg A, Wohlsein P, Nolte I. Congenital hydrocephalus internus of the dog: clinical, computed tomographic and pathomorphological features of six cases. Dtsch Tierarztl Wochenschr. 2009;116(2):53-9.
21. Filgueiras RR, Martins CS, Almeida RM, Silva RM, Rocha MST, Firmino FP, Maguilnik S, Medeiros LQ. Long term evaluation of a new ventriculoperitoneal *shunt* valve system in a dog. J Vet Emerg Crit Care. 2009;19(6):623-8.
22. Hette K, Rahal SC. Defeitos congênitos do palato em cães. Revisão da literatura e relato de três casos. Clin Vet. 2004;50:30-40.
23. Hosgood G, Hoskins JD. Abdominal cavity and gastrointestinal disorders. In: Hosgood G, Hoskins JD. editors. Small animal paediatric medicine and surgery. Oxford: Butterworth Heinemann; 1998. p. 76-81.
24. Kemp C, Thiele H, Dankof A, Schmidt G, Lauster C, Fernahl G, Lauster R. Cleft lip and/or palate with monogenic autosomal recessive transmission in Pyrenees shepherd dogs. Cleft Palate Craniofac J. 2009;46(1):81-8.
25. Galles DP, Ernandes MC, Smynniuk JCS, Sereno D, Fernandes TP, Kolber M. Estudo comparativo entre pectus excavatum e síndrome do cão nadador – relato de casos. In: Anais do Congresso Brasileiro de Reprodução Animal; 2009. Belo Horizonte, Minas Gerais, Brasil; 2009. p. 18.
26. Burguer CP, Silva RB, Canola JC, Padilha Filho JG, Oliveira GGS. Síndrome do filhote nadador em gato: relato de caso. Acta Sci Vet. 2007;35(4):1393-4.

27. Verhoeven G, Rooster H, Risselada M, Wiemer P, Scheire L, Van Bree H. Swimmer syndrome in a devon rex kitten and an english bulldog puppy. J Small An Pract. 2006;47:615-9.
28. Poffenbarger EM, Ralston SL, Chandler ML, Olson PN. Canine neonatology. Part II: Disorder of the Neonate. Comp Cont Edu. 1990;13:25-37.
29. Johnston SD, Kustritz MVR, Olson PNS. Canine and feline theriogenology. Philadelphia: Saunders; 2001. p. 158-9.
30. Mistieri MLA, Isola JGMP, Nadruz RF, Cossi LB, Saito LM. Swimming syndrome. Case report in cats. Rev Univ Rural Ser Ci Vida. 2005;25:(supl.):162-4.
31. Sturgess CP, Waters L, Gruffydd Jones TJ. *et al.* Investigation of the association between whole blood and tissue taurine levels and the development of thoracic deformities in neonatal Burmese kittens. Vet Rec. 1997;141:566-70.
32. Freshman JL. Symposium on fading puppy and kitten syndrome. Vet Med. 2005;11:708-808.
33. Rego JD. Reanimação neonatal. São Paulo: Atheneu; 2004.
34. Feitosa PP, Nóbrega RM, Sousa SAV, Baldotto SB, Accioly MP, Carvalho CG. Neonatologia em cães: uma revisão. Nosso Clin. 2008;61:44-55.
35. Sturgess K. Enfermedades infecciosas de cachorros jóvenes y gatitos. In: Simpson GM, England GCW, Harvey MJ. (editores). Manual de reproducción y neonatología en pequeños animales. Madrid: Harcourt; 2000. p. 215-24.
36. McMichael M, Dhupa N. Pediatric critical care medicine: physiologic considerations. Compend Contin Educ Pract Vet. 2000;22(3):49.
37. Bücheler J. Fading kitten syndrome and neonatal isoerythrolysis. Vet Clin North Am. 1999;29(4):853-69.
38. Wank MM. Parto y puerperio patologicos. In: Wank MM, Gobello C. Reproduccion em caninos y felinos domésticos. Buenos Aires: Inter médica; 2006. p. 62-73.
39. Trabulsi LR, Alterthum F. (editores). Microbiologia. São Paulo: Atheneu; 2004.
40. Greene CE, Prescott JF. Streptococcal and other gram-positive infections. In: Greene, CE, editor. Infectious disease of the dog and cat. Philadelphia: Saunders; 1998.
41. Beer J. Doenças infecciosas em animais domésticos. São Paulo: Roca; 2004.
42. Quinn PJ, Markey BK, Carter NE, Donnelly WJ, Leonard EC. Microbiologia veterinária e doenças infecciosas. Porto Alegre: Artmed; 2005.
43. Tilley LP, Smith Jr FWK, editors. Blackwell's five minute veterinary consult. Oxford: Blackwell; 2007.
44. Kraft H, Shillinger D. Analisis bacteriológicos. In: Kraft H, Shillinger D. Métodos de laboratório clínico en medicina veterinaria de mamíferos domésticos. Zaragoza: Acribia; 1998. p. 147-59.
45. Baggot, JD. The bioavailability and disposition of antimicrobial agents in neonatal animals. In: The physiological basis of veterinary clinical pharmacology. Iowa: Blackwell Science; 2001. Chap. 7, p. 252-66.
46. Papich M. Effects of drugs on pregnancy. In: Bonagura JD, editors. Kirk's current veterinary therapy X small animal practice. Philadelphia: Saunders; 1989. p. 1291-9.
47. Crespilho AM, Martins MIM, Souza FF, Lopes MD, Papa FO. Abordagem terapêutica do paciente neonato canino e felino: 2. Aspectos relacionados à terapia intensiva, antiparasitários e antibióticos. Rev Bras Reprod Anim. 2006;31(4):425-32.
48. Donner J, Anderson H, Davison S, Hughes AM, Bouirmane J, Lindqvist J *et al.* Frequency and distribution of 152 genetic disease variants in over 100,000 mixed breed and purebred dogs. PLoS Genet 2018; 14(4):1-20 e1007361.
49. Nobre Pacifico Pereira KH, Cruz Dos Santos Correia LE, Ritir Oliveira EL *et al.* Incidence of congenital malformations and impact on the mortality of neonatal canines. Theriogenollogy. 2019;140:52-57.
50. Luz MR, Silva AR. Reprodução em cães. São Paulo: Manole; 2019.
51. Young CN, Haldorson G, Memon, MA. Diagnosis of canine and feline neonatal death: a retrospective study of 107 cases (2000-2010). Clin Theriogenol. 2015;7:53-7.
52. Guard BC, Mila H, Steiner JM, Mariani C, Suchodolski JS, Chastant-Maillard S. Characterization of the fecal microbiome during neonatal and early pediatric development in puppies. PLoS One. 2017;12(4):e0175718.
53. Löhr CV. Postmortem Examination of the Puppy and Kitten. In: Peterson ME, Kutzler MA. Small animal pediatrics. 1 ed. St. Louis: Elsevier, 2011. p. 276-87
54. Lee JA, Cohn LA. Fluid therapy for pediatric patients. Vet Clin North Am Small Anim Pract 2017; 47 (02): 373-382.
55. Gonzales K. Periparturient Diseases in the dam. Vet Clin North Am Small Anim Pract. 2018;48(4):663-81.
56. Greco DS. Pediatric nutrition. Vet Clin North Am Small Anim Pract. 2014;44(2):265-73.

49 Principais Enfermidades Infecciosas em Neonatos

Jane Megid • Camila Michele Appolinario

CINOMOSE

Enfermidade infecciosa altamente contagiosa aguda, subaguda ou crônica, com alta taxa de mortalidade em cães e outros carnívoros do mundo. Em animais suscetíveis, observa-se uma doença multissistêmica com imunossupressão grave e acometimento neuronal. Dependendo da espécie do hospedeiro e da imunocompetência do animal afetado, as taxas de mortalidade em surtos podem ser superiores a 80%. Recentemente, a cinomose foi responsável por surtos da enfermidade em mamíferos marinhos e felídeos silvestres e tem se observado aumento no número de casos da doença, apesar da vacinação amplamente utilizada.[1,2]

Etiologia

O vírus da cinomose pertence à família Paramyxoviridae, subfamília Paramyxovirinae, gênero *Morbillivirus*, que infecta um amplo espectro de hospedeiros entre os carnívoros. Esse gênero inclui o vírus do sarampo, o da peste bovina e o da peste dos pequenos ruminantes. São novos membros do gênero, o vírus da cinomose das focas e o morbilivírus dos cetáceos e golfinhos, responsáveis por epizootias graves em pinípedes, em 1988, no noroeste europeu, e entre cetáceos, em 1990 e 1991, no Mediterrâneo.[3]

Propriedades gerais

Trata-se de RNA vírus de fita simples, negativo, não segmentado, envolto por nucleocapsídio helicoidal. Os vírions são pleomórficos, com diâmetro de 150 a 300 nm, geralmente se apresentando esféricos ou filamentosos com rugosidades. É um vírus envelopado e em seu envelope estão presentes peplômeros de glicoproteína que circundam o nucleocapsídio com formato de espinha de peixe com diâmetro de 18 nm quando vista ao microscópio eletrônico.[4,5]

Resistência viral

O vírus é inativado rapidamente por solventes de lipídios, como clorofórmio e éter, formalina 0,05% 4 horas a 37°C, fenol 0,75% 10 minutos a 4°C, solução de hipoclorito, betapropiolactona e temperaturas elevadas e radiações. O vírus se mantém em pH variável entre 4,5 e 9. Em temperatura ambiente, persiste por 3 horas; em temperaturas quentes, não persiste em canis após a retirada dos animais infectados. Temperaturas frias mantêm o vírus nos canis por mais tempo, mesmo após a retirada dos animais. Em temperatura entre 0 e 4°C, sobrevive no meio ambiente por semanas.[1]

Propriedades antigênicas

Existe somente um sorotipo do vírus da cinomose, embora existam diversos biotipos que variam muito em patogenicidade e tropismo tecidual para sistema nervoso central. Amostras virulentas replicam facilmente em macrófagos e linfócitos caninos *in vitro*, porém necessitam de adaptação (passagens cegas em cultivo celular) para se replicar em células epiteliais (Vero) ou fibroblastos, contrariamente às amostras vacinais que se replicam eficientemente em macrófagos, linfócitos, células epiteliais e fibroblastos *in vitro*. A virulência e o neurotropismo das amostras do vírus da cinomose afetam a gravidade, a duração e o tipo da doença clínica. Certas amostras virais como Snyder Hill, A75/17 e R252 são altamente neurotrópicas e virulentas. A Snyder Hill está associada ao desenvolvimento de polioencefalomalacia, enquanto A75/17 e R252 estão relacionadas com a desmielinização, causando lesões em substâncias cinzenta e branca. Geralmente, as lesões desmielinizantes prevalecem, enquanto as lesões de substância cinzenta não persistem. Essas amostras variam na capacidade de causar lesão, justificando, muitas vezes, a sintomatologia clínica observada. Os locais preferenciais são a substância branca do cerebelo, a substância branca periventricular, especialmente em torno do quarto ventrículo, os trajetos ópticos e a medula espinal.[1,6]

Epidemiologia

Espécies suscetíveis

A cinomose é enzoótica no mundo e apresenta um amplo espectro de hospedeiros. A maioria dos carnívoros terrestres é suscetível à infecção natural. Todos os animais das famílias Canidae (cão, dingo, raposa, coiote, chacal, lobo), Mustelidae (doninha, furão, marta, zorrilho, texugo, lontra), Procyonidae (panda-vermelho, quati, guaxinim, cangambá), Ailuridae (panda-gigante), Ursidae (urso), Hyaenidae (hienas), Viverridae (mangustos) e atualmente Felidae são suscetíveis.[1,7]

Entre os felídeos, os gatos domésticos são suscetíveis à infecção experimental, porém não foram observados doença natural, sintomas ou eliminação viral por esses animais. A partir de 1988, foi observada uma expansão de hospedeiros anteriormente considerados suscetíveis à infecção natural. Infecções foram relatadas em primatas japoneses (*Macaca fuscata*), javalis (*Tayassu tajacu*) e focas da Califórnia (*Phoca sibirica*).[3]

O vírus da cinomose se estabeleceu no ambiente marinho e causou a morte de milhares de focas na Rússia entre os anos de 1987 e 1988. Posteriormente, foi isolado, em 1993, de focas de cativeiro no Canadá. Um inquérito sorológico realizado nas focas da Antártica demonstrou percentual elevado de anticorpos contra cinomose, sugerindo que os cães puxadores de trenós seriam as fontes de infecção, a partir dos quais os vírus se estabeleceram na população de focas.[6]

Em 1992, foi observado um grande surto de cinomose em leões, leopardos e tigres na Califórnia e, em 1994, em leões no Parque Nacional de Serengeti na Tanzânia, onde foram observadas também várias mortes de hienas, não consideradas hospedeiros naturais dos vírus.[8]

Recentemente, no mar Cáspio, em 1997, milhares de focas morreram, tendo sido isolada do surto uma amostra viral diferente da responsável pelos surtos anteriores de 1987 e de outras partes do mundo.[5]

Além da expansão de espécies suscetíveis à cinomose, é observado, desde 1980, um aumento no número de casos em populações de cães com altos percentuais de cobertura vacinal com grandes epizootias na França, na Alemanha e na Escandinávia durante 1991 a 1995.[2]

Suínos podem se infectar subclinicamente e javalis apresentaram encefalite após infecção natural, quadro também observado em macacos.[1]

Suscetibilidade etária

A cinomose canina afeta cães de todas as idades, embora cães mais jovens sejam mais suscetíveis, principalmente quando ocorre queda de anticorpos colostrais. Animais que não receberam imunização periódica não mantêm proteção, podendo se infectar após períodos de estresse, imunossupressão ou contato com animais doentes. A ocorrência da cinomose em cães de cidade é maior nos animais com 3 a 6 meses de vida, correlacionada à perda de anticorpos colostrais. Contrariamente, nos cães isolados, a doença é grave e disseminada, afetando todas as idades.[1,2,7]

Suscetibilidade racial

Observa-se maior suscetibilidade racial para animais das raças Husky Siberiano, Weimaraner e Samoieda. Cães braquicefálicos apresentam menores mortalidade e sequelas comparados com cães dolicocefálicos.[1,7]

Vias de eliminação

A eliminação viral ocorre por todas as excreções e secreções corporais dos animais infectados, independentemente de sintomas, na fase aguda da enfermidade. O vírus pode ser excretado por até 60 a 90 dias, embora períodos de eliminação mais curtos sejam mais comuns. Desse modo, o contato com animais recentemente infectados, subclínicos ou doentes mantém os vírus na população e o nascimento de animais suscetíveis mantém a população-alvo.[1-3]

Prevalência da enfermidade

O percentual de infecção observado é maior que o percentual de animais doentes, devendo-se provavelmente à imunidade adquirida naturalmente ou por vacinação dos animais. As estimativas indicam que 25 a 75% da população se infecta subclinicamente, mas elimina o vírus sem apresentar sintomas da doença. A doença é observada principalmente nos meses frios e após exposição a grande número de animais (feiras, campanhas de vacinação etc.).[1,9]

Fontes de infecção e vias de transmissão

São fontes de infecção animais doentes com sintomas ou em fase subclínica da enfermidade, incluindo os animais silvestres. A eliminação viral se inicia 7 dias após a infecção e persiste enquanto não houver neutralização viral por parte do animal infectado. Cães que se recuperam adquirem imunidade vitalícia e não atuam mais como fontes de infecção, não eliminando o vírus para o meio ambiente.

A principal via de transmissão é a direta, por meio de aerossóis contendo o agente. Transmissão transplacentária foi relatada, porém de menor importância na epidemiologia. Sendo os aerossóis o principal meio de transmissão, os locais densamente populosos representam maior risco para a disseminação viral.[1,3,7]

Patogenia

O vírus penetra por meio de aerossóis, aderindo às células do epitélio do trato respiratório superior por meio dos receptores específicos. Em torno de 24 horas após a infecção, o vírus infecta os macrófagos teciduais e é disseminado por essas células por via linfática a tonsilas e linfonodos bronquiais. Observa-se aumento do número de vírus, 2 a 4 dias após, nas tonsilas e linfonodos retrofaríngeos e bronquiais, porém, nesse período, pequena quantidade de células mononucleares infectadas é observada em outros órgãos. Em seguida, 4 a 6 dias após, observa-se multiplicação viral intensa em folículos linfoides de baço, lâmina própria do estômago e intestino delgado, linfonodos mesentéricos e células de Kupffer no fígado, caracterizando a disseminação viral linfoide. Esse período corresponde ao primeiro aumento de temperatura observado, à presença de interferona no soro e leucopenia caracterizada por linfopenia primária decorrente de lesão viral aos linfócitos T e B.[1,3,7]

Após disseminação viral linfoide, observa-se, 8 a 9 dias após a infecção, disseminação hematógena aos tecidos epiteliais e sistema nervoso central, por meio de linfócitos e macrófagos infectados, podendo também estar envolvidas as plaquetas. Nesse período, entre 7 e 14 dias, dependendo da amostra viral, os cães iniciam resposta imunológica humoral e celular (citotoxicidade) e se recuperam rapidamente ou não têm capacidade de resposta imunológica, podendo morrer pela forma aguda ou subaguda da doença e se tornar persistentemente infectados.[1]

Em torno do 14º dia após a infecção, animais com títulos adequados de anticorpos e citotoxicidade mediada por células eliminam o vírus da maioria dos tecidos e não apresentam sintomas da doença. A imunidade humoral é eficiente em neutralizar o vírus extracelular e inibir a disseminação intercelular.[1,3,7]

Cães com imunidade celular intermediária e produção de anticorpos retardada, nesse período, apresentam disseminação viral por tecidos epiteliais e sintomas que podem desaparecer com o aumento do título de anticorpos. O vírus é eliminado da maioria dos tecidos com o aumento dos anticorpos, porém pode persistir por longos períodos em tecidos uveais, neuronais e tegumentares como patas. Esses animais geralmente apresentam encefalite subaguda e se tornam persistentemente infectados por 2 a 3 meses. A recuperação da infecção está associada a imunidade duradoura e ausência de eliminação viral para o meio ambiente. O animal apresenta interferona no liquor enquanto houver persistência viral. No soro, a interferona não é mais observada 2 semanas após a infecção. A proteção desenvolvida pelo animal não é garantida, podendo desenvolver novamente a enfermidade em casos de amostra muito virulenta, títulos virais elevados e imunossupressão por diferentes causas.

Cães com resposta imunológica inadequada em torno dos 9 a 14 dias após a infecção apresentam disseminação viral em vários tecidos, incluindo pele, glândulas endócrinas, exócrinas e epitélios dos tratos gastrintestinal, respiratório, geniturinário e sistema nervoso central. Apresentam sintomas graves e o vírus geralmente persiste nos tecidos até a morte. O vírus pode ser transmitido por via transplacentária, levando a abortos, natimortos ou nascimento de animais que desenvolvem sinais nervosos no primeiro mês de vida.[1,3,7]

No sistema nervoso central, o vírus aparece inicialmente 8 a 9 dias após a infecção, em linfócitos perivasculares. Em seguida, aparece em macrófagos meningeais e células ependimais, sendo detectado também nas células da glia e nos neurônios.[1,3,7]

A gravidade da doença é inversamente correlacionada ao título de anticorpos séricos. Anticorpos direcionados contra antígenos do envelope viral, especialmente a glicoproteína H, são fundamentais para impedir a infecção viral no sistema nervoso central.[1-3,9]

Infecção no sistema nervoso central

A disseminação do vírus no sistema nervoso central depende da capacidade de resposta imunológica desenvolvida pelo hospedeiro na fase sistêmica da enfermidade.

O vírus provavelmente entra no sistema nervoso central na fase virêmica, independentemente da ocorrência ou não de sinais neurológicos. A penetração viral ocorre por meio de vírus livre ou por meio de plaquetas e linfócitos, infectando as células endoteliais nas meninges, nas células epiteliais do plexo coroide do 4º ventrículo e nas células ependimais que revestem o sistema ventricular. O antígeno viral é detectado inicialmente nos capilares do sistema nervoso central, no endotélio venular e nos astrócitos perivasculares.

A infecção do plexo coroide resulta em grande quantidade de vírus produzido, de maneira constante, enquanto persistir a infecção. Desses locais, o vírus livre ou por meio das células infectadas penetra no liquor, de onde se disseminam as estruturas periventriculares e subpiais correlacionadas ao aparecimento de lesões iniciais nas áreas subependimais, como córtex cerebral, tratos e nervos ópticos, pedúnculo cerebral e medula espinal.

Os tipos de lesão e evolução dependem da imunocompetência do hospedeiro no momento da exposição, propriedades neurotrópicas e imunossupressoras do vírus. Pode se desenvolver encefalite aguda ou crônica, também podendo a aguda evoluir para crônica nos animais que sobrevivem. As lesões iniciais desmielinizantes se desenvolvem em torno de 3 semanas após a infecção e evoluem durante um período de imunossupressão intensa causada pelo vírus. Dependendo do grau e da velocidade da recuperação imunológica, os animais podem evoluir desfavoravelmente ou para recuperação muito rapidamente, após desenvolverem doença clínica branda ou mesmo subclínica. Um grupo intermediário de animais se recupera lentamente ou parcialmente e tende a desenvolver doença crônica ou mesmo recidivante com progressão das lesões desmielinizantes como resultado de reações imunopatológicas.[1]

Encefalite aguda

Ocorre inicialmente no curso da doença em animais jovens ou imunossuprimidos caracterizados por lesão direta. O vírus causa lesões multifocais nas substâncias branca e cinzenta. As lesões de substância cinzenta resultam de infecção neuronal e necrose e podem levar a polioencefalomalacia predominante. As lesões de substância branca são caracterizadas por lesões de mielina associadas à replicação viral nas células da glia. As lesões inflamatórias são mínimas justificadas por imunodeficiência resultante de imaturidade fisiológica do sistema imunológico ou de imunossupressão induzida pelo vírus.

A desmielinização, de caráter não inflamatório, está principalmente associada à infecção de astrócitos e células da glia, porém trabalhos recentes indicam a atuação também dos oligodendrócitos. A infecção nessas células provoca disfunção metabólica e degeneração morfológica dos oligodendrócitos, interferindo com funções especializadas para manter as membranas de mielina.[1-3,7,10,11]

Encefalite crônica

Coincidindo com a recuperação da resposta imunológica que ocorre 6 a 7 semanas após a infecção, aglomeração perivascular de linfócitos, monócitos e células plasmáticas são observados nas lesões cerebrais iniciais induzidas pelo vírus. A inflamação nas lesões desmielinizantes agrava a lesão tecidual, observando-se necrose no tecido afetado. Desse modo, a fase crônica da doença se caracteriza por complicações imunopatológicas.

A forma crônica da cinomose também está associada a elevados títulos de anticorpos antimielina produzidos, provavelmente, de maneira secundária ao processo inflamatório. A quantidade de anticorpos anticinomose intratecal está diretamente relacionada com a gravidade da lesão. Os títulos de anticorpos em liquor geralmente são superiores aos séricos. A ocorrência de anticorpos anticinomose no liquor coincide com a neutralização e a eliminação do vírus e de células infectadas nas lesões inflamatórias.[1-3,7,10,11]

Persistência viral

Nos animais que sobrevivem, o vírus é eliminado das lesões inflamatórias, mas persiste no tecido cerebral em locais não afetados. As áreas não afetadas do tecido cerebral não apresentam processo inflamatório e reconhecimento imunológico, o que sugere que o vírus infecte sem causar lise celular. A persistência do vírus parece estar relacionada com disseminação viral sem lise celular, ausência de restos celulares e partículas virais no meio extracelular e reduzida expressão de proteínas virais na superfície das células inflamatórias como mecanismo de evasão da resposta imunológica.[1-3,7,12]

Doença do coxim plantar

A pele representa um alvo adicional ao vírus da cinomose, sendo observados impetigo e hiperqueratose nasodigital que caracteriza a forma da doença do coxim plantar. A hiperqueratose digital é geralmente acompanhada ou seguida rapidamente do aparecimento de sinais neurológicos. Contrariamente às alterações observadas em linfócitos e oligodendrócitos, animais com infecção na epiderme apresentam espessamento do focinho e coxim plantar.[1,13]

Sinais e sintomas

Os sintomas variam com a amostra viral, a idade e a imunocompetência do hospedeiro. A doença varia de subclínica com ausência de sintomas evidentes até enfermidade com 50% de mortalidade, sendo o percentual de mortalidade maior para animais jovens comparativamente aos mais velhos.[1-3,7]

O período de incubação pode variar de 1 a 4 semanas ou mais, dependendo da presença de sintomas sistêmicos ou não. Em períodos de incubação muito longos, somente sinais nervosos são observados sem relato de sinais sistêmicos prévios.[1-3,7]

Na forma clássica da doença, o primeiro pico febril, que ocorre 3 dias após a infecção, normalmente não é observado. O segundo pico febril geralmente está correlacionado à presença de secreção nasal serosa, conjuntivite e anorexia, acompanhado de leucopenia com linfopenia nessa fase inicial. Sinais gastrentéricos e respiratórios aparecem em seguida, consequentes à disseminação epitelial do vírus, normalmente agravados por infecções bacterianas secundárias. Nessa fase, são observados pústulas abdominais, vômito, diarreia pastosa ou líquida, às vezes com presença de sangue, secreção nasal e ocular purulenta, broncopneumonia catarro-purulenta, desidratação e emaciação. Os animais podem morrer nessa fase sistêmica quando não tratados. Alguns animais já desenvolvem os sintomas nervosos em conjunto com os sistêmicos, enquanto outros apresentam os sinais nervosos 1 a 3 semanas ou meses após os sistêmicos.

A forma sistêmica generalizada é a mais comum e pode ocorrer em cães de qualquer idade com resposta imunológica deficiente, mas frequentemente afeta filhotes não vacinados com 12 a 16 semanas de vida que receberam concentração inadequada de anticorpos colostrais ou apresentam queda dos títulos de anticorpos colostrais adquiridos passivamente.[1-3,7]

Os sinais nervosos podem se desenvolver com os sistêmicos ou aparecer em 1 a 3 semanas ou meses depois. Esses sinais variam de acordo com a amostra viral e a idade do animal no momento da infecção. O quadro clínico neurológico geralmente demonstra lesões focais, multifocais ou difusas distribuídas pelo sistema nervoso central, geralmente existindo uma associação entre sintomas e localização da lesão neuronal.[1-3,7,9,14]

De maneira geral, considera-se que os sinais de hiperestesia e a rigidez cervical representam inflamação de meninge consequente a lesões das substâncias branca e cinzenta. Alterações cerebrais são visualizadas por convulsões e sinais vestibulares e cerebelares, bem como apatia, marcha cambaleante, paresia e paralisia de membros posteriores por lesão dos cornos ventrais da medula espinal. Lesões cerebelares são representadas por tremores da cabeça e do corpo e movimentos incoordenados. Animais com inclinação lateral da cabeça, ataxia e nistagmo apresentam lesões vestibulares. Determinados animais apresentam agressividade similar à raiva por meningoencefalite. Sialorreia é consequente a mioclonia de músculos mastigatórios resultante de polioencefalomalacia de lobos temporais. É bastante comum o choro noturno incomodando proprietários e vizinhos. Pode ser observada, também, hiper-reflexia auditiva, dolorosa, tendinosa e muscular.[1-3,7,9,14]

Três formas clínicas neurológicas são consideradas e geralmente são progressivas:

- Encefalite aguda: ocorre em cães muito jovens ou adultos com comprometimento de resposta imunológica. Caracteriza-se por aparecimento rápido de sintomas sistêmicos com desenvolvimento de conjuntivite, secreção nasal, tosse, vômito e diarreia. Hiperqueratose de coxim plantar pode ser observada. Os sinais neurológicos se desenvolvem durante ou após a fase sistêmica. Convulsões são comuns, principalmente as do tipo "goma de mascar", uma contração rítmica dos músculos mastigatórios. Comportamento anormal, andar em círculos e dificuldade visual podem ocorrer. Esse tipo de quadro clínico foi também observado em filhotes com cinomose pós-vacinal[1-3,7]
- Encefalite crônica: ocorre em cães adultos e se caracteriza por encefalomielite crônica e multifocal com predileção por substância branca do tronco cerebral e medula espinal. Muitos desses animais apresentam histórico vacinal adequado. Geralmente não são observados sintomas sistêmicos ou passageiros. Os animais apresentam déficits de locomoção progressivos ou sinais de disfunção vestibular[1]
- Encefalite do cão velho: é uma síndrome específica com lesões e afecção específica. Acomete animais com mais de 6 anos. Os animais apresentam sinais de demência, ataxia, déficits visuais, andam em círculos, não reconhecem o dono e apoiam a cabeça em objetos. Paralisia e convulsão não são comuns e normalmente não são observados sinais sistêmicos.[1]

Infecção transplacentária

Pode ocorrer quando a doença cursa de maneira subclínica ou branda nas fêmeas gestantes, permitindo o desenvolvimento gestacional e o parto. Os filhotes nascem e desenvolvem sinais nervosos nas primeiras 4 a 6 semanas de vida. Dependendo da fase de gestação, podem ocorrer abortos, natimortos ou nascimento de filhotes fracos. Filhotes infectados intrauterinamente e que sobrevivem à infecção podem apresentar imunodeficiências permanentes.[1-3,7,9,14]

Infecção neonatal

A infecção viral em filhotes antes da erupção da dentição permanente tem lesão viral direta grave no esmalte, dentina ou raiz dentária. Os animais apresentam dentes com aparência irregular no esmalte ou dentina. Pode ser observada também erupção parcial dos dentes e oligodentia. A hipoplasia do esmalte dentário é um encontro ocasional em animais velhos sem sinais ou alterações nervosas e é bastante significativa para infecção prévia por cinomose.[1-3,7,9,14]

Lesões oculares

Cegueira por inflamação e/ou desmielinização do nervo óptico pode ser observada, assim como lesões de retina, observadas em exames de fundo de olho evidenciadas por áreas de densidade acinzentada a rosa bem delimitadas e irregulares, caracterizando degeneração e necrose da retina. Descolamento de retina também pode ser observado.

Infecções concomitantes

A cimomose é uma enfermidade imunossupressora que predispõe os animais a infecções concomitantes por *Salmonella*, *Toxoplasma gondii*, *Neospora caninum*, *Ehrlichia canis* e *E. platys*, entre outras.[1-3,7]

Lesões ósseas

Cães em crescimento naturalmente e experimentalmente infectados apresentam osteoesclerose metafisária de ossos longos.[1,9]

Degeneração miocárdica

A degeneração miocárdica é observada em infecção experimental em filhotes gnotobióticos com menos de 7 dias de vida. A importância natural disto é bastante questionada.[1-3]

Diagnóstico

O diagnóstico deve se basear nos dados de anamnese, sintomas e confirmação laboratorial sempre que possível.

São importantes na anamnese os dados relativos ao estado vacinal materno e do próprio animal quando filhote. Para animais adultos, é importante a informação de revacinações periódicas ou contato com outros animais, porém é importante ressaltar que a vacinação não exclui a possibilidade da doença.[9]

Participação em feiras, campanhas de vacinações, locais que favoreçam aglomeração e disseminação da enfermidade são aspectos importantes a serem questionados quando da anamnese.[9]

Os sintomas da forma branda da doença são pouco característicos, sendo evidenciados somente febre, leve conjuntivite e inapetência. Chamam a atenção, associados aos dados de anamnese, os animais que apresentam doença sistêmica mais grave, bem como os animais com sinais nervosos que podem se desenvolver durante a evolução da fase sistêmica ou aparecerem meses ou anos depois. O diagnóstico clínico da cinomose geralmente ocorre quando o vírus já afetou a maioria dos órgãos-alvo e o animal apresenta quadro clínico característico. Deve-se sempre lançar mão do laboratório para um diagnóstico conclusivo.

Os dados de laboratório clínico podem demonstrar linfopenia absoluta decorrente de depleção linfoide variável, de acordo com a amostra viral. A linfopenia persiste em animais jovens com doença sistêmica rapidamente progressiva ou sinais neurológicos. Na fase aguda, podem ser observadas trombocitopenia e monocitose. Corpúsculos de inclusão de Lentz podem ser visualizados em baixo número em linfócitos circulantes e com menos frequência em monócitos e eritrócitos em esfregaços sanguíneos corados por Giemsa ou Wright. Nessa fase, esfregaços de conjuntiva ocular, genital e sangue submetidos à reação de imunofluorescência direta permitem um diagnóstico mais precoce e específico, decorrente da maior sensibilidade e especificidade da técnica comparativamente às colorações usuais. A imunofluorescência direta demonstra a presença do antígeno a partir de sua disseminação epitelial e persiste por 3 a 4 semanas após o início dos sintomas.[1,15]

Em animais com sintomas neurológicos, o liquor apresenta fluxo mais rápido por aumento da pressão intracraniana consequente ao processo inflamatório.[1]

O aumento da concentração de proteínas e a contagem celular com predomínio de linfócitos caracterizam a forma inflamatória da cinomose. O aumento da concentração de proteína é reconhecido como consequente à presença de IgG específica anticinomose e a detecção desta em testes sorológicos caracteriza o diagnóstico definitivo da enfermidade, contrariamente à presença de anticorpos séricos, que podem representar imunidade natural ou vacinação prévia do animal. Em cães com desmielinização não inflamatória, não se observam alterações no liquor.[1,2]

Pesquisa dos corpúsculos de inclusão

A pesquisa dos corpúsculos de inclusão pode ser realizada em esfregaços de conjuntiva ocular, genital, tonsilas, camada de glóbulos brancos, esfregaço sanguíneo, células do liquor, de medula óssea e sedimento de urina, assim como em órgãos dos animais *post mortem* (linfonodos, pulmão, bexiga, vesícula biliar, cérebro e medula espinal) corados por diferentes técnicas como Sellers, Schorr, imunofluorescência direta e imuno-histoquímica. As técnicas imunológicas, como imunofluorescência direta e imuno-histoquímica, são mais sensíveis que a pesquisa de corpúsculos por técnicas citológicas e histológicas convencionais, resultando positiva em maior percentual e por períodos superiores. O antígeno é detectado em esfregaços sanguíneos em torno de 2 a 5 dias após a infecção, desaparecendo com o aumento do título de anticorpos que ocorre 8 a 9 dias após a infecção. Resultados positivos são observados somente em cães sem resposta imunológica. A presença do antígeno em epitélios é detectada somente nas primeiras 3 semanas após a infecção concomitante com a doença sistêmica, desaparecendo desses tecidos 1 a 2 semanas após os sintomas (21 a 28 dias após a infecção), correlacionado ao título de anticorpos soroneutralizantes. Em fase aguda da enfermidade, a possibilidade de detecção do antígeno viral é maior que na fase crônica, em que os falso-negativos ocorrem por neutralização do vírus por anticorpos. Desse modo, resultados negativos não eliminam a possibilidade da enfermidade, sendo, no entanto, os positivos conclusivos.[1,15]

A pesquisa de corpúsculos de inclusão pode ser realizada também em materiais de biopsia ou necropsia, como baço, tonsilas, linfonodos, estômago, pulmão, duodeno, bexiga e cérebro.[15]

Isolamento viral

Não se constitui em técnica rotineira, em função da labilidade viral.

Sorologia

Pode ser realizada por soroneutralização em células, imunofluorescência indireta ou ELISA. Deve-se avaliar cuidadosamente os resultados, uma vez que a IgM persiste em cães com cinomose por 5 semanas a 3 meses, enquanto nos animais vacinados persiste somente por 3 semanas. A detecção de IgM em altos títulos no soro do animal é indicativa de infecção ou vacinação recente, enquanto altos títulos de IgG séricos podem representar infecção passada, presente ou vacinação. A soroconversão (aumento de 4 vezes o título de anticorpos) associada aos sintomas dos animais caracteriza a doença em sua evolução. A medida de anticorpos, no entanto, não é suficiente para o diagnóstico, uma vez que cães infectados em fase aguda podem morrer sem desenvolver anticorpos e cães com a fase subaguda ou crônica podem apresentar títulos de anticorpos baixos, semelhantes aos vacinados.

A detecção de IgG no liquor dos animais é definitiva e caracteriza processo crônico da enfermidade. São encontrados *kits* comerciais de ELISA que permitem a detecção de IgG em soro e liquor dos animais.[1,2]

Achados anatomopatológicos

Não existem alterações características da cinomose. Pode ser observada broncopneumonia em ambas as fases de hepatização, enterite catarral, esplenomegalia, hepatomegalia e congestão de meninges.[1]

Tratamento

Na fase sistêmica da enfermidade, deve ser realizado o tratamento de suporte do animal, por meio de manutenção do estado geral e equilíbrio hidreletrolítico, utilização de antibióticos de amplo espectro, visando combater as infecções bacterianas secundárias. Complexos vitamínicos são indicados como estimulantes de apetite, antioxidantes e auxiliares na regeneração nervosa, especialmente B_1. Sedativos e anticonvulsivantes devem ser indicados para animais com sintomatologia nervosa, dependendo dos sintomas apresentados. O uso de anticonvulsivantes no pico da doença sistêmica, antes do aparecimento de sinais neurológicos, foi sugerido. Provavelmente, eles suprimem focos irritantes que causam convulsões, impedindo o seu estabelecimento.[1]

Glicocorticoides são indicados como anti-inflamatórios, reduzindo o edema cerebral, em casos de cegueira e dilatação pupilar.

Não existe tratamento totalmente eficaz para cinomose. O tratamento ameniza os sintomas, porém não leva a cura. Eventualmente, cães com mioclonia e neurite óptica apresentam melhora com o tempo.

A utilização de soros hiperimunes específicos anticinomose, na dose de 4 mℓ/kg, em uma única aplicação e de uma única vez, pode ser eficiente na fase virêmica, uma vez que neutraliza os vírus circulantes. No entanto, não penetra em barreira hematencefálica, sendo ineficaz em animais com sinais neurológicos. Mesmo ao considerar que o animal com encefalite apresenta maior permeabilidade da barreira hematencefálica, ainda assim deve-se lembrar de que o vírus replica intracelularmente, não sendo atingido pelos anticorpos circulantes. A eficácia do tratamento específico será possível somente se aplicado em um animal em fase sistêmica da enfermidade antes da penetração viral no sistema nervoso central, sendo, portanto, impossível predizer se houve ou não penetração viral no sistema nervoso central nesses animais. Quando realizado o tratamento, deve-se sempre informar o proprietário da possibilidade de esse animal vir a desenvolver a fase nervosa mesmo submetido à terapia específica.[1,7]

Em animais não vacinados que entraram em contato com animais enfermos dentro de um período de 4 a 5 dias, recomenda-se a aplicação da vacina contra cinomose por via intravenosa, responsável por indução de anticorpos rapidamente.[1]

Em animais, mesmo vacinados, que apresentarem histórico de contato com animais enfermos, deve-se realizar uma dose de vacina por via subcutânea para reforço vacinal.

A avaliação da eutanásia deve ser considerada para animais com sintomatologia nervosa progressiva que incapacite o animal para a vida.[1,2,7]

Profilaxia

Profilaxia específica

Baseia-se na indução de resposta imunológica específica por meio de vacinação.

Interferência de anticorpos maternos

Os filhotes adquirem anticorpos maternos pelo colostro, podendo atingir de 3 a 20% do título de anticorpos maternos, absorvidos principalmente no primeiro dia de vida. Os anticorpos maternos são responsáveis por interferência vacinal por um período de até 12 semanas de vida. Desse modo, a imunização dos animais confere percentual de proteção crescente diretamente correlacionada à idade dos filhotes no momento da vacinação, variando de 50, 75, 95 e 99% de proteção quando vacinados, respectivamente com 6, 9, 12 e 13 semanas de vida.

Filhotes com anticorpos colostrais detectáveis não soroconvertem após a vacinação. Títulos de anticorpos maiores que 20 e menores que 180 neutralizam a vacina e não protegem o animal da infecção, sendo este o período critico. O ideal seria realizar a sorologia para avaliar o título de anticorpos previamente à vacinação, porém se torna inviável na prática. É importante ressaltar que em uma mesma ninhada os títulos de anticorpos entre os animais variam em função da ingestão de colostro.[1,16]

Adicionalmente, falhas vacinais podem ser decorrentes de outros fatores do hospedeiro, como imunodeficiências e vacinação durante a fase de incubação da enfermidade, e de fatores da própria vacina, como tipo e condições de armazenamento da vacina, possíveis mutações da amostra de campo e erros humanos.

Protocolo vacinal

Os animais devem ser vacinados a partir de 6 a 8 semanas de vida, seguido de duas doses de reforço com 3 a 4 semanas de intervalo. Embora a imunidade induzida possa persistir por até 3 anos, indica-se a revacinação anual ou a cada 2 anos, dependendo do risco de exposição ao agente.

Filhotes que não mamaram o colostro podem ser vacinados com vacinas recombinantes. A vacinação com vacina atenuada só pode ser realizada a partir de 4 semanas de vida, pelo risco de encefalite vacinal. A vacina recombinante pode também ser utilizada em animais silvestres.[1,3,7,17,18]

Profilaxia inespecífica

Consiste em medidas básicas, como isolamento dos animais doentes, aspecto mais importante no controle da doença e desinfecção ambiental. O vírus é pouco resistente, sendo destruído por desinfetantes comuns.[1,7]

Complicações pós-vacinais

A vacina atenuada pode causar encefalite vacinal em silvestres e em filhotes. O quadro foi observado em filhotes de menos de 3 semanas de vida infectados simultaneamente com parvovirose. São observados sinais neurológicos típicos que se iniciam 7 a 14 dias após a vacinação, como convulsões em goma de mascar ou generalizadas, paresia, tetraparesia, ataxia sensorial ou vestibular. As convulsões são progressivas e difíceis de controlar com anticonvulsivantes.

A amostra vacinal pode ser diferenciada da amostra de campo por estudos de filogenia viral.[19]

HEPATITE INFECCIOSA CANINA

A hepatite infecciosa canina é uma enfermidade viral de cães e outras espécies das famílias Canidae e Ursidae,[20] causada por um adenovírus canino 1 (CAV-1). A maior incidência ocorre em cães menores de 1 ano, podendo acometer cães de idade superior, quando não são vacinados ou quando não têm imunidade natural, independentemente de sexo ou raça. O CAV-1 está amplamente distribuído entre as populações de canídeos domésticos e selvagens ao redor do mundo, fato confirmado por meio de estudos de prevalência sorológica.

Essa doença foi descrita em 1947 por Rubarth, que deu o nome da enfermidade como hepatite contagiosa dos cães, caracterizando-a como uma enfermidade aguda, de alta letalidade e que causa lesões hepáticas, no tecido linfoide e no endotélio vascular.[21]

Etiologia

O adenovirus canino 1 é um vírus DNA de fita dupla, com aproximadamente 70 a 90 nm de diâmetro, não envelopado, pertencente à família Adenoviridae.[22] Como todos os vírus não envelopados, apresenta alta resistência ambiental e à maioria dos desinfetantes, como clorofórmio, éter, ácido e formalina. No entanto, é inativado com calor (5 minutos entre 56 a 60°C). Consegue resistir durante vários meses em fômites contaminados à temperatura ambiente, bem como abaixo de 4°C.[23] Esse vírus pode ser cultivado em células de cães, suínos e furões.[24]

O CAV-1 apresenta tropismo por células do endotélio vascular, mesotélio e parênquima hepático, e a lesão dessas células explica os danos ao organismo, como edema, hemorragias e necrose hepática.[25] A replicação é intranuclear na célula-alvo do hospedeiro e em cortes histológicos. O produto dessa replicação pode ser observado por meio de inclusões basofílicas intranucleares.[26]

Epidemiologia

O CAV-1 é um vírus de distribuição mundial que naturalmente infecta animais das famílias Canidae e Ursidae. Acomete principalmente animais menores de 1 ano, podendo infectar animais mais velhos, que não tenham imunidade natural ou que estejam imunossuprimidos, embora o acometimento dos animais de mais idade seja raro. Ocorrência maior nos filhotes, principalmente devido a imunidade colostral inadequada.

A principal via de eliminação viral é por meio de secreções, como saliva, fezes e urina, podendo ser eliminada durante vários meses. A principal porta de entrada no hospedeiro é a conjuntiva oral/nasal, e o início dos sintomas se dá em média de 4 a 8 dias pós-infecção.

A transmissão pode ser por contato direto ou por fômites.[23]

Patogenia

Após a entrada do vírus pelas cavidades nasal e/ou oral, o CAV-1 sofre uma primeira replicação nas tonsilas e depois atinge linfonodos regionais, vasos linfáticos, ducto torácico e finalmente ingressa na corrente sanguínea. Por meio dela, dissemina-se para diversos órgãos, como fígado, rins, pulmão, linfonodos, olhos e encéfalo, podendo ser eliminado por diversas secreções, como saliva, fezes e urina. A viremia ocorre de 4 a 8 dias pós-infecção, no entanto, a eliminação viral pela urina pode ocorrer por até 9 meses após a infecção.[27]

A gravidade das lesões está diretamente relacionada com os níveis de anticorpos neutralizantes presentes no hospedeiro. Animais com títulos de anticorpos neutralizantes maiores que 1:500 geralmente apresentam enfermidade subclínica, em que o *clearance* viral ocorre por volta de 7 dias após a infecção, limitando os danos hepáticos e renais. Animais com títulos de anticorpos neutralizantes parciais, entre 1:16 e 1:500, desenvolvem hepatite ativa seguida de fibrose hepática. Os casos de necrose hepática disseminada geralmente são fatais e ocorrem em animais com títulos menores que 1:4.[23]

A presença viral no tecido renal pode levar a um quadro de lesão glomerular e o aumento dos títulos de anticorpos circulantes, ao redor do 7º dia pós-infecção, leva ao depósito de imunocomplexos nos rins, causando proteinúria. Após 14 dias de infecção, o CAV-1 não é mais detectado nos glomérulos, mas persiste no epitélio dos túbulos renais, o que explica o longo período de eliminação viral pela urina.

Complicações da presença viral no tecido ocular podem ocorrer em 20% dos animais naturalmente infectados e em 1% dos animais vacinados com vírus vivo modificado, quando utilizada na vacina essa amostra viral. Esse quadro se caracteriza por edema corneal e uveíte que geralmente coincidem com o aumento de anticorpos circulantes que se depositam na câmara anterior do olho e levam a um processo inflamatório intenso do endotélio corneal, conhecido como "olho azul".[28] Outras complicações incluem a obstrução do ângulo de drenagem levando ao glaucoma ou à hidroftalmia. As lesões oculares são, quando não complicadas, autolimitantes e a recuperação ocorre, geralmente, 21 dias após a infecção.

Alterações encefálicas podem ocorrer quando os vasos sanguíneos dessa região são afetados, levando a quadros de hemorragias e necrose vascular, o que pode culminar com a morte precedida de sinais neurológicos, na maioria das vezes relatados em animais com poucos meses de vida.[28]

O tropismo viral por células endoteliais pode induzir ao quadro de coagulação intravascular disseminada, que ocorre durante a fase virêmica inicial, ocasionado por dano extenso às células endoteliais que leva à ativação descontrolada dos fatores de coagulação associada à inabilidade do fígado lesionado de remover esses fatores ativados da circulação. Soma-se a isso a diminuição da capacidade hepática de produzir novos fatores de coagulação frente ao elevado consumo dos mesmos.[27]

Embora a morte nos casos de hepatite infecciosa canina seja geralmente associada aos danos hepáticos, algumas vezes a morte ocorre de maneira súbita, não havendo tempo suficiente para que ocorram lesões hepáticas sérias. Nesses casos, acredita-se que quadros hiperagudos ocorram devido a lesões em órgãos essenciais, como cérebro, pulmão ou até pelo desenvolvimento de coagulação intravascular disseminada.

Sinais e sintomas

Os sintomas podem ser variados e incluem vômito, diarreia com ou sem sangue, dor abdominal, hipertermia, taquicardia, taquipneia, aumento das tonsilas associado a laringite e faringite, tosse e aumento dos ruídos respiratórios ocasionados por quadros de pneumonia. Aumento dos linfonodos cervicais associados a edema subcutâneo de cabeça, pescoço e tronco, distensão abdominal (ocasionada pelo acúmulo de líquido serossanguinolento ou sangue proveniente de hemorragias na cavidade abdominal) e hepatomegalia.[29]

Os quadros de coagulação intravascular disseminada podem estar associados à ocorrência disseminada de petéquias e equimoses, epistaxe e sangramento contínuo em locais de venopunção.

A icterícia não é um achado comum nos casos de hepatite infecciosa canina, mas pode ser observada em cães que sobreviveram à fase aguda da enfermidade.[30]

Alterações do sistema nervoso central incluem depressão, desorientação, convulsões, podendo ocorrer em qualquer fase da infecção.[29]

Os sintomas nos casos de hepatite infecciosa canina não complicada duram em média de 5 a 7 dias, mas podem durar por períodos maiores em animais com quadros de hepatite crônica ou em animais que apresentam infecções concomitantes, seja por agentes virais ou bacterianos.

As alterações oculares geralmente coincidem com o início da recuperação clínica e também podem ocorrer em animais com infecção inaparente. Essas alterações podem incluir uveíte e edema de córnea, acompanhadas de blefarospasmo, fotofobia, descarga ocular serosa e opacidade corneana. Quadro de dor ocular ocorre nos estágios iniciais da infecção e geralmente desaparece quando a córnea encontra-se completamente opaca, mas pode retornar quando ocorrem complicações como glaucoma, úlceras de córnea ou perfuração.[29]

Relatos de morte súbita ou de óbito após poucas horas do início dos sintomas podem ocorrer devido a grave viremia e levam os proprietários a acreditarem em envenenamento. Cabe ao clínico o esclarecimento da morte, por meio de exames diagnósticos.[31]

Diagnóstico

O diagnóstico em vida consiste na associação dos achados clínicos e laboratoriais, e no *post mortem*, nos achados necroscópicos e histopatológicos.

Achados hematológicos, como leucopenia, linfopenia e neutropenia, são encontrados nas fases iniciais de infecção. Na convalescença, em casos de hepatite infecciosa canina não complicada, os animais apresentam linfocitose e neutrofilia. Observa-se o aumento das enzimas hepáticas (alanina aminotransferase [ALT], gamaglutamil transferase [GGT] e fosfatase alcalina [FA]) e esse aumento está diretamente relacionado com o tempo de coleta da amostra após a infecção e com a magnitude da necrose hepática. Na maioria das vezes, há aumento contínuo dessas enzimas até o 14º dia pós-infecção, havendo declínio após esse período, sendo que em cães que estejam desenvolvendo um quadro de hepatite crônica ativa, este aumento pode ser persistente.

Anormalidades como trombocitopenia, função plaquetária anormal, tempo de protrombina prolongado, depressão da atividade do fator VIII da coagulação e aumento dos produtos de degradação da fibrina podem ocorrer, principalmente nos quadros de coagulação intravascular disseminada.[32]

A confirmação *antemortem* da enfermidade pode ser obtida por testes sorológicos, isolamento viral e reação em cadeia da polimerase (PCR) de sangue, secreções de orofaringe, urina e fezes durante o período febril, sendo que a urina pode ser utilizada por muito mais tempo, e imunofluorescência direta de biopsia hepática.[29,33]

No *post mortem*, os principais achados necroscópicos incluem petéquias e equimoses, líquido serossanguinolento em cavidades, fígado aumentado de volume e com aspecto moteado, vesícula biliar com parede edemaciada, tonsilas aumentadas e avermelhadas, aumento de linfonodos que podem estar hemorrágicos. Em alguns casos, há grande quantidade de fibrina, que pode provocar aderência das vísceras à parede abdominal.[34]

As alterações histológicas incluem múltiplos focos de necrose hepática, inclusões intranucleares nos hepatócitos e nas células do endotélio vascular de diversos órgãos, como rins, olhos, baço e cérebro.[35]

Os órgãos coletados durante a necropsia, preferencialmente fígado e rins, podem ser utilizados para a realização do diagnóstico por meio de técnicas de PCR, imunofluorescência e imuno-histoquímica.

Tratamento

O tratamento nos casos de hepatite infecciosa canina é basicamente sintomático e de suporte e deve incluir fluidoterapia com soluções isotônicas como lactato de Ringer para corrigir perdas nos quadros de êmese e diarreia. Avaliação constante da temperatura corporal, bem como dos níveis glicêmicos, que nos casos de hipoglicemia podem ser corrigidos com *bolus* intravenoso de glicose 50% (0,5 mℓ/kg) administrado por um período de 5 minutos.

A intervenção nos quadros de coagulação intravascular disseminada deve ser realizada na dependência da gravidade do quadro e deve incluir medidas como a reposição dos fatores de coagulação e/ou plaquetas pela infusão de plasma fresco ou até mesmo a transfusão de sangue total em associação a anticoagulantes nos casos graves de perda sanguínea.

Os quadros de encefalopatia hepática podem ser parcialmente evitados, por meio de monitoramento da glicose sanguínea, assim como a adoção de medidas que diminuam a síntese de amônia pelas bactérias presentes no cólon, como a utilização de enema ou a administração de lactulose por via oral em animais que não estejam apresentando vômito. A diminuição da absorção da amônia pelos túbulos renais pode ser alcançada por administração oral ou parenteral de potássio e da correção dos estados de alcalose metabólica. A acidificação da urina por meio da utilização de ácido ascórbico ou de outros acidificantes não tóxicos também pode contribuir para a menor absorção de amônia pelos rins.[29]

Profilaxia

Na hepatite infecciosa canina, as medidas profiláticas devem ser iniciadas durante a gestação, uma vez que a duração da imunidade passiva transmitida para o filhote está diretamente relacionada com a concentração de anticorpos da mãe. Portanto, ela deve estar imunizada adequadamente antes do início da gestação. A meia-vida dos anticorpos maternos específicos para CAV é de aproximadamente 8,6 dias. A imunização ativa do filhote somente tem sucesso quando os títulos de anticorpos colostrais são menores do que 1:100, o que geralmente ocorre com 5 a 7 semanas de vida, tornando-se irrisórios entre 14 e 16 semanas. Considerando as informações citadas, o protocolo vacinal a ser utilizado no filhote deve ser iniciado entre 8 e 12 semanas de vida, na dependência do histórico vacinal da mãe e no próprio histórico do filhote, como origem conhecida ou desconhecida, mamada do colostro, tamanho da ninhada etc. O esquema vacinal, após ter seu início determinado, deve ser composto de 2 doses de vacina com intervalo de 3 a 4 semanas entre as doses, com revacinação anual.[36]

As vacinas disponíveis no mercado brasileiro para hepatite infecciosa canina utilizam, na maioria das vezes, um antígeno vivo modificado de CAV tipo 2, uma vez que existe uma resposta cruzada entre os dois tipos virais (CAV-1 e CAV-2) e o CAV-2 atenuado não causa efeitos colaterais quando administrado por via intramuscular ou subcutânea, quando comparado ao CAV-1 administrado por mesma via, que pode levar a quadros de uveíte, além de eliminação do vírus vacinal pela urina.

INFECÇÃO POR HERPES-VÍRUS CANINO

Enfermidade infectocontagiosa causada por herpes-vírus canino 1 (CHV-1), classificado como um alfa-herpes-vírus que acomete somente os cães.

Esse vírus de distribuição mundial infecta cães independentemente de sexo, raça e idade. Em cães adultos, as infecções geralmente são subclínicas, mas em neonatos pode provocar doença sistêmica com alta letalidade e, em fêmeas, pode provocar quadros reprodutivos, como infertilidade, aborto e nascimento de prematuros.[37]

Infecções por CHV-1 têm alta prevalência, conforme trabalhos realizados na Noruega e no Reino Unido, que demonstraram positividade sorológica em 40% e 76 a 88%, respectivamente, dos animais testados.[38,39] Em estudos posteriores, a alta prevalência foi confirmada pela técnica da PCR para CHV-1, sendo 9 animais positivos testados dentre um total de 12 animais que vieram a óbito por motivos distintos.[40]

Etiologia

O CHV-1 é um DNA vírus pertence à subfamília Alphaherpesvirinae. É um vírus envelopado, com baixa resistência ambiental, prontamente inativado pelos desinfetantes de uso comum, pelos solventes lipídicos, como clorofórmio e etanol, além de temperaturas acima de 40°C, também é sensível a pH abaixo de 5,0 ou acima de 8,0. Como outros herpes-vírus, o CHV é inativado a –20°C na ausência de substâncias estabilizadoras; havendo essas substâncias, permanece viável até –70°C.[41] A temperatura ótima de replicação viral é em torno de 37°C.

O CHV, como já mencionado, infecta somente canídeos domésticos ou selvagens e seu isolamento é realizado somente em cultura de células de rim ou testículo de origem canina, com rápido efeito citopático, como a destruição celular que provoca falhas na camada de célula, assim como a formação de inclusões nucleares e, em casos isolados, a formação de sincício.[42]

Epidemiologia

O CHV infecta os canídeos domésticos e selvagens e tem ampla distribuição mundial, com alta soroprevalência.

Em cães adultos, a infecção costuma ser subclínica; em neonatos, pode provocar doença sistêmica com alta letalidade e, em fêmeas, pode causar quadros reprodutivos, como infertilidade, aborto e nascimento de prematuros.[37] Os neonatos abaixo de 1 semana de vida são os mais suscetíveis às infecções clínicas.

A transmissão pode ser vertical ou horizontal. A transmissão vertical ocorre pela migração viral na placenta e a transmissão horizontal ocorre principalmente pelo contato com as secreções oronasais dos cães portadores, sejam sintomáticos ou assintomáticos. A eliminação viral em cães portadores ocorre principalmente quando o animal é submetido a estresse ou a tratamentos que causem imunossupressão, como os corticosteroides.

Patogenia

O cão pode se infectar desde a vida intrauterina até a idade adulta, sendo que em cada fase da vida existe uma via de transmissão mais importante. No caso dos recém-nascidos, podem se infectar pela via transplacentária, durante o nascimento pelo canal do parto, pelas secreções oronasais da mãe infectada ou raramente pelos fômites. Os cães abaixo de 1 semana de vida são mais suscetíveis a infecções fatais, mas, acima de 2 semanas de vida, são mais resistentes e, quando ocorrem os sintomas, vão de brandos a inaparentes. Acredita-se que essa suscetibilidade relacionada com a idade esteja diretamente ligada à capacidade de termorregulação. Como já comentado, a temperatura ótima de replicação viral está em torno de 37°C e, nos cães adultos, a temperatura retal varia de 38,4°C a 39,5°C, mas a capacidade da termorregulação dos filhotes só se desenvolve entre 2 e 3 semanas de vida. Antes disso, a temperatura corporal é em média de 1 a 1,5°C abaixo da de um animal adulto, o que explica a maior ocorrência de infecções graves em animais dessa faixa etária.

Nos cães adultos, a replicação viral fica restrita à nasofaringe, ao trato genital, às tonsilas, aos linfonodos retrofaríngeo e brônquico e raramente ocorre nos pulmões.

Após a entrada do CHV pelo epitélio oronasal, local em que realiza uma primeira replicação em torno de 24 horas após a infecção, o vírus alcança a corrente sanguínea entre 3 e 4 dias após essa primeira replicação por meio dos macrófagos, infectando as células fagocíticas mononucleares dos linfonodos e baço, iniciando um processo de hiperplasia e necrose do tecido linfoide.

Necrose hemorrágica multifocal e progressiva pode ocorrer em diversos órgãos, sendo que altas concentrações virais já foram detectadas em adrenais, pulmões, rins, baço e fígado. O quadro necrótico-hemorrágico pode provocar trombocitopenia grave associada à vasculite e até mesmo coagulação intravascular disseminada.

Um quadro de ganglioneurite do nervo trigêmeo com possível evolução para o quadro de meningoencefalite pode ocorrer em filhotes infectados pela via oronasal, embora, na maioria das vezes, o filhote morra de outras complicações clínicas precedentes ao quadro neurológico.

Embora a infecção dos recém-nascidos geralmente ocorra durante ou logo após o nascimento, quando esta ocorre por via transplacentária, os achados irão depender da fase em que a infecção ocorreu. Há relatos de infertilidade, ocorrência de abortos de fetos mumificados ou parcialmente mumificados e nascimento de neonatos fracos sem a observação de qualquer manifestação clínica nas mães. Em alguns casos, os neonatos podem sobreviver à infecção intrauterina e nascer sem quaisquer sintomas, embora sejam portadores inaparentes do vírus, mas, na maioria dos casos, os neonatos desenvolvem uma enfermidade sistêmica por volta de 9 dias após o nascimento.[43]

Em animais adultos, as infecções ficam restritas aos tratos genital e respiratório. Nas infecções do trato genital, o CHV é isolado de lesões papulovesiculares, mas, na maioria dos casos, elas são assintomáticas ou se limitam a hiperemia vaginal associada à hiperplasia dos folículos linfoides. A presença viral no tecido genital constitui uma via de transmissão para cães adultos, mas é muito mais importante como via de transmissão para o filhote durante seu nascimento.

No trato respiratório, estudos demonstram CHV nos pulmões, mas não se pode afirmar que a existência do vírus seja capaz de causar enfermidade pulmonar primária. Sabe-se que o CHV pode ser isolado durante infecções intercorrentes por outros agentes, como o vírus da cinomose, ou durante períodos de imunossupressão nas secreções nasais, o que facilitaria a transmissão viral.

Como todos os outros herpes-vírus, o CHV tem como principal característica a latência em gânglios nervosos, seja trigêmeo ou lombossacro, e em qualquer situação de estresse que leve a quadros de imunossupressão, pode ocorrer a reativação viral com a excreção pelas secreções oronasal e/ou genital, o que propicia a transmissão entre os animais, principalmente em locais com alta densidade populacional, como canis e abrigos.[44]

Sinais e sintomas

A ocorrência dos sintomas está relacionada com a idade dos animais, bem como seu *status* imunológico. Filhotes nascidos de mães com sorologia positiva para CHV têm probabilidade de desenvolver uma doença grave, quando comparados aos filhotes de mães soronegativas.

Como visto anteriormente, a infecção transplacentária em período avançado de gestação pode levar a quadros de aborto com fetos total ou parcialmente mumificados e nascimento de prematuros fracos. A morte de neonatos antes de 1 semana de vida não é muito comum, mas quando ocorre é forte indicativo de infecção intrauterina.

As infecções pós-natais estão associadas a quadros de doença aguda, geralmente fatais, e ocorrem, na maioria das vezes, em filhotes de 1 a 3 semanas de vida. Os neonatos acometidos apresentam depressão e apatia, perda de peso, fezes pastosas de cor amarelo-esverdeada e param de mamar. Apresentam choro persistente, hipotermia e dor à palpação abdominal. Podem apresentar rinite associada a descarga nasal serosa ou mucopurulenta, mas também pode ocorrer descarga nasal hemorrágica. Ocorrem petéquias em membranas mucosas e pápulas/vesículas em região ventral do abdome e região inguinal. As vesículas também podem ocorrer na vulva das fêmeas e no prepúcio dos machos, bem como na cavidade bucal.

Os quadros neurológicos incluem perda da consciência, opistótono e convulsões; essas manifestações clínicas geralmente precedem a morte, que ocorre entre 24 e 48 horas após o início dos sintomas.

Alguns filhotes desenvolvem um quadro clínico mais brando com subsequente recuperação, mas os que sobrevivem a uma infecção sistêmica grave geralmente apresentam sequelas neurológicas, como ataxia, cegueira e déficit vestibulocerebelar.

Filhotes de 3 a 5 semanas desenvolvem quadro clínico mais brando ou inaparente, o que pode incluir uma infecção do trato respiratório superior. Infecções sistêmicas graves são raras, mas sinais como vômito, anorexia, depressão, descarga ocular serosa, hepatomegalia e morte súbita podem ocorrer em animais com mais de 5 semanas de vida.[45,46]

Em infecções primárias do trato genital de animais adultos, os sintomas caracterizam-se como lesões dos folículos linfoides com graus variados de hiperemia vaginal e, ocasionalmente, a ocorrência de petéquias e equimoses. As lesões vesiculares geralmente são relatadas nas fêmeas durante o período de proestro com regressão no período de anestro. Não há relato de ocorrência de secreção ou desconforto em fêmeas prenhes, mesmo naquelas que abortaram ou pariram animais prematuros. Os machos podem apresentar os mesmos sinais das fêmeas na região prepucial, podendo vir acompanhados de secreção.[42]

Diagnóstico

O diagnóstico de infecção por CHV em neonatos está baseado em achados clínicos, histórico do animal e exames laboratoriais.

Embora os achados hematológicos e bioquímicos não sejam específicos, animais com infecção por herpes-vírus apresentam acentuada trombocitopenia e elevada dosagem da enzima ALT no soro.

O isolamento viral pode ser obtido por cultivo de material parenquimatoso de diversos órgãos, no caso de óbito dos animais, mas principalmente de fígado, baço, rins, pulmões e linfonodos. Em animais convalescentes ou mais velhos, o isolamento é restrito de materiais provenientes da mucosa do trato respiratório e da genitália externa. O isolamento só é obtido após 2 a 3 semanas pós-infecção ou nos casos de recrudescência viral, em animais sob situações ou terapias que provoquem imunossupressão.

O CHV é cultivado em células de origem canina, preferencialmente células renais, e leva a alterações morfológicas, bem como à formação de inclusões intranucleares.

A técnica de imunofluorescência direta pode ser empregada na detecção do CHV tanto de *imprinting* de tecidos como no cultivo celular. A técnica de PCR pode ser utilizada tanto para o diagnóstico viral na fase de recrudescência como para diagnosticar as infecções por herpes-vírus em cães assintomáticos.

Os testes sorológicos para CHV são baseados na existência de anticorpos soroneutralizantes. Os anticorpos soroneutralizantes aumentam após a infecção viral e permanecem elevados por 1 a 2 meses. Baixos títulos podem ser detectados até 2 anos após a infecção, mas a positividade somente indica a exposição ao vírus, e não necessariamente uma infecção ativa, embora se presuma que o animal em questão seja um portador latente.

Achados de necropsia

Os achados de necropsia de neonatos que vieram a óbito decorrente de infecção por HCV incluem hemorragia difusa e multifocal, especialmente em rins, fígado e pulmões. A superfície de corte dos rins apresenta estriações hemorrágicas a partir da pelve renal. Há líquido seroso ou hemorrágico nas cavidades pleural e abdominal, bem como ocorre edema pulmonar e pronunciada hiperemia acompanhada de áreas de hemorragia e aumento de linfonodos bronquiais. Esplenomegalia e aumento generalizado dos linfonodos são considerados achados significativos. Petéquias podem ser encontradas na superfície serosa do trato intestinal.

No útero de fêmeas prenhes, lesões necróticas multifocais podem ser encontradas na placenta.

Em animais que se recuperaram da infecção, mas apresentaram sequelas neurológicas, a displasia cerebelar é um achado frequente.[42]

Tratamento

O tratamento nos casos de CHV, como em outras enfermidades virais, é limitado e pouco eficaz, devido à progressão rápida e letal dessa infecção, mas algumas tentativas podem ser realizadas, com o intuito de minimizar a mortalidade da ninhada, como, por exemplo, a administração de uma única dose de 1 a 2 mℓ de soro hiperimune, por via intraperitoneal obtido de *pool* de soro proveniente de várias fêmeas que pariram animais que morreram de infecção por CHV. Esse tratamento empírico parece diminuir a perda de filhotes, embora esteja na dependência direta do nível de anticorpos das fêmeas. Outra medida seria manter a temperatura ambiental entre 36,6 e 37,7°C, com umidade entre 45 e 55%, para que os neonatos não doentes da ninhada possam manter sua temperatura corporal mais elevada e diminuir a taxa replicação viral.

O uso de fármacos antivirais no tratamento de animais afetados pode ser tentado, embora poucos estudos na área sejam realizados. Uma opção é a administração de aciclovir por via oral (10 mg para filhotes de 1 kg a 1,5 kg a cada 6 horas) até a idade de 3,5 semanas de vida. No entanto, esse tratamento deve ser considerado com o proprietário, devido aos efeitos colaterais, que podem incluir lesões neurológicas e lesões no miocárdio.[42]

Profilaxia

Não há vacina comercial no Brasil para CHV, mas algumas medidas podem ser tomadas para minimizar o risco de infecção de neonatos e fêmeas prenhes.

Entre essas medidas, estão:

- Isolamento de fêmeas prenhes que convivam com outros cães, preferencialmente 3 semanas antes do parto
- Isolamento da ninhada dos cães adultos, que podem servir como fonte de infecção durante as primeiras semanas de vida dos filhotes
- Manutenção da temperatura do ambiente elevada, sempre tomando cuidado com o grau de desidratação que essa medida pode ocasionar.

PARVOVIROSE CANINA

Enfermidade infectocontagiosa, aguda, de etiologia viral caracterizada por vômitos e diarreia sanguinolenta com letalidade variável entre 20 e 30%.

Histórico

Foi caracterizada como nova enfermidade em 1978, nos EUA, e a partir daí foi reconhecida em todo o mundo.[47] No Brasil, foi descrita pela primeira vez em 1980, em Campinas, sendo identificada, a partir de então, em todo o Brasil. Considera-se que o parvovírus canino (CPV-2) surgiu de uma mutação do vírus da panleucopenia felina, sendo antigenicamente similar a ele e ao vírus da enterite do vison.[48] Em 1980, o vírus da parvovirose canina sofreu a primeira mutação, sendo denominado CPV-2a, e, em 1984, uma nova mutação para CPV-2b. Estes, além de diferença antigênica, apresentavam também variação na suscetibilidade de espécie, acometendo os gatos naturalmente e experimentalmente e apresentando também período de incubação de 3 a 4 dias, comparativamente ao CPV-2, que era de 5 a 8 dias.

Nos últimos anos, uma nova cepa viral surgiu, o CPV-2c. Essa cepa foi inicialmente relatada na Europa e logo em seguida nos EUA.[47,49] No Brasil, o CPV-2c foi relatado pela primeira vez em 2009, em cães atendidos no Hospital Veterinário de Porto Alegre.[50] A amostra é altamente virulenta, com alta morbidade e morte rápida.[49]

Características virais

O parvovírus é um dos menores vírus. É um DNA vírus, de fita simples, mede em torno de 18 a 26 nm de diâmetro, tem simetria icosaédrica, não envelopado, e tem como característica afinidade por células em alto grau de multiplicação, pois é dependente da DNA polimerase celular para sua replicação.

O vírus hemaglutinina aglutina hemácias de suínos, cobaias e macacos *rhesus*, sendo essa capacidade rotineiramente utilizada para fins de diagnóstico. Em contrapartida, induz anticorpos inibidores da hemaglutinação e soroneutralizantes, caracterizando a resposta imunológica humoral. Pode ser isolado em células pulmonares, intestinais e linfoides de cães, provocando efeito citopático caracterizado por arredondamento celular e ocorrência de inclusões intranucleares grandes.[49,51,52]

Resistência viral

Uma das características de grande importância do parvovírus é a resistência do vírus ao meio ambiente. Apresenta estabilidade ambiental, persistindo em condições frias por meses; a 37°C, persiste por 2 semanas em meio ambiente. Resiste a solventes de gorduras, desinfetantes à base de amônio quaternário e iodetos. É destruído por radiações ionizantes, aquecimento a 80°C por 15 minutos, formalina e hipoclorito de sódio a 5%.[51,52]

Epidemiologia

Cães doentes são fontes de infecção importantes, eliminando títulos virais elevados nas fezes. Em torno de 4 a 7 dias pós-infecção, a excreção viral atinge 10^{53} partículas virais infecciosas por grama de fezes. Em função de sua resistência ambiental, podem ser carreadas por longas distâncias por cães, insetos e, principalmente, pelo ser humano. Cães que sobrevivem normalmente desenvolvem resposta imunológica elevada, responsável por eliminar a excreção viral até o 14º dia pós-infecção.[51,52,54]

Espécies suscetíveis

São suscetíveis os cães domésticos, coiotes, raposas, lobos, gatos, chitas e leopardos. O CPV original (CPV-2) acomete somente canídeos, enquanto os que surgiram a partir de então (CPV-2a, 2b e 2c) passaram a infectar também felídeos.[54,55]

A gravidade de sintomatologia clínica varia de acordo com a virulência da amostra viral, imunidade, raça, título viral e via de exposição. Determinadas raças, como Rottweiler, Dobermann, Labrador e Pastor-Alemão, apresentam enfermidade mais grave de modo geral.

A faixa etária mais acometida é de 4 a 12 semanas de vida, período correlacionado à queda do título de anticorpos maternos. A enfermidade é observada principalmente em animais de até 6 meses de vida, podendo, no entanto, acometer animais de até 1 ano.[49,54]

Fatores agravantes

Verminoses, viroses intestinais, *Clostridium perfringens*, *Campylobacter* spp. e *Salmonella* spp. agravam o quadro clínico.[54,55]

Patogenia

A patogenia depende da idade do animal, uma vez que é diretamente relacionada com os receptores celulares e dependente de DNA polimerase celular. Inicialmente se observa disseminação linfática sem sintomas acompanhada por aumento de temperatura e linfopenia em todos os cães. A partir daí, o intestino ou o miocárdio podem ser afetados.

Na fase intrauterina e em neonatos, a divisão rápida das células do miocárdio ocorre durante as primeiras 2 semanas até a 8ª semana de vida, enquanto o *turnover* do epitélio intestinal é lento nessa fase. A situação se inverte nas semanas seguintes. O crescimento cardíaco continua com hipertrofia dos miócitos e não multiplicação celular, embora a síntese nuclear ocorra até, no mínimo, 8 semanas de vida. Ao mesmo tempo, o epitélio das criptas intestinais inicia replicação ativa. Desse modo, a infecção de filhotes neonatais suscetíveis resulta em miocardite, enquanto em filhotes mais velhos observa-se enterite.

O vírus penetra por via oral e se replica em tecido linfoide da orofaringe, linfonodos mesentéricos e timo nos primeiros 2 dias após a penetração. A partir daí, se estabelece a viremia (3 a 4 dias pós-infecção), correspondendo ao aumento de temperatura e à linfopenia evidente nesse período. Entre o 5º e o 6º dia, observa-se o parvovírus no epitélio do trato gastrintestinal, na língua, nas mucosas oral e esofágica, no intestino delgado e no tecido linfoide, como timo, linfonodos e medula óssea, podendo ser encontrado também em pulmão, baço, fígado, rim e miocárdio. O íleo, o jejuno e, em menor grau, o duodeno geralmente são afetados, enquanto o estômago e o cólon são pouco afetados.

O parvovírus infecta o epitélio germinativo das criptas intestinais, causando destruição e colapso do epitélio. O *turnover* normal é alterado e o vilo se torna encurtado, com consequente diminuição da capacidade de absorção.

Adicionalmente, o vírus infecta e destrói os precursores ativamente mitóticos dos leucócitos circulantes e células linfoides. Nas infecções graves, neutropenia e linfopenia são observadas.

A excreção viral nas fezes inicia entre o 3º e o 4º dia após a infecção, coincidindo geralmente com o aparecimento dos sintomas. O vírus é eliminado extensivamente por um período de 7 a 10 dias.

Pouco se sabe sobre a patogenia da miocardite, pouco comum atualmente por proteção materna. Experimentalmente, a doença foi induzida por infecção intrauterina 5 dias antes do nascimento. Degeneração e perda de miócitos cardíacos sem que haja células inflamatórias no início da lesão progride para infiltração linfocitária, fibrose multifocal e necrose de miócitos.[53,55]

Sinais e sintomas

A infecção pelo CPV geralmente está associada a sintomas de gastrenterite e miocardite. No entanto, a pele e o sistema nervoso central podem também ser afetados. A enfermidade pode cursar de maneira subclínica a fatal, dependendo da idade, do animal, do nível de estresse, da raça e do estado imunológico. Os sintomas mais graves são observados em animais com menos de 12 semanas de vida, período correlacionado a queda dos títulos de anticorpos maternos e alta atividade de divisão celular.

A enterite é evidenciada por progressão rápida. Os sintomas são anorexia; apatia; letargia; vômitos frequentes; diarreia, inicialmente com sangue a francamente sanguinolenta com odor fétido; desidratação e leucopenia grave.

A morte pode ocorrer 2 dias após o início dos sintomas decorrente de coagulação intravascular disseminada, endotoxemia ou septicemia por gram-negativos. Chances reduzidas de sobrevivência estão associadas a animais muito jovens, neutropenia e, especialmente, animais da raça Rottweiler.

A miocardite é um quadro clínico pouco frequente atualmente. Pode levar a morte súbita ou sintomatologia de insuficiência cardíaca congestiva. Todos os animais da ninhada são afetados. Filhotes com miocardite geralmente morrem de maneira súbita ou após sintomas de dispneia, choro e vômitos. Sinais cardíacos podem ser precedidos pela forma entérica da doença, mas ela também pode ocorrer sem outros sinais associados. Pode-se também observar diarreia e recuperação aparente, seguida de morte semanas a meses após, em consequência de insuficiência cardíaca congestiva ou morte súbita por falência cardíaca em filhotes de 6 semanas a 6 meses de vida aparentemente normais.[53,54,56]

Outras formas da enfermidade

Forma neurológica

Sinais neurológicos podem ser causados primariamente pelo parvovírus, porém é mais comumente resultante de hemorragia no sistema nervoso central consequente a coagulação intravascular disseminada ou por hipoglicemia durante o processo de septicemia ou desequilíbrio hidreletrolítico.[54]

Forma cutânea

Eritema multiforme foi relatado em cão com parvovirose. O animal apresentava ulcerações na pata, na boca e na mucosa vaginal. Foram observadas também vesículas em cavidade oral e placas eritematosas no abdome e na pele perivulvar.[53,54,57]

Lesões de necropsia

As principais lesões são localizadas no duodeno e no jejuno. A gravidade das lesões depende do desenvolvimento da enfermidade. Observa-se parede intestinal espessa com perda de mucosa intestinal e há material escuro, sanguinolento, aquoso no estômago e lúmen do intestino. Em casos leves, as lesões são indistinguíveis das enterites inespecíficas. A pneumonia secundária decorrente de gram-negativos pode ser observada. A miocardite pode ser evidenciada por áreas pálidas no miocárdio.[49,54]

Diagnóstico

A suspeita clínica se baseia no histórico dos animais, especialmente entre 6 meses e 1 ano de vida, apresentando diarreia sanguinolenta de aparecimento súbito e vômitos. Deve ser realizado diagnóstico diferencial para outros enteropatógenos e coronavírus.

No hemograma, observa-se leucopenia, cuja intensidade varia de acordo com a gravidade da enfermidade. A detecção do antígeno viral pode ser realizada por hemaglutinação, ELISA, imunofluorescência direta, microscopia eletrônica e PCR em fezes. Pode-se realizar a pesquisa de anticorpos séricos por inibição de hemaglutinação e soroneutralização. Atualmente existem *kits* diagnósticos comerciais que se baseiam na detecção do antígeno em membrana de nitrocelulose com partículas de látex, possibilitando diagnóstico rápido e prático.[49,52,54,56]

Tratamento

O tratamento tem como base a hidratação e a manutenção do equilíbrio hidreletrolítico, por meio da administração de lactato de Ringer, glicose e suplementação de potássio. Pode ser necessária transfusão sanguínea, bem como a utilização de antibióticos de amplo espectro, como ampicilina (10 mg/kg), cloranfenicol (25 a 50 mg/kg) e antieméticos, como metoclopramida (0,2 a 0,4 mg/kg). Corticosteroides para tratamento de choque endotóxico podem ser necessários. Deve ser realizada restrição à alimentação e são contraindicados os medicamentos antidiarreicos.

Com tratamento adequado, a maioria dos animais (75%) responde à terapia e se recupera.[49,54]

Prognóstico

Quanto mais grave a leucopenia, pior é o prognóstico do animal. Animais que sobrevivem 3 a 4 dias normalmente se recuperam em 1 semana.[54]

Imunidade

Animais que se recuperam são protegidos, provavelmente, por toda a vida. Em filhotes, os anticorpos maternos são responsáveis pela proteção nas primeiras semanas de vida, porém também são responsáveis por interferência na vacinação. Sabe-se que títulos de anticorpos inibidores da hemaglutinação superiores a 80 indicam proteção, enquanto com títulos de anticorpos abaixo de 20, os animais não se encontram protegidos. Títulos entre 20 e 80, no entanto, não protegem e são responsáveis por interferir com a vacinação, impedindo a resposta imunológica adequada. Visando minimizar essa interferência, utilizam-se vacinas constituídas por alto título viral ou vacinas aplicadas por via intranasal.[58]

Profilaxia

O parvovírus é altamente contagioso e responsável por rápida disseminação em canis. Animais afetados devem ser isolados e as instalações e os locais desinfetados de maneira adequada para evitar a contaminação.

Existem várias vacinas comerciais eficientes para a imunoprofilaxia da parvovirose. A janela de suscetibilidade para a parvovirose em cães com anticorpos maternos adequados inicia de 2 a 3 semanas antes do desaparecimento dos anticorpos maternos até 8 a 12 semanas de vida. Havendo anticorpos maternos, a eficácia da vacinação varia de 25% em animais com 6 semanas a 95% em animais com 18 semanas de vida. Desse modo, uma série de vacinas é recomendada.

O protocolo vacinal deve ser avaliado caso a caso, de acordo com idade, ambiente e vacinação materna. De maneira geral, são aplicadas três doses, em 6 a 8 semanas, 9 a 11 semanas e 12 a 16 semanas de vida. Deve ser aplicado um *booster* 1 ano após e a cada 1 a 3 anos.[49,54,59]

Apesar da evolução do parvovírus e do surgimento de novas cepas, considera-se que as vacinas protegem contra as novas variantes, sendo as falhas vacinais observadas principalmente em animais nas primeiras semanas de vida, sendo correlacionadas à queda dos anticorpos maternos.[59]

PANLEUCOPENIA FELINA

Enfermidade infectocontagiosa e aguda que se caracteriza por febre, vômitos e diarreia. É uma das enfermidades infecciosas mais amplamente conhecidas em felinos e viáveis de controle por vacinação.[60,61]

Etiologia

Causada pelo parvovírus felino, DNA vírus que mede entre 18 e 22 nm de diâmetro, simetria icosaédrica, não envelopado, extremamente resistente à inativação química e ambiental, podendo persistir no ambiente por meses. O parvovírus felino foi descrito há mais de 100 anos, porém sua origem continua desconhecida. O vírus se manteve estável, com pouca variação no genoma durante todo o período. O parvovírus necessita da célula do hospedeiro para replicação. Desse modo, apresenta tropismo por células em rápida divisão, como os enterócitos.[62-65]

Resistência viral

O parvovírus felino é bastante resistente às condições ambientais, permanecendo viável por até 1 ano em temperatura ambiente. É inativado por hipoclorito de sódio a 6% e glutaraldeído a 1% quando exposto por 10 minutos em temperatura ambiente. Novos animais somente devem ser introduzidos em ambientes contaminados após serem vacinados.[61,65]

Prevalência

Embora bastante estável no meio ambiente, resultados de inquéritos sorológicos demonstram que a exposição ao parvovírus felino é menor do que se esperava. Animais nunca expostos, quando introduzidos em locais contaminados, apresentam risco elevado de desenvolver a doença.[60,65]

Epidemiologia

Espécies suscetíveis

O parvovírus felino infecta gatos domésticos e ampla variedade de felídeos silvestres, assim como carnívoros silvestres. Em cães domésticos, o parvovírus felino não se replica e não é associado à doença clínica nessa espécie.[66] Os gatos também são suscetíveis às várias cepas do CPV circulantes (CPV-2a, CPV-2b e CPV-2c), podendo apresentar doença quando infectados.[63]

Todas as faixas etárias são afetadas, porém os animais jovens são mais suscetíveis. A mortalidade em gatinhos pode atingir 90%.

O parvovírus felino se replica nos linfonodos, no timo, no baço e no intestino e grande quantidade de vírus é eliminada pelas fezes.[66] Ele se dissemina por contato direto com secreções de gatos infectados, incluindo fezes, urina e sangue, podendo também ser transmitido por via transplacentária. Em função da sua resistência ambiental, a transmissão por contato indireto é um dos modos mais importantes de disseminação. Fômites, como roupas, sapatos, bebedouros e comedouros também desempenham importante função na disseminação viral. Adicionalmente, demonstrou-se que moscas e outros insetos podem ser vetores do parvovírus felino.[60,62,65]

O período de incubação varia de 3 a 14 dias, se situando geralmente entre 5 e 7 dias, porém períodos de incubação mais prolongados podem ser observados em gatis. A evolução é bastante rápida até a morte. Os gatos podem eliminar o vírus, caracterizando-se como fontes de infecção 2 a 3 dias antes do início dos sintomas. A eliminação viral persiste por 2 a 6 semanas após a recuperação, se comportando, portanto, esses animais como portadores convalescentes por esse período.[60]

Patogenia

Tanto em filhotes como em adultos, o parvovírus felino inicialmente infecta a orofaringe, o que é seguido de rápida viremia. O principal local de replicação viral são células da profundidade das criptas intestinais, devido à alta atividade mitótica, resultando em enterite grave e diarreia agravada por coinfecções com outros agentes, como coronavírus felino e *Clostridium* sp. Observa-se linfopenia, que pode ser decorrente de linfocitólise ou indiretamente consequente à migração linfocitária aos tecidos. A medula óssea também é afetada, em função da replicação viral em células progenitoras e efeito grave nas populações de células mieloides.

A infecção em tecido linfoide resulta em pancitopenia com contagem celular menor que 4.000 células/UI e imunossupressão funcional. Pode também ser observada trombocitopenia. Leucocitose compensatória pode ser observada nas fases finais de evolução da enfermidade, assim como anemia não regenerativa nos animais que se recuperam. Eventualmente se observa também icterícia acompanhada por aumento de bilirrubina.[62,63,65]

A infecção intrauterina leva a efeitos teratogênicos, cujo resultado é variável de acordo com o estágio da infecção e gestação. Podem ser observadas infecção fetal disseminada e reabsorção com infertilidade, abortos ou nascimento de fetos mumificados.

O sistema nervoso central, o nervo óptico e a retina podem ser afetados por amostras de campo e vacinais durante a fase pré-natal ou neonatal, sendo as lesões de sistema nervoso central, especialmente as do cerebelo, as mais comumente observadas. A predileção pelo cerebelo se justifica pelo fato de que o desenvolvimento cerebelar nos gatos é evidenciado especialmente na fase final de gestação e no início de vida. O parvovírus felino interfere no desenvolvimento cerebelar cortical, resultando em camadas reduzidas e distorcidas, sendo esse tecido suscetível a infecções até o 9º dia de vida. Outras lesões de medula espinal e cérebro, como hidrocefalia, hidranencefalia e displasia de retina podem ocorrer.[62,63,65,67]

A infecção se comporta de maneira diferente entre os vários animais da ninhada. Alguns animais da ninhada podem não ser aparentemente afetados, porém podem atuar como portadores inaparentes, albergando o vírus subclinicamente por 8 a 9 semanas em alguns casos.[65]

Sinais e sintomas

Os sintomas são caracterizados por vômitos, febre (40 a 41°C), anorexia, letargia, desidratação e diarreia, sendo esta menos comum que o vômito. À palpação abdominal, observam-se alças intestinais espessadas, linfadenomegalia mesentérica e desconforto do animal. Ulcerações orais, diarreia sanguinolenta e icterícia podem ser observadas em complicações. Animais com forma grave da enfermidade podem evoluir para coagulação intravascular disseminada, podendo-se observar petéquias e equimoses. Desidratação intensa, anorexia, vômito e diarreia evoluem para fraqueza progressiva, depressão e estado semicomatoso. Os gatos se tornam hipotérmicos durante as fases terminais da doença. A evolução fatal é decorrente de desidratação acompanhada de endotoxemia e/ou bacteriemia e coagulação intravascular disseminada. Linfopenia e neutropenia são observadas consequentemente a depleção linfoide e atrofia tímica, assim como depleção em medula óssea.

Podem ser observadas infecções subclínicas ou brandas, especialmente em animais adultos. Referências sugerem que aproximadamente 75% das infecções sejam subclínicas. A enfermidade tende a ser mais grave com coinfecções.[62,63,65]

Fêmeas infectadas ou vacinadas durante a gestação podem apresentar infertilidade, abortos ou fetos mumificados em ausência de outros sinais sistêmicos da enfermidade. Alterações cerebelares, como ataxia cerebelar, tremor de intenção, incoordenação em gatinhos afetados podem ser observadas, sendo decorrentes de infecção intrauterina ou perinatal. Os animais apresentam hipermetria e tremores de cabeça quando se encontram em movimento, porém os sinais são ausentes quando os animais estão em repouso. Outros sinais neurológicos que podem ser observados são convulsões, alterações de comportamento e déficits posturais. Animais com disfunções cerebelares brandas se recuperam gradativamente, mantendo sequelas mínimas com o tempo.

Lesões de retina, caracterizadas por áreas de degeneração, são visíveis em fundo de olho como discretos focos acinzentados com margens escurecidas.[65]

Alterações macroscópicas e histológicas

A infecção em gatinhos e adultos se caracteriza macroscopicamente por enterite segmentar similar à infecção por CPV. O trato intestinal se apresenta dilatado com alças firmes e hiperêmicas, podendo ser observadas petéquias e equimoses em serosas. As fezes apresentam odor fétido e sangue. No sistema nervoso central, observam-se hipoplasia cerebelar, hidrocefalia, hidranencefalia e displasia de retina.[62]

As lesões histológicas se caracterizam por necrose multifocal das criptas do intestino delgado e perda da arquitetura das criptas com atrofia de vilosidades. A infecção bacteriana secundária é um achado bastante comum. No cérebro, observam-se dilatação de ventrículos e malacia subcortical da substância branca. A degeneração cerebelar é caracterizada por desorientação e redução das camadas granulares e das células de Purkinje.[65]

Diagnóstico

Baseia-se inicialmente em sintomas e dados epidemiológicos de exposição. Animais não vacinados com histórico recente de exposição ou animais com vacinação incompleta, bem como filhotes muito jovens de mães vacinadas que podem apresentar falha vacinal decorrente de anticorpos maternos são mais comumente afetados.

Podem ser utilizados *kits* diagnósticos comerciais para parvovirose que se baseiam na detecção do parvovírus por ELISA. Testes comerciais indicados para CPV apresentam reação cruzada com o parvovírus felino, porém podem ser observados falso-negativos eventualmente, devendo ser avaliados cuidadosamente, de acordo com os sintomas. De modo similar, resultados falso-positivos decorrentes de vacinação com vacina atenuada por até 2 semanas antes podem ser observados.

A detecção do antígeno nas fezes pode ser realizada também por testes de hemaglutinação com hemácias de suínos.[63,65]

A sorologia por meio de ELISA ou inibição de hemaglutinação ou imunofluorescência indireta pode ser realizada, porém é de pouco valor, uma vez que não diferencia infecção da vacinação, assim como anticorpos por contato.[63]

A leucopenia é um achado importante associado a sintomas.[60,65] Em infecções graves, o número de glóbulos brancos pode variar de 50 a 3.000 células/μL, enquanto em infecções mais brandas varia de 3.000 a 7.000 células/μL.

Em necropsia, enterite segmentar é bastante sugestiva de panleucopenia, embora sua ausência não exclua a possibilidade.

O diagnóstico definitivo pode ser realizado por histopatologia, imuno-histoquímica e PCR e PCR em tempo real.[60,62,65]

Profilaxia

A vacinação é o principal método para o controle e a profilaxia da panleucopenia. A vacinação é altamente efetiva, produzindo resposta imunológica e proteção bastante rápida.

Vacinas atenuadas são mais eficientes que as inativadas. Todos os gatos com 6 semanas de vida ou maiores devem ser vacinados previamente ou imediatamente ao entrarem em ambientes de risco. Em situações de surto, a vacinação pode ser previamente instituída em gatinhos a partir de 4 semanas de vida e retirados do local de risco.

Anticorpos maternos podem interferir com a vacinação até a 16ª semana de vida, porém os animais normalmente mantêm títulos protetores entre a 6ª e a 8ª semana de vida. Protocolos vacinais, com vacinação com 16 a 20 semanas de vida, são recomendáveis.[63]

O protocolo vacinal proposto consiste em 3 doses de vacina atenuada, por via subcutânea, iniciando-se a partir de 4 a 6 semanas de vida com intervalos de 21 dias entre as doses.[60] Deve-se levar em consideração que fêmeas pertencentes a ambiente de risco ou que tiveram panleucopenia apresentam títulos de anticorpos elevados, sendo, portanto, indicada uma última dose de vacina com 16 semanas ou mais de vida.[63,68] *Booster* vacinal 1 ano após e a cada 1 a 3 anos é recomendado, dependendo do risco. A vacinação a cada 3 anos é considerada efetiva, de modo geral, para a população felina.[60,62,63,65,68,69]

Em casos de surto, os animais com maior risco de adquirir a enfermidade são:

- Gatinhos com menos de 4 meses de vida, mesmo vacinados, pelo risco de interferência de anticorpos maternos
- Gatos vacinados há menos de 1 semana da exposição
- Gatos vacinados com vacinas inativadas
- Gatos não vacinados em áreas de aglomeração.

A sorologia pode ser um indicador para a avaliação da proteção dos animais. Gatos com títulos de IgG maiores ou iguais a 80 são considerados protegidos da infecção.[60]

A aplicação de soro obtido de gatos imunes na dose de 2 mℓ/gatinho, por via subcutânea ou intraperitoneal, logo após a exposição, pode auxiliar na proteção dos animais. Nesses casos, a vacinação deve ser prorrogada por 2 a 4 semanas.[60,65]

Tratamento

Deve ser realizado tratamento de suporte, visando à manutenção do equilíbrio hidreletrolítico e prevenindo infecções bacterianas secundárias. A restrição à água e alimentos deve ser mantida até o controle do vômito, devendo ser reintroduzida gradativamente. Se o vômito persistir, devem ser aplicados antieméticos. Suplementos vitamínicos, especialmente complexo B, devem ser administrados para prevenir deficiência de tiamina, embora de ocorrência pouco frequente.

Antibióticos de amplo espectro, por via parenteral e que atuem em gram-negativos são indicados, como amoxicilina/acido clavulânico, aminoglicosídios, fluorquinolonas ou cefalosporinas, devendo-se sempre levar em consideração os efeitos adversos dos medicamentos.

Gatos com hipoproteinemia devem receber plasma ou transfusão de sangue. Em gatos anoréxicos, com vômitos e diarreia grave, nutrição parenteral é indicada. Interferona ômega recombinante felina é eficaz no tratamento da parvovirose canina e inibe o vírus da panleucopenia *in vitro*, porém não existem dados de sua eficiência no tratamento da panleucopenia.[63]

COMPLEXO RESPIRATÓRIO FELINO

O complexo respiratório felino, também conhecido como "gripe felina", tem etiologia múltipla, sendo agentes virais e bacterianos os mais relacionados com essa enfermidade que acomete, principalmente, animais jovens, embora gatos de qualquer idade que vivam em locais com alta densidade populacional, como abrigos e gatis, possam apresentar sinais respiratórios.

Em mais de 80% dos casos de doença respiratória do trato superior dos felinos, dois agentes virais são os mais identificados, isoladamente ou associados, são eles: herpes-vírus felino 1 (FHV-1) e calicivírus felino (FCV). O herpes-vírus parece causar infecções mais graves, enquanto o calicivírus parece ser relativamente mais comum. Dentre os agentes bacterianos, os de maior importância são *Bordetella bronchiseptica*, bactéria considerada um patógeno primário do trato respiratório dos felinos, e *Chlamydophila felis*, que, embora esteja relacionada com a doença respiratória, é predominantemente um agente que causa enfermidade conjuntival. Outros agentes bacterianos podem estar envolvidos no complexo respiratório, como *Mycoplasma* spp., além de reovírus felino e *cowpox* vírus.[70]

Epidemiologia

O FHV-1 acomete felinos domésticos e selvagens, de ocorrência mundial, sendo responsável por metade das doenças respiratórias nos gatos.

O vírus é eliminado pelos animais portadores inaparentes ou doentes, por meio das secreções nasal e oral. A principal porta de entrada são as conjuntivas ocular, nasal e oral, sendo que o quadro clínico manifesta-se após o período de incubação, que varia de 2 a 6 dias. Os animais suscetíveis são especialmente os mais jovens, mas animais de todas as idades podem apresentar quadro clínico da enfermidade, principalmente quando acometidos de enfermidades imunossupressoras, como o vírus da imunodeficiência felina.[71]

Herpes-vírus felino 1

O FHV-1, também conhecido como vírus da rinotraqueíte infecciosa felina, é um DNA vírus de fita dupla, envelopado, pertencente aos alfa-herpes-vírus. É pouco resistente no ambiente (sobrevive ao redor de 18 horas ou menos em ambientes secos), sendo facilmente destruído pelos desinfetantes comuns. Infecta os gatos domésticos, além de outros felídeos, como leões, pumas e guepardos.[71,72]

Os FHV-1 isolados são biologicamente semelhantes e pertencem a um único sorotipo, embora pequenas variações de patogenicidade possam ocorrer entre as amostras.

Estudos nos EUA demonstram que 75% dos gatos adultos são sorologicamente positivos e que o herpes-vírus é responsável por metade dos casos de doença respiratória nos gatos.[70] Como todos os outros alfa-herpes-vírus, o FHV-1 apresenta tropismo pelas células epiteliais e pelo tecido nervoso, local onde fica latente, na maioria das vezes, no gânglio do nervo trigêmeo.

O animal infecta-se naturalmente pelas vias nasal, oral e conjuntival e a replicação viral ocorre predominantemente na mucosa nasal, na mucosa que reveste os ossos turbinados, na nasofaringe e nas tonsilas. A excreção viral pode ser detectada 24 horas após a infecção e persiste por até 3 semanas. Quadros de viremia são raros, mas podem ocorrer em animais debilitados ou em neonatos, levando a um quadro de doença sistêmica. A infecção por FHV-1 leva a quadros de necrose epitelial, ocorrendo infiltrado neutrofílico e exsudato fibrinoso. As lesões virais podem levar a um quadro de osteólise dos ossos turbinados que se caracteriza como um dano permanente. As infecções bacterianas secundárias podem aumentar as lesões causadas pelo herpes-vírus, provocando quadros de pneumonia e sinusite. Em casos não complicados, as lesões regridem dentro de um período de 2 a 3 semanas.[73]

Em animais suscetíveis, o FHV-1 produz quadros respiratórios graves que se manifestam geralmente após o período de incubação que varia entre 2 e 6 dias, podendo ser mais longo na dependência da carga viral infectante. Os sintomas incluem depressão, espirros frequentes, inapetência, febre, descargas nasais e oculares que inicialmente são serosas, mas tornam-se gradualmente mucopurulentas, formando crostas nas narinas e nos olhos. Outras manifestações clínicas incluem queratite intersticial e ulcerativa, sequestro córneo e possível correlação aos quadros de uveíte.[74] Embora o aborto seja uma ocorrência comum em infecções por outros alfa-herpes-vírus, no caso de FHV-1, acredita-se que o aborto seja consequência do quadro debilitante da enfermidade muito mais do que pela infecção viral em si. Há relatos de surtos de FHV-1 entre fêmeas prenhes sem relato de aborto, mesmo nos animais gravemente acometidos.[75]

A mortalidade em animais muito jovens ou em gatos imunologicamente comprometidos pode ser alta, mas geralmente é baixa. A resolução dos sintomas ocorre, na maioria das vezes, dentro de 10 a 20 dias, no entanto, gatos que tiveram danos graves nos ossos turbinados podem desenvolver quadros crônicos de rinite bacteriana, osteomielite, sinusite e conjuntivite. Raças de nariz curto, como Persa e Himalaia, têm maior tendência a desenvolver tais complicações.[73]

Calicivírus felino

Assim como o FHV-1, o calicivírus é um vírus de distribuição mundial que pode infectar gatos domésticos e outros felídeos selvagens. O vírus é excretado pelas secreções nasal e oral e as principais portas de entrada são as conjuntivas. Mas diferentemente dos animais portadores de FHV-1, os gatos infectados com FCV eliminam o vírus continuamente por um longo período, sendo que apenas uma pequena porcentagem dos animais irá portar o vírus durante toda vida.

O FCV pode acometer animais de todas as idades, mas os filhotes são os mais suscetíveis e, geralmente, apresentam as formas clínicas mais graves.[70,76]

O FCV é um RNA vírus de fita única não envelopado que pertence ao gênero *Vesivirus*. Pode infectar gatos domésticos e outros felídeos. É mais resistente no ambiente que o FHV-1, sobrevivendo durante semanas ou mais, quando as condições são favoráveis. Não é sensível aos desinfetantes comuns, mas uma boa maneira de higienizar o ambiente, tanto para o FCV quanto para o FHV-1, é o uso de água sanitária diluída na proporção 1:32, em água acrescida de detergente.

Diferentemente dos animais portadores de FHV-1, os animais infectados por FCV eliminam o vírus continuamente e servirão como fonte de infecção aos outros animais durante um período razoavelmente longo, em torno de 30 a 75 dias, sendo que a minoria desses animais será portador viral durante toda a sua vida. O vírus persiste nas tonsilas e na orofaringe e pode ser excretado em maior ou menor quantidade, sendo que infecções concomitantes com o vírus da imunodeficiência felina irão potencializar a excreção viral. As vacinas comercialmente disponíveis são capazes de proteger o animal da infecção clínica, mas não são capazes de evitar que o animal se infecte e se torne um portador inaparente.

Diversas variantes do FCV já foram identificadas, com diferenças na patogenicidade e na antigenicidade, embora sejam classificadas em um único sorotipo. A maioria das variantes virais induz certo grau de proteção cruzada, mas os gatos podem infectar-se com diferentes variantes e apresentar variados graus de sintomatologia clínica. Esse fato explica os diferentes níveis de proteção obtidos com as diferentes vacinas presentes no mercado.

Semelhantemente ao FHV-1, os animais infectam-se com FCV pelas membranas nasal, oral e/ou conjuntival. A replicação viral ocorre predominantemente na mucosa oral e nos pulmões, mas existem algumas diferenças entre as linhagens virais, sendo que algumas têm predileção pelo tecido pulmonar, enquanto outras podem ser encontradas nas membranas sinoviais, infectando macrófagos. Partículas virais já foram detectadas em outras vísceras, bem como nas fezes e, ocasionalmente, na urina.

As úlceras orais são os achados mais significativos de infecções por calicivírus. Essas úlceras começam como vesículas que posteriormente se rompem, provocando necrose do epitélio e ocorrência de infiltrado neutrofílico. A resolução das úlceras se dá dentro de 2 a 3 semanas.

Quadros de pneumonia intersticial podem ocorrer primariamente por FCV, mas esse tipo de lesão é muito mais comum em experimentos do que em infecções naturais pela via oronasal. As lesões articulares causadas pelo FCV incluem sinovite aguda com adelgaçamento da membrana sinovial e com aumento do líquido sinovial no interior da articulação.

As diferentes linhagens de FCV podem ocasionar quadros clínicos distintos, mas a maioria delas produz um quadro caracterizado por febre, ulceração oral e conjuntivite, além de sinais respiratórios brandos. Há relatos de surtos com quadro sistêmico grave e com alta mortalidade, que incluem edema, pneumonia, icterícia e hemorragia, geralmente associadas a linhagens de alta virulência.[76,77]

Em um quadro típico de infecção por FCV, os sintomas incluem apatia, anorexia, febre e, posteriormente, a formação de úlceras na cavidade oral, sendo que esse último pode ser o único sinal clínico presente. As ulcerações geralmente são observadas na língua, mas também podem ocorrer na boca, nos lábios e no nariz; também pode haver um quadro de hipersalivação. Espirros, conjuntivite e descargas oculares e nasais podem ocorrer, mas são muito menos proeminentes quando comparados às infecções por FHV-1.[74]

Bordetella bronchiseptica e Chlamidophila felis

A *B. bronchiseptica* é um cocobacilo aeróbio, gram-negativo e comumente isolado como um patógeno do trato respiratório de diversas espécies animais, incluindo o ser humano, no qual é considerado um agente oportunista. No passado, acreditava-se que a *B. bronchiseptica* desempenhasse um papel secundário na doença respiratória de felinos, mas atualmente sabe-se que é um patógeno primário, pois pode causar doença em animais livres dessas bactérias quando esses são desafiados.

Os sintomas associados a infecções por *B. bronchiseptica* incluem febre, espirros, descargas oculares e tosse, aumento dos linfonodos submandibulares, podendo incluir, em casos mais graves, dispneia grave, cianose e morte associada a quadros de broncopneumonia. Nas infecções mais brandas, que ocorrem na maioria das vezes, a resolução do quadro ocorre em aproximadamente 10 dias.[78]

A *Chlamidophila felis* (antigamente nomeada como *Chlamydia psittaci*) é um patógeno conjuntival primário em gatos e sua transmissão é comum em locais de alta densidade populacional. No Reino Unido, esse agente é responsável por 30% dos casos agudos de conjuntivite, além dos casos crônicos dessa mesma enfermidade. Pode causar conjuntivite em gatos jovens, além dos quadros de oftalmia neonatal.

O período de incubação é curto e o quadro clínico inclui descarga nasal e espirros, não tão proeminentes como nas infecções por FHV-1 e FCV, descargas oculares acompanhadas de hiperemia conjuntival e blefaroespasmo. Inicialmente, as alterações podem ser observadas em apenas um olho, mas, na maioria das vezes, ambos os olhos são acometidos.[70]

Diagnóstico

O diagnóstico do complexo respiratório felino pode ser basicamente realizado mediante observações clínicas. Animais que predominantemente apresentam úlceras na cavidade oral indicam infecção por FCV; já em animais com pronunciado quadro de espirros, com sinais respiratórios e conjuntivais mais graves, suspeita-se de FHV-1. Em casos em que o quadro de conjuntivite é intenso e persistente, a infecção por *Chlamydophila* é a principal suspeita diagnóstica.

O isolamento de FHV-1 e FCV pode ser obtido pelo cultivo celular de material proveniente de *swab* conjuntival ou de nasofaringe, além da realização de técnicas de ELISA e de PCR. Para o diagnóstico de *B. bronchiseptica*, os *swabs* nasal ou de orofaringe devem ser acondicionados em meio de transporte até sua chegada ao laboratório.

O isolamento de algum agente, no caso de enfermidade respiratória, leva-nos a assumir, na maioria das vezes, que o agente isolado seja o responsável pelo quadro clínico, mas no caso de *B. bronchiseptica* e FCV, o isolamento deve ser encarado com cautela, uma vez que esses dois agentes também podem ser isolados do trato respiratório de animais saudáveis.[73]

As técnicas sorológicas não são de importância diagnóstica nos casos de FCV e FHV-1, devido à alta porcentagem de gatos vacinados e que, portanto, apresentam anticorpos contra esses agentes provenientes da vacinação.

Tratamento

Não há estudos com fármacos antivirais amplamente utilizados e que tenham efeito benéfico comprovado nos casos de infecções por FCV e FHV-1. Nas enfermidades respiratórias em geral, os antibióticos devem ser empregados no controle de infecções bacterianas secundárias; estes podem incluir tetraciclina, doxiciclina, enrofloxacina, orbifloxacina, eritromicina, azitromicina e sulfatrimetoprima. As formulações em que esses antibióticos são administrados são de grande importância, uma vez que os animais enfermos podem apresentar úlceras na cavidade oral, o que dificulta a administração de tabletes e/ou comprimidos, sendo os xaropes pediátricos ou as formulações injetáveis opções de formulação.

Cuidados de enfermagem são essenciais na recuperação dos animais; podem, na maioria das vezes, ser executados pelo proprietário do animal, mas em casos graves, como desidratação significativa e anorexia, recomenda-se que esses animais sejam hospitalizados para receber fluidoterapia e alimentação por sonda nasogástrica ou até mesmo pela colocação de sonda esofágica. Nos casos mais leves, deve-se incentivar o proprietário a oferecer ao animal alimentos apetitosos e de fácil ingestão, como rações comerciais pastosas. Algumas outras medidas podem ser tomadas, como limpeza constante dos olhos e narinas com solução fisiológica, além da instilação de descongestionantes nasais à base de fenilefrina, 1 vez/dia, associada ao uso de mucolíticos, como a bromexina e a nebulização do ambiente com salina, o que tende a melhorar o fluxo das vias respiratórias.[79]

Profilaxia

Há muitos anos, as vacinas para gatos têm em sua composição o FHV-1 e o FCV. No Brasil, a maioria das marcas disponíveis no mercado utiliza vacina inativada, e como toda vacina dessa categoria, o esquema vacinal deve ser baseado em uma dose seguida de reforço após 21 a 30 dias, com revacinação anual. Os filhotes sofrem interferência dos anticorpos colostrais por até 12 semanas após o nascimento, portanto a vacinação de animais de origem conhecida deve ser iniciada a partir de 12 semanas de vida.[80] Há alguns anos, algumas empresas acrescentaram *Chlamydophila felis* em suas formulações. Não há vacinas disponíveis no mercado brasileiro para *B. bronchiseptica*.

Animais que participam de eventos devem receber reforço vacinal 2 semanas antes da saída e a adoção de um período de quarentena de aproximadamente 3 semanas constitui-se em boa medida de controle tanto para esses animais que regressam para o grupo como no caso da aquisição de novos animais. No caso de animais com histórico vacinal desconhecido, o esquema vacinal completo deve ser realizado, mesmo em caso de animal adulto.

Em criações nas quais haja íntimo contato entre cães e gatos, o risco de transmissão interespécies de *B. bronchiseptica* não deve ser desconsiderado.

Animais doentes devem ser isolados dos demais, com a distância mínima de 1 m, sendo que esses animais devem ser manipulados depois dos demais, e seus pertences, como tigelas de comida, cama e caixa de areia, devem ser de uso exclusivo desse animal, devendo ser higienizados regularmente.

As caixas de transporte também devem ser higienizadas quando utilizadas e preferencialmente devem ficar vazias por um período de 2 dias.

A redução da concentração viral no ambiente pode ser alcançada por manejo adequado do ambiente que deve incluir boas ventilação e higienização, baixa umidade relativa do ar e condições amenas de temperatura, além de evitar densidade populacional muito alta.[73,74]

REFERÊNCIAS BIBLIOGRÁFICAS

1. Greene GE. Infectious diseases of the dog and cat. 3. ed. Philadelphia: W.B. Saunders Company; 2006. 1386p.
2. Martella V, Elia G. Canine distemper virus. Vet Clin Small Anim. 2008;38:787-97.
3. Beineke A, Puff C, Seehusen F, Baumgärtner W. Pathogenesis and immunopathology of systemic and nervous canine distemper. Vet Immunol and Immunopathol. 2009;127:1-18.
4. Fenner F. Veterinary virology. 2. ed. 1987. 660p.
5. Barrett, T. Morbillivirus infections, with special emphasis on morbilliviruses of carnivores. Vet Microb. 1999;69:3-13.
6. Harder TC, Osterhaus DME. Canine distemper virus – a morbillivirus in search of new hosts? Trends in Microbial. 1997;5:120-4.
7. Appel MJG, Summers BA. Canine distemper: current status. In: Carmichael L. (ed.) Recent advances in canine infectious diseases. Ithaca, NY: International Veterinary Information Service; 1999.
8. Carpenter MA, Appel MJG, Roelke-Parker ME, Munson L. *et al.* Genetic characterization of canine distemper virus in Serengeti carnivores. Vet Immunol Immunopathol. 1998;65:259-66.
9. Headley SA, Graça DL. Canine distemper: epidemiological findings of 250 cases. Braz J Vet Res Anim Sci. 2000;37:12-7.
10. Vandevelde M, Zurbriggen A. The neurobiology of canine distemper virus infection. Vet Microb. 1995;44:271-80.
11. Vandevelde M, Zurbriggen A. Demyelination in canine distemper virus infection: a review. Acta Neuropathol. 2005;109:56-68.
12. Stettler M, Beck K, Wagner A, Vandevelde M, Zurbriggen A. Determinants of persistence in canine distemper viruses. Vet Microb. 1997;57:83-93.
13. Engelhardt P, Wyder M, Zurbriggen A, Grone A. Canine distemper virus associated proliferation of canine footpad keratinocytes *in vitro*. Vet Microb. 2005;107:1-12.
14. Koutinas AF, Polizopoulou Z, Baumgartener W, Lekkas S, Kontos V. Relation of clinical signs to pathological changes in 19 cases of canine distemper encephalomyelitis. J Comp Path. 2002;126:47-56.
15. Wright NG, Cornwell HJC, Thompson H, Lauder IM. Canine distemper: current concepts in laboratory and clinical diagnosis. Vet Rec. 1974;94:86-92.
16. Griot C, Moser C, Cherpillod P, Bruckner L, Wittek R, Zurbriggen A. Zurbriggen R. Early DNA vaccination of puppies against canine distemper in the presence of maternally derived immunity. Vaccine. 2004;22:650-4.
17. Biazzono L, Hagiwara MK, Correa AR. Avaliação da resposta imune humoral em cães jovens imunizados contra a cinomose com vacina de vírus atenuado. Braz J Vet Res Anim Sci. 2001;38:1-12.
18. Maia OB, Gouveia AMG, Souza AM, Barbosa EF. Avaliação pós-vacinal de lobos guarás *Chrysocyon brachyurus* (Illiger, 1811) contra os vírus da cinomose e parvovirose caninas. Arq Bras Med Vet Zootec. 1999;51:1-10.
19. Lan NT, Yamaguchi R, Inomata A, Furuya Y, Uchida K, Sugano S, Tateyama S. Comparative analyses of canine distemper viral isolates from clinical cases of canine distemper in vaccinated dogs. Vet Microb. 2006;115:32-42.
20. Innes JRM, Saunders LZ. Comparative neuropathology. Academic Press: New York; 1962.

21. Parry HB. Viral hepatitis of dogs (Rubarth's disease). Clinical and pathological observations on a spontaneous epidemic. Vet Rec. 1950;62:559-65.
22. Pay TWF. Infectious canine hepatitis. Vet Rec. 1950;62:551-8.
23. Inkelmann MA, Rozza D, Fighera R, Kommers GD, Graça DL, Irigoyen LF *et al.* Hepatite infecciosa canina: 62 casos. Pesq Vet Bras. 2007;27:325-32.
24. Koptopoulos G, Cornwell HJC. Canine adenovirus: a review. The Veterinary Bulletin 1981;51:135-41.
25. Stalker MJ, Hayes MA. The liver and biliary system. In: Jubb KFV. Pathology of domestic animals. San Diego: Academic Press; 2007.348-51.
26. Quinn PJ Microbiologia veterinária e doenças infecciosas. Porto Alegre: Artmed; 2005. p. 323-6.
27. Cullen JM. Liver, biliary system and exocrine pancreas. In: McGavin MD, Zachary JF. edithors. Pathologic basis of veterinary disease. St Louis: Mosby Elsevier; 2007. p. 393-461.
28. Decaro N. Infectious canine hepatitis: an "old" disease reemerging in Italy. Res Vet Sci. 2007;83:269-73.
29. Greene CE. Infectious canine hepatitis and canine acidophil cell hepatitis. In: Greene CE, editor. Infectious diseases of dog and cat. Elsevier: Saunders; 2006. p. 41-7.
30. Swango LJ. Moléstias virais caninas. In: Ettinger SJ, Feldman EC, editores. Tratado de medicina interna veterinária. São Paulo: Manole; 1997. p. 573-88.
31. Jones TC. Moléstias causadas por agentes virais. In: Jones TC, editor. Patologia veterinária. São Paulo: Manole; 2000. p. 249-53.
32. Wigton J. Infectious canine hepatitis: animal model for viral-induced disseminated intravascular coagulation. Blood. 1976;47:287-96.
33. Chouinard L. Use of polymerase chain reaction and immunohistochemistry for detection of canine adenovirus type 1 in formalin-fixed, paraffin-embedded liver of dogs with chronic hepatitis or cirrhosis. J Vet Diag Invest. 1998;10:320-5.
34. Cornwell HJC, Wright NO. The pathology of experimental infectious canine hepatitis in neonatal puppies. Res Vet Sci. 1969;10:156-60.
35. Ward FP, Fairchild DG, Vuicich JV. Inclusions body hepatitis in a prairie falcon. Journal of Wildlife Diseases. 1971;7:120-4.
36. Greene CE, Schultz RD. Immunoprophylaxis. In: Greene CE, editor. Infectious diseases of dog and cat. Elsevier: Saunders; 2006. p. 1069-119.
37. Gaskell R, Willoughby K. Herpesvirus of carnivores. Vet Microbiol. 1999;69:73-88.
38. Rijsewijk FAM, Daus FJ, van der Heijden RW, Van Oirschot JT. The prevalence of canine herpesvirus 1 antibodies in Netherlands in 1997 was about 40%. In: Virology of Carnivores 1st International Meeting. European Society for Veterinary Virology; 1998 May 13-15, Utrecht, The Netherlands.
39. Reading MJ, Field HJ. A serological study of canine herpes vírus-1 infection in the English dog population. Arch Virol. 1998;143:1477-88.
40. Burr M, Campbell MEM, Nicolson L, Onions DE. Detection of canine herpesvirus 1 in a wide range of tissues using the polymerase chain reaction. Vet Microbiol. 1996;53:227-37.
41. Carter GR. Major infectious diseases of dogs and cats (listed alphabetically)-part 1 (a through d). IVIS, 2003 [cited 2004 Sep 22]. Available from: http://www.ivis.org.
42. Greene CE, Carmichael LE. Canine herpesvirus infection. In: Greene CE, editor. Infectious diseases of dog and cat. Elsevier: Saunders; 2006. p. 47-53.
43. Schulze C, Baumgartner W. Nested polymerase chain reaction and in situ hybridization for diagnosis of canine herpesvirus infection in pupies. Vet Pathol. 1998;35:209-17.
44. Davol PA. Reproductive complications affecting fertility and pregnancy in the bitch. Canine reproduction [cited 2009, Dec 20]. Available from: http://www.labbies.com/reproduction2.htm.
45. Davidson AP. Approaches to reducing neonatal mortality in dogs. Recent advances in small animal reproduction (on line) 2003 [cited 2009 Sep 19]. Available from: http://www.ivis.org.
46. Hoskins JD. Perdas de cãezinhos e gatinhos. In: Hoskins JD, editor. Pediatria veterinária, cães e gatos do nascimento aos seis meses. Philadelphia: Saunders; 1990. p. 49-53.
47. Parrish CR, Kawaoka Y. The origins of new pandemic viruses: The acquisition of New host ranges by canine parvovirus and Influenza A virus. Ann Rev Microbiol. 2005;59:553-86.
48. Mitika. Pfizer. Management and control of canine viral enteritis: new approaches, Pfizer Symposium; 1998. 52p.
49. Lamm CG, Rezabeck MPH. Parvovirus infection in domestic companion animals. Vet Clin Small Animal. 2008;38:837-58.
50. Streck AF, Souza CK, Gonçalves KR, Zang L, Pinto LD, Canal CW. First detection of canine parvivirus type 2C in Brazil. Brazilian Journal of Microbiology. 2009,40:465-9.
51. Fenner F. Veterinary virology. 2. ed. San Diego: Academic Press; 1993. 660p.
52. Flores EF. Virologia veterinária. Santa Maria: UFSM; 2007.
53. Patel JR, Heldens JGM. Review of companion animal viral diseases and immunoprophylaxis. Vaccine. 2009;27:491-504.
54. Greene GE. Infectious diseases of the dog and cat. 32. ed. Philadelphia: W.B. Saunders Company; 2006. 1387p.
55. Truyen U. Evolution of canine parvovirus. A need for new vaccines? Vet Microbiol. 2006;117:9-13.
56. Truyen U. Canine parvovirus. In: Carmichael L. Recent advances in canine infectious diseases., Ithaca NY: International Veterinary Information Service; 2000.
57. Favrot C, Olivry T, Dunston SM, Degorce-Rubiales F, Guy JS. Parvovirus infection of keratinocytes as a cause of canine erythema multiform. Vet Pathol. November 2000;37:647-9.
58. Decaro N, Campolo M, Desario C, Elia G, Martella V *et al.* Maternally-derived antibodies in pups and protection from canine parvovirus infection. Biologicals. 2005; 33:261-7.
59. Schultz RD. Duration of immunity for canine and feline vaccines: A review. Vet Microbiol, 2006.117:75-9.
60. Newbury S. Feline panleukopenia. NAVC Proceedings 2007, North American Veterinary Conference (Eds). Publisher: NAVC (www.tnavc.org). Internet Publisher: International Veterinary Information Service, Ithaca, NY (www.ivis.org), Last updated: 13 Jan 2007.
61. Flores EF. Virologia veterinária. Santa Maria: UFSM; 2007.
62. Lamm CG, Rezabeck MPH. Parvovirus infection in domestic companion animals. Vet Clin Small Animal. 2008;38:837-58.
63. Truyen U, Addie D, Bélak S, Boucraut-Baralon C, Egberink H, Frymus T *et al.* Feline Panleukopenia. ABCD Guidelines on prevention and management. J Feline Med Surg. 2009;11:538-46.
64. Parrish CR, Kawaoka Y. The origins of new pandemic viruses: the acquisition of new host ranges by canine parvovirus and influenza A virus. Ann Rev Microbiol. 2005;59:553-86.
65. Greene GE. Infectious diseases of the dog and cat. 3. ed. Philadelphia: W.B. Saunders Company, 2006. 1386p.
66. Patel JR, Heldens JGM. Review of companion animal viral diseases and immunoprophylaxis. Vaccine. 2009;27:491-504.
67. Résibois A, Coppens A, Poncelet L. Naturally occurring parvovirus associated feline hypogranular cerebellar hypoplasia – A comparison to experimentally induced lesions using immunohistology. Vet Pathol. 2007;44:831-41.
68. Truyen U. Evolution of canine parvovirus. A need for new vaccines? Vet Microbiol. 2006;117:9-13.
69. Schultz RD. Duration of immunity for canine and feline vaccines: A review. Vet Microbiol. 2006;117:75-79.
70. Bjerkaas E. Diagnosis and management of conjuntival disease in cat. Proceeding of the Southern European Veterinary Conference; 2008 Oct 17-19; Barcelona. Spain; 2008.
71. Spencer JA, Morkel P. Serological survey of sera from lions in Etosha national park. South African J Wildlife Res. 1993; 23:60-1.
72. Hoffman-Lehmann R, Fehr D, Grob M, Elgizzoli M, Packer C, Martinson JS *et al.* Prevalence of antibodies to feline parvovirus, calicivirus, herpesvirus, coronavirus and immunodeficiency virus and of feline leukaemia virus antigen and the interrelationship of these viral infections in free-ranging lions in East Africa. Clin Diag Lab Immunol. 1996;3(5):554-62.
73. Gaskell RM, Dawson S, Radford A. Feline respiratory disease. In: Greene CE, editor. Infectious diseases of dog and cat. Elsevier: Saunders; 2006. p. 145-54.
74. Carter GR. Major infectious diseases of dogs and cats (listed alphabetically)-part 2 (e through l). IVIS, 2003 [cited 2010 Feb 18]. Available from: http://www.ivis.org.
75. Hoover EA, Griesemer RA. Experimental feline herpesvirus infection in the pregnant cat. Am J Pathol. 1971;65:173-88.
76. Hurley KF, Pesavento PA, Pedersen NC. An outbreak of virulent systemic feline calicivirus disease. J Am Vet Med Assoc. 2004:224:241-9.
77. Pedersen NC, Elliott JB, Glasgow A. An isolated epizootic of hemorrhagic-like fever in cats caused by a novel and highly virulent strain of feline calicivirus. Vet Microbiol. 2000;73:281-300.
78. Binns SH, Dawson S, Speakman AJ. Prevalence and risk factors for feline *Bordetella bronchiseptica* infection. Vet Rec. 1999;144:575-80.
79. Taboada J, Turnwald GH. O sistema respiratório. In: Hoskins JD, editor. Pediatria veterinária, cães e gatos do nascimento aos seis meses. Philadelphia: Saunders; 1990. p. 66-86.
80. Ford RB. Feline vaccination protocols – 27 WSAVA. IVIS, 2002 [cited 2010 Feb 18]. Available from: http://www.ivis.org.

50

Terapêutica no Filhote

Rita de Cássia Collicchio Zuanaze

INTRODUÇÃO

Uma das preocupações constantes dos veterinários quando se veem diante de um filhote de cão ou gato é com relação à escolha correta dos medicamentos a serem utilizados nessa fase, além do manejo adequado desses animais em situações de enfermidades. O período do nascimento até os 6 meses de vida nessas espécies representa um tempo importante de adaptação e maturação dos sistemas orgânicos, compreendendo a fase neonatal (do nascimento até 2 semanas de vida), a fase infantil (entre 2 e 6 semanas de vida), a fase de desmame (de 6 a 12 semanas de vida) e a fase juvenil (entre 3 e 6 meses de vida). O profissional veterinário deve estar atento para não ocasionar iatrogenias, como intoxicações medicamentosas e reações adversas no paciente pediátrico.[1] No entanto, em veterinária, pode-se afimar que alguns estudos relacionados ao uso racional e específico de fármacos em filhotes, especialmente de cães e gatos, continuam sendo extrapolados da pediatria humana.

O estudo da terapêutica em filhotes consiste na determinação de grupos farmacológicos que podem ser utilizados, doses adequadas e vias de administração possíveis e mais indicadas para o tratamento das enfermidades mais comuns que ocorrem nesse período. Após o nascimento, os neonatos tornam-se suscetíveis a infecções, por entrarem em contato com o meio ambiente já desde a passagem pelo canal do parto, evoluindo comumente para as septicemias.[3] Além disso, alguns distúrbios metabólicos, como hipotermia, desidratação e hipoglicemia, que representam a "tríade do neonato", também são comuns em cães e gatos nessa fase, tornando-se necessárias as intervenções medicamentosas.[4]

Os cuidados terapêuticos com o paciente pediátrico dependem dos conhecimentos de farmacocinética ou dinâmica de absorção, biotransformação e excreção dos medicamentos utilizados nessa faixa etária, além dos mecanismos de ação deles em sua farmacodinâmica, bem como as particularidades entre as espécies, para a escolha correta do tratamento mediante riscos e benefícios da sua utilização.[5]

PRINCÍPIOS GERAIS DE FARMACOCINÉTICA E FARMACODINÂMICA EM FILHOTES

A farmacocinética é o estudo dos processos de absorção, distribuição, biotransformação e excreção das substâncias químicas ou fármacos no organismo.[6] A farmacodinâmica, por sua vez, consiste no estudo dos mecanismos de atuação dessas substâncias sobre as funções bioquímicas ou fisiológicas do organismo, culminando em seu efeito farmacológico. Porém, nos filhotes de cães e gatos, existem alguns fatores que podem influenciar toda essa dinâmica farmacológica, tornando-se necessário o conhecimento das particularidades hemodinâmicas, bioquímicas e da imaturidade fisiológica e imunológica nesses pacientes, principalmente até as primeiras 16 semanas de vida, quando eles adquirem maturidade fisiológica e imunológica relativa para reagir às enfermidades.[7,8]

Analisando os sistemas orgânicos em filhotes de cães e gatos e a importância do seu desenvolvimento para a farmacocinética e a farmacodinâmica nos processos terapêuticos, deve-se ter o conhecimento das seguintes características:[1,5,9]

- Sistema cardiovascular: os filhotes apresentam menor débito cardíaco quando comparados aos adultos; portanto, necessitam de frequência cardíaca mais elevada para manter o equilíbrio hemodinâmico. Além disso, sua demanda de oxigênio para o metabolismo corporal é considerada duas a três vezes maior quando comparada à dos adultos
- Sistema respiratório: os filhotes são mais suscetíveis a situações de hipoxia que animais adultos, por terem maior resistência respiratória e menor reserva de oxigênio, devendo, portanto, aumentar sua frequência respiratória para manutenção do equilíbrio acidobásico
- Barreira hematencefálica: os filhotes apresentam maior permeabilidade hematencefálica quando comparados aos adultos, o que influencia especialmente a dinâmica de absorção e a biodisponibilidade de fármacos ou substâncias com ação no sistema nervoso central. A barreira hematencefálica no animal adulto tem a função de impedir que substâncias polares ou hidrossolúveis e de peso molecular elevado penetrem no sistema nervoso central
- Termorregulação: os filhotes apresentam menor quantidade de gordura subcutânea e pouca habilidade em contrair a musculatura periférica, o que dificulta o controle e a regulação da temperatura corporal, especialmente em situações de hipotermia. Essa imaturidade termorreguladora ocorre na fase neonatal, e é comum em situações de hipotermia associadas a quadros de hipoglicemia e desidratação, na denominada "tríade neonatal"
- Biotransformação hepática: a imaturidade desse órgão afeta diretamente a biotransformação e a excreção dos fármacos, respectivamente. A biotransformação hepática, além de favorecer a eliminação de substâncias, tornando-as mais hidrossolúveis e com a formação de metabólitos no organismo, também pode inativar a ação farmacológica de muitas dessas substâncias ou fármacos. O fígado dos filhotes de cães e gatos não tem reservas de glicogênio hepático. Isso compromete a biotransformação da maioria dos fármacos utilizados nesses animais, principalmente durante as reações de oxidação na fase I e na formação de glicuronídios na fase II do metabolismo. Além disso, a síntese de proteínas plasmáticas, especialmente a albumina, também é deficiente em filhotes, aumentando a biodisponibilidade desses fármacos e sua ação farmacológica em relação a um animal adulto com concentrações maiores de proteínas. Os filhotes de gatos também têm outra particularidade na biotransformação hepática das substâncias, especialmente durante as reações de conjugação com o ácido glicurônico na fase II e que são catalisadas pelas enzimas glicuroniltransferases. Os gatos filhotes ou adultos apresentam deficiência relativa nessa conjugação devido às baixas concentrações de algumas enzimas desse grupo. Isso aumenta a meia-vida plasmática dos fármacos que dependem da formação de glicuronídios para sua biotransformação, como salicilatos, anticonvulsivantes, barbitúricos e alguns antimicrobianos, como sulfonamidas, tetraciclinas e metronidazol. Os filhotes de cães também podem apresentar deficiência na conjugação com o ácido glicurônico pela imaturidade do sistema hepático em fase inicial, devendo se atentar também para o uso desses medicamentos. Desse modo, o uso indevido de medicamentos que necessitam da biotransformação hepática em filhotes de cães

e gatos pode causar respostas farmacológicas exageradas ou intoxicações medicamentosas

- Excreção renal: a imaturidade do sistema renal em filhotes de cães e gatos tem como consequência menor taxa de filtração glomerular, diminuindo a eliminação renal dos medicamentos e de outras substâncias do organismo. Nos pacientes pediátricos, a filtração glomerular diminuída proporciona aumento na meia-vida plasmática de fármacos excretados pela urina, que devem estar na forma hidrossolúvel. Fármacos que podem ter a excreção renal diminuída em filhotes de cães e gatos são especialmente alguns antimicrobianos, como aminoglicosídios, tetraciclinas e sulfonamidas.

Absorção e biodisponibilidade dos fármacos em filhotes

Dentre os conceitos de farmacologia geral, a absorção dos fármacos depende inicialmente das suas características moleculares, como tamanho e peso molecular, via de administração utilizada, pH do meio, constante de ionização da substância (pK), o que caracteriza a sua capacidade de atravessar as diversas membranas biológicas na sua forma não ionizada até atingir o endotélio vascular, e membranas plasmáticas para a chegada à circulação sanguínea.[6] Esses fatores influenciam principalmente a polaridade das substâncias, tornando-as mais lipossolúveis ou hidrossolúveis, ocasionando absorção mais eficaz, dependendo do meio em que forem administradas. A disponibilidade dos fármacos dependerá, portanto, da quantidade de substância que foi absorvida e que atingiu a circulação sistêmica.[6,9]

As principais diferenças existentes entre os filhotes de cães e gatos, quando comparados aos animais adultos com relação à distribuição dos fármacos, são relacionadas com a quantidade de líquido corporal no meio extravascular. Em filhotes, cerca de 80% do peso corporal são representados pelo volume de líquido extravascular, enquanto, em animais adultos, essa quantidade cai para 50% do peso corporal. Essa diferença hemodinâmica afetará especialmente os fármacos hidrossolúveis, ocorrendo menor concentração plasmática dessas substâncias. Na fase adulta, a quantidade de líquido extracelular diminui gradativamente quando comparada ao meio intracelular, aumentando a biodisponibilidade dos fármacos e a sua meia-vida plasmática.[1]

Esses fatores alteram a biodisponibilidade dos fármacos em filhotes, protegendo-os relativamente da toxicidade de alguns fármacos mais hidrossolúveis, mas também podem contribuir para uma resposta terapêutica ineficiente, pela diminuição da sua biodisponibilidade. No entanto, outro fator importante nos filhotes é a menor quantidade de gordura corporal, diminuindo a deposição de fármacos lipossolúveis no tecido adiposo. Esses fármacos podem permanecer em altas concentrações séricas por mais tempo e, quando não ligados a proteínas carreadoras, podem apresentar potencialização dos seus efeitos farmacológicos ou ocasionar toxicidade em filhotes. Desse modo, ajustes mínimos nas dosagens de alguns medicamentos podem ser indicados, porém aumentando também os intervalos de administração para a obtenção do efeito farmacológico desejado em filhotes.

Outra consideração farmacológica importante é que os fármacos tornam-se disponíveis no organismo, ligados ou não a proteínas plasmáticas. As moléculas livres é que são farmacologicamente ativas para atuar em seu local de ação, e as moléculas que permanecem ligadas de modo reversível às proteínas carreadoras, especialmente na albumina plasmática e em alfaglicoproteínas, não estão disponíveis para seu efeito farmacológico no organismo, mantendo-se em equilíbrio dinâmico.[6,10]

A concentração de proteína plasmática total no filhote é um fator importante para a avaliação da quantidade de fármaco disponível no organismo, bem como a quantidade de albumina plasmática. Diminuições nos níveis de proteínas plasmáticas, como em casos de hipoproteinemia, acarretam aumento na toxicidade de medicamentos que têm alta afinidade por essas proteínas. No caso de filhotes de cães e gatos, as concentrações de albumina plasmática e alfaglicoproteínas são inferiores quando comparadas às dos animais adultos, o que acarreta maior quantidade de fármaco livre disponível no organismo. O valor sérico de proteínas totais em filhotes é de 4,0 g/dℓ, enquanto no animal adulto esse valor pode variar entre 5,7 e 7,4 g/dℓ.[5,11] Esse conhecimento é fundamental para os reajustes corretos nas doses dos principais medicamentos utilizados em filhotes de cães e gatos. Além disso, a imaturidade do sistema hepático nessa fase determina menor síntese de proteínas carreadoras nesses animais, bem como deficiência na biotransformação hepática, especialmente de fármacos que dependem da formação de glicuronídios para se tornarem hidrossolúveis e serem eliminados do organismo.[5,7] Por outro lado, a menor ligação dos fármacos com as proteínas carreadoras pode favorecer a excreção renal de substâncias hidrossolúveis ou biotransformadas, já que o medicamento, quando ligado à albumina, torna-se uma molécula grande, dificultando sua passagem pelos poros das membranas do glomérulo renal.[6] Uma adaptação terapêutica recomendada em filhotes, considerando a maior concentração de fármaco livre circulante, é o aumento do intervalo entre as administrações dos medicamentos que tenham grande ligação com as proteínas plasmáticas.[1,2]

As diferenças de fluxo sanguíneo existentes nos tecidos ou órgãos-alvo também podem influenciar a biodisponibilidade dos fármacos no seu sítio de ação.[5,7] Em filhotes, o fluxo sanguíneo dos vasos para os órgãos, como cérebro e coração, é maior e mais rápido quando comparado ao dos demais tecidos. Desse modo, os filhotes de cães e gatos são mais suscetíveis aos efeitos cardiovasculares e neurológicos de fármacos que atuam nesses órgãos. Além disso, a imaturidade da barreira hematencefálica na fase neonatal favorece também a entrada de fármacos que não estariam disponíveis no sistema nervoso central.[1]

Vias de administração mais utilizadas em filhotes e sua influência na absorção dos medicamentos

A exposição dos filhotes aos medicamentos inicia-se no período gestacional ou durante o parto, se a mãe for medicada com fármacos que atravessem com facilidade a barreira transplacentária. Após o nascimento, o neonato pode ser exposto a medicamentos por meio da ingestão do leite materno na fase de amamentação e pela administração direta das substâncias, principalmente pelas vias digestiva e parenteral.[1,2,4,5]

A escolha da via de administração em pacientes pediátricos depende de vários fatores, como a necessidade de efeito sistêmico ou localizado, período necessário para atingir os picos plasmáticos e a biodisponibilidade dos fármacos no organismo, características físico-químicas dos medicamentos, considerando qual a melhor via para a sua absorção.[4,6,9]

Serão discutidas, a seguir, as principais vias de administração dos medicamentos em filhotes de cães e gatos e suas principais influências na farmacocinética dos principais fármacos utilizados (Quadro 50.1).

Vias digestivas: oral e retal

A via oral (VO) pode ser utilizada em filhotes enfermos, desde que não estejam apresentando vômito ou em tríade neonatal, com hipoglicemia, hipotermia e desidratação (ver Quadro 50.1).

QUADRO 50.1 Principais vias de administração de medicamentos em filhotes e suas indicações e contraindicações.

Vias de administração	Indicações e considerações gerais do uso	Contraindicações e restrições
Oral	Fácil administração, não invasiva, gatos podem ser mais resistentes Pode-se utilizar sonda orogástrica ou nasogástrica Medicamentos absorvidos na mucosa intestinal	Animais com vômito Tríade neonatal Medicamentos com maior absorção em meio ácido ou no estômago
Retal	Rápida absorção Evita a biotransformação hepática no metabolismo de 1ª passagem Podem ser utilizadas formulações orais ou injetáveis isotônicas	Fármacos não isotônicos Pode ocorrer irritação da mucosa retal Animais com diarreia
Subcutânea	Bastante utilizada em filhotes Fácil aplicação e maior absorção que em adultos Fármacos e fluidos isotônicos	Animais com desidratação moderada a grave Tríade neonatal Grandes volumes
Intravenosa	Tríade neonatal Animal em choque hipovolêmico	Pode ser difícil o acesso venoso em neonatos e filhotes de pequeno porte
Intraóssea	Bastante utilizada em filhotes Principal alternativa para a via intravenosa Rápida absorção Transfusões e fluidoterapia	Antissepsia inadequada pode ocasionar contaminação local (abscessos subcutâneos e osteomielite)

Essa via pode ser escolhida principalmente por ser de fácil utilização para fármacos com boa absorção intestinal.[1,4,5] Gatos geralmente são mais resistentes à administração oral de medicamentos, especialmente nas formulações líquidas, podendo-se utilizar uma sonda orogástrica ou nasogástrica nesses animais, se essa for a via de escolha para o tratamento.[4,9]

A maioria dos fármacos administrados por via oral será absorvida no intestino delgado, que tem área de absorção equivalente à do animal adulto.[1,7] Considerando todas as vias de administração de medicamentos, o fluxo sanguíneo no local de administração do fármaco pode influenciar sua dinâmica de absorção.[6,9] No paciente pediátrico, a quantidade de absorção intestinal pode ser menor por algumas características fisiológicas que ocorrem nesse período, como esvaziamento gástrico mais lento e motilidade intestinal aumentada devido ao peristaltismo irregular, resultando em picos plasmáticos menores do fármaco quando administrado pela via oral. Em contrapartida, a absorção de medicamentos pela via oral pode ser maior em neonatos antes do período da ingestão do colostro (até 48 a 72 horas após o nascimento). Nesse período, a permeabilidade intestinal está aumentada para a absorção das imunoglobulinas, moléculas grandes e de alto peso molecular, assim, pode favorecer a absorção dos fármacos pouco absorvíveis pela mucosa intestinal, como aminoglicosídios e alguns antimicrobianos betalactâmicos.[1,12,13]

Outro fator importante na administração oral de medicamentos em filhotes é a questão do pH gástrico, que é mais elevado nesse período do desenvolvimento, resultando em menor absorção de fármacos que necessitem de meio ácido para se tornar mais lipossolúveis ou manter-se na forma ionizada, como os antimicrobianos betalactâmicos. No entanto, o aumento do pH gástrico nos filhotes aumenta a absorção de bases fracas, como os aminoglicosídios, que geralmente não são absorvidos pelo sistema gastrintestinal em animais adultos.[13,15] A dieta láctea em neonatos também pode influenciar a absorção oral de medicamentos hidrossolúveis em meio ácido e pelo fato de haver leite no estômago, o que diminui o esvaziamento gástrico e o tempo de permanência do medicamento na mucosa intestinal para ser absorvido.

A imaturidade do trato biliar também é outra característica fisiológica importante na absorção de fármacos lipossolúveis no sistema intestinal dos filhotes, como a griseofulvina, os aminoglicosídios e as vitaminas lipossolúveis.[1,6,11]

Além disso, a colonização bacteriana intestinal no filhote também pode influenciar a absorção de medicamentos, principalmente os antimicrobianos. Desequilíbrios nas bactérias intestinais podem alterar a absorção desses medicamentos tanto em filhotes quanto nos animais adultos.[3,10]

A via retal (VR) também pode ser utilizada para a administração de medicamentos em animais de todas as idades, quando se deseja impedir o efeito de primeira passagem da biotransformação hepática, proporcionando a absorção direta do fármaco para a circulação sanguínea. A absorção retal dos medicamentos é facilitada pela vascularização local, no entanto, alguns fármacos não isotônicos podem ser absorvidos de maneira irregular e causar irritação da mucosa.[1,3] Existem formulações em pediatria humana, representadas pelos supositórios, e específicas para a administração retal de medicamentos. Em veterinária, as formulações orais ou injetáveis isotônicas podem ser utilizadas por essa via em filhotes de cães e gatos e são indicadas quando as vias oral ou parenterais estiverem contraindicadas.[1,2]

Vias parenterais

As vias de administração parenterais incluem as administrações de formulações injetáveis dos medicamentos, como as vias subcutânea, intramuscular, intravenosa e outras vias específicas, como intraóssea, intraperitoneal, intracardíaca, epidural, intratecal, entre outras.[6,9]

A via subcutânea (SC) é bastante utilizada no paciente pediátrico, pois os cães e gatos nessa fase apresentam baixa porcentagem de gordura corporal e altos níveis de água no meio extracelular e corporal total. Esses fatores aumentam a absorção subcutânea das formulações injetáveis, quando comparados aos animais adultos, devendo ser utilizadas somente soluções isotônicas.[1,6,13] No entanto, em casos de desidratação e hipotermia, como na tríade neonatal, a administração de soluções pela via subcutânea fica prejudicada pela diminuição da vascularização local, sendo indicadas outras vias parenterais de absorção imediata (ver Quadro 50.1).

A via intramuscular (IM) em filhotes de cães e gatos é pouco utilizada, principalmente pela existência de pouca massa muscular e vascularização local pouco desenvolvida nesses animais.[12] Esses fatores do desenvolvimento muscular prejudicam a absorção de medicamentos por essa via em filhotes, principalmente quando se pretende alcançar altas concentrações plasmáticas dos fármacos utilizados.

No paciente neonato ou filhote com hipovolemia, deve-se utilizar a via intravenosa (IV) (ver Quadro 50.1), no entanto, o acesso intravenoso pode ser difícil, pela vasoconstrição periférica em animais muito pequenos nessa fase. Nesses casos, podem ser utilizadas veias de calibres maiores, como a jugular, ou optar por vias alternativas, como a intraóssea ou a intraperitoneal.

A via intraóssea (ver Quadro 50.1) é uma alternativa eficiente para a rápida absorção de soluções isotônicas e também uma opção para a realização de transfusões sanguíneas em filhotes em choque hipovolêmico, assim como a via intraperitoneal, podendo absorver, em uma transfusão sanguínea, até 70% das hemácias após 42 a 72 horas da administração. Em filhotes, a fossa trocantérica do fêmur e a tuberosidade do úmero são os locais de escolha para o acesso intraósseo, que permite fluxo de infusão suficiente para situações emergenciais, como no choque hipovolêmico.[1,7] Deve-se utilizar cateter pediátrico ou agulha intradérmica e realizar antissepsia prévia do local para evitar contaminação secundária que possa levar a quadros de abscesso subcutâneo ou osteomielite. As indicações das vias parenterais serão melhor detalhadas posteriormente neste capítulo na descrição de fluidoterapia.

PRINCIPAIS GRUPOS FARMACOLÓGICOS UTILIZADOS EM FILHOTES

As particularidades na farmacocinética e na farmacodinâmica em filhotes influenciam diretamente a escolha de grupos farmacológicos mais seguros, assim como a utilização da dose adequada para o tratamento eficaz das principais afecções que acometem cães e gatos nessa fase inicial de desenvolvimento.[1,6,10]

É importante lembrar que as imaturidades fisiológicas em filhotes, como as diferenças em quantidade e distribuição da água corporal, a baixa quantidade de albumina plasmática, as deficiências na biotransformação hepática e na excreção renal, além da maior permeabilidade na barreira hematencefálica descritas anteriormente, devem ser consideradas para a escolha de qualquer fármaco que será utilizado nesses animais.[5,10]

Da mesma maneira, o cuidado com a escolha dos grupos farmacológicos em filhotes deve ser semelhante ao de fêmeas prenhes ou em lactação, evitando o uso de fármacos que possam exercer efeitos na embriogênese, teratogenicidade e morte no período fetal ou que possam comprometer a saúde dos filhotes lactentes.[13]

Neste capítulo, serão abordados os principais grupos farmacológicos e procedimentos utilizados para o tratamento ou a prevenção das principais enfermidades em filhotes, ressaltando principalmente os aspectos da terapia intensiva no período neonatal e o uso de antimicrobianos e antiparasitários em filhotes.

Antimicrobianos

O uso de antimicrobianos em filhotes de cães e gatos refere-se principalmente a antibióticos específicos para o controle de infecções bacterianas primárias ou secundárias a doenças infecciosas comuns nessa fase e aos casos de septicemia neonatal.[1,6,14]

As infecções bacterianas que evoluem para a sepse no período neonatal estão entre as principais causas de mortalidade em pacientes pediátricos, em conjunto com outras causas, como parasitismo, desnutrição, defeitos congênitos e outras doenças infecciosas.[14] Alguns fatores importantes podem contribuir para maior contaminação do neonato, como as infecções maternas no período de prenhez ou durante o parto e, posteriormente, a exposição ao meio ambiente contaminado. Os principais agentes causadores de septicemia neonatal são *Staphylococcus aureus*, *Streptococcus* beta hemolítico e bactérias gram-negativas, especialmente *Escherichia coli*. As infecções neonatais podem se manifestar inicialmente com quadros de diarreia e pneumonia, evoluindo para artrite séptica, peritonite, septicemia e morte dos filhotes. O conhecimento desses fatores e dos principais agentes envolvidos nas infecções bacterianas em neonatos é de fundamental importância para a escolha adequada do antimicrobiano.[14]

Assim como nos animais adultos, a escolha de um antimicrobiano depende inicialmente do espectro de ação do fármaco, local de infecção e agente infeccioso envolvido, além do potencial de toxicidade conhecida do medicamento.[1] A partir desses critérios, deve-se levar em consideração a utilização de fármacos que sejam seguros para o período neonatal e nas doses eficazes, conforme já discutido. No entanto, existem muitas controvérsias e poucos estudos conclusivos em neonatologia veterinária, sobre a seguridade de todos os antimicrobianos descritos na literatura atual.[2,12]

Do mesmo modo, a associação de grupos de antimicrobianos pode se fazer necessária, principalmente nos casos de septicemias graves ou na tentativa de minimizar quadros sabidamente reconhecidos com agentes resistentes a um único antimicrobiano.[2]

Os principais antimicrobianos com doses, indicações e restrições quanto ao uso em filhotes de cães e gatos estão descritos no Quadro 50.2.

Penicilinas e cefalosporinas

Os antimicrobianos do grupo dos betalactâmicos são considerados os antibióticos mais seguros para serem utilizados em filhotes de cães e gatos, especialmente no período neonatal.[1,2,6] Os agentes betalactâmicos são representados basicamente pelas penicilinas e seus derivados e as cefalosporinas, que têm amplo espectro de ação bactericida contra cocos e bacilos gram-positivos e gram-negativos.[6,7,16] As penicilinas são utilizadas preferencialmente pela via parenteral para favorecer sua absorção e biodisponibilidade na circulação. A amoxicilina pode ter o uso oral indicado, pois é bem absorvida por essa via, por ser estável em pH ácido, sendo também indicada para o controle de infecções gastrintestinais. A associação da amoxicilina ao ácido clavulânico potencializa seu efeito farmacológico, aumentando o espectro de ação contra bactérias produtoras de betalactamases.[6,16] Essa associação é segura para filhotes de cães e gatos e é comumente utilizada para tratar infecções bacterianas no sistema respiratório, sobretudo as pneumonias complicadas e associadas a quadros virais, como no complexo respiratório em gatos e na cinomose em cães.[1,7]

Nas cefalosporinas de 1ª e 2ª gerações, como cefalexina e cefaclor, respectivamente, o espectro de ação é predominantemente sobre bactérias gram-positivas. Já as cefalosporinas de 3ª geração, como o ceftiofur e a ceftriaxona, são importantes para o tratamento da septicemia neonatal, por atuarem mais especificamente sobre bactérias gram-negativas, tendo importante espectro de ação sobre enterobactérias, incluindo grupos produtores de betalactamases.[2,6,16]

Mesmo apresentando baixa toxicidade em pacientes pediátricos, existem relatos de distúrbios hemorrágicos em filhotes tratados com altas doses de antimicrobianos betalactâmicos.[1,2,17] As penicilinas e cefalosporinas pouco influenciam a microbiota saprófita gastrintestinal, quando comparadas ao uso da ampicilina e amoxicilina, um fator importante a ser considerado na terapêutica antimicrobiana de animais adultos e filhotes, principalmente em tratamentos com altas doses ou por períodos prolongados.[2,17] Uma das limitações do uso das penicilinas naturais ou sintéticas, especialmente a amoxicilina em animais adultos, é a ocorrência de reações de hipersensibilidade. No entanto, em filhotes, sabe-se que a imaturidade imunológica no período neonatal exerce efeito protetor sobre esse tipo de reação aos antibióticos, sendo mais relatada em humanos adultos e crianças.[6,17]

QUADRO 50.2 Principais antimicrobianos utilizados em filhotes, doses e vias de administração recomendadas, indicações, observações gerais e restrições.[1,2,7,10,12,16]

Antimicrobianos	Doses e vias de administração	Indicações	Observações gerais e restrições
Penicilinas e derivados			
Penicilina procaína	10.000 a 30.000 UI/kg, a cada 12 h (IM, SC)	Infecções intestinais, urinárias e respiratórias, septicemia	Baixa toxicidade em filhotes O uso oral pode alterar as bactérias intestinais, preferir uso parenteral (penicilinas e ampicilina) Recomenda-se aumentar os intervalos entre doses em filhotes menores de 12 semanas de vida
Ampicilina	10 a 20 mg/kg, a cada 8 h (IV, IO, SC, IM)		
Amoxicilina	20 a 25 mg/kg, a cada 12 h (VO)		
Amoxicilina/ Ácido clavulânico	10 a 20 mg/kg, a cada 12 h (VO)		
Cefalosporinas			
Cefalexina	10 a 30 mg/kg, a cada 12 h (VO, SC, IV, IO)	Infecções dermatológicas e respiratórias, infecções intestinais e septicemias (a partir da 3ª geração)	Baixa toxicidade em filhotes, mínimo ajuste com aumento dos intervalos entre as doses em filhotes menores de 12 semanas de vida Uso oral ou parenteral é indicado
Cefalotina	20 a 40 mg/kg, a cada 8 h (em geral IV)		
Cefazolina	22 mg/kg, a cada 8 h (IV, IO, IM)		
Ceftiofur	2,2 a 4,4 mg/kg, a cada 12 h (SC)		
Aminoglicosídios			
Gentamicina	2,0 mg/kg, a cada 8 h (SC, IM)	Septicemias e infecções intestinais	Nefrotoxicidade e ototoxicidade Quando possível, evitar uso em filhotes Se necessário o uso, manter a hidratação e função renal em monitoramento constante e diminuir dosagem e intervalos entre as aplicações
Amicacina	10 mg/kg, a cada 8 h (SC, IM)		
Quinolonas			
Enrofloxacino	5 mg/kg, a cada 24 h (IV, IO, SC, IM)	Septicemias, infecções intestinais e urinárias	Pode causar degeneração articular em cães filhotes Evitar o uso, quando possível, em filhotes de até 20 semanas de vida e o uso prolongado até 32 semanas de vida
Metronidazol	7 a 10 mg/kg, a cada 12 h (IV) OU 30 mg/kg, a cada 24 h ou 20 mg/kg, a cada 12 h até 5 dias e manutenção com 10 mg/kg, a cada 12 h (VO)	Infecções anaeróbias, septicemia e protozoários	Uso restrito em filhotes de até 20 semanas de vida
Sulfadimetoxina e trimetoprima	15 mg/kg, a cada 12 h (VO) 30 mg/kg, a cada 24 h (VO)	Infecções intestinais e respiratórias não complicadas	Evitar o uso em filhotes, quando possível Metabolização e excreção prejudicadas em neonatos Pode induzir anemia e leucopenia Quando necessário o uso, reduzir a dosagem e aumentar intervalos entre doses em filhotes de até 20 semanas de vida
Macrolídeos			
Azitromicina	5 a 10 mg/kg, a cada 24 h (cão) 5 a 15 mg/kg, a cada 12 ou 24 h (gato) (VO), máximo 5 a 7 dias	Infecções respiratórias em gatos (azitromicina) e dermatológicas (pode haver resistência bacteriana)	Pode ocasionar vômitos e anorexia Uso prolongado pode alterar as bactérias intestinais Efeito bacteriostático
Eritromicina	10 a 15 mg/kg, a cada 8 h (VO)		
Lincosaminas			
Clindamicina	5 a 10 mg/kg, a cada 12 h (VO)	Infecções por anaeróbios	Efeito bacteriostático
Cloranfenicol	50 mg/kg (cão) 25 a 50 mg/kg (gato), a cada 8 h (IV, SC, IM)	Infecções intestinais, respiratórias, infecções por bactérias gram-negativas	Evitar o uso em filhotes com menos de 20 semanas de vida Metabolização e excreção prejudicadas em neonatos Atravessa a barreira hematencefálica Ação bacteriostática Pode causar mielossupressão dose-dependente
Tetraciclinas			
Oxitetraciclina	20 mg/kg, a cada 8 h (IM, SC, VO)	Uso restrito nos casos de doenças causadas por hematozoários (doxiciclina)	Evitar o uso em filhotes com menos de 20 semanas de vida Metabolização e excreção prejudicadas em neonatos Pode alterar as bactérias intestinais Exerce efeito quelante do cálcio nos ossos e dentes, podem ocorrer reações de farmacodermia, artropatias e CCS
Doxiciclina	5 mg/kg, a cada 12 h (VO, SC)		

IM: intramuscular; IO: intraóssea; IV: intravenosa; SC: subcutânea; VO: via oral; CCS: ceratoconjuntivite seca.

As doses das penicilinas geralmente utilizadas em filhotes devem ser diminuídas e os intervalos entre as administrações, prolongados, devido ao aumento da meia-vida plasmática nesse período, além da sua excreção renal diminuída. Já no caso das cefalosporinas, não é necessário o ajuste de doses ou intervalos (ver Quadro 50.2).

Aminoglicosídios

Os aminoglicosídios são considerados os fármacos de escolha para o tratamento da septicemia neonatal, podendo ser associados às cefalosporinas de 3ª geração e ao metronidazol ou ampicilina nos casos resistentes e havendo bactérias anaeróbias.[2,17] As enterobactérias são as principais bactérias envolvidas nos casos de septicemia em neonatos, justificando-se a escolha dos aminoglicosídios.[17]

Esses antimicrobianos têm baixa absorção quando utilizados pela via oral, sendo, portanto, indicadas as vias parenterais. São fármacos que se ligam pouco a proteínas plasmáticas, não dependem da biotransformação hepática para aumentar a sua biodisponibilidade, e sua toxicidade está diretamente relacionada com o potencial ototóxico e nefrotóxico desse grupo de antibióticos.[6,12] Gentamicina e amicacina têm maior toxicidade renal quando comparadas a estreptomicina e di-hidroestreptomicina, que têm maior ototoxicidade que pode ser manifestada por alterações vestibulares, mais comuns em gatos, e distúrbios da audição, mais relatados em cães.[12] A nefrotoxicidade está relacionada com lesão glomerular, ocasionando proteinúria e retenção de compostos nitrogenados não proteicos. O uso da gentamicina em doses terapêuticas pode causar a perda tubular de sódio, cálcio e magnésio, eletrólitos importantes para a manutenção do equilíbrio hidreletrolítico no paciente pediátrico.[18]

Sendo assim, os aminoglicosídios devem ser utilizados de maneira criteriosa em filhotes, assim como nos cães e gatos adultos, sendo contraindicados em pacientes desidratados ou com déficits na taxa de filtração glomerular ou comprometimento da função renal (ver Quadro 50.2).

Quinolonas

As quinolonas são um grupo de quimioterápicos antimicrobianos com grande aplicação em medicina veterinária. No entanto, esse grupo já está em sua 4ª geração de fluorquinolonas, com o objetivo de aumentar a sua eficácia e seu espectro de ação e diminuir a ocorrência de resistência bacteriana, devido ao uso indiscriminado desses antimicrobianos.[6]

As quinolonas têm amplo espectro de ação contra bactérias gram-positivas e gram-negativas, especialmente *Staphylococcus* sp., enterobactérias, além de agirem contra *Pseudomonas* sp., *Mycoplasma* e *Chlamydia*. No entanto, somente as fluorquinolonas de última geração têm ação efetiva contra *Streptococcus* spp. atualmente e contra os microrganismos anaeróbios.[6,9,34]

Esse grupo de antimicrobianos atinge concentrações terapêuticas em vários tecidos e sistemas orgânicos, como pele e anexos, sistema urinário, ossos, sistema gastrintestinal e, em veterinária, o enrofloxacino, orbifloxacino, marbofloxacino e ciprofloxacino (uso aprovado em humanos), são quinolonas comumente utilizadas em cães e gatos adultos.[6,9]

O uso das quinolonas em filhotes de cães deve ser feito com restrições, principalmente pelos seus efeitos tóxicos na cartilagem articular na fase de crescimento ósseo, que pode ocorrer até 28 a 32 semanas de vida, sobretudo em raças de grande porte.[6,12,16] Além disso, existem alguns relatos de efeitos teratogênicos contraindicando o uso de quinolonas em fêmeas prenhes, além da ocorrência de cristalúria em animais adultos e filhotes. Em gatos, são relatados casos de degeneração de retina, com o uso prolongado ou altas de doses das quinolonas em animais adultos.[6,9]

O uso das quinolonas em filhotes de cães pode ser indicado para o tratamento de septicemias, principalmente em associação a aminoglicosídios e metronidazol e também nos tratamentos de infecções gastrintestinais por períodos curtos de tratamento. Deve-se restringir o uso em gatos neonatos e cães com rápido desenvolvimento articular (ver Quadro 50.2).

A absorção oral desse grupo de antimicrobianos em filhotes é prejudicada, diminuindo a biodisponibilidade dos fármacos. Nesse caso, seria necessário o ajuste das dosagens dos medicamentos para a administração oral em filhotes com até 6 a 8 semanas de vida. Devem-se considerar a mesma dose e os mesmos intervalos utilizados para animais adultos, quando administrados por via parenteral.[19]

Cloranfenicol

Dentre os fármacos antimicrobianos de ação bacteriostática, existem algumas indicações e maior número de restrições do seu uso em pacientes pediátricos. Dentre eles, o cloranfenicol é um antibiótico bacteriostático de amplo espectro sobre microrganismos gram-positivos e negativos, incluindo anaeróbios, clamídias, riquétsias e micoplasmas.[9]

O cloranfenicol tem seu uso restrito em filhotes de até 20 semanas de vida, devido à mielossupressão, que pode ocorrer com evolução para aplasia medular em tratamentos prolongados. No entanto, parece não afetar o desenvolvimento do sistema imunológico nesses animais[1,7] (ver Quadro 50.2).

Os neonatos, em especial os gatos, são mais suscetíveis à anemia hemolítica, devido à maior predisposição das hemácias em sofrer oxidação, com a formação de corpúsculo de Heinz e, consequentemente, metemoglobinemia. Além disso, outra característica importante do uso do cloranfenicol em filhotes é a maior disponibilidade desse fármaco em atravessar a barreira hematencefálica, que tem maior permeabilidade na fase neonatal, devendo-se adequar doses e intervalos entre as aplicações. Seu uso fica restrito a infecções no sistema nervoso central, intestinais e respiratórias sensíveis ao cloranfenicol.

Sulfa e trimetoprima

As sulfas também apresentam amplo espectro de ação sobre bactérias gram-positivas e negativas e, quando utilizadas em doses terapêuticas, têm efeito bacteriostático. Têm ação também contra *Chlamydia* sp. e coccídios, como *Toxoplasma* sp. e *Isospora* sp. [9]

O uso em filhotes restringe-se basicamente a infecções intestinais por coccídeos, já que muitos dos microrganismos, principalmente nas infecções urinárias e de pele, desenvolveram resistência a esse antimicrobiano isolado.[1,2,7]

Quando associada à trimetoprima, ocorre sinergismo entre os fármacos, diminuindo a resistência bacteriana e ampliando o seu espectro de ação, especialmente sobre as enterobactérias. Essa associação transforma o efeito, que isoladamente é bacteriostático, em efeito bactericida da sulfa potencializada. Esta é altamente lipossolúvel e liga-se de maneira variável às proteínas plasmáticas, atingindo quase todos os tecidos corporais.[6,9]

De maneira geral, as sulfas associadas à trimetoprima devem ser utilizadas com restrições em filhotes com menos de 20 semanas de vida; no entanto, deve-se aumentar o intervalo entre as doses, por haver maior meia-vida plasmática, em virtude da imaturidade na biotransformação hepática e excreção renal com riscos de cristalúria[2,7] (ver Quadro 50.2). Em animais adultos, foram descritos casos de ceratoconjuntivite seca em cães e insuficiência renal em gatos, com o uso prolongado dessa associação, além de distúrbios hematológicos, com a ocorrência de trombocitopenia e leucopenia em ambas as espécies.[2,7,9]

Tetraciclinas

As tetraciclinas geralmente também têm seu uso restrito em filhotes de cães e gatos, pelo seu potencial em quelar o cálcio nos ossos e dentes, podendo inibir o crescimento ou causar deformidades ósseas, bem como hipoplasia do esmalte dentário nesses animais.[1,7,9,17] Outros efeitos tóxicos estão relacionados com o potencial de toxicidade renal e hepático desse grupo farmacológico, que em filhotes pode ser potencializado, devido à imaturidade fisiológica nesses órgãos.[2,7]

As tetraciclinas incluem em seu grupo a doxiciclina, que é o fármaco de escolha para o tratamento de infecções por riquétsias, clamídias e micoplasma em cães e gatos, em especial nos casos de erliquiose e hemobartonelose. A doxiciclina é excretada primariamente pelas fezes e não é influenciada pela menor taxa de filtração renal em filhotes. Também tem menor efeito quelante sobre o cálcio ósseo e dentário quando comparada aos demais fármacos do mesmo grupo, como tetraciclina e oxitetraciclina. Portanto, a doxiciclina pode ser utilizada em filhotes de cães e gatos com maior segurança sem a necessidade de adequar doses e intervalos de aplicações.[1,2,7]

Macrolídeos

Os macrolídeos são antibióticos bacteriostáticos com espectro de ação sobre bacilos e cocos gram-positivos, alguns bacilos gram-negativos, clamídias, micoplasmas e riquétsias, porém muitos desses microrganismos vêm desenvolvendo resistência aos macrolídeos em geral. Em veterinária, os compostos mais utilizados nesse grupo são a eritromicina, a claritromicina e a azitromicina.[6,9]

Os macrolídios têm seu uso restrito em filhotes de cães e gatos, por alterarem a microbiota bacteriana intestinal, especialmente com o uso da eritromicina. A azitromicina é utilizada com frequência em quadros de infecções pulmonares em crianças, porém pouco se conhece sobre seu uso em pediatria veterinária.[2,12] Em gatos, a azitromicina é utilizada no tratamento de infecções associadas ao complexo respiratório felino, que é causado pela associação de agentes infecciosos, como o herpes-vírus tipo I, *Chlamydia psitacci* e *Mycoplasma* spp., e contaminações bacterianas secundárias, que acometem gravemente os gatos na fase neonatal. No entanto, alguns estudos relatam que o tratamento das clamidioses em gatos com o uso da azitromicina deve ser de, no mínimo, 10 dias, podendo se prolongar por até 4 a 6 semanas, o que restringiria o uso desse fármaco em filhotes.[15]

Além disso, a azitromicina em cães é altamente absorvida pela via oral e sua biodisponibilidade pode atingir até 97% nos tecidos envolvidos. Já em gatos, sua disponibilidade diminui para cerca de 57% e a ligação com as proteínas plasmáticas é variável. Assim, a administração em cães pode ocorrer em intervalos maiores que 24 horas em comparação com o recomendado para gatos entre 12 e 24 horas[15] (ver Quadro 50.2).

Antifúngicos

As doenças fúngicas são comuns em filhotes de cães e gatos e são caracterizadas especialmente pelas dermatofitoses, dermatites por *Malassezia* ou otomicoses e, com menos frequência, as candidíases por *Candida albicans*. Essas doenças são, muitas vezes, secundárias a quadros de imunossupressão em filhotes com outras doenças primárias ou que receberam tratamento com antimicrobianos e pela contaminação de ambiente favorável quente e úmido ou na existência de contactantes com fungos patogênicos, como *Microsporum canis*, *M. gypseum* ou *Trichophyton mentagrophytes*, causadores das dermatofitoses.[16]

O uso sistêmico de antifúngicos derivados dos imidazóis e triazóis – como cetoconazol, fluconazol e itraconazol – em filhotes é considerado seguro a partir de 8 semanas de vida. O cetoconazol foi o primeiro fármaco do grupo dos imidazóis a ser utilizado como antifúngico sistêmico e, mais recentemente, foram sintetizados o itraconazol e o fluconazol, que são triazóis que demonstram maior eficácia em doses menores e apresentam menor toxicidade hepática ou de outros efeitos colaterais quando comparados ao cetoconazol e aos demais antifúngicos.[9,16,20]

O tratamento das dermatofitoses ou dermatites por *Malassezia* pode ser realizado em filhotes com idade inferior a 8 semanas, com o uso tópico de alguns antifúngicos, como o clorexidina 2% ou o cetoconazol 2% na forma de xampus para os casos generalizados, ou com o uso de miconazol 2%, enilconazol 0,2% ou clotrimazol 1%, que são antifúngicos do grupo dos imidazóis utilizados para tratar lesões localizadas, na forma de cremes ou loções. Em filhotes de gatos, o uso tópico de alguns imidazóis, como o miconazol e o enilconazol, pode causar irritações na pele, devendo-se, portanto, evitar seu uso nessa espécie.[9,20]

O tratamento de filhotes com antifúngicos sistêmicos pode ser realizado até 4 a 8 semanas de duração ou até a melhora completa do quadro dermatológico, não ultrapassando 10 semanas de tratamento.[9]

Os filhotes tratados com antifúngicos sistêmicos devem ser monitorados com hemograma e perfil hepático, principalmente nos casos de tratamento sistêmico com griseofulvina.[9,16,20] A griseofulvina é um antibiótico com ação antifúngica que deve ser utilizado com restrições em filhotes. O seu uso prolongado ou em altas doses pode levar à supressão irreversível da medula óssea, especialmente em indivíduos previamente imunossuprimidos, como os gatos com retroviroses e os animais anêmicos e de raças orientais, que parecem ser mais sensíveis aos efeitos mielossupressores da griseofulvina.[6] Além disso, esse fármaco tem efeitos teratogênicos, sendo totalmente contraindicado em fêmeas prenhes.[20,21]

A utilização de antifúngicos sistêmicos mais seguros, como o itraconazol ou o fluconazol, pode favorecer tratamentos mais prolongados em filhotes até que se obtenham duas ou três culturas fúngicas negativas em intervalos de 2 semanas cada.[20] As dermatofitoses localizadas podem ser autolimitantes em filhotes, desde que haja controle adequado da contaminação ambiental.

As doses e os antifúngicos recomendados para uso em filhotes de cães e gatos estão apresentados no Quadro 50.3.

Antiparasitários e acaricidas

Os filhotes de cães e gatos são frequentemente acometidos por parasitoses intestinais causadas especialmente por helmintos e protozoários, que podem evoluir para quadros de diarreia aguda, sendo também uma das causas de morte neonatal nessas espécies. A imaturidade imunológica no paciente pediátrico também contribui para o desenvolvimento dos quadros graves de verminoses gastrintestinais, associados a alta contaminação ambiental e condições inadequadas de higiene e profilaxia materna e nos filhotes.[22]

Os parasitos intestinais que mais acometem os filhotes de cães e gatos incluem os gêneros *Toxocara* spp., *Toxascaris* spp. e *Ancylostoma* spp., além de protozoários como a *Giardia* spp. e os coccídeos, em especial *Cytoisospora* spp. e *Toxoplasma* spp. As coccidioses e a giardíase com manifestações clínicas de diarreia aguda são bastante comuns em populações de cães e gatos, em que há alta contaminação ambiental e animais jovens ou imunossuprimidos.[22]

QUADRO 50.3 Antifúngicos tópicos e sistêmicos e seu uso em filhotes.[16,20,21]

Antifúngicos	Doses ou concentrações	Considerações do uso e restrições
Uso tópico		
Cetoconazol (creme/xampu) Clorexidina (xampu) Miconazol (creme) Enilconazol (creme) Clotrimazol (creme)	2% 0,2% 1%	Banhos a cada 5 a 7 dias ou cremes, 2 vezes/dia Cremes podem causar irritações na pele em gatos
Uso sistêmico (oral)		
Cetoconazol	20 a 30 mg/kg, a cada 24 h	Tratamento durante 3 a 4 semanas
Itraconazol	5 a 10 mg/kg, a cada 24 h	Tratamento durante 4 a 8 semanas
Griseofulvina	5 a 10 mg/kg, a cada 12 h (cães)	Algumas formulações contêm propilenoglicol Contraindicada para gatos

Os anti-helmínticos utilizados frequentemente em programas de profilaxia das verminoses em filhotes não atuam especificamente sobre os protozoários, devendo-se, portanto, utilizar medicamentos com ação específica sobre esses parasitos, como é o caso do metronidazol para o tratamento das giardíases e das sulfas potencializadas nas coccidioses, conforme descrito anteriormente.[23]

O fembendazol e o febantel são antiparasitários do grupo dos benzimidazóis que agem sobre os helmintos em geral e também parecem ser opções para o tratamento da giardíase em filhotes de cães e gatos, sendo alternativas para os casos resistentes ao metronidazol, especialmente em cães.[24]

O início da profilaxia das verminoses em neonatos deve ser empregado previamente na fêmea durante o terço final da prenhez ou no período de lactação, visando minimizar a transmissão de endoparasitas pela via transplacentária, como o *Toxocara canis* ou por meio do leite, em que pode haver a transmissão de *Ancylostoma* spp.[22,23] Além disso, todo e qualquer endoparasita pode ser transmitido pelas fezes da mãe, se não houver condições de higiene no ambiente e um programa de prevenção ou tratamento materno adequados.

O uso de antiparasitários na profilaxia ou tratamento das verminoses em filhotes caninos deve ser iniciado a partir da 2ª ou 3ª semana de vida, dependendo da prevenção materna durante a prenhez. Deve ser realizado em intervalos de 15 dias até a 12ª semana de vida. Esse tratamento pode se prolongar em intervalos mensais até 24 semanas de vida, caso o ambiente em que o animal vive seja altamente contaminado ou se não houver meios de descontaminação adequada. Como não ocorre infecção transplacentária de endoparasitas em neonatos de gatos, a vermifugação desses animais pode começar na 3ª semana de vida com repetições a cada 15 dias até a 9ª semana de vida.[24-26]

A terapia antiparasitária em neonatos inclui medicamentos de amplo espectro anti-helmíntico e com baixa toxicidade. Fármacos do grupo das pirimidinas, como o pamoato de pirantel, e dos benzimidazóis, que incluem fembendazol e febantel, podem ser utilizados com segurança em filhotes de cães e gatos e têm ação contra nematódeos e cestódeos.[16] As formulações comerciais frequentemente se apresentam com a associação desses fármacos para aumentar o espectro de ação sobre os parasitos intestinais.[6,9]

As doses e indicações dos antiparasitários utilizados em filhotes de cães e gatos estão apresentadas no Quadro 50.4.

As infestações por ectoparasitas, como pulgas e carrapatos, também são comuns aos filhotes de cães e gatos, dependendo da infestação materna e do ambiente. As ectoparasitoses promovem a debilidade dos filhotes, além da transmissão de outras doenças, em especial as hemoparasitoses e algumas helmintoses.[20,21,23] Os ectoparasiticidas de ação sistêmica e alguns deles com ação também endoparasiticida podem ser utilizados com segurança em filhotes de cães e gatos a partir da 12ª semana de vida, como fipronil, imidacloprid, lufenuron e o nitempiram.[16] Para filhotes com idade inferior a 12 semanas, indicam-se banhos comuns e retirada manual dos ectoparasitas, além do tratamento medicamentoso com o fipronil na formulação *spray* (0,25%), que pode ser usado com segurança em cães e gatos a partir de 5 a 7 dias de vida.[27]

O veículo alcoólico de algumas formulações pode causar sensação de ardor ou irritação na pele. Se houver lesões dermatológicas prévias e a ingestão do produto, principalmente por lambedura após a aplicação tópica do fipronil, pode causar efeitos de toxicidade neurológica, dependendo da quantidade ingerida.[27,28] A formulação *top spot* ou *spot on* não é recomendada para filhotes, por apresentar concentrações mais elevadas por peso corporal (9,7%), podendo causar irritação na pele e reações de hipersensibilidade local ou até mesmo sistêmica.[27] O fipronil é recomendado para o controle de pulgas e carrapatos em cães e gatos, mas existem estudos que sugerem sua aplicação na formulação em *spray* (0,25%) para o tratamento coadjuvante em neonatos com sarna sarcóptica e que não podem ser tratados com os acaricidas para uso em idade inferior a 6 semanas de vida.[28]

As formulações tópicas de imidacloprid a 9,1% também são bastante seguras para o controle de pulgas em filhotes de cães e

QUADRO 50.4 Antiparasitários e acaricidas de uso oral, doses, espectro de ação e considerações sobre o uso em filhotes.[16,20,27]

Antiparasitários e acaricidas	Dose oral	Espectro de ação ou efeito farmacológico	Uso em filhotes
Fembendazol	50 mg/kg, 1 a 3 dias	Anti-helmíntico (nematódeos)	Não há restrições
Pamoato de pirantel	5 mg/kg, dose única e intervalos de 15 dias	Anti-helmíntico (nematódeos)	A partir de 2 semanas de vida
Pamoato de pirantel e praziquantel	5 mg/kg 20 mg/kg, dose única e intervalos de 15 dias	Anti-helmíntico (nematódeos e cestódeos)	A partir de 4 semanas de vida
Pamoato de pirantel, praziquantel e febantel	5 mg/kg 5 mg/kg 25 mg/kg, dose única e intervalos de 15 dias	Anti-helmíntico (nematódeos e cestódeos)	A partir de 4 semanas de vida
Ivermectina	300 a 600 mg/kg, a cada 24 h (iniciar com 50 mg/kg, a cada 24 h e aumentar gradativamente)	Microfilaricida, acaricida	A partir de 6 semanas de vida Contraindicada em raças sensíveis Aprovado somente o uso oral em cães
Milbemicina oxima	2,0 mg/kg	Microfilaricida, acaricida	A partir de 4 semanas de vida
Lufenuron	10 mg/kg	Acaricida	A partir de 4 semanas de vida
Moxidectina	0,2 mg/kg ou 400 mg/kg, a cada 24 h	Acaricida	A partir de 24 semanas de vida Também uso parenteral

gatos a partir da 12ª semana de vida e com as mesmas restrições ao uso do fipronil nesses animais.[27]

O lufenuron é outra opção segura para o controle de pulgas em filhotes a partir de 4 a 6 semanas de vida, com seu uso por via oral nas doses de 10 mg/kg para cães e gatos.[29]

Com relação ao uso das avermectinas no controle das sarnas em filhotes, não há aprovação para uso parenteral em cães, especialmente a ivermectina, sendo totalmente contraindicado o seu uso em filhotes com menos de 6 semanas de vida, devido à imaturidade na barreira hematencefálica. A maior permeabilidade hematencefálica nesses animais possibilita maior penetração do fármaco no sistema nervoso central, causando toxicidade neurológica.[27]

As doses recomendadas de ivermectina oral para filhotes de cães e gatos a partir de 6 semanas de vida são de 300 a 600 mg/kg/dia.[16] A ivermectina é aprovada em cães adultos para o controle da dirofilariose e vem se mostrando segura para o tratamento de sarnas em gatos adultos e filhotes pela via subcutânea com intervalos de 14 dias entre as aplicações. Um protocolo recomendado para o uso da ivermectina em filhotes com sarna demodécica sugere o aumento gradativo da dose oral, para que haja tempo de identificar toxicidade com o uso desse fármaco, que tem efeito cumulativo no organismo. A dose deve iniciar-se com 50 mg/kg/dia, aumentando gradativamente até 300 mg/kg/dia, que é a dose mínima terapêutica recomendada para cães e gatos, podendo atingir até 600 mg/kg/dia, até que a cura ou o controle da sarna seja confirmado com exames parasitológicos negativos.[20]

Em cães de raças sensíveis à ivermectina, como Collie, Old English Sheepdog, Shetland Sheepdog, Pastor-Australiano e mestiços dessas raças, seu uso é totalmente contraindicado em qualquer idade.[27]

Avermectinas que apresentam menor toxicidade e são menos permeáveis à barreira hematencefálica em filhotes, como a moxidectina e a selamectina, podem ser utilizadas por via oral, parenteral ou tópica com maior segurança em cães e gatos a partir de 6 semanas de vida, para o tratamento sistêmico principalmente das sarnas demodécica e sarcóptica, além do controle de ectoparasitas nessas espécies.[1,2,20]

A moxidectina pode ser utilizada com segurança por via oral e parenteral em filhotes a partir de 24 semanas de vida na dose 400 mg/kg, 1 vez/dia,[20] podendo ser utilizadas em cães de raças sensíveis à ivermectina.

O uso tópico da selamectina na dose de 6 a 12 mg/kg com uma reaplicação após 30 dias pode ser empregado para o tratamento das otoacaríases em filhotes de cães e gatos.[30]

O uso tópico de amitraz é recomendado para o tratamento de demodicose em cães adultos não diabéticos. Em filhotes a partir de 16 semanas de vida, seu uso é restrito a quadros generalizados, sendo considerado seguro na forma de banhos com intervalos de 14 dias e em concentrações de 0,025%, associados ou não à terapia sistêmica com avermectinas. Para maior eficácia e segurança no tratamento da sarna demodécica em filhotes de cães nessa faixa etária, pode-se associar os banhos com amitraz ao tratamento oral com moxidectina (400 mg/kg/dia) ou milbemicina oxima (0,5 m/kg a 2 mg/kg/dia). O uso do amitraz não é recomendado em gatos filhotes ou adultos.[16,20]

Anti-inflamatórios

Os filhotes de cães e gatos podem ser acometidos por doenças que causam inflamações, principalmente relacionadas com a pele, que são, na sua maioria, de caráter hereditário em raças predispostas e que requerem tratamentos com anti-inflamatórios esteroidais.

Celulite juvenil, dermatomiosite do Collie e Old English Sheepdogs, dermatoses imunomediadas, como hipersensibilidade alimentar e atopia, urticária e angioedema, necrólise epidérmica tóxica, paniculite idiopática, poliartrite juvenil e granuloma colagenolítico felino são alguns dos exemplos de doenças inflamatórias e/ou imunomediadas em filhotes, que devem ser tratadas ou controladas com o uso de corticosteroides.[20,25] Em muitos desses casos, o tratamento também deve ser associado à terapia antimicrobiana sistêmica, quando houver contaminação bacteriana secundária.

É importante o correto diagnóstico das doenças imunomediadas que possam acometer filhotes de cães e gatos, para que não haja uso indiscriminado de corticosteroides nesses animais; e a suspeita clínica dependerá, além da predisposição racial nas doenças hereditárias, também da idade mais acometida. Quadros dermatológicos de hipersensibilidade alimentar podem iniciar em filhotes com menos de 12 semanas de vida, porém os quadros de atopia raramente se manifestam em filhotes com menos de 24 semanas. No entanto, os quadros clínicos dermatológicos dessas doenças alérgicas se manifestarão mais frequentemente em animais a partir de 2 anos de vida.[16]

A celulite juvenil pode se manifestar inicialmente em cães a partir de 3 semanas de vida, sendo mais comum a partir de 16 semanas. A dermatomiosite canina pode iniciar-se com quadro muscular leve, a partir de 7 semanas de vida, e a progressão das lesões cutâneas ocorrerá mais tardiamente, a partir de 48 semanas de vida.[31]

Conhecendo o período de maior incidência dessas doenças inflamatórias e imunomediadas, a utilização dos corticosteroides em filhotes deve ser realizada de maneira criteriosa. A prednisona é o corticosteroide de escolha para o tratamento em filhotes, utilizando as doses imunossupressoras de 1 a 2 mg/kg/dia[16,20] (Quadro 50.5).

Os anti-inflamatórios não esteroidais têm seu uso restrito em filhotes com menos de 12 semanas de vida, principalmente pelos seus efeitos inibidores da ciclo-oxigenase 1 (COX 1) na cascata inflamatória, com consequentes efeitos colaterais gastrintestinais e renais. O paciente pediátrico apresenta menor capacidade de metabolização hepática desses fármacos e menor taxa de filtração renal. Além disso, a concentração diminuída de proteínas plasmáticas permite maior disponibilidade do medicamento no organismo, assim como a meia-vida plasmática longa, aumentando sua toxicidade.[32] Alguns anti-inflamatórios não esteroides não seletivos para ciclo-oxigenase 2 (COX 2), como o ibuprofeno e o ácido acetilsalicílico, também diminuem a síntese de glicosaminoglicanos, provocando degeneração articular e podendo influenciar o crescimento ósseo em filhotes.[1,2,33]

A utilização de fármacos anti-inflamatórios não esteroides em filhotes restringe-se a situações de inflamações em geral, pelos efeitos anti-inflamatório, antipirético e analgésico. Os

QUADRO 50.5 Uso de anti-inflamatórios em filhotes de cães e gatos.

Fármacos	Doses	Uso em filhotes
Corticosteroides		
Prednisona	1 a 2 mg/kg, a cada 24 h	Uso restrito a partir de 12 semanas de vida Tratamento das dermatoses inflamatórias e doenças imunomediadas
Anti-inflamatórios não esteroides (AINE)		
Meloxicam Nimesulida Benzidamida	0,1 a 0,2 mg/kg, a cada 24 h 0,7 a 7 mg/kg, a cada 12 ou 24 h 0,3 a 3 mg/kg, a cada 12 ou 24 h	Baixa toxicidade em filhotes quando comparados aos demais AINE Efeitos analgésico, antipirético e anti-inflamatório

anti-inflamatórios seletivos para COX 2, especialmente o meloxicam, podem ser utilizados com segurança em filhotes de cães e gatos, por um período de até 3 a 5 dias na dose de 0,1 a 0,2 mg/kg a cada 24 horas. Nimesulida e benzidamida são muito utilizados em pediatria humana e aparentemente produzem menos efeitos colaterais gástricos e renais, pois têm baixa razão COX 2/COX 1, assim como o meloxicam, o que lhes confere maior margem de segurança para o uso em filhotes de cães e gatos (ver Quadro 50.5).[6,9,33]

REFERÊNCIAS BIBLIOGRÁFICAS

1. Booth DM, Bucheler J. Drug and blood component therapy and neonatal isoerythrolisis. In: Hoskins JD (editor). Veterinary pediatrics: dogs and cats from birth to six months. Philadelphia: Saunders; 2001. p. 35-56.
2. Crespilho AM, Martins MIM, Souza FF, Lopes MD, Papa FO. Abordagem terapêutica do neonato canino e felino: 2. Aspectos relacionados a terapia intensiva, antiparasitários e antibióticos. Rev Bras Reprod Anim. 2007;31(4):425-32.
3. McCracken VJ, Lorenz RG. The gastrointestinal ecosystem: a precarious alliance among epithelium, immunity and microbiota. Cel Microbiol. 2001;3:1-11.
4. Lee JA. Critical care of the neonate. In: Proceedings of Annual Conference of the Society for Theriogenology; 2004; Lexington, KY; 2004. p. 326-32.
5. Prats A. Neonatologia e pediatria canina e felina. Madri: Interbook; 2005.
6. Spinosa HS, Górniak SL, Bernardi MM, editores. Farmacologia aplicada à medicina veterinária. Rio de Janeiro: Guanabara Koogan; 2006.
7. Crespilho AM, Martins MIM, Souza FF, Lopes MD, Papa FO. Abordagem terapêutica do neonato canino e felino: 1. Particularidades farmacocinéticas. Rev Bras Reprod Anim. 2006;30(1-2):3-10.
8. Grubb TL. Anesthesia for the pediatric and geriatric patient. In: Slatter D. editor. Textbook of small animal surgery. Philadelphia: Saunders; 2003. p. 2593-7.
9. Andrade SF. Manual de terapêutica veterinária. São Paulo: Roca; 2008.
10. Poffenbarger EM, Ralston SL, Chandler ML *et al.* Canine neonatology. Part I. Phisiological differences between puppies and adults. Compend Contin Educ Pract Vet. 1990;12:601-9.
11. Matheus KA. Analgesia for the pregnant, lactating and neonatal to pediatric cat and dog. J Vet Emerg Crit Care. 2005;15:273-84.
12. Plumb DC. Drugs in neonates: principles and guesses. In: Proceedings of Annual Conference of the Society for Theriogenology; 2004; Lexington, KY; 2004. p. 307-14.
13. Langston C. Pharmacotherapy of neonates and pregnant animals. In: Proceedings of 19th ACVIM Forum; 2001; Denver, CO. Disponível em: www.aavpt.org.
14. Vela AI, Falsen E, Simarro I, Rollan E, Collins MD, Dominguez L, Fernandez Garayzabal JF. Neonatal mortality in puppies due to bacteremia by Streptococcus dysgalactiae subsp. dysgalactiae. J Clin Microb. 2006;44(2):666-8.
15. Owen WMA, Sturgess CP, Harbour DA, Egan K, Gruffydd TJ. Efficacy of azithromycin for the treatment of feline chlamydophilosis. J Fel Med Surg. 2003;5(6):305-11.
16. Hoskins JD. Editor. Veterinary pediatrics: dogs and cats from birth to six months. Philadelphia: Saunders; 2001.
17. Jones RL. Special considerations for appropriate antimicrobial therapy in neonates. Vet Clin North Am: Small Anim Pract. 1987;17:577-602.
18. Giapros VI, Cholevas VI, Andronikou SK. Acute effects of gentamicin on urinary electrolyte excretion in neonates. Pediatr Nephrol. 2004;19:322-5.
19. Seguin MA, Papich MG, Sigle KJ, Gibson NM, Levy JK. Pharmacokinetics of enrofloxacin in neonatal kittens. Am J Vet Res. 2004;65(3):350-6.
20. Nagle T. Topics in pediatric dermatology. Vet Clin Small Anim. 2006; 36:557-72.
21. Scott DW, Miller Jr WH, Griffin CE. Fungal skin diseases. In: Muller and Kirk's small animal dermatology. Philadelphia: Saunders; 2001. p. 336-422.
22. Sturgess K. Enfermedades Infecciosas de cachorros jóvenes y gatitos. In: England GCW, Simpson GM, Harvey MJ, editores. Manual de reproducción y neonatologia en pequeños animals. Barcelona: Romanyá/Valls; 2000. p. 215-24.
23. Irwin PJ. Companion animal parasitology: a clinical perspective. 2002;32:581-93.
24. Scorza AV, Radecki SV, Lappin MR. Efficacy of febantel/pyrantel/praziquantel for the treatment of *Giardia* infection in cats. J Vet Int Med. 2004;18(3):388 p.
25. Stoye M. Biology, pathogenicity, diagnosis and control of Ancylostomacaninum, Dtsch Tierarztl Wochenschr. 1992;99(8):315-21.
26. Reinemeyer CR, Faulkner CT, Assadi Rad AM, Burr JH, Patton S. Comparison of the efficacies of three heartworm preventatives against experimentally induced infections with *Ancylostoma caninum* and *Toxocara canis* in pupies. J Am Vet Med Assoc. 1995;206(11):1710-5.
27. Rovda LR, Hooser SB. Toxicology of newer pesticides for use in dogs and cats. Vet Clin Small Anim. 2002;32:455-67.
28. Curtis CF. Use of 0,25 por cent fipronil spray to treat sarcoptic manage in a litter of five week old puppies. Vet Rec. 1996;139:43-4.
29. Stansfield D. A review of the safety and efficacy of lufenuron in dogs and cats. Canine Pract. 1997;22:34-8.
30. Shanks DJ *et al.* The efficacy of selamectin in the treatment of naturally acquired aural infestations of *Otodectes cynotis* in dogs and cats. Vet Parasit. 2000;91:283-90.
31. Calvert CA, Cornelius LM. The most common indications for using corticosteroid hormones in veterinary practice. Vet Med. 1990;84:826-45.
32. Grundy SA. Clinically relevant physiology of the neonate. Vet Clin Small Anim. 2006;36:443-59.
33. Warner TD, Mitchell JA. Cyclooxygenases: new forms, new inhibitors, and lessons from the clinic. The FASEB J. 2004;18:790-804.
34. King DE, Malone R, Pharm D, Lilley S. New classification and update on the quinolone antibiotics. Am Fam Physician. 2000;61(9):2741-48.

51

Nutrição Neonatal e Pediátrica

Flávia Quaresma Moutinho

INTRODUÇÃO

O desenvolvimento animal é um processo que se inicia na concepação,[1] assim, os cuidados nutricionais com o novo ser em desenvolvimento devem ser tomados desde a escolha da fêmea reprodutora, canina ou felina.[1,2] O estado nutricional da fêmea influencia diretamente a viabilidade dos fetos.[3] A subnutrição pode gerar filhotes de baixo peso e aumentar a mortalidade pré e neonatal, o excesso de peso materno pode levar ao desenvolvimento de fetos muito grandes, dificultando e, muitas vezes, inviabilizando o parto natural.[2] Manter o equilíbrio nutricional materno é o ponto de partida para o sucesso na nutrição neonatal e pediátrica.

CUIDADOS NUTRICIONAIS DURANTE A GESTAÇÃO

Não há um produto comercial específico para a nutrição de cadelas e gatas gestantes e em lactação.[1] Nesse período, as fêmeas devem receber um alimento de alta qualidade, fácil digestão[2] e adequado tanto à gestação quanto à lactação.[1,2] Os produtos comerciais destinados aos animais em crescimento são os alimentos utilizados para suprir as necessidades dessas fêmeas.[1] A introdução desse novo alimento deve ser feita o mais precocemente possível, de preferência aos primeiros sinais do cio, para que a fêmea possa se adaptar por completo à nova dieta.[2]

Cadelas

Durante as 5 primeiras semanas de gestação das cadelas, o crescimento fetal é lento[1,2] e a mineralização óssea ainda não ocorreu[1], assim, nesse período não há aumento significativo das necessidades nutricionais da cadela, e consequentemente não há aumento notável na ingestão alimentar e no ganho de peso. Em contrapartida, a partir da sexta semana de gestação, os fetos passam a se desenvolver com muita rapidez,[1,2] aumentado consideravelmente os requerimentos energéticos, proteicos e minerais da cadela,[1] promovendo a maior proporção de aumento de peso da gestação.[1]

Nutricionalmente, essa é a fase mais crítica da gestação, pois o aumento fetal comprime o sistema gastrintestinal, reduzindo o espaço físico estomacal da cadela, o que contribui ainda mais para a diminuição do apetite.[2] Esses fatos são antagônicos às necessidades da fêmea, cujo requerimento energético passa a ser 1,4 vez maior que o seu requerimento energético de manutenção.[1] Nesse período, a fêmea deve receber uma ração altamente palatável, com elevada densidade energética, oferecida em pequenas porções várias vezes ao dia,[1,2] para suprir suas demandas nutricionais. A cadela que foi alimentada adequadamente deve apresentar um peso corporal pós-parto 5 a 10% maior ao que apresentava antes do acasalamento.[2]

Gatas

Adversamente ao observado nas cadelas, o aumento de peso das gatas gestantes é observado já no início da gestação, o consumo alimentar aumenta aos poucos semana a semana;[1,2] até o fim da gestação ela terá aumentado o seu peso em 70%. Nas 3 primeiras semanas de gestação, a gata vai acumular a gordura que será utilizada no fim da gestação e durante a lactação.[1,2]

Assim como nas cadelas, as gatas devem ser alimentadas com rações de alta densidade energética[1] e, como os felinos já têm o hábito de se alimentarem com pequenas porções várias vezes ao dia,[4] o sistema de alimentação de livre escolha (*ad libitum*) é o mais indicado para as gatas, que devem receber entre 25 e 50% das suas necessidades de manutenção. Nesse período, é necessário prevenir o excesso de peso.

CUIDADOS NUTRICIONAIS DURANTE A LACTAÇÃO

As necessidades nutricionais básicas para cadelas e gatas durante a lactação são as mesmas. A alimentação deve ser de boa qualidade, conter alta densidade energética, e ser oferecida *ad libitum*. O acesso à água fresca deve ser irrestrito,[1] o que garantirá a produção adequada de leite e evitará a perda de peso materna.[2] De um modo geral, a gata ou cadela deve consumir, na lactação, três vezes mais que seu requerimento energético de manutenção.

Cadelas

Para essa espécie, o período de lactação deve ser avaliado com maior cuidado, pois, além da grande demanda energética necessária à produção desse leite extremamente rico em cálcio,[1,2,5] energia (1200 a 1500 cal/kg de leite)[1] e proteína, as variações do tamanho da ninhada e do potencial de crescimento de cada raça podem aumentar essa demanda nutricional.[1]

A espécie canina é, sem dúvida, a única na qual a variação de tamanho e a forma do corpo são notórias. Dependendo da raça, o peso corporal pode variar de 1 kg, como é o caso dos Chihuahua, a mais de 80 kg, no caso dos São-bernardo.[6,7] No caso dos cães de pequeno porte, é durante a amamentação que ocorre o período de crescimento mais intenso dos filhotes.[1,7]

Gatas

A espécie felina não tem essa variação gritante no tamanho dos animais de diferentes raças, além disso, as gatas estão mais preparadas para a amamentação, após o parto elas estão pesando 20% a mais do que pesavam antes do início da gestação. Os alimentos ingeridos pela gata influenciam diretamente a qualidade do leite produzido.[1]

CUIDADOS NUTRICIONAIS COM OS NEONATOS

A composição do leite produzido pelas cadelas e gatas sofre modificações ao longo do período de lactação.[2,8,9] O primeiro tipo de leite produzido imediatamente após o parto é o colostro. O colostro é um tipo especial de leite que fornece ao neonato nutrientes, imunoglobulinas e outros fatores imunes, além de hidratar o recém-nascido, sendo essencial na manutenção do volume plasmático nas primeiras horas que precedem o parto.

A ingestão do colostro deve ocorrer nas primeiras 24 horas de vida, pois nesse momento a mucosa intestinal dos filhotes está permeável a essas proteínas grandes e intactas; entre 24 e 72 horas após o nascimento o colostro é transformado em leite.[2,9] Quando se desconhece a ingestão de colostro logo após o nascimento, a determinação das concentrações séricas de fosfatase alcalina (FA) e gama glutamil transferase (GGT) deve ser realizada. Essas enzimas estarão em concentrações elevadas em neonatos que ingeriram o colostro adequadamente, podendo ser observadas por até 10 dias após o nascimento.[9]

Quando a ingestão de colostro não é adequada, o fornecimento de anticorpos pode ser feito por meio da administração de soro ou plasma de animais adultos vacinados da mesma espécie. A administração pode ser feita por via oral nas primeiras 24 horas após o nascimento, após esse período o fornecimento deve ser feito pela via subcutânea.[9]

Para um desenvolvimento adequado, os filhotes devem ser amamentados de 4 a 6 vezes/dia durante as 6 primeiras semanas de vida. Para avaliar a eficiência nutricional nesse período, pode-se aplicar um método indireto muito simples de pesagem desses animais. Nas 2 primeiras semanas, os animais devem ser pesados diariamente e, após a terceira semana, eles podem ser analisados a cada 3 ou 4 dias.[2]

Durante as 4 primeiras semanas de vida, apenas o leite materno é suficiente para promover o crescimento normal; após esse período, que coincide com o surgimento da dentição decídua, recomenda-se a suplementação com outros nutrientes, pois a manutenção apenas com o leite materno resultará em queda na taxa de crescimento.[9]

DESMAME

O processo de desmame deve ser iniciado a partir da quarta semana de vida, pois, como já abordado, nesse período o leite materno torna-se insuficiente para atender a todas as exigências nutricionais dos filhotes.[1,2,10] Esse é um período delicado, especialmente para os cães, pois esses animais começam a adquirir capacidade digestória à medida que diminuem a sua tolerância à lactose, nesse momento alguns distúrbios gastrintestinais podem ocorrer, especialmente por erros no manejo dietético.[1,9]

Na desmama dos cães, deve ser feita uma papa com o alimento da mãe, adicionando um pouco de água morna. O leite de vaca, com maior quantidade de lactose que o leite das cadelas, deve ser evitado,[1,2,9] pois é considerado a principal causa de diarreia nesse período. Os produtos industrializados específicos para essa fase da vida podem e devem ser utilizados.[1,2,10]

Os gatos têm um paladar mais seletivo, frequentemente tendem a rejeitar essa papa com água.[4] Como o leite das gatas, assim como os das vacas, têm um teor mais elevado de lactose, nessa espécie, a papa de desmame pode ser feita com um pouco de leite bovino adicionado ao alimento da mãe.[1,2] No caso dos felinos, a preferência alimentar materna influenciará a preferência dos filhotes até pelo menos o primeiro ano de vida.[4]

A quantidade de água (no caso dos cães) e leite (no caso dos gatos) deve ser reduzida gradativamente até que o animal receba o alimento totalmente seco ao fim das 8 semanas de vida, quando o desmame estará completo.[1,2]

CUIDADOS NUTRICIONAIS COM OS ÓRFÃOS

Sucintamente, órfão é qualquer animal que não tem acesso ao leite materno, seja pela morte da mãe, seja porque a mãe não produz ou produz pouco leite, seja ainda quando o número da ninhada é muito elevado, e até mesmo em casos de mastite, em que há leite, mas ele não pode ser consumido devido à contaminação.[1,2]

O melhor alimento para o órfão é o leite de uma mãe adotiva da mesma espécie; quando não há essa possibilidade, deve-se administrar um substituto do leite. O leite de cadelas e gatas tem mais gorduras, proteínas e minerais[1,2,8-10] que o de vacas, que, devido a sua alta concentração de lactose, pode causar diarreias em cães, assim, o leite dessa espécie não serve como substituto para o leite de cadelas e gatas.[2]

Os substitutos comerciais dos leites canino e felino são os produtos indicados para atender às exigências nutricionais dos órfãos.[1,2,9] Esses produtos são feitos à base de leite de vaca, mas este é modificado e acrescido com vários nutrientes para se tornar o mais semelhante possível ao leite desses animais e não causar intolerância.[1,2]

Os substitutos caseiros do leite não devem ser administrados, pois não garantem a quantidade adequada dos nutrientes essenciais e de energia para esses filhotes, especialmente pela capacidade gástrica reduzida desses animais, pois, em média, os cães conseguem ingerir 10 a 20 mℓ por mamada, e os gatos, 5 a 10 mℓ. Os substitutos comerciais são concentrados e balanceados, conseguindo suprir as demandas energéticas desses animais.[1,2,]

CUIDADOS NUTRICIONAIS COM OS CÃES EM CRESCIMENTO

A fase de desenvolvimento mais complexa para filhotes de cães[7] e gatos[2] de todas as raças é o período compreendido do desmame até o filhote atingir 50% da sua estimativa de peso adulto,[7] que corresponde ao período de crescimento acelerado.[1,2] Suprir as necessidades nutricionais dos animais nessa fase exige muito cuidado, pois gatos e cães de pequeno, médio e grande porte têm uma curva de crescimento diferente; tanto na taxa quanto na duração do crescimento,[7] seus requerimentos nutricionais e energéticos também são distintos em cada fase do seu desenvolvimento.[6,7]

Filhotes de cães de pequeno porte[7] e gatos[1] têm um período de crescimento rápido em torno de 11 semanas, atingindo a idade adulta ao fim de 42 semanas. Assim, para animais desse porte[7] e para os felinos,[1] um único produto destinado ao crescimento pode ser administrado do desmame até a fase adulta.[1,6,7]

Cães de grande porte devem ser alimentados com pelo menos dois tipos de produto. O primeiro alimento deve ser destinado ao período de crescimento acelerado (18 a 23 semanas), em que o crescimento ósseo é mais evidente e as necessidades proteicas são maiores. Nessa fase, a relação cálcio e fósforo do alimento deve ser observada com atenção e situar-se na faixa de 1,2 a 1,5 partes de cálcio para cada parte de fósforo.[7]

Um segundo tipo de alimento deve ser oferecido a partir do fim da fase de crescimento rápido até que os animais atinjam a idade adulta (52 a 65 semanas), em que o desenvolvimento da massa muscular é mais intenso; nessa fase, a qualidade proteica é fundamental para o fornecimento dos aminoácidos necessários à formação muscular.[7]

Essas recomendações, embora baseadas cientificamente, não são exigidas pelos órgãos de referência em nutrição animal, elas são estratégias nutricionais muito utilizadas para otimizar a alimentação de cães e gatos,[6] um exemplo desse tipo de estratégia é a utilização de alimentos funcionais.

Segundo Borges *et al.*,[11] o alimento funcional é todo alimento ou ingrediente que, além das funções nutricionais básicas, quando consumido como parte da dieta usual, produz efeitos metabólicos e/ou fisiológicos benéficos à saúde, devendo ser seguro para consumo sem supervisão profissional. Os antioxidantes e os pré-bióticos são os dois tipos de alimentos funcionais muito úteis durante o crescimento dos filhotes.

Os antioxidantes, como a vitamina E, estimulam as defesas imunológicas, e os pré-bióticos, como frutoligossacarídeo (FOS) e mananoligossacarídeo (MOS), favorecem o crescimento intestinal de bactérias benéficas e limitam o crescimento das bactérias patogênicas, respectivamente.[1,11]

Atualmente, suprir os requerimentos nutricionais de cães e gatos tornou-se uma tarefa mais fácil frente à existência de diversos produtos de alta qualidade, desenvolvidos de acordo com as recomendações dos órgãos de referência para o desenvolvimento de alimentos para animais de estimação. Cabe aos veterinários adequar esses alimentos disponíveis aos distintos requerimentos nutricionais exigidos ao longo do ciclo de desenvolvimento de cães e gatos.

REFERÊNCIAS BIBLIOGRÁFICAS

1. Furniss G. The influence of nutrition n puppy and kitten growth and development. Irish Vet. J. 2008;61:191-3.
2. Case LP, Carey DP, Hirakawa, DA. Nutrição canina e felina. Manual para profissionais. 1 ed. Madrid: Harcout Brace; 1998.
3. Rodgers ASW, Waldron MK, Bigley KE, Lees GE, Bauer JE. Dietary fatty acids alter plasma lipids and lipoprotein distributions in dogs during gestation, lactation, and perinatal period. J. Nutr. 2005;35:2230-5.
4. Bradshaw JWS. The evolutionary basis for the feeding behavior of domestic dogs (*Canis familiaris*) and cats (*Felis catus*). J Nutr. 2006;136:1927S-31S.
5. Bauer JE, Heineann KM, Bigley KE, Lees GE, Waldron MK. Maternal diet α-linolenic acid during gestation and lactation does not increase docosahexaenoic acid in canine milk. J Nutr. 2004;134:2035S-38S.
6. Hawthorne AJ, Booles D, Nugent PA, Gettinby G, Wilkinson J. Bodyweight changes during growth in puppies of different breeds. J Nutr. 2004;134:2027S-30S.
7. Colnago GL. Perfil nutricional de alimentos para filhotes de case de raças pequenas, grandes e gigantes: o que muda? In: Carciofi AC. Colégio Brasileiro de Nutrição Animal Editoração. In: VII Simpósio Sobre Animais de Estimação; 2008, maio 15-16; Campinas. São Paulo; p. 19-30.
8. Dobenecker B, Zottmann B, Kienzle E, Zentek J. Investigations on milk composition and milk yield in queens. J Nutr. 1998;128:2618S-9S.
9. Vannucchi, CI, Abreu, RA. Cuidados básicos e intensivos com o neonato canino. Rev Bras Reprod Anim. 2017;41:151-6.
10. Oftedal OT. Lactation in dog: milk composition and intake by puppies. J Nutr. 1998;128:2618S-9S.
11. Borges FMO, Salgarello RM, Gurian TM. Recentes abanicos na nutrição de cães e gatos. In: Carciofi AC. Colégio Brasileiro de Nutrição Animal Editoração. In: VII Simpósio Sobre Animais de Estimação; 2003, 31 julho a 1 agosto; Campinas. São Paulo; p. 19-30.

52 Imunoprofilaxia no Filhote

Raquel de Queiroz Fagundes

DESENVOLVIMENTO DO SISTEMA IMUNOLÓGICO

O desenvolvimento do sistema imunológico nos fetos mamíferos segue um padrão consistente. O timo é o primeiro órgão linfoide a se desenvolver, seguido dos órgãos linfoides secundários. Embora as células B apareçam logo após o desenvolvimento do baço e dos linfonodos, os anticorpos são encontrados geralmente apenas no fim da vida fetal, se forem encontrados. A capacidade do feto de responder a antígenos se desenvolve muito rapidamente após os órgãos linfoides aparecerem, mas nem todos os antígenos são igualmente capazes de estimular o tecido linfoide fetal. O sistema imunológico se desenvolve em uma série de etapas; cada etapa permite ao feto responder a mais antígenos. Essas etapas são conduzidas de acordo com o aumento gradual do uso da conversão gênica ou mutações somáticas para aumentar a diversidade de anticorpos. A capacidade de montar respostas imunológicas mediadas por células se desenvolve simultaneamente com a produção de anticorpos.[1-5]

ESTRATÉGIAS PARA O DESENVOLVIMENTO DE VACINAS

A importância da imunização profilática contra doenças infecciosas é mais bem ilustrada, pelo fato de que programas de vacinação no mundo levaram à erradicação completa ou quase completa de muitas dessas doenças nos países desenvolvidos.

As vacinas induzem proteção contra infecções, estimulando o desenvolvimento de células efetoras e células de memória de vida longa. A maioria das vacinas em uso rotineiro hoje em dia atua induzindo a imunidade humoral, e estão em andamento tentativas de estimular, pela vacinação, as respostas imunológicas mediadas por células.[1-5]

IMUNOPROFILAXIA NO FILHOTE

A vacinação é o método mais eficaz para o controle das doenças infecciosas em humanos e animais, oferecendo a melhor relação custo-benefício. A tecnologia relacionada com as vacinas segue um rápido avanço, especialmente por meio do uso de técnicas moleculares modernas e pela maior compreensão dos mecanismos imunológicos e das vias de otimização das respostas imunológicas, atingindo-se proteção máxima.

Os fungos, os protozoários e os metazoários constituem-se em grandes desafios, pois contêm determinantes antigênicos mais complexos e a resposta imunológica, produzida por vacinas confeccionadas com o microrganismo ou parte de seus componentes, nem sempre é capaz de prevenir contra a infecção específica.[6,7]

Embora os princípios da vacinação sejam conhecidos há vários anos, as vacinas e os procedimentos de vacinação continuam a evoluir, conforme se busca melhorar sua eficácia e segurança. Inicialmente, diversas vacinas apresentavam eficácia limitada e induziam efeitos adversos graves, embora esses efeitos fossem considerados aceitáveis quando comparados com os riscos de se contrair a doença. Os protocolos de vacinação desenvolvidos naquela época refletiam a curta duração da imunidade induzida por essas vacinas. Os avanços atuais no desenho e na produção das vacinas resultaram em grandes melhoras tanto na segurança quanto na eficácia desses produtos. Essas melhoras levaram à reavaliação dos riscos e benefícios relativos da vacinação e resultaram em alterações nos protocolos de vacinação. A vacinação nem sempre é um procedimento inócuo, podendo ocasionar adoecimento ou morte. Por essa razão, o uso de qualquer vacina deve ser acompanhado de uma análise da relação custo-benefício, conduzida pelo veterinário em conjunto com o proprietário do animal, da necessidade de administração de uma vacina. Os protocolos de vacinação devem ser personalizados para cada animal, direcionando a atenção necessária à seriedade e ao potencial zoonótico do agente, ao risco de exposição do animal e às exigências legais relacionadas com a vacinação.

Os dois principais fatores que determinam o uso de uma vacina são: (1) segurança; e (2) eficácia. Deve-se sempre assegurar de que os riscos da vacinação não excedam aqueles associados à chance de se contrair a doença em si. Portanto, pode ser inadequado utilizar uma vacina contra uma doença que seja rara, facilmente tratada de outras maneiras ou que apresente pouca significância clínica. Além disso, devido ao fato de que a detecção de anticorpos constitui um procedimento diagnóstico comum, o uso desnecessário de vacinas pode dificultar o diagnóstico baseado na sorologia e, talvez, impossibilite a erradicação de uma doença. Por isso, a decisão de utilizar vacinas para o controle de qualquer doença deve ser baseada não somente no grau do risco associado à doença, mas também na disponibilidade de procedimentos superiores de controle ou tratamento.

A segunda principal consideração é a eficácia da vacina. As vacinas nem sempre são eficazes, portanto, em algumas doenças, até mesmo as melhores vacinas podem induzir imunidade protetora fraca ou ausente. Em outras doenças, a resposta imunológica é transitória e relativamente ineficaz e, portanto, é difícil obter sucesso com a vacinação.

Devido a essas considerações, alguns pesquisadores recomendaram que as vacinas veterinárias fossem divididas em categorias, com base em sua importância. A primeira categoria consiste em vacinas essenciais (ou centrais) – aquelas vacinas necessárias por protegerem contra doenças comuns e perigosas –, de tal modo que, se não forem utilizadas, os animais apresentarão risco significativo de contraírem doença ou morrerem. A segunda categoria consiste em vacinas opcionais (ou não centrais). Estas são direcionadas contra as doenças para as quais os riscos associados à ausência de vacinação possam ser baixos. Em diversos casos, os riscos oferecidos por essas doenças são determinados pela localidade ou pelo estilo de vida dos animais. O uso dessas vacinas opcionais deve ser determinado por um veterinário, com base no risco de exposição. Uma terceira categoria consiste nas vacinas que podem não ter aplicação na vacinação de rotina, mas poderão ser utilizadas sob circunstâncias bastante especiais. Trata-se de vacinas destinadas a doenças de pouca significância clínica ou cujos riscos não superam, significativamente, seus benefícios. Obviamente, toda aplicação de vacina deve ser conduzida com base no consentimento livre e esclarecido. O proprietário do animal deve estar ciente dos riscos e benefícios envolvidos antes de consentir a vacinação.[8,9]

TIPOS DE IMUNIZAÇÃO

Há dois métodos pelos quais qualquer animal pode se tornar imune a uma doença infecciosa: as imunizações passiva e ativa. A imunização passiva produz imunidade temporária pela transferência de anticorpos de um animal resistente a outro suscetível. Estes anticorpos, transferidos de modo passivo, propiciam proteção imediata. No entanto, devido a um catabolismo gradual, essa proteção diminui em intensidade, e o receptor, eventualmente, torna-se, mais uma vez, suscetível.

A imunização ativa, em contraste, envolve a administração de antígenos a um animal, de tal maneira que este responda pelo estabelecimento de uma resposta imunológica. Uma nova imunização ou a exposição à infecção do mesmo animal resultará em resposta imunológica secundária e melhora acentuada da imunidade. A desvantagem da imunização ativa é que, como ocorre com todas as respostas imunológicas adquiridas, a proteção não é conferida imediatamente. Entretanto, uma vez estabelecida, a imunidade apresenta longa durabilidade, sendo capaz de uma nova estimulação.[10,11]

Imunização passiva

A transferência passiva de anticorpos resulta na proteção imediata, porém de curta duração. Os anticorpos transferidos são rapidamente catabolizados, tornando os animais receptores novamente suscetíveis.

A imunização passiva natural é representada pela transferência de anticorpos da mãe para o filhote, via placenta e colostro. A transferência passiva de imunoglobulinas em mínimas quantidades pela placenta e também de pequena quantidade de material celular pelo colostro é essencial para propiciar adequada proteção contra as infecções graves e fatais, como cinomose, em caninos, ou panleucopenia, em felinos.

A transferência de anticorpos também pode ser obtida artificialmente pelo uso de soros hiperimunes. Existem algumas condições em que a imunoprofilaxia passiva (ou a imunoterapia) é indicada:

- Neonatos privados de colostro e expostos ao risco da infecção
- Pacientes caninos e felinos imunodeprimidos, por quimioterapias, por exemplo, expostos ao risco da infecção durante o curso da hospitalização
- Soro hiperimune também pode ser de valor profilático ou terapêutico no tratamento de ninhadas de cães acometidos pela infecção neonatal por herpes-vírus. O soro deve ser preparado a partir de cadelas sadias que tenham tido anteriormente ninhadas com a infecção
- Como medida terapêutica, o soro hiperimune específico pode ser indicado no tratamento de parvovirose canina (fase inicial) ou tétano (soro antitetânico, heterólogo).

É bastante controversa e, na maioria das vezes, não há indicação para o uso profilático ou terapêutico do soro contra a cinomose.

A eficiência da imunização passiva depende de muitos fatores, incluindo o título de anticorpos para o agente envolvido, o volume administrado, a relativa importância dos anticorpos humorais no controle da infecção e o momento de administração em relação à exposição ao agente. O declínio dos anticorpos transferidos passivamente é semelhante ao das imunoglobulinas absorvidas pelo colostro no período imediatamente posterior ao parto.[12]

Imunização ativa

A imunização ativa apresenta diversas vantagens em relação à imunização passiva, as quais incluem um período prolongado de proteção e a memória e o reforço desta resposta protetora, por meio de injeções repetidas do antígeno ou pela exposição à infecção. Portanto, a vacina ideal para a imunização ativa deve propiciar imunidade intensa e prolongada. Essa imunidade deve ser conferida tanto ao animal imunizado quanto aos seus fetos, se houver. Para que essa imunidade intensa seja conferida, a vacina não pode apresentar efeitos colaterais adversos. A vacina ideal deve ser barata, estável e adaptável à vacinação em massa. Preferencialmente, essa vacina deve estimular resposta imunológica distinguível daquela resultante da infecção natural, de maneira que a imunização e a erradicação possam proceder simultaneamente.

Além das exigências descritas anteriormente, as vacinas eficazes devem apresentar outras propriedades essenciais. Primeiramente, o antígeno deve ser administrado de maneira eficiente, para que as células apresentadoras de antígenos possam processá-lo, liberando as citocinas adequadas. Em segundo lugar, tanto as células T quanto as células B devem ser estimuladas, para que produzam grandes números de células de memória. Em terceiro, a vacina deve produzir diversos epítopos para células T auxiliares e efetoras, para que as variações individuais nas propriedades dos epítopos e nos polimorfismos do complexo de histocompatibilidade principal classe II sejam minimizadas. Finalmente, o antígeno deve ser capaz de estimular as células de memória, de tal modo que a proteção seja a mais duradoura possível.[7]

TIPOS DE VACINAS

As vacinas clássicas são derivadas de organismos inteiros e são de dois tipos: vivo atenuado (caráter infeccioso) e caráter não infeccioso, composto de microrganismo inativo ou sua fração. Existem vantagens e desvantagens referentes a ambos os tipos de vacina. Para aumentar a potência da vacina e remover as proteínas não essenciais, potencialmente alergênicas, novas vacinas foram e são desenvolvidas. Deleção genética, recombinação ou uso de ácidos nucleicos puros são algumas das modificações encontradas nas vacinas da nova geração, assim como o uso de frações de subunidades de agentes purificados ou peptídios semissintéticos produzidos por recombinação genética ou, ainda, antidiótipos.

Vacinas produzidas com o agente infeccioso vivo

Vacinas de organismos vivos

Os agentes infecciosos devem ser modificados (atenuados) para se replicar no hospedeiro sem produzir a doença. As vacinas atenuadas estimulam a imunidade mediada por células e imunidade humoral de longa duração. Por prever a replicação no organismo, a massa antigênica inicial é menor, o que não repercute negativamente no desenvolvimento das imunidades humoral e celular. Entretanto, qualquer fator que neutralize ou inative a vacina a torna ineficaz. A atenuação dos agentes infecciosos é obtida pela adaptação em hospedeiros diversos dos habituais, submetendo-os a prolongado armazenamento ou por passagem seriada em cultura de tecidos. As vacinas vivas são geralmente liofilizadas, o que aumenta a estabilidade e o período de armazenamento. Elas devem ser armazenadas a 4°C. As vacinas comerciais contêm, em geral, excesso de antígeno, por ser esperado certo grau de deterioração. As vacinas contra as infecções virais, em geral, contêm o organismo atenuado (vírus vivo modificado). Exemplos: vacinas de cinomose, parvovírus canino, adenovírus canino tipo II, herpesvírus felino, calicivírus felino, *parainfluenza* canina. A vacina contra a traqueobronquite infecciosa dos cães contém cepa de *Bordetella bronchiseptica* menos patogênica.

Vacinas recombinantes vetorizadas

Essas vacinas utilizam agentes infecciosos não patogênicos como vetores. O código genético do agente infeccioso patogênico é inserido no vetor, para produzir as proteínas imunogênicas essenciais ao desenvolvimento da imunidade no hospedeiro. Os vetores podem ser geneticamente alterados para eliciar a atividade de linfócitos T-*killers* e T-citotóxicos. Um problema em potencial com as vacinas vetorizadas recombinantes é a possibilidade de haver a produção no hospedeiro de anticorpos contra o vetor. Entre os vetores estudados, os poxvírus apresentam as características desejáveis para um vetor de expressão, em virtude do genoma grande e da ampla variedade de hospedeiro. Exemplo de vacina vetorizada: vacina contra cinomose, cujo vetor é o canarypoxvírus. Os poxvírus são também utilizados como vetores em vacinas comerciais para a leucemia felina e vacina antirrábica oral para a proteção da fauna silvestre (Recombitek®, Merial).

Vacina recombinante, geneticamente modificada

Remoção dos códigos genéticos que codificam para o fator de virulência, mantendo-se, porém, a capacidade de replicação. Uma vacina contendo herpes-vírus modificado dessa maneira está sendo desenvolvida experimentalmente.

Vacinas de ácidos nucleicos

Quando inoculados sob a forma pura ou clonados (plasmídios contendo moléculas com o código genético completo), os ácidos nucleicos podem estimular a produção de proteínas imunogênicas pelo próprio hospedeiro, sem serem permanentemente incorporados no genoma da célula hospedeira. Produziu-se, experimentalmente, uma vacina contendo ácido ribonucleico (RNA, *rubonucleic acid*) do vírus da cinomose, que promove a expressão de proteínas do nucleocapsídio, fusão e hemaglutininas. A vantagem dessa vacina é a de sobrepujar o bloqueio dos anticorpos maternos, 2 semanas após o nascimento, preparando o sistema imunológico para a vacinação subsequente como uma vacina convencional (viva modificada) com 9 semanas de vida. As duas últimas modalidades de vacinas são experimentais, não estando disponíveis comercialmente.

Vacinas não infecciosas

Vacinas com agentes não infecciosos | Inativos ou mortos

Os agentes infecciosos são cultivados e inativados de diversas maneiras, sem destruir a imunogenicidade. Por não ocorrer replicação do microrganismo no hospedeiro, a massa antigênica contida na vacina é de fundamental importância. Muitas vacinas inativadas contêm adjuvantes, associadas ao antígeno, para melhorar a resposta imunológica. Em decorrência do maior conteúdo proteico (maior massa antigênica) e da existência de adjuvantes, as vacinas inativadas apresentam maior tendência ao desenvolvimento de reações inflamatórias locais e alérgicas sistêmicas. São consideradas seguras (não há possibilidade de causar doença), porém não mimetizam a infecção natural; portanto, a imunidade da mucosa ou imunidade mediada por células produzida pode ser insuficiente para a adequada proteção contra as infecções naturais. Após a vacinação com vacinas inativadas, muitos animais parcialmente protegidos provavelmente se infectam quando expostos aos agentes virulentos, no entanto, a infecção é, na maioria das vezes, leve e assintomática e reforça a imunidade do hospedeiro contra o desenvolvimento da doença. Exemplos: vacinas contra coronavirose, leptospirose (todas), antirrábica, vírus da leucemia felina, *Bordetella bronchiseptica* (parenteral), *parainfluenza* inativada, vacina de *Giardia canis*.

Vacinas de subunidades

Elaboradas com componentes imunogênicos dos agentes infecciosos, purificados e livres de outras frações proteicas indesejadas, o que diminui a alergenicidade e, consequentemente, minimiza as reações colaterais. Os componentes são reconhecidos como "estranhos" pelo sistema imunológico, eliciando a resposta imunológica do hospedeiro. Exemplos desse tipo de vacina são: vacina contra leucemia felina, composta de sobrenadante da cultura celular do vírus (Leukocell®); vacina contra leptospirose, composta de proteína da membrana da leptospira purificada (Duramune Max®); fração proteica de *Bordetella bronchiseptica* (Bronchiguard®); fração fucose manose ligante de *Leishmania donovani* na vacina contra leishmaniose (Leishmune®).

Vacinas de proteínas recombinantes

O antígeno é introduzido em bactérias, leveduras ou linhagens celulares contínuas e, após a replicação desses elementos, a proteína é extraída e purificada. Uma das vacinas comerciais contra a leucemia felina baseia-se nessa tecnologia (Leucogen® – Virbac, França), não disponibilizada atualmente no Brasil. A imunidade desenvolvida por essas vacinas equipara-se à das vacinas inativadas contendo o organismo inteiro. Entretanto, alguns dos peptídios antigenicamente ativos são de baixa potência, necessitando da incorporação de adjuvante à vacina.[12]

ADJUVANTES

Para maximizar a eficácia das vacinas, especialmente daquelas que contêm organismos inativos com baixa antigenicidade ou antígenos altamente purificados, é prática comum a inclusão de substâncias denominadas "adjuvantes" ao antígeno. Os adjuvantes podem aumentar bastante a resposta do organismo às vacinas. Assim, podem permitir reduções na quantidade de antígeno injetado ou no número de doses administradas e são essenciais ao estabelecimento de memória prolongada contra os antígenos solúveis. Os mecanismos de ação dos adjuvantes são pouco compreendidos; esse problema atrasou o desenvolvimento racional dessas substâncias, tornando sua seleção um tanto empírica. Em geral, no entanto, os adjuvantes atuam por meio de três mecanismos. Os adjuvantes de depósito simplesmente protegem os antígenos da degradação rápida, consequentemente prolongando as respostas imunológicas. O segundo grupo consiste em partículas que distribuem os antígenos, de maneira eficaz, às células apresentadoras dessas substâncias e, portanto, aumentam sua apresentação. O terceiro grupo – os adjuvantes imunoestimulantes – consiste em moléculas que aumentam a produção de citocinas e estimulam as respostas Th1 ou Th2 seletivamente, propiciando o coestímulo adequado.

Adjuvantes de depósito

Alguns adjuvantes simplesmente atrasam a eliminação dos antígenos e, assim, permitem que a resposta imunológica seja prolongada. O sistema imunológico, sendo orientado pelos antígenos, responde a essas substâncias e encerra sua atividade quando elas são eliminadas. A taxa de eliminação antigênica pode ser reduzida pela inclusão de um adjuvante insolúvel, de degradação lenta. Exemplos de adjuvantes formadores de depósito incluem os sais de alumínio, como hidróxido de alumínio, fosfato de alumínio e sulfato duplo de alumínio e potássio (alume), assim como o fosfato de cálcio. Quando o antígeno é misturado a um desses sais e injetado em um animal, forma-se um granuloma rico em macrófagos nos tecidos. O antígeno é liberado lentamente deste granuloma para o organismo e, consequentemente, propicia estímulo antigênico prolongado. Os antígenos que normalmente persistem por apenas alguns dias podem ser retidos no organismo por várias semanas com essa técnica. Estes adjuvantes de depósito influenciam somente a resposta imunológica primária, exercendo pouco efeito sobre as respostas imunológicas secundárias. Os adjuvantes à base de alumínio também apresentam a desvantagem de que, enquanto promovem as respostas dos anticorpos, exercem pouco efeito estimulante sobre as respostas mediadas por células.

Um método alternativo de se formar um depósito é a incorporação do antígeno em uma emulsão de água em óleo (denominada "adjuvante incompleto de Freund"). O óleo mineral leve estimula resposta inflamatória local crônica e, como resultado, forma-se um granuloma ou abscesso ao redor do local do inóculo. O antígeno é lentamente eliminado pela fase aquosa da emulsão. Esses adjuvantes de depósito podem causar irritação e destruição teciduais significativas. Os óleos minerais são especialmente irritantes. Os óleos não minerais, embora menos irritantes, também são menos eficazes. A lesão tecidual induzida pelos adjuvantes também pode promover respostas imunológicas, pois as alarminas produzidas pela inflamação e pela necrose tecidual estimulam as células dendríticas e os macrófagos. Entretanto, não é aceitável, para as vacinas modernas, que os adjuvantes apresentem atividade significativamente irritante, e esforços árduos são direcionados à redução dessa irritação, de maneira que a eficácia dos adjuvantes seja mantida.

Adjuvantes particulados

O sistema imunológico, normalmente, pode capturar e processar partículas, como bactérias e outros microrganismos, de maneira mais eficaz do que os antígenos solúveis. Portanto, foram realizadas diversas tentativas para que os antígenos fossem incorporados em partículas que pudessem ser imediatamente fagocitadas. Esses adjuvantes incluem emulsões, partículas, complexos imunoestimulantes (ISCOM, do inglês *immune-stimulating complexes*) e lipossomos, todos projetados para distribuir, de maneira eficaz, os antígenos às células apresentadoras dessas substâncias. Comumente, esses adjuvantes apresentam tamanhos similares aos das bactérias, e sua endocitose pelas células apresentadoras de antígenos é facilitada. As micropartículas biodegradáveis que incorporam os antígenos são, em geral, projetadas para facilitar a fagocitose. Os lipossomos são micropartículas sintéticas à base de lipídios, que contêm antígenos encapsulados, facilmente capturados e processados, ao passo que também são protegidos da degradação rápida. Os ISCOM, descritos adiante, são micropartículas complexas à base de lipídios. Todos esses adjuvantes particulados podem se tornar mais potentes pela incorporação de imunoestimulantes microbianos, os quais ainda não são amplamente empregados nas vacinas veterinárias.

Adjuvantes imunoestimulantes

Os adjuvantes imunoestimulantes exercem seus efeitos por promoverem a produção de citocinas. Muitos destes são produtos microbianos complexos que, com frequência, representam padrões moleculares associados a patógenos. Consequentemente, ativam as células dendríticas e os macrófagos por meio dos *toll-like receptors* (TLR) e estimulam a secreção de citocinas importantes, como IL-1 e IL-2. Essas citocinas, por sua vez, promovem as respostas das células T auxiliares, direcionando e focando as respostas imunológicas adquiridas. Dependendo do produto microbiano específico, podem aumentar as respostas Th1 ou Th2.

Os imunoestimulantes microbianos comumente empregados incluem os lipopolissacarídios (ou seus derivados). Estes aumentam a formação de anticorpos, se administrados mais ou menos ao mesmo tempo do antígeno. Não exercem nenhum efeito nas respostas mediadas por células, mas podem romper a tolerância, apresentando atividade imunoestimulante geral, que é refletida como resistência inespecífica às infecções bacterianas.

Outro grupo de adjuvantes imunoestimulantes é constituído pelas saponinas (glicosídios triterpênicos), derivadas da casca da árvore panamá-quilaia (*Quillaja saponaria*). As saponinas exercem atividades tóxicas e adjuvantes, ainda que o fracionamento possa separar as porções relativamente atóxicas e com atividade adjuvante potencial. Os adjuvantes à base de saponinas podem estimular, de modo seletivo, a atividade Th1, por direcionarem os antígenos às vias de processamento. Uma saponina purificada é utilizada como adjuvante em uma vacina recombinante.[13]

ADMINISTRAÇÃO DE VACINAS

Vias de aplicação das vacinas

A via subcutânea é a via de aplicação por excelência das vacinas vivas ou inativas. A aplicação parenteral dos imunógenos, principalmente as vacinas vivas atenuadas, resulta no desenvolvimento de imunidade celular e humoral, capaz de proteger os receptores contra os agentes infecciosos naturais. Em determinadas circunstâncias, é altamente desejável o desenvolvimento de imunidade local (mucosas) para a proteção contra os agentes infecciosos que se localizam nas mucosas, por exemplo, respiratórias. Nessas condições, a via de aplicação vacinal deve ser, idealmente, a mesma via da infecção natural. A via intranasal é utilizada para a proteção mais imediata dos cães contra a "traqueobronquite infecciosa dos cães" ou dos felinos contra a "doença respiratória dos felinos". As imunoglobulinas do tipo A (IgA) produzidas pelo tecido linfoide são eficazes na proteção local contra a infecção da mucosa ou a penetração de agentes infecciosos. Recentemente, desenvolveu-se uma técnica de vacinação intradérmica para aplicação da vacina contra a leucemia felina. A solução vacinal é inoculada intradermicamente, por meio um equipamento que gera aerossóis sob alta pressão, sem a necessidade de agulha e, não provocando dor ou lesão no local da aplicação. Apresenta a vantagem de dispensar adjuvantes nas vacinas inativadas e menor volume vacinal para se obter o mesmo grau de imunidade.

A vacina dérmica, que envolve a administração de vacinas sob a forma de *sprays* ou emplastros e o uso de microcápsulas para a administração oral de antígenos, é outra via e modo de imunização em estudo".[12]

Cronograma de vacinação

Ainda que não seja possível estabelecer cronogramas exatos para cada uma das vacinas veterinárias disponíveis, determinados princípios são comuns a todos os métodos de imunização ativa. Assim, a maior parte das vacinas exige uma série inicial, na qual a imunidade protetora é iniciada, seguida da revacinação (doses de reforço), periodicamente, para garantir que essa proteção permaneça no nível adequado.

Série inicial

Já que os anticorpos maternos protegem os animais neonatos de maneira passiva, normalmente não é possível vacinar, com sucesso, animais em estágios de vida muito precoces. Se a estimulação da imunidade for considerada necessária nesse estágio, a progenitora poderá ser vacinada durante os estágios finais de gestação, e as vacinas inativadas devem ser aplicadas de tal modo que os níveis máximos de anticorpos sejam atingidos no momento da formação do colostro. Após o nascimento do animal, a imunização ativa somente será eficaz após o esvanecimento da imunidade passiva. É impossível prever o momento exato da perda da imunidade materna, portanto, a série inicial da vacinação, em geral, exigirá a administração de, pelo menos, duas e, possivelmente, mais doses.

Revacinação e duração da imunidade

O fenômeno da memória imunológica não é bem compreendido; todavia, é a persistência das células de memória, linfócitos B, plasmócitos e linfócitos T após a vacinação que determina a proteção prolongada de um animal. Plasmócitos de vida longa estão associados à persistência na produção de anticorpos, de maneira que um animal vacinado pode apresentar anticorpos em sua corrente sanguínea por vários anos após a exposição a uma vacina. Acredita-se que a sobrevivência desses plasmócitos de vida longa seja estimulada pela ativação por moléculas microbianas inespecíficas, que atuam por meio de TLR.

Os cronogramas de vacinação dependem da duração da proteção efetiva. Esta, por sua vez, depende do teor de antígenos específicos, do tipo dos organismos contidos na vacina (vivos ou inativados) e da via de administração. No passado, vacinas relativamente fracas podem ter exigido a administração frequente, talvez a cada 6 meses, para que um nível aceitável de imunidade fosse mantido. As vacinas mais recentes e modernas, em geral, levam a uma proteção duradoura, especialmente nos animais de companhia. Algumas podem exigir a revacinação apenas a cada 2 ou 3 anos, enquanto para outras a imunidade pode persistir por toda a vida do animal. Até mesmo as vacinas virais inativadas podem proteger indivíduos contra doenças por vários anos. Infelizmente, até recentemente, a duração mínima da imunidade tinha raramente sido quantificada, fazendo com que não existam números confiáveis para muitas vacinas. Assim, embora os anticorpos séricos possam ser monitorados nos animais vacinados, não foram estabelecidas avaliações padrão e não há consenso sobre a interpretação desses títulos de anticorpos. Mesmo os animais que não apresentam anticorpos detectáveis podem apresentar resistência significativa a doenças. Também não há muita informação disponível sobre a imunidade a longo prazo nas superfícies mucosas. Em geral, a imunidade contra a panleucopenia felina, a cinomose canina, a parvovirose canina e a adenovirose canina é considerada relativamente duradoura (mais de 5 anos). Por outro lado, acredita-se que a imunidade à rinotraqueíte felina, ao calicivírus felino e à clamidiofilia seja relativamente breve. Um problema que reside nessas afirmações é a variabilidade entre os indivíduos e entre os diferentes tipos de vacina. Portanto, as vacinas recombinantes contra a cinomose canina podem induzir imunidade muito mais breve do que as vacinas vivas modificadas convencionais. Pode haver grande diferença entre a maior e a menor duração de memória imunológica dentro de um grupo de animais. Os estudos sobre a duração da imunidade são confusos, devido ao fato de que, em vários casos, os animais idosos já demonstram maior resistência inata. Diferentes vacinas de mesma categoria podem diferir significativamente na composição, e embora todas as vacinas possam induzir a imunidade a curto prazo, não se pode assumir que todas confiram imunidade prolongada. Os fabricantes utilizam diferentes lotes precursores e diferentes métodos de preparação dos antígenos. O nível de imunidade exigido pela maior parte dessas doenças é desconhecido. De modo semelhante, há uma diferença significativa entre o nível mínimo de imunidade exigido para a proteção da maioria dos animais e o nível de imunidade exigido para garantir a proteção de todos os animais.

A revacinação anual é prática comum para a maioria das vacinas veterinárias, já que essa conduta é administrativamente simples e apresenta a vantagem de garantir que os animais sejam observados regularmente por um veterinário. Informações recentes, entretanto, indicam que algumas vacinas veterinárias, como aquelas contra a cinomose canina ou o herpes-vírus felino, podem induzir imunidade protetora que pode persistir por vários anos, tornando desnecessária a revacinação anual com essas vacinas. Infelizmente, as informações disponíveis sobre várias vacinas são insuficientes para que os intervalos mínimos de vacinação sejam determinados. Um veterinário deverá sempre avaliar os riscos e benefícios relativos ao determinar o uso de qualquer vacina e sua frequência de administração. Portanto, o uso de ensaios de anticorpos séricos, como os ensaios imunoenzimáticos, se disponíveis, pode ser uma boa prática na orientação dos intervalos de revacinação. Os títulos de anticorpos persistentes podem indicar proteção, mas esse resultado não é garantido, especialmente se os mecanismos imunológicos mediados por células forem importantes para a proteção. De modo similar, os animais com níveis séricos de anticorpos baixos ou indetectáveis ainda podem estar protegidos, devido à persistência de linfócitos B e T de memória, capazes de responder rapidamente a uma reinfecção.

A despeito da discussão prévia, os proprietários dos animais devem ser conscientizados de que a proteção contra uma doença infecciosa poderá ser mantida de maneira confiável, somente quando as vacinas forem utilizadas de acordo com o protocolo aprovado pelas autoridades que licenciam as vacinas. A duração da imunidade declarada pelo fabricante de uma vacina é o período mínimo de imunidade confirmado pelos dados disponíveis no momento da aprovação da licença do produto. Esse fato sempre deve ser levado em consideração na discussão dos protocolos de revacinação com um proprietário.[14-17]

FALHAS NA VACINAÇÃO

Há vários fatores que podem provocar falhas no estabelecimento de imunidade protetora pela vacina a um animal.

Administração incorreta

Em diversos casos, o insucesso da vacina é causado por administração insatisfatória. Por exemplo, uma vacina viva pode ser inativada como resultado de armazenamento inadequado, pelo uso de antibióticos em conjunto com as vacinas bacterianas vivas, pelo uso de agentes químicos na esterilização da seringa ou pelo uso excessivo de álcool na antissepsia. Algumas vezes, a administração de vacinas a um animal por vias não convencionais poderá levar à ausência de proteção.

Ausência de resposta

Ocasionalmente, uma vacina poderá ser ineficaz de fato. O método de produção pode ter destruído os epítopos protetores ou, simplesmente, pode haver quantidade insuficiente de antígeno na vacina. Problemas desse tipo são incomuns e, geralmente, podem ser evitados pelo uso de vacinas de fabricantes renomados.

Mais comumente, um animal pode simplesmente deixar de montar uma resposta imunológica. Essa resposta, por ser um processo biológico, nunca confere proteção absoluta e nunca é igual para todos os membros de uma população vacinada. Posto que a resposta imunológica é influenciada por um grande número de fatores genéticos e ambientais, sua variação em uma população extensa e aleatória de animais tende a seguir uma distribuição normal. Isso significa que a maior parte dos animais responde aos antígenos, produzindo uma resposta imunológica média, enquanto poucos produzirão resposta excelente e uma pequena proporção produzirá resposta imunológica insatisfatória. Esse grupo de maus respondedores pode não ser protegido contra a infecção, apesar de ter recebido uma vacina eficaz. Portanto, é basicamente impossível proteger 100% de uma população aleatória de animais pela vacinação. O tamanho dessa porção não reativa da população variará entre as vacinas, e sua significância dependerá da natureza da doença. Ao contrário, para as doenças que apresentam disseminação ineficaz, como a raiva, a proteção de 70% pode ser suficiente para bloquear a transmissão da doença em uma população de maneira eficaz, podendo ser perfeitamente satisfatória do ponto de vista da saúde pública.

Outro tipo de falha da vacina ocorre quando a resposta imunológica normal está suprimida. Por exemplo, animais com elevadas cargas parasitárias ou desnutridos podem estar imunossuprimidos e não devem ser vacinados. Algumas infecções virais induzem imunossupressão profunda. Os animais que apresentarem uma doença importante ou febre alta normalmente não deverão ser vacinados, a menos que por uma razão irrefutável. O estresse pode reduzir a resposta imunológica normal, provavelmente devido ao aumento da produção de esteroides. Os exemplos de estresse incluem gestação, fadiga, desnutrição e extremos de frio e calor.

ADMINISTRAÇÃO E RESPOSTA CORRETAS

A ausência de proteção pode atingir até mesmo os animais tratados com a dose adequada de uma vacina eficaz. Se o animal vacinado já estiver incubando a doença antes da inoculação, a vacina pode ser administrada tardiamente para afetar a evolução da doença. Alternativamente, a vacina pode conter a cepa incorreta do organismo ou os antígenos incorretos (não protetores).[18]

REAÇÕES ADVERSAS DA IMUNIZAÇÃO

A vacinação ainda é o único método seguro, confiável e eficaz de proteger os animais contra as principais doenças infecciosas. Geralmente, a toxidade relacionada com as vacinas é rara, leve e transitória, e os efeitos colaterais hipotéticos não devem dominar as percepções. Todavia, o uso das vacinas pode apresentar algum risco. A virulência residual e a toxidade, as respostas alérgicas, o desenvolvimento da doença em hospedeiros imunodeficientes, as complicações neurológicas e os efeitos prejudiciais ao feto constituem os riscos mais significativos associados ao uso das vacinas. Os veterinários devem utilizar somente as vacinas licenciadas e as recomendações do fabricante devem ser seguidas cuidadosamente. Antes de utilizar uma vacina, o veterinário deve considerar a probabilidade de ocorrência de um evento adverso, assim como as possíveis consequências ou a gravidade desse evento. Esses fatores devem ser ponderados com relação aos benefícios para o animal. Assim, uma complicação comum, porém leve, deve ser considerada de maneira diferente, comparada com uma complicação rara e grave.[17,19-23]

Complicações de caráter imunológico

A anafilaxia (reação de hipersensibilidade tipo I) pode ocorrer após o uso de qualquer vacina, embora seja comumente associada ao uso de adjuvante ou produtos multivalentes contendo grande quantidade de proteína estranha, como vacina antirrábica inativada, vacina contra a coronavirose canina, vacina contra o vírus da leucemia felina (FeLV) e contra a *Leptospira* sp. Proteínas estranhas, como soro fetal bovino utilizado na cultura celular, também contribuem para esse problema. Os sintomas observados no cão são: edema facial, prurido, choque hipotensivo, dispneia, diarreia e astenia. Em gatos, pode-se observar vômito. Podem-se observar dispneia e cianose nos casos mais graves. A morte pode sobrevir em algumas horas.

As reações ocorrem de 1 a 24 horas após a aplicação da segunda ou da terceira dose no protocolo inicial de vacinação. Os filhotes que sobrevivem não devem ser revacinados com componentes alergênicos, como os antígenos inativados de leptospira ou coronavírus. Se houver necessidade de revacinação contra a leptospirose, a bacterina só deve ser utilizada após 16 semanas de vida, monitorando-se cuidadosamente o animal.

Se a anafilaxia constituir-se em problema em alguns animais, deve-se:

- Modificar o esquema de vacinação, reduzindo o número de antígenos aplicados simultaneamente
- Utilizar, de preferência, vacinas vivas modificadas no lugar de produtos inativados associados a adjuvantes
- Utilizar via subcutânea ou intranasal (quando possível), em vez das inoculações por via intramuscular.

Anemia hemolítica autoimune e anemia não regenerativa autoimune têm sido citadas como consequência da vacinação de cães com a vacina de cinomose e/ou parvovirose. Esse fenômeno também é citado em cães após infecção natural e pode ser explicado pela afinidade do vírus pelas hemácias (propriedade hemaglutinantes do vírus) e pela alta massa antigênica das vacinas. Esses animais apresentam também discreta trombocitopenia, tendência a hemólise intravascular e microaglutinação espontânea.

Alguns animais apresentam trombocitopenia transitória, sem apresentarem tendência à hemorragia, e outros podem apresentar trombocitopenia imunomediada grave, 1 a 2 semanas após a vacinação. Nestes, geralmente há a necessidade de se instituir terapêutica imunossupressora por várias semanas.

A formação e a deposição de imunocomplexos são a causa da uveíte anterior que ocorre em alguns dos cães vacinados com a vacina viva contra hepatite infecciosa canina (CAV-1). O processo resolve-se espontaneamente, se não houver complicação posterior, como desenvolvimento de glaucoma.[12,13,24,25]

Reações locais

As reações locais após vacinação incluem dor, eritema, edema, irritação e formação de abscesso. Ocorrem, em geral, de 30 minutos a 7 dias após a aplicação. A dor pode ser causada por muitos componentes na vacina, como preservativos, pH alto ou baixo e alta osmolaridade. O edema pode ser causado principalmente pelos produtos que contêm adjuvantes, como a vacina contra leptospirose, coronavirose, antirrábica, doença respiratória felina ou anti-FeLV. A reação local que persistir por 2 a 3 meses deve ser mais bem avaliada pela aspiração de seu conteúdo ou por biopsia.

Reação focal granulomatosa

Os adjuvantes incorporados nas vacinas inativadas potencializam a resposta imunológica por criar um efeito de depósito, que sequestra o antígeno e estimula uma reação inflamatória sustentada. Como resultado, formam-se nódulos subcutâneos ou intradérmicos firmes nos locais de aplicação da vacina. Há relatos dessas reações após a aplicação de vacina antirrábica inativada. Em geral, resultam em mácula hiperpigmentada na pele das raças como Poodle e Bichon Frisé. O uso de vacina recombinante em vetor, sem o uso de adjuvantes, previne essa complicação.

Sarcoma pós-vacinal

As reações inflamatórias pós-vacinais persistentes podem ser precursoras do desenvolvimento de sarcoma no local de vacinação. O sarcoma pós-vacinal é encontrado com menor frequência em cães, mas com frequência cada vez maior em gatos após o uso de vacinas não infecciosas associadas a adjuvantes. As vacinas antirrábicas e as vacinas anti-FeLV são as mais comumente incriminadas em gatos, embora também possam ocorrer em função das outras vacinas combinadas. O componente que se acredita ser o responsável pela reação é o adjuvante. As reações inflamatórias ocasionadas pelo adjuvante depositado podem predispor o gato a apresentar reação contra o tecido conjuntivo com a proliferação de fibroblastos e miofibroblastos e, eventualmente, desenvolvimento de neoplasias, em geral, 3 meses a 3 anos após a vacinação. Outras formas de sarcomas também podem se desenvolver no local.[12,13,17,25]

Reações sistêmicas

Reações sistêmicas caracterizadas por febre e mal-estar também podem ocorrer em consequência da infecção autolimitante do tecido linfoide local, sem a disseminação sistêmica. Em geral, a reação é de curta duração, de 1 a 2 dias após a vacinação. Geralmente, não há necessidade de qualquer tipo de tratamento, sendo autolimitante. O uso inadvertido de inoculação parenteral da vacina de *Bordetella bronchiseptica* e *parainfluenza*, indicada para aplicação intranasal, ou instilação intranasal da vacina parenteral contra a doença respiratória dos felinos, pode resultar em doença sistêmica e comprometimento respiratório mais grave.

Complicações neurológicas

No passado, constituíram-se na reação pós-vacinal mais comumente descrita em cães e gatos. Após a ocorrência de encefalomielite rábica pós-vacinal, a maioria das vacinas antirrábicas licenciadas para cães e gatos é de natureza inativada. Relatam-se também, embora muito raramente, casos de encefalomielite após a vacinação contra a cinomose, especialmente em animais muito jovens ou imunodeprimidos.

Imunodepressão

As vacinas polivalentes causam linfopenia e suprimem a resposta dos linfócitos a mitógenos quando se realizam testes *in vitro* na primeira semana após a vacinação. Componentes individuais não causam esse problema. Em cães, os antígenos envolvidos parecem ser o da cinomose, do adenovírus-1 e do parvovírus. Trata-se de disfunção observada laboratorialmente, sem significado prático.[12,25]

REFERÊNCIAS BIBLIOGRÁFICAS

1. Casanova JL, Abel L. The human model: a genetic dissection of immunity to infection in natural conditions. Nature Reviews Immunology. 2004;4: 55-66.
2. Kawai T, Akira S. Innate immune recognition of viral infection. Nature Immunology. 2006;7:131-7.
3. Tortorella D, Gewurz BE, Furman MH, Schust DJ, Ploegh HL. Viral subversion of the immune system. Annual Review of Immunology. 2000;18: p. 861-926. response to viruses. Nature Reviews Immunology. 2003;3:931-9.
4. Van Lier RAW, Berge JJM, Gamadia LE. Human CD8+ T cell differentiation in response to viruses. Nat Rev Immunol. 2003;3:931-9.
5. Zinkernagel RM. On natural and artificial vaccinations. Annual Review of Immunology. 2003;21:515-46.
6. Babiuk LA. Vaccination: a management tool in veterinary medicine. Vet J. 2002;164:188-201.
7. Jiang W, Baker HJ, Swango LJ. *et al.* Nucleic acid immunization protects dogs against challenge with virulent parvovirus. Vaccine. 1998;16:601-7.
8. Ada G. Vaccines and vaccination. N Engl J Med. 2001;234:1042-53.
9. O'Hagan DT, MacKitchan ML, Singh M. Recent developments in adjuvants for vaccines against infectious diseases. Biomol Eng. 2001;18:69-85.
10. Nalin DR. Evidence-based vaccinology. Vaccine. 2002;20:1624-30.
11. Yamanouchi K, Barret T, Kai C. New approaches to the development of virus vaccines for veterinary use. Rev Sci Teach. 1998;17:641-53.
12. Hagiawara. Mitika K. Imunização e vacinas. Manual de terapêutica veterinária. 3. ed. São Paulo: Roca; 2008.
13. Greene CE, Schultz RD: Immunoprophylaxis. In: Greene CE. (ed.). Infectious diseases of the dog and cat. 3. ed. St. Louis: Saunders Elsevier; 2006. p. 1069-119.
14. Strasser A, May B, Teltscher A *et al.* Immune modulation following immunization with polyvalent vaccines in dogs. Vet Immunol Immunopathol. 2003;94:113-21.
15. Coyne MJ, Burr JHH, Yule TD *et al.* Duration of immunity in dogs after vaccination or naturally acquired infection. Vet Rec. 2001;149: 509-15.
16. AAFP Advisory Panel. The 2006 American Association of Feline Practitioners Feline Vaccine Advisory Panel Report. JAVMA. 2006;9(1):1405-41.
17. Tizard IR. Veterinary Immunology: an introduction. St Louis: Saunders Elsevier; 2009. The uses of vaccines. p. 270-85.
18. Smith H. Reactions to strangles vaccination. Aust Vet J. 1994;71:257-8.
19. Singh M, O'Hagan D. Advances in vaccine adjuvants. Nat Biotechnol. 1999;17:1975-81.
20. Gray A, Knivett S. Suspected adverse reactions, 1999. Vet Rec. 2000;147: 283-4.
21. Hendrick MJ, Kass PH, MacGill LD, Tizard IR. Post vaccinal sarcomas in cats. J Natl Cancer Inst. 1994;86:341-3.
22. Meyer EK. Vaccine-associated adverse events. Vet Clin North Am. 2001;31: 493-515.
23. McEntee MC, Page RL. Feline vaccine-associated sarcomas. J Vet Intern Med. 2001;15:176-82.
24. Hagiwara, Mitika K. Imunização de cães e gatos: quanto mais, melhor? Cães e Gatos. 2006;105.
25. Are we vaccinating too much? Current Concepts. JAVMA. 1995;207(4): 421-5.

53
Mortalidade Neonatal

Keylla Helena Nobre Pacifico Pereira • Maria Lúcia Gomes Lourenço

INTRODUÇÃO

A mortalidade neonatal na medicina veterinária ainda é um grande desafio para médicos-veterinários e criadores. Altas taxas de perdas neonatais em pequenos animais são relatadas globalmente, variando entre 5,7 e 21,2% em cães[1-5] e entre 14 e 16% em gatos.[6,7] No Brasil, a mortalidade neonatal canina pode chegar a 9% (dados não publicados); entretanto, taxas mais elevadas podem ocorrer em locais em que não há assistência materna e neonatal. Esses índices são preocupantes, contrastam com as perdas neonatais da medicina, que têm índices no mundo e no Brasil em torno de 1,7% e 0,8%, respectivamente.[8]

As diferenças alarmantes observadas entre as taxas de mortalidade da medicina e da medicina veterinária devem-se à evolução da neonatologia em pacientes humanos frente aos veterinários, implicando diversos fatores combinados, entre eles a maior assistência neonatal na medicina e especialização na área, bem como o exame pré-natal edificado, inúmeras pesquisas estabelecidas, grade curricular nas universidades e a informação difundida. Contudo, trata-se de aspectos possíveis de evolução para a neonatologia veterinária, uma área em franco crescimento e desenvolvimento, em que médicos-veterinários, pesquisadores e criadores podem impactar o aumento da sobrevivência neonatal.

DEFINIÇÕES E ÍNDICES DE MORTALIDADE

A mortalidade perinatal é definida como a soma de perdas fetais, dos natimortos e das perdas neonatais,[9,10] que podem afetar mais de 40% das ninhadas.[11] A morte fetal durante a gestação pode resultar em reabsorção, expulsão (aborto) ou retenção e mumificação.[12] Quando o filhote vem a óbito no útero ou nasce morto a termo, é considerado natimorto.[9,12] A morte neonatal é definida como as perdas do nascimento até 30 dias de vida, com índices mais elevados durante o parto, imediatamente após o parto e nos primeiros dias de vida,[5,13] já a mortalidade pediátrica engloba as perdas de 31 dias até 6 meses de vida.

De forma geral, a mortalidade em filhotes pode ser dividida em natimortalidade, mortalidade neonatal precoce (nascimento a 2 dias de vida) e tardia (3 a 30 dias) e mortalidade pediátrica precoce (31 a 60 dias) e tardia (61 a 180 dias).

Globalmente, a mortalidade geral em filhotes de cães pode chegar a 13,4%, com a natimortalidade variando entre 7 e 30%,[5,14] e a mortalidade neonatal precoce atingindo cerca de 50 a 90% das perdas.[2,13,14] Até o desmame, um em cada cinco pacientes neonatos vem a óbito,[15,16] e mais de 30% das ninhadas podem ter pelo menos um caso de natimortalidade, mortalidade neonatal ou mortalidade pediátrica.[17]

No Brasil, a mortalidade geral em filhotes de cães pode chegar a 16,7%; a natimortalidade, a 7,7%; e a mortalidade neonatal precoce, a 82% das perdas. Cerca de 40% das ninhadas podem ter pelo menos um caso de natimortalidade ou mortalidade neonatal (dados não publicados). Sendo as principais causas relacionadas a infecções, defeitos congênitos, hipoxia, fatores relacionados aos neonatos (baixo peso ao nascimento, falha na transferência da imunidade passiva, prematuridade, orfandade, entre outros), traumas e manejo inadequado.

A morbidade e a mortalidade perinatal em cães são comuns,[4] mas não devem ser consideradas normais. Quando um ou vários filhotes da ninhada vêm a óbito, as causas desencadeantes devem ser investigadas para adequada assistência dos neonatos restantes e para medidas de prevenção em futuras ninhadas. A mortalidade em cães neonatos está relacionada a muitos fatores, incluindo causas infecciosas e não infecciosas, entre fatores maternos, ambientais, anomalias congênitas e distúrbios adquiridos do neonato.[2,13] Ademais, erros de manejo, ausência de assistência neonatal e negligência também influenciam a mortalidade. As principais causas de mortalidade perinatal estão descritas no Quadro 53.1.

FATORES RELACIONADOS AO MÉDICO-VETERINÁRIO

Em grande parte das faculdades de medicina veterinária existentes em muitos países, a neonatologia não faz parte da grade curricular de ensino, e em muitas que ministram aulas de neonatologia, estas por vezes são deficientes. Provavelmente, isso ocorre devido às campanhas de castração e esforços para controlar a superpopulação de cães e gatos, acarretando menor contato do médico-veterinário com neonatos.[18] Contudo, nos últimos anos vêm ocorrendo mudanças em relação à criação de animais de estimação, como a crescente criação comercial em canis e gatis, culminando em um maior número de pacientes neonatos necessitando de assistência na rotina clínica.

No Brasil, cerca de 80% das faculdades de medicina veterinária não ministram aulas de neonatologia, o que torna menos provável que os médicos-veterinários tenham conhecimentos básicos de cuidados neonatais. O desconhecimento afeta diretamente a falta de assistência adequada ao neonato doente, e as causas das mortes e os fatores de risco muitas vezes passam despercebidos ou são negligenciados. Existe uma falha frequente no diagnóstico das afecções neonatais na rotina clínica, levando à carência de tratamento e à redução da prevenção, o que colabora com alta taxa de mortalidade.

O exame clínico, os cuidados neonatais e a maioria das afecções são marcadamente diferentes dos adultos devido às divergências fisiológicas e hemodinâmicas.[19] Os médicos-veterinários costumam ter receio de tratar os pacientes neonatos, devido ao pequeno tamanho e limitações presuntivas de intervenções diagnósticas e terapêuticas. No entanto, tem-se a capacidade de tratar os animais recém-nascidos de forma eficaz.[17,19] O receio pode acarretar a ausência de um tratamento adequado que poderia evitar a mortalidade do paciente. Portanto, deve-se estar ciente das distinções únicas entre animais neonatos e adultos, em relação às variáveis fisiológicas normais que afetam o exame clínico e os resultados de testes diagnósticos, bem como do tratamento.[19]

O conhecimento sobre o período neonatal em cães e gatos é, portanto, fundamental. A neonatologia veterinária foi negligenciada durante muito tempo em carnívoros, e está sendo explorada apenas recentemente, no intuito de contribuir para melhoria da saúde dos recém-nascidos.[17]

Implementar aulas de neonatologia nas faculdades, bem como um treinamento anual em neonatologia básica para funcionários, pode melhorar a assistência para esses pacientes. Essa é uma área da medicina veterinária em que ter uma forte base de conhecimento de fisiologia e das apresentações clínicas

QUADRO 53.1 Principais causas de mortalidade perinatal em cães e gatos.

Relacionadas ao parto	Causas ambientais	Causas maternas	Causas maternas	Causas infecciosas	
Distocias	Baixa temperatura	Genética	Distocias e asfixia	**Infecções virais (cães)**	*Babesia* spp.
Asfixia	Correntes de ar	Doenças na gestação	Hipoxia	Herpes-vírus canino 1	*Toxoplasma gondii*
Hipoxia	Maternidade inadequada	Distocias	Prematuridade	Parvovírus canino tipo 1	*Leishmania infantum*
Parto prolongado	Cama inadequada	Agalactia	Baixo peso ao nascimento	Parvovírus canino tipo 2	*Neospora caninum*
Descolamento precoce de placenta	Localização estressante da maternidade	Falha no instinto materno	Falha na transferência da imunidade passiva	Vírus da cinomose canina	**Infecções bacterianas**
Falta de assistência	Higiene deficiente	Estresse	Hipotermia	Hepatite infecciosa canina	*Brucella* spp.
Agentes anestésicos	Alta temperatura	Desnutrição	Hipoglicemia	**Infecções virais (gatos)**	*Staphylococcus* spp.
	Umidade inadequada	Sanidade deficiente	Desidratação	Leucemia viral felina	*Streptococcus* spp.
		Mastite	Isoeritrólise neonatal (gatos)	Imunodeficiência viral felina	*Escherichia coli*
		Hipocalcemia puerperal	Aspiração de mecônio	Panleucopenia felina	*Mycoplasma* spp.
		Diabetes *mellitus*	Malformações	Peritonite infecciosa felina	*Chlamydia psittaci*
		Obesidade	Atelectasia	Herpes-vírus felino	*Ureaplasma* spp.
		Colostro de má qualidade	Orfandade	Calicivírus felino	*Ehrlichia* spp.
		Infecções	Insuficiência tímica	**Infecções parasitárias**	*Proteus* spp.
		Sepse	Hipertensão pulmonar	*Toxocara* spp.	*Leptospira* spp.
		Traumas	Infecções	*Ancylostoma* spp.	*Klebsiella* spp.
			Sepse	*Strongyloides* spp.	*Pseudomonas* spp.
			Traumas	*Giardia* spp.	*Campylobacter* spp.
			Doenças hemorrágicas	*Cystoisospora* spp.	*Salmonella* spp.

comuns para recém-nascidos (hipotermia, hipoglicemia e desidratação), além das principais afecções, pode frequentemente melhorar resultados,[18] o benefício será evidente, com melhores atendimentos, diagnósticos, tratamentos, prognósticos, prevenções e maior sobrevida.

FATORES RELACIONADOS AOS TUTORES

O manejo realizado pelo tutor ou criador é sempre uma importante etapa dos cuidados neonatais e da sobrevivência dos pacientes, entretanto, mesmo com a correta orientação, haverá proprietários inexperientes que não realizarão os cuidados necessários estabelecidos pelo médico-veterinário, principalmente com filhotes órfãos, que demandam paciência e cuidados minuciosos durante várias horas do dia. Geralmente, o criador demonstra mais cuidados e experiência, já que a perda de filhotes acarreta prejuízos ao canil ou gatil.

Algumas questões devem ser abordadas com o tutor no momento do atendimento, como a experiência que tem em relação à criação de cães e gatos, com a raça específica ou com o manejo de ninhadas, bem como se a ninhada foi planejada e se detém de prática no auxílio ao parto.[20]

Independentemente do tipo de tutor, a educação sobre o correto manejo deve ser realizada, enfatizando o risco de mortalidade desses pacientes. Deve-se instruí-los aos cuidados pré-natais, no parto e cuidados neonatais posteriores, estimulando-os a monitorar sinais de alerta precoce de recém-nascidos que não estão conseguindo prosperar, como a falha no ganho de peso,[18,21] para que uma assistência precoce possa ser instituída. O correto manejo da amamentação, das temperaturas corporal e ambiental e da sanidade pelos proprietários influenciarão a saúde neonatal. Cartilhas e *folders* explicativos devem ser entregues aos tutores durante as primeiras consultas, contendo informações sobre cuidados iniciais de manejo neonatal.

FATORES RELACIONADOS AO PARTO

Dependendo da condição obstétrica ou do tipo de parto, haverá consequências na viabilidade neonatal e saúde posterior dos filhotes. Os partos prolongados, distócicos e a influência dos agentes anestésicos na cesariana, podem levar a uma asfixia pronunciada e hipoxia grave em recém-nascidos, levando a falha na adaptação respiratória e uma alta taxa de mortalidade no período de transição fetal-neonatal.[2,22] A hipoxia é a principal causa de mais de 60% das perdas de filhotes.[13]

Ainda que durante o nascimento os recém-nascidos experimentem um curto período de asfixia fetal, simultânea com as contrações uterinas por diminuição do fluxo sanguíneo uterino, da perfusão placentária e troca gasosa, o que leva a uma hipoxemia fisiológica, hipercapnia e acidemia neonatal, ela é transitória.[13,23,24] A adaptação à respiração pulmonar após o nascimento é um fator importante na eliminação de CO_2 e na recuperação do equilíbrio ácidobásico.[23,24] Contudo, qualquer forma de obstrução ou distocia pode agravar a asfixia, resultando em hipoxia excessiva e sofrimento neonatal, levando à mortalidade nas primeiras 48 horas após o nascimento.[13] Os óbitos por partos distócicos podem atingir cerca de 42% dos canis.[4]

A mortalidade de recém-nascidos após hipoxia grave é geralmente influenciada por condições físicas durante o parto,[25] como anormalidades em apresentação, postura, encarceramento, inércia uterina, duração prolongada do estágio de expulsão sem nascimento de um filhote, descolamento precoce de placenta e anestésicos administrados na cesariana, que muitas vezes impedem ou retardam o início da respiração espontânea.[2,22,26]

Filhotes que passam por asfixia prolongada (Figura 53.1) manifestam a síndrome do desconforto respiratório e, como consequências principais da hipoxia grave (com falha na redistribuição compensatória do fluxo sanguíneo), demonstram bradicardia, cianose, glicólise anaeróbia, acidose pronunciada, danos na mucosa intestinal e em outros tecidos com elevados níveis de oxigênio, como coração e cérebro.[13,27]

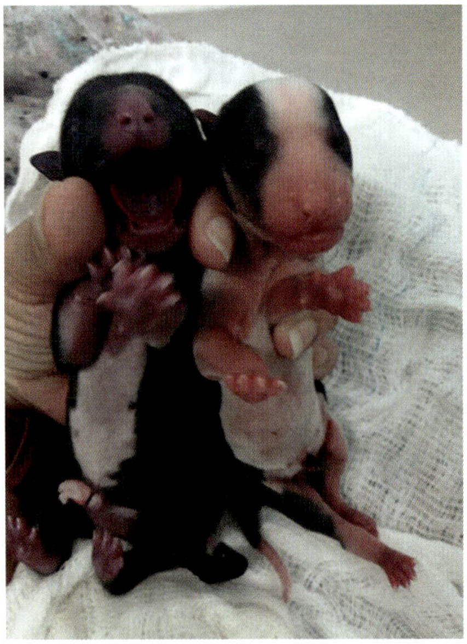

Figura 53.1 Cão recém-nascido asfixiado (à esquerda) em parto distócico por encarceramento no canal vaginal. Nota-se a cianose por hipoxia e o desconforto respiratório, comparando ao irmão da ninhada que nasceu em eutocia (à direita).

Filhotes submetidos à hipoxia excessiva durante o parto e que nascem em estado de angústia, posteriormente podem vir a óbito em um curto período de tempo, principalmente quando a assistência a esses pacientes não é realizada. Cerca de 80% desses filhotes nessa condição podem morrer durante o parto ou nas primeiras 24 horas após o nascimento. Atelectasia, congestão pulmonar, aspiração de líquidos amniótico e mecônio e congestão sistêmica são os principais achados patológicos nesses filhotes.[1]

O acompanhamento pré-natal, o parto assistido e a assistência ao neonato são formas de minimizar intercorrências e mortalidade ao nascimento. O tutor deve ser orientado sobre como se desenvolve o parto, como ser capaz de reconhecer o parto eutócico do distócico, assim como quando se deve proceder alguma assistência e quando recorrer ao auxílio veterinário de forma precoce.[28]

FATORES RELACIONADOS AO AMBIENTE

O ambiente onde a ninhada se encontra pode ter uma grande influência sobre a mortalidade. Maternidade (localização, ninho, cama), temperatura, umidade e sanidade são fatores significantes para o bem-estar e saúde dos filhotes.

Localização da maternidade

A maternidade deve estar localizada em um ambiente tranquilo, livre de sons, trânsito de pessoas ou animais. O estresse materno relacionado à localização inadequada pode ser responsável por consideráveis taxas de mortalidade neonatal.[20] Gestantes que são submetidas a estresse ambiental podem sofrer perda fetal,[20,29] enquanto fêmeas lactantes estressadas podem ficar inquietas e não se sentirem à vontade para deitar e cuidar de seus filhotes, levando ao abandono dos recém-nascidos, não aquecimento ou falha na amamentação adequada. As principais consequências da ausência materna serão desenvolvimento de hipotermia, hipoglicemia e desidratação (tríade neonatal), e consequente óbito.[20,27,30]

Cadelas e gatas em ambientes estressantes podem ainda desenvolver redução da produção de leite (hipogalactia ou agalactia) e comportamento de canibalismo.[20,30] Uma localização inapropriada do ninho pode ainda permitir a passagem de correntes de ar, o que pode levar à hipotermia em recém-nascidos.[20] Além disso, a mãe rejeita ou ignora os filhotes hipotérmicos, agravando ainda mais o quadro.[30]

Temperatura e umidade

A manutenção de uma adequada temperatura ambiental é um importante fator para a sobrevivência neonatal, visto que neonatos não são capazes de regular a temperatura corporal devido à imaturidade do seu sistema termorregulador.[30,31] Cães e gatos recém-nascidos dependem de um ambiente aquecido ou do contato próximo à mãe para manter a temperatura corporal.[18] Quando a ninhada está na presença da mãe, a temperatura ambiental ideal deve estar entre 20 e 24°C; no entanto, na ausência materna, a temperatura ambiental deve ser corrigida, devendo permanecer entre 29 e 32°C na primeira semana, devendo ser reduzida gradualmente até a quarta semana de vida.[13]

Temperaturas ambientais incorretas podem interferir na viabilidade neonatal, culminando em perdas na ninhada. A ausência de aquecimento ambiental pode resultar em hipotermia, reduzindo significantemente o metabolismo neonatal, o que leva à bradicardia, deprime a capacidade de sucção e a função gastrintestinal e imunológica.[20] Os óbitos por hipotermia podem atingir cerca de 28% dos canis.[4]

Por outro lado, altas temperaturas podem levar à desidratação excessiva e constipação intestinal em filhotes. Um ambiente superaquecido provoca desconforto respiratório e redução da resposta ventilatória ao dióxido de carbono, predispondo à insuficiência respiratória.[13] Deve-se ter muito cuidado, especialmente ao usar fontes de aquecimento como lâmpadas e colchões ou almofadas térmicas.[18] É importante lembrar que a maternidade deve ter uma área de escape menos aquecida, para que os filhotes possam se mover em caso de calor excessivo. A umidade ambiental também deve ser monitorada, devendo ser mantida entre 50 e 60%.[20,30] Uma alta umidade acompanhada de uma alta temperatura pode levar ao aparecimento de quadros respiratórios graves, contudo, a umidade muito baixa pode levar ao ressecamento das mucosas e à desidratação.[30]

Cama

Uma caixa-maternidade mal projetada também pode ser um fator de risco para a mortalidade neonatal. Se o espaço for pequeno, a mãe pode causar traumas ou sufocar os filhotes ao pisar ou se deitar sobre eles. Se for muito grande, há uma maior chance dos neonatos se separarem da mãe.[20,28,30]

O material da cama deve ser macio, absorvente e de fácil limpeza. A higiene é de extrema importância, já que filhotes são mais suscetíveis a patógenos ambientais, devido à sua imaturidade imunológica.[20,30] A ausência de higiene e desinfecção ambiental (Figura 53.2) está relacionada às infecções na ninhada, como alta mortalidade no período neonatal. Caixas plásticas são ótimos ninhos, já que são de fácil limpeza e dissipam menos o calor. Independentemente do tipo de material utilizado na cama, este deve ser mantido limpo e trocado com frequência.[20]

Questões para abordagem com o tutor

Algumas questões sobre o manejo ambiental devem ser abordadas com o tutor durante o atendimento, assim como canis e gatis que apresentam alta mortalidade podem se beneficiar com uma visita do médico-veterinário ao local.[20,30] Uma abordagem

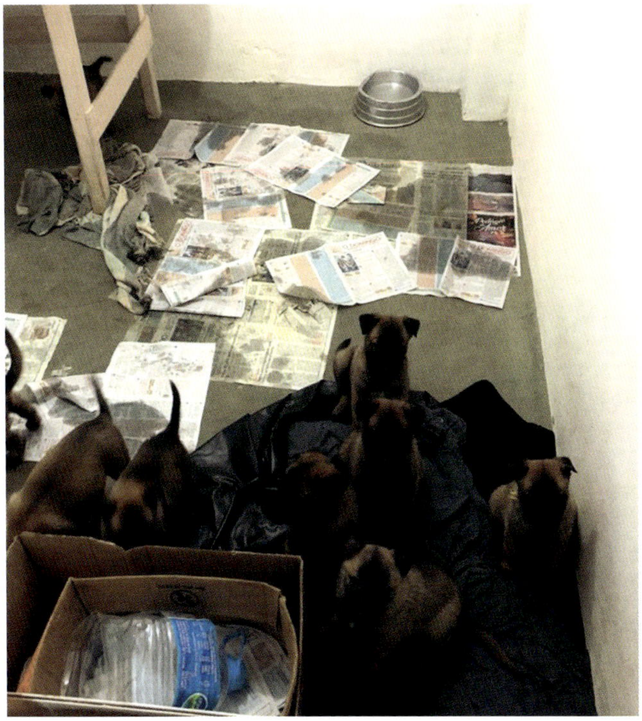

Figura 53.2 Ausência de higiene e desinfecção ambiental. Filhotes apresentavam infecção bacteriana na pele (impetigo) e infecção parasitária por *Ancylostoma* spp.

sistemática deve ser realizada para tentar diagnosticar e corrigir os principais erros do manejo ambiental e reduzir os fatores de risco para a mortalidade. Desse modo, deve-se questionar: quando e onde os neonatos nasceram, se o ninho e a cama são adequados, se tem área de escape, a frequência de troca da cama, se os recém-nascidos são mantidos em local aquecido, se há controle da temperatura e umidade ambiental, como os neonatos são aquecidos e se o local é livre de correntes de ar. Certifique-se da presença de fatores estressantes, se o local que os neonatos são mantidos é silencioso, se há tráfego de pessoas, crianças ou outros animais e se os neonatos são manipulados e a frequência em que isso ocorre. As condições sanitárias, como a frequência de limpeza e a desinfecção do ambiente, também devem ser abordadas, bem como quais produtos e concentrações são utilizados para esse fim.[20]

FATORES MATERNOS

A imaturidade dos filhotes recém-nascidos os tornam totalmente vulneráveis e dependentes dos cuidados maternos.[2] A saúde do neonato está intimamente ligada à saúde da mãe; dessa maneira, a investigação da mortalidade de filhotes não pode ser separada da avaliação materna.[1,27] Instinto materno, comportamento, idade, genética, nutrição, estado vacinal, presença de doenças infecciosas, entre outras condições maternas podem interferir diretamente na mortalidade da ninhada.[13,20] Os fatores maternos podem ocorrer em mais de 30% dos canis.[4]

O potencial para abortamento, natimortalidade e mortalidade neonatal sempre existirá se a cadela ou a gata estiver sistemicamente doente, excessivamente estressada, desnutrida, se sofreu trauma grave ou se foi submetida a certos tratamentos ou terapêutica.[12]

A prevenção da mortalidade perinatal começa pela escolha dos progenitores mais aptos para o acasalamento, a genética é um fator determinante para o êxito da reprodução.[20] Uma seleção rigorosa deve ser realizada: linhagens de cadelas e gatas com problemas obstétricos, defeitos ou malformações congênitas, pouca habilidade materna, baixa prolificidade, doenças hereditárias, entre outros fatores genéticos devem ser evitados, pois aumentarão os riscos de complicações e mortalidade na ninhada.[28,30]

A avaliação e o acompanhamento do estado de saúde materna antes e durante a gestação previnem distúrbios na gestante e nos neonatos, cadelas e gatas que não passam por exame clínico completo e exames complementares têm maiores perdas nas ninhadas.[1,20] Testes laboratoriais podem indicar a possibilidade do nascimento de filhotes fracos e menos saudáveis. A exemplo, o volume globular abaixo de 37%, hemoglobina menor que 10 g/100 mℓ e proteína total inferior a 5 g/100 mℓ em cadelas são considerados indicadores confiáveis das possibilidades de menor sobrevivência dos filhotes de cães.[30]

No exame físico, fêmeas com anormalidades em ossos pélvicos e no canal vaginal, como fraturas, calos ósseos, estreitamentos, malformação do canal vaginal, além de inércia uterina primária e secundária, podem levar à distocia durante o parto.[20] As causas maternas são responsáveis por cerca de 75% das distocias em cães.[1]

Estado vacinal e vermifugação

A vacinação da fêmea é um importante fator a ser considerado antes do acasalamento, bem como na investigação da ocorrência de perdas na ninhada. Fêmeas não vacinadas apresentam maior risco de abortamento, natimortalidade e morte neonatal por infecções virais. Além disso, o estado vacinal deficiente influenciará a qualidade do colostro, que pode impactar a imunidade do filhote, deixando os recém-nascidos vulneráveis às infecções durante o período neonatal.[13,30] A fêmea deve ser encaminhada ao processo reprodutivo, tendo seu reforço vacinal pelo menos 1 mês antes da data prevista para o estro, a fim de haver tempo mínimo hábil para a produção eficaz de anticorpos.

A ausência de vermifugação materna antes e durante a gestação também é um fator de risco para a mortalidade, tendo em vista que há transmissão parasitária por via transplacentária e transmamária. Recomenda-se a vermifugação de cadelas e gatas gestantes, dos contactantes, bem como de suas crias, com o intuito de prevenir a contaminação ambiental e a infecção transplacentária e galactogênica dos filhotes.[1,20] Em muitos casos, as fêmeas não apresentam sinais clínicos de infecção parasitária, como diarreia, mas eliminam ovos no ambiente, que servirão como fonte de infecção para a ninhada. Como recém-nascidos são mais suscetíveis, podem desenvolver infecção grave, resultando em óbito. Assim como os reforços vacinais, a fêmea deverá ser adequadamente desverminada previamente ao acasalamento.

Nutrição

O estado nutricional da gestante pode interferir na saúde dos filhotes. O recém-nascido depende quase exclusivamente de glicogênio hepático para obter energia durante as primeiras 24 horas. Os estoques de glicogênio hepático podem estar reduzidos ao nascimento devido à desnutrição intrauterina associada com gestação múltipla excessiva ou à desnutrição materna,[20,30] resultando em hipoglicemia neonatal. Fêmeas com estado nutricional precário darão à luz a filhotes fracos e produzirão um colostro de baixa qualidade, resultando em maiores taxas de mortalidade. Por outro lado, a obesidade materna reduz o tamanho da ninhada, cadelas e gatas obesas têm índices mais elevados de mortalidade perinatal.[20] Portanto, o escore corporal deverá sempre ser avaliado previamente ao encaminhamento para o processo reprodutivo, evitando fêmeas em sobrepeso ou magras.

Erros nutricionais durante a gestação e a lactação podem desencadear afecções neonatais. O excesso de vitaminas A e D está relacionado à mumificação fetal, filhotes fracos, fechamento precoce de fontanela, calcinose tecidual, bem como malformações, como fenda palatina, cauda torcida, e malformações do sistema nervoso.[20,30] A alimentação excessivamente proteica ou de cálcio da gestante e lactante pode estar associada à síndrome do filhote nadador, enquanto dietas com carência nutricional de vitamina K estão relacionadas à síndrome hemorrágica em neonatos.[32] Em gatas, a deficiência nutricional de taurina pode resultar em reabsorção embrionária, abortamento e natimortalidade.[20]

Distúrbios metabólicos, como diabetes *mellitus* na cadela, têm sido associados à perda fetal devido à hiperglicemia persistente e ao nascimento de filhotes grandes, aumentando o risco de distocia fetal. Outras anormalidades no metabolismo – como hipotireoidismo, hipocalcemia puerperal e toxemia da gestação – podem resultar em perda fetal ou neonatal.[12] As nutrições pré-natal e pós-natal contribuem para a programação metabólica do filhote. Os nutrientes maternos podem influenciar a expressão de genes fetais, interferindo no estado metabólico do animal por toda a vida.[20]

Idade materna

A idade materna tem influência no desempenho reprodutivo, cadelas acima de 6 anos e têm redução da prolificidade.[13] Aos 5 anos, a falha na concepção pode ser superior a 50%.[33] Em relação ao impacto na mortalidade neonatal, cadelas com 7 anos podem ter em média 1,22 filhotes desmamados e mortalidade neonatal em torno de 38,9%, enquanto, em cadelas com 3,5 anos, a média de desmame ocorre em torno de 4,19 filhotes e a mortalidade é menor, cerca de 15%. Já em cadelas de 2 anos, a média de filhotes desmamados é maior, 4,28, e a mortalidade, menor, cerca de 18,5%.[33] Portanto, a prolificidade tende a diminuir em relação à idade e ao tamanho materno, fato importante, que deve ser abordado perante criadores e tutores.[34]

A idade materna também tem influência significativa na glicemia neonatal. A concentração média de glicose dos recém-nascidos pode variar nas primeiras oito horas após o nascimento, de acordo com a idade da mãe. Cães neonatos nascidos de cadelas com menos de 4 anos têm concentração média de glicose de 125 mg/dℓ. Em recém-nascidos de cadelas entre 4 e 6 anos, a glicemia neonatal está em média de 97 mg/dℓ; já de cadelas acima de 6 anos, a concentração média de glicose dos filhotes é de 82 mg/dℓ.[16] A idade materna é considerada um fator de risco para a menor sobrevivência neonatal, já que concentrações de glicose inferiores a 92 mg/dℓ em recém-nascidos está correlacionada com alta mortalidade durante o período neonatal.[16]

Instinto materno

A rejeição materna ou a falha no instinto materno são fatores de risco descritos em vários estudos como causa de mortalidade em neonatos. As fêmeas primíparas ou estressadas são mais predispostas a desenvolverem esse comportamento.[1,4,35,36] O instinto materno deficiente pode ocorrer em mais de 50% dos canis,[4] resultando em negligência aos filhotes ao nascimento e durante as primeiras semanas de vida.[1]

Desde o momento do parto, os cuidados maternos são essenciais para evitar a mortalidade na ninhada. No parto vaginal, a fêmea retira o neonato dos envoltórios fetais e estimula as funções cardiorrespiratórias mediante lambeduras. A ausência desses cuidados iniciais aumenta o risco de morte neonatal por asfixia.[20] Dessa maneira, o parto assistido e a intervenção representam uma forma de prevenção da mortalidade, principalmente em partos de fêmeas com falha no instinto materno.

A falha no instinto materno também implica uma amamentação deficiente, representando sérios riscos à saúde dos neonatos e maiores chances de óbito devido à inadequada nutrição.[35,36] Quando os filhotes não ingerem uma quantidade suficiente de colostro nas primeiras 12 horas após o nascimento, ocorre falha na transferência da imunidade passiva, tornando-os suscetíveis às infecções. Além disso, filhotes que não são amamentados desenvolverão hipotermia, hipoglicemia e desidratação.[20,35,36] A amamentação inadequada pode ocorrer em cerca de 25% dos canis.[4]

Cadelas e gatas que rejeitam neonatos podem tentar mordê-los, causando traumas que podem resultar em óbito. Já fêmeas inexperientes, impacientes ou ansiosas podem causar avulsão do cordão umbilical e evisceração (Figura 53.3) ou lacerações.[30] Sob condições de estresse, podem cometer sufocamento dos neonatos ou canibalismo, como descrito anteriormente. Outro fator relevante em consequência da ausência materna é o comprometimento do aquecimento da ninhada, levando à hipotermia, umas das principais causas de mortalidade neonatal.[13,29,30,35] A hipotermia também pode ocorrer em casos de instinto materno apurado, por excesso de lambeduras da fêmea, mantendo os neonatos frequentemente molhados.[30]

Agalactia materna

As condições de agalactia ou hipogalactia materna também levarão à redução da ingestão do colostro, podendo acarretar falha na transferência da imunidade passiva e hipotermia, hipoglicemia e desidratação. A redução ou a ausência da produção de leite deve ser avaliada por exame físico no momento do parto, porém, muitas vezes é negligenciada, tornando-se um fator de risco para a mortalidade neonatal.[20,36]

A agalactia e a hipogalactia podem ocorrer de forma temporária, principalmente em casos de cadelas e gatas que são submetidas à cesariana, fêmeas primíparas e por estresse materno. Entretanto, algumas fêmeas apresentarão agalactia verdadeira, já que não conseguirão produzir leite. Essa condição pode estar associada a anormalidades anatômicas das

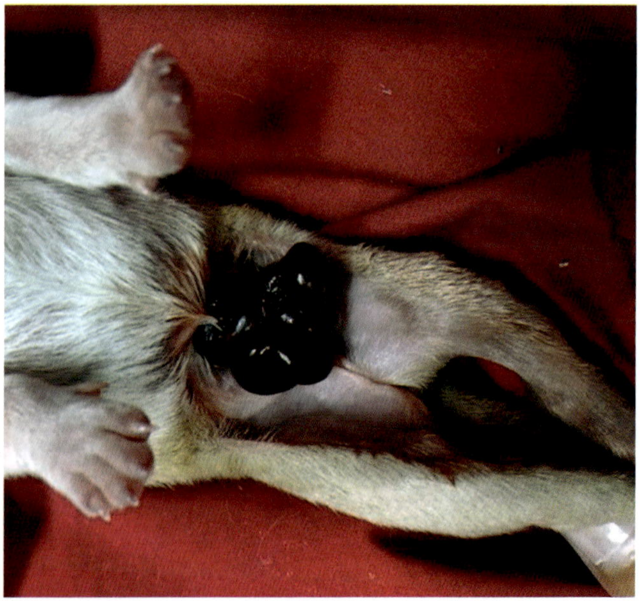

Figura 53.3 Evisceração em cão neonato da raça Pitbull, decorrente de avulsão do cordão umbilical pela mãe ao nascimento.

glândulas mamárias, e falta de resposta aos estímulos fisiológicos pode ocorrer em consequência de doença concomitante da cadela (p. ex., metrite ou mastite), por hipocalcemia, parto prematuro ou subnutrição.[20,36] A agalactia ou hipogalactia são as principais causas da necessidade de implementação do manejo de órfãos em neonatos, responsável por cerca de 26,8% dos casos de orfandade (dados não publicados). Quando diagnosticadas, a amamentação artificial deve ser instituída até que a fêmea inicie a produção de leite. Contudo, deve ser mantida durante todo o período neonatal em casos de agalactia verdadeira.

Questões para abordagem com o tutor

Algumas questões maternas devem ser abordadas com os tutores e criadores, para investigar as possíveis causas de mortalidade na ninhada e para prevenir as enfermidades neonatais relacionadas à fêmea. É importante verificar há quanto tempo e onde o tutor adquiriu a cadela ou a gata, a raça da fêmea e do macho, a idade, a primiparidade e o primeiro cio. Também são essenciais: o histórico de ninhadas anteriores, como mortalidade; se o acasalamento foi planejado; se houve consanguinidade ou malformações na ninhada; se houve doenças antes ou durante a gestação; e administração de fármacos. Deve-se perguntar sobre o parto, se foi a termo, se houve complicações, se o parto foi vaginal ou cesariana e se foi assistido. O estado geral de saúde da fêmea deve ser abordado, a condição corporal, o histórico de vacinação e vermifugação, se a fêmea foi testada em relação a doenças infecciosas antes da gestação, a dieta da fêmea durante e após o parto, se a fêmea está/estava produzindo colostro e leite, se há evidência de hipocalcemia e se apresenta boa aptidão materna.[20]

FATORES RELACIONADOS AO NEONATO

Adaptação à vida extrauterina

A transição fetal-neonatal é um período crítico, com alto risco de mortalidade. O nascimento é um grande desafio fisiológico, uma vez que, imediatamente após a saída do útero, o recém-nascido precisa assumir as funções vitais anteriormente realizadas pela placenta, como iniciar e manter uma respiração pulmonar de forma adequada, para garantir a eficiência das trocas gasosas.[31] O recém-nascido não deve apenas começar a respirar, mas também manter a glicemia e a temperatura corporal estáveis, bem como se adaptar a um sistema imunológico imaturo que o torna suscetível a infecções.[17]

Quando essa transição não é realizada de forma efetiva, pode ocorrer consequências fatais para os recém-nascidos.[23] A falha na adaptação à vida extrauterina é a causa da mortalidade de filhotes em cerca de 34,3% dos canis.[4] Falha na absorção do fluido pulmonar fetal, deficiência de surfactante, atelectasia pulmonar, falta de respiração consistente, em conjunto com alterações inadequadas no fluxo sanguíneo, da temperatura e do metabolismo energético são exemplos de falhas adaptativas potencialmente letais.[16,31]

Embora o intervalo entre o nascimento e o desmame seja breve para cães e gatos, é um período muito intenso de adaptações dos sistemas orgânicos e preparação para uma independência relativamente maior no pós-desmame.[14,31] O conhecimento das particularidades inerentes a esse período crítico de transição fetal-neonatal e o reconhecimento de alterações com potencial risco à saúde decorrentes da falha na adaptação, são fundamentais para a assistência imediata e para o declínio das altas taxas de mortalidade fetal e neonatal.[31]

Imaturidade fisiológica

Os filhotes de cães e gatos nascem bem menos desenvolvidos do que recém-nascidos de outras espécies, e suas características fisiológicas os diferem completamente de um animal adulto.[20] A imaturidade dos sistemas orgânicos torna-os extremamente sensíveis às alterações patológicas durante o seu desenvolvimento, implicando maior risco de morte. Cerca de 30% dos filhotes vêm a óbito por desordens relacionadas à imaturidade fisiológica.[30]

As características fisiológicas principais consistem em imaturidade hipotalâmica, pouca gordura corporal, pouco controle vasomotor, incapacidade do reflexo de tremor nos primeiros dias, e grande área de superfície em relação à massa corporal, que tornam os neonatos particularmente suscetíveis à hipotermia.[19,21,31] A hipotermia moderada pode levar à redução do metabolismo e da atividade reflexa, no entanto, o recém-nascido ainda tenta mamar, mas o leite pode não ser digerido devido à redução da motilidade intestinal.[19,21] Na hipotermia grave, ocorre depressão neonatal e o filhote geralmente fica imóvel em decúbito lateral, sendo essa condição relacionada à depressão das funções cardíaca e respiratória, acidose e óbito.[21]

Devido à imaturidade hepática, neonatos nascem com limitada capacidade para armazenar glicogênio e para gliconeogênese, sendo metabolicamente menos capazes de gerar glicose do que animais adultos.[13,19] A glicemia em neonatos pode decair rapidamente durante jejum, já que a capacidade de manter um estado normoglicêmico após o esvaziamento das mínimas reservas de glicogênio é limitada, principalmente em filhotes doentes.[13,21] A glicemia é um preditor de mortalidade em neonatos, concentrações de glicose < 92 mg/dℓ nas primeiras 24 horas de vida aumentam o risco de morte até 21 dias.[16] O declínio na concentração de glicose no sangue levará à depressão neonatal, ausência de sucção e interrupção da amamentação, o que piora o quadro. Níveis glicêmicos muito baixos podem levar a convulsões, coma e óbito.

Cães e gatos recém-nascidos são mais suscetíveis à desidratação, pois apresentam maior concentração de água corporal, grande proporção de superfície em relação à massa corporal, maior perda de líquidos pela pele imatura e menor capacidade renal de conservar água em comparação com adultos.[13,14,19] A desidratação frequentemente está associada ao desenvolvimento de hipovolemia, hipotensão, choque e morte em um curto período de tempo.[13]

Embora a imaturidade fisiológica apresente desafios, os pacientes neonatos são capazes de crescerem saudáveis em condições de manejo e sanidade adequados, e de responderem aos tratamentos de forma eficaz quando necessário. É imprescindível que os profissionais veterinários tenham o conhecimento sobre os parâmetros fisiológicos normais para neonatos, e das qualidades únicas desses pacientes pediátricos em relação aos adultos.[19] O monitoramento é essencial para o diagnóstico precoce de qualquer alteração com potencial risco de morte.

Falha na transferência da imunidade passiva

O sistema imunológico de cães e gatos recém-nascidos é relativamente imaturo e de reatividade lenta, tornando-os suscetíveis às infecções.[17] Mínimas quantidades de anticorpos podem ser transferidas por via transplacentária para os fetos em desenvolvimento, cerca de 5 a 10% em cães, e até 25% em gatos.[20] Desse modo, para manter uma adequada imunidade, os neonatos são completamente dependentes da transferência passiva de anticorpos por meio do colostro.[20,30]

A mortalidade neonatal é maior se a ingestão de colostro for mínima, já que isso resulta em maior risco de infecções e sepse. Filhotes com concentrações de IgG no sangue inferiores a

2,3 g/ℓ correm maior risco de morte durante o período neonatal do que aqueles com concentrações mais altas de IgG. Cerca de 40% dos filhotes com concentrações de IgG abaixo do limiar (≤ 2,3 g/ℓ) morrerá durante o período neonatal.[35]

A aquisição da imunidade passiva após o nascimento dependerá de três fatores: a quantidade de colostro ingerida (que dependerá da produção de leite pela fêmea, do comportamento materno para amamentar e da presença do reflexo de sucção neonatal), a qualidade imunológica do colostro (ou seja, sua concentração em IgG) e a capacidade do aparelho digestório neonatal para absorver os anticorpos ingeridos.[17] A falha na transferência da imunidade passiva é um dos principais fatores de risco para a mortalidade neonatal. Deve-se garantir que a ingestão de colostro ocorra nas primeiras 12 horas após o nascimento, e, quando esta não for possível, a administração de um substituto do colostro deve ser realizada.

Prematuridade

Os recém-nascidos prematuros de cães e gatos têm os sistemas orgânicos com sinais de imaturidade, mais proeminentes do que a imaturidade fisiológica observada em neonatos a termo. Dessa maneira, têm maior chance de desenvolver problemas respiratórios, metabólicos e infecciosos.[37] Pode-se observar uma instabilidade fisiológica e dos parâmetros neonatais, que resulta da intensificação dos distúrbios fisiológicos mais comuns observados em recém-nascidos, como hipoxia, hipotermia, hipoglicemia e desidratação.

Nesses pacientes, o sistema de trocas pulmonares pode não estar maduro, e a produção de surfactante ainda pode ser insuficiente, já que a produção pelos pneumócitos do tipo II ocorre no pulmão dos fetos por volta de 57 a 60 dias de gestação, predispondo o prematuro ao desconforto respiratório (Figura 53.4) por atelectasia e hipóxia.[31,37]

Os estoques de glicogênio podem estar incompletos devido à imaturidade hepática.[37] A pele e os rins imaturos levam a uma maior chance de desidratação, e a deficiência do sistema termorregulador ocasiona quadros recorrentes de hipotermia.[30,32] Dependendo do grau de prematuridade, podem apresentar reflexos reduzidos ou ausentes, incluindo a sucção, que prejudicará a amamentação do neonato. Por fim, o sistema gastrintestinal pode não estar preparado para absorver as imunoglobulinas ou uma dieta oral,[37] sendo em alguns casos necessária a alimentação parenteral.

Prematuros não devem ser tratados como filhotes a termo, pois são recém-nascidos que estão em maior risco de vir a óbito. Cuidados intensivos precoces e monitoramento pelo médico-veterinário são fundamentais, devendo ser realizados no intuito de minimizar a mortalidade desses pacientes.

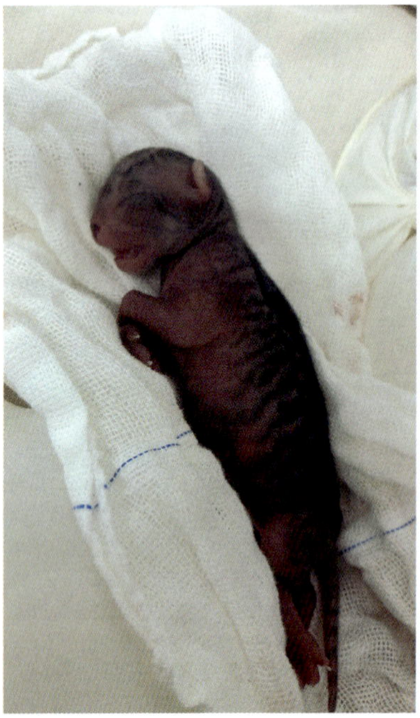

Figura 53.4 Gato prematuro apresentando desconforto respiratório em consequência da imaturidade pulmonar.

Baixo peso ao nascimento

A mortalidade neonatal não é afetada apenas por fatores após o nascimento, mas também pela vida fetal durante a gestação. O crescimento adequado, enquanto feto, garante ao neonato a maturidade necessária ao nascimento e sua capacidade de sobreviver à vida extrauterina.[17]

Neonatos de baixo peso ao nascimento são considerados um grupo de risco para a mortalidade. Esses filhotes sofreram restrição de crescimento intrauterino por privação de oxigenação e nutrição adequadas.[38] Essa condição pode ocorrer por alterações placentárias, decorrentes de infecções e inflamação, afetando o suprimento ao feto, bem como por competição do suporte sanguíneo do útero em ninhadas numerosas.[39] As consequências disso serão filhotes que manifestam clinicamente baixo peso (Figura 53.5) e que são fisiologicamente mais imaturos quando comparados aos companheiros de ninhada de peso médio ao nascimento.[10]

Devido à imaturidade, os neonatos com baixo peso são predispostos a menor viabilidade ao nascimento, menor escores de vitalidade, déficit de imunidade, menor concentração de glicose, e menor temperatura corporal, que são demonstrados como fatores de risco para a mortalidade.[16,21] Esses filhotes podem ainda apresentar reflexo de sucção deficiente, ou não conseguirem competir pelo aleitamento com filhotes maiores e mais robustos da ninhada.[10] Dessa maneira, esses recém-nascidos são ainda mais propensos às possíveis complicações das vulnerabilidades neonatais, como a síndrome do definhamento, hipoxia, hipotermia, hipoglicemia, desidratação e infecções.[21]

Mais de 80% dos filhotes de cães que morrem do nascimento até 2 dias de vida (mortalidade precoce) estão abaixo do peso ao nascimento.[38] E cerca de 60% dos gatos que apresentam baixo peso ao nascimento não sobrevivem até o desmame.[20] O peso é de alta relevância na previsão de mortalidade neonatal. O risco de óbito é maior se o filhote nascer 25% mais leve que o peso médio de sua raça.[17] O peso adequado de cães e gatos ao nascimento varia de acordo com o porte da raça (Quadro 53.2).

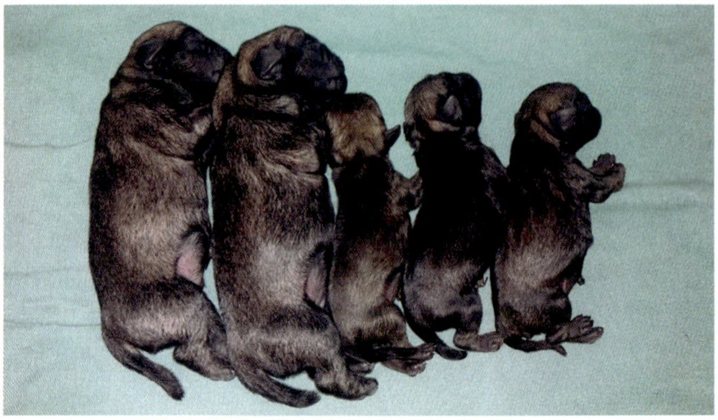

Figura 53.5 Cães neonatos da raça Pug apresentando baixo peso ao nascimento, decorrente de infecção materna por *Ehrlichia canis* durante a gestação.

QUADRO 53.2	Média do peso ao nascimento de cães e gatos.[20,30]
Gatos	90 a 120 g
Cães de raças pequenas	100 a 200 g
Cães de raças médias	250 a 350 g
Cães de raças grandes	350 a 500 g
Cães de raças gigantes	600 a 700 g

Sabendo que o peso adequado é um reflexo da maturidade relativa do organismo e de saúde em neonatos[10] e que o baixo peso ao nascimento é um importante fator de risco na mortalidade neonatal, é imprescindível que neonatos menores tenham cuidados especiais,[18] incluindo amamentação assistida ou suplementação e registros precisos do ganho de peso. A falha no ganho de peso, o definhamento e o óbito desses pacientes serão frequentes se não houver assistência e monitoramento.

É importante lembrar que, apesar de recém-nascidos de baixo peso demonstrarem imaturidade dos sistemas, assim como prematuros, essas duas condições não devem ser confundidas. Uma forma de ajudar na diferenciação é que, fisicamente, o neonato prematuro ainda apresenta ausência de pelos em membros e focinho, em consequência do menor tempo de desenvolvimento intrauterino.

Malformações congênitas

As malformações são anormalidades estruturais ou funcionais dos sistemas orgânicos, que podem interferir na viabilidade ou no bem-estar físico de filhotes,[20] levando a uma alta taxa de mortalidade. A incidência de malformações congênitas em cães é de 6,7%, e cerca de 68% desses recém-nascidos podem vir a óbito;[40] enquanto, em gatos, a incidência de defeitos congênitos ocorre em 5% dos recém-nascidos.[6]

As malformações podem estar presentes em mais de um animal da ninhada, podendo resultar em morte fetal e neonatal, ou ainda em eutanásia, por defeitos incompatíveis com a vida. A prevalência geral de ninhadas com um ou mais filhotes com defeitos congênitos é relativamente alta, 24,7% em cães[40] e 14,3% em gatos.[41]

A manifestação de malformações em filhotes está relacionada a fatores genéticos ou exposição materna a agentes teratogênicos durante a gestação.[30] Os defeitos genéticos podem ser herdados de um ou ambos os pais, sendo mais comum em cães e gatos de raça pura, ou ainda manifestarem devido à consanguinidade. Já os agentes teratogênicos, como desequilíbrio nutricional (excesso de vitaminas A e D e de proteínas), fármacos, toxinas, doenças infecciosas, influências mecânicas e irradiação, podem afetar a ninhada durante o desenvolvimento gestacional.[30,42]

As malformações mais observadas em cães são a fenda palatina (incidência de 2,8%) e a hidrocefalia (incidência de 1,5%), que podem gerar mortalidade em torno de 90% e 40% dos afetados, respectivamente.[40] Outras malformações são comumente descritas em cães, como anasarca, lábio leporino, gastrosquise, onfalocele, exencefalia, anomalias vasculares cardíacas, atresial anal, síndrome do filhote nadador, fístula retovaginal, *pectus excavantum*, entre outras.[20,30,40]

A maioria das ocorrências de malformações em cães pode estar relacionada a fatores genéticos, uma vez que a maior incidência (84,4%) é observada em cães de raça pura. Algumas raças de cães também manifestam malformações com relativa frequência, como Pug, Bulldog Francês, Bulldog Inglês, Spitz Alemão, Pinscher, Pitbull, Rottweiler, Shih-tzu e Yorkshire. Destas, as raças Pug e Bulldog Inglês têm mais chances de manifestarem malformações do que raças mistas.[40]

As malformações congênitas muitas vezes passam despercebidas ou não são investigadas. Muitos defeitos congênitos presentes ao nascimento são identificáveis em uma avaliação clínica, e muitos serão diagnosticados somente após uma avaliação *post-mostem*.[30,43] Já algumas malformações podem não ser percebidas e causarem sinais clínicos mais tardiamente, enquanto filhote ou na vida adulta. Algumas terão resolução médica ou cirúrgica,[43] enquanto outras são incompatíveis com a vida do recém-nascido, contudo, os defeitos congênitos não devem ser negligenciados, pois nem todos serão casos de eutanásia. É importante lembrar que defeitos congênitos também podem ocorrer de forma combinada, não somente isolada. A identificação de um defeito congênito macroscópico não inviabiliza a ocorrência de mais defeitos, inclusive metabólicos.

O médico-veterinário responsável deve realizar exame físico completo procurando a presença de defeitos congênitos e o criador deve ser instruído a examinar suas ninhadas, além de ser incentivado a permitir necropsias para ajudar a identificar possíveis malformações. A escolha cuidadosa dos progenitores e evitar a exposição a agentes teratogênicos durante a gestação são essenciais para evitar malformações e reduzir as perdas na ninhada.[40]

Orfandade

A orfandade pode levar a uma alta mortalidade em filhotes, visto que é uma condição de ausência parcial ou total de cuidados maternos essenciais à sobrevivência neonatal, como amamentação (nutrição, transferência de imunidade passiva e hidratação), aquecimento, estímulos para micção e defecação e proteção. As causas mais comuns de mortalidade em filhotes órfãos estão relacionadas com a falta de assistência a esses pacientes, os erros de manejo e as infecções.

A assistência deficiente e os erros de manejo podem ocorrer por diversos fatores, seja pela demora na identificação do problema, seja pelo conhecimento inadequado sobre a criação, seja pela incapacidade técnica de realizar o manejo de órfãos de forma adequada.[20] Esses filhotes são mais suscetíveis às infecções, principalmente devido à falta de ingestão de colostro em muitos casos e à diminuição da resposta imune devido ao estresse da ausência materna e da manipulação constante.[20,30]

A orfandade pode atingir cerca de 43,5% dos pacientes (dados não publicados), e muitos destes, podem vir a óbito se uma assistência e manejo corretos não forem realizados. As causas mais comuns de orfandade são a agalactia ou hipogalactia materna (23,5%), síndrome do leite tóxico por mastite materna (14,4%), ninhada numerosa (15,7%), ausência de sucção, baixo peso ao nascimento e neonato fraco (12,2%), doença materna (9,4%), óbito materno (5,9%), fenda palatina ou lábio leporino (6,3%), prematuridade (5,3%), rejeição/falha no instinto materno (3,8%) e abandono pelo tutor (3,5%) (dados não publicados).

Com frequência, os neonatos órfãos apresentam problemas e complicações significativas que levam ao óbito, como hipotermia, hipoglicemia, desidratação, pneumonia aspirativa, síndrome do definhamento, infecções e sepse, que ocorrem por falta de intervenção, negligência e manejo incorreto. Para reduzir essas complicações, é imprescindível que os cuidados realizados substituam de forma mais próxima os cuidados maternos. Estes incluem a alimentação artificial com sucedâneos do leite materno, administração de substituto do colostro, aquecimento e monitoramento, hidratação, estímulos para micção e defecação e acompanhamento do ganho de peso, prevenindo a mortalidade e garantindo o crescimento saudável da ninhada.

Questões para abordagem com o tutor

Algumas questões relacionadas ao neonato e à ninhada devem ser abordadas com o tutor durante o atendimento, para melhor direcionamento do diagnóstico de problemas ou de causas de mortalidade. Deve-se perguntar qual o tamanho da ninhada, se o parto foi a termo, se o neonatos estão mamando, qual era o estado geral do filhote e o peso ao nascimento, se havia filhotes de baixo peso, se houve distocia, se a entrega foi vaginal ou cesariana, se foi realizada a ligadura e desinfecção do cordão umbilical, se houve mortalidade na ninhada, se os filhotes eram fracos ou robustos antes de virem a óbito, se apresentaram algum sinal clínico e evolução, se houve ingestão de colostro, se foram observadas evidências de traumas ou malformações, a idade quando as mortes começaram a ocorrer e se houve administração de medicamentos.[20]

FATORES RELACIONADOS A AGENTES INFECCIOSOS

As infecções em canis e gatis são altamente relevantes na mortalidade perinatal, sendo a mãe e o ambiente as fontes mais comuns de infecção da ninhada. Muitos agentes infecciosos são transmitidos por via intrauterina, pelo trato genital infectado no momento do parto, pelo leite materno, por contactantes e pelo ambiente contaminado.[32,44] As infecções perinatais por agentes bacterianos, virais e parasitários podem ocasionar morte embrionária, reabsorção, abortamento, mumificação fetal, maceração fetal, natimortalidade, mortalidade neonatal e nascimento de filhotes fracos, debilitados e em sepse.[44]

Ao nascimento, os filhotes estão em estado de imunodeficiência; assim, estão mais suscetíveis aos agentes infecciosos, inclusive às bactérias consideradas normais da microbiota vaginal e de outras mucosas da fêmea.[30,32] Após o nascimento, filhotes que não ingeriram colostro de forma adequada e apresentaram falha na transferência da imunidade passiva também estarão mais predispostos.[20]

As infecções são as causas da morte em cerca de 51,8% dos filhotes de cães, sendo 30,3% ocasionadas por sepse bacteriana e 21,4%, por outras infecções bacterianas, virais e parasitárias (dados não publicados).

Infecções bacterianas

Entre as causas infecciosas, as infecções bacterianas são as causas mais comuns de mortalidade na rotina neonatal. *Staphylococcus* spp., *Streptococcus* spp., *Escherichia coli*, *Brucella* spp., *Mycoplasma* spp., *Chlamydia psittaci*, *Ureaplasma* spp., *Ehrlichia* spp., *Proteus* spp., *Salmonella* spp. e outros microrganismos estão regularmente envolvidos em infecções perinatais.[13] A fêmea muitas vezes não demonstra sinais clínicos, contudo, os agentes infecciosos podem ter efeitos fatais nos fetos ou nos recém-nascidos,[10,32,45] podendo causar abortamento (Figura 53.6), natimortalidade, nascimento de filhotes fracos, em sepse e morte neonatal.[13]

Ao nascimento, a ausência de desinfecção do cordão umbilical e o instinto materno em cortar o cordão com a cavidade oral contaminada também são importantes fatores para entrada de agentes bacterianos por via umbilical, podendo ocasionar onfaloflebite, abscessos, peritonite e sepse. Outra causa importante é a mastite clínica e subclínica, que levará à secreção de bactérias e toxinas no leite e ingestão pelo neonato, resultando em infecção e manifestação da síndrome do leite tóxico,[27,32] que pode evoluir para sepse (Figura 53.7).

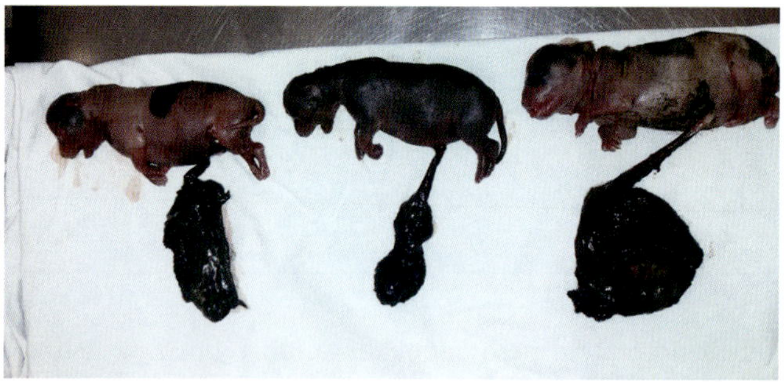

Figura 53.6 Abortamento em decorrência de infecção por *Brucella canis*.

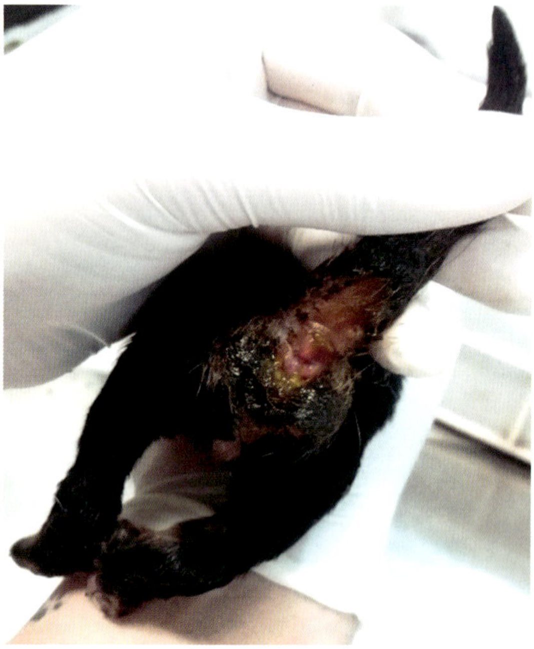

Figura 53.7 Diarreia em neonato com sepse bacteriana por *Staphylococcus* spp. e *Proteus* spp. em decorrência de mastite materna (síndrome do leite tóxico).

A sepse é a principal causa infecciosa de mortalidade durante as primeiras 3 semanas de vida.[13] Geralmente, filhotes acometidos demonstram reflexos reduzidos ou ausentes, ficam relutantes ou param de mamar e desenvolvem quadros de hipoglicemia, hipotermia e desidratação. Podem também manifestar sinais clínicos de infecção grave, como hiperemia da região abdominal e do ânus, onfalite, hematúria, abdome e extremidades de membros e cauda de coloração violácea, necrose de extremidades, bradicardia, dispneia, epistaxis, hipotensão e evolução para choque séptico.[27]

Um estudo demonstrou a frequência de diferentes gravidades das infecções bacterianas, cerca de 36% dos neonatos apresentaram infecções locais, 27,6% filhotes tinham sepse, choque séptico ou toxemia e 36,4% desenvolveram infecção sistêmica bacteriana.[13]

Como a sepse é uma infecção aguda que leva a morte repentina de recém-nascidos, deve ser diagnosticada o mais breve possível, e a antibioticoterapia, instituída rapidamente,[30] mesmo antes do resultado da hemocultura e do antibiograma. Posteriormente, as modificações do antibiótico podem ser realizadas de acordo com os resultados, se necessário. Quanto mais precocemente for realizado o tratamento, maiores serão as chances de sobrevivência dos filhotes. As recomendações terapêuticas devem atender às condições fisiológicas especiais dos neonatos, referentes ao metabolismo e à excreção de medicamentos.[13]

Medidas sanitárias profiláticas minimizam o risco de morte perinatal por infecções bacterianas. Isso inclui limpeza e higiene ambiental, exames dos genitores antes da reprodução, a exemplo do teste para *Brucella canis*, exame bacteriológico do trato genital da fêmea e exame bacteriológico do leite antes do nascimento.[45]

Infecções virais

Filhotes estão comumente sob risco de uma variedade de infecções virais, com taxas de morbidade e mortalidade tipicamente mais elevadas do que em adultos, devido à sua imaturidade fisiológica e vulnerabilidade.[20,32]

As principais infecções virais em cães que podem resultar em mortalidade perinatal incluem o herpes-vírus canino tipo 1, responsável por reabsorção embrionária; abortos; natimortalidade; e doença hemorrágica fatal em recém-nascidos. Os filhotes podem apresentar inapetência, diarreia e desenvolvimento de trombocitopenia por vasculite e petéquias em mucosas. A morte dos neonatos afetados geralmente ocorre nas primeiras 24 a 48 horas após o nascimento.[27,32,44] O parvovírus canino tipo 1 (*minute-vírus* canino) leva à infecção fetal por transmissão transplacentária, ocasionando natimortalidade e nascimento de filhotes debilitados com quadros entéricos e/ou respiratórios e morte súbita.[27,30]

O vírus da cinomose canina pode resultar em natimortalidade, filhotes pouco desenvolvidos que podem apresentar diarreia, sinais respiratórios e alterações neurológicas e cardíacas.[20,44] A infecção intrauterina pelo parvovírus canino tipo 2 é associada a miocardite, distúrbios gastrintestinais e mortalidade precoce em neonatos. Já o adenovírus canino tipo 1 pode resultar em natimortos ou filhotes subdesenvolvidos que morrem em poucos dias, com sinais multissistêmicos, necrose hepatocelular e vasculite.[20,30,32,44]

Em gatos, o vírus da leucemia viral felina (FeLV) provoca perdas embrionárias, abortamento e nascimento de filhotes fracos que podem vir a óbito após apresentarem inapetência, diarreia e infecções secundárias.[12,30] O vírus da imunodeficiência viral felina (FIV) pode levar à reabsorção fetal, interrupção do desenvolvimento fetal, redução do tamanho da ninhada, abortamento, natimortalidade, nascimento de filhotes debilitados e atrofia do timo.[20] A infecção intrauterina pelo vírus da panleucopenia felina (parvovírus felino) leva ao abortamento, natimortalidade, nascimento de filhotes debilitados com distúrbios gastrintestinais ou alterações congênitas, como hipoplasia cerebelar e cardiomiopatias.[12,20,30]

O herpes-vírus felino pode provocar abortamento, natimortalidade, malformações congênitas e quadros respiratórios e oculares em neonatos.[30] O calicivírus felino está associado ao abortamento e mortalidade neonatal, manifestando distúrbios respiratórios, ulcerações orais, artrite e disfunção múltipla dos órgãos. Já o coronavírus (vírus da peritonite infecciosa felina) pode causar abortamento, nascimento de filhotes fracos e síndrome do definhamento, manifestando-se sob a forma de enterite.[12,20]

Testes laboratoriais para herpes-vírus em cadelas, para o vírus da leucemia viral felina (FeLV) e vírus da imunodeficiência felina (FIV) em gatas, antes da reprodução, evitarão o acasalamento de fêmeas com esses agentes infecciosos, prevenindo a mortalidade perinatal. A vacinação da fêmea antes da reprodução prevenirá que as principais infecções virais de cães e gatos ocasionem a perda na ninhada; além disso, levará à presença de anticorpos específicos no colostro, protegendo os filhotes durante o período neonatal.

Infecções parasitárias

As infecções parasitárias são uma importante causa de mortalidade em filhotes de cães e gatos. A resistência a infecções parasitárias é mínima em pacientes pediátricos, uma vez que o sistema imune não está completamente desenvolvido e a carga parasitária é relativamente mais elevada.[20]

Parasitas podem ser transferidos aos fetos por via transplacentária e aos recém-nascidos por via transmamária, por contato com a mãe e outros animais ou pelo ambiente contaminado.[20,30] Os principais agentes causadores de infecções parasitárias internas em filhotes são os nematódeos *Toxocara* spp., *Ancylostoma* spp., *Strongyloides* spp. e *Trichuris vulpis*, que têm alta prevalência, atingindo cerca de 60% dos canis e gatis, o cestódeo *Dipylidium caninum* e os protozoários *Giardia* spp., *Babesia* spp., *Toxoplasma gondii*, *Leishmania infantum*, *Neospora caninum*, *Isospora* spp. e *Cystoisospora* spp., que podem levar à alta mortalidade na ninhada.[30]

Esses parasitas internos podem ocasionar sinais clínicos variados, dependendo da sua patogenia. A transmissão transplacentária por *Toxoplasma gondii* pode levar a abortamento, natimortalidade e doença neonatal grave, geralmente com alterações gastroentéricas, hepáticas e neurológicas.[20] A *Babesia* spp. pode resultar em morte fetal ou em neonatos debilitados, com o desenvolvimento de anemia grave, em muitos casos necessitando de transfusão sanguínea. A infecção intrauterina por *Leishmania infantum* está relacionada com infecção fetal, natimortalidade e nascimento de filhotes debilitados, que podem vir a óbito rapidamente. Já o *Neospora caninum* está associado com reabsorção embrionária, mumificação, morte fetal precoce e nascimento de neonatos fracos.[20,32,44]

Os nematódeos, os cestódeos e os protozoários *Giardia* spp., *Isospora* spp. e *Cystoisospora* spp. podem levar neonatos a óbito por quadros de diarreia, constipação intestinal, desidratação, hipoproteinemia, inapetência, anorexia, hipoglicemia, hipotermia, depressão, vômitos (com possível eliminação de vermes, geralmente *Toxocara* spp.; Figura 53.8), anemia em infecções por parasitas hematófagos (ex. *Ancylostoma* spp.), hematoquezia e, nos casos de infecção massiva por nematódeos, pode ocorrer oclusão, perfuração, intussuscepção e peritonite.[20,30]

Neonatos frequentemente são infestados por parasitas cutâneos hematófagos, como pulgas e carrapatos, que, além de causarem anemia, têm grande importância como vetores na transmissão de agentes patogênicos, como *Babesia* spp., *Ehrlichia* spp., *Mycoplasma haemofelis* e *Dipylidium caninum*.[20]

Ao contrário dos adultos, as infecções parasitárias em neonatos frequentemente se tornam casos de emergência, devido à fragilidade fisiológica e ao desenvolvimento de sinais clínicos graves. A evolução para óbito pode ocorrer rapidamente em neonatos parasitados que não são diagnosticados e tratados.

A profilaxia baseia-se em um manejo eficaz, com limpeza e desinfecção frequentes do ambiente, realização de exames coproparasitológicos, vermifugação materna e dos contactantes antes da reprodução, vermifugação dos neonatos, utilização de ectoparasiticidas e vacinação. As estratégias de prevenção são essenciais não somente para a redução da mortalidade neonatal, mas devido à importância da ação zoonótica de muitos agentes parasitários.

IMPORTÂNCIA DOS EXAMES *POST MORTEM*

O diagnóstico preciso da causa de abortamento, natimortalidade e morte neonatal em cães e gatos é desafiador,[12] já que os sinais clínicos podem ser inespecíficos, evoluindo para óbito rapidamente. Com frequência, ocorre imprecisão dos diagnósticos

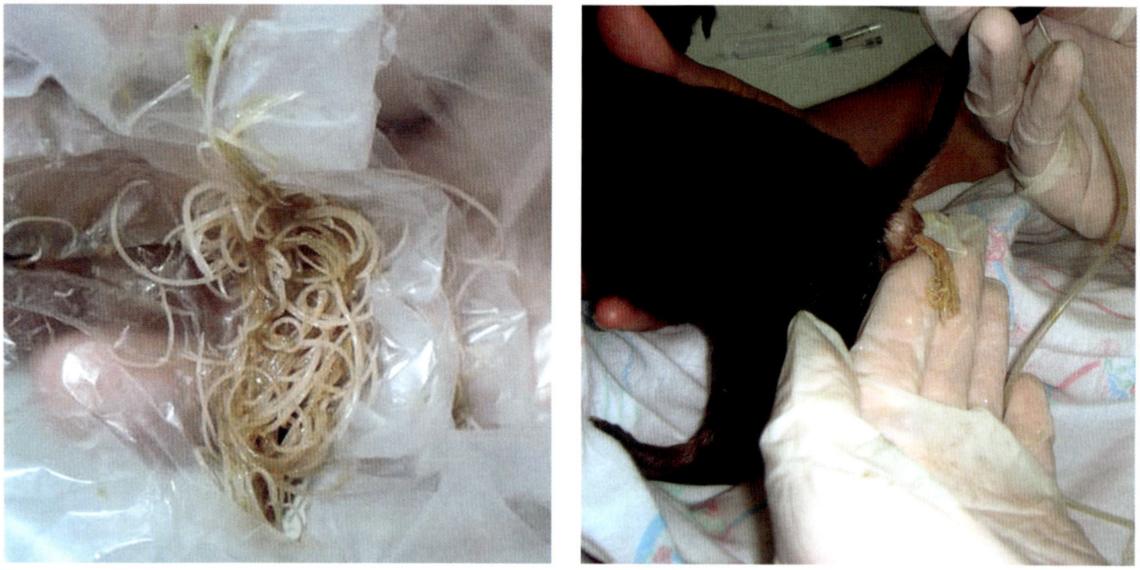

Figura 53.8 Eliminação de parasitas em vômito (à esquerda) e por via retal (à direita) em pacientes neonatos com elevada carga parasitária por *Toxocara canis*.

clínicos para as causas de morte perinatal, em muitos casos o diagnóstico não é estabelecido e os casos são liberados como morte idiopática ou abortamento.[20,39] No entanto, os exames *post mortem* são ferramentas úteis para diagnóstico e podem fornecer informações essenciais no direcionamento e identificação das possíveis causas de mortalidade em filhotes.[29,44]

Os exames *post mortem* esclarecem dúvidas e preocupações dos tutores e criadores quanto à ninhada e aos outros animais do local, sendo essenciais para estratégias preventivas e na identificação de fatores predisponentes à mortalidade, que devem ser eliminados antes do próximo ciclo de reprodução.[20] Os resultados dos exames permitem ao médico-veterinário mais confiança no diagnóstico, prognóstico, tratamento dos outros animais da ninhada acometidos e nas medidas profiláticas a serem realizadas para futuras ninhadas da criação. Esses exames podem ainda informar possíveis riscos à saúde do tutor em casos de doenças zoonóticas identificadas na criação, e medidas preventivas podem ser instituídas.

Os exames *post mortem* compreendem diversos procedimentos que podem ser realizados, o exame macroscópico durante a necropsia do animal, que frequentemente é seguido de uma análise microscópica (histopatológica) dos tecidos.[12,20] Testes dos tecidos fetais, placentas, secreção uterina e vaginal e amostras de sangue materno e dos filhotes são essenciais para o diagnóstico. Dentre os tecidos fetais, devem ser colhidos fragmentos de amostras do coração, baço, fígado, pulmão, rim, cérebro, intestino e líquido da cavidade torácica e abdominal.[13,20] Testes microbiológicos (bacteriologia, virologia, parasitologia, micologia) – entre eles, sorologia, PCR, culturas e toxicológicos – são exemplos de testes necessários para determinar uma causa etiológica específica.[20,29]

Um importante fator para o sucesso do diagnóstico é o momento do intervalo entre coleta, processamento e transporte de amostras para centros de diagnósticos.[12] Com o aumento do intervalo de tempo, ocorre autólise dos tecidos, o que pode dificultar tanto o exame quanto a interpretação histopatológica e os testes complementares. No entanto, se a necropsia e a coleta de amostras ocorrerem de forma rápida e utilizarem-se meios de transporte especiais, alguns desses problemas podem ser minimizados.[12,20]

O animal deve ser imediatamente refrigerado a 4°C antes de embalá-lo em sacos ou recipientes para o envio, devendo-se preferir recipientes de isopor com gelo artificial reutilizável.[20,39] O congelamento deve ser evitado, já que pode afetar o exame histopatológico pela formação de cristais de gelo.[20] Geralmente, o animal inteiro deve ser submetido ao laboratório para realização de um exame *post mortem* completo.[12] Se isso não for possível, ou se o envio demorar mais que 2 dias, recomenda-se a necropsia na clínica, e a coleta de uma série de amostras preservadas adequadamente, em recipiente estéril. Nesse caso, o médico-veterinário deve conhecer as alterações patológicas *post mortem* que podem ser observadas macroscopicamente. A necropsia na clínica deve ser realizada com biossegurança, que deve incluir um equipamento mínimo de proteção, como luvas, jaleco e óculos.[12,20]

Para o envio de aborto, natimorto, placenta, sangue, neonato que veio a óbito ou de amostras para um exame *post mortem*, entre em contato com o laboratório de diagnóstico antes da coleta e submissão.[12] Como todos os laboratórios de diagnóstico variam, o laboratório de diagnóstico que se pretende enviar será capaz de aconselhá-lo sobre os tipos de coleta e métodos de envio preferenciais.[12,20] É imprescindível que as amostras para testes microbiológicos sejam coletadas com material estéril, para evitar erros de diagnóstico por contaminação da amostra.[39] Em caso de dúvida sobre como proceder adequadamente, pode-se contatar um patologista. Deve-se submeter conjuntamente uma história clínica completa, identificação, alterações clínicas e possíveis suspeitas de diagnóstico; essas informações são fundamentais para um diagnóstico *post mortem* bem-sucedido.[20]

CONSIDERAÇÕES FINAIS

O período neonatal em cães e gatos apresenta elevados índices de mortalidade, ao passo que a falta de conhecimento por parte dos clínicos sobre as possíveis causas desencadeantes ocorre conjuntamente com a ausência de investigação. Em vista disso, é imprescindível que o médico-veterinário conheça as causas que podem levar ao óbito neonatal e os possíveis fatores de risco envolvidos, para que a investigação das perdas na ninhada seja realizada de forma eficiente. Com o diagnóstico, os tratamentos adequados e as medidas preventivas podem ser instituídos.

Os fatores de risco relacionados ao parto, ao ambiente e aos fatores maternos, neonatais e infecciosos direcionam a investigação e podem determinar as causas de mortalidade, devendo ser avaliados conjuntamente com a realização de exames complementares. A busca do conhecimento em neonatologia pelo médico-veterinário reduz a incompreensão e as negligências, possibilitando uma melhor conduta na rotina clínica, contribuindo para a maior sobrevivência desses pacientes.

REFERÊNCIAS BIBLIOGRÁFICAS

1. Gill MA. Perinatal and late neonatal mortality in the dog. [PhD thesis]. New South Wales: University of Sydney; 2001.
2. Indrebø A, Trangerud C, Moe L. Canine neonatal mortality in four large breeds. Acta Vet Scand. 2007;49:1-5.
3. Veronesi MC, Panzani S, Faustini M, Rota A. An Apgar scoring system for routine assessment of newborn puppy viability and short-term survival prognosis. Theriogenol. 2009;72:401-07.
4. Konde AM, Gitau GK, Kiptoon J, Gakuya, D. Puppy morbidity and mortality among breeding kennels in Nairobi, Kenya. J J Vet Sci Res. 2015;1(4):1-7.
5. Chastant-Maillard S, Guillemot C, Feugier A, Mariani C, Grellet A, Mila, H. Reproductive performance and pre-weaning mortality: Preliminary analysis of 27,221 purebred female dogs and 204,537 puppies in France. Reprod Domest Anim. 2017;52:158-62.
6. Cave TA, Thompson H, Reid SWJ, Hodgson DR, Addie DD. Kitten mortality in the United Kingdom: a retrospective analysis of 274 histopathological examinations (1986 to 2000). Vet Rec. 2002;151:497-501.
7. Fournier A, Masson M, Corbière F, Mila H, Mariani C, Grellet A, Chastant-Maillard S. Epidemiological analysis of reproductive performances and kitten mortality rates in 5,303 purebred queens of 45 different breeds and 28,065 kittens in France. Reprod Domest Anim. 2017;52:153-7.
8. Organização Mundial da Saúde (OMS). World health statistics 2019: monitoring health for the SDGs, sustainable development goals. Geneva: World Health Organization. [Internet]. 2019. Disponível em: https://www.who.int/gho/publications/world_health_statistics/2019/en/
9. Tønnessen R, Borge KS, Nødtvedt A, Indrebø A. Canine perinatal mortality: A cohort study of 224 breeds. Theriogenol. 2012;77:1788-1801.
10. Ogbu KI, Ochai SO, Danladi NMA, Abdullateef MH, Agwu EO, Gyengdeng JG. A review of neonatal mortality in dogs. Int J Life Sci. 2016;4(4):451-60.
11. Scully S, Mitchell P, Williams D. Breeder-reported canine perinatal mortality in the United Kingdom in 2013 and 2014. In: BSAVA Congress Proceedings; 2016 Abril 7-10; Birmingham. United Kingdom: England; 2016. p. 474.
12. Lamm CG, Njaa BL. Clinical approach to abortion, stillbirth, and neonatal death in dogs and cats. Vet Clin North Am Small Anim Pract. 2012;42:501-13.
13. Münnich A, Küchenmeister U. Causes, diagnosis and therapy of common diseases in neonatal puppies in the first days of life: Cornerstones of practical approach. Reprod Domest Anim. 2014;49:64-74.
14. Lawer DF. Neonatal and pediatric care of the puppy and kitten. Theriogenol. 2008;70:384-92.
15. Van Der Beek S, Nielen AL, Schukken YH, Brascamp EW. Evaluation of genetic, common-litter, and within-litter effects on preweaning mortality in a birth cohort of puppies. Am J Vet Res. 1999;60(9):1106-10.
16. Mila H, Grellet A, Delebarre M, Mariani C, Feugier A. Monitoring of the newborn dog and prediction of neonatal mortality. Prev Vet Med. 2017;143:11-20.
17. Mila H, Grellet A, Chastant-Maillard S. NeoCare – 5 years of science to improve the health of newborn puppies. [Internet]. 2016. Disponível em: https://www.researchgate.net/publication/303474554_NeoCare_5_years_of_science_to_improve_the_health_of_newborn_puppies
18. Wilborn RR. Small animal neonatal health. Vet Clin Small Anim. 2018;48(4):683-99.
19. Cohn AL, Lee JA. Pediatric Critical Care. Clinic Brief. 2015;35-44.
20. Peterson ME, Kutzler MA. Small Animal Pediatrics. 1. ed. Saint Louis: Elsevier; 2011.
21. Groppetti D, Ravasio G, Bronzo V, Pecile A. The role of birth weight on litter size and mortality within 24 h of life in purebred dogs: What aspects are involved? Anim reprod sci. 2015;163:112-19.
22. Moon PF, Massat BJ, Pascoe PJ. Neonatal critical care. Vet Clin North Am. 2001;31(2):343-67.
23. Vannucchi CI, Silva LCG, Lúcio CF, Regazzi FM, Veiga GAL, Angrimani DS. Prenatal and Neonatal Adaptations with a Focus on the Respiratory System. Reprod Domest Anim. 2012;47:177-81.
24. Vassalo FG, Simões CRB, Sudano MJ, Prestes NC, Lopes MD, Chiacchio SB, Lourenço MLG. Topics in the routine assessment of newborn puppy viability. Top Compan Anim Med. 2015;30:16-21.
25. Münnich A. The pathological newborn in small animals: The neonate is not a small adult. Vet Res Commun. 2008;32:81-5.
26. Münnich A, Küchenmeister U. Dystocia in numbers: evidence-based parameters for intervention in dogs: causes for dystocia and treatment recommendations. Reprod Domest Anim. 2009;44:141-7.
27. Vannucchi CI, Lourenço MLG. Neonatologia. In: Crivellenti LZ, Borin-Crivellenti S. Casos de rotina em medicina veterinária de pequenos animais. São Paulo: Medvet; 2015.
28. Luz MR, Silva AR. Reprodução de cães. 1. ed. Barueri: Manole; 2019.
29. Souza TD, Mol JPS, Paixão TA, Santos RL. Mortalidade fetal e neonatal canina: etiologia e diagnóstico. Rev Bras Reprod Anim. 2017;40(2):639-49.
30. Prats A. Neonatologia e pediatria canina e felina. 1. ed. São Caetano do Sul: Interbook; 2005.
31. Lourenço MLG, Machado LHA. Características do período de transição fetal-neonatal e particularidades fisiológicas do neonato canino. Rev Bras Reprod Anim. 2013;37(4):303-8.
32. Sorribas CE. Atlas de neonatologia e pediatria em cães. 1. ed. São Paulo: MedVet; 2013.
33. Andersen AC. Puppy production to the weaning age. J Am Vet Med Assoc. 1957;130:151-8.
34. Borge KS, Tonnenssen R, Nodtvedy A, Imdebro A. Litter size at birth in purebred dogs: a retrospective study of 224 breeds. Theriogenol. 2011;75:911-9.
35. Mila H, Feugier A, Grellet A, Anne J, Gonnier M, Martin M, Rossig L, Chastant-Maillard S. Inadequate passive immune transfer in puppies: definition, risk factors and prevention in a large multi-breed kennel. Prev Vet Med. 2014;116:209-13.
36. Keller SR, Abonyi-Tóth Z, Sprenger N, Austin SC, Wichert BAC, Liesegang A, Oei C, Balogh O, Reichler IM. Effect of metoclopramide treatment of bitches during the first week of lactation on serum prolactin concentration, milk composition, and milk yield and on weight gain of their puppies. Am J Vet Res. 2018;79(2):233-41.
37. Prestes NC, Landim-Alvarenga FC. Obstetrícia veterinária. 2. ed. Rio de Janeiro: Guanabara Koogan; 2017.
38. Mila H, Grellet A, Feugier A, Chastant-Maillard S. Differential impact of birth weight and early growth on neonatal mortality in puppies. J Anim Sci. 2015;93(9): 4436-42.
39. Vannucchi CI, Souza TD. Cuidados com a mãe e os filhotes no pós-parto. In: Luz MR, Silva AR. Reprodução de cães. Barueri: Manole; 2019.
40. Pereira KHNP, Correia LECS, Oliveira ELR, Bernardo RB, Jorge MLN, Gobato MLM, Souza FF, Rocha NS, Chiacchio SB, Lourenço MLG. Incidence of congenital malformations and impact on the mortality of neonatal canines. Theriogenol. 2019;140:52-57.
41. Sparkes AH, Rogers K, Henley WE, Gunn-Moore DA, May JM, Gruffydd-Jones TJ, Bessant C. A questionnaire-based study of gestation, parturition and neonatal mortality in pedigree breeding cats in the UK. J Feline Med Surg. 2006;8:145-57.
42. Casal ML. Congenital and genetic diseases of puppies before the weaning: can we prevent them? In: Proceedings of the VIII International Symposium on Canine and Feline Reproduction; 2016 Junho 22-25; Paris: France; 2016. p. 46.
43. Leipold HW. Nature and causes of congenital defects of dogs. Vet Clin North Am Small Anim Pract. 1978;8:47-78.
44. Meloni T, Martino PA, Grieco V, Pisu MC, Banco B, Rota A, Veronesi MC. A survey on bacterial involvement in neonatal mortality in dogs. Vet Ital. 2014;50(4):293-9.
45. Sager M, Remmers C. Perinatal mortality in dogs. Clinical, bacteriological and pathological studies. Tierarztl Prax. 1990;18(4):415-9.

PARTE 8

Oncologia Veterinária

Maria Lucia Zaidan Dagli

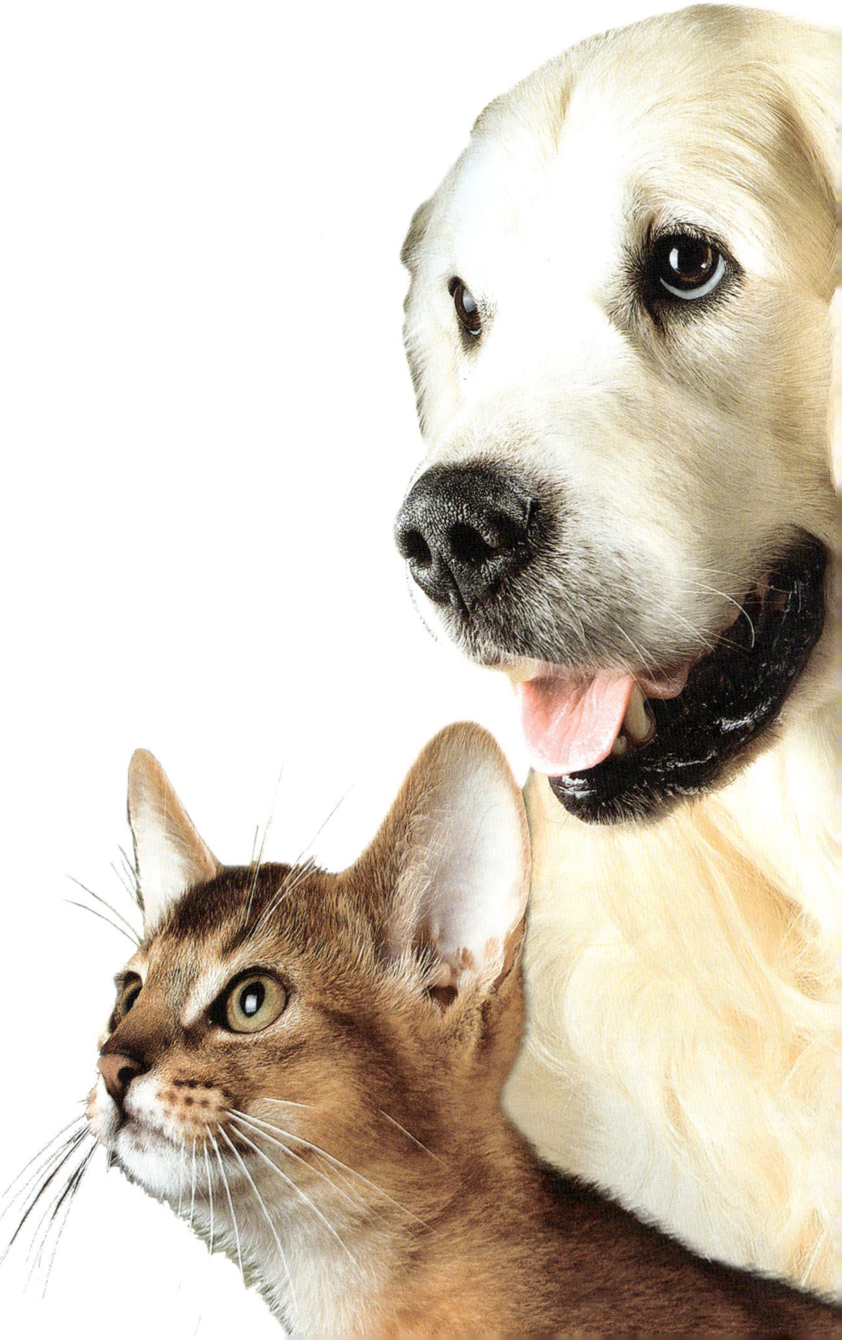

54

Introdução à Oncologia Veterinária

Maria Lucia Zaidan Dagli

A oncologia (do grego *oncos* = volume; *logos* = estudo) é a especialidade médica que estuda as neoplasias. Oncologia veterinária é um ramo da especialidade que procura estudar as neoplasias dos animais. Trata-se de uma especialidade multidisciplinar que visa conhecer e saber diagnosticar os mais diversos tipos de neoplasias, prever seu comportamento e buscar as modalidades de tratamento mais adequadas para cada caso, preservando a qualidade de vida do paciente.

Em medicina veterinária, sabe-se que por muito tempo foi adotada uma postura contemplativa, na qual o câncer era diagnosticado em um animal doméstico e, na maior parte das vezes, a eutanásia era indicada. Felizmente, esse tipo de atitude já faz parte do passado, não somente no Brasil, como também em todo o mundo. Cada vez mais médicos-veterinários buscam a oncologia como especialidade, face à crescente demanda por tratamentos mais efetivos por parte de proprietários cada vez mais esclarecidos e exigentes.

Vencidos os desafios das doenças infecciosas por meio de vacinas e antibióticos, e das parasitárias por meio de antiparasitários, e por causa dos cuidados diários mais aprimorados dos animais mantidos como *de estimação*, o aumento da longevidade dos animais domésticos é uma consequência. Vislumbra-se, daqui para frente, um paralelismo com o ser humano, procurando-se praticar uma medicina do envelhecimento, a qual se preocupa, particularmente, com o câncer.

Felizmente, hoje em dia, procura-se saber diagnosticar cada vez melhor e mais precocemente os tipos de neoplasias existentes, com métodos diagnósticos mais sofisticados de imagem, citologia e histopatologia, usando ferramentas moleculares mais avançadas. Novos métodos de terapia vêm sendo desenvolvidos, somando-se aos tradicionais já existentes de cirurgia e quimioterapia com antineoplásicos. Dentre esses, destacam-se a terapia fotodinâmica, a eletroterapia e a eletroquimioterapia, a radioterapia e a braquiterapia, e os métodos mais atuais de terapias dirigidas a alvos, as vacinas antineoplásicas e imunoterapias ou também a terapia metronômica. Tais métodos podem ser aplicados em um julgamento caso a caso, no qual o oncologista-veterinário procurará estabelecer o melhor tipo de tratamento para aquele animal face às diferentes situações clínicas.

Atualmente, não existem mais dúvidas de que o câncer é uma doença genética e epigenética, em grande frequência, desencadeada por agentes físicos, biológicos e químicos; dentre esses, destacam-se os fatores ambientais. Pode-se incluir entre os fatores ambientais uma extraordinária variedade de agentes mutagênicos, possivelmente carcinógenos, que estão presentes nos alimentos, no ar, na água e no solo. Conhecer e evitar esses agentes, como, por exemplo, o tabagismo, a poluição do ar causada por emissões veiculares nas grandes cidades e a aplicação descontrolada de pesticidas e praguicidas na agricultura, deve fazer parte da rotina daqueles que se preocupam com a incidência de câncer em uma população. Esses aspectos também fazem parte da oncologia veterinária, e vêm sendo abordados em uma importante disciplina, há muito existente e praticada em medicina humana, denominada "epidemiologia do câncer".

Diante dessas afirmações, muitos autores atestam que a melhor maneira de controlar o câncer em uma população é aprendendo a preveni-lo.

Alternativas referentes à prevenção do câncer vêm sendo estudadas, e tem sido surpreendente descobrir que, embora a carcinogênese possa ser induzida pela dieta, componentes dos alimentos podem apresentar efeitos inibitórios sobre a gênese e o crescimento tumorais. Muitos desses componentes protegem contra os radicais livres de oxigênio e a peroxidação de lipídios, importantes fatores causadores de lesão do DNA. Atualmente já se sabe, também, que muitos alimentos que previnem o câncer agem na metilação do DNA, fenômeno epigenético capaz de controlar a expressão gênica.

Mesmo com um desenvolvimento extraordinário nos últimos anos, ainda há muito por fazer em oncologia veterinária. Espera-se que esta seção, que aborda os diversos aspectos anteriormente mencionados, possa de alguma maneira auxiliar no combate a essas doenças e evitar que levem à morte os animais.

55 Patologia Geral das Neoplasias

Bruno Cogliati

INTRODUÇÃO

A melhoria dos métodos diagnósticos e clínicos em medicina veterinária nos últimos 10 a 20 anos vem promovendo aumento na taxa de sobrevida dos animais de estimação, os quais começam a apresentar doenças diretamente relacionadas com o envelhecimento.[1] Entre elas, o câncer apresenta-se como uma doença de grande impacto em medicina veterinária, sendo o principal responsável pela morte de cães e gatos idosos.[2] Sendo assim, a identificação precoce e o diagnóstico correto das neoplasias são extremamente importantes para a instauração dos procedimentos clínicos e/ou cirúrgicos mais apropriados.[3] Com base na constante necessidade de atualização dos profissionais, este capítulo pretende apresentar as bases patológicas básicas das alterações de crescimento e diferenciação celular, assim como as nomenclaturas e definições das neoplasias em cães e gatos.

ALTERAÇÕES DO CRESCIMENTO E DIFERENCIAÇÃO CELULAR

As principais alterações do crescimento e diferenciação celular estão relacionadas no Quadro 55.1 e representadas de maneira esquemática na Figura 55.1, em que são descritas suas características celulares. Nessa tabela, também estão relacionadas as principais alterações fisiológicas e patológicas de cada processo.

Alterações do volume celular

A *hipertrofia* ocorre quando há aumento do volume celular decorrente de um ou vários estímulos exacerbados, que requerem maior demanda de determinadas substâncias. Há aumento na síntese dos componentes estruturais (organelas) e na função celular, ocasionando aumento do volume das células (Figura 55.1) e, consequentemente, do tamanho do órgão.[4] Não há alteração na morfologia normal do tecido e o processo tende a ocorrer em células com pequena taxa de replicação (células estáveis ou permanentes).[5] Para que a hipertrofia ocorra, é necessário o preenchimento de algumas exigências, como o suprimento adequado de oxigênio e nutrientes, a manutenção da integridade celular e a preservação da inervação, quando necessário para o estímulo tecidual.[4] A hipertrofia de determinado tecido pode ser fisiológica ou patológica, como descrito no Quadro 55.1. A hipertrofia compensatória, um exemplo da fisiológica, normalmente ocorre em resposta à perda de parte de algum órgão ou de um dos pares, como os rins; ou ainda em obstruções de órgão ocos. De maneira geral, a hipertrofia é comum, protetora, limitada, reversível e raramente pode ocasionar alguma lesão nos tecidos adjacentes. No entanto, nem sempre é útil, como no caso da hipertrofia do miocárdio, que pode ocasionar diversas alterações patológicas.[5]

Ao contrário, a *hipotrofia* ou *atrofia* é caracterizada pela redução do volume celular (Figura 55.1) decorrente da diminuição no número de componentes estruturais das células, com consequente redução de sua síntese e função; porém, isso não significa que as células estejam mortas.[6] Assim como a hipertrofia, a atrofia pode ser fisiológica ou patológica (Quadro 55.1). Suas consequências dependem de quais órgãos são afetados, as quais estão diretamente relacionadas com suas funções e importância na fisiologia local e sistêmica.[4]

Alterações da proliferação celular

Muitas vezes, a hipertrofia tecidual vem acompanhada pela *hiperplasia*, caracterizada pelo aumento na taxa de replicação ou divisão celular, com diferenciação normal das células. A hiperplasia geralmente ocorre em tecidos formados por células lábeis ou estáveis e com baixa frequência em células permanentes. Assim como a hipertrofia, os órgãos hiperplásicos apresentam aumento de peso e volume, sem alteração morfológica, porém com maior quantidade de células (Figura 55.1).[4,5] A hiperplasia é um processo reversível e que mantém os mecanismos de controle da divisão celular (característica muito importante para diferenciar das lesões neoplásicas).[4] As principais alterações hiperplásicas fisiológicas e patológicas estão descritas no Quadro 55.1. Dentre as alterações patológicas, podem-se destacar:

- Hiperplasia prostática benigna[7]
- Nódulos hiperplásicos no fígado, baço e pâncreas
- Formação de calos cutâneos de em cães.[8,9]

QUADRO 55.1 Principais alterações no crescimento e diferenciação celular | Aspectos celulares, processos fisiológicos e patológicos associados.[4-6]

	Volume celular	Divisão celular	Diferenciação celular	Alterações fisiológicas	Alterações patológicas
Hipertrofia	Aumenta	NA	NA	Útero gravídico Hipertrofia muscular	Hipertrofia do miocárdio
Hipotrofia	Diminui	NA	NA	Senilidade	Desuso Desnervação Desnutrição
Hiperplasia	NA	Aumenta	NA	Hormonal Compensatória	Prostática Calos cutâneos Nodular
Hipoplasia	NA	Diminui	NA	Involução do timo/gônadas	Anemia aplásica (medula óssea)
Metaplasia	NA	NA	Altera-se	–	Metaplasia escamosa/óssea (vários órgãos)
Displasia	NA	Aumenta	Altera-se	–	Displasia epitelial

NA: não altera.

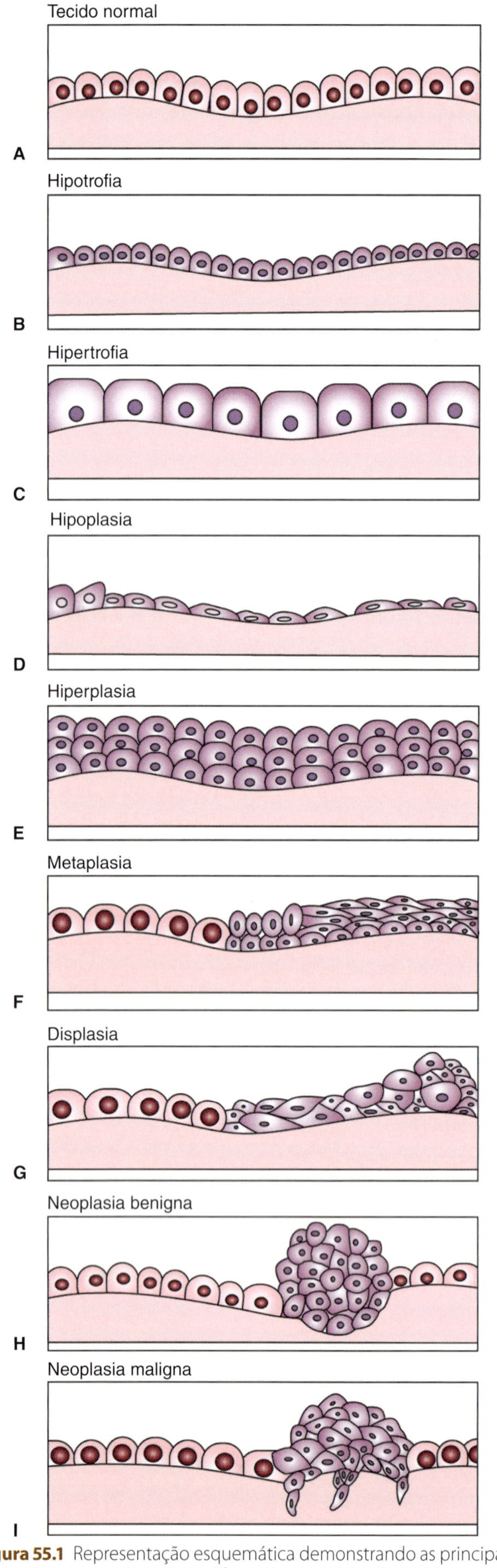

Figura 55.1 Representação esquemática demonstrando as principais alterações do crescimento e diferenciação celular. **A.** Tecido normal. **B.** Hipotrofia ou atrofia. **C.** Hipertrofia. **D.** Hipoplasia. **E.** Hiperplasia. **F.** Metaplasia. **G.** Displasia. **H.** Neoplasia benigna. **I.** Neoplasia maligna. (Ilustração: Ana Cristina do Carmo Silva.)

Em contrapartida, a *hipoplasia* pode ocorrer em alguns órgãos, sendo esta caracterizada pela diminuição das taxas de replicação celular (Figura 55.1). A involução do timo na puberdade e das gônadas no climatério são exemplos de hipoplasias fisiológicas (Quadro 55.1).[4] Dentre as alterações patológicas, pode-se citar a das células hematopoéticas, chamada "anemia pancitopênica" ou "aplásica" em cães e gatos. Esse tipo de anemia é classificado como não regenerativo, com baixa ou inexistente reticulose, trombocitopenia e leucopenia.[10]

Alterações na diferenciação celular

A *metaplasia* é caracterizada pela perda da diferenciação celular, na qual ocorre a substituição de um tipo de tecido adulto por outro tecido de mesma origem embrionária. Ou seja, pode ocorrer a substituição de um epitélio por outro tipo epitelial (Figura 55.1). A metaplasia é um processo adaptativo em resposta a vários estímulos agressivos, geralmente ocasionada por irritações persistentes, originando um tecido mais resistente às agressões.[4] Esse processo desenvolve-se pela reprogramação genética das células-tronco indiferenciadas, além da participação de fatores de crescimento e outros reguladores do crescimento e diferenciação celular.[9] A metaplasia pode ser reversível,[1] porém é considerada uma lesão pré-neoplásica por alguns autores.[5,6] Em cães, ela pode estar associada à atrofia medicamentosa da próstata, com substituição do epitélio glandular colunar pelo escamoso.[1,9]

No entanto, a metaplasia não apresenta alteração na taxa de proliferação celular como ocorre na *displasia*. A displasia pode ser descrita como uma alteração do crescimento, com redução ou perda da diferenciação celular, eventos que podem ser mais frequentemente observados nos tecidos epiteliais de revestimento (Figura 55.1). Essa lesão pode ser considerada como pré-neoplásica, mas não progride necessariamente para uma neoplasia.[1,4,6] A displasia epitelial apresenta perda da orientação celular, com alterações no tamanho e formato celular e nuclear, além de alterações de coloração.[6]

Lesões pré-neoplásicas

Como apresentado nos tópicos anteriores, algumas alterações no crescimento e na diferenciação celular podem ser consideradas lesões pré-neoplásicas, porém isso não significa que a evolução para neoplasia necessariamente irá acontecer. Na verdade, a utilização desse termo deve ser muito criteriosa e com base em dados epidemiológicos. Muitas vezes, é aconselhável a utilização do termo *lesões potencialmente cancerosas*, uma vez que também não se sabe exatamente quando e se essas realmente se tornarão uma neoplasia.[4] No entanto, quando houver certeza do desenvolvimento maligno, elas podem ser denominadas *carcinoma in situ*. Essa lesão permanece restrita à camada epitelial, limitada pela membrana basal e sem invasão do estoma adjacente.[4] As lesões pré-neoplásicas geralmente são caracterizadas pela ocorrência de células hiperplásicas, acompanhadas de alterações na diferenciação celular (displasias).[9] Nos cães machos, destaca-se a displasia que ocorre no epitélio glandular prostático, conhecida como *neoplasia intraepitelial prostática*, a qual se encontra frequentemente associada ao desenvolvimento de lesões neoplásicas nestes animais.[11]

NOMENCLATURA DAS NEOPLASIAS

O termo neoplasia significa literalmente um novo crescimento (*neo* = novo; *plasia* = crescimento), composto de células normais que sofreram alterações genéticas e tornaram-se não responsivas aos mecanismos de controle do crescimento celular, adquirindo um comportamento proliferativo.[5] A palavra tumor é um termo geral, empregado para todos os tipos de tumefação, seja inflamatória ou neoplásica. No entanto, na prática, esse termo é utilizado quase exclusivamente para denominar neoplasias.[4] De maneira geral, o estudo dos tumores ou neoplasias é designado como oncologia ou cancerologia, e qualquer tumor maligno recebe o nome de câncer.[4,6] Durante a história da oncologia, muitos estudiosos tentaram conceituar a neoplasia. Contudo, os constantes avanços nos conhecimentos de biologia molecular e genética levaram a uma releitura da conceituação das neoplasias.[12] Nesse contexto e sob a influência de novas descobertas, Evans[13] postulou que "os cânceres são consequências de alterações genéticas e epigenéticas, envolvendo uma variedade de genes que são fundamentais para os processos de crescimento e diferenciação celulares, e remoção celular programada".

Os tumores são caracterizados como predadores por competirem com as outras células e pela capacidade de se desenvolverem em organismos debilitados. As neoplasias são constituídas de parênquima, que corresponde às células neoplásicas, e de estroma, que constituem os vasos e o tecido conjuntivo, conferindo o microambiente necessário para o suporte nutricional e estrutural do tumor.[1,4,6] A nomenclatura dos tumores pode seguir os seguintes aspectos: (1) comportamento clínico (benigno ou maligno); (2) critérios histomorfométricos; (3) critérios histogenéticos (origem do tumor). O critério mais utilizado e adotado neste livro é baseado na origem histogenética de cada tumor, ou seja, sua nomenclatura depende da célula-mãe de origem. Na Figura 55.2 estão representadas algumas neoplasias em cães.

Tumores mesenquimais

Tumores mesenquimais são originários de células derivadas do folheto embrionário da *mesoderme*, que origina os tecidos musculares (liso e esquelético), conjuntivos (conjuntivo propriamente dito, adiposo, ósseo e cartilaginoso), endoteliais e relacionados (vasos sanguíneos e linfáticos, meninges, ovários, sinóvia e mesotélio) e hematopoético e linfoide (Figura 55.2).[5,14] Nos tumores caracterizados como benignos, a denominação do tipo celular recebe o sufixo *-oma*. Os malignos são denominados *sarcomas*. Por exemplo, o tumor benigno derivado de células adipócitas recebe a denominação de lip*oma*, enquanto o maligno é denominado como lipos*sarcoma*.[5] Em alguns casos, o tumor maligno pode ser denominado com o sufixo *-oma*, por exemplo: melanoma, mastocitoma e linfoma, que são considerados exceções à regra.[1] A nomenclatura de neoplasias derivadas dos eritrócitos ou granulócitos recebe a denominação "leucemia", e as do sistema linfoide recebe a denominação "linfoma".[1,5] Outros exemplos de nomenclatura das principais neoplasias em cães e gatos estão relacionados no Quadro 55.2.

Tumores epiteliais

Tumores epiteliais podem ser originados das três camadas germinativas: (1) ectoderme, (2) mesoderme e (3) endoderme (Figura 55.2). A nomenclatura desses tumores recebe diversos prefixos e adjetivos levando em consideração o padrão de crescimento e a arquitetura do arcabouço tecidual.[5,6] Sendo assim, as neoplasias epiteliais benignas com projeções digitiformes são denominadas *papilomas*. A formação de massas císticas recebe a denominação de *cistadenomas*, como observado nos ovários. Nas mucosas, comumente são observadas projeções de formação benigna ou maligna, denominadas de *pólipos*.[6] Por fim, a formação de tumores benignos com padrão glandular recebe a denominação de *adenomas*. Em relação aos tumores malignos originados a partir de células epiteliais, os mesmos recebem a denominação de *carcinomas*. Quando esses tumores apresentam um padrão de crescimento glandular, são chamados *adenocarcinomas*, os quais podem ser papilares, tubulares ou císticos.[1,5] A identificação de uma neoplasia epitelial que produz células escamosas reconhecíveis recebe a denominação *escamosa*.[6] A nomenclatura completa dos tumores epiteliais e das células de origem está relacionada no Quadro 55.2.

Tumores mistos, indiferenciados e outras classificações

Tumores mistos contêm múltiplas células derivadas de uma ou mais camadas germinativas, como, por exemplo, os teratomas, os teratocarcinomas e os tumores de glândula mamária.[5] Os

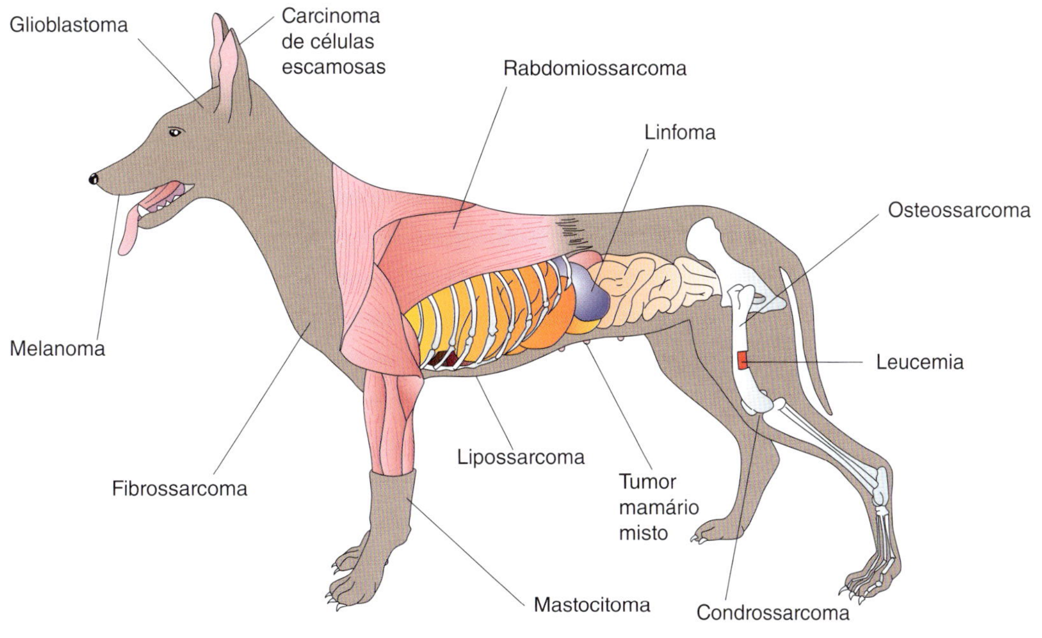

Figura 55.2 Modelo anatômico representando distribuição e origem histogenética de algumas neoplasias em cães. (Ilustração: Ana Cristina do Carmo Silva.)

QUADRO 55.2 Nomenclatura das principais neoplasias benignas e malignas que acometem cães e gatos.[1,6,9]

Órgão/tecido	Célula-mãe	Benigno	Maligno
Origem mesenquimal			
Tecido fibroso	Fibroblastos	Fibroma	Fibrossarcoma
Gordura	Adipócitos	Lipoma	Lipossarcoma
Cartilagem	Condrócitos	Condroma	Condrossarcoma
Osso	Osteoblastos	Osteoma	Osteossarcoma
Vaso sanguíneo	Endotélio vascular	Hemangioma	Hemangiossarcoma
Vaso linfático	Endotélio linfático	Linfangioma	Linfangiossarcoma
Sinóvia	Células da sinóvia	Sinovioma	Sarcoma sinovial
Mesotélio	Células mesoteliais	–	Mesotelioma
Músculo liso	Células musculares lisas	Liomioma	Liomiossarcoma
Músculo esquelético	Células musculares esqueléticas	Rabdomioma	Rabdomiossarcoma
Meninges	Células do tecido conjuntivo meningeal	Meningioma	Meningioma maligno
Tecido linfoide	Linfócitos	–	Linfoma
Tecido hematopoético	Células plasmáticas	Plasmocitoma cutâneo	Mieloma múltiplo
	Granulócitos	–	Leucemia mieloide
	Células vermelhas	–	Leucemia eritroide
	Macrófagos	Histiocitoma	Histiocitose maligna
Origem epitelial			
Pele	Epitélio escamoso	Papiloma	Carcinoma de células escamosas
	Melanócitos	Melanocitoma	Melanoma maligno
	Células dos anexos	Adenoma	Adenocarcinoma; carcinoma
	Mastócitos	–	Mastocitoma
Glândulas (pâncreas, salivar, adrenais etc.)	Epitélio glandular	Adenoma; cistadenoma	Adenocarcinoma
Fígado; rim	Epitélio não glandular	Adenoma	Carcinoma
Testículo	Células de Sertoli	Tumor de células de Sertoli	–
	Célula germinativa	–	Seminoma
Ovário	Células estromais	Tumor de células da granulosa; luteoma; tecoma	–
Glândulas e ductos (próstata; tireoide; ducto biliar)	Epitélio de revestimento	Adenoma	Adenocarcinoma; carcinoma
Útero	Epitélio colunar	Pólipo uterino	Carcinoma ou adenocarcinoma endometrial
Pulmão	Epitélio colunar de brônquios/bronquíolos	Adenoma	Adenocarcinoma; carcinoma
Trato urinário	Epitélio de transição	Papiloma	Carcinoma de células de transição
Tratos respiratório superior e alimentar inferior	Epitélio colunar	Adenoma	Adenocarcinoma; carcinoma
Trato alimentar superior	Epitélio escamoso	Papiloma	Carcinoma
Origem no tecido nervoso			
Sistema nervoso central	Astrócitos	–	Astrocitoma; glioblastoma
	Oligodentrócitos	–	Oligodendroglioma
	Micróglia	–	Microgliomatose
	Neurônios	–	Tumor primitivo neuroectodermal
Sistema nervoso periférico	Células de Schwann	Schwannoma	Schwannoma maligno
	Neurônios	Ganglioneuroma	Neuroblastoma
Tumores mistos			
Glândula mamária	Epitélio e mioepitélio mamário	Tumor mamário misto benigno	Tumor mamário misto maligno
Testículo; ovário	Células germinativas	Teratoma	Teratocarcinoma

teratomas e teratocarcinomas são tumores originados a partir da proliferação de células germinativas totipotentes, formando estruturas bizarras de diferentes tipos de tecido embrionário e adulto, normalmente localizados em testículo ou ovários.[5,6] Outro exemplo de tumor misto é o de glândula mamária, muito comum em cadelas, composto de componentes neoplásicos de origem epitelial e mesenquimal.[5,15]

Os tumores que não apresentam característica de alguma célula ou tecido específico são denominados *indiferenciados*.[5] Nesse caso, muitas vezes é necessária a pesquisa de marcadores imuno-histoquímicos específicos para a determinação da provável histogênese tumoral.[16]

A nomenclatura de tumores que reproduzem estruturas com características embrionárias é realizada pelo uso do sufixo *-blastoma*, como por exemplo: nefroblastoma, neuroblastoma etc.[4] Tumores originados no sistema nervoso central têm classificação diferenciada, como pode ser observado no Quadro 55.2.

CARACTERÍSTICAS HISTOLÓGICAS E CELULARES

A diferenciação entre tumores benignos e malignos é realizada pela análise de algumas características celulares básicas, tais como diferenciação celular, padrão e velocidade de crescimento tumoral, invasão local e metástase. As células neoplásicas apresentam diversas características que podem estar relacionadas com o prognóstico de cada câncer, e o seu desenvolvimento ocorre em um microambiente especialmente adaptado para o desenvolvimento tumoral. Todas essas características serão descritas neste capítulo, apresentadas no Quadro 55.3 e representadas de maneira esquemática na Figura 55.3.

Diferenciação entre neoplasias benignas e malignas

Grau de diferenciação celular

O grau de diferenciação define o quanto as células tumorais são semelhantes morfológica e funcionalmente às células de origem, ou seja, às células-mãe.[6] Algumas vezes, torna-se impossível a diferenciação entre hiperplasias e neoplasias benignas, pois ambos os casos apresentam proliferação celular aumentada e células bem diferenciadas. No entanto, outras características podem ajudar na diferenciação entre esses dois processos, como padrão de crescimento e expansão celular (Quadro 55.3).[1] Por outro lado, a diferenciação entre lesões benignas e malignas apresenta maior facilidade do ponto de vista celular (Figura 55.3). Tumores benignos, geralmente, apresentam células com alto grau de diferenciação e, portanto, com alto grau de semelhança com as células que o originaram. Em contrapartida, os tumores malignos apresentam grau variado de diferenciação.[4,6] Nestes tumores, as células geralmente são anaplásicas (atipia celular), ou seja, são células indiferenciadas com grande variedade em sua morfologia (pleomorfimos celular e nuclear), podendo haver células gigantes e outros tipos celulares bizarros (Figura 55.3).[4,5] No entanto, existem tumores que não se encaixam nessa classificação e são considerados exceções, por exemplo, histiocitoma e plasmocitoma caninos.[1] Esses tumores apresentam característica histológica maligna, mas comportamento clínico de neoplasias benignas.[17] Além disso, o grau de anaplasia ainda pode variar muito dentre os diferentes tipos tumorais malignos.[4,5]

Na prática, células tumorais bem diferenciadas mantêm muitas características da original, com eventuais alterações na produção de algumas substâncias. Por exemplo, tumores originários de glândulas podem apresentar exacerbação na produção de determinada substância normalmente secretada pela célula-mãe. Devido à pouca diferenciação celular nos tumores malignos, muitas vezes as células podem secretar substâncias completamente diferentes do esperado ou simplesmente nada.[6] Assim, a perda da diferenciação está diretamente relacionada com a perda da funcionalidade celular e, consequentemente, com o desenvolvimento de um comportamento agressivo das neoplasias malignas (Quadro 55.3).[4,5] De qualquer maneira, a classificação final das neoplasias deve sempre levar em consideração seus aspectos clínicos, relacionando também com biologia e comportamento tumorais.[1]

Padrão de crescimento tumoral

A velocidade de crescimento tumoral está intimamente relacionada com o grau de anaplasia: quanto mais anaplásica uma célula, mais rápido será o seu crescimento. Geralmente, os tumores benignos crescem mais lentamente do que os malignos devido seu menor índice de proliferação celular e anaplasia (Quadro 55.3).[6] As neoplasias benignas crescem expansivamente, de maneira desorganizada, formando massas coesas e esféricas, as quais geralmente não se infiltram no tecido adjacente.[1,4] Esse crescimento expansivo exerce pressão nas estruturas adjacentes, o que pode promover a hipotrofia dessas estruturas. Assim, frequentemente ocorre a formação de uma

QUADRO 55.3 Algumas características para a distinção entre hiperplasia, neoplasias benignas e malignas | Diferenças histológicas, celulares e biológicas.[1,5,6,9]

Características	Hiperplasia	Neoplasia benigna	Neoplasia maligna
Diferenciação celular	Sem alterações	Geralmente bem diferenciada	Pouco, moderadamente ou mal diferenciada
Arcabouço tecidual	Sem alterações	Similar, porém desorganizado	Geralmente desorganizado, com estruturas atípicas
Pleomorfismo celular e nuclear	Ausente ou presente	Pouco	Pode ser moderado a intenso
Relação núcleo/citoplasma	Sem alterações	Geralmente sem alterações	Geralmente alterada
Padrão de crescimento	Semelhante ao tecido normal	Expansivo e/ou compressivo	Expansivo, compressivo, infiltrativo ou invasivo
Velocidade de crescimento	Variável	Geralmente lento	Geralmente rápido
Delimitação tecidual	Ausente	Pode apresentar pseudocápsula	Geralmente ausente
Figuras de mitoses	Típicas	Raras e típicas	Geralmente numerosas, sendo típicas ou atípicas
Nucléolo	Sem alterações	Geralmente sem alterações	Pode apresentar-se maior ou mais numeroso
Necrose	Geralmente ausente	Geralmente ausente	Pode estar ausente ou presente
Hemorragia	Geralmente ausente	Geralmente ausente	Pode estar ausente ou presente
Invasão local	Ausente	Ausente	Pode estar presente
Metástases	Ausente	Ausente	Pode estar presente

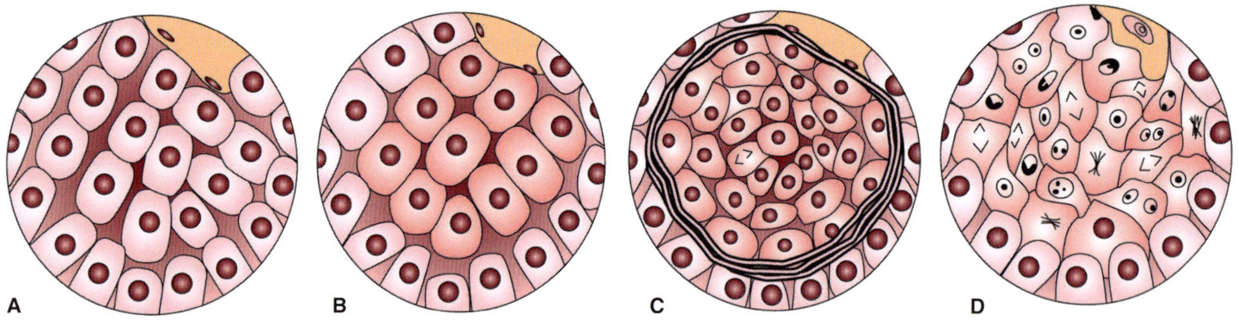

Figura 55.3 Representação esquemática das modificações celulares ocorridas no tecido normal após hiperplasia (**B**) ou transformação neoplásica benigna (**C**) e maligna (**D**). (Ilustração: Ana Cristina do Carmo Silva.)

pseudocápsula fibrosa devido ao esmagamento das células adjacentes (Figura 55.3).[4,6] Essa importante característica mantém o tumor delimitado, o que facilita sua remoção cirúrgica. Existem tumores benignos que não apresentam formação da pseudocápsula, como os hemangiomas.[5,6] A lentidão do crescimento dos tumores benignos permite a formação de vasos sanguíneos, o que, consequentemente, possibilita a nutrição e oxigenação da massa tumoral, evitando a ocorrência de áreas de necrose no interior do tumor.[4] Para diferenciação entre hiperplasia e neoplasia benigna, deve-se considerar que as hiperplasias não apresentam a formação da pseudocápsula e, na maioria das vezes, não há perda ou distorção da arquitetura tecidual (Quadro 55.3).[1]

Por outro lado, os tumores malignos apresentam crescimento altamente invasivo e desorganizado, com destruição do tecido adjacente e ramificações ao seu redor (Figura 55.3).[1,4] Normalmente, não há formação de pseudocápsula, com exceção de alguns tumores de crescimento lento. A remoção cirúrgica requer a retirada de extensas margens de segurança ao redor do tumor, com a finalidade de remover o tecido infiltrado.[6] Devido ao rápido crescimento dos tumores malignos, muitos apresentam degeneração, necrose, ulcerações e hemorragias em função do desequilíbrio entre a capacidade de crescimento do estroma e vasos sanguíneos e a sua alta velocidade proliferativa. Geralmente, as áreas de necrose estão localizadas na região central das neoplasias malignas (Quadro 55.3).[4,6]

Invasão local e metástase

O poder de invasão tecidual é a característica mais importante na diferenciação entre tumores benignos e malignos, sendo inquestionável, pois neoplasias benignas *não* apresentam invasão celular e metástase (Quadro 55.3).[4,6] A capacidade invasiva auxilia na metástase por possibilitar que as células tumorais atinjam e penetrem os vasos (sanguíneos e linfáticos) e, assim, migrem para outras regiões do organismo.[4] Quanto maior a velocidade de crescimento, o potencial invasivo e o tumor primário, maior será a possibilidade de já ter ocorrido a formação de metástases.[6] A metástase dificulta muito a eliminação do câncer, prolongando o tratamento com quimioterápicos na tentativa de matar as células tumorais espalhadas em diferentes regiões ou que ainda estejam em trânsito.[4,6]

Características das células neoplásicas malignas

Características morfológicas

O câncer é uma alteração genética ocasionada por diferentes eventos que promovem a desregulação de diversos genes envolvidos no controle de mecanismos básicos, como proliferação, metabolismo, adesão e morte celular.[9] A intensidade das características de malignidade das células neoplásicas pode variar bastante entre os diferentes tipos tumorais. De maneira geral, as neoplasias malignas apresentam elevado grau de *pleomorfismo* celular e nuclear, formando células atípicas devido à perda da diferenciação celular (Figura 55.3).[6] Quando essas atipias são intensas, as células perdem seus aspectos morfológicos específicos, inclusive dificultando a classificação histogenética dos tumores, sendo essas então classificadas como células *anaplásicas*.[4] As células malignas apresentam aumento da *relação núcleo/citoplasma*, ou seja, ocorre aumento considerável do núcleo devido a sua maior atividade proliferativa e metabólica. Além disso, o núcleo celular pode apresentar variações em seu número (células bi ou multinucleadas), tamanho, formato, distribuição da cromatina (irregular e mais compacta), além de número e tamanho dos nucléolos (Figura 55.3).[4-6] O aumento na taxa de replicação celular ocorre devido ao descontrole da atividade mitótica, fazendo com que as células malignas apresentem grande quantidade de *figuras de mitose*, tanto normais quanto bizarras (Quadro 55.3 e Figura 54.3).[9] As principais alterações nucleares estão relacionadas com frequente divisão celular, anormalidades cromossômicas e alta atividade metabólica dessas células.[5]

Adesão e comunicação celular

Outro ponto importante nas células malignas é a alteração nas moléculas de adesão da superfície celular, o que confere maior capacidade de invasão tecidual e implantação em novas superfícies devido à menor adesividade das células.[9] As principais alterações são:

- Existência anormal de glicoproteínas na membrana plasmática, promovendo alterações na difusão de sinais intracelulares
- Liberação de enzimas que degradam as estruturas de adesão intercelular
- Aumento da eletronegatividade das células, incrementando a repulsão entre elas.[4]

Modificações no citoesqueleto da célula neoplásica maligna também colaboram para o aumento de sua motilidade pela impossibilidade dos microfilamentos em manter a conectividade intercelular.[9] Alterações nas junções comunicantes do tipo *gap* também são frequentes nas neoplasias malignas, as quais se apresentam diminuídas em adenocarcinomas mamários[18] e osteossarcomas em cães.[19] A redução das junções do tipo *gap* impede que diversos mensageiros celulares sejam transmitidos entre as células, como sinais para controle da proliferação e morte celular.[20]

Função celular e metabolismo

As células neoplásicas apresentam diminuição ou perda de sua funcionalidade original devido à perda da diferenciação celular (Quadro 55.3).[5] Esse processo pode ser altamente variado nos diferentes tumores, sendo que pode haver diminuição ou aumento na excreção de substâncias endócrinas ou parácrinas.[9] Quando esse processo está presente, principalmente relacionado com produção exacerbada de hormônios, ocorrem as chamadas *síndromes paraneoplásicas*.[4] As células podem apresentar alterações bioquímicas em diversas vias, dependendo das alterações na expressão gênica ocorrida durante o processo de carcinogênese. Na maioria das vezes, essas alterações conferem vantagens competitivas para as células neoplásicas, como maior velocidade de captação de aminoácidos e maior eficiência na realização da glicólise. Sendo assim, as células alteradas suportam melhor as condições de hipoxia existentes no tecido canceroso e obtêm mais energia para continuar seu processo intenso de proliferação celular e invasão tecidual.[4]

Estroma tumoral

Angiogênese

O crescimento tumoral é totalmente dependente do crescimento de vasos neoformados (angiogênese), que são responsáveis pelo suporte de nutrientes e oxigênio para as células neoplásicas.[5,9] A angiogênese é ativada nas fases iniciais do desenvolvimento da neoplasia, sendo a proliferação das células endoteliais dependente de fatores de crescimento e citocinas liberados pelas células neoplásicas.[9] Neoplasias malignas, com rápido padrão de crescimento, podem apresentar área de necrose isquêmica devido ao maior índice de proliferação tumoral em relação à angiogênese. Nesses focos de necrose, com frequência encontram-se associadas hemorragias e, mais tardiamente, calcificações (Quadro 55.3).[6,9]

Matriz extracelular tumoral

O estroma é composto de moléculas da matriz extracelular (MEC) e consiste em proteínas e glicoproteínas imersas em uma complexa matriz de proteoglicanos.[5,14] Alguns tumores apresentam proliferação exacerbada de fibroblastos, com intensa produção e deposição de colágeno no estroma tumoral, chamada *fibroplasia*. Essa característica ocorre em fibromas e fibrossarcomas, mas também pode estar presente em tumores que promovam a liberação de fatores que estimulem a fibroplasia, sendo assim chamados tumores *esquirrosos*.[6,9] No estroma tumoral estão associados os vasos sanguíneos para nutrição das células neoplásicas, além de fibroblastos e células inflamatórias. Todos esses componentes interagem entre si, ocasionando diferentes respostas no tumor e nos tecidos adjacentes pelo controle da taxa de crescimento, estado de diferenciação e comportamento tumoral.[5]

METÁSTASES

Disseminação das metástases

A disseminação dos tumores está intimamente ligada a sua capacidade de invadir outros tecidos e atingir vasos linfáticos e sanguíneos, e ocorre *apenas* em neoplasias malignas.[4,6] Para que a disseminação tumoral possa acontecer, as células devem acumular uma série de alterações genéticas que as possibilitem ultrapassar obstáculos até atingirem as vias de disseminação. Essas alterações genéticas incluem alterações na expressão de oncogenes, genes supressores de tumores e de moléculas responsáveis pela adesão célula-célula e célula-matriz no tumor e nos tecidos adjacentes, assim como entre as células metastáticas e o local de implantação.[4,5] Os tumores malignos apresentam grande heterogeneidade celular, permitindo que diferentes clones de células tumorais se comportem de maneiras distintas.[6] Assim, apenas algumas células adquirem a capacidade de produzir metástases, conseguindo locomoção, adesão à membrana basal e controle da liberação de enzimas proteolíticas, além de criarem mecanismos para não serem identificadas pelas células de defesa do organismo.[4-6]

Inicialmente, o tumor maligno sofre expansão clonal, crescimento e diversificação, formando subclones celulares com poder metastático.[5] Essas células se desprendem do tumor primário e iniciam sua jornada rumo às principais vias de disseminação: vasos sanguíneos ou linfáticos (Figura 55.4).[6] O destacamento das células da massa tumoral ocorre, principalmente, pela perda da adesividade intercelular mediada por desmossomos, bem como pela redução ou eliminação da funcionalidade de proteínas de adesão, como as caderinas e cateninas, que podem ser observadas em tumores epiteliais.[4,5] Uma vez destacadas do tumor primário, as células precisam ultrapassar os componentes da matriz extracelular que, em tumores epiteliais, são representados pela membrana basal e pelo tecido conjuntivo.[5] Primeiramente, as células neoplásicas apresentam alterações em seu citoesqueleto e emitem pseudópodes (Figura 55.4), que aderem à MEC via proteínas de adesão chamadas "integrinas", formando uma área de adesão focal.[4,9] A célula se desprende no outro polo e se contrai em direção ao ponto de adesão, repetindo esse processo diversas vezes. A locomoção é orientada por fatores quimiotáticos produzidos pelas próprias células tumorais ou pelo tecido adjacente, sendo facilitada pela destruição enzimática da MEC por enzimas proteolíticas: as metaloproteinases da matriz (MMP; principalmente as MMP-2 e 9).[4] Na matriz, as células se ligam aos seus componentes (laminina, fibronectina, colágeno e vitronectina) e liberam ou induzem outras células a produzirem metaloproteinases para a degradação da membrana basal e do tecido conjuntivo, abrindo vias de migração.[4,5,6] Após migrarem, as células tumorais penetram nos vasos sanguíneos, onde são reconhecidas e atacadas por células de defesa (linfócitos e células citotóxicas naturais).[6] No entanto, algumas células metastáticas apresentam extraordinária capacidade de formar êmbolos de células tumorais, que são mais resistentes aos ataques do sistema imunológico do organismo. Ou ainda, esses êmbolos de células tumorais podem ser recobertos por plaquetas e, assim, não serem reconhecidos como células estranhas ao organismo (Figura 55.4). Uma vez vencida a barreira imunológica, as células neoplásicas aderem à membrana basal dos vasos distantes do tumor primário, extravasam através da sua parede e iniciam a formação de novos tumores, inclusive com indução de angiogênese para nutrição da metástase (Figura 55.4).[4-6,9] Os tumores metastáticos podem apresentar tropismo seletivo para um órgão específico com base nos receptores presentes na superfície das células neoplásicas.[9] Ou seja, determinados tipos tumorais têm predileção, ou melhor, maior probabilidade de realizar metástase em determinado órgão devido a maior afinidade, e não apenas pela localização topográfica.[4]

Vias de disseminação

A disseminação das células neoplásicas pode ocorrer por diferentes vias, como pela implantação direta em cavidades ou superfícies; pelo transplante de células tumorais; por via linfática ou por via sanguínea.

Implantação direta

A implantação direta de células neoplásicas em cavidades ou superfícies de outros órgãos é uma característica de neoplasias malignas que surgem, por exemplo, nos ovários. Nesse caso, pode ocorrer a "queda" das células na cavidade peritoneal, permitindo que essas cresçam na superfície ou, inclusive, penetrem nos órgãos.[6] Quando as metástases são difusas no peritônio, recebem o nome de *carcinomatose peritoneal*.[4] No entanto, esse tipo de tumor é pouco frequente em cães e gatos.[6] Esse evento pode ocorrer nas cavidades peritoneal, pleural, pericárdica e subaracnoide, assim como nas articulações, porém apresenta rara ocorrência.[6]

Transplante de células tumorais

Esse mecanismo de disseminação tumoral é frequentemente observado no tumor venéreo transmissível (TVT) em cães, no qual a disseminação ocorre pelo contato entre os animais no momento do acasalamento ou no ato de lamber ou coçar as áreas atingidas.[21] As células tumorais desprendem-se do local de origem e implantam-se na nova superfície.[6] Também pode ocorrer o transplante dessas células por instrumentos cirúrgicos e luvas contaminadas no trajeto de feridas cirúrgicas ou no de biopsias por agulha. Esse evento é pouco frequente e não inviabiliza as práticas clinicocirúrgicas ou diagnósticas.[4,9]

Disseminação por via linfática

A utilização da via linfática como veículo de disseminação é frequentemente observada em carcinomas.[4,6] A disseminação geralmente respeita a drenagem normal dos fluidos linfáticos para os linfonodos mais próximos (linfonodo sentinela).[4] Assim, carcinomas de mama podem disseminar para os linfonodos axilares, podendo desenvolver uma reposta imunológica específica ao tumor, com aumento de volume.[6] No entanto, é importante lembrar que nem toda linfadenomegalia significa metástase, pois pode haver hiperplasia reacional devido a produtos tumorais antigênicos. Assim como linfonodos normais podem apresentam micrometástases, perceptíveis apenas em exame histopatológico.[4]

Disseminação por via sanguínea

Essa é a via mais frequentemente observada como rota para a disseminação de *sarcomas*. Na maioria das vezes, as células tumorais migram pelo tecido conjuntivo até atingirem as veias, que são mais fáceis de penetrar em relação às artérias. Nem todas as células neoplásicas circulantes originam metástases, pois são necessárias diversas outras características celulares para que consigam despistar o sistema imunológico e infiltrar-se em outro local. Na ausência dessas, as células são simplesmente destruídas. Na disseminação tumoral venosa, frequentemente as células atingem o fígado e os pulmões pela grande quantidade de sangue que flui para esses órgãos.[4-6]

GRADAÇÃO E ESTADIAMENTO TUMORAL EM MEDICINA VETERINÁRIA

Critérios de gradação tumoral

A gradação tumoral é baseada no grau de diferencial das células neoplásicas (pleomorfimos celular e nuclear), além de outras características, como índice de mitoses (avaliado em 10 campos histológicos, com objetiva de 40×), grau de necrose, poder de invasividade, reação estromal, tamanho e número de núcleos, celularidade global e resposta inflamatória.[1,9] Em alguns casos, esse sistema de classificação apresenta valor prognóstico e correlação à resposta tumoral perante terapias antineoplásicas.[5,9] No entanto, essas correlações devem ser feitas de maneira cautelosa, pois muitas vezes a gradação histológica é subjetiva e pode apresentar variação entre os patologistas.[22] Além disso, as neoplasias malignas geralmente são heterogêneas e apresentam grande variação de uma área para outra, o que pode representar um diagnóstico pouco apurado, tendo em vista a amostragem tecidual.[1] Apesar disso, a gradação tumoral pode ser utilizada para complementar a conduta do clínico veterinário, sempre levando em consideração outros aspectos relacionados com a biologia tumoral. Deve-se salientar que algumas neoplasias malignas não têm uma gradação estabelecida na literatura, sendo assim, recebem a denominação de acordo com seu padrão global de diferenciação: bem diferenciadas (baixo grau de malignidade), moderadamente diferenciadas ou pouco diferenciadas (alto grau de malignidade).[1]

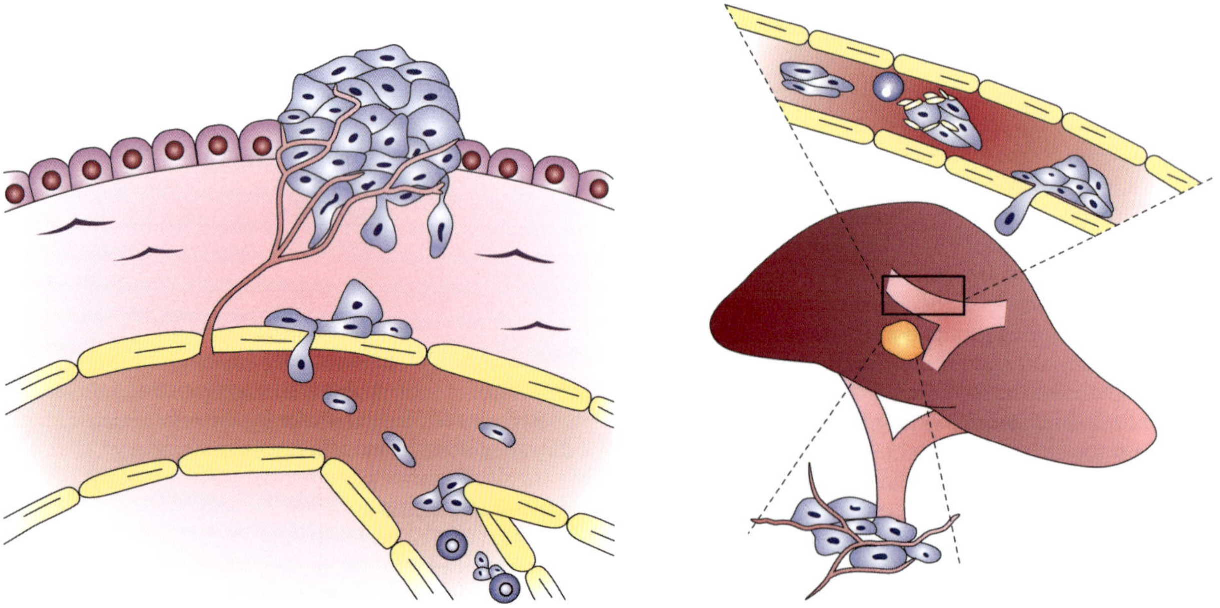

Figura 55.4 Representação esquemática da migração de células neoplásicas pelo tecido conjuntivo, invasão vascular, formação de êmbolos tumorais, agregação de plaquetas e formação de metástase no fígado. (Ilustração: Ana Cristina do Carmo Silva.)

Estadiamento tumoral

O estadiamento tumoral é determinado por dados clinicocirúrgicos e histopatológicos, como tamanho da neoplasia primária, ocorrência de células tumorais nos linfonodos regionais e metástases. O principal sistema de estadiamento tumoral utilizado atualmente em medicina veterinária é o *sistema TNM* (*T*: tumor primário; *N*: linfonodo; *M*: metástase). Esse sistema apresenta elevada correlação ao comportamento biológico do tumor e pode ser utilizado como fator prognóstico das neoplasias.[9] De maneira geral, o estadiamento pode auxiliar no desenvolvimento do plano terapêutico do paciente oncológico, pois está diretamente relacionado com o crescimento tumoral e sua difusão tecidual.[5]

REFERÊNCIAS BIBLIOGRÁFICAS

1. Ehrhart EJ, Powers BE. The pathology of neoplasia. In: Withrow SJ, Vail DM, editors. Small animal clinical oncology. Philadelphia: W.B. Saunders; 2007. p. 54-67.
2. Meuten DJ. Tumors in domestic animals. 4. ed. Iowa: Iowa State Press; 2002.
3. Rodaski S, Nardi AB. Quimioterapia antineoplásica em cães e gatos. 3. ed. São Paulo: MedVet; 2008.
4. Brasileiro Filho G, Pereira FEL, Guimarães RC. Distúrbios do crescimento e da diferenciação celular. In: Brasileiro Filho G, editor. Bogliolo: patologia geral. Rio de Janeiro: Guanabara Koogan; 2004. p. 173-200.
5. McGavin MD, Zachary JF. Pathologic basis of veterinary disease. 4. ed. Mosby: Elsevier; 2007.
6. Abbas AK, Fausto N, Kumar V. Robbins & Cotran – Patologia: bases patológicas das doenças. 7. ed. Philadelphia: W.B. Saunders; 2005.
7. Gallardo F, Mogas T, Baro T, Rabanal R, Morote J, Abal M *et al.* Expression of androgen, oestrogen α and β, and progesterone receptors in the canine prostate: differences between normal, inflamed, hyperplastic and neoplastic glands. J Comp Pathol. 2007;136:1-8.
8. Charles JA, Cullen JM, Van Den Ingh TSGAM, Winkle TV, Desmet VJ. Morphological classification of neoplastic disorders of the canine and feline liver. In: Standards for clinical and histological diagnosis for canine and feline liver diseases. WSAVA Liver Standardization Group. Philadelphia: WB Saunders; 2006.
9. Cheville NF. Introduction to veterinary pathology. 3. ed. Ames: Blackwell; 2006.
10. Harvey JW. Atlas of veterinary hematology: blood and bone marrow of domestic animals. Florida: W.B. Saunders; 2001.
11. Matsuzaki P, Cogliati B, Sanches DS, Chaible LM, Kimura KC, Silva TC, *et al.* Immunohistochemical characterization of canine prostatic intraepithelial neoplasia. J Comp Pathol. 2010;142(1):84-8. doi: 10.1016/j.jcpa.2009.06.005. Epub 2009 Jul 29.
12. Schuppan D, Afdhal NH. Liver cirrhosis. Lancet. 2008;371:838-55.
13. Evans HJ. Molecular genetics aspects of human cancers: the 1993 Franck Rose Lecture. Br J Cancer. 1993;68:1051-60.
14. Junqueira LC, Carneiro J. Histologia básica. 10. ed. Rio de Janeiro: Guanabara Koogan; 2004.
15. Sorenmo K. Canine mammary gland tumors. Vet Clin North Am Small Anim Pract. 2003;33:573-96.
16. Ramos-Vara JA, Beissenherz ME, Miller MA, Johnson GC, Pace LW, Fard A *et al.* Retrospective study of 338 canine oral melanomas with clinical, histologic, and immunohistochemical review of 129 cases. Vet Pathol. 2000; 37:597-608.
17. Ciekot PA, Powers BE, Withrow SJ, Straw RC, Ogilvie GK, LaRue SM. Histologically low-grade, yet biologically high-grade, fibrosarcomas of the mandible and maxilla in dogs: 25 cases (1982-1991). J Am Vet Med Assoc. 1994;204:610-5.
18. Torres LN, Matera JM, Vasconcellos CH, Avanzo JL, Hernandez-Blazquez FJ, Dagli ML. Expression of connexins 26 and 43 in canine hyperplastic and neoplastic mammary glands. Vet Pathol. 2005;42:633-41.
19. Sanches D, Pires C, Fukumasu H, Cogliati B, Matsuzaki P, Chaible L *et al.* Expression of connexins in normal and neoplastic canine bone tissue. Vet Pathol. 2009;46(5):846-59. doi: 10.1354/vp.08-VP-0263-S-FL. Epub 2009 May 9.
20. Dagli MLZ, Hernandez-Blazquez FJ. Roles of gap junctions and connexins in non-neoplastic pathological processes in which cell proliferation is involved. J Membrane Biol. 2007;218:79-91.
21. Vermooten MI. Canine transmissible venereal tumor (TVT): a review. J S Afr Vet Assoc. 1987;58:147-50.
22. Northrup NC, Harmon BG, Gieger TL, Brown CA, Carmichael KP, Garcia A *et al.* Variation among pathologists in histologic grading of canine cutaneous mast cell tumors. J Vet Diagn Invest. 2005;17:245-8.

56
Patologia Molecular das Neoplasias

Heidge Fukumasu • Arina Lázaro Rochetti • Tatiana Ranieri • Yonara de Gouveia Cordeiro

INTRODUÇÃO

O número de animais de companhia com câncer tem aumentado significativamente nos últimos anos, devido principalmente à maior expectativa de vida deles, fato intimamente ligado aos melhores controle e tratamento de doenças infecciosas, campanhas de vacinação, dietas mais adequadas e melhores cuidados veterinários clínico-cirúrgicos. Dessa maneira, é esperado que recursos sejam cada vez mais despendidos com a finalidade de compreender melhor como ocorre o processo da formação de tumores (carcinogênese) nesses animais, visando à prevenção e ao tratamento dos cânceres.

Diversas semelhanças entre humanos e animais de companhia são notadas quando se tem o câncer como foco, por exemplo: cães e gatos também apresentam tumores espontâneos; os cânceres, nessas espécies, se desenvolvem em um contexto parecido com o dos humanos no que se refere tanto ao sistema imune como ao microambiente tumoral; os animais domésticos, na maioria das vezes, dividem os ambientes conosco; e diversos tipos histológicos observados em humanos são encontrados de modo semelhante em cães e gatos. Sendo assim, é compreensível que tanto cães como gatos possam usufruir o imenso conhecimento gerado pelas pesquisas básica e avançada de neoplasias de humanos, seja para a utilização de meios diagnósticos mais eficazes, seja para a utilização de substâncias para prevenção do câncer (quimioprevenção), seja para fármacos para terapia do câncer.

A oncologia, ciência que estuda os cânceres, é considerada uma área multidisciplinar, já que engloba conhecimentos provindos tanto de ciências consideradas básicas (p. ex., histologia, fisiologia e genética) como de ciências aplicadas (p. ex., patologia, clínica e cirurgia, entre outras). Porém, deve-se ter em mente que hoje em dia a oncologia é desenvolvida fundamentalmente com o auxílio essencial de outra ciência: a biologia molecular. Uma das melhores definições dessa ciência, se não a melhor, foi cunhada por Willian T. Astbury, considerado pai da área: "Biologia molecular é a ciência que visa compreender, do ponto de vista molecular, as complexas manifestações da biologia clássica, não sendo apenas um refinamento da morfologia tridimensional e ultraestrutural, mas uma interconexão entre esta, a gênese da informação, suas funções e seus efeitos".[1] Levando em conta a última parte da definição de Astbury, claramente se nota que a biologia molecular tem estreita relação com outras duas ciências que também são consideradas alicerces para a oncologia: a genética e a bioquímica.

Ainda esmerando-se nas palavras de Astbury, convém chamar a atenção para o sentido da palavra "refinamento", utilizada por ele nos idos dos anos de 1960, que acaba também direcionando o foco principal do tema que será discutido neste capítulo: a patologia molecular das neoplasias, uma área emergente da patologia que é focada no estudo e diagnóstico das neoplasias a partir do exame, do ponto de vista submicroscópico, das moléculas presentes nos órgãos, tecidos ou fluidos biológicos. Essa disciplina pode envolver estudo e desenvolvimento de melhores ferramentas genéticas e moleculares para o diagnóstico e a classificação dos tumores, assim como atuar sobre o delineamento e a validação de melhores biomarcadores preditivos para resposta ao tratamento e à progressão da doença, a suscetibilidade ao câncer decorrida da constituição genética dos indivíduos de diferentes raças e também a influência dos fatores ambientais e de estilo de vida implicados no desenvolvimento dos cânceres.

Portanto, este capítulo tratará, em especial, de temas referentes à patologia molecular das neoplasias, tendo sido organizados assuntos recentes relativos à biologia molecular da célula cancerosa e da carcinogênese, fornecendo subsídios para compreender a patologia molecular dos tumores de cães e gatos, focando principalmente os avanços em métodos diagnósticos e de predição de resposta tumoral e progressão da doença.

BIOLOGIA MOLECULAR DA CÉLULA CANCEROSA

Dogma central da biologia molecular | Função das macromoléculas

Para melhor compreensão deste capítulo, é necessário inicialmente comentar alguns conceitos básicos da biologia molecular, baseando-se principalmente na gênese da informação, e quais são as macromoléculas biológicas e suas principais funções (Quadro 56.1). Neste momento, é interessante discorrer um pouco sobre a gênese da informação, do ponto de vista da biologia molecular, que é bem detalhada admitindo "parcialmente" o dogma central da biologia molecular de Francis Crick,[2] que discorre sobre a transferência detalhada de resíduo a resíduo da informação sequencial, ou seja, como se dá a passagem da informação contida no DNA para as proteínas (Figura 56.1). Essa admissão "parcial" ocorre porque Francis Crick, um dos descobridores da estrutura do DNA, em conjunto com James D. Watson, em 1953,[3] ganhadores do prêmio Nobel de Medicina de 1962, relacionaram ao dogma central que a transferência de informação ocorreria apenas do DNA para proteínas por meio de RNA (pelos processos de transcrição e tradução), que possivelmente ocorresse a transferência da informação de RNA para o DNA (transcrição reversa), mas que, de modo algum, a transferência da informação não poderia ocorrer entre proteínas ou de uma proteína ao DNA. Hoje, existem diversos fatos biológicos que contestam essas últimas afirmações de Crick, pois, ao considerar a patogênese das doenças priônicas, como a encefalopatia espongiforme bovina (comumente conhecida como doença da vaca louca) ou o *scrapie* em ovelhas, existe a passagem de informação (nesse caso, por alteração da estrutura proteica) da proteína priônica alterada para outra proteína priônica não afetada, ou seja, sem necessidade de alterações nas moléculas de DNA); da mesma maneira que hoje o conceito de epigenética (a ciência que estuda a passagem de informação independente da sequência de DNA) infere que a participação de algumas proteínas específicas (algumas histonas específicas, por exemplo, assim como a metilação de ilhas CpG) levam à produção de informação independentemente da sequência do DNA (ver Figura 56.1). Assim, é importante guardar que o conceito do dogma central da biologia molecular na realidade não é um dogma (pois contém erros conceituais), mas que, se somado ao conhecimento atual da epigenética, é muito útil para a compreensão dos efeitos biológicos do ponto de vista molecular relacionados com o câncer.

QUADRO 56.1 Macromoléculas biológicas em mamíferos.

Macromolécula	Constituição	Tipos	Funções
DNA	Açúcar: desoxirribose Fosfato Bases nitrogenadas: adenina (A), timina (T), citosina (C), guanina (G)	DNA nuclear DNA mitocondrial	Hereditariedade (genoma) Guarda a informação genética
RNA	Açúcar: ribose Fosfato Bases nitrogenadas: adenina (A), uracila (U), citosina (C), guanina (G)	RNA codificadores RNA não codificadores	Expressão gênica (*m*RNA, *t*RNA, *r*RNA) Confecção de ribossomos (*sno*RNA) Maturação dos *m*RNA (*sn*RNA) Regulação da expressão gênica (*mi*RNA, *si*RNA)
Proteína	Aminoácidos (20 tipos diferentes em eucariontes)	Globulares Fibrosas	Estruturais (p. ex., colágenos) Catalíticas (p. ex., enzimas) Informacionais (p. ex., hormônios)

Câncer: considerações atuais e pontos-chave

Uma definição simples de câncer seria um conjunto de doenças nas quais um grupo de células apresenta crescimento descontrolado, invasão tecidual e, algumas vezes, metástases. Carcinogênese é o processo com múltiplas fases pelo qual ocorre acúmulo de alterações em determinadas células, que culmina com a formação da neoplasia, podendo ser benigna (não apresenta invasão tecidual e metástases) ou maligna (câncer). Essas alterações podem ser tanto genéticas, caracterizadas pela geração de mutações em genes específicos (como proto-oncogenes, genes supressores de tumor, entre outros), ou epigenéticas, que mesmo não gerando mutações nos genes presentes no DNA, alteram sua expressão, consequentemente aumentando ou diminuindo a quantidade de determinada proteína codificada pelo gene em questão. Douglas Hanahan e Robert Weinberg, no já clássico artigo "The hallmarks of cancer", publicado há pouco mais de 10 anos,[4] previam que a pesquisa futura sobre o câncer recairia sobre uma ciência lógica, na qual mesmo com a diversa complexidade dos dados apresentados, tanto clínicos como em laboratório, as pesquisas sobre a doença se tornariam compreensíveis em poucos princípios centrais. Esses princípios, aos quais eles deram o nome de *hallmarks* (em português, algo

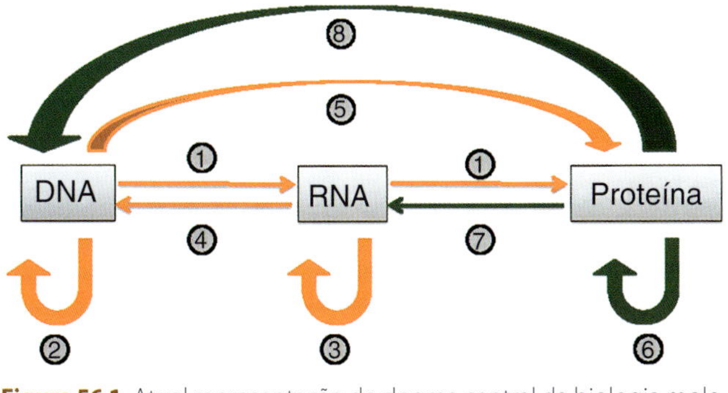

Figura 56.1 Atual representação do dogma central da biologia molecular. A transferência da informação genética ocorre de diferentes maneiras e em diversos sentidos. 1: expressão gênica (transcrição e tradução); 2: replicação de DNA; 3: replicação de RNA; 4: transcrição reversa; 5: tradução direta a partir do DNA; 6: replicação de proteína; 7: efeitos de proteína sobre a expressão do RNA; 8: efeitos de proteína sobre a expressão do DNA.

como "pontos-chave"), seriam as alterações essenciais responsáveis pela transformação maligna, e a maioria (se não todos) dos cânceres seria gerada a partir de nuances desses pontos-chave, descritas a seguir:

- Autossuficiência em fatores de proliferação celular
- Insensibilidade a fatores que regulam a proliferação celular
- Evasão à morte celular programada (p. ex., apoptose)
- Potencial replicativo ilimitado
- Neoangiogênese
- Invasão tecidual e metastatização.

Dentro desses *hallmarks* se localizariam todas as alterações genéticas ou epigenéticas já descritas em células tumorais, como a superexpressão do K-Ras, resultando em autossuficiência em sinais de crescimento, ou a perda de função do gene *tp53*, levando à evasão de apoptose, por exemplo. Cabe ressaltar que, para a maioria dos tumores, não existe uma sequência exata de ocorrência dessas alterações, porém não se pode descartar que possa existir certa predisposição em cada microambiente tecidual a determinada alteração em certo momento da carcinogênese. É de se pensar que a aquisição do potencial de invasão e metastatização seria uma das últimas alterações adquiridas pelas células cancerosas, porém existem tumores que rapidamente adquirem o fenótipo maligno, podendo gerar micrometástases mesmo em um curto espaço de tempo.[5,6]

Além desses seis pontos-chave, existe uma sétima característica adquirida pelos tumores denominada "instabilidade genômica",[4] que teria a função de facilitar a ocorrência de novas mutações nas células inicialmente alteradas, já que um tipo específico de mutação em certo nucleotídio de determinado gene que confira um ganho ou perda de função é considerado um acontecimento raríssimo. Isso se dá principalmente pela existência de diversos mecanismos de monitoramento e reparo do DNA que a célula apresenta, com a finalidade de manter seu genoma íntegro.

Um ponto importante sobre a etiologia dos cânceres discorre sobre qual seria a célula-alvo da carcinogênese, fato esse que implica diretamente ser a carcinogênese um processo de desdiferenciação ou de não diferenciação celular. No primeiro caso, a célula-alvo da carcinogênese seria alguma célula somática já diferenciada, ou seja, apresenta fenótipo específico como um hepatócito ou leucócito, que com a aquisição das mutações se desdiferenciaria, ou seja, perderia seu fenótipo adquirido após a diferenciação e passaria a se comportar como uma célula progenitora, apresentando os *hallmarks* como insensibilidade a fatores de crescimento e potencial replicativo ilimitado. Já na segunda hipótese sobre a origem da célula-alvo da carcinogênese, considera-se que essa célula possa ser uma célula-tronco adulta presente nos órgãos. Já foram descritas células-tronco adultas em diversos tipos teciduais em humanos, e o princípio dessa teoria é que essas células já apresentam *per se* algumas características que levariam a uma vantagem ao desenvolvimento tumoral, como o potencial de replicação ilimitado e a possibilidade de invasão tecidual e de geração de novos vasos (neoangiogênese), fatos verificados durante o desenvolvimento normal.[7] Atualmente, diversas evidências sugerem que as duas teorias sobre a origem da célula-alvo do processo carcinogênico possam coexistir.[7]

Do ponto de vista celular, atualmente é bem disseminado o conceito de que os tumores não são apenas massas de células que se desenvolveram como clones, ou seja, que são todas as células do tumor muito parecidas tanto genética quanto fenotipicamente, mas, sim, que um tumor apresenta células tumorais heterogêneas, com algumas populações distintas, além de células endoteliais que formam os vasos sanguíneos, os fibroblastos, que mantêm a estrutura da matriz extracelular, e outras moléculas para suporte tecidual etc., cada qual com sua função para o desenvolvimento tumoral. Dentre essas populações distintas de células presentes em um tumor, chamam atenção células-tronco cancerosas, uma população caracterizada recentemente em diversos tipos de tumores sólidos e hematológicos[8] que teriam a função de servir como uma população de "reserva" com baixo índice proliferativo, potencial de replicação ilimitado e, principalmente, a resistência a múltiplos fármacos. Devido a suas características, essas células seriam as responsáveis pelas recidivas tumorais após tratamentos quimioterápicos, por exemplo. Desse modo, essa população tumoral tem se tornado alvo de intensas pesquisas em fármacos que consigam atacar diretamente elas e não apenas as "outras" células tumorais presentes em uma neoplasia. Assim, considera-se que o descobrimento dessas células-tronco cancerosas mudou a maneira como se deve olhar tanto para a carcinogênese quanto para a quimioterapia do câncer,[8] resultando em diversas áreas para pesquisa científica.

Na próxima seção deste capítulo, serão comentados mais especificamente diversos tipos de alterações, tanto genéticas quanto epigenéticas, em neoplasias oriundas de animais, em especial cães e gatos, com foco em diagnóstico e prognóstico. Será possível, então, reparar que várias, se não todas as alterações comentadas, recaem sobre os já comentados seis *hallmarks* de Hanahan e Weinberg.[4]

PATOLOGIA MOLECULAR DAS NEOPLASIAS

Comentários sobre patologia das neoplasias

A patologia das neoplasias é uma área específica da patologia que foca primariamente a utilização da avaliação histológica dos tumores, com ênfase no diagnóstico acurado e, quando possível, determina o prognóstico. Além da histopatologia, é comum a utilização de colorações específicas para auxiliar o diagnóstico, assim como o uso cada vez mais frequente da detecção específica de determinada proteína, mutada ou não, pela reação de imuno-histoquímica (IHQ). Diversos livros e artigos científicos podem ser encontrados com certa facilidade e consultados sobre os conjuntos de resultados necessários para o diagnóstico das neoplasias em animais, já que esse não é o foco deste capítulo. Aqui serão apresentadas informações provindas do estudo mais aprofundado da gênese tumoral, partindo do ponto de vista molecular.

Primeiramente, é importante informar que, em tumores que apresentam diagnóstico semelhante morfologicamente e por IHQ, na maioria das vezes, se não todas, as alterações tanto genéticas quanto epigenéticas que recaem nos pontos-chave do câncer[4] são diferentes, o que condiz com a realidade da grande variabilidade de resposta quando se comparam tumores com mesmo tipo histológico. A partir desses comentários, fica clara a necessidade de novas ferramentas para o médico-veterinário poder prover uma resposta mais efetiva ao proprietário sobre qual a melhor terapia para determinado animal com tumor, ou mesmo a real probabilidade de esse animal vir a óbito. Daí a proximidade da patologia das neoplasias com a biologia molecular, com intuito de cada vez mais poder ter respostas acuradas com vistas ao diagnóstico, prognóstico e – por que não? – a prevenção do câncer.

Tumores hereditários em animais

Existem alguns tipos tumorais que são conhecidamente hereditários, ou seja, apresentam mutações específicas que desencadeiam o processo carcinogênico em determinados tecidos, levando à formação de tumores específicos. Em humanos, há casos bem determinados, como mutações no gene *APC* para tumores de cólon e no gene *BRCA* para os de mama. Já em animais, as causas genéticas de tumores hereditários são bem mais escassas, com poucos exemplos já esclarecidos. Estudos demonstraram que a síndrome caracterizada por cistadenocarcinoma renal multifocal hereditária associada à dermatofibrose nodular em cães é autossômica dominante, sendo associada a uma mutação específica no éxon 7 do gene *BHD* (genebank: NC_006587), que codifica a proteína foliculina (FLCN).[9,10] Até hoje, não se sabe exatamente a função dessa proteína, mas indícios a partir de estudos funcionais identificaram outra proteína, que interage com a FLCN, chamada "FNIP1", sugerindo então que a FLCN interaja com a região 59 da AMP-*activated protein kinase* (AMPK), uma proteína-chave que regula negativamente a atividade de mTOR (do inglês *mechanistic target of rapamycin*). O gene que codifica mTOR é reconhecidamente um proto-oncogene para tumores de mama, endométrio, tireoide, próstata, melanoma e glioblastoma. Porém, até o momento, em cães, existem apenas dois trabalhos publicados demonstrando a ocorrência de mTOR em osteossarcoma e melanoma, sugerindo-o como possível alvo terapêutico.[11,12] Outros exemplos bem descritos como esse são escassos em animais, mas a maior suscetibilidade de algumas raças de cães a tipos tumorais específicos – como Boxers e mastocitomas, raças de cães gigantes e osteossarcomas e neoplasias do sistema nervoso central em cães braquicefálicos – sugere a existência de mutações ou polimorfismos de nucleotídio único (SNP, do inglês *single nucleotide polymorphisms*) que predispõem determinadas raças ou espécies a apresentarem certos tipos de neoplasias.

Patologia molecular aplicada a tumores em animais

Alguns exemplos aplicados de patologia molecular das neoplasias serão discutidos a seguir para demonstrar a aplicabilidade dos conceitos comentados anteriormente em alguns tumores em cães e gatos. Não é o intuito desta seção comentar de maneira extensiva sobre os diversos tipos tumorais observados em cães e gatos, mas, sim, demonstrar a importância das principais vias moleculares relacionadas com os já comentados pontos-chave do câncer.

Tumores de mama

Os tumores da glândula mamária são os mais frequentes nas cadelas e os terceiros mais frequentes nas gatas, após os de pele e os linfomas. Sua alta incidência traz muita atenção para o estudo comparativo com humanos, notando que, ao se ajustar para a mesma distribuição populacional e por idade, a taxa dessa incidência em cadelas é cerca de três vezes maior que em mulheres.[13]

Recentemente, demonstrou-se que um painel de IHQ com cinco marcadores (receptor de estrógeno [ER], receptor de fator de crescimento epidermal humano 2 [HER2, do inglês *human epidermal growth factor receptor 2*], citoqueratina 5, p63 e p-caderina), utilizado em tumores de mama de mulheres, pôde também ser empregado em tumores de cadelas, discriminando tumores com bom e mau prognóstico,[14] o que sugere que a patogênese dos tumores de mama entre as duas espécies seja parecida. Outro estudo recente, utilizando a tecnologia de microarranjos de cDNA (*cDNA microarrays*) para revelar as alterações na expressão gênica de cerca de 10 mil genes ortólogos entre humanos e caninos, revelou perturbações em algumas vias metabólicas em comum entre os tumores de mama das duas espécies, como as vias de *PTEN*, *kRAS*, *WNT/betacatenina*, *Pi3 K/AKT* e *MAPK*. Além disso, os autores demonstraram que os diferentes perfis gênicos de transcrição observados em tumores de humanos também são observados nos de cadelas, sugerindo similaridade entre as espécies do ponto de vista das alterações dos circuitos de sinalização celular.[15] Portanto, tanto os dados de humanos como os de cães poderiam ser usados na outra espécie para avaliar novos alvos terapêuticos, além do desenvolvimento de novos biomarcadores de prognóstico e diagnóstico para serem usados em estudos clínicos. Por exemplo, em tumores de cadelas, uma significativa diminuição da expressão da E-caderina e da betacatenina é relacionada com menor sobrevida e menor tempo livre de doença.[16] Por outro lado, maior expressão de ciclo-oxigenase 2 (COX-2) é relacionada com menor tempo de sobrevida,[17] sendo essas proteínas possíveis marcadores de prognóstico para os pacientes caninos. Outro exemplo interessante é a relação inversa entre a positividade para Ki67, um marcador de proliferação celular, e o prognóstico de pacientes caninos com tumor de mama.[18,19] Além da determinação por IHQ da existência e localização de determinada proteína, outros métodos podem avaliar a ocorrência de determinada mutação específica em genes relacionados com patogênese de tumores de mama, como *BRCA*, *p53*, *RAS*, entre outros. Por exemplo, algumas mutações no gene *p53* já foram descritas em tumores de mama de cadelas e podem estar envolvidas no desenvolvimento destes, além de possivelmente contribuir para definir o prognóstico desses pacientes.[20]

Mastocitomas

Os mastocitomas são tumores frequentes em cães, sendo os Boxers, Pugs, Boston Terriers, Bull Terriers, Weimaraners e Labradores mais suscetíveis ao desenvolvimento deles. Em contrapartida, são tumores bem menos frequentes em gatos, sendo os Siameses mais suscetíveis que as outras raças. Nos cães, o desenvolvimento desses tumores acontece na maioria das vezes na derme, apresentando-se geralmente como massa única ou, às vezes, de forma multicêntrica. Já nos gatos, a forma multicêntrica é muito mais comum que nos cães. Apesar da maior frequência na pele, os mastocitomas também podem ser encontrados em outros órgãos, como fígado, por exemplo. Em ambas as espécies, não há predisposição sexual sobre o desenvolvimento desses tumores.

Como na maioria dos cânceres, a etiologia dos mastocitomas é multifatorial, de causas ainda desconhecidas. Do ponto de vista molecular, demonstrou-se que o receptor para o fator de crescimento de células-tronco (*stem cell factor*, em inglês, ou fator de crescimento de mastócitos), conhecido como *KIT* (rKIT), tem grande importância para o desenvolvimento e o prognóstico dos mastocitomas em cães, tendo sua expressão alterada em cerca de 60% desses tumores. Alguns trabalhos científicos já demonstraram que o rKIT é superexpresso em mastocitomas de grau mais indiferenciado com localização aberrante nos tumores,[21] fatos relacionados com a ocorrência de mutações no gene do rKIT (c-*kit*). Algumas dessas mutações levam o rKIT a estar constitutivamente ativado, mesmo na ausência do ligante, levando à ativação das vias responsivas ao receptor *KIT*, o que resulta em proliferação tumoral. Interessantemente, algumas mutações no gene c-*kit*, assim como a localização aberrante do receptor, foram associadas a maior expressão de Ki67 e de regiões argirofílicas organizadoras nucleolares (AgNOR, do inglês *argyrophilic nucleolar organizer regions*), marcadores indiretos de proliferação celular. Corroborando a importância do rKIT na patogênese de pelo menos parte dos mastocitomas, testes *in vitro* com inibidores da ação tirosinoquinase do rKIT em linhagens celulares desses tumores demonstraram inibição da proliferação celular associada a alterações no ciclo celular e indução de apoptose.[22]

Do ponto de vista preditivo, uma aplicação interessante de técnicas de biologia molecular seria realizar a análise de mutações no gene c-*kit* nos tumores. Essa aplicação é extremamente interessante, já que diversos inibidores da atividade tirosinoquinase de vários receptores de membrana têm sido recentemente considerados como alvos terapêuticos de grande potencial, partindo do pressuposto de que a desregulação de quinases proteicas já foi demonstrada em diferentes tipos de cânceres. Portanto, os inibidores de tirosinoquinase específicos ao rKIT apenas terão efeito se houverem ocorrido mutações que ativem o receptor. Essas substâncias não terão efeito se o receptor não estiver superexpresso ou mesmo se estiver sendo superexpresso, mas, se a determinada mutação no c-*kit* impedir a ligação do agonista inverso ou antagonista da ação tirosinoquinase do receptor, não ocorrendo a desativação das vias responsivas ao rKIT. Se fossem analisadas as possíveis mutações no gene c-*kit* desses tumores, poderia ser predito se determinado mastocitoma seria ou não responsivo à terapia com esses inibidores, economizando gastos com quimioterápicos, além de prover maior rapidez em aplicar outros tipos de tratamento, por exemplo.

Melanomas

Os melanomas são os tumores malignos dos melanócitos presentes na epiderme, derme ou anexos, e são comuns em cães, mas pouco comuns em gatos. Existe certa predisposição racial, por exemplo, raças como Scottish Terrier, Schnauzers e Setter Irlandês são mais suscetíveis, porém não há predisposição sexual. A maioria dos melanomas em cães ocorre na cavidade oral e na junção mucocutânea dos lábios, porém existem outros locais de ocorrência desse tumor, como a pele de cabeça e escroto, além do epitélio da junção dos dígitos com a unha. Os melanomas são considerados os mais agressivos tipos tumorais existentes, tanto em humanos como em animais, e pouco sucesso tem sido observado no seu tratamento. Sendo assim, compreender melhor as alterações moleculares que levam ao seu desenvolvimento e como podem funcionar como os possíveis alvos terapêuticos é de extrema importância. Desse modo, alguns trabalhos recentes têm demonstrado que existem vias específicas que estão alteradas tanto em melanomas humanos como nos em cães. Dentre as vias com futura aplicação clínica, demonstrou-se que a via *RAS/RAF/MAPK* estava alterada em melanomas, sendo que existem mutações específicas no éxon 15 do gene *RAF* nos cutâneos que não são encontradas naqueles localizados na cavidade oral.[23] Essas diferenças podem estar intimamente ligadas à etiologia dos diferentes tipos de melanoma, evidenciando que as alterações que compõem a transformação maligna entre esses são diferentes. Outra via interessante que já se mostrou alterada em alguns melanomas é a via de *mTOR* (comentada brevemente na parte de tumores hereditários). A proteína *mTOR* é uma proteinoquinase que controla vias de transdução de sinais intracelulares de diversos fatores de crescimento ao controlar a síntese proteica, de ribossomos e de mRNA com efeito regulatório sobre a progressão do ciclo celular, proliferação celular e, como consequência, crescimento tumoral. Recentemente, demonstrou-se que a via de *mTOR* está hiperativada em linhagens de células oriundas de melanoma canino, com níveis aumentados de *AKT*.[12] Quando essas células foram tratadas com rapamicina, foi observada diminuição da fosforilação de *mTOR*, o que condiz com redução de sua ativação. Consequentemente, foi observada diminuição do crescimento tumoral dessas células, o que indica que inibidores de *mTOR*, como a própria rapamicina ou seus análogos, podem ter ação antitumoral em melanomas de cães.

Linfomas

Existem diversos tipos histológicos de linfomas em cães e gatos, fazendo com que esses tumores sejam os mais frequentes em gatos e os terceiros mais frequentes em cães. A idade média em que os cães apresentam os linfomas é cerca de 8 anos, porém em gatos existem dois picos claros de apresentação desses, sendo um em animais com menos de 2 anos e o outro em animais mais velhos (6 a 12 anos). Há predisposição genética em cães, por exemplo, Boxers, Basset Hound, São-bernardo, Mastiff, Scottish Terrier e Buldogue são mais suscetíveis ao desenvolvimento de linfomas. Em gatos, raças definidas, como os Siameses, são mais predispostas a desenvolvê-los. Em cães, a etiologia dos linfomas não é bem definida, mas há possivelmente relação com a exposição à radiação eletromagnética e ao herbicida (ácido diclorofenoxiacético). Já em gatos, sua principal causa é a infecção pelo vírus da leucemia felina (FeLV) devido à geração de mutagênese insercional do vírus no genoma dos gatos, nos quais os pró-vírus podem se inserir em regiões regulatórias, ativando um proto-oncogene ou desativando um gene supressor de tumor. Os locais mais comuns de integração do FeLV em linfomas felinos são próximos aos genes *24 c-MYC*, *flvi-1*, *flvi-2*, *fit-1*, *pim-1* e *flit-1*. Dentre esses genes, sabe-se que o *c-MYC* é um proto-oncogene que tem papel central na regulação da proliferação, diferenciação e apoptose. Para regular essas funções, o *c-MYC* atua como um fator de transcrição específico que funciona ativando ou reprimindo a expressão de diversos genes importantes, como: a transcrição de *ciclina D2* e *CDK4*, conjuntamente com a repressão de *p21*, *p15* e *GADD45*, o que ativa o ciclo celular; a repressão de *CEBP*, bloqueando a diferenciação celular; e a repressão de N-caderina e integrinas, que permite maior invasão tumoral. Há ainda diversas outras vias reguladas por *MYC*, mas pouco se sabe ainda como esse fator de transcrição atua nesses casos.[25] Tendo em vista que *MYC* tem função importante em algumas vias relacionadas com o processo carcinogênico não apenas de linfomas, mas de numerosos tipos tumorais diferentes em humanos e provavelmente em animais domésticos também, a busca por alvos terapêuticos que controlem a superexpressão de *MYC* tem recaído sobre a possível utilização de oligonucleotídios antissenso ou RNA pequenos de interferência, com a função de controlar a expressão gênica de *MYC*, degradando os mRNA deste antes de serem traduzidos em proteína nos ribossomos.

PRINCIPAIS TESTES MOLECULARES

Todas as técnicas de biologia molecular que compõem um método diagnóstico têm por princípio analisar alguma macromolécula biológica, seja o DNA, sejam os diferentes tipos de RNA, sejam as proteínas e possíveis alterações nelas. Sendo assim, no Quadro 56.2 são mostradas as técnicas que poderiam já ser utilizadas rotineiramente em laboratórios diagnósticos com ênfase em patologia molecular das neoplasias. Adiante, serão discutidos brevemente os fundamentos das principais técnicas usadas em diagnóstico, seguidos de como as amostras devem ser coletadas e armazenadas para a posterior realização adequada das técnicas.

Reação de imuno-histoquímica

Primeiramente, deve-se considerar a reação de IHQ, pois essa é definitivamente a de maior aplicação nos dias de hoje, tanto em humanos como em animais. O princípio dessa reação é detectar, em uma amostra de tecido, a existência e a localização de determinada proteína nas células ou no espaço intercelular. Além disso, dependendo do anticorpo utilizado, pode-se diagnosticar a ocorrência de determinada mutação em uma proteína-chave ao processo de carcinogênese. O princípio da técnica é simples, partindo da utilização de cortes histológicos oriundos do mesmo bloco de parafina utilizada para confecção das lâminas coradas com hematoxilina e eosina (H&E) para análise histopatológica. Para isso, geralmente se utilizam cortes histológicos de 3 μm, que são secos a 37°C (e não a 68°C, como no caso da coloração por H&E), sendo desparafinados e hidratados em banhos sequenciais de álcool etílico. Posteriormente, essas lâminas sofrem desmascaramento antigênico para reverter ligações cruzadas oriundas da fixação com formol, seguido

QUADRO 56.2 Possíveis técnicas usadas em patologia molecular das neoplasias.

Macromolécula	Técnica	Utilizações	Custo/tempo
DNA	PCR	Detecção de mutações específicas	+/+
	PCR em tempo real	Detecção de mutações específicas Detecção de SNP Detecção de carga viral Comprimento de telômeros	++/+
	FISH ou CISH	Detecção de mutações Detecção de alterações cromossômicas	++/++
	Sequenciamento de DNA	Descoberta de novas mutações em genes específicos	+++/+++
RNA	FISH ou CISH	Expressão de mRNA qualitativamente	++/++
	RT-PCR	Expressão de mRNA semiquantitativamente	++/++
	PCR em tempo real	Expressão de mRNA semiquantitativa ou quantitativamente	+++/+
	Microarrays	Expressão de mRNA global diferencial Avaliação de alta quantidade de mutações ao mesmo tempo	+++/+++
Proteínas	Imuno-histoquímica	Presença de proteína Localização de proteína Quantificação relativa	+/++
	ELISA	Quantificação relativa de proteína em amostras líquidas (soro, urina) Níveis de biomarcadores em soro/plasma	+/+
	Western blot	Quantificação semiquantitativa de proteína em amostras líquidas ou tecidos Níveis de biomarcadores em soro/plasma	++/++

CISH: hibridização *in situ* cromogênica; ELISA: ensaio imunoabsorvente ligado à enzima; FISH: hibridização *in situ* fluorescente; PCR: reação em cadeia da polimerase; RT-PCR: PCR com transcriptase reversa; SNP: polimorfismos de nucleotídio único.

de bloqueio da ação da peroxidase (para evitar problema na hora da revelação com diaminobenzidina) e bloqueio com soroalbumina bovina, leite desnatado ou soro da mesma espécie em que foi feito o anticorpo. Aplica-se o anticorpo diluído geralmente mantendo em geladeira e esperando até o outro dia para finalizar a reação. No dia seguinte, o anticorpo é lavado da lâmina para retirar o que não se ligou nas proteínas específicas, e um sistema de revelação é usado; este contém um anticorpo secundário que deve reconhecer apenas o anticorpo primário. Ao anticorpo secundário se liga um complexo com uma enzima (geralmente a peroxidase) que realiza uma reação com determinado substrato, convertendo-o de maneira que se torna possível verificar se há determinada proteína nas células. Diversas alterações podem ser feitas nesse protocolo inicial com a finalidade de produzir melhores resultados de acordo com a proteína e com o tecido-alvo. As aplicações são as mais diversas, partindo do pressuposto de detectar determinada proteína normal ou alterada em algum tecido específico.

Reação em cadeia da polimerase

A reação em cadeia da polimerase (PCR) tem por princípio básico clonar determinada sequência de nucleotídios específica a partir de amostras de DNA oriundas de tecidos ou presentes em outras amostras biológicas, podendo, teoricamente, a partir de apenas uma molécula de DNA, obter mais de 1 bilhão de cópias de determinado pedaço específico de DNA em menos de 2 horas. Por essa característica, a criação da PCR26 revolucionou a biologia molecular e levou seu criador, Kary B. Mullis, a ganhar o prêmio Nobel de Química em 1993 pela sua descoberta. Desde então, o número de aplicações da PCR em biologia molecular tem aumentado de modo considerável, principalmente pelas modificações que outros cientistas adaptam à técnica.

Fundamentalmente, o método da PCR é baseado na repetição de ciclos de temperatura, consistindo em etapas de aquecimento e resfriamento para que o DNA seja desnaturado (cerca de 95°C), os *primers* (pequenos oligonucleotídios que se pareiam com a sequência desejada) se anelem ao DNA da amostra (50 a 70°C) e a enzima DNA polimerase reconheça os *primers* e faça a extensão da fita complementar de DNA (cerca de 72°C). A partir do momento que são feitas novas cópias do fragmento de DNA, estas servem como molde para o próximo ciclo, acarretando uma reação em cadeia (que dá o nome à técnica) da enzima, fazendo com que o DNA seja exponencialmente copiado. Em geral, esses ciclos são repetidos por cerca de 30 vezes, o que leva à criação das tantas cópias de DNA descritas anteriormente. São exemplos de variações da PCR: RT-PCR (PCR com transcriptase reversa), principalmente para avaliar a expressão de determinado mRNA; *real time* PCR (PCR em tempo real) para avaliar em tempo real a produção de determinado nucleotídio utilizado para expressão mais acurada de mRNA, genotipagem de SNP ou mutações conhecidas e quantificar a existência de vírus em amostras etc.; e PCR-multiplex para detecção de diferentes sequências de ácidos nucleicos na mesma amostra, utilizando a existência de diferentes pares de *primers* específicos para cada uma das sequências, muito empregada em testes diagnósticos de diferentes agentes patogênicos.

Hibridização *in situ*

As técnicas baseadas em hibridização *in situ* consistem em localizar, nas células presentes em cortes histológicos, a ocorrência de determinado ácido nucleico, geralmente DNA, mas que pode ser também RNA. Para isso, são feitas sondas específicas complementares ao fragmento em questão, podendo ter tamanho que varia de 50 a 1.000 nucleotídios; em geral, quanto maior, mais específica. Essas sondas são geralmente marcadas com uma enzima como a peroxidase para revelação cromogênica (hibridização *in situ* cromogênica [CISH, do inglês *chromogen in situ hybridization*]) ou com fluoróforos para detecção fluorescente (hibridização *in situ* fluorescente [FISH, do inglês *fluorescent in situ hybridization*]). A técnica consiste em preparar um corte histológico similar ao preparo para uma IHQ, aquecê-lo a 98°C para que as fitas complementares de DNA se desnaturem e manter a solução com a sonda por determinado tempo para que as sondas se anelem às fitas do DNA das células presentes no corte histológico. Posteriormente, as sondas são reveladas com diaminobenzidina ou, se a sonda for fluorescente, será visualizada em microscópio de epifluorescência. Essa técnica é utilizada principalmente para detecção de deleções ou amplificações gênicas, ou ainda translocações cromossômicas, como o famoso cromossomo Philadelphia, presente em cerca de 95% dos casos de leucemia mielogênica crônica. Esse cromossomo formado é oriundo da translocação entre parte do cromossomo 9 com parte do 22 e, do ponto de vista da biologia molecular, ocorre a justaposição de parte do gene *BCR* presente no cromossomo 22 com o gene *ABL1* presente no 9. Essa justaposição leva à expressão de uma proteína tirosinoquinase quimérica (BCR-ABL), com ação constitutivamente ativa, ou seja, não necessita da ativação por fatores mensageiros, causando a transcrição de proteínas-chave no ciclo celular, aumentando a proliferação celular.

Como coletar as amostras

O médico-veterinário deve ter muita atenção com coleta, manutenção e envio das amostras, seja para um simples exame histopatológico, seja para a detecção de mutações específicas por PCR. A seguir, serão comentadas informações referentes aos principais meios diagnósticos que já podem ser aplicados em patologia molecular veterinária das neoplasias, tanto para a detecção de alguma proteína específica por IHQ como para detecção de alguma mutação em genes relacionados com a progressão tumoral. Logo, o foco principal nesse momento é na coleta, manutenção e envio das amostras fixadas em formol para realização desde o exame histopatológico, a reação da IHQ até a hibridização *in situ*. Também serão descritos os meios mais simples para coleta e conservação das amostras para a realização de PCR para detecção de mutações específicas. A coleta de amostras para extração de RNA não será comentada, tendo em vista sua maior complexidade e também seu uso limitado nos dias de hoje no que tange à patologia molecular para diagnóstico de neoplasias, com vistas ao diagnóstico.

Ao coletar amostra de tumores ou órgãos para envio ao patologista, os médicos-veterinários e técnicos de histologia devem atentar para alguns fatores importantes que terão grande influência sobre o estado do material analisado, até impossibilitando a realização da IHQ ou hibridização *in situ*. Seguem alguns procedimentos que definitivamente farão diferença no resultado de uma análise IHQ ou mesmo de hibridização *in situ*:

- Logo após a excisão cirúrgica, identificar as margens de segurança com tinta nanquim
- Cortar os fragmentos do tumor em pedaços não maiores que 1 cm^3, sendo ideal para melhor conservação da amostra que pedaços menores sejam coletados para facilitar a penetração do fixador
- Usar formol de boa procedência e na proporção correta (4% da solução final)
- Usar pelo menos 10 partes de formol para uma parte de tecido
- Deixar o tecido no fixador por até 24 horas
- Mandar o material para processamento durante as 24 horas em que o tecido deve ficar no fixador
- Durante o processamento, evitar temperaturas acima de 60°C

- Cortes histológicos de preferência com 3 μm de espessura
- Evitar secar o corte acima de 37°C para utilização em IHQ
- Para realização de IHQ, utilizar cortes histológicos que tenham sido cortados recentemente.

Quando o interesse for realizar análise de DNA da amostra, seja por PCR, seja por outra técnica que necessite da extração de DNA total da amostra, o material deve ser conservado preferencialmente congelado (-20°C – temperatura de *freezer* convencional), mas também pode ser mantido refrigerado por 1 ou 2 dias, ou mesmo impregnado em papel específico para extração posterior de DNA, como no caso da coleta de sangue para verificação de sexo em psitacídeos por PCR. Seja qual for a aplicação posterior dada à amostra, ela deve ser coletada da maneira mais asséptica possível, evitando contaminação exacerbada, que acarretaria degradação tecidual mais rápida. A seguir, um protocolo simples para coleta das amostras:

- Logo após a excisão cirúrgica, retirar fragmento não maior que 200 mg do tumor (5 × 5 × 5 mm aproximadamente)
- Identificar um microtubo (1,5 ou 2 mℓ) com o número do animal, data e nome do veterinário (preferencialmente a lápis ou canetas resistentes ao álcool)
- Alternativamente ao uso do microtubo, um pequeno pedaço quadrado de papel-alumínio (5 × 5 cm) pode ser utilizado, desde que seja identificado com uma etiqueta dos dois lados do papel (isso porque a etiqueta do lado externo pode cair)
- Colocar o fragmento do tecido e congelar no *freezer*
- Solicitar o recolhimento da amostra ou mandar o mais rápido possível para análise laboratorial, de preferência imerso em gelo seco, mas gelo comum também pode ser usado.

CONSIDERAÇÕES FINAIS

Não há como negar que o futuro da patologia das neoplasias, como da maioria das ciências biomédicas, será baseado na biologia molecular. Isso se deve à progressão natural da ciência, em que o foco sempre será descobrir cada vez mais a fundo o porquê das coisas. Cabe não só aos cientistas, mas também aos praticantes da medicina veterinária, determinar os caminhos pelos quais devem ser despendidos os esforços não apenas de dinheiro, mas também de pensamentos relacionados com a grande área que é a patologia molecular das neoplasias. É imperativo haver maior diálogo entre os praticantes das ciências ditas "básicas" e os das "aplicadas", para que sejam descobertos atalhos mais rápidos à descoberta de ferramentas e conceitos importantes, tanto para melhor diagnóstico quanto para melhor tratamento, predição de resposta ou até mesmo prevenção do câncer.

No entanto, não há como negar que a realidade brasileira atual é por vezes desanimadora, tendo em vista que, mesmo nos dias de hoje, ainda é difícil convencer um proprietário da necessidade de pagar por um exame histopatológico, por exemplo. Cabe ressaltar também que, mesmo que um dia o mundo seja um lugar onde a biologia molecular predomine na realização de diagnósticos, o médico-veterinário patologista e a sua principal habilidade, os exames histopatológico e morfológico, serão sempre o ponto inicial do diagnóstico preciso das neoplasias.

Mesmo que timidamente, a realização de IHQ como ferramenta auxiliar no diagnóstico de neoplasias tem aumentado com intuito principal de determinar qual é a origem e o tipo tumoral. Como pôde ser notado anteriormente, ainda são poucos os trabalhos em patologia molecular das neoplasias veterinárias que apresentam resultados interessantes quanto ao prognóstico, sendo muito mais escassos quando se pensa em predição de resposta a um quimioterápico; portanto, é compreensível que a utilização da patologia molecular ainda seja restrita na medicina veterinária. Essa visão apenas será mudada quando trabalhos científicos publicados em revistas respeitadas demonstrarem que determinada existência ou ausência de uma proteína ou mutação em um gene está correlacionada a determinado prognóstico e à predição de resposta a um quimioterápico ou uma associação deles. De qualquer maneira, é importante que o estudante de medicina veterinária e os médicos-veterinários estejam cientes dos conceitos básicos em patologia molecular das neoplasias, já que a biologia molecular, como ciência e técnica, veio para ficar.

REFERÊNCIAS BIBLIOGRÁFICAS

1. Astbury WT. Molecular biology or ultrastructural biology? Nature. 1961;17(190):1124.
2. Crick F. Central dogma of molecular biology. Nature. 1970;227(5258):561-3.
3. Watson JD, Crick FH. Molecular structure of nucleic acids; a structure for deoxyribose nucleic acid. Nature. 1953;171(4356):737-8.
4. Hanahan D, Weinberg RA. The hallmarks of cancer. Cell. 2000;100(1):57-70.
5. Pantel K, Alix-Panabieres C, Riethdorf S. Cancer micrometastases. Nat Rev Clin Oncol. 2009;6(6):339-51.
6. Nguyen DX, Bos PD, Massague J. Metastasis: from dissemination to organ-specific colonization. Nat Rev Cancer. 2009;9(4):274-84.
7. Trosko JE. *gap* junctional intercellular communication as a biological "Rosetta stone" in understanding, in a systems biological manner, stem cell behavior, mechanisms of epigenetic toxicology, chemoprevention and chemotherapy. J Membr Biol. 2007;218(1-3):93-100.
8. Dean M, Fojo T, Bates S. Tumour stem cells and drug resistance. Nat Rev Cancer. 2005;5(4):275-84.
9. Bonsdorff TB, Jansen JH, Lingaas F. Second hits in the FLCN gene in a hereditary renal cancer syndrome in dogs. Mamm Genome. 2008;19(2):121-6.
10. Lingaas F, Comstock KE, Kirkness EF, Sorensen A, Aarskaug T, Hitte C *et al.* A mutation in the canine BHD gene is associated with hereditary multifocal renal cystadenocarcinoma and nodular dermatofibrosis in the German Shepherd dog. Hum Mol Genet. 2003;12(23):3043-53.
11. Gordon IK, Ye F, Kent MS. Evaluation of the mammalian target of rapamycin pathway and the effect of rapamycin on target expression and cellular proliferation in osteosarcoma cells from dogs. Am J Vet Res. 2008;69(8):1079-84.
12. Kent MS, Collins CJ, Ye F. Activation of the AKT and mammalian target of rapamycin pathways and the inhibitory effects of rapamycin on those pathways in canine malignant melanoma cell lines. Am J Vet Res. 2009;70(2):263-9.
13. Misdorp W. Tumors of the mammary gland. In: Meuten DJ (editor). Tumors in domestic animals. Iowa: Iowa State Press; 2002.
14. Gama A, Alves A, Schmitt F. Identification of molecular phenotypes in canine mammary carcinomas with clinical implications: application of the human classification. Virch Arch. 2008;53(2):123-32.
15. Uva P, Aurisicchio L, Watters J, Loboda A, Kulkarni A, Castle J *et al.* Comparative expression pathway analysis of human and canine mammary tumors. BMC Genom. 2009;10:135.
16. Gama A, Paredes J, Gartner F, Alves A, Schmitt F. Expression of E-cadherin, P-cadherin and betacatenin in canine malignant mammary tumours in relation to clinicopathological parameters, proliferation and survival. Vet J. 2008;177(1):45-53.
17. Lavalle G, Bertagnolli A, Tavares W, Silva M, Cassali G. COX-2 expression in canine mammary carcinomas: correlation with angiogenesis (or microvessel density) and overall survival. Vet Pathol. 2009;46(6):1275-80.
18. Zaidan Dagli ML. The search for suitable prognostic markers for canine mammary tumors: a promising outlook. Vet J. 2008;177(1):3-5.
19. Zuccari DA, Santana AE, Cury PM, Cordeiro JA. Immunocytochemical study of Ki-67 as a prognostic marker in canine mammary neoplasia. Vet Clin Pathol. 2004;33(1):23-8.
20. Lee CH, Kweon OK. Mutations of p53 tumor suppressor gene in spontaneous canine mammary tumors. J Vet Sci. 2002;3(4):321-5.
21. Welle MM, Bley CR, Howard J, Rufenacht S. Canine mast cell tumours: a review of the pathogenesis, clinical features, pathology and treatment. Vet Dermatol. 2008;19(6):321-39.
22. London C. Quinase inhibitors in cancer therapy. Vet Comp Oncol. 2004;2(4):177-93.
23. Shelly S, Chien MB, Yip B, Kent MS, Theon AP, McCallan JL *et al.* Exon 15 BRAF mutations are uncommon in canine oral malignant melanomas. Mamm Genome. 2005;16(3):211-7.
24. Fujino Y, Ohno K, Tsujimoto H. Molecular pathogenesis of feline leukemia virus-induced malignancies: insertional mutagenesis. Vet Immunol Immunopathol. 2008;123(1-2):138-43.
25. Meyer N, Penn LZ. Reflecting on 25 years with MYC. Nat Rev Cancer. 2008;8(12):976-90.
26. Mullis K, Faloona F, Scharf S, Saiki R, Horn G, Erlich H. Specific enzymatic amplification of DNA *in vitro*: the polymerase chain reaction. Cold Spring Harb Symp Quant Biol. 1986;51(1):263-73.

57 Epidemiologia dos Tumores

Kátia Cristina Kimura • Tarso Felipe Teixeira

INTRODUÇÃO

A relação entre o cão e o homem tornou-se tão próxima que não se pode mais ignorar o papel de companhia existente nesse vínculo.[1] Nos últimos 20 anos, o desenvolvimento da medicina veterinária tem permitido melhoria significativa da qualidade de vida dos animais de estimação. Houve melhoria no manejo nutricional[2,3] (p. ex., alimentos fabricados de acordo com a necessidade de cada animal), da vacinação,[4] da vermifugação,[5] tratamento periodontal,[6] precisão de diagnósticos,[7] além de outros tratamentos que envolvem a quimioterapia[8] e radioterapia,[9] dentre outros. Com o aumento da sobrevida dos animais, há maior incidência de neoplasias,[10] principalmente quando eles se tornam idosos,[11] pois na maioria das vezes, eles têm maior exposição a variados fatores causais.

Em medicina veterinária, a epidemiologia dos tumores começou a ganhar importância entre as décadas de 1960 e 1970, com os primeiros registros de dados de câncer em cães e gatos.[12-21] A partir desses estudos foi possível obter um traçado real da mortalidade e morbidade dos animais acometidos pela doença.

O estudo da epidemiologia das neoplasias em animais pode aprimorar e contribuir para o conhecimento dessas doenças, possibilitando inclusive a implementação de medidas de controle. Não somente esse fato, mas os animais de companhia representam sentinelas para fatores ambientais, aos quais o homem e os demais animais estariam expostos, possibilitando o estudo indireto desses fatores em relação ao ser humano.[22-24]

ETIOLOGIA DO CÂNCER

O câncer é uma doença multifatorial e pode ser associada a fatores de risco, tais como hereditariedade,[25-27] alterações genéticas[27-31] e fatores ambientais, dentre os quais se incluem agentes virais,[32] agentes químicos,[33] radiação,[34] poluentes[35-39] e fatores nutricionais.[40-42]

Hereditariedade

Algumas raças de cães têm o risco relativo maior de desenvolver câncer,[27,43] e o motivo pelo qual isto ocorre ainda não está bem definido. Dentre as raças mais conhecidas, o Boxer parece ser mais predisposto ao desenvolvimento do mastocitoma, provavelmente devido a três sítios autossômicos frágeis folato-sensíveis.[44] É importante lembrar que existe correlação significativa entre raça e cariótipos tumorais, e essa relação se dá de maneira independente, seja do sexo, da idade ou da classificação histológica, pois é determinada por fatores genéticos individuais, tais como a instabilidade genômica.[45] Ainda com relação às raças caninas, Golden Retrievers e Rottweilers apresentam maior associação a osteossarcoma apendicular espontâneo.[45] Golden Retrievers também são mais afetados por hemangiossarcoma, devido à maior expressão de receptor de fator de crescimento endotelial vascular tipo 1.[26] Em um estudo, as raças Pastor-Belga Tervueren, Boiadeiro das Flandres, Pastor-Belga Groenendael, Collie, Poodle e Elkhound Norueguês tiveram um risco significativamente maior de desenvolver carcinoma gástrico.[43] De acordo com outro estudo, cerca de 36% dos cães Springer Spaniels da Suécia foram afetados por câncer de mama.[46] A raça Labrador foi associada ao colangiocarcinoma[47] e o Poodle apresenta alta chance de desenvolver carcinoma epidermoide em dígito, devido à interação entre o ligante KIT e o *locus* MC1R.[48]

Fatores genéticos

O conhecimento das alterações genéticas contribuiu de maneira significativa à maneira de se prevenir, tratar e definir o prognóstico do câncer. Quando há lesão no genoma de uma célula normal, o complexo de defesa é acionado e o ciclo celular é interrompido, para que a célula tente reparar o erro, por meio da ativação de postos de controle do ciclo celular, do reparo do DNA, da transcrição de genes e da indução de apoptose, caso esse reparo falhe.[49] Quando existe falha, a célula pode também caminhar para a transformação maligna.[50] Os mecanismos da transformação maligna de uma célula normal envolvem uma série de eventos genéticos e moleculares (proto-oncogenes,[48] genes supressores[51] e controladores da apoptose,[52] alterações epigenéticas),[53-56] que fazem com que a célula perca a resposta aos mecanismos regulatórios, tornando sua proliferação independente.[31] Pode, então, haver acúmulo de 5 a 6 mutações (qualquer evento molecular somaticamente hereditário) no genoma, que propicie o desenvolvimento de câncer, com suas características (metástase, angiogênese e imortalidade, elevadas taxas de mutação e instabilidade do genoma).[31,54,57] Fatores extragenéticos somáticos hereditários, como modificações pós-traducionais de proteínas, têm grande influência nas características do câncer, na relação entre a seleção para resistência ao tratamento e na instabilidade genômica.[54] A instabilidade genômica resulta em recrutamento da via de tolerância aos danos do DNA, com intuito de aumentar a sobrevivência celular, e envolve a síntese de DNA translesão polimerase no sítio de bloqueio de replicação de forquilha ou de cadeia simples de DNA deixados após o término da replicação.[58]

O estudo da patogênese da mastocitomas, por exemplo, recebeu um novo impulso com a descoberta de mutações, deleções e duplicações nos éxons 11 e 12 do oncogene *C-kit*.[59]

A translocação cromossômica pode se relacionar em 90% dos casos com os fatores ambientais, os quais podem contribuir para a ativação de oncogenes (*N-ras*) ou para a inativação de genes de supressão tumoral (*p53*) e originar o linfoma em cães.[60]

Dentre os tumores malignos comuns de cães, o mastocitoma apresenta aumento significativo de *c-KIT* mRNA.[61] E a mutação do *c-kit* supostamente contribui para o crescimento anormal e para a resistência à terapia.[62]

Já no adenocarcinoma mamário canino, a análise funcional dos genes associados à metástase identificou aumento de 93 genes associados do ciclo celular, sendo 13 genes de *checkpoint* do ciclo celular, 27 genes de reparação do dano do DNA e 49 genes associados ao metabolismo de proteínas, além de genes antiapoptóticos e pró-apoptóticos.[63] Esse câncer também pode estar associado ao aumento da expressão do fator de crescimento *insulin-like I*, o qual tem correlação positiva à expressão de *p53* e *BAX*.[64] A expressão de receptor de fator estimulador da colônia de macrófagos e de CD14 pode ser associada à habilidade de metástase do adenocarcinoma mamário.[65] Propriedades metastáticas das células cancerígenas mamárias parecem estar associadas à elevada expressão de glicoproteína P, semaforina 3B e molécula de interação estromal-1.[66] Dentre os felinos com adenocarcinoma mamário, o receptor do fator de crescimento epidérmico humano pode ter a expressão aumentada em até 33%.[67]

Agentes infecciosos

Os agentes virais podem exercer um papel ativo na oncogênese. O retrovírus da leucemia felina pode causar linfoma nos felinos,[68] envolvendo principalmente os genes *c-myc*, *bmi-1*, *pim-1* e *fit-1*.[69] O vírus da imunodeficiência dos felinos (FIV) tem sido relatado em associação ao desenvolvimento do linfoma B.[70] Papilomavírus no felino altera a regulação celular por degradar a atividade do gene do retinoblastoma, podendo causar o carcinoma epidermoide ou o carcinoma *in situ*.[71]

Substâncias químicas

A utilização de pesticidas, aplicados profissionalmente, foi associada a um risco de 70% de desenvolvimento de linfoma canino multicêntrico.[33] O risco de desenvolvimento de carcinoma de células de transição canino pode aumentar com o uso de inseticida tópico.[72] Piretroide pode estar associado a tumor mamário canino.[73]

O tabagismo passivo pode aumentar o risco de desenvolvimento de câncer pulmonar canino[74] e de câncer nasal canino.[36] Em felinos, pode aumentar o risco de linfoma maligno[75] e aumentar a expressão da proteína p53 no carcinoma epidermoide oral.[76] A poluição dentro da própria casa com ações tais como a queima de carvão ou querosene foi fortemente associada ao risco de desenvolver neoplasias sinonasais devido à combustão carcinogênica dessas substâncias.[77]

Cães que se estabelecem próximo a incineradores de lixo têm um maior risco de desenvolver linfoma.[78] Para esses animais, viver próximo a incinerador de lixo, resíduos radioativos e locais públicos é indicador de risco para o linfoma não Hodgkin.[34]

Fatores nutricionais

Ao que concerne à medicina veterinária, o uso de dieta rica em gordura e obesidade não estabelecem relação com o aumento do risco de desenvolvimento de câncer de mama em cadelas. O risco de câncer de mama foi significativamente reduzido em cadelas esterilizadas com 2,5 anos ou menos.[40,41] Já um estudo demonstrou associação entre dieta rica em carne vermelha e obesidade entre cães com 1 ano e o risco de desenvolver câncer mamário, período em que os efeitos hormonais são mais prejudiciais ao tecido mamário.[42]

A obesidade somada ao uso de pesticidas foram considerados fatores de risco para o desenvolvimento de carcinomas de células transicionais em cães da raça Scottish Terrier.[72]

CASUÍSTICA DAS NEOPLASIAS NO BRASIL

No Brasil, os estudos epidemiológicos nos cães e gatos são escassos e não representam a população do país, pois não existe um sistema único de coleta da casuística das neoplasias. Os dados epidemiológicos apresentados representam a situação de cada instituição.

O aumento da prevalência das neoplasias é decorrente de vários fatores, inclusive a idade: geralmente os idosos são os mais acometidos por essa doença, cerca de 45%,[79,80] apresentam idade média entre[81] 6 e 10 anos, nos cães e gatos.[82]

Ao que concerne à distribuição racial de cães diagnosticados com algum tipo de neoplasia, foram obtidos os seguintes resultados, de fontes diferentes: cães sem raça definida (SRD) (29%), seguidos de Pastor-Alemão (11,96%) e Boxer (11,67%) e Poodle (10,63%);[81] SRD (13%), Pastor-Alemão (10%), Poodle (8%) e Boxer (7%);[82] SRD (31,23%), seguidos de Pastor-Alemão (12,61%), Rottweiler (11,41%) e Boxer (10,81%).[80] Entre as neoplasias melanocíticas, as raças mais acometidas foram SRD (38,46%), seguidos de Rotweiller (12,59%), Poodle (8,39%), Cocker Spaniel (7,69%) e Boxer (6,99%).[83] Os artigos que mostraram as raças felinas mais acometidas por neoplasia também tiveram resultados semelhantes: SRD (40%), Siâmes (29%) e Persa (5%);[82] SRD (54,1%), seguida de Siamês (25,6%) e Persa (7,73%).[84] Dentre as neoplasias melanocíticas, os cães foram predominantes (96,4%) em relação aos felinos (3,6%), sendo o melanoma o de maior acometimento em 76,9 e 85,7%, respectivamente.[83]

Em um levantamento neoplásico com os felinos, as fêmeas (56%) predominaram sobre os machos (33%).[82] Na maioria dos casos, não houve diferença de gênero nos cães,[79,81-83] com exceção da prevalência dos tumores mamários tanto nos cães como nos gatos, nos quais havia predominância de fêmeas acometidas por essa doença, o que influenciou a casuística dos gêneros.[84,85] Diante dos casos neoplásicos em felinos, o carcinoma epidermoide predominou em 17%; o adenocarcinoma mamário, em 12%; o fibrossarcoma, em 12%; e o linfoma, em 11%.[82] Já nos cães, o adenocarcinoma mamário predominou em 13%; o mastocitoma, em 7%; e o carcinoma epidermoide, em 5%.[82] Em um outro estudo, as neoplasias de maior acometimento em cães foram as neoplasias mamárias (45,64%), seguidas do mastocitoma (11,7%) e tumores venéreos transmissíveis (3,3%);[80] e em outra casuística, foram mastocitoma (20,9%), seguido de carcinoma epidermoide (7%), adenoma perianal (5,8%) e lipoma (5,5%).[79] As neoplasias epiteliais predominavam 43,7 e 45%,[82,82] em relação às neoplasias mesenquimais ou de células redondas. Alguns trabalhos discordam quanto à incidência de tumores malignos em relação aos benignos, por exemplo, alguns estudos apontam que em 68,4% das neoplasias são diagnosticadas como malignas e 45,6%, como benignas;[80] já outros estudos referem o contrário, sendo 52,8% do tumores com comportamento benigno e 47,2%, malignos.[79]

CONSIDERAÇÕES FINAIS

No aspecto epidemiológico das neoplasias em animais no Brasil, há grande dificuldade para se configurar um perfil estatístico, por não existir um serviço nacional de coleta e armazenamento de dados dessas doenças.

A oncologia se tornou uma especialidade relevante em medicina veterinária. Com o aumento da expectativa de vida dos animais, aumenta o número de casos de neoplasia. A epidemiologia das neoplasias tornou-se uma ferramenta de investigação dos diversos fatores de risco para o aumento da incidência dessa doença, contribuindo para a melhoria da prevenção e a criação de estratégias terapêuticas. A estatística dos dados individuais dos animais reflete muitas vezes o modo de vida do proprietário, podendo a epidemiologia das neoplasias animais ser considerada para a análise dos riscos humanos. A literatura brasileira em relação a esse assunto ainda é escassa. As raças encontradas e as neoplasias nesse estudo são semelhantes e variam em sua ordem de frequência e de acordo com a região estudada.

REFERÊNCIAS BIBLIOGRÁFICAS

1. Breen M, Modiano JF. Evolutionarily conserved cytogenetic changes in hematological malignancies of dogs and humans – man and his best friend share more than companionship. Chromosome Res. 2008;16:145-54. doi:10.1007/s10577-007-1212-4.
2. Dove RS. Nutritional therapy in the treatment of heart disease in dogs. Altern Med Rev J Clin Ther. 2001;(6 Suppl):S38-45.
3. Kerr KR, Beloshapka AN, Swanson KS. 2011 and 2012 Early Careers Achievement Awards: use of genomic biology to study companion animal intestinal microbiota. J Anim Sci. 2013;91:2504-11. doi:10.2527/jas.2012-6225.
4. Chalmers WS, Truyen U, Greenwood NM, Baxendale W. Efficacy of feline panleucopenia vaccine to prevent infection with an isolate of CPV2b obtained from a cat. Vet Microbiol. 1999;69:41-5.
5. Nodtvedt A *et al.* A case-control study of risk factors for canine atopic dermatitis among boxer, bullterrier and West Highland white terrier dogs in Sweden. Vet Dermatol. 2007;18:309-15. doi:10.1111/j.1365-3164.2007.00617.x.
6. Roudebush P, Logan E, Hale FA. Evidence-based veterinary dentistry: a systematic review of homecare for prevention of periodontal disease in dogs and cats. J Vet Dent. 2005;22:6-15.
7. Rossi G *et al.* Evaluation of factors that affect analytic variability of urine protein-to-creatinine ratio determination in dogs. Am J Vet Res. 2012;73:779-88. doi:10.2460/ajvr.73.6.779.
8. Bowles DB, Robson MC, Galloway PE, Walker L. Owner's perception of carboplatin in conjunction with other palliative treatments for cancer therapy. J Small Anim Pract. 2010;51:104-12. doi:10.1111/j.1748-5827.2009.00891.x.
9. Mason SL, Maddox TW, Lillis SM, Blackwood L. Late presentation of canine nasal tumours in a UK referral hospital and treatment outcomes. J Small Anim Pract. 2013. doi:10.1111/jsap. 12083.
10. Blackwood L. Cats with cancer: where to start. J Feline Med Surg. 2013;15:366-77. doi:10.1177/1098612X13483235.
11. Vascellari M, Baioni E, Ru G, Carminato A, Mutinelli F. Animal tumour registry of two provinces in northern Italy: incidence of spontaneous tumours in dogs and cats. BMC Vet Res. 2009;5:39. doi:10.1186/1746-6148-5-39.
12. Wagstaff DJ, Goyings LS, Langham RF. Canine cancer distribution as related to data source. Am J Vet Res. 1967;28:1479-82.
13. Schneider R, Dorn CR, Klauber MR. Cancer in households. A human-canine retrospective study. J Natl Cancer Inst. 1968;41:1285-92.
14. Schneider R, Dorn CR, Taylor DO. Factors influencing canine mammary cancer development and postsurgical survival. J Natl Cancer Inst. 1969;43:1249-61.
15. Schneider R. Comparison of age, sex, and incidence rates in human and canine breast cancer. Cancer. 1970;26:419-26.
16. Gardner MB. Current information on feline and canine cancers and relationship or lack of relationship to human cancer. J Natl Cancer Inst. 1971;46:281-90.
17. Hayes Junior HM. Canine bladder cancer: epidemiologic features. Am J Epidemiol. 1976;104:673-7.
18. Hayes Junior HM, Pendergrass TW. Canine testicular tumors: epidemiologic features of 410 dogs. International Journal of Cancer. 1976;18:482-7.
19. Owen LN, Briggs MH. Contraceptive steroid toxicology in the Beagle dog and its relevance to human carcinogenicity. Curr Med Res Opin. 1976;4:309-29. doi:10.1185/03007997609109324.
20. Hayes Junior HM, Fraumeni Junior JF. Epidemiological features of canine renal neoplasms. Cancer Res. 1977;37:2553-6.
21. MacVean DW, Monlux AW, Anderson Junior PS, Silberg SL, Roszel JF. Frequency of canine and feline tumors in a defined population. Vet Pathol. 1978;15:700-15.
22. Pawlak A, Obminska-Mrukowicz B, Rapak A. The dog as a model for comparative studies of lymphoma and leukemia in humans. Postepy Higieny i Medycyny Doswiadczalnej. 2013;67:471-80. doi:10.5604/17322693.1050411.
23. Owen LN. A comparative study of canine and human breast cancer. Invest Cell Pathol. 1979;2:257-75.
24. Fournel-Fleury C. *et al.* Cytohistological and immunological classification of canine malignant lymphomas: comparison with human non-Hodgkin's lymphomas. J Comp Pathol. 1997;117:35-59.
25. Szabo CI *et al.* Human, canine and murine BRCA1 genes: sequence comparison among species. Human Mol Genet. 1996;5:1289-98.
26. Tamburini BA *et al.* Gene expression profiles of sporadic canine hemangiosarcoma are uniquely associated with breed. PLoS One 4, e5549, doi:10.1371/journal.pone.0005549 (2009).
27. Dobson JM. Breed-predispositions to cancer in pedigree dogs. ISRN Vet Sci. 2013. 941275, doi:10.1155/2013/941275.
28. Borge KS *et al.* The ESR1 gene is associated with risk for canine mammary tumours. BMC Vet Res. 2013;9:69. doi:10.1186/1746-6148-9-69.
29. Ittmann M *et al.* Animal models of human prostate cancer: the consensus report of the New York meeting of the Mouse Models of Human Cancers Consortium Prostate Pathology Committee. Cancer Res. 2013;73:2718-36. doi:10.1158/0008-5472.CAN-12-4213.
30. Slaska B *et al.* Mitochondrial D-loop mutations and polymorphisms are connected with canine malignant cancers. Mitochondrial DNA. 2013. doi: 10.3109/19401736.2013.792054.
31. Lutful Kabir FM *et al.* Novel frameshift mutation in the p16/INK4A tumor suppressor gene in canine breast cancer alters expression from the p16/INK4A/p14ARF *locus*. J Cell Biochem. 2013;114:56-66. doi:10.1002/jcb.24300.
32. Munday JS, Dunowska M, Hills SF, Laurie RE. Genomic characterization of *Felis catus* papillomavirus-3: A novel papillomavirus detected in a feline Bowenoid *in situ* carcinoma. Vet Microbiol. 2013;165:319-25. doi:10.1016/j.vetmic.2013.04.006.
33. Takashima-Uebelhoer BB *et al.* Household chemical exposures and the risk of canine malignant lymphoma, a model for human non-Hodgkin's lymphoma. Environ Res. 2012;112:171-6. doi:10.1016/j.envres.2011.12.003.
34. Pastor M *et al.* Genetic and environmental risk indicators in canine non-Hodgkin's lymphomas: breed associations and geographic distribution of 608 cases diagnosed throughout France over 1 year. J Vet Intern Med Am Coll Vet Intern Med. 2009;23:301-10. doi:10.1111/j.1939-1676.2008.0255.x.
35. Bukowski JA, Wartenberg D, Goldschmidt M. Environmental causes for sinonasal cancers in pet dogs, and their usefulness as sentinels of indoor cancer risk. J Toxicol Environ Health A. 1998:54:579-91.
36. Reif JS, Bruns C, Lower KS. Cancer of the nasal cavity and paranasal sinuses and exposure to environmental tobacco smoke in pet dogs. Am J Epidemiol. 1998;147:488-92.
37. Bertone-Johnson ER, Procter-Gray E, Gollenberg AL, Ryan MB, Barber LG. Environmental tobacco smoke and canine urinary cotinine level. Environ Res. 2008;106:361-4. doi:10.1016/j.envres.2007.09.007.
38. Ehmann R *et al.* Canine scent detection in the diagnosis of lung cancer: revisiting a puzzling phenomenon. Europ Resp J. 2012;39:669-76. doi:10.1183/09031936.00051711.
39. Sabattini S *et al.* EGFR overexpression in canine primary lung cancer: pathogenetic implications and impact on survival. Vet Comp Oncol. 2012. doi:10.1111/vco.12002.
40. Shofer FS, Sonnenschein EG, Goldschmidt MH, Laster LL, Glickman LT. Histopathologic and dietary prognostic factors for canine mammary carcinoma. Breast Cancer Res Treat. 1989;13:49-60.
41. Sonnenschein EG, Glickman LT, Goldschmidt MH, McKee LJ. Body conformation, diet, and risk of breast cancer in pet dogs: a case-control study. Am J Epidemiol. 1991;133:694-703.
42. Perez Alenza D, Rutteman GR, Pena L, Beynen AC, Cuesta P. Relation between habitual diet and canine mammary tumors in a case-control study. J Vet Intern Med Am Coll Vet Intern Med. 1998;12:132-9.
43. Seim-Wikse T *et al.* Breed predisposition to canine gastric carcinoma--a study based on the Norwegian canine cancer register. Acta Vet Scand. 2013;55:25. doi:10.1186/1751-0147-55-25.
44. Stone DM, Jacky PB, Prieur DJ. Chromosomal fragile site expression in dogs: II. Expression in boxer dogs with mast cell tumors. Am J Med Genet. 1991;40:223-9. doi:10.1002/ajmg.1320400220.
45. Thomas R *et al.* Influence of genetic background on tumor karyotypes: evidence for breed-associated cytogenetic aberrations in canine appendicular osteosarcoma. Chromosome Res. 2009;17:365-77. doi:10.1007/s10577-009-9028-z.
46. Rivera P *et al.* Mammary tumor development in dogs is associated with BRCA1 and BRCA2. Cancer Res. 2009;69:8770-4. doi:10.1158/0008-5472.CAN-09-1725.
47. Hayes Junior HM, Morin MM, Rubenstein DA. Canine biliary carcinoma: epidemiological comparisons with man. J Comp Pathol. 1983;93:99-107.
48. Karyadi DM *et al.* A copy number variant at the KITLG *locus* likely confers risk for canine squamous cell carcinoma of the digit. PLoS genetics 9. e1003409. 2013. doi:10.1371/journal.pgen.1003409.
49. Pinder JB, Attwood KM, Dellaire G. Reading, writing, and repair: the role of ubiquitin and the ubiquitin-like proteins in DNA damage signaling and repair. Front Genet. 2013;4:45. doi:10.3389/fgene.2013.00045.
50. Pena-Diaz J *et al.* Transcription profiling during the cell cycle shows that a subset of Polycomb-targeted genes is upregulated during DNA replication. Nucleic Acids Research. 2013;41:2846-56. doi:10.1093/nar/gks1336.
51. York D *et al.* TP53 mutations in canine brain tumors. Vet Pathol. 2012;49:796-801. doi:10.1177/0300985811424734.
52. Dore M. Cyclooxygenase-2 expression in animal cancers. Vet Pathol. 2011;48:254-65. doi:10.1177/0300985810379434.
53. Cohen LA, Powers B, Amin S, Desai D. Treatment of canine haemangiosarcoma with suberoylanilide hydroxamic acid, a histone deacetylase inhibitor. Vet Comp Oncol. 2004;2:243-8. doi:10.1111/j.1476-5810.2004.00057.x.
54. Blagosklonny MV. Molecular theory of cancer. Cancer Biol Ther. 2005;4:621-7.
55. Siddle HV, Kaufman J. A tale of two tumours: comparison of the immune escape strategies of contagious cancers. Molec Immunol. 2013;55:190-3. doi:10.1016/j.molimm.2012.10.017.

56. Bryan JN *et al.* Hypermethylation of the DLC1 CpG island does not alter gene expression in canine lymphoma. BMC Genetics. 2009;10:73. doi:10.1186/1471-2156-10-73.
57. Larsen CJ. Models of oncogenesis: an endless world? Bulletin du Cancer. 2013;100:555-60. doi:10.1684/bdc.2013.1759.
58. Sharma S, Helchowski CM, Canman CE. The roles of DNA polymerase zeta and the Y family DNA polymerases in promoting or preventing genome instability. Mutat Res. 2013;743-4:97-110. doi:10.1016/j.mrfmmm.2012.11.002.
59. Misdorp W. Mast cells and canine mast cell tumours. A review. Vet. Quart. 2004;26:156-69. doi:10.1080/01652176.2004.9695178.
60. Thomas R, Smith KC, Ostrander EA, Galibert F, Breen M. Chromosome aberrations in canine multicentric lymphomas detected with comparative genomic hybridisation and a panel of single *locus* probes. Brit J Cancer. 2003;89:1530-7. doi:10.1038/sj.bjc.6601275.
61. Giantin M *et al.* c-KIT messenger RNA and protein expression and mutations in canine cutaneous mast cell tumors: correlations with post-surgical prognosis. J Vet Diagn Invest. 2012;24:116-26. doi:10.1177/1040638711425945.
62. Hadzijusufovic E *et al.* NI-1: a novel canine mastocytoma model for studying drug resistance and IgER-dependent mast cell activation. Allergy. 2012;67:858-68. doi:10.1111/j.1398-9995.2012.02833.x.
63. Klopfleisch R, Lenze D, Hummel M, Gruber AD. Metastatic canine mammary carcinomas can be identified by a gene expression profile that partly overlaps with human breast cancer profiles. BMC Cancer. 2010;10:618. doi:10.1186/1471-2407-10-618.
64. Dolka I, Motyl T, Malicka R, Sapierzynski E, Fabisiak M. Relationship between receptors for insulin-like growth factor- I, steroid hormones and apoptosis-associated proteins in canine mammary tumors. Polish J Vet Sci. 2011;14:245-51.
65. Krol M *et al.* Density of tumor-associated macrophages (TAMs) and expression of their growth factor receptor MCSF-R and CD14 in canine mammary adenocarcinomas of various grade of malignancy and metastasis. Polish J Vet Sci. 2011;14:3-10.
66. Krol M *et al.* Transcriptomic "portraits" of canine mammary cancer cell lines with various phenotypes. J Appl Genet. 2010;51:169-83. doi:10.1007/BF03195725.
67. Soares M *et al.* Feline HER2 protein expression levels and gene status in feline mammary carcinoma: optimization of immunohistochemistry (IHC) and *in situ* hybridization (ISH) techniques. Microscopy and microanalysis. 2013;1-7. doi:10.1017/S1431927613001529.
68. Willett BJ, Hosie MJ. Feline leukaemia virus: half a century since its discovery. Vet J. 2013;195:16-23. doi:10.1016/j.tvjl.2012.07.004.
69. Bolin LL, Levy LS. Viral determinants of FeLV infection and pathogenesis: lessons learned from analysis of a natural cohort. Viruses. 2011;3:1681-98. doi:10.3390/v3091681.
70. Magden E, Quackenbush SL, VandeWoude S. FIV associated neoplasms – a mini-review. Vet Immunol Immunopathol. 2011;143:227-34. doi:10.1016/j.vetimm.2011.06.016.
71. Munday JS, Aberdein D. Loss of retinoblastoma protein, but not p53, is associated with the presence of papillomaviral DNA in feline viral plaques, Bowenoid *in situ* carcinomas, and squamous cell carcinomas. Vet Pathol. 2012;49:538-45. doi:10.1177/0300985811419534.
72. Glickman LT, Schofer FS, McKee LJ, Reif JS, Goldschmidt MH. Epidemiologic study of insecticide exposures, obesity, and risk of bladder cancer in household dogs. J Toxicol Environ Health. 1989;28:407-14. doi:10.1080/15287398909531360.
73. Andrade FH, Figueiroa FC, Bersano PR, Bissacot DZ, Rocha NS. Malignant mammary tumor in female dogs: environmental contaminants. Diagn Pathol. 2010;5:45. doi:10.1186/1746-1596-5-45.
74. Reif JS, Dunn K, Ogilvie GK, Harris CK. Passive smoking and canine lung cancer risk. Am J Epidemiol. 1992;135:234-9.
75. Bertone ER, Snyder LA, Moore AS. Environmental tobacco smoke and risk of malignant lymphoma in pet cats. Am J Epidemiol. 2002;156: 268-73.
76. Snyder LA *et al.* p53 expression and environmental tobacco smoke exposure in feline oral squamous cell carcinoma. Vet Pathol. 2004;41:209-14. doi:10.1354/vp. 41-3-209.
77. Bukowski J, Wartenberg D, Goldschmidt M. Environmental causes for sinonasal cancers in pet dogs, and their usefulness as sentinels of indoor cancer risk. J Toxicol Environ Health A. 1998;54:579-91.
78. Marconato L *et al.* Association between waste management and cancer in companion animals. J Vet Internal Med Am Coll Vet Internal Med. 2009;23:564-9. doi:10.1111/j.1939-1676.2009.0278.x.
79. Souza TM, Fighera RA, Irigoyen LF, Barros CSL. Estudo retrospectivo de 761 tumores cutâneos em cães. Ciência Rural. 2006;36:555-60.
80. De Nardi AB, Rodaski S, Sousa RS, Costa TA, Macedo TR, Rodigheri SM *et al.* Prevalência de neoplasias e modalidades de tratamentos em cães atendidos no Hospital Veterinário da Universidade Federal do Paraná. Arch Vet Sci. 2002;7:15-26.
81. Rosseto VJV, Moreno K, Grotti CB, Reis ACFR, Bracarense APFRL. Frequência de neoplasmas em cães diagnosticados por exame citológico: estudo retrospectivo em um hospital-escola. Semina Cienc Agrárias. 2009;30:189-200.
82. Kimura KC, Garate AP, Dagli MLZ. Retrospective study of neoplasms in domestic animals: a survey between 1993 and 2002 of the Service of Animal Pathology, Department of Pathology, School of Veterinary Medicine and Animal Science, University of Sao Paulo, Southeast Brazil. Braz J Vet Pahol. 2012;5:60-9.
83. Zhou Y, Zhang J, Tian L, Zhai C. Comparison of the Ziemer FEMTO LDV femto second *laser* and Moria M2 mechanical microkeratome. J Refrac Surg. 2012;28:189-94. doi:10.3928/1081597X-20120208-01.
84. Togni M, Masuda EK, Kommers GD, Fighera RA, Irigoyen LF. Estudo retrospectivo de 207 casos de tumores mamários em gatas. Pesq Vet Bras. 2013;33:353-8.
85. Filho JCO, Kommers GD, Masuda EK, Marques BMFPP, Fighera RA, Irigoyern LF *et al.* Estudo retrospectivo de 1.647 tumores mamários em cães. Pesq Vet Bras. 2010;30.

58
Avaliação Clínica do Paciente Oncológico

Lucas Campos de Sá Rodrigues • Sílvia Regina Ricci Lucas

INTRODUÇÃO

A oncologia é uma área em crescente desenvolvimento na clínica de pequenos animais. Esse desenvolvimento está associado a fatores como o aumento da longevidade e, consequentemente, do número de animais acometidos por neoplasias; ao estreitamento da relação entre as pessoas e seus animais de estimação; ao aumento do interesse dos responsáveis em tratar seus animais; além da evolução da pesquisa oncológica veterinária em seus vários aspectos, buscando formas de terapias mais eficazes, que diminuem o estigma da doença e os riscos inerentes ao tratamento.

Nos últimos anos, o câncer, representando um espectro de neoplasias malignas, é considerado a maior causa de morbidade e mortalidade dentre os animais idosos de companhia,[1,2] de forma similar ao que ocorre com o ser humano.[3] Entretanto, ainda hoje, mesmo com toda a evolução na área, frente ao diagnóstico e à indicação de procedimentos, principalmente os mais invasivos, alguns responsáveis resistem ao tratamento por associá-lo à perda de qualidade de vida, ainda que o foco do tratamento em medicina veterinária vise não necessariamente a cura, mas sim promover o maior tempo de sobrevivência possível, preservando a qualidade de vida do paciente.

Dessa maneira, ao associar o estigma que o câncer ainda representa e o fato de que o animal muitas vezes é considerado um membro da família, não apenas o conhecimento científico, mas também as técnicas de comunicação com o cliente e a empatia são fundamentais para um atendimento de qualidade, focado nas necessidades do animal e da família. As ferramentas de comunicação devem ser bem utilizadas em todas as fases da relação com responsável/família, desde o momento da confirmação do diagnóstico até as possibilidades terapêuticas ou ausência delas, o entendimento do papel do animal naquela família, a situação do cuidador que realizará o tratamento, as orientações para avaliação de qualidade de vida e, em casos de mau prognóstico, a percepção do que responsável/família entende e aceita sobre cuidados paliativos e conforto no fim da vida, ou sobre eutanásia. A comunicação assertiva e empática durante todo o processo é importante para as melhores decisões sobre o tratamento e para que este evolua preservando o bem-estar de todos os envolvidos.

AVALIAÇÃO CLÍNICA E SUA IMPORTÂNCIA

A avaliação clínica detalhada deve ser iniciada no primeiro contato com o animal e então, periodicamente, até o fim do tratamento. O cuidado nessa avaliação é importante porque o correto manejo das intercorrências causadas pela neoplasia, por outras doenças associadas ou pelo tratamento instituído, é fundamental para a garantia da qualidade de vida.

Os animais podem apresentar várias alterações decorrentes da presença ou ação direta de neoplasias, por exemplo, em função do crescimento de neoformações pode ocorrer compressão de órgãos adjacentes, causando desconforto, dor e, às vezes, perda de função de órgãos ou estruturas relacionadas. O comprometimento de órgãos adjacentes à neoplasia muitas vezes é responsável pelos sintomas que levam o responsável a buscar o atendimento. Um exemplo é o que ocorre nas neoplasias prostáticas, em que a compressão da uretra causa disúria, polaquiuria e até mesmo hematúria, sem que o animal tenha alterações da vesícula urinária. Obviamente, as neoformações também podem alterar a função do órgão primariamente envolvido, sobretudo no caso de neoplasias malignas.

Além disso, as células neoplásicas podem produzir moléculas e substâncias capazes de causar alterações endócrinas, metabólicas ou hematológicas, entre outras. O conjunto de sintomas decorrentes da atuação dessas moléculas é conhecido como síndrome paraneoplásica e representa um grupo de alterações clínicas associadas à ação não invasiva das neoplasias.[4,5]

Os animais com câncer também podem apresentar, no momento do diagnóstico, outros sintomas não decorrentes diretamente da neoplasia ou das síndromes paraneoplásicas, mas relacionados a condições mórbidas preexistentes. O diagnóstico dessas comorbidades é importante e deve ser realizado antes de se instituir o protocolo de tratamento. Se o paciente apresentar enfermidades além do câncer, como cardiopatia, nefropatia ou hepatopatia, a escolha da conduta terapêutica deve ser criteriosa, considerando essas comorbidades e evitando maior comprometimento do organismo.

O clínico deve estar sempre atento quando recebe um animal para consulta, pois o diagnóstico precoce é considerado uma das principais ferramentas para o sucesso do tratamento do paciente com câncer. Nos animais idosos, muitas vezes, a detecção precoce é dificultada pela presença de comorbidades crônicas, que mascaram os sintomas. Além disso, sintomas que levariam a essa suspeita nos jovens com muito mais facilidade são atribuídos ao envelhecimento nos animais idosos, retardando o diagnóstico, o que pode comprometer o prognóstico, uma vez que a detecção das neoplasias malignas em sua fase inicial, antes que ocorra a disseminação, torna as terapias mais efetivas e eficazes, aumentando as chances de cura ou o tempo de sobrevivência.

Em seres humanos, avaliações clínicas de rotina e exames preventivos são frequentes e alterações como nódulos em mama, aumento de volume da próstata e sangue oculto nas fezes são pesquisados. Na medicina veterinária, os responsáveis devem ser orientados sobre a possibilidade de seus animais desenvolverem neoplasias, principalmente quando atingem a meia-idade e, durante as consultas de rotina, os veterinários devem ficar atentos ao exame de sítios de neoplasias frequentes, como a pele, as glândulas mamárias, os linfonodos e a cavidade oral. Outra justificativa importante para consultas preventivas visando ao diagnóstico precoce é que alguns exames necessitam de sedação, anestesia geral ou até mesmo de intervenção cirúrgica para serem realizados, o que pode aumentar os riscos quando a neoplasia apresenta maior tempo de evolução. A American Veterinary Medical Association elaborou uma lista com os dez principais sintomas de câncer nos animais.[6] Os sintomas descritos, análogos à lista desenvolvida para humanos pela American Cancer Society's "Seven Warning Signs of Cancer", devem ser pesquisados nas consultas de rotina, e os responsáveis, alertados para retorno a qualquer tempo, caso algum deles seja observado (Quadro 58.1). Os 10 principais sintomas de câncer em pequenos animais, de acordo com a American Veterinary Medical Association, são:

1. Aumento de volume abdominal
2. Sangramentos em qualquer parte do corpo
3. Dispneia
4. Dificuldade de ingestão de alimentos
5. Nódulos ou despigmentação da pele
6. Feridas que não cicatrizam
7. Diarreia ou vômitos persistentes
8. Perda de peso
9. Mudança de comportamento, dor, fraqueza
10. Aumentos de volume ou tumores visíveis.

Para a conclusão do diagnóstico, informações obtidas na anamnese e nos exames físico, de imagem, cito-histológico e outros que se façam necessários devem ser cuidadosamente interpretadas. Os exames de imagem visam localizar e permitir a mensuração de neoformações, a identificação do número de lesões, regiões e órgãos acometidos, além de possível infiltração de tecidos adjacentes. Exames radiográficos e ultrassonográficos podem ser mais facilmente realizados, enquanto outros, como a tomografia computadorizada e ressonância nuclear magnética, dependem de anestesia geral e requerem condições clínicas adequadas para serem executados.

Além da localização e extensão da neoplasia, é necessário conhecer a origem das células neoplásicas. Somente conhecendo o tipo celular envolvido pode-se saber sobre o comportamento biológico, o que permite estabelecer o plano terapêutico adequado. Para tanto, é necessário proceder à coleta do material para exames como o citológico e o histopatológico. O exame citológico é considerado um exame de rápida execução e baixo custo, sendo muitas vezes utilizado na abordagem inicial de uma lesão/tumor, por ser mais simples e permitir a avaliação com coleta menos invasiva quando comparada às biopsias. Já o exame histopatológico oferece informações sobre o tipo celular primariamente envolvido, características de malignidade e arquitetura tecidual. Nas neoplasias pouco diferenciadas ou indiferenciadas, a detecção de proteínas específicas, por meio de anticorpos direcionados a elas nas técnicas de imunocitoquímica e imunoistoquímica, pode ser necessária para a adequada caracterização.

Embora o exame histopatológico acompanhado ou não de imunoistoquímica seja uma ferramenta essencial para a conclusão do diagnóstico, nem sempre o animal apresenta condições clínicas para que uma amostra de tecido possa ser coletada, e esse fato deve ser ponderado. Além disso, devem ser considerados a localização da formação e o acesso a ela; por exemplo, a coleta de fragmento por biopsia incisional pode ser realizada no caso de neoformações cutâneas e subcutâneas, apenas com infiltração de anestésico local, enquanto para órgãos abdominais ou neoformações torácicas pode ser necessário um procedimento invasivo com anestesia geral, e a completa avaliação clínica do paciente deve ser realizada para execução do procedimento com riscos mínimos.

EXAME CLÍNICO

Anamnese

A avaliação clínica deve ser completa e metódica. Informações detalhadas sobre a função dos diferentes sistemas/órgãos devem ser obtidas. Os responsáveis devem ser inquiridos, por exemplo, sobre a ingestão de alimentos e água, características das fezes (presença de sangue, muco) e urina (coloração, aspecto, odor), relatos de êmese, tosse, secreção nasal, incoordenação motora, convulsões, cianose de língua, ocorrência de síncopes, alterações do comportamento que sugiram dor etc. Os antecedentes do animal também devem ser levantados e informações como sua origem, doenças preexistentes, histórico de câncer familiar, além da utilização recente de medicamentos, são importantes para essa avaliação.

EXAME FÍSICO

O exame físico deve ser minucioso, independentemente da localização e do tamanho de lesão/tumor. Na inspeção direta, a avaliação geral permite que se observe se o animal está atento ao meio, bem como suas reações, a condição nutricional e os escores de condição corpórea[7] e muscular, lembrando que, mesmo não sendo tão frequente em animais, a caquexia em casos de câncer indica que o processo não é recente.[8] A associação das informações fornecidas pelo responsável e o comportamento do animal permitem classificá-lo de acordo com a escala de Karnofsky modificada.[9] Pela inspeção direta também é possível identificar rapidamente nódulos/tumores cutâneos, mamários, em membros e articulações. Quanto às funções vitais, a temperatura merece atenção, uma vez que seu aumento nos animais com neoplasias pode estar relacionado a diferentes causas, entre elas infecções ou substâncias liberadas pelas células neoplásicas que podem funcionar como pirógenos endógenos.[10] Na aferição das frequências respiratória e cardíaca também podem ser detectadas alterações, por exemplo, na presença de neoplasias que levem à formação de efusões pleurais, carcinomas pulmonares ou ainda linfoma mediastinal. Segue-se a avaliação do estado de hidratação e, em muitas situações, os animais podem estar desidratados por consequência direta ou indireta da neoplasia. A desidratação pode ocorrer após episódios intensos ou incoercíveis de vômito ou diarreia, ou ainda por diminuição da ingestão de água e alimento, e pode ser necessária rápida intervenção para correção do equilíbrio hídrico e eletrolítico.

Na sequência, procede-se o exame das mucosas oculares, orais e genitais. As mucosas e junções mucocutâneas podem apresentar alterações decorrentes de neoplasias como lesões vesico-bolhosas que podem estar associadas ao linfoma cutâneo, vegetantes em caso de tumor venéreo transmissível, alterações de coloração, a exemplo da icterícia que pode acompanhar casos de neoplasias hepáticas ou palidez ou cianose, que podem indicar anemia ou distúrbio na hematose, respectivamente.[11] Quanto aos linfonodos, avaliam-se os mandibulares, cervicais superficiais e poplíteos, além de outros que podem se tornar palpáveis como os axilares e inguinais. Deve-se considerar alterações de tamanho, temperatura, sensibilidade, mobilidade e consistência.[11] Linfonodos podem estar alterados por conta de neoplasias hematopoéticas (linfomas ou leucemias) ou ainda, no caso daqueles que drenam a região próxima a tumores, podem ser infiltrados por células malignas, o que modifica seu tamanho, sua consistência e sua mobilidade. Alterações desse tipo sugerem, mas não confirmam, a disseminação neoplásica. Exames específicos como citologia aspirativa e exame histopatológico são essenciais para a confirmação do comprometimento do linfonodo, lembrando que hiperplasia reacional não indica infiltração neoplásica, é frequente nos animais e deve ser diferenciada de processos malignos.

A auscultação dos campos pulmonares pode se mostrar alterada na presença de efusões pleurais consequentes à presença de carcinomas ou linfoma, por exemplo. A percussão pode auxiliar a detecção de efusões ou formações torácicas. A ausculta cardíaca também é importante para a identificação de alterações de ritmo, sopros ou outras alterações que precisam ser confirmadas com auxílio de exames complementares, como eletrocardiograma e, por vezes, ecocardiograma, tanto pelo fato de o coração ser um órgão passível da ocorrência de neoplasias quanto para avaliação de risco anestésico ou mesmo de tratamento, no caso de determinados fármacos antineoplásicos que podem ser cardiotóxicos.

Quanto ao abdome, a inspeção direta permite a observação de diminuição de volume, como em casos de caquexia ou aumento de volume, sendo que a palpação permite obter informações acerca de aumento de órgãos como baço e fígado, neoformações, retenção urinária ou líquido livre, que deverão ser confirmadas e melhor detalhadas por exames de imagem. À palpação também pode-se identificar sensibilidade e dor abdominal. Além disso, deve-se inspecionar atentamente a região perianal, considerando as glândulas perianais. A palpação deve ser realizada considerando tamanho, consistência e sensibilidade e aumentos de volume devem ser cuidadosamente avaliados, pois podem estar associados à impactação ou até mesmo a neoplasias malignas apócrinas dos sacos anais ou das glândulas circum-anais (hepatoides), com alto potencial metastático.[12,13]

Também é importante examinar minuciosamente as glândulas mamárias em ambas as cadeias para a detecção precoce de nódulos, principalmente na espécie felina, na qual a maioria das neoplasias mamárias apresenta comportamento biológico maligno e muito agressivo.[14,15] O exame dos membros e articulações também deve ser realizado. As neoplasias ósseas e articulares podem causar aumento de volume e, em sua maioria, são bastante sensíveis à palpação. Com o exame físico é possível identificar a localização das lesões e direcionar corretamente a realização de exames de imagem.

Concluído o exame físico geral e de acordo com o histórico e achados, deve-se realizar os exames específicos, como o do sistema nervoso e da pele. Na sequência, identificada a formação neoplásica no caso de neoplasias sólidas, realiza-se o exame oncológico da lesão mensurável, como exemplo, no caso de neoplasias cutâneas, verifica-se a dimensão, aderência a planos profundos, ulceração e sangramento.

Finalizado o exame físico, procede-se à coleta de material para exames laboratoriais e segue-se com os exames de imagem para concluir o diagnóstico e realizar o estadiamento clínico, que auxiliará a definição do tratamento e do prognóstico.

EXAMES LABORATORIAIS

Eritrograma, leucograma e contagem de plaquetas devem ser solicitados. Uma das alterações mais comuns nos animais com neoplasias, principalmente as hematopoéticas, é a anemia.[5,16,17] Os animais podem apresentar anemia por diferentes causas e sua identificação e controle são muito importantes. A anemia pode ser causada por sequestro de ferro no citoplasma dos macrófagos, mediada principalmente pela hepcidina produzida no fígado sob estímulo de IL-6, o que caracteriza a anemia da doença inflamatória crônica;[17,18] entretanto, existem outras causas para a anemia, como a hemólise imunomediada (secundária à neoplasia), perda de sangue (neoplasias gastrintestinais, lesões ulceradas e mastocitomas), hemólise microangiopática (hemangiossarcoma) ou por mieloftise, com diminuição da hematopoese. Os animais com linfoma e que apresentam anemia no momento do diagnóstico têm pior prognóstico.[17,19,20] Além da anemia, outras alterações hematológicas podem ser secundárias à produção de moléculas e substâncias pelas células neoplásicas, como a eritrocitose, leucocitose por neutrofilia, eosinofilia e trombocitopenia.[21,22]

Diferentemente da anemia, a eritrocitose é uma alteração hematológica incomum nos cães e gatos com câncer e, quando presente, está associada a neoplasias renais primárias ou não, linfoma, fibrossarcoma nasal, schwanoma e tumor venéreo transmissível.[23,24,25] A eritrocitose é decorrente do aumento da produção de eritropoetina ou de molécula eritropoetina símile, de hipoxia renal levando secundariamente ao aumento da eritropoetina ou da produção do fator indutor de hipoxia (HIF-1).[26]

A leucocitose por neutrofilia é caracterizada pelo aumento absoluto do número de neutrófilos circulantes, que pode ser representado por células maduras ou ser acompanhado também pelo aumento de células jovens, como bastonetes e metamielócitos, sendo classificada como neutrofilia com desvio à esquerda. Ressalta-se que os quadros infecciosos são os principais responsáveis pela ocorrência de neutrofilia, mas inflamações e neoplasias também podem ocasioná-la, sendo necessário que se estabeleça sua origem. As citocinas IL-1, IL-6, TNF-alfa e beta, G-CSF e GM-CSF são os principais mediadores envolvidos nesse quadro.[27] As neoplasias mais associadas a neutrofilia são linfoma, carcinoma renal, neoplasias pulmonares primárias e fibrossarcoma.[28-33] Eosinofilia também pode ser encontrada em alguns animais com neoplasias, relacionada à produção de GM-CFSF, IL-5, IL-13 e IL-17 e, apesar de ser uma condição pouco frequente, já foi descrita em cães com neoplasia mamária e fibrossarcoma; e em gatos com mastocitoma, linfoma e neoplasias de bexiga.[34,35]

A trombocitopenia, assim como a anemia, é uma das principais alterações hematológicas decorrentes dos cânceres, e pode aparecer em 30% dos cães com neoplasias sólidas e em 50% daqueles com neoplasias hematopoéticas, podendo ser decorrente de diminuição da produção, aumento de consumo, destruição ou sequestro das plaquetas.[36,37]

EXAMES BIOQUÍMICOS

Avaliação bioquímica sérica deve ser realizada com a finalidade de detecção de síndromes paraneoplásicas e/ou comorbidades. Algumas alterações paraneoplásicas, como hipercalcemia, hipoglicemia e hipergamaglobulinemia, podem ser facilmente diagnosticadas e são importantes para se estabelecer o prognóstico, e, depois, podem ser utilizadas como controle da resposta ao tratamento. Além disso, a avaliação do perfil renal, hepático e eletrolítico é importante, uma vez que alterações, secundárias ou não à neoplasia, são determinantes na escolha do protocolo de tratamento mais adequado ao paciente. Algumas neoplasias apresentam maior ocorrência de determinadas alterações que, quando identificadas, podem levar à suspeição da origem do processo, a exemplo da hipercalcemia, que é observada mais frequentemente nos linfomas mediastinais e carcinoma hepatoide, a hipergamaglobulinemia nas neoplasias hematopoéticas como mieloma múltiplo e linfoma de células B e a hipoglicemia no insulinoma.[38,39,40,41]

EXAMES DE IMAGEM

O objetivo principal desses exames é identificar, localizar e mensurar as neoplasias primárias e/ou metástases. Radiografia, ultrassonografia, tomografia computadorizada e ressonância nuclear magnética são técnicas que podem ser empregadas e cuja indicação varia de acordo com a localização ou tipo de neoplasia. Os exames de imagem também auxiliam a determinar alterações que não estejam relacionadas às neoplasias, mas que podem ser importantes na escolha do tratamento, a exemplo da ecocardiografia para o diagnóstico de cardiomiopatia, em que alterações na fração de encurtamento podem contraindicar o tratamento com doxorrubicina.[42,43]

Os exames de imagem são indispensáveis para a rotina oncológica, pois, além de serem ferramenta fundamental no diagnóstico e estadiamento de tumores em cães e gatos, permitem acompanhar a resposta terapêutica e a evolução da neoplasia. No geral, uma neoplasia que é detectada por meio de um exame de imagem tem seu controle feito pelo mesmo tipo de exame.

A radiografia ainda é um exame muito utilizado para avaliação do animal quanto à presença de metástases pulmonares, nódulos pulmonares primários, linfonodomegalia torácica, efusões ou infiltração neoplásica no parênquima pulmonar. Para aumentar a sensibilidade do exame radiográfico no diagnóstico de metástases, recomendam-se três posições: laterolateral direita, laterolateral esquerda e ventro dorsal.[44] Embora a radiografia seja considerada uma técnica sensível no diagnóstico das lesões metastáticas, um estudo comparando a eficácia da radiografia torácica com a tomografia computadorizada no diagnóstico precoce de metástase pulmonar em cães com osteossarcoma demonstrou que a tomografia computadorizada apresentou maior sensibilidade.[45] Outro estudo comparando a sensibilidade das duas técnicas foi realizado no diagnóstico precoce de metástases pulmonares de neoplasia mamária em cadelas, e, da mesma forma, a tomografia computadorizada apresentou maior sensibilidade diagnóstica quando comparada à radiografia.[44] A desvantagem dessa técnica reside na necessidade de anestesia e, embora os aparelhos mais modernos permitam um tempo de exame cada vez mais curto e os protocolos anestésicos estejam mais seguros, o custo ainda é um fator que precisa ser considerado. Assim, mesmo que estudos comprovem maior sensibilidade, para uma grande parte dos casos não é possível abrir mão do exame radiográfico.

Ainda assim, a tomografia computadorizada e a ressonância magnética têm trazido muitos benefícios no diagnóstico, estadiamento e planejamento cirúrgico em muitos casos, principalmente com relação a neoplasias localizadas em região pélvica, nasal e no sistema nervoso central.[46-48] A avaliação dessas imagens é de extrema importância para definir a viabilidade e o planejamento cirúrgico, garantindo margens cirúrgicas adequadas e aumentando a chance de controle da neoplasia.

Uma técnica diagnóstica mais sensível, a tomografia por emissão de pósitrons (petscan) é capaz de detectar formações com dimensões ínfimas precocemente, pois associa a avaliação de alterações metabólicas e funcionais às anatômicas, mas ainda não é rotina na medicina veterinária.[49-51]

OUTROS EXAMES

Além da exata localização e extensão do processo, é necessário conhecer a origem das células neoplásicas. Somente conhecendo o tipo celular envolvido pode-se saber sobre o comportamento biológico do tumor, o que auxilia na definição do plano terapêutico mais adequado. Para tanto, é preciso proceder à coleta de material para os exames citológico e histopatológico e outros que podem ser necessários.

O exame citológico é considerado um exame rápido e de baixo custo, com a coleta de material menos invasiva quando comparada às biopsias. A análise citológica pode ser realizada a partir de material coletado por aspiração com agulha fina em formações subcutâneas ou cutâneas ou por *imprint* de uma lesão ulcerada ou localizada em mucosa, sendo que, com a aspiração, é possível avaliar um maior número de células, entretanto, a técnica aplicada depende das características da lesão e preferência do clínico.[52] As amostras também podem ser coletadas da cavidade torácica ou abdominal, em alguns casos sem a utilização de anestesia geral. Para as coletas de amostras cavitárias, o acompanhamento ultrassonográfico ou ecocardiográfico é necessário. Embora o uso do exame citológico, isoladamente, não seja o ideal, ele pode permitir a exclusão de processos inflamatórios e, para muitas neoplasias, o resultado pode ser conclusivo, sendo que, na rotina clínica, por vezes o tratamento é instituído a partir de seu resultado. Para realizar a coleta do material, deve-se considerar a condição clínica do animal, a localização da formação e o acesso a ela.

Para o exame histopatológico, coleta de fragmento por biopsia incisional pode ser realizada no caso de neoformações cutâneas e subcutâneas apenas com infiltração de anestésico local. Biopsias não invasivas guiadas por ultrassom também podem ser realizadas para coleta de material nas cavidades torácica e abdominal. Embora nesse caso a sedação seja necessária para a contenção do animal, o procedimento em geral é rápido e seguro. Em algumas situações, para a coleta do material pode ser necessário um procedimento mais invasivo, como a celiotomia, por exemplo, em gatos com suspeita de linfoma intestinal. O exame histopatológico fornece informações sobre o tipo celular primariamente envolvido, características de malignidade e arquitetura tecidual, entretanto, para o diagnóstico de neoplasias pouco diferenciadas ou indiferenciadas pode ser necessária a detecção de proteínas específicas, por meio do uso de reagentes/anticorpos nas técnicas de imunocitoquímica e imunoistoquímica. Existem painéis de anticorpos específicos disponíveis comercialmente. Um exemplo prático do emprego dessas técnicas está na diferenciação de linfomas de células B e de células T. Os anticorpos monoclonais anti CD79 e PAX5 podem ser utilizados para identificação das células B; e o anti CD3, para as células T. A imunofenotipagem é importante, já que, por exemplo, o linfoma de células T apresenta pior prognóstico nos cães.[53,54,55] Além disso, determinadas proteínas podem ser utilizadas para caracterização ou para avaliação prognóstica, como a expressão de receptores de estrógeno e progesterona, ki67 e COX 2 nas neoplasias mamárias caninas.[15,56] Diversos marcadores prognósticos também já foram identificados no mastocitoma canino, e muitos deles já são rotineiramente utilizados como o c-*kit*, Ki 67 e triptase.[57-62]

Outra técnica importante é a citometria de fluxo, que é uma técnica de identificação celular em amostra fluida. As células passam em sequência por um canal com um ou mais feixes de *laser*, possibilitando a separação e posterior identificação por meio de fluorocromos conjugados a anticorpos específicos. Utilizando a citometria de fluxo, é possível identificar células de várias origens obtidas a partir do sangue periférico, de líquidos cavitários, do liquor ou mesmo células coletadas por aspiração com agulha fina.[63,64]

Além disso, técnicas de biologia molecular estão em constante desenvolvimento na medicina veterinária, com importante contribuição para o diagnóstico de alguns tipos de neoplasias e na avaliação de marcadores prognósticos. Com o avanço das técnicas de reação em cadeia da polimerase (PCR) ou com a transcriptase reversa (RT-PCR) foi possível identificar genes envolvidos no desenvolvimento, prognóstico e estadiamento de certos tipos de cânceres, permitindo também novas formas de tratamento. Dentre as técnicas de biologia molecular mais frequentemente utilizadas destacam-se a citogenética convencional, a citogenética molecular, a hibridização fluorescente *in situ* (FISH, na sigla em inglês), a clonalidade e o sequenciamento genético. O teste de clonalidade, conhecido como análise de rearranjo gênico (PARR, na sigla em inglês), baseia-se no fato de que as neoplasias são processos clonais e os linfócitos apresentam rearranjos gênicos homogêneos para a região de imunoglobulina (Ig) ou receptor T (TCR), e é utilizado na medicina veterinária para a identificação de células neoplásicas de linfomas/leucemias de linhagem B e T, quando o diagnóstico histopatológico/imunoistoquímico é inconclusivo.[63,65]

ESTADIAMENTO CLÍNICO DO PACIENTE ONCOLÓGICO

O estadiamento clínico permite estabelecer a extensão anatômica da neoplasia e o comprometimento do organismo pela invasão neoplásica. Por meio de uma escala numérica, determina-se o grau de acometimento, o que permite melhores condições para estabelecer um plano terapêutico adequado e o prognóstico, porém, o estadiamento clínico por si só não é suficiente para a determinação do prognóstico. Outros fatores são igualmente relevantes e devem ser considerados, como tipo e classificação histológica da neoplasia, as complicações decorrentes da doença, as comorbidades e a resposta inicial ao tratamento.

Em medicina veterinária, o sistema utilizado é o proposto pela Organização Mundial de Saúde, adaptado por Owen (1980)[66] e chamado "classificação TNM" dos tumores em animais domésticos. A classificação TNM foi modificada para algumas neoplasias, visando melhor adequação e aproximação do grau de comprometimento clínico com a evolução e prognóstico, a exemplo da neoplasia de mama em cadelas e gatas.[67] O sistema leva em consideração o comportamento biológico das neoplasias. As neoplasias malignas caracterizam-se por apresentarem crescimento rápido, capacidade de infiltração local e de disseminação (metástases) por via linfática e/ou hematógena. O sistema TNM considera estas três características: tamanho da neoplasia (T), infiltração em linfonodos regionais (N) e metástase a distância (M). Essa classificação é específica para determinados tipos de neoplasias e empregada para as neoplasias cutâneas (Quadro 58.1), mastocitomas (Quadro 58.2), sarcomas de tecidos moles (Quadro 58.3), neoplasias mamárias em cadelas (Quadro 58.4), neoplasias mamárias em gatas (Quadro 58.5) e para as neoplasias em bexiga urinária (Quadro 58.6). Outras neoplasias apresentam estadiamento específico, como os linfomas, por exemplo (Quadro 58.7).

Neoplasia primária (T)

Algumas características da neoplasia primária podem sugerir maior grau de malignidade, como dimensão, aderência a planos profundos e ulceração. Embora a avaliação macroscópica não seja suficiente para indicar o melhor tratamento a ser instituído ou até mesmo o prognóstico, as dimensões podem indicar comportamento de maior ou menor agressividade. Formações cutâneas ou de tecido subcutâneo podem ser facilmente mensuradas com o auxílio de um paquímetro, já as neoformações cavitárias requerem exames de imagem. Os tumores maiores, em geral, têm pior prognóstico quando comparados aos menores, considerando sua atividade biológica, com maiores chances de metástases ou mesmo menor possibilidade de resolução em procedimento cirúrgico, devido ao comprometimento das margens cirúrgicas.

Linfonodo (N)

A disseminação para linfonodos regionais é evento comum, principalmente nos casos de carcinomas, melanomas e

QUADRO 58.1 Sistema de estadiamento clínico (TNM) das neoplasias cutâneas de origem epidérmica ou dérmica do cão e do gato (exceto mastocitomas e linfomas).

T	Tumor primário		
T_{is}	Carcinoma *in situ* (carcinoma pré-invasivo)		
T_0	Sem evidência da neoplasia		
T_1	< 2 cm de diâmetro, superficial, exofítica		
T_2	2 a 5 cm de diâmetro ou com mínima invasão tecidual		
T_3	> 5 cm de diâmetro ou com invasão tecidual		
T_4	Tumor invadindo outras estruturas como fáscia muscular, osso, cartilagem		
N	**Linfonodo regional**	**M**	**Metástase a distância**
N_0	Sem envolvimento de linfonodo regional	M_0	Sem evidência de metástase a distância
N_1	Linfonodo ipsilateral móvel N_{1a}: sem células neoplásicas N_{1b}: com células neoplásicas	M_1	Metástase a distância detectada
N_2	Linfonodo ipsilateral ou contralateral móvel N_{2a}: sem células neoplásicas N_{2b}: com células neoplásicas		
N_3	Linfonodos aderidos		

QUADRO 58.2 Sistema de estadiamento clínico para mastocitomas (WHO).

Estágio	Descrição
0	Tumor incompletamente excisado da derme, sem comprometimento de linfonodos regionais 0a: sem sintomas 0b: com sintomas
I	Tumor confinado à derme, sem comprometimento de linfonodos regionais Ia: sem sintomas Ib: com sintomas
II	Tumor restrito à derme, com comprometimento de linfonodos regionais IIa: sem sintomas IIb: com sintomas
III	Múltiplos nódulos na derme com grande infiltração local, sem comprometimento de linfonodos regionais IIIa: sem sintomas IIIb: com sintomas
IV	Qualquer tumor com metástase a distância incluindo sangue e envolvimento de medula óssea

QUADRO 58.3 Sistema de estadiamento clínico modificado para sarcomas de tecidos moles em cães.

T	Tumor primário		
T_1	< 5 cm de diâmetro (eixo maior)		
T_{1a}	Tumor superficial		
T_{1b}	Tumor profundo		
T_2	> 5 cm de diâmetro (eixo maior)		
T_{2a}	Tumor superficial		
T_{2b}	Tumor profundo		
N	**Linfonodo regional**		
N_0	Sem envolvimento de linfonodo regional		
N_1	Com envolvimento de linfonodo regional		
M	Metástase a distância		
M_0	Sem evidência de metástase a distância		
M_1	Metástase a distância detectada		
Estágio	**Tumor (T)**	**Linfonodo (N)**	**Metástase**
I	Qualquer T	N_0	M_0
II	T_{1a}-T_{1b}, T_{2a}	N_0	M_0
III	T_{2b}	N_0	M_0
IV	Qualquer T	N_1	Qualquer M
	Qualquer T	Qualquer N	M_1

QUADRO 58.4 Sistema de estadiamento clínico para as neoplasias mamárias em cadelas.

T	Tumor primário		
T1	< 3 cm do diâmetro maior		
T2	3 a 5 cm do diâmetro maior		
T3	> 5 cm do diâmetro maior		
N	**Linfonodos regionais**		
N0	Ausência de células metastáticas		
N1	Presença de células metastáticas		
M	**Metástase a distância**		
M0	Sem metástase a distância detectável		
M1	Com metástase a distância detectável		
Estágio	**T**	**N**	**M**
I	T_1	N_0	M_0
II	T_2	N_0	M_0
III	T_3	N_0	M_0
IV	Qualquer T	N_1	M_0
V	Qualquer T	Qualquer N	M_1

QUADRO 58.5 Sistema de estadiamento clínico para as neoplasias mamárias em gatas.

T	Tumor primário		
T1	< 2 cm do diâmetro maior		
T2	2 a 3 cm do diâmetro maior		
T3	> 3 cm do diâmetro maior		
N	**Linfonodos regionais**		
N0	Ausência de células metastáticas		
N1	Presença de células metastáticas		
M	**Metástase a distância**		
M0	Sem metástase a distância detectável		
M1	Com metástase a distância detectável		
Estágio	**T**	**N**	**M**
I	T_1	N_0	M_0
II	T_2	N_0	M_0
III	T_1, T_2 T_3	N_1 N_0, N_1	M_0 M_0
IV	Qualquer T	N_1	M_0

mastocitomas. A avaliação do tamanho, consistência, mobilidade e aderência dos linfonodos regionais faz parte do exame físico do paciente. Linfonodos aumentados, com consistência firme e aderidos a planos profundos devem ser considerados suspeitos e a avaliação citológica ou histopatológica deve ser realizada, uma vez que essas alterações não indicam necessariamente infiltração neoplásica e podem ocorrer devido a uma hiperplasia reacional secundária ao processo inflamatório ou infeccioso.[68] A citologia aspirativa como forma de diagnosticar infiltração de células neoplásicas em linfonodos é considerada eficiente, principalmente em cães com mastocitoma, e com esse resultado é possível fazer o estadiamento clínico dos pacientes.[69,70]

QUADRO 58.6 Sistema de estadiamento clínico (TNM) das neoplasias de bexiga urinária de cães.

T	Neoplasia primária		
T_{is}	Carcinoma *in situ*		
T_0	Sem evidência da neoplasia		
T_1	Tumor superficial papilar		
T_2	Tumor invadindo a parede da vesícula urinária		
T_3	Tumor infiltrando em órgão adjacentes		
N	**Linfonodo regional**	**M**	**Metástase a distância**
N_0	Sem envolvimento de linfonodo regional	M_0	Sem evidência de metástase a distância
N_1	Linfonodo regional envolvido	M_1	Metástase a distância detectada
N_2	Linfonodo regional e justaregional envolvido		

QUADRO 58.7 Sistema de estadiamento clínico pela Organização Mundial da Saúde para o linfoma nos animais domésticos.

Estágio*	Extensão pelo tumor
I	Apenas 1 linfonodo envolvido ou apenas 1 órgão linfoide acometido
II	Envolvimento de vários linfonodos de uma área
III	Linfonodomegalia generalizada
IV	Envolvimento de fígado e/ou baço
V	Manifestação sanguínea, envolvimento de medula óssea ou outros órgãos hematopoéticos

*Os estágios ainda são subdivididos em: (a) sem sintomas clínicos e (b) com sintomas clínicos.

Metástases (M)

Células neoplásicas malignas podem se desprender mais facilmente da formação primária, atingir vasos sanguíneos ou linfáticos e se instalar em outros órgãos ou nichos premetastáticos. Sarcomas de tecidos moles, melanomas, osteossarcomas e carcinomas são neoplasias que atingem a circulação sanguínea instalando-se em sítios distantes. Embora os pulmões sejam os órgãos mais acometidos por metástases, a disseminação e implantação de células neoplásicas podem ocorrer em outros órgãos, como fígado, pele, ossos, cérebro, baço, rins e coração.[71-73] O diagnóstico da presença de metástases é realizado por meio de exames de imagem.

AVALIAÇÃO DA PERFORMANCE DOS PACIENTES

Além do estadiamento clínico, outros critérios podem ser utilizados para verificar o grau de comprometimento do organismo, como a avaliação da performance. O *status* de performance é utilizado para determinar como a doença está progredindo no animal e como interfere nas habilidades e na execução de atividades de rotina, devendo ser levada em consideração quando se estabelece o prognóstico. Por exemplo, animais podem apresentar pior prognóstico mesmo com estadiamento clínico entre T1 e T2, por se encontrarem em nível mais elevado na escala de performance, sendo que, em casos muito graves, a perda de performance pode, inclusive, contraindicar o tratamento e tornar mais indicado que o animal siga para cuidados paliativos. Nos animais ainda com boa performance, essa avaliação permite acompanhar a resposta ao tratamento e a evolução da doença e estabelecer procedimentos visando melhorar a qualidade de vida. Em seres humanos, geralmente a avaliação de performance é realizada pela escala de Karnofsky ou pela escala ECOG (*Eastern Cooperative Oncology Group*, em inglês).[74] Em 1987, Misdorp [9] adaptou a escala de Karnofsky para os animais (Quadro 58.8).

AVALIAÇÃO DA DOR

A dor é um dos principais critérios relacionados à qualidade de vida do paciente, e sua avaliação faz parte de todos os questionários que analisam a qualidade de vida. A dor não está presente em todas as neoplasias, mas, quando presente, sua intensidade varia mesmo entre animais que apresentam o mesmo tipo de neoplasia e estadio tumoral, uma vez que a percepção da dor é individual. Estima-se que 30% dos animais com neoplasias apresentem dor.[75-77] Embora em alguns casos a avaliação da dor seja de difícil determinação, a administração de analgésicos aos animais pode mudar seu comportamento de forma a tornarem-se mais ativos, dispostos e com mais apetite, mostrando ao responsável e ao clínico que sentiam algum tipo de desconforto.

Diversas escalas são descritas e podem ser utilizadas para avaliação da dor, e a melhor é aquela com a qual o clínico se sinta mais confortável e tenha mais prática, pois trará resultados mais uniformes e confiáveis. Algumas neoplasias, seja por suas características, seja por sua localização, podem ser responsáveis por causar maior sensibilidade dolorosa, como é o caso nas neoplasias ósseas ou articulares, de cabeça e pescoço, do sistema urinário e cutâneas ulceradas.[75,78]

A dor pode ser causada diretamente pela neoplasia em receptores nociceptivos presentes nos tecidos moles, ossos, nervos, vísceras ou nas metástases ósseas, ou ainda, ser desencadeada pelos procedimentos instituídos para o diagnóstico e tratamento, como cirurgia, quimioterapia e radioterapia. Os pacientes que apresentam comorbidades podem ter outras origens para a dor, como degeneração articular ou outras alterações.[79]

Antes de se estabelecer o controle da dor, é importante determinar sua origem e se é aguda ou crônica. A dor aguda é desencadeada pela ativação de nociceptores locais e é secundária ao dano tecidual. É caracterizada por vocalização, inapetência, alteração do ciclo do sono e hiperatividade simpática (taquipneia, taquicardia). A invasão de tecidos adjacentes pela neoplasia, por exemplo, causa dor aguda.[79] Na dor crônica, os sintomas descritos para a dor aguda nem sempre estão presentes, devido a uma adaptação do sistema nervoso. A dor crônica pode piorar com o crescimento da neoplasia e melhorar com a redução dela. O controle da dor por meio do tratamento para a resolução da causa primária e com o uso de medicações de acordo com sua intensidade é fundamental para promover boa qualidade de vida ao animal.

QUADRO 58.8 Escala de perfomance de Karnofsky modificada Misdorp (1987).[29]

Grau	Condição
0	Plena atividade, vida normal sem fadiga após exercício e boa condição corporal
I	Apto para os exercícios, porém com fadiga e dispneia após muita atividade
II	Fadiga ou dispneia após exercícios moderados
III	Incapaz de praticar suas atividades rotineiras sozinho
IV	Moribundo

AVALIAÇÃO DA QUALIDADE DE VIDA DO PACIENTE

"Acrescentando mais vida aos dias, não mais dias à vida"
Sangamithra Gangarapu

A preservação da qualidade de vida dos pacientes é um dos principais objetivos do tratamento de cães e gatos com câncer. A maioria dos responsáveis não aceita que seu animal sobreviva por mais tempo ao custo de sofrimento ou dor. É necessário esclarecer aos responsáveis/família que, em alguns casos, o tratamento promoverá o controle da doença, mas por um curto período, e não levará à regressão. Quando os responsáveis/família estão conscientes disso, são importantes colaboradores no tratamento e sentem-se parte de todo o processo. Sendo assim, a avaliação da qualidade de vida do animal no momento do diagnóstico, bem como durante a evolução do tratamento, é fundamental, e pode auxiliar, naqueles casos com evolução desfavorável, a decisão pela suspensão do tratamento e manutenção em cuidados paliativos, ou mesmo pela eutanásia.

Não é possível avaliar a qualidade de via do animal apenas com o exame físico. Para a correta avaliação, torna-se necessária longa e detalhada conversa com o responsável/família sobre a rotina do animal e seu comportamento. Essas informações devem ser complementadas por meio de questionários aplicados periodicamente e que apontarão mudanças no comportamento do animal, possibilitando avaliar se o tratamento realmente traz benefícios. Esse tipo de avaliação é muito importante, uma vez que, além de fornecer dados que subsidiam decisões, aumenta o envolvimento do responsável e da família na observação, no contato e nos cuidados com o animal.

A avaliação da qualidade de vida proposta por Villalobos (2003)[80] leva em consideração sete critérios de comportamento. A essa escala, a autora nomeou "HHHHHMM", que significa a abreviação das palavras em inglês: dor (*hurt*), apetite (*hunger*), hidratação (*hydration*), higiene (*hygiene*), felicidade (*happiness*), mobilidade (*mobility*) e dias melhores do que piores (*more good days than bad days*). A cada um desses critérios, os responsáveis devem atribuir uma nota de zero a 10 com base em suas observações. Nota menor ou igual a cinco na maior parte desses critérios aponta baixa qualidade de vida e indica que o animal precisa de cuidados especiais ou modificações no tratamento para melhorar sua condição.[80]

Outra escala para avaliação da qualidade da vida de cães com câncer e com dor foi proposta em 2005 por Yazbek e Fantoni.[81] Por meio de um formulário, o responsável é questionado sobre 12 quesitos com base na alteração de comportamento, humor, apetite, atividade, dor, cansaço, vômitos e disposição, com quatro graus de intensidade para cada quesito.

Embora não existam questionários validados para utilização em pesquisas científicas que comparem tratamentos e respostas, ainda assim os questionários são válidos para o propósito de avaliar o animal em si, apesar de toda a subjetividade envolvida. Dessa maneira, na opinião dos autores, o clínico deve escolher um tipo de questionário já descrito que se adapte à sua forma de trabalho e manter esse questionário até a finalização do tratamento.

ACOMPANHAMENTO DO PACIENTE EM TRATAMENTO

Após o diagnóstico e o estadiamento, e tendo recebido todas as informações sobre a doença e possibilidades de tratamento e discutido com o médico-veterinário as vantagens e desvantagens de cada uma delas, o responsável/a família deve decidir, com o profissional, qual estratégia terapêutica adotar. Para essa decisão, a expectativa com relação ao tratamento, o prognóstico, a idade do animal e as comorbidades, as experiências anteriores dos responsáveis, o tempo disponível para os cuidados e as condições financeiras devem ser considerados. Entre as possibilidades de tratamento, a cirurgia, a quimioterapia antineoplásica, a radioterapia, a eletroquimioterapia, a terapia alvo e a imunoterapia se destacam, podendo ser utilizadas de forma isolada ou associadas. Mesmo com essas possibilidades, algumas famílias podem optar por realizar apenas o tratamento de suporte ou seguir para cuidados paliativos.

A quimioterapia antineoplásica é uma forma de tratamento sistêmico frequentemente utilizada para o controle das neoplasias em cães e gatos. Ela pode ser utilizada de forma neoadjuvante, quando é iniciada antes do procedimento cirúrgico, sendo mais frequentemente indicada para pacientes com neoplasias quimiossensíveis, como o mastocitoma[82], ou instituída de forma adjuvante, com o objetivo de evitar ou retardar o surgimento de metástase e recidivas. Nesse caso, deve ser iniciada em torno de 10 dias após o procedimento cirúrgico. A quimioterapia adjuvante é utilizada para o tratamento de diversas neoplasias, como adenocarcinoma apócrino de sacos anais, hemangiossarcoma, sarcoma histiocítico, osteossarcoma, entre outros.[83-86] Já para neoplasias como a leucemia e o linfoma, por exemplo, a quimioterapia é a principal forma de tratamento, e pode ser iniciada logo após o diagnóstico e a estabilização do paciente. Em alguns casos, a quimioterapia pode ser instituída com o objetivo de prolongar a sobrevivência dos pacientes. Nessa modalidade, a quimioterapia pode ser feita com dose máxima tolerada em protocolos predefinidos, ou utilizando doses baixas do quimioterápico ministradas por via oral, chamada "quimioterapia metronômica".[87]

Independentemente da modalidade de tratamento instituído, os pacientes devem ser monitorados e avaliados de forma contínua, sobretudo em relação às ocorrências de efeitos adversos. Essa avaliação, além da anamnese, pode incluir o uso de um diário para os responsáveis registrarem os eventos durante o tratamento, como episódios de êmese e diarreia. Além dessas observações, o exame físico minucioso e as avaliações hematológicas e bioquímicas são fundamentais. Os efeitos adversos mais frequentemente observados são náuseas, vômitos, diarreia, anemia, inapetência, perda de peso, neutropenia, letargia e alopecia, e variam de acordo com o antineoplásico utilizado. Os efeitos adversos identificados são estratificados de acordo com sua intensidade, e estão descritos no VCOG-CTCAE. Nesse documento, esses efeitos estão distribuídos em categorias com base na localização anatômica e/ou alterações fisiopatológicas e classificados em graus de 1 a 5, de acordo com a gravidade: **grau 1**: efeitos adversos leves; **grau 2**: efeitos adversos moderados; **grau 3**: efeitos adversos graves; **grau 4**: ameaça à vida e **grau 5**: óbito relacionado aos efeitos adversos.[88]

Embora a quimioterapia seja bem tolerada pelos cães e gatos, cerca de 20 a 25% dos pacientes podem apresentar efeitos adversos, e 5% podem apresentar efeitos graves, necessitando de hospitalização.[89] Essa frequência pode variar em função do tipo de tratamento e peso do paciente, sendo os efeitos mais comuns nos animais de menor peso, mesmo com o cálculo de dose sendo feito pela área de superfície corpórea. A ocorrência desses efeitos impacta não apenas o bem-estar e a qualidade de vida dos pacientes, como também eleva o custo do tratamento e frustra alguns responsáveis/família, sendo inclusive motivo para o abandono do tratamento. Como os efeitos adversos precisam ser controlados, quando os pacientes apresentam alterações de grau moderado a grave, um aumento de intervalo entre as doses ou a diminuição de até 20% da dose do antineoplásico podem ser indicados para permitir que o tratamento seja concluído preservando a qualidade de vida do animal e diminuindo o risco de neutropenia e sepse.

Naqueles animais que apresentam lesões/tumores mensuráveis (lesões-alvo), as lesões devem ser monitoradas quanto às suas dimensões antes e durante o tratamento, permitindo assim a avaliação da resposta ao tratamento. Para os tumores sólidos, a resposta é classificada em: **remissão completa**, quando há resolução de todas as lesões-alvo sem o aparecimento de novas lesões; **resposta parcial**, quando há redução de pelo menos 30% do diâmetro maior da lesão-alvo, sem que haja a evolução de outra lesão não alvo ou o surgimento de novas lesões; **doença estável**, quando há diminuição da lesão-alvo de menos de 30% ou aumento inferior a 20%, sem progressão de lesão não alvo ou aparecimento de novas lesões por um período de 10 semanas; e **doença progressiva**, quando ocorre o aumento maior que 20% da lesão-alvo, progressão das lesões não alvo e o aparecimento de novas lesões. Essa classificação de resposta ao tratamento é baseada no RECIST v1.0, documento formulado para avaliar a resposta clínica ao tratamento antineoplásico em cães.[90]

Quanto às neoplasias envolvendo linfonodomegalia, a avaliação deve ser realizada seguindo uma orientação específica, que difere da avaliação dos tumores sólidos. A orientação para essa avaliação foi publicada pelo *Veterinary Cooperative Oncology Group* (VCOG),[91] sendo o padrão de resposta padronizado da seguinte forma: **remissão total**, quando há o desaparecimento da doença, ou seja, todos os linfonodos devem estar com suas dimensões normais de acordo com o avaliador; **remissão parcial**, quando há redução de pelo menos 30% da somatória do maior diâmetro dos linfonodos avaliados em comparação com a somatória do período pré-tratamento; **doença progressiva**, quando a somatória está acima de 20% quando comparada com a menor somatória já avaliada; ou ainda **doença estável**, quando não ocorre remissão, ainda que parcial, nem a progressão. A avaliação da resposta do paciente ao tratamento deve ser realizada em todas as visitas do paciente à clínica.

REFERÊNCIAS BIBLIOGRÁFICAS

1. Merlo DF, Rossi L, Pellegrino C, Ceppi M, Cardelino U, Capurro C *et al.* Cancer Incidence in pet dogs: finding of the animal tumor registry of Genoa, Italy. J Vet Inter Med. 2008;2:976-84.
2. Butler LM, Bonnett BM, Page R. Epidemiology and the evidence-based medicine approach. In: Withrow SJ, Vail DM. Page RLWithrow and MacEwen's small animal clinical oncology. 5. ed. Missouri: Saunders Elsevier, 2013. p. 68-82.
3. Hoffman JM, Creevy KE, Franks A, O'Neil DG, Promislow D. The companion dog as a model for human aging and mortality. Aging Cell. 2018;17(3):e127387.
4. Finora K. Common paraneoplastic syndromes. Clin Tech Small Anim Pract. 2003;18(2):123-6.
5. Bergman JP. Paraneoplastic syndromes. In: Withrow and MacEwen's small animal clinical oncology. 4. ed. Missouri: Saunders Elsevier, 2007. p. 77-96.
6. AVMA – American Veterinary Medical Association. Cancer in pets. Disponível em: https://ebusiness.avma.org/files/productdownloads/LR_COM_ClientBroch_CancerInPets_022616.pdf.
7. Laflamme D. Development and validation of a body condition score system for dogs. Can Pract. 1997;22(4):10-15.
8. Freeman LM. Cachexia and sarcopenia: emerging syndromes of importance in dogs and cats. J Vet Intern Med. 2012;26(1):3-17.
9. Misdorp W. The impact of pathology on the study and treatment of cancer. In: Theilen GH, Madewell BR. Veterinary cancer medicine. 2. ed. Philadelphia: Lea&Febiger. 1987. p. 53-70.
10. Zell JA, Chang JC. Neoplastic fever: a neglected paraneoplastic syndrome. Support Care Cancer. 2005;13(11):970-7.
11. Feitosa FLF. Exame físico geral ou de rotina. In: Feitosa FLF. Semiologia Veterinária: a arte do diagnóstico. 3 ed. São Paulo: Editora Roca; 2014. p. 51-67.
12. Bennett PF, DeNicola DB, Bonney P, Glickman NW, Knapp DW. Canine anal sac adenocarcinomas: clinical presentation and response to therapy. J Vet Intern Med. 2002;16(1):100-4.

13. Zanuto EBM. Estudo crítico, termográfico e terapêutico dos tumores circum-anais e dos adenocarcinomas apócrinos de saco anal caninos; 2020. [tese]. Faculdade de Medicina Veterinária e Zootecnia. Universidade de São Paulo. São Paulo.
14. Cassali GD, Campos, CB, Bertagnolii AC, Estrela-Lima A, Lavalle GE, Damasceno KA *et al.* Consensus fot the diagnosis, prognosis and treatment of feline mammary tumors. Braz J Vet Res Anim Sci. 2018;55(2):1-17.
15. Cassali GD, Jark PC, Gamba C, Damasceno KA, Estrela-Lima A, De Nardi AB. Consensus regardind the diagnosis, prognosis and treatment for canine and feline mammary tumors-2019. Braz J Vet Pathol. 2020;13(3):555-74.
16. Madewell BR, Feldman BF. Characterization of anemias associated with neoplasia in small animals. J Am Vet Med Assoc. 1980;176:419-25.
17. Childress MO. Hematologic abnormalities in the small animal cancer patients. Vet Clin North Am Small Anim Pract. 2012;42(1)123-55.
18. Celi J, Samii K, Perrier A, Rany JL. Iron-deficient anemia of chronic disease or mixed anemia: how to guida the diagnosis? Rev Med Suisse, 2011;7(313):2018, 2020-3.
19. Abbo AH, Lucroy MD. Assessment of anemia as an independent predictor of response to chemotherapy and survival in dogs with lymphoma: 96 cases (1993-2006). J Am Vet Med Assoc, 2007;231(12):1836-42.
20. Miller AG, Morley PS, Rao S, Avery AC, Lana SE, Oliver CS. Anemia is associated with decreased survival time in dogs with lymphoma. J Vet Intern Med. 2009;23:116-22.
21. Fews D, Scase TJ, Battersby IA. Leiomyosarcoma of the pericardium, with epicardial metastases and peripheral eosinophilia in a dog. J Comp Pathol, 2008;138(4):224-8.
22. Tomiyasu H, Fujino Y, UgaiI J, Goto-Koshino Y, Ide T, Takahashi M *et al.* Eosinophilia and eosinophilic infiltration into splenic B-cell high-grade lymphoma in a dog. J Vet Med Sci. 2010;72(10):1367-70.
23. Couto CG, Boudrieau RJ, Zanjani ED. Tumor-associated erythrocytosis in a dog with nasal fibrosarcoma. J Vet Intern Med. 1989;3(3):183-5.
24. Yamauchi A, Ohta T, Okada T, Mochizuki M, Nishimura R, Matsunaga S *et al.* Secondary erythrocytosis associated with schwannoma in a dog. J Vet Med Sci. 2004;66(12):1605-8.
25. Bryan JN, Henry CJ, Turnquist SE, Tyler JW, Liptak JM, Rizzo SA *et al.* Primary renal neoplasia of dogs. J Vet Intern Med. 2006;20(5):1155-60.
26. Nitsche, EK. Erytrhocytosis in dogs and cats. Diagnosis and management. Compend Contin Educ Pract Vet. 2004;26:104-18.
27. Stockham SL, Scott MA. Leukocytes. In: Fundamentals of Clinical Pathology. 2. ed. Ames: Blackwell; 2008. p. 53-106.
28. Chinn DR, Myers RK, Matthews JA. Neutrophilic leukocytosis associated with metastatic fibrosarcoma in a dog. J Am Vet Med Assoc. 1985;186:806-9.
29. Lappin MR, Latimer KS. Hematuria and extreme neutrophilic leukocytosis in a dog with renal tubular carcinoma. J Am Vet Med Assoc. 1988;192:1289-92.
30. Thompson JP, Christopher MM, Ellison GW, Homer BL, Buchanan BA. Paraneoplastic leukocytosis associated with a rectal adenomatous polyp in a dog. J Am Vet Med Assoc. 1992;201:737-8.
31. Knottenbelt CM, Simpson JW, Chandler ML. Neutrophilic leukocytosis in a dog with a rectal tumor. J Small Anim Pract. 2000;41:457-60.
32. Dole RS, MacPhail CM, Lappin MR. Paraneoplastic leukocytosis with mature neutrophilia in a cat with pulmonary squamous cell carcinoma. J Feline Med Surg. 2004;6:391-5.
33. Petterino C, Luzio E, Baracchini L, Ferrari A, Ratto A. Paraneoplastic leukocytosis in a dog with a renal carcinoma. Vet Clin Pathol. 2011;40(1):89-94.
34. Sellon RK, Rottman JB, Jordan HL Weiss MR, Simpson RM, Nelson P *et al.* Hypereosinophilia associated with transitional cell carcinoma in a cat. J Am Vet Med Assoc. 1992;201:591-3.
35. Barrs VR, Beatty JA, McCandlish IA, Kipar A. Hypereosinophilic paraneoplastic syndrome in a cat with intestinal T cell lymphosarcoma. J Small Anim Pract. 2002;43:401-5.
36. Grindem CB, Breitschwerdt EB, Corbett WT Page RL, Jans HE. Thrombocytopenia associated with neoplasia in dogs. J Vet Intern Med. 1994;8:400-5.
37. Adam F, Villiers E, Watson S, Coyne K, Blackwood L. Clinical pathological and epidemiological assessment of morphologically and immunologically confirmed canine leukaemia. Vet Comp Oncol. 2009;7(3):181-95.
38. Ramayah SK, Sequin MA, Carwilw HF, Raskin RE. Bioclonal gammapathy associated with immunoglobulin A in a dog with multiple myeloma. Vet Clin Pathol. 2002;31(2):83-9.
39. Zini E, Glaus TM, Minuto F, Arvigo M, Hauser B, Reusch CE. Paraneoplastic hypoglycemia due to an insulin-like growth factor type-II secreting hepatocellular carcinoma in a dog. J Vet Intern Med. 2007;21(1):83-9.
40. Messinger JS, Windham WR, Ward CR. Ionized hypercalcemia in dogs: a retrospective study of 109 cases (1998-2003). J Vet Intern Med. 2009;23(3):514-9.
41. Rebhun RB, Kent MS, Borrofka SA, Frazier S, Skorupsky K, Rodriguez CO. CHOP chemotherapy for the treatment of canine multicentric T-cell lymphoma. Vet Comp Oncol. 2011;(1):38-44.
42. Yokoyama N, Takeshita S, Kozuma K, Nishimura H, Chikuda I, Terakuma M *et al.* Early detection of doxorubicin-induced myocardial damage by ultrasound tissue characterization with integrated backscatter. Circ J. 2003;67(11):929-33.
43. Hallman BE, Hauck ML, Williams LE, Hess P, Suter SE. Incidence and risk factors associated with development of clinical cardiotoxicity in dogs receiving doxorubicin. J Vet Intern Med. 2019;33:783-91.
44. Otoni CC, Rahal SC, Vulcano LC, Ribeiro SM, Hette K, Giordano T *et al.* Survey radiography and computerized tomography imaging of the thorax in female dogs with mammary tumors. Act Vet Scand. 2012;9:52(1):20.
45. Eberle N, Fork M, Von Babo V, Nolte I, Simon D. Comparison of examination of thoracic radiographs and thoracic computed tomography in dogs with appendicular osteosarcoma. Vet Comp Oncol. 2011;9(2):131-40.
46. Drees R, Forrest LJ, Chappell R. Comparison of computed tomography and magnetic resonance imaging for the evaluation of canine intranasal neoplasia. J Small Anim Pract. 20;50(7):334-40.
47. Gonçalves R, Johnston P, Wessmann A, Penderis J. Imaging diagnosis--Canine meningioangiomatosis. Vet Radiol Ultrasound. 2010;51(2):148-51.
48. Spector DI, Fischetti AJ, Kovac-MacLaran JR. Computed tomographic characteristics of intrapelvic masses in dogs. Vet Radiol Ultrasound. 2011;52(1):71-4.
49. Hansen AE, Mcevoy F, Engelholm AS, Law I, Kristensen AT. FDG PET/CT imaging in canine cancer patients. Vet Radiol Ultrasoun. 2011;52(2):201-6.
50. Hansen AE, Gutte H, Holst P, Johannesen HH, Rahbek S, Clemmensen AE, Larsen MME *et al.* A. Combined hyperpolarized 13C-pyruvate MRS and 18F-FDG PET (hyperPET) estimates of glycolysis in canine cancer patients. Eur J Radiol. 2018;103:6-12.
51. Sánchez D, Romero L, López S, Campuzano M, Ortega R, Morales A *et al.* 18F-FDG-PET/CT in canine mammary gland tumors. Front Vet Sci. 2019;27(6):280.
52. Chalita MCC, Matera JM, Alves MTS, Longatto Filho A. Tumores em pele e partes moles de cães: estudo clínico e cito-histológico. Rev Educ Contin CRMVSP. 2002;5(2):171-80.
53. Ruslander DA, Gebhard DH, Tompkins MB, Grindem CB, Page RL. Immunophenotype characterization of canine lymphoproliferative disorders. Vivo. 1997;11(2):169-72.
54. Simon D, Moreno SN, Hirschberger J, Moritz A, Kohn B, Neumann S *et al.* Efficacy of a continuous, multiagent chemotherapeutic protocol *versus* a short-term single-agent protocol in dogs with lymphoma. J Am Vet Med Assoc. 2008;232(6):879-85.
55. Curran K, Thamm DH. Retrospective analysis for treatment of naïve canine multicentric lymphoma with a 15-week, maintenance-free CHOP protocol. Vet Comp Oncol. 2016;1:147-55.
56. Ferreira E, Bertagnolli AC, Cavalcanti MF, Schmitt FC, Cassali GD. The relationship between tumor size and expression of prognostic markers in bening and malignant canine mammary tumours. Vet Comp Oncol. 2009;7(4):230-5.
57. Webster JD, Kiupel M, Kaneene JB, Miller R, Yuzbasiyan-Gurkan V. The use of Kit and tryptase expression patterns as prognostic tools for canine cutaneous mast cell tumors. Vet Pathol. 2004;41:371-7.
58. Webster JD, Yuzbasiyan-Gurkan V, Miller RA, Kiupel M. Cellular proliferation in canine cutaneous mast cell tumors: associations with *c-kit* and its role in prognostication. Vet Pathol. 2007;44:298-308.
59. Garrett LD. Canine mast cell tumors: diagnosis, treatment and prognosis. Vet Med. 2014;5:49-58.
60. Fonseca-Alves CE, Bento DD, Torres Neto R, Werner J, Kitchell B, Laufer-Amorim R. Ki67/*KIT* double immunohistochemical staining in cutaneous mast cell tumors from Boxer dogs. Res Vet Sci. 2015;102:122-6.
61. Horta RS, Lavalle E, Monteiro LN, Souza MCC, Cassali GD, Araujo RB. Assessment of canine mast cell tumor mortality risk based on clinical, histologic, immunohistochemical, and molecular features. Vet Pathol. 2018;55(2):212-23.
62. Thamm DH, Avery AC, Berlato D, Bulman-Fleming J, Clifford CA, Hershey AE *et al.* Prognostic and predictive significance of *KIT* protein expression and *c-kit* gene mutation in canine cutaneous mast cell tumours: A consensus of the Oncology-Pathology Working Group. Vet Comp Oncol. 2019;17(4):451-5.
63. Thalheim L, Williams LE, Borst LB, Fogle JE, Suter SE. Lymphoma immunophenotype of dogs determined by immunohistochemistry, flow cytometry, and polymerase chain reaction for antigen receptor rearrangements. J Vet Intern Med. 2013;27(6):1509-16.
64. Comazzi S, Avery PR, Garden OA, Riondato F, Rütgen B, Vernau W. European Canine Lymphoma Network. European canine lymphoma network consensus recommendations for reporting flow cytometry in canine hematopoietic neoplasms. Clin Cytom. 2017;92(5):411-9.
65. Ehrhart EJ, Wong S, Richter K, Zismann V, Grimes C, Hendricks W *et al.* Polymerase chain reaction for antigen receptor rearrangement: Benchmarking performance of a lymphoid clonality assay in diverse canine sample types. J Vet Intern Med. 2019;33(3):1392-402.

66. Owen LN. TNM classification of tumors in domestic animals. 1. ed. Geneva: World Health Organization; 1980. p. 46-47.
67. Rutteman GR, Withrow SJ, Macewen EG. Tumors of the mammary gland. In: Withrow and MacEwen's Small Animal Clinical Oncology. 4. ed. Missouri: Saunders Elsevier; 2007, p. 699-733.
68. De Swarte M, Alexander K, Rannous B, Daniou MA, Blind L, Beauchamp G. Comparison of sonographic features of benign and neoplastic deep lymph nodes in dogs. Vet Radiol Ultrasound. 2011;52(4):451-6.
69. Krick EL, Billings AP, Shofer FR, Watanabe S, Sorenmo KU. Cytological lymph node evaluation in dogs with mast cell tumours: association with grade and survival. Vet Comp Oncol. 2009;7(2):130-8.
70. Baginski H, Davis G, Bastian RP. The prognostic value of lymph node metastasis with grade 2 MCTs in dogs: 55 cases (2001-2010). J Am Anim Hosp Assoc. 2014;50(2):89-95.
71. Clemente M, Perez-Alenza MD, Peña L. Metastasis of canine inflammatory *versus* non-inflammatory mammary tumours. J Comp Pathol. 2012;143(2-3):157-63.
72. Morello E, Martano M, Buracco P. Biology, diagnosis and treatment of canine appendicular osteosarcoma: similatities and differences with human osteosarcoma. Vet J. 2011;189(3):268-77.
73. Argyle DJ, Khanna C. Tumor biology and metastasis. In: Withrow SJ, Vail DM, Page RL. Withrow and MacEwen's small animal clinical oncology. 5. ed. Missouri: Saunders Elsevier; 2013. p. 30-50.
74. Oken MM, Creech RH, Tormey DC, Horton J, Davis TE, Mcfadden ET *et al.* Toxicity and response criteria of the Eastern Cooperative Oncology Group. Am J Clin Oncol. 1982;5(6);649-55.
75. Lascelles BDX. Management of chronic cancer pain. In: Withrow SJ, Vail DM. Withrow & MacEwen´s small animal clinical oncology. 4. ed. Missouri: Saunders Elsevier; 2007. p. 291-306.
76. Shor S, Fadl-Alla BA, Pondenis HC, Zhang X, Wycislo KL, Lezmi S *et al.* Expression of nociceptive ligands in canine osteosarcoma. J Vet Intern Med. 2015;29(1):268-75.
77. Monteiro BP, de Lorimier LP, Moreau M, Beauchamp G, Blair J, Lussier B *et al.* Pain characterization and response to palliative care in dogs with naturally-occurring appendicular osteosarcoma: An open label clinical trial. PLoS One. 2018;13(12):e0207200.
78. Lorimier LP, Fan TM. Assessment and management of pain I the cancer patient. In: Henry CJ, Higginbotham MI. Cancer Management in small animal practice. 1. ed. Missouri: Saunders Elswevier, 2010. p. 176-85.
79. Lester P, Gaynor JS. Management of cancer pain. Vet Clin North Am Small Anim Pract. 2000;30(4);951-66.
80. Villalobos AE. Pawspice: an end-of-life care program for terminal patients – Suporte Care for the cancer patients. In: Withrow and MacEwen's small animal clinical oncology. 4. ed. Missouri: Saunders Elsevier; 2007. p. 327-33.
81. Yazbek KV, Fantoni DT. Validity of a health-related quality-of-life scale for dogs with signs of pain secondary to cancer. J Am Vet Med Assoc. 2005;226(8):1354-8.
82. Olsen JA, Thomson M, O'Connell K, Wyatt K. Combination vinblastine, prednisolone and toceranib phosphate for treatment of grade II and III mast cell tumours in dogs. Vet Med Sci. 2018;4(3):237-51.
83. McMahon M, Mathie T, Stingle N, Romansik E, Vail D, London C. Adjuvant carboplatin and gemcitabine combination chemotherapy postamputation in canine appendicular osteosarcoma. J Vet Intern Med. 2011;25(3):511-7.
84. Wouda RM, Borrego J, Keuler NS, Stein T. Evaluation of adjuvant carboplatin chemotherapy in the management of surgically excised anal sac apocrine gland adenocarcinoma in dogs. Vet Comp Oncol. 2016;14(1):67-80.
85. Finotello R, Stefanello D, Zini E, Marconato L. Comparison of doxorubicin-cyclophosphamide with doxorubicin-dacarbazine for the adjuvant treatment of canine hemangiosarcoma. Vet Comp Oncol. 2017;15(1):25-35.
86. Latifi M, Tuohy JL, Coutermarsh-Ott SL, Klahn SL, Leeper H, Dervisis N. Clinical outcomes in dogs with localized splenic histiocytic sarcoma treated with splenectomy with or without adjuvant chemotherapy. J Vet Intern Med. 2020;34(6):2645-50.
87. Duffy ME, Anderson CL, Choy K, Fidel JL. Metronomic administration of lomustine following palliative radiation therapy for appendicular osteosarcoma in dogs. Can Vet J. 2018;59(2):136-42.
88. Veterinary Cooperative Oncology Group (VCOG). Veterinary Co-operative Oncology Group – Common Terminology Criteria for Adverse Events (VCOG-CTCAE) following chemotherapy or biological antineoplastic therapy in dogs and cats v1.1. Vet Comp Oncol. 2016;4:417-46.
89. Thamm DH, Vail DM. Aftershocks of câncer chemotherapy: managing adverse effects. J Am An Hosp Assoc. 2007;43(1):1-7.
90. Nguyen SM, Thamm DH, Vail DM, London CA. Response evaluation criteria for solid tumours in dogs (v1.0): a Veterinary Cooperative Oncology Group (VCOG) consensus document. Vet Comp Oncol. 2015;13(3):176-83.
91. Vail DM, Michels GM, Khanna C, Selting KA, London CA. Veterinary Cooperative Oncology Group. Response evaluation criteria for peripheral nodal lymphoma in dogs (v1.0). A Veterinary Cooperative Oncology Group (VCOG) consensus document. Vet Comp Oncol. 2010;8(1):28-37.

59 Síndromes Paraneoplásicas

Sílvia Regina Ricci Lucas • Lucas Campos de Sá Rodrigues

INTRODUÇÃO

Síndromes paraneoplásicas compreendem um grupo diverso de manifestações clínicas presentes em pacientes oncológicos que não estão associadas à invasão direta das neoplasias ou metástases. Representam alterações produzidas de modo indireto pelas células tumorais, em consequência da produção de substâncias biologicamente ativas, que não são produzidas quando a célula encontra-se em condições normais ou pelo menos não na mesma quantidade. Essas substâncias podem ser hormônios ou seus precursores, fatores de crescimento e interleucinas (IL). Além da produção de substâncias específicas, as síndromes paraneoplásicas podem manifestar-se com a participação do sistema imunológico induzindo reações imunomediadas, formando complexos imunes e causando imunossupressão. As células neoplásicas podem ainda produzir receptores hormonais, tornando-se capazes de competir com células que normalmente expressam receptores para determinado tipo de hormônio ou, ainda, induzir a produção, por células normais, de substâncias que em geral não são produzidas, tais como o fator de necrose tumoral (TNF).

Não se conhece a real ocorrência dessas síndromes e sintomas em cães e gatos, mas acredita-se em alta frequência, de maneira similar à que se observa em humanos. Na opinião dos autores ainda existem problemas para reconhecer sintomas/alterações laboratoriais e associá-los a um processo paraneoplásico, o que leva a baixo número de relatos.

Quando presentes, as síndromes paraneoplásicas podem reduzir de modo substancial a qualidade de vida e o tempo de sobrevivência dos pacientes e por isso devem ser rapidamente identificadas e tratadas. Muitas vezes representam a primeira manifestação da doença neoplásica, levando o clínico à suspeição e ao diagnóstico da neoplasia. Uma vez que a síndrome/sintomas e a neoplasia tenham sido diagnosticadas, o controle das alterações reflete a resposta e a eficácia do tratamento instituído, assim como a recorrência pode indicar a perda da resposta efetiva e recidiva da neoplasia.

ALTERAÇÕES HEMATOLÓGICAS

Anemia

Anemia é definida como a redução de hemácias (eritrócitos), hematócritos e hemoglobinas no sangue periférico[1] e é a principal alteração paraneoplásica identificada em cães e gatos. A ocorrência varia dependendo da neoplasia, sendo identificada com maior frequência em cães com neoplasias hematopoéticas, como linfomas e leucemias.[2,3] Em um estudo com 84 cães com linfoma e 91 com osteossarcoma, 32,1% daqueles com linfoma e 13,2% daqueles com osteossarcoma apresentavam anemia no momento do diagnóstico.[3] As neoplasias podem levar à anemia por diferentes mecanismos, sendo o principal deles o relacionado com a doença inflamatória, também denominada "anemia da doença crônica".[4]

A anemia da doença inflamatória é normocítica, normocrômica e não apresenta características de regeneração; como os animais apresentam redução moderada na contagem de hemácias e evolução relativamente longa, que permite adaptação do organismo, na maioria das vezes eles são assintomáticos. Nesse tipo de processo, associado a quadros inflamatórios e a várias outras doenças incluindo as neoplásicas, ocorre sequestro de ferro pelas células do sistema mononuclear fagocitário, diminuindo sua disponibilidade para a eritropoese. Além disso, há supressão da diferenciação dos precursores eritroides, redução da produção de eritropoetina e redução da vida média dos eritrócitos. O sequestro de ferro é mediado principalmente pela hepcidina produzida pelo fígado sob estímulo da IL-6 e que induz internalização e degradação lipossomal da ferroportina, uma proteína de membrana cuja função é exportar o ferro dos macrófagos, hepatócitos e enterócitos para o sangue periférico e que também diminui a absorção de ferro pelos enterócitos.[4,5]

Cães com hematócrito inferior a 20% e gatos com hematócrito menor que 17% geralmente apresentam outra causa de anemia, que não somente aquela associada à doença inflamatória.[6] Animais com câncer também podem apresentar anemia não regenerativa por infiltração de células neoplásicas na medula óssea, o que também leva à redução da eritropoese. Nas leucemias, linfomas, mieloma múltiplo, mastocitose sistêmica, histiocitoma maligno e metástases, pode-se encontrar infiltração de células malignas na medula óssea e, consequentemente, anemia.[7] O tratamento antineoplásico com fármacos citotóxicos também pode causá-la, sendo essa geralmente moderada e não regenerativa. A tendência é que o grau de anemia se agrave com a evolução do tratamento.

Anemias regenerativas também podem ocorrer em animais com câncer devido a perda sanguínea ou hemólise. Se não houver a associação de outros processos como causa da anemia, o animal apresenta aumento da contagem de reticulócitos 48 a 72 horas após o início da hemorragia. O sangramento pode ser gastrintestinal, abdominal e pode ser considerado uma emergência, dependendo da sua intensidade. A anemia regenerativa decorrente de hemólise pode ter causa extravascular ou intravascular. Quando as hemácias são destruídas pelo sistema mononuclear fagocitário no baço, fígado ou medula óssea, a hemólise é extravascular, e quando a destruição ocorre pela ativação do sistema complemento-anticorpo, fármacos, toxinas ou agentes infecciosos, ela é intravascular. As neoplasias são causas importantes de anemia hemolítica imunomediada, sendo as hematopoéticas, tais como linfoma e leucemia, as mais frequentemente associadas à hemólise.[8] Nos linfomas e leucemias linfocíticas há produção de autoanticorpos, causada principalmente pelo desequilíbrio do sistema imune e não somente a produção direta de anticorpos pelas células neoplásicas.[9-11] Além dos autoanticorpos, para haver rompimento da membrana eritrocitária faz-se necessária a ligação com as proteínas do sistema complemento.[8,12]

A hemólise também pode ocorrer sem envolvimento do sistema imune, em função de estresse oxidativo e eritrofagocitose por células neoplásicas. Animais com hemangiossarcoma podem ainda apresentar anemia hemolítica microangiopática, resultando na fragmentação de hemácias com a formação dos esquizócitos. A fibrina presente no leito intravascular, decorrente do processo de coagulação intravascular disseminada (CID) observado nessa neoplasia, é responsável pela fragmentação das hemácias.[13]

Animais anêmicos apresentam mucosas pálidas ou ictéricas, letargia, intolerância ao exercício, sopro cardíaco (em alguns casos) e redução das atividades de modo geral, o que algumas vezes pode ser atribuído pelo proprietário à condição de envelhecimento desses. A intensidade dos sintomas varia em função da gravidade da anemia e do tempo de evolução.

O tratamento da anemia deve ser instituído após sua caracterização, incluindo a identificação da capacidade de regeneração e, se possível, da causa. Animais com sangramento ativo devem ser avaliados quanto à excisão da neoplasia, ao início da quimioterapia antineoplásica e, dependendo do caso, à necessidade de transfusão. O tratamento da neoplasia pode estabilizar o quadro de anemia, entretanto, deve-se ressaltar que, em alguns casos, o uso de antineoplásicos pode ter um efeito somatório e levar à piora progressiva da anemia. Para alguns animais, a anemia pode ser um fator que contraindica o início da quimioterapia antineoplásica e/ou procedimento cirúrgico. Nesses casos, nova avaliação deve ser realizada após a transfusão. É importante ressaltar que, nos casos de neoplasias hematopoéticas, nas quais mais frequentemente se observa anemia no momento do diagnóstico, a maioria dos animais permanece anêmica durante todo o tratamento, sendo esse um fator que piora o prognóstico.

O uso de eritropoetina recombinante permanece controverso. Sua indicação seria restrita aos casos de anemia associada ao uso dos antineoplásicos e, embora possa ter um efeito benéfico, tem sido associada a fenômenos tromboembólicos e progressão tumoral, além da já reconhecida possibilidade de desenvolvimento de anticorpos antieritropoetina.[14]

Trombocitopenia

Pode ser decorrente da diminuição da produção, do aumento do consumo, da destruição ou ainda do sequestro das plaquetas. É considerada uma das alterações paraneoplásicas mais comuns, chegando a manifestar-se em 30% dos animais com tumores sólidos e em 50% daqueles com neoplasias hematopoéticas.[2,15] As neoplasias que causam a trombocitopenia de modo mais frequente são as que atingem o baço e aquelas que invadem a medula óssea, dentre elas os linfomas, principalmente os linfomas T,[16] e os mastocitomas em gatos.[17]

A destruição imunomediada é associada a neoplasias hematopoéticas (linfomas e leucemias linfocíticas) e, mais raramente, a tumores sólidos.[18] Animais com neoplasias que apresentam hemorragias discretas só apresentam trombocitopenia quando a medula estiver exaurida.[17] O tempo médio de vida das plaquetas decai à medida que a neoplasia evolui e nos estágios mais avançados, chegando a 3,2 dias em animais com neoplasias metastáticas.[19] A trombocitopenia também pode ocorrer em função do tratamento antineoplásico, principalmente quando se utilizam as nitrosureias carmustina e lomustina.[20-22]

Como sintomas, cães e gatos podem apresentar petéquias associadas ou não à hematúria e ao sangramento em mucosas. A causa da trombocitopenia deve ser identificada com rapidez e, quando relacionada diretamente com a neoplasia, o tratamento medicamentoso ou cirúrgico deve ser avaliado. É importante ressaltar que estabelecer a causa de trombocitopenia em pacientes oncológicos pode ser um desafio, principalmente porque na rotina não se costuma fazer a pesquisa de anticorpos antiplaquetários.

Se a indicação do tratamento for cirúrgica, a trombocitopenia pode elevar o risco cirúrgico e o animal deve ser estabilizado antes do procedimento. Transfusões realizadas com sangue fresco ou plasma rico em plaquetas durante a cirurgia ou no pós-operatório podem ser determinantes para o sucesso do tratamento e, por isso, devem ser programadas antecipadamente. Animais com trombocitopenia tratados com protocolos que incluem o uso de vincristina podem apresentar contagem normal de plaquetas durante o tratamento devido ao aumento da fragmentação de megacariócitos promovida pelo fármaco.[23]

Leucocitose neutrofílica

A neutrofilia é definida como o aumento absoluto do número de neutrófilos circulantes e é a principal causa de leucocitose em cães e gatos. Pode estar representada somente pela existência de células maduras na circulação ou ser acompanhada pelo aumento de células jovens (bastonetes e metamielócitos), sendo então classificada como neutrofilia com desvio à esquerda. Embora a principal causa de neutrofilia nos animais esteja relacionada com infecções, em algumas situações ela pode estar associada a processos inflamatórios ou neoplásicos e caracterizar um leucograma de estresse. Cães com linfoma, carcinoma renal, neoplasia pulmonar primária, pólipo renal e fibrossarcoma metastático e também gatos podem apresentar leucocitose por neutrofilia.[24-31] A neutrofilia pode ser decorrente do estímulo da medula óssea pela existência de massas necróticas, ulceradas, infeccionadas, metástases ou pela resposta a fatores estimuladores de colônias granulocíticas (G-CSF) produzidos ou induzidos por células neoplásicas.[30]

Dentre os fatores estimuladores de colônias granulocíticas, destacam-se as citocinas IL-1 e IL-6, o TNF-α e β e, principalmente, G-CSF e fator estimulador de colônias granulocítico-monocíticas (GM-CSF), produzidos pelas células neoplásicas.[32] O aumento de G-CSF e GM-CSF foi demonstrado em um cão com carcinoma pulmonar papilar, em um gato com adenocarcinoma tubular cutâneo[27] e em outros cães e gatos com neoplasias epiteliais.[30,33,34] As causas infecciosas devem ser pesquisadas e, uma vez que tenham sido excluídas, o tratamento da neoplasia primária pode reverter a leucocitose.

Coagulação intravascular disseminada

A coagulação intravascular disseminada (CID) é uma síndrome complexa, caracterizada pela excessiva formação de trombos em múltiplos órgãos, causando sangramento pela inativação ou por consumo de plaquetas e fatores de coagulação.

Embora a frequência de CID em cães com neoplasias esteja em torno de 10%,[35] mais de 83% dos cães com neoplasias malignas em estágio avançado apresentam algum tipo de distúrbio de coagulação,[36] entretanto nem sempre essas alterações são clinicamente relevantes. Dentre as neoplasias sólidas de cães e gatos, a ocorrência de CID pode chegar a 12,2% dos casos, e o hemangiossarcoma é responsável pela maior parte dessa ocorrência.[35] Outras neoplasias em que a CID também pode ser identificada incluem carcinoma mamário inflamatório, carcinoma de tireoide, neoplasia pulmonar primária e carcinomas abdominais.[35,37]

Os animais com CID podem apresentar petéquias, sangramento em mucosas, sangramento cavitário e devem receber tratamento emergencial. O diagnóstico é complexo e envolve contagem de plaquetas, avaliação morfológica das hemácias, tempo de protrombina, tempo de tromboplastina parcial ativada, fibrinogênio e produtos de degradação do fibrinogênio. Alterações nesses parâmetros associadas ao quadro clínico orientam o diagnóstico de CID aguda, enquanto na CID crônica os animais geralmente não apresentam sintomas e os parâmetros laboratoriais citados estão um pouco alterados. O prognóstico é ruim.

Hipergamaglobulinemia

A determinação pode ser feita por várias técnicas, sendo a mais comum a determinação de proteínas séricas totais, seguida da eletroforese em tiras de acetato de celulose (eletroforetograma). A gamopatia monoclonal representa a produção excessiva de imunoglobulinas (Ig) (essas proteínas são chamadas "paraproteínas" ou "componente M"), por linhagens de plasmócitos ou linfócitos que se caracteriza, na eletroforese, por um pico gama de base estreita; entretanto deve-se ressaltar que, em certos casos, gamaglobulinas podem migrar na região de betaglobulinas, alargando a base.

A hipergamaglobulinemia pode ocasionar hiperviscosidade sanguínea pela produção de moléculas de Ig completas, parciais ou cadeias leves e pesadas. A hiperviscosidade é resultante das interações entre moléculas de cadeias longas com alta viscosidade intrínseca tais como IgM, ou de altas concentrações de IgG ou IgA, que tendem a formar agregados multimoleculares.[1]

Em aproximadamente 70% dos casos de mieloma múltiplo, as Ig monoclonais secretadas em grandes quantidades são IgG ou IgA.[38] As cadeias leves, com peso molecular variando entre 20.000 e 25.000 dáltons e que são prontamente excretadas na urina, são chamadas "proteínas de Bence-Jones". A excreção dessas proteínas ocorre em aproximadamente 30 a 40% dos cães com gamopatia monoclonal,[39,40] sendo que a excreção dessas cadeias pode ocorrer mesmo com níveis séricos normais de proteínas.[41]

Os animais com hipergamaglobulinemia e hiperviscosidade podem apresentar ataxia, depressão, alteração cardíaca, convulsão e coma. Além disso, apresentam diminuição da oxigenação tecidual, sangramento pela diminuição da agregação plaquetária e alterações oculares por hemorragia na retina.[1]

Geralmente, o tratamento para as neoplasias que levam à hipergamaglobulinemia é a quimioterapia antineoplásica. Animais com sintomas de hiperviscosidade podem ter necessidade de tratamento imediato direcionado para a redução dos níveis de proteína no sangue. A plasmaférese seria indicada por reduzir rapidamente os níveis proteicos. Não havendo possibilidade, a fluidoterapia seria indicada. Antibióticos muitas vezes podem ser necessários em casos de mieloma múltiplo, pois as células secretam substâncias imunossupressoras que prejudicam a função de macrófagos e linfócitos.

ALTERAÇÕES ENDÓCRINAS

Hipercalcemia

A hipercalcemia humoral maligna é associada à produção de peptídio análogo ao paratormônio (PTHrp), porém outros mediadores podem estar envolvidos nesse processo, como o calcitriol, a IL-β1, a IL-6, as prostaglandinas, o fator transformador do crescimento beta (TGF-β) e o TNF-α.[42]

Além do PTHrp, a hipercalcemia também pode ocorrer quando há destruição óssea focal (hipercalcemia osteolítica local), principalmente nos animais com mieloma múltiplo. As células neoplásicas infiltradas são capazes de secretar citocinas e outros fatores de crescimento que aumentam a reabsorção óssea por estimulação direta dos osteoclastos.[42] O calcitriol (1,25-di-hidrixicolecalciferol), que em humanos desempenha papel importante nessa síndrome paraneoplásica,[43] não tem a mesma participação nos cães com hipercalcemia.[44]

A avaliação do cálcio iônico (Ca^{2+}) ajuda a diferenciar o hiperparatireoidismo primário do secundário, pois os cães com doença renal crônica geralmente apresentam níveis séricos normais ou baixos de Ca^{2+}.[45] Existem três formas ou frações de cálcio analisadas: o Ca^{2+} ou cálcio livre (iCa), o cálcio ligado à proteína e o cálcio quelado (cCa), fração na qual o cálcio pode estar ligado a fosfato, bicarbonato, sulfato, citrato e lactato.[46] Em cães saudáveis, o Ca^{2+} corresponde a cerca de 56% do cálcio total; o cálcio ligado à proteína, a cerca de 34%; e 10% correspondem ao cCa. Nos felinos, a proporção é de 52%, 40% e 8%, respectivamente. O Ca^{2+} ou cálcio livre é a fração do cálcio sérico que é biologicamente ativa e, de preferência, a que deve ser mensurada no paciente.[47]

A concentração de PTH em pacientes com hipercalcemia é baixa ou indetectável devido ao *feedback* negativo consequente aos elevados níveis de cálcio.[48] Os pacientes com hipercalcemia apresentam sintomas inespecíficos, tais como poliúria, polidipsia, fraqueza e sintomas de infecção ou litíase urinária;[49] anorexia, náuseas, vômitos, constipação intestinal e desorientação podem se manifestar na dependência dos sistemas envolvidos.[50] A anorexia pode ser causada pela ação direta do cálcio no sistema nervoso central ou ainda pela diminuição da excitabilidade das células musculares lisas do trato gastrintestinal.[49]

Em cães, algumas neoplasias são associadas à hipercalcemia, tais como linfomas de células T e mediastinal, adenocarcinoma de células apócrinas, carcinoma anaplásico, histiocitose maligna e carcinoma de células escamosas.[50] Embora a hipercalcemia esteja, em grande parte das vezes, associada a neoplasias malignas, ela já foi identificada em processos benignos como angiomixoma renal[48] e neoplasia mamária.[51] Nos gatos, embora a hipercalcemia paraneoplásica seja menos prevalente, já foi relatada em linfomas e carcinomas de células escamosas, com evidências radiográficas de lise óssea.[52]

Em cães, na impossibilidade de se analisar o Ca^{2+}, a correção do cálcio total pode ser feita com base nas concentrações de albumina: *cálcio corrigido (mg/dℓ)* = 3,5 – albumina (g/dℓ) + cálcio mensurado (mg/dℓ). De modo geral, cães e gatos sintomáticos apresentam cálcio sérico total maior que 18 mg/dℓ.[53] A hipercalcemia persistente pode levar a quadros de insuficiência renal, gastrite e redução da qualidade de vida dos pacientes.[54] Os animais com hipercalcemia podem apresentar também azotemia com hipofosfatemia ou normofosfatemia, e os diagnósticos diferenciais de causas de hipercalcemia devem ser analisados.

Quando a hipercalcemia for considerada uma emergência (> 18 mg/dℓ), os animais necessitarão de tratamento sintomático até que se diagnostique a causa de base. O objetivo é aumentar a excreção urinária de cálcio e evitar a reabsorção óssea. Para tanto, os animais podem receber fluidoterapia com solução fisiológica 0,9% para aumentar a taxa de filtração glomerular e a excreção de cálcio, caso não apresentem insuficiência cardíaca congestiva ou hipertensa.[50] O volume e a velocidade da fluidoterapia devem ser ajustados para a correção da desidratação em um período de 18 a 24 horas.[55] Um diurético de alça (furosemida) pode ser associado para promover a calciurese quando o paciente estiver hidratado (1 a 4 mg/kg, por via subcutânea [SC] ou intravenosa [IV], a cada 12 horas).[50] Os corticoides podem ser utilizados por inibirem a prostaglandina E, a IL e diminuírem a absorção intestinal de cálcio, mas se o diagnóstico ainda não estiver concluído, podem alterar o quadro e retardar a confirmação.

Em casos não responsivos ao tratamento sintomático e da causa de base, os bifosfonatos e a calcitonina podem ser utilizados.[56] Os bifosfonatos, com ação inibidora da reabsorção óssea sem afetar a reabsorção tubular de cálcio, tornaram-se padrão para uso na hipercalcemia em humanos, sendo que o pamidronato e o ácido zoledrônico podem também ser utilizados em cães.[57,58] Com relação ao pamidronato, cuidados devem ser tomados quanto à sua nefrotoxicidade,[57] já que a maioria dos cães que necessita de tratamento apresenta idade avançada, por isso, as recomendações da diluição dele para a aplicação devem ser rigorosamente seguidas. Como o efeito dos bifosfonatos persiste por 1 até 4 semanas, esses devem ser reaplicados caso o tratamento específico da neoplasia não tenha sido realizado ou mesmo que a neoplasia não seja passível de tratamento.

Hipoglicemia

A principal neoplasia relacionada com a hipoglicemia é o insulinoma, com produção excessiva de insulina pelas células β neoplásicas. Porém outras neoplasias em tecidos extrapancreáticos também podem causar hipoglicemia, como o melanoma oral, linfoma, mieloma múltiplo, plasmocitoma, hepatoma, carcinoma hepatocelular, hemangiossarcoma, liomiossarcoma, adenocarcinoma renal e carcinoma mamário.[59-62]

Um dos mecanismos pelos quais as células neoplásicas não pancreáticas levam à hipoglicemia está associado à produção de fator de crescimento insulino-símile-2 (IGF-2), que aumenta a utilização de glicose pelo organismo,[62] mas outros mecanismos também podem estar associados como o aumento do consumo de glicose pelas células neoplásicas, aumento dos receptores de insulina e inibição da glicogenólise.[63]

Algumas alterações não neoplásicas como inanição, sepse e disfunção hepática devem ser consideradas no diagnóstico diferencial da hipoglicemia. Animais com hipoglicemia manifestam sintomas quando a glicose sérica está em níveis inferiores a 45 a 50 mg/dℓ, apresentando fraqueza, desorientação, convulsão e coma,[64] porém existem relatos que sugerem tolerância a concentrações séricas de glicose tão baixas quanto 20 mg/dℓ.[55]

Animais hipoglicêmicos devem ser tratados imediatamente com pequenas quantidades de alimentos em várias refeições ou, se estiverem debilitados e em crise, devem receber soluções com concentração maior que 10% de dextrose, em infusão venosa lenta (1 mℓ/kg de dextrose a 25%, por 10 min) em vaso calibroso.[65] Pacientes que estão adaptados a baixos níveis de glicemia não devem receber infusões que elevem seus níveis à normalidade rapidamente, pela possibilidade de aumento da liberação de insulina (efeito rebote).[65] Caso os níveis de glicemia não se reduzam, recomenda-se a utilização de dexametasona (0,5 mg/kg IV por 6 h, repetida a cada 12 a 24 h). Após a estabilização do animal, o diagnóstico deve ser concluído e a causa primária, tratada. A prednisona pode ser associada nos animais com hipoglicemia crônica para aumentar a gliconeogênese e diminuir a utilização periférica de glicose na dose de 0,5 mg/kg/dia e, em casos refratários, até 4 a 6 mg/kg/dia.[65]

ALTERAÇÕES NEUROLÓGICAS

Miastenia *gravis*

A miastenia *gravis* é um processo imunomediado no qual há produção de anticorpos contra os receptores nicotínicos de acetilcolina do músculo esquelético, comprometendo a transmissão neuromuscular, sendo que os animais acometidos apresentam fraqueza muscular como sintoma.[66] Sua causa mais comum é o timoma, mas osteossarcoma, linfoma cutâneo e carcinoma de ducto bilar também foram relatados.[67-71]

Os sintomas da miastenia são variados e dependem do grupo muscular afetado. Três formas clínicas da doença foram descritas: miastenia *gravis* focal, fraqueza em faringe, laringe, esôfago e músculos faciais, porém sem comprometimento de músculos apendiculares; miastenia *gravis* generalizada, com comprometimento apendicular e megaesôfago; e a forma aguda e fulminante, caracterizada por paralisia rápida e grave.[72-74] A maior parte dos cães apresenta a forma clássica da doença caracterizada por fraqueza apendicular, que é intensificada durante o exercício, e megaesôfago, que pode causar regurgitação e pneumonia aspirativa.[70]

O tratamento da neoplasia primária pode resolver rapidamente os sintomas; além disso, pode se associar prednisona ou ciclosporina[75] para acelerar a resposta. Agentes anticolinesterásicos também podem ser administrados (brometo de piridostigmina: 1 a 3 mg/kg, a cada 8 ou 12 horas; ou neostigmina: 0,04 mg/kg/IM, a cada 6 horas).[53] O prognóstico é reservado e está relacionado com a possibilidade de excisão ou remissão da neoplasia primária. Os animais podem apresentar complicações como pneumonia aspirativa decorrente do megaesôfago ou ainda alterações respiratórias por diminuição da atividade de músculos intercostais e diafragmáticos.[66]

Neuropatia periférica

Animais e pessoas com câncer podem desenvolver lesões em nervos periféricos secundárias a doenças neoplásicas, porém essas lesões são raras em cães e gatos. A análise das fibras nervosas pode revelar desmielinização e degeneração axônica.[76] Mastocitomas, carcinoma pancreático, linfoma, adenocarcinoma de tireoide, melanoma, neoplasia mamária, liomiossarcoma, sarcoma indiferenciado, hemangiossarcoma e mieloma múltiplo são neoplasias que podem levar à neuropatia periférica.[77-79]

Os sintomas variam em função do nervo acometido e da gravidade das lesões. Os animais podem apresentar desde fraqueza muscular focal até generalizada. Embora não exista um tratamento específico para neuropatia periférica, o prognóstico é considerado bom se a neoplasia for passível de excisão.[53]

ALTERAÇÕES CUTÂNEAS

Poucas síndromes paraneoplásicas cutâneas são descritas em cães e gatos e isso pode ser resultado da baixa ocorrência ou da ausência de suspeição. Para se reconhecer uma dermatopatia como paraneoplásica, o aparecimento da alteração deve ser concomitante ao da neoplasia e seguir um curso paralelo.[80] Entretanto, na prática, não é tão simples estabelecer o curso concomitante das alterações e, como em algumas situações o tumor pode ser microscópico, as manifestações sistêmicas e cutâneas parecem dissociadas na maioria das vezes. A seguir, serão abordadas as mais frequentes.

Alopecia

Como alteração paraneoplásica, a alopecia manifesta-se de maneira simétrica, progredindo da região ventral e dos membros para a cabeça.[81] O mecanismo que a causa ainda é desconhecido. Em gatos, a alopecia paraneoplásica é associada a carcinomas pancreáticos e hepáticos.[81] A pele é fina, inelástica e facilmente epilável.[82]

O exame histopatológico da pele alopécica do gato demonstra marcante telogenização dos folículos pilosos, miniaturização e atrofia. Outros achados incluem acantose epidérmica, hiperplasia e paraqueratose com leve infiltrado inflamatório mononuclear na derme.[82]

O diagnóstico diferencial inclui hiperadrenocorticismo, hipertireoidismo, dermatofitose, alopecia simétrica felina, alopecia areata e defluxo telógeno.[83] As lesões não melhoram com o uso de corticoides. Se a neoplasia primária não puder ser removida, não há tratamento efetivo. A maioria dos animais é submetida à eutanásia, mas, eventualmente, a alopecia pode se resolver em casos de carcinomas passíveis de excisão.[83]

Nos cães, em algumas situações, formações neoplásicas podem produzir alterações hormonais e, por consequência, alopecia. Nesse caso, a remoção cirúrgica da neoplasia resulta na normalização dos níveis hormonais e na resolução da alopecia.[84]

É importante ressaltar que o tratamento antineoplásico interfere na fase anágena do crescimento do pelo e, assim, pode causar áreas de rarefação pilosa e alopecia em cães de raças que apresentam crescimento contínuo do pelame. Essa alteração não se relaciona com a alopecia paraneoplásica e resolve-se naturalmente ao fim do tratamento.

Dermatofibrose nodular

É caracterizada por nódulos cutâneos com crescimento lento, localizados preferencialmente em membros, cabeça e tronco. Os nódulos variam em tamanho e formato, em geral não são pruriginosos ou sensíveis à palpação, embora muitas vezes possam estar associados a ulceração, hiperpigmentação e alopecia.[85-87] Histologicamente, os nódulos são identificados na derme, na parte subcutânea e na musculatura, e são compostos de colágeno muito bem diferenciado e denso com fibrose focal dérmica, fibrose reativa e fibroma.[85-88] Descrita inicialmente em Pastores-Alemães em 1983,[89] a grande maioria dos casos tem sido relatada nessa raça, associada a cistos renais, cistadenomas ou cistadenocarcinomas,[85,86,88] mas há relatos em Golden Retriever, Boxer, Australian Cattle Dog e cães sem raça definida (SRD).[87,88,90] Embora a patogenia da doença ainda não esteja totalmente identificada, ela está associada a uma mutação no éxon 7 do *locus* Birt-Hogg-Dube (BHD) no cromossomo 5 dos cães.[91,92]

Não existe tratamento específico para a dermatofibrose nodular,[81,93] entretanto a excisão ou a crioterapia, embora paliativas, podem evitar infecções nos nódulos ulcerados, bem como naqueles cuja localização prejudique os movimentos do animal.[81]

Considerando o caráter hereditário e o curso da enfermidade, que pode evoluir por até 2,5 anos, dependendo da causa de base,[93] os animais devem ser afastados da reprodução.

Feminização associada à neoplasia testicular

Em geral, os cães com neoplasias testiculares são assintomáticos ou apresentam edema e/ou atrofia do testículo contralateral,[94] entretanto, a feminização ocorre em até 57% daqueles com sertolinomas,[95] em decorrência de desequilíbrio hormonal secundário a uma neoplasia funcional. Esses animais podem apresentar lesões cutâneas, feminização ou ambos.

A feminização caracteriza-se por ginecomastia, atração de outros machos, prepúcio pendular, atrofia do pênis, metaplasia escamosa da próstata e mielossupressão, além das lesões cutâneas.[94,96] A alopecia desenvolve-se lentamente, de maneira bilateral e simétrica nas regiões cervical, lombar, períneo e genital; ocorre também mudança de coloração da pelagem, melanose macular e a dermatose prepucial linear.[96]

Os achados histopatológicos incluem hiperqueratose ortoqueratótica, queratose folicular, atrofia e dilatação folicular, telogenização dos folículos pilosos e atrofia das glândulas sebáceas.[96] Como a incidência de feminização é alta em criptorquídicos, a avaliação ultrassonográfica desses animais é essencial, assim como a hematológica, uma vez que parte desses animais pode apresentar aplasia de medula óssea associada aos altos níveis estrogênicos, o que piora o prognóstico.

Nos casos não complicados e passíveis de excisão cirúrgica, a repilação ocorre em alguns meses.

OUTRAS SÍNDROMES PARANEOPLÁSICAS

Caquexia

A caquexia é um termo derivado do grego *kakos*, que significa mal, e *hexis*, que significa condição; ele descreve a perda progressiva de tecido adiposo e massa magra corpórea.[97,98] É caracterizada pela perda de peso progressiva, independentemente da ingestão de alimentos, e associada a doenças crônicas como insuficiência cardíaca congestiva, doença renal crônica e câncer.[99] É desencadeada por modificações metabólicas e, segundo Tisdale,[100] está relacionada com a localização da neoplasia, sendo mais frequente nos casos de cânceres pulmonares e gastrintestinais.

Em cães e gatos, a frequência da caquexia nos casos de câncer não é bem estabelecida.[101] Enquanto em seres humanos ela acomete 40 a 90% dos pacientes internados,[63,97,102] o estudo de Michel *et al.*[101] com 100 animais demonstrou apenas 4% de caquexia em cães com câncer, considerando escore corporal menor que 3/9. Na opinião dos autores, a caquexia não é tão frequente e está relacionada com o tipo de neoplasia e o tempo de evolução, sendo, por exemplo, rara nos casos de neoplasias hematopoéticas.

É uma síndrome multifatorial consequente a reflexos de algumas doenças crônicas em vias de sinalização neuro-hormonais centrais e periféricas, que regulam o apetite e o gasto energético.[98] O TNF-α, as interleucinas (IL-1, IL-6) e a interferona (IFN-γ), citocinas pró-inflamatórias produzidas pela neoplasia, exercem papel importante na patogenia da caquexia do câncer ao diminuírem a ingestão de alimentos e aumentarem o gasto energético.[103] O aumento das IL no hipotálamo resulta na ativação do pró-hormônio pró-opiomelanocortina (POMC), por meio do triptofano,[104] dando origem a peptídios bioativos como o hormônio adrenocorticotrófico (ACTH), melanocortinas (MSH) e β-endorfina, que reduzem a ingestão alimentar e induzem anorexia nos pacientes.[100] As células neoplásicas também produzem várias substâncias que alteram o metabolismo dos carboidratos, lipídios e proteínas. Além disso, pacientes oncológicos podem ainda apresentar quadros de náuseas, vômitos e diarreia por consequência direta da neoplasia ou do tratamento instituído, o que agrava o quadro.

Com relação às alterações metabólicas, algumas neoplasias, dentre elas linfomas, adenocarcinoma mamário e osteossarcoma,[105-107] causam alteração significativa no metabolismo dos carboidratos, com a utilização da glicose como fonte energética pelas células neoplásicas, produzindo lactato ao fim dessa reação.[105] Desse modo, os hepatócitos precisam transformar o lactato novamente em glicose, gerando maior gasto energético para o organismo e disponibilizando maior quantidade de glicose para ser utilizada pelas células neoplásicas.[108]

Além dos carboidratos, os animais podem apresentar alterações no metabolismo de lipídios e proteínas. Pacientes com linfoma podem apresentar diminuição da síntese proteica e aumento da lipólise levando ao consumo das reservas orgânicas. O aumento da lipólise e a diminuição da síntese lipídica são estimulados pelo TNF-α e pelo fator mobilizador de lipídios (LMF), produzido pelas células neoplásicas.[108,109] Em indivíduos normais, a administração de glicose suprime o metabolismo lipídico, mas há um impedimento nessa via nos pacientes com câncer, que continuam oxidando ácidos graxos.[100] Além disso, o TNF-α e o fator indutor de proteólise (PIF) secretados pelas células neoplásicas são responsáveis pela ativação da via proteolítica ubiquitina-proteassoma, por ativação do fator nuclear kappa β (NF-κB), resultando na degradação de proteína miofobrilar do músculo esquelético, com consequente intensificação da caquexia.[109] PIF, com angiotensina II, inibe a síntese proteica.

Pacientes com caquexia apresentam comprometimento da qualidade de vida, pior resposta ao tratamento e redução da sobrevida, principalmente quando a perda de peso ultrapassa 6% do peso inicial,[97,110] logo, o processo precisaria ser revertido.

Possibilidades de tratamento estariam relacionadas com o bloqueio específico de algumas substâncias por meio de anticorpos monoclonais. Por exemplo, quando a IL-1 é inibida em animais com câncer, os animais apresentam aumento de apetite e ganho de peso.[111] Entretanto, acredita-se que esse bloqueio não poderia estar relacionado com uma única substância, já que um conjunto delas atua no processo. A inibição de substâncias anorexígenas como a melanocortina pelo antagonismo de seus receptores no hipotálamo seria outra possibilidade.[100] O uso de ácido eicosapentanoico (EPA) parece prevenir a perda de massa magra em algumas situações. De modo geral, para a caquexia em pessoas, acredita-se que a combinação de vários agentes venha a ser mais efetiva que a monoterapia. É possível que os mesmos conceitos venham a ser aplicados em animais.

Osteopatia hipertrófica

É caracterizada por proliferação periostal em porções distais de ossos longos e é relatada em seres humanos e em cães acompanhando ampla variedade de enfermidades torácicas e abdominais. Particularmente nos cães, foi descrita em casos de carcinoma prostático, rabdomiossarcoma em bexiga urinária, sertolinoma, neoplasia esofágica, carcinoma renal, de células de transição da bexiga, nefroblastoma, mas, principalmente, em neoplasias pulmonares primárias metastáticas.[112-116]

Embora o mecanismo que justifique a proliferação do periósteo não esteja completamente definido, existem algumas teorias a respeito. A teoria neurogênica baseia-se no fato de ocorrer aumento do fluxo sanguíneo periostal com proliferação tecidual e do próprio periósteo, que seria decorrente de um estímulo neurológico aferente. Essa teoria é fundamentada na resposta ao tratamento com vagotomia em pacientes com osteopatia hipertrófica,[117] mas ela não explica a ocorrência da osteopatia em processos que acarretem hipoxia, como as cardiopatias.[118] Outra teoria associa a cianose ao estímulo para a liberação de macrotrombócitos. Os macrotrombócitos atingiriam os pequenos vasos das extremidades dos membros e a fragmentação levaria à liberação de fatores de crescimento para a circulação, incluindo o fator de crescimento do endotélio vascular (VEGF),[119] que poderia promover a diferenciação de osteoblastos e angiogênese.[120] Além disso, o excesso na produção de hormônios liberadores de hormônio do crescimento (GHRH), além do VEGF, também pode estar envolvido na doença.[121,122]

Os animais apresentam quadro de claudicação, relutância ao exercício e dor intensa. Na palpação, além do aumento de volume pode haver aumento de temperatura local. O diagnóstico da osteopatia hipertrófica é realizado por meio de exame radiográfico dos membros, nos quais se observa a reação periostal. A localização da neoplasia primária pode ser feita por meio de exame radiográfico de tórax e ultrassonografia abdominal. Se a excisão da neoplasia primária não puder ser realizada, recomenda-se a utilização de dose anti-inflamatória de corticoides e analgésicos para controle de dor. Alguns animais podem se beneficiar da realização de metastatectomia pulmonar, que acaba por diminuir os sintomas.[123] Embora a vagotomia tenha sido descrita como uma técnica eficiente no controle da osteopatia hipertrófica, ela não tem sido recomendada pelos riscos de complicação.

Febre

Embora a febre seja causada na maioria das vezes por um processo inflamatório ou infeccioso, as doenças neoplásicas também podem desencadear o processo febril. Animais que apresentam febre de origem desconhecida devem ser rigorosamente investigados para uma conclusão da real etiologia do processo, pois em muitos pacientes oncológicos ela é causada por infecção concomitante à doença neoplásica e não está relacionada diretamente com a ação das células neoplásicas.[124] Mais de 75 diferentes causas de febre foram identificadas em pacientes oncológicos e a infecção bacteriana foi a causa mais frequente.[124]

A frequência da febre como síndrome paraneoplásica em cães e gatos não é conhecida, porém, dentre os pacientes oncológicos humanos que apresentam febre no decurso da doença, em apenas 17,5% é causada pela neoplasia em si, sendo mais frequente nos pacientes com metástases[124] e em casos de linfoma, leucemia aguda e carcinomas renal, pulmonar e de nasofaringe.[125-127]

A febre pode ser classificada em aguda, subaguda ou crônica com base em seu tempo de duração, sendo o tempo máximo entre 7 e 15 dias para a aguda e a subaguda e mais de 15 dias para a crônica.[128] A febre causada pela doença neoplásica é, em geral, crônica e ainda pode ser recorrente, principalmente quando houver necrose do tecido tumoral que estimule a liberação constante de citocinas pirogênicas.[129]

O processo febril é regulado pelo balanço de substâncias pirogênicas e antipiréticas, que podem ser endógenas ou exógenas. No câncer, o processo relaciona-se principalmente com os pirógenos de origem endógena, que são as citocinas IL-1, IL-6, TNF-α, TNF-β e interferona.[130] Nos casos em que existem focos de necrose, a liberação de TNF e outros agentes pirógenos a partir do próprio tecido necrótico também podem desencadear a febre. Nas metástases cerebrais, o dano direto ao cérebro resulta na ativação da fosfolipase A2, causando também febre.[131]

Pacientes oncológicos que apresentam febre, independentemente da fase da doença, precisam de cuidados imediatos. O primeiro passo é avaliar a contagem de neutrófilos circulantes, pois animais com febre e neutropenia necessitam de intervenção emergencial. Animais em tratamento antineoplásico devem ser submetidos à avaliação frequente do número de neutrófilos e ter a temperatura controlada, evitando riscos de infecção bacteriana em momentos de imunossupressão. Nos animais com contagem normal ou elevada de neutrófilos, o objetivo imediato é descartar a existência de processos inflamatórios ou infecciosos. Uma vez descartados os processos infecciosos, o uso de anti-inflamatórios e antipiréticos controla a febre até que a neoplasia seja controlada, promovendo rápido conforto aos pacientes.

REFERÊNCIAS BIBLIOGRÁFICAS

1. Jain NC. Essentials of veterinary hematology. Philadelphia: Lea and Febiger; 1993.
2. Adam F, Villiers E, Watson S, Coyne K, Blackwood L. Clinical pathological and epidemiological assessment of morphologically and immunologically confirmed canine leukaemia. Vet Comp Oncol. 2009; 7(3):181-95.
3. Miller AG, Morley PS, Rao S, Avery AC, Lana SE, Olver CS. Anemia is associated with decreased survival time in dogs with lymphoma. J Vet Intern Med. 2009; 23:116-22.
4. Weiss G, Goodnough LT. Anemia of chronic disease. N Engl J Med. 2005; 352:1011-23.
5. McCown JL, Specht AJ. Iron homeostasis and disorders in dogs and cats: a review. J Am Anim Hosp Assoc. 2011; 47:151-60.
6. Couto CG. Anemia. In: Nelson RW, Couto CG. Small animal internal medicine. 4. ed. St Louis: Mosby Elsevier; 2009. p. 1209-24.
7. Marconato L, Bettini G, Giacoboni C, Romanelli G, Cesari A, Zatelli A *et al.* Clinicopathological features and outcome for dogs with mast cell tumors and bone marrow involvement. J Vet Intern Med. 2008; 22:1001-7.

8. McCullough S. Immune-mediated hemolytic anemia: understanding the nemesis. Vet Clin North Am Small Anim Pract. 2003; 33(6):1295-315.
9. Hodgson K, Ferrer G, Pereira A, Moreno C, Montserrat E. Autoimmune cytopenia in chronic lymphocytic leukemia: diagnosis and treatment. Br J Haematol. 2011; 154: 14-22.
10. Mauro FR, Foa R, Cerretti R, Giannarelli D, Coluzzi S, Mandelli F *et al.* Autoimmune hemolytic anemia in chronic lymphocytic leukemia: clinical, therapeutic, and prognostic features. Blood. 2000; 95:2786-92.
11. Dimou M, Angelopoulou MK, Pangalis GA, Georgiou G, Kalpadakis C, Pappi V *et al.* Autoimmune hemolytic anemia and autoimmune thrombocytopenia at diagnosis and during follow-up of Hodgkin lymphoma. Leuk Lymphoma. 2012;53(8):1481-7. doi: 10.3109/10428194.2012.660628. Epub 2012 Apr 2.
12. Balch A, Mackin A. Canine immune-mediated hemolytic anemia: pathophysiology, clinical signs, and diagnosis. Compend Contin Educ Vet. 2007; 29(4):217-25.
13. Madewell BR, Feldman BF. Characterization of anaemias associated with neoplasia in small animals. J Am Vet Med Assoc. 1980; 176:419-25.
14. Rizzo JD, Brouwers M, Hurley P, Seidenfeld J, Somerfield MR, Temis S. American Society of Clinical Oncology/American Society of Hematology Clinical Practice Guideline Update on the use of epoetin and darbepoetin in adult patients with cancer. J Clin Oncol. 2010; 33:4996-5010.
15. Grindem CB, Breitschwerdt EB, Corbett WT, Page RL, Jans HE. Thrombocytopenia associated with neoplasia in dogs. J Vet Intern Med. 1994; 8:400-5.
16. Tasca S, Carli E, Caldin M, Menegazzo L, Furlanello T, Gallego LS. Hematologic abnormalities and flow cytometric immunophenotyping results in dogs with hematopoietic neoplasia: 210 cases (2002-2006). Vet Clin Pathol. 2009; 38(1):2-12.
17. Chisholm-Chait A. Mechanisms of thrombocytopenia in dogs with cancer. Compend Contin Educ Pract Vet. 2000; 22:1006-18.
18. Helfand SC, Couto CG, Madewell BR. Immune-mediated thrombocytopenia associated with solid tumors in dogs. J Am Anim Hosp Assoc. 1985; 21:787-94.
19. O'Donnell MR, Slichter SJ, Weiden PL, Storb R. Platelet and fibrinogen kinetics in canine tumors. Cancer Res. 1981; 41:1379-83.
20. Miyashiro SI, Hagiwara MK, Brandão LP. Bone marrow toxicity induced by carmustine (BCNU) in dogs. In: Proceedings of the 26th World Small Animal Veterinary Association World Congress. 2001. Vancouver, Canada.; 2001.
21. Intile JL, Rassnick KM, Bailey DB, Al-Sarraf, Chretin JD, Balkman CE *et al.* Evaluation of dexamethasone as a chemoprotectant for CCNU-induced bone marrow suppression in dogs. Vet Comp Oncol. 2009; 7:69-77.
22. Abrams-Ogg AC. The use of lithium carbonate to prevent lomustine-induced myelosuppression in dogs: a pilot study. Can J Vet Res. 2011; 75(1):73-6.
23. Rosenthal RC. Clinical applications of vinka alkaloids. J Am Vet Med Assoc. 1982; 179:1084-6.
24. Chinn DR, Myers RK, Matthews JA. Neutrophilic leukocytosis associated with metastatic fibrosarcoma in a dog. J Am Vet Med Assoc. 1985; 186:806-9.
25. Lappin MR, Latimer KS. Hematuria and extreme neutrophilic leukocytosis in a dog with renal tubular carcinoma. J Am Vet Med Assoc. 1988; 192:1289-92.
26. Thompson JP, Christopher MM, Ellison GW, Homer BL, Buchanan BA. Paraneoplastic leukocytosis associated with a rectal adenomatous polyp in a dog. J Am Vet Med Assoc. 1992; 201:737-8.
27. Sharkey LC, Rosol TJ, Grone A, Ward H, Steinmeyer C. Production of granulocyte colony-stimulating factor and granulocyte-macrophage colony-stimulating factor by carcinomas in dogs and a cat with paraneoplastic leukocytosis. J Vet Intern Med. 1996; 10:405-8.
28. Knottenbelt CM, Simpson JW, Chandler ML. Neutrophilic leukocytosis in a dog with a rectal tumor. J Small Anim Pract. 2000; 41:457-60.
29. Peeters D, Clercx C, Thiry A, Hamaide A, Snaps F, Henroteaux M *et al.* Resolution of paraneoplastic leukocytosis and hypertrophic osteopathy after resection of a renal transitional cell carcinoma producing granulocyte-macrophage colony-stimulating factor in a young bull terrier. J Vet Intern Med. 2001; 15:407-11.
30. Dole RS, MacPhail CM, Lappin MR. Paraneoplastic leukocytosis with mature neutrophilia in a cat with pulmonary squamous cell carcinoma. J Feline Med Surg 2004; 6:391-5.
31. Petterino C, Luzio E, Baracchini L, Ferrari A, Ratto A. Paraneoplastic leukocytosis in a dog with a renal carcinoma. Vet Clin Pathol. 2011; 40(1):89-94.
32. Stockham SL, Scott MA. Leukocytes. In: Fundamentals of clinical pathology. 2. ed. Ames: Blackwell; 2008. p. 53-106.
33. Padrid P, Ewart S. Production of granulocyte colony stimulating factor and granulocyte macrophage colony stimulating factor by carcinomas in a dog and a cat with paraneoplastic leukocytosis. J Vet Intern Med. 1997; 11(2):95.
34. Behling-Kelly E. Paraneoplastic production of GM-CSF. Vet Clin Pathol. 2011; 40(2):137.
35. Maruyama H, Miura T, Sakai M, Koie H, Yamaya Y, Shibuya H *et al.* The incidence of disseminated intravascular coagulation in dogs with malignant tumor. J Vet Med Sci. 2004; 66:573-5.
36. Madewell BR, Feldman BF, O'Neill S. Coagulation abnormalities in dogs with neoplastic disease. Thromb Haemost. 1980; 44:35-8.
37. Stockhaus C, Kohn B, Rudolph R, Brunnberg L, Giger U. Correlation of haemostatic abnormalities with tumour stage and characteristics in dogs with mammary carcinoma. J Small Anim Pract. 1999; 40:326-31.
38. Giraudel J, Pagés JP, Guelfi JF. Monoclonal gammopathies in the dog: A retrospective study of 18 cases (1986-1999) and literature review. J Am Anim Hosp Assoc. 2002: 38;135-47.
39. Matus RE, Leifer CE. Immunoglobulin-producing tumors. Vet Clin North Am Small Anim Pract. 1985; 15:741-53.
40. Matus RE, Leifer CE, MacEwen EG *et al.* Prognostic factors for multiple myeloma in the dog. J Am Vet Med Assoc. 1986; 188:1288-92.
41. Keren, D.L. Heavy/light chain analysis of monoclonal gammopathies. Clin Chem. 2009; 55(9):1606-8.
42. Roodman, GD. Biology of osteoclast activation in cancer. J Clin Oncol. 2001; 19:3562-71.
43. Seymour JF, Gagel RF. Calcitriol: the major humoral mediator of hypercalcemia in Hodgkin's disease and non-Hodgkin's lymphomas. Blood. 1993; 82(5):1383-94.
44. Gerber B, Hauser B, Reusch CE. Serum levels of 25-hydroxycholecalciferol and 1,25 dihydroxycholecalciferol in dogs with hypercalcaemia. Vet Res Commun. 2004; 28(8):669-80.
45. Sakals SA, Gillick MS, Kerr ME, Boston SE. Diagnosing the etiology of hypercalcemia in a dog: a case of primary hyperparathyroidism. Vet Pathol. 2010; 47(3):579-81.
46. Schenck PA, Chew DJ. Calcium: total or ionized? Vet Clin North Am Small Anim Pract. 2008; 38(3):497-502.
47. Schenck PA, Chew DJ. Prediction of serum ionized calcium concentration by use of serum total calcium concentration in dogs. Am J Vet Res. 2005; 66:1330-6.
48. Gajanayake I, Priestnall SL, Benigni L, English K, Summers BA, Garden OA. Paraneoplastic hypercalcemia in a dog with benign renal angiomyxoma. J Vet Diagn Invest. 2010; 22(5):775-80.
49. Schenck PA, Chew DJ, Nagode LA, Rosol TJ. Disorders of calcium: hypercalcemia and hypocalcemia. In: DiBartola SP. Fluid, electrolyte, and acid-base disorders in small animal practice. 3. ed. St Louis: Saunder Elsevier; 2006. p. 122-94.
50. Galvão JFB, Chew D, Schenk P. Hypercalcemia: diagnosis and treatment options in the dog and cat. Vet Focus. 2011; 21:27-34.
51. Konno A, Sukegawa A, Kusano M, Kariya K, Ishida T, Okada H. Immunohistochemistry for parathyroid hormone-related protein (PTHrP) in benign and malignant mammary mixed tumors of dogs with and without hypercalcemia. Jpn J Vet Res. 2000; 47:155-62.
52. Savary KC, Price GS, Vaden SI. Hypercalcemia in cats: a retrospective study of 71 cases (1991-1997). J Vet Inter Med. 2000; 14:184-9.
53. Chun R. In: Henry CJ, Higginbotham ML. Cancer management in small animal practice. Maryland Heights: Saunders Elsevier; 2010. p. 94-100.
54. Kruger JM, Osbourne CA, Nachreiner RF, Refsal KR. Hypercalcaemia and renal failure: etiology, pathophysiology, diagnosis and treatment. Vet Clin North Am Small Anim Pract. 1996; 26(6):1417-45.
55. Finora K. Common paraneoplastic syndromes. Clin Tech Small Anim Pract. 2003; 18(2):123-6.
56. Kadar E, Rush JE, Wetmore L, Chand DL. Electrolyte disturbances and cardiac arrhythmias in a dog following pamidronate, calcitonin, and furosemide administration for hypercalcemia of malignancy. J Am Anim Hosp Assoc. 2004; 40(1):75-81.
57. Fan TM, Lorimier LP, Charney SC, Hintermeister JG. Evaluation of intravenous pamidronate administration in 33 cancer-bearing dogs with primary or secondary bone involvement. J Vet Inter Med. 2005; 19(1):74-80.
58. Lorimier LP, Fan TM. Bone metabolic effects of single-dose of zoledronate in healthy dogs. J Vet Inter Med. 2005; 19(6):924-7.
59. Boari A, Venturoli M, Minuto F. Non-islet cell tumor hypoglycemia in a dog associated with high levels of insulin-like growth factor II. In: Proceedings of the 27th World Small Animal Veterinary Association Congress. 1992. Roma, Italia.; 1992. p. 678-9.
60. Beaudry D, Knapp DW, Montgomery T, Sandusky GS, Morrisson WB, Nelson RW. Smooth muscle tumors associated with hypoglycemia in four dogs: clinical presentation, treatment, and tumor immunohistochemical staining. J Vet Intern Med. 1995; 9:415-8.
61. Battaglia L, Petterino C, Zappulli V, Castagnaro M. Hypoglycemia as a paraneoplastic syndrome associated with renal adenocarcinoma in a dog. Vet Res Commun. 2005; 29(8):671-5.
62. Rossi G, Errico G, Perez P, Rossi G, Paltrinieri S. Paraneoplastic hypoglycemia in a diabetic dog with an insulin growth factor-2-producing mammary carcinoma. Vet Clin Pathol. 2010; 39(4):480-4.

63. John WJ, Patchell RA, Foon KA. Paraneoplastic syndromes. In: DeVita VT, Hellman S, Rosenberg SA. Cancer: principles & practice of oncology. Philadelphia: Lippincott-Raven; 1997. p. 397-422.
64. Dyer KR. Hypoglycemia: a common metabolic manifestation of cancer. Vet Med. 1992; 87:47.
65. Goutal CM, Brugmann BL, Ryan KA. Insulinoma in dogs: a review. J Am Anim Hosp Assoc. 2012; 48:151-63.
66. Richardson D. Acquired myasthenia gravis in a poodle. Can Vet J. 2011; 52:169-72.
67. Klebanow ER. Thymoma and acquired myasthenia gravis in the dog: a case report and review of 13 additional cases. J Am Anim Hosp Assoc. 1992; 28:63-9.
68. Lainesse MFC, Taylor SM, Myers SL, Haines D, Fowler JD. Focal myasthenia gravis as a paraneoplastic syndrome of canine thymoma: improvement following thymectomy. J Am Anim Hosp Assoc. 1996; 32(2):111-7.
69. Moore AS, Madewell BR, Cardinet GH, Shelton GD. Osteogenic sarcoma and myasthenia gravis in a dog. J Am Anim Hosp Assoc. 1990; 197(2):226-7.
70. Moffet AC. Metastatic thymoma and acquired generalized myasthenia gravis in a beagle. Can Vet J. 2007; 48:91-3.
71. Ridyard AE, Rhind SM, French AT, Munro EA, Hill PB. Myasthenia gravis associated with cutaneous lymphoma in a dog. J Small Anim Pract. 2000; 41(8):348-51.
72. Shelton GD, Willard MD, Cardinet GH, Lindstrom J. Acquired myasthenia gravis: selective involvement of esophageal, pharyngeal and facial muscles. J Vet Intern Med. 1990; 4:281-4.
73. Dewey CW, Bailey CS, Shelton GD, Kass PH, Cardinet GH. Clinical forms of acquired myasthenia gravis in dogs: 25 cases (1988-1995). J Vet Intern Med. 1997; 11:50-7.
74. Taylor SM. Selected disorders of the neuromuscular junction. Vet Clin North Am Small Anim Pract. 2000; 30:59-75.
75. Bexfield NH, Watson PJ, Herrtage ME. Management of myasthenia gravis using cyclosporine in 2 dogs. J Vet Intern Med. 2006; 20(6):1487-90.
76. Braund KG. Remote effects of cancer on the nervous system. Semin Vet Med Surg. 1990; 5:262-70.
77. Cavana P, Sammartano F, Capucchio MT, Catalano D, Valazza A, Farca AM. Peripheral neuropathy in a cat with renal lymphoma. J Feline Med Surg. 2009; 11(10):869-72.
78. Mariani CL, Shelton SB, Alsup JC Paraneoplastic polyneuropathy and subsequent recovery following tumor removal in a dog. J Am Anim Hosp Assoc. 1999; 35:302-5.
79. Presthus J, Teige Jr J. Peripheral neuropathy associated with lymphosarcoma in a dog. J Small Anim Pract. 1986; 27:463-9.
80. Weiss P, O´Rourke ME. Cutaneous paraneoplastic syndromes. Clin J Oncol Nurs. 2000; 4:257-62.
81. urek MM. Cutaneous paraneoplastic syndromes in dogs and cats: a review of the literature. Vet Dermatol. 2003; 14:279-96.
82. Pascal-Tenorio A, Olivry T, Gross TL, Atlee A, Ihrke PJ. Paraneoplastic alopecia associated with internal malignancies in the cat. Vet Dermatol. 1997; 8(1):47-52.
83. Tasker S, Griffon DJ, Nuttall TJ, Hill PB. Resolutions of paraenoplastic alopecia following surgical removal of a pancreatic carcinoma in a cat. J Small Anim Pract. 1999; 40(1):16-9.
84. Brazzell JL, Borjesson DL. Intra-abdominal mass aspirate from an alopecic dog. Vet Clin Pathol. 2006; 35(2):259-62.
85. Atlee BA, DeBoer DJ, Ihrke PJ, Stannard AA, Willemse T. Nodular dermatofibrosis in German Shepherd Dogs as a marker for renal cystadenocarcinoma. J Am Anim Hosp Assoc. 1991; 27:481-7.
86. Gilbert PA, Griffin CE, Walder EJ. Nodular dermatofibrosis and renal cystadenoma in a German Shepherd Dog. J Am Anim Hosp Assoc. 1990; 26:253-6.
87. Marks SL, Farman CA, Peaston A. Nodular dermatofibrosis and renal cystadenomas in a Golden Retriever. Vet Dermatol. 1993; 4:133-7.
88. Gardiner DW, Spraker TR. Generalized nodular dermatofibrosis in the absence of renal neoplasia in an Australian Cattle Dog. Vet Pathol. 2008; 45(6):901-4.
89. Suter M, Lott-Slolz G, Wild P. Generalized nodular dermatofibrosis in six Alsatians. Vet Pathol. 1983; 20(5):632-4.
90. White SD, Rosychuk RAW, Schultheiss P, Scott KV. Nodular dermatofibrosis and cystic renal disease in three mixed breed dogs and a Boxer dog. Vet Dermatol. 1998; 9:119-126.
91. Jónasdóttir TJ, Mellersh CS, Moe L, Heggeb R, Gamlem H, Ostrander EA *et al.* Genetic mapping of a naturally occruing hereditary renal cancer syndrome in dogs. Proc Natl Acad Sci. 2000; 97(8):4132-7.
92. Lingaas F, Comstock KE, Kirkness EF, Sorensen A, Aarskaug T, Hitte C *et al.* A mutation in the canine BHD gene is associated with hereditary multifocal renal cystadenocarcinoma and nodular dermatofibrosis in the German shepherd dog. Hum Mol Genet. 2003; 12(23):3043-53.
93. Moe L, Lium B. Hereditary multifocal renal cystoadenocarcinomas and nodular dermatofibrosis in German Shepherd dogs. J Small Anim Pract. 1997; 38(11):498-505.
94. Fan TM, Lorimier LP. Tumors of the reproductive system. In: Withrow SJ, Vail DM. Small animal clinical oncology. 4. ed. St Louis: Saunders Elsevier; 2007. p. 637-58.
95. Weaver AD. Survey with follow-up of 67 dogs with testicular Sertoli cells tumours. Vet Rec. 1983; 113:105-7.
96. Scott DW, Miller WH, Griffin CE. Muller and Kirk's small animal dermatology. 8. ed. Philadelphia: W.B. Saunders: 2001. p. 253-666.
97. O'Gorman P, McMillan DC, McArdle CS. Impact of weight loss, appetite, and the inflammatory response on quality of life in gastrointestinal cancer patients. Nutr Cancer. 1998; 32(2):86-90.
98. Engineer DR, Garcia JM. Leptin in anorexia and cachexia syndrome. Int J Pept. 2012; 2012(8):1-13.
99. Freeman LM. Cachexia and sarcopenia: emerging syndromes of importance in dogs and cats. J Vet Intern Med. 2012; 26(1):3-17.
100. Tisdale MJ. Cancer cachexia. Curr Opin Gastrenterol. 2010; 26(2):146-51.
101. Michel KE, Sorenmo K, Shofer FS. Evaluation of body condition and weight loss in dogs presented to a veterinary oncology service. J Vet Intern Med. 2004; 18(5):692-5.
102. Saini A, Al-Shanti N, Stewart CE. Waste management – cytokines, growth factors and cachexia. Cytokine Growth Factor Rev. 2006; 17(6):475-86.
103. Plata-Salaman CR. Brain cytokine production and action in anorexia and cachexia. Cytokine. 2001; 15(1):1-3.
104. Laviano A, Meguid MM, Rossi-Fanelli F. Cancer anorexia: clinical implication, pathogenesis, and therapeutic strategies. Lancet Oncol. 2003; 4(11):868-84.
105. Vail DM, Ogilvie GK, Wheeler SL, Fettman MJ, Johnston SD, Hegstad RL. Alterations in carbohydrate metabolism in canine lymphoma. J Vet Intern Med. 1990; 4(1):8-11.
106. Arai T, Ogino T, Gunji M, Washizu T, Komori S, Washizu M. Changes in glucose transport activities in mammary adenocarcinoma of dogs. Res Vet. 1997; 62(1):85-6.
107. Mazzaferro EM, Hackett TB, Stein TP, Ogilvie GK, Wingfield WE, Walton J *et al.* Metabolic alterations in dogs with osteosarcoma. Am J Vet Res. 2001; 62(8):1234-9.
108. Forrester SD, Roudebush P, Davenport DJ. Nutritional management of the cancer patient. In: Henry CJ, Higginbotham ML. Cancer management in small animal practice. Maryland Heights: Saunders Elsevier; 2010. p. 170-6.
109. Tisdale MJ. Cancer cachexia. Langenbecks Arch Surg. 2004; 389:299-305.
110. Howard J, Senior DF. Cachexia and nutritional issues in animals with cancer. J Am Vet Med Assoc. 1999; 214:632-7.
111. Martignoni ME, Kunze P, Friess H. Cancer cachexia. Mol Cancer. 2003; 5(2):1-3.
112. Rendano VT, Slauson DO. Hypertrophic osteopathy in a dog with prostatic adenocarcinoma and without thoracic metastasis. J Am Anim Hosp Assoc. 1982; 18:905-9.
113. Randolph JF, Center SA, Flanders JA, Diters RW. Hypertrophic osteopathy associated with adenocarcinoma of the esophageal glands in a dog. J Am Vet Med Assoc. 1984; 184(1):98-9.
114. Barrand KR, Scudamore CL. Canine hypertrophic osteoarthropathy associated with a malignant Sertoli cell tumour. J Small Anim Pract. 2001; 42(3):143-5.
115. Seaman RL, Patton CS. Treatment of renal nephroblastoma in an adult dog. J Am Anim Hosp Assoc. 2003; 39(1):76-9.
116. Chiang YC, Liu CH, Ho SY, Lin CT, Yeh LS. Hyperthophic osteopathy associated with disseminated metastases of renal cell carcinoma in the dog: a case report. J Vet Med Sci. 2007; 69(2):209-12.
117. Hara Y, Tagawa M, Ejima H, Orima H, Yamagami T, Umeda M *et al.* Regression of hypertrophic osteopathy following removal of intrathoracic neoplasia derived from vagus nerve in a dog. J Vet Med Sci. 1995; 57(1):133-5.
118. Anderson TP, Walker MC, Goring RL. Cardiogenic hypertrophic osteopathy in a dog with a right-to-left shunting patent ductus arteriosus. J Am Vet Med Assoc. 2004; 224(9):1464-6.
119. Silveira LH, Martinez-Lavin M, Pineda C, Fonseca MC, Navarro C, Nava A. Vascular endothelial growth factor and hypertrophic osteoarthropathy. Clin Exp Rheumatol. 2000; 18(1):57-62.
120. Midy V, Plouet J. Vasculotropin/vascular endothelial growth factor induces differentiation in cultured osteoblasts. Biochem Biophys Res Commun. 1994; 199:380-6.
121. Mito K, Maruyama R, Uenishi Y, Arita K, Kawano H, Kashima K *et al.* Hypertrophic pulmonary osteoarthropathy associated with non-small cell lung cancer demonstrated growth hormone-releasing hormone by immunohistochemical analysis. Intern Med. 2001; 40(6):532-5.

122. Abe Y, Kurita S, Ohkubo Y, Usui H, Hashizume T, Nakamura M *et al.* A case of pulmonary adenocarcinoma associated with hypertrophic osteoarthropathy due to vascular endothelial growth factor. Anticancer Res. 2002 Nov-Dec; 22(6B):3485-8.
123. Liptak JM, Monnet E, Dernnell WS, Withrow SJ. Pulmonary metastatectomy in the management of four dogs with hypertrofic osteopathy. Vet Comp Oncol. 2004; 2:1-12.
124. Penel N, Fournier C, Clisant S, N'Guyen M. Causes of fever and value of C-reactive protein and procalcitonin in differentiating infections from paraneoplastic fever. Support Care Cancer. 2004; 12(8):593-8.
125. Minai FN, Monem A. Paraneoplastic syndrome of renal cell carcinoma. J Coll Physicians Surg Pak. 2006; 16(1):81-2.
126. Toro C, Rinaldo A, Silver CE, Politi M, Ferlito A. Paraneoplastic syndromes in patients with nasopharyngeal cancer. Auris Nasus Larynx. 2009; 36(5):513-20.
127. Zee YK, Soo RA. Non-small cell lung cancer presenting with neoplastic fever at diagnosis and relapse. Int J Infect Dis. 2010; 14(6):18-21.
128. Ogoina D. Fever, fever patterns and diseases called 'fever' – a review. J Infect Public Health. 2011; 4(3):108-24.
129. Knockaert DC. Recurrent fevers of unknown origin. Infect Dis Clin N Am. 2007; 21(4):1189-211.
130. Mackowiak PA. Temperature regulation and pathogenesis of fever. In: Mandell, Douglas and Bennett's principles and practice of infectious disease. 6. ed. Churchill Livingstone: Elsevier; 2005. p. 703-18.
131. Zell JA, Chang JC. Neoplastic fever: a neglected paraneoplastic syndrome. Support Care Cancer. 2005; 13(11):970-7.

60

Diagnóstico Histopatológico e Citopatológico das Neoplasias de Cães e Gatos

Daniel Soares Sanches • Luciana Neves Torres • Juliana Mariotti Guerra

INTRODUÇÃO

O diagnóstico de neoplasias tem início com uma avaliação preliminar da massa tumoral, consistindo em mensurações, avaliação da mobilidade, invasão de tecidos circunvizinhos e verificação de possíveis invasões e metástases a linfonodos regionais. Essa avaliação é realizada por exames físico e complementares de imagem (radiográficos, ultrassonográficos e outros). Um mapa topográfico das massas no paciente auxilia não somente no diagnóstico de um tumor primariamente identificado, mas também na interpretação de mudanças antes observadas.[1] Os exames citopatológicos e histopatológicos são indicados para identificação e diferenciação de processos reativos ou inflamatórios daqueles neoplásicos até a obtenção de um diagnóstico morfológico específico, sua classificação e seu estadiamento. Essas técnicas não são excludentes, mas sim complementares. O diagnóstico preciso permite a formulação de tratamentos apropriados e fornece informações sobre o comportamento biológico das lesões e o prognóstico do paciente.

DIAGNÓSTICO CITOPATOLÓGICO DAS LESÕES NEOPLÁSICAS DE CÃES E GATOS

O exame citopatológico permite a análise microscópica da morfologia de células individuais e/ou grupamentos de células recolhidas em determinado tecido ou órgão. É um procedimento rápido, pouco custoso e minimamente invasivo, que pode auxiliar o diagnóstico das mais diversas neoplasias. Esse exame pode resultar em um diagnóstico definitivo em casos de diferenciação com processos patológicos benignos, como cistos ou abscessos, e nos casos de algumas formações neoplásicas, como mastocitomas bem diferenciados. Ou ainda pode resultar em um diagnóstico presuntivo para neoplasias epiteliais, mesenquimais e outros tumores de células redondas (p. ex., linfomas, plasmocitomas, histiocitomas). Nesses casos, técnicas complementares de diagnóstico devem ser aplicadas.[1]

Deve-se salientar que, além da experiência do citopatologista veterinário para a avaliação das amostras, os fatores pré-analíticos são determinantes para a sensibilidade diagnóstica desse método. Assim, uma requisição de exames devidamente preenchida, contendo informações relevantes e concisas sobre todos os materiais enviados ao laboratório, com a correta indicação dos exames, a seleção do método de amostragem mais adequado e a submissão de amostras bem preservadas, representativas e apropriadas, são essenciais para o sucesso desse procedimento.

É importante notar que a realização do exame citopatológico pode ser excluída, dando-se preferência ao exame histopatológico, tendo como base a localização do tumor (p. ex., oral, nasal) ou quando existir alto potencial para resultado inconclusivo (p. ex., tumor mesenquimal ou suspeita de neoplasia mamária). Técnicas laboratoriais complementares – como de emblado celular, imunocitoquímica e citometria de fluxo – também podem ser aplicadas nas amostras citológicas coletadas.[1]

Métodos de coleta das amostras, preparações de lâminas e técnicas de colorações

Existem diversos métodos de coleta de amostra para análise citológica que podem ser por punção ou esfoliação. A biopsia por punção por agulha fina pode ser realizada com seringa e agulha comuns, com ou sem aspiração. Esse é provavelmente o melhor de todos os métodos para coletar amostras de qualquer formação ou lesão proliferativa, assim como para coletar amostras de qualquer órgão subcutâneo, como linfonodo, glândula mamária ou salivar,[2] além de lesões focais e profundas dentro das cavidades corpóreas com auxílio da ultrassonografia.

A metodologia de punção aspirativa por agulha fina (PAAF) consiste em inserir na lesão uma agulha de 22 ou 25 G acoplada à seringa de 5 ou 10 mℓ. Posteriormente, aplica-se uma pressão negativa succionando as células por meio da elevação do êmbolo da seringa ao mesmo tempo em que se realizam movimentos multidirecionais com a agulha por 5 a 10 segundos. A agulha não deve sair do tecido enquanto a pressão negativa estiver sendo aplicada, já que levará à passagem das células obtidas para dentro da seringa, dificultando sua recuperação. Em seguida, o êmbolo da seringa deve ser solto, liberando o vácuo, a agulha deve ser retirada da lesão e removida da seringa. Puxa-se novamente o êmbolo da seringa, permitindo a entrada de ar, e se reacopla a agulha novamente. O material coletado pode ser sobre uma lâmina de microscopia para realização do esfregaço pressionando novamente o êmbolo da seringa.[1] O citoaspirador de Valleri pode auxiliar e facilitar o processo, mas não é essencial. Deve-se ter cuidado com o excesso de pressão e sucção que pode causar ruptura das células mais frágeis e de capilares sanguíneos, contaminando a amostra com sangue e diluindo as células coletadas, podendo resultar em amostras inadequadas para o diagnóstico.[1]

Em casos de lesões vascularizadas, como em suspeitas de hemangiomas ou hemangiossarcoma, ou de tecidos com ampla vascularização, como baço e fígado, sugere-se a realização de punção por agulha fina apenas por capilaridade, ou seja, sem sucção (aspiração). O procedimento é bastante similar ao descrito antes, utilizando apenas a agulha, que pode ser segurada diretamente pelo seu canhão ou acoplada à seringa, e serve exclusivamente para fornecer maior apoio a quem coleta, não havendo tração do êmbolo da seringa durante a coleta.[2]

Deve-se evitar a coleta por punção por agulha fina de áreas necróticas e ulceradas, assim, em casos de neoplasias grandes e de rápido crescimento, sugere-se evitar a coleta do centro da lesão, favorecendo a punção de áreas periféricas. Em casos de nódulos ulcerados, sugere-se a entrada da agulha ao lado da área de ulceração. A antissepsia do local da punção antes da entrada da agulha é importante, principalmente se forem acessados órgãos parenquimatosos internos. Nesse último caso, o auxílio por meio de exames de imagem também é fundamental para a punção assertiva da lesão.[1]

A amostra, uma vez coletada, deve ser expelida próxima à extremidade fosca de uma lâmina de vidro com o bisel da agulha voltado para baixo, impedindo que o material seja jogado para fora da lâmina. Esse material deve ser distribuído sobre a lâmina, formando uma monocamada de células que possibilite a caracterização e identificação celular. Para isso, diversas técnicas podem ser empregadas. A mais comum delas, denominada "esfregaço de lâmina-sobrelâmina" (*squash*), consiste em colocar uma segunda lâmina de vidro de forma perpendicular sobre a primeira, diretamente sobre a amostra. Então, a lâmina extensora (superior) é levemente puxada para a ponta da primeira, espalhando a amostra. Deve-se evitar o uso excessivo de pressão entre as lâminas durante esse procedimento, já que as células podem romper, causando artefatos que dificultam a visualização das células.[1]

Em amostras mais fluídas, pode-se utilizar a técnica do esfregaço sanguíneo quando uma lâmina extensora, posicionada perpendicularmente a uma angulação de 45° encosta na amostra depositada sobre a lâmina receptora. A lâmina extensora deve, então, deslizar suave e uniformemente sobre a outra, em direção oposta à extremidade em que está a amostra, formando um esfregaço uniforme com uma cauda. Caso a amostra tenha ainda uma baixa concentração de células, essa última técnica pode ser adaptada, obtendo-se um esfregaço de concentração linear. Para isso, em vez de espalhar todo o conteúdo celular sobre a lâmina receptora, como em um esfregaço sanguíneo, deve-se parar antes de chegar ao fim da lâmina, criando uma linha em que as células de interesse ficarão dispostas e concentradas.[2]

Em amostras de efusões corpóreas ou urina com baixa celularidade, sugere-se a centrifugação do material e preparo do esfregaço com o botão de células formado ou, então, a citocentrifugação que permite o acúmulo das células em um local específico da lâmina, mas requer um equipamento específico denominado "citocentrífuga".[1]

A esfoliação ou descamação natural ou induzida das células é outra metodologia de coleta do material. Os *esfregaços por impressão* podem ser feitos de lesões ulceradas, exsudativas ou crostosas superficiais, além de amostras de tecido coletadas durante cirurgia ou necropsia.[1] As lâminas de vidro limpas devem ser gentilmente encostadas na lesão ou no tecido e imediatamente retiradas, sem esfregar. No entanto, deve-se atentar que as células obtidas da superfície não são necessariamente representativas de toda a lesão, caso haja um processo subjacente. A *escarificação*, ou raspado, pode ser feita de lesões ulcerativas ou descamativas cutâneas ou em tecidos obtidos por cirurgia ou necropsia. Geralmente, resulta em lâminas com maior celularidade do que os esfregaços por impressão, porém também podem ser representativas apenas da superfície das lesões. O material coletado na lâmina de bisturi é transferido para uma lâmina de vidro discretamente umedecida com solução fisiológica e, gentilmente, espalhado pela sua superfície, sem muita pressão para não lisar as células.[2]

Os *swabs* (*zaragatoa*) são usados para obtenção de amostras superficiais em mucosas como de trato vaginal, ouvido externo ou fístulas.[2] Umedecer o *swab* ajuda na esfoliação e minimiza alterações morfológicas das células, que podem ocorrer durante a coleta e o preparo da amostra. Após a coleta, o *swab* deve ser rolado gentilmente sobre a superfície da lâmina em um único sentido por toda a extensão da lâmina. É importante não esfregar o *swab* sobre a lâmina, pois isso geralmente resulta na ruptura de todas as células.

A sondagem de órgãos tubulares e estruturas cavitárias é uma forma minimamente invasiva de obtenção de células, em locais pouco acessíveis a outros métodos, como sistemas respiratório e urinário. Frequentemente, requer o apoio de exames de imagem para guiar o local da coleta, e uma das limitações é que são apenas obtidas células superficiais esfoliadas. A amostra, geralmente, precisa ser concentrada por meio de centrifugação ou pelo esfregaço de concentração linear.[1]

As lâminas com os esfregaços preparados devem ser secas no ar rapidamente e, depois, coradas. Essas lâminas também devem ser identificadas uma a uma com nome do animal, número de registro, forma e local de coleta, sobretudo se múltiplas lesões forem submetidas para a análise. Sugere-se que seja usado lápis preto para a escrita na parte fosca da lâmina, visto que canetas esferográficas desaparecem durante a coloração e fitas adesivas brancas podem prejudicar a análise microscópica dos esfregaços, pois as fitas absorvem o corante.

Caso as lâminas devam ser transportadas para o laboratório, sugere-se a utilização de caixas porta-lâminas à temperatura ambiente para evitar que as lâminas grudem umas nas outras. As lâminas nunca devem ser congeladas e nem entrar em contato com vapores de formalina, evitando, assim, a formação de artefatos citopatológicos. O preenchimento da requisição com dados do paciente, descrição da(s) lesão(ões), histórico, anamnese e suspeita clínica é extremamente importante para a acurácia do diagnóstico citopatológico.

Os corantes de Romanowsky são excelentes para a citologia, já que eles revelam detalhes citoplasmáticos e nucleares, além de corarem bactérias. Essas colorações incluem Giemsa, Rosenfeld e o panótico rápido.[3] Técnicas complementares de diagnóstico como outras colorações citológicas, emblocado celular, imunocitoquímica e citometria de fluxo também podem ser empregadas para melhoria da sensibilidade e especificidade do exame citopatológico.

Interpretação dos espécimes

Uma abordagem geral para a interpretação dos achados citopatológicos envolve primeiramente a diferenciação entre processos inflamatórios, benignos e neoplásicos presentes. Com o uso da citologia, às vezes é possível realizar o diagnóstico específico de alguns tipos de neoplasias, como mastocitomas e linfomas, porém, com mais frequência ela fornece uma classificação geral da lesão e do processo patológico envolvido. É possível distinguir entre neoplasias benignas e malignas e identificar a origem celular em células redondas (linfócitos, mastócitos, plasmócitos e histiócitos), epiteliais ou mesenquimais (fusiformes).[4]

DIAGNÓSTICO HISTOPATOLÓGICO DAS LESÕES NEOPLÁSICAS DE CÃES E GATOS

O exame histopatológico permite não somente a observação de detalhes celulares, mas, também, uma avaliação da arquitetura tecidual neoplásica, a sua relação com os tecidos adjacentes, a existência de invasão tecidual e a presença de possível comportamento metastático por meio da presença de células tumorais encontradas em vasos linfáticos ou sanguíneos.[5]

O exame histopatológico é sempre indicado quando o diagnóstico citopatológico for inconclusivo ou não definitivo. Além disso, ele pode ser aplicado de forma complementar à citologia para um diagnóstico mais preciso da histogênese tumoral, para obtenção de informações acerca do prognóstico da neoplasia e da conduta terapêutica, por meio da avaliação das margens cirúrgicas, por exemplo. Então, o exame histopatológico tem como objetivo determinar a natureza da lesão (neoplásica ou não neoplásica) e então gerar informações a respeito do tipo morfológico das células constituintes do tumor (redondas, mesenquimais, epiteliais e melanocíticas) e, por fim, deve fornecer dados relacionados com prognóstico e terapêutica. Como desvantagens, o exame histopatológico tem maior custo, necessidade de equipamentos específicos para o preparo da lâmina, maior tempo de preparo da amostra e redução do volume celular quando comparado ao exame citopatológico. No entanto, ele permite a confecção de múltiplos cortes para a aplicação de múltiplas colorações histoquímicas e imuno-histoquímicas nos blocos de parafina, que podem ser armazenados indefinidamente à temperatura ambiente.[1]

Coleta de material para exame histopatológico

Frente a uma suspeita de neoplasia, o cirurgião conta com muitos meios disponíveis para obtenção do tecido a ser avaliado, que variam desde a coleta com agulha grossa até a excisão total da massa tumoral. A escolha da técnica deve levar em consideração: a região anatômica da localização do tumor, a condição geral de saúde do paciente, a suspeita do tipo tumoral envolvido e a análise a ser realizada. Técnicas de biopsia podem ser agrupadas em duas maiores categorias: (1) incisional (pré-tratamento) e (2) excisional. Biopsias incisionais são realizadas para obtenção de informações sobre a neoplasia antes de um tratamento definitivo. Biopsia excisional se refere ao processo de obtenção de informações acerca do tumor após a realização da cirurgia de retirada da totalidade da neoplasia e das margens. Esta é utilizada mais frequentemente pelo fato de a técnica fornecer informações mais completas em relação ao comportamento do tumor.[5] A decisão por uma biopsia excisional deve ser realizada considerando não só o tamanho, a localização e o grau de tecido normal comprometido, mas, também, a quantidade de tecido normal a ser removida por meio desse procedimento. Quando uma biopsia excisional não for possível, o local em que será realizada uma biopsia incisional deve ser escolhido levando em consideração áreas que poderão ser tratadas completamente, uma vez que o plano de tratamento não foi determinado. Se realizado com agulha grossa ou *punch*, é necessário que se obtenham diversos fragmentos por meio da reorientação da agulha em diversas direções a partir da mesma superfície, se possível.[1]

Dados de histomorfologia, imunoistoquímica e experimentais têm sugerido que muitos, se não todos, sarcomas são derivados de células mesenquimais primitivas multipotenciais (células-tronco), que podem se diferenciar em uma ou mais linhagens (muscular, adiposa, osteoblástica, condroblástica, fibroblástica ou a combinação delas) durante o curso da transformação neoplásica.[6] De modo semelhante, os carcinomas podem apresentar crescimento do epitélio glandular ou do epitélio de revestimento, associados à proliferação de outras linhagens celulares, ou outros distúrbios de crescimento e diferenciação celular.[7,8] Além disso, no caso de adenocarcinomas existe ainda variação no componente estrutural, como a quantidade dos componentes papilíferos, císticos, sólidos e tubulares presentes em um mesmo tumor. Como visto, na mesma massa neoplásica podem coexistir diferentes linhagens celulares, diferentes distúrbios de crescimento tecidual e celular e diferentes padrões arquitetônicos de crescimento, que conferem ao tumor aspecto heterogêneo.[7] Com esses exemplos, fica claro que a obtenção de fragmentos de tecido em quantidade e qualidade a ser avaliada pelo patologista é essencial para um diagnóstico correto e definitivo, pois a amostra mal coletada pode não ser representativa da real manifestação neoplásica em questão. Com o intuito de orientar o médico-veterinário patologista, é importante indicar as áreas de interesse especial, como margens laterais e profunda, margens potencialmente estreitas, se o tecido é muito amplo e por isso foram enviados diferentes segmentos teciduais de margens ou ainda amostras provenientes de variados locais internos na massa neoplásica. As margens cirúrgicas podem ser marcadas com tintas coloridas específicas ou suturas cirúrgicas.

Os fragmentos teciduais, após serem excisados, devem ser rapidamente fixados em formalina tamponada 10% para evitar o processo de autólise. Para preparar a solução fixadora, deve-se diluir 100,0 mililitros de formaldeído comercial (40%) com 4,0 g de fosfato de sódio monobásico e 6,5 g de fosfato de sódio dibásico anidro em 900,0 mililitros de água destilada. É extremamente importante que a totalidade dos fragmentos teciduais esteja completamente imersa na solução fixadora, com uma proporção de uma parte de tecido para dez partes de fixador, em um frasco de vidro ou plástico com boca larga. O frasco deve ter uma tampa para vedação, evitando a evaporação e o vazamento do fixador. As amostras nunca devem ser congeladas, e devem ser transportadas até o laboratório em temperatura ambiente. Os frascos devem ser identificados na parte exterior com o nome e identificação do animal e a descrição dos tecidos ali localizados. Assim como para citologia, o preenchimento da requisição com os dados do paciente, descrição da(s) lesão(ões), do histórico e anamnese e da suspeita clínica é extremamente importante para a acurácia do diagnóstico.

Avaliação macroscópica da amostra tecidual

Depois da realização de biopsia ou remoção total de tecido tumoral, é necessária uma avaliação prévia realizada pelo cirurgião e pelo patologista, reportando todas as alterações que possam indicar se um tumor é benigno ou maligno. Nessa avaliação, é importante examinar parâmetros como tamanho, cor, consistência, aspecto, formato, localização, extensão da massa, evidência de invasão de vasos arteriais, venosos e linfáticos e possível invasão de linfonodos regionais. A aparência macroscópica pode refletir a natureza tecidual de massa neoplásica, podendo ser descrita como:

- Tamanho: com pelo menos três marcações (altura, largura e comprimento)
- Cor: a coloração pode ajudar no diagnóstico, uma vez que tumores podem ou não produzir pigmentos
- Consistência: dura, untuosa, macia, firme ou fibrótica (tumores que têm denso estroma conjuntivo), friável e gelatinosa
- Formato: cística (neoplasias que têm cavidades fechadas delimitadas por tecido epitelial), nodular (pedunculada ou séssil), papilífero (tumores com projeções semelhantes a dedos de luva) e pólipo (quando a neoplasia cresce com projeções em direção ao lúmen de órgãos tubulares constituídos de mucosa)
- Localização e extensão: existem tumores com predisposição para determinadas localizações anatômicas.[9]

Processamento histológico e coloração

O processamento histológico consiste na preparação dos tecidos para que sejam, posteriormente, emblocados em parafina (ou produtos similares) e cortados em fatias muito finas, a fim de que possam ser observadas as estruturas teciduais em microscópio óptico.[10-12] Ele envolve as etapas de desidratação com concentrações crescentes de solução alcoólica até a clarificação ou diafanização, com xilol ou substâncias similares e, por último, a impregnação ou infiltração em parafina.[13] A inclusão é a etapa final para a formação do bloco de parafina contento o tecido na posição correta para secção. Em seguida, cortes finos de cerca de 4 a 6 micrômetros devem ser realizados no tecido parafinado em um equipamento denominado "micrótomo", possibilitando a visualização das células individualmente.[14] Por último, os tecidos devem ser corados, e a coloração bicrômica mais comum para o exame histopatológico é a de hematoxilina e eosina (H&E) (ver Figuras 60.1 e 60.2).[1,9,12]

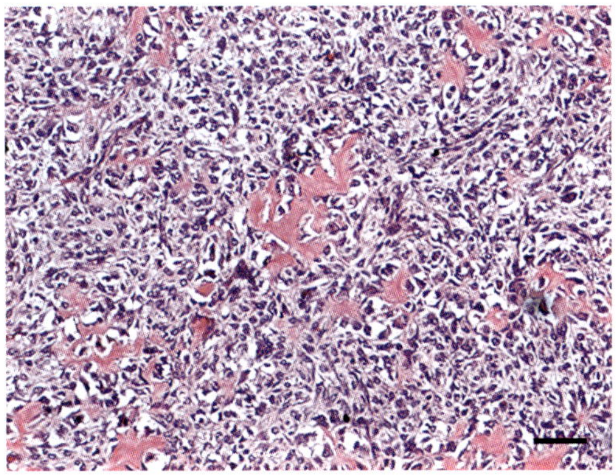

Figura 60.1 Osteossarcoma canino. Aspecto morfológico do tumor ósseo. Observe osteoblastos neoplásicos e, no centro, a presença de osteoide. Hematoxilina e eosina (Barra = 40 μm).

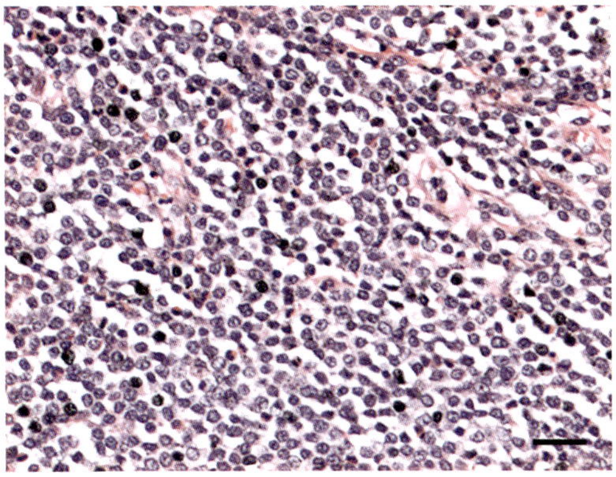

Figura 60.2 Mastocitoma canino. Aspecto morfológico da neoplasia quando corada pela técnica histoquímica de hematoxilina e eosina. Observe que os grânulos no citoplasma dos mastócitos neoplásicos não são claramente evidenciados (Barra = 20 μm).

É importante notar que neoplasias ósseas, odontogênicas e alguns carcinomas têm associação com tecido ósseo total ou parcialmente mineralizado. A matriz óssea (normal, neoplásica ou metaplásica) é principalmente constituída de colágeno do tipo I, 10 a 15% de proteínas não colagenosas e por elementos inorgânicos. Os elementos inorgânicos são íons fosfato, cálcio, bicarbonato, magnésio, potássio, sódio e citrato. Fosfato e cálcio são mais abundantes que os demais elementos inorgânicos e formam cristais que têm a estrutura da hidroxiapatita. Portanto, o osso é duro, impedindo um corte adequado do tecido a ser realizado com a lâmina no micrótomo. Assim, é necessária a realização do processo de descalcificação tecidual antes do tecido ser emblocado em parafina. Esse procedimento pode ser realizado durante ou após a fixação com formalina, consistindo rotineiramente da imersão das amostras em soluções ácidas. A escolha da solução descalcificadora dependerá da urgência do caso, do grau de mineralização da amostra e das técnicas de coloração requeridas. Nas soluções descalcificadoras utilizadas encontramos: ácido nítrico, ácido fórmico, ácido clorídrico, ácido pícrico, entre outros.[15]

Exame microscópico das neoplasias

A identificação e o diagnóstico definitivo das neoplasias em medicina veterinária são rotineiramente realizados por meio do exame microscópico com o uso de lâminas histológicas coradas. Em geral, o estudo da morfologia celular e tecidual é a melhor maneira de predizer o comportamento de uma neoplasia. A análise citopatológica pode predizer a origem e malignidade de neoplasia, enquanto a análise histopatológica também poderá ir além e possibilitar muitas vezes a graduação de um subtipo de neoplasia em categorias, ou classes, que podem ser correlacionadas ao prognóstico do paciente.[1,9] O grau de malignidade nessas avaliações citopatológicas e histoaptológicas é baseado em avaliação de características morfológicas das células envolvendo critérios de diferenciação celular e anaplasia. As alterações nucleares em células malignas refletem o aumento da atividade nuclear ou da replicação. Alguns critérios nucleares incluem variações do tamanho do núcleo, aumento ou variação na relação núcleo:citoplasma, anormalidades no padrão de cromatina, nucléolos múltiplos, grandes e irregulares e mitoses atípicas. As alterações citoplasmáticas são menos importantes que as nucleares, porém também constituem critérios para malignidade. Dentre essas alterações, pode-se citar principalmente o aumento da basofilia e a vacuolização citoplasmática.[4]

O exame histopatológico também pode avaliar: arranjo arquitetônico tecidual, invasividade local, celularidade global, índice mitótico, presença/ausência de cápsula, quantidade de estroma e presença de necrose e de infiltrado inflamatório, que são examinados isoladamente ou em conjunto. Utilizando esses critérios, pode-se estabelecer o diagnóstico associado a um dos vários graus de diferenciação neoplásica e, então, auxiliar o médico-veterinário em relação à melhor conduta terapêutica.[1,12]

Classificação das neoplasias de acordo com a histogênese e a morfologia

O objetivo dos exames microscópicos, seja ele qual for, é o de utilizar diferenças e semelhanças (morfológicas e comportamentais) entre as múltiplas doenças existentes, para uma identificação precisa do evento neoplásico, permitindo um direcionamento terapêutico conclusivo.

Como já descrito em capítulo anterior, existem diferentes tipos de doenças no grande grupo das neoplasias. De modo geral, as neoplasias têm características morfológicas próprias que nos permitem a sua distinção de outras manifestações de alteração celular, como hiperplasia, metaplasia e doenças inflamatórias. Essas características também nos permitem a distinção entre processos neoplásicos considerados benignos e malignos. Deve-se perceber, entretanto, que essa distinção entre o evento neoplásico e outras alterações teciduais pode não ser fácil, e algumas vezes se torna impossível quando utilizada apenas a morfologia em lâminas coradas por hematoxilina e eosina. Outro fator importante é que muitas neoplasias vêm acompanhadas e sobrepostas a outras alterações teciduais, como as já citadas hiperplasia, metaplasia e doenças inflamatórias. As inflamações ganham destaque uma vez que tecidos com fibroblastos e células endoteliais reativas têm formato e volume celular que podem levar a confusão com o tecido neoplásico. Hiperplasias também podem conferir um desafio ao diagnóstico, uma vez que podem facilmente ser confundidas com eventos neoplásicos benignos ou malignos. No caso de tumores benignos, deve-se observar o crescimento expansivo e desorganizado com formação de cápsula que delimita o tumor e comprime o tecido normal adjacente. Eventos hiperplásicos não costumam formar cápsulas e têm crescimento mais organizado em relação ao tecido não afetado adjacente. Osteoblastos reativos, por exemplo, produzindo matriz osteoide têm morfologia que se assemelha muito ao tecido ósseo neoplásico, principalmente nos seus estágios iniciais, em que a proliferação celular está ativa e o formato e volume celular são diferenciados. Então, uma biopsia de fragmento ósseo reacional (reação periosteal), quando retirada de forma superficial, pode ser confundida com osteossarcoma ao ser observada por um profissional desatento ou inexperiente.

A distinção de neoplasias benignas de malignas também pode ser um problema. Para tal, utilizam-se os parâmetros já citados anteriormente com relação à distinção entre ambas. O tecido neoplásico maligno tende a ser mais desorganizado, com aumento do pleomorfismo celular, aumento de anisocariose e anisocitose, alteração da relação núcleo/citoplasma, cromatina grosseira alterada (vesicular e/ou granular), aumento no índice mitótico e de figuras de mitose atípicas, presença de nucléolos evidentes e alterados em tamanho e formato, presença de necrose, formação de frentes invasivas. Além das alterações celulares, observam-se também alterações no estroma, que pode ser discreto ou até mesmo desmoplásico. A presença de metástase para outros órgãos confere malignidade à neoplasia. Um dado importante é o de que existem neoplasias que são exceção, e que a morfologia não corresponde ao comportamento. Fibrossarcomas bem diferenciados da maxila de cães têm arquitetura e morfologia bem diferenciadas, o que não reflete o seu comportamento invasivo e destrutivo. Pelo contrário, alguns tumores com morfologia alterada, por exemplo, plasmocitoma e histiocitoma, têm comportamento clínico benigno.

As displasias também não podem ser esquecidas. Embora usadas como forma de indicar um crescimento desorganizado do epitélio, são consideradas por muitos como estágio pré-neoplásico. Esses tipos de lesão são considerados reversíveis, e, uma vez retirada a causa, tendem a regredir, por isso devem ser olhadas com critério pelo observador no momento do diagnóstico.

Utilizando então, principalmente, a morfologia (macro e microscópica), associada ao comportamento clínico-patológico, e sua localização anatômica, o patologista agrega e exclui possibilidades a fim de chegar à histogênese da neoplasia, o que lhe dará uma nomenclatura e graduação (quando existir), isso é uma conclusão. Caso esses aspectos sejam insuficientes, outros exames complementares poderão ser utilizados, como será visto adiante. Quando somados, esses aspectos (morfologia, comportamento e localização) possibilitam uma divisão didática, prática e eficaz. Assim, com base na origem celular e morfologia, podem-se separar as neoplasias nos grupos: células epiteliais, células mesenquimais, células melanocíticas, células germinativas, células embrionárias, tumores mistos e células indiferenciadas. As neoplasias derivadas de células com origem mesenquimal podem ser divididas didaticamente baseadas na morfologia em dois grupos: as de células fusiformes e as de células redondas.[1,16]

Tumores de origem epitelial

Células com origem epitelial têm características próprias, permitindo uma divisão didática e funcional que pode ser utilizada no momento do diagnóstico. Células epiteliais podem ser de revestimento (e seus anexos, no caso da pele) e glandulares. Todas as neoplasias derivadas de células epiteliais normalmente apresentam como característica morfológica comum serem aderentes entre si, com a formação de agrupamentos de diversos formatos. O formato de acordo com sua origem pode variar entre células redondas, pavimentosas, cúbicas, prismáticas e poliédricas. O arranjo celular, isto é, a forma como se distribuem no tecido, é importante, pois pode refletir o grau de diferenciação celular e o comportamento da neoplasia, como no caso de tumores mamários, em que a perda da arquitetura tubular para o agrupamento tubulopapilífero ou sólido remete a uma neoplasia com maior grau de malignidade. Nesse contexto, os tumores epiteliais de revestimento (como os derivados da pele) podem formar massas sólidas, com projeções digitiformes exofíticas (ou papilíferos), ou em ninhos sólidos arredondados a trabeculares (endofíticos). Em tumores epiteliais com função e especialização glandular, o arranjo celular tende a seguir a mesma estrutura de origem. Assim, tumores derivados do parênquima hepático costumam formar trabéculas sólidas, tumores de glândula tireoide formam folículos, de glândulas salivares constroem ácinos etc.

Entretanto, o arranjo estrutural pode ser comprometido devido a características inerentes à natureza da neoplasia. Como já citado antes, tumores mamários podem perder a arquitetura tubular característica glandular, à medida que se tornam mais indiferenciados, por isso são encontradas tantas apresentações diferentes nesses e em outros tumores epiteliais glandulares. A arquitetura epitelial glandular pode então variar em: tubulares, tubulopapilíferos, sólidos, comedos (formação sólida com centro necrótico), com células isoladas etc.

Além disso, é importante que, no caso de tumores glandulares e de folículos pilosos, existe a confecção de produtos que podem ser encontrados no citoplasma da célula neoplásica (como no caso de glandular sebáceas no qual se observam os vacúolos intracitoplasmáticos), ou ainda ser exportada e confinada a um lúmen comum (como no caso de tumores de mama e tireoide nos quais se observa conteúdo intraluminal tubular, e no caso de tumores de folículos pilosos com a produção de queratina) (Figura 60.3). Um tipo especial no grupo de carcinomas é o chamado "carcinoma *in situ*". Ele tem a característica de não transpassar a membrana basal em direção ao estroma. Contudo, é considerado pré-invasivo.

Os achados celulares de células epiteliais variam de acordo com a célula de origem. Normalmente têm amplo citoplasma, com ou sem produtos visíveis. Os limites celulares podem ou não estar evidentes. Os núcleos têm formato variando do elíptico ao arredondado, com cromatina variável de acordo com o grau de diferenciação celular. O estroma pode ser variável em quantidade e aspecto do discreto e delgado, apenas para sua sustentação, até o abundante e/ou desmoplásico (ou esquirroso). Quanto à qualidade, encontram-se estromas colagenosos e mixoides.[1,16]

Tumores de origem mesenquimal (células fusiformes)

Esse grupo é formado por um grupo extenso e heterogêneo de células que têm origem mesenquimal. A maioria dessas neoplasias tem uma característica em comum: o formato alongado ou fusiforme. Têm também menor adesão intercelular, ou seja, as células podem apresentar-se mais distantes umas das outras, mas isso não é regra. O arranjo tecidual é variável entre o sólido difuso e o em feixes multidirecionais. Uma característica importante no diagnóstico é que grande parte desses tumores produz

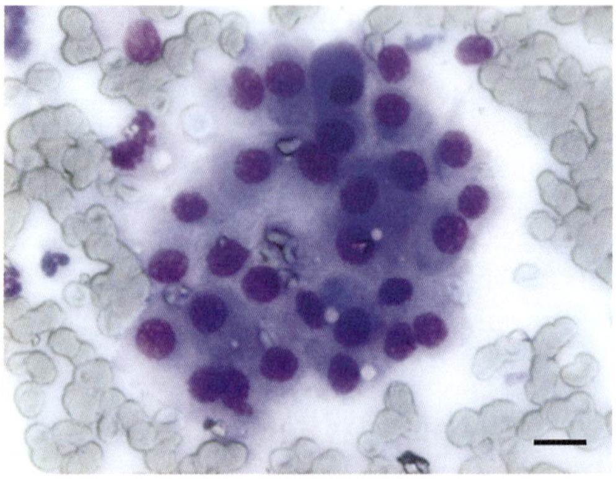

Figura 60.3 Aspecto citológico de neoformação cervical em um cão. Neoplasia epitelial de baixo grau de malignidade. Notam-se células poligonais a arredondadas, cujos núcleos são redondos a ovalados, com cromatina grumosa e nucléolos às vezes evidentes, e citoplasma de limites pouco definidos e ora vacuolizados que se dispõem predominantemente em grupamentos (Barra = 10 μm).

e deposita matriz extracelular. De acordo com a célula que a produz, isto é, com a origem celular que a produz, essa matriz pode ser colagenosa (osteossarcomas e fibrossarcoma), mixoide (mixomas e mixossaromas) e condroide (condrossarcomas, tumor ósseo multilobular). A matriz extracelular pode ainda apresentar-se mineralizada. Outros tumores mesenquimais, como os derivados de células adiposas (lipomas e lipossarcomas) e musculares (leiomiomas, leiomiossarcomas, rabdomiomas e rabdomiossarcomas) não têm produção de matriz extracelular, exceto o colágeno encontrado no estroma, que não deve ser confundido com matriz extracelular produzida pelas células tumorais. Faz-se importante incluir os tumores do sistema vascular, que têm um arranjo que varia do sólido com ou sem formações vasculares. Essas formações vasculares podem ser constituídas de múltiplos vasos regulares a múltiplos espaços tortuosos que esboçam o formato vascular.

As células com origem mesenquimal apresentam citoplasma alongado (ou fusiforme) a poligonal, de tamanho variável. O núcleo também tem formato variável do alongado ao arredondado. No exame citopatológico, elas podem estar sozinhas ou em grupamentos discretos, com bordos celulares mal definidos, visto que os tumores mesenquimais não esfoliam muitas células (Figura 60.4).[1,16]

Tumores de origem mesenquimal (células redondas)

Esse grupo singular de neoplasias mesenquimais agrupa aquelas que têm células em formato próximo ao redondo. Além disso, inclui a maioria dos tumores mesenquimais de origem hematopoética (linfomas, plasmocitomas, leucemias, mastocitomas e tumores histiocíticos) e o tumor venéreo transmissível. São tumores com arranjos característicos em fileiras e agrupamentos celulares, sólido difuso e anárquico. As células têm baixa adesão celular e as lesões esfoliam facilmente células no exame citopatológico. O citoplasma é variável de acordo com a célula de origem do escasso ao abundante, podendo conter vacúolos (no caso de tumores histiocíticos, podem ser fagocíticos) ou granulação (mastócitos; Figura 60.5). O estroma normalmente é fibrovascular delicado. Outras neoplasias de origem epitelial e mesenquimal podem aparecer com formato arredondado na histologia. Eles destacam: melanoma amelânico, tumor de células granulares, osteossarcomas, condrossarcomas, rabdomiossarcomas e lipossarcomas.[1,16]

Tumores de células melanocíticas

Esse grupo inclui as neoplasias com origem neuroectodérmica, com tumores derivados de células da crista neural, os melanócitos. Nesses tumores, as células apresentam-se soltas, ou em

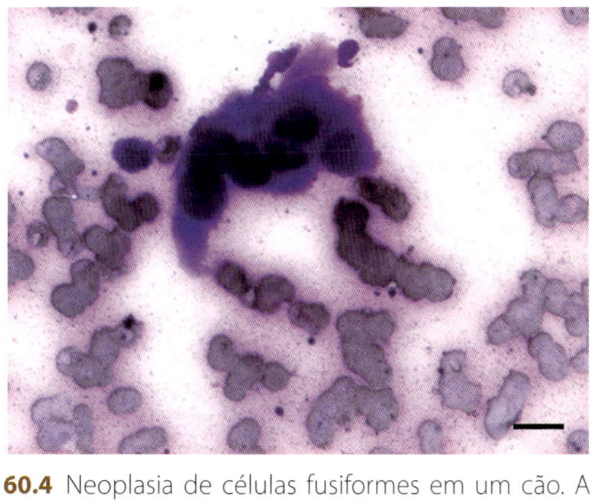

Figura 60.4 Neoplasia de células fusiformes em um cão. A análise citológica de nódulo cutâneo revela células poligonais a fusiformes, com núcleos ovalados a alongados hipercromáticos e citoplasma róseo, às vezes, com bordos afilados que se dispõem ora em pequenos grupamentos, ora de forma esparsa (Barra = 10 μm).

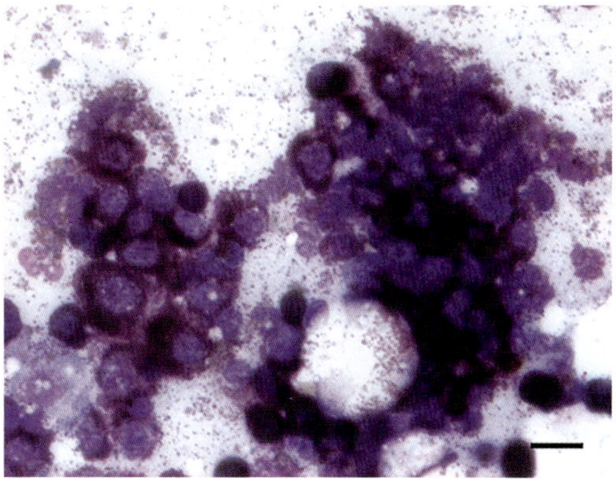

Figura 60.5 Mastocitoma canino bem diferenciado. Análise citológica de formação em membro torácico direito revela células redondas, caracterizadas por núcleo redondo a oval com cromatina ora densa, ora frouxa com raros nucléolos evidente. O citoplasma é de tamanho moderado, com presença de diversos grânulos basofílicos em seu interior. Às vezes, essas células estão degranulando (Barra = 10 μm).

ninhos, com baixa adesão celular e formato variando do epitelioide discretamente arredondado ao fusiforme. Podem ou não ter produção e acúmulo de pigmento melanina intracitoplasmático. Há uma característica morfológica interessante, que ajuda muito no diagnóstico de formar agregados com número variável de células localizado em região intraepitelial. A esse fenômeno se dá o nome "atividade juncional", e ocorre na pele junção mucocutânea e revestimento oral.[1,16]

Tumores de células germinativas

Aqui encontram-se as neoplasias derivadas de células germinativas do ovário e testículo. Essas neoplasias apresentam características que se confundem aos grupos já descritos. São células grandes e indiferenciadas com citoplasma escasso e grandes núcleos redondos. Necrose de células individuais é um achado comum.

Outro tumor incomum na medicina veterinária são os teratomas e teratocarcinomas. Há diferenciação somática, produzindo tecidos maduros e desorganizados, constituídos de duas ou mais camadas embrionárias.[1,16]

Tumores com características embrionárias

As neoplasias constituintes desse grupo têm morfologias que se assemelham a estruturas teciduais embrionárias, sem desenvolvimento adequado. Não devem ser confundidas com a perda da diferenciação celular encontrada em alguns tumores malignos. Como já visto em capítulo anterior, recebem nomenclatura diferenciada e refletem morfologicamente um retardo no desenvolvimento celular e tecidual.[1,16]

Tumores de células mistas

As neoplasias descritas não constituem um grupo especial propriamente dito. Incluem tumores constituídos de populações mistas de dois tipos celulares distintos, com a mesma ou diferente origem embriológica. São encontrados então alguns tipos de tumores mamários (subtipos complexos, mistos, carcinoma e mioepitelioma maligno e carcinossarcomas), ósseos (tumor ósseo multilobular, osteossarcomas subtipos condroblástico, fibroblástico, de células gigantes), do mesotélio (mesotelioma) e mesenquimomas (tumor diferenciação para mais de dois tipos celulares).[1,16]

Tumores de células indiferenciadas

Algumas neoplasias malignas, no momento do diagnóstico, não têm estrutura morfológica que remetam a uma origem celular. O grau de pleomorfismo e anaplasia é tal que fica praticamente impossível a identificação da histogênese utilizando somente a morfologia, sendo necessário então a utilização de outros métodos de exames complementares para a identificação celular (p. ex., imunoistoquímica).[1,16]

DIAGNÓSTICO DIFERENCIAL

Como demonstrado, algumas neoplasias apresentam morfologia facilmente identificável. Contudo, existem neoplasias com morfologia que se assemelham à de outros tipos e origens, sendo necessário buscar informações que direcionem a uma histogênese. Da mesma forma que diferenciar neoplasias de outras alterações celulares pode ser problemático, a diferenciação entre as neoplasias também pode ser. O diagnóstico diferencial de neoplasias deve ser realizado levando em consideração outros fatores que não somente a morfologia, como localização da neoplasia, histórico clínico, raça, espécie, idade, sexo etc. Deve-se também entender a limitação que cada exame diagnóstico tem, e que, em oncologia, muitas vezes será necessário o uso de um segundo ou terceiro exame complementar para identificação da neoplasia em questão.

DIAGNÓSTICO HISTOPATOLÓGICO NO TRANSCIRÚRGICO

Embora ainda realizada de forma incipiente na medicina veterinária, o diagnóstico histopatológico no transcirúrgico é uma ferramenta complementar que garante muitas vantagens ao método convencional em bloco de parafina. Trata-se da análise microscópica de um fragmento tecidual de interesse ainda durante o ato cirúrgico. Embora possa parecer uma inovação diagnóstica recente, o procedimento de congelação e diagnóstico já vem sendo amplamente utilizado na medicina humana há muitos anos. O primeiro relato dessa técnica para diagnóstico de rotina foi realizado pelo Dr. Louis B. Wilson na Clínica Mayo em 1905.[17] Em medicina veterinária, há relatos dessa técnica em estudos experimentais e rotina entre os anos 2000 e 2001.

A biopsia realizada no transcirúrgico ocorre de forma um pouco diferente do rotineiro em bloco de parafina. O processamento tecidual de rotina se faz após o ato cirúrgico e demora em média de 3 a 7 dias entre a fixação do material em formol (ou outro fixador de escolha), seguida de todo o processamento tecidual em blocos de parafina, para que a lâmina histológica esteja em mãos para a análise e confecção do relatório. Já no transcirúrgico, o procedimento com a avaliação do nódulo e suas margens cirúrgicas ocorre entre 10 e 20 minutos, tempo significantemente menor quando comparado à análise de rotina em bloco de parafina. É importante ressaltar que todos os diagnósticos realizados no transcirúrgico são posteriormente confirmados ou retificados por meio da análise histopatológica convencional em bloco de parafina. A análise transcirúrgica tem por volta de 98% de acuracidade, segundo estudos realizados em levantamentos de medicina humana.[18,19]

Embora com diferenças no processamento das amostras, a análise histopatológica é semelhante nas duas modalidades. A biopsia no transcirúrgico inicia-se com a caracterização da natureza da lesão, diferenciando os processos entre lesões inflamatórias, degenerativas e neoplásicas. A partir daí, direciona-se o desenlace cirúrgico. Nos casos inflamatórios e degenerativos (não neoplásicos), a maioria finaliza a cirurgia. Quando se trata de moléstias oncológicas, o patologista ainda avalia a natureza da neoplasia diferenciando os casos benignos dos malignos, e se existe a necessidade de ampliação de margens cirúrgicas. A partir dessas informações fornecidas é que o cirurgião (oncologista) traçará a melhor conduta para o caso em questão. Isso dá ao oncologista agilidade e segurança frente à conduta no pós-cirúrgico. Fatos importantes a mencionar aqui são que biopsia no transcirúrgico:

- Possibilita a interação entre os membros da equipe cirúrgica e os patologistas antes do ato cirúrgico, isto é, desde o planejamento até a decisão da melhor conduta para cada caso individualmente
- Evita cirurgias repetidas devido às margens cirúrgicas comprometidas em casos oncológicos. A análise no transcirúrgico propicia o conhecimento sobre a extensão da lesão e possíveis comprometimentos ainda durante a cirurgia. Isso evita o término da cirurgia com margens comprometidas (quando isso é possível anatomicamente), e, como consequência, esquiva-se de novo ato cirúrgico para reparação de margens. Atenta-se ainda que, nos casos de impossibilidade em alcançar as margens livres por alguma complicação cirúrgica, o cirurgião toma conhecimento do comprometimento e extensão no transcirúrgico. Essa informação ajuda na escolha da melhor conduta terapêutica e pós-cirúrgica frente ao exposto e evita uma nova cirurgia desnecessária
- Confere diminuição do tamanho do retalho cirúrgico e da resposta metabólica ao estresse associado ao ato cirúrgico. Sabe-se que, quanto maior o retalho cirúrgico, maior a resposta do organismo ao estresse proporcionado pelo ato cirúrgico. Assim, quando se sabe, ainda durante a cirurgia, a total extensão da lesão, pode-se diminuir o tamanho das margens e em consequência do retalho cirúrgico em si, o que também ajuda no momento da sutura e pós-cirúrgico
- Torna oportuna a análise de linfonodos sentinelas e metástases para outros órgãos. Ainda durante o ato cirúrgico, pode-se proceder à retirada de fragmentos de órgãos-alvo e linfonodos na busca de metástases, direcionando a conduta terapêutica no pós-cirúrgico
- Possibilita a identificação e avaliação de crescimentos satélites. Algumas neoplasias produzem crescimentos envoltos ao nódulo principal, que podem ser imperceptíveis a olho nu. Porém, ainda durante o procedimento cirúrgico, é possível identificar esses crescimentos e, assim, direcionar a conduta do oncologista.[20,21,22]

TÉCNICAS COMPLEMENTARES AO DIAGNÓSTICO DAS NEOPLASIAS EM CÃES E GATOS

Quando a aparência morfológica em lâminas citológicas ou cortes histológicos corados pela H&E for insuficiente para o diagnóstico, muitas técnicas podem ser usadas, incluindo colorações especiais em histoquímica, imunocito e imuno-histoquímica, microscopia eletrônica e citometria de fluxo. Essas técnicas auxiliam o diagnóstico definitivo, porém são utilizadas mais frequentemente, contribuindo com informações adicionais que podem ser utilizadas em conjunto com aspectos morfológicos e com os dados clínicos para que se realize um diagnóstico preciso.[1] Resumidamente, serão abordadas as técnicas de histoquímica e imuno-histoquímica por serem as utilizadas com maior frequência na rotina veterinária.

As colorações histoquímicas têm sido utilizadas para identificar células e seus produtos, adicionando informações na formulação de um diagnóstico.[1,12] Exemplos de colorações frequentemente utilizadas no diagnóstico de tumores incluem:

- Fontana-Masson: utilizada na identificação de melanossomos encontrados em melanócitos – diagnóstico de lesões melanocíticas

- Dopaoxidase: utilizada em secções teciduais congeladas, também evidencia melanossomos – diagnóstico de lesões melanocíticas
- Tricrômico de Masson: utilizada na visualização de músculo liso, matriz osteoide e tecido conjuntivo, ajudando na observação de tumores de origem fibroblástica e osteoblástica, e sua diferenciação com neoplasias com origem no músculo liso (Figura 60.6)
- *Picrosirius*: utilizada na visualização de bandas de colágeno depositadas por fibroblastos e osteoblastos. Em luz polarizada, permite a diferenciação entre os tipos de colágeno depositados
- Hematoxilina-ácido fosfotúngstico (PTAH): utilizada na observação de bandas Z de músculos estriado esquelético e cardíaco
- Azul de toluidina: evidenciam-se os grânulos metacromáticos encontrados no citoplasma de mastócitos (Figura 60.7)
- Giemsa: também utilizada na observação de grânulos de mastócitos
- *Alcian blue* (com ou sem hialuronidase): visualizam-se mucopolissacarídios ácidos produzidos por condroblastos/condrócitos, células produtoras de matriz e células mesoteliais
- Reticulina: evidenciam-se fibras de reticulina, utilizadas na diferenciação de células mesenquimais de epiteliais
- Ácido periódico de Schiff (PAS): utilizado na identificação de carcinomas que produzem muco e que têm em sua constituição mucopolissacarídios (glicosaminoglicanas) neutros.[1,12]

A imuno-histoquímica como ferramenta auxiliar do diagnóstico histopatológico vem ganhando espaço em medicina veterinária por causa da sua especificidade. É um método que utiliza anticorpos selecionados para identificar antígenos específicos. As provas são extremamente sensíveis e podem detectar quantidades muito pequenas de determinada substância.[13] Na atualidade, o grande número de anticorpos facilita a identificação de tumores. Contudo, é importante notar que erros de interpretação podem facilmente ocorrer quando apenas um único anticorpo é utilizado. Portanto, a confecção de um painel facilita o fornecimento de informações precisas e úteis, salientando que os resultados de colorações imuno-histoquímicas devem ser usados como um guia, não como um indicador definitivo do tipo de células neoplásicas no tecido. O anticorpo antiantígeno ki-67 é amplamente utilizado para a determinação do índice de proliferação de diversas neoplasias. Já para a diferenciação da origem das células neoplásicas, os anticorpos iniciais mais utilizados são o anticitoqueratina e antivimentina (Figuras 60.8 e 60.9). Isso ocorre porque células epiteliais podem conter filamentos de citoqueratina, e a maioria das células mesenquimais pode conter filamentos de vimentina. Assim, a utilização desses marcadores pode ser realizada em um tumor maligno anaplásico, buscando a distinção entre a origem epitelial e a mesenquimal das células constituintes da neoplasia em questão. Outros tipos de tumores, como os mesoteliomas e os sarcomas de células sinoviais, podem expressar ambos os marcadores.[1,14] Como existem muitos tipos de citoqueratina, normalmente

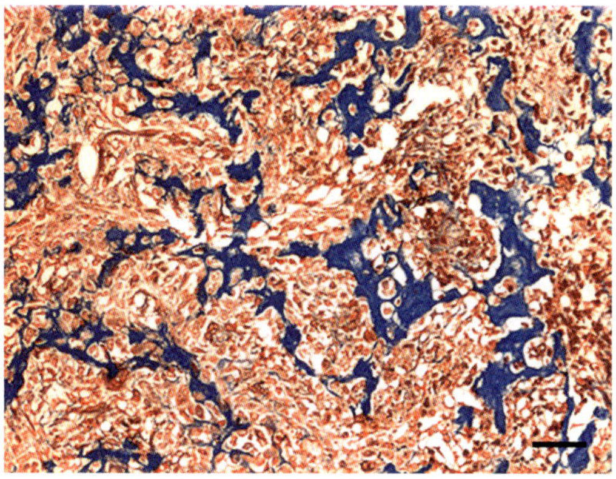

Figura 60.6 Osteossarcoma canino. Aspecto morfológico do mesmo tumor da Figura 60.1, corado com tricômico de Masson. Note que o colágeno depositado pelos osteoblastos se apresenta corado em azul (Barra = 40 μm).

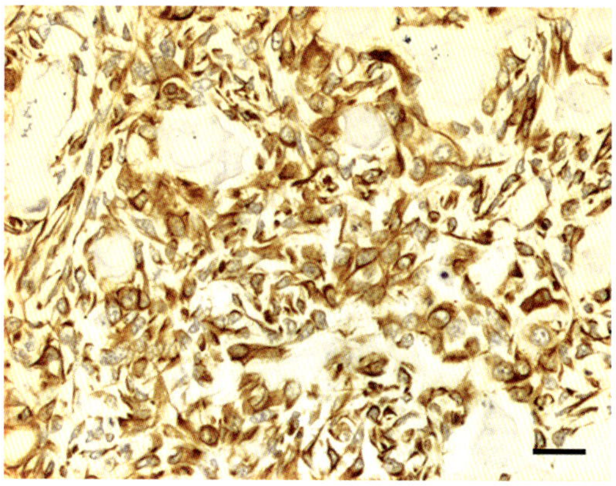

Figura 60.8 Osteossarcoma canino. Coloração imuno-histoquímica para vimentina utilizada na rotina médica para determinação da origem mesenquimal do tecido neoplásico. Marcação positiva pode ser observada em osteoblastos neoplásicos (Barra = 20 μm).

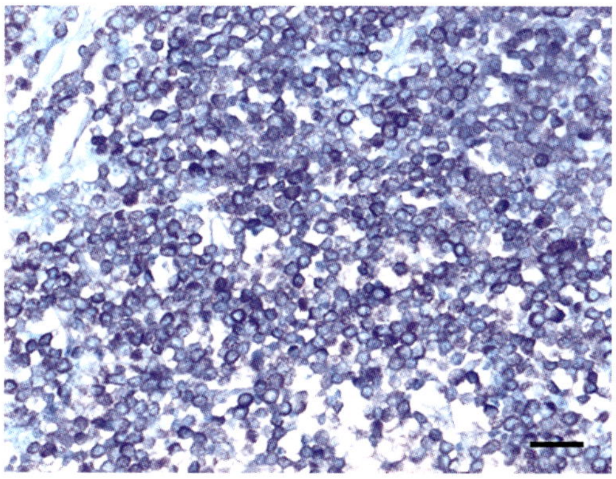

Figura 60.7 Mastocitoma canino. Coloração histoquímica com azul de toluidina do mesmo tumor representado na Figura 60.2. Por meio dessa técnica, evidenciam-se os grânulos presentes no citoplasma dos mastócitos neoplásicos, o que ajuda no diagnóstico histopatológico (Barra = 20 μm).

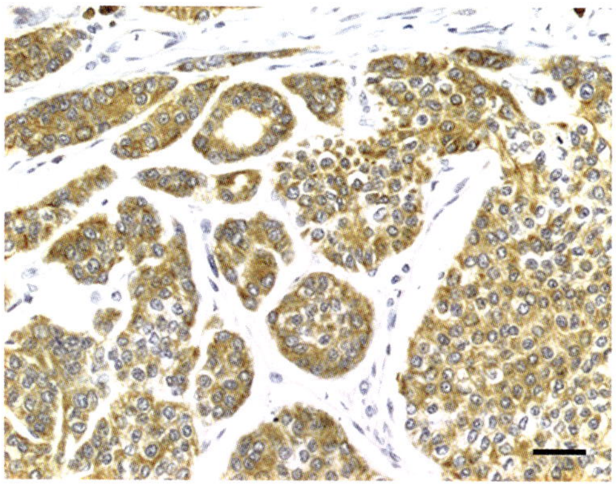

Figura 60.9 Carcinoma na pele de um cão. Coloração imuno-histoquímica para pancitoqueratina utilizada para determinar a origem epitelial das células neoplásicas. Marcação positiva é observada apenas no epitélio neoplásico. Ausência de positividade da marcação no estroma que envolve os agrupamentos de células epiteliais (Barra = 20 μm).

utiliza-se uma mistura de anticorpos anticitoqueratina na identificação de tumores epiteliais em neoplasias indiferenciadas. Contudo, podem-se utilizar anticorpos anticitoqueratina mais específicos na identificação mais precisa de um tipo celular em especial ou na determinação de um estágio de maturação celular. No caso de diferentes tipos de tumores mesenquimais, em conjunto com a vimentina, pode-se fazer uso de diferentes marcadores. Tumores de origem em músculos estriados ou lisos podem ser identificados pela presença de filamentos intermediários de desmina. A actina de músculo liso pode ser utilizada na identificação de leiomiossarcomas e diferenciação de tumores de células fusiformes.[1] O fator VIII relacionado com o endotélio pode ser utilizado para distinguir hemangiomas/hemangiossarcomas de linfangiomas/linfangiossarcomas.[1,9] Hormônios específicos podem ser identificados no citoplasma de células endócrinas. A proteína ácida fibrilar glial (GFAP) pode ser utilizada no diagnóstico de suspeitas de astrocitomas e outros tumores do sistema nervoso.[9] Melanomas também podem ser identificados por marcadores específicos como Melan-A, HMB-45 e PNL2. No estudo de neoplasias de células redondas são utilizados anticorpos contra antígenos específicos de linhagens celulares, como: o CD3 para linfócitos-T; o CD79a, o PAX-5 e o CD20 na marcação para linfócitos B; a lisozima e o CD68 e Iba1 na diferenciação de linhagem histiocitária; entre outros. Em medicina humana, tem-se incluído anticorpos antiosteocalcina (OC) e antiosteonectina (ON), como parte do diagnóstico histopatológico de osteossarcomas, e muitos outros anticorpos atualmente têm sido desenvolvidos para a identificação da histogênese tumoral.[14]

RELATÓRIO CITOPATOLÓGICO E HISTOPATOLÓGICO

Após o estudo da morfologia tecidual e celular das amostras enviadas ao patologista, segue-se a confecção do laudo diagnóstico, etapa da mais alta relevância. O relatório citopatológico e histopatológico do tecido submetido deve ser conciso, descritivo, livre de jargões e abreviaturas. Atenção especial deve ser dada à distinção de neoplasias benignas de malignas e as que incluem o sistema de gradação de neoplasias, em especial para os casos em que essas informações possam estar relacionadas com o estabelecimento do prognóstico.[1]

REFERÊNCIAS BIBLIOGRÁFICAS

1. Cullen JM, Page R, Misdorp W. An overview of cancer pathogenesis, diagnosis, and management. In: Meuten DJ, editor. Tumors in domestic animals. 5· ed. Iowa: Iowa State Press; 2017. p. 3-44.
2. Cowell RL, Tyler RD, Meinkoth JH, DeNicola DB. Diagnóstico citológico e hematologia de cães e gatos. 3. ed. São Paulo: Medvet; 2009.
3. Dobson JM, Lascelles BDX. BSAVA manual of canine and feline oncology. 2. ed. Cheltenham: British Small Animal Veterinary Association; 2003.
4. Thrall MA. Diagnostic cytologic in clinical oncology. In: Withrow SJ, Vail DM, editors. Withrow and Macewen's small animal clinical oncology. 4. ed. Philadelphia: Saunders; 2007. p. 112-33.
5. Ehrhart NP, Withrow SJ. Biopsy principles. In: Withrow SJ, Vail DM, editors. Withrow and Macewen's small animal clinical oncology. 4. ed. Philadelphia: Saunders; 2007. p. 147-56.
6. Hoenerhoff MJ, Kiupel M, Rosenstein D, Pool RR. Multipotential osteosarcoma with various mesenchymal differentiations in a young dog. Vet Pathol. 2004;41:264-8.
7. Benjamin SA, Lee AC, Saunders WJ. Classification and behavior of canine mammary epithelialneoplasms based on life-span observations in beagles. Vet Pathol. 1999;36:423-36.
8. Wisdorp W, Else RW, Hellmén E, Lipscomb TP. Histological classification of mammary tumors of the dog and the cat. Washington: Armed Forces Institute of Pathology; 1999.
9. Cheville NF. Neoplasia: characterizing the neoplasm. In: Cheville NF. Introduction to veterinary pathology. 3. ed. Iowa: Blackwell Publishing; 2006. p. 169-89.
10. Caputo LFG, Gitirana LB, Manso PPA. Técnicas histológicas. In: Molinaro E, Caputo L, Amendoeira R. (Org.). Conceitos e métodos para formação de profissionais em laboratórios de saúde. Rio de Janeiro: EPSJV; 2010. p. 89-188.
11. Michalany J. Técnica histológica em anatomia patológica: com instruções para o cirurgião, enfermeira e citotécnico. 2. ed. São Paulo: Michalany, 1990.
12. Kusewitt DF, Rush LJ. Neoplasia and tumor biology. In: Mcgavin MD, Zachary JF. Pathologic basis of veterinary disease. 4. ed. Philadelphia: Mosby Elsevier; 2007. p. 253-98.
13. Alves A. Análises histopatológicas: por que demoram os resultados. In: Proceedings of the Veterinary Sciences Congress. Oeiras, Portugal; 2002. p. 239-47.
14. Dabbs DJ. Immunohistochemistry of soft tissue and osseous neoplasms. In: Zorab R, editor. Diagnostic immunohistochemistry. New York: Churchill Livingstone; 2002. p. 72-3.
15. Porter AG, Gurley AM, Roth SI. Bone.in: Stenberg S.S. Histology for Pathologists. 2. ed. Philadelphia: EUA, 1997. p. 85-105.
16. Ehrhart EJ, Powers BE. The Pathology of Neoplasia. In: Withrow and MacEwen's Small Animal Clinical Oncology. 5. ed. Saunders; 2012. p. 54-67.
17. Wilson LB. A method for the rapid preparation of fresh tissues for the microscope. J Am Med Assoc. 1905;45:1737.
18. Alam MS, Tongbram A, Krishnakumar S, Biswas J, Mukherjee B. Sensitivity and specificity of frozen section diagnosis in orbital and adnexal malignancies. Indian J Ophthalmol. 2019;67(12):1988-92.
19. Sawady J, Berner JJ, Siegler EE. Accuracy of and reasons for frozen sections: a correlative, retrospective study. Hum Pathol. 1988;9:1019-23.
20. Wada N, Imoto S, Hasebe T, Ochiai A, Ebihara S, Moriyama N. Evaluation of intraoperative frozen section diagnosis of sentinel lymph nodes in breast cancer. Jpn J Clin Oncol. 2004;34(3):113-7.
21. Tanis PJ, Boom RP, Koops HS, Faneyte IF, Peterse JL, Nieweg OE, Rutgers EJ, Tiebosch AT, Kroon BB. Frozen section investigation of the sentinel node in malignant melanoma and breast cancer. Ann Surg Oncol. 2001;8(3):222-6.
22. Van Diest PJ, Torrenga H, Borgstein PJ, Pijpers R, Bleichrodt RP, Rahusen FD, Meijer S. Reliability of intraoperative frozen section and imprint cytological investigation of sentinel lymph nodes in breast cancer. Histopathology. 1999;35(1):14-8.

61

Cirurgia Oncológica em Cães e Gatos

Thaís Andrade Costa Casagrande • Julia Maria Matera

INTRODUÇÃO

Nos últimos 20 anos, houve grande evolução na qualidade e quantidade de tratamentos oncológicos oferecidos aos pequenos animais. O tratamento do câncer sempre envolve a integração de cuidados entre as terapias veterinárias comuns e as específicas de câncer.[1] Novas técnicas cirúrgicas para excisão, como eletrocirurgia, criocirurgia e cirurgia a *laser*, técnicas com mínima invasão,[2] e as técnicas de reconstrução de tecidos provocaram aumento da sobrevida e redução da morbidade dos pacientes com neoplasias.[3,4] Como possibilidades de terapias primárias únicas, ou adjuntas, alguns exemplos de tratamentos são: quimioterapia, radioterapia, braquiterapia, eletroquimioterapia[5,6] e terapia fotodinâmica, entre outras. A escolha do tratamento baseia-se em inúmeros fatores, incluindo tipo da neoplasia, grau e estado clínico do paciente, mas não se podem negligenciar as condições financeiras do proprietário, os recursos da região etc.[7]

A cirurgia oncológica é uma modalidade que envolve aspectos cirúrgicos de tecidos moles, ortopedia e neurologia, e demanda conhecimento profundo em anatomia, fisiologia, ressecção e procedimentos de reconstrução de tecidos. Além da necessidade de conhecimento da biologia, do comportamento e das características da neoplasia envolvida, do estágio de evolução e do prognóstico relacionado, e de outros regimes terapêuticos multidisciplinares mais modernos e efetivos. Comparada a outras modalidades terapêuticas, a cirurgia oncológica é um dos únicos meios de tratamento que proporciona a possibilidade de cura, não é carcinogênica ou imunossupressiva e não causa efeitos tóxicos.[8] As finalidades do procedimento cirúrgico na terapia oncológica podem ser o diagnóstico por meio das biopsias; a terapia definitiva em busca da cura, com as ressecções completas; o tratamento paliativo, na busca por conforto e redução de sintomas; as cirurgias para citorredução, para melhorar o emprego de outras técnicas terapêuticas; e grande variedade de procedimentos auxiliares para melhorar e complementar outros tipos de tratamento.[9]

PLANEJAMENTO CIRÚRGICO

A cirurgia oncológica possibilita meios de diagnóstico e tratamento das neoplasias localizadas. Porém, antes da operação deve-se ter acesso à situação da neoplasia e do paciente, para possibilitar o planejamento cirúrgico adequado, que inclui a decisão do tamanho das margens cirúrgicas, planos de terapia adjuvante e preparo de equipamentos e materiais especiais para ressecção e reconstrução e a minimização de falhas na terapia.[4,10,11] Para isso, são importantes o conhecimento do tipo e do estágio do câncer que será tratado, dos efeitos locais e sistêmicos da neoplasia, e a identificação das síndromes paraneoplásicas. Esses parâmetros podem ser identificados por meio de exames físicos, hematológicos, bioquímicos e de imagem (radiografia, ultrassonografia, tomografia computadorizada, cintigrafia ou ressonância magnética). Esses exames também identificam doenças intercorrentes, que são muito comuns nos animais mais idosos e podem contraindicar a terapia cirúrgica nesses pacientes. O proprietário deve estar sempre bem informado sobre as intenções da cirurgia e de todas as terapias adjuntas disponíveis, bem como do prognóstico estabelecido para esses animais.[5]

No intuito de unificar a comunicação entre os diversos centros de tratamento do câncer, a Organização Mundial da Saúde criou a classificação TNM (T = tumor primário, N = linfonodo e M = metástase) para estadiamento tumoral, facilitando a escolha do tratamento. T classifica a extensão do tumor primário, N descreve a condição do linfonodo regional e M se refere à existência ou não de metástase, classificando a doença em local, regional e metastática.[1,5]

Após a decisão quanto ao procedimento cirúrgico mais adequado, a melhor evolução será alcançada no primeiro procedimento. Operações secundárias têm menor possibilidade de sucesso, devido ao comprometimento da anatomia da região pela primeira intervenção.[3,9]

As ressecções tumorais, principalmente aquelas envolvendo a pele e os tecidos associados, podem resultar em perda substancial de tecido. A falta de plano de reconstrução e o receio de não ser capaz de fechar podem levar a erros de procedimento cirúrgico, perdendo a chance de cura na primeira ressecção.[8] Um bom cirurgião entende que o tumor é um processo sistêmico, não apenas local, e se preocupa com as margens cirúrgicas, com a biologia do tumor e com o prognóstico do seu paciente. Desse modo, a arte desse cirurgião está na capacidade de remover a neoplasia de maneira eficaz, sem deixar margens comprometidas e sem contaminar o leito que receberá os retalhos ou os enxertos, e na capacidade de reconstruir esse tecido de maneira eficaz para fechar o defeito e devolver sua função normal, muitas vezes com bom resultado cosmético.[3,5] Outras considerações pré-operatórias são a anestesia e os regimes de analgesia e cuidados pós-operatórios, minimizando assim a morbidade perioperatória.[8]

PROPÓSITOS DA CIRURGIA ONCOLÓGICA

O primeiro passo para a preparação da cirurgia é a definição da meta do procedimento. Isso fornece um plano de trabalho para o planejamento do cirurgião e facilita a comunicação acurada com o proprietário, para estabelecer suas expectativas antes da cirurgia.[11,12]

Indicações da cirurgia oncológica

Cirurgia profilática. Ajuda a prevenir o desenvolvimento de neoplasia por meio da ressecção de formações benignas pré-malignas ou de tumores *in situ*, o que previne o aparecimento de eventuais tumores malignos invasivos, como a excisão de pólipos de cólon e reto em cães, que podem progredir para a formação de malignidade e se transformar em carcinomas se forem deixados sem tratamento.[13] Outro método de cirurgia preventiva é a remoção de tecidos ou órgãos que podem contribuir para a eventual ocorrência de tumores, como a ovário-histerectomia precoce, que pode prevenir o aparecimento de tumores de mama ou de vagina,[14] ou a orquiectomia precoce, que evita a formação de tumores testiculares, principalmente nos animais criptorquídicos,[15] além de prevenir a formação de adenomas perianais.[9]

Cirurgia diagnóstica ou para estadiamento da doença. Esses procedimentos permitem o conhecimento do tipo de neoplasia e o grau de desenvolvimento do tumor, permitindo o estadiamento da doença e o planejamento terapêutico adequado, incluindo terapias adjuntas. As cirurgias diagnósticas podem incluir os procedimentos exploratórios e as biopsias.[11] Os tipos de biopsia são: *excisional*, na qual não apenas se remove o tumor para uma potencial cura, mas também se fornece tecido para exame histopatológico, e *incisional*, que fornece material para diagnóstico, porém o tumor não é completamente removido.[9,12,16] Outros métodos diagnósticos são a citologia (por recuperação de células de fluidos ou esfoliativas, aspiração por agulha fina ou por impressão) e as biopsias por agulhas cortantes como Tru-cut, Menghini ou Jamshidi, nas quais a agulha recolhe um fragmento do tecido.[5,9,12]

Cirurgia para excisão definitiva. O tratamento curativo obtém sucesso quando não há metástases distantes e quando o tumor é localmente excisável, sem causar excessiva morbidade. Para a definição de cirurgia curativa, algumas questões devem ser respondidas em relação a tipo, estágio e grau do câncer a ser operado: quais os efeitos locais e sistêmicos; se a cura é possível; seus resultados em termos cosméticos e funcionais; se essa operação é indicada; e quais são as opções de tratamento alternativo ou complementar. A primeira cirurgia é sempre a mais importante e com a maior chance de cura. A possibilidade de cura é alcançada em tumores localizados e, eventualmente, em neoplasias regionais. A incisão, a exposição cirúrgica e a margem são os aspectos mais importantes da cirurgia definitiva. As barreiras naturais mais importantes para evitar a disseminação do câncer são os tecidos ricos em colágeno, tecidos avasculares de fáscia, tendões, ligamentos e cartilagem. Tecido subcutâneo, músculo e outros tecidos parenquimatosos oferecem pouca resistência à disseminação celular neoplásica. Se uma segunda cirurgia for necessária, os tecidos expostos no primeiro procedimento são considerados contaminados, e devem ser excisados completamente.[8,11,12]

A excisão local é feita para a remoção de tumores com um mínimo de tecidos normais ao redor. É utilizada para remoção de tumores encapsulados ou nos seus limites imediatos, como lipomas, histiocitomas, adenomas sebáceos e os de tireoide. As excisões locais amplas são empregadas para a excisão de tumores mais invasivos ao redor dos quais uma margem predeterminada de tecido é removida com a massa tumoral primária. A extensão dessa margem dependerá do tipo de neoplasia e do grau histológico, além de considerações anatômicas. Esse tipo de cirurgia pode ser um dos mais difíceis de alcançar as margens perfeitas, pois a falta de planejamento pode levar ao medo de não conseguir fechar a ferida e à excisão de menos tecido do que o necessário.[5,9,12,16]

Cirurgia citorredutora da massa tumoral. A finalidade desse tipo de cirurgia é a redução da carga de células tumorais para que outros métodos de terapia simultânea possam ser mais efetivos. Sua indicação sempre está ligada a outro tipo de terapia adjunta, como: quimioterapia, radioterapia, criocirurgia e hipertermia, entre outras, para que a cura seja alcançada. Assim, a cirurgia permite que a terapia adjuvante seja mais efetiva pela redução mecânica da quantidade de células. Em alguns casos, a resposta à quimioterapia é reforçada após a cirurgia pela alteração na cinética da célula do tumor parcialmente excisado.[8,9]

Cirurgia paliativa. Esse procedimento visa à cura e/ou à prevenção dos sintomas e ao prolongamento do conforto do animal. O intuito sempre é a melhora da qualidade de vida do paciente, por meio da diminuição da dor, ou a melhora da função de algum órgão, porém não necessariamente há aumento da sobrevida com esse tipo de procedimento. É utilizada para reduzir a dor e o sangramento de tumores ulcerados em mama e pele, mesmo que tenham metástases, ou tumores orais malignos em cães e gatos, para alívio dos sintomas clínicos. A esplenectomia deve ser realizada em casos em que o hemangiossarcoma levou à ruptura esplênica e à hemorragia abdominal.[8,9,11,17] A cirurgia paliativa deve ser cuidadosamente considerada quanto à morbidade esperada para o processo contra o ganho esperado para o paciente e para o cliente.[9,12]

Cirurgia oncológica de emergência. As cirurgias de emergência em pacientes com câncer são práticas relativamente comuns. As emergências mais frequentes são efusão de pericárdio e tamponamento, além de desconforto respiratório por efusão pleural, hemorragia abdominal e obstruções ou perfurações urogenitais ou gastrintestinais. Outros procedimentos incluem a traqueostomia de emergência para tratamento de obstruções de via respiratória superior secundárias à neoplasia. Geralmente, o procedimento emergencial é realizado de início, e depois o caso é mais bem estudado para avaliação do melhor modo de tratamento para esses pacientes.[8,11,17]

Cirurgia de suporte. Esse tipo de cirurgia procura fornecer meios de suporte para melhora da qualidade de vida dos animais. Pode ser realizada por meio de métodos de suporte nutricional, como a colocação de sondas de faringostomia, gastrostomia ou enterostomia, ou da implantação de cateteres de demora centrais para a administração de quimioterápicos de uso frequente, de analgésicos para alívio da dor ou de doses repetidas de anestésicos para administração de doses de radioterapia hiperfracionadas. Essa modalidade de cirurgia também inclui a colocação de sondas permanentes de cistostomia para administração de quimioterápicos locais ou enquanto a radioterapia faz efeito, para o tratamento dos tumores uretrais.[8,11,17]

Cirurgia de tratamento da doença metastática. Esse tipo de procedimento tem pouco uso em medicina veterinária, e os critérios de seleção do paciente devem ser cuidadosamente estudados.[8,11,17]

SELEÇÃO DO PACIENTE PARA CIRURGIA

O paciente que será submetido ao procedimento operatório deve ser escolhido por critérios individuais, dependendo do estado geral. A cirurgia é o tratamento mais efetivo para os tumores sólidos e também contribui para melhora da efetividade de inúmeras terapias. Cada paciente deve receber um tratamento individualizado, tendo conhecimento também do tipo de tumor, comportamento e resposta a vários métodos de terapia. Os fatores do hospedeiro que devem ser considerados são idade, raça e sexo, porém o mais importante é o estado físico. Alguns animais em idade avançada têm melhores condições físicas que outros mais jovens ou em meia-idade, sendo assim, não se pode considerar a idade como um fator limitante da decisão pelo tratamento cirúrgico ou não.[10] A cirurgia também não é contraindicada em pacientes com doenças degenerativas ou metabólicas que estejam controladas, como diabetes *mellitus*, insuficiência cardíaca e doenças renais compensadas.[8]

Uma das considerações importantes refere-se à expectativa dos proprietários desses animais, principalmente quando se trata de cirurgias mais radicais, que podem comprometer a estética e/ou a função de algum órgão ou sistema. Deve haver sempre expectativa razoável de que os procedimentos realizados trarão algum tipo de benefício para aliviar os sintomas ou prolongar a vida deles.[8,12] Aplicando um bom julgamento nos pacientes oncológicos, é possível conseguir sucesso cirúrgico com resultado estético agradável na maioria dos casos.[3]

PRINCÍPIOS BÁSICOS DE CIRURGIA ONCOLÓGICA

As técnicas de cirurgia atuais vão variar com o local, tamanho e estágio do tumor. Apesar disso, existem alguns princípios básicos que devem ser seguidos para melhorar o bem-estar dos pacientes e aumentar as possibilidades de cura. A aplicação de técnicas meticulosas e o planejamento adequado diminuem as taxas de complicações.[11]

Os locais de biopsia devem ser completamente incisados assim que possível, quando não for realizada uma biopsia excisional. A incisão deve ser realizada de tal maneira que todo local possa ser removido, pois ela induz a mudanças de pressão associadas a edema intratumoral, o que pode aumentar o número de células malignas e levar ao aparecimento de veia e linfáticos regionais. No entanto, não há evidência de aumento da taxa de metástase. Os exames citológicos por agulha fina não causam tanta preocupação quanto as biopsias incisionais, porém essas não são isentas; por isso todo tipo de biopsia deve ser realizado, de maneira que todo o tecido possa ser removido na íntegra.[5,9]

Todas as lesões com suspeita de serem neoplásicas devem ser encaminhadas à avaliação histopatológica. A falha ao identificar o tumor como maligno, por exemplo, é talvez a maior razão de terapias inadequadas ou atraso no início delas.[9] Os tumores devem ser minimamente manipulados, para evitar a disseminação celular em vasos sanguíneos e linfáticos e a reação inflamatória. Algumas neoplasias podem secretar substâncias ativas, como os mastocitomas, que podem liberar histamina quando manipulados. Isso se aplica não somente ao momento do ato operatório, mas também à palpação de pele e tecidos próximos ao tumor no pré-operatório.[8,11]

Na dissecação do tecido é recomendado o uso de lâmina de bisturi para incisão de pele e vísceras, evitando, assim, o excesso de trauma na separação dos tecidos. Pode ser indicado o uso de tesouras para dissecação de vasos e nervos. Durante a excisão da formação, deve-se evitar a manipulação do tumor e procurar somente entrar em contato com o tecido livre de células tumorais.[8,9,11]

A ligadura precoce de vasos, principalmente as veias, deve ser priorizada para diminuir a liberação de grande quantidade de êmbolos na circulação sistêmica. Um pequeno número de células neoplásicas é constantemente liberado na circulação venosa por muitos tumores. Porém, um grande agregado de células pode ser mais perigoso, devido à formação de êmbolos, o que pode ser evitado com a ligadura precoce desses vasos.[8,9,11,12,17]

Para conseguir o controle local dos tumores malignos, é necessário que margens variadas de tecido normal sejam removidas ao redor do tumor (Figura 61.1).[9] A quantidade de margem removida dependerá do tumor, da localização, do comportamento biológico e do tipo de cirurgia que será empregada, porém recomenda-se que seja retirada toda a margem que entre em contato com a neoplasia e mais uma porção para tentar garantir microscopicamente que estejam livres de células tumorais.[10] Os tumores não são planos, portanto, a remoção em um único plano não assegura excisão completa. Os tumores fixados a outras estruturas obrigam a excisão dessas áreas de aderência em continuidade com o tumor.[5,18]

Os tumores encapsulados devem ser removidos com margens de segurança, pois a cápsula tumoral pode conter células neoplásicas viáveis em sua superfície, as quais podem se implantar no tecido saudável. As margens devem estar livres de células neoplásicas, do contrário, será semelhante ao uso da biopsia incisional. Quando as margens cirúrgicas ficarem comprometidas, deverão ser ampliadas, se possível. Para isso, toda a área cicatricial deve ser incluída na incisão, como também as margens profundas.[9]

É imperativo evitar a contaminação do campo cirúrgico com células tumorais. Para isso, o tumor deve ser delicadamente manipulado a fim de evitar a disseminação dessas células no campo operatório e na ferida cirúrgica, em que elas podem se desenvolver. A manipulação excessiva e a exposição cirúrgica podem promover a disseminação tumoral pela esfoliação das células. Tumores localizados em cavidades devem ser manipulados minimamente por meio de laparotomias amplas e isolamento do tumor com compressas. Já os tumores de pele devem manter margem ampla o suficiente para que não se entre em contato com a massa tumoral. Luvas, instrumentos e campos cirúrgicos devem ser trocados após a lavagem e a excisão dos tumores, pois esses objetos também podem implantar células tumorais nos tecidos saudáveis.[8,11]

Se mais de um tumor for removido, recomenda-se a utilização de um pacote cirúrgico para cada uma das formações, a fim de evitar a semeadura de células de um local para o outro.[8]

Cuidados devem ser adotados em relação a complicações das feridas, secundários à reação dos mecanismos de defesa celular, como seromas, hematomas e sepse, que irão interferir na defesa local. Para evitar tais complicações, deve-se tomar os devidos cuidados em relação à hemostasia, evitar deixar espaço morto e utilizar adequadamente drenos e antibioticoterapia.

O manejo de linfonodos é outra questão de conflito em medicina veterinária. Em seres humanos, o primeiro linfonodo de drenagem de um tumor é chamado "linfonodo sentinela", sendo descrito por meio da utilização de tintas e marcadores radioativos. Esse linfonodo é triado, como um marcador da progressão da doença, e também envolvido no tratamento, sendo removido se a sua marcação for positiva para neoplasia.[19] Em medicina veterinária não é utilizado o mesmo termo, sendo referido como "linfonodo regional". A remoção desse linfonodo

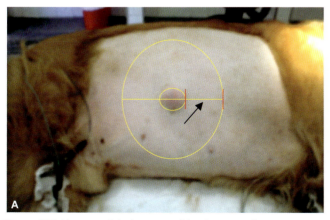

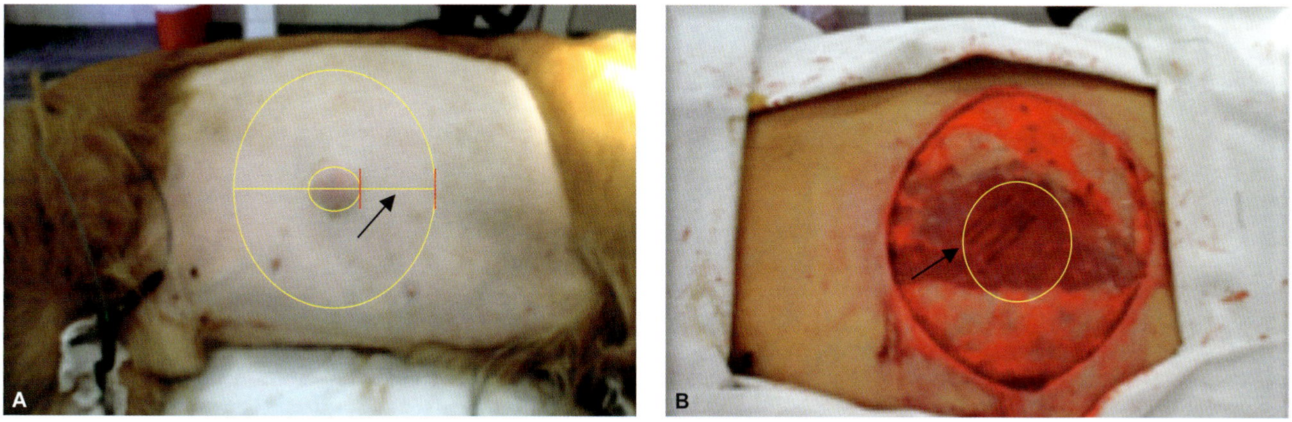

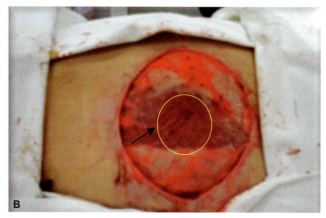

Figura 61.1 Margens cirúrgicas removidas de um paciente com mastocitoma, com a seta em **A** indicando as margens laterais e a seta em **B** mostrando a margem profunda, que envolveu um plano facial de contato tumoral. **A.** O arco menor representa o tumor cutâneo, enquanto o maior representa os bordos da incisão. **B.** O arco representa o local sem a presença da fáscia muscular excitada para estabelecer a margem profunda.

é muito controversa no intuito da prevenção de micrometástases.[20] Os linfonodos regionais são barreiras para a passagem de células tumorais, além de outras muitas funções de proteção do organismo, como contra agentes infecciosos, tendo importante função imunológica e de filtração de células tumorais.[8]

As técnicas de reconstrução são um dos fatores que induziram a melhoria da qualidade das cirurgias oncológicas e permitiram melhor sobrevida. Um cirurgião deve dominar as diversas técnicas de reconstrução para fornecer ao seu paciente o melhor tratamento e não ter medo de realizar uma cirurgia ampla. Considera-se preferível manter uma ferida aberta, deixando-a para cicatrizar por segunda intenção, a deixar um tecido repleto de células neoplásicas.[3]

CONSIDERAÇÕES NA CIRURGIA ONCOLÓGICA

O paciente deve ser preparado com tricotomia bem ampla, que possibilite mudanças no planejamento inicial da cirurgia. Na sequência, deve ser feita a higienização da pele com soluções antissépticas, sem que haja manipulação excessiva da formação, para evitar a disseminação celular. Os tumores podem vir acompanhados por outras doenças sistêmicas, metabólicas ou degenerativas, que devem ser investigadas e controladas nesses pacientes, pois podem influenciar a recuperação e o risco de infecção pós-operatória.[8] Os animais que estão sendo submetidos à quimioterapia podem ter a cicatrização comprometida, sendo necessário um acompanhamento mais próximo.[21]

Os pacientes oncológicos têm maior risco de infecção, não tanto pela doença em si, mas em decorrência de outras doenças debilitantes que podem interferir na imunidade desses animais.[8]

Os cuidados pós-operatórios incluem boa analgesia, para reduzir o desconforto da dor causado pelo procedimento cirúrgico, que pode ser extenso e pode envolver procedimentos de reconstrução de pele. A analgesia pode ajudar a prevenir efeitos adversos secundários da dor pós-operatória, como aumento das taxas de hormônios catabólicos, prolongamento da recuperação e aumento do tônus muscular e esquelético, além do sofrimento da dor propriamente dita. Das classes de analgésicos, podem-se utilizar anti-inflamatórios não esteroides, opioides, dipirona e anestésicos, entre outros, incluindo a associação de classes.[8,11]

Os pacientes que apresentavam algum tipo de doença preexistente devem ser monitorados quanto à necessidade de cuidados no pós-operatório, como a fluidoterapia nos nefropatas, o monitoramento cardiopulmonar nos pacientes com insuficiência cardíaca, a descompensação endócrina, entre outros.[8,11]

Muitas vezes, a cirurgia pode levar à cura do animal, mas para isso há comprometimento da aparência. Isso deve ser conversado previamente com o proprietário, para que não exista surpresa e possível não aceitação. Se os princípios de cirurgia oncológica forem fielmente seguidos, a cura pode ser produzida, a morbidade, minimizada, e o animal poderá manter excelente função de membros, órgãos e sistemas.[8,12]

A responsabilidade da cirurgia não termina com a excisão da neoplasia e a alta do animal. As margens cirúrgicas também devem ser avaliadas e monitoradas quanto à manutenção de células neoplásicas nos bordos com possibilidade de recidiva. Os pacientes devem ser frequentemente monitorados quanto a essa possibilidade ou quanto à metástase, principalmente nas neoplasias malignas mais agressivas, que têm maior potencial metastático. Dentre os cuidados de reavaliação do paciente deve-se realizar bom exame físico, avaliação dos linfonodos, radiografia de tórax, ultrassonografia abdominal e avaliação hematológica, conforme surjam as necessidades.[8,11]

Concluindo, a cirurgia é uma das terapias mais efetivas e práticas para o controle da maioria das neoplasias em animal de companhia. Não basta saber apenas remover o tumor; um bom cirurgião necessita de conhecimentos a respeito das neoplasias, da sua biologia e comportamento, de amplo conhecimento e habilidade nas técnicas de reconstrução, para não prejudicar a remoção da neoplasia, e de conhecimento em terapias adjuntas, que podem ajudar no prognóstico e ampliar o tempo de sobrevida desses animais.[3,8] Cada vez consegue-se ter mais conhecimento a respeito da biologia das neoplasias e dos métodos para precisar o estadiamento dos tumores, o que facilita a correta indicação e a *performance* das cirurgias oncológicas.[5]

NOVAS MODALIDADES DE TRATAMENTO OU NOVAS TERAPIAS

Novas modalidades de tratamento estão sendo agregadas ao tratamento cirúrgico de pacientes oncológicos, com intuito de aumentar o tempo livre de doença e de sobrevida desses pacientes. Dentre essas modalidades, a eletroquimioterapia vem se destacando no Brasil, por ser um processo que promove bons resultados, ter poucos efeitos adversos e seu custo ser baixo quando comparada a outros tratamentos.

A eletroquimioterapia (ECT) associa a administração de fármacos anticancerígenos à aplicação de pulsos elétricos, com o intuito de aumentar a entrada do medicamento através da membrana celular, determinando assim uma eficácia maior do fármaco. A ECT facilita a entrada do quimioterápico para dentro da célula por meio da eletroporação da membrana plasmática da célula.[22]

A eletroporação ocorre quando a membrana plasmática é exposta a um campo elétrico forte, por período adequado. Sofrendo um colapso elétrico, ela permitirá a passagem de moléculas que não eram capazes de atravessá-la, ou seja, ela cria eletroporos na membrana. Quando essa exposição é curta e a membrana plasmática se recupera rapidamente para a célula permanecer viável, denomina-se eletroporação reversível; caso contrário o termo utilizado é irreversível.[23,24]

A ECT é uma opção de tratamento eficaz que apresenta poucos efeitos adversos e pode ser aplicada para alguns tipos de tumores, como os sarcomas de partes moles, mastocitomas, melanomas, carcinomas, sarcoma de Sticker e linfomas canino e felino, podendo a ECT ser associada a excisão cirúrgica ou não. Os principais agentes quimioterápicos mais usados na ECT veterinária são: bleomicina, cisplatina e mitoxantrone. A ECT veterinária pode ser paliativa, adjuvante ou neoadjuvante, e pode ser realizada simultaneamente com a cirurgia, ou seja, ECT transoperatória.[24]

A ECT em pacientes com sarcoma de partes moles pode ser considerada um tratamento adicional adjuvante quando associada a aplicação intravenosa da bleomicina (20 mg/m^2) e aplicação de cisplatina (0,5 mg/cm^2) no leito do tumor e margens, após excisão incompleta do tumor. A ECT é de baixo custo, baixa toxicidade e de fácil administração.[22,25]

FACILITADORES NA CIRURGIA ONCOLÓGICA

A cirurgia oncológica vem sendo acrescentada com novas técnicas e facilitadores que auxiliam o desempenho dos cirurgiões, além de permitirem a melhora da recuperação do paciente, pois tornam os procedimentos mais seguros, ágeis, simples e eficientes. Para isso tem-se utilizado equipamentos e dispositivos médicos desenvolvidos pela engenharia biomédica e indústria biotecnológica. Os objetivos da cirurgia incluem métodos eficientes e tempos cirúrgicos mínimos, técnicas delicadas de manuseio de tecidos, confiança na reconstrução de tecidos e minimização de contaminação, hemorragia e complicações. Para facilitar esses procedimentos, meios mecânicos de suturas, corte e hemostasia ajudam a alcançar esses objetivos. As suturas mecânicas e os grampos vasculares estão se tornando mais comuns em todos os níveis de cirurgia, porque sua facilidade de uso e sua eficiência cirúrgica viabilizam o procedimento, além de reduzirem o tempo cirúrgico. Considerando a cirurgia oncológica que envolve grandes extensões cirúrgicas para sutura e hemostasia, esses facilitadores são muito eficientes.[26]

Os grampeadores de pele vêm ganhando uma crescente aceitação na cirurgia veterinária, pois têm maior acessibilidade, visto que normalmente vêm com cargas de 35 grampos e os valores não são muito altos, são mais simples de serem utilizados, promovem uma redução significativa de tempo cirúrgico e consequentemente de tempo de anestesia, a posição dos bordos cirúrgicos favorece o resultado estético, têm relativa facilidade de remoção, além de que a curva de aprendizado para aplicação dos grampos é relativamente curta, sendo a principal dificuldade a força empregada no disparo do grampeador para fechamento do grampo. A cicatrização da pele com os grampos de aço cirúrgico evolui de maneira muito eficaz, comparada a materiais sintéticos como náilon, sem reação local ou aumento do tempo de cicatrização.[27] Uma das vantagens da utilização dos grampos é sua versatilidade e segurança, auxiliando também no fechamento de feridas com alto risco de deiscência, o que é habitual em feridas oncológicas. Também podem ser utilizados para fixação de drenos, curativos e enxertos de pele. Uma das limitações do uso dos grampos é que em peles muito finas eles não mantêm a estabilidade. A aplicação de cola cirúrgica no bordo cirúrgico pode ajudar a aumentar a estabilidade da posição da pele e reduzir o tempo de cicatrização. Os grampos também podem ser utilizados em conjunto com a sutura tradicional para reduzir a chance de deiscência de sutura.[28]

Outro tipo de grampeador que vem ganhando espaço na cirurgia veterinária, principalmente em procedimentos oncológicos, são os grampeadores de divisão de ligadura (LDS), que são usados para aplicar simultaneamente dois clipes vasculares de titânio em um vaso e automaticamente fazer um corte entre os tecidos grampeados após os clipes terem sido aplicados. Os grampos são em forma de U e quando comprimidos fazem a oclusão dos vasos e tecidos. As vantagens desse tipo de grampeador é que ele tem fácil aplicação, aumenta a velocidade de procedimentos em que há necessidade de emprego de várias ligaduras, como as esplenectomias ou ligaduras vasculares pulmonares. Uma das desvantagens desse método é que ainda tem valor alto para aquisição, o que implica aumento do custo dos procedimentos cirúrgicos. Outra desvantagem é a falta de segurança quando comparado a outros métodos de oclusão vascular, principalmente quando se trata de vasos de calibre muito diminutos.[26]

O uso de grampeamento cirúrgico requer o conhecimento de uso de cada dispositivo de grampeamento. Em nenhuma situação, no entanto, o uso de um grampeador deve compensar as deficiências cirúrgicas práticas. Atenção aos princípios da cirurgia de tecidos moles (princípios de Halstead), também a como o uso adequado de cada grampeador cirúrgico deve ser seguido para garantir o sucesso cirúrgico. Dentre os princípios, alguns importantes incluem: 1) não grampear tecidos inflamados, edematosos ou que não tenham suprimento vascular; 2) os grampos devem penetrar todas as camadas de tecido; 3) o tamanho do grampo deve ser preciso, não devendo ser muito grosso ou muito fino para suportar o grampo; 4) a retirada do dispositivo de grampeamento deve ser cuidadosa para não retirar ou romper os grampos; 5) sempre checar se há vedação completa dos vasos, para evitar hemorragias, vazamentos ou grampos soltos.[27]

Os dispositivos de selagem de vasos surgem como uma alternativa aos instrumentos de grampeamento, fornecendo hemostasia eficaz aos tecidos vasculares em procedimentos abertos e minimamente invasivos. Esses dispositivos usam energia e pressão da eletrocirurgia para induzir a desnaturação e a fusão de colágeno e elastina dentro da parede dos vasos e tecidos circundantes para a oclusão vascular. O sistema LigaSure® (Covidien, Inc, Mansfield, MA) utiliza um gerador conectado a uma variedade de instrumentos portáteis com garras articuladas desenvolvidas para entrega de energia bipolar aos tecidos apreendidos. Esse gerador de sistema mede a impedância elétrica dos tecidos e uma quantidade precisa de energia de radiofrequência bipolar é gerada, de forma que a oclusão vascular seja eficaz. O instrumento é aprovado para vasos medindo 7 mm de diâmetro ou menos, mas pode ainda ser utilizado para dissecação de tecidos e vasos maiores de forma mais efetiva. Além do LigaSure®, outros dispositivos também são utilizados, como o SurgRx EnSeal® (Ethicon, Cincijtte, OH), que também usa energia bipolar para selar vasos com precisão e sem danificar os tecidos ao redor, e o sistema Harmônico® (Ethicon Endo-Surgery) para coagulação e corte de tecidos, reduzindo as áreas de lesão ao redor dos tecidos atingidos.[29]

O uso de dispositivos de selagem de vasos melhorou a qualidade dos procedimentos cirúrgicos com sua eficiência, eficácia e facilidades de uso. Dentre os benefícios observados, estão a hemostasia completa e eficiente dos vasos, pressão arterial de ruptura adequada, ausência de material estranho e sem necessidade de suporte de ligadura adicional, e redução de tempo de cirurgia e anestesia. Esses dispositivos são adequados para esplenectomias, lobectomias parciais pulmonares e hepáticas, para cornos uterinos, pedículos ovarianos e pâncreas.[29-32]

REFERÊNCIAS BIBLIOGRÁFICAS

1. Elliot KM, Mayer MN. Cancer treatment therapies. Can Vet J. 2009;50:771-2.
2. Nakajima K, Nishida T, Takahashi T, Souma Y, Hara J, Yamada T *et al.* Partial gastrectomy using natural orifice translumenal endoscopic surgery (NOTES) for gastric submucosal tumors: early experience in humans. Surg Endosc. 2009;23(12):2650-5.
3. Szentimrey D. Principles of reconstructive surgery for the tumor patient. Clin Techn Small Anim Pract. 1998;13:70-6.
4. Withrow SJ. The evolution of veterinary oncology surgery. Clin Techn Small Anim Pract. 1998;13:1-3.
5. Aiken SW. Principles of surgery for cancer patient. Clin Tech Small Anim Pract. 2003;18:75-81.
6. Spugnini EP, Citro G, Baldi A. Adjuvant electrochemotherapy in veterinary patients: a model for the planning of future therapies in humans. J Exp Clin Cancer Res. 2009;28(1):114.
7. Cullen JM, Page R, Misdorp W. An overview of cancer pathogenesis, diagnosis, and management. In: Meuten DJ (editor). Tumors in domestic animals. 4. ed. Iowa: Iowa State Press; 2002. p. 3-44.
8. Lascelles BDX. Principles of oncological surgery. In: Dpbson JM, Lascelles BDX. BSVA Manual of canine and feline oncology. 2. ed. Haryana: Replika Press; 2003. p. 73-85.
9. Withrow SJ. Surgical oncology. In: Withrow SJ, MacEwen's EG. Small animal clinical oncology. 4. ed. St. Louis: Saunders Elsevier; 2007. p. 157-62.
10. Dernell WS, Withrow SJ. Preoperative patient planning and margin evaluation. Clin Tech Small Animl Pract. 1998;13(1):17-21.
11. Soderstron MJ, Gilson SD. Principles of surgical oncology. Vet Clin North Am Small Anim Pract. 1995;25:97-110.
12. Harvey HJ. Surgery. In: Theilen GH. Veterinary cancer medicine. 2. ed. Philadelphia: BR Madewell; 1987. p. 121-7.
13. Valerius KD, Powers BP, Mcpherron MA. Ademoatous polyps and carcinoma in situ of the canine colon and rectum: 34 cases (1982-1994). J Am Anim Hosp Assoc. 1997;33:156-60.
14. Reif JS, Maguire TG, Keeney RM, Brodley RS. A cohort study of canine testicular neoplasia. JAVMA. 1979;175:719-23.
15. Schneider R, Dorn CR, Taylor DON. Factors influencing canine mammary cancer development and postsurgical survival. J Nation Cancer Inst. 1969;43:1249-69.
16. Magnol JP, Marchal T, Delisle F, Devauchelle P, Fournel C. Príncipes généraux de la chirurgie oncologique à visée curative. In: Magnol JP, Marchal

T, Delisle F, Devauchelle P, Fournel C. Cancérologie clinique du chien. Saint-Étienne: Titoulet; 1998. p. 377-80.
17. Gilson SD. Principles of surgery for cancer palliation e treatment of metastases. Clin Tech Small Anim Pract. 1998;13(1):65-9.
18. Liptak JM, Kamstock DA, Dernell WS, Monteith GJ, Rizzo SA, Withrow SJ. Oncologic outcome after curative-intent treatment in 39 dogs with primary chest tumors (1992-2005). Vet Surg. 2008;37(5):488-96.
19. Krag D. Current *status* of sentinel lymph node surgery for breast cancer. J Natl Cancer Inst. 1999;91:302-3.
20. Pereira CT. Avaliação cintilográfica da vascularização e drenagem linfática das glândulas mamárias de cadelas; 2005. [dissertação]. Faculdade de Medicina Veterinária e Zootecnia. Universidade de São Paulo. São Paulo.
21. Alagol H, Dinc S, Basgut B, Abacioglu N. Temporal variation in the recovery from impairment in adriamycin-induced wound healing in rats. J Circad Rhythms. 2007;5:6.
22. Spugnini EP, Vincenzi B, Amadio B, Baldi A. Adjuvant electrochemotherapy with bleomycin and cisplatin combination for canine soft tissue sarcomas: A study of 30 cases. Open Vet J, 2019;9(1):88-93.
23. Kotnik T, Miklavcic D, Kramar P, Pucihar G, Tarek M. Cell membrane electroporation – Part 1: The phenomenon. IEEE Electrical Insulation Magazine, 2012;28(5);14-23.
24. Spugnini EP, Baldi A. Electrochemotherapy in veterinary oncology. State-of-the-Art and Perspectives. Vet Clin Small Anim. 2019;49:967-79.
25. Torrigiani F, Pierini A, Lowe R, Simcic P, Lubas G. Soft tissue sarcoma in dogs: A treatment review and a novel approach using electrochemotherapy in a case series. Vet Compar Oncol. 2019;17:234-41.
26. Peycke LE. Facilitation of soft tissue surgery. Vet Clin North Am Small Anim. 2015;45(3):451-61.
27. Tobias K. Surgical stapling devices in veterinary devices in veterinary medicine: a review. Vet Surg. 2007;36(1):341-9.
28. Pavletic MM. Using skin staplers in veterinary practice. In: DVM 360. 2002. Disponível em: https://www.dvm360.com/view/using-skin-staplers-veterinary-practice.
29. Monarski CJ, Jaffe MH, Kass PH. Decreased surgical time with a vessel sealing device versus a surgical stapler in performance of canine splenectomy. J Am Anim Hosp Assoc. 2014;50:42-5.
30. River P, Monnet E. Use of a vessel sealant device for splenectomy in dogs. Vet Surg, 40(1):102-5.
31. Barrera JS, Monnet E. Effectiveness of a bipolar vessel sealant device for sealing uterine horns and bodies from dogs. Amer J Vet Res, 2012;73:302-5.
32. Coisman JG, Case JB, Shih A *et al.* Comparison of surgical variable in cats undergoing single-incision laparoscopic ovariectomy using a LigaSure or extracorporeal suture *versus* open ovariectomy. Vet Surg, 2014;43:38-44.

62 Quimioterapia Antineoplásica

Adriana Tomoko Nishiya • Renata Afonso Sobral • Rodrigo Ubukata

HISTÓRICO DA QUIMIOTERAPIA ANTINEOPLÁSICA EM MEDICINA VETERINÁRIA NO BRASIL

O tratamento baseado em quimioterapia antineoplásica em cães e gatos no Brasil começou a ser praticado em serviços de atendimento veterinário de instituições de ensino e pesquisa na segunda metade da década de 1990. O conhecimento gerado nessas instituições passa a ser incorporado aos serviços privados dos grandes centros urbanos a partir do início dos anos 2000 e, a partir de então, há uma expansão do conhecimento e da aplicação de protocolos quimioterápicos destinados ao tratamento das neoplasias malignas mais frequentemente diagnosticadas em animais de companhia em todo o país. Vale ressaltar que nesse mesmo período ocorre um aumento concomitante no número de serviços de especialidades veterinárias em distintos centros de diagnósticos, sendo a oncologia uma das especialidades de maior destaque.

A confirmação de respostas objetivas decorrentes do tratamento quimioterápico em cães e gatos também foi um dos motivos pelos quais houve um grande incentivo no aprimoramento dessa terapêutica no Brasil. Ainda, deve-se considerar a importância dos agentes inibidores de tirosinoquinase, introduzidos no mercado mundial no fim da década de 2000,[1] também conhecidos como terapia-alvo – pois sua ação refere-se à ligação específica de receptores presentes nas membranas das células tumorais que participam da sinalização, que induzem proliferação, diferenciação e sobrevivência celular. A terapia com inibidores de tirosinoquinase propiciou melhores respostas, comparativamente à quimioterapia convencional, a determinados tipos de neoplasias de alto grau e de prognóstico desfavorável em cães.[2]

Tanto em medicina humana como em veterinária, a quimioterapia sempre foi considerada como um tipo de tratamento depreciativo; a razão desse estigma se deve à crença de que todo e qualquer paciente submetido à quimioterapia desenvolverá efeitos colaterais que impactarão negativamente em sua qualidade de vida, porém, atualmente, o médico-veterinário tem conhecimento técnico suficiente para prevenir e gerenciar os efeitos adversos que o tratamento possa desencadear. É recomendável que o veterinário informe detalhadamente e, se possível, por escrito todos os possíveis efeitos colaterais decorrentes do tratamento, bem como os cuidados que tutores e cuidadores deverão ter no manuseio das secreções e excreções dos pacientes na vigência do tratamento.

Uma das solicitações mais francas e frequentes que tutores direcionam aos veterinários oncologistas diz respeito à aceitação da terapêutica proposta, desde que esta não traga sofrimento desnecessário. Sendo assim, em muitas situações considera-se a qualidade de vida do paciente como prioridade em relação à cura e, por isso, é possível optar por protocolos personalizados e menos rígidos àqueles pacientes que não apresentam condições para tratamentos convencionais, garantindo assim o tratamento possível ou ainda uma abordagem paliativa.

BIOLOGIA TUMORAL

O conhecimento do ciclo celular é importante para compreender os efeitos citotóxicos do tratamento quimioterápico antineoplásico. A citotoxicidade é decorrente de uma sequência ordenada de eventos entre cada ciclo de divisão da célula, que é composto das fases:

- Mitose (fase M), considerada como o início do ciclo (duração entre 30 e 60 minutos)
- Crescimento pós-mitose, momento em que ocorre a síntese do ácido ribonucleico (RNA) e de proteínas, precedendo a síntese do ácido desoxirribonucleico (DNA) (fase G_1) (duração média entre 10 e 72 horas)
- Quiescência ou fase não proliferativa (fase G_0) tem duração variável e pode corresponder a um longo período
- Nova síntese de DNA (fase S) para as células que prosseguiram da fase G (duração entre 10 e 20 horas)
- Síntese de RNA e proteína antes da mitose (fase G_2), momento em que há a formação do fuso mitótico (duração média de 1 a 3 horas).[3,4]

Algumas células ainda continuam em ciclo celular, outras o deixam, porém podem ser induzidas a sintetizar o DNA e dividir-se devido a certos estímulos e, por fim, algumas deixam esse ciclo permanentemente e morrem sem que ocorram divisões.

No que se refere às suas capacidades de proliferação e diferenciação, as células normais têm quatro propriedades básicas:

1. Habilidade proliferativa.
2. Capacidade de autorrenovação.
3. Habilidade para diferenciação.
4. Sensibilidade aos mecanismos regulatórios.

As propriedades de proliferação e autorrenovação também estão presentes nas células malignas, porém a capacidade de diferenciação nessas células é limitada, e uma das principais diferenças entre uma célula normal e uma neoplásica maligna está na resposta aos mecanismos regulatórios do ciclo celular; nesta última a resposta está diminuída ou completamente ausente.[3]

CINÉTICA TUMORAL E CRESCIMENTO GOMPERTZIANO

A cinética do crescimento tumoral é influenciada por vários fatores e, para uma melhor compreensão dos efeitos da quimioterapia sobre as células tumorais, e também sobre as células normais, é importante considerar alguns conceitos, como o de índice mitótico e o de fração de crescimento.

O índice mitótico é a porcentagem de células em mitose durante o crescimento de um tumor, enquanto a fração de crescimento é a proporção de células proliferantes no tumor. Tecidos normais em constante renovação, como a medula óssea e o epitélio intestinal, têm alta fração de crescimento e, portanto, são mais suscetíveis à ação da quimioterapia, e é por essa razão que os efeitos colaterais inespecíficos da quimioterapia são leucopenia e diarreia. O tempo de duplicação (TD) é o tempo necessário para que a população celular e, consequentemente, o volume do tumor dobrem de tamanho. O TD depende da interação de outros fatores, como a fração de crescimento e o tempo que as células levam para completar o ciclo celular, bem como a perda de células devido à morte e às metástases, por isso o TD pode ser bastante variável.[4,5]

Muitos tumores sólidos apresentam fração de crescimento e índice mitótico baixo, portanto têm TD longos quando comparados com os cânceres hematopoéticos que, caracteristicamente, têm TD curtos devido ao fato de a fração de crescimento ser alta nessas neoplasias. É esse o motivo que explica por que os cânceres hemolinfáticos respondem melhor à quimioterapia quando comparados aos tumores sólidos.[3]

Nos estágios iniciais do crescimento de um tumor, a quantidade de células é pequena, o TD é curto e tanto o índice mitótico como a fração de crescimento são elevados. Com o aumento de tamanho da neoplasia, mais células entram em G_0, resultando em baixo índice mitótico e fração de crescimento, e longo TD. Essa cinética de crescimento assemelha-se a um gráfico que descreve uma curva de crescimento ascendente que evolui para uma fase de platô. Esse padrão de crescimento é característico da maioria dos tumores sólidos e é denominado "crescimento gompertziano".[4-8] Tumores menores que 1 g ou 1 cm^3 (10^9 células = 1 bilhão) podem ser detectados clinicamente no corpo, sobretudo se estiverem localizados em áreas externas como a pele ou mucosas bucal e anal.

Entretanto, nem todos os tumores são detectados até que atinjam o volume de 10 g (10^{10} células = 10 bilhões células) ou mais. Em humanos o tamanho máximo de massa tumoral compatível com a vida é de 1 kg (10^{12} células = 1 trilhão); se assumir que uma única célula originou o tumor, então 1 g de tumor (10^9 células) passou por 30 duplicações a partir da célula original. Para atingir 1 kg, apenas mais 10 duplicações adicionais foram necessárias.[4-6] Considerando a dinâmica de crescimento gompertziano, a quimioterapia será mais eficaz quando aplicada a neoplasias de pequeno volume do que em tumores maiores, pois no primeiro caso existirá um número maior de células ativamente em divisão. A partir dessa observação, criou-se a teoria da utilização da quimioterapia antineoplásica após ressecção de tumores volumosos (quimioterapia adjuvante) com a intenção de estimular que as células remanescentes da cirurgia sejam estimuladas a progredirem ativamente pelo ciclo celular, e assim tornarem-se alvos dos efeitos citotóxicos dos agentes quimioterápicos.[4,9]

MECANISMO GERAL DE AÇÃO DOS ANTINEOPLÁSICOS

Os antineoplásicos exercem suas atividades por mecanismos distintos, principalmente inibindo a síntese da molécula de DNA, e são classificados de acordo com a fase em que atuam.[4] Assim, os agentes antineoplásicos denominados "ciclo celular-fase específico" são aqueles que exercem citotoxicidade durante uma fase particular do ciclo celular (como os agentes de fase M ou de fase S). Os agentes dependentes do ciclo celular são aqueles que necessitam que a célula esteja ativa durante o ciclo celular, independentemente da sua fase e, de forma interessante, essa classe de fármacos tende a ser mais citotóxica em tumores com baixa fração de crescimento; são exemplos de agentes que induzem morte celular de acordo com a cinética de primeira ordem, ou seja, o aumento da dose resulta em grande morte tumoral. Por fim, os agentes independentes de ciclo celular são os que atuam destruindo tanto células em divisão como em quiescência (G_0).[4,10,11]

Como as células do sistema hematopoético têm TD curtos e alta fração de crescimento, elas são especialmente vulneráveis à ação dos efeitos citotóxicos dos agentes antineoplásicos e, por essa razão, os pacientes submetidos a regimes de quimioterapias tornam-se leucopênicos dias após o tratamento. Esse período é chamado NADIR, varia em média de 7 a 14 dias e é definido como o momento em que os leucócitos (especificamente a série de neutrófilos) atingem a menor contagem.[5,8]

INDICAÇÕES DA QUIMIOTERAPIA ANTINEOPLÁSICA

As principais indicações de quimioterapia antineoplásica são:[4,8]

1. Como tratamento de eleição para as malignidades hematopoéticas, como linfomas, leucemias e mielomas.
2. Como terapia adjuvante, após ressecção cirúrgica, de tumores de elevado potencial metastático (quimioterapia adjuvante).
3. Como terapia adjuvante na citorredução de massas previamente à cirurgia (quimioterapia neoadjuvante).[5,7]
4. Como terapia radiossensibilizadora pré ou concomitantemente à radioterapia.
5. Como terapia paliativa em tumores inoperáveis.

A despeito do tipo de abordagem terapêutica a ser aplicada, é fundamental que se saiba o grau de quimiossensibilidade do tumor ao tratamento proposto e, para isso, é fundamental que se proceda à caracterização histológica e/ou imunohistoquímica da neoplasia, bem como se o paciente exibe condição clínica satisfatória para receber o tratamento.[12]

CURA, REMISSÃO E TRATAMENTO PALIATIVO

É notório que a cura é o desfecho desejável em qualquer situação de doença, porém nem sempre esse desfecho é possível em um diagnóstico de câncer.

Define-se cura quando, após um tratamento instituído, há erradicação de todas as células neoplásicas com capacidade de divisão e regeneração; enquanto remissão é o período de tempo em que o paciente se mantém sem sinais aparentes da doença, isto é, sem evidência clínica, mesmo na possibilidade de haver focos microscópicos da doença.

Em condições em que a cura é improvável por o paciente apresentar estadiamento avançado (tumor volumoso e/ou metástase à distância presente), há indicação de tratamento paliativo.[10,13] O tratamento paliativo tem como principal objetivo a implementação de toda e qualquer abordagem terapêutica que favoreça conforto e bem-estar ao paciente, refletindo na melhora da qualidade de vida deste, o que também influenciará o prolongamento de sua sobrevida, inclusive no adiamento do momento da eutanásia.[13]

Fases do tratamento

Considerando que a quimioterapia antineoplásica é o tratamento de eleição para as malignidades hematopoéticas, em geral definem-se as seguintes fases do tratamento para essa classe de neoplasias:

- **Terapia de indução**: o objetivo nessa fase é o de reduzir ao máximo a detecção clínica da doença. A indução geralmente envolve terapia mais intensa durante um período de tempo determinado (intervalos entre aplicações curtos e combinações de fármacos mais agressiva, com tempo apenas para recuperação da medula óssea e do trato gastrintestinal).[5,8,14] É esperado e desejável que o paciente apresente remissão clínica da doença nessa fase do tratamento
- **Terapia de manutenção**: nesse período, o tratamento deve ser continuado de forma a manter a remissão da fase anterior e, ao mesmo tempo, prevenir possíveis recidivas[5,8,14]

- **Terapia de resgate**: essa fase diz respeito à reindução de remissão naqueles pacientes que recidivaram na vigência do tratamento[8] ou durante o período de acompanhamento pós-tratamento. A recidiva pode estar associada à resistência, natural ou adquirida, aos antineoplásicos.[14] Os fármacos utilizados em protocolos de resgate em geral não são considerados como os de primeira linha, preferencialmente são agentes a que o tumor ainda não tenha sido exposto[8,14] ou agentes de toxicidade mais elevada.

Conceitualmente, as fases de tratamento descritas não são aplicadas no caso de tratamento de tumores sólidos.

Avaliação de resposta ao tratamento, intervalo livre de doença e sobrevida

Uma das principais formas de confirmar a eficácia de determinado tratamento em um paciente de forma individualizada relaciona-se à comparação das dimensões dos tumores/massas, prévia e posteriormente à instituição do tratamento, para isso são utilizados os critérios a seguir:

- **Remissão completa**: é quando se constata ausência de tumor/doença mensurável após o tratamento. A avaliação é feita por meio de exame físico e apoiada por exames laboratoriais e/ou de imagens[5,8,9]
- **Remissão parcial:** considerando o critério RECIST (do inglês *Response Evaluation Criteria in Solid Tumors*) para tumores sólidos, quando há diminuição de pelo menos 30% na soma dos diâmetros dos tumores/massas, tomando por referência a soma dos diâmetros antes do tratamento[15]
- **Doença estável**: quando não há nem diminuição para qualificar como remissão parcial nem aumento suficiente para qualificar como doença progressiva[15]
- **Doença progressiva**: considerando o critério RECIST, quando há aumento no mínimo de 20% na soma dos diâmetros dos tumores/massas, com aumento absoluto de pelo menos 5 mm. O aparecimento de novas lesões também é considerado progressão.[15]

Porém, quando há intenção de compreender a resposta de grupos em correlação a tempo/sobrevida, são utilizados seguintes conceitos:[8]

- **Sobrevida global**: período em que os pacientes permanecem vivos, ou em remissão após o diagnóstico da doença ou início do tratamento; essa informação não é considerada uma avaliação de eficiência do tratamento, mas somente um dado de sobrevivência
- **Taxa de sobrevida global**: indica a porcentagem de pacientes que, dentro de um estudo, permanecem vivos em determinado período de tempo, após o diagnóstico ou início do tratamento
- **Intervalo livre de doença ou sobrevida livre de doença:** período em que não se detectam sinais nem sintomas da doença após o diagnóstico ou após o tratamento instituído.

COMBINAÇÃO DA QUIMIOTERAPIA ANTINEOPLÁSICA COM OUTRAS MODALIDADES

A associação do tratamento quimioterápico, antes ou após a cirurgia de tumores, já é bastante reconhecida como prática adjuvante eficaz.[16]

A combinação de quimioterapia e radioterapia também é possível e seu objetivo maior é potencializar a citorredução de tumores grandes, além do controle de dor ocasionada pelo crescimento expansivo de massas.[8]

A eletroquimioterapia é uma modalidade que tem sido bastante praticada na clínica como adjuvante de tumores cutâneos, subcutâneos e de membranas mucosas;[17] seu efeito se dá pela eletroporação da célula, isto é, os poros da membrana celular tornam-se mais permeáveis à entrada do quimioterápico, aumentando sua eficácia.

Quimioterapia antineoplásica com agente único e poliquimioterapia

Em geral, a combinação de agentes quimioterápicos tem provado ser mais efetiva do que a utilização de protocolos de tratamento com um único agente,[18-20] em virtude dos efeitos aditivos da terapia combinada.[18]

A poliquimioterapia deve obedecer a alguns critérios na elaboração do protocolo, como combinar agentes com diferentes mecanismos de ação, considerar o sinergismo entre os agentes,[18] evitar sobrepor ou potencializar toxicidades e também sobrepor o período de NADIR.[20]

A terapia combinada envolve maior complexidade ao tratamento, e sua principal desvantagem é o potencial de maior toxicidade, por isso os pacientes devem receber monitoramento mais rigorosa.[21]

PRINCIPAIS AGENTES ANTINEOPLÁSICOS EM MEDICINA VETERINÁRIA

Agentes alquilantes

Atualmente, são utilizados cinco tipos principais de agentes alquilantes na quimioterapia das doenças neoplásicas: as mostardas nitrogenadas (ciclofosfamida, ifosfamida, melfalana, clorambucila e mecloretamina), as etilineminas (altretamina e tiotepa), os alquilssulfonados (bussulfano), as nitrosureias (carmustina, lomustina e estreptozocina) e os triazenos (dacarbazina).

Mecanismo de ação

Os alquilantes exercem efeitos citotóxicos nas células em divisão ou não (agentes ciclo não específicos), inserindo um grupo alquil por ligação covalente no nitrogênio (N) 7 da guanina, N1 ou N3 da adenina ou N3 da citosina de uma ou ambas as fitas do DNA, impedindo a transcrição e duplicação do DNA, assim como a síntese de proteínas. Desse modo, bloqueiam a fase G_2 do ciclo e induzem a morte celular se não ocorrer o reparo do DNA.[22-24]

Farmacocinética

Ciclofosfamida

A ciclofosfamida é comumente incluída em protocolos para o tratamento do linfoma, sarcomas e carcinomas mamários em cães e gatos, tanto por via oral quanto intravenosa. A ciclofosfamida em doses baixas, por via oral, também é utilizada como terapia metronômica, por períodos prolongados, com efeitos imunomoduladores e antiangiogênicos para os sarcomas de partes moles.[25,26] É bem absorvida por via oral (VO). O fármaco é um profármaco e, quando ativado pelas enzimas do citocromo P450 do fígado, é transformado nas formas ativas, hidroxiciclofosfamida e aldofosfamida. A aldofosfamida é convertida em mostarda fosforamida (citotóxica) e acroleína, responsável pelo efeito adverso da cistite hemorrágica. As concentrações máximas são alcançadas 1 hora após administração oral, e a meia-vida plasmática é de aproximadamente 7 horas. A metabolização ocorre no fígado e a excreção é renal.[22-24]

Melfalana

É utilizada por via oral em protocolos de tratamento do mieloma múltiplo e também em linfomas relapsados. A absorção por via oral é incompleta e 20 a 50% do fármaco são recuperados nas fezes. A meia-vida no plasma é de aproximadamente 45 a 90 minutos. A melfalana sofre hidrólise no plasma e metabólitos ativos são eliminados pelas fezes e urina.[22,27]

Clorambucila

É utilizada em dosagens variadas em protocolos de tratamentos das leucemias linfocíticas crônicas e como terapia metronômica prolongada em carcinomas de bexiga. A absorção por via oral é adequada. A meia-vida plasmática é de cerca de 1 hora e 30 minutos, e é quase totalmente metabolizada em mostarda fenilacética. A excreção ocorre por vias urinária e fecal.[22-24,26,28]

Carmustina e lomustina

A carmustina é administrada por via intravenosa (IV), enquanto a lomustina, por via oral. Devido à lipossolubilidade, penetram no sistema nervoso central. Os fármacos sofrem biotransformação hepática e a via de excreção é principalmente urinária. A lomustina é o agente mais utilizado para o tratamento dos sarcomas histiocíticos e relatado também em protocolos para os linfomas e mastocitomas.[22-24,26]

Estreptozocina

Tem grande afinidade e é tóxica para as células beta (β) das ilhotas de Langerhans. A meia-vida plasmática é de aproximadamente 15 minutos, a metabolização é hepática e a eliminação é renal. Cerca de 66% dos pacientes podem apresentar toxicidade renal ou hepática reversível e discreta.[22]

Dacarbazina

É um profármaco ativado no fígado. Seu metabólito ativo, o monometiltriazeno, atua nas células em todas as fases do ciclo celular. Após administração por via intravenosa, a meia-vida gira em torno de 5 horas. A metabolização e a eliminação ocorrem por intermédio do sistema biliar e urinário.[22]

Agentes antimetabólitos

São divididos em antagonistas do folato (metotrexato), análogos da pirimidina (fluoruracila, citarabina, gencitabina) e análogos da purina (mercaptopurina, pentostatina e rabacfosadina).

Mecanismo de ação

Antagonista do folato

O metotrexato inibe a enzima di-hidrofolato redutase, impedindo a formação de tetraidrofolato, substrato para a síntese de timidilato e purinas (bases dos DNA). O fármaco sofre conversão intracelular em poliglutamatos, que inibem a timidilato redutase e outras enzimas de biossíntese das purinas.[24]

Análogos da pirimidina

A fluoruracila requer sua conversão intracelular enzimática em monofosfato de fluorodesoxiuridina (forma ativa) para ligar-se e inibir a timidilato redutase, responsável pela formação do trifosfato de timidina (nucleotídio). Esse fármaco também se incorpora ao DNA, desencadeando quebra dos filamentos do DNA e reparo ou morte celular. A citarabina e a gencitabina entram na célula por carreadores e são ativadas quando fosforiladas, transformando-se em nucleotídios (citosina arabinosídeo trifosfato e di ou trifosfato de difluorodesoxicitidina) que se incorporam ao DNA nuclear, alterando assim duplicação do DNA na fase de síntese do ciclo celular. Ambas também inibem a DNA polimerase.[22]

Análogos da purina

A rabacfosadina é um análogo do nucleotídio 9.2phosphonylmethoxyethyl guanine "PMEG", um profármaco sintetizado para o tratamento do linfoma humano inicialmente, mas nos últimos tempos vem sendo utilizado em linfomas T ou B e mielomas multiploscaninos.[26,29]

Farmacocinética

Metotrexato

É um fármaco que pode ser administrado por vias oral, intramuscular, intravenosa e intratecal. A absorção VO é bastante variável, já que pode ocorrer metabolização pela microbiota intestinal. Tem baixa lipossolubilidade e, portanto, não atravessa a barreira hematencefálica. A metabolização em poliglutamatos ocorre no fígado, e a eliminação é renal e êntero-hepática.[22-24]

Fluoruracila

A administração da fluoruracila (5-FU) pode ser IV ou tópica e a distribuição ocorre em todos os tecidos. É biotransformada no fígado, pulmões e rins em β-fluoralanina. A meia-vida é de 10 a 20 minutos.[22-24]

Citarabina e gencitabina

A administração é IV e a meia-vida é de 10 a 15 minutos. Há escassa penetração no sistema nervoso central. A inativação ocorre no plasma e fígado pela desaminação oxidativa, e a eliminação é pela urina.[22]

Rabacfosadina

A administração é IV e os estudos de distribuição demonstraram captação preferencial do fármaco em tecido linfoide, e o seu metabolismo seletivo ocorre no fígado e rim. Neutropenia, trombocitopenia e aumento das enzimas hepáticas podem ocorrer, assim como toxicidade gastrintestinal, cutânea e pulmonar.[26,29]

Antibióticos

São divididos em actinomicinas (dactinomicina), antraciclinas (doxorrubicina, epirrubicina e mitoxantrona), epipodofilotoxinas (etoposídeo e teniposídeo), bleomicinas (bleomicina) e mitomicina.[22]

Mecanismo de ação

Actinomicina D

Também chamada "dactinomicina", foi um dos primeiros antibióticos isolados do *Streptomyces.* Esse fármaco intercala-se entre pares de bases guanina-citosina adjacentes do DNA, impedindo a ação da RNA polimerase. Assim como as antraciclinas, rompem as fitas simples do DNA por ação provável da topoisomerase II ou por gerar radicais livres.[22-24]

Doxorrubicina, epirrubicina e mitoxantrona

As antraciclinas intercalam-se entre as bases adjacentes do DNA, ligando-se à estrutura central açúcar-fosfato, alterando a transcrição e a replicação. Ligam-se às topoisomerases II, inibindo-as. Produzem radicais livres, como os íons superóxido e peróxido de hidrogênio, que causam a cisão da fita do DNA por oxidação das bases. Tecidos pobres em superóxido dismutase e/ou glutationa peroxidase (tecido tumoral) ou catalase (tecido cardíaco) sofrem mais com a ação oxidativa dos radicais livres, explicando o efeito adverso da toxicidade cardíaca.[22-24]

Bleomicina

Produz lesão oxidativa da timidilato desoxirribose e de outros nucleosídios, resultando em quebras dos filamentos simples ou duplos do DNA. O fármaco é ciclo celular/fase-específico, causando parada da fase G_2 do ciclo. A bleomicina é degradada por uma hidrolase, cuja atividade é baixa na pele e pulmões, justificando a sua toxicidade nesses tecidos.[22]

Farmacocinética

Actinomicina D

É administrada por via intravenosa e distribuída para vários tecidos, exceto no sistema nervoso central. A meia-vida plasmática terminal é de cerca de 36 horas. É minimamente biotransformada e eliminada por bile e urina.[22]

Doxorrubicina, epirrubicina e mitoxantrona

A doxorrubicina é o antineoplásico mais utilizado como agente único ou em protocolos de diversas neoplasias como linfoma, hemangiossarcoma, carcinoma mamário, carcinoma de tireoide e sarcoma de aplicação felino, por exemplo. São administradas por via intravenosa e, quando ocorre extravasamento, causam grande necrose tissular devido a sua ação vesicante local. Esses fármacos não penetram no sistema nervoso central e testículos. A biotransformação é hepática e a principal via de excreção é a biliar.[22-24,26]

Bleomicina

Administrada por vias subcutânea (SC), IV, IM e intracavitária. Devido à sua massa molecular alta, não atravessa a barreira hematencefálica. Tem meia-vida de aproximadamente 3 horas e é degradada pelas hidrolases em vários tecidos, sobretudo no fígado e baço. A excreção é renal, sendo 66% inalterada.[22-24]

Inibidores de microtúbulos

São divididos em alcaloides da vinca (vincristina, vimblastina e vinorelbina) e taxanos (paclitaxel e docetaxel).

Mecanismo de ação

Vincristina e vimblastina

São os antineoplásicos utilizados em protocolos para o tratamento dos mastocitomas, tumores venéreos transmissíveis, linfomas e carcinomas de bexiga. São fármacos ciclo celular/fase-específicos, já que bloqueiam a fase de mitose na metáfase celular. Ligam-se à β-tubulina, bloqueando a sua capacidade de polimerizar-se com a β-tubulina em microtúbulos. Na ausência dos fusos mitóticos intactos, os cromossomos duplicados não migram para a região da placa equatorial, ficando dispersos no citoplasma, impedindo a divisão celular e determinando a morte celular. Os alcaloides da vinca também inibem a fagocitose, a quimiotaxia dos leucócitos e o transporte axônico dos neurônios, justificando a possível neurotoxicidade quando da sua utilização.[22-24,26]

Paclitaxel

Liga-se reversivelmente à subunidade β-tubulina dos microtúbulos e, ao contrário dos alcaloides da vinca, promove a polimerização e a estabilização do polímero em vez da desmontagem. Esses microtúbulos formados são excessivamente estáveis e afuncionais, ocorrendo não desagregação dos cromossomos e morte celular.[22]

Farmacocinética

Vincristina e vimblastina

São administradas por via intravenosa e têm meia-vida de 1 a 20 horas e 3 a 23 horas, respectivamente. São metabolizadas pelo fígado e excretadas pela bile. Apenas uma pequena fração é eliminada inalterada pela urina. Pacientes com disfunção hepática devem ter sua dose reduzida em 75%.[22]

Paclitaxel

É administrado por via intravenosa e sua meia-vida é de cerca de 10 a 14 horas. É amplamente distribuído nos tecidos, porém não ultrapassa a barreira hematencefálica. A biotransformação ocorre pelo sistema P450 hepático e a eliminação é feita por bile e fezes. Pacientes com doença renal não necessitam de redução da dose, somente os hepatopatas.[22,23]

Hormônios e seus antagonistas

São divididos em supressores de adrenocorticoides (mitotano), glicocorticoides (prednisolona e dexametasona), estrogênios (dietilestilbestrol e etinilestradiol), progestinas (megestrol, norgesterona, medroxiprogesterona), androgênios (testosterona e fluoximesterona), antiestrogênios (tamoxifeno e toremifeno), antiandrogênios (flutamida) e análogo do hormônio liberador da gonadotrofina (leuprolida).[22]

Mecanismo de ação

Mitotano

O mecanismo de ação ainda não foi elucidado, porém sua seletividade em relação às células adrenocorticais normais ou neoplásicas é evidente. A administração do fármaco provoca rápida redução dos adrenocorticosteroides, resultantes de hiperadrenocorticismo por neoplasia ou hiperplasia.[22,24]

Prednisona

É convertida no fígado para a sua forma ativa (prednisolona) e liga-se a receptores de glicocorticoides, o que ativa um programa de expressão gênica, levando à apoptose das células linfocíticas.[22,24]

Tamoxifeno

É um inibidor competitivo da ligação do estradiol ao receptor. Mudanças na configuração dos receptores, dissociação das proteínas de choque térmico e dimerização dos receptores são eventos que ocorrem quando os receptores estrogênicos são ativados. Muitas proteínas correguladoras interagem com esses receptores, atuando como correpressores ou coativadores, assim como fatores de transcrição. O tamoxifeno esgota os receptores de estrógeno e suprime os efeitos promotores do crescimento do hormônio natural e outros fatores de crescimento.[22-24]

Farmacocinética

Mitotano

Após administração por via oral, cerca de 40% dos fármacos são absorvidos e distribuídos para todos os tecidos, principalmente o adiposo. Após 6 a 9 semanas da interrupção do tratamento com mitotano, as concentrações plasmáticas ainda são detectáveis. Cerca de 60% de uma dose oral são excretados inalterados nas fezes.[22]

Prednisona

É facilmente absorvida por via oral e sofre 11b-hidroxilação para prednisolona no fígado. Esse fármaco se liga à albumina plasmática e à transcortina. É conjugada no fígado e eliminada pela urina.[22-24]

Tamoxifeno

É absorvido rapidamente após administração por via oral, atingindo concentração máxima em 3 a 7 horas. O fármaco é biotransformado no fígado em N-desmetiltamoxifeno e 4-hidroxitamoxifeno (potente ativo) e excretado predominantemente pela bile nas fezes.[22]

Compostos platinados (cisplatina e carboplatina)

Mecanismo de ação

Penetram nas células por meio da difusão e por intermédio de um transporte de cobre (Cu^+) ativo. No interior da célula, a cisplatina perde átomos de cloreto e a carboplatina perde o ciclobutano dicarboxilato bidenteado, produzindo uma molécula de carga positiva. O fármaco então reage com locais nucleofílicos do DNA (nitrogênio 7 da guanina), formando ligações cruzadas intrafilamentares e interfilamentares do DNA, inibindo a replicação e a transcrição, resultando em quebras e erros de codificação, induzindo à apoptose celular. A utilização de cloreto de sódio para a diurese durante a administração da cisplatina diminui a nefrotoxicidade, já que estabiliza o fármaco de carga positiva pelas altas concentrações do cloreto administradas.[22,24]

Farmacocinética

Administrados por via intravenosa, têm meia-vida de 24 a 2 horas, respectivamente. Mais de 90% da cisplatina estão ligados à proteína plasmática, ao contrário da carboplatina, em que a maior parte permanece na sua forma original não ligada à proteína. Altas concentrações são encontradas em rins, fígado, intestinos, ovários e testículos, porém pouco atravessam a barreira hematencefálica. A excreção biliar é mínima, a principal é por via urinária.[22]

Enzimas | L-asparaginase

Mecanismo de ação

A maioria das células é capaz de sintetizar a asparagina, aminoácido necessário para a síntese de proteínas, entretanto as células neoplásicas linfoides obtêm esse aminoácido do plasma. A L-asparaginase catalisa a hidrólise da asparagina circulante em ácido aspártico e amônia, privando as células malignas desse aminoácido, causando a morte celular.[22-24]

Farmacocinética

A L-asparaginase é administrada por via parenteral e não oral, já que é destruída pelas enzimas gástricas. A meia-vida varia de 14 a 24 horas. É derivada da bactéria *Escherichia coli* e pode causar várias reações de hipersensibilidade.[22,24]

Inibidores da tirosinoquinase | Imatinibe, masitinib e toceranib

Mecanismo de ação

Inibem a tirosinoquinase, classe de enzimas ativadoras de diferentes cascatas bioquímicas de sinalização intracelular e que participam de processos vitais da célula, como divisão, diferenciação, metabolismo e morte. O fármaco inibe as várias tirosinoquinases, como do receptor do fator de crescimento derivado de plaqueta (PDGFR); do citoplasma (Bcr/Abl quinase), considerada fator singular na patogênese da leucemia mieloide crônica; e do receptor *KIT*, derivado do gene c-*kit* mutado nos mastocitomas caninos.

Atualmente, em medicina veterinária, em específico, o toceranib é indicado para o tratamento dos mastocitomas caninos, e vem sendo estudado em carcinomas nasais, adenocarcinomas de glândula de saco anal e outros tumores sólidos. Os receptores quinases inibidos incluem também os VEGFR2 (receptor de fator de crescimento endotelial vascular), além do PDGFR e KIT.[22,30-32]

Farmacocinética

São administrados por via oral e a absorção é quase completa. A ligação às proteínas plasmáticas é alta (95%) e a meia-vida é de aproximadamente 18 horas. O principal sítio de metabolização é o fígado, no qual 75% são convertidos em um metabólito ativo, sendo eliminados principalmente pelas fezes.[22,30,31]

Anti-inflamatórios não esteroides | Piroxicam, meloxicam e firocoxib

São descritos em protocolos de tratamentos de carcinomas de bexiga, carcinomas nasais, hemangiossarcomas e osteossarcomas.[25,33]

Mecanismo de ação

Inibem as ciclo-oxigenases 1 e 2 (COX-1 e COX-2) ou somente seletivos para COX-2 (Firocoxib), enzimas responsáveis pela formação das prostaglandinas e tromboxanos a partir do ácido araquidônico dos fosfolipídios da membrana celular. O efeito antitumoral ainda não está completamente elucidado, porém estudos têm demonstrado que as prostaglandinas (PGE_2) derivadas da ação da COX-2 contribuem para resistência das células tumorais à apoptose, formação de novos vasos e proliferação das células tumorais.[22,34]

Farmacocinética

É completamente absorvido por via oral, atingindo pico de concentração plasmática em 2 a 4 horas. Antiácidos não alteram a absorção, porém o alimento pode alterar a taxa. A meia-vida plasmática é de cerca de 50 horas e o fármaco está 99% ligado a proteínas plasmáticas. A biotransformação ocorre por meio da hidroxilação pelas enzimas do citocromo P-450 hepático, e a eliminação, por fezes e urina.[22,24,34]

Administração e quimioproteção

Vias de administração

Os antineoplásicos podem ser administrados pelas seguintes vias: oral, subcutânea, intramuscular e intravenosa, intra-arterial, intracavitária, intravesical e intratumoral.

A via intravenosa é, sem dúvida, a mais utilizada, mas, qualquer que seja a via de administração, algumas normas no planejamento da dose, técnicas de aplicação e cuidados quanto à manipulação segura dos agentes antineoplásicos devem ser seguidas.

A via oral é simples e prática. O paciente eleito para receber o tratamento oral não deve apresentar nenhuma restrição de deglutição ou, ainda, apresentar êmese.

Em caso de a prescrição ter sido feita para o tutor administrar a medicação em casa, recomenda-se a orientação do uso de luvas e a contraindicação da trituração ou dissolução de comprimidos em água ou qualquer líquido. Também fica contraindicada a abertura de cápsulas.

Caso o paciente apresente êmese logo após o fornecimento da medicação, recomenda-se repetir a administração. O tempo de observação para novo fornecimento do fármaco é difícil de ser determinado, pois depende de vários fatores relacionados com o fármaco e o paciente. Estudos em cães saudáveis indicam que o tempo máximo e mínimo de esvaziamento gástrico é de 45 minutos a 6 horas.[35]

As vias subcutânea e intramuscular são utilizadas para alguns poucos fármacos, como a L-asparaginase e a bleomicina. No caso da L-asparaginase, recomenda-se a aplicação via subcutânea ou intramuscular, assim o risco de efeitos colaterais do tipo hipersensibilidade é menor do que pela via intravenosa. Outro cuidado na administração injetável da L-asparaginase é não exceder 2 mℓ de volume em cada sítio de aplicação,[20] e isso se traduz em múltiplos sítios de aplicação SC ou IM em pacientes de médio e grande portes, o que pode levar a desconforto e irritabilidade do paciente. Outra possibilidade é realizar a aplicação do volume total de L-asparaginase por via intraperitoneal em sítio único.

O agente bleomicina pode ser administrado por vias subcutânea, intramuscular ou intravenosa. A via subcutânea é especialmente prática em pacientes felinos de difícil contenção e que são submetidos a protocolos semanais.

A via intravenosa é a mais utilizada para administração da maioria dos antineoplásicos, e também é a mais segura no que se refere ao alcance do nível sérico do fármaco, porém a técnica de venopunção e a administração devem ser criteriosas.

Recomenda-se realizar venopunção em vaso calibroso, evitar múltiplas punções no mesmo sítio e assegurar o livre fluxo da solução que veicula o agente quimioterápico para o vaso cateterizado. Recomenda-se que o acesso venoso seja feito utilizando cateteres flexíveis. Os cateteres metálicos rígidos, como agulhas hipodérmicas ou *scalps*, não são recomendados, especialmente quando se utilizam agentes vesicantes. O calibre dos dispositivos deve ser adequado ao porte do paciente, ao volume e à velocidade de infusão do agente para evitar complicações nos sítios de aplicação.[34]

Os agentes quimioterápicos vesicantes são aqueles que provocam grande irritação com formação de vesículas e destruição tecidual quando infiltrados fora do vaso sanguíneo,[36] como doxorrubicina e vincristina.

Outros agentes são considerados irritantes e, na ocorrência de extravasamento, provocam reação cutânea menos intensa, como dor e queimação, sem necrose tecidual ou formação de vesículas como carmustina e paclitaxel.[36]

A administração por via intravenosa pode ser feita em *bolus* ou sob infusão contínua. A administração em *bolus* em geral é concluída em um período máximo de 20 minutos. Alguns agentes devem ser administrados por infusão contínua, como o paclitaxel. A aplicação lenta assegura menor risco de reações de hipersensibilidade, hipotensão arterial e também de irritabilidade no sítio de venopunção.[20]

A técnica de infusão contínua também favorece a ação dos agentes ciclo celular/fase-específicos, pois assim a concentração sérica é mantida constante durante o tempo de infusão, aumentando a exposição das células tumorais ao agente, durante a fase do ciclo celular a que essas células sejam vulneráveis.[20]

A infusão de agentes quimioterápicos por via intra-arterial tem como objetivo promover maior concentração do fármaco e, indiretamente, maior eficácia no tratamento local da doença. A via intra-arterial parece ser particularmente interessante no alcance de necrose tumoral em osteossarcoma apendicular de cães,[37] sobretudo em cirurgias de preservação do membro.[38]

As vias intraperitoneal e intrapleural não são vias comuns para administração de quimioterápicos em medicina veterinária. Essa abordagem na medicina humana tem como principal indicação o tratamento de efusões malignas das cavidades abdominal e torácica. Algumas publicações veterinárias sugerem que o uso de agentes platinados por via intracavitária pode trazer benefício no tratamento de mesoteliomas.[39]

A instilação de quimioterapia diretamente na bexiga urinária tem como principal indicação o tratamento tópico do carcinoma superficial de células de transição.[40] Entretanto, essa técnica não é recomendada devido ao alto risco de contaminação ambiental e das pessoas ao redor, além da baixa eficiência, uma vez que tumores de bexiga urinária em cães são mais infiltrativos e invasivos no momento do diagnóstico, apresentando baixa resposta a essa forma de administração.[41]

Aplicações intratumorais de agentes neoplásicos, combinados ou não a outras abordagens terapêuticas, foram descritas no tratamento de tumores localizados com poucos efeitos tóxicos.[42-44]

Cálculo de doses

Recomenda-se que as doses sejam calculadas com base na dose máxima tolerada (DMT) em um curto intervalo entre aplicações.[45] Essa abordagem tem o intuito de induzir o máximo de apoptose ou morte das células cancerosas e, ao mesmo tempo, permitir a recuperação de outros tecidos que sejam particularmente vulneráveis à ação dos antineoplásicos, como a medula óssea e o revestimento epitelial do trato gastrintestinal.

Na maioria dos casos, as doses efetivas no tratamento de uma enfermidade oncológica são muito próximas às doses tóxicas e, sendo essa diferença muito sutil, deve-se considerar se a condição clínica do paciente permite o uso da dose máxima. Algumas vezes, é necessário o ajuste de doses mesmo que essa não seja a mais efetiva.[46]

O cálculo da dose é com base no peso (kg) ou na área de superfície corporal (ASC) do paciente (m^2) (Quadros 62.1 e 62.2).

Como os medicamentos quimioterápicos têm elevada toxicidade, o uso de doses com base na superfície corpórea confere maior segurança, pois esse é o parâmetro que representa de maneira mais precisa a massa corpórea do paciente, enquanto o peso pode também expressar retenção de líquidos, efusões ou ainda acúmulo de tecido adiposo.[46]

MANIPULAÇÃO SEGURA DOS AGENTES ANTINEOPLÁSICOS

A literatura é bastante clara no que se refere aos riscos de saúde aos profissionais que manipulam agentes citotóxicos.[47,48] Com o aumento no atendimento de cães e gatos que são submetidos a tratamento com antineoplásicos, também aumentam os riscos biológicos ao médico-veterinário que manipula esses agentes. Desse modo, faz-se necessária a padronização de conduta dessas condições.

QUADRO 62.1 Relação entre peso (kg) e superfície corporal (m^2) em cães.

kg	m^2	kg	m^2	kg	m^2	kg	m^2	kg	m^2	kg	m^2
0,5	0,06	11	0,49	22	0,78	33	1,03	44	1,25	60	1,55
1	0,10	12	0,52	23	0,81	34	1,05	45	1,26	62	1,58
2	0,15	13	0,55	24	0,83	35	1,07	46	1,28	64	1,62
3	0,20	14	0,58	25	0,85	36	1,09	47	1,30	66	1,65
4	0,25	15	0,60	26	0,88	37	1,11	48	1,32	68	1,68
5	0,29	16	0,63	27	0,90	38	1,13	49	1,34	70	1,72
6	0,33	17	0,66	28	0,92	39	1,15	50	1,36	72	1,75
7	0,36	18	0,69	29	0,94	40	1,17	52	1,41	74	1,78
8	0,40	19	0,71	30	0,96	41	1,19	54	1,44	76	1,81
9	0,43	20	0,74	31	0,99	42	1,21	56	1,48	78	1,84
10	0,46	21	0,76	32	1,01	43	1,23	58	1,51	80	1,88

QUADRO 62.2 Relação entre peso (kg) e superfície corporal (m^2) em gatos.

kg	m^2	kg	m^2	kg	m^2	kg	m^2	kg	m^2
0,1	0,022	1,4	0,125	3,6	0,235	5,8	0,323	8,0	0,400
0,2	0,034	1,6	0,137	3,8	0,244	6,0	0,330	8,2	0,407
0,3	0,045	1,8	0,148	4,0	0,252	6,2	0,337	8,4	0,413
0,4	0,054	2,0	0,159	4,2	0,260	6,4	0,345	8,6	0,420
0,5	0,063	2,2	0,169	4,4	0,269	6,6	0,352	8,8	0,426
0,6	0,071	2,4	0,179	4,6	0,277	6,8	0,360	9,0	0,433
0,7	0,079	2,6	0,189	4,8	0,285	7,0	0,366	9,2	0,439
0,8	0,086	2,8	0,199	5,0	0,292	7,2	0,373	9,4	0,445
0,9	0,093	3,0	0,208	5,2	0,300	7,4	0,380	9,6	0,452
1,0	0,100	3,2	0,217	5,4	0,307	7,6	0,387	9,8	0,458
1,2	0,113	3,4	0,226	5,6	0,315	7,8	0,393	10,0	0,464

Médicos-veterinários que trabalham com medicamentos perigosos estão expostos aos riscos à saúde inerentes a essa atividade. O National Institute for Occupational Safety and Health (NIOSH), nos EUA, criou normas nacionais para o exercício seguro na atividade de manipulação e administração dos antineoplásicos. Em 2010, as mesmas diretrizes foram estabelecidas para medicina veterinária.[49]

Todos os indivíduos que participam da cadeia do tratamento com quimioterapia antineoplásica estão expostos aos riscos: paciente, profissionais da indústria farmacêutica, profissionais que manipulam e administram os fármacos, médicos, enfermeiros, profissionais da limpeza, familiares, pesquisadores e o médico-veterinário.[50]

A Norma Regulamentadora 32 (NR32) da Vigilância da Saúde do Trabalhador descreve os cuidados e as regras para o desempenho dessa atividade profissional.[51]

Os riscos da manipulação inadequada incluem: mutagenicidade, alterações genéticas, alterações no ciclo menstrual, aborto, malformações congênitas, vertigens, infertilidade, cefaleia, reações alérgicas, tonturas, êmeses e câncer. A contaminação se dá pela absorção pela pele, respiração, mucosa e digestiva nas fases de preparo, administração e descarte dos fármacos.[51]

Toda manipulação e diluição dos fármacos devem ser feitas em fluxo laminar vertical classe II tipo B. Esse equipamento promove a filtragem da massa contínua de ar unidirecional que entra em contato com aerossóis ou material particulado, provenientes da manipulação e diluição dos agentes citotóxicos.

Essa massa de ar no interior da cabine é submetida à ultrafiltragem por meio de filtros absolutos HEPA (do inglês *high efficiency particulate air*) para posterior exaustão. A cabine de fluxo laminar vertical que promove a exaustão externa do ar (para o meio ambiente) é ideal para o manuseio de agentes citotóxicos, especialmente se o volume de manipulações superar 20 fármacos por dia[20] (Figura 62.1).

Mesmo utilizando a proteção da cabine de fluxo laminar, recomenda-se que o manipulador utilize indumentária protetora como avental impermeável de mangas longas e fechado frontalmente e luvas descartáveis, longas o suficiente para cobrir os punhos do avental. De preferência, utilizar as luvas não talcadas, pois o talco favorece a aderência de partículas.[20] Também fica indicado o uso de óculos protetores e máscaras faciais respiratórias que contenham filtros HEPA (Figura 62.2). Máscaras cirúrgicas ou de pintor que não têm respirador com filtros não são permitidas para essa atividade.

Durante a diluição do agente antineoplásico, recomenda-se que este seja manipulado sobre uma manta ou toalha absorvente para, em caso de respingos acidentais do agente diluído, esses sejam absorvidos por essa camada. Ainda, recomenda-se injetar o diluente do fármaco cuidadosamente, envolvendo o gargalo do frasco com uma camada de material altamente absorvente (p. ex., gaze ou algodão).

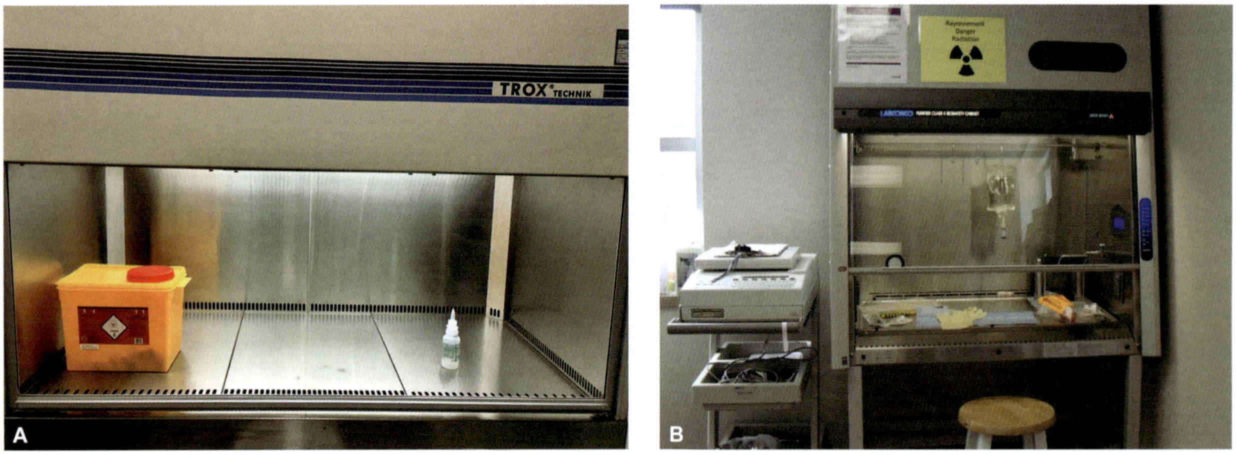

Figura 62.1 Capelas de fluxo laminar vertical classe II B2 para manipulação de quimioterápicos no Serviço de Oncologia Veterinária do E+ Especialidades Veterinárias, São Paulo, Brasil (**A**) e no Animal Cancer Center, Calgary, Canadá (**B**).

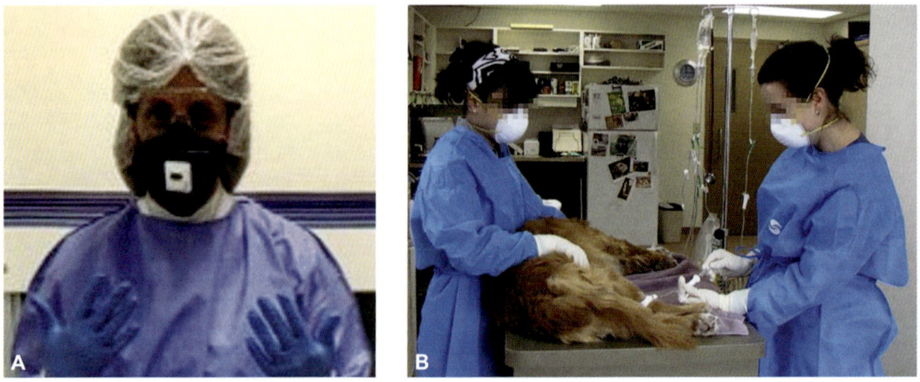

Figura 62.2 Indumentária adequada para manipulação e administração de fármacos citotóxicos. **A.** Administração de agente quimioterápico a paciente no Serviço de Oncologia Veterinária do E+ Especialidades Veterinárias, São Paulo, Brasil. **B.** Administração de agente quimioterápico a paciente no Animal Cancer Center, Calgary, Canadá.

O mesmo cuidado deve ser empregado no resgate do produto já diluído, pois a pressão positiva, formada quando se introduz o diluente no interior do frasco, possibilita a formação de aerossóis ou mesmo extravasamento (Figura 62.3).

Hoje em dia existem alguns dispositivos comercialmente disponíveis que, acoplados ao gargalo do frasco do fármaco, permitem a transferência do agente entre o frasco e a seringa, sem a ocorrência de aerossolização ou o escape do produto no meio em que este é manipulado.[52]

Dispositivos, como o sistema PhaSeal® (Carmel Pharma, Inc., Suíça), permitem que vapores ou aerossóis formados na diluição ou no resgate do fármaco sejam acomodados em uma dupla membrana expansível. Esse sistema ainda promove a transferência do fármaco entre o frasco e a seringa de maneira totalmente selada (sistema Needle-safe®) (Figura 62.4). Ainda, a transferência do volume do fármaco entre a seringa e o paciente, por meio do infusor lateral do equipo, também ocorre sem risco de vazamentos por meio desse sistema (Figura 62.5 A).

Estudos realizados em enfermeiros concluíram que, quando comparado ao manuseio padrão, utilizando somente seringas e agulhas, o uso de dispositivos que inibem vazamento por meio de aerossóis mostrou importante diferença na contaminação por agentes tóxicos na área de trabalho, bem como na detecção de contaminação da urina dos profissionais manipuladores.[53]

A aplicação intravenosa em *bolus* do agente deve ser feita concomitantemente a fluidos de veiculação (solução de cloreto de sódio a 0,9% ou outros tipos de solução cristaloide). Recomenda-se sempre a utilização de equipos com infusor lateral (Figura 62.5 B) ou equipos acoplados a conector em "Y" ou, ainda, a válvulas de três vias.

Após a manipulação dos fármacos no interior da capela de fluxo laminar, recomenda-se que a transferência do material manipulado até a área na qual o paciente receberá a aplicação seja feita em sacos plásticos com rótulos que indiquem conteúdo tóxico (Figura 62.6).

O descarte dos materiais e fármacos utilizados nas etapas de manipulação e aplicação da terapia antineoplásica deve seguir o estabelecimento no Plano de Gerenciamento dos Resíduos de Serviços de Saúde (PGRSS), de acordo com a Resolução da Diretoria Colegiada (RDC) nº 222 de 2018 da Anvisa. Resíduos dos serviços de quimioterapia antineoplásica devem ser descartados seguindo a categoria à qual pertencem: grupo B (lixo químico) – Classe I (resíduos perigosos: hormônios, antimicrobianos, citostáticos, antineoplásicos, imunossupressores, digitálicos, imunomoduladores, antirretrovirais). Materiais perfurocortantes (grupo E) devem ser descartados em recipientes identificados, rígidos, com tampa, resistentes à punctura, ruptura e vazamento. Devem ser substituídos de acordo com a demanda ou quando o nível de preenchimento atingir ¾ (três quartos) da capacidade. É proibido seu esvaziamento manual ou reaproveitamento. Todos os descartes deverão estar identificados com seu símbolo (Figura 62.7 A e B), bem como a frase de risco associado à periculosidade do resíduo químico.[54]

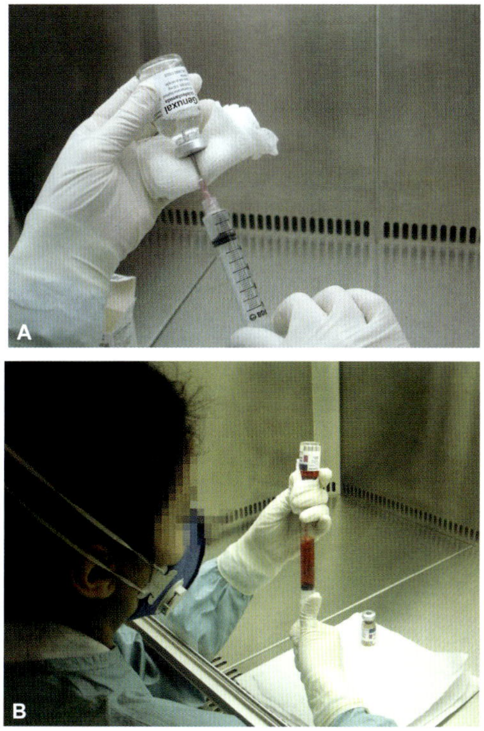

Figura 62.3 Cuidados na diluição e resgate de quimioterápicos para evitar liberação de aerossóis ou extravasamento para os quimioterápicos. **A.** Ciclofosfamida diluída. **B.** Doxorrubicina diluída.

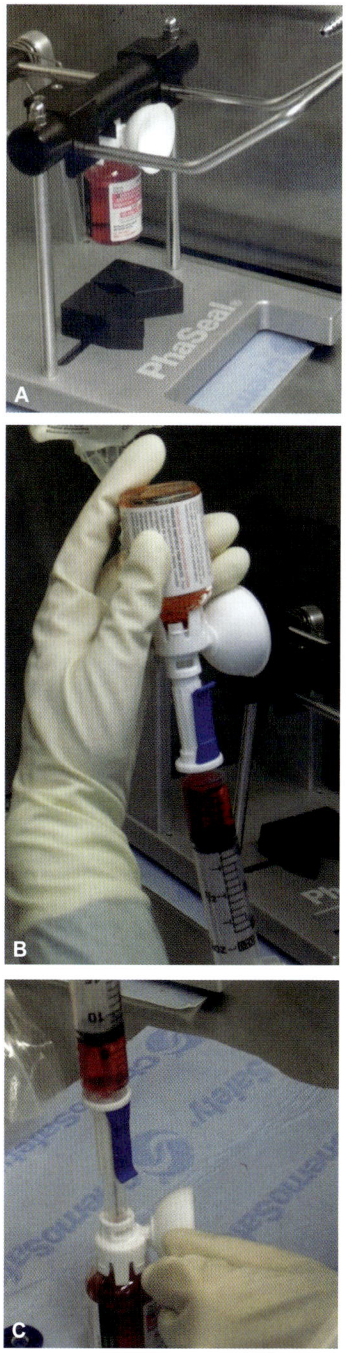

Figura 62.4 Sistema PhaSeal® (Carmel Pharma, Inc., Suíça), dispositivo que é acoplado ao gargalo do frasco do fármaco (**A**), evita a liberação de aerossóis durante diluição (**B**) e resgate de quimioterápicos (**C**).

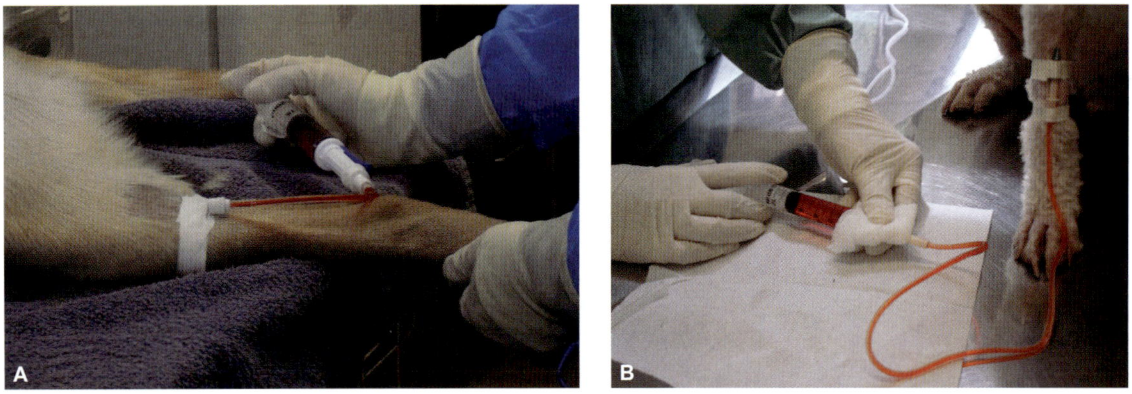

Figura 62.5 A. Administração de doxorrubicina em infusor lateral de equipo, utilizando sistema Needle-safe® (Carmel Pharma, Inc., Suíça) de paciente no Animal Cancer Center, Calgary, Canadá. **B.** Administração de doxorrubicina em infusor lateral de paciente no Serviço de Oncologia Veterinária do E+ Especialidades Veterinárias, São Paulo, Brasil.

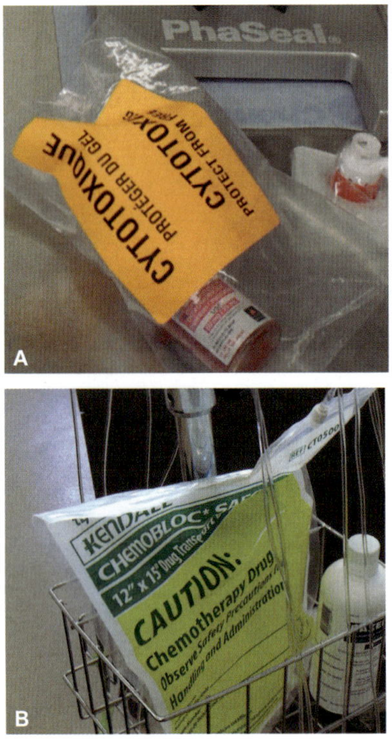

Figura 62.6 Identificação de material citotóxico durante acondicionamento de quimioterápico após diluição (**A**) e antes de administração ao paciente (**B**).

TOXICIDADE

A toxicidade quimioterápica geralmente é dose-dependente e, como a maioria dos agentes é efetiva nas fases ativas do ciclo celular, tecidos de renovação constante são normalmente os mais afetados.[3,10,13]

A prevalência de toxicidade induzida pela quimioterapia é estimada entre 4 e 40% dos cães e gatos (75 a 100% para humanos),[10] mas essa é bem tolerada pela maioria dos animais.[8]

É importante salientar que, uma vez administrado o antineoplásico, não há como neutralizar sua ação ou prevenir efeitos adversos sérios. Uma boa orientação ao tutor sobre os efeitos tóxicos antes da quimioterapia irá ajudá-lo a observar o paciente em casa e reconhecer os primeiros sinais de complicações, permitindo seu tratamento precoce.[3]

Os protocolos quimioterápicos geralmente resultam em menos de 5% de taxa de hospitalização para tratamento da toxicidade e menos de 1% de mortalidade causada por ela.[8]

As toxicidades mais comumente observadas são mielossupressão e sinais gastrintestinais. Reações anafiláticas, dermatotoxicidade, pancreatite, cardiotoxicidade, toxicidade pulmonar, neurotoxicidade, hepatotoxicidade e nefrotoxicidade também podem ocorrer com certos antineoplásicos.[55]

Toxicidade hematológica

As células da medula óssea são as mais comprometidas pela quimioterapia, portanto anemia, leucopenia e trombocitopenia têm ocorrência esperada. Anemia e trombocitopenia raramente representarão um problema e risco para a vida, entretanto a leucopenia por neutropenia acentuada pode resultar em risco aumentado de sepse. O monitoramento da contagem absoluta de neutrófilos durante o tratamento quimioterápico deve ser rigoroso, pois contagens neutrofílicas muito baixas podem ocorrer em pacientes clinicamente assintomáticos.[11]

Muitos mecanismos contribuem para a infecção após a quimioterapia. Alguns quimioterápicos previnem a mobilização de fagócitos ou prejudicam a função dessas células. Alguns cânceres infiltram na medula óssea, produzindo mieloftise e contribuindo para citopenias. Supressão da leucopoese pela quimioterapia pode estar associada a ruptura de barreira cutânea, cavidade oral, mucosa do trato alimentar e atividade mucociliar pulmonar, não funcionando efetivamente para eliminação de bactérias.[6]

Contagens absolutas de neutrófilos acima de 1.500/mm^3 não representam risco para o desenvolvimento de sepse.[6,11] Modificadores da resposta imunológica, como o fator estimulador de colônia granulocítica recombinante canina (rcG-CSF), podem ser utilizados para antagonizar a mielossupressão.[56]

Se necessário, a utilização de antibioticoterapia de amplo espectro para pacientes neutropênicos com risco de infecções oportunistas é indicada. Cefalosporinas contra bactérias gram-negativas e *Pseudomonas* e clindamicina ou metronidazol para anaeróbias são normalmente utilizados.[6]

O Quadro 62.3 relaciona os principais quimioterápicos envolvidos com mielossupressão e seu potencial.

Toxicidade gastrintestinal

A mucosa gastrintestinal apresenta alta taxa de crescimento com tempo de renovação médio de 5 dias.[9,11] Manifesta-se com quadros de náuseas, êmese, inapetência, anorexia ou diarreia. Muitos desses efeitos são leves e autolimitantes, entretanto episódios graves podem ocorrer.[9,57] Na maioria dos casos, os efeitos gastrintestinais são tardios e, como a lesão na mucosa resulta

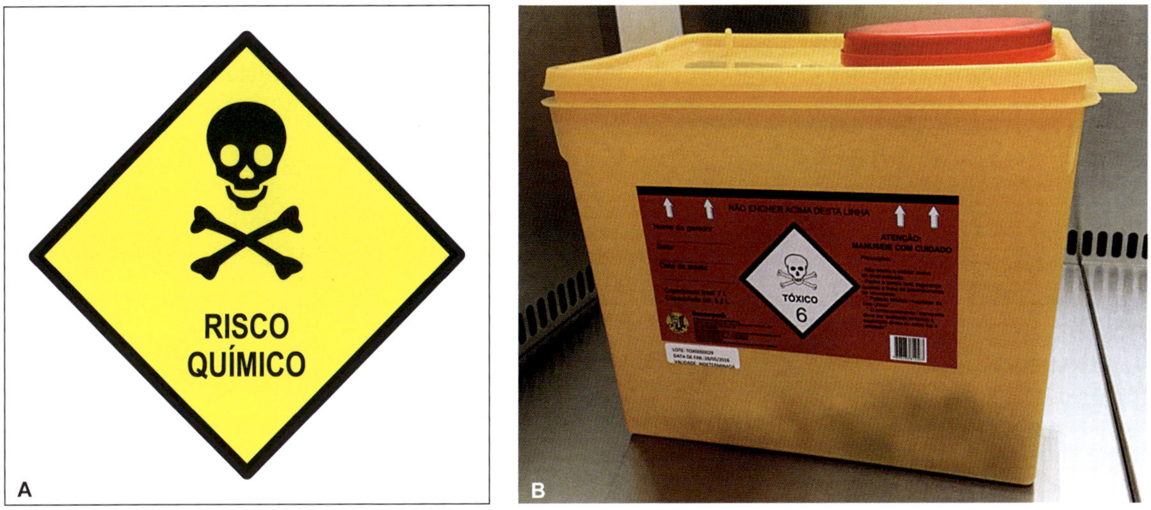

Figura 62.7 **A.** Símbolo de risco químico. **B.** Descarte de materiais do grupo E e de risco químico associado.

QUADRO 62.3 Grau de mielossupressão de alguns quimioterápicos comumente utilizados.[9]

Alta	Moderada	Discreta
Doxorrubicina	Melfalana	L-asparaginase*
Vimblastina	Vincristina (0,75 mg/m²)*	Vincristina (0,5 mg/m²)*
Ciclofosfamida	Metotrexato	Glicocorticoides
Carboplatina	Cisplatina	Bleomicina
Mitoxantrona	Clorambucila	
omustina	Fluoruracila	

*Quando L-asparaginase e vincristina são administradas associadas, o grau de mielossupressão pode ser alto.

em irritação e inflamação, êmeses e diarreias ocorrem após 2 a 5 dias da administração do quimioterápico. O quadro pode variar de inapetência discreta e leve diarreia a êmeses e diarreia hemorrágica profusa.[57]

A manifestação da toxicidade gastrintestinal parece ser menos frequente nos animais que nos humanos, mas, se ocorrer, deve ser tratada imediatamente. Em casos graves, a interrupção temporária do tratamento pode ser necessária, pois pode resultar em desidratação grave ou mucosite grave, representando risco à vida do paciente.[11]

No Quadro 62.4 estão relacionados os quimioterápicos com alto e moderado potencial de toxicidade gastrintestinal.

Para inapetência, o uso de dietas mais palatáveis ou de estimulantes de apetite, como cipro-heptadina, pode ser útil.[9]

Muitos animais com manifestações leves podem ser tratados em casa, pois melhoram com a realização de jejum absoluto por um período, seguido da administração de dieta leve e com alta concentração de fibras. Antieméticos por via oral (p. ex., metoclopramida) podem ser utilizados se a êmese for esporádica e o animal apresentar-se ativo e alerta. Medicações por via oral para diarreia, como a loperamida (0,08 mg/kg, a cada 8 horas), podem ser utilizadas. Alguns animais com diarreia associada à quimioterapia podem responder ao uso de metronidazol (12 a 15 mg/kg, VO, a cada 12 horas, por 5 dias).[57]

Animais fracos, letárgicos, desidratados ou com sinais graves refratários devem ser hospitalizados para reposição volêmica, controle acidobásico e correção dos distúrbios eletrolíticos. Esses pacientes são mantidos em jejum absoluto até resolução da êmese e início de antieméticos por via parenteral. Animais com leve ou moderada hipopotassemia são tratados com a suplementação de potássio. Dieta leve e antieméticos por via oral são iniciados se a êmese não ocorrer mais após 12 a 24 horas.[57]

Metoclopramida pode ser iniciada por via intravenosa em infusão contínua e outras medicações podem ser adicionadas se a êmese persistir.[57] Ondansetrona (antagonista de receptor 5-hidroxitriptamina-3 [5-HT_2]) é segura e efetiva.[6,57] Para êmese refratária, butorfanol ou doses anti-inflamatórias de corticoides podem ser utilizados. Bloqueadores de histamina H_2 por via parenteral (famotidina, 0,5 a 1 mg/kg, IV ou SC, a cada 12 ou 24 horas) ou inibidores de bomba de prótons (pantoprazol, 1 mg/kg, IV, a cada 24 horas) podem diminuir os riscos das êmeses persistentes como a esofagite. A ranitidina (bloqueador de histamina H_2) promove atividade pró-cinética e antiemética pela inibição da atividade da acetilcolinesterase.[57]

Se a hospitalização for necessária, o suporte geralmente será de 24 a 72 horas. Após esse período, as células da mucosa gastrintestinal geralmente regeneram-se e os sinais desaparecem. Êmeses por mais de 72 horas necessitam de outros métodos diagnósticos para distinguir de outras doenças.[57]

O Quadro 62.5 relaciona os antieméticos comumente utilizados e as doses indicadas.

O Maropitant é um antagonista do receptor neuroquinina-1 (*NK-1 receptor*) e o primeiro fármaco dessa classe desenvolvido especificamente para prevenir e tratar êmeses em cães. Atua primariamente nos receptores NK-1 no centro do vômito, bloqueando tanto o estímulo central como o periférico que desencadeia a êmese, pela inibição de ligação da substância P.

QUADRO 62.4 Grau de toxicidade gastrintestinal dos quimioterápicos.[6]

Alta	Moderada
Cisplatina	Carboplatina
Dacarbazina	Ciclofosfamida
Ciclofosfamida*	Doxorrubicina
	Mitoxantrona
	Vincristina

*Em altas doses.

QUADRO 62.5 Antieméticos comumente utilizados em quimioterapia.[24]

Fármaco	Doses
Metoclopramida	0,2 a 0,5 mg/kg, VO, a cada 8 h 0,2 mg/kg, SC, a cada 8 h 2 mg/kg por 24 h em infusão contínua, IV
Ondansetrona	0,1 a 0,5 mg/kg, IV ou VO, a cada 24 h ou a cada 12 h
Butorfanol	0,4 mg/kg, IM, a cada 6 h

IV: intravenosa; IM: intramuscular; SC: subcutânea; VO: via oral.

A substância P, membro da família de peptídios das neuroquininas, é encontrada em concentrações significativas no núcleo que compreende o centro do vômito e tem papel central como um neurotransmissor em neurônios sensoriais e também na via aferente do reflexo da êmese.[58] Maropitant pode ser administrado tanto por via oral como por via parenteral, 1 vez/dia, durante 5 dias consecutivos, na dose de 2 mg/kg.[59]

Cardiotoxicidade

Cães e gatos podem demonstrar alterações histológicas com o uso da doxorrubicina, entretanto, em gatos não existem relatos de cardiotoxicidade. A toxicidade aguda (taquicardia e arritmias) pode ocorrer durante a administração do fármaco e está relacionada com a velocidade de infusão (pelo menos 15 minutos). Embora as arritmias sejam autolimitantes, elas podem levar ao colapso. A cardiotoxicidade crônica está relacionada com a dose cumulativa total da doxorrubicina (180 mg/m^2), causando danos ao miocárdio que resultarão em cardiomiopatia e progressão para insuficiência cardíaca congestiva. Avaliação com ecocardiograma deve ser realizada antes da administração do fármaco. O eletrocardiograma é inconsistente e um indicador ineficiente de dano precoce no coração.[9,14] Raças suscetíveis à cardiomiopatia dilatada, particularmente Dobermanns, parecem mais sensíveis a essa toxicidade, e acompanhamento rigoroso deve ser realizado durante o tratamento.[9]

Reações de hipersensibilidade/anafilaxia

Relatadas em cães após administração de L-asparaginase, doxorrubicina, cisplatina e citarabina. Algumas hipersensibilidades são reações imunomediadas (L-asparaginase), outras por degranulação de mastócitos (doxorrubicina) e outras por ativarem vias alternativas do complemento.[14] Manifestações agudas incluem prurido, edema de face, urticária, eritema, mucosas congestas, meneios cefálicos, êmese, agitação e distrição respiratória.[57] Em gatos, essas reações são raras.[55]

O tratamento recomendado é a administração de difenidramina (3 a 4 mg/kg IM) e dexametasona (0,5 a 1 mg/kg IV). Caso o antineoplásico esteja sendo administrado por via intravenosa, deve-se interromper a infusão até que os sinais tenham cessado e reiniciar a infusão mais lentamente. Pode-se pré-medicar o paciente para evitar esse tipo de toxicidade.[57]

Dermatotoxicidade

As toxicidades que podem ocorrer na pele são necrose tecidual local, alopecia e hiperpigmentação.[55]

Muitos fármacos são vesicantes e podem causar danos teciduais se extravasarem do vaso durante a aplicação (Figura 62.8). São eles:

- Actinomicina D
- Carmustina
- Dacarbazina
- Doxorrubicina
- Vimblastina
- Vincristina.[10]

Evita-se o extravasamento por:

- Adequada contenção do paciente durante infusão do quimioterápico
- Correta introdução do cateter na veia e boa fixação
- Não se ausentar durante infusão
- Interromper administração se houver suspeita de extravasamento.[8]

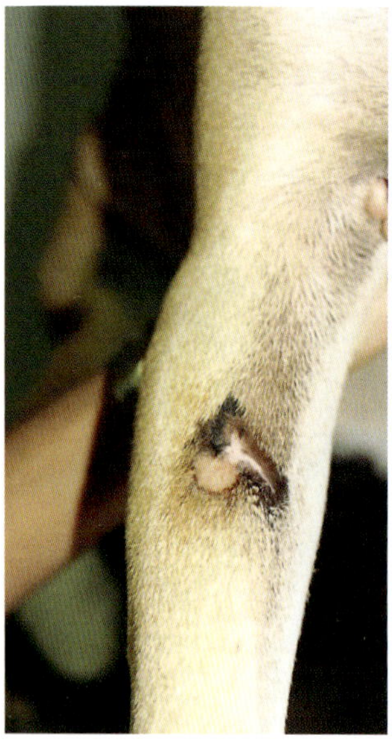

Figura 62.8 Necrose tecidual local em processo de cicatrização após extravasamento de agente antineoplásico.

Se algum desses antineoplásicos acidentalmente extravasar da veia, a infiltração da área com solução salina, lidocaína e corticosteroides ou a aplicação tópica de uma mistura de dimetilsulfóxido (DMSO) e corticosteroides diminuirá a extensão do dano tecidual.[3]

A alopecia deve-se ao fato de as células basais da pele e sobretudo o folículo piloso serem altamente suscetíveis à ação da quimioterapia devido a sua elevada fração de crescimento em algumas raças. Raças com crescimento contínuo do pelo, como Poodles, Terriers e Schnauzers, podem manifestar a alopecia, principalmente em terapias com uso da doxorrubicina (Figura 62.9). Em raças cuja renovação do pelo é constante, dificilmente observa-se a alopecia, mas rarefação pode ocorrer. Em gatos, geralmente o que ocorre é a perda das vibrissas (Figura 62.10). Após 1 a 3 meses do término do tratamento, o crescimento do pelo retorna ao normal.[11]

Os fármacos comumente envolvidos são: ciclofosfamida, doxorrubicina e fluoruracila.[55]

A hiperpigmentação é rara em cães (Figura 62.11) e extremamente rara em gatos.[55] Foi relatada com uso de doxorrubicina, ciclofosfamida, metotrexato e bleomicina.[11]

CISTITE HEMORRÁGICA ESTÉRIL

Está associada à administração da ciclofosfamida e ifosfamida. Os sintomas incluem estrangúria, disúria e hematúria, podendo

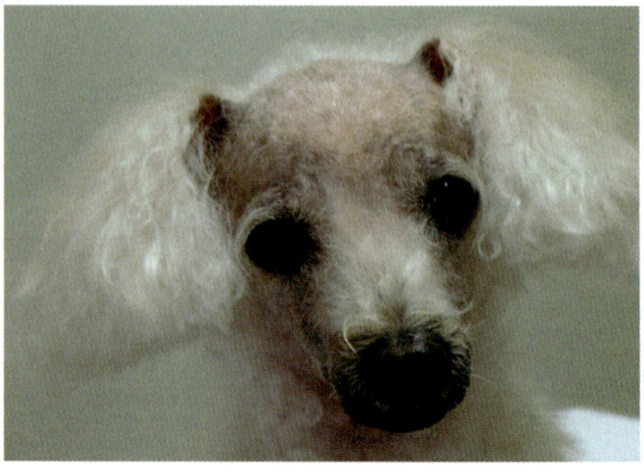

Figura 62.9 Alopecia devido a tratamento quimioterápico com doxorrubicina.

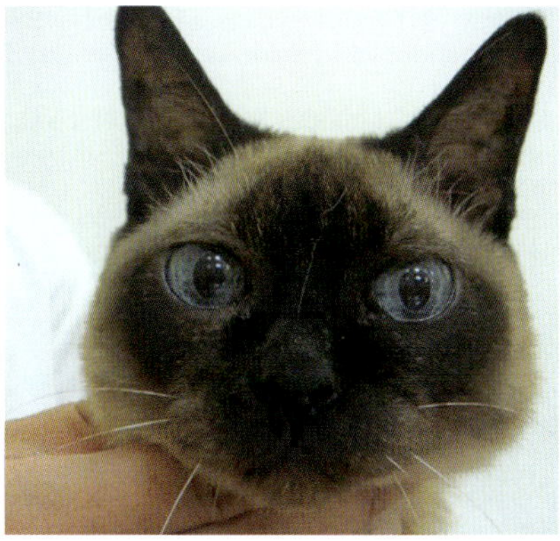

Figura 62.10 Felino com perda de algumas vibrissas durante tratamento quimioterápico.

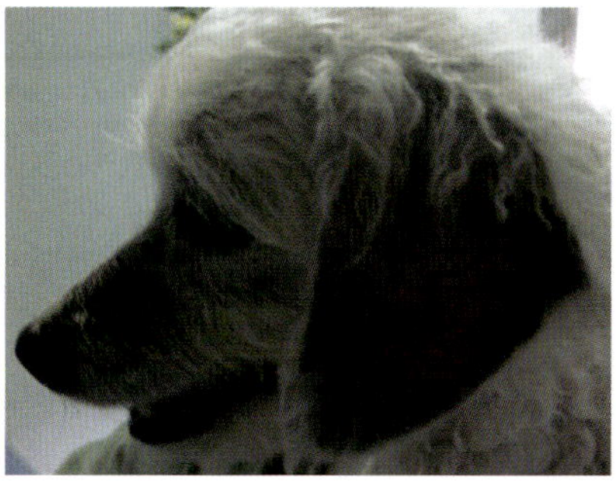

Figura 62.11 Hiperpigmentação devido a tratamento quimioterápico com ciclofosfamida.

ser graves e prolongados por várias semanas.[7] Essa complicação pode ser evitada administrando o agente pela manhã, estimulando a ingestão hídrica e a micção.[3] A diurese, tanto pela administração subcutânea ou intravenosa de soro ou terapia com corticosteroides ou furosemida é outro modo de prevenção. Um agente uroprotetor (2-mercaptoetanosulfonato sódico [mesna]) é empregado em humanos sob terapia com ciclofosfamida ou ifosfamida.[60]

Para reduzir a gravidade dos sinais, anti-inflamatórios esteroides ou não esteroides podem ser utilizados.[9]

Neurotoxicidade

Devido à barreira hematencefálica e à fração de crescimento baixa das células do sistema nervoso central, elas são as menos atingidas pelos antineoplásicos.[11] A fluoruracila desencadeia reações graves no sistema nervoso central, que incluem alucinação, hiperexcitabilidade, medo e mudança de comportamento.[3] A L-asparaginase, devido ao acúmulo de amônia, também desencadeia sinais no sistema nervoso central.[11] Vincristina pode causar neuropatia periférica e constipação intestinal (atonia gastrintestinal), que é facilmente resolvida com suspensão do fármaco e uso de laxantes.[3]

SÍNDROME DA LISE TUMORAL AGUDA

A síndrome de lise tumoral aguda (SLTA) é caracterizada por distúrbios metabólicos que ocorrem quando há destruição (lise) maciça e abrupta de células malignas após o tratamento, resultando na liberação de conteúdos intracelulares, incluindo elementos como fósforo, potássio, cálcio e ácidos nucleicos para a corrente sanguínea. Uma vez liberados, esses metabólitos podem subjugar os mecanismos homeostáticos resultantes em hiperuricemia, hiperpotassemia, hiperfosfatemia e hipocalcemia, que podem levar a diversas manifestações clínica e, inclusive, evoluir para óbito. A incidência de SLTA é mais frequente no pós-tratamento de pacientes portadores de neoplasia com alta taxa de proliferação celular e/ou alta sensibilidade ao tratamento, como linfomas e leucemias.[61]

PREDISPOSIÇÃO RACIAL AOS EFEITOS COLATERAIS

Algumas raças, particularmente o Collie e as raças relacionadas, apresentam alto risco de reações tóxicas a partir de quimioterápicos que dependem do transporte ativo pela bomba da glicoproteína P (P-GP), como vincristina, vimblastina e doxorrubicina. Essas raças apresentam alta frequência de mutação do alelo de resistência a múltiplos fármacos 1 (MDR1). Essa mutação diminui a excreção dos substratos do quimioterápico pela P-GP, levando a aumento de exposição ao fármaco.[57,62]

Orientação adequada do proprietário e preparo do profissional em diagnosticar e tratar os efeitos tóxicos da quimioterapia são parte importante do tratamento do câncer, e isso resultará em altas taxas de sucesso no tratamento.[57]

RESISTÊNCIA AOS ANTINEOPLÁSICOS

A terapia antineoplásica pode tornar-se ineficiente devido ao mecanismo de resistência que as células tumorais podem desenvolver durante o tratamento. Alguns mecanismos de resistência e alguns exemplos dos fármacos envolvidos estão descritos a seguir:[8]

- Maior expressão da glicoproteína P, um transportador de fármacos e toxinas do meio intra para o extracelular (doxorrubicina, vimblastina e actinomicina D)
- Diminuição do fármaco captado (metotrexato)
- Ativação metabólica insuficiente do fármaco (fluoruracila)
- Aumento da inativação do fármaco (citarabina)
- Maior concentração da enzima-alvo do agente citotóxico (metotrexato)
- Menor demanda do substrato
- Maior utilização das vias metabólicas alternativas (agentes antimetabólitos)
- Reparo rápido das lesões ao DNA induzidas pelos antineoplásicos (agentes alquilantes)
- Atividade alterada do alvo enzimático (doxorrubicina)
- Mutação dos genes p53 ou Bcl-2, gerando alvos moleculares resistentes.

REFERÊNCIAS BIBLIOGRÁFICAS

1. Hahn KA, Ogilvie G, Rusk T *et al.* Masitinib is safe and effective for the treatment of canine mast cell tumors. J Vet Intern Med. 2008;22:1301-9.
2. Hahn KA, Legendre AM, Shaw NG *et al.* Evaluation of 12- and 24-month survival rates after treatment with masitinib in dogs with nonresectable mast cell tumors. Am J Vet Res. 2010;71(11):1354-61.
3. Hess PW. Principles of cancer chemotherapy. Vet Clin North Am. 1977,7:21-33.
4. Helfand SC. Principles and applications of chemotherapy. Vet Clin North Am. 1990,20:987-1013.
5. Dagli MLZ, Lucas SRR. Agentes antineoplásicos. In: Spinosa HS, Górniak SL, Bernardi MM (editores). Farmacologia aplicada à medicina veterinária. Rio de Janeiro: Guanabara Koogan; 2006. p. 668-86.
6. Barton CL. Chemotherapy. In: Boothe DM (editor). Small animal clinical pharmacology and therapeutics. Philadelphia: W. B. Saunders; 2001. p. 330-48.
7. Morrison WB. Chemotherapy. In: Morrison WB (editor). Cancer in dogs and cats – medical and surgical management. Wyoming: Teton New Media; 2002. p. 331-8.

8. Chun R, Garrett LD, Vail DM. Cancer chemotherapy. In: Withrow SJ, Vail DM, editors. Small animal clinical oncology. Missouri: Saunders Elsevier; 2007. p. 163-92.
9. Frimberger AE. Principles of chemotherapy. In: Ettinger SJ, Feldman EC (editors). Textbook of veterinary internal medicine. Missouri: Saunders Elsevier; 2005. p. 708-12.
10. Hohenhaus AE, Peaston AE, Maddison JE. Cancer chemotherapy. In: Maddison J, Page S, Church D (editors). Small animal clinical pharmacology. Philadelphia: W. B. Saunders; 2002. p. 293-326.
11. Rogers KS, Coppoc GL. Quimioterapia das doenças neoplásicas. In: Adams HR (editor). Farmacologia e terapêutica em veterinária. Rio de Janeiro: Guanabara Koogan; 2003. p. 890-905.
12. McKnight JA. Principles of chemotherapy. Clin Tech Small Anim Pract. 2003;18:67-72.
13. Moore AS, Frimberger AE. Anticancer drugs and protocols: traditional drugs. In: Bonagura JD, Twedt DC (editors). Kirk's current veterinary therapy XIV. Missouri: Saunders Elsevier; 2009. p. 305-11.
14. Morris J, Dobson J. Treatment options. In: Morris J, Dobson J (editors). Small animal oncology. Oxford: Blackwell Science; 2001. p. 31-49.
15. Eisenhauer EA, Therasse P, Boagaerts J, Schwartz LH, Sargent D, Ford R *et al.* New response evaluation criteria in solid tumours: revised RECIST guideline (version 1.1). Eur J Cancer. 2009,45:228-47.
16. Ogilvie GK. Chemotherapy and the surgery patient: principles and recent advances. Clin Tech Small Anim Pract. 1998,13:22-32.
17. Cezamar M, Tamzal Y, Sersa G, Tozon N, Mir LM, Miklavcic D *et al.* Electrochemotherapy in veterinary oncology. J Vet Intern Med. 2008,22:826-31.
18. Coppoc GL. Quimioterapia das doenças neoplásicas. In: Booth NH, McDonald LE, editores. Farmacologia e terapêutica em veterinária. Rio de Janeiro: Guanabara Koogan; 1992. p. 693-706.
19. Dobson J. Options for the use of chemotherapy in small animals – part 1 – anticancer drugs. J Vet Postgrad Clin Study – In Pract. 1998;20:403-13.
20. Bonassa EMA. Enfermagem em terapêutica oncológica. 2. ed. São Paulo: Atheneu; 2000.
21. MacEwen EG, Patnaik AK, Wilkins, RJ. Diagnosis and treatment of canine hematopoietic neoplasms. Vet Clin North Am. 1977;7:105-18.
22. Chabner BA, Amrein PC, Druker BJ, Michaelson MD, Mitsiades CS, Goss PE *et al.* Agentes antineoplásicos. In: Bunton LL, Lazo JS, Parker KL. As bases farmacológicas da terapêutica. 11. ed. Rio de Janeiro: Mc Graw Hill Interamericana do Brasil; 2007. p. 1185-263.
23. Howland RD, Mycek MJ. Farmacologia ilustrada. 3. ed. Porto Alegre: Artmed; 2008. p. 453-84.
24. Rang HP, Dale MM, Ritter JM, Flower RJ. Rang e Dale farmacologia. 6. ed. Rio de Janeiro: Elsevier; 2007. p. 718-35.
25. Gaspar TB, Henriques J, Marconato L, Queiroga FL. The use of low-dose metronomic chemotherapy in dogs-insight into a modern cancer field. Vet Comp Oncol. 2018;16(1):2-11.
26. Gustafson DL, Bailey DB. Cancer Chemotherapy In: Withrow SJ, Thamm D, Vail DM, Liptak J, Page R. Withrow and MacEwen's small animal clinical oncology. Elsevier Health Sciences. Edição do Kindle (Withrow *et al.*, 2019).
27. Mastromauro ML, Suter SE, Hauck ML, Hess PR. Oral melphalan for the treatment of relapsed canine Lymphoma. Vet Comp Oncol. 2017;1-7.
28. Custead MR, Weng HY, Childress MO. Retrospective comparison of three doses of metronomic chlorambucil for tolerability and efficacy in dogs with spontaneous cancer. Vet Comp Oncol. 2017;15(3):808-19.
29. Saba CF, Clifford C, Burgess K *et al.* Rabacfosadine for naïve canine intermediate to large cell lymphoma: Efficacy and adverse event profile across three prospective clinical trials. Vet Comp Oncol. 2020;10.1111/vco.12605. Disponível em: doi:10.1111/vco.12605.
30. Ferreira AF. Efeitos dos inibidores da tirosinoquinase sobre a maquinaria apoptótica na leucemia mieloide crônica; 2007. [dissertação]. Faculdade de Ciências Farmacêuticas. Universidade de São Paulo. São Paulo.
31. Walker UA. More about masitinib. Arthrit Res Ther. 2009;11(4):120.
32. Londhe P, Gutwillig M, London C. Targeted Therapies in Veterinary Oncology. Vet Clin North Am Small Anim Pract. 2019;49(5):917-31.
33. Woodruff MJ, Heading KL, Bennett P. Canine intranasal tumours treated with alternating carboplatin and doxorubin in conjunction with oral piroxicam: 29 cases. Vet Comp Oncol. 2019;17(1):42-8.
34. Mohammed SI, Bennett PF, Craig BA, Glickman NW, Mutsaers AJ, Snyder PW *et al.* Effects of the cyclooxygenase inhibitor, piroxicam, on tumor response, apoptosis and angiogenesis in a canine model of human invasive urinary bladder cancer. Canc Res. 2002;62:356-8.
35. Torres MF, Bittencourt MM, Garcette K, Santos LL, Farias ELP. Determinação do trânsito e esvaziamento gástricos em cães normais. In: V Simpósio de Ciências Médicas e Biológicas. 1999; Curitiba, PR: Neoprinte; 1999. p. 113. (Archives of Veterinary Science)
36. Adami NP, Baptista AR, Fonseca SM, Paiva DRS. Extravasamento de drogas antineoplásicas notificação e cuidados prestados. Rev Bras Cancerol. 2001;47(2):143-51.
37. Powers BE, Withrow SJ, Thrall DE, Straw RC, LaRue SM, Page RL *et al.* Percent tumor necrosis as a predictor of treatment response in canine osteosarcoma. Canc. 1991,67:126-34.
38. Withrow SJ, Thrall DE, Straw RC, Powers BE, Wrigley RH, Larue SM *et al.* Intra-arterial cisplatina with or without radiation in limb-sparing for canine osteosarcoma. Canc. 1993;71:2484-90.
39. Moore AS, Kirk C, Cardona A. Intracavitary cisplatin chemotherapy experience with six dogs. J Vet Intern Med. 1991;5:227-31.
40. Lingnau A, Miller K, Steiner U, Jentzmik F, Weikert S, Schostak M. Postoperative and adjuvant intravesical therapy of superficial bladder tumours. Aktuelle Urol. 2009;40:307-9.
41. Matsumura Y, Ozaki Y, Ohmori H. Intravesical adriamycin chemotherapy in bladder cancer. Canc Chemot Pharmol. 1983;11(Suppl):S69-73.
42. Theon AP, Madewell BR, Moore AS, Stephens C, Krag D. Localized thermo-cisplatin therapy: a pilot study in spontaneous canine and feline tumours. Internat J Hyperth. 1991,7:881-92.
43. Theon AP, Madewell BR, Ryu J, Castro J. Concurrent irradiation and intratumoral chemotherapy with cisplatin: a pilot study in dogs with spontaneous tumors. Int J Radiat Oncol Biol Phys. 1994;29:1027-34.
44. Cutrera J, Torrero M, Shiomitsu K, Mauldin N, Li S. Intratumoral bleomycin and IL-12 electrochemogenetherapy for treating head and neck tumors in dogs. Methods Mol Biol. 2008;423:319-25.
45. Frazier DL, Price SG. Use of body surface area to calculate chemotherapeutic drug dose in dogs: II. limitations imposed by pharmacokinetic factors. J Vet Intern Med. 1998;12:272-8.
46. Rodaski S, De Nardi AB, Piekarz CH. Quimioterapia antineoplásica. In: Daleck CR, De Nardi AB, Rodaski S. Oncologia em cães e gatos. São Paulo: Roca; 2009. p. 162-77.
47. Ensslin AS, Huber R, Pethran A, Rämmelt H, Schierl R, Kulka U *et al.* Int Arch Occup Environ Health. 1997;70(3):205-8.
48. Rekhadevi PV, Sailaja N, Chandrasekhar M, Mahboob M, Rahman MF, Grover P. Genotoxicity assessment in oncology nurses handling anti-neoplastic drugs. Mutagen. 2007;22(6):395-401.
49. NIOSH. Safe handling of hazardous drugs for veterinary healthcare workers. Cincinnati, OH: US. Department of Health and Human Services, Centers for Disease Control and Prevention, National Institute for Occupational Safety and Health, DHHS (NIOSH). 2010. Disponível em: https://www.cdc.gov/niosh/docs/wp-solutions/2010-150/
50. Martins I, Rosa HVD. Considerações toxicológicas da exposição ocupacional aos fármacos antineoplásicos. Rev Bras Med Trab. 2004,2:118.
51. Silva LL, Brito MB, Sampaio KSNL *et al.* A saúde do trabalhador no setor de quimioterapia: riscos ocupacionais no manejo dos quimioterápicos. Rev Enferm UFPE. 2015,9(9):9971.
52. Sessink PJM, Rolf ME, Ryden NS. Hazardous drug containment system. Hosp Pharm. 1999;34(11):1311-7.
53. Vandenbroucke J. How to protect environment and employees against cytotoxic agents. J Oncol Pharm Pratice. 2001;6(4):146-52.
54. Agência Nacional de Vigilância Sanitária. Resolução da Diretoria Colegiada no 222, 28 de março de 2018. Regulamenta as boas práticas de gerenciamento dos resíduos de serviços de saúde e dá outras providências. Brasília: GGTES; GRECS. 2018.
55. Couto CG. Management of complications of cancer chemotherapy. Vet Clin North Am. 1990;20:1037-53.
56. Ogilvie GK, Obradovich JE, Cooper MF, Walters LM, Salman MD, Boone TC. The use of recombinant canine granulocyte colony-stimulating factor to decrease myelosupression associated with the administration of mitoxantrone in the dog. J Vet Intern Med. 1992;6:44-7.
57. Thamm DH, Vail DM. Aftershocks of cancer chemotherapy: managing adverse effects. J Am Anim Hosp Assoc. 2007;43:1-7.
58. Vail DM, Rodabaugh HS, Conder GA, Boucher JF, Mathur S. Efficacy of injectable maropitant (Cerenia™) in a randomized clinical trial for prevention and treatment of cisplatin-induced emesis in dogs presented as veterinary patients. Vet Comp Oncol. 2007;5:38-46.
59. Good J. Anti-emetic therapy for cancer patients. Vet Cancer Soc News. 2009;33:11-2.
60. Charney SC, Bergman PJ, Hohenhaus AE, McKnight JA. Risk factors for sterile hemorrhagic cystitis in dogs with lymphoma receiving cyclophosphamide with or without concurrent administration of furosemide: 216 cases (1990-1996). J Am Vet Med Assoc. 2003;222:1388-93.
61. Darmon, M, Malak S, Guichard I, Schlemmer B. Síndrome de lise tumoral: uma revisão abrangente da literatura. Rev Bras Ter Intensiva. 2008;20(3):278-85.
62. Mealey KL, Northrup NC, Bentjen SA. Increased toxicity of P-glycoprotein-substrate chemotherapeutic agents in a dog with the MDR1 deletion mutation associated with ivermectin sensitivity. J Am Vet Med Assoc. 2003;223:1453-5.

63 Radioterapia

Carolina Scarpa Carneiro

INTRODUÇÃO

Em dezembro de 1895, o físico alemão Wilhem Konrad Roentgen publicou um artigo no periódico da Bavarian Physical Medical Society no qual descrevia ter descoberto um novo tipo de raio, chamando-o de raios X. Após essa publicação, inúmeros pesquisadores iniciaram sua utilização. Em dezembro de 1898, Pierre e Marie Curie, manipulando polônio e rádio, utilizando campos magnéticos, descreveram pela primeira vez o termo "radioatividade", sobre o qual postularam que um elemento promove emissões de partículas ou ondas e que essas emissões apresentavam carga positiva, negativa ou eram neutras, ou seja, partículas alfa e beta e radiações gama, respectivamente. O casal Curie também utilizou pela primeira vez o elemento rádio para tratamento de pacientes humanos com afecções dermatológicas no hospital Saint Louis, em Paris.[1] As radiações mais utilizadas em medicina são as partículas beta e os raios gama.

Em 1906, foi postulada a primeira lei da radiossensibilidade, a lei de Bergonie-Tribondeau,[2] na qual se define que a radiossensibilidade do tecido depende da concentração de células indiferenciadas, da capacidade mitótica celular presente e do tempo levado para as células proliferarem no tecido. Logo se pode concluir que, dependendo do tipo celular e de seu comportamento biológico, haverá diferentes radiossensibilidades e que, quanto maior a proliferação de um tecido, maior será sua sensibilidade à radiação. As neoplasias, em sua maioria, apresentam altos índices de proliferação quando comparadas aos tecidos sadios, portanto maior radiossensibilidade, indicando-se, então, o fracionamento da dose total preconizada para diminuir os efeitos adversos aos tecidos sadios.[3] O intervalo entre as doses não deve permitir o crescimento da massa neoplásica e deve ser suficiente para a renovação dos tecidos sadios. As células da camada germinativa da pele e os megaloblastos são altamente sensíveis à radiação, seguidos de promielócitos, células do endotélio e células epiteliais hepáticas e renais, sendo que as células da musculatura e do sistema nervoso são as mais resistentes à radiação.[4]

EFEITOS BIOLÓGICOS DA RADIAÇÃO

Os efeitos esperados da radiação em neoplasias são produzidos por meio da interação entre a radiação e as moléculas biológicas. A energia depositada pela radiação ionizante rompe o DNA, moléculas ou membranas biológicas, mudando a estrutura genética molecular.[4] Essas alterações, incompatíveis com a vida e o crescimento celular, levam a célula ao processo de apoptose.

Radiólise da água

Esses efeitos podem ser produzidos pela ação direta ou indireta da radiação nos tecidos ionizados. Os efeitos indiretos da radiação são aqueles produzidos por radicais livres, altamente reativos, formados a partir da interação da radiação com partículas de água presentes no tecido (radiólise da água). Os radicais livres reagem com os tecidos biológicos causando o dano. A água age, então, como ampliadora da radiação, promovendo uma reação em cadeia de dano de membranas biológicas, sendo que o efeito causado por essa interação é responsável por 70 a 80% da lesão observada no tecido irradiado. Já a ação direta da radiação resulta do dano provocado pela interação da radiação diretamente com tecidos biológicos, ou seja, não é ampliada, sendo responsável por 20 a 30% da lesão tecidual observada. Prontamente se deduz que haver água nas neoplasias é fator importante e que deve ser levado em consideração para indicação do tratamento radioterápico.

Oxigênio

Outro fator importante para o tratamento radioterápico é se há oxigênio. Após a radiólise da água e a formação dos radicais livres, reativos e instáveis, enzimas redutoras oxidativas entram em atividade para debelar esses agentes; quando há oxigênio no tecido, esse se liga aos radicais livres formando os peróxidos de oxigênios, com atividade reacional semelhante à dos radicais livres, porém mais estáveis, produzindo a chamada "fixação do erro", ampliando ainda mais a ação da radiação. O fato de haver oxigênio promove ação de 2 a 3 vezes maior que em condições anaeróbicas.[5] Sabe-se que as neoplasias crescem em funções aceleradas e que, muitas vezes, o tecido neoplásico mais periférico, portanto mais distante dos vasos sanguíneos, permanece com pouco suprimento de oxigênio; para lograr essa situação preconiza-se a aplicação da radiação em doses com intervalos definidos, visando a reoxigenação celular e maior dano às células alteradas.

Isodoses

As irradiações por partículas ou por meio de raios magnéticos seguem um modelo de distribuição de energia chamado "isodose". As cartas de isodose são mapas da distribuição da dose no paciente e são função do formato e da área do campo de irradiação, da distância fonte-superfície e qualidade/tipo de radiação.[5] Pelo estudo das curvas de isodose, sabe-se qual dose está chegando a cada parte do volume irradiado, sendo que cada feixe de energia gera uma curva de isodose. Em aparelhos aceleradores lineares no tratamento de neoplasias, geralmente utilizam-se dois ou mais feixes de energia, objetivando maior dose no núcleo neoplásico e poupando os tecidos adjacentes.

Taxa de proliferação

Com o advento da medicina nuclear e dos marcadores, há neoplasias com mais ou menos indicação para o tratamento radioterápico. Neoplasias com altas expressões dos marcadores de proliferação Ki67 e PCNA são candidatas ao tratamento radioterápico,[6] ao contrário daquelas nas quais existe a mutação para o p53, com alteração do processo de apoptose.[7]

TIPOS DE APLICAÇÃO DA RADIOTERAPIA

São três métodos para utilização da radiação ionizante em medicina: braquiterapia ou radioterapia intersticial, teleterapia (orto e megavoltagem) e utilização de radioisótopos (medicina nuclear). Há relatos de utilização de todos os métodos em medicina veterinária, porém a legislação e os custos dos pré-requisitos em capacitação profissional, instalações e equipamentos fazem com que muitos desses sejam realizados somente por centros de referência, como faculdades de medicina e de medicina veterinária, visando estabelecer os melhores tratamento e aprendizado da técnica, bem como em instituições de pesquisa em geral, objetivando um conhecimento mais amplo.

Braquiterapia

A braquiterapia consiste no método pelo qual são inseridas fontes emissoras de radiação diretamente no tecido neoplásico ou nas margens de sua excisão; essas podem ser permanentes ou temporárias. Os implantes temporários têm maior energia que os permanentes, sendo que eles são inseridos através de guias previamente fixadas com o paciente completamente imóvel pelo tempo necessário para a irradiação. Os implantes permanentes geralmente são emissores de partículas com baixa penetração e meia-vida curta. Após um período de sua aplicação, possibilitam ao paciente retornar à sua moradia sem que esteja emitindo radiação, apesar de a fonte ficar presente no paciente durante todo o resto de sua vida. Alguns implantes permanentes podem sofrer rejeição e expulsão, devendo o centro que realizou a aplicação ser avisado imediatamente para procedimentos específicos de limpeza da área afetada.

Medicina nuclear

Tem como objetivos principais diagnosticar e tratar pacientes pela utilização de materiais radioativos.[8] A medicina nuclear com utilização de radioisótopos é uma modalidade de terapia um pouco mais recente na qual se fabrica um fármaco para ação em um local específico. Adiciona-se a esse fármaco um radioisótopo emissor de radiação, formando um radiofármaco. Inicialmente os radiofármacos foram criados e utilizados visando à realização de exames de imagem, para observação de fraturas e proliferação metastática. Porém, após observações durante sua utilização e posterior modernização, ressaltou-se que, utilizando radioisótopos específicos e carregadores moleculares-alvo para células do tecido neoplásico, esses poderiam ser empregados para tratamento por irradiação. Pode-se citar com êxito o tratamento com o radioisótopo ^{131}iodo (^{131}I) para ablação total do tecido tireoidiano neoplásico e o tratamento paliativo com o ^{90}estrôncio (^{90}Sr), amenizando a dor causada pelas metástases ósseas.[8]

Para o tratamento com o ^{131}I, faz-se, inicialmente, um tratamento com dieta de baixo teor de iodo, induzindo hipotiroidismo alimentar, depois é oferecida ao paciente uma solução hiperconcentrada do elemento ^{131}I e, por afinidade nata, a tireoide absorve rapidamente quase todo o iodo radioativo, sendo essa irradiada e destruída. O ^{131}I emite partículas beta e raios gama, sendo que o maior dano tecidual é promovido pelas partículas beta, e tem meia-vida de 8 dias.[9] Essa técnica vem sendo utilizada no Brasil em felinos com neoplasia de tireoide, porém os dados das pesquisas ainda não foram publicados.

O ^{90}Sr é amplamente utilizado na marcação de proliferação e lise óssea. Como apresenta metabolismo semelhante ao do cálcio, acumula-se na região óssea afetada, promovendo irradiação com ação local, por meio da emissão de partículas beta, e visualização do local afetado, por captação da irradiação provocada pela sua emissão gama.[10]

Teleterapia

O método mais utilizado e preconizado para tratamento de neoplasias por meio da radiação ionizante é a teleterapia (orto e megavoltagem). A ortovoltagem caracteriza-se por menor penetração e menor energia, 50 a 250 KeV, portanto terapia semiprofunda.[11] Utilizada para o tratamento de lesões de até 3 cm de profundidade, essa modalidade vem sendo substituída pelo tratamento de eletronterapia, com feixes de elétrons de 4 a 10 MeV, obtidos com os aceleradores lineares, tratando lesões de até 5 cm de profundidade. A megavoltagem pode ser dividida em cobaltoterapia e tratamento com os aceleradores lineares.

Cobaltoterapia

A cobaltoterapia utiliza uma fonte na qual o elemento radioativo cobalto-60 (Co-60) emite feixes de fótons sob a forma de raios γ com energia entre 1,17 e 1,33 MeV. Por ser uma fonte radioativa, sua atividade é permanente, emitindo fótons continuamente. A fonte é exposta durante o tempo do tratamento e guardada, com proteção e barreiras para raios gama por ela emitidos. Devido à sua atividade permanente, o decaimento do elemento ocorre, diminuindo sua energia com o passar do tempo e ocasionando aumento do tempo do tratamento. Preconiza-se que a fonte de Co-60 seja trocada a cada 8 anos. Por esse motivo a cobaltoterapia vem sendo pouco utilizada e substituída pela utilização dos aceleradores lineares.

Aceleradores lineares

Os aceleradores lineares são aparelhos que aumentam a velocidade dos elétrons, que ao se chocarem com o alvo metálico, produzem energia em formato de ondas, os raios X. Por produzirem ondas de alta energia, 4 a 25 MeV, promovem menor lesão superficial e em tecidos sadios. Além disso, em conjunto com aparelhos de imagem, podem proporcionar melhor planejamento para irradiação do tecido neoplásico, preservando a pele e os tecidos adjacentes sadios. Podem acelerar os elétrons de maneira moderada e emiti-los para tratamento de lesões superficiais, como citado anteriormente, bem como utilizar sua máxima energia para lesões mais profundas. É necessário o emprego de um simulador que reproduzirá as condições de irradiação e fornecerá indicações de distância fonte-pele, do filtro que deverá ser utilizado, se o volume-alvo foi alcançado, se os tecidos adjacentes estão expostos e a quanta energia, bem como a isodose de referência.

INDICAÇÕES DA RADIOTERAPIA

A radioterapia é utilizada isoladamente ou associada a outros métodos de tratamento. É indicada, principalmente, para tratamentos de neoplasias que por seu volume ou localização anatômica não sejam passíveis de tratamento cirúrgico imediato.

Paliativa

Geralmente utilizada para amenizar desconforto causado pela neoplasia, seja por infiltração, proliferação ou destruição de tecidos adjacentes. Preconizam-se o controle da dor em pacientes que apresentam neoplasias e metástases ósseas e diminuição do desconforto e dor causados pelo avançado volume neoplásico, reduzindo compressões e consequentes edemas (neoplasias intracranianas), aumentando a qualidade de vida do paciente. Também é utilizada para cicatrização de ulcerações de neoplasias em estágios avançados.[3]

Curativa

O objetivo da radioterapia curativa é tratar a neoplasia ou a borda de excisão cirúrgica neoplásica, promovendo a morte de células alteradas. O volume neoplásico, a precocidade e o tipo histológico influenciam a escolha da técnica a se empregar. As neoplasias mais indicadas para esse tipo de tratamento são: sarcoma de Sticker, mastocitomas de pequeno tamanho e/ou de difícil remoção cirúrgica, épulis acantomatoso, ameloblastomas, adenocarcinomas de cavidade nasal e adenocarcinomas de glândulas perianais.[11]

Adjuvante

Geralmente é associada a outros métodos de tratamento, na maior parte das vezes ao procedimento cirúrgico ou à quimioterapia. A quimioterapia pode ser utilizada com o intuito de sensibilizar as células neoplásicas para ação posterior da radioterapia. Pode ser utilizada por via venosa ou intralesional. Os fármacos comumente utilizados são bleomicina, doxorrubicina e cisplatina, sendo que a primeira pode ser usada pela via intralesional e a última é menos utilizada devido a seus efeitos colaterais.[11] Também são citados os fármacos Mustargen®, clorambucila, vimblastina e ciclofosfamida.[5]

Em conjunto com o procedimento cirúrgico, a radioterapia pode ser utilizada em três períodos:

- Pré-operatório, objetivando a diminuição do volume neoplásico, atentando para a margem de irradiação e a intenção de margem cirúrgica
- Transoperatório, altas doses em pouco tempo, focando diretamente a neoplasia durante sua exposição cirúrgica, por exemplo, carcinoma vesical e de próstata
- Pós-operatório, complementando as margens cirúrgicas, sendo mais indicada em neoplasias recidivantes, como as de partes moles (hemangiopericitoma, fibro-histiocitoma maligno e fibrossarcoma) e as epiteliais (adenocarcinoma de tireoide e carcinomas epidermoide e de amígdala).

A associação da cirurgia seguida da radioterapia é a melhor opção para o tratamento de neoplasias sólidas.[6,11]

TRATAMENTO RADIOTERÁPICO

Para o adequado tratamento por meio da radioterapia deve-se atentar para a dose total preconizada para cada neoplasia específica. A dose total depende do volume da formação inicial e da radiossensibilidade neoplásica. O patologista informará dados importantes sobre a neoplasia, sendo que esses indicarão a sensibilidade da formação à radiação. A radiocurabilidade depende da radiossensibilidade neoplásica; da radiotolerância do local do leito neoplásico; do tamanho e da extensão tumoral; e da acessibilidade à neoplasia.[3] Coutard[6] postulou que a radioterapia é mais efetiva e mais bem tolerada quando a dose total de radiação é aplicada dividida em diversas aplicações com doses menores. Mais tarde, pôde-se explicar que o sucesso do fracionamento da dose total devia-se ao conceito chamado 4R: reparo, reoxigenação, redistribuição e repopulação.[12]

Radiossensibilidade

Como dito anteriormente, a sensibilidade celular à radiação segue a lei de Bergonie-Tribondeau. As neoplasias diferem em sensibilidade quanto à sua origem; as neoplasias do sistema hematopoético são as mais sensíveis à radiação, seguidas das epiteliais e mesenquimais, as menos sensíveis. A taxa de mitose presente no corte histológico da formação também indica se essa é sensível: quanto maior a ocorrência de mitoses, maior a proliferação e mais radiossensível é a neoplasia. Havendo necrose, é um parâmetro que indica menor oxigenação e, então, menor sensibilidade. Além disso, neoplasias que já sofreram radiação prévia são mais resistentes à radiação.[3]

Com relação ao leito em que a neoplasia está presente, quanto maior a vascularização, maior será a tolerância à radiação. Infecção e irradiações prévias no tecido sadio perineoplásico diminuem a tolerância à radiação, aumentando os efeitos adversos.[3]

Fracionamento da dose e tempo de tratamento

O tempo necessário para os processos de reparo, repopulação, reoxigenação e redistribuição celular influenciará os efeitos adversos observados nos tecidos adjacentes, bem como a eficiência do tratamento da neoplasia.[12]

A influência no reparo do dano causado pela radiação refere-se ao reparo dos tecidos sadios, evitando maiores efeitos adversos. Bem como no caso da repopulação, que também ajuda a prevenir efeitos deletérios ao leito neoplásico. Já a reoxigenação e a redistribuição são fundamentais para aumento da lesão tumoral. Com a exposição à radiação haverá morte das células mais oxigenadas e, portanto, aumento da oxigenação daquelas inicialmente em situações hipóxicas, tornando-as mais radiossensíveis.[13] No caso da redistribuição, as células em diferentes estágios da divisão celular têm maior ou menor radiossensibilidade. As fases M e fim de G2 da divisão celular são as mais sensíveis à radiação, seguidas das em fase G1. As células em fase S e início de G2 são as mais resistentes, com as em G0 (não está em divisão celular). Logo, ao realizar a exposição à radiação, as células nas fases de divisão celular mais sensíveis serão lesadas e morrerão, então as que estavam nas fases mais resistentes entrarão em nova fase, tornando-se sensíveis.[14]

O tempo para irradiação total e o fracionamento da dose total são indispensáveis para o sucesso do tratamento radioterápico. Objetiva-se diminuir os efeitos adversos, aumentando a tolerância dos tecidos sadios sem que seja influenciada a ação direta na neoplasia. Os cães e gatos devem ser anestesiados para melhor posicionamento e permanência imóvel durante a exposição à radiação, obrigando fracionamento maior que nos seres humanos. Geralmente, utiliza-se um fracionamento de 2 a 3 vezes/semana, oferecendo 1 dia de intervalo entre os procedimentos anestésicos, e doses de 2 a 4 Gy por aplicação. Para doses totais que variam de 15 a 55 Gy, estipuladas para o tratamento específico de cada neoplasia e dependendo do volume tumoral, tem-se um tratamento total que dura 3, 4 ou 5 semanas. Porém existem inúmeros protocolos de fracionamento sendo aplicados, com suas vantagens e desvantagens, sendo responsabilidade do médico-veterinário a escolha do protocolo utilizado.[6]

Doses preconizadas

A dose total recomendada para cada tipo neoplásico varia com o volume, a taxa de crescimento, a aparelhagem e o protocolo. Como já citado anteriormente, são inúmeros protocolos, com suas vantagens e desvantagens, que devem ser utilizados conforme as necessidades e possibilidades.

Para neoplasias nasais, o tratamento radioterápico é indicado, promovendo tempo de sobrevida de até 2 anos.[15] A radioterapia pode ser utilizada antes ou após o procedimento cirúrgico, sendo o segundo mais eficiente, promovendo melhores resultados. A dose total preconizada varia com o tipo histológico, variando de 15 a 45 Gy.[5]

Algumas neoplasias endócrinas, como de glândula pituitária e tireoide, são passíveis de tratamento radioterápico com boa eficiência.[9] Para o tratamento de neoplasias de tireoide utiliza-se a iodoterapia com radioisótopo ^{131}I, sendo este aplicado na dose de 50 a 150 mCi.

Para o tratamento de neoplasias intracranianas a radioterapia mostra-se, por vezes, o melhor e único tratamento.[16] A dose total preconizada é de 48 Gy, sendo que se deve aplicar 4 Gy por sessão, 3 a 5 dias/semana, em um total de 3 a 4 semanas de tratamento.[17]

As neoplasias sólidas devem, sempre que possível, ser excisadas, sendo a radioterapia utilizada no leito pós-cirúrgico. No caso de volume diminuto, essas neoplasias são passíveis de tratamento por radioterapia. Podem-se citar os mastocitomas, carcinomas e sarcomas. Os mastocitomas requerem uma dose total de 35 a 40 Gy, divididos em 10 a 12 frações.[18,19] Os carcinomas espinocelulares (CEC) respondem bem ao tratamento radioterápico com doses totais de 45 Gy, porém apresentam melhores resultados os CEC de localização rostral do que os de língua e os carcinomas tonsilares.[18] Os fibrossarcomas apresentam menor radiossensibilidade e necessitam, então, de maiores doses por sessão, geralmente aparelhos de alta energia, com doses totais maiores que 45 Gy.[19]

Os linfomas são altamente sensíveis à radiação, porém, por se apresentarem geralmente de maneira não localizada, têm tratamento pela radioterapia limitado.[19] Quando localizados podem facilmente ser tratados com a radiação, em doses totais que variam de 8 a 51 Gy; dependendo da localização e volume, podem levar à cura.[19] Já os melanomas são considerados radiorresistentes, apesar de apresentarem altos graus de proliferação e indiferenciação.

As proliferações benignas também podem ser tratadas com radioterapia, porém por geralmente apresentarem baixa taxa de proliferação e alta diferenciação, são radiorresistentes, promovendo com mais facilidade efeitos adversos maléficos. Um exemplo de sucesso do tratamento radioterápico para neoplasias benignas é o tratamento do épulis. A dose total preconizada para esse tipo neoplásico varia entre 48 e 57 Gy, em frações de 2,7 a 4,2 Gy, porém devem-se utilizar aparelhos de alta energia.[19] Já se sabe que, após a aplicação do tratamento com equipamentos de ortovoltagem (baixa energia), 20% dos épulis podem sofrer transformação maligna para CEC.[18]

Efeitos adversos da radioterapia

Os efeitos adversos causados pela radioterapia podem ser precoces ou tardios. Geralmente os efeitos precoces são observados durante o tempo de tratamento e estão associados ao tecido adjacente à neoplasia que apresenta renovação rápida, o tecido epitelial. Em sua maioria, apresenta resolução após suspensão do tratamento. No tecido epitelial se podem perceber mucosites, esofagite, eritemas e dermatites exsudativas. No tórax, atenção ao tecido pulmonar altamente sensível, levando a edema pulmonar. No abdome pode haver cistite aguda e inflamação da mucosa intestinal e retal. A medula óssea é altamente sensível à radiação, porém só é afetada quando se realizam tratamentos externos generalizados ou com administração de radiofármacos que tenham afinidade por tecido ósseo. Cuidados especiais devem ser tomados com as gônadas, já que a esterilização permanente é observada com doses acumuladas de 10 a 20 Gy.[11]

Os efeitos tardios podem ser observados até 1 ano após o tratamento e são ressaltados nos tecidos de renovação lenta, como o nervoso e o ósseo. No tórax, o pulmão pode sofrer alterações de fibrose, evoluindo para insuficiência respiratória grave. Pode ocorrer mielite por radiação, com evolução para tetraplegia e osteonecrose, originando fraturas espontâneas.

CONSIDERAÇÕES FINAIS

A radioterapia é uma modalidade terapêutica que vem sendo cada vez mais utilizada para o tratamento de neoplasias em animais. Como vantagens de sua aplicação, observam-se a terapia localizada, promovendo menores efeitos adversos, e a "seleção" da sua ação, sendo maior o efeito em células pouco diferenciadas e com altas taxas de proliferação, agindo mais em tecidos neoplásicos do que em tecidos sadios.

REFERÊNCIAS BIBLIOGRÁFICAS

1. Mould RF. History of medicine – Pierre Curie, 1859-1906. Curr Oncol. 2007; 14:74-82.
2. Bergonie J, Tribondeau L. Interpretation of some results of radiotherapy and an attempt at determining a logical technique of treatment. Radiat Res. 1959; 11:587-8.
3. Stoll BA. Radioterapia – conhecimentos gerais para médicos e estudantes de medicina. São Paulo: Editora Universidade de São Paulo; 1968.
4. Gillette EL. Principles of radiation therapy. In: Theilen GH, Madewell BR, editors. Veterinary Cancer Medicine. 2. ed. Philadelphia: Saunders; 1987.
5. Murphy WT. Physical and biological factors affecting radiation therapy. In: Murphy WT, editor. Radiation therapy. Philadelphia: Saunders; 1967. p. 1-96.
6. McNiel E. Radiation therapy. In: Dobson JM, Lascelles BDX, editors. BSAVA Manual of canine and feline oncology. 2. ed. Gloucester: British Small Animal Veterinary Association; 2003. p. 104-14.
7. Levine AJ. p53, the cellular gatekeeper for growth and division. Cell. 1997; 88:323-31.
8. Wagner HN. Introduction. In: Wagner HN, editor. Principles of nuclear medicine. Philadelphia: Saunders; 1968. p. 1-14.
9. Herrtage ME. Endocrine disorders. In: Schaer M, editor. Clinical medicine of the dog & cat. London: Manson Publishing Ltd; 2003.
10. Moon NF. The skeleton. In: Wagner HN, editor. Principles of nuclear medicine. Philadelphia: Saunders; 1968. p. 703-21.
11. Magnol JP, Marchall T, Delisle F, Devauchelle P, Fournel C. Cancerologie clinique du chien. Saint-Étienne: Titoulet; 1998.
12. Withers HR. Lethal and sublethal cellular injury in multifraction irradiation. Eur J Cancer. 1975; 11:581-3.
13. vanPutten LM, Kallman RF. Oxygenation status of a transplantable tumor during fractionated radiation therapy. J Natl Cancer Inst. 1968; 40:441-51.
14. Tubiana M, Dutreix J, Wambersie A. Introduction to radiobiology. Philadelphia: Taylor and Francis Inc; 1990.
15. Hawkins EC. Disorders of nasal cavity. In: Nelson RW, Couto CG, editors. Small animal internal medicine. Missouri: Mosby; 2003. p. 233-4.
16. Taylor SM. Seizures. In: Nelson RW, Couto CG, editors. Small animal internal medicine. Missouri: Mosby; 2003. p. 996-9.
17. Nelson RW. Disorders of the thyroid gland. In: Nelson RW, Couto CG, editor. Small animal internal medicine. Missouri: Mosby; 2003. p. 724-8.
18. Couto CG. Selected neoplasms in dogs and cats. In: Nelson RW, Couto CG, editors. Small animal internal medicine. Missouri: Mosby; 2003. p. 1142-55.
19. LaRue SM, Gillette EL. Radiation therapy. In: Withrow SJ, Vail DM, editors. Small animal clinical oncology. Philadelphia: Saunders; 2007. p. 193-210.

64

Uso da Crioterapia em Neoplasias Cutâneas

Ronaldo Lucas • Carlos Eduardo Larsson

INTRODUÇÃO

O uso do frio pela medicina é muito antigo. Inicialmente utilizado de maneira empírica, teve grandes avanços nos séculos 19 e 20, embasado na evolução da física e, principalmente, pelo conhecimento que se adquiriu sobre a liquefação de gases. Pode-se utilizar o frio de duas maneiras, aparentemente paradoxais: a conservação e a destruição. O conhecimento de diferentes técnicas permite a manutenção pelo frio (criopreservação de medula óssea, sangue e gametas), enquanto a destruição de tecidos é promovida pela crionecrose. Entre esses dois polos extremos, alguns autores consideram como crioterapia a utilização de baixas temperaturas na fisioterapia para tratamento de processos mórbidos articulares e musculares.[1-3] Porém, outros autores[4] utilizam esses termos como sinônimos. A chamada moderna crioterapia evoluiu há aproximadamente 40 anos. Cooper (1963), um neurocirurgião, foi o primeiro a utilizar aparelho portátil para tal fim, dando grande impulso a essa modalidade terapêutica. É tida como uma novidade em alguns países, embora em outros, como França e países do Leste Europeu, já seja amplamente utilizada. Nos EUA, tem ressurgido após algumas décadas de abandono. Isto se deve ao surgimento de novas técnicas e equipamentos, possibilitando à crioterapia tornar-se uma importante opção no tratamento de neoplasias, benignas e malignas, de diferentes órgãos (tais como fígado, próstata, pâncreas e mamas) e sistemas (ósseo e neurológico). O grande desenvolvimento tecnológico permitiu esse maior número de indicações, além de melhores resultados com o uso dessa técnica.[5-9]

DEFINIÇÃO

A crioterapia, também denominada "crioablação, criocirurgia ou cirurgia por congelamento", é uma modalidade terapêutica na qual o congelamento é utilizado para destruir tecidos comprometidos. Etimologicamente, o prefixo *crio-* deriva do grego *kruos*, significando frio. Foi, inicialmente, conceituada, na década de 1960, como a aplicação do frio,[10] com fins terapêuticos, visando ao congelamento dos tecidos biológicos, o que acarretaria inibição fisiológica ou destruição tecidual. Segundo outros autores,[11] seria o procedimento pelo qual haveria a destruição seletiva de tecidos quando da interposição em alternância de ciclos de congelamento e de descongelamento. Na década de 1980, Withrow[12] referiu-se a tal modalidade de terapia como sendo o uso de baixas temperaturas, induzindo a morte celular. Finalmente, ainda em termos conceituais, foi definida como a destruição *in situ* de tecidos cancerígenos pelo emprego do congelamento localizado.[13]

HISTÓRIA DA CRIOTERAPIA

Esse tipo de terapia já fora referido na literatura médica que antecedeu a Era Cristã. Homero (900 a.C.) e Hipócrates (400 d.C.) descreveram os efeitos benéficos do frio no controle local de hemorragias e na diminuição de edemas no tratamento de ferimentos.[14]

No ano de 25 d.C., Cornelio Celso foi o primeiro a descrever lesões provocadas pelo frio, classificando-as desde graus leves até a gangrena. Galeno (70 d.C.) menciona a diminuição de sensibilidade dolorosa após o tratamento de lesões pelo frio, em seu manuscrito intitulado, em inglês, como *Pain as a means of diagnosis*.[15]

O frio, como agente anestésico local, já fora descrito, na literatura médica, em 1050 d.C. Esse tipo de procedimento anestésico foi estudado por físicos italianos ao longo dos séculos 16 e 17. O barão francês Dominique Jean Larrey executava amputações nos soldados do exército de Napoleão utilizando-se do frio para a diminuição da dor.[14]

O pioneiro na anestesia dita por "refrigeração" (hipotermia) foi James Arnott, que também recomendou o frio para fins terapêuticos. Usando de uma mistura de gelo e sal, que chegava a atingir temperaturas de –10°C, ele tratava uma variedade de condições mórbidas, como nevralgia, prurido e cefaleia. Em 1845, esse inglês foi também o pioneiro na aplicação de tal método no tratamento de neoplasias inoperáveis em regiões cervicais e torácicas. Na virada do século, o congelamento foi temporariamente abandonado, mas, em 1899, descreveu-se a utilização do então recentemente desenvolvido "ar líquido" no tratamento de lesões superficiais de pele e de doenças dermatológicas como o lúpus, os epiteliomas e os cancroides.[16,17]

Aproximadamente 40 anos mais tarde, Temple Fay, frustrado com os resultados nos casos de câncer inoperáveis, e, provavelmente, estimulado pelas observações de Geschichter e Copeland ("que as metástases de tumores ocorriam preferencialmente em partes quentes do corpo"), reavivou o interesse do congelamento localizado. Entre 1936 e 1940, 124 pacientes com carcinoma avançado, glioblastoma e doença de Hodgkin foram submetidos ao congelamento, localizado ou generalizado. O instrumental era improvisado, com colheres de chá soldadas frente a frente para deslizarem em craniotomias ou "instrumentais" especificamente criados para "conduzir" fluidos refrigerados. Dezenove (15,3%) pacientes morreram. Dos 124 pacientes, 119 (96%) apresentaram alívio da dor. Oito (6,5%) pacientes com metástase sobreviveram por mais de 5 anos, sendo que 1 paciente permaneceu vivo por mais um vintênio.[17]

Em 1939, no III Congresso Internacional do Câncer, Temple Fay apresentou trabalho intitulado *Observações na refrigeração prolongada de humanos*. Os congressistas alemães aparentemente adotaram as ideias de Temple e se tornaram hábeis na técnica. Com o avanço da II Guerra Mundial, os nazistas utilizaram a hipotermia, sem prévia anestesia, em prisioneiros de campos de concentração, especialmente em Dachau. Em função disto, por muito tempo, houve natural associação da crioterapia a atrocidades, resultando em um atraso de pelo menos 15 anos na evolução do procedimento crioterápico.[15,17,18]

Paulatinamente, excelentes investigações renovaram o interesse pelo uso do frio como procedimento de terapia. Em 1950, Allington utilizou zaragatoas embebidas em nitrogênio no tratamento de doenças de pele.[17] A criocirurgia moderna iniciou-se da associação de um médico, Irving Cooper, e um engenheiro, Arnold Lee, que desenvolveram um aparelho capaz de conduzir o nitrogênio por uma sonda e propiciar o congelamento controlado de tecido cerebral com boa precisão. O princípio utilizado com o auxílio desse aparelho serviu de protótipo para inúmeros equipamentos empregados até os dias de hoje, incluindo aquele desenvolvido por Zacarian e o engenheiro Bryne (da Brymill Co.), em 1968, o primeiro comercialmente viável e que depois daria origem ao Cry-Ac®.[18] Inicialmente desenvolvido para o tratamento da síndrome de Parkinson e de outras doenças neurológicas, foi rapidamente utilizado por outros médicos para destruição de tecidos em diferentes regiões corpóreas.[14]

Entre os anos de 1961 e 1970, a criocirurgia foi utilizada em distintos tratamentos de diferentes especialidades, encontrando aplicação em ginecologia, neurologia, proctologia e ortopedia, entre outras. Também naquela década, muitos engenheiros colaboraram no desenvolvimento de equipamentos.[19] A criocirurgia é provavelmente a primeira técnica pouco invasiva para o tratamento de tecidos neoplásicos, fato que propiciou seu grande desenvolvimento na década de 1960. Entretanto, essa mesma natureza pouco invasiva criou obstáculos para o preciso controle desse procedimento, mormente quando aplicado em lesões de grandes dimensões ou em órgãos internos. Esta falta de precisão foi decisiva para o decréscimo da sua utilização e a substituição por outras técnicas na década de 1980, restringindo, novamente, o seu emprego à dermatologia e à ginecologia. Porém, na década de 1990, o avanço de modelos matemáticos e o desenvolvimento de técnicas de imagem, como ultrassonografia, tomografia computadorizada e ressonância magnética, propiciaram o "renascimento" e novas indicações para a aplicação do frio na medicina.[20-25]

Em medicina veterinária, cotejando os relatos do emprego da criocirurgia com aqueles da medicina humana, pode-se verificar que até meados deste século raros eram os trabalhos relativos ao emprego de agentes criógenos em lesões evidenciadas em animais. Pela compilação da bibliografia depara-se com o trabalho pioneiro de Openchowski que, em 1883, realizou estudos de fisiologia, utilizando-se do congelamento localizado da região do córtex cerebral de cães. Balthasar, em 1957, desenvolveu estudo semelhante em cérebros de gatos, concluindo que o frio seria um excelente método para produzir necrose tecidual, aliando a essa observação a baixa ocorrência de hemorragia.[15,17]

Na University of Washington, quando Farrell (1978) fixou um fragmento de gelo seco, sob bandagem, em cão anestesiado para satisfazer sua curiosidade quanto a um eventual controle da dor, ele observou despigmentação pilar no local. Como histologicamente os folículos continuavam intactos, esse autor propôs o termo *criocirurgia homocelular*, que ficou, *a posteriori*, internacionalmente conhecido por sua aplicabilidade na identificação de animais. Em 1975, aquele autor havia tratado, pela primeira vez, um caso de sarcoide equino com gelo seco.[16] Na década de 1970, veterinários ingleses e americanos passaram a publicar grande número de trabalhos, retratando a experiência obtida em animais de guarda e companhia.[26]

No contexto da medicina veterinária, a criocirurgia tem maiores possibilidades de emprego na dermatologia. Os presentes autores utilizaram tal técnica no tratamento de diferentes dermatopatias, mormente as neoplásicas, em carnívoros domésticos, comprovando a efetividade de tal modalidade terapêutica na clínica veterinária de pequenos animais. A técnica atualmente está difundida e vários dermatólogos contam com a aparelhagem necessária para a realização do procedimento.

MECANISMOS DA LESÃO TECIDUAL

Tanto em medicina veterinária como na humana, a crioterapia inclui-se como uma das modalidades de tratamento de doenças de cunho inflamatório, neoplásico ou degenerativo, entre outras. Doenças essas que não respondem adequadamente ou são de difícil resolução com o uso de procedimentos convencionais. O principal objetivo da terapia é destruir as células envolvidas no tecido-alvo, acarretando um mínimo de lesão no tecido dito normal.[25] Antes de discorrer sobre indicações dessa modalidade de conduta, devem-se compreender as alterações na biologia dos tecidos orgânicos, resultantes da crionecrose, embasando-se no disposto na bibliografia especializada. Muitas teorias têm sido confrontadas na elucidação da morte tecidual provocada pela crioterapia. A primeira e a mais estudada é a lesão celular direta. A extrema temperatura provoca danos ao "maquinário" celular, levando a célula à morte. Outros mecanismos de acometimento tecidual pelo frio envolvem as alterações vasculares do tecido congelado; aventa-se a possibilidade de estimulação imunológica, propiciada pela lesão celular, revelando ao organismo antígenos-alvo intracelulares em grande quantidade. Por fim, alguns autores acreditam que o descongelamento seja mais letal que o congelamento, principalmente se for obtido lentamente.[11,27]

Crionecrose

Os eventos ocorridos na aplicação de baixas temperaturas em tecidos vivos podem ser subdivididos, segundo o tempo, em fases: (1) imediata; (2) retardada; e (3) tardia.

Fase imediata

Tal fase ocorre durante o ciclo de congelamento ou imediatamente após o descongelamento. Existe a comprovação de sua ocorrência por diferentes experimentos de congelamento de células *in vitro*.[28-30] Alguns mecanismos estão envolvidos na destruição instantânea das células e, provavelmente, ocorrem de modo simultâneo.

Desidratação e concentração de solutos

A água contida nos tecidos, especialmente a água intersticial livre, é utilizada para formar cristais. Tal fato produz um estado hiperosmolar que extrai água do meio intracelular e tem efeito na indução de concentração tóxica de eletrólitos que, por si só, acarreta dano irreversível. Há algumas explicações plausíveis para que o dano ocorra: a alta concentração de eletrólitos pode causar modificações nas macromoléculas, remover lipídios das membranas celulares e/ou causar bruscas mudanças no pH, interromper a ação de enzimas e desestabilizar as membranas. Esse mecanismo é observado na periferia do congelamento (Figura 64.1 B), na transição entre o tecido congelado e o tecido normotérmico, onde a cristalização da água ocorre de maneira mais lenta.[27,28,31]

Formação de cristais de gelo

A formação de cristais de gelo, intra ou extracelular, depende da velocidade com que o tecido é congelado e, sequencialmente, descongelado. O processo congelamento/descongelamento, em crioterapia, é denominado "ciclo". O congelamento lento produz grandes cristais que se dispõem, principalmente, fora das células, onde serão menos letais, acarretando, porém, para que se mantenha o equilíbrio osmótico, a passagem de água do meio intracelular para o extracelular, que levará a maior concentração de eletrólitos dentro das células. À medida que a concentração desses eletrólitos aumenta, maior é a morte celular, como já referido (Figura 64.1 B).

Quando o congelamento ocorrer rapidamente, a célula não será capaz de perder água para o meio externo e formar-se-ão cristais intracelulares. Aumentando a velocidade de congelamento, haverá a probabilidade de formação de cristais intracelulares menores, podendo, eventualmente, formarem-se cristais tão pequenos que serão inócuos para as células. Se ocorrer, na sequência, descongelamento lento, os pequenos cristais, inicialmente inócuos, irão se converter em grandes cristais, muito mais deletérios para a célula. Esse processo é denominado "recristalização" e ocorre no ponto mais central do congelamento, quando

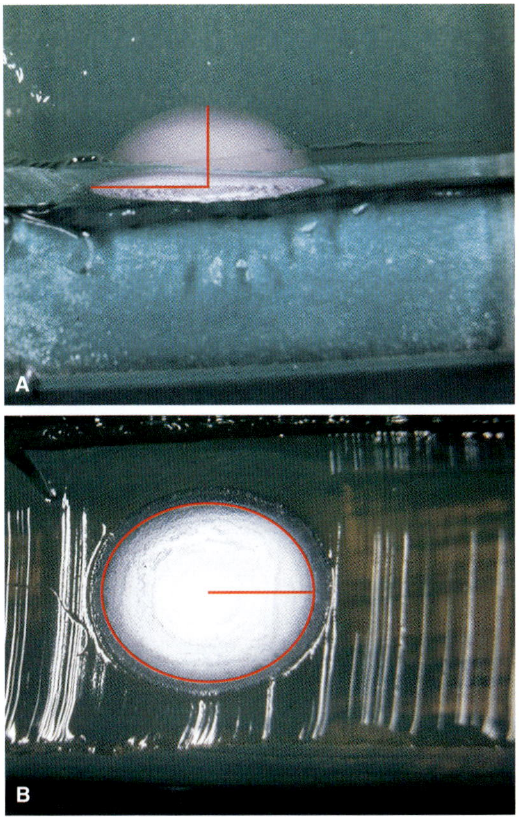

Figura 64.1 Congelamento de bloco de gelatina obtido pelo nitrogênio líquido. **A.** Região central. **B.** Região periférica. Aspecto tridimensional da calota esférica de gelo; o formato geográfico representa uma neoplasia.

esse é aplicado em um ponto fixo (Figura 64.1 A). Há evidências de que a lesão celular, no caso de congelamento rápido, se dê mais pela recristalização quando do descongelamento, do que propriamente pelo congelamento.[12,31] Uma vez formados os cristais intracelulares, há a ruptura de organelas e membranas que provocam a morte celular; essas alterações são denominadas "choque térmico".[31-33]

Desnaturação de proteínas

O congelamento pode afetar diretamente os constituintes moleculares das células. Os complexos lipoproteicos da membrana celular são ligados por forças muito instáveis, que serão alteradas pelo congelamento, causando profundas mudanças físicas, alterando esses complexos lipoproteicos e destruindo, consequentemente, as membranas celulares. Essas alterações devem ocorrer em todas as membranas de uma célula, como as membranas mitocondriais, microssomais e nucleares. As rápidas alterações eletrolíticas que ocorrem nessas situações também têm sido incriminadas como causa de danos aos sistemas enzimáticos.[15,27,31] Estudos ultraestruturais confirmam que na primeira hora após o congelamento, observam-se ruptura da membrana celular e tumefação do retículo endoplasmático rugoso e de mitocôndrias.[15]

Fase retardada

Essa fase acarretada pela estase vascular ocorre algumas horas após o fim do ciclo de congelamento/descongelamento.

Estase vascular

O seu desenvolvimento está restrito principalmente ao local de exposição ao criógeno, sendo muito estudado em lesões cutâneas causadas pela neve. A perda de circulação e a consequente anoxia celular são os principais fatores envolvidos na morte tecidual. Alguns experimentos realizados em pele de *hamsters* e em fígado de ratos demonstraram maiores alterações quando com temperaturas inferiores a –20°C. A resposta inicial do tecido refrigerado é de vasoconstrição e diminuição do fluxo sanguíneo. Com a evolução, quando do congelamento completo, a circulação cessa. Quando o tecido descongela, a aproximadamente 0°C, a circulação retorna, porém com a vasodilatação e o aumento de permeabilidade vascular, desenvolve-se o edema que perdura por cerca de 2 horas. Na sequência, ocorre lesão na junção endotelial, devido à destruição de suas células, à distensão vascular (provocada pelo congelamento) e, finalmente, às alterações envolvidas na reperfusão do tecido, que provocam liberação de radicais livres e ativação neutrofílica. Essas lesões endoteliais agravam o aumento da permeabilidade e o edema já presentes, além de provocarem agregação plaquetária, formação de microtrombos e interrupção da circulação em, aproximadamente, 30 a 35 minutos a contar do descongelamento. A perda de suprimento sanguíneo priva o tecido de qualquer possibilidade de vida, resultando em necrose uniforme, poupando apenas a periferia da região previamente congelada.[27,28] Estudos experimentais com o emprego de corantes ajudam a elucidar as alterações circulatórias. Após 3 a 4 horas, no pós-congelamento, já existe edema discreto, e o corante injetado não consegue perfundir toda a área. Com 8 a 12 horas, o edema já é mais acentuado e essa porção edemaciada torna-se maior. A área deficientemente perfundida é sempre menor que a área congelada.[15]

Histologicamente, todo esse processo assemelha-se a um infarto, havendo tênue linha de divisão entre o tecido normal e aquele congelado. Apenas a microcirculação é comprometida, as grandes artérias manterão sua função mesmo após o seu congelamento e esse fato tem grande relevância clínica.[12]

Fase tardia

Existe a possibilidade teórica de ocorrer, tardiamente, a denominada "fase imunológica", acarretando, assim, um especial interesse no tratamento de neoplasias malignas.Tal fenômeno seria devido à formação de anticorpos antineoplásicos, resultantes da crioterapia, que alteraria a constituição antigênica celular.[19,31,34]

Experimentalmente, demonstrou-se que linfócitos, provenientes de soro de animais portadores de neoplasias e tratados com crioterapia, quando transfundidos em animais com blastomas semelhantes, demonstram ser muito mais citotóxicos que aqueles transfundidos a partir de sangue de animais não tratados. Essa resposta tem demonstrado ser específica para cada tipo de tecido e é estimulada pela liberação de antígenos específicos da neoformação, durante ou após o congelamento.[15]

A crioterapia pode produzir uma resposta definida e específica voltada aos tecidos neoplásicos em leporinos. Após procedimento crioterápico, detectaram-se anticorpos circulantes contra componentes da glândula prostática de coelhos. Tais anticorpos são detectados depois de decorridas 4 horas do tratamento.[17] Títulos máximos desses anticorpos são evidenciados entre 7 e 10 dias. Observações clínicas comprovaram a existência de diminuição de metástases a distância, demonstrando, sem precisar o mecanismo gerador, a existência desse fato.[35,36] Outros autores puseram em dúvida tal ação decorrente do procedimento, não obtendo aumento da resposta imunológica após a crioablação.[27] Nem todas as células de determinada área submetida à crioterapia são destruídas em um único ciclo de congelamento-descongelamento. Para que se tenha mais êxito nesses procedimentos, devem-se levar em consideração alguns pontos, tais como: criógeno utilizado, equipamento e técnicas de aplicação, duração e temperatura do congelamento, relação entre os tempos de congelamento e descongelamento, número de ciclos e fatores intrínsecos ao próprio paciente.

AGENTES CRIÓGENOS

Os agentes criógenos são gases que podem ser convertidos em seu estado líquido e que têm a capacidade de extrair calor de tecidos vivos. Tal capacidade irá variar de acordo com o modo de aplicação e com o agente criógeno utilizado, pois distintos gazes atingem diferentes temperaturas ou pontos de ebulição.[26] Os criógenos mais frequentemente utilizados são o nitrogênio líquido e o argônio. Óxido nitroso, dióxido de carbono, freons, oxigênio e propano líquidos são criógenos que foram sendo gradativamente abandonados por induzirem temperaturas pouco agressivas ou, ainda, por seu risco quando da manipulação.

O nitrogênio líquido é, dentre os agentes criógenos, aquele mais utilizado em crioterapia, em todas as latitudes. Atinge a temperatura de −195,8°C. É incolor, inodoro, ininflamável, atóxico e inerte. Pode ser manipulado pelos médicos-veterinários ou auxiliares desses com um mínimo de precauções, que incluem: não manipular metais congelados pelo nitrogênio; não acondicionar em recipientes selados, que não sejam aqueles apropriados, e tampouco em recipientes de plástico; e, finalmente, não ter contato direto com o líquido. Deve ser acondicionado em botijões apropriados, com distintas capacidades de armazenamento (de 10 a 50 ℓ do líquido). O nitrogênio líquido é, dos criógenos, o mais barato em termos de custo. É, ainda, um criógeno extremamente potente. Tem a maior capacidade de penetração em tecidos, além de promover congelamento extremamente rápido quando cotejado, em relação a seus congêneres.[6,30,37,38]

O argônio, para o congelamento, alternado com o hélio, para o aquecimento, utilizam-se do princípio de Joule-Thompson (quando um gás passa sob pressão por um orifício pequeno e, posteriormente, se expande, a temperatura cai rapidamente) e têm sido utilizados recentemente em aparelhos de criocirurgia computadorizados, destinados à terapia de prostatopatias.[6,22,25,30]

TÉCNICAS DE PREPARO, APLICAÇÃO E EQUIPAMENTO

A escolha do tipo de equipamento e do modo de aplicação está relacionada, principalmente, com o diagnóstico do quadro mórbido e do tipo lesional. Para o estabelecimento do diagnóstico e da escolha da técnica mais adequada, é imprescindível que se realize a biopsia seguida de exame histopatológico. Excepcionalmente, em pacientes idosos e de alto risco, pode-se realizar a biopsia no ato crioterápico.[18,31]

Aliado ao fato de a criocirurgia com o nitrogênio líquido ser a mais difundida e aquela que tem as maiores indicações nos protocolos de terapia, em medicina veterinária e humana, as variantes no preparo do paciente e da lesão a ser tratada, os tipos de equipamentos e as técnicas de sua aplicação dispostos na bibliografia especializada estão relacionados com o nitrogênio líquido.

Preparo do paciente

Deve-se sempre utilizar prévia anestesia quando do procedimento crioterápico. Ela é executada para conter os movimentos ou o próprio animal, atenuando o desconforto, a dor e o pânico que por vezes se manifestam no momento da terapia. Dependendo da localização da lesão e da cooperação do paciente, a anestesia pode variar desde a local até aquela dita geral. Para a maioria dos chamados pequenos procedimentos, basta a tranquilização química do paciente associada, por vezes, à anestesia local. Pode-se, ainda, utilizar anestesia local com duas funções. A primeira é a de anestesiar e a segunda para promover a balonização (ou seja, injetando-se por baixo da lesão o anestésico local, este a sobrelevará), afastando-a de vasos que eventualmente estejam situados abaixo dela.[18,31,37]

Equipamentos recomendados

Para a aplicação do nitrogênio líquido, pode-se, basicamente, utilizar: zaragatoa, *spray*, sondas e, menos frequentemente, derramamento direto do nitrogênio. Cada tipo de equipamento é mais apropriado para determinada lesão, porém há lesões que podem ser tratadas por mais de um equipamento, em função de preferência pessoal e da experiência do profissional veterinário; entre os autores deste capítulo, Lucas utiliza o Cry-Ac® da Brymill Co. e os seus acessórios. A escolha dos acessórios e técnicas será determinada principalmente pela semiologia, considerando o tipo lesional e a doença associada.

Zaragatoa | Formações sólidas

Procedimento mais simples e menos oneroso. Essa deve ser imersa no criógeno, sendo aplicada, a seguir, direta, e imediatamente após, sobre a lesão, que, por sua vez, deve ter diâmetro igual àquele da superfície com a qual entrará em contato. Deve-se aplicar a haste de algodão verticalmente à lesão.[35] O parâmetro a ser adotado, em termos de finalização do procedimento, é a observação da formação de halo branco de congelamento, ao redor da lesão. Lesões de tamanho reduzido necessitam de menor tempo de congelamento comparativamente às lesões maiores. Pode-se necessitar de várias repetições do procedimento para a obtenção do resultado ansiado.[26,38] Não há necessidade de equipamento, apenas um receptáculo para armazenamento do nitrogênio. Indicado para formações sólidas de pequeno diâmetro, como pápulas, vegetações e verrucosidades, de menos de 0,5 cm de diâmetro.

Spray aberto | Alterações de espessura e perdas teciduais

É o procedimento mais difundido. Baseia-se no princípio de volatilização do nitrogênio líquido que, quando confinado em recipiente fechado, tende a buscar a abertura existente. A pressão será inversamente proporcional ao diâmetro do orifício de saída. Na dependência do diâmetro das ponteiras, padronizados por cada fabricante, o nitrogênio será expelido em uma mistura de líquido-vapor que pode variar na proporção de 15 a 85% de líquido e de 85 a 15% de vapor, sendo que a maior quantidade de líquido retrata maior potência do equipamento.[39] A velocidade de saída do nitrogênio é controlada por um gatilho, constituinte do aparelho. É possível, com esse método, tratar lesões planas ou em relevo. Não há necessidade de aplicação em um único ponto, embora a aplicação no ponto médio da lesão seja a mais utilizada, o autor prefere essas ponteiras para o tratamento de alterações de espessura como hiperqueratose (Figura 64.2) ou perdas teciduais como exulcerações e úlceras (Figura 64.3).

A escolha da ponta, com seu respectivo orifício, varia de acordo com o tamanho da lesão, sendo que quanto maior a lesão, maior deve ser o orifício; no caso do Cry-Ac®, as ponteiras são escolhidas como mostra a Figura 64.4.

Por vezes, para se manter o halo de congelamento desejado é necessário que o jato seja intermitente, até que se atinja o tempo previsto. Com o *spray*, há a possibilidade de tratamento de lesões lineares, nas quais se faz um movimento de vaivém (também conhecido como "método do pincel"), ou de lesões geográficas nas quais se aplica de modo circular ou em movimentos em espiral. A desvantagem do *spray*[40] é o risco de insuflação do subcutâneo, quando utilizado em úlceras ou fístulas.

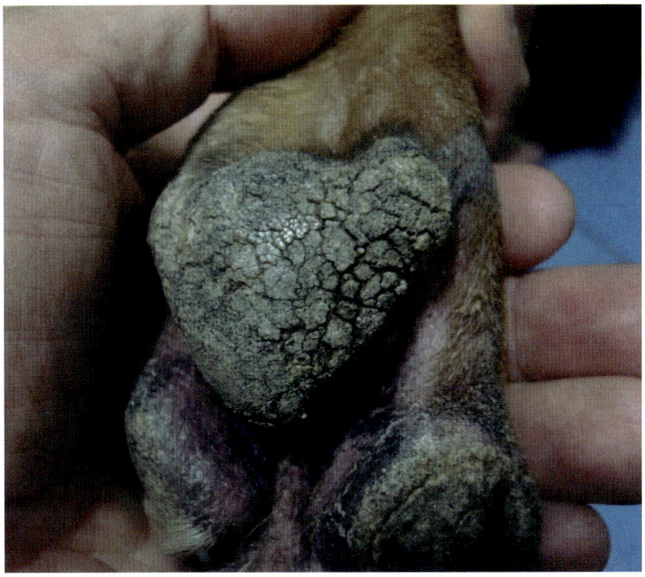

Figura 64.2 Hiperqueratose de coxins em cão com hiperqueratose nasodigital idiopática.

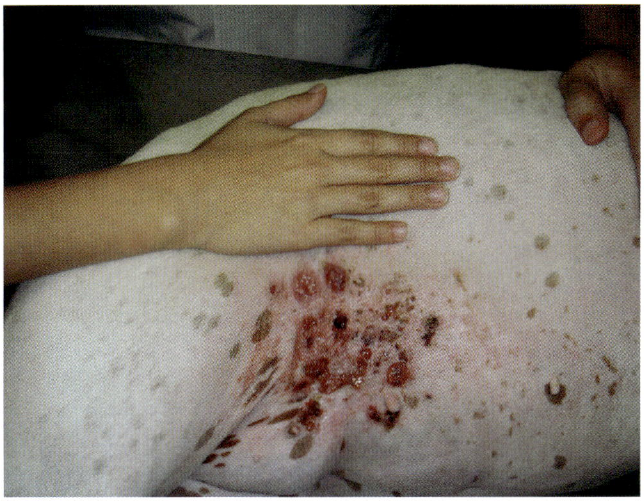

Figura 64.3 Eritema, hiperqueratose, exulcerações e úlceras em cadela com queratose aquitínica e carcinoma espinocelular.

Seu emprego inclui-se no chamado sistema aberto, quando o jato é direcionado para a lesão, sem nenhum aparato para contê-lo ou limitá-lo.

Spray contido | Formações sólidas

O *spray* contido (*cryochamber* – Brymill Co.) é um cilindro metálico que conduz o nitrogênio até o tecido a ser congelado, devendo ser pressionado contra esse tecido de maneira que não haja extravasamento, acarretando congelamento desnecessário de tecido subjacente. Há diferentes tamanhos deste tipo de *spray* (Figura 64.5), e deve-se optar por aquele que for pouco maior que o tecido a ser congelado. Essa técnica é ideal para lesões papulares, nodulares ou em goma, que podem representar etiologicamente neoplasias, granulomas ou micoses profundas. Pode também ser utilizada nas vegetações e verrucosidades, compensando a superfície irregular das lesões, o que no caso do *spray* aberto pode provocar o congelamento irregular, uma vez que o líquido pode repontar em outra direção. Esse acessório permite ainda a crioadesão, que será obtida quando, ainda em temperatura ambiente, o equipamento for aposto ao tecido, iniciando-se, então, o

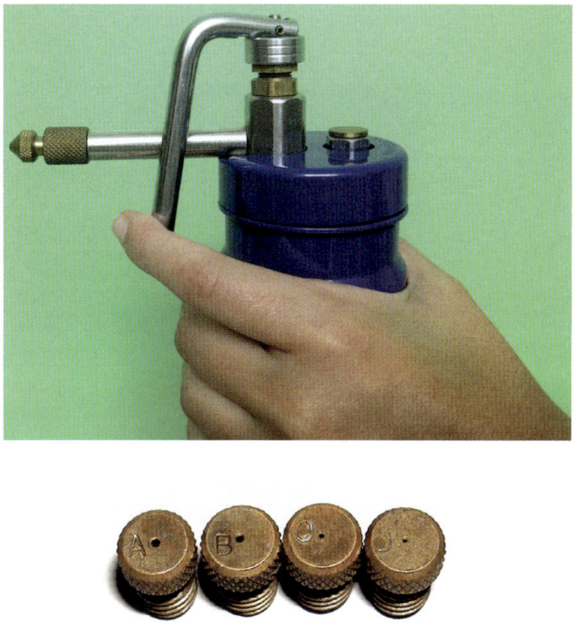

Figura 64.4 Detalhe das ponteiras de *spray* aberto do Cry-Ac® e diâmetro das lesões nas quais devem ser utilizadas. Todas as ponteiras se encaixam na extremidade do aparelho.

congelamento deste; por volta de 0°C ocorrerá a adesão entre o aparelho e o tecido que se está tratando. Essa manobra é realizada quando se depara com lesões localizadas sobre importantes estruturas (p. ex., globo ocular e vasos sanguíneos), para tracionar o tecido, afastando-o, assim, de tais estruturas e, consequentemente, lesando apenas a área de tecido-alvo, sem promover crionecroses desnecessárias. Quando não se deseja a crioadesão, primeiro se congela o equipamento distante do paciente; somente após obter-se esse congelamento é que o aparelho terá contato com o tecido a ser tratado; vale ressaltar que se esse tecido apresentar-se com sangramento, poderá haver certo grau de adesão.

Há um acessório que combina em parte as duas técnicas de *spray* (aberto e contido), é a placa de limitação de *spray* (*cryoplate* – Brymill Co.); essa placa de acrílico transparente apresenta quatro orifícios de diferentes diâmetros (Figura 64.6). É ideal para iniciantes na modalidade, pois compensa a distância errada do aparelho (quando houver) e impede o extravasamento de nitrogênio em lesões irregulares; na opinião de Lucas, é ideal para o tratamento de múltiplas lesões. Além disso, essa placa, por ser transparente, possibilita a visualização do congelamento simultaneamente ao procedimento.

Sondas fechadas | Formações sólidas

Essas são feitas de metal, excelentes condutores térmicos, por dentro das quais circula o nitrogênio líquido, congelando a extremidade da sonda que entrará em contato com a lesão. É tido como o meio mais seguro de aplicação do nitrogênio, porém é menos eficaz que o *spray*.[18] Podem ter superfície plana, arredondada, convexa e até pontiaguda. A superfície de contato entre a sonda e a lesão será mais efetiva quando se exercer compressão e, também, quando gel for aplicado previamente na lesão.[30] Igualmente ao *spray* contido, permite a crioadesão. Destaque-se que a crioadesão e técnicas a ela ligadas devem ser realizadas quando o profissional já tem certa experiência com o procedimento, pois uma vez feita a crioadesão, esta somente cessará quando ocorrer o descongelamento. Esse

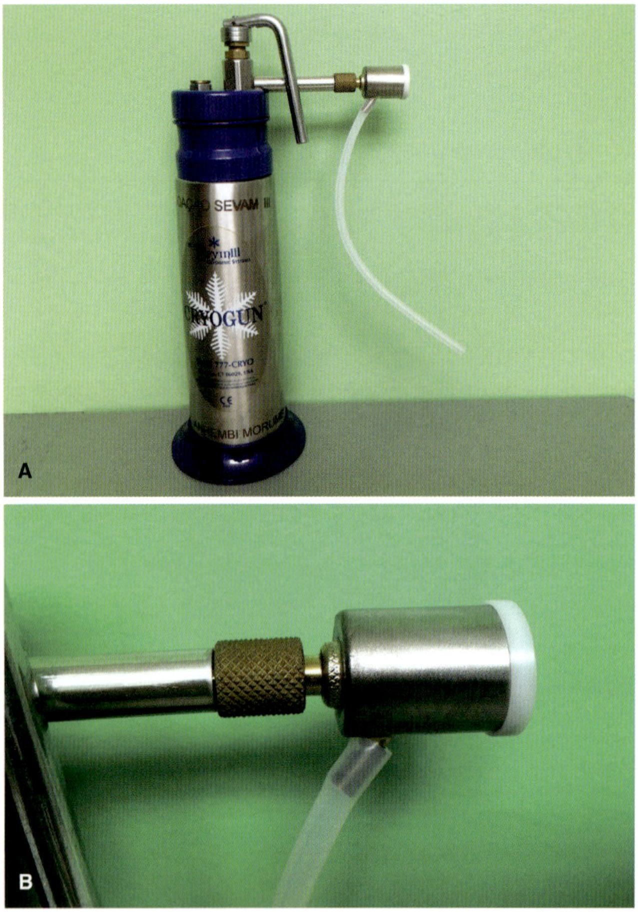

Figura 64.5 A. Aparelho de criocirurgia (Cry-Ac®). **B.** Detalhe do *spray* contido (*cryochamber* – Brymill Co.) instalado na extremidade do aparelho, no mesmo encaixe das ponteiras abertas.

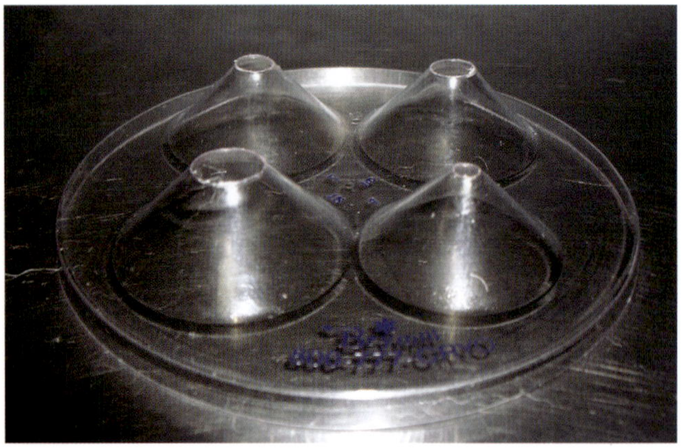

Figura 64.6 Placa de limitação de *spray* (*cryoplate* – Brymill Co.).

método é o menos utilizado, por ser menos letal e demandar maior tempo de congelamento, contrapondo-se a uma das vantagens da técnica.

Derramamento direto do criógeno | Formações sólidas

A aplicação direta do nitrogênio em lesões ou neoformações é esporadicamente utilizada. Há, porém, o risco de disseminação do criógeno, podendo lesar grandes áreas de tecidos até então sãos. Deve, portanto, ser usado com muito critério e em continentes que praticamente tenham o mesmo diâmetro da lesão. Pode-se usar o papel-filme de policloreto de vinila, impedindo, assim, que o nitrogênio líquido se disperse. Independentemente do modo de se proceder à crioterapia, quando se evidenciam lesões de grandes dimensões, recomenda-se prévia exérese da maior quantidade de tecido lesado possível ou a plena retirada da lesão pela sua base, denominada "barbírese" (*shaving*). Com isso, haverá menor quantidade de tecido a ser congelado, superfície mais homogênea e menor tempo requerido para o congelamento.[11,16,37] Essa técnica somente deverá ser utilizada por profissionais com experiência nela, e exclusivamente para o tratamento de lesões com mais de 5 cm de diâmetro. Além disso, haverá maior possibilidade de falhas, uma vez que o procedimento não é indicado para lesões de grandes dimensões. Costuma-se adotar essa técnica em carcinomas de cães de pelo branco e grande porte como Dogo Argentino, Pit Bull, Boxer e Bull Terrier, entre outros.

Temperatura e tempo do procedimento

À temperatura de no mínimo –20°C, por pelo menos 1 minuto, todos os tecidos vivos hígidos sofrem crionecrose. Porém, quanto mais longo for o período do congelamento e quanto mais baixa for a temperatura, maior será a extensão da área necrosada. Deve-se levar em consideração que se desejam temperaturas mais baixas, em regiões onde não existam estruturas importantes próximas à lesão que se pretende congelar. A temperatura ideal a ser alcançada é de pelo menos –25°C para que se obtenha crionecrose adequada.[11] Todavia, é muito difícil precisar uma única temperatura como aquela ideal, já que o congelamento se dá em distintas temperaturas de acordo com o tecido considerado, mormente em função do teor hídrico. Assim, os osteócitos são destruídos a uma temperatura de 0°C; células do epitélio tegumentar e das glândulas de mucosas são destruídas a –10°C; e, finalmente, os melanócitos são destruídos em uma faixa térmica de –3 a –14°C. Já a temperatura requerida para a necrose de células de carcinomas espinocelulares gira em torno de –30°C;[15] considera-se que a temperatura de –50°C seja a ideal para tratamento de neoplasias malignas.[40] Trabalhos executados com congelamento, em caráter experimental, de fígado de animais e de culturas celulares *in vitro* têm demonstrado que células neoplásicas de distintas origens têm sua destruição completada entre –38°C e –40°C.[22,30] Todos os autores consultados afirmaram, em consenso, que temperaturas abaixo de –60°C não propiciariam aumento no dano celular. Como regra geral preconiza-se o congelamento a –25°C para lesões não neoplásicas e neoplásicas benignas e a –45°C para neoplasias malignas.

A mensuração da temperatura pode ser feita com agulhas termossensíveis ligadas a um pirômetro. Duas agulhas devem ser colocadas: a primeira delas superficialmente na transição, entre o tecido alterado e o normal; a outra, no ponto mais profundo da lesão, novamente, entre tecido neoplásico e o dito normal. Há, contudo, desvantagens quando do uso dessas agulhas, tais como: custo, características anatômicas de algumas regiões que impediriam sua utilização, indeterminação de qual região da agulha transmite a informação para o sensor e se, realmente, é possível colocá-la no ponto mais profundo da lesão, uma vez que esse ponto nem sempre é fácil de estimar.[14] Não recomenda-se o uso de agulhas termossensíveis; mais recentemente tornou-se possível o acompanhamento da temperatura sem técnicas invasivas, utilizando-se *laser*, que é azul, muda a vermelho quando o tecido atinge 0° e muda novamente a verde quando atinge a temperatura pré-programada no aparelho (Cry-Ac® Tracker Cam™ – Brymill Co.); o preço do equipamento dessa última técnica pode ser impeditivo; deve-se ressaltar que é possível que não haja adaptação ao aparelho que se posiciona em distância distinta daquela dos equipamentos convencionais, necessitando de mudança de condutas.

Ciclos de congelamento-descongelamento

Quanto mais rápido for o congelamento, mais intenso será o grau de crionecrose, e quanto mais lento for o descongelamento, por sua vez, maior será a morte celular. Já um congelamento lento seguido de descongelamento rápido irá reduzir a crionecrose. Se houver descongelamento lento, não haverá possibilidade de restabelecimento do equilíbrio entre os meios intra e extracelular. Baseando-se nesses dados, pode-se, em caso de congelamento acidental de tecidos hígidos, provocar descongelamento rápido, impedindo ou até diminuindo a destruição tecidual indesejada. Saxe e McDonald[41] conceituaram como congelamento rápido e descongelamento lento, respectivamente, aqueles com rebaixamento térmico de −10°C/min e aumento da temperatura oscilando entre 1 e 10°C/min. Já outro autor considerou o descongelamento como lento quando os tecidos previamente congelados descongelam de modo natural em recinto à temperatura ambiente, sem qualquer artifício que possa aquecê-los. Para outros autores ainda,[28] a velocidade de congelamento varia em um mesmo procedimento, pois a região que está mais próxima da fonte criógena pode ter variações de aproximadamente −50°C/min, enquanto o tecido a congelar que esteja próximo à periferia perderá a temperatura de maneira mais lenta. Não há, portanto, uma opinião consensual dos autores sobre o que são congelamentos rápido, moderadamente rápido e extremamente rápido. Na prática, quando o nitrogênio líquido é utilizado, o congelamento propiciado por esse criógeno é considerado rápido.

O tempo que o tecido deve manter-se congelado é igualmente discutido por vários autores. Pode variar de 30 segundos a 20 minutos. Quando os procedimentos estão relacionados com tratamentos de dermatopatias neoplásicas, hiperplásicas e degenerativas, raramente os tempos ultrapassam 90 segundos.[35,37,40] Como regra prática, sugere-se que em uma lesão que deva ser congelada por 60 segundos, o tempo pode ser dividido da seguinte maneira:

- 10 a 15 segundos para se atingir o halo desejado
- Nos 45 a 50 segundos restantes, manter o halo de congelamento.

Da mesma maneira, para se determinar o tempo de descongelamento total (TDT) ideal, sugere-se que este deve ser igual ou maior a duas vezes o tempo de congelamento total (TCT):[34,35,42]

$$\text{TDT} = \pm 2 \times \text{TCT}$$

Número de aplicações

Dois ciclos de congelamento-descongelamento se fazem necessários para que se obtenha maior taxa de morte celular, pois há maior condutividade térmica em tecidos previamente congelados. Ocorre sempre aumento no TDT necessário para aqueles tecidos submetidos a mais de um ciclo, por haver maior quantidade de água disponível proveniente das células destruídas no primeiro ciclo. Ainda, pelo fato de haver maior condutividade, haverá maior congelamento das células localizadas na periferia da lesão.[11,28,43] Além disso, Podkonjak[17] afirmou que um segundo ciclo é bem mais letal para as células, o que pode ser muito benéfico em caso de tratamento de neoplasias malignas. Portanto, para se destruir um tecido por meio da crioterapia, deve-se submetê-lo a mais de um ciclo de congelamento e descongelamento, aumentando assim a possibilidade de êxito.[15] Comprovou-se que uma suspensão de células neoplásicas inoculadas em camundongos, após ser submetida a um ciclo de congelamento-descongelamento, era capaz de induzir neoplasias em 34% dos animais, contrariamente ao que fora observado quando da inoculação do material submetido a três ciclos, já que, nesse último caso, não houve indução de blastoma.[15]

Como regra geral preconiza-se: em casos nos quais haja a possibilidade de realização de crioterapia sem o risco de perda de estruturas vitais ou, ainda, em neoplasias malignas, devem-se realizar dois ou três ciclos de congelamento-descongelamento, sendo que, em lesões benignas, realizam-se tão somente dois ciclos. Recomenda-se, que se evite o uso de um único ciclo, pois esse procedimento diminui em muito a taxa de morte celular. Um autor[32] é enfático ao afirmar que existem poucas diferenças, no que se refere à morte celular, quando se utilizam mais de três ciclos. A maioria dos autores utiliza dois ciclos, tanto em lesões benignas como em malignas. Lucas utiliza dois ciclos para lesões não neoplásicas e neoplásicas benignas e três ciclos para lesões neoplásicas malignas.

Indicações

Face ao seu caráter destrutivo, a crioterapia tem sido utilizada para o tratamento de diferentes enfermidades de sistemas ou órgãos. Historicamente, há maior indicação no sistema tegumentar, devido à grande facilidade de aplicação por equipamentos e métodos simples. Indica-se o procedimento para mais de 60 tipos de lesões dermatológicas.[35,38,44] No contexto da medicina veterinária a crioterapia, igualmente, tem maiores possibilidades de emprego na dermatologia. Sobre esse fato, verificado em todas as latitudes, vários são os trabalhos enfocando a terapia pelo frio em quadros de dermatoviroses granulomas, piodermites, hiperplasias e cistos, fístulas, flogoses e neoplasias benignas ou malignas.[11,14,19,26,28,37,43]

Dentre os autores avaliados, destacam-se os trabalhos pioneiros[37,44] em território nacional que aplicaram a técnica em vários tipos de neoplasias, revelando satisfatórios índices de cura ou controle.

Os animais tratados com êxito nesse estudo de Lucas e Larsson apresentavam:

- Papilomatose viral
- Epitelioma sebáceo
- Pilomatrixoma
- Fibro-histiocitoma benigno
- Fibro-histiocitoma maligno
- Fibromixoma
- Fibropapiloma
- Melanocitoma
- Adenoma
- Cistos sebáceos.

Esses mesmos autores[44,45] conseguiram resultados satisfatórios em carcinoma espinocelular, hiperplasia sebácea, histiocitoma, fibro-histiocitoma, fibrossarcoma, tricoepitelioma, adenocarcinoma, carcinoma basocelular, fibroma, hemangioma e hemangiossarcoma.

Quando se enfocam os resultados da crioterapia de adenomas de glândulas perianais, na literatura especializada não há um percentual de cura definido, e o êxito varia de 4 a 100%. Lucas e Larsson obtiveram 67% de êxito. Apesar da existência da indicação da crioterapia no tratamento de mastocitomas por vários autores, poucos são aqueles que realmente apresentam resultados quantitativos; dentre esses citam-se um autor[46] que obteve 50% de cura em dois casos tratados e outro,[28] com 100% de cura em quatro cães tratados. No entanto, outros autores não obtiveram êxito no tratamento de dois cães com mastocitoma pela crioterapia. As mais recentes indicações de margem de segurança contraindicam a realização de crioterapia nessa neoplasia.

Outro destaque deve ser dado para o tratamento de carcinoma espinocelular em felinos, talvez uma das maiores indicações do procedimento. Um autor[14] relatou índice relativo de sucesso de 75% em casos de carcinoma espinocelular criotratado de gatos, enquanto outros dois autores relataram índices de 63 e 83% de êxito.[45,47]

VARIANTES TECIDUAIS

Deve-se levar em consideração, antes de se iniciar o procedimento crioterápico, algumas variantes que podem influenciar a decisão da técnica de aplicação, tais como:

- Tipo celular predominante
- Suprimento sanguíneo
- Localização anatômica da lesão.

Tipo celular predominante

Tecidos com grande quantidade de água são mais suscetíveis ao frio que aqueles com menores teores (tendões e ossos). Cada tipo de célula tem determinada capacidade de resposta ao frio.[15] Os melanócitos são muito sensíveis a curtos períodos de congelamento com nitrogênio líquido; isso resulta em prolongadas alterações na cor da pele. Essas células são as mais sensíveis ao frio, seguidas, em ordem decrescente de sensibilidade, por aquelas de tecidos com alta celularidade, por células epiteliais, do estroma fibroso, das grandes artérias, dos nervos, de cartilagens e do tecido ósseo. Sabe-se, ainda, que os tecidos neoplásicos apresentam muito mais água que os somáticos, ditos normais.[31] Na prática, pode-se, com exceção do ósseo, considerar que tecidos vivos de animais têm propriedades térmicas constantes.[11] Quando células de tecido conjuntivo, rico em fibras colágenas, são submetidas à crioterapia, pode-se observar que essas permanecem quase inalteradas, propiciando boa cicatrização e manutenção da arquitetura da região sob tratamento. Tal fato leva à indicação do procedimento crioterápico naquelas regiões em que outras condutas poderiam provocar estenose (p. ex., ânus e meato acústico). Não está, contudo, totalmente esclarecido quais seriam os danos sofridos pelo colágeno durante o congelamento. Porém, pelos conhecimentos atuais, esses parecem ser menores que aqueles provocados por queimadura. A recuperação dos nervos submetidos ao congelamento tem sido objeto de inúmeros estudos.[15] Quando congelados, a condução nervosa foi totalmente interrompida, porém, após 100 dias, houve total normalização da função. Esse fato propicia a aplicação do nitrogênio em lesões localizadas em proximidade a plexos de inervação, sem causar danos definitivos.

A crioterapia é, frequentemente, acompanhada por sensação de queimadura. Destarte, se uma mesma área for submetida à crioterapia, após alguns dias, observar-se-á pouca ou mesmo nenhuma sensação de ardência. Experimentos realizados[15,35] comprovaram que, ao se submeterem pacientes humanos à crioterapia, as sensibilidades dolorosa, tátil e térmica seriam diminuídas ou mesmo inexistiriam, e a recuperação total destas sensações se daria após 1 a 5 anos.

Suprimento sanguíneo

Já é sabido, há muito tempo, que o sucesso do procedimento crioterápico é maior quando há congelamento rápido sucedido pelo descongelamento lento; sendo assim, regiões ou neoplasias que tenham grande aporte sanguíneo e que se localizem próximo aos grandes vasos apresentam congelamento mais lento e descongelamento muito mais rápido. Frente a tal consideração, deve-se aplicar torniquetes nessas regiões para que se tenha maior êxito no procedimento. Substâncias vasoconstritoras, a exemplo da epinefrina, ou a prévia balonização também podem ser utilizadas. Em casos extremos, pode-se recorrer à ligadura dos vasos envolvidos no aporte sanguíneo da neoplasia. Por exemplo, ao realizar procedimentos em membros, aplica-se garrotes proximais à lesão para aumentar a efetividade do procedimento.

Localização anatômica das lesões

A crioterapia possibilita o tratamento de lesões dificilmente tratáveis pelas técnicas clássicas de cirurgia, mas deve-se ressaltar que, como já referido, lesões próximas a estruturas nervosas podem provocar a anestesia transitória por muito tempo; no caso de lesões próximas a ossos, esses podem ficar predispostos a fraturas por 12 meses. Raramente ocorrerá estenose anal em neoplasias que envolvam menos de 180°C; tratamentos sobre grandes vasos não oferecem riscos, pois pelo grande fluxo sanguíneo e pela estrutura das suas paredes, esses são conhecidamente resistentes ao congelamento. Por fim, em terapias de pálpebras, o globo ocular, por ser muito rico em água, congela facilmente; sendo assim, recomenda-se o uso de colheres plásticas para proteção. Em todas as situações a crioadesão é desejável para que os riscos sejam minimizados.

LIMITES E MARGEM DE SEGURANÇA

Após todas essas considerações, deve-se abordar a formação da chamada "calota esférica de gelo", que é obtida na realização da criocirurgia.

A maioria dos autores considera que o congelamento, por meio do *spray*, seja o método mais rápido, mais destrutivo e letal para o tecido-alvo, além de ser considerado aquele que atinge a maior profundidade, durante o procedimento criocirúrgico.[26,28,35] Esses referem que o raio da circunferência criada com o congelamento pelo *spray* é a exata medida da profundidade atingida, formando uma hemiesfera perfeita. Já Marques[15] deduziu uma fórmula (para sondas fechadas) que considera que a profundidade do congelamento é igual a 1,3 multiplicado pela medida que ultrapassa a borda da sonda fechada utilizada para o congelamento, relatando, ainda, que as medidas seriam similares quando do uso do *spray*. Por fim, segundo Gage e Baust,[28] a profundidade de congelamento no emprego da sonda é aproximadamente igual à medida do halo que ultrapassa a sonda. Comparando-se essas assertivas, em uma lesão de 10 mm de diâmetro, congelada por uma sonda de 1 cm de diâmetro, que oferece um congelamento de 12 mm de diâmetro (2 mm além da sonda), as medidas de profundidade variariam de 2 a 6 mm, medidas muito controversas, mormente se o tratamento for dirigido a uma neoplasia.

Deve-se ressaltar que o halo de congelamento formado tem, em sua periferia, a temperatura de 0°C, e que essa temperatura não é suficiente para acarretar a morte celular. Ao empregar sondas fechadas, a temperatura mais baixa estará limitada à área de contato direto com a sonda, sendo que, quanto mais afastada estiver a região congelada da sonda, mais elevada será a temperatura (até um limite de 0°C na periferia). Assim sendo, na realidade, tão somente dois terços do tecido envolvido no congelamento (visualizado através do halo ou palpado como uma calota esférica de gelo) serão destruídos ou, segundo um autor, 70 a 80% do tecido congelado serão destruídos. Com base nessas assertivas, há autores que determinaram que as medidas do halo devem ultrapassar a lesão para que se tenha o êxito esperado. Tais medidas variam de 3 a 5 mm, em lesões benignas ou superficiais, e de 5 a 10 mm, em lesões malignas ou profundas, e são denominadas "margem de segurança".[12,35,38,40,42]

Destaque-se, portanto, que o método visual para a análise da profundidade de congelamento pode acarretar uma série de dúvidas. Existem, para tal avaliação, outros métodos, tais como a palpação que, além do halo, avaliará a profundidade. Lucas e Larsson demonstraram a exata propagação do congelamento de tecido cutâneo, acompanhando o procedimento crioterápico por tomografia computadorizada (Figura 64.7). Com isso criaram-se correlações (Quadro 64.1) entre a profundidade que se quer necrosar e o diâmetro que se deve congelar para que se obtenha tal destruição tecidual, comparando-se e analisando-se a necrose obtida (Figura 64.8) por diferentes técnicas (sonda fechada, *spray* e derramamento). Com essas fórmulas matemáticas, é possível a determinação prévia de quanto de tecido o veterinário pretende destruir em profundidade, a partir do halo de congelamento que provocará na superfície. Quando se considera o volume, 77 a 84% do tecido congelado evoluirão a necrose, proporcionando ao médico-veterinário que estime a técnica utilizada.[48] Finalmente, na superfície, onde o congelamento pode ser acompanhado visualmente, sabe-se que a proporção entre o diâmetro de necrose corresponde a 88,7 a 93,5% do diâmetro congelado.[48,49] Incorporando-se as três correlações, antes de se iniciar um protocolo de crioterapia, o clínico poderá determinar qual medida seria a mais importante ou que, predominantemente, deveria ser priorizada na destruição tecidual: se a medida superficial da lesão ou a profundidade, pois a escolha do modo de aplicação do frio deve variar conforme a apresentação morfométrica e topográfica da lesão. Pouco frequentemente, essas se apresentarão com contornos regulares e circulares como pápulas e nódulos. Em alguns trabalhos, já houve a preocupação com tais observações, como aquele de Lucas e Larsson que caracterizou 89% das lesões de caninos como formações sólidas, tal como o já referido em trabalhos similares. Das lesões evidenciadas em felinos e submetidas a crioterapia, as perdas teciduais (erosões, úlceras e crostas) foram as mais frequentemente identificadas.[45,47]

O tratamento crioterápico deve sempre levar em consideração as medidas de destruição que devem ser alcançadas. Tais medidas podem ser maiores em diferentes eixos; sendo assim,

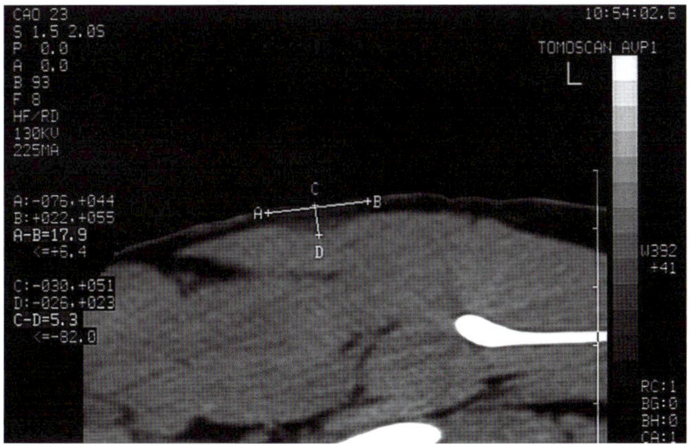

Figura 64.7 Tomografia de membro torácico de cão submetido a crioterapia pelo método do *spray*, evidenciando a calota esférica de gelo e suas mensurações de diâmetro (AB) e profundidade (CD).

QUADRO 64.1	**Fórmulas de obtenção do halo de congelamento necessário a partir da profundidade de necrose pretendida, segundo a técnica de aplicação de crioterapia.**
Técnica	**Fórmula para obtenção do halo de congelamento**
Derramamento	Di = hf/0,38
Sonda	Di = hf/0,29
Spray I	Di = hf/0,35

*Lucas, 2004.[48] Di: diâmetro inicial do congelamento; hf: profundidade da necrose a ser obtida.

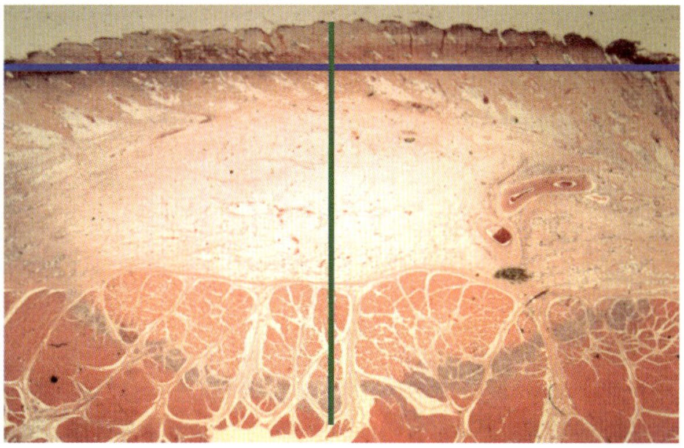

Figura 64.8 Corte histológico do ponto central da área de necrose provocada pela crioterapia, com marcação dos limites de diâmetro (azul) e profundidade (verde).

a caracterização morfológica das lesões elementares cutâneas deve ser priorizada e a técnica mais adequada deverá ser escolhida, como já referido:

- Formações sólidas:
  - Pápulas, nódulos e tumores: o congelamento deve incluir o maior eixo da lesão; a preocupação principal deve ser com a profundidade
  - Vegetações e verrucosidades: o congelamento deve incluir principalmente a região exofítica da lesão; em geral são lesões de pouca profundidade
- Coleções líquidas:
  - Cistos: o congelamento deve incluir todo o cisto; a preocupação principal deve ser a profundidade
- Perdas teciduais:
  - Exulcerações: o principal eixo considerado é o diâmetro da lesão; geralmente são lesões pouco profundas
  - Úlceras: todos os eixos devem ser considerados
  - Fístulas: todos os eixos devem ser considerados
- Alterações de espessuras:
  - Hiperqueratose: o principal eixo considerado é o diâmetro da lesão; geralmente é lesão pouco profunda.

Outro fator a ser considerado deve ser o assesto lesional, mormente de lesões localizadas em regiões próximas a estruturas que não deveriam ser lesadas. A precisa informação de quanto se tenciona destruir e do quanto não se deve lesar levará à opção pela técnica mais adequada.

VANTAGENS E DESVANTAGENS

Algumas vantagens no uso da técnica podem ser apontadas:

- Rapidez da técnica: o tempo utilizado na crioterapia é significativamente menor do que o usado no tratamento cirúrgico tradicional, a exemplo da exérese tradicional
- Segurança: por inexistir necessidade de longo procedimento anestésico geral e, em vários casos, somente haver anestesia local, a técnica é considerada bastante segura, principalmente em pacientes debilitados e/ou idosos
- Efeitos cosméticos: como há pouca alteração nas fibras colágenas, as cicatrizes por segunda intenção no caso da crioterapia oferecem excelente resultado cosmético
- Diminuição da dor: a dor estará menos intensa após a crioterapia, decorrente da destruição dos nervos; esse fato é interessante no pós-operatório, pois o animal pouco se importará com o local tratado. Apenas ocorrerá dor nas primeiras horas

- Amenização da hemorragia: pouca perda de sangue ocorre, quando comparada ao método tradicional
- Tratamento múltiplo: pode-se tratar de várias lesões ao mesmo tempo; enquanto se espera o descongelamento de uma lesão, outra pode ser congelada
- Acessibilidade: lesões em locais de pouco acesso, como as orais, interdigitais, retais e perianais, podem ser tratadas rápida e facilmente por meio da crioterapia
- Debilidade geral e idade do paciente não a contraindicam: no caso dos idosos, é vantajosa pela menor necessidade de anestesia geral
- Poucos cuidados no pós-operatório são necessários: não há necessidade de antibióticos, analgésicos e se, eventualmente, o animal tiver acesso à área tratada, isso não prejudicará a cicatrização
- Custo do tratamento: em não se computando o custo inicial do equipamento, é o procedimento mais econômico para o tratamento de neoplasias (aproximadamente R$ 10 por lesão). Os gastos com anestésico, sutura, esterilização, panos de campo, material para homeostasia, material cirúrgico etc. ficam bastante reduzidos
- Facilidade da técnica: é consensualmente mais fácil em termos técnicos em comparação com a cirurgia tradicional, associando, ainda, propriedades analgésicas, coagulantes e destrutivas
- Em animais com mau prognóstico, a criocirurgia pode ter um efeito paliativo
- A crioterapia pode ser usada concomitantemente com quimioterapia ou imunoterapia. Diferentemente da radioterapia, a crioterapia pode ser repetida sem efeitos cumulativos tanto para o paciente como para o profissional
- Não há migração de células de tecidos congelados no local, quando se trata de neoplasias com potencial de metástase, o que ocorre com frequência após manipulação cirúrgica convencional.

Suas desvantagens são:

- Custo do equipamento: o custo inicial do equipamento é de aproximadamente US$ 2.540,00
- Evaporação do criógeno: mesmo estocado, o nitrogênio evapora, independentemente do seu uso
- Efeito inestético no período pós-terapia imediato: o efeito estético a curto e médio prazos deixa a desejar em comparação com a terapia tradicional, por causa das ocorrências de crostas hemorrágicas, necrose e do odor exalado que se sucedem. A involução das lesões necessita em média de 30 dias. É imprescindível a orientação do proprietário antes do procedimento
- Falsa expectativa: não é uma panaceia, não substitui a exérese tradicional nos casos inoperáveis e a ela não se deve creditar efeitos miraculosos
- A despigmentação da área que sofreu congelamento pode ser um fator de incômodo aos proprietários.

EFEITOS COLATERAIS E SEQUELAS

Pode-se, com o procedimento crioterápico, provocar alterações transitórias ou definitivas na região exposta à crioterapia. As complicações temporárias que podem ser observadas são:

- Dor
- Eritema
- Edema
- Hemorragia após 60 a 120 minutos da aplicação
- Lesões vesicobolhosas
- Crosta
- Enfisema (que quando ocorre deve ser seguido da interrupção do tratamento)
- Lesões neurológicas
- Hiperpigmentação da periferia das lesões e fraturas patológicas (quando realizado sobre uma estrutura óssea, o procedimento pode deixar essa estrutura mais suscetível a fraturas por até 12 meses).

O nitrogênio pode invadir órgãos ou cavidades, causando lesões graves ou mesmo a morte, como em embolia, quando adentra grandes vasos, pneumoperitônio, em casos de fístulas perianais, e, finalmente, ruptura pulmonar no tratamento de carcinomas nasais sem anestesia inalatória. Já as complicações permanentes, chamadas "sequelas", são:

- Cicatriz e perda tecidual (Figura 64.9)
- Leucodermia e leucotriquia
- Alopecia.

Na experiência do autor, essas possibilidades devem ser informadas ao proprietário antes da execução do procedimento, pois, pelo fato de tradicionalmente o termo criocirurgia ainda ser o mais difundido, os proprietários muitas vezes acabam ficando confusos e não entendem que a lesão continuará em seu animal imediatamente após o procedimento. Deve-se deixar claro que, inicialmente, haverá virtual piora lesional, para depois ocorrer a resolução do quadro. Em suma, a crioterapia pode ser empregada em lesões neoplásicas, de diferentes prognósticos, de localização anatômica de difícil acesso por técnicas tradicionais, em animais de qualquer idade, mesmo naqueles de idade avançada, revelando ser técnica efetiva, prática e não onerosa.

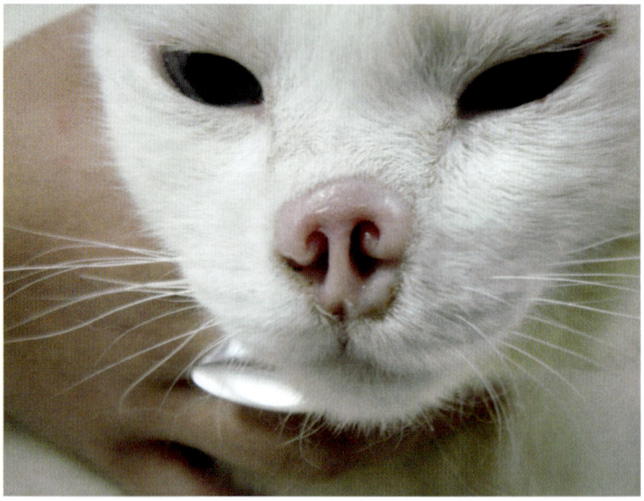

Figura 64.9 Aspecto final da cicatrização de narina de felino que apresentava carcinoma espinocelular com perda tecidual.

REFERÊNCIAS BIBLIOGRÁFICAS

1. Myrer JW, Myrer KA, Measom GJ, Fellingham GW, Evers SL. Muscle temperature is affect by overlying adipose when cryotherapy is administered. J Athl Train. 2001; 36(1):32-6.
2. Merrick MA, Jutte LS, Smith ME. Cold modalities with different thermodynamic properties produce different surface and intramuscular temperatures. J Athl Train. 2003; 38(1):28-33.
3. Rubley MD, Denegar CR, Buckley WE, Newell KM. Cryotherapy, sensation, and isometric-force variability. J Athl Train. 2003; 38(2):113-9.
4. Seifert JK, Gerharz CD, Mattes F, Nassir F, Fachinger K, Beil C *et al.* A pig model of hepatic cryotherapy. In vivo temperature distribution during freezing and histopatological changes. Cryobiology. 2003; 47:214-26.
5. Daniel BL, Butts K, Block WF. Magnetic resonance imaging of frozen tissues: temperature-dependent MR signal characteristics and revelance for MR monitoring of cryosurgery. Magn Reson Med. 1999; 41:627-30.

6. Silverman SG, Tuncali K, Adams DF, van Sonnenberg E, Zou KH, Kacher DF *et al.* MR imaging-guided percutaneous cryotherapy of liver tumors: initial experience. Radiol. 2000; 217:657-64.
7. Yang WH, Peng HH, Chang HC, Shen SY, Wu CL, Chang CH. An *in vitro* monitoring system for simulated thermal process in cryosurgery. Cryobiology. 2000; 40:159-70.
8. Butts K, Daniel BL, Chen L, Bouley DM, Wansapura J, Maier SE *et al.* Diffusion-weighted MRI after cryosurgery of the canine prostate. J Magn Reson Imaging. 2003; 1:131-5.
9. Fournial R, Traoré AS, Laurendeau D, Moisan C. An analytic method to predict the thermal map of cryosurgery iceballs in MR images. IEEE Transactions on Medical Imaging. 2004; 23(1):122-9.
10. Cooper IS. Criogenic surgery: a new method of destruction or extirpation of benign and malignant tissue. New England J Med. 1963; 268:743.
11. Goldstein RS, Hess PW. Cryosurgical treatment of cancer. Vet Clin North Am. 1977; 7(1):51-64.
12. Withrow SJ. General principles of cryosurgical technique. Vet Clin North Am Small Anim Pract. 1980; 10(4):779-86.
13. Hong JS, Rubinsky B. Patterns of ice formation in normal and malignant breast tissue. Cryobiology. 1994; 31:109-20.
14. Podkonjak KR. Veterinary cryotherapy. 1. A comprehensive look at uses, principles, and successes.Vet Med Small Anim Clin. 1982a; 77:51-64.
15. Marques LAC. Criocirurgia: nossa experiência [dissertação]. Rio de Janeiro: Pontifícia Universidade Católica do Rio de Janeiro; 1989.
16. Baxter JS. The machinery of veterinary cryosurgery. J Small Anim Pract. 1977; 19:27-34.
17. Podkonjak KR. Veterinary cryotherapy. 2. A comprehensive look at uses, principles, and successes. Vet Med Small Anim Clin. 1982b; 77:183-290.
18. Hoyt Jr. RF, Seim III HB. Veterinary cryosurgery: mechanisms of cell death, cryosurgical instrumentation, and cryogens. Part I. Comp Cont Ed. 1981;426-32.
19. Rubinsky B. Cryosurgery. Annu Rev Biomed Eng. 2000; 2:157-87.
20. Saliken JC, Donnelly BJ, Rewcastle JC. The evolution and state of modern technology for prostate cryosurgery. Urology. 2002; 60(2):26-33.
21. Sandison GA. Future directions for cryosurgery computer treatment planning. Urology. 2002; 60(2):50-5.
22. Escudero AB, Rodriguez RRP, Funez FA. Princípios técnicos de la cirurgía prostática (1ª Parte). Arch Esp Urol. 2003; 59(10):1089-109.
23. Traoré AS, Godbout MJ, Serre D, Younan R, Dionne G, Dufour M *et al.* Improved image contrast with mangafodipir trisodium (MnDPDP) during MR-guided percutaneous cryosurgery of the liver. Magn Reson Imaging. 2003; 21:609-15.
24. Dawber RPR. Cold kills! Clin Experiment Dermatol. 1988;13:137-45.
25. Mala T, Frich L, Aurdal L, Clausen OP, Edwin B, Soreide O *et al.* Intraoperative contrast-enhanced MR-imaging as predictor of tissue damage during cryoablation of porcine liver. Magn Reson Imaging. 2003; 21:733-40.
26. Greiner TP, Liska WD, Withrow SJ. Cryosurgery. Vet Clin North Am. 1975; 5(3):565-81.
27. Hoffmann NE, Bischof JC. The cryobiology of cryosurgical injury. Urology. 2002; 60(2):40-9.
28. Gage AA, Baust J. Mechanisms of tissue injury in cryosurgery. Cryobiology. 1998; 37:171-86.
29. Sandison GA, Loye AP, Rewcastle JC, Hahn LJ, Saliken JC, Mckinnon JG *et al.* X-ray CT monitoring of iceball growth and thermal distribution during cryosurgery. Phys Med Biol. 1998; 43:3309-24.
30. Zacarian SA. Cryosurgery for skin cancer and cutaneous disorders. St Louis: Mosby; 1985. Cryogenics: the cryolesion and the pathogenesis of cryonecrosis; p. 1-30.
31. Seim III HB. Mechanisms of cold-induced cellular death. Vet Clin North Am Small Anim Pract. 1980; 10(4):755-62.
32. Withrow SJ. Cryosurgical therapy for nasal tumors in the dog. J Am Anim Hosp Assoc. 1982; 18:585-9.
33. Gourley IM, Vasseur PB. General small animal surgery. Philadelphia: J.B. Lippincott; 1985. Cryosurgery; p. 929-39.
34. Kuflik EG, Gage AA, Lubritz RR, Grahan GF. History of dermatologic cryosurgery. Dermatol Surg. 2000; 26:715-22.
35. Dawber RPR. The use of cryosurgery in dermatology. In: Korpan NN. Basics of cryosurgery. Slovenia: Springer, Wien NewYork; 2001. p. 47-86.
36. Tanaka S, Ohkuma T, Ishii Z. Experimental cryoimmunology. In: Korpan NN. Basics of cryosurgery. Slovenia: Springer, Wien NewYork; 2001. p. 31-9.
37. Lucas R, Larsson CE. Crioterapia na clínica veterinária: avaliação da praticabilidade, exeqüibilidade e efetividade em dermatoses de caninos. Anais Brasileiros de Dermatologia. 2002; 77(3):291-9.
38. Dawber R. Cryosurgery: unapproved uses, dosages, or indications. Clin Dermatol. 2002; 20:563-70.
39. Bryne MD. Cryosurgical instrumentation. Vet Clin North Am Small Anim Pract. 1980; 10(4):771-8.
40. Pimentel ERA. Controle histológico pelo método micrográfico de Mohs em carcinoma basocelular tratado pela criocirurgia com nitrogênio líquido [tese]. São Paulo: Universidade de São Paulo, Faculdade de Medicina; 1997.
41. Saxe N, Mcdonald D. Cryosurgery. The Speculum. 1976; 2:17-22.
42. Maia M, Ribeiro AE. Curso de criocirurgia [apostila]. São Paulo: Centro de Estudos Dermatológicos Adolpho Carlos Linderberg: Clínica de Dermatologia da Santa Casa de São Paulo; 1997.
43. Lane JG. Practical cryosurgery: an introduction for small-animal clinicians. J Small Anim Pract. 1974a; 15:715-25.
44. Lucas R. Crioterapia na clínica veterinária: avaliação da praticidade, exequibilidade e efetividade em dermatoses de caninos e felinos [dissertação]. São Paulo: Universidade de São Paulo, Faculdade de Medicina Veterinária e Zootecnia; 1999.
45. Lucas R, Larsson CE. Crioterapia na clínica veterinária: avaliação da praticabilidade e efetividade em carcinoma espinocelular de felinos. Braz J Vet Res Anim Sci. 2006; 43:33-42.
46. Krahwinkel Jr. DJ. Cryosurgical treatment of skin diseases. Vet Clin North Am Small Anim Pract. 1980; 10(4):789-801.
47. Clarke RE. Cryosurgical treatment of feline cutaneous squamous cell carcinoma. Aust Vet Pract. 1991; 21(3):148-53.
48. Lucas R. Monitorização e mensuração tomográfica de diferentes técnicas de crioterapia em pele de cães da raça beagle, e sua relação com as medidas da necrose estimadas pela histopatologia [tese]. São Paulo: Universidade de São Paulo, Faculdade de Medicina Veterinária e Zootecnia; 2004.
49. Lee Jr. FT, Chosy SG, Littrup PJ, Warner TF, Kuhlman JE, Mahvi DM. CT-monitored percutaneous cryoablation in a pig liver model: pilot study. Radiol. 1999; 211:687-92.

65

Eletroquimioterapia e Eletrogeneterapia

Marcelo Monte Mor Rangel • Urša Lampreht Tratar • Nataša Tozon • Nina Milevoj • Gregor Serša • Maja Čemažar • Joseph A. Impellizeri • Daniela Ota Hisayasu Suzuki

ELETROQUIMIOTERAPIA

Histórico

No fim dos anos 1980, o pesquisador Lluis Maria Mir do Institut Gustave Roussy começava os estudos para o desenvolvimento de mais uma modalidade de tratamento do câncer.[1] A nova terapia tinha em seus fundamentos um fenômeno já conhecido chamado "eletroporação" (ou "eletropermeabilização"). Ela foi desenvolvida no início dos anos 1980 para ser utilizada em experimentos de transfecção gênica.[2] Desde então, experimentos *in vitro*, *in vivo*, além de diversos estudos pré-clínicos e clínicos foram realizados. No fim do ano 2006, a técnica foi padronizada para humanos. Sob a coordenação do Dr. Mir, o projeto ESOPE (*European Standart Operation Procedure of Electrochemotherapy*) compilou os resultados das triagens clínicas realizadas em França, Eslovênia, Dinamarca, Irlanda, Itália, EUA, Japão, México, Áustria e Austrália e apresentou o padrão operacional de procedimentos para eletroquimioterapia.[3,4] Houve uma atualização no padrão operacional em 2018.[5] Em medicina veterinária, os primeiros relatos datam do ano 1997 em um trabalho sobre sarcomas de tecido mole de felinos.[6] O procedimento operacional para eletroquimioterapia em cães e gatos foi publicado em 2016.[7] Vários países aplicam a eletroquimioterapia em oncologia veterinária.[7-11] No Brasil, os primeiros estudos pré-clínicos foram desenvolvidos no Laboratório de Oncologia Experimental da Faculdade de Medicina Veterinária e Zootecnia da Universidade de São Paulo, sob orientação da Dra. Maria Lúcia Zaidan Dagli, concluídos no ano 2007.[12] Desses estudos iniciais surgiram a aplicação na prática clínica veterinária,[13,14] as incorporações de inovações desenvolvidas no Brasil[15-17] e a aplicação em animal exótico.[18] A técnica, ainda em processo de difusão, é uma grande arma no tratamento contra o câncer em medicina veterinária, vindo a suprir algumas lacunas existentes em oncologia veterinária.[19]

Princípios da eletroquimioterapia

A eletroquimioterapia é uma nova modalidade de terapia contra o câncer que tem como fundamento a associação de uma técnica primeiramente utilizada para realização de transfecção gênica, a eletropermeabilização, e o conceito tradicional de quimioterapia.[20,21] A nova modalidade, embora tenha em sua base conceitos já existentes, oferece uma abordagem diferenciada no tratamento de neoplasias. A proposta é tratar o tumor de maneira local, com efeitos colaterais sistêmicos mínimos e destruição predominantemente de tecido neoplásico.[10,21]

A eletropermeabilização, desejada na eletroquimioterapia, promove o aumento de permeabilidade de maneira reversível, mimetizando a formação de poros reversíveis na membrana da célula. Esse fato, associado à disponibilidade de um agente antineoplásico nos arredores da célula eletropermeabilizada, potencializa a ação do fármaco.[21] Os agentes que se mostraram potencializados pela técnica foram a cisplatina e a bleomicina, fármacos cuja membrana plasmática se apresenta pouco permeável, logo têm a entrada na célula dificultada. Inúmeros outros fármacos também são empregados, como doxorrubicina, danorrubicina, etoposídeo, paclitaxel, actinomicina D, mitomicina C, 5-fluoruracila, vimblastina, vincristina, gencitabina, ciclofosfamida e carboplatina, porém apenas as duas primeiras citadas são significativamente potencializadas pela técnica.[22]

Os mecanismos secundários à eletroquimioterapia descritos são: a modulação da resposta imune ao tumor devido à exposição de antígenos tumorais em virtude da morte de células neoplásicas; e o sequestro de moléculas do agente antineoplásico no local tratado devido às alterações vasculares desencadeadas pela terapia.[20]

Os parâmetros elétricos utilizados na eletroporação são específicos para que ocorra a eletroporação reversível e, desse modo, evitam a morte dos tecidos não neoplásicos eletroporados adjacentes ao tecido neoplásico. A morte observada com a técnica é predominantemente das células neoplásicas, e isso ocorre pela maior sensibilidade aos agentes antineoplásicos de células neoplásicas que estão se replicando, embora os mecanismos que expliquem esse fato ainda não estejam completamente elucidados.[20] A eletroquimioterapia apresenta-se como uma técnica com grande seletividade.

Parâmetros da eletroquimioterapia

A realização da técnica em medicina veterinária ainda não foi padronizada e os parâmetros utilizados são baseados nos protocolos utilizados em medicina humana. Os valores aqui apresentados representam a experiência dos autores deste capítulo e aqueles publicados na literatura. É importante lembrar que, embora sejam encontrados tumores semelhantes em ambas as espécies, também existem neoplasias muito diferentes, como é o caso dos mastocitomas, o câncer de pele mais comum em cães e que não se apresenta dessa maneira na espécie humana.[23]

A intensidade do campo elétrico utilizado varia de 400 a 1.500 V/cm. Esse parâmetro determinará a área da membrana celular que sofrerá eletroporação. O número de pulsos aplicados varia de 4 a 16 e a duração deles, de 100 µs a 1 ms. Esses parâmetros determinam o tamanho do poro a ser formado. A frequência dos pulsos aplicados pode variar de 1 a 5 kHz. É essencial que o dispositivo utilizado na técnica monitore os parâmetros de campo aplicados no tumor. Isso é fundamental para garantir que estejam coerentes com o protocolo utilizado e, desse modo, garantam a aplicação mais segura e eficiente.[23,24] O ESOPE[3] e atualização[5] apresentam como parâmetros elétrico do Cliniporator™,[8] pulsos de 100 µs, frequência de 1 ou 5 kHz.

Procedimento eletroquimioterápico

Na realização da eletroquimioterapia administra-se o agente antineoplásico por via intravenosa (IV) ou intratumoral e, posteriormente, aplica-se o campo elétrico no local da neoplasia. No caso da escolha da bleomicina, a administração pode ser tanto IV quanto intratumoral. As doses são de 15.000 UI/m^2 para a via IV e variam de 250 a 1.000 UI/cm^3 de tumor para a via intratumoral. A cisplatina é eficiente na eletroquimioterapia apenas pela via intratumoral, e a dose recomendada varia de 0,5 a 2 mg/cm^3 de tumor. A aplicação do campo elétrico deve acontecer entre 5 e 10 minutos após a administração do agente antineoplásico.[3,20] Antes da realização da sessão de eletroquimioterapia são necessários exames para estadiamento completo de um paciente oncológico, além de avaliação de fibrose pulmonar por meio de exame radiográfico.[24]

Eletrodos

O campo elétrico é administrado no tecido por meio de eletrodos. Existem diversas possibilidades de configuração destes; podem-se citar eletrodos de placas paralelas e de agulhas, os mais utilizados na técnica.[25] A Figura 65.1 representa o exemplo de um eletrodo de agulhas utilizado em sessão de eletroquimioterapia. Na área veterinária brasileira é predominante a utilização de eletrodos de agulhas com campos elétricos de 1.000 V/cm,[10,14,18,19,26,27] e em alguns casos a utilização de eletrodos de placas com 1.300 V/cm.[28]

Efeitos colaterais

Os efeitos colaterais observados em pacientes submetidos à técnica podem ser considerados de leves a moderados.[8] Os principais são: ulceração, eritema, edema, dor (leve a moderada, dependendo do local de aplicação e do tumor tratado), perda dos calos de apoio (observada principalmente em cães grandes e gigantes) e hiporexia (ou anorexia relacionada principalmente com a dor pós-procedimento). Os efeitos colaterais observados variam também em virtude do tamanho e da origem histológica do tumor. Alterações hematológicas e bioquímicas são raras em animais submetidos à eletroquimioterapia. Durante a aplicação do campo elétrico, observam-se contrações musculares involuntárias, porém elas cessam ao fim dos pulsos. É importante lembrar que, quando os parâmetros elétricos utilizados são adequados, não se observa queimadura ou qualquer efeito térmico em decorrência da técnica.[29]

A bleomicina é capaz de promover fibrose pulmonar quando se acumula uma dose próxima de 300.000 UI. Em pacientes com função renal comprometida se observa com maior frequência essa toxicidade.[20]

Indicações da técnica

A eletroquimioterapia é indicada para neoplasias de qualquer origem histológica. Podem ser citados como tumores sensíveis à técnica: carcinomas de cavidade oral e de pele, melanomas de pele e cavidade oral, mastocitomas, fibrossarcomas, neurofibrossarcomas, hemangiopericitomas, épulis acantomatoso, ganglioneuroblastoma, sarcoma sinovial e linfoma cutâneo, entre outros.[30] A Figura 65.2 apresenta a evolução de um caso de remissão completa de carcinoma epidermoide em plano nasal de um gato após uma sessão de eletroquimioterapia. Até o momento da redação deste livro (24 meses depois do procedimento), o gato está livre da doença. A resposta objetiva alcançada com a eletroquimioterapia é de aproximadamente

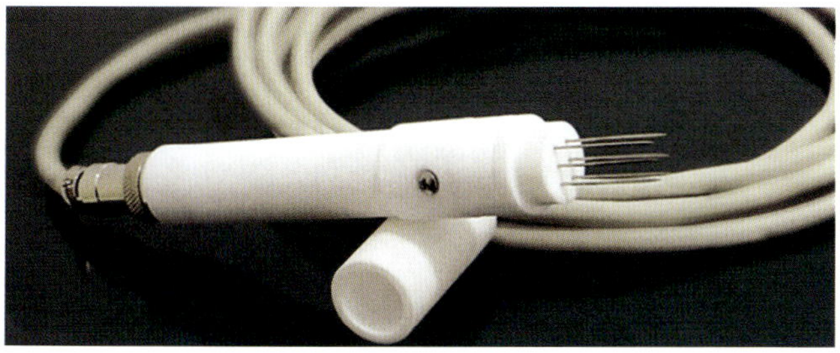

Figura 65.1 Eletrodo de agulhas utilizado em sessão de eletroquimioterapia.

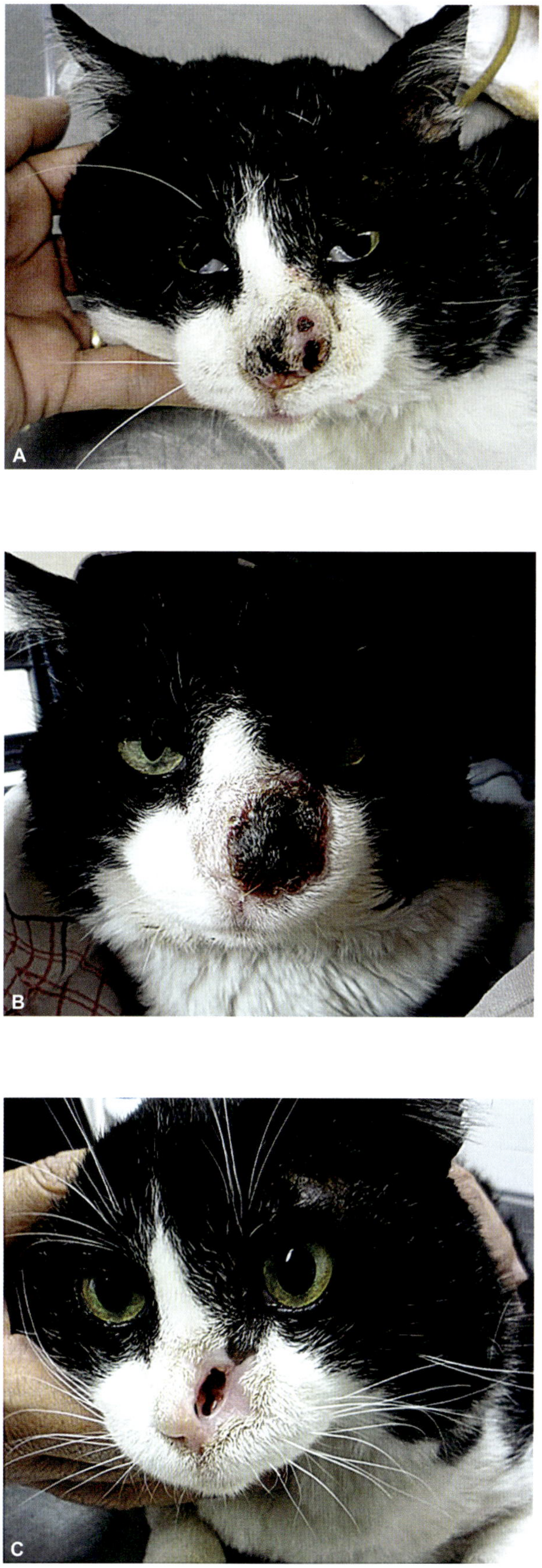

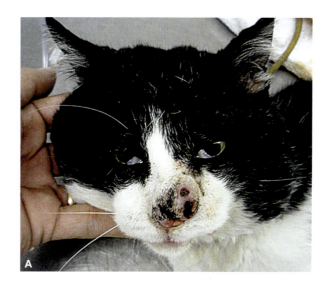

Figura 65.2 Carcinoma de células escamosas em narina de felino tratado com eletroquimioterapia com eletrodos agulhas, bleomicina IV. **A.** Imagem imediatamente antes da sessão de eletroquimioterapia. **B.** Dez dias após realização da sessão de eletroquimioterapia. Necrose apresentada na região da narina acometida pelo carcinoma de células escamosas. **C.** Dois meses após a sessão de eletroquimioterapia em remissão completa da doença. Animal sem evidência de recidiva até o momento da redação deste livro (24 meses).

80%, sendo que o tamanho do tumor é um dos aspectos mais relevantes tanto em relação à resposta quanto ao número de sessões necessárias para alcançar o controle da doença. Outro aspecto relevante em relação à técnica é que ela tem se mostrado eficiente mesmo em neoplasias refratárias a protocolos convencionais de quimioterapia e radioterapia. Sua eficiência parece também não se alterar no caso de recidivas de tumores anteriormente tratados, seja por outras modalidades, seja pela própria eletroquimioterapia.[3,30]

Abordagens da eletroquimioterapia

As abordagens da eletroquimioterapia podem ser tanto como terapia única como combinada a outras modalidades. Como modalidade única, a técnica é indicada predominantemente a nódulos pequenos (de tamanho aproximado de até 0,5 cm de diâmetro), tumores irressecáveis, animais inoperáveis e nos casos de refratariedade às outras técnicas aplicáveis. Dentre as combinações possíveis, pode ser citada a associação à quimioterapia convencional e, como abordagem neoadjuvante ou adjuvante, a cirurgia. O uso conjunto com a cirurgia pode ser realizado antes, no pós ou mesmo no transcirúrgico.[31] A abordagem transcirúrgica da eletroquimioterapia quase sempre tem objetivo de aprofundar a margem, preservando o tecido sadio ou mesmo um membro. A utilização dessa abordagem deve ser sempre bem avaliada, uma vez que, em cirurgias oncológicas, a mutilação em inúmeras circunstâncias é inevitável.[31,32] Outra combinação possível é com a imunoterapia, com papel adjuvante no tratamento de melanomas.

ELETROGENETERAPIA OU *GENE ELECTROTRANSFER*

De maneira semelhante à eletroquimioterapia (EQT), o meio de transfecção gênica da eletrogeneterapia (EGT), também chamado *Gene Electrotransfer*, é a eletroporação. Entretanto, no caso da EGT, a molécula utilizada é um plasmídeo de DNA, em vez de um agente antineoplásico.[33] O DNA de um plasmídeo é um DNA circular que pode ser construído artificialmente e pode ser utilizado como vetor para carrear diferentes transgenes. Esses transgenes são então traduzidos pela própria célula, depois que o DNA do plasmídeo é introduzido para dentro da célula por meio da eletroporação (Figuras 65.3 e 65.4). Dependendo do tecido alvo e parâmetros da EGT, o produto dos transgenes podem atuar local ou sistemicamente. Até agora, diferentes transgenes já foram utilizados no tratamento de diferentes tumores em cães, como o hormônio de liberação de hormônio do crescimento (GHRH, do inglês *growth hormone-releasing hormone*),[34] telomerase da transcriptase reversa (TERT, do inglês *telomerase reverse transcriptase*),[35] sulfato de condroitina de proteoglicano 4 (CSPG4, do inglês *chondroitin sulphate proteoglycan 4*),[36] que serão discutidos depois, e interleucina 12 (IL-12).

IL-12 é uma das citocinas mais investigadas na pesquisa de tratamentos contra o câncer, devido à sua alta atividade antitumoral. A IL-12 parece ser uma candidata perfeita para imunoterapia antitumoral, porque ela ativa ambas as formas de resposta imunológica, direta ou indiretamente por meio da interferona gama (IFNγ). A sua principal característica é que ela aumenta o infiltrado de células imunes de ação citotóxica, como linfócitos T citotóxicos e células *natural killer* (NK).[37] Outra importante ação da IL-12 é sua ação antiangiogênica, que é guiada por meio da ativação do IFNγ.[38] Entretanto, quando a IL-12 é administrada de maneira sistêmica, na forma de uma proteína recombinante, causa grandes efeitos colaterais, e sua utilização em pesquisa na oncologia foi interrompida até a nova maneira de administração. Dessa maneira, EGT foi introduzida. Desde então, diversos estudos clínicos e pré-clínicos foram realizados e o plasmídeo começou a ser utilizado também em ambientes clínicos para humanos.[39] Estudos pré-clínicos em camundongos foram realizados para estabelecer a eficiência e segurança da EGT com a IL-12 (EGT IL-12). Esses estudos provaram que a EGT IL-12 se mostrou ser um método de tratamento efetivo, seguro e viável para vários tumores e metástases de vários tipos histológicos.[33] Esses bons resultados nos estudos pré-clínicos em camundongos estabeleceram uma grande plataforma para iniciar os estudos em oncologia veterinária em cães.

A EGT IL-12 como monoterapia foi usada em vários estudos clínicos tratando tumores de diferentes tipos histológicos. Em 2011, foi publicado um artigo sobre EGT, com administração intramuscular do plasmídeo que codifica para IL-12 humana, adjuvante a cirurgia e/ou quimioterapia em tumores espontâneos em cães.[40] Seis cães com diferentes neoplasias malignas (mastocitomas, osteossarcoma, sarcoma histiocítico pulmonar e adenocarcinoma mamário) foram incluídos no estudo. Embora o tratamento não tenha conduzido a regressão dos tumores, o tempo de sobrevida depois da EGT IL-12 foi maior que o tempo de sobrevida dos pacientes submetidos ao tratamento padrão.[40] Em seguida, outro experimento utilizando EGT IL-12, com administração do plasmídeo pela via intratumoral foi realizado em oito cães para o tratamento de 11 mastocitomas. Os resultados mostraram que o volume tumoral

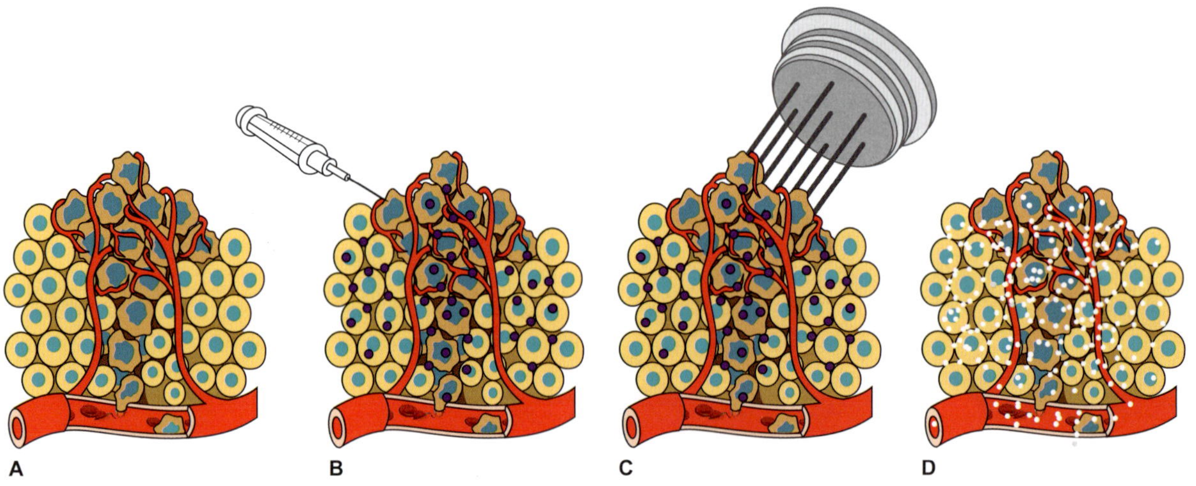

Figura 65.3 Apresentação esquemática da eletrogeneterapia. **A.** Tecido ao redor das células normais ou tumorais. **B.** É injetado com o plasmídeo de DNA. **C.** Aplicação dos pulsos elétricos. **D.** Plasmídeo de DNA entra nas células e as células começam a produzir o transgene.

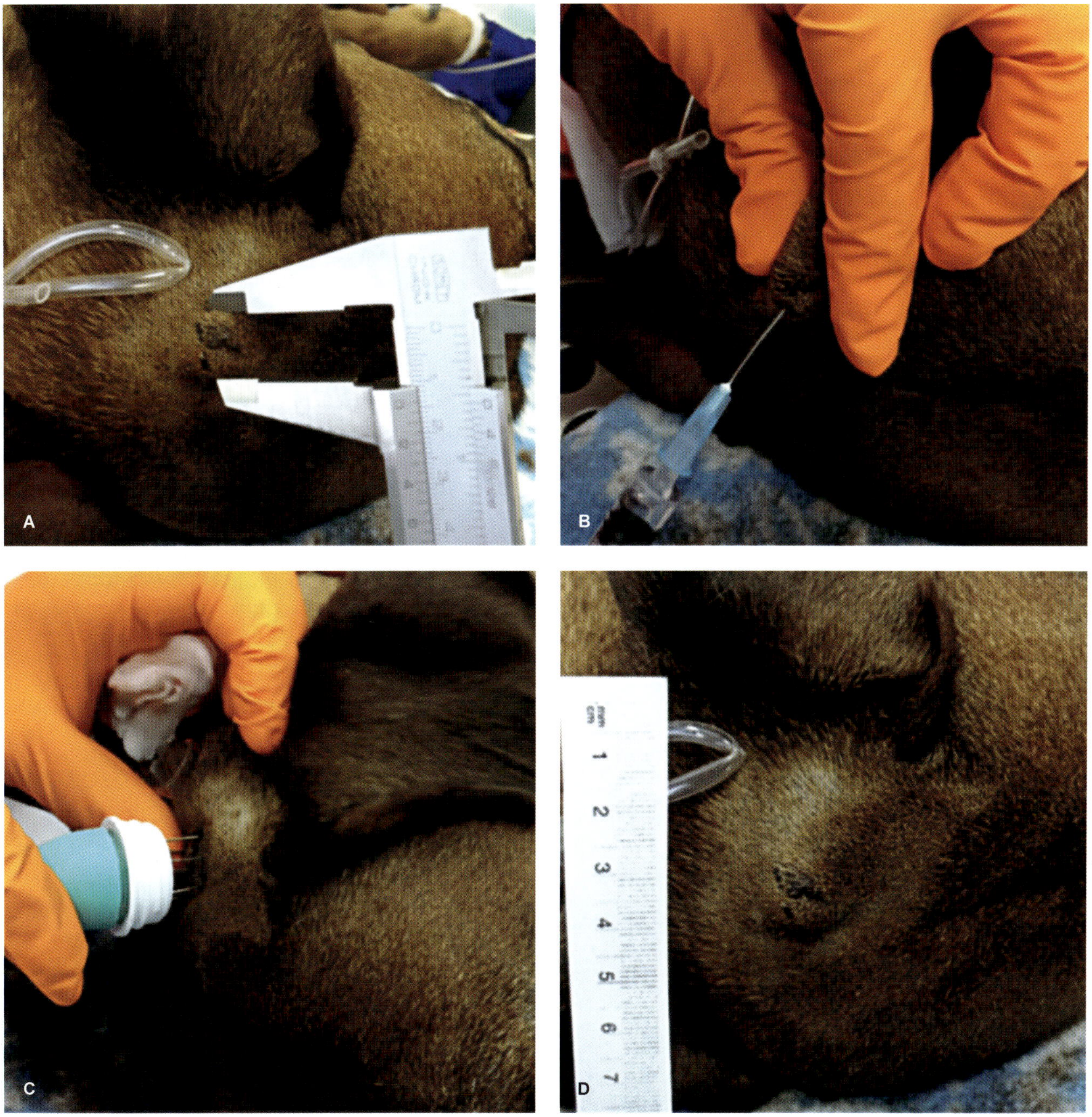

Figura 65.4 Cão com tumor espontâneo de mastócitos é tratado por eletrogeneterapia com IL-12. **A.** Medição do tumor. **B.** Aplicação do plasmídeo. **C.** Pulsos elétricos. **D.** Após o tratamento, pode-se observar isquemia do tumor.

reduziu de 13 a 83% (mediana 50%). Mesmo em tumores maiores (25,4 cm^3), a redução do volume (para 18 cm^3) foi observada após o tratamento com EGT IL-12.[41] Em 2015, foi publicado um estudo no qual bons efeitos terapêuticos foram observados em dois cães com carcinomas de células escamosas espontâneos. Ambos os pacientes apresentaram redução no tamanho dos tumores primários, e também efeito abscopal foi observado em tumores distantes do sítio principal e que não receberam tratamento.[42] O último estudo utilizando EGT IL-12 como monoterapia em cães de companhia foi publicado em 2017. Nesse estudo foi realizado EGT IL-12, com administração intratumoral, em nove cães com diferentes neoplasias (schwanomas, fibrossarcomas, osteossarcoma, carcinoma complexo tubulopapilar, adenocarcinoma, mastocitomas e carcinomas de células escamosas). O tratamento não mostrou nenhum efeito no tumor primário, no entanto, em um dos dois cães com metástases, uma diminuição transitória no tamanho de uma das metástases e um crescimento mais lento das outras metástases foram observados.[43]

Para explorar totalmente o potencial terapêutico da EGT IL-12, essa modalidade de tratamento deve ser combinada com uma terapia ablativa local, como a EQT. Os efeitos da IL-12 criam um microambiente pró-inflamatório que, em conjunto com a liberação de antígenos associados ao tumor e DAMPs, devido à ação da EQT, levam a uma resposta antitumoral potencializada.[44]

Existem, até agora, cinco publicações da combinação da EQT com EGT IL-12. O primeiro relato foi de um cão com tumor papilar adjacente ao osso. O paciente teve resposta completa e a formação permaneceu não visível por 23 semanas após o tratamento.[45] O mesmo grupo de pesquisa publicou depois outro estudo com mais cinco cães com diferentes tumores espontâneos – carcinoma de células escamosas (CCE), ameloblastoma acantomatoso (AA), melanoma e mandíbula com metástase em linfonodo, sarcoma histiocítico cubital com metástase em baço e fibrosarcoma em palato mole – tratados com EQT (usando bleomicina) em combinação com EGT IL-12 felina. Três cães (CCE e AA) tiveram resposta completa, enquanto os outros tiveram repostas parciais (reduções de 50%). A lise óssea presente antes do tratamento se resolveu e uma melhora geral na qualidade de vida dos cães com resposta parcial foi observada, além de um maior tempo de sobrevida.[46]

Em 2015 foi publicado um estudo *cohort* envolvendo 13 cães com 19 tumores malignos, incluindo CCE, AA e um sarcoma. O tratamento utilizando a combinação de EQT (com bleomicina ou gemcitabina) e EGT IL-12 (plasmídeo de IL-12 canino) foi instituído. Uma boa resposta antitumoral foi observada em CCE e AA com 27% da redução do volume tumoral. Em comparação, os sarcomas não responderam ao tratamento, apresentando um aumento do volume tumoral em 165%.[47]

Em 2016, o primeiro estudo com a combinação EQT (bleomicina ou cisplatina) e EGT IL-12 humana (hIL-12) foi publicado e aplicado em mastocitomas. O estudo envolveu 18 cães com 18 mastocitomas e, no fim do período de observação (mediana de 40 meses), 72% dos cães tiveram resposta completa, com 83% de resposta objetiva. A resposta foi mais eficiente em tumores menores (< 2 cm^3, 100% resposta completa), mas também obteve boa resposta em tumores maiores (60% de resposta completa). Mesmo tumores com maiores volumes de 12 cm^3 ou 16 cm^3 responderam completamente com as repetidas sessões do tratamento.[48] Alguns anos depois foi publicado um estudo com outro tipo tumoral, no caso melanoma oral (MO). Nove cães foram tratados com a combinação de cirurgia citoredutiva e/ou EQT (bleomicina intravenosa) e EGT IL-12 canina (caIL-12). A resposta objetiva 1 mês após a última sessão do tratamento foi de 67% (6/9). Ao fim do período de observação (2 a 22 meses; mediana de 6 meses), todos os pacientes tiveram progressão da doença, mas um cão apresentou progressão da doença apenas 7 meses após o término do tratamento. Um tempo de sobrevida prolongado sem a necessidade de cirurgia invasiva foi um dos bons resultados desse trabalho.[49]

A IL-12 é conhecida por ser um potente imunoestimulador e, por isso, vários estudos considerando diferentes abordagens estão sendo realizados com objetivo de identificar um aumento da resposta imunológica após os diferentes tratamentos com a EGT IL-12. A maioria dos trabalhos tem medido a quantidade de IL-12 e INFγ no soro ou no tecido tumoral. Os resultados desses trabalhos não apresentaram nenhuma descoberta importante, pois, embora eles apresentem aumento significativo nas quantidades de IL-12, esse aumento não apresentou correlação com a resposta ao tratamento.[41,43,48] Além disso, os estudos imunoistoquímicos dos tecidos tumorais mostraram que, após o tratamento, o número e a proliferação de células neoplásicas foram reduzidos e as células imunes, como macrófagos e leucócitos, aumentaram no tecido tumoral.[41,50] Também foi confirmado o efeito antiangiogênico da IL-12 nesses tumores tratados, pois a densidade dos microvasos foi significativamente menor após o tratamento,[50] e o volume sanguíneo relativo e o fluxo sanguíneo no tumor após o tratamento diminuíram significativamente em comparação com os valores basais.[43] Além disso, a resposta imune sistêmica também foi avaliada medindo as células imunes em circulação. A presença de linfócitos T reguladores, conhecidos por estarem relacionados a pior prognóstico,[51] foi estatisticamente menor no fim do período de observação em comparação com o período anterior ao tratamento com a combinação EQT e EGT caIL-12 em cães com MO.[49]

Devido ao histórico de efeitos colaterais indesejados relacionados ao tratamento com a IL-12 recombinante, um foco importante foi direcionado na segurança do tratamento. Na maioria dos estudos com EGT IL-12 não foram observados efeitos colaterais sistêmicos.[40-42,48,49] Em apenas um estudo dois cães tiveram efeitos colaterais graves (anemia e trombocitopenia fatal) devido ao curto intervalo entre as sessões (1 dia). Esse problema foi resolvido quando o intervalo entre as sessões foi modificado para 1 semana.[43] No caso da combinação EGT IL-12 com administração intratumoral do plasmídeo, alguns efeitos colaterais mínimos, como edema no local da aplicação, prostração transitória,[46] sangramento local temporário logo após a aplicação e ulceração devido a necrose tumoral foram observados.[47]

A EGT IL-12 é uma terapia gênica e a quantidade de DNA do plasmídeo administrado no local deve ser levada em consideração. Os estudos realizados desde 2016 mostram que a concentração máxima de DNA do plasmídeo no local da injeção é de 40 ng/mℓ imediatamente após o tratamento (1 a 2 mg de DNA de plasmídeo foram utilizados no tratamento), e que essa concentração é reduzida a 0,13 ng/mℓ 1 semana depois.[48] Outro aspecto de segurança pode ser observado a partir das alterações na qualidade de vida relacionada à saúde (QVRS) em pacientes que recebem o tratamento combinado de ECT e EGT IL-12. Um estudo publicado em 2020 mostrou que os proprietários avaliaram a QVRS de seus cães como boa, e relataram que a saúde geral dos cães melhorou em comparação com a do diagnóstico inicial de câncer. Além disso, a maioria dos proprietários (86%) escolheria esse tratamento de novo, independentemente dos custos financeiros.[52]

Como mencionado anteriormente, exemplos adicionais de uso do EGT em oncologia veterinária incluem vacinação adjuvante ao antígeno CSPG4 em cães com MO tratados com ressecção cirúrgica em bloco,[36] vacinação direcionada a telomerase em cães com linfoma[35] e tratamento paliativo com EGT intramuscular com plasmídeo que codifica GHRH em cães com câncer.[34]

CONSIDERAÇÕES FINAIS

A EGT de diferentes transgenes está ganhando importância também na oncologia veterinária. Vários estudos clínicos já tiveram sucesso no tratamento do câncer. O estudo do *status* imunológico dos diferentes tipos de tumores precisa ser elucidado e grandes estudos *cohorts* direcionados a tumores específicos devem ser realizados para que se chegue a protocolos específicos e, dessa maneira, a EGT se torne uma opção terapêutica frequente em oncologia veterinária.

REFERÊNCIAS BIBLIOGRÁFICAS

1. Mir LM, Banoun H, Paoletti C. Introduction of definite amounts of nonpermeant molecules into living cells after electropermeabilization: direct access to the cytosol. Exp Cell Res. 1988;175(1):15-25.
2. Gehl J. Electroporation: theory and methods, perspectives for drug delivery, gene therapy and research. Acta Physiol Scand. 2003;177(4):437-47.
3. Mir LM, Gehl J, Sersa G *et al*. Standard operating procedures of the electrochemotherapy: instructions for the use of bleomycin or cisplatin administered either systemically or locally and electric pulses delivered by the CliniporatorTM by means of invasive or non-invasive electrodes. Eur J Cancer Suppl. 2006;4(11):14-25.
4. Sersa G. The state-of-the-art of electrochemotherapy before the ESOPE study; advantages and clinical uses. Eur J Cancer Suppl. 2006;4(11):52-9.
5. Gehl J, Sersa G, Matthiessen LW *et al*. Updated standard operating procedures for electrochemotherapy of cutaneous tumours and skin metastases. Acta Oncol (Madr). 2018;57(7):874-82.
6. Mir LM, Roth C, Orlowski S *et al*. Systemic antitumor effects of electrochemotherapy combined with histoincompatible cells secreting interleukin-2. J Immunother with Emphas Tumor Immunol Off J Soc Biol Ther. 1995;17(1):30-8.
7. Tozon N, Tratar UL, Znidar K, Sersa G, Teissie J, Cemazar M. Operating procedures of the electrochemotherapy for treatment of tumor in dogs and cats. JoVE – Journal Vis Exp. 2016;(116):e54760.

8. Spugnini EP, Baldi F, Mellone P *et al.* Patterns of tumor response in canine and feline cancer patients treated with electrochemotherapy: preclinical data for the standardization of this treatment in pets and humans. J Transl Med. 2007;5:48.
9. Lowe R, Gavazza A, Impellizeri JA, Soden DM, Lubas G. The treatment of canine mast cell tumours with electrochemotherapy with or without surgical excision. Vet Comp Oncol. 2017;15(3):775-84.
10. Rangel MMM, Luz JCS, Oliveira KD, Ojeda J, Freytag JO, Suzuki DO. Electrochemotherapy in the treatment of neoplasms in dogs and cats. Austral J Vet Sci. 2019;51(2):45-51.
11. Tellado MN, Michinski SD, Olaiz N, Maglietti F, Marshall G. Canine oral eosinophilic granuloma treated with electrochemotherapy. Case Reports Vet Med. 2014;2014:1-4.
12. Rangel MMM, Chaible LM, Nagamine MK *et al.* Electroporation transiently decreases GJB2 (connexin 26) expression in B16/BL6 melanoma cell line. J Membr Biol. 2015;248(1):47-52.
13. Suzuki DOH, Anselmo J, de Oliveira KD *et al.* Numerical model of dog mast cell tumor treated by electrochemotherapy. Artif Organs. 2015;39(2).
14. Suzuki DOH, Berkenbrock JA, Frederico MJS, Silva FRMB, Rangel MMM. Oral mucosa model for electrochemotherapy treatment of dog mouth cancer: ex vivo, in silico, and *in vivo* experiments. Artif Organs. 2018;42(3):297-304.
15. Monte M, Rangel M, Oliveira KD De, Freytag JO, Quadros PG, Suzuki DOH. Electrochemotherapy on bladder – preliminary results. Biomed J Sci Tech Res. 2018;5(4):11-14.
16. Suzuki DOH, Marques CMG, Rangel MMM. Conductive gel increases the small tumor treatment with electrochemotherapy using needle electrodes. Artif Organs. 2016;40(7):705-11.
17. Suzuki DOH, Berkenbrock JA, de Oliveira KD, Freytag JO, Rangel MMM. Novel application for electrochemotherapy: immersion of nasal cavity in dog. Artif Organs. 2017; Early view. Disponível em: doi:10.1111/aor.12858.
18. Brunner CHM, Dutra G, Silva CB, Silveira LMG, Martins M de FM. Electrochemotherapy for the treatment of fibropapillomas in Chelonia mydas. J Zoo Wildl Med. 2014;45(2):213-8.
19. Dos Anjos DS, Bueno C, Magalhães LF *et al.* Electrochemotherapy induces tumor regression and decreases the proliferative index in canine cutaneous squamous cell carcinoma. Sci Rep. 2019;9(1):1-10.
20. Gothelf A, Mir LM, Gehl J. Electrochemotherapy: results of cancer treatment using enhanced delivery of bleomycin by electroporation. Cancer Treat Rev. 2003;29(5):371-87.
21. Mir LM. Bases and rationale of the electrochemotherapy. Eur J Cancer Suppl. 2006;4(11):38-44.
22. Sersa G, Miklavcic D, Cemazar M, Rudolf Z, Pucihar G, Snoj M. Electrochemotherapy in treatment of tumours. Eur J Surg Oncol. 2008;34(2):232-40.
23. Rosai J (editor). Skin dermatoses. In: Rosai & Ackerman's Surgical Pathology. 9. ed. Philadelphia: Mosby Elsevier; 2004. p. 93-129.
24. Mir LM, Gehl J, Sersa G *et al.* Standard operating procedures of the electrochemotherapy: instructions for the use of bleomycin or cisplatin administered either systemically or locally and electric pulses delivered by the Cliniporator™ by means of invasive or non-invasive electrodes. Eur J Cancer Suppl. 2006;4(11):14-25.
25. Spugnini EP, Citro G, Porrello A. Rational design of new electrodes for electrochemotherapy. J Exp Clin cancer Res CR. 2005;24(2):245-54.
26. Pintarelli GB, Berkenbrock JA, Rassele A, Rangel MMM, Suzuki DOH. Computer simulation of commercial conductive gels and their application to increase the safety of electrochemotherapy treatment. Med Eng Phys. 2019. Disponível em: doi:10.1016/j.medengphy.2019.09.016.
27. Suzuki DOH, Marques CMG, Rangel MMM. Conductive gel increases the small tumor treatment with electrochemotherapy using needle electrodes. Artif Organs. 2016;40(7):405-11.
28. Suzuki DOH, Anselmo J, de Oliveira KD *et al.* Numerical model of dog mast cell tumor treated by electrochemotherapy. Artif Organs. 2015;39:192-7.
29. Davalos RV, Rubinsky B, Mir LM. Theoretical analysis of the thermal effects during *in vivo* tissue electroporation. Bioelectrochemistry. 2003; 61(1-2):99-107.
30. Cemazar M, Tamzali Y, Sersa G *et al.* Electrochemotherapy in veterinary oncology. J Vet Intern Med. 2008;22(4):826-31.
31. Spugnini EP, Baldi A, Vincenzi B *et al.* Intraoperative *versus* postoperative electrochemotherapy in high grade soft tissue sarcomas: a preliminary study in a spontaneous feline model. Cancer Chemother Pharmacol. 2007;59(3):375-81.
32. Misdorp W. Mast cells and canine mast cell tumours. A review. Vet Q. 2004;26(4):156-69.
33. Cemazar M, Jarm T, Sersa G. Cancer electrogene therapy with interleukin-12. Curr Gene Ther. 2010;10(4):300-11.
34. Draghia-Akli R, Hahn KA, King GK, Cummings KK, Carpenter RH. Effects of plasmid-mediated growth hormone-releasing hormone in severely debilitated dogs with cancer. Mol Ther. 2002;6(6):830-6.
35. Gavazza A, Lubas G, Fridman A *et al.* Safety and efficacy of a genetic vaccine targeting telomerase plus chemotherapy for the therapy of canine B-cell lymphoma. Hum Gene Ther. 2013;24(8):728-38.
36. Piras LA, Riccardo F, Iussich S *et al.* Prolongation of survival of dogs with oral malignant melanoma treated by en bloc surgical resection and adjuvant CSPG4-antigen electrovaccination. Vet Comp Oncol. 2017;15(3):996-1013.
37. Del Vecchio M, Bajetta E, Canova S *et al.* Interleukin-12: biological properties and clinical application. Clin Cancer Res. 2007;13(16):4677-85.
38. Voest EE, Kenyon BM, O'reilly MS, Truitt G, D'amato RJ, Folkman J. Inhibition of angiogenesis *in vivo* by interleukin 12. J Natl Cancer Inst. 1995. Disponível em: doi:10.1093/jnci/87.8.581.
39. Daud AI, DeConti RC, Andrews S *et al.* Phase I trial of interleukin-12 plasmid electroporation in patients with metastatic melanoma. J Clin Oncol. 2008;26(36):58-96.
40. Cemazar M, Sersa G, Pavlin D, Tozon N. Intramuscular IL-12 electrogene therapy for treatment of spontaneous canine tumors. You Y, ed. Targets Gene Ther. 2011. Disponível em: doi:10.5772/20734.
41. Pavlin D, Cemazar M, Cor A, Sersa G, Pogacnik A, Tozon N. Electrogene therapy with interleukin-12 in canine mast cell tumors. Radiol Oncol. 2011;45(1):31-9.
42. Cutrera J, King G, Jones P *et al.* Safety and efficacy of tumor-targeted interleukin 12 gene therapy in treated and non-treated, metastatic lesions. Curr Gene Ther. 2015;15(1):44-54.
43. Cicchelero L, Denies S, Haers H *et al.* Intratumoural interleukin 12 gene therapy stimulates the immune system and decreases angiogenesis in dogs with spontaneous cancer. Veterinary and Comparative Oncology. 2017.
44. Sersa G, Teissie J, Cemazar M *et al.* Electrochemotherapy of tumors as in situ vaccination boosted by immunogene electrotransfer. Cancer Immunol Immunother. 2015;64(10):1315-27.
45. Cutrera J, Torrero MN, Shiomitsu K, Mauldin N, Li S. Intratumoral bleomycin and IL-12 electrochemogenetherapy for treating head and neck tumors in dogs. Methods Mol Biol. 2008;423:319-25.
46. Reed SD, Fulmer A, Buckholz J *et al.* Bleomycin/interleukin-12 electrochemogenetherapy for treating naturally occurring spontaneous neoplasms in dogs. Cancer Gene Ther. 2010;17(8):571-8.
47. Cutrera J, King G, Jones P *et al.* Safe and effective treatment of spontaneous neoplasms with interleukin 12 electro-chemo-gene therapy. J Cell Mol Med. 2015;19(3):664-75.
48. Cemazar M, Ambrozic Avgustin J, Pavlin D *et al.* Efficacy and safety of electrochemotherapy combined with peritumoral IL-12 gene electrotransfer of canine mast cell tumours. Vet Comp Oncol. 2017;15(2):641-54.
49. Milevoj N, Tratar UL, Nemec A *et al.* A combination of electrochemotherapy, gene electrotransfer of plasmid encoding canine IL-12 and cytoreductive surgery in the treatment of canine oral malignant melanoma. Res Vet Sci. 2019;122:40-9.
50. Salvadori C, Svara T, Rocchigiani G *et al.* Effects of electrochemotherapy with cisplatin and peritumoral IL-12 gene electrotransfer on canine mast cell tumors: A histopathologic and immunohistochemical study. Radiol Oncol. 2017;51(3):286-94.
51. Lasek W, Zagożdżon R, Jakobisiak M. Interleukin 12: still a promising candidate for tumor immunotherapy? Cancer Immunol Immunother. 2014;63(5):419-35.
52. Milevoj N, Tozon N, Licen S, Lampreht Tratar U, Sersa G, Cemazar M. Health-related quality of life in dogs treated with electrochemotherapy and/or interleukin-12 gene electrotransfer. Vet Med Sci. 2020;6(116). Disponível em: doi:10.1002/vms3.232.

BIBLIOGRAFIA

Sersa G, Cemazar M, Rudolf Z. Electrochemotherapy: advantages and drawbacks in treatment of cancer patients. Cancer Ther. 2003;1:133-42.

66
Braquiterapia em Medicina Veterinária

Alexandre Lima de Andrade • Marco Antonio Rodrigues Fernandes

INTRODUÇÃO

Com a descoberta dos raios X, por Wilhelm Konrad Röentgen, em 1895, pesquisadores, naquela época, notaram certas propriedades biológicas desse tipo de radiação e passaram a utilizá-la com finalidade terapêutica.

A oncologia, dentre as várias especialidades médicas, talvez seja a que mais utiliza materiais radioativos em sua rotina de tratamento, com destaque no controle e na terapia do câncer. Sua eficiência e aplicabilidade estão intimamente ligadas à constante sofisticação tecnológica dos equipamentos utilizados para diagnóstico e tratamento da doença, além da oferta de novos elementos radioativos.

Em medicina, a radioterapia é uma especialidade médica já consagrada e bem difundida entre os centros médicos do Brasil. Já a radioterapia veterinária teve início por motivos experimentais, já que eram utilizados animais como cobaias para testar os resultados de tratamentos aplicáveis ao homem. Em países da Europa e nos EUA, a radioterapia veterinária é realizada rotineiramente; no entanto, no Brasil, se resume em pesquisas isoladas em algumas universidades públicas, cujos procedimentos são realizados de modo ainda precário devido à dificuldade de aquisição de equipamentos de radiação e, principalmente, face à carência de profissionais especializados. Novas pesquisas estão sendo realizadas na área com a criação de novos protocolos e a utilização de animais em que a doença ocorreu naturalmente, sem necessidade de indução, unindo a pesquisa à possível melhoria da qualidade de vida e sobrevida desses pacientes.

O desenvolvimento do tratamento com radiações ionizantes depende da difusão do conhecimento entre os especialistas, principalmente dos médicos-veterinários com conhecimento em radioterapia e físicos-médicos envolvidos na rotina hospitalar. Acredita-se, ainda, que estudos de protocolos integrados com outras terapias oncológicas visem maior efetividade radiobiológica dos procedimentos, conforme observa-se na rotina clínica.

RADIOTERAPIA EM MEDICINA VETERINÁRIA | BREVE HISTÓRICO E PERSPECTIVAS

Os primeiros relatos do uso de radiações ionizantes no tratamento de animais foram descritos por Richard Eberlein, um médico-veterinário alemão, considerado o pai da radiologia veterinária. Ele publicou um artigo sobre radiodiagnóstico menos de 1 ano após Röentgen ter descoberto os raios X e, cerca de 10 anos depois (1906), relatou os resultados em radioterapia veterinária. Tais resultados, na época, foram considerados desafiadores, pois não era possível a emissão de raios X em quantidade e qualidade suficientes para radiodiagnóstico, tão pouco para radioterapia.

A radioterapia veterinária avançou pouco até os anos 1920, quando tubos de raios X tornaram-se disponíveis e capazes de possibilitar a produção de raios X de aproximadamente 200 kVp. Em 1938, Alois Pommer, então diretor do Röentgen Institute na época, instalou um equipamento de radioterapia capaz de produzir raios X de 180 kVp, publicando seus resultados em 1958. Seus estudos reportavam a tolerância da pele em cães e equinos.

No início, a radioterapia veterinária era usada em geral para tratamento de doenças benignas, o que era mais viável do que tratar tumores, pois eles eram mais ou menos superficiais e eram usadas apenas doses totais relativamente pequenas. No protocolo básico de Pommer, preconizavam-se doses de radiação entre 2,4 e 3 Gy por fração, administradas em dias alternados, de 10 a 15 frações, em um total de 36 a 45 Gy. Esse foi o protocolo comumente usado em medicina veterinária por muitas décadas, com doses por fração crescentes até 4 Gy e doses totais de 40 a 48 Gy.

As estimativas de dose eram realizadas para superfície e os resultados mostraram que os tumores controlados por esse protocolo apresentaram baixa probabilidade de recidiva da lesão. Para o controle de dose administrada, era utilizada uma câmara de ionização (Figura 66.1) posicionada no campo de irradiação durante o procedimento. Atualmente, dosímetros mais compactos e precisos são utilizados para se quantificarem os parâmetros radiométricos da fonte de radiação e, assim, garantir a qualidade e a homogeneidade da distribuição da dose absorvida no tecido biológico e obtendo melhor otimização do volume-alvo irradiado e minimizando os efeitos deletérios nos tecidos adjacentes.

Owen, no final dos anos de 1960, na University of Cambridge, foi o primeiro veterinário a utilizar um acelerador linear para radioterapia veterinária, cujo acesso era limitado em função de o equipamento estar localizado nas dependências de um hospital humano. Sendo assim, os tratamentos eram realizados empregando-se grandes frações de radiação, 1 vez por semana.

Uma ampla variedade de protocolos de tratamento é usada atualmente em medicina veterinária e são determinados por fatores como: disponibilidade de equipamento e fontes radioativas, pessoal especializado, preferências do cliente, logística e fatores econômicos. Em grandes áreas metropolitanas, realizar de 3 a 5 sessões de radioterapia por semana pode ser mais conveniente, no entanto, é necessário estender o curso total do tratamento. Em localidades em que os proprietários necessitam viajar a certa distância, os animais devem ser hospitalizados, o que favorece o emprego de uso de doses diárias e em curtos períodos de tempo.

No Hospital Veterinário da Faculdade de Medicina Veterinária da Universidade Estadual Paulista Júlio de Mesquita Filho (Unesp), *campus* Araçatuba, de 1998 a 2006 foram realizados

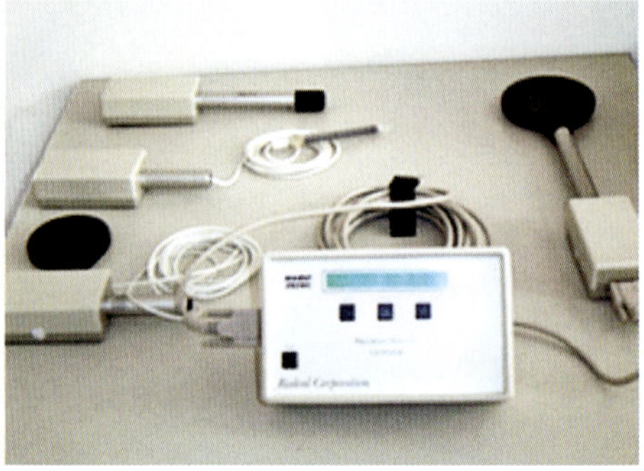

Figura 66.1 Câmaras de ionização usadas no controle de qualidade dos feixes de radiação.

69 procedimentos de radioterapia veterinária em cães, gatos e um cavalo. Os procedimentos de braquiterapia e radioterapia superficial com raios X (50 kV) mostraram resultados satisfatórios e comprovaram a eficácia do tratamento em animais, destacando a importância do cálculo de dose adequado para cada caso.

A perspectiva é a que essa modalidade de tratamento, cujos resultados apontam para benefícios aos pacientes oncológicos veterinários, seja mais uma alternativa viável de tratamento do câncer no país. Estima-se que profissionais procurem formação adequada e especializada para trabalharem com tal modalidade terapêutica, visando ao atendimento oncológico mais especializado, cujos benefícios, sem dúvida, aumentam a sobrevida dos animais, com qualidade.

PRINCÍPIOS GERAIS DE RADIOTERAPIA

O objetivo da radioterapia é a destruição das células tumorais, com mínimos efeitos na função do tecido adjacente. A radiação ionizante pode danificar as moléculas essenciais para a sobrevivência da célula, sendo considerado o efeito direto da radiação no DNA nuclear um dos eventos celulares mais importantes, embora alterações em lipídios e proteínas da membrana celular também possam ocorrer. Após a aplicação de radiação em um tecido, pode ocorrer o que se denomina *dano letal* e *dano subletal*. O primeiro refere-se ao fato de a energia ionizante interagir com o ácido desoxirribonucleico (DNA) nuclear, promovendo a abertura irreversível da dupla-hélice, seguida de morte celular. No dano subletal, a quantidade de energia não é suficiente para promover a abertura de toda dupla-hélice do DNA havendo, assim, a possibilidade de rearranjo do DNA, no entanto, com risco de ocorrência de mutações. O efeito indireto da interação da radiação com a célula ocorre quando a radiação age sobre as moléculas de água do citoplasma celular produzindo radicais livres, além de aumentar as reações entre íons que lesam o DNA. A Figura 66.2 representa, esquematicamente, os efeitos da radiação sobre a célula.

Alguns tipos de tecidos apresentam resposta imediata à radiação, ao passo que outros respondem mais tardiamente. Desse modo, a dose a ser administrada é determinada não pela histologia do tumor, mas sim, conforme a resposta que o tecido apresenta. Nesses casos ela pode ser rápida ou tardia. Células que se dividem mais lentamente são menos sensíveis às doses radioativas do que aquelas que se dividem com maior velocidade.

Alguns tumores são mais radiossensíveis que outros. Essa diferença ocorre, evidentemente, em função da biologia do tumor, que contribui para a heterogeneidade da resposta à terapia e, não predominantemente, é causada pela diferença de radiossensitividade das células tumorais. Fatores importantes podem contribuir para a heterogeneidade da resposta, incluindo fração de crescimento, hipoxia e taxa de dano celular.

Na terapia em que se emprega a radiação ionizante, há que se considerar que uma população celular pode ser reparada pelos seguintes fenômenos biológicos (denominados os 4 "R" da radioterapia):

- *Reparo*: se a radiação é administrada em um número pequeno de doses, antes da primeira ou da segunda grande dose há oportunidade de reparo e a soma total da radiação administrada para manter as células tumorais
- *Repopulação*: refere-se ao recrutamento de células para a fase de descanso (G0) do ciclo celular de substituição daquelas que foram lesadas pela radiação. A repopulação celular origina-se de modo espontâneo. Instantaneamente, ocorre divisão tecidual e alguns mecanismos são deflagrados para a proteção no tecido fisiologicamente normal. Em tecidos ou tumores de tecidos que apresentem divisão celular lenta, não ocorre a repopulação

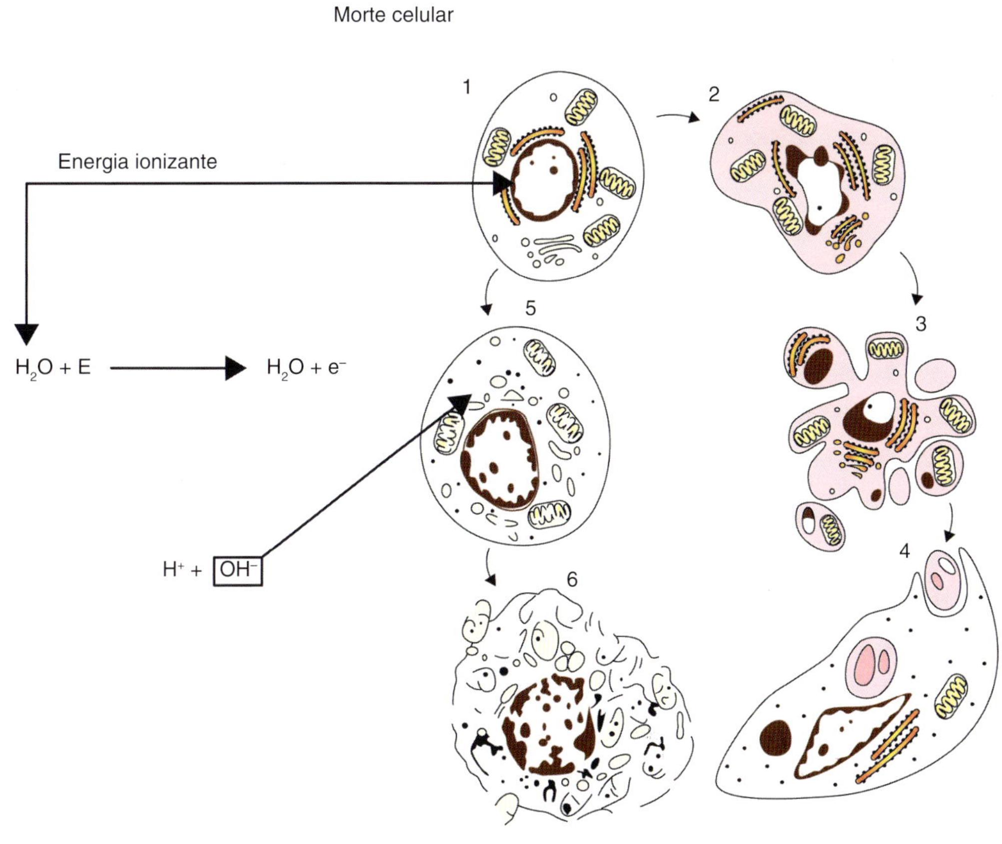

Figura 66.2 Representação esquemática dos efeitos da radiação ionizante sobre o núcleo da célula (*dano letal* e *subletal*) e efeito indireto sobre o citoplasma com produção de radicais livres.

- *Redistribuição*: ocorre no ciclo celular depois da radioterapia. As células em metáfase da mitose são mais sensíveis à radiação, e as em fase S (de síntese) são as mais resistentes. A Figura 66.3 mostra, esquematicamente, as fases do ciclo celular que são mais sensíveis à radiação
- *Reoxigenação*: é o fator mais importante que influencia a radiação terapêutica. Dois terços a metade de tempo são gastos para destruir células em hipoxia comparando-se com células bem oxigenadas. Várias células dos tumores sólidos são pouco oxigenadas, resultando em áreas de hipoxia e necrose, normalmente no centro da massa tumoral. Sendo assim, tumores bem oxigenados apresentam melhor resposta ao emprego das radiações. Esse tipo de reoxigenação ocorre após algumas horas após o início do tratamento, em que se conclui que a radiação deve ser administrada frequentemente e dividida em doses e em pequenas frações, para que haja exposição completa da massa neoplásica à radiação. Sendo assim, obtêm-se os benefícios da radioterapia.

MODALIDADES DE RADIOTERAPIA

A radioterapia é uma modalidade terapêutica que se utiliza de radiações ionizantes na destruição de tumores. Ela pode ser classificada quanto ao posicionamento das fontes radioativas:

- *Teleterapia*: é a modalidade de radioterapia na qual a fonte de radiação é colocada a certa distância da lesão a ser tratada, geralmente de 30 a 50 cm, utilizando-se equipamentos de raios X de energia convencional (70 a 250 kV), e cerca de 80 a 100 cm, quando se utilizam as unidades de megavoltagem, como as bombas de cobalto e os aceleradores lineares. A vantagem da sua utilização está na possibilidade de tratamento de neoplasias de volumes maiores e mais profundos que podem acometer os diferentes órgãos. No entanto, o custo elevado exigido pela sofisticada tecnologia dos equipamentos emissores de radiação constitui, ainda, um fator limitante do seu uso rotineiro no país (Figura 66.4). Diferentemente do que se observa nos procedimentos de teleterapia no homem, na radioterapia veterinária há necessidade de contenção química dos pacientes (anestesia)
- *Braquiterapia*: é a modalidade de radioterapia em que a fonte radioativa é colocada diretamente sobre ou no interior da lesão a ser tratada (Figura 66.5). A principal vantagem dessa técnica deve-se à liberação de altas doses de radiação em pequenos volumes e em curto intervalo de tempo, abrangendo, assim, todo o tumor e minimizando os efeitos colaterais aos tecidos sadios adjacentes, propiciando razão terapêutica mais efetiva. Na braquiterapia, empregando-se implantes intersticiais e intracavitários, há a necessidade de procedimentos cirúrgicos e procedimentos anestésicos são necessários. Durante a realização de tais procedimentos ocorre a exposição à radiação dos profissionais executores. O animal portador das fontes radioativas deve ser hospitalizado em área isolada apropriada (Figura 66.6).

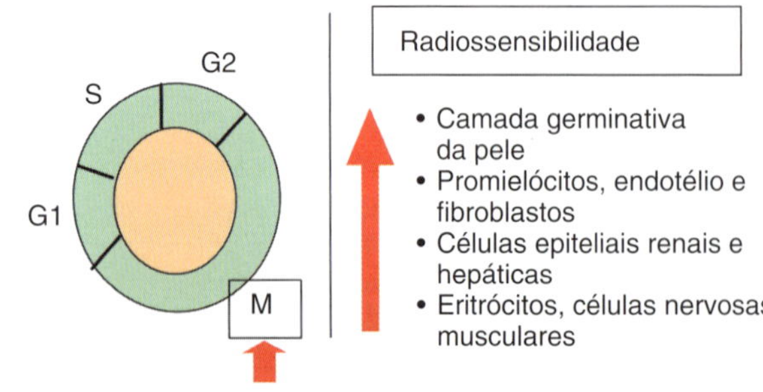

Figura 66.3 Representação esquemática dos princípios de morte celular. Fases do ciclo celular nas quais a radiação tem melhor efeito, bem como a radiossensibilidade dos diferentes tipos celulares do organismo. S: fase de síntese; G1: fase *gap 1*; G2: fase *gap 2*; M: fase de mitose.

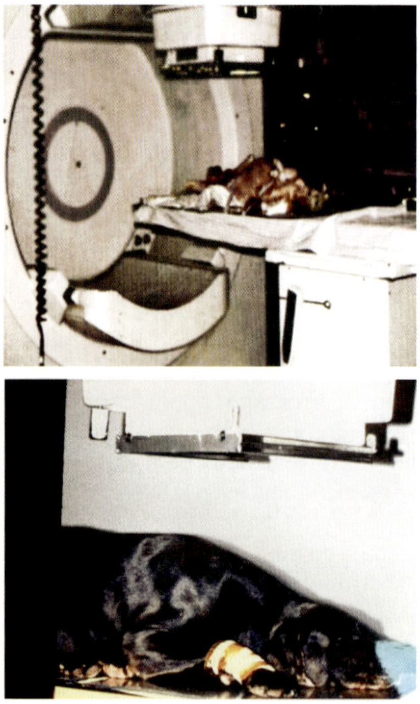

Figura 66.4 Cão em sessão de cobaltoterapia (Co-60).

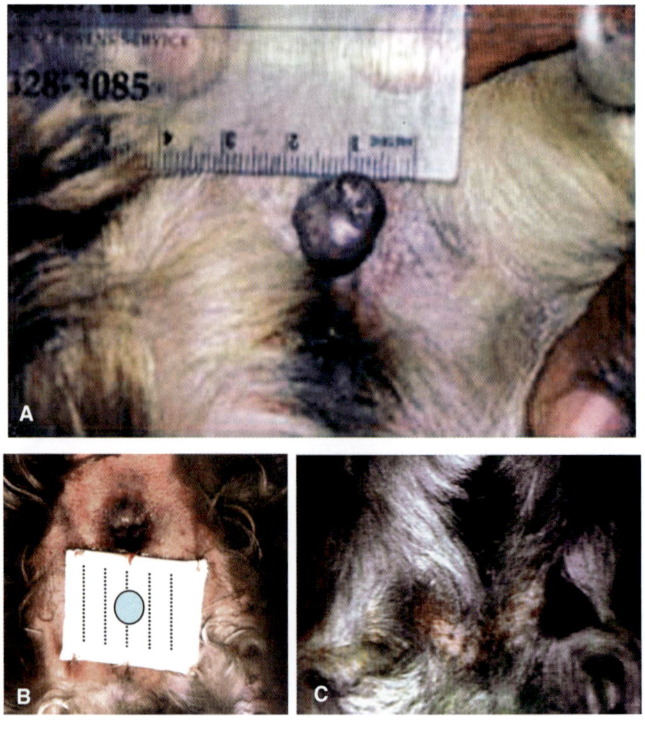

Figura 66.5 A. Cão, 9 anos, portador de adenoma perineal. **B.** Molde planar de fios de Ir-192 suturados à pele (braquiterapia). **C.** Nota-se ausência do tumor após 6 meses do término do tratamento. Evidenciam-se efeitos da radiação na região perineal: alteração da coloração pilosa e rarefação pilosa local.

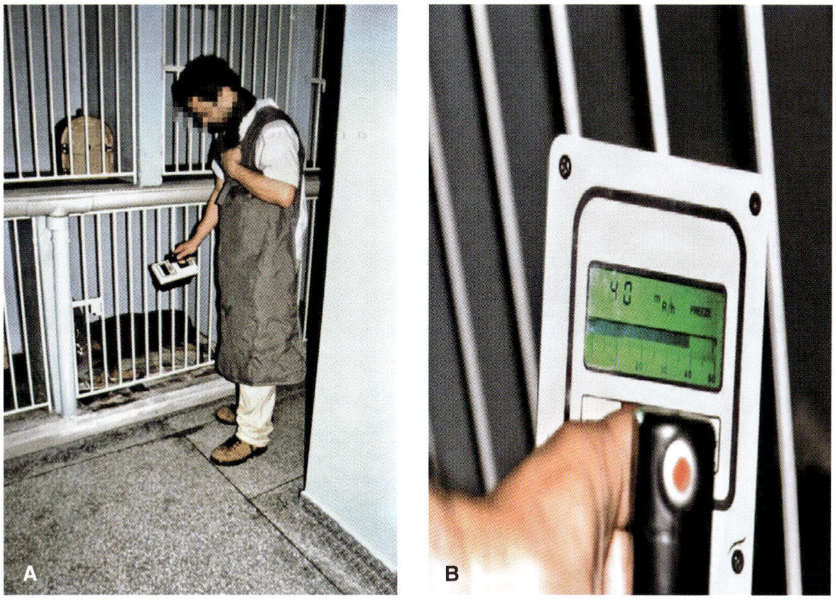

Figura 66.6 Monitoramento radiométrico de cão em canil isolado submetido à braquiterapia intraoperatória com fios de Ir-192 no tratamento de fibrossarcoma mandibular. Notar uso de avental e protetor de tireoide plumbíferos (**A**) e detector de radiação (**B**).

INDICAÇÕES DE RADIOTERAPIA

A utilização da radioterapia em medicina veterinária no país apresenta, ainda, limitações principalmente relativas aos custos, dificultando o seu uso na rotina hospitalar como modalidade de tratamento na terapia oncológica, divergindo do que se encontra na literatura internacional.

Tal prática, quer seja utilizando-se a teleterapia ou a braquiterapia, está indicada para o tratamento dos seguintes tumores:

- Neoplasias orais (épulis acantomatoso, fibrossarcoma oral e carcinoma de células escamosas) (Figura 66.7)
- Neoplasias nasais: a cirurgia para a citorredução, seguida pela radiação por ortovoltagem, é o que frequentemente produz melhor prognóstico (16 a 23 meses de sobrevida) (Figura 66.8)
- Neoplasias cerebrais (macroadenoma hipoplásico e meningiomas): são tratadas com sucesso com a radioterapia, estando esta indicada após cirurgias ou quando os procedimentos cirúrgicos forem impraticáveis pela dificuldade de acesso
- Neoplasias do corpo e extremidades (hemangiopericitomas, fibrossarcomas, neurofibromas): muitas dessas neoplasias são amenizadas com a radioterapia
- Neoplasias de mediastino (timoma e linfoma mediastínico): a radioterapia exclusiva ou combinada com a cirurgia tem demonstrado bons resultados no tratamento dos timomas. Nos linfomas, ela tem sido utilizada em cães refratários ao tratamento quimioterápico
- Neoplasias cardíacas: o hemangiossarcoma é o mais comum dos tumores cardíacos e apresenta maior chance de cura quando ressecado cirurgicamente, seguido de radioterapia
- Neoplasias pulmonares: as maiores prevalências são de carcinomas. Normalmente, o tratamento primário para a doença é a lobectomia, sendo que a radioterapia pode ser adjuvante em alguns casos
- Neoplasias da bexiga e uretra: em cães, por volta de 80% dessas neoplasias são carcinomas de células de transição, enquanto em gatos, quase metade das ocorrências é constituída por neoplasias de origem mesenquimal (Figura 66.9)
- Neoplasias da região perianal: desenvolvem-se frequentemente em cães machos, principalmente não castrados, sendo que 80% são adenomas perianais. Tais tumores respondem à castração com a retirada cirúrgica da massa e, se necessário, a radioterapia pode ser uma alternativa no tratamento (Figura 66.5). Adenocarcinomas são de difícil controle local apenas com a cirurgia, e frequentemente espalham-se para linfonodos regionais. Diante dessas condições, a radioterapia é uma opção importante de tratamento
- Neoplasias do cólon e reto: mesmo sem apresentar metástase regional em linfonodos regionais, cães com esse tipo de neoplasias são candidatos à radioterapia.

BREVE HISTÓRICO SOBRE BRAQUITERAPIA

Historicamente, a braquiterapia iniciou-se logo após a descoberta da radioatividade, por Henri Bequerel, em Paris, em 1896, e os trabalhos na preparação de amostras de rádio puro, realizados pelo casal Marie e Pierre Curie em 1898, quando então se determinou o peso atômico do elemento químico rádio igual a 226 (Ra-226).

A ideia de usar o rádio-226 para tratamento de lesões de pele ocorreu quando Pierre Curie, em 1901, após observar certas queimaduras sofridas acidentalmente por Bequerel resolveu provocar, em seu próprio braço, uma úlcera de radiação com o rádio. Ele pensou que, se a radiação fosse capaz de destruir células sadias, provocando lesões superficiais, também poderia destruir as células tumorais com a mesma eficiência. Dessa modo, Pierre Curie ofereceu um tubo de rádio a um médico, Dr. Danlos, e sugeriu que ele o introduzisse em um tumor, dando início clínico à braquiterapia.

Em 1903, em St. Petersburg, já se relatava o primeiro sucesso da braquiterapia, no tratamento de dois pacientes com carcinoma basocelular da região facial.

Sem muitos recursos e ainda com pouco conhecimento, os pioneiros da braquiterapia utilizavam grandes fontes de rádio ou conjuntos de tubos, introduzindo-os dentro ou próximo do tumor, por um período de tempo, após o qual as fontes eram retiradas.

Em 1914, desenvolveram-se as primeiras agulhas de rádio constituídas de sulfato de rádio puro, encapsulado em aço

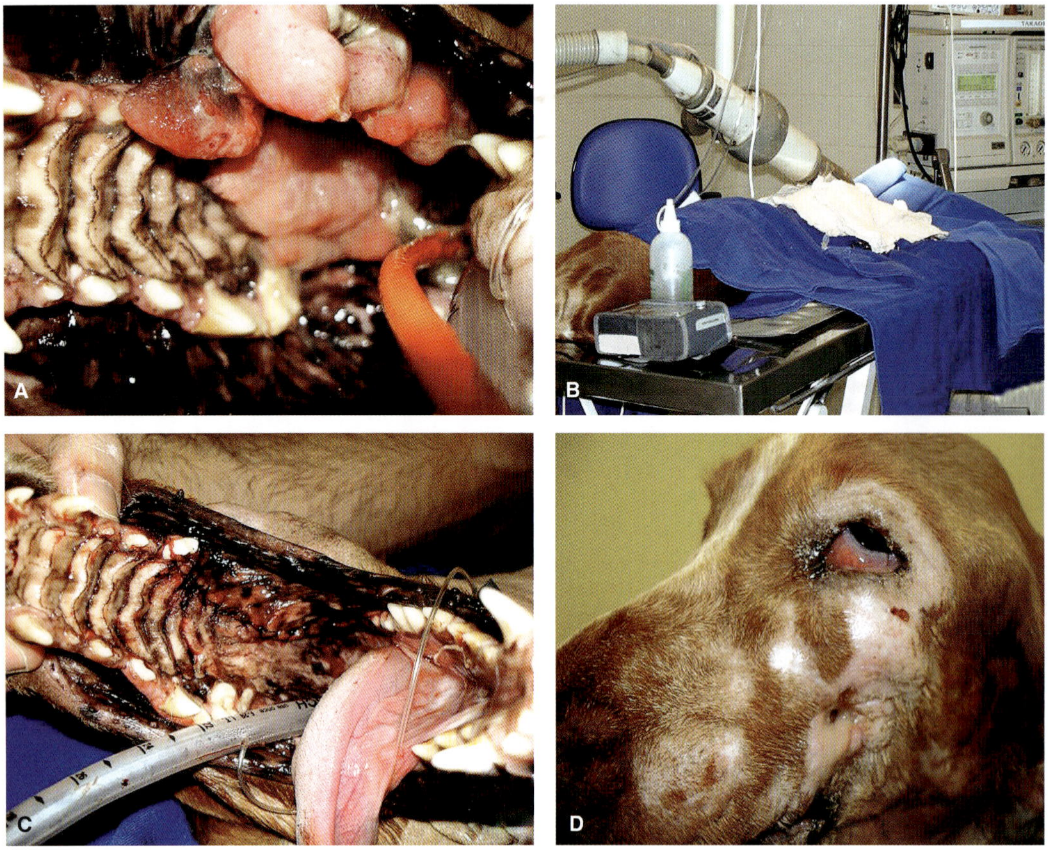

Figura 66.7 **A.** Cão, 8 anos, portador de fibrossarcoma oral. **B.** Procedimento de radioterapia empregando raios X (Dermopan®) após maxilectomia parcial. **C.** Aspecto final após síntese cirúrgica. **D.** Animal, após 1 mês, apresentando indução de ceratoconjuntivite seca e fístula como complicações que foram tratadas.

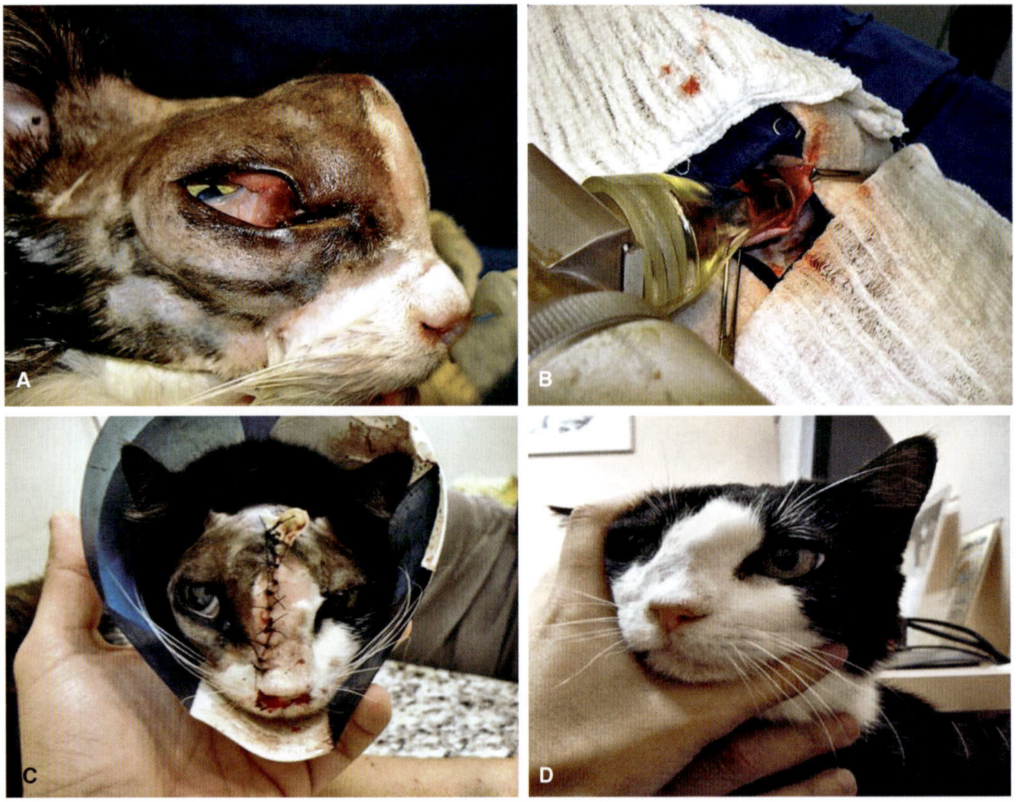

Figura 66.8 Caso de adenocarcinoma nasal em gato, tratado por trepanação e remoção do tumor, seguidas de irradiação do leito operado pela ortovoltagem. **A.** Animal sob efeito de anestesia para preparo do campo operatório. Notar deformação da face (*vista lateral*). **B.** Procedimento de irradiação da cavidade nasal usando equipamento de ortovoltagem. **C.** Pós-operatório imediato. **D.** Aspecto da face do animal sem recidiva após 1 ano e 2 meses. Notar discreta elevação do plano nasal, caracterizada por calo ósseo exuberante.

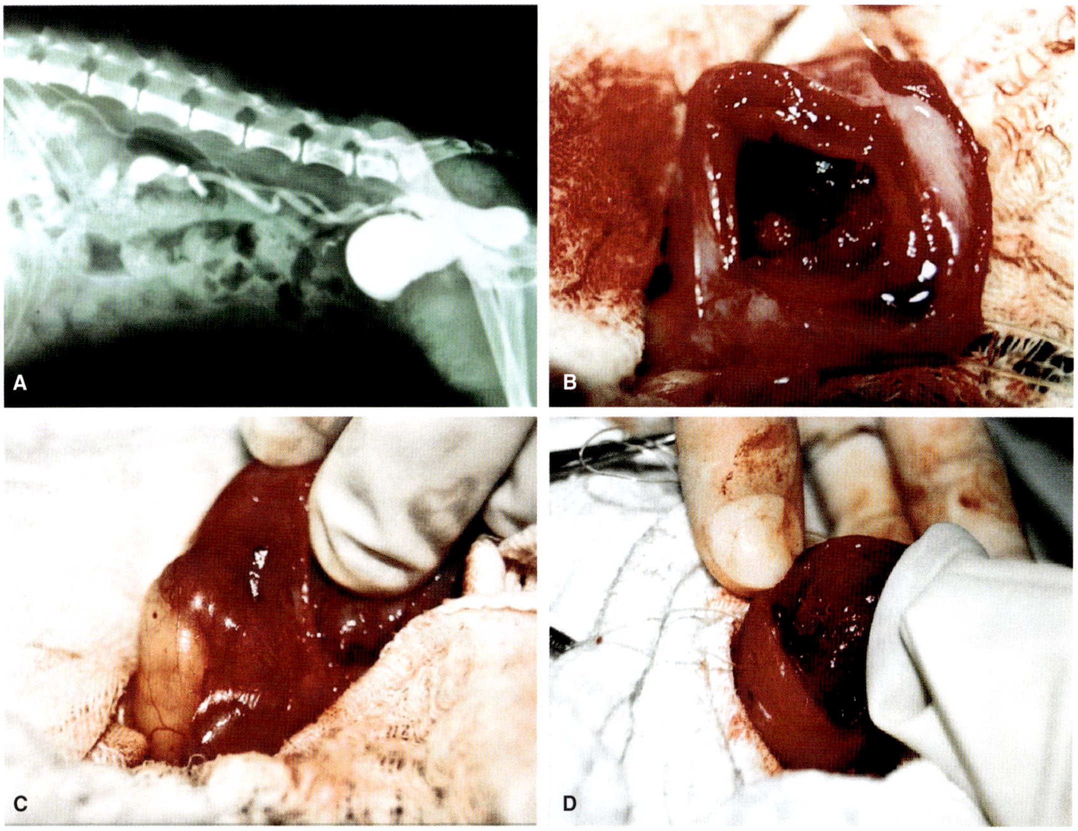

Figura 66.9 Bexiga de um cão da raça Poodle com carcinoma de células transicionais. **A.** Cistografia positiva mostrando falta de preenchimento vesical, indicativa de tumor vesical. **B.** Tumor intraluminal. **C.** Megaureter demonstrando comprometimento da região do trígono vesical. **D.** Betaterapia sobre a camada muscular da bexiga após ressecção do tumor.

ou platina. O gás radônio também foi usado em finos tubos de vidro, os quais eram implantados no tumor, em caráter permanente.

Além das lesões de pele, os cânceres do colo uterino passaram a ser a localização com maior emprego da braquiterapia, devido ao fácil acesso e à grande incidência desses tumores. A especificação da dose de radiação era dada pelo número de miligramas (mg) de rádio empregados e o tempo de permanência do material radioativo. Essa quantidade de "miligramas/hora (mgh)" ainda é até hoje utilizada nos cálculos de braquiterapia, em serviços que não apresentam sistemas de dosimetria e cálculos de dose mais sofisticados.

Em busca de uma unidade de medida que representasse com mais fidelidade a dose de radiação recebida, definiu-se a "dose eritema" como a quantidade de mgh de rádio que resultaria em reação de vermelhidão da pele, em uma distância de 2 cm.

Nos anos 1930, desenvolveu-se um sistema didático de braquiterapia, com base na nova unidade de radiação, o roentgen. Elaboraram-se tabelas e regras de distribuição de fontes intersticiais de rádio e as diferentes atividades lineares. Ralston Paterson, Herbert Parker e John Meredith, do Holt Radium Institute no Christie Hospital, em Manchester, paralelamente à Edith Quimby, do Memorial Hospital de Nova York, estudaram a distribuição das doses de radiação. Tabelas de dosimetria para fontes individuais foram preparadas, e uma série de regras de distribuição de fontes foi elaborada.

Quimby também realizou pesquisas em biofísica, sobre os efeitos clínicos e biológicos do rádio, propondo normas de proteção contra os efeitos indesejáveis da radiação.

A consistência dos valores calculados com os resultados terapêuticos obtidos com os moldes de rádio-226 foi bastante verificada pelo vasto uso das radiomoldagens, nas primeiras décadas do século 20.

Provavelmente, o termo braquiterapia foi proposto pela primeira vez por Forssel, em 1931. Entretanto, outros nomes, como curieterapia, endocurieterapia e plesioterapia, foram também utilizados para definir o tratamento, a curta distância, por radionuclídios.

Em 1934, Iréne Curie, filha do casal Pierre e Marie, e seu esposo Frédéric Joliot descobriram a radioatividade artificial. Logo em seguida, em 1935, no Institut Gustave-Roussy, iniciaram-se pesquisas com irídio-192 e césio-137. Em 1948, foram introduzidas as primeiras agulhas de cobalto-60.

A 2ª Guerra Mundial dificultou a divulgação das pesquisas nucleares em desenvolvimento na época, o que se refletiu diretamente na área médica.

Os problemas de exposição à radiação, após a evolução dos conhecimentos dos seus efeitos biológicos, somáticos e genéticos, intimidaram e restringiram o uso da braquiterapia na década de 1950. Foi quando então, em 1953, Ulrich Henschke, padronizou a técnica de *afterloading* (carga postergada), na qual o material radioativo é colocado nos aplicadores, após a sua inserção no leito tumoral, diminuindo assim o tempo de exposição do *staff*. Também nessa época iniciava-se o uso de tubos e cateteres de plástico.

As sementes radioativas de ouro para braquiterapia intersticial permanente foram introduzidas, em 1951, por Colmery. Sua aplicação técnica foi rapidamente aperfeiçoada por Sinclair, em 1952. Nesse mesmo ano, Flocks descreveu o uso de injeção intersticial de ouro-198 coloidal, como um tratamento adjuvante à prostatectomia radical.

Ocorria, no entanto, maior desenvolvimento da radioterapia externa ou teleterapia, que apresentava melhores condições de proteção radiológica e evolução tecnológica importante, com o surgimento das unidades de cobalto e dos aceleradores lineares de uso médico, com feixes colimados de fótons e elétrons. Pensava-se que a teleterapia poderia resolver todos os problemas da radioterapia, com a mesma eficácia radiobiológica para todos os tipos e localizações de tumores, o que tornaria a braquiterapia obsoleta.

No entanto, as observações clínicas dos pacientes durante os anos de seguimento pós-tratamento mostravam que a braquiterapia era imprescindível em alguns tipos de tumores, como os ginecológicos, em razão do índice de complicações ao reto e à bexiga, quando a dose total de radiação era liberada somente por feixes externos. Assim, surgiram os protocolos de tratamento preconizando a braquiterapia como complemento da teleterapia nesses tipos de tumores.

Nas lesões mais superficiais, nas quais se utilizava a teleterapia com feixes de raios X com energias entre 50 e 150 kV, observavam-se, em alguns casos, efeitos cosméticos indesejáveis e, quando a lesão era muito próxima de estruturas ósseas, havia o risco de osteorradionecrose, favorecido pelo efeito fotelétrico mais facilmente produzido por radiação com essas energias.

A partir de 1965, com a descoberta de novos radioisótopos com energias mais baixas, reacenderam-se os ânimos dos radioterapeutas quanto às práticas braquiterápicas. O Ra-226 e o Rn-222 puderam ser substituídos por outros elementos, como Cs-137, Ir-192, Au-198, I-125, Sr-90, e novas técnicas de *afterloading* minimizavam os riscos de exposição à radiação pelos profissionais envolvidos.

Enquanto o ouro na forma coloidal deixava de ser usado, os implantes de sementes de ouro-198 eram aplicados no tratamento de lesões, como tumores localizados, ou recorrentes, da próstata, mama e cavidade oral.

Na década de 1970, observaram-se importantes avanços na confecção de equipamentos de medidas e nos métodos de dosimetria, com o uso da informática e de imagens radiográficas de alta resolução, como tomografia axial computadorizada, ultrassonografia, angiografia etc. Distribuições bidimensionais de dose passaram a ser obtidas com o uso de computadores ou mesmo com cálculos manuais simplificados.

Nos anos 1980, continuaram acentuados os avanços tecnológicos nos métodos de imagens tomográficas e houve o surgimento da ressonância magnética. Sistemas computacionais já podem ser utilizados para análise tridimensional da distribuição da dose de radiação, melhorando a exatidão da braquiterapia, com melhor delimitação dos tecidos normais e patológicos.

O grande avanço da braquiterapia nessa última década se deve à utilização de equipamentos de carga postergada com controle remoto disponibilizados em serviços oncológicos voltados para terapia no homem. Tais equipamentos possibilitam a programação otimizada da dose e funcionam por meio de computadores e sistemas computacionais utilizando fontes de baixa taxa de dose (LDR, *low dose rate*) e principalmente de alta taxa de dose (HDR, *high dose rate*), o que possibilita a realização de tratamentos ambulatoriais.

As mudanças ao longo deste século na braquiterapia se resumem nas constantes pesquisas de novos radioisótopos de energias mais baixas, nas técnicas de carregamento do material radioativo e na forma física das fontes utilizadas. O uso do ouro-198 tem se restringido aos implantes permanentes da cavidade oral, embora alguns autores ainda relatem o uso desse isótopo em outros tipos de tumores.

CONCEITOS BÁSICOS EM BRAQUITERAPIA

Na braquiterapia, a fonte radioativa é colocada diretamente na lesão a ser tratada. As fontes seladas, encapsuladas em metais como o aço inoxidável, platina ou titânio, são arranjadas em moldes que podem ser colocados externa ou internamente às lesões, constituindo-se em tratamentos superficiais, intracavitários ou intersticiais. Esses implantes radioativos podem ser temporários ou permanentes, dependendo da localização da lesão e do radioisótopo utilizado (Figura 66.10).

Alguns estudos em radiobiologia demonstraram que a principal vantagem na braquiterapia deve-se ao fato de que há liberação de altas doses de radiação em curto intervalo de tempo. Portanto, todo o tumor é abrangido pela radiação, e os tecidos sadios ao redor da lesão recebem dose mínima, resultando em uma razão terapêutica mais eficiente que aquela obtida com a teleterapia.

A radiação beta é usada (betaterapia) para o tratamento de lesões superficiais, devido ao seu pequeno alcance no tecido (poucos milímetros). A radiação gama, devido ao seu maior alcance, pode ser utilizada em tumores com maiores dimensões e mais profundos.

As radiações de baixas energias que podem ser emitidas da fonte de braquiterapia são facilmente blindadas por filtros, geralmente platina, encapsulando o isótopo.

Em relação à taxa de dose, os procedimentos braquiterápicos dividem-se em procedimentos de HDR e procedimentos de LDR. Atualmente, em hospitais humanos, há uma tendência em se realizarem procedimentos de HDR, apesar do alto custo dos equipamentos e da sofisticação das técnicas. Já essa realidade não se aplica, ainda, à medicina veterinária do país, que emprega procedimentos em LDR, em face da disponibilidade de aplicadores desses.

MÉTODOS MATEMÁTICOS E FÍSICOS EM BRAQUITERAPIA

A constante taxa de exposição, representada por Γ (gamão), é definida como a taxa de exposição em R/h (roetgen por hora), em um ponto distante 1 cm de uma fonte pontual de 1 mCi (milicurie). Para uma fonte de rádio-226, encapsulada em filtro de 0,5 mm de platina (mmPt), determinou-se o valor: $\Gamma_{(Ra)} = 8{,}26 \pm 0{,}05\ Rh^{-1}\ mg^{-1}$ (roentgen por hora por miligrama).

A taxa de exposição (X/t) para os outros isótopos pode ser simplificada pela equação 1:

$$X/t = (\Gamma \cdot A)/d^2 \cdot \Gamma_{(Ra)}\ (R/h) \qquad (1)$$

em que: Γ = constante que representa a taxa de exposição do isótopo em questão (Rm^2/hCi)

A = atividade da fonte radioativa (mCi)

d = distância do centro da fonte (cm)

$\Gamma_{(Ra)}$ = constante que representa a taxa de exposição do rádio-226 (Rm^2/hCi).

A equação 2 simplifica a expressão que dá a quantidade de rádio equivalente (RaEq), correspondente a determinada fonte radioativa:

$$RaEq = (A\ \Gamma/\Gamma_{(Ra)})\ (mg) \qquad (2)$$

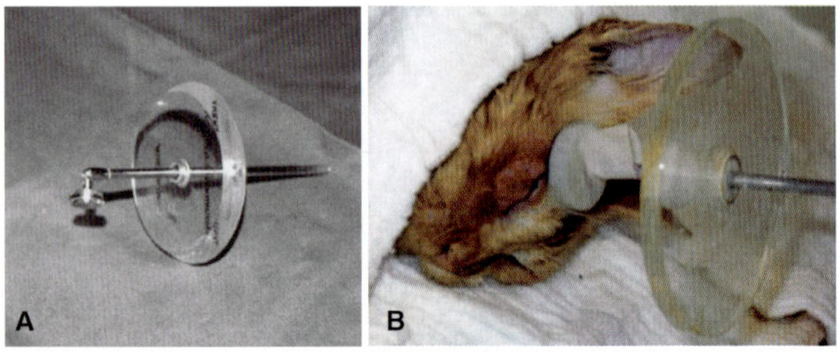

Figura 66.10 Fontes de braquiterapia (Ir-192) (**A**) e betaterapia (Sr-90) (**B**) em uma sessão realizada em carcinoma palpebral em gato.

Tabelas de taxa de dose em função da quantidade de rádio-226 e da distância da fonte foram minuciosamente elaboradas e testadas. Os dados foram então disponibilizados em sistemas de dosimetria específicos. Os mais utilizados são o Sistema de Manchester, o Sistema de Paris e o Sistema Quimby. Esses apresentam metodologias de cálculo de dose em implantes radioativos confiáveis e já utilizadas há vários anos. Diferenciam-se entre si, basicamente, quanto às regras de distribuição do material radioativo, à definição da uniformidade e à especificação da dose de referência.

FONTES RADIOATIVAS PARA USO EM BRAQUITERAPIA

Fonte radioativa ideal

Uma fonte radioativa ideal para ser utilizada em braquiterapia seria aquela que apresentasse dimensões infinitamente pequenas para ser considerada como uma fonte pontual, encapsulada, de modo que emitisse raios gama monoenergéticos, que interagisse com o tecido da mesma maneira que com o ar. Suas características, como a atividade, seriam perfeitamente bem definidas. A fluência da radiação, isto é, o número de fótons por unidade de área emanado da fonte, seria isotrópica e respeitaria a lei do inverso do quadrado da distância (k/r^2), com uma energia de cerca de 200 keV. Isso evitaria a absorção acentuada da radiação no tecido ósseo. Essa fonte não sofreria os efeitos da autoatenuação ou espalhamento múltiplo no ar ou no meio ao redor da fonte. Desse modo, a distribuição da taxa de dose seria com facilidade modelada matematicamente e a dosimetria em pontos ao redor da fonte não apresentaria dificuldades.

Fontes desse tipo não existem, e as fontes radioativas reais disponíveis para uso em braquiterapia apresentam dimensões finitas e espectro de raios gama com energia que variam desde alguns keV até 2 MeV, de modo anisotrópico, e que muitas vezes emitem raios beta. A lei do inverso do quadrado não é respeitada para pontos próximos da fonte, onde prevalecem os efeitos da alta atenuação na própria fonte e no material de encamisamento, bem como o espalhamento no tecido circunvizinho.

Fontes radioativas reais

A escolha de determinado isótopo para uso em braquiterapia se dá em função das suas características, tais como: energia, meia-vida ($T_{1/2}$), camada semirredutora (CSR), constante de taxa de exposição (Γ), além da sua disponibilidade no mercado. Pode-se afirmar que as principais características de um radioisótopo para que este possa ser utilizado em braquiterapia são:

- Ter energia apropriada para minimizar as necessidades de proteção radiológica e que, ao mesmo tempo, possa evitar o aumento da deposição de energia no osso, pela interação fotelétrica e os efeitos do espalhamento indesejado, permitindo a liberação de dose de radiação na região a ser tratada
- Apresentar-se em diversos formatos físicos e tamanhos, sendo possível seu acondicionamento em agulhas, tubos rígidos, fios flexíveis, esferas, placas e sementes
- Não ter elementos gasosos em sua desintegração
- Apresentar alta atividade específica
- Estar disponível em forma insolúvel e não tóxica, não sendo recomendado o seu uso em pó.

Além disso, é interessante que o radioisótopo tenha meia-vida adequada, para que o seu decaimento não prejudique o tratamento, e que possa ser de fácil aquisição.

O Quadro 66.1 mostra as características dos principais isótopos usados em radioterapia.

O Quadro 66.2 ilustra os procedimentos e tipos de braquiterapia mais comumente realizados.

MODELOS RADIOBIOLÓGICOS DE FRACIONAMENTO DE TRATAMENTOS

O efeito radiobiológico decorre da absorção da energia da radiação incidente pela célula atingida. O efeito direto se dá quando a radiação atinge diretamente o DNA celular, destruindo as cadeias moleculares, e o efeito indireto ocorre na quebra das ligações do oxigênio da água no citoplasma. Ambos os efeitos podem levar à morte celular ou causar dano subletal e consequente reparo. Estudos de J. Bergonié e L. Tribondeau já nas primeiras décadas do século 20 deduziram que "quanto maior a atividade mitótica da célula, maior a sua sensibilidade à radiação ionizante". Isso faz pressupor que as células tumorais devem ser mais radiossensíveis que as células sadias.

Esquemas de fracionamentos de dose são encontrados na literatura e baseiam-se nos preceitos da radiobiologia.

O *modelo TDF (tempo-dose-fração)*, desenvolvido na década de 1970, adota um fator que simplifica o conceito de dose padrão nominal (NSD) anteriormente utilizado. O método compensa as variações dos efeitos biológicos decorrentes de diferentes taxas de dose e de tempos de aplicação. O modelo usado em braquiterapia determina o fator TDF pela equação 3:

$$TDF = 4{,}76 \times 10^{-3} \cdot r_0^{\,1{,}35} \cdot T_{eq} \quad (3)$$

QUADRO 66.1 Propriedades físicas de alguns radionuclídios usados em radioterapia.

Radionuclídio	Meia-vida	Energia γ (MeV)	Γ (Rm^2/hCi)	mgRaEq (0,5 mmPt)	CSR (cmPb)
Césio-137	30 anos	0,662	0,328	0,398	0,65
Cobalto-60	5,26 anos	1,17 a 1,33	1,307	1,58	1,2
Ouro-198	2,698 dias	0,41 a 1,09	0,238	0,288	0,33
Iodo-125	60,25 dias	0,035	0,133	0,161	0,003
Irídio-192	74,2 dias	0,136 a 1,06	0,4	0,485	0,3
Tantálio-182	115 dias	0,043 a 1,45	0,782	0,948	
Rádio-226	1.604 anos	0,047 a 2,44	0,825	1	1,3
Estrôncio-90	28 anos	Emissor beta	–	–	–

Rádio em equilíbrio e filtrado com 0,5 mmPt.

QUADRO 66.2 Tipos de radiomoldagens.

Elemento	Formato	Procedimento	Regime/utilização
Rádio-226	Mini agulhas	Intersticiais	LDR temporário
Rádio-226	Tubos	Intracavitária	LDR temporário
Césio-137	Tubos e agulhas	Intracavitária	LDR temporário
Estrôncio-90	*Placa*	*Betaterapia*	*Betaterapia*
Ouro-198	*Sementes*	*Intersticiais*	*LDR permanente*
Irídio-192	*Fios*	*Intersticiais*	*LDR temporário*
Cobalto-60	Placa oftálmica	Intersticiais	LDR temporário
Iodo-125	Sementes	Intersticiais	LDR temporário

Os radioisótopos *destacados* representam as fontes radioativas empregadas nos procedimentos de braquiterapia de pacientes oncológicos do Hospital Veterinário da Faculdade de Medicina Veterinária da Unesp – *campus* Araçatuba. LDR: baixa taxa de dose (do inglês *low-dose rate*).

em que: r_0 é a taxa de dose inicial no implante (cGy/h) e T_{eq} é o tempo equivalente de tratamento (horas), dado pela equação 4:

$$T_{eq} = (1 - e^{-1,35\lambda \cdot T})/1,35\lambda \quad (4)$$

em que: T = tempo total de tratamento (horas) e λ = constante de decaimento do radioisótopo implantado (1/h).

A prática da braquiterapia adquirida ao longo dos anos em medicina garante que o resultado radiobiológico ideal seja conseguido em um esquema de tratamento contínuo que libere 6.000 cGy em 168 horas, o que dá fator TDF = 100. Assim, na rotina dos serviços, vários esquemas de fracionamentos podem ser utilizados, desde que se obtenha o mesmo valor de TDF, garantindo-se assim a mesma eficácia radiobiológica.

Modelos recentes de fracionamento, como o modelo linear-quadrático (LQ), também conhecido como modelo αβ (alfa/beta) desenvolvido em meados da década de 1980, tendem a substituir os até então utilizados. No modelo LQ, enfatiza-se a importância das reações tardias e das reações agudas (Quadro 66.3) conforme o tipo de tecido tumoral, avaliando a equivalência biológica entre várias doses e esquemas de fracionamento. O modelo mostra que em um tratamento de "N" frações de dose, "d" de radiação por fração, o efeito produzido "E" será:

$$E = N (\alpha d + \beta d^2) \quad (5)$$

em que: α é uma constante relacionada com a probabilidade de se criar um dano letal em processo de evento único (coeficiente do termo linear); β é uma constante relacionada com a probabilidade de se criar um dano subletal (leva em conta o reparo celular), é o coeficiente do termo quadrático.

A efetividade radiobiológica de um implante (radiação contínua) é quantificada pela equação 6:

$$BED = R.t. \{1 + [2.R.(1 - 1/\mu.t)/\mu.(\alpha/\beta)]\} \quad (6)$$

em que:
BED = dose biológica efetiva
R = taxa de dose (Gy/h)
t = tempo do implante
$\mu = 0,693/T_{1/2} \rightarrow T_{1/2}$ = tempo médio de reparo celular.

Estudos de radiobiologia indicam que as células tumorais apresentam uma razão α/β aproximadamente igual a 10, e os tecidos normais em torno de 3.

SISTEMAS DE PLANEJAMENTO E CÁLCULOS EM BRAQUITERAPIA

A determinação da dose de radiação emitida pelo rádio, no início de 1900, foi fundamental para todos os cálculos de dose em braquiterapia e pode ser aplicada aos isótopos produzidos artificialmente.

Com o uso do rádio, um grande volume de experiências clínicas foi acumulado. Dessas experiências, regras foram desenvolvidas considerando o arranjo das fontes e suas potências para se atingir a resposta clínica desejada. Seguindo-se as regras de posicionamento das fontes, obtinha-se sempre o mesmo padrão de dose. A distribuição de dose não era necessariamente conhecida, embora pudesse ser estimada.

A dose liberada era caracterizada pelo produto dos mm de rádio utilizados pelo número de horas em que o material radioativo era colocado sobre a lesão (período de realização da braquiterapia). Essa quantidade era expressa em mgh. Por exemplo, uma fonte de 10 mg de rádio (10 mgRa) permanecendo por 24 horas representa 240 mgh.

Em muitos implantes, a anatomia do paciente ou a morfologia do tumor dificulta o posicionamento das fontes conforme as regras previamente definidas, o que acarreta incertezas na determinação da distribuição da dose. Por exemplo, uma fonte de 10 mg de rádio equivalente (10 mgRaEq), fixada por 1 hora (10 mgh), libera 79,5 cGy (10×8,25×0,963) a 1 cm da fonte (Figura 66.11 A). Entretanto, quatro fontes de 2,5 mgRaEq arranjadas linearmente e fixadas por 1 hora também representam 10 mgh, mas a dose a 1 cm do centro de cada uma delas é de 19,86 cGy e não pode ser somada, pois trata-se da dose liberada em quatro diferentes pontos (Figura 65.11 B). A dose calculada a 1 cm de qualquer uma das quatro fontes é menor que 79,5 cGy.

Na maioria dos procedimentos de braquiterapia, várias fontes são arranjadas, de maneira que se produza uma distribuição de dose que envolva o volume-alvo. Desse modo, é muito improvável que as fontes sejam arranjadas de maneira que todas elas estejam à mesma distância de um ponto de cálculo de dose comum.

Atualmente, a prescrição do tratamento é realizada utilizando sistemas computacionais capazes de calcular a distribuição de dose

QUADRO 66.3 Efeitos agudos e tardios pelo uso de radiações ionizantes.

Característica	Efeitos agudos	Efeitos tardios
Tempo de ocorrência	Precoce	Tardio (> 6 meses)
Tipo de tecido	Células de *turnover* rápido	Células de *turnover* lento ou células não proliferativas
Resposta ao fracionamento	↑ com o ↑ do fracionamento da dose (repopulação)	↓ com o ↑ do fracionamento da dose total
Resposta ao tempo de tratamento total	↓ (tempo de tratamento total ↑)	Geralmente não afetado
Reparabilidade	Cicatrização em poucas semanas	Danos permanentes (correção cirúrgica)
Frequência de ocorrência	Muito comum	Raro
Exemplos de lesões	Mucosite oral, ulceração oral, rinite, sinusite, eritema, perda de pelos, conjuntivite, otite, colite/enterite, demielinização transitória, pneumonias	Artrites, necrose óssea, necrose encefálica, catarata, necrose de pele, fibrose pulmonar, xerostomia, neoplasia induzida por radiação

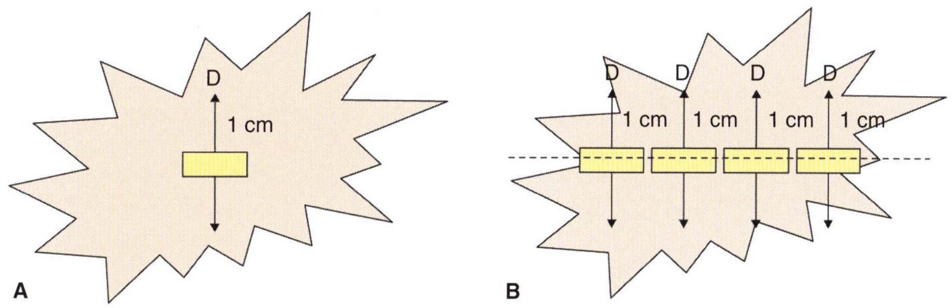

Figura 66.11 A. Representação esquemática da taxa de dose de uma única fonte de 10 mgRaEq em massa tumoral (D = 79,5 cGy). **B.** Representação esquemática da taxa de dose de quatro fontes de 2,5 mgRaEq, cada em uma massa tumoral, distribuídas linearmente (D = 19,86 cGy).

ao redor de qualquer arranjo de fontes radioativas. Algoritmos matemáticos podem otimizar o plano de tratamento e curvas de isodose são plotadas em poucos minutos. Os sistemas de planejamentos computadorizados, além de diminuir o tempo e minimizar os erros cometidos nos cálculos na elaboração das complexas equações, também fornecem imagens espaciais do arranjo geométrico e dosimétrico do plano de tratamento.

A Figura 66.12 A mostra a distribuição de dose ao redor de um arranjo braquiterápico com fontes de iodo-125. A Figura 66.12 B e C ilustra as curvas de distribuição espacial de dose construída por sistema de planejamento radioterápico computacional tridimensional.

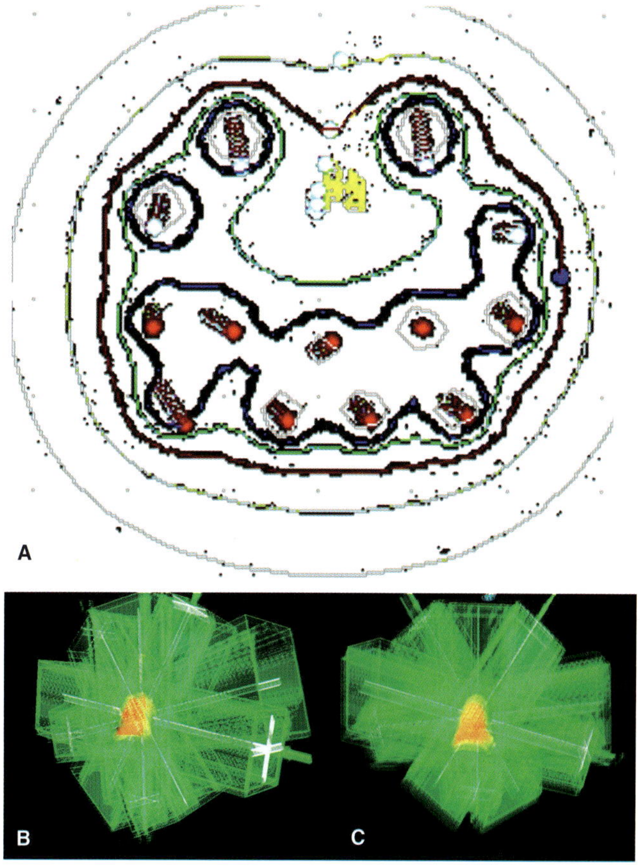

Figura 66.12 Distribuição de dose em sistema de planejamento radioterápico computacional em um tumor de próstata canino. **A.** Arranjo braquiterápico com fontes de iodo-125. **B** e **C.** Curvas de distribuição espacial de dose (planos longitudinal oblíquo e transversal, respectivamente).

Integral de Sievert

A física das fontes de braquiterapia foi primeiramente elucidada por Rolf Sievert em 1921. No método de Sievert para cálculo da distribuição da radiação ao redor de uma fonte finita, o modelo é uma fonte radioativa linear em um *container* cilíndrico de material atenuador, com faces e extremidades planas.

Usando integração gráfica, Sievert tabulou valores da integral e calculou os padrões de intensidade de arranjos de fontes múltiplas e únicas, e obteve curvas de isointensidade. Usando uma pequena câmara de ionização, ele mediu as distribuições de dose relativa e concluiu que, próximo à fonte, os efeitos de radiação espalhada ou secundária no tecido poderiam, à primeira aproximação, ser desprezados.

A distribuição da taxa de exposição ao redor de uma fonte linear pode ser calculada usando a integral de Sievert (IS). O método consiste em dividir a fonte linear em pequenas fontes elementares e aplicar a lei do inverso do quadrado da distância, e correções para filtração para cada uma delas. Para um dado segmento da fonte (dx), a taxa de exposição (dI) pode ser calculada pela equação 7:

$$dI(x,y) = (A/L) \cdot \Gamma \cdot dx \cdot (1/r^2) \cdot e^{-\mu.t.\sec\theta} \qquad (7)$$

em que:

A = atividade da fonte (para fontes sem filtração)

Γ = taxa de exposição constante (para fontes sem filtração)

$1/r^2$ = fator que corrige para a lei do inverso do quadrado da distância

μ = coeficiente de atenuação linear efetivo para o filtro

$e^{-\mu.t.\sec\theta}$ = fator que leva em conta a atenuação produzida pelo filtro.

A Figura 66.13 ilustra as relações geométricas usadas no cálculo da exposição, no ponto P de uma fonte linear.

Substituindo alguns termos da equação (7), como $r = y \cdot \sec\theta$, $x = y \cdot \tan\theta$, $dx = y \sec^2\theta \cdot d\theta$, e integrando para a fonte inteira de comprimento ativo L e espessura de filtro t, a taxa de exposição total (I) em um ponto P pode ser calculada pela equação 8:

$$I(x,y) = (A \cdot \Gamma/ly) \cdot \int_{\Theta 1}^{\Theta 2} e^{-\mu.t.\sec\theta}\, d\theta \qquad (8)$$

A IS usa o coeficiente de absorção de energia, supondo que a fluência de energia emitida seja exponencialmente atenuada pela espessura de filtro atravessada pelos fótons. Isso é uma boa aproximação para sementes de Ir-192 e Ra-226 na região próxima às extremidades ativas da fonte. Entretanto, simulações com métodos computacionais de Monte Carlo mostraram que em pontos distantes das extremidades ativas da fonte, a aproximação de Sievert introduz erros significativos e praticamente colapsa nas direções oblíquas extremas.

A IS calcula a distribuição de dose no ar, corrigindo para o inverso do quadrado da distância e filtração oblíqua. Porém, na braquiterapia clínica, o interesse é o cálculo da dose no tecido, sendo necessário considerar a atenuação e espalhamento ao redor da fonte radioativa em função da energia.

Os efeitos da atenuação e de espalhamentos múltiplos no tecido são dependentes da energia dos raios gama. Para fontes

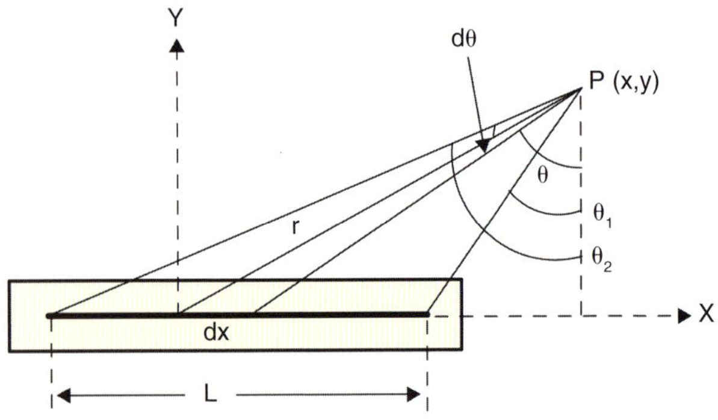

Figura 66.13 Relações geométricas para cálculo da exposição de uma fonte linear (equação 7).

de Ir-192 e Au-198, a atenuação no tecido praticamente compensa o espalhamento múltiplo em pontos até 5 cm da fonte.

Outras considerações são estabelecidas, como: o fator $1/r^2$ pode ser desprezado para $d \leq 5$ cm. A dosimetria para os isótopos substitutos do rádio só pode ser utilizada para $E > 200$ keV (fontes: cobalto-60, césio-137, ouro-198 e irídio-192). Para energias entre 60 keV e 200 keV (radiações secundárias produzidas no espalhamento de feixes de radiações de fontes mais energéticas), o espalhamento supera a atenuação, e a taxa de dose torna-se dependente da energia e da composição do meio. Para energias menores que 40 keV (fonte: iodo-125) a absorção fotelétrica é significativamente maior que o espalhamento, assim a taxa de dose depende da energia e do meio, e a distribuição da dose é menor do que a calculada pela lei $1/r^2$.

A razão entre a exposição na água e a exposição no ar pode ser determinada experimentalmente como função da distância para vários isótopos. Por causa das várias discrepâncias entre os vários conjuntos de dados experimentais, Meisberger e alguns colaboradores formularam um polinômio de 3ª ordem para representar a média de todos os dados experimentais avaliados e teóricos. Esse polinômio é comumente usado na rotina dos cálculos da dose absorvida no tecido em vários programas de computador.

Posteriormente, a distribuição de dose ao redor de um ponto, para emissores de raios gama na água, pode ser determinada pelo método de Monte Carlo. Os resultados concordam muito bem com a curva média selecionada de Meisberger.

A dependência radial da dose em um meio aquoso, sem considerar a lei do inverso do quadrado, pode ser representada por $D_r = B_r \cdot e^{-\mu r}$, em que: μ representa o coeficiente de atenuação linear e B_r é um fator de *buildup* à distância r da fonte. Essa expressão é equivalente à razão da exposição na água pela exposição no ar. Evans (1955) sugeriu que B_r possa ser representado por:

$$B_r = 1 + k_a (\mu \cdot r)^{kb} \qquad (9)$$

em que: k_a e k_b são constantes determinadas utilizando os dados obtidos com o sistema de cálculo pelo método de Monte Carlo.

Modelo modular de cálculo de dose

O método tradicional de cálculo de dose em um meio, usando a integral de Sievert, requer a determinação do coeficiente de atenuação efetivo (μ) para o filtro, como uma função da espessura e os fatores de atenuação no tecido. Ambos os parâmetros são difíceis de medir ou calcular, especialmente para fontes de formato complexo.

A aproximação modular propõe que os efeitos dos vários fatores físicos sobre a distribuição da taxa de dose sejam considerados separadamente. Os dados para uma fonte particular podem ser compilados como tabelas em função da distância. Assim, a taxa de dose D(r,θ) em um ponto P no interior do tecido é determinada em função de alguns parâmetros calculados por expressões independentes, tais como: (1) a intensidade de kerma no ar (S_k); (2) a constante de taxa de dose por unidade de (S_k) ao longo do eixo transverso da fonte escrita como Λ; (3) o fator geométrico G(r,θ), que leva em conta o *falloff* geométrico* da fluência de fótons com a distância da fonte; (4) o fator anisotropia F(r,θ); e (5) a função dose radial (g(r)), que considera a dependência radial da absorção e espalhamento de fótons no meio ao longo do eixo transverso.

Sistemas manuais de planejamento

As primeiras técnicas de utilização de fontes radioativas nos procedimentos de braquiterapia intracavitária baseavam-se em experiências clínicas adquiridas nas poucas instituições que praticavam a radioterapia.

Na escola de Paris (1913), optava-se por utilizar pequenas quantidades de rádio, em período de tempo longo. Cerca de 6.000 a 7.000 cGy eram liberados em aproximadamente 3 a 6 dias de inserção única.

A equipe de Estocolmo (1929) preferia aplicar maior quantidade de rádio, em tempo curto, fracionando a dose total em 2 a 3 inserções com cerca de 140 mgRa, durante 27 a 30 horas em cada inserção.

No Memorial Hospital de Nova York, Quimby (1922) trabalhou com métodos de cálculos para braquiterapia, baseados em regras de distribuição para fontes de mesma atividade.

No Instituto do Rádio em Manchester, Paterson e Parker (1934), baseando-se na técnica de Paris, estudaram arranjos geométricos de fontes de diferentes atividades, que garantissem uma distribuição de dose uniforme no volume de tratamento.

A maioria das técnicas de braquiterapia utilizadas em todo o mundo é derivada ou tem como base uma dessas técnicas. Independentemente da escola de origem, a filosofia do tratamento está sedimentada em um conjunto de normas que levam em conta as características do procedimento, tais como: a atividade e as regras de distribuição das fontes, a geometria dos aplicadores (implantes planares ou volumétricos) e os pontos de cálculo de dose.

O objetivo principal dos planejamentos dos tratamentos é determinar a distribuição e tipo de fontes de radiação para fornecer uma distribuição de dose ótima e completa no volume irradiado.

Sistema de Manchester | Patterson e Parker

Nesse sistema, regras de distribuição de fontes radioativas de diferentes atividades são compostas para se liberar dose de radiação uniforme (dentro de ±10%), em um plano ou volume-alvo. A distribuição das fontes e cargas radioativas é tabelada em função da área ou volume e distância de tratamento.

As tabelas foram obtidas em cálculos, baseados na integral de Sievert para fontes lineares, e fornecem qual a quantidade de mgh necessários para se liberar uma dose de 1.000 cGy ao longo do eixo transverso da linha de fontes, sendo o comprimento total da fonte, a distância entre o primeiro e o último extremos ativos.

No caso de implantes planares, como os utilizados na maioria dos tratamentos de lesões cutâneas, para se obter uniformidade da dose, as fontes devem ser arranjadas em um plano paralelo à

*_Falloff_ geométrico: diminuição da dose em função da distância e geometria da fonte.

área a ser tratada e a 0,5 cm de distância dessa. Mesmo assim, nas proximidades das fontes, a dose é cerca de cinco vezes maior que a dose prescrita.

A dose estabelecida, determinada pelas tabelas de Paterson-Parker, é 10% maior do que a dose mínima; desse modo, a dose máxima não excederá 10% da dose estabelecida para satisfazer os critérios de uniformidade.

As tabelas de Paterson-Parker foram originalmente desenvolvidas para a exposição no ar, utilizando a constante de taxa de exposição do rádio, $\Gamma = 8{,}4R \cdot cm^2/mg \cdot h$, e não levavam em conta a filtração oblíqua pela cápsula de platina que envolve o material radioativo, a qual pode representar erros da ordem de 2 a 4% nos planejamentos de rotina.

As versões mais atualizadas desse sistema utilizam a constante de taxa de exposição $\Gamma = 8{,}25R \cdot cm^2/mg \cdot h$ e consideram também um fator de conversão de roentgen para rad para cálculo da dose no tecido de $f_t = 0{,}957$.

Para a braquiterapia planar ou volumétrica típica, um fator combinado de 0,90 seleciona uma curva de isodose aproximadamente equivalente à dosagem de Paterson-Parker. Assim, as tabelas originais de mgh para 1.000 R seriam convertidas para mgh para 900 cGy.

O Quadro 66.4 ilustra a distribuição das cargas em função da área de implantes planares e volumétricos típicos.

Sistema de Quimby

Nesse sistema, fontes de mesma atividade linear são alocadas uniformemente, resultando em distribuição de dose não uniforme, sendo a dose maior na região central e menor nas margens do implante. Quanto maiores as dimensões do molde radioativo, maior será o gradiente de dose entre o centro e a periferia do volume de tratamento.

As tabelas de Quimby também foram baseadas na integral de Sievert para fontes lineares; no entanto, incluem a localização de pontos no eixo transverso ao longo das fontes, fornecendo assim, a taxa de dose por unidade de atividade em função das duas distâncias (perpendicular e paralela) do centro da fonte.

Para implantes planares, as tabelas fornecem qual a quantidade de mgh necessária para se liberar uma dose de 1.000 R no centro do plano de tratamento, estabelecendo-se assim a dose máxima no plano de tratamento. Para implantes volumétricos, a dose estabelecida é a dose mínima dentro do volume implantado.

As tabelas originais de Quimby, assim como as de Manchester, utilizam o valor antigo da constante taxa de exposição do rádio ($\Gamma = 8{,}4R \cdot cm^2/mg \cdot h$) em vez do aceito atualmente ($\Gamma = 8{,}25R \cdot cm^2/mg \cdot h$). Outras correções também são necessárias, tais como atenuação no tecido, filtração oblíqua e fator de conversão roentgen para cGy.

Em radiomoldagens planares, o sistema de Manchester usa mais mgh do que o sistema de Quimby, pois neste último, a dose máxima é determinada na superfície do volume tratado, enquanto no primeiro, a especificação é 10% acima do valor mínimo da dose no volume.

QUADRO 66.4 Exemplos de distribuição de cargas pelo sistema de Manchester.

Radiomoldagem superficial		Implante volumétrico de espessura > 2,5 cm
Área (cm^2)	Fração da carga na periferia	
< 25	2/3	75% da carga na superfície
25 a 100	1/2	25% da carga no centro
> 100	1/3	–

Em implantes volumétricos, o número de mgh para 1.000 cGy é maior com o sistema de Quimby, no qual a especificação é a dose mínima encontrada na superfície, enquanto no sistema de Manchester a especificação é a dose mínima efetiva dentro de todo o volume implantado.

Comparações entre os sistemas de Quimby e o de Paterson-Parker, para casos selecionados, apresentaram diferenças fundamentais entre os dois. Desse modo, não se pode utilizar as tabelas de Quimby com o sistema de Paterson-Parker.

Sistema de Paris

A técnica de Paris foi desenvolvida primariamente para a dosimetria de implantes temporários com fontes lineares contínuas (fios flexíveis de irídio-192) com atividades homogêneas e são implantadas em linhas paralelas.

A especificação da dose é baseada sobre uma superfície de isodose, chamada de isodose de referência, entretanto, na prática, o valor desta isodose é fixado em 85% da dose basal, a qual é definida como a dose mínima entre duas fontes ou a média da dose mínima entre várias fontes. O volume de tratamento é aquele englobado pela isodose de 85% e recebe a dose tumoricida mínima.

Assim como no sistema de Quimby, o espaçamento uniforme das fontes faz com que a dose no centro seja maior do que na periferia. A distribuição da dose deve englobar o volume-alvo, com a mínima taxa de dose periférica, podendo-se variar essa taxa proporcionalmente à atividade das fontes.

A dosimetria do implante é baseada na distribuição das fontes no plano central, definido como o plano perpendicular que corta em ângulos retos o meio das fontes. O comprimento das fontes deve ser de 20 a 30% maior do que o volume-alvo nas duas extremidades.

As taxas de dose são calculadas no plano central e, desse modo, as distâncias dos pontos de referência aos eixos das fontes devem ser estabelecidas. Para a determinação da taxa de dose são utilizados tabelas ou gráficos obtidos em função da atividade e comprimento do fio e da distância de cada ponto de dose a cada uma das fontes.

Esse sistema tenta adaptar a configuração do implante à situação clínica, a espessura do alvo é usada para definir a separação entre as fontes, e o comprimento do alvo é usado para definir o comprimento da fonte.

Comparativamente com o sistema de Manchester, para atividades iguais, o de Paris fornece taxa de dose de referência mais baixa e consequentemente maior tempo de tratamento, assumindo doses totais iguais, uma vez que a distribuição de dose nesse sistema é sobre uma área maior do que a do de Manchester. Analisando a distribuição de dose em um plano a 0,5 cm e paralelo ao plano do implante, em relação ao centro e as extremidades do volume-alvo, nota-se uma variação de 140% a 85% da dose de referência com o sistema de Paris, enquanto essa variação é de 110% a 85% com o de Manchester.

Sistema do Memorial Hospital

Esse sistema foi desenvolvido no Memorial Sloan Kettering Cancer Center (EUA) e ficou conhecido em 1963. É uma extensão do sistema de Quimby caracterizado pela distribuição de dose ao redor de fontes pontuais (sementes de irídio-192) de atividades uniformes e espaçadas de 1 cm.

Com base nas distribuições de dose geradas por computador, tabelas foram obtidas para fornecer o número de mgh para liberar 1.000 cGy em pontos específicos, que representam pontos de "dose máxima de referência" e pontos de "dose mínima periférica", em um plano a 0,5 cm do plano das fontes, no caso de implantes planares. Para implantes volumétricos são escolhidos pontos dentro do volume implantado. Essas tabelas usam constantes de taxa de dose próprias e incluem os efeitos da filtração oblíqua e atenuação no tecido.

Técnica da dimensão média

Outro método, conhecido como técnica da dimensão média, tem sido usado no Memorial Hospital para implantes permanentes. Em contraste com as outras técnicas de implante, que se preocupam com a obtenção de uma dose tumor mínima sem se preocupar com o volume do tumor, esse método baseia-se no princípio de que a tolerância do tecido à radiação depende do volume implantado, ou seja, pequenos volumes toleram altas doses.

De acordo com esse método, a atividade total necessária para um implante é diretamente proporcional à média das três dimensões (a,b,c) da região do implante. Em termos matemáticos: $A = K \cdot d$, em que A é a atividade em mCi, d é a média $((a+b+c)/3)$ das três dimensões do implante e K é uma constante empírica de proporcionalidade ($K = 10$ para Rn^{222} e $K = 5$ para o Ir^{192}). Para sementes de I^{125}, $A = 5 \cdot d$ para $d < 3$ cm e $A = 1{,}34 \cdot d^{2,2}$ para $d \pm 3$ cm.

Em implantes permanentes utilizando sementes de Au-198, cálculos manuais da dose liberada podem ser realizados seguindo as regras do sistema de Manchester. Para o caso do I-125, recomenda-se o método da dimensão média.

A International Commission on Radiation Units & Measurements (ICRU) tem recomendado a utilização de um sistema de especificação de dose que se relacione à distribuição da dose no volume-alvo, em vez de dose em um ponto específico. A dose é prescrita como o valor de uma curva de isodose que englobe o volume-alvo.

Dentre todos os métodos de cálculo manuais para determinação da dose de radiação e dosimetria de procedimentos braquiterápicos utilizados, o sistema de Manchester é o mais amplamente utilizado.

Dosimetria computacional

Cálculos de dose usando tabelas dão informação quanto à quantidade necessária de radioatividade e o número de horas para o tratamento prescrito. Isso, entretanto, não fornece informações sobre a uniformidade da distribuição de dose. Para informações acerca da distribuição de dose ao redor do implante, cálculos por computador, em múltiplos planos, ou em três dimensões, tornam-se mais úteis.

Os sistemas de dosimetria antigos baseiam-se em implantes idealizados conforme certas regras de distribuição. Na prática real, entretanto, tais distribuições ideais são raramente realizadas. Com um computador, é possível pré-planejar não apenas implantes, mas a distribuição de isodose completa, correspondendo à distribuição final das fontes. O curto tempo de processamento com os sistemas de computador modernos permite ao radioterapeuta modificar os implantes, se necessário, sobre as bases da distribuição de dose tridimensional.

O sistema computadorizado utilizado em muitas instituições americanas cumpre as seguintes regras: fontes de atividade uniforme são implantadas com separação uniforme (1 a 1,5 cm) e englobam totalmente o volume-alvo, o que produzirá uma região mais quente na parte central do que na periferia, similarmente aos sistemas de Quimby e de Paris; a especificação da dose é feita na superfície da isodose que engloba o volume implantado; o volume-alvo é planejado e desenhado com margens de segurança suficiente para que as fontes periféricas possam estar localizadas no limite da região-alvo, com adequada cobertura do tumor.

Cálculos por computador de distribuição de dose em braquiterapia consistem basicamente em cálculos repetidos de dose em um ponto para cada uma das fontes implantadas. A dose total em um dado ponto é determinada pela somatória das contribuições das fontes individuais. Taxas de dose pontuais são calculadas para cada um de uma grade de pontos arranjados em matriz cúbica, tal que curvas de isodose podem ser geradas em qualquer plano arbitrário. Os padrões de isodose podem ser magnificados e sobrepostos em uma radiografia do implante para se ver a distribuição em relação à anatomia do paciente.

A reconstrução tridimensional da geometria das fontes é em geral realizada usando-se duas radiografias ortogonais ou desviadas em ângulos predefinidos. Muitos programas permitem a digitalização das coordenadas das fontes diretamente das radiografias.

Uma das falhas de muitos programas de computador é não permitir ao usuário esboçar o volume-alvo ou as estruturas anatômicas próximas ao implante. Assim, a especificação da dose em braquiterapia é, em muitos casos, complicada pela incapacidade de localizar precisamente o volume-alvo com respeito à distribuição de dose. O gradiente de dose muito acentuado próximo ao implante e os pontos muito quentes próximos a cada fonte também complicam a especificação da dose.

Os algoritmos de cálculo de dose requerem coordenadas espaciais para cada uma das fontes radioativas. Alguns algoritmos utilizam apenas as considerações da lei do inverso do quadrado da distância, em um ponto do arranjo das fontes, para somar as doses.

Muitos dos códigos computacionais existentes até 1972 (p. ex., radcomp, brachy, isodos) foram desenvolvidos em hospitais universitários. Algumas adaptações nos algoritmos de cálculos usados nos computadores comerciais disponíveis para planejamentos em radioterapia fizeram com que esses códigos fossem amplamente utilizados em outros hospitais regionais. Os resultados fornecidos pelos vários códigos podem variar de 11 a 15%, para o valor da dose em pontos clínicos, como os pontos A e B de Manchester, para aplicações intracavitárias.

Em geral, as análises de vários códigos usados popularmente os consideram clinicamente aceitáveis, embora esses códigos não utilizem os mesmos fatores de correção ou mesmos métodos de cálculo, ou seja, apresentam soluções diferentes para o mesmo planejamento braquiterápico.

Se os termos da taxa de exposição a uma distância da fonte forem bem especificados, as incertezas totais na dosimetria em regiões de interesse clínico ao redor de fontes são limitadas em cerca de 6%.

Cálculo de dose

Os primeiros programas de computador, do início da década de 1960, se limitavam a obter tabelas de fatores de espalhamento e fatores de *buildup* para fontes lineares. Mais tarde eles se tornaram capazes de calcular distribuições de isodose para pacientes individuais. Atualmente, quase todos os pacotes de *software* para planejamentos de tratamento têm dosimetria para braquiterapia.

Os fatores básicos envolvidos nos cálculos, como as posições e atividades das fontes, são aplicados em modelos matemáticos, levando-se em conta os parâmetros físicos. A maioria desses programas usa ou a integral de Sievert diretamente ou tabelas de dose pré-calculadas para diferentes tipos de fontes para se obter a distribuição final. Alguns, mas não todos, usam correções de atenuação no tecido.

Para o rádio e outros isótopos de meia-vida longa, as taxas de dose apresentadas no formato de curvas de isodose podem ser diretamente usadas para calcular a duração do implante. No caso de implantes temporários de isótopos de meia-vida relativamente curta, tais como o Ir-192, o computador calcula a dose acumulada, usando correção para o decaimento durante o período de tratamento. A dose acumulada (D_c) pode ser determinada pela equação 10:

$$D_c = D_0 . T_{av} . (1 - e^{-t/Tav}) \qquad (10)$$

em que: D_0 é a taxa de dose estimada para um tempo aproximado de duração do implante, sem a correção para o decaimento e T_{av} é a vida média do isótopo e t é o intervalo de tempo de duração do implante.

Para implantes permanentes tais como Au-198 e I-125, a dose acumulada durante o decaimento completo pode ser determinada pela equação 11:

$$D_c = D_0 \cdot T_{av} \cdot = 1{,}44 \cdot D_0 \cdot T_{1/2} \qquad (11)$$

em que: $T_{1/2}$ é a meia-vida do isótopo.

Comparação entre os sistemas dosimétricos de implantes

A seguir, são descritas as diferenças básicas dos vários sistemas de cálculos apresentados anteriormente em relação aos parâmetros que norteiam o planejamento braquiterápico:

- Quanto à dose e à taxa de dose:
  - Sistema de Manchester: 6.000 a 8.000 R, em 6 a 8 dias (1.000 R/dia; 40 R/h)
  - Sistema de Quimby: 5.000 a 6.000 R, em 3 a 4 dias (60 a 70 R/h)
  - Sistema de Paris: 6.000 a 7.000 cGy, em 3 a 11 dias (25 a 90 cGy/h)
- Quanto aos pontos de prescrição de dose:
  - Sistema de Manchester: dose mínima efetiva é 10% acima da dose mínima absoluta em um plano ou volume
  - Sistema de Quimby: *implantes planares* no plano bissetor perpendicular ao plano do implante; *implantes volumétricos* nos pontos da periferia que recebem a dose mínima na real região implantada
  - Sistema de Paris: dose de referência – 85% da dose basal; dose basal – é a média das doses mínimas no plano central
  - Sistemas por computador: superfície de isodose que engloba o volume implantado, no plano central perpendicular às fontes
- Quanto à variação de dose:
  - Sistema de Manchester: variação máxima de 10% (exceto os pontos localizados em volta das fontes)
  - Sistema de Quimby: a variação de dose frequentemente atinge 100% com o dobro da dose no centro em relação à periferia
  - Sistema de Paris: 15% entre a dose de referência e a dose basal
- Quanto à atividade das fontes:
  - Sistema de Manchester: fontes de atividades variáveis – 0,66; 0,50; 0,33 mgRa/cm
  - Sistema de Quimby: atividades constantes – 1,0 mgRa/cm inicialmente e, atualmente, 0,20 a 0,70 mgRaEq/cm
  - Sistema de Paris: atividades constantes – 0,6 a 1,8 mgRaEq/cm
  - Sistemas por computador: atividades constantes – 0,2 a 0,4 mgRaEq/cm
- Quanto à distribuição das fontes:
  - Sistema de Manchester: implantes planares – área ± 25 cm^2 = 2/3 de atividade na periferia; de 25 a 100 cm^2 = 1/2 de atividade na periferia; > 100 cm^2 = 1/3 de atividade na periferia
  - Sistema de Quimby: distribuição uniforme sobre o plano do implante
  - Sistema de Paris: distribuição uniforme sobre o plano do implante
  - Sistemas por computador: uniforme
- Quanto à distância entre as fontes:
  - Sistema de Manchester: constante; recomenda-se 1 cm
  - Sistema de Quimby: variável, mas uniforme (permitindo até 2 cm de separação, dependendo das dimensões do alvo)
  - Sistema de Paris: semelhante ao de Quimby (5 a 20 mm)
  - Sistemas por computador: constante, entre 1 e 1,5 cm, dependendo do tamanho do implante
- Quanto ao cruzamento nas extremidades:
  - Sistema de Manchester: devem ser utilizados para compensar a dose nas extremidades do implante
  - Sistema de Quimby: similar ao de Manchester
  - Sistema de Paris: não é utilizado; comprimento ativo 20 a 40% maior que o comprimento do alvo
  - Sistemas por computador: não é necessário; semelhante ao de Paris (comprimento ativo das fontes de 30 a 40% maior que o comprimento do alvo).

Embora os sistemas dosimétricos relatados apresentem dados de cálculos de doses para fontes lineares, arranjos braquiterápicos com fontes de ouro-198 no formato geométrico de disco e anéis concêntricos mostraram-se efetivos em procedimentos realizados no Hospital Veterinário da Unesp, *campus* Araçatuba, no tratamento de carcinoma cutâneo em cães e gatos. Nesses planejamentos, desenvolveu-se uma metodologia de cálculo dosimétrico empregando-se conceitos dos sistemas de Quimby e Manchester. A Figura 66.14 ilustra um caso clínico de tratamento de carcinoma de celular escamosas empregando-se a modalidade combinada e teleterapia e braquiterapia.

PRINCÍPIOS E PARÂMETROS FÍSICOS DOS FEIXES DE RAIOS X

Produção de raios X

A produção de raios X ocorre basicamente com o bombardeio de elétrons sobre um alvo (ânodo). No interior de uma ampola de vidro mantida em vácuo, elétrons são produzidos no cátodo (polo negativo) e acelerados em direção ao ânodo.

O cátodo é um filamento de tungstênio, com alto ponto de fusão. Com o aquecimento desse filamento, são liberados elétrons que são acelerados até o ânodo por uma diferença de potencial, criando uma corrente eletrônica. A voltagem produzida é da ordem de kV (quilovolt) e a corrente da ordem de mA (miliampére). Ao colidirem com o ânodo, parte de sua energia é convertida em raios X e parte em calor. Devido ao calor produzido, há necessidade de refrigeração por água, óleo ou ar, e o ânodo apresenta alto ponto de fusão, como o oferecido pelo tungstênio.

Camada semirredutora

A camada semirredutora (CSR) é a espessura de um material capaz de reduzir a intensidade de um feixe de raios X pela metade. Ela indica a qualidade da radiação, pois para feixes mais energéticos (com mais qualidade), sua CSR será maior.

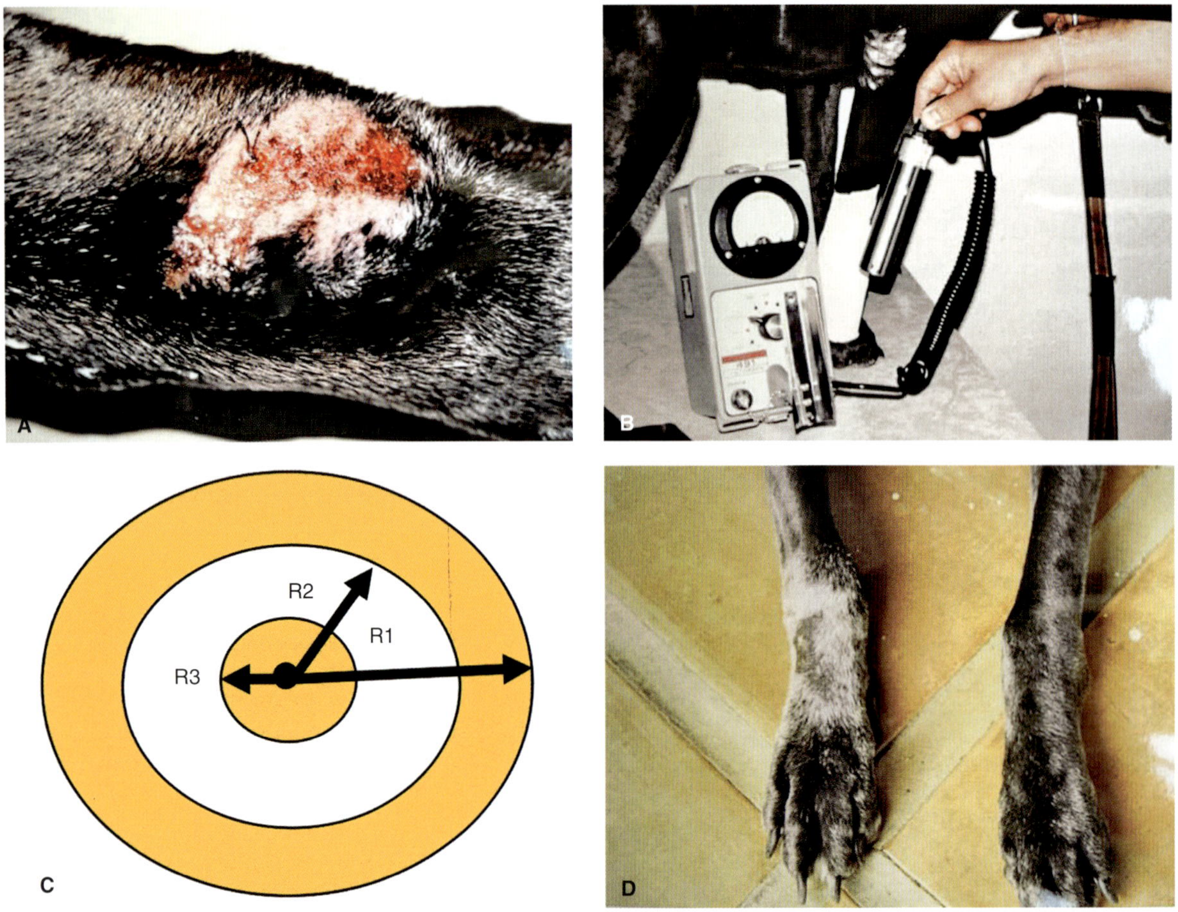

Figura 66.14 Caso de carcinoma espinocelular em membro, fêmea, 9 anos. **A.** Apresentação clínica da lesão caracterizada por lesão exulcerativa com bordas elevadas e alopecia. **B.** Molde planar em discos e anéis concêntricos de 2,76 cm de raio sobre a lesão de 20 cm^2, fixado ao tumor durante 55 horas, a uma taxa de dose de 17 a 60 cGy por hora da periferia ao centro, respectivamente. **C.** Representação esquemática da distribuição do material radioativo (Au-198) em disco e anel concêntricos, em que R1 = raio externo do anel de Au-198 (1,5 cm), R2 = raio da zona intermediária sem material radioativo (1 cm) e R3 = raio do disco central de Au-198 (0,25 cm). Utilizaram-se no disco externo 38,9 mCi de Au-198 e no disco central 2,13 mCi. **D.** Cura clínica após 9 meses de tratamento. Notar despigmentação cutânea e pilosa.

Ela é representada por:

$$CSR = \frac{0{,}693}{\mu} \qquad (12)$$

em que: μ é o coeficiente de atenuação linear do material.

Denomina-se a 1ª CSR como a espessura que reduz a intensidade da radiação incidente de 100% para 50%, e de 2ª CSR, aquela que reduz de 50% para 25%. Feixes mais heterogêneos terão a 2ª CSR maior que a 1ª CSR. Para analisar a qualidade do feixe, utiliza-se o conceito de coeficiente de homogeneidade (CH) que é dado pela razão entre a 1ª CSR e a 2ª CSR. Para feixes monoenergéticos o CH seria igual a 1 unidade.

Filtros de atenuação de feixes de raios X de baixa energia

A utilização de filtros, geralmente placas de diversos metais, torna o feixe mais "endurecido" e aumenta o CH (entre 0,8 e 1), pois o filtro remove do feixe primário aquelas radiações de baixa energia que não contribuem ao tratamento, ao contrário, intensificam efeitos indesejáveis na entrada da pele do paciente. A filtração melhora a qualidade do feixe, aumentando o poder de penetração, no entanto, reduz a intensidade total do feixe incidente. O Quadro 66.5 apresenta valores das CSR e CH para diversas espessuras, em mm, de filtros de cobre (Cu).

QUADRO 66.5 Coeficiente de homogeneidade para cada espessura de filtro de cobre.[1]

Filtro	1ª CSR	2ªw CSR	CH
0 mm Cu	1	1,5	0,67
0,25 mm Cu	1,2	1,7	0,7
0,95 mm Cu	1,35	1,75	0,77
1 mm Cu	1,45	1,8	0,81
1,25 mm Cu	1,5	1,85	0,81
1,5 mm Cu	1,55	1,9	0,82
1,75 mm Cu	1,57	1,91	0,82

Observando essa tabela, o filtro escolhido para uma filtração ideal seria o de 1 mm de Cu, pois após esse valor o CH torna-se praticamente constante.

Interação dos raios X com a matéria

O feixe de raios X é atenuado ao se propagar pela matéria, tendo sua intensidade reduzida. A expressão matemática que representa esta atenuação, em feixes estreitos, é dada por pela equação 13:

$$I = I_0 \cdot e^{-\mu x} \qquad (13)$$

em que:

I = intensidade transmitida pelo absorvedor

I_0 = intensidade incidente no absorvedor

x = espessura do absorvedor

μ = coeficiente de atenuação linear.

Outro fator que diminui a intensidade do feixe de raios X é a *lei do inverso do quadrado da distância*. Essa lei mostra que a intensidade do feixe diminui proporcionalmente ao quadrado da distância da fonte.

Efeito fotelétrico

O efeito fotelétrico é o processo em que o fóton (quantidade de radiação) interage com um elétron de um átomo, desaparecendo e cedendo toda a sua energia ao elétron. O elétron então é ejetado, devido à ionização, e há rearranjo no átomo para preencher a vaga deixada por ele. Acompanhando esse rearranjo, há emissão de raios X característicos, chamados assim porque seus valores são característicos de cada elemento. A Figura 66.15 mostra a representação esquemática deste efeito.

Efeito Compton

No caso do efeito Compton, o fóton incidente interage com um elétron de uma camada mais externa, ejetando-o de sua órbita, mas, dessa vez, o fóton não desaparece e altera a sua trajetória. Esse fóton defletido representa a radiação espalhada no tecido irradiado (Figura 66.16).

Produção de pares

Na produção de pares, um fóton de alta energia (superior a 1,022 MeV) interage próximo ao núcleo do átomo e desaparece cedendo toda a sua energia, a qual se transforma em um par de partículas: elétron e pósitron (de carga positiva). A Figura 66.17 representa o fenômeno da produção de pares.

A Figura 66.18 indica a incidência do efeito fotelétrico, efeito Compton e produção de pares, de acordo com a energia do fóton incidente e do número atômico do material absorvedor.

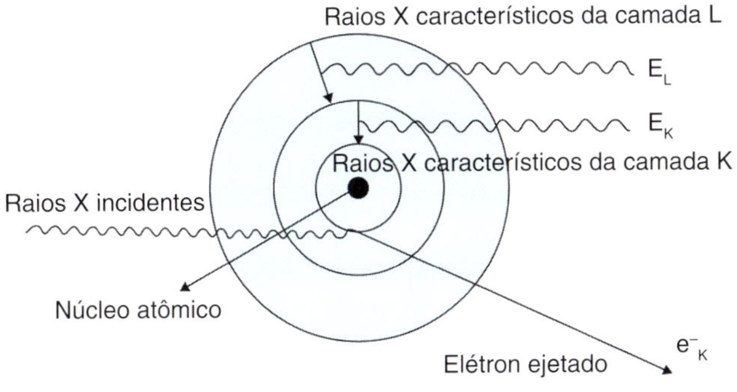

Figura 66.15 Representação esquemática do efeito fotelétrico.

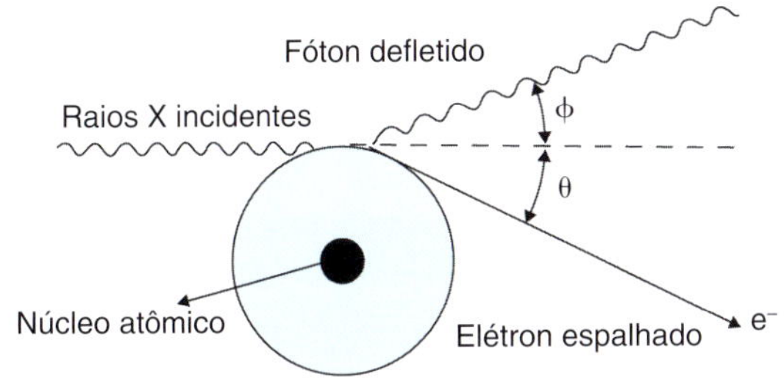

Figura 66.16 Representação esquemática do efeito Compton.

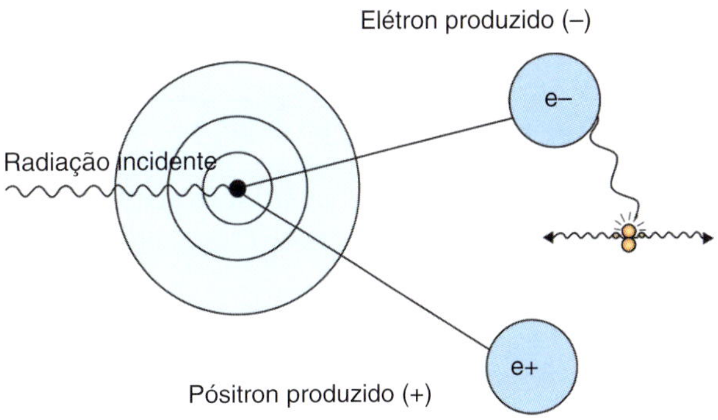

Figura 66.17 Representação esquemática do efeito de produção de pares.

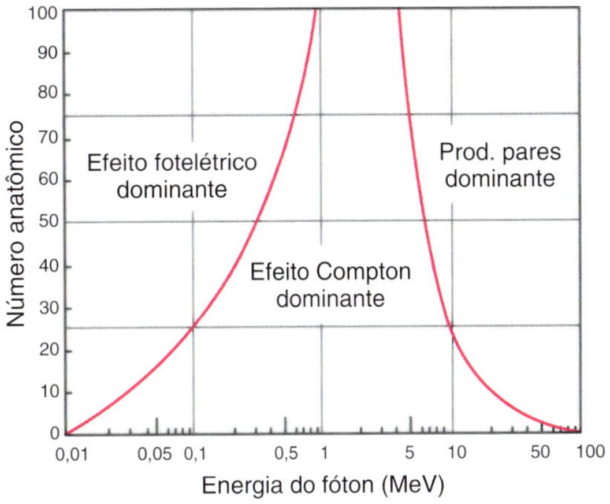

Figura 66.18 Representação da dominância dos processos de interação dos fótons com a matéria.[1]

Distribuição da dose

Porcentagem de dose profunda

A porcentagem de dose profunda (PDP) é a relação percentual da dose. Ela se caracteriza pela razão da dose em determinada profundidade, em relação à dose na profundidade onde ocorre o equilíbrio eletrônico (região de dose máxima). A equação que expressa essa relação é dada por:

$$PDP = \frac{Dd}{Dm} \cdot 100 \qquad (14)$$

em que: D_d é a dose na profundidade "d" no eixo central do feixe e D_m é a dose na profundidade de equilíbrio eletrônico "dm" no eixo central do feixe.

A dose na profundidade "d" é a dose na profundidade de equilíbrio eletrônico com a correção pela lei do inverso do quadrado da distância e pelo fator espalhamento (B). Pode-se dizer então:

$$D_d = D_m \cdot \left(\frac{F + d_m}{F + d}\right)^2 \cdot B \cdot e^{-\mu d} \qquad (15)$$

em que: d é a profundidade onde se deseja determinar a dose de radiação; d_m é a profundidade de dose máxima e F é a distância entre a fonte e a pele.

Substituindo a Equação 14 na Equação 15, tem-se:

$$PDP = 100 \cdot \left(\frac{F + d_m}{F + d}\right)^2 \cdot B \cdot e^{-\mu d} \qquad (16)$$

Logo, a PDP varia com a profundidade no tecido irradiado, o tamanho do campo, a qualidade da radiação e a distância foco-superfície (DFS) de entrada do feixe no tecido. A Figura 66.19 mostra a PDP no eixo central para diferentes qualidades de feixes de fótons de raios X e de raios gama do cobalto-60, para um mesmo campo de 10 cm × 10 cm e DFS de 100 cm.

A PDP decresce com o aumento da profundidade devido à maior atenuação sofrida ($e^{-\mu d}$) e pela lei do inverso do quadrado da distância $\left(\frac{F + d_m}{F + d}\right)^2$, com exceção da região de equilíbrio eletrônico. Aumentando o tamanho de campo de radiação, a PDP também aumenta, pois com maior volume irradiado, o espalhamento (B) será maior.

Para diferentes DFS, a PDP varia pela lei do inverso do quadrado da distância e também pelo fator de absorção e espalhamento. O campo na superfície da lesão não se altera com as diferentes possibilidades de DFS; no entanto, à medida que o feixe adentra o tecido (aumentando a profundidade), o campo irradiado será menor quanto maior for a DFS. O efeito combinado da diminuição da dose pela lei do inverso do quadrado da distância, com o aumento da absorção e espalhamento, para campos de áreas maiores, permite-nos concluir que, quanto maior a DFS, maior a PDP. A Figura 66.20 ilustra a variação do campo de radiação em função da DFS. Para feixes mais penetrantes, isto é, de maiores energias, ocorre menor absorção da radiação à profundidade, resultando em aumento da PDP.

Dosimetria e rendimento do feixe de radiação

A dosimetria é a análise dos parâmetros físicos do feixe de radiação, a fim de que se garanta que a dose prescrita pelo médico-veterinário seja realmente aplicada ao paciente. A dose emitida pelo aparelho, assim como a dose absorvida pelo paciente, varia conforme as diversas opções existentes (distância fonte-pele, tamanho de campo, filtros etc.). Utilizando uma câmara de ionização (Figura 66.1), são realizadas leituras para diversas condições de feixe de radiação e geometria de campo irradiado. Essas leituras, com as devidas correções (temperatura, pressão, calibração da câmara etc.), permitem obter um valor de rendimento ou taxa de dose do feixe de radiação.

O rendimento é a dose (*centigrays* [cGy]) que o aparelho fornece e que é absorvida pelo paciente em determinado tempo (no caso, para cada minuto), em condições variadas. Sabendo-se o valor do rendimento e as condições de planejamento, pode-se determinar qual o tempo necessário de exposição para que seja aplicada a dose desejada.

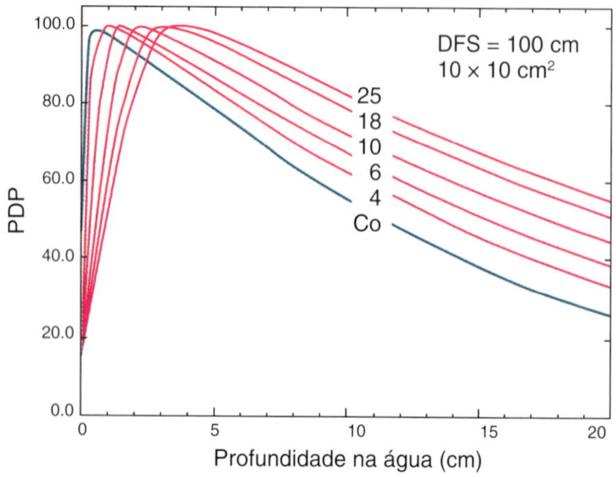

Figura 66.19 Porcentagem de dose profunda para diferentes qualidades de feixes de fótons e para o cobalto-60.[1]

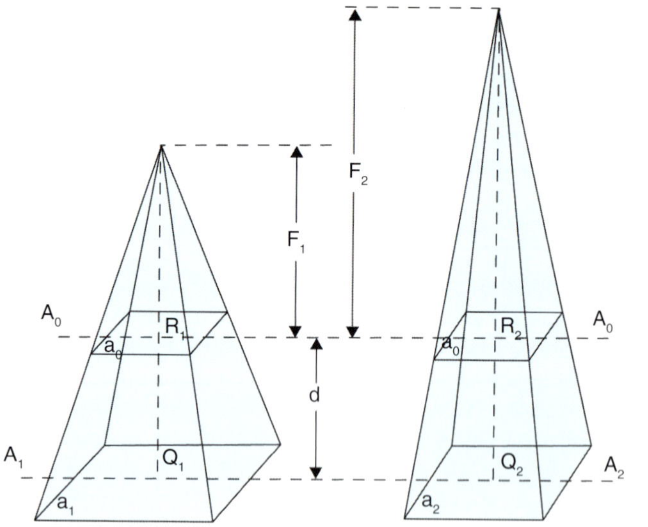

Figura 66.20 Ilustração da variação de porcentagem de dose profunda com a mudança de distância foco-superfície.

EQUIPAMENTOS E TELETERAPIA DE BAIXA ENERGIA

Aparelhos de raios X de quilovoltagem

Os aparelhos de raios X de quilovoltagem produzem feixes de várias energias que podem ser utilizados em distintas modalidades de radioterapia.

A *terapia de contato* é realizada com energias de 30 kVp a 50 kVp e com DFS de 2 cm ou menos.

A *terapia superficial* é realizada com energias entre 50 kVp e 150 kVp e com DFS entre 20 cm e 40 cm.

A *terapia profunda* (ortovoltagem) é realizada com energias entre 150 kVp e 300 kVp e com DFS entre 30 cm e 50 cm.

Nos procedimentos de radioterapia com feixes de raios X de quilovoltagem, geralmente, a dose é calculada à profundidade zero (na pele do animal).

No Hospital Veterinário da Unesp, *campus* Araçatuba, realiza-se radioterapia de contato e superficial com equipamento modelo Dermopan® 2 da Simens (Figura 66.21); e para ortovoltagem, o equipamento modelo Stabilipan® (Figura 66.22).

Equipamento de radioterapia superficial – Dermopan® 2

O Dermopan® 2 é um aparelho de raios X para radioterapia superficial fabricado pela Siemens. A energia do feixe de raios X pode variar de 10 até 50 kV e a corrente elétrica no filamento pode atingir 25 mA.

As quatro escalas de tensão, com seus filtros correspondentes, são: 10 kV (sem filtro), 29 kV (filtro de 0,3 mm Al – milímetros de alumínio), 43 kV (0,6 mm Al) e 50 kV (1 mm Al) (Figura 66.21, destacado em vermelho). O seletor do tempo de exposição está realçado em azul na Figura 66.21.

O aparelho conta ainda com acessórios de radiação (localizadores) que possibilitam a irradiação de diferentes geometrias de campos a diversas DFS (Figura 66.23).

As curvas de PDP do aparelho para o localizador de maior campo e DFS de 30 cm são apresentadas na Figura 66.23. A PDP para cada opção de tensão é diferente, sendo as maiores tensões as mais penetrantes. A curva de 50 kV atinge maior profundidade de tecido devido à filtração adicional, que "endurece" o feixe (Figura 66.24).

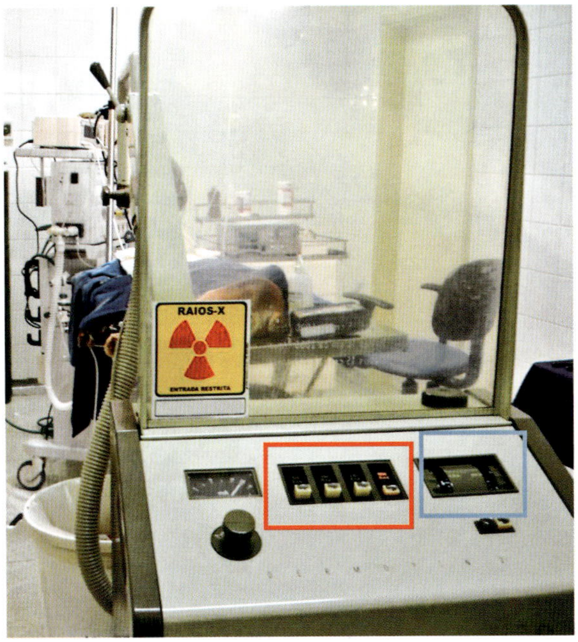

Figura 66.21 Equipamento de radioterapia superficial – Dermopan® 2. Notar área destacada em *vermelho*, onde se seleciona a energia do feixe e tempo de radiação (*azul*).

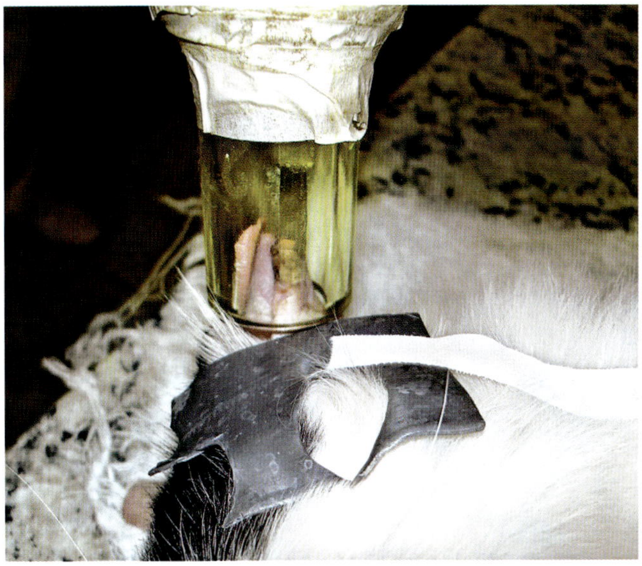

Figura 66.23 Destaque ao localizador de vidro do Dermopan® 2 em sessão de radioterapia superficial de carcinoma espinocelular de pina em gato.

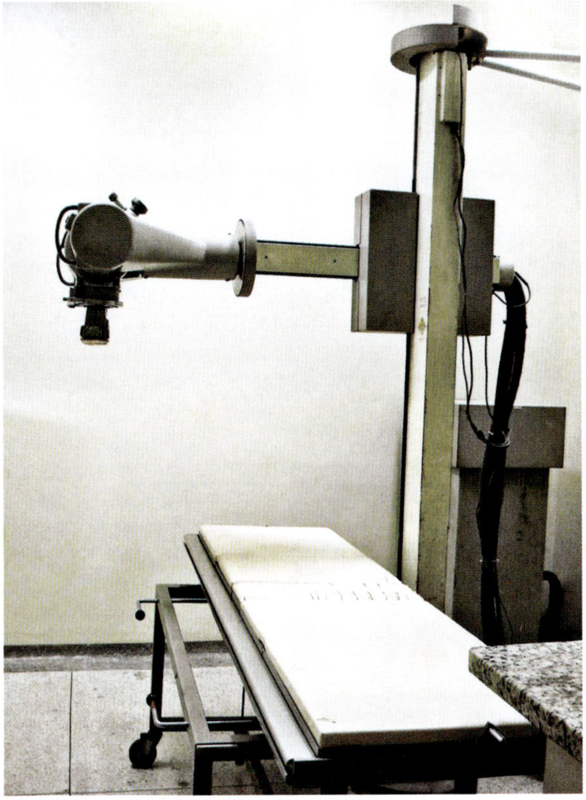

Figura 66.22 Equipamento de radioterapia de ortovoltagem – Stabilipan®.

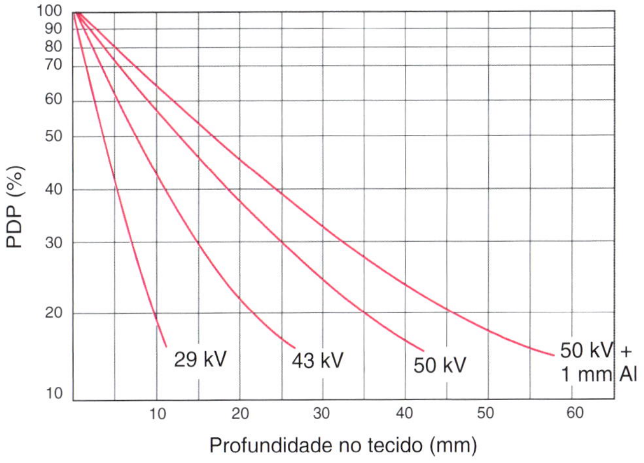

Figura 66.24 Curva de porcentagem de dose profunda do Dermopan® 2.

Como o aparelho Dermopan® 2 é utilizado para radioterapia superficial, observa-se que a dose é absorvida em poucos milímetros de profundidade, concentrando a dose próxima à superfície de entrada do feixe. Mesmo para a curva de 50 kV, com um filtro adicional de 1 mm de alumínio, em uma profundidade de 40 mm, a dose cai para 20% do seu valor de entrada.

Para o cálculo de tempo de exposição em medicina veterinária, devem-se utilizar planilhas de cálculos computacionais, que considerem as diferentes variáveis e características de cada caso clínico específico, e tornem o procedimento mais eficiente e com mínimas complicações radiobiológicas.

A metodologia de cálculo utiliza tabelas de dosimetria, que apresentam os valores de rendimento do aparelho para cada localizador (tamanho do campo). Ver os Quadros 62.6 a 62.9 para os valores de rendimento em função dos tamanhos de campos.

Nos equipamentos do tipo Dermopan® 2, o rendimento dos feixes de raios X não deve sofrer variação significativa ao longo dos anos, já que a radiação não é emitida por uma fonte radioativa que decai com o tempo. Mesmo assim, é necessário realizar periodicamente o controle de qualidade do equipamento e garantir a adequada manutenção dos seus dispositivos eletroeletrônicos e mecânicos.

A Figura 66.25 mostra uma planilha do sistema de cálculo de tempo de exposição desenvolvida para o Hospital Veterinário da Unesp, *campus* Araçatuba. Os dados clínicos e radioterápicos do caso em tratamento devem ser digitados nas células indicadas na planilha de cálculo, para que com eles o sistema busque o valor de rendimento correspondente e calcule qual o tempo de exposição necessária para que a dose desejada seja aplicada ao animal. A planilha também pode ser

QUADRO 66.6 Valores de rendimento para o localizador cone de vidro do Dermopan® 2.

Filtro	kVp	Diâmetro	Rendimento
1 mm Al	50	4 cm	397,96 cGy/min
1 mm Al	50	3 cm	387,11 cGy/min
1 mm Al	50	2 cm	376,25 cGy/min
1 mm Al	50	1 cm	367,21 cGy/min
2 mm Al	50	4 cm	188,29 cGy/min
2 mm Al	50	3 cm	183,25 cGy/min
2 mm Al	50	2 cm	174,84 cGy/min
2 mm Al	50	1 cm	181,36 cGy/min
1 mm Al	43	4 cm	448,25 cGy/min
1 mm Al	43	3 cm	444,06 cGy/min
1 mm Al	43	2 cm	431,44 cGy/min
1 mm Al	43	1 cm	423,11 cGy/min
1 mm Al	29	4 cm	444,57 cGy/min
1 mm Al	29	3 cm	436,10 cGy/min
1 mm Al	29	2 cm	429,75 cGy/min
1 mm Al	29	1 cm	425,52 cGy/min

Serviço de Radioterapia Veterinária da Faculdade de Medicina Veterinária da Unesp, Campus Araçatuba.[2]

QUADRO 66.7 Valores de rendimento para o localizador piramidal do Dermopan® 2.

Filtro	kVp	Rendimento
1 mm Al	50	331,48 cGy/min
1 mm Al	43	350,57 cGy/min
1 mm Al	29	371,40 cGy/min

Serviço de Radioterapia Veterinária da Faculdade de Medicina Veterinária da Unesp, Campus Araçatuba.[2]

QUADRO 66.8 Valores de rendimento para o localizador cônico do Dermopan® 2.

Filtro	kVp	Rendimento
1 mm Al	50	101,66 cGy/min
1 mm Al	43	108,07 cGy/min
1 mm Al	29	111,02 cGy/min

Serviço de Radioterapia Veterinária da Faculdade de Medicina Veterinária da Unesp, Campus Araçatuba.[2]

utilizada como ficha técnica do serviço, podendo ser impressa e anexada à ficha do animal (paciente). A Figura 66.26 indica um exemplo de cálculo.

A dose escolhida pelo médico-veterinário é digitada, assim como os dados de planejamento (localizador, diâmetro do campo de radiação, cones, kVp e filtro). Para o localizador no formato de cone de vidro há opção de utilização de filtro de 1 mm Al ou 2 mm Al. Para os outros localizadores, os filtros utilizados são sempre os mesmos: 1 mm Al para piramidal e cônico; 0,3 mm Al para cone de metal e 29 kVp; 0,6 mm Al para cone de metal e 43 kVp; e 1 mm Al para cone de metal e 50 kVp.

Com esses dados o sistema busca o rendimento nas tabelas da planilha adjacente e calcula o tempo de exposição, mostrados nas janelas abaixo dos dados, de acordo com o localizador.

Assim como em radioterapia humana, é imprescindível a atuação do físico-médico nos procedimentos de radioterapia em medicina veterinária. Os cálculos dosimétricos e estudos geométricos dos feixes e campos de radiação exigem a participação de um profissional com conhecimento em radiação, visando à otimização dos tratamentos e à constante redução da exposição das

QUADRO 66.9 Valores de rendimento para o localizador cone de metal do Dermopan® 2.

Filtro	KVp	Diâmetro	Rendimento
1 mm Al	50	4 cm	1.220,74 cGy/min
1 mm Al	50	3 cm	1.187,45 cGy/min
1 mm Al	50	2 cm	1.154,16 cGy/min
1 mm Al	50	1 cm	1.126,41 cGy/min
0,6 mm Al	43	4 cm	1.324,08 cGy/min
0,6 mm Al	43	3 cm	1.311,70 cGy/min
0,6 mm Al	43	2 cm	1.274,58 cGy/min
0,6 mm Al	43	1 cm	1.249,85 cGy/min
0,3 mm Al	29	4 cm	1.370,52 cGy/min
0,3 mm Al	29	3 cm	1.344,42 cGy/min
0,3 mm Al	29	2 cm	1.324,42 cGy/min
0,3 mm Al	29	1 cm	1.311,79 cGy/min

Serviço de Radioterapia Veterinária da Faculdade de Medicina Veterinária da Unesp, Campus Araçatuba.[2]

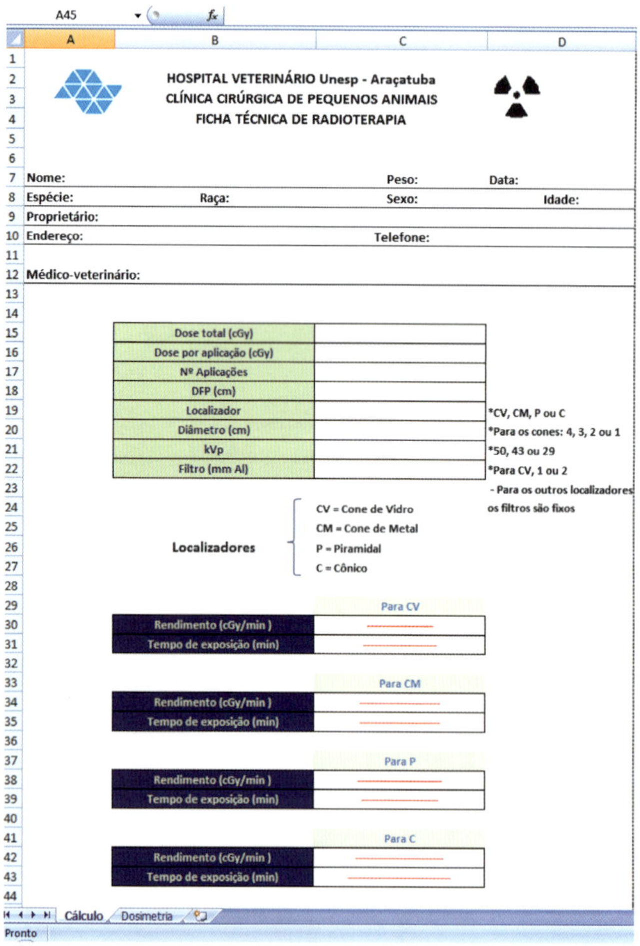

Figura 66.25 Planilha principal do sistema de cálculo do Dermopan® 2, desenvolvida por Ramos Junior.[2]

pessoas envolvidas. Embora ainda não haja legislação específica das autoridades da vigilância sanitária quanto ao uso de radiação nas práticas veterinárias, nem normativas da Comissão Nacional de Energia Nuclear (CNEN), a perspectiva é de que a radioterapia em animais possa ser mais utilizada no Brasil, surgindo como um novo campo de atuação do físico-médico, trazendo avanços e benefícios na cancerologia veterinária.

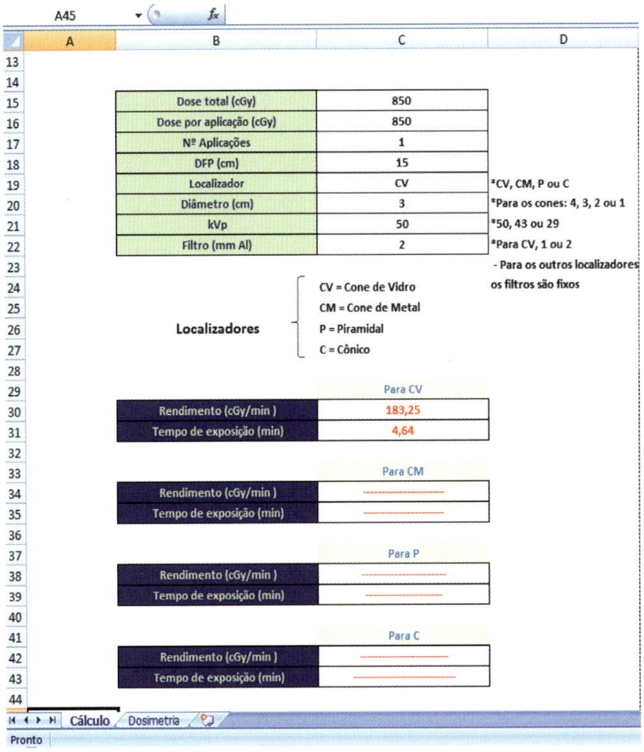

Figura 66.26 Exemplo de cálculo utilizando o sistema apresentado na Figura 66.25.

NOÇÕES GERAIS DE PROTEÇÃO RADIOBIOLÓGICA

Logo após a descoberta da radioatividade, o casal Curie verificou que a radiação do rádio, isótopo 226, era tão intensa que poderia provocar ferimentos sérios e até fatais a quem dela se aproximasse.

Reações biológicas agudas das radiações ionizantes, devido ao uso indiscriminado da radiação ionizante no início do século 20, fizeram com que a comunidade científica alertasse para os riscos da prática e então foram elaborados os primeiros protocolos de proteção radiológica, com regras definidas para o manuseio dessas fontes. Na realização de procedimentos de exame radiológico efetuados no início dos anos 1900, utilizavam-se equipamentos precários, nos quais os tubos emissores de raios X não portavam cabeçote para blindagem da radiação dispersa.

Os efeitos deletérios da radiação podem surgir de maneira determinística (efeito determinístico), caracterizada quando a radiação destrói um número elevado de células, levando ao colapso do tecido, nesse caso a gravidade do dano produzido aumenta com a dose de radiação a partir de um limiar, tais como danos na medula óssea, sistema gastrintestinal e sistema nervoso central.

Os efeitos estocásticos da radiação, por outro lado, são aqueles em que uma única célula irradiada pode se reproduzir, originando um clone de células modificadas que podem eventualmente induzir o câncer (câncer radioinduzido). Observam-se ainda efeitos hereditários quando uma célula transmutada das gônadas pode transmitir aos descendentes informações incorretas.

As manifestações clínicas que podem se originar da exposição elevada de radiação ionizante surgem de maneira aguda (a curto prazo), tais como:

- Náuseas
- Vômitos
- Diarreias
- Radiodermite
- Diminuição das células do sistema hematopoético
- Complicações incontroláveis do sistema gastrintestinal e do sistema nervoso central.

No entanto, outras enfermidades podem surgir a longo prazo, como:

- Indução de catarata
- Redução de células germinativas
- Queda significativa de linfócitos
- Anomalias fetais
- Câncer na infância
- Câncer radioinduzido.

O surgimento das complicações depende de vários fatores, sendo proporcional à intensidade da taxa de dose de radiação liberada no tecido.

A radiação X é sensivelmente atenuada por materiais de alta densidade e sua intensidade varia com o inverso do quadrado da distância, e é proporcional ao tempo de exposição. Assim, ao operar esses equipamentos, deve-se posicionar o mais distante possível da fonte de radiação, utilizar blindagens adequadas e procurar reduzir o tempo de permanência no ambiente de radiação.

Os princípios da *proteção radiológica* estabelecem a proteção do homem e de seu meio ambiente contra os possíveis efeitos deletérios causados pelas radiações ionizantes provenientes de fontes produzidas pelo homem, e de fontes naturais modificadas tecnologicamente. O *objetivo* é impedir ou minimizar o aparecimento dos efeitos biológicos determinísticos e limitar a probabilidade de efeitos estocásticos durante a vida profissional do indivíduo.

Todo indivíduo ocupacionalmente exposto (IOE) deve portar dosímetro individual para monitoramento da dose de radiação à qual foi submetido durante todo o tempo que estiver no ambiente de trabalho. Esses dosimetros são avaliados mensalmente pro meio de relatório expedido por laboratório de dosimetria credenciado pela CNEN. Os limites máximos permitidos (LMP) de dose de radiação estipulados pela CNEN são: 20 miliSievert por ano para IOE e 1,0 miliSievert por ano para indivíduo do público.

É preciso então coibir práticas incorretas no trabalho com radiações ionizantes e, assim, corroborar o pensamento dos órgãos normatizadores de proteção radiológica. Nesse sentido, os serviços de saúde, assim como outros setores econômicos, necessitam de licenças de funcionamento expedidas pelos órgãos competentes, quer esses sejam municipais, estaduais ou federais.

Em especial, os serviços que utilizam equipamentos emissores de radiação ionizante nos seus procedimentos clínicos necessitam de alvará de funcionamento que deve ser expedido pela autoridade de vigilância sanitária, mediante a análise das estruturas físicas e funcionais do ambiente de trabalho, tais como adequações do projeto físico da clínica e avaliações dos parâmetros radiométricos dos aparelhos de raios X. O responsável pela vigilância sanitária na elaboração do seu parecer deve se orientar na legislação específica vigente, atualmente, sedimentada pela Portaria nº 453 de 01/06/98 da Secretaria de Vigilância Sanitária do MS, a qual realça que esses parâmetros radiométricos devem ser quantificados por profissional especialista em física radiológica que tenha equipamentos adequados e eficientes para aferição confiável da qualidade dos feixes de radiação.

As exigências impostas pelas Diretrizes de Radioproteção visam principalmente proporcionar requisitos de proteção radiológica, no sentido de garantir o controle dos níveis de exposição de pessoas do público e trabalhadores às radiações ionizantes. O conjunto de normas nacionais e internacionais baseia-se em vários estudos teóricos e empíricos, também nas ocorrências indesejáveis oriundas dos acidentes envolvendo o uso e manuseio de fontes de radiação ionizante, tais como: o acidente envolvendo a fonte de césio-137, em 13 de setembro de 1986, e que até hoje tem produzido vítimas.

O programa de garantia de qualidade (PGQ) em radiologia médica e odontológica visa à obtenção de imagens de boa qualidade que permitam diagnóstico correto, com redução da dose ao paciente e diminuição do custo, devido principalmente à repetição de exames. O PGQ deverá compreender a execução do controle de qualidade dos equipamentos de raios X e do controle de procedimentos.

Assim, a realização dos testes de controle de qualidade em equipamentos de radiação ionizante deve ser encarada pelos profissionais da área de radiologia de maneira consciente, não como uma obrigação para satisfazer os órgãos de vigilância sanitária, mas sim como um indicador da qualidade do serviço prestado. O *marketing* impositivo empresarial também já impera no setor de saúde; neste sentido nota-se que cada vez mais o mercado competitivo exige que as empresas e os prestadores de serviço de saúde se adéquem aos novos padrões de qualidade para garantia da sua sustentabilidade. Também se pode dizer que a implementação de legislações específicas depende de todo o conjunto da comunidade que utiliza esses equipamentos. Para que isso ocorra deve-se formar material humano capacitado para compreender e aplicar os conceitos da proteção radiológica. Com a criação do cadastro das instituições de saúde que empregam radiação ionizante, um importante passo foi conquistado no sentido de se conseguir a totalidade da qualidade dos procedimentos de diagnóstico por imagem. É imperativa a formação continuada de profissionais habilitados tanto para a realização dos exames radiológicos quanto para a execução dos procedimentos de controle de qualidade dos parâmetros dosimétricos, além de se manter os padrões de vigilância estipulados pelos órgãos reguladores e fiscalizadores.

A evolução tecnológica muito tem contribuído para a fabricação de aparelhos emissores de radiação mais seguros e mais precisos no tocante aos parâmetros físicos e dosimétricos.

REFERÊNCIAS BIBLIOGRÁFICAS

1. Scaff LAM. Física na radioterapia – a base analógica de uma era digital. São Paulo: Projeto Saber; 2010.
2. Wantuir CRJ. Sistema de cálculo para determinação do tempo de exposição em radioterapia veterinária [trabalho de conclusão de curso – bacharelado em física médica]. Botucatu: Instituto de Biociências da UNESP; 2009.

BIBLIOGRAFIA

Andrade AL, Luvizotto MCR, Fernandes MAR. Impacto da radioterapia como modalidade exclusiva ou combinada à cirurgia, no tratamento de neoplasias. In: Anais do V Oncovet. Setembro, 2008. São Paulo.; 2008. p. 60-1. (ABROVET Informa; vol. 1).

Banks WC, Roberts R, Morris E, Hussey DH. Radiotherapy techniques in veterinary Medicine. J Am Vet Med Assoc. 1972; 160(4):446-50.

Banks WC, England RB. Radioactive gold in the treatment of ocular squamous cell carcinoma in cattle. J Am Vet Med Assoc. 1973; 163(7):745-8.

Bentel GC. Radiation therapy planning. 2. ed. New York: McGraw-Hill; 1996. Dose calculations in brachyterapy – pratical applications of brachyterapy techniques; p. 533-616.

Bergonié J, Tribondeau L. Interpretation of some results of radiotherapy and an attempt at determining a logical technique of treatment. Radiation Res. 1959; 11:587.

Blackwood L, Dobson J. Radiotherapy in small animal oncology. Pract. 1989; 20(1): 59-70.

Brady LW. External irradiation of epithelial skin cancer. Int J Radiation Oncol Biol Phys. 1990; 19:491-2.

Brash DE. Cancer of the skin. In: Devitta Jr VT, Hellman S, Rosenberg SA. Cancer principles & practice of oncology. 5. ed. Philadelphia: Lippincott-Raven; 1997.

Brasil. Ministério da Saúde, Agência Nacional de Vigilância Sanitária. Radiodiagnóstico médico: desempenho de equipamentos e segurança. Brasília (DF): Editora Anvisa, 2005. 104 p.

Brasil. Ministério da Saúde, Secretaria da Vigilância Sanitária. Portaria n. 453 de 01 de junho de 1998 – Diretrizes de proteção radiológica em radiodiagnóstico médico e odontológico. Publicada no D.O.U. n. 103-E. Brasília-DF. 1998.

Briesmeister JF. MCNP – A general Monte Carlo n-particle transport code – version 4B. Report LA-12625-M. Los Alamos: Ed. Los Alamos National Laboratory; 1997.

Brodsky AB. CRC Handbook of radiation measurement and protection. Florida: CRC Press; 1978.

Burk RL, King GK. The veterinary clinics of North America: small animal practice. Philadelphia: W. B. Saunders Company; 1997. 171 p.

Campos LL. Determination of TL parameters of $CaSO_4$:Dy produced at Instituto de Pesquisas Energéticas e Nucleares (IPEN). Int J Appl Radiat Isot. 1988; 39(3):233-6.

Chan B, Rotman M, Randall G. Computerized dosimetry of ^{60}Co ophthalmic applicators. Radiology. 1972 Jun; 103(3):705-7.

Cohen M, Jones DES, Greene D. Central axis depth dose data for use in radiotherapy. Br J Radiol. 1972; 11:21.

Crow SE. Tumor biology. In.: Ettinger SJ. Textbook of veterinary internal medicine. 3. ed. Philadelphia: W.B. Saunders; 1989. p. 513-26.

Cunha SCS, Carvalho LAV, Canary PC, Reisner M, Pereira NA, Corgozinho K B *et al.* Aplicação da radioterapia em felino portador de carcinoma epidermóide nasal e palpebral utilizando protocolo de hipofracionamento. Acta Scientiae Veterinariae [Internet]. 2007 Março. Disponível em: http://www.redalyc.org/articulo.oa?id=289021845016

Dale RG. Calculation by computer of dose distributions for superficial gold-198 implants and the derivation of optimized distribution rules. Br J Radiol. 1976; 49:533-9.

Dale RG. The application of the linear-quadratic dose effect equation to fractionated and protracted radiotherapy. Br J Radiol. 1985; 58:515-28.

Dale RG, Jones B, Coles IP. Effect of tumor shrinkage on the biological effectiveness of permanent brachytherapy implants. Br J Radiol. 1994; 67(799):639-45.

Daltro TFL. Desenvolvimento de uma nova metodologia para o cálculo de dose em dosimetria fotográfica [dissertação]. São Paulo: Instituto de Pesquisas Energéticas e Nucleares, 1994.

David AW, Jámes KB. Combined treatment of ocular squamous cell carcinoma in a horse, using radiofrequency hyperthermia and intersticial Au-198. J Am Vet Med Assoc. 1990; 196(11):1831-3.

Deboer RW, Lebesque JV. Radiobiological implications of fractionated low dose rate irradiation. Int J Radiat Oncol Biol Phys. 1988; 14:1054-6.

Doornbos JF, Hussey DH, Robinson RA, Wen BC, Vigliotti AP. Results of radical perineal prostatectomy with adjuvant brachytherapy. Radiology. 1992; 184(2):333-9.

Ebisawa MLN, Magon MFA, Mascarenhas YM. Comparação dos laudos de controle de qualidade dos equipamentos radiológicos de instituições de saúde do Estado de São Paulo dos anos: 2000, 2002 e 2004. In: Anais do 21º Congresso Brasileiro de Engenharia Biomédica. 2008. Salvador.; 2008. p. 391-4.

Edmundson GK. Geometry based optimization for stepping source implants. In: Martinez AA, Orton CG, Mould RF, editors. Brachytherapy HDR and LDR: proceedings of Brachytherapy Meeting (Remote afterloading: State of art). Dearborn; 1989. p. 184-92.

Elkind MM. Radiobiology in radiotherapy: a personal history. Int J Radiat Oncol Biol Phys. 1984; 10:1143-8.

Ezzel G, Hicks J. Source calibration. In: Overview workshop on high dose rate brachytherapy dosimetry. Humana Hospital. Phoenix, 1988.

Fernandes MAR, Andrade AL, Biazzono L, Luvizotto MCR, Santos A, Correa C. Gold (^{198}Au) foils brachytherapy use on canine skin tumor. Braz J Vet Res Anim Sci. 2003; 40:321-7.

Fernandes MAR. Utilização de moldes radioativos especiais de folhas de ouro-198 para braquiterapia em tumores de pele [tese]. São Paulo: Instituto de Pesquisas Energéticas e Nucleares; 2000. 170 p.

Fernandes MAR, Andrade AL, Biazzono L, Luvizzoto MCR, Santos A, Correa C. Braquiterapia com folhas de ouro-198 no tratamento de tumores de pele de pequenos animais. In: Anais da 41ª Reunião Anual de Cancerologia do Hospital do Câncer A. C. Camargo. 2000. São Paulo.; 2000.

Fernandes MAR, Furuse CF, Pelissaro GS, Biazolla ER, Correa C, Conrato Neto S. Brachytherapy using gold-198 foils in treatment of mouth tumors. Oral Oncol. 1999; 35:607-8.

Fernandes MAR, Kanezawa JS. Avaliação radiométrica de equipamentos de raios-x na região de Araçatuba–SP. In: Anais do XIV Congresso Brasileiro de Física Médica. 2009. São Paulo.; 2009.

Fernandes MAR, Maio MF. Estudo dos efeitos da exposição com feixes de raios-X de alta energia sobre materiais utilizados em restauração dentária. Universitas – Revista do Centro Universitário Católico Salesiano Auxilium. 2009; 1:71-80.

Fletcher GH. Textbook of radiotherapy. 3. ed. Philadelphia: Lea & Febiger, 1980.

Fournier-Bidoz N, Inoue T, Inoue T, Nose T. Use of the Anderson dose-volume histogram to evaluate interstitial implants. J. Brachyther Int. 1997; 13:235-42.

Fowler JF. The linear quadratic formula and progress in fractionated radiotherapy – a review. Br J Radiol. 1989; 62:679-94.

Fowler JF. The radiobiology of brachytherapy. In: Martinez AA, Orton CG, Mould RF, editors. Brachytherapy HDR and LDR: proceedings of Brachytherapy Meeting (Remote afterloading: State of art). Dearborn; 1989. p. 121-228.

Fowler JF. What next in fractionated radiotherapy? Br J Cancer. 1984; 49 (Suppl VI):p. 285-300.

Gillin MT, Kline RW, Wilson F, Cox JD. Single and double plane implants: a comparison of the Manchester system with the Paris system. Int J Radiat Oncol Biol Phys. 1984; 10:921-5.

Glasgow GP, Perez CA. Physics of brachytherapy. In: Perez CA, Brady LW. Principles and practice of radioation oncology. 2. ed. Philadelphia: J. B. Lippincott; 1992.

Gromadzki Z, Ling CC, Rustig S. Radiation fluence anisotropy of ^{192}Ir and ^{198}Au seeds. Med Phys. 1981; 8:570.

Hall EJ. Time dose and fractionation in radiotherapy. Br J Radiol. 1969; 42:427-31.

Han I, Ahmad K. Multifracionated intravaginal high dose rate brachytherapy in gynecolopgical tumors. Endocurietherapy/Hyperthermia Oncol. 1994; 10:87-95.

Harder D, Peuckert PV. Kinetics of cell survival as predicted by the repair/interaction model. Br J Cancer. 1984; 49 (Suppl VI):243-7.

Hilaris BS, Mastoras DA, Shih LL, Bodnes WR. History of brachytherapy: the years after the discovery of radium and radioactivity. In: Nag S. Principles and practice of brachytherapy. New York: Futura Publishing Company; 1997.

Internation Comission on Radiation Units and Measurements. Dose and volume specification for reporting interstitial therapy. ICRU Report n. 58. Bethesda; 1997.

International Atomic Energy Agency. Calibration of brachytherapy sources. IAEA-TECDOC-1079; 1999 Feb.

International Atomic Energy Agency. Radiation oncology physics: a handbook for teachers and students. Podgorsak EB, technical editor. Vienna: International Atomic Energy Agency; 2005. 657 p.

International Atomic Energy Agency. TRS 398 – absorbed dose determination in external beam radiotherapy – an international code of practice for dosimetry based on standards of absorbed dose to water. Vienna: International Atomic Energy Agency; 2000.

International Commission on Radiation Units and Measurements. Use of computers in external beam radiotherapy procedures with high-energy photons and electrons. ICRU Report n. 42. Bethesda; 1987.

Johns HE, Cunningham JR. Measurements of radiation: dosimetry, brachytherapy – intercavitary and intersticial sources. In: The physics of radiology. 4. ed. Illions: Charles C. Thomas; 1981. p. 217 e 453-97.

Joslin CAF. Brachytherapy: a clinical dilemma. Int J Radiat Oncol Biol Phys. 1990; 19:801-2.

Joslin CAF. The future of brachytherapy. In: Proceedings of the 5th International Selectron User's Meeting. 1989. The Hague, The Netherlands.; 1989. p. 6-12.

Kal HB, Bettermann JJ. Brachytherapy with californium-252 neutrons. In: Proceedings of the 5th International Selectron User's Meeting. 1989. The Hague, The Netherlands.; 1989. p. 599-602.

Khan FM. Brachytherapy. In: The physics of radiation therapy. 2. ed. Baltimore: Williams & Wilkins; 1994. p. 418-73.

Kohn ML, Gooch Jr AW, Zajac AJ. Nucletron microselectron calibration and radiation survey. Int J Radiat Oncol Biol Phys. 1991; 21(4):1057-61.

Kutcher GJ. Comprehensive QA for radiation oncology: report of AAPM Radiation Therapy Committee Task Group 40. Med Phys. 1994; 21(4):581-618.

La Rue SM. Recent advances in radiation oncology. Small Anim Oncol. 1993; 15(6):795-805.

Langmack KA, Thomas SJ. The application of dose – volume histograms to the Paris and Manchester systems of brachytherapy dosimetry. Br J Radiol. 1995; 68:42-8.

Laughlin JS, Siler WM, Holodny EI, Ritter FW. A dose description system for interstitial radiation therapy. Am J Roentgenol. 1963; 89:470-90.

Liquorish RAC. Calibration of cobalt-60 eye applicators – a change in the values of design activity. Boletim técnico: Physics section – The radiochemical centre. 1973. p. 6.

Liversage WE. A general formula for equating protracted and acute regimes. Br J Radiol. 1968; 42:432-40.

Lovett RD, Perez CA, Shapiro SJ, Garcia DM. External irradiation of epithelial skin cancer. Int J Radiat Oncol Biol Phys. 1990; 19:235-42.

Lyons AS, Petrucelli RJ. Medicine an illustrated history. New York: Abradale Press Harry N. Abrams; 1987.

Mansius CAA. Revised photon probability library for use with ISOSHLD-III. BNWL-236, Suppl 2, UC-34, Physics. Washington: Pacific Northwest Laboratory Richland; 1969.

Marchese MJ, Nori D, Anderson LL, Hilaris BS. A versatile permanent planar implant technique utilizing iodine-125 seeds imbeddes in gelfoam. Int J Radiat Oncol Biol Phys. 1984; 10:747-51.

Mason KA, Thames HD, Ochran TG, Ruifrok AC, Janjan N. Comparison of continuous and pulsed low dose rate brachytherapy: biological equivalence *in vivo*. Int J Radiat Oncol Biol Phys. 1994 Feb; 28(3):667-71.

Meisberger LL, Keller R, Shalek RJ. The effective attenuation in water of the gamma rays of gold-198, iridium-192, cesium-137, radium-226 and cobalt-60. Radiology. 1968; 90:953-7.

Meli JA, Anderson LL, Weaver KA. Dose distribution. In: Interstitial Collaborative Working Group, editors. Interstitial brachytherapy *apud* Khan FM. The physics of radiation therapy. 2. ed. Baltimore: Williams & Wilkins; 1994.

Meredith WJ. Radium dosage the Manchester system. 2. ed. Baltimore: Williams & Wilkins; 1967.

Morris J, Dobson J. Oncologia em pequenos animais. São Paulo: Roca; 2007.

Negin CA, Worku G. MicroShield version 4 – User's manual. Rockville: Grove Enginnering; 1992.

Niekamp M, Baier K, Löffler E, Süssenbach K. Three-dimensional calculation of line implants using fast convolution. In: Proceedings of the 5th International Selectron User's Meeting. 1989. The Hague, The Netherlands.; 1989. p. 101-7.

Nuclemed. Platon Version 2.0 – Un programa para planificación de teleterapia. Manual del usuario; 1994.

Off AG. Origen-2 – A revised and updated version of the Oak Ridge isotope generation and depletion code. ORNL-5621; 1985.

Orton CG. Time-dose-factors (TDFs) in brachytherapy. Br J Radiol. 1974; 47:603-7.

Ostertag CB. Brachytherapy – interstitial implant radiosurgery. Acta Neurochirurgica. 1993; (Suppl 1):79-84.

Paredes MC. Historia de la braquiterapia. Zaragoza: Sociedad Española de Física Médica; 1995.

Pereira AJ. Braquiterapia. In: Anais do I Workshop de Radioterapia. Departamento de Radioterapia do Hospital A. C. Carmargo. São Paulo; 1993.

Petrovich Z, Parker R, Luxton G, Kuisk H, Jepson J. Carcinoma of the lip and selected sites of head and neck skin. A clinical study of 896 patients. Radiother Oncol. 1987; 8:11-7.

Pierquim B. History of brachytherapy. In: Proceedings of the 5th International Selectron User's Meeting. 1989. The Hague, The Netherlands.; 1989. p. 3-5.

Pierquim B, Marinello G. A practical manual of brachytherapy. Madison: Medical Physics Publishing; 1997.

Pierquin B, Dutreix A, Paine C. The Paris system in interstitial radiation therapy. Acta Radiol Oncol. 1978; 17:33.

Pinto ACLC. A história da braquiterapia. In: A radioterapia no Brasil. Curitiba: Liga Paranaense de Combate ao Câncer; 1995.

Quimby EH. Dosage table for linear radium sources. Radiology. 1944; 43:572 *apud* Nath R, Anderson LL, Luxton G, Weaver KA, Williamson JF, Meigooni AS. Dosimetry of interstitial brachytherapy sources: recommendations of the AAPM Radiation Therapy Committee Tas Group N. 43. Med. Phys. 1995; 22:209-34.

Rostelato MECM. Preparação de fontes de irídio-192 para uso em braquiterapia [dissertação]. São Paulo: Instituto de Pesquisas Energéticas e Nucleares; 1997.

Salvajoli JV, Souhami L, Faria SL. Radioterapia em oncologia. Rio de Janeiro: MEDSI Editora Médica e Científica; 1999. 1243 p.

Santos A, Perrota JA, Bastos JLF, Yamaguchi M, Umbehaun PE. Core calculations for the upgrading of the IEA-R1 research reactor. In: Proceedings of the 21st International Meeting on Reduced Enrichment for Research and Test Reactors (RERTR). Oct, 1998. São Paulo.; 1998.

São Paulo. Secretaria de Estado da Saúde, Centro de Vigilância Sanitária. Resolução SS 625. Aprova Norma Técnica que dispões sobre o uso, posse e armazenamento de fontes de radiação ionizante, no âmbito do Estado de São Paulo. Publicada no D.O.E. Seção I (14/12/94). São Paulo. 1994.

São Paulo. Secretaria de Estado da Saúde, Centro de Vigilância Sanitária. Resolução CVS-3 de 02/06/1997. Detalha o Programa de Garantia de Qualidade em Radiologia Odontológica, no âmbito do Estado de São Paulo. São Paulo. 1997.

São Paulo. Secretaria de Estado da Saúde, Centro de Vigilância Sanitária. Resolução CVS-293 de 04/12/1997. Normatiza a apresentação do Levantamento Radiométrico, no âmbito do Estado de São Paulo. São Paulo. 1997.

São Paulo. Secretaria de Estado da Saúde, Centro de Vigilância Sanitária. Resolução CVS-01/02 de 02/01/2002. Cria um cadastro único dos serviços de saúde, no âmbito do Estado de São Paulo. São Paulo. 2002.

Sherouse GW, Naves JL, Varia MA, Rosenman J. A spreadsheet program for brachytherapy planning. Int J Radiat Oncol Biol Phys. 1987; 13:639-46.

Shields JA. Cobalt plaque therapy of posterior uveal melanomas. Ophthalmology. 1982; 89:1201-7.

Sievert RM. Die Intensitatsverteilung der Primaren γ-Strahlung in der Nahe Medizinischer Radiumpraparate. Acta Radiol. 1921; 1:89 *apud* Khan FM. The physics of radiation therapy. 2. ed. Baltimore: Williams & Wilkins; 1994.

Simmons GL, Regimbal JJ, Greenborg J, Kelly Jr EL, Van Tuyl HH. Isoshld-II: code revision to include calculation of dose rate from shielded Bremsstrahlung sources. BNWL-236, Suppl 1, UC-34, Physics. Washington: Pacific Northwest Laboratory Richland; 1967.

Slanina J. Interstitial radiotherapy with ^{198}Au seeds in the primary management of carcinoma of the oral tongue: results in Freiburg/Breisgau from January 1964 to July 1980. Int J Radiat Oncol Biol Phys. 1982; 8:1683-9.

Slessinger ED, Grigsby PW. Verification studies of 3-dimensional brachytherapy source reconstruction techniques. Proceedings of the 5th International Selectron User's Meeting. 1989. The Hague, The Netherlands.; 1989. p. 130-5.

Solan MJ, Brady LW, Binnick SA, Fitzpatrick PJ. Skin. In: Perez CA, Brady LW. Principles and practice of radiation oncology. 2. ed. Philadelphia: J. B. Lippincott; 1992.

Stallard HB. Radiotherapy for malignant melanoma of the choroid. Br J Ophthalmol. 1966; 50:147-55.

Tawil RA, Rotunda JE, Velbeck KJ. A system for high precision dosimetry. In: Proceedings of the 11th International Conference on Solid State Dosimetry. July 10-14, 1995. Budapest, Hungary.; 1995. p. 45.

Teh BS, Berner BM, Carpenter S. Permanent Gold-198 implant for locally recurrent adenocarcinoma of the prostate after failing initial radiotherapy. J. Brachyther Int. 1998; 14.

Theilen GH, Madewell BR. Veterinary cancer medicine. 2. ed. Philadelphia: Lea & Febiger; 1997. 675 p.

Thompson JP. ^{192}Iridium brachytherapy, using and intracavitary afterload device, for treatment of intranasal neoplasms in dogs. Am J Vet Res. 1992; 53(4):617-22.

Travis EL, Tucker S. Isoeffect models and fractionated radiation therapy. Int J Radiat Oncol Biol Phys. 1987; 13:283-7.

Walker MA. Intersticial implant brachytherapy in small animals. Vet Clin North Am Small Anim Pract. 1997; 27:59-70.

Webb S, Fox RA. The dose in water surrounding point isotropic gamma-ray emitters. Br J Radiol. 1979; 52:482.

Wilkie DA, Burt JK. Combined treatment of ocular squamous cell carcinoma in a horse, using radiofrequency hyperthermia and interstitial ^{198}Au implants. JAVMA. 1990; 196(11):1831-3.

Williamson JF, Morin RL, Khan FM. Monte Carlo evaluation of the Sievert integral for brachytherapy dosimetry. Phys Med Biol. 1983; 28:1021.

Withrow SJ, MacEwen EG. Small animal clinical oncology. 3. ed. Philadelphia, Pennsylvania: Elsevier's Health Sciences; 2001.

World Health Organization. National cancer control programmes: policies and managerial guidelines. Geneva: WHO; 1995.

Yu C, Luxton G. TLD dose measurement: a simplified accurate technique for the dose range from 0,5 cGy to 1000 cGy. Med Phys. 1999; 26(6):1010-6.

Zeman EM, Bedford JS. Changes in early and late effects with dose-per-fraction: alpha, beta, redistribution and repair. Int J Radiat Oncol Biol Phys. 1984; 10:1039-47.

67
Terapia Fotodinâmica

Claudia Rodrigues Emilio de Carvalho

INTRODUÇÃO

Também conhecida como fotoquimioterapia, quimioterapia ativada pela luz, fotoirradiação ou fototerapia, a terapia fotodinâmica (PDT) é uma modalidade de tratamento de neoplasias que consiste na interação entre um agente fotossensibilizador, luz e oxigênio. Seu principal objetivo é destruir seletivamente as células-alvo anormais que foram fotossensibilizadas pela administração de substâncias exógenas ou de precursores que participarão de vias biossintéticas endógenas.[1]

A utilização de luz e moléculas fotossensíveis para tratamento de alterações de pele não é uma novidade dos tempos modernos, já que há relatos datados de 1.400 a.C. sobre a utilização desse método por indianos e egípcios no tratamento de leucodermias. Porém, a PDT só começou a ser pesquisada cientificamente no século 19 e a compreensão de seu potencial medicinal ocorreu no início do século 20, quando foi observada morte celular após a iluminação de culturas microbianas na presença de acridina e seus derivados. Nessa época, o cientista dinamarquês Niels Finsen recebeu o prêmio Nobel por utilizar o corante eosina e luz no tratamento de *lupus vulgaris*.[2,3]

Em oncologia, a PDT tornou-se uma ferramenta no tratamento do câncer por volta dos anos de 1970, quando o Dr. Thomas J. Dougherty utilizou derivados da hematoporfirina (HpD) para tratar tumores metastáticos na pele, desenvolvendo, desse modo, um método de preparo desse fotossensibilizador em larga escala, seguindo normas da Food and Drug Administration (FDA).[4]

Desde os anos 1980, a PDT vem sendo estudada mundialmente e aplicada em animais domésticos no tratamento de diversos tipos de câncer. Seu potencial clínico já foi demonstrado em cães, gatos e animais de grande porte. No Brasil, porém, ainda poucos estudos vêm sendo realizados em medicina veterinária.[5]

Este capítulo discorre sobre a PDT oncológica, passando por seu mecanismo de ação, fotossensibilizadores, fontes de luz e algumas utilizações em pequenos animais.

MECANISMO DE AÇÃO

Como mencionado anteriormente, o processo fotodinâmico depende de três fatores:

- Um fotossensibilizador (ou um precursor)
- Luz
- Oxigênio.

Em um primeiro passo, a substância fotossensibilizadora é incorporada ou produzida no tecido-alvo. Embora essa substância possa estar naturalmente presente nas células, na PDT ela é introduzida no organismo por via oral (VO), tópica, injetável ou até inalatória. Em contato com a luz, cujo comprimento de onda seja especificamente capaz de excitar a substância fotossensível, a molécula dessa substância passa de seu estado fundamental para um estado excitado chamado "estado tripleto".[6]

O fotossensibilizador no estado tripleto excitado pode sofrer as chamadas reação tipo I ou tipo II da PDT. No primeiro caso, ocorre transferência de um próton ou um elétron entre essa molécula excitada e componentes do sistema (p. ex., a membrana celular), o que leva à formação de íons-radicais que, por sua vez, tendem a reagir com o oxigênio e formar espécies reativas do oxigênio. No segundo caso, o fotossensibilizador excitado transfere energia diretamente ao oxigênio molecular, o que gera o oxigênio singleto, altamente citotóxico. Esses dois mecanismos podem ocorrer simultaneamente durante o processo fotodinâmico, sendo que a fração de cada um varia de acordo com o fotossensibilizador usado, a concentração de substrato e de oxigênio.[6,7]

De modo prático, o mecanismo fotodinâmico pode ser bem compreendido na Figura 66.1.

Os efeitos da PDT no tratamento do câncer dependem de três eventos interdependentes: (1) morte celular direta; (2) danos na vascularização local; e (3) ativação de resposta imune não específica. A morte celular pode ocorrer tanto por necrose quanto por apoptose, sendo mais provável que os fotossensibilizadores que se localizam em mitocôndria ou nela são produzidos induzam à apoptose, enquanto aqueles localizados na membrana plasmática induzam à necrose.[8]

É importante lembrar que o dano direto provocado pela PDT reduzindo o número de células cancerosas é insuficiente para provocar a cura após o tratamento, sendo relevante considerar que a resposta imune tumoral é responsável pelo controle do câncer a longo prazo. Linfócitos sensibilizados podem eliminar pequenos focos de células neoplásicas ainda viáveis que escaparam dos efeitos da PDT.[9]

A PDT tem como vantagem o fato de não causar imunossupressão, podendo ser usada em associação a qualquer outro tratamento oncológico. Além disso, a PDT é efetiva contra tipos celulares resistentes a fármacos e apresenta excelentes resultados estéticos quando utilizada no tratamento de neoplasias cutâneas.[8,9]

FOTOSSENSIBILIZADORES

A localização do fotossensibilizador no tecido a ser tratado é um fator importante a se considerar, já que os efeitos da PDT na célula-alvo dependem também disso. A mitocôndria, os lisossomos, a membrana plasmática e o núcleo da célula são alvos que têm sido estudados, e a eficácia clínica da terapia só pôde ser descrita em um número reduzido de fotossensibilizadores.[9]

Clinicamente, a maioria das substâncias utilizadas na PDT é derivada do núcleo tetrapirrólico aromático presente em pigmentos naturais. Essas substâncias geralmente absorvem luz de comprimento de onda ao redor de 400 nm e também ao redor da região vermelha do espectro eletromagnético. O conceito de comprimento de onda e espectro eletromagnético será dado a seguir, no tópico sobre fontes de luz.

Os fotossensibilizadores são separados em três famílias:[9]

- Família das porfirinas: compreende a hematoporfirina e os seus derivados. As porfirinas desenvolvidas nos anos 1970 e no início dos anos 1980 são consideradas fotossensibilizadores de primeira geração, enquanto as substâncias derivadas de porfirinas ou sintéticos que foram desenvolvidos no fim dos anos 1980 são considerados compostos de segunda geração. Os compostos derivados de outros já existentes, modificados com conjugados de anticorpos, conjugados biológicos e outros são chamados "fotossensibilizadores de terceira geração"

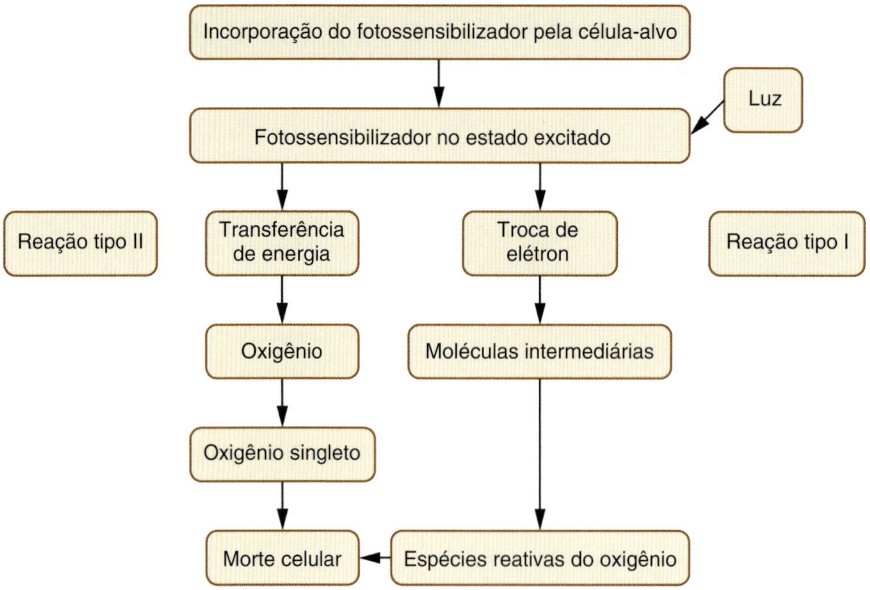

Figura 67.1 Mecanismo de ação da terapia fotodinâmica.

- Família das clorofilas: são as substâncias similares à clorofila, chamadas "clorinas"
- Corantes: os corantes foram os primeiros compostos utilizados como fotossensibilizadores na PDT. Como exemplos, podem ser citados o azul de metileno e o verde malaquita.

Muito já foi estudado a respeito da seletividade das substâncias fotossensibilizadoras. Todas elas são incorporadas ou sintetizadas tanto pela célula normal como pela célula cancerosa. Porém, acredita-se que permaneçam mais tempo em tecidos neoplásicos ou de alta proliferação devido ao fato de apresentarem maior vascularização, alta permeabilidade vascular e deficiência na drenagem linfática. Características químicas do próprio composto utilizado podem contribuir para o aumento dessa seletividade, como a maior afinidade por colágeno recém-sintetizado e a habilidade de se ligar a receptores de lipoproteínas, ambos presentes nas células neoplásicas.[1,9]

A partir dos estudos clínicos realizados utilizando-se diferentes tipos de fotossensibilizadores, foram estabelecidas características consideradas essenciais a uma substância para uso em PDT. O fotossensibilizador ideal não deve ser tóxico ao paciente nem originar subprodutos tóxicos, não deve ser carcinogênico ou mutagênico, deve ser de rápida eliminação, seletivo e ativado por luz de comprimento de onda específico, não deve apresentar fotossensibilização cutânea duradoura, deve ser versátil e de fácil administração, não deve causar dor durante a terapia, deve estar disponível comercialmente e apresentar custo acessível, não deve apresentar efeitos colaterais quando utilizado com outras terapias e não deve causar efeitos deletérios no tecido normal. Obviamente que ainda não foi sintetizado um composto com todas essas características citadas, porém vários experimentos vêm sendo realizados a fim de se atingir esse objetivo.[1,7,9,10]

A biodistribuição do fotossensibilizador de primeira geração porfímero sódico e dos de segunda geração tin-etil-etiopurpurina e alumínio-cloro-ftalocianina em cães com fibrossarcoma de ocorrência espontânea foi testada por Gloi e Beck, que concluíram que o porfímero sódico é mais seletivo em células cancerosas presentes em pele ou músculo. Em contrapartida, os outros dois fotossensibilizadores testados são ativados por comprimento de onda de melhor transmissão pelo tecido, o que pode compensar sua menor seletividade.[11]

Em 1990, Kennedy *et al.* foram os primeiros a utilizar o ácido 5-aminolevulínico (ALA), um precursor do fotossensibilizador endógeno protoporfirina IX (PPIX). O ALA é amplamente utilizado no tratamento de lesões cutâneas. Ao ser aplicada de maneira tópica, essa substância penetra pela queratina danificada da lesão cancerosa e participa da via biossintética da fração heme da hemoglobina, onde passa por uma série de reações enzimáticas até ser convertida em PPIX.[12]

FONTES DE LUZ

Na PDT é utilizada uma fonte de luz não térmica por meio da qual se irradia o tecido-alvo diretamente ou por intermédio de uma fibra óptica. A eficiência da PDT depende da penetração da luz no tecido e, portanto, a escolha de uma fonte luminosa deve ser adequada para esse fim.

A luz é composta de ondas eletromagnéticas, cuja velocidade de propagação é 300.000 km/s no vácuo. O comprimento de onda, representado pela distância entre duas cristas de duas ondas sucessivas, difere uma onda eletromagnética de outra. A luz visível compreende as faixas de comprimento de onda entre 400 e 700 nm e nessa variação do espectro são percebidas diferentes cores e tonalidades de luz.[13]

Inicialmente, os *lasers* eram a primeira escolha para uso na PDT. Com o tempo, outras fontes de luz surgiram, também tendo sido demonstrada sua eficácia para uso nessa modalidade de tratamento. A diferença entre a luz *laser* e a luz de outras fontes é que o *laser* emite ondas de uma mesma cor, ou seja, monocromáticas, e organizadas e alinhadas em uma mesma direção, portanto, coerentes. Outras fontes de luz não *laser* podem emitir ondas com diferentes comprimentos de onda, como no caso das lâmpadas incandescentes, ou ainda emitir luz monocromática, mas não coerente, como no caso dos diodos emissores de luz (LED).[13]

Os *lasers* inicialmente utilizados no tratamento fotodinâmico, como os *lasers* de argônio e de vapor de metal, eram equipamentos grandes e de difícil transporte, além de serem necessários períodos de aquecimento e resfriamento bastante elevados quando operados. Com o tempo, outras fontes *laser* portáteis e de uso mais simplificado foram criadas, como os *lasers* de diodo. As fontes de luz não *laser*, como os LED, também passaram a ser amplamente utilizadas por serem compactas, leves e necessitarem de menos energia para atingir o comprimento de onda desejado, além de iluminarem uma grande área tecidual.[14]

INDICAÇÕES E USOS EM MEDICINA VETERINÁRIA

Muitos protocolos de PDT foram estudados em animais de laboratório com o objetivo de comprovar sua eficácia no tratamento de tumores de próstata, esôfago, bexiga, pele, osso, entre outros. Entretanto, poucos trabalhos clínicos foram realizados utilizando-se a PDT no tratamento de câncer em animais domésticos. A seguir são descritas algumas das diferentes aplicações desse tratamento relatadas em estudos com cães e gatos.

Carcinoma espinocelular cutâneo

Um dos usos bastante divulgados da PDT é no tratamento de neoplasias cutâneas, como o carcinoma espinocelular (CEC), comum na espécie felina. A praticidade do tratamento no câncer de pele se deve ao fato de a lesão ser exposta, o que facilita a administração da luz no tecido a ser tratado. Estudos utilizando diferentes protocolos de tratamento mostraram bons resultados, com variações na duração da resposta e nos efeitos colaterais pós-tratamento.

A utilização de uma benzofenotiazina administrada por via intravenosa (IV) na dose de 2 ou 2,5 mg/kg, 3 horas antes da irradiação com *laser* de diodo de 652 nm, mostrou eficácia no tratamento de lesões de CEC em felinos, obtendo-se respostas completas na maioria dos casos. O período de remissão durou, em média, 9 meses.[15]

Outro corante utilizado, a ftalocianina tetrassulfonada ($AlPcS_4$), aplicada IV e com *laser* de 675 nm, também mostrou ótimos resultados com apenas uma aplicação em carcinomas localizados em pavilhão auricular e plano nasal. Entretanto, efeitos colaterais importantes foram observados após a utilização desse fotossensibilizador, fato que pode limitar seu uso na rotina clínica.[16] Os efeitos indesejáveis das substâncias fotossensíveis utilizadas são apresentados em um tópico específico neste capítulo.

O uso de precursores da PPIX, como o ALA, demonstrou resultados promissores com apenas uma aplicação em lesões de CEC superficiais. O tratamento de 55 gatos com lesões localizadas em plano nasal com ALA tópico a 20% e LED de comprimento de onda de 635 nm levou a uma taxa de resposta completa de 85%. Porém, a porcentagem de recidiva após média de 5 meses do tratamento chegou a 51%.[17]

Em estudo comparando a eficácia do ALA com a do metil éster de ALA (MEALA), ambos em baixa concentração (5%) e com uma única aplicação de PDT com LED de 630 nm, melhores resultados foram obtidos com o segundo composto, o que garantiu respostas completas duradouras.[18]

Carcinoma espinocelular oral

A eficácia da PDT em CEC oral de cães já foi comprovada em estudo utilizando a clorina HPPH como fotossensibilizador, administrado IV, e irradiação com *laser* de argônio de 665 nm de comprimento de onda, sendo a luz aplicada por meio de uma fibra óptica. Tumores menores de 4 cm de diâmetro e de até 1 cm de espessura foram tratados com sucesso utilizando-se esse protocolo, independentemente de haver ou não invasão óssea. Resultados semelhantes foram observados com o uso de outro fotossensibilizador, o porfímero sódico.[19]

A utilização de benzofenotiazina também demonstrou resultados promissores em dois casos de carcinoma oral em cães, nos quais duas aplicações de PDT em tumores estágio 2 e estágio 1 apresentaram, respectivamente, resposta mínima (redução em menos de 50% no tamanho do tumor) e resposta completa.[15]

Mastocitoma

Friemberger *et al.* trataram dois cães com mastocitoma grau II. O primeiro deles apresentava tumor cutâneo, o segundo, ocular. O fotossensibilizador utilizado foi uma benzofenotiazina administrada IV. Para a irradiação tumoral foi utilizado um *laser* de diodo de 652 nm. O tumor na pele respondeu completamente ao tratamento. Já o tumor ocular apresentou resposta mínima.[15]

Tumores ósseos

O uso da PDT no tratamento de osteossarcoma em porção distal de rádio em cães resultou em áreas consideráveis de necrose tumoral, garantindo boa penetração da luz nesse tipo de neoplasia, pois a fibra óptica é introduzida no centro do tumor. Nesses casos, a técnica pode ser considerada um adjuvante a outros tipos de tratamento. Entretanto, mais estudos são necessários para que se estabeleçam os resultados dessa associação de terapias e para que sejam observados os efeitos provocados por mais de uma sessão de PDT.[20]

Efeitos adversos

Os efeitos colaterais da PDT são observados principalmente quando do uso de fotossensibilizadores injetáveis, que permanecem por tempo mais prolongado na circulação sanguínea, podendo demorar semanas para serem eliminados do organismo.

O uso sistêmico da ftalocianina tetrassulfonada pode levar à fotossensibilização cutânea em animais expostos à luz do dia após PDT. Os sintomas são inchaço na face, apatia e fotofobia persistente por vários dias, além de eritema grave em áreas cutâneas hipopigmentadas e com poucos pelos, podendo haver mudança na coloração da pele. Vômito pode ocorrer durante a administração do fotossensibilizador. Em casos mais graves, há a possibilidade de morte por necrose hepática.[16]

O uso do ALA tópico a 20% em PDT pode levar à sensibilidade dolorosa durante o tratamento, possivelmente pela estimulação nervosa provocada pelas espécies reativas do oxigênio, ou a captação do ALA por transportadores do ácido gama-aminobutírico (GABA) em terminações nervosas periféricas.[21] Outro fator que poderia levar à dor seria a liberação de histaminas durante e após o tratamento.[22] De qualquer maneira, o incômodo provocado pela sensibilidade dolorosa é mais observado em animais no pós-tratamento, já que durante o procedimento é necessária a realização de anestesia geral. A utilização de colar elizabetano é importante para que o animal não traumatize a região tratada. O uso de anestésico tópico e analgésicos ajuda a controlar esse efeito. Pelo fato de o ALA ser eliminado rapidamente da circulação sanguínea, por volta de 24 a 48 horas, não são observados efeitos sistêmicos desse precursor na maior parte dos estudos encontrados na literatura.[12]

Efeitos dolorosos mais amenos são observados quando o precursor utilizado na PDT é o metil éster de ácido aminolevulínico, possivelmente pela diferença em sua captação. Em pacientes humanos, foram relatados alguns casos de reações alérgicas a esse composto. Na sua utilização em baixa concentração para o tratamento de CEC em felinos, nenhum efeito colateral foi observado.[18]

Toxicidade na área de tratamento pode ser observada em PDT utilizando-se benzofenotiazina como fotossensibilizador. Esse efeito é dependente da dose de substância e de luz administrada, do tamanho do animal tratado e do local de tratamento. Assim, podem ocorrer queimaduras graves no tecido normal que circunda a lesão cancerosa. Se a região for de mucosa, ulcerações podem se formar. Já os efeitos sistêmicos relatados com o uso do fotossensibilizador catiônico azul do Nilo (EtNBS) foram mínimos, compreendendo poucos episódios de náuseas e vômito, aumento de temperatura corporal após o tratamento, além de perda de apetite.[15]

CONSIDERAÇÕES FINAIS

Apesar de vários estudos sobre a eficácia clínica da PDT terem sido realizados mundialmente, demonstrando diferentes respostas a diferentes protocolos de tratamento, muito ainda precisa ser compreendido e estabelecido para que a PDT venha a ser uma prática rotineira, tanto em clínicas humanas quanto em clínicas veterinárias. O estabelecimento de um protocolo de tratamento oncológico leva em consideração não somente a experiência do médico-veterinário em tratar a neoplasia em questão, mas também a expectativa do proprietário em relação à qualidade de vida do animal após o procedimento, as complicações esperadas, o tempo de sobrevida e, muitas vezes, até o resultado estético do tratamento aplicado. Nesse último quesito, a PDT tem trazido ótimos resultados e, desse modo, vem sendo utilizada e indicada por vários médicos dermatologistas no Brasil. Em medicina veterinária, porém, ainda poucos estudos vêm sendo realizados no país.

REFERÊNCIAS BIBLIOGRÁFICAS

1. Lucroy MD, Edwards BF, Madewell BR. Veterinary photodynamic therapy. J Am Vet Med Assoc. 2000; 11:1745-51.
2. Peng Q, Moan J, Nesland JM. Correlation of subcellular and intratumoral photosensitizer location with ultrastructural features after photodynamic therapy. Ultrastruct Pathol. 1996; 20:109-29.
3. Babilas P, Karrer S, Sidoroff A, Landthaler M, Szeimies RM. Photodynamic therapy in dermatology – an update. Photodermatol Photoimmunol Photomed J. 2005; 21:142-9.
4. Kessel D. Photodynamic therapy: from the beginning. Photodiag Photodyn Ther. 2004; 1:3-7.
5. Lucroy MD. Photodynamic therapy for companion animals with cancer. Vet Clin North Am Small Anim Pract. 2002; 32:693-702.
6. Henderson W, Dougherty TJ. How does photodynamic therapy work? Photochem Photobiol. 1992; 55:145-57.
7. Castano AP, Demidova TN, Hamblin MR. Mechanisms in photodynamic therapy: part one – photosensitizers, photochemistry and cellular localization. Photodiag Photodyn Ther. 2004; 1:279-93.
8. Castano AP, Demidova TN, Hamblin MR. Mechanisms in photodynamic therapy: part two – cellular signaling, cell metabolism and modes of cell death. Photodiag Photodyn Ther. 2005; 2:1-23.
9. Dougherty TJ, Gomer CJ, Henderson BW. Photodynamic therapy. J Natl Cancer Inst. 1998; 12:889-905.
10. Allison RR, Downie GH, Cuenca R, Hu X, Childs CJH, Sibata CH. Photosensitizers in clinical PDT. Photodiag Photodyn Ther. 2004; 1:27-42.
11. Gloi AM, Beck E. Biodistribution of three photosensitizers in dogs with spontaneous tumors. Vet Therapeutics. 2003; 4:155-65.
12. Kennedy JC, Pottier RH, Pross DC. Photodynamic therapy with endogenous protoporphyrin IX: basic principles and present clinical experience. J Photochem Photobiol B: Biol. 1990; 6:143-8.
13. Wetter NU. Princípios e física do *laser*. In: Maio M, editor. Tratado de medicina estética. São Paulo: Roca; 2004. p. 915-37.
14. Mang TS. Lasers and light sources for PDT: past, present and future. Photodiag Photodyn Ther. 2004; 1:43-8.
15. Friemberger AE, Moore AS, Cincotta L, Cotter SM, Foley JW. Photodynamic therapy of naturally occurring tumors in animals using a novel benzophenothiazine photosensitizer. Clin Cancer Res. 2007; 4:2207-18.
16. Peaston AE, Leach MW, Higgins RJ. Photodynamic therapy for nasal and aural squamous cell carcinoma in cats. J Am Vet Med Assoc. 1993; 202:1261-5.
17. Bexfield NH, Stell AJ, Gear RN, Dobson JM. Photodynamic therapy of superficial nasal planum squamous cell carcinoma in cats: 55 cases. J Vet Intern Med. 2008; 22:1385-9.
18. Emilio CR. Comparação da eficácia do ácido 5-aminolevulínico com a de seu metil éster utilizando-se a terapia fotodinâmica no tratamento de carcinoma espinocelular felino [tese]. São Paulo: Instituto de Pesquisas Energéticas e Nucleares (IPEN-CNEN/SP); 2008.
19. McCaw DL, Pope ER, Payne JT, West MK, Tompson RV, Tate D. Treatment of canine oral squamous cell carcinomas with photodynamic therapy. Brit J Cancer. 2000; 82:1297-99.
20. Burch S, Seguin B, Wilson BC. Treatment of canine osseous tumors with photodynamic therapy. Clin Orthop Relat Res. 2009, 467:1028-34.
21. Oosten EJ, Kujipers DIM, Thissen MRTM. Different pain sensations in photodynamic therapy of nodular basal cell carcinoma – results from a prospective trial and a review of literature. Photodiag Photodyn Ther. 2006; 3:61-8.
22. Krammer B, Plaetzer K. ALA and its clinical impact, from bench to bedside. Photochem Photobiol Sciences. 2008; 7:283-9.

68

Imunoterapia e Vacinas Antineoplásicas

Cristina de Oliveira Massoco Salles Gomes • Andreia Oliveira Latorre

INTRODUÇÃO

O tratamento do câncer ainda hoje é um dos maiores desafios tanto na medicina veterinária como na humana, entretanto os recentes progressos na área de imunoterapia antitumoral em humanos têm transformado essa perspectiva. Nos últimos 20 anos, a imunoterapia vem ganhando destaque, uma vez que essa modalidade terapêutica tem aumentado significativamente a eficácia dos tratamentos e as taxas de sobrevivência dos pacientes humanos com câncer. Em 2013, a revista Science elegeu como "avanço do ano" a imunoterapia contra o câncer, principalmente devido às altas taxas de sucesso observadas no controle de neoplasias de prognóstico reservado, bem como pela abordagem simples, porém elegante, desse tipo de tratamento. Esses avanços tiveram o seu reconhecimento expresso no prêmio Nobel de Medicina e Fisiologia de 2018 para os pesquisadores James P. Allison e Tasuku Honjo, por suas descobertas na terapia contra o câncer pela inibição da regulação negativa do sistema imune.[1]

Embora na especialidade de oncologia existam diferentes tipos de tratamentos disponíveis para os animais de companhia, como cirurgia, radioterapia, quimioterapia, eletroquimioterapia, crioterapia e terapia-alvo, os medicamentos imunoterápicos são de uso humano e a maioria não obteve aprovação para o tratamento de cães, ainda que o câncer seja a maior causa de morte nessa espécie animal (27%), superando as doenças infecciosas.[2] Por outro lado, há muita pesquisa sendo realizada com o intuito de desenvolver novas estratégias na terapia do câncer, e a imunoterapia e as vacinas antineoplásicas são algumas das alternativas de tratamento para os animais de companhia.[3] Essas estratégias têm como objetivo a ativação das respostas imunes inatas e/ou adaptativas do paciente oncológico veterinário para o controle da progressão da doença e/ou sua remissão. Assim, neste capítulo serão abordadas diferentes estratégias de imunoterapia e vacina antineoplásica que tenham demonstrado efeitos promissores no tratamento dos animais de companhia.

INTERAÇÃO ENTRE O SISTEMA IMUNE E O CÂNCER

A descoberta de que células do sistema imune interagem com células tumorais, eliminando-as, nasceu em meados do século 19, com os experimentos realizados por Coley em pacientes humanos.[4] Coley, em sua prática médica, correlacionou a regressão de sarcoma e tumores ósseos em um número relativamente grande de pacientes. Contudo, certo ceticismo quanto à participação de células imunes contra tumores ainda existia, uma vez que não se acreditava que células do sistema imune, a não ser em casos de doenças autoimunes, poderiam combater células próprias, mesmo que tumorais. Foram os pesquisadores Burnet e Thomas, em 1957, revisitando as ideias de Paul Ehrlich sobre o reconhecimento e a eliminação de células tumorais, que de certa maneira deram respaldo a essa ideia, uma vez que propuseram um conceito revolucionário para a época: "células tumorais são antigênicas e desencadeiam respostas imunomediadas", propondo a teoria da imunovigilância,[5,6] ou seja, o tumor seria decorrente de células que escaparam dessa vigilância do sistema imune.

Contudo, ao longo do tempo, essa teoria acabou sendo modificada devido à observação de que tanto os seres humanos quanto os animais imunocompetentes também podiam desenvolver diferentes tipos de câncer; e surgiu, então, em decorrência da evolução do conhecimento sobre o microambiente tumoral, a teoria da imunoedição do câncer.[7] Esse conceito abrange o fato de que o sistema imune, para prevenir a formação do câncer, acaba por promovê-lo devido à seleção de células menos imunogênicas que escapam aos mecanismos de detecção e eliminação do próprio sistema. Resumidamente, a imunoedição do câncer pode ser dividida em três etapas: eliminação, equilíbrio e escape. A fase de eliminação corresponde à imunovigilância ao câncer, a fase de equilíbrio representa o processo pelo qual o sistema imune seleciona e/ou promove a geração de variantes das células cancerosas com maior capacidade de sobreviver ao controle do sistema imune e, por fim, a fase de escape é quando as células cancerosas imunologicamente selecionadas se expandem de maneira descontrolada no hospedeiro imunocompetente.[7]

A consolidação desse conhecimento resultou na incorporação dessa característica, a capacidade de células tumorais evadirem ao controle do sistema imune, segundo Hanahan e Weinberg (2011), como uma das importantes alterações adquiridas que dão vantagens a essas células em relação às células normais.[8]

Mecanismos de escape das células tumorais

Para melhor entender como ocorrem os mecanismos de escape dos tumores, primeiro é necessário compreender como funcionam as respostas imunes às células tumorais, conforme ilustrado na Figura 68.1. Assim, na imunidade inata, essas respostas são mediadas pelas células *natural killer* (NK) e pelos macrófagos (Mf). As células NK, um tipo de linfócito, são capazes de eliminar células infectadas por vírus e também células tumorais, especialmente aquelas que têm expressão reduzida do complexo de histocompatibilidade principal classe I (MHC-I) e expressam ligantes ativadores dessas células. Em relação aos Mf, ainda não se demonstrou que estes sejam capazes de se ativar pelo contato direto com as células tumorais, entretanto, quando eles são ativados pela interferona gama (IFN-g), citocina inflamatória liberada pelos linfócitos T auxiliares ($CD4^+$) e/ou T citotóxicos ($CD8^+$) específicos ao tumor, os Mf tornam-se aptos a eliminar as células tumorais com maior eficiência.[9]

Na resposta imune adaptativa, a principal célula é o linfócito T citotóxico, porém, para que este seja ativado, é necessário que haja apresentação dos antígenos tumorais por células apresentadoras de antígeno, como as células dendríticas (DC). Assim, células DC que tenham fagocitado uma célula tumoral apresentam, em sua superfície, por meio da molécula de MHC-I, antígenos tumorais aos linfócitos T $CD8^+$; por meio da ligação do receptor desse linfócito (TCR) àquele complexo MHC-I, antígeno e a ligação de outras moléculas coestimulatórias à superfície de ambas as células, ocorre a ativação do linfócito T $CD8^+$ a um linfócito T citotóxico capaz de eliminar as células tumorais. Além desse modo de ativação, pode ocorrer também a apresentação cruzada, que é a apresentação dos antígenos tumorais pela DC tanto ao linfócito T $CD8^+$, por meio do MHC-I, como ao linfócito T $CD4^+$ ou T auxiliar pelo MHC-II. Acredita-se que

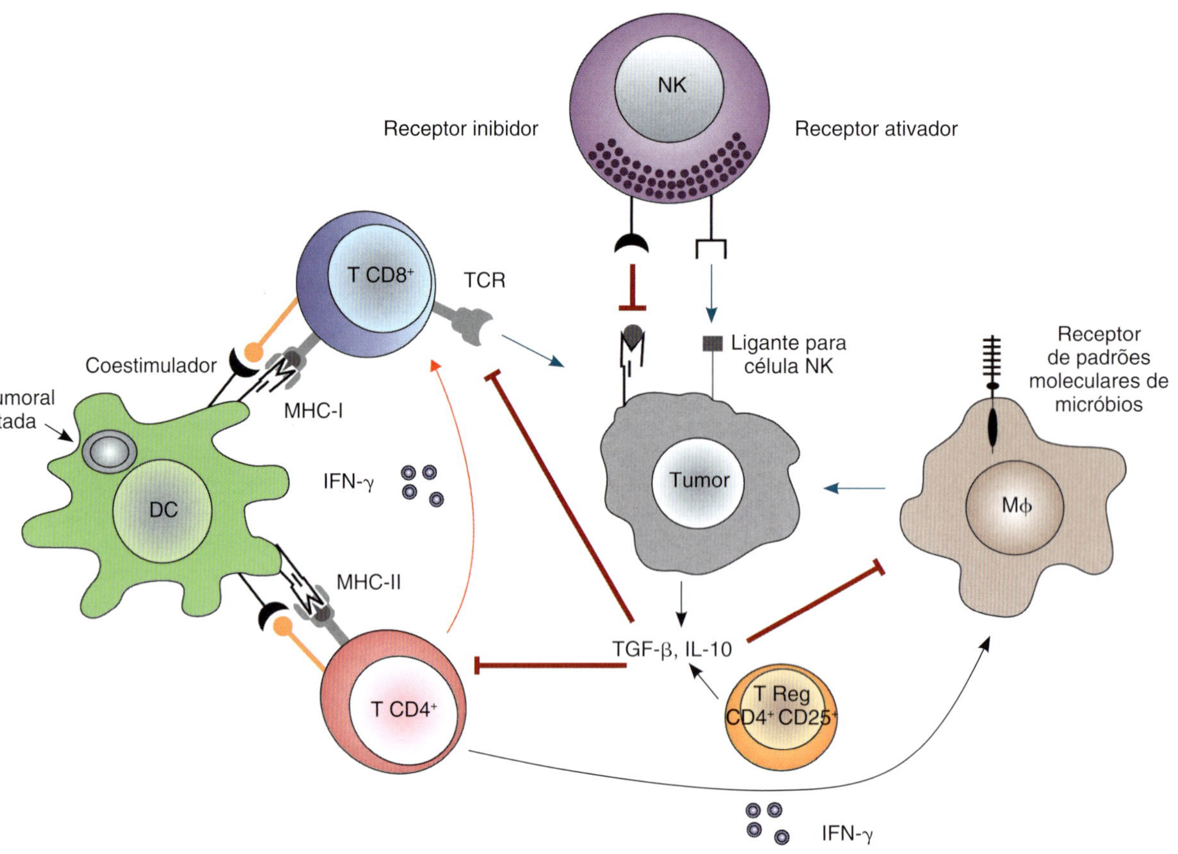

Figura 68.1 Esquema representativo das principais interações celulares entre o sistema imune e a célula tumoral. Observa-se em *azul* a ativação das respostas do sistema imune contra a célula tumoral e, em *vermelho*, a inibição delas.

esse tipo de apresentação cruzada torne mais efetiva a ativação dos linfócitos T citotóxicos devido à liberação de citocinas inflamatórias, como IFN-g, pelo linfócito T auxiliar.[9]

Há outros componentes da imunidade inata, como o sistema complemento, e da imunidade adaptativa, como os anticorpos, que também podem contribuir para a resposta antitumoral. Desse modo, quando anticorpos se ligam a antígenos na superfície da célula tumoral, eles podem levar à morte da célula pela ativação da via clássica do complemento, ou ainda, pela ativação de citotoxicidade celular dependente de anticorpo (ADCC).[9]

Agora fica mais claro compreender que, enquanto o sistema imune responde de diferentes maneiras para eliminar as células tumorais; pode também selecionar as células tumorais aptas a escapar a esse controle, favorecendo assim o surgimento do câncer na sua forma clínica.

Estudos têm demonstrado que o que limita a eficácia do sistema imune, em um contexto antitumoral, são as características de células imunes presentes em um microambiente tumoral, as quais são reprogramadas para um perfil imunossupressivo determinado principalmente pelas células tumorais, gerando, assim, respostas menos efetivas contra tumores.[10,11]

Há muitos mecanismos de escape descritos em células tumorais, dentre eles pode-se citar redução da expressão das moléculas de MHCI na superfície que as torna "invisíveis" aos linfócitos T citotóxicos; liberação de ampla variedade de fatores imunossupressores solúveis, como as citocinas; fator transformador de crescimento beta (-TGF-b) e interleucina-10 (IL10); espécies reativas de oxigênio (ROS) e enzimas como a indoleamina-2,3 dioxigenase (IDO); expressão de ligantes indutores de apoptose de leucócitos, como FasL; e recrutamento de linfócitos T regulatórios (T Reg- $CD4^{+}CD25^{+}$).[12]

Alguns estudos ampliaram o conhecimento dos efeitos de células imunes reguladoras presentes no microambiente tumoral, envolvendo principalmente as células T reguladoras (Tregs) e as células supressoras de origem mieloide (MDSCs), como, por exemplo, macrófagos M2, neutrófilos N2 e um subtipo de mastócitos.[13]

Portanto, ainda hoje um dos maiores desafios no tratamento do câncer está em conseguir combinar diferentes estratégias que consigam subverter os mecanismos de escape das células cancerosas do sistema imune e ativar os mecanismos efetores de resposta antitumoral.

IMUNOTERAPIA AO CÂNCER

Basicamente, a imunoterapia contra o câncer envolve o aproveitamento de mecanismos inerentes do sistema imunológico, como especificidade e eliminação, para identificar e eliminar as células transformadas.

De modo geral, as imunoterapias ao câncer podem ser classificadas levando em conta sua forma de ação, como ativa ou passiva, e como específica ou inespecífica. A forma ativa é considerada quando a abordagem utiliza substâncias estimulantes da função imune (imunoterapia inespecífica) ou quando utiliza vacinas terapêuticas contra antígenos tumorais (imunoterapia específica). Já a forma de imunoterapia passiva é quando a abordagem é por meio do uso de citocinas (imunoterapia inespecífica), anticorpos antitumorais monoclonais e transferência de células adotivas, com o objetivo de proporcionar adjuvância ao sistema imunológico.

Neste capítulo, serão abordadas imunoterapias que já tenham sido avaliadas ou que estejam em estudos clínicos ou pré-clínicos para animais com neoplasia, independentemente da sua classificação de imunoestimulação.

Bacilo de Calmette-Guérin

O bacilo de Calmette-Guérin (BCG) é uma cepa de *Mycobacterium bovis* atenuado desenvolvido inicialmente apenas como vacina contra tuberculose. Hoje em dia, o Instituto Butantan (São Paulo) trabalha no desenvolvimento de uma vacina recombinante contra tuberculose, a rBCG, que expressa uma enterotoxina termolábil não tóxica (LTAK63) derivada de *Escherichia coli*, como adjuvante na indução de resposta protetora mais efetiva contra a tuberculose;[14] e a Fundação Ataulpho de Paiva (Rio de Janeiro) produz o Imuno BCG®, desde 2006, em substituição ao Onco BCG-40 mg, para o tratamento de pacientes com carcinoma superficial de células de transição ou com carcinoma papilar de bexiga, e também produz a vacina BCG liofilizada, para imunização contra tuberculose por meio do cultivo estático do *Mycobacterium bovis* cepa BCG Moreau.[15] Seu mecanismo de ação antitumoral não está completamente estabelecido, mas já foi demonstrado que o BCG estimula resposta imune de células T auxiliares tipo 1 (Th1) que produzem citocinas inflamatórias, como IFN-γ, IFN-α e IL-2, e ativa a resposta citotóxica dos macrófagos contra as células tumorais.[16]

Embora em pacientes oncológicos humanos a imunoterapia isolada com BCG tenha efeito antitumoral bastante eficaz, um teste clínico em cães com mastocitoma sugere que a imunoterapia com BCG em cães seja mais eficiente se combinada a outra. Assim, foi demonstrado em um teste clínico que a administração subcutânea de gonadotrofina coriônica humana (hCG) com BCG foi mais efetiva que a quimioterapia padrão com vimblastina no controle de mastocitomas de graus II e III e apresentou menos efeitos tóxicos quando comparada ao tratamento de cães apenas com vimblastina.[17]

Resumidamente, nesse teste clínico foram utilizados 95 cães com mastocitomas graus II e III, separados randomicamente para receber o tratamento hCG/BCG (1,35 ng de BCG e duas unidades de hCG por via subcutânea [SC], a cada 24 horas) ou vimblastina (2 mg/m^2 por via intravenosa [IV], a cada 1 semana) durante 6 semanas. Observou-se a redução do tumor em 50% ou mais, de maneira semelhante entre os grupos hCG/BCG e vimblastina (28,6% e 11,7%, respectivamente) e menor neutropenia no grupo[17] hCG/BCG.

Muramil tripeptídio fosfatidiletanolamina

O muramil tripeptídio fosfatidiletanolamina (MTP-PE) é um derivado sintético, lipofílico, de muramil dipeptídio, que é um componente de parede bacteriana. Para aumentar a eficiência da fagocitose dele por macrófagos, foi desenvolvido encapsulado em lipossomos, sendo chamado "L-MTP-PE". Assim, os macrófagos o reconhecem por meio de receptores de lipoproteína presentes em sua superfície que ativam a fagocitose e, após o processamento do L-MTP-PE, liberam o MTP no citoplasma, que é então reconhecido pelo receptor citoplasmático Nod2, responsável por ativar a resposta tumoricida do macrófago. Em 2009, o Comitê Europeu aprovou a introdução desse medicamento no mercado, em toda a União Europeia, para o tratamento de pacientes com osteossarcoma ressecável não metastático, um tipo raro de tumor ósseo muitas vezes fatal e que acomete principalmente crianças e jovens adultos.[18]

Em oncologia veterinária, o L-MTP-PE tem sido avaliado em testes clínicos para cães e gatos com diferentes tipos de tumor. Dentre esses, pode-se citar que a imunoterapia com L-MTP-PE já se mostrou efetiva para o tratamento de cães com hemangiossarcoma esplênico, osteossarcoma e melanoma oral.

No estudo dos cães com hemangiossarcoma esplênico, os pacientes receberam o L-MTP-PE em combinação com doxorrubicina/ciclofosfamida. O L-MTP-PE foi administrado desde o primeiro dia da quimioterapia, duas vezes por semana, durante 8 semanas, IV, sendo a primeira dose de 1 mg/m^2, e as seguintes de 2 mg/m^2. A sobrevida dos cães tratados com o L-MTP-PE foi de 9 meses, comparada a 5,7 meses nos cães tratados apenas com os quimioterápicos.[19]

Na avaliação do tratamento de cães com osteossarcoma apendicular, eles receberam L-MTP-PE (2 vezes/semana, durante 8 semanas) após quatro doses de cisplatina (70 mg/m^2, a cada 4 semanas), apresentando média de sobrevida de 14,4 meses, comparada a 9,8 meses em cães tratados apenas com cisplatina. Além disso, os cães tratados com o L-MTP-PE foram menos propensos a desenvolver metástases (73% × 93%) que aqueles tratados apenas com a cisplatina.[20]

Em cães com melanoma oral classificados como estágio I, utilizou-se a imunoterapia de L-MTP-PE, uma vez por semana, por via intravenosa, durante 8 semanas, após a remoção cirúrgica. A primeira dose do imunoterápico foi 1 mg/m^2, e as demais foram de acordo com o peso dos cães (1 mg/m^2 para cães com menos de 5 kg, 1,5 mg/m^2 para cães de 5 a 10 kg e 2 mg/m^2 para cães com mais 10 kg). Nesse estudo foi observado aumento significativo na sobrevida dos cães tratados com L-MTP-PE, com 80% deles vivos por mais de 2 anos após o tratamento, comparados a 25% dos cães tratados apenas com cirurgia.[21]

Complexo lipossomo-DNA

O complexo lipossomo DNA (LDC) é um vetor formado por lipossomo catiônico complexado a um vetor de DNA plasmidial de origem bacteriana, que pode ser usado para transferir um gene de interesse. Assim, considerando seu uso para terapia antitumoral, o LDC pode ser utilizado para carrear genes de citocinas, inibidores de angiogênese, entre outros. Além disso, já foi demonstrado que a aplicação intravenosa de LDC é um forte indutor inespecífico do sistema imune com aumento de citocinas como IFN-γ e IL-2.[22]

No estudo de cães com osteossarcoma e metástases pulmonares, a aplicação intravenosa de LDC com o gene de IL-2 canina, semanalmente, durante 12 semanas, mostrou potente ativação do sistema imune com aumento da atividade das células NK associada a maior sobrevida.[23] Outro estudo também realizado em cães demonstrou que a aplicação intravenosa de LDC com o gene de endostatina canina, semanalmente, durante 6 semanas, inibiu a angiogênese de sarcomas de tecido mole localizados na pele e manteve a doença estável em oito de 12 cães tratados.[24]

Interleucina-2

IL-2 é uma citocina capaz de ativar células da imunidade inata e adaptativa, como os linfócitos T, as células apresentadoras de antígeno e as células NK, além de aumentar a liberação de citocinas pró-inflamatórias. Dessa maneira, sua aplicação intravenosa ou em altas doses pode causar muitos efeitos adversos devido à estimulação exacerbada do sistema imune.

Para utilização na imunoterapia do câncer, uma alternativa tem sido a utilização de vetores, como o exemplo citado anteriormente, IL-2 LDC. Além desse método, um estudo realizado em gatos com fibrossarcoma utilizou vetores virais com IL-2 felina (fIL-2) ou humana (hIL-2). Os pacientes foram submetidos a cirurgia e iniciaram radioterapia antes do início da imunoterapia. A imunoterapia consistiu em sete aplicações subcutâneas, sendo duas feitas na primeira semana e as demais, uma vez por semana. Observou-se que 61% dos gatos não tratados com imunoterapia tiveram recidiva da doença enquanto apenas 39 e 28% dos gatos tratados com hIL-2 e fIL-2 recidivaram, respectivamente.[25]

Anticorpo monoclonal 231

Em 1992, foi aprovado pelo United States Department of Agriculture (USDA) o primeiro anticorpo monoclonal (mAb) para o tratamento de cães com linfoma, o mAb 231, produzido em camundongos pela Synbiotics Corporation. A licença obtida era para uso como terapia adjuvante à remissão induzida por quimioterapia. O protocolo de quimioterapia recomendado foi VAAC (vincristina, ciclofosfamida, L-asparagina e doxorrubicina), com base em dados de eficácia clínica apresentados ao USDA. Eram recomendados dois, quatro ou no máximo oito ciclos semanais de quimioterapia, seguidos de 3 semanas de descanso antes da imunoterapia. Os cães que não estivessem em remissão não deveriam receber o tratamento com o mAb 231. Muitos desafios foram encontrados no tratamento com esse anticorpo, como a utilização dele após meses de quimioterapia, quando já havia ocorrido intensa imunossupressão, sendo ele comercializado apenas entre 1992 e 1996.[26]

VACINAS ANTINEOPLÁSICAS

O uso de vacinas antineoplásicas não tem como objetivo prevenir tumores, mas, em vez disso, representa uma abordagem potencial para amplificar a resposta imune tumor-específica e, com isso, a erradicação de células malignas. Apesar de a ideia parecer simplista, o maior desafio no desenvolvimento dessas vacinas é conseguir quebrar a tolerância imunológica às células tumorais que contêm antígenos que não são suficientemente diferentes das células dos tecidos normais.[27] Apesar dessa dificuldade, a partir de trabalhos realizados por van Pel e Boon, em 1982, foi possível verificar a indução de imunidade contra tumores não imunogênicos após estes sofrerem mutação induzida por agentes químicos ou radiação.[28] Dessa maneira, a razão principal para a perda de imunogenicidade do tumor é a inabilidade do tumor em crescimento de ativar o sistema imune, não a ausência do sistema imune em rejeitar os antígenos tumorais. Em outras palavras, significa afirmar que o tumor é antigênico, mas não imunogênico, ou seja, a célula tumoral apresenta antígenos, mas não o suficiente para ativar a resposta imune.

Na tentativa de superar os desafios de como ativar o sistema imune com células tumorais, várias são as abordagens tecnológicas para o desenvolvimento dessa terapia. Entre essas estão incluídas vacinas de peptídios epítopos específicos, uso de vetor plasmídico contendo o cDNA de antígenos tumor específicos, vacinas de lisado tumoral alogeneico e/ou autólogo, vacinas de células dendríticas etc. Neste capítulo serão comentadas apenas algumas delas.

A vacina antineoplásica de DNA recombinante consiste em plasmídeos, que são pequenas moléculas circulares de DNA encontradas no citoplasma bacteriano, modificado para transportar genes específicos para um ou mais antígenos (proteínas) (Figura 68.2). Elas são administradas por meio de aplicação transcutânea, utilizando para isso um disparador de alta pressão (não há uso de agulhas). Uma vez dentro das células, alguns plasmídeos conseguem penetrar no núcleo, no qual os genes que codificam os antígenos são transcritos em moléculas de RNA mensageiro, que são subsequentemente traduzidas em proteínas antigênicas no citoplasma.[29] Os antígenos, por serem de origem humana nos casos de vacinas veterinárias, são reconhecidos pelo sistema imune de dois modos: eles podem simplesmente deixar a célula ou podem ser quebrados em fragmentos e acoplados às proteínas do complexo de histocompatibilidade de classe I. Quando acoplados, migram até a membrana celular e expõem esses fragmentos do lado externo das células, facilitando o reconhecimento pelas células apresentadoras de

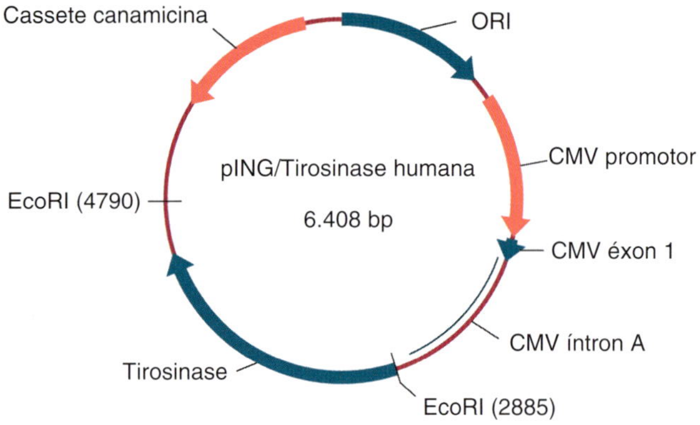

Figura 68.2 Mapa do plasmídeo (pING) utilizado na geração de uma vacina de DNA recombinante com a inserção do gene da tirosinase humana. (Adaptada de Bergman *et al.*[24])

antígenos e, consequentemente, a ativação de uma resposta imune específica.[30]

O foco de aplicação terapêutica dessas vacinas em medicina veterinária tem sido para o melanoma em cães, uma vez que os tratamentos atuais são insatisfatórios, como pode ser verificado pelas altas taxas de metástases e recidivas locais nas excisões e por quimiorresistência e radiorresistência das células do melanoma.[31]

Em 2007, foi aprovada pelo USDA a primeira vacina recombinante de DNA plasmidial da tirosinase humana para o tratamento de cães com melanoma, sendo o uso dela licenciado por uma empresa farmacêutica veterinária. Essa vacina adveio de uma colaboração entre o Memorial Sloan Kettering Cancer Center (MSKCC) e o Animal Medical Center (AMC), ambos de Nova York. A importância para o uso do DNA xenogenético (de diferente espécie) nessa vacina foi destacada pelos autores, uma vez que estudos prévios com DNA alogeneico (da mesma espécie) não demonstraram a ativação da resposta imune antitumoral (Figura 68.3). Estudos clínicos fases I e II utilizando a vacina de DNA recombinante em cães com melanoma foram conduzidos em três grupos de cães, separados randomicamente, sendo: três animais por grupo com melanomas graus II, III ou IV, no total de quatro doses do DNA plasmidial da tirosinase humana, nas doses de 100, 500 ou 1.500 mg, duas vezes por semana, por via transdérmica. Resumidamente, observou-se leve reação no local da aplicação, sem sinais de autoimunidade (despigmentação da pele), um cão em estágio IV apresentou resposta clínica completa (desaparecimento de metástases pulmonares) e sobrevida de 329 dias. Dois cães em estágio IV apresentaram sobrevida de 421 e 588 dias, e dois outros com melanoma local em estágio II/III tiveram sobrevida de 501 e 496 dias. Quatro animais foram eutanasiados devido à progressão do melanoma primário; o tempo de sobrevida médio para os nove animais foi de 389 dias.[32]

Outro tipo de vacina antineoplásica é aquela constituída de DC "carregadas" com antígenos tumorais, uma vez que tem sido verificado em diferentes estudos que o uso dessas vacinas induz a regressão dos melanomas em humanos[33] e a indução de resposta imune em cães.[34]

Esse raciocínio para o uso de DC no controle tumoral parte do princípio de que o sistema imune é instruído e regulado pelas células apresentadoras de antígenos (APC), dentre as quais se destacam as DC. Estas são as mais efetivas porque são as únicas a produzirem resposta imune primária, permitindo o estabelecimento da memória imunológica. O uso de DC em protocolos clínicos era restrito devido à dificuldade no isolamento e na obtenção de um número adequado de células. Essa restrição foi superada pelo uso de citocinas recombinantes que induzem

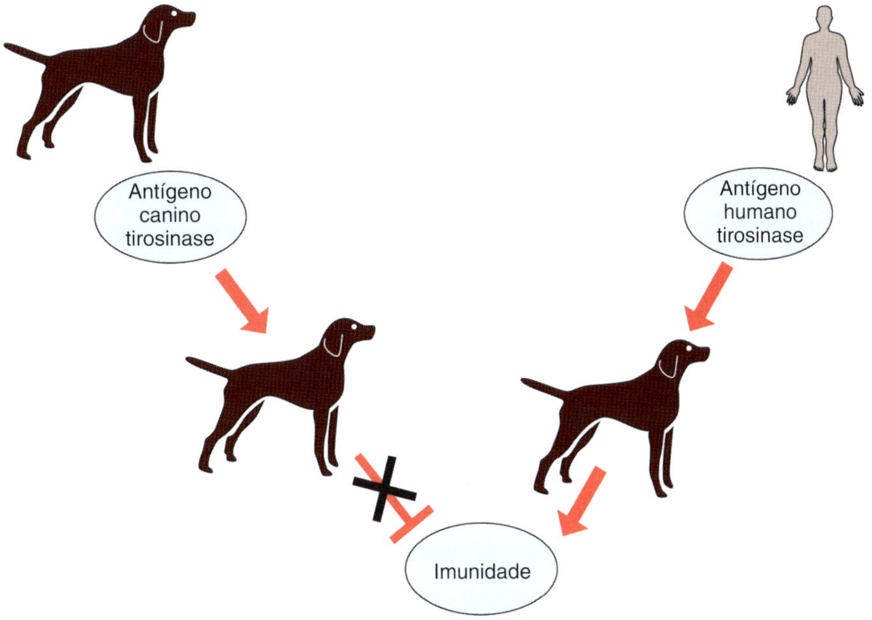

Figura 68.3 Esquema representativo da técnica de vacinação com DNA xenogeneico (de diferentes espécies) para a indução de resposta imune no cão. (Adaptada de Bergman *et al.*[24])

a diferenciação *in vitro* de DC a partir de células precursoras (monócitos) presentes no sangue periférico e na medula óssea de humanos e cães.[35]

Em medicina veterinária, especificamente em cães, apesar de os estudos sobre a utilização dessa terapia serem incipientes, eles têm apontado para o potencial do seu uso como adjuvante ao tratamento cirúrgico e radioterápico em cães com melanoma.[34,36] Apesar do reduzido número de cães avaliados no estudo pré-clínico conduzido por Gyorffy *et al.*, foi possível observar que a combinação da radioterapia intercalada à administração de células dendríticas autólogas transfectadas com um vetor do gene humano do antígeno tumoral de melanoma, o gp100 (Figura 68.4), não provocou reação local ou sistêmica após a aplicação.[34] Em relação à resposta clínica, um animal com melanoma em estágio I não apresentou recidiva dentro de 48 meses após o início dos estudos, e em um cão com melanoma em estágio III, houve recidiva tumoral 22 meses depois do início das aplicações.

Outra abordagem imunoterápica recente com o objetivo de tornar as células tumorais "estranhas" ao sistema imune e, consequentemente, iniciar uma resposta imune específica às células tumorais foi o desenvolvimento de uma vacina antineoplásica chamada "ImmuneFx™". Essa vacina foi projetada para induzir resposta imune tumor-específica, pois é constituída por células tumorais dos próprios pacientes, as quais são transfectadas com o gene da proteína Emm55 (proteína expressa normalmente na superfície da bactéria *Streptococcus pyogenes*), que é altamente antigênica, mas não reumatogênica. Antes de injetar essas células transfectadas nos pacientes, elas são irradiadas com o intuito de inibir a proliferação *in vivo*. Uma vez que a proteína é expressa no citoplasma e na membrana das células tumorais transfectadas, isso gera um sinal para a ativação das células do sistema imune, que iniciarão uma resposta citotóxica às células tumorais. Essa vacina foi testada em sete cães de diferentes raças com linfoma em um estudo conduzido por Lawman *et al.*[37] As células tumorais foram obtidas por meio da

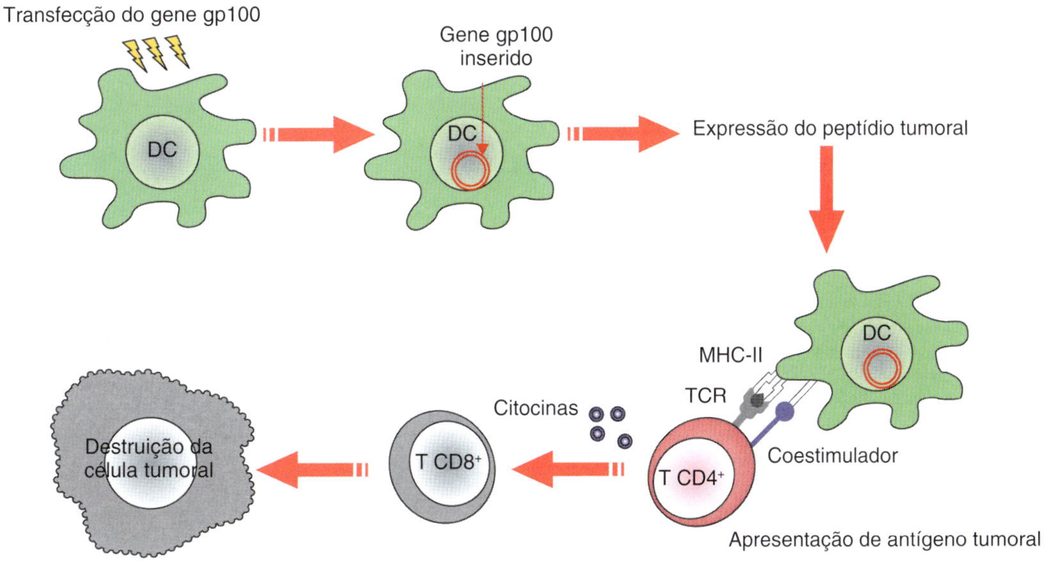

Figura 68.4 Esquema representativo da resposta imune antitumoral induzida pelo uso de células dendríticas transfectadas com o gene da proteína gp100 expressa em células do melanoma.

punção de linfonodos de cada animal envolvido nesse estudo; e, após transfecção e irradiação, as vacinas foram administradas por via intravenosa, no volume de 2 mℓ, 1 vez/semana, durante 4 semanas, e depois 1 vez/mês até o desaparecimento das lesões. Resumidamente, apenas um animal apresentou reação alérgica pós-vacinal, sendo tratado com um anti-histamínico, e, embora esse estudo não tenha tido o foco na resposta clínica e sim na imunológica, os autores destacaram a resposta clínica de um dos animais, uma cadela da raça Golden Retriever, diagnosticada com linfoma indolente multicêntrico estágio IV, a qual obteve remissão completa das linfadenopatias mesentéricas e lesões nodulares em baço após o recebimento de 12 doses durante o período de 5 meses de tratamento.

Como a maioria das vacinas antineoplásicas se encontra em fase de desenvolvimento para avaliar a segurança e eficácia, ainda não existem resultados suficientes que permitam afirmar que a manipulação do sistema imune para a obtenção de uma resposta antígeno tumoral específica seja tão eficiente quanto os tratamentos atuais. Contudo, é esperado que o uso clínico das vacinas como adjuvante às terapias vigentes e aos tumores inoperáveis tenha ampla difusão no meio veterinário, uma vez que elas têm apresentado resultados promissores, como tempo de sobrevida médio comparável aos tratamentos padrão e com menos efeitos colaterais sistêmicos.

REFERÊNCIAS BIBLIOGRÁFICAS

1. The Nobel Prize in Physiology or Medicine 2018. 28 Nov 2019. In: The Nobel Prize. Disponível em: https://www.nobelprize.org/prizes/medicine/2018/summary/.
2. Adams VJ, Evans KM, Sampson J, Wood JL. Methods and mortality results of a health survey of purebred dogs in the UK. J. Small Anim. Pract. 2010;51:512-24.
3. Paoloni M, Khanna C. Translation of new cancer treatments from pet dogs to humans. Nat Rev Cancer. 2008;8(2):147-56.
4. Coley WB. The treatment of malignant tumors by repeated inoculations of erysipelas: with a report of ten original cases. Am J Med Sci. 1893;105:480-511.
5. Burnet FM. The concept of immunological surveillance. Prog Exp Tumor Res. 1970;13:1-27.
6. Burnet FM. Cancer – a biological approach. Brit Med J. 1957;1:7.
7. Dunn GP, Bruce AT, Ikeda H, Old LJ, Schreiber RD. Cancer immunoediting: from immunosurveillance to tumor escape. Nat Immunol. 2002;3(11):991.
8. Hanahan D, Weinberg RA. Hallmarks of cancer: the next generation. Cell. 2011;144(5):646-74.
9. Abbas AK, Litchman AH, Pillai S. Cellular and molecular immunology. 6. ed. Philadelphia: Elsevier Saunders; 2007.
10. Escors D. Tumour immunogenicity, antigen presentation and immunological barriers in cancer immunotherapy. New J Sci. 2014;2014:734515.
11. Rolinski J, Hus I. Breaking immunotolerance of tumors: a new perspective for dendritic cell therapy. J Immunotoxicol. 2014;11(4):311-8.
12. Whiteside TL. Immune suppression in cancer: effects on immune cells, mechanisms and future therapeutic intervention. Semin Cancer Biol. 2006;16(1):315.
13. Biragyn A, Longo DL. Neoplastic "Black Ops": cancer's subversive tactics in overcoming host defenses. Semin Cancer Biol. 2012;22(1):50-9.
14. Nascimento IP, Rodriguez D, Santos CC *et al.* Recombinant BCG expressing LTAK63 adjuvant induces superior protection against mycobacterium tuberculosis. Sci Rep. 2017;7(1):2109.
15. Home. Fundação Ataulpho de Paiva [Internet]. Disponível em: https://www.fundacaoataulphodepaiva.com.br/.
16. Chen X, O'Donnell MA, Luo Y. Dose dependent- synergy of Th1 stimulating cytokines on bacille Calmette Guérin-induced interferon-g production by human mononuclear cells. Clin Exp Immunol. 2007;149(1):178-85.
17. Henry C, Downing S, Rosenthal R, Klein M, Meleo K, Villamil J *et al.* Evaluation of a novel immunomodulator composed of human chorionic gonadotropin and bacillus Calmette Guerin for treatment of canine mast cell tumors in clinically affected dogs. Am J Vet Res. 2007 Nov;68(11):1246-51.
18. Ando K, Mori K, Corradini N, Redini F, Heymann D. Mifamurtide for the treatment of nonmetastatic osteosarcoma. Expert Opin Pharmacother. 2011;12(2):285-92.
19. Vail DM, MacEwen EG, Kurzman ID, Dubielzig RR, Helfand SC, Kisseberth WC *et al.* Liposome encapsulated muramyl tripeptide phosphatidylethanolamine adjuvant immunotherapy for splenic hemangiosarcoma in the dog: a randomized multiinstitutional – clinical trial. Clin Cancer Res. 1995;1(10):1165-70.
20. Kurzman ID, MacEwen EG, Rosenthal RC, Fox LE, Keller ET, Helfand SC *et al.* Adjuvant therapy for osteosarcoma in dogs: results of randomized clinical trials using combined liposome-encapsulated muramyl tripeptide and cisplatin. Clin Cancer Res. 1995;1(12):1595-601.
21. MacEwen EG, Kurzman ID, Vail DM, Dubielzig RR, Everlith K, Madewell BR *et al.* Adjuvant therapy for melanoma in dogs: results of randomized clinical trials using surgery, liposome encapsulated muramyl tripeptide, and granulocyte macrophage colony stimulating factor. Clin Cancer Res. 1999;5(12):4249-58.
22. Dow SW, Fradkin LG, Liggitt DH, Willson AP, Heath TD, Potter TA. Lipid DNA complexes induce potent activation of innate immune responses and antitumor activity when administered intravenously. J Immunol. 1999;163(3):1552-61.
23. Dow S, Elmslie R, Kurzman I, MacEwen G, Pericle F, Liggitt D. Phase I study of liposome-DNA complexes encoding the interleukin-2 gene in dogs with osteosarcoma lung metastases. Human Gene Ther. 2005;16(8):937-46.
24. Kamstock D, Guth A, Elmslie R, Kurzman I, Liggitt D, Coro L *et al.* Liposome DNA complexes infused intravenously inhibit tumor angiogenesis and elicit antitumor activity in dogs with soft tissue sarcoma. Cancer Gene Ther. 2006;13(3):306-17.
25. Jourdier TM, Moste C, Bonnet MC, Delisle F, Tafani JP, Devauchelle P *et al.* Local immunotherapy of spontaneous feline fibrosarcomas using recombinant poxviruses expressing interleukin 2 (IL2). Gene Therapy. 2003;10(26):2126-32.
26. Jeglum KA. Chemoimmunotherapy of canine lymphoma with adjuvant canine monoclonal antibody 231. Vet Clin North Am Small Anim Pract. 1996;26(1):73-85.
27. Gilboa E. The promise of cancer vaccines. Nat Rev Cancer. 2004 May;4(5):401-11.
28. Van Pel A, Boon T. Protection against a nonimmunogenic mouse leukemia by an immunogenic variant obtained by mutagenesis. Proc Natl Acad Sci U S A. 1982;79(15):4718-22.
29. Plotkin S. [New vaccination strategies]. Bull Acad Natl Med. 2008; 192(3):511-8; discussion 8-9.
30. Rice J, Ottensmeier CH, Stevenson FK. DNA vaccines: precision tools for activating effective immunity against cancer. Nat Rev Cancer. 2008;8(2):108-20.
31. Gross TL, Ihrke PJ, Walder EJ. Melanocytic tumors. In: Gross TL, Ihrke PJ, Walder EJ (editors). Veterinary dermatology. St. Louis: Mosby Year Book; 1992. p. 451-64.
32. Bergman P, McKnight J, Novosad A, Charney S, Farrelly J, Craft D *et al.* Long-term survival of dogs with advanced malignant melanoma after DNA vaccination with xenogeneic human tyrosinase: a phase I trial. Clin Cancer Res. 2003;9(4):1284-90.
33. Barbuto J, Ensina L, Neves A, Bergami-Santos P, Leite K, Marques R *et al.* Dendritic cel ltumor cell hybrid vaccination for metastatic cancer. Cancer Immunol Immunother. 2004;53(12):1111-8.
34. Gyorffy S, Rodríguez-Lecompte J, Woods J, Foley R, Kruth S, Liaw P *et al.* Bone marrow derived dendritic cell vaccination of dogs with naturally occurring melanoma by using human gp100 antigen. J Vet Intern Med. 2005;19(1):56-63.
35. Benchereau J, Briere F, Caux C, Davoust J, Lebeque S, Liu YJ *et al.* Immunobiology of dendritic cells. Annu Rev Immunol. 2000;18: 767-811.
36. Woods JP, Kruth S, Barry M, Gyorffy S, Rodríguez-Lecompte J, Gauldie J, editors. Autologous dendritic cell vaccination of canine oral melanoma using human gp100 antigen. In: Genes, Dogs and Cancer: Fifth International Canine Cancer Conference. Orlando, EUA; 2009.
37. Lawman M, Eidizadeh S, Selmon C, Kane C, Xigacos L, Kaufman L. Antitumor response induced by autologous cancer vaccine in canine lymphoma. Cancer Ther. 2008;6:827-40.

PARTE 9

Toxicologia Veterinária

Michiko Sakate

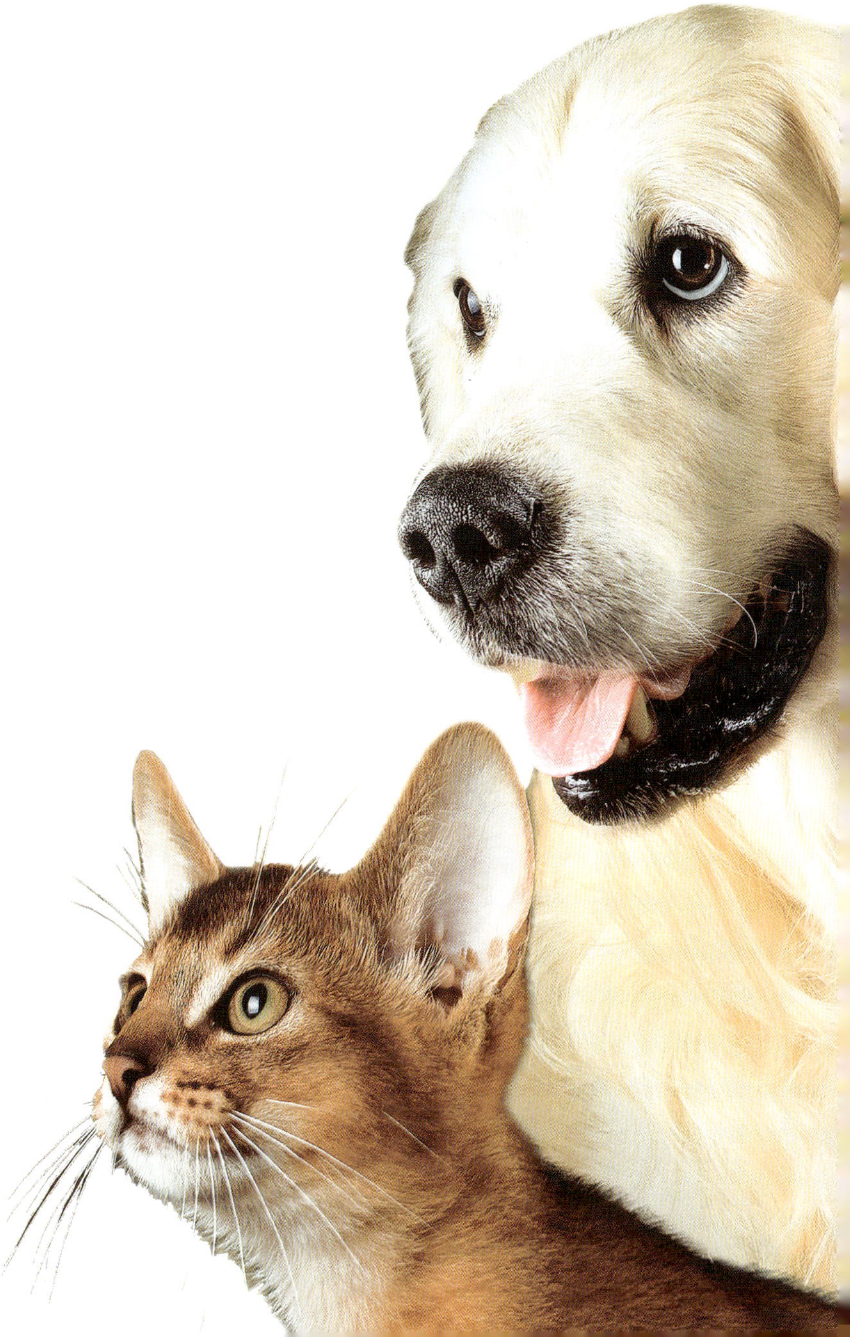

69 Emergências Toxicológicas

Michiko Sakate • Eunice Akemi Kitamura

EMERGÊNCIA TOXICOLÓGICA VETERINÁRIA

Objetivo

Emergência toxicológica veterinária? É frequente? Como proceder com os cães e gatos intoxicados nessa situação? O setor de emergências clínicas do hospital veterinário recebe, com frequência, os animais suspeitos de intoxicação sem história concreta do motivo pelo qual se encontram nesse estado clínico. Há situações em que os animais são trazidos na fase avançada da intoxicação, isto é, o tempo entre a contaminação (oral, tópica/cutânea, injetável/parenteral ou inalação) e o atendimento clínico emergencial já é muito longo.[1]

Quanto mais precoce o atendimento, melhor é o prognóstico, desde que consiga diminuir a absorção e também aumentar a eliminação da substância tóxica do organismo do paciente.

Pela gravidade do quadro clínico dos animais intoxicados, o objetivo do procedimento emergencial é iniciar pelo pronto restabelecimento das funções vitais desses animais, com o intuito de assegurar o seu bem-estar e garantir sua sobrevida, mesmo que se desconheça, no momento do atendimento emergencial, a causa da intoxicação,[2,3] o que é corriqueiro na rotina hospitalar.

Para isso, deve ser aliviado rapidamente o desconforto apresentado pelo animal, minimizando ou eliminando a dor que ele está demonstrando, e deve-se estabelecer o equilíbrio hidreletrolítico que porventura tenha perdido no processo clínico por apresentar vômito, diarreia, hemorragias profusas, sialorreia ou até sudorese abundante. É importante saber também se o animal é de canil, gatil, abrigo e como estão os contactantes; estes são fatos de suma importância para a prevenção de futuros incidentes toxicológicos.[1,4-6]

Devido ao estado clínico agudo da provável intoxicação, em muitos casos, há necessidade de um roteiro clínico para abordar os animais nessa situação emergencial. Lembre também que os sinais clínicos de intoxicação nem sempre são patognomônicos, assim, a realização do diagnóstico diferencial torna-se uma ferramenta crucial e de grande importância. Portanto, para o raciocínio clínico das intoxicações mais comuns, é de grande auxílio basear-se em um algoritmo, mesmo que seja para um diagnóstico presuntivo. É claro que o diagnóstico definitivo não deve ser baseado somente nesse algoritmo, mas, em uma emergência, será muito útil para definir que caminho seguir no atendimento clínico, e também proporcionando maior agilidade (Figura 69.1).[1,4-6]

Estabilização das funções vitais

O ponto mais importante no atendimento emergencial do paciente intoxicado é garantir a sua sobrevida e o seu bem-estar, por meio da manutenção de suas funções vitais. O uso de antídoto, quando ele existir e houver disponibilidade, é muito útil e abrevia o tempo de recuperação do animal intoxicado. Infelizmente, hoje em dia, a maioria das substâncias tóxicas não tem antídoto. Mas, se os animais perderem suas funções vitais, somente a administração do antídoto não trará a melhora clínica. Os animais com funções vitais normais terão muito mais condições de responder prontamente ao tratamento específico com o uso de antídotos. O tratamento de urgência, para manter as funções vitais em uma emergência toxicológica, não difere de outros casos clínicos de emergência. Há algumas particularidades em uma intoxicação, por exemplo, o uso de adsorventes como carvão ativado, catárticos, eméticos e outros. Assim, o tratamento "padrão" de uma emergência clínica deve ser respeitado, isto é, o "ABCD" do tratamento do choque.[1,7]

Inicialmente, verificar e certificar a patência da via respiratória do animal; isto é, o animal está em condições de respirar sem o auxílio de aparelhos? Se não, há necessidade urgentíssima de realizar os procedimentos para "desobstruir" a via respiratória, realizando, para isso, a intubação com sonda orotraqueal ou traqueostomia, de acordo com a situação clínica do paciente. É necessário que o animal seja anestesiado, qualquer que seja a opção, para que tenha conforto durante os procedimentos.[7]

A condição respiratória do animal, em uma emergência, poderá se encontrar em taquipneia, bradipneia, dispneia ou até mesmo em apneia/parada respiratória, dependendo da causa da intoxicação. Após a obtenção e/ou a patência da via respiratória, é a vez da oxigenação do animal. A oxigenação poderá ser obtida com o uso de máscaras, sonda nasal de oxigênio, manualmente com o balão de Ambu ou respirador de ventilação artificial controlada. É importante umidificar o oxigênio com NaCl a 0,9% na oxigenoterapia evitando irritação de mucosas. Nos casos em que a pressão sanguínea se encontra em torno de 60 mmHg, inicia-se a baixa perfusão cerebral e, quando estiver abaixo de 36 mmHg, o estado de inconsciência por déficit de oxigenação poderá se instalar no animal. Se houver disponibilidade de respiradores automáticos, o controle e a manutenção da respiração do animal são facilitados na minimização da hipoxia. Além disso, podem ser usados broncodilatadores, como aminofilina na dose de 10 mg/kg por via subcutânea (SC), intramuscular (IM) ou intravenosa (IV), a cada 8 horas, em cães; 6,6 mg/kg, VO, a cada 8 ou 12 horas, ou 4 mg/kg, IM, a cada 12 horas, em gatos. Para manutenção domiciliar, a administração por via oral é utilizada; no entanto, no atendimento emergencial, a administração injetável é de escolha. A depender do estado respiratório do animal, será necessário o uso de analépticos estimulantes respiratórios, como doxapram (p. ex., Viviram-V®), na dose de 5 a 10 mg/kg, IV, com repetição em 15 a 20 minutos, e este poderá ser usado em neonatos na dose de 1 a 5 mg em cães e de 1 a 2 mg em gatos por via subcutânea (SC), sublingual (SL) ou pela veia umbilical.[8]

O animal intoxicado pode apresentar várias alterações cardiovasculares, de acordo com a substância toxicante, com arritmias como bradiarritmia, taquiarritmia), fibrilação ventricular ou até parada cardíaca, sendo necessário e urgente iniciar a execução do procedimento de reanimação cardiocérebro-pulmonar. Os antiarrítmicos como propranolol (betabloqueador), verapamil (bloqueador dos canais de Ca^{++}), amiodarona (prolonga o potencial de ação) e/ou lidocaína (bloqueio dos canais de Na^{+}), são de grande auxílio na estabilização cardiovascular do paciente, de acordo com o tipo de arritmia. Por exemplo, na intoxicação por bufotoxina/veneno de sapo (*Bufo* sp.), em que o animal pode apresentar arritmias, como taquicardia ventricular multiforme ou até fibrilação, o uso de antiarrítmico é essencial para estabilizar sua função cardiovascular, e, somado a outros medicamentos, garante a sobrevida.[9]

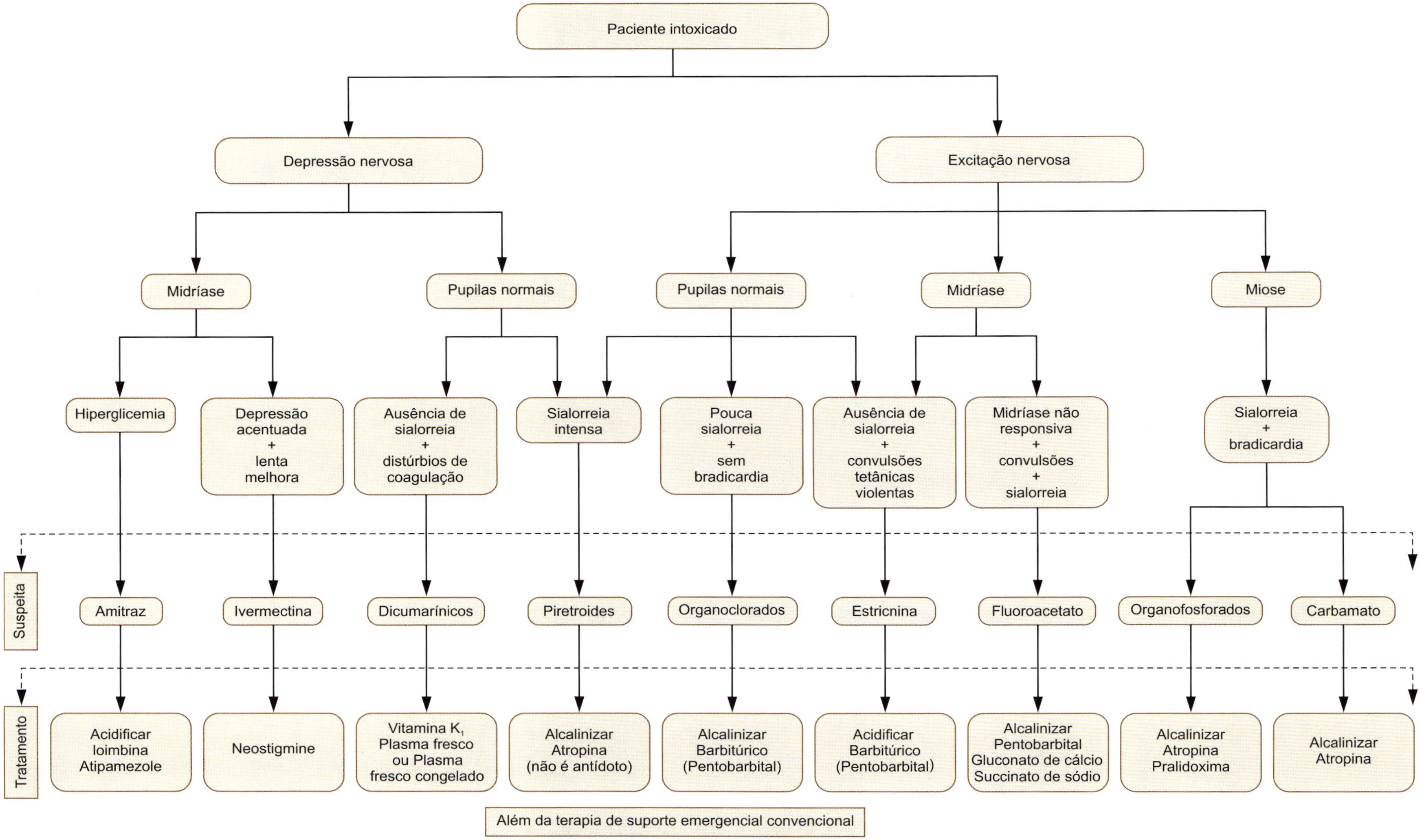

Figura 69.1 Algoritmo utilizado no serviço de Clínica Médica de Pequenos Animais (CMPA), no atendimento emergencial de cães e gatos intoxicados no Hospital Veterinário FMVZ (UNESP – *Campus* Botucatu). (Figura gentilmente cedida pela Profa. Dra. Michiko Sakate.)

Em muitos casos, os animais intoxicados apresentam, na emergência toxicológica veterinária, distúrbios neurológicos, que podem ser tanto por estimulação quanto depressão, como estado convulsivo ou comatoso. O estado de excitação é muito mais frequente em relação ao da depressão, observando-se mais casos de tremores musculares e convulsões em relação ao estado de depressão. Contudo, o que pode suceder no último caso? O animal encontra-se apático, "triste", deprimido e até "sonolento". Os tutores geralmente esperam que o animal saia do estado comportamental (humor) em que se encontra e, assim, retardam o encaminhamento dele ao atendimento médico-veterinário. Isso pode agravar o prognóstico do caso, pois o tempo entre a contaminação e o atendimento do animal será longo demais. Assim, casos de depressão neurológica não podem ser negligenciados, sendo necessária atenção especial por parte dos médicos-veterinários, especialmente quando houver suspeita de intoxicação. A intoxicação por amitraz ou avermectinas, por exemplo, seria o caso anteriormente citado. O animal intoxicado por esses produtos chega ao hospital veterinário, muitas vezes, em estado de depressão, e requer atenção e cuidados especiais para que não se faça um diagnóstico errôneo, levando-o ao óbito.[7,10]

O tratamento de tremores e convulsões, em uma intoxicação, é o mesmo empregado em outros casos clínicos neurológicos. O uso de benzodiazepínicos, como diazepam (Valium®), é muito útil na fase inicial do tratamento, isto é, com o animal em *ictus*, pois a ação desse medicamento é rápida e ele deve ser administrado na dose de 0,25 a 1 mg/kg, IV, sendo repetida por mais 4 a 5 vezes, com intervalos de 15 a 30 minutos em cães; e de 2 a 5 mg, IV, em gatos. Nos casos em que é impossível o acesso venoso no momento da administração do anticonvulsivante, utiliza-se a dose 1 mg/kg, por via retal (VR). Nas intoxicações em que não se consegue controlar a convulsão e o paciente está em *status epileticus*, situação que é frequente, há necessidade de associar barbitúricos injetáveis, como o pentobarbital (Hypnol®) e/ou fenobarbital (Gardenal®) no atendimento emergencial; ou, dependendo do caso, como nas intoxicações mais leves com episódios de convulsão isolados, outros anticonvulsivantes como o fenobarbital e/ou o brometo de potássio seriam indicados para o tratamento de manutenção em domicílio, prescritos após o atendimento emergencial. No entanto, o brometo de potássio não é indicado em uma emergência, pois a administração é somente por via oral, o que é contraindicado no animal em *ictus*.[1,3,7,11]

As funções renal e hepática devem ser monitoradas nos pacientes tratados com anticonvulsivantes, uma vez que esses medicamentos sofrem metabolização hepática e eliminação renal, podendo provocar nefro e/ou hepatopatia. Às vezes, o animal retorna ao hospital veterinário com a queixa de sinais clínicos renais e/ou hepáticos, como oligúria, anúria, êmese, apatia ou fraqueza, mesmo após o tratamento adequado da intoxicação. É importante identificar o agente tóxico para monitoramento do paciente pós-recuperação do atendimento emergencial, pois os efeitos da metabolização da substância tóxica podem apresentar consequência mais tardia, por isso é essencial o médico-veterinário saber sobre a toxicocinética e toxicodinâmica, facilitando o acompanhamento e a recuperação do paciente.

Controle da temperatura corporal

No atendimento emergencial, os procedimentos devem ser realizados imediatamente com o menor tempo, a fim de preservar a vida do paciente intoxicado, mas, devido à pressa do médico-veterinário no atendimento emergencial, muitas vezes a aferição da temperatura retal do paciente acaba sendo negligenciada ou postergada. Dependendo da causa de intoxicação, esse é um fator crucial até para formular o diagnóstico presuntivo. Como é possível? Há casos em que os animais apresentam hipertermia extrema (acima de 40°C), como na intoxicação de cães pelo raticida ácido-monofluoroacético, já de hipotermia (abaixo de 35°C) em gatos intoxicados com a mesma substância tóxica. É um fator norteador para o diagnóstico definitivo, mas é preciso ter muito cuidado no processo de reversão para a temperatura corporal normal, pois nenhum organismo resiste à reversão brusca da temperatura em curto tempo, portanto ela deve ser realizada paulatinamente. É importante o monitoramento periódico da temperatura durante todo o atendimento e internamento do paciente em emergência, dependendo da gravidade do caso e da anormalidade da temperatura retal com aferição a cada 10 a 15 minutos e anotação no prontuário do paciente.

Uma conduta comum e errada do tutor do animal é o banho de imersão em água quente, com o intuito de retirar os resíduos do praguicida – que geralmente é pulicida e/ou carrapaticida – que ele administrou topicamente no seu animal, o qual depois inicia sinais clínicos de intoxicação. Essa conduta somente piora o quadro clínico, pois a temperatura da água é excelente para aumentar a absorção do produto, por provocar a vasodilatação, e a fonte de intoxicação permanece na água do banho em que o animal se encontra imerso. Já a água mais fria ou na temperatura natural é fundamental para a diminuição da absorção cutânea do tóxico. O banho frio no animal que estiver com *hipertermia* deve ser, de preferência, com água corrente, se ele estiver consciente e não se encontrar em estado de excitação ou convulsão. Nesse caso, é necessário resfriar o animal constantemente, com o uso de panos úmidos, bolsa de gelo e, no ambiente, ventilador e ar-condicionado. É necessário monitorar constantemente a temperatura retal do animal.

No caso de *hipotermia,* é interessante, além de aquecer o animal com fontes de calor moderadas, aquecer também o cristaloide da fluidoterapia. Colchão térmico, bolsa de água quente e cobertores ou folhas de jornal (excelentes isolantes térmicos) para envolver o animal também oferecem muito conforto.[1,3,10] Ar-condicionado e aquecedores elétricos também auxiliam aquecendo o ambiente.

Eliminação dos tóxicos

Os dados da anamnese são importantes; na fase precoce da intoxicação ainda há possibilidade de eliminação das substâncias tóxicas com a finalidade de descontaminação ou desintoxicação dos cães e gatos, mas nem sempre os proprietários têm os dados precisos nesse aspecto, e, em muitos casos, a prática de eliminação terá que se basear nos sinais clínicos apresentados pelo paciente. Há duas situações em que se tenta eliminar os tóxicos:

- Tóxicos ainda não absorvidos
- Tóxicos já absorvidos.[12]

Eliminação dos tóxicos ainda não absorvidos

Para o primeiro caso, isto é, a eliminação do tóxico ainda não absorvido, indução da êmese (1 a 2 horas após a ingestão); realização da lavagem gástrica (1 a 2 horas após a ingestão); uso de adsorventes, catárticos e laxantes; e banho (*somente água, não usar água quente, usar água em temperatura natural e/ou sabão*) são altamente indicados.

Indução de êmese

A indução de êmese é indicada em fases muito precoces da intoxicação, e a eficiência máxima da eliminação é obtida em cerca de 1 a 2 horas após a ingestão do veneno, com a remoção de até 40 a 60% do conteúdo gástrico. Caso já tenham se passado de 5 a 6 horas do início da intoxicação, o que é muito comum na rotina de atendimento, o que fazer? Induzir a êmese? Sim, mas é preciso estar ciente de que a eficiência máxima da eliminação não é atingida nesse tempo, ou mesmo a prática poderá ser ineficiente.[1,3]

Para a indução de êmese, são usadas as substâncias com ação irritante local (na mucosa gástrica) ou que tenham ação central (centro do vômito):

- Substâncias com ação irritante local:
  - Solução hipersaturada de sal de cozinha, na dose de uma a três colheres (chá), diluída em um copo tipo americano de água morna, tomando cuidado com hipernatremia e hematêmese em consequência de superdosagem, pois, em animais jovens, pode ocorrer intoxicação por cloreto de sódio, uma vez que apresentam pouca capacidade de eliminar o sal do organismo, e isso poderá provocar o óbito
  - Peróxido de hidrogênio (água oxigenada) a 3% (10 volumes), na dose de cerca de 5 a 10 mℓ por vez, podendo repetir até 2 a 3 vezes, não ultrapassando o volume total de 50 mℓ para cães e 10 mℓ para gatos, se o animal não realizar a êmese. *Cuidado, não usar* a água oxigenada para descolorir pelos
  - Xarope de ipeca a 2%, 1 a 2 mℓ/kg, em cães, e 3,3 mℓ/kg, em gatos; é pouco eficaz e tem baixa palatabilidade. Além do efeito irritante, estimula a zona do gatilho de quimiorreceptores (ZQD), e o efeito é obtido após 10 a 30 minutos ou até em 1 hora, podendo-se repetir 1 vez somente, mas cuidado para não ultrapassar o volume total de 15 mℓ, pois o medicamento tem efeito cardiotóxico e pode, por exemplo, provocar arritmias. O animal ainda pode apresentar vômito excessivo, depressão do sistema nervoso central (SNC), letargia e diarreia. Nesses casos, é necessário realizar a lavagem estomacal no animal. *Cuidado com o extrato fluido de ipeca*, ele é 14 vezes mais potente que o xarope de ipeca
  - Na falta dos eméticos já relacionados, outras opções seriam o uso de sabonetes/detergentes líquidos (Palmolive®, Dove®), que são pouco eficazes, mas, dependendo do animal, provocam o efeito emético em 20 minutos. A dose é 10 mℓ/kg, VO, da solução com três colheres (sopa) 45 mℓ de detergente mais um copo (240 mℓ) de água. *Atenção, não usar* detergentes cáusticos, de máquinas de lavar roupa ou louça e/ou sabão em pó!

Com esses eméticos, que irritam a mucosa gástrica, o animal precisa ser monitorado e acompanhado com muito cuidado, pois pode evoluir para gastrite após o tratamento com essas substâncias. Como prevenção, devem ser usados protetores de mucosa gástrica como ranitidina (anti-H_2): em cães, 1 a 2 mg/kg, a cada 12 horas, VO, ou 0,5 mg/kg, a cada 12 horas, VO, IV ou SC; em gatos, 3,5 mg/kg, a cada 12 horas, VO, ou 2,5 mg/kg, a cada 12 horas, IV ou SC. Omeprazol e sucralfato também são indicados, principalmente na suspeita de ulceração estomacal, com iminência de hematêmese. Há casos de animais que, após a alta hospitalar, voltaram com distúrbio gástrico devido ao uso de eméticos de ação local. Assim, os profissionais precisam estar atentos a esse fato, orientando adequadamente os proprietários. Em contrapartida, há situações em que o animal é incapaz de interromper o vômito, interferindo no seu conforto, bem-estar e até agravando o estado de desidratação em que se encontrava. Nesse caso, é necessário usar antieméticos, como metoclopramida (Plasil®): 0,2 a 0,5 mg/kg, IV, SC ou IM, a cada 8 horas, até que a situação esteja controlada.

Os eméticos são sempre eficientes e seguros? Não, em algumas situações, seu uso é contraindicado. Quando isso acontece? É preciso ter cuidado nos seguintes casos:

- Intoxicações por hidrocarbonetos voláteis, destilados de petróleo ou corrosivos, em que a indução do vômito pode provocar pneumonia por aspiração, visto que essas substâncias são altamente voláteis, alcançando o pulmão com muita facilidade. Ao provocar o vômito, o material corrosivo, como ácidos ou álcalis fortes, pode causar a ruptura do estômago e novas lesões no esôfago e faringe
- Animais que se encontram em estado de inconsciência, sob o efeito de tranquilizantes, depressão grave e ausência do reflexo da tosse, poderão também aspirar o conteúdo emético e desenvolver pneumonia aspirativa, devido à perda da capacidade protetora em expelir o conteúdo gástrico nesses estados
- Animais sob o efeito de agentes convulsivantes – como estricnina, ácido monofluoroacético, organofosforados, carbamatos, chumbo e tantos outros – tornam-se incapazes de tossir devido às contrações musculares intensas
- Animais sob o efeito de antieméticos, pois estes apresentam os efeitos opostos aos dos eméticos
- Roedores, coelhos, equinos e ruminantes
- Substâncias de ação central:
  - Apomorfina: 0,02 a 0,04 mg/kg, IV; 0,08 mg/kg, SC ou IM. A administração por via subcutânea oferece ação tardia e duração prolongada. O comprimido de 6,25 mg poderá ser administrado após a diluição com água estéril, via saco conjuntival
  - Morfina: a dose recomendada é de 0,5 mg/kg, IM, em cães, e 0,25 mg/kg, IM, em gatos. *Muito cuidado com os gatos, que requerem baixas doses em relação aos cães.* A morfina pode causar, como efeitos adversos, depressão ou estimulação do SNC, depressão respiratória e vômitos excessivos. A apomorfina e a morfina são extremamente eficazes, têm rápida ação emética e há possibilidade de reverter sua ação tóxica com o antídoto naloxona, na dose de 0,01 a 0,04 mg/kg, IV. Têm ação direta sobre a ZGQ e o efeito é obtido em 4 a 6 minutos
  - Xilazina (Rompun®): em gatos, 0,44 mg/kg, IM ou IV; em cães, 1,1 mg/kg, IM ou IV. É muito eficaz em gatos e apresenta mecanismo de ação agonista β_2-adrenérgico de ação central e ação direta na ZGQ. O efeito emético ocorre 5 a 10 minutos depois. Apresenta efeitos adversos, de acordo com a dose e a espécie animal, como: depressão respiratória, bradicardia e sedação intensa. Nesses casos, o uso do antídoto ioimbina (antagonista β_2-adrenérgico), na dose de 0,1 mg/kg, IV, reverte o quadro na maioria dos casos.[13]

Lavagem estomacal

Processo de remoção mecânica do tóxico ingerido. Deve ser realizado em fase precoce após a ingestão do tóxico. Com relação à eficácia contra o tempo, quando se realiza a lavagem imediatamente, obtêm-se 54% do esvaziamento; após 30 minutos, 26%; e, aos 60 minutos, conseguem-se 8% de esvaziamento.

A técnica deve ser adotada como procedimento de emergência, mas é necessário analisar o risco *versus* o benefício, e a eficácia máxima da prática depende de vários pré-requisitos. O processo é realizado em paciente inconsciente ou sob leve anestesia, para facilitar a manipulação do animal. Há vantagens e desvantagem na prática de lavagem gástrica.[1,6]

As vantagens da lavagem gástrica são:

- Pode ser usada quando a tentativa para induzir a êmese for ineficaz ou a indução da êmese for contraindicada

- Oferece remoção rápida do conteúdo gástrico
- Poderá ser utilizada na remoção das substâncias cáusticas ou corrosivas, pois o material será diluído, removido sem reexposição do esôfago a ele
- Possibilita a administração de carvão ativado intraestomacal.

As desvantagens da lavagem estomacal são:

- Necessidade de anestesia geral
- Risco de trauma ao esôfago ou ao estômago
- Risco de aspiração do carvão ativado, fluidos usados na lavagem e conteúdo estomacal, principalmente no paciente não intubado (usar também o tubo orotraqueal)
- Não é efetiva na remoção de partículas e fragmentos grandes, insolúveis e não digeridos, grandes pedaços ou quantidades de alimentos.

A lavagem estomacal, se não for realizada com muito cuidado, pode levar a complicações, como pneumonia aspirativa, laringospasmo, hipoxia, hipercapnia, desequilíbrio hidreletrolítico e lesão mecânica da glote, esôfago e estômago.

Há algumas situações em que a prática de lavagem estomacal é contraindicada:

- Quando a via respiratória estiver desprotegida
- Quando a intoxicação foi por substância de alto risco de aspiração, como hidrocarbonetos ou corrosivos
- Quando há ingestão de objetos pequenos
- Quando houver risco de hemorragias ou perfuração gástrica
- Em pós-cirúrgico ou havendo outras enfermidades
- Em animais pequenos ou muito jovens.

Procedimentos de lavagem estomacal

Inicialmente, deve-se usar anestésicos no animal, como tiletamina, zolazepam, quetamina, diazepam, oximorfona, propofol ou barbitúricos de curta duração.

O calibre da sonda gástrica deve ser grande o suficiente para a passagem do material estomacal, com uma a duas aberturas laterais. Já na sonda orotraqueal é muito importante não se esquecer de inflar o *cuff*, que deve ser desinflado no momento de retirá-lo, após o procedimento. O comprimento correto da sonda gástrica também é de grande relevância, e, para isso, mede-se a distância entre a ponta do nariz e a cartilagem xifoide do animal. *Cuidado!* É essencial não empurrar o conteúdo estomacal para o duodeno e não forçar a sonda gástrica contra as paredes esofágica ou estomacal, a fim de evitar lesões nas mucosas.

O animal deve ser mantido em decúbito lateral ou decúbito dorsal de 20 a 30°, com a cabeça mais baixa que o nível de estômago. Mudar a posição do animal (da direita para a esquerda e vice-versa) durante a lavagem auxilia na remoção dos resíduos estomacais. O posicionamento correto do animal durante a lavagem gástrica é muito importante para o sucesso da prática.[1]

Lavagem propriamente dita

Usa-se água morna ou solução fisiológica, sem exceder ou exagerar o volume calculado; não se aplica muita pressão no momento da introdução das soluções, e coloca-se a mão no abdome do animal para auxiliar o monitoramento; esses são alguns cuidados para a realização da lavagem estomacal. O volume ideal é de 5 a 10 mℓ/kg, e deve administrar e retirar o conteúdo estomacal por gravidade até obter água límpida ou repetir 15 a 25 vezes essa lavagem. O uso de carvão ativado prejudica a visão da água límpida, mas, quando não se veem mais resíduos nessa água, é o momento certo para interromper a lavagem. O carvão ativado, na dose de 2 a 5 g/kg, VO, na concentração de 1 g de carvão ativado em 5 mℓ água, aumenta a eficiência da remoção dos resíduos das substâncias tóxicas. Como o paciente já está sondado, aproveite para administrar o adsorvente via sonda gástrica.[1,3]

Uso de adsorventes

O carvão ativado é considerado mais seguro, eficaz e barato, e o seu uso é indicado após a indução de êmese, lavagem gástrica ou até isoladamente. O carvão ativado liga-se ao carbono para que tenha ação adsorvente, mas não desintoxica; bloqueia a absorção dos tóxicos e interrompe a recirculação êntero-hepática. O carvão de origem vegetal tem maior capacidade adsorvente; não se deve utilizar óleo mineral ou vegetal associado, e, na intoxicação por destilados de petróleo, o efeito adsorvente é muito baixo ou até mesmo inexistente.[3] Tem elevada adsorção nas intoxicações por organofosforados e outros inseticidas, rodenticidas (p. ex., estricnina), alcaloides (morfina e atropina) e barbitúricos.

Há baixa ou pouca adsorção em casos toxicológicos por ácidos, álcalis, clorato, clorado, cianeto, amônia, detergentes, etanol, sulfato ferroso, ferro, isopropranolol, metanol, ácidos minerais, nitrato, paraquat, potássio e sódio.

As apresentações do carvão ativado são em pó disponível para *pets*, comprimidos, cápsulas, grânulos e suspensões, e é maior a eficácia quando se usa a forma em pó diluído em líquido/água ou em suspensão. O carvão ativado pode ser associado a eméticos, catárticos e lavagem estomacal. A dose é 2 a 5 g/kg, na concentração de 1 g de carvão em 5 mℓ de água, VO, e poderá ser repetida a cada 4 a 6 horas, durante 2 a 3 dias, principalmente para substâncias que efetuem a recirculação êntero-hepática. Hidratar o animal durante o tratamento com o carvão é imprescindível, pois a constipação intestinal no animal tratado é um efeito colateral. As fezes dos animais permanecem enegrecidas durante 2 a 3 dias, sendo necessário orientar os proprietários. Os catárticos podem ser usados após 30 minutos da administração do carvão ativado. Há outros adsorventes à base de argila, como o caulim e a bentonita, com menor eficácia que o carvão ativado; no entanto, demonstram mais eficácia para paraquat e aflatoxinas,[3,13] e estão disponíveis em laboratório farmacêutico veterinário.

Catárticos salinos

Os catárticos são outras substâncias que auxiliam a eliminação dos tóxicos, e, entre os salinos, podem ser usados:

- Sulfato de sódio (sal de Glauber®, cães: 250 a 500 mg/kg, diluído em 10 vezes o volume em água, VO; gatos: 200 mg/kg, VO)
- Sulfato de magnésio (Sal Amargo®/Sal de Epsom®, cães, 250 a 500 mg/kg, diluir 5 a 10 mℓ/kg, VO; gatos, 200 mg/kg), contraindicado em animal com depressão do SNC, devido à hipermagnesemia. Monitorar funções renais devido à possibilidade de provocar insuficiência renal
- Hidróxido de magnésio (Leite de Magnésia®, em cães, 5 a 10 mℓ, VO, a cada 12 horas ou a cada 24 horas; em gatos, 2 a 6 mℓ VO, a cada 12 horas ou a cada 24 horas)
- Fosfato de sódio (Fleet-enema®) via retal, poderá ser usado em cães, *mas é contraindicado em gatos e filhotes pelo risco de provocar a hiperfosfatemia fatal.*

De modo geral, os catárticos salinos são mais eficazes em relação àqueles à base de açúcares.[10]

Catárticos à base de açúcares

Alguns catárticos à base de açúcares são:

- Lactulose (Lactulona®), na dose de 1 mℓ/4,5 kg, a cada 12 horas ou a cada 8 horas, VO (apresentação em forma de xarope de 120 mℓ)

- Lactose (Lactopurga®)
- Sorbitol (Minilax®) de uso intrarretal *(cuidado no animal desidratado!)*.

Os catárticos auxiliam na descontaminação do tóxico por acelerar o trânsito no trato gastrintestinal (TGI), diminuindo assim a absorção do tóxico. A eficiência é máxima quando se utilizam os catárticos dentro de 1 hora, sendo eficazes na remoção de partículas sólidas. Seu uso associado a eméticos, lavagem estomacal e adsorvente (30 minutos após a administração destes) é muito útil na remoção dos tóxicos. A administração de múltiplas doses de catárticos sem os devidos cuidados pode provocar vômito, náuseas, desidratação e hipotensão nos animais tratados.

Importante! Há situações clínicas em que o uso de catárticos é contraindicado, como:

- Intoxicação por substância corrosiva
- Trauma abdominal recente
- Obstrução ou perfuração intestinal
- Hipotensão
- Hipovolemia
- Distúrbios hidreletrolíticos
- Diarreia.[10]

Eliminação de tóxicos já absorvidos

Qualquer que seja a via envolvida, as substâncias são, após algumas horas, absorvidas, distribuídas, metabolizadas principalmente no fígado e eliminadas, *in natura* ou como metabólitos. Considerando que a maioria das substâncias sofre a eliminação renal, pode-se atuar de duas maneiras na tentativa de acelerar essa excreção:

- Uso de diuréticos
- Alteração do pH urinário.

Uso de diuréticos

O uso de diuréticos tem a finalidade de induzir diurese forçada, sendo necessário certificar-se do fluxo urinário do animal antes dessa prática. Que quantidade de fluxo urinário seria adequada? Em cães, isso equivale a 0,01 mℓ de urina/kg/min ou 20 mℓ/kg/dia, em média, além do monitoramento da cor da urina no caso do acidente por múltiplas picadas de abelhas (Figura 69.2).

Os diuréticos de uso mais frequente são:

- Furosemida (Lasix®), 5 mg/kg, a cada 6 a 8 horas, IV
- Manitol a 3 a 5%, 1 a 2 g/kg a cada 6 horas, IV, ou 5,5 mℓ/kg/h, infusão IV
- Espironolactona (Aldactone®), na dose de 1 a 2 mg/kg, a cada 12 horas, VO
- Dopamina, 2 a 5 mg/kg/min, infusão IV
- NaCl a 7,5% (4 mg/kg, máximo de 1 mℓ/kg/min)
- Outros fluidos como solução de Ringer, de Ringer com lactato e NaCl a 0,9% também induzem a diurese.

No uso de diuréticos, é preciso monitorar atentamente a hidratação do animal, para que ele não sofra hipovolemia renal e insuficiência renal como consequência, além da manutenção da função renal adequada.

É preciso ter cuidado com os animais com insuficiência cardíaca congestiva, edema pulmonar ou doenças renais, pois os diuréticos podem agravar seu estado clínico.

Alteração do pH urinário

Alcalinização

A alteração do pH urinário é outra prática para auxiliar a eliminação dos tóxicos já absorvidos; poder-se-á alcalinizar ou acidificar, de acordo com as substâncias tóxicas envolvidas na intoxicação. Os tóxicos que são ácidos fracos necessitam de alcalinização para que se tornem mais ionizados e haja redução na reabsorção pelos túbulos renais, acelerando a eliminação renal. Os tóxicos que devem ser alcalinizados são:

- Organofosforados
- Carbamatos
- Ácido monofluoroacético
- Organoclorados
- Piretroides
- Salicilatos
- Ácido acético
- Fenobarbital
- Etilenoglicol
- Outros ácidos fracos.

Para a alcalinização da urina, a solução de $NaHCO_3$ é a mais indicada, na dose de 3 a 5 mEq/kg/h, IV, ou uma colher (chá) de $NaHCO_3$ em pó em um copo de H_2O, por VO, durante 7 dias. Se a hemogasometria estiver disponível, a dose será de acordo com a seguinte fórmula:

$$\text{mEq necessário} = \text{déficit} \times 0{,}3 \times \text{kg}$$

Lembrando que 1 mℓ de $NaHCO_3$ a 8,4% equivale a 1 mEq. Na falta de $NaHCO_3$, pode ser usada a solução de Ringer com lactato, na dose de 90 mℓ/kg, IV.[12]

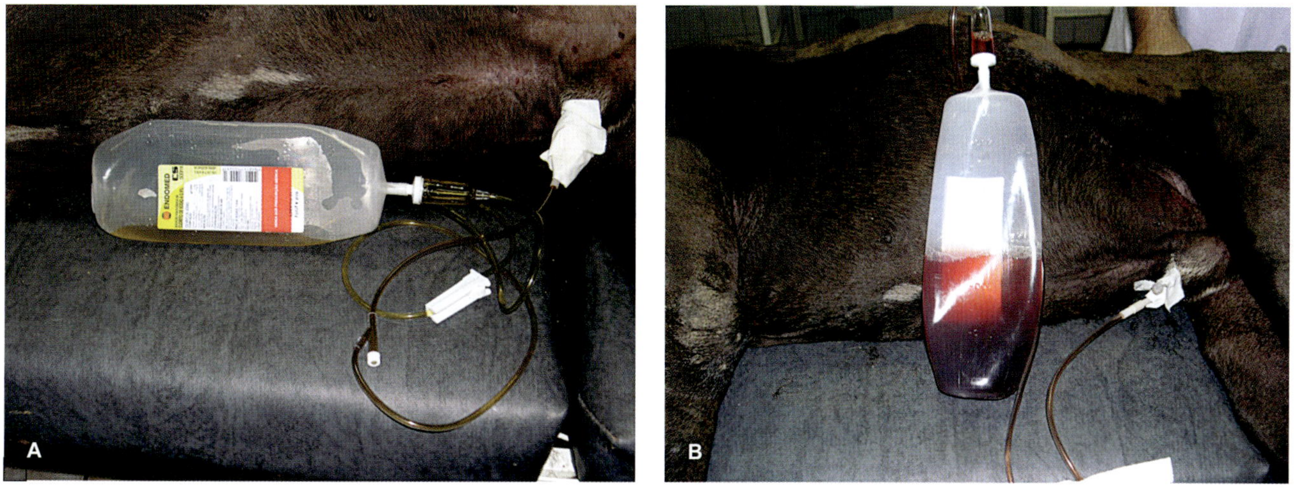

Figura 69.2 A. Atendimento emergencial de cão adulto com acidente por múltiplas picadas de abelhas apresentando urina cor amarela escura no início do atendimento. **B.** Apresentando hematúria após 1 hora do início do atendimento. (Imagens gentilmente cedidas pela Profa. Dra. Eunice Akemi Kitamura.)

Acidificação

Em intoxicações causadas por bases fracas, a acidificação acelera a eliminação renal dessas substâncias. São exemplos os casos de intoxicação por anfetamina, amitraz, estricnina e outras substâncias básicas. Para estas, pode-se usar cloreto de amônio, VO, 200 mg/kg, em doses divididas; ácido ascórbico (vitamina C), solução fisiológica ou solução de Ringer, que são acidificantes fracos e, na falta de cloreto de amônio, podem substituí-lo. Na maioria dos casos toxicológicos, ocorre acidose metabólica; assim, é necessária muita cautela para acidificar a urina do animal intoxicado. A hemogasometria auxilia a verificação e o acompanhamento dos animais durante e após o tratamento. Na acidificação da urina dos animais que apresentam mioglobinúria e hemoglobinúria, há risco de aumentar a precipitação desses pigmentos, agravando o quadro clínico, podendo evoluir para insuficiência renal aguda ou piorar.[12]

Uso de expansores de volemia

Há vários casos de intoxicação em que os animais se encontram no estado hipovolêmico, podendo evoluir para choque hipovolêmico e necessitando de pronta reposição da volemia. De acordo com a causa dessa hipovolemia, pode ser usado sangue, plasma, coloides ou cristaloides. Como definir o tipo de expansor de volemia a usar? A anamnese, o exame físico e/ou os exames laboratoriais auxiliam a decisão da escolha dos fluidos. Quando a intoxicação foi causada por cumarínicos (anticoagulantes), por exemplo, a prioridade é a transfusão de plasma fresco ou de plasma fresco congelado, ou no caso de anemia associada ao sangue total fresco (Figura 69.3). Mas, no animal que apresente hipovolemia por outro motivo, com estado de hidratação muito grave, a escolha é o cristaloide, pois ele repõe não somente a volemia, mas também os eletrólitos, como sódio e potássio. A escolha do sangue total seria quando o hematócrito é menor que 15% e a proteína total, inferior a 5 g/dℓ. Usa-se a papa de hemácias na situação em que o hematócrito estiver abaixo de 15% e a proteína total, acima de 5 g/dℓ.

Em contrapartida, o plasma deve ser de escolha quando o hematócrito for superior a 40%, e a proteína total for inferior a 5 g/dℓ. A solução de dextrana 40 ou 70, na dose de 10 a 20 mℓ/kg/dia, IV, também oferece boa reposição da volemia. A solução de cristaloide como Ringer com lactato deve ser administrada, quando o hematócrito estiver acima de 50% e a proteína total estiver em torno de 5 g/dℓ.[10]

Na fase tardia

Mesmo após a alta clínica, os animais intoxicados precisam ser acompanhados em relação à alimentação, verificando se os medicamentos estão sendo administrados corretamente, e sempre solicitar retornos periódicos. São fatos fundamentais para a recuperação do animal e também para evitar as recorrências do quadro toxicológico. Um animal intoxicado com substâncias altamente lipofílicas, se não receber boa alimentação ou não tiver acompanhamento médico-veterinário pós-intoxicação, poderá emagrecer e liberar a substância acumulada no tecido adiposo, pois, nessa situação, o primeiro tecido a ser "gasto" é o tecido adiposo para obtenção de energia, e o nível sanguíneo da substância poderá aumentar significativamente, causando o reaparecimento da toxicose, muitas vezes mais grave do que aquela da fase precoce da intoxicação. Um cão que tenha se intoxicado com amitraz (Figura 69.4), por exemplo, requer cuidados especiais de enfermagem e na alimentação, por esse animal se encontrar em um estado de anorexia e depressão muito grave.[1,3]

Diagnósticos

Diagnósticos diferenciais

O diagnóstico na emergência toxicológica não é muito fácil de ser determinado. Em muitos casos, o proprietário não sabe o motivo pelo qual o animal se encontra naquele estado. Na maioria dos casos, o animal é encontrado apresentando o quadro clínico de emergência. O que dificulta também é que muitos sinais clínicos são comuns às muitas intoxicações, portanto inespecíficas. O diagnóstico diferencial é realizado por meio de boa anamnese, observação detalhada do exame físico e do quadro clínico apresentado pelo animal e uso de exames complementares. Contudo, tudo isso pode fornecer dados que são comuns a muitas intoxicações. O que fazer então? Seguir os princípios básicos para o diagnóstico toxicológico auxilia no raciocínio clínico. São os seguintes:

- Lista de diagnósticos diferenciais
- Seleção de exames laboratoriais
- Resposta à terapia
- Achados de necropsia em caso de óbito
- Exame toxicológico.

É claro que a experiência clínica na abordagem ao animal intoxicado auxilia muito, mas o conhecimento toxicológico e

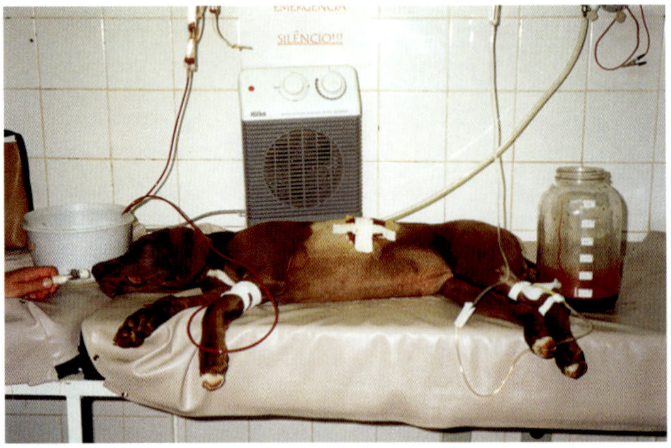

Figura 69.3 Atendimento emergencial de cão filhote apresentando dispneia devido a hemotórax por coagulopatia, provavelmente por intoxicação com rodenticida anticoagulante cumarínico. (Imagem gentilmente cedida pela Profa. Dra. Eunice Akemi Kitamura.)

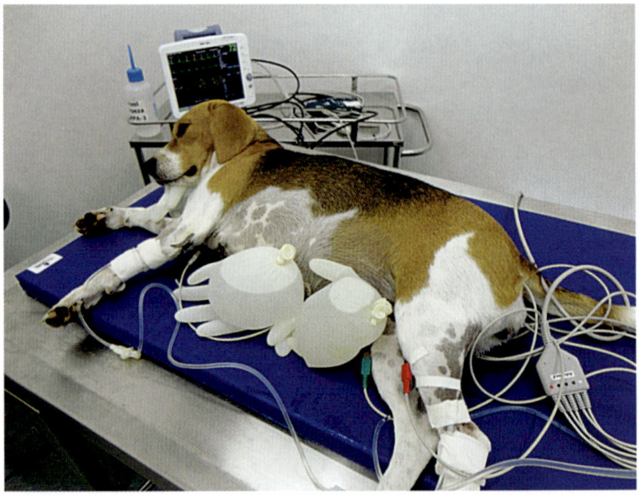

Figura 69.4 Atendimento emergencial de cão adulto intoxicado por pulicida *top spot* com o amitraz na composição apresentando bradicardia, prostração e muita sonolência. (Imagem gentilmente cedida pela Profa. Dra. Eunice Akemi Kitamura.)

sobre as substâncias tóxicas provavelmente envolvidas é muito útil na realização do diagnóstico. O conjunto de dados clínicos e laboratoriais possibilita, em muitos casos, a determinação do diagnóstico definitivo.[10,14] Vale lembrar que às vezes o diagnóstico diferencial não é intoxicação, e sim outras doenças de etiologias diversas, portanto, o conhecimento clínico médico geral associado ao toxicológico é importante para o sucesso do atendimento do paciente.

Tratamentos específicos

Após determinação do diagnóstico, os antídotos podem ser administrados. São substâncias com ações específicas contra atividades ou efeitos do tóxico, no entanto, não existe um antídoto universal e, além disso, para muitos tóxicos, não está disponível! Os antídotos podem ser químicos, farmacológicos ou funcionais. Lembre-se que não ocorrem milagres com o uso de antídotos. A descontaminação geral do animal, antes do uso de um antídoto, aumenta a eficácia deste. As diferenças entre e intraespécies quanto a respostas e tolerâncias ao antídoto e/ou duração do tratamento devem ser consideradas. A idade do animal é um fator importante na administração do antídoto, pois, dependendo da dose, poderá ser tóxico, quando o animal for muito jovem ou idoso. Na emergência toxicológica, nem sempre é possível e necessário o uso de antídoto, pois assegurar a sobrevida e o bem-estar do animal, estabilizando as funções vitais, é muito mais importante do que pensar em antídoto. O momento certo para se pensar no assunto será aquele após a obtenção da estabilidade clínica do paciente.[1,15]

Prognósticos

O prognóstico, na emergência, é muito variável, pois depende de vários fatores, como tempo decorrido entre a intoxicação e o atendimento clínico, dose do tóxico ingerido, sucesso na eliminação desse tóxico, resposta do animal ao tratamento e gravidade do estado clínico em que o animal chegou ao atendimento. O animal intoxicado deve ser atendido sempre como um caso grave para não perdê-lo por negligência, mesmo que não intencionalmente, no procedimento emergencial.[1,3,10]

REFERÊNCIAS BIBLIOGRÁFICAS

1. Sakate M. Terapêutica das intoxicações. In: Andrade SF. Manual de terapêutica veterinária. 3. ed. São Paulo: Roca; 2008.
2. Andrade Filho A, Moura AD. Abordagem inicial do paciente. In: Andrade Filho A, Campolina D, Dias MB. Toxicologia na prática clínica. Belo Horizonte: Folium; 2001. p. 1-21.
3. Spinosa HS, Górniak SL, Palermo-Neto J. Toxicologia aplicada à medicina veterinária. São Paulo: Manole; 2008.
4. Almeida JM. Toxicologia clínica: sintomas e tratamentos de emergência em animais envenenados. In: I Jornadas Técnicas Universitárias; 2004; Vila Real: Universidade Trás-os-Montes e Alto Douro; 2004. Disponível em: http.://www.nucleovet.com/upload/toxicologia_clinica.
5. Otero PE. Acute pain management in emergency. Acta Scientiae Veterinariae. 2007;35(supl. 2):s256-8.
6. Peterson ME, Talcott PA. Small animal toxicology. 2. ed. St. Louis: Saunders Elsevier, 2006.
7. Andrade SF. Manual de terapêutica veterinária. 3. ed. São Paulo: Roca; 2008.
8. Beasley V. Diagnosis and management of toxicoses. In: Beasley V. (editor) Veterinary toxicology. International Veterinary Information Service, Ithaca NY (www.ivis.org), 1999. A2602.0899.
9. Sakate M, Oliveira PCL. Toad envenoming in dogs: effects and treatment. J Ven An Tox. 2000;6(1):52-62.
10. Gupta RC. Veterinary toxicology. New York: Elsevier; 2007.
11. Nelson RW, Couto CG. Medicina interna de pequenos animais. 3. ed. São Paulo: Mosby/Elsevier; 2006.
12. Rosendale ME. Decontamination strategies. Vet Clin North Am Small Anim. 2002;32:311-21.
13. Sakate M. Terapêutica das intoxicações. In: Andrade SF. Manual de terapêutica veterinária. 2. ed. São Paulo: Roca; 2002. p. 523-55.
14. Oga S, Camargo MMA. Batistuzzo JAO. Fundamentos de toxicologia. 3. ed. São Paulo: Atheneu; 2008.
15. Campbell A, Chapman M. Handbook of poisoning in dogs and cats. London: Blackwell Science; 2002.

70

Intoxicação Medicamentosa em Pequenos Animais

Annelise Carla Camplesi dos Santos • Beatriz de Carvalho Pato Vila • Yudney Pereira da Motta • Michiko Sakate

INTRODUÇÃO

A intoxicação de cães e gatos ocorre em uma frequência relativamente alta na rotina clínica, e a principal causa é a intoxicação medicamentosa.[1] Isso se deve principalmente a uso indevido de medicamentos pelos tutores, prescrição incorreta pelo médico-veterinário ou ingestão acidental de fármacos.[2] Como muitos tutores se automedicam, eles também medicam seus animais sem a recomendação de um profissional e sem o conhecimento do efeito tóxico dos medicamentos. Esse comportamento é agravado pela maior facilidade de aquisição desses produtos no comércio e consequente maior disponibilidade na residência do tutor.[3,4] Estudos em humanos revelam o fato surpreendente de que quase 50% dos medicamentos prescritos não são tomados[5] e podem ficar armazenados nas casas, facilitando a administração aos animais pelos proprietários, ou até mesmo ingestão acidental por esses pacientes. Para medicamentos sem receita médica, a porcentagem é ainda maior. Diante disso, os fármacos destinados ao uso humano são responsáveis por aproximadamente 80% das toxicoses em cães.[2] As residências estão cheias de medicamentos de diferentes classes farmacológicas que atualmente não estão sendo usados.[6,7]

Outro aspecto importante é a desinformação de muitos clínicos veterinários quanto às particularidades dos fármacos utilizados em pequenos animais e suas limitações para cada espécie.[3] Os gatos são deficientes em várias vias de conjugação de medicamentos que podem levar à eliminação relativamente lenta de certos medicamentos e à necessidade de ajuste de dose ou terapias alternativas para evitar efeitos adversos graves.[8] A reação mais importante de biotransformação de medicamentos nos mamíferos é a conjugação dos fármacos com o ácido glicurônico, catalisada por uma família de enzimas microssomais, a uridina-difosfato-glicuronil transferase. Além do fígado, essas enzimas também são encontradas nos rins, no intestino, no cérebro e na pele.[9] Os felinos apresentam uma deficiência relativa na conjugação com o ácido glicurônico devido a concentrações extremamente baixas de algumas enzimas glicuronil transferases. Dessa maneira, muitos fármacos que são metabolizados por essa via apresentam uma meia-vida prolongada em gatos. Doses muito elevadas podem levar a concentrações tóxicas, causando respostas farmacológicas exacerbadas ou intoxicações. Os compostos contendo fenois (p. ex., hexaclorofeno), ácidos aromáticos (p. ex., ácido salicílico) ou aminas aromáticas (p. ex., paracetamol) são os principais exemplos de fármacos que têm eliminação prolongada em gatos.[9]

Ainda são necessários muitos estudos para entender melhor as causas moleculares das diferenças na disponibilidade e metabolismo dos fármacos em cães e gatos, permitindo assim uma prescrição mais racional dos medicamentos existentes e o desenvolvimento de medicamentos mais eficazes e seguros. Todos os fármacos podem produzir potenciais efeitos adversos, portanto a seleção de fármacos deve ser realizada de forma cuidadosa e individualizada, levando em consideração características como idade, espécie, raça e comorbidades. Este capítulo tem por objetivo explanar características clínicas, fatores de risco e tratamento das principais intoxicações medicamentosas em cães e gatos.

ANTI-INFLAMATÓRIOS NÃO ESTEROIDES

Os anti-inflamatórios não esteroidais (AINEs) apresentam propriedades analgésicas, antipiréticas e anti-inflamatórias, por isso são amplamente utilizados no manejo terapêutico da dor e da inflamação na medicina humana e veterinária.[10] A maioria dos animais tolera bem os AINEs, contudo de 5 a 10% dos pacientes interrompem o tratamento devido a efeitos adversos e até 12% dos pacientes potencialmente não respondem à terapia.[11] Um estudo retrospectivo entre 1998 e 2000 do Hospital Veterinário da Universidade de São Paulo revelou que os AINEs são os produtos mais frequentemente relacionados a intoxicações em animais atendidos no serviço de emergência, o que corresponde a aproximadamente 25% dos cães e 15% dos gatos intoxicados.[12]

De 2010 a 2017, o Centro de Controle de Intoxicações Animais da American Society for the Prevention of Cruelty to Animals (ASPCA) recebeu 60.177 notificações de animais expostos a diferentes tipos de AINEs de uso humano e veterinário, o que representa 4,2% de todos os casos. O cão foi a espécie mais relatada (55.084 cães), seguida do gato (4.227 gatos). O AINE mais comumente envolvido foi o ibuprofeno (21.518 incidentes), seguido de carprofeno (14.441), ácido acetilsalicílico (7.844), naproxeno (6.533), meloxicam (2.787), deracoxibe (2.288), diclofenaco (1.191), firocoxibe (1.186), celecoxibe (802), indometacina (350), piroxicam (326), grapiprant (315), nabumetona (167) e robenacoxibe (101).[13] A prevalência de exposição a cada fármaco varia de acordo com a localização geográfica, visto que alguns desses medicamentos não são liberados para venda no Brasil e, da mesma forma, alguns AINEs utilizados no Brasil não são liberados em outros países. De qualquer forma, estudos em outros países também destacaram o ibuprofeno como o AINE mais frequentemente envolvido em intoxicações de animais; além deste, diclofenaco, naproxeno e nimesulida também apresentaram alta prevalência.[2,14]

A intoxicação por AINEs em animais pode ocorrer por meio de ingestão acidental, prescrição pelo médico-veterinário em doses superiores àquelas recomendadas ou administração pelo proprietário sem orientação de um profissional, visto que esses medicamentos podem ser adquiridos sem receita médica.[15,16] A ação dos AINEs é dose/resposta-limitada, ou seja, sua administração em doses superiores às recomendadas não proporciona analgesia suplementar, mas pode aumentar a incidência de efeitos colaterais.[17]

Mecanismo de ação

Os AINEs atuam por meio da inibição da enzima ciclo-oxigenase (COX), que converte o ácido araquidônico liberado das membranas fosfolipídicas em prostaglandina (PG) (Figura 70.1). A enzima COX está presente em duas isoformas: COX-1 (isoforma constitutiva) e COX-2 (isoforma indutiva). A COX-1 e a COX-2 são similares em tamanho, especificidade e cinética, variando, entretanto, em distribuição e expressão. A COX-1 é primariamente relacionada a reações fisiológicas normais de diversos sistemas orgânicos, incluindo mucosa gástrica, rins, plaquetas e endotélio, sendo os tromboxanos (TX) e as PG (H_2, I_2 e E_2) seus principais mediadores. Em contrapartida, a COX-2 é a forma induzida, participando ativamente dos processos inflamatórios e de hiperalgesia por meio da produção de PGs promotoras de edema, vasodilatação, liberação de histamina e bradicinina, induzindo fibrinogênese, quimiotaxia e fagocitose de leucócitos.[18,19] Também já foi descrita uma terceira COX, chamada "COX-3",[19] presente principalmente no córtex cerebral, que é inibida seletivamente por fármacos analgésicos e antipiréticos, como a dipirona e o paracetamol. Assim, a inibição da COX-3 pode representar o mecanismo primário central da ação analgésica desses fármacos,[17] visto que a dipirona e o paracetamol não têm ação anti-inflamatória significativa.[18]

No sistema gastrintestinal, as PGI_2 e PGE_2 originadas pela via da COX-1 são citoprotetoras da mucosa gástrica pois inibem a secreção ácida e aumentam o fluxo sanguíneo local, a produção de muco, a síntese de bicarbonato e o fluxo sanguíneo para as camadas superficiais da mucosa gástrica.[19] Nos rins, a PGI_2 é produzida principalmente no córtex, e a PGE_2, principalmente na medula.[20] As PGs são importantes moduladoras fisiológicas do tônus vascular e do equilíbrio hídrico em rins dos mamíferos.[21] As PGE_2, PGD_2 e PGI_2 são potentes agentes vasodilatadores e natriuréticos.[20] No sistema cardiovascular, apresentam vários efeitos hemodinâmicos, como a ação vasodilatadora.[19] Os TX produzidos pela COX-1 têm fundamental importância nos mecanismos de agregação plaquetária e coagulação sanguínea, portanto a inibição dos TX pode promover aumento no tempo de sangramento. Outros efeitos descritos incluem anemia aplásica, trombocitopenia, leucopenia e agranulocitose.[22]

É bem descrito na literatura que a toxicidade dos AINEs depende, entre diversos fatores, da sua ação seletiva sobre COX-1 e COX-2.[23,18] Assim, os AINEs podem ser classificados como inibidores não seletivos, preferencialmente seletivos e seletivos COX-2.[21,18] Os inibidores seletivos de COX-2 foram desenvolvidos na tentativa de diminuir a incidência de efeitos adversos da inibição da COX-1,[19] no entanto estudos pré-clínicos e experiência clínica indicaram que eles não são isentos de todos os efeitos colaterais.[24]

Efeitos colaterais adversos

Assim como outros medicamentos, os AINEs potencialmente podem propiciar o desenvolvimento de reações adversas, dada a sua toxicidade sobre vários sistemas,[25] dependendo do tipo de fármaco, dose, tempo de uso ou uso concomitante com outros medicamentos, além de doenças preexistentes.[18] Os efeitos adversos mais comuns associados à intoxicação por AINEs estão relacionados aos sistemas gastrintestinal (64%), renal (21%) e hepático (14%).[26] Os sintomas mais relatados em cães e gatos são êmese, anorexia, letargia, diarreia e morte. A frequência relatada de êmese, insuficiência renal e morte é maior com os AINEs injetáveis, em comparação com os AINEs orais, o que pode ser justificado pela maior frequência de administração perioperatória por essa via.[27]

Os COX-2 seletivos, embora reduzam alguns dos efeitos colaterais classicamente associados à inibição da COX-1, ainda causam eventos adversos, como insuficiência renal aguda, doença tromboembólica e ulceração gástrica.[28] Provavelmente, isso se deve a três fatores principais. Primeiro, sabe-se que a COX-2, embora menos difundida em sua distribuição que a COX-1, também está presente em alguns tecidos, incluindo a mucosa gástrica, o rim e o sistema nervoso central, no qual exerce papéis fisiológicos e fisiopatológicos.[29] Segundo, é provável que a COX-2 desempenhe um papel importante no processo benéfico do reparo gástrico, provavelmente como resultado da síntese e liberação de prostanoides que facilitam os processos de reparo.[29] Terceiro, verificou-se que muitos AINEs seletivos em dosagens clinicamente recomendadas atingem de 80 a 100% de inibição da COX-2, mas também podem inibir levemente a COX-1.[30,24]

Embora a seletividade COX de um AINE possa ser importante, ela não garante a ausência total de potenciais efeitos colaterais,[27] e, portanto, não pode ser o único fator considerado ao tentar

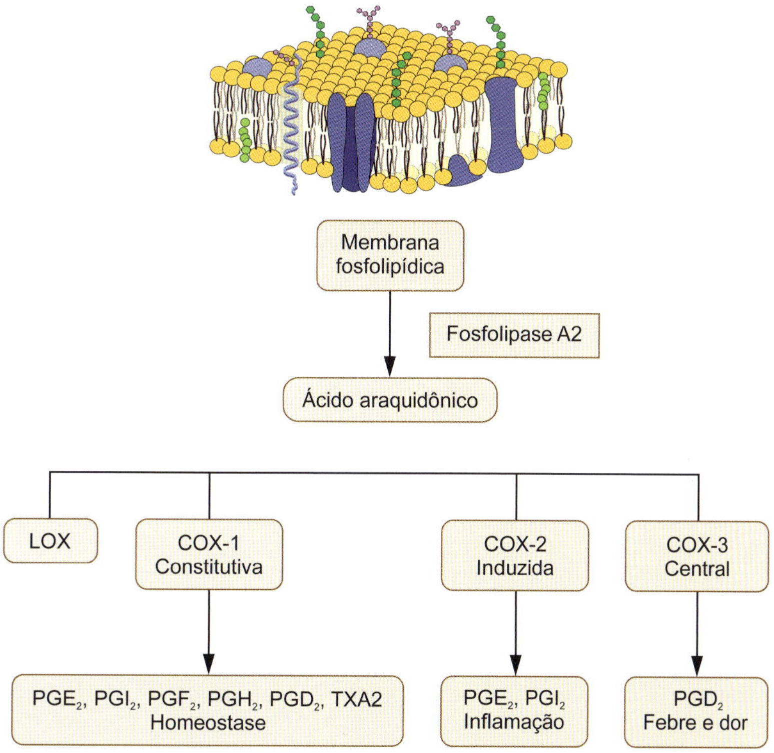

Figura 70.1 Metabolismo do ácido araquidônico e produção de prostaglandinas.

prever a segurança de um AINE. Existem várias outras questões a serem consideradas. Dessa maneira, a seleção cuidadosa de AINEs e suas doses, e o uso de terapias adjuvantes (como inibidores da bomba de prótons para auxiliar na gastroproteção, outros analgésicos para modular outras partes da via da dor e reduzir a dose necessária de AINEs e terapia com fluidos para minimizar os efeitos da hipovolemia), devem ser considerados.[28] A seleção dos pacientes, a titulação da dose e o monitoramento contínuo dos sinais precoces de toxicidade são essenciais.[28]

Sistema digestório

Os eventos gastrintestinais decorrem mais frequentemente do uso de AINEs que inibem predominantemente a COX-1,[18] acarretando o bloqueio da síntese de PG gástricas, aumento da secreção ácida no estômago e desenvolvimento de gastrites, gastrenterites, úlceras e hemorragias gástricas.[31,26] Estudos indicam que os AINEs que poupam COX-1 produzem uma frequência mais baixa de lesões gastrintestinais, entretanto os inibidores seletivos da COX-2 também podem produzir eventos adversos quando já existe um dano gástrico subjacente.[32] Sinais gastrintestinais ocorrem em cerca de 10% dos animais tratados com AINEs, preferencialmente seletivos COX-2.[33] Os principais fatores de risco para perfurações gastrintestinais são dosagem incorreta, tempo de uso prolongado, uso concomitante de outros AINEs ou corticosteroides, além de uso continuado apesar dos sinais gastrintestinais.[18,34,23]

Os sinais clínicos gastrintestinais associados à toxicidade dos AINEs em cães incluem vômito, diarreia e inapetência;[34,23] e, em gatos, a inapetência parece ser o sintoma mais comum. Embora improvável, é possível que as erosões e as úlceras fiquem silenciosas e ocorram antes de qualquer sinal clínico.[35] Os sinais de toxicidade gastrintestinal geralmente surgem dentro de 2 a 4 semanas, mas podem ocorrer a qualquer momento durante a administração, portanto é fundamental que os veterinários comuniquem os fatores de risco de toxicidade de AINEs aos tutores de animais de estimação.[10]

Para prevenir o desenvolvimento de sinais gastrintestinais, sugere-se a seleção de AINEs poupadores de COX-1 para a terapia a longo prazo, além de administrá-los com ou após a alimentação, principalmente em gatos. Inapetência ou anorexia podem ser sinais precoces de eventos adversos gastrintestinais; portanto, é recomendado cessar a terapia em um paciente inapetente.[28]

Sistema renal

A toxicidade renal dos AINEs deve-se à existência de COX-1 e COX-2 nesse órgão.[18] Em condições normais de volemia, a secreção de PGs renais é baixa[23] e as mesmas não desempenham papel importante na manutenção do fluxo sanguíneo renal e da filtração glomerular. Portanto, em pacientes normovolêmicos a inibição da síntese de PG pelos AINEs não produz alterações significativas na função renal.[20] Diante de hipovolemia, o sistema renina-angiotensina-aldosterona renal é ativado, e promove vasoconstrição sistêmica e maior reabsorção de sódio e água com o intuito de manter a pressão sanguínea. Ao mesmo tempo, a angiotensina estimula a síntese de PGs renais vasodilatadoras a partir da COX-1 do endotélio, glomérulo e ductos coletores renais.[21] O aumento das PGs renais contrabalança os efeitos renais de vasoconstrição, contribuindo para a manutenção da filtração glomerular.[20]

Manter a pressão arterial em pacientes sob anestesia que recebem AINEs no pré-operatório é fundamental. A administração de AINEs inibe a síntese das PGs e, consequentemente, prejudica esse mecanismo protetor durante a hipotensão, podendo levar a isquemia e danos renais irreversíveis, como insuficiência renal aguda e morte.[23] A inibição da síntese de PG também resulta em diminuição da liberação de renina, acarretando hipoaldosteronismo e hiperpotassemia.[20] O celecoxibe e o rofecoxibe produzem moderada hiperpotassemia.[36] Em ratos, diclofenaco, flubiprofeno, rofecoxibe e celecoxibe reduzem significativamente a excreção urinária de sódio e potássio. Em contrapartida, o meloxicam não influi na excreção urinária desses eletrólitos.[37,38,39]

O risco de insuficiência renal aguda associada ao uso de AINEs é maior na combinação de doença cardíaca e doença renal, portanto é necessário cuidado nessa situação.[28] Nos casos em que se prevê um aumento do risco de toxicidade renal, a dose efetiva mais baixa deve sempre ser administrada (o que pode ser facilitado pelo uso de terapia analgésica adjuvante) e o monitoramento aprimorado é prudente.[10]

Alterações de hemostasia primária e hematológicas

Em humanos, diversos trabalhos já revelaram toxicidade cardiovascular em alguns AINEs, especialmente dos inibidores seletivos da COX-2. A hipótese mais provável dessa toxicidade envolve a ruptura no balanço da prostaciclina, que é vasodilatadora, inibe a agregação plaquetária e a proliferação vascular; e do tromboxano A_2 (TXA_2), que causa agregação plaquetária, vasoconstrição e proliferação da musculatura lisa. Os AINEs, que inibem tanto COX-1 como COX-2, mantêm certa homeostasia em relação a essas duas substâncias. Já os inibidores seletivos da COX-2 limitam predominantemente a prostaciclina, desviando o balanço favorável ao tromboxano,[19] podendo provocar trombose.[23] Há indicativos de que a cardiotoxicidade seja dose-dependente e proporcional à seletividade para COX-2.[40] Entretanto, esse mecanismo não ocorre frequentemente em animais domésticos.[41] Outras alterações que podem ocorrer com o uso de AINE são: anemia aplásica, trombocitopenia, leucopenia e agranulocitose.[31]

Toxicidade hepática

Em humanos, a toxicidade hepática com elevação das transaminases, colestase e necrose pode ocorrer principalmente com o uso de inibidores da COX-1.[19] Em cães, o monitoramento da atividade sérica das enzimas hepáticas não detectou alterações significativas durante ou após a administração a longo prazo (28 dias ou mais) de AINEs.[34] Em uma população de 805 animais que receberam carprofeno por 84 dias, um cão desenvolveu toxicose hepática e necessitou de tratamento intensivo.[42] Em outro estudo clínico, foram registrados efeitos adversos hepáticos graves em 1,6% dos 188 cães que receberam robenacoxibe ou carprofeno por até 84 dias.[43] A reação adversa hepática secundária à administração de AINEs geralmente parece ser uma reação idiossincrática exclusiva de medicamentos específicos, não uma hepatotoxicidade intrínseca.[42,43] A necrose hepatocelular idiossincrática já foi relatada com a administração de vários AINEs, mas permanece extremamente rara, em apenas 1,4 casos/10 mil cães (0,052%), geralmente ocorrendo entre 2 e 4 semanas após o início do tratamento.[10] As enzimas hepáticas elevadas preexistentes não são um fator de risco.[32] A necrose hepatocelular idiossincrática não é uma toxicose verdadeira, mas uma reação hereditária intrínseca à molécula que está sendo administrada.[34,10]

Devido ao raro potencial de AINEs causarem hepatotoxicidade, recomenda-se o monitoramento bioquímico de rotina, incluindo enzimas hepáticas, de pacientes recebendo terapia prolongada com AINEs. A redução da dose deve ser considerada em pacientes com doença hepática preexistente. Na presença de disfunção hepática grave e/ou hipoalbuminemia (de qualquer causa), os AINEs devem ser usados com extrema cautela.[28]

Anti-inflamatórios específicos

Não existem evidências contundentes que demonstrem maior efetividade de um AINE sobre outro e, muitas vezes, a escolha baseia-se em menor frequência e intensidade dos efeitos colaterais e custo da medicação.[19] É contraindicado o uso de AINE em animais com doença renal e/ou hepática, desidratados, hipotensos, trombocitopênicos, com evidência de ulceração gástrica, distúrbios gastrintestinais, hemorragias e uso concomitante de outros AINEs e corticoides.[44] Em gatos, o meloxicam e o cetoprofeno são considerados analgésicos efetivos e bem tolerados em distúrbios locomotores agudos e crônicos, quando administrados em até 5 dias.[16]

Ácido acetilsalicílico

O ácido acetilsalicílico (AAS ou ácido acetilsalicílico) foi o primeiro AINE a ser desenvolvido (em 1897).[13] É a substância mais presente no mundo e já foi combinada com uma variedade de outros fármacos, do ibuprofeno ao paracetamol e opioides.[6] Tem propriedades analgésicas, antitérmicas e anti-inflamatórias[31] e é um inibidor não seletivo da COX,[45] portanto reduz a síntese de PG e TX.[13] Tem ação trombolítica pela inibição irreversível da agregação plaquetária,[31,46] visto que as plaquetas são incapazes de sintetizar COX.[13]

Em gatos, o tempo de metabolização do AAS é prolongado (meia-vida de 37,5 horas em gatos e de 9 horas em cães)[13,6] devido à necessidade de conjugação com o ácido glicurônico.[31] Como consequência, a dosagem recomendada é menor e o intervalo de administração é maior em gatos em comparação com outras espécies. É aprovado para o uso em cães e gatos no Brasil,[31] e a dose recomendada como antitrombótico é de 5 a 10 mg/kg a cada 24 horas (1 vez/dia) ou em dias alternados (DA) em cães e de 25 mg/kg a cada 72 horas em gatos; como anti-inflamatório, a dose recomendada é 10 a 25 mg/kg a cada 12 horas (2 vezes/dia) em cães e 10 a 25 mg/kg a cada 48 a 72 horas em gatos.[47]

O ácido acetilsalicílico tem uma margem de segurança relativamente boa na maioria das espécies, porém a superdosagem pode levar à intoxicação caracterizada por depressão, vômito, hipertermia, taquipneia, alcalose respiratória, acidose metabólica, distúrbios hemorrágicos, convulsões, coma e necrose hepática.[23,13] Não deve ser usado em animais com distúrbios hematológicos e hemorrágicos, incluindo trombocitopenia e doença de von Willebrand.[48]

Carprofeno

É utilizado como anti-inflamatório, analgésico e antipirético em cães, principalmente no tratamento de osteoartrites.[31,13] É um AINE preferencialmente seletivo para COX-2,[45,13] cuja meia-vida é prolongada nos gatos (20 horas) em comparação com a dos cães (9 horas).[49] Quando administrado em altas doses, o carprofeno perde sua seletividade para a COX-2 e a toxicidade pode resultar da inibição da COX-1. Seus efeitos adversos incluem hiporexia, vômito, diarreia, melena, polidipsia, poliúria, mucosas hipocoradas ou ictéricas, letargia, incoordenação, convulsão ou alteração de comportamento.[13] Mesmo em níveis terapêuticos, alguns cães exibiram uma toxicose hepatocelular idiossincrática.[13] Insuficiência hepática relacionada ao uso do carprofeno pode ocorrer principalmente em Labradores.[46] Efeitos colaterais gástricos e renais são menos observados.[31]

Em gatos, os efeitos adversos relacionados ao sistema gastrintestinal são os mais comuns,[8] geralmente associados a doença concomitante e administração prolongada do fármaco,[50] porém os efeitos colaterais renais são raros quando usado em gatos jovens e em dosagem única.[23] Em gatos é aprovado em: Reino Unido, França, Alemanha, Itália, Bélgica, Austrália e Nova Zelândia,[23] com a dose recomendada de 4 mg/kg por injeção.[8] O carprofeno é aprovado para uso em cães,[51] e sua dose recomendada é 4,4 mg/kg, 1 vez/dia, ou 2,2 mg/kg, 2 vezes/dia, VO. A dose terapêutica para felinos é de 1 a 4 mg/kg, 1 vez/dia (dose única) ou 0,5 a 1 mg/kg, VO, 1 vez/dia (terapia de curto período),[47] mas deve ser evitado, uma vez que essa espécie apresenta deficiência na glicuronidação dessa substância e maior tempo de meia-vida, predispondo a efeitos tóxicos. O carprofeno também pode ser administrado por via subcutânea na forma injetável na mesma dosagem administrada 2 horas antes do procedimento.[13]

Celecoxibe

É um AINE seletivo para COX-2. Em cães, não há relatos de alterações cardíacas com o uso de celecoxibe, como foi observado em humanos, pois os cães não desenvolvem aterosclerose.[52,53] Os efeitos do celecoxibe foram estudados sob a dose de 5 mg/kg, 2 vezes/dia, durante 20 dias em 12 cães hígidos. Urinálise, aspartato aminotransferase (AST), fosfatase alcalina (FA), sódio, potássio, ureia e creatinina séricos, gama glutamil transferase (GGT) e o tempo de coagulação não apresentaram variação. Houve aumento da creatinofosfoquinase fração MB (um marcador cardíaco) e da alanina aminotransferase (ALT), porém os valores não ultrapassaram os parâmetros de normalidade para a espécie.[53]

Deracoxibe

É um AINE seletivo para COX-2. Foi o primeiro AINE da classe coxibe aprovado para uso em cães. É eficaz na analgesia pós-operatória em procedimentos ortopédicos e na osteoartrite crônica.[45] Não é aprovado para uso em gatos.[23] É aprovado para uso em cães nos EUA,[51] mas não é aprovado no Brasil. Superdosagem ou administração concomitante com outros AINEs ou corticosteroides pode levar à lesão gastrintestinal. Um trabalho apurou os dados de 29 cães que desenvolveram perfuração gastrintestinal durante tratamento com deracoxibe, e 90% dos cães estudados receberam uma dose superior à recomendada ou receberam pelo menos um outro anti-inflamatório em associação.[23]

Diclofenaco

Os diclofenacos de sódio e potássio são bastante utilizados em medicina humana com altas potências anti-inflamatória e analgésica.[13] Promovem inibição inespecífica das COX e da lipo-oxigenase (LOX).[31] Entretanto, a aplicação desses fármacos tem sido limitada devido a seus efeitos colaterais, que incluem lesões gastrintestinais, renais e hepáticas.[54] Em cães, pode haver grave gastrenterite hemorrágica, úlceras gástricas e nefropatia, sendo contraindicado seu uso nessa espécie.[31,55] Em humanos, o diclofenaco de sódio tem sido associado a quadros graves de hepatotoxicidade.[56] Em humanos, a dose habitual para adultos de diclofenaco de potássio é de 100 a 200 mg/dia.[13] A LD50 (dose letal para 50% da população) em cães é de 59 mg/kg.[13]

Etodolaco

É um AINE preferencialmente seletivo para COX-2.[45] É utilizado em cães com poucos efeitos colaterais, mas é contraindicado para gatos.[46] O seu uso tem sido associado a doenças hepáticas em uma pequena porcentagem de animais.[41] Tilley e Smith[57] relataram que, em testes clínicos com esse fármaco, alguns cães que receberam as doses recomendadas tiveram perda de peso, fezes pastosas ou diarreicas. Em doses elevadas, o etodolaco causou ulceração gastrintestinal nos cães. É aprovado para uso em cães nos EUA.[51] Medicamento disponível no Brasil para uso humano.

Fenilbutazona

É um inibidor não seletivo da COX.[45] Seus efeitos adversos incluem distúrbios gastrintestinais, discrasias sanguíneas, hepatotoxicidade e nefropatias.[23,31] É aprovada nos EUA para tratamento de distúrbios osteomusculares em cães, porém pode causar graves efeitos colaterais.[23] A fenilbutazona havia sido aprovada para uso em gatos no Reino Unido na dose de 25 mg/gato, 1 ou 2 vezes/dia, por 7 dias, reduzindo para 25 mg/gato diariamente ou a cada 2 dias, porém a licença foi retirada. A licença na Austrália para o uso de fenilbutazona em gatos não foi renovada em 1999.[23] Em um estudo experimental, todos os cinco gatos tratados com fenilbutazona na dose de 44 mg/kg/dia apresentaram anorexia em 3 dias, quatro deles morreram em 3 semanas, e o quinto após 7 semanas.[58]

Firocoxibe

Firocoxibe é um inibidor altamente seletivo da COX-2 e é membro da classe coxibe desenvolvido especialmente para uso veterinário,[59] mas não é aprovado para uso em gatos.[23] É aprovado para uso em cães nos EUA, na Europa e no Brasil.[23] É altamente efetivo e aprovado para o controle da dor e da inflamação associadas à osteoartrite em cães.[60] McCann *et al.* (2004) compararam as relações de seletividade para os diversos AINEs em cães e os resultados demonstraram que o firocoxibe é 380 vezes mais seletivo para COX-2 que a COX-1, sendo considerado o inibidor mais seletivo da COX-2 para uso em cães.[61] Steagall *et al.* (2007)[60] relata ausência de efeitos adversos no sistema gastrintestinal e boa tolerância desse fármaco em cães. A dose recomendada para cães é de 5 mg/kg, 1 vez/dia, VO.[47] Phuwapattanachart e Thengchaisri (2017) recomendam para felinos a dose de 1 mg/kg durante curto prazo (3 dias), pois observaram efeitos adversos gastrintestinais e renais em doses mais altas, porém com maior potência analgésica.[62]

Flunixino meglumina

É um potente analgésico, anti-inflamatório e antipirético utilizado em cães e gatos.[31] É um inibidor não seletivo da COX[45] e é indicado no tratamento de processos inflamatórios associados a distúrbios osteomusculares. Tem sido usado também no tratamento do choque séptico, e é bastante efetivo no tratamento emergencial das uveítes por via intravenosa (IV), além de uso no pré e pós-operatório em cirurgias oftálmicas.[31] As reações adversas relatadas na literatura são relacionadas com o TGI, como gastrite erosiva, úlcera péptica e hemorragia, bem como alterações hepáticas, hipersensibilidade e nefropatia, incluindo nefrite intersticial aguda, necrose papilar aguda, síndrome nefrótica e insuficiência renal aguda e crônica.[63] Não é aprovado para uso em gatos nos EUA.[7] Flunixino meglumina é aprovado apenas para o uso em cães no Brasil. As doses terapêuticas para cães são 0,5 a 1 mg/kg, 1 vez/dia, VO/SC/IM/IV durante no máximo 3 dias.[47]

Ibuprofeno

O ibuprofeno é um AINE com propriedades anti-inflamatórias, antipiréticas e analgésicas em animais e pessoas.[13] Inibe a COX-1 e a COX-2 na mesma proporção e de maneira irreversível. É muito utilizado em humanos para tratamento de osteoartrites, porém seu uso em pequenos animais ainda é restrito devido à baixa margem de segurança, visto que a meia-vida desse fármaco é prolongada nessas espécies.[31] Antes da disponibilidade de AINEs veterinários aprovados, o ibuprofeno era recomendado em cães na dose de 5 mg/kg.[64] No entanto, nessa dose o ibuprofeno já pode causar úlceras e perfurações gástricas.[64]

Os efeitos adversos mais comumente causados pelo ibuprofeno em cães são vômito, ulceração gastrintestinal, hemorragia e lesão renal.[57,13] Também pode-se observar depressão do sistema nervoso central, hipotensão, ataxia, efeitos cardíacos, convulsões e lesão hepática.[52,13] Distúrbios gastrintestinais desenvolvem-se em cães expostos a 8 mg/kg/dia, insuficiência renal na dose de 175 mg/kg, efeitos do sistema nervoso central (convulsão, ataxia, depressão e coma) em doses superiores a 400 mg/kg e, por fim, a dose letal é superior a 600 mg/kg.[13] Gatos são extremamente sensíveis ao ibuprofeno devido a sua capacidade limitada de conjugação de glucuronil, portanto apresentam sinais clínicos em aproximadamente metade das doses necessárias para causar toxicose em cães, embora não haja dados experimentais disponíveis para confirmar essa observação.[13] Devido a sua longa lista de efeitos potencialmente adversos, não é recomendado para uso em cães e gatos.[6]

Indometacina

É um AINE não seletivo e não é aprovada pela FDA para uso em animais. É altamente tóxica para a maioria dos animais, principalmente para cães e gatos, que apresentam gastrenterite hemorrágica grave, anemia hemolítica, hepatite e icterícia provocada pelo uso desse fármaco.[31]

Cetoprofeno ou ketoprofeno

É aprovado para uso em cães e gatos como anti-inflamatório, analgésico e antipirético, principalmente no tratamento de osteoartrite.[31,13] É um inibidor não seletivo da COX.[45] Os efeitos colaterais provocados pelo seu uso são considerados mínimos,[37] sendo mais comuns os vômitos.[37,57] Também foram relatadas anemia, melena, disfunções hepática e renal[63] e problemas de hemostasia.[65] Não deve ser usado em animais com distúrbios hematológicos e hemorrágicos.[48] Aumento no sangramento no período intraoperatório tem sido relatado quando o cetoprofeno é usado no pré-operatório.[45] Foram relatados dois casos de insuficiência renal em gatos que receberam dosagem elevada de cetoprofeno.[23] O medicamento não é aprovado para o uso em cães e gatos nos EUA, mas é aprovado no Canadá[51] e no Brasil. A dose recomendada para cães é de 1 mg/kg, 1 vez/dia, VO/SC/IM/IV, e para gatos, 0,5 a 1 mg/kg, 1 vez/dia, VO/SC/IV, durante no máximo 5 dias.[47]

Mavacoxib

O mavacoxib é um dos AINEs mais recentemente lançados no mercado veterinário, introduzido pela Pfizer Saúde Animal (agora Zoetis) como Trocoxil em 2009. É excretado lentamente, proporcionando uma atividade de longa duração em cães, sendo recomendada a administração com a dose de 2 mg/kg, 1 vez/mês, após duas doses iniciais com 14 dias de intervalo.[66] Os principais efeitos indesejados observados em cães e gatos são: êmese, anorexia, diarreia, insuficiência renal, letargia, morte, hepatopatia, diarreia hemorrágica e abdominalgia.[27] No Brasil, é liberado para uso em cães, mas não em gatos.

Meloxicam

O meloxicam é um AINE preferencialmente seletivo para COX-2[45,67] e tem efeitos analgésicos, anti-inflamatórios e antipiréticos. É frequentemente utilizado em pequenos animais. A administração pré-cirúrgica é recomendada no controle da dor e inflamação pós-operatória associada a cirurgias ortopédicas e castração.[13] É aprovado para uso em cães[51] e em gatos[23] nos EUA e no Brasil. A dose recomendada para cães é 0,2 mg/kg, VO/IV/SC, no primeiro dia de tratamento, com doses subsequentes de 0,1 mg/kg, 1 vez/dia, VO.[13] A dose recomendada para gatos é de 0,1 mg/kg, 1 vez/dia, VO/SC.[47]

Em altas doses, sua especificidade COX-2 tende a reduzir, consequentemente inibindo a produção das prostaglandinas fisiológicas.[67] Em cães, o meloxicam produz efeito adverso dose-dependente no sistema gastrintestinal e nas células sanguíneas,[68] mas a toxicidade renal é baixa[51,69] e não há comprometimento da hemostasia primária.[70]

Em gatos, os efeitos colaterais renais do meloxicam mostraram ser raros quando usado em animais jovens e em única dosagem. O uso crônico do meloxicam já foi associado à insuficiência renal nessa espécie,[23] porém Gowan *et al.* (2011) revelaram que a terapia a longo prazo (467 dias) com meloxicam na dose 0,02 mg/kg/dia pode retardar a progressão da doença renal em alguns gatos que sofrem de doença renal crônica e doença degenerativa articular, desde que o seu estado clínico geral seja estável.[71] O fármaco não deve ser utilizado no pré-operatório em gatos hipovolêmicos, desidratados ou hipotensos.[23] Guillot *et al.* (2013) não observaram nenhuma alteração significativa no hemograma completo, bioquímica sanguínea ou análise de urina com o uso do meloxicam em gatos durante 30 dias com doses até 0,05 mg/kg, e não houve aumento nos parâmetros hepáticos ou renais para valores acima da faixa normal.[72]

Dipirona (Metamizol)

A dipirona é um derivado pirazolônico usado como analgésico, antipirético e antiespasmódico.[73] Embora seja classificada como AINE, é um inibidor fraco da COX que carece de atividade anti-inflamatória. A dipirona é um medicamento muito utilizado terapeuticamente em alguns países, contudo seu uso foi proibido ou restringido em outros devido a possíveis reações indesejadas e perigosas, como a agranulocitose.[73] A agranulocitose é uma anormalidade hematológica de início agudo na qual o número de neutrófilos circulantes diminui, levando à imunossupressão e a uma maior suscetibilidade a infecções bacterianas. Curiosamente, o risco de agranulocitose associada à dipirona foi estimado em no máximo 1,1 casos/milhão de usuários humanos.[74]

Além disso, o potencial da dipirona para induzir nefrotoxicidade, hepatotoxicidade e ulceração gastrintestinal é baixo. A dose recomendada é de 25 mg/kg VO/SC/IM/IV, para cães (2 ou 3 vezes/dia) e gatos (1 ou 2 vezes/dia).[47]

Naproxeno

O naproxeno é um inibidor não seletivo COX-2 e o uso não é indicado em cães.[31] Estrutural e farmacologicamente, o naproxeno é semelhante ao carprofeno e ao ibuprofeno.[13] A meia-vida é de 74 horas em cães, que são suscetíveis a graves efeitos gastrintestinais,[46] como gastrite ulcerativa na dosagem de 5 mg/kg a cada 24 horas durante 7 dias, além de insuficiência renal aguda com doses superiores a 25 mg/kg.[52] Já foram relatados casos fatais com o uso de naproxeno em cães.[31] Como na maioria dos AINEs, os gatos parecem particularmente mais sensíveis aos efeitos tóxicos do naproxeno do que os cães.[13] Não é liberado para uso em cães e gatos no Brasil.

Nimesulida

É um anti-inflamatório com ação relativamente seletiva pela COX-2, muito utilizado em pediatria humana.[31] Nimesulida demonstrou ter alta efetividade analgésica e anti-inflamatória no manejo da dor aguda em cães com osteoartrite,[75] além de aparentemente produzir menos efeitos gástricos e renais que outros AINEs.[31] Em altas doses, pode levar a efeitos adversos evidentes, visto que já foi relatado desenvolvimento de perfuração gástrica em cão que recebeu nimesulida na dose de 2,3 mg/kg, 3 vezes/dia, durante 10 dias.[76] Lesão biliar aguda e insuficiência renal reversível induzidas por nimesulida foram relatadas em um gato filhote que recebeu altíssima dose por 3 dias (100 mg/dia, 3 vezes/dia).[77]

Piroxicam

É um potente anti-inflamatório, analgésico e antipirético,[57,8] e é um AINE preferencialmente seletivo para COX-2 em cães.[45] É utilizado em cães com distúrbios osteomusculares, osteoartrite e no alívio da dor após trauma agudo ou intervenção cirúrgica, mas ganhou um novo uso *off-label* como quimioterápico, tanto na medicina humana quanto na veterinária, principalmente para o tratamento de carcinoma de células transicionais nessa espécie.[57]

Os efeitos colaterais são inúmeros, sendo os cães especialmente sensíveis, e incluem gastrites, úlceras gástricas e gastrenterites hemorrágicas.[31] Os felinos apresentam uma meia-vida três a quatro vezes mais rápida que os cães e os seres humanos.[8] Um estudo retrospectivo avaliou os efeitos adversos de 73 gatos com diversas neoplasias que receberam piroxicam diariamente em doses de 0,13 e 0,41 mg/kg durante um período que variou entre 1 e 38 meses.[26] Foi constatado aumento da frequência de vômitos no primeiro mês, porém esse sintoma foi 4,8 vezes mais provável em gatos recebendo quimioterapia concomitante. Não houve associação com toxicidades hematológicas, renais ou hepáticas. Eventos adversos foram relatados em 29% dos gatos, porém não foram correlacionados com a dosagem e eram geralmente leves e transitórios.[26]

Robenacoxib

O robenacoxib é um AINE inibidor da COX-2 muito seletivo e relativamente novo, e é utilizado em muitos países para o tratamento da dor e inflamação[24] associadas à osteoartrite crônica e à cirurgia ortopédica e de tecidos moles.[78,79] A dose recomendada para cães é de 2 mg/kg, VO, 1 vez/dia, por um período máximo de 3 dias,[80] e 1 mg/kg, VO, 1 vez/dia, por um período máximo de 3 dias em gatos.[79] A dosagem subcutânea em cães e gatos é de 2 mg/kg, 1 vez/dia, por até 3 dias.[13] Existem poucos dados disponíveis sobre a toxicidade aguda desse medicamento. Os sinais adversos incluem vômito, diarreia, redução de apetite, melena, polidipsia, poliúria, anemia, icterícia, letargia, incoordenação, convulsão ou alteração comportamental.[79,80] Sua alta seletividade da COX-2 e curto tempo de permanência no compartimento central indica alto índice de segurança em cães, mesmo em doses mais elevadas e uso crônico.[81] Em gatos, o robenacoxib pré-operatório (2 mg/kg, SC) mostrou eficácia superior ao meloxicam (0,3 mg/kg, SC) no controle da dor após cirurgias ortopédicas e de tecidos moles sem detectar sinais adversos após 9 dias de uso oral em gatos.[81]

Rofecoxibe

Não é aprovado para uso em animais e é um AINE seletivo da COX-2. O rofecoxibe foi retirado do mercado devido ao risco de causar trombose cardiovascular com o uso crônico em humanos.[23]

Tepoxalina

É classificada como duplo inibidor, sendo não seletivo da COX e também inibidor da LOX.[83] Não é aprovada para uso em gatos nos EUA,[23] enquanto o seu uso em cães é aprovado para controle da dor associada a distúrbios osteomusculares. Não foram demonstradas alterações na hemostasia, funções renal e hepática em uma dosagem única oral no pré-operatório em cães jovens e saudáveis.[84] Felinos apresentam boa tolerabilidade em estudos, porém sinais adversos – como vômito, diarreia, salivação, elevação da ureia sérica, inapetência[85] e lesão renal com proteinúria e aumento da excreção fracionada de sódio – são descritos.[83]

Vedaprofeno

O vedaprofeno, derivado do ácido propriônico, tem uma baixa proporção de COX-2:COX-1 de 0,8 (*i. e.*, mais atividade contra COX-2). Apresenta mínimos efeitos adversos gastrintestinais e é indicado para o tratamento de dores leves a moderadas e em procedimentos ortopédicos em cães. Pode ser administrado em fêmeas gestantes e lactentes.[31] Tem sido descrito como inibidor preferencial COX-2, mas não existem informações sobre a seletividade COX para gatos. Não é aprovado para uso em gatos nos EUA.[23]

Tratamento geral

Após exposição aguda a elevadas doses de AINE, são recomendadas medidas de descontaminação do sistema digestório, além de cuidados de suporte, proteção gastrintestinal e monitoramento das funções renais.[13] Em pacientes estáveis, poucas horas após a exposição, deve-se induzir êmese com peróxido de hidrogênio a 3% ou apomorfina em cães, porém em felinos é recomendado xilazina ou exmedetomidina. A indução de êmese em animais apresentando sinais neurológicos (como coma, ataxia ou convulsões) é contraindicada, portanto se deve considerar lavagem gástrica nesses pacientes. A indução de êmese ou lavagem gástrica deve se dar pela administração de carvão ativado na dose de 1 a 3 g/kg, VO.[13] Muitos dos AINEs passam pelo ciclo êntero-hepático, portanto doses repetidas de carvão ativado, em intervalos de 3 a 4 horas, podem ser administradas por longos períodos após a ingestão desses medicamentos.[15,86]

O tratamento específico da gastrite e das úlceras causadas pelos AINEs pode ser realizado com protetores gastrintestinais, como antagonistas H_2 (cimetidina, famotidina ou ranitidina) ou inibidores da bomba de prótons (omeprazol, esomeprazol ou pantoprazol), além de sucralfato e análogos das prostaglandinas.[15] O sucralfato é um protetor direto da mucosa que tem afinidade cinco vezes maior com o tecido lesado do que com a mucosa normal. Pode ser utilizado isoladamente ou em associação a antagonistas H_2. O omeprazol e o misoprostol são alternativas à terapia. Eles atuam bloqueando a secreção ácida basal por meio da ligação à bomba de hidrogênio-potássio-ATPase das células parietais das glândulas gástricas, importantes para a formação de ácido clorídrico.[15] Análogos da prostaglandina, como o misoprostol, previnem a irritação gastrintestinal e a hemorragia, sendo recomendados para pacientes sensíveis ou que receberam terapia prolongada de AINE. Porém, não são recomendados se a úlcera já estiver formada. O misoprostol apresenta atividade antissecretora e citoprotetora, além de ação abortiva, sendo contraindicado durante a prenhez.[15] O tratamento com protetores gastrintestinais pode ser necessário por 7 ou mais dias, dependendo da dose do AINE e da gravidade dos sinais clínicos presentes. O vômito pode ser controlado com antieméticos como maropitant (1 mg/kg, SC) ou metoclopramida (0,2 a 0,5 mg/kg, IM/SC).[13] Pacientes que apresentam desidratação ou sangramento agudo proveniente de ulcerações devem ser tratados com fluidoterapia, e, em alguns casos, podem ser necessárias transfusão sanguínea e ressecção cirúrgica das lesões gástricas. Os animais devem ser monitorados quanto à possibilidade de perfuração gastrintestinal e desenvolvimento de peritonite.[15,86]

Animais que desenvolvem insuficiência renal devido à intoxicação por AINEs geralmente requerem fluidos intravenosos com o dobro da taxa de manutenção por 48 a 96 horas, dependendo da dose e do tipo de AINE envolvido. O uso de dopamina (2,5 mg/kg/min) pode aumentar a perfusão renal e minimizar o grau de insuficiência renal.[13] É necessário o monitoramento da função renal (ureia, creatinina, fósforo e eletrólitos) diariamente por pelo menos 3 a 5 dias, e urinálise de acordo com a gravidade do paciente. O uso de diuréticos deve ser evitado, pois pode causar desidratação e subsequente redução da perfusão renal.[15]

É importante o monitoramento das enzimas hepáticas (alanina aminotransferase, aspartato aminotransferase, fosfatases alcalinas e gamaglutamil transferase) para investigar possível hepatopatia medicamentosa. Nesses casos, SAMe (S-adenosilmetionina) e silimarina podem ser úteis para pacientes que apresentam sinais de aumento das enzimas hepáticas. Controle as convulsões com diazepam ou barbitúricos, conforme necessário. Doses repetidas (duas a três doses dentro de 5 a 10 minutos) de naloxona (0,01 a 0,02 mg/kg, IV) podem ser tentadas em cães em coma e gravemente deprimidos, como aqueles que receberam grandes doses de ibuprofeno (mais de 400 mg/kg). Forneça suporte respiratório e trate hipotermia e acidose conforme necessário.[13] O tratamento de suporte adicional inclui alimentação com dieta de alta qualidade e fácil digestão, dividida em porções pequenas e frequentes.[15]

ANALGÉSICOS

Paracetamol

O paracetamol (acetaminofeno) é o analgésico/antipirético mais utilizado na medicina humana, e frequentemente está envolvido na intoxicação de cães e gatos.[87] Nesses animais, o mecanismo central da intoxicação pelo paracetamol é o esgotamento da glutationa celular. Na ausência de glutationa, os metabólitos tóxicos do paracetamol ligam-se a proteínas celulares enzimáticas, estruturais e reguladoras, e danificam as membranas celulares por meio da peroxidação lipídica. Nos cães, o fígado é o órgão alvo e mais suscetível aos efeitos tóxicos do paracetamol. Nos gatos, as células sanguíneas são mais suscetíveis a essas lesões. Essa particularidade decorre da maior suscetibilidade dos gatos à lesão oxidativa das células vermelhas do sangue, visto que a hemoglobina felina é composta de oito grupos sulfidrila, enquanto a maioria das outras espécies tem quatro grupos sulfidrila. Como resultado, a metahemoglobinemia se desenvolve muito mais frequente e precocemente em gatos do que em cães.[6]

Gatos podem desenvolver sinais clínicos de toxicidade com doses acima de 50 mg/kg, embora tenha sido relatada toxicose em 10 mg/kg.[88] Os sinais clínicos mais frequentes em gatos são depressão, vômito, hipotermia, dificuldade respiratória, cianose e edema da face e de membros. Outros sinais de hemólise, como icterícia e pigmentúria, também são relatados.[89,6] Lesão hepática também pode ocorrer em gatos após ingestão de altas doses, principalmente em machos.[6,87]

Os sinais clínicos comumente observados em cães refletem a hepatotoxicidade do paracetamol, incluindo náuseas, vômito, anorexia, dor abdominal, taquipneia, taquicardia, icterícia e morte em doses acima de 100 mg/kg.[87,6] A metahemoglobinemia – cuja apresentação clínica pode ser de hematúria, hemoglobinúria, cianose, edema de membros e de face – também é observada em cães após altas doses de paracetamol (mais de 200 mg/kg), e é mais provável que cause morte do que insuficiência hepática.[87,6]

O tratamento do paciente intoxicado por paracetamol envolve descontaminação do sistema gastrintestinal com indução de êmese e administração de carvão ativado; terapia de suporte de acordo com a necessidade do paciente, incluindo fluidoterapia, transfusão sanguínea, oxigenoterapia; e terapia antidotal específica com fármacos precursores da glutationa.[89] O fármaco de primeira escolha é a N-acetilcisteína 10 ou 20% na dose de 140 mg/kg, IV/VO e, em seguida, na dose de 70 mg/kg, IV/VO, a cada 6 horas, por 5 a 7 dias. A S-adenosilmetionina também pode ser utilizada em cães na dose de 40 mg/kg, VO, seguida de 20 mg/kg, VO, a cada 24 horas durante 4 dias. Em gatos, não há uma dose preestabelecida, porém na literatura a dose de 180 mg, VO, 2 vezes/dia, por 3 dias, seguida de 90 mg, VO, 2 vezes/dia, por 14 dias, mostrou benefícios protetores. Outra alternativa é o sulfato de sódio 1,60% na dose de 50 mg/kg, IV, a cada 6 horas, por 4 dias.[6] O ácido ascórbico (30 mg/kg, VO, a cada 6 horas, por 6 dias) auxilia a redução da peroxidação e a metahemoglobinemia.[89,6]

Fenazopiridina

A fenazopiridina é um analgésico de vias urinárias amplamente utilizado na medicina humana, porém seu uso é contraindicado em cães e gatos, pois pode causar sinais de gastrenterite, anemia hemolítia, metahemoglobinemia, insuficiência renal aguda e hepatotoxicidade.[90,9,91] Esse fármaco leva à oxidação irreversível da hemoglobina, acarretando a formação de corpúsculos de Heinz e hemólise intravascular. Os sinais clínicos de intoxicação incluem vômito, diarreia, abdominalgia, depressão, dispneia, urina e fezes de coloração alaranjada, além de mucosas pálidas ou ictéricas.[9]

O aumento do número e tamanho dos corpos de Heinz e o conteúdo de metahemoglobina já é observado em felinos recebendo doses tão baixas quanto 10 mg/kg/dia durante 30 dias. A dose de 65 mg/kg/dia durante 3 dias em gatos leva à oxidação de aproximadamente 50% da hemoglobina em metahemoglobina, além de lesão hepática e renal.[91] Já foi relatado que uma dose única de 66 mg/kg em cão pode promover rabdomiólise e hepatotoxicidade, levando a hiperestesia muscular difusa grave e aumentos de alanina aminotransferase sérica, aspartato aminotransferase, creatinoquinase, fosfatase alcalina e c-Tnl-troponina.[92]

O tratamento da intoxicação por fenazopiridina é semelhante à abordagem da intoxicação por paracetamol, visto que ambos compartilham vias metabólicas semelhantes, resultando no mesmo metabólito responsável por causar toxicidade.[92]

Gabapentina

A gabapentina é um anticonvulsivante com propriedades analgésicas e, devido à sua eficácia e tolerabilidade, é amplamente usada em humanos, cães e gatos, principalmente em condições de dor neuropática e outras condições de dor não adaptativa.[10] A dose anticonvulsivante recomendada é 10 a 30 mg/kg, VO, 3 vezes/dia, em cães e 10 a 30 mg/kg, 2 ou 3 vezes/dia, VO, em gatos.[47] Para dor neuropática, a dose recomendada para cães é 2 a 5 mg/kg, 1 ou 2 vezes/dia, VO.[47]

O principal efeito adverso é a sonolência, que geralmente se resolve com a aclimatação do paciente por alguns dias, permitindo uma readaptação gradual.[10] Sedação e ataxia são mais prováveis quando administradas em doses mais altas ou quando combinadas com outros medicamentos que produzem efeitos adversos semelhantes. A formulação líquida oral contém xilitol, que pode ser tóxico para cães.[11] Efeitos colaterais – como sedação, vômito, salivação, fasciculação muscular, anisocoria, ataxia e alterações comportamentais – já foram relatados em gatos que receberam uma dose 13 a 29,4 mg/kg de gabapentina, porém esses sinais cessaram espontaneamente em no máximo 8 horas após a administração. Os gatos que receberam as maiores doses apresentaram os sinais mais marcantes.[93] A descontinuação abrupta após a administração crônica de gabapentina pode resultar em abstinência e convulsões, portanto sugere-se uma redução gradual da dose ao longo de 1 semana.[11]

Tramadol

O tramadol é classificado como um opioide sintético, embora seu mecanismo de ação não se limite à ligação a receptores μ (mu) opioides. O fármaco atua como um inibidor da recaptação de serotonina e norepinefrina, antagonista do receptor NMDA, antagonista do receptor 5-HT e agonista do receptor TRPV1.[94] As doses terapêuticas recomendadas são 2 a 4 mg/kg, 3 vezes/dia, VO/SC/IM/IV, em cães; e 1 a 3 mg/kg, 2 ou 3 vezes/dia, VO/SC/IM, em gatos. É contraindicada a administração intravenosa em felinos.[47]

Os efeitos adversos da superdosagem de tramadol em cães e gatos incluem inquietação, dificuldade para caminhar, salivação, vômito, tremores e convulsões. Efeitos adversos, como náuseas e anorexia, e ocasionalmente sedação, podem ocorrer em cães com doses rotineiras de tramadol. O tramadol também pode diminuir o limiar convulsivo em seres humanos, portanto deve-se evitar o uso em animais propensos a convulsões.[11] Pacientes que recebem tramadol associado a AINEs têm maior risco de efeitos adversos gastrintestinais. Dessa maneira é interessante associar a terapia de supressão de ácido em cães e gatos nessas situações para reduzir a ocorrência desse tipo de efeito adverso.[11]

O uso de tramadol com outros medicamentos que afetam a recaptação ou metabolismo da serotonina deve ser evitado devido ao risco de toxicidade da serotonina.[11] A toxicidade da serotonina ocorre como consequência de inibição do metabolismo da serotonina (inibição da monoamina oxidase), prevenção da recaptação de serotonina no terminal nervoso (inibição da recaptação de serotonina), aumento dos precursores de serotonina (triptofano) ou aumento da liberação de serotonina. A combinação da liberação de serotonina e da atividade inibidora da recaptação de serotonina do tramadol e seus metabólitos resulta em toxicidade da serotonina.[95] Inibidores da monoamina oxidase (selegilina), antidepressivos tricíclicos (amitriptilina, clomipramina), inibidores seletivos da recaptação de serotonina (fluoxetina, paroxetina) e SNRIs (venlafaxina) não devem ser administrados concomitantemente com tramadol.[11] A toxicidade da serotonina é descrita como uma tríade de sinais clínicos consistindo em hiperatividade autonômica, sinais neuromusculares e estado mental alterado em conjunto com uma história de ingestão de agentes serotoninérgicos.[96] Em cães, os sinais clínicos relacionados a hiperatividade autonômica (diarreia, dor abdominal, vômito, midríase, hipertermia, taquicardia, taquipneia), sinais neuromusculares (hiper-reflexia, paresia, tremores) e estado mental alterado (agitação, hiperestesia, desorientação) já foram relatados.[97] Gatos podem apresentar sinais gastrintestinais (vômitos, diarreia, náuseas, salivação), estimulação do sistema nervoso central (agitação, tremores, convulsões), sinais cardiovasculares (taquicardia, bradicardia, hipertensão) e hipertermia.[98]

O tratamento da toxicidade da serotonina envolve descontaminação gastrintestinal, terapia de suporte, além da administração de antagonistas de 5-HT2 e 5-HT2A (como ciproheptadina, clorpromazina e propranolol) que revertem os efeitos letais da toxicidade da serotonina. A ciproheptadina bloqueia o receptor 5-HT2A, impedindo ou diminuindo a rigidez e a hipertermia associadas à toxicidade grave da serotonina. A dose recomendada para gatos é de 2 a 4 mg a cada 6 horas, até a resolução dos sinais clínicos.[99] A clorpromazina é um derivado da fenotiazina que causa bloqueio de um grande número de receptores, incluindo dopaminérgicos, beta-adrenérgicos, histaminérgicos e serotoninérgicos (5-HT2). Tem um efeito antiemético e pode causar hipotensão, portanto seu uso em vômito ou hipertensão por toxicidade à serotonina pode ser considerado.[95] O propranolol é um bloqueador beta-adrenérgico não seletivo que também tem algumas propriedades antagonistas da 5-HT1A. Embora possa ser usado no tratamento de taquicardia patológica e arritmia supraventricular secundária à síndrome da serotonina em roedores, existem poucos dados para apoiar sua utilidade no tratamento da toxicidade da serotonina.[100]

ANTIBIÓTICOS E ANTIFÚNGICOS

Aminoglicosídios

Os aminoglicosídios são antibióticos bastante empregados em medicina veterinária contra infecções por bactérias gram-positivas e negativas; entre eles estão estreptomicina, gentamicina, neomicina e amicacina.[101] Os aminoglicosídios são rapidamente absorvidos por via intramuscular (IM) ou intravenosa (IV), atingindo níveis séricos máximos em torno de 1 hora após a administração. A eliminação ocorre quase totalmente por filtração glomerular.[102]

Os aminoglicosídeos podem provocar ototoxicidade, afetando tanto componentes auditivos quanto vestibulares; além de neurotoxicidade e nefrotoxicidade. O gato é particularmente sensível aos efeitos ototóxicos desses antibióticos, principalmente com a aplicação tópica e se houver perfuração de tímpano.[9] Os sinais clínicos de intoxicação por aminoglicosídeos incluem náuseas, salivação, vômito, diarreia, perda de audição e de equilíbrio, ataxia, inquietude, dispneia, perda da concentração, polidipsia, inapetência, depressão, coma e morte.[103,9] Pacientes que recebem tratamento prolongado podem sofrer lesão no 8º nervo craniano, e consequente nistagmo e desequilíbrio, que geralmente são reversíveis, entretanto a surdez é irreversível.[9] A nefrotoxicidade por aminoglicosídio é considerada reversível, mesmo após a administração contínua do fármaco,[104] desde que haja regeneração tubular.[103]

Cetoconazol

O cetoconazol, quando administrado por via oral, tem absorção variável, dependendo do pH gástrico. Esse fármaco é metabolizado pelo fígado em produtos inativos, sendo eliminado predominantemente por via biliar. Sua meia-vida em humanos é de 8 horas. Em cães, o cetoconazol é usado para tratamento de micoses cutâneas e sistêmicas, com doses de 10 a 20 mg/kg, 1 a 2 vezes/dia, VO,[31] e em gatos 5 a 10 mg/kg, 1 a 2 vezes/dia, VO.[47] Seus principais efeitos colaterais são anorexia, náusea, êmese, perda de peso, elevação sérica das aminotransferases, hepatite tóxica e/ou insuficiência hepática, farmacodermias, depressão, anormalidades neurológicas e morte.[31,9]

O cetoconazol pode produzir disfunções endócrinas por suprimir as concentrações basais do cortisol sérico, a resposta à estimulação pelo hormônio adrenocorticotrófico e a síntese de testosterona. A supressão hormonal pode ser perigosa para animais gestantes e pode causar infertilidade temporária em machos. Não é recomendado o seu uso durante a gestação, pois o cetoconazol é teratogênico. Por causa da secreção do fármaco no leite, o seu uso é desaconselhado durante a amamentação.[31]

Cloranfenicol

É um antibiótico predominantemente bacteriostático de amplo espectro, com ação contra Chlamydophilas, Mycoplasmas e Riquétsias. Também pode ser utilizado em enfermidades oftálmicas e neurológicas. Deve-se ter cautela na utilização do fármaco em gatos devido à capacidade reduzida desses animais de realizar a glicuronidação.[9] Não deve ser utilizado mais do que 14 dias em gatos devido ao risco de discrasia sanguínea, que é dose-dependente. Além disso, outros sinais de toxicose por cloranfenicol incluem anorexia, depressão, diarreia, êmese em cães e gatos[105] e supressão da medula óssea em gatos.[51,105] O cloranfenicol pode ser administrado na dose de 40 mg/kg, IV, a cada 6 horas, ou 50 mg/kg, 3 vezes/dia, VO, em cães, e 1 a 2 mg/kg, 2 vezes/dia, em gatos.[105]

Griseofulvina

A griseofulvina inibe a mitose da célula fúngica por meio do rompimento da estrutura do fuso mitótico, impedindo a metáfase da divisão celular. A griseofulvina é depositada em graus variados nas células precursoras da queratina da pele, pelos e unhas, tornando a queratina resistente à invasão fúngica. Quando a queratina infectada é liberada, é substituída por tecido saudável.[106] Em animais, a griseofulvina é usada por via oral na dose de 7 a 30 mg/kg, mas o uso tópico também é indicado quando preparado em dimetilsulfóxido (DMSO).[107]

A griseofulvina geralmente é bem tolerada. Às vezes, pode-se observar diarreia e náuseas após a administração de altas doses por via oral.[106] Reações de urticária e erupções cutâneas foram notadas em alguns casos. O tratamento de intoxicação por griseofulvina envolve a terapia de suporte.[107] Em felinos, a toxicose por griseofulvina pode se apresentar com depressão, letargia, desidratação, vômito, diarreia, anorexia e pirexia.[9] Anormalidades neurológicas, hepáticas e hematológicas, como anemia, leucopenia, pancitopenia e depressão medular são descritas na literatura.[106] As alterações hematológicas tendem a desaparecer entre 1 e 14 dias após a suspensão da medicação.[9] Além disso, a utilização de griseofulvina em animais gestantes é totalmente contraindicada devido a sua ação teratogênica, principalmente no terço inicial da gestação.[106,9] Em filhotes, é relatado o desenvolvimento de ataxia e angioderma.[9]

Itraconazol

O itraconazol é um triazol de primeira geração que foi liberado depois do fluconazol e rapidamente se tornou o tratamento oral de escolha para histoplasmose e blastomicose em seres humanos. Tornou-se o fármaco de escolha para o tratamento de micoses sistêmicas em cães e gatos e é eficaz no tratamento de blastomicose, histoplasmose, criptococose e coccidioidomicose.[108] A dose pode variar de 5 a 10 mg/kg, 1 ou 2 vezes/dia, VO, em cães, e de 5 a 15 mg/kg, 1 ou 2 vezes/dia, VO, em felinos.[47]

Em cães e em gatos, os efeitos adversos do itraconazol incluem efeitos gastrintestinais e hepatotoxicidade, portanto podem ser observados anorexia, vômito, depressão, icterícia, perda de peso, além do aumento da concentração plasmática das enzimas fosfatase alcalina e aminotransferase.[109,51,9] A hepatotoxicidade pode ocorrer em cerca de 10% dos cães[110] e 20% dos gatos[111] que recebem doses terapêuticas, portanto é importante monitorar enzimas relacionadas ao funcionamento hepático, principalmente em pacientes sob terapia crônica.

Penicilinas

As penicilinas são antibióticos eficazes contra uma série de infecções causadas por bactérias gram-positivas e negativas. São classificadas como bactericidas por bloquearem a síntese da parede celular bacteriana. Os principais fármacos dessa família, que são utilizados em medicina veterinária, são: penicilina G, penicilina procaína, penicilina potássica, penicilina benzatina, ampicilina e amoxicilina. São prescritas pelo médico-veterinário para o tratamento de infecções bacterianas, sendo uma opção segura para fêmeas gestantes e lactantes. Podem causar dores de estômago, vômito e diarreia, sendo normalmente indicada a administração oral com a alimentação. A ocorrência de reações alérgicas é rara, mas os animais alérgicos à medicação podem apresentar dispneia, pápulas, febre e edema de face e pescoço.[112]

Quinolonas

As quinolonas mais utilizadas na medicina veterinária incluem ciprofloxacino, enrofloxacino e norfloxacino, sendo classificadas como antibióticos de amplo espectro e bactericidas.[113] Os efeitos adversos das quinolonas não são tão graves quando comparados às suas características benéficas. Os tecidos-alvo são a cartilagem juvenil e os sistemas nervoso central (SNC), urinário e digestório.[114] A toxicidade é leve em doses terapêuticas, e geralmente consiste em distúrbios gastrintestinais, como hipersalivação, náuseas, vômitos e diarreia.[114,9] Em dosagens superiores à recomendada, são observados sinais relacionados ao SNC, como tontura, agitação, depressão, sonolência ou mesmo insônia.[115] Concentrações séricas elevadas podem produzir reações tóxicas imediatas, que consistem em convulsões, defecação, micção e vômito dentro de 2 a 3 minutos após a administração intravenosa rápida de norfloxacino.[116] Apesar de existirem relatos na literatura de casos de fotossensibilização após o uso de quinolonas, é rara sua ocorrência em animais que receberam norfloxacino e ciprofloxacino.[114,115]

Fluorquinolonas predispõem a ocorrência de degeneração (atrofia) de retina em gatos, que podem apresentar-se com midríase, ausência de reflexo à ameaça, reflexos pupilares lentos e cegueira aguda. Os fatores de risco são altas doses ou altas concentrações plasmáticas, infusão intravenosa rápida, curso prolongado de tratamento, idade, longa exposição a raios UVB durante a administração do antibiótico, interação com outros fármacos e acúmulo de fármaco ou metabólito por metabolismo alterado ou alimentação reduzida.[9] A enrofloxacino também pode estar relacionada com o aumento de frequência e intensidade das crises epilépticas em cães.[117] Deve-se evitar sua administração em animais jovens, com menos de 8 meses de vida, pois pode provocar lesões ou até fissuras em articulações cartilaginosas.[118,9]

Sulfonamidas

O grupo das sulfonamidas inclui sulfadiazina, sulfametazona, sulfametoxazol, sulfapirazina e sulfamerazina. Isoladas, as sulfonamidas são bacteriostáticas, mas, em associação à trimetoprima ou à pirimetamina, passam a ser bactericidas.[119] Assim como as sulfonamidas, a trimetoprima e a pirimetamina também inibem a síntese do ácido fólico.[9] As combinações são utilizadas para o tratamento de várias doenças causadas por bactérias gram-positivas e negativas, incluindo infecções dos sistemas respiratório, urogenital, digestório e das articulações.[119] A pirimetamina é mais tóxica que a trimetoprima, portanto seu uso é restrito para o tratamento de toxoplasmose.[9]

Muitos efeitos colaterais estão associados à terapia com sulfonamidas, isoladamente ou em associação. O uso crônico de altas doses de sulfonamidas potencializadas pode causar anemia em cães e gatos, como consequência da deficiência de ácido fólico. Os efeitos deletérios na hematopoese são rapidamente revertidos com a suplementação oral de ácido fólico.[9] Em cães, têm-se observado com maior frequência febre, trombocitopenia e hepatopatias.[120] Além disso, outros efeitos adversos, como ceratoconjuntivite seca, inapetência, vômito, diarreia, anemia, reações alérgicas e artrite já foram relatados em cães. Twedt *et al.* (2008) relataram a ocorrência de necrose hepática em quatro cães tratados com sulfa e trimetoprima, cuja dose variou de 18 a 53 mg/kg, a cada 12 horas, por 4 a 30 dias. Os animais vieram a óbito por insuficiência hepática.[121] Em gatos, já foi relatado: salivação, vômito, ataxia, sonolência, anorexia, azotemia e falência renal.[9] O tratamento consiste na interrupção da administração do medicamento suspeito associado à terapia sintomática. Em algumas situações, pode ser necessária a utilização de glicocorticoides.[122] O prognóstico depende da gravidade das lesões e do envolvimento sistêmico.[120]

Metronidazol

O metronidazol é um fármaco empregado em medicina veterinária como antibacteriano, antiparasitário e antiprotozoário. Atua inibindo a função celular de bactérias e protozoários no sistema intestinal do cão.[123] Dependendo do propósito de utilização do metronidazol, a dose terapêutica em cães varia de 7,5 a 30 mg/kg, VO/IV, 2 ou 3 vezes/dia; e em gatos, 7,5 a 30 mg/kg, VO/IV, 1 a 3 vezes/dia.[47]

Não é recomendada a prescrição do metronidazol em cadelas prenhes, por existirem relatos de efeitos teratogênicos em animais de laboratório. Em casos de superdosagens, o animal pode apresentar perda de equilíbrio, inclinação da cabeça, letargia, depressão, vômito e nistagmo. Esses efeitos podem ser observados em animais que são tratados com o medicamento por longo período de tempo.[123] Felinos que recebem metronidazol via oral podem apresentar salivação, vômito, anorexia e perda de peso, o que pode ser atribuído ao gosto amargo do fármaco.[9]

FÁRMACOS CARDIOVASCULARES

Bloqueadores de canais de cálcio

Os bloqueadores dos canais de cálcio (CCBs) constituem uma classe de medicamentos frequentemente usados em medicina veterinária e humana para tratar doenças cardíacas, arritmia, hipertensão e insuficiência renal aguda.[124] As três principais categorias de CCBs são fenilalquilaminas (p. ex., verapamil), benzotiazepinas (p. ex., diltiazem) e di-hidropiridinas (p. ex., anlodipino, nifedipino).[89]

A intoxicação de cães e gatos por CCBs é potencialmente fatal devido à estreita margem de segurança.[89] A ASPCA registrou 3.701 casos de exposição animal a CCBs de 2000 a 2010.[125] Os sinais clínicos incluem depressão, vômito, diarreia, hipotensão, bradicardia, convulsões, sinais respiratórios e hiperglicemia.[124,89]

INTOXICAÇÃO DIGITÁLICA

Os agentes cardiotônicos compreendem uma classe de fármacos ativos no tratamento de doenças cardiovasculares. Dentre os mais importantes grupos de fármacos, destacam-se os digitálicos, sendo a digoxina a de maior destaque.[126] Esta substância é um agente inotrópico com propriedades parassimpaticomiméticas. É indicada na terapêutica da insuficiência cardíaca congestiva (ICC) com disfunção sistólica, associada a diuréticos e inibidores da enzima conversora da angiotensina.[127] A dose recomendada de digoxina para cães é 0,005 a 0,01 mg/kg, VO, 1 ou 2 vezes/dia; e para gatos é 0,005 a 0,008 mg/kg/dia, VO, dividido em duas doses diárias.[47]

Em geral, as reações adversas da digoxina são dose-dependentes, ocorrendo em doses maiores que as necessárias para alcançar o efeito terapêutico. Gatos são particularmente mais sensíveis aos efeitos tóxicos desse fármaco.[9] Com a progressão da ICC, os animais podem apresentar emagrecimento progressivo, o que exige ajuste da dose. Se a dose não for recalculada e o animal continuar recebendo uma superdosagem de digoxina, o paciente pode entrar em um quadro de intoxicação. Os sinais clínicos incluem depressão, letargia, anorexia, vômitos, diarreia, além de arritmias caracterizadas por bloqueios atrioventriculares e batimentos ventriculares ectópicos. O tratamento para esses casos é a interrupção da digoxina/digitoxina, uso de anticorpos específicos para a digoxina (Digoxina immune Fab [Digibind®]) e adequação da dose de digoxina/digitoxina.[128,129] Para achar a dose do Fab, é preciso encontrar primeiro a carga corporal por meio da seguinte fórmula:

Quantidade de digoxina ingerida (mg) × 0,6 = carga corporal
A dose do Fab é:

$$\text{Carga corporal} \times 64$$

Cada frasco de 40 mg de Digibind® ligará 0,6 mg de digoxina ou digitoxina.[86]

CONSIDERAÇÕES FINAIS

Os conhecimentos sobre a terapêutica na clínica de pequenos animais estão em constante evolução. Novas informações sobre os fármacos em uso são descritas rotineiramente, assim como a introdução de novos fármacos no mercado veterinário. O médico-veterinário deve manter-se atualizado sobre essas informações para o adequado exercício da terapêutica. A escolha dos fármacos, das doses utilizadas e a duração da terapia devem ser embasadas em bons textos de referência, não a partir de extrapolação ou improvisação. A maior diferença entre o médico-veterinário e um "prático" da área é que os médicos-veterinários medicam seus pacientes tendo em mente todo o conjunto de conhecimento sobre os fármacos, por que utilizá-los, seus benefícios, suas limitações e seus efeitos adversos.

REFERÊNCIAS BIBLIOGRÁFICAS

1. Medeiros RJ, Monteiro FO, Silva GC, Júnior AN. Casos de intoxicações exógenas em cães e gatos atendidos na Faculdade de Veterinária da Universidade Federal Fluminense durante o período de 2002 a 2008. Ciênc Rur. 2009;39(7):2105-10.
2. Caloni F, Cortinovis C, Pizzo F, Rivolta M, Davanzo F. Epidemiological study (2006–2012) on the poisoning of small animals by human and veterinary drugs. Vet Record. 2014;174(9):222.
3. Novack V, Jotkowitz AB, Delgado J *et al.* Deliberate self-poisoning with acetaminophen: a comparison with other medications. European J In Med. 2005;16:585-9.
4. Barbosa CM, Camplesi AC, Motta YP *et al.* Causas de intoxicações em cães e gatos no hospital veterinário da Universidade Estadual Paulista – Campus de Botucatu de 2004 a 2006. Rev Bras Toxicol. 2007;20:230.
5. Goldfrank LR, Flomenbaum NE, Lewin NA *et al.*: Goldfrank's toxicologic emergencies. 7. ed. New York: McGraw-Hill; 2002.
6. Fitzgerald KT, Bronstein AC. "Over-the-counter" drug toxicities in companion animals. Clin Tech Small Anim Pract. 2006;21:215-26.
7. Oga S. Fundamentos de toxicologia. 2. ed. São Paulo: Atheneu; 2003.
8. Court MH. Feline drug metabolism and disposition pharmacokinetic evidence for species differences and molecular mechanisms. Vet Clin Small Anim. 2013;43:1039-54.
9. Anjos TM, Brito HFV. Terapêutica felina: diferenças farmacológicas e fisiológicas. Medvep – Rev Cient Med Vet – Pequen Anim e Anim Estim. 2009;7(23):554-67.
10. Epstein M, Rodan I, Griffenhagen G, Kadrlik J, Petty M, Robertson S, Simpson W. AAHA/AAFP Pain management guidelines for dogs and cats. J Am Anim Hosp Assoc. 2015;51:67-84.
11. KuKanich B. Outpatient oral analgesics in dogs and cats beyond nonsteroidal anti-inflammatory drugs: an evidence-based approach. Vet Clin Small Anim. 2013;43:1109-25.
12. Xavier FG, Kogika MM, Spinosa HD. Common causes of poisoning in dogs and cats in a Brazilian veterinary teaching hospital from 1998 to 2000. Vet Hum Toxicol. 2002;44:115-6.
13. McLean MK, Khan SA. Toxicology of frequently encountered nonsteroidal anti-inflammatory drugs in dogs and cats: an update. Vet Clin Small Anim. 2018;48:969-84.
14. Campbell A, Chapman M. Handbook of poisoning in dogs and cats. London: Blackwell Science; 2000.
15. Xavier FG, Maruo VM, Spinosa HS. Toxicologia dos medicamentos. In: Spinosa HS, Gorniak SL, Palermo-Neto J. Toxicologia aplicada à medicina veterinária. São Paulo: Manole; 2008. p. 89-116.
16. Maddison JE. Cats and NSAIDs – what are the issues? Irish Vet J. 2007;60:174-8.
17. Bassanezi BSB, Oliveira Filho AG. Analgesia pós-operatória. Rev Col Bras Cir. 2006;33(2):116-22.
18. Bricks LF, Silva CAA. Toxicidade dos anti-inflamatórios não hormonais. Pediatr. 2005;27(3):181-93.
19. Hilário MOE, Terreri MT, Len CA. Nonsteroidal anti-inflammatory drugs: cyclooxygenase 2 inhibitors. J Pediatr. 2006;82(5):206-12.
20. Delfino VDA, Mocelin AJ. Efeitos renais adversos dos anti-inflamatórios não hormonais: uma abordagem prática. J Bras Nefrol. 1995;17(4):199-205.
21. Kummer CL, Coelho TCRB. Anti-inflamatórios não esteroides inibidores da ciclo-oxigenase-2 (COX-2): aspectos atuais. Rev Bras Anestesiol. 2002;52(4):498-512.
22. Johnston SA, Fox SM. Mechanisms of action of anti-inflammatory medications used for the treatment of oesteoarthritis. J Am Vet Med Assoc. 1997;210(10):1486-92.
23. Lascelles BDX, Court MH, Hardie EM *et al.* Nonsteroidal anti-inflammatory drugs in cats: a review. Vet Anaesth Analg. 2007;34:228-50.
24. King JN, Rudaz C, Borer L, Jung M, Seewald W, Lees P. *In vitro* and ex vivo inhibition of canine cyclooxygenase isoforms by robenacoxib: a comparative study. Res Vet Sci. 2010;88:497-506.
25. Luz TSB, Rozenfeld S, Lopes CS *et al.* Fatores associados ao uso de anti-inflamatórios não esteroides em população de funcionários de uma universidade no Rio de Janeiro: estudo pró-saúde. Rev Bras Epidemiol. 2006;9:514-26.
26. Bulman-Fleming JC, Turner TR, Stat M, Rosenberg MP. Evaluation of adverse events in cats receiving long-term piroxicam therapy for various neoplasms. J Fel Med Surg. 2010;12(4):262-8.
27. Hunt JR, Dean RS, Davis GND, Murrell JC. An analysis of the relative frequencies of reported adverse events associated with NSAID administration in dogs and cats in the United Kingdom. Vet J. 2015;206:183-90.
28. Sparkes AH, Heiene R, Lascelles BDX, Malik R, Sampietro LR, Robertson S, Scherk M, Taylor P. ISFM and AAFP consensus guidelines long-term use of NSAIDs in cats. J Fel Med Surg. 2010;12:521-38.
29. Wooten JG, Blikslager AT, Ryan KA, Marks SL, Mac Law J, Duncan B, Lascelles X. Cyclooxygenase expression and prostanoid production in pyloric and duodenal mucosae in dogs after administration of nonsteroidal anti-inflammatory drugs. Am J Vet Res. 2008;69:457-64.
30. Giraudel, JM, Toutain PL, Lees P. Development of *in vitro* assays for the evaluation of cyclooxygenase inhibitors and application for predicting the selectivity of NSAIDs in the cat. Am J Vet Res. 2005;66:700-9.
31. Andrade SF. Manual de terapêutica veterinária. 3. ed. São Paulo: Roca; 2008.
32. KuKanich B, Bidgood T, Knesl O. Clinical pharmacology of nonsteroidal anti-inflammatory drugs in dogs. Vet Anaesth Analg. 2012;39:69-90.
33. Perkowski SZ. Nsaids: pros and cons of perioperative use. NAVC [anais eletrônicos]; 2006. Disponível em: http://www.ivis.org. Acesso em: 14 set. 2007.
34. Monteiro-Steagall BP, Steagall PV, Lascelles BD. Systematic review of nonsteroidal anti-inflammatory drug-induced adverse effects in dogs. J Vet Intern Med. 2013;27:1011-9.
35. Wooten JG, Lascelles BD, Cook VL *et al.* Evaluation of the relationship between lesions in the gastroduodenal region and cyclooxygenase expression in clinically normal dogs. Am J Vet Res. 2010;71:630-5.
36. Carvalho WA, Carvalho RDS, Santos FR. Analgésicos inibidores específicos da cocloox igenase-2: avanços terapêuticos. Rev Bras Anestesiol. 2004;54:448-64.
37. Alves AS, Campello RAV, Mazzanti A *et al.* Emprego do anti-inflamatório não esteroide ketoprofeno na analgesia preemptiva em cães. Cienc Rural. 2001;31(3):439-44.
38. Harirforoosh S, Jamali F. Effect of nonsteroidal anti-inflammatory drugs with varying extent of COX-2-COX-1 selectivity on urinary sodium and potassium excretion in the rat. Can J Phisiol Pharmacol. 2005;83:85-90.
39. Harirforoosh S, Aghazadeh-Habashi A, Jamali F. Extent of renal effect of cyclo-oxygenase-2-selective inhibitors is pharmacokinetic dependent. Clin Exp Pharmacol Physiol. 2006;33:917-24.
40. Araujo LF, Soeiro AM, Fernandes JL *et al.* Eventos cardiovasculares: um efeito de classe dos inibidores de COX-2. Arq Bra Cardiol. 2005;85(3):222-9.
41. Boothe DM. New information on nonsteroidal anti-inflammatories: what every criticalist must know. International veterinary emergency and critical care symposium [anais eletrônicos]; 2005. Disponível em: http://www.vin.com.
42. Mansa S, Palmer E, Grøndahl C *et al.* Long-term treatment with carprofen of 805 dogs with osteoarthritis. Vet Rec. 2007;160:427-30.
43. Reymond N, Speranza C, Gruet P *et al.* Robenacoxib vs. carprofen for the treatment of canine osteoarthritis; a randomized, noninferiority clinical trial. J Vet Pharmacol Therap. 2012;35:175-83.
44. Mathews, K. Perioperative use of nonsteroidal anti-inflammatory analgesics. World Small Animal Veterinary Association World Congress [anais eletrônicos]; 2001. [acesso em 14 set. 2007.] Disponível em: http://www.ivis.org.
45. Gleed RD, Ludders JW. The science and art of analgesia. Recent advances in veterinary anesthesia and analgesia [anais eletrônicos]; 2006.
46. Blaze CA. Non-steroidal anti-inflammatory drugs in pain management. Tutfs animal expo [anais eletrônicos]; 2002.
47. Borin-Crivellenti S, Crivellenti LZ. Bulário médico-veterinário cães e gatos. São Paulo: MedVet; 2013.

48. Dowling P. Adverse drug reaction: recognition and management. Western veterinary conference [anais eletrônicos]; 2004. [acesso em 26 fev. 2007.] Disponível em: http://www.vin.com/Members/Proceedings/Proceedings.plx?CID=wvc2004&PID=pr05480&O=VIN.
49. Duncan B, Lascelles BS. Pain Management. Managing pain symposium [anais eletrônicos]; 2003. [acesso em 7 fev. 2007.] Disponível em: http://www.vin.com.
50. Robertson SA. Assesment and treatment of chronic pain in cats. NAVC [anais eletrônicos]; 2006. [acesso em 14 set. 2007.] Disponível em: http://www.ivis.org.
51. Plumb DC. Plumb's veterinary drug handbook. Ames: Blackwell Pub Professional; 2012.
52. Wismer T. Toxicoses of pain meds: the real story. Internacional Veterinary Emergency And Critical Care Symposium Internacional [anais eletrônicos]; 2005. Disponível em: http://www.vin.com/Members/Proceedings/Proceedings.plx?CID=iveccs2005&PID=pr10194&O=VIN.
53. Borges M, Melchert A, Filho RM, LaposyI CB, Alegre BCCP, Silva KR. Função renal, hepática e cardíaca de cães hígidos sob terapia prolongada com celecoxibe. Cienc Rural. 2012;42(10):1844-50.
54. Pourjafar M, Derakhshanfar A. A histopathologic study on the side effects of the diclofenac sodium in rabbits. World small animal veterinary association world congress preceedings [anais eletrônicos]; 2004. [acesso em 07 fev. 2010.] Disponível em: http://www.vin.com/Members/Proceedings/Proceedings.plx?CID=wsava2004&PID=pr08945&O=VIN.
55. Ramesh N, Jayakumar K, Honnegowda, Narayana K, Vijayasarathi SK. A study on toxicity of diclofenac in dogs. Indian Vet J. 2002;79:8-771.
56. O'beirne JP, Cairns SR. Cholestatic hepatitis in association with celecoxibe. Br Med J. 2001;323:323.
57. Tilley LP, Smith FWK. Consulta veterinária em 5 min. 2. ed. São Paulo: Manole; 2003.
58. Carlisle CH, Penny RH, Prescott CW *et al.* Toxic effects of phenylbutazone on the cat. Br Vet J. 1968;124:560-8.
59. Hanson PD, Romano D, Fleishman C *et al.* Health events recorded from 575 dogs treated for osteoarthritis with firocoxib, carprofen or etodolac. Programs and abstracts of the 22nd Annual Forum of the American College of Veterinary Internal Medicine Annual Forum. Minneapolis (MN); 2004.
60. Steagall PVM, Mantovani FB, Ferreira TH *et al.* Evaluation of the adverse effects of oral firocoxib in healthy dogs. J Vet Therap. 2007;30:218-23.
61. McCann ME, Andersen DR, Zhang D *et al. In vitro* effects an *in vivo* efficacy of a novel cyclooxygenase-2 inhibitor in dogs with experimentally induced synovitis. Am J Vet Res. 2004;65:503-12.
62. Phuwapattanachart P, Thengchaisri N. Analgesic efficacy of oral firocoxib in ovariohysterectomized Cats. J Vet Sci. 2017;18(2):175-82.
63. Schossler D, Alievi MM, Emanuelli MP *et al.* Função renal de cães tratados com doses terapêuticas de flunixin meglumine e ketoprofen durante o trans e pós-operatório. Acta Cir Bras. 2001;16(1):46-51.
64. Kore AM. Toxicology of nonsteroidal anti-inflammatory drugs. Vet Clin North Am Small Anim Pract. 1990;20:419-30.
65. Dowling P. Managing chronic pain: the NSAIDS. WSAVA [anais eletrônicos]; 2001. [acesso em 10 mar. 2010.] Disponível em: http://www.vin.com/Members/Proceedings/Proceedings.plx?CID=wsava2001&PID=pr00189&O=VIN.
66. Walton MB, Cowderoy EC, Wustefeld-Janssens B, Lascelles BDX, Innes JF. Mavacoxib and meloxicam for canine osteoarthritis: a randomised clinical comparator trial. Vet Record. 2014. 175(11):280.
67. Curry S, Cogar S, Cook J. Nonsteroidal anti-inflammatory drugs: a review. J Am Anim Hosp Assoc. 2005;41:298-309.
68. Alencar MMA, Pinto MT, Oliveira DM *et al.* Margem de segurança do meloxicam em cães: efeitos deletérios nas células sanguíneos e trato gastrintestinal. Cienc Rural. 2003;33(3):525-32.
69. Boströn IM, Nyman G, Hoppe A *et al.* Effects of meloxicam on renal function in dogs with hypotension during anaesthesia. Vet Anaesth Analg. 2006;33:62-9.
70. Fresno L, Moll J, Peñalba B D *et al.* Effects of preoperative administration of meloxicam on whole blood platelet aggregation, buccal mucosal bleeding time and haematological indices in dogs undergoing elective ovariohysterectomy. Vet J. 2005;170:138-40.
71. Gowan RA, Lingard AE, Johnston L, Stansen W, Brown SA, Malik R. Retrospective case-control study of the effects of long-term dosing with meloxicam on renal function in aged cats with degenerative joint disease. J Fel Med Surg. 2011;13:752-61.
72. Guillot M, Moreau M, Heit M, Martel-Pelletier J, Pelletier J, Troncy E. Characterization of osteoarthritis in cats and meloxicam efficacy using objective chronic pain evaluation tools. Vet J. 2013;196:360-7.
73. Levy M, Zylber-Katz E, Rosenkranz B. Clinical pharmacokinetics of dipyrone and its metabolites. Clin Pharmac. 1995;28:216-34.
74. Schug SA, Manopas A. Update on the role of non-opioids for postoperative pain treatment. Best Pract Res Clin Anaesthesiol. 2007;21:15-30.
75. Bonneau S, Najbar W, Sanquer A *et al.* Analgesic efficacy of nimesulide in a canine osteoarthritis model. Rev Med Vet. 2005;156(4):179-81.
76. Maroneze BP, Fonseca AOS, Valente JSS, Botelho LS, Pereira DIB. Perfuração gástrica em um canino induzida por nimesulida. Rev Ciênc Agrovet. 2013;13:7-8.
77. Borku MK, Guzel M, Karakurum MC, Ural K, Aktas S. Nimesulide-induced acute biliary tract injury and renal failure in a kitten: a case report. Vet Med. 2008;53:169-72.
78. Fink M, Letellier I, Peyrou M, Mochel JP, Jung M, King JN, Gruet P, Giraudel JM. Population pharmacokinetic analysis of blood concentrations of robenacoxib in dogs with osteoarthritis. Resea Vet Scie. 2013;95:580-7.
79. Onsior (robenacoxib) for cats package insert Elanco Animal Health, 2015. NADA #141-320, approved by FDA. [acesso em 1 maio. 2018.] Disponível em: https://assets.ctfassets.net/kvimhx6nhg7h/3lqYXVToVqWsgEiikumWs8/b641f1f0c40e3fe26a2c35fdc5170e69/Onsior_Tablets_for_Cats_PI_Oct_2016.pdf.
80. Onsior (robenacoxib) for dogs package insert Elanco Animal Health, 2015. NADA #141-463, approved by FDA. [acesso em 1 maio. 2018.] Disponível em: https://assets.ctfassets.net/kvimhx6nhg7h/3LU0AgHxcAGGeQGc6Mky26/c87b61be5f9c171953733ffeb7037f89/Onsior_Tablets_for_Dogs_PI_Oct_2016.pdf.
81. Friton G, Thompson CM, Karadzovska D, King S, King JN. Efficacy and safety of oral robenacoxib (tablet) for the treatment of pain associated with soft tissue surgery in client-owned dogs. BMC Vet Resea. 2017;13:197.
82. Kamata M, King JN, Seewald W, Sakakibara N, Yamashita K, Nishimura R. Comparison of injectable robenacoxib *versus* meloxicam for peri-operative use in cats: Results of a randomised clinical trial. Vet J. 2012;193:114-8.
83. Freitas GC, Carregaro AB, Bisetto SP *et al.* Tepoxalin on renal function and liver enzymes in cats exposed to hypotension with isoflurane. Cienc Rural. 2014;44(6):1073-81.
84. Kay-Mugford PA, Grimm KA, Weingarten AJ *et al.* Effect of preoperative administration of tepoxalin on hemostasis and hepatic and renal function in dogs. Vet Ther. 2004;5:120-7.
85. Charlton AN, Benito J, Simpson W, Freire M, Lascelles BDX. Evaluation of the clinical use of tepoxalin and meloxicam in cats. J Fel Med Surg. 2013;15(8):678-90.
86. Gfeller RW, Messonnier SP. Manual de toxicologia e envenenamentos em pequenos animais. 2. ed. São Paulo: Roca; 2006.
87. Sellon RK. Acetaminophen. In: Petersen ME, Talcott PA. Small Animal Toxicology. St. Louis: Saunders; 2006. p. 550-8.
88. Aronson LR, Drobatz K. Acetaminophen toxicosis in 17 cats. J Vet Emerg Critic Care. 1996;6:65-9.
89. Cortinovis C, Pizzo F, Caloni F. Poisoning of dogs and cats by drugs intended for human use. Vet J. 2015;203:52-8.
90. Gerken DF, Wagner S, Bishop D. Phenazopyridine toxicosis in a dog. In: Proceedings of the 40th Annual Meeting American Association of Veterinary Laboratory Diagnosticians. Louisville: KY; 1997. p. 73.
91. Harvey JW, Kornick HP. Phenazopyridine toxicosis in the cat. Vet Med Assoc. 1976;169(3):327-31.
92. Holahan ML, Littman MP, Hayes CL. Presumptive hepatotoxicity and rhabdomyolysis secondary to phenazopyridine toxicity in a dog. J Vet Emerg Critic Care. 2010;20(3):352-8.
93. van Haaften KA, Forsythe LRE, Stelow EA, Bain MJ. Effects of a single preappointment dose of gabapentin on signs of stress in cats during transportation and veterinary examination. JAVMA. 2017;251(10):1175-81.
94. KuKanich B, Papich MG. Pharmacokinetics of tramadol and the metabolite O-desmethyltramadol in dogs. J Vet Pharmac Therap. 2004;27:239-46.
95. Gillman PK. Monoamine oxidase inhibitors, opioid analgesics and serotonin toxicity. Brit J Anaesth. 2005;95:434-41.
96. Boyer EW, Shannon M. The serotonin syndrome. N Engl J Med. 2005;352:1112-20.
97. Thomas DE, Lee JA, Hovda LR. Retrospective evaluation of toxicosis from selective serotonin reuptake inhibitor antidepressants: 313 dogs (2005–2010). J Vet Emerg Crit Care. 2012;22:674-81.
98. Pugh CM, Sweeney JT, Bloch CP, Lee JA, Johnson JA, Hovda LR. Selective serotonin reuptake inhibitor (SSRI) toxicosis in cats: 33 cases (2004–2010). J Vet Emerg Crit Care. 2013;23:565-70.
99. Mohammad-Zadeh LF, Moses L, Gwaltney- Brant SM. Serotonin: a review. J Vet Pharmacol Therap. 2008;31:187-99.
100. Isbister GK, Buckley NA. The pathophysiology of serotonin toxicity in animals and humans: implications for diagnosis and treatment. Clin Neuropharmacol. 2005;28:205-14.
101. Chew DJ, Dibartola SP. Diagnóstico e fisiopatologia da moléstia renal. In: Ettinger SJ, Feldman EC. Tratado de medicina interna veterinária. 3. ed. v. 4. São Paulo: Manole; 1992. p. 1975-2046.
102. Trabulsi LR, Soares LA. Antibióticos aminoglicosídeos. In: Silva P. Farmacologia. 2. ed. Rio de Janeiro: Guanabara Koogan; 1985. p. 1087-99.
103. Laurent G, Kishore BK, Tulkens PM. Aminoglycoside-induced renal phospholipidosis and nephrotoxicity. Bioch Pharm. 1990;40(11):2383-92.
104. Houghton DC, Gilbert DN, Bennett WM. Chronic gentamicin nephrotoxicity. Am J Pathol. 1986;123(1):183-94.

105. Lecouteur RA, Child G. Afecções da medula espinhal. In: Ettinger SJ, Feldman, EC. Tratado de medicina interna. 4. ed. São Paulo: Manole; 1997. p. 890-1025.
106. Spinosa HS, Bernardi MM, Gorniak SL. Farmacologia aplicada à medicina veterinária. 4. ed. Rio de Janeiro: Guanabara Koogan; 2006.
107. Booth NH. Farmacologia e terapêutica veterinária. 6. ed. Rio de Janeiro: Guanabara Koogan; 1992.
108. Foy DS, Trepanier LA. Antifungal treatment of small animal veterinary patients. Vet Clin Small Anim. 2010;40:1171-88.
109. Nobre MO, Nascente PS, Meireles MC, Ferreiro L. Drogas antifúngicas para pequenos e grandes animais. Cienc Rural. 2002;32(1):175-84.
110. Legendre AM, Rohrbach BW, Toal RL *et al.* Treatment of blastomycosis with itraconazole in 112 dogs. J Vet Intern Med. 1996;10(6):365-71.
111. Middleton SM, Kubier A, Dirikolu L, Papich MG, Mitchell MA, Rubin SI. Alternate-day dosing of itraconazole in healthy adult cats. J Vet Pharmacol Ther. 2016;39(1):27-31.
112. Roby KAW, Southam L. The pill book guide to medication for your dog and cat. New York: Bantam Books; 1998.
113. Sárközy G. Quinolones: a class of antimicrobial agents. Vet Med Czech. 2001;46:257-74.
114. Norrby SR. Side effects of quinolones: Comparisons between quinolones and other antibiotics. Eur J Clin Microbiol Infect Dis. 1991;10:378-83.
115. Neu HC. Quinolones: A new class of antimicrobial agents with wide potential uses. Med Clin North Am. 1988;72:623-36.
116. Brown SA, Cooper J, Gauze JJ *et al.* Pharmacokinetics of norfloxacin in dogs after a single intravenous and single and multiple oral administrations of the drug. Am J Vet Res. 1990;51:1065-70.
117. Thoung-Guyot M, Domarle O, Pacidalo JJ *et al.* Effects of fluoroquinolones on cultured articular chondrocytes flow cytometric analysis of free radical production. J Pharmacol Exp Therap. 1994;271:1544-9.
118. Vancutsem PM, Babish JG, Schwark WS. The fluoroquinolone antimicrobials: structure, antimicrobial activity, pharmacokinetics, clinical use in domestic animals and toxicity. Cornell Vet. 1990;80:173-86.
119. Van Duijkeren E, Vulto AG, Van Miert ASPM. Trimethoprim/sulfonamide combinations in the horse: a review. J Vet Pharmacol Therap. 2008;17: 64-73.
120. Trepanier LA. Idiosyncratic toxicity associated with potentiated sulfonamides in the dog. Journal veterinary pharmacology therapeutic. 2004;27(3):129-38.
121. Twedt DC, Diehl KJ, Lappin MR, Getzy DM. Association of hepatic necrosis with trimethoprim sulfonamide administration in 4 dogs. J Vet Intern Med. 2008;11(1):20-3.
122. Morris DO. Erupções cutâneas por drogas. In: Tilley LP, Smith Junior FWK. Consulta veterinária em cinco minutos: espécies canina e felina. 2. ed. São Paulo: Manole; 2003.
123. Papich MG. Manual Saunders terapêutico veterinário. 2. ed. São Paulo: MedVet; 2009.
124. Costello M, Syring RS. Calcium channel blocker toxicity. Journal of Veterinary Emergency and Critical Care. 2008;18:54-60.
125. Hayes, CL, Knight M. Calcium channel blocker toxicity in dogs and cats. Veterinary Clinics of North America: Small Anim Pract. 2012;42:263-77.
126. Fraga CAM, Barreiro EJ. Cardiotônicos: histórico e perspectivas e uma antiga e importante classe de agentes terapêuticos. Quim Nova. 1996;19(2):182-9.
127. Haas GJ, Young JB. Inappropriate use of digoxin in elderly. Drug Safety. 1999;223-30.
128. Schmidt DH, Butler VP Jr. Reversal of digoxin toxicity with specific antibodies. J Clin Invest. 1991;50(8):1738-44.
129. Peterson MA, Talcott PA. Small animal toxicology. 2. ed. St. Louis: Elsevier Saunders, 2006.

71 Intoxicações por Rodenticidas/Raticidas

Michiko Sakate • Rita de Cássia Collicchio Zuanaze • Eunice Akemi Kitamura

INTRODUÇÃO

Rodenticidas/raticidas são substâncias tóxicas antes pertencentes ao grupo dos pesticidas ou praguicidas, formuladas originalmente para o controle de roedores e predadores domésticos e no ambiente industrial, rural ou urbano, mas especialmente no ambiente doméstico.[1,2] Esses agentes tóxicos foram desenvolvidos visando à eficácia no controle dos roedores, no entanto, suas formulações são também tóxicas para os demais mamíferos. As iscas são formuladas para serem atraentes e palatáveis aos roedores, mas também podem atrair outras espécies animais. Outra característica importante é que, frequentemente, os rodenticidas apresentam margem bastante estreita entre a dose tóxica e a dose letal, e a maioria deles não tem antídotos para o tratamento das intoxicações.[2] No entanto, mesmo os rodenticidas com baixa toxicidade podem causar intoxicações.[1,2]

Os rodenticidas são referidos pela Agência Nacional de Vigilância Sanitária (Anvisa) desde julho de 1999 como produtos saneantes desinfestantes destinados ao uso em domicílios e suas áreas comuns, no interior de instalações, edifícios públicos ou coletivos e ambientes afins para controle de roedores nocivos à saúde. Esses domissanitários são utilizados no emprego da desinfestação para uso domiciliar com venda livre ao consumidor, são de baixa toxicidade e considerados de uso seguro, ou de venda restrita para as instituições ou empresas especializadas prestadoras de serviços com apresentações já prontas para o uso ou para ser diluído, isto é, com a manipulação autorizada pelo profissional da empresa aplicadora do raticida.

A intoxicação acidental ou criminosa causada por rodenticidas em animais domésticos é bastante comum, principalmente entre cães e gatos, devido à utilização indiscriminada desses produtos, fácil acesso e baixo custo. Em humanos, as intoxicações acidentais em crianças, ocupacionais em adultos ou até mesmo como tentativa de suicídio e homicídio, são as causas mais comuns de intoxicações.

A via oral é o modo mais comum de intoxicação, nas diversas espécies, os roedores contaminam-se pela ingestão direta ou lambedura dos pelos em contato com as iscas.[1-3]

No Brasil, existem alguns grupos de rodenticidas que foram proibidos pela legislação em vigor, principalmente os grupos altamente tóxicos e que não têm antídotos para tratar as intoxicações, o que aumenta consideravelmente o risco de óbito, mas alguns deles continuam no mercado ilegalmente e são comercializados de forma clandestina. Conforme a Resolução de Diretoria Colegiada nº 34 (RDC nº 34, de 16 de agosto de 2010, publicada em DOU nº 158, de 18 de agosto de 2010) pela Anvisa, estão proibidas a comercialização e a utilização de rodenticidas à base de:

- Alfanaftilureia (ANTU)
- Arsênio e seus sais
- Estricnina
- Fosfetos metálicos
- Fósforo branco
- Monofluoroacetato de sódio
- Monofluoroacetamida
- Sais de bário
- Sais de tálio.

Além disso, formulações líquidas, premidas ou não, em pasta, pós-solúveis, pós-molháveis ou iscas em pó não são permitidas. Dentre os tipos permitidos de apresentação dos rodenticidas estão:

- Pós de contato
- Iscas simples, parafinadas ou resinadas
- Granulados
- *Pellets*
- Blocos
- Sólidos.

As embalagens devem conter especificações do grupo químico a que pertence o rodenticida em questão, ação tóxica e tratamento adequado ou antídoto, se houver, para os casos de intoxicações.[2] Outro aspecto importante na apresentação das embalagens dos rodenticidas, segundo a Anvisa, é a obrigatoriedade da inscrição de "Cuidado! Veneno!" e "Antes de usar leia as instruções do rótulo", além do símbolo da caveira nos rótulos dos raticidas de uso domiciliar. Nos rótulos dos saneantes desinfestantes de venda restrita a instituições ou empresas especializadas deve constar, de forma destacada "Venda restrita a instituições ou empresas especializadas" e "Proibida a venda livre".[2]

O popular "chumbinho", com princípio tóxico aldicarb, não é raticida, mas um agrotóxico extremamente tóxico e perigoso. Sua comercialização é ilegal, ele foi proibido no Brasil pela Anvisa em outubro de 2012, é frequentemente utilizado como rodenticida doméstico e também para crimes de extermínio de cães e gatos, e às vezes do ser humano. A intoxicação por aldicarb (Temik®) é abordada no Capítulo 74, *Intoxicação por Inibidores da Colinesterase e Piretroides.*

PRINCIPAIS GRUPOS DE RODENTICIDAS PROIBIDOS NO BRASIL

Os principais rodenticidas comercializados ilegalmente no Brasil e que são responsáveis pela maioria dos casos de intoxicações graves em cães e gatos são o fluoroacetato de sódio (FAS) e, com menor frequência atualmente, a estricnina. Esses rodenticidas serão descritos mais detalhadamente em seguida.

Existem outros grupos de rodenticidas, de pouca importância na clínica das intoxicações no Brasil, porque, além de serem proibidos em diversos países devido à sua alta toxicidade e letalidade nos casos de intoxicações, o acesso a eles é limitado mesmo para a comercialização clandestina no país (Quadro 71.1).[4-6]

Fluoroacetato de sódio

Os ácidos fluoroacéticos – entre eles, o FAS, também conhecido como composto 1080 ($CH_2FCOONa$), e o CH_2FCONH_2, o composto 1081 – são rodenticidas que foram amplamente utilizados nos controles rural e urbano de roedores e predadores domésticos, principalmente nas décadas de 1970 e 1980.[7,8] O FAS pode ser encontrado também como princípio ativo de algumas plantas tóxicas existentes no Brasil, como *Arrabidaea bilabiata* e *Palicourea marcgravii*, esta conhecida como "erva-de-rato" ou

QUADRO 71.1 Outros rodenticidas de menor importância entre as intoxicações em cães e gatos no Brasil, apresentados em ordem alfabética.

Rodenticidas	Formas de apresentação	Mecanismo de ação toxicológica*	Sinais e sintomas*	Diagnóstico	Tratamento
ANTU (sintético e orgânico)	–	Toxicidade neurológica, gastrintestinal e respiratória	Inespecíficos como convulsões, diarreias, vômitos, edema pulmonar agudo	Histórico e quadro agudo inespecífico	Medidas de desintoxicação e tratamento sintomático
Arsênico (orgânico e inorgânico)	Sal de arsênico (praguicida) desde o século 18 até meados de 1980; fontes como mineral natural, uso em indústria, agricultura, pecuária, conservante de alimentos e bebidas e em medicina para o controle de psoríase e asma (uso proibido)	Interfere na fosforilação oxidativa e produção e armazenamento de energia; intoxicação oral e inalatória; citotoxicidade e toxicidade vascular	Na formulação de rodenticida (inorgânico), intoxicação aguda com sintomas gastrintestinais com intensa dor abdominal, salivação, vômito e diarreia; sinais cardiovasculares e neurológicos; a inalação provoca dispneia, hemólise e aumento da permeabilidade capilar	Mineral radiopaco, pode ser visualizado em radiografias do abdome; dosagem de arsênico no sangue, urina e pelos	Tratamento específico (antídoto): BAL – 2,5 a 3 mg/kg, IM, a cada 4 h até 24 h e a cada 12 h durante 7 dias ou DMSA 10 mg/kg, 3 vezes/dia** durante 5 dias e 2 vezes/dia*** durante mais 15 dias (menos efeitos colaterais)
Brometalina	Iscas em formatos de *pellets* e blocos de parafina contendo 0,01% de brometalina ou formulações líquidas de 2 a 10%	Inibe a produção de energia nas mitocôndrias das células do SNC	Intoxicação aguda dose-dependente; edema cerebral e evolução de sinais neurológicos como ataxia, hiper-reflexia, convulsões, paralisia e intensa depressão do SNC até o óbito	Histórico de ingestão do tóxico e sinais neurológicos; identificação de resíduos em tecido adiposo, cérebro, fígado, rins e outros tecidos	Medidas de desintoxicação e tratamento sintomático; controle das convulsões e do edema cerebral (manitol ou furosemida e dexametasona)
Colecalciferol	Iscas contendo 0,075% de colecalciferol	Ação semelhante à vitamina D_3; retenção de cálcio sérico por ação tubular renal, gastrintestinal e reabsorção óssea – cardiotoxicidade, calcificação de tecidos moles, degeneração e necrose tubular	Alta letalidade; sinais de hipercalcemia e hiperfosfatemia e lesão renal aguda – arritmias, insuficiência renal aguda, morte	Indireto pela dosagem de cálcio e fósforo séricos (aumentados, especialmente cálcio ionizado); dosagem de PTH (diminuído); direto pela dosagem dos níveis de $25(OH)D_3$ ou $1,25(OH)_2D_3$ no fígado e bile	Medidas de desintoxicação, monitoramento cardíaco, tratamento sintomático (fluidoterapia com solução fisiológica 0,9% ou glicose 5%, diuréticos, prednisona) Antídoto ou tratamento específico: calcitonina ou colestiramina (para diminuir o cálcio sérico); pamidronato dissódico: 1,3 a 2 mg/kg infusão IV com solução salina durante 2 a 4 h; segunda infusão após 4 a 7 dias, se necessário
Fósforo amarelo (inorgânico)	Sais	Agente altamente corrosivo para pele e membranas mucosas, provoca lesão gastrintestinal aguda, degeneração gordurosa do fígado, rins e cérebro	Fase 1: 8 a 24 h após ingestão, sinais gastrintestinais agudos, podendo levar à morte; fase 2: de algumas horas a dias, citólise hepática, paciente assintomático; fase 3: consequência das degenerações, sinais neurológicos, cardíacos, renais e hepáticos irreversíveis	Histórico de sintomas, odor pútrido no vômito e fezes, hiperfosfatemia e hipocalcemia	Medidas de desintoxicação do sistema gastrintestinal e pele para agentes corrosivos; tratamento de suporte e sistemático; monitorar fígado e rins com provas de funções hepática e renal
Tálio (inorgânico)	Sais	Citotoxicidade (inibe bomba de sódio na membrana celular e causa edema e degeneração celular, além de peroxidação lipídica cerebral); interfere na fosforilação oxidativa; diminui ATPase	Sinais inespecíficos gastrintestinais, com período assintomático de 2 a 3 dias para o início de sinais neurológicos e neuromusculares com polineuropatias, tremores, ataxia e convulsões. A morte ocorre por parada cardiorrespiratória. Animais sobreviventes podem apresentar alopecia inespecífica reversível e sequelas neurológicas	Radiografias abdominais podem verificar ocorrência de tálio que é radiopaco; dosagem de tálio no sangue e urina	Medidas de desintoxicação (carvão ativado e catárticos), indução de diurese com fluidos e diuréticos, hemodiálise ou diálise peritoneal. Antídotos ou tratamento específico: difeniltiocarbazona (70 mg/kg, 3 vezes/dia); fosfato férrico ferrocianuro ou azul da Prússia (10 g em 50 mℓ de manitol 10%)

*Na intoxicação aguda. **A cada 8 horas. ***A cada 12 horas. ANTU: alfanaftilureia; BAL: dimercaprol; DMSA: ácido meso-2,3-dimercaptossuccínico; IV: intravenosa; PTH: hormônio paratireóideo; SNC: sistema nervoso central.

"cafezinho"; na Austrália, como *Acacia georginae, Gastrolobium* spp. e *Oxylobium* spp. e, em alguns países da África, nas plantas *Dichapetalum cymosum* e *Dichapetalum toxicarium*. Essas plantas, que contêm ácidos fluoroacéticos, são causadoras de morte súbita em ruminantes, principalmente nos bovinos.[9]

No Brasil, o fluoroacetato ficou bastante conhecido por suas apresentações comerciais Mão Branca® e Era Rato® (Figura 71.1 A e B), nomes que representam a sua letalidade para os roedores. São substâncias hidrossolúveis, insípidas e extremamente tóxicas para roedores, seres humanos e outros mamíferos.[7,8] Devido à alta toxicidade, o seu uso foi limitado em alguns países, e os poucos usuários desse produto atualmente, como os EUA, seguem normas técnicas impostas pela American Society for Testing and Materials (ASTM) ou por órgãos governamentais relacionados com a saúde pública nos demais países, que permitem o uso do fluoroacetato, mas restrito ao controle de algumas pragas e predadores domésticos, como na Nova Zelândia e Austrália.[1,2,8] No entanto, o uso do fluoroacetato no Brasil ocorre de maneira ilegal e indiscriminada.

Os efeitos tóxicos do FAS são decorrentes da ação do fluorocitrato, seu metabólito ativo, que age no ciclo de Krebs e bloqueia a ação da aconitase, na denominada "síntese letal" (Figura 71.2).[8] Essa enzima é responsável pela conversão de citrato em isocitrato, e o seu bloqueio prejudica a produção de trifosfato de adenosina (ATP) no organismo, assim como o metabolismo oxidativo das substâncias fornecedoras de energia. Como via alternativa para produção de energia, o organismo inicia um processo de metabolização anaeróbica das reservas de glicose e glicogênio hepáticos, acarretando a produção e o acúmulo de cetossubstâncias no sangue, levando o animal intoxicado a um quadro de acidose metabólica e diversas alterações hemodinâmicas.[8,10]

O citrato é acumulado principalmente em tecidos, como no miocárdio e no sistema nervoso central (SNC), e em menor quantidade no fígado. Além disso, esse substrato do ciclo de Krebs exerce um efeito quelante do cálcio sérico, diminuindo as concentrações de cálcio livre ativo.[10] A excreção do citrato acumulado no organismo está diretamente relacionada com as condições metabólicas na intoxicação. Há considerável diminuição da excreção do citrato nos quadros de acidose e acidificação da urina. Outros fatores, além do pH urinário, podem interferir na excreção do citrato, como o succinato de sódio que aumenta o *clearance*, diminuindo a reabsorção tubular do citrato.[10] O citrato age como um precursor da acetil coenzima A (acetil-CoA) na síntese de ácidos graxos em vários órgãos. No entanto, existe pouca interferência na sua concentração, no fígado, durante a intoxicação por FAS, mas, nos rins, o citrato se

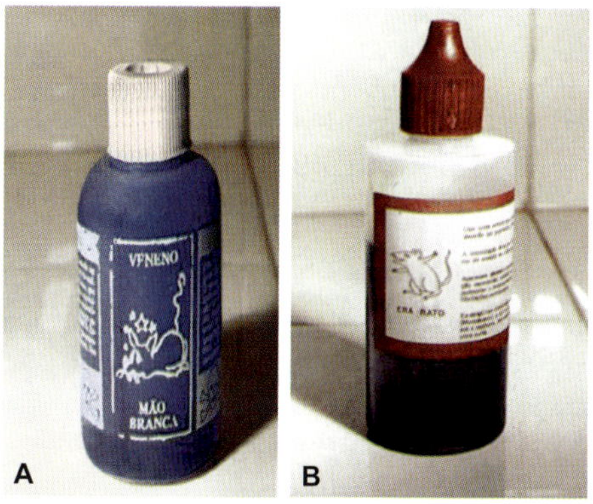

Figura 71.1 A. Principal apresentação comercial de fluoroacetato de sódio (FAS), Mão Branca®, mostrando sua formulação com conteúdo líquido azulado, padrão desse rodenticida. **B.** Outra apresentação comercial de FAS, denominada Era Rato®. (Imagens gentilmente cedidas pela Dra. Michiko Sakate.)

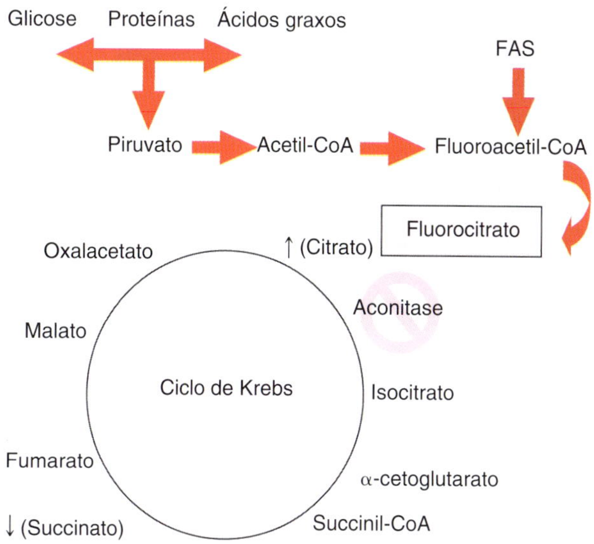

Figura 71.2 Bloqueio do ciclo de Krebs por fluoroacetato de sódio (FAS), mostrando a conversão em fluorocitrato e ação sobre a enzima aconitase, com consequente acúmulo de citrato e diminuição da produção de energia e dos demais subprodutos do ciclo, em especial, o succinato.

acumula rapidamente. As consequências do acúmulo do citrato em determinados órgãos relacionados com a regulação da síntese de ácidos graxos ainda são discutidas. A distribuição do citrato no tecido renal caracteriza-se pelo acúmulo progressivo, da região cortical para a medular, e diminuição na papila renal, reduzindo a quantidade de ATP nesses tecidos.

Os sintomas cardíacos e neurológicos estão associados ao acúmulo de citrato nesses tecidos e aos efeitos da acidose metabólica e hipocalcemia.[8] A neurotoxicidade também é causada pelo acúmulo de glicose sérica e amônia cerebral, concomitante aos efeitos de bloqueio da saída de íons Cl^- nos neurônios motores, redução da síntese de glutamina cerebral e distúrbios dos mecanismos mediados pelo ácido gama-aminobutírico (GABA), que são neurotransmissores inibitórios que atuam no SNC e no sistema nervoso periférico (SNP).[11] A cardiotoxicidade também está relacionada com a ação tóxica direta do fluorocitrato no miocárdio, pela inibição do aproveitamento de glicose local e consequente hipoxia celular e acidose metabólica, acarretando inúmeras alterações hemodinâmicas.[11]

Manifestações clínicas de intoxicação

Os efeitos clínicos e patológicos, presentes na intoxicação por FAS, são divididos entre sintomas cardiovasculares e neurológicos que variam de acordo com a espécie animal, intensidade dependente da dose e variações individuais. As doses orais tóxicas para cães e gatos podem variar de 0,096 a 0,2 mg/kg e 0,3 a 0,5 mg/kg, respectivamente.[12]

O período de latência para o aparecimento de sintomas clínicos, a sequência e a duração deles podem variar conforme a quantidade de tóxico ingerida, a espécie animal e entre indivíduos de uma mesma espécie, podendo ocorrer os sintomas iniciais entre 30 minutos e 4 a 6 horas após a ingestão do tóxico.

Cães e gatos intoxicados com FAS apresentam, inicialmente, sintomas gastrintestinais como vômito e defecação frequentes, com ou sem diarreia, que nem sempre são observados nos quadros clínicos mais avançados.

Os sintomas neurológicos estão associados a midríase bilateral irresponsiva à incidência de luz direta (Figura 71.3), alterações de comportamento com vocalização, latidos ou miados constantes, convulsões, ataxia, hiperexcitabilidade, tremores ou mioclonias, enquanto os sinais cardíacos são

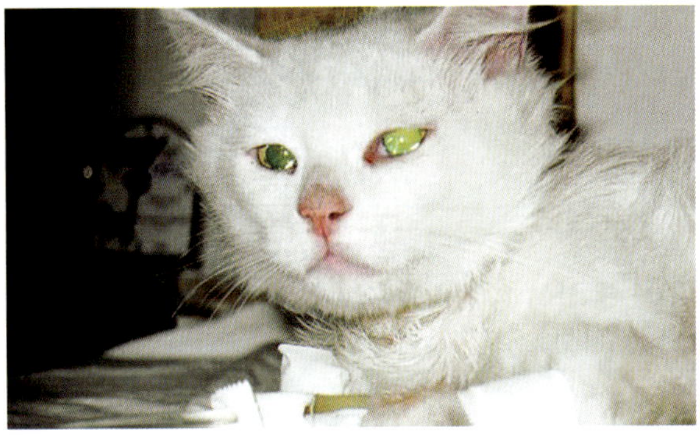

Figura 71.3 Gato intoxicado experimentalmente com 0,45 mg/kg de fluoroacetato de sódio (FAS), VO, apresentando midríase bilateral não responsiva. (Imagem gentilmente cedida pela Dra. Rita Collicchio Zuanaze.)

representados pelo aparecimento de arritmias, podendo evoluir para fibrilação ventricular e parada cardíaca.[13,14] Ao eletrocardiograma, podem ser observadas, além das arritmias ventriculares, alterações de repolarização ventricular, sugerindo lesões hipóxicas do miocárdio (Figura 71.4). Além disso, taquipneia e taquicardia podem ser observadas como mecanismo compensatório na acidose metabólica e também dispneia, nos casos de edema e/ou hemorragias pulmonares causados pelas alterações hemodinâmicas.[15] Os cães podem apresentar hipertermia e os gatos geralmente desenvolvem hipotermia durante a intoxicação por fluoroacetato.[15,16] O FAS também tem influência direta sobre o sistema efetor da termorregulação. A ação do fluorocitrato no bloqueio seletivo do ciclo de Krebs provoca, secundariamente, diminuição na produção de calor e do metabolismo aeróbico com consequente hipotermia, sobretudo em gatos.[15]

Diagnósticos clínico e laboratorial

Os sintomas mais sugestivos da intoxicação, em cães e gatos, baseiam-se no quadro neurológico de excitação e convulsões, além de midríase irresponsiva à luz e alterações cardiorrespiratórias, como arritmias ventriculares, taquipneia e dispneia.[13-15] As alterações laboratoriais mais comuns demonstram acidose metabólica com diminuição de pH, HCO_3^- e PO_2 e aumento da PCO_2 evidenciados na hemogasometria no animal intoxicado. Hipopotassemia e hipocalcemia por diminuição de cálcio sérico ionizado também são observadas.[17] O hemograma pode apresentar leucopenia e trombocitopenia transitórias, de origem ainda desconhecida. Sugere-se que possa haver um sequestro esplênico ou para focos inflamatórios durante a intoxicação, causado provavelmente pela gastrite ou gastrenterite associadas. Também se supõe que o FAS exerça função inibitória sobre leucócitos e plaquetas.[17]

Hiperglicemia transitória, a partir de 12 a 14 horas após a intoxicação, também pode ser verificada, principalmente pelo aumento do cortisol endógeno e maior demanda de glicogênio e glicose, como fornecedores de energia para o metabolismo anaeróbico alternativo ao organismo. As enzimas creatinoquinase (CK) total e sua fração cardíaca (CK-MB) podem apresentar elevações significativas, assim como a lactato desidrogenase (LDH), sugerindo lesões musculares causadas por hipoxia tecidual que ocorre durante a intoxicação, particularmente, no miocárdio.[17]

Os níveis de citrato sérico, na urina e nos tecidos, principalmente renal e hepático, deverão estar aumentados na intoxicação por FAS, no entanto, a análise desse composto para o diagnóstico ainda é realizada experimentalmente.

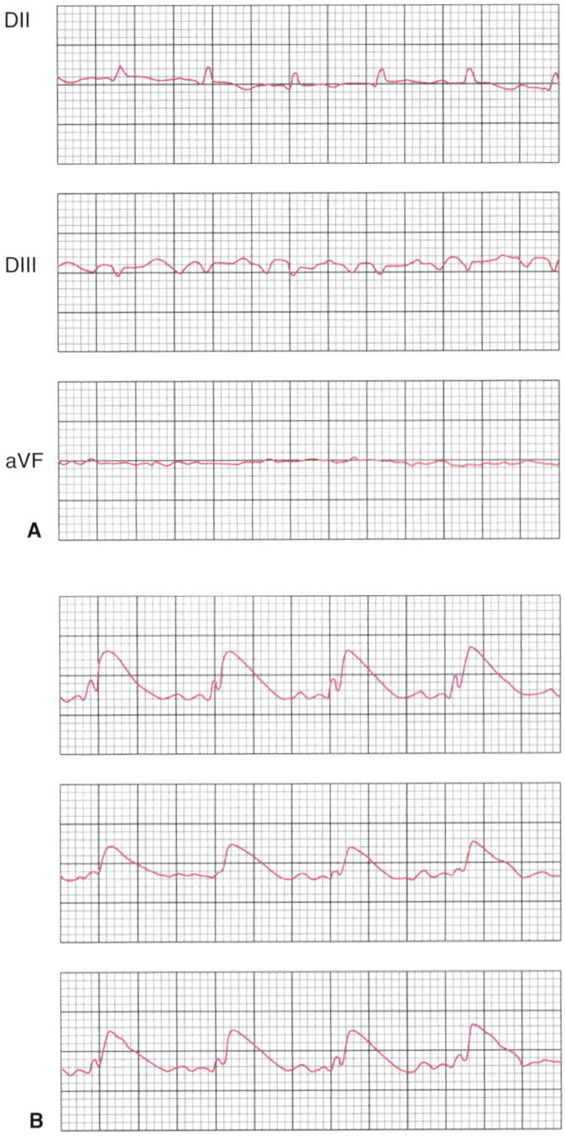

Figura 71.4 A. Trecho eletrocardiográfico normal de um gato não intoxicado, nas derivações DII, DIII e aVF. **B.** Nas mesmas derivações, trecho eletrocardiográfico de gato intoxicado por FAS, logo após episódio convulsivo, que apresentou supradesnível de ST e aumento da onda T, indicando hipoxia, bastante sugestivo de infarto agudo do miocárdio (TEB ECG® – 50 mm/s, amplitude 2 N).

A análise toxicológica pode ser realizada por meio de exames qualitativos em cromatografia de camada delgada, identificando FAS em amostras biológicas e iscas. As análises quantitativas por métodos de cromatografias gasosa (CG) ou líquida de alta eficiência (CLAE) – também conhecida como HPLC – ainda são utilizadas experimentalmente, buscando maior especificidade, sensibilidade e rapidez aos métodos de diagnóstico da intoxicação por esse rodenticida.[17,18]

Achados de necropsia

Os principais órgãos acometidos durante a intoxicação por FAS são o coração e o SNC. Mas, durante a intoxicação por FAS, existem outros órgãos e tecidos sujeitos à ação da hipoxia celular, que ocorre pela diminuição do metabolismo celular oxidativo, como rins, fígado e pulmões.[17]

Os animais intoxicados e que vêm a óbito apresentam rápido *rigor mortis* e alterações inespecíficas nos diversos órgãos. Podem-se observar edema, congestão e hemorragia no cérebro e pulmões, edema, hemorragia e necrose miocárdicos, congestão e degeneração hepáticas moderadas, gastrenterite catarral, além de congestão e degeneração renais corticomedulares (Figuras 71.5 a 71.8). Esses achados sugerem a ocorrência de processos isquêmicos e degenerativos, principalmente no miocárdio, pulmões, fígado e rins.[17]

Tratamento

O tratamento da intoxicação por FAS, nas diferentes espécies animais e no ser humano, pode ser bastante frustrante, visto que, em geral, são quadros clínicos graves e variam com a sensibilidade do animal acometido à quantidade de tóxico ingerida. No entanto, existem algumas condutas terapêuticas gerais e específicas que devem ser consideradas diante dessa intoxicação.

A estabilização do paciente em estado crítico deve ser feita imediatamente. O controle das convulsões ou da hiperexcitabilidade deve ser efetuado com a utilização de anticonvulsivantes, como os benzodiazepínicos ou barbitúricos, nas doses e frequência para o tratamento convencional do estado convulsivo; a oxigenoterapia deve ser utilizada quando houver quadros dispneicos ou taquipneicos, que podem ocorrer em resposta a possível quadro de edema pulmonar e acidose metabólica.

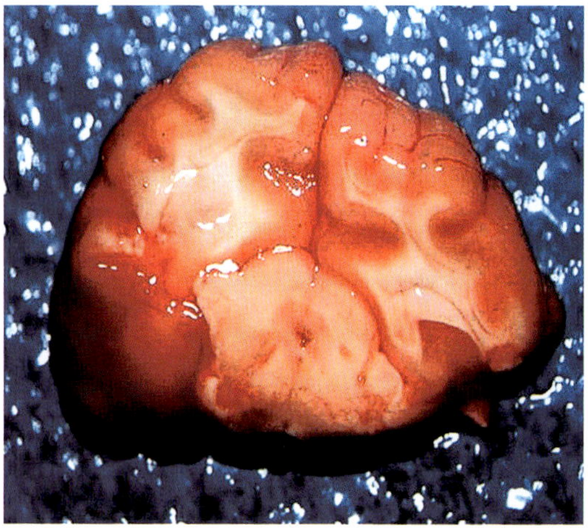

Figura 71.5 Aspecto macroscópico da congestão e edema cerebrais encontrados em gato intoxicado com FAS. (Imagem gentilmente cedida pela Dra. Rita Collicchio Zuanaze.)

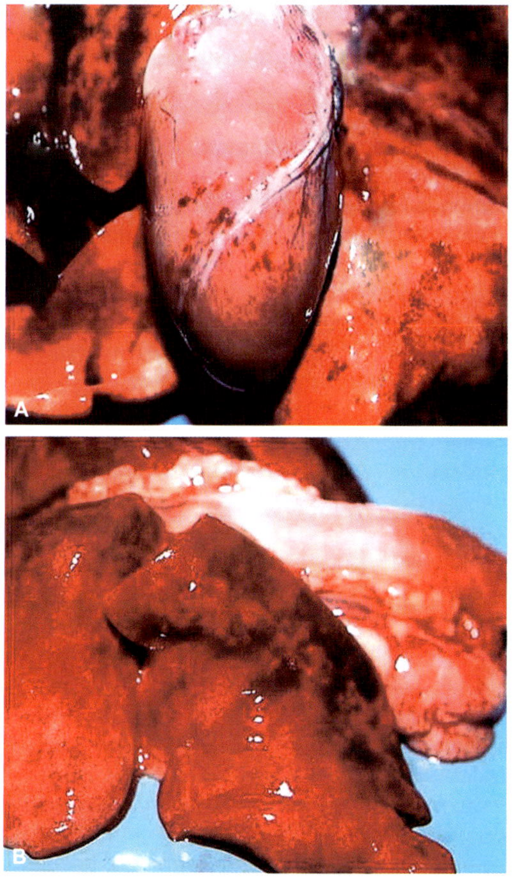

Figura 71.6 **A.** Áreas de hemorragias no miocárdio em gato intoxicado com FAS. **B.** Aspectos macroscópicos de congestão e hemorragia pulmonares. (Imagens gentilmente cedidas pela Dra. Rita Collicchio Zuanaze.)

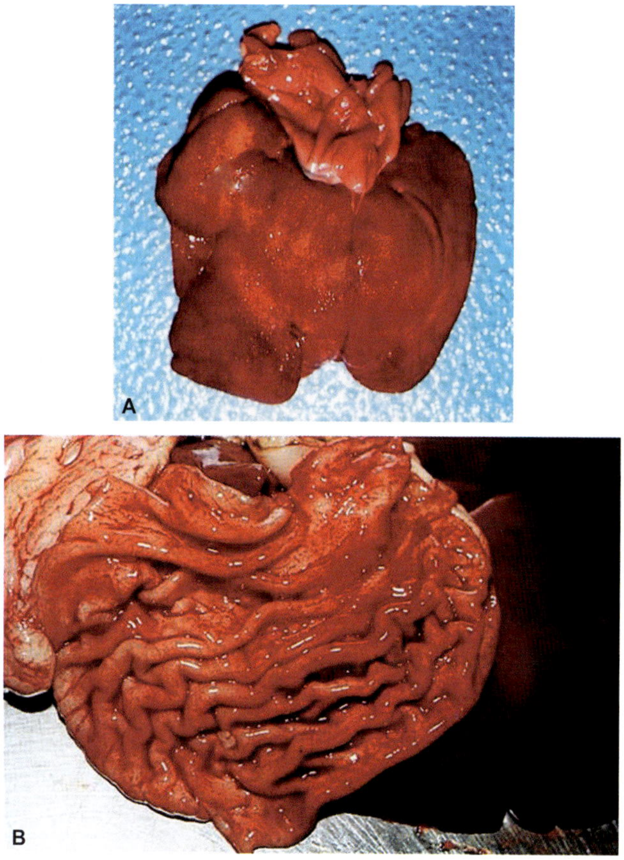

Figura 71.7 **A.** Congestão e pontos macroscópicos de degeneração hepática em gato intoxicado com FAS. **B.** O mesmo animal apresentou estômago com mucosa gástrica hemorrágica e edemaciada, evidenciando quadro de gastrite aguda pela intoxicação. (Imagens gentilmente cedidas pela Dra. Rita Collicchio Zuanaze.)

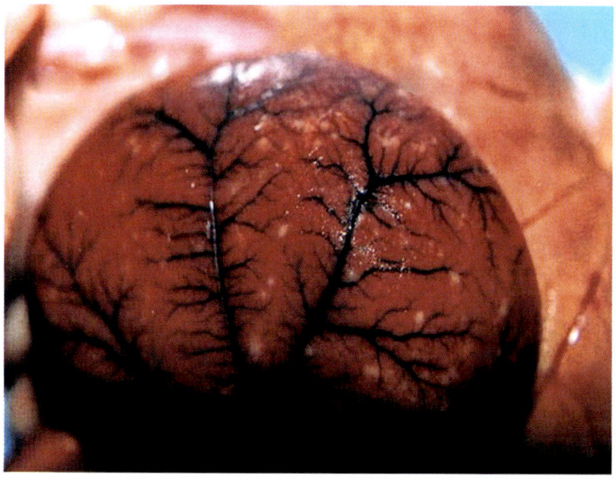

Figura 71.8 Congestão renal e pontos macroscópicos de degeneração em gato intoxicado com FAS. (Imagem gentilmente cedida pela Dra. Rita Collicchio Zuanaze.)

Se o edema pulmonar agudo estiver presente, utilize diuréticos, como a furosemida, em doses terapêuticas. Deve-se evitar o uso de diuréticos osmóticos, como o manitol, pela ocorrência de hiperglicemia na intoxicação.[8,13-15]

A fluidoterapia deve ser realizada com cristaloides isotônicos e tem o objetivo de induzir a diurese e manter o acesso venoso ao animal. Podem ser utilizadas soluções de Ringer simples ou com lactato ou solução fisiológica a 0,9%, não devendo ser utilizadas soluções contendo glicose, devido à hiperglicemia transitória que pode ocorrer durante a intoxicação em cães e gatos.[15] A melhor escolha é o Ringer com lactato® como procedimento auxiliar na correção da acidose metabólica que ocorre durante a intoxicação.

O controle da temperatura corporal do animal é extremamente importante, e os animais hipotérmicos devem ser aquecidos com bolsas e colchão térmicos; nos casos de hipertermia, os animais devem ser resfriados com compressas frias.[8,13,15] O uso de antiarrítmicos pode ser necessário, na ocorrência de arritmias cardíacas graves, como as taquicardias ventriculares.[8,13]

O vômito não deve ser induzido e a desintoxicação com lavagem gástrica pode ser instituída até 2 horas após a ingestão do tóxico, com a utilização de solução salina e carvão ativado diluído, conforme apresentado no Capítulo 69, *Emergências Toxicológicas*.

O bicarbonato de sódio a 8,4% (1 mEq/mℓ) pode ser administrado, na dose de 300 mg/kg (3,6 mℓ/kg) em infusão de 15 a 30 minutos, para reverter o quadro de acidose metabólica e favorecer a excreção renal do FAS, que se torna mais hidrossolúvel em pH urinário alcalino.[8]

Recomenda-se, como terapia de suporte, o uso de antibióticos de amplo espectro, durante no mínimo 7 dias, para prevenir o aparecimento de infecções oportunistas, visto que o animal pode apresentar leucopenia importante até 72 horas após a intoxicação.[15]

Terapia específica

A terapia específica (Quadro 71.2) pode ser instituída com a utilização de gliconato de cálcio a 10%, nas doses de 130 mg/kg, IV, ou 1 mℓ/kg, IV; lentamente, em *bolus* a cada 1 a 2 horas; ou também nas doses de 0,2 a 0,5 mℓ/kg em solução diluída a 5% para infusão contínua, para reverter a hipocalcemia em cães e gatos.[15,19]

O succinato de sódio (medicamento manipulado em concentração de 240 mg/mℓ e pH entre 7,3 e 7,4) vem sendo utilizado, experimentalmente, como um agente complementar no restabelecimento do ciclo de Krebs e reversão da acidose metabólica, na dose de 240 mg/kg, também em *bolus*, a cada 1 a 2 horas; nos mesmos momentos da aplicação do cálcio, mas não simultaneamente, para evitar precipitação dos constituintes; os intervalos entre as aplicações devem ser monitorados e cada animal deve ser reavaliado quanto à resposta ao tratamento. Se necessário, pode-se reduzir as dosagens à metade ou para até um terço da dose inicial recomendada.[15]

No caso de animais assintomáticos, recomenda-se o uso de doadores de acetato, como o monoacetato de glicerol a 10% (Monoacetin®), na dose de 0,55 mg/kg, IM, a cada 30 minutos, durante 12 horas ou 500 mℓ diluídos em solução fisiológica, durante os primeiros 30 minutos após a ingestão do tóxico, protocolo sugerido para o tratamento da intoxicação no ser humano. Em outro protocolo experimental em cães, as doses sugeridas são 0,5 mℓ/kg, IM, na primeira aplicação e 0,2 mℓ/kg nas aplicações posteriores.[16] Esse medicamento tem como função específica impedir a síntese do fluorocitrato e, consequentemente, o estabelecimento dos sintomas clínicos. No entanto, deve ser utilizado logo após a ingestão do tóxico, antes do aparecimento das manifestações clínicas, o que, na prática, é pouco utilizado.

Acetamida, outro doador de acetato, pode ser utilizada na dose de 20 a 25 mℓ/kg diluída em dextrose a 5% em infusão de aproximadamente 60 minutos ou na velocidade de 5 mℓ/kg/h até um período de 12 a 18 horas, com o objetivo também de doar íons acetato e impedir a síntese do metabólito tóxico no início da intoxicação, ainda sem sintomatologia. Porém, seus efeitos foram benéficos experimentalmente em ratos na dose de 1,25 g/kg e em altas doses em humanos, uma solução de acetamida a 10% diluída em dextrose a 5%, na dose de 7 a 10 mℓ/kg/30 minutos e após 5 mℓ/kg a cada 4 horas durante 24 a 48 horas. O uso de acetamida em gatos requer diminuição de até 75% na dose recomendada, devido aos efeitos adversos de aumento da frequência cardíaca nesses animais.[8]

O etanol a 50% pode ser indicado como alternativa ao uso dos demais doadores de acetato (monoacetato de glicerol ou acetamida), para também minimizar a conversão de fluoroacetato em fluorocitrato nos animais assintomáticos. A dose oral recomendada é 8 mℓ/kg, associada ao ácido acético a 5%, também na dose de 8 mℓ/kg.[8] Vale ressaltar que a existência de sintomas clínicos nos animais intoxicados por FAS indica que já está ocorrendo a biotransformação do fluoroacetato em seu metabólito tóxico, o fluorocitrato, tornando de pouca eficácia o uso de doadores de acetato ou do etanol, nos casos sintomáticos.

QUADRO 71.2 Doses dos fármacos específicos utilizados na intoxicação por FAS em cães e gatos.

Tratamento específico (fármaco e concentração)	Doses, vias de administração e intervalos entre doses
Monoacetato de glicerol a 10%	0,5 mℓ/kg, IM, primeira aplicação; 0,2 mℓ/kg aplicações seguintes a cada 30 min, se necessário
Acetamida	20 a 25 mℓ/kg diluído em dextrose a 5%, infusão, IV, durante 60 min, durante 12 a 18 h (velocidade de administração 5 mℓ/kg/h
Etanol a 50%	8 mℓ/kg, VO, associado a ácido acético a 5% na mesma dosagem
Gliconato de cálcio a 10%	130 mg/kg ou 0,2 a 0,5 mℓ/kg, IV, lentamente, *bolus* a cada 1 a 2 h
Succinato de sódio (240 mg/mℓ)	240 mg/kg, IV, lentamente, *bolus* a cada 1 a 2 h
Pentobarbital sódico	15 a 30 mg/kg, IV, até o controle das convulsões

FAS: fluoroacetato de sódio; IM: intramuscular; IV: intravenosa; VO: via oral.

Prognóstico

O prognóstico da intoxicação por FAS é considerado reservado a mau, podendo ser mais favorável após 48 horas de sobrevida do animal intoxicado. Casos de acidose metabólica prolongada e aumento da ureia e creatinina séricas caracterizam sempre um mau prognóstico.

Estricnina

Definição e mecanismo de ação toxicológica

Estricnina é um rodenticida altamente tóxico, sintetizado a partir de um alcaloide ativo da árvore *Strychnos nux-vomica*, encontrada no Sudeste Asiático e nordeste da Austrália. Foi utilizada como rodenticida na Alemanha desde o início do século 16, tendo posteriormente seu uso restrito em diversos países. No Brasil, seu uso como rodenticida também é proibido por lei e anteriormente foi utilizado como princípio ativo em medicamentos de ação analéptica ou estimulante circulatório, que foram retirados do mercado farmacêutico devido à pequena margem de segurança entre as doses terapêuticas e tóxicas.[1,20]

As intoxicações em animais domésticos atualmente são menos frequentes, por ser um agente tóxico pouco disponível, sendo encontrado clandestinamente.[2] Entre os pequenos animais, os cães são mais sensíveis e as intoxicações são agudas e, em sua maioria, fatais. Em humanos, são mais comuns os envenenamentos por tentativas de suicídio e como adulterantes de heroína e cocaína utilizadas por dependentes químicos.[20,21]

A maioria das iscas é formulada contendo 0,5 a 1% de sulfato de estricnina e apresenta coloração semelhante a grãos, como milho e soja.

As doses orais tóxicas da estricnina em cães e gatos são 0,5 a 1,2 mg/kg e 2 mg/kg, respectivamente.[20]

Ao ser absorvida pelo organismo após ingestão oral, a estricnina é rapidamente biotransformada pelo fígado e até 20% do que foi absorvido pode ser excretado com a urina, inalterado, em até 24 horas. A sua meia-vida plasmática é de aproximadamente 10 horas, caracterizando, portanto, o aparecimento rápido dos sintomas clínicos da intoxicação.[20]

A estricnina bloqueia a ação inibitória da glicina sobre os motoneurônios encontrados nas células do corno ventral da medula espinal. Essa inibição provoca atividade neuronal não controlada, produzindo arcos reflexos altamente exagerados. Esse neurotransmissor tem a função de abrir os canais de íons Cl^- para promover a hiperpolarização dos neurônios após a condução elétrica. Nos casos de intoxicações pela estricnina, durante a passagem da condução nervosa, ocorre a despolarização dos neurônios, mas não há repolarização, que fica inibida pela ação do agente tóxico sobre os neurotransmissores inibitórios (Figura 71.9). Esse efeito sobre a glicina ocorre principalmente em arco reflexo espinal de interneurônios, nas células de Renschaw, provocando estimulação e hipertonicidade dos músculos extensores e que participam dos movimentos respiratórios, que são os músculos intercostais e o diafragma. Além disso, a estricnina age estimulando também os centros sensoriais do córtex cerebral, causando convulsões.[20,21]

Manifestações clínicas de intoxicação

Os sintomas clínicos iniciam-se rapidamente, entre 10 minutos e 2 horas após a ingestão do tóxico. Os animais intoxicados por estricnina apresentam alterações de comportamento, hiperexcitabilidade em resposta a estímulos externos, como luz e barulho, além de tremores, mioclonias e hipertermia. Os sintomas neurológicos graves são caracterizados por convulsões tetânicas, acentuada rigidez muscular e espasticidade dos membros, adotando a chamada "posição de 'cavalo de pau'", também observada nos casos de tétano. Pode haver hipertermia, principalmente pelas contrações musculares ocasionadas pelas convulsões. Vômitos são pouco frequentes, mas podem ocorrer no início da intoxicação.[1,20,21]

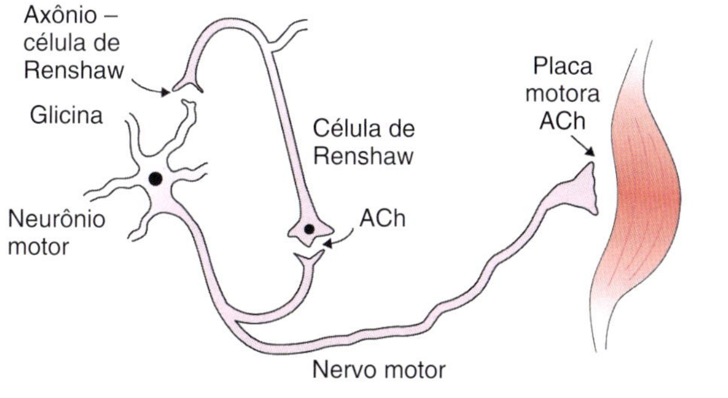

Figura 71.9 Ação competitiva da estricnina sobre o neurotransmissor glicina e seus efeitos pós-sinápticos em interneurônios (nas células de Renshaw), com consequente hiperexcitabilidade, principalmente nas placas motoras. ACh: acetilcolina.

O quadro clínico pode evoluir para a morte dos animais por paralisia dos músculos respiratórios (músculos intercostais e diafragma), provocando a asfixia do animal e, como consequência, hipoxia tecidual nos SNC e miocárdio, principalmente. É raro haver perda da consciência nos animais intoxicados, porém, se ocorrerem convulsões sucessivas e paralisia respiratória, pode haver comprometimento irreversível do SNC, principalmente no córtex cerebral.[20,21]

Diagnósticos clínico e laboratorial

O diagnóstico da intoxicação por estricnina baseia-se nos sintomas agudos, principalmente no quadro neurológico característico, em conjunto com o histórico de possível ingestão de iscas, comportamento inadequado do animal, divergências com vizinhos, acesso do animal à rua e evoluções clínicas aguda e grave.[20]

Devido às contrações musculares e convulsões sucessivas, os achados laboratoriais incluem mioglobinúria, aumento de CK e acidose metabólica.

A análise toxicológica para detecção da estricnina no organismo do animal é o meio de diagnóstico conclusivo da intoxicação por esse agente. Amostras congeladas de urina, conteúdo estomacal e fragmentos de fígado podem ser analisados por análise qualitativa através da cromatografia em camada delgada (CCD). A estricnina não é encontrada em concentrações elevadas no tecido cerebral, portanto não caracteriza material indicado para avaliação toxicológica.[20]

Achados de necropsia

Os animais que morrem intoxicados apresentam rápido *rigor mortis,* com rápido relaxamento. À inspeção do corpo do animal, podem-se observar hemorragias subcutâneas e musculares por traumatismos durante os episódios convulsivos e cianose, o estômago pode conter alimentos ou iscas e aspiração de corpo estranho com restos de alimentos nos brônquios. À histopatologia, podem-se verificar tecido neurológico normal, evidências de edema cerebral ou degeneração esponjosa da substância branca no cérebro, na medula espinal e no nervo óptico, caracterizando processos de hipoxia.[21]

Tratamento

Não há tratamento específico (Quadro 71.3) para a intoxicação por estricnina, sendo estabelecidas medidas de suporte com o objetivo de prolongar a sobrevida até a recuperação do animal.[1,20]

Dentre as medidas terapêuticas, o controle das convulsões e o relaxamento muscular são fundamentais, com a utilização de diazepam ou barbitúricos, além da manutenção da anestesia com anestésicos inalatórios por pelo menos 48 horas. Outro medicamento que pode ser utilizado para promover o

QUADRO 71.3 Doses dos fármacos utilizados no tratamento sintomático da intoxicação por estricnina em cães e gatos.

Tratamento sintomático (fármaco e concentração)	Doses, vias de administração e intervalos entre doses
Metocarbamol	150 mg/kg, IV, primeira aplicação e segunda aplicação 90 mg/kg, se necessário (contraindicado se for usado pentobarbital como anticonvulsivante)
Pentobarbital	15 a 30 mg/kg, IV, até o controle das convulsões
Diazepam	0,5 mg/kg, IV, até o controle das convulsões
Vitamina C	500 mg dose única diária, IV ou SC
Cloreto de amônio	100 mg/kg, VO, a cada 12 h
Manitol 5%	7 mg/kg/h, IV, em solução salina a 0,9%

IV: intravenosa; SC: subcutânea; VO: via oral.

relaxamento muscular é o metocarbamol (Robaxin®), na dose de 150 mg/kg, IV, e, se necessário, repetir a dose de 90 mg/kg, a menos que tenha sido utilizado pentobarbital anteriormente.[20]

O ambiente adequado também é importante, mantendo o animal em local com pouca iluminação direta, silencioso e com poucos estímulos externos. Intubação traqueal, respiração artificial e oxigenoterapia são fundamentais para a manutenção da função respiratória nos casos graves de cianose. A utilização de anestésicos dissociativos, como a quetamina, é contraindicada por promover estímulo motor no SNC, principalmente na medula espinal. Os opioides, sobretudo a morfina, também são contraindicados por promoverem depressão respiratória e possível estimulação neurológica.

A lavagem gástrica, com solução salina e carvão ativado, pode ser realizada como medida de desintoxicação inicial, até 1 hora após a ingestão do tóxico. A indução do vômito nesses animais é totalmente contraindicada, para não induzir ou agravar o quadro neurológico.[1,20]

A acidificação urinária, com utilização de vitamina C injetável (500 mg) ou cloreto de amônio (100 mg/kg, VO, a cada 12 horas), potencializa a excreção renal da estricnina, tornando-a hidrossolúvel em pH urinário ácido. Além disso, fluidoterapia intravenosa, com solução fisiológica a 0,9% ou de Ringer, intensifica a diurese e a excreção da estricnina. Nos casos de animais em acidose metabólica ou respiratória, com mioglobinúria e comprometimento respiratório grave, a acidificação é contraindicada. O uso de $NaHCO_3$ é indicado somente na correção da acidose metabólica, sendo ineficaz nos casos em que a acidose é de origem respiratória.[20]

O edema cerebral, causado pelas convulsões na intoxicação por estricnina, pode ser minimizado ou prevenido com a utilização de diuréticos osmóticos, como o manitol a 5% em solução salina (7 mg/kg/h); o uso de corticosteroides também pode ser indicado, por seus efeitos anti-inflamatórios e menor formação de radicais livres sobre o SNC.

Prognóstico

O prognóstico da intoxicação por estricnina em pequenos animais geralmente é reservado, no entanto, dependerá do tempo de evolução e quantidade de tóxico ingerida. Na maioria dos casos, a evolução aguda é caracterizada por convulsões tetânicas sucessivas, culminando com a morte por asfixia.

RODENTICIDAS DE USO LIBERADO NO BRASIL

Os rodenticidas anticoagulantes são muito utilizados no Brasil, pois são liberados para uso em ambientes doméstico, comercial, hospitalar, industrial, na zona urbana e rural. Portanto, é comum o emprego desse rodenticida no combate e controle dos roedores (ratos, ratazanas e camundongos), pois estes são inconvenientes, provocam prejuízos econômicos e às saúdes humana e animal, pela transmissão de doenças zoonóticas, como a leptospirose.

Esses rodenticidas são de baixo custo, fácil aquisição, manipulação e utilização, sendo vendidos em supermercados, lojas agropecuárias e dos gêneros, além de aparecerem em panfletos de propagandas promocionais de supermercados, dividindo o espaço com os anúncios de produtos alimentícios e demonstrando a sua popularidade.

Porém, tal fato se torna preocupante, pois aumenta muito o risco de intoxicações, principalmente quando os devidos cuidados em sua utilização são menosprezados; no entanto, ele tem antídoto e o veículo do referido rodenticida não é líquido, o que diminui consideravelmente o risco de óbito na ingestão acidental por humanos, no entanto cães e/ou gatos também estão em risco devido ao convívio domiciliar, por isso o produto é liberado no Brasil para o uso doméstico, atendendo ao recomentado pela Anvisa. As instituições e empresas especializadas prestadoras de serviços no controle de pragas também utilizam esses tipos de rodenticidas.

Rodenticidas anticoagulantes

Definição

A intoxicação por rodenticidas anticoagulantes é uma das causas mais comuns de coagulopatia adquirida em medicina veterinária, principalmente na rotina de pequenos animais, sendo o cão mais acometido que o gato, pois este último tem apetite mais seletivo e não ingere as iscas, diminuindo a casuística. Esses rodenticidas também são utilizados criminalmente no extermínio de cães e gatos considerados inconvenientes.

Os rodenticidas anticoagulantes provocam distúrbios na hemostasia, caracterizados por coagulopatia, pois o princípio tóxico age como antagonista competitivo da vitamina K, produzindo fatores de coagulação dependentes da vitamina K inativos e interferindo na homeostasia, isto é, na cascata da coagulação, desenvolvendo assim os sinais clínicos de coagulopatia devido à hemorragia pelo efeito anticoagulante do veneno.

Em meados de 1920, devido a uma mudança na política agrícola da América do Norte, o milho utilizado para a alimentação do gado foi substituído pelo trevo-doce (*Melilotus* spp.), que provocou um grande número de óbitos de bovinos, decorrentes de um distúrbio hemorrágico.[22]

O laboratório Link, com Harold Campbell, em 1939, pesquisando o trevo-doce mofado, isolou e cristalizou o agente tóxico como *bis-hidroxicoumarina*, que foi sintetizado em 1940 e mais tarde ficou conhecido como dicoumarol ou Dicumarol®.[22,23]

Em 1948, após pesquisas em cães e ratos, a Winscomin Alumni Research Foundation (WARF) selecionou e promoveu o composto 42 como um importante rodenticida, e esse congênere sintético, mais potente, passou a ser utilizado como um rodenticida extremamente eficaz, conhecido como **v**arfarina ou **warfarina** – que tem esse nome devido à sigla do detentor da patente, a **WARF**, acrescido do sufixo -**arina**, de derivado de cumarina –, e foi o primeiro rodenticida no mercado.[22-24]

A varfarina é um derivado cumarínico (*4-hidroxicoumarina*) que tem o nome químico 3(α-fenil-β-acetiletil) *4-hidroxicoumarina*.[23,25,26]

A varfarina e seus congêneres podem apresentar-se como substâncias sólidas ou em pó, cristalinas e incolores, inodoras, insípidas. São praticamente insolúveis em água, mas, na forma de sal sódico, são totalmente solúveis. A varfarina é 75 mil vezes mais solúvel em meio aquoso que o dicumarol, ela apresenta baixa volatilidade, e a maioria é estável em condições normais de armazenamento.[23,25,26]

De acordo com a estrutura química, os rodenticidas anticoagulantes são divididos em dois grupos:

- *Derivados das hidroxicoumarinas* (varfarina, brodifacoum, bromadiolona, coumafouril, coumatetralil, difenacoum, coumachlor, cumacloro, tomorim, cumafeno, fumarin e flocoumafen)[22,27,28]
- *Derivados das idandionas* (clorofacinona, difacinona, Diphacin®, pindona e pivalin).[22,27,28]

Os rodenticidas anticoagulantes são classificados em primeira e segunda geração, de acordo com a sua potência como antagonista da vitamina K e, consequentemente, o seu efeito anticoagulante:

- A *primeira geração (curta ação)* compreende varfarina, dicumarol, fumarin, pindona e valona, é caracterizada pela existência de uma grande diferença entre as toxicidades com a dose aguda (única) e a dose crônica (múltipla), pois os rodenticidas de primeira geração atuam com a dose múltipla, e geralmente é necessário que os animais tenham exposições repetidas para consumirem a dose letal. A excreção é rápida e a meia-vida da varfarina é 14 a 14,5 horas.[5,22,27-30]

- A *segunda geração (longa ação)* é representada por brodifacoum, bromadiolona, difenacoum, difacinona, clorofacinona, difetialona, difenadiona, difacinona e flocoumafen, e a diferença entre a dose aguda (única) e a crônica (múltipla) é mínima, ocasionando a intoxicação aguda e fatal. Tem meia-vida muito longa, isto é, longa duração e ação, com maior potência e eficiência em provocar a intoxicação. A retenção é prolongada no organismo e a meia-vida do brodifacoum é 6 dias.[5,22,27-30]

Os rodenticidas de segunda geração foram desenvolvidos em razão da resistência dos ratos e camundongos aos de primeira geração, em especial à varfarina, que foi amplamente consumida na época e ainda é muito utilizada.[22,29,30] Estas, de segunda geração, são conhecidas como "supervarfarinas" (brodifacoum, difenacoum e alguns derivados das idandionas) e têm longa ação anticoagulante.[22] O brodifacoum é o mais utilizado atualmente pela alta eficácia em combater os roedores resistentes à varfarina.[22]

São comercializados em pequenas caixas de papelão ou em sacos plásticos, que contêm os grãos (milho ou outro cereal) associados ao princípio tóxico na forma de pó, mas existem também em formas de *pellets* ou blocos parafinados. Rodenticidas anticoagulantes apresentam-se em diversas colorações – como azul, turquesa, lilás, vermelho, rosa, laranja ou verde-azulada –, a concentração pode variar entre 0,005% e 2,5%, sendo as concentrações mais comuns da varfarina de 0,025% a 0,03% (Figura 71.10).[5,31,32]

Os meios de intoxicação são: (1) por ingestão; (2) contato cutâneo; e, mais raramente, (3) inalação, e ocorre absorção rápida e completa pelo trato gastrintestinal (TGI) em 2 a 3 horas. Apresenta excelente biodisponibilidade, pois 99% do princípio ativo se liga à albumina plasmática, e somente o composto livre é ativo. Após 1 hora da ingestão, atinge-se a concentração sérica máxima, mas, em virtude de seu mecanismo de ação, esse pico não coincide com o efeito tóxico máximo, que ocorre em torno de 48 horas. O efeito da varfarina em dose única inicia-se após 12 a 16 horas, e tem duração de 4 a 5 dias.[31,32]

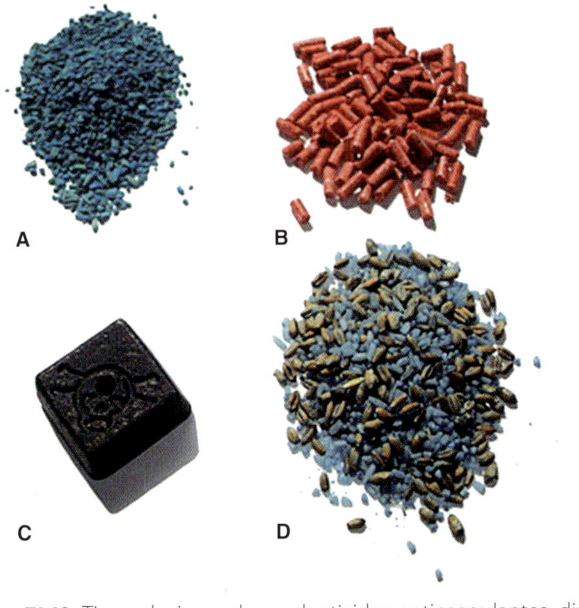

Figura 71.10 Tipos de iscas dos rodenticidas anticoagulantes disponíveis para o comércio. **A.** Isca granulada com o princípio tóxico cumatetralil 0,0375%. **B.** Isca peletizada (*pellets*) com o princípio ativo brodifacoum 0,005%. **C.** Isca em bloco parafinado com o princípio ativo brodifacoum 0,005%. **D.** Isca com grãos de cereais e pó com o princípio ativo bromadiolona 0,005%. (Imagens gentilmente cedidas pela Dra. Eunice Akemi Kitamura.)

A meia-vida da varfarina no plasma do cão e em outras espécies domésticas é de cerca de 14 a 14,5 horas, e a toxicidade depende do número de exposições.[29,31,33,34] A metabolização é lenta pelo organismo, sendo necessários 2 a 4 dias para a sua eliminação.[26] A biotransformação ocorre no fígado e a eliminação dos metabólitos inativos (92%) ocorre pela urina. O restante é eliminado inalterado pelas fezes.[26,31,32]

O fígado é o principal órgão para o depósito e o armazenamento dos rodenticidas anticoagulantes, isso pode ocorrer também no tecido adiposo, mas os principais órgãos em que se encontra a varfarina são fígado, baço e rins.[26]

Existem diferenças nas doses tóxicas agudas e crônicas, dificultando saber qual é a mais fidedigna. A dose letal (DL_{50}) da varfarina, após ingestão oral em dose única no cão, varia de 5 a 50 mg/kg,[33,35] ou de 20 a 300 mg/kg.[5,29,31] A dose única letal da varfarina é de 20 a 50 mg/kg em cães.[26] A dose crônica letal para cães é de 1 a 5 mg/kg/dia, durante 5 a 15 dias.[26,29,33] A pequena ingestão diária de 1 mg/kg de varfarina resulta em intoxicação grave.[35] A DL_{50} do brodifacoum no cão é 3,5 mg/kg e no gato 25 mg/kg.[22]

Mecanismo de ação toxicológica

Os rodenticidas anticoagulantes interagem com a reciclagem da vitamina K no ciclo da vitamina K, sendo antagonistas da vitamina K.[24] Os fatores de coagulação II, VII, IX e X e as proteínas anticoagulantes C e S são dependentes da vitamina K e sintetizados principalmente no fígado, e não são biologicamente ativados, a menos que os resíduos do ácido glutâmico sejam carboxilados.[24,36]

Os resíduos de γ-carboxiglutâmico conferem propriedades de ligação do cálcio a essas proteínas, que são essenciais para que estas se agreguem como um complexo catalítico eficiente. Para essa reação, necessitam de dióxido de carbono, oxigênio molecular, vitamina K reduzida (hidroquinona) e uma forma precursora da proteína-alvo que contenha um local de reconhecimento do pró-peptídio. A carboxilação está diretamente acoplada à oxidação da vitamina K para epóxido. A vitamina K reduzida tem que ser gerada a partir do epóxido para sustentar a carboxilação e a síntese das proteínas biologicamente competentes.[5,24]

O princípio tóxico do rodenticida anticoagulante bloqueia essa ação de redução,[24] impedindo o metabolismo redutor do epóxido (epóxido redutase) da vitamina K inativa em sua forma de hidroquinona ativa, resultando na formação de fatores de coagulação inativados, induzindo coagulopatia secundária, pois os fatores de coagulação dependentes da vitamina K são envolvidos na coagulação sanguínea e têm funções importantes nas vias intrínseca, extrínseca e comum da cascata de coagulação.

As proteínas são os fatores de coagulação dependentes da vitamina K: *fator II* ou *protrombina (via comum)*, *fator VII (via extrínseca)*, *fator IX (via intrínseca)* e *fator X (via comum)*.[22] As manifestações clínicas de coagulopatia aparecem após a depleção da vitamina K_1 no fígado[22] e a formação dos fatores de coagulação inativados (Figura 71.11).

Fatores que aumentam a toxicidade do rodenticida anticoagulante

Existem condições que aumentam a toxicidade do rodenticida anticoagulante, como os fármacos (sulfonamidas, fenilbutazona e ácido acetilsalicílico) que deslocam o anticogulante da ligação com a albumina.[29,33,37]

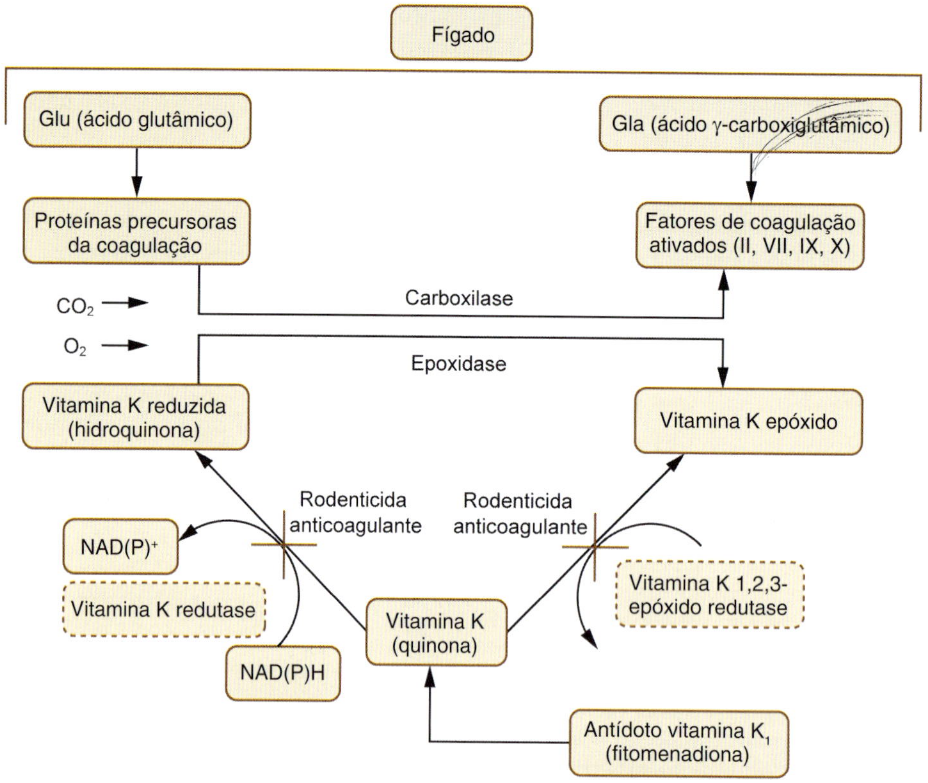

Figura 71.11 Ciclo da vitamina K e mecanismo de ação dos rodenticidas anticoagulantes no fígado. Inibição das enzimas vitamina K 1,2,3-epóxido redutase e vitamina K redutase, resultando em fatores de coagulação dependentes de vitamina K inativados. Local de ação do antídoto vitamina K_1 (fitomenadiona) na administração exógena e produção de fatores da coagulação ativados. NAD: nicotinamida-adenina-dinucleotídio; $NAD(P)^+$: forma oxidada de NAD; NAD(P)H: forma reduzida do fosfato de NAD. (Esquema gentilmente cedido pela Dra. Eunice Akemi Kitamura.)

O cloranfenicol aumenta a toxicidade pela inibição da atividade microssomal.[29,33,37]

Os outros fármacos que potencializam o efeito anticoagulante da varfarina incluem:

- Paracetamol
- Alopurinol
- Agentes alcalinizantes
- Aminoglicosídios
- Amiodarona
- Esteroides anabolizantes
- Corticosteroides
- Antimetabólicos
- Asparaginase
- Clorpropamida
- Cimetidina
- Aminofilina
- Danazol
- Dextrana
- Diazóxido
- Eritromicina
- Ácido etacrínico
- Amitraz
- Selegilina
- Metronidazol
- Óleo mineral
- Miconazol
- Ácido nalixídico
- Neomicina
- Anti-inflamatórios não esteroides (AINEs)
- Propiltiouracila
- Quinidina
- Tetraciclinas
- Diuréticos tiazídicos
- Tolbutamina
- Antidepressivos tricíclicos (amitriptilina)
- Fármacos para a tireoide
- Vitamina E.[29,33,37]

Os antibióticos em geral, principalmente os de amplo espectro, causam deficiência da vitamina K quando administrados por longo período, porque eliminam a microbiota bacteriana intestinal, que é responsável pela produção da vitamina K_2 (natural) utilizada no ciclo da vitamina K, na produção dos fatores de coagulação dependentes de vitamina K.[28,34]

A dieta rica em lipídios aumenta a absorção do princípio tóxico no TGI, além de aumentar a concentração plasmática do rodenticida pela diminuição da ligação da varfarina com a proteína no plasma lipêmico.[28,34]

Suspeita-se que altos níveis de vitamina E na dieta possam interferir na ação dos fatores de coagulação dependentes de vitamina K.[34]

Manifestações clínicas da intoxicação

Numerosos sinais clínicos específicos e inespecíficos de intoxicação por rodenticida anticoagulante são relatados. Os sinais clínicos específicos consistem em hemorragias em diversos locais do organismo; os inespecíficos incluem as mais variadas alterações clínicas sem nenhum sinal de hemorragia externa.[30]

Por causa da variabilidade de sinais clínicos, é importante obter uma história clínica acurada, incluindo descrição do ambiente, uso de rodenticidas e existência de roedores mortos nas imediações do ambiente onde vive o animal, principalmente no caso de suspeita de intoxicação.[30] Na anamnese, solicite ao proprietário do animal a embalagem, a foto do raticida ingerido ou qual o raticida utilizado no domicílio, o que auxilia muito a identificação do princípio tóxico, para instituição do tratamento e prognóstico do paciente.

As manifestações clínicas da coagulopatia iniciam-se tardiamente, em média, após 24 a 48 horas da ingestão da varfarina, de acordo com a meia-vida dos fatores de coagulação,[30,32] ou podem iniciar entre 36 e 72 horas ou em torno de 24 a 96 horas.[35]

Mais raramente, em casos de ingestão de grande quantidade do rodenticida, as manifestações clínicas ocorrem em 12 horas,[32] portanto o aparecimento e a gravidade do quadro hemorrágico dependem de algumas circunstâncias, como tipo de rodenticida ingerido (de primeira ou segunda geração), se a dose ingerida foi suficiente para provocar a intoxicação e o tempo de consumo dos fatores de coagulação dependentes de vitamina K.

O distúrbio hemorrágico tem início após o consumo dos fatores de coagulação dependentes da vitamina K já produzidos e circulantes, pois a falta de vitamina K somente interfere na ativação de novos fatores de coagulação.[32]

A meia-vida dos fatores de coagulação dependentes de vitamina K em cães é de: *41 horas (fator II)*, *6,2 horas (fator VII)*, *13,9 horas (fator IX)* e *16,5 horas (fator X)*, demonstrando a causa dos sinais clínicos tardios após a ingestão do rodenticida anticoagulante, e que o fator VII tem meia-vida mais curta, por isso o exame de escolha para o diagnóstico é o tempo de protrombina (TP), avaliando a via extrínseca e apresentando o tempo prolongado.[31,35,38] Os sinais de hemorragia externa facilmente observados incluem:

- Hemoptise
- Epistaxe (Figura 71.12)
- Hifema
- Hemorragia episcleral ou iridal
- Equimose
- Sangramento gengival
- Hematêmese
- Hematúria
- Melena
- Hematoquezia
- Hematomas externos e sangramento prolongado no local de venopunção, que reforçam a suspeita da intoxicação.[29,30,35,38,39]

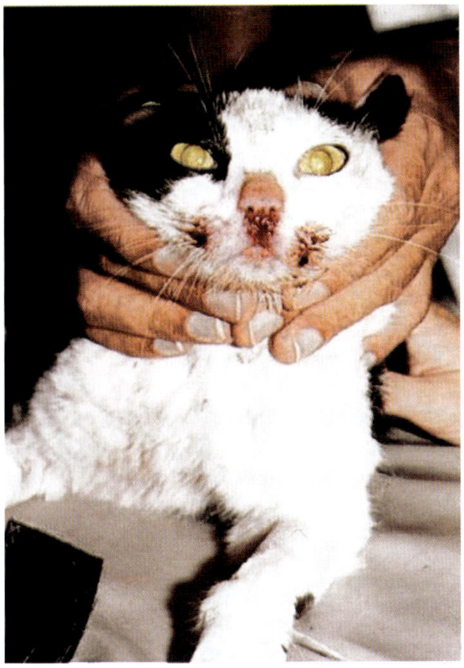

Figura 71.12 Gato intoxicado pelo rodenticida anticoagulante de segunda geração, bromadiolona, apresentando epistaxe bilateral. (Imagem gentilmente cedida pela Dra. Michiko Sakate.)

A intoxicação por rodenticida anticoagulante deve ser considerada em um cão com dispneia ou intolerância ao exercício, quando outras possibilidades de diagnóstico diferencial não estiverem claramente presentes, porque as hemorragias intratorácicas e intrapulmonares são comuns em animais intoxicados.[39] Pode ocorrer potencialmente uma variedade de apresentações clínicas, pois os locais de hemorragia são ilimitados. De modo geral, as cavidades corporais são os locais preferenciais para hemorragia.[29]

Os achados clínicos sugestivos de anemia (palidez de mucosas), hipovolemia, depressão, apatia, fraqueza, tosse, taquipneia ou dispneia, colapso, hemartrose e sinais neurológicos que podem ocorrer com o desenvolvimento de hemorragia intracraniana ou medula espinal (ataxia, paresia, paralisia e convulsões) são muito importantes.[29,30,35,40]

Sinais de hemorragia externa podem estar ausentes e, nesse caso, a hemorragia interna pode estar presente em cavidades peritoneais ou pleurais, tecido subcutâneo, plano intramuscular, espaço retroperitoneal, proeminências ósseas dos membros ou hemorragias intracapsulares ou em outras áreas escondidas do corpo.[29,35,40]

A manifestação clínica decorrente de hemorragias interna e externa resulta em anemia. Esses sinais incluem:

- Aumento de volume indolor em torno de pontos de pressão, como em região coxal, membros posteriores, peitoral, escápula e tórax ventral
- Hemorragia persistente em lacerações superficiais e procedimentos cirúrgicos em animais intoxicados pelo rodenticida anticoagulante.[40]

Hemorragias em áreas vitais do corpo, como tórax e abdome, podem levar o animal a óbito rapidamente.[29,30] A causa mais comum de morte aguda na intoxicação por rodenticida anticoagulante é a hemorragia em cavidade pleural, parênquima pulmonar ou espaços mediastinais, incluindo o espaço pericárdico.[29]

O óbito pode ocorrer na intoxicação aguda, e também a morte súbita em alguns animais intoxicados por varfarina.[35,40]

Diagnósticos clínico, laboratorial e de imagem

Na intoxicação por rodenticida anticoagulante, a anamnese é fundamental, pois, se há relato de ingestão do rodenticida, é muito mais fácil realizar o tratamento e monitoramento até a alta do paciente; no entanto, quando não existe o relato de ingestão de isca (intoxicação primária) ou de roedores mortos pelo rodenticida (intoxicação secundária), o diagnóstico é mais difícil, e a história clínica e os achados do exame físico, laboratoriais e de imagem serão fundamentais para confirmar a suspeita da intoxicação. Quando não há acesso a exames laboratoriais, a instituição da terapia com o antídoto específico (vitamina K_1) e a resposta terapêutica auxiliam no diagnóstico.

Geralmente, quando o proprietário do animal observou a ingestão da isca, ele leva a embalagem do rodenticida, facilitando o diagnóstico e a identificação do princípio tóxico pelo médico-veterinário, o que permite identificar também o tempo de ação do efeito anticoagulante provocado pelo veneno.

A história clínica de coagulopatia secundária, a ocorrência de hemorragias moderadas a graves, hemorragias intracavitárias (tórax, pericárdio, abdominal, hematúria, hemometra), hemorragias em tecido subcutâneo e/ou intramuscular (hematomas), isto é, manifestações clínicas de distúrbio de hemostasia secundária, sugerem intoxicação.

Havendo dispneia, o diagnóstico diferencial inclui intoxicação por rodenticida anticoagulante, pois é a queixa principal quando ocorrem hemorragias intratorácica e intrapulmonar.

Punções devem ser evitadas, mas a toracocentese auxilia o diagnóstico de hemotórax, portanto deve ser realizada com cateter de pequeno calibre, evitando hemorragia adicional.[27]

Na ausência de sinais de coagulopatia, sobretudo nos casos atendidos precocemente, o monitoramento do TP é essencial, associado à administração do antídoto específico, evitando o desenvolvimento do quadro hemorrágico.

Quando se suspeita de intoxicação por rodenticida anticoagulante, pensa-se na coagulopatia, no entanto o hemograma é um exame de triagem, apresentando-se normal ou com anemia e hipoproteinemia.

Na hemorragia grave, o paciente pode desenvolver anemia arregenerativa, devido à evolução aguda.[33] Os achados do hemograma incluem anemia, hipoproteinemia e reticulocitose.[29] A contagem do número de eritrócitos e a concentração de hemoglobina diminuem gradualmente na hemorragia persistente.[23] A anemia e a hipoproteinemia em cães com hemorragia causada por intoxicação por rodenticida anticoagulante são achados bastante frequentes.[36]

O hematócrito e a proteína plasmática total podem estar baixos devido à reidratação maciça; à transfusão sanguínea ou de plasma fresco congelado (PFC), provocando a hemodiluição; ou também à hemorragia prolongada pela perda – nesse caso, a morfologia das hemácias e o hematócrito sugerem uma anemia regenerativa além de hipoproteinemia.[25] Esses achados laboratoriais são comuns em animais com manifestações tardias da intoxicação, isto é, com quadro hemorrágico presente.

Na ausência de sinais de hemorragia e na rápida instituição do tratamento específico, os valores do eritrograma e da proteína plasmática total estarão normais,[38] no entanto o monitoramento do eritrograma é importante, pois, mesmo durante o tratamento, ocorre diminuição dos valores de eritrócitos, hemoglobina e hematócrito em cães intoxicados por varfarina (30 mg/kg, VO), o que se observou após 78 horas da intoxicação e 6 horas do início da terapia com vitamina K_1 associada ou não à transfusão de PFC.[38]

O leucograma pode estar normal ou demonstrar um leucograma de estresse (leucocitose por neutrofilia, eosinopenia, linfopenia e monocitose).[38]

A contagem do número de plaquetas na maioria das vezes está normal na intoxicação por rodenticida anticoagulante,[38] podendo ser afetada secundariamente ao consumo e perda após hemorragia, resultando em discreta, moderada ou grave trombocitopenia, que se normalizará rapidamente após o controle da hemorragia.[25,29,33,36]

Em geral, um animal pode ter tendência hemorrágica quando a contagem de plaquetas for inferior a 40.000/mℓ, enquanto hemorragia espontânea ocorre frequentemente quando for inferior a 20.000/mℓ.[41] Esses valores podem ser modificados quando existir número significativo de macroplaquetas na circulação, pois essas são mais reativas que as plaquetas normais, o que justifica alguns animais não desenvolverem hemorragia espontânea mesmo quando a contagem de plaquetas é de 5.000/mℓ.[41]

A interpretação da contagem do número de plaquetas associada aos achados do exame físico auxilia a identificação do distúrbio hemostático, se originário de hemostasia primária (petéquias) ou secundária (coagulopatia), colaborando para o diagnóstico definitivo.

O perfil hemostático é fundamental para o diagnóstico e o monitoramento da terapia de cães e gatos intoxicados por rodenticida anticoagulante, sendo o TP o teste de escolha; é mais sensível, apresentando-se prolongado precocemente, pois avalia o fator VII, na via extrínseca da cascata da coagulação, que tem meia-vida mais curta (6,2 horas) em comparação aos outros fatores de coagulação dependentes de vitamina K.[5,38]

Em animais assintomáticos, a realização do TP após 24 a 72 horas da intoxicação é, portanto, recomendada no monitoramento do paciente no desenvolvimento da coagulopatia;[5] em cães intoxicados por varfarina (dose de 30 mg/kg, VO), o TP apresentou-se prolongado após 48 horas da exposição.[38]

Vale lembrar que animais com doença hepática avançada (cirrose ou insuficiência hepática) também apresentam TP prolongado, devendo-se descartar a doença hepática para confirmar a intoxicação pelo rodenticida anticoagulante. Outro diagnóstico diferencial é o animal em terapia com anticoagulante cumarínico, como a varfarina sódica, utilizado no tratamento das doenças tromboembólicas, principalmente em felinos com tromboembolismo arterial; diferenciar também da hipovitaminose K, mesmo que seja rara a sua ocorrência.

No coagulograma, o tempo de tromboplastina parcial ativada (TTPA), o tempo de coagulação (TC) e o TC ativado (TCA) também podem ser realizados, mas são menos sensíveis que o TP, pois se prolongam mais tardiamente, devido à meia-vida mais longa dos fatores de coagulação avaliados por esses testes.[5,38]

Obstrução traqueal, aumento mediastinal, efusão pleural e um padrão pulmonar intersticial generalizado foram observados em radiografias torácicas, auxiliando o diagnóstico de intoxicação.[30] No animal com dispneia aguda e suspeita de efusão pleural, a radiografia de tórax auxiliará o diagnóstico, desde que o procedimento não ponha em risco a vida do paciente.

A urinálise também é um exame de triagem, e a hematúria pode estar presente na intoxicação pelo rodenticida anticoagulante.

Diagnóstico definitivo

O diagnóstico definitivo de intoxicação por rodenticida anticoagulante é feito por meio de exame toxicológico. Envia-se sangue total ou plasma para análise. Atenção: o soro não é recomendado, pela possível adsorção parcial do rodenticida anticoagulante pelo coágulo.[42]

Para realizar o exame *post mortem* enviam-se fragmentos de fígado, rins, sangue não coagulado (amostra de escolha), urina e conteúdo estomacal,[5,27,37] a análise do conteúdo gástrico ou intestinal não é confiável porque a ingestão do toxicante pode ter ocorrido 2 a 3 dias antes.[27] As amostras devem ser congeladas e enviadas em caixas térmicas, como de isopor.[43]

As técnicas de CLAE ou HPLC, CG, espectrometria de massa e CCD detectam o rodenticida anticoagulante.[1,43]

Os exames toxicológicos são realizados em centros de atendimento toxicológico de humanos, mas existem alguns laboratórios veterinários disponíveis no Brasil, inclusive em universidades públicas.

A realização do exame toxicológico confirmará a suspeita clínica, e é importante para obtenção de dados epidemiológicos em medicina veterinária que são escassos no Brasil.

Devido à necessidade de atendimento emergencial caso haja coagulopatia, o tratamento é instituído rapidamente; portanto, não se deve aguardar o resultado do exame toxicológico para iniciar o tratamento, pois o resultado será obtido após alguns dias da solicitação do exame, com isso, aumentando o risco de agravamento ou óbito do paciente no tratamento tardio.

Achados de necropsia

As mortes súbitas são marcadas frequentemente com hemotórax, hemomediastino, hemopericárdio, edema e hemorragia pulmonar grave.[27] Os achados comuns de necropsia incluem hemotórax e hemorragia pulmonar, sendo o hemoperitônio menos observado.[35]

As alterações observadas na necropsia incluem hemorragias múltiplas por toda a musculatura corporal e tecido subcutâneo, hemorragia intestinal (Figura 71.13), sangue não coagulado, regiões articulares e hemorragias difusas que podem envolver alguns ou todos os órgãos e tecidos, equimoses ou sufusões em vez de petéquias. O coração pode estar globoso e flácido, ocorrendo necrose hepática centrolobular, às vezes, em decorrência de anemia e hipoxia.[27,40]

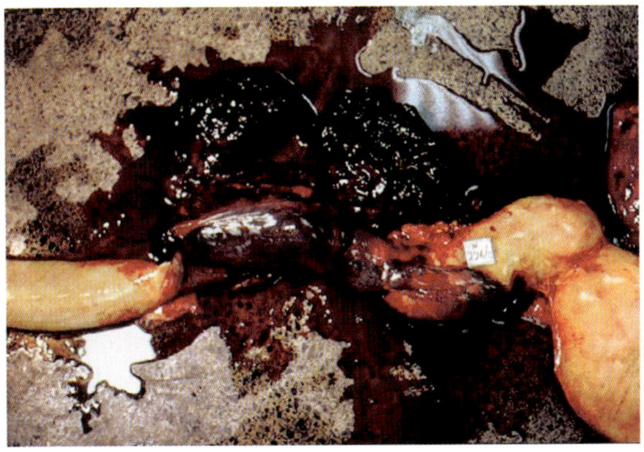

Figura 71.13 Necropsia de gato intoxicado pelo rodenticida anticoagulante de segunda geração, bromadiolona, demonstrando alças intestinais (duodeno) hemorrágicas e sangue não coagulado no *post mortem*. (Imagem gentilmente cedida pela Dra. Michiko Sakate.)

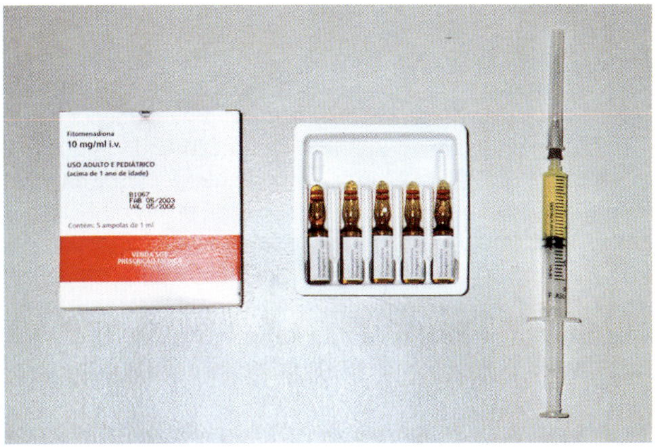

Figura 71.14 Antídoto vitamina K_1 na apresentação injetável. (Imagem gentilmente cedida pela Dra. Eunice Akemi Kitamura.)

Em casos prolongados de hemorragia, a icterícia pode estar presente devido à absorção dos pigmentos do sangue das áreas com hemorragia interna.[40]

Tratamento

Medidas de descontaminação ou diminuição da absorção do princípio tóxico

No atendimento da ingestão imediata, são adotadas medidas de descontaminação, indicando indução da êmese, realização de lavagem gástrica, administração de adsorvente (carvão ativado) e de catárticos, medidas efetivas na diminuição da absorção do toxicante pelo TGI.

Quando a ingestão ocorreu até 1 a 2 horas, a êmese é indicada, com o objetivo de eliminar a isca e diminuir a absorção adicional do toxicante; no entanto, acima de 2 horas a eficácia da descontaminação é menor, pois já ocorreu a absorção de quantidade considerável do princípio tóxico no TGI.

Após terminar a lavagem gástrica, o carvão ativado deve ser administrado via sonda gástrica, com a função de adsorver o princípio tóxico restante. Utiliza-se a dose de 2 a 5 g/kg, na diluição de 1 g de carvão ativado em 5 mℓ de água, a cada 4 horas ou a cada 6 horas, durante 2 a 3 dias, devido à recirculação êntero-hepática.[22,28]

Para realizar as medidas de descontaminação ou diminuição da absorção do princípio tóxico, consulte o Capítulo 69, *Emergências Toxicológicas*.

Tratamento específico

Existe um antídoto específico, a vitamina K_1 (fitomenadiona, fitonadiona, filoquinona) (Figura 71.14), e deve ser administrado sempre por via subcutânea, nunca por via intravenosa, pois provoca reação de hipersensibilidade (urticária e/ou angioedema) ou anafilaxia. A via intramuscular também é contraindicada pelo risco de provocar hematomas.[5,28] Mesmo quando administrado por via subcutânea, existem relatos no Brasil de reação de hipersensibilidade; portanto, a utilização de Kanakion® injetável (ampola 10 mg/mℓ) é mais segura e sem relatos de reações adversas na administração por via subcutânea.[38]

A vitamina K_1 deverá reverter a hipoprotrombinemia em aproximadamente 1 hora, mas várias horas serão necessárias para a produção dos fatores de coagulação ativos e resposta clínica completa.[25,44-46] Cães intoxicados por varfarina (dose 30 mg/kg, VO) demonstraram, após 48 horas de início da terapia, encurtamento considerável do TP e, após 96 horas, este estava normal.[38]

A dose e a duração da terapia são variáveis, dependendo da potência do rodenticida anticoagulante ingerido. Para os de primeira geração, a dose de 1 mg/kg, SC, a cada 24 horas, durante 10 a 14 dias; e, para os de segunda geração, a dose de 2,5 a 5 mg/kg, SC, a cada 24 horas, durante 21 a 30 dias, demonstraram reverter a coagulopatia (Quadro 71.4).[5,39] É fundamental para o sucesso terapêutico que o médico-veterinário realize o tratamento pelo tempo correto e o monitoramento, pois a única administração de vitamina K_1 durante a consulta não é suficiente.

O monitoramento para avaliar se o tempo de tratamento com a vitamina K_1 foi suficiente e se pode ser suspenso definitivamente é feito pelo TP, sendo indicado realizar o TP após 2 a 3 dias de suspensão do tratamento.[5] Caso o valor esteja normal, o paciente terá alta, mas, se o TP estiver prolongado, reinicia-se o tratamento por mais 7 dias, retornando a suspensão da terapia e monitoramento do TP até este se normalizar. Em alguns casos, é necessário o tratamento por tempo superior a 30 dias.

No mercado farmacêutico, existem outras formas de vitamina K, como a K_3 (menadiona) e a K_4, que são hidrossolúveis e sintéticas; a vitamina K_4 (difosfato sódico menadiol) é um derivado da K_3 (menadiona) e tem a metade da atividade da K_3. Ambas necessitam de modificação metabólica prévia para obter benefício significativo. Desse modo, as vitaminas K_3 e K_4 não são efetivas em condições agudas emergenciais; portanto, a vitamina K_1 sempre é preferida pela maior eficácia terapêutica e ação mais rápida que a dos outros análogos na ativação dos fatores de coagulação dependentes da vitamina K e reversão da coagulopatia.[24,25] A vitamina K_3 pode provocar anemia hemolítica pela produção de corpúsculo de Heinz.[1] Essas outras apresentações (K_3 e K_4) têm baixo custo em comparação com a vitamina K_1, e alguns profissionais as utilizam, não obtendo a eficácia desejada, portanto não são recomendadas como antídoto.

QUADRO 71.4 Doses do antídoto específico e tratamento sintomático utilizado na intoxicação por rodenticidas anticoagulantes em cães e gatos.

Fármaco e concentração	Doses, vias de administração e intervalos entre doses
Vitamina K_1*	Rodenticida anticoagulante primeira geração: 1 mg/kg, SC, a cada 24 h, durante 10 a 14 dias Rodenticida anticoagulante segunda geração: 2,5 a 5 mg/kg, SC, a cada 24 h, durante 21 a 30 dias
PFC	10 a 20 mℓ/kg, IV; repetir se necessário

*As vias intramuscular (IM) e intravenosa (IV) são contraindicadas. PFC: plasma fresco congelado; SC: subcutânea.

Tratamento sintomático e suporte

O efeito terapêutico da vitamina K_1 na hemostasia não é imediato.[44] Como a reversão da anticoagulação pela vitamina K_1 exige a síntese de proteínas de coagulação plenamente carboxiladas, somente ocorre melhora significativa da hemostasia após várias horas (3 a 12 horas), independentemente da via de administração, e podem ser necessárias 24 horas ou mais para que seja atingido o efeito máximo.[24,44]

O tratamento imediato na hemorragia aguda em animal geralmente requer a administração de sangue total fresco, plasma fresco ou PFC associado à administração da vitamina K_1, durante o período em que novos fatores de coagulação estão sendo ativados pela vitamina K_1, fornecendo assim os fatores de coagulação prontos para o controle imediato da hemorragia.[44]

Desse modo, os fatores de coagulação dependentes da vitamina K estarão disponíveis, promovendo imediatamente a hemostasia, enquanto a produção endógena ocorre no fígado.[44] Animais com coagulopatia moderada podem responder bem ao quadro, quando tratados somente com a vitamina K_1.[39]

Caso seja necessária melhora hemostática imediata, concentrações adequadas de fatores de coagulação dependentes de vitamina K podem ser restauradas pela transfusão IV de PFC na dose de 6 a 10 mℓ/kg[45] ou 10 a 20 mℓ/kg[24] ou 10 mℓ/kg, repetindo a transfusão até o controle da hemorragia[46].

Observou-se melhora importante no TP após 6 horas do início do tratamento com vitamina K_1 (dose 1 mg/kg) associada à transfusão de PFC (dose 10 mℓ/kg IV) em cães intoxicados por varfarina, demonstrando que esse protocolo terapêutico é mais eficaz quando comparado à terapia somente com a vitamina K_1 (Figura 71.15 A e B).[38]

Na maioria das circunstâncias, deve-se administrar vitamina K_1 associada ao PFC, pois os fatores transfundidos, em especial o fator VII, são depurados da circulação mais rapidamente do que o anticoagulante residual, e isso aumenta a necessidade de repetidas transfusões.[24] Esse protocolo deve cessar a hemorragia na intoxicação por cumarínicos.[23]

O constante monitoramento, durante e após a transfusão em pacientes receptores de componentes sanguíneos (portadores de coagulopatia), é amplamente recomendado, observando-se também se a resposta à terapia foi alcançada. TP, TC, TCA ou TTPA devem ser realizados 1 hora após a terapia transfusional.[45,46]

A transfusão de sangue total refrigerado, fresco ou concentrado de eritrócitos é indicada em caso de anemia em cães e gatos, na correção da anemia e da hipovolemia.

Os locais de venopunção podem sangrar incessantemente e, como consequência, formar hematoma local, que é prevenido com uma atadura compressiva no local;[29] portanto, evite punções, e, se necessário, realize o procedimento com agulhas, cateteres ou *scalps* de pequeno calibre, minimizando o trauma e o risco de hemorragias, assim como na toracocentese terapêutica no hemotórax.

Cuidados no manejo são essenciais, evitando traumatismos para não ocorrerem hematomas. Em caso de hipotermia, aquecer o animal e evitar a hemodiluição são condutas que auxiliam a recuperação do animal.

Prognóstico

O prognóstico é variável, dependendo das manifestações clínicas, haja ou não hemorragia, localização da hemorragia e gravidade da coagulopatia. O prognóstico é bom, sem hemorragia e com boa resposta ao tratamento específico, bem como a administração da vitamina K_1 até a normalização da coagulação. O prognóstico é reservado a ruim quando há hemorragia, e com pouca ou nenhuma resposta ao tratamento específico, sintomático e de suporte.

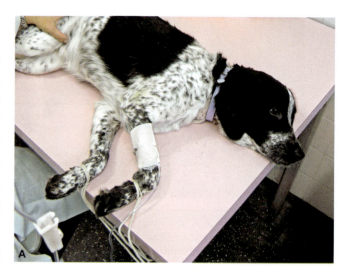

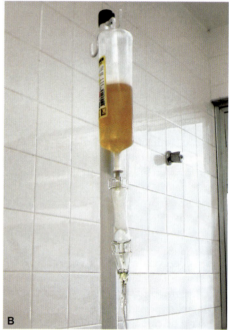

Figura 71.15 A. Cão adulto intoxicado por varfarina, em tratamento com transfusão de plasma fresco congelado (PFC) na dose de 10 mℓ/kg, IV. **B.** PFC após o descongelamento em banho-maria a 37°C e equipo de transfusão, utilizado em transfusão de cão intoxicado por varfarina. (Imagens gentilmente cedidas pela Dra. Eunice Akemi Kitamura.)

REFERÊNCIAS BIBLIOGRÁFICAS

1. Murphy MJ. Rodenticides. Vet Clin North Am Small An Pract. 2002;32:469-84.
2. Bochner R. Sistema Nacional de Informações Tóxico-Farmacológicas – SINITOX e as intoxicações humanas por agrotóxicos no Brasil. Ciênc Saúde Col. 2007;12(1):73-89.
3. Xavier HS, Spinosa HS. Toxicologia clínica: diagnóstico das intoxicações. In: Spinosa HS, Górniak SL, Palermo-Neto J (editores). Toxicologia aplicada à medicina veterinária. 1. ed. São Paulo: Manole; 2008. p. 71-87.
4. David JT, Miroslav S, Shan L. The cellular metabolism and systemic toxicity of arsenic. Toxicol Appl Pharmac. 2001;176:127-44.
5. Dorman DC. Toxicology of selected pesticides, drugs and chemicals. Anticoagulant, cholecalciferol and bromethalin based rodenticides. Vet Clin North Am Small Anim Pract. 1990;20(2):339-52.
6. Peterson EN, Kirby R, Sommer M. Cholecalciferol rodenticide intoxication in a cat. J Am Vet Med Assoc. 1991;199:904-6.
7. Eason C. Sodium monofluoroacetate (1080) risk assessment and risk communication. Toxicol. 2002;27:181-2;523-30.
8. Kathy P. Sodium monofluoroacetate (1080). In: Peterson ME, Talcott PA (editors). Small animal toxicology. Missouri: Elsevier; 2006. p. 1055-82.
9. Tokarnia CH, Dobereiner J, Peixoto PV. Poisonous plant affecting livestock in Brazil. Toxicol. 2002;40(12):1635-60.

10. Bosakowski T, Levin AA. Serum citrate as a peripheral indicator of fluoroacetate and fluorocitrate toxicity in rats and dogs. Toxicol Appl Pharmacol. 1986;85:428-36.
11. Raabe WA. Ammonia and disinhibition in cat motor cortex by ammonium acetate, monofluoroacetate and insulin-induced hypoglycemia. Brain Res. 1981;210:311-22.
12. Collicchio-Zuanaze RC, Sakate M, Crocci A. Variabilidade clínica na determinação da dose tóxica oral em intoxicação experimental por fluoroacetato de sódio em gatos. Braz J Vet Res Anim Science. 2006;43(1):117-24.
13. Robinson RF, Griffith JR, Wolowich WF *et al.* Intoxication with sodium monofluoroacetate (compound 1080). Vet Hum Toxicol. 2002;44:93-5.
14. Collicchio-Zuanaze RC, Sakate M. Aspectos clínicos e terapêuticos da intoxicação por fluoroacetato de sódio em animais domésticos: revisão. Vet Notíc. 2005;11(2):1-10.
15. Collicchio-Zuanaze RC, Sakate M, Schwartz DS, Tezza E, Crocci AJ. Calcium gluconate and sodium succinate for therapy of sodium fluoroacetate experimental intoxication in cats: clinical and electrocardiographic evaluation. Hum Exp Toxicol. 2006;25(4):175-82.
16. De Paula LF, Sakate M. Intoxicação por fluoroacetato em cães: avaliação clínica e eletroencefalográfica do tratamento com monoacetato de glicerol e gliconato de cálcio; 2000. [dissertação]. Faculdade de Medicina Veterinária e Zootecnia. Universidade Estadual Paulista. Botucatu.
17. Collicchio-Zuanaze RC. Perfil hematológico, bioquímico e avaliações histopatológica e toxicológica de gatos intoxicados experimentalmente com fluoroacetato de sódio; 2006. [tese]. Faculdade de Medicina Veterinária e Zootecnia. Universidade Estadual Paulista. Botucatu.
18. Zeferino MA, Collicchio-Zuanaze RC, Menezes ML *et al.* Validação de um método em cromatografia líquida para análise quantitativa do monofluoroacetato de sódio no soro de gatos intoxicados experimentalmente. Anais do XIV Congresso Brasileiro de Toxicologia. Rev Bras Toxicol. 2005;18(1):172.
19. Omara F, Sisodia CS. Evaluation of potential antidotes for sodium fluoroacetate in mice. Vet Hum Toxicol. 1990;32:427-9.
20. Talcott PA. Strychnine. In: Peterson ME, Talcott PA (editors). Small animal toxicology. Missouri: Elsevier; 2006. p. 1062-76.
21. Heiser JM, Daya MR, Magnussen AR. Massive strychnine intoxication: serial blood levels in a fatal case. Clin Toxicol. 1992;30(2):269.
22. Murphy MJ. Anticoagulant rodenticides. In: Gupta RC (editor). Veterinary toxicology basic and clinical principles. New York: Elsevier; 2007. p. 525-47.
23. Pelfrene AF. Synthetic organic rodenticides. In: Hayes WJ, Laws ER. (editors). Handbook of pesticide toxicology. San Diego: Academic Press; 1991. p. 1271-316.
24. Majerus PW, Broze GF, Miletich JP *et al.* Fármacos anticoagulantes, trombolíticos e antiplaquetários. In: Hardman JG, Limbird LE (editores). Goodman & Gilman: as bases farmacológicas da terapêutica. 9. ed. Rio de Janeiro: McGraw-Hill; 1996. p. 991-1005.
25. Beasley VR, Buck WB. Warfarin and other anticoagulant poisonings. In: Bonagura JD (editors). Current veterinary therapy VIII: small animal practice. 8. ed. Philadelphia: W. B. Saunders; 1983. p. 101-6.
26. Pereira CA. Envenenamentos por compostos orgânicos. In: Pereira CA. Plantas tóxicas e intoxicações na veterinária. Goiânia: Cegraf-UFG; 1992. p. 153-202.
27. Osweiler GD. Rodenticidas. In: Osweiler GD. Toxicologia veterinária. Porto Alegre: Artes Médicas; 1998. p. 300-20.
28. Sakate M, Nogueira RMB, Andrade SF. Terapêutica das intoxicações. In: Andrade SF (editor). Manual de terapêutica veterinária. 3. ed. São Paulo: Roca; 2008. p. 611-45.
29. Mount ME, Wood BJ, Murphy MJ. Os rodenticidas anticoagulantes. In: Kirk RW (editor). Atualização terapêutica veterinária: pequenos animais. 9. ed. São Paulo: Manole; 1988. p. 200-11.
30. Blocker TL, Roberts BK. Acute tracheal obstruction associated with anticoagulant rodenticide intoxication in a dog. J Small Anim Pract. 1999;40(12):577-80.
31. Merola V. Anticoagulant rodenticides: deadly for pests, dangerous for pets. Vet Med. 2002;97(10):716-27.
32. Alonzo HGA, Corrêa CL. Praguicidas. In: Oga S (editor). Fundamentos de toxicologia. 2. ed. São Paulo: Atheneu; 2003. p. 439-58.
33. Plunkett SJ. Anticoagulant rodenticide toxicosis. In: Plunkett SJ. Emergency procedures for the small animal veterinarian. 2. ed. London: WB Saunders; 2000. p. 289-92.
34. Prater MR. Acquired coagulopathy I: avitaminosis K. In: Feldman BF, Zinkl JG, Jain NC (editors). Schalm's veterinary hematology. 5. ed. Philadelphia: Lippincott Williams & Wilkins; 2000. p. 556-9.
35. Talcott PA, Dorman DC. Pesticide exposures in companion animals. Vet Med. 1997:167-81.
36. Sheafor SE, Couto CG. Anticoagulant rodenticide toxicity in 21 dogs. J Am Anim Hosp Assoc. 1999;35:38-46.
37. Górniak SL, Medeiros RMT. Toxicologia dos raticidas. In: Spinosa HS, Górniak SL, Palermo-Neto J (editores). Toxicologia aplicada à medicina veterinária. São Paulo: Manole; 2008. p. 345-63.
38. Kitamura EA. Perfil hematológico, hemostático e terapêutico da intoxicação experimental de cães (*Canis familiaris*) por varfarina; 2005. [dissertação]. Faculdade de Medicina Veterinária. Universidade Estadual Paulista "Júlio de Mesquita Filho". Botucatu.
39. Murphy MJ. Rodenticides toxicosis. In: Bonagura JD (editor). Kirk's current veterinary therapy: XIII small animal practice. 13. ed. Philadelphia: W.B. Saunders; 2000. p. 211-2.
40. Bailey Jr EM, Garland T. Toxicology emergencies. In: Murtaugh RJ, Kaplan PM (editors). Veterinary emergency and critical care medicine. St. Louis: Mosby-Year Book; 1992. p. 427-52.
41. Pelt DRV, Miller E, Martin LG, Hackett TB. Hematologic emergencies. Vet Clin North Am Small Anim Pract. 1994;24(6):1139-71.
42. Poppenga RH, Braselton WE. Effective use of analytical laboratories for the diagnosis of toxicologic problems in small animal practice. Vet Clin North Am Small Anim Pract. 1990;20(2):293-306.
43. Xavier FG, Spinosa HS. Diagnóstico das intoxicações. In: Spinosa HS, Górniak SL, Palermo-Neto J (editores). Toxicologia aplicada à medicina veterinária. São Paulo: Manole; 2008. p. 71-88.
44. Burgess TM, Meyer EK, Bataller N. Practicioner report involving intravenous use of vitamin K_1 prompts label review and revision. J Am Vet Med Assoc. 2001;218(11):1767-70.
45. Gopegui RR, Feldman BF. Use of blood and blood components in canine and feline patients with hemostatic disorders. Vet Clin North Am Small Anim Pract. 1995;25(6):1387-402.
46. Kristensen AT, Feldman BF. General principles of small animal blood component administration. Vet Clin North Am Small Anim Pract. 1995; 25(6):1277-90.

72

Intoxicação por Amitraz, Avermectinas e Milbemicinas

Silvia Franco Andrade

AMITRAZ

O amitraz é um inseticida tópico do grupo das formamidinas, é muito popular no Brasil devido a sua eficácia, facilidade de aquisição e custo baixo do produto.[1,2] Foi sintetizado na Inglaterra, em 1969, e é utilizado como carrapaticida e acaricida em ruminantes, caninos e suínos.[3-5] Seu uso não é recomendado em equinos devido à intoxicação grave induzindo impactação intestinal, provocando síndrome cólica muitas vezes fatal.[6] Em gatos, apesar de não ser recomendado o uso pelo fabricante, é um acaricida eficaz no tratamento de escabiose e demodiciose felina, sendo a intoxicação muito similar à que ocorre em cães.[7-12] Trabalhos mostram que essa espécie é bastante resistente às altas concentrações de amitraz tópico pelo banho.[7,8,10-12] O amitraz pode aumentar sua toxicidade se administrado concomitantemente com inibidores da monoaminoxidase (MAO) e agonistas α_2-adrenérgicos. Caso a pele apresente ulcerações extensas, deve-se evitar o uso, devido ao aumento da absorção do amitraz. Os tutores devem ser orientados a usar luvas para a manipulação do produto, devido ao risco da exposição cutânea, além de evitar a prescrição desse princípio ativo em animais cujo tutor se encaixe nas contraindicações, ou seja, que estejam sob tratamento de inibidores da MAO, como selegilina ou com agonista α_2-adrenérgico, como a clonidina utilizada como substância anti-hipertensiva, ou ainda que possuam Mal de Parkinson ou diabetes.[7-12,49]

Os tipos de exposição mais frequentemente relatados como causadores dessa intoxicação são: por exposição cutânea, principalmente em altas concentrações por meio de banhos, aspersão ou imersão do produto, fato potencializado caso o animal fique exposto ao sol ou se utilizado em animais com a pele alterada (inflamada ou lesionada), aumentando assim a absorção cutânea do amitraz; e por ingestão oral por lambedura dos pelos molhados com o produto ou a própria ingestão deste, inclusive em coleiras antiparasitárias.[1,2] Vias de administração incorretas, realizadas pelo proprietário do animal, podem resultar em grave quadro de intoxicação, como no uso do amitraz por via oral (VO), descrito em um cão sem raça definida e intramuscular (IM), descrito em um cão da raça Basset Hound.[4] Pode ainda haver contaminação do meio ambiente e dos alimentos por meio de pulverização das instalações ou plantações.[1] Exemplos de alguns produtos comercializados no Brasil que contêm amitraz estão descritos no Quadro 72.1.

O amitraz é um composto muito lipossolúvel, rapidamente absorvido pela pele e pelas mucosas, o que gera perigo potencial para animais e seres humanos. Aparentemente, o amitraz se concentra em pele, fígado, olhos, bile, rins, cerebelo, pulmões, baço e gônadas. É uma base fraca, relativamente estável em pH alcalino, mas é instável em meio ácido e sofre degradação quando exposto à luz e/ou à temperatura elevada.[1,13] Sofre rápida hidrólise por ação do suco gástrico após administração por via oral e tem biotransformação hepática. O BTS 27271 é o metabólito ativo mais potente do amitraz.[14]

Mecanismo de ação

O mecanismo de ação principal consiste na interação com α_2-adrenorreceptores de modo semelhante aos agonistas xilazina e clonidina, além de secundariamente provocar inibição da enzima monoaminoxidase (MAO), ou seja, *é um agonista α_2-adrenérgico com fraca ação inibidora da MAO.* Perifericamente, o amitraz também estimula receptores α_1-adrenérgicos, produzindo vasoconstrição.[1,2,15] O envolvimento com receptores α_2-adrenérgicos também está relacionado com a inibição da síntese de prostaglandinas. Estudos recentes mostram os subtipos de receptores α_2 adrenérgicos em que o amitraz e seus metabólitos ativos atuam, sendo especificamente nos receptores α_{2D}-pré-sinápticos no hipotálamo de ratos. Também em ratos, estudos mostraram o efeito do amitraz e seu metabólito ativo, BTS 27271, na regulação de secreção de insulina e glucagon pelas ilhotas pancreáticas, e comprovaram alta afinidade de ligação do pesticida e seu metabólito em receptores α_{2D} nas ilhotas pancreáticas.[14-21]

Sinais e sintomas

Os sintomas são caracterizados pela estimulação dos receptores α_2-adrenérgicos[1-22] nos seguintes locais:

- Sistema nervoso central (SNC): sedação, perda de reflexos, letargia, incoordenação motora, hipotermia, vocalização em gatos e depressão do SNC, que pode ser precedida por fase transitória de excitabilidade e agressividade
- Olho: midríase dose-dependente e prolapso de terceira pálpebra
- Sistemas cardiovascular e respiratório: hipotensão, bradicardia, alterações eletrocardiográficas – arritmia sinusal pronunciada, bradicardia sinusal, bloqueio sinoatrial (BSA)/parada sinusal (PS), bloqueio atrioventricular (BAV) de primeiro e segundo graus e bradipneia
- Sistemas renal e digestório: poliúria, vômito, sialorreia, impactação intestinal
- Sistema endócrino: hiperglicemia e hipoinsulinemia transitórias, diminuição transitória dos níveis plasmáticos de cortisol.

QUADRO 72.1 Exemplos de alguns produtos comercializados no Brasil em que o princípio ativo é o amitraz.

Nome comercial	Espécie animal	Finalidade
Triatox®	Bovinos, ovinos	Ectoparasiticida
Triatox para cães®	Cães	Ectoparasiticida
Amipur®	Bovinos, ovinos, suínos	Ectoparasiticida
Amipur cães®	Cães	Ectoparasiticida
Biotox®	Cães	Ectoparasiticida
Bovitraz®	Bovinos, ovinos	Ectoparasiticida
Carvet®	Bovinos, ovinos, suínos, cães	Ectoparasiticida
Clipatic®	Bovinos, ovinos, suínos	Ectoparasiticida
Preventic® coleira	Cães	Ectoparasiticida
Ticktraz®	Bovinos, ovinos	Ectoparasiticida

Diagnóstico

O diagnóstico é baseado em:[1-4]

- Sintomas: sedação, perda de reflexos, ataxia, midríase, bradicardia, hipotensão, bradipneia, hipotermia, poliúria, vômito, sialorreia, vocalização e impactação intestinal
- Exame bioquímico: hiperglicemia, hipoinsulinemia, diminuição nos níveis de cortisol
- Eletrocardiograma (ECG): bradicardia sinusal, BSA/PS e BAV de primeiro e segundo graus
- Cromatografia gasosa (CG): para detectar e quantificar o amitraz
- Análise histopatológica: de fígado, rins, pele, cérebro, pulmões, tecido adiposo e baço. Pode haver congestão pulmonar, renal, hepática, esplênica e cerebral. A exposição crônica às doses baixas (1 a 4 mg/kg) pode produzir hiperplasia periportal hepática e adelgaçamento das zonas fasciculada e reticulada adrenal.

Tratamento

- Descontaminação dérmica: o animal deve ser banhado com água[1-12]
- Descontaminação gastrintestinal: eméticos, laxantes e lavagem gástrica com carvão ativado[1-12]
- Tratamento de suporte: fluidoterapia (não utilizar soluções glicosadas), acidificação da urina com cloreto de amônio ou vitamina C para aumentar a eliminação do amitraz, aquecimento do animal em caso de hipotermia, controle das bradiarritmias com o uso de atropina, se necessário[1-12]
- Antídotos específicos: antagonistas α_2-adrenérgicos, ioimbina ou atipamezol.[1-12] Podem ocorrer alguns efeitos adversos após a administração dos antagonistas α_2-adrenérgicos, como excitação, tremores, vocalização e diarreia
- Ioimbina: dose de 0,1 mg/kg por via intravenosa (IV) ou intramuscular (IM) (cães, gatos, equinos, bovinos, suínos e animais silvestres). Apresentação: Vet-A-Mix® (Iowa, EUA), frasco-ampola de 20 mℓ com 2 mg/mℓ (sem apresentação no Brasil). Algumas farmácias de manipulação no Brasil apresentam a ioimbina na forma de cloridrato (hidrossolúvel), que pode ser diluído em água destilada na concentração de 0,1 ou 0,2% e autoclavado para uso veterinário
- Atipamezol: dose de 0,1 a 0,2 mg/kg, IV ou IM (cães e gatos). Apresentação: Pfizer® (Nova York, EUA), frasco-ampola de 10 mℓ com 5 mg/mℓ (sem apresentação no Brasil).

Prognóstico

- Bom: animais leve ou moderadamente intoxicados podem recuperar-se espontaneamente[1-4]
- Reservado a desfavorável: animais gravemente intoxicados ou com problemas preexistentes, como diabetes, cardiopatias ou pele muito inflamada ou lesionada.[1-4]

AVERMECTINAS

São lactonas macrocíclicas obtidas da fermentação do actinomiceto *Streptomyces avermitilis*, portanto são antibióticos denominados "avermectinas".[23-24] São integrantes desse grupo: ivermectina, abamectina, doramectina e eprinomectina para tratamento de nematoides e artrópodes em bovinos, ovinos, caprinos, suínos, equinos e, em alguns casos, em cães e gatos. Recentemente foi lançada no mercado a selamectina para cães e gatos, para aplicação tópica, no tratamento de pulgas, carrapatos, sarnas otodécica e sarcóptica, dirofilariose e nematódeos.

A toxicose ocorre por exposição a altas doses do produto por via oral (VO), subcutânea (SC) ou injetável, ou ainda por reações de idiossincrasia.[23-25] Exemplos de alguns produtos comercializados no Brasil, que contêm avermectinas, estão descritos no Quadro 72.2.

A toxicidade das avermectinas em mamíferos ocorre quando estas atravessam a barreira hematencefálica, atuando nos canais $GABA_A$-receptor-cloro, aumentando a permeabilidade da membrana aos íons Cl–, resultando em redução da resistência da membrana celular, manifestando sintomatologias do SNC e outras, como:

- Ataxia
- Tremores
- Midríase
- Êmese
- Salivação
- Depressão
- Convulsões
- Coma
- Morte.[26-29]

Em geral, apresentam ampla margem de segurança nos mamíferos porque normalmente não atravessam a barreira hematencefálica nesses animais, mas superdoses ou reações de idiossincrasia são os maiores fatores para ocorrência da intoxicação por avermectina.[30-32] A idiossincrasia tóxica tem sido observada em cães das raças Collie, Pastores-Australianos (Blue e Red Heeler), Old English Sheepdog, Pastores de Shetland, Longhaired Whippets e outras raças de cruzamentos delas. A suscetibilidade à intoxicação nessas raças específicas ocorre devido à mutação ao gene resistente a multidroga (*MDR1*), mais especificamente com o defeito genético ABCB1-1Δ, que codifica a bomba de membrana pela P-glicoproteína, afetando o efluxo de drogas na barreira hematencefálica. Uso de outras lactonas macrocíclicas deve ser evitado nesse tipo de paciente. Cães em tratamento concomitante com outros substratos ou inibidores da P-glicoproteína (espinosade, antifúngicos azóis e eritromicina) também podem apresentar sintomas de intoxicação.[30-36,49]

Em gatos, a margem de segurança tem se mostrado grande e as reações de idiossincrasia são raras, incluindo também sintomatologia nervosa. Estudos recentes demonstraram que não apareceram sinais de toxicidade em gatos que receberam uma dose oral de 750 µg/kg e em outros que receberam doses injetáveis até 500 µg/kg, SC. Animais jovens são mais suscetíveis à intoxicação por avermectinas, pela imaturidade

QUADRO 72.2 Exemplos de alguns produtos comercializados no Brasil que contêm avermectinas.

Princípio ativo	Nome comercial	Espécie animal	Finalidade
Ivermectina	Cardomec Plus®	Cães	Prevenção de dirofilariose e endoparasiticida (nematódeos intestinais)
	Eqvalan Pasta®	Equinos	Endectocida
	Ivomec®	Bovinos, caprinos e ovinos	Endectocida
	Revectina®	Humanos	Endectocida
Abamectina	Abamectina®	Bovinos	Endectocida
	Duotin®	Bovinos	Endectocida
Doramectina	Dectomax®	Bovinos	Endectocida
Eprinomectina	Eprinex®	Bovinos	Endectocida
Selamectina	Revolution®	Cães	Prevenção de dirofilariose e endoparasiticida (nematódeos intestinais)

da barreira hematencefálica, devendo-se evitar o uso destas em cães e gatos com menos de 2 meses de vida, principalmente a ivermectina. Em bovinos, evitar a administração de abamectina em animais com menos de 4 meses de vida, e em equinos são descritos casos de intoxicação em animais com menos de 4 meses de vida.[33-42]

Em relação à selamectina, que é uma das avermectinas consideradas mais seguras, também há relatos de intoxicação após a sua utilização tópica, com sinais de irritação cutânea, alopecia transitória no local da aplicação, vômito, diarreia, anorexia, letargia, taquipneia e tremores musculares.[37,38]

Mecanismo de ação

Estudos iniciais sugeriam que as avermectinas atuassem somente na modulação da neurotransmissão mediada pelo GABA. Entretanto, trabalhos recentes relatam que sua ação é também mediada pela potencialização e/ou ativação direta dos canais de cloro, que, em invertebrados, são controlados pelo glutamato, além de também se ligar com alta afinidade aos canais de cloro controlados pelo GABA. Esses canais podem ocorrer em proximidade anatômica estreita aos locais ligados pelo GABA. A interferência no receptor GABAérgico ou na ligação com os canais de cloreto promove a paralisação do parasito.[23,24,28,29]

Sinais e sintomas

Ocorrem ataxia, tremores, midríase transitória, salivação, vômito, diarreia, bradipneia, hipotensão, depressão, convulsões, coma e morte.[2,25,30,34,35,40]

Diagnóstico

Baseia-se em:

- Histórico e sintomas[30,42-45]
- Cromatografia líquida de alta eficiência (CLAE) para detectar e quantificar as avermectinas.[45]

Tratamento

Não há antídoto específico para a intoxicação por avermectinas, sendo empregado o tratamento sintomático e de suporte. Há um relato de sucesso no tratamento de gatos gravemente intoxicados por ivermectina com o uso de neostigmina intravenosa. Há outro estudo que utiliza flumazenil, antagonista específico de receptor benzodiazepínico, no tratamento de ratos intoxicados por ivermectina. Nesse estudo, os ratos intoxicados com ivermectina e pré-tratados com flumazenil apresentaram reversão parcial dos efeitos da ivermectina. Há relatos de utilização de epinefrina em seres humanos, intoxicados por abamectina, para a reversão com sucesso da hipotensão induzida por essa intoxicação. A recuperação pode levar várias semanas.[39-44]

Prognóstico

O prognóstico é reservado a mau, dependendo do comprometimento do SNC e da suscetibilidade do animal ou da raça aos efeitos adversos das avermectinas.[38-40]

MILBEMICINAS

São lactonas macrocíclicas, sendo a milbemicina oxima obtida da fermentação do actinomiceto *Streptomyces hygroscopicus aureolacrimosus*, e a moxidectina, da fermentação do *Streptomyces cyanogriseus noncyanogenus*. A milbemicina é utilizada como endectocida em cães e gatos, para tratamento de nematoides, escabiose, demodiciose e prevenção da dirofilariose.[46,47] A moxidectina também é utilizada como endectocida contra parasitos nematoides e artrópodes dos bovinos, ovinos, equinos e cães.[48] A toxicose ocorre por exposição a altas doses orais ou injetáveis ou reações de idiossincrasia.[46-48] Exemplos de alguns produtos comercializados no Brasil que contêm milbemicinas estão descritos no Quadro 72.3.

Em altas doses, podem provocar intoxicação considerada grave pelo comprometimento do SNC. As milbemicinas apresentam ampla margem de segurança e há menos relatos de casos de intoxicação com esse grupo do que com as avermectinas. São descritos alguns casos de intoxicação por moxidectina, principalmente em bezerros, potros e equinos adultos. Em pequenos animais, são poucos os casos descritos, e somente em cães, por exemplo, em um cão da raça Collie, de 5 meses, intoxicado por moxidectina por via oral, que apresentou insuficiência respiratória e sintomatologia do SNC.[46-48]

Mecanismo de ação

As milbemicinas atuam pela potencialização e/ou ativação direta dos canais de cloro, que, em invertebrados, são controlados pelo glutamato, além de também se ligar com alta afinidade aos canais de cloro controlados por GABA.[46]

Sinais e sintomas

O quadro na toxicose é de ataxia, tremores, midríase transitória, salivação, vômito, diarreia, bradipneia, hipotensão, depressão, convulsões, coma e morte.[46-48]

Diagnóstico

Baseia-se em:

- Histórico e sintomas[46-48]
- CLAE para detectar e quantificar as milbemicinas.[46-48]

QUADRO 72.3 Exemplos de alguns produtos comercializados no Brasil que contêm milbemicinas.

Princípio ativo	Nome comercial	Espécie animal	Finalidade
Milbemicina oxima	Milbemax C®	Cães	Prevenção contra dirofilariose e endoparasiticida (nematódeos intestinais)
	Milbemax G®	Gatos	Prevenção contra dirofilariose e endoparasiticida (nematódeos intestinais)
	Program Plus®	Cães	Antipulgas, prevenção contra dirofilariose e endoparasiticida (nematódeos intestinais)
Moxidectina	Advocate cães®	Cães	Combate à infestação de pulgas, piolhos e ácaros e nematódeos intestinais
	Advocate gatos®	Gatos	Combate à infestação de pulgas, piolhos e ácaros e nematódeos intestinais
	Cydectin®	Bovinos e ovinos	Endectocida
	Equest® gel 2%	Equinos	Endectocida

Tratamento

Assim como ocorre com as avermectinas, a intoxicação por milbemicinas também não tem antídoto específico, sendo empregado o tratamento sintomático e de suporte.[46-48]

Prognóstico

O prognóstico é reservado a mau, dependendo do comprometimento do SNC e da suscetibilidade do animal ou da raça aos efeitos adversos das milbemicinas.[46-48]

REFERÊNCIAS BIBLIOGRÁFICAS

1. Andrade SF, Sakate M. Intoxicação por amitraz. Vet Not. 2004;10(1):101-9.
2. Andrade SF, Santarém VA. Endoparasiticidas e ectoparasiticidas. In: Andrade SF. Manual de terapêutica veterinária. 2. ed. São Paulo: Roca; 2008. p. 519-60.
3. Andrade SF, Sakate M. The comparative efficacy of yohimbine and atipamezol to treat amitraz intoxication in dogs. Vet Hum Toxicol. 2003;45(3):124-7.
4. Andrade SF, Sanches O, Tostes RA. Relato de 5 casos de intoxicação por amitraz em cães e gatos. Clin Vet. 2004;9(53):38-42.
5. Costa LG, Gastel J, Murphy SD. The formamidine pesticides chlordimeform and amitraz decrease hepatic glutathione in mice through an interaction with alpha 2-adrenorreceptores. J Toxicol Environm Health. 1991;33:349-58.
6. Harkins JD, Queiroz-Neto A, Mundy GD *et al.* Development and characterization of an equine behaviour chamber and the effects of amitraz and detomidine on spontaneous locomotor activity. J Vet Pharmacol Therap. 1997;20:396-401.
7. Andrade SF, Laposy CB, Marcicano J, Andrade Jr CV, Apel TL. Estudo comparativo da intoxicação experimental por amitraz entre cães e gatos. Braz J Vet Res Anim Sci. 2008;45(1):17-23.
8. Andrade SF, Sakate M, Laposy CB *et al.* Effects of experimental amitraz intoxication in cats. Arq Bras Med Vet Zoot. 2007;59:1236-44.
9. Cowan LA, Campbell K. Generalized demodicosis in a cat responsive to amitraz. J Am Vet Med Assoc. 1988;192:1442-4.
10. Andrade SF, Laposy CB, Salesse C *et al.* Uso tópico do amitraz em concentração terapêutica em gatos. Ciênc Rural. 2007;37:1027-32.
11. Andrade SF, Laposy CB, Michelin C *et al.* Estudo da segurança do uso tópico do amitraz em várias concentrações em gatos. Acta Scient Vet. 2007;35:724-6.
12. Andrade SF, Sakate M, Laposy CB *et al.* Yohimbine and atipamezol on the treatment of experimentally induced amitraz intoxication in cats. Int J Appl Res Vet Med. 2006;4:200-8.
13. Sakate M, Florio JC, Palermo-Neto J. Efeitos tóxicos do praguicida amitraz: Uma revisão. Comun Cient Fac Med Vet Zoot Univ São Paulo. 1992;16:45-51.
14. Abu-Basha EA, Yibchok-Anun S, Hsu H, Hsu WH. Effects of the pesticide amitraz and its metabolite BTS 27271 on insulin and glucagon secretion from the perfused rat pancreas: involvement of a2D-adrenergic receptors. Metabolism. 1999;48:1461-9.
15. Altobelli D, Martire M, Maurizi S, Preziosi P. Interaction of formamidine pesticides with the presynaptic alpha(2)-adrenorreceptor regulating. Toxicol Appl Pharmacol. 2001;3:179-85.
16. Chen TH, Hsu WH. Inhibition of insulin release by a formamidine pesticide amitraz and its metabolites in a rat betacell line: an action mediated by alpha-2 adrenorreceptors, a GTP-binding protein and decrease in cyclic AMP. J Pharmacol Experim Therap. 1994;273:1240-5.
17. Cullen LK, Reynoldson JA. Central and peripheral alpha-adrenorreceptor actions of amitraz in the dog. J Vet Pharmacol Therap. 1990;13:86-92.
18. Hsu WH, Schaffer DD. Effects of topical application of amitraz on plasma glucose and insulin concentrations in dogs. Am J Vet Res. 1988;49:130-1.
19. Hugnet C, Berny P, Lorgue G. Observations cliniques d'intoxication du chien par l'amitraze: intérêt de l'atipamezol (Antisedan®) dans le traitement. Rev Med Vet (Toulouse). 1995;146:85-8.
20. Flório JC, Sakate M, Palermo-Neto J. Effects of amitraz on motor function. Pharmacol Toxicol. 1993;73:109-14.
21. Hugnet C, Buronrosse F, Pineau X *et al.* Toxicity and kinetic of amitraz in dogs. Am J Vet Res. 1996;57:1506-10.
22. Gunaratnan P, Wilkinson GT, Seawright AA. A study of amitraz toxicity in cats. Austral Vet J. 1983;278-9.
23. Spinosa HS, Xavier FG. Considerações gerais sobre os praguicidas. In: Spinosa HS, Górniak SL, Palermo-Neto J. Toxicologia aplicada à medicina veterinária. São Paulo: Manole; 2008. p. 255-66.
24. Ayres MCC, Almeida MAO. Agentes antinematódeos. In: Spinosa HS, Górniak SL, Bernardi MM. Farmacologia aplicada à medicina veterinária. 3. ed., Rio de Janeiro: Guanabara Koogan; 2002. p. 475-89.
25. Hovda LR, Hooser SB. Toxicology of newer pesticides for use dogs and cats. Vet Clin North Am Small Pract. 2002;32:455-67.
26. Paradis M. Ivermectina in small animal dermatology. Part I. Pharmacology and toxicology. Comp Cont Educ Pract Vet. 1998;20:193-9.
27. Paradis M. Ivermectina in small animal dermatology. Part II. Extralabel applications. Comp Cont Educ Pract Vet. 1998;20:459-69.
28. Cully DF, Vassilatis DK, Liu KK *et al.* Cloning of an avermectin-sensitive glutamate gated chloride channel from Caenorhabditis elegans. Nature. 1994;371:707-11.
29. Cully DF, Wilkinson H, Vassilatis DK, Etter A, Arena JP. Molecular biology and electrophysiology of glutamate-gated chloride channels of invertebrates. Parasitolol. 1996;113:191-216.
30. Hopper K, Aldrich J, Haskins SC. Ivermectin toxicity in 17 collies. J Vet Internal Med. 2002;16:89-94.
31. Sartor IF, Santarém VA. Agentes empregados no controle de ectoparasitas. In: Spinosa HS, Górniak SL, Bernardi MM. Farmacologia aplicada à medicina veterinária. 4. ed. Rio de Janeiro: Guanabara Koogan; 2006. p. 567-83.
32. Andrade SF, Santos AR. Regras básicas para o uso de ivermectina na clínica de pequenos animais. Hora Vet. 2002;21:53-7.
33. Clarck JN, Pulliam JD, Alva R, Daurio CP. Safety of orally administered ivermectin in cats. Proceedings of American Hearthworm Society; 1992. p. 103-9.
34. Paul AJ, Tranquili WJ, Hutchens DE. Safety of moxidectin inavermectin--sensitive collies. Am J Vet Res. 2000;61:482-3.
35. Daurio CP, Gilman MR, Pulliam JD, Seward RL. Reproductive evaluation of male beagles and safety of ivermectin. Am J Vet Res. 1987;48:1755-60.
36. Gokbulut C, Nolan AM, McKellar QA. Plasma pharmacokinetics and fecal excretion of ivermectine, doramectine and moxidectine following oral administration in horses. 2001;33(5):494-8.
37. Bishop BF, Bruce CI, Evans NA. Selamectin: a novel broad-spectrum endectocide for dogs and cats. Vet Parasitol. 2000;91:163-76.
38. Novoty MJ, Krautmann MJ, Ehrhart JC *et al.* Safety of selamectin in dogs. Vet Parasitol. 2000;91:377-91.
39. Lovel RA. Ivermectina and piperazine toxicosis in dogs and cats. Vet Clin North Am Small An Pract. 1990;20:453-68.
40. Lewis DT, Merchant SR, Neer TM. Ivermectin toxicosis in a kitten. J Am Vet Med Assoc. 1994;205:584-6.
41. Arena JP. Expression of Caenorhabditis elegans mRNA in Xenopus oocytes: a model system to study the mechanism of action of avermectins. Parasitol Today. 1994;10:35-7.
42. Osweiller GD. Inseticidas e moluscicidas. Toxicologia veterinária. Porto Alegre: Artes Médicas; 1998. p. 259-66.
43. Yoon YJ, Kim ES, Hwang YS, Choi CY. Avermectin: biochemical and molecular basis of its biosynthesis and regulation. Appl Microbiol Biotechnol. 2004;63:626-34.
44. Muhammad G, Abdul J, Khan MZ, Saqib M. Use of neostigmine in massive ivermectina toxicity in cats. Vet Hum Toxicol. 2004;46:28-9.
45. Pereira T, Chang SW. Semiautomated quantification of ivermectin in rat and human plasma using protein precipitation and filtration with liquid chromatography/tandem mass spectrometry. Rap Commun Mass Spectrom. 2004;18:1265-76.
46. Garfield RA, Reedy LM. The use of oral milbemycin oxime (Interceptor®) in the treatment of chronic generalized demodicosis. Vet Dermat. 1992;3:231-5.
47. Genchi C, Poglayen G, Kramer LH, Venco L, Agostini A. Efficacy of moxedectin for the prevention of adult heartworm (Dirofilaria immits) infection in dogs. Parasitol. 2001;43:139-41.
48. Johnson PJ, Mrad DR, Schwartz AJ. Presumed moxidectina toxicosis in three foals. J Am Med Assoc. 1999;214:678-80.
49. Andrade SF. Manual de terapêutica veterinária – consulta rápida. Rio de Janeiro: GenRoca; 2017.

73 Intoxicação por Metais Pesados

Patrícia Marques Munhoz • Jayme Augusto Peres • Alaor Aparecido Almeida • Michiko Sakate

INTRODUÇÃO

Os metais apresentam uma longa e remota intimidade com a história da humanidade. Mas apesar de tanta e tão extensa convivência, nem todos os registros são positivos. Muitos dos metais, ao lado de seus indiscutíveis benefícios, também se mostram associados a um legado de lesões e dores, nos planos coletivo e individual. A bem da verdade, esses fatos negativos não derivaram de malignidades inerentes aos metais, mas sim dos usos inadequados que deles se fizeram várias vezes.[1]

A expressão "metal pesado" é comumente utilizada para designar metais classificados como poluentes, englobando um número muito heterogêneo de metais, semimetais e até não metais, como o selênio (Se). Entretanto, tal denominação é classicamente utilizada para descrever o grupo de metais tóxicos que inclui mercúrio (Hg), chumbo (Pb), cádmio (Cd) e arsênio (As). Essa classificação é apenas descritiva, não sendo cientificamente exata; refere-se aos metais com densidade específica elevada e que têm forte atração por estruturas de tecidos biológicos, particularmente na forma bivalente, competindo com cátions bivalentes essenciais de eliminação lenta, e caracterizados como xenobióticos típicos, ou seja, com funcionalidade fisiológica desconhecida. Por esse motivo, os metais pesados podem causar danos a diversas atividades biológicas.[2]

Sabe-se que o interesse no comportamento dos metais pesados no ambiente é motivado, principalmente, pelos efeitos biológicos que podem causar. A maioria desses elementos não é essencial ao bom funcionamento dos organismos vivos, sendo potencialmente tóxicos a todo tipo de vida, quando em concentrações elevadas, ou em determinadas combinações químicas. Há, teoricamente, tantos tipos de respostas biológicas a esses metais quantos forem os tipos de atividade biológica. Todavia, o acesso variado aos componentes biológicos faz com que predominem certos tipos de respostas. Por exemplo, todos os sistemas enzimáticos que utilizam as metaloenzimas são potencialmente suscetíveis aos metais pesados. Sendo assim, frequentemente existem consideráveis diferenças de sensibilidade entre diferentes órgãos e tecidos, assim como, na ação observada entre experimentos *in vivo* e *in vitro*, entre e intraespécies nas respostas típicas de envenenamento clínico.[1]

Atualmente, tem sido rara a ocorrência de toxicidade aguda por metais em medicina veterinária. Os casos de intoxicação relatados na literatura relacionavam-se mais com a existência de metais pesados em produtos veterinários, contaminantes arseniacais nos alimentos, medicamentos mercuriais e carrapaticidas. O uso de fungicidas à base de Hg em grãos destinados à fabricação de rações também foi relacionado com a ocorrência de intoxicações em animais. Contudo, com o aparecimento de princípios ativos mais seguros e que promovem os mesmos efeitos, o uso de produtos contendo metais pesados foi progressivamente banido da medicina veterinária. Já com relação à toxicidade crônica, a exposição de animais de criação a baixas doses de metais pesados, ou a interação com outros metais, ou ainda a outros compostos orgânicos por período de tempo prolongado, pode resultar em perda significativa dos índices zootécnicos, tornando-se, ainda, um problema de saúde pública.[3]

Serão discutidos, neste capítulo, os elementos químicos que são classicamente classificados como metais pesados, que apresentam maiores riscos ambientais em razão de seu uso intenso, toxicidade e ampla distribuição, como Pb, Hg, Cd e As.

ANÁLISE TOXICOLÓGICA E TERAPIA QUELANTE

Por análise toxicológica, entende-se o conjunto de processos analíticos utilizado para identificar e quantificar a existência de um agente químico exógeno, com o objetivo de confirmar um diagnóstico, estabelecer um prognóstico e eventualmente aplicar a terapia específica. A análise química, por intermédio de amostras adequadamente colhidas no animal ou no ambiente, é fundamental para estabelecer e confirmar o diagnóstico de um quadro clínico de intoxicação. O resultado positivo ou negativo de uma análise química nem sempre é uma evidência conclusiva da ocorrência ou não de intoxicação. Um resultado negativo pode ser utilizado como diagnóstico diferencial, mas não exclui a ocorrência de intoxicação, já que existem inúmeros compostos químicos com elevada toxicidade, com concentrações muito baixas da própria substância ou de seus metabólitos nos tecidos, dificultando assim a detecção e a quantificação pelas técnicas analíticas existentes atualmente. Um exemplo é o dos hidrocarbonetos que se acumulam nos tecidos sem manifestação clínica de intoxicação imediata. Pode ainda haver interação do Hg com o Se e as proteínas formando um complexo desprovido de toxicidade.[4] A obtenção de um resultado positivo, por técnicas de triagem, como cromatografia em camada delgada (CCD), para substâncias orgânicas e para determinados xenobióticos, pode traduzir falso-positivo por acoplamento molecular com estruturas químicas assemelhadas.

O tratamento de animais intoxicados com metais pesados beneficia-se de uma das características químicas que esses compostos têm, que é a alta reatividade com outros grupamentos químicos. Esse fato possibilita a utilização de substâncias que, em contato com os metais no organismo animal, promovem a formação de complexos químicos que impedem ou dificultam a ligação do Hg, por exemplo, às moléculas do organismo animal, levando, ainda, à rápida excreção do metal. Tais substâncias são denominadas "agentes quelantes". Estes devem apresentar:[3]

- Alta solubilidade na água
- Resistência à transformação biológica
- Capacidade de remover metais em diferentes tecidos
- Elevada excreção do quelato
- Capacidade de exercer atividade quelante em pH fisiológico
- Capacidade de formar quelatos menos tóxicos que o íon metálico livre
- Maior afinidade pelos metais pesados do que por metais essenciais endógenos
- Seletividade dos agentes quelantes diretamente relacionada com a sua afinidade pelos átomos ligantes
- Estabilidade do complexo agente quelante mais metal.

Entretanto, antes de proceder à utilização de agentes quelantes, é necessário estabilizar, dependendo da gravidade dos sintomas apresentados, os sinais vitais. Assim, pode ser necessário instituir, em primeiro lugar, um tratamento sintomático, como quando há convulsões e hipovolemia, entre outros.[3]

METAIS PESADOS

Chumbo

Histórico

O chumbo (Pb) encontra-se naturalmente na crosta terrestre em concentrações de aproximadamente 13 mg/kg (13 ppm) e vem sendo usado pelo homem praticamente desde o início da civilização,[5] sendo reconhecido pela Organização Mundial da Saúde (OMS) como um dos elementos químicos mais perigosos para a saúde humana.[6] Há mais de 4 mil anos o homem utiliza o Pb sob várias formas. Os romanos utilizavam-no na área de engenharia, fabricando tubulações para o transporte de água e também na confecção de utensílios domésticos. Dessa maneira, nas áreas em que a água era de caráter ácido, havia maiores riscos de exposição e contaminação por esse metal.[2]

Com relação à história da intoxicação pelo Pb, provavelmente o primeiro médico a relacionar quadro de cólica abdominal grave em trabalhador de minas do metal foi Hipócrates, em 370 a.C. Mais de mil anos depois, Avicena recomendou o tratamento purgativo em quadros clínicos de cólica possivelmente causados por exposição ao metal. A revolução Industrial também trouxe acentuação sem precedentes na intensidade das emissões de Pb, tanto em massa absoluta quanto em número e tipo de compostos metálicos liberados ao ambiente. No Brasil, estudos sobre intoxicação por Pb fazem parte da história da medicina baiana, com inúmeras teses defendidas na Faculdade de Medicina da Bahia, descrevendo quadros clínicos em expostos ocupacionais e trabalhos sobre contaminação de água potável veiculada em canos de Pb no início do século 19.[5]

Entretanto, as aplicações que resultam na dispersão descontrolada do Pb vêm sendo bastante reduzidas nas últimas décadas em muitos países ocidentais e, como consequência, sua concentração ambiental tem diminuído substancialmente. Exemplos disto são pesquisas arqueológicas que permitiram obter informações relativas às exposições ao Pb, em diferentes períodos da história, na Inglaterra. Com base em análise de amostras de costelas, e considerando 1 o nível de exposição observado no período neolítico, o estudo constatou que, na Idade do Ferro, a exposição relativa era de 3,5; no período romano, 7; no período medieval, 13; nos séculos 18 e 19, 10, e nos dias atuais, 4. Portanto, nos tempos modernos, o nível de exposição ao Pb é praticamente a metade do observado no período romano.[2]

Aspecto, forma e ocorrência

O Pb é um metal pesado presente na natureza em estado livre, bem como em composição com outros elementos. Seu número atômico é 82, o peso atômico é 207,21 e o ponto de fusão é 327°C. A partir de 550°C, começa a produzir vapor; entretanto entra em ebulição ao atingir cerca de 1.740°C. Trata-se de um elemento de ocorrência natural, encontrado com relativa abundância na crosta terrestre, quase sempre como sulfeto de chumbo (galena).[7]

Tem quatro isótopos de ocorrência natural, porém as razões isotópicas para as várias fontes minerais podem diferir. Existem ainda as formas orgânicas tetravalentes, como Pb tetraetila e Pb tetrametila, exemplos importantes de compostos orgânicos sintetizados industrialmente em que o metal aparece ligado ao carbono, ambos são líquidos incolores e a forma inorgânica bivalente, como sais de carbonato, fosfato, sulfato, cromato, silicato, cloretos e nitrato, é encontrada. A volatilidade desses compostos é mais baixa do que a maior parte dos aditivos de combustíveis. O ponto de ebulição do Pb tetrametila é 110°C e do Pb tetraetila é 200°C.[8] Apresentam características lipossolúveis, sendo facilmente absorvidos por derme, trato gastrintestinal e pulmões. A toxicidade desses, todavia, deve-se à conversão dos mesmos em Pb trietila e inorgânico,[9] e a intoxicação por esse grupo ocorre principalmente pelas vias respiratória e digestória.[10] O metal distribui-se inicialmente nos tecidos moles e, posteriormente, sofre redistribuição e deposição nos ossos, nos dentes e no pelo/cabelo. Quase todo o Pb inorgânico circulante encontra-se associado aos eritrócitos (hemácias).[9]

O Pb como agente antidetonante no combustível automotivo foi usado até aproximadamente o ano de 1970, porém, a sua eliminação se deu nos anos 1980. Era utilizado como aditivo em combustíveis, representando, portanto, fonte de contaminação ambiental. No Brasil, ainda que sem uma legislação específica que proíba o Pb como aditivo na gasolina, seu emprego tornou-se totalmente dispensável quando ficou estabelecida, por meio da Lei nº 7823/93, a obrigatoriedade de se utilizar 22% de etanol como aditivo na gasolina. Com essa porcentagem de etanol, o Pb comprometeria o funcionamento dos motores dos veículos.

As principais fontes naturais de Pb são as emissões vulcânicas, o intemperismo geoquímico e as névoas aquáticas, sendo as emissões vulcânicas responsáveis por uma taxa de emissão de Pb na ordem de 6.400 toneladas/ano. Já as maiores fontes geológicas do metal são as rochas ígneas e metamórficas.[8]

Fontes de exposição

O Pb é encontrado em tintas antigas, algumas tintas de artistas, brinquedos de chumbo, pesos de cortina, chumbada, chapa metálica que prende a rolha de garrafas de vinho, baterias, bolas de golfe, pratos de cerâmica esmaltados inadequadamente, óleo de motor usado proveniente de motores que consomem gasolina com Pb, materiais chumbados, linóleo, telha e caldeiras de fundir Pb. Provavelmente, os projéteis de Pb (como balas e chumbinho) alojados em qualquer outro tecido que não seja o trato gastrintestinal (TGI) e as cavidades sinoviais causem problemas.[11]

As fontes mais comuns de Pb, na maioria dos pequenos animais, são as tintas à base de Pb, que podem ser encontradas em casas antigas que estão sendo reformadas. A via de exposição mais frequente é por ingestão, porém, o Pb é altamente absorvível quando aquecido, provocando a liberação de vapores nocivos. O Pb é absorvido a partir da inalação ou da exposição tópica a combustíveis que o contêm. O Pb particulado pode ser inalado do escapamento de motores que consomem gasolina com Pb. O uso de gasolina com Pb está em maior declínio na Europa e no México porque todos os carros novos devem ter catalisadores. Mas o consumo de gasolina com Pb continua na maior parte do restante do mundo; e quase toda gasolina ainda o contém em muitas partes da África, Ásia e América do Sul. Já nas Filipinas, uma política para instituir a gasolina livre de Pb encontra-se em desenvolvimento.[11]

Toxicocinética

Diferentemente de outros metais, como o ferro, o zinco, o cobalto, o crômio, o manganês e o cobre, o Pb é um elemento absolutamente estranho ao metabolismo dos seres vivos, em qualquer quantidade. É uma neurotoxina cuja ocorrência nos diversos tecidos, a partir de uma concentração limiar, interfere em diversas passagens metabólicas, causando os sinais e sintomas da doença conhecida como saturnismo (em seres humanos) ou intoxicação pelo Pb.[12]

O processo de absorção do Pb proveniente de fontes ambientais depende da quantidade do metal nas portas de entrada, dos seus estados físico e químico, além de ser influenciada por fatores relacionados com o intoxicado, como idade, estado fisiológico, condição nutricional e, possivelmente, fatores genéticos.[1] O Pb pode ser absorvido por todas as vias, sendo quase imediata a absorção de seus vapores pela via respiratória. A absorção por via oral (VO), a principal via de exposição para animais, depende da solubilidade do sal de Pb ingerido. Assim, o Pb metálico e sua forma sulfídrica são pouco absorvidos. No entanto, embora a absorção de Pb seja baixa (1 a 2%), na forma de sais de acetato, de fosfato e de óxido de carbonato, esse metal é mais facilmente absorvido pelo TGI. É preciso lembrar que animais mais jovens absorvem maiores quantidades de Pb que os adultos, em razão da particularidade dos enterócitos na fase de desenvolvimento, de maneira semelhante àquela observada na espécie humana.[3]

Deficiências nutricionais também podem promover o aumento da taxa de absorção do Pb no TGI, como a deficiência de cálcio na dieta, a qual impede a competição entre este elemento e o Pb para a absorção, aumentando, assim, a absorção do metal. A absorção cutânea tem pouca importância, embora projéteis bélicos depositados nos tecidos moles solubilizem-se e passem a ser absorvidos e rapidamente distribuídos para o organismo animal.[3]

Já a absorção do Pb da atmosfera para o sangue envolve dois processos: a deposição das partículas de Pb do ar no trato respiratório e a remoção e a absorção do trato respiratório para a circulação. As partículas são depositadas principalmente nos sacos alveolares do pulmão. Os fumos e os vapores gerados em operações, nas quais os metais são cortados ou aquecidos em tamanho muito pequeno, podem ser absorvidos. A absorção depois da deposição varia conforme a solubilidade dos compostos de Pb e da toxicidade inerente para os macrófagos e cílios do pulmão.[8]

Uma vez absorvido, a distribuição do Pb ocorre de maneira similar, independentemente da via de absorção.[7,8] A distribuição do Pb no organismo depende inicialmente da taxa de distribuição, através do fluxo sanguíneo, aos vários órgãos e tecidos. Redistribuição subsequente pode ocorrer com base na afinidade relativa do elemento nos tecidos e sua toxicodinâmica.[7] O Pb se distribui pelos tecidos orgânicos, sendo os eritrócitos as células escolhidas para a deposição desse metal. Calcula-se que cerca de 90% do Pb absorvido encontrem-se nos eritrócitos, ligados principalmente à hemoglobina.[3] O Pb interfere nas vias metabólicas da síntese da hemoglobina e da maturação normal dos eritrócitos. Estes se tornam mais frágeis, tendo seu tempo de vida abreviado, e têm capacidade reduzida de carrear oxigênio.[11]

O Pb é distribuído entre os tecidos moles (sangue, fígado, rins, entre outros) e rígidos (ossos e dentes). Os ossos podem ser afetados de maneira adversa pelo Pb, mas também servem como os maiores reservatórios do elemento no organismo, visto que o metal compete com o cálcio.[3] Portanto, o metal não é distribuído de maneira homogênea no organismo. Três compartimentos distintos foram identificados (sangue, ossos e tecidos moles), tendo o Pb diferentes tempos de meia-vida nesses compartimentos. O sangue foi considerado o mais lábil, com meia-vida de cerca de 36 dias; os ossos, o compartimento mais estável, com meia-vida de aproximadamente 27 anos. O Pb nos tecidos moles tem meia-vida de cerca de 40 dias.[7,8]

O Pb depositado nos ossos pode ser uma fonte de exposição interna no indivíduo, pois mesmo após a excreção desse metal, presente no sangue e em outros tecidos moles, sistema nervoso central (SNC), rins e fígado, ele pode ser mobilizado dos ossos, dependendo de certos fatores, como diminuição dos níveis séricos de cálcio, prenhez e até mesmo osteoporose, levando à redistribuição do Pb e à agudização da intoxicação.[3]

Parte do metal proveniente da dieta não absorvido pelo TGI é excretada nas fezes, assim como o metal proveniente do ar, que também tenha sido ingerido. O Pb é eliminado do organismo por urina e fezes (excreção biliar). A quantidade eliminada, por qualquer via, é afetada por idade e características da exposição, além de ser dependente da espécie animal.[8] As vias de menor excreção são suor, saliva, pelos, cabelo, unhas e leite materno.[2] No caso deste último, existe correlação entre a concentração do metal no leite e os níveis de plumbemia maternos. A concentração de Pb secretado pelo leite materno varia entre 10 e 30% da concentração materna de Pb no sangue ou plumbemia.[13]

Toxicodinâmica

Por ser um metal eletropositivo, preferencialmente cátion bivalente, o Pb tem afinidade por grupamentos SH, H_3PO_3, NH_2, OH, formando complexos com compostos endógenos e interferindo nas funções celulares. Os órgãos críticos são sistema nervoso, medula óssea e rins.[1] O mecanismo mais conhecido de ação tóxica do Pb é a sua interferência na biossíntese da heme por meio da inibição de algumas enzimas envolvidas nessa síntese. Os mecanismos de neurotoxicidade não são bem conhecidos. Estudos realizados demonstraram a associação da exposição ao metal e distúrbios no metabolismo dos carboidratos e de alguns neurotransmissores, como a acetilcolina e as catecolaminas, no catabolismo de triptofano, na síntese endógena de nucleotídios piridínicos, a principal fonte de nicotinamida-adenina-dinucleotídio (NAD) e sua forma fosfato (NADP), coenzimas importantes para o desenvolvimento cerebral. No sistema nervoso periférico (SNP), o metal promove desmielinização e degeneração axonal, prejudicando as funções psicomotoras e neuromusculares.[14]

Em nível renal, os estudos experimentais evidenciaram que as mitocôndrias das células sofrem interferência nos processos de oxidação e fosforilação, responsável pela diminuição das funções de reabsorção tubular proximal. Observam-se corpos de inclusão formados pelos complexos Pb-proteínas, estas constituídas de ácidos aspártico e glutâmico e pouca cisteína. O Pb liga-se aos grupos carboxílicos e amínicos dos aminoácidos.[1]

O metal promove, ainda, outras alterações inespecíficas, interferindo nos eletrólitos sanguíneos (Na, K, Ca e P), no metabolismo mineral (Zn, Cu, Mn, Al), no metabolismo de carboidratos, lipídios, RNA e aminoácidos, na síntese de proteínas, na utilização de vitaminas (B_1, PP e B_{12}) e na produção de hormônios (tiroxina e hipofisários).[1]

Os estudos realizados em roedores demonstraram que o Pb atua como promotor da carcinogênese renal, interferindo nos processos cromossômicos, induzindo a estabilização da cromatina e inibindo o mecanismo de reparo do DNA. Os estudos epidemiológicos realizados com trabalhadores expostos ao metal não comprovaram, entretanto, essa ação.[14]

Sinais e sintomas

Cães jovens são mais suscetíveis à intoxicação por Pb. A intoxicação pelo Pb altera o metabolismo cerebral e causa edema, modificações hipóxicas e, eventualmente, se não tratada, necrose cerebrocortical.[11]

Intoxicação aguda

Em animais, existe correlação positiva entre o Pb nos tecidos e as concentrações do metal provenientes da dieta, embora os níveis tissulares sejam quase sempre mais baixos.[8] A sintomatologia manifestada pelos animais intoxicados é de origem, principalmente, nervosa (encefalopatia), mas também gástrica. Em animais de companhia, a sintomatologia nervosa é caracterizada por alterações comportamentais, apatia, ataxia, nistagmo, opistótono, convulsões e, em alguns casos, pode ocorrer cegueira. As alterações produzidas no TGI são vômito, anorexia, dor abdominal, diarreia,[3] apetite depravado e abdome retraído.[11] Os sintomas classificados como demência podem abranger pressão de cabeça contra objetos, bruxismo, vocalizações, corridas a esmo, mordidas sem motivo, andar em círculos ou andar compulsivo.[11] Em gatos, é relatada a ocorrência de poliúria/polidipsia, megaesôfago e disfagia.[3]

Intoxicação crônica

Em medicina veterinária, é rara a ocorrência de intoxicação crônica em animais domésticos. Quando ela ocorre, é em razão da ingestão de água contaminada por indústrias que utilizam o Pb e não fazem o tratamento adequado de seus dejetos ou por meio de alimentos contaminados.[3] A intoxicação crônica por Pb pode causar alterações no SNP, com sintomas de polineuropatia (tetraparesia, tetraparalisia ou reflexos espinais diminuídos).[11]

Diagnóstico e diagnóstico diferencial

A realização da anamnese detalhada, com o histórico de evolução da sintomatologia desenvolvida pelos animais, aliada às fontes de exposição de Pb na propriedade, pode indicar a toxicose por esse metal pesado. Na abordagem diagnóstica, a cinomose nos cães deve ser o principal diagnóstico diferencial a ser considerado, seguido de outras etiologias que levem ao desenvolvimento de sintomatologia nervosa, como encefalomalacia, hipovitaminose A, tétano, intoxicação por As, Hg, raiva, encefalite e problemas vertebrais.[3]

O exame laboratorial mais indicado para confirmação diagnóstica de intoxicação por Pb é a qualiquantificação desse elemento químico principalmente no sangue, embora possa ser realizada nas fezes, na urina e no leite. Outros indicadores importantes no diagnóstico são os de efeitos empregados na avaliação da concentração do ácido delta-aminovulênico na urina, o qual é o substrato da ácido delta-aminolevulínico desidratase (ALAD); a dosagem da atividade enzimática da ALAD e a determinação de zinco protoporfirina urinária (ZPP-u), que estão relacionados com a biossíntese da heme. Entre os indicadores de efeito, este último, ZPP-u apresenta melhor correlação com exposição precoce ao Pb.[3,7,8]

Níveis de chumbo e alterações sanguíneas

A determinação dos níveis sanguíneos do Pb (plumbemia) é o teste laboratorial mais valioso. Cerca de 90% do Pb absorvido são carreados ligados aos eritrócitos. Portanto, a análise deve ser realizada com sangue total e não com soro ou plasma. Devem ser utilizados tubos contendo anticoagulante preferencialmente heparinizados ou, como opção, o ácido etilenodiaminotetracético. (EDTA).[11] Entretanto, há pesquisas que desaconselham o uso do tubo com EDTA porque ele quela o Pb e confere leituras falsamente baixas. Níveis sanguíneos de Pb iguais ou acima de 60 μg/dℓ (0,6 ppm) são considerados exposição tóxica; níveis entre 25 e 0, 60 μg/dℓ (0,25 a 0,6 ppm) são considerados exposição relevante e devem ser acompanhados por sinais ou outros testes auxiliares. Os níveis de Pb sanguíneo não correspondem bem com a gravidade dos sinais. Nos casos de envenenamento crônico por Pb, tem-se relatado alta porcentagem (30%) de resultados falso-negativos.[11]

Em relação aos exames laboratoriais, podem ser vistas alterações nos esfregaços realizados com sangue periférico, como aumento do pontilhado basofílico, eritrócitos nucleados, anisocitose, poiquilocitose, policromasia, "eritrócitos em alvo" e hipocromia. No exame hematológico, o animal mostra anemia moderada e muitos eritrócitos nucleados no sangue periférico.[3]

Consideram-se suspeitos os casos nos quais são observadas policromasia e eritrócitos nucleados fora das proporções consideradas normais (15 com pontilhado basofílico em 10.000 células). São considerados quase patognomônicos os quadros que apresentam 40 eritrócitos com pontilhado basofílico em 10.000 células. São considerados diagnósticos os achados de 5 a 40 eritrócitos nucleados a cada 100 células, na ausência de anemia (Ht < 30%).[15]

Com relação à concentração sanguínea de Pb, o resultado laboratorial acima de 60 μg/dℓ é considerado intoxicação por Pb. Caso o resultado laboratorial esteja entre 25 e 60 μg/dℓ, com o paciente apresentando sintomas, a intoxicação por chumbo deve ser considerada no diagnóstico diferencial.[3,15]

Níveis de chumbo e alterações urinários

Os níveis de Pb urinário acima de 0,75 mg/ℓ (0,75 ppm) são sugestivos de envenenamento. A avaliação do nível de Pb urinário pode ser fidedigna, se o paciente for tratado com quelador ácido EDTA Na_2 Ca. O nível de Pb urinário é determinado antes de iniciar a terapia de quelação. O EDTA Na_2 Ca é administrado (ver Tratamento) e uma amostra de urina de 24 horas é coletada. Os níveis de Pb urinário acima de 0,82 mg/ℓ (0,82 ppm), após 24 horas de a terapia de quelação ter sido iniciada, são sugestivos para o diagnóstico do envenenamento por Pb.[11]

A análise da urina pode ser normal, ou apresentar cilindros hialinos ou granulares. Ocasionalmente, encontram-se proteínas e glicose, indicando lesão renal.[15]

Valores de referência de cães e gatos: sangue, abaixo de 25 μg/dℓ; fígado e rins, abaixo de 0,1 μg/g (< 0,1 ppm).

Radiografias

Ao exame radiológico, a detecção de "linhas de Pb" nas metáfises de ossos longos de animais intoxicados pode ser uma ferramenta adicional para a conclusão do diagnóstico de intoxicação pelo Pb.[3]

A identificação de corpos estranhos metálicos auxilia na manutenção do diagnóstico de envenenamento por Pb; entretanto, achados radiográficos negativos não excluem o envenenamento. Raramente, as radiografias das placas epifisárias (em cães) revelam uma "linha de Pb" ou *lead line*.[11]

Radiografias abdominais podem mostrar material radiopaco; elas devem ser realizadas, já que o tratamento com quelantes pode promover a adsorção no TGI.[14]

Tratamento

O tratamento deve iniciar com as terapias emergenciais de rotina, de acordo com o estado geral do animal. Se houver Pb no TGI, este deve ser removido por indução de êmese e utilização de enemas (sulfato de sódio ou magnésio). A lavagem gástrica não costuma ser indicada. A utilização de carvão ativado não é efetiva, nem recomendada.[15] Estando o animal estabilizado, deve ser iniciada a terapia de quelação, com as opções a seguir:

- Succimer® (ácido meso-2-3-dimercaptossuccínico – DMSA), administrado por via oral (VO), na dose de 10 mg/kg por 10 dias. Estudos confirmam que esse é o medicamento de menor toxicidade para o animal e maior especificidade para o Pb e de maior eficácia quelante frente aos outros agentes utilizados para o mesmo fim[11]
- BAL® a 10%, administrado em óleo (2,5 mg/kg por via intramuscular (IM) a cada 4 horas nos dias 1 e 2, a cada 8 horas no dia 3 e, a seguir, a cada 12 horas). A administração subsequente de EDTA dissódico de cálcio aumentará a excreção de Pb em 20 a 50 vezes[11]
- Versenato® (EDTA Na_2Ca) 25 mg/kg diluído para concentração de 10 mg/kg em solução glicosada a 5 %, SC, a cada 6 horas, durante 5 dias). O EDTA Na_2Ca pode ser nefrotóxico; não se deve exceder a dose diária total de 2 g. Com o uso desse medicamento, ocorrerá depleção de zinco e, portanto, este deverá ser suplementado[11,14]
- Cuprimine® (penicilamina) (8 mg/kg, VO, a cada 6 horas, ou 10 a 55 mg/kg, a cada 12 horas). Deve ser administrada em jejum, e, portanto, pode ocasionar êmese. A utilização de antieméticos pode ser prescrita.[11]

O EDTA Na_2Ca é capaz de quelar vários tipos de metais, porém tem sido mais utilizado nas intoxicações por Pb.[3]

Se as convulsões persistirem, durante o tratamento, deve-se instituir o tratamento com anticonvulsivantes adequados.[14]

Se o animal apresentar reduções progressivas no nível de consciência após a terapia ter começado, deve-se prescrever dexametasona de manutenção, na base de 0,1 mg/kg/dia, a fim de reduzir o edema cerebral.[14]

Mercúrio

Histórico

O mercúrio (Hg) é um elemento químico considerado não essencial, ou seja, não é um componente normal dos tecidos de organismos vivos, portanto, um xenobiótico típico. Sua concentração é muito variável de um organismo para outro, sua ausência não causa nenhuma anormalidade conhecida e não participa de nenhuma atividade indispensável ao pleno funcionamento orgânico. Por outro lado, é considerado danoso aos fenômenos químicos que suportam a vida.[16]

Entretanto, desde o início das civilizações, o homem mostrou estreita relação com o Hg. O cinábrio é uma pedra vermelha considerada o principal minério de Hg encontrado na natureza. Quimicamente, o cinábrio é conhecido por HgS. Calcula-se que o minério tenha sido largamente utilizado pelo homem pré-histórico para a execução de seus desenhos sobre as paredes das cavernas, objetos feitos de argila e, inclusive, para pinturas faciais; na arte, o cinábrio aparece em pinturas antigas, já que o minério é um excelente pigmento vermelho.[16]

O Hg, único metal líquido à temperatura ambiente, e relativamente pouco reativo, é conhecido desde a antiguidade, com referências a ele vindas dos antigos hindus e chineses. O metal foi também encontrado em tumbas egípcias anteriores a 1500 a.C., e teve seu primeiro uso não decorativo datado de 500 a.C., sob a forma de amálgamas.[17]

O Hg foi usado na medicina da época de Aristóteles até a Idade Média. Os antigos chineses acreditavam que o cinábrio e o Hg tinham propriedades medicamentosas que prolongavam a vida. Vários imperadores morreram intoxicados por Hg na tentativa de assegurar a imortalidade pela ingestão constante desse metal. Já os antigos hindus acreditavam nas propriedades afrodisíacas que diziam ter o metal. Na Grécia, no primeiro século antes de Cristo, o Hg foi utilizado como unguento medicinal e, no mesmo período, utilizado pelos romanos como componente de unguentos ou pomadas para o tratamento de diversas doenças de pele, além de ser usado na composição de cosméticos.

Por ter alta *densidade* e estabilidade ao ar, o Hg foi amplamente utilizado por laboratórios de física e química de todas as épocas, tendo possibilitado a construção de *termômetros*, barômetros e vários outros importantes equipamentos até hoje utilizados. Nas Américas, o Hg foi introduzido por volta do século 16, para amalgamação do ouro e da prata na América espanhola. No Brasil, seu emprego começou, provavelmente, no século 19. A utilização do Hg era feita na fase final de concentração do ouro, devido às características mineralógicas dos minérios primários. Nenhum cuidado foi empregado na época para evitar que o Hg se dispersasse para o meio ambiente.[17]

Aspecto, forma e ocorrência

O Hg é um metal pertencente ao grupo IIb da Tabela Periódica, com número atômico 80 e massa atômica 200,59. Em temperatura ambiente, apresenta-se líquido, único com cor prateada brilhante. Oxida-se lentamente ao ar úmido, tornando-se um metal sólido mole quando submetido a uma temperatura próxima a –39°C. Na superfície da Terra, é encontrado como HgS; como metal, é encontrado próximo a vulcões ou fontes térmicas, podendo também estar presente no ar e nas águas.

Consequentemente, o Hg pode ser verificado, em algum grau, em plantas, animais e tecidos humanos.[17] O Hg existe em três formas, cada qual com diferentes características de biodisponibilidade e toxicidade: metálica (Hg elementar), sais inorgânicos e compostos orgânicos (metilmercúrio, etilmercúrio e fenilmercúrio).[2]

Comprovadamente bioacumulativo, o Hg é um metal pesado cujos efeitos negativos e riscos para a saúde já foram extensamente comprovados em todo o mundo. Os registros de contaminação alimentar têm sido frequentes desde que a doença de Minamata e Niagata foi publicamente declarada como causada pela contaminação do pescado no Japão, em 1956, mas pode ocorrer também contaminação ocupacional, notadamente pela inalação de vapores de Hg.[17]

Fontes de exposição

Vários estudos demonstram a ação nociva dos metais pesados no organismo, porém somente o Hg está relacionado com as intoxicações ocasionadas pelo consumo de pescado e de seus derivados. A escassez de informação sobre a cinética desse metal nos peixes dificulta a compreensão de sua distribuição no organismo e a avaliação de potenciais riscos para a saúde humana e dos animais.

O Hg é considerado um poluente de alto risco, sendo regulado pela agência de proteção ambiental dos EUA (EPA). A preocupação a respeito da poluição por Hg surge dos efeitos à saúde decorrentes da exposição por Hg metilado (extremamente lipossolúvel e tóxico) encontrado na água e alimentos aquáticos. De acordo com diversos estudos, estima-se que existam de 6.000 a 10.800 toneladas de Hg na troposfera e nas massas de água, respectivamente.[18]

A queima de combustíveis fósseis é considerada uma fonte de Hg. Indústrias de cloro-soda, equipamentos eletrônicos e fabricação de tintas são consideradas os maiores consumidores de Hg, perfazendo 55% do total consumido. Além de ampla utilização na odontologia e na medicina, alguns compostos de Hg têm sido utilizados na agricultura, principalmente como fungicidas. Embora o uso industrial do Hg tenha sofrido reduções, devido a um recente controle mais efetivo, altas concentrações ainda estão presentes nos sedimentos associados a aplicações industriais desse metal.[18]

Mesmo comprovada a sua toxicidade, por suas qualidades como antisséptico e conservante, alguns compostos de Hg, especialmente aqueles que contêm o íon Hg_2^{+2}, são ainda usados em produtos farmacêuticos e cosméticos. No grupo dos agentes químicos, estão incluídos os fungistáticos, que atuam de modo indireto ao modificar as condições locais da lesão. Na composição deles, normalmente encontram-se sais de metais pesados (Hg, prata, zinco, cobre).[19]

Toxicocinética

A toxicocinética do Hg é dependente da espécie do metal ao qual o organismo animal está exposto. Assim, os processos de transporte serão influenciados pelo estado de oxidação e pela forma dos compostos de Hg. O Hg metálico, quando ingerido, é muito pouco absorvido pelo TGI (taxa de absorção menor que 1%). Entretanto, seu vapor (quando submetido a aquecimento que permita sua evaporação, ou seja, acima de 356,9°C) é rapidamente absorvido nos alvéolos pulmonares. A absorção cutânea do Hg metálico também pode ocorrer pelo vapor, porém em menor grau. Já a absorção do Hg líquido por meio da pele íntegra é desprezível. Por sua vez, os compostos organomercuriais são altamente lipossolúveis, sendo rapidamente absorvidos (> 80%) tanto pelas vias oral e pulmonar como pela cutânea.[3]

A distribuição do Hg pelo organismo animal, após sua absorção, está estreitamente relacionada com a lipossolubilidade dos diferentes compostos que os contêm. Assim, aqueles mais lipossolúveis, como os compostos organomercuriais, são transportados pelos eritrócitos ou por proteínas plasmáticas. Sua passagem para o SNC acontece rapidamente, sendo este órgão um dos locais onde se pode encontrar maiores concentrações de Hg em animais expostos. Já as formas mercuriais, com menor lipossolubilidade, como os Hg inorgânicos, concentram-se mais no plasma. Estes, presentes na forma iônica divalente (Hg^{2+}), normalmente escolhem o tecido renal para a sua deposição.[3] É por meio da excreção renal que esse tipo de Hg é eliminado do organismo.[3,20] Também pode ocorrer a excreção do Hg por via biliar. Sua forma divalente, assim como o metilmercúrio não biotransformado, unem-se à glutationa (GSH), sendo então excretado pela bile. Ressalta-se que o metilmercúrio, uma vez no TGI, pode ser novamente absorvido, percorrendo o ciclo êntero-hepático, responsável por tornar a meia-vida do metal no organismo animal ainda mais longa.[3]

Estudos sugerem que o Se participe de um mecanismo de desintoxicação do Hg nos organismos. O acúmulo de Se na mesma proporção do Hg, sobretudo no fígado, pode representar um mecanismo natural que reduz a intensidade dos efeitos tóxicos do Hg orgânico pela formação de seleneto de Hg.[19,20] A interação entre Hg e Se pode ser explicada, ao menos teoricamente, pela formação de complexos proteína-Se-Hg e, ainda, pela formação intracelular de corpos de inclusão. O Se diminui a passagem do Hg através da barreira placentária, além de reduzir a concentração deste no leite.[2]

Os pelos refletem bem a acumulação e a concentração de metais pesados. Os mamíferos têm a possibilidade de eliminar poluentes por meio de sequestro em seus pelos, sendo a "muda" uma importante via de excreção de metais pesados.[20]

Toxicodinâmica

Os compostos mercuriais são atraídos por grupos sulfidrila, ligando-se às proteínas das membranas e enzimas. Além do grupo SH, pode, também, ligar-se aos nucleotídios uracila e timina.[21] Outros grupamentos reativos ao Hg são: aminas, amidas, carboxilas e fosforilas. Ligando-se a esses grupamentos endógenos, o Hg interfere profundamente nas atividades biológicas de grande importância orgânica.[3]

Os fetos são vulneráveis ao metilmercúrio desde o início dos processos de desenvolvimento cerebral, como na divisão celular, na diferenciação e na migração, que são prejudicados pela interação do Hg com os grupos SH da tubulina, principal proteína da constituição dos microtúbulos neuronais.[2] Estudos conduzidos em plantas e animais de laboratório mostraram que o Hg tem capacidade de inibir a formação do fuso mitótico, levando à distribuição anormal de cromossomos e à poliploidia. Essa ação resultaria da forte afinidade do Hg pelos grupos sulfidrila encontrados nas proteínas do fuso, e é considerada a ação mais típica, em nível genético, dos compostos de Hg.[21]

O Hg metálico tem como órgãos-alvo críticos os rins, enquanto o cérebro é o órgão-alvo do metilmercúrio, tanto de indivíduos adultos como de fetos.[2]

Sinais e sintomas

Deve-se fazer a distinção entre intoxicação por derivados inorgânicos de Hg, por Hg metálico e por compostos organomercuriais, visto que a sintomatologia pode variar bastante em cada caso. Do ponto de vista toxicológico, é importante ressaltar que o Hg se apresenta em três categorias químicas na natureza:

- Hg inorgânico elementar, vapor ou líquido, não reativo
- Sais ou minerais mercuriais inorgânicos
- Mercuriais orgânicos.

Essas formas do Hg interconvertem-se no ambiente, e o contato com quaisquer dos tipos pode produzir toxicidade sistêmica. Às vezes, podem ser observados sinais mistos de intoxicação relacionados com a conversão *in vivo* de compostos inorgânicos para orgânicos e vice-versa.[16]

A intoxicação crônica por ingestão de Hg e seus compostos é observada com frequência principalmente em animais de produção. Já nos animais de companhia, o que se observa são casos de intoxicação aguda. Em medicina veterinária, o Hg elementar pode ser ingerido por animais de companhia quando o proprietário, por desconhecimento da prática veterinária, introduz termômetros na cavidade bucal desses animais, que acabam mordendo e ingerindo, assim, o metal. Entretanto, como já mencionado anteriormente, o Hg elementar ingerido quase não é absorvido, devendo ser a deglutição de vidro o foco de maior atenção do médico-veterinário.[3]

Outro modo de intoxicação aguda por Hg pode ser decorrente da ingestão acidental de sais desse metal, presentes em pilhas, baterias ou em fontes semelhantes. Esse tipo de intoxicação acomete, principalmente, animais de companhia jovens, em razão do comportamento curioso e brincalhão que apresentam. Essa ingestão pode resultar, inicialmente, em alterações gastrintestinais, decorrentes da ação corrosiva que esses compostos exercem sobre os tecidos orgânicos, principalmente sobre as mucosas. São sinais dessa ocorrência: salivação excessiva, náuseas, hematêmese, abdome agudo, diarreia sanguinolenta e disenteria com perda abundante de líquidos, o que pode evoluir para choque hipovolêmico.[3]

Na fase de excreção dos íons divalentes de Hg pelos rins pode ocorrer insuficiência renal aguda, em virtude de necrose das células epiteliais dos túbulos contornados proximais, fato que pode evoluir para insuficiência renal crônica.[3]

Diagnóstico e diagnóstico diferencial

Todas as suspeitas de intoxicação por Hg são de diagnóstico difícil porque o Hg afeta sistemas e múltiplos órgãos, apresentando sintomas semelhantes a uma grande variedade de outras doenças. A apresentação clínica da toxicidade por Hg pode manifestar-se de muitas maneiras, dependendo da natureza da exposição e do tipo químico do Hg.[22] No caso de animais de companhia, o diagnóstico da intoxicação por compostos mercuriais baseia-se no histórico e na evolução da sintomatologia.[3]

Exames complementares de laboratório podem ser necessários para determinar se há Hg no sangue e/ou na urina.[3] A quantidade de Hg medida nesses fluidos biológicos informará sobre a quantidade de exposição ao agente químico em termos de absorção ou de efeito. A concentração do agente químico inalterado ou de seus produtos de biotransformação nos fluidos biológicos indica a sua absorção; a alteração qualiquantitativa da atividade de enzimas ou outros parâmetros biológicos refletem o efeito do xenobiótico.[22]

Nesses casos, a amostra de sangue deve estar heparinizada, evitando-se a hemólise.[6] Sabe-se que a dieta e a exposição ambiental afetam as concentrações de Hg no sangue.[23] A urina deve ser coletada da maneira mais estéril possível, já que algumas bactérias podem reduzir compostos mercuriais em Hg elementar, o qual pode se volatizar em temperatura ambiente. Desse modo, deve-se tomar sempre o cuidado de manter essas amostras sob refrigeração (4°C).[3]

O diagnóstico diferencial deve ser feito com outras doenças que promovam alterações no SNC dos animais domésticos que levem ao desenvolvimento de sintomatologia nervosa, sejam elas de origem infecciosa, nutricional ou tóxica.[3]

Tecidos de investigação

O Hg é rapidamente eliminado do sangue. É por essa razão que o Hg no sangue normalmente é usado apenas como um indicador de exposição muito recente ou relativamente elevado nível de exposição (p. ex., em casos de envenenamento), ou a exposição crônica estável (p. ex., água potável).

Valores de referência de cães e gatos: sangue, abaixo de 2 μg/dℓ; fígado e rins, abaixo de 0,1 μg/g (< 0,1 ppm).

Tratamento

O conjunto dos elementos metálicos se beneficia de um tipo de tratamento específico baseado na sua reação química que os capacita para a formação de complexos com diversas substâncias denominadas "agentes quelantes". São formados compostos atóxicos e hidrossolúveis que são eliminados pela urina. A teoria de quelação dos metais indica que os cátions de metais como o Hg^{2+} formam complexos estáveis com moléculas de sulfetos.[2,3]

Entre os agentes quelantes, encontram-se:

- BAL®
- 2,3-dimercaptopropanossulfato de sódio (DMPS)
- Succimer® – DMSA
- Derivados do ácido etilenodiaminotetracético (p. ex., EDTA Na_2Ca)
- Cuprimine® – penicilamina.

Entretanto, para os casos de toxicose com Hg, recomenda-se o uso de penicilamina e, também, de DMSA, que aumenta a excreção renal das formas mercuriais inorgânicas.[3]

Cádmio

Histórico

A identificação do cádmio (Cd) como elemento químico data de 1817. A denominação "cádmio" para esse elemento surgiu pelo fato de ter sido extraído de *cadmia*, termo utilizado para designar o minério calamina, rico em carbonato de zinco.[23] Sua toxicidade foi logo reconhecida e os sintomas foram descritos primeiramente por Marmé, em 1867. Apesar disso, sais de Cd foram usados como anti-helmínticos, antissépticos, acaricidas e nematicidas, tendo sido citado em várias farmacopeias do início do século 20.[24] Todavia, até 1950, havia poucas informações sobre os aspectos toxicológicos desse elemento, apesar de sua crescente utilização a partir da primeira guerra mundial. O aumento de informações científicas ocorreu, em parte, pela necessidade de se avaliarem os agentes químicos contaminantes do ambiente, em especial aqueles mais persistentes e amplamente distribuídos.

Aspecto e formato

O Cd é um elemento altamente tóxico e tem sido descrito como um dos elementos-traço mais perigosos de todos os metais contaminantes presentes nos alimentos e no ambiente, não apenas pelos altos níveis de toxicidade, mas também por sua ampla distribuição e aplicações industriais. Trata-se de um metal branco-acinzentado, podendo se apresentar na cor prata-esbranquiçada, azulada ou metálica lustrosa. É dúctil à temperatura ambiente e sua consistência é tão mole que ele pode ser facilmente cortado com uma faca. O sal de cloreto de Cd é um sólido cristalino branco. A abundância do Cd na crosta terrestre é em torno de 0,1 a 0,2 mg/kg (0,1 a 0,2 ppm).[7]

Ocorrência

O Cd é encontrado em pequena quantidade na natureza e, em geral, associado a outros minérios de zinco, mas pode também ser encontrado como subproduto dos minérios de cobre e Pb, por destilação em colunas de fracionamento.[23]

Na forma iônica, o principal uso do Cd é como pigmento. Tendo em vista que a cor do sulfeto de Cd depende do tamanho das partículas, podem ser preparados pigmentos de Cd para muitos usos. Tanto o CdS como o CdSe têm sido amplamente utilizados em plásticos coloridos. O último sal mencionado tem sido também empregado em dispositivos fotovoltaicos (p. ex., células fotoelétricas) e em monitores de TV. Os fabricantes de tinta vêm utilizando pigmentos de sulfeto de Cd em tintas para produzir cores amarelas brilhantes há 150 anos e se opõem a qualquer proibição, alegando que até o presente não existem substitutivos adequados.[6] Cerca de 34% do consumo total de Cd aplicam-se em revestimentos metálicos, sendo seus principais usuários as indústrias automobilística, espacial e de telecomunicação. A segunda maior aplicação, cerca de 23% do consumo total de Cd, destina-se à produção de pigmentos para tintas, vernizes e plásticos com base de sulfeto e sulfosselenito de Cd. Outra aplicação importante é na indústria de polivinil cloreto (PVC) e plásticos afins, na qual 15% do consumo total é empregado como estabilizador, inibindo a degradação de PVC. O Cd também é utilizado como constituinte de amálgama e como anti-helmíntico para aves e suínos. O Cd pode ser lançado ao ar em pequenas partículas, deslocar-se por longas distâncias e se depositar como poeiras, chuvas ou neve. O Cd permanece no meio ambiente por um longo tempo próximo à sua fonte emissora. Parte do Cd pode ser levada pela água, ou se fixar no solo, mas sempre haverá resíduo do metal nessa água contaminada. O Cd pode se acumular nas plantas, em animais e, assim, atingir o ser humano e, à semelhança do que acontece na cadeia alimentar, se acumula no organismo por longo tempo. É considerado um poluente persistente, acumula-se na cadeia alimentar, concentrando-se principalmente nos rins e no fígado de mamíferos.[23]

Toxicocinética e toxicodinâmica

A principal via de exposição ao Cd, tanto para animais quanto para seres humanos (população não exposta ocupacionalmente e não fumante) se dá pela ingestão de água e alimentos. Vários fatores interferem na absorção do Cd pelo TGI, entre eles, espécie animal, tipo de composto, dose e frequência de exposição, idade ou estágio de desenvolvimento, prenhez e lactação, estado nutricional e interações do Cd com outros nutrientes. O Cd é absorvido em aproximadamente 10% pelo TGI, em indivíduos adultos e distribuído via corrente sanguínea a várias partes do organismo. No plasma, o Cd é transportado como complexo com a metalotioneína. São muito raros os relatos de intoxicação de animais de produção e de companhia por esse metal, diferentemente do que se observa em seres humanos. No entanto, o Cd é considerado um dos metais pesados de maior toxicidade para o organismo animal, em vista de sua baixa taxa de excreção, tendo, assim, efeito cumulativo.[3] Os mamíferos têm um mecanismo de proteção bioquímica capaz de acomodar doses baixas a moderadas de Cd no organismo. O Cd é ligado à metalotioneína, uma proteína rica em S e presente no fígado e no rim dos mamíferos. Quando ligado à proteína, o Cd é impedido de atingir moléculas-alvo críticas. Entretanto, a toxicidade aumenta rapidamente se a capacidade da metalotioneína for ultrapassada.[12]

Esse complexo é filtrado nos glomérulos, presente na urina primária e reabsorvido nas células do túbulo proximal, onde a ligação Cd-metalotioneína é quebrada. Se a capacidade de produção de metalotioneína for excedida, ocorrerão danos às células do túbulo proximal, e o primeiro sinal desse efeito é a proteinúria de baixo peso molecular.[23] Os potenciais efeitos do Cd variam principalmente com as espécies e as quantidades absorvidas na corrente sanguínea, duração da exposição e rota da exposição. Estudos comprovam que o Cd pode provocar efeitos adversos nos rins, ossos, pulmões e sistemas nervoso e cardiovascular.[24]

Sinais e sintomas | Diagnóstico

O mecanismo tóxico do Cd é semelhante ao do zinco e do cobre, podendo, assim, interferir em sistemas enzimáticos importantes e ter alta afinidade por grupamentos sulfidrila, levando à ocorrência de alterações gastrintestinais, com vômitos, diarreia, dor abdominal e alterações renais, levando a glomerulonefrite, nefrose e comprometimento ósseo (interferência no metabolismo do cálcio) com osteomalacia e osteopenia. O Cd também é considerado um composto imunotóxico.[3]

Tecidos de investigação

O Cd inorgânico é rapidamente eliminado do sangue. É por isso que o Cd no sangue é normalmente usado apenas como um indicador da intoxicação muito recente ou relativamente elevado nível de exposição (p. ex., em casos de envenenamento), ou a exposição crônica estável (p. ex., a água potável).[24]

Valores de referência de cães e gatos: sangue, abaixo 2 μg/dℓ; fígado e rins, abaixo de 0,1 μg/g (< 0,1 ppm).

Tratamento

Acredita-se que um antioxidante seja um componente importante de um tratamento efetivo da intoxicação por Cd, bem como a terapia combinada com antioxidantes e quelantes poderia ser melhor que a terapia que utiliza apenas os quelantes. Entre os agentes quelantes, encontram-se:[24,25]

- BAL®
- DMPS
- Succimer® – DMSA
- Derivados do EDTA Na_2Ca
- Penicilamina.

Arsênio

Histórico

O arsênio (sinônimos: arsênio cinza, arsênio metálico, arsênio coloidal) foi considerado o agente envenenador de escolha na Idade Média, sendo essa preferência mantida até o início do século 20. Várias de suas características contribuíram em grande parte para essa popularidade: aspecto inofensivo, insipidez ou sabor levemente adocicado, podendo ser facilmente misturado aos alimentos, fácil obtenção e evolução insidiosa dos sintomas de intoxicação simulando uma doença. O uso terapêutico do arsênio (As) data de 400 a.C., entretanto, sua fase áurea como agente terapêutico se deu entre o fim do século 19 e meados do século 20. Os compostos arseniacais eram então empregados, com ou sem respaldo científico, no tratamento de dermatoses tão numerosas quanto distintas, como psoríase, pênfigo, eczemas, dermatite herpetiforme, acne, líquen plano, leishmaniose, prurido e sífilis. Justificando ainda mais sua condição de panaceia, eram ainda amplamente prescritos como tônicos e fortificantes, aplacadores de condições nebulosas, como "problemas de estômago", "nervosismos" e "acessos" ou ainda no tratamento da malária, coreia, epilepsia e asma, entre outras doenças.[26]

Os compostos de As também foram amplamente usados como praguicida (herbicida – metilarsenato monossódico [MSMA]), como conservante para madeira (As_2O_3); embora seu uso nessas aplicações tenha diminuído, a contaminação por As ainda constitui um problema ambiental em várias regiões do planeta.[19]

O As é considerado um metal altamente tóxico para mamíferos. A primeira observação sobre uma possível ação cancerígena do As data de 1822, quando se detectou que o gado que pastava nas proximidades de fundições desenvolvia neoplasias nas ancas e se atribuiu aos gases exalados contendo As a etiologia desses tumores.[26]

Ocorrência e fontes de exposição

O As pode ser encontrado, principalmente, na forma natural de sulfeto. Pode fazer parte de uma grande variedade de minerais que contêm cobre, Pb, ferro, níquel e cobalto, sendo sua forma mais comum ligada ao ferro, no mineral denominado "arsenopirita" (FeAsS). Algumas atividades antropogênicas podem ser citadas como responsáveis por liberações de quantidades significativas de As no ambiente, como tratamento de couro e madeira; uso como herbicida, rodenticida, mineração e fundição de ouro, Pb, cobre e níquel; na produção de ferro e aço; queima de combustíveis fósseis, além do uso do metaloide na indústria naval, entre outras. O As é amplamente distribuído em águas doces superficiais e as concentrações nos rios e lagos são geralmente inferiores a 10 mg/ℓ, embora amostras individuais possam variar até 5 mg/ℓ, perto de fontes antropogênicas. Os níveis médios de As, na água subterrânea, são de cerca de 1 a 2 mg/ℓ; em áreas com rochas vulcânicas e depósitos minerais sulfurados os níveis de As podem variar até 3 mg/ℓ. As concentrações médias de As nos sedimentos variam de 5 a 3.000 mg/kg, com os níveis mais elevados que ocorrem nas áreas de contaminação. Concentrações de fundo no solo variam de 1 a 40 mg/kg, com valores médios de frequência em torno de 5 mg/kg. Naturalmente, os níveis elevados de As no solo podem estar associados a substrato geológico, como minérios de sulfeto. Antropogenicamente, a queima de carvão e as fundições de cobre representam 60% das emissões de As no ambiente.[27]

Os animais estão expostos às mais diversas espécies de As orgânico e inorgânico em alimentos, água e outros meios de modo não intencional ou com fins de crueldade contra animais (forma de rodenticidas arseniacais), e uma terceira forma que é a geração do AsH_3, extremante tóxica. O estudo da cinética e do metabolismo de compostos arseniacais, em animais e seres humanos, pode ser bastante complexo, em virtude das diferenças nas propriedades físico-químicas e biodisponibilidade das várias formas de As.[28]

Toxicocinética

Absorção gastrintestinal

A biodisponibilidade do As inorgânico ingerido varia de acordo com a matriz em que é ingerido (p. ex., alimentos, água, bebidas, solo), a solubilidade de compostos arseniacais depende de haver componentes de outros alimentos e nutrientes no TGI. Os estudos em animais revelam que os compostos arseniatos solúveis e arsenitos, ou seja, as formas inorgânicas, são rápida e extensamente absorvidas pelo TGI dos mamíferos adultos em 55 a 95% após uma única dose oral. Estudos realizados por Odanaka *et al.*[27] sugerem que a forma pentavalente do As é menos absorvida pelo TGI de ratos, após administração oral – 48,5% da dose (5 mg/kg) –, em comparação com os 89% da dose (4 mg/kg) na forma trivalente do As na urina. Numerosos estudos têm documentado as diferenças mecanicistas básicas na interação de As trivalente e pentavalente inorgânicos com componentes do corpo, e esse é um determinante importante das diferenças observadas na distribuição nos tecidos. O pentavalente arsênico inorgânico pode agir como um análogo do fosfato. Em nível molecular, isto significa que pode competir com arseniato de fosfato para processos de transporte ativo. É por isso que a adição de fosfato pode diminuir a absorção intestinal.

Metabolismo

O metabolismo do As também é caracterizado por grandes diferenças inter e intraespécies quanto aos quadros tóxicos qualitativo e quantitativo.

O metabolismo e a disposição do As inorgânico podem depender de seu estado de valência, particularmente em doses elevadas. Os dois estados de valência mais comuns a que os animais podem ser ambientalmente expostos são as formas trivalente e pentavalente, uma vez que ambas são facilmente interconvertidas – na forma orgânica, como arsenobetaína ou arsenocolina, particularmente em crustáceos, moluscos, peixes de água salgada e algas marinhas. Após a ingestão dessas formas, quantidades mínimas são transformadas em As – inorgânicas –, o que explica a baixa toxicidade dos compostos arseniacais nessas espécies.[28] O metabolismo do As é caracterizado, em muitas espécies, por dois tipos principais de reações:

- Redução da pentavalente ao arsênico trivalente
- Reações de metilação oxidativa nas quais as formas trivalentes do As são sequencialmente metiladas para formar produtos mono, ditrimetilados utilizando adenosilmetionina (ASM) como doador de metila e em conjunto com o enxofre presente na GSH como um cofator essencial.

Uma característica incomum do metabolismo do As é que existem diferenças entre espécies, no que diz respeito à sua metilação (algumas espécies parecem não metilar o As).

A atividade de metilação de As localiza-se sobretudo no fígado, e parece ocorrer em sequência principalmente à biotransformação que utiliza sistema de citosol do fígado de mamíferos; descobriu-se que o As é convertido em dois principais metabólitos: o ácido monometilarsônico (MMA) e o ácido dimetilarsínico (DMA).[28]

Distribuição

Estudos em coelhos, ratos, camundongos, *hamsters* e macacos demonstraram que o As, administrado por via oral ou parenteral, tanto na sua forma trivalente como pentavalente, é rapidamente distribuído por todo o corpo. O As reage prontamente com grupos sulfidrila de uma variedade de enzimas e proteínas essenciais, e são particularmente bioacumulados nos tecidos não friáveis que apresentam enxofre em sua estrutura química (queratinizados), como os fâneros (cabelo, pelo, unhas).[29]

Excreção

A urina é a principal via de eliminação, tanto para arseniacais inorgânicos trivalentes quanto para pentavalentes, na maioria dos animais, com exceção do rato, que apresenta eliminação mais lenta do As: 50% ou mais de uma dose oral única de As são normalmente eliminados na urina dentro de 48 horas.[28] Eliminação urinária de arseniato em animais de laboratório – pelo menos para os ratos – não parece ser de capacidade limitada ou dose-dependente, tendo já sido relatado que 66 a 79% de uma dose oral única de arseniato de sódio foram eliminados na urina em 48 horas.[29]

Toxicodinâmica

Quanto ao mecanismo de ação bioquímico, o arsenato (forma trivalente) pode desacoplar a fosforilação oxidativa na mitocôndria por meio da substituição do fosfato inorgânico na síntese de trifosfato de adenosina (ATP), mas também pode inibir a glicólise competindo com o fosfato para formar o composto afuncional 1-arseno-3-fosfoglicerato, em vez de 1,3-difosfoglicerato.[28]

O As também interage com radicais sulfidrila onipresentes na GSH tripeptídica celular em muitos níveis diferentes no processo de metilação.

Toxicidade

Compostos de As solúveis, que são bem absorvidos após inalação ou ingestão, apresentam maior risco de intoxicação ao animal. Os casos mais comuns referem-se ao trióxido de As. Com relação à intoxicação aguda, a menor dose fatal única de compostos inorgânicos de As está na faixa de 70 a 180 mg (entre 1 e 3 mg/kg), e menos de 1 mg/kg pode causar problemas sérios em mamíferos jovens, e 2 mg/kg podem causar a morte. Para alguns derivados orgânicos metabolicamente estáveis, essa dose pode ser mil vezes mais alta. Uma dose única pode provocar efeitos tóxicos na faixa de 5 a 50 mg de As. O As inorgânico atravessa a barreira placentária e pode provocar a morte fetal. Já em relação à intoxicação crônica, uma exposição a longo prazo pode ocasionar efeitos tóxicos significativos, os quais podem ser esperados com ingestão oral diária de 100 a 200 μg.[30]

Sinais e sintomas | Diagnóstico

Intoxicação aguda

Os sinais surgem geralmente 30 minutos a 1 hora após a ingestão, mas podem demorar mais, conforme a solubilidade do composto:

- Dificuldade de deglutir, salivação, rouquidão, ação corrosiva sobre o esôfago e estômago, cólicas intestinais
- Vômitos, diarreia profusa
- Desidratação com sede intensa e contrações musculares
- Hálito e fezes com cheiro de alho
- Hematúria, albuminúria, glicosúria; elevação das enzimas hepáticas no plasma
- Taquicardia sinusal e ocasionalmente arritmias ventriculares, cianose, extremidade fria; no ECG anormalidades ST e intervalo QT prolongado
- A morte geralmente ocorre entre 24 horas e 4 dias
- Se o paciente sobreviver à fase aguda, é comum a neurite periférica com comprometimento sensorial e motor
- Queda de pelos, linhas de Mees nas unhas, 2 a 3 semanas após a ingestão
- Durante a recuperação, debilidade e diarreia podem persistir por semanas
- Geralmente ocorrem anemia e leucopenia.

Os compostos irritantes de As no ar causam dano agudo nas mucosas do aparelho respiratório, provocando rinite, laringite e bronquite, com um quadro tóxico, como vômito em "água de arroz", diarreia, dispneia, cianose e respiração ruidosa. As ações neurológicas consistem em parestesias, sensação dolorosa tátil e de temperatura, inquietude, agitação, convulsão. Em 4 a 5 dias após ingestão aguda, ocorre QT prolongado, justificando-se o monitoramento cardíaco. Pode também ocorrer perfuração do septo nasal algumas semanas após a exposição aguda.[30]

Intoxicação crônica

Os efeitos se dão nas mucosas do trato respiratório e na pele; pode haver também alterações nos sistemas nervoso e circulatório, assim como no fígado. Carcinomas no trato respiratório e hemangiossarcomas hepáticos têm sido associados à exposição crônica ao As. As manifestações começam com fraqueza, perda de apetite, perda de peso, irritabilidade, diarreia ou constipação intestinal.[30]

Tecidos de investigação

O As inorgânico é rapidamente eliminado do sangue. É por essa razão que o As no sangue normalmente é usado apenas como um indicador de contaminação muito recente ou de nível relativamente elevado de exposição (p. ex., em casos de envenenamento), ou exposição crônica estável (p. ex., a água potável).

O As e seus metabólitos são rapidamente metabolizados e excretados na forma de As total ou As inorgânico. A forma As inorgânico + MMA + DMA tem sido utilizada como biomarcador de exposição recente ao As, em análise urinária.

Valores de referência de cães e gatos: sangue, abaixo de 2 µg/dℓ; fígado e rins, abaixo de 0,1 µg/g (< 0,1 ppm).

Tratamento

Se a ingestão for recente e o paciente ainda não vomitou, induz-se a êmese com xarope de ipeca ou realiza-se lavagem gástrica com posterior carvão ativado (2 a 8 g/kg; cães e gatos), e não se administram catárticos. Utiliza-se imediatamente BAL®, se houver suspeita de ingestão significativa, na dose de 3 mg/kg, IM profunda, a cada 4 a 6 horas por 2 dias, depois a cada 12 horas por 5 a 10 dias. Suporte cardiorrespiratório cuidadoso, reposição de líquidos e eletrólitos intravenosos, bem como monitoramento por ECG são necessários.[28,30]

REFERÊNCIAS BIBLIOGRÁFICAS

1. Paoliello MMB, Chasin AAM. Ecotoxicología do chumbo e seus compostos. Série Cadernos de Referência Ambiental, v. 3. Centro de Recursos Ambientais - CRA, Salvador, BA; 2001. 144p.
2. Oga AS, Camargo MMA, Batistuzzo JAO. Fundamentos de toxicologia. 3. ed. São Paulo: Atheneu; 2008. 677p.
3. Spinosa HS, Górniak SL, Palermo-Neto J. Toxicologia aplicada à medicina veterinária. São Paulo: Manole. 2008. 942p.
4. Galey FD. Approach to diagnosis and initial treatment of the toxicology case. In: Peterson e Talcott (eds.). Small animal toxicology. Philadelphia: Saunders; 2001. p. 99-113.
5. Moreira FR, Moreira JC. A cinética do chumbo no organismo e sua importância para a saúde. Ciência & Saúde Coletiva. 2004;9(1):167-81.
6. Vanz A, Mirlean N, Baisch P. Avaliação de poluição do ar por chumbo particulado: Uma abordagem geoquímica. Química Nova. 2003;26(1):25-9.
7. ATSDR. Agency for toxic substances and disease registry. Toxicological profile for lead. Atlanta: ATSDR; 1999. 587p.
8. WHO. World Health Organization. IPCS. Environmental Health criteria 165 - Inorganic Lead. Geneva: WHO; 1995. 300p.
9. Klaassen CD. Metais pesados e seus antagonistas. In: Gilman A. Goodman *et al.* As bases farmacológicas da terapêutica. 8. ed. Rio de Janeiro: Guanabara Koogan; 1991. p. 1061-5.
10. Sadao M. Intoxicação por chumbo. Rev Oxidol. jan.-fev.-mar. 2002;37-42.
11. Gfeller RW, Messonnier SP. Manual de toxicologia e envenenamentos em pequenos animais. São Paulo: Roca; 2006. 376p.
12. Cordeiro R. *et al.* A inadequação dos valores dos limites de tolerância biológica para a prevenção da intoxicação pelo chumbo no Brasil. Cad. de Saúde Pública, Rio de Janeiro. 1995. p. 177-86.
13. Ong CN, Phoon WO, Law HY *et al.* Concentrations of lead in maternal blood, cord blood, and breast milk. Arch Dis Child. 1985;60(8):756-9.
14. Salgado PET. Metais em alimentos. In: Oga S. Fundamentos de toxicologia. 2. ed. São Paulo: Atheneu; 2008. p. 577-608.
15. Plunkett SJ. Emergency procedures for the small animal veterinarian. 2. ed. Edinburgh: WB Saunders; 2005.
16. Clarkson TW. The toxicology of mercury. Crit Rev Clin Lab Sci. 1997;34(4):369-403.
17. World Health Organization (WHO). Environmental health criteria 118 inorganic mercury. Geneva: World Health Organization, 1991.
18. Boening DW. Ecological effects, transport, and fate of mercury: a general review. Chemosphere. 2000;40:1335-1351.
19. Baird, C. Química ambiental. 2. ed. Porto Alegre: Bookman Companhia Editora; 2002. 622p.
20. WHO. World Health Organization. Elemental mercury and inorganic mercury compounds: Human health aspects. Geneva: World Health Organization, 2003.
21. Vijayalakshmi K, Bapu CSPP. Differential effects of methilmercury, thiols and vitamins on galactosidases of nervous and non nervous tissues. Bull Environ Contam Toxicol. 1992;49:71-7.
22. Diner B. Toxicity, mercury. In: Emedicine: instant access to the minds of medicine. Disponível em: http://www.emedicine.com/emerg/tropic813.htm. Acesso em 27 jul. 2009.
23. Azevedo FA, Chasin AAM. Metais: gerenciamento da toxicidade. São Paulo: Atheneu; 2003. 554p.
24. Robards K, Worsfold P. Cadmium: toxicology and analysis. Analyst. 1991;116(6): 549-68.
25. Cibin FWS, Nogueira CW, Wyse ATS *et al.* Estudo dos quelantes sulfidrílicos (BAL, DMPS e DMSA): efeitos sobre parâmetros toxicológicos e modelos de intoxicação por cádmio. Biblioteca Digital de Teses e Dissertações da UFSM. 2005. Disponível em: http://hdl.handle.net/10229/974. Acesso em 28 jul. 2009.
26. Neubauer O. Arsenical cancer: a review. Br J Cancer. 1947;1:192-244.
27. Odanaka Y, Matano O, Goto S. Identification of dimethylated arsenic by gas chromatography - mass spectrometry in blood, urine, and feces of rats treated with ferric methanearsonate. J Agric Food Chem. 1990; 26:505-507.
28. Chasin AM, Azevedo FA. Arsênio In: Metais gerenciamento da toxicidade. São Paulo: Atheneu; 2003; p. 203-238.
29. Yamamura Y, Yamauchi H. Arsenic in biological samples of workers exposed to arsenic trioxide. Sangyo Igaku. 1976; 18(6):530-1.
30. IPCS International Programme on Chemical Safety - Environmental health criteria 18, 1981. Disponível em: http://www.inchem.org/documents/ehc/ehc/ehc018.htm#PartNumber:7 Acesso em 12 out. 2009.

74

Intoxicação por Inibidores da Colinesterase e Piretroides

Michiko Sakate • Silvia Franco Andrade

INIBIDORES DA COLINESTERASE

Organofosforados e carbamatos

Os inibidores da colinesterase, também denominados "agentes anticolinesterásicos", foram utilizados principalmente a partir da década de 1970, após o início do declínio do uso dos organoclorados, que apresentavam baixos índices terapêuticos, mas eram empregados como inseticidas agrícolas, domésticos e em veterinária.[1,2] Os organofosforados e os carbamatos são bastante lipossolúveis, e a absorção pode ocorrer por toda a superfície corporal, especialmente pelo trato gastrintestinal, pele, pulmões e olhos. A distribuição e a excreção são rápidas.[3-5] Exemplos de alguns produtos comercializados no Brasil que contêm organofosforados e carbamatos são descritos no Quadro 74.1.

Há dois grupos de organofosforados: (1) tiocompostos: coumafós, clorofenvinfós, fention, diazinon, malation; e (2) oxicompostos: triclorfon, diclorvós.[2,5]

Os carbamatos dividem-se em três grupos: (1) metilcarbamatos: carbarila e aldicarb; (2) carbamatos fenil substituídos: propoxur; e (3) carbamatos cíclicos: carbofuran.[2,5]

A toxicidade varia de leve a moderada, no caso de carbarila, propoxur e carbofuran, porque estes provocam inibição reversível da acetilcolinesterase (AChE). No caso dos organofosforados, varia de moderada a grave devido à inibição irreversível da AChE; o aldicarb é altamente tóxico, em razão de sua rápida absorção, tanto oral como dérmica (aproximadamente mil vezes maior que a dos outros carbamatos, podendo ser na pele íntegra, se estiver em forma líquida), e também por sua rápida ação farmacológica.[5-8]

Os metilcarbamatos apresentam marcante atividade anticolinesterásica, sendo o carbarila considerado moderadamente tóxico (DL_{50} em ratos de 850 mg/kg), enquanto o aldicarb é considerado extremamente tóxico (DL_{50} em ratos entre 0,6 e 1 mg/kg). A exposição a organofosforados e carbamatos é frequente pela facilidade de aquisição, devido à existência de inúmeras apresentações desses agentes comercializados no Brasil, com baixo custo e alta toxicidade. O aldicarb (popularmente chamado "chumbinho") – apesar de ser aprovado no Brasil somente para o uso na agricultura, nos estados da Bahia, Minas Gerais e São Paulo, para agricultores cadastrados e certificados pela Agência Nacional de Vigilância Sanitária (Anvisa) – tem sido muito utilizado ilegalmente como raticida ou para extermínio de animais, principalmente cães e gatos, inclusive associado a outros raticidas, por exemplo: Mão Branca® (fluoroacetato) e anticoagulantes (brodifacoum e bromadiolona).[9-12]

Os organofosforados e carbamatos são prontamente absorvidos pela pele e pelos tratos respiratório e gastrintestinal (TGI). São amplamente distribuídos por todos os órgãos e tecidos, podendo até atravessar as barreiras hematencefálica e placentária em alguns casos. Sofrem biotransformação hepática e são eliminados principalmente pelos rins e fezes. Alguns ainda podem ser eliminados pelo leite, e aparentemente não ocorre a bioacumulação.[5,13]

Mecanismo de ação

Os organofosforados provocam inibição irreversível da AChE, enzima que hidrolisa a acetilcolina (ACh) por meio da ligação no sítio esterásico da enzima, fosforilando-a irreversivelmente. Dessa maneira, ocorre acúmulo de ACh na fenda sináptica, aumentando excessivamente a estimulação colinérgica. Os carbamatos se ligam a ambos os locais ativos da enzima (sítios aniônico e esterásico), provocando inibição reversível da AChE por meio da carbamilação da enzima e também acúmulo de ACh na fenda sináptica. Seus efeitos são mais facilmente reversíveis do que aqueles provocados pelos organofosforados, com exceção do aldicarb. Além da acetilcolinesterase, os organofosforados e carbamatos também podem inibir outras colinesterases, como pseudocolinesterases, propilcolinesterase e acilcolinesterase.[1,2,12,13]

Sinais e sintomas

Os sintomas são caracterizados pela estimulação colinérgica,[12-16] provocando:

- Intoxicação aguda: por aumento da concentração de ACh na fenda sináptica; os sintomas agudos, tanto dos organofosforados quanto dos carbamatos, são o aumento das estimulações colinérgicas muscarínica e nicotínica periférica e central, caracterizadas por:
    - Efeitos muscarínicos: náuseas, vômitos, bradicardia, dispneia, dor abdominal, hipermotilidade gastrintestinal, sudorese, sialorreia, lacrimejamento, miose
    - Efeitos nicotínicos: contrações musculares, espasmos, tremores, hipertonicidade que causa rigidez da marcha e da postura
    - Efeitos em nível do sistema nervoso central (SNC): estimulação seguida de depressão.

A morte ocorre por parada respiratória em virtude de hipertonicidade dos músculos respiratórios. Excepcionalmente, midríase e taquicardia podem ocorrer em vez das clássicas miose e bradicardia em intoxicações leves. Essas manifestações adrenérgicas decorrentes de estimulação do sistema nervoso simpático podem prevalecer provavelmente pela estimulação excessiva dos receptores nicotínicos pré-ganglionares nas fibras nervosas e glândula adrenal.

- Intoxicação crônica: pode causar grave dano neurológico periférico induzido por desmielinização. Alterações reprodutivas em aves têm sido descritas na exposição crônica aos organofosforados. Ainda é controversa a indução de carcinogênese e teratogênese por organofosforados e carbamatos
- Neuropatia periférica tardia: pode ocorrer em 7 a 21 dias ou até meses após a exposição. Ainda não está totalmente esclarecido como ocorre essa síndrome, mas pode ser em virtude de inativação de uma enzima específica no tecido nervoso chamada "esterase-alvo neurotóxica" (NTE), com consequente desmielinização. A lesão histopatológica é caracterizada por desmielinização do trato medular motor e periférico. A síndrome é semelhante à *miastenia gravis*, com fraqueza muscular, tremores, ventroflexão do pescoço, ataxia e deficiência de propriocepção. O tratamento é sintomático

QUADRO 74.1 Exemplos de alguns produtos comercializados no Brasil que contêm organofosforados e carbamatos.

Princípio ativo	Nome comercial	Espécies animais	Finalidade
Organofosforados			
Clorpirifós	Lepecid® BR spray	Bovina, ovina, caprina, suína e equina	Ectoparasiticida
	Jimo Cupim®	–	Cupinicida
	Barapil®	–	Baraticida
Coumafós	Asuntol® (pó e sabonete)	Canina (cães)	Ectoparasiticida
	Bovinal® (associação a flumetrina)	Bovina	Ectoparasiticida
	Tanidil® (associado a propoxur)	Bovina, ovina, caprina, suína e equina	Ectoparasiticida
Diazinon	Bulldog® coleira antipulgas e Carrapatos Bullcat(V)® coleira antipulgas	Canina (cães), felina (gatos)	Pulicida e carrapaticida
	Natalene(V)® solução otológica (associação a pimaricina, neomicina e dexametazona)	Canina (cães), felina (gatos)	Acaricida otológico
Diclorvós	Previn Plast® coleira antipulgas	Canina (cães)	Pulicida
	Alatox*® (associação a flumetrina)	Bovina	Ectoparasiticida
Fention	Pulfim® Cães e Gatos	Canina (cães), felina (gatos)	Ectoparasiticida
	Tiguvon®	Bovina	Ectoparasiticida
Malation	Citronex® pomada	Bovina, caprina, suína, ovina	Ectoparasiticida
Triclorfon	Neguvon®	Bovina, caprina, suína, ovina, aves	Endectocida
	Triclorvet®	Bovina, caprina, suína, ovina, aves	Endectocida
Carbamatos			
Carbarila ou metilcarbamato	Talco Bulldog®	Canina (cães), felina (gatos)	Ectoparasiticida
	Tanicid®	Bovina, caprina, suína, ovina, equina	Ectoparasiticida
Propoxur	Bolfo®	Canina (cães), ambiente	Ectoparasiticida
	Coleira TEA 327® cães e gatos	Canina (cães), felina (gatos)	Pulicida e carrapaticida
	Tanidil® (V) (associação a coumafós)	Bovina, caprina, suína, ovina, equina	Ectoparasiticida
Aldicarb	Temik® 150 ("chumbinho")	–	Praguicida
Bendiocarb	Garvox®	–	Praguicida

- Síndrome intermediária: é uma síndrome relatada em medicina humana, cuja causa ainda não foi esclarecida e é descrita como paralisia das musculaturas dos membros inferiores, flexora do pescoço e respiratória. Pode ocorrer também ptose palpebral e oftalmoplegia. A paralisia da musculatura respiratória ocorre de 24 a 96 horas após a crise colinérgica aguda. A recuperação pode demorar de 5 a 20 dias. O tratamento é sintomático.

Diagnóstico

O diagnóstico baseia-se em:

- Histórico[5,6]
- Sintomas clínicos e alterações *post mortem* (congestão de órgãos, edema pulmonar e hemorragias)[5,6,13]
- Cromatografia em camada delgada (CCD) ou gasosa (CG).[5,6,12,13]

Tratamento

Geral. Desintoxicação dérmica: banhar o animal com água abundante e sabão. Orientar o proprietário quanto ao risco de exposição durante o banho do animal. Em cães de pelo longo, a tosa seria boa resolução para retirada da fonte da absorção futura. Na intoxicação por ingestão, a prática de lavagem gástrica ou o uso de emético na fase precoce (2 horas da exposição) é altamente recomendado. O carvão ativado é muito eficiente na intoxicação por organofosforados e carbamatos. Respiração artificial ou oxigenoterapia, em animais que chegam com dispneia, traz resultados bastante benéficos. Deve-se adotar fluidoterapia com correção do desequilíbrio acidobásico mediante gasometria e tratamento de apoio. O uso de anticonvulsivantes deve ser cuidadoso em razão da depressão respiratória. Podem ser usados benzodiazepínicos (Diazepam®) ou barbitúricos (tiopental, pentobarbital) de acordo com a gravidade. A alcalinização da urina com o uso de bicarbonato de sódio – 3 a 4 mEq/kg por via intravenosa (IV) ou oral (VO) na dose de uma colher de chá em meio copo d'água, por 5 a 7 dias – em pequenos animais auxilia na recuperação mais rápida dos animais.[1,2,5,13]

Específico. O tratamento específico da intoxicação por organofosforados e carbamatos consiste no uso de *bloqueador muscarínico*, sulfato de *atropina* na dose de 0,2 a 0,5 mg/kg – um quarto da dose IV e o restante da dose por via intramuscular (IM) ou subcutânea (SC), para reverter os efeitos muscarínicos por antagonismo competitivo. No caso dos organofosforados, também pode ser utilizado um *reativador das colinesterases, aldoxima ou 2-PAM* (Contrathion®), que causa dissociação da ligação enzimática no sítio esterásico no qual ocorre a ligação organofosforado-AChE, administrado na dose de 20 mg/kg, IV inicial e seguida de infusão contínua de 8 mg/kg/h até a recuperação clínica, ou 15 a 40 mg/kg, IM ou SC, a cada 8 horas, em pequenos animais, e 25 a 50 mg/kg, IM, em grandes animais. Contudo, o complexo enzima fosforilada tende a "envelhecer", ou seja, torna-se resistente à reativação pelas oximas. O envelhecimento é uma alteração química dependente do tempo que ocorre com certos organofosforados e resulta em ligação extremamente firme desses compostos à AChE, essencialmente irreversível, mesmo havendo oximas. Portanto, o tratamento com oximas somente é eficaz em um tempo relativamente curto após a intoxicação. No caso dos carbamatos, o uso de aldoxima é contraindicado pela ineficácia e aumento da toxicidade dos carbamatos. No caso de convulsões, a administração com cautela de diazepam, na dose de 0,5 a 1,0 mg/kg, IV, está indicada. Para neuropatia periférica tardia e síndrome intermediária, ainda não há tratamento específico, assim, pode-se tentar somente o sintomático com difenidramina (Dramin®), na dose de 4 mg/kg, VO, a cada 8 horas, até a recuperação do animal. Ainda não se sabe exatamente por que a difenidramina melhora esse tipo de quadro.[1,2,5,13]

Prognóstico

O prognóstico é bom a reservado, dependendo do tipo de anticolinesterásico envolvido. Intoxicações com aldicarb ("chumbinho") são consideradas graves e o prognóstico pode ser de reservado a mau, dependendo da quantidade ingerida.[1,2,5,13]

PIRETROIDES

As piretrinas são inseticidas naturais produzidos a partir de extratos de flores de piretro (do gênero *Chrysanthemum*). Os piretroides são inseticidas sintéticos, um dos grupos mais utilizados como ectoparasiticidas na agropecuária, cuja estrutura e ação são semelhantes às piretrinas.[1,2,4]

São classificados em piretroides do tipo I, cujo grupo não contém a estrutura alfaciano (p. ex., piretrina, aletrina, permetrina, cismetrina), e do tipo II (p. ex., deltametrina, cipermetrina, flumetrina, ciflutrina, cialotrina, fenvalerato), cujo grupo contém a estrutura alfaciano e geralmente são mais tóxicos que o tipo I. Para aumentar a sua eficiência, são geralmente associados aos sinergistas butóxido de piperonila, cicloneno de piperonila e sesamex.[2,17-19]

Apesar de bastante frequente, essa intoxicação em veterinária, geralmente em animais domésticos, não desenvolve sintomas muito graves, mas há relatos de morte de animais expostos a piretroide. A intoxicação por piretrinas é mais branda e geralmente o animal se recupera bem dentro de 24 a 48 horas. A intoxicação por piretroides apresenta sintomas mais graves e a recuperação tende a ser mais demorada, e os animais que não se recuperam em 24 horas devem ser reavaliados. Mortes são relatadas nesse tipo de intoxicação. Os gatos são mais sensíveis à intoxicação por piretrinas e piretroides devido à reduzida conjugação glicuronídea dos compostos. Os piretroides têm baixíssima toxicidade crônica decorrente do não acúmulo desses praguicidas nos animais expostos. A toxicidade oral aguda de piretroides, de modo geral, em várias espécies, varia entre 100 e 2.000 mg/kg de peso vivo.[17-23]

A exposição aos piretroides pode ser direta ou indireta. A exposição direta ocorre por meio de manipulação do produto, ingestão acidental ou criminosa e utilização incorreta do praguicida. A exposição indireta ocorre por contaminação ambiental ou dos alimentos.[17-22] Exemplos de alguns produtos comercializados no Brasil que contêm piretroides são descritos no Quadro 74.2.

As piretrinas e os piretroides são lipofílicos e rapidamente absorvidos pela via oral, pela pele ou pelos pulmões. A biotransformação ocorre prontamente no trato intestinal, e, portanto, a toxicidade oral é baixa.[18,19,21]

Mecanismo de ação

O mecanismo de ação é bastante complexo, envolve canais de sódio voltagem-dependente, interferência na enzima ATPase, transmissão gabaérgica e, mais recentemente, o conhecimento do envolvimento com receptores nicotínicos. Atuam em canais de sódio da membrana dos axônios, diminuindo e retardando a condutância de sódio para o interior da célula, suprimindo o efluxo de potássio. Além disso, inibem a enzima ATPase, diminuindo o potencial de ação. Outro sítio de ação dos piretroides tipo II é a interferência na ligação de receptores $GABA_A$ e do ácido glutâmico, sobretudo na neurotransmissão gabaérgica, podendo também bloquear competitivamente os receptores nicotínicos. Os sinergistas, como butóxido de piperonila, cicloneno de piperonila e sesamex, inibem o citocromo P-450 e impedem o metabolismo das piretrinas e piretroides, o que provoca o aumento do tempo de ação desses agentes.[2,18,19,22]

Sinais e sintomas

Devido aos inúmeros mecanismos de ação dos piretroides, as ações farmacológicas são bastante variáveis. Em animais domésticos, podem ocorrer salivação, vômito, hiperexcitabilidade, tremores, convulsões, dispneia, broncospasmo, hipo ou hipertermia, fraqueza, prostração e morte, a qual geralmente se dá por insuficiência respiratória. Em gatos, pode ainda haver movimentos rápidos de orelha, tremores das patas e contrações dos músculos cutâneos superficiais.[17-22]

Diagnóstico

É principalmente baseado na história clínica (exposição ao praguicida) e nos sintomas. É difícil detectar piretroides em tecidos (pode-se tentar em tecido hepático ou cerebral).[17-22]

Tratamento

O tratamento da intoxicação consiste na desintoxicação dérmica por meio de banho do animal, lavagem gástrica, uso de eméticos e carvão ativado. Além disso, o tratamento de apoio é

QUADRO 74.2 Exemplos de alguns produtos comercializados no Brasil que contêm piretroides.

Princípio ativo	Nome comercial	Espécie animal	Finalidade
Alfametrina	Ultimate®	Bovina e equina	Ectoparasiticida
Ciflutrina	Baygon®	–	Inseticida doméstico
Cipermetrina	Barrage®	Bovina	Ectoparasiticida
	Cipervet®	Bovina, equina, suína e caprina	Ectoparasiticida
Deltametrina	Deltacid®	Bovina, ovina, equina, canina e felina	Ectoparasiticida
	Butox®	Bovina, ovina, equina, canina e felina	Ectoparasiticida
	Scalibor®	Canina	Controle de vetores da leishmaniose e carrapatos
Flumetrina	Bayticol Pour-On®	Bovina	Ectoparasiticida
Permetrina	Kwel®	Humana	Piolhicida
Piretrinas naturais	Banzé®	Canina	Ectoparasiticida
	Protector®	–	Inseticida doméstico
	SBP®	–	Inseticida doméstico

fundamental, com base na sintomatologia do animal, utilizando atropina (não como antídoto, mas como terapia sintomática) para controle de sialorreia e hipermotilidade, em doses mais baixas do que as utilizadas na intoxicação por organofosforado (0,02 a 0,04 mg/kg, IV/IM/SC), diazepam para controle das convulsões, fluidoterapia e outros procedimentos, se necessário.

A alcalinização da urina, em pequenos animais, com o bicarbonato de sódio VO (na dose de uma colher de chá de bicarbonato em meio copo d'água, durante 3 a 4 dias) ou IV, acelera a eliminação da substância, pois o piretroide é instável em meio alcalino. Em casos de excessiva atividade muscular (coreoatetose) que causa dor e desconforto, pode ser benéfico o uso de relaxante muscular, como ciclobenzaprina (Miosan®, Mirtax®), tizanidina (Sirdalud®), carisoprodol (associações: Tandrilax®, Mioflex®) e tiocolquisídeo (Coltrax®), extrapolando-se a dose humana. O uso de derivados fenotiazínicos deve ser evitado.[2,17-22]

Prognóstico

O prognóstico é bom, com exceção dos animais que não se recuperam bem em 24 horas. Em gatos, o prognóstico é reservado devido a maior sensibilidade a esses compostos.[2,17-22]

REFERÊNCIAS BIBLIOGRÁFICAS

1. Allen DG, Dowling PM, Smith DA. Handbook of veterinary drugs. 3. ed. Philadelphia: Lippincott Williams & Wilkins; 2005. 1111 p.
2. Andrade SF, Santarém VA. Endoparasiticidas e ectoparasiticidas. In: Andrade SF. Manual de terapêutica veterinária. 2. ed. São Paulo: Roca; 2008. p. 519-60.
3. Ayres MCC, Almeida MAO. Agentes antinematódeos. In: Spinosa HS, Górniak SL, Bernardi MM. Farmacologia aplicada à medicina veterinária. 3. ed. Rio de Janeiro: Guanabara Koogan; 2002. p. 475-89.
4. Blagburn BL, Lindsay DS. Controle de ectoparasitas. In: Adams HR. Farmacologia e terapêutica em veterinária. 8. ed. Rio de Janeiro: Guanabara Koogan; 2003. p. 851-70.
5. Blodgett DJ. Orgaphosphate and carbamato insecticides. In: Peterson ME, Talcott PA. Small animal toxicology. 2. ed. St Louis: Saunders; 2006. p. 941-55.
6. Gfeller RW, Messonnier SP. Intoxicação aguda por organofosforados e carbamatos. In: Gfeller RW, Messonnier SP. Manual de toxicologia e envenenamento em pequenos animais. 2. ed. São Paulo: Roca; 2006. p. 179-82.
7. Hovda LR, Hooser SB. Toxicology of newer pesticides for use dogs and cats. Vet Clin North Am Small Pract. 2002;32:455-67.
8. Keifer MC, Firestone J. Neurotoxicity of pesticides. J Agromed. 2007;12:17-25.
9. Osweiller GD. Inseticidas e moluscicidas. Toxicologia veterinária. Porto Alegre: Artes Médicas; 1998. p. 259-66.
10. Soderlund DM, Clark JM, Sheets LP *et al.* Mechanisms of pyrethroid neurotoxicity: Implications for cumulative risk assessment. Toxicol. 2002;17:3-59.
11. Spinosa HS, Xavier FG. Considerações gerais sobre os praguicidas. In: Spinosa HS, Górniak SL, Palermo-Neto J. Toxicologia aplicada à medicina veterinária. São Paulo: Manole; 2008. p. 255-66.
12. Xavier FG, Riggi DA, Spinosa HS. Toxicologia do praguicida aldicarb ("chumbinho"): aspectos gerais, clínicos e terapêuticos em cães e gatos. Ciênc Rural. 2007;37:1206-11.
13. Xavier FG, Spinosa HS. Toxicologia dos praguicidas anticolinesterásicos: organofosforados e carbamatos. In: Spinosa HS, Górniak SL, Palermo-Neto J. Toxicologia aplicada à medicina veterinária. São Paulo, Manole; 2008. p. 291-312.
14. Bleecker JL. Intermediate syndrome in organophosphate poisoning. In: Gupta RC. Toxicology of organophosphate and carbamate compounds. São Diego: Elsevier; 2006. p. 371-8.
15. Frazier K, Hullinger G, Hines M, Ligget A *et al.* 162 cases of aldicarb intoxication in Georgia domestic animals from 1988-1998. Vet Hum Toxicol. 1999;41:233-5.
16. Lima JS, Reis CAG. Poisoning due to illegal use of carbamates as a rodenticide in Rio de Janeiro. Clin Toxicol. 1995;33:687-90.
17. Dymond NL, Swift IM. Permethrin toxicity in cats: a retrospective study of 20 cases. Aust Vet J. 2008;86:219-23.
18. Righi DA, Bernardi MM, Palermo-Neto J. Toxicologia dos praguicidas organoclorados e piretroides. In: Spinosa HS, Górniak SL, Palermo-Neto J. Toxicologia aplicada à Medicina Veterinária. São Paulo: Manole, 2008. p. 267-90.
19. Righi DA, Palermo-Neto J. Effects of type II pyrethroids cyalothrin on peritoneal macrophage activity in rats. Toxicol. 2005;212:98-106.
20. Spinosa HS, Silva YMA, Nicolau AA *et al.* Possible anxiogenic effects of fenvalerato, a type II pyrethroid pesticide, in rats. Physiolog Behav. 1999;67:611-15.
21. Junqueira MC. Avaliação dos resíduos de piretroides sintéticos e amitraz no sangue e nos tecidos de bovinos; 2002. 116 p. [dissertação]. Faculdade de Medicina Veterinária. Universidade Estadual Paulista. Botucatu.
22. Sartor IF, Santarém VA. Agentes empregados no controle de ectoparasitas. In: Spinosa HS, Górniak SL, Bernardi MM. Farmacologia aplicada à medicina veterinária. 4. ed. Rio de Janeiro: Guanabara Koogan; 2006. p. 567-83.
23. Xavier FG, Kogika MM, Spinosa HS. Common causes of poisoning in dogs and cats in a Brazilian Veterinary Teaching Hospital from 1998 to 2000. Vet Hum Toxicol. 2002;44:115-16.

75 Intoxicações por Plantas Ornamentais

Michiko Sakate • Eunice Akemi Kitamura

INTRODUÇÃO

Atualmente, os animais de companhia, como cães e gatos, vivem cada vez mais em contato com o ser humano, ou seja, com seus proprietários/tutores, e essa convivência traz muitos benefícios quando se pensa em saúde emocional. No entanto, os animais de companhia ficam ainda mais expostos a fatores ambientais e domésticos que podem provocar intoxicações, como é o caso das plantas ornamentais tóxicas.

O conceito na agronomia é que as plantas ornamentais se distinguem pelo florescimento, pela forma ou colorido das folhas e pela forma e aspecto geral da planta (arquitetura). Preenchem os espaços livres e adaptam-se a recipientes de enfeite, estabelecendo, no mundo moderno, o contato mínimo possível do ser humano com a natureza em locais distantes dela.[1]

O jardim é uma organização dos componentes da natureza, notadamente das plantas, de forma a agradar o senso de contemplação do ser humano.[1]

As plantas ornamentais são utilizadas na decoração de residências, quintais, jardins e praças públicas, e os animais acabam expostos a elas no ambiente doméstico interno ou externo, e muitos em apartamentos (Figura 75.1). O problema é que algumas plantas têm princípios tóxicos, podendo intoxicar o animal exposto.

A eliminação das plantas ornamentais tóxicas não é indicada, além de não ser a solução para diminuir a porcentagem dos casos de intoxicação, pois elas fazem parte da flora brasileira. Portanto o médico-veterinário deve estar sempre atento na inclusão como diagnóstico diferencial ou definitivo, utilizando principalmente as informações obtidas pela anamnese e achados do exame físico. Para isso, o proprietário do animal é fundamental no auxílio diagnóstico da intoxicação por planta tóxica.

Vários podem ser os meios de intoxicação, sendo o mais comum a ingestão, ou seja, por via oral (VO); outros meios menos comuns são por vias cutânea, ocular ou mucosa. A intoxicação por via oral é mais comum principalmente em filhotes de cães e gatos, que também são mais acometidos que os adultos devido à curiosidade inerente à idade.

Os animais adultos também se intoxicam, principalmente aqueles acometidos por distúrbios comportamentais provocados pela ansiedade, tédio e falta de atividade física e mental, isto é, descontam a energia represada em atitudes destrutivas em relação aos jardins, vasos de plantas e plantas do ambiente em geral.

Esse tipo de intoxicação é mais frequente em cães que em gatos, provavelmente em decorrência do apetite mais seletivo dos gatos. No entanto, para ambas as espécies, as plantas ornamentais não são palatáveis e a sua ingestão sempre é acidental, provocando intoxicação.

Na rotina da clínica médica de pequenos animais, a casuística de cães e gatos intoxicados por plantas ornamentais tóxicas é baixa. Isso pode decorrer da não inclusão, por parte do médico-veterinário, dessas plantas no diagnóstico diferencial, ou do fato de o proprietário do animal levá-lo para ser atendido somente quando os sinais clínicos da intoxicação estão evidentes, isto é, na intoxicação aguda. Muitas vezes o proprietário tenta tratar o animal em casa, administrando erroneamente leite ou outras substâncias indicadas como antídotos por crenças populares, além de adotar medidas inadequadas de descontaminação e tratamento. Dessa maneira, todos esses fatores contribuem negativamente para o registro de pequena casuística dessa intoxicação nas clínicas veterinárias.

Em medicina humana acontece o mesmo, demonstrando uma pequena porcentagem dos casos clínicos de intoxicações por plantas tóxicas, quando comparados às outras intoxicações, isto é, por praguicidas, acidentes com animais peçonhentos ou venenosos, dentre outros. No entanto, a intoxicação por plantas ornamentais recebe atenção especial devido à grande ocorrência em crianças, principalmente até os 4 anos de vida, quando o risco de intoxicação é maior, provavelmente por possuírem o hábito, semelhante ao de cães e gatos, de explorar o ambiente com a boca e a curiosidade.

O diagnóstico da intoxicação por plantas ornamentais ocorre principalmente pela história clínica, em que o proprietário observou a ingestão da planta pelo seu animal; o conteúdo emético ou estomacal também pode auxiliar o diagnóstico, desde que a identificação da planta seja possível. Os exames laboratoriais ou testes específicos para esse tipo de intoxicação não estão disponíveis, portanto, o diagnóstico é clínico e, na maioria dos casos, o tratamento é sintomático e de suporte, devido à inexistência de antídoto.

O objetivo deste capítulo é abordar as principais plantas ornamentais capazes de intoxicar cães e gatos no Brasil, e ele

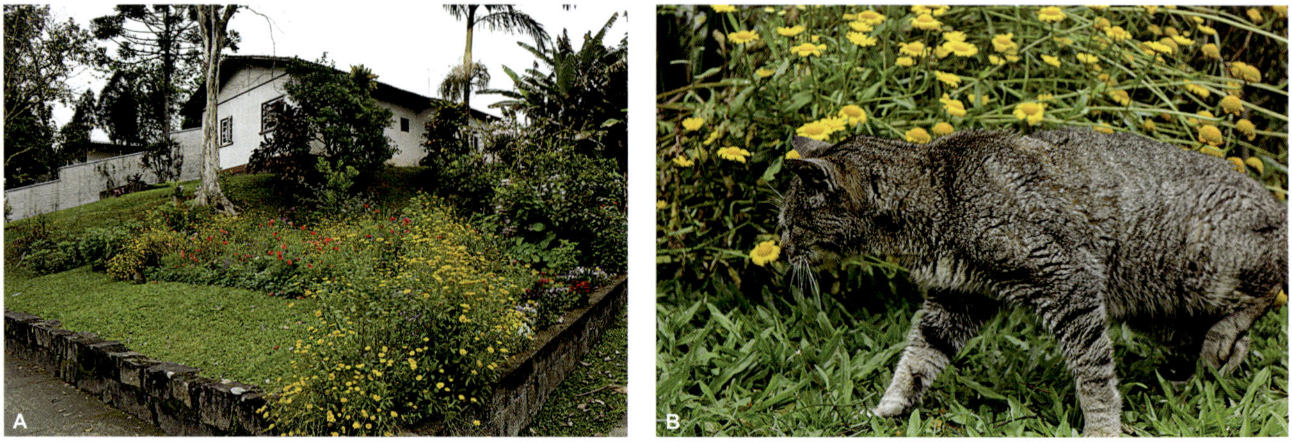

Figura 75.1 A. Jardim em quintal de residência com diversas plantas ornamentais. **B.** Gato demonstrando curiosidade no jardim.

será dividido de acordo com o principal sistema afetado ou ação, com enfoque na identificação de planta, princípio tóxico, manifestações clínicas, diagnóstico e tratamento.

PLANTAS QUE PROVOCAM DISTÚRBIOS GASTRINTESTINAIS

Essas plantas ornamentais tóxicas são classificadas, de acordo com a gravidade das manifestações clínicas apresentadas pelo animal intoxicado, em graves, moderadas ou leves.

Plantas que provocam manifestações clínicas graves

Identificação da planta

Família Araceae:

- Nome científico: *Dieffenbachia amoena*, *Dieffenbachia picta*, *Dieffenbachia* spp. (nome vulgar: comigo-ninguém-pode, difembáquia, aningá-do-pará); vegetação herbácea perene (Figura 75.2)
- Nome científico: *Monstera deliciosa* (nome vulgar: costela-de-adão, monstera, banana-do-mato, abacaxi-do-reino, ceriman); vegetação semi-herbácea ou subarbusto perene (Figura 75.3)
- Nome científico: *Philodendron bipinnatifidum* (nome vulgar: banana-de-macaco, banana-de-imbê, guaimbê, imbê, banana-de-morcego, filodendro); vegetação semi-herbácea ou arbusto escandente (Figura 75.4).[1]

Plantas que provocam manifestações clínicas moderadas

Identificação da planta

Família Araceae:

- Nome científico: *Anthurium andraeanum*, *Anthurium* spp. (nome vulgar: antúrio, antúrio-de-flor); vegetação herbácea ou subarbusto perene (Figura 75.5)
- Nome científico: *Zantedeschia aethiopica* (nome vulgar: copo-de-leite, cala-branca, lírio-do-nilo) (Figura 75.6A) e *Zantedeschia elliottiana* (nome vulgar: copo-de-leite-amarelo, cala-amarela) (Figura 75.6B); vegetação herbácea florífera perene
- Nome científico: *Spathiphyllum wallisii* (nome vulgar: lírio-da-paz, bandeira-branca, espatifilo); vegetação herbácea perene (Figura 75.7)
- Nome científico: *Caladium bicolor* ou *Caladium* X *hortulanum* (nome vulgar: tinhorão, caládio, caladium, tajá, taiá, coração-de-jesus, lenço-português); vegetação herbácea bulbosa (Figura 75.8)
- Nome científico: *Epipremnum aureum* ou *pinnatum* (nome vulgar: jiboia, jiboia-verde, era-do-diabo); vegetação herbácea e trepadeira-cipó (Figura 75.9).[1]

As plantas *Dieffenbachia amoena*, *Monstera deliciosa* e *Philodendron* spp. têm folhas vistosas e grandes totalmente verdes ou com predomínio da coloração verde, e diversos padrões de desenho foliar na coloração branca no caso da *Dieffenbachia* spp., de coloração verde ou amarela na *Monstera deliciosa* e somente verde no *Philodendron* spp.; têm caules grossos, sendo as folhagens utilizadas em ornamentação.[1] *Anthurium andraeanum*, *Zantedeschia aethiopica* e *Spathiphyllum wallisii* têm folhas menos vistosas, menores e totalmente verdes. Utiliza-se a flor como ornamentação de ambientes. O *Anthurium andraeanum* tem diversas cores, como vermelho e branco. O *Caladium bicolor* têm folhas grandes com diversas colorações vermelha e branca e desenhos; são plantados geralmente na área externa da residência. O *Epipremnum aureum* tem folhas verdes com áreas em amarelo ou branco e a folhagem é utilizada em ornamentação, geralmente no interior de casas ou empresas.[1]

Dentre as plantas da família Araceae, a *Dieffenbachia amoena* é a mais importante, devido à gravidade das manifestações clínicas, e também por ser a principal planta a causar intoxicações em animais de estimação e crianças, de acordo com trabalhos científicos e levantamentos retrospectivos de casos atendidos.

Dieffenbachia amoena é uma planta muito comum devido à crença popular de retirar/afastar/combater o "mau-olhado" do ambiente. O gênero apresenta cerca de 30 espécies e, em alguns países, seu nome popular é *dumb-cane* (cana-da-mudez), nome

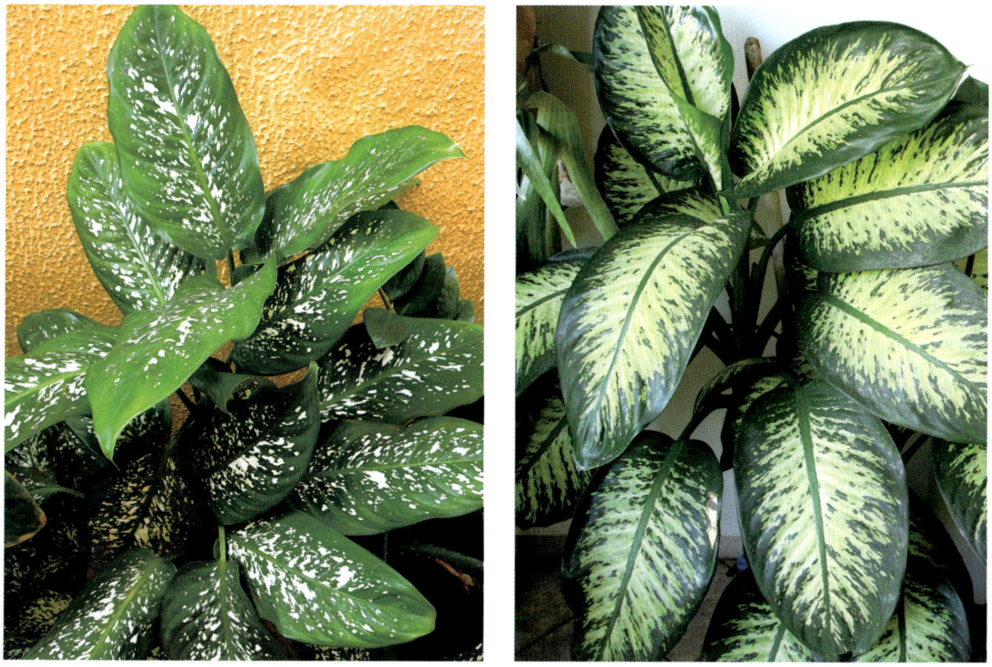

Figura 75.2 *Dieffenbachia* spp.

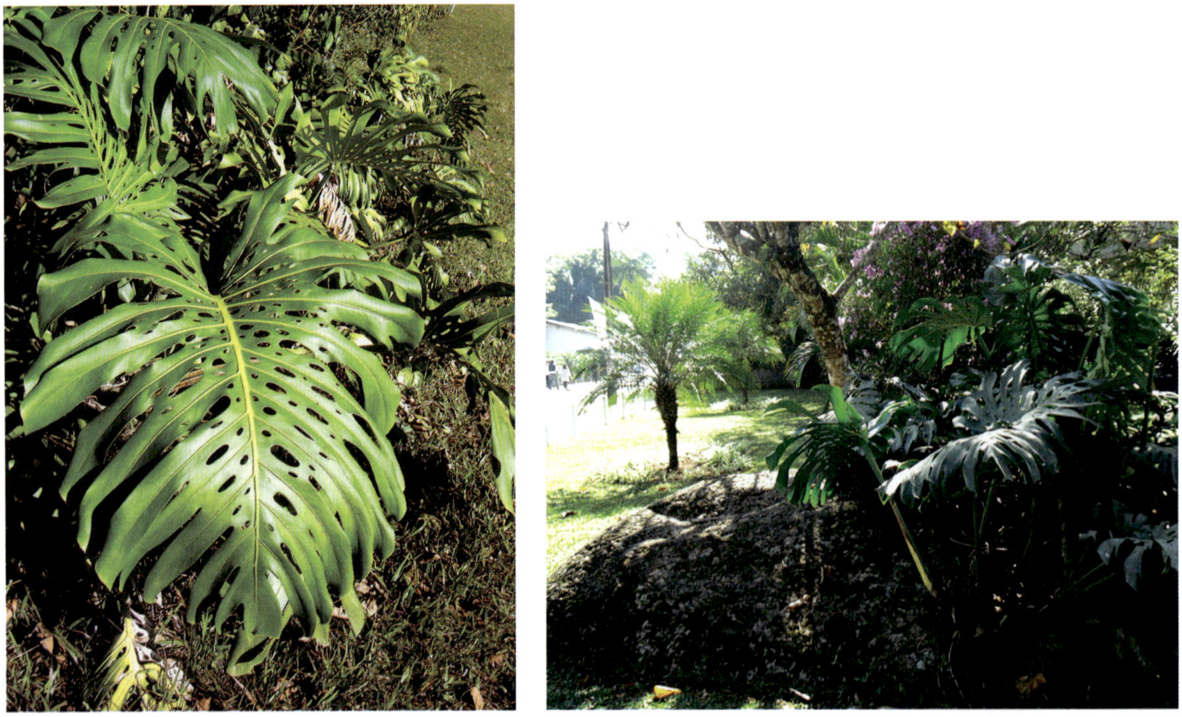

Figura 75.3 *Monstera deliciosa.*

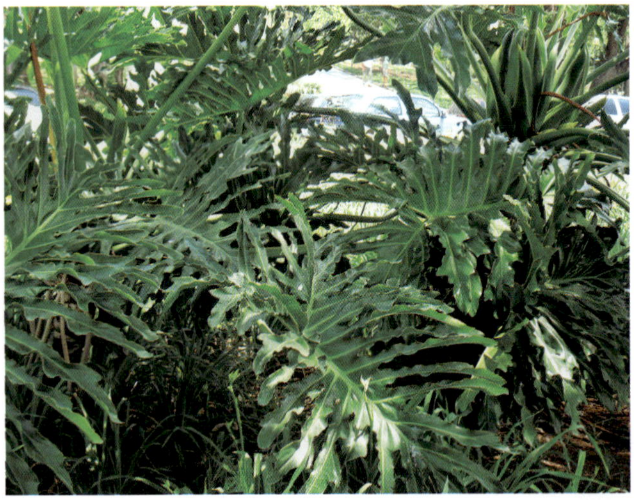

Figura 75.4 *Philodendron bipinnatifidum.*

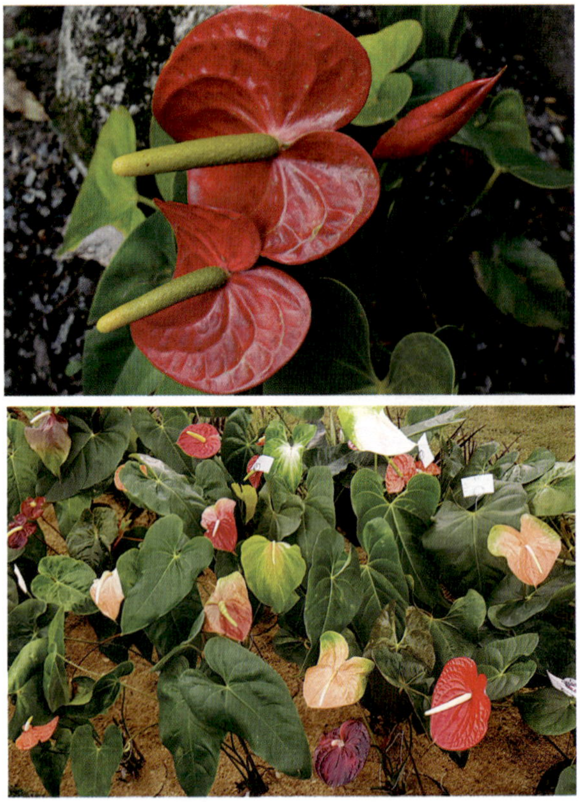

Figura 75.5 *Anthurium andraeanum.*

sugerido em virtude da substância tóxica da planta que, ao atingir a orofaringe, incapacita a pessoa de falar por alguns dias.[2]

Atualmente nota-se que o comércio de plantas e flores mudou, pois existem plantas ornamentais que são mais procuradas devido à moda, como vem ocorrendo com a *Monstera deliciosa,* que às vezes é confundida com o *Philodendron* spp.; ambas são utilizadas para ornamentação de interiores e exteriores das casas e na estampa de materiais de decoração, como almofadas e roupas.

A *Zantedeschia aethiopica*, que tinha somente a cor branca, agora tem a *Zantedeschia elliottiana*, com cores como amarelo, laranja, preto, vermelho e outras. Ela é conhecida pelo nome vulgar de cala-colorida, também muito comercializada em supermercados. Vale ressaltar que as plantas tóxicas com alta comercialização devido ao modismo aumentam a exposição dos cães e gatos, podendo provocar intoxicação por curiosidade, tédio ou comportamento destrutivo de alguns animais de estimação.

Princípio tóxico

A planta *Dieffenbachia* spp. é toda tóxica (folhas, caules e frutos), sendo o caule mais tóxico. A mastigação e/ou a ingestão da planta já provocam a intoxicação, inclusive em crianças, e o fruto também é responsável pela intoxicação. A planta tem seiva de odor pungente, irritante de mucosas, e a concentração dela é relativamente alta em cristais de oxalato de cálcio, além de glicosídios desconhecidos.[3]

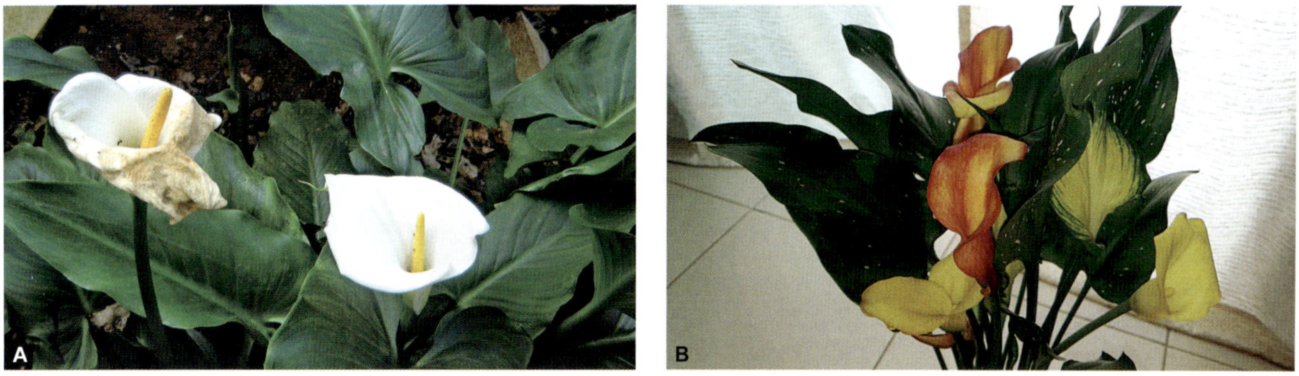

Figura 75.6 **A.** *Zantedeschia aethiopica*, copo-de-leite, cala-branca **B.** *Zantedeschia elliottiana*, cala-amarela.

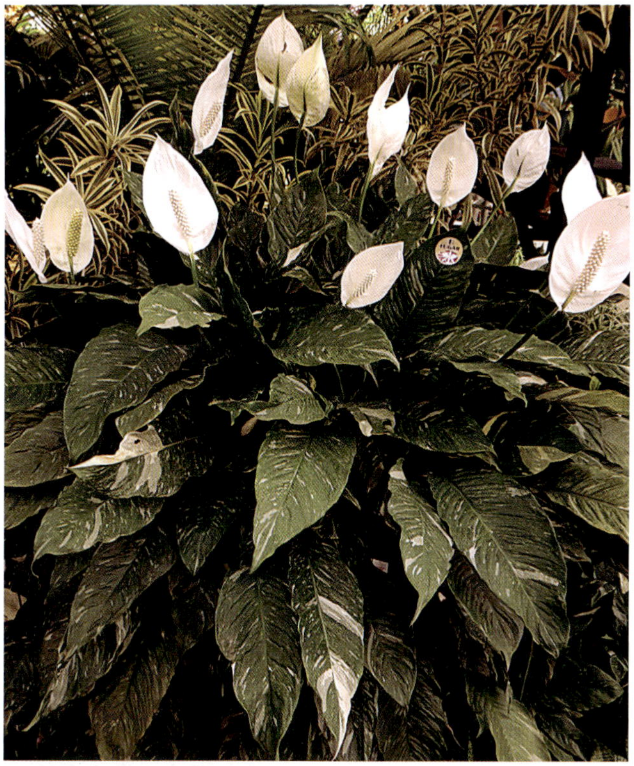

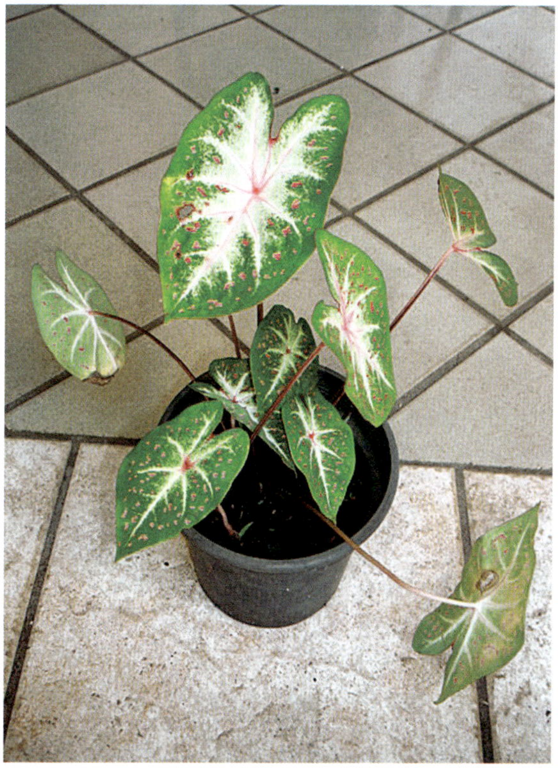

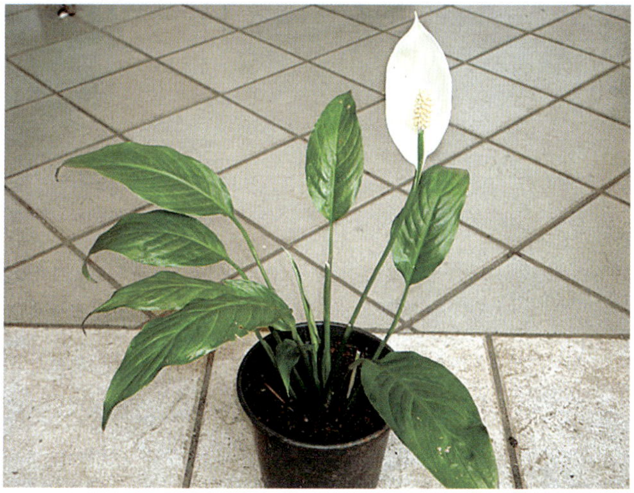

Figura 75.7 *Spathiphyllum wallisii.*

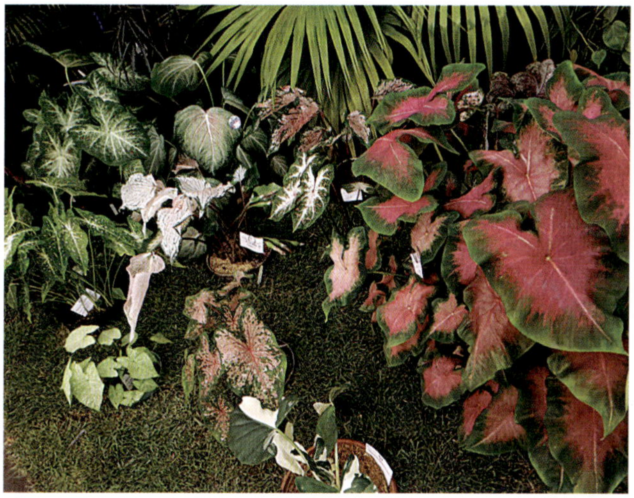

Figura 75.8 *Caladium bicolor* ou *Caladium X hortulanum*.

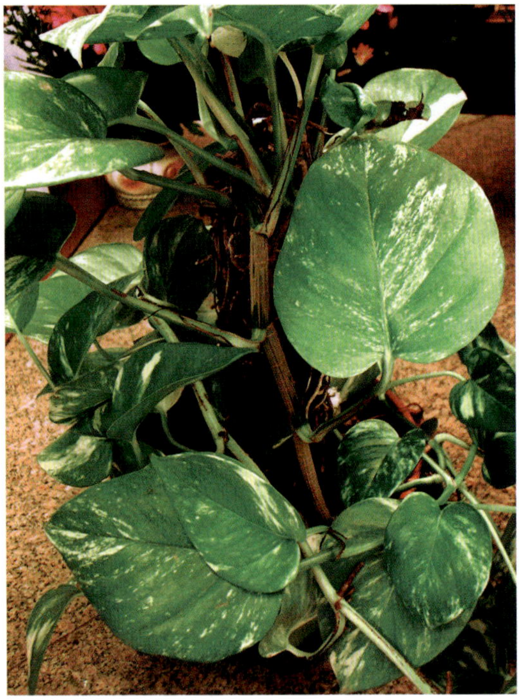

Figura 75.9 *Epripremnum aureum* ou *pinnatum*.

O oxalato de cálcio é uma substância comum encontrada em cerca de 250 espécies de plantas, e a forma insolúvel é produzida nas plantas pela combinação simples do ácido oxálico com o cálcio no ambiente endógeno.[4,5]

Esses cristais podem ter formatos diferentes, como de prisma (romboide); retangular alongado e grande; agregados de agulhas (acicular); ráfides de cristais; drusas de cristais; ou cristais angulares pequenos conhecidos como cristais de areia. Somente uma ráfide de cristal é toxicologicamente significativa, podendo causar reação de hipersensibilidade.[3,4] Até o momento, a formação das ráfides de cristais de oxalato de cálcio é desconhecida.[5]

Os cristais de oxalato de cálcio, formando as ráfides, provocam lesão à mucosa por meio de irritação e inflamação desta. As propriedades irritantes de *Dieffenbachia* spp. são resultantes de efeitos mecânicos (ráfides) e químicos (princípios tóxicos).[2,6,7]

Além da ação mecânica irritativa provocada pelas ráfides, os cristais de oxalato de cálcio, em formato de agulhas, e o ácido oxálico livre estão contidos nas células ejetoras das ráfides, presentes nas folhas. Quando elas sofrem pressão, ocorre a rápida liberação das agulhas, que podem penetrar na pele e mucosa, induzindo a liberação de histaminas pelos mastócitos.[2,6,7]

As saponinas, os glicosídios cianogênicos, as enzimas proteolíticas, os alcaloides, bem como outro princípio ativo com fatores hipersensibilizantes e outras substâncias de caráter proteico (asparagina ou protoanemonina) são citados como os prováveis responsáveis pela característica tóxica da planta.[2,6-8]

Os mecanismos de toxicidade de *Dieffenbachia* spp. parecem ser múltiplos, para que as ráfides e outras substâncias proteicas ou não proteicas ainda não identificadas provoquem a intoxicação. Somente a presença de ráfides não seria o único motivo causador dos ferimentos. *Dieffenbachia* spp. mostrou que também contém proteases semelhantes à tripsina, que poderiam induzir a produção das cininas que agem como mediadores químicos na inflamação.[2]

Em *Anthurium* spp., as folhas e os pedúnculos são mais tóxicos por conterem maior concentração de ráfides de oxalato de cálcio e possivelmente de proteínas tóxicas.[3]

Todas as plantas da família Araceae têm os mesmos princípios tóxicos, mas em concentrações diferentes, podendo provocar intoxicação grave, moderada ou leve.

Manifestações clínicas

A exposição à planta pode ser por contatos oral (mais comum), cutâneo ou ocular, provocando a irritação. A intoxicação é considerada grave quando provoca a síndrome glossite-estomatite após a mastigação da planta; nas intoxicações moderada e leve ocorrem manifestações clínicas variadas e ausência da síndrome glossite-estomatite; a quantidade do princípio tóxico ingerida, o tipo de planta e a variação individual do animal são fatores que determinam a gravidade da intoxicação.

O animal intoxicado por *Dieffenbachia* spp., *Monstera deliciosa* e *Philodendron* spp. em geral apresenta a síndrome glossite-estomatite, ou seja, uma intoxicação grave.

As manifestações clínicas após a mastigação da planta são de irritação acentuada, demonstrando: glossite e estomatite graves, sialorreia intensa, dor, irritação e queimação da mucosa da cavidade oral, disfagia, meneios cefálicos, urticária, edema (lábios, língua, gengivas, palatos, glote e cordas vocais), afonia ou mudança da voz (rouquidão) e, em casos mais graves, obstrução da glote decorrente de edema e dispneia, podendo evoluir para o óbito.[3,4,6-9]

Algumas vezes, observam-se também sinais de esofagite, com dor retroesternal, além de êmese, dor abdominal e diarreia.[6,8]

Ao atender o animal intoxicado, podem ser variáveis os sinais clínicos; de acordo com a planta e/ou a quantidade ingerida, observam-se também salivação, dor abdominal, diarreia sanguinolenta, depressão, prostração e às vezes o óbito, mesmo sendo uma ocorrência rara.[5] Além disso, observam-se episódios eméticos, polidipsia (é comum), sensibilidade abdominal, diarreia, anorexia, dispneia e óbito pela obstrução da glote; em alguns casos, ocorre necrose em ponta de língua e gengivas.

O óbito é raro, no entanto, foi descrito em um cão da raça Poodle intoxicado por *Dieffenbachia picta*, que apresentava salivação constante, episódios eméticos, diarreia grave, além de edema com bolhas e inflamação em mucosa oral, responsáveis pelo agravamento do quadro clínico que evoluiu para o óbito.[2,10]

Monstera deliciosa provoca afonia, salivação, estomatite e urticária,[8] muito semelhante ao quadro clínico causado por *Dieffenbachia amoena*.

Os gatos intoxicados por *Philodendron* spp. apresentam um quadro grave diferente daquele apresentado pelo cão, merecendo atenção especial. Na espécie felina, a intoxicação por *Philodendron* spp. provoca distúrbios sistêmicos relacionados com os sistemas renal e nervoso central (SNC), apresentando hiperexcitabilidade, espasmos musculares, tetania, convulsões e encefalite ocasional.[8,9]

O *Philodendron* spp. apresenta o princípio tóxico com efeito cumulativo; é altamente tóxico para gatos, provocando o óbito por insuficiência renal.[4,11] As ráfides de oxalato de cálcio e proteína não identificada que causam irritação da boca, pele e mucosas, provocando estomatite, salivação e dor intensa na deglutição, quando em contato cutâneo, geram dermatite de contato no animal.[8]

Em cães, o *Philodendron* spp. produz sinais variados do trato digestório, que são acompanhados por debilidade e apatia, hipertermia, agressividade, tremores e opistótono ocasional, além de manifestações clínicas semelhantes à intoxicação por *Dieffenbachia* spp.

Manifestações clínicas moderadas podem ocorrer na ingestão ou mastigação do *Anthurium* spp., que provoca dor e edema da cavidade oral, inflamação aguda da orofaringe, acompanhada de salivação e prurido na cavidade oral. Pode ser observado edema dos lábios, língua e glote.[12]

Um quadro grave da intoxicação por *Anthurium* spp. é menos frequente, no entanto, o animal apresenta queimação nos lábios, língua e faringe, disfonia, disfagia, com reações inflamatórias agudas, incluindo edema e formação de bolhas. Não são descritos distúrbios sistêmicos consequentes do oxalato de cálcio nessa intoxicação.[3]

As plantas da família Araceae provocam, no contato cutâneo com a seiva, dermatite de contato; em humanos são relatadas desde dermatites moderadas até queimaduras graves e erupções de bolhas, eritema e vesículas.[2]

O contato da seiva com os olhos, embora muito raro em animais, causa dor do tipo queimadura, edema, fotofobia, lacrimejamento, irritação com congestão, podendo evoluir para conjuntivite e úlceras de córnea.[6,9] Observou-se em humanos a presença de ráfides em córneas.[2]

Diagnóstico

O diagnóstico é feito pelo histórico de ingestão da planta, contato ocular ou cutâneo e presença de manifestações clínicas compatíveis com intoxicação por planta da família Araceae.

Tratamento

O tratamento é sintomático e de suporte, tanto na síndrome glossite-estomatite (grave) quanto em intoxicações moderadas ou leves. A indução de êmese é contraindicada, pois o retorno de fragmentos da planta associado ao princípio ativo provocará novas lesões no esôfago e na cavidade oral. A lavagem gástrica poderá ser realizada com muita cautela, evitando a manipulação excessiva e, consequentemente, a liberação de mais princípios tóxicos no estômago. Esse procedimento não é fácil quando existem muitos fragmentos da planta obstruindo a sonda gástrica; a lavagem gástrica deverá ser realizada até 2 horas após a ingestão da planta.

A cavidade oral do animal deve ser completamente examinada, e os fragmentos da planta, removidos.[9] Visto que o tratamento é sintomático, pode ser feito também com a administração de demulcentes – como leite, clara de ovo (cru), azeite de oliva e hidróxido de alumínio – associada à administração de líquidos frios, como gelo e sorvete, que aliviam o mal-estar; analgésicos são recomendados para diminuir a dor por irritação da mucosa oral ou até anestésicos tópicos.[2,6,8,13]

Outros fármacos, como os anti-histamínicos, são utilizados em casos mais graves de hipersensibilidade e urticária; antiespasmódicos auxiliam diminuindo a dor abdominal, e também os corticosteroides em casos mais graves de inflamação.[2,6] Se o animal manifestar dor, recomenda-se a administração de hipnoanalgésicos, como o butorfanol em cães e gatos na dose de 0,1 mg/kg, por via intravenosa (IV) ou 0,4 mg/kg, por via intramuscular (IM) ou subcutânea (SC).[13]

O tratamento das lesões da mucosa do trato gastrintestinal (TGI), com utilização de protetor de mucosa (sucralfato), bloqueadores H_2 (ranitidina) e antieméticos (metoclopramida), pode ser necessário.[8] Deve-se realizar a correção e a manutenção do equilíbrio hidreletrolítico com fluidoterapia, principalmente na presença de êmese e/ou diarreia.

As lesões oftalmológicas são tratadas com lavagem ocular demorada (10 a 15 minutos) com água corrente ou solução fisiológica a 0,9%, seguida de exame oftalmológico completo; os colírios devem ser usados conforme necessário, ou corticosteroides por via sistêmica, nos casos mais graves.[2,6,9]

O tratamento da exposição cutânea é feito com a administração tópica de gelo e anestésicos, como a lidocaína; anti-histamínicos via oral, como a difenidramina, podem ajudar, mas sua eficácia é incerta.[2]

O tratamento de distúrbios sistêmicos em felinos intoxicados por *Philodendron* spp. é sintomático e de suporte;[9] é importante o monitoramento da função renal e do débito urinário, associando-se à fluidoterapia, para evitar insuficiência renal aguda (IRA).

Na intoxicação por *Anthurium* spp., a dor e o edema da cavidade oral melhoram lentamente, mesmo sem tratamento. Em geral, nenhum tratamento é necessário.[12] Os líquidos frios, demulcentes e analgésicos trazem algum alívio.[3] Ocasionalmente, necessita-se de analgésico. O edema pode ser tratado com compressas frias. Não se sabe se diuréticos ou glicocorticoides diminuiriam a inflamação. O edema raramente interfere na respiração, mas, se necessário, assegure as vias respiratórias.[12]

O esquema terapêutico é o mesmo da intoxicação por plantas que têm o oxalato de cálcio como princípio tóxico, sendo variável a conduta conforme a gravidade das manifestações clínicas e local afetado.

Plantas que provocam manifestações clínicas leves

Identificação da planta

Família Euphorbiaceae:

- Nome científico: *Euphorbia pulcherrima* (nome vulgar: poinsétia, bico-de-papagaio, papagaio, flor-de-papagaio, rabo-de-arara, flor-de-natal, estrela-de-natal, flor-de-páscoa, folha-de-sangue); arbusto semilenhoso lactescente (Figura 75.10)
- Nome científico: *Euphorbia milii* (nome vulgar: coroa-de-cristo, cristo-gigante, coroa-de-espinho, colchão-de-noiva, dois-irmãos, bem-casados, martírios); subarbusto suculento lactescente (Figura 75.11)
- Nome científico: *Euphorbia cotinifolia* (nome vulgar: leiteiro-vermelho, roxinha, leiteira, maleiteira, aiapana, caracasana, barrabás); arbusto grande lenhoso lactescente
- Nome científico: *Euphorbia tirucalli* (nome vulgar: avelós, espinho-de-cristo, graveto-do-cão, figueira-do-diabo, dedo-do-diabo, pau-pelado, pau-sobrepau, gaiolinha, árvore-de-são-sebastião, cega-olho); arbusto grande semilenhoso lactescente (Figura 75.12).[1]

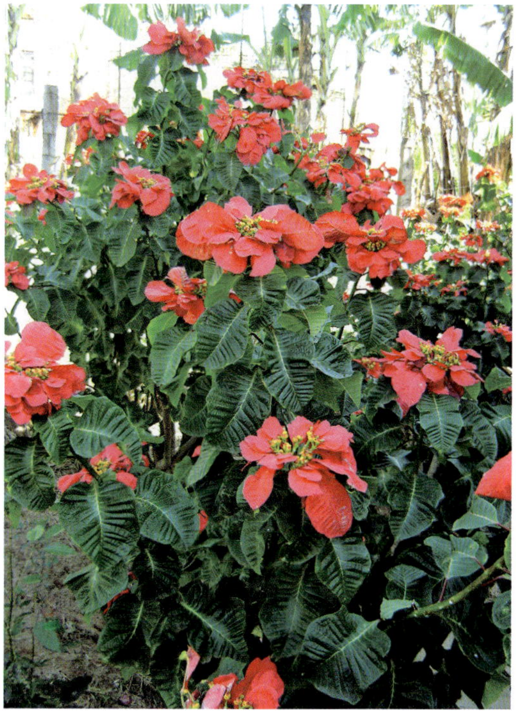

Figura 75.10 *Euphorbia pulcherrima.*

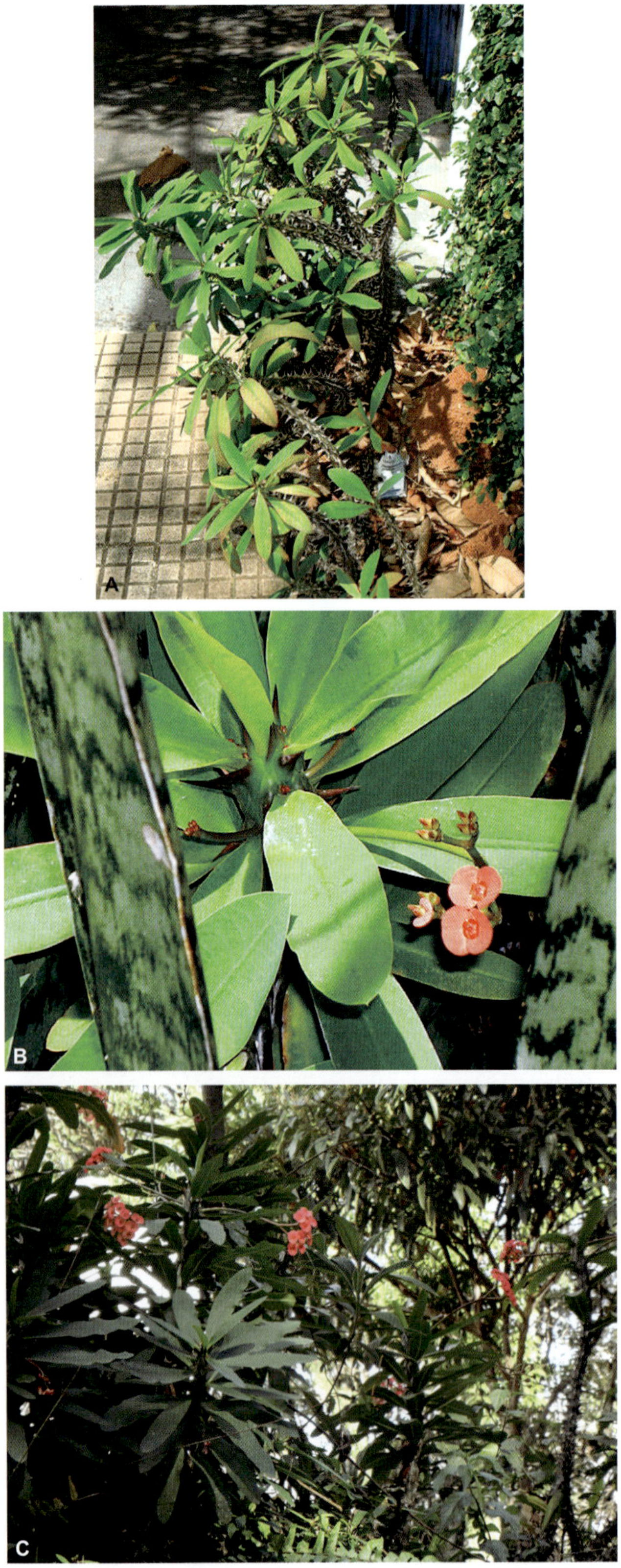

Figura 75.11 **A.** *Euphorbia milii*, sem flores. **B.** *Euphorbia milii*, flores e espinhos. **C.** *Euphorbia milii*.

As plantas dessa família são consideradas tóxicas pela presença de um látex cáustico (seiva lactescente/leitoso). Provocam intoxicação pela ingestão de suas folhas coloridas (vermelhas, rosa, brancas ou amarelas), como no caso da *Euphorbia pulcherrima*, que é bastante utilizada na decoração de festa de Natal, e agressão mecânica pelos espinhos, como no caso da *Euphorbia milii*, que também tem flores coloridas, como as vermelhas, e é utilizada como cerca viva em jardins.

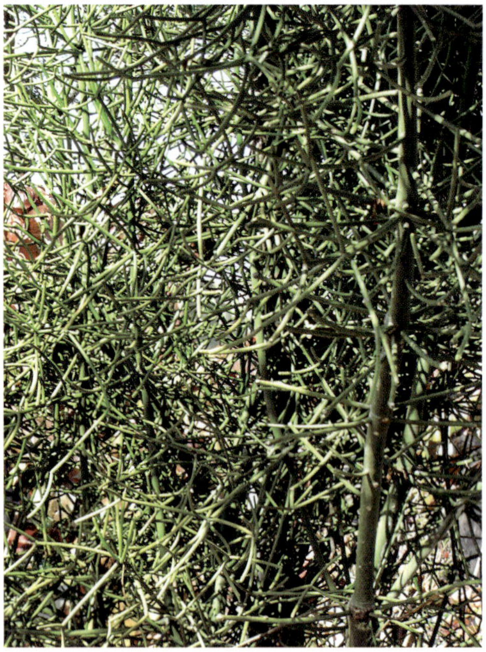

Figura 75.12 *Euphorbia tirucalli*.

Euphorbia cotinifolia e *Euphorbia tirucalli* são utilizadas nas zonas urbana e rural, cultivadas no solo ou em vasos grandes como decoração. A *Euphorbia tirucalli* destaca-se por ser muito abundante em látex, então a poda da planta não é recomendada, minimizando o risco de intoxicação.

É importante informar aos proprietários dos animais que o fato de uma planta ser lactescente não significa que seja tóxica, pois existem plantas lactescentes não tóxicas.

Princípio tóxico

Essas plantas produzem uma seiva lactescente cáustica que é irritante ao contato cutâneo e conjuntival e, quando ingeridas, afetam o TGI.[14] Na ingestão, são irritantes de mucosas,[7] provocando manifestações clínicas de gastrenterite.

Euphorbia pulcherrima tem o látex, que é irritante e cáustico, e o princípio tóxico é desconhecido.[6] Existe relato de óbito de criança após a ingestão de uma de suas folhas. A planta contém princípios tóxicos não identificados, que causam dermatite de contato em indivíduos sensíveis; quando se ingere a folha ou o látex, isso pode causar salivação excessiva e êmese. Os diterpenos tóxicos (derivados do ingenol) encontrados em outras *Euphorbia* spp. não foram encontrados nessa espécie.[7]

Euphorbia milii contém substâncias irritantes e cáusticas no caule, que são derivados ingenóis de terpenos tóxicos (5-deoxingenol).[8] O látex é cáustico.

No caso de *Euphorbia cotinifolia* e *Euphorbia tirucalli*, o princípio tóxico é desconhecido, sendo o látex cáustico.[6]

Manifestações clínicas

Euphorbia pulcherrima apresenta seiva leitosa que contém resinas irritantes para a pele e mucosa. A ingestão de folhas e caule provoca lesão irritativa da mucosa oral, edema de lábios e língua, dores em queimação na boca e faringe, disfagia, salivação excessiva, náuseas, êmese e diarreia. Os distúrbios gastrintestinais podem originar desequilíbrio hidreletrolítico grave e evoluir para óbito.[3,6] É muito comum a êmese, mas sinais clínicos mais graves, como depressão, letargia e dispneia, não são comuns, e o óbito é raro.[15] Existem relatos de gatos que vieram a óbito após a ingestão de folhas de *Euphorbia pulcherrima*.[16]

O contato cutâneo com o látex da *Euphorbia pulcherrima* provoca lesões irritativas com eritema, vesículas e pústulas.

O contato ocular causa conjuntivite e, em casos mais graves, há perda parcial ou total da visão.[6]

As manifestações clínicas da intoxicação por ingestão de *Euphorbia milii* são dor abdominal e salivação, e, quando há contato com a pele, mucosas ou conjuntivas, causa irritação.[8]

Euphorbia cotinifolia provoca dores abdominais, cegueira e fotossensibilização.[6]

Essas plantas produtoras de seiva abundante e leitosa, em contato com a pele, provocam lesões irritativas, desde um simples eritema até vesículas e pústulas pruriginosas e às vezes dolorosas,[7] em contato ocular provocam conjuntivite e ceratite, no TGI causam estomatite e gastrenterite.[14]

Diagnóstico

A presença de manifestações clínicas de efeitos irritantes é compatível com a ingestão da folha ou do caule da planta, o que auxilia o diagnóstico, que é clínico.

Tratamento

O tratamento é sintomático e de suporte. No caso de ingestão e/ou mastigação da planta, fazer a lavagem da cavidade oral com água corrente. A indução de êmese é contraindicada, pois a seiva da planta é cáustica. Medidas de descontaminação, como a lavagem gástrica, podem ser adotadas, desde que a ingestão tenha ocorrido no máximo até 2 horas, mas, se a ingestão foi em grande quantidade, pode obstruir a sonda gástrica. Portanto, a lavagem gástrica não é tão eficaz na remoção da planta.

O carvão ativado utilizado como adsorvente é eficaz, e deve ser administrado logo após a lavagem gástrica; caso o animal não demonstre dor ou sensibilidade abdominal, o catártico salino pode ser utilizado para diminuir a absorção do princípio tóxico, e deve ser administrado 30 minutos após o carvão ativado, para que ocorra a adsorção da toxina antes.[3,8]

Além da lavagem gástrica e do uso de adsorventes, pode-se utilizar analgésicos, antiespasmódicos na presença de gastrenterite e dor abdominal, demulcentes para aliviar a irritação da cavidade oral e esôfago e, se necessário, anti-histamínico ou glicocorticoide.[6,8]

Nas lesões oculares, realizar lavagem demorada com água corrente ou soro fisiológico a 0,9% e administrar colírios anti-inflamatórios e analgésicos.[6]

Identificação da planta

Família Amaryllidaceae:

- Nome científico: *Amaryllis belladonna* (nome vulgar: amarílis, lírio-beladona, açucena-do-cabo, beladona-do-cabo); vegetação herbácea bulbosa
- Nome científico: *Hippeastrum hybridum* (nome vulgar: açucena, amarílis, flor-da-imperatriz); vegetação herbácea bulbosa.[1]

Amaryllis belladonna é muito abundante na região sul do Brasil e cultivado no solo, já o *Hippeastrum hybridum* é muito comercializado e cultivado em vasos para decoração de ambiente, mas plantado no solo em jardins. Essas plantas provocam intoxicação pela ingestão do bulbo, que é vendido para cultivo em jardins e vasos, mas as outras partes das plantas, como caule, folhas e raízes, também provocam intoxicação. Os humanos intoxicam-se pela ingestão do bulbo, quando confundido com a cebola, inhame e outros alimentos comestíveis. Os cães cavam vasos e canteiros de plantas e, quando encontram o bulbo, que é redondo e tem o aspecto e tamanho de uma bolinha de brinquedo, brincam, mordem, mastigam e destroem a planta, com isso, pode ocorrer a intoxicação pela ingestão acidental de fragmentos.

Princípio tóxico

O princípio tóxico é composto de vários alcaloides, sendo a licorina o mais comum, e esse composto é relativamente de baixa toxicidade, tem ação emética[11] e efeitos irritantes à mucosa intestinal.[7]

Manifestações clínicas

Quando a ingestão ocorre em pequena quantidade, as manifestações clínicas são relacionadas com gastrenterite, geralmente dores abdominais, náuseas, salivação, êmese e diarreia leve.[11,12] A ingestão do bulbo provoca gastrenterite leve a moderada.[9] Na ingestão de grande quantidade podem ocorrer paralisia e óbito. Os distúrbios podem ser intensos, provocando graves alterações hidreletrolíticas.[7,11]

Diagnóstico

O relato de ingestão do bulbo ou de outras partes da planta é muito importante para chegar ao diagnóstico, associando-se às manifestações clínicas, comumente gastrintestinais, da intoxicação.

Tratamento

Raramente é necessário, mas deve-se realizar reposição hidreletrolítica em pacientes acometidos de modo mais grave,[12] principalmente na presença de diarreia e episódios eméticos. O tratamento é sintomático e de suporte.

Sementes de plantas que provocam manifestações clínicas graves

Identificação da planta

Família Euphorbiaceae:

- Nome científico: *Ricinus communis* (nome vulgar: mamona, carrapateira, rícino, palma-de-cristo, mamoneira, boiueira-rícino); arbusto semilenhoso (Figura 75.13).

Quando se trata de intoxicação por *Ricinus communis*, é fundamental identificar qual parte da planta foi ingerida, se a semente ou outras partes, pois a planta apresenta princípios tóxicos diferentes e, consequentemente, manifestações clínicas distintas. A ingestão das sementes (ricina) provoca distúrbios gastrintestinais, já a ingestão das folhas e caules (ricinina) provoca distúrbios neuromusculares e neurológicos.[17]

As sementes da *Ricinus communis* são ovoides, com cerca de 1 a 2 cm de comprimento, ligeiramente deprimidas na face ventral, achatadas na face dorsal. Apresentam uma carúncula na extremidade superior e são envoltas por um tegumento liso, brilhante e duro.[3]

A intoxicação em pequenos animais ocorre pela ingestão de sementes, que podem compor bijuterias ou estar no meio ambiente, pois essa planta é muito comum tanto na zona urbana quanto na rural.

A ingestão da torta de mamona que não sofreu o processo de desintoxicação também provoca intoxicação, podendo levar o animal a óbito. Como a ricina (princípio tóxico) é termolábil, a desintoxicação é realizada com o aquecimento da torta de mamona, para perder sua toxicidade, e essa forma é utilizada no meio rural como adubo ou no preparo de inseticidas, e parece ser palatável aos cães que têm acesso fácil a ela.

Existe o relato de dois cães intoxicados por *Ricinus communis*, sendo um deles da raça Cocker Spaniel, que ingeriu óleo de motor à base de semente de mamona, e o outro cão da raça Basset Hound, que ingeriu adubo à base de mamona. Ambos foram atendidos e tratados em um hospital veterinário de uma universidade brasileira e sobreviveram.[18]

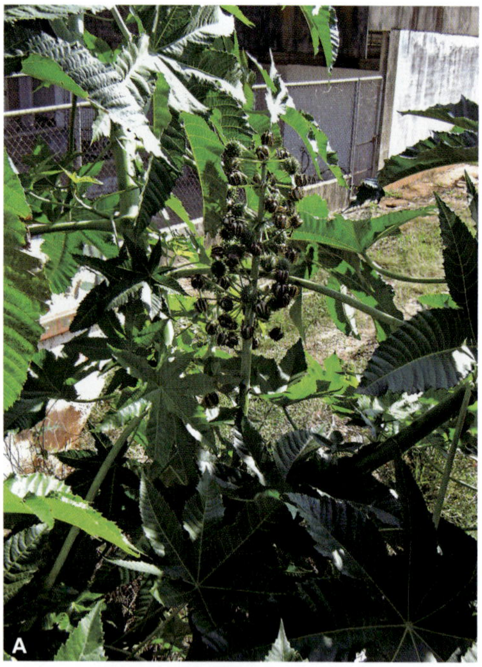

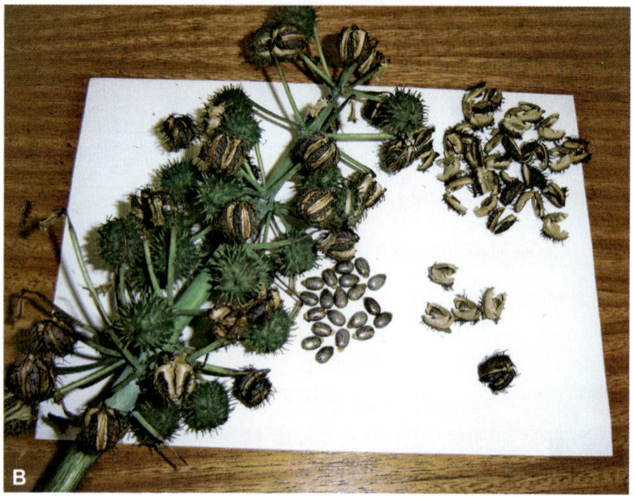

Figura 75.13 A. *Ricinus communis.* **B.** *Ricinus communis*, sementes verdes e maduras.

O óleo da semente de *Ricinus communis* é utilizado na fabricação de lubrificantes industriais, purgantes, tintas e tinturas,[19] e na produção de biodiesel.

Os cães são esporadicamente intoxicados por sementes de *Ricinus communis*, e sua gravidade depende de a semente ter sido mastigada ou deglutida inteira. No Brasil, há outro relato de um cão da raça Rottweiler, que ingeriu a torta de mamona utilizada como adubo em um vaso de planta ornamental, desenvolvendo sinais clínicos de intoxicação e evoluindo para o óbito.[20]

Princípio tóxico

O princípio tóxico da semente de *Ricinus communis* é a toxoalbumina ricina, um potente inibidor da síntese proteica. A molécula da ricina é composta de duas cadeias de glicoproteínas, A e B. A cadeia B possibilita a endocitose da ricina por meio da ligação da superfície celular com as proteínas que contêm galactosídeo. A cadeia A entra na célula, bloqueando a síntese proteica pela interrupção do RNA ribossômico 28S, e por fim causa a morte celular.[19,20]

O princípio tóxico é encontrado principalmente no embrião, na carúncula e principalmente no tegumento da semente.[3,6] A ricina tem características hemoaglutinantes (por ser proteína e, também, indutora de anticorpos pelo organismo animal). Com relação aos efeitos hematológicos do princípio tóxico, descrevem-se anemia hemolítica, neutropenia e eosinofilia.[6] A ricina tem também ação sobre os eritrócitos (hemácias), favorecendo sua aglutinação, e ainda uma discutível ação hemolítica.[3]

Na semente, a ricina, que é uma toxalbumina, é responsável pelas manifestações gastrintestinais em animais após a ingestão. Não foram encontradas diferenças na toxicidade entre as sementes de diversas procedências de *Ricinus communis*; a semente armazenada mantém sua toxicidade durante muitos anos.[6,21] A toxalbumina (ricina) é destruída pelo calor, a 56°C, sendo termolábil e também hidrossolúvel. É conhecida como uma das substâncias mais letais.[19,21]

A toxicocinética da ricina não é bem conhecida, suspeitando-se que a eliminação seja principalmente por via fecal. Podem ocorrer lesões tubulares renais graves com IRA por ação do princípio tóxico ou desidratação grave.[6]

A dose letal para os animais varia de 0,03 mg a 2 g/kg, sendo relatados em humanos vários casos de óbitos após a ingestão de um número relativamente pequeno de sementes (crianças que ingeriram apenas de 1 a 3 e adultos que ingeriram de 12 a 20).[3,17] A ingestão de 2 g de torta de mamona pode produzir intoxicação grave.[3]

Outro relato em humanos apresenta a ingestão de uma a oito sementes, estimando-se como letal e sendo considerada perigosa, especialmente para crianças, intoxicando também todas as espécies animais, inclusive cães e gatos. A dose letal de ricina em humanos é 1 mg/kg, VO.[19]

A ricina é uma das toxinas de plantas mais potentes, e sua ingestão pode provocar o óbito. É uma proteína concentrada na semente da mamona, oferecendo perigo em potencial a pequenos animais.[15] A dose letal mínima em cães é de 2,7 mg/kg de peso vivo.

Manifestações clínicas

A ricina é rapidamente absorvida pelo estômago e intestino. A intoxicação é importante e grave, apresentando êmese, dor abdominal, diarreia, letargia, desidratação, cianose e choque.[16]

As manifestações clínicas associadas à intoxicação por *Ricinus communis* em animais ocorrem geralmente várias horas após a ingestão das sementes. As sementes precisam ser esmagadas ou quebradas, isto é, mastigadas para que a toxalbumina seja liberada.[15,19]

Os sinais clínicos mais comuns são de irritação gastrintestinal e consistem em êmese, diarreia e depressão, que são as principais queixas, e esses sinais clínicos progridem geralmente para a gastrenterite hemorrágica. Os distúrbios cardiovasculares decorrem muitas vezes do desequilíbrio da homeostasia de cálcio intracelular, levando a hipotensão, taquicardia, hemorragia e necrose do miocárdio. Uma característica da intoxicação por *Ricinus communis* é o período de latência da ingestão até a manifestação clínica, que normalmente é de 6 a 24 (entre 30 minutos e 24 horas), e a duração é de 1 dia e meio a 5 dias e meio. Geralmente, os humanos vêm a óbito por choque hipovolêmico.[15,19,20]

Os sinais clínicos relatados com mais frequência em 98 cães intoxicados por *Ricinus communis* são: êmese (80%), depressão (45%), diarreia (37%), diarreia sanguinolenta (24%), anorexia (16%), dor abdominal (14%), hematêmese (10%), fraqueza (8%), hipertermia (7%), ataxia (5%), hipersalivação (5%), apatia (5%) e taquicardia (5%). Outros sinais descritos em menor frequência nos cães incluem coma, tremores, convulsões, desidratação, palidez, dispneia, polidipsia, icterícia, hipertermia e vocalização. Óbito ou eutanásia ocorreram em 9% dos animais.[19]

Na intoxicação por *Ricinus communis* ocorrem graves distúrbios hidreletrolíticos, estados hipotensivos e choque, insuficiência respiratória e possíveis lesões renais com IRA. Esta é consequência de graves distúrbios hidreletrolíticos ou de efeitos lesivos do princípio tóxico sobre o epitélio tubular renal.[3]

Os efeitos citotóxicos da ricina estendem-se ao fígado e aos rins, causando elevação das enzimas hepáticas e insuficiência renal. Apresenta também alto efeito alergênico e pode causar dermatite, rinite e asma.

As manifestações clínicas de um cão intoxicado por torta de mamona, logo após a ingestão, foram: apatia, anorexia, anúria, dor abdominal, membranas mucosas hiperêmicas e congestas, êmese esporádica, depressão e normotérmico. Após 4 dias o animal veio a óbito, mesmo com a instituição do tratamento.[20]

Diagnóstico

Os exames laboratoriais demonstram aumentos do hematócrito e do número de hemácias, leucopenia, eosinofilia, aumentos séricos de alanina aminotransferase (ALT) e/ou de aspartato aminotransferase (AST), bilirrubina, globulinas, cilindrúria e hiponatremia.[15,19,21]

O principal achado de necropsia é a gastrenterite hemorrágica.[21] Outros achados, como hemorragia grave em timo, congestão e edema pulmonar moderado, petéquias e sufusões em pericárdio, hepatomegalia, congestão renal e mucosa intestinal hemorrágica, apresentando o choque hipovolêmico como causa do óbito, foram observados em um cão intoxicado por torta de mamona. Outros autores relatam que os sinais *post mortem* são de hemorragia generalizada e lesões necróticas.[20]

Os exames histopatológicos revelam necrose do epitélio da mucosa gastrintestinal, esteatoses do miocárdio, hepática e renal, necrose em fígado e rins e atrofia dos folículos linfoides do baço.[21]

Tratamento

No diagnóstico precoce, a indução de êmese e a lavagem gástrica são indicadas, caso contrário o tratamento é sintomático; em particular, a reposição hidreletrolítica é importante. Caso não exista história clínica confirmando a intoxicação, realiza-se o tratamento de gastrenterite, hipotensão e choque, além da administração de antiespasmódico que auxilia a redução da dor abdominal.[3,15]

Não existe um tratamento específico, assim, realiza-se o tratamento de descontaminação com adsorventes, como carvão ativado ou caolim-pectina, minimizando a absorção do princípio tóxico; utilizam-se protetores de mucosa gástrica, como o sucralfato. Se houver anemia, é indicada transfusão sanguínea com sangue total ou concentrado de hemácias.

A diurese forçada, principalmente o manitol, é útil para prevenir a insuficiência renal, mas não tem efeito sobre o quadro clínico, pois a eliminação do princípio tóxico é principalmente por via fecal.[3]

É relatada a existência de um soro imune-específico, utilizado no desenvolvimento de resistência à ricina e também no seu tratamento. No entanto, raramente é indicado, e na literatura não existem informações seguras quanto à sua indicação e sobre a eficácia em cães e gatos.

Identificação da planta

Família Euphorbiaceae:

- Nome científico: *Jatropha curcas* (nome vulgar: pinhão-manso, pinhão-paraguaio, pinhão-de-purga, purgante-de-cavalo, pinhão-roxo, pinhão-branco, manduiguaçu, figo-do-inferno, mamãozinho); arbusto semilenhoso (Figura 75.14).

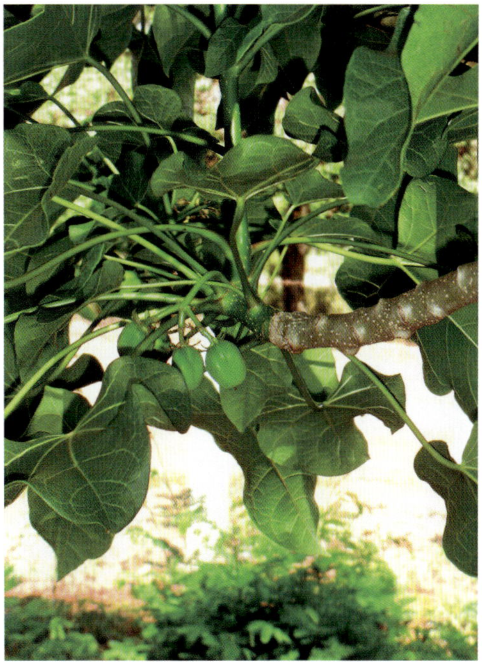

Figura 75.14 *Jatropha curcas.*

A semente é a parte mais tóxica da planta e, em humanos, a ingestão de três ou mais sementes provoca intoxicação.[13] Essa planta é muito comum nas zonas urbana e rural, e a semente é utilizada na produção do biodiesel, em razão da maior produtividade em comparação com a *Ricinus communis*, além de ser ornamental.

Princípio tóxico

As sementes são ovoides, com cerca de 2 cm de comprimento, finamente rugosas, são ricas em óleo e também do princípio tóxico, a curcina, contido principalmente no albúmen.[3]

A curcina tem efeitos tóxicos semelhantes aos da ricina, e também é uma toxoalbumina. Tem ação aglutinante sobre os eritrócitos, discutível ação hemolisante e acentuados efeitos irritantes sobre a mucosa intestinal.[3,6]

Suspeita-se de que *Jatropha curcas* tenha como um dos princípios tóxicos as lectinas. No entanto, parece que, além dessa glicoproteína, a curcina, a planta também apresenta, como princípios tóxicos, um complexo resinoso, alcaloides e glicosídios.[13]

A casca da semente tem glicosídios que provocam depressão dos sistemas respiratório e cardiovascular, além de ação estimulante sobre a musculatura gastrintestinal. O óleo fixo (glicerídio do ácido esteárico e palmítico) tem efeitos purgativos.[6]

Existe também outro princípio tóxico nas sementes, a jatrofina, com propriedades simpaticomiméticas[3,6] e ação depressora sobre a fibra muscular lisa, pressão arterial e efeitos vasoconstritores.[6]

O látex tem alcaloides de ação irritante e cáustica sobre a pele e mucosas.[6] O complexo resino-lipoide seria o responsável pela ocorrência de dermatite produzida por *Jatropha curcas.*[13]

Manifestações clínicas

A ingestão do fruto ou das sementes provoca um quadro gastrintestinal grave, com dores abdominais intensas, náuseas, episódios eméticos, diarreia sanguinolenta ou aquosa grave, irritação tipo queimação do TGI, midríase, distúrbios respiratórios, torpor, coma e óbito.[3,6,13] Distúrbios hidreletrolíticos aparecem rapidamente, levando a hipotensão e choque; em alguns casos ocorrem distúrbios renais e IRA.[3]

Nas intoxicações graves, esses sinais progridem para gastrenterite hemorrágica e desidratação. Pode haver alterações cardiovasculares e do SNC. Existem relatos de espasmos musculares.[13]

Dermatite por contato com o látex, que é irritante de mucosas, pode ocorrer.[3]

Diagnóstico

O diagnóstico é feito pelo histórico de ingestão das sementes e pelas manifestações clínicas.

Tratamento

O tratamento é sintomático e de suporte, incluindo a correção dos distúrbios hidreletrolíticos e da hipotensão, além de monitoramento do débito urinário e tratamento para evitar a IRA.[3]

Se o animal estiver assintomático, pode-se induzir a êmese e fazer lavagem gástrica com cuidado. Em animais sintomáticos, utilizam-se antiespasmódicos, antieméticos (metoclopramida), correção do desequilíbrio hidreletrolítico e transfusão sanguínea, se estiverem anêmicos; analgésicos, anti-histamínicos e corticosteroides, em casos graves.[6]

O tratamento é semelhante ao da intoxicação por *Ricinus communis*.

Identificação da planta

Família Fabaceae:

- Nome científico: *Abrus precatorius* (nome vulgar: olho-de-cabra, jequirity, jequiriti, jiquiriti, olho-de-pomba, tento); vegetação trepadeira de caule semilenhoso cilíndrico, cipó.

Suas sementes são muito características, sendo utilizadas para confecção de bijuterias. São ovoides, duras, comprimento de 3 a 8 mm e geralmente sua cor é vermelho-brilhante com uma zona preta na extremidade, na qual encontra o hilo. A localização do hilo indica se a semente é verdadeira, isto é, se pertence à espécie *Abrus precatorius*.[3]

É relatado que a toxicidade oscila de acordo com o estado das sementes, as sementes moídas ou bem mastigadas seriam mais tóxicas que as inteiras, o que foi constatado por meio de experimento em animais de produção, e os sinais clínicos iniciavam com cerca de 24 horas.[17] A semente, quando mastigada, provoca a intoxicação ao liberar o princípio tóxico. A intoxicação por *Abrus precatorius* é mais grave que por *Ricinus communis*.

Princípio tóxico

A semente contém uma fitotoxina, provavelmente de natureza proteica chamada "abrina", além de enzimas lipolíticas, glicirizina, ácido ábrico e N-metiltriptofano, e é extremamente tóxica.[3,6,14] A abrina é o princípio tóxico que inibe a síntese proteica nas células da parede intestinal.[12]

A semente é a parte mais tóxica da planta. Se for deglutida inteira, geralmente passará sem liberar o princípio tóxico.[12] Estima-se que uma semente mastigada e ingerida seja suficiente para levar um adulto a óbito.[13,14]

Os efeitos tóxicos consequentes à ingestão decorrem de aglutinação das hemácias e ação direta, de natureza desconhecida, sobre as células parenquimatosas.[3] A abrina é bem mais potente que a ricina, sendo considerada a fitotoxina mais potente.[13]

Manifestações clínicas

Os sinais clínicos são predominantemente gastrintestinais, e algumas horas após a ingestão ocorrem grave gastrenterite com diarreia sanguinolenta e distúrbio hidreletrolítico grave, que podem levar a hipotensão e choque.[3,6]

O óbito ocorre por colapso circulatório, e é geralmente precedido por convulsões. A IRA pode ser consequência de distúrbios hidreletrolíticos ou lesão direta ao parênquima renal. Nos casos graves, a gastrenterite pode persistir por 3 a 4 dias.[3]

Podem ocorrer somente náuseas, êmese, diarreia (algumas vezes, hemorrágica), incoordenação, paralisia e hipovolemia, em alguns casos.[6,12]

A intoxicação por *Abrus precatorius* causa gastrenterite grave, como no caso da *Ricinus communis*, mas a ricina é menos tóxica que a abrina, e o início das manifestações clínicas depende do tempo de ingestão.[14]

Diagnóstico

A história de ingestão da semente e os achados clínicos auxiliam o diagnóstico.

A necropsia revela múltiplas hemorragias em serosas intestinais, inflamações dos linfonodos retroperitoneais, congestão e edemas cerebral, hepático e renal.[3]

Tratamento

Não existe antídoto. A indução da êmese e a lavagem gástrica devem ser realizadas, se a ingestão for inferior a 2 horas, somente na ausência das manifestações clínicas, promovendo a remoção mecânica de restos vegetais. O tratamento é sintomático e de suporte, incluindo correção dos distúrbios hidreletrolíticos, transfusão sanguínea, se necessário, e fluidoterapia, evitando a possível instalação da IRA.[3,6,12]

Plantas que provocam distúrbios mistos

Essas plantas provocam distúrbios mistos, mas com predomínio de distúrbios do TGI, portanto, as manifestações clínicas de alterações gastrintestinais são frequentes. Dependendo da planta e da quantidade ingerida, essas manifestações clínicas são graves, moderadas ou leves, podendo até ocorrer óbito, portanto a conduta do médico-veterinário deve ser adequada à intoxicação apresentada pelo paciente.

Identificação da planta

Família Ericaceae:

- Nome científico: *Rhododendron simsii*, *Rhododendron* spp. (nome vulgar: azaleia, azálea, azaleia-belga, rododendro); arbusto lenhoso (Figura 75.15).[1]

A intoxicação ocorre pela ingestão de folhas, flores, pólen e mel produzido com o néctar das flores.[8] Existem relatos de óbitos em humanos que ingeriram o mel da florada de azaleia.[6] A intoxicação por *Rhododendron simsii* é geralmente grave e o óbito pode ocorrer.[9] Essa planta ornamental é muito utilizada no interior da casa, cultivada em vaso, e é adquirida em supermercado ou floricultura; na parte externa da casa é utilizada em jardins e cercas vivas, é muito abundante também na zona rural, cultivada no solo; e na zona urbana, em parques e praças, bastante encontrada principalmente nas regiões sul e sudeste do país.

Princípio tóxico

Rhododendron spp. contém uma tetraciclina poliol, a andromedotoxina, que é um glicosídio.[8,11,13,14,23] Também é denominada "graiatoxina" ou "acetilandromedol", que são diterpenoides tóxicos,[8,11] sendo "andromedotoxina" o termo mais utilizado.

A andromedotoxina tem efeitos curariformes sobre as placas motoras dos músculos esqueléticos: efeitos excitatórios diretos sobre o músculo estriado seguido de inibitórios; ação inibitória sobre a condução do impulso elétrico do coração e efeitos excitatórios transitórios seguidos de inibitórios do SNC.[6]

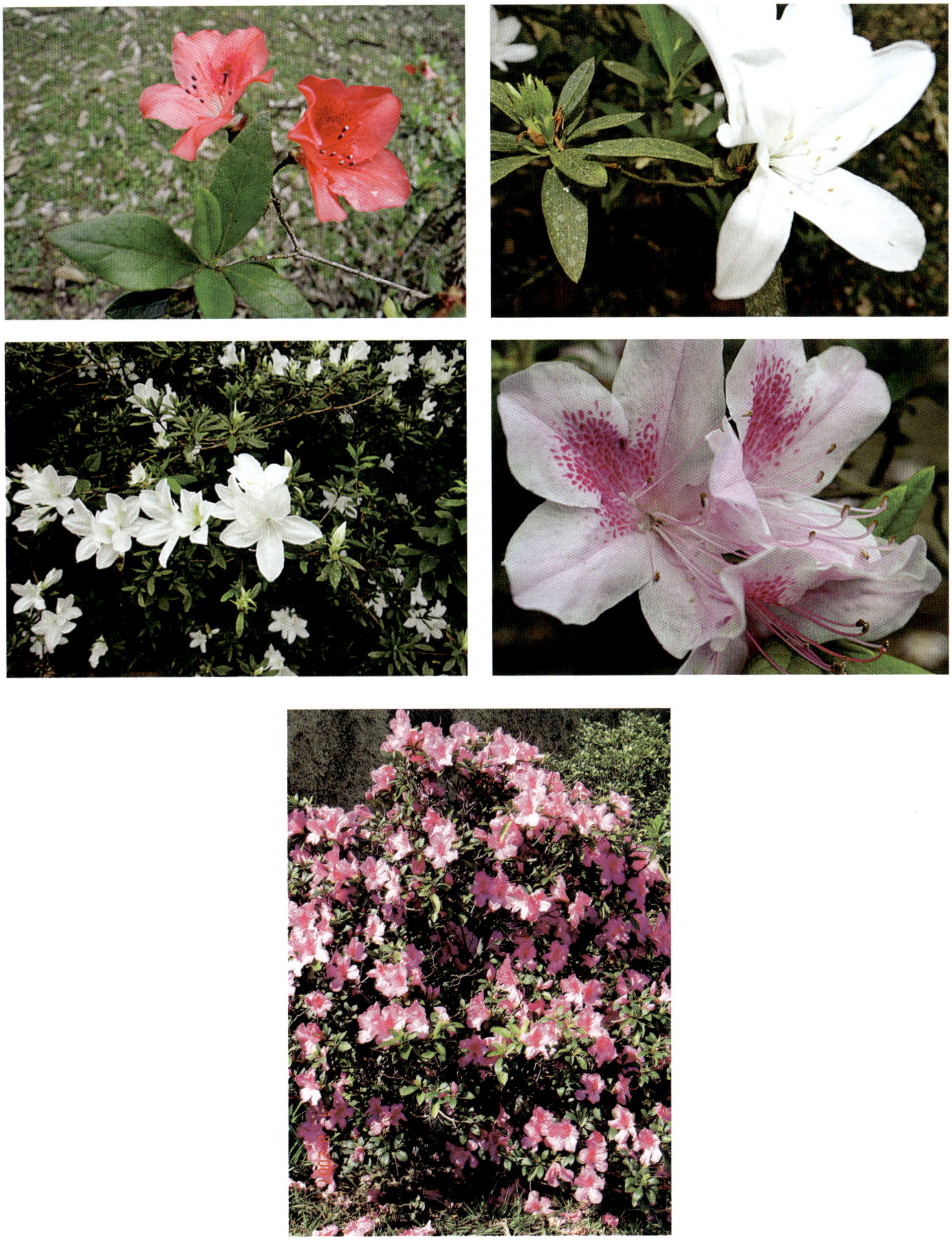

Figura 75.15 *Rhododendron simsii.*

O mecanismo de ação preciso das graiatoxinas é desconhecido, mas parece que agem por ligação a canais de sódio fechados. A abertura mais lenta e o aumento na permeabilidade ao sódio causam diminuição do potencial de repouso da membrana nas fibras de Purkinje.[9]

Manifestações clínicas

As manifestações clínicas ocorrem dentro de horas ou até 6 horas após a ingestão da dose tóxica (1 g/kg), com anorexia, deglutição repetitiva, salivação, depressão, náuseas, êmese, lacrimejamento, diarreia, dispneia, fraqueza muscular, ataxia, convulsões, hipotensão, bradicardia, depressão respiratória, coma e óbito.[6,8,9,13-15,23]

Os sinais clínicos gastrintestinais ocasionam dor abdominal, tenesmo e ranger de dentes. Há maior frequência de defecação, mas a diarreia não é um sinal frequente.[6,8,9,13-15,23] As manifestações clínicas podem durar vários dias, mas o princípio tóxico não é acumulativo.[8]

Ocorrem hipotensão e depressão respiratória, além de depressão do SNC, após um período inicial e transitório de excitação.

O óbito ocorre por insuficiência respiratória. A êmese parece ser provocada pela ação direta da andromedotoxina por estimulação vagal do estômago.[11]

Diagnóstico

O diagnóstico é baseado na história clínica de ingestão da planta ou mel produzido com o néctar da planta, associada às manifestações clínicas.

Na necropsia, observam-se: irritação discreta e hemorragia do TGI, ocasionalmente nefrite e degeneração hepática moderada.[15]

Tratamento

O tratamento é sintomático e de suporte. Na ingestão imediata, até no máximo 2 horas e, na ausência de manifestações clínicas, a indução de êmese e a lavagem gástrica podem ser realizadas; o carvão ativado e os catárticos salinos auxiliam a eliminação do princípio tóxico.[8]

O tratamento consiste em restabelecer e manter o equilíbrio hidreletrolítico.[14] Os antiarrítmicos bloqueadores dos canais de sódio, como a quinidina e a procainamida, têm sido sugeridos na reversão da arritmia.[9]

Identificação da planta

Família Fabaceae:

- Nome científico: *Spartium junceum* (nome vulgar: giesta, vassoura-espanhola); arbusto semilenhoso.[1]

É uma planta comum no Brasil, utilizada em jardins, mas pouco pesquisada. Todas as partes da planta são tóxicas, geralmente as intoxicações são leves, mas um quadro mais grave pode ocorrer.

Princípio tóxico

A planta tem vários alcaloides, entre as quais a esparteína, o escoporosídio e a citisina como princípios tóxicos.[3,11] A citisina é o alcaloide mais importante, por provocar manifestações clínicas mais graves, podendo ocorrer o óbito do animal.

Manifestações clínicas

Não são relatados quadros clínicos graves dessa intoxicação, que se manifesta apenas por distúrbios gastrintestinais (náuseas, êmese, dor abdominal e diarreia), discreta depressão neurológica e confusão mental. A citisina apresenta potente ação bulbar, podendo provocar óbito por asfixia, decorrente das inibições dos centros respiratórios,[3,11,24] e é relatada também depressão cardiovascular.[11]

Diagnóstico

O diagnóstico é feito pela história clínica de ingestão da planta, associada às manifestações clínicas compatíveis com a intoxicação.

Tratamento

O tratamento é sintomático e de suporte. Realizar as medidas de descontaminação, como indução da êmese – se o animal não a fez – e/ou lavagem gástrica, no máximo até 2 horas da ingestão, após esses procedimentos, administrar o carvão ativado e catártico. No período superior a 2 horas, fazer a reposição e a correção hidreletrolítica.[3,24]

Identificação da planta

Família Araliaceae:

- Nome científico: *Hedera helix* (nome vulgar: hera, hera-inglesa, hera-dos-muros, hera-verdadeira, hera-trepadeira); trepadeira; ou reptante semilenhosa (Figura 75.16).[1]

A planta inteira é tóxica, embora as folhas sejam mais tóxicas que os frutos/sementes.[12] Essa planta é bastante utilizada em muros. As crianças geralmente intoxicam-se pela ingestão do fruto/semente, que é redondo e pequeno.

Princípio tóxico

Essa planta contém o glicosídio saponina, que pode causar intoxicação em cães, gatos, macacos, bovinos, ovinos e no ser humano. Esse glicosídio saponina é a hederagenina, uma substância aglicônica encontrada na folha e fruto/semente.[8,25] Existem relatos de humanos que ingeriram as sementes e entraram em coma.[8,9] A intoxicação relatada nos EUA é devido à ingestão de fruto.[15]

Manifestações clínicas

A intoxicação por *Hedera helix* não é tão comum, mas as manifestações clínicas iniciais incluem salivação com sede intensa, seguida de náuseas e êmese, irritação gastrintestinal com dor abdominal e diarreia. Pode ocorrer também estomatite, agitação, dispneia e espasmos musculares; e, no contato cutâneo, a dermatite de contato. O animal pode desenvolver coma e vir a óbito em 24 a 48 horas.[8,9,14,15]

Diagnóstico

As manifestações clínicas e o relato de ingestão de frutos/sementes ou folhas são indicações para o diagnóstico. Os achados de necropsia são de gastrenterite.[14]

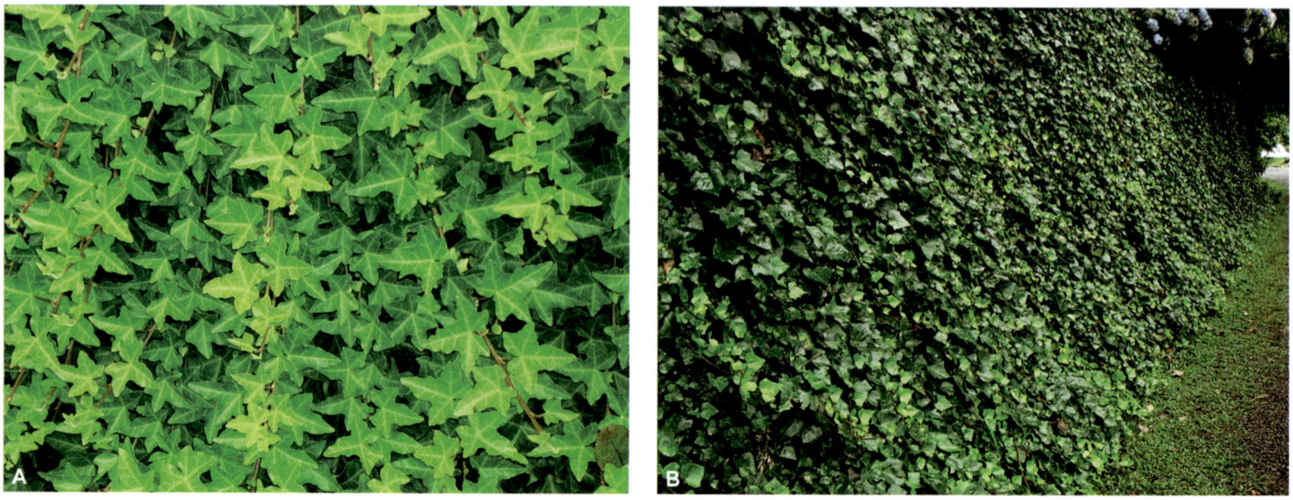

Figura 75.16 A. *Hedera helix*. **B.** *Hedera helix* em muro.

Tratamento

Não existe antídoto. O tratamento é sintomático e de suporte.[8,9,14] A dermatite pode ser tratada com corticosteroides tópicos.[25]

Identificação da planta

Família Solanaceae:

- Nome científico: *Solanum pseudocapsicum* (nome vulgar: tomate-ornamental, tomatinho, peloteira, cereja-de-natal, cereja-de-jerusalém, laranjinha-de-jardim); vegetação herbácea ou subarbusto.[1]

Solanum pseudocapsicum provoca intoxicação pela ingestão dos frutos, que têm coloração em tons de alaranjado a vermelho quando em maturação; esses frutos não são comestíveis, mas são vistosos, por isso essa planta é utilizada como ornamental.

Princípio tóxico

O princípio tóxico são os alcaloides solanina e solanocapsina presentes nas folhas e frutos.[9,14]

Manifestações clínicas

A intoxicação por *Solanum pseudocapsicum* provoca gastrenterite, incluindo anorexia, náuseas, dor abdominal, salivação, êmese e diarreia hemorrágica. Um achado comum é a ulceração do trato gastrintestinal.[14] Pode evoluir para fraqueza progressiva ou paralisia, dispneia, bradicardia, colapso circulatório, midríase e convulsões.

A solanina é pouco absorvida por via oral, e a maioria dos componentes dessa família atua apenas como irritante gastrintestinal. A absorção sistêmica ocorre quando há lesão grave na mucosa gastrintestinal. Por via sistêmica, a solanina causa depressão do SNC e arritmias cardíacas. A solanocapsina atua no músculo cardíaco, causando diminuição da frequência cardíaca e alterações na condutividade do impulso elétrico do coração.[9]

Diagnóstico

O relato de ingestão da planta e/ou dos frutos e as manifestações clínicas compatíveis com a intoxicação são fatores importantes para o diagnóstico.

Tratamento

Não existe antídoto específico para o alcaloide solanina, portanto o tratamento é sintomático e de suporte.[9,14] Na presença de diarreia sanguinolenta, a lavagem gástrica e o catártico não devem ser utilizados para não agravar a gastrenterite e a dor abdominal. O carvão ativado e a reposição hidreletrolítica podem auxiliar no tratamento, e anticonvulsivantes são necessários nos casos graves.[9]

PLANTAS QUE PROVOCAM DISTÚRBIOS NEUROLÓGICOS

Identificação da planta

Família Solanaceae:

- Nome científico: *Nicotiana tabacum* (nome vulgar: tabaco, fumo); vegetação herbácea (Figura 75.17).

Nicotiana tabacum é comumente encontrada em jardins, pois tem as flores e as folhagens bonitas, sendo utilizada como ornamental, e na zona rural encontram-se plantações com a finalidade de venda para a indústria de cigarro.

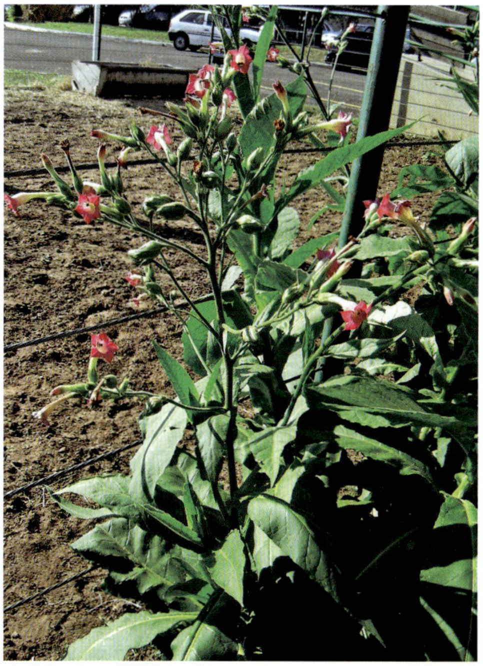

Figura 75.17 *Nicotiana tabacum.*

Princípio tóxico

A intoxicação ocorre pela ingestão da planta, cigarro, charuto, mastigação de fumo, fumo de cachimbo e restos de cigarro ou tabaco, que têm o alcaloide nicotina como princípio tóxico, e outras substâncias tóxicas ao SNC, provocando alterações neurológicas; nessas substâncias incluem-se a piridina e os alcaloides piperidínicos, que exercem ação rápida e estimulam e depois deprimem os gânglios autônomos.[9,26]

O princípio tóxico alcaloide nicotina é o principal, sendo encontrado nas folhas, e outros alcaloides, como nicotimina e nicoteína, que são semelhantes à estrutura da nicotina, estão presentes em pequenas quantidades.[27]

A nicotina é metabolizada pelo fígado e parte é excretada pela urina,[27] provocando a estimulação do sistema colinérgico. Um cigarro contém 20 a 30 mg de nicotina, enquanto o charuto contém cerca de 120 mg. Portanto, a intoxicação pelo charuto é mais grave. Em humanos não fumantes, a ingestão de 60 mg pode levar a óbito.[13]

Manifestações clínicas

Na intoxicação leve, a êmese em geral ocorre antes de absorção significativa, e os sinais clínicos adicionais não se desenvolvem. Os animais com intoxicação grave exibem sinais de envolvimento do SNC e anormalidades cardíacas.[9]

A ação da nicotina pode ser de irritação local quando em contato tecidual e, após a absorção, a nicotina age primeiro como estimulante e depois como inibidor do SNC, no sistema nervoso simpático e parassimpático, e nas sinapses do nervo terminal e músculo-esquelético.[27]

Imediatamente após a ingestão, o animal apresenta salivação e náuseas, acompanhados de êmese, diarreia e dor abdominal. Após a absorção, ocorrem também sinais neurológicos com tremores, fasciculações, andar cambaleante, fraqueza muscular, prostração, convulsão clônica, espasmos tetânicos, contrações musculares, colapso e perda de reflexos. A nicotina promove, inicialmente, estimulação e, depois, depressão dos gânglios autônomos.[9,13,27]

O pulso fica fraco e as extremidades, frias. A frequência respiratória normalmente diminui e o óbito ocorre pela parada respiratória, devido à paralisia dos centros medulares e à ação específica nos músculos respiratórios. Quando ingerida em grande dose, o óbito ocorre rapidamente, com convulsões e paralisia.[9,13,27] As alterações cardíacas e respiratórias são observadas durante o período da intoxicação.[13]

Diagnóstico

Na anamnese, constata-se a ingestão de cigarro ou de produtos à base de tabaco, ou a ingestão da planta *in natura*, associada aos achados clínicos. O diagnóstico, portanto, é clínico.

Tratamento

Não existe antídoto específico; o sistema respiratório deve ser o primeiro a ser monitorado, depois se deve remover a planta ou o tabaco residual do trato gastrintestinal[9] (apenas se o animal apresentar-se alerta, sem sinais de depressão ou estimulação do SNC e também sem depressão respiratória). Ao se realizar a anestesia geral para a lavagem gástrica, corre-se o risco de o animal vir a óbito ou desenvolver convulsões. Risco e benefício devem ser analisados, e a utilização de catárticos auxiliará a eliminação do princípio tóxico.

Após 2 horas da ingestão, as medidas de não absorção e descontaminação do princípio tóxico apresentam baixa eficácia, devido à absorção da nicotina gastrintestinal já ter sido consumada.

O tratamento é de suporte e sintomático até passar o efeito da nicotina.

Identificação da planta

Família Cannabaceae:

- Nome científico: *Cannabis sativa* (nome vulgar: maconha, marijuana); vegetação herbácea.

Essa planta, seus produtos e subprodutos são utilizados de maneira ilegal como substâncias recreativas. Cães e gatos estão expostos a possível intoxicação devido ao convívio com o ser humano. Conforme relatos em literatura e na rotina de atendimento em medicina veterinária, a intoxicação por *Cannabis sativa* ocorre comumente, mas o seu diagnóstico é difícil, pois depende de informações passadas pelo proprietário do animal, por isso os relatos de casos de intoxicação são escassos.

O animal pode intoxicar-se pela ingestão da planta natural ou seca, isto é, de folhas e/ou flores, ou também pela maconha ou haxixe, que são produzidos com a planta, bem como por sobras do cigarro. São relatados casos de cães que se intoxicaram pela inalação da fumaça, enquanto o proprietário do animal fumava.[16]

Todas as partes da planta podem ser tóxicas. Plantas frescas não são consideradas tão tóxicas quanto as secas ou fumadas,[27] mas plantas fêmeas e as inflorescências são relatadas como mais tóxicas devido à alta concentração do princípio tóxico nelas.

Em 1983, relatou-se o caso de um cão de 10 meses de vida, sem raça definida (SRD), que apresentou intoxicação após ingerir marijuana acidentalmente, depois do proprietário perder a substância ilícita em casa.[28]

Outro relato, em 1984, refere-se à intoxicação por *Cannabis* spp. de um cão de 15 semanas de vida, macho, com vacinação atualizada, da raça São-bernardo, que foi atendido em três episódios, com manifestações clínicas idênticas, e os policiais encontraram, na casa do proprietário, a resina da *Cannabis* spp., pois se suspeitava de que fosse traficante de drogas ilícitas.[29]

É relatada também a intoxicação acidental de cão que ingeriu parte de tijolo de maconha que um prestador de serviços derrubou acidentalmente da sua mochila na casa do proprietário do animal. O acesso do cão foi confirmado por meio de imagem de câmera de segurança da residência, conforme relatou o proprietário durante o atendimento médico do paciente em clínica veterinária.

Princípio tóxico

O princípio tóxico é o tetra-hidrocanabinol (THC), que age no encéfalo, interagindo com os principais neurotransmissores, incluindo serotonina, dopamina, acetilcolina e norepinefrina. O THC liga-se aos receptores específicos no córtex frontal e cerebelo.[30]

A DL_{50} em cães é superior a 3 g/kg. O óbito após a ingestão é incomum, e os sinais clínicos aparecem em doses baixas.[16,20]

A maconha é composta de folhas e flores secas e contém de 1 a 5% de THC. O haxixe é uma resina extraída da planta *Cannabis sativa* e contém 10% de THC. O óleo de haxixe é um concentrado do haxixe e geralmente contém acima de 50% de THC.[30] As flores da planta fêmea têm alta concentração de THC, demonstrando que, conforme o produto ingerido, a intoxicação poderá ser grave, devido à concentração do princípio tóxico ser variável, sendo importante a identificação de com qual composto o animal se intoxicou, para que as medidas terapêuticas necessárias sejam adotadas.

Manifestações clínicas

Primeiramente, o animal apresenta depressão do SNC[13,31] e alterações de comportamento, alucinações, agressividade repentina e hiperexcitabilidade.[13,30]

As manifestações clínicas mais comuns são: ataxia, êmese, depressão, midríase, desorientação, salivação excessiva, tremores musculares, hiperestesia, nistagmo e convulsão. Pode ocorrer bradicardia ou taquicardia. A depressão pode durar mais de 36 horas, mas comumente os cães ficam sonolentos.[31] Hipertermia e taquipneia ocorrem em alguns pacientes.[30] No entanto, no cão, o sinal clínico mais consistente é a depressão.[13]

Diagnóstico

O diagnóstico é pela história clínica de exposição à planta, aos seus produtos ou subprodutos e pelas manifestações clínicas compatíveis da intoxicação. Os proprietários geralmente hesitam em informar o tipo de exposição, isto é, a história clínica acurada, e devem ser tranquilizados de que o interesse primário é a saúde do animal.[30,31]

A dosagem do THC no plasma ou urina pode ser medida com o objetivo de confirmar a intoxicação.[30]

Tratamento

Quando a ingestão ocorreu em tempo inferior a 2 horas e não houve manifestações clínicas, a indução da êmese e a lavagem gástrica podem ser realizadas, mas lembre-se de que a indução da êmese pode não ser eficaz devido às propriedades antieméticas do THC. Realizar também a adsorção com carvão ativado e a repetição a cada 4 horas é eficaz na redução dos níveis de THC, devido à recirculação êntero-hepática; após 30 minutos da administração do carvão ativado, administrar os catárticos salino ou osmótico e, se possível, realizar enema.[16,30]

Aplicar a terapia sintomática e de suporte; se presente a êmese, fazer a reposição hidreletrolítica, atropina devido à bradicardia e doxapram (dose de 2 a 10 mg/kg, IV, lentamente) devido à depressão respiratória. Realizar oxigenoterapia ou intubação orotraqueal, se necessário; administrar anticonvulsivante parenteral, como diazepam, fenobarbital ou pentobarbital, no caso de convulsão ou hiperexcitabilidade.[30] Geralmente o animal permanece em anorexia por dias, então se recomendam fluidoterapia e nutrição enteral ou parenteral.

PLANTAS QUE PROVOCAM DISTÚRBIOS CARDIOVASCULARES

Identificação da planta

Família Apocynaceae:

- Nome científico: *Nerium oleander* (nome vulgar: espirradeira, oleandro, oleander, loandro, loureiro-rosa); arbusto grande e lenhoso, quase uma arvoreta lactescente (Figura 75.18).[1]

Os cães e gatos podem intoxicar-se ingerindo acidentalmente as folhas verdes ou ressecadas, mastigando a raiz, o caule ou qualquer parte da planta, inalando a fumaça da queima da planta, ingerindo água de vasos onde a planta foi armazenada e o mel produzido com o néctar da planta.[8]

Nerium oleander é considerada uma das plantas mais tóxicas, sendo relatada a intoxicação de humanos após a ingestão de uma folha.[27] Um cão que ingeriu folhas apresentou vários episódios eméticos, dispneia e bloqueio atrioventricular.[11] É provavelmente a mais importante das plantas ornamentais descritas como causa de intoxicação natural em animais de fazenda.[17]

Princípio tóxico

Todas as partes da planta são tóxicas, desde as flores até a raiz, e a planta seca mantém a toxicidade, sendo importante o seu efeito pela presença de glicosídios – alguns dos quais são cardioativos, como oleandrina (mais importante), neriantina, neriósido, folineurina (tem efeitos digitálicos) e rosagenina (com propriedades semelhantes às da estricnina).[6,7]

A rosagenina demonstrou intensa ação tóxica em animais de laboratório.[7] Além dela, existem alcaloides, como estrofantina de ação paralisante sobre o coração.[6]

Todos os glicosídios apresentam efeitos semelhantes na função cardíaca, iguais aos da intoxicação por digitálicos, no entanto, com um efeito mais duradouro, trazendo mais riscos ao animal intoxicado.[14] O princípio tóxico interfere na condutividade elétrica do coração, resultando em bloqueio da condução e eventual presença de assistolia.[25]

Manifestações clínicas

Há numerosos glicosídios e alcaloides cardioativos, sendo o quadro tóxico observado entre 1 a 24 horas após a ingestão, iniciando-se com distúrbios gastrintestinais, incluindo fraqueza, náuseas, êmese, dor abdominal, tenesmo e diarreia mucossanguinolenta. A seguir aparecem distúrbios cardiovasculares e neurológicos.[3,6,7,13,27]

Os distúrbios cardiovasculares são semelhantes aos observados na intoxicação digitálica, sendo comuns arritmias, podendo apresentar taquicardia ou bradicardia, extrassístoles, bloqueios e fibrilações atriais e ventriculares.[3,7,13] O pulso apresenta-se rápido e fraco ou lento e forte, dependendo do estágio da intoxicação, e as alterações mais consistentes e potencialmente letais, na intoxicação por *Nerium oleander*, são no coração.[13]

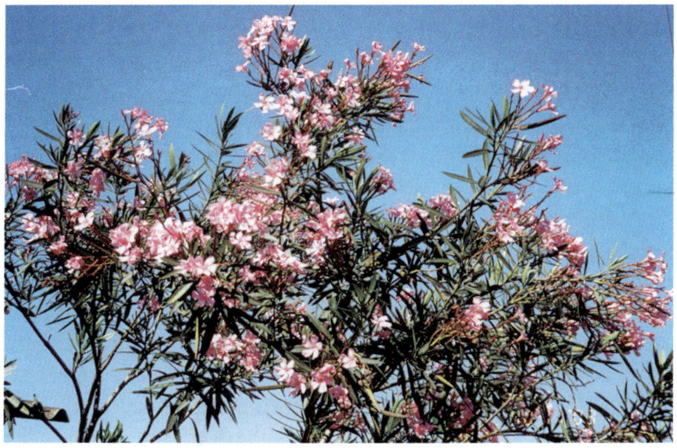

Figura 75.18 *Nerium oleander.*

Os distúrbios neurológicos compreendem parestesias (formigamento e sensação de entorpecimento) na região perioral, distúrbios visuais, midríase, tontura, alterações do equilíbrio, sonolência, torpor e coma.[3,6,7]

Com a evolução do quadro, a respiração aumenta, tanto na frequência quanto na profundidade. Desenvolve-se anoxia, as extremidades frequentemente ficam frias, e a temperatura corporal pode diminuir. Nos estágios terminais, pode haver convulsões.[13]

Diagnóstico

É feito pela anamnese (relato de ingestão da planta ou outro tipo de exposição ao princípio tóxico); achados do exame físico (arritmias) e do ECG (constatação e identificação da arritmia) auxiliam o diagnóstico, que é clínico.

Tratamento

O tratamento é de suporte e sintomático.[3] No caso de ingestão da planta, a indução da êmese e a lavagem gástrica devem ser realizadas com cuidado. Utilizar adsorvente (carvão ativado) durante 2 a 3 dias devido à recirculação êntero-hepática do princípio tóxico, antiespasmódicos, antieméticos (metoclopramida) e protetores de mucosa (sucralfato).[6] O monitoramento das funções cardíacas e respiratórias, principalmente do ritmo cardíaco, deve ser realizado; antiarrítmicos, manutenção do equilíbrio hidreletrolítico e oxigenoterapia podem ser necessários.[8,13,14]

Identificação da planta

Família: Apocynaceae:

- Nome científico: *Thevetia peruviana* ou *neriifolia* (nome vulgar: oleander-amarelo, chapéu-de-napoleão, jorro-jorro, noz-de-cobra, acaimirim, cerbera, auaiguaçu); arbusto lenhoso (Figura 75.19).

A intoxicação por *Thevetia peruviana* é semelhante àquela por *Nerium oleander*, e os frutos e as sementes são os principais responsáveis pela intoxicação, sendo frequente o acometimento de crianças.

Princípio tóxico

O princípio tóxico está presente em toda a planta, mas a planta produz um látex que é cáustico, além de ter ações emética e purgativa.[22] Apesar de o princípio tóxico estar presente em toda a planta, os frutos e as sementes têm concentração mais alta.[9]

Apresenta vários glicosídios cardioativos, como as tevetinas A e B presentes nas sementes, que exercem ação semelhante aos glicosídios digitálicos; a tevetoxina, o peruvosídeo, o ruvosídeo e a neriifolia, mas as tevetinas são as mais importantes.[7,11,13,22] Admite-se também a presença de outros princípios ativos, com ação importante sobre o SNC.[7]

Os glicosídios cardíacos bloqueiam a bomba de sódio e potássio ATPase, produzindo arritmias e, frequentemente, óbito.[22]

Manifestações clínicas

Os sinais clínicos de intoxicação por *Thevetia peruviana* são semelhantes aos provocados por *Nerium oleander*.[11] O contato do látex com a mucosa digestória produz dor e queimação na

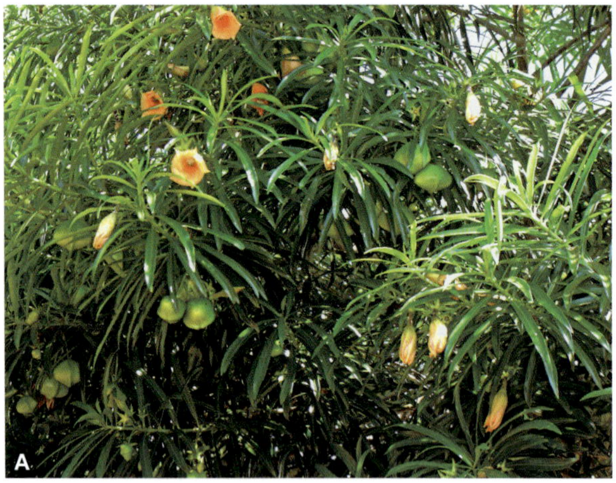

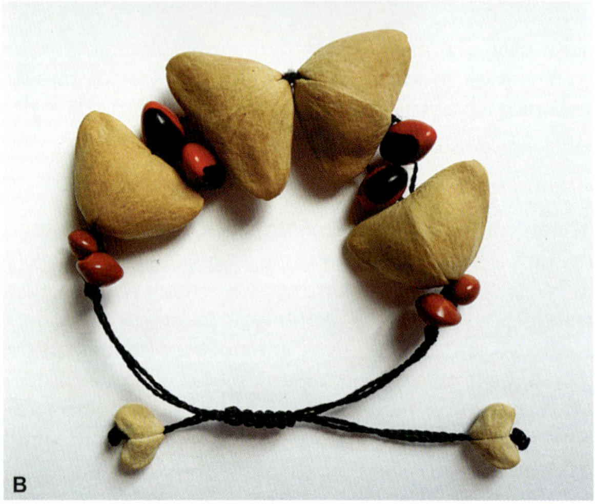

Figura 75.19 **A.** *Thevetia peruviana* ou *neriifolia*. **B.** *Thevetia peruviana* ou *neriifolia*, sementes em pulseira de bijuteria.

cavidade oral, sialorreia, náuseas, êmese, dor abdominal e diarreia. O contato com a mucosa ocular produz lacrimejamento, fotofobia e congestão conjuntival.[7]

Os distúrbios cardíacos não são frequentes, mas podem ocorrer após a ingestão de grandes quantidades da planta. Caracterizam-se mais por alterações no ritmo cardíaco, principalmente por bloqueio atrioventricular e sinais de distúrbios ventriculares, incluindo contrações ventriculares prematuras ou taquicardia ventricular paroxística. É possível ocorrer fibrilação ventricular.[7]

Diagnóstico

O diagnóstico é realizado com base na história clínica de ingestão de planta, fruto e/ou semente, e pelos achados do exame físico (arritmias) e exames complementares, como ECG, demonstrando o tipo de arritmia.

Tratamento

Não existe antídoto, e o tratamento é sintomático e de suporte.[3] Deve-se realizar o mesmo tratamento aplicado à intoxicação por *Nerium oleander*.

Identificação da planta

Família Ruscaceae:

- Nome científico: *Convallaria majalis* (nome vulgar: lírio-do-vale, lírio-do-brejo); vegetação herbácea rizomatosa.

Todas as partes da planta são tóxicas, inclusive a água em que a flor é armazenada.

Princípio tóxico

Convallaria majalis contém glicosídios cardioativos, incluindo convalatoxina, convalarina e convalamarina, que exercem efeitos semelhantes aos dos digitálicos e possivelmente atividade purgativa, além de saponinas irritantes.[9,30,32]

Manifestações clínicas

Os sinais clínicos são semelhantes àqueles causados por *Nerium oleander* e *Thevetia peruviana*. As manifestações clínicas são relacionadas com o TGI (êmese, náuseas, dor abdominal e diarreia), evoluindo para os distúrbios cardiovasculares (arritmias, bloqueio atrioventricular e óbito), e pode haver tremores.[9,30] A êmese e a dor abdominal aparecem várias horas antes de qualquer deterioração na função miocárdica. Podem ocorrer bradicardia significativa e bloqueio atrioventricular de primeiro, segundo e terceiro graus, arritmias ventriculares e assistolia.[9]

Diagnóstico

Baseia-se no histórico de ingestão da planta e nas manifestações clínicas, assim, o diagnóstico é clínico.

Os achados de necropsia encontrados em um cão intoxicado por *Convallaria majalis* foram de congestão hepática difusa grave, distensão da veia cava caudal e congestão dos linfonodos mesentéricos e ileocecal, da serosa da curvatura maior do estômago e do timo, além de petéquias, coração em *rigor mortis* e o epicárdio com aspecto mosqueado, apresentando faixas pálidas e congestas na área ventricular. Encontram-se fragmentos da planta no TGI; esse cão chegou em convulsão e veio a óbito.[32]

Tratamento

Quando a ingestão da planta tiver sido recente (até 2 horas), a indução da êmese e/ou da lavagem gástrica para descontaminação é indicada. O tratamento é sintomático e de suporte, com correção de bradicardia (atropina), defeitos da condução cardíaca (antiarrítmicos), desequilíbrio hidreletrolítico e hiperpotassemia, além de monitoramento do ritmo cardíaco (ECG).[9]

Identificação da planta

Família Crassulaceae:

- Nome científico: *Kalanchoe blossfeldiana*, *Kalanchoe* spp. (nome vulgar: calanchoê, kalanchoe, flor-da-fortuna, kalandiva, calandiva); vegetação herbácea suculenta (Figura 75.20).[1]

Essa planta tem uma diversidade de cores, é muito utilizada na ornamentação em ambientes internos, como *shoppings*, consultórios e residências, podendo ser cultivada em jardins e vasos; o uso é bastante comum por ser durável e de baixo custo.

A kalandiva é uma espécie que surgiu há poucos anos e apresenta maior quantidade de pétalas nas flores.

Princípio tóxico

Kalanchoe blossfeldiana tem folhas suculentas e, com isso, há grande quantidade de seiva com alta concentração de princípio tóxico, aumentando o risco de intoxicação, porém as flores também são tóxicas. Contém glicosídios cardioativos conhecidos como bufenolídeos ou bufadienolídeos (bufanolídeos), similares aos cardenolídeos[7,31] e de efeito acumulativo.

Os bufadenolídeos são glicosídios cardioativos semelhantes aos encontrados em *Nerium oleander* e *Convallaria majalis*. Provocam o bloqueio da bomba de sódio e potássio ATPase, resultando em diminuição do transporte ativo do sódio e, consequentemente, efluxo de potássio;[31] também inibem a condução elétrica do coração, evoluindo para assistolia.

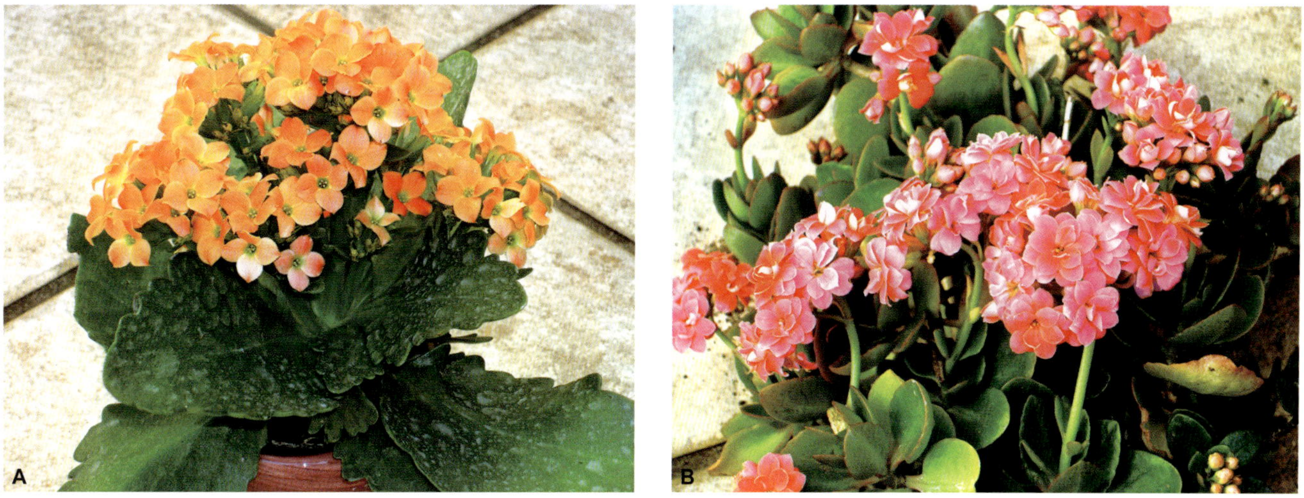

Figura 75.20 **A.** *Kalanchoe blossfeldiana*, Kalanchoe. **B.** *Kalanchoe* spp. Kalandiva.

A espécie canina é bastante sensível, evoluindo rapidamente para óbito. Existem relatos de intoxicações, bem como óbito, em iguanas; e de distúrbios neurológicos em coelhos.

Manifestações clínicas

Após horas da ingestão da dose tóxica, o animal apresenta distúrbios cardiovasculares como taquicardia, bradicardia, arritmias e hipertensão e distúrbios neurológicos (midríase, nistagmo, delírio, ataxia, opistótono, convulsões, fraqueza e tetania), além de depressão respiratória aguda, ranger dos dentes, êmese, diarreia e óbito.[8,33]

Diagnóstico

Ocorre pelo relato de ingestão da planta; alterações do ritmo cardíaco detectadas à auscultação e ao ECG, associadas às manifestações clínicas compatíveis com a intoxicação, são fatores que auxiliam o diagnóstico.

Tratamento

O tratamento é sintomático e de suporte. Na ausência dos sinais clínicos e se a ingestão ocorreu há menos de 2 horas, induza êmese e/ou a lavagem gástrica, se necessário, e utilize carvão ativado. Realize o mesmo tratamento usado na intoxicação por *Nerium oleander*.[33]

PLANTAS QUE PROVOCAM DISTÚRBIOS ATROPÍNICOS

Identificação da planta

Família Solanaceae:

- Nome científico: *Datura suaveolens* ou *Brugmansia suaveolens* (nome vulgar: saia-branca, trombeta, trombeteira, trombeta-de-anjo, cartucheira, zabumba, aguadeira, buzina); arbusto semilenhoso (Figura 75.21)[1]
- Nome científico: *Datura stramonium* (nome vulgar: figueira-do-inferno, erva-do-diabo, estramônio, erva-dos-feiticeiros, erva-dos-mágicos, aubaitinga, maçã-do-peru); vegetação herbácea (Figura 75.22).

A família Solanaceae é um importante grupo dentro das plantas tóxicas no Brasil, sendo responsável por alta frequência de intoxicações em crianças e ocupando um lugar destacado na casuística de intoxicações por plantas em humanos.[3]

Existem, dentro da família Solanaceae, várias plantas que são de importância toxicológica, mas o gênero *Datura* é o principal a provocar intoxicações, tendo relevância significativa em medicina veterinária.[34]

A intoxicação ocorre pela ingestão da planta ou sementes, e a *Datura suaveolens* também pode provocar a intoxicação pelo chá preparado com partes da planta; a *Datura stramonium* é conhecida por provocar intoxicação pela ingestão de sementes misturadas ao alimento ou de chá também preparado com as sementes, que é utilizado como substância ilícita recreativa pelos humanos pelo seu efeito alucinógeno.

Princípio tóxico

Datura spp. são as principais plantas envolvidas na intoxicação por alcaloides tropanos ou beladonados (hiosciamina, atropina e escopolamina) em várias espécies animais.[26,34] A daturina, de natureza ainda não exatamente conhecida, parece ser uma mistura dos três alcaloides, e está presente em folha, flor e semente. *Datura suaveolens* contém, nas folhas, cerca de 0,44% de alcaloides. As sementes da *Datura stramonium* contêm

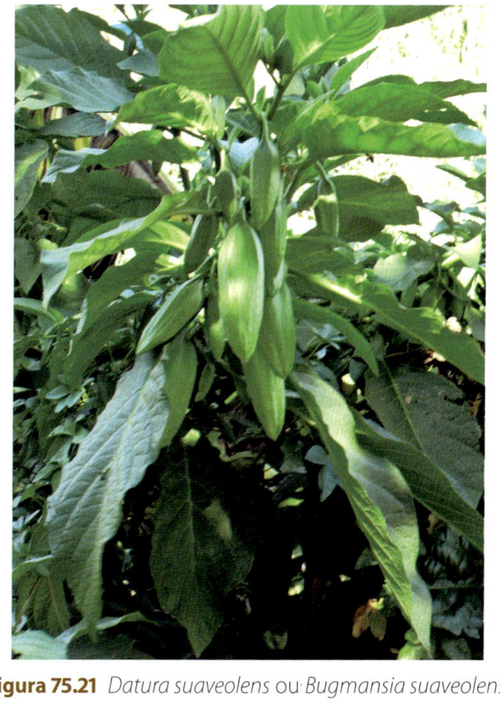

Figura 75.21 *Datura suaveolens* ou *Bugmansia suaveolens*.

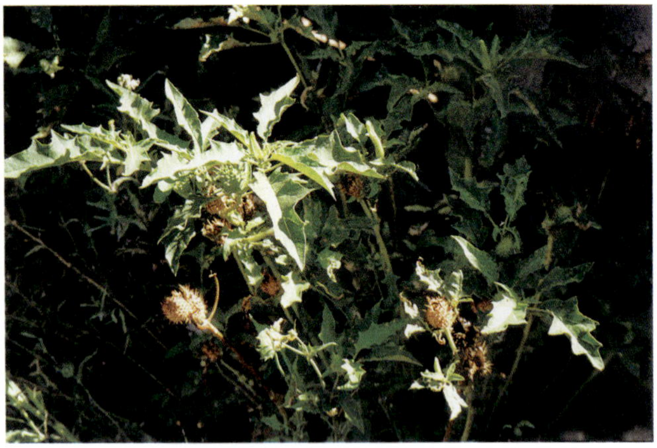

Figura 75.22 *Datura stramonium.*

0,2 a 0,4% de alcaloides,[3] sendo o hioscinamina e a escopolamina as principais substâncias tóxicas.[34] As sementes dessa planta, em algumas regiões, contêm cerca de 0,6 a 2,8% de alcaloides tropânicos, enquanto nas folhas sua concentração atinge 0,4 a 0,5%.[7]

As propriedades tóxicas dessas plantas decorrem da presença de vários alcaloides; um deles é a daturina, que parece ser uma mistura de hiosciamina e escopolamina ou atropina, tendo como principal efeito a ação anticolinérgica.[7] Além destas, são encontradas também a meteloidina e a nor-hiosciamina; a atropina parece existir em quantidades muito pequenas, podendo resultar da isomerização de parte da hiosciamina durante os processos de extração. A proporção escopolamina (hioscina)-hiosciamina antes da floração é cerca de 3:1, passando, com o desenvolvimento do vegetal, ao inverso pelo acúmulo de hiosciamina.[24]

O mecanismo de ação ocorre com o antagonismo competitivo dos receptores muscarínicos com a acetilcolina por um sítio de ligação nos receptores muscarínicos e, assim, o bloqueio da ação da acetilcolina nos sítios neuroefetores muscarínicos nos músculos cardíaco e liso, nas células das glândulas, nos gânglios periféricos e no SNC. Em geral, a daturina provoca um pequeno bloqueio nos sítios dos receptores nicotínicos.[34]

Os compostos beladonados apresentam uma variedade de substâncias tóxicas que afetam os seres humanos e os animais e incluem os alcaloides tropanos, afetando o sistema nervoso autônomo e bloqueando a ação dos receptores, principalmente muscarínicos. Isso resulta em acúmulo de acetilcolina e subsequente inibição do sistema nervoso parassimpático.[26]

Manifestações clínicas

As manifestações clínicas da intoxicação por *Datura* spp. podem ocorrer minutos ou horas após a ingestão dessas plantas. Inicialmente, o animal apresenta sede intensa e distúrbios da visão devido à midríase intensa. Podem-se observar também pele quente e seca, mucosa oral seca, rubor, aumento da temperatura corporal, arritmias (geralmente taquicardia) e diminuição da motilidade intestinal. As principais alterações observadas são delírios, hiperirritabilidade, agitações, isto é, distúrbio de comportamento. Os animais demonstram sinais neurológicos graves, como tremores, ataxia, convulsões violentas e torpor, progredindo até o coma.[3,7,13,26]

O efeito tóxico agudo da atropina é demonstrado por midríase e cicloplegia, membranas mucosas secas e taquicardia. Em altas doses, a excitação do SNC se torna mais proeminente, resultando em agitação, irritabilidade, desorientação, alucinação e delírio. Em altas doses, a estimulação é seguida principalmente por depressão circulatória e insuficiência respiratória após um período de paralisia e coma.[34]

No Brasil, existe o relato de óbito de um cão da raça Poodle *toy*, fêmea, com 1 ano de vida, atendido no serviço de emergência de um hospital veterinário em uma universidade. O proprietário relatou que o cão ingeriu a planta *Datura stramonium* e que havia plantado vários exemplares dela no jardim de casa. Após 2 a 3 horas da ingestão da planta, o animal demonstrou hiperestesia, agitação intensa, taquicardia, taquipneia, midríase, seguidas de coma e insuficiências respiratória e circulatória, impossibilitando qualquer intervenção terapêutica. Na necropsia foram identificados, no conteúdo gástrico, fragmentos de folhas e sementes da *Datura stramonium*, que estavam parcialmente digeridos, confirmando a intoxicação.[35]

Diagnóstico

A história clínica de ingestão da planta, semente ou chá e manifestações clínicas da intoxicação por planta do gênero *Datura* spp. são importantes no diagnóstico.

Na necropsia de um cão intoxicado por *Datura stramonium* observaram-se: congestão grave, principalmente em baço, fígado, pulmões, medula renal e meninges, edema pulmonar agudo e dilatação cardíaca aguda com petéquias multifocais e hemorragia sufusiva em pericárdio visceral. O exame histológico revelou necrose hepática multifocal, afetando principalmente a zona centrolobular, degeneração tubular renal, congestão e múltiplos focos hemorrágicos em pulmões, miocárdio e SNC.[35]

Tratamento

O tratamento é sintomático e de suporte, e inclui o combate à hipertermia com meios físicos, como bolsas de gelo e/ou compressas frias, antitérmicos (atenção, pois os comuns são ineficazes),[3,13] correção dos distúrbios hidreletrolíticos, monitoramento da respiração e tratamento da agitação com sedativos; estes últimos devem ser utilizados com cautela, pois podem potencializar a fase depressiva posterior.[3]

Utilizam-se medicamentos parassimpaticomiméticos, como a neostigmina[13] ou a fisostigmina, para inibição dos distúrbios atropínicos;[26] no entanto, esse tratamento deve ser reservado apenas para animais em estado grave.[13] A administração do carvão ativado (adsorvente) geralmente é efetiva, quando feita na primeira hora. Portanto, em muitos animais, recorre-se ao tratamento sintomático, além de evitar o estresse excessivo desses animais.[26]

Na ausência das manifestações clínicas, os eméticos e a lavagem gástrica são recomendados, desde que a ingestão tenha ocorrido antes de 2 horas do procedimento de descontaminação.[3]

PLANTAS DE CONSUMO HUMANO QUE PROVOCAM INTOXICAÇÕES EM CÃES E GATOS

Os animais de companhia, como cão e gato, são alimentados, na maioria dos casos, exclusivamente com ração comercial devido à praticidade, grande variedade de preços e marcas oferecidas, facilidade de compra, além da confiabilidade em alimentar o animal com uma dieta balanceada, desde que a ração seja de boa qualidade.

Entretanto, há animais que recebem como fonte de alimento a dieta caseira, assim como há algumas enfermidades em que a dieta do animal faz parte do tratamento, como no manejo nutricional das doenças hepáticas, renais ou mesmo na presença da anorexia, em que se utilizam substâncias palatabilizantes na dieta.

Atualmente, o manejo nutricional de cães e gatos sofre a influência do estilo de vida do proprietário do animal, e com isso surge a adoção da alimentação natural exclusiva, ou seja, sem rações industrializadas; nesses casos, são recomendados consulta e acompanhamento com médico-veterinário especialista em nutrição clínica/nutrologia, para que intoxicações aguda ou crônica não ocorram.

Com o objetivo de que o animal enfermo se alimente, algumas plantas podem ser adotadas como palatabilizantes (cebola e/ou alho), podendo provocar intoxicação no animal, mesmo que esse alimento (planta) seja consumido pelos humanos sem nenhum risco. Devido à convivência doméstica com os animais, muitas vezes eles são tratados como se fossem humanos, e os proprietários esquecem das diferenças entre espécies, o que aumenta o risco de provocar intoxicações.

O desconhecimento por parte do médico-veterinário e/ou do proprietário do animal contribui para o aumento dos casos de intoxicações em cães e gatos, pois algumas plantas que são utilizadas na alimentação humana diariamente e são inócuas à saúde do ser humano podem ser tóxicas aos animais.

Plantas que provocam distúrbios hematológicos

Identificação da planta

Família Alliaceae:

- Nome científico: *Allium cepa* (nome vulgar: cebola); vegetação herbácea bulbosa
- Nome científico: *Allium sativum* (nome vulgar: alho); vegetação herbácea bulbosa.

A intoxicação por cebola (mais comum) ou alho ocorre com animais que são alimentados com essas plantas – principalmente o bulbo –, que são utilizadas como condimentos na alimentação humana.

Em 1930, durante uma pesquisa utilizando a cebola na dieta como preventivo da deficiência de tiamina, ela induziu anemia em cães, sendo o primeiro relato da intoxicação por cebola nessa espécie animal.[36]

A intoxicação por *Allium cepa* sob condições naturais é descrita em cães e gatos em todo o mundo.[37] Em cães, a intoxicação ocorre pelo uso de sobras da alimentação humana oferecidas ao animal. Independentemente de a cebola ser ingerida crua, cozida ou desidratada, a ingestão de uma única cebola ou seu suco, diariamente ou como parte da dieta, é capaz de provocar anemia hemolítica grave.[36,37]

Em gatos, a intoxicação natural é associada ao consumo de comida enlatada para bebês, alimento rotineiramente utilizado para gatos enfermos, por sua alta palatabilidade. Além disso, anemia hemolítica com formação de corpúsculos de Heinz é relatada em vários gatos que ingeriram sopa de cebola ou extrato de cebola crua. Relata-se ainda a reprodução experimental dessa intoxicação em gatos submetidos por 2 meses à alimentação com base exclusivamente em alimento enlatado para bebês.[37]

No manejo nutricional dos animais enfermos, vários procedimentos são instituídos para aumentar a ingestão de alimentos pelo paciente, minimizando assim o catabolismo proteico e o emagrecimento progressivo, que por sua vez contribuem para a piora do estado geral do animal. Entre as recomendações para estimular a ingestão de alimentos, pode-se citar o oferecimento de dieta caseira, a administração de alimento aquecido e o uso de agentes palatabilizantes ou flavorizantes, como a cebola e/ou alho.[30,38]

O alho é utilizado como flavorizante na alimentação, e relata-se que tem propriedades antivirais, bactericidas, fungicidas e inseticidas, prolonga o tempo de coagulação e o sangramento, inibe a agregação plaquetária, aumenta a atividade fibrinolítica e diminui o nível sérico de triglicerídios e colesterol.[30] Existem relatos de utilização empírica do chá de alho como desverminantes em animais, principalmente para filhotes.

Embora a adição de cebola aumente a palatabilidade do alimento, é sabido que sua ingestão em grandes quantidades, por períodos prolongados, pode formar corpúsculos de Heinz acompanhados de anemia hemolítica em cães e gatos.[38]

Apesar de o alho conter mais dissulfetos que a cebola, não é frequente a intoxicação por ele. É provável que isso ocorra porque o cão tem acesso a menores quantidades de alho, se comparadas às da cebola, em especial a cebola desidratada. Tem-se observado a anemia em estudos da toxicidade crônica pelo alho.[12]

Há alguns anos, progressivamente, ocorre a adesão da "alimentação natural" como manejo nutricional por parte de alguns proprietários. Existem empresas comercializando marmitas de alimentação natural e petiscos também nessa linha. É importante lembrar que a cebola e/ou alho e seus derivados não devem ser utilizados na alimentação dos animais de estimação, e é essencial o acompanhamento por médico-veterinário especialista em nutrição clínica para que não ocorra a intoxicação do animal.

Princípio tóxico

A cebola e o alho contêm dissulfetos, cuja concentração se torna elevada quando essas plantas são cultivadas em solos ricos em enxofre.[12] O alilpropil dissulfeto tem sido considerado o principal constituinte do óleo da cebola, responsável pelo dano oxidativo dos eritrócitos.[12,36] A alicina contém alil dissulfeto e é um composto semelhante que está presente no óleo de alho.[12,30]

Os princípios tóxicos alcaloide n-propil dissulfeto (cebola) e alicina (alho) causam a transformação da hemoglobina em metemoglobina. São oxidantes, no entanto, o mecanismo para a formação de metemoglobina não está totalmente esclarecido.[33,37]

A ingestão do *Allium cepa* causa uma lesão oxidativa no eritrócito evidenciada pela produção de corpúsculos de Heinz, que são inclusões eritrocitárias que se formam como consequência da desnaturação oxidativa irreversível da hemoglobina.[36]

Acredita-se que o princípio tóxico iniba as enzimas das vias do metabolismo energético, que são a glicose anaeróbica ou via de Embden-Meyerhof e a derivação da hexose monofosfato ou via pentose fosfato. A glicólise anaeróbica, além de ser a principal fonte de trifosfato de adenosina (ATP) do eritrócito, tem como função produzir a forma reduzida de nicotinamida-adenina nucleotídio (NADH), um nucleotídio utilizado pela enzima metemoglobina-redutase na redução da metemoglobina, diariamente formada.[35]

A via da pentose fosfato produz NADPH, uma versão fosfatada do mesmo nucleotídio já descrito, que tem a função de atuar na redução do glutation oxidado, que é o principal responsável por manter a hemoglobina em uma forma estável. A inibição dessas vias pelo princípio tóxico provoca a depleção de NADH e NADPH, levando à quebra do mecanismo antioxidativo e, consequentemente, à transformação da hemoglobina em metemoglobina.[37]

A formação da metemoglobina dentro do eritrócito causa agregação proteica e a desnaturação desse agregado; na membrana da célula, forma-se uma estrutura semelhante a uma bolha, conhecida como *corpúsculo de Heinz*. O quadro de anemia é decorrente dessas inclusões, que são reconhecidas pelo sistema fagocítico mononuclear, e os eritrócitos passam a ser retirados da circulação, principalmente pelo baço e pelo fígado, fenômeno conhecido como hemólise extravascular. Ocorre também a opsonização do corpúsculo por IgG e complemento, mas de maneira menos eficiente, o que explica a razão da ruptura de alguns eritrócitos na circulação (hemólise intravascular) e da metemoglobinúria.[37]

Manifestações clínicas

A anemia hemolítica resultante do consumo ou administração oral de cebola foi relatada em búfalos, bovinos, ovinos, equinos,[17] gatos e cães,[36] e é a principal alteração observada na intoxicação por cebola. A hemólise aguda também é relatada em cães.[21] As manifestações clínicas da intoxicação aguda desenvolvem-se depois de 1 a 2 dias.[33]

A intoxicação espontânea por cebola está associada a duas manifestações clínicas. Uma condição aguda, caracterizada por metemoglobinemia grave que causa cianose e morte, e outra, de maneira mais crônica, decorrente da anemia hemolítica com formação de corpúsculos de Heinz. Os animais que ingerem grande quantidade do bulbo da planta de uma única vez desenvolvem metemoglobinemia, tornando-se apáticos, hipotérmicos e cianóticos. Animais que não morrem ou que ingerem pequenas quantidades da planta, em vários dias, desencadeiam um quadro hemolítico, tornando-se também apáticos, e apresentam mucosas hipocoradas e metemoglobinúria.[37]

As manifestações clínicas em gatos intoxicados com cebola desidratada (dose única 10 g/kg) misturada à ração úmida, após 9 horas do consumo, apresentaram apatia acentuada, taquicardia, taquipneia, mucosas cianóticas e temperatura corporal normal à espécie; outro gato veio a óbito após 12 horas da ingestão da cebola desidratada, apresentando coma e hipotermia grave. A partir do terceiro dia da ingestão da cebola, os gatos apresentavam mucosas pálidas e, após o quinto dia, taquicardia e taquipneia em menor intensidade; alguns gatos exibiram urina escura.[37]

As manifestações clínicas descritas são decorrentes da anoxia devido à deficiência do transporte de oxigênio para os tecidos, consequência da oxidação da hemoglobina evidenciada pela formação dos corpúsculos de Heinz; isso ocorre na intoxicação por cebola e/ou alho, acometendo cães e gatos; no humano não ocorre a intoxicação.

O alho também provoca reações alérgicas, crises asmáticas e dermatite de contato.[12,30]

Diagnóstico

O diagnóstico de intoxicação é clínico, pelos achados de exames laboratoriais (hemograma e urinálise), com a presença de anemia e de corpúsculos de Heinz, e pelo histórico de ingestão crônica ou aguda de alho e/ou cebola.

Em gatos intoxicados pela cebola, observou-se anemia aguda grave (macrocítica e hipocrômica), com intensa resposta regenerativa e a presença de corpúsculos de Heinz em muitos eritrócitos. Leucocitose, metemoglobina sérica aumentada, urina de coloração escura (amarronzada), sangue oculto positivo na urina, que são compatíveis com metemoglobinúria, confirmam, em parte, que a hemólise é intravascular.[33,37]

Os achados de necropsia em gatos, como esplenomegalia, hemossiderose e focos de hematopoese extramedular em fígado e baço, são compatíveis com hemólise extravascular, auxiliando a confirmação do diagnóstico.[37]

Em estudo experimental de cães que receberam cebola na dieta, a presença de corpúsculos de Heinz e poiquilocitose foi frequente.[36]

Tratamento

Não existe tratamento específico; deve-se realizar o tratamento sintomático e de suporte. Primeiramente, retirar da alimentação do animal a cebola e o alho. Quando observada a ingestão, até no máximo 2 horas, induzir a êmese; caso necessário, realizar a lavagem gástrica e, se o animal ainda estiver assintomático, administrar o carvão ativado e catártico salino. Na intoxicação crônica em que a anemia hemolítica estiver presente, realizar a transfusão sanguínea com sangue total ou concentrado de hemácias, instituir a fluidoterapia para evitar lesão renal decorrente da hemoglobinúria, e a administração de n-acetilcisteína, que auxilia o controle da oxidação.[12]

Plantas que provocam distúrbios endócrinos

Identificação da planta

Família Brassicaceae:

- Nome científico: *Brassica oleraceae* (nome vulgar: repolho); hortaliça
- Nome científico: *Brassica campestris* (nome vulgar: nabo); raiz tuberosa
- Nome científico: *Raphanus sativus* (nome vulgar: rabanete); raiz tuberosa.

As plantas utilizadas na alimentação humana que têm glicosinolatos são: todas as espécies de couves (flor ou folha), nabo, rabanete, mostarda, cebola e canola. Por serem comestíveis para o ser humano, são oferecidas aos animais de estimação. A intoxicação por esse grupo é rara, mas o consumo crônico poderá interferir na função tireoidiana, diminuindo-a.

Princípio tóxico

O princípio tóxico são os glicosinolatos que exercem ação antitireoidiana, substâncias químicas encontradas em diversas espécies de plantas, particularmente na família Brassicaceae, que tem em comum uma tioglicose como núcleo e é sempre acompanhada por um sistema enzimático (tioglicosidase) que atua quando a planta crua é esmagada.[24]

As substâncias tóxicas liberadas por hidrólise incluem progoitrinas, goitrinas, isotiocianatos, tiocianatos e nitrilas. A maioria demonstrou, em animais de laboratório, ação antitireoidiana e bociogênica. Os tiocianatos, que aparecem como produtos de decomposição de isocianatos existentes nos vegetais, inibem a captação de iodo pela tireoide.[24]

Como os isocianatos são potentes irritantes de mucosa, é difícil a ingestão de quantidades suficientes para produzir depressão tireoidiana. No entanto, o consumo contínuo desses vegetais ricos em glicosinolatos e sua liberação lenta no TGI, com uma dieta pobre em iodo, podem favorecer o aparecimento de hipotireoidismo.[24]

Manifestações clínicas

São semelhantes às do hipotireoidismo, com distúrbios reprodutivos em adultos e retardo do crescimento em filhotes.

Diagnóstico

A história clínica de ingestão crônica da planta e as manifestações clínicas semelhantes ao hipotireoidismo favorecem o diagnóstico.

Tratamento

Suspender a ingestão do vegetal da dieta do animal.

REFERÊNCIAS BIBLIOGRÁFICAS

1. Lorenzi H. Plantas para jardim no Brasil: herbáceas, arbustivas e trepadeiras. 2. ed. Nova Odessa: Instituto Plantarum; 2015.
2. Silva IGR, Takemura OS. Aspectos de intoxicações por *Dieffenbachia* ssp. (comigo-ninguém-pode) – Araceae. R Ci Med Biol. 2006;5:151-9.
3. Schvartsman S. Principais espécies vegetais tóxicas. In: Schvartsman S. Intoxicações agudas. 4. ed. São Paulo: Sarvier; 1991. p. 313-24.
4. Hanna G. Plant poisoning in canines and felines. Vet Hum Toxicol. 1986;28:38-40.
5. Naudé TW, Naidoo V. Oxalates-containing plants. In: Gupta RC (editor). Veterinary toxicology basic and clinical principles. New York: Elsevier; 2007a. p. 880-91.

6. Pereira CA. Plantas que podem ser tóxicas. In: Pereira CA. Plantas tóxicas e intoxicações na veterinária. Goiânia: Centro Editorial e Gráfico – UFG; 1992. p. 22-135.
7. Schvartsman S. Domissanitários e plantas ornamentais. In: Oga S (editor). Fundamentos de toxicologia. 2. ed. São Paulo: Atheneu; 2003. p. 115-23.
8. Andrade SF, Nogueira RB, Sakate M. Plantas ornamentais potencialmente causadoras de intoxicação na clínica de pequenos animais – revisão. Cães & Gatos. 2001;97:22-7.
9. Hovda L. Toxicidade vegetais comuns. In: Ettinger SJ, Feldman EC (editores). Tratado de medicina interna veterinária doenças do cão e do gato. 5. ed. Rio de Janeiro: Guanabara Koogan; 2004. p. 382-4.
10. Loretti AP, Ilha MRS, Ribeiro RES. Accidental fatal poisoning of a dog by *Dieffenbachia picta* (dumb cane). Vet Human Toxicol. 2003;45(5):233-9.
11. Clarke ML, Harvey DG, Humphreys DJ. Poisonous plants. In: Clarke ML, Harvey DG, Humphreys DJ. Veterinary toxicology. 2. ed. London: Bailliere Tindall; 1981. p. 190-261.
12. Gfeller RW, Messonier SP. Manual de toxicologia e envenenamentos em pequenos animais. 2. ed. São Paulo: Roca; 2006.
13. Górniak SL. Plantas tóxicas ornamentais. In: Spinosa HS, Górniak SL, Palermo-Neto J (editores). Toxicologia aplicada à medicina veterinária. Barueri: Manole; 2008. p. 459-75.
14. Fowler ME. Plant poisoning in small companion animals. Davis: Ralston Purina Company; 1981.
15. Beasley VR. Predomínio de envenenamento em animais de pequeno porte. In: Kirk RW (editor). Atualização terapêutica veterinária: pequenos animais. 9. ed. São Paulo: Manole; 1988. p. 153-65.
16. Campbell A, Chapman M. Handbook of poisoning in dogs and cats. Oxford: Blackwell Science; 2000.
17. Tokarnia CH, Brito MF, Barbosa JD, Peixoto PV, Döbereiner J. Plantas tóxicas do Brasil: para animais de produção. 2. ed. Rio de Janeiro: Helianthus; 2012.
18. Cardoso MJL, Fernandes HS, Lima LSA *et al.* Acidente por ingestão de *Ricinus communis* em cães (*Canis familiaris*, L. 1758) – relato de caso. Uberlândia. Vet Not. 2005;(11)1:99-103.
19. Albretsen JC, Gwaltney-Brant SM, Khan SA. Evaluation of castor bean toxicosis in dogs: 98 cases. J Am Anim Hosp Assoc. 2000;36:229-33.
20. Soto-Blanco B, Sinhorini IL, Górniak SL, Schumaher-Henrique B. *Ricinus communis* cake poisoning in a dog. Vet Human Toxicol. 2002;44:155-6.
21. Tokarnia CH, Dobereiner J, Silva MF. Plantas tóxicas da Amazônia a bovinos e outros herbívoros. Manaus: Instituto Nacional de Pesquisa da Amazônia (INPA); 1979.
22. Turk JR, Casteel DW. Clinical biochemistry in toxicology. In: Kaneko JJ, Harvey JW, Bruss ML (editores). Clinical biochemistry of domestic animals. 5. ed. San Diego: Academic Press; 1997. p. 829-43.
23. Frape D, Ward A. Suspected rhododendron poisoning in dogs. Vet Rec. 1993;132:515-6.
24. Schvartsman S. Plantas venenosas e animais peçonhentos. 2. ed. São Paulo: Sarvier; 1992.
25. Osweiler GD. Toxicoses relacionadas com plantas. In: Osweiler GD. Toxicologia Veterinária. Porto Alegre: Artes Médicas; 1998. p. 386-37.
26. Panter KE, Gardner DR, Lee ST *et al.* Important poisonous plants of the United States. In: Gupta RC (editor). Veterinary toxicology basic and clinical principles. New York: Elsevier; 2007. p. 825-72.
27. Radeleff RD. Poisonous plants. In: Radeleff RD. Veterinary toxicology. 2. ed. Philadelphia: Lea & Febinger; 1970. p. 42-147.
28. Frost RC. Marijuana toxaemia. Vet Rec. 1983;112:441.
29. Henney SN, Coleman MJ. Canine cannabis intoxication. Vet Rec. 1984;114:436.
30. Plunkett SJ. Toxicology emergencies. In: Plunkett SJ. Emergency procedures for the small animal veterinarian. 2. ed. London: Saunders; 2000. p. 279-410.
31. MacIntire DK, Drobatz KJ, Haskins SC *et al.* Emergências toxicológicas. In: MacIntire DK, Drobatz KJ, Haskins SC *et al.* Emergência e cuidados intensivos em pequenos animais. Barueri: Manole; 2007. p. 417-36.
32. Moxley RA, Schneider NR, Steinegger DH, Carlson MP. Apparent toxicosis associated with lily-of-the-valley (*Convallaria majalis*) ingestion in a dog. JAVMA. 1989;195:485-7.
33. Plumbee KH. Plant hazards. Vet Clin North Am Small Anim Pract. 2002;32(2):383-95.
34. Naudé TW. *Datura* spp. and other related plants. In: Gupta RC (editor). Veterinary toxicology basic and clinical principles. New York: Elsevier; 2007b. p. 892-906.
35. Tostes RA. Accidental poisoning by *Datura stramonium* in dog. Vet Hum Toxicol. 2002;44(1):33-4.
36. Harvey JW, Rackear D. Experimental onion induced hemolytic anemia in dogs. Vet Pathol. 1985;22:387-92.
37. Fighera RA, Souza TM, Langohr I, Barros CSL. Intoxicação experimental por cebola, *Allium cepa* (Liliaceae), em gatos. Pesq Vet Bras. 2002;22:79-84.
38. Notomi MK, Esaine LAL, Batista KM *et al.* Intoxicação por ingestão de cebola (*Allium cepa* L.), com formação de corpúsculos de Heinz, em um cão com insuficiência renal crônica – relato de caso. Clin Vet. 2004;9(53):32-6.

76

Acidentes por Animais Peçonhentos e Venenosos

Michiko Sakate • Rosa Maria Barilli Nogueira • Yudney Pereira da Motta

INTRODUÇÃO

Animal peçonhento é aquele que tem veneno e apresenta estrutura para inoculá-lo (p. ex., presas em serpentes, quelíceras em aranhas). Animal venenoso é o que tem veneno, mas não dispõe de nenhuma estrutura para inoculá-lo (p. ex., sapos).

ACIDENTES OFÍDICOS

Acidente botrópico

Os acidentes por animais peçonhentos constituem, em toda parte do mundo, especialmente nas áreas rurais de países tropicais e subtropicais, problema de ordens médica, social e econômica.[1] Foram notificados 93.794 casos apenas no ano de 2008 (Quadro 76.1).[2]

Segundo a Secretaria de Vigilância e Saúde do Ministério da Saúde, ocorreram 26.156 casos de acidentes ofídicos notificados, com incidência de 13,8 casos por 100 mil habitantes. A variação regional é bastante significativa, com coeficientes três a quatro vezes mais elevados no Norte e Centro-Oeste. A população rural é a mais acometida, principalmente jovens adultos do sexo masculino. Com diferenças regionais, o ofidismo apresenta sazonalidade marcada pelo predomínio de casos nos meses quentes e chuvosos. A ocorrência por tipo de envenenamento mostra predomínio dos acidentes botrópicos em todo o país (73%), seguidos do crotálico (7,4%), laquético (3%) e elapídico (0,7%).[3]

Entre as serpentes que causam o acidente botrópico, as mais conhecidas são: *Bothrops neuwiedi* (jararaca pintada), localizada em todo o território nacional, exceto na região Norte do país; *Bothrops jararaca* (jararaca), distribuída nas regiões Sul e Sudeste; *Bothrops jararacussu* (jararacussu), encontrada no cerrado da região central e em florestas tropicais do Sudeste; e *Bothrops alternatus* (urutu), distribuída no Sul e Sudeste.[3,4]

A ocorrência de incoagulabilidade sanguínea é mais comum em envenenamento causado pelos filhotes de serpentes. A ocorrência de acidentes por filhotes de serpentes e incoagulabilidade é maior no fim do ano do que no início do ano, demonstrando uma associação positiva entre os acidentes nos últimos meses do ano e a ocorrência de incoagulabilidade sanguínea nos acidentados.[5]

Composição do veneno

A composição química das peçonhas é uma mistura extremamente complexa de proteínas farmacológica e bioquimicamente ativas, e as lesões produzidas por elas dependem da natureza dos elementos dessa mistura e da interação biológica de cada um deles com o organismo.[6]

O veneno contém várias substâncias, e cerca de 90 a 95% do peso seco do veneno consiste em proteínas, componentes não proteicos inorgânicos e orgânicos e de enzimas. O veneno botrópico apresenta ações coagulante, proteolítica e vasculotóxica. Assim, o veneno botrópico é uma mistura complexa de metaloproteinases (toxinas hemorrágicas – jararagina), fosfolipase A_2 (miotoxina), serinoproteases (enzimas tipo trombina) e peptídios que agem sobre a bradicinina e o sistema angiotensina.[6]

As proteases presentes no veneno botrópico parecem agir sobre a vítima de duas maneiras distintas: (1) degradando as proteínas teciduais da vítima, de maneira não específica; (2) clivando proteínas plasmáticas de maneira relativamente específica, produzindo compostos de potentes efeitos sobre a hemostasia do animal.[6]

A ação coagulante do veneno botrópico é conhecida como "tipo trombina", na qual ocorre consumo de fibrinogênio e afibrinogenemia, além da capacidade de ativar o fator X e a protrombina da cascata de coagulação sanguínea. Ocorre também consumo de fatores V, VIII e plaquetas.[7]

A ação necrosante ou proteolítica da peçonha botrópica decorre da ação citotóxica direta nos tecidos. A ação vasculotóxica causa lesão no endotélio dos vasos sanguíneos, podendo provocar hemorragia local e/ou sistêmica. Clinicamente, podem ser observados hemorragia, edema no tecido local e mionecrose no animal acidentado por veneno botrópico.[8]

Sintomas clínicos

Os sintomas clínicos do acidente por serpentes peçonhentas do gênero *Bothrops* podem ser divididos conforme a ação do seu veneno. Sabendo que o veneno tem ação local importante além de ação sistêmica, os sintomas clínicos serão divididos em dois grupos: sintomas clínicos locais ou focais e sistêmicos.[9,10]

Sintomas clínicos locais

Após a inoculação, o veneno botrópico promove uma ação citotóxica local, liberando substâncias farmacologicamente ativas (bradicinina, serotonina), além de mediadores da resposta inflamatória; e agindo posteriormente em músculos e rins, não alcançando, neste órgão, concentrações maiores do que em músculos. Os sinais clínicos causados pelo veneno incluem edema, eritema, petéquias, dor, pústulas, equimoses, bolhas, hemorragias e necrose local (Figuras 76.1 e 76.2).[11]

QUADRO 76.1 Casos de acidentes por animais peçonhentos. Brasil e grandes regiões, no ano de 2008.[2]

Região	Janeiro a março	Abril a junho	Julho a setembro	Outubro a dezembro	Total
Norte	3.409	2.885	1.867	2.159	10.320
Nordeste	7.470	6.695	5.761	5.060	24.986
Sudeste	9.165	7.508	6.266	8.008	30.950
Sul	9.011	4.496	3.355	6.074	22.936
Centro-Oeste	1.609	1.182	780	1.031	4.602
Brasil	30.667	22.766	18.029	22.332	93.794

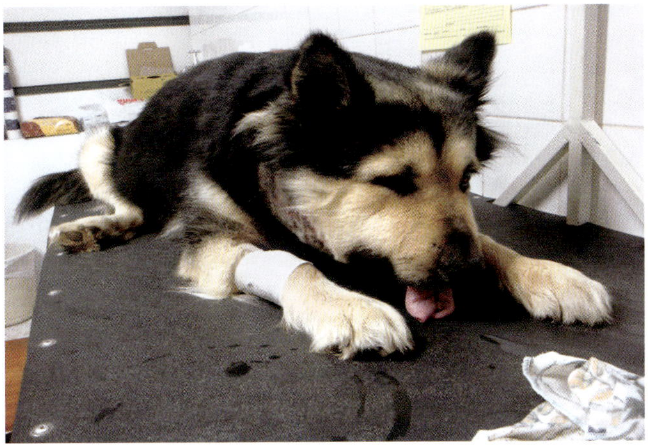

Figura 76.1 Animal, 1 dia após o acidente botrópico, mostrando edema bem marcante e áreas de necrose.

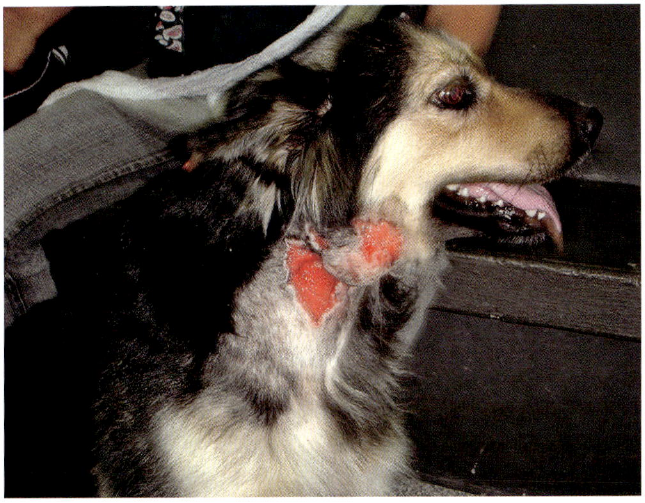

Figura 76.2 Animal, 7 dias após o acidente botrópico, mostrando edema bem marcante e áreas de necrose.

Dos três tipos de ações principais do veneno botrópico, a atividade "proteolítica" é de importância fundamental para a caracterização clínica do acidente. Causada por frações bioquimicamente heterogêneas, com especificidades diversas que atuam de maneira complexa e inter-relacionada, a chamada "atividade proteolítica" constitui atividade inflamatória aguda, responsável pelas alterações que ocorrem no local da picada e em sua proximidade. No local da inoculação do veneno, a dor costuma ser imediata e de intensidade variável, estendendo-se para todo o membro nas horas seguintes. O eritema e o edema locais, flogístico e endurado, podem tornar-se regionais e atingir a raiz do membro. Dependendo da gravidade do envenenamento, podem ser observados equimoses, bolhas e necrose em horas.[11]

Sintomas clínicos sistêmicos

O evento hemorrágico ocorre pela ação direta do veneno botrópico sobre a parede dos vasos, causando desde aumento na permeabilidade, pela destruição da membrana basal, até a sua ruptura, provocando o sangramento. A hemorragia depende da concentração de veneno inoculada, podendo ocorrer até mesmo distalmente do local da picada. As frações hemorrágicas foram identificadas e denominadas "hemorraginas".[11]

As toxinas hemorrágicas, quando se referem à degradação enzimática da membrana basal, representadas pelas metaloproteinases, têm afinidade específica por proteínas presentes na matriz extracelular, como o colágeno tipo IV e a laminina, e as degradam. A destruição da membrana basal e da matriz extracelular provoca consequente descolamento e lise das células endoteliais dos capilares, resultando na morte dessas células e no extravasamento de plasma e de células sanguíneas para o tecido conjuntivo, caracterizado como hemorragia *per rhexis*. Assim, podem ocorrer hemorragias em diversas localidades, como gengivas (gengivorragias) (Figura 76.3), hematúria, epistaxe, hematomas, hematêmese, petéquias e hemorragias genitais. Em humanos, foram observadas complicações cerebrovasculares em acidentes por *Bothrops* sp., com prevalência de 2,6% do total dos acidentes, e as principais causas dessas complicações decorrem de hemorragias intracranianas.[12]

O veneno botrópico pode causar alterações funcionais renais, como diminuição da filtração glomerular, da diurese e do fluxo plasmático renal. A diminuição dos níveis de fibrinogênio e hematócrito e a ocorrência de hemólise intravascular são bem marcantes. O aumento da lactato desidrogenase (LDH) plasmática e da hemoglobina livre também é observado, ficando evidenciadas a deposição maciça de fibrina nos capilares glomerulares e a hemólise intravascular como os fatores mais importantes na etiopatogênese da insuficiência renal aguda (IRA) por acidente botrópico. Além disso, a ação proteolítica e a atividade da fosfolipase A_2 do veneno botrópico podem ser responsáveis por muitos dos efeitos deletérios no epitélio renal. A atividade proteolítica do veneno pode ter importante efeito citotóxico em muitos tipos celulares, e contribuir direta ou indiretamente para a nefrotoxicidade do veneno.[13]

As alterações hemostáticas encontradas no acidente botrópico estão relacionadas principalmente com plaquetas e fatores de coagulação.[14] As alterações de coagulação sanguínea ocorrem pois o veneno botrópico apresenta uma fração "tipo trombina", capaz de converter o fibrinogênio diretamente em fibrina, levando o doente à afibrinogenemia. O consumo do fibrinogênio pode resultar em aumento no tempo de coagulação e incoagulabilidade sanguínea.[14] A hemólise intravascular é confirmada pela diminuição do hematócrito e um aumento de desidrogenase láctica e hemoglobina livre.[13]

Exames laboratoriais

Testes de coagulação

Os acidentes botrópicos podem provocar várias alterações laboratoriais como resultado da ativação de fatores de coagulação e, classicamente, observam-se consumo desses fatores e fibrinólise secundária, que podem ser avaliados pelos testes de tempo de

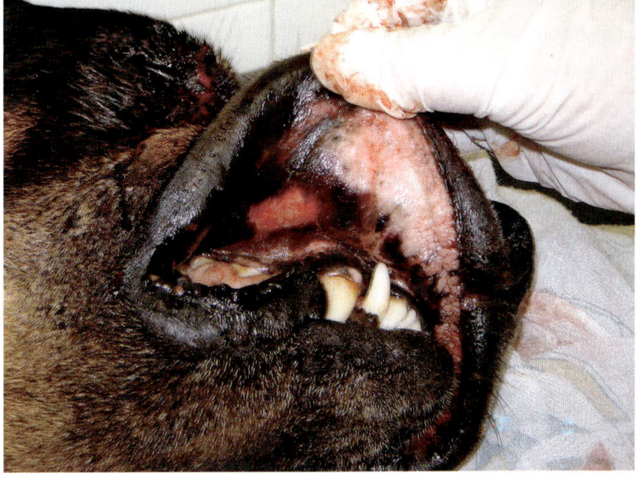

Figura 76.3 Cão apresentando gengivorragia após acidente botrópico.

coagulação (TC), tempo de protrombina (TP), tempo de tromboplastina parcial ativada (TTPA), tempo de coagulação ativada (TCA) e aumento de produtos de degradação da fibrina (PDF). Os valores de referência seguem no Quadro 76.2.

Os valores de referência para o TP e o TTPA variam de acordo com os reagentes utilizados e a metodologia empregada, portanto se recomenda que sejam estabelecidos e utilizados valores de referência de cada laboratório.

Hemograma

Pode ser observado um leucograma de estresse, caracterizado por leucocitose com neutrofilia, linfopenia e eosinopenia, em acidentes botrópicos. A ocorrência de trombocitopenia com hemorragias sistêmicas espontâneas depende particularmente do veneno envolvido, em especial se as plaquetas também forem inativadas, mas sabe-se que a trombocitopenia em adição a TC prolongado pode provocar maior risco de ocorrência de hemorragias. A aplicação do antiveneno restabelece prontamente o número de plaquetas em pacientes com hemorragias locais e sistêmicas.[9]

Diagnóstico

O diagnóstico de ofidismo é baseado nos sintomas clínicos apresentados pelo animal, exames laboratoriais e reconhecimento do gênero da serpente.[3]

O diagnóstico do acidente botrópico nas regiões onde não existem serpentes do gênero *Lachesis* (surucucu) é relativamente fácil. Porém, na região amazônica, onde há concomitância dos dois gêneros de serpentes, *Bothrops* e *Lachesis,* muitas vezes o diagnóstico diferencial torna-se difícil, pois a clínica dos dois acidentes é muito semelhante. O exame laboratorial possibilita detectar o tipo de veneno inoculado, por meio da aplicação do ensaio imunoenzimático de fase sólida (ELISA).[3]

Tratamento

O único tratamento eficaz para neutralizar a ação do veneno botrópico é por meio da soroterapia heteróloga, como o soro antiofídico antibotrópico-crotálico (SABC) ou soroterapia antibotrópica (SAB) bivalente, específica. Como o objetivo do tratamento é neutralizar a maior quantidade possível do veneno circulante, independentemente do peso do animal, o soro deve ser administrado o mais precocemente possível após o acidente, e pequenos e grandes animais devem receber a mesma dose dele. Em medicina veterinária, é mais facilmente encontrado e utilizado o soro polivalente.[3]

O tratamento é baseado na quantidade de veneno inoculada no animal. No caso de veneno botrópico, a quantidade de veneno a ser neutralizada é de pelo menos 100 mg. O soro antiofídico comercial é padronizado para que 1 mℓ do soro neutralize 2 mg do veneno botrópico e 1 mg do veneno crotálico, então a mínima quantidade de soro antiofídico a ser administrada no caso de acidente ofídico (*Crotalus* e *Bothrops*) é de 50 mℓ, independentemente do tamanho do animal acidentado.[16] A dose do soro antiofídico pode variar de 4 a 12 ampolas, conforme a gravidade do acidente botrópico (Quadro 76.3).[3,17]

QUADRO 76.2 Valores de referência para os exames de avaliação da hemostasia secundária.[15]

Espécie	TC	TCA	TP	TTPA	PDF
Cão	3 a 13 min	60 a 110 s	4 a 9,5 s	12 a 18,3 s	< 10 mg/mℓ
Gato	± 8 min	50 a 75 s	7 a 11,5 s	10 a 15 s	< 10 mg/mℓ

TC: tempo de coagulação; TCA: tempo de coagulação ativado; TP: tempo de protrombina; TTPA: tempo de tromboplastina parcial ativada; PDF: produtos de degradação da fibrina.

QUADRO 76.3 Alguns soros encontrados em medicina veterinária e dose mínima a ser usada.[17]

Laboratório	Apresentação	Quantidade de veneno neutralizada
Soro antiofídico Bio-Vet® (Laboratório Bio-Vet Ltda.)	Frasco-ampola de 50 mℓ	1 frasco neutraliza 50 mg de veneno botrópico e 50 mg de veneno crotálico
Laboratório Vencofarma do Brasil Ltda.	Ampola de 10 mℓ	1 ampola neutraliza 20 mg de veneno botrópico e 10 mg de veneno crotálico

Dose do soro: veneno crotálico = utilizar quantidade de soro que neutralize no mínimo 50 mg de veneno por via intravenosa; veneno botrópico = utilizar quantidade de soro que neutralize no mínimo 100 mg de veneno por via intravenosa.

Atualmente, a via intravenosa é a recomendada para a administração do antiveneno, pois, quanto mais rápida a absorção do soro, maior será a quantidade de veneno neutralizada. As vias subcutânea e intramuscular podem ser consideradas quando houver o impedimento do uso da via intravenosa. Se o animal não demonstrar melhora do quadro de incoagulabilidade sanguínea após 12 horas do tratamento inicial, deve-se repetir a soroterapia com soro antiofídico, aplicando-se pelo menos a metade da dose inicial desse soro.[17]

De modo geral, as reações à soroterapia podem ser classificadas em precoces (RPs) e tardias (RTs). As RPs, também denominadas "reações imediatas", geralmente ocorrem durante a infusão do antiveneno ou nas 2 horas subsequentes, e são subdivididas em três tipos: anafiláticas, anafilactoides e pirogênicas. Os sinais e sintomas frequentemente observados são urticária, prurido, tremores, dispneia, tosse e náuseas.[3]

Fatores como dose do antiveneno usada, via de administração, velocidade de infusão, qualidade de purificação e sensibilização prévia com algum tipo de soro heterólogo podem favorecer o aparecimento de reações precoces.[3]

As RPs à soroterapia podem ser prevenidas com a administração prévia de antagonistas H_1 e H_2, como dextroclorfeniramina, prometazina, cimetidina, ranitidina e corticosteroides como a hidrocortisona, 10 a 15 minutos antes da administração do soro.[3,17]

O tratamento das RPs consiste na suspensão imediata e temporária da infusão do soro antiveneno e tratamento sintomático dessas reações com epinefrina por via intravenosa, hidrocortisona intravenosa, difenidramina por via intravenosa ou intramuscular e expansão da volemia por meio de fluidoterapia. Caso ocorra insuficiência respiratória, intubar o paciente, manter oxigenação adequada e usar fármacos broncodilatadores por via intravenosa.[3] Os princípios ativos e doses dos soros antiofídicos citados se encontram no Quadro 76.3.

As RTs, conhecidas como "doenças do soro", manifestam-se por exantema pruriginoso, febre, artralgia, linfadenomegalia, urticária, articulações edemaciadas, vermelhas e doloridas, ocorrendo geralmente entre 5 e 24 dias após o contato com o soro heterólogo em humanos, porém não existem relatos sobre isso em cães.[1]

Além do tratamento específico com o antiveneno, outros procedimentos são de fundamental importância para o restabelecimento do paciente acometido por veneno ofídico. O tratamento geral no acidente botrópico inclui correções hidreletrolíticas (quadro de acidose), preservação da função renal e prevenção da instalação de IRA, além da manutenção do acesso vascular.[16]

O animal que sofreu o envenenamento deve ser observado por no mínimo 72 horas e mantido em lugar silencioso e confortável. Pode ser induzida a diurese em caso de oligúria com uso de manitol a 20% (0,25 a 0,5 g/kg) e, se necessário, de diuréticos, como a furosemida na dose de 2 a 4 mg/kg. O uso de antibióticos é recomendado, pois o veneno botrópico causa lesões extensas no local da picada e, pela picada da serpente, alguns microrganismos patogênicos, presentes no local, podem invadir a circulação.[16]

Alguns outros tratamentos ainda estão em discussão, como uso de heparina, reposição de fatores de coagulação, plasmaférese e extratos vegetais, como da *Mikania glomerata*.[10,18,19]

Outros procedimentos são contraindicados no acidente botrópico, como uso de torniquete, incisão no local, sucção e uso de produtos químicos, pois podem agravar o quadro clínico do animal.[16]

Prognóstico

O prognóstico do acidente ofídico é altamente dependente da gravidade do envenenamento, do local da picada e da resposta individual do animal acidentado. A busca mais rápida pelo veterinário e a opção por tratamento precoce podem alcançar melhor resultado.[9]

Acidente crotálico

As serpentes do gênero *Crotalus* (cascavel) encontram-se, de modo geral, em campos abertos, áreas secas, arenosas e pedregosas, encostas de morro, cerrados e, raramente, faixa litorânea ou florestas úmidas.[2,3]

O gênero *Crotalus* é representado no Brasil por uma única espécie, a *Crotalus durissus* (*C. d.*), e distribuído em cinco subespécies: *C. d. terrificus*, *C. d. collilineatus*, *C. d. cascavella*, *C. d. ruruima* e *C. d. marajoensis*.[3]

O acidente crotálico está em segundo lugar em ocorrência, sendo responsável por 7,7% dos 20 mil acidentes ofídicos ocorridos em seres humanos no Brasil,[21] e encontra-se em primeiro lugar quanto ao índice de letalidade. Dessa maneira, estudo e conhecimento de seu veneno, suas frações, efeitos no organismo animal e tratamento são de grande importância.

Composição do veneno

As frações mais conhecidas do veneno crotálico são crotoxina, crotamina, giroxina e convulxina.[22] A crotoxina constitui 50% da fração do veneno, e é um complexo molar formado por uma fração básica, chamada "crotoxina B", com atividade fosfolipase A_2, e uma fração ácida chamada "crotoxina A" ou "crotapotina", sem atividade enzimática.[23] Nenhuma das duas substâncias separadas tem ação tóxica, somente a crotoxina B em doses elevadas pode mostrar algum efeito tóxico.[21,24]

Essa fração, crotoxina, produz efeitos tanto no sistema nervoso central (SNC) como no sistema nervoso periférico (SNP), causando lesões na junção neuromuscular e fibras musculares, provocando bloqueio periférico da transmissão neuromuscular, podendo causar paralisia respiratória.[21] Sua ação na falha da liberação de acetilcolina é pré-sináptica, no entanto sua ação pós-sináptica por dessensibilização do receptor nicotínico não pode ser excluída.[25]

A maior parte dos venenos ofídicos apresenta atividade fosfolipásica por meio da fosfolipase A_2 e, sendo a bainha de mielina constituída de lipídios, pode-se admitir que, dependendo de sua concentração, podem ocorrer lesões a componentes nervosos intramusculares. Na inoculação de fosfolipase A_2, observou-se necrose com qualquer dose usada, portanto se concluiu que as lesões provocadas pela crotoxina, embora mais graves, são as mesmas provocadas pela fosfolipase A_2.[21] Atualmente tem sido relatado o isolamento de diferentes isoformas.[26]

A crotamina é menos tóxica que a crotoxina e ativa canais de sódio na membrana celular e nas fibras do músculo esquelético, induzindo influxo desse cátion, além de ter potente ação analgésica.[22]

A convulxina induz a síntese de tromboxano A_2 e causa agregação plaquetária ou aglutinação plaquetária *in vitro*. Outros sintomas clínicos atribuídos à convulxina são: aparecimento de convulsões, perturbações circulatórias e respiratórias.[1,22,27,28]

A giroxina é uma substância que produz sintomas labirínticos e não é considerada letal.[22,28] Em 2018, alguns autores relataram uma nova isoforma de giroxina com significativo efeito pró-inflamatório, o que pode estar relacionado a edema.[27]

Sintomas clínicos e achados laboratoriais

Os sintomas clínicos do acidente crotálico são decorrentes da ação das principais frações do veneno crotálico, ou seja, neurotóxica, coagulante e hemolítica, miotóxica sistêmica e nefrotóxica.[29]

Os efeitos provocados pelo veneno crotálico podem ser locais e sistêmicos; no local da picada, podem ser observados discreto edema e dor, o que causa desconforto e inquietação no animal. Os efeitos sistêmicos são neurotóxicos, coagulantes, miotóxico e nefrotóxico.[23,29,30]

Os efeitos neurotóxicos são caracterizados por distúrbios de locomoção, como ataxia e fasciculações; apatia, decúbito, sedação, flacidez da musculatura da face, ptose palpebral, ptose mandibular, midríase responsiva à luz, oftalmoplegia, disfagia, dificuldade de fonação além de sialorreia, vômitos e diarreia (Figura 76.4). Paralisia respiratória pode ocorrer como complicação de quadros graves.[1,23,30,31]

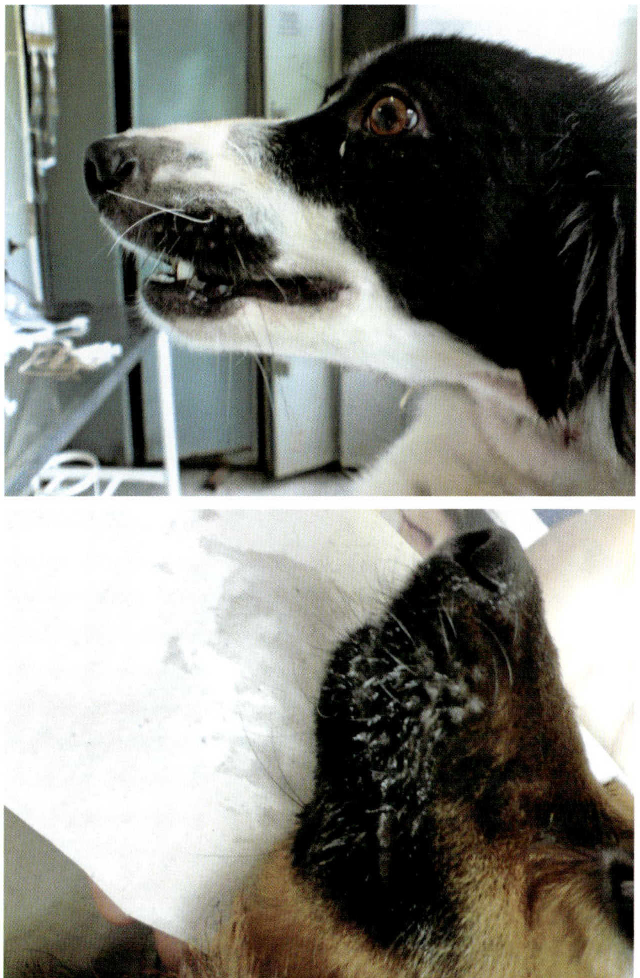

Figura 76.4 Animais apresentando ptose mandibular, midríase e sialorreia em decorrência de acidente crotálico.

O efeito miotóxico ocorre em consequência de rabdomiólise, destruição muscular generalizada que leva à liberação de mioglobina e mioglobinúria como resultado, e confere uma cor escura (cor de "Coca-Cola") à urina (Figura 76.5).[30]

Devido à ação miotóxica, pode ser encontrado aumento precoce de creatinoquinase (CK) 4 a 8 horas após o acidente, assim como de aspartato aminotransferase (AST) e LDH nas primeiras 24 horas.[30]

Alterações renais ocorrem pela ação direta do veneno sobre os túbulos renais e em decorrência da mioglobinúria secundária à rabdomiólise; além disso, desidratação, hipotensão arterial, acidose metabólica e choque podem contribuir para a instalação da lesão renal. Após a instalação das alterações renais, oligúria e anúria com elevação dos níveis de ureia, creatinina, ácido úrico, fósforo e potássio séricos podem aparecer, levando o paciente à morte por IRA com necrose tubular.[30]

As alterações hemostáticas estão relacionadas principalmente com redução do número de plaquetas *in vivo* e indução de agregação plaquetária *in vitro*, aumento do TC e incoagulabilidade sanguínea devido à fração do "*tipo trombina*", que é capaz de converter o fibrinogênio diretamente em fibrina, levando o doente a ter diminuição do fibrinogênio ou afibrinogenemia.[10,21,30]

É possível que TP e TTPA estejam aumentados, podendo haver comprometimento de outros fatores da cascata de coagulação, como os fatores I, II, V, VII e X, pois a tromboplastina tecidual, em contato com o cálcio, é a ativadora que desencadeia o sistema extrínseco da coagulação e o fator XII, o qual ativa outros fatores do sistema intrínseco (VIII, IX e XI), bem como os que são comuns às duas vias. Mesmo com as alterações de coagulação, não é observado quadro de sangramento importante.[21,23] Alguns autores relatam incoagulabilidade sanguínea em 100% dos animais estudados, 6 horas após a intoxicação, com média de recuperação de 6 horas após a soroterapia.[20]

No hemograma, observa-se a diminuição do número de eritrócitos, hemoglobina e volume globular, possivelmente pela ação hemolítica do veneno e aumento no número de leucócitos e neutrófilos.[32]

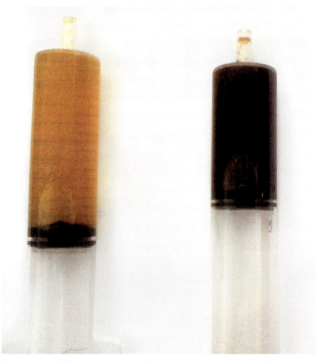

Figura 76.5 Alterações na cor da urina de um cão intoxicado com veneno crotálico 2 e 8 horas depois.

Observa-se resposta inflamatória aguda, provavelmente na tentativa de remover o agente agressor (veneno); no entanto, essa reação provoca também danos teciduais com a liberação de citocinas interleucina-1 (IL-1), IL-6, IL-8 e fator de necrose tumoral alfa (TNF-α), além de interferona gama (IFN-γ) e IL-10. As citocinas IL-1 e TNF-α são consideradas "citocinas alarmes", ou iniciadoras, e induzem células locais como fibroblastos, macrófagos e células endoteliais a liberarem a segunda onda de citocinas que amplificam o sinal inflamatório.[32]

Clinicamente, em resposta a essa fase aguda, podem ser observados: taquicardia, taquipneia, hipotermia ou hipertermia, leucocitose, distúrbios de coagulação e aumento de proteína C reativa.[31]

Alguns autores relatam hepatotoxicidade pelo aumento de alanina aminotransferase (ALT) nas primeiras 24 a 48 horas após o acidente. Nos achados da hemogasometria, pode ser observado um quadro de acidose respiratória com aumento dos valores de PCO_2 e diminuição do pH sanguíneo ou acidose metabólica.[30,31]

Alterações no traçado eletrocardiográfico sugestivas de hipoxia do miocárdio ou arritmia sinusal podem ocorrer. No mielograma, a medula pode apresentar-se com hipocelularidade 6 a 12 horas após a intoxicação, e podem ocorrer depressão da eritropoese e granulopoeses intensificadas com aumento da relação M:E, que na análise conjunta com o sangue periférico determina um quadro inflamatório caracterizado no hemograma pelo aumento no número de leucócitos e neutrófilos segmentados. Foi relatado um quadro de hipoplasia megacariocítica, 6 horas após a intoxicação, em cães.[23,24]

Achados de necropsia

Miotoxicidade e mionecrose, que podem ser encontradas nas primeiras horas após o acidente crotálico, estão relacionadas com os tipos de componentes presentes no veneno e principalmente com a atividade fosfolipase A_2. No local da picada, a musculatura pode apresentar áreas focais ou multifocais bem demarcadas de coloração esbranquiçada (palidez muscular), caracterizadas por miosite necrótica de moderada a grave, além de linfadenopatia, edema e hemorragia de intensidade variável com existência de infiltrado inflamatório. Alguns autores relatam atividade miorregenerativa em diferentes estágios em meio a fibras mionecróticas.[32,33]

Outros achados estão relacionados com lesões hemorrágicas no SNC, pulmões, hiperemia da mucosa gástrica, caracterizando gastrite aguda, glomerulonefrite, necrose tubular aguda (Figura 76.6) e reação inflamatória com congestão sinusoidal ou processo degenerativo hepático.[32,33]

Tratamento

Fatores como idade, peso, condições gerais do organismo, quantidade de veneno inoculada, número de picadas, local atingido, tempo decorrido do acidente até o atendimento e início do tratamento podem influir na gravidade do acidente ofídico.[16,34]

O único tratamento eficaz nos acidentes ofídicos é a soroterapia, no entanto tratamentos auxiliares e de suporte devem ser instituídos para que a recuperação do paciente seja completa e para que diminuam os riscos de complicações.[3,35]

O soro antiofídico a ser usado pode ser soro anticrotálico (SAC) específico ou bivalente SABC, e ser administrado por via intravenosa na dose suficiente para neutralizar 50 mg de veneno crotálico, para que possa neutralizar o veneno circulante independentemente do peso do animal (Quadro 76.4). Em situações em que não seja possível administrar o soro por via intravenosa, poderá ser usado por via intramuscular, no entanto, o tempo de neutralização do veneno será maior.[17]

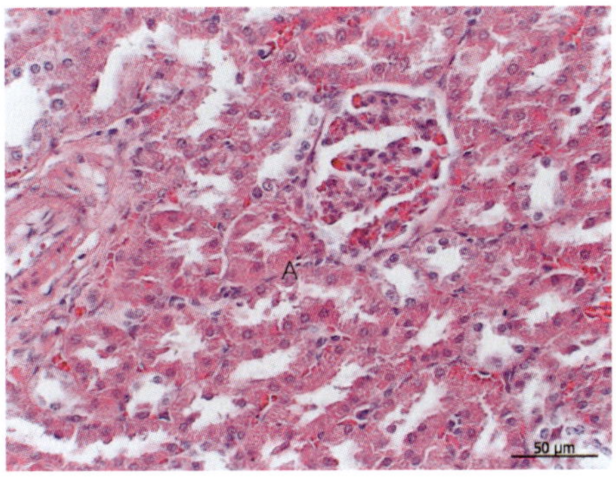

Figura 76.6 Lesões renais 24 horas após a inoculação do veneno crotálico. Necrose tubular aguda (H&E, ×40).

Além da soroterapia, é indicada a hidratação adequada, visando a estabilização da volemia, correções da desidratação e do quadro de acidose, preservação da função renal e prevenção da instalação de IRA, além de manutenção do acesso vascular. A fluidoterapia poderá ser realizada com o uso de solução de Ringer com lactato ou de NaCl a 0,9%, associada ao bicarbonato.[1]

O uso de bicarbonato de sódio a 8,5%, diluído em solução de NaCl a 0,9%, na dose de 2 a 4 mEq/kg, é indicado, IV, para que o pH urinário seja mantido acima de 6,5, pois a urina ácida potencializa a precipitação intratubular de mioglobina. O bicarbonato também corrige o quadro de acidose e protege o estômago do aparecimento de gastrite aguda.[23,24]

Nos casos em que a expansão de volume não resulte em produção de urina, pode ser utilizada solução de manitol a 10 a 20%, podendo-se repetir a dose, se necessário. Caso a oligúria persista, indica-se o uso de diuréticos de alça, como a furosemida por via intravenosa. A dopamina, ou a associação de dopamina em infusão contínua e furosemida em *bolus*, pode ser utilizada como última tentativa na reversão da oligúria.[17]

Em vista do quadro de anorexia, dificuldade de mastigação, paralisia dos músculos faciais e depressão muito grave, é necessária a realização da nutrição parenteral ou enteral com alimento líquido ou pastoso, até que o animal se recupere e volte a se alimentar normalmente, além do oferecimento constante de água em pequenas quantidades para evitar o ressecamento da mucosa oral. Em razão de paralisia do globo ocular, a aplicação de colírio ou solução fisiológica na córnea ajuda a evitar o ressecamento e o aparecimento de úlceras.[17]

O prognóstico do acidente crotálico pode ser favorável nos animais atendidos nas primeiras 6 horas após a picada. Nos acidentes graves, o prognóstico está vinculado à existência ou não de insuficiência renal, sendo reservado quando há necrose tubular aguda.[36]

ESCORPIONISMO

Os escorpiões pertencem à classe Arachnida, são carnívoros de hábitos noturnos e não são agressivos.[36]

Os acidentes por escorpião ocorrem em todo o Brasil, e os principais acidentes ocorrem com o gênero *Tityus*, sendo os mais comuns o *Tityus serrulatus* (Figura 76.7 A), *Tityus bahiensis* (Figura 76.7 B) e *Tityus stigmurus*;[36] no entanto, em medicina veterinária encontram-se poucos relatos desses acidentes.

Composição do veneno

O veneno escorpiônico é mistura complexa de proteínas de baixo peso molecular, associadas a aminoácidos. De acordo com Guerra-Duarte *et al.*,[37] o veneno do *Tityus* spp., de relevância médica no Brasil, mostra a atividade da hialuronidase, e a inibição dessa enzima pode auxiliar a melhoria do antiveneno.

O veneno atua nos canais de sódio, promovendo a despolarização de membranas nas terminações nervosas periféricas, estimulando o sistema simpático e parassimpático, com liberação de catecolaminas e acetilcolina responsáveis pelos sintomas clínicos.[36]

Sintomas clínicos

Os sintomas clínicos dependem da predominância colinérgica ou adrenérgica. A dor, de intensidade variável e na maioria das vezes grave, é relatada pela maioria dos pacientes humanos picados. Outros sintomas clínicos importantes são: sudorese, êmese, hipermotilidade gastrintestinal, agitação, hiperatividade, taquicardia ou bradicardia, taquipneia ou bradipneia, miose, priapismo, piloereção, hipotermia, hipotensão ou hipertensão, edema pulmonar, convulsões e choque.[25] A gravidade dos sintomas clínicos dependerá do tamanho do escorpião, da quantidade de veneno inoculada, da sensibilidade dos animais ao veneno e do tempo decorrido do acidente até o atendimento. O acidente pode ser classificado como leve, moderado e grave, mas a faixa etária está intimamente relacionada com a gravidade do quadro, sendo os animais jovens mais gravemente acometidos.[25]

QUADRO 76.4 Princípios ativos, nome comercial e doses dos medicamentos para cães e gatos.[17]

Princípio ativo e classificação	Exemplo de nome comercial e apresentação	Cães	Gatos
Cimetidina (bloqueador H_2)	Tagamet® (H) (caixa com 10 ou 40 comprimidos de 200 mg; caixa com 16 comprimidos de 400 mg; ampola de 300 mg/mℓ	5 a 10 mg/kg, VO/IM/IV, a cada 8 h ou a cada 6 h	2,5 a 5 mg/kg, VO/IM/IV, a cada 12 h
Dexclorfeniramina (bloqueador H_1anti-histamínico)	Polaramine® (H) (caixa com 20 comprimidos de 2 mg; frasco com 100 mℓ a 2 mg/mℓ)	2 a 10 mg/animal, VO, a cada 24 h	2 a 10 mg/animal, VO, a cada 24 h
Bicarbonato de sódio (alcalinizante)	Bicarbonato de sódio® (H) (Ampola de 10 mℓ a 8,4%)	50 mg/kg, VO, a cada 12 ou a cada 8 h (1 colher de chá = 2 g) 2 a 4 mEq/kg, IV (solução a 8,5 a 1 mℓ = 1 mEq), diluído em solução fisiológica 0,9%	–
Hidrocortisona (corticosteroide)	Solu-Cortef® (frasco-ampola de 100 mg/2 mℓ e 500 mg/4 mℓ)	8 a 20 mg/kg, IM/IV Choque: 50 a 150 mg/kg, IV	8 a 20 mg/kg, IM/IV Choque: 50 a 150 mg/kg IV
Prometazina (bloqueador H_1anti-histamínico)	Fenergan® (H) (caixa com 20 comprimidos de 25 mg; ampola de 50 mg/2 mℓ)	0,2 a 1 mg/kg, VO/SC, 12/12 ou 8/8 h	0,2 a 1 mg/kg, VO/SC, 12/12 ou 8/8 h
Ranitidina (bloqueador H_2)	Ranivet® (H) (caixa com 12 ou 20 comprimidos de 80 mg) vendido em farmácia veterinária	1 a 2 mg/kg, VO, a cada 12/h	–

H: uso humano; IM: intramuscular; IV: intravenoso; SC: subcutâneo; VO: via oral.

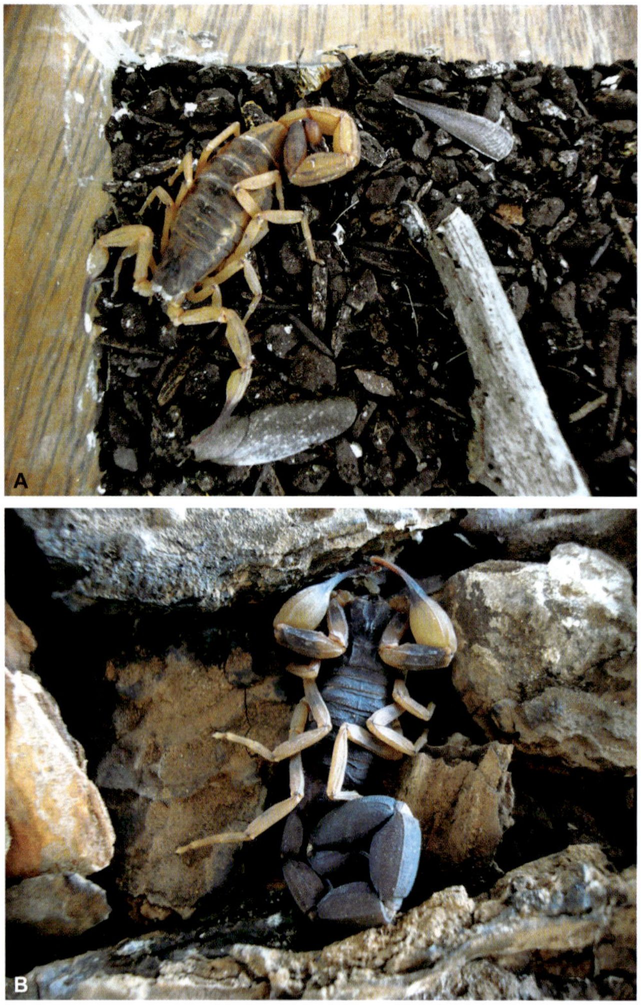

Figura 76.7 **A.** *Tityus serrulatus*. **B.** *Tityus bahiensis*.

Achados laboratoriais

No hemograma, pode ser encontrada leucocitose com neutrofilia; na bioquímica sérica, há hiperglicemia, aumento de amilase, CK e fração CK-MB, aumento de AST e LDH e de troponina I. Na urinálise, são encontradas glicosúria, proteinúria e mioglobinúria.[36] Camplesi *et al.*[38] relatam, em cães intoxicados experimentalmente, o aumento de cortisol, glicemia e insulina nos picos hiperglicêmicos em resposta a dor. Discreto aumento de alanino aminostransferase (ALT), AST e CK é também relatado.

Em radiografia torácica, podem ser observados edema pulmonar e aumento da área cardíaca, e, no ECG, observa-se comumente taquicardia sinusal, inversão da onda T, infra e supradesnível do segmento ST.[25]

Achados de necropsia

Lesões degenerativas da musculatura cardíaca, hemorragias do endocárdio e epicárdio, além de microtrombos em capilares decorrentes de coagulação intravascular disseminada (CID) são achados de necropsia.[26]

Tratamento

O tratamento pode ser realizado com a administração do soro antiescorpiônico ou antiaracnídico, no entanto, em medicina veterinária, não há acesso a esse medicamento, assim, o tratamento visa ao alívio dos sintomas e à instituição de tratamento de suporte.[36,39]

O paciente acidentado deve ficar em observação por 4 a 6 horas se os sintomas clínicos forem leves e, em casos moderados, por pelo menos 48 horas. Para alívio da dor, o uso de analgésico por via oral ou parenteral é indicado, além da aplicação de lidocaína sem vasoconstritor no local da picada sob a forma de bloqueio; antieméticos, vasodilatadores, anticolinérgicos, corticosteroides e anticonvulsivantes também são indicados sempre que necessário.[36,39]

O prognóstico do acidente escorpiônico geralmente é bom, mas as complicações podem aparecer nas primeiras 24 horas nos acidentes graves.

ACIDENTES POR VENENO DE SAPO

Os sapos (ordem Anura, família Bufonidae, gênero *Rhinella*) apresentam praticamente distribuição geográfica mundial, com predileção pelas áreas de climas tropical e temperado úmido.[1] Cada região é caracterizada por algumas espécies desse anfíbio, assim, encontram-se no território brasileiro as seguintes espécies: *Rhinella marina (Bufo marinus)*, *R. crucifer* (*B. crucifer*), *R. icterica* (*B. ictericus*), *R. granular* (*B. granulosus*), *R. ocellata* (*B. ocellatus*), *R. rubescens* (*B. rufus*) e *R. scheneidere* (*B. schneidere* [*paracnemis*]).[41] Entretanto, nem todas essas espécies apresentam secreções com caráter tóxico capazes de levar o animal envenenado à morte.[40]

As mesmas espécies de sapos podem ter comunidades mais ou menos venenosas, provavelmente devido às influências ambientais, como dieta, clima e adaptações evolutivas. No Havaí, a taxa de mortalidade de animais não tratados expostos a *Rhinella marina* é de somente 5%, enquanto na Flórida a mortalidade em animais expostos à mesma espécie de sapo chega praticamente a 100%.[27]

Os sapos são considerados animais venenosos, por terem, na superfície da sua pele, glândulas que produzem veneno com toxicidade elevada, apesar de não apresentarem aparelho de inoculação do veneno.[39,40] As glândulas paratoides (Figura 76.8) são localizadas, bilateralmente, na região pós-orbital, e são compostas do tipo granular especializado em produção e armazenamento do veneno que tem aspecto leitoso. Além dessas glândulas, estão presentes, por toda a superfície corporal dos sapos, as glândulas mucosas, que produzem secreção menos viscosa. A função dessas secreções é a ação antipredatória ou de defesa, pois esses animais são desprovidos de espinhos, garras ou dentes afiados para essa finalidade, embora os sapos tenham outros meios de defesa, como andar, saltar e bufar.[39]

Os cães podem intoxicar-se abocanhando ou ingerindo o sapo, que libera o veneno na mucosa oral do predador. O veneno pode penetrar pelas mucosas do trato gastrintestinal (TGI) superior, ou por meio de ferimentos na pele.[41]

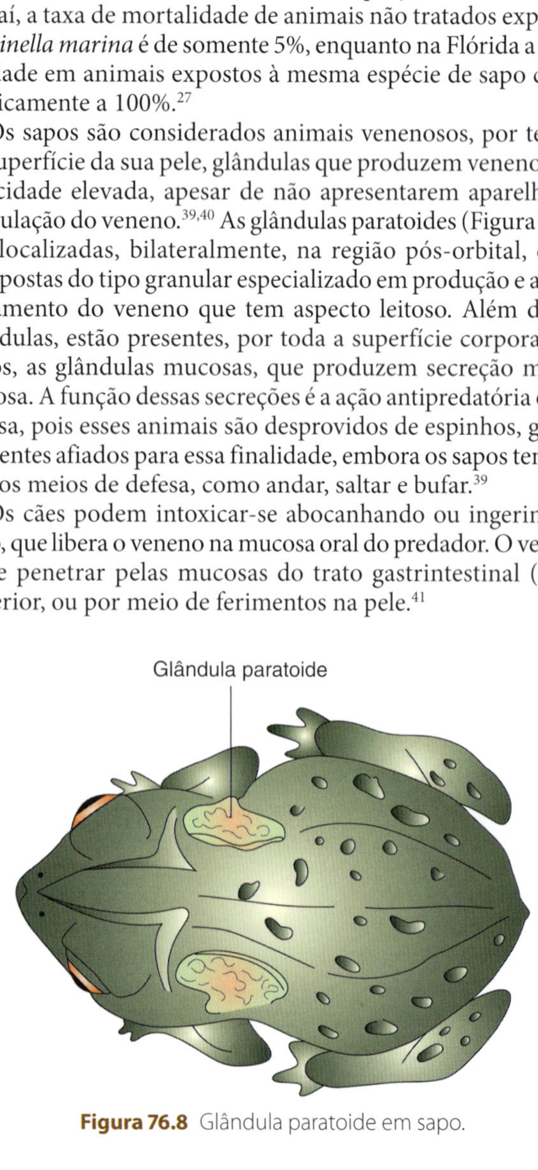

Figura 76.8 Glândula paratoide em sapo.

Composição do veneno e seu mecanismo de ação

A composição química do veneno de sapo (*Rhinella* sp.) é muito complexa e varia de acordo com as espécies pertencentes a esse gênero, mas basicamente apresenta dois grandes grupos de substâncias ativas: as aminas biogênicas e os derivados esteroides. Das aminas biogênicas, podem ser destacadas, pela importância toxicológica, epinefrina, norepinefrina, bufoteninas, di-hidrobufoteninas e bufotioninas. Dos derivados esteroides, o bufodienólide e a bufotoxina agem de maneira semelhante aos digitálicos, inibindo a bomba Na^+ e K^+ das células da musculatura cardíaca.[38,39,40] Assim, esses derivados esteroides aumentam a concentração de Na^+ intracelular e, como consequência, inibem a entrada desse íon em troca da saída de íon cálcio; este íon tem sua concentração intracelular aumentada. O aumento da concentração intracelular do Ca^{++} eleva a força de contração cardíaca e, por ação reflexa (ação vagal), reduz a frequência de batimentos cardíacos, mas a epinefrina e a norepinefrina revertem esse efeito. Além disso, "os digitálicos" reduzem a velocidade de condução do impulso elétrico cardíaco, do nó sinusal ao nó atrioventricular, com disparo de focos ectópicos ventriculares, e podem ocorrer, consequentemente, contrações ventriculares prematuras, que podem evoluir para fibrilação ventricular. Os animais envenenados podem apresentar resultado falso-positivo no teste que avalia a concentração plasmática de digoxina.[38,39]

A epinefrina e a norepinefrina são agonistas do sistema simpático e atuam sobre receptores α_1, β_1 e β_2 (somente a epinefrina), causando vasoconstrição de pele e vísceras (α_1), vasodilatação na musculatura e broncodilatação (β_2) e aumento na força de contração e de frequência cardíacas (β_1). Bufotenina, di-hidrobufotenina e bufotionina têm efeitos alucinógenos e exercem a ação no SNC, e os derivados esteroides, como colesterol, ergosterol e gamassistosterol, constituem a fração considerada neutra do veneno de sapo.[38,39,40]

Sintomas clínicos

Os efeitos clínicos do veneno de sapo aparecem quase imediatamente após o acidente. Eles podem restringir-se à irritação local ou provocar sinais sistêmicos que podem evoluir para a morte do animal em até 15 minutos após o aparecimento dos sintomas.[29,30]

Os efeitos do veneno de sapo são, principalmente, de natureza cardiotóxica, assemelhando-se à intoxicação digitálica.[29,30]

Os sinais e sintomas clínicos principais são salivação excessiva seguida de prostração, arritmia cardíaca, edema pulmonar, convulsões e morte.[29,30] Outros sinais neurológicos incluem midríase não responsiva à luz, nistagmo e opistótono. A ocorrência de vômito e sialorreia auxilia a eliminação de parte do veneno, reduzindo, assim, os efeitos tóxicos no animal acidentado.[91]

Sinais e sintomas clínicos da intoxicação podem ser divididos em três grupos, de acordo com a gravidade dos sintomas:[29,30]

- Envenenamento leve: irritação da mucosa oral e sialorreia
- Envenenamento moderado: irritação da mucosa oral, sialorreia, vômitos, depressão, fraqueza, ataxia com andar em círculos, anormalidades do ritmo cardíaco, evacuação e micção
- Envenenamento grave: irritação da mucosa oral, sialorreia, vômitos, diarreia, dor abdominal, depressão, fraqueza, decúbito esternal, pupilas não responsivas à luz, convulsões, anormalidades do ritmo cardíaco, sinais de edema pulmonar e cianose, e pode evoluir para óbito.

Podem ocorrer outros sintomas clínicos, menos comuns em alguns casos, como excitação, arqueamento do dorso, incontinência fecal, perturbações visuais, paralisia muscular progressiva, cegueira e vocalização aparentemente de dor.[25,27,29,30]

A gradual deterioração dos padrões normais, com o progressivo aparecimento de taquicardia ventricular multiforme e ritmo ventricular com QRS negativo e profundo, é uma alteração eletrocardiográfica importante e, se o cão intoxicado por veneno de sapo não for tratado, pode resultar em fibrilação ventricular e morte.[30]

O aumento da pressão sanguínea arterial é a alteração comum nos cães intoxicados por veneno de sapo. Esse fato é a consequência de aminas biogênicas, como epinefrina, norepinefrina e serotonina como parte da composição do veneno, além da bufotenina. Essas substâncias são vasoconstritoras potentes e melhoram a resistência vascular periférica, aumentando, como consequência, a pressão sanguínea.[27]

A hiperpotassemia é muito frequente em cães e humanos intoxicados por veneno de sapo, mas a hipopotassemia é relatada em alguns casos.[27] Hiperpotassemia, hipercalcemia e redução dos níveis plasmáticos de sódio são explicadas pela atuação da bufotoxina, que inibe a bomba de sódio-potássio. O bloqueio dessa bomba causa acúmulo de potássio extracelular e aumento do sódio intracelular, estimulando a troca de sódio, potássio e cálcio, com consequente aumento do cálcio nas células miocárdicas.[27]

Diagnósticos clínico e laboratorial

O diagnóstico é feito por meio de anamnese, na qual pode haver relato de contato entre o paciente e um sapo ou relato de sapos nos locais frequentados pelo animal. Deve-se considerar que, devido aos hábitos noturnos do sapo, os acidentes são mais comuns durante a noite.[39] Os sinais e sintomas clínicos do acidente por sapo, apesar de não serem patognomônicos, auxiliam a elucidação do caso, pois o animal apresenta evolução clínica muito aguda com sialorreia profusa e, em muitos casos, convulsões.

O ECG é o meio mais eficaz de avaliar e diferenciar as arritmias, e auxiliar a necessidade ou não da reaplicação do antiarrítmico.[40]

Achados de necropsia

Em caso de morte dos animais com suspeita de intoxicação com veneno de sapo, a necropsia pode confirmar essa intoxicação.

Na necropsia, o achado de partes de sapo no interior do TGI é considerado confirmação do envenenamento; no entanto, outras alterações, mesmo inespecíficas, podem estar presentes, como processo inflamatório do TGI; processos hemorrágicos decorrentes da ação irritativa do veneno do sapo; e congestão, edema e hemorragia pulmonar, devido à insuficiência cardíaca provocada pelas ações do veneno.[39]

Tratamento

A intoxicação por veneno de sapo constitui uma emergência vital, assim, o tratamento deve ser iniciado imediatamente. A realização de fluidoterapia, cuidados sintomáticos, monitoramentos cardiovascular, respiratório e neurológico e, em alguns casos, o uso de analgésicos ou até de anestésicos é crucial para salvar o animal intoxicado.[40]

Em primeiro lugar, a boca ou a mucosa afetada do animal acidentado com veneno de sapo deve ser lavada com água em abundância. O uso de atropina deve ser evitado, pois essa prática suprime a sialorreia, que é uma via importante na eliminação de parte do veneno.[38]

É indicada a terapêutica com propranolol (bloqueador adrenérgico não seletivo), 0,5 mg/kg, IV, com repetição a cada 20 minutos (3 a 4 vezes) se necessário, com o intuito de controlar as arritmias cardíacas. Assim, o estudo realizado por Camplesi *et al.*[38] mostrou, nos cães anestesiados e intoxicados experimentalmente por veneno de sapo, que o propranolol na dose de 0,5 mg/kg, IV, reverte muito bem a taquicardia ventricular nesses cães.

Em outro estudo, ao comparar a eficácia de alguns antiarrítmicos na intoxicação experimental por veneno de sapo em cães, o verapamil foi o fármaco de escolha, mostrando-se eficaz, evitando em 100% o óbito, além de requerer menor número de administrações que os outros antiarrítmicos e não induzir bradicardia tão grave quanto a do propranolol. Assim, o cloridrato de verapamil (Dilacoron®), na dose de 8 mg/kg, IV, 2 a 3 vezes, a cada 20 minutos, é altamente indicado para controlar a taquicardia ventricular multiforme e as arritmias cardíacas.[40]

Pentobarbital sódico (barbitúrico), 30 mg/kg, IV, ou diazepam, 0,5 mg/kg, IV, deve ser usado para controlar convulsões e também para facilitar a intubação orotraqueal do animal, em casos graves de intoxicação por veneno de sapo.[40]

Gliconato de cálcio auxilia a manter a permeabilidade celular, embora esse medicamento seja considerado arritmogênico. O potássio ajuda na recuperação da bomba de sódio-potássio, reduzindo o nível de Ca^{++} intracelular, com consequente retorno ao ritmo sinusal normal.[38,39,40]

Além disso, oxitetraciclina, cloranfenicol, analgésicos, espasmolíticos, multivitaminas, bicarbonato de sódio para a lavagem da cavidade oral, difenil-hidantoína, fenoxibenzamina, antagonista alfa-adrenérgico e acepromazina também são relatados para auxiliar o tratamento da toxicose por veneno de sapo.[38,39,40]

Prognóstico

O prognóstico na intoxicação por veneno de sapo baseia-se em vários fatores. Depende do quadro clínico, isto é, graus leve, moderado ou grave, espécie de sapo, potência do veneno, quantidade de veneno absorvida, porte do animal acidentado, suscetibilidade particular desse animal e fatores genéticos. De modo geral, a mortalidade é considerada baixa em cães intoxicados por veneno de sapo, embora existam relatos de 100% de mortalidade em animais não tratados.[38,39,40]

ACIDENTE POR PICADAS DE ABELHAS

Acidentes por insetos da ordem Hymenoptera ocorrem com frequência em seres humanos e animais domésticos. No Brasil, incluem principalmente acidentes com abelhas (*Apis mellifera*), marimbondos (*Polistes* spp.) e mamangavas (*Bombus* spp.). Esses acidentes têm importâncias médica e veterinária porque, em indivíduos dessa ordem zoológica, há aparelho inoculador de veneno (ferrão verdadeiro), que é derivado de um ovopositor modificado, o qual tem glândulas veneníferas anexas (Figura 76.9).[42,43]

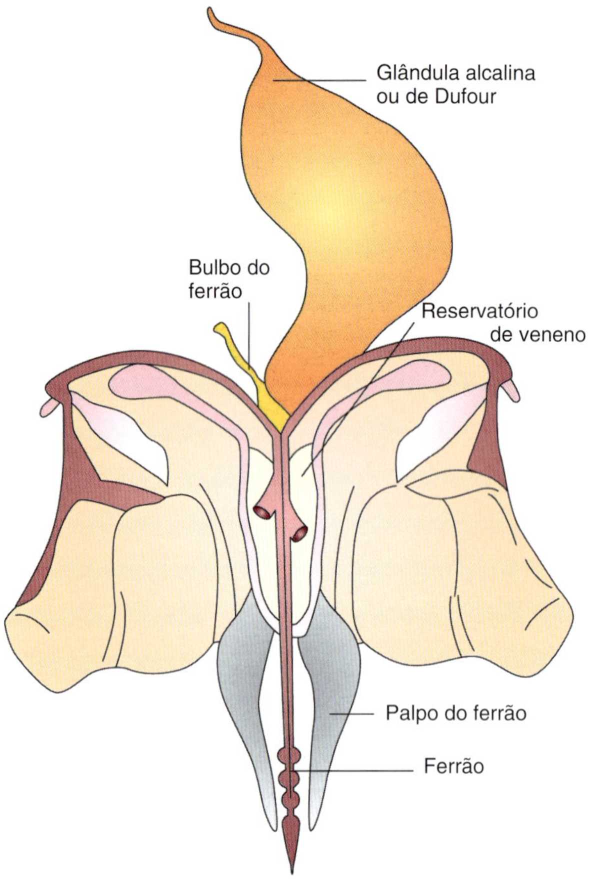

Figura 76.9 Aparelho inoculador de veneno das abelhas (*Apis mellifera*).

A baixa produtividade das abelhas europeias no Brasil levou à necessidade de importar linhagens mais adaptadas ao clima tropical. Em 1956, foram trazidas colônias da África (*Apis mellifera scutellata*) à cidade de Rio Claro, no estado de São Paulo. Porém, em 1957, 26 enxames, com suas respectivas rainhas africanas, escaparam e cruzaram, naturalmente, com abelhas europeias, gerando populações poli-híbridas, denominadas "abelhas africanizadas".[42]

Apis mellifera, popularmente conhecida como abelha-africana ou abelha-de-mel, é mais agressiva, enxameia várias vezes ao ano e utiliza uma grande variedade de locais para nidificar. Esses comportamentos influenciam o aumento do número de acidentes. Uma das preocupações com acidentes com abelhas está associada à frequência de enxameações, que ocorrem de três a quatro vezes ao ano, além da existência de uma grande variedade de abrigos em áreas urbanas. Tais abrigos aumentam o contato entre inseto e população. Esses acidentes estão relacionados com o fato de as pessoas ou os animais entrarem em contato com locais próximos onde estão inseridos os abrigos, atirarem objetos e produtos químicos e tentarem remover ou destruir os abrigos de maneira inadequada.[41,42,43,44]

Em 2008, foram registrados 5.605 acidentes causados por abelhas, com incidência nacional de 3/100 mil habitantes. A região Sul é a de maior incidência (5,8/100 mil habitantes), seguida das regiões Sudeste (3,1/100 mil habitantes), Nordeste (2/100 mil habitantes), Centro-Oeste (2/100 mil habitantes) e Norte (1,4/100 mil habitantes).[2]

O quadro clínico manifestado por humanos e animais atacados por abelhas pode resultar tanto de reação de hipersensibilidade por apenas uma picada (reação alérgica), quanto de envenenamento por poucas (reação tóxica local ou reação habitual) ou múltiplas ferroadas (reação tóxica sistêmica).[44]

Composição do veneno

As glândulas de veneno estão presentes em todos os himenópteros, excetuando-se nos grupos em que a glândula atrofiou. Entretanto, a composição do veneno é variada entre os diversos tipos de himenópteros. Em *Apis mellifera*, a composição do veneno varia de acordo com a raça (subespécie), fase do desenvolvimento e hábitos alimentares. As principais alterações encontradas são variações nas concentrações das proteínas do veneno ao longo das estações do ano, demonstrando influência do meio ambiente.[39]

No desenvolvimento das abelhas, durante a fase de pupa, inicia-se a secreção do veneno e o seu armazenamento, que continua até o 10º ao 15º dia de vida adulta da operária. Após esse período, o veneno deixa de ser produzido. O veneno produzido pela glândula de veneno de *Apis mellifera* é um líquido transparente, incolor e muito solúvel em água. Apresenta cerca de 50 componentes identificados, sendo muitos deles tóxicos para vários animais.[40] Geralmente, o comportamento de ferroar das abelhas é desencadeado em competição por alimento, na maioria das vezes, contra outros artrópodes. A ferroada injeta o correspondente a, aproximadamente, 0,5 mℓ de veneno que causa dor e reações anafiláticas em animais. Para os insetos, de modo geral, essa dose é, muitas vezes, letal. No momento da ferroada, o aparelho do ferrão, com o saco de veneno (reservatório), fica preso à vítima, assegurando que todo o veneno seja injetado. A própria vítima garante o sucesso da injeção do veneno quando tenta remover o ferrão, promovendo, assim, a compressão do reservatório.[39,40,44] O 0,5 mℓ de veneno injetado em uma ferroada contém aproximadamente 50 μg de matéria seca. As principais proteínas presentes são melitina (50% do peso seco do veneno), fosfolipase A_2 (12% do peso seco), fator degranulador de mastócitos (PDM; 3% do peso seco), hialuronidase (3% do peso seco) e apamina (2% do peso seco). Além disso, estão presentes numerosas aminas biogênicas, entre as quais histamina (1% do peso seco), dopamina (0,5% do peso seco) e norepinefrina (0,5% do peso seco). Também estão presentes muitos acetatos voláteis que, presumivelmente, estimulam o comportamento agressivo de outras abelhas.[34] A composição e o modo de ação dos venenos das abelhas melíferas têm sido bem estudados desde a década de 1950.[44] A toxicidade desses venenos é atribuída a três tipos fundamentais de componentes proteicos: enzimas (fosfolipases A_2 e hialuronidase), grandes peptídios (melitina, apamina e PDM) e pequenas moléculas (peptídio e aminas biogênicas), que apresentam atividades alérgicas e farmacológicas. Os fatores alergênicos são enzimas como fosfolipases, hialuronidases, lipases e fosfotases, proteínas antigênicas que, inoculadas durante a ferroada, iniciam respostas imunes responsáveis pela hipersensibilidade de alguns indivíduos e pelo início da reação alérgica.

Aspectos clínicos do envenenamento por picada de abelha

A picada de abelhas, geralmente, causa edema localizado e dor no local da inoculação. Além disso, pode ser observado ferrão no local da picada.[44]

Em geral, as reações locais leves se manifestam com eritema, edema e dor no local da picada; na maioria das vezes, são autolimitantes e se resolvem espontaneamente dentro de 24 horas. Ocasionalmente, os animais desenvolvem uma reação local grave com edema e eritema mais acentuados, que podem decorrer da degranulação de mastócitos no local da picada. Nesses casos, o edema e o eritema não regridem tão rápido, levando mais de 24 horas para desaparecer. Em casos graves, podem ocorrer infecções no local, mas são de ocorrência rara. Os animais, quando são picados dentro da cavidade oral, podem ter edema de orofaringe e evoluir para casos fatais.[44]

Nos acidentes por picada de abelhas, os sinais anafiláticos sistêmicos não são diferentes de outras reações anafiláticas. Os sinais aparecem logo, em geral dentro de 10 minutos após a picada. Embora não sejam totalmente compreendidos os sinais anafiláticos, estes podem variar em gravidade. Os sinais leves incluem urticária, prurido, edema, vômito e diarreia.[43,44] Os sinais graves incluem os sistemas respiratório e cardiovascular, como dispneia, tosse, broncoconstrição, podendo evoluir para a morte por hipoxia ou parada respiratória.[42,43] O edema de vias respiratórias anteriores (laringe, epiglote e tecidos circundantes) também é responsável pelo aparecimento de hipoxia e morte após acidente por picadas de abelhas. A maioria dos casos que evolui para óbito é resultado de graves complicações respiratórias.[42]

Outras reações pouco relatadas são: doença do soro, vasculite, glomerulonefrite, neuropatia, CID e artrites.[42,43] Essas reações não dependem do sistema imunológico, mas sim de uma ação direta dose-dependente do veneno. Animais vítimas de picadas de abelha apresentam, geralmente, rabdomiólise, hemólise e insuficiência renal tubular aguda pela ação direta do veneno. O infarto do miocárdio tem sido relatado em vítimas de acidentes por múltiplas picadas.[44,45]

Os acidentes por picada de abelha em cães, em geral, causam apenas urticária, com edema ou não, hiperemia focal, eritema e sensibilidade local transitória. Os cães podem ganir quando picados e podem esfregar a boca e os olhos no chão.[47]

Entre os agentes mediadores da anafilaxia, podem ser incluídas fosfolipase A, hialuronidase, fosfatase ácida e melitina.[34,35]

Os sinais de anafilaxia em cães incluem micção, defecação, fraqueza muscular, depressão respiratória e, finalmente, convulsão. Os sintomas são observados nos primeiros 15 minutos e, se uma reação sistêmica não evoluir nos primeiros 30 minutos, é pouco provável que ocorra. A anafilaxia em gatos é manifestada por prurido, sialorreia, incoordenação e coma.[45,46]

Geralmente, os animais que recebem múltiplas picadas de abelha apresentam-se febris e visivelmente deprimidos. Também apresentam paralisia facial, ataxia, convulsões, nistagmo e outros sinais neurológicos. Apresentam urina escura, podendo ser hematúria, mioglobinúria e/ou hemoglobinúria.[44]

No hemograma, observa-se leucocitose com neutrofilia e os animais podem apresentar trombocitopenia, especialmente se ocorrer CID. Podem estar presentes, na urinálise, cilindros granulares, refletindo dano tubular renal resultante da ação nefrotóxica do veneno. A IRA pode ser causada por necrose tubular aguda, resultado da hemólise, ou pela ação direta do veneno das abelhas.[44]

Os cães que sofrem múltiplas picadas podem desenvolver anemia hemolítica imunomediada.[44]

Diagnóstico

A identificação dos acidentes por picadas de abelhas não é tão difícil quando o proprietário se encontrava com o animal. Além disso, as abelhas, ao contrário de outros insetos da ordem Hymenoptera, deixam o ferrão no local da picada, o que facilita o diagnóstico. Como a maioria dos acidentes por picada de abelha tem apenas reações locais leves, e a pelagem densa do animal acidentado mascara os sintomas clínicos locais, nem sempre os proprietários os levam ao veterinário, assim, a verdadeira incidência de acidentes por picada de abelha em animais de companhia é desconhecida.[42,43,44]

Tratamento

Para os acidentes por uma única picada, sem complicações anafiláticas, a aplicação de gelo, compressas frias e o uso de anti-histamínicos podem ser suficientes para deter o edema e aliviar o desconforto. A maioria das reações locais por picadas de abelha resolve-se rapidamente sem necessitar de tratamento. Mesmo na fase precoce, a retirada dos ferrões não deve ser realizada, já que alguns estudos mostraram que o veneno da abelha é totalmente inoculado após 60 segundos da picada.[44]

Os animais acidentados devem ficar em observação, pois as reações anafiláticas podem evoluir rapidamente, levando o animal a óbito.

Para os animais que receberam múltiplas picadas de abelha, o tratamento tem que ser instituído o mais precocemente possível. No primeiro momento, deve-se avaliar as vias respiratórias anteriores e fazer a suplementação de oxigênio quando preciso, em conjunto com o monitoramento cardíaco. O uso de corticosteroides é indicado para esses pacientes, assim, pode ser usado o succinato sódico de prednisolona, na dose de 10 mg/kg, IV, seguido de prednisolona, VO, na dose de 1 mg/kg, 2 vezes/dia, durante 5 dias. No caso de o animal apresentar hipotensão, é indicado fazer *bolus* de cristaloides o mais rápido possível (90 mℓ/kg para cães e 60 mℓ/kg para gatos). Nos casos de múltiplas picadas de abelha, a infusão contínua de fluidos e a reposição de eletrólitos são fundamentais, pois a manutenção da produção urinária nesses casos é de extrema importância. Devem-se avaliar o perfil hematológico e os sistemas cardíaco e respiratório por vários dias nesses casos. Em casos de hemólise, é importante a transfusão de sangue, pois o animal pode apresentar anemia muito significativa. A septicemia é uma sequela possível em acidentes por várias picadas por abelhas, o que justifica a administração de antibióticos de amplo espectro.[41,45]

A anafilaxia após a picada por abelhas é relatada em medicina veterinária e, quando diagnosticada, usar a epinefrina 1:1.000 (0,1 a 0,5 mℓ), que deve ser administrada por via subcutânea imediatamente, podendo ser repetida após 10 a 20 minutos. Pode-se fazer uso de epinefrina (1:10.000) por via intravenosa na dose de 0,5 a 1 mℓ. Quando se usa a epinefrina por via intravenosa, isso deve ser feito com cautela muito lentamente, e o paciente precisa estar sob monitoramento para detectar possíveis efeitos adversos (arritmia). A infusão de cristaloides é importantíssima para evitar o choque hipovolêmico, e o volume (90 mℓ/kg para cães e 60 mℓ/kg para gatos) deverá ser aplicado o mais rapidamente possível. O uso de anti-histamínicos H_1 e H_2, em conjunto com corticosteroides, também faz parte do tratamento das reações anafiláticas.[43]

Como evitar e reagir ao ataque de abelhas-africanas

As abelhas são atraídas por cores escuras e aromas fortes. O suor dos mamíferos pode agitá-las e o ataque pode ser estimulado pela respiração ou uso de cores escuras. Evitar áreas com plantas com flores onde as abelhas estejam coletando o néctar. O uso de xampu ou sabonetes perfumados deve ser evitado para banhar o animal. Os animais que já apresentaram reações graves ou anafiláticas às picadas de abelha devem ser observados e no seu *kit* de primeiros socorros sempre deve haver um anti-histamínico. Uma série de procedimentos para evitar o ataque por abelhas é apresentada no Quadro 76.5. O prognóstico para a maioria das vítimas por picadas de abelha é excelente, pois a maioria deles é autolimitante e se resolverá dentro da primeira hora. Os animais necessitam da estabilização das funções vitais, principalmente aqueles que sofrerem reação anafilática grave e/ou múltiplas picadas de abelha, pois a precocidade da intervenção garante o sucesso do tratamento.[44]

ACIDENTES POR ARANHAS

O araneísmo é definido como intoxicações causadas por aranhas, e o termo provém da palavra latina *aranea* ou *araneus*. Desde a antiguidade, as aranhas têm causado repulsa, medo ou até fascínio e admiração em alguns povos. Mas a primeira descrição clínica do araneísmo ocorreu nos anos 200 d.C., por Cláudio Eliano, quando o acidente por *Latrodectus* (aranha viúva-negra) foi relatado como de muita gravidade com a apresentação de sintomas sistêmicos em consequência da picada. No mundo, há em torno de 40 mil espécies de aranhas e praticamente todas têm veneno. No entanto, devido a vários fatores, como toxicidade do veneno, tamanho e hábitat das espécies de aranha, nem todas têm importância médica ou médica veterinária.[45]

QUADRO 76.5 Procedimento para prevenção de picadas de abelhas.[34]

Evite loções perfumadas e sabonetes para os cães
Evite grandes áreas de plantações em floração
Evite deixar restos de comida e refrigerante no quintal
Evite deixar frutas maduras caídas ao chão
Chame profissionais experientes para fazer a retirada das colmeias
Evite usar vestimentas com cores escuras perto de colmeias

Características e hábitat das aranhas

As aranhas pertencem ao filo Arthropoda, que apresenta, no seu esqueleto externo, a quitina, que lhes dá sustentação e manutenção da hidratação no ambiente terrestre. Há mais de 40 mil espécies descritas entre peçonhentas e não peçonhentas. São habitantes cosmopolitas, exceto nas regiões ártica e antártica. Vivem em teias geométricas ou irregulares, nas matas e junto de domicílios, dividindo o hábitat dos humanos e dos animais. Todas as aranhas, peçonhentas ou não, são carnívoras e, dependendo da aranha, alimentam-se de outras aranhas. Esses animais têm vários inimigos naturais, entre os quais incluem-se aves, sapos, rãs, escorpiões e lagartixas que, às vezes, servem também de alimento para a aranha. Desmatamentos, construção de usinas, uso excessivo e inadequado de agrotóxicos e também a matança sem justificativa das aranhas pelo ser humano têm causado o desequilíbrio de fauna e flora, afetando a população desses animais, com enorme importância no ecossistema.

Em geral, as aranhas vivem solitariamente e, para que possam se desenvolver, precisam realizar a ecdise (troca de pele), pois a quitina que recobre o exoesqueleto, por ser muito rígida, não permite o desenvolvimento dos aracnídeos. A ecdise depende de ambiente, alimentação e higidez das aranhas. Estas fazem a ecdise periodicamente até atingirem a idade adulta, quando, então, cessa esse processo. A maioria das aranhas vive somente alguns meses, com exceção das caranguejeiras. A aranha tem o corpo dividido em cefalotórax e abdome unidos por pedicelo. O ferrão, que é utilizado para inocular o veneno nas vítimas, é localizado no cefalotórax. Neste, encontram-se os olhos, que geralmente são seis, dispostos em duas a três fileiras, característica que serve para identificar os gêneros.[3,25]

Aranhas de interesse em medicina veterinária

De acordo com a OMS, as aranhas de interesse médico são as dos gêneros *Phoneutria*, *Loxosceles* e *Latrodectus*, e podem causar acidentes no ser humano, às vezes com consequências graves, principalmente em crianças.

No entanto, as aranhas de interesse em medicina veterinária limitam-se aos gêneros *Loxosceles* (aranha-marrom) e *Phoneutria* (aranha-armadeira), mesmo assim, casos de acidentes por esses aracnídeos são raros em medicina veterinária, e a ocorrência do acidente aracnídico, na maioria, é em cães, e raríssima em gatos. Em grandes animais, por apresentarem a pele grossa, as aranhas não têm capacidade em perfurá-la com o seu ferrão, e o acidente é praticamente ausente nesses animais.[3,36]

Aranhas Loxosceles *spp.*

Características e hábitat

As aranhas *Loxosceles* (*L.*) spp. são conhecidas como aranha-marrom. São aranhas muito pequenas (1 cm), mas têm pernas longas (3 cm), não têm comportamento agressivo, mas, como se refugiam em roupas e armários, têm causado muitos acidentes em humanos. Encontram-se em grande quantidade nas regiões

Sul e Sudeste do Brasil. A cidade de Curitiba e as cidades nos arredores têm endemia em relação a loxoscelismo e existe, nessa cidade, um instituto de pesquisa sobre o assunto, o Centro de Produção e Pesquisa de Imunobiológicos da Secretaria de Saúde do Paraná; esse centro tem parceria com a Universidade Federal do Paraná (UFPR) desde 1996. O soro antiloxoscélico é o medicamento contra *L. intermedia, L. gaucho e L. laeta,* comuns nas regiões Sul e Sudeste.[37]

Apresentação clínica do loxoscelismo

A toxicidade do veneno das aranhas é elevada, provocando acidentes muito graves tanto no ser humano como em animais. Os componentes do veneno da aranha *Loxosceles* sp. causam alterações clínicas cutâneo-viscerais, como hemólise, anemia, icterícia e hemoglobinúria (24 a 48 horas após o acidente), petéquias, equimoses, CID e ação proteolítica de grande importância toxicológica. Entre os componentes ativos do veneno, esfingomielinase D e hialuronidase são as que participam de maneira decisiva da instalação da lesão dermonecrótica. A primeira age sobre a membrana celular, provocando as reações orgânicas responsáveis pela dermonecrose, e a segunda facilita a difusão dessa necrose no sentido gravitacional, a partir do ponto de picada. O animal acidentado apresenta, entre os principais sintomas, edema discreto no início, dor moderada no local da picada e, com o passar do tempo, surgimento do halo de necrose, o qual se inicia com eritema, prurido, hemorragia bolhosa focal, áreas de isquemia e, finalmente, necrose (Figura 76.10).[37] Na maioria dos casos, essa necrose limita-se ao local da picada, mas, em casos muito graves, pode se estender, formando grandes áreas necróticas. A cicatrização da lesão é extremamente difícil, podendo levar algumas semanas a meses para isso, devido à ulceração profunda provocada no local da picada. O acidente loxoscélico pode causar complicações, infecções secundárias no local da picada, perdas teciduais, cicatrizes exuberantes e IRA. Esta tem causa multifatorial, como diminuição da perfusão renal, hemoglobinúria e CID, e pode apresentar-se na forma oligúrica ou não. A urina exibe coloração escurecida, quase preta, devido à hemoglobinúria pela ação hemolítica do veneno.[3,35]

Diagnóstico laboratorial

Não há dados laboratoriais patognomônicos no loxoscelismo; isso dependerá da forma clínica apresentada de intoxicação nos animais, ou seja, sistêmica ou cutânea. Na forma sistêmica, é preciso pesquisar dados relativos à hemólise, como anemia, hiperbilirrubinemia, hemoglobinemia sérica, hemoglobinúria, trombocitopenia, diminuição do tempo de protrombina e aumento dos produtos de degradação da fibrina. Pode-se observar também leucocitose. Nos casos em que o animal apresenta comprometimento renal, pode-se detectar o aumento nos níveis séricos de ureia e creatinina, e também do potássio.[3,25,37]

Ao exame macroscópico, no local da picada e em áreas adjacentes, são observados necrose, congestão e hemorragia, principalmente nos rins, e edema, também no local da picada e em adjacências. CID pode estar presente.[3,25,37]

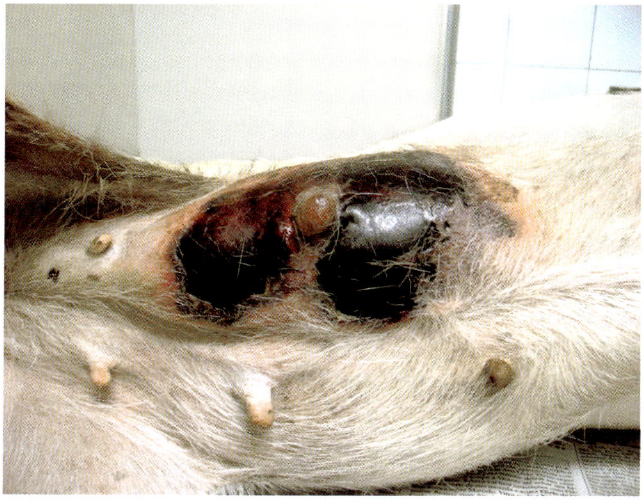

Figura 76.10 Lesão necrótica focal por acidente loxoscélico.

Tratamento

A terapêutica específica seria o uso do soro antiloxoscélico na fase precoce do acidente, mas não há disponibilidade desse soro em medicina veterinária; assim, o tratamento é baseado no uso de corticosteroides, tanto local quanto sistêmico. No caso de uso sistêmico do corticosteroide, este tem a finalidade de proteger a membrana dos eritrócitos, para inibir a hemólise e também para diminuir a viscosidade sanguínea. Além disso, é recomendada a aplicação de compressas frias, antisséptico para curativos locais, antibiótico sistêmico e transfusões sanguíneas, em caso de hemólise muito intensa com quadro de anemia extrema. Se ocorrer hemólise, recomenda-se a alcalinização da urina com o uso de bicarbonato de sódio (2 a 4 mEq/kg) e também a hidratação (solução de Ringer com lactato), para que não haja precipitação da hemoglobina intratubular, prevenindo a evolução para necrose tubular aguda em decorrência de hemoglobinúria. É necessário acompanhamento rigoroso do hemograma dos animais, principalmente a hemoglobina e o hematócrito, durante a fase de hemólise causada por veneno loxoscélico. De acordo com a situação clínica do animal, é recomendada a realização de transfusão sanguínea ou de plasma fresco congelado (PFC), em casos de sangramento extenso ou coagulopatia por trombocitopenia ou hipofibrinogenemia.[25]

Quanto à lesão cutânea no local da picada, há necessidade de realizar a assepsia muito cuidadosa (necrose local), compressas frias, anti-inflamatório local e analgésico, se houver a indicação. Na maioria das vezes, a lesão se limita ao local da picada, mas há casos em que a lesão se estende, sendo necessários maiores cuidados, pois a cicatrização é muito demorada e difícil. Em resumo, o tratamento dos animais com loxoscelismo depende muito da gravidade do acidente, e boa enfermagem é necessária, pois a duração do tratamento é prolongada, na maioria dos casos. Em casos muito graves, mesmo com o tratamento de suporte adequado, o animal pode evoluir para óbito, após algum tempo.[3,25,37]

Aranhas Phoneutria *sp. (família Ctenidae)*

Características

Phoneutria nigriventer e outras espécies desse gênero são conhecidas como aranhas-armadeiras, por assumirem a posição de ataque (arma o bote) para se defender quando se sentem ameaçadas, e são também conhecidas como aranhas-das-bananas por se encontrarem, com frequência, nas bananeiras.[3,25,38]

Essas aranhas podem causar acidentes no animal, por serem bastante agressivas, o que se alia ao comportamento curioso dos cães, sobretudo filhotes. Dificilmente há relato de acidentes por *Phoneutria* em gatos. Essas aranhas apresentam oito olhos, que se enfileiram em três linhas (2, 4 e 2), mas eles somente poderão ser detectados com o uso de lupa. Têm tamanho avantajado, podendo chegar a 3 cm (corpo), e as pernas podem alcançar 15 cm. Ao longo do dorso do abdome, longitudinalmente, essa aranha apresenta desenhos em formato de "pera" ou "coração", de cor clara, que são bastante característicos em sua identificação. Têm hábitos noturnos e usam o veneno para imobilizar suas presas. As aranhas *Phoneutria* vivem normalmente escondidas nas bananeiras (fazem jus ao nome popular que têm), palmeiras, bromélias, sob troncos e também dentro das casas, escondidas nos sapatos, atrás de móveis, ou seja, têm preferência por locais úmidos e escuros. Na região Sudeste, os acidentes ocorrem com maior frequência nos meses de março e abril, quando é a época de seu acasalamento. Todas as espécies têm comportamento muito agressivo e, quando se sentem ameaçadas, armam (a origem do nome popular) o bote, apoiando-se nas pernas traseiras e erguendo as dianteiras, podendo alcançar assim os cães curiosos com muita rapidez. A aranha pode saltar a uma distância de 40 cm.[25]

Composição do veneno

O veneno da aranha *Phoneutria* tem efeito neurotóxico, e os animais acidentados apresentam dor local de intensidade variável e de instalação imediata, edema, eritema e parestesia nos pontos da inoculação. Existem três frações neurotóxicas e letais para camundongos, denominadas "PhTx1", "PhTx2" e "PhTx3". A DL_{50}, determinada por meio da aplicação intracerebroventricular das frações, mostrou que a PhTx2 é a mais tóxica (1,17 ± 0,7 μg/kg) em relação às outras duas, e a purificação dessas frações revelou muitas neurotoxinas puras que diferem em grau de toxicidade quando injetadas pela mesma via.[38]

Quadro clínico

Os acidentes causados pela aranha-armadeira nos animais correspondem a uma das mais importantes modalidades de araneísmo, tanto no número de casos quanto na forma emergencial dos sintomas clínicos. Dificilmente o caso evolui para grandes complicações ou morte dos animais.[36]

De acordo com a dose inoculada, pode haver ação cardiotóxica com efeitos inotrópicos e cronotrópicos negativos, e o animal pode apresentar dilatação e arritmias cardíacas. Além disso, o acidentado pode apresentar edema pulmonar agudo, hipotensão e bradicardia, que indicam a gravidade do caso. Muitas vezes, o animal pode ter êmese e sudorese generalizada nas espécies que a apresentam; esses são sintomas clínicos precoces da intoxicação.[25,38]

A dose subcutânea subletal para cães é estimada entre 0,18 e 0,2 mg/kg de peso corporal.[25]

O acidente, dependendo das manifestações clínicas, pode ser classificado em três categorias: leve, moderado e grave (Quadro 76.6). Em medicina veterinária, os acidentes leves são mais frequentes.[25]

Alterações laboratoriais

Não há dados patognomônicos em relação aos dados laboratoriais no acidente por *Phoneutria*. Em filhotes ou naqueles com quadro muito grave, podem ocorrer hiperglicemia, leucocitose com neutrofilia e acidose metabólica.[38]

QUADRO 76.6 Classificação da gravidade do acidente causado por aranha *Phoneutria* e tratamento proposto.[38]

Classificação	Manifestações clínicas	Orientação e tratamento inespecífico
Leve	Quadro somente local: dor, edema, eritema, sudorese	Observação clínica Anestésico local e/ou analgésico
Moderado	Quadro local associado a êmeses ocasionais, agitação, hipertensão arterial	Internamento Anestésico local e/ou analgésico
Grave	Além dos quadros anteriormente citados: sudorese profusa, priapismo, êmeses frequentes, arritmia, choque, edema pulmonar agudo	Internamento com terapia intensiva

Tratamento

Deve-se realizar a infiltração local ou troncular de lidocaína ou bupivacaína, sem vasoconstritor, no local da picada, 2 a 4 mℓ, com uso de anti-inflamatório e compressas mornas; no caso da reação dolorosa muito intensa, o uso de analgésicos potentes, como opioides, é recomendado. No tratamento específico para um caso grave, isto é, havendo sintomas clínicos sistêmicos com dor local muito intensa, que não responde à infiltração com lidocaína, seria recomendado o uso de antiveneno específico, mas, em medicina veterinária, não está disponível o soro antiaracnídico ou antiescorpiônico.[3,25]

Mesmo na medicina humana, de acordo com os dados do Hospital Vital Brasil (Instituto Butantan), apenas 3,3% dos casos atendidos (2.033 pacientes) foram indicados para soroterapia específica. Os cuidados e os tratamentos precisam ser realizados de acordo com a gravidade, principalmente em filhotes que, às vezes, necessitam de internamento com terapia intensiva, com monitoramentos cardiorrespiratório e hemodinâmico.[25]

REFERÊNCIAS BIBLIOGRÁFICAS

1. Barraviera B. Venenos animais: uma visão integrada. Rio de Janeiro: Publicações Científicas; 1994.
2. Secretaria de Vigilância em Saúde (SVS). Casos de acidentes por animais peçonhentos. In: Governo Federal. Brasil, Grandes Regiões e Unidades Federadas. 2008. [acesso em 20 mar. 2009.]. Disponível em: http://portal.saude.gov.br/portal/arquivos/pdf/casos_animais_peconhentos_mes_2008.pdf.
3. Azevedo LRP, Rodrigues KC, Macedo VPR, Faria CA *et al.* Perfil clínico-epidemiológico dos acidentes ofídicos ocorridos no Brasil. Saúde Col. 2021;11(61):4876-87.
4. Costa HC, Bérnils RS. Répteis brasileiros: lista de espécies. Herpetol Bras. 2014;3(3):74-84.
5. Oliveira RB, Ribeiro LA, Jorge MT. Fatores associados à incoagulabilidade sanguínea no envenenamento por serpentes do gênero Bothrops (Risk factors associated with coagulation abnormalities in Bothrops envenoming). Rev Soc Bras Med Tropical. 2003;36(6):657-63.
6. Clissa PB. Caracterização do efeito da jararagina sobre a produção e liberação de citocinas pró-inflamatorias em modelo murino; 2002. 110 f. [tese]. Instituto de Ciências Biomédicas. Universidade de São Paulo. São Paulo.
7. Matsui T, Fujimara Y. Sanke venon proteases affecting hemostasis and trombosis. Biochin Biophys Acta. 2000;1477:146-56.
8. Tokarnia CH, Brito MF, Barbosa JD, Döbereiner J. Quadros clínico-patológicos do envenenamento ofídico por *Crotalus durissus terrificus* e *Bothrops* spp. em animais de produção. Pesq Vet Bras. 2014;34(4):301-12.
9. Alves LMC, Pereira JA, Barreto CLMS, Barreto MAS, Figueiredo KBW, Morante NJ. Diagnosis and treatment of ophidic accident by Bothrops snake in a dog. Vet Notic. 2020;26(1):22-31.
10. Motta YP, Sakate M, Nogueira RMB *et al.* Avaliação histopatológicas do rim e da musculatura em ratos wistar intoxcados experimentalmente com venenos botrópico e crotálico. Rev Bras Toxicol. 2007;20:87.
11. Azevedo-Marques MM, Cupo P, Hering SE. Acidentes por animais peçonhentas: serpentes peçonhentas. Med. 2003;36:480-9.
12. Mosquera A, Idrovo LA, Tafur A *et al.* Stroke following Bothrops spp. snakebite. Neurol. 2003;60(10):1577-80.
13. Boer-Lima PA, Gontijo JR, Cruz-Höfling MA. Histologic and functional renal alterations caused by Bothrops moojeni snake venom in rats. Am J Trop Med Hyg.1999;61(5):698-706.
14. Markland FS. Snake venoms and the hemostatic system. Toxicon; 1998;36(12):1749-800.
15. Lopes STA, Emanuelli MP, Schmidt C, Raiser AG, Mazzanti A, Alves AS. Valores de referência do tempo de protrombina (TP) e tempo de tromboplastina parcial ativada (TTPa) em cães. Santa Maria. Cienc Rural. 2005;35(2)381-4.
16. Ferreira Junior RS, Barraviera B. Management of venomous snakebites in dogs and cats in Brazil. J Anim Toxins Incl Trop Dis. 2004;10(2):112-32.
17. Andrade SF. Manual de terapêutica veterinária. 3. ed. São Paulo: Roca; 2008.
18. Boechat ALR, Paiva CS, França FS *et al.* Heparin-antivenom association: differential neutralization effectiveness in Bothrops atrox and Bothrops erythromelas envenoming. Rev Inst Med Trop S. Paulo. 2001;43(1):7-14.
19. Maiorano VA, Marcussi S, Daher MAF *et al.* Antiophidian properties of the aqueous extract of Mikania glomerata. J Ethnopharmacol. 2005;102:364-70.
20. Peterson ME. Talcott PA. Small animal toxicology. 2. ed. St. Louis: Saunders/Elsevier; 2006.

21. Duarte MR, Menezes FA. Is the population of Crotalus durissus (Serpentes, Viperidae) expanding in Brazil? J Ven Anim Tox Includ Tropic Dis. 2013;19(30).
22. Lima SC, Porta LC, Lima AC, Campeiro JD'A, Meurer Y, Teixeira NB *et al.* Pharmacological characterization of the effects of crotamine on hind limb paralysis of mice using ex vivo and *in vivo* assays: Findings on the involvement of voltage-dependent ion channels in the action of crotamine on the skeletal muscles. Valencia PLOS Neglec Trop Dis. 2018;12(8).
23. De Oliveira LA, Ferreira Jr RS, Barravieira B, Carvalho FCT, Barros LC, Santos LD *et al.* Crotalus durissus terrificus crotapotin naturally displays preferred positions for amino acid substitutions. J Ven Anim Tox Includ Trop Dis. 2017;23(46).
24. Sampaio SC, Hyslop S, Fontes MRM, Prado-Franceschi J, Zambelli VO, Magro AJ *et al.* Crotoxin: novel activities for a classic β-neurotoxin. Toxicon. 2010;55(6):1045-60.
25. Cavalcante WLG, Noronha-Matos J, Timóteo MA, Fontes MRM, Gallacci M, Correia-de-Sá P *et al.* Neuromuscular paralysis by the basic phospholipase A2 subunit of crotoxin from Crotalus durissus terrificus snake venom requires its acidic chaperone to concomitantly inhibit the release of acetylcholine and produce muscle blockade. Toxicol Appl Pharmacol. 2017;334(1):8-17.
26. Toyama MH, Carneiro EM, Marangoni S, Barbosa RL, Corso G, Boschero AC. Biochemical characterization of two crotamine isoforms isolated by a single step RP-HPLC from *Crotalus durissus terrificus* (South American rattlesnake) venom and their action on insulin secretion by pancreatic islets. Biochim Bioph Acta. 2000;6(1474):56-60.
27. Costa CRC, Belchor MN, Rodrigues CFB, Toyama DO, Oliveira MA, Novaes DP *et al.* Edema induced by a *Crotalus durissus* terrificus venon serine protease (Cdtsp 2) involves the PAR pathway end PKC and PLC activation. Internat J Molec Scie. 2018;19(8):2405.
28. Blanco BS, Melo MM. Acidente crotálico. In: Cadernos técnicos de veterinária e zootecnia. Belo Horizonte: FEPMVZ. 2014;(75):27-35.
29. Roriz KRPS, Zuliani JP *et al.* Epidemiological study of snakebite cases in Brazilian Western Amazonia. Uberaba. Rev Soc Bras Med Trop. 2018;51(3):338-46.
30. Santos WG, Beier SL, Soto-Blanco B, Melo MM. Envenenamento crotálico em cães. Lages. Rev Ciênc Agrovet. 2013;13:5-6.
31. Amaral CFS, Magalhães RA, Rezende NA. Comprometimento respiratório secundário a acidente ofídico crotálico. São Paulo. Rev Inst Med Trop. 1991;33:251-5.
32. Nogueira RMB, Sakate M, Sangiorgio F, Laposy CB, Melero M. Experimental envenomation with Crotalus durissus terrificus venom in dogs treated with antiophidic serum-Part I: clinical evaluation, hematology and myelogram. J Venom Anim Toxins. 2007;13:800-10.
33. Nogueira RMB, Sakate M, Sangiorgio F *et al.* Experimental envenomation with Crotalus durissus terrificus venom in dogs treated with Antiophidic serum – Part II: Laboratory, aspects, electrocardiogram and histopathology. J Venom Anim Toxins. 2007;13(4):811-20.
34. Bochner R, Struchiner CJ. Epidemiologia dos acidentes ofídicos nos últimos 100 anos no Brasil: uma revisão. Rio de Janeiro. Cad Saude Pub. 2003;19(1):7-16.
35. Chippaux JP. Snakebite envenomation turns again into a neglectted tropical disease! Botucatu. J Venom Anim Tox Includ Trop Dis. 2017;23(38).
36. Cardoso JLC, França FO, Siqueira Wen FH *et al.* Animais peçonhentos no Brasil. Biologia, clínica e terapêutica dos acidentes. Sarvier/FAPESP; 2003.
37. Guerra-Duarte C, Rebello HCC, Ribeiro OMBB, De Freitas MB, Costal-Oliveira F, Stransky S *et al.* Determination of hyaluronidase activity in Tityus spp scorpion venoms and its inhibition by Brazilian antivenoms. Toxicon, 2019;167:134-43.
38. Camplesi AC, Sakate M, Simao NMB, Moya CF. Dosagem de marcadores cardíacos CK-MB e TnIc e eletrólitos em intoxicação experimental por veneno de sapo em cães. Pesquisa Vet Bras. 2009;29(8):632-6.
39. Sakate M, Oliveira PCL. Toad envenoming in dogs: effects and treatment. Botucatu. J Venom Anim Toxins. 2000;6(1):52-62.
40. Camplesi AC, Sakate M, Simão NMB *et al.* Clinical and electrocardiographic evaluation of dogs experimentally intoxicated with toad venom. Botucatu. J Venom Anim Toxins. 2010. ISSN 1678-9199.
41. Home. Brazilian amphibians – List of species. 2010. In: Sociedade Brasileira de Herpetologia (SBH) [Internet]. Disponível em: http://www.sbherpetologia.org.br.
42. Fighera RA, Souza TM, Barros CSL. Acidente provocado por picada de abelhas como causa de morte de cães. Santa Maria. Cienc Rural. 2007;37(2):590-3.
43. Mello MHSH, Silva EA, Natal D. Abelhas africanizadas em área metropolitana do Brasil: abrigos e influências climáticas. Rev Saude Pub. 2003;37(2):237-41.
44. Bergamo FMM, Biasi F, Sakate M. Ataque de abelhas africanizadas: o que fazer? – revisão. Porto Feliz. Cães Gatos. 2000;14(88):16-21.
45. Hahn I, Lewin NA. Arthropods. In: Goldfrank LR, Flomenbaum NE, Lewin NA. Goldfrank's toxicologic emergencies. 7. ed. New York: McGraw-Hill; 2002.
46. Machado LHA, Antunes MIPP, Mazini AM *et al.* Necrotic skin lesion in a dog attributed to loxosceles (brownspider) bite: a case report. J Venom Anim Toxins Incl Trop Dis. 2009;15(3):572-81.
47. Antunes E, Málaque CMS. Mecanismo de ação do veneno de Phoneutria e aspectos clínicos do foneutrismo. In: Cardoso JLC, França FOS, Wen FH *et al.* (editors). Animais peçonhentos no Brasil. Biologia, clínica e terapêutica dos acidentes. São Paulo, Brazil: Sarvier/FAPESP; 2003:150-9.

77

Micotoxicoses em Pequenos Animais

Patrícia Marques Munhoz • Michiko Sakate

INTRODUÇÃO

Por várias razões, a indústria de alimentos para cães e gatos visa produzir alimentos com maior tempo de prateleira e que mantenham a saúde dos animais que os consomem. A principal técnica empregada para prevenir ou retardar a deterioração dos alimentos é a combinação de parâmetros, que podem atuar de maneira sinérgica para prevenir ou retardar o desenvolvimento microbiano. Os parâmetros mais comumente empregados são: reduções da atividade da água, redução do pH, tratamento térmico e uso de antimicrobianos. O alto teor de umidade favorece o aparecimento de fungos, tanto nos grãos, ainda no campo ou mal armazenados, quanto nos alimentos já processados e prontos para consumo. A falta de controle da umidade durante o armazenamento é condição favorável para o desenvolvimento de fungos, podendo comprometer todo o alimento pelo contato com partículas contaminadas.[1]

Os fungos estão amplamente distribuídos em solo, plantas, matéria orgânica em decomposição, água, ar e poeira. Consequentemente, produtos não processados de origens animal e vegetal podem tornar-se contaminados por uma grande variedade de espécies fúngicas. As micotoxicoses são doenças originadas da ingestão de metabólitos secundários tóxicos produzidos por fungos.[2] As micotoxicoses já relatadas em cães envolvem aflatoxinas, deoxinivalenol (DON; vomitoxina), ocratoxina A (OTA), zearalenona, citrinina, roquefortina e penitren A.[3] Os sintomas clínicos variam muito e incluem vômito, depressão, polidipsia, poliúria, anorexia, icterícia e redução do crescimento, mas a mortalidade é considerada baixa.[4]

As micotoxinas são metabólitos secundários de fungos filamentosos, principalmente dos gêneros *Aspergillus*, *Penicillium* e *Fusarium*, sendo, portanto, uma consequência do crescimento fúngico. Os fungos produzem micotoxinas quando a planta colonizada está sob condições de estresse, como mudanças bruscas de temperatura, umidade, ventilação e na presença de agentes agressores, como insetos. Os fungos que produzem micotoxinas de importância veterinária crescem em ampla variedade de substratos, incluindo grãos e subprodutos de grãos, principalmente milho, trigo, soja e arroz, geralmente usados na formulação de ração de cães.[5] No Brasil, assim como em muitas outras partes do mundo, as micotoxinas têm sido detectadas em vários alimentos, e são consideradas um dos mais perigosos contaminantes de alimentos e rações animais.[6]

De maneira geral, as micotoxinas apresentam grande estabilidade química, permitindo sua persistência no alimento, mesmo após a remoção dos fungos pelos processos normais de industrialização e embalagem, ou seja, ainda que o alimento seja processado. A doença ou síndrome que resulta da ingestão de alimentos contaminados por micotoxinas denomina-se "micotoxicose", pode causar ao organismo humano ou animal diversos danos no crescimento, prejudicando o seu metabolismo e provocando o desenvolvimento de tumores. Essas enfermidades causadas pelas micotoxinas são caracterizadas por síndromes difusas, com predomínio de lesões em determinados órgãos, como fígado, rins, tecido epitelial e sistema nervoso central (SNC), dependendo do tipo da toxina.[7] É importante ressaltar que pode haver interação entre as micotoxinas. Essa interação acontece quando muitos ingredientes são misturados para a obtenção de um produto final, ou ainda quando fungos produzem múltiplas micotoxinas simultaneamente (p. ex., fungos dos gêneros *Fusarium* e *Penicillium*). Níveis conhecidos e seguros podem ser alterados pela presença de outras micotoxinas. Essa inclusão pode ser sinérgica ou aditiva. A interação sinérgica ocorre quando os efeitos de diferentes micotoxinas são expressos simultaneamente, os compostos atuam em locais diferentes ou com diferentes mecanismos de ação, mas o quadro clínico resultante da ação combinada é pior do que o causado por uma delas somente. A interação aditiva ocorre quando diferentes micotoxinas se unem para produzir um efeito e exacerbá-lo, os compostos atuam no mesmo local e com o mesmo mecanismo de ação.[8] As interações são complexas e resultam em um conjunto de efeitos característicos que diferem, sobremaneira, daqueles observados quando se considera uma micotoxina isolada. Esse fato resulta em maior dificuldade no diagnóstico e enfatiza a necessidade de identificar as interações, para que se possa reconhecê-las quando se manifestarem.[5]

Também é importante o fato de que a mesma micotoxina pode ser produzida por fungos diferentes, como é o caso das aflatoxinas que podem ser produzidas por *Aspergillus flavus* e *Aspergillus parasiticum*. Por outro lado, a mesma espécie de fungo pode produzir mais de uma micotoxina, como é o caso de *Fusarium graminearum*, que pode tanto produzir zearalenona como DON.[9]

As micotoxinas entram no organismo com grãos ou alimentos derivados deles e, após absorção e metabolização hepática, exercem efeitos deletérios em determinados órgãos.[2] Estima-se que existam mais de 300 diferentes tipos de metabólitos secundários tóxicos produzidos por várias espécies de fungos, mas que apenas 30 deles sejam capazes de causar intoxicações.[5] A contaminação de alimentos por micotoxinas pode promover consideráveis prejuízos de ordens econômica, sanitária e comercial, respectivamente, em decorrência da perda de produtos vegetais e redução na produção de alimentos de origem animal, das frequentes exposições humana e animal a essas toxinas e das restrições comerciais à exportação de produtos agropecuários.[10] Nos EUA, as perdas econômicas na produção anual de milho e amendoim contaminados por aflatoxinas são de aproximadamente 47 milhões de dólares, enquanto aquelas referentes à pecuária são estimadas em 4 milhões de dólares por ano.[5] No Brasil, o clima caracterizado por umidade e temperatura elevadas, associado às condições inadequadas de plantio, coleta, secagem, transporte e armazenamento de produtos agrícolas, favorece a proliferação de fungos toxigênicos.[10]

MICOTOXINAS EM RAÇÕES ANIMAIS

O primeiro tópico a ser abordado com relação às micotoxinas, em rações para animais, é a questão da visualização de fungos na ração. Nem sempre rações com fungos apresentam teores de micotoxinas e nem sempre as rações sem fungos são isentas de micotoxinas. A aparência da ração ou a presença de esporos de fungo não são bons indicadores da existência de micotoxinas nas rações. Essa constatação advém do fato de os fungos se desenvolverem e eventualmente produzirem micotoxinas a partir da lavoura ou na armazenagem das matérias-primas das rações, que resultarão em um produto final contaminado. Assim, as rações podem ter uma ótima "aparência", mas podem estar contaminadas com micotoxinas produzidas antes da coleta. Por outro lado, condições não adequadas de armazenagem das rações podem favorecer o desenvolvimento de fungos, mas essa condição específica não é necessariamente boa para a formação de micotoxinas. A resposta a algumas micotoxinas em animais tende a ser subaguda ou crônica, e os sintomas clínicos, sutis e vagos. A maneira mais apropriada de detectar a presença de micotoxinas nas rações é por observação dos sintomas clínicos nos animais ou por envio de amostras a laboratórios para a detecção de micotoxinas específicas associadas aos sintomas clínicos observados.[11]

O objetivo deste capítulo é abordar, mediante uma revisão de literatura científica, dados referentes às micotoxicoses em pequenos animais. Serão detalhadas particularidades de cada uma das micotoxinas, bem como as principais características de sintomatologia clínica de cada uma das intoxicações, proporcionando assim maior entendimento dessas substâncias e seus efeitos como importantes xenobióticos.

AFLATOXINAS

Entre as micotoxinas, as aflatoxinas (AFB_1, AFB_2, AFG_1 e AFG_2) representam a principal classe e são produzidas por três espécies de *Aspergillus* (*A. flavus*, *A. parasiticus* e *A. nomius*), sendo frequentemente encontradas em amendoim, pistache, cereais, milho, arroz e figo. As iniciais B e G devem-se ao fato de apresentarem fluorescência azulada e esverdeada, respectivamente, quando observadas sob luz ultravioleta. Os efeitos tóxicos das aflatoxinas incluem atividades imunossupressora, mutagênica, teratogênica e hepatocarcinogênica. A aflatoxina AFB_1 é o mais potente hepatocarcinógeno descrito em mamíferos e é classificada no grupo 1 (provável carcinógeno) pela International Agency of Research on Cancer,[5] além de ser citada como promotora de efeitos mutagênicos[12] e teratogênicos.[13]

Importância das aflatoxinas como contaminantes de rações animais

Grande parte das rações para animais de companhia, comumente consideradas alimentos completos, formula-se à base de cereais e deve incluir todos os nutrientes necessários a uma alimentação adequada. No alimento balanceado consumido por cães, os cereais constituem-se na matéria-prima principal. Entretanto, esses ingredientes agrícolas utilizados na formulação de rações, como milho, trigo, soja e farelo de algodão, constituem substratos suscetíveis ao desenvolvimento de fungos e, em alguns casos, à consequente produção de aflatoxinas.[14] Os danos causados pelos fungos estão relacionados com perdas nutricionais de matérias-primas e alimentos completos e, dependendo da espécie fúngica e condições favoráveis, produzem toxinas. Com a deterioração causada pelos fungos, o odor do alimento é alterado e pode fazer com que os cães deixem de ingerir esse alimento.[1]

A contaminação dos alimentos por aflatoxinas constitui-se em um grave problema para a saúde animal e pública, e a manutenção de um controle contínuo e sistemático da qualidade das matérias-primas utilizadas na fabricação de alimentos e rações faz-se necessária, evitando assim a industrialização de produtos e subprodutos alimentares impróprios ao consumo.[15]

Diversos países têm estabelecido limites para a presença de aflatoxinas em alimentos destinados aos consumos humano e animal. Entretanto, nem sempre os níveis mínimos de contaminação tolerados pelas legislações são seguros para prevenir os efeitos crônicos, especialmente o efeito carcinogênico dessas toxinas. No Brasil, o limite máximo de tolerância à presença de aflatoxinas ($B_1 + B_2 + G_1 + G_2$) em alimentos destinados ao consumo animal (matérias-primas e rações), é de 50 µ/kg.[16] Rações que contêm concentrações acima de 60 µ/kg de AFB_1 já causaram súbito início de aflatoxicose em animais de estimação[17] e, ainda assim, a presença de aflatoxinas em vários produtos alimentícios, incluindo rações, em níveis de contaminação superiores ao permitido pela legislação brasileira, tem sido verificada em diversas regiões do país.[18,19]

Há relato de estudo envolvendo 100 amostras de ração para animais domésticos, sendo 45 para cães, 25 para gatos e 30 para pássaros. Detectou-se aflatoxina em 12% das amostras, com o uso de metodologia de cromatografia em camada delgada de sílica. A concentração total de aflatoxinas foi de 15 a 374 ng/g, com média de 131 ng/g. Todas as amostras de ração que continham amendoim ou derivados foram positivas para aflatoxinas. Assim, programas de monitoramento de aflatoxinas nos alimentos ainda constituem a principal estratégia para a redução dos riscos de exposição dos animais e do ser humano.[20]

Breve histórico | Aflatoxicose em cães

O primeiro relato de aflatoxicose em cães data de 1952 nos EUA, quando uma ração contaminada por fungos foi considerada a causa da doença hepática em cães e denominada "hepatite X". A doença foi reproduzida experimentalmente em cães, em 1955, pela administração de uma ração comercial.[21] Foi apenas após a descoberta das aflatoxinas que se correlacionou a "hepatite X" à aflatoxicose observada em cães.[22]

Diversos casos foram relatados em cães, antes dos anos 1970, incluindo um caso em que diversos cães morreram em Nova York após serem alimentados com ração comercial que continha 60 µ/kg de aflatoxina B_1.[23] Nos anos 1980, outro caso de aflatoxicose em cães foi documentado na África do Sul, no qual diversos cães vieram a óbito de maneira súbita, demonstrando o caráter clínico agudo da intoxicação. Nesse episódio, a análise de várias amostras de ração revelou 100 a 300 µ/kg de aflatoxina B_1.[19] A evolução de métodos analíticos, de controle e proteção dos grãos contra aflatoxinas reduziu bastante a incidência da aflatoxicose em pequenos animais. Nos anos 1990, um único episódio de aflatoxicose foi documentado nos EUA, situação em que vários cães consumiram uma ração contendo 100 a 300 µ/kg de aflatoxina B_1 por um período de 3 a 4 meses.[5]

Toxicidade das aflatoxinas

A toxicidade das aflatoxinas varia de acordo com a espécie animal, idade, sexo, estado nutricional, tempo de exposição à toxina e quantidade da toxina ingerida.[24] Animais mais jovens, geralmente, são mais suscetíveis aos efeitos tóxicos dessas toxinas, uma vez que seus sistemas enzimáticos hepáticos ainda não estão completamente desenvolvidos.[4] Sabe-se também que os cães e os gatos são extremamente sensíveis. A DL_{50} da AFB_1 nos cães é 0,5 a 1 mg/kg, e nos gatos é 0,3 a 0,6 mg/kg.[4,24,25]

A sensibilidade depende da suscetibilidade individual, que, por sua vez, depende de idade, estados hormonal (gestação) e nutricional, além de outros fatores. Animais de estimação gestantes e jovens são mais sensíveis à toxicidade da AFB_1 do que adultos ou animais não gestantes.[3]

Nas populações animais que porventura ingerirem alimentos contaminados por uma quantidade considerável de aflatoxinas, uma série de problemas de saúde pode aflorar. A resistência natural a doenças fica reduzida e a proteção das vacinas também pode ficar prejudicada. Os sintomas clínicos aparentes da aflatoxicose podem, portanto, estar limitados apenas a aumento da ocorrência e da gravidade de doenças infecciosas. A recuperação das doenças infecciosas pode ser prolongada e necessitar de outros tratamentos. As provas das disfunções imunológicas são as infecções frequentes causadas por organismos que geralmente não são patogênicos.[8]

Aflatoxinas | Toxicocinética e toxicodinâmica

Em razão de sua lipossolubilidade, as aflatoxinas são rapidamente absorvidas no trato gastrintesinal (TGI), sendo então distribuídas aos diferentes órgãos, como músculos, rins, tecido adiposo e principalmente fígado, no qual as maiores concentrações podem ser encontradas.[26] Uma quantidade muito pequena de aflatoxinas é transferida ao sistema linfático. Sabe-se que os animais jovens absorvem aflatoxinas mais eficientemente que os animais idosos.[8]

No fígado, as aflatoxinas são biotransformadas pelo sistema enzimático das oxidases de função mista. A biotransformação nos tecidos de mamíferos é realizada primeiramente pelo sistema microssomal de mono-oxigenases de função mista do citocromo P450, enzimas encontradas em vários tecidos, mas com maior atividade e concentração no fígado, mais especificamente na área centrolobular, principal local de concentração dessas enzimas. Essa capacidade enzimática difere entre animais, explicando as grandes variações no metabolismo da aflatoxina entre espécies animais e entre indivíduos. O metabolismo também é influenciado por sexo, idade, higidez e dieta.[8]

As principais vias de eliminação das aflatoxinas e seus metabólitos são a urinária e a fecal, embora a secreção láctea também seja considerada uma via de excreção da aflatoxina M_1.[5] Mais de 90% da AFB_1 ingerida geralmente são eliminados do organismo no período de 24 horas, embora pequenas quantidades de aflatoxinas não sejam excretadas, podendo permanecer nos tecidos por longos períodos.[27] Não existem estudos sobre a presença de metabólitos no leite de cadelas e de gatas, nem de seus danos para filhotes, mas, em outras espécies, a quantidade de metabólitos no leite é muito inferior à quantidade ingerida com o alimento.[5]

Aflatoxicose em pequenos animais

Sintomas clínicos

A ingestão de aflatoxinas pelos animais pode resultar em casos clínicos de aflatoxicose aguda, subcrônica ou crônica. Entre os seus efeitos tóxicos, destacam-se lesões hepáticas, imunodepressão, carcinogenicidade, mutagenicidade e teratogênese.[3]

A aflatoxicose aguda ocorre quando os cães são alimentados com grandes quantidades de AFB_1 (> 1 mg/kg na dieta). Geralmente, um cão afetado apresenta quadro de êmese dentro de horas após a ingestão do alimento contaminado, seguido de anorexia, depressão grave, sede, polidipsia e poliúria. Também pode-se observar quadro de hemorragia e, como consequência, geralmente os cães mostram-se anêmicos. A morte do animal ocorre em 3 dias do início dos sintomas.[22] As alterações de coagulação estão relacionadas com a estrutura química das aflatoxinas, que se comportariam como cumarínicos, exercendo um efeito anticoagulante por estimular a síntese incorreta dos fatores de coagulação dependentes da vitamina K.[28] A febre não é uma característica de aflatoxicose em animais de estimação.[22]

Os casos subagudos em animais de estimação ocorrem depois da exposição a quantidades moderadas de aflatoxina AFB_1, durante um período que compreende 2 a 3 semanas. Os cães ou gatos afetados apresentam-se com letargia, anorexia, poliúria, polidipsia, elevação das enzimas hepáticas e icterícia. A morte se dá, em muitos casos, por coagulação intravascular disseminada (CID). As concentrações dietéticas de 0,5 a 1 mg/kg de AFB_1 podem causar esses sintomas.[22] Na ocasião da necropsia, o fígado geralmente está aumentado, pálido e amarelado.[29]

A aflatoxicose crônica é causada pelo consumo, continuado ou intermitente, de dietas que contêm pequenas a moderadas quantidades de aflatoxinas. O consumo de concentrações dietéticas de AFB_1 entre 50 e 300 µ/kg, em um período de 6 a 8 semanas, pode causar aflatoxicose crônica. Os animais terão sinais de letargia, anorexia, poliúria, polidipsia, icterícia proeminente e aumento das enzimas hepáticas. A ingestão crônica de baixas quantidades de AFB_1 na alimentação (20 a 100 µ/kg) também pode causar imunossupressão, seguida de sintomas clínicos não específicos, incluindo suscetibilidade aumentada a infecções virais, bacterianas, fúngicas ou parasitárias.[22] Não raramente, observa-se cirrose hepática na necropsia.[29]

Os sintomas clínicos de depressão, anorexia, icterícia e hematoquezia podem ser encontrados em ambas as formas clínicas da aflatoxicose. Pode-se observar também urina de coloração amarelo-alaranjada, hemorragia, hematêmese e sangramento no local da venipuntura.[30] A medula óssea é o principal local da hematopoese em animais adultos normais. A função primária da medula óssea é produção e maturação de eritrócitos, granulócitos, monócitos e plaquetas. Casos de hiperplasia da medula óssea na diáfise femoral já foram observados em cães intoxicados naturalmente por aflatoxina.[17]

Outro efeito a longo prazo das aflatoxinas é o câncer. A exposição a uma grande quantidade de aflatoxinas tem o potencial de desenvolver câncer hepático nos animais de estimação que se recuperam dos efeitos das exposições aguda, subcrônica ou crônica. Consequentemente, a exposição às aflatoxinas pode ter implicações em médio ou longo prazo para a saúde desses animais.[3]

Achados laboratoriais das aflatoxicoses

Os dados laboratoriais em casos de aflatoxicose em geral devem refletir toxicidade hepatocelular e mudanças secundárias nos parâmetros sanguíneos,[31] incluindo contagem leucocitária normal, porém moderada leucocitose em cães com aflatoxicose.[21]

Na intoxicação aguda por aflatoxinas, o fígado é o primeiro órgão-alvo, ocorrendo então icterícia e bilirrubinúria. Há elevação significativa de enzimas séricas hepáticas pela lesão de hepatócitos e extravasamento delas, especialmente aspartato aminotransferase (AST), alanina aminotransferase (ALT) e lactato desidrogenase (LDH).[22] Outra observação significativa é a CID, que ocorre geralmente no paciente terminal. A hemorragia ocorre em cavidades do corpo e em superfícies da submucosa e subserosa. Há também o aparecimento de hematoquezia e hematêmese.[23] A alteração de coagulação é caracterizada pela hipofibrinogenemia, aumento do tempo de protrombina (TP) e do tempo de tromboplastina parcial ativada (TTPA) e grave trombocitopenia. Considerando que as principais lesões dessas toxinas se localizam no fígado, observam-se, mais frequentemente, fibrose, proliferação dos ductos biliares, infiltração por lipídios e necrose. Esses efeitos decorrem, possivelmente, das interações entre as aflatoxinas e proteínas celulares, interferindo na síntese proteica e no metabolismo de carboidratos e lipídios. As manifestações clínicas e bioquímicas de hepatotoxicidade incluem icterícia, hemorragia, redução do nível sérico de proteínas sintetizadas pelo fígado e distúrbios no processo de coagulação sanguínea.[27]

Nos casos crônicos, há extensa fibrose hepática e hiperplasia do ducto biliar. Os cães afetados cronicamente apresentam micro-hepatia devido à fibrose. Pode ocorrer também acentuada atrofia lobular, fibrose portal formando pontes fibróticas e nódulos de regeneração hepatocelular. A microscopia eletrônica revela acentuada fibrose e regeneração hepatocelular.[29]

Aflatoxinas e efeitos imunotóxicos

A aflatoxina é um agente imunomodulador que atua primeiramente na imunidade celular e na função das células fagocíticas, pois reduz a atividade de linfócitos e pode alterar macrófagos que auxiliam linfócitos. O estresse oxidativo causado pelo consumo de aflatoxinas seria responsável por quebrar a comunicação entre as células imunes. Essas células contêm altos níveis de ácidos graxos poli-insaturados e receptores sensíveis na superfície celular, que seriam importantes alvos do ataque dos radicais livres. Estes causam danos nos receptores e diminuição das moléculas comunicantes produzidas por macrófagos, como citocinas e eicosanoides. Isso desregularia o sistema imune, acarretando imunossupressão. A expressiva inibição das sínteses de RNA, DNA e proteínas também é responsável pela ação imunossupressora das aflatoxinas, assim como sua capacidade de induzir e acelerar a apoptose em linfócitos. O resultado é a redução da produção de anticorpos e os animais não responderão às imunizações regulares.[3]

DEOXINIVALENOL

O DON, também conhecido como vomitoxina, é um membro dos tricotecenos, grupo de micotoxinas produzido por fungos do gênero *Fusarium* spp., geralmente encontrado no milho.[3] Uma característica da vomitoxina é provocar vômitos e recusar alimentos,[9] fato constatado em 1972, quando o milho contaminado por DON foi oferecido a suínos. Posteriormente, informações importantes sobre a intoxicação em pequenos animais também foram publicadas.[32]

A intoxicação por consumo de alimentos contaminados por DON provoca uma síndrome gastroentérica, sendo afetados principalmente os sistemas digestório, nervoso, circulatório e também a pele.[9] Os sintomas clínicos de toxicidade aguda de DON em animais de companhia incluem anorexia, regurgitação, vômito, irritação cutânea, diarreia, hemorragias, abortamento (mamíferos) e até morte. A hemorragia gastrintestinal é um sinal agudo, enquanto perda de peso e de apetite são sequelas mais crônicas.[3]

Bioquimicamente, o principal efeito tóxico das micotoxinas tricotecenas, à semelhança da aflatoxina, é a inibição da síntese proteica seguida de interrupção secundária da síntese de DNA e de RNA,[9] ocasionando, consequentemente, morte celular. Por esse motivo, o DON é imunossupressor (predispõe animais afetados a doenças infecciosas) e ainda causa redução no crescimento.[3]

A ação tóxica dessas micotoxinas consiste em necrose extensa de pele e mucosa bucal, quando em contato direto com a toxina. Sintomatologia aguda do TGI, degeneração da medula óssea e significativa inibição do sistema imune também podem ser observadas como decorrência de intoxicação por DON.[9]

O processo de extrusão não destrói DON, ou seja, a utilização do milho contaminado por essa micotoxina resultará em sua presença na ração.[32] Foi realizado um experimento no qual os pesquisadores expuseram cães a uma ração comercial contendo DON, variando de 0 a 10 mg/kg da micotoxina. O achado mais significativo foi a recusa da alimentação pelos cães que receberam ração com mais de 4,5 mg/kg de DON. Os gatos também foram estudados e demonstraram menor sensibilidade que os cães, pois a recusa da alimentação foi observada apenas em concentrações acima de 8 a 10 mg/kg. Esses resultados sugerem que os cães podem ser quase tão sensíveis quanto suínos (concentrações acima de 1 mg/kg de DON originam redução da ingestão de alimentos em suínos), no que diz respeito à recusa de alimentação.[3]

O nível máximo permitido de DON na ração de cães é de 0,5 mg/kg. É importante ressaltar que, sempre que a ração tiver cereais na sua constituição, o DON deve estar na lista de diagnóstico diferencial,[9] e que os fungos do gênero *Fusarium* têm tendência a produzir múltiplas toxinas de elevado poder irritativo e potencial para interagir sinergicamente com o DON e exacerbar os principais sintomas.[3]

OCRATOXINA A

As ocratoxinas são produzidas pelos fungos *Penicillium* e *Aspergillus*, principalmente por *P. verrocosum* e *A. ochraceus*. Essas são espécies de fungos de armazenamento, mas que também podem crescer no campo. Consequentemente, esses fungos têm potencial de produzir ocratoxinas em casa, após a compra da ração, se esta não for armazenada adequadamente.[3] Entre as sete espécies de ocratoxinas produzidas por fungos, a mais tóxica é a OTA.[9]

A OTA foi isolada de cereais como milho, aveia, trigo e cevada,[3] mas também pode ser encontrada em produtos de origem animal, devido à sua estreita ligação com proteínas plasmáticas e longa permanência em tecidos animais.[5]

O mecanismo de ação da ocratoxina está relacionado com o seu acúmulo nos rins (órgão-alvo da ocratoxicose em cães, assim como em outras espécies), pelo alto fluxo sanguíneo e reabsorção tubular. A principal síndrome causada pela OTA é a nefrotóxica, porém também podem ser observados distúrbios hepáticos. Pesquisas revelaram alta frequência de OTA na ração de cães e gatos, sendo também encontrada em amostras de rins de gatos, porém nenhuma correlação foi encontrada entre a presença de OTA e os achados histopatológicos nos rins. São consideradas, assim, como as demais micotoxinas, substâncias imunossupressoras.[9]

Um estudo experimental, envolvendo cães da raça Beagle, revelou a alta sensibilidade dos cães a essa toxina. Com a dose por via oral de 0,2 a 0,3 mg/kg, o óbito ocorreu dentro de 10 a 14 dias da intoxicação. Os sintomas observados foram perda de apetite, vômito, tenesmo, hipertermia, tonsilite, diarreia sanguinolenta, polidipsia, poliúria, desidratação, paralisia e morte. Os achados de necropsia foram rins pálidos, tonsilas hiperêmicas, enterite sanguinolenta em íleo, ceco, cólon e reto, linfonodos edemaciados, hiperêmicos e parcialmente necróticos. Histologicamente, observaram-se descamação e necrose do epitélio dos túbulos renais proximais, assim como dilatação e proliferação do retículo endoplasmático das células do epitélio dos túbulos proximais.[23]

Outro estudo envolvendo cães, com dose por via oral de 0,2 a 0,3 mg/kg de OTA, por um período de 2 semanas, revelou sintomas semelhantes aos encontrados no estudo mencionado anteriormente. A mínima dose tóxica por via oral foi de 0,2 mg/kg e, logo após a administração, os cães mostraram-se agitados e com respiração ofegante. Tornaram-se prostrados e vomitaram cerca de 15 a 20 minutos após a intoxicação experimental. Outros sintomas observados foram anorexia, ansiedade e engasgos. À necropsia, tais cães revelaram necrose dos tecidos linfoides no baço, tonsilas, timo e linfonodos periféricos. A adição de citrinina (outra micotoxina) fez aumentar a taxa de mortalidade entre os cães e propiciou quadro de piora na gravidade dos sintomas, revelando assim a existência de um efeito sinérgico entre essas duas micotoxinas.[32]

ZEARALENONA

A zearalenona é um metabólito fúngico de espécies do gênero *Fusarium*, produzida principalmente por *F. graminearum*. Sua produção é favorecida por elevada umidade e baixas temperaturas.[5] A principal síndrome ocasionada por essa micotoxina diz respeito a seu efeito estrogênico, afetando todo o sistema reprodutivo. A zearalenona liga-se aos receptores de estrogênio, influenciando a transcrição dependente desse hormônio no núcleo da célula. Basicamente, a zearalenona e seus metabólitos podem ligar-se diretamente aos receptores de estrogênio no citoplasma e deslocar os receptores para o núcleo. No núcleo, a estimulação do RNA leva à síntese proteica e aos sintomas de hiperestrogenismo.[9]

Os efeitos observados em cães foram redução da fertilidade, aumento de absorção de embriões, redução do tamanho da ninhada, alterações dos níveis séricos de progesterona e estradiol e alterações no peso da adrenal, tireoide e hipófise. Em cães intoxicados experimentalmente, houve redução do número de corpos lúteos após 13 semanas de ingestão de zearalenona diária de 1 mg/kg. Ainda se encontra em fase de pesquisa se essa micotoxina seria ou não capaz de causar efeito carcinogênico em cadelas.[9]

CITRININA

A citrinina é um subproduto metabólico de origem cumarínica, proveniente do crescimento de várias espécies de fungos dos gêneros *Penicillium* e *Aspergillus*, principalmente *P. citrinum*, *P. verrucosum* e *A. ochraceus*. Essa e outras micotoxinas são produzidas durante o desenvolvimento fúngico em grãos, alimentos processados e produtos alimentícios, oriundos ou não do processamento e da manipulação em citricultura. A citrinina pode ser sintetizada com OTA, pois ambas são metabólitos de fungos semelhantes. Os rins são os órgãos-alvo na intoxicação por citrinina. Entretanto, a citrinina é 10 vezes menos nefrotóxica que a OTA. Mesmo assim, o consumo de baixa concentração, por animais sensíveis às micotoxinas, pode conduzi-los à morte dentro de poucas horas.[2]

A citrinina foi caracterizada por não afetar a produção de anticorpos,[33] a despeito de causar modificações drásticas nos níveis de leucócitos circulantes, com consequente leucopenia.[34] Verificou-se ainda que a citrinina também pode estar associada à indução de blastogênese linfocitária.[35]

Os cães que são intoxicados experimentalmente por citrinina apresentam tenesmo, secreção nasal e lacrimejamento profusos. A citrinina é um emético muito forte em cães. Parece improvável que ela possa causar intoxicação isoladamente, pois essa micotoxina é um irritante gástrico e, portanto, induz prontamente os mecanismos de proteção gástrica, que incluem êmese e recusa em se alimentar.[3]

O sinal clínico mais evidente em cães que receberam experimentalmente 5 ou 10 mg/kg de citrinina durante um período de 14 dias foi a perda de peso devido ao vômito e à recusa na alimentação, e também engasgos, tenesmo e aumento da LDH, seguidos de prostração e morte. A urinálise revelou cilindros celulares e granulares, cetonúria, proteinúria e glicosúria. A necropsia revelou peritonite local e intussuscepção intestinal. A histopatologia renal revelou degeneração e necrose com descamação do epitélio tubular.[35]

MICOTOXINAS TREMORGÊNICAS

A roquefortina e o penitren A são duas micotoxinas tremorgênicas de grande importância para animais de companhia. O penitren A é produzido por fungos do gênero *Penicillium*, principalmente *P. crustosum*. Esse fungo cresce em cereais e na matéria orgânica em decomposição. A roquefortina também é produzida por fungos do gênero *Penicillium*. Originalmente, pensou-se que fosse produzido apenas pelo *P. roqueforti*, um fungo usado na manufatura do queijo gorgonzola, mas diversas outras espécies de *Penicillium* foram recentemente identificadas, produzindo essa micotoxina em muitos substratos, como grãos, sopa estragada e lixo. Consequentemente, podem ser classificados como fungos de armazenamento, pois podem crescer na ração de cães armazenada inadequadamente.[2]

O penitren A e a roquefortina são produzidos simultaneamente em quase todos os casos. Os fungos que produzem essas micotoxinas desenvolvem-se nos cereais usados na produção de ração para cães. Desse modo, é importante que as fábricas de ração estejam cientes dos perigos dessas micotoxinas.[3]

Os sintomas clínicos associados a micotoxicoses tremorgênicas em cães incluem fraqueza, tremores musculares, irritabilidade, rigidez, hiperatividade, febre, ataxia, convulsões e morte. A presença de vômito geralmente precede os sinais neurológicos. Trata-se de uma intoxicação muitas vezes mal diagnosticada por ser facilmente confundida com envenenamento por estriquinina, por pesticidas ou outros compostos que podem causar episódios de tremores e convulsões em cães.[3]

O penitren A é uma potente micotoxina tremorgênica. Estudos experimentais demostraram que a menor dose capaz de causar tremores em cães foi 0,125 mg/kg e, nesse caso, os cães apresentaram recuperação completa. Elevadas doses orais de penitren A (> 2,5 mg/kg) foram responsáveis por ocasionar necrose hepática com elevação das enzimas de extravasamento hepáticas, principalmente a LDH e a ALT. Também foi observado aumento da creatinoquinase (CK), provavelmente como consequência dos tremores musculares. A intoxicação por roquefortina e/ou por penitren A tem sido frequentemente encontrada e relatada na prática clínica dos EUA e Europa.[3] Entretanto, os mecanismos de ação dessas micotoxinas tremorgênicas ainda não foram pesquisados.[2]

Tratamento

O tratamento inclui terapia de suporte para as correções da sintomatologia clínica observada nos animais domésticos acometidos por micotoxicoses. Recomenda-se a administração por via intravenosa de solução eletrolítica, podendo esta ser suplementada com cloreto de potássio. A administração de vitamina K, ampicilina e sucralfato também é indicada. A nutrição do animal deverá ser realizada por via parenteral, caso necessário, e também é indicada, para os casos mais graves, a transfusão de sangue fresco refrigerado.[36]

MEDIDAS PROFILÁTICAS

Como os alimentos para cães e gatos são, em sua maioria, constituídos por cereais, e alguns desses animais dispõem apenas dessas rações para sua dieta, é necessário um controle efetivo de micotoxinas. Esforços têm sido envidados por pesquisadores e autoridades para avaliar a incidência de micotoxinas em alimentos, mas os resultados são sempre considerados "aproximados" ou "inexatos", em razão das grandes dificuldades atribuídas aos procedimentos de amostragem ou a erros analíticos. Para garantir a qualidade desse tipo de análise, devem ser observadas regras para sua realização com um grau de incerteza que seja o menor possível. Entre elas, pode-se citar: verificar a representatividade da amostra, planejar cursos de treinamento, escolher a metodologia adequada e usar corretamente a vidraria e as soluções padrão.[37]

A adoção de técnicas de cultivo e manejo que inviabilizem o crescimento fúngico, como coleta dos cereais imediatamente após a maturação fisiológica, deixando os cereais menos expostos às intempéries, secagem e estoque em armazéns adequados para cada tipo de cereal ou subproduto, também constituem medidas profiláticas importantes. O monitoramento dos cereais e subprodutos por meio de técnicas de amostragem adequadas e análises micotoxicológicas antes de sua utilização também é uma boa prática, principalmente quando estes foram expostos a condições ecológicas favoráveis ao desenvolvimento de fungos. O uso de ácido orgânico pode auxiliar a conservação do alimento quando em situações de risco. A utilização de adsorventes naturais ou modificados pela adição de compostos enzimáticos ou biológicos nos alimentos merece maior aprofundamento científico, mas, em situações de campo, alguns têm apresentado resultados promissores.[26]

CONSIDERAÇÕES FINAIS

Tendo em vista que o desenvolvimento de fungos é o principal problema em grãos de cereais e derivados em todo o mundo, estando as rações para consumo animal sujeitas a contaminações por estes, sugere-se o monitoramento constante das micotoxinas por parte da indústria de rações para cães e gatos. Especial atenção por parte dos criadores também é fundamental, pois essas micotoxinas comprometem a saúde e, em consequência, o desempenho desses animais.

O estabelecimento de um programa de monitoramento com os profissionais da área de saúde e inspeção de alimentos também deve ser visto como um ponto importante, visando à formação de opinião pública sobre o potencial risco das micotoxicoses. Esse fato pode sugerir inclusive abordagens para prevenção e controle de micotoxinas, assim como o desenvolvimento de biomarcadores para avaliar o risco da exposição dos animais domésticos a esses toxicantes.

REFERÊNCIAS BIBLIOGRÁFICAS

1. Brito CBM. Efeito de diferentes níveis de umidade com e sem utilização de antifúngico em dietas para cães; 2006. [dissertação]. Setor de Ciências Agrárias. Universidade Federal do Paraná. Curitiba.
2. Muzolon P. Micotoxicoses em cães; 2008. [dissertação]. Setor de Ciências Agrárias. Universidade Federal do Paraná. Curitiba.
3. Rumbeiha WK. Clinical implications of mycotoxicosis in companion animals. Technical Symposium on Mycotoxin, Alltech, Inc, Nicholasville, KY; 2000.
4. Patterson DSP. Toxin-producing fungi and susceptible animal species. In: Wyllie TD, Morehouse LG. Mycotoxins, micotoxicosis. v. 1. New York: Marcel Dekker Inc.; 1977. p. 156-8.
5. Council of Agricultural Science and Technology (CAST). Mycotoxins: risk in plant, animal and human systems. Task Force Report, n. 139, EUA: CAST; 2003.
6. Abdulkadar AHW, Al-Ali AA, Al-Kildi AM, Al-Jedah JH. Mycotoxins in food products available in Qatar. Food Control. 2004;15:543.
7. Scussel VM. Micotoxinas em alimentos. Florianópolis: Insular; 1998.
8. Coppock RW, Christian RG. Aflatoxins. In: Gupta RC. Veterinary toxicology - Basic and Clinical principles. San Diego: Academic Press; 2007. p. 939-50.
9. Bauza R. Las Micotoxinas, una amenaza constante en la alimentación animal. In: IX Encuentro de nutrición y producción en animales monogástricos, Montevideo, Uruguay; 2007.
10. Carvalho ECQ. Micotoxinas e alimentos: implicações na saúde humana e animal. R Bras Ci Vet. 1995;2(1):27-31.
11. Almeida JL. Manejo em plantio direto no 2º planalto do Paraná e consequências sobre a produção de micotoxinas; 2006. [tese]. Universidade Federal do Paraná. Curitiba.
12. Chan K, Hsieh DPH, Lung ML. *In vitro* aflatoxin B1-induced p53 mutations. Cancer Lett. 2003;199:1-7.
13. Kihara T, Matsuo T, Sakamoto M, Yasuda Y, Tamamoto Y, Tanimura T. Effects of prenatal aflatoxina B1 exposure on behaviors of rat offspring. Toxicol Sci. 2000;53:392-9.
14. Mahmoud AL. Toxigenic fungi and mycotoxin content in poultry feedstuffs ingredients. J Basic Microbiol. 1993;33:101-4.
15. Sabino M, Lamardo LCA, Ichikawa AH *et al.* Ocorrência de aflatoxina B1 em produtos alimentícios e rações animais consumidos no estado de São Paulo e em várias outras regiões do Brasil, no período de 1980-1987. Rev Inst Adolpho Lutz. 1988;48(1/2):81-5.
16. Ministério da Agricultura. Portaria MA/SNAD/SFA nº 07/1988. Brasília: Diário Oficial da União (DOU). Seção I, p. 21968; 1988.
17. Bastianello SS, Nesbit JW, Williams MC *et al.* Pathologic findings in a natural outbreak of aflatoxicosis in dogs. Onderstepoort J Vet Res. 1987;54(4):635-40.
18. Baldissera MA, Santurio JM, Canto SH *et al.* Aflatoxinas, ocratoxina A e zearalenona em alimentos para consumo animal. Rev Inst Adolpho Lutz. 1993;53(1/2):5-10.
19. Corrêa B, Galhardo M, Costa EO *et al.* Distribution of molds and aflatoxins in dairy cattle feeds and raw milk. Rev Microb. 1997;28:279-83.
20. Galvano F, Galofaro V, Galvano G. Occurrence and stability of aflatoxin M1 in milk and milk products: a worldwise review. J Food Protec. 1996;59(10):1079-90.
21. Newberne PM, Bailey WS, Seibold HR. Notes on recent outbreak and experimental reproduction of hepatitis X in dogs. J Am Veter Med Assoc. 1955;127:59-62.
22. Newberne PM, Butler WH. Acute and chronic effects of aflatoxin on the liver of domestic and laboratory animals: a review. Cancer Res. 1969;29:236-50.
23. Greene CE, Barsanti JA, Jones BD. Disseminated intravascular coagulation complicating aflatoxicosis in dogs. Cornell Vet. 1977;67:29-49.
24. Diniz SPSS. Micotoxinas. Rio de Janeiro: Rural; 2002.
25. Moss MO. Risk assessment for aflatoxins in foodstuffs. Int Biodet Biodegrad. 2002;50:137-42.
26. OMS (Organización Mundial de la Salud). Critérios de salud ambiental 11: Micotoxinas. México: OMS; 1983. 131 p.
27. Cheeke PR, Shull LR. Mycotoxins. In: Natural toxicants in feeds and poisonous plants. EUA: AVI Publishing Company; 1985. p. 393-471.
28. Bababunmi EA, Thabrew I, Bassir O. Aflatoxin induced coagulopathy in different nutritionally classified animal species. World Rev Nut Diet. 1997;34:161-81.
29. Newman SJ, Smith JR, Stenske KA *et al.* Aflatoxicosis in nine dogs after exposure to contaminated commercial dog food. J Veter Diag Invest. 2007;19:168-75.
30. Schmidt C. Observações clínicas e hematológicas na aflatoxicose experimental em cães; 1994. 40 p. [dissertação]. Faculdade de Medicina Veterinária. Universidade Federal de Santa Maria. Santa Maria.
31. Nibbelink SK. Aflatoxicosis in food animals: a clinical review. Iowa State Univers Vet. 1986;48(1):28-31.
32. Hughes BJ, Hiesh GC, Jarvis BB. Effects of macrociclic thrichothecene mycotoxins on the immune system. Arch Environm Contam Toxicol. 1989;18:288-95.
33. Corrier DE. Mycotoxicosis: mechanisms of immunosuppression. Vet Immunol Imunophatol. 1991;30:73-87.
34. Herzog-Soares JDA. Relação parasito-hospedeiro: ação de subdoses de micotoxinas sobre a resposta imunitária em aves e mamíferos para coccídeas; 1997. 145 f. [tese]. Seropédica: Faculdade de Microbiologia Veterinária. Universidade Federal Rural do Rio de Janeiro.
35. Souza SVC, Vargas EA, Junqueira RG. Eficiência de um *kit* de ELISA na detecção e quantificação de aflatoxina M1 em leite e investigação da ocorrência no estado de Minas Gerais. Ciênc Tecnol Aliment. 1999;19(3):401-5.
36. Stenske AK, Smith JR, Newman SJ *et al.* Aflatoxicosis in dogs and dealing with suspected contaminated commercial foods. J Am Vet Med Assoc. 2006;228(11):1686-91.
37. Brera C, Miraglia M. Quality assurance in mycotoxins analysis. Microchem J. 1996;54:465-71.

78

Intoxicação por Saneantes Domissanitários

Rosa Maria Barilli Nogueira • Michiko Sakate

INTRODUÇÃO

Entre as substâncias que podem causar intoxicações, destacam-se os domissanitários – ou atualmente denominados "saneantes" pela Agência Nacional de Vigilância Sanitária (Anvisa) –, ou seja, de acordo com sua finalidade, são produtos de uso domiciliar destinados à aplicação em objetos, tecidos, superfícies inanimadas e ambientes. Eles são usados para limpeza, desinfecção, desinfestação, sanitização, desodorização, odorização e afins, além de desinfecção de água para consumo humano, hortifrutícolas e piscinas.[1]

Com a evolução da indústria química, a disponibilidade dos produtos saneantes e das composições de tais produtos tem aumentado significativamente no mercado, alguns com alto potencial tóxico, além de embalagens inadequadas e falta de informações quanto aos riscos para a saúde e ao tratamento em caso de intoxicações, constituindo um perigo para a saúde pública e de animais de estimação.

Os saneantes são produtos químicos, como ceras, inseticidas, desinfetantes, detergentes, alvejantes, desodorizantes, algicidas e fungicidas utilizados para limpeza em geral.[1]

No momento da compra de produtos de limpeza, é necessário verificar o rótulo da embalagem, que deve apresentar informações básicas, como data de fabricação, validade e número do lote, registro no Ministério da Saúde, quantidade, composição, técnico responsável, dados do fabricante, princípio ativo usado no produto, modo de usar, instruções para armazenamento/conservação e providências no caso de acidentes.[2]

No ambiente domiciliar, deve-se guardar os produtos em local seco, pois a umidade pode enferrujar recipientes metálicos, com perigo de vazamento do conteúdo; deixar longe do alcance dos animais, da luz para evitar a perda da eficácia dos produtos fotossensíveis, do calor ou dos aparelhos elétricos para evitar risco de incêndio ou explosão e de alimentos, bebidas, cosméticos e medicamentos. Os produtos nunca devem ser retirados da embalagem original nem misturados a outros produtos, pois pode ocorrer reações explosivas e liberação de vapores tóxicos; deve-se descartar de forma adequada as embalagens vazias, pois sempre sobra resíduos; não se deve perfurar nem atear fogo em embalagens vazias; utensílios domésticos (xícaras, copos, colheres) não devem ser usados como medida para saneantes e, caso sejam usados, devem ser separados somente para essa finalidade.[3]

As intoxicações por produtos saneantes dependem de sua disponibilidade no uso doméstico. O armazenamento em locais acessíveis aos animais, assim como o reaproveitamento de suas embalagens como bebedouros ou comedouros são causas comuns de intoxicação.[4] Nos casos em humanos, a maior incidência é encontrada em crianças e mulheres, que sofrem acidentes devido ao maior risco de acidente e manuseio desses produtos, respectivamente.

Os produtos de limpeza e higiene são de composição e toxicidade muito variadas e são encontrados em todos os ambientes da casa, principalmente cozinha, área de serviço, despensa, garagem, quarto, banheiro e jardim.[5]

Outro problema, não menos relevante, é o descarte das embalagens de forma errada. Na maioria das vezes, o descarte é realizado em lixo comum, e uma pequena parte, por reciclagem.

Os acidentes com produtos saneantes em pequenos animais ocorrem com pouca frequência e em geral não constituem problemas graves. Os quadros são, na maioria das vezes, agudos, sendo os casos crônicos de caráter irritativo ou sensibilizante de pele e mucosa, ocorrendo mais em animais jovens devido a sua agilidade e curiosidade.

De acordo com o Sistema Nacional de Informações Tóxico-Farmacológicas (Sinitox), os casos registrados de intoxicação animal por agente tóxico domissanitários ocorreram em maior número na região Sudeste, seguida de Sul, Centro-Oeste, Nordeste e Norte nos anos de 2014 a 2017 (Quadro 78.1).

MODOS MAIS COMUNS DE INTOXICAÇÃO

As vias de acidentes por produtos domissanitários são oral (ingestão), respiratória (inalação), cutânea (absorção) e ocular (Quadro 78.2).

Em geral, não há informações suficientes ou confiáveis sobre o agente tóxico e, por essa razão, os primeiros socorros devem ser de suporte vital.

Alguns estudos relatam que muitos produtos saneantes domissanitários de risco às saúdes humana e animal são armazenados em locais de fácil acesso, as embalagens podem não ser as originais do produto e existe pouca informação sobre o potencial risco dessa classe de produtos, o que contribui para a ocorrência de intoxicações.

CONDUTAS GERAIS DE PRIMEIROS SOCORROS

Devem ser mantidas as funções de órgãos vitais (função cardiorrespiratória), canulando-se uma veia para a administração de fármacos, mantendo-se as vias respiratórias desobstruídas e a temperatura corporal do paciente (aquecimento ou resfriamento), promovendo a diminuição do contato do produto com o paciente e atuando com medidas gerais de desintoxicação.[6] Alguns procedimentos específicos podem ser adotados:

- Tóxico ingerido
  - Paciente consciente: manter a temperatura corporal com o uso de aquecedores, cobertores ou bolsas de gelo; encaminhar o mais rápido possível para o atendimento; se possível, levar o frasco do produto ingerido
  - Paciente inconsciente: nunca oferecer líquido para o animal beber; verificar se a respiração está presente, se não,

QUADRO 78.1 Casos registrados de intoxicação animal por agente tóxico domissanitário nos anos de 2014 a 2017 nas diferentes regiões do Brasil.

Ano/Região	Sudeste	Sul	Centro-Oeste	Nordeste	Norte
2014	163	37	2	–	1
2015	143	37	3	1	–
2016	92	39	2	4	–
2017	01	24	1	3	1

Fonte (modificado): https://sinitox.icict.fiocruz.br/dados-regionais.

QUADRO 78.2 Sintomas mais comuns da intoxicação por ingestão, inalação e contato com a pele e os olhos.		
Ingestão	**Inalação**	**Contato com a pele e os olhos**
Queimaduras ou manchas ao redor da boca	Náuseas, vômito, síncope	Reações irritantes e eritema na pele
Respiração ou hálito com cheiro de veneno	Olhos irritados e vermelhos	Prurido
Salivação excessiva ou espuma pela boca, náuseas e/ou vômito	Dificuldade respiratória, tosse, mucosa cianótica	Reações tipo queimadura com bordas bem delimitadas
Dor na boca e/ou na garganta, dor abdominal	Agitação ou apatia extrema	Manchas na pele, alteração na cor da pelagem
Respiração anormal, tremores, agitação ou apatia	Inconsciência	Irritação dos olhos, secreção, congestão e hiperemia conjuntival

iniciar a respiração artificial; abrir a boca do animal e verificar se não existe obstrução; posicionar o animal em decúbito lateral, para evitar a aspiração de vômito espontâneo

- Tóxico inalado: levar o animal para um local fresco e com ventilação para expelir os gases o mais rapidamente possível; manter a função respiratória
- Contaminação da pele: colocar o animal sob chuveiro ou jato de água corrente para a retirada do produto; não tentar nenhum antídoto químico
- Contaminação dos olhos: separar bem as pálpebras, lavar os olhos durante 15 a 20 minutos com água corrente.

Outras condutas a serem adotadas diante de intoxicações são as seguintes:

- Se a intoxicação for provocada por um produto químico, procure sua embalagem. Geralmente poderão ser encontradas as informações sobre a substância que compõe o produto e o antídoto apropriado
- Outras informações úteis na identificação de um agente tóxico são: estado físico (líquido, pó, sólido), cheiro do produto, marca do produto, uso (qual a finalidade), se há rótulo de veneno e a cor do produto.

FENOL E DERIVADOS

Os fenóis são encontrados em antissépticos, germicidas, detergentes domésticos e desinfetantes. São popularmente conhecidos como creolina. O fenol, também chamado "ácido fênico" ou "carbólico", é uma substância sólida, esbranquiçada, aromática e solúvel em água.[1]

São produtos facilmente absorvidos pelo trato gastrintestinal (TGI); no entanto, na pele intacta, sua absorção é limitada. Após absorção, acumulam-se no fígado e nos rins, causando necrose tubular renal, e estimulam o centro respiratório, levando a hiperventilação e alcalose respiratória.[7]

Os gatos são muito mais sensíveis aos fenóis que outros mamíferos, pela deficiência que têm da enzima glicuroniltransferase, responsável pelo processo de conjugação hepática desses compostos.[8]

Sintomas clínicos

Estão presentes irritação e ulcerações da pele pelo contato direto, dores intensas, sintomas neurológicos, como tremores, incoordenação e fasciculações musculares leves, icterícia secundária a hemólise intravascular e lesão hepática, insuficiência renal, odor fenólico no ar expirado ou na pele de animais recentemente expostos.[9]

Os exames laboratoriais indicados são: análise de urina na qual podem ser encontradas proteinúria, hematúria e células epiteliais ou cilindros, refletindo lesão renal, além da possibilidade de serem detectados os metabólitos de fenóis e cresóis.[2,9]

Tratamento

- Exposição oral
  - Carvão ativado, catártico salino
  - Administração de albumina (clara de ovo) para diluir e ligar os fenóis e proteger a mucosa gastrintestinal
  - Tratamento de suporte para choque, assistência às condições respiratórias, tratamento das convulsões com barbitúricos
  - Correção da acidose metabólica e dos distúrbios hidreletrolíticos
  - Tratamento da insuficiência renal ou hepática instalada
- Exposição dérmica
  - Banhar o animal com bastante água corrente durante 30 minutos.

FORMALDEÍDOS

São conhecidos como aldeído fórmico, formalina, formol ou oximetileno. Não devem ser usados como antissépticos e o principal uso, atualmente, é na desinfecção de aparelhagem e áreas contaminadas. O formaldeído tem ação lenta contra esporos bacterianos, é menos eficiente na presença de matéria orgânica e constitui risco significativo para a saúde. Seus vapores são extremamente irritantes para os olhos e mucosa respiratória, além de ser considerado um possível agente carcinogênico.[10]

Sintomas clínicos

A inalação do produto pode ocasionar edema ou espasmo de laringe e edema pulmonar. Na exposição oral, os efeitos corrosivos sobre a mucosa digestória são de aparecimento imediato, evoluindo para distúrbios circulatórios e hidreletrolíticos. Na exposição cutânea, são observadas reações de hipersensibilidade e dermatites.[1]

Tratamento

- Não induzir vômito
- Uso de demulcentes e carvão ativado após ingestão
- Tratamento suporte com manutenção do balanço hidreletrolítico e acidobásico adequado.

SABÕES E SABONETES

O sabão de limpeza doméstica, ou "sabão em pedra", pode conter, além de sais de ácidos graxos, certa quantidade de sais alcalinos (fosfatos, silicatos, carbonatos). O sabonete é um tipo de sabão destinado à limpeza corporal, produzido pela ação de um álcali sobre óleos e gorduras naturais ou sobre ácidos graxos obtidos de óleos e gorduras naturais. Pode apresentar outros agentes tensoativos, ser colorido e perfumado.[10]

Sintomas clínicos

O sabão em pedra utilizado continuamente pode provocar irritação da pele e dermatites em virtude de seus efeitos irritantes e desengordurantes. Na ingestão do produto, distúrbios gastrintestinais, como vômito, diarreia e dor abdominal, podem ocorrer, mas os sabonetes, de modo geral, têm baixa toxicidade. Quando em contato com os olhos, sabões e sabonetes podem provocar irritação grave, ardor, lacrimejamento e edema de pálpebras.[11]

Tratamento

- O tratamento é sintomático e de manutenção
- Na irritação ocular, lavar os olhos com água corrente em abundância.

DETERGENTES

Os detergentes dissolvem a gordura, sendo destinados à limpeza de todos os utensílios domésticos. Detergente não é sabonete, portanto não se deve usar para lavagem de partes do corpo.[10]

O principal ingrediente orgânico dos detergentes é o surfactante, agente com propriedade de baixar a tensão superficial da água, facilitando as atividades de limpeza. Pode ser obtido de petróleo, gorduras, açúcares e outros materiais orgânicos.

Os detergentes podem ser divididos em três classes: aniônicos, não iônicos e catiônicos:

- Detergentes ou surfactantes aniônicos: incluem os hidrocarbonetos fosforilados ou sulfatados
- Detergentes não iônicos: incluem os sulfatos, alcoóis ou sulfonatos poliéter alquílicos, éteres poliglicóis, polietilenoglicol e moestearato de sorbitana. São encontrados em sabões e detergentes para máquina de lavar roupa ou pratos
- Detergentes catiônicos: são compostos de amônio quaternário que contém um halogênio. São utilizados visando à ação antisséptica e desinfetante, principalmente em clínicas e hospitais veterinários.

Sintomas clínicos

Os detergentes catiônicos são mais irritantes comparados aos não iônicos. Em altas concentrações podem causar náuseas, vômito, diarreia, queimaduras químicas em pele e mucosa como ação corrosiva do TGI, que pode evoluir para o choque. Na exposição dérmica, são observados irritação, hiperemia, edema, rachaduras da pele e ulcerações.[11]

Tratamento

- Exposição oral
  - Não induzir o vômito nem lavagem gástrica devido à ação corrosiva
  - Pode ser administrado carvão ativado para ajudar na inativação do detergente
  - Analgésicos
  - Demulcentes e protetores de mucosa
  - Tratamento de apoio respiratório
- Exposição dérmica
  - Banhar o animal com sabão neutro.

DESINFETANTES

Compostos clorados e cloro

As soluções de hipoclorito de sódio são amplamente utilizadas como desinfetantes na lavagem de ambientes e utensílios e desinfecção de água. Existem soluções em grande número de produtos de limpeza, como água sanitária, desinfetantes, geralmente em doses inferiores a 5%, por volta de 2,5% de cloro ativo. Têm a vantagem de ser facilmente utilizáveis, de baixo custo e relativamente não tóxicas nas diluições de uso.

Seu principal efeito lesivo é irritação ou corrosão de mucosa e pele devido à ação oxidante de cloro liberado e dos agentes alcalinos. Misturas com amônia podem produzir cloraminas, que produzem oxigênio nascente e ácido hidrocloroso, o qual é irritante e persistente, principalmente para os olhos e as mucosas.[12]

Sintomas clínicos

- Exposição oral
  - Irritação intensa da mucosa digestória com dores na boca, esôfago, estômago
  - Disfagia, sialorreia e vômitos que podem ser sanguinolentos
  - Em casos graves, podem ocorrer distúrbios circulatórios, hipotensão, choque, delírios e coma
  - A inalação dos gases liberados causa irritação respiratória com traqueobronquite e pneumonite química
- Exposição tópica
  - Irritação da pele podendo produzir dermatites, vesícula e eczemas
  - O contato ocular produz conjuntivite, lacrimejamento, congestão, fotofobia e edema de pálpebras.

Tratamento

- Exposição oral
  - Não induzir o vômito
  - A lavagem gástrica deve ser realizada com cautela
  - Substâncias demulcentes como leite, óleo de oliva e solução de tiossulfato de sódio a 1% são úteis
  - Manter tratamento sintomático e medidas de manutenção
- Exposição tópica
  - Lavar o local com água em abundância.

À base de óleo de pinho

Esse tipo de desinfetante pode conter tanto óleo de pinho como fenóis ou derivados sintéticos do fenol, mistura de alcoóis, hidrocarbonetos e éteres terpênicos.

Sintomas clínicos

Desinfetantes podem provocar gastrite, vômitos, diarreia, convulsões leves ou inconsciência. O fenol pode provocar necrose e corrosão da mucosa.

Tratamento

- Lavagem gástrica com água
- Uso de demulcentes e protetores de mucosa
- Manter o animal hidratado e monitorar a função renal
- Se necessário, respiração mecânica e terapia de apoio para lesão renal.

TEREBENTINA

O óleo ou essência de terebentina é um produto obtido da destilação de resina de várias espécies de pinho. É usado como solvente para o preparo e a remoção de tintas, sendo conhecido popularmente como "aguarrás", e na formulação de polidores e ceras.

Sintomas clínicos

Os animais que ingerem o produto apresentam um estado tóxico bastante grave, podendo ocorrer o óbito com pequenas quantidades. É extremamente irritante e facilmente absorvida através da pele e do trato respiratório.

Os animais apresentam dores abdominais, náuseas, vômitos e diarreia, hiperexcitabilidade, delírios, ataxia, convulsões, depressão do sistema nervoso central e coma. Podem ser observados lesão renal, pneumonite química e edema pulmonar.[13]

Tratamento

- Induzir o vômito, mas com cautela, evitando a pneumonia por aspiração
- Promover lavagem gástrica com soluções de bicarbonato de sódio
- Usar demulcentes como óleo mineral
- Induzir diurese com fluidoterapia.

ÁLCOOL

O álcool etílico é rapidamente absorvido pelo TGI e é muito desidratante, ressecando a pele e os tecidos. A intensidade dos sintomas está relacionada com estado nutritivo do paciente, grau de repleção gástrica, velocidade de ingestão e quantidade ingerida.[14]

Sintomas clínicos

A intoxicação aguda caracteriza-se inicialmente por euforia, irritabilidade seguida de incoordenação de movimentos, náuseas, vômito, hipoglicemia, convulsão, sonolência, hipotensão e coma.[14]

Tratamento

- Promover esvaziamento gástrico até a primeira hora após a ingestão
- Administração de glicose por via intravenosa, na presença de hipoglicemia
- Administração de frutose, pois admite-se que acelere o metabolismo do álcool.

ÁLCALIS

Entre os produtos de uso doméstico com concentrações elevadas de substâncias alcalinas, podem ser os desentupidores (hidróxido de sódio ou potássio) e limpadores de forno (hidróxido de sódio) popularmente conhecidos como "soda cáustica". Contrariamente aos efeitos dos ácidos, os álcalis provocam lesões mais profundas e necrose de liquefação.[15]

Sintomas clínicos

Após a ingestão, aparece dor intensa na região da boca, garganta, esôfago e estômago. O quadro de edema e inflamação que ocorre pode diminuir o calibre das vias respiratórias, facilitando o aparecimento de complicações respiratórias.[15]

Tratamento

- Não induzir o vômito
- Não administrar fluidos orais
- Não administrar carvão ativado por via oral
- Tratamento de suporte com manutenção da analgesia, balanço hidreletrolítico e acidobásico adequado
- No caso de ulcerações múltiplas e áreas de necrose, pode ser necessária a nutrição parenteral
- Antibióticos de amplo espectro, principalmente se houver evidência de perfuração do TGI ou necroses muito extensas
- Monitorar cuidadosamente as funções respiratória, cardiovascular e renal.

REFERÊNCIAS BIBLIOGRÁFICAS

1. Larini L. Toxicologia. 3. ed. São Paulo: Manole; 1997. 301 p.
2. Oga S. Fundamentos de toxicologia. 2. ed. São Paulo: Atheneu; 2003. 474 p.
3. Schvartsman S. Produtos químicos de uso domiciliar: segurança e riscos toxicológicos. 2. ed. São Paulo: Almed; 1988. 147 p.
4. Spinosa HS, Gorniak SL, Palermo-Neto J. Toxicologia aplicada à medicina veterinária. São Paulo: Manole; 2008.
5. Huber WG. Antissépticos e desinfetantes. In: Meyer JL, Booth NH, McDonald LE. Farmacologia e terapêutica em veterinária. 4. ed. Rio de Janeiro: Guanabara Koogan; 1983. p. 620-43.
6. Allen DG, Pringle JK, Smith DA. Handbook of veterinary drugs. 2. ed. Philadelphia, Lippincot Raven; 1998. 886 p.
7. Brito AF. Antissépticos e desinfetantes. In: Andrade SF. Manual de terapêutica veterinária. 2. ed. São Paulo: Roca, 2002. p. 165-78.
8. Osweiler GD. Toxicologia veterinária. 2. ed. São Paulo: Artes Médicas; 1998. 526 p.
9. Paulino CA. Antissépticos e desinfetantes. In: Spinosa HS, Górniak SL, Bernardi MM. Farmacologia aplicada à medicina veterinária. 2. ed. Cap. 35. Rio de Janeiro: Guanabara Koogan; 1999. p. 367-78.
10. Domissanitários. In: Fundação Procon-SP. Disponível em: http://www.procon.sp.gov.br/faqdomissanitarios.shtml. Acesso em: 27 jun. 2022.
11. Gwaltney-Brant SM. MSD Manual. Veterinary Manual. Detergents, soaps, and shampoos (professional version). Disponível em: https://www.msdvetmanual.com/toxicology/household-hazards/detergents,-soaps,-and-shampoos. Acesso em: 28 jun. 2022.
12. Gwaltney-Brant SM. MSD Manual. Veterinary Manual. Chlorine bleaches (professional version). Disponível em: https://www.msdvetmanual.com/toxicology/household-hazards/chlorine-bleaches. Acesso em: 28 jun. 2022.
13. O'Malley GF, O'Malley R. MSD Manual. Veterinary Manual. Hydrocarbon poisoning. Disponível em: https://www.msdmanuals.com/professional/injuries-poisoning/poisoning/hydrocarbon-poisoning. Acesso em: 28 jun. 2022.
14. Gwaltney-Brant SM. MSD Manual. Veterinary Manual. Alcohols (professional version). Disponível em: https://www.msdvetmanual.com/toxicology/household-hazards/alcohols. Acesso em: 28 jun. 2022.
15. Gwaltney-Brant SM. MSD Manual. Veterinary Manual. Corrosives (professional version). Disponível em: https://www.msdvetmanual.com/toxicology/household-hazards/corrosives. Acesso em: 28 jun. 2022.

PARTE 10

Principais Doenças Parasitárias em Cães e Gatos

Silvio Luís Pereira de Souza

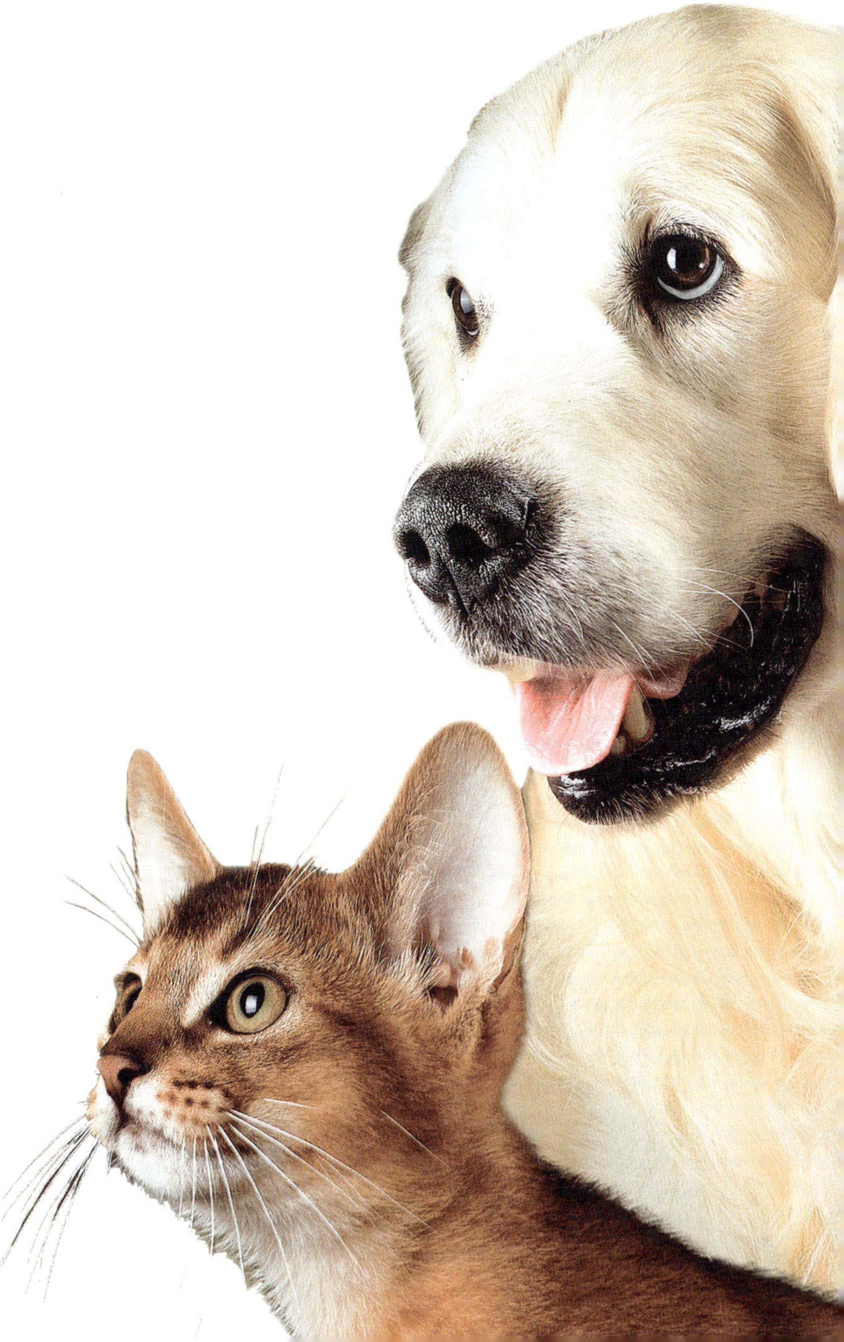

79 Giardíase

Silvio Luís Pereira de Souza

INTRODUÇÃO

O holandês Antony van Leeuwenhoek, ao examinar suas próprias fezes diarreicas, mediante a utilização de um simples aparelho manual de aumento por ele mesmo construído, observou o primeiro protozoário intestinal descoberto no ser humano, mas foi Wilhelm Duszan Lambl, em 1859, quem o descreveu, fornecendo as primeiras imagens desse organismo encontrado nas fezes diarreicas de crianças e nomeando-o de *Cercomonas intestinalis*. O gênero *Giardia* foi descrito por Kunstler, em 1882, ao observar o protozoário flagelado no intestino de girinos de rã e denominá-lo *Giardia agilis*, em homenagem ao biólogo francês Alfred Giard.[1]

Os organismos do gênero *Giardia* são protozoários flagelados pertencentes ao filo Sarcomastigophora, classe Zoomastigophora e ordem Diplomonadida, sendo considerado o principal grupo de parasito da família Hexamitidae, podendo acometer o trato intestinal de todas as classes de vertebrados.[1,2]

No decorrer dos anos, mais de 40 espécies foram descritas como pertencentes ao gênero *Giardia*, sendo a maioria delas nomeada de acordo com o hospedeiro no qual era encontrada (*G. canis*, em cães; *G. bovis*, em bovinos; e assim por diante).[3]

Posteriormente, a maioria dos pesquisadores da época não aceitou esse conceito rígido fundamentado exclusivamente na especificidade de hospedeiro e elegeu o estudo morfológico realizado por Filice, em 1952, o mais apropriado para a definição das espécies pertencentes ao gênero *Giardia*. Nessa proposta, o gênero *Giardia* poderia ser dividido em três espécies morfologicamente distintas, diferenciadas primariamente de acordo com o formato das estruturas microtubulares centrais, denominadas "corpos medianos".[3] As espécies em questão seriam as seguintes:

- *Giardia agilis*: parasito de anfíbios. O trofozoíto é longo e estreito, com o corpo mediano, em forma de bastão, medindo 20 a 30 µm de comprimento por 4 a 5 µm de largura
- *Giardia muris*: parasito de roedores, possivelmente de alguns pássaros e mamíferos. O trofozoíto é arredondado, com corpo mediano pequeno, mede de 9 a 12 µm de comprimento por 5 a 7 µm de largura
- *Giardia duodenalis* (sinonímias *G. lamblia* e *G. intestinalis*): parasito de ampla variedade de mamíferos domésticos e selvagens, inclusive o ser humano, e possivelmente de alguns pássaros e répteis. O trofozoíto apresenta formato de pera, com corpo mediano com aparência de garra, medindo 12 a 15 µm de comprimento por 6 a 8 µm de largura. Esse grupo morfológico reuniu mais de 20 espécies formalmente descritas anteriormente, a maioria isolada de mamíferos.[1-3]

Além das três espécies reconhecidas por meio dos critérios morfológicos distinguíveis por microscopia óptica, propostos por Filice, em 1952, diferenças estruturais detectadas pelo emprego da microscopia eletrônica possibilitaram, posteriormente, a descrição das seguintes espécies adicionais:

- *Giardia psittaci*: descrito como parasito de pássaros, especialmente periquitos (*Melopsittacus undulatus*); apresenta o trofozoíto em formato de pera, com franja ventrolateral ausente, corpo mediano em garra, medindo aproximadamente 14 µm de comprimento por 6 µm de largura[4]
- *Giardia ardeae*: parasito de pássaros, especialmente da garça-azul (*Ardea herodias*); apresenta o trofozoíto arredondado, com entalhe proeminente no disco ventral e um único flagelo caudal rudimentar, corpo mediano de forma oval a redonda, em forma de garra, medindo aproximadamente 10 µm de comprimento por 6,5 µm de largura[5]
- *Giardia microti*: espécie relacionada com os roedores *Microtus ochrogaster* e *Ondatra zibethicus*, na qual os cistos analisados por microscopia eletrônica e ensaios moleculares apresentaram diferenças quando comparados com amostras de *G. duodenalis* provenientes de humanos.[6]

As denominações *G. duodenalis*, *G. intestinalis* e *G. lamblia* têm sido empregadas como sinonímia para designar o protozoário flagelado, que pode ser encontrado na superfície da mucosa do intestino delgado nos seres humanos e na maioria dos animais, incluindo cães, gatos, bovinos e ovinos.[7]

MORFOLOGIA

A *Giardia* desenvolve-se em duas formas básicas:

- Trofozoíto: estágio ativo e móvel encontrado no lúmen do trato intestinal dos hospedeiros, apresenta o corpo com formato de uma pera fendida longitudinalmente e sua extremidade anterior arredondada. O organismo é formado por dois núcleos ovais na superfície dorsal, um grande disco adesivo ventral, estruturas microtubulares centrais denominadas "corpos medianos" e "quatro pares de flagelos"[1,8]
- Cisto: estágio latente e resistente, sendo a forma especializada responsável pela transmissão do agente, uma estrutura ovoide, medindo de 8 a 12 µm de comprimento e 7 a 10 µm de largura. Embora o cisto seja sensível à dessecação e ao calor, pode sobreviver por meses em condições ambientais propícias.[1,8]

CICLO BIOLÓGICO

A *Giardia* apresenta um ciclo simples direto com dois estágios diferentes de desenvolvimento, conforme ilustrado na Figura 79.1. Os trofozoítos localizam-se aderidos à superfície do epitélio nas microvilosidades do duodeno e do jejuno dos hospedeiros vertebrados. Esse processo de adesão pode ocorrer por meio de uma força de sucção promovida pelo disco adesivo ventral, pela contração de proteínas nesse disco ou pela interação de proteínas do protozoário com receptores das células epiteliais. Após a instalação dos trofozoítos, ocorre rápida multiplicação por fissão binária, resultando no estabelecimento do protozoário na mucosa do epitélio do intestino delgado. Em condições apropriadas, como o pH intestinal, o estímulo de sais biliares e o destacamento dos trofozoítos da mucosa devido à resposta imunológica, ocorre o processo de formação dos cistos. Ao redor do trofozoíto, é secretada pelo parasito uma membrana cística resistente, que apresenta quitina na sua composição, originando os cistos. Estes são eliminados nas fezes a partir de 5 a 12 dias após a infecção dos cães e 5 a 16 dias nos gatos. Os cistos podem permanecer infectantes por até 2 meses sob condições apropriadas de temperatura e umidade no ambiente.[8,9]

A transmissão ocorre por via fecal–oral por meio da ingestão de cistos viáveis contidos na água e nos alimentos contaminados. A acidez do suco gástrico e a ação das enzimas digestivas estimulam o processo de desencistamento. Ocorre a ruptura da parede do cisto e a liberação de uma massa quadrinucleada,

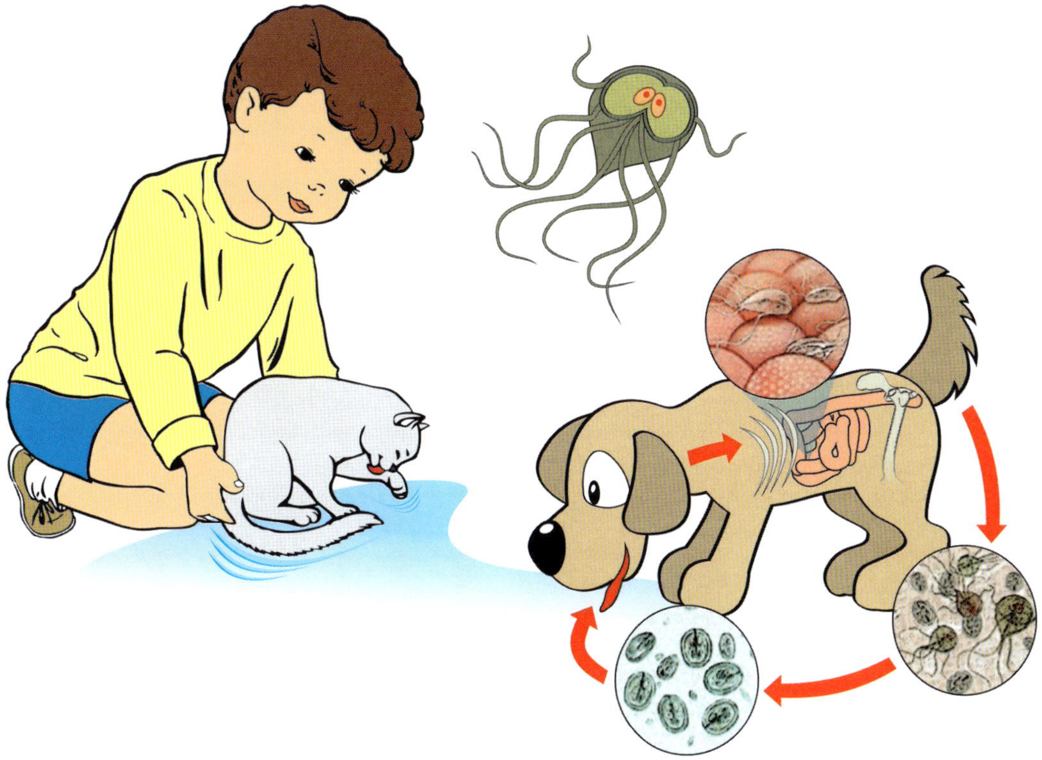

Figura 79.1 *Giardia duodenalis*: ciclo biológico.

que rapidamente se diferencia em dois trofozoítos, os quais, por sua vez, aderem à superfície do epitélio nas microvilosidades do intestino delgado.[1,10]

EPIDEMIOLOGIA

G. duodenalis apresenta distribuição geográfica cosmopolita, ocorrendo tanto em regiões tropicais como temperadas, sendo a giardíase provavelmente a doença entérica causada por protozoário clinicamente mais importante em cães e gatos.[2,9,11]

A transmissão ocorre por via fecal–oral por meio da ingestão de cistos eliminados nas fezes dos animais infectados, contidos no meio ambiente, na água e nos alimentos contaminados e na pelagem dos animais. Alguns fatores que podem favorecer o estabelecimento da infecção incluem elevada contaminação fecal do ambiente, uso de água não tratada, alta densidade populacional e práticas sanitárias inadequadas.[9,12,13]

Na população canina e felina, a infecção ocorre com muito maior frequência nos filhotes, principalmente em canis ou estabelecimentos de criação intensiva.[9]

Os cistos são resistentes ao processo comum de cloração empregado no tratamento da água. Assim, a água proveniente da rede pública e as fontes e reservatórios de águas superficiais sem tratamento ou tratadas incorretamente constituem um importante fator na disseminação e na manutenção do agente.[14,15]

Outro ponto importante na epidemiologia do agente relaciona-se com a grande frequência de portadores assintomáticos, eliminando cistos de maneira intermitente e muitas vezes por longos períodos, favorecendo a contaminação ambiental e a produção de novos casos.[9,12,13]

As pesquisas realizadas na Austrália e na América do Norte demonstram um surpreendente aumento no nível de infecção pelo protozoário *G. duodenalis*, sendo atualmente considerado o parasito entérico mais comum encontrado em cães.[7] No Brasil, os levantamentos parasitológicos envolvendo cães e gatos também evidenciam a elevada ocorrência desse protozoário, podendo alcançar valores entre 31 e 45%.[16,17,38]

POTENCIAL ZOONÓTICO

A elevada ocorrência da *G. duodenalis* em cães e gatos, associada ao intenso contato da população humana com os animais de estimação, representa um importante aspecto para a saúde pública, principalmente devido a um possível risco de transmissão zoonótica.[2,9]

A possibilidade de algumas amostras de *G. duodenalis* infectarem experimentalmente o ser humano sugere a possibilidade da existência de reservatórios animais, como os cães e gatos, embora a participação desses animais na manutenção da endemia humana ou em casos de epidemia necessite de maiores esclarecimentos.[7,11]

Devido à grande dificuldade para a realização de estudos experimentais em seres humanos, evidências de transmissão zoonótica poderiam ser fornecidas por estudos que revelassem as similaridades genéticas entre os isolados de *Giardia* provenientes de humanos e animais.[7]

Na atualidade, graças às pesquisas genéticas de identificação molecular, como a análise dos fragmentos originados por enzimas de restrição (PCR-RFLP) e o sequenciamento de genes específicos, foi possível diferenciar oito linhagens genéticas distintas ou genótipos da espécie formalmente descrita pelos critérios morfológicos como *G. duodenalis*.[18,19]

Embora um consenso a respeito da nomenclatura para essas linhagens genéticas ou genótipos ainda não esteja estabelecido, o termo *assemblage* tem recebido grande aceitação. Alguns *assemblages* de *G. duodenalis* apresentam ampla variedade de hospedeiros, incluindo humanos e animais, e outros parecem ser encontrados exclusivamente nos seus hospedeiros específicos.[2,19,20] No Quadro 79.1 são apresentados os *assemblages* participantes do grupo *G. duodenalis* e as respectivas espécies de hospedeiros das quais já foram isolados.

A detecção de infecção por *G. duodenalis* em variadas espécies de animais há anos tem levado os pesquisadores a concluir favoravelmente pela condição zoonótica da infecção, porém é importante ressaltar que a crescente identificação molecular

QUADRO 79.1 Relação de *assemblages* de *Giardia duodenalis* identificados nas amostras de diferentes espécies de mamíferos.

Assemblage	Hospedeiros
Assemblage A	Humanos, animais de produção, gatos, cães e castores[21]
Assemblage B	Humanos, chinchilas, cães, castores e ratos[22,23]
Assemblage C	Cães[24,25]
Assemblage D	Cães[24,25]
Assemblage E *Livestock*	Alpaca, bovinos, caprinos, suínos e ovinos[26,27]
Assemblage F	Gatos[27]
Assemblage G	Rato doméstico[27]
Assemblage H	Foca cinzenta, gaivotas[19]

de isolados de *G. duodenalis* geneticamente distintos e exclusivos de apenas uma espécie ou de grupo restrito de hospedeiro tem sugerido um potencial zoonótico muito menor do que era imaginado anteriormente.[19,28,29]

Os genótipos de *G. duodenalis* amplamente predominantes em amostras de cães são os *assemblages* C e D, que, por sua vez, não são descritos nos humanos. A mesma consideração pode ser feita para os gatos, que são frequentemente infectados pelo *assemblage* F.[19,20,29] Em contrapartida, cães e gatos podem hospedar os *assemblages* A e B, que são predominantes nas infecções humanas e com potencial zoonótico, mas a frequência de ocorrência desses *assemblages* nesses animais, assim como as circunstâncias de natureza epidemiológica que podem determinar a transmissão para os humanos, ainda necessita de maiores estudos.[19,20,29]

Assim, mesmo que o potencial zoonótico do protozoário *Giardia* spp. não seja intenso como anteriormente relatado, os estudos atuais propõem que existam *assemblages* que circulam nas populações de humanos e animais, demandando medidas de profilaxia e controle com benefícios para a saúde pública e animal.

PATOGENIA

O mecanismo como esse agente provoca lesões nos hospedeiros ainda não está totalmente elucidado. *G. duodenalis* promove alterações na ultraestrutura das vilosidades intestinais, causando o encurtamento das vilosidades e microvilosidades, esfoliação acelerada e diferenciação incompleta dos enterócitos, com redução de aproximadamente 50% na superfície da área de absorção. A digestão e a absorção de nutrientes e líquidos tornam-se deficientes, ocorrendo decréscimo no tempo do fluxo intestinal, devido ao aumento da motilidade no sistema digestório. Por esse motivo, desencadeia-se a síndrome de má absorção e digestão, com redução na digestão de carboidratos, promovida pela diminuição na atividade da dissacaridase, sendo frequente o achado de gordura nas fezes (esteatorreia), indicando que os lipídios não estão sendo emulsificados e absorvidos pelo organismo.[10,30,31]

A lesão nas junções das membranas periféricas do epitélio intestinal estimula a resposta imunológica do hospedeiro pela ativação de linfócito T e pode promover alteração na permeabilidade intestinal, hipersecreção de ânions e fluidos, modificação da microbiota intestinal, disfunção da barreira intestinal e apoptose dos enterócitos.[32]

Além disso, são fortes as evidências de que amostras de *Giardia* geneticamente diferentes possam variar quanto à virulência e à capacidade de produzir anormalidades morfológicas no intestino.[20,33]

MANIFESTAÇÕES CLÍNICAS

Os efeitos clínicos devido à infecção por *G. duodenalis* variam desde indivíduos assintomáticos até pacientes que apresentam grave síndrome de má absorção e não respondem ao tratamento com medicamentos específicos.[1,9] A resposta imunológica exerce papel fundamental no modo e na intensidade das manifestações clínicas. Os sintomas são caracterizados por fezes pastosas, fétidas ou diarreicas, muco, esteatorreia, irritabilidade, náuseas, constipação intestinal, dores abdominais, desidratação e emagrecimento.[3,8,9,31] Geralmente a infecção ocorre na forma aguda, e os sintomas desaparecem espontaneamente em poucos dias a semanas, mas, em alguns casos, principalmente filhotes, apesar de imunocompetentes, desenvolvem a infecção na forma crônica, apresentando um quadro de diarreia grave recorrente durante vários meses.[10,12,29]

As principais complicações da giardíase crônica associam-se à má absorção de gordura e nutrientes, como vitaminas lipossolúveis (A, D, E, K), vitamina B_{12}, ferro, xilose e lactose. Essas deficiências nutricionais provocam efeitos graves, principalmente em filhotes e animais jovens.[3,8,9,24]

Outro ponto de pouco conhecimento são as alergias alimentares relatadas em humanos e em animais infectados por *G. duodenalis*. Provavelmente, devido às alterações na permeabilidade e à disfunção na barreira intestinal observada nos casos de giardíase, ocorra aumento do transporte de proteínas dos alimentos, tornando o hospedeiro mais suscetível a alergias alimentares.[1,34]

DIAGNÓSTICO LABORATORIAL

Geralmente, suspeita-se de giardíase quando o animal apresenta um quadro de diarreia persistente. Para confirmar a suspeita clínica, é necessária a realização de exames laboratoriais para detectar cistos ou trofozoítos, coproantígenos ou DNA nas fezes. Um aspecto importante em relação ao diagnóstico seria o fato de os animais infectados não eliminarem cistos de maneira contínua. Essa eliminação intermitente dos cistos favorece a ocorrência de resultados falso-negativos, principalmente quando apenas uma amostra é avaliada no exame coproparasitológico.[9,12,31]

Em casos de diarreia, o diagnóstico pode ser direto, por meio do exame microscópico das fezes frescas misturadas com solução salina fisiológica (NaCl a 0,9%). Nas fezes diarreicas, os trofozoítos são facilmente visualizados devido à sua movimentação lenta e semelhante a uma folha pairando no ar. Embora esse método apresente baixa sensibilidade, detectando menos de 20% dos cães infectados, sua rapidez e simplicidade o torna de fácil uso quando o animal está presente no momento do exame.[9,35,36]

Nas fezes de consistência pastosa ou firme, os cistos podem ser frequentemente detectados (Figura 79.2). Os métodos que promovem a flutuação dos cistos são os mais apropriados, sendo o sulfato de zinco a 33% ($d = 1{,}18\ g/cm^3$) a solução mais indicada para pesquisa de *Giardia*. O método de centrífugo-flutuação em solução de sulfato de zinco tem a vantagem de ser econômico e de favorecer o diagnóstico de outros agentes parasitários.[9,35,36]

Quando a amostra fecal for positiva, o resultado é totalmente confiável; entretanto, o método pode apresentar resultados falso-negativos, devido à liberação intermitente dos cistos nas fezes. O exame de uma única amostra de fezes pode revelar 50 a 75% de animais infectados, sendo recomendada a análise de três amostras coletadas em dias alternados durante um período de 5 dias, possibilitando diagnosticar mais de 90% dos casos.[9,31,35,36]

A análise das fezes para o diagnóstico de *Giardia* pode ser realizada com métodos de imunoensaios rápidos, como ELISA (do inglês *enzyme-linked immunosorbent assay*) e imunocromatografia,

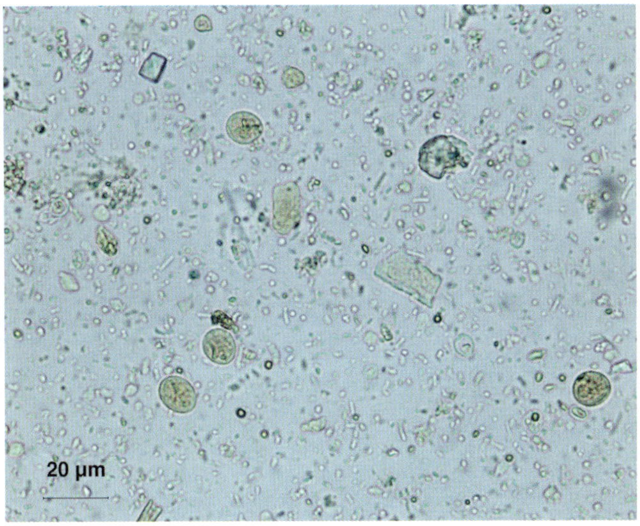

Figura 79.2 *Giardia duodenalis*: cistos detectados no exame coproparasitológico.

com o objetivo de detectar coproantígenos (antígenos específicos nas fezes). Esses antígenos são proteínas originárias das estruturas do protozoário, que são excretadas com as fezes dos animais infectados. Os estudos envolvendo a comparação das técnicas de imunoensaios e flutuação em solução de sulfato de zinco empregadas no diagnóstico para *Giardia* demonstram resultados similares e, em alguns casos, é recomendada a combinação dos dois métodos para confirmar o diagnóstico.[9,31,35,37]

A reação em cadeia da polimerase (PCR), amplamente utilizada nas instituições de pesquisa para realizar estudos de caracterização genética dos isolados de *Giardia*, atualmente encontra-se disponível na rotina de exames oferecidos em alguns laboratórios comerciais. Esse método visa a detecção e amplificação de fragmentos do DNA da *Giardia* nas amostras de fezes e apresenta elevada especificidade. Embora o resultado positivo possa confirmar o diagnóstico, existe a possibilidade de resultados falso-negativos, pois a sensibilidade pode variar muito entre os laboratórios. Existem diferentes tipos de protocolos e marcadores genéticos que podem ser utilizados, além de inibidores da reação que podem estar presentes nas fezes.[29,37]

Para confirmar um diagnóstico com qualidade e mais confiabilidade, recomenda-se a associação desses variados métodos disponíveis na atualidade.

Em alguns pacientes com diarreia crônica e resultado negativo de exame de várias amostras de fezes, sugerindo a existência de trofozoítos no intestino, o diagnóstico pode ser confirmado por exame microscópico do fluido duodenal. Esse método é muito invasivo e requer a anestesia do animal e a realização da endoscopia para a coleta do material. Para a realização desse procedimento, deve-se injetar solução salina pelo próprio endoscópio e, em seguida, realizar a aspiração. Assim, quando for preconizada a endoscopia como exame complementar, uma amostra do fluido duodenal poderia ser coletada para a pesquisa de *Giardia*.[9,10,12,35]

CONTROLE

Antes de iniciar qualquer programa que vise ao controle da *G. duodenalis*, é necessário ressaltar que o protozoário apresenta duas formas básicas: os trofozoítos existentes no hospedeiro, e os cistos, adaptados ao meio ambiente. Desse modo, para estabelecer o controle de maneira eficaz ou até mesmo a eliminação do parasito, é necessário atuar de maneira conjunta no hospedeiro e no ambiente.

Um ponto que dificulta o controle e a eliminação do parasito, mesmo após o uso de medicamentos e repetidos os programas de tratamento, é a grande quantidade de animais portadores assintomáticos, principalmente os adultos, que eliminam cistos no ambiente e favorecem as infecções sucessivas na população. Esse aspecto torna as medidas de profilaxia ainda mais importantes.[9,12,36]

As medidas relacionadas com o meio ambiente visam à redução da carga ambiental de cistos por meio da limpeza e da desinfecção, e incluem a remoção das fezes e de toda a matéria orgânica do ambiente, seguida pela desinfecção das superfícies, podendo ser utilizados água fervente ou desinfetantes, preferencialmente uma solução de amônia quaternária, que possibilita a inativação dos cistos em poucos minutos à temperatura ambiente.[9,12,13,31]

A instalação de um pedilúvio com solução de amônia quaternária na entrada do estabelecimento para a limpeza e a desinfecção de botas e sapatos é recomendada para evitar a contaminação mecânica do ambiente.[13,36]

A manutenção de áreas secas e locais com grande exposição à luz solar promove a diminuição do tempo de sobrevivência dos cistos, pois estes não resistem à dessecação, favorecendo o controle da infecção.[13,36]

Os animais devem ser banhados com xampu, no intuito de remover os cistos aderidos à pelagem, e estar completamente secos antes de serem remanejados para os locais desinfetados. No ambiente em que foi realizado o banho dos animais, recomenda-se a aplicação de amônia quaternária para inativação dos cistos deles retirados.[12,13]

Isolamento, diagnóstico laboratorial e tratamento de animais novos e recém-adquiridos, antes de serem reintroduzidos no ambiente, são medidas recomendadas para evitar a introdução do agente.[36]

TRATAMENTO

O tratamento da giardíase em cães e gatos pode ser realizado atualmente com a utilização de vários medicamentos, conforme ilustrado no Quadro 79.2.[9,35,36,38,39,40]

Os produtos mais amplamente utilizados e recomendados para o tratamento são o metronidazol e o fembendazol.[9,36]

O metronidazol é um fármaco pertencente ao grupo químico dos nitroimidazóis, que promove danos na estrutura da molécula de DNA e alterações na via respiratória do protozoário. Sinais nervosos, diarreia, náuseas, prurido e vômito devido ao uso desse medicamento foram descritos em cães submetidos a doses superiores àquelas recomendadas e a tratamentos prolongados. Deve também ser evitado o uso em animais durante a prenhez, uma vez que o metronidazol é mutagênico e carcinogênico. Amostras isoladas de *Giardia* resistentes ao metronidazol já foram descritas em pacientes humanos e em estudos de laboratório.[9,35,38]

Outros compostos do grupo químico nitroimidazóis, como secnidazol, tinidazol e ronidazol, também têm sido empregados para o tratamento da giardíase. O tinidazol e o secnidazol podem desencadear efeitos adversos como náuseas, anorexia, cefaleia, fadiga, leucopenia e reações de hipersensibilidade, não sendo indicada sua administração durante a prenhez e a lactação.[35,39] Os efeitos adversos do ronidazol incluem a neurotoxicidade e, principalmente, os gatos podem exibir ataxia, tremores, convulsões, fraqueza nos membros pélvicos e hiperestesia a estímulos externos. Geralmente com a suspensão do tratamento, há a melhora do quadro clínico apresentado pelo animal decorrente da neurotoxicidade.

QUADRO 79.2 Fármacos disponíveis para o tratamento da giardíase em cães e gatos.

Grupo químico	Princípio ativo	Espécie	Dose: VO (mg/kg)	Intervalo (horas)	Duração (dias)
Nitroimidazóis	Metronidazol	Cães	15 a 30	12	5 a 7
		Gatos	10 a 25	12	5 a 7
	Tinidazol	Cães	44	24	3 a 6
		Gatos	30	24	7 a 10
	Secnidazol	Cães/gatos	30	–	Dose única
	Ronidazol	Cães	30 a 50	12	7
		Gatos	30	24	7
Benzimidazóis	Fembendazol	Cães/gatos	50	24	3 a 5
	Albendazol	Cães	25	12	2
		Gatos	25	12	2 a 5
Pró-benzimidazóis	Febantel	Cães	15 a 25	24	3
		Gatos	56,5	24	5
Nitrofurânico	Furazolidona	Cães/gatos	4	12	5 a 10
Aminoacridina	Quinacrina	Cães	6,6 a 9	12 a 24	5
		Gatos	2,3	24	12
Nitrotiazolil-salicilamida	Nitazoxanida	Cães/gatos	100 mg/animal	12	3 a 4
		Cães	75 a 150 mg/kg	14 dias	Duas doses

O fembendazol é uma substância que pertence ao grupo químico dos benzimidazóis e sua ação consiste na ligação com a tubulina, promovendo alterações nos microtúbulos que constituem o citoesqueleto do protozoário e comprometendo as funções vitais, como a divisão celular e o transporte de nutrientes. Esse fármaco é amplamente utilizado em cães e gatos para o controle de nematodes e tem se mostrado eficaz no tratamento da giardíase, podendo ser empregado em filhotes e nas fêmeas durante a prenhez devido à sua baixa toxicidade.[9,35,38]

Outro composto do grupo químico dos benzimidazóis é o albendazol. Esse fármaco apresenta elevada eficácia, confirmada a partir de estudos realizados em laboratório, mas pode exercer um efeito tóxico grave, sendo relatado supressão medular e pancitopenia em cães e gatos. Além disso, não é recomendado seu uso durante a prenhez e a lactação.[35,39]

O febantel é um pró-benzimidazol, que é metabolizado pelo organismo e em seguida convertido em fembendazol.[9,35,38]

A furazolidona é um composto nitrofurânico que promove danos aos componentes celulares, incluindo a molécula de DNA do protozoário. Essa substância não é indicada para filhotes com menos de 1 mês de vida, e náuseas, vômito, cefaleia, prurido e erupções vesiculares são descritos como efeitos colaterais.[35,38]

A quinacrina é uma aminoacridina que atua na molécula de DNA, impedindo a síntese de ácidos nucleicos. Esse medicamento é contraindicado para gestantes, e vômito, anorexia, letargia e diarreia são mencionados como efeitos colaterais.[35,38]

A nitazoxanida é um antiparasitário de amplo espectro derivado do grupo nitrotiazolil-salicilamida, que interfere nas reações de transferências de elétrons dependente da enzima piruvato-ferredoxina oxidorredutase do protozoário, que é essencial para o seu metabolismo energético anaeróbico. Alguns cães apresentaram náuseas e vômito após o uso da nitazoxanida.[40]

A ação dos medicamentos usados no tratamento da giardíase pode variar entre 36 e 100%, de acordo com a dosagem e o esquema empregados, ressaltando-se a importância da realização dos exames laboratoriais nos primeiros 4 dias após o término de qualquer tratamento para monitorar a eficácia das medidas propostas. Nas infecções por *Giardia* é comum a detecção do protozoário mesmo depois longos períodos de tratamento.[9,12,38]

A eliminação contínua de cistos ou a persistência das manifestações clínicas após o tratamento pode sugerir falha na terapia, administração do medicamento indicado de maneira incorreta ou ingestão de novos cistos, favorecendo uma nova infecção. Nesse caso é recomendado utilizar um novo grupo de medicamento, com um mecanismo de ação diferente, e certificar se de que o tutor esteja administrando adequadamente o produto. Além disso, é necessário trocar o animal de ambiente e realizar a limpeza e a desinfecção adequadas da área. O uso isolado de medicamentos sem as medidas de higiene ambiental é ineficaz.[9,36]

IMUNOPROFILAXIA

No Brasil, está disponível a vacina GiardiaVax® (Zoetis), que é constituída por um extrato de trofozoítos inativados de *Giardia*. A GiardiaVax® é recomendada para cães a partir de 8 semanas de vida, para aplicação por via subcutânea, em 2 doses, com intervalo de 14 a 28 dias entre essas doses, e revacinação anual.

Os experimentos realizados para avaliar a eficácia da vacina demonstraram que nos cães vacinados ocorreram a estimulação e o desenvolvimento de resposta imunológica caracterizada pela produção de anticorpos (imunoglogulinas A e G [IgA e IgG]) no soro e na mucosa do intestino delgado.[34]

Em condições naturais, é comum a ocorrência de infecções crônicas tanto em humanos quanto em animais, devido à localização intraluminal e não invasiva do agente, tornando difícil o reconhecimento dos antígenos e dificultando o desenvolvimento de resposta imune consistente e duradoura pelo hospedeiro.[28,34]

Os anticorpos IgA são responsáveis por impedir a adesão do protozoário na mucosa intestinal, e os anticorpos IgG exercem ação nos trofozoítos, que se encontram aderidos na mucosa, e potencializam a resposta imune no local,[34,41] conforme ilustrado na Figura 79.3.

Nos cães que foram vacinados e infectados experimentalmente 1 ano após a vacinação, diarreia não foi observada e poucos animais eliminaram alguns cistos por um curto período de aproximadamente 5 dias, não sendo encontrados trofozoítos no intestino delgado desses cães no fim do experimento. Em

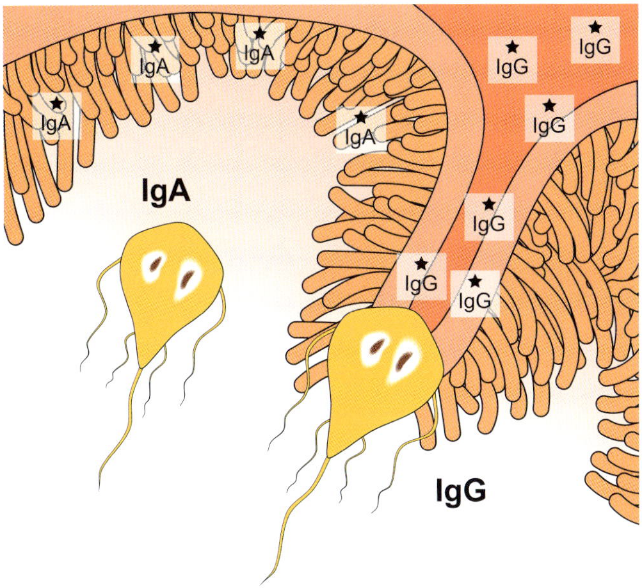

Figura 79.3 *Giardia duodenalis*: ação dos anticorpos na resposta imunológica.

contrapartida, os cães do grupo não vacinado apresentaram manifestações clínicas, como a diarreia, eliminaram grande quantidade de cistos por aproximadamente 35 dias e apresentaram trofozoítos no intestino delgado (média de 14.000/cm de intestino) no fim do teste, no 42º dia de observação.[34]

Esses experimentos demonstram que a vacinação pode atuar na prevenção das manifestações clínicas, como a diarreia, promover diminuição na eliminação dos cistos para o meio ambiente e evitar que os animais se tornem portadores do agente, impedindo o estabelecimento dos trofozoítos no intestino.[34]

A vacinação atua para prevenir a infecção do animal, mas não exerce papel terapêutico de tratamento para os cães que já estiverem infectados pelo protozoário; nesse caso, o animal deve ser tratado com um medicamento específico para *Giardia*.[34]

A vacinação contra a *Giardia* poderia auxiliar na prevenção e no controle da giardíase, em especial em populações de cães de elevado risco, como canis, áreas de criação de cães, animais utilizados para trabalho, biotérios experimentais etc.[9]

REFERÊNCIAS BIBLIOGRÁFICAS

1. Thompson RCA, Reynoldson JA, Lymbery AJ. *Giardia*: from molecules to disease. CAB International University Press: Cambridge; 1994.
2. Thompson RCA, Hopkins RM, Homan WL. Nomenclature and genetic groupings of *Giardia* infecting mammals. Parasitol Today. 2000;16:210-3.
3. Thompson RCA, Reynoldson JA, Mendis AHW. *Giardia* and giardiasis. Advances in Parasitol. 1993;32:71-160.
4. Erlandsen SL, Bemrick WJ. Sem evidence for a new species, *Giardia* psittaci. J Parasitol. 1987;73:623-9.
5. Erlandsen SL, Bemrick WJ, Wells CL, Feely DE, Knudson L, Campbell SR *et al*. Axenic culture and characterization of *Giardia* ardeae from the great blue heron (Ardea herodias). J Parasitol. 1990;76:717-24.
6. van Keulen H, Feely DE, Macechko PT, Jarroll EL, Erlandsen SL. The sequence of *Giardia* small subunit rRNA shows that voles and muskrats are parasitized by a unique species *Giardia* microti. J Parasitol. 1998;84:294-300.
7. Thompson RCA. Giardiasis as re-emerging infectious disease and its zoonotic potential. Inter J Parasitol. 2000;30:1259-67.
8. Farthing MJG. Giardiasis. In: Gilles HM, editor. Protozoal Diseases. Nova York: Oxford University Press; 1999. p. 562-84.
9. Leib MS, Zajac A M. Giardiasis in dogs and cats. Vet Med. 1999; 94:793-802.
10. Sogayar MIL, Guimarães S. *Giardia* lamblia. In: Neves DP (editor). Parasitologia humana. 10. ed. São Paulo: Ateneu; 2000. p. 107-13.
11. Thompson RCA. The zoonotic significance and molecular epidemiology of *Giardia* and giardiasis. Vet Parasitol. 2004;126:15-35.
12. Barr SC, Bowman DD. Giardiasis in dogs and cats. Comp Cont Educ Pract Vet. 1994;16:603-10.
13. Zajac AM. Giardiasis. Comp Cont Educ Pract Vet. 1992;14:604-11.
14. Furness BW, Beach MJ, Roberts JM. Giardiasis surveillance – United States, 1992-1997. MMWR Surveillance Summaries. 2000;11:1-13.
15. Savioli L, Smith H, Thompson A. *Giardia* and cryptosporidium join the neglected diseases initiative. Trends in Parasitol. 2006;22:203-8.
16. Mundim MJS, Souza SZ, Hortêncio SM, Cury MC. Frequência de *Giardia* spp. por duas técnicas de diagnóstico em fezes de cães. Arq Bras Med Vet Zoo. 2003;55:770-3.
17. Huber F, Bonfim TC, Gomes RS. Comparison between natural infection by Cryptosporidium sp., *Giardia* sp. in dogs in two living situations in the West Zone of the municipality of Rio de Janeiro. Vet Parasitol. 2005;130:69-72.
18. Monis PT, Andrews RH, Mayrhofer G, Ey PL. Genetic diversity within the morphological species *Giardia* intestinalis and its relationship to host origin. Infection. Genet Evol. 2003;3:29-38.
19. Heyworth MF. *Giardia* duodenalis genetic assemblages and hosts. Parasite. 2016;23:13.
20. Caccio SM, Thompson ARC, Mclauchlin J *et al*. Unravelling Cryptosporidium and *Giardia* epidemiology. Trends in Parasitol. 2005;21:430-7.
21. Mayrhofer G, Andrews RH, Ey PL, Chilton NB. Division of *Giardia* isolates from humans into two genetically distinct assemblages by electrophoretic analysis of enzymes encoded at 27 *loci* and comparison with *Giardia* muris. Parasitol. 1995;111:11-7.
22. Homan WL, van Enckevort FHJ, Limper L, Van Eys GJJM, Schoone GJ, Kasprzak W *et al*. Comparison of *Giardia* isolates from different laboratories by isoenzyme analysis and recombinant DNA probes. Parasitol Research. 1992;78:316-23.
23. Monis PT, Mayrhofer G, Andrews RH, Homan WL, Limper L, Ey PL. Molecular genetic analysis of *Giardia* intestinalis isolates at the glutamate dehydrogenase *locus*. Parasitol. 1996;112:1-12.
24. Hopkins RM, Meloni BP, Groth DM, Wetherall JD, Reynoldson JA, Thompson RC. A. Ribossomic RNA sequences reveals differences between the genotypes of *Giardia* isolates recovered from humans and dogs living in the same locality. J Parasitol. 1997;83:44-51.
25. Monis PT, Andrews RH, Mayrhofer G, Mackrill J, Kulda J, Isaac Renton JL *et al*. Novel lineages of *Giardia* intestinalis indentified by genetic analysis of organisms isolated from dogs in Australia. Parasitol. 1998;116:7-19.
26. Ey PL, Mansouri M, Kulda J, Nohýnková E, Monis PT, Andrews RH *et al*. Genetic analysis of *Giardia* from hoofed farm animals reveals artiodactyls specific and potencially zoonotic genotypes. J Eukariotic Microbiol. 1997;44:626-35.
27. Monis PT, Andrews RH, Mayrhofer G, Ey PL. Molecular systematics of the parasitic protozoan *Giardia* intestinalis. Mol Biol Evol. 1999;16:1135-44.
28. Ballweber LR, Xiao L, Bowman DD *et al*. Giardiasis in dogs and cats: update on epidemiology and public health significance. Trends Parasitol. 2010;26:180-9.
29. Coelho CH, Durigan M, Leal DAG *et al*. Giardiasis as a neglected disease in Brazil: Systematic review of 20 years of publications. PLoS Negl Trop Dis. 2017;11(10):e0006005.
30. Müller N, von Allmen N. Recent insight into the mucosal reactions associated with *Giardia* lamblia infections. Inter J Parasitol. 2005;35:1339-47.
31. Payne PA, Artzer M. The biology and control of *Giardia* spp and Tritrichomonas foetus. Vet Clin Small Anim. 2009;39:993-1007.
32. Buret AG. Pathophysiology of enteric infections with *Giardia* duodenalis. Parasite. 2008;15:261-5.
33. Homan WL, Mank TG. Human giardiasis: genotype linked differences in clinical symptomatology. Inter J Parasitol. 2001;31:822-6.
34. Olson ME, Morck DW. *Giardia* vaccination. Parasitol Today. 2000;16:213-7.
35. Lallo MA, Rodrigues LCS, Bondan EF. Giardíase em cães e gatos – revisão. Clin Vet. 2003;43:40-6.
36. Gennari SM, Souza SLP. Giardíase: boletim técnico. Campinas: Fort Dodge Saúde Animal; 2002.
37. Symeonidou S, Gelasakis AI, Miliotou AN, Angelou A, Arsenopoulos KV, Loukeri S, Papadopoulos E. Rapid on-*site* diagnosis of canine giardiosis: time *versus* performance. Paras Vec. 2020;13:544.
38. Gardner TB, Hill DR. Treatment of giardiasis. Clinic Microbiol Rev. 2001;14:114-28.
39. Almeida FM, Labarthe N. *Giardia* duodenalis: a complexa simplicidade parasitária. Clin Vet. 2014;112:46-56.
40. Moron-Soto MM, Gutierrez L, Sumano H, Tapia G, Alcala-Canto Y. Efficacy of nitazoxanide to treat natural *Giardia* infections in dogs. Paras Vec. 2017;10:52.
41. Faubert G. Immune response to *Giardia* duodenalis. Clinic Microbiol Rev. 2000;13:35-54.

BIBLIOGRAFIA

Coelho CH, Durigan M, Leal DAG, Schneider AdB, Franco RMB, Singer SM. Giardiasis as a neglected disease in Brazil: Systematic review of 20 years of publications. PLoS Negl Trop Dis. 2017;11(10):e0006005.

80
Cistoisosporose

Katia Denise Saraiva Bresciani • Gisele Moraes dos Santos Reginaldo • Willian Marinho Dourado Coelho • Fernando Paiva

DEFINIÇÃO

As coccidioses em pequenos animais podem ser definidas como infecções por protozoários dos gêneros *Toxoplasma, Hammondia, Besnoitia, Frenkelia, Sarcocystis, Neospora, Cystoisospora* ou *Cryptosporidium*, todos parasitos obrigatórios pertencentes ao filo Apicomplexa,[1] por apresentarem uma fase de multiplicação sexuada nos intestinos de vertebrados.[2]

Em mamíferos, a cistoisosporose é uma doença causada por coccídios do gênero *Cystoisospora* (syn. *Isospora*) com estágios assexuados e sexuados em seu ciclo de vida, resultando na produção de oocistos resistentes às condições ambientais.[1-3] No passado, os organismos do gênero eram denominados *Isospora*,[1-6] porém, após o reconhecimento de estágios extraintestinais em gatos e camundongos[7-10] e estudos de filogenia molecular,[11-14] o gênero cujas espécies utilizam mamíferos como hospedeiros definitivos foi identificado como *Cystoisospora*[14] e realocado na família Sarcocystidae, com os demais formadores de cistos (*Toxoplasma, Neospora, Hammondia, Besnoitia* e *Sarcocystis*). A denominação *Isospora* permanece válida para aquelas espécies que infectam aves, as quais podem ser diferenciadas pela morfologia dos seus oocistos.[14,15]

A forma clínica dessa enfermidade é mais frequente em animais jovens, nas primeiras semanas de vida, e podem ser observadas manifestações graves, em casos de invasão maciça de células do epitélio intestinal, o que aumenta sua suscetibilidade aos patógenos oportunistas e pode também comprometer o desenvolvimento corporal e cognitivo, e até mesmo ocasionar morte, em decorrência da extensão das lesões e suas consequências fisiopatológicas.[16-20]

ETIOLOGIA

As espécies de *Cystoisospora* são diferenciadas de acordo com o hospedeiro definitivo, pela morfometria dos oocistos, por sequências parciais de genes ribossômicos e por suas fases observadas no ciclo endógeno.[1,3,4,8-14] Cães são infectados principalmente por *Cystoisospora canis, Cystoisospora ohioensis, Cystoisospora burrowsi* e *Cystoisospora neorivolta*.[19] Por sua vez, gatos são acometidos por *Cystoisospora felis* e *Cystoisospora rivolta*.[18]

Em termos de diagnóstico microscópico, pela mensuração dos oocistos, *C. felis* apresenta tamanho entre 39 e 48 μm de comprimento e 26 a 37 μm de largura e *C. rivolta* de 20 a 24 μm de comprimento e 15 a 20 μm de largura.[1,3,18-21] Por sua vez, *C. canis* apresenta dimensões maiores (34 a 42 μm de comprimento e 23 a 36 μm de largura). Considerando que espécies *C. burrowsi* e *C. neorivolta* não podem ser diferenciadas de *C. ohioensis* com base na estrutura de seus oocistos, mas por seus estágios endógenos, sendo essas três espécies classificadas como complexo *C. ohioensis*,[5,18,19] apesar de haver evidências sobre diferenças ultraestruturais entre merontes e gamontes, inexistindo no momento até mesmo sequências parciais de genes que as diferencie; assim as espécies do complexo *C. ohioensis* apresentam-se com medidas menores (17 a 27 μm de comprimento e 15 a 24 μm de largura).[1,3,18-21]

As espécies de *Cystoisospora* apresentam biologia semelhante, mas quatro estágios endógenos distintos são bem definidos: excistação, esquizogonia, gametogonia e esporogonia; podendo ocorrer ainda uma fase extraintestinal em hospedeiros definitivos e/ou paratênicos, em que são formados os cistos teciduais monozoicos contendo o esporozoíto em seu interior, denominado "hipnozoíta".[1-4,6-9] Os cistos monozoicos teciduais formam-se nos próprios hospedeiros definitivos, assim como nos paratênicos; geralmente invadem linfonodos mesentéricos, fígado, baço, musculo e até mesmo tecido nervoso;[1,15] eventualmente esses estágios quiescentes podem retornar ao intestino e retomam o desenvolvimento por merogonia nos enterócitos.[9,15]

Os oocistos de *Cystoisospora* são liberados nas fezes dos hospedeiros definitivos, na forma não esporulada, sendo constituídos por uma massa protoplasmática nucleada denominada "esporoblasto", envolta por uma fina membrana. No ambiente, sob condições de temperatura, oxigenação e umidade propícias, passam pelo processo de esporulação (esporogonia), que é retardado ou mesmo inibido em temperaturas superiores a 40°C e inferiores a 20°C.[2,15,22-24]

O núcleo dos oocistos divide-se 2 vezes formando dois esporoblastos. Cada esporoblasto secreta uma parede retrátil e forma um esporocisto, enquanto o protoplasma em seu interior divide-se em dois esporozoítos. Os oocistos esporulados são constituídos por dois esporocistos com quatro esporozoítos cada, considerados infectantes.[2,15,23,24]

A infecção nos hospedeiros definitivos ocorre pela ingestão de oocistos esporulados de *Cystoisospora* presentes em água, alimento, ambiente contaminado ou cistos monozoicos em tecidos dos hospedeiros paratênicos, como ratos e camundongos.[5-8] A partir disso, ocorre o processo de excistação com a liberação dos esporozoítos, os quais apresentarão atividade otimizada na presença de sais biliares, CO_2 e tripsina.[2,7] A infecção pode ocorrer por ingestão de tecidos de hospedeiros paratênicos,[5,6,19] principalmente pequenos roedores, contendo os cistos monozoicos, em virtude da ingestão de oocistos esporulados por esses animais.[25] Essa ocorrência é menos frequente em ambiente domiciliar, porém não de todo impossível.

Durante a fase de desenvolvimento endógeno, os esporozoítos penetram nas células do epitélio intestinal e iniciam o processo de esquizogonia e merogonia, originando os merozoítos. A partir de cada merozoíto, o ciclo assexuado pode se repetir, sucedendo-se as fases de crescimento e de multiplicação esquizogônica, por várias gerações. O número de gerações varia de acordo com a espécie de *Cystoisospora*.[4,18,19] Outros merozoítos, diferentemente, iniciam a fase sexuada do ciclo, conhecida como gametogênese,[4,18,19] em que são gerados os microgametas[2,18,19] providos de motilidade, alongados e dotados de flagelo que fertilizam um só macrogameta; posteriormente se desenvolve o oocisto por esporogonia.[2,6,18,19]

Com relação à patogenia, para *C. canis* são descritos variados níveis de lesões, com formação de petéquias e ulcerações (Figuras 80.1 e 80.2) todas associadas ao desenvolvimento parasitário endógeno nas camadas mais profundas do epitélio intestinal com três esquizogonias. Por sua vez, complexo *C. ohiensis* é considerado de menor patogenicidade, infecta células da lâmina própria e realiza apenas uma esquizogonia na mucosa intestinal dos hospedeiros.[4,18,19,22]

Durante a fase aguda da infecção, pode ser observada intensa necrose celular; e na fase crônica, o surgimento de cistos tissulares ou mesmo atrofia de mucosa, inflamação da lâmina própria, perda de vilosidades intestinais (ver Figura 80.2) e hiperplasia

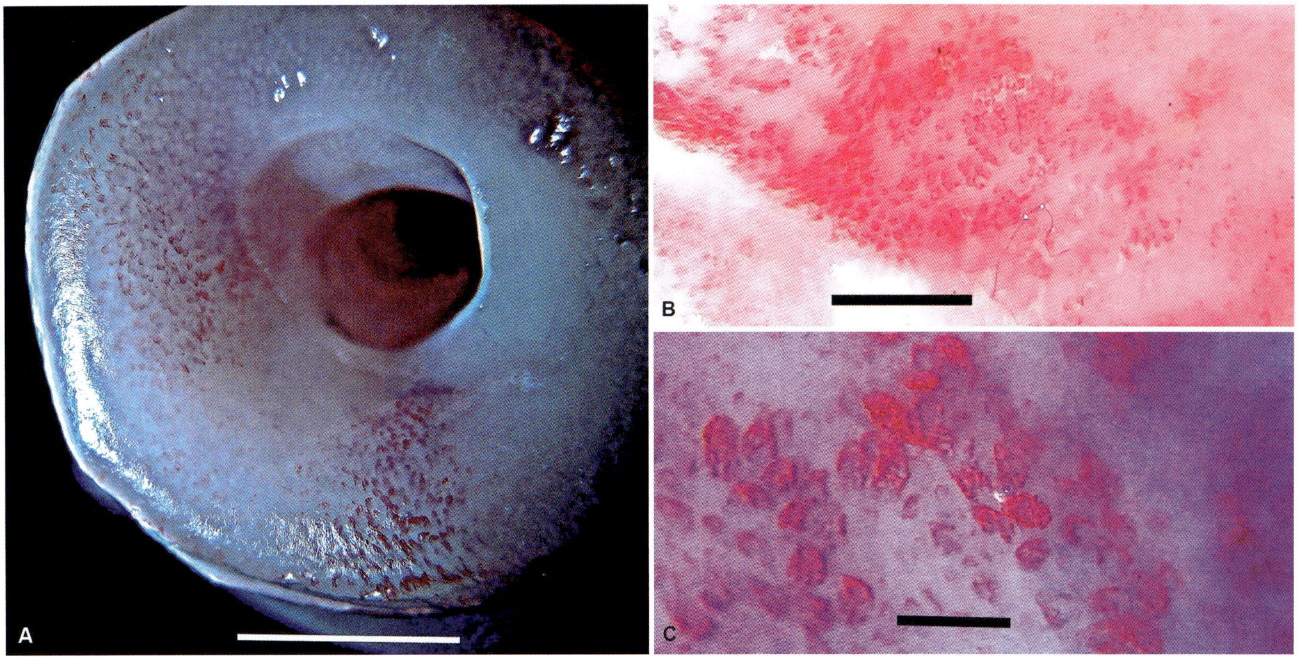

Figura 80.1 Imagens da porção intestinal (jejuno) de cão jovem apresentando micro-hemorragias nas vilosidades causadas por *Cystoisospora canis* (barras de escala: **A.** 5 mm. **B.** 1 mm. **C.** 0,1 mm).

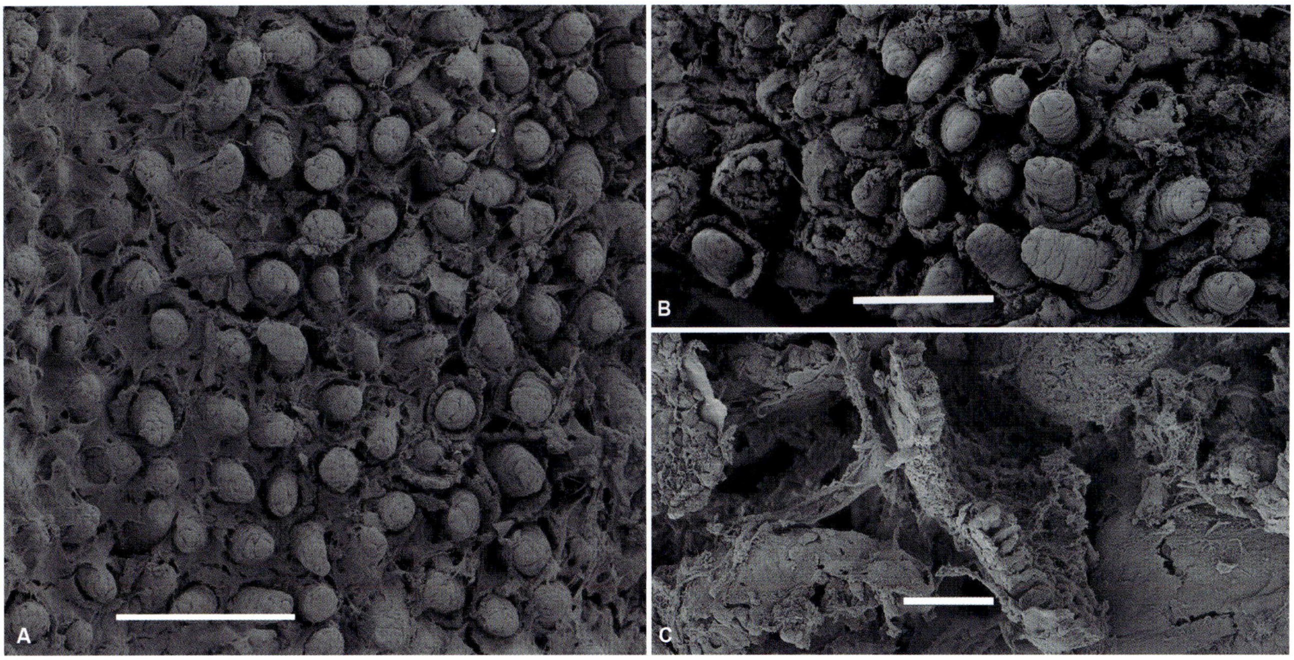

Figura 80.2 Imagem em microscopia eletrônica de varredura da porção intestinal (jejuno) de cão com lesões nas vilosidades, causadas por *Cystoisospora canis*. **A.** Quantidade significativa de muco e lesões nas porções apicais das vilosidades (barra de escala: 500 μm); **B** e **C.** Detalhes das lesões nas vilosidades evidenciando o colapso do epitélio da mucosa (barras de escala: 200 e 50 μm, respectivamente).

nas placas de Peyer.[7,8,10] No intestino, a infecção maciça propicia sangramento e destruição do epitélio, com posterior inflamação intensa na lâmina própria e, às vezes, na submucosa, promovendo reposição e hiperplasia tecidual, com os coccídios em gametogênese. De modo oposto, a fase hemorrágica e erosiva ocorre durante a esquizogonia.[18,19,23,24]

Os caninos infectam-se por volta das primeiras 3 semanas de vida, antes do desmame. Nessa fase do desenvolvimento, os filhotes não são capazes de eliminar o conteúdo fecal por si mesmos, precisando do estímulo da mãe por meio de lambeduras na região perianal; a mãe, por ingerir as fezes, na maioria das vezes dificulta a obtenção dessas amostras. Em condições naturais, os oocistos de *Cystoisospora* spp. são detectados em filhotes por meio de exames coproparasitológicos antes de 21 dias de vida, embora possa ocorrer excreção mais tardia decorrente de condições epidemiológicas vivenciadas pelas ninhadas.[23-28]

Em estudos experimentais, evidenciou-se que *C. felis* não é patogênica para gatos com mais de 1 mês de vida. Pequenas alterações como congestão e erosão de enterócitos superficiais e infiltrados podem ser observadas em gatos com 6 a 13 semanas, inoculados com 1×10^5 e $1{,}5 \times 10^5$ oocistos esporulados dessa espécie de protozoário.[5-8]

Em geral, a imunidade ocorre após a primeira infecção, sendo mais efetiva com o avanço da idade dos animais expostos.[1,6,18-28]

A imunossupressão em cães e gatos propicia a reativação dos cistos tissulares com liberação de esporozoítos contidos em seu interior que iniciarão o ciclo entérico, ocasionando a recidiva da coccidiose intestinal.[6-8,18,19,27]

EPIDEMIOLOGIA

A cistoisosporose tem sido diagnosticada em variados sistemas de criação e níveis de saneamento, mas principalmente em condições de higiene deficiente, aglomeração de animais,[16,22,23,26-28] surtos em canis comerciais ou enfermarias em clínicas veterinárias, pelo aumento no número de nascimentos, rotatividade de indivíduos ou cães e gatos que se apresentem infectados.[27,28]

A longa sobrevivência dos oocistos de *Cystoisospora*, que são formas evolutivas altamente resistentes às condições ambientais e até mesmo a processos de desinfecção, favorecem a manutenção da coccidiose nos locais de criação.[15,22-24] Devido ao pequeno tamanho dessas formas infecciosas, elas podem ser facilmente dispersas por vento, água, fômites contaminados ou por vestuário, sapatos e mãos de pessoas, sendo, então, carreadas de um local para outro, com disseminação da infecção.[14,20-23,26-28]

Em pequenos animais, a cistoisosporose deve ser diferenciada dos distúrbios gastrintestinais de outra natureza, como pseudoparasitismo por hábitos alimentares (tendências coprofágicas) e infecções parasitárias mistas.[26]

Cães em áreas rurais são mais significativamente infectados do que aqueles em zonas urbanas.[28] Cães jovens, com semanas de vida, podem excretar de 333 a 35.000 oocistos por grama de fezes, sendo eles mais frequentemente infectados por *Cystoisospora* do que os adultos.[23,29,30] Porém há registro de maior prevalência dessa protozoose em animais adultos do que em jovens.[30] Por sua vez, o gênero *Cystoisospora* pode ser detectado em amostras fecais de gatos independentemente de idade, sexo e raça, com ocorrência de até 43,1% (22/51) na cidade de Andradina, São Paulo.[31]

No entanto, filhotes de cães e gatos em condições de estresse ou imunossupressão, carência nutricional e comorbidades são mais sensíveis ao desenvolvimento de infecções por *Cystoisospora* spp.[6-8,18,19,27]

A ampla distribuição geográfica é comprovada pelos muitos relatos da ocorrência dessa doença em cães e gatos (Quadros 80.1 e 80.2).

MANIFESTAÇÕES CLÍNICAS

Os sinais clínicos da cistoisosporose em cães variam de acordo com a espécie envolvida. A infecção por espécies do complexo *C. ohiensis*, geralmente se manifesta sob a forma subclínica, o que não exclui a possibilidade dessas espécies ocasionarem diarreia hemorrágica e mortalidade em filhotes infectados. Por sua vez no parasitismo por *C. canis*, normalmente manifesta-se diarreia,[23] acompanhada de eliminação de grande quantidade de oocistos.[19]

Em cães, as manifestações mais frequentes são diarreia aquosa, com muco e/ou sangue, dor abdominal, anorexia, desidratação, apetite depravado, anemia, fraqueza, vômito, febre, perda de peso, diminuição do crescimento, letargia, intensa apatia e até morte.[21,57-62] As alterações hematológicas são incomuns, apenas pequenas reduções em proteínas totais, albumina e globulinas são observadas, além da diminuição nos eletrólitos sódio, potássio e cloro, em decorrência da diarreia.[21] A intensidade e a gravidade dos sintomas relacionam-se com muitos fatores, como idade, condição nutricional, *status* de imunidade; considerando que, após a primeira infecção por *C. canis*, os cães tendem a ser imunes ou não excretar oocistos em reinfecções.[62,63] A diarreia pode ser evidenciada 2 a 3 dias antes que sejam detectados oocistos nas fezes,[62] portanto os sintomas precedem o período parasitológico patente.

Não há registros de imunidade cruzada efetiva entre *C. canis* e o complexo *C. ohioensis*; quando das infecções sucessivas, não há manifestação de sintomas evidentes, apenas redução na

QUADRO 80.1 Ocorrência e prevalência de *Cystoisospora* spp. em cães, em diversos países.

País	Técnica de diagnóstico	Número de animais examinados/ portadores – prevalência (%)
Argentina	CFS[32]	493/38 a 7,71
Austrália	ED e CFSZ[33]	1400/230 a 28,4
Bélgica	CFS[34]	808/9 a 2
Brasil	ED, FS, SE[35]	717/66 a 33
	CFS, FCS e CF[36]	3.099/46 a 1,5
	F, FCSZ e ED[37]	2.290/201 a 8,82
	FCS e SE[38]	93/37 a 39,7
Canadá	CFSZ e ED[39]	15.016/437 a 2,91
Colômbia	FCS e ED[40]	925/189 a 20,5
Itália	CF[41]	239/18 a 7,5
Japão	SFEA[42]	573/6 a 1,2
Nigéria	CFS[43]	203/29 a 14,2
República Tcheca	CF e MMM[44]	3.780/92 a 2,4
Portugal	CFSZ[45]	126/14 a 11,3
Gana	MMM[46]	380/32 a 8,6
Polônia	F e SE[47]	339/36 a 10,9
Iraque	CF[48]	93/6 a 6,5
Uganda	FS[49]	61/8 a 13,3

CF: centrífugo-flutuação; CFS: técnica de centrífugo-flutuação em solução saturada de sacarose; CFSZ: técnica de centrífugo-flutuação em solução saturada de sulfato de zinco; ED: exame direto; F: flutuação; FCS: flutuação em solução de cloreto de sódio; FS: flutuação-sedimentação; MMM: MacMaster modificada; SE: sedimentação; SFEA: sedimentação em solução de formalina-etil-acetato.

QUADRO 80.2 Ocorrência e prevalência de *Cystoisospora* spp. em gatos, em diversos países.

País	Técnica de diagnóstico	Número de animais examinados/ portadores – prevalência (%)
Australia	ED e CFSZ[33]	1063/29 a 2,7
Brasil	ED, FS, SE[35]	63/1 a 7
	FCS e CFSZ[37]	378/43 a 11,64
	FCS e SE[38]	97/69 a 71,1
Canadá	CFSZ e ED[39]	2.391/139 a 5,81
Colômbia	FCS e ED[40]	45/14 a 33,3
Egito	FCS e CFSZ[50]	113/2 a 2
EUA	CFSZ[51]	846/82 a 9,7
	SH[52]	76/11 a 14,5
Finlândia	CFSM[53]	411/3 a 0,7
Itália	CF[41]	81/4 a 4,9
	CFSZ[54]	343/37 a 10,8
	SE, NS e ED[55]	139/6 a 4,3
Portugal	CFSZ[45]	22/1 a 5
	FCS e SH[56]	231/74 a 5,4

CF: centrífugo-flutuação; CFS: técnica de centrífugo-flutuação em solução saturada de sacarose; CFSM: técnica de centrífugo-flutuação em solução saturada de sulfato de magnésio; CFSZ: técnica de centrífugo-flutuação em solução saturada de sulfato de zinco; ED: exame direto; FCS: flutuação em solução saturada de cloreto de sódio; FS: flutuação-sedimentação; NS: solução saturada de sacarose e nitrato de sódio; SE: sedimentação; SH: técnica de Sheather.

eliminação de oocitos.[61,62] Não raro, constatam-se oocistos de *C. canis* e complexo *C. ohioensis* em coinfecção. Deve-se ressaltar que o encontro de oocistos nas fezes, necessariamente, não é relacionável com a cistoisosporose, de tal modo que outras etiologias devem ser consideradas quando da manifestação dos sintomas anteriormente descritos; evitam-se, assim, erros de diagnóstico clínico e suas consequências para o paciente.

A infecção em gatos é mais frequente com *C. felis*, particularmente nos animais jovens desmamados e/ou imunodeprimidos.[3,18,20] Considerando o comportamento predador dos felinos domésticos, a possibilidade de infecção por ingestão de tecidos de hospedeiros paratênicos é mais provável (p. ex., camundongos).[18] Por esse motivo, deve-se fazer o máximo para evitar esse comportamento; não apenas para profilaxia da cistoisosporose como também de outros coccídios, como *Toxoplasma* e muitos outros agentes patogênicos para os animais e o ser humano.

Os sintomas clínicos não são específicos e, de modo geral, caracterizam-se como diarreia grave, perda de peso, anorexia e desidratação, sendo a patogenia causada por *C. rivolta* mais acentuada do que por *C. felis*,[18] a despeito dessa última ser mais prevalente; também podem ser detectadas em infeção mista.

DIAGNÓSTICO

As diferentes enteropatias que acometem pequenos animais podem apresentar grande similaridade, o que torna o diagnóstico de enfermidades parasitárias um complexo desafio. Exames coproparasitológicos podem ser realizados por meio de técnicas clássicas, simples e eficientes, que possibilitam confirmar a existência de oocistos de coccídios com facilidade.[64]

Especificamente, amostras fecais destinadas aos exames diagnósticos, ao serem coletadas, merecem atenção e cuidados especiais, principalmente em relação à limpeza dos instrumentos. É imprescindível evitar contaminantes do ambiente, durante a coleta, manusear o material usando luvas de procedimento e acondicionar as amostras em frascos limpos.

A amostra, tão logo seja coletada, deve ser mantida sob refrigeração, para retardar a esporulação dos oocistos de *Cystoisospora* spp., e ser enviada nessas condições ao laboratório o mais rápido possível.[65] Importante ressaltar que a amostra deve ser identificada de maneira completa, precisa e clara sempre; sendo recomendável que na solicitação também sejam explicitados os sintomas observados e a suspeita clínica mais provável.

É fundamental mencionar que um hospedeiro infectado por *Cystoisospora* spp. pode apresentar diarreia e o resultado do exame coproparasitológico pode ser negativo para oocistos. O fato não é comum,[21] mas pode ser explicado, em parte, porque a diarreia, nos casos de coccidioses, decorre de processo de reprodução assexuada (esquizogonia e merogonia) e sexuada (gametogonia) do parasito, com destruição do epitélio intestinal, no período pré-patente da infecção, quando não são detectados oocistos nas amostras fecais. Esses últimos serão eliminados em, aproximadamente, 72 horas após a reprodução assexuada, então, existe a possibilidade de serem observados nas fezes, não necessariamente concomitante a ocorrência de diarreia e, sim, após ter cessado esse sinal clínico.[21,62] Diante desse fato, é recomendável repetir os exames em casos de suspeitas clínicas de coccidioses nos animais, em dias subsequentes.

As técnicas laboratoriais indicadas para o diagnóstico parasitológico de cistoisosporose e outras coccidioses são aquelas que empregam soluções saturadas que promovem a flutuação dos oocistos; como as de centrífugo-flutuação com as seguintes soluções: sulfato de zinco,[66] açúcar[67] ou cloreto de sódio.[68] Essas técnicas, independentemente da solução saturada empregada, possibilitam a concentração, por flutuação, dos oocistos e sua visualização sem que haja deformação de suas estruturas, o que possibilita um diagnóstico seguro e rápido. As técnicas de centrífugo-flutuação, por exigirem equipamentos específicos para sua execução, podem ser substituídas pela técnica de Willis,[65] que é simples e apresenta eficiência satisfatória para o diagnóstico pretendido, além de não exigir grande especialização de quem a executa.

A constatação dos oocistos de *Cystoisospora* spp. nas fezes dos animais é bastante simples. As características são facilmente observáveis, inclusive é possível identificar as espécies pelo tamanho (Figura 80.3).[19] Reitera-se apenas que se deve atentar para não haver confusão com outros cistos de agentes parasitários ou mesmo artefatos presentes nas fezes; o que é comum ocorrer com pessoas não treinadas. Assim, para evitar tais equívocos, um treinamento rápido com os protocolos e até mesmo a comparação com figuras disponíveis em livros de parasitologia podem ajudar a reduzir esses inconvenientes.

Também podem ser realizados exames parasitológicos com a finalidade de identificar as espécies de coccídios de maneira mais detalhada e precisa.[56] Nesses casos, as fezes são homogeneizadas em solução de bicromato de potássio na concentração final de 1% (peso/volume), mantidas em temperatura ambiente, para que a esporulação ocorra e seja possível determinar a morfometria de oocistos, esporocistos e esporozoítos.

Técnicas moleculares podem ser empregadas para o diagnóstico, como a reação em cadeia da polimerase; no entanto, sob o aspecto prático na condução clínica, tem limitada aplicabilidade em função de custos. Nesses casos, as técnicas de parasitológicas clássicas atendem à rotina ambulatorial de modo efetivo e econômico.

As lesões microscópicas observadas em preparações histológicas com coloração pelo Giemsa ou hematoxilina/eosina, atribuíveis ao *Cystoisospora* spp., são características e podem ser confirmadas pela visualização dos diferentes estágios de desenvolvimento dos microrganismos nos tecidos.[18,19] Os exames histopatológicos, em casos de infecção por *C. canis*, revelam mucosa atrofiada, alterações nas vilosidades, inflamação na lâmina própria do intestino e hiperplasia dos linfócitos nas placas de Peyer. Os diferentes estágios do parasito podem ser encontrados dentro de vacúolos no citoplasma das células epiteliais.[18,19]

A coprofagia, ato de ingerir fezes, é um comportamento observado em cães, que podem consumir suas próprias fezes ou de outros, e até mesmo de outras espécies. Esse hábito pode atrapalhar o diagnóstico, pois a ingestão de fezes de outros hospedeiros, que eventualmente eliminaram oocistos de *Cystoisospora* spp.,

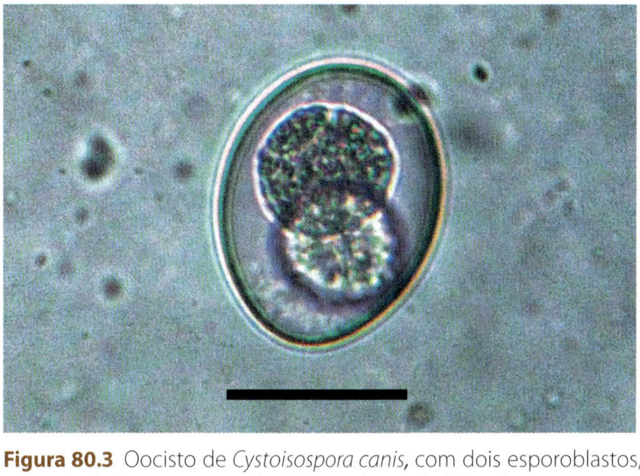

Figura 80.3 Oocisto de *Cystoisospora canis*, com dois esporoblastos, sem micrópila e corpo residual (barra de escala: 25 μm).

dificultará e confundirá pela visualização de estruturas morfológicas distintas das estruturas parasitárias, ocasionando resultados de exames inconclusivos.[69]

TRATAMENTO

Geralmente, em cães e gatos saudáveis, a cistoisosporose é autolimitante, sem necessidade de medidas terapêuticas,[21] porém o tratamento pode contribuir para eliminar a infecção e reduzir o período clínico, bem como diminuir a contaminação do ambiente com os oocistos. Nos casos sintomáticos, essa terapia deve ser instituída quando o animal apresentar suspeita clínica de cistoisosporose ou quando forem observadas outras etiologias primárias simultaneamente à detecção da infecção nos exames de fezes de cães e gatos. Essa medida pode ser justificada, em parte, pelo fato do *Cystoisospora* spp. contribuir para complicações nos quadros clínicos em várias afecções.

Como em qualquer intercorrência, a avaliação clínica do paciente é fundamental, a qual definirá a conduta geral e o tratamento adequado. Deve-se considerar também que a cistoisosporose, como outras afecções diarreicas, ocasiona desde leve desidratação até choques hipovolêmicos;[70] sendo assim, a restauração da volemia e dos eletrólitos é prioridade, tanto para prevenir alterações funcionais renais quanto para minimizar lesões adicionais ao trato gastrintestinal, bem como para a ação satisfatória dos fármacos a serem utilizados como tratamento específico da enfermidade em questão.[70,71] Ainda sobre a criteriosa avaliação clínica do animal, principalmente quando relatada diarreia, deve-se atentar que algumas bases químicas utilizadas em filhotes podem acarretar efeitos adversos e indesejáveis, pois somente a partir do 4º ou 5º mês de vida esses animais desenvolvem capacidade para biotransformação de fármacos, devido ao desenvolvimento do sistema hepatobiliar.[72] Antes dessa idade, com o fígado em desenvolvimento, as reações de oxidação, hidrólise e conjugação não serão totalmente eficazes para a metabolização de fármacos.[72] As sulfonamidas, fármaco muito comum utilizado para condições de gastrenterites em filhotes, devem ser ministradas com cautela e somente quando o paciente estiver bem hidratado, para que não haja comprometimento da função renal.[65]

O acompanhamento laboratorial, quando possível, deve ser implementado, para a mensuração dos indicadores séricos, que poderão indicar a necessidade de reposição, principalmente do potássio. A identificação e a correção das concentrações glicêmicas são, a todo momento, recomendadas em animais com sinais clínicos de fraqueza, hipotermia e até em estupor. Essa correção pode ser intermitente, em *bolus*, ou por infusão contínua, associada às soluções do tipo cristaloides.[70]

No Brasil, apenas um produto alopático e dois homeopáticos são registrados para o tratamento das cistoisosporoses em cães e gatos.[73] A formulação alopática é uma combinação das bases sulfadimetoxina e ormetoprima; a primeira do grupo das sulfonamidas e a segunda das pirimidinas. Outras bases estão disponíveis comercialmente em outras formulações registradas e para usos veterinário e humano, visto que já foram testadas e mostram-se eficientes para o tratamento da cistoisosporose em cães e gatos, ficando a cargo do médico-veterinário a prescrição daquela de sua preferência. As principais bases farmacológicas são apresentadas no Quadro 80.3.

Considerando as diferenças metabólicas entre cães e gatos, as doses das diferentes bases devem observar essas peculiaridades quando das prescrições. Uma grande parte das intoxicações e/ou reações adversas que ocorre nesses animais é resultante das características que os gatos apresentam. Assim, altas doses de sulfonamidas, que são quimioterápicos bacteriostáticos,

QUADRO 80.3 Principais bases farmacológicas empregadas para tratamento de cistoisosporoses em cães e gatos com os respectivos protocolos; dosagem para a espécie, intervalo entre doses, duração do tratamento e via de administração.

Princípio ativo	Dose (mg/kg)	Intervalo entre as doses (em horas)	Duração do tratamento (dias)	Via de administração
Amprólio	300 a 400	24	5	VO
Diclazurila	25	24	1	VO
Sulfadimetoxina	50 a 60	24	5 a 10	VO
Sulfaguanidina	100 a 200	8	5	VO
Toltrazurila	15	24	3	VO
Trimetoprima	50	24	5	VO, SC
Sulfonamida	15 a 30	12 a 24	5 a 7	VO, SC

SC: via subcutânea; VO: via oral.

de amplo espectro e protozoostáticos, podem causar anemia em gatos, sendo a mesma atribuída à deficiência de ácido fólico, quando combinadas com trimetoprima ou pirimetamina, particularmente em uso continuado, portando deve haver cautela e atenção no momento da prescrição.[74,75]

O tratamento sintomático precisa ser instituído quando o animal apresentar suspeita clínica de cistoisosporose ou quando forem observadas outras etiologias primárias simultaneamente à detecção dessa protozoose nos exames de fezes de cães e gatos. Isso pode ser justificado, em parte, pelo fato de que o *Cystoisospora* spp. pode contribuir para complicações do quadro clínico em casos de coinfecções com outros agentes patogênicos.

Importante notar que existe evidente preocupação do tutor em ver seu animal medicado ou que sejam adotadas providências efetivas. Eventualmente, na prática da clínica médica de pequenos animais, o médico-veterinário pode se deparar com um resultado de exame parasitológico negativo, mas o animal apresentar um quadro clínico que pode se agravar e, assim, esse profissional precisará tratá-lo imediatamente de maneira eficaz.

Vale ressaltar mais uma vez que o exame coproparasitológico pode, no entanto, apresentar resultado falso-negativo: o animal pode estar infectado por *Cystoisospora* spp., mas encontrar-se em período pré-patente parasitológico da infecção, quando não existem oocistos formados para serem excretados nas fezes, a despeito da manifestação clínica compatível. Nesse caso, será necessário realizar o diagnóstico diferencial com outros agentes, em especial com *Giardia* spp. Em infecções por esse protozoário, pode ocorrer eliminação fecal com aparência e consistência muito semelhante àquelas observadas na cistoisosporose. Importante mencionar que a giardíase se caracteriza pela eliminação intermitente de cistos nas fezes pelo hospedeiro infectado. Desse modo, um resultado de teste laboratorial negativo não é suficiente para se concluir o diagnóstico e existe a recomendação para a realização de três exames coproparasitológicos em dias intercalados. Nessas condições, da presença de diarreia profusa e resultados laboratoriais inconclusivos, o médico-veterinário poderá optar pelo uso de associações medicamentosas comerciais, com formulação composta por sulfonamidas e metronidazol, por exemplo. O primeiro princípio ativo é usado para o tratamento da coccidiose, pois atua nos esquizontes do *Cystoisospora* spp. Por sua vez, a segunda base terapêutica age sobre *Giardia* spp., é um derivado do nitroimidazol com atividades antiprotozoária e antibacteriana contra bacilos gram-negativos anaeróbios, gram-positivos esporulados e contra todos os cocos anaeróbios.

A duração do tratamento oscila em função do tipo de medicamento adotado e de acordo com a gravidade dos sintomas, a idade e o comprometimento da saúde do animal.

PROFILAXIA E CONTROLE

Para a prevenção das coccidioses, são preconizadas medidas gerais de higiene no manejo dos animais. A limpeza dos abrigos deve ser diária, assim como a remoção das fezes com descarte seguro, em sistema de esgotamento sanitário ou mesmo como resíduo biológico hospitalar. Para desinfecção de abrigos ou gaiolas, recomenda-se o uso de desinfetantes à base de amônia quaternária e/ou flambagem com vassoura de fogo ou limpeza a vapor. Água fervente (acima de 70°C) deve ser usada para as fômites para inativar os oocistos de *Cystoisospora* spp. Adicionalmente, os animais portadores devem ser isolados até seu restabelecimento e cura parasitológica. Esse conjunto de ações pode não erradicar totalmente a enfermidade, mas minimiza a contaminação ambiental e auxiliar muito no seu controle.[1,6,16,19,21,28,44,76]

Atenção especial no manejo dos gatos envolve o desestímulo à caça e os cuidados intensificados com a caixa de areia e a remoção das fezes, pois essa medida auxilia na redução da transmissão fecal–oral. No ambiente domiciliar, instrumentos e objetos utilizados pelo gato, como caixa de transporte e brinquedos, devem ser limpos por vapor ou imersão em água fervente. Alimentação balanceada de boa qualidade e água "*ad libitum*" devem ser oferecidas permanentemente. Um detalhe muito importante é que a troca abrupta de tipo ou marca da ração pode causar um fator de estresse, com queda imunitária e consequente eliminação de oocistos nas fezes.[75] Dois outros pontos fundamentais são o não oferecimento de carne ou vísceras cruas de animais de produção ou silvestres[19,77] e o controle de insetos que podem ser veiculadores de oocistos de *Cystoisospora* spp. Importante ressaltar que se deve evitar o compartilhamento de comedouros e bebedouros utilizados pelo paciente.[65] Com o objetivo de minimizar a disseminação do agente, os animais atendidos ou hospitalizados não devem ser movidos entre ambulatórios ou gaiolas, mas, preferencialmente, ser acolhidos e tratados em áreas isoladas, destinadas para essa finalidade. Terminado o atendimento do paciente, os equipamentos e as superfícies contaminadas devem ser limpas e desinfetadas, a paramentação deve ser trocada, bem como todo o ambiente deve ser higienizado. Para isso, atentar para a remoção de pelos, sangue e fezes da mesa de atendimento, de superfícies como pias, tampas das lixeiras e piso, e balanças e macas, caso utilizadas.[65]

Caso haja necessidade de realização de exames de diagnóstico por imagens para melhor caracterização clínica do paciente, eles devem ocorrer antes da troca de turno, que corresponde também a limpeza e desinfecção do ambiente. Em momentos de troca de turno, a movimentação de animais geralmente é reduzida, outro fator importante em medidas de profilaxia no ambiente de atendimento veterinário.[65]

Finalmente, a higiene pessoal é sempre imprescindível, tanto para tutores como os médicos-veterinários e enfermeiros. Particularmente, a lavagem das mãos deve ser obrigatória, antes e após a manipulação dos animais com coccidiose, para evitar transmissão a outros pacientes.[19,65]

REFERÊNCIAS BIBLIOGRÁFICAS

1. Dubey JP, Lindsay DS, Lappin MR. Toxoplasmosis and other intestinal coccidial infections in cats and dogs. Vet Clin North Am Small Anim Pract. 2009;39(6):1009-v.
2. Lindsay DS, Dubey JP, Blagburn BL. Biology of *Isospora* spp. from humans, nonhuman primates, and domestic animals. Clin Microbiol Rev. 1997;10(1):19-34.
3. Dubey JP. The evolution of the knowledge of cat and dog coccidia. Parasitology. 2009;136(12):1469-75.
4. Dubey JP, Mahrt JL. *Isospora neorivolta* sp. n. from the domestic dog. J Parasitol. 1978;64(6):1067-73.
5. Olson ME. Coccidiosis caused by *Isospora ohioensis*-like organisms in three dogs. Can Vet J. 1985;26(3):112-4.
6. Kirkpatrick CE, Dubey JP. Enteric coccidial infections. *Isospora, Sarcocystis, Cryptosporidium, Besnoitia, and Hammondia*. Vet Clin North Am Small Anim Pract. 1987;17(6):1405-20.
7. Frenkel JK, Dubey JP. Rodents as vectors for feline coccidia, *Isospora felis* and *Isospora rivolta*. J Infect Dis. 1972;125(1):69-72.
8. Dubey JP, Frenkel JK. Extra-intestinal stages of *Isospora felis* and *I. rivolta* (Protozoa: Eimeriidae) in cats. J Protozool. 1972;19(1):89-92.
9. Frenkel JK, Smith DD. Determination of the genera of cyst-forming coccidia. Parasitol Res. 2003;91(5):384-9.
10. De Oliveira FC, Stabenow CS, Massard FV, Lopes CW. Hypnozoites of *Cystoisospora* Frankel, 1977 (Apicomplexa: Cystoisosporinae) in Mongolian gerbil lymph nodes and their *Toxoplasma* transmission to cats free of coccidia. Rev Bras Parasitol Vet. 2007;16(2):72-6.
11. Carreno RA, Schnitzler BE, Jeffries AC, Tenter AM, Johnson AM, Barta JR. Phylogenetic analysis of coccidia based on 18S rDNA sequence comparison indicates that *Isospora* is most closely related to and Neospora. J Eukaryot Microbiol. 1998;45(2):184-8.
12. Samarasinghe B, Johnson J, Ryan U. Phylogenetic analysis of *Cystoisospora* species at the rRNA ITS1 *locus* and development of a PCR-RFLP assay. Exp Parasitol. 2008;118(4):592-5.
13. Matsubayashi M, Carreno RA, Tani H *et al.* Phylogenetic identification of *Cystoisospora* spp. from dogs, cats, and raccoon dogs in Japan. Vet Parasitol. 2011;176(2-3):270-4.
14. Barta JR, Schrenzel MD, Carreno R, Rideout BA. The genus *Atoxoplasma* (Garnham 1950) as a junior objective synonym of the genus *Isospora* (Schneider 1881) species infecting birds and resurrection of *Cystoisospora* (Frenkel 1977) as the correct genus for *Isospora* species infecting mammals. J Parasitol. 2005;91(3):726-7.
15. Lindsay DS, Houk AE, Mitchell SM, Dubey JP. Developmental biology of *Cystoisospora* (Apicomplexa: Sarcocystidae) monozoic tissue cysts. J Parasitol. 2014;100(4):392-8.
16. Hoppe EGL, Moraes MFD. Protozoários intestinais coccidioses. In: Dagnone AS, Tinnucci-Costa M. Doenças infecciosas na rotina de cães e gatos no Brasil. Curitiba: Medvep; 2018;6:223-5.
17. Raza A, Rand J, Qamar AG, Jabbar A, Kopp S. Gastrointestinal parasites in shelter dogs: occurrence, pathology, treatment and risk to shelter workers. Animals (Basel). 2018;8(7):108.
18. Dubey JP. A review of *Cystoisospora felis* and *C. rivolta*-induced coccidiosis in cats. Vet Parasitol. 2018;263:34-48.
19. Dubey JP, Lindsay DS. Coccidiosis in dogs-100 years of progress. Vet Parasitol. 2019;266:34-55.
20. Dubey JP, Greene CE. Enteric coccidiosis. In: Greene CE. Infectious diseases of the dog and cat. St. Louis: Elsevier; 2012. p. 828-39.
21. Lappin MR. Update on the diagnosis and management of *Isospora* spp. infections in dogs and cats. Top Companion Anim Med. 2010;25(3):133-5.
22. Fayer R. Epidemiology of protozoa infections: the coccidia. Vet Parasitol. 1980;6:75-103.
23. Buehl IE, Prosl H, Mundt HC, Tichy AG, Joachim A. Canine isosporosis – epidemiology of field and experimental infections. J Vet Med B Infect Dis Vet Public Health. 2006;53(10):482-7.
24. Dubey JP. Life cycle of *Isospora rivolta* (Grassi, 1879) in cats and mice. J Protozool. 1979;26(3):433-43.
25. Dubey JP. Induced *Toxoplasma gondii, Toxocara canis* and *Isospora canis* infections in coyotes. J Am Vet Med Assoc. 1982;181(11):1268-9.
26. Balassiano BC, Campos MR, Menezes RC *et al.* Factors associated with gastrointestinal parasite infection in dogs in Rio de Janeiro, Brazil. Prev Vet Med. 2009;91(2-4):234-40.
27. Gates MC, Nolan TJ. Endoparasite prevalence and recurrence across different age groups of dogs and cats. Vet Parasitol. 2009;166(1-2):153-8.
28. Rodrigues NA. A importância do manejo em dois sistemas de criação na infecção natural de cães por *Cystoisospora* Frenkel 1977 (Apicomplexa: Cystoisosporine); 2000. [dissertação.] Universidade Federal Rural do Rio de Janeiro. Rio de Janeiro.
29. Little SE, Johnson EM, Lewis D *et al.* Prevalence of intestinal parasites in pet dogs in the United States. Vet Parasitol. 2009;166(1-2):144-52.
30. Oliveira-Sequeira TC, Amarante AF, Ferrari TB, Nunes LC. Prevalence of intestinal parasites in dogs from São Paulo State, Brazil. Vet Parasitol. 2002;103(1-2):19-27.
31. Coelho WM, do Amarante AF, de Soutello RV, Meireles MV, Bresciani KD. Ocorrência de parasitos gastrintestinais em amostras fecais de felinos no município de Andradina, São Paulo. Rev Bras Parasitol Vet. 2009;18(2):46-9.

32. Motta CE, Rivero MR, Angelo CD, Sbaffo AM, Tiranti KI. Risk and protective factors associated with gastrointestinal parasites of dogs from an urban area of Córdoba, Argentina. Turk Journal Vet Anim Sci. 2019;43:846-51.
33. Palmer CS, Andrew Thompson RC, Traub RJ, Rees R, Robertson ID. National study of the gastrointestinal parasites of dogs and cats in Australia. Vet Parasitol. 2008;151:181-90.
34. Claerebout E, Casaert S, Dalemans AC *et al.* *Giardia* and other intestinal parasites in different dog populations in Northern Belgium. Vet Parasitol. 2009;161(1-2):41-6.
35. Silva JCS, Allane PC, Daniel CP, Mylena AOT, Maria DON, Tiago ST. Endoparasitas em cães e gatos diagnosticados em São Luis – Maranhão. Pubvet 2017;11:587-95.
36. Ferreira JI, Pena HF, Azevedo SS, Labruna MB, Gennari SM. Occurrences of gastrointestinal parasites in fecal samples from domestic dogs in São Paulo, SP, Brazil. Revista Brasileira de Parasitologia Veterinária. 2016;25:435-40.
37. Ferreira FP, Dias RCF, Martins TA, Contantino C, Sbruzzi AKP, Vidotto O, Freire RL, Navarro IT. Frequência de parasitas gastrintestinais em cães e gatos do município de Londrina, PR, com enfoque em Saúde Pública. Semina: Ciências Agrárias, Londrina. 2013;34:3851-8.
38. Coelho WMD, Amarante AFT, Perri SHV, Coelho NMD, Apolinário, JC, Teixeira WFP, Bresciani KDS. Coccidiose em cães e gatos do município de Andradina, Estado de São Paulo, Brasil. Braz J Vet Res Anim Sci. 2012;49:162-6.
39. Morandi B, Greenwood SJ, Conboy GA, Galuppi R, Poglayen G, VanLeeuwen JA. Endoparasites in dogs and cats diagnosed at the Veterinary Teaching Hospital (VTH) of the University of Prince Edward Island between 2000 and 2017. A large-scale retrospective study. Preventive Veterinary Medicine. 2019;1048-78.
40. Sarmiento-Rubiano LA, Delgado L, Ruiz JP, Sarmiento MC, Becerra J. Intestinal parasites in dogs and cats with owners of Barranquilla, Colombia. Rev Inv Vet Perú. 2018;29:1403-10.
41. Riggio F, Mannella R, Ariti G, Perrucci S. Intestinal and lung parasites in owned dogs and cats from central Italy. Veterinary Parasitology. 2013;193:78-84.
42. Itoh N, Kanai K, Kimura Y, Chikazawa S, Hori Y, Hoshi F. Prevalence of intestinal parasites in breeding kennel dogs in Japan. Parasitology Research. 2015;114:1221-4.
43. Ayinmode AB, Obebe OO, Olayemi E. Prevalence of potentially zoonotic gastrointestinal parasites in canine faeces in Ibadan, Nigeria. Ghana Med J. 2016;50:201-6.
44. Dubná S, Langrová I, Nápravník J *et al.* The prevalence of intestinal parasites in dogs from Prague, rural areas, and shelters of the Czech Republic. Vet Parasitol. 2007;145(1-2):120-8.
45. Ferreira FS, Pereira-Baltasarb P, Parreira R, Padre L, Vilhena M, Tavira LT, Atouguia J, Centeno-Lima S. Intestinal parasites in dogs and cats from the district of Evora, Portugal. Veterinary Parasitology. 2011;179:242-5.
46. Johnson SAM, Gakuya DW, Mbuthia PG, Mande JD, Maingi N. Prevalence of gastrointestinal helminths and management practices for dogs in the Greater Accra region of Ghana 2015. Disponível em: http://dx.doi.org/10.1016/j.heliyon.2015.e00023.
47. Felsmann MZ, Michalski MM, Felsmann M, Sokol R, Szarek J, Strzyżewska-Worotyńska E. Invasive forms of canine endoparasites as a potential threat to public health–A review and own studies. Ann Agric Environ Med. 2017;24:245-9.
48. Al-Jassim KBN, Mahmmod YS, Salem ZM, Al-jubury A. Epidemiological investigation of gastrointestinal parasites in dog populations in Basra province, Southern Iraq. Jornal Parasit Dis. 2017;41:1006-13.
49. Hyeroba D, Friant S, Acon J, Okwee-Acai J, Goldberg TL. Demography and health of "village dogs" in rural Western Uganda. Preventive Veterinary Medicine. 2017;137:24-7.
50. Khalafalla RE. A survey study on gastrointestinal parasites of stray cats in Northern Region of Nile Delta, Egypt. PLoS ONE. 2011;6:e20283.
51. Nagamori Y, Payton ME, Duncan-Decoc R, Johnson EM. Fecal survey of parasites in free-roaming cats in northcentral Oklahoma, United States. Veterinary Parasitology: Regional Studies and Reports. 2018;14:50-3.
52. Wyrosdick MH, Chapman A, Martinez J, Schaefer JJ. Parasite prevalence survey in shelter cats in Citrus County, Florida. Veterinary Parasitology: Regional Studies and Reports. 2017;10:20-4.
53. Näreaho A, Puomio J, Saarinen K, Jokelainen P, Juselius T, Sukura A. Feline intestinal parasites in Finland: prevalence, risk factors and anthelmintic treatment practices. J Fel Med Surg. 2012;14:378-83.
54. Tamponi C, Varcasia A, Pinna S, Melisa E, Melosu V, Zidda A, Sanna G, Pipia AP, Zedda MT, Pau A, Brianti A, Scala A. Endoparasites detected in faecal samples from dogs and cats referred for routine clinical visit in Sardinia, Italy. Veterinary Parasitology: Regional Studies and Reports. 2017;10:13-17.
55. Spada EFE, Proverbio D, Pepa AD, Giogio GD, Giorgi GB, Traldi G. Prevalence of faecal-borne parasites in colony stray cats in northern Italy. J Fel Med Surg. 2013;15:672.
56. Duarte A, Castro I, Fonseca IMP, Almeida V, Carvalho LMM, Meireles J, Fazendeiro M, Tavares L, Vaz Y. Survey of infectious and parasitic diseases in stray cats at the Lisbon Metropolitan Area, Portugal. J Fel Med Surg. 2010;12:441-6.
57. Mitchell SM, Zajac AM, Lindsay DS. Development and ultrastructure of *Cystoisospora canis* Nemeséri, 1959 (syn, *Isospora canis*) monozoic cysts in two noncanine cell lines. J Parasitol. 2009;95(4):793-8.
58. Mitrea IL, Ioniță M, Enăchescu V. Isosporosis in cats and dogs: etio-epidemiological and clinical features. Bulletin USAMV-CN. 2006;63:343-7.
59. Junker K, Houwers DJ. Diarree, pupsterfte en *Cystoisospora*-species (coccidiose). Tijdschr Diergeneeskd. 2000;125(19):582-4.
60. Nisar M, Khan JA, Khan MS, Khan IA. Prevalence of coccidiosis in dogs along with haematological alterations as a result of chemotherapeutic trial. Pakinstan Vet J. 2009;29:138-40.
61. Houk AE, O'Connor T, Pena HF, Gennari SM, Zajac AM, Lindsay DS. Experimentally induced clinical *Cystoisospora canis* coccidiosis in dogs with prior natural patent *Cystoisospora ohioensis*-like or *C. canis* infections. J Parasitol. 2013;99(5):892-5.
62. Mitchell SM, Zajac AM, Charles S, Duncan RB, Lindsay DS. *Cystoisospora canis* Nemeséri, 1959 (syn. *Isospora canis*), infections in dogs: clinical signs, pathogenesis, and reproducible clinical disease in beagle dogs fed oocysts. J Parasitol. 2007; 93(2):345-52.
63. Lepp DL, Todd Jr. KS. Life cycle of *Isospora canis* Nemeséri, 1959 in the dog. J Protozool. 1974;21(2):199-206.
64. Araújo AJUS, Kanamura HY, Dias LCS, Gomes JF, Araújo SM. Coprotest® quantitativo: quantificação de ovos de helmintos em amostras fecais utilizando-se sistema de diagnóstico comercial. J Bras Patol Med Lab. 2003;39(2):115-24.
65. Galvão ALB, Mostachio GQ, Bresciani KDS. O plantonista. São Paulo: MedVet; 2020.
66. Faust EC, D'Antoni JS, Odom V, Miller MJ, Peres C, Sawitz W, Thomen LF, Tobie J, Walkern JH. A critical study of clinical laboratory techinics for the diagnosis of protozoan cysts and helminth eggs in feces. I: preliminary communication. Am J Trop Med Hyg. 1938;18:169-83.
67. Sheather AL. The detection of intestinal protozoa and mange parasites by a flotation technique. Comp Path Therapeutics. 1923;36:266-75.
68. Willis HH. A simple levitation method for the detection of hookworm ova. Med J Aust. 1921;8:375-6.
69. Nijsse R, Mughini-Gras L, Wagenaar JA, Ploeger HW. Coprophagy in dogs interferes in the diagnosis of parasitic infections by faecal examination. Vet Parasitol. 2014;204(3-4):304-9.
70. Lee JA, Cohn LA. Fluid therapy for pediatric patients. Vet Clin North Am Small Anim Pract. 2017;47(2):373-82.
71. Martins ARC, Shih A. Fluidoterapia – bases e principais indicações. In: Jericó MM, Kogika MM, Andrade-Neto JP. Tratado de medicina interna de cães e gatos. Rio de Janeiro: Roca; 2015. p. 912-9.
72. Prats A, Prats A. O exame clínico do paciente pediátrico. In: Prats A. Neonatologia e pediatria: canina e felina. Interbook: São Caetano do Sul; 2005, p. 96-113.
73. Sindicato Nacional da Indústria de Produtos para Saúde Animal. Compêndio de produtos veterinários. 2020. [acesso em 14 jun. 2020.] Disponível em: https://sistemas.sindan.org.br/cpvs/pesquisar.aspx.
74. Souza HJ, Amorim FV. Terapêutica felina: cuidado com o uso de fármacos em gatos. In: Andrade, SF. Manual de terapêutica veterinária. 2. ed. São Paulo: Roca; 2002. p. 557-68.
75. Anjos TM, Brito HFV. Terapêutica felina: diferenças farmacológicas e fisiológicas. MEDVEP. Rev Cient Med Vet. 2009;7(23):554-67.
76. Teixeira Filho WL, Cardozo SV, Lopes CWG. Viabilidade e morfobiologia dos oocistos de *Cystoisospora ohioensis* (Dubey, 1975) Frenkel, 1977 (Apicomplexa: Cystoisosporinae) eliminados por cães infectados experimentalmente. Rev Bras Med Vet. 2010;32(3):161-5.
77. TroCCAP. Diretrizes para o diagnóstico, tratamento e controle de endoparasitos caninos nos trópicos. Bayer; 2017.

81 Criptosporidiose

Katia Denise Saraiva Bresciani • Luiz da Silveira Neto • Sara do Nascimento Lemus • Willian Marinho Dourado Coelho • Marcelo Vasconcelos Meireles

INTRODUÇÃO

Criptosporidiose é uma enfermidade parasitária causada pelo protozoário *Cryptosporidium*, que pertence ao filo Apicomplexa e infecta principalmente a superfície das microvilosidades das células epiteliais do trato gastrintestinal de seus hospedeiros.[1]

IMPORTÂNCIA

Essa zoonose foi incluída na Iniciativa das Doenças Negligenciadas, da Organização Mundial da Saúde, devido a sua gravidade e íntima relação com a deficiência de saneamento básico e o baixo poder aquisitivo da população de risco.[2] Em países desenvolvidos, foi considerada responsável por quadros de má nutrição e morte em crianças.[3]

O parasito supramencionado é transmitido, principalmente, por água e alimentos contaminados por seus oocistos,[4-6] e pode ocasionar surtos de elevada magnitude, como, por exemplo, em Milwaukee, EUA, em que 403 mil indivíduos ficaram doentes.[7] Historicamente, surtos de criptosporidiose por veiculação hídrica foram associados em grande parte ao acesso de seres humanos a reservatórios de água como piscinas, lagos de recreação e parques aquáticos.[8] A contaminação ambiental por oocistos de *Cryptosporidium* spp. parece ser elevada no Brasil. O patógeno foi encontrado em 94,4% dos trabalhos científicos em que foi investigada sua ocorrência em água e esgoto não tratados no país.[9] Atualmente, a criptosporidiose é uma das enfermidades mais importantes que são veiculadas por alimentos.[10]

Algumas espécies do parasito ocasionam sintomas típicos de gastrenterite: diarreia, dor abdominal, êmese e inapetência. Humanos imunocompetentes podem ser assintomáticos, mas geralmente apresentam diarreia autolimitante.[5] Por sua vez, quadros crônicos e fatais podem ser observados em indivíduos imunossuprimidos.[11-13] Com o surgimento da síndrome da imunodeficiência adquirida (AIDS), na década de 1980, *Cryptosporidium* passou a ser considerado um importante patógeno em Saúde Única.[8,14,15]

No contexto da clínica médica de pequenos animais, comumente, hospedeiros infectados por *Cryptosporidium* spp. tendem a não manifestar sinais clínicos.[5,16-21]

Os cães eliminam oocistos fecais de *Cryptosporidium* spp., comumente em infecções crônicas e subclínicas, representando uma potencial fonte de infecção humana,[5,22,23] no entanto a importância dessa espécie animal como fonte de infecção para os humanos ainda está sendo estudada. Embora alguns autores afirmem que cães apresentam pouco risco de transmissão de *Cryptosporidium* spp. para humanos,[17,18] o ato de animais de companhia lamberem o rosto de seus tutores pode ser um fator de risco significativo para a transmissão do parasito.[5,22]

ETIOLOGIA

Em termos de posição sistemática, o gênero *Cryptosporidium* tem sido classificado no filo Apicomplexa (pela evidência de complexo apical), classe Sporozoae (com ciclos de reprodução sexuada e assexuada e formação de oocistos), ordem Eucoccidiida (esquizogonia), subordem Eimeriina (com desenvolvimento de macro e microgametas) e família Cryptosporidiidae (um oocisto com quatro esporozoítos e sem esporocistos);[24] no entanto, há uma sugestão de classificação do gênero *Cryptosporidium* na classe Gregarinomorphea e subclasse Cryptogregaria.[25]

Por enquanto, 40 espécies de *Cryptosporidium* foram descritas, dentre as quais 19 infectam humanos: *Cryptosporidium muris*, *Cryptosporidium parvum*, *Cryptosporidium wrairi*, *Cryptosporidium felis*, *Cryptosporidium andersoni*, *Cryptosporidium canis*, *Cryptosporidium hominis*, *Cryptosporidium suis*, *Cryptosporidium bovis*, *Cryptosporidium fayeri*, *Cryptosporidium macropodum*, *Cryptosporidium ryanae*, *Cryptosporidium xiaoi*, *Cryptosporidium ubiquitum*, *Cryptosporidium cuniculus*, *Cryptosporidium tyzzeri*, *Cryptosporidium viatorum*, *Cryptosporidium scrofarum* e *Cryptosporidium erinacei*[10,26,27] com 61 genótipos classificados de acordo com o hospedeiro e as análises genéticas.[8,24]

Cães e gatos são os principais hospedeiros das espécies *C. canis* e *C. felis*, respectivamente;[18,28] entretanto, ambos podem se infectar, eventualmente, por *C. parvum*[17,26] e *C.* muris.[29,30] As espécies *C. scrofarum*, *C.* ubiquitum e *C. hominis* também já foram identificadas em cães e *C. ryanae* em gatos.[26] Embora os humanos sejam infectados principalmente por *C. parvum* e *C. hominis*, todas as espécies de *Cryptosporidium* encontradas em cães e gatos apresentam potencial zoonótico, especialmente *C. canis* e *C. felis*.[26]

FISIOPATOGENIA

Na maioria das vezes, a infecção por *Cryptosporidium* em cães e gatos é assintomática, por isso a fisiopatogenia da doença é mais estudada em humanos. Entretanto, é possível que alguns mecanismos de invasão e evasão ocorram em ambos os hospedeiros.

A localização intracelular e extracitoplasmática de *Cryptosporidium* spp. dificulta o reconhecimento de antígenos pelo sistema imune. Inicialmente, os trofozoítos inibem a apoptose das células da mucosa intestinal e, posteriormente, esporozoítos e merozoítos induzem o inverso. Sinalizações intracelulares causadas pela infecção promovem a secreção de citocinas pró-inflamatórias e o recrutamento de células do sistema imune até a lâmina própria, causando uma diarreia inflamatória.[31,32] Além disso, a interação de parasito e hospedeiro reduz as junções intercelulares e provoca aumento da permeabilidade da mucosa, levando a uma diarreia exsudativa. O achatamento das vilosidades do intestino delgado e a morte celular causam diarreia osmótica.[32] A doença tem causa multifatorial e depende da condição imune do paciente.[5,31,32]

BIOLOGIA

Oocistos esporulados de *Cryptosporidium* são ingeridos pelo hospedeiro. A exposição ao suco gástrico e a enzimas pancreáticas no duodeno provoca a excistação, liberando quatro esporozoítos que são englobados por microvilosidades e formam um vacúolo parasitóforo, iniciando a reprodução assexuada por sucessivas gerações de merogonia. Os merozoítos diferenciam-se em micro e macrogametas, os quais se fundem por reprodução sexuada, formando o zigoto. Após duas divisões assexuadas, o zigoto transforma-se em o oocisto. A esporulação ocorre dentro do hospedeiro, formando um oocisto com quatro esporozoítos. *Cryptosporidium* spp. não apresenta esporocistos. Os oocistos podem ter parede delgada ou espessa. Oocistos de parede delgada rompem-se no intestino do hospedeiro, e inicia-se um novo processo de reproduções assexuadas e sexuadas. Oocistos de parede espessa são eliminados pelas fezes.[33]

A infecção geralmente permanece localizada no trato gastrintestinal.[5,33] O local de predileção do parasito é o intestino delgado. Em hospedeiros imunocomprometidos, a infecção pode alcançar outros locais do trato gastrintestinal, como estômago, duodeno e cólon.[32]

OCORRÊNCIA

No mundo, autores relataram desde a ausência[34] até taxas de 44,1% em cães.[35] No Brasil, a ocorrência de *Cryptosporidium* nesse hospedeiro pode variar de 0 a 30%[23,36–39] (Quadro 81.1).

Ainda não há um consenso sobre os fatores de risco de infecção por *Cryptosporidium* em cães. Em alguns estudos, verificou-se que a ocorrência do protozoário no hospedeiro canino não está associada ao ambiente urbano ou rural,[36] à raça,[37] ao sexo[23,36,37] e à idade.[36] Por outro lado, em outros trabalhos científicos, foi evidenciada maior infecção em filhotes.[5,35,37] Importante evidenciar que possivelmente o principal fator predisponente pode ser a condição imune do hospedeiro.[5]

Levantamentos epidemiológicos da infecção criptosporidíca em felinos têm oscilado entre 0 e 30%[41] (Quadro 81.2). Por enquanto, ainda que controversos, os principais fatores de risco para a essa infecção foram idade superior a 10 anos[42] ou inferior a 1 ano[29,43], acesso à rua[42,44], muitos felinos em uma residência[45] e dieta natural.[43]

Em relação a gatos com resultado de exame positivo para *Cryptosporidium* spp., evidenciaram-se parasitismo concomitante por *Toxoplasma gondii*, *Toxocara cati*, *Toxoascaris leonina* e *Cystoisospora* spp. e correlação com diarreia,[42,43] em geral mais observada nos mais idosos[42] ou jovens.[43] Já se constataram cinco vezes menos chances de animais domiciliados se infectarem em relação aos errantes[42] e a associação desse coccídio e a alimentação caseira.[43] Maior ocorrência da infecção foi observada em fêmeas,[29] sem influência da raça.[19,42,43]

QUADRO 81.1 Ocorrência de *Cryptosporidium* spp. em cães em vários países.

Autor(es)	Técnica de diagnóstico	Quantidade de animais examinados	Quantidade de animais reagentes	Positividade (%)	País
Abe *et al.*[17]	PCR	140	13	9,3	Japão
Bresciani *et al.*[38]	ELISA	420	10	2,4	Brasil
	K	420	4	1	
	S	420	4	1	
Hamnes *et al.*[35]	S + RIFI	290	128	44,1	Noruega
Huber *et al.*[21]	S	166	4	2,4	Brasil
Lallo e Bondan[37]	ZN	450	40	8,8	Brasil
	PCR	450	43	9,5	
Mundim *et al.*[23]	S + AM	433	6	1,4	Brasil
Rimhanen-Finne *et al.*[40]	RIFI	150	7	4,7	Finlândia

AM: técnica de azul de metileno; ELISA: ensaio imunoabsorvente ligado à enzima; K: Kinyoun imunoenzimático indireto; PCR: reação em cadeia da polimerase; RIFI: reação de imunofluorescência indireta; S: técnica de centrífugo-flutuação de Sheather; ZN: técnica de Ziehl-Neelsen; VM: verde malaquita.

QUADRO 81.2 Ocorrência de *Cryptosporidium* spp. em gatos em vários países.

Autor(es)	Técnica de diagnóstico	Quantidade de animais examinados	Quantidade de animais reagentes	Positividade (%)	País
Gil *et al.*[46]	RIFD	65	3	4,6	Espanha
Kostopoulou *et al.*[47]	nPCR	264	4	1,5	Grécia
	RIFD	264	4	1,5	
Ito *et al.*[48]	nPCR	286	4	1,4	Japão
Vasco *et al.*[49]	ELISA direto	6	0	0	Equador
Carrasco *et al.*[50]	PCR em tempo real	100	10	10	Brasil
Xu *et al.*[51]	nPCR	160	6	3,8	China
Hoopes *et al.*[52]	RIFD	219	10	4,6	Canadá
Ballweber *et al.*[53]	RIFD	250	30	12	EUA
Coelho *et al.*[54]	Microscopia	51	2	3,9	Brasil
	ELISA direto	51	3	5,9	
Tzannes *et al.*[19]	Microscopia	1.355	13	1	Reino Unido
Rambozzi *et al.*[43]	Microscopia	200	49	24,5	Itália
Huber *et al.*[55]	Microscopia	30	9	30	Brasil
Santín *et al.*[29]	nPCR	46	6	13	Colômbia
McReynolds *et al.*[42]	ELISA indireto	600	50	12	EUA

RIFD: reação de imunofluorescência direta; nPCR: reação em cadeia da polimerase em *nested*; ELISA direto: ensaio imunoenzimático para detecção de antígeno; ELISA indireto: ensaio imunoenzimático para detecção de anticorpo.

A eliminação de oocistos em fezes de animais de estimação acontece independentemente da manifestação clínica, contribuindo para contaminação ambiental.[5,16–21]

MANIFESTAÇÕES CLÍNICAS

Observa-se eventual diarreia[19] ou quadros assintomáticos com eliminação de poucos oocistos fecais foram diagnosticados em cães e gatos. Quando ocorre diarreia, verifica-se comprometimento do intestino delgado.[5,17–19,21]

Manifestações clínicas mais graves costumam ocorrer em cães acometidos por *Tritrichomonas foetus*, vírus da cinomose canina ou com linfoma.[56] Gatos coinfectados por vírus da imunodeficiência felina (FIV) e vírus da leucemia felina (FeLV) também podem apresentar quadros graves de criptosporidiose.[57] A criptosporidiose pode ser aguda ou crônica, dependendo do estado imune do animal ou de coinfecções.[58,59]

Cães e gatos imunocompetentes infectados por *Cryptosporidium* podem manifestar um processo de diarreia autolimitante e de curta duração[19] ou permanecer assintomáticos.[1,21,60] Por outro lado, animais imunossuprimidos podem ter diarreia, êmese, febre e dor abdominal. Geralmente, a diarreia é aquosa, sem muco nem sangue.[56]

DIAGNÓSTICO | EXAMES COMPLEMENTARES

A coleta de amostras fecais deve ser realizada em 3 dias consecutivos ou alternados para aumentar a sensibilidade da técnica de diagnóstico, porque a eliminação de oocistos é intermitente. A obtenção de única amostra aumenta a probabilidade de resultados falso-negativos.[21,36,43]

A técnica de microscopia convencional para diagnóstico de criptosporidiose em pequenos animais é a mais utilizada na rotina laboratorial. Os métodos de purificação e concentração de oocistos de *Cryptosporidium* mais usados são centrífugo–flutuação em solução hipersaturada de sacarose (Sheather) ou de sulfato de zinco[61] e centrífugo–sedimentação por água–éter, formalina–éter ou água–acetato de etila.[56,62] Diferentes colorações podem ser utilizadas para facilitar a observação dos oocistos, como verde malaquita, Ziehl-Neelsen e Kinyoun modificado.[1,62–64]

Recomenda-se também que o médico-veterinário relate os sinais e a suspeita clínica da zoonose, porque alguns métodos laboratoriais, como, por exemplo, sedimentação espontânea ou flutuação espontânea em soluções hipersaturadas de cloreto de sódio, podem alterar as características morfológicas dos oocistos de *Cryptosporidium* devido à alta osmolaridade das soluções e comprometer a fidedignidade do exame.

Outras técnicas de diagnóstico de *Cryptosporidium* sp. costumam ser mais utilizadas em pesquisas. As principais são reação de imunofluorescência, ensaio imunoenzimático (ELISA) e, principalmente, reação em cadeira da polimerase (PCR).[56,65]

Anticorpos anti-*Cryptosporidium* podem ser detectados por reação de imunofluorescência indireta (RIFI) e teste imunoenzimático (ELISA) indireto,[66] mas não costumam ser usados na rotina clínica.[67,68] O ELISA de captura, ou seja, que detecta antígenos de *Cryptosporidium* em amostras fecais, é empregado em estudos epidemiológicos de ampla escala e investigação de surtos. Ao comparar os testes parasitológicos de Kinyoun e Sheather com o ELISA de captura, este último mostrou-se mais sensível à detecção de *Cryptosporidium* spp. em cães.[38]

Testes rápidos por imunocromatografia utilizando amostras fecais frescas ou descongeladas são bem vantajosos para uso na rotina clínica, porque são práticos, rápidos e independem de equipamentos sofisticados.[51] No momento, testes rápidos para diagnóstico de criptosporidiose em cães e gatos não estão disponíveis no Brasil.

A PCR seguida de sequenciamento genético de fragmentos parciais dos genes codificadores da subunidade 18S do rRNA e das proteínas actina HSP 70 e GP 60 é a técnica mais utilizada para determinação da espécie do parasito. Este último tem demonstrado elevado grau de polimorfismo entre isolados de espécies de *Cryptosporidium* com identificação de variados subtipos.[24] A habilidade de caracterizar oocistos diretamente das fezes ou pela análise de amostras ambientais usando PCR tem sido útil em determinar os fatores de risco e as fontes de infecção em situações de surtos, assim como a transmissão de parasitos em focos endêmicos.[5]

TRATAMENTO | CONTROLE

Não existe um medicamento capaz de impedir a eliminação total dos oocistos nas fezes. A localização intracelular e extracitoplasmática do parasito dificulta a ação de fármacos,[33] por isso o tratamento de suporte é necessário, com uso de fluidoterapia, antibioticoterapia e uso de fármacos com efeitos antidiarreicos, antipiréticos, antieméticos e analgésicos, dependendo dos sinais clínicos do animal.[5,69] Devido à estreita relação entre o sistema imune e a manifestação clínica da criptosporidiose, investigar comorbidades pode ser útil na terapia do paciente.

Até o momento, os medicamentos mais recomendados no tratamento contra criptosporidiose em animais são paromomicina, tilosina e azitromicina (Quadro 81.3).[66] Esses princípios ativos podem reduzir a intensidade dos sinais clínicos, mas não evitam a eliminação de oocistos pelas fezes.[5,18,56,70,71] Por enquanto, não há uma vacina efetiva contra *Cryptosporidium*. O manejo ambiental é necessário para evitar reinfecções ou infecções a outros hospedeiros, incluindo o ser humano.

É importante ressaltar que oocistos de *Cryptosporidium* sp. são sensíveis a ozônio,[72] peróxido de hidrogênio a 6 a 7,5%,[73] dessecação, autoclavagem, pH muito ácido ou muito alcalino.[8] Por outro lado, são bastante resistentes no ambiente à maioria de desinfetantes comuns, como, por exemplo, formaldeído, fenol, etanol e lisol. O tratamento de água por cloração e filtração também é pouco eficaz.[56,74–76]

Nesse sentido, ressalta-se a importância de se preconizar medidas de orientação direcionadas a tutores imunocomprometidos. Muitas das enfermidades que acometem o sistema digestório de cães e gatos são zoonoses,[77] e a manifestação clínica predominante nesses casos é a diarreia. Dentre os agentes mais comuns, *Cryptosporidium* spp. merece especial atenção.[77] Os cuidados gerais para minimizar a infecção por esse agente envolvem o manejo de fezes usando luvas, com higiene adequada da caixa sanitária e consumo de água tratada ou fervida.[77,78] Por isso, recomenda-se que cães e gatos com diarreia em residências com pessoas imunossuprimidas sejam submetidos aos testes diagnósticos para *Cryptosporidium* spp.

Os cães e gatos devem ser vacinados e vermifugados regularmente. O controle parasitário e a imunização dos animais de estimação não previnem a transmissão de todas as zoonoses, mas asseguram a sanidade deles; por consequência, propiciam tranquilidade a seus respectivos tutores.[77]

QUADRO 81.3 Fármacos utilizados no tratamento da criptosporidiose.

Princípio ativo	Dose
Paromomicina	150 mg/kg, a cada 12 a 24 h, por 5 dias
Tilosina	10 a 15 mg/kg, a cada 12 h, por 21 dias
Azitromicina	10 mg/kg, a cada 24 h, por 21 dias

Os principais cuidados de manejo envolvem:

- Limpeza das fezes, urina e/ou vômito: devem ser usadas luvas de procedimento e máscaras, especialmente se essa ação for realizada por animal imunocomprometido, entretanto é importante notar que tal atividade deve ser executada preferencialmente por pessoa imunocompetente
- Higienização diária de caixa sanitária de gatos, sem despejar diretamente a areia no lixo, para evitar a inalação de poeira. Assim, tanto a areia como o conteúdo fecal devem ser recolhidos e descartados em um saco plástico, que precisa ser imediatamente lacrado após ser preenchido
- Após higienização da caixa sanitária, esta deve ser submersa em água fervente por alguns minutos
- Não permitir a coprofagia (ato de comer fezes).[77,78]

REFERÊNCIAS BIBLIOGRÁFICAS

1. Fayer R, Morgan U, Upton SJ. Epidemiology of Cryptosporidium: transmission, detection and identification. Int J Parasiltol. 2000;30(12 a 13):1305-22.
2. Savioli L, Smith H, Thompson A. *Giardia* and Cryptosporidium join the "Neglected Diseases Initiative." Trends Parasitol. 2006;22:203-8.
3. Rossignol JF. Cryptosporidium and *Giardia*: Treatment options and prospects for new drugs. Exp Parasitol. 2010;124:45-53.
4. Thompson RCA, Koh WH, Clode PL. Cryptosporidium – what is it? Food Waterborne Parasitol. 2016;4:54-61.
5. Thompson RCA, Palmer CS, O'Handley R. The public health and clinical significance of *Giardia* and Cryptosporidium in domestic animals. Vet J. 2008;177:18-25.
6. Tzipori S, Widmer G. A hundred-year retrospective on cryptosporidiosis. Trends Parasitol. 2008;24(4):184-9.
7. Mac Kenzie WR, Hoxie NJ, Proctor ME, Gradus MS, Blair KA, Peterson DE *et al.* A massive outbreak in Milwaukee of Cryptosporidium infection transmitted through the public water supply. N Engl J Med. 1994;331:161-7.
8. Smith HV, Nichols RAB. Cryptosporidium: detection in water and food. Exp Parasitol. 2010;124:61-79.
9. Da Silveira Neto L, Inácio SV, Bresciani KDS. Systematic review: the importance of water in the epidemiology of cryptosporidiosis in Brazil. Vet Zootec. 2015;4(2):544-54.
10. Chalmers RM, Robertson LJ, Dorny P, Jordan S, Kärssin A, Katzer F *et al.* Trends in food science & technology parasite detection in food: current *status* and future needs for validation. Trends Food Sci Technol. 2020;99:337-50.
11. Navin TR, Juranek DD. Cryptosporidiosis: clinical, epidemiologic, and parasitologic review. Rev Infect Dis. 1984;6:313-27.
12. Loureiro ECB, Linhares AC, Mata L. Criptosporidiose em crianças de 1 a 2 anos de idade, com diarreia aguda em Belém, Pará, Brasil. Mem Inst Oswaldo Cruz. 1989;84:117-22.
13. Assis DC, Resende DV, Cabrine-Santos M, Correia D, Oliveira-Silva MB. Prevalence and genetic characterization of Cryptosporidium spp. and Cystoisospora belli in HIV-infected patients. Rev do Inst Medina Trop São Paulo. 2013;55(3):149-54.
14. Fayer R. Experimental parasitology taxonomy and species delimitation in Cryptosporidium. Exp Parasitol. 2010;124:90-7.
15. Ryan U, Zahedi A, Paparini A. Cryptosporidium in humans and animals – a one health approach to prophylaxis. Parasite Immunol. 2016;38:535-47.
16. Laurent F, McCole D, Eckmann L, Kagnoff MF. Pathogenesis of Cryptosporidium parvum infection. Microbes Infect. 1999;1:141-8.
17. Abe N, Sawano Y, Yamada K, Kimata I, Iseki M. Cryptosporidium infection in dogs in Osaka, Japan. Vet Parasitol. 2002;108:185-93.
18. Bowman DD, Lucio-Forster A. Cryptosporidiosis and Giardiasis in dogs and cats: Veterinary and public health importance. Exp Parasitol. 2010;124:121-7.
19. Tzannes S, Batchelor DJ, Graham PA, Pinchbeck GL, Wastling J, German AJ. Prevalence of Cryptosporidium, *Giardia* and Isospora species infections in pet cats with clinical signs of gastrintestinal disease. J Feline Med Surg. 2008;10:1-8.
20. Bresciani KDS, Aquino MCC, Zucatto AS, Inácio SV, Da Silveira Neto L, Coelho NMD *et al.* Criptosporidiose em animais domésticos: aspectos epidemiológicos. Semin Agrar. 2013;34:2387-402.
21. Fayer R, Santín M, Trout JM, Dubey JP. Detection of Cryptosporidium felis and *Giardia* duodenalis Assemblage F in a cat colony. Vet Parasitol. 2006;140:44-53.
22. Smith RP, Chalmers RM, Elwin K, Clifton-Hadley FA, Mueller-Doblies D, Watkins J *et al.* Investigation of the role of companion animals in the zoonotic transmission of cryptosporidiosis. Zoonoses Public Health. 2009;56:24-33.
23. Mundim MJS, Rosa LAG, Hortêncio SM, Faria ESM, Rodrigues RM, Cury MC. Prevalence of *Giardia* duodenalis and Cryptosporidium spp. in dogs from different living conditions in Uberlândia, Brazil. Vet Parasitol. 2007;144(3 a 4):356-9.
24. Plutzer J, Karanis P. Genetic polymorphism in Cryptosporidium species: an update. Vet Parasitol. 2009;165:187-99.
25. Ryan U, Paparini A, Monis P, Hijjawi N. It's official – Cryptosporidium is a gregarine: what are the implications for the water industry? Water Res. 2016;105:305-13.
26. Feng Y, Ryan UM, Xiao L. Genetic diversity and population structure of Cryptosporidium. Trends Parasitol. 2018;34:997-1011.
27. Ryan U, Hijjawi N. New developments in Cryptosporidium research. Int J Parasitol. 2015;45(6):367-73.
28. Thomaz A, Meireles MV, Soares RM, Pena HFJ, Gennari SM. Molecular identification of Cryptosporidium spp. from fecal samples of felines, canines and bovines in the state of São Paulo, Brazil. Vet Parasitol. 2007;150:291-6.
29. Santín M, Trout JM, Vecino JAC, Dubey JP, Fayer R. Cryptosporidium, *Giardia* and Enterocytozoon bieneusi in cats from Bogota (Colombia) and genotyping of isolates. Vet Parasitol. 2006;141:334-9.
30. Lúpus PJ, Langer-Curry RC, Robinson M, Okhuysen PC, Chappell CL. Cryptosporidium muris in a Texas canine population. Am J Trop Med Hyg. 2008;78:917-21.
31. Di Genova BM, Tonelli RR. Infection strategies of intestinal parasite pathogens and host cell responses. Front Microbiol. 2016;7:e256.
32. Certad G, Viscogliosi E, Chabé M, Cacciò SM. Pathogenic Mechanisms of Cryptosporidium and *Giardia*. Trends Parasitol. 2017;33(7):561-76.
33. Tzipori S, Griffiths JK. Natural history and biology of Cryptosporidium parvum. Adv Parasitol. 1998;40:5-36.
34. Fayer R, Trout JM, Morgan UM, Lal AA, Dubey JP. Cryptosporidium canis n. sp. from domestic dogs. J Parasitol. 2001;87:1415-22.
35. Hamnes IS, Gjerde BK, Robertson LJ. A longitudinal study on the occurrence of Cryptosporidium and *Giardia* in dogs during their first year of life. Acta Vet Scand. 2007;49(1):22.
36. Huber F, Bomfim TCB, Gomes RS. Comparison between natural infection by Cryptosporidium sp., *Giardia* sp. in dogs in two living situations in the West Zone of the municipality of Rio de Janeiro. Vet Parasitol. 2005;130:69-72.
37. Lallo MA, Bondan EF. Prevalência de Cryptosporidium sp. em cães de instituições da cidade de São Paulo. Rev Saude Publica. 2006;40:120-5.
38. Bresciani KDS, Amarante AFT, Lima VMF, Marcondes M, Feitosa FLF, Táparo CV *et al.* Infecções por Cryptosporidium spp. em cães de Araçatuba, Brasil. Vet Zootec. 2008;15:466-8.
39. Balassiano BCC, Campos MR, Menezes RCAA, Pereira MJS. Factors associated with gastrintestinal parasite infection in dogs in Rio de Janeiro, Brazil. Prev Vet Med. 2009;91:234-40.
40. Rimhanen-Finne R, Enemark HL, Kolehmainen J *et al.* Evaluation of immunofluorescence microscopy and enzyme-linked immunosorbent assay in detection of Cryptosporidium and *Giardia* infections in asymptomatic dogs. Vet Parasitol. 2007;145(3 a 4):345-8.
41. Silveira-Neto L, Inácio S, Oliveira LN, Bresciani KDS. Is cryptosporidiosis an underestimated disease in cats? Arch Med Vet. 2015;47:1-6.
42. McReynolds CA, Lappin MR, Ungar B, McReynolds LM, Bruns C, Spilker MM *et al.* Regional seroprevalence of Cryptosporidium parvum-specific IgG of cats in the United States. Vet Parasitol. 1999;80:187-95.
43. Rambozzi L, Menzano A, Mannelli A, Romano S, Isaia MC. Prevalence of cryptosporidian infection in cats in Turin and analysis of risk factors. J Feline Med Surg. 2007;9(5):392-6.
44. Samie A, Tsipa MA, Bessong P. The epidemiology of Cryptosporidium in cats and dogs in the Thohoyandou region, South Africa. African J Microbiol. 2013;7(21):2510-8.
45. McGlade TR, Robertson ID, Elliot AD, Read C, Thompson RCA. Gastrintestinal parasites of domestic cats in Perth, Western Australia. Vet Parasitol. 2003;117(4):251-62.
46. Gil H, Cano L, Lucio A *et al.* Detection and molecular diversity of *Giardia* duodenalis and Cryptosporidium spp. in sheltered dogs and cats in Northern Spain. Infect Genet Evol. 2017;50:62-9.
47. Kostopoulou D, Claerebout E, Arvanitis D *et al.* Abundance, zoonotic potential and risk factors of intestinal parasitism amongst dog and cat populations: The scenario of Crete, Greece. Parasit Vectors. 2017;10(1):43.
48. Ito Y, Itoh N, Kimura Y *et al.* Molecular detection and characterization of Cryptosporidium spp. among breeding cattery cats in Japan. Parasitol Res. 2016;115(5):2121-3.
49. Vasco K, Graham JP, Trueba G. Detection of zoonotic enteropathogens in children and domestic animals in a semirural community in ecuador. Appl Environ Microbiol. 2016;82(14):4218-24.
50. Carrasco LPS, Oliveira RLS, Moreira CMR *et al.* Diagnóstico de Cryptosporidium spp. pela técnica de qPCR em gatos no estado do Rio de Janeiro, Brasil. Rev Bras Med Veterinária. 2016;38:22-6.

51. Xu H, Jin Y, Wu W *et al.* Enterocytozoon bieneusi and *Giardia* duodenalis in dogs and cats in Shanghai, China. Parasites and Vectors. 2016;9:121.
52. Hoopes J, Hill JE, Polley L *et al.* Enteric parasites of free-roaming, owned, and rural cats in prairie regions of Canada. Can Vet J. 2015;56(5):495-501.
53. Ballweber LR, Panuska C, Huston CL *et al.* Prevalence of and risk factors associated with shedding of Cryptosporidium felis in domestic cats of Mississippi and Alabama. Vet Parasitol. 2009;160:306-10.
54. Coelho WMD, Amarante AFT, Soutello RVG *et al.* Ocorrência de parasitos gastrintestinais em amostras fecais de felinos no município de Andradina, São Paulo. Rev Bras Parasitol Vet. 2009;18:46-9.
55. Huber F, Silva S, Bomfim TCB *et al.* Genotypic characterization and phylogenetic analysis of Cryptosporidium sp. from domestic animals in Brazil. Vet Parasitol. 2007;150(1 a 2):65-74.
56. Scorza V, Tangtrongsup S. Update on the diagnosis and management of Cryptosporidium spp infections in dogs and cats. Top Companion Anim Med. 2010;25:163-9.
57. Oliveira Lemos F, Almosny NP, Soares AMB, Alencar NX. Cryptosporidium species screening using Kinyoun technique in domestic cats with diarrhea. J Feline Med Surg. 2012;14(2):113-7.
58. Aydin Y, Güvenç T, Beyaz L, Sancak A. Intestinal cryptosporidiosis associated with distemper in a dog. Ankara Üniversitesi Vet Fakültesi Derg. 2004;51:233-5.
59. Galecki R, Sokól R. Cryptosporidium canis and C. felis as a potential risk to humans. Polish J Nat Sci. 2015;30:203-12.
60. Uehlinger FD, Greenwood SJ, Mcclure JT, Conboy G, Handley RO, Barkema HW. Zoonotic potential of *Giardia* duodenalis and Cryptosporidium spp. and prevalence of intestinal parasites in young dogs from different populations on Prince Edward Island, Canada. Vet Parasitol. 2013;196:509-14.
61. Faust EC, D'Antoni JS, Odom V, Miller MJ, Peres C, Sawitz W *et al.* A critical study of clinical laboratory techinics for the diagnosis of protozoan cysts and helminth eggs in feces. I: preliminary communication. Am J Trop Med Hyg. 1938;18(2):169-83.
62. Kar S, Gawlowska S, Daugschies A, Bangoura B. Quantitative comparison of different purification and detection methods for Cryptosporidium parvum oocysts. Vet Parasitol. 2011;177:366-70.
63. Simonato G, Regalbono AF, Cassini R, Traversa D, Tessarin C, Di Cesare A *et al.* Molecular detection of *Giardia* duodenalis and Cryptosporidium spp. in canine faecal samples contaminating public areas in Northern Italy. Parasitol Res. 2017;116:3411-8.
64. Elliot A, Morgan UM, Thompson RCA. Improved staining method for detecting Cryptosporidium oocysts in stools using malachite green. 1999;142:139-42.
65. Kuczynska E, Shelton DR. Method for detection and enumeration of Cryptosporidium parvum oocysts in feces, manures, and soils. Appl Environ Microbiol. 1999;65:2820-6.
66. Lappin MR. Enteric protozoal diseases. Vet Clin North Am Small Anim Pract. 2005;35:81-8.
67. Carneiro JR, Guimarães OS, Cury FC, Rodrigues N, Lima JD. Diagnóstico sorológico de criptosporidiose humana. Rev Patol Trop. 1995;24:205-17.
68. Pumipuntu N, Piratae S. Cryptosporidiosis: a zoonotic disease concern. Vet World. 2018;11:681-6.
69. Shahiduzzaman M, Daugschies A. Therapy and prevention of cryptosporidiosis in animals. Vet Parasitol. 2012;188:203-14.
70. Pimentel FF, Almeida AJ, Oliveira FCR de, Ederli BB. Efeito do tratamento com nitazoxanida na criptosporidiose canina. Arq Ciências Vet Zool da UNIPAR. 2011;14:107-12.
71. Moron-Soto M, Gutierrez L, Sumano H, Tapia G, Alcala-Canto Y. Efficacy of nitazoxanide to treat natural *Giardia* infections in dogs. Paras Vec. 2017;10(1):52.
72. Korich DG, Mead JR, Madore MS, Sinclair NA, Sterling CR. Effects of ozone, chlorine dioxide, chlorine, and monochloramine on Cryptosporidium parvum oocyst viability. Appl Environ Microbiol. 1990;56(5):1423-8.
73. Barbee SL, Weber DJ, Sobsey MD, Rutala WA. Inactivation of Cryptosporidium parvum oocyst infectivity by disinfection and sterilization processes. Gastrointest EndosC. 1999;49:605-11.
74. Lima EC, Stamford TLM. Cryptosporidium spp. no ambiente aquático: aspectos relevantes da disseminação e diagnóstico. Cien Saude Colet. 2003;8:791-800.
75. Rochelle PA, Upton SJ, Montelone BA, Woods K. The response of Cryptosporidium parvum to UV light. Trend Parasitol. 2005;21:81-7.
76. Silva GR, Santana IM, Ferreira ACMS, Borges JCG, Alves LC, Faustino MA da G. Avaliação de fatores epidemiológicos e sanitários associados à infecção por Cryptosporidium spp. em cães domiciliados. Cienc Anim Bras. 2016;17:435-41.
77. Bahr SE, Morais HA. Pessoas imunocomprometidas e animais de estimação. Clin Vet. 2001;6:17-22.
78. Galvão ALB, Mostachio GQ, Bresciani KDS (editors). O plantonista. São Paulo: MedVet; 2020. 299 p.

82
Toxoplasmose

Odilon Vidotto • Italmar Teodorico Navarro • Roberta Lemos Freire • João Luis Garcia

DEFINIÇÃO

A toxoplasmose é uma zoonose comum em animais de sangue quente, causada pelo protozoário *Toxoplasma gondii*, parasito intracelular obrigatório, que pertence ao filo Apicomplexa, à classe Sporoasida, à subclasse Coccidiasina, à ordem Eucoccidiorida, à subordem Eimeriorina e à família Sarcocystidae.[1] Os felídeos são os únicos hospedeiros definitivos, e o ser humano e os outros animais são considerados intermediários.

ETIOLOGIA E CICLO BIOLÓGICO

T. gondii foi identificado pela primeira vez em 1908 por Splendore[2] em coelhos de laboratório, quando ele trabalhava na cidade de São Paulo, no Brasil. No mesmo ano, os pesquisadores Nicolle e Manceaux, do Instituto Pasteur de Tunis, descobriram o parasito em um roedor africano usado nas pesquisas de Leishmaniose, o *Ctenodactylus gundi.* O novo parasito foi denominado *Toxoplasma gondii* em 1909,[3] em função do seu formato em arco (do grego *toxon*, arco; *plasma*, forma) e em homenagem ao roedor no qual ele foi encontrado. Seu ciclo de vida foi totalmente esclarecido entre 1969 e 1972, com a descoberta do decurso coccidiano no epitélio intestinal do gato doméstico.[4] Até então era conhecido apenas o ciclo assexuado, envolvendo variadas células de animais e do ser humano. Atualmente, sabe-se que os felídeos são os únicos hospedeiros definitivos, nos quais ocorre a reprodução sexuada nos enterócitos, com a formação de gametas masculinos e femininos, os quais, após fusão, formam os zigotos e, em seguida, os oocistos, que são carreados para o meio ambiente com as fezes. Milhões de oocistos não esporulados são eliminados durante um período que varia entre 7 e 21 dias.[5] Aparentemente isso ocorre pois esses animais são os únicos mamíferos que não apresentam atividade da delta-6-desaturase em seus intestinos, o que propicia a formação de merozoítos e estágios pré-sexuais.[6] No meio ambiente, em condições ideais de temperatura e umidade, ocorre o processo de esporulação dos oocistos, com formação de dois esporocistos, cada um contendo quatro esporozoítos, que os tornam infectantes, medindo cerca de 10 × 12 μm. No solo, a esporulação pode ocorrer em 1 dia a 25°C ou em 21 dias a 11°C.[1] Oocistos esporulados podem sobreviver até 18 meses em condições ambientais adversas e resistem à maioria dos desinfetantes comumente utilizados nas desinfecções ambientais. Os oocistos esporulados são extremamente importantes na disseminação do agente etiológico na natureza, pois contaminam água, pastagens, plantações ou areia, elementos que atuam como via de transmissão ao ser humano e a outros animais, principalmente herbívoros.

Além da multiplicação sexuada, os felinos também apresentam o ciclo extraintestinal, característico dos hospedeiros intermediários. Nessa fase de multiplicação assexuada, há outras duas formas evolutivas do *T. gondii*: os taquizoítos e os bradizoítos, que são encontrados, respectivamente, nas fases aguda e crônica da infecção. Essas formas também podem ser transmitidas a um hospedeiro suscetível, ampliando o risco de infecção (Figura 82.1).

Taquizoíto (do grego *tachys*, rápido) é a forma do parasito no estágio de multiplicação rápida, tem configuração de arco ou meia-lua e extremidade anterior mais afilada que a posterior, medindo 2 a 4 μm × 4 a 8 μm. O taquizoíto invade qualquer célula nucleada por penetração ativa e multiplica-se por endodiogenia dentro do vacúolo parasitóforo recém-formado. A célula torna-se repleta de taquizoítos e rompe, liberando-os para o espaço extracelular, os quais, uma vez livres, invadem novas células, dando continuidade ao processo de multiplicação. Durante a parasitemia que ocorre na fase aguda da infecção, os taquizoítos podem ser encontrados em sangue, urina, saliva, leite e líquido cefalorraquidiano por um período aproximado de 2 semanas. Essa disseminação ampla do *T. gondii* pelo organismo do hospedeiro facilita seu estabelecimento em vários órgãos, como: musculaturas cardíaca e esquelética, retina, placenta e sistema nervoso. Os taquizoítos são pouco resistentes em meios hiper ou hipotônicos, mas em solução fisiológica a 4°C permanecem ativos por cerca de 7 dias. São sensíveis à maioria dos desinfetantes, à ação do calor e ao congelamento.

Bradizoíto (do grego, *bradys*: lento) é a forma do parasito no estágio de multiplicação lenta e encontra-se no interior dos cistos teciduais formados na fase crônica da infecção. Morfologicamente, os bradizoítos são semelhantes aos taquizoítos; porém, funcionalmente, são diferentes. Os bradizoítos são mais resistentes à ação das enzimas digestivas, bem como os esporozoítos em oocistos esporulados. Quando o hospedeiro desenvolve a imunidade ou quando é medicado adequadamente, os taquizoítos não rompem mais a célula e transformam-se em bradizoítos. Tem início o processo de formação de cistos teciduais, cuja membrana provém da célula hospedeira e, dessa maneira, não são reconhecidos pelo sistema imune como agentes invasores. Os cistos são o modo de persistência do parasito,

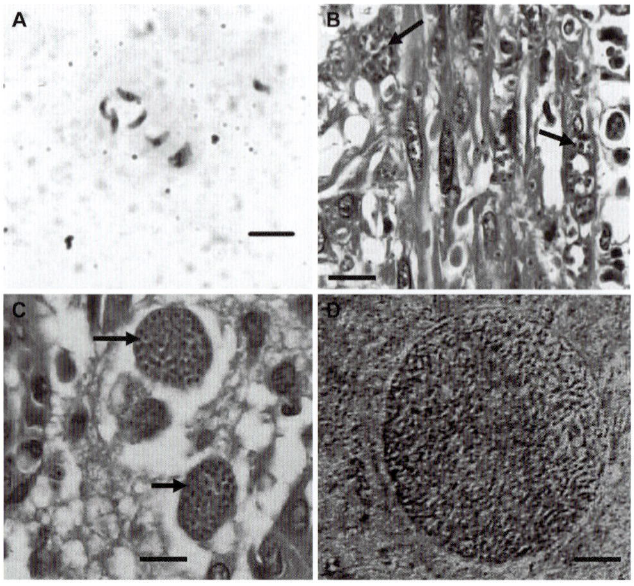

Figura 82.1 Estágios evolutivos do *Toxoplasma gondii.* **A.** Taquizoítos livres em exsudato peritoneal de camundongos. **B.** Taquizoítos no citoplasma de células (*setas*). **C.** Cistos jovens em tecido cerebral de camundongo (*setas*). **D.** Cisto maduro em macerado a fresco de cérebro de camundongo. (**A**, **B** e **C.** Barra = 10 μm. **D.** Barra = 50 μm; cedidas pelos professores Antonio Carlos Farias dos Reis, Milton Hissashi Yamamura e Selwyn Arlington Headley.)

em geral não causam danos e localizam-se principalmente em musculaturas cardíaca e esquelética, tecido nervoso e retina. A imunidade, a espécie hospedeira e a virulência do *T. gondii* são fatores que podem influenciar a localização, a dispersão e o tempo de manutenção das formas císticas no organismo do hospedeiro. Os cistos podem chegar até 300 μm e são eliminados aos 58°C em 10 minutos ou aos 61°C em 4 minutos, ou sob temperaturas mais elevadas. Da mesma maneira, tornam-se inativos em temperaturas baixas. A –13°C são destruídos rapidamente, e a –3°C podem permanecer viáveis por mais de 3 semanas.[7] A reagudização da infecção pode ocorrer, caso o hospedeiro sofra imunossupressão medicamentosa ou devido a doenças que provoquem imunodeficiência. Nesses casos, os bradizoítos ativos no interior dos cistos transformam-se em taquizoítos e ocorre a reativação da infecção, demonstrando o caráter oportunista do parasito.

O ciclo de vida desse organismo (Figura 82.2) inicia-se com a ingestão de oocistos esporulados, em água e alimentos contaminados, ou pelo consumo de diferentes tecidos de animais infectados com cistos. A parede dos oocistos e dos cistos rompe-se pela ação das enzimas digestivas, liberando esporozoítos e bradizoítos, respectivamente. A infecção de gatos domésticos com cistos teciduais resulta em 97% de excreção de oocistos em um período pré-patente de 3 a 10 dias.

Comparativamente, a infecção com oocistos esporulados resulta em 16% de excreção de oocistos em 18 dias ou mais.[8]

Em hospedeiros intermediários, após a multiplicação inicial em células intestinais, há a disseminação de taquizoítos célula a célula pela multiplicação assexuada por endodiogenia, caracterizando a fase aguda da infecção. A fase crônica inicia-se com a progressão da imunidade do hospedeiro e culmina com a formação de cistos teciduais.

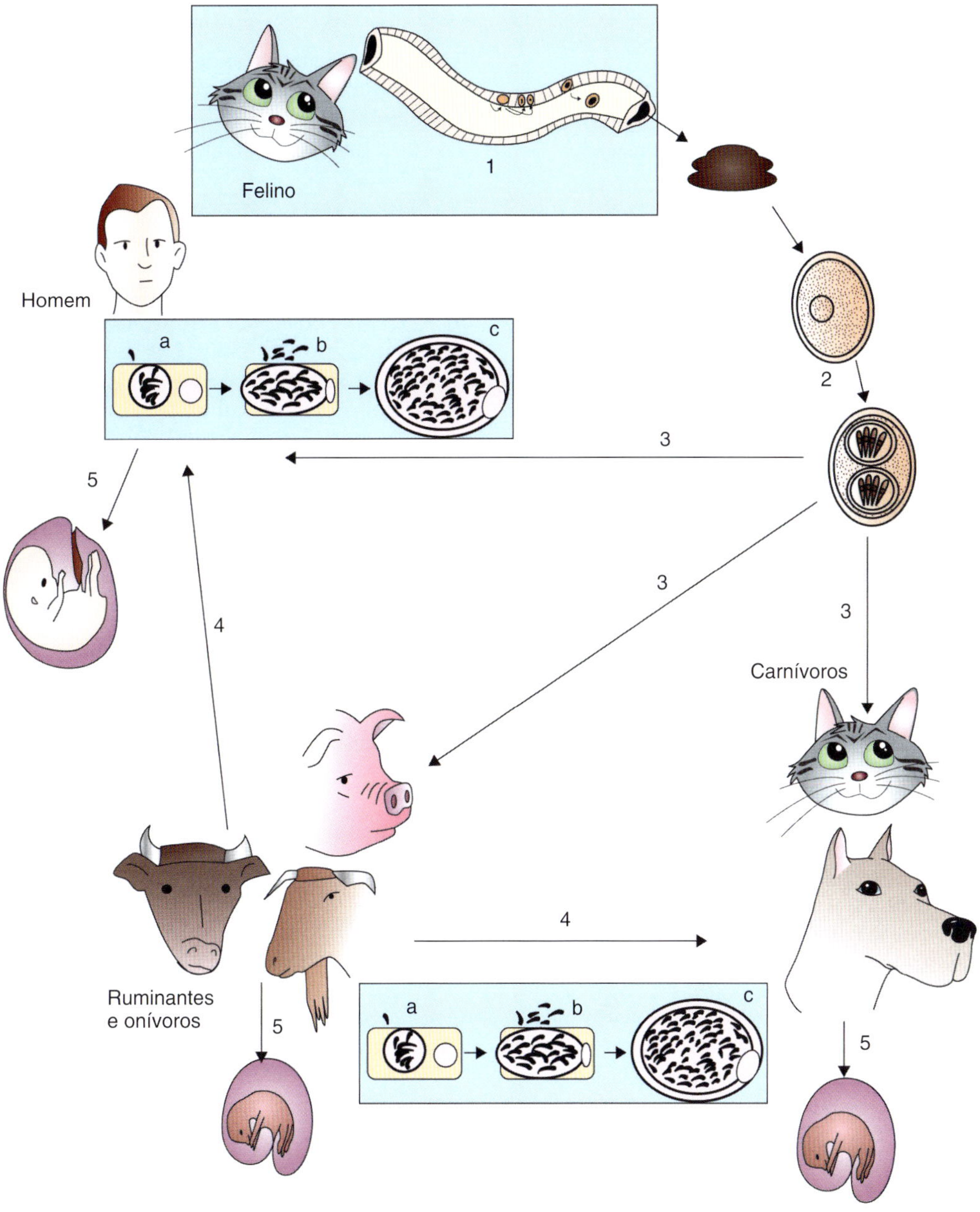

Figura 82.2 Ciclo biológico do *Toxoplasma gondii*. **1.** Felino: ciclo enteroepitelial (intestino delgado) – esquizogonia (fase assexuada) e gametogonia (fase sexuada). Eliminação de oocistos não esporulados nas fezes. **2.** Meio ambiente: esporogonia ou esporulação (oocisto esporulado). **3.** Transmissão fecal–oral (oocistos esporulados – esporozoítos). **4.** Transmissão por carnivorismo (cistos teciduais – bradizoítos). **5.** Transmissão vertical (mãe–feto–taquizoítos): *a.* zoíto infecta a célula; *b.* taquizoítos replicam-se e rompem a célula; *c.* taquizoítos infectam nova célula e, com a imunidade do hospedeiro, formam cisto tecidual (bradizoítos).

EPIDEMIOLOGIA | TRANSMISSÃO E PREVALÊNCIA

A infecção pelo *T. gondii* tem distribuição mundial e é uma das zoonoses parasitárias mais frequentes no ser humano. A via oral é a principal porta de entrada do parasito; os carnívoros adquirem a infecção pela ingestão de cistos teciduais em carne crua ou malcozida de animais infectados ou pela ingestão de oocistos esporulados que existem no meio ambiente ou por via transplacentária (transmissão congênita).[8] A infecção por *T. gondii* em cães e gatos é comum; considerando as altas prevalências verificadas em diferentes estudos epidemiológicos, a doença, no entanto, é incomum.

Herbívoros infectam-se pela ingestão de oocistos encontrados nas pastagens e na água contaminada. Carnívoros e onívoros, do mesmo modo que os seres humanos, podem adquirir a infecção por *Toxoplasma* pela ingestão de carne crua ou malcozida contendo cistos provenientes de animais em fase de infecção crônica. A predação de pequenos roedores e pássaros que se inicia ao desmame é o principal tipo de infecção para os gatos domésticos na natureza.[9-11]

A água é também via de transmissão para o *T. gondii* e outros protozoários. A contaminação de reservatórios municipais de água com oocistos eliminados por felídeos infectados pode causar surtos ou epidemias. Somente sistemas de tratamento de água completos e que prezem pela qualidade desde a captação até a distribuição são capazes de reter oocistos de *T. gondii*, uma vez que estes são resistentes à cloração.[12] A probabilidade de encontrar um gato eliminando naturalmente oocistos em exame parasitalógico de rotina é pequena, uma vez que esses animais eliminam oocistos durante um curto período de tempo na sua vida.[1]

A infecção pela via oral por taquizoítos raramente acontece, uma vez que essa manifestação infectante não resiste às enzimas digestivas e ao pH estomacal, porém há a possibilidade de transmissão de taquizoítos pelo leite materno, uma vez que os lactantes têm o pH estomacal menos ácido. Essa via de transmissão foi confirmada nas espécies caprina, canina e murina. Em seres humanos há relatos de contaminação de criança em fase de amamentação pela mãe com toxoplasmose aguda e por leite de cabra não pasteurizado. Com menor frequência, taquizoítos também podem ser transmitidos por transfusões sanguíneas, no entanto o tipo mais comum de infecção por taquizoítos é o congênito. Isso ocorre quando fêmeas se infectam pela primeira vez durante a gestação.

A transmissão congênita ocorre tanto no ser humano quanto nos animais e inicia-se quando a fêmea adquire a primeira infecção durante a gestação, quando os taquizoítos afetam o feto por meio da placenta. Apesar de a infecção transplacentária ocorrer em qualquer estágio da gestação, o risco é maior no terço final; no entanto, a transmissão congênita da toxoplasmose não é tão comum em cães e gatos.

Amostras de *T. gondii* isoladas em diferentes espécies animais, apesar de morfologicamente indistinguíveis, variam quanto à sua virulência e patogenicidade. Tal diferença tem sido verificada com base na morbidade e na mortalidade de camundongos albinos, adotados como modelos para estudar o parasito sob esse aspecto. Todavia, a virulência das amostras de *T. gondii* caracterizadas em camundongos não é, necessariamente, igual à de outros hospedeiros. Métodos de caracterização molecular diferenciaram, a partir de um único marcador genético (antígeno de superfície 2 [SAG2]), as amostras de *T. gondii* em três genótipos principais: I, II e III.[13] Essa caracterização é válida, principalmente, para amostras de *T. gondii* isoladas da Europa e da América do Norte. No Brasil, a diversidade genética é maior e outros genótipos foram descritos, como BrI, BrII, BrIII, BrIV, e ainda outras linhagens altamente polimórficas.[14,15]

A transmissão da toxoplasmose por transplante de órgãos de um doador positivo a um receptor negativo ou a reativação da infecção devido a tratamentos imunossupressores realizados após transplante também são meios de aquisição da doença. E, embora mais raro, o *T. gondii* pode ser transmitido por sangue ou leucócitos de doadores imunocompetentes ou imunocomprometidos em fase de parasitemia. Toxoplasmose aguda em cães e gatos após transplante renal pode ocorrer.[16,17]

Em cães e gatos, a soroprevalência da toxoplasmose situa-se entre 25 e 50%, variando de acordo com a idade e o local de habitação desses animais. Cães e gatos não domiciliados normalmente apresentam maior prevalência da infecção, bem como animais de regiões periurbanas ou rurais, aumentando essa taxa para 70 a 85%.[18-20]

PATOGENIA

Todos os animais de sangue quente postos à prova até o momento infectaram-se com o *T. gondii*, com manifestação de sintomas ou não, dependendo da virulência da cepa, da dose infectante e da qualidade da resposta imunitária do animal infectado.

O mecanismo de invasão celular do *T. gondii* é complexo e envolve organelas celulares, substâncias excretadas, mobilidade e evasão do sistema imune do hospedeiro. Organelas relacionadas com o complexo apical das diferentes formas infectantes do *T. gondii*, como micronemas, róptrias e grânulos densos, desempenham papel importante na invasão das células e na manutenção da infecção. Após a adesão do parasito na membrana celular, ocorre a liberação ordenada das proteínas das organelas apicais desse organismo, que facilitará a invasão da célula com a formação de um vacúolo parasitóforo, o qual não se une ao lisossomo, possibilitando sua multiplicação no interior desse vacúolo.[21]

As secreções das três organelas do complexo apical são ordenadas em um processo sequencial, ocorrendo primeiro a liberação dos conteúdos das micronemas e róptrias, e, posteriormente, dos grânulos densos. A secreção das micronemas ocorre poucos segundos após a ligação do parasito com a célula do hospedeiro e não é transferida para o vacúolo parasitóforo, indicando que seja importante no processo de adesão do parasito à membrana celular. Em seguida, já na fase de penetração, as róptrias descarregam suas proteínas, que estão associadas à formação do vacúolo parasitóforo, e, por último, ocorrem as secreções dos grânulos densos, as quais estão relacionadas com a sobrevivência intracelular do parasito. Os mecanismos que evitam a destruição do *T. gondii* pelo vacúolo parasitóforo ainda não estão totalmente esclarecidos. Sabe-se que o parasito impede a acidificação do vacúolo durante sua formação e as modificações que ocorrem na membrana, decorrentes de proteínas excretadas pelo *T. gondii*, impedem a fusão com o lisossomo.

Uma vez estabelecido dentro das células, o *T. gondii* multiplica-se rapidamente, invadindo muitos órgãos do hospedeiro, e, na dependência da virulência da cepa e da suscetibilidade do hospedeiro, pode causar desde infecção moderada e imperceptível a manifestações intermediárias até as graves, que podem causar a morte do animal. A doença assume um comportamento diferente se adquirida após o nascimento ou congenitamente. Enquanto no primeiro caso o habitual é a infecção latente, não a enfermidade, na segunda situação prevalece a doença com manifestações clínicas graves.

RESPOSTA IMUNE

A resposta do hospedeiro ao *T. gondii* está relacionada com as resistências natural (inata) e adquirida (adaptativa). As diferenças de virulência entre as cepas do parasito são importantes na resistência do hospedeiro; porém, a base molecular dessas diferenças permanece desconhecida.[22]

A quantidade de hospedeiros acometidos pelo *T. gondii* é muito grande; contudo, tem-se demonstrado que certos animais (ratos e galinhas) exibem alto grau de resistência natural, presumivelmente controlado geneticamente. A idade é outro fator importante para a resistência natural, com os animais jovens das diferentes espécies apresentando-se mais suscetíveis à infecção.

Estudos em camundongos transgênicos revelaram que a suscetibilidade está ligada a fatores genéticos mediados por produtos do gene LD, uma região de aproximadamente 140 kb no cromossomo 17 do camundongo. Este é essencial para a regulação da resposta protetora que limita a quantidade de parasitos e a encefalite toxoplasmática.[23] Estão envolvidas ainda células *natural killers* (NKs) produtoras de interferona gama (IFN-γ), que são importantes para a resistência na fase aguda da infecção e para o direcionamento da resposta imune adquirida.

Como anteriormente descrito, após a fase aguda, a infecção evolui para a fase crônica, em que o *T. gondii* localiza-se nos cistos teciduais, e o hospedeiro apresenta imunidade protetora e duradoura que o protege de futuras infecções. Nessa fase, existem anticorpos específicos, os quais, com complemento e pela citotoxicidade celular dependente de anticorpos, podem promover a lise dos parasitos extracelulares, bloqueando a invasão da célula do hospedeiro, uma vez que a produção máxima de anticorpos coincide com o desaparecimento de taquizoítos viáveis.[6,24] Contudo, isoladamente, a resposta humoral não é suficiente para eliminar o agente do hospedeiro, devido à localização intracelular do parasito, o que implica envolvimento mais direto da imunidade celular.

A infecção por *T. gondii* normalmente é subclínica em cães e gatos. Comparativamente, a resistência significa o desenvolvimento de imunidade protetora adquirida antes de o parasito causar maiores lesões nos tecidos e órgãos. A doença é mais patogênica para animais jovens e velhos, devido ao seu sistema imune inativo ou deficiente.

A principal porta de entrada do *T. gondii* é a via oral, por meio da ingestão de oocistos (transmissão oral–fecal) e/ou cistos teciduais (transmissão pelo carnivorismo); portanto, a imunidade local via linfócitos (principalmente linfócitos intraepiteliais que apresentam atividade CD8) e IgA é de fundamental importância na proteção contra o parasito.[25,26] No hospedeiro, a infecção provoca resposta imune protetora e duradoura na maioria das vezes, porém não é capaz de eliminar o agente do organismo.

A Figura 82.3 mostra os eventos importantes da imunopatologia na toxoplasmose. Uma vez ingeridos, os zoítos vão infectar os enterócitos, provocando forte resposta inflamatória com infiltrado de neutrófilos, macrófagos, células dendríticas e linfócitos. Nessa fase precoce, os neutrófilos são essenciais para a sobrevivência dos animais. Camundongos com depleção de

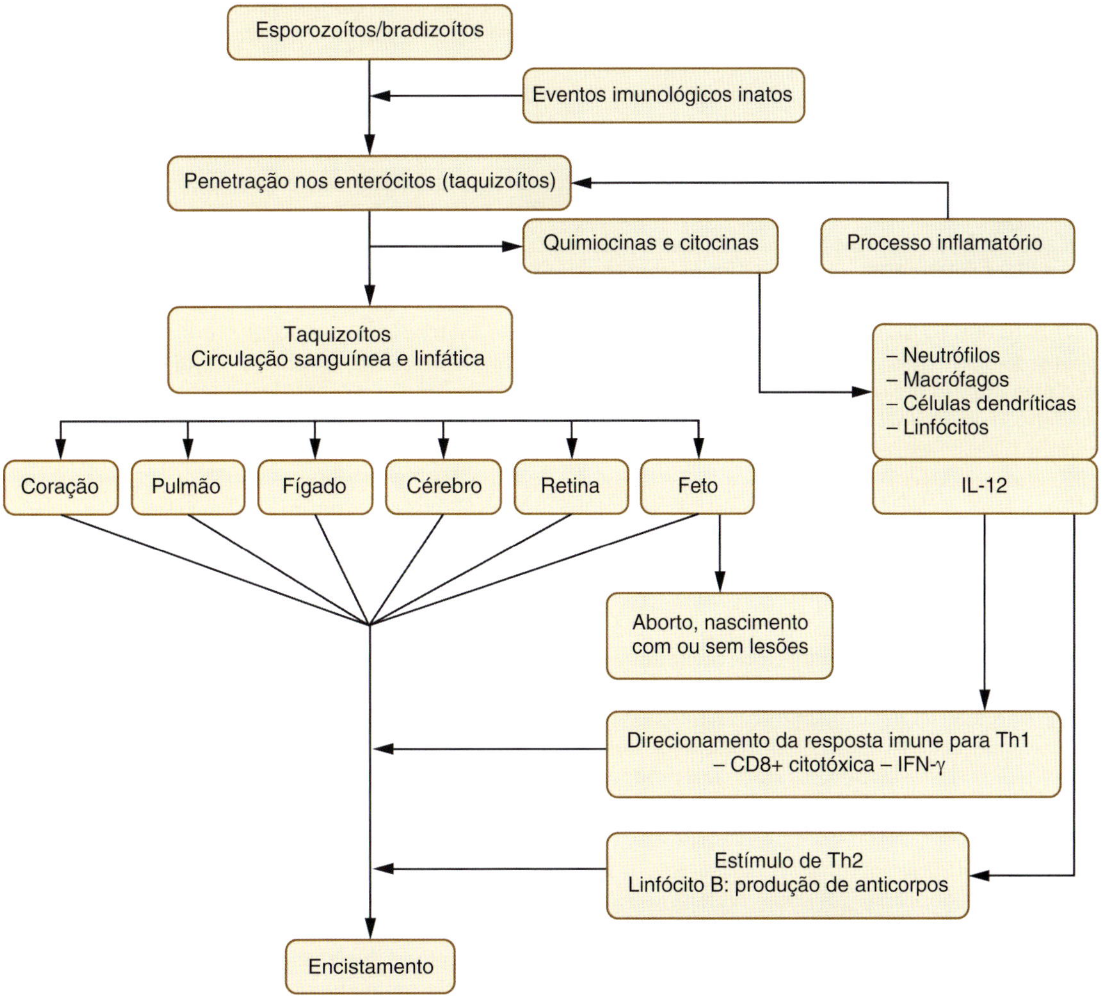

Figura 82.3 Esquema do mecanismo imune na infecção pelo *Toxoplasma gondii*. IL-12: interleucina-12; IFN-γ: interferona gama; Th2: linfócito T *helper* 2.

neutrófilos exibiram lesões de maior gravidade no tecido e taxa maior de parasitismo do que camundongos imunocompetentes. No entanto, a remoção de neutrófilos não tem efeito na infecção em seus estágios mais tardios. Durante o processo inflamatório, os neutrófilos, os macrófagos e as células dendríticas produzem interleucina 12 (IL-12), que será importante para a ativação de tecido linfoide associado ao intestino (GALT), células NK, apoptose celular e resposta inflamatória. A ação dos macrófagos e, principalmente, das células dendríticas na apresentação do antígeno é importante para direcionar a resposta imune controlada por linfócitos $CD4^+$ Th1 e Th2. As células dendríticas são importantes devido à sua capacidade migratória: elas migram para os linfonodos mesentéricos, a fim de estimular linfócitos T $CD4^+$ inibidos e provocar sua diferenciação. Concomitantemente, ocorrem duas respostas – linfócitos T *helper* tipos 1 e 2 (Th1 e Th2) –, porém sobrevém a polarização para a Th1.[27]

A infecção a partir do intestino espalha-se pelas vias hematógena e linfática para outros órgãos e tecidos. Os principais locais afetados são: fígado, coração, pulmão, cérebro, retina e placenta–feto. Os taquizoítos (zoítos de crescimento rápido), originados a partir de esporozoítos e bradizoítos após a penetração dos enterócitos, avançam célula por célula nos tecidos e formam pequenos focos de necrose, seguidos de um infiltrado inflamatório mononuclear. Fêmeas gestantes podem ter sua placenta infectada e, então, os parasitos podem alcançar o feto, no qual, dependendo do estágio do sistema imunológico deste, podem provocar lesões graves (fase mais precoce da gestação, em que o sistema imune não está plenamente formado), como: aborto, mumificação e maceração fetal ou nascimento de animais fracos com ou sem sequelas (fase mais tardia da gestação, na qual o sistema imunológico do feto já consegue responder ao parasito).

A capacidade de sobrevivência do hospedeiro está relacionada com a habilidade da indução de forte imunidade mediada por células T. Tanto as células $CD4^+$ Th1 quanto as células $CD8^+$ citotóxicas são fundamentais nesse processo, bem como na manutenção da resposta imune durante a infecção crônica. A proteção desencadeada por essas células está relacionada com sua capacidade de produção de IFN-γ, citocina reconhecida como a mais importante mediadora da resistência ao *T. gondii*, que induz a liberação de óxido nítrico e a modificação do pH; esses fatores são importantes indutores da transformação de taquizoíto para bradizoíto e, consequentemente, para inibição da replicação do parasito. Outra ação importante de IFN-γ é o estímulo à degradação do triptofano, o que resulta em incapacidade do parasito em produzir aminoácidos. Esses efeitos combinados favorecem, então, o desenvolvimento dos cistos teciduais, nos quais os parasitos podem ficar viáveis em muitas espécies por toda vida do animal. O desenvolvimento de resposta imune humoral é importante para eliminar esses organismos encontrados fora das células. Esse evento ocorre principalmente pela ação do sistema de complemento. Apesar do IFN-γ ser fundamental para a defesa do animal, dados obtidos a partir de estudos com camundongos têm revelado que o excesso de produção dessa citocina na fase aguda da infecção é prejudicial ao hospedeiro, causando necrose tecidual e morte. Cepas mais virulentas e infecção com doses elevadas de cepas menos virulentas podem estimular a produção de grandes quantidades de IFN-γ.[28]

MANIFESTAÇÕES CLÍNICAS

Cães

O primeiro caso de toxoplasmose em cães foi descrito por Mello (1910) em um cão que apresentava diarreia, anemia, dispneia e dor abdominal.[29] Desde então, várias descrições dessa parasitose em cães têm sido relatadas e três síndromes de toxoplasmose foram descritas: (1) radiculoneurite em cães com menos de 3 meses; (2) lesão do sistema nervoso central (SNC) em filhotes com mais de 4 meses; e (3) infecção generalizada em cães com 7 a 12 meses de vida.[30]

Conforme descrito anteriormente, a infecção por *T. gondii* em cães é bastante comum; porém, a toxoplasmose é muito menos frequente, ocorrendo em animais jovens, em geral, com menos de 1 ano de vida. Ambas podem associar-se ao vírus da cinomose canina ou a *Ehrlichia canis*.[1,31] Os principais sintomas observados são dispneia, anemia, anorexia, angústia respiratória, ataxia e diarreia. Pimenta *et al.*[32] identificaram como causa de morte de dois filhotes caninos miosite intestinal necrosante devido à toxoplasmose. Cães adultos imunocompetentes são resistentes a elevadas quantidades do parasito por via oral. Lindsay *et al.*[33] inocularam oocistos esporulados de *T. gondii* em um total de $6{,}5 \times 10^6$ por essa via e nenhum sinal clínico ou temperatura retal elevada foi observado. Inoculações experimentais de *T. gondii* podem causar transmissão congênita em cadelas prenhes,[34] assim como alterações oculares em cães adultos. A toxoplasmose ocular é rara em cães,[35] sendo mais comum em gatos.[36] Os sinais neurológicos da toxoplasmose em cães podem incluir convulsões, déficits de nervos cranianos, tremores, ataxia, paresias e paralisias. Um diagnóstico diferencial da toxoplasmose com a neosporose deve ser feito, uma vez que os sintomas das duas doenças se assemelham.[37]

Gatos

Gatos domésticos, assim como outros felídeos silvestres, podem apresentar toxoplasmose clínica. A doença afeta principalmente animais jovens que estão com o sistema imune imaturo ou animais velhos com sistema imune comprometido.[7] Gatos adultos imunocompetentes raramente apresentam doença clínica; no entanto, um caso de toxoplasmose em gato adulto que não estava imunodeprimido e foi a óbito 5 dias após apresentar os primeiros sinais foi descrito.[38]

Os principais sintomas observados na toxoplasmose felina são anorexia, letargia, icterícia, febre (40 a 41,7°C), pneumonia (dispneia ou traquipneia acompanhada de estertor bronqueal difuso bilateral), dor e desconforto abdominais (devido a hepatite ou pancreatite), encefalite (cegueira, distúrbios comportamentais, andar em círculos) e lesões oculares.[38-40] A doença normalmente é grave e pode progredir para o óbito do animal em casos não responsivos ao tratamento. A morte pode ocorrer de 1 dia até 3 meses após o início dos primeiros sinais, como morte súbita sem nenhum sinal aparente.[40]

Toxoplasma gondii associado a inflamação da retina, nervo óptico, coroide, corpo ciliar e íris tem sido verificado em gatos naturalmente infectados.[41] A lesão de fundo de olho pode ser difícil de ser determinada, devido à intensa uveíte anterior; porém, quando observada, pode ser focal ou multifocal, puntiforme, ovalada, lesão com característica cinza-escura (hiporreflectiva no exame de fundo de olho) no fundo tapetal, podendo ocorrer em um ou ambos os olhos.[36] Lesões cutâneas com nódulos subcutâneos e ulcerações, bem como doença intestinal inflamatória crônica com diarreia e vômito têm sido relatadas em menor frequência.[40,42]

DIAGNÓSTICO

O diagnóstico laboratorial da toxoplasmose adquire grande importância na medida em que a doença pode se manifestar sob as mais variadas formas e situações, com quadros clínicos que facilmente podem ser confundidos com outras doenças infecciosas (viroses, clamidioses, leptospirose, brucelose, sarcocistose, neosporose etc.), as quais também são disseminadas entre os animais domésticos. Dependendo da situação e do modo em que a doença se manifesta, o diagnóstico pode ser obtido por diferentes modalidades.[43]

Sintomas, citologia, radiologia, exames de fezes, sorologia, exames hematológicos e bioquímicos podem ajudar no diagnóstico, porém parâmetros hematológicos e bioquímicos de rotina podem ser anormais em cães e gatos com toxoplasmose aguda sistêmica. Nenhuma alteração hematológica foi observada em animais inoculados experimentalmente.[44] Anemia regenerativa, leucocitose com neutrofilia, linfocitose, monocitose e eosinofilia são mais comumente observadas. Leucopenia de gatos gravemente afetados pode persistir até a morte. As anormalidades bioquímicas durante a fase aguda da doença incluem hipoproteinemia e hipoalbuminemia. Hiperglobulinemia foi detectada em alguns gatos com toxoplasmose crônica. Aumentos marcados na alanina aminotransferase (ALT) e no aspartato aminotransferase (AST) foram observados em animais com insuficiência hepática aguda e necrose do músculo. Os cães têm, geralmente, aumento da fosfatase alcalina sérica devido à necrose hepática, mas isso ocorre com menor frequência em gatos. Os níveis séricos de bilirrubina elevaram-se em animais com necrose hepática aguda, especialmente nos gatos que desenvolveram colângio-hepatite ou lipidose hepática. Gatos ou cães que desenvolvem pancreatite podem apresentar aumento da amilase sérica e lipase. Os gatos geralmente manifestam proteinúria e bilirrubinúria. Gatos com pancreatite podem ter reduzidos níveis séricos de cálcio total, com concentrações normais de albumina de soro.[37]

Diagnóstico parasitalógico

A partir de amostras biológicas obtidas por meio de punções, biopsias e necropsias, que podem ser examinadas a fresco, coradas ou processadas histologicamente (hematoxilina–eosina [H&E], ácido periódico de Schiff, imunofluorescência indireta [IFI], imuno-histoquímica), é possível pesquisar o parasito com auxílio de microscopia. Sangue, exsudatos, tecidos, líquidos, secreções e excreções podem também ser processados e preparados para inoculação em animais de laboratório suscetíveis (bioensaio) ou utilizados em cultivo celular. O bioensaio é uma prova rotineira que tem sido utilizada mundialmente para a confirmação de toxoplasmose em casos de mortes, natimortos, abortamentos e monitoramento de experimentos com animais. Ele possibilita a confirmação da existência ou não de *T. gondii* nas amostras inoculadas em camundongos na forma de taquizoítos, cistos ou pela conversão sorológica.

Oocistos de *T. gondii* encontrados nas fezes de gatos são indistinguíveis de oocistos de outros coccídios, como *Hammondia hammondi* e *Besnoitia* spp., embora a probabilidade de detectar oocistos nas fezes dos gatos durante exame rotineiro de fezes seja rara.

As técnicas histológicas são frequentemente usadas no diagnóstico *post mortem* da toxoplasmose. A técnica de H&E, embora frequentemente utilizada, não é adequada para o diagnóstico da toxoplasmose aguda, por não favorecer a perfeita visualização do parasito, a não ser em casos de cistos teciduais e reação inflamatória intensa. Trabalho comparando as técnicas de H&E, IFT e imuno-histoquímica no diagnóstico da toxoplasmose experimental em suínos evidenciou a alta especificidade desta última, seguida da IFT, enquanto a H&E não foi capaz de diferenciar o parasito, favorecendo apenas a visualização das alterações teciduais.[45]

A técnica da reação em cadeia da polimerase (PCR) é bastante utilizada para detecção de DNA do parasito em fluidos corporais (líquido amniótico, sangue, fluidos fetais) e amostras de tecidos. Um teste de PCR com alta sensibilidade e especificidade com base em sequências do gene *18 S rRNA* do *T. gondii* foi padronizado para uso no diagnóstico da toxoplasmose em humanos e animais, incluindo cães e gatos.[46] Esse teste também pode ser usado em amostras de água, solo, hortaliças e outros alimentos (carnes e subprodutos cárneos).

Outro teste usado é PCR quantitativo (qPCR), capaz de determinar o total de parasitos na amostra testada. Entre os marcadores da PCR (oligonucleotídios iniciadores ou *primers*), os mais utilizados são aqueles para o gene *B1*.[47] A amplificação de outros marcadores do gene do parasito, como aquele que amplia sequências repetitivas de 529 pares de bases (pb), é descrita.[48] É importante ressaltar que um resultado negativo da PCR não indica necessariamente que a amostra esteja livre de infecção. Muitos fatores influenciam a sensibilidade da PCR, por exemplo: quanto maior a quantidade de DNA do hospedeiro na amostra, menor a sensibilidade. Esta pode variar de 1 a 10^3 parasitos por $m\ell$ ou equivalentes de DNA do parasito na amostra testada.[49]

Diagnóstico sorológico

Muitos testes foram desenvolvidos nas últimas décadas, a maioria visando à detecção de anticorpos anti-*Toxoplasma* específicos e, mais recentemente, à identificação de antígenos em líquidos corpóreos. Dentre as provas mais empregadas podem-se destacar as elencadas a seguir.[43]

Reação de Sabin e Feldman ou teste do corante. Foi um dos primeiros testes com boa sensibilidade e especificidade, que utiliza taquizoítos vivos como antígeno, soro suspeito, fator acessório e azul de metileno. Atualmente obsoleto, no passado era considerado um teste-padrão para a avaliação de outras técnicas sorológicas.[50]

Fixação do complemento. Diferentemente do teste descrito anteriormente, requer antígeno solúvel do *T. gondii*, sua sensibilidade é baixa e a positividade é revelada mais tardiamente.

Hemaglutinação indireta. Desenvolvida em 1957, passou por várias adaptações nos últimos anos. É um teste que usa antígenos solúveis absorvidos em hemácias de carneiro ou humanas. É simples e não é espécie–específico, podendo ser usado em soros humanos e de animais. Caracteriza-se por elevada praticidade. Os maiores inconvenientes dessa técnica são as dificuldades na estabilização das hemácias sensibilizadas e a variação dos antígenos, por detectar anticorpos no soro mais tardiamente que a IFI e não possibilitar o diagnóstico de infecção congênita.

Aglutinação direta. Desenvolvido em 1959 e modificado em 1980, é um teste simples com boa sensibilidade e correlaciona-se bem à IFI. Consiste na aglutinação direta de taquizoítos tratados com formalina em contato com o soro previamente submetido ao 2-mercaptoetanol para a redução de imunoglobulina M (IgM) natural.

Aglutinação pelo látex. Consiste na aglutinação de anticorpos anti-*T. gondii* com partículas de látex sensibilizadas com frações solúveis de antígenos. Detecta imunoglobulina G (IgG) em soros humanos e de animais, e um pequeno percentual de reações falso-positivas tem sido atribuído às IgM não específicas. O tratamento do soro com o 2-mercaptoetanol, a exemplo do que fizeram na aglutinação direta, parece aumentar a especificidade desse teste.

Teste de aglutinação modificado. Alta sensibilidade e especificidade, o que dispensa um conjugado espécie–específico para sua reação; é realizado em placas com fundo em U. Esse teste detecta somente anticorpos do tipo IgG do soro, pois durante a sua realização adiciona-se 2-mercaptoetanol, que quebra as ligações da IgM. Utilizam-se no teste taquizoítos inteiros fixados com formalina.[51]

IFI. Esse teste, cujos fundamentos começaram a ser desenvolvidos ainda nas décadas de 1930 e 1940, consolidou-se no uso rotineiro, na maioria dos laboratórios, a partir dos anos 1960, e atualmente existe uma infinidade de *kits* padronizados para uso humano e animal. A técnica consiste no uso taquizoítos como antígeno fixado em lâmina, acrescido do soro e o do conjugado. O conjugado é preparado a partir de imunoglobulinas da espécie animal que está sendo examinada, inoculadas em outra espécie animal, para obtenção do antianticorpo, que depois de marcado com isotiocianato de fluoresceína forma um complexo fluorescente ao microscópio de luz ultravioleta quando soropositivado.[52]

O teste pode ser usado tanto para detecção de IgG como para IgM, entretanto, reações positivas causadas por fator reumatoide e resultados falso-negativos, por bloqueio de IgG anti-*Toxoplasma* específicas, foram observados no teste com IgM. A técnica tem alta especificidade, sensibilidade e reprodutibilidade, apresentando boa concordância com o teste de *enzyme-linked immunosorbent assay* (ELISA).

Para contornar problemas com IgM residual, foi desenvolvido o teste de avidez de IgG que mede a capacidade de ligação entre esse anticorpo e seu antígeno. Nesse teste, verificou-se que a avidez da IgG pelo antígeno de *T. gondii*, medida pela afinidade funcional, aumenta com a passagem do tempo. Isso, segundo a opinião de vários autores, é um marcador informativo na medida em que a baixa avidez da IgG poderia ser interpretada como indicador do diagnóstico de infecção por *Toxoplasma* recente.[53]

Testes imunoenzimáticos. Começaram a ser desenvolvidos no fim dos anos 1960 e início da década de 1970 e, atualmente, consolidaram-se como excelentes técnicas para detecção de anticorpos anti-*T. gondii* em soro humano e de animais, superando em sensibilidade a já consagrada IFI.[54]

O princípio de funcionamento das técnicas imunoenzimáticas é semelhante ao da IFI. Partindo de uma reação antígeno–anticorpo, o complexo é revelado com um conjugado representado por imunoglobulinas (IgA, IgG e IgM) ligadas a enzimas (peroxidade ou fosfatase alcalina), que, com um substrato, mostra uma reação colorida.

No teste de ELISA, utilizam-se antígenos solúveis totais do *T. gondii*, antígenos separados membranários ou somáticos e proteínas recombinantes em placas ou tubos. A técnica apresenta algumas vantagens sobre a IFI, principalmente quando grandes quantidades de amostras de soros são analisadas pela objetividade, rapidez, automação e possibilidade de informatização.[55]

Outros tipos de testes imunoenzimáticos como *dot*-ELISA e *immunoblot* (*Western blotting*) também têm sido avaliados. No *immunoblot*, antígenos são separados por eletroforese em gel de acrilamida e transferidos para papel de nitrocelulose, o qual pode ser processado para visualização da reação. O *dot*-ELISA usa pequenas quantidades de reagentes absorvidos em superfície sólida, como papel de nitrocelulose, o qual tem grande afinidade por proteínas. Após incubação com anticorpo antígeno–específico e o conjugado enzimático, a adição do substrato cromogênico causa a formação de pontos coloridos avermelhados.

TRATAMENTO

O tratamento da toxoplasmose é indicado para controlar a infecção por taquizoítos e para a diminuição dos sintomas, uma vez que não elimina cistos teciduais. Em casos raros, ou seja, a detecção dessa infecção em gatos durante período patente de eliminação de oocistos, o tratamento pode ser empregado para diminuir esse período de eliminação e a contaminação ambiental. Os quimioterápicos mais comumente utilizados no tratamento das toxoplasmoses canina e felina são sulfonamidas, pirimetamina, clindamicina e azitromicina, lembrando que esses fármacos são usados, em sua maioria, próximo às doses tóxicas para que sejam efetivos,[56] devendo ser adotada terapia de apoio, de acordo com os sinais apresentados pelos animais. Embora existam relatos do uso da clindamicina com sucesso no tratamento da miosite provocada pelo *T. gondii*, esse fármaco não alcança concentrações terapêuticas no SNC. A toxoplasmose ocular felina deve ser tratada com clindamicina, na dose de 12 mg/kg, 2 vezes/dia, durante um período de 4 semanas, ou sulfa e trimetoprima, na dose de 15 mg/kg, 2 vezes/dia, durante 4 semanas.

Descrição e ação dos fármacos de escolha

Pirimetamina

Esse medicamento inibe a síntese de nucleoproteínas por competição com a di-hidrofolato redutase, interferindo na redução do ácido fólico em ácido folínico pelo parasito. A inibição da di-hidrofolato redutase pela pirimetamina manifesta-se nesse organismo por falha da divisão nuclear. Sua atividade é limitada ao modo de replicação do parasito (taquizoítos), sem nenhuma ação nos cistos. Sabe-se, ainda, que a pirimetamina atravessa a barreira hematencefálica, tornando possível o tratamento da doença neurológica fetal. Após a administração oral, o fármaco é absorvido lentamente, metabolizado pelo fígado e eliminado pela via urinária.

Sulfadiazina

Frequentemente, esse fármaco é associado à pirimetamina. A sulfadiazina inibe de maneira competitiva a di-hidrofolato sintetase, enzima responsável pela síntese do ácido fólico. A diminuição da concentração do ácido fólico no interior do parasito impede a formação de coenzimas necessárias à síntese de purinas, pirimidinas e outras substâncias necessárias ao crescimento e à reprodução desse agente. Esse fármaco é amplamente distribuído por todo o organismo e bem absorvido após administração oral. Alcança concentrações importantes no líquido cefalorraquidiano e apresenta excreção essencialmente urinária.

Clindamicina

Derivada da lincomicina, a quem substituiu por apresentar melhores biodisponibilidade e potência de ação, e maior espectro. O mecanismo de ação é pela inibição de síntese proteica pela bactéria, podendo ser bactericida ou bacteriostática, de acordo com a dose aplicada. Clindamicina tem sido usada com sucesso no tratamento de uma variedade de sintomas, como febre, miosite, uveíte e doenças do SNC. É o fármaco de escolha para o tratamento da toxoplasmose disseminada em gatos e em fêmeas prenhes. Os principais problemas associados à clindamicina incluem irritação gastrintestinal em alguns animais e indução de diarreia, possivelmente por alterar a microbiota normal anaeróbia do trato gastrintestinal.[57-60]

Azitromicina

Antibiótico semissintético do grupo dos macrolídeos, relacionado com a eritromicina A. É o primeiro antibiótico de uma classe denominada quimicamente como "azalídeos", que derivam da eritromicina A por meio da inserção de um átomo de nitrogênio no anel lactônico. Esse fármaco atua por inibição da síntese proteica bacteriana, por meio da sua ligação com a subunidade 50S do ribossomo, o que impede a translocação dos peptídios. A azitromicina associada à pirimetamina é mais efetiva do que sua administração isolada na diminuição da formação de cistos entre os animais tratados, quando comparados com os não tratados.[61] Muito cuidado com a toxicidade em gatos.

Associações de fármacos

Como tratamento, uma combinação do fármaco antimalárico pirimetamina com sulfadiazina é descrita como eficaz contra taquizoítos, mas não bradizoítos, no ser humano, mas é bastante tóxica em gatos.[62] A clindamicina (3 a 13 mg/kg, a cada 8 horas, por 2 semanas) é provavelmente o fármaco de escolha e pode ser mais bem administrada intramuscularmente, pois as doses orais altas podem causar desarranjo gastrintestinal.[63]

Os fármacos utilizados para o tratamento da toxoplasmose congênita no recém-nascido são: pirimetamina, sulfadiazina, ácido folínico. Outras sulfas igualmente podem ser prescritas, sendo tão efetivas quanto sulfadiazina, sulfapirazina, sulfametazona e sulfamerazina.[64]

Outra associação é a azitromicina com a pirimetamina, que tem apresentado significativo resultado no decréscimo na quantidade de cistos entre os animais de laboratório tratados com ambos os fármacos, quando comparado com os animais não tratados, indicando que seu uso concomitante é mais eficaz do que a administração isolada.[61] Bosch-Driessen *et al.*,[65] empregando essa associação em pacientes com lesões oculares de toxoplasmose, obtiveram resultados semelhantes aos da associação pirimetamina–sulfadiazina com relação à eficácia, porém observaram menor incidência de efeitos colaterais.

Posologia básica para o tratamento da toxoplasmose:[37,61,66,67]

- Pirimetamina: 1 mg/kg/dia, por via oral (VO), 7 a 10 dias – cães
- Pirimetamina: 0,5 mg/kg/dia, VO, 7 a 10 dias – gatos
- Sulfadiazina: 60 a 100 mg/kg/dia, VO, a cada 12 horas, 10 a 14 dias – cães e gatos
- Clindamicina: 40 mg/kg, VO, a cada 12 horas, 10 a 14 dias – cães e gatos
- Clindamicina: 12,5 a 25 mg/kg, VO, a cada 12 horas, 1 a 2 dias – gatos (inibe a eliminação de oocistos)
- Clindamicina: 10 a 20 mg/kg, VO, a cada 12 horas, 28 dias – cães (infecções sistêmicas)
- Clindamicina: 10 a 12,5 mg/kg, VO, a cada 12 horas, 28 dias – gatos (infecções sistêmicas)
- Cloridrato de clindamicina: 11 mg/kg/dia ou 5,5 mg/kg, VO, a cada 12 horas, 7 a 10 dias, podendo estender até 28 dias – cães e gatos
- Fosfato de clindamicina: 12,5 a 25 mg/kg, por via intramuscular (IM), a cada 12 horas, 28 dias – gatos
- Azitromicina: 10 mg/kg/dia, VO, até 28 dias (nos intervalos das refeições – 1 hora antes ou 2 horas depois) – cães e gatos.

Associações:

- Trimetoprima + sulfadiazina, 15 mg/kg, VO, a cada 12 horas, 28 dias
- Sulfadiazina (30 a 60 mg/kg) + pirimetamina (0,5 a 1 mg/kg) por dia (gatos e cães), VO
- Trimetoprima + sulfametoxazol, 15 mg/kg, VO, a cada 12 horas
- Sulfonamidas (30 mg/kg) + pirimetamina (0,25 a 0,5 mg/kg), VO, a cada 12 horas, 28 dias (gatos e cães)
- Azitromicina (10 mg/kg) + pirimetamina (0,5 a 1 mg/kg), VO, por dia (gatos e cães)
- Ácido folínico: 0,5 a 5 mg/kg/dia, VO, até 15 mg/dia (até completar tratamento).

Considerações gerais sobre o uso de fármacos anti-*Toxoplasma*

O uso contínuo e prolongado de pirimetamina ou associado a outras sulfas provoca complicações hematológicas. Esses fármacos agem sinergicamente na inibição dos passos sequenciais na biossíntese do ácido folínico, o qual é requerido pelo *T. gondii*. Assim, deve-se adicionar ácido folínico para prevenir complicações hematológicas ocasionalmente observadas no tratamento com pirimetamina.[64]

A pirimetamina é um fármaco antifolínico; portanto, seu uso deve ser associado ao uso de ácido fólico, administrado até 1 semana após o uso do fármaco.

Deve-se solicitar controle hematológico (hemograma completo) durante o uso prolongado da pirimetamina, devido ao risco de anemia, plaquetopenia, leucopenia ou pancitopenia durante sua utilização. Se houver alterações hematológicas, a medicação deve ser suspensa e a pirimetamina pode ser substituída por espiramicina.

Na impossibilidade do uso de sulfadiazina e pirimetamina, deve-se proceder ao uso contínuo de espiramicina.

O prognóstico da toxoplasmose nos animais, quando tratados adequadamente, é de reservado para bom, porque a resposta terapêutica é boa.[68]

MEDIDAS GERAIS DE PREVENÇÃO

As medidas de prevenção envolvem fontes de infecção, vias de transmissão, hospedeiros suscetíveis e medidas inespecíficas. Dentre os modos de controle do parasito estão práticas de manejo para os animais, controle de roedores e instalações e educação sanitária.

O controle da eliminação de oocistos por gatos reduz consideravelmente a transmissão da doença para seres humanos e animais, uma vez que os oocistos esporulados sobrevivem por longos períodos no meio ambiente. O rompimento do ciclo natural mantido por felinos selvagens é impraticável. A oportunidade para intervir na transmissão em estabelecimentos rurais e no ciclo humano depende das condições locais.

Animais de estimação como gatos podem ser mantidos no interior de residências, com o mínimo de contato com o meio exterior e com sua alimentação controlada, sendo oferecida apenas ração ou alimentos que sofreram tratamento térmico adequado (> 67°C). Em gatos que tenham maior acesso ao meio externo, pode-se colocar uma coleira com um guizo; dessa maneira, torna-se mais difícil a captura de roedores e pássaros.

Na natureza, um pássaro ou um roedor infectado pode contaminar apenas um ou poucos carnívoros. Animais de produção, cuja carne é utilizada para consumo humano, podem infectar pessoas e também animais, porém uma quantidade limitada de indivíduos. Cistos de *T. gondii* ficam viáveis por dias em carne suína e de carneiro à temperatura de geladeira, entretanto eles se extinguem quando a carne é congelada a –18°C ou quando existe um tratamento térmico com temperaturas superiores a 67°C ou, ainda, quando submetidos à concentração de 2,5% de sal por 48 horas, no caso dos embutidos frescais. Leites, principalmente o de cabra, devem ser ingeridos somente após pasteurização. As mãos devem ser lavadas após manusear carnes cruas. Sabão, álcool e desinfetantes químicos inativam bradizoítos e cistos teciduais remanescentes nas mãos após a lavagem.

A prevenção da toxoplasmose animal requer conhecimento preciso da cadeia epidemiológica da doença, com o estabelecimento exato da possível fonte de infecção – pássaros, roedores e felídeos – e das vias de transmissão, representadas por água, solo e alimentos contaminados.

REFERÊNCIAS BIBLIOGRÁFICAS

1. Dubey JP. *Toxoplasma*, Neospora, Sarcocystis and other tissue cyst-forming of human and animals. In: Krier JP (editor). Parasitic protozoa. San Diego: Academic Press; 1993. p. 1-157.
2. Splendore A. Un nuovo protozoa parassita de'conigli. incontrato nelle lesioni anatomiche d'une malattia che ricorda in molti punti il Kala-azar dell'uomo. Nota preliminare pel. Rev Soc Scient São Paulo. 1908;3:109-12.
3. Nicolle C, Manceaux L. Sur un protozoaire nouveau du gondii. Academic Science. 1909;147:763-6.
4. Frenkel JK, Dubey JP, Miller NL. *Toxoplasma* gondii in cats: fecal stage identified as coccidia oocists. Science. 1970;167:893-6.
5. Bóbic B, Djurkovic-Djakovic O, Sibalic D, Jevremovic I, Marinkovic J, Nikolic A *et al.* Epidemiological relationship between human *Toxoplasma* infection and cats in Belgrade. Acta Vet Belgrade. 1996;45:155-60.
6. Di Genova BM, Wilson SK, Dubey JP *et al.* Intestinal delta-6-desaturase activity determines host range for *Toxoplasma* sexual reproduction. PLoS Biol. 2019;17(8):e3000364.
7. Dubey JP. Strategies to reduce transmission of *Toxoplasma* gondii to animals and humans. Vet Parasital. 1996;64:65-70.
8. Frenkel JK. Toxoplasmosis in humans beings. J Am Vet Assoc. 1990;196:240-8.
9. Vidotto O. Toxoplasmose: epidemiologia e importância da doença na saúde animal. Semina. 1992;13:69-75.
10. Tenter AM, Heckeroth AR, Weiss LM. *Toxoplasma* gondii: from animals to humans. Int J Parasital. 2000;30:1217-58.
11. Dias RF, Freire RL. Surtos de toxoplasmose em seres humanos e animais – Revisão. Semina. 2005;26:231-40.
12. De Moura L, Bahia-Oliveira LMG, Wada MY, Jones JL, Tuboi SH, Carmo EH *et al.* Waterborne outbreak of toxoplasmosis, Brazil, from field to gene. Emerg Infect Dis. 2006;12:326-9.
13. Howe DK, Sibley LD. *Toxoplasma* gondii comprises three clonal lineages: correlation of parasite genotype with human disease. J Infect Dis. 1995;172:1561-6.
14. Pena HFJ, Gennari SM, Dubey JP, Su C. Population structure and mouse-virulence of *Toxoplasma* gondii in Brazil. Int J Parasital. 2008;38:561-9.
15. Dubey JP, Su C. Population biology of *Toxoplasma* gondii: what's out and where did they come from. Mem Inst Oswaldo Cruz. 2009;104:190-5.
16. Bernsteen L, Gregory CR, Aronson LR, Lirtzman RA, Brummer DG. Acute toxoplasmosis following renal transplantation in three cats and a dog. JAVMA. 1999;215:1123-6.
17. Nordquist BC, Aronson LR. Pyogranulomatous cystitis associated with *Toxoplasma* gondii infection in a cat after renal transplantation. JAVMA. 2008;232:1010-2.
18. Garcia JL, Navarro IT, Ogawa L, Oliveira RC. Soroepidemiologia da toxoplasmose em gatos e cães de propriedades rurais do município de Jaguapitã, Estado do Paraná, Brasil. Ciência Rural. 1999;29: 99-104.
19. Dubey JP, Navarro IT, Sreekumar C, Dahl E, Freire RL, Kawabata HH *et al.* *Toxoplasma* gondii infections in cats from Paraná, Brazil: seroprevalence, tissue distribution, and biologic and genetic characterization of isolates. J Parasit. 2004;90:721-6.
20. Pena HFJ, Soares RM, Amaku M, Dubey JP, Gennari SM. *Toxoplasma* gondii infection in cats from São Paulo state, Brazil: seroprevalence, oocyst shedding, isolation in mice, and biologic and molecular characterization. Res Vet Sci. 2006;81:58-67.
21. Carruthers VB, Sibley LD. Sequential protein secretion from three distinct organelles of *Toxoplasma* gondii accompanies invasion of human fibroblasts. Eur J Cell Biol. 1997;73:114-23.
22. Alexander J, Hunter CA. Immunoregulations during toxoplasmosis. Imm Intrac Parasitism. 1998;70:81-102.
23. Denkers EY, Gazzinelli RT, Martin P, Sher A. Emergence of NK1.1+ cell as effector of INF-γ dependent immunity to *Toxoplasma* gondii in MHC class I - deficient mice. J Exp Med. 1993;178:1465-72.
24. Wastung JM, Harkins D, Maley S, Innes E, Panton W, Thomson K *et al.* Kinetics of the local and systemic antibody response to primary and secondary infection with S48 *Toxoplasma* gondii in sheep. J Comp Pathol. 1995;112:53-62.
25. Bourguin I, Chardes T, Bout D. Oral immunization with *Toxoplasma* gondii antigens in association with cholera toxin induces enhances protective and cell-mediated immunity in C57BL/6 mice. Infec Immun. 1993;61:2082-8.
26. Velge-Roussel F, Marcelo P, Lepage AC, Buzoni-Gatel D, Bout DT. Intranasal immunization with *Toxoplasma* gondii SAG1 induces protective cells into both NALT and GALT compartments. Infec Immun. 2000;68:969-72.
27. Buzoni-Gatel D, Kasper LH. Innate immunity in *Toxoplasma* gondii infection. In: Weiss L, Kami K, editors. *Toxoplasma* gondii: the model apicomplexan. Perspectives and methods. New York: Academic Press; 2007. p. 593-607.
28. Roberts CW, Gazzinelli RT, Khan IA, Nowakowska D, Esquivel A, McLeod R. Adaptative immunity and genetics of the host immune response. In: Weiss L, Kami K (editors). *Toxoplasma* gondii: the model apicomplexan. Perspectives and methods. New York: Academic Press; 2007. p. 609-720.
29. Jacobs L. The interrelation of toxoplasmosis in swine, cattle, dogs, and man. Public Health Rep. 1957;72:872-82.
30. Ehrensperger F, Suter M. Radiculitis toxoplasmica beim hund. Kleintier Praxis. 1977;22:59-62.
31. Baneth G, Shkap V, Savitsky I, Pipano E. The prevalence of antibodies to *Toxoplasma* gondii in dogs in Israel. Israel J Vet Med. 1996;51:31-3.
32. Pimenta AL, Piza ET, Cardoso RB, Dubey JP. Visceral toxoplasmosis in dogs from Brazil. Vet Parasital. 1993;45:323-6.
33. Lindsay DS, Dubey JP, Butler JM, Blagburn BL. Mechanical transmission of *Toxoplasma* gondii oocysts by dogs. Vet Parasital. 1997;73:27-33.
34. Bresciani KDS, Costa AJ, Toniollo GH, Sabatini GA, Moraes FR, Paulillo FC *et al.* Experimental toxoplasmosis in pregnant bitches. Vet Parasital. 1999;86:143-5.
35. Abreu CB, Navarro IT, Reis ACF, Souza MSB, Machado R, Marana ERM *et al.* Toxoplasmose ocular em cães jovens inoculados com *Toxoplasma* gondii. Ciência Rural. 2002;32:807-12.
36. Davidson MG. Infectious disease and the eye: Toxoplasmosis. Vet Clin North Am Small Anim Pract. 2000;30:1051-62.
37. Dubey JP, Lindsay DS, Lappin MR. Toxoplasmosis and other intestinal coccidial infections in cats and dogs. Vet Clin Small Anim. 2009;39:1009-34.
38. Dubey JP, Zalac A, Osofsky SA, Tobias L. Acute primary toxoplasmic hepatitis in an adult cat shedding *Toxoplasma* gondii oocysts. JAVMA. 1990;197:1616-8.
39. Lappin MR, Marks A, Greene CE, Collins JK, Carman J, Reif JS *et al.* Serological prevalence of selected infectious diseases in cats with uveitis. JAVMA. 1992;201:1005-9.
40. Dubey JP, Carpenter JL. Histologically confirmed clinical toxoplasmosis in cats: 100 cases (1952-1990). JAVMA. 1993;203:1556-66.
41. Powell CC, Lappin MR. Clinical ocular toxoplasmosis in neonatal kittens. Vet Ophthalmol. 2001;4:87-92.
42. Peterson JL, Willard MD, Lees GE, Lappin MR, Dieringer T, Floyd E. Toxoplasmosis in two cats with inflammatory intestinal disease. JAVMA. 1991;199:473-6.
43. Vidotto O. Toxoplasmose: epidemiologia e importância da doença na saúde animal. Semina. 1992;13:69-75.
44. Garcia JL, Navarro IT, Biazzono L, Freire RL, da Silva Guimarães Junior J, Cryssafidis AL *et al.* Protective activity against oocyst shedding in cats vaccinated with crude rhoptry proteins of the *Toxoplasma* gondii by the intranasal route. Vet Parasital. 2007;145:197-206.
45. Viotti NMA, Freire RL, Navarro IT, Vidotto O. Avaliação das técnicas de hematoxilina e eosina, imunofluorescência e peroxidase antiperoxidadse no diagnóstico post-mortem da Toxoplasmose suína. Semina. 1995;16:107-14.
46. MacPherson JM, Gajadhar AA. Sensitive and specific polymerase chain reaction detection of *Toxoplasma* gondii for veterinary and medical diagnosis. Can J Vet Res. 1993;57:45-8.
47. Piergili FD. Problems and limitations of conventional and innovative methods for the diagnosis of Toxoplasmosis in humans and animals. Parasital. 2004;46:177-81.
48. Homan WL, Vercammen M, De Braekeleer J. Identification of a 200 to 300 fold repetitive 529 bp DNA fragment in *Toxoplasma* gondii, and its use for diagnostic and quantitative PCR. Inter J Parasital. 2000;30:69-75.
49. Garcia JL, Gennari SM, Machado RZ, Navarro IT. *Toxoplasma* gondii: detection by mouse bioassay, histopathologic and polimerase chain reaction (PCR) in tissue samples from experimentally infected pigs. Exp Parasital. 2006;113:267-71.
50. Jamra LFM, Guimarães EC. Simplificações em técnicas para o estudo da toxoplasmose. Rev Bras Pesq Med Biol. 1976;9:67-70.
51. Minho A, Freire RL, Navarro IT, Vidotto O, Gennari SM, Marana ERM *et al.* Evaluation of the indirect fluorescent antibody test and modified agglutination test for the detection of antibodies against *Toxoplasma* gondii in experimentally infected pigs. Pesq Vet Bras. 2004;24:199-202.
52. Camargo ME. Introdução às técnicas de imunofluorescência. Rev BrasPatol Clin. 1973;10:143-71.
53. Kompalic-Cristo A, Britto C, Fernandes O. Diagnóstico molecular da toxoplasmose: revisão. Bras Patol Med Lab. 2005;41:229-35.
54. Calamel M, Lambert M. ELISA: elaboration d'un modele mathêmatlque Informatisé pour l'expression du sérodiagnostic de la toxoplasmose un U.I. Rev Méd Vét. 1985;136:295-302.
55. Mineo JR, Camargo ME, Fereira AW. Enzyme-linked immunosorbent assay for antibodies to *Toxoplasma* gondii polisaccharide in human toxoplasmosis. Infection and Immunity. 1980;27:283-7.
56. Dubey JP, Lappin MR. Toxoplasmosis and neosporosis. In: Greene CE, editor. Infectious diseases of the dog and cat. 3rd edition. St Louis (MO): Saunders Elsevier; 2006. p. 754-75.
57. Lappin MR, Greene CE, Winston S *et al.* Clinical feline toxoplasmosis. Serologic diagnosis and therapeutic management of 15 cases. J Vet Intern Med. 1989;3:139-43.

58. Falzone C, Baroni M, De Lorenzi D *et al. Toxoplasma* gondii brain granuloma in a cat: diagnosis using cytology from an intraoperative sample and sequentialmagnetic resonance imaging. J Small Anim Pract. 2008;49:95-9.
59. Greene CE, Cook JR, Mahaffey EA. Clindamycin for treatment of *Toxoplasma* polymyositis in a dog. J Am Vet Med Assoc. 1985;187:631-4.
60. Greene CE, Lappin MR, Marks A. Effect of clindamycin on clinical, hematologic, and biochemical parameters in healthy cats. J Am Anim Hosp Assoc. 1993;28:323-6.
61. Susana AZ, Amato Neto LV, Chieffi PP, Gakiya RCBE, Ferreira CS, Braz LMA. Avaliação da eficácia da azitromicina e pirimetamina em camundongos infectados por cepa cistogênica de *Toxoplasma* gondii. Rev Soc Bras Med Trop. 2004;37:460-2.
62. Urquhart GM, Armour J, Duncan JL, Dunn AM, Jennings FW. Parasitalogia Veterinária. 2. ed. Rio de Janeiro: Guanabara Koogan; 1996.
63. McCandlish IAP. Infecções específicas caninas. In: Dunn JK. Tratado de medicina de pequenos animais. São Paulo: Roca; 2001. p. 946-7.
64. Diniz EMA, Vaz FAC. Qual é a recomendação atual para o tratamento da toxoplasmose congênita? Rev Assoc Med Bras. 2003;49:1-10.
65. Bosch-Driessen L, Verbraak F, Suttorp-Schulten M, Van Ruyven, Klok AM, Hoyng C, Rothova A. A prospective, randomized trial of pyrimethamine and azithromycin vs pyrimethamine and sulfadiazine for the treatment of ocular toxoplasmosis. Am J Ophthal. 2002;134:34-40.
66. Bresciani KDS, Costa AJ, Navarro IT, Toniollo GH, Sakamoto CAM, Arantes TP, Gennari SM. Toxoplasmose canina: aspectos clínicos e patológicos. Semina. 2008;29(1):189-202.
67. Bowman DD. Feline clinical parasitalogy. Iowa: State University Press; 2002. p. 475.
68. Corrêa WM, Corrêa CNM. Enfermidades infecciosas dos mamíferos domésticos. 2. ed. Rio de Janeiro: Medsi; 1992. 843 p.

83 Neosporose Canina

Silvio Luís Pereira de Souza • Luciana Ahlf Bandini

HISTÓRIA

Em 1984, uma doença neurológica foi reconhecida em cães na Noruega e parecia estar associada a um parasito que apresentava formas morfológicas dos estágios de desenvolvimento semelhantes ao *Toxoplasma gondii*. Esses parasitos foram encontrados em lesões no cérebro e na musculatura, mas anticorpos anti *T. gondii* não foram detectados no soro desses cães.[1]

Diante desse relato, um grupo de pesquisadores americanos liderados por Dubey resolveu realizar um estudo retrospectivo de 1948 a 1987. Por meio da história clínica e das informações de laboratório, cortes histológicos provenientes de 23 cães com provável toxoplasmose fatal foram revisados e investigados por meio de exames sorológicos e microscopia óptica e de transmissão eletrônica. *T. gondii* foi identificado em 13 cães, e um novo parasito, estruturalmente distinto, foi encontrado em 10 cães e classificado em novo gênero e nova espécie, denominado *Neospora caninum*.[2]

A partir das amostras provenientes de filhotes de cães naturalmente infectados, o agente foi isolado em cultura de células em 1988, possibilitando o desenvolvimento de um teste sorológico para detecção de anticorpos anti *N. caninum* por meio da reação de imunofluorescência indireta (RIFI).[3]

Em 1989 foi desenvolvido um teste imuno-histoquímico, favorecendo a identificação específica do *N. caninum* em cortes de tecidos fixados em formol, tornando possível o diagnóstico da infecção em uma ampla variedade de espécies animais em diversificadas regiões do mundo.[4]

Somente em 1991, a estrutura e a antigenicidade dos parasitos fixados nos tecidos provenientes dos cães relatados na Noruega[1] em 1984 e os estudados por Dubey nos EUA[2] em 1988 foram comparados, concluindo-se que o parasito originalmente descrito nos cães da Noruega se tratava do protozoário *N. caninum*.[5]

O primeiro diagnóstico de neosporose canina no Brasil, ocorreu no ano 2001, quando foi possível o isolamento do protozoário *N. caninum* em cultivo de células a partir das amostras de um cão da raça Collie que apresentava incoordenação e paresia de membros posteriores.[6]

CLASSIFICAÇÃO E MORFOLOGIA

N. caninum é um protozoário parasito intracelular obrigatório, pertencente ao filo Apicomplexa e à família Sarcocystidae.[7]

As três formas reconhecidas desse protozoário, de acordo com seu estágio evolutivo, são os taquizoítos; os bradizoítos, contidos no interior dos cistos teciduais; e os esporozoítos, no interior dos oocistos.[8-10]

Taquizoítos

Apresentam aspecto ovoide, em forma de lua crescente ou globular, e medem aproximadamente 3 a 7 μm, representando o estágio de rápida multiplicação do protozoário.[8] O taquizoíto penetra na célula por invasão ativa e pode tornar-se intracelular após 5 minutos de contato com a célula hospedeira, sendo, em geral, localizado no citoplasma da célula no interior de vacúolos parasitóforos.[8] Sua multiplicação ocorre no interior da célula por endodiogenia, causando a morte celular e disseminando a infecção para vários órgãos do hospedeiro. Os taquizoítos podem ser encontrados no interior de muitas células, incluindo as do sistema nervoso, macrófagos, fibroblastos, células endoteliais vasculares, miócitos, células epiteliais e hepatócitos.[2,8,10]

Bradizoítos

Apresentam aspecto delgado e representam o estágio de multiplicação lenta do protozoário, medindo de 6 a 8 μm, e estão contidos no interior dos cistos teciduais.[8,11]

Os cistos teciduais são de formato redondo a oval, podendo atingir até 107 μm, sendo observados principalmente em tecidos nervosos, como cérebro, medula espinal, nervos e retina. A parede dos cistos teciduais é lisa e mede de 1 a 4 μm de espessura.[2,10,12]

Oocistos

Têm formato esférico e medem de 10 a 11 μm de diâmetro, representam o estágio do protozoário resistente às condições ambientais, conforme ilustrado na Figura 83.1 A. Os oocistos esporulados apresentam no seu interior dois esporocistos e cada um contém quatro esporozoítos (Figura 83.1 B).[10]

CICLO BIOLÓGICO

O ciclo biológico do *N. caninum* apresenta duas fases: sexuada e assexuada, conforme ilustrado na Figura 83.2.

A fase sexuada ocorre somente em cães (*Canis familiaris*), coiotes (*Canis latrans*), lobos cinzentos (*Canis lupus lupus*) e dingos australianos (*Canis lupus dingo*),[9,13,14] os quais se comportam como hospedeiros definitivos no ciclo biológico do *N. caninum*. Após a infecção, ocorre a fase sexuada no interior das células do epitélio intestinal desses animais. Nesse estágio, ocorre a multiplicação do protozoário, com a formação dos gametas masculinos e femininos, e o processo de fecundação e formação dos oocistos. Os oocistos são eliminados nas fezes dos hospedeiros definitivos na forma imatura (não esporulada) e, no prazo de 48 a 72 horas no meio ambiente, tornam-se maduros (esporulados) ou infectantes, contaminando, assim, pastagens, alimentos e água. Muito pouco se conhece a respeito das estruturas ou da localização dos estágios enteroepiteliais, que promovem a produção e a excreção dos oocistos de *N. caninum*. O período pré-patente é de 5 a 8 dias após a ingestão dos cistos teciduais.[9,10,15,16]

Os oocistos esporulados apresentam no seu interior dois esporocistos e cada um contém quatro esporozoítos, sendo morfologicamente similares aos oocistos de *Hammondia heydorni* encontrados nas fezes de cães e *T. gondii* e *Hammondia hammondi* localizados nas fezes dos gatos. Por isso, é impossível a diferenciação desses oocistos pelas técnicas usadas nos exames coproparasitológicos.[13,16,17]

A fase assexuada ocorre nos tecidos extraintestinais de uma ampla variedade de animais domésticos e selvagens, principalmente bovinos, ovinos, caprinos, equinos e cervídeos, que se comportam como hospedeiros intermediários. Após a infecção, ocorre uma fase proliferativa caracterizada pela intensa multiplicação dos taquizoítos no interior de vários tipos de células dos tecidos extraintestinais do organismo do hospedeiro, determinando a fase aguda da infecção.[10,15]

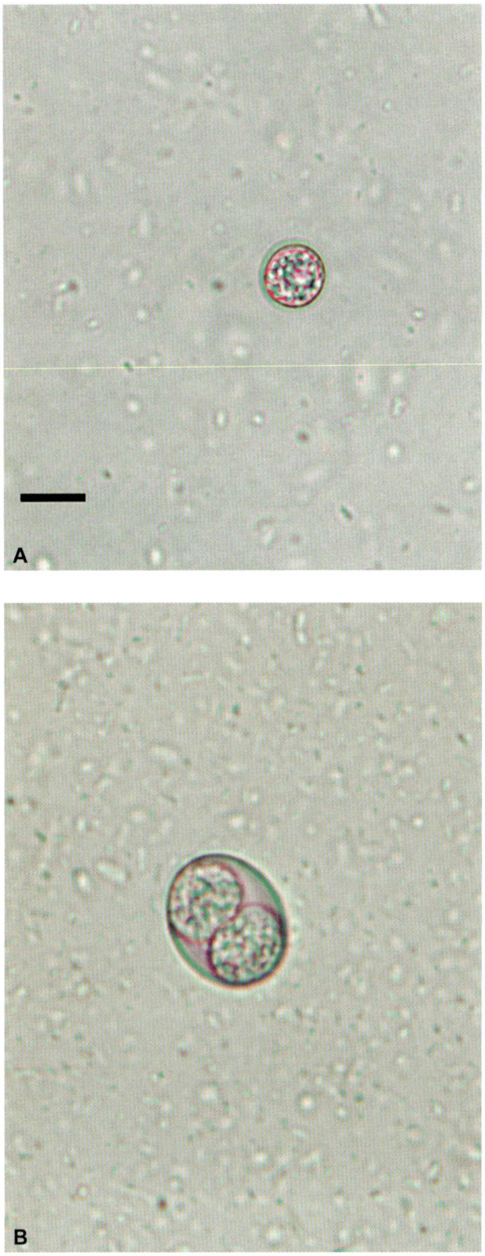

Figura 83.1 Oocisto. **A.** Não esporulado (barra: 10 μm). **B.** Esporulado.

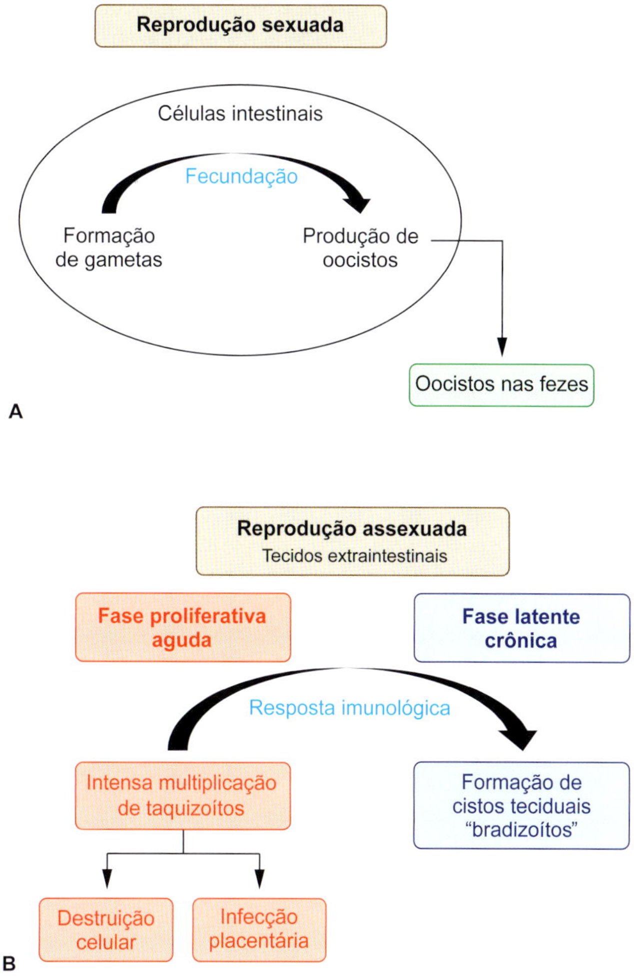

Figura 83.2 Ciclo biológico do *Neospora Caninum*. **A.** Reprodução sexuada. **B.** Reprodução assexuada.

Devido à ativa multiplicação dos taquizoítos, ocorre a destruição de grande quantidade de células, ocasionando áreas de necrose celular e desencadeando sintomatologia variada, de acordo com o tecido ou o órgão afetado. Nesse período, a doença do hospedeiro pode se desenvolver, no caso de indivíduos imunossuprimidos e infecções graves, ou ocorrerá uma resposta imune específica e protetora.[9,10] Assim, observa-se a diminuição na multiplicação dos taquizoítos, ocasionando o fim da fase proliferativa e iniciando a fase crônica (latente) da infecção, caracterizada pela formação dos cistos teciduais contendo bradizoítos em seu interior. A parede do cisto isola os bradizoítos, dificultando as ações medicamentosa e imunológica no hospedeiro.[8-10,15]

A resposta imunológica protetora deve ser predominantemente do tipo T *Helper* 1 (Th1) com a produção de interferona gama (IFN-γ) e interleucina 12 (IL-12).[9,10]

Uma infecção crônica que estava latente no organismo pode reativar como cistos teciduais para a fase proliferativa, estimulando novamente a intensa multiplicação dos taquizoítos nos tecidos. Esse processo de reativação pode ocorrer por um desequilíbrio na resposta imunológica protetora devido à imunossupressão.[9,10]

Durante a fase proliferativa da infecção, os taquizoítos no sangue e na linfa podem acometer a placenta e o feto, e ocasionar desde morte fetal precoce até nascimento de filhotes infectados.[8,10,15]

Os cães, e provavelmente os coiotes, lobos cinzentos e dingos australianos são considerados hospedeiros completos, pois o *N. caninum* pode se reproduzir (fase sexuada) nas células intestinais desses animais (hospedeiro definitivo) e, simultaneamente, infectar e realizar sua multiplicação assexuada nas células dos tecidos extraintestinais (hospedeiro intermediário).[9,14,15,18]

TRANSMISSÃO

Os três estágios morfológicos do protozoário estão envolvidos na sua transmissão. A infecção dos c arnívoros pode ocorrer pela ingestão de carne crua ou malcozida, contendo cistos teciduais com bradizoítos; ao passo que, nos herbívoros, a infecção ocorre pela ingestão de alimento ou água contaminada pelos oocistos esporulados. A infecção congênita (transplacentária) pode ocorrer quando taquizoítos são transmitidos da fêmea infectada para seu feto durante a gestação.[9,10,19-21]

Assim, cães, coiotes, lobos cinzentos e dingos (hospedeiros definitivos) podem se infectar, alimentando-se de tecidos dos hospedeiros intermediários contendo cistos com bradizoítos viáveis, e desencadear a produção e a excreção de oocistos em suas fezes, que poderão contaminar o ambiente, os alimentos e a água consumidos pelos possíveis hospedeiros intermediários, representados por uma ampla variedade de espécies animais.[9,15,19,20,22]

EPIDEMIOLOGIA

Os canídeos como os cães, coiotes, lobos cinzentos e dingos australianos são os hospedeiros definitivos do *N. caninum*, pois nessas espécies foi constatada a excreção de oocistos nas suas fezes.[9,13,14] A neosporose pode ocorrer em um ciclo no ambiente silvestre integrando os canídeos selvagens, principalmente o coiote e os cervídeos, além do ciclo doméstico que ocorre primariamente entre os cães e os bovinos.[9,10]

A partir de tecidos naturalmente infectados como inóculo, oocistos de *N. caninum* foram detectados nas fezes de cães após a ingestão de tecidos de bovinos, bubalinos, ovinos e cervídeos.[14,23,24]

Os cães excretam mais oocistos nas suas fezes quando ingerem tecido bovino infectado. Os cães mais jovens excretam uma maior quantidade de oocistos em comparação com os adultos. Naqueles que foram imunossuprimidos pela ação de corticosteroides, observaram-se mais oocistos e por um período maior após serem alimentados com tecidos contendo cistos de *N. caninum*.[14,18,25]

Há poucos relatos sobre cães que se infectaram naturalmente e que eliminaram oocistos.[26,27] Isso pode ocorrer devido ao fato de os cães desenvolverem imunidade após a primeira infecção, prevenindo eliminações repetidas, ou devido à baixa quantidade de oocistos excretados nas fezes em condições naturais e experimentais.[27-34]

Os cães podem excretar oocistos e apresentar lesões compatíveis à infecção, porém sem soroconversão detectável – resultado negativo de sorologia não significa que o cão esteja livre da infecção por *N. caninum*.[18,29]

Cães com acesso às ruas ou contato com outras espécies de animais, como bovinos, têm se mostrado mais frequentemente infectados com *N. caninum*.[21,30] Além disso, já foram verificadas diferenças na soropositividade de cães que se alimentam de carne crua, quando comparados aos que recebiam dieta com ração comercial, podendo o consumo de carne crua ser um fator potencializador da infecção pelo *N. caninum*.[21,31]

Do ponto de vista epidemiológico, a importância do hospedeiro definitivo no ambiente rural pode ser destacada pela maior ocorrência de cães soropositivos nesse ambiente, quando comparados aos cães que vivem nos centros urbanos,[32] e pela forte associação entre a presença de cães nas propriedades e a maior soroprevalência de *N. caninum* nos rebanhos bovinos.[23,33] No Rio Grande do Sul, uma pesquisa epidemiológica constatou que cães provenientes de espaços rurais apresentavam um risco 3,5 vezes maior de contato com o *N. caninum* do que cães que viviam em cidades, principalmente nas propriedades em que as carcaças e os fetos bovinos não eram removidos do campo.[34]

Vários estudos foram realizados em diferentes regiões do Brasil para avaliar a ocorrência de anticorpos anti *N. caninum* na população de cães e apresentaram resultados com uma variação entre 3,8 e 67,6% dos cães reagentes.[21]

O potencial zoonótico do agente não está totalmente esclarecido. Até então, nenhum humano foi diagnosticado com neosporose clínica. Nos EUA, 6,7% de 1.029 amostras de soros humanos examinados foram positivas ao *N. caninum*. Das 69 amostras positivas, 50 foram negativas ao *T. gondii*, sugerindo exposição humana ao *N. caninum*.[35] No Brasil, um estudo avaliou 310 amostras de soros de pacientes positivos para o vírus da imunodeficiência humana (HIV), detectando anticorpos para *N. caninum* em 26,1% dos pacientes do estado do Mato Grosso Sul e em 31,2% do estado do Paraná.[36] Não há relatos de infecção acidental com o agente em pessoas que tiveram contato com organismos viáveis.[19]

PATOGENIA

O protozoário *N. caninum* é capaz de causar a morte celular e produzir graves lesões necróticas em poucos dias, devido à ativa multiplicação dos taquizoítos, e desencadear uma doença neuromuscular em cães e bovinos e, provavelmente, em outros hospedeiros, conforme ilustrado na Figura 83.3. Ocorre destruição

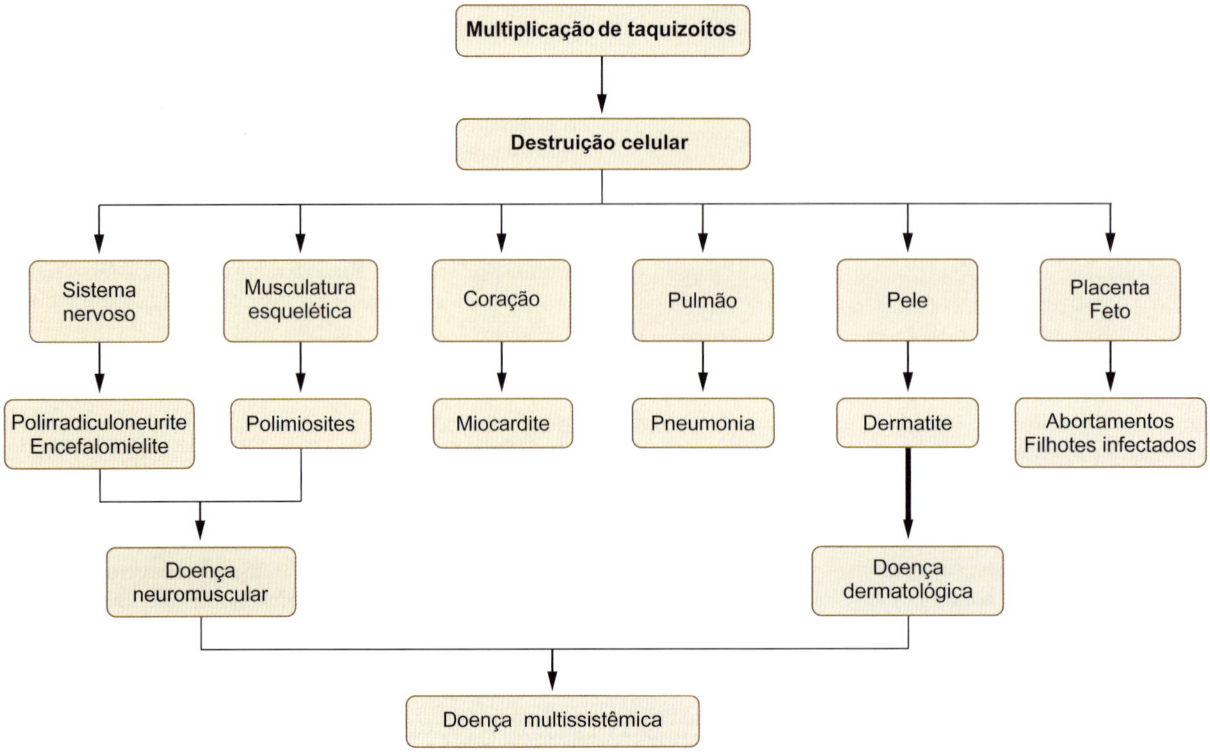

Figura 83.3 *N. caninum*: patogenia.

de grande quantidade de células nervosas, incluindo as dos nervos cranianos e espinais, afetando a condutividade das células parasitadas.[10,15,37]

As duas formas principais de apresentações neurológicas conhecidas são a miosite–polirradiculoneurite e a encefalomielite.

A miosite–polirradiculoneurite é mais observada em filhotes e cães jovens infectados por via transplacentária. *N. caninum* parece apresentar predileção pelas raízes nervosas espinais lombossacrais em cães jovens, desencadeando a polirradiculoneurite, que associada à polimiosite pode promover paralisia progressiva e ascendente dos membros posteriores e atrofia muscular. O exame histopatológico pode revelar polirradiculoneurite não supurativa e polimiosite, sendo evidenciados, muitas vezes, taquizoítos no local das lesões.[9,37,38]

A hiperextensão rígida dos membros posteriores ocorre provavelmente devido à combinação da paralisia do neurônio motor e as miosites, resultando em rápida e progressiva contratura das fibras dos músculos, que podem causar rigidez e fixação das articulações.[9,15,37,38]

A encefalomielite é caracterizada por uma apresentação clínica mais variável, com sinais neurológicos que podem refletir principalmente o acometimento multifocal do sistema nervoso, associada ou não à polimiosite. Lesões macroscópicas de necropsia são raramente descritas, apenas a atrofia cerebelar foi relatada em alguns casos. A principal evidência histopatológica é a observação de uma meningoencefalomielite necrosante de aspecto variável, multifocal e não supurativa, geralmente com taquizoítos ou cistos teciduais no tecido nervoso.[9,15,37,38]

Embora, seja primariamente reconhecido como um agente causador de doença neuromuscular em cães, *N. caninum* pode promover a destruição celular em uma ampla variedade de tecidos e induzir lesões menos comuns, incluindo miocardite, pneumonia intersticial com edema pulmonar e alveolite, pancreatite, hepatite e dermatite.[9,10]

Na avaliação histopatológica, a dermatite é caracterizada por infiltrado inflamatório piogranulomatoso e eosinofílico associado a necrose e hemorragia.[9,39,40]

A infecção da placenta e dos tecidos fetais ocasiona lesões inflamatórias degenerativas, principalmente em sistema nervoso central (SNC), coração, musculatura esquelética e fígado, podendo provocar morte fetal. As lesões encontradas no SNC consistem em encefalomielite não supurativa, muitas vezes caracterizada por foco de infiltração de células mononucleares ao redor de uma área central de necrose.[8,15,37]

MANIFESTAÇÕES CLÍNICAS

Os casos mais graves de neosporose ocorrem em filhotes e animais jovens congenitamente infectados. As manifestações clínicas associadas à miosite–polirradiculoneurite é mais comum em cães de 5 semanas a 6 meses de vida e incluem paralisia ascendente dos membros posteriores, atrofia muscular, hiperextensão rígida do membro pélvico, fraqueza cervical e disfagia, podendo acometer vários filhotes da mesma ninhada.[9,10,41,42]

A encefalomielite parece ocorrer com uma maior probabilidade em cães acima dos 6 meses de vida e adultos, e suas manifestações clínicas relatadas incluem paresia e paralisia de membro posterior, inclinação da cabeça, convulsões, ataxia, disfagia, incontinência e anormalidades oculares, incluindo miose, reflexos pupilares de luz diminuídos, anisocoria e enoftalmia.[9,10,41,42]

Os sinais neurológicos dependem do local parasitado; os membros posteriores são mais afetados e, geralmente, ocorre hiperextensão.[9,10,41,42]

Outras disfunções podem acometer os cães, como dificuldade de deglutição, paralisia dos músculos mandibulares, flacidez muscular, atrofia muscular, insuficiência cardíaca e pneumonia.[9,10,43,44]

A doença pode ser localizada ou generalizada e, virtualmente, todos os órgãos podem estar envolvidos, incluindo a pele.[9,10]

A neosporose cutânea é uma dermatite caracterizada por lesão nodular e ulcerativa, multifocal e às vezes generalizada, que acomete principalmente os cães adultos, e parece estar relacionada com fatores de imunossupressão, como a imunodeficiência etária e a terapia imunossupressora utilizada em algumas doenças autoimunes e quimioterapia.[2,9,39,40,45]

Os cães adultos começam a adoecer e apresentar sinais e sintomas provavelmente devido à reativação de uma infecção crônica subclínica em decorrência da imunossupressão.[10]

A predisposição de raças e a diferente suscetibilidade de sexo para neosporose em cães não são reconhecidas, mas a maioria dos casos descritos ocorreu em cães das raças: Labrador, Boxer, Basset Hound, Greyhound e Golden Retriever.[8,15,21]

Cães e bovinos que apresentam infecções subclínicas podem transmitir o protozoário para os fetos e em sucessivas gestações; os filhotes de uma mesma fêmea podem nascer infectados, possivelmente devido à reativação de uma infecção crônica.[9,10,15,38]

DIAGNÓSTICO LABORATORIAL

A neosporose deve ser incluída na lista de diagnósticos diferenciais em cães com transtornos neurológicos, sendo muito importante a diferenciação para *T. gondii*, que pode ocasionar um quadro com manifestações muito semelhantes à infecção por *Neospora*.

A história clínica e epidemiológica, a idade e as manifestações podem auxiliar a estabelecer a suspeita da neosporose.[10] A confirmação do diagnóstico geralmente ocorre pela detecção do protozoário associado às lesões por meio das técnicas empregadas nos exames laboratoriais, conforme detalhado a seguir.

Métodos indiretos. O diagnóstico indireto da infecção causada pelo *N. caninum* baseia-se na detecção de anticorpos especificamente direcionados contra o *N. caninum*. Os ensaios sorológicos são uma importante medida, demonstrando a exposição ao agente e avaliando os riscos de adquirir a neosporose, podendo ser empregadas as técnicas descritas adiante.

Reação de imunofluorescência indireta (RIFI). A RIFI foi a primeira prova a ser introduzida para detectar anticorpos específicos anti *N. caninum*, sendo uma técnica amplamente usada em ensaios sorológicos, possibilitando a detecção de anticorpos anti *N. caninum* em amostras de soro sanguíneo, líquido cerebrospinal, colostro e leite.[16,46]

Os taquizoítos intactos são utilizados como antígeno na RIFI, sendo considerada a prova mais específica. Estudos de diagnóstico sorológico do *N. caninum* pela RIFI, realizados em diferentes espécies de hospedeiros, têm demonstrado que existe pouca reação cruzada com outros parasitos; por isso, a RIFI vem sendo considerada a prova padrão para o sorodiagnóstico de *N. caninum* nos cães.[21,47]

Os cães reagentes com um título igual ou superior a 50 são considerados positivos, indicando uma exposição ao agente. A maioria dos cães soropositivos não apresenta manifestações clínicas.[9,10] A constatação de um título maior ou igual a 800 em um cão com manifestações clínicas pode ser considerada um forte indício da ocorrência da doença.

Ensaio imunoabsorvente ligado à enzima (ELISA). Muitos esforços foram direcionados ao desenvolvimento de ELISA, que oferece a vantagem da automação e fornece resultados objetivos.

Diferentes métodos de preparação do antígeno foram empregados com o intuito de aumentar a especificidade e a sensibilidade do ensaio para detecção de anticorpos anti *N. caninum*, tornando possível avaliar maior quantidade de amostras em reduzido intervalo de tempo.[8,15,21]

Teste de aglutinação indireta. Em 1998, dois testes de aglutinação direta, ambos empregando taquizoítos do *N. caninum* inativados em formol como antígeno, foram descritos para a pesquisa de anticorpos anti *N. caninum*. A grande vantagem do teste está na possibilidade de avaliar amostras de animais domésticos e silvestres, sem a prévia necessidade da aquisição de conjugados espécie–específicos.[48,49]

Métodos diretos. O diagnóstico direto possibilita detectar o *N. caninum* no tecido ou fluido corpóreo afetado, podendo ser relacionado com as lesões e manifestações clínicas correspondentes. Os métodos mais utilizados serão descritos a seguir.

Isolamento em cultivo celular. O isolamento do *N. caninum* em cultura de células pode ser obtido a partir de amostras de animais infectados, principalmente do tecido nervoso; entretanto, a taxa de sucesso parece ser baixa em relação a tecidos provenientes de fetos abortados, provavelmente devido à autólise crítica sofrida por esses tecidos. Em laboratório, o agente pode ser cultivado *in vitro* em vários tipos de células, como monócitos de bovino, células endoteliais de artéria cardiopulmonar bovina, células Madin Darby de rim bovino e células Vero.[8,15]

Imuno-histoquímica. Técnicas de coloração imuno-histoquímica aplicadas em cortes histológicos são importantes para a confirmação do diagnóstico. Nesse intuito, vários reagentes têm sido desenvolvidos, visando à identificação específica do *N. caninum* em cortes de tecidos fixados em formol e embebidos em parafina, tornando possível o diagnóstico de infecções causadas pelo agente em uma ampla variedade de espécies animais. A sensibilidade dos testes imuno-histoquímicos utilizados para detectar *N. caninum* em tecidos geralmente é baixa.[8,50]

Exame coproparasitológico. O diagnóstico definitivo com exame parasitológico das fezes não é possível, pois os oocistos de *N. caninum* e *Hammondia heydorni*, também parasito de cães, são morfologicamente indistinguíveis. Além disso, existe a possibilidade de o cão eliminar por acaso nas suas fezes oocistos de *Hammondia hammondi* e *T. gondii*, quando ingerir fezes de gatos, e esses oocistos passarem íntegros pelo seu trato digestório. Os oocistos desses protozoários apresentam a mesma morfologia e podem eventualmente ser encontrados nas fezes dos cães, tornando o diagnóstico morfológico inviável.[51]

Reação em cadeia da polimerase (PCR). Muitos laboratórios direcionaram seus esforços para o desenvolvimento de técnicas mais sensíveis à demonstração do protozoário; desse modo, algumas técnicas envolvendo a PCR foram estabelecidas, tornando possível a detecção e a amplificação do DNA específico do *N. caninum* em amostras de tecidos e fluidos corpóreos de animais e fetos infectados.[11,21,52]

Por meio da PCR, foi possível realizar a diferenciação dos oocistos de *N. caninum* e *H. heydorni* isolados nas fezes dos cães, possibilitando um diagnóstico mais preciso no exame das fezes de canídeos domésticos e selvagens.[27,52] Alternativamente, o *N. caninum* pode ser diagnosticado pela PCR e pelo sequenciamento do DNA ou por meio de PCR e análise dos fragmentos originados por enzimas de restrição (RFLP).[53]

TRATAMENTO

A resposta ao tratamento da neosporose depende do estágio da doença. Quanto mais precoce o início da terapia, maiores as chances de sucesso, devendo o tratamento ser instituído antes do surgimento dos transtornos neurológicos e da contratura muscular.[10] Em animais jovens com grave comprometimento neuromuscular, a morte muitas vezes pode ser evitada, entretanto ocorrerá perda de função.[16,29,41]

A maioria dos protocolos usados para o tratamento visa controlar a multiplicação dos taquizoítos e as manifestações clínicas, independente da cura parasitológica.[10]

Os principais quimioterápicos utilizados no tratamento da neosporose são clindamicina, sulfonamidas, pirimetamina e trimetoprima, conforme detalhado no Quadro 83.1.

Observou-se sinergismo entre fármacos com as combinações de sulfonamidas à pirimetamina ou à trimetoprima em taquizoítos de *N. caninum* provenientes de cultivo celular.

A associação de trimetoprima e sulfadiazina à pirimetamina, durante 4 semanas, apresentou efeito promissor no tratamento de cães infectados congenitamente, principalmente quando administradas antes do surgimento de paralisia ou encefalomielite grave.[10,37]

O uso isolado da clindamicina oral ou subcutânea ou associada a sulfonamidas e pirimetamina tem demonstrado resultados satisfatórios no tratamento da neosporose clínica em cães. A duração do tratamento varia de 3 a 9 semanas, até que ocorra a recuperação total ou a melhora clínica do animal.[8-10,15,29,54]

A clindamicina, embora eficiente no tratamento de polimiosite e dermatite piogranulomatosa, apresenta pouca penetração no SNC, e é ineficaz para reverter os transtornos neurológicos, como a paralisia. Não existe tratamento capaz de prevenir a infecção transplacentária.[10,16,39,54]

CONTROLE

Na elaboração de programas de controle para o *N. caninum*, devem ser consideradas as transmissões vertical (transplacentária) e horizontal; assim, esforços simultâneos para limitar essa contaminação são as únicas medidas disponíveis para a prevenção da infecção.

O controle da transmissão horizontal requer a proteção dos alimentos e da água de consumo dos animais, reduzindo a probabilidade da contaminação com oocistos eliminados nas fezes dos cães, coiotes, lobos cinzentos e dingos australianos.[10,53]

Recentemente demonstrou-se que a temperatura de 100°C por 1 minuto ou a utilização do hipoclorito de sódio a 10% por 1 hora foram efetivos no controle de oocistos esporulados de *N. caninum* no ambiente.[21,55]

Deve-se evitar a prática de alimentar os cães com carne crua ou malcozida, principalmente sobras de abate de bovinos. Os cistos teciduais podem sobreviver por mais de 14 dias a 4°C (temperatura de refrigeração normal), mas não foram infectantes após terem sido mantidos a –20°C por 24 horas, sendo o congelamento uma boa alternativa para promover a inativação dos cistos teciduais existentes na carne.[8,16]

QUADRO 83.1 Fármacos usados no tratamento da neosporose canina.

Princípio ativo	Dose	Via de administração	Intervalos (horas)	Duração (semanas)
Clindamicina	7,5 a 22 mg/kg	Oral	8 a 12	4 a 8
Trimetoprima/ sulfonamidas associada à pirimetamina	15 mg/kg 1 mg/kg	Oral Oral	12 24	4
Clindamicina associada à trimetoprima/ sulfonamidas	7,5 a 22 mg/kg 10 a 20 mg/kg	Oral Oral	8 a 12 12	4 a 8
Ponazurila	20 mg/kg	Oral	24	4

No momento, não há relatos de medicamentos disponíveis capazes de evitar a transmissão transplacentária da fêmea gestante infectada pelo *Neospora* para o feto.

REFERÊNCIAS BIBLIOGRÁFICAS

1. Bjerkas I, Mohn SF, Presthus J. Unidentified cyst forming sporozoon causing encephalomyelitis and myositis in dogs. Zeithschrifft für Parasitenkunde. 1984;70:271-4.
2. Dubey JP, Carpenter JL, Speer CA, Topper MJ, Uggla A. Newly recognized fatal protozoan disease of dogs. J Am Vet Med Assoc. 1988;192:1269-85.
3. Dubey JP, Hattel AL, Lindsay DS, Topper MJ. Neonatal Neospora caninum infection in dogs: isolation of the causative agent and experimental transmission. J Am Vet Med Assoc. 1988;193:1259-63.
4. Lindsay DS, Dubey JP. Immunohistochemical diagnosis of Neospora caninum in tissue sections. Am J Vet Res. 1989;50:1981-3.
5. Bjerkas I, Dubey JP. Evidence that Neospora caninum is identical to the *Toxoplasma* like parasite of Norwegian dogs. Acta Vet Scand. 1991;32:407-10.
6. Gondim LFP, Pinheiro AM, Santos POM *et al.* Isolation of Neospora caninum from the brain of a naturally infected dog, and production of encysted bradyzoites in gerbils. Vet Parasitol. 2001;101:1-7.
7. Long PL. Coccidioses of man and animals. CRC Press: Boca Raton; 1990.
8. Dubey JP, Lindsay DS. A revew of Neospora caninum and Neosporosis. Vet Parasitol. 1996;67:1-59.
9. Donahoe SL, Lindsay SA, Krockenberger M, Phalen D, Šlapeta J. A review of neosporosis and pathologic findings of Neospora caninum infection in wildlife. Inter J Parasitol Parasites and Wildlife. 2015;4:216-38.
10. Silva RC, Machado GP. Canine neosporosis: perspectives on pathogenesis and management. Vet Med Res Reports. 2016;7:59-70.
11. Hemphill A. The host – Parasite relationship in neosporosis. Advances in Parasitology. 1999;43:49-104.
12. Dubey JP, Koestner A, Piper RC. Repeated transplacental transmission of Neospora caninum in dogs. J Am Vet Med Assoc. 1990;197:857-60.
13. Mcallister MM, Dubey JP, Lindsay DS, Jolley WR, Wills RA, Mcguire AM. Dogs are definitive hosts of Neospora caninum. Inter J Parasitol. 1998;28:1473-8.
14. Gondim LFP, Mcallister MM, Pitt WC, Zemlicka DE. Coyotes (Canis latrans) are definitive hosts of Neospora caninum. Inter J Parasitol. 2004;34:159-61.
15. Lindsay DS, Dubey JP. Canine neosporosis. J Vet Parasitol. 2000;14:1-11.
16. Lindsay DS, Dubey JP, Mcallister M. Neospora caninum and the potential for parasite transmission. Comp Cont Educ Pract Vet. 1999;21:317-21.
17. Lindsay DS, Upton SJ, Dubey JP. A structural study of the Neospora caninum oocyst. Inter J Parasitol. 1996;29:1521-3.
18. Lindsay DS, Dubey JP, Duncan RB. Confirmation that the dog is a definitive host for Neospora caninum. Vet Parasitol. 1999;82:327-33.
19. Dubey JP, Schares G, Ortega Mora LM. Epidemiology and control of neosporosis and Neospora caninum. Clinic Microbiol Rev. 2007;20:323-67.
20. Gondim LFP, Gao L, Mcallister MM. Improved production of Neospora caninum oocysts, cyclical oral transmission between dogs and cattle, and *in vitro* isolation from oocysts. J Parasitol. 2002;88:1159-63.
21. Cerqueira-Cézar CK, Calero-Bernal R, Dubey JP, Gennari SM. All about neosporosis in Brazil. Braz J Vet Parasitol. 2017;26:253-79.
22. Pena HFJ, Soares RM, Ragozo AMA, Monteiro RM, Yai LEO, Nishi SM, Gennari SM. Isolation and molecular detection of Neospora caninum from naturally infected sheep from Brazil. Vet Parasitol. 2007;147:61-6.
23. Dijkstra T, Eysker M, Schares G, Conraths FJ, Wouda W, Barkema HW. Dogs shed Neospora caninum oocysts after ingestion of naturally infected bovine placenta but not after ingestion of colostrums spiked with Neospora caninum tachyzoites. Inter J Parasitol. 2001;31:747-52.
24. Rodrigues AAR, Gennari SM, Aguiar DM *et al.* Shedding of Neospora caninum oocysts by dogs fed tissues from naturally infected water buffaloes (Bubalus bubalis) from Brazil. Vet Parasitol. 2004;124:139-50.
25. Gondim LFP, Mcallister MM, Gao L. Effects of host maturity and prior exposure history on the production of Neospora caninum oocysts by dogs. Vet Parasitol. 2005;134:33-9.
26. Basso W, Venturini L, Venturini MC, Hill DE, Kwok OCH, Shen SK, Dubey JP. First isolation of Neospora caninum from the feces of a naturally infected dog. J Parasitol. 2001;87:612-8.
27. Slapeta JR, Modrýa D, Kyseloýa I, Hoteis R, Lukes J, Koudela B. Dog shedding oocysts of Neospora caninum: PCR diagnosis and molecular phylogenetic approach. Vet Parasitol. 2002;109:157-67.
28. Schares G, Pantchev N, Barutzki D, Heydorn AO, Bauer C, Conraths FJ. Oocysts of Neospora caninum, Hammondia heydorni, *Toxoplasma* gondii and Hammondia hammondi in faeces collected from dogs in Germany. Inter J Parasitol. 2005;35:1525-37.
29. Dubey JP, Dorough KR, Jenkins MC, Liddell C A, Speer C A, Kwok O C, Shen SK. Canine neosporosis: clinical signs, diagnosis, treatment and isolation of Neospora caninum in mice and cell culture. Inter J Parasitol. 1998;28:1293-304.
30. Gennari SM, Yai LEO, D'Auria SNR, Cardoso SMS, Kwok OCH, Jenkins, MC, Dubey JP. Occurrence of Neospora caninum antibodies in sera from dogs of the city São Paulo, Brazil. Vet Parasitol. 2002;106:177-9.
31. Patitucci AN, Pérez MJ, Rozas MA, Israel KF. Neosporosis canine: detection of sera antibodies in rural and urban canine population of Chile. Arch Med Vet. 2001;33:227-32.
32. Fernandes BCTM, Gennari SM, Souza SLP, Carvalho JM, Oliveira W G, Cury MC. Prevalence of anti Neospora caninum antibodies in dogs from urban, periurban and rural areas of the city of Uberlândia, Minas Gerais, Brazil. Vet Parasitol. 2004;123:33-40.
33. Guimarães Junior JS, Souza SLP, Bergamaschi DP, Gennari SM. Prevalence of Neospora caninum antibodies and factors associated with their presence in dairy cattle of the north of Paraná state, Brazil. Vet Parasitol. 2004;124:1-8.
34. Cunha Filho NA, Lucas AS, Pappen FG, Ragozzo AMA, Gennari SM, Lucia Junior T, Farias NAR. Fatores de risco e prevalência de anticorpos anti Neospora caninum em cães urbanos e rurais do Rio Grande do Sul, Brasil. Rev Bras Parasitol Vet. 2008;17:301-6.
35. Tranas J, Heinzen RA, Weiss LM, McAllister MM. Serological evidence of human infection with the protozoan Neospora caninum. Clin Diagn Lab Immun. 1999;6:765-7.
36. Oshiro LM, Motta-Castro ARC, Freitas SZ, Cunha RC, Dittrich RL, Meirelles ACF, Andreotti R. Neospora caninum and *Toxoplasma* gondii serodiagnosis in human immunodeficiency virus carriers. Rev Soc Bras Med Trop. 2015;48:568-72.
37. Mayhew IG, Smith KC, Dubey JP, Gatward LK, Mcglennon NJ. Treatment of encephalomyelitis due to Neospora caninum in a litter of puppies. J Small Anim Pract. 1991;32:12:609-12.
38. Buxton D, Mcallister MM, Dubey JP. The comparative pathogenesis of neosporosis. Trends Parasitol. 2002;18:546-52.
39. Ordeix L, Lloret A, Fondevila D, Dubey JP, Ferrer L, Fondati A. Cutaneous neosporosis during treatment of pemphigus foliaceus in a dog. J Am Anim Hosp Assoc. 2002;38:415-9.
40. La Perle KMD, Del Piero F, Stromberg PC. Cutaneous neosporosis in two adult dogs on chronic immunosuppressive therapy. J Vet Diagnostic Investigation. 2001;13:252-5.
41. Pasquali P, Mandara MT, Adamo F, Ricci G, Polidori G A, Dubey JP. Neosporosis in a dog in Italy. Vet Parasitol. 1998;77:297-9.
42. Cuddon P, Lin DS, Bowman DD *et al.* Neospora caninum infection in English Springer Spaniel littermates: diagnostic evaluation and organism isolation. J Vet Inter Med. 1992;6:325-32.
43. Hay WH, Shell LG, Lindsay DS, Dubey JP. Diagnostic and treatment of Neospora caninum infection a dog. J Am Vet Med Assoc. 1990;197:87-9.
44. Odin M, Dubey JP. Sudden death associated with Neospora caninum myocarditis in a dog. J Am Vet Med Assoc. 1993;203:831-3.
45. Perl S, Harrus S, Satuchne C, Yakobson B, Haines D. Cutaneous neosporosis in a dog in Israel. Vet Parasitol. 1998;79:257-61.
46. Barber JS, Trees AJ. Naturally occurring vertical transmission of Neospora caninum in dogs. Inter J Parasitol. 1998;28:57-64.
47. Björkman C, Uggla A. Serological diagnosis of Neospora caninum infection. Inter J Parasitol. 1999;29:1497-507.
48. Packham AE, Sverlow KW, Conrad PA *et al.* A modified agglutination test for Neospora caninum: development, optimization, and comparison to the indirect fluorescent antibody test and enzyme linked immunosorbent assay. Clin Diagn Lab Immun. 1998;5:467-73.
49. Romand S, Thulliez P, Dubey JP. Direct agglutination test for serologic diagnosis of Neospora caninum infection. Parasitol Res. 1998;84:50-3.
50. Pescador CA, Corbellini LG, Oliveira EC, Raymundo DL, Driemeier D. Histopathological and immunohistochemical aspects of Neospora caninum diagnosis in bovine aborted fetuses. Vet Parasitol. 2007;150:259-63.
51. Dubey JP, Lindsay DS, Lappin MR. Toxoplasmosis and other intestinal coccidial infections in cats and dogs. Vet Clin Small Anim. 2009;39:1009-34.
52. Hill DE, Liddell S, Jenkins MC, Dubey JP. Specific detection of Neospora caninum oocysts in fecal samples from experimentally infected dogs using the polymerase chain reaction. J Parasitol. 2001;87:395-8.
53. Monteiro RM, Pena HF, Gennari SM, Souza SLP, Richtzenhain LJ, Soares RM. Differential diagnosis of oocysts of Hammondia like organisms of dogs and cats by PCR RFLP analysis of 70 kilodalton heat shock protein (Hsp70) gene. Parasitol Res. 2008;103:235-8.
54. Giraldi JH, Bracarense APFRL, Vidotto O. Neosporose canina. Rev Clin Vet. 2001;34:50-6.
55. Alves Neto AF. Avaliação da viabilidade de oocistos de Neospora caninum a diferentes condições de temperatura e ação de desinfetantes; 2009. [dissertação]. Faculdade de Medicina Veterinária e Zootecnia. Universidade de São Paulo. São Paulo.

84
Leishmanioses

Fábio dos Santos Nogueira • Vitor Márcio Ribeiro

INTRODUÇÃO

As leishmanioses são enfermidades infecciosas não contagiosas, causadas por diferentes espécies de protozoários do gênero *Leishmania*, que apresentam diversidades clínicas e epidemiológicas significativas nos ciclos de transmissão zoonótico e antroponótico.[1]

Dependendo da apresentação clínica e dos diferentes agentes etiológicos, apresenta-se sob várias formas: leishmaniose tegumentar (LT), que se subdivide em cutânea, mucocutânea e cutânea difusa; leishmaniose visceral (LV), com apresentação clínica mais grave e fatal; e leishmaniose dérmica pós-calazar (LDPC).[2,3]

Também conhecida como leishmaniose visceral americana (nas Américas), Calazar (Kala-azar), febre dum-dum, febre de Assam, esplenomegalia tropical e doença negra,[4,5] é considerada, atualmente, pela Organização Mundial da Saúde (OMS), como doença reemergente negligenciada e uma das seis endemias tropicais prioritárias no programa de controle de doenças.[1,2,3,6,7]

Nos últimos anos, mudanças epidemiológicas têm sido observadas na LV, com aumentos da incidência e da taxa de letalidade, disseminação para novas áreas, incluindo a urbana, tornando-se grave problema para as autoridades de saúde pública em todo o mundo.[1,2,5,6,8]

A migração constante de pessoas para grandes centros urbanos, devido a fatores econômicos, demográficos, culturais, políticos, religiosos e ambientais, associada a condições higiênico-sanitárias inadequadas e a doenças imunossupressoras, como a síndrome da imunodeficiência adquirida (AIDS), bem como a própria adaptação do vetor nessas áreas com higiene deficitária, têm contribuído para maiores incidência e letalidade dessa doença.[1,2,4,5,6,7,8]

A leishmaniose visceral canina (LVC) é uma preocupante enfermidade sob o ponto de vista de saúde pública, endêmica em mais de 70 países do mundo e com altas taxas de incidência nas Américas.[1]

A maioria das informações sobre sua prevalência nas Américas procede de estudos sorológicos realizados no Brasil[1] e na Argentina,[9] porém com várias limitações devido às diferenças metodológicas (tamanho da amostra), sorológicas e de antígenos utilizados. Assim, torna-se difícil estabelecer uma prevalência total da infecção por *Leishmania* nas Américas, podendo variar amplamente, de uma região para outra, a técnica sorológica utilizada e o perfil da população canina e da exposição aos vetores.[1]

Estudos em áreas endêmicas demonstraram taxas de soroprevalência de 25%,[1,9] podendo chegar até 67% em regiões muito endêmicas.[10]Atualmente estudos estão sendo conduzidos para verificar a abrangência de ectoparasitos na transmissão da LVC.

DEFINIÇÃO

Os parasitos causadores de leishmanioses são protozoários pleomórficos do gênero *Leishmania* (Ross, 1903), pertencentes ao reino Protista (Haeckel, 1866), ao sub-reino *Protozoa* (Goldfus, 1817), ao filo *Sarcomastigophora* (Honigberg e Balamuth, 1963), ao subfilo *Mastigophora* (Deising, 1866), à classe *Zoomastigophorea* (Calkins, 1909), à ordem *Kinetoplastida* (Honigberg, 1963), à subordem *Trypanosomatina* (Kent, 1880) e à família Trypanosomatidae.[3,4]

Agrupadas no complexo *Leishmania donovani*, são reconhecidas três espécies como agente etiológico da LV: *Leishmania (Leishmania) donovani* e *Leishmania (Leishmania) infantum*, encontradas no Velho Mundo, e *Leishmania (Leishmania) chagasi*, encontrada no Novo Mundo.[3,4,5] Estudos atuais utilizando técnicas bioquímicas e moleculares, com base principalmente em padrão isoenzimático, não demonstraram diferenças significativas entre as espécies *L. infantum* e *L. chagasi*, e concluíram que devem ser consideradas sinônimas, portanto a nomenclatura de *L. infantum* será utilizada neste capítulo.[1,6,11]

HISTÓRIA

A leishmaniose foi sugerida pela primeira vez em 1903, por William Boog Leishman e Charles Donovan, que a descreveram separadamente, mas simultaneamente à ocorrência de parasitos em esfregaços esplênicos de pacientes da Índia. Inicialmente acreditavam ser forma involutiva de *Trypanossoma*; porém, Ronald Ross, em 1903, detalhou o parasito e, homenageando seus descobridores, nomeou-o de *L. donovani*.[3,4,5,12]

No ano de 1908, na Tunísia, os pesquisadores Nicole e Comte demonstraram pela primeira vez o parasito em cães, sugerindo o possível papel desses animais como reservatórios do agente.[12]

Nas Américas, o registro do primeiro caso de LV ocorreu em 1913, quando Migone, no Paraguai, observou corpúsculos de *Leishmania* em material de necropsia de paciente que havia trabalhado na construção da estrada de ferro São Paulo–Corumbá, no Brasil.[4,5]

No Brasil, Carlos Chagas suspeitou da doença já em 1911, às margens do rio Amazonas. Em 1934, na cidade de Salvador, Penna mostrou parasitos semelhantes à *L. donovani* em preparados histológicos de fígado, quando pesquisava a febre amarela. Avaliando as características morfológicas do parasito *in vivo* no hospedeiro vertebrado e *in vitro* em cultura, assim como o estudo da etiopatogenia dessa enfermidade, acreditou-se tratar de nova espécie do gênero *Leishmania*, que foi denominada *L. chagasi*, em homenagem a Carlos Chagas.[4,5]

DISTRIBUIÇÃO GEOGRÁFICA

A LV é relatada em mais de 76 países e está distribuída em quase todos os continentes, com exceção da Oceania e da Antártida, e 90% dos casos humanos concentram-se na zona rural pobre e em áreas suburbanas de países como Bangladesh, Brasil, Índia, Nepal e Sudão.[1,7,13,14] Com distribuição em áreas tropicais e subtropicais do mundo, diferentes espécies, reservatórios e vetores são responsáveis pela manutenção da doença.[1]

A *L. donovani* é encontrada em Índia, Bangladesh, Sudão, Paquistão, Nepal e leste da China. Acredita-se que, nessas regiões, em especial na Índia e no Sudão, a doença apresente caráter antroponótico estrito.[4,5,13,15,16] A busca de reservatórios naturais de *L. donovani* tem sido infrutífera na Índia, entretanto, no leste da África, foram encontrados infectados em baixa proporção cães, felídeos (*Felis serval*) e viverídeos (*Genetta genetta*).[13] Também no Nepal, vacas, cabras e búfalos apresentaram resultados parasitológicos positivos para esse protozoário.[17] Apesar disso, também nessas re giões, considera-se o homem como principal reservatório.[16,17,18]

A *L. infantum* apresenta extensa distribuição pelo Velho Mundo, ocorrendo na Ásia Central, no norte e no nordeste da China, no sudoeste da Ásia (Iraque, Arábia Saudita, Iêmen, Irã e Afeganistão) e da África (Argélia, Etiópia, Tunísia, Líbia, Egito, República Central Africana, Congo, Chad, Gabão, Quênia, Nigéria, Malawi, Marrocos, Níger, Senegal, Somália, Sudão, Zaire e Zâmbia). Na Europa, é relatada nos países pertencentes à bacia do Mediterrâneo, estendendo-se para Hungria e Romênia.[4,5]

No continente americano, a *L. Infantum* está disseminada em 12 países, dentre eles, Argentina, Bolívia, Brasil, Colômbia, Paraguai, Venezuela, Guatemala, Guadalupe, Honduras, Martinica, México e El Salvador.[2-6]

Cerca de 96% dos casos estão concentrados no Brasil, no entanto se observa uma expansão geográfica desse parasito em Argentina, Colômbia, Paraguai e Venezuela.

No Brasil, a LV apresenta ampla distribuição territorial nas regiões Norte, Nordeste, Centro-Oeste, Sudeste e Sul durante todo o ano.[1,6]

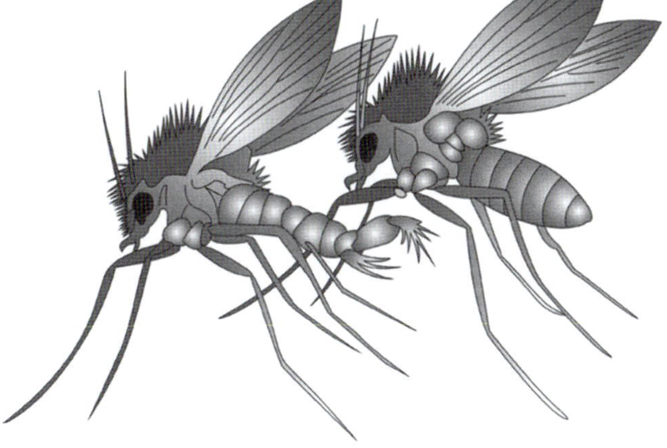

Figura 84.1 Representação gráfica de flebotomíneos: macho e fêmea. Notam-se o corpo piloso, as asas eretas e a extremidade em formato de gancho (macho) ou arredondado (fêmea). (Fonte: Vitor Márcio Ribeiro.)

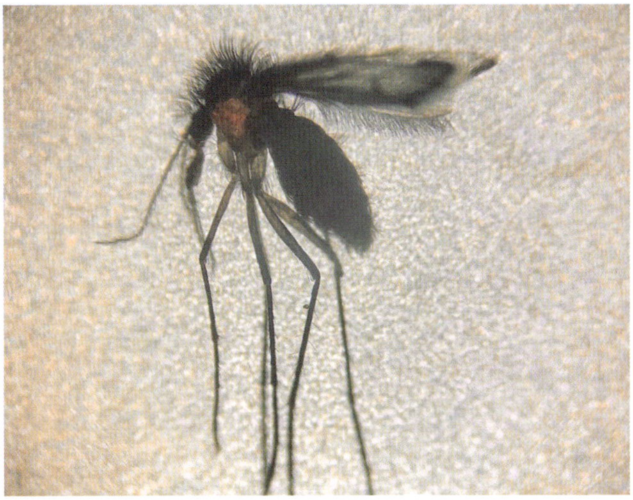

Figura 84.2 Fêmea de flebotomíneo ingurgitada. (Foto de Fábio dos Santos Nogueira.)

ASPECTOS EPIDEMIOLÓGICOS

Vetor e reservatório

A principal forma de transmissão do parasito para o homem e outros hospedeiros mamíferos é pela picada de fêmeas de artrópodes infectados, dípteros da família Psychodidae, da subfamília Phlebotominae, dos gêneros *Phlebotomus* (no Velho Mundo) e *Lutzomyia* (no Novo Mundo), conhecidos genericamente por flebotomíneos.[1,3,5,8,14,15,16] No Brasil, a principal espécie implicada na transmissão da doença é a *Lutzomyia longipalpis*, porém, em algumas regiões podem-se encontrar outras espécies participando do ciclo epidemiológico, como *L. cruzi*, considerada vetor em potencial no estado do Mato Grosso do Sul,[8] além de *L. pseudolongipalpis*, *L. migonei* e *L. forattinii*.[1,6] Ainda no continente americano, em especial Colômbia, Venezuela, México e Argentina, outras espécies são apontadas na transmissão, como a *L. evansi* e *L. sallesi*.[14]

No Velho Mundo há diferentes espécies vetoras, como: *Phlebotomus ariasi*, *P. perniciosus*, *P. major*, *P. alexandri*, *P. chinensis*, *P. perfiliewi*, *P. tobbi*, *P. longicuspis*, *P. kandelaki*, *P. mongolensis*, *P. caucasicus* e *P. Argentipes*.[4] São insetos pequenos, que medem de 2 a 3 mm de comprimento, com raio de dispersão entre 300 m até 2 km; apresentam o corpo coberto de pelos, de coloração castanho-clara ou cor de palha[4,6] e suas asas apresentam formato em "V" quando em repouso[14] (Figura 84.1).

São popularmente conhecidos como mosquito-palha, asa-dura, birigui, tatuquiras e cangalhinha, e facilmente reconhecidos por seu voo em pequenos saltos e pouso com as asas entreabertas.[4,5] Apresentam hábitos crepusculares, e somente as fêmeas alimentam-se de sangue para a maturação dos ovos (Figura 84.2).

Os flebotomíneos são holometábolos e apresentam as seguintes fases: ovo, larva (quatro estágios), pupa e adulta. Suas larvas são terrestres, o que os diferencia dos mosquitos, e bastante ativas. Adaptados a diferentes áreas, desenvolvem-se em ambientes terrestres úmidos e ricos em matéria orgânica, com baixa incidência luminosa, sendo preferencialmente encontrados em florestas, matas, sopé das serras, margens dos rios e cavernas.[3-5,12] No ambiente doméstico, no entanto, podem se localizar em peridomicílios, abrigos de animais, galinheiros, chiqueiros, em arborização abundante e também em intradomicílos.[3,4]

Diferentemente dos países europeus, em que há duas estações de transmissão bem definidas, no Brasil, a *Lutzomyia* sp. pode ser encontrada em todos os meses do ano. De maneira geral, há aumento na densidade populacional de flebótomos nas épocas de altas temperaturas e umidade relativa do ar, que coincidem com o maior período de transmissão da infecção.[1]

Estudos sobre o hábito alimentar desse vetor demonstraram que o flebotomíneo se alimenta de ampla diversidade de hospedeiros, desde galinhas, cães, gatos, lebres, cavalos, roedores, morcegos a seres humanos. Esses estudos podem contribuir para o conhecimento sobre a epidemiologia da doença e para o direcionamento de atividades de controle e vigilância.[1,6-8,16,17]

Os parasitos do gênero *Leishmania* apresentam-se sob duas formas principais: uma flagelada extracelular – a promastigota –, encontrada no tubo digestivo das fêmeas dos flebotomíneos, e outra desprovida de flagelo e intracelular obrigatória – a amastigota –, observada em células do sistema fagocítico mononuclear (SFM) em tecidos de hospedeiros vertebrados, como o homem e outros animais.[3,6,12,13,16,18]

Mamíferos pertencentes à família Canidae, principalmente o cão doméstico, são apontados como a principal fonte de infecção para os flebotomíneos em ambiente urbano, seja pela alta prevalência da doença nessa espécie, seja pela grande quantidade de parasitos presentes na pele, tornando-os alvo principal para o controle da doença.[1,3,6,8,12,16]

Na transmissão urbana da leishmaniose, implicam-se também roedores, lebres, gambás (*Didelphis marsupialis*, *D. albiventris*) e o próprio homem, além de cachorro-vinagre (*Speothos venaticus*), chacal (*Canis aureus*), lobo (*Canis lupus*), raposa (*Vulpes vulpes*), edentados, procionídeos e primatas, sendo esses contaminados preferencialmente no ambiente silvestre.[1,3,6,12,18]

A infecção dos flebotomíneos ocorre quando as fêmeas, ao picarem um animal infectado, ingerem, com o sangue, amastigotas livres ou que estão dentro dos macrófagos. Essas amastigotas, em aproximadamente 3 dias após o repasto sanguíneo, sofrem sucessivas divisões e mudam progressivamente para as formas promastigotas, também denominadas "nectomonas". Estas encaminham-se para a porção torácica do intestino médio e para a válvula cardíaca, fixando-se nas microvilosidades das células epiteliais, dividindo-se para originar, 5 dias após a infecção, as haptomonas. Posteriormente, algumas haptomonas invadem esôfago e faringe, sofrendo nova mudança para formas paramastigotas metacíclicas infectantes, que, durante novo repasto sanguíneo, são regurgitadas na pele do hospedeiro mamífero, completando o ciclo epidemiológico.[4,5,12,19,20] As nectomonas expressam em sua superfície grande quantidade de lipofosfoglicanos (LPG) e de uma glicoproteína denominada "gp63", importantes na diferenciação dos parasitos para a forma paramastigota metacíclica, funcionando como mecanismo de escape ao processo de digestão no interior do vetor.[6,12,17,21,22]

A saliva dos flebotomíneos também é fundamental na capacidade infectante das paramastigotas metacíclicas para os mamíferos e na apresentação do antígeno pelo macrófago. São conhecidas na sua composição substâncias farmacologicamente ativas (anticoagulantes, antiplaquetárias, vasodilatadoras, moléculas imunorreguladoras e anti-inflamatórias), que alteram a resposta imune do hospedeiro vertebrado, favorecendo o estabelecimento da infecção. Muitos estudos têm demonstrado que o peptídio Maxadilan (MAX), presente na saliva do flebótomo, além de ação vasodilatadora, promove aumento de interleucinas, as quais diminuem a resposta celular, estimulando a reação humoral e facilitando a infecção.[23]

Outros meios de transmissão também são descritos em áreas endêmicas, como: transfusão de sangue, via sexual, secreções infectadas e via transplacentária,[4-6,12,16,18,21] de importância significativa no ciclo epidemiológico da doença.

Acredita-se que, na ausência de flebótomos, a doença possa ocorrer possivelmente por meio de outros ectoparasitos de cães, como *Ctenocephalides felis* e *Rhipicephalus sanguineus*, dadas a frequência e a intensidade com que ambos são descritos nesses animais.[4,5,12] Estudos confirmaram a infecção de *R. sanguineus* por *L. infantum* e sua transmissão para *hamsters* por inoculação oral ou intraperitoneal de macerados de carrapatos infectados.[24,25] Da mesma maneira nas pulgas, foi possível verificar a infecção e a transmissão dessa doença pela inoculação intraperitoneal de macerados de pulgas infectadas em *hamsters*, mas ainda não foi observada a evolução da *Leishmania* nas pulgas.[26,27] Foi recentemente demonstrada a transmissão transestadial, do estágio de ninfa para adulto, no *R. sanguineus* por testes moleculares, evidenciando a abrangência desses ectoparasitos na disseminação da LVC.[28]

ASPECTOS IMUNOPATOGÊNICOS

Uma vez inoculada no organismo do animal, as formas paramastigotas metacíclicas são aderidas e recrutadas por macrófagos, iniciando uma série de eventos, como: ligação do parasito com o macrófago, internalização e endocitose com formação de fagolisossomo, sobrevivência intracelular, diferenciação em amastigotas e multiplicação. Para a ocorrência dos eventos e, consequentemente, para o desenvolvimento da infecção é imprescindível que ocorra a interação de componentes da membrana celular parasitária com moléculas presentes na membrana do macrófago, das quais podem-se citar protease gp63, LPG, receptores de superfície dos macrófagos, como CR1 e CR3, receptor de fucose-manose e receptor para fragmento cristalizável (Fc) das imunoglobulinas.[12,13,16,18,22,29]

Para o sucesso da continuidade da infecção no hospedeiro, o parasito precisa sobreviver ao processo de fagocitose, resistindo em ambiente com pH ácido e rico em proteases. Desse modo, após internalização, a forma paramastigota apresenta algumas estratégias de modulação para criar um compartimento celular ideal, promovendo inibição da síntese de metabólitos oxidativos tóxicos, alterando a produção de citocinas e da apoptose de macrófagos e estimulando a formação de células T. A produção de óxido nítrico e superóxido são os mecanismos mais eficientes de destruição da *Leishmania*, tanto *in vitro* como *in vivo*.[16,17,21,22,29]

A resposta imune, protetora ou não, exige também antígenos apropriados presentes nas células, indução e proliferação de células T, bem como ativação de macrófagos, que são eficientes no controle da infecção. A imunidade específica na LV é essencialmente mediada por células T que expressam a molécula CD4+ (células T auxiliares – *T helper* [Th], que podem ser subdivididas em linhagens Th1 e Th2, distinguíveis pelas citocinas produzidas e pelos efeitos imunológicos que elas comandam).[4,5,12,16,29] Quando o antígeno é apresentado por moléculas do complexo maior de histocompatibilidade (CMH) do tipo II, elas liberam linfocinas que regulam o potencial microbicida dos macrófagos. As células Th1 são consideradas pró-inflamatórias e secretam principalmente as interleucinas 2 (IL-2) e 12 (IL-12), fator de necrose tumoral gama (TNF-γ) e interferona gama (IFN-γ), que podem iniciar a imunidade celular mediada e a citotoxicidade. As células Th2 medeiam a imunidade humoral e podem ser consideradas anti-inflamatórias, secretando principalmente as interleucinas 4, 5, 6, 10 e 13 (IL-4, IL-5, IL-6, IL-10 e IL-13) e apresentam comportamento antagonista das células Th1.[4,5,12,16,18,21,22,29]

O tipo de resposta imune produzida (Th1, Th2 ou mista) depende principalmente da produção de citocinas após o encontro do parasito com vários tipos celulares, dentre eles monócitos, neutrófilos, células dendríticas, macrófagos, células *natural killer* (NK) e linfócitos T CD8+, que funcionam como células apresentadoras de antígenos.[5,12,16,22,29] As células NK desempenham papel fundamental na resistência da infecção pelo hospedeiro, pois, ainda na pele, podem produzir rapidamente IFN-γ e IL-12, que são importantes indutores da produção de óxido nítrico pelos macrófagos.[4,5,12,16,22,29]

O aumento de IL-10 em sinergia com IL-4 parece ser fundamental na persistência e progressão da doença, desempenhando papel supressor ou desativador de citocinas protetoras, inibindo a ativação de macrófagos, bem como a produção de INF-γ, IL-12 e fator de necrose tumoral alfa (TNF-α) nos animais experimentalmente infectados.[16,22,29]

Em cães infectados, observam-se diminuição significativa de linfócitos CD4+ e elevação de CD8+, com consequente aumento das manifestações clínicas e da infectividade para flebotomíneos.[16,22,29]

Gantt *et al.* (2003) destacaram a importância do fator de transformação do crescimento beta (TGF-β) na inibição da atividade dos macrófagos e na supressão da secreção de TNF-α, promovendo assim um ambiente favorável à multiplicação parasitária.[30]

Os subtipos de imunoglobulinas IgG1 e IgG2 têm sido propostos como indicadores da resposta de anticorpos frente à infecção canina por *L. infantum*, existindo correlação entre os níveis de IgG1 e IgG2, progressão da enfermidade e resistência do animal.[16,22]

LEISHMANIOSE CANINA

MANIFESTAÇÕES CLÍNICAS

Normalmente nas enfermidades com transmissão vetorial, as lesões observadas são decorrentes da resposta imune exagerada (fenômenos imunopatogênicos secundários) do organismo frente ao parasito. Muitas vezes, ocorre uma adaptação às condições do hospedeiro e sua presença somente é detectada quando há aumento da quantidade de parasitos ou alteração da fisiologia dos tecidos do hospedeiro. Com o desenvolvimento de novas técnicas diagnósticas com maiores sensibilidade e especificidade, a detecção de animais infectados é cada vez mais frequente, assim como a observação de que nem todos os cães infectados desenvolvem a enfermidade.[16,18,21,29,31] Alguns animais podem ter contato com o parasito, apresentar títulos de anticorpos específicos ou resposta imune mediada por células, mas não manifestar sintomas da doença e, posteriormente, podem até apresentar cura espontânea.[16,29]

O período de incubação em animais naturalmente infectados pode variar de 3 meses a 7 anos, levando a diferentes apresentações clínicas: aguda, subaguda, crônica e regressiva.[5,29] Convém ressaltar, no entanto, que o percentual de cães resistentes à enfermidade ainda não está totalmente estabelecido.[16]

O tipo de resposta imunológica apresentada pelo animal após a infecção – celular, humoral ou mista –, associada a outros fatores, como genética, idade, sexo, nutrição, coinfecções, condições imunossupressivas, concomitância de ecto ou endoparasitos, carga parasitária e virulência da *Leishmania*, pode contribuir para maior suscetibilidade ou resistência à enfermidade ou mesmo para a intensidade das manifestações clínicas.[16,17,21,29]

Algumas raças de cães, como Pastor-Alemão, Boxer, Rottweiler e Cocker Spaniel, parecem ser mais suscetíveis, e outras, como Ibizan Hound, Pharaoh Hound Podengo Canário, apresentam resposta do tipo celular predominante e, consequentemente, resistência natural à infecção.[16,17,21,29] A idade dos animais parece ser fator interferente na suscetibilidade e no desenvolvimento da doença, e animais jovens – de até 2 anos – ou idosos – com mais de 8 anos – apresentam maior predisposição à enfermidade devido principalmente a fatores imunossupressivos já descritos. Alguns estudos demonstraram maior predisposição quanto ao sexo, sendo os machos mais acometidos.

A infecção começa no local da picada do flebótomo, em geral localizada no nariz ou na margem interna da pina, com resposta inflamatória local (Figura 84.3), sendo inicialmente encontradas formas parasitárias, neutrófilos, linfócitos, macrófagos, desenvolvendo-se, posteriormente, lesão primária nodular, denominada "cancro de inoculação" ou "leishmanioma".

Essas lesões podem ser alopécicas, ulceradas e, às vezes, com crostas, não pruriginosas, pouco dolorosas e, dependendo da resposta imunológica desenvolvida, celular ou humoral, ser autolimitantes ou produzirem enfermidade visceral e apresentar-se com diâmetros de 1 a 3 cm.[5,12,16,17,31]

Uma vez estabelecida a infecção, as manifestações clínicas e os tipos de lesões apresentadas podem variar.[17,32,33]

Durante muito tempo, com base somente em exame físico e nas manifestações clínicas, os animais foram classificados, segundo Mancianti *et al.* (1988),[32] em: assintomáticos – cães com

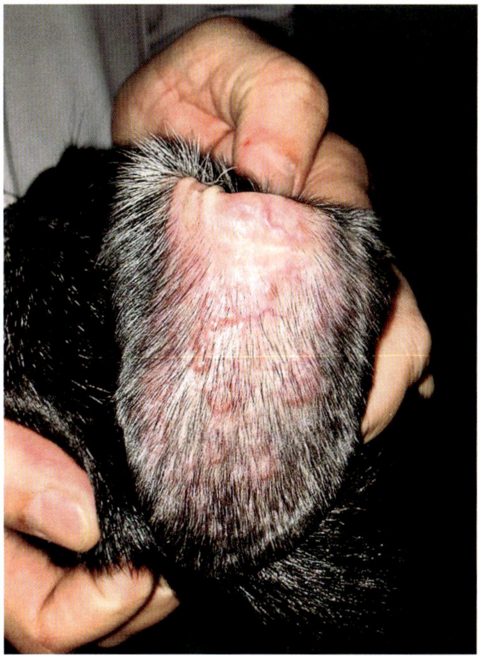

Figura 84.3 Margem interna da orelha de cão com reação inflamatória logo após a realização de xenodiagnóstico. (Foto de Fábio dos Santos Nogueira.)

ausência de manifestações clínicas; oligossintomáticos – cães que apresentavam até três manifestações clínicas; e sintomáticos – cães que apresentavam todas ou mais de três manifestações clínicas típicas da enfermidade.[32] Atualmente essa classificação apresenta limitado valor, pois não se consideram anormalidades clinicopatológicas em órgãos internos, sem sinal clínico aparente.

Assim, hoje em dia, os animais são classificados de acordo com um estadiamento clínico, fundamentado principalmente na sorologia quantitativa, nos achados laboratoriais relacionados com enfermidade renal progressiva, na gravidade das lesões e nas alterações analíticas apresentadas.[33]

Durante o curso da doença, podem ser observados proliferação generalizada do parasito colonizando órgãos linfoides e não linfoides (linfonodos, baço, medula óssea, fígado, rins, pâncreas, intestino, testículo, pulmões, olhos, articulação etc.) e indução de reação granulomatosa, com quantidade variável de formas amastigotas.[4,5,31-34] Ocorre, ainda, proliferação de linfócitos B, histiócitos, macrófagos, plasmócitos, resultando em linfadenomegalia generalizada e, algumas vezes, hepatosplenomegalia.[4,5,12,16,18,29,33]

A multiplicação de parasitos no fígado, especialmente nas células de Kupffer, pode causar, além de hepatomegalia, hepatite difusa crônica e, consequentemente, vômito, anorexia, perda de peso e icterícia.[4,5,12]

Alterações no baço de cães com LV são bastante variáveis, e os parasitos podem induzir desorganização na estrutura celular desse órgão, com hiperplasia das polpas branca e vermelha, determinando esplenomegalias em diferentes graus.[35,36]

Além das proliferações parasitária e celular, ocorrerá grande produção de imunocomplexos, devido, principalmente, à IgG e à IgM, as quais irão se depositar na parede dos vasos e, posteriormente, desencadearão processos inflamatórios degenerativos e necróticos em variadas regiões do organismo, constituindo o componente mais patogênico dessa enfermidade.[29] Ainda pode-se acrescentar na sua patogênese a produção de autoanticorpos do tipo antiplaquetários e anti-histonas, além da imunodeficiência verificada em animais com baixa resposta do tipo celular.[22,29]

A lesão renal observada na LV tem sido relatada em vários estudos e representa a condição mais importante no manejo e no desfecho da doença, pois está associada a maior morbimortalidade dos animais. Essa condição também é importante para determinar o estadiamento, o tipo de terapêutica a ser empregada e o prognóstico da doença.[33]

Normalmente glomerulonefrites decorrentes do depósito de imunocomplexos na membrana basal glomerular e da ativação do complemento são descritas, resultando em falência renal, que é apontada como a principal causa de óbito em cães.[16,17,29,31,33,36]

Em um estudo envolvendo 100 cães oligossintomáticos e assintomáticos naturalmente infectados, a condição renal foi verificada e observaram alterações inflamatórias em glomérulos (52%), túbulos (25,3%) e interstício renal (67%). As glomerulonefrites membranosas e membranoproliferativas eram as mais frequentes, ambas com 18% de ocorrência.[37]

A nefrite intersticial também é observada na LV e normalmente se associa à presença do parasito, causando processo inflamatório irritativo.[37]

São descritas ainda lesões compatíveis com glomerulonefrite mesangioproliferativa e glomerulosclerose segmentar, podendo apresentar espessamento da parede dos capilares glomerulares, muitas vezes com deposição de material amiloide.[36]

No interstício e ao redor dos glomérulos, predomina reação inflamatória caracterizada por infiltrado linfoplasmocitário, podendo ser encontrados macrófagos repletos de amastigotas, sendo estas evidenciadas à microscopia e confirmadas pela imunomarcação.[35,36]

A hipertensão arterial sistêmica (HAS) parece ser uma das causas ou consequências do agravamento da lesão renal em cães com leishmaniose. Demonstrou-se uma correlação positiva entre a elevação da relação proteína/creatinina urinária (RPC) e a pressão arterial sistêmica (PAS). Em um estudo envolvendo 60 cães com LV, 36 (60%) apresentavam HAS em decorrência de doença renal.[37]

A dimetilarginina simétrica (SDMA) é um aminoácido formado da metilação da arginina, liberada na corrente sanguínea durante a degradação proteica e excretada principalmente pela urina. Há íntima relação entre o aumento da SDMA e a doença renal crônica (DRC), representando um marcador importante para o monitoramento da taxa de filtração glomerular (TFG) e de cães infectados ou em tratamento da LV.[37]

A anorexia normalmente é observada em cães que já apresentam comprometimento renal associado à doença, como resultado de uremia crônica e ulcerações em cavidade oral. A diminuição do consumo de alimento, associada à perda substancial de proteína urinária e à competição hospedeiro–parasito por alguns nutrientes essenciais, como o triptofano, pode contribuir para quadros de emagrecimento e caquexia, observado em pelo menos 25% dos casos.[5,12,29,31,33]

Além da perda ponderal, em alto percentual de cães infectados relata-se atrofia muscular, normalmente restrita a músculos esqueléticos mastigatórios e temporais, conferindo-lhes aspecto mais idoso. Segundo alguns autores, essa mioatrofia (Figura 84.4) pode estar relacionada com necrose das fibras musculares, decorrente de processo inflamatório irritativo crônico ou, ainda, da produção de anticorpos antimiofibrilas.[5,12,16,18,31,33]

As alterações dermatológicas são descritas na maioria dos casos de animais infectados por LV e demonstram o comprometimento de epiderme, derme e hipoderme, em associação aos anexos cutâneos, refletindo não somente a ação espoliativa sistêmica parasitária como também local.[5,12,16,18] No exame histopatológico dessas lesões, pode-se observar hiperqueratose ortoceratótica epidérmica e folicular. Na derme, o infiltrado inflamatório predominante é mononuclear e constituído por macrófagos, linfócitos, plásmócitos e, ocasionalmente, neutrófilos e eosinófilos, comprometendo a derme superficial. Os mesmos componentes celulares podem ser observados ao redor de folículos pilosos e glândulas anexas, difundindo-se para a derme profunda, estendendo-se até a hipoderme.[35] As alterações cutâneas normalmente encontradas são:[5,12,16,18,31,33]

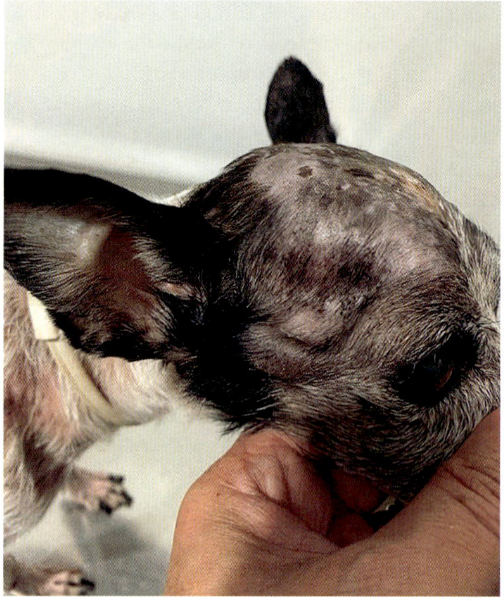

Figura 84.4 Mioatrofia em região occipital de cão com leishmaniose visceral. (Foto de Fábio dos Santos Nogueira.)

- Dermatite descamativa (Figura 84.5): representa a alteração cutânea mais comum na leishmaniose (90,9%) e caracteriza-se por descamações secas, brancas, com ou sem alopecia, do tipo furfurácea, não pruriginosas, simétricas e normalmente localizadas em região periocular, parte dorsal da narina, margem de pavilhão auricular (pina) e regiões de saliências ósseas (cotovelo e calcanhar)
- Adenite sebácea: observada com frequência em cães com LV que apresentam dermatite descamativa
- Dermatite ulcerativa (Figura 84.6): com localização predominante em saliências ósseas, junção mucocutânea, focinho, região interdigital e margem interna da pina de difícil cicatrização. O exame histopatológico da região mostra dermatite piogranulomatosa com formas amastigotas
- Dermatite papular
- Dermatite pustular
- Dermatite nodular multifocal
- Alopecia local ou generalizada (Figura 84.7)
- Necrose isquêmica, principalmente em região de pina (Figura 84.8)
- Dermatite de plano nasal
- Astenia cutânea (Figura 84.9)
- Hiperqueratose nasal e digital (Figura 84.10)
- Despigmentação nasal (Figura 84.11)
- Pelos opacos (Figura 84.12)
- Onicopatias (Figura 84.13): a onicogrifose está entre as características mais marcantes e é considerada sinal patognomônico por alguns autores.[5,12,16,18,31,33] O crescimento exacerbado das unhas ocorre pela estimulação da matriz ungueal decorrente da presença do parasito, embora não se possa descartar também tal alteração, devido à redução dos movimentos, como resultado da apatia do animal doente, impedindo assim seu desgaste natural.[5,10,29] Paroníquias, onicomadeses, onicorrexes e microníquias também são onicodistrofias relatadas.[38]

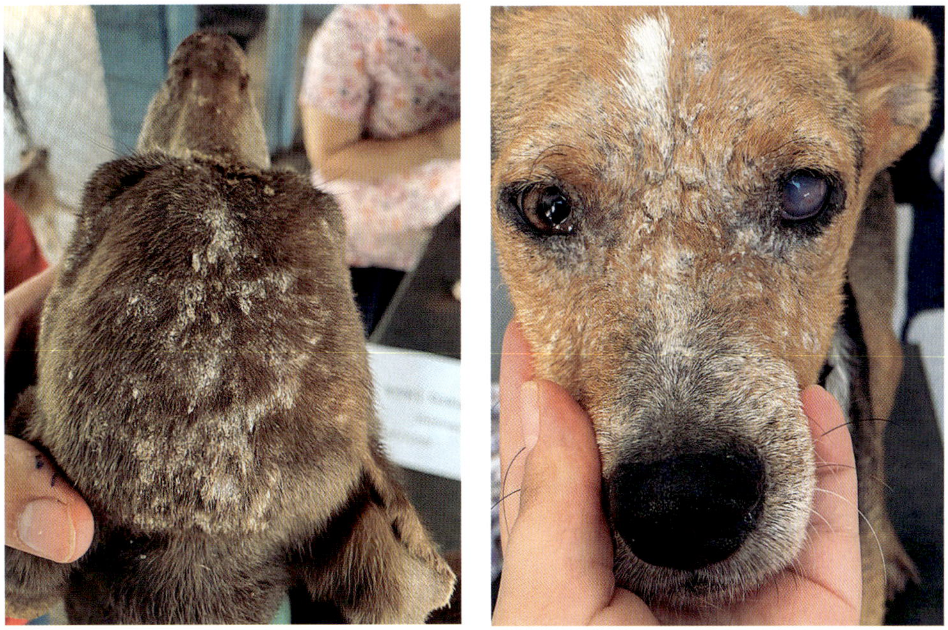

Figura 84.5 Dermatite descamativa em cão com leishmaniose visceral. (Fotos de Fábio dos Santos Nogueira.)

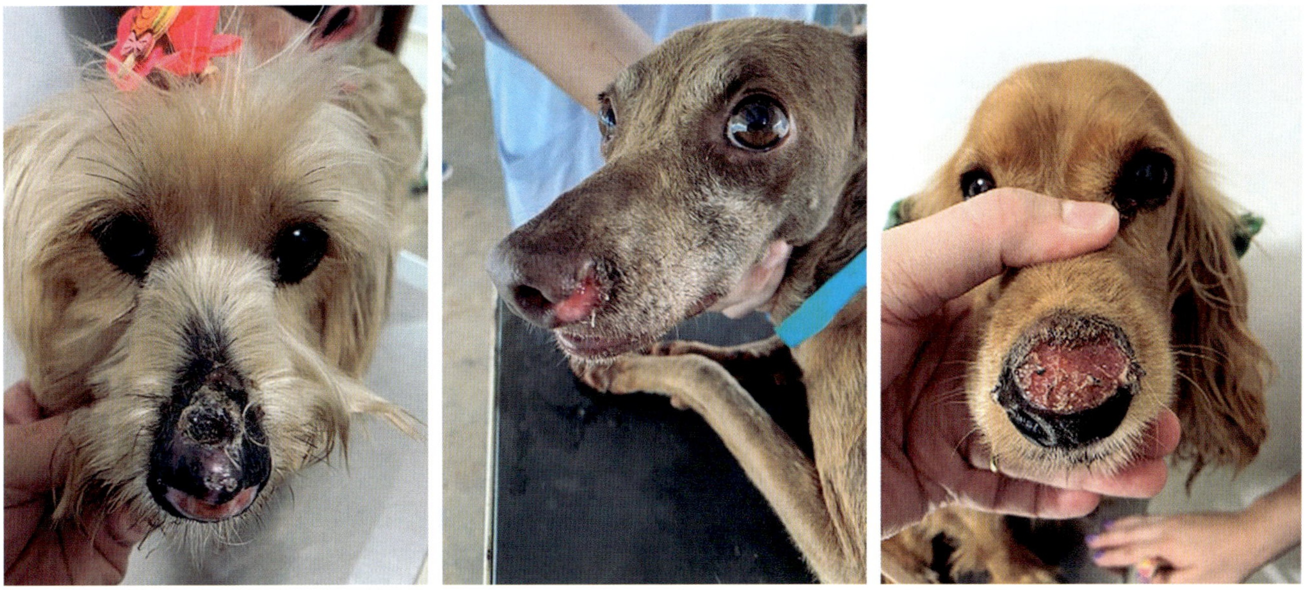

Figura 84.6 Leishmaniose visceral canina: dermatite ulcerativa em plano nasal. (Fotos de Fábio dos Santos Nogueira.)

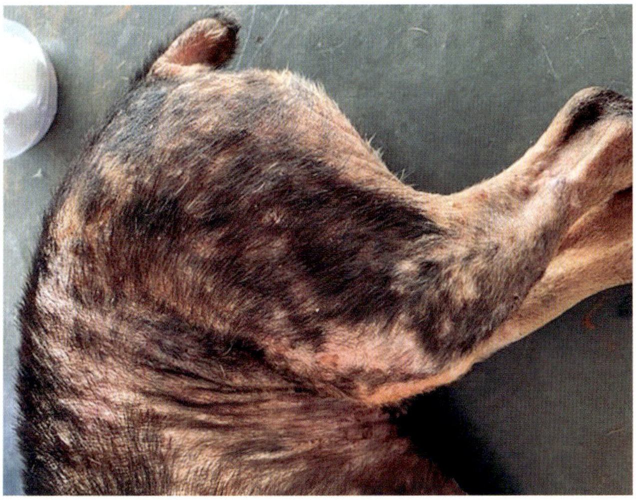

Figura 84.7 Alopecia generalizada em cão com leshmaniose visceral. (Foto de Fábio dos Santos Nogueira.)

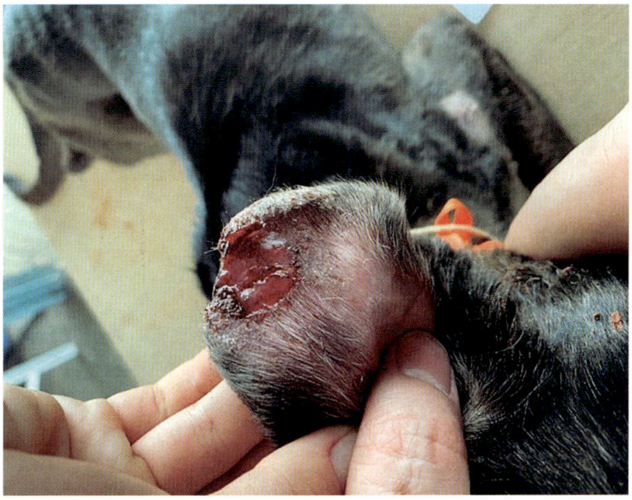

Figura 84.8 Necrose isquêmica de pina em leshmaniose visceral canina. (Foto de Fábio dos Santos Nogueira.)

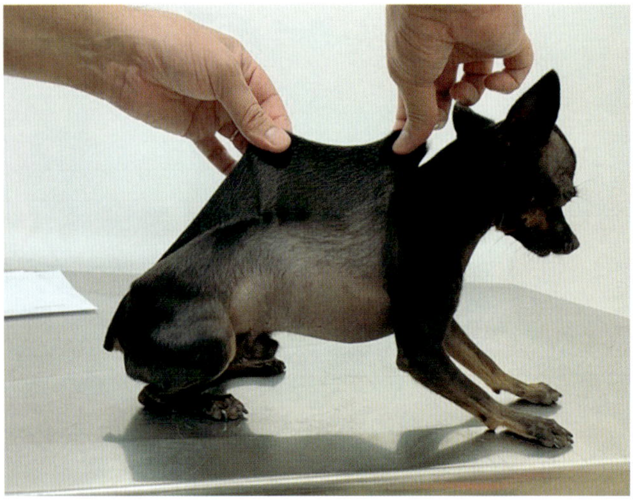

Figura 84.9 Leishmaniose visceral em cão: astenia cutânea. (Foto de Fábio dos Santos Nogueira.)

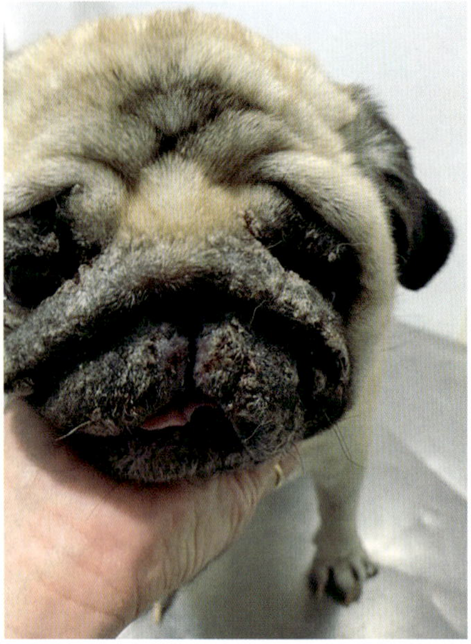

Figura 84.10 Hiperqueratose da cabeça em cão com leishmaniose visceral. (Foto de Fábio dos Santos Nogueira.)

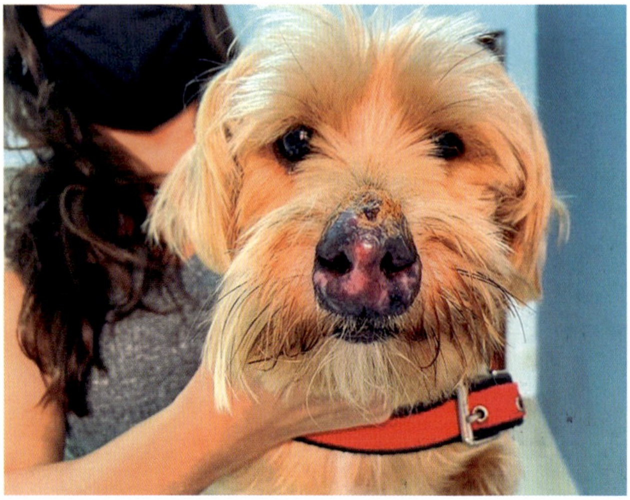

Figura 84.11 Despigmentação nasal em cão com leishmaniose visceral. (Foto de Fábio dos Santos Nogueira.)

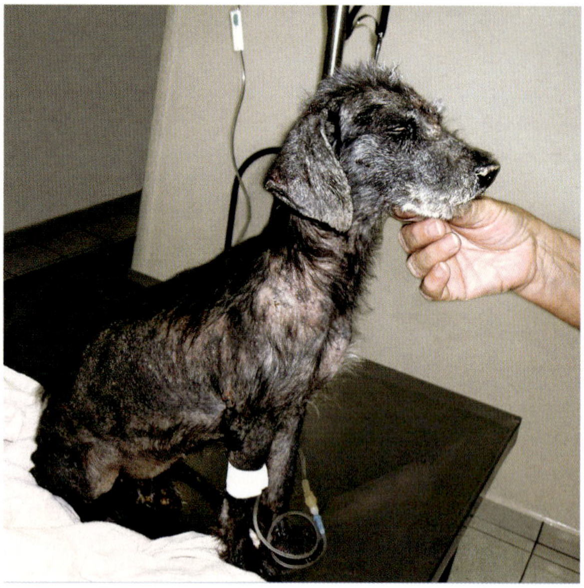

Figura 84.12 Leishmaniose visceral canina: pelame opaco. (Foto de Fábio dos Santos Nogueira.)

As alterações oculares mais comumente observadas são blefarites do tipo úmida, alopécica, esfoliativa, ulcerativa ou nodular (Figura 84.14); queratoconjuntivite seca ou não; queratites granulomatosas e estromais com pigmentação e neovascularização; distrofias de córnea (Figura 84.15); uveítes exsudativas e granulomatosas (Figura 84.16); conjuntivite folicular, membranosa (Figura 84.17) ou nodular (Figura 84.18); ceratopatias lipídicas e calcárias (Figura 84.19); esclerites e episclerites; coriorretinites e panoftalmite.[5,12,16,18,29,35]

Durante a evolução da enfermidade, as primeiras estruturas oculares a serem afetadas são a conjuntiva e a úvea, devido à sua maior vascularização.[5,29,31] Os exames histopatológicos do trato uveal revelam infiltrado linfoplasmocitário perivascular, além de formas parasitárias, podendo evoluir para quadros de glaucomas e endoftalmites, com consequente perda do globo ocular.[5,29,31]

A queratoconjuntivite seca decorre da deficiência da produção lacrimal, ocasionada por infiltrado inflamatório na glândula lacrimal, com obstrução dos ductos secretores, e pela diminuição dos reflexos secretórios.[5,12,16,18,29,36]

Outras manifestações oculares são referidas, como hiperemia conjuntival, quemose e hifema (Figura 84.20).[5,12,29,31]

O comprometimento do sistema locomotor na LV é cada vez mais frequente, principalmente relacionado com polimiosite e poliartrite do tipo erosiva (Figura 84.21), decorrentes do depósito de imunocomplexos e reação inflamatória.[5,12,16,18,21,29,33] As articulações mais comumente acometidas são umerorradioulnar, carpo, tarso e femorotibiopatelar. Lesões ósseas de natureza osteolítica ou proliferativa periosteal e intramedular podem envolver ossos longos. O líquido sinovial aspirado das articulações acometidas mostra alterações físico-químicas e reação inflamatória mononuclear, o que possibilita identificar o parasito no exame citopatológico.[35]

Podem-se observar também quadros de osteomielites em decorrência da infecção (Figura 84.22), principalmente quando o parasito atinge o tecido ósseo do hospedeiro por via sanguínea ou por continuidade dos tecidos moles adjacentes infectados.[39]

Sinais clínicos de diáteses hemorrágicas podem ser observados em animais com LV, decorrentes de processos inflamatórios (vasculites), síndrome da hiperviscosidade ou trombocitopatias. São descritos casos de epistaxes, petéquias dispersas pelo corpo e hematúria.[5,12,16,18,21,29,33]

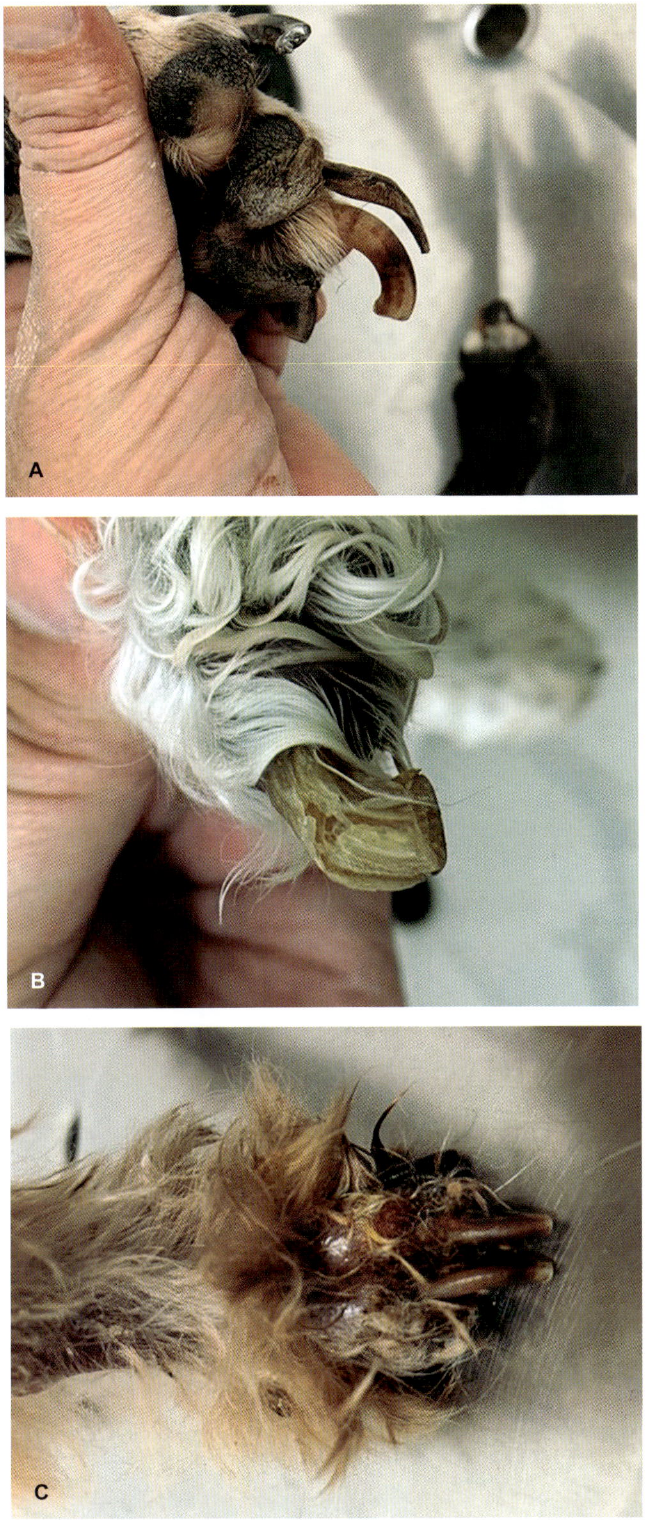

Figura 84.13 Onicopatias em leishmaniose visceral canina. **A.** Microníqueas. **B.** Onicomadeses. **C.** Paroníqueas. (Fotos de Fábio dos Santos Nogueira.)

O envolvimento do trato gastrintestinal também pode ser resultante da reação inflamatória desencadeada pela ação local do parasito. Apesar de pouco frequente, são descritos casos de colites ulcerativas granulomatosas, que cursam clinicamente com diarreia sanguinolenta e/ou mucoide.[5,12,16,18,21,29,33] Na maioria das vezes, episódios de vômito estão mais relacionados com alterações hepáticas, renais ou devido à intolerância aos tratamentos leishmanicidas.[5,12,40,41]

As alterações respiratórias normalmente são raras e, quando descritas, são de pneumonia intersticial e rinites crônicas, com

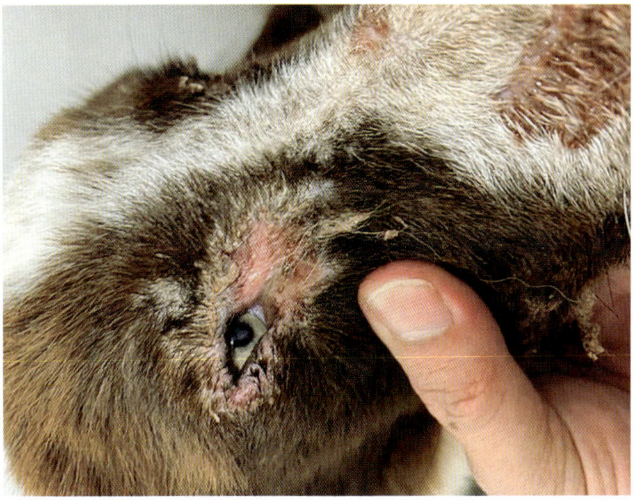

Figura 84.14 Blefarite ulcerativa em leishmaniose visceral canina. (Foto de Fábio dos Santos Nogueira.)

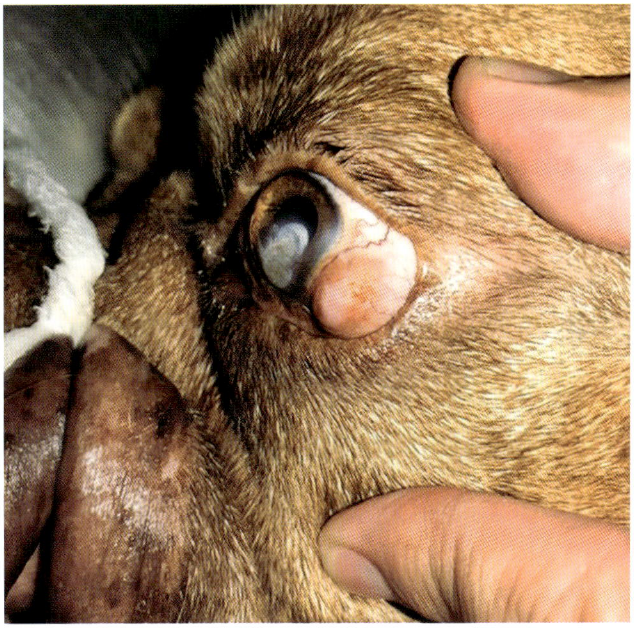

Figura 84.15 Leishmaniose visceral canina: conjuntivite nodular e distrofia de córnea. (Foto de Fábio dos Santos Nogueira.)

infiltrado linfoplasmocitário e, ocasionalmente, macrófagos nos septos alveolares.

No sistema cardiovascular, os danos provocados pela LV em cães e seres humanos ainda não são bem compreendidos; no entanto, alguns relatos e estudos em cães demonstram indícios de lesão miocárdica, sugerindo agressão direta ou indireta do parasito ao sistema cardiovascular.[42,43]

A análise histológica do miocárdio de 30 cães naturalmente infectados por LV evidenciou miocardite linfoplasmocitária principalmente na região subendocárdica e subepicárdica, além de necrose de coagulação de cardiomiócitos, aumento de colágeno intersticial e presença de formas amastigotas de *Leishmania* sp.[43]

Em relatos de cães infectados pela leishmaniose, foi possível observar miocardite, vasculite e necrose, além de reação inflamatória com infiltrado mononuclear e consequente degeneração das fibras miocárdicas. Nos locais de lesão miocárdica, pode-se realizar imunomarcação antigênica para formas amastigotas de *Leishmania* sp., confirmando o envolvimento do protozoário como agente causal da miocardite.[42,44]

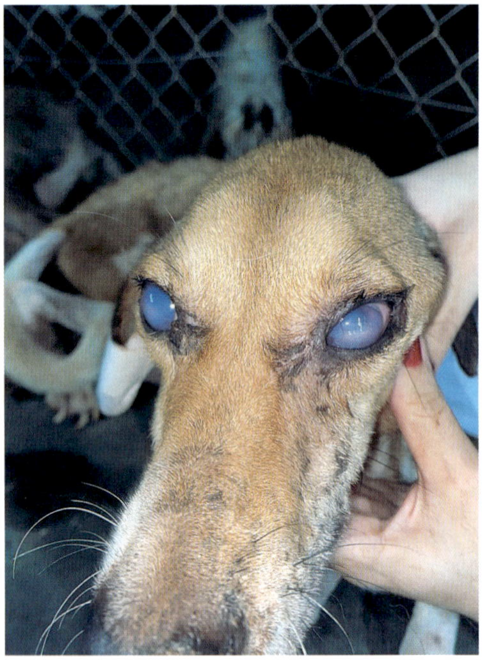

Figura 84.16 Uveíte anterior e edema de córnea. (Foto de Fábio dos Santos Nogueira.)

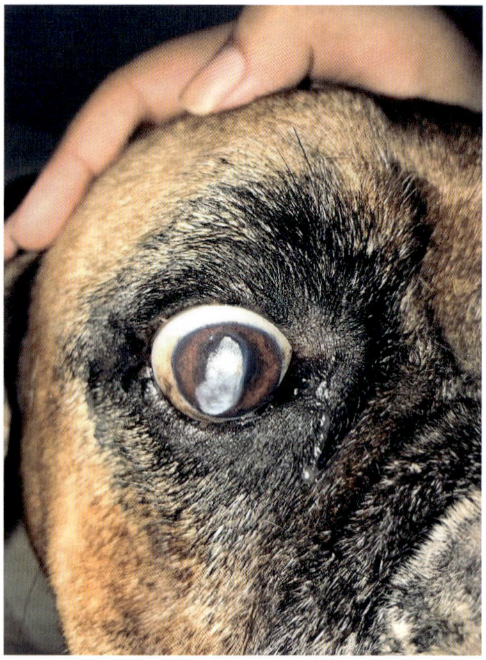

Figura 84.19 Ceratopatia observada em cão com leishmaniose visceral. (Foto de Fábio dos Santos Nogueira.)

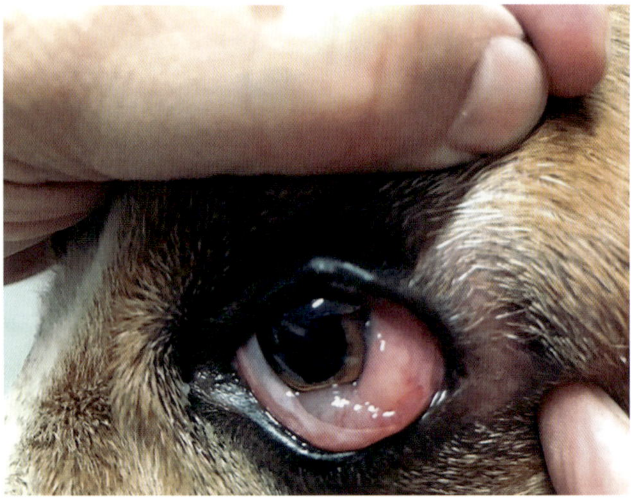

Figura 84.17 Conjuntivite membranosa em cão com leishmaniose visceral. (Foto de Fábio dos Santos Nogueira.)

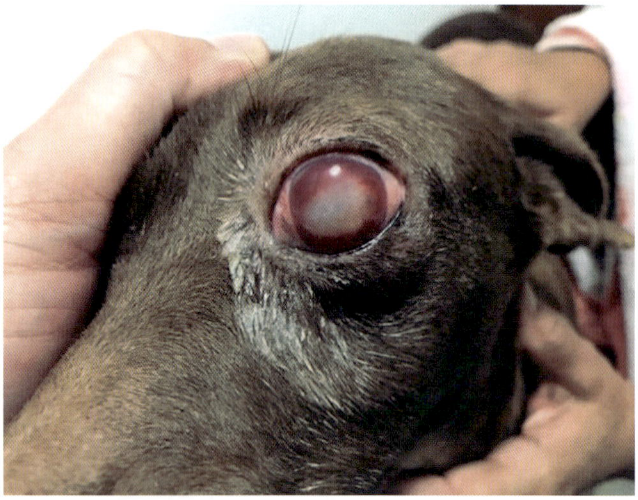

Figura 84.20 Uveíte anterior e hifema em cão com leishmaniose visceral. (Foto de Fábio dos Santos Nogueira.)

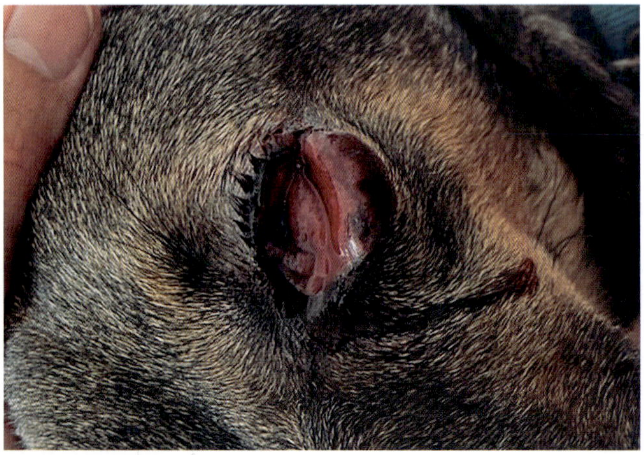

Figura 84.18 Conjuntivite nodular em cão com leishmaniose visceral. (Foto de Fábio dos Santos Nogueira.)

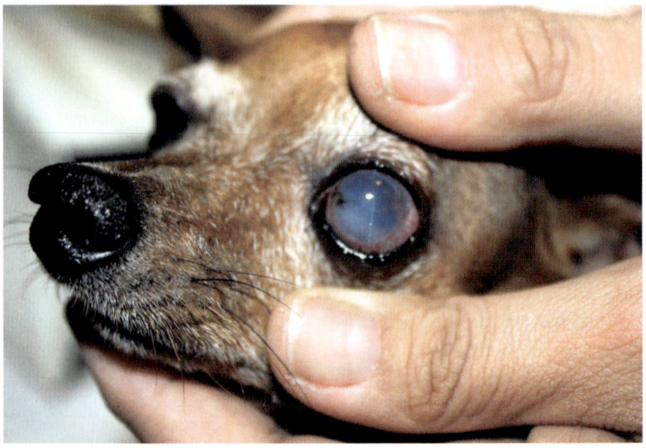

Figura 84.21 Leishmaniose visceral canina: queratite superficial focal. (Foto de Fábio dos Santos Nogueira.)

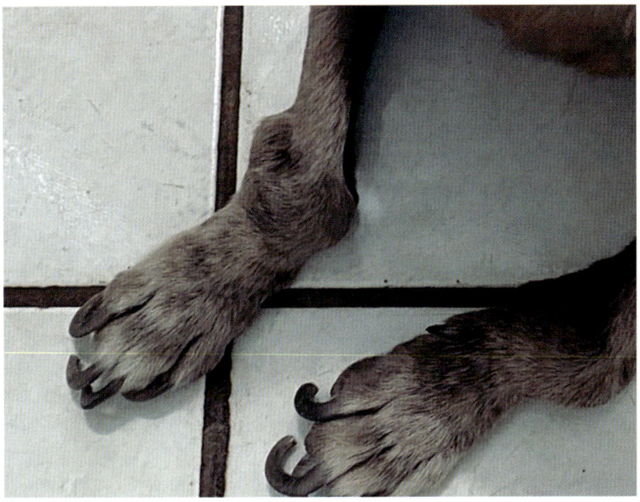

Figura 84.22 Lesões ósseas de natureza osteolítica em cão com leishmaniose visceral. (Foto de Fábio dos Santos Nogueira.)

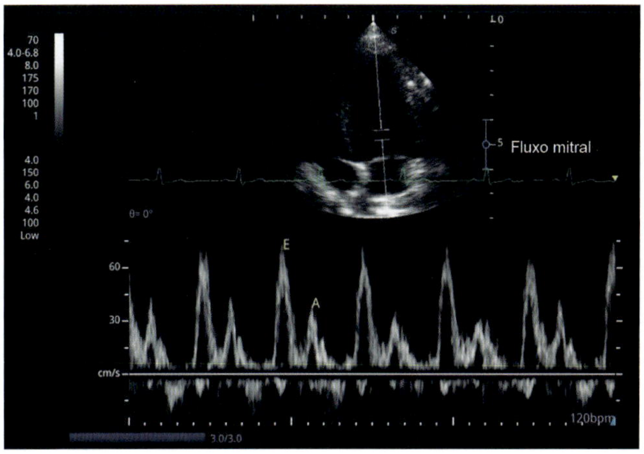

Figura 84.23 Ecocardiograma evidenciando fluxo transmitral pelo Doppler pulsado, no qual se observa onda E maior que a onda A. Padrão normal de relaxamento ventricular. E: onda E do fluxo mitral; A: onda A do fluxo mitral. (Fonte: Mayara Ribeiro.)

As alterações macroscópicas do coração caracterizaram-se por dilatação ventricular direita, observada em 53,3% (16/30) dos cães, hipertrofia ventricular esquerda do tipo concêntrica em 20% (6/30), áreas pálidas na superfície epicárdica em 10% (3/30) e sufusões no endocárdio dos ventrículos esquerdo e direito em 3,3% (1/30) dos animais.[43]

Além da lesão direta causada pelo parasito, o miocárdio pode sofrer consequências associadas a condições sistêmicas também acarretadas pela leishmaniose. Sabe-se que a HAS é prevalente em cães com doença renal secundária à LV, não apenas nos estágios mais avançados, mas também nas fases iniciais da doença, antes mesmo desses animais tornarem-se azotêmicos.[42] Dentre as consequências associadas a condições sistêmicas, as manifestações e alterações cardíacas têm grande importância em cães com HAS. O aumento da pós-carga causa hipertrofia miocárdica compensatória. Dependendo do grau dessa hipertrofia, podem surgir as disfunções sistólicas e diastólicas.

Com a ecocardiografia empregada na rotina clínica de pequenos animais, os pacientes hipertensos podem ser avaliados quanto ao início da disfunção diastólica, com o objetivo de somar estratégias terapêuticas que aumentem seu tempo de sobrevida, sendo então possível avaliar se há associação e as repercussões dessas lesões na função cardíaca, ou seja, se os danos ao miocárdio e as variações da PAS causadas pela leishmaniose associam-se aos parâmetros ecocardiográficos de disfunção diastólica. Comparativamente à avaliação convencional pelo Doppler espectral, o método Doppler tecidual mostra-se vantajoso em relação ao primeiro, já que possibilita identificar todas as fases de disfunção diastólica, inclusive a de pseudonormalização (Figuras 84.23 a 84.25).

O ecocardiograma é utilizado para se obter o diagnóstico definitivo das principais doenças congênitas e adquiridas do coração, bem como das alterações cardíacas secundárias a variadas doenças sistêmicas, principalmente aquelas de origem infecciosa como a LV. Quando não é possível a realização de exames macroscópico e histopatológico das alterações cardíacas, o ecocardiograma tem papel fundamental na determinação de tamanho de câmaras cardíacas, massa ventricular, função ventricular, avaliação hemodinâmica e alterações valvares.

O eletrocardiograma constitui método de diagnóstico complementar importante na LV, visto que foi relatada a ocorrência de *sinus arrest*, bloqueio de ramo direito, complexos atriais prematuros e maior duração da onda P e complexo QRS em cães com LV, assim como houve relatos

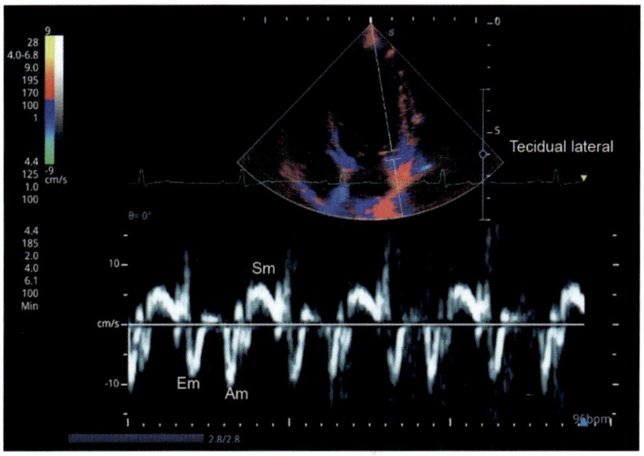

Figura 84.24 Ecocardiograma evidenciando os fluxos de velocidades diastólicas e sistólica do músculo cardíaco pelo Doppler tecidual pulsado do anel mitral lateral, no qual se observa onda Em menor que a onda Am. Padrão anormal de relaxamento ventricular que, somado a um fluxo transmitral com padrão de onda E maior que onda A, caracteriza disfunção diastólica em estágio 2 do tipo pseudonormal. Em: onda E diastólica do movimento miocárdico; Am: onda A diastólica do movimento miocárdico; Sm: onda S sistólica do movimento miocárdico. (Fonte: Mayara Ribeiro.)

isolados de cães naturalmente infectados por *Leishmania* sp. Descreveram-se bloqueio atrioventricular de primeiro grau com infradesnivelamento de ST e menor amplitude do complexo QRS nesses animais (Figura 84.26), achados que podem ser explicados pelas alterações macro e microscópicas de pequenas áreas hemorrágicas e pálidas do epicárdio e também por alterações histopatológicas compatíveis com miocardite grave, caracterizada por intensa infiltração inflamatória mononuclear, poliarterite necrosante e hemorragias focais.[44,45]

O envolvimento do SNC com LV, apesar de raro, pode ser demonstrado por amastigotas no plexo coroide, associadas a infiltrado linfoplasmocitário, além de macrófagos e células ependimárias parasitadas.[35,36]

Lesões genitais, como orquites, epididimites e balanopostites linfoplasmocitária, relacionadas com degeneração testicular e identificação de *Leishmania* sp. no sêmen, detectando-se por meio da reação em cadeia da polimerase (PCR), comprovam a possibilidade da transmissão venérea da doença.[35,36]

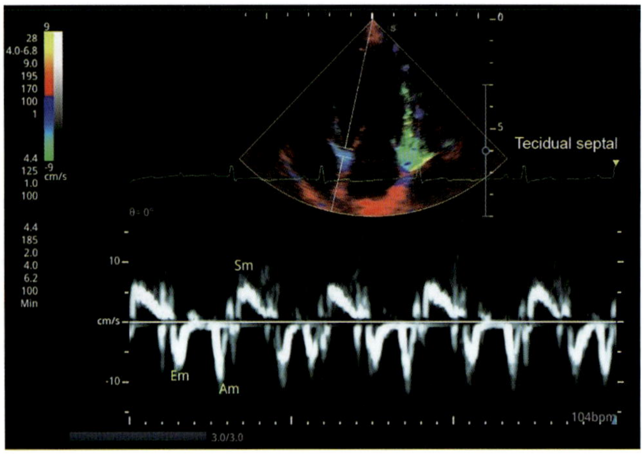

Figura 84.25 Ecocardiograma evidenciando os fluxos de velocidades diastólicas e sistólica do músculo cardíaco pelo Doppler tecidual pulsado do anel mitral septal, no qual se observa onda Em menor que a onda Am. Padrão anormal de relaxamento ventricular que, somado a um fluxo transmitral com padrão de onda E maior que onda A, caracteriza disfunção diastólica em estágio 2 do tipo pseudonormal. Em: onda E diastólica do movimento miocárdico; Am: onda A diastólica do movimento miocárdico; Sm: Onda S sistólica do movimento miocárdico. (Fonte: Mayara Ribeiro.)

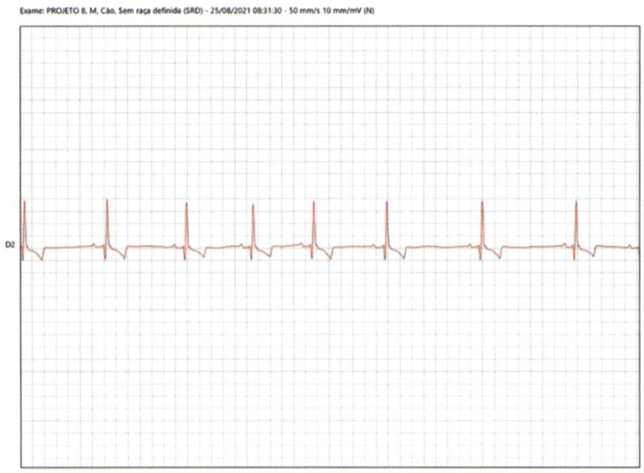

Figura 84.26 Eletrocardiograma de cão com infradesnivelamento de segmento ST: derivação II, velocidade 50 mm/s e sensibilidade 1 cm = 1 mV. (Fonte: Mayara Ribeiro.)

DIAGNÓSTICO

O diagnóstico da LVC tem sido desafiador para muitos médicos-veterinários e profissionais da saúde pública, em virtude de muitos animais se apresentarem assintomáticos ou com grande variabilidade de manifestações clínicas, que, muitas vezes mimetizam outras enfermidades, e também pela dificuldade em se obter uma prova diagnóstica com 100% de sensibilidade e especificidade. Assim, o diagnóstico deve seguir etapas sucessivas com base nos seguintes critérios:

- Epidemiológico: procedência, faixa etária, presença do vetor e de animais infectados na região de origem
- Clínico: pesquisa de sinais sugestivos da enfermidade, como hepatomegalia e/ou esplenomegalia, linfadenomegalia, onicogrifose
- Laboratorial: provas específicas, além de achados sugestivos no hemograma e na eletroforese de proteínas.[4]

O exame parasitológico representa o "teste-ouro" para o diagnóstico definitivo, por meio da demonstração microscópica de formas amastigotas do parasito em preparações citológicas ou amostras histopatológicas.[4,5,12,16,18,35,41]

O parasito pode ser detectado especificamente em material obtido de aspirado esplênico, hepático, de linfonodo, medula óssea e de esfregaços sanguíneos, confeccionados e corados pelos métodos Giemsa, Leishman ou panótico rápido.[33,34] Ocasionalmente, observam-se parasitos em impressões citológicas obtidas abaixo de crostas e escamas cutâneas ou por aspirado de nódulos cutâneos.[40,41]

A visualização de formas amastigotas em esfregaços de aspirado de linfonodo ou medula óssea representa o método de eleição para o diagnóstico de infecção estabelecida e disseminada na LV, por ser rápido, de fácil execução, baixo custo, não traumático e com 100% de especificidade. A sensibilidade do exame microscópio, no entanto, pode ser baixa, pois depende basicamente da coleta e da amostra obtida, do tempo despendido para análise, da experiência do profissional e da intensidade do parasitismo.[4,5,12,16,18,35,46] As formas amastigotas são facilmente reconhecidas por sua aparência esférica a ovoide, medem de 2 a 5 μm e contêm núcleo arredondado e cinetoplasto alongado.[35,41]

Em animais que apresentam linfadenomegalias, podem-se observar proliferação acentuada de linfócitos e macrófagos, sendo estes íntegros e/ou degenerados, além de intensa plasmocitose, conferindo maior celularidade ao aspirado. Também é frequente a presença de plasmócitos repletos de imunoglobulinas, denominados "corpúsculo de Russell" ou "células Mott", indicativos de estímulo antigênico prolongado.[36] No exame histopatológico do linfonodo, observam-se hiperplasia de folículos linfoides corticais, especialmente dos centros germinativos da região paracortical, cordões medulares e infiltrado linfocitário difuso na cápsula; ao passo que os seios corticais e medulares mostram infiltrados de macrófagos reativos, frequentemente contendo hemossiderina, além de população variável de eosinófilos e plásmócitos.[4,35]

O exame citológico da medula óssea mostra padrão diferenciado para cada fase da doença, podendo ser observada hipocelularidade da linhagem eritrocitária e leucocitária, e macrófagos repletos de hemossiderina durante o desenvolvimento da enfermidade. Por outro lado, durante a fase ativa da doença ocorre hiperplasia da série leucocitária, às vezes, associada à eritrocitária, exibindo proliferação linfoblástica, monócitos reativos com ou sem amastigotas no citoplasma, plasmocitose, hemossiderose, chamando a atenção para maior celularidade de eosinófilos e seus precursores.[4,35]

As alterações esplênicas de cães naturalmente infectados e sintomáticos revelam fibrose da cápsula acompanhada por periesplenite e hiperplasia da polpa branca, além da visualização de macrófagos reativos e hiperplásicos na polpa vermelha, contendo amastigotas no seu citoplasma.[4,35]

Alguns animais podem apresentar alterações hepáticas, manifestadas por reação granulomatosa no parênquima, com hiperplasia e hipertrofia de células de Kupffer e infiltrado inflamatório periporta com parasitismo.[4,5,12,35,36,46]

As técnicas de imuno-histoquímica (IHQ) ou imunocitoquímica (ICQ) utilizam imunoglobulinas conjugadas a enzimas e identificam amastigotas em cortes histológicos parafinados ou congelados de biopsias de pele, fígado, baço, bem como em esfregaço de linfonodo e medula óssea. O alto grau de contraste obtido entre os parasitos e as células hospedeiras aumenta sensivelmente a acurácia do diagnóstico, mesmo em animais que apresentam baixa parasitemia.[35,41,46,47] As vantagens dessas técnicas são a sensibilidade, a especificidade e a simplicidade de execução, sendo frequentemente utilizadas em animais que foram submetidos a diferentes protocolos de tratamento, além de demonstrar o potencial de infecciosidade do animal para flebotomíneos.[41]

O isolamento em meio de cultura é um método diagnóstico direto que também pode ser utilizado para a detecção de *Leishmania*, principalmente por aspirado de fígado, baço, medula óssea e linfonodo, em meio Novy-MacNeal-Nicolle (NNN), no entanto seu uso é limitado, devido à longa espera para se obter resultado e por apresentar baixa sensibilidade, especialmente nos estágios iniciais da doença.

Consequentemente, embora as culturas tenham valor no isolamento e na identificação de parasitos, sendo frequentemente requeridas para análise dos zimodemos e para identificar as espécies de *Leishmania*, esse método apresenta pouco uso na rotina clínica diagnóstica.[4,12,35,41]

Os testes sorológicos normalmente são utilizados em virtude da grande quantidade de anticorpos (principalmente IgG) detectados no animal infectado, até mesmo alguns meses após o contato do animal com o protozoário.[4,12,35,41,46] A grande quantidade de anticorpos produzidos pelo parasito torna os métodos sorológicos uma ferramenta importante, seja pelo diagnóstico individual da infecção e da enfermidade ou pela aplicação de inquéritos epidemiológicos;[35,40] no entanto, esses métodos devem ser interpretados com cautela, uma vez que não são 100% sensíveis e específicos.[4,12,33,35,47,48] Alguns animais que foram infectados, porém ainda se encontram em período pré-patente e antes da soroconversão, ou mesmo animais que nunca farão soroconversão podem apresentar resultados falso-negativos. Animais com menos de 3 meses de vida não devem ser avaliados por métodos sorológicos, pois podem apresentar resultados positivos pela presença de anticorpos maternos. A especificidade pode ser prejudicada devido à ocorrência de reações cruzadas com doenças causadas por outros tripanossomatídios e outros microrganismos prevalentes em algumas regiões, apresentando resultados falso-positivos.[33,35,40,41]

Vários métodos sorológicos têm sido propostos na busca de anticorpos específicos *anti-Leishmania*, principalmente reação de imunofluorescência indireta (RIFI), ensaio imunoenzimático (ELISA), reação de fixação de complemento, hemaglutinação indireta, aglutinação em látex, teste de aglutinação direta, imunoeletroforese, imunoprecipitação em gel e *Western blot*.[36,46]

No Brasil, as técnicas sorológicas recomendadas e atualmente aplicadas pelo Ministério da Saúde (MS) para o inquérito canino são o teste imunocromatográfico com tecnologia *Dual-Path Platform technology (DPP®)*, produzido pelo laboratório Biomanguinhos, e ELISA. Testes comerciais de imunocromatografia também são utilizados na rotina clínica no setor privado e podem representar avanço no diagnóstico epidemiológico da infecção, por serem práticos, rápidos (cerca de 10 minutos) e apresentarem sensibilidade e especificidade satisfatórias.[40,41,48-50]

A RIFI, utilizada a partir da década de 1960, deixou de ser o teste-padrão no diagnóstico epidemiológico da LVC, principalmente devido a reações cruzadas com *Tripanossoma cruzi*, *Ehrlichia canis*, *Babesia canis*, *Toxoplasma gondii*, *Neospora caninum* e com LT.[4,5]

O ELISA, introduzido por Hommel *et al.* (1978), possibilitou a realização de grande quantidade de exames em curto espaço de tempo, apresenta sensibilidade e especificidade altas, porém também dependente do tipo de antígeno utilizado. As técnicas que utilizam antígenos totais são limitadas em termos de especificidade, apresentando reações cruzadas. A utilização de antígenos recombinantes ou purificados, como as glicoproteínas de membrana gp63, gp70 e gp72, específicas do gênero *Leishmania,* ou rK39, rK9 e rK26, parece conferir maior sensibilidade e especificidade à técnica.[4,5,12,40]

A avaliação das subclasses de IgG tem sido sugerida como indicadora confiável da doença, quando comparada às dosagens de IgG total. Muitos autores relatam a associação entre níveis de IgG1 e IgG2, bem como títulos aumentados de anticorpos anti-*Leishmania*, com o desenvolvimento e a gravidade das manifestações clínicas.[16,17,36,40,46]

Teste de hipersensibilidade tardia, intradermorreação (IDR), teste de *Leishmania* ou teste intradérmico de Montenegro avaliam a resposta imune celular do cão frente à inoculação intradérmica de *Leishmania* (promastigotas cultivadas *in vitro* e suspensa s em solução salina), com leitura após 24 a 48 horas. Amostras de solução salina devem ser utilizadas como reagente controle. Espera-se reação granulomatosa acentuada em animais resistentes, assintomáticos ou após a cura clínica; porém, durante o curso da doença, essa resposta celular contra *Leishmania* não é bem evidenciada. Esse teste imunológico tem se mostrado um bom método auxiliar para o diagnóstico da LT em suas formas clínicas cutânea e mucocutânea.[40]

A biologia molecular tornou-se extremamente relevante para o diagnóstico e o controle das doenças infecciosas. Informações sobre sequências de ácido desoxirribonucleico (DNA) têm sido extensamente exploradas para o desenvolvimento de métodos com base na técnica de PCR para as várias aplicações no conhecimento do parasito e da enfermidade. Por meio dessa técnica, é possível identificar e ampliar sequências de DNA do cinetoplasto do parasito, o qual pode ser encontrado em ampla variedade de tecidos, como aspirados de medula óssea, linfonodos, biopsias cutâneas, *swab* conjuntival, sangue, cortes histológicos de tecidos parafinados e também no vetor. Apresenta alta especificidade, porém a sensibilidade depende da amostra obtida: as de medula óssea, linfonodos, pele e *swab* conjuntival têm apresentado melhores resultados em relação ao sangue periférico, provavelmente devido à baixa quantidade de parasitos presentes nesse tipo de amostra.[4,10,13,14,18,31-34,36]

Infelizmente seu uso em inquéritos epidemiológicos torna-se limitado devido ao alto custo e à pouca disponibilidade de reagentes, equipamentos e aplicabilidade para a realização da técnica a campo.[4,12,16,17,21,33,35,40,41]

A PCR em tempo real quantitativa (qPCR) vem sendo utilizada para avaliar o estado clínico do animal e sua resposta ao tratamento.[33]

A técnica de xenodiagnóstico (Figura 84.27) é utilizada para detecção e isolamento do parasito utilizando seu vetor natural e tem sido empregada para investigar aspectos epidemiológicos com relação ao estado clínico do animal e para acompanhamento de animais tratados para avaliação de seu potencial de infectividade para os flebotomíneos. Essa técnica apresenta pouca praticidade e é de complicada execução, devido à dificuldade de se obterem colônias de vetores, sendo utilizada somente para fins de pesquisa.[35,41]

Embora os dados hematológicos, bioquímicos e de urinálise apresentem limitado valor no diagnóstico confirmatório da LVC, esses parâmetros fornecem subsídios para a avaliação do estado clínico do animal e o prognóstico da evolução da enfermidade.[12,31,33,46,48]

A anemia, relatada em 50 a 70% dos casos, apresenta características marcantes, como normocitose, normocromia e arregeneração. As principais causas dessa alteração no hemograma podem ser explicadas por perda sanguínea na epistaxe e ulcerações da pele, eritrólise, inflamação generalizada e insuficiência renal crônica, além de hipoplasia ou aplasia medular.[12,31,32] Descreve-se ainda leucopenia (geralmente por neutropenia) ou perfil leucocitário normal e trombocitopenia.[12,31,32]

As alterações na atividade funcional dos rins, representadas pelo aumento das concentrações séricas de ureia e creatinina, são achados relativamente comuns na LVC.[5,12,16,17] Segundo os autores, a avaliação quantitativa da relação entre proteína e

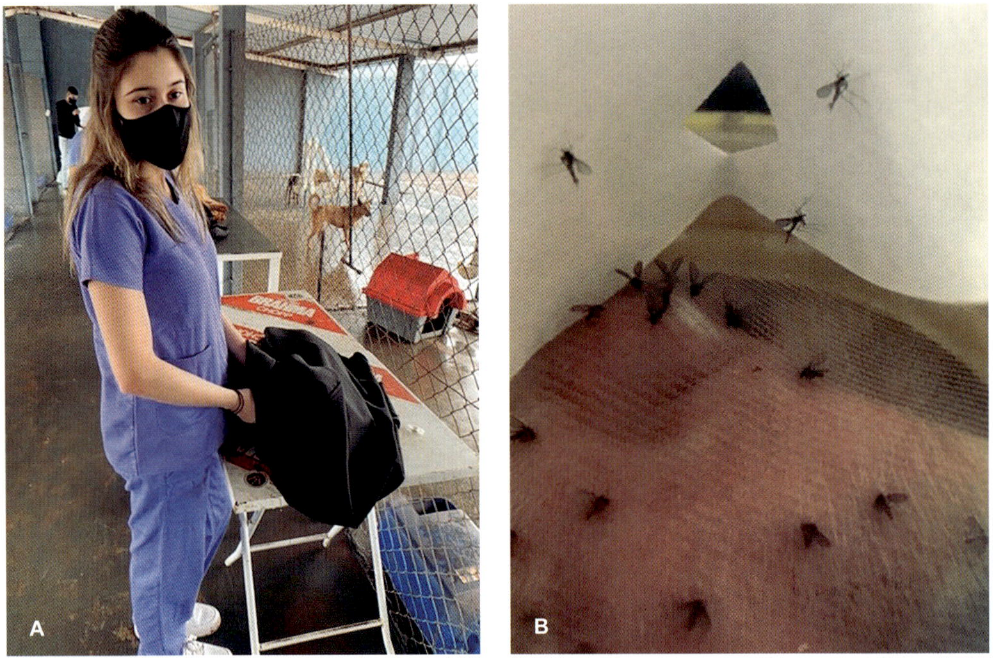

Figura 84.27 **A.** Técnica de xenodiagnóstico. **B.** Exposição aos vetores por meio de "flebocontainers". (Fotos de Fábio dos Santos Nogueira.)

creatinina urinária representa importante papel no diagnóstico das lesões renais da LVC.

Ocorre também elevação das proteínas plasmáticas totais e da eletroforese sérica; observa-se inversão da relação albumina/globulina, com aumento da fração gama, caracterizando hipergamaglobulinemia, com diminuição da albumina em alguns casos.[4,5,12,16,18,21,33,41,50] A hipoalbuminemia pode ser decorrente de perdas por comprometimentos hepático e renal, além de subnutrição crônica em animais com anorexia.[33]

A proteína C reativa (PC reativa), proteína de fase aguda, sintetizada pelo fígado, tem sido bastante utilizada na rotina clínica como marcador de doença clínica e para o monitoramento durante o tratamento dos animais.[37]

Aumentos na atividade das enzimas hepáticas e nos teores de bilirrubinas não ocorrem com frequência nos cães portadores de LV.[4,5,12,16,18,21,33,46]

Todas as técnicas já mencionadas para o diagnóstico da LVC variam quanto a sensibilidade, especificidade, praticidade e viabilidade. Assim, eleger uma técnica como "padrão-ouro" para o diagnóstico dependerá basicamente do objetivo a ser alcançado, ou seja, para concluir o diagnóstico de animais infectados, para acompanhamento da enfermidade e das manifestações clínicas ou para monitoramento dos animais submetidos à terapia.[4,5,12,16,18,21,33,35,46]

TRATAMENTO

O tratamento da LVC não é novidade no mundo científico. A opção pelo tratamento deve-se ao conhecimento de que a doença nem sempre é fatal e alguns cães podem apresentar cura permanente.[41,46] Há um debate entre o tratamento ou a eutanásia nesses casos, mas a OMS recomenda essa última alternativa para cães infectados por *L. infantum*, apesar de reconhecer que essa prática é difícil de ser adotada em países com alta sensibilidade com os animais.[7,51] Na Europa, o tratamento da LVC vem sendo realizado há 50 anos, inclusive de modo preventivo.[7,32,33] Por décadas, o tratamento da LV humana e canina tem sido realizado com antimoniais pentavalentes (Sb5+).[47] No Brasil, embora essa terapia com cães tenha sido desaconselhada até 2016, ela remonta da década de 1990, ocasião em que a doença apresentou acentuado processo em áreas urbanas.[41] Em setembro de 2016, porém, a partir do registro de um produto leishmanicida à base de miltefosina o tratamento canino da LV foi autorizado. Esse produto é o único leishmanicida registrado no Brasil até os dias de hoje para uso em cães.[41,52-55]

Outros produtos com ação leishmanicida utilizados no tratamento humano da LV não são autorizados para o tratamento da LVC.[46,56]

A doença no cão é mais resistente do que no homem e raramente os organismos são completamente eliminados com os medicamentos disponíveis, por isso recomenda-se a adoção de medidas de segurança contra os vetores direcionadas para o cão e o ambiente.[6,7,46] Recaídas podem ser observadas, embora sem provas específicas (isolamento, cultivo e caracterização molecular do grupo parasitário implicado) não se pode diferenciar se o animal teve recidiva da doença ou se houve reinfecção, sempre possível quando há presença do vetor em áreas enzoóticas.[47] O controle dos cães tratados deve ser rigoroso e consiste em exames físico e laboratoriais (hemograma, proteínas séricas, provas de função renal, sorologia para LV e IHQ da extremidade da face interna do ápice da orelha). Os intervalos entre as avaliações têm sido sugeridos a cada 4 a 6 meses.[57]

Tem sido demonstrado, com diferentes protocolos de tratamento, que o encontro de formas parasitárias na pele é significativamente reduzido em cães após o tratamento.[5,6,9,46,47,50] A média de apresentação de recidivas e/ou reinfecções em cães tratados é de 18 meses, embora sejam cada vez mais frequentes os casos de "cura clínica" que seguem sem recidivas por 5 a 7 anos após iniciado o tratamento.[47] É importante ressaltar que não se deve considerar tratar um cão sem antes firmar com segurança o diagnóstico. Após confirmação do diagnóstico, devem ser implementados exames laboratoriais como hemograma, perfil renal, proteínas séricas, títulos plenos de anticorpos *anti-Leishmania* e pesquisa da densidade de *Leishmania* na pele pela prova de IHQ[56] ou pela carga parasitária estimada por meio de exames moleculares – qPCR.[57,58]

O estadiamento da infecção e as propostas de tratamento são apresentadas pelo BRASILEISH (Quadro 84.1).[57]

Tratamentos auxiliares devem ser implementados conforme o estadiamento da doença. Assim, terapias antibiótica,

QUADRO 84.1 Estadiamento clínico, manejo e tratamento da leishmaniose canina com base em sorologia, sinais clínicos e achados laboratoriais.[57]

Estágios clínicos	Sorologia*	Sinais clínicos	Resultados laboratoriais	Tratamento**	Prognóstico
I – Exposto	Positiva com níveis de anticorpos baixos a médios e resultado de exame parasitológico negativo	Ausentes	Sem alterações	Imunoterapia + imunomodulação	Bom
II –Infectado: sinais ausentes a leves	Negativa ou positiva com níveis de anticorpos baixos a médios e resultado de exame parasitológico positivo	Ausentes a leves, como: • Linfadenopatia periférica • Dermatite papular • Emagrecimento discreto	Geralmente sem alterações e com perfil renal normal	Imunoterapia + imunomodulação + alopurinol + miltefosina	Bom
III – Infectado: sinais crescentes (proteinúria)	Positiva com níveis de anticorpos baixos a altos e resultado de exame parasitológico positivo	Sinais do estádio II, além de outros, como: • Lesões cutâneas difusas ou simétricas • Onicogrifose • Ulcerações • Anorexia e emagrecimento	Anemia não regenerativa leve, hipergamaglobulinemia, hipoalbuminemia e síndrome da hiperviscosidade do soro (proteínas totais > 12 g/dℓ) oriundas da formação de imunocomplexos, como uveíte e glomerulonefrite. **Subestágios:** • Perfil renal normal (creatinina < 1,4 mg/dℓ e RPC < 0,5) • Creatinina < 1,4 mg/dℓ e RPC = 0,5 a 1	Imunoterapia + imunomodulação + alopurinol + miltefosina Diretrizes da IRIS (manejo da nefropatia e controle da PSS)	Bom a reservado
IV – Infectado: paciente com nefropatia leve a moderada	Positiva com níveis de anticorpos médios a altos e resultado de exame parasitológico positivo	Sinais do estádio III, além de sinais originários de lesões por imunocomplexos: • Vasculite • Artrite • Uveíte • Glomerulonefrite	Alterações do estádio III, além de DRC no estádio I (RPC > 1) ou II (creatinina 1,4 a 2 mg/dℓ) da IRIS	Imunoterapia + imunomodulação + alopurinol + miltefosina Diretrizes da IRIS (manejo da nefropatia e controle da PSS)	Reservado a pobre
V – Infectado: doente com nefropatia grave	Positiva com níveis de anticorpos médios a altos e resultado de exame parasitológico positivo	Sinais do estádio, IV, além de tromboembolismo pulmonar ou síndrome nefrótica e doença renal em estádio final	Alterações do estádio, IV, além de DRC nos estádios III (creatinina 2,1 a 5 mg/dℓ) e IV (creatinina > 5 mg/dℓ) da IRIS ou síndrome nefrótica (marcada proteinúria com RPC > 5)	Imunoterapia + imunomodulação + alopurinol + miltefosina Diretrizes da IRIS (manejo da nefropatia e controle da PSS)	Pobre

*Em cães soronegativos ou com níveis de anticorpos baixos ou médios, a infecção deve ser confirmada por meio de citologia, histologia, imuno-histoquímica e/ou PCR. Níveis altos de anticorpos (aumento de 3 a 4 vezes acima do ponto de corte preestabelecido de um laboratório de referência) são conclusivos para o diagnóstico da leishmaniose canina. **Monitorar a cada 4 a 6 meses com exames sorológicos, parasitológicos e/ou moleculares, exames gerais para estadiamento e revisão de tratamento. IRIS: International Renal Interest Society; PSS: pressão sistêmica sanguínea; DRC: doença renal crônica; RPC: razão proteína/creatinina urinárias.[28,45,53]

transfusional, da insuficiência renal aguda ou crônica e utilização de complexos vitamínicos podem ser empregados. Além disso, a recomendação de dietas específicas para nefroproteção e atenção especial para doenças como erliquiose, babesiose, hepatozoonose e filarioses devem ser permanentes.[33] Cumpridas as etapas necessárias, será escolhido o protocolo de tratamento, que incluirá medicamentos contra a *Leishmania*, imunoterapias, terapias de suporte e dieta adequada, conforme demonstrado no Quadro 84.2.

Os medicamentos usados no tratamento das leishmanioses em humanos e animais conforme a legislação de cada país, assim como seus efeitos principais e/ou colaterais, são descritos a seguir.

Os antimoniais pentavalentes são os mais antigos fármacos utilizados no tratamento da LV humana e canina. Atuam seletivamente, inibindo a enzima fosfofrutoquinase dos protozoários, que é necessária para oxidação de ácido glicolítico e ácidos graxos, sem os quais ocasiona sua morte. Além disso, esses compostos atuam impedindo a replicação do DNA mediante o bloqueio da enzima topoisomerase.[33,46,49] Existem dois antimoniais pentavalentes: antimoniato de N-metilglucamina (Glucantime®) e estibogliconato de sódio (Pentostam®). No Brasil, não há comercialização de antimônios pentavalentes. A produção do antimoniato de N-metilglucamina pelo laboratório Merial é distribuída exclusivamente ao MS, não havendo, portanto, disponibilidade do produto para compra e seu uso em cães é restrito em norma do Ministério da Agricultura, Pecuária e Abastecimento (MAPA/MS) e pelo Conselho Federal de Medicina Veterinária (CFMV).[54,55,59] Na Europa, ele é produzido também para uso em cães pelo mesmo laboratório.[33] A melhor via de aplicação é a subcutânea, por manter os maiores níveis séricos em torno de 12 horas,[33,50] e as aplicações devem ser realizadas em locais alternados, a fim de minimizar a formação de edemas e atenuar a dor.[58] Apesar de serem considerados nefrotóxicos e cardiotóxicos, raramente causam efeitos colaterais quando usados nas doses corretas e em pacientes sem danos renais, cardíacos ou hepáticos.[33,50] Demonstram elevados índices de recuperação clínica e redução da infectividade nos animais tratados.[5,6,12,32,33,49,56,58]

O alopurinol, análogo das purinas ou pirazolopirimidinas, incorpora-se ao ácido ribonucleico (RNA) do parasito, alterando a síntese proteica, inibindo sua multiplicação e provocando sua morte, entretanto seus efeitos parecem mais leishmaniostáticos.[5,12,33,58] Sua administração é oral e tem poucos efeitos colaterais. Seu uso provoca hiperxantinúria, que pode estimular a formação de cálculos, principalmente em cães hepatopatas.[33] Sua associação com um dos medicamentos empregados nos protocolocos, como os antimoniais, anfotericina B (anf b), miltefosina, aminosidina ou com imunoterapias estimuladoras como o uso da vacina Leish-Tec®, utilizando 1 mg de saponina (dois frascos da vacina em cada aplicação) e/ou associado à domperidona, é comum na rotina do manejo em cães infectados ou doentes.[58,62-64]

No grupo dos antibióticos poliênicos, anf b atua por meio da união com os esteróis da membrana da *Leishmania*, alterando sua permeabilidade, causando perdas de potássio, aminoácidos

QUADRO 84.2 Bases terapêuticas para abordagem e manejo da leishmaniose visceral canina no Brasil.[58-69]

Imunomoduladores	Estimulantes: indução de resposta Th1Antígeno A2 + 1 mg de saponina (2 frascos da vacina Leish-Tec®) aplicados nos dias 0, 21, 42 e a cada 6 meses (imunoterapia) Domperidona 0,5 a 1 mg/kg, a cada 12 h, por 30 dias, e nova sequência a cada 6 meses (imunomodulação) Supressores: abordagem de síndrome da hiperviscosidade (imunocomplexos), nefropatia imunomediada, anemia hemolítica imunomediada e poliartrites imunomediadas Corticosteroides Prednisona/prednisolona 1 mg/kg, 1 ou 2 vezes/dia conforme evolução Dexametasona 0,25 a 0,5 mg/kg, 1 vez/dia conforme evolução Possibilidade de associação a outras substâncias com componente imunossupressor conforme a evolução de cada caso
Medicamentos *anti-Leishmania*	Alopurinol: efeito leishmaniostático – 10 a 20 mg/kg, a cada 12 h, em uso constante Miltefosina (Milteforan®): efeito leishmanicida – 2 mg/kg, 1 vez/dia, por 28 dias
Medicamentos associados	Anti-hipertensivos: anlodipino, benazepril, enalapril Dietas terapêuticas: hipoproteicas (renais), sêniors (para cães idosos), elaboradas por prescrição Controle de infecções: quinolonas (enrofloxacino, marbofloxacino) – antimicrobianos de escolha e com possíveis efeitos imunomoduladores e leishmanicidas Reposição sanguínea: transfusões (verificação de tipagem sanguínea e prova de compatibilidade) Manejo da doença renal aguda e crônica (IRIS)

IRIS: International Renal Interest Society.

e purinas e provocando a morte do parasito.[5,12,62] Tem forte efeito nefrotóxico em humanos e cães, provoca vasoconstrição e redução da TFG, agindo diretamente nas células do epitélio renal. É encontrada sob a forma livre, contendo desoxicolato de sódio como agente solubilizante. Depois de diluída em água estéril, mantém-se estável por 7 dias quando conservada em geladeira e sob proteção da luz. Essa forma é considerada a mais nefrotóxica. A via de administração é a intravenosa lenta.[5,12,41,46,51,62] Para o tratamento com anf b, é imprescindível antes de cada sessão verificar os níveis de ureia e creatinina séricos. Níveis de ureia superiores a 100 mg/dℓ contraindicam sua utilização.[33] Antes da aplicação, os animais recebem 20 mℓ/kg de glicose a 5%, IV, associada a 0,2 mg/kg de dexametasona em sessões alternadas, diluídos no fluido, para minimizar seus efeitos colaterais. Após esse volume prévio, aplica-se anf b (0,6 mg/kg) diluída em 100 mℓ de glicose a 5% e, após sua aplicação, novo volume de 20 mℓ/kg são ministrados como forma de estimular a filtração renal.[5,12,41] A formulação de anf b em emulsão lipídica de óleo de soja, administrada por via intravenosa em cães previamente tratados com salina e manitol, apresentou maiores taxas de cura clínica e maior quantidade de resultados parasitológicos negativos.[62-64]

Já a formulação de anf b encapsulada em lipossomos possibilita doses maiores (até 4 mg/kg/dia), pois diminui seus efeitos tóxicos e proporciona menor tempo de tratamento (4 a 5 dias).[62-65] Essa apresentação de anf b, porém, além de bastante onerosa não está disponível para uso veterinário no Brasil por restrição dos órgãos de saúde e profissional (CFMV) e também não tem sido utilizada na Europa. Ela tem sido restrita ao tratamento humano da LV.

A pentamidina é uma diamidina aromática usada também no tratamento da pneumocistose, babesiose e tripanosomose.[41,46] Parece atuar inibindo a síntese de poliamina e do DNA do cinetoplasto do parasito. É considerada medicamento de segunda escolha por ter toxicidade superior à dos antimoniais pentavalentes, menor eficácia e maior duração do tratamento. Sua via de aplicação é muscular e pode provocar grave irritação no local da injeção.[41] Outros efeitos colaterais relatados são hipotensão, taquicardia e vômito. É aplicada na dose de 4 mg/kg, por via intramuscular (IM), 3 vezes/semana, por 5 a 7 semanas.[41,46,47] Pode ser aplicada por via intraperitoneal se for previamente diluída em solução isotônica de glicose.[47] Não está disponível para uso em cães no Brasil.

A aminosidina, também denominada "paramomicina", é um antibiótico do grupo dos aminoglicosídios, produzido a partir de *Streptomyces rimosus*. Atua inibindo a síntese proteica e provocando alterações na permeabilidade da membrana plasmática do parasito. Pode ser usada sozinha ou em associação a antimônio pentavalente.[41,66] É eliminada ativamente pelos rins e seus efeitos colaterais se relacionam a nefrotoxicidade e ototoxicidade.[66-69] Os cães tratados apresentam melhora clínica antes da finalização das aplicações: ocorre diminuição na taxa de anticorpos, diminuição das proteínas totais e dos imunocomplexos circulantes.[69] É um medicamento comercializado na Europa e de uso restrito para cães no Brasil.

A miltefosina comercializada no mercado veterinário do Brasil e da Europa tem sido usada no tratamento da leishmaniose canina, mas não da LV humana. Seu mecanismo de ação baseia-se na inibição da biossíntese dos fosfolipídios nas células cancerosas de modo semelhante ao que ocorre na *Leishmania*. A ação antimetabólica desse composto pode provocar alterações da biossíntese de glicolipídios e glicoproteínas da membrana do parasito. Sua eficácia é comparável à dos antimoniais pentavalentes e aumentada quando associada ao alopurinol. Seus efeitos secundários incluem transtornos digestivos como vômito, diarreia e anorexia.[70-75]

Uma vez que o uso da miltefosina (Milteforan®) está liberado no Brasil, existe uma exigência de que o médico-veterinário prescritor desse medicamento deva ser registrado no Sistema Integrado de Produtos e Estabelecimentos Agropecuários (SIPEAGRO) para que possa emitir uma receita controlada pelo MAPA, conforme modelo encontrado no *site*:

http://sistemasweb.agricultura.gov.br/pages/SIPEAGRO.html.

O uso dos imidazóis (cetoconazol e miconazol) e triazóis (fluconazol e itraconazol) no tratamento da LVC ainda é restrito, mas pode ser útil no tratamento de manutenção. Essa classe age na inibição da síntese do ergosterol, componente celular de fungos e *Leishmania*.[33,71] A associação do metronidazol (25 mg/kg, 1 vez/dia) à espiramicina (150.000 UI/kg, 1 vez/dia), VO, por 90 dias, foi empregada no tratamento da LVC e demonstrou resultados satisfatórios de cura clínica comparáveis ao grupo de cães tratados com antimonial pentavalente e alopurinol.[76] Protocolos de associação de cetoconazol, metronidazol e alopurinol têm sido publicados no Brasil com relatos de bons resultados no tratamento da LVC.

Entre os antibióticos do grupo das fluoroquinolonas são citados o enrofloxacino e o marbofloxacino. Sobre o enrofloxacino, atestou-se sua capacidade de aumentar a atividade do macrófago em matar a *Leishmania in vitro*, por meio da geração de óxido nítrico;[77] *in vitro*, esse medicamento não exerceu nenhuma atividade direta *anti-Leishmania*. Tendo como base essa imunoestimulação positiva – os resultados *in vitro* e a melhora clínica das lesões cutâneas de vários cães tratados –, o uso de enrofloxacino pode ser proposto em protocolos com outros medicamentos *anti-Leishmania*.[77] O marbofloxacino, quinolona sintética de terceira geração, revelou atividade leishmanicida direta e indireta, por meio da inibição da enzima

DNA-girase do parasito e do estímulo da síntese de TNF-α e óxido nítrico.[78,79] Na dose de 2 mg/kg, 1 vez/dia, VO, durante 28 dias, demonstrou melhora clínica, significativa redução de amastigotas nos macrófagos depois de 3 meses de tratamento e nenhum efeito adverso foi observado, tornando esse fármaco alternativa no tratamento da LVC.[78,79]

A resposta do sistema imune do cão tem papel-chave na evolução da LV e no resultado da terapia empregada.[16,22,33] A imunomodulação associada ao tratamento convencional pode ser a base para o seu sucesso.[73,75,80-82] Os imunoestimulantes relacionados com o tratamento da LVC são levamisol, domperidona, citocinas, bactérias, vitaminas e antígenos derivados no parasito (imunoterapia direta).[33,75,82-84] O levamisol estimula a proliferação de linfócitos T, o aumento da quimiotaxia e da atividade fagocítica e a exacerbação das reações de hipersensibilidade tardia. Além disso, promove a atividade fagocítica de macrófagos e neutrófilos. Os efeitos estimulantes do levamisol são maiores em animais com depressão da função das células T e menores ou nulos no sistema imune de animais normais.[33,73,84] A dose imunomoduladora varia de 0,5 a 3 mg/kg, 3 dias por semana, VO.[84] Tem sido utilizado com frequência no tratamento da LVC há muitos anos, associado a outros medicamentos específicos indicados.[33,73,84] A domperidona apresenta efeito gástrico procinético e antiemético, sendo antagonista do receptor D_2 da dopamina. Esse último efeito resulta em liberação de serotonina, que estimula a produção de prolactina, a qual tem papel central na reação imune, estimulando o aumento das subpopulações de células Th1 CD4 + e liberação de IL-2, IL-12, INF-δ e TNF-α, provocando a ativação da célula NK e do macrófago.[33,60,71,84] Seu uso em cães naturalmente infectados com *L. infantum* demonstrou efetivo controle, com redução dos sinais clínicos e dos títulos de anticorpos. Houve significativo aumento na imunidade celular, mensurada pelo teste intradérmico com *Leishmania* e pelos ensaios de proliferação de linfócitos. A dose recomendada é de 1 mg/kg, 2 vezes/dia, durante 30 dias.[60] Na experiência clínica dos autores deste texto, é usada a dose de 0,5 a 1 mg/kg, durante, no mínimo, 30 dias, podendo ser prolongada ou repetir o ciclo em 3 a 4 meses. Efeitos colaterais neurológicos de origem central têm sido relatados em raras ocasiões, mas não são esperados, uma vez que a domperidona não atravessa a barreira hematencefálica.[60-84] As citocinas são peptídios mensageiros que regulam múltiplas atividades celulares do sistema imune,[85,86] controlam os macrófagos e linfócitos, participando da reação imune celular e atuando em diferentes receptores celulares.[86,87] A IFN-δ acelera a resposta e aumenta a eficácia do antimonial; pacientes humanos refratários ao tratamento com antimonial, retratados com antimonial associado à IFN-δ, mostraram resposta duradoura ao tratamento.[88-90]

Também se demonstrou, em ratos, que a IL-12, citocina que potencializa a produção de IFN-δ pela célula T, produz efeitos semelhantes no tratamento da LV.[88-93] A interferona ômega-felina, na dose de 0,1 mg/kg, por via subcutânea (SC), a cada 48 horas, em cinco aplicações, associada ao antimônio pentavalente, demonstrou mais eficácia no tratamento da LVC, quando comparada ao tratamento somente com antimônio.[91] O reconhecimento de que muitos medicamentos *anti-Leishmania* atuam em sinergia com mecanismos imunes do hospedeiro tem alimentado o interesse no desenvolvimento combinado de imunoquimioterapia.[91-102] Na LV, as abordagens imunoestimulantes devem considerar a forte condição de imunossupressão do animal doente. A utilização de antígenos derivados do complexo *L. donovani* tem sido apresentada na comunidade científica e vem ganhando aceitação e aplicação na rotina clínica de médicos-veterinários. Essa estratégia busca induzir resposta imune permanente e conter o avanço do parasito, inviabilizando sua sobrevivência intracelular. A imunoterapia utilizando antígeno LiF2 ou promastigostas de *L. infantum*, isolada ou em combinação com antimonial pentavalente, apresentou resultados encorajadores.[91-95] Tem sido incorporada ao tratamento da LVC no Brasil a imunoterapia com a vacina A2 (Leish-Tec®). Utilizada no tratamento de cães assintomáticos ou sintomáticos, infectados naturalmente, apresenta dupla concentração de saponina (1 mg), dois liofilizados em um diluente, edemonstra bons resultados no manejo de cães assintomaticos ou como adjuvante de tratamento de cães sintomáticos[95-98]

Outros imunoestimulantes existentes no mercado, como bacilo de Calmett-Guérin (BCG) e seus derivados, *Propionibacterium acnes* (Infervac®), vacina bacteriana mista, *Quillaja saponis*, *Bordetella pertussis*), vírus (parapoxvírus), avridina, carboidratos complexos (acemanana), medicamentos imunoestimulantes (phosprenil, cefodizima) e vitaminas, necessitam de ensaios clínicos para indicação de uso no tratamento da LVC.[98]

Além do tratamento, devem-se adotar medidas permanentes, consolidadas na literatura científica, que protejam o cão, em tratamento ou não, do contato com o vetor.[6]

É desafiador para as medicinas humana e veterinária a busca do conhecimento para preservação das vidas e o entendimento de que uma das formas de priorizar a vida dos homens é prevenir e tratar as doenças dos animais.

MEDIDAS DE CONTROLE

No Brasil, avanços na área da saúde pública e na medicina veterinária privada têm sido alcançados. As medidas recomendadas para a proteção dos cães são:[103,104]

- Ações centradas no cão:
  - Vacinação contra LVC: indicada para cães não infectados a partir de resultados sorológicos negativos (testes rápidos, RIFI e ELISA)
  - Uso constante de colar inseticida:
    - Deltametrina a 4%: reposição a cada 4 meses
    - Imidaclopirda a 10% + flumetrina a 4,5%: reposição a cada 8 meses – indicado também para gatos
  - Inseticidas tópicos:
    - Imidaclopride a 10% + permetrina a 50%
    - Permetrina a 65%
  - Em passeios noturnos e crepusculares aplicar *spray* repelente natural – citronela ou neem[50,51]
- Ações ambientais de controle do vetor:
  - Jardins:
    - Podagem de árvores de jardins para maior insolação do solo
    - Retirada de matéria orgânica (folhas, frutas, lixo orgânico, fezes) diariamente
  - Uso de plantas repelentes citronela (*Cymbopogon nardus*) ou neem (*Azadirachta indica*) no ambiente[50,51]
  - Aplicação de inseticidas:[2]
    - Deltametrina/cipermetrina
    - Em canis, peridomicilio e intradomicilio (paredes)
    - Em locais onde os cães permanecem por mais tempo
    - Aplicações a cada 3 a 6 meses ou conforme a necessidade.

Programas públicos de encoleiramento em massa de cães de regiões de alta transmissão tem sido realizados e espera-se que a recomendação oficial seja o tratamento primário de cães suspeitos, infectados e/ou doentes e que a eutanásia seja segunda opção em qualquer circunstância. Estudos em ampla escala têm demonstrado a efetividade do uso de colares impregnados com inseticidas na prevenção e no controle da LVC como medida de saúde pública no Brasil.[102]

Como já abordado, além da busca do bloqueio de transmissão pela picada dos flebotomíneos vetores infectados, deve-se estar atento e intervir nas outras formas de transmissão, como a transfusão sanguínea, o coito e a via transplacentária. Isso implica ampla conscientização de todos os setores envolvidos. Por meio de publicação em 2013 sobre esse tema, o BRASILEISH recomendou: a educação em saúde, o controle da população canina mediante campanhas de castração e domiciliação dos cães, o correto diagnóstico e manejo da infecção e da doença canina e felina, o adequado combate ao vetor, seja no atendimento privado, seja nas campanhas públicas de encoleiramento e aplicação de inseticidas, e na orientação da vacinação dos cães em áreas endêmicas.[105]

REFERÊNCIAS BIBLIOGRÁFICAS

1. Dantas-Torres F, Brandão-Filho SP. Visceral Leishmaniasis in Brazil: revisiting paradigms of epidemiology and control. Rev Inst Med Trop S Paulo. 2006;48(3):151-6.
2. Desjeux P. Leishmaniasis: current situation and new perspectives. Comp Immunol Microbiol Infect Dis. 2004;27:305-18.
3. Alencar JE, Neves J, Dietze R. Leishmaniose visceral (Calazar). In: Veronese R. Doenças Infecciosas e Parasitárias. 8. ed. Rio de Janeiro: Guanabara Koogan; 1991. p. 706-17.
4. Moreira MAB. Leishmaniose visceral canina em Araçatuba (SP): diagnóstico parasitológico, imunológico e molecular e alterações histopatológicas de órgãos linfoides e fígado; 2003. [Dissertação.] Faculdade de Medicina. Universidade de São Paulo. São Paulo.
5. Nogueira FS. Avaliação clínico-laboratorial de cães naturalmente infectados por leishmaniose visceral, submetidos à terapia com anfotericina B; 2007. [Tese.] Faculdade de Medicina Veterinária e Zootecnia. Universidade Estadual Paulista. Botucatu.
6. Consulta de Expertos OPS/OMS sobre Leishmaniasis visceral em las Americas, Brasília, Brasil, 23-25 de noviembre de 2005. p. 1-137.
7. World Health Organization. Control of Leishmaniasis. Technical Report Series. 1990;793:50-2.
8. Brasil. Ministério da Saúde. Fundação Nacional de Saúde. Controle, diagnóstico e tratamento da leishmaniose visceral (Calazar): Normas Técnicas. Brasília; 2006.
9. Padilla AM, Marco JD, Diosque P, Segura MA, Mora MC. Canine infection and the possible role of dogs in the transmission of American tegumentary leishmaniosis in Salta. Vet. Parasitol. 2002;110:1-10.
10. Paranhos-Silva M, Freitas LA, Santos WC, Grimaldi G, Pontes-de-Carvalho LC. A cross-section serodiagnostic survey of canine leishmaniasis due to Leishmania chagasi. Am J Trop Med Hyg. 1996;55:39-44.
11. Kuhls K, Alam MZ, Cupolillo E *et al.* Comparative microsatellite typing of new world Leishmania infantum reveals low heterogeneity among populations and its recent old world origin. PLoS Negl Trop Dis. 2011;5(6):e1155.
12. Magno SS. Avaliação clínica e laboratorial de cães naturalmente infectados por Leishmania (Leishmania) chagasi (Cunha & Chagas, 1937) submetidos a um protocolo terapêutico em uma Clínica Veterinária de Belo Horizonte; 2007. [Dissertação.] Instituto de Ciências Biológicas. Universidade Federal de Minas Gerais. Belo Horizonte.
13. Ezquerra JA. Las leishmaniasis: de la biologia al control. Centro colaborador de la OMS para Leishmaniasis Servicio de Parasitología, Instituto de Salud Carlos III. 2. ed. Madrid: Laboratorios Intervet, Gráficas Varona, Salamanca; 2001.
14. Maroli M, Feliciangeli MD, Bichaud L, Charrel RN, Gradoni L. Phlebotomine sandflies and the spreading of leishmaniases and other diseases of public health concern. Med Vet Entomol. 2013;27:123-47.
15. Battharai NR, Auwera GV, Rijal S *et al.* Domestic animals and epidemiology of visceral leishmaniasis, Nepal. Emerg Infect Dis. 2010;16(2):231-7.
16. Ferrer L, Leishmaniasis. In: Kirk RW, Bonagura JD. Kirk's Current Veterinary Therapy XI. Philadelphia: WB Saunders; 1992. p. 266-70.
17. Slappendel RJ, Ferrer L. Leishmaniasis. In: Greene CE. Clinical microbiology and infectious disease of the dog and cat. Philadelphia: WB Saunders; 1990. p. 450-8.
18. Genaro O. Leishmaniose visceral canina experimental; 2003. [tese]. Universidade Federal de Minas Gerais. Belo Horizonte.
19. Maroli M, Pennisi MG, Di Muccio T, Khoury C, Gradoni L, Gramiccia M. Infection of sandflies by a cat naturally infected with Leishmania infantum. Vet Parasitol. 2007;145:357-60.
20. Silva MS, Rabelo PFB, Gontijo NF *et al.* First report of infection of Lutzomyia longipalpis by Leishmania (Leishmania) infantum from a naturally infected cat of Brazil. Vet Parasitol. 2010;174(1-2):150-4.
21. Alvar J, Molina R, San Andrés M *et al.* Canine leishmaniasis clinical, parasitological and entomological follow-up alter chemotherapy. Ann Trop Méd Parasitol. 1994;88(2):371-7.
22. Pinelli E, Rutten VPMG, Ruitenberg EJ. Cellular immune responses in canine leishmaniasis [abstract]. In: Proceedings of the International Canine Leishmaniasis Forum; 1999; Barcelona, Spain; 1999. p. 60-4.
23. Giunchetti RC, Corrêa-Oliveira R, Martins-Filho AO *et al.* A killed Leishmania vaccine with sand fly saliva extract and saponin adjuvant displays immunogenicity in dogs. Vaccine. 2008;26:623-38.
24. Coutinho MTZ, Bueno LL, Sterzik A *et al.* Participation of Rhipicephalus sanguineus (Acari: Ixodidae) in the epidemiology of canine visceral leishmaniasis. Vet Parasitol. 2005;128:149-55.
25. Paz GF, Ribeiro MFB, Michalsky EM *et al.* Evaluation of the vectorial capacity of Rhipicephalus sanguineus (Acari: Ixodidae) in the transmission of canine visceral leishmaniasis. Parasitol Res. 2010;106:523-8.
26. Ferreira MGPA, Fattori KR, Souza F, Lima VMF. Potential role for dog fleas in the cycle of Leishmania spp. Vet Parasitol. 2009;165:150-4.
27. Avelar DM, Melo MN, Linardi PM. Morphology and growth characteristics of cultured Leptomonas ctenocephali from Ctenocephalides felis felis (Siphonaptera: Pulicidae) of dogs in Brazil. Vet Parasitol. 2011;180(3-4):394-8.
28. Colombo FA, Odorizzi RMFN, Laurenti MD *et al.* Detection of Leishmania (Leishmania) infantum RNA in fleas and ticks collected from naturally infected dogs. Parasitol Res. 2011;109(2):267-74.
29. Ferrer L. The patology of canine leishmaniasis. Canine Leishmaniasis: moving towards a solution [abstract]. Proceedings of the Second International Canine Leishmaniasis Forum; 2002; Sevilla, Spain; 2002.
30. Gantt KR, Schultz-Cherry S, Rodriguez N *et al.* Activation of TGB-β by Leishmania chagasi: importance for parasite survival in macrophages. J Immunol. 2003;170:2613-20.
31. Ciaramella P, Oliva G, Luna RD *et al.* A retrospective clinical study of canine leishmaniasis in 150 dogs naturally infected by Leishmania infantum. Vet Rec. 1997;141(21):539-43.
32. Manciantti F, Gramiccia M, Gradoni L, Pieri S. Studies on canine leishmaniasis control. I. Evolution of infection of different clinical forms of canine leishmaniasis following antimonial treatment. Trans R Soc Trop Med Hyg. 1988;82:566-7.
33. Solano-Gallego L, Koutinas A, Miró G *et al.* Directions for the diagnosis, clinical staging, treatment and prevention of canine leishmaniosis. Vet Parasitol. 2009;165:1-18.
34. Roat BM. Imunogenicidade e eficácia da vacina LBSap em cães após desafio intradérmico com Leishmania (Leishmania) chagasi e extrato de glândula salivar de Lutzomyia longipalpis; 2010. [dissertação]. Universidade Federal de Ouro Preto. Ouro Preto.
35. Luvizotto MCR. Alterações patológicas em animais naturalmente infectados [abstract]. In: Anais do I Forum sobre Leishmaniose Visceral Canina; 2006; Jaboticabal, São Paulo; 2006.
36. Gradoni L. The diagnosis of canine leishmaniasis [abstract]. In: Proceedings of the Second International Canine Leishmaniasis Forum; 2002; Sevilla, Spain; 2002. p. 7-14.
37. Ribeiro VM. Leishmaniose e os rins. In: Giovaninni LH, Crivellenti LZ. Tratado de nefrologia e urologia em cães e gatos. São Paulo: MedVet; 2022. p. 544-53.
38. Costa SS, Belli CB. Onicopatias em cães e gatos. Clin Vet. 2011;16:46-56.
39. Baltenperger M, Grätz K, Bruder E *et al.* Is primary chronic osteomielitis a uniform disease? Proposal of a classification based on a restropective analysis of patients treated in the 30 years. J Cranio-Maxillofacial Surg. 2004;32(1):43-50.
40. Ikeda FA, Marcondes M. Métodos de diagnóstico da leishmaniose visceral canina. Rev Clin Vet. 2007;71:34-42.
41. Ribeiro VM. Leishmaniose visceral canina: aspectos de tratamento e controle. Rev Clin Vet. 2007;71:66-76.
42. López-peña M, Alemañ A, Muñoz F *et al.* Visceral leishmaniasis with cardiac involvement in a dog: a case report. Acta Vet Scand. 2009;51(1):20.
43. Rosa FA. Avaliação histopatológica e imuno-histoquímica do miocárdio de cães com leishmaniose visceral; 2012. [Dissertação.] Universidade Estadual Júlio de Mesquita Filho Paulista. Araçatuba.
44. Torrent E, Leiva M, Segalés J *et al.* Myocarditis and generalised vasculitis associated with leishmaniosis in a dog. J Small Anim Pract. 2005;46(11): 549-52.
45. Souza MG, Carareto R, Silva JG *et al.* Assesment of the electrocardiogram in dogs with visceral leishmaniasis. Pesq Vet Bras. 2013;33(5):643-7.
46. Ferrer L. Leishmaniasis: update in diagnosis and therapy [abstract]. In: Proceedings ESVD Congress PISA; Cidade de Pisa, Itália; 1997.
47. Ribeiro VM, Michalick MSM. Protocolos terapêuticos e controle da leishmaniose visceral canina. Nosso Clínico. 2001;24:10-20.
48. Grimaldi Jr. G, Teva A, Ferreira AL *et al.* Evaluation of a novel chromatographic immunoassay based on Dual-Path Platform technology (DPP® CVL

rapid test) for the serodiagnosis of canine visceral leishmaniasis. Trans R Soc Trop Med Hyg. 2012;106(1):54-9.
49. Mancianti F, Gramiccia M, Gradoni L, Pieri S. Studies on canine leishmaniasis control. 1. Evolution of infection of different clinical forms of canine leishmaniasis following antimonial treatment. Trans R Soc Med Hyg. 1988;82:566-7.
50. Gradoni L, Gramiccina M, Mancianti F, Pieiri S. Studies on leishmaniasis control. 2. Effectiveness of control measures against canine leishmaniasis in the island of Elba, Italy. Trans R Soc Trop Med Hyg. 1998;82(3):568-71.
51. Baneth G. Leishmaniases. In: Greene EC. Infectious Diseases of the dog and cat. 3. ed. St. Louis: Saunders Elsevier; 2006. p. 685-98.
52. Nogueira FS, Avino VC, Galvis-Ovallos F *et al.* Use of miltefosine to treat canine visceral leishmaniasis caused by Leishmania infantum in Brazil. Parasites & Vectors. 2019;12(1):79.
53. Brasil. Ministério da Agricultura, Pecuária e Abastecimento (MAPA). Nota técnica nº 11/2016/cpv/dfip/sda/gm/MAPA. Coordenação de Fiscalização de Produtos Veterinários-DFIP-SDA – CPV processo nº 21000.042544/2016.
54. Brasil. Ministério da Saúde. Portaria Interministerial nº 1.426, de 11 de julho de 2008.
55. Brasil. Conselho Federal de Medicina Veterinária (CFMV). Comissão Nacional de Saúde Pública Veterinária do Conselho Federal de Medina Veterinária. Guia de Bolso Leishmaniose Visceral, Comissão Nacional de Saúde Pública Veterinária. Brasília, DF: CFMV; 2020.
56. Ribeiro VM. Tratamento da LV canina e seu impacto na incidência da LV humana e na prevalência da LV em cães. Uma experiência em Belo Horizonte, Minas Gerais, Brasil. In: Consulta de Expertos OPS/OMS sobre Leishmaniasis visceral em las Americas, Brasília, Brasil, 23-25 de noviembre de 2005. p. 104-10.
57. Fonseca ALS, Rodriguez A, Nogueira FS *et al.* BRASILEISH – Grupo de Estudo em Leishmaniose Animal. Diretrizes para o diagnóstico, estadiamento, tratamento e prevenção da leishmaniose canina. Três Lagoas: Agitta; 2018 (publicação oficial).
58. Ribeiro VM. Atualização em leishmanioses. In: Roza MR, Oliveira ALA (org.). Associação Nacional de Clínicos Veterinários de Pequenos Animais. PROMOVET Pequenos Animais: Programa de Atualização em Medicina Veterinária: Ciclo 5. Porto Alegre: Artmed Panamericana; 2020. p. 75-109.
59. Brasil. Ministério da Agricultura, Pecuária e Abastecimento (MAPA). Nota técnica nº 11/2016/cpv/dfip/sda/gm/MAPA. Coordenação de Fiscalização de Produtos Veterinários-DFIP-SDA – CPV processo nº 21000.042544/2016.
60. Goméz-Ochoa P, Castillo JA, Gascón JJ *et al.* Use of domperidone in the treatment of canine visceral leishmaniasis: a critical triual. Vet J 2009;179(2):259-63.
61. Ribeiro VM, Bahia EM, Teles PPA. Evaluation of immunotherapy assessment LeishTec associated with allopurinol in dogs naturally infected by Leishmania infantum – preliminary results. In: Fifty World Congresso n Leishmaniasis; 2013; Porto de Galinhas, Pernambuco, Brazil.
62. Lamothe J. Treatment of canine leishmaniasis from A (Amphotericin B) to Z (Zyloric®) [abstract]. In: Canine Leishmaniasis: an update. Proceedings of the International Canine Leishmaniasis Forum; 1999; Barcelona, Spain; 1999.
63. Oliva G, Gradoni L, Ciaramella P *et al.* Activity of liposomal amphotericin B (AmBisome) in dogs naturally infected with L. infantum. J Antimicrob Chemother. 1995;36:1013-9.
64. Cortadellas O. Initial and long-term efficacy of a lipid emulsion of amphotericin B desoxycholate in the management of canine leishmaniasis. J Vet Intern Med. 2003;17:808-12.
65. Lamothe J. Activity of amphotericin B in lipid emulsion in the initial treatment of canine leishmaniasis. J Small Anim Pract. 2001;42:170-5.
66. Poli A, Sozzi S, Guidi G. Comparison of aminosidine, paromomycin and sodium stibogluconate for treatment of canine leishmaniasis. Vet Parasitol. 1997;71:263-71.
67. Croft SL. Recent developments in the chemotherapy of leishmaniasis. Trends Pharmacol Sci. 1988;9:376-81.
68. Corrales GM, Moreno MR. Leishmaniasis canina: manejo clínico y situación actual em España. Química Farmacéutica Bayer; 2006.
69. Baneth G, Shaw SE. Chemotherapy of canine leishmaniasis. Vet Parasitol. 2002;106:315-24.
70. Miró G, Oliva G, Cruz I *et al.* Multicentric, controlled clinical study to evaluate effectiveness and safety of miltefosine and allopurinol for canine leishmaniosis. Vet Dermatol. 2009;20(5-6):397-404.
71. Baneth G, Hoffman O, Jaffe CL *et al.* A study of the treatment of canine leishmaniasis with allopurinol: parasitological *status*, infectivity to sandflies, clinical & serological progression [abstract]. WorldLeish 2, Second World Congress on Leishmaniosis; 2001; Crete, Greece; 2001. p. 40.
72. Mateo M, Maynard L, Vischer C, Bianciardi P, Miró G. Comparative study on the short-term efficacy and adverse effects of miltefosine and melgumine antimoniate in dogs with natural leishmaniosis. Parasitol Res. 2009;105(1):155-62.
73. Ciaramella P, Corona M. Canine Leishmaniasis: therapeutic aspects. Comp Cont Educ Pract Vet. 2003;5:307-75.
74. Casanegra FJC, Bauza SL; Grimalt JL *et al.* Alternativa al tratamiento clásico de la leishmaniosis mediante el uso de terapia oral. In: Prêmios Fundación Purina; 1992. p. 57-68.
75. Nelson RW, Couto CG. Medicina Interna de Pequenos Animais. 3. ed. São Paulo: Roca; 2006. p. 1191-2.
76. Pennisi MG, De Majo M, Masucci M *et al.* Efficacy of the treatment of dogs with leishmaniasis with a combination of metronidazol and spiramycin. Vet Rec. 2005;156:346-9.
77. Bianciardi P, Fasanella A, Manzilo AF *et al.* The efficacy of enrofloxacino, alone or combined with metronidazol, in the therapy of canine leishmaniasis. Parasitol Res. 2004;93:486-92.
78. Rougier S, Vouldoukis I, Fournel S *et al.* Efficacy of different treatment regimens of marbofloxacino in canine visceral leishmaniasis: a pilot study. Vet Parasitol. 2008;153(3-4):244-54.
79. Vouldoukis I, Rougier S, Dugas B *et al.* Canine visceral leishmaniasis: comparison of *in vitro* leishmanicidal activity of marbofloxacino, meglumine antimoniate and sodium stibogluconate. Vet Parasitol. 2005;135(2):137-46.
80. Fernandes AP, Costa MMS, Coelho EAF *et al.* Protective immunity against challenge with Leishmania (Leishmania) chagasi in beagles dogs vaccinated with recombinant A2 protein. Vaccine. 2008;26:5888-95.
81. Lemesre JL, Holzmuller P, Gonçalves RB *et al.* Long-lasting protection against canine visceral leishmaniasis using the LiESAp-MDP vaccine in endemic areas of France: double-blind randomized efficacy field trial. Vaccine. 2007;25:4223-4.
82. Ribeiro VM, Chiarelli IM, Xavier SC *et al.* Padrão histológico e infectividade da pele de cães com leishmaniose visceral antes e durante o tratamento com antimoniato de alopurinol e n-meilglucamina (Glucantime®) aplicada em doença de chagas [abstract]. In: XVIII Reunião Anual de Pesquisa. VI Reunião de Pesquisa Aplicada em Leishmanioses, Programa e Resumos; 2002; Uberaba, Minas Gerais; 2002. p. 63.
83. Ribeiro VM, Bahia EM, Teles PPA. Evaluation of immunotherapy assessment LeishTec associated with allopurinol in dogs naturally infected by Leishmania infantum – preliminary results. In: Fifty World Congresso n Leishmaniasis; 2013; Porto de Galinhas, Pernambuco, Brazil.
84. Dalton JE, Kaye PM. Immunomodulators: use in combined therapy against leishmaniasis. Expert Rev Anti Infect Ther. 2010;8(7):739-42.
85. LeishTec® associated with allopurinol in dogs naturally infected by Leishmania infantum – preliminary results. WorldLeish5 Fifht World Congress on Leishmaniasis, Porto de Galinhas, Pernambuco, Brazil, May 13th to 17th, 2013, Enotel, p. 630.
86. Amusategui I. Tratamiento de la Leishmaniosis Canina: valoracion, caracterizacion y comparacion de la respuesta a distintos protocolos a base de antimoniato de meglumine (asociado o no a alopurinol). [Tese.] Universidad Complutense de Madrid, Facultad de Veterinaria, Depto de Patologia Animal II; 199., 328 p.
87. Oliva G, Gradoni L, Orsini S. Comparative efficacy of meglumine antimoniate and aminosidine sulphate, alone or in combination, in canine leishmaniasis [abstract]. In: Ann Trop Med Parasitol. 1998;92:165-71.
88. Oliva G, Roura X, Crotti A *et al.* Guidelines for treatment of leishmaniasis in dogs. JAVMA. 2010;236(11):1192-8.
89. Murray HW, Delph-Etienne S. Roles of endogenous gamma interferona and macrophage microbicidal mechanisms in host response to chemotherapy in experimental visceral leismaniasis. Infect Immun. 2000;68(1):288-93.
90. Murray HW, Montelibano C, Peterson R, Sypek JP. Interleukin-12 regulates the response to chemotherapy in experimental visceral leishmaniasis. J Infect Dis. 2000;182(5):1497-502.
91. Badaró R, Falcoff E, Badaró FS. Treatment of visceral leishmaniasis with pentavalent antimony and interferona gamma. N Engl J Med. 1990;322(1):16-21.
92. Sundar S, Rosenkaimer F, Murray HW. Successful treatment of refractory visceral leishmaniasis in India using antimony plus interferona-gamma. J Infect Dis. 1998;170(3):659-62.
93. Proverbio D, Spada E, Rondoloti A, Tranquillo V. First clinical experiences with a feline omega interferona in the treatment of canine leishmaniasis [abstract]. In: Worldleish 3. Third World Congress on Leishmaniosis; 2005; Palermo-Terrasini, Sicily, Italy; 2005. p. 913.
94. Borja-Cabrera GP, Santos FN, Santos FB *et al.* Immunotherapy with the saponin enriched-Leishmune vaccine *versus* immunochemotherapy in dogs with natural canine visceral leishmaniasis. Vaccine. 2010;28(3):597-603.
95. Guarga JL, Moreno J, Lucientes J *et al.* Evaluation of a specific immunochemotherapy for the treatment of canine visceral leishmaniasis. Vet Immunol Immunopathol. 2002;88(1-2):13-20.
96. Ribeiro VM, Bahia EM, Teles PPA. Evaluation of immunotherapy assessment LeishTec associated with allopurinol in dogs naturally infected by Leishmania infantum – preliminary results. In: Fifty World Congresso n Leishmaniasis; 2013; Porto de Galinhas, Pernambuco, Brazil.
97. Ribeiro VM, Ottino J, Tabanez P *et al.* Clinical Management of seropositive dogs for visceral leishmaniasis, asymptomatic and with no infecting potential for sand fl ies. 6th World Congress on Leishmaniasis WorldLeish6 16th-20th May, Toledo; 2017. C1768.

98. Toepp A, Larson M, Wilson G *et al.* Randomized, controlled, double-blinded field trial to assess Leishmania vaccine e_ ectiveness as immunotherapy for canine leishmaniosis. Vaccine. 2018; 36(43):6433-41
99. Ribeiro VM, Tafuri WL, Lima MCCD *et al.* Immunoterapy with Leishmune in dogs naturally infected with L. infantum [abstract]. 4th World Congress on Leishmaniasis; 2009; Lucknow, Índia; 2009. p. 275.
100. Borja-Cabrera GP, Mendes AC, De Souza EP *et al.* Effective immunotherapy against canine visceral leishmaniasis with the FML-vaccine. Vaccine. 2004;22:2234-43.
101. Santos FN, Borja-Cabrera GP, Miyashiro LM *et al.* Immunotherapy against experimental canine visceral leishmaniasis with the saponin enriched-Leishmune vaccine. Vaccine. 2007;25(33):6176-90.
102. Paltrinieri S, Solano-Gallego L, Fondati A *et al.* Guidelines for diagnosis and clinical classification of leishmaniasis in dogs. J Am Vet Assoc. 2010;236(11):1184-91.
103. Romero GAS, Boelart M. Control of visceral Leishmaniasis in latin america – a systematic review. Plos Negl Trop Dis. 2010;4(1):1-17.
104. World Health Organization. Control of the leishmaniases. WHO Technical Report Series 949. Report of a meeting of the WHO Expert Committee on the control of leishmaniases. Geneva, 22 a 26 march; 2010. p. 76-7.
105. Ribeiro VM, Silva SM, Menz I *et al.* Control of visceral leishmaniasis in Brazil: recommendations from Brasileish. Parasit Vectors. 2013;6(1):8.

LEISHMANIOSE FELINA

A leishmaniose felina (LF) é uma realidade crescente no meio veterinário. Casos são relatados em diferentes estados do Brasil,[1-7] além da confirmação da capacidade desses animais em infectar flebotomíneos.[8,9] Essa ocorrência vem chamando a atenção dos médicos-veterinários clínicos, infectologistas, especialistas em felinos e profissionais de saúde pública, uma vez que a doença felina ainda é pouco conhecida. Aspectos de sua distribuição, patogenia, sinais clínicos, diagnóstico, tratamento e controle serão abordados adiante.

Epidemiologia

A infecção pelas espécies *L. infantum*, *L. mexicana*, *L. venezuelensis*, *L. amazonensis* e *L. braziliensis* já foi descrita em gatos, homem, cão e outros hospedeiros.[1,2,10-13]

Infecções experimentais em gatos sugeriram certa condição de resistência dessa espécie. Laveran (1913)[14] inoculou gatos com promastigotas de *L. infantum* e não constatou infecção. Posteriormente, Giordano (1933)[15], Deane (1958)[16] e Anjilli e Githure (1993)[17] também não obtiveram êxito em infecções experimentais. Já Kirkpatrick *et al.* (1984)[18] conseguiram demonstrar a infecção após inocular pela via intravenosa promastigotas de *L. chagasi*. Outros estudos, como o de Barbosa-Santos *et al.* (1988)[19] e Simões-Mattos *et al.* (2005),[5] demonstraram a infecção experimental obtida, utilizando-se *L. amazonensis* e *L. braziliensis*. Com base nesses estudos, os gatos demonstraram ser mais resistentes à infecção por espécies de *Leishmania* quando comparados aos cães (Pennisi *et al.*, 2015).[20]

Apesar dessa resistência à infecção, casos naturais de LF são conhecidos desde 1912, quando Sergent,[21] na Argélia, registrou o encontro de formas amastigotas na medula óssea de um gato com 4 meses de vida, em uma residência onde havia uma criança e um cão com LV. Bergeon (1927),[22] Machattie *et al.* (1931),[23] Bosselut (1948)[24] e Brumpt (1949)[25] também registraram outras ocorrências naturais. Outros casos foram registrados em países como Venezuela,[11,26] Espanha,[27-29], Portugal,[30,31] Itália,[32,33] França,[13,34] Suíça,[35] Grécia,[36] Israel,[37] EUA,[10] Guiana Francesa[12] e Irã[38] (Quadro 84.3).

Infecções naturais foram também encontradas em felídeos silvestres. Hoogstraal e Dietlein (1964)[53] encontraram dois felídeos selvagens (*Felis serval phillipsi*) infectados naturalmente por *Leishmania* sp., no Sudão e no Brasil. Dharoug *et al.* (2011)[49,50] relataram a ocorrência de *L. chagasi* em felídeos cativos e em *Panthera leo*, abrindo novas perspectivas epidemiológicas da distribuição do parasito. Também em felídeos confinados em zoológicos no Brasil, em meio urbano, Tolentino *et al.* (2018) identificaram evidências sorológicas da infecção por *Leishmania* spp. [54]

QUADRO 84.3 Espécies de *Leishmania* identificadas em gatos e áreas geográficas de distribuição.[20]

Espécie	País
Leishmania amazonensis	Brasil[2,4,39]
L. braziliensis	Brasil[1,2,5]
	Guiana Francesa[12]
L. infantum	Irã[39,40]
	Itália[32,41,42]
	França[13,34]
	Espanha[43-46]
	Portugal[31,47]
	Grécia[48]
	Brasil[3,6,8,49-52]
L. mexicana	EUA[10]
L. venezuelensis	Venezuela[11]

Fonte: Adaptado de Pennisi *et al.*, 2015.[20]

No Brasil, o primeiro caso de LF foi descrito por Mello (1940)[55] no estado do Pará. Em 1996, Passos *et al.*[4] descreveram um caso de LF relacionado com *L. (Viannia)* em Belo Horizonte, seguido de relatos em São Paulo[5,6] por *L. infantum*, no Rio de Janeiro por *L.* braziliensis,[2] no Mato Grosso do Sul por *L. amazonensis*[4] e em Belo Horizonte por *L. infantum*,[8] entre outros.

O desenvolvimento da medicina felina e de testes diagnósticos mais sensíveis e específicos – sorológicos e moleculares – tem proporcionado o aumento de casos documentados.[20] Em 2007 e 2010, na Itália[42] e no Brasil,[8] respectivamente, foram demonstradas infecções do *Phlebotomus papatasi* e *Lutzomyia longipalpis* por xenodiagnóstico em gatos naturalmente infectados por *L. infantum*, portanto o papel desses animais na epidemiologia da LV necessita de estudos que possam determinar sua relevância na cadeia de transmissão para o homem.[56,57]

Ciclo

Em felinos e outros animais sensíveis, o ciclo desenvolve-se do mesmo modo, tendo animais invertebrados como vetores, particularmente do gênero *Lutzomyia* spp. no Brasil, para transmissão aos vertebrados, principalmente cães, gatos e humanos, por inoculação de promastigotas metacíclicas pelas suas peças bucais, quando infectadas.[58]

Transmissão

O meio mais frequente de transmissão das diferentes espécies de *Leishmania* é a picada de fêmeas de flebotomíneos infectadas. Desse modo, para as variadas espécies de *Leishmania* spp., há diferentes espécies de flebotomíneos adaptados como vetores. O Quadro 84.4 apresenta os principais flebotomíneos envolvidos na transmissão das espécies capazes de infectar felinos.

Outras formas de transmissão conhecidas em cães, como a transfusão sanguínea,[61] sexual,[62] vertical[63] ou direta cão a cão por mordidas ou feridas, sugerida em área não endêmica e sem a presença de vetores conhecidos,[64] não são descritas em felinos.

Não há informação específica na transmissão de *Leishmania* spp. para gatos. Parece lógico que o modelo de transmissão,

QUADRO 84.4 Espécies de flebotomíneos identificados como vetores de *Leishmania* spp. de felinos nas Américas.[59,60]

Flebotomíneo	*Leishmania*
Lutzomyia longipalpis/L. cruzi/L. evansi	*Leishmania infantum*
L. pessoai/L. migonei/L. anglesi/L. ovallesi/L. spinicrassi/ l. young/L. hartimanni/L. intermédia/L. shawi/L. trapidoi/ L. whitmani/L. ylephiletor/L. chagasi/L. amazonensis/ L. carrerai/L. hirsuta/L. llanosmartinsi/L. panamensis/ L. paraensis/L. maripaensis/L. squamiventris/ L. wellcomei/L. yucumensis	*L. braziliensis*
L. anthophora/L. olmeca/L. trapidoi/L. flaviscutellata/ L. ylephiletor	*L. mexicana*
L. flaviscutellata/L. nociva/L. whitmani	*L. amazonensis*
*L. olmeca/L. bicolor/L. rangeliana**	*L. venezuelensis*

*Espécies suspeitas. (Fonte: Miranda e Dias, 2011[59]; Lainson, 2010.[60])

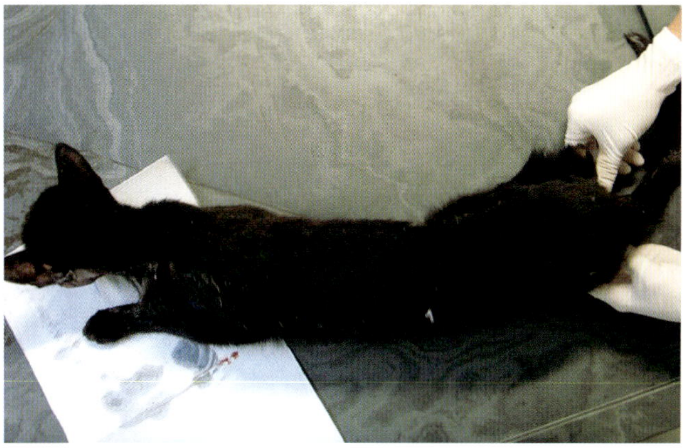

Figura 84.28 Gato com leishmaniose: emagrecimento e perda de massa muscular.[8] (Foto de Vitor Márcio Ribeiro.)

por meio da picada de flebotomíneos infectados seja o mesmo dos outros vertebrados, o que significa que em áreas onde a *L. infantum* é transmitida em cães, os gatos estarão sob o risco de serem infectados.[8,9,20,57] Estudos realizados em diferentes partes do mundo demonstraram que variadas espécies de flebotomíneos utilizam também o gato como fonte de alimentação.[65-69] Além disso, a capacidade de gatos naturalmente infectados por *L. infantum* infectarem flebotomíneos foi demonstrada, utilizando-se *P. papatasi*[42] e *L.* longipalpis.[8,9]

Desse modo, os estudos têm demonstrado que em áreas endêmicas o gato é suscetível à infecção e ao adoecimento.[8,51,70]

Patogenia e sinais clínicos

Os estudos epidemiológicos têm demonstrado que a infecção por *Leishmania* spp. nos gatos é comum, mas a doença é rara. Os gatos podem permanecer com resultados de exames sorológicos e PCR positivos por longo tempo.[71] Isso sugere que os gatos são mais resistentes que os cães para o aparecimento da doença.[20,72] As manifestações clínicas predominantes na LF são tegumentares, independentemente da espécie envolvida. Os gatos apresentam nódulos ulcerados ou crostas em narina, lábios, orelhas, pálpebras, alopecia e os sinais viscerais não são comuns (Figuras 84.28 a 84.33).[20,56,72] Savani *et al.* (2004)[3] relataram em um gato infectado com *L. infantum* sinais de perda de peso e de massa muscular, linfadenomegalia, desidratação e lesão nodular na narina. Em relatos de dois gatos sem raça definida com infecção natural por *L. amazonensis,* Souza *et al.* (2005)[2] e Souza *et al.* (2009),[39] descreveram lesões nodulares em narina, orelhas e regiões interdigitais. Vides *et al.* (2011)[51] descreveram sinais de dermatopatia em 27 gatos infectados por *L. infantum.* As lesões eram bilaterais e simétricas com formações nodulares únicas ou múltiplas, úlceras intermitentes, descamação cutânea, crostas hemorragicas, alopecia difusa e sinais viscerais como caquexia e estupor. Os autores salientaram que gatos com lesões dermatológicas provenientes de áreas endêmicas de LV devem ter essa infecção investigada. Silva *et al.* (2010)[8] descreveram discreto aumento de linfonodos poplíteos, dermatite furfuracea, onicogrifose, caquexia e atrofia muscular, fadiga, anorexia, fraqueza e uma ferida abaixo da orelha esquerda (Figuras 84.28, 84.31 A, 84.33 A) em um animal infectado por *L. infantum.* Leiva *et al.* (2005)[73] relataram úlceras oculares bilaterais, panuveíte oxidativa e glaucoma com perfuração secundária de ambos os olhos em um gato. Após enucleação de ambos os olhos, o exame histológico revelou formas amastigotas de *Leishmania* localizadas em tratos uveais, córneas, escleras e retinas.[73]

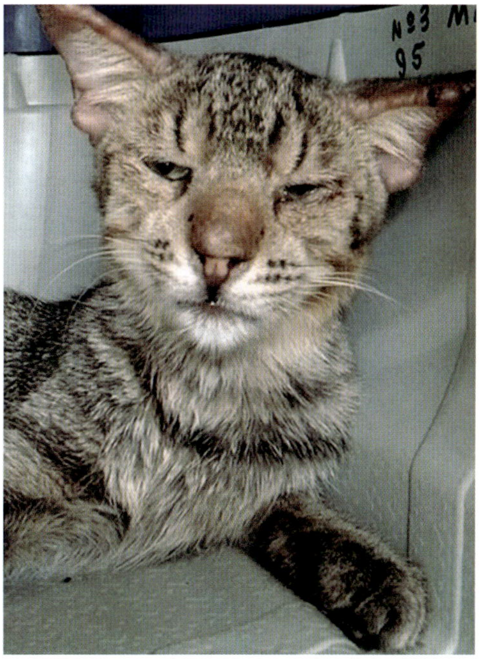

Figura 84.29 Leishmaniose felina: nódulos em região nasal e auricular, espessamento bordas das orelhas e abatimento. (Foto de Lucilância Maria Bezerra.)

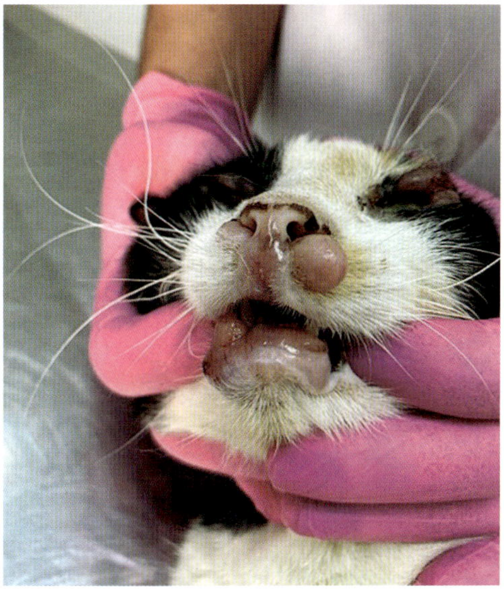

Figura 84.30 Nódulos em região nasal e lábios. (Foto de Fábio dos Santos Nogueira.)

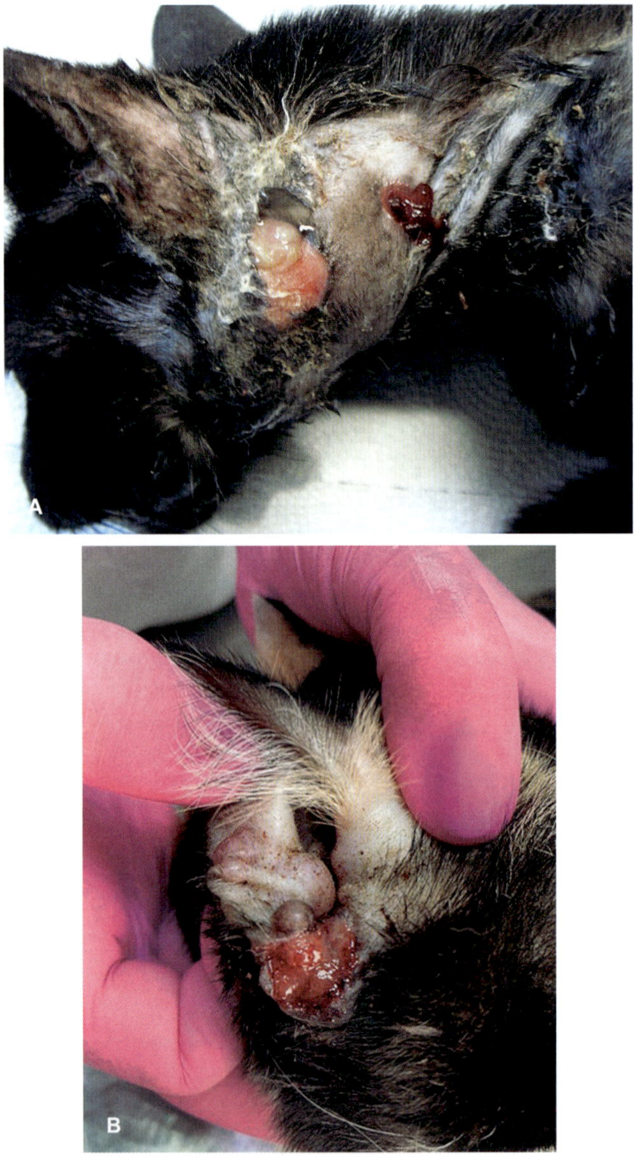

Figura 84.31 A. Prostração, ferida na região inferior ao ouvido esquerdo com nódulo caudal à ferida.[8] **B.** Dermatite ulcerativa em região auricular. (Fotos de Vitor Márcio Ribeiro.)

Pelo exposto, pode-se verificar que, embora a maioria dos casos das infecções em felinos seja assintomática, os sinais clínicos podem ser bastante variados, predominando, entretanto, os dermatológicos. Pennisi *et al.* (2013)[72] em artigo de revisão corroboraram a predominância de lesões tegumentares (úlceras, crostas, dermatite nodular e descamativa) e outros sinais como linfadenomegalia, emagrecimento, uveíte, blefarite nodular, panoftalmia, gengivite e estomatite crônicas, diminuição do apetite e letargia. Isso torna necessário que a LF seja incluída entre os diagnósticos diferenciais de infecções ou doenças infecciosas, como vírus da imunodeficiência felina (FIV), vírus da leucemia felina (FeLV), coronavírus felino (FcoV), *Bartonella* spp., *Mycobacteria* spp., *Toxoplasma gondii, Cryptococcus* spp. ou outras micoses sistêmicas, além de doenças neoplásicas.

Diagnóstico

Exames complementares

Dentre as alterações laboratoriais observadas na LF, pode-se correlacionar leve a grave anemia normocítica normocrômica não regenerativa,[33] moderada a grave pancitopenia[33,74] e proteinúria

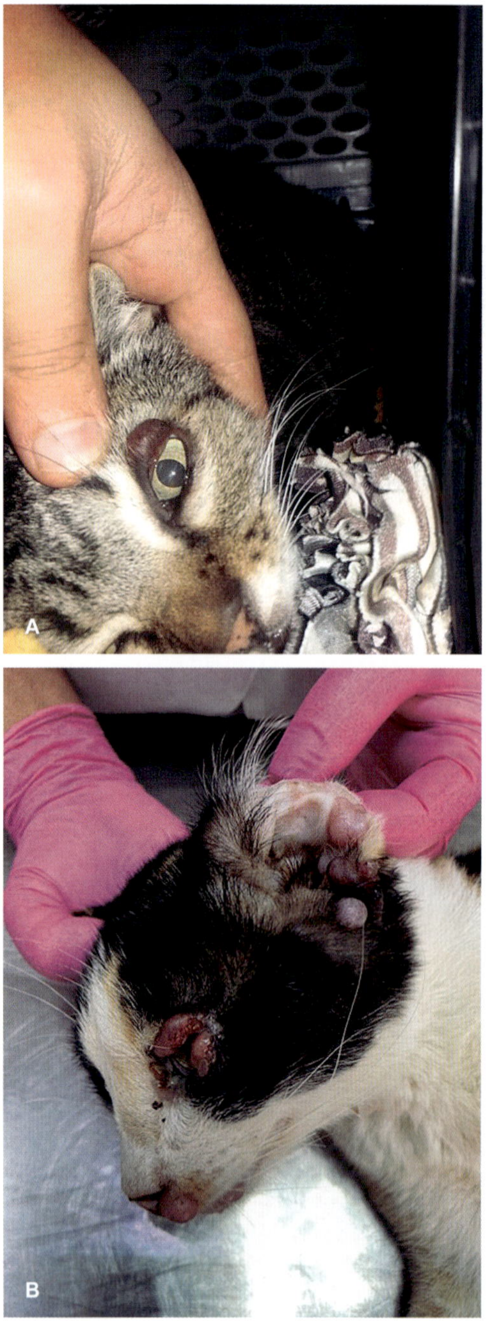

Figura 84.32 A. Nódulo em pálpebra superior esquerda. (Foto de Nayara Cristina de Paula Silva e Mayra Harumi Lage.) **B.** Blefarite nodular e nódulos em região auricular. (Foto de Fábio dos Santos Nogueira.)

com elevação da creatinina sérica.[33] A hiperproteinemia com hipergamaglobulinemia tem sido um achado comum em gatos, assim como nos cães, mas a hipoalbuminemia foi pouco relatada.[8,33,75] Leucocitose com neutrofilia e elevação de alanina aminotransferase associadas à soropositividade para *L. infantum* também foram observadas.[8,43]

Diagnóstico sorológico

Testes sorológicos como RIFI e ELISA, com base na detecção sérica de anticorpos IgG anti-*Leishmania*, apresentam sensibilidade e especificidade variadas, dependendo do antígeno e da metodologia de execução empregada.[54,76] Para a RIFI, um ponto de corte (*cut off*) de 1:80 tem sido recomendado em gatos.[8,77] Martin-Sanchez *et al.* (2007)[28] verificaram títulos de anticorpos mais elevados em gatos com menor proporção de positividade para a presença de DNA *L. infantum* pela PCR e, ao contrário,

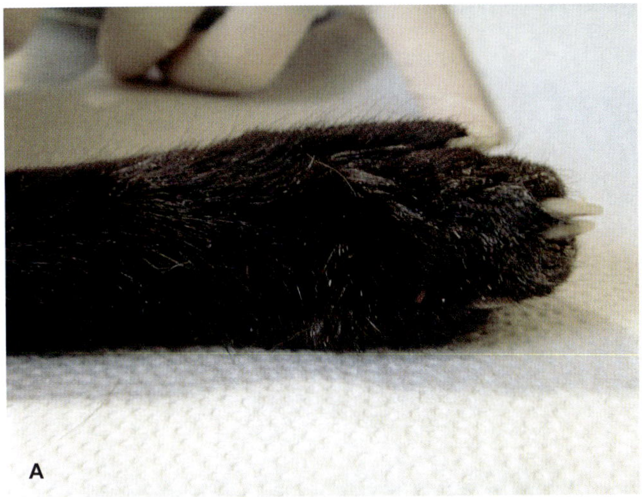

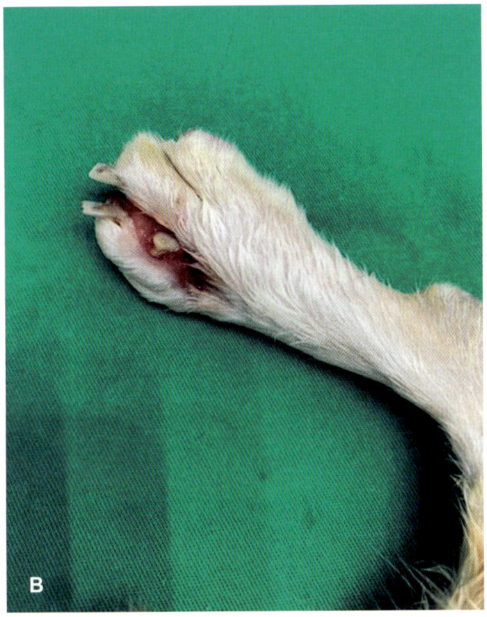

Figura 84.33 **A.** Onicogrifose. (Foto de Vitor Márcio Ribeiro.)[8] **B.** Onicogrifose e paroníquia. (Foto de Fábio dos Santos Nogueira.)

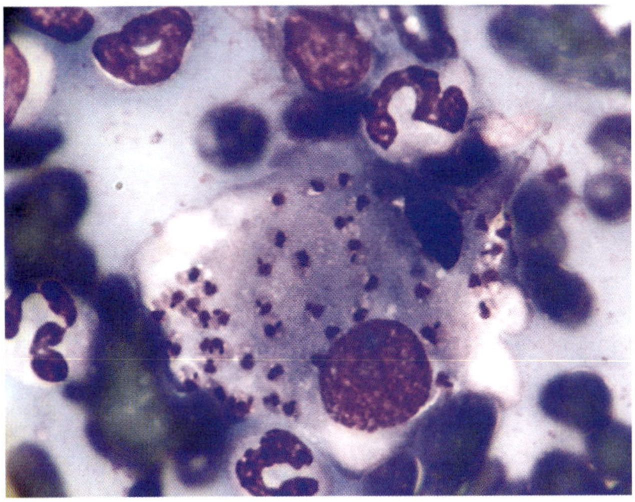

Figura 84.34 Formas amastigotas em esfregaço de medula óssea. (Imagem de Vitor Márcio Ribeiro.)

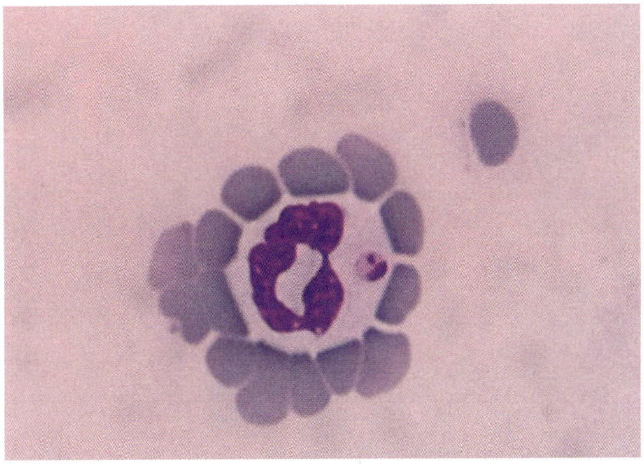

Figura 84.35 Forma amastigota em neutrófilo de esfregaço sanguíneo em felino naturalmente infectado por *Leishmania infantum*. (Imagem de Gregório Guilherme Almeida, Wagner Luiz Tafuri e Aldair Junio Woyames Pinto.)

títulos menores para aqueles com maiores concentrações desse DNA. Da mesma maneira, Costa *et al.* (2010)[78] verificaram correlação fraca entre os resultados parasitológicos e sorológicos, quando somente dois dos oito gatos com resultados parasitológicos positivos eram também positivos no teste ELISA e sugeriram que tal achado demonstrava que a resposta imune dos gatos à infecção difere da observada em cães.

Testes comerciais para LF não estão disponíveis no Brasil.

Diagnóstico parasitológico e molecular

Os testes parasitológicos são o meio mais específico de diagnóstico de um animal infectado. Exames citológicos de esfregaços de material coletado de medula óssea, linfonodos, baço, fígado, pele, conjuntiva, córnea e sangue podem demonstrar formas amastigotas.[9,20,48,57] Em gatos, a coleta de fluido da medula óssea é realizada preferencialmente na crista ilíaca, sendo esse o material de eleição para pesquisa da *Leishmania spp*. (Figura 84.34), embora formas amastigotas possam também ser encontradas em esfregaços do sangue periférico (Figura 84.35).[74]

Exames histopatológicos e imuno-histoquímicos podem caracterizar a lesão tecidual e identificar as formas parasitárias (Figuras 84.36 e 84.37). Estudo realizado por Navarro *et al.* (2010)[44] demonstraram em amostras de pele e olhos que as lesões histológicas são identificadas predominantemente por inflamação granulomatosa difusa com macrófagos contendo numerosas formas amastigotas.

O material coletado para exames citológicos, histológicos ou moleculares pode ainda ser semeado em meio de cultura NNN que, em caso de resultado positivo, mostrará formas promastigotas. Esse método mimetiza o ambiente intestinal do vetor e tem grande especificidade, porém sua sensibilidade depende da carga parasitária existente. Apresenta grande valor para o isolamento e a identificação dos parasitos, mas sua execução tem sido restrita a pesquisas.[32,33,79]

O xenodiagnóstico é o método de exame parasitológico mais importante para determinar a capacidade de transmissão de animais infectados. No caso dos felinos, esse teste tem sido utilizado para avaliar a capacidade de gatos infectados e/ou doentes contaminarem flebótomos (Figura 84.38). Isso tem sido demonstrado em trabalhos realizados na Itália[48] e no Brasil[8,9] quando gatos naturalmente infectados por *L. infantum* transmitiram os parasitos (amastigotas) para *P. papatasi* e *L. longipalpis*, respectivamente (Figura 84.39). Sua realização é difícil. Esse exame não tem sido empregado na rotina clínica de gatos ou cães.

Os testes moleculares como a PCR apresentam alta especificidade para identificar e ampliar sequências de DNA do cinetoplasto do parasito. Tem sensibilidade afetada pela carga

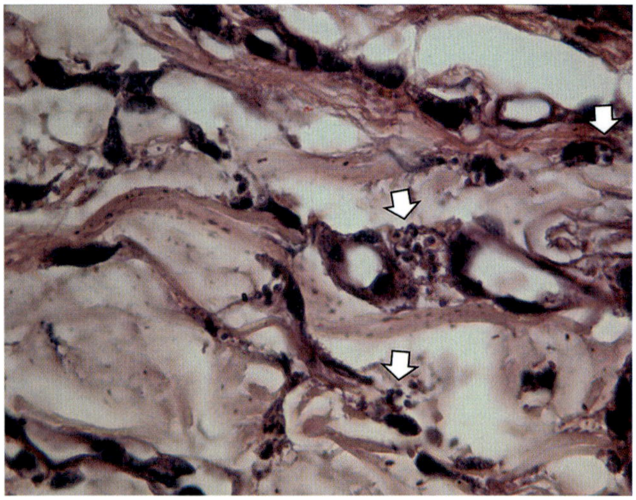

Figura 84.36 Fotomicrografia de formas amastigotas (*setas*) em exame histopatológico da pele da orelha de gato naturalmente infectado por *Leishmania infantum*, realizado com coloração de hematoxilina-eosina (aumento de ×40). (Imagem de Gregório Guilherme Almeida, Wagner Luiz Tafuri e Aldair Junio Woyames Pinto.)

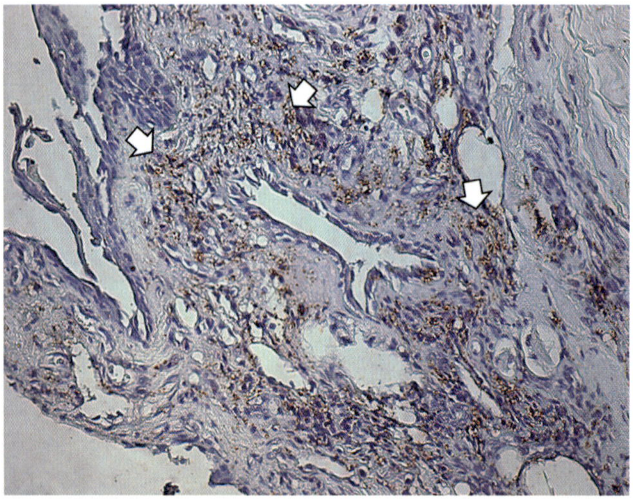

Figura 84.37 Fotomicrografia de exame imuno-histoquímico de pele da orelha de gato naturalmente infectado por *Leishmania infantum* apresentando acentuada marcação de formas amastigotas (*setas*), associada a intenso e difuso processo inflamatório, realizado pelo método da reação de estreptoavidina-peroxidase (aumento de ×40). (Imagem de Gregório Guilherme Almeida, Wagner Luiz Tafuri e Aldair Junio Woyames Pinto.)

parasitária da amostra examinada e aplicação na rotina clínica (Figura 84.40).[9,57] Além do PCR convencional, o *Nested PCR* e o qPCR apresentam maior sensibilidade e podem ser utilizados conforme a estrutura do laboratório e o treinamento da equipe de trabalho. O qPCR sobressai pela possibilidade de quantificar a carga parasitária do animal infectado, tornando-se importante no acompanhamento de animais em tratamento.[8,9,20,80] O teste pode ser feito em tecidos, sangue e fluidos do corpo. O conteúdo de medula óssea, linfonodos, baço ou pele demonstrou melhores resultados para o diagnóstico.[48,58] Oliveira *et al.* (2015)[80] avaliaram a eficácia do uso do PCR para detecção de gatos infectados por *Leishmania* a partir de *swabs* de suas conjuntivas oculares e concluíram que esse método foi capaz de identificar animais infectados. Além disso, os autores salientaram a maior facilidade da obtenção das amostras, considerando o temperamento dos felinos e as dificuldades inerentes a coletas de materiais por métodos invasivos.

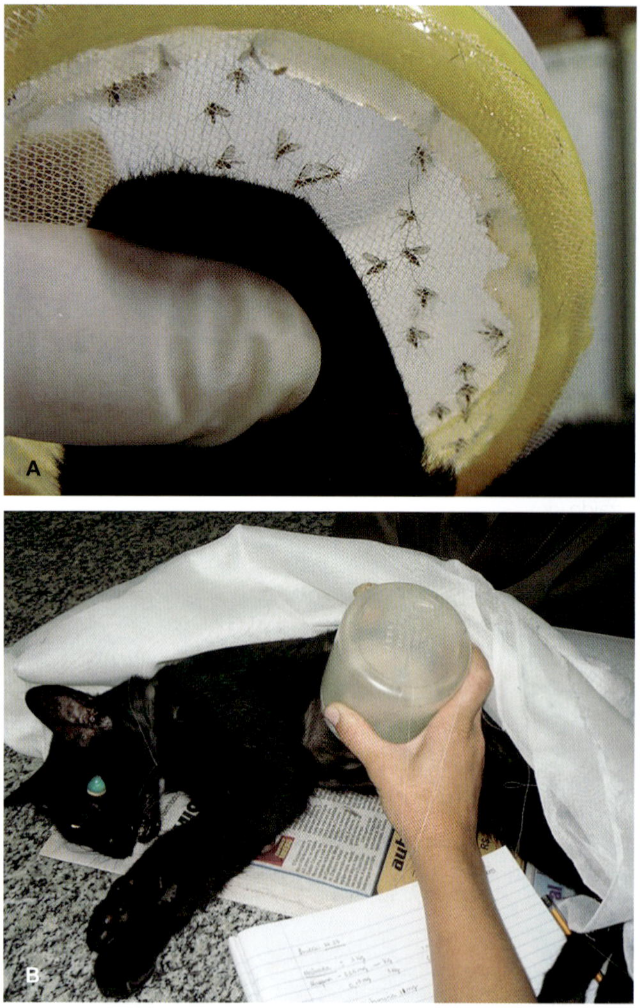

Figura 84.38 Xenodiagnóstico na etapa da alimentação dos flebotomíneos. **A.** Face interna da orelha de felino em contato com flebotomíneos. **B.** Pote com flebotomíneos em contato com a região abdominal esquerda de felino naturalmente infectado por *Leishmania infantum*.[8] (Fotos de Vitor Márcio Ribeiro.)

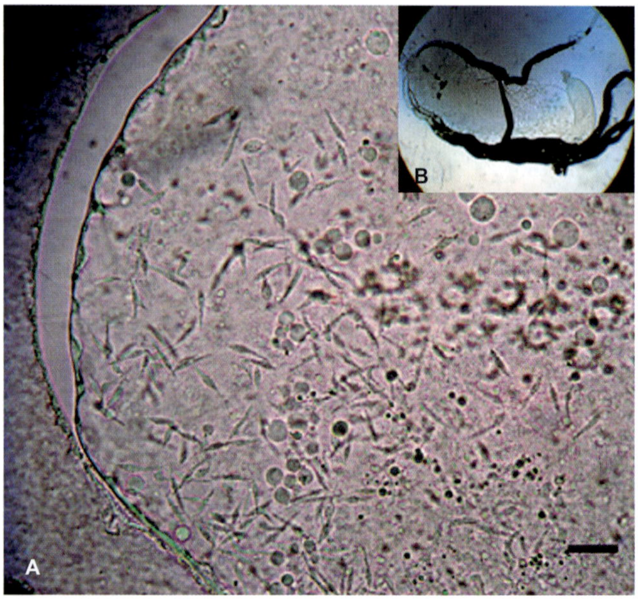

Figura 84.39 Xenodiagnóstico. **A.** Formas promastigotas de *Lutzomyia longipalpis* no trato digestivo de gato naturalmente infectado por *Leishmania infantum* 5 dias depois do repasto sanguíneo (aumento de ×400; Bar = 16 m). **B.** Intestino dissecado (aumento de ×40).[8] (Imagem de Vitor Márcio Ribeiro.)

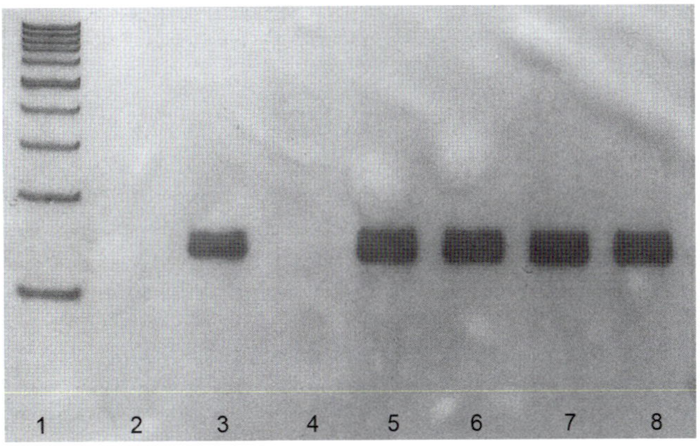

Figura 84.40 Reação em cadeia da polimerase de material de gato infectado por *Leishmania infantum*: (1) padrão de peso molecular; (2) branco; (3) ácido desoxirribonucleico (DNA) de *Leishmania infantum* extraído de cultura; (4) controle negativo; (5) amostra de baço; (6) amostra de fígado; (7) amostra de pele da orelha; (8) amostra de focinho. Produto da amplificação da região conservada dos minicírculos de kDNA. (Imagem de Aldair Junio Woyames Pinto, Wagner Luiz Tafuri e Gregório Guilherme de Almeida.)

Tratamento

A informação disponível para o tratamento da LF ainda é escassa. O alopurinol é o medicamento mais usado, seguido do antimoniato de N-metilglucamina. No momento não existem estudos sobre as características farmacocinéticas e farmacodinâmicas desses fármacos em gatos e também da segurança de sua utilização.[20] O uso prolongado de alopurinol na dose de 10 a 20 mg/kg, a cada 12 a 24 horas, tem demonstrado eficácia na cura clínica, mesmo em gatos FIV-positivos, embora com recidiva quando da interrupção da terapia.[75,81,82,83] Protocolos variados (5 mg/kg/24 horas, SC; 20 a 50 mg/kg/24 horas, IM; 175 mg/gato/48 horas, IM) com antimoniato de N-metilglucamina apresentaram bons resultados clínicos, mas não tiveram acompanhamento.[21] Pennizi *et al.* (2004)[33] utilizaram fluconazol, itraconazol, metronidazol e espiramicina em um gato, em tempos diferentes, e não obtiveram resultados satisfatórios. A retirada cirúrgica de nódulos cutâneos em dois gatos foi tentada, mas ambos tiveram recorrência das lesões.[84]

De acordo com o que foi exposto, nenhuma evidência científica indica o melhor tratamento da LF. Atualmente o alopurinol é o medicamento mais usado e são poucos os casos com o antimoniato de N-metilglucamina. Animais submetidos a tratamento devem ser rigorosamente acompanhados, uma vez que nenhum estudo de segurança do uso desses medicamentos em gatos foi conduzido. A duração do uso do alopurinol deve ser avaliada caso a caso, conforme as evoluções clínica e laboratorial do animal em tratamento.

Prevenção e controle

Não há informação com base científica que oriente sobre a prevenção e o controle da LF. O fato de a infecção e a doença acometerem gatos deve suscitar no clínico atenção para diagnóstico, tratamento e medidas de prevenção passíveis de serem adotadas.

Não existem vacinas contra LF, e os inseticidas piretroides em soluções tópicas e colares usados em cães não são indicados para gatos, pois estes são muito sensíveis a essas substâncias, principalmente a permetrina e a deltametrina.[85] Brianti *et al.* (2017)[86] demonstraram, no entanto, que o uso do colar de imidacloprida a 10%/flumetrina a 4,5% reduziu significativamente o risco de infecção por *L. infantum* em gatos em condições naturais. Os autores sugeriram o uso desse colar como auxiliar na prevenção da LF. Sinais de toxicidade não foram observados nos felinos.[86]

CONSIDERAÇÕES FINAIS

É necessário que a medicina veterinária e as outras profissões da área da saúde compreendam que o conceito "saúde única" deve ser incorporado à prática. Em relação às metas relacionadas com o controle da LV, a atuação dos médicos-veterinários é essencial na saúde pública, seja no manejo de cães de comunidades, no controle de vetores, no combate dessa e de outras zoonoses, ou na medicina veterinária privada.

O médico-veterinário é decisivo nos avanços do diagnóstico de cães infectados, na execução correta do estadiamento e no manejo dos cães infectados/doentes, orientando a comunidade no combate ao vetor centrado no cão (e no gato) e no manejo do ambiente, estimulando a vacinação dos cães contra a LVC, influenciando em políticas públicas de controle da população canina por meio de práticas éticas e não permitindo políticas de abate canino, e, por fim, assumindo seu papel na educação em saúde. Somente assim se poderá evoluir na práxis "saúde única" que somente existe quando a "saúde é compartilhada" entre o homem, os animais e a natureza.[17,21]

Muitos estudos são necessários para preencher as lacunas existentes sobre a LF, como a prevalência da infecção e da doença, o papel dos gatos como reservatórios do parasito, a padronização de métodos diagnósticos, protocolos de tratamento, prevenção e controle.[87]

É necessário que os médicos-veterinários clínicos incluam em seus diagnósticos diferenciais a LF em áreas endêmicas e recomendem aos seus clientes a adoção de medidas preventivas a seus animais, como o uso do colar inseticida de imidacloprida a 10%/flumetrina a 4,5% de modo rotineiro.[86,87]

REFERÊNCIAS BIBLIOGRÁFICAS

1. Passos VMA, Lasmar EB, Gontijo CMF *et al.* Natural infection of a domestic cat (Felix domesticus) with Leishmania (Viannia) in the metropolitan region of Belo Horizonte, state of Minas Gerais, Brazil. Memórias do Instituto Oswaldo Cruz. 1996;91(1):19-20.
2. Schubach TMP, Figueiredo FB, Pereira SA *et al.* American cutaneous leishmaniasis in two cats from Rio de Janeiro, Brazil: first report of natural infection with Leishmania (Viannia) braziliensis. Trans R Soc Trop Med Hyg. 2004;98:165-7.
3. Savani ESMM, Camargo MCGO, Carvalho MR *et al.* The first record in the Americas of an autochthonous case of Leishmania (Leishmania) infantum chagasi in a domestic cat (Felis catus) from Cotia County, São Paulo State, Brazil. Vet Parasitol. 2004;120(3):229-33.
4. Souza AI, Barros EMS, Ishikawa E *et al.* Feline leishmaniasis due to Leishmania (Leishmania) amazonensis in Mato Grosso do Sul State, Brazil. Vet Parasitol. 2005;128:41-5.
5. Simões-Mattos L, Mattos MRF, Teixeira MJ *et al.* The susceptibility of domestic cats (Felis catus) to experimental infection with Leishmania braziliensis. Vet Parasitol. 2005;127:199-208.
6. Coelho WMD, Richini-Pereira VB, Langoni H *et al.* Molecular detection of Leishmania sp. in cats (Felis catus) from Andradina Municipality, São Paulo State, Brazil. Vet Parasitol. 2011;176:281-2.
7. Mendonça IL, Batista JF, Ribeiro IMM *et al.* Leishmania infantum in domestic cats from the municipality of Teresina, state of Piauí, Brazil. Parasitol. Open 3, E1. 2017.
8. Silva SM, Rabelo PFB, Gontijo NF *et al.* First report of infection of Lutzomyia longipalpis by Leishmania (Leishmania) infantum from a naturally infected cat of Brazil. Vet Parasitol. 2010;174(1-2):150-4.
9. Mendonça IL, Batista JF, Lopes KSPP *et al.* Infection of Lutzomyia longipalpis in cats infected with Leishmania infantum. Vet Parasitol. 2020;280:109058.
10. Trainor KE, Porter BF, Logan KS *et al.* Eight cases of feline cutaneous leishmaniosis in Texas. Vet Pathol. 2010;47:1076-81.
11. Bonfante-Garrido R, Valdivia O, Torrealba J *et al.* Cutaneous leishmaniasis in cats (Felis domesticus) caused by Leishmania (Leishmania venezuelensis). Revista Científica – Facultad de Ciencias Veterinárias. 1996;6(3):187-90.
12. Rougeron V, Catzeflis F, Hide M *et al.* First clinical case of cutaneous leishmaniasis due to Leishmania (Viannia) braziliensis in a domestic cat from French Guiana. Vet Parasitol. 2011;181:325-8.
13. Ozon C, Marty, P, Pratlong F *et al.* Disseminated feline leishmaniosis due to Leishmania infantum in Southern France. Vet Parasitol. 1998;75:273-7.

14. Laveran A. Infectious du cobaye, du lapin et du Chat par la Leishmania infantum. Bulletin de Société de Pathologie Exotique. 1913;6:110-4.
15. Giordano A. Le chat dans la transmission de la leishmaniose viscérale de la médittéranée. Bollettino della Sezione Italiana. Società Internazionale di Microbiologia. 1933;5:300-32.
16. Deane LM. Epidemiologia e profilaxia do calazar americano. Revista Brasileira de Malariologia e Doenças Tropicais. 1958;10:431-50.
17. Anjilli CO, Githure JI. Refractiones of domestic cats to infection with a Kenyan strain of Leishmania donovani. East Afr J. 1993;70(5):322.
18. Kirkpatrick CE, Farrel JP, Goldschmidt MH. Leishmania chagasi and Leishmania donovani: experimental infection in domestic cats. Exp Parasitol. 1984;58:125-31.
19. Barbosa-Santos EGO, Marzochi MCA, Conceição NF *et al.* Vaccination and experimental infection of cats (Felix domesticus) with Leishmania. Memórias do Instituto Oswaldo Cruz. 1988;83(Suppl. 1):159.
20. Pennisi MG, Cardoso L, Baneth G *et al.* LeishVet update and recommendations on feline leishmaniosis. Parasit Vectors. 2015;8:302.
21. Sergent ED, Sergent ET, Lombard J *et al.* La leishmaniose à Alger. Infection simultanée d'un enfant, d'un chien et d'un chat dans la même habitation. Bulletin de Société de Pathologie Exotique. 1912;5(2):93-8.
22. Bergeon MP. Un case de leishmaniose chez le chat. Bulletin de la Société de Science Véterinaire de Lyon. 1927;30:92.
23. Machattie C, Mills EA, Chadwuik MCR. Naturally occurring oriental sore of the domestic cat in Iraq. Trans Royal Soc Trop Med Hyg. 1931;25(2):103-6.
24. Bosselut H. Un cas de leishmaniose générale du chat. Archives de l'Istitut Pasteur d'Algérie. 1948;26(1):14.
25. Brumpt E. Parasites Animaux, Précis de Parasitologie. 6. ed. Paris: Masson et Cie; 1949. p. 248-56.
26. Bonfante-Garrido R, Urdaneta I, Urdaneta R *et al.* Natural infection of cats with Leishmania in Barquisimeto, Venezuela. Trans Royal Soc Trop Med Hyg. 1991;85:53.
27. Hervás J, Chacón-Manrique De Lara F, Lopez J *et al.* Granulomatous (pseudotumoral) iridociclitis associated with leishmaniasis in a cat. Vet Rec. 2001;149:624-5.
28. Martín-Sánchez J, Acedo C, Munoz-Perez M *et al.* Infection by Leishmania infantum in cats: Epidemiological study in Spain. Vet Parasitol. 2007;145(3-4):267-73.
29. Sherry K, Miró G, Trotta M *et al.* A serological and molecular study of Leishmania infantum infection in cats from the Island of Ibiza (Spain). Vector Born Zoonotic Dis. 2011;11:239-45.
30. Costa-Durão JF, Rebelo E, Peteleiro MC *et al.* Primeiro caso de leishmaniose em gato doméstico (Felis catus domesticus) detectado em Portugal. Rev Port Ciências Vet. 1994;89:140-4.
31. Maia C, Nunes M, Campino L. Importance of cats in zoonotic leishmaniasis in Portugal. Vector Born Zoonotic Dis. 2008;8(4):555-9.
32. Poli A, Abramo F, Barsotti P *et al.* Feline leishmaniasis due to Leishmania infantum in Italy. Vet Parasitol. 2002;106(3):181-91.
33. Pennisi MG, Venza M, Reale S *et al.* Case report of leishmaniasis in four cats. Vet Res Comm. 2004;28(Suppl 1):363-6.
34. Grevot A, Jaussaud Hugues P, Marty P *et al.* Leishmaniosis due to Leishmania infantum in a FIV and FeLV positive cat with a squamous cell carcinoma diagnosed with histological, serological and isoenzymatic methods. Parasite. 2005;12:271-5.
35. Rufenacht S, Sager H, Muller N *et al.* Two cases of feline leishmaniosis in Switzerland. Vet Rec. 2005;156:542.
36. Diakou A, Papadopoulos E, Lazarides K. Specific anti-Leishmania spp. antibodies in stray cats in Greece. J Feline Med Surg. 2009;11(8):728-30.
37. Nasereddin A, Salant H, Abdeen Z. Feline leishmaniasis in Jerusalem: serological investigation. Vet Parasitol. 2008;158(4):364-9.
38. Dorbadam SM, Akhlaghi L, Akhondi B *et al.* Evaluation of Leishmania infantum in cat by PCR-RFLP in an endemic region of visceral leishmaniasis in Meshkin-Shahr, Iran. J Genes, Microbes Immunity. 2014;1-7.
39. Souza AL, Nunes VLB, Borralho VM *et al.* Domestic feline cutaneous leishmaniasis in the municipality of Ribas do Pardo, Mato Grosso do Sul State, Brazil: a case report. J Venom Anim Toxins Trop Dis. 2009;15(2):359-65.
40. Hatam GR, Adnani SJ, Asgari Q *et al.* First report of natural infection in cats with Leishmania infantum in Iran. Vector Born Zoonotic Dis. 2010;10:313-6.
41. Gramiccia M, Di Muccio T, Vitale F *et al.* Leishmania infantum characterization from three cases of feline leishmaniasis in Sicily (Italy). In: Abstract Book of WorldLeish3. Palermo-Terrasini; 2005. p. 146.
42. Maroli M, Pennisi M, Muccio T *et al.* Infection of sand flies by a cat naturally infected with Leishmania infantum. Vet Parasitol. 2007;145:357-60.
43. Ayllon T, Tesouro MA, Amusategui I *et al.* Serologic and molecular evaluation of Leishmania infantum in cats from Central Spain. Ann N Y Acad Sci. 2008;1149:361-4.
44. Navarro JA, Sánchez J, Peñafiel-Verdú C *et al.* Histopathological lesions in 15 cats with leishmaniosis. J Comp Pathol. 2010;143:297-302.
45. Tabar MD, Altet L, Francino O *et al.* Vector-borne infections in cats: molecular study in Barcelona area (Spain). Vet Parasitol. 2008;151:332-6.
46. Millán J, Zanet S, Gomis M *et al.* An investigation into alternative reservoirs of canine leishmaniasis on the endemic island of Mallorca (Spain). Transbound Emerg Dis. 2011;58:352-7.
47. Maia C, Gomes J, Cristovão J *et al.* Feline Leishmania infection in a canine leishmaniasis endemic region, Portugal. Vet Parasitol. 2010;174:336-40.
48. Chatzis MK, Andreadou M, Leontides L *et al.* Cytological and molecular detection of Leishmania infantum in different tissues of clinically normal and sick cats. Vet Parasitol. 2014;202:217-25.
49. Dahroug MAA, Almeida ABPF, Sousa VRF *et al.* Leishmania (Leishmania) chagasi in captive wild felids in Brazil. Trans R Soc Trop Med Hyg. 2010;104(1):73-4.
50. Dahroug MAA, Almeida ABPF, Sousa VRF *et al.* The first case report of Leishmania (Leishmania) chagasi in Panthera leo in Brazil. Asian Pac J Trop Biomed. 2011;1(3):249-50.
51. Vides JP, Schwardt TF, Sobrinho LSV *et al.* Leishmania chagasi infection in cats with dermatologic lesions from an endemic area of visceral leishmaniosis in Brazil. Vet Parasitol. 2011;178(1-2):22-8.
52. Coelho WMD, Lima VM, Amarante AF *et al.* Occurrence of Leishmania (Leishmania) chagasi in a domestic cat (Felis catus) in Andradina São Paulo, Brazil: case report. Rev Bras Parasitol Vet. 2010;19:256-8.
53. Hoogstraal H, Dietlein DR. Leishmaniasis in the Sudan Republic: recent results. Bull World Health Org. 1964;31:137-43.
54. Tolentino N, Pinheiro GRG, Ottino J *et al.* Serological evidence of Leishmania infection by employing ELISA and rapid tests in captive felids and canids in Brazil. Vet Parasitol Reg Studies Rep. 2019;17:100308.
55. Mello GB. Verificação da infecção natural do gato (Felix domesticus) por um protozoário do gênero Leishmania. Brasil Médico. 1940;54(12):180.
56. Mancianti F. Leishmaniosi felina: quale ruolo epidemiologico? Parassitologia. 2004;46:203-6.
57. Martins FSF, Silva NCP, Ottino J *et al.* Avaliação de gatos naturalmente infectados por Leishmania infantum como potenciais reservatórios em uma região enzoótica para leishmaniose visceral canina em São Joaquim de Bicas – MG. Rev V&Z. 2020;146.
58. Baneth G, Solano-Galeno L. Leishmaniases. In: Greene CE. Infectious Diseases of the Dog and Cat. 4. ed. St. Louis: Elsevier Saunders; 2012. p. 734-49.
59. Miranda JC, Dias ES. Vetores das leishmanioses nas Américas. In: Barral A, Costa J. Leishmanias e a Leishmaniose Tegumentar nas Américas. 2011. p. 55-64.
60. Lainson R. Espécies neotropicais de Leishmania: uma breve revisão histórica. Rev Pan-Amaz Saude. 2010;1(2):13-32.
61. Freitas E, Melo MN, Costa-Val AP *et al.* Transmission of Leishmania infantum via blood transfusion in dogs: potential for infection and importance of clinical factors. Vet Parasitol. 2006;137:159-67.
62. Silva LF, Oliveira RG, Silva TMA *et al.* Venereal transmission of canine visceral leishmaniasis. Vet Parasitol. 2009;160:55-9.
63. Silva SM, Ribeiro VM, Ribeiro RR *et al.* First report of vertical transmission of Leishmania (Leishmania) infantum in a naturally infected bitch from Brazil. Vet Parasitol. 2009;166:159-62.
64. Karkamo V, Kaistinen A, Näreaho A *et al.* The first report of autochthonous non-vector-borne transmission of canine leishmaniosis in the Nordic countries. Acta Vet Scand. 2014;56:84.
65. Baum M, Ribeiro MC, Lorosa ES *et al.* Eclectic feeding behavior of Lutzomyia (Nyssomyia) intermedia (Diptera, Psychodidae, Phlebotominae) in the transmission area of American cutaneous leishmaniasis, state of Parana, Brazil. Rev Soc Bras Med Trop. 2013;46:560-5.
66. Afonso MM, Duarte R, Miranda JC. Studies on the feeding habits of Lutzomyia (Lutzomyia) longipalpis (Lutz & Neiva, 1912) (Diptera: Psychodidae: Phlebotominae) populations from endemic areas of American visceral leishmaniasis in northeastern Brazil. J Trop Med. 2012;2012:858657.
67. Maroli M, Jalouk L, Al Ahmed M *et al.* Aspects of the bionomics of Phlebotomus sergenti sandflies from an endemic area of anthroponotic cutaneous leishmaniasis in Aleppo Governorate, Syria. Med Vet Entomol. 2009;23:148-54.
68. Ogusuku E, Perez JE, Paz L *et al.* Identification of bloodmeal sources of Lutzomyia spp. in Peru. Ann Trop Med Parasitol. 1994;88:329-35.
69. Johnson RN, Ngumbi PM, Mwanyumba JP *et al.* Host feeding preference of Phlebotomus guggisbergi, a vector of Leishmania tropica in Kenya. Med Vet Entomol. 1993;7:216-8.
70. Sobrinho LSV, Rossi CN, Vides JP *et al.* Coinfection of Leishmania chagasi with *Toxoplasma* gondii, Feline Immunodeficiency Virus (FIV) and Feline Leukemia Virus (FeLV) in cats from an endemic area of zoonotic visceral leishmaniasis. Vet Parasitol. 2012;187(1-2):302-6.
71. Pennisi MG. Feline leishmaniosis from A to Z. In: Leishmaniosi canina: recenti acquisizioni su epidemiologia, implicazioni cliniche, diagnosi, terapia e prevenzione. Cremona: Edizioni Veterinaire; 2010. p. 59-64.
72. Pennisi MG, Hartmann K, Lloret A *et al.* Leishmaniosis in cats ABCD guidelines on prevention and management. J Feline Med Surg. 2013;15:638-42.
73. Leiva M, Lloret A, Pena T *et al.* Therapy ocular and visceral leishmaniasis in a cat. Vet. Ophthalmol. 2005;8:71-5.

74. Marcos R, Santos M, Malhão F *et al.* Pancytopenia in a cat with visceral leishmaniasis. Vet Clin Pathol. 2009;38:201-5.
75. Richter M, Schaarschmidt-Kiener D, Krudewig C. Ocular signs, diagnosis and long-term treatment with alopurinol in a cat with leishmaniasis. Schweiz Arch Tierheilkd. 2014;156:289-94.
76. Silva MS. Leishmaniose visceral felina. Cad Tec Vet Zoo. 2012;65:104-13.
77. Pennisi MG, Lupo T, Malara D *et al.* Serological and molecular prevalence of Leishmania infantum infection in cats from Southern Italy. J Feline Med Surg. 2012;14:656-7.
78. Costa TAC, Rossi CN, Laurenti MD *et al.* Ocorrência de leishmaniose em gatos de área endêmica para leishmaniose visceral. Braz. J Vet Res Anim Sci. 2010;47(3):213-7.
79. Nogueira FS, Ribeiro VM. Leishmaniose visceral In: Jericó MM, Andrade Neto JPA, Kogika MM. Tratado de medicina interna de cães e gatos. Rio de Janeiro: Roca; 2015. vol. 1. p. 718-33.
80. Oliveira TMF, Pereira VF, Benvenga GU *et al.* Conjunctival *swab* PCR to detect Leishmania spp. in cats. Braz J Vet Parasitol. 2015;24(2):220-2.
81. Pennisi MG. Feline leishmaniosis from A to Z. In: Leishmaniosi canina: recenti acquisizioni su epidemiologia, implicazioni cliniche, diagnosi, terapia e prevenzione. Cremona: Edizioni Veterinaire; 2010. p. 59-64.
82. Pocholle E, Reyes-Gomez E, Giacomo A. Case report of disseminated feline leishmaniosis in the South of France. The cat (Felis catus) as potential reservoir of Leishmania infantum. Parasite. 2012;19:77-80.
83. Sanches A, Pereira AG, Carvalho JP. Um caso de leishmaniose felina. Vet Med. 2011;63:29-30.
84. Hervás J, Lara FCM, Sanchéz-Isarria MA *et al.* Two cases of feline visceral and cutaneous leishmaniosis in Spain. J Feline Med Surg. 1999;1:101-5.
85. Bessant C, Sparkes A. Permethrin toxicity in cats. Vet Rec. 2010;66(9):281.
86. Brianti E, Luigi Falsone L, Ettore Napoli E *et al.* Prevention of feline leishmaniosis with an imidacloprid 10%/flumethrin 4.5% polymer matrix collar. Parasit Vectors. 2017;10:334.
87. Santos NS, Pinho FA, Hlavac NRC *et al.* Feline Leishmaniasis Caused by Leishmania infantum: parasite sequencing, seropositivity, and clinical characterization in an endemic area from Brazil. Front Vet Sci. 2021;8:734-916.

85

Gastrenterites Parasitárias | Verminoses

João Manoel de Castro • Silvio Luís Pereira de Souza

INTRODUÇÃO

O termo "verme" foi designado por Lineu (1707-1778) e outros naturalistas daquela época, para denominar todos os pequenos animais de corpo alongado e apêndices locomotores muito reduzidos ou ausentesfio.[1] As infecções causadas por parasitos helmintos (palavra que, etimologicamente, procede do grego *lminuo,* sendo empregada, sobretudo, em relação aos vermes parasitos) constituem um grave problema na clínica de cães e gatos, devido a sua alta prevalência e algumas delas poderem ser transmitidas ao ser humano, constituindo um problema de saúde pública.[2-4]

Os principais helmintos de interesse médico-veterinário estão taxonomicamente agrupados em dois filos: Nematoda (sinônimo de Nemathelminthes), que compreende os vermes de corpo cilíndrico e não segmentados; e Platyhelminthes, formado por vermes de corpo achatado.[5] Esse último está dividido em duas classes principais: a Cestoda, que agrupa os vermes de corpo achatado e segmentado (formado por anéis); e a Trematoda, constituída por vermes de corpo achatado, porém não segmentado.[1,5]

Os helmintos parasitos de cães e gatos têm um ciclo de vida complexo, com uma fase que ocorre no organismo do hospedeiro e outra que acontece fora dele, no meio ambiente.[6] Dependendo da espécie, parasitos adultos geralmente vivem nos intestinos do hospedeiro; porém, durante suas fases de desenvolvimento larvar, deslocam-se pelo organismo, podendo acarretar uma série de manifestações clínicas.[5]

No Brasil, dentre os parasitos gastrintestinais que infectam com maior frequência cães e gatos, destacam-se os nematódeos pertencentes aos gêneros *Ancylostoma, Toxocara, Trichuris* e *Strongyloides*, seguidos do cestódeo do gênero *Dipylidium*.[6,7] Todos esses gêneros, com exceção de *Trichuris*, apresentam espécies com potencial zoonótico de transmissão, especialmente quando as condições de higiene e saneamento do ambiente são precárias.[7-9]

As condições que favorecem o desenvolvimento dos estágios de ovo e larva (estágios exógenos) no meio ambiente são semelhantes para todos os helmintos que infectam cães e gatos de regiões tropicais e subtropicais e, apesar das diferenças biológicas e de propagação de cada espécie, infecções mistas ocorrem com frequência nesses hospedeiros.[8]

TOXOCARÍASE

Os nematódeos parasitos intestinais mais importantes e comuns em cães e gatos são, respectivamente, os ascarídeos *Toxocara canis* e *Toxocara cati*.[6] Exemplares adultos desses parasitos habitam o intestino delgado de seus hospedeiros e são frequentemente eliminados do organismo por vômito ou fezes.[10] Nessas ocasiões costumam chamar a atenção dos proprietários de cães e gatos pelo seu tamanho relativamente grande, que varia em torno de 10 a 18 cm (Figura 85.1).[11] Outro ascarídeo intestinal que infecta tanto cães quanto gatos é *Toxascaris leonina*, porém sua ocorrência costuma ser menos frequente que a de *Toxocara* spp.[6,12]

Toxocara canis apresenta ciclo de vida mais complexo dentre esses ascarídeos.[10] Os parasitos adultos vivem livres no lúmen do intestino delgado do cão, alimentando-se dos nutrientes do quimo e reproduzindo-se.[11] Os ovos são arredondados, com parede espessa, e eliminados, em grande quantidade, no meio ambiente pelas fezes do cão parasitado, com uma única célula em seu interior (Figura 85.2).[5] No meio ambiente, dependendo do tipo de solo e das condições climáticas, como temperatura e umidade adequados, haverá embrionamento e desenvolvimento larvar até o estágio L3 no interior dos ovos, em um período que varia de 3 semanas a vários meses.[10] Esses ovos, quando sob condições ambientais propícias, podem permanecer infectantes por vários anos no meio ambiente.[6]

O cão se contamina ingerindo ovos contendo a larva L3 infectante em seu interior.[5] Ao chegarem no estômago, as larvas

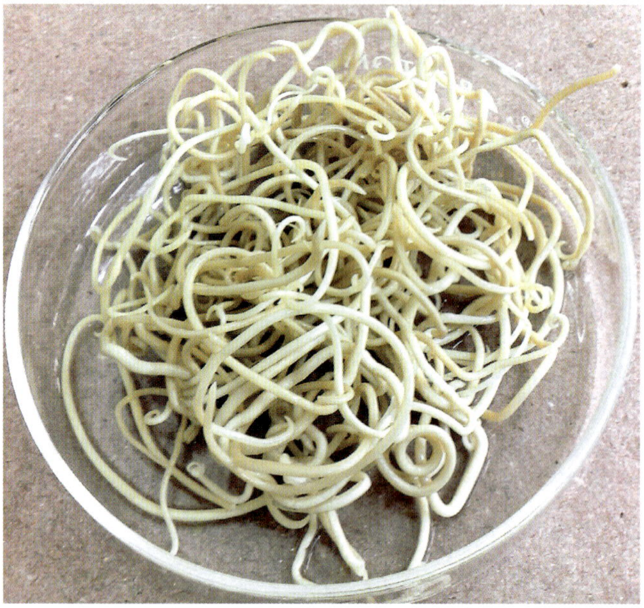

Figura 85.1 *Toxocara* adultos.

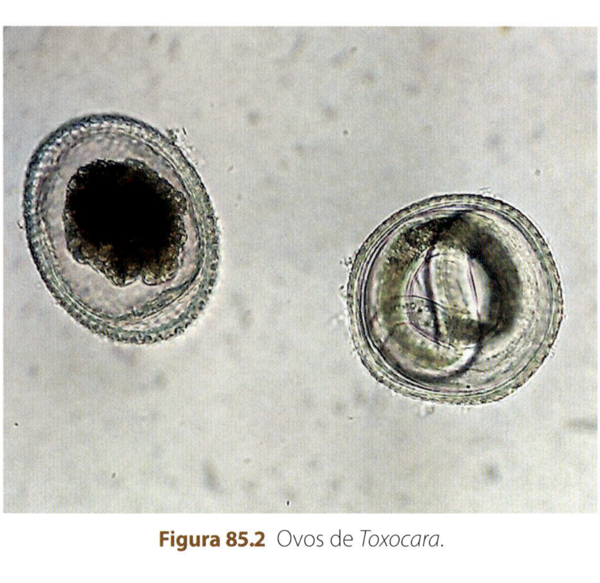

Figura 85.2 Ovos de *Toxocara*.

eclodem e penetram na parede intestinal, alcançam a corrente sanguínea, chegam ao fígado e, posteriormente, aos pulmões, onde sofrem outra ecdise, alcançando o estágio L4.[11] A partir dos pulmões, podem seguir duas rotas: migração traqueal (ou hepatotraqueal), que ocorre quando as larvas atravessam os capilares pulmonares, alcançam os alvéolos, sobem a árvore brônquica e a traqueia, indo parar na cavidade bucal, quando, então, podem ser expelidas ou ingeridas, indo direto ao intestino delgado completar seu desenvolvimento até a fase adulta;[10] e a migração somática, que se dá quando as larvas voltam para a circulação arterial e são distribuídas pelos órgãos e pela musculatura do corpo, permanecendo em estado de latência.[6] Esse tipo de migração têm maior probabilidade de ocorrer quando o hospedeiro começa a adquirir resistência ao parasito, ou seja, a partir de 2 ou 3 meses de vida, em que diminui o percentual de larvas que realizam migração traqueal e aumentam as migrações somáticas.[10]

Devido às alterações hormonais que ocorrem no terço final de gestação da cadela e no início da amamentação, aquelas larvas que realizaram migração somática saem do estado de latência e voltam a circular, podendo atravessar a placenta e infectar o feto (infecção transplacentária) ou penetrar na glândula mamária e contaminar o leite (infecção transmamária).[6] Algumas larvas podem voltar ao intestino da mãe e novamente se desenvolver até o estágio adulto, e a cadela torna a eliminar ovos pelas fezes, aumentando, dessa maneira, a contaminação ambiental.[10] A eliminação dos ovos pelas fezes do cão ocorre cerca de 50 a 60 dias após a infecção, e esse período pode variar de acordo com a via de transmissão.[5,10]

Outra possibilidade de infecção é pela ingestão de um hospedeiro paratênico (hospedeiro de transporte) infectado, que, geralmente, são pequenos mamíferos e aves que apresentam larvas infectantes em seus tecidos.[13,14] Após sua ingestão pelo cão, a larva irá se desenvolver até o estágio adulto diretamente no intestino, sem realizar qualquer tipo de migração.[10,11]

Cadelas têm o hábito de higienizar seus filhotes durante a fase de amamentação, ingerindo ovos ou parasitos jovens eliminados com as fezes e o vômito das crias e, nessas ocasiões, devido à natural baixa de imunidade da mãe, os parasitos podem completar o ciclo novamente e voltar a eliminar ovos nas fezes.[10,11]

Toxocara cati apresenta um ciclo semelhante ao de *T. canis*; porém, não há infecção transplacentária e a probabilidade de migração traqueal após ingestão de ovos infectantes permanece alta mesmo em gatos adultos, porém menos frequente que nos filhotes.[10] O desenvolvimento de *Toxascaris leonina* é direto no intestino, havendo apenas migração pela mucosa intestinal, a qual não alcança a corrente sanguínea.[6,11]

A infecção humana por *Toxocara canis* ou *T. cati* ocorre especialmente em crianças que vivem em contato com solo contaminado por ovos infectantes.[9,15-17] Após a ingestão desses ovos, as larvas que chegarem ao intestino por migração traqueal serão eliminadas com as fezes, mas as que realizarem migração somática podem permanecer deslocando-se por semanas ou meses e, depois, ficarão alojadas nos variados tecidos do corpo, podendo acarretar sintomas.[3,18] Essa zoonose é conhecida por toxocaríase humana ou *larva migrans* visceral (LMV).[3,15,18] No ser humano, quando a larva se aloja no globo ocular ou no sistema nervoso central (SNC), a infecção é denominada, respectivamente, "toxocaríase ocular" e "toxocaríase cerebral".[3,19]

Nos animais, os sinais e sintomas são mais evidentes em filhotes e dependem de carga parasitária, localização e estágio de desenvolvimento do parasito.[6] Esses organismos adultos podem causar inquietação, diarreia/constipação intestinal, vômito, abdome volumoso, obstrução ou mesmo rupturas intestinais e morte.[5] É bastante frequente que alguns ou muitos parasitos ainda jovens ou já adultos, que se encontram livres no lúmen intestinal, sejam eliminados pelas fezes ou pelo vômito, devido a migrações que realizam para fora do intestino delgado (migrações erráticas).[10] Durante essas migrações, parasitos adultos podem penetrar nos canais biliares ou pancreáticos, retendo bile e contribuindo para os transtornos de absorção.[5,10,11]

Pode haver pneumonia como consequência das lesões causadas durante a passagem das larvas dos capilares para os alvéolos, podendo causar óbito aos filhotes em 48 a 72 horas após seu nascimento.[6,11]

Crises convulsivas podem estar relacionadas com lesões focais no SNC, produzidas por toxinas liberadas pelos vermes por meio de suas excretas e por distúrbios metabólicos devido à ação espoliadora, que promoveriam um quadro de hipopotassemia e hipoglicemia.[5,10,11]

ANCILOSTOMÍASE

A infecção por ancilostomídeos apresenta alta prevalência e morbimortalidade em cães e gatos jovens, especialmente nos países tropicais, e elevada importância em saúde pública por ser responsável pelas zoonoses de *larva migrans* cutânea (LMC), enterite eosinofílica e miosite no ser humano.[3,6,15,20]

No Brasil, *Ancylostoma caninum* é a espécie de ancilostomídeo que apresenta maior ocorrência e tem como hospedeiro definitivo o cão.[7,8,21,22] O gato é infectado pela espécie *Ancylostoma tubaeforme*, porém a infecção costuma ser menos prevalente se comparada à do cão.[12,23,24] Outra espécie, o *Ancylostoma braziliensis*, parasito do intestino de cães e de gatos, apresenta maior potencial zoonótico de transmissão que as espécies anteriormente citadas, com lesões mais persistentes.[15,18,20] Todas as espécies, quando adultas, medem em torno de 1 a 2 cm de comprimento e vivem fixadas à mucosa do intestino delgado de seus hospedeiros por uma cápsula bucal grande, com dentes que lesionam a mucosa intestinal para se alimentar de sangue.[5,11] A produção de enzimas anticoagulantes por glândulas localizadas em seu esôfago possibilita o extravasamento contínuo de sangue pela lesão, mesmo após algum tempo depois que o parasito tenha se movimentado para outra área da mucosa, e a consequência desse hábito hematófago, dependendo da carga parasitária e da idade do animal, é a grande perda de sangue diária, que pode causar óbito ao animal, caso este não seja tratado.[11]

Os ovos segmentados são eliminados aos milhares para o meio ambiente com as fezes do hospedeiro (Figura 85.3) e, em menos de 1 semana, já se pode encontrar as L3 filarioides infectantes livres, que permanecem ativas no solo, em ambientes tropicais, por até 6 semanas.[5]

Cães e gatos se infectam pelas vias oral, percutânea, transplacentária ou lactogênica.[6] O modo mais frequente de infecção é a percutânea, com penetração ativa da L3 infectante através da pele.[5] As L3 alcançam a corrente sanguínea, chegam aos pulmões e, a partir daí, podem realizar migração traqueal ou somática.[15] A migração traqueal ocorre da mesma forma como foi descrita para a toxocaríase.[5,11] O ciclo cuja infecção é percutânea, ativa, é denominado "ciclo de Looss", devido ao nome do pesquisador que descobriu essa possibilidade de infecção.[11]

Quando a infecção ocorre por via oral, as larvas infectantes, por serem resistentes à ação do suco gástrico, penetram na mucosa intestinal, sofrem ecdise e retornam ao lúmen intestinal, onde completam seu desenvolvimento até o estágio adulto, sem realizarem, portanto, o ciclo pulmonar.[6]

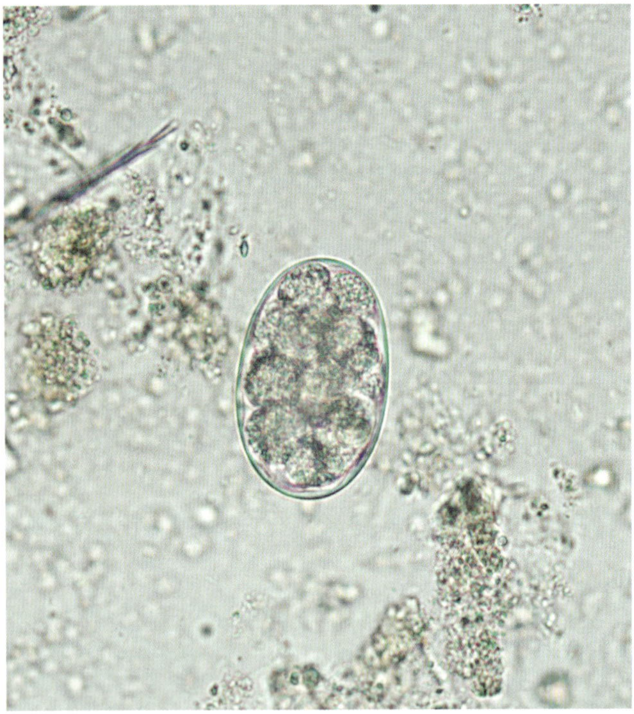

Figura 85.3 Ovo de *Ancylostoma*.

O quadro clínico depende diretamente da carga parasitária. É frequente o parasitismo por centenas de vermes. Podem ocorrer manifestações cutâneas com prurido intenso e erupções papuloeritematosas decorrentes da penetração das larvas, alterações intestinais como diarreia sanguinolenta e dores abdominais.[15]

A perda de sangue diária, decorrente da hemorragia e da ingestão (0,1 a 0,2 mℓ de sangue/dia) por *A. caninum*, acarreta inicialmente anemia do tipo normocítico normocrômica, que pode evoluir para microcítica e hipocrômica nas infecções crônicas com deficiência de ferro.[5] Há palidez das mucosas, indisposição e fraqueza. Durante a migração das larvas pelos pulmões é possível observar tosse, secreção nasal, febre ou outros sinais de pneumonia.[11]

Na LMC, zoonose que ocorre após a sensibilização do ser humano pela larva *A. braziliensis* ou, mais raramente, *A. caninum*, há intenso prurido.[3,18,20]

As larvas avançam cerca de 1 a 2 cm por dia e deixam atrás de si um caminho sinuoso que faz saliência na epiderme.[15] As nádegas e os pés são as áreas do corpo mais frequentemente afetadas.[18] Larvas morrem e degeneram-se em poucos dias ou semanas.[20]

TRICURÍASE

Trichuris vulpis é parasito do intestino grosso de cães e sua prevalência no Brasil, dentre os nematódeos, segue a de *Toxocara canis* e a de *Ancylostoma caninum*.[21,22,25]

Seu tamanho varia em torno de 4 a 8 cm e é conhecido como "verme chicote" (do inglês *whipworm*), devido à sua extremidade anterior longa e afilada, que contrasta com a extremidade posterior mais curta e robusta.[6,11]

A infecção por *Trichuris* em gatos é rara e de pouca importância clínica no Brasil.[6]

Machos e fêmeas acasalam no lúmen do intestino grosso, e milhares de ovos são eliminados com as fezes do hospedeiro para o meio ambiente (Figura 85.4).[5] Sob condições ideais de temperatura (25 a 30°C) e umidade, os ovos tornam-se infectantes em cerca de 10 dias após serem eliminados, resistindo por 3 a 4 anos no ambiente.[11] Após a ingestão dos ovos por um hospedeiro suscetível, ocorre a liberação das L1 infectantes no intestino delgado, que migram para a parede do ceco, penetram nas glândulas da mucosa e terminam seu desenvolvimento, passando por quatro ecdises até tornarem-se adultas. Ao crescerem, as larvas exteriorizam a região posterior do corpo para o lúmen do intestino, porém, a região anterior, mais afilada, permanece mergulhada na mucosa.[5]

Na maioria dos casos, a infecção é assintomática, porém, em infecções maciças, pode haver intensa inflamação da mucosa intestinal, por ocasião do desenvolvimento das larvas, resultando em diarreia aquosa com muco e sangue ocasionais.[11]

ESTRONGILOIDÍASE

A infecção pelo nematoide *Strongyloide stercoralis* é pouco comum em cães e gatos e costuma ser mais frequente em seres humanos, que adquirem a infecção principalmente de outros humanos. Desse modo, cães e gatos representam fontes de infecção de menor importância na cadeia epidemiológica dessa zoonose.[3,6] No Brasil, as pesquisas mais recentes de ocorrência de parasitos em cães e gatos nas várias regiões do país não têm apontado animais parasitados por *S. stercoralis*, e os últimos registros, ainda que com baixa ocorrência, datam da década de 1990 em gatos.[26]

Esse parasito apresenta uma característica bastante peculiar em sua biologia, pois somente as fêmeas partenogenéticas são parasitos, ou seja, não há necessidade do macho para que seus ovos sejam fecundados.[15]

As fêmeas partenogenéticas medem cerca de 2 a 2,5 mm, são muito delgadas e vivem na mucosa do intestino delgado, onde colocam ovos larvados de parede fina (Figura 85.5), que eclodem mesmo antes de serem eliminados com as fezes do hospedeiro. Nas fezes, encontram-se as larvas L1 rabditoides (Figura 85.6) que se desenvolvem até L3 infectantes filarioides (Figura 85.7) em 24 a 72 horas no meio ambiente.[11]

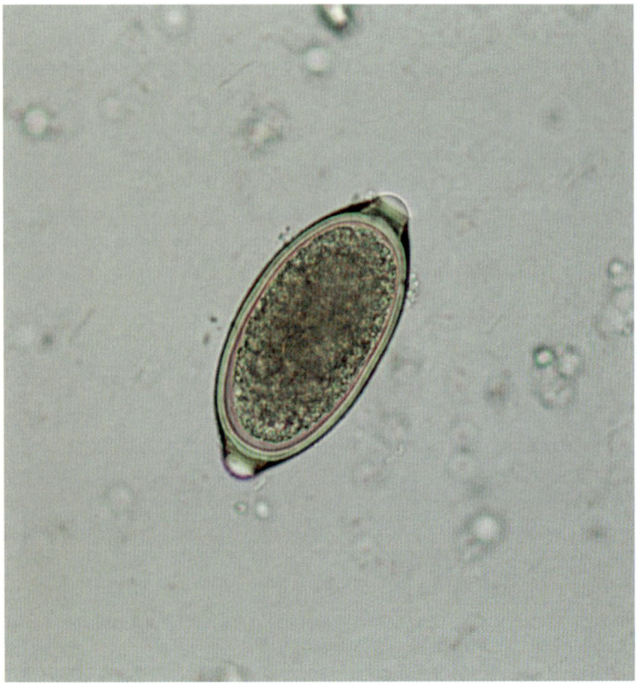

Figura 85.4 Ovo de *Trichuris*.

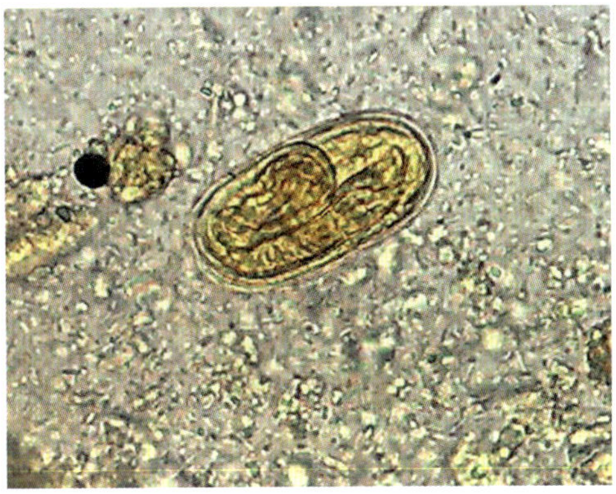

Figura 85.5 Ovo de *Strongyloides*.

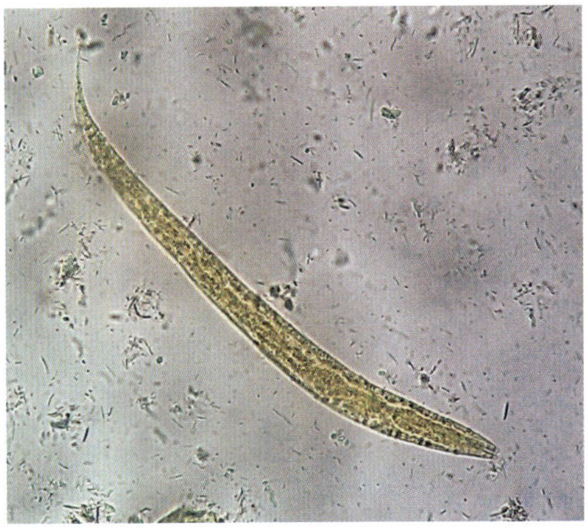

Figura 85.6 Larva rabditoide de *Strongyloides*.

Há três tipos de ovos: haploides (1n), diploides (2n) e triploides (3n). As larvas originárias de ovos haploides (1n) originarão somente machos (todos os machos são de vida livre); as larvas originárias de ovos diploides (2n) gerarão fêmeas de vida livre (não são parasitos); e somente os ovos triploides darão origem a larvas infectantes (L3, infectantes filarioides), que irão se desenvolver em fêmeas partenogenéticas (parasitos).[27]

Os machos e as fêmeas de vida livre acasalam no meio ambiente e desse cruzamento também poderão surgir larvas infectantes, que originarão a fêmeas parasitos.[15]

As larvas L3 infectantes, sejam elas originárias de um ovo triploide ou do cruzamento de machos e fêmeas de vida livre, podem penetrar ativamente na pele do hospedeiro ou na mucosa da boca e do esôfago, caso estejam contaminando alimentos. Elas não resistem à acidez do suco gástrico, por isso devem penetrar na mucosa oral ou esofágica.[11]

Ao alcançarem a corrente sanguínea, as larvas seguem para os pulmões, onde se transformam em L4, perfuram os alvéolos e sobem a árvore brônquica até a faringe, a fim de alcançar a cavidade bucal, quando, então, são ingeridas, e, ao chegarem no intestino, sofrerão mais uma ecdise e irão se desenvolver em fêmeas partenogenéticas.[15]

Denomina-se "ciclo homogônico" (direto ou partenogenético) aquele em que as L3 infectantes se originam de uma fêmea partenogenética (ovo triploide), e "ciclo heterogônico" (indireto, sexuado ou de vida livre) aquele em que as L3 infectantes são geradas pelo cruzamento de machos e fêmeas de vida livre.[27]

O hospedeiro pode se infectar por via percutânea ou por autoinfecção, quando as larvas provenientes de fêmeas parasitos podem penetrar na mucosa intestinal (autoinfecção endógena). Isso costuma acontecer, por exemplo, em casos de constipação intestinal, em que o bolo fecal permanece no intestino por tempo suficiente para que as larvas se tornem infectantes antes mesmo de serem eliminadas com as fezes.[3] Em cães experimentalmente infectados foi observada transmissão transmamária, porém não se constatou infecção transplacentária.[28]

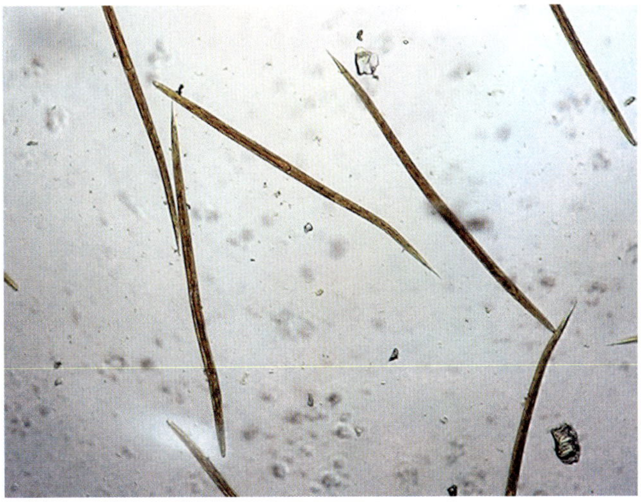

Figura 85.7 Larva filarioide de *Strongyloides*.

As manifestações clínicas geralmente somente são evidentes em filhotes ainda lactentes e com alta carga parasitária ou em animais imunodeficientes, e incluem diarreia, fezes sanguinolentas, sinais de pneumonia devido à migração das larvas em grande quantidade através dos alvéolos.[27] Petéquias e prurido podem ser observados no local de penetração das larvas na pele, e as infecções leves normalmente passam despercebidas e os animais adquirem imunidade rapidamente.[11]

DIPILIDIOSE

Apesar de pouco patogênico, *Dipylidium caninum* é um dos parasitos mais frequentes de cães e gatos, apesar de seu ciclo ser indireto e depender da existência de pulgas ou piolhos para o desenvolvimento de sua fase larvar.[11]

São vermes achatados e segmentados (cestódeos), com corpo formado por vários anéis, conhecidos como proglotes (Figura 85.8), e medem em torno de 10 a 60 cm, mas somente as proglotes costumam ser liberadas nas fezes ou sair ativamente pelo ânus do animal.[5,15] Esses anéis assemelham-se a um grão de arroz cozido ou à semente de pepino (do inglês *cucumber tapeworm*), e costumam chamar atenção dos proprietários, especialmente quando em movimento.[8,15]

Proglotes grávidas com cápsulas ovígeras são eliminadas para o meio ambiente, com as fezes dos animais, e se degeneram, liberando os ovos embrionados, que serão ingeridos por larvas de pulgas ou piolhos mastigadores.[5] A oncosfera (embrião) eclode no tubo digestivo da larva do inseto, atravessa sua parede e se desenvolve em larva cisticercoide na cavidade geral, que somente estará madura e infectante quando o inseto alcançar o estágio adulto.[4] O animal se contamina ao ingerir o inseto infectado, que, ao chegar no estômago, será digerido, liberando a larva cisticercoide, que desenvagina e se fixa no intestino delgado, desenvolvendo-se até o estágio adulto.[5]

Pode haver irritação das mucosas intestinal e anal, com diarreia intermitente e mucoide, alteração do apetite e perda de peso, mas, normalmente, as infecções são assintomáticas e o único sinal é o prurido anal, devido à migração das proglotes. Há relatos de convulsões.[4]

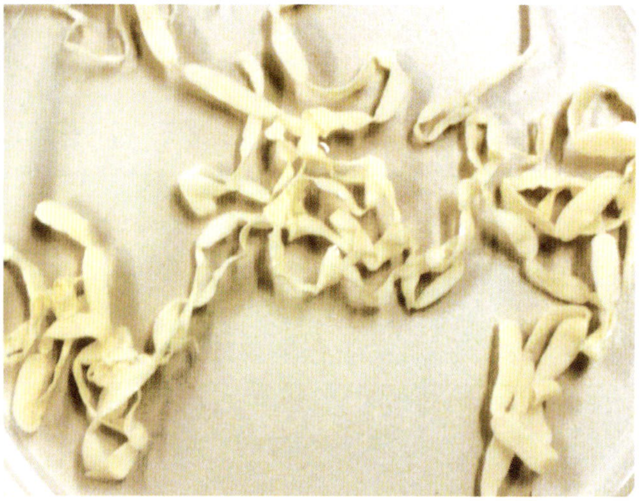

Figura 85.8 Proglotes de *Dipylidium*.

Crianças que vivem em ambientes muito infestados por pulgas podem, ocasionalemnte, ingerir esses insetos infectados com larvas cisticercoides de *D. caninum* e contaminar-se; porém, as infecções costumam ser assintomáticas e somente são percebidas por ocasião da eliminação das proglotes nas fezes.[3,4,15]

OUTROS HELMINTOS GASTRINTESTINAIS

Alguns helmintos podem ocorrer com menos frequência no Brasil e, dentre eles, alguns merecem destaque, devido ao caráter zoonótico de transmissão.

Echinoccocus granulosus é um pequeno cestódeo de cerca de 0,5 cm de comprimento, que vive fixado no intestino delgado de cães e ocorre especialmente em regiões de clima mais frio, em geral, em áreas rurais do Rio Grande do Sul.[4,11] Os cães se infectam ao ingerirem vísceras dos hospedeiros intermediários, principalmente ovinos, contendo a hidátide (cisto hidático).[3] O ser humano se infecta ao ingerir água e alimentos contaminados com ovos do parasito eliminados com as fezes dos cães.[15] No cão, a infecção se limita ao intestino e, geralmente, é assintomática, mas, no ser humano, a larva hidátide pode se desenvolver em grandes proporções, principalmente em pulmões, fígado e SNC, acarretando uma série de alterações nesses órgãos.[3,15]

Diphyllobothrium latum, conhecido como a "tênia do salmão", é um cestódeo cujo principal hospedeiro definitivo é o ser humano, com diversos registros de infecção no Brasil na última década, devido ao aumento do consumo de produtos da culinária japonesa à base de peixes crus.[15] As larvas desse parasito desenvolvem-se em dois hospedeiros: o primeiro é um copépode (crustáceo) e o segundo é um peixe.[11,15] Cães, gatos e principalmente o ser humano se infectam ao ingerirem as larvas que parasitam os peixes.[15] São raros os casos clínicos descritos em cães e gatos no Brasil, e os achados de necropsia são também esporádicos.[11]

O trematódeo *Ascocotyle* (*Phagicola*) *longa* é um pequeno parasito com cerca de 1 mm de comprimento que habita o intestino delgado de aves piscívoras, mas também pode infectar cães, gatos, ser humano e outros mamíferos que se alimentam de tainha (*Mugil* spp.) crua ou malpassada. Os animais, ao ingerirem as vísceras de tainhas, nas quais normalmente se encontra grande quantidade de metacercárias infectantes, podem adquirir pesada carga parasitária, resultando em alterações intestinais nesses hospedeiros, porém, em geral, as infecções são assintomáticas.[29]

Outro trematódeo, o *Platynosomum illiciens* (sinonímia *P. fastosum*), mede até 8 mm de comprimento e pode acometer a vesícula e os ductos biliares de aves e mamíferos, incluindo primatas não humanos, gambá, furão e principalmente os felídeos. Na América do Sul, o molusco terrestre (*Subulina octona*) é considerado o primeiro hospedeiro intermediário, e os isópodes terrestres (Oniscidea) o segundo hospedeiro intermediário, enquanto as lagartixas (*Anolis cristatellus* e *Hemidactylus mabouia*) e os sapos podem se comportar como hospedeiros paratênicos.[30] O gato doméstico geralmente se infecta pela ingestão de hospedeiros paratênicos, principalmente as lagartixas, mas a infecção também pode ocorrer devido à ingestão de isópodes terrestres, popularmente conhecidos como tatuzinho de jardim. As infecções graves podem ocasionar colângio-hepatite, distensão e obstrução de ductos biliares, fibrose biliar e hepatomegalia associada principalmente a icterícia, vômito, anorexia, perda de peso e às vezes diarreia.[31]

Os vermes adultos do nematódeo *Spirocerca lupi* medem aproximadamente 5,5 a 8 cm e podem ocasionar a formação de nódulos granulomatosos no esôfago e no estômago principalmente dos cães e outros canídeos selvagens.[32] Os cães podem adquirir essa verminose pela ingestão de coleópteros (besouros) coprófagos ou hospedeiros paratênicos como roedores, aves, répteis e coelhos.[32,33] Os cães infectados geralmente são assintomáticos inicialmente, mas podem evoluir e apresentar disfagia, regurgitação, vômito, anorexia, melena, atrofia e perda de peso como resultado das massas granulomatosas no esôfago e no estômago. A migração das larvas na artéria aorta pode ocasionar aneurismas e pleurite, resultando em tosse, vômito e dispneia. Os aneurismas da aorta ocasionalmente podem se romper, causando hemorragia torácica e morte súbita. Os nódulos fibrosos no esôfago e no estômago podem sofrer uma transformação maligna e progredir para sarcoma esofágico com metástases secundárias.[32,33]

Physaloptera praeputialis, um nematódeo de médio porte (1,5 a 6 cm), vive fixado na mucosa do estômago de cães e, principalmente, de gatos que se alimentam de besouros ou baratas contendo larvas infectantes. As infecções normalmente são assintomáticas. Infecções maciças podem causar ulcerações, gastrite com grande produção de muco e vômito.[11,26]

DIAGNÓSTICO

O diagnóstico clínico das gastrenterites parasitárias causadas por helmintos é presuntivo, principalmente nas infecções moderadas, que são as mais frequentes.[5,11]

Nas infecções graves, os transtornos digestórios, acompanhados ou não de sinais pulmonares, neurológicos e de alterações hematológicas, podem, quando associados a dados de uma boa anamnese, sugerir infecção por algum helminto específico.

Com exceção de *D. caninum*, que raramente é detectado nas fezes e o seu diagnóstico geralmente é estabelecido pela descrição do tutor a respeito do comportamento do cão e a visualização das proglotes nas fezes frescas, a etiologia dessas infecções parasitárias deve ser confirmada com exames coproparasitológicos.[34,35]

As fezes devem ser examinadas de preferência frescas ou coletadas em, no máximo, 12 a 24 horas, mantidas refrigeradas, devidamente identificadas e enviadas a um laboratório de confiança do médico-veterinário.[35]

PROFILAXIA E CONTROLE

Devido à longa duração das fases do ciclo exógeno (que ocorre fora do hospedeiro, no meio ambiente) dos helmintos de cães e gatos, o controle da contaminação ambiental pelos estágios iniciais do ciclo parasitário (ovos e larvas) torna-se essencial na profilaxia das gastrenterites e das zoonoses.[6]

Os animais devem ser regularmente monitorados mediante exames coproparasitológicos para verificar a necessidade e a eficácia do tratamento.[5,35,36]

No ambiente doméstico, as fezes podem ser recolhidas diariamente e descartadas em um vaso sanitário.[9,15] Devem-se cumprir as leis que proíbem o acesso dos animais a determinadas áreas coletivas e sempre recolher as fezes de cães durante passeios em locais públicos, destinando-as adequadamente.[34]

Devido à grande resistência dos ovos de *Toxocara canis*, *T. cati* e *Trichuris vulpis* às condições ambientais, que possibilita sua viabilidade durante anos no meio ambiente, medidas drásticas de descontaminação devem ser adotadas, como: uso do calor (água fervente, vapor ou vassoura de fogo) para destruir os ovos de pisos concretados, remoção de 5 a 6 cm do solo contaminado ou a cobertura com concreto ou asfalto.[6,36]

Para eliminar as larvas de ancilostomídeos e *Strongyloides stercoralis*, metal ou superfícies de concreto devem ser descontaminados com água sanitária ou amônia, e o solo e o cascalho devem ser descontaminados com calor ou um dessecante como borato de sódio.[34]

Os anti-helmínticos mais usados para cães e gatos são os os benzimidazóis (mebendazol, fembendazol e albendazol), pró-benzimidazóis (febantel), tetra-hidropirimidinas (pirantel e oxantel) e as lactonas macrolíticas (ivermectina, selamectina, milbemicina e moxidectina).[33,36] Uma nova classe de compostos, os octadepsipeptídios cíclicos, como a emodepsida, foi disponibilizada para o tratamento tópico de gatos.[6] No Quadro 85.1 estão relacionados os princípios ativos com as suas respectivas dosagens e espectro de ação, enquanto no Quadro 85.2 são listados os principais medicamentos de ação anti-helmíntica utilizados no tratamento e no controle das verminoses.

Os anti-helmínticos podem ser usados de maneira preventiva e curativa. O mais adequado seria o uso somente após o diagnóstico coproparasitológico positivo, entretanto são poucos os tutores que mantêm constante e regularmente, a cada 3 a 6 meses, o envio das fezes para exame.[33,35]

O principal foco de atenção no tratamento dos helmintos parasitos de cães e gatos está na mãe e na ninhada com idade entre 2 semanas e 6 meses de vida. Nos cães, o tratamento anti-helmíntico deve ser iniciado na segunda semana de vida. Idealmente, essa terapia deve ser realizada na segunda semana de idade e ser repetida a cada 14 dias até a segunda semana após o desmame; podendo continuar mensalmente até que o animal complete 6 meses de vida, de acordo com o ambiente, o estilo de vida e o resultado dos exames coproparasitológicos.[15,35,36] Como a infecção pré-natal não ocorre em filhotes de gatos, o tratamento pode começar na terceira semana de vida.[6,36]

Vermes adultos imaturos que alcançam o intestino precisam de pelo menos 2 semanas para maturar e começar a eliminar ovos; portanto, o tratamento deve ser iniciado antes desse momento para minimizar os efeitos no organismo e a contaminação ambiental.[11,35]

A reinfecção das mães pode ocorrer durante o período de amamentação, devido ao contato íntimo com os filhotes;

QUADRO 85.1 Princípios ativos utilizados nos medicamentos de ação anti-helmíntica.

Princípio ativo	Dosagem recomendada	Principal espectro de ação
Mebendazol	25 mg/kg	Nematódeos
Fembendazol	50 a 100 mg/kg	Nematódeos
Albendazol	25 mg/kg	Nematódeos
Febantel	15 a 30 mg/kg	Nematódeos
Pirantel	5 a 14,5 mg/kg	Nematódeos
Oxantel	9,5 a 55 mg/kg	Nematódeos
Praziquantel	5 mg/kg (*Platynosomum*: 20 mg/kg)	Cestódeos e trematódeos
Disofenol	7,5 mg/kg	Nematódeos: ancilostomídeos
Nitroscanato	50 mg/kg	Nematódeos e cestódeos
Emodepsida	0,45 a 3 mg/kg	Nematódeos
Milbemicina	0,5 mg/kg	Nematódeos
Moxidectina	2,5 mg	Nematódeos
Ivermectina	0,2 mg/kg	Nematódeos
Selamectina	6 mg/kg	Nematódeos

QUADRO 85.2 Principais medicamentos de ação anti-helmíntica.

Nome comercial	Empresa	Princípio ativo
Mebendazole®	Vetnil	Mebendazol
Panacur®	MSD	Fembendazol
Fenzol Pet®	Agener	
Canex® original	Ceva	Pamoato de pirantel
Ancylex®	Champion	Disofenol
Cestodan®	König	Praziquantel
Lopatol®	Novartis	Nitroscanato
Drontal® Puppy	Bayer	Febantel + pamoato de pirantel
Canex®	Ceva	Praziquantel + pamoato de pirantel
Drontal® gatos	Bayer	
Petzi® gatos	Ceva	
Helfine® Plus	Agener	
Mectal® filhotes	Mundo Animal	
Blu®	Coveli	Praziquantel + albendazol
Drontal® Plus	Bayer	Praziquantel + febantel + pamoato de pirantel
Endal® Plus	Bayer	
Grantelm®	Virbac	
Canex® Plus	Ceva	
Vermivet® Plus	Biovet	
Duprantel® Plus	Duprat	
Basken® Plus	König	Praziquantel + pamoato de oxantel + pamoato de pirantel
Petzi®	Ceva	
Ciurex® Plus	Vetoquinol	
Profender®	Bayer	Emodepsida + praziquantel
Drontal® gatos	Bayer	
Milbemax®	Novartis	Milbemicina oxima + praziquantel
Program® Plus	Novartis	Milbemicina oxima + lufenuron
Trifexis®	Elanco	Milbemicina oxima + espinosade
Next Gard Spectra®	Boehringer-ingelhein	Milbemicina oxima + afoxolaner
Advocate®	Bayer	Moxidectina + imidaclopramida
Mectimax®	Agener	Ivermectina
Ivermectan®	UcbVet	
Ivercanis®	World	
Cardomec® Plus	Merial	Ivermectina + pamoato de pirantel
Top Dog®	Ourofino	Ivermectina + pamoato de pirantel + praziquantel + febantel
Endogard®	Virbac	
Canex Premium®	Ceva	
Vermivet® Iver	Biovet	
Revolution®	Pfizer	Selamectina

portanto, elas devem ser tratadas com a ninhada na segunda semana após o parto.[5,35,36]

O controle de helmintos em cães e gatos adultos pode ser realizado por tratamentos periódicos com fármacos cuja eficácia pode se limitar aos estágios intestinais ou por tratamentos específicos com base em resultados de exames coproparasitológicos, recomendáveis de 2 a 4 vezes por ano, dependendo do estado de saúde e do estilo de vida do animal.[15,33,35,36]

Apesar dessas medidas, o potencial de contaminação ambiental não pode ser ignorado, se não for adotado um esquema de profilaxia que interrompa o período pré-patente antes do início da eliminação dos ovos.[9,35,36]

A eliminação das larvas dos tecidos e, portanto, a prevenção das transmissões verticais intrauterina e transmamária têm um significativo efeito no controle das verminoses. Muito se tem pesquisado sobre a eficácia de praticamente todos os anti-helmínticos licenciados contra larvas somáticas, tanto em animais experimentais quanto em cadelas, em várias dosagens e períodos de tratamento. Desses experimentos, geralmente, pode-se concluir que anti-helmínticos nas doses recomendadas não são eficazes contra larvas somáticas em estado de latência e que o tratamento das cadelas antes do acasalamento não tem efeito na transmissão pré-natal.[6,35]

A infecção pré-natal pode ser substancialmente reduzida pelo tratamento diário com fembendazol, administrado à cadela do 40º dia de gestação até o segundo dia pós parto, mas esse tratamento é muito caro e nada prático. Uma alternativa para interromper a infecção vertical é a aplicação de lactonas macrolíticas, uma vez por volta do 40º ao 55º dia de gestação, ou duas vezes, no 55º dia de gestação e no 5º dia pós-parto.[6,33,36]

REFERÊNCIAS BIBLIOGRÁFICAS

1. Cox FEG. History of humam parasitology. Clin Microbiol Rev. 2002;15:595-612.
2. Hotez PJ, Brindley PJ, Bethony JM, King CH, Pearce EJ, Jacobson J. Helminth infections: the great neglected tropical diseases. J Clin Invest. 2008;118:1311-21.
3. Robertson ID, Thompson RC. Enteric parasitc zoonoses of domesticated dogs and cats. Microbes Infect. 2002;4:867-73.
4. Mani I, Maguire MD. Small animal zoonoses and immuncompromised pet owners. Top Companion Anim Med. 2009;24:164-74.
5. Ribeiro VM. Controle de helmintos de cães e gatos. Rev Bras Parasitol. 2004;13:88-95.
6. Epe C. Intestinal nematodes: biology and control. Vet Clin Small Anim. 2009;39:1091-107.
7. Klimpel S, Heukelbach J, Pothmann D, Rückert S. Gastrintestinal and ectoparasites from urban strays dogs in Fortaliza (Brasil): high infection risk for humans? Parasitol Res. 2010;107:713-9.
8. Katagiri S, Sequeira TCGO. Prevalence of dog intestinal parasites and risk perception of zoonotic infection by dog owners in São Paulo State, Brazil. Zoonoses Public Health. 2008;55:406-13.
9. Chomel BB. Control and prevention of emerging parasitic zoonoses. Int J Parasitol. 2008;38:1211-7.
10. Overgaauw PAM. Aspects of Toxocara epidemiology: Toxocarosis in dogs and cats. Crit Rev Microbiol. 1997;23:233-51.
11. Cury MC, Lima WS. Helmintos de cães e gatos. Cad Téc Vet Zootec. 2002;39:12-35.
12. Serra CMB, Uchôa CMA, Coimbra RA. Exame parasitológico de fezes de gatos (Felis catus domesticus) domiciliados e errantes da Região Metropolitana do Rio de Janeiro, Brasil. Rev Soc Bras Med Trop. 2003;36:331-4.
13. Lescano SZ, Queiroz ML, Chieffi PP. Larval recovery of Toxocara canis in organs and tissues of experimentally infected Rattus norvegicus. Men Inst Oswaldo Cruz. 2004;99:627-8.
14. Santos SV, Lescano ZL, Castro JM, Chieffi PP. Larval recovery of Toxocara cati in experimentally infected Rattus norvegicus and analysis of rat potencial reservoir for this ascarid. Mem Inst Oswaldo Cruz. 2009;104:933-4.
15. Acha PN, Szyfres B. Zoonoses and communicable diseases common to man and animals: parasitoses. 3. ed. Washington, DC: PAHO; 2003.
16. Castro JM, Santos SV, Monteiro NA. Contaminação de canteiros da orla marítima do município de Praia Grande, São Paulo, por ovos de Ancylostoma e Toxocara em fezes de cães. Rev Soc Bras Med Trop. 2005;38:199-201.
17. Fisher M. Toxocara cati: an underestimated zoonotc agent. Trends Parasitol. 2003;19:167-70.
18. Peruca LCB, Langoni H, Lucheis SB. Larva migrans viceral e cutânea como zoonoses: revisão de literatura. Vet Zootec. 2009;16:601-16.
19. Hoffmeister B, Glaeser S, Flink H, Pornschlegel S, Suttorp N, Bergmann F. Cerebral toxocariasis after consumption of raw duck liver. Am J Trop Med Hyg. 2007;76:600-2.
20. Bowman DD, Montgomery SP, Zajac AM, Eberhard ML, Kazacos KR. Hookworms of dogs and cats as agents of cutaneous larva migrans. Trends Parasitol. 2010;26:162-7.
21. Santos SV, Castro JM. Ocorrência de agentes parasitários com potencial zoonótico de transmissão em fezes de cães domiciliados do município de Guarulhos, SP. Arq Inst Biol. 2006;73:255-7.
22. Blazius RD, Emerick S, Prophiro JS, Romão PRT, Silva OS. Ocorrência de protozoários e helmintos em amostras de fezes de cães errantes da cidade de Itapema, Santa Catarina. Rev Soc Bras Med Trop. 2005;38:73-4.
23. Ragozo AMA, Muradian V, Silva JCR, Caravieri R, Amajoner VR, Magnabosco C *et al.* Ocorrência de parasitos gastrintestinais em fezes de gatos das cidades de São Paulo e Guarulhos. Braz J Vet Res Anim Sci. 2002;39:244-6.
24. Mundim TCD, Oliveira Junior SD, Rodrigues DC, Cury MC. Frequência de helmintos em gatos de Uberlândia, Minas Gerais. Arq Bras Med Vet Zootec. 2004;56:562-3.
25. Sequeira TCGO, Amarante AFT, Ferrari TB, Nunes LC. Prevalence of intestinal parasites in dogs from São Paulo State, Brazil. Vet Parasitol. 2002;103:19-27.
26. Gennari SM, Kasai N, Pena HFJ, Cortez A. Ocorrência de protozoários e helmintos em amostras de fezes de cães e gatos da cidade de São Paulo. Braz J Vet Res Anim Sci. 1999;36. [acesso em 05 ago. 2010.] Disponível em http://www.scielo.br/scielo.php?script=sci_arttext&pid=S1413959619990 00200006&lng=en&nrm=iso.
27. Dillard KJ, Saari SAM, Anttila M. Strongyloides stercoralis infection in a Finnish Kennel. Acta Vet Scand. 2007;49:1-6.
28. Shoop WL, Michael BF, Eary CH, Haines HW. Transmammary transmission of Strongyloides stercoralis in dogs. J Parasitol. 2002;88:536-9.
29. Barros LA, Amato SB. Estudo comparativo das lesões patológicas observadas em Canis familiaris, Felis domestica e Callithrix jacchus experimentalmente infectados com o digenético Phagicola longus [abstract]. In: Anais do VIII Seminário Brasileiro de Parasitologia Veterinária; Londrina, Paraná; 1993. p. H14.
30. Pinto HA, Mati VLT, Melo AL. New insights into the life cycle of *Platynosomum* (Trematoda: Dicrocoeliidae). Parasitology Research, 2014; 113:27017.
31. Soldan MH, Marques SMT. Platinosomose: abordagem na clínica felina. Revista da FZVA. 2011;18:46-67.
32. Roshini S, Sawale GK, Patil GN, Mustare AK, Mhase AK, Moregaonkar SD *et al.* Spirocerca lupi associated granuloma in a stray dog: a case report. Indian J Can Pract. 2013;5:81-4.
33. Conselho Tropical para Parasitos de Animais de Companhia (TroCCAP). Diretrizes para o diagnóstico, tratamento e controle de endoparasitos caninos nos trópicos. TroCCAP Canine Guidelines 2017. [acesso em ago. 2021.] Disponível em: https://www.troccap.com/canine-guidelines/.
34. Companion Animal Parasite Council. Controlling internal and external parasites in U.S. dogs and cats. CAPC General Guidelines 2008. [acesso em 25 jul. 2010.] Disponível em: http://www.capcvet.org/recommendations/ guidelines.html.
35. Gennari SM. Principais helmintos intestinais em cães no Brasil. Boletim Bayer Vet. 2015. [acesso em ago. 2021.] Disponível em: https://www.researchgate.net/publication/279538629_Principais_helmintos_intestinais_de_caes_e_gatos.
36. European Scientific Counsel Companion Animal Parasites (ESCCAP). Worm control in dogs and cats. ESCCAP Guideline 2021. [acesso em ago. 2021.] Disponível em: https://www.esccap.org/guidelines/gl1/.

86

Piroplasmoses

João Fabio Soares

INTRODUÇÃO

As piroplasmoses são hemoparasitoses transmitidas, principalmente, por artrópodes hematófagos ou de modo iatrogênico. São caracterizadas pela infecção das células sanguíneas por protozoários das famílias Babesidae ou Theileridae, sendo que essa última família não está limitada apenas à infecção de hemácias ou a outros hemocomponentes celulares. Esses hemoprotozoários pertencem ao subfilo Apicomplexa, à classe Piroplasmasida e à ordem Piroplasmida.

BABESIA

Etiologia e história

O gênero *Babesia* é composto por mais de 100 espécies, as quais parasitam animais silvestres e domésticos, bem como o ser humano. Esse organismo foi primeiramente observado por Victor Babes e denominado *Haematococcus bovis*, em 1888, quando o pesquisador estudava a etiologia de uma doença grave que afetava bovinos na Romênia. Posteriormente, em 1893, esse agente foi reavaliado por Starcoviccie e renomeado como *Babesia bovis*. Naquele mesmo ano, Smith e Kilborne,[1] ao estudarem a febre do Texas, causada por *Babesia bigemina* (descrita inicialmente no gênero *Pyrosoma*), comprovaram pela primeira vez a transmissão de um protozoário por um artrópode, o carrapato *Rhipicephalus* (*Boophilus*) *annulatus*.

GRANDES BABÉSIAS EM CÃES

A babesiose canina está entre as hemoprotozooses transmitidas por carrapatos mais comuns na clínica de pequenos animais. Esse parasito foi descrito pela primeira vez na Itália, em 1895, por Piana e Galli-Valerio.[2] Antigamente, a espécie *Babesia canis* era dividida em três subespécies, com base em sua patogenicidade, distribuição geográfica e na presença de diferentes vetores (*B. canis canis*, *B. canis rossi* e *B. canis vogeli*), porém Carret *et al.* (1999)[3] propuseram a divisão em três espécies distintas ao realizarem estudo molecular do gene 18S rRNA.

Duas novas espécies de grandes babésias foram relatadas recentemente parasitando canídeos domésticos. Na Carolina do Norte (EUA), Birkenheuer *et al.* (2004)[4] descreveram uma espécie, ainda não nominada, com base na análise do gene 18S rRNA. Em Israel, a espécie *Babesia negevi* foi caracterizada a partir de estudos genéticos (genes 18S rRNA e *Cox 1*) e morfológicos. Apesar de ter merozoítos com tamanho variando de 1,2 a 4,8 μm de comprimento, essa espécie pode formar tétrades.[5]

Os vetores, a distribuição geográfica e a patogenicidade de cada uma das grandes espécies de babésias dos cães estão listados no Quadro 86.1. No Brasil, a espécie *Babesia vogeli* foi confirmada por métodos moleculares, primeiramente, por Passos *et al.*,[6] e seu estudo será o foco desta parte do capítulo.

QUADRO 86.1 Distribuição geográfica, vetores e patogenicidade das diferentes espécies das grandes babésias de cães.

Subespécie	Distribuição	Vetor	Patogenicidade
Babesia canis	Europa	*Dermacentor reticulatus*	Moderada a grave
Babesia rossi	África do sul	*Haemaphysalis elliptica*	Grave
Babesia vogeli	Mundial*	*Rhipicephalus sanguineus*	Leve a moderada
Babesia sp.	Carolina do Norte (EUA)	Desconhecido	Requer mais estudos+
Babesia negevi	Israel	*Ornithodoros tholozani*#	Requer mais estudos++

*Em áreas tropicais e subtropicais. #Vetor suspeito, requer estudos confirmatórios. +Foi capaz de provocar alterações hematológicas, porém os cães dos estudos estavam esplenectomizados ou com tratamentos imunossupressores. ++Dos cinco cães utilizados para descrição da espécie, a maioria apresentava sinais clínicos e alterações hematológicas, porém quatro estavam coinfectados e, destes, dois vieram a óbito.

É valido ressaltar que não há imunidade protetiva cruzada entre as diferentes espécies (*B. canis*; *B. rossi* e *B. vogeli*), mas pode haver reação sorológica cruzada, ou seja, os anticorpos produzidos por exposição à determinada espécie podem ser detectados em reações de imunofluorescências indiretas (IFI), mesmo quando essas técnicas não utilizarem antígenos idênticos (reação sorológica cruzada); porém, esses anticorpos não impedem a infecção por outras espécies.

BABESIA VOGELI

Características morfológicas

O protozoário *Babesia vogeli* pertence ao grupo das grandes babésias, pois tem entre 2,5 a 5,1 μm (Figura 86.1); sendo assim, ocupa mais da metade do raio da hemácia (diâmetro

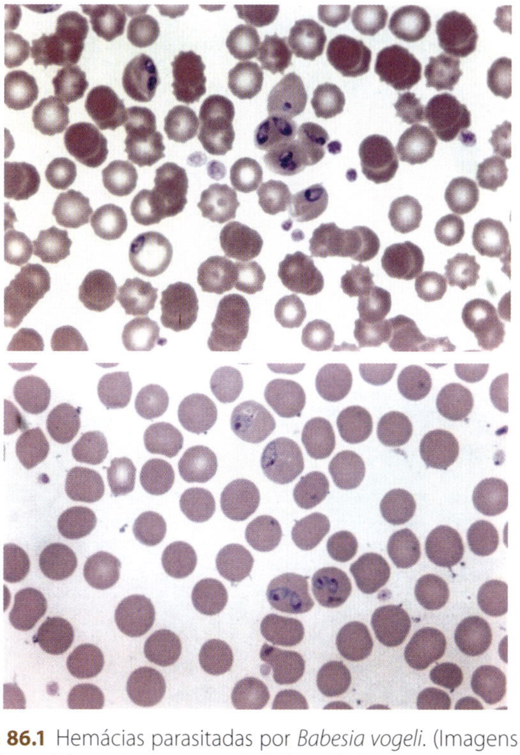

Figura 86.1 Hemácias parasitadas por *Babesia vogeli*. (Imagens gentilmente cedidas pelo Dr. Leonardo P. Brandão.)

da hemácia, ± 5 μm). Geralmente os merozoítos formam um ângulo agudo entre as extremidades mais afiladas. Podem ser visualizadas formas únicas ou, comumente, aos pares no interior das hemácias, bem como em quantidades múltiplas de dois: 4, 8 ou 16. Ao ser corado com Giemsa, o protozoário apresenta citoplasma azulado e núcleo de coloração rósea a roxa, o qual pode variar sua posição no interior do citoplasma, ora sendo encontrado centralizado, ora na periferia. No interior das hemácias, o parasito apresenta principalmente uma conformação piriforme, mas também podem ser observadas formas alongadas, ovais, redondas e até mesmos ameboides. Ocasionalmente, o patógeno pode ser encontrado fora das células, livre; nesse caso, mais comumente, são visualizadas estruturas arredondadas ou alongadas.

Ciclo biológico geral

Ao longo do processo de hematofagia, os carrapatos inoculam saliva contendo uma série de substâncias indispensáveis para a manutenção das condições adequadas do sítio alimentar. Na Figura 86.2, é possível entender claramente o ciclo biológico geral, o qual está aqui descrito se relacionando às numerações constantes na imagem. Entre 24 e 72 horas após a fixação, os esporozoítos de *Babesia* contidos nas glândulas salivares são inoculados com a saliva **(1)**. No hospedeiro vertebrado, os esporozoítos invadem as hemácias **(2)**; nelas, sua morfologia se altera, tornando-se mais arredondados (trofozoítos). No interior dos eritrócitos, os protozoários iniciam a reprodução assexuada por divisão binária, denominada "merogonia" **(3 e 4)**. Após sucessivas merogonias, a célula é rompida e os merozoítos infectam novas hemácias. O carrapato se infecta ao ingerir sangue de animais com parasitemia. Alguns merozoítos contidos nos eritrócitos diferenciam-se em pré-gametócitos; essa diferenciação pode ocorrer logo que adentram o sistema digestório do carrapato ou ainda no hospedeiro vertebrado, dependendo da espécie de babésia. Posteriormente, já no intestino dos carrapatos, os gametócitos de babésia passam a apresentar projeções semelhantes a flagelos e são denominados "corpos raiados" **(5)**, que se fundem (gameta feminino e gameta masculino) formando um zigoto, o qual é chamado "oocineto". Este penetra nas células intestinais **(6)** e nelas se reproduz (esporogonia); depois são produzidas células móveis denominadas "esporocinetos" (ou "vermículos", pois apresentam formato claviforme e alongado), que rompem as células intestinais, adentram na hemocele **(7)**, infectando várias células e realizando novas esporogonias. Dentre as células infectadas, estão os oócitos **(8)** no ovário da teleógina; desse modo, ocorre a transmissão transovariana, e as larvas **(9)** oriundas dessa postura já eclodem infectadas por *Babesia vogeli*. Algumas espécies de *Babesia* não têm a capacidade de infectar oócitos, assim não realizam transmissão transovariana.

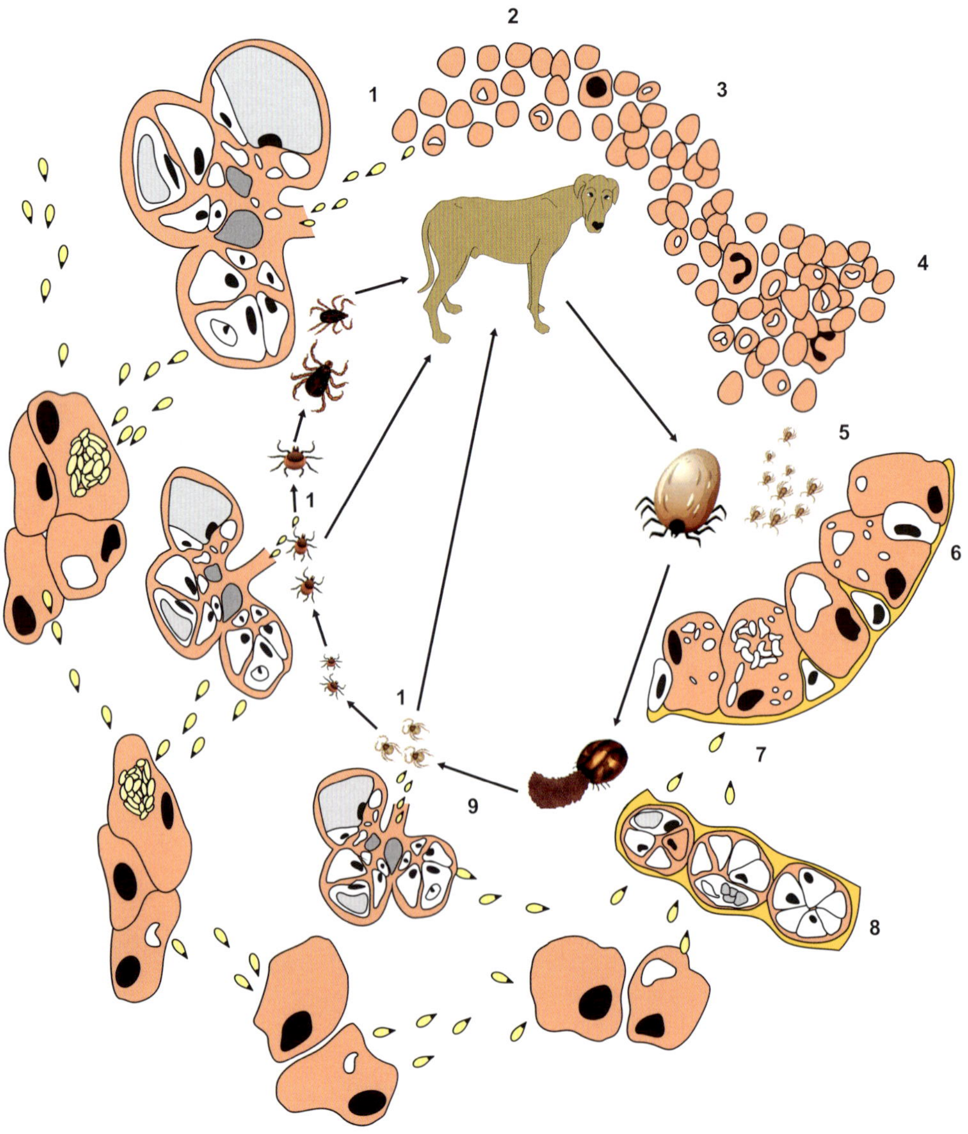

Figura 86.2 Ciclo de *Babesia* spp.

No processo de hematofagia das larvas, que eclodiram de ovos infectados, os esporocinetos contidos nas células intestinais são estimulados a se multiplicarem (esporogonia) e, então, chegam às glândulas salivares, onde se diferenciam em esporozoítos, os quais são inoculados no hospedeiro vertebrado, junto com a saliva do carrapato, infectando-o.

A espécie *B. vogeli* pode ser mantida em uma população de ixodídeos por várias gerações sem necessitar de reinfecções, além de poder ser transmitida por qualquer estágio biológico: larva, ninfa ou adulto (F_2), desde que esse carrapato seja oriundo da prole de uma fêmea (F_1) infectada na geração anterior.

Epidemiologia

Por se tratar de uma doença vetorial, no Brasil, a babesiose canina, causada por *B. vogeli*, apresenta uma ocorrência que acompanha a distribuição geográfica de seu vetor, o carrapato *Rhipicephalus sanguineus* sensu lato (Figura 86.3). Esse ixodídeo localiza-se em todo o território nacional e tem um ciclo trioxeno e nidícola, especialmente adaptado ao meio urbano e às residências humanas, logo a babesiose canina encontra-se amplamente distribuída no Brasil, assim como seu vetor, principalmente em áreas urbanizadas, destacando-se as regiões Sudeste e Nordeste, nas quais são evidenciados os maiores percentuais de animais infectados nos diferentes estudos (Quadro 86.2).

No mundo, as diferentes espécies de grandes babésias seguem a distribuição geográfica de seus vetores (ver Quadro 86.1).

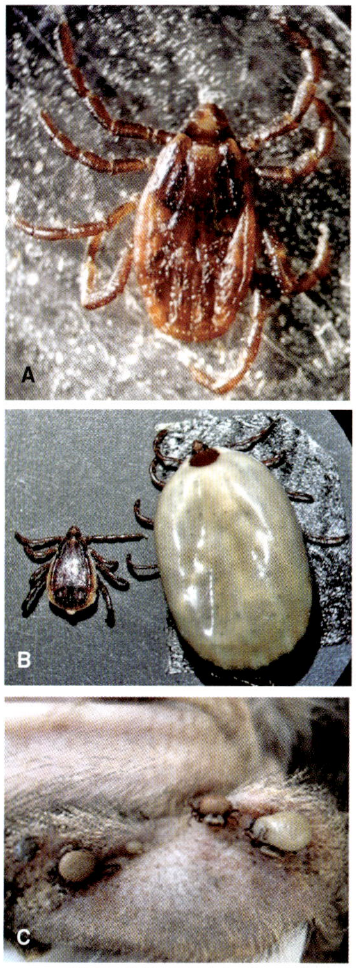

Figura 86.3 *Rhipicephalus sanguineus* (genótipo oriundo do Rio Grande do Sul). **A.** Fêmea não alimentada. **B.** Macho e fêmea ingurgitada. **C.** *R. sanguineus* parasitando pavilhão auditivo de cão. (Imagens: João Fabio Soares).

QUADRO 86.2 Percentual de animais positivos para babesiose em diferentes estudos.*

Local	Técnica	% de positivos
Nanuque (MG)[7]	PCR	24,1
Belo Horizonte (MG)[7]	PCR	4,2
Larvas (MG)[7]	PCR	1,5
Teresina (PI)[8]	PCR	4,76
	IFI	48,57
Chapadinha** (MA)[9]	IFI	16,1
Ilhéus (BA)[10]	Esfregaço	6,9
Itabuna (BA)[10]	Esfregaço	9
Recife (PE)[11]	Esfregaço	6,54
Belo Horizonte (MG)[12]	IFI	66,92
Campo Grande (MT)[13]	Esfregaço	10,78
Anápolis (GO)[14]	Esfregaço	3,77
Rio de Janeiro[15]	Esfregaço	5,2
	IFI	41,1
Campos dos Goytacazes (RJ)[16]	Esfregaço sanguíneo	1,47
Teresópolis (RJ)[17]	Esfregaço	20,75
Silva Jardim (RJ)[17]	Esfregaço	24,1
Londrina (PR)[18]	IFI	35,7
São Paulo (SP)[19]	Esfregaço	10,3
	IFI	42,4
Jaboticabal (SP)[20]	IFI	73
	ELISA	95
Botucatu (SP)[21]	IFI	55,7
Canoas (RS)[22]	Esfregaço	22,34

*É válido ressaltar que estudos realizados em regiões próximas também podem apresentar resultados muitos distintos devido a uma série de fatores, como técnica de diagnóstico, amostragens, origens das amostras etc. **Microrregião de Chapadinha, composta pelos municípios de Anapurus, Chapadinha e Mata Roma. PCR: reação em cadeia da polimerase; IFI: imunofluorescência indireta; ELISA (do inglês *enzyme-linked immunoabsorbent assay*): ensaio imunoabsorvente ligado à enzima.

B. vogeli é mundialmente relatada em regiões tropicais e subtropicais, onde seu vetor é facilmente encontrado.

Afeta comumente cães jovens, os quais são mais suscetíveis. Animais com idades entre 3 e 6 meses representam o grupo de maior risco de aquisição da enfermidade,[12] pois animais com idades inferiores a 3 meses ainda apresentam anticorpos maternos,[23] os quais conferem uma imunidade apenas parcial, uma vez que a resposta imune celular é mais importante que a resposta imune humoral no combate às piroplasmoses. Locais com altas infestações por carrapato e com alta prevalência de *B. vogeli* representam um fator de risco a mais para os cães. Além disso, alguns estudos demonstram aumento na quantidade de casos nos meses mais quentes do ano.

Organismos morfologicamente semelhantes às espécies *B. canis*/*B. vogeli* já foram relatados em uma série de canídeos silvestres, como: chacais, raposas, coiotes, lobos, graxains-do-campo e cachorros-do-mato. Porém, relatos fundamentados apenas em características morfológicas dificultam a distinção das espécies de piroplasmas envolvidas nesses casos. O sangue de alguns desses canídeos pode experimentalmente infectar cães domésticos, mas, nas regiões em que a espécie responsável por casos de babesiose canina é *B. vogeli*, transmitida por *R. sanguineus* s. l., o papel de reservatórios silvestres é discutível (diferentemente do que ocorre na epidemiologia de *B. rossi*), uma vez que o vetor, o carrapato-marrom do cão (*R. sanguineus* s. l.), está adaptado ao ambiente urbano e tem pouco contato com carnívoros silvestres, salvo quando estes são mantidos em cativeiro.

Além da transmissão vetorial, a babesiose pode ser transmitida de modo iatrogênico. Há também a possibilidade da transmissão vertical, que é raramente mencionada na literatura e requer mais estudos no caso da espécie *B. vogeli*.[24]

Cães domésticos não tratados podem manter o parasito por longos períodos, servindo como fonte de infecção para novos casos. Entretanto o tratamento de animais assintomáticos em áreas endêmicas é discutível, pois o cão portador mantém seu *status* imunológico em níveis protetores, cabendo ao clínico a decisão referente ao tratamento, a qual deve ser avaliada com extremo cuidado, considerando-se a possibilidade de o portador infectar outros contactantes (via vetor) ou manifestar sinais clínicos em virtude de déficit imunitário, bem como as chances de esse animal se reinfectar, caso o fármaco ministrado tenha eliminado o agente.

Patogenia

Durante a reprodução, as babésias provocam ruptura das hemácias. Esse processo, adicionado à eritrofagocitose, resulta em um quadro de anemia regenerativa. A eritrofagocitose, nesse caso, é oriunda tanto da existência de antígenos na superfície das hemácias quanto da fragilização de sua membrana, que, consequentemente, expõem antígenos próprios.

Com o aumento da lise de hemácias, o cão manifesta hemoglobinemia, hemoglobinúria e bilirrubinemia. A hemólise também propicia a liberação de pirógenos, os quais promovem o aumento da temperatura corporal. O quadro febril está diretamente relacionado com anorexia, letargia e apatia, apresentadas pelo animal. Quando a destruição de eritrócitos tanto no meio intravascular quanto pelo sistema fagocítico mononuclear é muito intensa, pode ocorrer sobrecarga do sistema hepático, causando icterícia, porém isso é incomum em infecções por *B. vogeli*.

Comumente é possível evidenciar hepatomegalia e esplenomegalia, oriundas da congestão desses órgãos, bem como da hiperplasia do sistema fagocítico mononuclear.

A crescente formação de bilirrubina, devido à destruição de hemácias, provoca acúmulo de bile e distensão da vesícula biliar.[25]

A anemia produz um quadro de hipoxia, que, por sua vez, aumenta o metabolismo anaeróbico, acarretando acidose metabólica e redução da oxigenação tecidual.

O animal pode, ainda, desenvolver uma síndrome de disfunção múltipla dos órgãos, em virtude do comprometimento orgânico provocado por hipovolemia, choque endotóxico e infecções sistêmicas.[26] A hipovolemia observada nesses quadros é resultante da vasodilatação periférica e da hipotensão, as quais originam-se da liberação de mediadores inflamatórios pelas lises das hemácias e pelo óxido nítrico, quando este é liberado em grande quantidade por neutrófilos, macrófagos e endotélio vascular.[26] Em casos graves, a anoxia tecidual, somada à deposição de pigmento férrico, oriundo da hemoglobinúria, pode causar nefropatias.[25] Quadros com tal magnitude de sinais clínicos não são comuns em infecções pela espécie *B. vogeli*, ao menos pelas cepas encontradas no Brasil. Em quadros graves, deve-se avaliar se infecções concomitantes estão envolvidas ou esses sinais clínicos podem ser atribuídos a outro piroplasma com: *Rangelia vitalii* facilmente confundido com *B. vogeli*. A literatura mais antiga que atribui ao piroplasma *B. vogeli* manifestações clínicas intensas carece de revisão após a revalidação da espécie *R. vitalii*

Alterações hematológicas

A anemia está entre as alterações hematológicas mais evidentes e características da babesiose, de caráter geralmente regenerativo, com macrocitose e hipocromasia ou, ao menos, com tendência a esse perfil, evidenciando policromasia e anisocitose. Em alguns casos, pode ser observada reticulocitose. Essas alterações são resultantes da presença de hemácias jovens na circulação, necessárias frente à crescente lise de eritrócitos, tanto pela ação direta do parasito quanto pela ação do sistema fagocítico. Em estudo experimental, Wang *et al.* (2018)[27] observaram nos cães não esplenectomizados uma redução na contagem de hemácias, após a inoculação, entretanto sem o desenvolvimento de anemia. Ao longo do experimento, esses cães apresentaram contagens muito semelhantes ao grupo controle.[27] A plaquetopenia (ou trombocitopenia) é comumente evidenciada na babesiose canina; porém, na maioria dos casos, é branda. Suas causas não estão completamente elucidadas, mas podem estar relacionadas com o consumo devido a vasculites, sequestro esplênico e destruição imunomediada. Animais muito jovens infectados experimentalmente podem desenvolver uma plaquetopenia mais evidente.[27]

Cães inoculados experimentalmente apresentam aumento do tempo de tromboplastina parcial ativada, porém essas alterações – plaquetopenia adicionada ao aumento do tempo de tromboplastina parcial ativada – não são suficientes para que o animal manifeste sangramentos espontâneos.[28]

O leucograma é muito variável e não mostra alterações características da infecção por piroplasmas que possibilitem ao clínico a suspeita de infecção por esses protozoários. A leucositose por neutrofilia é a alteração mais frequentemente encontrada;[26] entretanto, alguns cães apresentam leucopenia. No estudo de Wang *et al.* (2018),[27] os cães com baço apresentaram contagens inferiores às do grupo controle, porém dentro dos parâmetros fisiológicos para espécie. Em estudo realizado por Hagiwara e Holzchuh[29] com animais esplenectomizados, cães que apresentaram curso fatal da babesiose manifestaram leucopenia, por neutropenia e linfopenia, entre o 2º e o 4º dia pós-inoculação, e esta foi mantida até o 14º e o 16º dia, quando houve tendência à normalização nos cães que sobreviveram por mais tempo, sendo observada nesses animais leucocitose por neutrofilia nos dias que antecederam o óbito. Nesse mesmo trabalho, as contagens totais de monócitos e eosinófilos apresentaram-se de modo variável ao longo do período de acompanhamento, sem apresentar tendência ao aumento ou à diminuição.[29] Em casos crônicos, a linfocitose é comumente observada a partir do 14º dia pós-inoculação em cães com babesiose de curso não fatal, assim como foi evidenciado por Hagiwara e Holzchuh.[29]

Manifestações clínicas

Variados são os fatores que interferem na intensidade das manifestações clínicas, como: idade do animal afetado, cepa de *B. vogeli*, intensidade da parasitemia, infecções concomitantes, condições orgânicas do cão e, relacionado com isso, a resposta imune do animal.

A babesiose pode se manifestar de modos que variam de subclínica ou inaparente até hiperaguda.[25]

Na forma subclínica (inaparente), os animais podem não apresentar manifestações evidentes da infecção pelo agente, passando despercebida ou, em alguns casos, merozoítos parasitando hemácias são um achado incidental em esfregaços sanguíneos. Em outros casos, a lise de hemácias é de baixa intensidade, e os cães manifestam sinais brandos, como febre, apatia, anorexia e anemia leve. Esses animais tendem a se tornar portadores. Essa forma de manifestação clínica é muito comum em áreas endêmicas para cepas de baixa patogenicidade e tende a representar a maioria dos casos de infecção por *B. vogeli*; porém, esses pacientes requerem cuidados, pois podem ser fonte de infecção para carrapatos ou ficar "clinicamente doentes" quando submetidos a um déficit imunológico, em virtude de estresses ou de enfermidades concomitantes.

Animais jovens têm maior suscetibilidade à infecção e tendem a apresentar sinais clínicos evidentes. Nesses casos, a crise hemolítica é mais elevada, e geralmente as manifestações clínicas são causadas, principalmente, por esse quadro. Os cães que desenvolvem essa forma clínica da enfermidade apresentam anemia, palidez de mucosas (Figura 86.4), febre, apatia, anorexia, letargia e moderadas linfadenopatia, esplenomegalia e hepatomegalia. Em casos muito graves (não frequentes em infecções por *B. vogeli*), em que a hemólise é ainda mais intensa, em parte por seu caráter imunomediado, os enfermos manifestam, além dos sinais clínicos anteriormente citados: hemoglobinemia, hemoglobinúria, bilirrubinemia, bilirrubinúria, icterícia e anemia intensa. Alguns animais podem apresentar também sinais clínicos raros na infecção por *B. vogeli*, como: choque, alterações neurológicas (ataxia), distúrbios respiratórios (taquipneia e dispneia), problemas circulatórios (taquicardia, hipotensão e diminuição do tempo refil capilar), hemorragias sob a forma de petéquias e sufusões, além de coagulopatias, como a coagulação intravascular disseminada e sangramentos. Casos com essa magnitude de sinais clínicos são incomuns em infecções por *B. vogeli* e podem advir de coinfecções por outros agentes ou infecção por outro piroplasma, sendo erroneamente atribuído à espécie *B. vogeli*.

Diagnóstico

O diagnóstico da infecção por babesídeos pode ser baseado em critérios clinicoepidemiológicos ou na resposta terapêutica; porém, com as restrições e ressalvas que esses métodos implicam. Para o diagnóstico definitivo, são necessários exames diretos e/ou indiretos. Dentre as técnicas de diagnóstico direto está o esfregaço sanguíneo; para maior sensibilidade, ele deve ser realizado com sangue capilar oriundo de extremidades, como ponta de orelha ou cauda. Dentre as técnicas colorimétricas mais usadas, destacam-se Romanowsky (panótico), Rosenfeld e Giemsa, mas também podem ser utilizadas Wright ou Diff-Quick. Esse método de diagnóstico tem como inconveniente o fato de que, em algumas fases da infecção, a protozoaremia é baixa, tornando difícil a visualização de formas parasitárias no interior das hemácias. Outra técnica direta é a reação em cadeia da polimerase (PCR), que visa pesquisar fragmentos de DNA do parasito em amostras de sangue ou fragmentos de órgãos; tem alta especificidade e sensibilidade [dependendo dos *primers* (oligonucleotídios iniciadores) utilizados], o que possibilita detectar o agente mesmo em animais com parasitemias muito baixas.

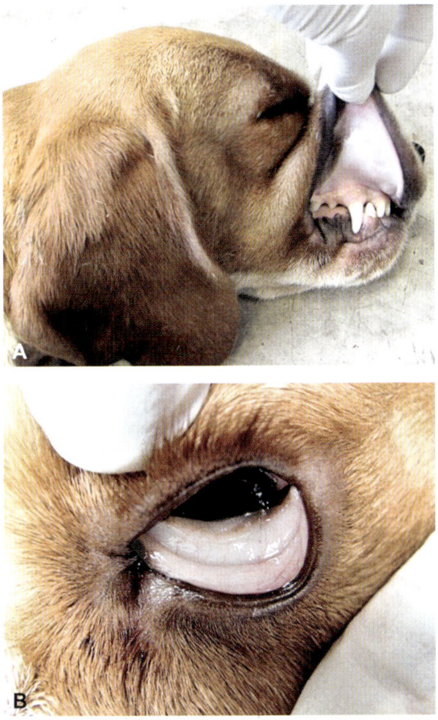

Figura 86.4 Cão infectado por piroplasma apresentando palidez das mucosas oral (**A**) e conjuntival (**B**). (Imagens de João Fabio Soares.)

O esfregaço sanguíneo, apesar de muito específico, deve ser empregado em suspeitas de infecções agudas, pois depende da existência do protozoário na circulação em quantidades consideráveis. Já os métodos indiretos, que visam detectar anticorpos *anti-Babesia*, são ideais para casos crônicos ou para levantamentos epidemiológicos, pois seus resultados não dependem do antígeno, mas, sim, dos anticorpos, porém devem ser preteridos em caso de infecção recente, pois os animais necessitam de um período pós-exposição ao agente para formação de uma resposta imunológica. Preferencialmente, as técnicas sorológicas devem ser realizadas de modo pareado, com intervalos de 15 dias, a fim de que a soroconversão seja observada. Dentre as técnicas sorológicas mais empregadas está IFI (Figura 86.5). Essa técnica tem elevada sensibilidade e moderada especificidade (titulação de "corte" é 1:40). Outra técnica sorológica passível de ser utilizada no diagnóstico da babesiose é o ensaio imunoabsorvente ligado à enzima (ELISA), que tem alta sensibilidade e baixa especificidade.

Soroconversão

Na maioria dos animais, observa-se soroconversão a partir do 7º dia pós-inoculação, com aumento dos títulos no 14º dia, o que comprova a resposta humoral ao agente. Os níveis de anticorpos aumentam gradativamente até 70º dia pós-inoculação, com posterior declínio lento nos títulos de anticorpos.[30]

Cães que tiveram contato com *Babesia* sp. e tornaram-se portadores mantêm o estímulo antigênico, com nível alto de anticorpos, o que lhes confere proteção imunológica por anos contra reinfecções[31-33] de cepas homólogas; entretanto, é valido ressaltar que animais portadores podem desenvolver a doença sob condições de estresse. Por outro lado, sem o parasito no organismo, a imunidade contra a infecção por *Babesia* sp. é efêmera,[30] e os anticorpos declinam gradualmente 3 a 5 meses após a infecção.[34] Segundo Vercammen *et al.*[35] e MacIntire,[36] o cão está protegido contra reinfecções por cepas homólogas por apenas 5 a 8 meses, caso o microrganismo tenha sido eliminado, sendo a reinfecção possível após esse período.

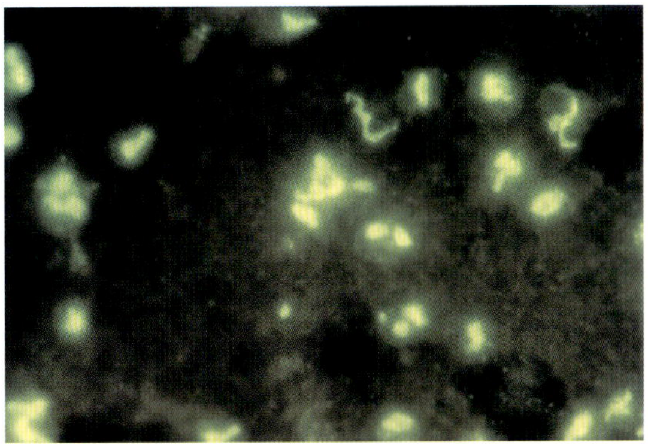

Figura 86.5 Reação de imunofluorescência indireta, antígeno *Babesia vogeli*. (Imagem gentilmente cedida pelo Dr. Leonardo P. Brandão.)

BABESIA GIBSONI

Etiologia

O protozoário *Babesia gibsoni* foi descrito pela primeira vez na Índia, em 1910.[37] Trata-se de uma pequena *Babesia*, medindo entre 1 e 2,5 μm. Morfologicamente, apresentam-se em formatos que variam de arredondado a oval, em geral estão dispostas individualmente no interior das hemácias, mas também podem ser observadas em maior quantidade (Figura 86.6).

Epidemiologia e distribuição geográfica

É encontrada principalmente na Ásia, mas também, em menor frequência, na América do Norte, no oeste da África e no sul da Europa. Já foi identificada na Austrália.[38,39] Porém, estudos filogeográficos são necessários para melhor compreensão desse agente. No Brasil, até o momento, os registros estão restritos à região Sul. Braccini *et al.*[40] encontraram inclusões em eritrócitos caninos morfologicamente condizentes com *B. gibsoni*. Já em 2006, Trapp *et al.*[41] detectaram, por PCR, *B. gibsoni* em quatro cães no Paraná. A análise dessas sequências revelou uma homologia de 99% com o genótipo Ásia 1 de *B. gibsoni*. Em outro estudo realizado com 282 cães com suspeita de hemoparasitoses, oriundos do Hospital Veterinário da Universidade Estadual de Londrina, 13,8% (39/282) apresentaram um perfil de bandas condizentes com *B. gibsoni* à PCR-RFLP (enzima de restrição Hinf I).[42] De 2008 até o presente momento, são desconhecidos outros registros de *B. gibsoni* no Brasil.

Na Ásia, os carrapatos considerados como prováveis vetores são *R. sanguineus*, *Haemaphysalis bispinosa*, *Haemaphysalis longicornis* e *Haemaphysalis leachi*.[43] Entretanto, dessas espécies de carrapatos, a única encontrada no Brasil é *R. sanguineus* s. l., sendo este o vetor mais provável no país, uma vez que *B. gibsoni* já foi detectada nas glândulas salivares e no intestino dessa espécie de ixodídeo;[44-46] esta também é a espécie mais comumente encontrada parasitando cães no Brasil. Porém, estudos realizados nos EUA para comprovar a competência vetorial de *Dermacentor variabilis* e *R. sanguineus* apresentaram resultados inconclusivos ou insatisfatórios.[43] A transmissão vertical transplacentária parece ser um importante modo de transmissão, pois ocorre mesmo em casos crônicos.[47] Há ainda especulações de que esse protozoário possa ser transmitido por mordedura, suspeita decorrente de sua maior prevalência entre raças agressivas.[43] Os cães são importantes reservatórios de *B.* gibsoni. Parasitemias, mesmo que baixas, são mantidas por longos períodos, e infecções que se tornam crônicas são comuns para essa espécie de piroplasma. Em suma, mais estudos são necessários para determinar os modos de transmissão dessa doença, a existência ou a ausência de transmissão transovariana no carrapato, bem como, a real capacidade vetorial de *R. sanguineus* s. l.

No mundo são encontrados três isolados geneticamente distintos, mas morfologicamente semelhantes, de diferentes regiões geográficas: Ásia, Califórnia e Europa. O isolado asiático é considerado o organismo original *B. gibsoni* sensu stricto.[48] A espécie *B. gibsoni* ainda requer uma série de estudos filogenéticos para melhor posicioná-la taxonomicamente. Além disso, alguns desses isolados podem ser, na verdade, espécies distintas.

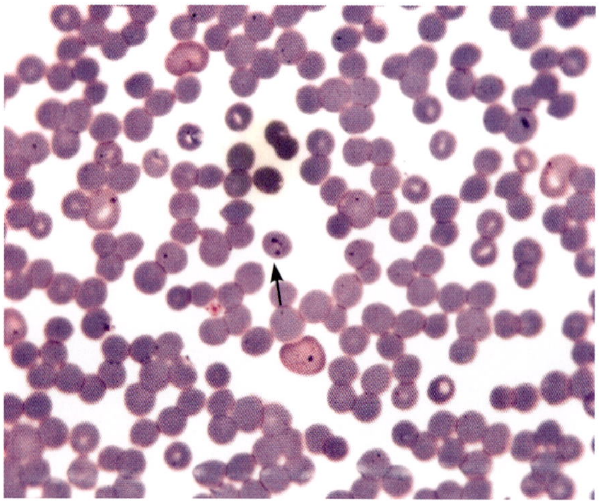

Figura 86.6 Hemácia parasitada por *Babesia gibsoni*: caso confirmado por reação em cadeia da polimerase. (Imagem gentilmente cedida pelo Prof. Dr. Odilon Vidotto e por Flavio Shiguero Jogima.)

Sinais clínicos, alterações hematológicas e patogenia

Os sinais clínicos, as alterações hematológicas e a patogenia das infecções por *B. gibsoni* tendem a ser semelhantes aos apresentados nas infecções por *B. canis*; entretanto, alguns relatos demonstram quadros mais críticos de *B. gibsoni* quando comparados à espécie *B. vogeli*. A gravidade do quadro clínico pode variar muito, conforme os diferentes isolados de *B. gibsoni*. Febres intermitentes e casos agudos podem ser observados em infecções por *B. gibsoni*, bem como óbitos de filhotes,[43] dependendo do isolado em questão. Geralmente, a redução no hematócrito e na contagem de plaquetas é mais evidente que em infecção por *B. vogeli*. Em cães adultos esplenectomizados[49] ou filhotes[50] experimentalmente infectados, *B. gibsoni* foi capaz de provocar significativa anemia e plaquetopenia.[49,50]

Diagnóstico

Pode ser feito por métodos diretos, como a PCR e o esfregaço sanguíneo, no qual deve ser pesquisado pequenos piroplasmas facilmente diferenciáveis de *B. vogeli* pelo tamanho. Em casos crônicos, no entanto, comuns nessa espécie, a protozoaremia é tão baixa que os diagnósticos por esfregaços sanguíneos são praticamente inviabilizados. Nessa situação, deve-se optar pela PCR ou métodos indiretos, como IFI e ELISA.

BABESIA EM FELINOS

Os gatos domésticos parecem ser menos predisponentes ao parasitismo por carrapatos, em parte devido aos seus hábitos de higiene, os quais auxiliam na remoção desses ectoparasitas; consequentemente, os felinos domésticos são menos acometidos por agentes infecciosos transmitidos por esses artrópodes. No Brasil, apesar de alguns trabalhos relatarem a existência de hemoprotozoários em gatos, são poucos os estudos que caracterizam molecularmente o(s) espécime(s) relatado(s). As formas intraeritrocitárias desses agentes são morfologicamente muito semelhantes, o que dificulta a definição das espécies envolvidas na epidemiologia da piroplasmose felina no Brasil, com base apenas na morfologia, por isso são necessários estudos com a caracterização molecular dos agentes envolvidos nas piroplasmoses de felinos domésticos no país.

No Brasil, infecções por piroplasmas em gatos já foram relatadas em São Luís (MA),[51] Recife (PE),[52] Uberaba (MG),[53] Rio de Janeiro (RJ),[54] Niterói (RJ)[55] e São Paulo (SP)[56] (Quadro 86.3).

QUADRO 86.3 Percentual de animais infectados por piroplasmas em diferentes estudos.		
Local	**Técnica**	**Percentual de positivos (%)**
São Luís (MA)[51]	IFI	2,5
	PCR	0
Rio de Janeiro (RJ)[54]	Esfregaço	47
Niterói (RJ; Jurujuba)[55]	Esfregaço	25
Niterói (RJ; Largo da Batalha)[55]	Esfregaço	53,57
Distrito Federal (DF)[56]	Esfregaço	0
São Paulo (SP)[56]	Esfregaço	4,42

IFI: imunofluorescência indireta; PCR: reação em cadeia da polimerase.

Etiologia

Atualmente são reconhecidas como principais babesídeos parasitos de felinos: *B. felis, B. cati, B. herpailuri, B. pantherae, B. leo* e *B. canis presentii*,[57-61] *B. lengau*,[62] *B. hongkongensis*,[63] *B. gibsoni, B. vogeli*,[64] *B. microti, B. vulpes*,[65] *B. panickeri*.[66] A maioria dessas espécies é capaz de infectar gatos domésticos natural ou experimentalmente. Os piroplasmídeos de gatos têm características morfológicas muito similares, à exceção das grandes babésias de felinos (*B. herpailuri, B. vogeli* e *B. panickeri*), sendo difícil sua identificação com base somente na morfologia das formas intraeritrocitárias.[67]

Patogenia

A patogenicidade da babesiose felina varia conforme a espécie ou a cepa do parasito envolvido, bem como com as particularidades do hospedeiro e seu *status* imunitário. De maneira geral, a patogenia da babesiose felina é semelhante à da babesiose canina, porém nos felinos essa enfermidade apresenta-se de modo mais brando e, além disso, esses animais manifestam os sinais clínicos com menos intensidade que os cães.

Apesar de a babesiose felina ser relatada em várias regiões do mundo, casos graves são comuns apenas na África do Sul; nos demais países de ocorrência, essa enfermidade apresenta-se geralmente de maneira subclínica (inaparente).

Manifestações clínicas e hematológicas

A febre não está necessariamente presente em casos de babesiose felina, assim como a icterícia. A maioria dos sinais clínicos associa-se à anemia e à sua intensidade. Dentre eles, destacam-se: letargia, anorexia, emagrecimento, palidez de mucosas, taquipneia e taquicardia. Coinfecções de *Babesia* com os vírus da imunodeficiência felina, leucemia felina e peritonite infecciosa felina, além de *Mycoplasma haemofelis* e vírus respiratórios são descritas e devem ser consideradas ao se analisar os sinais clínicos nesses animais.[68]

Os gatos afetados podem apresentar anemias que variam de moderadas a graves, em casos mais avançados. Podem apresentar tanto leucocitose quanto leucopenia. Já a plaquetopenia é um achado inconstante.

BABESIA FELIS

O protozoário *Babesia felis* pertence ao grupo dos pequenos piroplasmas[69] e mede aproximadamente 0,7 × 0,9 μm. Os merozoítos podem ser encontrados em formas únicas, aos pares ou formando tétrades, geralmente com formato arredondado.

Epidemiologia

Relatam-se casos na África do Sul, no Sudão, no sul da Ásia e na Europa.

Assim como na citauxzoonose, esse piroplasma tem como hospedeiros naturais felinos silvestres – principalmente leões e leopardos. O vetor é desconhecido, mas suspeita-se que o carrapato *Haemaphysalis elliptica* possa estar envolvido na transmissão desse agente na África do Sul. Essa enfermidade é mais comum em animais jovens, com menos de 3 anos. Nas regiões endêmicas, a maioria dos casos ocorre entre a primavera e o verão.[70] É uma das espécies de *Babesia* mais patogênicas para os felinos domésticos, podendo causar óbito em casos não tratados.

BABESIA CATI

O protozoário *Babesia cati*[71] tem em média 1 × 2,5 μm, com formato que varia de anelar a piriforme, sendo encontrado na Índia e na África do Sul. Esse organismo foi primeiramente detectado em um gato silvestre (*Felis catus*) na Índia.[71]

OUTROS PIROPLASMAS EM FELINOS

B. volgeli tem sido relatado com mais frequência em felinos domésticos ultimamente, inclusive no Brasil,[72,73] em distintas regiões, principalmente devido ao uso de ferramentas moleculares. Faltam estudos sobre as alterações hematológicas em gatos infectados com *B. vogeli* no Brasil. É muito provável, pelos dados atuais, que essas infecções sejam brandas ou inaparentes, assim, como na maioria dos cães infectados com essa espécie.

B. canis também já foi descrita em felinos domésticos, por detecção molecular, mas, como apresentou diferenças morfológicas dos espécimes encontrados em cães, foi proposta uma nova subespécie: *B. canis presentii*.[59]

A espécie *Babesia herpailuri* é uma grande *Babesia* encontrada na América do Sul em jaguarundi ou gato-mourisco (*Herpailurus yagouaroundi*).[74] As formas bigeminadas predominam nessa espécie de piroplasma.

A espécie *Babesia pantherae*, detectada inicialmente em leopardos,[75] é capaz de infectar, experimentalmente, gatos esplenectomizados.

As formas parasitárias de *B. leo*[76] são morfologicamente indistinguíveis de *B. felis*, medem de 0,63 a 1,73 μm e apresentam, predominantemente, formatos ovais e arredondados com núcleo periférico.[76] Costumam parasitar leopardos e, principalmente, leões.

Recentemente, uma espécie de *Theileria* filogeneticamente relacionada com *Theileria equi* foi identificada em felinos domésticos no Brasil,[72] entretanto mais estudos sobre essa espécie são necessários, principalmente no que tange à sua patogenicidade.

CYTAUXZOON

Etiologia e histórico

O hemoprotozoário *Cytauxzoon* pertence ao subfilo Apicomplexa, à classe Piroplasmasida, à ordem Piroplasmida e à família Theileridae. O gênero *Cytauxzoon* foi primeiramente descrito por Neitz e Thomas,[77] na África, em 1948, parasitando um antílope. Dentre suas características, destacam-se a multiplicação em fagócitos mononucleares por esquizogonia e por realizar divisão binária (merogonia) em hemácias.

CYTAUXZOON EM FELINOS

Dentre as espécies de *Cytauxzoon* que infectam felinos destacam-se: *Cytauxzoon felis* e *Cytauxzoon manul*. A espécie *C. manul* foi identificada parasitando gatos-de-pallas (*Otocolobus manul*);[78] entretanto, ao ser inoculada em gatos domésticos, não induziu a doença.[79] Recentemente, três novas espécies de *Cytauxzoon* foram molecularmente caracterizadas na Europa.[80]

Essas espécies não foram relatadas no Brasil até o momento e, por esse motivo, neste capítulo será abordada a espécie *C. felis*.

O piroplasma *C. felis* foi relatado pela primeira vez em 1976, por Wagner,[81] no Missouri, EUA. No Brasil, o primeiro achado de *C. felis* data de 1998 e ocorreu em leões, que vieram a óbito em um zoológico no Rio de Janeiro. Esse diagnóstico baseou-se em achados histopatológicos[82] que somente foram publicados na forma de artigo em 2007.[83]

A confirmação molecular de *C. felis* em gatos domésticos no Brasil ocorreu em 2008.[84] Também já houve detecções moleculares desse parasito em outros felinos silvestres no Brasil, como: jaguatirica (*Leopardus pardalis*), puma (*Puma concolor*), onça-pintada (*Panthera onca*)[85] e gato-do-mato-pequeno (*Leopardus tigrinus* – Complexo *trigrinus*). Porém, estudos filogenéticos recentes sugerem que a espécie de *Cytauxzoon*, encontrada no Brasil, possa ser geneticamente diferente da norte americana.

Características morfológicas

As formas intraeritrocitárias podem variar consideravelmente, apresentando-se com formatos anelares com 1 a 1,5 μm de diâmetro, ovais ou alongados, com 1 × 2 μm ou, ainda, como pontos anaplasmoides com 0,5 μm.[86] O núcleo é redondo ou alongado, corando-se de vermelho-escuro a roxo. O citoplasma cora-se em tons de azul ou violeta.

As inclusões intraeritrocitárias são muito semelhantes às de outros teilerídeos ou babesídeos como *B. felis* e *B. leo*.

As hemácias parasitadas geralmente contêm apenas um parasito, mas podem conter até quatro formas parasitárias. Na superfície de pequenos vasos, principalmente do fígado, do baço e dos pulmões, podem ser encontradas células de tamanho aumentado devido à presença de esquizontes do protozoário contendo vários merozoítos.

Ciclo

Após a inoculação pela saliva do carrapato, o parasito *C. felis* desenvolve um ciclo pré-eritrocitário (Figura 86.7), no qual os fagócitos mononucleares são infectados, e nestes ocorre a esquizogonia. Isso aumenta o tamanho das células, que, posteriormente, são rompidas, ocorrendo a liberação de formas parasitárias que infectam os eritrócitos e nestes se reproduzem por bipartição. O carrapato se infecta ao ingerir hemácias parasitadas durante o repasto sanguíneo.

Após a diferenciação em macro e microgamontes, ocorre a fusão dos gametas e a formação de um zigoto (oocineto), o qual penetra nas células intestinais do carrapato, onde se replica assexuadamente; posteriormente, alcança a hemocele e migra para a glândula salivar, onde realiza merogonia e infecta a saliva do ixodídeo.

Durante a esquizogonia, no hospedeiro vertebrado, as células parasitadas aumentam de tamanho, aderem à superfície

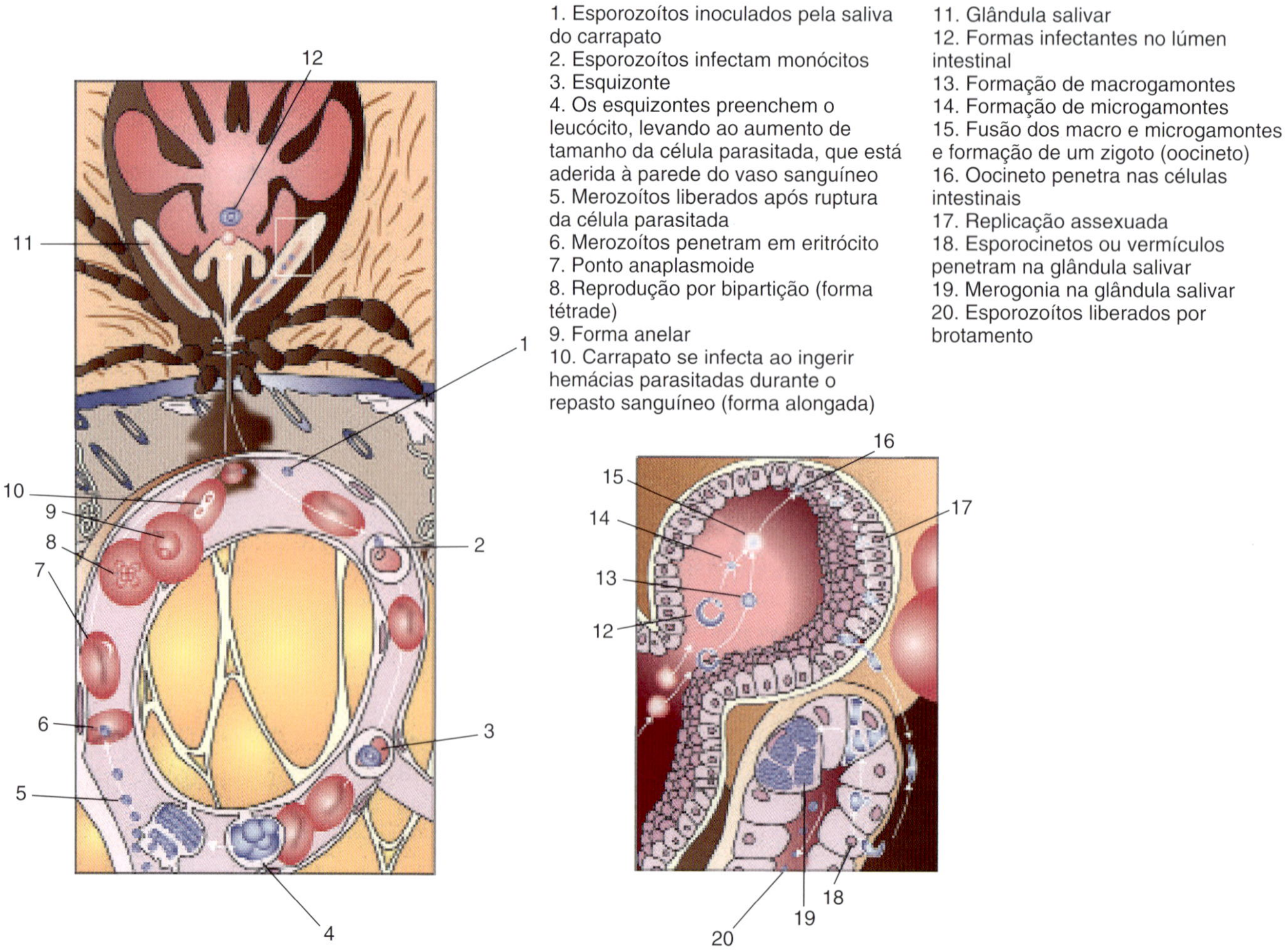
1. Esporozoítos inoculados pela saliva do carrapato
2. Esporozoítos infectam monócitos
3. Esquizonte
4. Os esquizontes preenchem o leucócito, levando ao aumento de tamanho da célula parasitada, que está aderida à parede do vaso sanguíneo
5. Merozoítos liberados após ruptura da célula parasitada
6. Merozoítos penetram em eritrócito
7. Ponto anaplasmoide
8. Reprodução por bipartição (forma tétrade)
9. Forma anelar
10. Carrapato se infecta ao ingerir hemácias parasitadas durante o repasto sanguíneo (forma alongada)
11. Glândula salivar
12. Formas infectantes no lúmen intestinal
13. Formação de macrogamontes
14. Formação de microgamontes
15. Fusão dos macro e microgamontes e formação de um zigoto (oocineto)
16. Oocineto penetra nas células intestinais
17. Replicação assexuada
18. Esporocinetos ou vermículos penetram na glândula salivar
19. Merogonia na glândula salivar
20. Esporozoítos liberados por brotamento

Figura 86.7 Ciclo *C. felis*: formas eritrocitárias (7, 8, 9 e 10). (Adaptada de Greene *et al.*, 2006.[86])

dos pequenos vasos e podem causar a obstrução destes. Essa fase pré-eritrocitária corresponde ao estágio mais patogênico da enfermidade; infelizmente, em alguns casos, a existência do protozoário em hemácias somente se tornará elevada o suficiente para ser detectada em esfregaços sanguíneos nos estágios terminais da doença.

Epidemiologia

Nos EUA, os carrapatos das espécies *D. variabilis*[87] e *Amblyomma americanum*[88] são considerados vetores de *C. felis*. Em meio silvestre, essa enfermidade é mantida em linces (*Lynx rufus*); esses animais raramente apresentam sinais clínicos da infecção, exercendo papel de reservatórios do agente. Naquele país, o protozoário *C. felis* encontra-se em áreas em que a distribuição geográfica do vetor (*D. variabilis*) e do lince coincidem, ou seja, nas regiões Centro-Sul e Sudeste. Nesses locais, um fator importante para o desenvolvimento da doença em gatos domésticos é o contato com áreas de mata, onde provavelmente são parasitados pelo vetor. Além disso, há aumento dos casos no verão, estação em que os carrapatos são mais facilmente encontrados.

No Brasil, os carrapatos *D. variabilis* e *A. americanum* não são encontrados, sendo desconhecido o vetor de *C. felis* no país. Dentre as espécies mais comuns de ixodídeos que parasitam felinos silvestres neotropicais está o carrapato *Amblyomma ovale* (Figura 86.8 A), porém seu papel como vetor ainda requer estudos. Entretanto, vale afirmar que a espécie *Amblyomma sculptum* (Figura 86.8 B) (anteriormente mencionada com *A. cajennense*) tem sido encontrada em animais que testaram positivo[83] e um conjunto de indícios epidemiológicos fortalecem a hipótese de que *A. sculptum* possa ser vetor de *Cytauxzoon* no Brasil.[89]

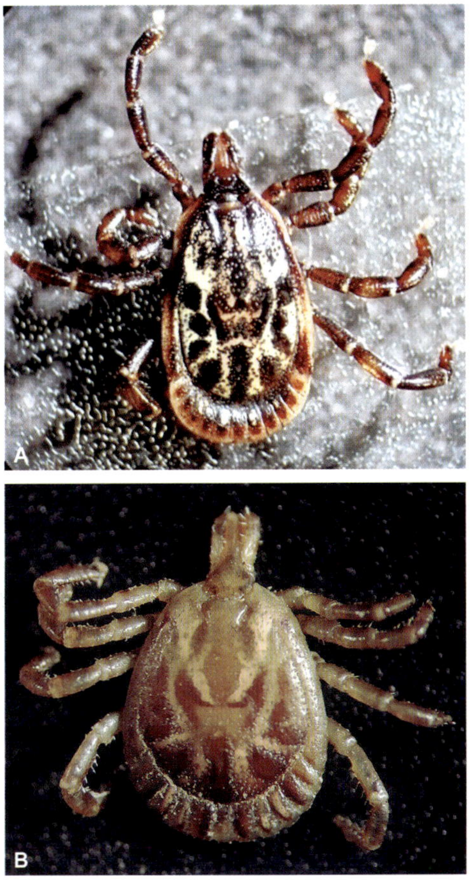

Figura 86.8 Carrapatos machos do gênero *Amblyomma*. **A.** *Amblyomma ovale*. **B.** *Amblyomma sculptum*. (Imagens de João Fabio Soares.)

Algumas coincidências ocorrem na epidemiologia dessa enfermidade no Brasil e nos EUA, como felídeos silvestres exercendo um provável papel de reservatórios. Esse agente já foi relatado em várias espécies de felinos selvagens pelo mundo. No Brasil, o parasito já foi detectado em felídeos nativos como: como gato-do-mato-pequeno (*Leopardus tigrinus*),[82] onça-pintada (*Panthera onca*),[82,85,90] jaguatirica (*Leopardus pardalis*)[85] e puma (*Puma concolor*).[85,90,91] A maioria dos felinos silvestres brasileiros não apresentava sinais clínicos da infecção por esse agente. Widmer[90] encontrou 10 onças-pintadas de 10 testadas com PCR positivo para *C. felis*. Esses animais foram capturados na região de Corumbá, Mato Grosso do Sul, mas apresentavam-se saudáveis e sem alterações hematológicas. Outro estudo conduzido por Furtado *et al.* (2017)[92] reforça ainda mais a teoria da onça-pintada ser reservatório de *C. felis* no Brasil. É provável que os felinos brasileiros também possam servir de reservatórios para *C. felis*, porém essa hipótese ainda necessita de confirmação. A espécie de artrópode vetor ainda requer mais estudos no país para que a epidemiologia dessa enfermidade seja bem compreendida no Brasil.

Outras vias suspeitas de transmissão são a transplacentária e as transfusões sanguíneas,[86] entretanto falhas na transmissão vertical de *C. felis* já foram relatadas em infecções crônicas[93] e agudas.[94] Em resumo, essas hipóteses também requerem mais estudos para um melhor embasamento científico.

Patogenia

A citauxzoonose apresenta patogenia semelhante à de outras piroplasmoses no que diz respeito à fase eritrocitária da infecção, no entanto a fase extraeritrocitária é considerada a mais patogênica. Isso ocorre porque a esquizogonia em células fagocíticas mononucleares pode ocluir total ou parcialmente capilares, vênulas e arteríolas de diversos órgãos, levando-os ao mau funcionamento devido à congestão e à anoxia local, o que, por sua vez, pode produzir processos de necrose celular e toxemia. As células mononucleares parasitadas podem liberar citocinas, as quais contribuem para o desenvolvimento de necrose celular e aumento da temperatura corporal.

Manifestações clínicas

Os sinais clínicos iniciam-se 2 a 3 semanas após o contato com os carrapatos[95] e o óbito pode ocorrer dias após o seu início.[86] Em inoculações experimentais, os animais manifestam sinais da infecção 5 a 20 dias após a inoculação, dependendo da quantidade e do tipo de inóculo ou, ainda, da resposta individual do hospedeiro.

Nos EUA, essa doença apresenta-se geralmente com um curso agudo e com alta letalidade para felinos domésticos,[86] porém já foram relatadas formas subclínicas da enfermidade nesse país. No lince (*Lynx rufus*), a enfermidade geralmente se apresenta desse modo e são raros os casos fatais. Nos gatos domésticos as manifestações clínicas não são específicas, mas, sim, semelhantes às infecções por outros piroplasmas, porém com patogenicidade mais exacerbada. No Brasil, a maioria dos trabalhos relata infecções assintomáticas por piroplasmas em gatos domésticos, entretanto os agentes etiológicos envolvidos nesses casos são desconhecidos, devido às semelhanças morfológicas. Dentre os sinais clínicos visualizados na citauxzoonose, nos EUA, destacam-se: anorexia, depressão, letargia, febre, mucosas hipocoradas, icterícia, desidratação, aumento no tempo de perfusão capilar e esplenomegalia. Nos estágios terminais, ainda é possível observar urina escura, hipotermia, dores à palpação, vocalizações, sinais nervosos, decúbito constante e dispneia. Em alguns casos, os animais morrem 2 a 3 dias após o pico febril.[86]

Diagnóstico

O diagnóstico clínico é de difícil execução, devido a variadas enfermidades desencadearem sinais clínicos semelhantes, assim como o diagnóstico por esfregaço sanguíneo, pois a parasitemia em eritrócitos torna-se elevada apenas na fase final da doença. No estágio mais patogênico da enfermidade, em que os leucócitos estão sendo parasitados e as obstruções dos vasos ocorrem, a parasitemia é muito baixa, dificultando a visualização do parasito em lâmina; nesses casos, técnicas de detecção molecular são mais indicadas.

O diagnóstico pós-morte pode ser realizado a partir do *imprint* da medula óssea ou de órgãos como baço, fígado, linfonodos, pulmões ou, ainda, por exame histológico de arteríolas e vênulas obstruídas de diferentes órgãos. É valido ressaltar que esses dados refletem a realidade norte-americana, sendo pouco conhecida a biologia desse protozoário no Brasil.

RANGELIA VITALII

Etiologia e histórico

O hemoprotozoário *Rangelia vitalii*, pertencente ao filo Apicomplexa e à ordem Piroplasmida, é responsável por uma enfermidade febril e hemorrágica grave para os cães, relatada pela primeira vez por Carini,[96] permanecendo ainda como uma moléstia de etiologia obscura. No início do século 20, Pestana[97] descreveu morfologicamente *Piroplasma vitalii*, agente etiológico de uma enfermidade conhecida popularmente como *nambyuvú*, a partir de cães natural e experimentalmente infectados. Posteriormente, em 1914, Carini e Maciel[98] observaram particularidades no ciclo desse parasito, como a esquizogonia extraeritrocitária. Com base nisso, na capacidade de infectar leucócitos e células do endotélio vascular, os autores, então, propuseram um novo gênero: *Rangelia vitalii*, em homenagem a Bruno Rangel Pestana.[98]

Em 1926, Wenyon[99] sugeriu a hipótese de que as formas esquizogônicas encontradas por Carini e Maciel[98] eram, na verdade, de uma infecção por *Toxoplasma gondii*, concomitante a uma parasitemia por *Babesia vogeli* (na época, mencionada como *Babesia canis*). Em 1929, Doflein e Reichenow (1929)[100] fortaleceram essa hipótese. Em 1938, Moreira[101] inoculou 91 cães e estudou a rangeliose nesses animais; no fim do estudo, afirmou não ser possível distinguir as formas eritrocitárias de *R. vitalii* de *B. vogeli*, nem ao menos as formas esquizogônicas de *R. vitalii*, quando encontradas, de taquizoítos ou bradizoítos de *T. gondii*. Assim, Moreira[101] concluiu como provavelmente válida a hipótese de Wenyon.[99] Com isso, o protozoário *R. vitalii* praticamente desapareceu da literatura entre os anos de 1948 e 2003, salvo algumas raras citações, dentre as quais, muitas já tratavam a espécie *R. vitalii* como uma sinonímia de *B. vogeli*. Somente em 2011, a espécie foi revalidada, com base em características morfológicas e moleculares.[102]

Apesar de morfologicamente semelhante à espécie *B. vogeli*, quando encontrada em hemácias, a espécie *R. vitalii* é geneticamente distinta das principais babésias que infectam cães. Soares *et al.*,[102] ao compararem a sequência gênica de um fragmento do gene 18S rRNA de *R. vitalii* com *B. vogeli* e *B. gibsoni*, observaram similaridade de apenas 92 e 94%, respectivamente; já quando a comparação foi realizada com um fragmento do gene *hsp70*, a similaridade foi ainda menor, de 82% para *B. vogeli* e de 86% para *B. gibsoni*.

Segundo Loretti e Barros,[103] a infecção por *R. vitalii* já foi confundida na clínica, em necropsias e na histopatologia, com casos de babesiose,[101-104] ehrlichiose,[105] hepatozoonose (mencionada por Carini[106]), leishmaniose visceral (calazar)[107] e toxoplasmose.[101-104] Todas essas questões polêmicas e equívocos sucessivos criaram uma situação de total descrédito no meio científico sobre o tema *R. vitalii*,[103] entretanto atualmente é possível comprovar de maneira indubitável a existência desse piroplasma canino. Primeiramente, *R. vitalii* não deve ser confundida com *B. vogeli*, por apresentar particularidades em seu ciclo, as quais *B. vogeli* não expressa, como a capacidade de infectar leucócitos e células endoteliais (Quadro 86.4). No caso de *Ehrlichia canis* e *Hepatozoon canis*, as diferenças morfológicas podem ser usadas para diferi-los de *R. vitalii*. A bactéria *E. canis*, quando está parasitando leucócitos, apresenta-se em mórulas, diferentemente do que ocorre com *R. vitalii*. Os gamontes de *H. canis* são morfologicamente muito distintos das formas parasitárias encontradas na rangeliose. Já as formas amastigotas de *Leishmania* spp. apresentam cinetoplasto, o que não ocorre com *R. vitalii*.[98] Com relação à toxoplasmose, na doença espontânea, o protozoário *T. gondii*, em geral, parasita o interior de macrófagos e de células alveolares pulmonares[108] e, na infecção experimental, em macrófagos, células da micróglia, fibroblastos, em todos os tipos de células dos pulmões (com exceção dos eritrócitos que circulam nos vasos sanguíneos pulmonares) e raramente nas células endoteliais.[109-111] Além disso, exames imuno-histoquímicos realizados Krauspenhar *et al.*[112] e por Loretti e Barros[113] em material oriundo de animais infectados por *R. vitalii*, com anticorpos anti-*Neospora caninum*, anti-*T. gondii* e anti-*Leishmania donovani*, apresentaram resultados negativos. Como se não bastasse, os animais utilizados nos estudos desenvolvidos por Silva *et al.*[114] e Soares *et al.*[102] apresentaram resultados negativos de PCR para hemoparasitoses, como ehrlichiose e hepatozoonose.

Morfologia

A espécie *R. vitalii* pode parasitar eritrócitos (Figura 86.9 A e B), leucócitos (Figura 86.9 C e D) e células do endotélio vascular (Figura 86.10). As formas parasitárias presentes na circulação podem variar de redondas a ovais e piriformes. Quando coradas por Giemsa ou Rosenfeld, elas apresentam citoplasma azulado com redução na coloração central, já o núcleo, compacto, cora-se mais intensamente em tons violáceos. As inclusões encontradas no interior de eritrócitos e leucócitos medem em torno de 2 a 4,5 μm de comprimento[97,98,102] por 1,5 a 2,3 μm de largura.[97-102] Já as formas extracelulares do parasito são um pouco maiores,[114] porém menos encontradas. O comprimento médio do núcleo é de 1,06 μm.[102]

QUADRO 86.4 Espécies de piroplasmas que parasitam cães no Brasil.

Espécie	Tamanho (μm)	Células parasitadas	Patogenicidade	Vetor	Localização dos casos
Babesia vogeli	2,5 a 5	Eritrócitos	Leve a moderada	*R. sanguineus**	Principalmente em áreas urbanas
Babesia gibsoni	1 a 2,5	Eritrócitos	Moderada	*R. sanguineus**	Comumente urbanos
Rangelia vitalii	2 a 4,5	Eritrócitos, leucócitos e células do endotélio vascular	Grave	*A. aureolatum*	Geralmente rurais

*Vetor provável.

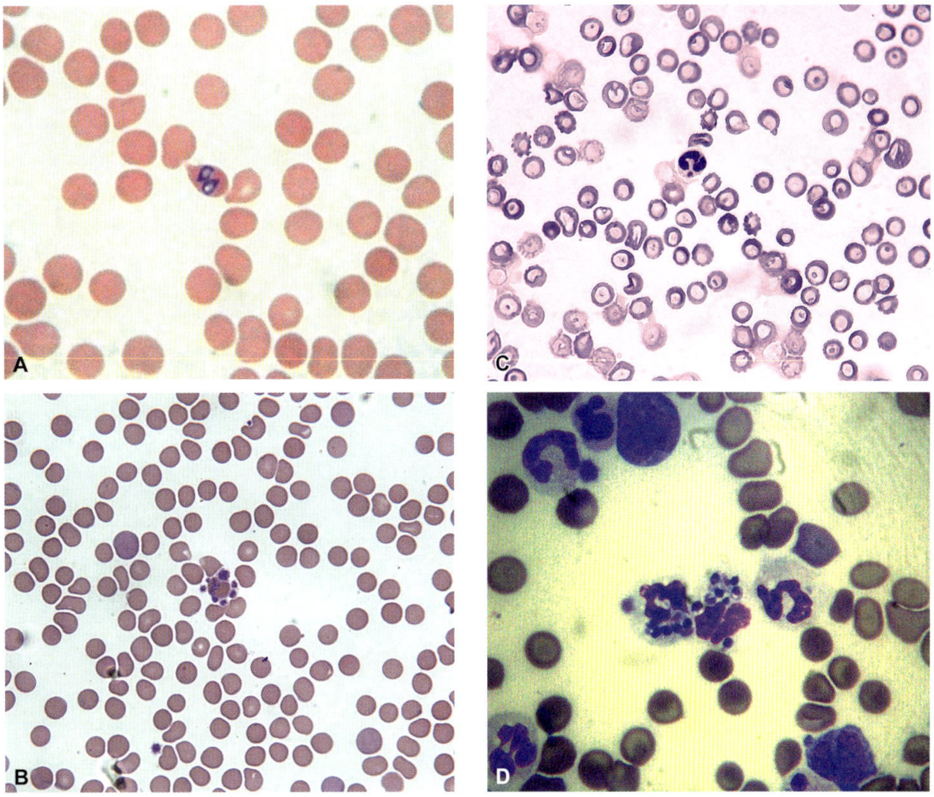

Figura 86.9 Formas parasitárias de *Rangelia vitalii*. **A** e **B.** Parasitando hemácia: (**B**) é possível observar agregação plaquetária no entorno do eritrócito parasitado. **C.** No interior de neutrófilo. **D.** Formas múltiplas em neutrófilos. (Imagem **A** cedida por Samanta Miyashiro; imagens **B** e **C** de João Fabio Soares; e imagem **D** cedida por Raqueli T. França.)

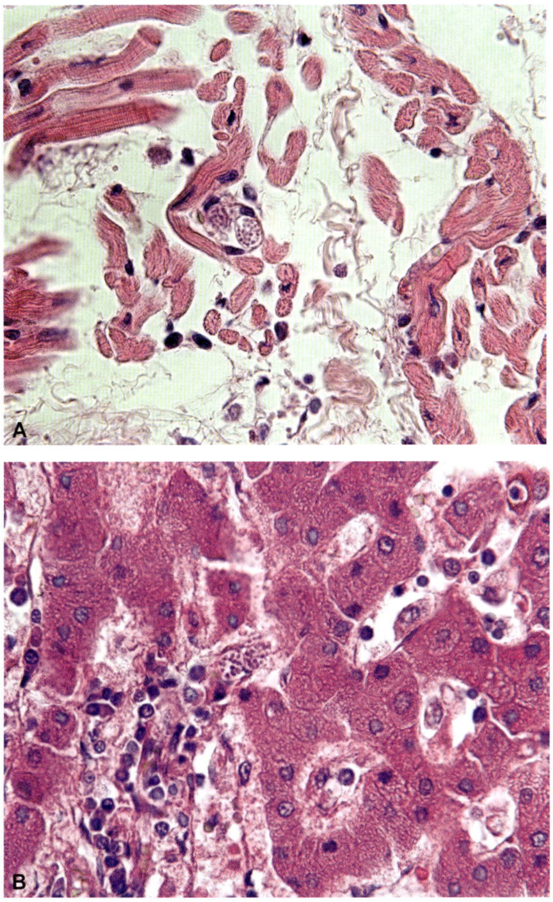

Figura 86.10 Esquizontes em endotélio vascular condizentes com *Rangelia vitalii* em cão infectado. **A.** Corte de tecido cardíaco. **B.** Corte de tecido hepático corado com hematoxilina–eosina. (Imagens de João Fabio Soares.)

Ciclo

O piroplasma *R. vitalii* é transmitido pelo carrapato *Amblyomma aureolatum*[115] (Figura 86.11). As fases do ciclo desenvolvidas no interior do vetor são desconhecidas, sabe-se apenas que oocinetos podem ser encontrados na hemolinfa de *A. aureolatum* e que há transmissão transovariana no vetor. Quanto ao desenvolvimento do agente em cães inoculados, sabe-se que em 5 dias após a inoculação o protozoário já pode ser detectado no interior de eritrócitos e há aumento na parasitemia entre o 9º e o 11º dia pós-inoculação (PI), com posterior redução gradual.[114] Do 5º ao 15º dia PI, podem ser observadas formas parasitárias no interior de hemácias e livres, porém essas últimas são menos evidentes em comparação às formas intraeritrocitárias. Posteriormente, entre os dias 17 e 21, raros parasitos são observados no interior de hemácias e leucócitos, e alguns cães já apresentam esfregaço negativo nesse período. O exame histopatológico realizado em um cão com 21 dias PI revelou o protozoário no interior de células do endotélio vascular.[114]

Em estudo conduzido por Soares (2014),[116] cães infectados pelo vetor apresentaram parasitemia detectável no diferencial de leucócitos entre os dias 13 e 19 pós-infestação, porém, em esfregaços de ponta de orelha, a parasitemia pode ser detectada anteriormente. Esses animais também apresentam resultado positivo na PCR entre o 10º e o 14º dia pós-infestação. Nesse mesmo estudo, animais inoculados foram positivos na PCR entre os dias 3 e 4 pós-inoculação.

Os estudos conduzidos com infecções via vetor evidenciaram que primeiramente os cães desenvolvem uma acentuada e abrupta plaquetopenia.[115,116] Concomitante ou imediatamente depois, ocorrem a parasitemia na hemácia e o posterior desenvolvimento de anemia. Uma vez que essa plaquetopenia é oriunda principalmente da reprodução esquizogônica em endotélio vascular e da lesão provocada durante esse processo,

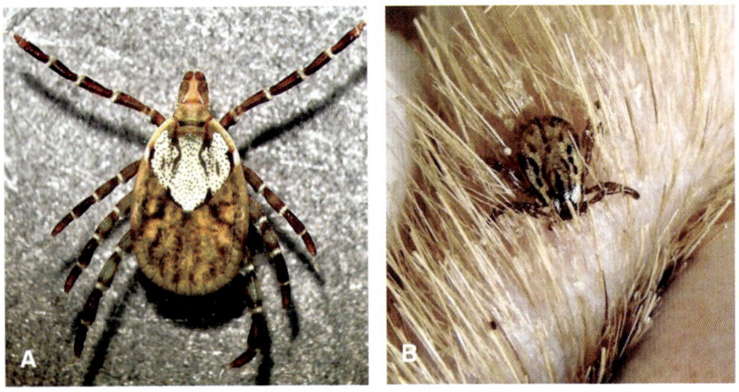

Figura 86.11 *Amblyomma aureolatum* Pallas (1772). **A.** Fêmea. **B.** Macho parasitando cão. (Imagens de João Fabio Soares.)

fica fortemente evidenciado que *R. vitalii* realiza um ciclo pré-eritrocitário em endotélio vascular com reprodução esquizogônica, ao romper o mesmo, cai na circulação para então realizar merogonia em hemácias (Figura 86.12).

Em um cão mantido infectado por longo prazo e manifestando sinais clínicos, Silva *et al.*[114] encontraram o parasito em punção de linfonodo 26 dias pós-inoculação. Aos 17 dias após infecção, quando os parasitos são raros na circulação e começam a aparecer em leucócitos, os cães iniciam os sinais clínicos da infecção. Esses fatos sugerem que as manifestações clínicas possam estar associadas à disseminação do protozoário pelo organismo do animal;[114] porém, nesse período, a anemia imunomediada pode estar se manifestando, o que explicaria muitos dos sinais clínicos. Entretanto, apesar de Krauspenhar *et al.*[112] terem encontrado esferócitos em cães com *R. vitalii*, a anemia imunomediada nessa enfermidade ainda requer mais estudos.

É provável que o ciclo de *R. vitalii* seja semelhante ao de outros membros da ordem Piroplasmida, no que tange ao desenvolvimento intraeritrocitário e às fases realizadas no vetor, entretanto há fortes indícios que a esquizogonia desenvolvida em endotélio vascular seja uma fase pré-eritocitária. Porém, estudos ainda estão em desenvolvimento para melhor elucidá-las. Pestana, Carini e Maciel[97,98] observaram reprodução por esquizogonia e por bipartição, sendo essa última visualizada no interior de hemácias. As formas esquizogônicas encontradas no interior de células endoteliais podem conter de 30 a 100 parasitos.[98]

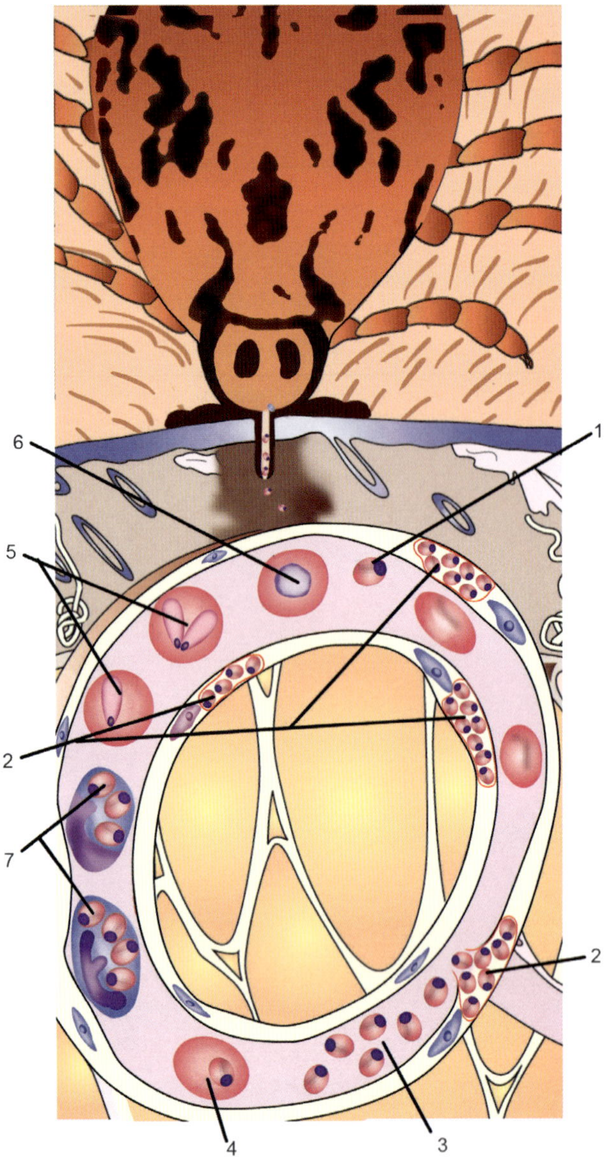

Figura 86.12 Ciclo de *Rangelia vitalii*. Identificação das fases do ciclo: **1.** Trofozoíto inoculado pelo carrapato *Amblyomma aureolatum*. **2.** Desenvolvimento da fase pré-eritrocitária. Vacúolo parasitóforo contendo vários parasitos no interior das células do endotélio vascular. **3.** Formas livres na circulação. **4.** Trofozoíto infectando hemácia. **5.** Merozoítos em hemácias. **6.** Pré-gametócito. **7.** Parasitismos em leucócitos. A fase eritrocitária é contemplada em 4, 5 e 6. Cabe salientar que, ao sair do endotélio vascular (2), o protozoário provoca lesão, o que resulta em intenso consumo de plaquetas.

Epidemiologia

Soares *et al.* (2018)[115] testaram a competência vetorial de quatros espécies do gênero *Amblyomma*, bem como de dois genótipos de *R. sanguineus*; ao final da pesquisa apenas a espécie *A. aureolatum* (Figura 86.13) foi capaz de veicular o agente aos cães. A maioria dos casos de rangeliose é oriunda de áreas rurais próximas à mata, regiões inseridas principalmente nos biomas Mata Atlântica ou Pampa (Figura 86.14), os quais reúnem as condições necessárias para o desenvolvimento de *A. aureolatum*. É mais comum entre as raças de caça ou pastoreio, pois esses animais costumam adentrar a mata; porém, esse fator está mais associado aos hábitos dos animais do que propriamente à raça. No mais, o acesso a áreas rurais e de mata é um fator importante na epidemiologia da rangeliose. Não há predileção por sexo. Cães que residem em áreas rurais, periurbanas, nas proximidades de matas ou, esporadicamente, frequentam locais com esse perfil são mais predispostos ao desenvolvimento da enfermidade, pois apresentam maior probabilidade de contato com o carrapato *A. aureolatum*.

R. vitalii já foi detectada em uma série de canídeos silvestres, como: cachorro-do-mato (*Cerdocyon thous*),[117,118] graxaim-do-campo (*Lycalopex gymnocercus*)[118-120] e lobo-guará (*Chrysocyon brachyurus*).[121] A patogenicidade de *R. vitalii* nas espécies *L. gymnocercus* e *C. brachyurus* não pode ser avaliada nesses estudos, pois os animais estavam coinfectados com outros agentes. Por outro lado, no caso da espécie *C. thous*, há fortes indícios de que possam ser reservatórios assintomáticos de *R. vitalii*.[117] Apesar de disso, Copat *et al.* (2019)[122] encontram um exemplar de *C. thous* com sinais clínicos de rangeliose e aparentemente sem infecção por outros agentes. Em contrapartida, Souza *et al.* (2019)[123] capturaram *C. thous* de vida livre e, destes, 25% (7/27–) estavam positivos e sem alterações, o que reforça a hipótese de atuarem como reservatórios. Em alguns casos, esses animais podem desenvolver sinais clínicos da rangeliose quando coinfetados com vírus imunossupressores.[117,118] O papel de outras espécies animais na epidemiologia da

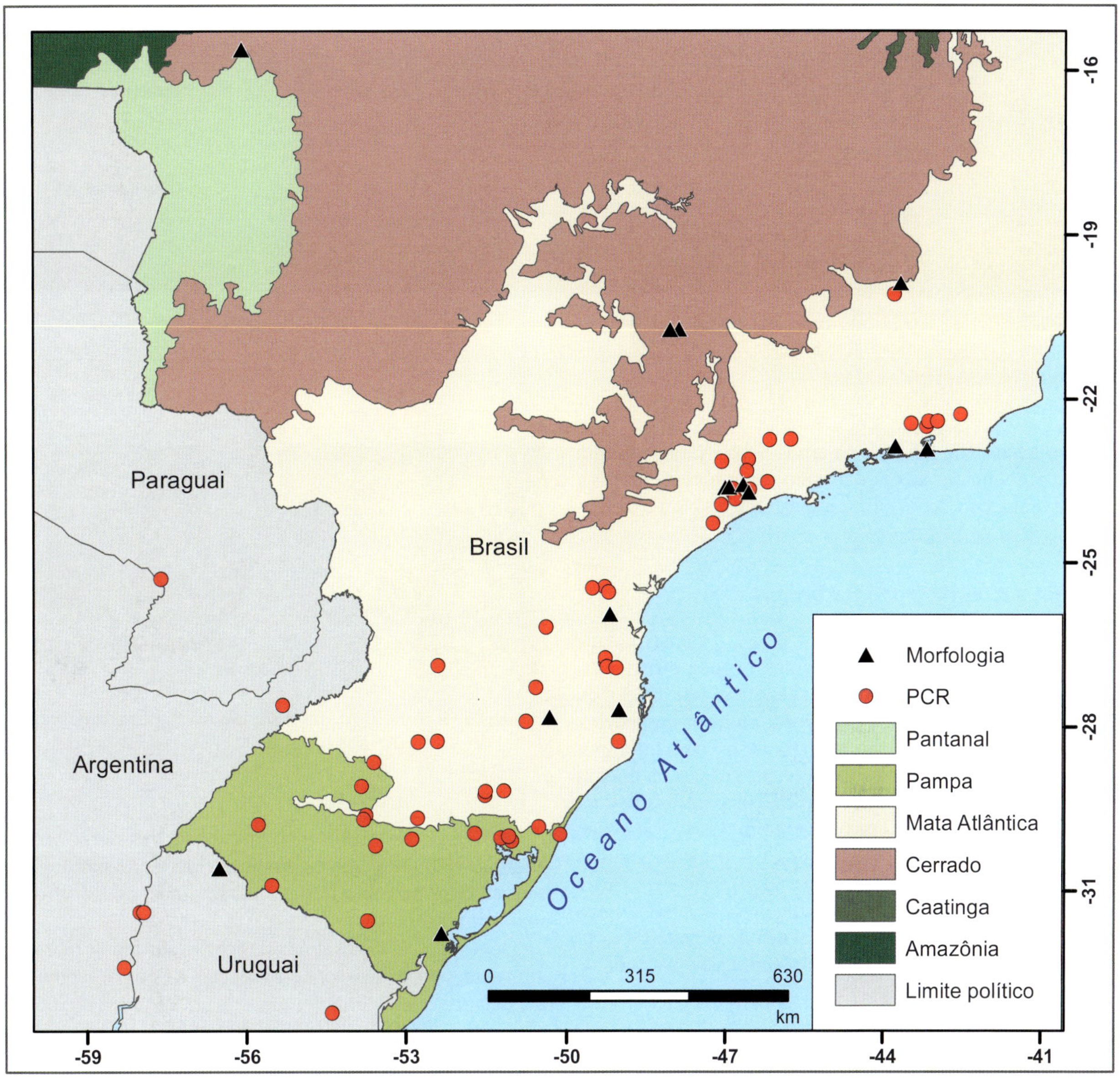

Figura 86.13 Mapa parcial do Brasil demonstrando locais com o registro de *Rangelia vitalii*. (Mapa desenvolvido por Darwin Dias Fagundes sob a orientação de João F. Soares.)

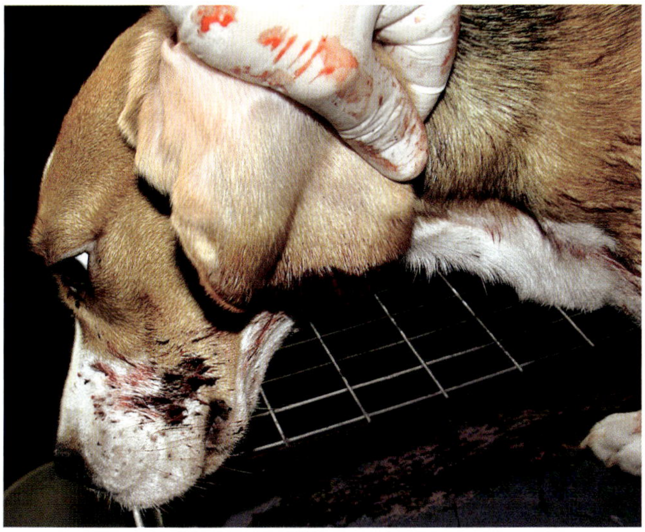

Figura 86.14 Cão infectado por *R. vitalii* apresentando sangramento (*nambyuvú*). (Imagem de João Fabio Soares.)[102]

R. vitalii é desconhecido; sabe-se apenas que animais de laboratório inoculados por Pestana[97] e por Carini e Maciel[98] não desenvolveram a enfermidade. O modo como os cães foram inoculados nos diferentes estudos experimentais evidencia que a transfusão sanguínea também pode ser uma fonte de infecção, entretanto dificilmente um doador infectado não estará manifestando sinais clínicos.

Até o momento, são escassos os estudos de prevalência ou ocorrência dessa enfermidade (Quadro 86.5), porém ela se encontra bem distribuída geograficamente nas regiões sul e sudeste do Brasil, bem como foi relatada no Uruguai,[124,125] Argentina[126] e Paraguai.[127] É provável que muitos casos sejam subdiagnosticados ou erroneamente confundidos com *B. vogeli*. Trata-se de uma enfermidade que, ao longo dos anos, tem sido relatada principalmente no Brasil,[96-98,106,112,128-130] em especial nos estados de São Paulo,[97,98,131] Rio de Janeiro,[130] Paraná[132] e Rio Grande do Sul (Mesorregião do Centro Ocidental).[133] Destacam-se as cidades de São Bernardo (SP),[134] Tijuca do Sul (PR),[132] Porto Alegre (RS),[113] Pelotas (RS),[135] Cruz Alta (RS),[136] Santa Maria (RS)[102,137] e Cachoeira do Sul (RS).[102] Além desses

QUADRO 86.5 Quantidade de animais positivos para *Rangelia vitalii* em diferentes estudos.

Município	Percentual de positivos (%; P/T)*	Técnica	Fonte das amostras	Referência
Pelotas (RS)	11,53% (9/78)	Esfregaço sanguíneo	Cães errantes	Fischer *et al.* (2009)[135]
Teresópolis (RJ)	2,91% (3/103)	Esfregaço sanguíneo	Hospital veterinário	Lemos *et al.* (2012)[139]
	5,82% (6/103)	PCR		
Passo Fundo (RS)	2,88% (3/104)	PCR	Hospital veterinário	Dallagnol *et al.* (2014)[140]
	6,8% (4/58)	PCR	Hospital veterinário	Gottlieb *et al.* (2016)[141]
	1,7% (1/58)	Esfregaço sanguíneo		
	7,5% (6/80)	PCR	Hospital veterinário	Malheiros *et al.* (2016)[73]
Assunção/Paraguai	0,26% (1/384)	*Nested* PCR	Domiciliados e atendidos em clínicas	Inácio *et al.* (2019)[127]

P: positivos; PCR: reação em cadeia da polimerase; T: total.

relatos, a enfermidade foi descrita em Cuiabá (MT),[138] porém os dois casos mencionados podem não ser autóctones, pois a região não reúne condições climáticas favoráveis para o desenvolvimento de *A. aureolatum*.

Patogenia e manifestações clínicas

Segundo Pestana,[97] Carini e Maciel,[98] e Braga,[128] a enfermidade pode apresentar-se de três formas clínicas: aguda ou ictérica, subaguda ou hemorrágica, e crônica, sendo essa última leve ou benigna, dependendo da idade e da resposta imune do hospedeiro, à semelhança do que é evidenciado na babesiose. Entretanto, após o advento do diagnóstico molecular, a forma crônica da doença parece não existir naturalmente, pois os cães diagnosticados com *R. vitalii* desenvolvem formas graves da enfermidade, as quais não sendo tratadas tendem a resultar em óbitos. É fato que, em estudos experimentais, nos quais os cães receberam suporte intensivo, a forma crônica da enfermidade se desenvolveu, porém isso não reflete a realidade dessa doença. Sendo assim, as manifestações agudas ou subagudas são mais comuns em casos naturais de infecção por *R. vitalii.* A fisiopatogenia da fase eritrocitária da rangeliose é muito semelhante à que ocorre em infecções por *B. vogeli*, porém de modo muito mais grave. Os animais desenvolvem anemia: pela ação direta do parasito; anemia do processo inflamatório, bem como, ao que tudo indica, imunomediada.

A doença era conhecida entre os índios como *nambyuvú*, palavra guarani que significa "orelha que sangra", um sinal clínico da infecção pelo agente (ver Figura 86.14). Isso se dá pelo intenso consumo de plaquetas, pois a espécie *R. vitalii* tem a capacidade de parasitar o endotélio vascular (ver Figura 86.10), lesionando-o, porém essa manifestação não é patognomônica da infecção por *R. vitalii*; outras enfermidades que provoquem o intenso consumo de plaquetas podem produzi-la. Em casos de inoculação experimental, os animais não manifestam o sangramento constante nas orelhas, sendo provavelmente necessária a picada de insetos ou lesões locais para o desenvolvimento do *nambyuvú*. Por outro lado, há certa dificuldade em conter o sangramento nos pontos de coleta de sangue dos animais inoculados. As lesões no endotélio vascular dos vasos que irrigam o sistema digestório podem causar alterações intestinais, bem como perda de sangue para o interior do lúmen intestinal; assim, o animal apresentará diarreia sanguinolenta inicialmente alaranjada, que posteriormente irá se tornar escura (Figura 86.15), a qual antigamente ficou conhecida como "*nambyuvú* das tripas". A doença também foi popularmente denominada "peste do sangue" ou "febre amarela dos cães", devido à febre e à intensa icterícia que ocorrem em alguns casos. A icterícia é mais comumente observada em casos de rangeliose do que em casos de babesiose causados por *B. vogeli*.

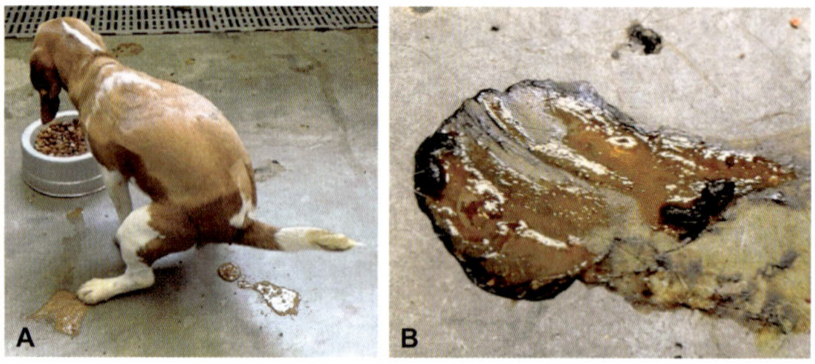

Figura 86.15 "*Nambyuvú* das tripas". **A.** Animal apresentando a forma inicial do *nambyuvú* das tripas. **B.** Aspecto das fezes no decurso da enfermidade. (Imagens de João Fabio Soares.)

As demais alterações na homeostasia dos cães oriundas de anemia, plaquetopenia e demais alterações hematológicas são semelhantes às encontradas na babesiose, porém todas com maior intensidade.

Dentre os principais sinais clínicos, destacam-se febre, apatia, anorexia, perda de peso, desidratação, dispneia, esplenomegalia, hepatomegalia, linfadenomegalia, petéquias (Figura 86.16), equimose, icterícia (Figura 86.17), palidez das mucosas, diarreia sanguinolenta, além de sangramentos persistentes por narinas (Figura 86.18), boca, olhos, ânus e bordas das orelhas (Figura 86.17).

Alterações hematológicas

Dentre as alterações hematológicas, as reduções na contagem de eritrócitos e plaquetas, hemoglobina e hematócrito são as mais evidentes. São alterações semelhantes às encontradas em casos de babesiose, porém as anemias tendem a ser mais profundas, assim como o consumo de plaquetas costuma ser maior, podendo haver macroplaquetas. Alguns cães naturalmente infectados chegaram a apresentar contagem de eritrócitos totais de $1{,}58 \times 10^6/\text{m}\ell$ (parâmetro: 5,5 a 8,5), hematócrito de 14% (37 a 55) e plaquetopenia de $23 \times 10^3/\text{m}\ell$ (200 a 500),[137] ou ainda inferiores, posteriormente, esses casos foram confirmados por PCR.[102]

Animais infectados pelo vetor apresentam a plaquetopenia (ou trombocitopenia) como primeira alteração hematológica. Nesses animais, há uma queda abrupta e muito evidente na contagem de plaquetas. A quantidade tende a subir, mas não retorna aos intervalos de referência, durante a infecção ativa. Nessa fase, o paciente inicia o desenvolvimento da anemia. Em resumo: primeiramente o protozoário sai do endotélio vascular, provocando a plaquetopenia ao iniciar o parasitismo em hemácias dá início ao desenvolvimento da anemia.

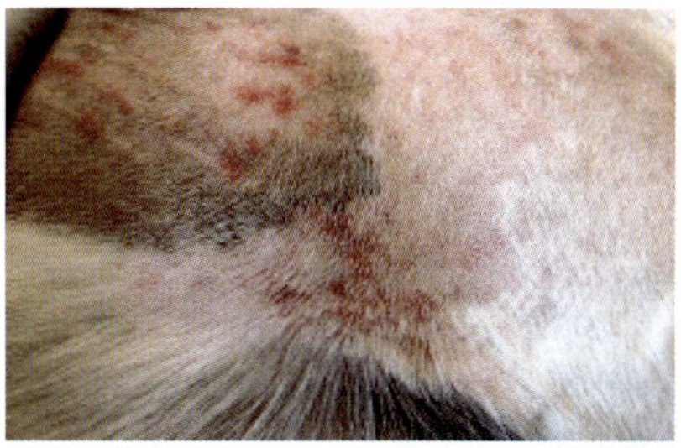

Figura 86.16 Cão infectado com *Rangelia vitalii* apresentando petéquias. (Imagem de João Fabio Soares.)

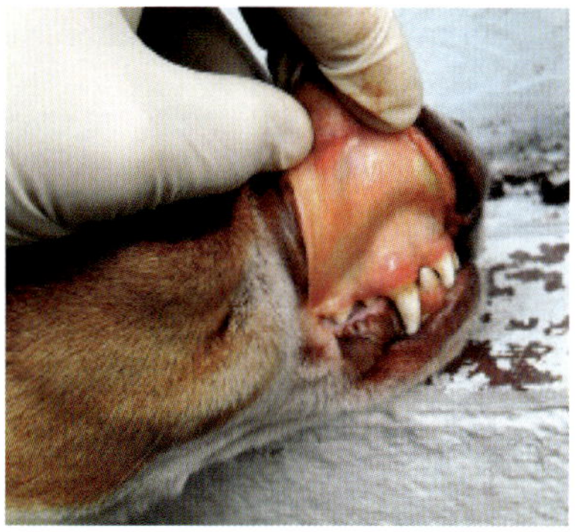

Figura 86.17 Cão infectado com *Rangelia vitalii* apresentando mucosa ictérica. (Imagem de João Fabio Soares.)

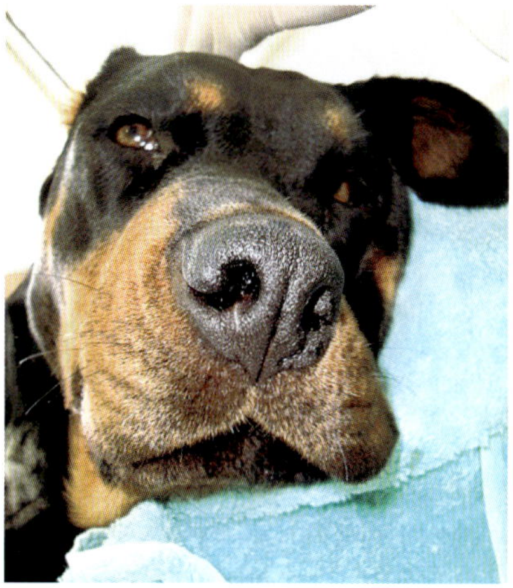

Figura 86.18 Cão infectado por *Rangelia vitalii* apresentando sangramento nasal. (Imagem gentilmente cedida por Raqueli T. França.)

As anemias apresentadas na rangeliose têm características variáveis. Alguns pacientes desenvolvem anemias de caráter regenerativo, com macrocitose e hipocromasia, alguns animais chegam a apresentar rubrícitos e metarrubrícitos. Há exceções, nas quais a macrocitose e a hipocromasia não são evidentes; mas, nesses casos, é possível observar anisocitose e policromasia. Apesar de França *et al.* (2013)[142] observarem que não há dano aos precursores eritroides na medula óssea de cães infectados, há cães que desenvolvem anemias arregenerativas nomocíticas normocrômicas, como na fisiopatogenia do parasito não há uma ação direta sobre precursores, acredita-se que isso ocorra devido ao intenso processo inflamatório induzido pela faze esquizogônica. Em alguns casos, as anemias desenvolvem-se de maneira muito aguda, e os sinais de regeneração não são evidenciados.

Animais experimentalmente infectados apresentam aumento na contagem de megacariócitos e redução na agregação plaquetária entre os dias 10 e 20 PI.[143]

Há indícios de que a rangeliose possa causar anemia imunomediada, em alguns casos, devido a esferócitos e eritrofagocitose[112,113,133] (Figura 86.19); porém, ainda são necessários mais estudos para correlacionar a existência da anemia imunomediada com o agente infeccioso da rangeliose, pois, às vezes, essa forma de anemia não é identificada.

Quanto ao leucograma, apresenta-se inconsistente em infecções por *R. vitalii*, enquanto alguns animais apresentam redução na contagem de leucócitos, outros manifestam leucositose, sendo esta mais comumente encontrada, principalmente em casos fatais. Isso ocorre, provavelmente, devido à estimulação antigênica prolongada.

Diagnóstico

O diagnóstico pode ser clínico (mas a maioria das manifestações são inespecíficas), terapêutico, epidemiológico ou por meio de esfregaços sanguíneos, com as mesmas técnicas colorimétricas citadas para o diagnóstico de *B. vogeli*. É válido ressaltar que os animais manifestam sinais clínicos quando a parasitemia já se encontra em estágio decrescente. Além disso, no caso do esfregaço sanguíneo, as formas intraeritrocitárias são praticamente indistinguíveis de *B. vogeli*; nesse caso o diagnóstico é inespecífico. A diferenciação por meio de esfregaços sanguíneos somente é possível quando são encontradas as formas intraleucocitárias, exclusivas de *R. vitalii*, porém estas são detectadas em menor frequência do que os merozoítos em hemácias. Uma alternativa é o diagnóstico por PCR, capaz de detectar DNA do agente em casos agudos, mesmo em baixas parasitemias e ainda diferi-lo de *B. vogeli*. A PCR *Real Time* (qPCR) é capaz de detectar poucas cópias do agente e antes do aparecimento dos primeiros sinais clínicos.[115] Muitos animais com resultado positivo na PCR não apresentam parasitemias detectáveis em esfregaços sanguíneos. Até o momento, não há técnicas de diagnóstico indireto específicas para *R. vitalii* (porém estão em desenvolvimento), apesar de não ser descartável reação cruzada com antígenos de outras espécies de piroplasmas. O diagnóstico *post mortem* pode ser confirmado por imuno-histoquímica[113] ou por exames histopatológicos.

OUTROS PIROPLASMAS PARASITOS DE CÃES

Theileria annae

Trata-se de um pequeno piroplasma, recentemente descrito por Zahler *et al.*[144] Esse parasito é morfologicamente semelhante ao babesídeo *B. gibsoni*, porém geneticamente muito próximo

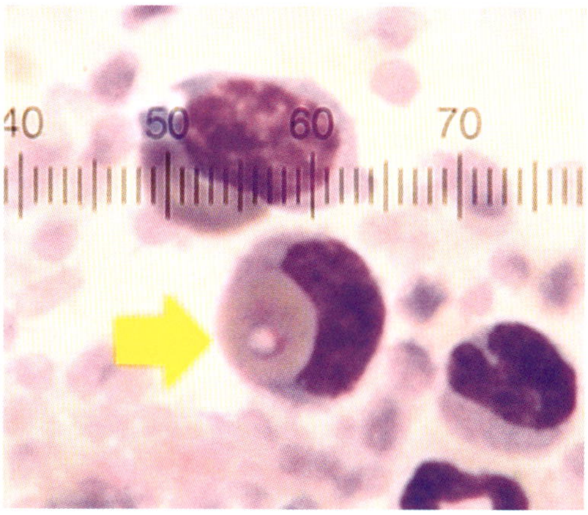

Figura 86.19 Eritrofagocitose de hemácia parasitada por *R. vitalii*. (Imagem gentilmente cedida por Luciana de Almeida Lacerda e Elissandra da Silveira.)

de *Babesia microti*; é detectado principalmente no norte da Espanha e há suspeitas de que *Ixodes hexagonus* possa estar envolvido na transmissão.[145]

Theileria equi

Apesar de Criado-Fornelio *et al.*[146] terem identificado, pela PCR, *Theileria equi* parasitando cães, na Espanha, e de esse parasito ser amplamente encontrado em cavalos no Brasil, um estudo realizado no Rio de Janeiro (RJ) com cães inoculados com *T. equi*, utilizando-se uma cepa capaz de produzir doença em cavalos (com 60% de parasitemia), demonstrou que essa cepa não teve a capacidade de infectar cães jovens ou adultos, mesmo imunossuprimidos por um longo período.[147] Tanto o sangue quanto os carrapatos que infestaram esses animais, além de fragmentos de órgãos de alguns cães, foram negativos à PCR.[147] Nessa pesquisa, também foram avaliados, por sorologia, 12 cães infestados por carrapatos do gênero *Amblyomma*, oriundos de cinco áreas distintas, com estabilidade enzoótica para *T. equi* em equinos, no município de Seropédica (RJ), e que tinham estreita convivência com cavalos. Todos os 12 cães apresentaram-se sorologicamente negativos.[147] Assim, Silva[147] concluiu que o cão não está envolvido na cadeia epidemiológica de *T. equi* na região.

B. conradae

B. conradae é uma pequena *Babesia* descrita na Califórnia, EUA. Apresenta predominantemente formato anelar, mas também pode ser piriforme, tétrade, ameboide ou anaplasmoide.[148] *B. conradae* está associada à anemia hemolítica. O vetor dessa espécie é desconhecido, entretanto suspeita-se que *R. sanguineus* s.l. e/ou *Ornithodoros coriaceus* possam estar envolvidos na transmissão.[149]

Tratamento

Antigamente, um fármaco muito usado no controle da babesiose era o azul de tripano a 1%, o qual foi descontinuado devido aos riscos de sua administração. Atualmente, os fármacos de eleição no tratamento das piroplasmoses são aceturato de diminazeno (3,5 mg/kg) e dipropionato de imidocarbe (5 a 7 mg/kg), sendo esse último administrado 2 vezes, com intervalo de 14 dias. É importante que a aplicação desses medicamentos seja realizada preferencialmente em clínicas veterinárias, devido aos possíveis efeitos colaterais. No caso do aceturato de diminazeno, podem ser observados efeitos colaterais como depressão, opistótono, ataxia, rigidez extensora, estupor, nistagmo e convulsões. Animais em choque ainda podem apresentar hipotensão e efeitos anticolinérgicos. Já o dipropionato de imidocarbe pode causar dor no local da aplicação, lacrimejamento, salivação excessiva, vômito e diarreias. Para prevenir esses efeitos colaterais, pode ser aplicada atropina, na dose de 0,04 mg/kg, 10 minutos antes da aplicação do dipropionato de imidocarbe. De modo geral, quando esse último fármaco é aplicado na dose recomenda, efeitos colaterais são incomuns.

O tratamento com aceturato de diminazeno em infecções por *B. gibsoni* deve ser preferido, uma vez que esse fármaco é mais eficiente que o dipropionato de imidocarbe em casos de parasitismo por pequenas babésias.[70]

A doxiciclina na dose de 10 mg/kg tem sido comumente utilizada em casos de hemoparasitoses caninas, porém esse fármaco é mais indicado no tratamento de ehrlichiose canina. Sua ação em *B. canis* restringe-se apenas à redução da parasitemia, o que possibilita a recuperação do paciente, mas não elimina o agente.

Em casos naturais de infecção por *R. vitalii* após a administração dipropionato de imidocarbe, 6 dos 7 cães tratados tiveram melhora clínica[137] e, em casos experimentais, todos os cães tratados com aceturato de diminazeno em dose única apresentaram resultado negativo na PCR após o tratamento.[114] É válido ressaltar que os cães infectados de modo natural encontravam-se em condições mais debilitantes, sendo necessário tratamentos de suporte.

No tratamento da citauxzoonose é recomendada a administração de heparina (100 a 150 U/kg, SC, a cada 8 horas), além dos fármacos utilizados no controle dos piroplasmas, devido às obstruções vasculares que ocorrem nessa enfermidade. Ressalta-se que, mesmo após o tratamento, o felino pode não eliminar completamente o parasito.

Um dos medicamentos empregados em casos de infecção por *B. felis* é o antimalárico fosfato de primaquina, administrado na dose de 0,5 mg/kg, VO (via oral); porém, esse fármaco apenas reduz a parasitemia, não a eliminando.[70] É de suma importância que a dose seja administrada corretamente, devido à toxicidade do fármaco, mesmo assim episódios de vômito são comuns após o tratamento.[70] Os fármacos e as posologias mais usados no tratamento das piroplasmoses são apresentados de maneira resumida no Quadro 86.6.

A administração de metronidazol ou sua associação a outros fármacos tem demonstrado resultados interessantes no controle de *B. gibsoni*.[150,151]

QUADRO 86.6 Fármacos usados no tratamento das piroplasmoses em pequenos animais domésticos.[26,43,70,86,114,134,137]

Fármaco	Dose (mg/kg)	Via de administração	Intervalo	Duração do tratamento	*B. vogeli*	*B. gibsoni*	*R. vitalii*	*B. felis*	*C. felis*
Aceturato de diminazeno	3,5	SC/IM	Dose única	–	E	E*	E	EB	E*/RP
Dipropionato de imidocarbe	5 a 7	SC/IM	Dose única	Repetir em 14 dias**	E	EB	E	I	E**/RP
Azul de tripano	10	IV	Dose única	–	E	I	E	I	?
Doxiciclina	10	VO	12 h	7 a 10	RP	?***	?	?	?***
Fosfato de primaquina	0,5	VO	24 h	1 a 3	I	I	?	E	?
	1/animal	IM	36 h	6					
Sulfato de quinurônio	0,25	SC	48 h	2	E	?	?	?	?
Azitromicina e atovaquona	10	VO	24 h	10	E	E	?	?	RP
	13 a 15	VO	8 h	10					

*Para *B. gibsoni*, repetir em 24 horas e, para *C. felis*, em 7 dias. **Necessário repetir o tratamento em alguns casos. ***Necessita de associação?: desconhecido; E: eficiente; EB: eficiência baixa; I: ineficiente; RP: reduz a parasitemia; SC: via subcutânea; IM: via intramuscular; IV: via intravenosa; VO: via oral.

Em casos muito debilitantes, comuns na rangeliose, são necessários tratamentos de suporte, como a fluidoterapia e/ou a transfusão sanguínea, dependendo da indicação do médico-veterinário.

Prevenção

O dipropionato de imidocarbe, na dose de 6 mg/kg, pode ser usado na quimioprofilaxia da infecção por *B. canis*; porém, essa medida deve ser avaliada com ressalva, devido aos possíveis efeitos colaterais desse medicamento.

Animais doadores de sangue devem ser mantidos sob monitoramento periódico, a fim de avaliar o *status* sanitário desses cães, evitando essa forma de transmissão para seus receptores.

Alguns fármacos aplicados no tratamento das piroplasmoses eliminam completamente o agente; sem o parasito, a imunidade é mantida por apenas 5 a 8 meses[35,36] e, após esse período, o animal está sujeito a reinfecções. Uma vez que grande parte das infecções por *B. vogeli* é assintomática, a decisão referente ao tratamento cabe ao clínico, sempre considerando os fatores anteriormente discutidos (tópico "Epidemiologia", em *B. vogeli*). Apesar de alguns cães desenvolverem uma forma não tão agressiva de rangeliose, esta não é a apresentação mais comum da doença; portanto, estado de portador é uma situação arriscada de ser mantida, devido à malignidade dessa enfermidade, a qual comumente causa óbito de cães não tratados. Sendo assim, em locais onde as espécies *B. vogeli* e *R. vitalii* coexistem, é importante que o clínico busque diferenciá-las, seja mediante sutis diferenças nas manifestações clínicas, nas alterações hematológicas (acentuada plaquetoplenia na rangeliose) ou na epidemiologia distinta dessas enfermidades, assim como pelo esfregaço sanguíneo, no qual apenas *R. vitalii* infecta leucócitos, ou por intermédio de técnicas moleculares, como a PCR, pois apesar de ambos os agentes serem sensíveis aos mesmos fármacos, os pacientes com rangeliose geralmente necessitarão de tratamento de suporte.

Muitos estudos vêm sendo desenvolvidos na busca por vacinas efetivas, porém enfrentam dificuldades devido à diversidade antigênica que as distintas cepas e subespécies/espécies de *B. canis* apresentam. Além disso, em alguns casos, houve apenas uma redução nos sinais clínicos do grupo tratado ao ser desafiado, não impedindo o desenvolvimento de parasitemia, embora reduzida, quando comparada à apresentada pelo grupo-controle.[152,153] Uma vacina feita a partir de antígenos solúveis de *B. canis* demonstra limitada proteção vacinal contra cepas heterólogas.[154] Diante das limitações encontradas na vacinação com o antígeno *B. canis*, esse método de prevenção deve ser empregado como uma técnica auxiliar, objetivando apenas minimizar os sinais clínicos da infecção.

Ações preventivas podem ser adotadas para evitar o contato de cães e gatos com os vetores das piroplasmoses. No caso de *C. felis* e *R. vitalii*, a interação dos animais domésticos com áreas de mata parece ser um importante fator de risco. Provavelmente é nesses locais que esses animais são parasitados pelos vetores. Como são carrapatos encontrados em meio silvestre e que esporadicamente parasitam cães e gatos, seu controle é restrito. O que é possível de ser realizado é a prevenção do contato com os vetores por meio da aplicação de produtos carrapaticidas, que apresentam poder residual (por intermédio de coleiras impregnadas ou produtos *spot on*), ou evitando a entrada dos animais em áreas florestais. Por outro lado, o ixodídeo *R. sanguineus* s.l., vetor de *B. vogeli*, é uma espécie nidícola, com ciclo trioxeno, especialmente adaptada ao meio urbano, sendo de suma importância a realização do controle de maneira estratégica entre ambiente e hospedeiro. A maioria da população de *R. sanguineus* de uma residência não se encontra nos cães, mas nos locais em que estes pernoitam; portanto, o controle deve ser feito de maneira integrada, ou seja, no ambiente e no hospedeiro, a fim de que o ciclo do carrapato seja "quebrado". Nos locais em que os animais residem, a aplicação de produtos carrapaticidas deve ser realizada de 3 a 4 vezes, em intervalos periódicos de 7 dias. Durante o período destinado à aplicação de produtos químicos e após seu uso, o cão deve ser afastado para evitar intoxicações. Essa aplicação deve ser feita por pessoas treinadas e devidamente paramentadas, com especial atenção às frestas e rachaduras nas paredes e demais locais utilizados como "refúgio" pelos carrapatos. É válido ressaltar que *R. sanguineus* s.l. apresenta geotropismo negativo. Quanto ao cão, os carrapaticidas podem ser usados das diversas maneiras, conforme as apresentações encontradas no mercado: banhos com o produto, talcos, coleiras e *spot on* ou, ainda, por meio dos endectocidas (algumas raças não podem ser tratadas com certos princípios ativos). Esses produtos somente podem ser aplicados sob a orientação de um médico-veterinário e com especial atenção aos filhotes e às intolerâncias individuais ou raciais.

REFERÊNCIAS BIBLIOGRÁFICAS

1. Smith T, Kilborne FL. Investigation into the nature, causation, and prevention of Texas or Southern Cattle fever. Washington, DC: Bureau of animal Industry, U.S. Departmente of Agriculture; 1893 (Bulletin, n.1).
2. Piana GP, Galli-Valerio B. Su di un'infezione del cane con parassiti endoglobulari nel sangue. II Moderno Zooiatro. 1895;6:163-9.
3. Carret C, Walas F, Carcy B *et al. Babesia canis canis*, *Babesia canis vogeli*, *Babesia canis rossi*: differentiation of the three subspecies by a restriction fragment length polymorphism analysis on amplified small subunit ribosomal RNA genes. J Eukar Microbiol. 1999;46(3):298-301.
4. Birkenheuer AJ, Neel J, Ruslander D *et al.* Detection and molecular characterization of a novel large Babesia species in a dog. Vet Parasitol. 2004;124(3-4):151-60.
5. Baneth G, Nachum-Biala Y, Birkenheuer AJ *et al.* A new piroplasmid species infecting dogs: morphological and molecular characterization and pathogeny of *Babesia negevi* n. sp. Parasit Vectors. 2020;13(1):1-13.
6. Passos LM, Geiger SM, Ribeiro MFB, Pfister K, Zahlerrinder M. First molecular detection of *Babesia vogeli* in dogs from Brazil. Vet Parasitol. 2005;127:81-5.
7. Costa-Júnior LM, Ribeiro MFB, Rembeck K *et al.* Canine babesiosis caused by *Babesia canis vogeli* in rural areas of the State of Minas Gerais, Brazil and factors associated with its seroprevalence. Res Vet Sci. 2009;86:257-60.
8. Braga JFV. Babesiose canina em Teresina, Piauí; 2011. [Dissertação.] Universidade Federal do Piauí. Teresina.
9. Costa AP. Aspectos epidemiológicos de *Babesia canis*, *Ehrlichia canis* e *Rickettsia* spp. em cães de ambiente urbano e rural da mesorregião do leste maranhense, microrregião de Chapadinha-MA, Brasil; 2011. [Dissertação.] Universidade Estadual do Maranhão. São Luís.
10. Carlos RSA, Paranhos EB, Bezerra RA, Pellizzoni SG, Albuquerque GR. Prevalência de *Babesia canis* em cães dos municípios de Ilhéus e Itabuna, Bahia [abstract]. Ribeirão Preto, SP: XIV Congresso Brasileiro de Parasitologia Veterinária e II Simpósio Latino-americano de Riquetsioses; 2006. p. 335.
11. Lima MM, Lima AMA, Farias MPO *et al.* Frequência de hematozoários em cães atendidos no hospital veterinário do departamento de Medicina Veterinária da Universidade Federal Rural de Pernambuco (HV/DMV-UFRPE) no período de 2004-2005 [abstract]. Ribeirão Preto, SP: XIV Congresso Brasileiro de Parasitologia Veterinária e II Simpósio Latino-americano de Riquetsioses; 2006.
12. Ribeiro MFB, Passos LMF, Lima JD, Guimarães AM. Frequência de anticorpos fluorescentes anti-*Babesia canis* em cães de Belo Horizonte, Minas Gerais. Arq Bras Med Vet Zoot. 1990;42:511-7.
13. Salgado FP. Identificação de hemoparasitas e carrapatos de cães procedentes do Centro de Controle de Zoonoses de Campo Grande, estado de Mato Grosso do Sul, Brasil; 2006. [Dissertação.] Universidade Federal de Mato Grosso do Sul. Campo Grande.
14. Mundim ECS, Francisco MMS, Souza JN, Alencar MAG, Ramalho PCD. Incidência de hemiparasitoses em cães (*Canis familiares*) de rua capturados pelo Centro de Controle de Zoonoses (CCZ) da cidade de Anápolis-GO. Ensaios e Ciência: C. Biológicas, Agrárias e da Saúde 2008;12(2):107-15.
15. O'Dwyer LHO. Diagnóstico de hemoparasitas e carrapatos de cães provenientes de áreas rurais em três mesorregiões do estado do Rio de Janeiro, Brasil; 2000. [Tese.] Instituto de Biologia da Universidade Federal do Rio de Janeiro. Rio de Janeiro.

16. Miranda FJB, Albernaz AP, Melo-Jr. AO, Machado JA. Diagnóstico da babesiose canina em sangue periférico em cães da cidade de Campos dos Goytacazes, RJ [abstract]. Ribeirão Preto, SP: XIV Congresso Brasileiro de Parasitologia Veterinária e II Simpósio Latino-americano de Riquetsioses; 2006. p. 305.
17. Cardoso VS, Serra-Freire NM. Prevalência de *Babesia canis* em *Canis familiaris* de Silva Jardim e Teresópolis, estado do Rio de Janeiro, Brasil: avaliação por esfregaço sanguíneo. Entomol Vect. 2001;8:359-64.
18. Trapp SM, Dagnone AS, Vidotto O *et al.* Soroepidemiology of canine babesiosis and ehrlichiosis in a hospital population. Vet Parasitol. 2006;140:223-30.
19. Dell'Porto A, Oliveira MR, Miguel O. *Babesia canis* in stray dogs from the city of São Paulo, comparative studies between the clinical and hematological aspects and the indirect fluorescence antibody test. Rev Bras Parasitol Vet. 1993;2:37-40.
20. Furuta PI, Machado RZ, Oliveira TMFS, Rocha AG, Tinucci-Costa M. Padronização do ensaio imunoenzimático indireto (ELISA-teste) para a detecção de anticorpos da classe IgG em cães naturalmente infectados com *Babesia canis.* Ver Bras Parasitol Vet. 2004;13(S1):231.
21. Diniz PPVP, Araújo-Júnior JP, Machado RZ *et al. Ehrlichia canis, Babesia canis* and *Leptospira interrogans* infection frequency in dogs with suspected hemoparasitosis. Rev Bras Parasitol Vet. 2004;13(S1):367.
22. Mottin VD, Silva CC, Chiminazzo C *et al.* Ocorrência de *Babesia canis*, Piana & Galli –Valeiro,1895, em esfregaços sanguíneos periféricos de cães no Laboratório de Parasitologia do Hospital Veterinário da Universidade Luterana do Brasil [abstract]. Gramado, RS: 35°Congresso Brasileiro de Medicina Veterinária; 2008. n. 688. Disponível em: http://www.sovergs.com.br/conbravet2008/anais/cd/resumos/R0688-2.pdf.
23. Farwell GE, Legrand EK, Cobb CC. Clinical observations on *Babesia gibsoni* and *Babesia canis* infections in dogs. J Am Vet Med Assoc. 1982;180(5):507-11.
24. Corrêa WM. Babesiose canina: transmissão transplacentária. O Biológico. 1974;40(11):321-22.
25. O´Dwyer LH, Massard CL. Babesiose em pequenos animais domésticos e como zoonoses. In: Almosny NRP. Hemoparasitoses em pequenos animais domésticos e como zoonoses. Rio de Janeiro: L.F. Livros de Veterinária; 2002. p. 58-67.
26. Brandão LP, Hagiwara MK. Babesiose canina – revisão. Clin Vet. 2002;41:50-9.
27. Wang J, Zhang J, Kelly P *et al.* First description of the pathogenicity of *Babesia vogeli* in experimentally infected dogs. Vet Parasitol. 2018;253:1-7.
28. Hagiwara MK, Yamaga AS. Infecção experimental de cães por *Babesia canis* II. Estudo das alterações da coagulação sanguínea. Arq Bras Med Vet Zoot. 1987;39(5):757-70.
29. Hagiwara MK, Holzchuh MP. Infecção experimental de cães por *Babesia canis* I. Avaliação do leucograma durante a evolução da doença. Arq Bras Med Vet Zoot. 1987;39(5):745-55.
30. Brandão LP. Imunidade humoral e resistência à reinfecção em cães inoculados experimentalmente com *Babesia canis* (Starcovici, 1893); 2001. [Dissertação.] Faculdade de Medicina Veterinária e Zootecnia da Universidade de São Paulo. São Paulo.
31. Farwell GE, Legrand EK, Cobb CC. Clinical observations on *Babesia gibsoni* and *Babesia canis* infection in dogs. J Am Vet Med Assoc. 1982;180(5):507-11.
32. Taboada J, Merchant SR. Babesiosis of companion animal and man. Vet Clin North Am Small Anim Pract. 1991;21(1):103-23.
33. Wlosniewski A, Leriche MA, Chavigny C *et al.* Etude du portage asymtomatique de *Babesia canis* em zone d'enzootie. Comp Immun Microbiol Infect Dis. 1997;20(1):75-86.
34. Lewis BD, Penzhorn BL, Rebollar LML. Immune responses to South African *Babesia canis* and the development of a preliminary vaccine. South African Vet Assoc. 1995;66(2):61-5.
35. Vercammen F, De Deken R, Maes L. Prophylactic activity of imidocarb againt experimental infection whith *Babesia canis.* Vet Parasitol. 1996;63:195-8.
36. MacIntire DK. Canine babesiosis [abstract]. Florida, EUA: Proceedings North American Veterinary Congress; 2000. p. 387-8.
37. Patton WS. Preliminary report on a new piroplasm (*Piroplasma gibsoni* sp. nov.) found in the blood of the hounds of the Madras Hunt and subsequently discovered in the blood of thejackal Canis aureus. Bull Soc Pathol Exot. 1910;3:274-80.
38. Muhlnickel CJ, Jefferies R, Ryan UM, Irwin PJ. *Babesia gibsoni* infection in three dogs in Victoria. Aust Vet J. 2002;80:606-10.
39. Jefferies R, Ryan UM, Muhlnickel CJ, Irwin PJ. Two species of canine babesia in Australia: detection and characterization by PCR. J Parasitol. 2003;89(2):409-12.
40. Braccini GL, Chaplin EL, Stobbe NS, Araujo FAP, Santos NR. Protozoology and rickettsial findings of the laboratory of the veterinary faculty of the Federal University of Rio Grande do Soul, Brazil, 1986 – 1990. Arq Fac Vet UFRGS. 1992;20:134-49.
41. Trapp SM, Messick JB, Vidotto O, Jojima FS, Morais HSA. *Babesia gibsoni* genotype Asia in dogs from Brazil. Vet Parasitol. 2006;141:177-80.
42. Jojima FS, Garcia JL, Vidotto MC *et al.* Ocorrência e caracterização molecular de espécies de *Babesia* em cães de uma população hospitalar da região de Londrina, PR. Rev Bras Parasitol Vet. 2008;17(S1):277-83.
43. Taboada J, Lobetti R. Babesiosis. In: Greene CE. Infectious diseases of the dog and cat. 3. ed. Philadelphia: Saunders; 2006. p. 722-36.
44. Higuchi S, Fujimori M, Hoshi F, Kawamura S, Yasuda Y. Development of *Babesia gibsoni* in the salivary glands of the larval tick *Rhipicephalus sanguineus.* J Vet Med Sci. 1995;57:117-9.
45. Higuchi S, Izumitani M, Hoshi H, Kawamura S, Yasuda Y. Development of *Babesia gibsoni* in the midgut of larval tick, *Rhipicephalus sanguineus.* J Vet Med Sci. 1999;61:689-91.
46. Higuchi S, Kuroda H, Hoshi H, Kawamura S, Yasuda Y. Development of *Babesia gibsoni* in the midgut of thenymphal stage of the tick, *Rhipicephalus sanguineus.* J Vet Med Sci. 1999;61:697-9.
47. Fukumoto S, Suzuki H, Igarashi I *et al.* Fatal experimental transplacental *Babesia gibsoni* infections in dogs. Int J Parasitol. 2005;35:1031-5.
48. Kjemtrup AM, Conrad PA. A review of the small canine piroplasms from California: *Babesia conradae* in the literature. Vet Parasitol. 2006;138:112-7.
49. Wozniak EJ, Barr BC, Thomford JW *et al.* Clinical, anatomic, and immunopathologic characterization of *Babesia gibsoni* infection in the domestic dog (*Canis familiaris*). J Parasitol. 1997;692-9.
50. Brown AL, Shiel RE, Irwin PJ. Clinical, haematological, cytokine and acute phase protein changes during experimental *Babesia gibsoni* infection of beagle puppies. Exp. Parasitol. 2015;157:185-96.
51. Braga MSCO. Diagnóstico molecular de hemoparasitas e frequência de anticorpos anti-*Toxoplasma gondii* e anti-*Neospora caninum* em gatos peridomiciliados na cidade de São Luís, Maranhão; 2010. [Tese.] Universidade Estadual Paulista. Jaboticabal.
52. Freitas MLB, Rocha ANS, Santos RCS *et al.* Presença de *Babesia* sp. em felino doméstico (*Felis silvestris cattus*) com protrusão de globo ocular – Relato de caso [abstract]. Recife, PE: X Jornada de Ensino, Pesquisa e Extensão – JEPEX – UFRPE; 2010.
53. Guim TN, Schmitt B, Bonel-Raposo J, Fernandes CG. Infecção por *Citauxzoon felis* em felino doméstico [abstract]. Pelotas, RS: XVI Congresso Iniciação Científica – CIC; 2007.
54. Mendes-de-Almeida F, Faria MCF, Brano AS *et al.* Sanitaryconditions of a colony of urban feral cats (*Felis catus*, Linnaeus, 1758) in azoological garden of Rio de Janeiro, Brazil. Rev Inst Med Trop S Paulo. 2004;46(5):269-74.
55. Souza AM. Avaliação do hemograma, plaquetometria e da frequência de *Haemobartonella felis* – Flint & Moss, 1953 – e de um provável Theileriidae, ocorrentes em *Felis catus* – Linnaeus, 1758 – na Região do Grande Rio (RJ); 2002. [Dissertação.] Universidade Federal Fluminense. Rio de Janeiro.
56. Carneiro MPM. Ocorrência de infecções por *Babesia* spp. e *Hepatozoon* spp. em gatos domésticos (*Felis domesticus*) do estado de São Paulo e do Distrito Federal; 2007. [Dissertação.] Universidade Estadual Paulista. Botucatu.
57. Bourdeau P. Les babésioses félines. Le Point Veterinaire. 1996;27(173):43-9.
58. Schoeman T, Lobetti RG, Jacobson LS, Penzhorn BL. *Feline babesiosis*: signalment, clinical pathology and concurrent infections. Tydskr S Afr Vet Ver. 2001;72(1):4-11.
59. Baneth G, Kenny MJ, Tasker S *et al.* Infection with a proposed new subspecies of *Babesia canis, Babesia canis subsp. presentii*, in domestic cats. J Clin Microbiol. 2004;42(1):99-105.
60. Criado-Fornelio A, Martinez-Marcos A, Buling-Saraña A, Barba-Carretero JC. Molecular studies on *Babesia, Theileria* and *Hepatozoon* in southern Europe. Part I. Epizootiological aspects. Vet Parasitol. 2003;113:189-201.
61. Bosman AM, Venter EH, Penzhorn BL. Occurrence of *Babesia felis* and *Babesia leo* in various wild felid species and domestic cats in Southern Africa, based on reverse line blot analysis. Vet Parasitol. 2006;144(1-2):33-8.
62. Bosman AM, Oosthuizen MC, Peirce MA *et al. Babesia lengau* sp. nov., a novel Babesia species in cheetah (*Acinonyx jubatus*, Schreber, 1775) populations in South Africa. J Clin Microbiol. 2010;48(8):2703-8.
63. Wong SSY, Poon RWS, Hui JJY, Yuen KY. Detection of *Babesia hongkongensis* sp. nov. in a free-roaming *Felis catus* Cat in Hong Kong. J Clin Microbiol. 2012;50(8):2799-803.
64. Kelly PJ, Köster L, Li J *et al.* Survey of vector-borne agents in feral cats and first report of *Babesia gibsoni* in cats on St Kitts, West Indies. BMC Vet Res. 2017;13(1):331.
65. Penzhorn BL, Oosthuizen MC. Babesia species of domestic cats: molecular characterization has opened Pandora's box. Front Vet Sci. 2020;7:134.
66. Panicker VP, Sreedharannair AK, Narayanan A *et al.* Molecular identification of a novel species, *Babesia panickeri* sp. nov., from a naturally infected domestic cat of India and its comparison with canine Babesia isolates. Acta Parasitol. 2020;65(4):913-8.
67. Glenn BL, Rolley RE, Kocan AA. *Cytauxzoon*-like piroplasms in erythrocytes of wild-trapped bobcats in Oklahoma. J Am Vet Med Ass. 1982;181:1251-3.
68. Jacobson LS, Schoeman T, Lobetti RG. A survey of feline babesiosis in South Africa. J South Afr Vet Ass. 2000;71(4):222-8.

69. Davis LJ. On a piroplasm of the Sudanese wild cat (*Felis ocreata*). Trans R Soc Trop Med Hyg. 1929;22:523-34.
70. Taylor MA, Coop RL, Wall RL. Parasitologia veterinária. 3. ed. Rio de Janeiro: Guanabara Koogan; 2010. p. 353-4.
71. Mudaliar SV, Acahry GR, Alwar VS. On a species of Babesia in an Indian wild cat. Ind Vet J. 1950;26:391-5.
72. André MR, Herrera H M, Jesus Fernandes S *et al.* Tick-borne agents in domesticated and stray cats from the city of Campo Grande, state of Mato Grosso do Sul, midwestern Brazil. Ticks Tick Borne Dis. 2015;6(6):779-86.
73. Malheiros J, Costa MM, Amaral RB *et al.* Identification of vector-borne pathogens in dogs and cats from Southern Brazil. Ticks Tick Borne Dis. 2016;7(5):893-900.
74. Dennig HK. Eine unbekannte Babesienart beim Jaguarundi (*Herpailurus yaguaroundi*). Kleintierpraxis. 1967;12:146-52.
75. Dennig HK, Brocklesby DW. *Babesia pantherae* new species, a piroplasm of the leopard *Panthera pardus*. Parasitol. 1972;64:525-32.
76. Penzhorn BL, Kjemtrup A, Lopez-Rebollar L, Conrad PA. *Babesia leo* sp. from lions in the Kruger National Park, South Africa, and its relation to other small piroplasms. J Parasitol. 2001;87:681-5.
77. Neitz WO, Thomas AD. *Cytauxzoon sylvicaprae* gene. nov., esp. nov., a protozoon responsible for a hithero undescribed disease in the Duiker [*Sylvicapra grimmia* (Linné)]. Onderstepoort J Vet Sci and Animal Ind. 1948;23(1-2):63-76.
78. Reichard MV, van den Bussche RA, Meinkoth JH *et al.* A new species of *Cytauxzoon* from Pallas' cats caught in Mongolia and comments on the systematics and taxonomy of piroplasmids. J Parasitol. 2005;91(2):420-6.
79. Joyner PH, Reichard MV, Meinkoth JH *et al.* Experimental infection of domestic cats (*Felis domesticus*) with *Cytauxzoon manul* from Pallas' cats (*Otocolobus manul*). Vet Parasitol. 2007;146(3-4):302-6.
80. Panait, LC, Mihalca, AD, Modrý, D, Juránková, J, Ionică, AM, Deak, G. *et al.* Three new species of Cytauxzoon in European wild felids. Vet Parasitol. 2021;290:109344.
81. Wagner JE. A fatal citauxzoonosis-like disease in domestic cats. J Am Vet Med Assoc. 1976;168:585-8.
82. Soares CO. Cytauxzoonose felina é diagnosticada e isolada pela primeira vez na América Latina. Rev Clinic Vet. 2001;32:56-8.
83. Peixoto PV, Soares CO, Scofield A, Santiago CD, Frana TN, Barros SS. Fatal cytauxzoonosis in captive-reared lions in Brazil. Vet Parasitol. 2007;145:383-7.
84. Maia LMP, Silva AV, Côrrea RGB *et al. Cytauxzoon felis* and '*Candidatus* Mycoplasma haemominutum' coinfection in a domestic cat (*Felis catus*) in Rio de Janeiro State, Brazil [abstract]. Curitiba, PR: XV Congresso Brasileiro de Parasitologia Veterinária – II Seminário de Parasitologia Veterinária dos Países do Mercosul; 2008.
85. André MR, Adania CH, Machado RZ, Allegretti SM, Felippe PAN, Silva KF *et al.* Molecular detection of *Cytauxzoon* spp. in asymptomatic brazilian wild captive felids. J Wildl Dis. 2009;45(1):234-7.
86. Greene CE, Meinkoth J, Kocan AA. Cytauxzoonosis. In: Greene CE. Infectious diseases of the dog and cat. 3. ed. Philadelphia: W. B. Saunders Company; 2006. p. 716-22.
87. Blouin EF, Kocan AA, Glenn BL *et al.* Transmission of *Cytauxzoon felis* Kier, 1979 from bobcats, *Felis rufus* (Schreber), to domestic cats by Dermacentor variabilis (Say). J Wildl Dis. 1984;20(3):241-2.
88. Reichard MV, Meinkoth JH, Edwards AC *et al.* Transmission of *Cytauxzoon felis* to a domestic cat by *Amblyomma americanum*. Vet Parasitol. 2009;161(1-2):110-5.
89. Fagundes-Moreira R, Souza UA, May-Junior JA, Baggio-Souza V, Berger L, Wagner PGC *et al.* Epidemiological compatibility of *Amblyomma sculptum* as possible vector and Panthera onca as reservoir of *Cytauxzoon* spp. in Midwestern Brazil. Ticks and Tick-borne Diseases. 2022. Disponível em: https://www.sciencedirect.com/science/article/abs/pii/S1877959X22001248?via%3Dihub. Acesso em: 21 ago. 2022.
90. Widmer CE. Perfil sanitário de onças-pintadas (*Panthera onca*) de vida livre no Pantanal Sul do Mato Grosso do Sul – Brasil; 2009. [Dissertação.] Universidade de São Paulo. São Paulo.
91. Soares JR, Souza AI, Netto NT, Sheide R, Scofield A. *Cytauxzoon felis*-like in the mountain lion (*Puma concolor*): a case report. J Anim Vet Advances 2004;3(12):820-3.
92. Furtado MM, Taniwaki SA, Metzger B *et al.* Is the free-ranging jaguar (*Panthera onca*) a reservoir for *Cytauxzoon felis* in Brazil? Ticks Tick Borne Dis. 2017;8(4):470-6.
93. Lewis KM, Cohn LA, Birkenheuer AJ. Lack of evidence for perinatal transmission of *Cytauxzoon felis* in domestic cats. Vet Parasitol. 2012;188:172-4.
94. Weisman JL, Woldemeskel M, Smith KD, Merrill A, Miller D. Blood smear from a pregnant cat that died shortly after partial abortion. Vet Clin Pathol. 2007;36:209-11.
95. Souza AM, Almosny NR. Cytauxezoonose em pequenos animais domésticos e como zoonose. In: Almosny NR. Hemoparasitoses em pequenos animais domésticos e como zoonoses. Rio de Janeiro: L. F. Livros de Veterinária; 2002. p. 70-8.
96. Carini A. Notícias sobre zoonoses observadas no Brasil. Rev Med S Paulo. 1908;22:459-62.
97. Pestana BR. O nambiuvú. Rev Med S Paulo. 1910;22:423-6.
98. Carini A, Maciel J. Sobre a moléstia dos cães, chamada Nambiuvú, e o seu parasito (*Rangellia vitalii*). An Paul Med Cir. 1914;3(2):65-71.
99. Wenyon CM. Protozoology: a manual for medical men, veterinarians and zoologists. London: Baillière Tindall and Cox; 1926. p. 991-1022.
100. Doflein F, Reichenow E. Lehrbuch der protozoenkunde. Eine Darstellung der Naturgeschichte der Protozoen mit besonderer Berücksichtigung der parasitichen und pathogenen Formen. 5. ed. Jena: Gustav Fisher; 1929. p. 1027-8.
101. Moreira J. Sobre a natureza do nambiuvú dos cães. Arq Inst Biol S Paulo. 1938;9:315-9.
102. Soares JF, Girotto A, Brandão PE *et al.* Detection and molecular characterization of a canine piroplasm from Brazil. Vet Parasitol. 2011;180:203-8.
103. Loretti AP, Barros SS. Parasitismo por *Rangelia vitalli* em cães ("Nambiuvú, Peste de Sangue"): uma revisão crítica sobre o assunto. Arq Inst Biol S Paulo. 2004;71:101-31.
104. Paraense WL, Vianna YL. Algumas observações sobre a babesiose dos cães no Rio de Janeiro. Mem Inst Oswaldo Cruz. 1948;46(3):595-603.
105. Silva CF, Carvalho CB, Pereira NR, Fan LCR. Ehrlichiose canina: relato de um caso [abstract]. Santa Maria, RS: Congresso Estadual de Medicina Veterinária; 1985. p. 66.
106. Carini A. Sobre o ciclo de desenvolvimento exoeritrocitário de um piroplasma do cão. Arq Biol. 1948;285:49-52.
107. Pocai EA, Frozza L, Headley SA, Graça DL. Leishmaniose visceral (calazar). Cinco casos em cães de Santa Maria, Rio Grande do Sul, Brasil. Cienc Rural. 1998;28(3):501-5.
108. Greene CE, Prestwood AK. Coccidial infections. In: Greene CE (editor). Clinical microbiology and infectious diseases of the dog and cat. Philadelphia: W.B. Saunders; 1984. p. 824-57.
109. Parker GA, Langloss JM, Dubey JP, Hoover EA. Pathogenesis of acute toxoplasmosis in specific pathogen-free cats. Vet Pathol. 1981;18(6):786-803.
110. Bjerkas I. Neuropathology and host-parasite relationship of acute experimental toxoplasmosis of blue fox (*Alopex lagopus*). Vet Pathol. 1990;27:6:381-90.
111. Dubey JP, Mattix ME, Lipscomb TP. Lesions of neonatally induced toxoplasmosis in cats. Vet Pathol. 1996;33(3):290-5.
112. Krauspenhar C, Fighera RA, Graça DL. Anemia hemolítica em cães associada a protozoários. Medvep – Rev Cient Med Vet Pequenos Anim Anim Estim. 2003;1(4):273-81.
113. Loretti AP, Barros SS. Hemorrhagic disease in dogs infected with an unclassified intraendothelial piroplasm in southern Brazil. Vet Parasitol. 2005;134:193-213.
114. Silva AS, França RT, Costa MM *et al.* Experimental infection with *Rangelia vitalii* in dogs: acute phase, parasitemia, biological cycle, clinical–pathological aspects and treatment. Exp Parasitol. 2011;128:347-52.
115. Soares JF, Costa FB, Girotto-Soares A *et al.* Evaluation of the vector competence of six ixodid tick species for *Rangelia vitalii* (Apicomplexa, Piroplasmorida), the agent of canine rangeliosis. Ticks Tick Borne Dis. 2018;9(5):1221-34.
116. Soares JF. História natural da rangeliose [tese.]. São Paulo: Universidade de São Paulo. São Paulo; 2014.
117. Soares JF, Dall'Agnol B, Costa FB *et al.* Natural infection of the wild canid, Cerdocyon thous, with the piroplasmid *Rangelia vitalii* in Brazil. Vet Parasitol. 2014;202(3-4):156-1663.
118. Fredo G, Bianchi MV, Andrade CP *et al.* Natural infection of wild canids (*Cerdocyon thous* and *Lycalopex gymnocercus*) with the intraendothelial piroplasm *Rangelia vitalii* in Southern Brazil. J Wildl Dis. 2015;51(4):880-4.
119. Quadros RM, Soares JF, Xavier JS *et al.* Natural infection of the wild canid *Lycalopex gymnocercus* by the protozoan *Rangelia vitalii*, the agent of canine Rangeliosis. J Wildl Dis. 2015;51(3):787-9.
120. Silva MRLD, Mattoso CRS, Costa A *et al. Rangelia vitalii* and *Hepatozoon canis* coinfection in pampas fox *Lycalopex gymnocercus* from Santa Catarina State, Brazil. Rev Bras Parasitol Vet. 2018;27(3):377-83.
121. Silveira JAG, D'Elia ML, Avelar IO *et al. Rangelia vitalii* in a free-ranging maned wolf (*Chrysocyon brachyurus*) and co-infections. Int J Parasitol Parasit Wildl. 2016;5(3):280-5.
122. Copat B, Bastiani PV, Jaconi FC. Presentation of hemolytic and hemorrhagic rangeliosis in *Cerdocyon thous*. Ticks Tick Borne Dis. 2019;10(3):690-3.
123. Souza VK, Dall'Agnol B, Souza UA *et al.* Detection of *Rangelia vitalii* (Piroplasmida: Babesiidae) in asymptomatic free-ranging wild canids from the Pampa biome, Brazil. Parasitol Res. 2019;118(4):1337-42.
124. Sarasúa LM, Donati NR. Constatacion de babesiosis canina en el Dpto. De Artigas (Uruguay). Soc Med Vet Uruguay. 1976;XII(38):138-9.
125. Soares JF, Carvalho L, Maya L *et al.* Molecular detection of *Rangelia vitalii* in domestic dogs from Uruguay. Vet Parasitol. 2015;210(1-2):98-101.
126. Eiras DF, Craviotto MB, Baneth G *et al.* First report of *Rangelia vitalii* infection (canine rangeliosis) in Argentina. Parasitol Int. 2014;63(5):729-34.

127. Inácio EL, Pérez-Macchi S, Alabi A *et al.* Prevalence and molecular characterization of piroplasmids in domestic dogs from Paraguay. Ticks Tick Borne Dis. 2019;10(2):321-7.
128. Braga A. Contribuição ao estudo experimental das piroplasmoses dos cães. Bol Vet Exerc. 1935;3:1-6.
129. Spagnol C, Loretti A, Corrêa A *et al.* Parasitismo de cães por *Rangelia vitalli* no Estado do Rio Grande do Sul [abstract]. Porto Alegre, RS: XV Salão de Iniciação Científica, XII Feira de Iniciação Científica; 2003. p. 232-3.
130. Rezende HEB. Sobre a validade de *Rangelia vitalii* (Pestana, 1910) – hemoparasito de cães no Estado do Rio de Janeiro [abstract]. Rio de Janeiro, RJ: 158°Congresso Brasileiro de Medicina Veterinária; 1976. p. 159-60.
131. Salvagni AF, Antoniassi NAB, Almeida CS *et al.* Relato de caso de infecção sistêmica por *Rangelia vitalli* em um canino no estado de São Paulo [abstract]. São Paulo, SP: XIV Encontro Nacional de Patologia Veterinária; 2009. CD-ROM.
132. Sousa RS, Leite NC. *Rangelia vitalli* em um cão no estado do Paraná-Brasil: relato de caso [abstract]. Goiânia, GO: XV Encontro Nacional de Patologia Veterinária e I Congresso Brasileiro de Patologia Veterinária; 2011. CD-ROM.
133. Fighera RA, Souza TM, Kommers GG, Irigoyen LF, Barros CSL. Patogênese e achados clínicos, hematológicos e anatomopatológicos da infecção por *Rangelia vitalii* em 35 cães (1985-2009). Pesq Vet Bras. 2010;30(11):974-87.
134. Carini A, Maciel JJ. Contribuição ao tratamento do *nambyuvú* pelo *trypanblau*. Rev Vet Zootec. 1914;1:63-4.
135. Fischer EC, Fernandes TR, Bergmann LK *et al.* Ocorrência e perfil clínico e hematológico de *Rangelia vitalli* em cães errantes do município de Pelotas – RS [abstract]. Pelotas, RS: XVIII Congresso de Iniciação Científica – XI ENOPOS – I Mostra Científica; 2009. CD-ROM.
136. Caino A, Uliana F, Trauer R, Freitas V, Nicolodi P, Krauspenhar C. Rangeliose em canino – Relato de caso [abstract]. Cruz Alta, RS: XVI Seminário Interinstitucional de Ensino, Pesquisa e Extensão; 2011.
137. França RT, Silva AS, Paim FC *et al.* *Rangelia vitalii* in dogs in southern Brazil. Comp Clin Pathol. 2010;19:383-7.
138. Moura ST, Fernandes CGN, Ruffino SM, Grosz LCB, Serra-Freire NM. Registro da ocorrência da infecção por *Rangelia vitalli* em cães atendidos pelo Hospital Veterinário da Universidade de Cuiabá, Estado de Mato Grosso [abstract]. São Paulo, SP: Congresso Latino-americano de Parasitologia; 2001. J Bras Patol. 2001;37(4)S1;41.
139. Lemos TD, Cerqueira ADMF, Toma HK *et al.* Detection and molecular characterization of piroplasms species from naturally infected dogs in southeast Brazil. Rev Bras Parasitol Vet. 2012;21(2):137-42.
140. Dallagnol B, Soares JF, Moraes-Filho J *et al.* Diagnóstico molecular de hemoparasitos em cães do município de Passo Fundo, Rio Grande do Sul. Gramado, RS: Anais do XVIII Congresso Brasileiro de Parasitologia Veterinária; 2014.
141. Gottlieb J, André MR, Soares JF *et al.* *Rangelia vitalii*, *Babesia* spp. and *Ehrlichia* spp. in dogs in Passo Fundo, state of Rio Grande do Sul, Brazil. Rev Bras Parasitol Vet. 2016;25(2):172-8.
142. França RT, Silva AS, Costa MM *et al.* Hematologic and bone marrow changes in dogs experimentally infected with *Rangelia vitalii*. Vet Clin Pathol. 2013;42(1):31-9.
143. Paim CB, Paim FC, Silva AS *et al.* Thrombocytopenia and platelet activity in dogs experimentally infected with *Rangelia vitalii*. Vet Parasitol. 2012;185:131-7.
144. Zahler M, Rinder H, Schein E, Gother R. Detection of a new pathogenic *Babesia microti*-like species in dogs. Vet Parasitol. 2000;89:241-8.
145. Camacho AT, Pallas E, Gestalt JJ *et al.* *Ixodes hexagonus* is the main candidate as vector of *Theileria annae* in northwest Spain. Vet Parasitol. 2003;112(1-2):157-63.
146. Criado-Fornelio A, Martinez-Marcos A, Buling-Saraiva A, Barba-Carreteiro JC. Molecular studies on *Babesia*, *Theileria* and *Hepatozoon* in southern Europe Part I. Epizootiologicas aspects. Vet Parasitol. 2003;113:189-201.
147. Silva GVO. Avaliação experimental e estudo a campo relacionados com *Theileria equi* (Laveran, 1901) – Mehlhorn & Schein, 1998 – em *Canis familiaris* no Município de Seropédica, Rio de Janeiro, Brasil; 2006. [Tese.] Universidade Federal Rural do Rio de Janeiro. Seropédica.
148. Kjemtrup AM, Wainwright K, Miller M *et al.* *Babesia conradae*, sp. nov., a small canine Babesia identified in California. Vet Parasitol. 2006;138(1-2):103-11.
149. Di Cicco MF, Downey ME, Beeler E *et al.* Re-emergence of *Babesia conradae* and effective treatment of infected dogs with atovaquone and azithromycin. Vet Parasitol. 2012;187(1-2):23-7.
150. Suzuki K, Wakabyashi H, Takahashi M, Fukushima K,Yabuki A, Endo Y. A possible treatment strategy and clinical factors to estimate the treatment response in *Babesia gibsoni* infection. J Vet Med Sci. 2007;69:563-8.
151. Lin MY, Huang HP. Use of doxycline-enrofloxacino-metronidazol combination with/without diminazene diaceturate to treat naturally occurring canine babesiosis caused by *Babesia gibsoni*. Acta Vet Scand. 2010;52(27):1-4.
152. Moreau Y *et al.* Immunologie-immunopathologie et essays d'immunoprevention de la piroplasmose canine. Prat Med. Chirurg Anim Comp. 1986;21:85-95.
153. Schetters TPM, Kleuskens JAGM, Scholtes NC *et al.* Vaccination of dogs against *Babesia canis* infection using antigens from culture supernatants with emphasis on clinical babesiosis. Vet Parasitol. 1994;52:219-33.
154. Schetters TPM, Kleuskens JAGM, Scholtes NC *et al.* Strain variation limits protctive activity of vaccines based on soluble *Babesia canis* antigens. Parasite Immunol. 1995;17:215-8.

87 Erliquioses

Daniel Moura de Aguiar

INTRODUÇÃO

As erliquioses são doenças infecciosas transmitidas por carrapatos, acometem mamíferos domésticos e selvagens, e são causadas por bactérias dos gêneros *Ehrlichia* e *Anaplasma*. No Brasil, a principal espécie é a *Ehrlichia canis*, responsável pela erliquiose monocítica canina (EMC), preocupante doença infecciosa de cães com sintomatologia complexa, variando de intensidade de acordo com a fase clínica da doença, que pode ser aguda, subclínica (assintomática) e crônica. As apresentações clínicas envolvem sangramentos por mucosas, febre e linfadenopatia. A doença já foi conhecida como pancitopenia tropical canina, riquetsiose canina, febre hemorrágica canina, doença do cão farejador, tifo canino e doença de Nairóbi.[1]

EPIDEMIOLOGIA

No Brasil, o primeiro relato da infecção foi feito por Costa *et al.*, em 1973, na cidade de Belo Horizonte, Minas Gerais. A doença é transmitida principalmente pelo carrapato *Rhipicephalus sanguineus*, que tem sido apontado como principal fator de risco para a EMC.[2] As condições climáticas brasileiras são ideais para manutenção do vetor, e a grande população canina errante no Brasil contribuiu para a disseminação desse carrapato. *R. sanguineus* encontra-se distribuído por quase todo território urbano brasileiro; por isso, a EMC ocorre em todas as regiões do Brasil,[3] com exceção do estado do Rio Grande do Sul, em que a prevalência de infecção canina por *E. canis* é baixa. Nesse local, prevalece a linhagem temperada de *R. sanguineus*, que demonstrou baixa competência vetorial desse agente. Nas outras regiões do Brasil, a linhagem prevalecente de *R. sanguineus* é tropical, com competente ação na transmissão.[4] A forma iatrogênica também deve ser considerada na epidemiologia da doença, pois o patógeno pode ser transmitido por meio de transfusão sanguínea, agulhas contaminadas e cirurgias.[1]

Estudos epidemiológicos têm demonstrado valores de prevalência variando entre 1 e 70% em populações caninas de ambientes urbanos, rurais ou atendidas em clínicas e hospitais veterinários em variadas regiões do Brasil, seja por testes sorológicos ou moleculares.[2]

Não há predisposição por sexo. O Pastor-Alemão é descrito como a raça mais sensível à infecção; entretanto, no Brasil, essa observação ainda não foi comprovada. Aparentemente, não há predisposição por faixa etária, sendo a doença diagnosticada em cães de qualquer idade.[5] A coinfecção com outros agentes infecciosos pode acelerar ou agravar o curso da doença, como o *Morbillivirus* canino (vírus da cinomose canina), *Leishmania* spp. e outros patógenos transmitidos por carrapatos, como *Babesia* spp. e *Anaplasma* spp.[6,7]

Aspectos relacionados com o vetor

Originário da África, o *R. sanguineus* foi introduzido no Brasil possivelmente a partir do século 16, com a chegada dos colonizadores europeus e seus animais domésticos. *R. sanguineus* é um carrapato trioxeno, que tem hábito nidícola (do latim, *nidi* = ninho; *cola* = que permanece), o que torna os cães sempre sujeitos a grandes infestações, visto que esse carrapato tem grande capacidade de se multiplicar e se manter em ambientes urbanos.[3]

O carrapato é infectado por *E. canis* ao ingerir leucócitos circulantes parasitados. O agente, então, invade os tecidos do vetor, multiplicando-se nas células epiteliais do intestino, nos hemócitos e nas células das glândulas salivares. No carrapato, não há transmissão transovariana e, por isso, as larvas de *R. sanguineus* não transmitem a infecção aos cães. Em contrapartida, ocorre transmissão transestadial e, por isso, as fases de ninfa e adulta são responsáveis pela transmissão do agente. Na ausência de fêmeas de *R. sanguineus*, machos adultos podem transmitir o patógeno para diferentes cães de um mesmo local, pois o carrapato pode passar de um cão para o outro à procura das fêmeas.[8] Para o vetor, é importante que grande parte da população canina esteja cronicamente infectada, pois, dependendo da resposta imune, vários ciclos de bacteriemia podem ocorrer, aumentando as chances da transmissão de *E. canis* aos carrapatos. Pesquisa sobre taxa de infecção por *E. canis* em diferentes populações de *R. sanguineus* no Brasil identificou que a frequência de animais positivados variou de 2,5 a 6% por população de carrapatos. Diante da ausência de transmissão transovariana nos carrapatos e do prolongado estado de portador de *E. canis*, o cão é considerado o principal reservatório da doença.[9,10]

ETIOLOGIA

As bactérias do gênero *Ehrlichia* pertencem à família Anaplasmataceae, importante grupo de patógenos em medicina veterinária e saúde pública. O gênero *Ehrlichia* contempla as espécies *E. canis*, *E. chaffeensis*, *E. ewingii*, *E. muris*, *E. minasensis* e *E. ruminantium*.[11,12] *Ehrlichia* são parasitos intracelulares obrigatórios de células hematopoéticas maduras ou imaturas de mamíferos, como monócitos (Figura 87.1 A), linfócitos, macrófagos, neutrófilos (Figura 87.1 B) e células endoteliais, e nos carrapatos de células de epitélio intestinal e de glândulas salivares.[8,11]

A *E. canis* é a principal espécie de *Ehrlichia* descrita no Brasil, sendo a única espécie do gênero isolada no país.[13-17] É classificada como a-proteobactéria, morfologicamente caracterizada como pleomórfica, gram-negativa, com parede celular não proteica, ausente de lipopolissacarídio e peptidoglicano e com capacidade de incorporação de colesterol de membrana, o que pode facilitar o processo de adaptação às células do vetor e do hospedeiro vertebrado.[18] O agente pode ser cultivado em linhagem celular originária de monócitos caninos, conhecida por DH82 (*dog histiocytosis 82*) (Figura 87.2) e linhagens embrionárias de *R. sanguineus*.[13,18] No Brasil, o primeiro isolamento foi realizado na cidade do Rio de Janeiro, em 2002, a partir de um cão experimentalmente infectado. Desde então, outros isolados foram obtidos de cães naturalmente infectados oriundos de diferentes regiões (Quadro 87.1).[13-17] Sequências dos genes *16S rRNA*, *dsb*, *p28*, *gp19* e *TRP36* de diferentes cepas brasileiras de *E. canis* têm sido avaliadas e comparadas com as de outros países.[13,19] De acordo com alguns estudos, as diferentes cepas de *E. canis* isoladas apresentam pouca variabilidade genética, entretanto suas características antigênicas demonstram variabilidade entre isolados norte-americanos, sul-americanos e europeus.

FISIOPATOGENIA

A EMC é uma doença multissistêmica, de sintomatologia complexa, que varia de intensidade de acordo com a fase clínica da doença. A patogenia envolve um período de incubação de 8 a

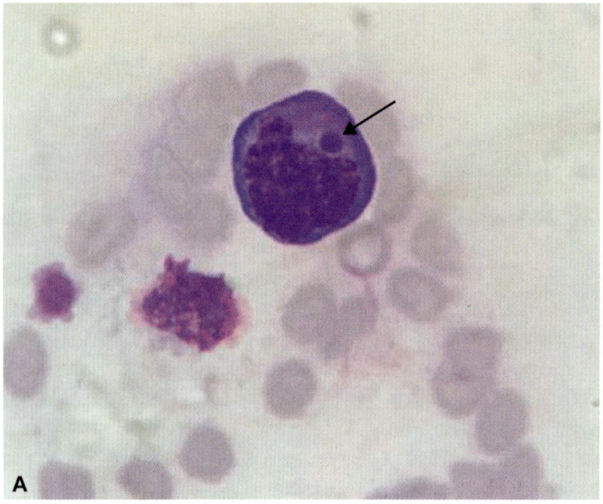
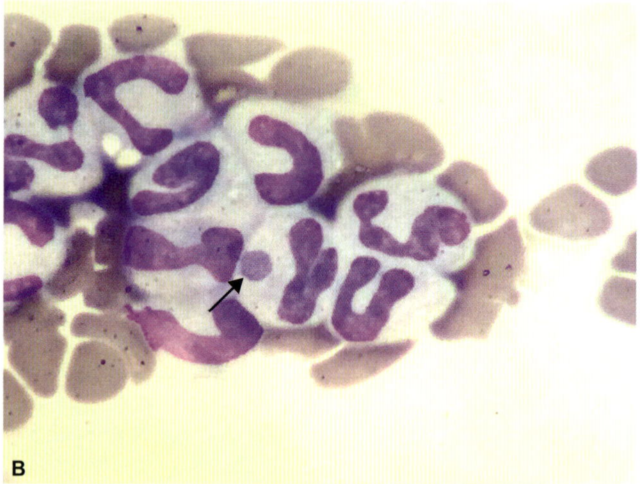

Figura 87.1 A. Fotomicrografia demonstrando mórulas de *Ehrlichia canis* em monócito canino observado em esfregaço sanguíneo (Giemsa, ×100). (Cedida por Vamilton Alvares Santarém.) **B.** Fotomicrografia demonstrando mórulas de *Ehrlichia canis* em neutrófilo canino observado em esfregaço sanguíneo (Giemsa, ×100). (Cedida por Daniel M. de Aguiar.)

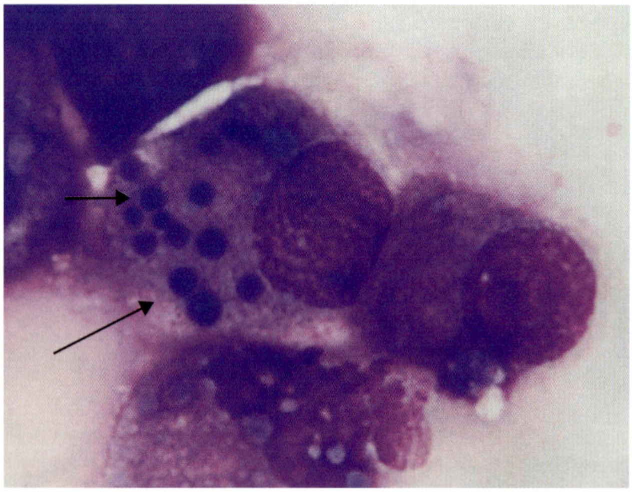

Figura 87.2 Fotomicrografia demonstrando mórulas de *Ehrlichia canis* (isolado de São Paulo) em monócito canino em cultivo de células DH82 (Giemsa, ×100). (Cedida por Daniel M. de Aguiar.)

QUADRO 87.1 Isolados de *Ehrlichia canis* no Brasil.

Isolado	Cidade/estado	Fase da infecção	Linhagem celular
Rio de Janeiro	Rio de Janeiro (RJ)	*	*
Jaboticabal	Jaboticabal (SP)	Aguda	DH82
São Paulo	São Paulo (SP)	Aguda	DH82
Cuiabá#1	Cuiabá (MT)	Assintomática	DH82
Cuiabá#16	Cuiabá (MT)	Crônica	DH82
Monte Negro#15	Monte Negro (RO)	Aguda	DH82
Monte Negro#24	Monte Negro (RO)	Assintomática	DH82
Belém#06	Belém (PA)	Assintomática	DH82
Presidente Prudente	Presidente Prudente (SP)	Assintomática	DH82
Londrina	Londrina (PR)	Aguda	DH82
Uberlândia	Uberlândia (MG)	Aguda	DH82
Jaboticabal	Jaboticabal (SP)	**	*R. sanguineus**

*Linhagem tropical; células embrionárias. **Amostra oriunda de cultura de células DH82.

20 dias. Seguem-se, após esse período, as fases aguda, subclínica (assintomática) e crônica. Em animais naturalmente infectados, é difícil definir a fase da doença, uma vez que a apresentação clínica e os achados laboratoriais são similares e a duração e a gravidade dos sinais clínicos são variáveis.[1]

O agente é inoculado no cão pela picada do carrapato durante o repasto sanguíneo. É necessário que o carrapato permaneça fixado no cão por algumas horas para elevar a temperatura do vetor e reativar o agente, a fim de que esse último se multiplique e atinja quantidades suficientes para desencadear a infecção.[8] Durante o repasto sanguíneo, componentes salivares do carrapato atuam na resposta imune local, diminuindo a do tipo Th1. Essa supressão favorece a resposta do tipo Th2, possibilitando que a infecção se instale. *Ehrlichia* penetra nas células mononucleares de defesa, como corpúsculos elementares, medindo aproximadamente 0,2 a 0,6 µm de diâmetro. Dentro da célula hospedeira, ela inibe a fusão de endossomos aos lisossomos, como mecanismo de escape do hospedeiro (Figura 87.3), multiplicando-se seguidamente em dois estágios: os corpúsculos iniciais e as mórulas. Os corpúsculos iniciais são caracterizados por grânulos subesféricos de coloração rósea a púrpura, medindo de 0,4 a 2 µm. As mórulas são estruturas com coloração idêntica àquelas dos corpúsculos iniciais, sendo constituídas por um a três vacúolos de membrana simples, contendo de 1 a 40 corpúsculos, podendo variar de 2 a 4 µm de diâmetro.[20] Mórulas de *E. canis* foram recentemente observadas em neutrófilos de cães naturalmente infectados no Brasil.[21] Protegida dentro da célula, a *Ehrlichia* circula por todo o organismo, estabelecendo-se em maior quantidade em órgãos em que predominam células do tecido mononuclear fagocitário, como baço, linfonodos e fígado, causando linfadenomegalia e hiperplasia linforreticular em baço e fígado. Os monócitos parasitados interagem com as células de endotélio vascular, iniciando quadros de vasculite.[6] O patógeno promove alguns desajustes na resposta imunológica, como redução significativa na expressão de moléculas do complexo de histocompatibilidade principal de classe II (MHC II), diminuindo a maturação de células T em linfócito T CD4+, o qual tem importante atuação na elaboração e na potencialização das respostas imune celular e humoral. Com essa diminuição, reduz-se também a liberação de interferona gama (IFN-γ) e ocorre queda da atividade microbicida dos macrófagos.[22,23] Durante a infecção, muitas alterações imunológicas e inflamatórias são desencadeadas, resultando em hemaglutinação, hipergamaglobulinemia, infiltração leucocitária de órgãos parenquimatosos e manguitos perivasculares em variados locais, como rins, baço, meninges, pulmões, olhos, além de anticorpos antiplaquetários.[1]

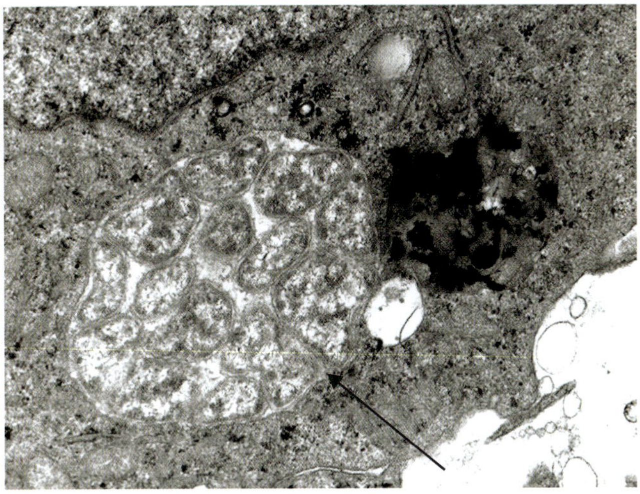

Figura 87.3 Eletromicrografia de transmissão de célula mononuclear (DH82) com mórula de *Ehrlichia canis* (isolado de São Paulo), ×20.000. (Cedida por Rosiane N. Alves.)

Ultrapassada a fase aguda da doença, ocorre aparente recuperação clínica, iniciando-se a fase subclínica ou assintomática entre 40 e 120 dias após a infecção, podendo durar de 6 a 9 semanas ou persistir por alguns anos.[24] É nesse período que o cão tem relevante participação nos aspectos epidemiológicos da infecção, pois o agente pode desencadear processos de riquetsemia muitas vezes, facilitando a infecção de novas populações de carrapatos *R. sanguineus*. Também por conta da circulação no sangue, há intensa estimulação antigênica, exacerbando a resposta humoral e a produção de altos títulos de anticorpos.[6]

A EMC é frequentemente diagnosticada em sua fase crônica, pois os sinais clínicos são mais evidentes. A sintomatologia associa-se a danos vasculares e ao comprometimento imunomediado provocado durante o curso da infecção. Complicadores da infecção incluem glomerulonefrites e síndrome nefrótica, principalmente devido à deposição de complexos imunes. Nessa fase, os cães desenvolvem quadros de supressão da medula óssea, principalmente em consequência da contínua destruição de hemácias e plaquetas, bem como pela liberação crônica do fator de necrose tumoral alfa (TNF-α) decorrente da inversão CD4/CD8. Em infecções crônicas, o TNF-α, além de suprimir a medula óssea, também estimula o catabolismo das células musculares e dos hepatócitos, resultando em anemia e emagrecimento. Nessa fase, o agente dificilmente é detectado na corrente circulatória, podendo ser observado no baço, nos linfonodos e na medula óssea.[24]

MANIFESTAÇÕES CLÍNICAS

Na fase aguda, os sinais são inespecíficos e a gravidade depende de cada animal. É comum constatar a doença durante anamnese ou avaliação física, história e/ou infestação por carrapatos. Alguns cães não apresentam qualquer sinal clínico perceptível, e a doença passa despercebida nessa fase; outros apresentam apenas febre e apatia; e alguns apresentam sintomatologia mais grave, com febre, apatia, anorexia, esplenomegalia, linfadenopatia e tendências hemorrágicas. Os sinais clínicos iniciam-se aproximadamente após 14 dias pós-infecção, geralmente com febre intermitente ao redor de 39°C, apatia e anorexia. A febre é induzida por pirógenos endógenos, principalmente interleucina 1 (IL-1), TNF-α e interleucina 6 (IL-6), podendo se estender até a terceira semana e alcançando temperaturas superiores a 40°C em alguns casos.[22,23] As tendências hemorrágicas da fase aguda restringem-se a petéquias na pele e mucosas (Figura 87.4); dependendo da gravidade da infecção, os cães podem apresentar quadros gastroentéricos, com vômito e diarreia acompanhada ou não de sangue. Geralmente, as manifestações da fase subclínica são brandas e, na maioria das vezes, passam despercebidas pelos proprietários. Muitos cães começam a emagrecer nessa fase, sugerindo evolução para a fase crônica da infecção. A fase crônica da doença pode ocorrer meses ou anos após a infecção, com os sinais da fase aguda reaparecendo de maneira atenuada ou grave, podendo causar óbito ao cão. Os sinais atribuídos a distúrbios hemorrágicos como epistaxe (Figura 87.4), melena, petéquias, equimoses, hifemas e hematúria ocorrem em até 60% dos casos.[6] Outros sinais sistêmicos como febre, linfadenopatia, membranas mucosas pálidas, esplenomegalia, oftalmopatias (uveíte bilateral e afecções de retina), pneumonia intersticial, insuficiência renal, artrite, polimiosite, edemas de extremidades e anormalidades neurológicas também são descritos. Alguns distúrbios reprodutivos foram associados também à EMC, incluindo sangramento prolongado durante o estro, infertilidade, abortos e mortes neonatais.[25]

DIAGNÓSTICO

Achados hematológicos

A trombocitopenia é o achado mais comum nas três fases da doença. Sua ocorrência pode ser ocasionada pelas perdas por consumo, nos casos de vasculite, por destruição imunomediada e sequestro de plaquetas no baço. Além da trombocitopenia, as plaquetas circulantes tornam-se inativas, principalmente pela diminuição da agregação plaquetária.[26] Os valores médios de trombocitopenia na fase aguda ficam em torno de 50 a 100.000 plaquetas por microlitro ($\mu\ell$), tendendo a retornar à normalidade a partir da quarta semana pós-infecção. Alguns cães desenvolvem quadros mais graves de trombocitopenia, chegando ao redor de 20.000 plaquetas/$\mu\ell$ e, nesses casos, os sangramentos podem ocorrer mais frequentemente. Na fase aguda, alguns cães desenvolvem quadros brandos de pancitopenia, sem a ocorrência de danos na medula óssea. Observa-se variável redução dos valores eritrocitários e de hemoglobina sérica, decorrente da formação de anticorpos antieritrocitários, sequestro de hemácias no baço e hemorragias.[25] Na fase aguda, a anemia é não regenerativa, mas os parâmetros eritrocitários tendem a voltar aos valores normais em poucas semanas após o início dos sintomas. Os valores de hemoglobina sérica diminuem em virtude da resposta inflamatória desenvolvida pelo hospedeiro na tentativa de indisponibilizar ferro para o agente, por meio da ligação desse último com a proteína ferritina, uma vez que as espécies do gênero *Ehrlichia* necessitam da disponibilidade de ferro para seu metabolismo.[27] Observa-se discreta leucopenia nessa fase, e muitas vezes os leucócitos permanecem com valores normais, porém com neutrofilia com desvio à esquerda. O encontro de linfopenia é frequente devido à ação dos glicocorticoides endógenos que são liberados em situações de estresse e em quadros de infecção grave.[23] A fase aguda é o período mais comum para a detecção de mórulas em esfregaços sanguíneos. Durante a fase subclínica, os achados hematológicos costumam ser semelhantes àqueles ocorridos na fase aguda; entretanto, em alguns casos, começam a apresentar tendência a início de hipoplasia medular, como anemia, trombocitopenia e/ou leucopenia transitória.[6]

Na fase crônica da doença, os resultados dos exames hematológicos demonstram pancitopenia exacerbada, com valores de trombocitopenia próximos de 10.000 plaquetas/$\mu\ell$. Nessa fase, a pancitopenia resulta da aplasia de medula óssea, e a anemia é geralmente a última alteração a ser observada na progressão da doença. Em exames citológicos da medula óssea, observa-se

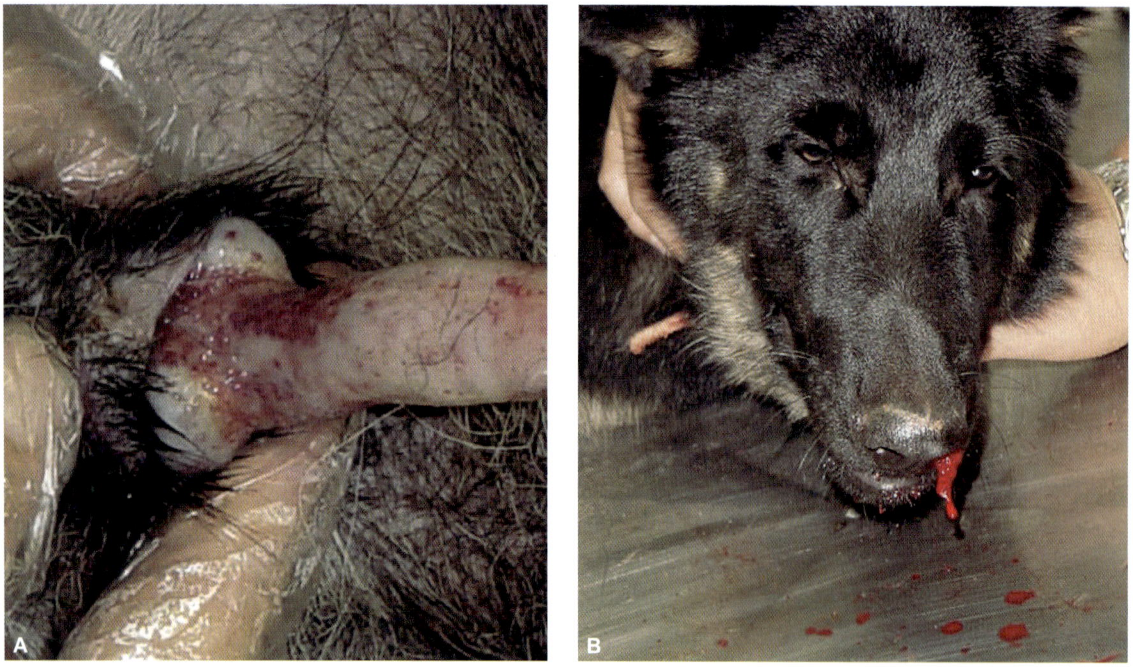

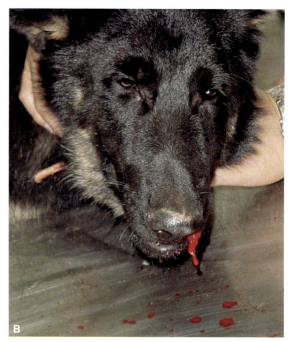

Figura 87.4 Lesões hemorrágicas em cão naturalmente infectado por *Ehrlichia canis*: petéquias em mucosa peniana (**A**) e epistaxe (**B**). (Cedida por Valéria Regia Franco Sousa.)

redução do tecido hematopoético, que passa a ocupar menos de 25% do tecido medular, o qual fica preenchido por plasmócitos e células estromáticas. Em alguns casos, pode ser observada hiperplasia de mastócitos e plasmócitos, que não deve ser confundida com mastocitose sistêmica ou mieloma múltiplo. O exame citológico da medula óssea deve ser sempre realizado para diferenciar outras causas de pancitopenia, como as provocadas por mielonecrose, mielofibrose e síndromes mieloplásticas.[28]

Achados bioquímicos

Durante qualquer fase da doença, podem-se observar graus variáveis de hipoalbuminemia e hiperproteinemia, principalmente pelo aumento das globulinas (a_2, b_1 e b_2). Consequentemente, há diminuição da relação albumina/globulina.[25] Alguns estudos avaliaram a existência de proteína C reativa como indicador de processo inflamatório nos casos agudos de EMC. Sua detecção ocorre inicialmente a partir do quinto dia pós-infecção, e os maiores valores são relatados entre o 15º e o 42º dia, coincidindo com a detecção do agente na circulação sanguínea.[24] O aumento da proteína C reativa é observado em casos de dano tecidual decorrente de processos inflamatórios, infecciosos e traumáticos. Elevados níveis de fosfatase alcalina (FA), alanina aminotransferase (ALT), lactato desidrogenase, ureia e creatinina são achados bioquímicos comuns nos casos em que há danos teciduais hepáticos e renais devido às alterações circulatórias e/ou imunomediadas desencadeadas na EMC.[28]

Citologia

O esfregaço sanguíneo ainda é um exame realizado com frequência na rotina de clínicas e laboratórios clínicos veterinários como meio de diagnóstico direto, todavia é muito comum ocorrerem resultados falso-negativos. A pesquisa por mórulas pode ser realizada também em tecidos como linfonodos e medula óssea. No Brasil, devido ao recente achado de mórulas em neutrófilos caninos, quando observada essa estrutura, deverá ser considerada a infecção por *E. canis*.[21] A visualização é mais comum na fase aguda da doença; mesmo assim, a sua detecção é baixa, ocorrendo em até aproximadamente 6% dos animais.[24] Para melhorar a eficiência e a sensibilidade dos exames citológicos a partir de esfregaços sanguíneos, recomenda-se testar amostras de ponta de orelha ou realizar esfregaços a partir da papa de leucócitos.

Pesquisa de anticorpos

A reação de imunofluorescência indireta (RIFI) é o teste sorológico padrão para a pesquisa de anticorpos anti-*E. canis* (Figura 87.5). O resultado da RIFI é expresso em títulos de anticorpos, o que pode auxiliar no acompanhamento do caso clínico; entretanto, exames sorológicos são considerados métodos complementares de diagnóstico, pois o resultado positivo indica que o paciente foi infectado previamente.[6,24] Por isso, esses exames devem ser interpretados simultaneamente aos achados clínicos e aos resultados de outros exames laboratoriais. Devido à infecção crônica, a existência de títulos positivos não significa que as manifestações clínicas sejam condizentes com a doença, principalmente em áreas onde a infecção é endêmica. Em cães experimentalmente infectados, o início da soroconversão pode ser observado já a partir do sétimo dia pós-infecção. Cães reagentes na diluição 1:40 são considerados expostos ao agente, mas o aumento significativo dos títulos de anticorpos pode indicar infecção ativa; por isso, recomenda-se a realização de testes sorológicos pareados para confirmação do diagnóstico. Não há correlação entre o título de anticorpos anti-*E. canis* e a gravidade da doença. Cães assintomáticos podem apresentar elevados títulos de anticorpos;[6] em contrapartida, cães moribundos podem raramente não apresentar quaisquer títulos detectáveis.[28]

Nos casos em que a sintomatologia é compatível com EMC e os resultados sorológicos são negativos, recomenda-se o reteste após 2 a 3 semanas para certificar a soroconversão e o diagnóstico. Testes sorológicos (Dot-Elisa, Biogal; SNAP 3Dx®, IDEXX Laboratories; e VRMD®, Pullman) estão disponíveis comercialmente para detecção de anticorpos anti-*E. canis*, porém utilizando antígenos de cepas não brasileiras. A RIFI com antígenos brasileiros foi desenvolvida e padronizada, e pode incrementar

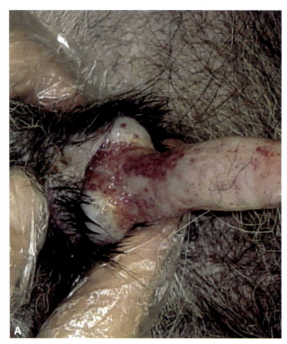

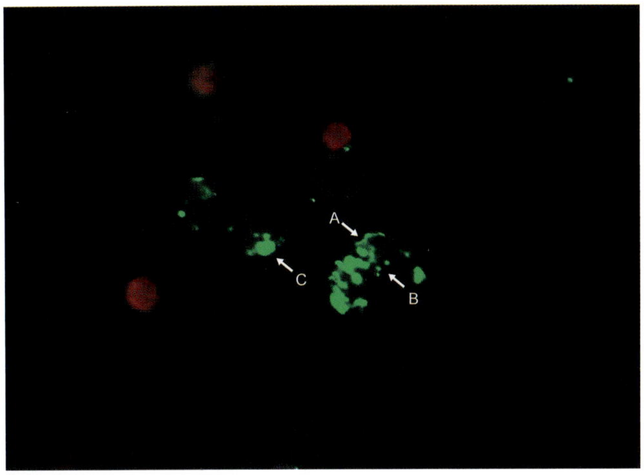

Figura 87.5 Fotomicrografia de células DH82 infectadas por *Ehrlichia canis* com reação fluorescente positiva (*setas*). Note a fluorescência positiva de forma difusa, caracterizando aparentemente antígenos solúveis em citoplasma celular (**A**) corpúsculos elementares e iniciais (**B**) e mórulas (**C**) (Imunofluorescência indireta, ×40). (Cedida por Daniel M. de Aguiar.)

o diagnóstico laboratorial da EMC no Brasil.[14] Com relação às reações sorológicas cruzadas com outros microrganismos, cães positivos para *E. canis* podem apresentar reações cruzadas contra *E. chaffeensis*, *E. ewingii* e *E. ruminantium*. Pouca reação cruzada foi observada com *Rickettsia rickettsii*, *Anaplasma phagocytophilum*, *Neoricketsia helminthoeca* e *N. risticii*. Até o momento, não foram descritas reações cruzadas com *A. platys* ou qualquer outro agente infeccioso ou parasitário canino.[24] Com intuito de minimizar ou resolver o problema das reações cruzadas, ensaios imunoabsorventes ligados à enzima (ELISA) utilizando peptídios sintéticos das porções antigênicas das proteínas TRP19 e TRP36 têm sido avaliados e seus resultados são promissores, mas ainda não há testes comerciais disponíveis utilizando essas metodologias.[16]

Reação em cadeia da polimerase

A reação em cadeia da polimerase (PCR) tem se mostrado sensível e específica para o diagnóstico da EMC, pois pode detectar o agente em pequenas quantidades, mesmo antes da formação de mórulas ou da soroconversão. Esse método também pode ser aplicado em qualquer tecido, inclusive de carrapatos.[9] Para análise de amostras de sangue, elas devem ser enviadas ao laboratório logo após a coleta em frascos com ácido etilenodiamino tetra-acético (EDTA). É importante que a amostra seja coletada antes de iniciar a terapia antimicrobiana; caso contrário, o agente poderá estar ausente na corrente circulatória, ocasionando resultados falso-negativos.[6]

No sentido de melhorar a sensibilidade e identificar espécies de *Ehrlichia*, algumas variações da técnica têm sido empregadas, como a PCR em duas etapas (*nested*-PCR) e a PCR em tempo real (qPCR). O gene *16S rRNA* tem sido o mais usado para detecção molecular de *Ehrlichia* spp.; no entanto, como ele está presente e é altamente conservado entre bactérias, o uso de sondas produzidas para amplificação de fragmentos desse gene tem resultado acidentalmente em amplificações de DNA de outras bactérias que não *Ehrlichia*. Outros alvos genéticos têm sido utilizados no diagnóstico molecular da EMC, dentre eles os genes da família *OMP-1* e *dsb*.[24] Para o diagnóstico definitivo de EMC, recomenda-se utilizar a PCR associada à pesquisa de anticorpos, preferencialmente pela RIFI. Na fase crônica da doença, a sensibilidade da PCR tende a diminuir devido à ausência do agente na circulação sanguínea, porém a existência de altos títulos de anticorpos poderá existir em virtude da intensa estimulação antigênica que ocorre nas fases anteriores.[6]

Isolamento

O isolamento em cultivo celular pode ser realizado a partir de amostras de sangue e é considerado o método mais sensível para o diagnóstico definitivo da EMC. Apesar de sua sensibilidade, é um método caro e demora aproximadamente 30 dias para obtenção de resultados. O isolamento de *E. canis* em cultivo celular deve ser considerado para fins de pesquisa científica.[13-16]

Achados necroscópicos e histopatológicos

Os achados de necropsia revelam hemorragias petequiais e equimóticas nas superfícies mucosas e serosas de vários órgãos, incluindo cavidade nasal, pulmões, rins, bexiga urinária, trato gastrintestinal e tecidos subcutâneos. Na fase crônica, os exames de necropsia podem revelar palidez de membranas mucosas, tecido subcutâneo, fígado e rins, além de derrames em cavidades e edemas. Também é observada linfadenopatia generalizada e esplenomegalia com hiperplasia da polpa branca. Os linfonodos geralmente se encontram edematosos com área medular apresentando hemorragia petequial. Os achados histopatológicos incluem hiperplasia folicular com macrófagos, moderada expansão da área paracortical e hiperplasia das cordas medulares com infiltrações plasmocitária e histiocitária. As lesões no baço decorrem de hemorragia folicular multifocal e congestão da polpa branca. Nos órgãos linfoides também são observadas eritrofagocitose e vasculite mononuclear. O fígado pode apresentar quadros graves de esteatose, com moderado infiltrado de células mononucleadas nos espaços periporta e perivascular, além de congestão dos sinusoides hepáticos.[25] Glomerulonefrite crônica com plasmocitose intersticial pode ser observada em cães com EMC. Alterações pulmonares são caracterizadas por pneumonia intersticial. Os septos pulmonares encontram-se espessados devido à infiltração plasmocitária e pode haver diferentes graus de hemorragia alveolar. Danos neurológicos são caracterizados por meningoencefalite multifocal e não supurativa, envolvendo o tronco e o córtex cerebral. Os sinais oftálmicos são relatados envolvendo as estruturas anteriores do olho. As lesões são caracterizadas por conjuntivite, petéquias e equimoses em íris, edema de córnea, uveíte e hifema. Os casos mais graves chegam a apresentar descolamento de retina. Microscopicamente, observa-se infiltrado inflamatório, predominantemente linfócitos, monócitos e plasmócitos.[25]

TRATAMENTO

O tratamento da EMC baseia-se na administração de antibacterianos, principalmente os da classe das tetraciclinas (Quadro 87.2). Dentre as tetraciclinas, a doxiciclina tem sido a mais usada, por se tratar de um antibiótico semissintético e lipossolúvel, que inibe a síntese de proteínas bacterianas. Ao contrário de outras tetraciclinas convencionais, essa medicação apresenta boa absorção intestinal e alcança elevada concentração celular, o que é almejável no caso de infecções causadas por bactérias intracelulares. É de uso prático, pois pode ser administrada a cada 24 horas e tem baixa toxicidade. Não há consenso na duração do tratamento antimicrobiano; em décadas passadas, estendia-se por até 14 dias, posteriormente, passou-se a tratar os cães por até 21 dias. Atualmente, recomenda-se tratamento por 28 dias, na dose de 10 mg/kg, por via oral (VO), em intervalos de 12 ou 24 horas.[29] O cloranfenicol pode ser usado como

QUADRO 87.2 Terapia antimicrobiana para erliquiose monocítica canina.

Princípio ativo	Dose	Via de administração	Intervalo	Duração
Tetraciclina	22 a 30 mg/kg	Oral	8 h	28 dias
Doxiciclina	5 a 10 mg/kg	Oral	12 a 24 h	28 dias
Cloranfenicol	15 a 20 mg/kg	Intravenosa	8 h	*
Minociclina	10 mg/kg	Oral	24 h	21 dias

*Administrado em hospitais veterinários; utilizar durante sintomas gastrentéricos.

segunda opção de tratamento (15 a 20 mg/kg, a cada 8 horas), pelas vias intravenosa (IV), subcutânea (SC) e oral. Esse antibiótico pode ser administrado em cães com infecções persistentes e refratárias à doxiciclina ou nos casos em que a aplicação oral de doxiciclina não esteja acessível, como em complicações gástricas e êmese, por exemplo. Contudo, esse fármaco deve ser prescrito com ressalva em cães com processos de aplasia de medula óssea. Embora de boa aceitação, o uso do dipropionato de imidocarbe para infecções por *E. canis* ainda é discutível, pois sua eficácia não foi observada quando testado em cultivos de *E. canis*, e a melhora clínica da EMC associada ao uso do imidocarbe pode ser justificada pelo caráter autolimitante da fase aguda da EMC. O dipropionato de imidocarbe deve ser administrado em apenas duas aplicações, com intervalo de 15 dias, na dose de 5 mg/kg, SC.[25] Alguns efeitos colaterais são associados à aplicação do imidocarbe, como salivação, secreção nasal serosa, diarreia e dispneia; por isso, a aplicação de atropina pode ser necessária.

Outros antibióticos, como minociclina (antibiótico semissintético da classe das tetraciclinas), rifampicina e a classe das quinolonas, têm sido avaliados no tratamento da EMC.[29] Por ora, conforme observado em tratamentos experimentais, doxiciclina (10 mg/kg, a cada 24 horas, por 28 dias) e minociclina (10 mg/kg, a cada 24 horas, por 28 dias) foram os fármacos que apresentaram melhores resultados. A rifampicina 10 mg/kg, a cada 24 horas, por 21 dias, apresentou resultados promissores, embora mais estudos precisam ser realizados para confirmar sua efetividade.[29]

O tratamento sintomático deve ser instituído, incluindo reposição hidreletrolítica, complexos vitamínicos e antieméticos, quando necessário. Em casos extremos, transfusões sanguínea ou de plaquetas podem ser necessárias. O uso de doses imunossupressoras de glicocorticosteroides pode ser benéfico no início do tratamento, principalmente quando o paciente corre risco de morte ou quando trombocitopenia grave for observada, sugerindo desencadeamento de doença autoimune. Nesses casos, utilizam-se doses de 2 mg/kg de prednisolona, por 2 a 7 dias.[25] O uso de imunomoduladores pode ser benéfico nos casos de EMC; dentre eles, destaca-se o levamisol. Esse fármaco atua estimulando a ação de células T, a resposta aos antígenos, a produção de interferonas, aumentando a atividade fagocitária de macrófagos e neutrófilos, estimulando a citotoxicidade mediada por células, a produção de linfocinas e a função das células supressoras. A ação imunoestimulante do levamisol depende da dose e da via de administração. Para que se obtenha a ação imunoestimuladora, deve-se utilizar a dose de 0,5 a 2 mg/kg, SC. A associação de levamisol à antibioticoterapia aumentou significativamente a quantidade global de leucócitos, linfócitos e monócitos em cães com EMC. Além disso, os animais apresentaram melhora clínica superior àquela dos cães não tratados com levamisol.[30] Nos casos de mielossupressão, sugere-se o uso de fatores de crescimento hematopoético, como eritropoetina ou fator estimulante de colônias granulocíticas. Ambos têm sido usados com sucesso em cães pancitopênicos ou em fase crônica da erliquiose. A suplementação de ferro (100 a 300 mg, a cada 24 horas, durante 3 a 5 meses) pode ser benéfica nos casos crônicos, em decorrência dos processos hemorrágicos.[28]

Monitoramento do tratamento

A avaliação da eficácia do tratamento é complicada. A melhora clínica e a normalização dos valores plaquetários são observadas poucos dias após o início do tratamento na fase aguda e em alguns casos brandos da fase crônica. Quando não houver melhora dos parâmetros clínicos e hematológicos em 1 a 2 semanas, o paciente deverá ser reavaliado. Em alguns casos, há redução dos títulos de anticorpos, podendo o paciente tornar-se soronegativo; contudo, mesmo com o retorno aos parâmetros hematológicos normais, os títulos de anticorpos permanecem elevados por meses e anos. Títulos de anticorpos constantes podem indicar persistência da infecção, reinfecção ou infecção passada (cicatriz imunológica). Atualmente, a PCR é a melhor opção diagnóstica para acompanhar a evolução do tratamento. Devido a sua elevada sensibilidade, o resultado negativo indica que o agente foi eliminado da corrente circulatória; em contrapartida, um resultado positivo da PCR após o término do tratamento significa persistência da infecção. Resultados falso-negativos podem ocorrer, principalmente na fase crônica da doença, em que a *Ehrlichia* pode não ser detectada no sangue. Nesses casos, opta-se pela realização da PCR em amostras de biopsias de baço e medula óssea.[6]

PROGNÓSTICO

O prognóstico é de reservado a ruim quando o cão estiver cursando a fase crônica, principalmente quando apresentar pancitopenia grave e houver história de recidiva da doença.[28]

PREVENÇÃO

Exposição a *E. canis* não confere imunidade protetora, e vacinas protetoras para cães não estão disponíveis comercialmente. O controle do vetor é a medida mais eficaz na profilaxia da infecção por *E. canis*.[1] Considerando a distribuição de uma população de carrapatos, considera-se que a menor parte está em parasitose no cão, e a maioria está nas fases de vida livre no ambiente. Por isso, é imprescindível que a terapia carrapaticida atue tanto no hospedeiro como no ambiente em que ele está inserido.[3] Planos de controle e profilaxia em populações de canis podem ser estabelecidos. Eles podem basear-se na realização periódica de exames sorológicos (RIFI) e moleculares (PCR), quarentena de animais recém-introduzidos no plantel, tratamento de cães positivados e rigoroso controle de carrapatos.

ASPECTOS ZOONÓTICOS E A FAMÍLIA ANAPLASMATACEAE

Em se tratando de espécies de *Ehrlichia* patogênicas para seres humanos, *E. canis* vem se comportando também como importante agente de saúde pública. Esse organismo foi isolado e detectado em humanos com e sem sintomas de erliquiose na Venezuela. Recentemente, amostras provenientes de banco de sangue humano da Costa Rica foram classificadas como positivas em análises moleculares, inclusive o sequenciamento de nucleotídio do gene *TRP36* demonstrou tratar de um genótipo ainda não descrito de *E. canis*.[31] No Brasil, dentre os relatos de detecção molecular do agente em cães, demonstrou-se haver completa similaridade entre a sequência de nucleotídios do gene *16S rRNA* da *E. canis* responsável pelas infecções em seres humanos na Venezuela e de uma amostra de *E. canis* proveniente de cães oriundos do estado de São Paulo.[2] Nesse sentido, tudo indica que o mesmo agente causador de infecção canina no estado de São Paulo vem infectando humanos na Venezuela. Outras espécies da família Anaplasmataceae são descritas no Brasil. *E. chaffeensis* é o agente etiológico da erliquiose monocítica humana (EMH), considerada doença emergente, sendo transmitida principalmente pelo carrapato *A. americanum*.[6] Evidências de infecção em humanos por *E. chaffeensis* foram relatadas em dois pacientes do estado de Minas Gerais por exames sorológicos.[32] Em 2006, foi relatada, pela primeira vez, a detecção molecular de *E. chaffeensis* no Brasil em sangue de cervídeo (*Blastocerus dichotomus*) procedente da divisa dos estados de São Paulo e Mato Grosso do Sul. A infecção em cães produz doença similar à EMC. Na maioria dos casos, a sintomatologia é branda, mas há casos com sintomas mais exacerbados. Em seres humanos, a doença é mais grave em pacientes imunocomprometidos, e os sinais clínicos são similares aos da espécie canina.[25] *E. ewingii* é o agente etiológico de erliquiose granulocítica humana (EGH) e canina (EGC), infecções caracterizadas por parasitismo em neutrófilos. Sua presença no Brasil foi descrita por meio da detecção de material genético em cães do estado de Minas Gerais.[2] A transmissão de *E. ewingii* é associada à existência do carrapato *A. americanum* na América do Norte, embora haja relatos da sua transmissão por *R. sanguineus*, aumentando as possibilidades de sua ocorrência no Brasil. Nos cães, a infecção ocasiona principalmente quadros de poliartrite e febre.[6] *E. ruminantium* é responsável por infecções de ruminantes domésticos e selvagens no continente africano e na região caribenha. É o agente etiológico de uma erliquiose bovina denominada "hidropericardite bovina" (em inglês, *heartwater*). *E. ruminantium* parasita células do endotélio vascular, causando intensa vasculite, derrames em cavidade e doença neurológica.[11] No Brasil, uma espécie filogeneticamente próxima a *E. ruminantium* foi relatada infectando onças (*Panthera onca*) do pantanal mato-grossense e carrapatos do gênero *Amblyomma*.[33] Como há reação cruzada entre espécies do gênero *Ehrlichia*, principalmente entre *E. canis* e *E. ruminantium*, é provável que os cães da região do pantanal mato-grossense sofram infecções por espécies de *Ehrlichia* que não *E. canis*.[24,34]

Em se tratando do gênero *Anaplasma*, ele contempla importantes espécies para saúde humana e animal. *Anaplasma phagocytophilum* é o agente etiológico da anaplasmose granulocítica canina (AGC), doença similar à infecção por *E. ewingii*, inclusive no tocante ao diagnóstico citológico a partir de esfregaços sanguíneos, já que ambos são parasitos de células de linhagem granulocítica.[6,11] Além de infectar cães, *A. phagocytophilum* também é associado a infecções em humanos (anaplasmose granulocítica humana [AGH]), ruminantes e equinos. Há recentes evidências de que esse agente esteja circulando em cães no Brasil.[35]

A. platys é o agente da trombocitopenia cíclica canina, doença associada a infecção inaparente e oportunista, ocasionando quadros de trombocitopenia e/ou distúrbios plaquetários em cães. *A. platys* é um parasito de plaquetas e é transmitido pelo *R. sanguineus*; por isso, geralmente, é associado à coinfecção por *E. canis*, dificultando seu diagnóstico clínico.[11] A infecção é relatada em todas as regiões do Brasil, embora poucos casos clínicos sejam publicados. A prevalência varia entre 10 e 18%, aproximadamente.[36] O período de incubação é de 8 a 15 dias, e os maiores picos de parasitemia ocorrem nos primeiros episódios de parasitismo, entre 10 e 20 dias. Em poucos dias do aparecimento do agente, os valores plaquetários tendem a diminuir. Os valores chegam próximo a 20.000 plaquetas/$\mu\ell$ e, após a diminuição da parasitemia, os parâmetros voltam à normalidade em 3 a 4 dias. Episódios cíclicos de parasitemia seguidos de trombocitopenia ocorrem em intervalos de 1 a 2 semanas, e mecanismos imunomediados parecem estar envolvidos nos episódios subsequentes. A sintomatologia clínica varia de acordo com a patogenicidade da cepa. Nos casos mais brandos, febre, apatia e hematoquezia foram observadas. Nos casos mais graves, febre, apatia, perda de peso e hemorragias petequiais foram relatados em cães experimental e naturalmente infectados. A coinfecção com *E. canis* pode exacerbar a sintomatologia clínica, embora seja difícil distinguir qual agente é responsável pela sintomatologia, pois ambos causam sintomas similares. O diagnóstico baseia-se na evidência de mórulas em plaquetas e em exames de PCR, e o tratamento fundamenta-se na administração de tetraciclinas. Ao contrário da *E. canis*, *A. platys* é reconhecidamente sensível à aplicação de dipropionato de imidocarbe.[25]

ERLIQUIOSE FELINA

Pouco se sabe a respeito da erliquiose em felinos. As espécies de *Ehrlichia* que naturalmente infectam felinos ainda não são bem caracterizadas. No Brasil há um relato de infecção natural por *E. canis* em gatos.[37,38] Anticorpos contra *E. canis* têm sido descritos em poucos países, e os relatos clínicos da doença nessa espécie animal são escassos.[2] Os sinais clínicos identificados na espécie felina são variados e incluem febre intermitente, anorexia, perda de peso, vômito e diarreia. A possibilidade de infecção persistente e quadros crônicos de erliquiose com desequilíbrio autoimune ainda são incertos.[25] Os achados hematológicos são inespecíficos e variáveis. Anemia não regenerativa e tendência a linfopenia foram os achados mais frequentes observados em gatos infectados.[25,39] O diagnóstico e a terapia são semelhantes aos empregados para a EMC, utilizando principalmente a PCR para o desfecho do diagnóstico e a doxiciclina (10 mg/kg, a cada 24 horas, por 28 dias) como antibiótico de escolha.[29] Como ainda não estão definidas as vias de transmissão na infecção natural, a exposição a artrópodes e a ingestão de roedores devem ser evitadas.[25]

REFERÊNCIAS BIBLIOGRÁFICAS

1. Little SE. Ehrlichiosis and anaplasmosis in dogs and cats. Vet Clin North Am Small Anim Pract. 2010;40:1121-40.
2. Vieira RFC, Biondo AW, Guimarães MAS, Santos AP, Santos RP, Dutra LH *et al.* Ehrlichiosis in Brazil. Braz J Vet Parasitol. 2011;20:1-12.
3. Labruna MB, Pereira MC. Carrapatos em cães no Brasil. Clin Vet. 2011;30:24-32.
4. Moraes-Filho J, Krawczak FS, Costa FB, Soares JF, Labruna MB. Comparative evaluation of the vector competence of four South American populations of the Rhipicephalus sanguineus group for the bacterium Ehrlichia canis, the agent of canine monocytic ehrlichiosis. PLoS One. 2015;28:10:e0139386.
5. Harrus S, Kass PH, Klement E, Waner T. Canine monocytic ehrlichiosis: a retrospective study of 100 cases, and an epidemiological investigation of prognostic indicators for the disease. Vet Rec. 1997;141:360-3.
6. Cohn LA. Ehrlichiosis and related infections. Vet Clin N Am-Small. 2003;33:863-84.
7. Moretti LD, Silva AV, Ribeiro MG, Paes AC, Langoni H. *Toxoplasma* gondii genotyping in a dog coinfected with distemper virus and ehrlichiosis rickettsia. Rev Inst Med Trop São Paulo. 2006;48:359-63.
8. Stich RW, Schaefer JJ, Bremer WG, Needham GR, Jittapalapong S. Host surveys, ixodid tick biology and transmission scenarios as related to the tick-borne pathogen, Ehrlichia canis. Vet Parasitol. 2008;158:256-73.
9. Aguiar DM, Cavalcante GT, Pinter A, Gennari SM, Camargo LMA, Labruna MB. Prevalence of Ehrlichia canis (Rickettsiales: Anaplasmataceae) in dogs and Rhipicephalus sanguineus (Acari: Ixodidae) ticks from Brazil. J Med Entomol. 2007;44:126-32.
10. Costa J, Melo A, Witter R *et al.* Molecular detection of Ehrlichia canis in Rhipicephalus sanguineus (s.l.) ticks in dogs and their domestic environment in Cuiaba, MT, Brazil. Braz J Vet Res Anim Sci. 2019;56:e153661.
11. Dumler JS, Barbet AF, Bekker CPJ, Dasch GA, Palmer GH, Ray SC *et al.* Reorganization of genera in the families Rickettsiaceae and Anaplasmataceae in the order Rickettsiales: unification of some species of Ehrlichia with Anaplasma, Cowdria with Ehrlichia and Ehrlichia with Neorickettsia,

descriptions of six new species combinations and designation of Ehrlichia equi and HGE agent as subjective synonyms of Ehrlichia phagocytophila. Int J Syst Evol Microbiol. 2001;51:2145-65.
12. Cabezas-Cruz A, Zweygarth E, Vancová M *et al.* Ehrlichia minasensis sp. nov., isolated from the tick Rhipicephalus microplus. Int J Syst Evol Microbiol. 2016;66:1426-30.
13. Torres HM, Massard CL, Figueiredo MJ, Ferreira T, Almosny NRP. Isolamento e propagação da Ehrlichia canis em células DH82 e obtenção de antígeno para a reação de imunofluorescência indireta. Rev Bras Cienc Vet. 2002;9:77-82.
14. Aguiar DM, Saito TB, Hagiwara MK, Machado RZ, Labruna MB. Diagnóstico sorológico de erliquiose canina com antígeno brasileiro de Ehrlichia canis. Cienc Rural. 2007;37:796-802.
15. Aguiar DM, Hagiwara MK, Labruna MB. *In vitro* isolation and molecular characterization of an Ehrlichia canis strain from São Paulo, Brazil. Braz J Microbiol. 2008;39:489-93.
16. Aguiar DM, Zhang X, Melo ALT, Pacheco TA, Meneses AMC, Zanutto MS *et al.* Genetic diversity of Ehrlichia canis in Brazil. Vet Microbiol. 2013;164:315-21.
17. Alves RN, Rieck SE, Ueira-Vieira C, Labruna MB, Beletti ME. Isolation, *in vitro* propagation, genetic analysis, and immunogenic characterization of an Ehrlichia canis strain from southeastern. Brazil J Vet Sci. 2014;15:241-8.
18. Barros-Battesti DM, Machado RZ, André MR, de Sousa KCM, Franze DA, Lima-Duarte L *et al.* Successful infection of tick cell cultures of Rhipicephalus sanguineus (Tropical Lineage) with Ehrlichia canis. Vector Borne Zoonotic Dis. 2018;18:653-62.
19. Zhang X, Luo T, Keysary A, Miyashiro S, Strenger C, Waner T, Mcbride JW. Genetic and antigenic diversities of major immunoreactive proteins in globally distributed Ehrlichia canis strains. Clin Vac Immunol. 2008;15:1080-8.
20. Rikihisa Y. Ehrlichia subversion of host innate responses. Curr Opin Microbiol. 2006;9:95-101.
21. Aguiar DM, Rodrigues FP, Ribeiro MG, Dos Santos B, Muraro LS, Taques IIGG *et al.* Uncommon Ehrlichia canis infection associated with morulae in neutrophils from naturally infected dogs in Brazil. Transbound Emerg Dis. 2019;no prelo.
22. Castro MB, Machado RZ, Aquino LPCT, Alessi AC, Costa MT. Experimental acute canine monocytic ehlichiosis: clinicopathological and immunopathological findings. Vet Parasitol. 2004;119:73-86.
23. Hasegawa MY. Dinâmica da infecção experimental de cães por Ehrlichia canis: aspectos clínicos, laboratoriais e resposta imune humoral e celular. São Paulo: Universidade de São Paulo; 2005.
24. Harrus S, Waner T. Diagnosis of canine monocytotropic ehrlichiosis (Ehrlichia canis): an overview. Vet J. 2011;187:292-6.
25. Neer TM, Harrus S. Canine monocytotropic ehrlichiosis and neorickettsiosis (E.canis, E. chaffeensis, E. ruminantium, N. sennetsu and N. risticii infections). In: Greene CE. Infectious diseases of the dog and cat. Philadelphia: Saunders; 2006. p. 203-16.
26. Brandão LP, Hasegawa MY, Hagiwara MK, Kohayagawa A. Platelet aggregation studies in acute experimental canine ehrlichiosis. Vet Clin Pathol. 2006;35:78-81.
27. Barnewall RE, Rikihisa Y. Abrogation of gamma interferona-induced inhibition of Ehrlichia chaffeensis infection in human monocytes with iron-transferrin. Infect Immun. 1994;62:4804-10.
28. Mylonakis ME, Siarkou VI, Koutinas A. Myelosuppressive canine monocytic ehrlichiosis (Ehrlichia canis): an update on the pathogenesis, diagnosis and management. Israel J Vet Med. 2010;65:129-35.
29. Mylonakis ME, Harrus S, Breitschwerdt EB. An update on the treatment of canine monocytic ehrlichiosis (Ehrlichia canis). Vet J. 2019;246:45-53.
30. Souza DRD, Melo ALT, Muraro LS, Aguiar DM, Albuquerque DA. Levamisole enhances global and differential leukocyte numbers in peripheral blood of dogs with ehrlichiosis. Turk J Vet Anim Sci. 2013;37:647-52.
31. Bouza-Mora L, Dolz G, Solórzano-Morales A, Romero-Zuñiga JJ, Salazar-Sánchez L, Labruna MB, Aguiar DM. Novel genotype of Ehrlichia canis detected in samples of human blood bank donors in Costa Rica. Ticks Tick-borne Dis. 2017;8:36-40.
32. Calic SB, Galvão MAM, Bacellar F, Rocha CMBM, Mafra CL, Leite RC. Human ehrlichioses in Brazil: first suspect cases. Braz J Infect Dis. 2004;8:259-62.
33. Widmer CE, Azevedo FC, Almeida AP, Ferreira F, Labruna MB. Tick-borne bacteria in free-living jaguars (Panthera onca) in Pantanal, Brazil. Vector Borne Zoonotic Dis. 2011;11:1001-5.
34. Melo AL, Martins TF, Horta MC *et al.* Seroprevalence and risk factors to Ehrlichia spp. and Rickettsia spp. in dogs from the Pantanal Region of Mato Grosso State, Brazil. Ticks Tick Borne Dis. 2011;2:213-8.
35. Santos HA, Pires MS, Vilela JA *et al.* Detection of Anaplasma phagocytophilum in brazilian dogs by real-time polymerase chain reaction. J Vet Diagn Invest. 2011;23:770-4.
36. Dantas-Torres F. Canine vector-borne diseases in Brazil. Parasit Vectors. 2008;8:25.
37. Braga IA, Santos LGF, Ramos DG, Melo ALT, Mestre G, Aguiar DM. Detection of Ehrlichia canis in domestic cats in the central-western region of Brazil. Braz J Microbiol. 2014;45:641-5.
38. Braga IA, Taques IIGG, Costa JS, Dias ISSO, Grontoski EC, Ziliani TF, Melo ALT, Aguiar DM. Ehrlichia canis DNA in domestic cats parasitized by Rhipicephalus sanguineus sensu lato (s.l.) ticks in Brazil – case report. Braz J Vet Res Anim Sci. 2017;54:412-5.
39. Braga IA, Santos LGF, Melo ALT, Jaune FW, Ziliani TF, Girardi AF, Aguiar DM. Hematological values associated to the serological and molecular diagnostic in cats suspected of Ehrlichia canis infection. Rev Bras Parasitol Vet. 2013;22:470-4.

PARTE 11

Doenças Infecciosas

César Augusto Dinóla Pereira

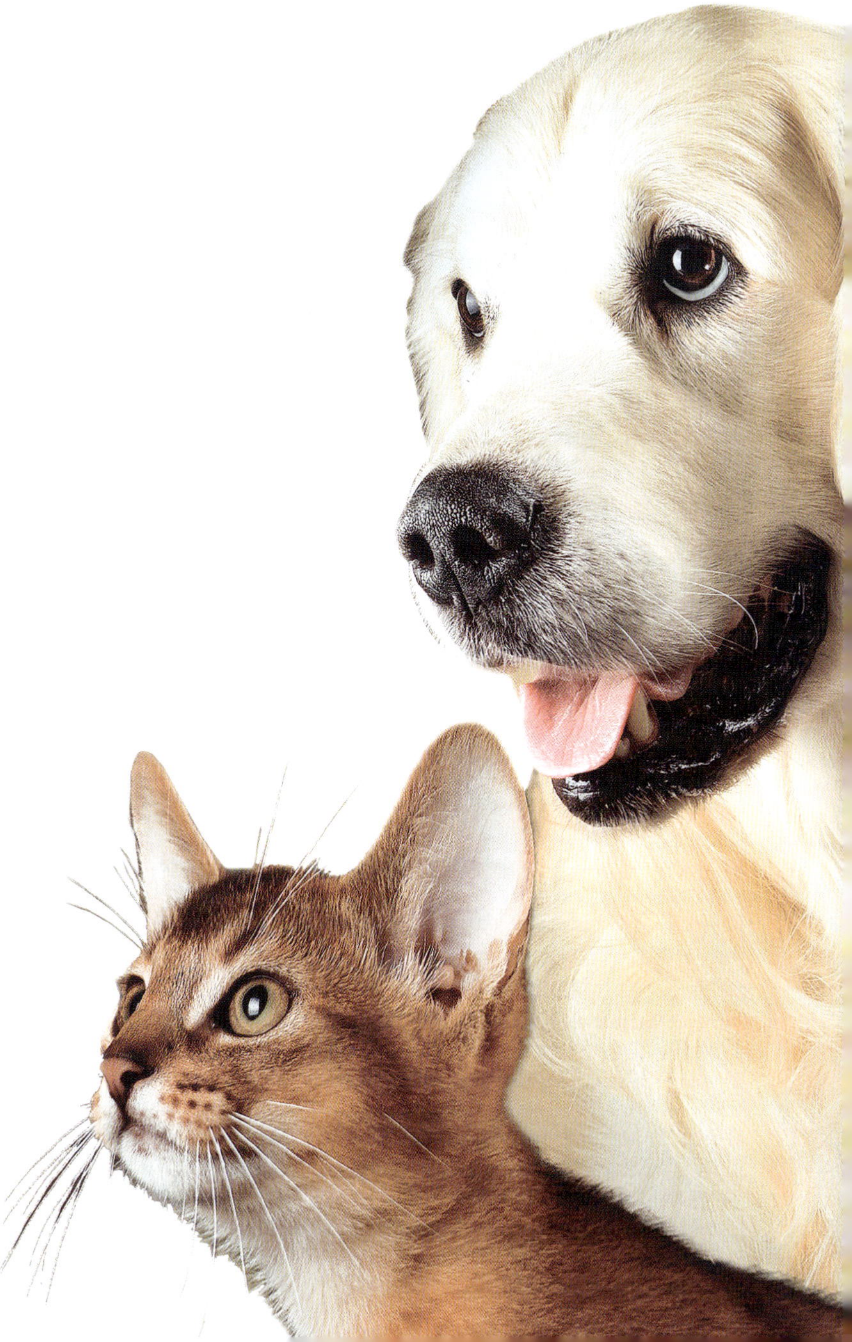

88
Dermatófitos

Flávio Cesar Viani

INTRODUÇÃO

Dermatofitose é a denominação para as infecções causadas por bolores classificados como dermatófitos. Os dermatófitos são fungos cosmopolitas, não existindo regiões geográficas ou povos que não sejam por eles afetados. A infecção por dermatófitos afeta aproximadamente 40% da população mundial humana e representa 30% de todas as infecções micóticas cutâneas, sendo as mais comuns as que afetam a pele e as mucosas.[1] São responsáveis pela procura por dermatologistas veterinários, pelos proprietários de cães e gatos, ocasionando lesões que vão de simples alopecia não pruriginosa até problemas generalizados, com graves quadros de infecção secundária, prejudicando a qualidade de vida dos animais domésticos.

EPIDEMIOLOGIA

No Brasil, por volta de 30% dos casos dermatológicos de felinos são diagnosticados como dermatofitose, fato incomum nos países do hemisfério norte.[2] Nos animais domésticos, *Microsporum canis* é o agente mais prevalente; a frequência de isolamento de *M. canis* em gatos com dermatofitose está em torno de 92% e, entre os cães, de 65%.[3,4] Há vários relatos de cães e gatos como portadores assintomáticos de *M. canis,* sendo a prevalência de 4 a 9% entre os cães e de 17 a 80% entre os gatos.[6,7]

A maior incidência em gatos assintomáticos, segundo alguns autores, pode estar relacionada com a imunidade adquirida durante uma infecção primária ou a existência de cepas menos virulentas capazes de produzir alterações teciduais menos evidentes.[6] Esses animais costumam apresentar o dermatófito como único membro da microbiota fúngica por longos períodos, sem mostrar qualquer sinal de infecção, podendo evoluir com lesões observadas clinicamente ou com a eliminação do dermatófito.[8] Os gatos, portanto, são considerados elementos-chave na epidemiologia da dermatofitose zoonótica, já que são fontes de infecção para o homem e outros animais.

A ocorrência de pessoas, principalmente crianças, portadoras de dermatófitos também foi relatada, sendo *M. canis* um dos principais agentes detectados. Estudos com crianças entre 6 e 15 anos revelou 300 casos positivos para dermatófitos.[9] Em 96% das vezes, foram isolados *Microsporum audouinii,* um dermatófito antropofílico, além de *M. canis* e *Trichophyton tonsurans*; desses acometidos, 55% não apresentaram qualquer evidência clínica de dermatofitose. A prevalência de crianças em idade escolar, de 5 a 13 anos, em outro estudo foi de 14%, portadoras de *T. tonsurans* e *M. canis*, e aquelas não tratadas permaneceram portadoras após 2 meses do experimento sendo, portanto, fontes de infecção.[10] *Microsporum canis* vem aparecendo como o dermatófito zoofílico mais comum em infecções humanas,[11] não devendo ser ignorada sua importância zoonótica.

ETIOLOGIA

A dermatofitose caracteriza-se como infecção superficial causada por um grupo de fungos chamados "dermatófitos", pertencentes aos gêneros *Trichophyton, Epidermophyton* e *Microsporum.* A principal característica desse grupo é a capacidade de invadir a parte queratinizada dos tecidos, como pele, pelos, cabelos e unhas de seres humanos e animais. A taxonomia dos fungos tem sofrido várias alterações, porém existem ainda divergências que não foram definitivamente resolvidas. Será, portanto, mostrada a taxonomia clássica utilizada nos textos de micologia médica e veterinária, bem como aquela empregada pelo célebre autor brasileiro Prof. Carlos da Silva Lacaz.[12] A maioria dos fungos pertencentes ao grupo dos dermatófitos apresenta, além da forma anamorfa (imperfeita), uma teleomorfa (perfeita) classificada no gênero *Artrhoderma*, que pode ser considerada sinônimo de *Nannizzia.* A classificação das formas perfeitas e imperfeitas dos dermatófitos encontra-se no Quadro 88.1. A forma imperfeita (infectante) é produtora de macro e microconídios; os macroconídios são característicos de cada espécie e fundamentais para a identificação laboratorial.[12]

Existe grande homogeneidade entre os agentes das várias espécies de dermatófitos, o uso de técnicas moleculares não tem se mostrado eficaz para "biotipá-los" e encontrar marcadores epidemiológicos adequados.[14] Parece que a expansão desses fungos na sua forma imperfeita, em parasitismo, obteve tanto sucesso que a variabilidade genética é mínima, e a existência da forma perfeita ficou tão rara que em algumas espécies ainda não foi encontrada.

Do ponto de vista ecológico, os dermatófitos têm sido classificados em antropofílicos, zoofílicos e geofílicos.[15] Os antropofílicos estão primariamente associados aos seres humanos e raramente infectam os animais. Os zoofílicos, por sua vez, geralmente infectam animais ou estão associados a eles e, ocasionalmente, acometem seres humanos. Os geofílicos estão primariamente associados aos tecidos queratinizados, como cabelos, pelos, penas, cascos e chifres, após os mesmos terem sido dissociados dos seres vivos e estarem em processo de decomposição no solo.

As principais espécies de ocorrência em cães e gatos no Brasil são *M. canis, M. gypseum* e *T. mentagrophytes var.* zoofílica. *M. canis* é um fungo zoofílico cujo principal hospedeiro é o gato, sendo também isolado de caninos, equinos, bovinos e humanos, em especial de crianças com menos de 12 anos. *M. gypseum* é um fungo geofílico que tem sido isolado de caninos, felinos, equinos, bovinos e seres humanos. *T. mentagrophytes* da variedade zoofílica (pois existe uma variedade antropofílica) tem como hospedeiro os roedores, sendo também isolado de caninos, felinos, bovinos, equinos e seres humanos. As características morfológicas estão no Quadro 88.2. A Figura 88.1 ilustra as características macromorfológicas.

QUADRO 88.1 Posição sistemática dos dermatófitos.*

	Forma perfeita	Forma imperfeita
Reino	Fungi	Fungi
Filo (divisão)	Eumycota	Eumycota
Subfilo (subdivisão)	Ascomycota	Deuteromycota
Classe	Ascohymenomycetes	Hyphomycetes
Ordem	Onygenales	Hyphomycetales
Família	Arthrodermataceae	Moniliaceae
Gênero	*Arthroderma*	*Epidermophyton, Microsporum, Trichophyton*

*Adaptado de Lacaz CS, Porto E, Heins-Vaccari EM, Melo NT (1998).[11]

QUADRO 88.2 Principais características micro e macromorfológicas dos dermatófitos de interesse em animais de companhia.

Agente	Micromorfologia	Macromorfologia
Microsporum canis	As colônias crescem moderadamente rápido em ágar Sabouraud dextrose, entre 6 e 15 dias, com coloração branco-amarelada, cotonosas com micélio aéreo abundante O reverso da colônia é amarelo para marrom	O primeiro isolamento produz abundantemente macroconídios fusiformes, de parede rugosa com 3 a 15 septos
Microsporum gypseum	Cresce rapidamente produzindo colônias bege-amarronzadas; a superfície tem aspecto pulverulento	Abundante produção de macro e microconídios: macroconídios de parede fina, lisa, com 7 a 16 septos; os microconídios são clavados e abundantes
Trichophyton mentagrophytes var. zoofílica	Apresenta colônia de cor creme, com a superfície pulverulenta	Intensa produção de microconídios globosos Os macroconídios, em pequena quantidade, têm forma de cigarro ou clava, parede fina e lisa com 3 a 4 septos Apresentam também hifas enroladas como gavinhas A variedade antropofílica normalmente não mostra gavinhas e exibe conídios em menor quantidade

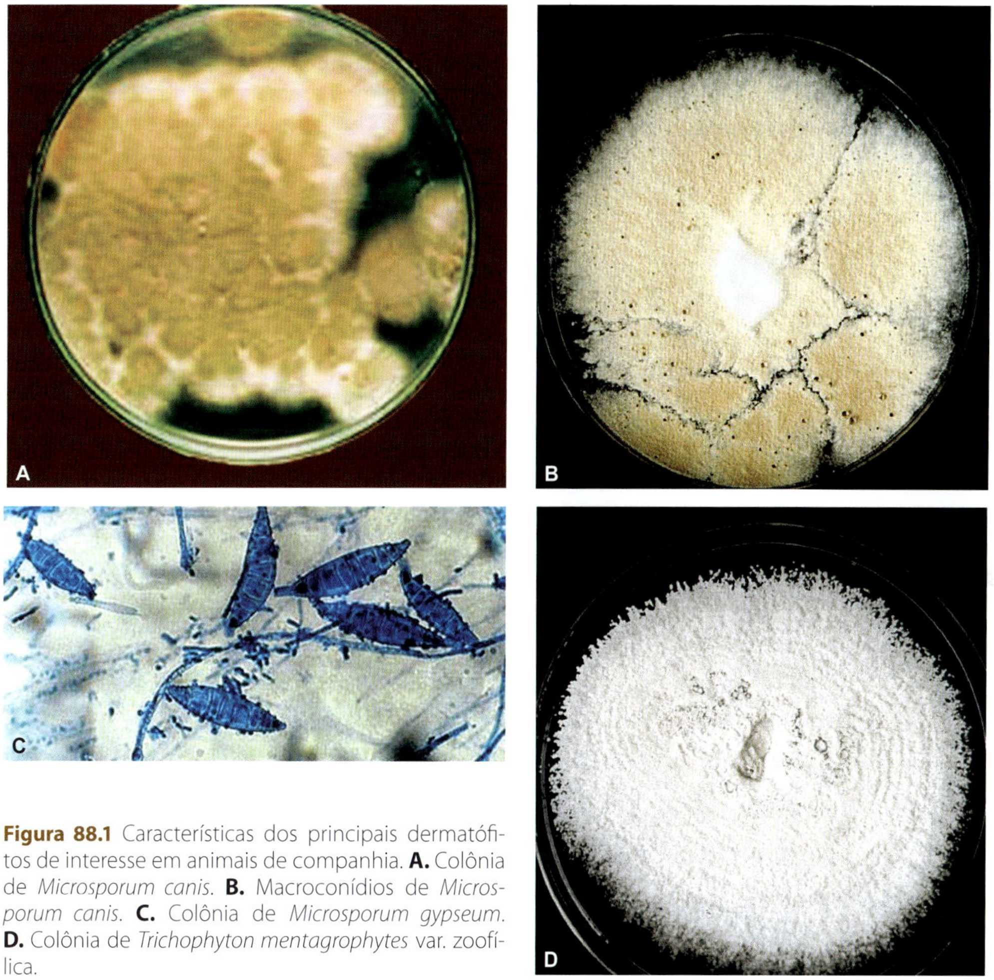

Figura 88.1 Características dos principais dermatófitos de interesse em animais de companhia. **A.** Colônia de *Microsporum canis*. **B.** Macroconídios de *Microsporum canis*. **C.** Colônia de *Microsporum gypseum*. **D.** Colônia de *Trichophyton mentagrophytes* var. zoofílica.

FISIOPATOGENIA

O dermatófito necessita ultrapassar a barreira epidérmica e a resposta imune do hospedeiro, específica ou não, para o estabelecimento da infecção. A superfície epitelial é a primeira barreira contra a invasão e deve ser superada à custa da ativação de fatores de virulência, sendo o principal a secreção de enzimas hidrolíticas capazes de digerir as substâncias ali presentes, como proteínas e lipídios.[15,16] Foi demonstrado que, em gatos, o início da infecção é facilitado pelas lesões cutâneas causadas por microtraumas ou autotraumas por diversos fatores.[17]

Das enzimas envolvidas no processo patogênico, já foram descritas no grupo dos dermatófitos as queratinase, elastase, lipase, DNase e colagenase.[6,18] Dentre as enzimas produzidas, aquelas com atividade queratolítica têm maior importância no desenvolvimento da dermatofitose. Em infecções por *Trichophyton mentagrophytes*, a existência de enzimas queratinolíticas correlaciona-se à produção de forte hipersensibilidade cutânea do tipo tardio e à produção de anticorpos inibidores, embora esses não tenham participação na proteção contra a dermatofitose. Essas enzimas desempenham importante função na penetração dos dermatófitos nos tecidos, bem como nas reações de hipersensibilidade associadas à dermatofitose.[19] Nas infecções por *M. canis*, a atividade queratolítica mostra relação direta com a intensidade da resposta inflamatória às infecções, ou seja, amostras com maior produção enzimática levam a processos de maior intensidade inflamatória.[6]

Das várias enzimas com atividade queratolítica de *M. canis*, dois grupos estão bem descritos. Uma enzima com 31,5 kDa cujos genes responsáveis pela secreção são *SUB1, SUB2* e *SUB3; SUB1 e SUB2* têm sua atividade já demonstrada *in vivo;* metaloprotease de 43,5 kDa, com ação sobre a queratina, bem como elastina e colágeno, com características bioquímicas distintas da anterior.[20] Os genes responsáveis pela expressão dessa metaloprotease são *MEP1, MEP2* e *MEP3* e já se demonstrou sua transcrição *in vivo* humoral e celular.

A intensidade da atividade enzimática é maior em dermatófitos geofílicos que em zoofílicos ou antropofílicos e clinicamente está relacionada com reações teciduais mais graves. Conclui-se, então, que dermatófitos geofílicos geram dermatofitoses mais inflamatórias e até pruriginosas que os zoofílicos nos animais domésticos.[21] Provavelmente, a evolução propiciou aos dermatófitos adaptados aos homens e animais modularem a quantidade de enzimas, assim como outros fatores, em níveis seguros, tornando a resposta do hospedeiro mais amena, contribuindo para o sucesso do parasitismo.

A correlação entre atividade enzimática e reações teciduais em dermatofitose se deve à característica antigênica dessas enzimas, causando reações inflamatórias responsáveis pelos sintomas e auxiliando na resolução do processo.[8] Maior secreção de enzimas induz infecções com rápida resolução, e menor secreção, infecções persistentes semelhantes às observadas em gatos portadores assintomáticos.[6] As enzimas produzidas durante a infecção se difundem até a derme durante a dermatofitose;[22] assim, secreção modesta produz resposta inflamatória menos intensa ou imperceptível, pelo pequeno ou inexistente estímulo ao tecido vascularizado da derme, o que clinicamente originaria animais portadores assintomáticos, enquanto secreção abundante provoca maior destruição do epitélio queratinizado e inflamação, com necessidade de reposição de células queratinizadas mais acelerada para eliminação do agente infeccioso. Baixa taxa de renovação celular propicia a manutenção dos artroconídios (fragmentos de hifas encontrados em pelos e escamas da pele) no pelo por tempo prolongado.

O processo inflamatório produzido por essas enzimas acelera a renovação celular da epiderme, provocando descamação e alopecia e, por consequência, levando à eliminação do fungo, sendo essa a principal resposta relacionada à cura e não à produção de anticorpos ou a qualquer outro mecanismo imune adaptativo.

Após a infecção, que se inicia pelo contato do agente com o hospedeiro, o dermatófito é introduzido nas populações por fômites, contato direto com os animais infectados ou pela transmissão de artroconídios pelo ar. Para o estabelecimento da infecção, o dermatófito precisa ultrapassar a barreira epidérmica, utilizando-se principalmente da secreção de enzimas hidrolíticas capazes de digerir substâncias ali encontradas, como proteínas e lipídios.[16] A degradação da queratina pode acontecer tanto por um processo mecânico como pelas enzimas proteolíticas produzidas, capazes de dissolver o citoplasma das células e as fibras queratinizadas da camada córnea e entrar na camada espinhosa.[22] Ao infectar o pelo dos animais, o dermatófito compete com a microbiota fúngica residente, e os animais recém-infectados apresentarão microbiota mista de dermatófitos e fungos ambientais. Os dermatófitos multiplicam-se na região em que se dá a queratinização e, quando o crescimento do pelo está completo, encerra-se também a proliferação do fungo, que é eliminado com o pelo. O mesmo se dá com aqueles dermatófitos que invadem a epiderme quando as células queratinizadas sofrem descamação. A colonização superficial por dermatófitos promove aumento da epidermopoese, resultando em escamas observadas clinicamente.[23]

A hipersensibilidade tardia tem sido apontada como uma das respostas aos antígenos dos dermatófitos e um dos mecanismos de defesa do hospedeiro.[21,22] A interferona gama (INF-γ) é um dos principais fatores efetores da hipersensibilidade tardia, encontrada no infiltrado celular em dermatofitoses. Em biopsias de pacientes com dermatofitose encontra-se infiltrado inflamatório composto principalmente de linfócitos T (LT) com marcadores CD4 e CD8, macrófagos CD68 e células de Langerhans CD1a. Interferona gama foi encontrada em LT CD4, sendo esse o fenótipo dominante e, provavelmente, a célula responsável pela defesa do hospedeiro e pelas reações cutâneas em dermatofitoses.[24]

Ao exame histopatológico, observam-se somente alterações na queratinização, caracterizadas como acantose, sem resposta inflamatória típica (Figura 88.2). A ausência de resposta inflamatória é comumente notada em dermatofitoses.[25] Encontrou-se foliculite e perifoliculite em gatos,[26] com hifas e esporos no *stratum corneum* e, em folículos pilosos, infiltrado inflamatório com predomínio de neutrófilos já foi visto em infecções experimentais, mas parece estar associado a infecções secundárias.[6] Sabe-se que a resposta depende do grau de adaptação entre o agente e o hospedeiro. No caso de *T. rubrum*, a produção de mananas, componente da parede celular, em grande quantidade exerce poder imunossupressivo no homem, levando as infecções a um curso crônico.[27] No entanto, deve haver outras interações adaptativas com outros modelos de relação parasito-hospedeiro.

MANIFESTAÇÕES CLÍNICAS

As manifestações clínicas decorrentes de dermatofitoses resultam tanto da colonização e da multiplicação dos dermatófitos na camada córnea da pele quanto da consequente reação dos hospedeiros. A gravidade da doença, portanto, parece depender da espécie e da amostra do dermatófito ou da resposta imunológica específica ou não do hospedeiro à invasão fúngica.

Em cães, observam-se lesões anulares (Figura 88.3), com alopecia na região periférica que se expande de maneira centrífuga com descamação, crostas, pápulas foliculares e pústulas.[7] Essas lesões podem ser solitárias ou generalizadas, muitas vezes com cura espontânea. Em gatos, frequentemente se verifica uma ou mais áreas irregulares ou anulares de alopecia, com ou sem descamação.[7]

Não é possível, pela apresentação clínica, determinar o agente, mas dermatófitos geofílicos tendem a produzir resposta mais inflamatória com prurido e, às vezes, com infecção bacteriana secundária.

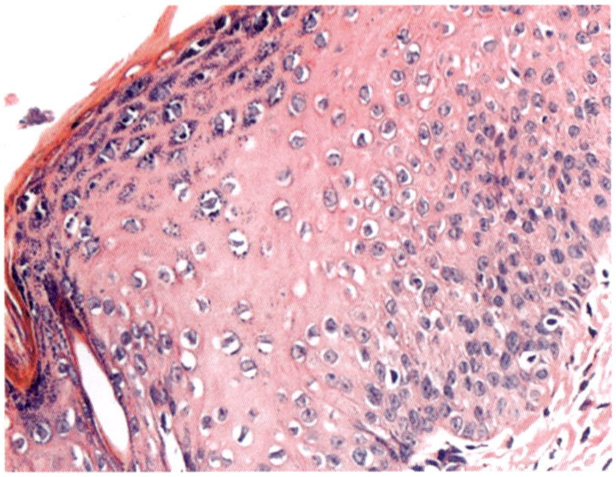

Figura 88.2 Fotomicrografia de corte histológico da pele de cobaia inoculada com *Microsporum canis*, 15 dias após a infecção, mostrando acantose. (Corado com H&E, aumento de ×100.)

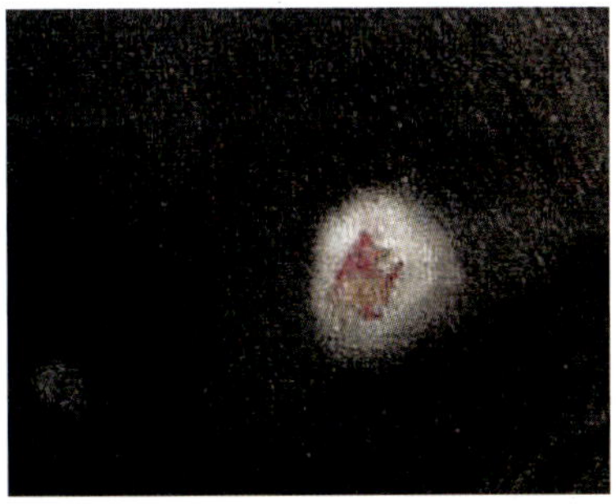

Figura 88.3 Lesão por *Microsporum canis* em cão: anular, com alopecia na região periférica, descamação, crostas e eritema no centro.

Existem relatos de apresentações clínicas incomuns em pacientes com histórico de imunodepressão, nos quais se observa micetoma, incluindo enfartamento de linfonodos.[28]

DIAGNÓSTICO

Por se tratar de uma doença infectocontagiosa, é necessário um diagnóstico rápido para que, de fato, seja proveitoso na conduta clínica. Muitos fatores interferentes estão presentes quando se pensa no diagnóstico das dermatofitoses. O fato de as infecções serem principalmente dos folículos pilosos dificulta a demonstração do fungo no parasitismo, bem como a grande quantidade de contaminantes ambientais pode gerar falso-positivos em animais transportadores mecânicos sem infecção. Outro fator interferente são os tratamentos prévios que geram inibição do desenvolvimento fúngico em culturas.

Lâmpada de Wood

A Lâmpada de Wood é um equipamento com emissão de raios ultravioleta cujo objetivo é detectar o fósforo produzido por alguns organismos infecciosos quando crescem no pelo. De modo geral, o gênero *Microsporum* é produtor de fluorescência quando em infecção e nunca observada na presença de esporos ou outra estrutura de propagação.[29]

Esse método tem seu valor como uma triagem devendo ser entendido que o positivo tem valor diagnóstico e o negativo não. A proporção de amostras de *Microsporum canis* fluorescente é controversa, muitos autores citam que está em torno de 50%,[30,31,32] portanto um teste negativo para fluorescência, mas com características clínicas, deve continuar sendo investigado.

Laboratorial

Direto

Em cães e gatos, a dermatofitose é tipicamente de pelo, diferentemente do humano, em que prevalece o parasitismo da pele. Para animais com lesões evidentes, devem-se retirar os pelos tonsurados do centro da lesão por avulsão com pinça e mantê-los entre lâminas até o momento da análise. Os pelos devem ser analisados entre lâmina e lamínula, clareados por uma solução de KOH a 20%, com leve aquecimento sem que haja fervura. Devem-se buscar artroconídios formando cachos fora do pelo (parasitismo ectotrix) ou dentro do pelo (parasitismo endotrix). Se a lâmpada de Wood for utilizada, os pelos fluorescentes devem ser selecionados.

Cultura

A cultura para dermatófitos é simples, contudo é dificultada pelo longo período de crescimento que esse grupo de fungos apresenta. Após a coleta, por avulsão, dos pelos tonsurados e de raspado superficial de pele na borda da lesão, o material deve ser encaminhado para cultura. Em pacientes sem lesões aparentes e com suspeita de serem portadores assintomáticos de dermatófitos, é possível fazer a coleta de pelos usando-se a técnica da escova de dentes, que consiste em pentear todo o pelame dos animais com uma escova de dentes nova e, em seguida, imprimi-la em toda a superfície da placa com o meio de cultura. O cultivo deve ser feito em meio seletivo para fungos patogênicos e incubado por até 30 dias em temperatura ambiente. Há a possibilidade de utilizar meio de cultura diferencial para dermatófitos, chamado "ágar DTM" (do inglês *dermatophyte test medium*), que apresenta alteração de coloração quando do crescimento de dermatófitos. Após o crescimento dos fungos, eles devem ser identificados por intermédio de características morfológicas e nutricionais.

A identificação dos dermatófitos se baseia principalmente nas características morfológicas,[12] e a utilização de testes nutricionais ou bioquímicos para tal fim exibe grande dificuldade e resultados de pouca valia, pois são limitados a certos nutrientes e espécies.[15] Estudos antigênicos demonstram diferenças intraespecíficas no grupo dos dermatófitos, e a assimilação de fontes de carbono e nitrogênio pode ser útil, mas falha na identificação de muitas espécies.[33,34]

Histopatológico

Ao exame histopatológico, as lesões mostram-se com padrões variados, observando-se desde discreta a nenhuma reação inflamatória, em associação a esporos e hifas no *stratum corneum* ou nos folículos pilosos, até intensa reação inflamatória sem evidência de elementos fúngicos.

As lesões causadas por dermatófitos sem sinais de inflamação mostram discreta a moderada hiperqueratose da epiderme e dos folículos pilosos, acantose e discreto infiltrado inflamatório perifolicular, predominantemente mononuclear. Em tecidos corados com prata metenamina ou PAS (*periodic acid Schiff*), frequentemente são vistas partículas fúngicas. Em lesões intensamente inflamadas, com ulceração e exsudação, as paredes dos folículos apresentam intenso infiltrado inflamatório constituído de neutrófilos, linfócitos, histiócitos e plasmócitos, provavelmente em virtude de infecções bacterianas secundárias.[25]

Gatos sintomáticos e assintomáticos com isolamento de *M. canis* apresentaram pelos intensamente colonizados por hifas e com artroconídios. Observaram-se ainda acantólise e hiperqueratose moderada na epiderme.[26] Em animais assintomáticos, verificou-se reação característica de cronicidade com fibrose da derme e existência de fibroblastos, perifoliculite em metade dos casos e infiltrado de mastócitos. Em animais sintomáticos, notaram-se apenas perifoliculite e foliculite.

Técnicas moleculares

O diagnóstico da dermatofitose por técnicas moleculares é de pouco uso na rotina diagnóstica, devido ao ainda alto custo e à relativa facilidade do diagnóstico clínico. Porém, naqueles casos com necessidade de confirmação laboratorial, essas técnicas devem ser utilizadas em virtude do curto espaço de tempo para se obter o resultado, quando comparadas com as técnicas tradicionais, que demoram vários dias além de confirmar aqueles casos em que a cultura não se apresenta com aspecto esperado, várias técnicas com base em PCR têm sido utilizadas[35,36] em laboratório de pesquisa, porém ainda não implantadas de fato nas rotinas de diagnóstico.

TRATAMENTO

Quando se institui um tratamento para dermatofitose, deve-se avaliar a necessidade de terapia tópica ou sistêmica, o risco de transmissão para outros animais e para o homem, bem como a possibilidade de reinfecção. Deve-se sempre lembrar da possibilidade de haver animais portadores assintomáticos, principalmente gatos, e a ocorrência de novas lesões após o tratamento tópico de uma delas.

A transmissão da dermatofitose ocorre por contato direto com material infeccioso proveniente da pele e pelagem de animais infectados. Assim, o propósito de terapia tópica é diminuir o quadro infeccioso, contagioso e riscos zoonóticos associados a essa doença pela desinfecção do pelo e minimizando a contaminação do ambiente.[37] Esse cuidado deve ser tomado principalmente em abrigos de gatos nos quais a prevalência de portadores assintomáticos normalmente é alta, bem como o risco de contaminação ambiental.

Terapia tópica

Para essa modalidade podem ser prescritos os antifúngicos: enilconazol, climbazol, miconazol, cetoconazol e terbinafina. Antissépticos, como a clorexidina, enxofre e substâncias queratolíticas, auxiliam no tratamento.[7,37]

Terapia sistêmica

A terapia sistêmica tem como objetivo a cura da infecção local e prevenção da disseminação para outras partes do corpo. Os antifúngicos utilizados são griseofulvina (25 a 60 mg/kg), itraconazol (10 mg/kg), fluconazol (2,5 a 5,5 mg/kg), cetoconazol (10 mg/kg) e terbinafina (até 20 mg/kg).[7,37,38] Esses medicamentos são administrados 1 vez/dia, durante 14 a 90 dias.

Dermatofitose em gatos

Um dos grandes problemas que criadores de gatos enfrentam é o surgimento de dermatofitose em animais jovens, quase sempre no momento da venda. Isso decorre da presença de animais portadores assintomáticos, que podem chegar até 90% de uma população. O tratamento exclusivo dos animais sintomáticos não resolve o problema populacional, que deve ser abordado de maneira mais abrangente. É preciso fazer o diagnóstico de 100% da população e separar os portadores dos doentes. Deve-se instituir manejo ambiental agressivo, procurando eliminar pelos do ambiente com desinfecção das instalações. Os animais devem ser tratados por via sistêmica e a pelagem precisa ser tosada durante o tratamento. Em abrigos de gatos deve-se dar especial atenção aos ingressantes, que necessitam passar por diagnóstico e quarentena para evitar a disseminação.

PREVENÇÃO

A prevenção da dermatofitose está associada à higiene dos animais e do ambiente em que vivem. Um esporo de dermatófito pode permanecer viável no ambiente por até 18 meses, o que implica a necessidade de higienização com remoção dos pelos e desinfetantes que, dentre outros, podem ser os clorados. A vacina para dermatofitose existente em alguns países, não demonstrou proteção e não há dados consistentes que possam justificar seu uso. Lembrando que o dermatófito está na epiderme, local em que não existem células inflamatórias nem anticorpos, e que as células responsáveis pela fagocitose são incapazes de fagocitar hifas, fica fácil compreender a ineficácia da vacina. A imunização com antígenos de dermatófitos promove imunidade celular e humoral que pode atuar contra antígenos que se difundem até a derme. Dessa maneira, tal vacina somente minimizaria a resposta inflamatória, reduzindo parte do desconforto, mas propiciando a permanência do agente no animal.

REFERÊNCIAS BIBLIOGRÁFICAS

1. Kaszuba A, Seneczko F, Lipowczan G. Fungal flora in human skin and skin appendages infections in the region of Lódz, Poland. Mycoses. 1998;41(5-6):249-53.
2. Larsson CE, Lucas R, Germano PML. Dermatofitoses de cães e gatos em São Paulo: aspectos da sazonalidade. Anais Bras Dermatol. 1997;72:139-42.
3. Gambale W, Corrêa B, Paula CR, Purchio A. Ocorrência de fungos em lesões superficiais de cães na cidade de São Paulo. Rev Fac Med Vet Zoot Univ São Paulo. 1987;24:187-91.
4. Neves RCSM, Cruz FACS, Lima SR, Torres MM, Dutra V, Sousa VRF. Retrospectiva das dermatofitoses em cães e gatos atendidos no Hospital Veterinário da Universidade Federal de Mato Grosso, nos anos de 2006 a 2008. Ciência Rural. 2011;41:1405-10.
5. Gambale W, Larsson CE, Moritami MM, Corrêa B, Paula CR, Framil VMS. Dermatophytes and other fungi of the haircoat of cats without dermatophytosis in the city of São Paulo, Brazil. Feline Pract. 1993;121:29-33.
6. Vianil FC, dos Santos JI, Paula CR, Larsson CE, Gambale W. Production of extracellular enzymes by *Microsporum canis* and their role in its virulence. Med Mycol. 2001;39:463-8.
7. Scott DW, Miller GH, Griffin CE. Small animal dermatology. 6. ed. Philadelphia: Saunders; 2001.
8. DeBoer J, Moriello KA. Humoral and immune responses to *Microsporum canis* in naturally occurring feline dermatophytosis. J Med Veter Mycol. 1993;31:21-132.
9. Terreni AA. Tinea capitis. Survey in Charleston, S.C. Arch Dermatol. 1961;83:88-91.
10. Williams JV, Honig PJ, McGinley KJ, Leyden JJ. Semiquantitative study of tinea capitis and the asymptomatic carrier state in inner-city school children. Pediatrics. 1995;96:265-7.
11. Silva KA, Gomes BS, Magalhães OMC, Lacerda Filho AM. Etiologia das dermatofitoses diagnosticadas em pacientes atendidos no Laboratório de Micologia Médica no Centro de Biociências da Universidade Federal de Pernambuco, entre 2014-2017. RBAC. 2018;50(1):33-7.
12. Lacaz CS, Porto E, Martins JE. C. Micologia médica – Fungos, actinomicetos e algas de interesse médico. 8. ed. São Paulo: Sarvier; 1991.
13. Lacaz CS, Porto E, Heins-Vaccari EM, Melo NT. Guia para identificação: fungos, actinomicetos e algas de interesse médico. São Paulo: Sarvier; 1998.
14. Yu J, Wan Z, Chen W, Wang W, Li R. Molecular typing study of the *Microsporum canis* strains isolated from an outbreak of tinea capitis in a school. Mycopathol. 2004;157:37-41.
15. Georg LK. Epidemiology of dermatophytoses: sources of infection, modes of transmission and epidemicity. Ann N Y Acad Sci. 1960;89:69-77.
16. Cole GT. Biochemistry of enzymatic pathogenicity factors. In: Esser K, Lemke PA. The Mycota IV: human and animal relationships. Berlin Springer; 1996. p. 31-59.
17. DeBoer DJ, Moriello KA. Development of an experimental model of Microsporum canis infection in cats. Vet Microbiol. 1994;42: 289-95.
18. Apodaka G, McKerrow JH. Purification and characterization of a 27,000-Mr extracellular proteinase from Trichophyton rubrum. Infect Immun. 1989;57:3072-80.
19. Eleuterio MK, Grappel SF, Caustic CA, Blank F. Role of keratinase in dermatophytosis III. Demonstratio of delayed hypersensitivity to keratinases by the capillary tube migration test. Dermatologica. 1973;147:255-60.
20. Brouta F, Descamps F, Monod M, Vermout S, Losson B, Mignon B. Secreted metalloprotease gene family of Microsporum canis. Infect Immun. 2002;70:5676-83.
21. Okafor J, Ngwogu A. Keratinolytic activity of five human isolates of dermatophytes. J Communi Dis. 2000;32:300-5.
22. Minocha Y, Pasricha JS, Mohapatra LN, Kandhari KC. Proteolytic activity of dermatophytes and its role in the pathogenesis of skin lesions. Sabouraudia. 1971;10:79-85.
23. Tagami H. Epidermal cell proliferation in Guinea pigs with experimental dermatophytosis. J Invest Dermatol. 1985;85:153-5.
24. Koga T, Shimizu A, Nakayama J. Interferona-gamma production in peripheral lymphocytes of patients with tinea pedis: comparison of patients with and without tinea unguium. Med Mycol. 2001;39:87-90.
25. Gross TLl. Skin diseases of the dog and cat clinical and histopathologic diagnosis. 2. ed. Oxford: Blackwell Science; 2005. p. 288-91.
26. Mignon BR, Coignoul F, Lectlipteux T, Focant CH, Losson BJ. Histopathological pattern and humoral immune response to a crude exo-antigen and purified keratinase of *Microsporum canis* in symptomatic and asymptomatic infected cats. Med Mycol. 1999;37:1-9.
27. Blake JS, Dahal MV, Nelson RD. An immunoinhibitory cell wall glycoprotein (mannan) from *Trichophyton rubrum*. Investigat Dermatol. 1991;96:657-61.
28. Tostes RA, Giuffrida R. Pseudomicetoma dermatofítico em felinos. Ciência Rural. 2003;33(2):363-65.
29. Foresman A, Blank F. The location of the fluorescent matter inmicrosporon infected hair. Mycopathol Mycol Appl. 1967;31:314-18.

30. Kaplan W, Georg LK, Ajello L. Recent developments in animal ringworm and their public health implications. Ann N Y Acad Sci. 1958; 70:636-49.
31. Sparkes A, Gruffydd-Jones T, Shaw S *et al*. Epidemiological and diagnostic features of canine and feline dermatophytosis in the United Kingdom from 1956 to 1991. Vet Rec. 1993;133:57-61.
32. Wright A. Ringworm in dogs and cats. J Small Anim Pract. 1989;30:242-9.
33. Philpot C. The use of nutritional tests for differentiation of dermatophytes. Sabouraudia. 1977;15:141-50.
34. Tucker WDL. Biotypes of dermatophytes *Microsporum distortum*. Mycoses. 1992;28:117-23.
35. Kano R, Hirai A, Yoshiiike M, Nakamura Y, Watanabe S, Hasegawa A. Molecular identification of *Thrichophyton rubrum* isolate from a dog by chitin synthase I (CHS I) gene analysis. Med Mycol. 2002;40:439-42.
36. Cafarchia C, Gasser RB, Figueiredo LA, Weigl S, Danesi P, Capelli G, Otranto D An improved molecular diagnostic assay for canine and feline dermatophytosis. Medical Mycology. 2013;51:136-43.
37. Moriello KA, Coyner K, Paterson S, Mignon B. Diagnosis and treatment of dermatophytosis in dogs and cats. Clinical Consensus Guidelines of the World Association for Veterinary Dermatology. Vet Dermatol. 2017;28:266-8.
38. Nobre MO, Nascente PS, Meireles MC, Rogas LF. Drogas antifúngicas para pequenos e grandes animais. Cienc. Rural. 31:175-84.

BIBLIOGRAFIA

Moriello KA, Coyner K, Paterson S, Mignon B. Diagnosis and treatment of dermatophytosis in dogs and cats. Clinical Consensus Guidelines of the World Association for Veterinary Dermatology. Vet Dermatol. 2017;28:266-8.

89

Malasseziose em Cães e Gatos

Lilia Mara Mesquita Dutra • César Augusto Dinóla Pereira

INTRODUÇÃO

O termo "malasseziose" está relacionado com a micose superficial causada por leveduras do gênero *Malassezia*, que normalmente compõem a microbiota da pele de animais domésticos e selvagens. *Malassezia pachydermatis* é a espécie mais adaptada aos animais, mas, havendo alterações no microambiente da pele e fatores predisponentes associados ao crescimento excessivo dessa levedura, ocorre a mudança da forma saprófita para o parasitismo, tornando-a um patógeno oportunista perpetuante de otite externa e dermatoses pruriginosas em cães e, mais raramente, em gatos.

Este capítulo se deterá na espécie *Malassezia pachydermatis* em cães e gatos, abordando a relevância da doença, as características do agente e sua patogenia, sinais e sintomas, diagnóstico, tratamento e prevenção.

EPIDEMIOLOGIA

Malassezia pachydermatis associa-se a duas condições clínicas, a saber: dermatoses pruriginosas e otite externa, ambas observadas com mais frequência em cães e gatos.[1-5] A malasseziose primária é pouco frequente e pode ser atribuída quando não há um diagnóstico de dermatopatia de base. Sua ocorrência pode variar, entre os estudos, em torno de 12% para malasseziose tegumentar, em que não foi possível encontrar a causa de base.[3]

A dermatite por *Malassezia* acomete mais os cães e é raramente relatada em gatos.[3,6-8] Alguns estudos demonstram um mínimo de 37,5 a 52% de frequência de isolamento de *M. pachydermatis* em dermatite crônica e até 88% de isolamento na forma sindrômica de malasseziose em cães.[1,3] Já a prevalência em otite externa entre cães pode chegar a 70%.[8]

Apesar de as dermatites associadas a *M. pachydermatis* surgirem em qualquer idade, sexo ou raça, alguns trabalhos demonstram que há maior ocorrência nas raças Cocker Spaniel, West Highland White Terrier, Pastor-Alemão, Poodle, Dachshund (Teckel), Dobermann, Fila Brasileiro, Pinscher, Akita, Basset Hound, Shih-tzu e Setter, com maior prevalência em machos e idade abaixo de 5 anos.[1,5,9]

De maneira semelhante, a otite externa é mais comum em cães que em gatos.[10] Alguns estudos mostram semelhante frequência de isolamento de *M. pachydermatis* em cães e gatos, em média, entre 50 e 80,7% dos cães e 42,86 e 83% dos gatos com otite externa.[2,3,6,11] Contudo, outras espécies de *Malassezia* podem estar associadas a quadros de otites em felinos, entre elas *obtusa, globosa, slooffiae, sympodiales, furfur* e *restricta*, indicando que a otite externa em gatos pode estar ligada à existência da *Malassezia* spp. lipodependente.[11] Necessita-se de mais estudos, uma vez que tanto a espécie *pachydermatis* como as espécies lipodependentes apresentam frequência de isolamento semelhante em animais hígidos e com quadro de otite.[2] A prevalência de *M. pachydermatis* entre orelhas saudáveis e com otite externa difere em alguns grupos de estudo.[2,4,11] De acordo com a literatura, alguns estudos demonstram maior associação a determinadas raças e sexo.[2,4,11-13]

ETIOLOGIA

O gênero *Malassezia* derivou seu nome do autor Malassez, que, em 1874, caracterizou e estabeleceu semelhanças com o agente responsável pela doença pitiríase versicolor em humanos.[14,15] Por sua vez, a espécie *pachydermatis* foi primeiramente identificada a partir de escamas de um rinoceronte indiano com dermatite esfoliativa, em 1925. Em função das semelhanças com o fungo *Pityrosporum ovale*, Weidman Dodge propôs o nome de *Pityrosporum pachydermatis*. Desde então, outros nomes foram dados à espécie, tendo como base o tamanho, a lipodependência, bem como o isolamento da levedura em outros animais. Somente em 1986 o gênero *Malassezia* foi escolhido, por anteceder o gênero *Pityrosporum*, e a espécie foi designada como *pachydermatis* para todas as espécies do gênero que não fossem lipodependentes.[15]

Essa levedura foi identificada pela primeira vez como agente da malasseziose tegumentar canina por Dufait, em 1983, na Europa.[1] Já nas Américas, os primeiros relatos em cães são de 1979, cabendo a autoria do trabalho a Larsson *et al.*[9]

Em 1995, o gênero *Malassezia* compreendia sete espécies distintas, porém, com base nas características fisiológicas, bioquímicas e moleculares, atualmente compreende 18 espécies, dentre elas: *furfur, sympodialis, pachydermatis, globosa, obtusa, restricta, slooffiae, dermatis, japonica, yamatoensis, nana, caprae* e *equina, cuniculi, arunalokei, brasiliensis, psittaci*, vespertilionis.[16] Apesar da *M. pachydermatis* ter sido considerada não dependente de lipídio,[2,18] estudos recentes a classificam como lipídio dependente igualmente às outras espécies.[17]

Entre as *Malassezia* spp., a mais bem adaptada aos animais é a *M. pachydermatis* frequentemente isolada de pele, conduto auditivo, sacos anais, unhas, vagina e reto de cães e gatos saudáveis ou doentes.[2,17] Todavia, de acordo com alguns estudos, outras espécies como *globosa, sympodialis, furfur* e *nana* têm sido isoladas de diferentes locais anatômicos de cães e gatos saudáveis ou doentes.[2,4,13,18,19]

FISIOPATOGENIA

Malassezia pachydermatis faz parte da microbiota da pele e das mucosas de diversos animais. No entanto, o que se conhece da patogenia dessa levedura vem de estudos realizados em cães e gatos.[1-4,20]

Diversos são os fatores relacionados com a interação entre agente e hospedeiro que podem contribuir para que ele se torne um patógeno oportunista: fatores ligados ao microclima local de pele e conduto auditivo que resultem em alterações de pH, umidade e temperatura, predisposição genética e anatômica (excesso de pelos e conformação da orelha), excesso de cerume, distúrbios de queratinização, traumas, reações de hipersensibilidade (picada de pulga, contato e alimento), endocrinopatias, deficiências nutricionais, doenças neoplásicas e imunossupressoras, administração prolongada de antibióticos ou corticoides, infestações parasitárias e infecções bacterianas.[2,7,10-12,20-23]

As infecções microbianas são caracterizadas como fatores perpetuantes que podem exacerbar e prolongar o quadro clínico de base. Bactérias como *Staphylococcus* sp., *Proteus* sp., *Pseudomonas* sp. e *Streptococcus* sp. foram isoladas em associação a *M. pachydermatis* em cães com otite externa.[3] *S. pseudintermedium* é a espécie mais isolada em associação a *M. pachydermatis*, em casos de otite externa em cães.[3,24]

A associação de fatores relacionados com o hospedeiro e a levedura é importante para a distinção do fenótipo saprófita ou patogênico.[3,4,20,21] Alguns estudos fenotípicos demonstram que cepas que assimilam glicose, manitol, glicerol (sorbitol), manose e ribose e que são produtoras de proteinase, condroitina-sulfatase, hialuronidase, fosfolipase, lipase, fosfatase, galactosidase, urease e zimogênio estão associadas aos isolados de *M. pachydermatis* de cães com otite externa e dermatites.[5,25-27] Adicionalmente, algumas proteínas e glicoproteínas da parede celular da levedura são importantes para a aderência a células da camada córnea em cães.[26] Contudo, sabe-se que o crescimento exacerbado da levedura é o primeiro passo para que a doença se estabeleça.[11]

Por fim, há indícios de que as reações de hipersensibilidade a antígenos solúveis produzidos pela parede celular dessa levedura contribuam para a patogênese das dermatites e otites, exacerbando diretamente a atopia e o prurido.[22] O zimogênio, enzima liberada pela parede celular da *Malassezia*, pode ativar o sistema imune, via complemento, resultando em dano à integridade dos queratinócitos, espongiose epidérmica, inflamação e prurido.[20] Como consequência, cães atópicos têm maior nível sérico de IgE específica para *Malassezia* do que cães sem atopia, e testes intradérmicos demonstram as reações de hipersensibilidade imediata ou tardia ao antígeno da *Malassezia* em cães com doença de pele inflamatória focal.[21]

MANIFESTAÇÕES CLÍNICAS

Dermatite

Os sinais mais comuns de dermatite associada à *M. pachydermatis* canina incluem prurido, eritema, crostas serosas ou gordurosas, alopecia, rarefação pilosa, hiperqueratose, odor característico e hiperpigmentação, bem como liquenificação em casos crônicos.[1-3,20,21] As crostas podem ter coloração amarela, cinza ou castanha, podendo surgir crostas espessas, endurecidas e aderidas em consequência de infecções por *M. pachydermatis* associadas à deficiência de ácidos graxos e de zinco.[22]

As lesões de dermatite por *M. pachydermatis* canina podem ser localizadas ou generalizadas.[3] A distribuição clássica inclui região ventral do pescoço, abdome e dobras cutâneas, podendo encontrar-se também nos espaços interdigitais, face e região perineal, sendo comum a ocorrência simultânea de otite fúngica (Figura 89.1).[1,22]

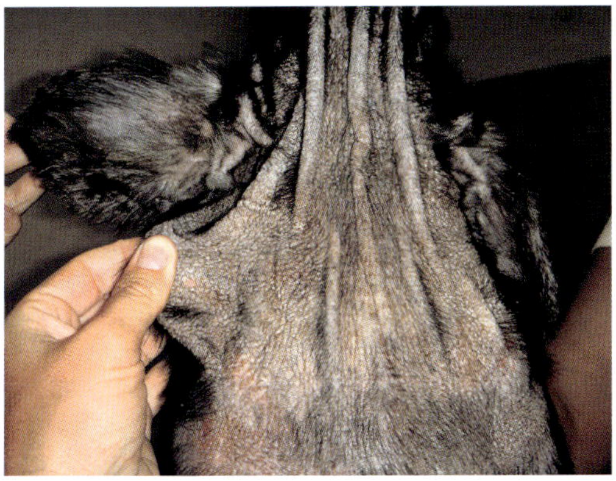

Figura 89.1 *Malassezia pachydermatis*. Lesão na região ventral do pescoço em cão. Observar alopecia, crostas amarelas, hiperpigmentação e liquenificação. (Gentilmente cedida pelo Prof. Dr. Ronaldo Lucas.)

As dermatites por *M. pachydermatis* raramente são relatadas em gatos, porém as lesões são semelhantes às dos cães. Lesões já foram referidas em face, parte ventral do pescoço, abdome e patas, podendo ser localizadas ou generalizadas e, em alguns casos, recorrentes em gatos atópicos ou com vírus da imunodeficiência dos felinos (FIV). Dermatite esfoliativa, prurido, alopecia, eritema, crosta e exsudato gorduroso são os sintomas mais comuns.[10,15,22]

Otite externa

Em otite externa, independentemente da causa primária, as alterações patológicas são semelhantes. Ao exame físico, detectam-se balanço da cabeça, prurido, cerume de cor marrom-escura a negra e odor característico (Figura 89.2).[10,23]

Nos casos mais agudos, podem-se observar edema, graus variados de eritema, hiperemia e espessamento do estrato córneo (hiperqueratose).[23] Pelo fato de o canal auditivo ser circundado por cartilagem, o edema causa constrição do lúmen interno do canal, provocando compressão e dor. Os epitélios do canal auditivo e da membrana timpânica podem aumentar de espessura, devido à acantose e à hiperqueratose.[10]

DIAGNÓSTICO

O diagnóstico clínico de malasseziose deve incluir a história e o exame físico, considerando todas as outras possibilidades de dermatopatias e otopatias que não apresentaram resposta satisfatória à terapêutica inicial. O diagnóstico laboratorial de rotina tem base na detecção direta do agente agressor no material clínico a ser analisado a fresco ou corado, ou seja, a citologia. Nesse contexto, a *Malassezia pachydermatis* é uma levedura que se mostra em formato de garrafa (conídeos com brotamento em base larga), produzindo conídios unipolares ou em agrupamentos, esféricos ou ovalados, e que normalmente não

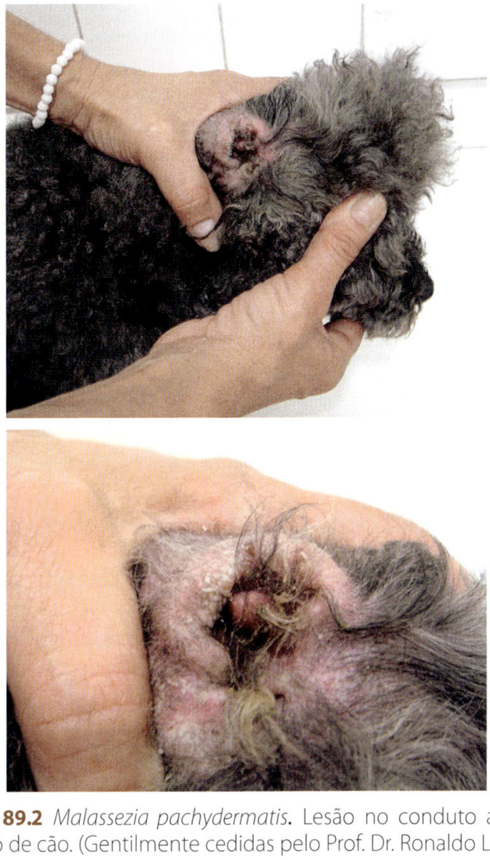

Figura 89.2 *Malassezia pachydermatis*. Lesão no conduto auditivo externo de cão. (Gentilmente cedidas pelo Prof. Dr. Ronaldo Lucas.)

formam micélio, mas quando observados, são filamentos curtos de parede grossa contendo um ou dois septos. Alternativamente à observação microscópica (citologia) podem ser realizados o cultivo e o isolamento, em ágar Sabouraud dextrose (SDA), sem adição de lipídios, à temperatura ambiente.[12,15,29]

Para a citologia, podem ser coletadas amostras clínicas de secreção úmida (cerume), raspado de pele superficial, fita adesiva transparente e decalque (*imprinting*) com lâmina de vidro. Materiais de raspado de pele devem ser clarificados com hidróxido de potássio (KOH) a 10% ou albumina de Meyer.[3,15] KOH dissolve a maioria dos restos celulares sem afetar a parede celular de quitina do fungo. As secreções úmidas podem ser umedecidas com solução salina.[3]

Pode-se, ainda, acrescentar tinta Parker Quink, de cor negra, ao KOH, na proporção de três partes de KOH para uma de tinta, para melhorar a visualização dos elementos micóticos. Os raspados de pele também podem ser corados com azul de metileno, corante modificado de Wright (*diff-quick*), Giemsa e ácido periódico de Schiff (PAS). O esfregaço para citologia a partir de *swab* rotineiramente é corado com o *diff-quick* ou Gram.[3,15]

À microscopia de imersão são observadas leveduras esféricas ou ovais entre 2 e 3 μm de largura e 4 a 5 μm de comprimento, agrupadas ou isoladas.[15] Visualizam-se, também, células inflamatórias polimorfonucleares e debris (Figura 89.3).[10]

A quantidade de leveduras pode variar de acordo com a localização da lesão no corpo, assim como pode variar a contagem de células em cães saudáveis (microbiota normal) de diferentes raças. Sendo assim, a baixa contagem pode ser significativa se as amostras forem coletadas de pele inflamada e pruriginosa. Uma combinação entre os achados clínicos e de citologia devem prevalecer, independentemente do número de células encontradas.[30,31]

Para facilitar a rotina laboratorial alguns autores citam uma escala de quantificação ao exame citológico. Alguns consideram microbiota normal contagens menores que 10 células por campo de amostra e, por outro lado, infecção para contagens maiores que 10 células por 15 campos analisados, aleatoriamente, com objetiva de imersão.[32] Pode-se também usar uma escala com base em cruzes para quantificar o grau de infecção.[3,12] Em recente estudo de Puig e Cabañes (2019), desenvolveu-se um PCR para detectar e quantificar *M. Pachydermatis* de *swab* do canal auditivo de cães. Nesse estudo, o PCR apresentou maior sensibilidade quando comparado à citologia.[33]

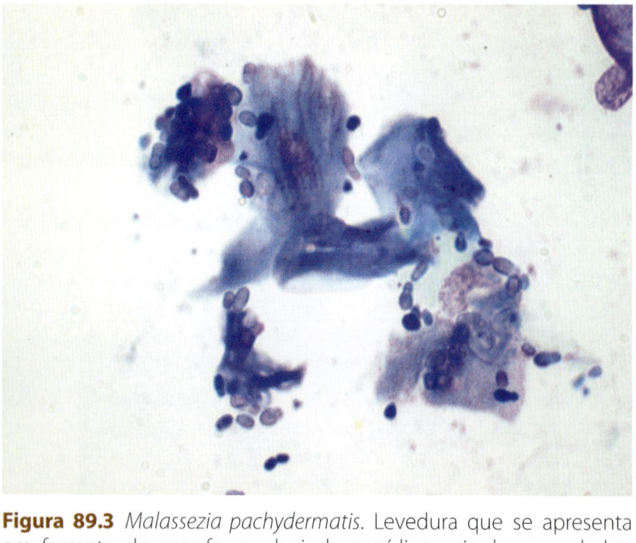

Figura 89.3 *Malassezia pachydermatis*. Levedura que se apresenta em formato de garrafa, produzindo conídios unipolares, ovalados, em base larga.

Em cortes histológicos, as leveduras podem ser visualizadas com auxílio do corante de hematoxilina-eosina (H&E), sendo mais bem observadas pelo ácido periódico de Schiff. Nota-se, em cães, inflamação superficial perivascular a intersticial, com hiperplasia regular, espongiose difusa, acantose, exocitose linfocítica difusa da epiderme e infundíbulo folicular, paraqueratose acentuada e predomínio de células inflamatórias, como linfócitos, histiócitos, neutrófilos e eosinófilos na derme, bem como células *master* na junção dermoepidérmica. Mastócitos no histopatológico podem indicar dermatite por *Malassezia*.[5]

As *Malassezia* spp. compartilham características morfológicas e bioquímicas dificultando a identificação fundamentada somente no fenótipo. Adicionalmente, técnicas moleculares são requeridas para a identificação, porém não estão disponíveis em muitos laboratórios clínicos. O padrão biológico utilizado para identificação das *Malassezia* spp. se baseia em características fenotípicas e bioquímicas, entre as quais estão capacidade de crescimento em lipídios, produção da catalase, temperatura de crescimento, macro e micromorfologia das colônias, produção de precipitado em ágar Dixon e CHROMagar, assimilação do *polyethoxylated castor oil* (Cremophor EL) e esculina, e difusão em Tween. Esses métodos diferenciam a maioria das *Malassezia* spp. No entanto, algumas cepas poderão apresentar um padrão biológico distinto, necessitando de novas atualizações na metodologia.[15,34] O Quadro 89.1 mostra o padrão biológico de identificação de 13 espécies mais conhecidas.

O cultivo de *M. pachydermatis* é facilmente executável pela facilidade de crescimento a 37°C, em menos de 7 dias, em ágar Sabouraud dextrose básico ou acrescido de cloranfenicol, sem adição de lipídios. *Malassezia* spp. lipofílico-dependentes não crescem em ágar SDA básico, necessitando de suplementação de lipídios ao meio. O ágar Dixon modificado é recomendado, pois possibilita o crescimento de todas as *Malassezia* spp.[15] O resultado do cultivo deve ser utilizado com as manifestações clínicas do animal, uma vez que *M. pachydermatis* é organismo comensal da microbiota.[31]

O aspecto macroscópico da colônia se caracteriza pela forma convexa, com superfície lisa e seca, textura macia ou friável, e coloração de branco-marfim a amarela (Figura 89.4). O aspecto microscópico pode ser visualizado a partir do esfregaço da colônia preparado com solução salina, lactofenol ou Gram.[15]

TRATAMENTO

O tratamento das dermatites e otites por *Malassezia* deve ser individualizado, de acordo com a gravidade dos casos.

A terapia tópica é efetiva para ocorrências leves, contudo algumas dificuldades podem aparecer em virtude de raça, sítio de localização, tamanho dos pelos, entre outras. A terapia sistêmica é indicada para casos graves de reações adversas tópicas ou em decorrência da inabilidade do proprietário em aplicar o medicamento tópico. É fundamental a identificação da causa primária da infecção, pois, como é uma levedura oportunista, o tratamento muitas vezes é prolongado e apresenta altos índices de recorrência. Devem-se combinar terapias tópica e sistêmica para uma recuperação rápida e efetiva.

Os antifúngicos modernos pertencem ao grupo de compostos químicos e antibióticos. No grupo dos antibióticos estão os medicamentos que, de maneira geral, apresentam espectro reduzido contra fungos e outros que atuam de modo indireto como fungistáticos. Nessa categoria, utilizados como opções terapêuticas para malasseziose, destacam-se: sulfeto de selênio, ácido salicílico, peróxido de benzoíla, enxofre e clorexidina. Entre os antifúngicos de compostos químicos estão os derivados imidazóis, principalmente o cetoconazol e o

QUADRO 89.1 Características fenotípicas de 13 espécies de *Malassezia*.

	Sab. 32°C	Dixon 32°C	Dixon 37°C	Dixon 40°C	Catalase	Esculina	Cremophor EL 1 a 10%	Tween 20 0,1 a 10%	Tween 40 0,1 a 10%	Tween 60 0,1 a 10%	Tween 80 0,1 a 10%	CHROM-agar
M. pachydermatis	+	+	+	+	±	±	f+	±	+	+	f+/+	+
M. furfur	−	+	+	+	+	−	+	+	+	+	−	−
M. sympodialis	−	+	+	+	+	+	−	−	+	+	+	+
M. globosa	−	+	p/−	−	+	−	−	−	−	−	−	+
M. obtusa	−	+	p/−	−	+	+	−	−	−	−	−	−
M. restricta	−	+	+	−	−	−	−	−	−	−	−	−
M. slooffiae	−	+	+	+	+	−	−	f+	+	+	−	−
M. dermatis	−	+	+	+	+	−	−	+	+	+	+	+
M. japonica	−	+	+	−	+	?	−	−	f+/+	+	−	−
M. yamatoensis	−	+	+	−	+	?	?	+	+	+	f+/+	
M. nana	−	+	+	p	+	−	?	f±	+	+	f+/+	
M. caprae	−	?	p/−	−	+	+	−	−	f+/+	f+/+	f+	
M. equina	−	?	p	−	+	fr/−	−	f±	f+/+	f+/+	f+	

−: negativo; ?: dados não encontrados; +: positivo; f+: fracamente positivo; fr: frequente; p: pequeno crescimento. (Adaptado de Kaneko *et al.*[32] e Prado *et al.*[16])

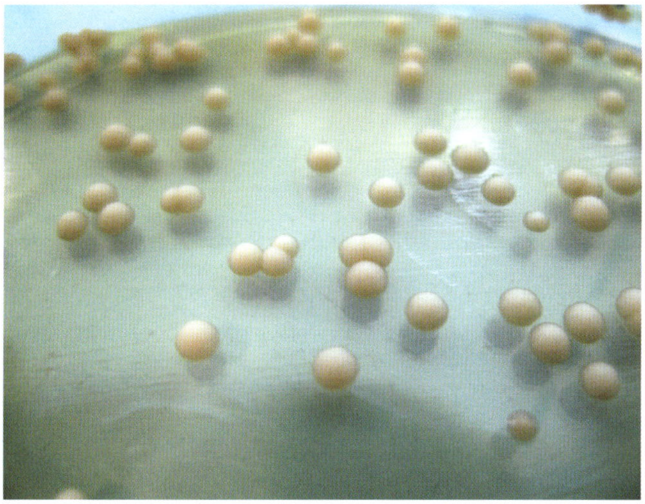

Figura 89.4 Cultura de *Malassezia pachydermatis* em ágar Sabouraud dextrose. Colônias em formato convexo, com superfície lisa e seca, textura macia ou friável e coloração de branco-marfim a amarela. (Gentilmente cedida pelo Dr. Alexandre Lourenço.)

itraconazol, e antifúngicos potencialmente capazes, como o fluconazol e a terbinafina.[1,7,35]

Em formas leves de dermatite podem ser utilizados cremes ou loções antifúngicas em áreas mais focais. Nas lesões multifocais, o uso de xampus antifúngicos à base de cetoconazol, sulfeto de selênio, ácido salicílico, peróxido de benzoíla e enxofre parece mostrar melhora igual ou superior a 70%. O sulfeto de selênio a 1%, além de ação nas leveduras, é desengordurante e queratolítico e não apresenta efeitos colaterais, podendo ser usado por tempo prolongado. O cetoconazol é indicado em uso tópico ou por via oral, tendo amplo potencial terapêutico para o tratamento de infecções micóticas superficiais e sistêmicas.[1,7,35] A utilização de compressas antifúngicas contendo clorexidina 0,3%, escalazol 0,5% e solução de Tris-EDTA têm demonstrado eficácia contra *M. pachydermatis*.[36]

A combinação de xampus antifúngicos com outros medicamentos apresenta resposta mais eficaz do que aqueles que empregam um dos componentes isoladamente. O miconazol de 1 a 2% e a clorexidina de 3 a 4% são efetivos, isoladamente, no tratamento de malasseziose, mas a combinação dos dois a 2% tem sido mais eficaz e indicada para o tratamento de dermatite seborreica dos cães associada à malasseziose. Outras combinações do miconazol a 1% têm sido usadas com dexametasona (4 mg/mℓ) e sulfadiazina de prata a 0,1%. Outros imidazóis, como clotrimazol, tiabendazol, econazol e nistatina, também são eficazes como terapia tópica.[5,10,22]

São utilizados para a terapia oral tanto os derivados imidazóis quanto os triazóis. O cetoconazol 5 a 10 mg/kg, a cada 12 ou 24 horas, tem sido indicado até a cura das lesões clínicas. Melhor atividade *in vitro* contra a *M. pachydermatis* foi apresentada pelo cetoconazol quando comparado com outros antifúngicos (clotrimazol, miconazol, nistatina, epimaricina). Os imidazóis têm excelentes resultados em otites por *M. pachydermatis*. Nos casos de malasseziose cutânea, o cetoconazol é o fármaco de escolha, devendo ser usado de maneira sistêmica e tópica, pois alivia o prurido e a inflamação cutânea característicos também de outras dermatopatias crônicas.[35]

Os triazóis (itraconazol e fluconazol) representam um novo grupo de antifúngicos com grande eficiência e baixa toxicidade para mamíferos. A dose recomendada para o itraconazol, em micoses superficiais em cães, é de até 5 mg/kg/dia e em gatos é de 1,5 a 3 mg/kg/dia, com a manutenção do tratamento até a remissão clínica das lesões, e ausência de fungos ao exame citológico.[10] Apesar de poucos dados sobre o fluconazol em casos clínicos de animais, a dose recomendada é de 2,5 a 5 mg/kg/dia para cães e gatos por 7 a 10 dias.[10,35,37]

A maioria das medicações tópicas indicadas para o tratamento de otite externa contém glicocorticoides em combinação com antifúngicos e/ou antibióticos. Os agentes antifúngicos são necessários em qualquer caso complicado ou causado pelas leveduras *Malassezia* sp. e *Candida* sp. *Malassezia* associada à otite externa ou dermatite geralmente responde bem ao miconazol ou clotrimazol tópico a 1% ou à clorexidina. Quando *Malassezia pachydermatis* e bactérias se manifestam concomitantemente, a combinação de clotrimazol e betametasona é eficaz para o tratamento.[10,35]

É recomendável, quando houver fracasso terapêutico, comum em casos de otite externa ou dermatite complicada por essa levedura, testar a sensibilidade aos antifúngicos. O teste de sensibilidade antifúngica, segundo o National Committee for Clinical Laboratory Standards (NCCLS), foi padronizado para espécies de *Candida* e pode ser utilizado somente para *M. pachydermatis*.[38]

A melhora clínica é percebida em 7 dias com a combinação das terapias tópica e sistêmica, de 7 a 14 dias somente com terapia sistêmica e em 14 dias somente com terapia tópica. Requer-se prolongamento da terapia por 7 a 10 dias após a cura clínica, e, em média, o tratamento se faz por 4 semanas. Deve também ser feita a limpeza da orelha concomitantemente com a terapia medicamentosa, para melhor resultado do tratamento.[10]

As opções terapêuticas para o tratamento das dermatites e otites por *Malassezia pachydermatis* citados nesta seção representam uma compilação dos fármacos destacados mais frequentemente citados na literatura.[31,36,39,40]

PREVENÇÃO

Tendo em vista o caráter oportunista da *Malassezia pachydermatis*, o controle dos fatores predisponentes, apesar de complexo, faz-se necessário para a prevenção de infecções recorrentes por esse agente.

REFERÊNCIAS BIBLIOGRÁFICAS

1. Mazzei CRN, Larsson CE, Gambale W, Rodrigues CP, Valente NS. Malasseziose tegumentar canina: estudo clínico-epidemiológico retrospectivo de 92 casos (1989-1995). Rev Edu Cont. 2002;5(Suppl 3):243-52.
2. Rosa CS, Martins AA, Santin R. Malassezia pachydermatis no tegumento cutâneo e meato acústico externo de felinos hígidos, otopatas e dermatopatas, no município de Pelotas, RS, Brasil. Acta Sci Vet. 2006;34(2):143-7.
3. Nobre M, Meireles M, Gaspar LF, Pereira D, Schramm R, Schuch LF *et al.* Malassezia pachydermatis e outros agentes infecciosos nas otites externas e dermatites em cães. Cienc Rural. 1998;28(3):447-52.
4. Khosravi AR, Eidi S, Ziglari T, Bayat M. Isolation and differentiation of Malassezia species isolated from healthy and affected small animals, ear and skin. World J Zool. 2008;3(2):77-80.
5. Mauldin EA, Scott DW, Miller WH, Smith CA. Malassezia dermatitis in the dog: A retrospective histopathological and immunopathological study of 86 cases (1990-1995). Vet Dermatol. 1997;8:191-202.
6. Dizotti CE, Coutinho SD. Isolation of Malassezia pachydermatis and M. sympodialis from the external ear canal of cats with and without otitis externa. Acta Vet Hung. 2007;55(5):471-7.
7. Peano A, Gallo MG. Management of Malassezia-related diseases in the dog. Parasitol. 2008;50(1 Suppl 2):85-8.
8. Forster SL, Real T, Doucette KP, King SB. A randomized placebo-controlled trial of the efficacy and safety of a terbinafine, florfenicol and betamethasone topical ear formulation in dogs for the treatment of bacterial and/or fungal otitis externa. BMC Vet. Res. 2018;14:262.
9. Larsson CE, Paula CR, Larsson MHMA, Hagiwa MK, Amaral RC, Fernandes WR. Dermatitis in dogs caused by Malassezia (Pityrosporum) pachydermatis. Ars Vet. 1988;4(1):63-8.
10. Rosychuk RAW, Luttgen P. Olhos, ouvidos, nariz e garganta. In: Ettinger SJ, Feldman EC. Tratado de medicina interna veterinária doenças do cão e do gato. 5. ed. Rio de Janeiro: Guanabara Koogan; 2004. p. 1048-56.
11. Mauldin EA, Scott DW, Miller WH, Smith CA. Malassezia dermatitis in the dog: A retrospective histopathological and immunopathological study of 86 cases (1990-1995). Vet Dermatol. 1997;8:191-202.
12. Khosravi A, Shokri H, Rad M, Jamshidi S. Occurrence of Malassezia species in Persian and domestic short hair cats with and without otitis externa. J Vet Med Sci Advance Publication. 2009. Disponível em: http://www.jstage.jst.go.jp/article/jvms/advpub/0/advpub_0911250059/_article.
13. Nobre MO, Castro AP, Nascente PS, Ferreiro L, Meireles MCA. Occurrency of Malassezia pachydermatis and other infectious agents as cause of external otitis in dogs from Rio Grande do Sul State, Brazil (1996/1997). Braz J Microbiol. 2001;32:245-9.
14. Ahman S, Perrins N, Bond R. Carriage of Malassezia spp. yeasts in healthy and seborrhoeic Devon Rex cats. Med Mycol. 2007;45(5):449-55.
15. Zaitz C. Micoses superficiais propriamente ditas. In: Campbell I, Marques SA, Ruiz LRB, Souza VM (editores). Compêndio de micologia médica. 2. ed. Rio de Janeiro: Guanabara Koogan; 2010. 431 p.
16. Prado MR, Brilhante RSN, Sidrim JJC, Rocha MFG. Malassezia spp. em humanos e pequenos animais: uma abordagem teórica. Rev Port Ciênc Vet. 2007; 102(Suppl 563-564):207-14.
17. Guillot J, Bond R. Malassezia Yeasts in veterinary Dermatology: An Updated Overview. Front Cell Infect Microbiol. 2020;10:79.
18. Prado MR, Brilhante RSN, Sidrim JJC, Rocha MFG. Malassezia spp. em humanos e pequenos animais: uma abordagem teórica Malassezia spp. in humans and small animals: a theoretical approach. Rev Port Med Vet. 2007;102(563-564):207-14.
19. Colombo S, Nardoni S, Cornegliani L, Manciati F. Prevalence of Malassezia spp. yeasts in feline nail folds: a cytological and mycological study. Vet Dermatol. 2007;18(4):278-83.
20. Raabe P, Mayser P, Wei R. Demonstration of Malassezia furfur and M. sympodialis together with M. pachydermatis. Mycoses. 1998;41:493-500.
21. Cafarchia C, Otranto D. The pathogenesis of Malassezia yeasts. Parasitol. 2008;50:65-7.
22. Thelma LG, Peter JI, Emily JW, Verena KA. Skin diseases of the dog and cat: clinical and histopathologic diagnosis. 2. ed. Oxford: Blackwell Science; 2005. Hyperplastic diseases of the epidermis, p. 136-57.
23. Scott DW, Miller, WH, Griffin CE. In: Malasseziasis fungal diseases. Muller & Kirk's small animal dermatology. 6. ed. Philadelphia: Saunders; 2001a. p. 351-57.
24. Scott DW, Miller, WH, Griffin CE. Diseases of eyelids, claws, anal sacs, and ears. In: Muller & Kirk's small animal dermatology. 6. ed. Philadelphia: Saunders; 2001b. p. 1204-31.
25. Oliveira LC, Brilhante RSN, Cunha AMS, Carvalho CBM. Perfil de isolamento microbiano em cães com otite média e externa associadas. Arq Bras Med Vet Zootec. 2006;58(6):1009-17.
26. Bond R. How might Malassezia pachydermatis cause canine skin diseases? Proc Br Vet Dermatol. Study Group, Autumn; 1999. 41 p.
27. Coutinho SDA. Malassezia pachydermatis: enzymes production in isolates from external ear canal of dogs with and without otitis. Arq Bras Med Vet Zootec. 2005;57(Suppl 2):149 53.
28. Coutinho SD, de Souza T, Paula CR. Protein profiles of Malassezia pachydermatis isolated from dogs. Mycopathol. 1997;139:129-35.
29. Bond R, Lloyd DH. Factors affecting the adherence of Malassezia pachydermatis to canine corneocytes *in vitro*. Vet Dermatol. 1996;7 (1):49-56.
30. Vargas VES, Gompertz OF, Sidrim JJC, Jarabran MCD. Pitiríase versicolor e doenças por Malassezia spp. In: Sidrim JJC, Rocha MFG. Micologia médica à luz de autores contemporâneos. Rio de Janeiro: Editora Guanabara Koogan; 2004. p. 112-30. Bond R, Saijonmaa-Koulumies LEM, Lloyd DH. Population sizes and frequency of *Malassezia pachydermatis* at skin and mucosal sites of healthy dogs. J Small Anim Pract. 1995;36:147-50.
31. Bajwa J. Canine Malassezia dermatitis. Can Vet J. 2017;58(10):1119-21.
32. Kennis RA, Rosser EJ Jr, Olivier NB, Walker RW. Quantity and distribution of Malassezia organisms on the skin of clinically normal dogs. J Am Vet Med Assoc. 1996;208:1048-51.
33. Puig L, Castellá G, Cabañes FJ. Quantification of Malassezia pachydermatis by real-time PCR in *swabs* from the external ear canal of dogs. J Vet Diag Invest. 2019;31(3):440-7.
34. Kaneko T, Makimura K, Abe M, Shiota R, Nakamura Y, Kano R *et al.* Revised culture-based system for identification of Malassezia species. J Clin Microbiol. 2007;45(11):3737-42.
35. Nobre ML, Nascente PS, Meireles MC. Drogas antifúngicas para pequenos e grandes animais. Antifungical drugs for small and large animals. Ciênc Rural. 2002;32(1):175-84.
36. Cavana P, Peano A, Petit JY *et al.* A pilot study of the efficacy of wipes containing chlorhexidine 0.3%, climbazole 0.5% and Tris-EDTA to reduce *Malassezia pachydermatis* populations on canine skin. Vet Dermatol. 2015;26:278-e61.
37. Jaham C, Paradis M, Papich MG. Antifungal dermatologic agents: azoles and allylamines. Small Anim/Exotics. 2000;22(6):548-58.
38. NCCLS – National Committee for Clinical Laboratory Standards. Reference method for broth dilution antifungal susceptibility testing of yeasts. Approved Standard M27-A2. NCCLS, Wayne, Pa. 2002.
39. Peano A, Johnson E, Chiavassa E, Tizzani P, Guillot J, Pasquetti M. Antifungal Resistance Regarding Malassezia pachydermatis: Where Are We Now? J Fungi (Basel). 2020;25;6(2):93.
40. Bond R, Morris DO, Guillot J, Bensignor E, Robson D, Mason KV *et al.* Biology, diagnosis and treatment of *Malassezia* dermatitis in dogs and cats. clinical consensus guidelines of the world association for veterinary dermatology. Vet Dermatol. 2020;31:75.

90 Candidíase em Cães e Gatos

Luciana da Silva Ruiz

INTRODUÇÃO

As micoses representam um problema crescente em medicina humana, principalmente pelas enfermidades imunossupressoras, por uso indiscriminado de antibióticos, glicocorticoides ou fármacos indutores de neutropenia, desequilíbrios nutricionais e/ou hormonais, assim como por doenças autoimunes e metabólicas, diabetes, endocrinopatias, sendo cada vez mais frequentes os relatos em medicina veterinária.[1]

Dentre as micoses diagnosticadas em pequenos animais, destaca-se a candidíase. Os termos candidíase ou candidose têm amplo significado, utilizados para designar uma variedade de infecções cutâneas, de mucosas ou sistêmicas causadas por leveduras do gênero *Candida*. Esses microrganismos são membros comensais da microbiota de homens e animais e, geralmente, não provocam nenhum dano aos seus hospedeiros. No entanto, são considerados importantes patógenos oportunistas que, havendo qualquer alteração no equilíbrio parasito-hospedeiro, se multiplicam causando a candidíase em um espectro que engloba desde colonização das mucosas até quadros sistêmicos.[2,3]

Infecções por *Candida* em animais, principalmente cães e gatos, são pouco frequentes. No entanto, tem-se relatado aumento de infecções por tais leveduras, com diferentes manifestações clínicas e acometendo variadas espécies.[4,5]

Considerando-se o potencial patogênico de leveduras do gênero *Candida*, este capítulo abordará os principais aspectos epidemiológicos, etiológicos, clinicolaboratoriais e terapêuticos da candidíase em cães e gatos.

EPIDEMIOLOGIA

Leveduras do gênero *Candida* encontram-se amplamente distribuídas na natureza, constituindo parte da microbiota do homem e de animais, dentre eles imensa variedade de mamíferos domésticos e selvagens, além de aves.[2]

Espécies desse gênero habitam locais como mucosas e pele de inúmeros animais, entre eles cães e gatos, apesar de poucos serem os relatos sobre o isolamento de *Candida* da microbiota de cães saudáveis. Os locais anatômicos mais relacionados com a candidíase são pele, unhas, ouvido e mucosas dos sistemas geniturinário e gastrintestinal.[6]

A candidíase em pequenos animais, como cães e gatos, é pouco frequente, geralmente descrita em animais imunocomprometidos.[7] Os fatores predisponentes à aquisição de infecções por *Candida* são idade (acomete animais muito jovens ou muito velhos), distúrbios nutricionais e/ou hormonais, doenças autoimunes e metabólicas, (p. ex., diabetes *mellitus*), uso indiscriminado de antibióticos, glicocorticoides ou fármacos indutores de neutropenia.[1,8–11]

ETIOLOGIA

São reconhecidas em torno de 200 espécies dentro do gênero, das quais aproximadamente 20 são consideradas patogênicas.[12] A maioria das infecções por *Candida* tem origem endógena.

A espécie comumente envolvida em quadros clínicos em animais é a *C. albicans*; entretanto, outras espécies como *C. guilliermondii*, *C. parapsilosis*, *C. tropicalis*, *C. rugosa*, *C. krusei* e *C. glabrata* foram relatadas como agentes de candidíase em cães e gatos.[4,7,13]

PATOGENIA

Além dos fatores inerentes ao hospedeiro, tem sido relatada diferença de patogenicidade de isolados de *Candida*. Fatores de virulência múltiplos de *C. albicans* incluem capacidade de crescer a 37°C, germinação, aderência às células do hospedeiro e secreção de exoenzimas, entre essas proteinases e fosfolipases.

A colonização é iniciada pela aderência de *Candida* às células epiteliais da pele e das mucosas, seguida da multiplicação da levedura com formação posterior de tubo germinativo, hifas e pseudo-hifas. A adesão é aumentada pela germinação das leveduras, sendo inibida pela imunoglobulina A secretora. A produção de proteinases e fosfolipases que se segue possibilita a penetração da levedura nas células, ocasionando resposta inflamatória e dano nos tecidos subjacentes. Dependendo do estado imunológico do hospedeiro e da habilidade do microrganismo, a infecção, inicialmente superficial, pode disseminar-se. Desse modo, o primeiro degrau para o desenvolvimento da candidíase sistêmica é a colonização dos tratos gastrintestinal e geniturinário, da pele e das mucosas em geral.[14]

MANIFESTAÇÕES CLÍNICAS

A espécie *C. albicans* é responsável por diversos quadros clínicos em cães e gatos, como dermatomicoses, cistite, endoftalmite, otite.[4,15–17] Em casos raros, os cães podem desenvolver septicemia, com lesões em músculos, ossos e trato urinário inferior. Com pouca frequência, *C. albicans* pode ser o agente causador de piotórax em felinos.

Em cães e gatos acometidos de infecção urinária por *Candida* spp., o principal sintoma é a febre, podendo-se observar quadros de hematúria, disúria, aumento da frequência de micção, anorexia e depressão.[15]

As lesões cutâneas por *Candida* spp., raramente descritas na literatura, caracterizam-se por erosões eritematosas úmidas com contorno irregular, com vesículas localizadas geralmente em áreas com dobras cutâneas, como espaços interdigitais, prepúcio e região perianal, podendo surgir lesões com alopecia, crostas, úlceras e edemas.[4]

Em cães e gatos com otite por *Candida* spp., os sintomas notados são edema, descamação, inflamação, dor e prurido.[17]

Endoftalmites por *Candida* spp. são raras em cães e gatos, e costumam surgir de disseminação hematogênica ou como infecção secundária à inflamação da córnea por esses microrganismos.[16]

DIAGNÓSTICO LABORATORIAL

A identificação rápida e correta de leveduras patogênicas tem fundamental importância para o fornecimento de um diagnóstico precoce e pode contribuir para o sucesso terapêutico. Além disso, possibilita o diagnóstico diferencial entre infecções causadas por outros microrganismos, como distúrbios endócrinos, neoplásicos e outros.

O diagnóstico convencional das infecções por leveduras do gênero *Candida* baseia-se em microscopia direta, isolamento em cultura e microcultivo em lâmina, pesquisa do tubo germinativo e testes bioquímicos.

Microscopia direta

A microscopia direta torna possível a visualização, diretamente no material biológico, de estruturas fúngicas como blastoconídios e pseudo-hifas. Esfregaços do material analisado podem ser corados pelo método de Gram (leveduras são gram-positivas) (Figura 90.1); para materiais como pelo, pele e unha, recomenda-se hidróxido de potássio (KOH), que atua como digestor de queratina e clarificante. Em exame histopatológico, geralmente as estruturas leveduriformes são visualizadas nos cortes corados com hematoxilina-eosina (H&E), mas podem ser mais bem observadas quando coradas com ácido periódico de Schiff (PAS).

Isolamento em cultura

O isolamento em cultura é importante para posterior identificação de gênero e espécie da levedura, uma vez que a microscopia possibilita apenas um resultado presuntivo. Os meios de cultura clássicos para isolamento de *Candida* spp. são ágar Sabouraud dextrose e ágar Sabouraud dextrose com cloranfenicol (Figura 90.2 A). O meio cromogênico CHROMagar Candida® é recomendado como um meio para triagem em culturas contaminadas com mais de uma levedura, pois diferencia as leveduras de acordo com a morfologia e a coloração das colônias (Figura 90.2 B). Esses microrganismos crescem bem em 48 horas, em temperaturas entre 25 e 37°C.

Microcultivo em lâmina

No microcultivo, a levedura é semeada em lâmina contendo Corn Meal ágar acrescido de Tween 80 e acondicionada em uma placa de Petri. Associados às características fisiológicas, os achados micromorfológicos dessa técnica viabilizam a identificação do microrganismo, já que podem ser observadas características do pseudomicélio, disposição de blastoconídios, existência de clamidoconídios e de hifas verdadeiras, que se mostram típicas para cada espécie de *Candida* (Figura 90.3).[2]

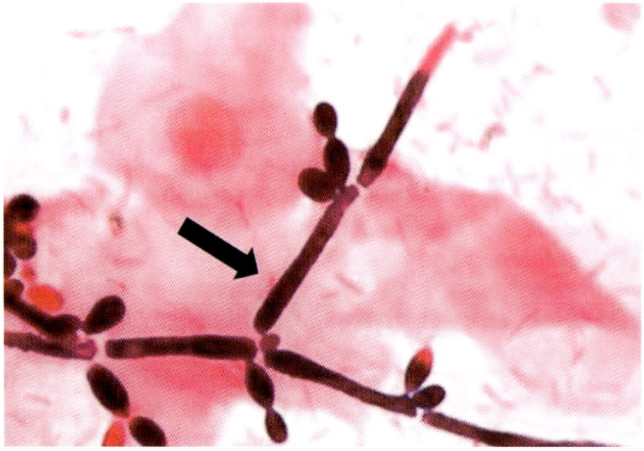

Figura 90.1 Candidíase. Esfregaço de material biológico corado pelo método de Gram evidenciando pseudo-hifas e levedura (*seta*).

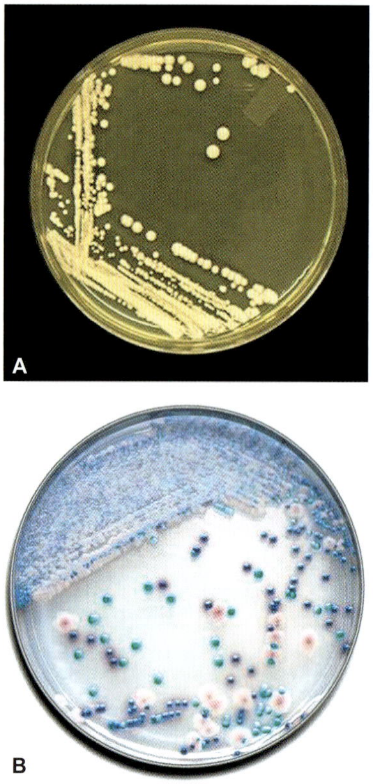

Figura 90.2 **A.** Cultura de *Candida* spp. em ágar Sabourad dextrose. **B.** Cultura mista de *Candida* spp. em meio CHROmagar Candida®.

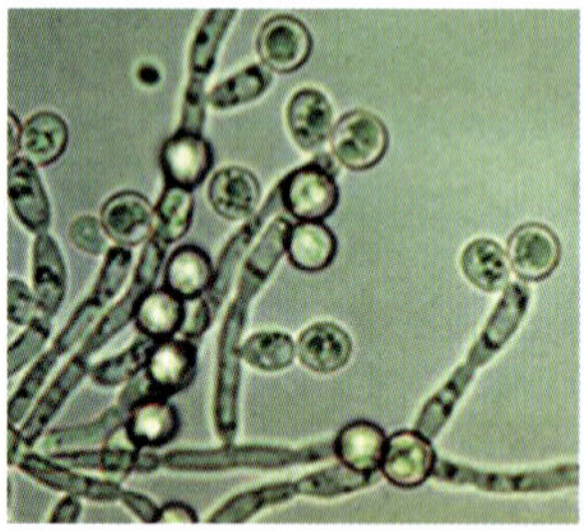

Figura 90.3 Produção de clamidoconídios por *C. albicans* em microcultivo com Corn Meal ágar.

Pesquisa do tubo germinativo

A pesquisa do tubo germinativo (efeito de Reynolds-Braude) é utilizada para identificação de *C. albicans*, pois essa espécie é capaz de produzir tubo germinativo após 2 a 3 horas de incubação, a 37°C, em soro, plasma ou clara de ovo (Figura 90.4).[1]

Testes bioquímicos

Os testes bioquímicos são empregados para caracterização do perfil metabólico do microrganismo. Na rotina de identificação de espécies de *Candida* são utilizadas as técnicas de zimograma e auxanograma, que detectam compostos de carbono por fermentação com posterior formação de dióxido de carbono e assimilação de fontes de carbono e nitrogênio, respectivamente.[18]

Sistemas comerciais

Sistemas comerciais de identificação de leveduras vêm sendo utilizados com frequência pois, com a maioria desses produtos, o resultado é liberado 12 a 72 horas após o processamento,

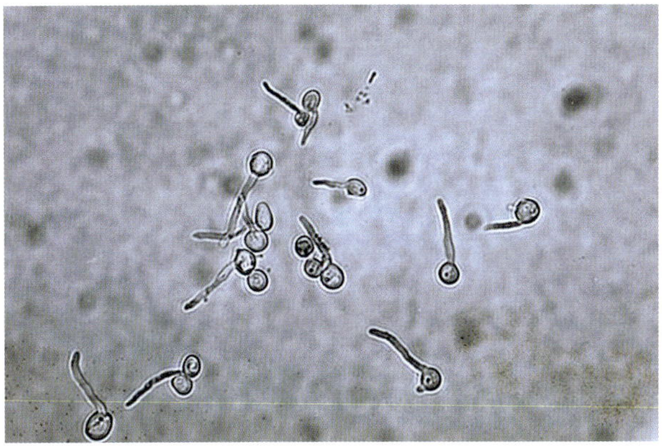

Figura 90.4 Formação de tubo germinativo por *C. albicans* em soro fetal bovino.

facilitando, assim, a rotina laboratorial. Inúmeros são os sistemas comerciais disponíveis para identificação de leveduras, tais como os *kits* API20C Aux® (bioMérieux-Vitek) e API32C (bioMérieux-Vitek), que compreendem sistemas manuais com base na capacidade assimilativa de substratos bioquímicos e enzimáticos pelas leveduras.[19] No entanto, *kits* comerciais têm uso limitado para identificação de espécies raras.

Sorologia

Quando os métodos convencionais, comerciais ou presuntivos não se mostram eficientes para fornecer o diagnóstico definitivo, por falta de sensibilidade, falha técnica ou demora nos resultados, a detecção de anticorpos ou antígenos circulantes pode auxiliar não só na obtenção de resultados referentes à doença, mas também no acompanhamento de pacientes submetidos a tratamento antifúngico.[20]

As principais técnicas empregadas para detecção de anticorpos são a imunodifusão dupla, a contraimunoeletroforese e a aglutinação de partículas em látex. A β-1,3-glucana, um constituinte de parede de leveduras do gênero *Candida*, é o principal antígeno pesquisado em soro de pacientes infectados por meio de sistemas comerciais produzidos nos EUA (Glucatell®) e no Japão (Fungitec-G Test Mk®).

No entanto, os resultados apresentados pela sorologia devem ser cuidadosamente interpretados, uma vez que alguns fatores como baixa sensibilidade da técnica, imunidade humoral do paciente e capacidade de diferenciar doença sistêmica de colonização podem acarretar resultado falso-positivo ou falso-negativo. Maiores estudos são necessários para validar a importância do seu uso na prática clínica.

Biologia molecular

Como os métodos clássicos de identificação de leveduras se baseiam, principalmente, nas características fenotípicas delas, tornam-se limitados para diferenciar os grupos que exibem poucas variações morfológicas. Técnicas moleculares, além de uma identificação rápida, fornecem ferramentas sensíveis e específicas, úteis para melhor caracterização de isolados patogênicos de *Candida* sp.

Entre as metodologias disponíveis, destacam-se aquelas fundamentadas na reação em cadeia da polimerase (PCR), por demonstrarem simplicidade na execução e especificidade, bem como habilidade na identificação de isolados de *Candida* spp. diretamente em amostra biológica ou cultura. Todavia, o uso rotineiro de métodos moleculares em laboratórios clínicos, além de envolver altos investimentos, ainda requer melhor padronização inter e intralaboratorial, restringindo a prática apenas a seletos laboratórios de pesquisa.[19]

TRATAMENTO

Em infecções por *Candida* spp., não existe um esquema terapêutico padrão, podendo diferentes medicações antimicrobianas ser indicadas.

No tratamento da candidíase, apesar dos relatos de resistência com o uso de azóis e de novos antifúngicos para o tratamento dessa infecção, o cetoconazol é um dos fármacos mais utilizados em clínica de pequenos animais, representando alternativa economicamente viável e com várias apresentações para uso veterinário, além de ser indicado para terapia de micoses crônicas em diversas espécies.[21]

Os triazólicos fluconazol e itraconazol também vêm sendo empregados para tratamento de tais infecções, devido principalmente ao seu amplo espectro de ação e à sua baixa toxicidade para o animal.[22] Esses fármacos podem ser utilizados em pequenos animais para o tratamento de endoftalmites, infecção urinária, candidíases superficiais e sistêmicas.[6] Entretanto, ressalta-se que infecções por *C. krusei* e *C. glabrata* se mostram refratárias ao tratamento com fluconazol, devendo ser administrado outro antifúngico frente ao isolamento dessas espécies em amostras biológicas.

Anfotericina B está restrita apenas a casos sistêmicos, para os quais demonstra bastante eficiência. As limitações a esse fármaco relacionam-se com o custo elevado e os graves efeitos colaterais que proporciona.[22]

Agentes de uso tópico como nistatina, miconazol a 2%, violeta de genciana e permanganato de potássio têm efeito eficaz em lesões localizadas. O derivado imidazólico clotrimazol é indicado para casos de otite, sendo eficaz o emprego tópico de solução a 1% para o tratamento de otite externa por *C. albicans*.[17]

PREVENÇÃO

Sendo as mucosas normais o *habitat* do fungo, não há medida profilática específica.

Candida albicans, por ser um microrganismo oportunista, pode multiplicar-se e causar infecções sistêmicas. O uso indiscriminado de fármacos que alterem as barreiras naturais de defesa dos animais, como antibióticos e corticosteroides, associado ao estresse, pode facilitar a multiplicação fúngica, propiciando a instalação da candidíase. Animais imunocomprometidos e em outros estados em que haja desequilíbrio da microbiota ou da resistência são predisponentes à aquisição de infecções por *Candida*.

Diagnóstico e tratamento precoces, com exames laboratoriais e terapia adequados, são de fundamental importância para evitar complicações. Além disso, a infecção fúngica pode estar sinalizando problemas de base ou de estado de imunossupressão do animal.

REFERÊNCIAS BIBLIOGRÁFICAS

1. Lacaz CS, Porto E, Martins JEC, Heins-Vaccari EM, Melo NT. Tratado de micologia médica Lacaz. 9. ed. São Paulo: Sarvier; 2002.
2. Sidrim JJC, Rocha MFG. Micologia médica à luz de autores contemporâneos. Rio de Janeiro: Guanabara Koogan, 2004.
3. Rosa CS, Martins AA, Santin R, Faria RO, Nobre MO, Meireles MCA *et al.* *Malassezia pachydermatis* no tegumento cutâneo e meato acústico externo de felinos hígidos, otopatas e dermatopatas no município de Pelotas, RS, Brasil. Acta Scient Vet. 2006; 34:143-7.

4. Moretti A, Posteraro B, Boncio L, Mechelli L, De Gasperis E, Agnetti F, Raspa M. Diffuse cutaneous candidiasis in a dog. Diagnostic by PCR-REA. Rev Iberoam Micol. 2004; 21:139-42.
5. Kuwamura M, Ide M, Yamate J, Shiraishi Y, Kotani T. Systemic candidiasis in a dog, developing spondylitis. J Veterin Medical. 2006; 68:1117-9.
6. Brito HSB, Fontenelle ROS, Brilhante RSN, Cordeiro RA, Sidrim JJC, Rocha MFG. Candidose na medicina veterinária: um enfoque micológico, clínico e terapêutico. Ciência Rural. 2009; 39(9):2655-64.
7. Pressler BM, Vaden SL, Lane IF, Cowgill LD, Dye JA. *Candida* spp. urinary tract infections in 13 dogs and seven cats: predisposing factors, treatment, and outcome. J Am Anim Hosp Assoc. 2003; 39:263-70.
8. Raposo JB, Nobre MO, Fernandes CG, Porto M. Candidíase cutânea em um canino. Rev Fac Zootec Vet Agron. 1996; 2-3(1):11-4.
9. Ferreiro L, Moreira Jr. JPR, Appelt CE, Berg V, Oliveira IA, Muschner AC *et al.* Associações entre o isolamento de *Candida albicans* com a infecção pelo vírus de leucemia felina (FELV), tratamentos com corticoides ou antimicrobianos em gatos. Acta Scient Vet. 2002; 30(3):179-83.
10. Rodriguez MC, Sotomayor C, Costamagna ME, Cabanillas AM, Rentería BS, Masini-Repiso AM, Correa S. Immunocompetence of macrophages in rats exposed to *Candida albicans* infection and stress. Am J Physiol - Cell Physiology. 2003; 284:111-8.
11. Moretti A, Boncio L, Posteraro B, Mechelli L, Balducci M, Fadda G *et al.* Cutaneous infection in a dog: pcr-reverse identification of *C. tropicalis* on skin biopsy. J Mycol Medical. 2006; 6:30-6.
12. Cleff MB, Silva GM, Meinerz ARM, Madrid IM, Martins AA, Fonseca AO *et al.* Infecção cutânea em cão por *Candida albicans*. Vet Zootec. 2007; 14(2):164-8.
13. Mueller RS, Bettenay SV, Shipstone M. Cutaneous candidiasis in a dog caused by *Candida guilliermondii*. Vet Record. 2002; 150:728-30.
14. Ghannoum MA, Abu-Elteen KH. Pathogenicity determinants of *Candida*. Mycoses. 1990; 33:265-82.
15. Jin Y, Lin D. Fungal urinary tract infections in the dog and cat: a retrospective study (2001-2004). J Am Anim Hosp Assoc. 2005; 41:373-81.
16. Linek J. Mycotic endophthalmitis in a dog caused by *Candida albicans*. Vet Ophthamol. 2004; 7:159-62.
17. Mota RA, Costa NA, Oliveira AAF, Sá MEP, Almeida JB. Bovine mastitis caused by *Candida* sp.: epidemiological and clinical aspects. Rev Bras Ciênc Vet. 1999; 6(2):101-3.
18. Kurtzman CP, Fell JW. The yeasts: a taxonomic study. 4. ed. Amsterdan: Elsevier Science, 1998, p. 1055.
19. Paula CR, Ruiz LS. Técnicas para diagnóstico precoce das infecções por leveduras do gênero *Candida*. In: Compêndio de micologia médica. 2. ed. Rio de Janeiro: Guanabara Koogan, 2010, p. 16-24.
20. Farias MR, Giuffrida R. Antifúngicos. In: Andrade SF. Manual de terapêutica. 2. ed. São Paulo: Manole, 2002, p. 59-70.
21. Nobre MO, Nascente PS, Meireles MC, Ferreiro L. Drogas antifúngicas para pequenos e grandes animais. Ciência Rural. 2002; 32:175-84.
22. Ozawa H, Okabayashi K, Kano R, Watari T, Watanabe S, Hasegawa A. Rapid identification of *Candida tropicalis* from canine cystitis. Mycopathol. 2005; 160:159-62.

91
Fungos Dimórficos e Relacionados com Micoses Profundas

Renata Osório de Faria

INTRODUÇÃO

Neste capítulo, serão abordadas três micoses, profundas e/ou causadas por fungos dimórficos, de importância clínica em pequenos animais. Dentre as micoses descritas, a esporotricose, micose subcutânea, causada por fungo dimórfico, detém o maior número de casos em animais no Brasil, tendo grande importância em saúde pública por seu potencial zoonótico. Fungos dimórficos são microrganismos que têm a capacidade de apresentar duas formas, micelial ou leveduriforme, dependendo principalmente da temperatura de crescimento.[1,2]

HISTOPLASMOSE CLÁSSICA

A histoplasmose clássica, ou americana, é uma micose sistêmica, que acomete o homem e animais, causada por um fungo dimórfico denominado *Histoplasma capsulatum* var. *capsulatum*.[1,3-5]

Prevalência | Relevância da doença

A histoplasmose aparece principalmente em regiões de clima temperado e subtropical. A doença é amplamente distribuída no continente americano, com prevalência em determinadas áreas dos EUA, México, Honduras, Guatemala, Nicarágua, Panamá, em várias ilhas do Caribe e em diversos países sul-americanos, especialmente na Venezuela, Colômbia, Peru, Brasil, Argentina e Uruguai.[3,4,6]

No Brasil, epidemias de histoplasmose aguda em humanos têm sido observadas tanto em áreas endêmicas quanto não endêmicas, especialmente em indivíduos imunossuprimidos; surgem após exposição a ambientes contaminados com o fungo, particularmente cavernas onde habitam morcegos, galinheiros, telhados de casas abandonadas etc. Esses surtos já foram notados nos estados de São Paulo, Rio de Janeiro, Espírito Santo, Mato Grosso e Minas Gerais.[6,7]

O primeiro relato de histoplasmose em cães no Brasil foi publicado por Pará, em 1946,[8] e poucos casos em pequenos animais foram descritos posteriormente: em cães, nos estados de São Paulo e Rio de Janeiro, e um gato em Minas Gerais.[9-11] Determinar taxas de prevalência da histoplasmose em animais de companhia é difícil, em função de infecções subclínicas ou assintomáticas, mas essas taxas provavelmente são semelhantes às humanas em regiões endêmicas.[4] A doença acomete animais de todas as idades, preferencialmente os mais jovens e cães de raças de caça, que estão mais propensos a adquirir histoplasmose por maior exposição a locais contaminados.[12]

Etiologia e fisiopatogenia | Características do agente etiológico, fatores de virulência e patogenia

O *Histoplasma capsulatum* variedade *capsulatum* causa a histoplasmose clássica; além desta, outras duas variedades da espécie são patogênicas, a *duboisii* e a *farciminosum*, responsáveis, respectivamente, pela histoplasmose africana e linfangite epizoótica equina, sendo que estas não ocorrem no Brasil.[1,5,7]

Taxonomicamente, o gênero *Histoplasma* pertence à classe Hyphomycetes, subdivisão Deuteromycotina. Esse microrganismo cresce na sua forma micelial em solos contaminados com material orgânico, como excretas de aves e morcegos, por conterem alto teor de compostos nitrogenados.[1,3-5] Os hospedeiros se infectam ao revolverem solos contaminados ou ao penetrarem em locais fechados onde habitam aves ou morcegos.[1,5,7]

A infecção pelo *H. capsulatum* se dá por inalação de microconídios dispersos no ar,[1,5,7] os quais atingem o trato respiratório posterior. No pulmão, esses conídios estimulam resposta inflamatória do hospedeiro e são englobados por macrófagos e células mononucleares, na tentativa de fagocitose.[6,13] Dentro dessas células ocorre conversão para a fase leveduriforme (37°C) e multiplicação por brotamento.[4]

A infecção progride durante as primeiras semanas, havendo disseminação linfática e hematogênica, produzindo focos inflamatórios por todo o sistema reticuloendotelial.[4,6,14] Desenvolve-se, então, uma resposta celular do tipo Th1, produzindo citocinas que ativarão as células de defesa, para que tenham a capacidade de fagocitar o *Histoplasma capsulatum*. Essa resposta culmina com reação granulomatosa, formação de células gigantes, necrose de caseificação, fibrose e calcificação. Esses granulomas podem abrigar leveduras viáveis que, posteriormente, poderão provocar a reativação endógena da micose em situações de imunossupressão do hospedeiro.[5,6]

A forma gastrintestinal da doença, sem envolvimento do sistema respiratório, sugere que o sistema digestório poderia ser um local primário de infecção para o *Histoplasma capsulatum*. No entanto, estudos experimentais não conseguiram reproduzir a doença após administração oral de conídios do microrganismo.[3,4]

A transmissão direta da doença de indivíduos doentes a outros animais e homens sadios é pouco provável e não foi descrita, visto que a fase leveduriforme não é infecciosa como a micelial, mas a doença em um animal pode ser indício de infecção em humanos que foram expostos ao mesmo ambiente.[15,16]

Manifestações clínicas

Cães e gatos são sensíveis à histoplasmose, que pode ter forma subclínica ou assintomática, porém é mais observada nas formas pulmonar, gastrintestinal ou disseminada, em idades que variam desde meses a 14 anos, sendo mais relatada em animais com menos de 4 anos.[3-5,17]

Os gatos geralmente apresentam a doença crônica disseminada e manifestações clínicas inespecíficas como depressão, febre, anorexia, perda de peso, mucosas pálidas, desidratação e, mais raramente, vômito e diarreia.[3,4,18] Os animais afetados mostram alterações respiratórias como dispneia, taquipneia e sons pulmonares anormais.[3,4,18,19] Ocasionalmente, pode haver envolvimento ocular ou cutâneo, causando conjuntivite, coriorretinite, blefarite granulomatosa, uveíte anterior, descolamento de retina, neurite óptica e lesões cutâneas como úlceras, nódulos e fístulas com exsudato serossanguinolento. Alguns gatos podem apresentar claudicação devido ao comprometimento ósseo, úlceras orais e pólipos nasais.[3,4,20-22] Achados frequentes são linfadenopatia, esplenomegalia e hepatomegalia.[3,4]

Os cães apresentam, na maioria das vezes, a forma disseminada ou gastrintestinal da histoplasmose, cujas manifestações clínicas incluem diarreia mucossanguinolenta com tenesmo, característica de intestino grosso, podendo surgir também diarreia mais aquosa, intensa e frequente, com perda de proteína.[3,4,17] A metade dos cães acometidos tem sintomatologia respiratória, mais raramente podem apresentar lesões cutâneas e oculares, semelhantemente ao que ocorre em felinos. Na maioria dos casos, os cães têm febre, anorexia, perda de peso, intolerância ao exercício e mucosas pálidas. Com a doença disseminada pode existir também comprometimento neurológico (convulsões e nistagmo vertical) e ósseo.[23] Ascite, icterícia, hepatomegalia, esplenomegalia e linfadenopatia são observadas em alguns casos.[3,4,17]

Diagnóstico

O diagnóstico presuntivo de histoplasmose pode ser obtido de anamnese, epidemiologia, manifestações clínicas, patológicas e exames complementares, mas, para o diagnóstico definitivo, é necessário o exame micológico, com cultivo e isolamento do agente, podendo ser complementado com histopatologia, sorologia e testes moleculares.[5,24]

O exame micológico pode ser feito com amostras de sangue (somente na fase aguda da doença), lavados traqueais ou broncoalveolares, líquidos de derrames abdominais, secreção de lesões, punção aspirativa de linfonodos e medula óssea, dependendo das manifestações clínicas de cada caso.[3,5]

Ao exame direto das amostras, com colorações de Giemsa, Wright ou impregnação por prata, podem ser observadas células leveduriformes dentro de macrófagos ou livres, únicas ou com brotamentos de base estreita, com pequeno halo mais claro ao redor. Essas células podem ser confundidas com outras células leveduriformes ou artefatos, sendo de fundamental importância o cultivo da amostra para isolamento do agente.[5]

O cultivo deve ser em meios específicos e incubado a temperaturas em torno de 25°C, por um período mínimo de 6 semanas para obtenção da forma micelial do *H. capsulatum*, sendo necessários repiques das colônias e incubação a 37°C para confirmação do dimorfismo do agente.[1,5,7] Microconídios produzidos pela fase micelial são altamente infecciosos, por isso culturas com esse tipo de crescimento devem ser manipuladas com cautela, o que deve ser realizado somente por laboratórios especializados.[1,3,4]

Devem-se fazer testes sorológicos em conjunto com o exame micológico, pois podem produzir falso-negativos ou positivos, levando à falha diagnóstica.[5] Em humanos, testes padrão incluem fixação de complemento e imunodifusão para detectar anticorpos contra o *H. capsulatum*, no entanto não são considerados métodos confiáveis de diagnóstico em animais de companhia.[3,4,25] Testes para detecção de antígenos também apresentam reação cruzada com outros agentes de micoses sistêmicas.[26] Testes de reação em cadeia da polimerase (PCR) não estão comercialmente disponíveis para o diagnóstico de histoplasmose em cães e gatos, sendo utilizados somente em pesquisas.[27,28]

Achados em radiografias de tórax demonstram infiltrados intersticiais lineares ou nodulares difusos, podendo coalescer tomando parte do parênquima pulmonar. Nódulos pulmonares calcificados podem ser encontrados principalmente em cães indicando histoplasmose pulmonar inativa.[4,17] Radiografias abdominais podem evidenciar hepatomegalia, esplenomegalia e, havendo líquido na cavidade, tornar-se de difícil interpretação. A utilização de contraste pode revelar irregularidades na mucosa e espessamento de parede intestinal.[4] Achados radiográficos em ossos são raros, mas podem ser observadas osteólise, neoformação óssea periosteal e proliferação óssea subperiosteal, relatadas em ossos como tíbia, tarso, carpo e metacarpo em gatos e cães.[19,29]

Na ultrassonografia abdominal podem ser observadas nodulações e ecogenicidade anormal no fígado (hiperecoico), e espessamento de parede intestinal.[4,17]

O hemograma pode indicar anemia arregenerativa normocítica normocrômica, provavelmente por infecção medular e doença crônica; a contagem de leucócitos é variável, observando-se leucocitose com neutrofilia, monocitose e eosinopenia ou até leucopenia. O perfil bioquímico geralmente não evidencia alterações; em casos de doença disseminada, porém, pode-se verificar hipoalbuminemia e aumento de enzimas hepáticas quando o fígado é afetado.[4,17]

Os achados patológicos vão depender da forma da doença, e as alterações mais comuns encontradas à necropsia são pulmão com focos fibrosos granulomatosos discretos a formações nodulares extensas com caseificação e calcificação, acúmulo de líquido intraperitoneal, hepatomegalia, esplenomegalia, parede intestinal espessada com úlceras na mucosa e linfadenomegalia. Para visualização histopatológica, são utilizadas colorações como Giemsa e Groccot-Gomori, revelando granulomas com necrose caseosa central, calcificação e fibrose com células mononucleares, linfócitos e células epitelioides. Em lesões ativas pode ser visto um padrão mais difuso, células mononucleares com enormes citoplasmas repletos de leveduras, sem necrose e encapsulamento fibroso.[5]

Tratamento

A histoplasmose pode ser uma doença autolimitante, principalmente em cães, e a cura pode ser espontânea, mas devido ao risco de disseminação recomenda-se a terapia antifúngica.[4] O período de tratamento para histoplasmose é longo, normalmente de 4 a 6 meses, em razão do risco de recidiva.[16]

O itraconazol é o antifúngico de eleição para histoplasmose em pequenos animais, na dosagem de 10 mg/kg, por via oral, 1 vez/dia para cães. Para gatos, essa dosagem pode ser administrada 2 vezes/dia para que se alcance o efeito desejado, graças à variação da absorção do medicamento nessa espécie.[4,5,30,31]

Para as formas mais graves de histoplasmose está indicada a associação de itraconazol com anfotericina B. A terapia de indução é realizada com a anfotericina B na dosagem de 0,5 mg/kg (cães) e 0,25 mg/kg (gatos), por via intravenosa (IV), em dias alternados, nas primeiras 3 a 4 semanas, até que a dosagem acumulativa atinja 8 a 12 mg/kg em cães e 4 a 6 mg/kg em gatos. A administração deve ser concomitante a líquidos intravenosos, como solução de glicose a 5% e infusão lenta para diminuição do risco de lesão renal.[32] A função renal deve ser monitorada durante o tratamento, devido à nefrotoxicidade da anfotericina B. Atingindo-se a dose máxima de anfotericina B, inicia-se a terapia de manutenção com itraconazol por um período mínimo de 3 a 4 meses.[4,5,30,31]

O cetoconazol pode ser utilizado, na dosagem de 10 a 20 mg/kg, por via oral, até 2 vezes/dia (cães) e 10 a 15 mg/kg (gatos); no entanto, apesar do baixo custo, é menos eficaz e causa mais efeitos adversos do que o itraconazol.[4,32]

O prognóstico para cães e gatos com histoplasmose disseminada ou com comprometimento de sistema nervoso é de reservado a mau. Para animais com doença respiratória suave ou localizada, o prognóstico é bom.[4,16,33]

Prevenção

A prevenção consiste em evitar a exposição de pessoas ou animais a áreas com acúmulo de excretas de aves e morcegos, bem como em limpar periodicamente locais com potencial para fonte de infecção (galinheiros, sótãos), utilizando máscaras e luvas. Essa limpeza deve ser úmida para evitar a aerossolização da poeira contaminada, podendo-se usar solução de formalina ou formaldeído (a 3%) para desinfecção.[4,5]

ESPOROTRICOSE

A esporotricose é uma micose zoonótica, subaguda ou crônica, causada pelo fungo dimórfico *Sporothrix schenckii,* que acomete o homem e uma grande variedade de animais, especialmente o gato doméstico. É uma enfermidade emergente e de grande importância em saúde pública.[1,34] Normalmente, a infecção é benigna, limitada à pele e ao tecido subcutâneo, raramente havendo disseminação para ossos e órgãos internos.[5]

Prevalência | Relevância da doença

A esporotricose tem distribuição mundial, ocorrendo com mais frequência em regiões de clima tropical, subtropical e temperado.[5,35]

No Brasil, foram relatadas várias ocorrências em animais e humanos, principalmente nas regiões Sul e Sudeste. No estado do Rio de Janeiro, região litorânea de clima quente e úmido, mais de 3.000 casos foram diagnosticados em caninos e felinos e 2.200 em humanos até dezembro de 2009.[36]

Na região sul do Rio Grande do Sul houve relatos, desde 1996, de mais de 60 casos em pequenos animais, principalmente gatos.[5] Nas últimas décadas, também foram crescentes os relatos zoonóticos da micose envolvendo o felino doméstico, em especial nos estados de São Paulo, Rio de Janeiro e Rio Grande do Sul.[37–44]

Etiologia e fisiopatogenia | Características do agente etiológico, fatores de virulência e patogenia

Sporothrix schenckii é um fungo geofílico, sapróbio, encontrado em solo, vegetação e matéria orgânica em decomposição. Por ser um fungo dimórfico, é encontrado na forma micelial, no meio ambiente e *in vitro*, a temperaturas em torno de 25°C, e, na forma leveduriforme, em parasitismo e *in vitro*, a 37°C. Temperaturas entre 39 e 40°C levam à inibição do crescimento fúngico.[1,7,45] Os principais fatores de patogenicidade do *S. schenckii*, além do dimorfismo, são produção de enzimas extracelulares, melanina e termotolerância, os quais interferem na resposta imune e facilitam a invasão e a aderência do agente às células do hospedeiro.[1,5]

A infecção pelo *S. schenckii* decorre da inoculação traumática do fungo na pele, principalmente pelos espinhos de plantas, farpas de madeira, arranhadura, mordedura ou contato direto com exsudato de lesões dos felinos contaminados. Raramente a doença surge por inalação de conídios do agente, a qual pode resultar em esporotricose pulmonar ou sistêmica.[3–5,45,46]

O gato doméstico, principalmente o macho, não castrado e com livre acesso à rua, tem papel epidemiológico importante na esporotricose; contamina-se, na maioria das vezes, pelo hábito de cavar buracos para cobrir seus dejetos com terra, afiar as unhas em árvores e plantas, e arranhar-se em brigas. Dessa maneira, acaba por carrear o agente nas unhas e cavidade oral, além da grande quantidade de leveduras nas lesões quando infectado, facilitando assim a transmissão da doença por arranhaduras, mordeduras ou pelo contato direto com as lesões.[5,46,47]

Após a inoculação da forma filamentosa do *S. schenckii* no organismo, inicia-se a conversão dos conídios para leveduras; entretanto, quando a transmissão ocorrer por intermédio de arranhadura e/ou mordedura, o fungo será inoculado na forma leveduriforme.[5] Após o estabelecimento da infecção, há desenvolvimento de lesão cutânea papular ou nodular localizada no(s) ponto(s) de inoculação, podendo evoluir para cura espontânea. Dependendo do estado imunológico do paciente, da virulência da cepa ou da quantidade de unidades infectantes inoculadas, pode haver envolvimento de vasos linfáticos e sanguíneos que drenam o local, fazendo com que ocorra a progressão da infecção para a forma cutânea disseminada, que se caracteriza por múltiplas lesões (o que pode acontecer também por autoinoculação), podendo ou não evoluir para a forma sistêmica.[3,5,45]

Manifestações clínicas

As formas clínicas da esporotricose são cutânea fixa, linfocutânea, cutânea disseminada, extracutânea e sistêmica.[5] Em gatos, as formas mais comuns são cutânea fixa e cutânea disseminada, cujas lesões se caracterizam por abscessos, nódulos ou pústulas, que fistulam drenando exsudato serossanguinolento a purulento, evoluindo até amplas áreas necróticas, nodulares, ulceradas e crostosas, localizando-se principalmente na região cefálica, nos membros e na cauda (Figuras 91.1 e 91.2). Podem surgir extensas áreas de necrose com exposição de músculos e ossos e linfadenopatia.[3-5,17,45]

Os cães geralmente são acometidos pela forma cutânea fixa ou linfocutânea caracterizada por múltiplos nódulos subcutâneos, úlceras e crostas localizados preferencialmente no plano nasal (Figura 91.3).[5] A forma sistêmica é rara em cães e vem sendo descrita em gatos, cursando com manifestações inespecíficas como letargia, prostração, anorexia e hipertermia, além de lesões cutâneas características, disseminando-se para pulmões, rins e outros órgãos.[4,45]

A esporotricose pode mimetizar outras infecções granulomatosas e neoplasias cutâneas, podendo assemelhar-se a lesões decorrentes de criptococose, carcinoma epidermoide e leishmaniose ou, inicialmente, a lesões provocadas por brigas, sendo importante o diagnóstico diferencial para estabelecimento de um diagnóstico definitivo.[17,45,48]

Diagnóstico

O diagnóstico presuntivo da esporotricose pode ser obtido por anamnese, epidemiologia, manifestações clínicas e exames complementares. Para o diagnóstico definitivo, é necessária a cultura micológica de exsudatos, tecidos ou aspirados de lesões e isolamento do agente.[1,3,4]

A visualização de células leveduriformes ao exame direto das amostras nem sempre é possível em exsudato humano ou de animais, devido à pequena quantidade do agente fúngico, com exceção dos felinos, que apresentam grande número de células leveduriformes nas lesões.[1,5,35]

O cultivo deve ser em meios específicos, em duplicata, incubados a 25 e 37°C por até 3 semanas, para confirmação do dimorfismo do agente e caracterização macro e micromorfológica das colônias.[1,5,7]

Testes sorológicos não estão disponíveis e não são realizados na rotina de clínicas veterinárias, mas somente para diagnóstico em humanos.[3,5]

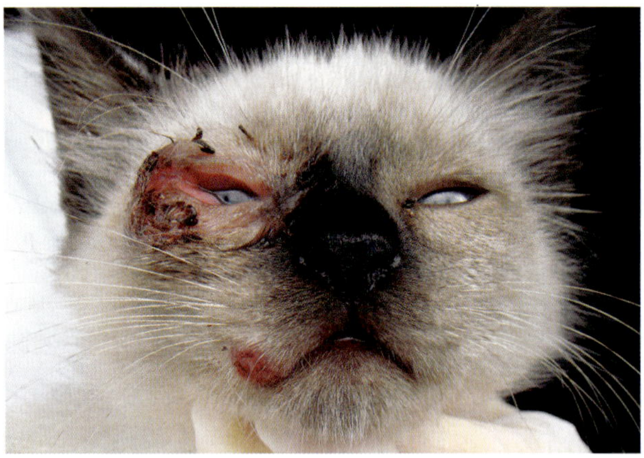

Figura 91.1 Felino com lesões ulceradas na face causadas por *Sporothrix schenckii.*

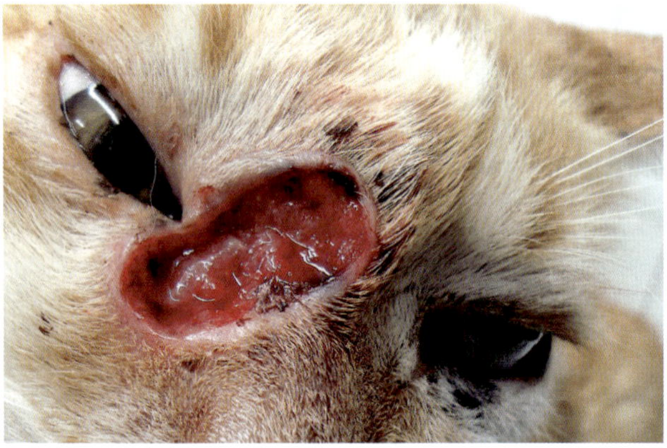

Figura 91.2 Felino com lesão ulcerada na face causada por *Sporothrix schenckii.*

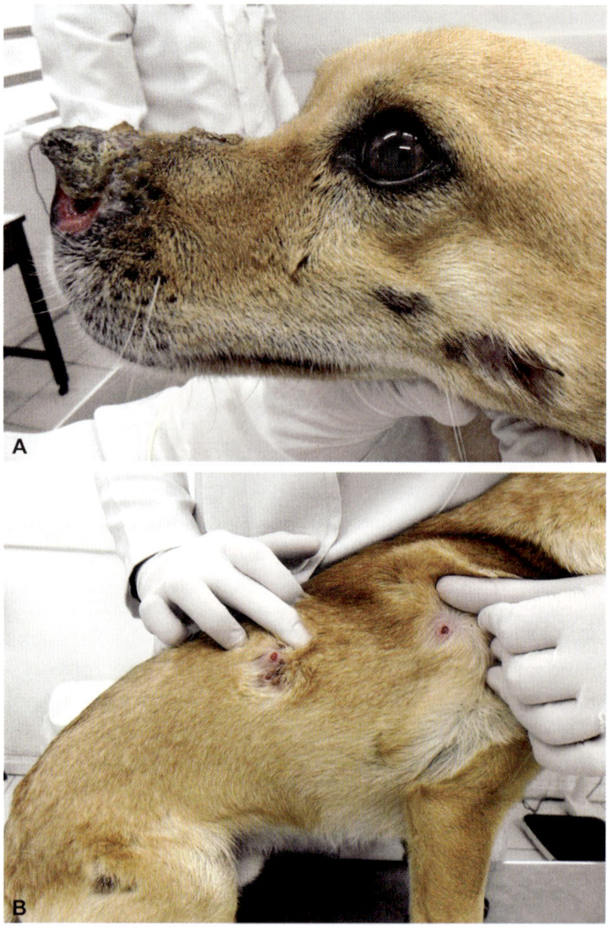

Figura 91.3 Esporotricose em cão apresentando-se com úlceras e crostas. **A.** No plano nasal. **B.** No corpo.

À histopatologia, a esporotricose caracteriza-se por inflamação piogranulomatosa difusa a nodular. Os tecidos provenientes de biopsia ou necropsia podem ser corados com ácido periódico de Schiff (PAS) ou Grocott-Gomori, sendo visualizadas células leveduriformes pleomórficas, geralmente intracelulares, com predominância de brotamentos unipolares. Em hematoxilina-eosina (H&E), podem ser visualizadas células epitelioides, células gigantes e linfócitos encapsulados por tecido conjuntivo fibroso; podem ser encontrados infiltrados clássicos no interior de granulomas e corpos asteroides (fenômeno de Splendore-Hoeppli).[3,4,7,17,46]

Tratamento

O tratamento de eleição para esporotricose na clínica de pequenos animais é o itraconazol, administrado por via oral, na dose de 10 mg/kg/dia, e deve ser continuado por pelo menos 30 dias após cura clínica. O cetoconazol também pode ser utilizado na mesma dosagem, sendo pouco seguro no que diz respeito a efeitos colaterais, e é menos eficaz que o itraconazol.[4,17,45]

O iodeto de potássio foi amplamente utilizado, por muitos anos, para o tratamento de esporotricose. É bem tolerado por cães e humanos; em cães, utiliza-se pela via oral, na dose de 40 mg/kg a cada 8 ou 12 horas, em solução saturada a 20%, durante 7 a 8 semanas, sendo uma terapia de baixo custo. Não deve ser usado em felinos devido à ocorrência de intoxicação (iodismo), com sinais de descarga ocular e nasal, vômito, depressão, anorexia, hipertermia, descamação da pele e insuficiência cardíaca.[3-5]

As infecções localizadas em pacientes imunocompetentes apresentam bom prognóstico; no entanto, em casos de doença disseminada ou sistêmica, principalmente em animais imunocomprometidos, o prognóstico é reservado.[3,33]

Prevenção

Como forma de controle e profilaxia é preciso cautela, com utilização de luvas ao manipular animais com suspeita de esporotricose, principalmente felinos. Deve-se tomar cuidado também ao manusear amostras para citologia e culturas. Todas as pessoas em contato com cães ou gatos doentes devem ser esclarecidas sobre o modo de transmissão e profilaxia dessa doença.[17,45]

Devem-se isolar e tratar animais com esporotricose até completa cura clínica, recomendando-se a castração, principalmente de machos, para evitar visitas à rua e transmissão da doença em disputas por fêmeas e território. Animais mortos devem ser cremados para evitar a perpetuação do fungo na natureza.[45]

Para desinfecção de locais contaminados, deve-se empregar hipoclorito de sódio.[45]

CRIPTOCOCOSE

Criptococose é uma enfermidade micótica sistêmica que acomete cavidade nasal, tecidos paranasais e pulmões, podendo-se disseminar para sistema nervoso central (SNC), olhos, pele e outros órgãos. A doença afeta o homem, animais domésticos e silvestres. É considerada a micose sistêmica de maior ocorrência na clínica de felinos, tornando-se mais grave em animais que estão sendo submetidos a quimioterapia, a tratamento prolongado com corticosteroides e portadores de enfermidades imunodepressivas, como leucemia felina (FeLV), síndrome da imunodeficiência felina (FIV), erliquiose e diabetes *mellitus*.[3,49,50]

Prevalência | Relevância da doença

No Brasil, o primeiro caso em gato doméstico foi descrito por Cruz *et al.*, e, em cães, por Chagas *et al.*, em 1971 e 1974, respectivamente. A criptococose em animais de companhia pode ser considerada como pouco frequente, ou pouco diagnosticada, visto que existem poucos relatos na literatura quando comparada com outras enfermidades fúngicas superficiais e subcutâneas. Esses poucos registros podem se dever ao diagnóstico dessa micose ser subestimado por falta de exames diferenciais para enfermidades que cursam com manifestações clínicas semelhantes às da criptococose, já que cães e gatos costumam estar em contato com o *habitat* natural do *Cryptococcus*.[50,51]

Não há predisposição de raça, sexo ou faixa etária para gatos e cães afetados pela criptococose, apesar de alguns estudos apontarem maior risco para gatos machos jovens (2 a 3 anos) da raça Siamesa e cães com menos de 4 anos das raças Dobermann, Pastor-Alemão e Cocker Spaniel americano.[4,52]

Etiologia e fisiopatogenia | Características do agente etiológico, fatores de virulência e patogenia

A criptococose é causada por leveduras do gênero *Cryptococcus*, sendo *C. neoformans* e *C. gattii* as duas espécies consideradas patogênicas; outras espécies raramente foram relatadas como causadoras da doença. A espécie *C. neoformans* se subdivide em duas variedades: *C. neoformans* variedade *neoformans* e *C. neoformans* variedade *grubbii*.[53] São leveduras sapróbias, com células envoltas por uma cápsula polissacarídica mucoide.[1,4,53]

A espécie *neoformans* é cosmopolita, frequentemente isolada das excretas dessecadas das aves, em especial pombos urbanos (*Columba livia domestica*), graças ao alto teor de nitrogênio e creatinina fornecido por esse substrato, favorecendo maior crescimento do agente.[3,53,54] A espécie *gattii* ocorre em regiões tropicais e subtropicais. Inicialmente mostrou ter associação ecológica específica a várias espécies de eucaliptos, mas atualmente está associada a diferentes espécies de árvores e madeira em decomposição.[1,7,35,53] Dentre os principais fatores de virulência relacionados com o *Cryptococcus*, os mais importantes são existência da cápsula (antifagocítica), síntese de melanina e termotolerância a 37°C.[54]

A inalação de basidiósporos ou formas dessecadas da levedura parece ser a rota primária de infecção, mas já foram descritos casos de inoculação cutânea direta e infecção oral em humanos.[49,55,56] Depois de inalados pelos animais, esses propágulos infecciosos são retidos no trato respiratório anterior (cavidade nasal e nasofaringe), podendo causar rinite micótica assintomática seguida de colonização da cavidade nasal, e ocorrer destruição de ossos nasais adjacentes. Alguns propágulos poderão ser inalados até o trato respiratório posterior, resultando em doença pulmonar, com formação de granulomas. Em alguns casos, essa infecção atravessa a placa cribriforme, atingindo trato e bulbo olfatório e até nervo óptico, dando origem a meningoencefalite, neurite óptica ou retinite secundária. A disseminação se dá pelas vias hematógenas ou linfáticas,[3,4,49,57] a partir do local primário da infecção, provocando comprometimentos cutâneo e ósseo, linfadenomegalia, além de lesões em outros tecidos e órgãos.[50,58-61]

Manifestações clínicas

Os sintomas da criptococose em pequenos animais geralmente estão mais relacionados com o trato respiratório anterior, no qual, na maioria das vezes, podem-se evidenciar lesões granulomatosas, ulcerativas ou massas proliferativas, polipiformes de tecido mole, no interior da cavidade nasal, passíveis de se exteriorizar pelas narinas. Pode haver deformação nos ossos da face, principalmente tumefação firme a amolecida sobre a ponte nasal, conhecida popularmente como "nariz de palhaço", além de espirros e secreção nasal, que pode ser serosa, hemorrágica ou mucopurulenta, unilateral ou bilateral (Figura 91.4).[3-5,52,62]

Os animais com criptococose nasofaríngea podem apresentar dispneia e tendência à respiração oral. Raramente são encontrados sinais de comprometimento pulmonar. A extensão local da lesão desde a cavidade nasal e através dos linfonodos poderá causar linfadenopatia regional. Lesões nodulares podem surgir isoladas ou múltiplas, de rápido crescimento, podendo ulcerar e exsudar material viscoso e seroso, e decorrentes de criptococose disseminada envolvendo qualquer parte do tegumento cutâneo, nariz, língua, gengivas, palato duro, lábios ou leito ungueal. A disseminação hematógena também pode resultar em claudicação secundária a osteomielite, insuficiência renal secundária e linfadenopatia generalizada.[3-5,52,62]

No sistema nervoso central (SNC) os sintomas vão depender da região afetada, quase sempre existindo depressão, alterações comportamentais, convulsões, andar em círculos, ataxia, paresia, inclinação de cabeça, hiperestesia cervical, anosmia e cegueira. Nos olhos, os sinais são coriorretinite granulomatosa, neurite óptica, blefaroespasmo, midríase, podendo ser evidenciada hemorragia ou cicatriz na retina ao exame de fundo de olho. Sinais inespecíficos como letargia e perda de peso e, ocasionalmente, febre podem surgir. Os principais sistemas e órgãos afetados pela criptococose felina são trato respiratório anterior e pele; em cães, incluem SNC, olhos e cavidade nasal, embora os sinais de rinite micótica sejam menos evidentes nessa espécie.[3-5,62,63]

Diagnóstico

O diagnóstico presuntivo da criptococose baseia-se em anamnese, dados epidemiológicos, sinais clínicos e patológicos. O diagnóstico definitivo se dá por demonstração da levedura no material clínico, por exame direto com tinta da China, isolamento do agente em meio de cultura seguido de provas bioquímicas de identificação, exame histopatológico e pesquisa de antígenos circulantes.[7]

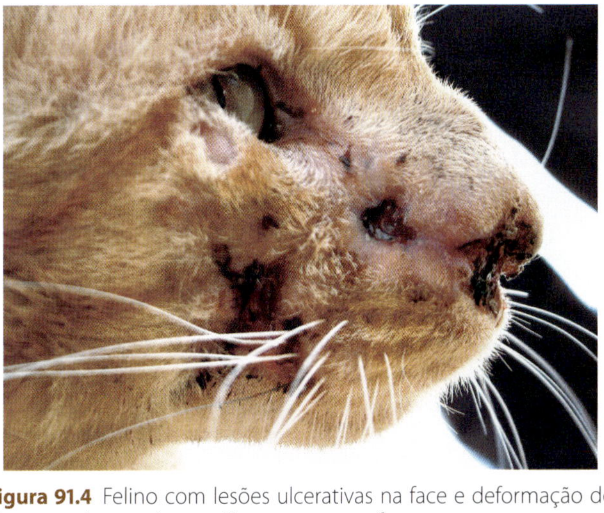

Figura 91.4 Felino com lesões ulcerativas na face e deformação do plano nasal causadas por *Cryptococcus neoformans*.

O exame micológico, comprobatório da doença, pode ser feito a partir de *swabs* de exsudatos, aspirados teciduais, liquor, lavado broncoalveolar e fragmentos de biopsia.[5,50,53]

O exame direto das amostras coradas com tinta da China (nanquim) possibilita evidenciar células (blastoconídios) de diferentes tamanhos ao microscópio, com ou sem brotamento (geralmente unipolares), com halo claro ao redor, correspondente à cápsula do *Cryptococcus*, não corada, enquanto o fundo apresenta campo escuro.[1,5]

O cultivo deve ser em meios específicos e incubado a temperaturas em torno de 30 a 35°C, as colônias podem ser observadas após 48 a 72 horas, fazendo-se a análise microscópica delas e provas bioquímicas para confirmação do agente (Figuras 91.5 e 91.6).[1,5,53]

Os testes sorológicos mais utilizados são aglutinação em látex e ELISA, com boas sensibilidade e especificidade, ocasionalmente surgindo casos de falso-positivos. A PCR não é utilizada em rotina clínica, somente em pesquisas.[4,17,33,53]

Radiografias da cavidade nasal podem revelar aumento de densidade de tecido mole, destruição de turbinados e septo nasal; as torácicas em geral são normais, embora raramente possam existir pequenas lesões nodulares.[3,4,33] Os achados hematológicos e bioquímicos não são sugestivos.[3,60]

À histopatologia podem ser utilizados corantes como PAS, H&E, Grocott-Gomori, em que são visualizadas células leveduriformes de tamanho variado, com ou sem brotamento, com um espaço circular claro correspondente à cápsula, e inflamação piogranulomatosa e granulomatosa. O material ainda pode ser corado pelo mucicarmim de Mayer, que cora a cápsula do *Cryptococcus* de rosa-avermelhado, facilitando a diferenciação entre outras leveduras não capsuladas. As células podem estar livres nos tecidos, no interior de macrófagos ou em células gigantes.[1,3,5]

Como diagnóstico auxiliar, em animais que morrem ou são submetidos à eutanásia, podem-se analisar as características anatomopatológicas. A rinite granulomatosa normalmente é evidente e, em alguns casos, os pulmões também são afetados. Em criptococose cerebral, os achados consistem em meningoencefalite primária ou granulomas cerebrais, e o espaço subaracnóideo pode estar distendido com exsudato aderente de aspecto mucoide. As meninges e, ocasionalmente, os pulmões podem apresentar espaços císticos. Em alguns animais, os bulbos olfatórios são substituídos por massa gelatinosa de células da levedura. Foram achados de necropsia granulomas renais em algumas ocorrências de doença disseminada, assim como lesões em baço, glândula adrenal, glândula tireoide e fígado.[1,63]

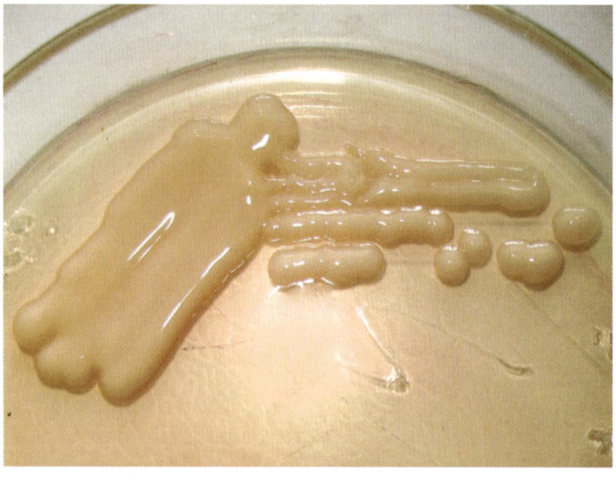

Figura 91.5 Cultivo em meio ágar Sabouraud apresentando colônias leveduriformes de *Cryptococcus neoformans* com tonalidade creme, brilhantes e com textura mucoide.

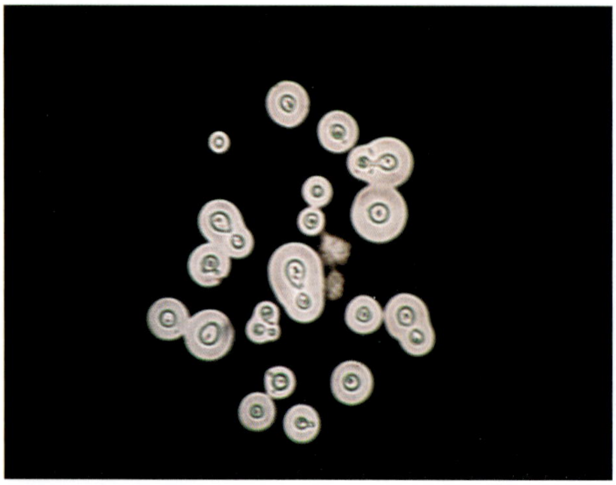

Figura 91.6 Blastoconídios capsulados de *Cryptococcus neoformans* observados em tinta da China (400×).

Tratamento

O tratamento da criptococose atualmente tem custo relativamente elevado, e a medicação contínua para os animais de estimação deve ser administrada por período prolongado (em média 6 a 18 meses). O paciente deve ter acompanhamento clinico até que se tenha eliminado completamente o agente do organismo, devendo o tratamento estender-se por pelo menos 1 a 2 meses após cura clínica, para que não ocorra recidiva das lesões.[4,5,17,52,63] Os fármacos mais utilizados na terapêutica veterinária atual incluem itraconazol, fluconazol, cetoconazol e anfotericina B (combinada com flucitosina ou, com maior frequência, com triazóis).[4,5,50]

O itraconazol é o antifúngico de escolha para cães e gatos quando não há envolvimento do SNC; é mais seguro e eficaz que o cetoconazol quanto a efeitos colaterais e duração de tratamento e de menor custo que o fluconazol.[4,32] É administrado em cães e gatos na dose de 10 mg/kg, 1 vez/dia, por via oral.[4,32,64]

Quando há sinais de envolvimento do SNC, o fluconazol é o fármaco mais indicado para tratar criptococose na clínica de pequenos animais, pois tem boa penetração no cérebro, além de nos olhos e no trato urinário, com efeitos colaterais mínimos.[4] É utilizado na dose inicial de 10 a 20 mg/kg a cada 12 ou 24 horas, por via oral, passando-se para 5 a 10 mg/kg a cada 12 horas, para manutenção do tratamento a longo prazo.[32]

Em animais em estado grave e com envolvimento do SNC, que necessitam ser internados, pode-se optar na primeira fase do tratamento pela anfotericina B associada à flucitosina ou aos azóis.[4,52] A terapia de indução é feita com a anfotericina B na dosagem de 0,5 mg/kg (cães) e 0,25 mg/kg (gatos), por via intravenosa, em dias alternados, nas primeiras 3 a 4 semanas, até que a dosagem acumulativa atinja 8 a 12 mg/kg em cães e 4 a 6 mg/kg em gatos. A administração da anfotericina B deve ser concomitante a líquidos intravenosos como solução de glicose a 5% e infusão lenta, para diminuição do risco de lesão renal. A função renal deve ser monitorada durante o tratamento, devido à nefrotoxicidade da anfotericina B. Atingindo-se a dose máxima de anfotericina B, inicia-se a terapia de manutenção com triazóis.[4,30-32]

A flucitosina é pouco utilizada em veterinária, por isso deve haver cautela, em virtude dos poucos estudos sobre dosagem e intervalos de administração, mas associação à anfotericina B na fase inicial da doença demonstrou bons resultados em casos de meningite criptocócica, com doses de 30 mg/kg a cada 6 horas ou 50 a 75 mg/kg a cada 8 a 12 horas, para cães e gatos. Como efeito colateral, principalmente em cães, podem ocorrer erupções cutâneas ou mucocutâneas, devendo-se interromper o tratamento e continuar com azóis.[4,32,52]

O prognóstico da criptococose vai depender do estado do paciente, do envolvimento ou não do SNC, da existência de doenças imunossupressoras e da cooperação do proprietário, já que o tratamento é longo e de custo razoavelmente alto.[17,52]

Prevenção

Deve-se evitar a exposição de animais e homens a locais com acúmulo de excretas de aves, principalmente pombos. A limpeza periódica de locais com potencial para fonte de infecção deve ser úmida, para evitar aerossolização da poeira contaminada, com solução de formalina ou formaldeído a 3% e proteção com máscaras e luvas.[5]

Não há relatos da transmissão direta da criptococose intra e interespécies, pois o agente não sofre aerossolização a partir de tecidos ou secreções contaminadas.[4,49,52,65]

REFERÊNCIAS BIBLIOGRÁFICAS

1. Lacaz CS, Porto E, Martins JEC, Heins-Vaccari EM, Mello NT. Tratado de micologiamédica. 9. ed. São Paulo: Sarvier, 2002.
2. Lacaz CS, Porto E, Heins-Vaccari EM, Melo NT. Guia para identificação de fungos, actinomicetos e algas de interesse médico. São Paulo: Sarvier/Fapesp, 1999.
3. Taboada J. Micoses sistêmicas. In: Ettinger SJ, Feldman EC, editores. Tratado de medicina interna veterinária: doenças do cão e do gato. 5. ed. Rio de Janeiro: Guanabara Koogan, 2004, p. 478-503.
4. Greene CE. Infectious diseases of the dog and cat. 3. ed. St. Louis: Saunders Elsevier, 2006.
5. Meireles MCA, Nascente PS. Micologia veterinária. Pelotas: Ed. Universitária UFPel, 2009.
6. Ferreira MS, Borges AS. Histoplasmose. Rev Soc Bras Med Trop. 2009; 42(2):192-8.
7. Sidrim JJC, Rocha MFG. Micologia médica à luz de autores contemporâneos. Rio de Janeiro: Guanabara Koogan, 2004.
8. Pará M. Histoplasmosis in Brazil. Am J Trop Med. 1946; 26:273-92.
9. Silva-Ribeiro VL, Ferreira-da-Cruz MF, Wanke B, Galvão-Castro B. Canine histoplasmosis in Rio de Janeiro: natural and experimental infections. J Med Vet Mycol. 1987; 25:319-22.
10. Forjaz MHH, Fischman O. Animal histoplasmosis in Brazil – isolation of *Histoplasma capsulatum* from a dog on the northern coast of São Paulo. Mykosen. 1985; 28(4):191-4.
11. Carneiro RA, Lavalle GE, Araújo RB. Histoplasmose cutânea em gato: relato de caso. Arq Bras Med Vet Zootec. 2005; 57:158-61.
12. Selby LA, Becker SB, Hayes HW. Epidemiologic risk factors associated with canine systemic mycoses. Am J Epidemiol. 1981; 113(2):133-9.
13. Newman SL. Interaction of *Histoplasma capsulatum* with human macrophages, dendritic cells, and neutrophils. Methods Mol Med. 2005; 118:181-91.
14. Fojtasek MF, Sherman MR, Garringer T, Blair R, Wheat LJ, Schnizlein-Bick CT. Local immunity in lung-associated lymph nodes in a murine model of pulmonary histoplasmosis. Infect Immun. 1993; 61(11):4607-14.
15. Davies SF, Colbert RL. Concurrent human and canine histoplasmosis from cutting decayed wood. Ann Intern Med. 1990; 113(3):252-3.
16. Nelson RW, Couto CG. Fundamentos de medicina interna de pequenos animais. Rio de Janeiro: Guanabara Koogan, 1994.
17. Birchard SJ, Sherding, RG. Manual Saunders – clínica de pequenos animais. 3. ed. São Paulo: Roca, 2008.
18. Clinkenbeard KD, Cowell RL, Tyler RD. Disseminated histoplasmosis in cats: 12 cases (1981-1986). J Am Vet Med Assoc. 1987; 190(11):1445-8.
19. Davies C, Troy GC. Deep mycotic infections in cats. J Am Anim Hosp Assoc. 1996; 32(5):380-91.
20. Mackie JT, Kaufman L, Ellis D. Confirmed histoplasmosis in an Australian dog. Aust Vet J. 1997; 75(5):362-3.
21. Wolf AM. Successful treatment of disseminated histoplasmosis with osseous involvement in two cats. J Am Anim Hosp Assoc. 1988; 24:511-6.
22. Rosychuk RAW, White SD. Systemic infectious diseases and infestations that cause cutaneous lesions. Vet Med. 1991; 86(2):164-81.
23. Meadows RL, MacWilliams PS, Dzata G, Delauche AJ. Diagnosis of histoplasmosis in a dog by cytologic examination of CSF. Vet Clin Pathol. 1992; 21(4):122-5.
24. Unis G, Roesch EW, Severo LC. Histoplasmose pulmonar aguda no Rio Grande do Sul. J Bras Pneumol. 2005; 31(1):52-9.
25. Wheat LJ, Kauffman CA. Histoplasmosis. Infect Dis Clin North Am. 2003; 17(1):1-19.
26. Wheat J, Wheat H, Connolly P, Kleiman M, Supparatpinyo K, Nelson K *et al*. Cross-reactivity in *Histoplasma capsulatum* variety *capsulatum* antigen assays of urine samples from patients with endemic mycoses. Clin Infect Dis. 1997; 24(6):1169-71.
27. Ueda Y, Sano A, Tamura M, Inomata T, Kamei K, Yokoyama K *et al*. Diagnosis of histoplasmosis by detection of the internal transcribed spacer region of fungal rRNA gene from a paraffin-embedded skin sample from a dog in Japan. Vet Microbiol. 2003; 94(3):219-24.
28. Murata Y, Sano A, Ueda Y, Inomata T, Takayama A, Poonwan N *et al*. Molecular epidemiology of canine histoplasmosis in Japan. Med Mycol. 2007; 45(3):233-47.
29. Shelton GD, Stockham SL, Carrig CB, Jamison JM. Disseminated histoplasmosis with bone lesions in a dog. J Am Anim Hosp Assoc. 1982; 18:143-6.
30. Krohne SG. Canine systemic fungal infections. Vet Clin North Am Small Anim Pract. 2000; 30(5):1063-90.
31. Kerl ME. Update on canine and feline fungal diseases. Vet Clin North Am Small Anim Pract. 2003; 33(4):721-47.
32. Adams HR. Farmacologia e terapêutica em veterinária. 8. ed. Rio de Janeiro: Guanabara Koogan, 2003.
33. Shaw D, Ihle S. Medicina interna de pequenos animais. Porto Alegre: Ed. Artes Médicas Sul, 1999.
34. Meinerz RM, Nascente OS, Schuch LFD, Faria RO, Santin R, Cleff MB *et al*. Esporotricose felina – relato de casos. Ciênc Anim Bras. 2007; 8(3):575-7.
35. Know-Chung KJ, Bennett JE. Medical mycology. Philadelphia: Lea & Febiger, 1992.
36. Barros MBL, Schubach TP, Coll JO, Gremião ID, Wanke B, Schubach A. Esporotricose: a evolução e os desafios de uma epidemia. Rev Panam Salud Pública. 2010; 27(6):455-60.
37. Larsson CE, Gonçalves MA, Araújo VC, Dagli MLZ, Correa B, Fava NET. Esporotricosis felina: aspectos clínicos e zoonóticos. Rev Inst Med Trop. 1989; 31(5):351-8.
38. Nogueira RHG, Guedes RMC, Cassali GD, Guele VA, Moreira YK. Relato de esporotricose felina (*Sporothrix schenckii*) com transmissão para o homem: aspectos clínicos, microbiológicos e anátomo-patológicos. Arq Bras Med Vet Zootec. 1995; 47(1):43-5.
39. Barros MBL, Schubach TMP, Galhardo MCG, Schubach AO, Monturo PCF, Reis RS *et al*. Sporotrichosis: an emergent zoonosis in Rio de Janeiro. Mem Inst Oswaldo Cruz. 2001; 956(6):777-9.
40. Fleury RN, Taborda PR, Grupta AK, Fujita MS, Rosa OS, Weckwerth AC *et al*. Zoonotic sporotrichosis. Transmission to humans by infected domestic cat scratching: report of four cases in São Paulo, Brazil. Internat J Dermatol. 2001; 40(5):318-22.
41. Nobre MO, Meireles MCA, Caetano DT, Faé F, Cordeiro JMC, Meireles RM *et al*. Esporotricose zoonótica na região sul do Rio Grande do Sul (Brasil) e revisão de literatura brasileira. Rev Bras Ciênc Vet. 2002; 9(1): 36-41.
42. Barros MBL, Schubach AO, Valle ACF, Galhardo MCG, Conceição-Silva F, Schubach TMP *et al*. Cat-transmitted sporotrichosis epidemic in Rio de Janeiro, Brazil: description of a series of cases. Clin Infect Dis. 2004; 38:529-35.
43. Xavier MO, Nobre MO, Sampaio Jr DP, Antunes TA, Nascente PS, Sória FBA *et al*. Esporotricose felina com envolvimento humano na cidade de Pelotas, RS, Brasil. Ciência Rural. 2004; 34(6):1961-3.
44. Meinerz ARM, Nascente OS, Schuch LF, Faria RO, Antunes TA, Cleff MB *et al*. Felino doméstico como transmissor da esporotricose em trabalhador rural – relato de caso. Arq Inst Biológico. 2007; 74:149-51.
45. Schubach TMP, Schubach AO. Esporotricose em gatos e cães – revisão. Clín Veter. 2000; 5:21-4.
46. Lopes-Bezerra LM, Schubach A, Costa RO. *Sporothrix schenckii* and sporotrichosis. Anais Acad Bras Ciências. 2006; 78(2):293-308.
47. Souza LL, Nascente OS, Nobre MO, Meinerz ARM, Meireles MCA. Isolation of *Sporothrix schenckii* from the nails of healthy cats. Braz J Microbiol. 2006; 37:372-4.
48. Filguera KD. Esporotricose na espécie canina: relato de um caso na cidade de Mossoró, RN. Ciênc Anim Bras. 2009; 10(2):673-7.
49. Corrêa, GLB. Criptococose em gatos. Ciência Rural. 1994; 24(2):431-7.
50. Larsson CE, Otsuka M, Michalany NS, Barros PSM, Gambale W, Safatle AMV. Criptococose canina: relato de caso. Arq Bras Med Vet Zootec. 2003; 55(5):533-8.
51. Oliveira IA, Nobre MO, Ferreiro L. Pesquisa de criptococose em cães atendidos no Hospital de Clínicas Veterinárias da UFRGS, Porto Alegre, Brasil. Acta Scient Vet. 2005; 33(3):253-8.
52. Castella G, Abarca ML, Cabañes FJ. Criptococosis y animales de compañía. Rev Iberoam Micol. 2008; 25:19-24.

53. Kon AS, Grumach AS, Colombo AL, Penalva ACO, Wanke B, Telles FQ *et al.* Consenso em criptococose. Rev Soc Bras Med Trop. 2008; 41(5):524-44.
54. Nosanchuk JD, Casadevall A. Cellular charge of *Cryptococcus neoformans*: contributions from de capsular polyssacaride, melanin, and monoclonal antibody binding. Infect Immun. 1999; 67:5477-9.
55. Baes H, van Cutsem J. Primary cutaneous cryptococcosis. Dermatologia. 1985; 171:357-61.
56. Ruiz DE, Gopegui R, Espada Y, Diaz T, Enrich M. Iron deficiency anaemia and severe thrombocytosis in a case of disseminated abdominal canine cryptococcosis. Comparative Clin Pathol. 2002; 11(2):82-6.
57. Quinn PJ, Donnelly WJC, Carter ME, Markey BKJ, Tangerson PR, Brethnach RMS. Microbial and parasitic diseases of the dog and cat. London: Saunders, 1997.
58. Grogan SG, Hart BD. Feline cryptococcosis. A retrospective evaluation. J Am Anim Hosp Assoc. 1997; 33(2):118-22.
59. Casadevall A, Perfect J. *Cryptococcus neoformans*. Washington: ASM Press; 1998.
60. Honsho CS, Mine SY, Oriá AP, Benato N, Camacho AA, Alessi AC, Laus JL. Generalized systemic cryptococcosis in a dog after immunosuppressive corticotherapy. Arq Bras Med Vet Zootec. 2003; 55(2):155-9.
61. Thomson P, Miranda G, Silva V. Linfadenitis canina produzida por *Cryptococcus neoformans*. Primer caso en Chile. Rev Iberoam Micol. 2006; 23:238-40.
62. Pereira APC, Coutinho SDA. Criptococose em cães e gatos – revisão. Rev Clin Vet. 2003; 8(45):24-32.
63. Malik, R. Feline cryptococcosis. In: 28th World Congress of the World Small Animal Veterinary Association, October 24-27, 2003 Bangkok, Thailand; 2003.
64. Larsson, CE. Dermatozoonosis. In: Congresso de la Asociación Mundial de Medicina Veterinária de Pequeños Animales, 23, 1998, Buenos Aires. Anais 1998, Buenos Aires, Argentina. p. 25-28.
65. Larsson CE. Criptococose felina: Aspectos clínicos-epidemiológicos. In: Anais do I Simpósio Brasileiro de Micologia sobre Micoses Animais. Porto Alegre, 2000.

92
Parvovirose Canina

César Augusto Dinóla Pereira

INTRODUÇÃO

No fim da década de 1970, foram relatadas globalmente, epizootias em cães de uma doença previamente desconhecida caracterizada por causar morte em filhotes com idade entre 3 e 16 semanas, devido à miocardite aguda, e hipertermia acompanhada de vômitos e diarreia hemorrágica em animais adultos.[1]

Os exames histopatológicos revelaram necrose das criptas do epitélio intestinal, perda da estrutura das vilosidades no intestino delgado, além de depleção de linfócitos e necrose em vários tecidos linfoides. Essas características eram semelhantes às observadas em gatos infectados pelo vírus da panleucopenia felina (FPV) e em visões (*Mustela vison*) infectados pelo vírus da enterite dos visões (MEV), ambos pertencentes ao gênero *Parvovírus*.[2]

Poucos meses após as primeiras constatações da doença foram observados em fezes e tecidos oriundos de necropsia, por microscopia eletrônica, partículas virais de pequenas dimensões, arredondadas e não envelopadas que se assemelhavam ao FPV, bem como foi descrito o isolamento do agente em cultivo celular.[2]

A estreita associação desse vírus emergente com o FPV foi logo reconhecida e denominada "parvovírus canino tipo 2" (CPV 2), para distingui-lo do previamente descrito *minute vírus of canides* (MVC).[1]

Várias hipóteses foram sugeridas quanto a possível origem do CPV. A primeira propôs que o possível ancestral seria o FPV decorrente de mutação natural. A segunda possibilidade sugeriu que o CPV surgiu de uma cepa vacinal do FPV, que, após adaptação em células de cultivo de origem canina, contaminou vacinas e foi espalhada mundialmente. Finalmente, a última hipótese sugeriu que o CPV surgiu em um carnívoro selvagem, possivelmente a raposa do ártico (BFPV, do inglês *blue fox parvovirus*), que teria albergado o ancestral comum, do FPV e do CPV.[3]

O surgimento das técnicas de biologia molecular, como a PCR e o sequenciamento genético, associado ao desenvolvimento de programas computacionais de análises filogenéticas, permitiu a avaliação do genoma de numerosos isolados do CPV, FPV, MEV, do parvovírus do guaxinim (*Procyon lotor*) (RPV) e, particularmente, de um isolado da raposa azul (*Vulpes lagopus*) (BFPV), de origem finlandesa. Essa análise deu suporte à hipótese de que o CPV se originou de um possível canídeo selvagem, conforme ilustrado na árvore filogenética ilustrada na Figura 92.1. A topologia da árvore revela a presença de uma sequência intermediária aos dois grupos principais, isto é, aqueles originalmente isolados de felinos domésticos (*raccons* e *mink*) e do outro lado, aqueles isolados de cães e *raccon dogs*. Essa sequência intermediária correspondeu à da amostra proveniente do canídeo selvagem (BFPV), em destaque na Figura 92.1.[3]

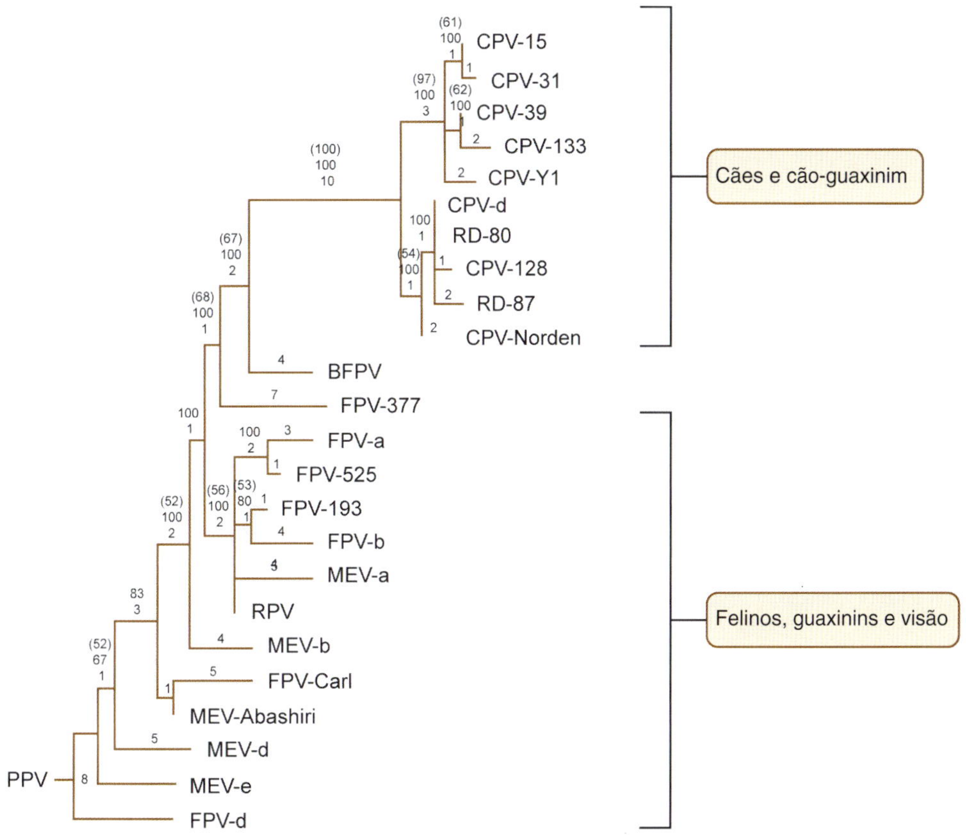

Figura 92.1 Relações filogenéticas baseadas na sequência de DNA do gene de capsídio de diferentes parvovírus. Parvovírus canino (CPV), felino (FPV), *mink* (MEV), *raccon dog* (RD) e raposa azul (BFPV).[3]

EPIDEMIOLOGIA

No Brasil, os primeiros relatos de gastrenterites hemorrágicas ocorreram em 1979, embora somente em 1980 ocorreu a disseminação da doença entre a população de cães. A combinação dos achados clínicos e anatomopatológicos,[4] aliado à observação por microscopia eletrônica de partículas virais, semelhantes aos parvovírus, levaram à conclusão de que se tratava de uma epizootia de enterite infecciosa, possivelmente relacionada ao parvovírus canino. Essa hipótese foi confirmada após o isolamento do parvovírus em cultivo celular, além de sua detecção por meio de ensaios utilizando as reações de hemaglutinação (HA) e inibição da hemaglutinação (HI). Análises sorológicas de amostras de cães coletadas em São Paulo antes, durante e após a epizootia de gastrenterite em 1980 revelaram o aumento da prevalência de animais soropositivos, variando de 0% em 1970, até 63,16% em 1982.[5]

Entre os integrantes da família Canidae, além dos cães domésticos, a maioria das espécies do gênero *Canis* são suscetíveis a CPV, sendo que as raças Dobermann, Pincher e Rottweiller são particularmente mais suscetíveis à infecção. Outros membros da família Canidae naturalmente suscetível ao CPV incluem o lobo guará (*Chrysocycon brachyurus*), o cachorro do mato vinagre (*Speothos venaticus*), o lobinho (*Cerdocyon thous*), e o *raccoon dog* (*Nyctereutes procyonoides*). Adicionalmente, devido ao isolamento do CPV a partir de uma amostra proveniente de um gato com sintomatologia de panleucopenia felina, observou-se a possibilidade da transmissão entre cães e gatos.[6]

A parvovirose canina se traduz, até os dias de hoje, em uma das principais doenças infecciosas de caráter endêmico e de distribuição mundial. A expansão global do parvovírus canino deveu-se, provavelmente, aos altos títulos de vírus presentes nas fezes de cães infectados, além de sua resistência à inativação no ambiente. Esses fatores facilitaram o transporte da partícula viral em objetos inanimados até mesmo em países com procedimentos rígidos de quarentena para cães.[1]

ETIOLOGIA

Taxonomia

Segundo o Comitê Internacional de Taxonomia dos Vírus, a família Parvoviridae divide-se em duas subfamílias: Parvovirinae (vírus que infectam vertebrados) e Densovirinae (vírus de insetos). A subfamília Parvovirinae é dividida em três gêneros: *Parvovirus*, que inclui os vírus autônomos, patogênicos em animais; *Dependovirus* (ou Vírus adenoassociados) e *Erytrovirus*, representado apenas pelo parvovírus humano B 19. O parvovírus canino está classificado no subgrupo dos parvovírus felinos do gênero *Parvovírus*, com o FPV e o MEV.[7]

Propriedades gerais

O parvovírus canino se caracteriza pela pequena dimensão, que varia de 18 a 26 nm, pela ausência de envelope e por apresentar um capsídio de simetria icosaédrica.[7]

A partícula viral é bastante resistente, podendo se manter infecciosa por até 5 meses no meio ambiente. Porém, é inativada quando submetida à temperatura de 56 ºC por 60 minutos, ao tratamento por solventes orgânicos, agentes oxidantes e a radiações gama.[7]

Organização do genoma

O CPV apresenta um filamento de DNA de cadeia simples, composto por 5.200 nucleotídios, dotado de dois promotores para RNA mensageiro entre eles o P4, relacionado às proteínas não estruturais NS-1 e NS-2, associadas ao controle da transcrição e replicação do DNA e o P38, relacionado às proteínas estruturais VP1 e VP2 que compõem a cápside viral (Figura 92.2).[8]

Dados de literatura revelam que a taxa de mutação no gene VP1/VP2 do CPV é de aproximadamente $1{,}69 \times 10^{-4}$ nucleotídios por ano, o que corresponde a um valor 100 vezes menor que o do vírus da influenza A, porém relativamente alta quando comparada a outros DNA vírus.[9] Mutações nesses genes são responsáveis por importantes alterações das propriedades biológicas do parvovírus, que serão abordadas a seguir.

Estrutura do capsídio

O capsídio é constituído pela associação de 60 subunidades proteicas (capsômeros) compostas pela associação das proteínas estruturais VP2 (64 a 66 kD), que compõe cerca de 90% do capsídio, e a VP1 (83 a 86 kD), que compõem os 10% restantes. A estrutura tridimensional do capsídio está ilustrada na Figura 92.3 que destaca regiões importantes da superfície viral, entre elas: estreitas depressões (*canyons*), pequenas projeções

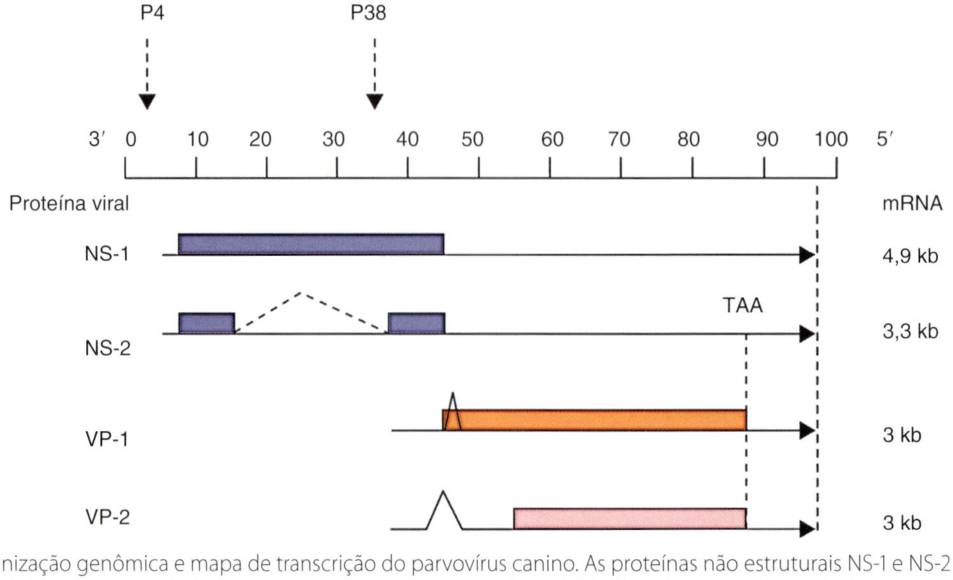

Figura 92.2 Organização genômica e mapa de transcrição do parvovírus canino. As proteínas não estruturais NS-1 e NS-2 são geradas a partir de um transcrito obtido na extremidade 3′ do genoma. As proteínas estruturais VP1 e VP2 são provenientes de transcritos localizados na extremidade 5′.[8]

(espículas) e pequenas depressões (*dimple*), respectivamente ao redor dos eixos de simetria 5×, 3× e 2× (Figura 92.3).[10]

As espículas e *dimple* estão associadas a diversas propriedades biológicas da partícula, entre elas a atividade hemaglutinante (HA), propriedades antigênicas e a seleção de hospedeiro dos parvovírus.[10]

As substituições de aminoácidos nas proteínas das espículas alteram as propriedades hemaglutinantes dos parvovírus. O FPV aglutina hemácias em pHs abaixo de 6,6 enquanto CPV hemaglutina em valores superiores a 7,5. Adicionalmente, as espículas do CPV são determinantes na seleção de hospedeiro para cães. Mutações no gene VP1/VP2 que provoquem a troca de aminoácidos específicos nas espículas resultam na perda da capacidade de replicação do mutante em células de cães.[11]

Por sua vez, dois sítios antigênicos neutralizantes principais, denominados "A" e "B", foram mapeados e associados às espículas, detectados por meio de ensaios utilizando anticorpos monoclonais (MAbs), bem como por sequenciamento do genoma viral. O sítio antigênico A está localizado na extremidade da espícula e, por outro lado, o sítio B está localizado na base da estrutura.[10]

Por fim, uma série de trocas de aminoácidos nas espículas, particularmente no resíduo 87 (metionina para leucina), 300 (alanina para glicina) e 305 (ácido aspártico para tirosina), resultaram no surgimento de variantes antigênicos do CPV. Essas substituições, que diferenciam o CPV 2 dos novos tipos antigênicos, CPV 2a e 2b, poderiam ser responsáveis por vantagens replicativas que estão relacionadas à capacidade do CPV de infectar células de felinos, bem como a rápida seleção dos novos tipos variantes em cães de todo o mundo.[9]

Variantes antigênicas e evolução do CPV

Isolados de parvovírus canino podem ser caracterizados por diversas técnicas, entre elas as imunológicas, utilizando-se painéis de anticorpos monoclonais (MAbs), bem como por análises moleculares de DNA pelo uso de enzimas de restrição, reação de polimerização em cadeia (PCR) e sequenciamento. A caracterização por MAbs, avaliando regiões expostas do capsídio viral, revela alterações em epítopos específicos, que em última análise são reflexos da estrutura tridimensional da proteína. Por outro lado, as análises moleculares detectam alterações nas sequências de nucleotídios que não necessariamente resultam em alterações fenotípicas.[9, 12]

A combinação dessas técnicas permitiu constatar que, após o surgimento do CPV 2, um novo tipo antigênico, designado CPV 2a, tornou-se predominante e substitui o parvovírus canino original nos EUA, entre 1980 e 1981.[13]

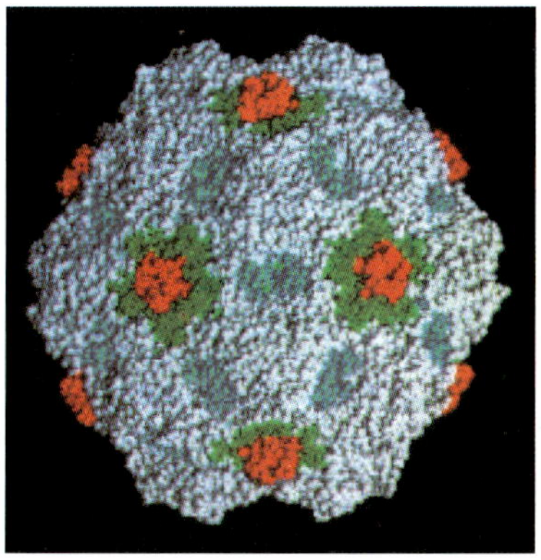

Figura 92.3 Estrutura tridimensional do capsídio do CPV. Os *canyons* estão representados em *verde*, ao redor do eixo de simetria 5×. As espículas correspondem às regiões em *azul-claro*, ao redor do eixo de simetria 3×. Os *dimples* estão representados em *azul-escuro*, ao redor do eixo de simetria 2×.[10]

Posteriormente uma nova variante antigênica, denominada "CPV 2b", emergiu no fim de 1984, tornando-se prevalente e eventualmente substituindo o CPV 2a em diversos países, entre eles EUA, Alemanha, França, Espanha, Dinamarca, África do Sul, Austrália e Japão.[6, 14-16]

No Brasil, a análise de isolados de CPV coletados entre 1980 e 1995 e caracterizados por meio do sequenciamento completo dos genes VP1/VP2 revelou que o CPV 2a foi a variante antigênica predominante no período estudado (Figura 92.4).[17]

Posteriormente, na Itália, um novo variante antigênico tornou-se frequente entre cães com gastrenterite hemorrágica. Essa cepa, caracterizada pela substituição do aminoácido ácido aspártico por glutamina, no resíduo 426 da proteína VP2, foi denominada "CPV 2c".[18]

Desde a sua primeira descrição, o CPV 2c já foi identificado em diversas regiões, nas quais circula com os tipos antigênicos CPV 2a e 2b, entre elas o Vietnam,[19] os EUA[20] e a América do Sul.[21]

FISIOPATOGENIA

A infecção viral inicia-se após a ligação do vírus a receptores da superfície celular, provavelmente glicoproteínas, com resíduos terminais de ácido siálico. A síntese das proteínas estruturais ocorre no citoplasma da célula, porém, a montagem de novas partículas virais acontece no núcleo, sendo que a liberação delas ocorre por lise celular.[22]

O parvovírus canino, como os demais parvovírus autônomos, necessita para a sua replicação de células na fase S da divisão mitótica. Consequentemente, apresentam predileção por tecidos de animais jovens ou recém-nascidos ou tecidos de animais adultos com intensa proliferação, como é o caso das células do tecido linfoide, com resultante linfopenia, e do epitélio do intestino delgado, causando o quadro gastroentérico.[10]

A infecção natural ocorre pela via oronasal, embora os animais possam ser infectados pela maioria das vias parenterais. Após a inoculação oral ou oronasal, a replicação inicial do vírus (replicação primária) ocorre nas tonsilas e/ou nódulos regionais e mesentéricos. Por meio da via linfática as partículas virais alcançam a circulação sanguínea (viremia) resultando em infecção posterior do timo, baço e medula óssea. A replicação viral e a destruição celular nos tecidos linfoides ocorrem nos centros germinativos dos nódulos e o córtex do timo. A medula óssea pode ser afetada gravemente, com uma marcada diminuição das células mieloides, eritroides e série de megacariócitos.[2]

No intestino, a replicação viral se dá nas células das criptas intestinais de rápida divisão, entre 4 e 6 dias pós inoculação oral. O achatamento grave das vilosidades intestinais promove a perda da regulação osmótica resultando, frequentemente, em diarreia com sangue e muco, além do vômito. A desidratação, hipertermia e endotoxemia são fatores complicadores do quadro.[2]

O curso da infecção é rápido, sendo possível isolar partículas virais a partir de tecidos ou fezes 10 a 14 dias após a infecção. A infecção dos enterócitos resulta na liberação de grandes quantidades de partículas virais (10^7 a 10^9 unidades infecciosas por grama de fezes) nas fezes.[1]

Com relação à capacidade de infectar células do hospedeiro *in vitro* e *in vivo*, existe uma diferenciação complexa entre o CPV e FPV. Ambos replicam em células de cultivo de origem felina, entretanto somente o CPV replica em células de origem canina. A infecção experimental de cães com o CPV e o FPV revelou novas diferenças. O FPV replicou no timo e medula de

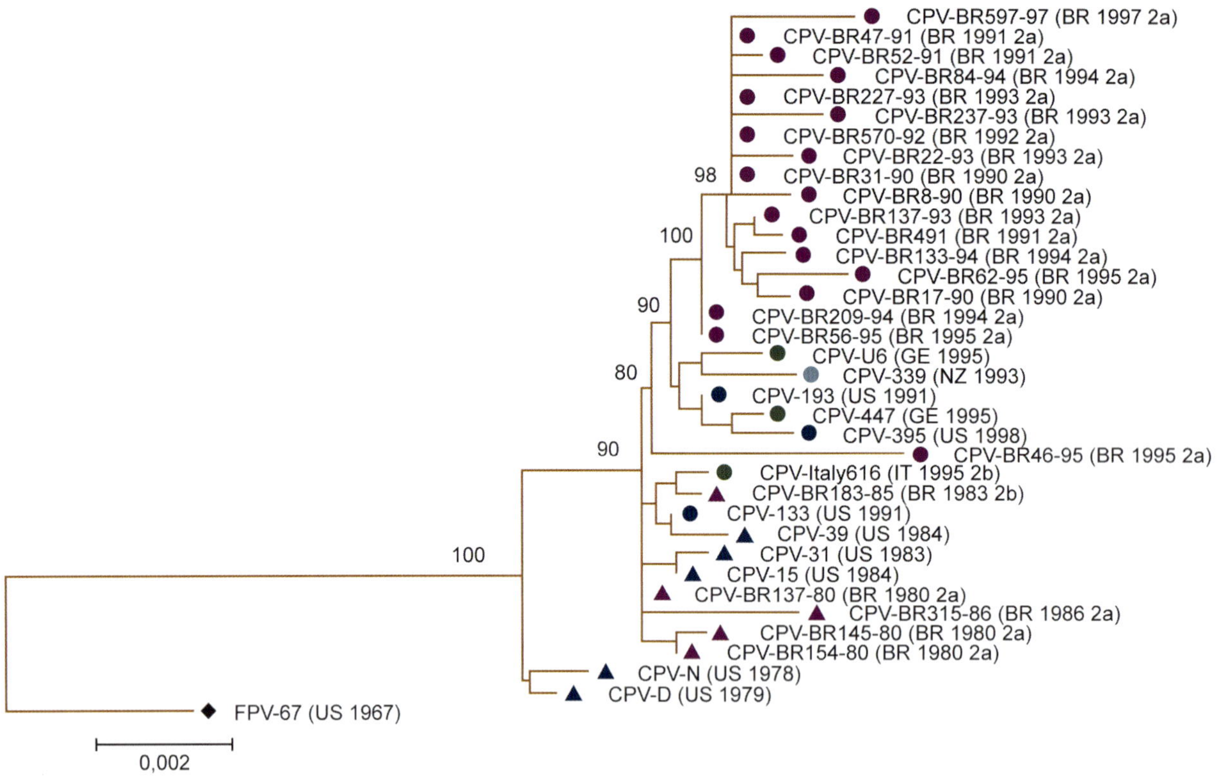

Figura 92.4 Relação filogenética entre sequências do gene VP1/VP2 de parvovírus caninos isolados no Brasil e diferentes países. Amostras isoladas entre 1978 e 1986 estão representadas por triângulos e círculos representam aquelas isoladas após 1990. A origem geográfica das amostras é identificada por cores: Brasil: magenta; Europa: verde; EUA: azul-escuro; e Nova Zelândia: azul-claro. As amostras estão identificadas por nome seguido pela localização, ano de isolamento e tipo antigênico (entre parênteses). Código dos países: BR, Brasil; GE, Alemanha; IT, Itália; NZ, Nova Zelândia; e US, EUA. A amostra raiz está representada pela cepa de parvovírus felino FPV-67.[17]

cães diferentemente do CPV que replicou no intestino e tecido linfoide periférico. Além disso, O FPV, como esperado, replicou eficientemente em gatos, e por outro lado, a replicação do CPV se mostrou dependente do tipo antigênico. Não foi possível detectar a replicação do CPV 2, em contraste com o CPV 2a e 2b que infectaram os animais de maneira eficiente. Esse fato foi confirmado pelo isolamento dos novos tipos antigênicos, em 10 a 20% dos gatos naturalmente infectados nos países como EUA, Alemanha e Japão.[15]

MANIFESTAÇÕES CLÍNICAS

Gastrenterite

Os sinais observados em animais afetados incluem diarreia sanguinolenta e vômito de início súbito, acompanhado de hipertermia e leucopenia por linfopenia.[2]

A morte de animais severamente afetados é uma consequência da destruição extensa do epitélio do intestino, com consequente desidratação, além da possibilidade de choque endotóxico. Casos de septicemia e de edema pulmonar também foram relatados.[1]

Miocardite

Relatos iniciais da doença descreveram surtos de miocardite aguda em filhotes de cães, principalmente entre 3 e 8 semanas de vida, embora em alguns casos a idade chegasse a 16 semanas no momento do óbito.

A taxa de mortalidade variou de 20 a 100%, com início rápido da doença em filhotes aparentemente normais e consequente morte por insuficiência cardíaca aguda, caracterizada por arritmia cardíaca, dispneia e edema pulmonar. A suscetibilidade fetal ou neonatal está relacionada, provavelmente, à divisão ativa das células do miocárdio que ocorre em filhotes com idade inferior a 15 dias.

A lesão patológica primária observada caracterizava-se por necrose multifocal do miocárdio e pela presença frequente de corpúsculos de inclusão intranucleares, além de infiltrado de células mononucleares. O pulmão apresentava-se com edema difuso, além de peribronquial e perivascular secundário ao colapso cardíaco.[2]

DIAGNÓSTICO LABORATORIAL

Diagnóstico direto

O diagnóstico laboratorial direto pode ser realizado pela detecção do vírus nas fezes, vômito ou em tecidos após exames *post mortem*.

Diversas técnicas, entre elas a microscopia eletrônica, associada ou não à imunomicroscopia eletrônica, o isolamento viral em culturas celulares, a reação de hemaglutinação, seguida ou não pela inibição da hemaglutinação com anticorpos específicos, além da imunofluorescência, foram padronizadas e têm sido utilizadas, particularmente, para fins de pesquisa, em função de custo, infraestrutura e capacitação profissional necessária à sua realização.[23]

O advento da biologia molecular permitiu o desenvolvimento de métodos de diagnóstico fundamentados em técnicas moleculares mais sensíveis e específicas, entre elas a PCR, associada ou não à utilização de enzimas de restrição, além do sequenciamento genético, objetivando a detecção e caracterização das cepas virais. Apesar de o fato dessas técnicas permitirem a diferenciação de cepas selvagens das vacinais, pelos mesmos motivos citados no parágrafo anterior, elas ainda têm seu uso reduzido para fins de diagnóstico laboratorial de rotina na clínica veterinária.[17]

Nesse contexto, merecem destaque as técnicas de diagnóstico que detectam epítopos virais por meio de anticorpos específicos marcados com enzimas, conhecidos como ensaios imunoenzimáticos (ELISA). A disponibilidade comercial de *kits* de diagnóstico rápidos e menos onerosos favorece a realização do teste pelo clínico veterinário no ambiente hospitalar. Preferencialmente, a amostra clínica deve ser colhida diretamente do reto do animal e o clínico deve ter em mente o período de eliminação do vírus, além do fato de que essa técnica não diferencia vírus selvagem de vírus vacinal, podendo gerar resultado falso-positivo.[24]

Diagnóstico indireto

Dentre os diferentes métodos sorológicos utilizados, entre eles a imunofluorescência indireta, a técnica de fixação de complemento e a soroneutralização, a pesquisa de anticorpos inibidores da hemaglutinação (HI), logo de início, forneceu resultados satisfatórios para o diagnóstico do CPV.[5]

Adicionalmente, foi padronizada a técnica de ELISA para o diagnóstico de infecções agudas de CPV, com base na detecção de anticorpos do tipo IgM, evitando-se a necessidade da coleta de amostras de soro pareadas (nas fases aguda e de convalescença da doença). Considerando-se que as técnicas indiretas não diferenciam anticorpos resultantes de vacinação recente daqueles de infecção natural e que em geral os laboratórios de diagnóstico de rotina não disponibilizam esses métodos, o diagnóstico indireto para PVC tem valor limitado.[5]

TRATAMENTO

Em função das manifestações clínicas resultantes da infecção pelo PC, naturalmente, o objetivo central do tratamento sintomático é o restabelecimento do equilíbrio hídrico e eletrolítico associado ao combate à infecção bacteriana secundária à destruição do epitélio intestinal.[25]

O protocolo de fluidoterapia deve se basear no grau de desidratação do animal associado à reposição de eletrólitos, essa última determinada pela avaliação prévia dos níveis de eletrólitos séricos do animal. Esses critérios definirão a escolha da fluidoterapia mais adequada, ou seja, solução salina, Ringer com lactato, bem como a reposição de potássio.

No que diz respeito à escolha do antibacteriano, deve-se ter em mente, particularmente, o papel das bactérias gram-negativas, pertencentes à microbiota intestinal, potencialmente desencadeadoras de choque endotóxico devido à liberação dos lipopolissacárides (LPS) da parede celular.

Devido a intenso sangramento intestinal e perda de proteínas, poderá ser necessária a realização de transfusão sanguínea ou de plasma, devido a anemia e hipoalbuminemia resultantes.

Em geral, na presença de vômito persistente, associa-se ao tratamento a utilização de antieméticos, evitando-se a utilização de moduladores da motilidade intestinal. A restrição da ingestão de sólidos e líquidos deve ser mantida até 24 a 48 horas após a suspensão do vômito e redução da diarreia. Inicia-se então o fornecimento inicial de pequenos volumes de água e, na ausência de vômito, introduz-se gradualmente a dieta, em pequenas porções e várias vezes ao dia, de início líquida, passando por pastosa e, por fim, sólida. Pode-se optar pela utilização de rações comerciais de prescrição para doenças gastrintestinais, ou alternativamente pelo fornecimento de dieta caseira composta por proteínas de alta digestibilidade, com pouca gordura e ausência de fibras.

Adicionalmente, foi relata a redução da gravidade do quadro de gastrenterite em cães infectados experimentalmente com CPV tipo 2 e posteriormente submetidos ao tratamento com interferona ômega-recombinante felino (rFeIFN-ômega).[26]

PREVENÇÃO

A imunidade funcional contra o CPV parece ser mediada por anticorpos séricos. Filhotes de cães, que adquirem imunidade materna (IM), permanecem protegidos contra infecções por CPV por até 13 semanas, sendo que títulos de anticorpos de 1:20, em HI, podem neutralizar vírus vacinais e inviabilizar a imunização ativa e, por outro lado, aqueles com títulos menores que 1:80 são suscetíveis a infecção. Não se sabe ao certo o papel das imunoglobulinas secretoras na proteção ou recuperação de animais doentes, contudo, foi demonstrada uma relação inversa entre o título de anticorpos nas fezes e a gravidade da doença em cães infectados naturalmente.[1]

Vacinas atenuadas, em particular aquelas altamente imunogênicas, obtidas por meio de um menor número de passagens em cultura celular e produzidas em altos títulos, são preferencialmente indicadas na obtenção de uma soroconversão mais eficiente, além de contornar os problemas da interferência dos anticorpos maternos. Contudo, linfopenia transitória foi relatada em cães vacinados com cepas atenuadas de CPV.[27]

Correntemente, as vacinais contra a parvovirose comercialmente disponíveis, utilizam na sua composição cepas de parvovírus dos tipos 2 ou 2b. Nesse contexto, apesar da existência de epítopos comuns entre as diferentes variantes antigênicas do CPV, o que confere imunidade cruzada,[9] estudos *in vitro* fundamentados na utilização da técnica da inibição da hemaglutinação (HI)[28] e na associação de HI e soroneutralização (SN)[29] demonstraram que anticorpos obtidos do soro de cães vacinados com a cepa CPV 2 não reagiram de maneira significativa contra as cepas mais recentes de CPV (CPV 2a/b e 2 c) quando comparados com anticorpos oriundos do soro de cães vacinados com cepas antigênicas homólogas. Contudo, um teste de desafio com o objetivo de avaliar a eficácia da imunização de cães infectados experimentalmente com uma cepa de campo CPV 2c, previamente submetidos à vacinação com uma cepa atenuada de CPV tipo 2, revelou a eficiência da proteção uma vez que os cães não apresentaram sinais clínicos da doença, bem como não eliminaram a cepa de campo nas fezes.[30]

Apesar das opiniões controversas, há um consenso entre os pesquisadores de que a falha vacinal para o parvovírus canino possivelmente esteja relacionada a: (*I*) altos títulos de anticorpos maternos (IM); (*II*) existência de cães imunologicamente não respondentes; e (*III*) reversão de virulência vacinal.[31]

A vacinação é o método mais efetivo para o controle da dispersão da doença, bem como para o desenvolvimento da infecção de cães pelo parvovírus canino. Portanto, em função da gravidade do quadro clínico, associado à distribuição global do agente etiológico, a vacina contra o PVC é classificada como essencial (*Core Vaccine*) segundo as diretrizes vacinais de organizações internacionais de clínicos de pequenos animais, ou seja, a World Small Animal Veterinary Association (WSAVA)[32] e a American Animal Hospital Association (AAHA).[33]

Segundo a WSAVA, a primovacinação de filhotes deve ser iniciada entre a 6ª e a 9ª semana, com o intervalo entre as doses de 3 ou 4 semanas. Considerando-se que a primovacinação não deve ser encerrada antes da 16ª semana de vida, caso a primeira dose seja feita com 6 ou 7 semanas de vida, recomendam-se quatro doses no total. Por sua vez, se a primeira dose for com

8 ou 9 semanas de vida, recomendam-se três doses no total. A revacinação será realizada com intervalos de 3 anos, sendo recomendável a realização de testes de títulos de anticorpos para o monitoramento da proteção vacinal.[32]

CONSIDERAÇÕES FINAIS

O surgimento de vírus emergentes pode ser resultante de diferentes mecanismos, isto é, a identificação e associação de um agente pré-conhecido a uma doença de etiologia não determinada, o que pode ser auxiliado pelo uso de técnicas modernas de diagnóstico; a alteração na relação parasita–hospedeiro, em função de mudanças ambientais, pelo aumento da densidade de vetores, bem como devido à imunodepressão do hospedeiro, o que resultaria em um aumento da incidência de uma doença preexistente e, por fim, embora menos comum, devido à migração de determinado patógeno a um hospedeiro previamente não suscetível.

Entre os exemplos de viroses emergentes variantes de hospedeiro podem ser citados o vírus da Influenza A, o vírus da imunodeficiência humana (HIV tipo 2), o novo coronavírus humano (Covid-19) e particularmente o parvovírus canino.

Essas variantes de hospedeiro são produto de mutações genéticas e apresentam especificidades, como alta virulência, capacidade de se alastrar rapidamente na população não resistente, bem como de adaptação ao hospedeiro.

Nesse contexto, o CPV é um excelente modelo para a compreensão do complexo processo de surgimento de variantes genéticas e de evolução viral.

REFERÊNCIAS BIBLIOGRÁFICAS

1. Carmichael LE. An Annotated Historical Account of Canine Parvovirus. J Vet Med B Infect Dis Vet Public Health. 2005;52(7-8):303-11.
2. Robinson WF, Wilcox GE, Flower RL. Canine parvoviral disease: experimental reproduction of the enteric form with a parvovirus isolated from a case of myocarditis. Vet Pathol. 1980;17(5):589-99.
3. Truyen U, Gruenberg A, Chang SF, Obermaier B, Veijalainen P, Parrish CR. Evolution of the feline-subgroup parvoviruses and the control of canine host range *in vivo*. J Virol. 1995;69(8):4702-10.
4. Hagiwara MK, July, JR, Baccaro MR, Ângelo MJO. Enterite hemorrágica em cães associada à infecção por um parvovírus. Arq Inst Biol São Paulo. 1980;47:47-9.
5. Ângelo MJO. Estudo das reações de fixação do complemento, da imunofluorescência indireta e da inibição da hemaglutinação na parvovirose canina; 1983. 66 p. [tese]. Universidade de São Paulo. São Paulo.
6. Mochizuki M, Harasawa R, Nakatani H. Antigenic and genomic variabilities among recently prevalent parvoviruses of canine and feline origin in Japan. Vet Microbiol. 1993;38(1-2):1-10.
7. Van Regenmortel MHV, Fauquet CM, Bishop DHL, Carstens EB, Estes MK, Lemon SM *et al.* (editors). Virus taxonomy. Classification and nomenclature of viruses. Seventh Report of the International Committee on Taxonomy of Viruses. California: Academic Press; 2000. 1162 p.
8. Reed AP, Jones EV, Miller TJ. Nucleotide sequence and genome organization of canine parvovirus. J Virol. 1988;62(1):266-76.
9. Parrish CR, Aquadro CF, Strassheim ML, Evermann JF, Sgro JY, Mohammed HO. Rapid antigenic-type replacement and DNA sequence evolution of canine parvovirus. J Virol. 1991;65(12):6544-52.
10. Tsao J, Chapman MS, Agbandje M, Keller W, Smith K, Wu H *et al.* The three-dimensional structure of canine parvovirus and its functional implications. Science. 1991;251(5000):1456-64.
11. Chang SF, Sgro JY, Parrish CR. Multiple amino acids in the capsid structure of canine parvovirus coordinately determine the canine host range and specific antigenic and hemagglutination properties. J Virol. 1992;66(12):6858-67.
12. Pereira CA, Monezi TA, Mehnert DU, D'Angelo M, Durigon EL. Molecular characterization of canine parvovirus in Brazil by polymerase chain reaction assay. Vet Microbiol. 2000;75(2):127-33.
13. Parrish CR, O'Connell PH, Evermann JF, Carmichael LE. Natural variation of canine parvovirus. Science. 1985;230(4729):1046-8.
14. Steinel A, Venter EH, Van Vuuren M, Parrish CR, Truyen U. Antigenic and genetic analysis of canine parvoviruses in southern Africa. Onderstepoort J Vet Res. 1998;65(4):239-42.
15. Truyen U, Platzer G, Parrish CR. Antigenic type distribution among canine parvoviruses in dogs and cats in Germany. Vet Rec. 1996;138(15):365-6.
16. de Ybañez RR, Vela C, Cortés E, Simarro I, Casal JI. Identification of types of canine parvovirus circulating in Spain. Vet Rec. 1995;136(7):174-5.
17. Pereira CA, Leal ES, Durigon EL. Selective regimen shift and demographic growth increase associated with the emergence of high-fitness variants of canine parvovirus. Infect Genet Evol. 2007;7(3):399-409.
18. Martella V, Cavalli A, Pratelli A, Bozzo G, Camero M, Buonavoglia D *et al.* A canine parvovirus mutant is spreading in Italy. J Clin Microbiol. 2004;42(3):1333-6.
19. Nakamura M, Tohya Y, Miyazawa T, Mochizuki M, Phung HT, Nguyen NH *et al.* A novel antigenic variant of Canine parvovirus from a Vietnamese dog. Arch Virol. 2004;149(11):2261-9.
20. Hong C, Decaro N, Desario C, Tanner P, Pardo MC, Sanchez S *et al.* Occurrence of canine parvovirus type 2 c in the United States. J Vet Diagn Invest. 2007;19(5):535-9.
21. Pérez R, Francia L, Romero V, Maya L, López I, Hernández M. First detection of canine parvovirus type 2 c in South America. Vet Microbiol. 2007;124(1-2):147-52.
22. Vihinen-Ranta M, Yuan W, Parrish CR. Cytoplasmic trafficking of the canine parvovirus capsid and its role in infection and nuclear transport. J Virol. 2000;74(10):4853-9.
23. Durigon EL, Ângelo MJO, Jerez, JA, Tanaka H, Hagiwara, MK. Comparação entre as reações de hemaglutinação (HA), isolamento em culturas celulares (CC), imunoeletrosmoforese (IEOF), imunomicroscopia eletrônica (IME), para o diagnóstico etiológico da parvovirose canina. Rev Microbiol. 1987; 18:205-10.
24. Drane DP, Hamilton RC, Cox JC. Evaluation of a novel diagnostic test for canine parvovirus. Vet Microbiol. 1994;41(3):293-302.
25. Pollock RV, Coyne MJ. Canine parvovirus. Vet Clin North Am Small Anim Pract. 1993;23(3):555-68.
26. Ishiwata K, Minagawa T, Kajimoto T. Clinical effects of the recombinant feline interferon-omega on experimental parvovirus infection in beagle dogs. J Vet Med Sci. 1998;60(8):911-7.
27. Schultz RD. Duration of immunity for canine and feline vaccines: a review. Vet Microbiol. 2006;117(1):75-9.
28. Ohshima T, Hisaka M, Kawakami K, Kishi M, Tohya Y, Mochizuki M. Chronological analysis of canine parvovirus type 2 isolates in Japan. J Vet Med Sci. 2008;70(8):769-75.
29. Cavalli A, Martella V, Desario C, Camero M, Bellacicco AL, De Palo P *et al.* Evaluation of the antigenic relationships among canine parvovirus type 2 variants. Clin Vaccine Immunol. 2008;15(3):534-9.
30. Spibey N, Greenwood NM, Sutton D, Chalmers WS, Tarpey I. Canine parvovirus type 2 vaccine protects against virulent challenge with type 2 c virus. Vet Microbiol. 2008;128(1-2):48-55.
31. Decaroa N, Buonavogliaa C, Barrsb VR. Canine parvovirus vaccination and immunisation failures: Are we far from disease eradication? Vet Microbiol. 2020;247:1-8.
32. WSAVA. Vaccination Guidelines. Disponível em: https://www.wsava.org/GlobalGuidelines/Vaccination-Guidelines.
33. AAHA. Canine Vaccination Guidelines. Disponível em: https://www.aaha.org/aahaguidelines/vaccination-canine-configuration/vaccination-canine.

93 Coronavírus Canino

Paulo Eduardo Brandão

INTRODUÇÃO

Coronaviroses caninas são doenças infectocontagiosas virais agudas de cães, frequentemente jovens, de distribuição mundial, com manifestações predominantemente entéricas, mas que podem se apresentar como infecções pantrópicas de mais elevada letalidade ou mesmo como processos patológicos de trato respiratório, dependendo da espécie e do biotipo viral envolvido.

Em cães, foram descritas duas espécies de coronavírus, sendo a espécie clássica o coronavírus entérico canino (CCoV; em inglês: *canine coronavirus*), agente etiológico de enterite canina, e o coronavírus respiratório canino (CRCoV; em inglês: *canine respiratory coronavirus*), patógeno associado a doenças respiratórias em cães.

Infecções por coronavírus em cães podem, por si sós, constituir-se em entidades mórbidas que levam à mortalidade direta, sobretudo em função de enterite e diarreia em neonatos e pacientes sem competência imunológica, ou que podem causar intensificação dos sintomas provenientes de outras infecções concomitantes.

É comum não receberem a devida atenção de clínicos veterinários e pesquisadores em infectologia veterinária, tendo sua importância subestimada e sendo erroneamente consideradas doenças infecciosas de baixa relevância, o que tem levantado questionamentos sobre a necessidade – ou não – da inclusão de coronavírus caninos em formulações vacinais e sobre a própria relevância desses patógenos virais em sanidade canina.

Na origem de tal circunstância estão a ausência de diagnóstico diferencial pela detecção direta do agente causal e a maior importância tradicionalmente conferida a doenças de manifestação similar, como a parvovirose canina, que podem encobrir a ocorrência de coronavírus caninos.

Neste capítulo, os coronavírus caninos serão comentados de modo sucinto quanto a aspectos de virologia básica, como taxonomia e morfologia, seguindo-se a patogenia da infecção em cães; sinais e sintomas observados e demonstração de sua importância em populações de cães; a epidemiologia das coronaviroses, incluindo a situação no Brasil; e os elementos principais para seu controle em cada elo da cadeia epidemiológica.

CORONAVÍRUS CANINO: AGENTE ETIOLÓGICO

Os coronavírus se associam a uma série de diferentes manifestações clínicas em aves e mamíferos, incluindo seres humanos, como encefalite, sialoadenite, peritonite, doenças reprodutivas, hepatite, nefrite/nefrose, doenças do sistema imunológico e, com maior frequência, doenças respiratórias e do aparelho digestório; muitas espécies de coronavírus apresentam tropismo tanto entérico quanto respiratório.[1]

Especula-se que se tenha originado em morcegos o coronavírus ancestral de todas as espécies desse vírus atualmente conhecidas; esses animais têm sido considerados os reservatórios originais do coronavírus da síndrome respiratória aguda grave (SARS), epidemia que emergiu na China em 2002 e provocou a morte de cerca de 800 pessoas em aproximadamente 8.000 infectadas; do coronavírus da síndrome respiratória do Oriente Médio (MERS), em 2012; e do Sars-CoV-2, em 2019.[2]

Taxonomia

O coronavírus entérico canino (CCoV) pertence à espécie *Alphacoronavirus 1*, do gênero *Alphacoronavirus*, família Coronaviridae.[1]

São conhecidos dois genótipos/sorotipos de CCoV, denominados "I" e "II",[3] podendo haver coinfecções pelos dois tipos, sendo que ao tipo II são atribuídos os casos mais graves de coronavirose canina.

O CCoV tem relações filogenéticas muito próximas com o coronavírus da gastrenterite suína transmissível (TGEV, do inglês *transmissible gastroenteritis virus*). Propôs-se que o próprio TGEV tenha se originado do CCoV por eventos de recombinação gênica.

Além disso, o CCoV também é geneticamente próximo aos coronavírus felinos dos genótipos/sorotipos I e II, tanto aquele causador da peritonite infecciosa felina (FIPV, do inglês *feline infectious peritonitis virus*) quanto o causador de enterites em gatos (FeCoV, do inglês *feline enteric coronavirus*). Foi proposto que o tipo II felino tenha se originado na recombinação entre o CCoV e o tipo I felino.

Por sua vez, o coronavírus respiratório canino (CRCoV) pertence à espécie *Betacoronavirus 1*, do gênero *Betacoronavirus*, em conjunto com o coronavírus bovino e o coronavírus humano OC43, por exemplo. O CRCoV foi relatado pela primeira vez em 2003, no Reino Unido.[4]

Morfologia

Coronavírus são vírus com envelope bilipídico, adquirido na formação da partícula viral do compartimento Golgi-retículo endoplasmático rugoso.[5,6] O envelope confere ao vírion dos coronavírus morfologia não estável, que pode ser mais comumente esférica, com diâmetro de até 200 nanômetros (nm), o que torna o vírus de tamanho grande. No entanto, essa morfologia pode, em alguns vírions, ser elíptica ou sem forma definida, o que se aplica tanto ao CCoV quanto ao CRCoV.

Uma importante característica morfológica dos coronavírus é a aparência espiculada notada sob microscopia eletrônica, na qual o vírion se apresenta sob a forma de uma coroa (*corona*) solar, da qual provém o nome do gênero. Essa coroa é formada por proteínas estruturais do vírus que se projetam para fora do envelope e que lhe dão estabilidade estrutural.

No caso do coronavírus entérico canino CCoV, três proteínas podem ser encontradas no envelope.[8]

A proteína de espícula (*spike protein* ou proteína S) é a maior delas, com cerca de 180 quilodáltons (kDa) de peso molecular, sendo que a porção mais externa, de conformação globular, denominada "subunidade S1", guarda a capacidade de se ligar às células do hospedeiro e de hemaglutinar, sendo o principal alvo de anticorpos neutralizantes e a região mais variável dos coronavírus, enquanto a porção mais próxima do envelope, chamada "subunidade S2", forma uma haste para a porção globular e exerce função na patogenia dos coronavírus, em função de sua atividade de fusão entre membranas celulares, formando sincícios, e entre membranas celulares e o envelope viral para a penetração do vírion na célula.[5,6]

No envelope do CCoV, também podem ser encontradas as proteínas M (membrana) e E (envelope), cujas funções são possibilitar a formação da partícula viral durante o ciclo de replicação e manter a estabilidade estrutural dos vírions.

Para o coronavírus respiratório canino CRCoV, além das três proteínas S, E e M, pode ser encontrada uma quarta proteína de envelope, denominada "hemaglutinina-esterase" (HE), que também aparece em quase todos os membros do grupo 2 dos coronavírus e tem função de ligação a receptores secundários das membranas celulares do hospedeiro.

Ciclo de replicação viral

A replicação dos coronavírus[7] é uma das mais complexas conhecidas em virologia e suas vias bioquímicas tornam esse gênero viral altamente suscetível a mutações, incluindo recombinações com outros coronavírus.

Após a ligação do receptor celular à subunidade S1 da proteína S, ocorre nesta uma alteração estrutural que aproxima a porção S2 da membrana celular, seguindo-se a fusão da membrana com o envelope viral, sendo o vírion, então, capaz de adentrar o meio intracitoplasmático.

Uma vez no citoplasma, o vírion perde estabilidade e o RNA genômico é liberado, associando-se aos ribossomos e tornando possível a tradução da replicase, a qual sintetiza RNA mensageiros (transcrição) para cada uma das proteínas estruturais, saltando entre cada uma das sequências intergênicas.

Os RNA mensageiros disponíveis no citoplasma associam-se aos ribossomos e levam, então, à síntese de todas as proteínas estruturais, que seguem para o complexo de Golgi, inserindo-se em sua membrana.

A replicase utiliza os RNA genômicos de sentido negativo para a síntese de RNA genômico, o qual se associa à proteína N formando o nucleocapsídio, que então se insere no vírion nascente, o qual deixa a célula, podendo dar início a um novo ciclo de replicação.

PATOGENIA E MANIFESTAÇÕES CLÍNICAS

Coronavírus entérico canino

Apresentando tropismo por enterócitos da extremidade dos vilos no intestino delgado, o CCoV leva essas células à lise, em função de proteínas não estruturais que se acumulam no citoplasma, podendo haver inibição da síntese de proteínas celulares e alterações em mitose das células infectadas.

A morte celular é seguida de descamação, e a histopatologia revela encurtamento dos vilos intestinais, tendo como consequência a reposição por enterócitos imaturos, ineficientes na secreção de betagalactosidase, necessária para a lise de açúcares encontrados no leite, considerando-se cães lactentes, com acúmulo de leite não digerido nos intestinos.

Além disso, esses enterócitos imaturos, oriundos das criptas intestinais, apresentam atividade secretória de sódio, cloro e bicarbonato mais intensa, advindo, assim, a elevação da pressão osmótica intraluminal no intestino, o que resulta em diarreia após um período de incubação que varia de 18 a 72 horas.[8]

Inicialmente, o paciente pode apresentar sinais e sintomas, como perda de apetite e vômito, diarreia e desidratação, com baixa letalidade, podendo, entretanto, haver mais gravidade em coinfecções por parvovírus canino,[9] adenovírus canino tipo 1 e vírus da cinomose, ainda que a manifestação dos sinais ocorra mesmo sem coinfecções.

Especificamente no caso de coinfecções por CCoV e parvovírus canino, tem-se um interessante exemplo de coevolução de dois vírus que merece ser exposto em mais detalhes em função da sua interferência na patogenia de diarreias virais caninas.

Como citado, o CCoV replica-se em enterócitos maduros das extremidades dos vilos, ocasionando descamação da histologia entérica normal. Essa descamação se constitui em estímulo à intensificação da mitose na região das criptas intestinais, o que promove a produção de novos enterócitos para reposição daqueles lisados pelo CCoV, regenerando o tecido lesado.

Não havendo coinfecção por parvovírus canino, ainda que, como observado, a predominância de enterócitos imaturos permita diarreia osmótica, a evolução da doença leva a equilíbrio e, finalmente, à debelação da infecção viral, possibilitando a recuperação da forma e da função original do lúmen intestinal na ausência de variantes altamente virulentas de CCoV.

Entretanto, o parvovírus canino replica-se exatamente em células com alta atividade mitótica, pois ele, ao contrário do CCoV, depende de células em fase S da mitose para replicação, como aquelas encontradas nas células das criptas intestinais, levando-as à morte celular e impedindo a reposição dos enterócitos maduros perdidos em função do CCoV.

Assim, a replicação do CCoV provoca degeneração de enterócitos de vilosidades, o que é um sinal para a mitose em criptas, aumentando o número de células nessa região. Por conseguinte, o número de células que podem ser infectadas por parvovírus canino, o qual tem sua replicação favorecida e sua população viral aumentada, sendo essa a base da maior gravidade das coinfecções por esses dois vírus.

Conhecida também é a capacidade de uma nova variante altamente patogênica do coronavírus entérico canino – a qual, por sua vez, pertence ao genótipo/sorotipo II dessa espécie viral – causar infecção pantrópica, já detectada em intestinos, pulmões, baço, fígado, rins e cérebro de cães jovens, manifestando-se com hipertermia de até 40°C, diarreia hemorrágica e sinais neurológicos como ataxia e tremores,[10] já descrita também no Brasil.[11]

Coronavírus respiratório canino

O CRCoV, até o momento, é um vírus sobre o qual ainda pouco se sabe em termos de patogenia e ocorrência, tendo sido descrito inicialmente no Reino Unido, em canis.

Replica-se em epitélio pulmonar e traqueal, causando lesão em epitélio respiratório e perda da função ciliar, tornando o trato respiratório mais suscetível à infecção por outros patógenos.

Manifestações respiratórias de danos tissulares incluem tosse e descarga nasal. O vírus está implicado na etiologia da doença respiratória infecciosa canina, também denominada "tosse dos canis", em conjunto com *Bordetella bronchisepica*, *parainfluenza* vírus canino, adenovírus canino tipo 2, herpes-vírus canino, reovírus canino e micoplasmas.

Sars-CoV-2

Casos de cães e gatos com indícios de infecção pelos Sars-CoV-2, coronavírus causador da *Coronavirus Disease* 2019 (Covid-19), começaram a ser relatados no início de 2020, com base em detecção de RNA viral por PCR em tempo real e detecção de anticorpos contra o vírus. Desses animais, raros tiveram sintomas respiratórios ou entéricos compatíveis com Covid-19. Todos eles tiveram contato com pessoas doentes transmitindo o vírus, as quais foram fonte de infecção mais provável para esses animais. Ao mesmo tempo, centenas de cães e gatos foram negativos para os testes. Colocando-se esse tema em uma perspectiva epidemiológica com os dados disponíveis até o momento, cães e gatos são hospedeiros acidentais e terminais do Sars-CoV-2, sem função na transmissão do vírus a seres humanos, o qual tampouco é um patógeno importante para cães e gatos.

EPIDEMIOLOGIA

O coronavírus entérico canino tem distribuição mundial. No Brasil, sua ocorrência é conhecida em cães jovens, em animais com e sem diarreia mantidos em canis, lojas de animais ou residências. No país, tanto o genótipo I quanto o II podem ser encontrados, sendo que estudos filogenéticos revelaram que ainda há uma variante de CCoV do tipo II tipicamente brasileira.

Diarreias por CCoV ocorrem de modo enzoótico, raramente sob a forma de surtos. Os principais fatores de risco relatados são ausência de imunidade humoral para CCoV, elevada densidade populacional e precariedade de condições higiênicas.[12]

A transmissão se dá pela via orofecal, sendo o CCoV eliminado em altos títulos pelas fezes de animais doentes, sobretudo nos primeiros dias do curso clínico da doença, mas animais sadios podem ser portadores do vírus, o qual pode ser excretado por até cerca de 5 meses, mesmo após a cessação dos sintomas.[13]

O vírus eliminado pelas fezes pode contaminar objetos (fômites) como comedouros, bebedouros e brinquedos, o piso e demais elementos do ambiente em que o cão é mantido, a partir dos quais entra em contato com o novo hospedeiro pela cavidade oral.

O CRCoV é excretado do animal infectado por intermédio de secreções respiratórias ou pelas fezes, podendo ser transmitido por aerossóis ou pelos mesmos fômites descritos para o coronavírus entérico canino.

Finalmente, tanto para as infecções respiratórias quanto para as entéricas, vetores mecânicos, como moscas e baratas, podem carrear o CCoV ou o CRCoV no exoesqueleto, levando-os ao contato com os suscetíveis.

DIAGNÓSTICO

Pela análise de sinais e sintomas, não há como diagnosticar infecções por coronavírus entérico canino CCoV ou CRCoV, nem mesmo diferenciá-las precisamente de infecções por outros patógenos que acarretam manifestações clínicas entéricas e respiratórias similares, como, por exemplo, parvovírus canino, *Giardia* e aqueles implicados na doença respiratória infecciosa canina.

Assim, o diagnóstico de infecções pelos coronavírus caninos, como para qualquer doença transmissível, é sempre dependente de exames complementares laboratoriais, ressaltando-se a necessidade de diagnóstico diferencial entre os demais patógenos citados para o estabelecimento de causalidade da doença observada clinicamente. Os resultados laboratoriais não devem ser interpretados isoladamente, mas sempre em associação ao exame físico e demais exames complementares, como diagnóstico por imagem e provas bioquímicas.

Além disso, é essencial que se associem dados de observação das condições de habitação dos pacientes, como a condição higiênico-sanitária e outros fatores de risco citados anteriormente, o estado imunitário dos animais e a prévia ocorrência de infecções por coronavírus caninos em animais contactantes do paciente em estudo, realizando-se o chamado "diagnóstico epidemiológico".

Amostras biológicas

Para o diagnóstico direto, ou seja, a pesquisa dos patógenos, podem ser utilizadas amostras fecais colhidas diretamente do reto, em volume mínimo de 1 g (para coronavírus entérico canino), transportadas em coletores universais estéreis. Para a pesquisa de coronavírus respiratório canino, podem-se empregar *swabs* traqueais secos ou lavados traqueais.

Diagnóstico direto

Técnicas de biologia molecular do gene, como a transcrição reversa seguida da reação em cadeia da polimerase (RT-PCR), predominam em âmbito mundial para a detecção de coronavírus caninos.

Para a RT-PCR, de uma amostra fecal pode-se obter uma suspensão, utilizando-se o sobrenadante para a extração de RNA, sendo esta realizada diretamente nas amostras de lavado traqueal e de *swabs* secos, sem necessidade de suspensões.

A seguir, o gene-alvo a ser pesquisado é transcrito para DNA complementar por uma transcriptase reversa e amplificado total ou parcialmente por uma DNA polimerase, sendo as reações iniciadas e dirigidas por oligonucleotídios (*primers*) específicos.

Para o coronavírus entérico canino CCoV, a RT-PCR mais utilizada é uma para amplificação do gene codificador da proteína M, descrita por Pratelli *et al.*[14] Essa RT-PCR é capaz de detectar genericamente os genótipos/sorotipos I e II de CCoV como diagnóstico de triagem. Para a tipificação, o fragmento de DNA obtido, que, nesse caso, tem o mesmo tamanho para os dois genótipos/sorotipos, pode ser submetido a sequenciamento de DNA.

Alternativamente, pode-se fazer a distinção entre os genótipos/sorotipos I e II de CCoV empregando-se uma reação de RT-PCR quantitativa (RT-PCR em tempo real), a qual possibilita, ainda, a quantificação da carga viral contida em uma amostra biológica.[15] Para o coronavírus respiratório canino, a detecção também se baseia em RT-PCR dos lavados traqueais ou *swabs* secos.[6]

PROFILAXIA E CONTROLE

Medidas aplicáveis às fontes de infecção

Para as coronaviroses caninas, as principais fontes de infecção são cães jovens com diarreia (CCoV) e cães com sintomas de doença respiratória infecciosa canina, para infecções pelo CRCoV.

Para que se tenha mais exato conhecimento da existência de fontes de infecção em uma população de cães, é preciso que eles sejam periodicamente submetidos à coleta de amostras para diagnóstico direto desses agentes virais.

Uma medida prática e aplicável a cães é, no caso de animais doentes que tenham ou não diagnóstico definitivo de infecção por coronavírus, mantê-los separados de outros animais e submetê-los ao tratamento de suporte, como fluidoterapia parenteral, até a cessação das manifestações clínicas, diminuindo a probabilidade de contágio.

Medidas aplicáveis às vias de transmissão

As medidas profiláticas para as coronaviroses caninas, em se tratando das vias de transmissão, são as mesmas aplicáveis de modo genérico a doenças de veiculação orofecal.

A remoção de fezes e a lavagem de abrigos, quintais, gaiolas e quaisquer outras instalações nas quais os animais sejam mantidos são medidas básicas de higiene que evitam que outros cães entrem diretamente em contato com os patógenos, ou que estes sejam carreados por insetos vetores.

Dada sua labilidade no meio extra-hospedeiro em função da existência de envelope, a desinfecção em superfícies contaminadas por esses vírus pode ser realizada, após remoção de matéria orgânica, com desinfetantes derivados de cloro e amônio quaternário.

Medidas aplicáveis aos suscetíveis

Como a suscetibilidade a infecções decresce com a idade, e visto que cães podem excretar, assintomaticamente, os coronavírus caninos, é necessário que cães jovens antes do término das imunizações não tenham contato com animais de maior idade e que não tenham acesso a áreas de habitação ou trânsito de outros cães, diminuindo a probabilidade da infecção em animais ainda não completamente imunizados.

Vacinas contra o CCoV se baseiam em amostras inativadas do genótipo/sorotipo II desse vírus, administradas por via subcutânea ou intramuscular em cães jovens, variando os esquemas de vacinação de acordo com o fabricante da vacina.

Para proteção contra o CCoV, é preciso existir IgA na mucosa intestinal, para neutralização dos vírions encontrados nesse local. A elevação de títulos de anticorpos séricos circulantes poderia promover a migração de imunoglobulinas para a mucosa intestinal.

Ainda que a vacinação possa diminuir a excreção fecal de CCoV e, assim, reduzir a probabilidade de transmissão,[16,17] pode-se especular o surgimento de falhas vacinais em função de populações de CCoV antigenicamente diversas daquela constituinte da vacina, sobretudo se considerada a ocorrência do genótipo/subtipo I do vírus.

Em relação ao coronavírus respiratório canino, não há vacinas comercialmente disponíveis no momento.

TRATAMENTO

Para o tratamento da coronavirose entérica canina, devem-se levar em conta intervenções inespecíficas, como a fluidoterapia parenteral, com o objetivo de se restabelecer o equilíbrio hidreletrolítico do paciente.

CONSIDERAÇÕES FINAIS

O coronavírus entérico canino é um patógeno importante para sanidade de populações caninas e pode ser controlado com medidas profiláticas simples fundamentadas em higiene e imunoprofilaxia. São necessárias, por parte do clínico veterinário, a sedimentação e a divulgação desse conhecimento e a associação do diagnóstico clínico ao laboratorial para um acompanhamento mais eficiente dos pacientes e para mais amplo entendimento da coronavirose entérica canina do ponto de vista populacional.

Por sua vez, dada a recente descoberta do coronavírus respiratório canino, são ainda fundamentais estudos sobre sua ocorrência e seu envolvimento em processos patológicos do trato respiratório em cães, mas sua função como patógeno importante para esses animais está comprovada.

Coronavírus de genótipos/sorotipos ou mesmo de espécies novas continuarão emergindo constantemente em função da coevolução com seus hospedeiros e dos caminhos evolutivos das próprias doenças por eles causadas, em uma contínua sucessão de mutações e reações de desequilíbrio e equilíbrio, vírus e hospedeiros, atraindo esforços continuados de investigação científica em coronavírus.

REFERÊNCIAS BIBLIOGRÁFICAS

1. Brandão PE, Gravinatti ML, Santana NFC, Hora AS. Coronaviruses: there and back again. Ars Vet. 2020;36:59-71.
2. Andersen KG, Rambaut A, Lipkin WI, Holmes EC, Garry RF. The proximal origin of SARS-CoV-2. Nat Med. 2020;26:450-2.
3. Decaro N, Buonavoglia C. An update on canine coronaviruses: viral evolution and pathobiology. Vet Microbiol. 2008;132:221-34.
4. Erles K, Toomey C, Brooks HW, Brownlie J. Detection of a group 2 coronavirus in dogs with canine infectious respiratory disease. Virology. 2003;310:216-23.
5. Holmes KV, Lai MMC. Coronaviridae: the viruses and their replication. In: Fields BN, Knipe DM, Howley PM (editors). Virology. Philadelphia: Lippincott-Raven Publishers; 1996, p. 1075-93.
6. Masters PS. The molecular biology of coronaviruses. Adv Virus Res. 2006;66:193-292.
7. Thiel V. Coronaviruses molecular and cellular biology. Norfolk, UK: Caister Academic Press; 2007.
8. Appel MJ. Canine coronavirus. In: Appel MJ (editor). Virus infections of carnivores. Amsterdam: Elsevier Science; 1987, p. 115-22.
9. Pratelli A, Tempesta M, Roperto FP, Sagazio P, Carmichael LE, Buonavoglia C. Fatal coronavirus infection in puppies following canine parvovirus 2b infection. J Vet Diagn Invest. 1999;11:550-3.
10. Buonavoglia C, Decaro N, Martella V, Elia E, Campolo M, Desario C *et al.* Canine coronavirus highly pathogenic for dogs. Emerg Infect Dis. 2006;12:492-4.
11. Pinto LD, Barros IN, Budaszewski RF, Weber MN, Mata H, Antunes JR *et al.* Characterization of pantropic canine coronavirus from Brazil. Vet J. 2014;202:659-62.
12. Sokolow SH, Rand C, Marks SL, Drazenovich NL, Kather EJ, Foley JE. Epidemiologic evaluation of diarrhea in dogs in an animal shelter. Am J Vet Res. 2005;66:1018-24.
13. Pratelli A, Elia G, Martella V, Tinelli A, Decaro N, Marsilio F *et al.* M gene evolution of canine coronavirus in naturally infected dogs. Vet Rec. 2002;151:758-61.
14. Pratelli A, Tempesta M, Greco G, Martella V, Buonavoglia C. Development of a nested PCR assay for the detection of canine coronavirus. J Virol Methods 1999;80:11-15.
15. Decaro N, Martella V, Ricci D, Elia G, Desario C, Campolo M *et al.* Genotype-specific fluorogenic RT-PCR assays for the detection and quantitation of canine coronavirus type I and type II RNA in faecal samples of dogs. J Virol Methods. 2005;130:72-8.
16. Pratelli A, Tinelli A, Decaro N, Cirone F, Elia G, Roperto S *et al.* Efficacy of an inactivated canine coronavirus vaccine in pups. New Microbiol. 2003;26:151-5.
17. Pratelli A. High-cell-passage canine coronavirus vaccine providing sterilising immunity. J Small Ani Pract. 2007;48:574-8.

94
Raiva em Cães e Gatos

Paulo Eduardo Brandão

INTRODUÇÃO

A raiva é uma doença infecciosa viral cuja base patológica principal é um processo inflamatório não infiltrativo do sistema nervoso central (SNC), levando a sinais predominantemente nervosos. É naturalmente transmissível entre mamíferos, caracterizando-se como zoonose clássica, de evolução fatal em todas as espécies, ocorrendo com significativa frequência na América, África e Ásia.

O vírus da raiva, também conhecido pela sigla em inglês RABV (*rabies virus*), uma vez infectando carnívoros, provoca alterações comportamentais, como aumento de agressividade, progredindo para paralisia e morte, com um período de incubação que varia de acordo com o local de entrada do vírus, a virulência da amostra viral em questão e o estado imunitário do hospedeiro.

Em cães e gatos, a raiva se constitui não apenas em uma entidade mórbida de importância para esses animais propriamente ditos, mas também para seres humanos, pois os animais, com expressivo destaque para os cães, ainda hoje são reservatórios para a raiva humana em regiões como o nordeste do Brasil, a África e o sudeste Asiático.

Apesar de sua importância, tanto para a saúde animal – incluindo animais de pequeno porte – quanto para a saúde pública, a raiva é uma doença negligenciada, em função do pouco conhecimento sobre ela apresentado por médicos e clínicos veterinários de pequenos e grandes animais – fato que tem origem na insuficiente formação acadêmica de graduação – e do pouco destaque que a doença vem merecendo, em nível mundial, por parte de autoridades em saúde, devido à tendência decrescente de ocorrência, nas últimas 3 décadas, entre populações humanas de áreas de maior desenvolvimento socioeconômico.

Entretanto, como é uma doença que ainda causa 55 mil mortes humanas anualmente em todo o mundo, promove significativas perdas econômicas à pecuária e se trata de uma ameaça à saúde de cães e gatos. É necessário que o clínico veterinário de pequenos animais conheça a raiva em maior profundidade, para não somente estar apto a intervir de modo apropriado, como também para cumprir com sua responsabilidade perante a saúde pública.

Este capítulo trata da virologia do vírus da raiva quanto à estrutura e à taxonomia, patogenia e decorrentes sinais e sintomas da raiva em cães e gatos, sua transmissão e seu controle, com enfoque especial sobre cães e gatos e sobre a saúde pública.

ETIOLOGIA

Taxonomia

O vírus da raiva (em inglês, *rabies lyssavirus* [RABV]) é uma espécie dentro do gênero *Lyssavirus*, na família Rhabdoviridae, ordem Mononegavirales.

O gênero *Lyssavirus* é subdividido em dezessete espécies: *Aravan lyssavirus, Australian bat lyssavirus, Bokeloh bat lyssavirus, Duvenhage lyssavirus, European bat 1 lyssavirus, European bat 2 lyssavirus, Gannoruwa bat lyssavirus, Ikoma lyssavirus, Irkut lyssavirus, Khujand lyssavirus, Lagos bat lyssavirus, Lleida bat lyssavirus, Mokola lyssavirus, Rabies lyssavirus, Shimoni bat lyssavirus, Taiwan bat lyssavirus* e *West Caucasian bat lyssavirus*.[1]

As demais espécies do gênero *Lyssavirus* que não o RABV propriamente dito causam doenças denominadas "lissaviroses", com manifestações clínicas semelhantes às da raiva clássica, não sendo, entretanto, encontradas na América.[2]

Considerando-se o vírus da raiva, há ainda uma subclassificação em diversas linhagens (ou variantes) virais, sendo cada linhagem mais classicamente associada a esse ou aquele grupo de reservatórios. Por exemplo, no Brasil, a variante de RABV clássica em cães e gatos é a denominada "variante antigênica 2" (AgV2), ao passo que no morcego hematófago *Desmodus rotundus*, reservatório da raiva de herbívoros e também de seres humanos, tem-se a variante antigênica 3.

Essas linhagens ou variantes virais emergem de específicas interações vírus–hospedeiro por pressões seletivas diversas nessa ou naquela espécie de reservatório, podendo ser classificadas tanto por técnicas sorológicas, como a imunofluorescência direta com anticorpos monoclonais, quanto por análise de sequências gênicas virais.[3]

Morfologia

O vírus da raiva é envelopado, com 75 nm de diâmetro e até 300 nm de comprimento, notado sob microscopia eletrônica com morfologia elíptica/cônica, com a extremidade de maior diâmetro achatada, e aparência baciliforme.[4]

O vírion apresenta-se com aspecto espiculado, em função da glicoproteína G, a qual é o alvo de anticorpos neutralizantes contra o RABV e possibilita ao vírion ligar-se ao receptor celular durante a infecção.

A proteína de matriz (M) é essencial para a manutenção da estrutura do vírion e interage tanto com o envelope viral quanto com o ribonucleocapsídio no interior do vírion.

Esse ribonucleocapsídio é constituído por três proteínas, além do RNA genômico viral: a nucleoproteína (N), que se liga diretamente ao RNA viral, resultando em um nucleocapsídio de simetria helicoidal; a proteína *large* (ℓ), que atua na replicação do RNA genômico e na síntese de RNA mensageiro (mRNA) para o vírus; e, finalmente, a fosfoproteína (P), que é uma proteína auxiliar de L.[5]

Genoma

O genoma do RABV é constituído por um RNA de fita simples, de sentido negativo, ou seja, que não tem função direta de mRNA, com tamanho de cerca de 12.000 nucleotídios.

Esse genoma apresenta regiões codificadoras para cada uma das cinco proteínas estruturais mencionadas anteriormente, arranjadas na ordem gênica 3′-nucleoproteína N-fosfoproteína P-proteína de matriz M-glicoproteína Gproteína *large* L-5′.[5]

Ciclo de replicação viral

O vírus da raiva é capaz de se replicar não apenas em neurônios propriamente ditos, mas também em células de tecido muscular e naquelas situadas em órgãos como pulmões, rins e fígado, além da córnea, por exemplo.

Inicialmente, a glicoproteína do RABV se liga ao receptor de membrana da célula hospedeira, que é o receptor para acetilcolina no caso das junções neuromusculares. Uma vez adsorvido à superfície da membrana celular, o vírion é então levado ao interior do citoplasma por fusão de membranas e endocitose. A seguir, a acidificação no interior do endossomo desestrutura o vírion e faz com que o RNA genômico seja liberado. Por sua vez, o RNA genômico serve como molde para a proteína L, guiada pelo RNA líder, sintetizar os mRNA para cada uma das cinco proteínas virais.

Tais mRNA, associando-se aos ribossomos celulares, levam à síntese dessas proteínas, e o acúmulo de proteína N inibe agora a continuidade da síntese de RNA mensageiro, havendo a transição para síntese de novos RNA genômicos que integrarão novos vírions.

Finalmente, após a associação do RNA genômico às proteínas N, P e L, o ribonucleocapsídio é formado e encaminhado em direção à membrana celular, associando-se às proteínas M e G, brotando através da membrana celular e, a partir dela, adquirindo o envelope viral.[5]

EPIDEMIOLOGIA

Cães e gatos infectados com o vírus da raiva são ainda, em algumas regiões da América Latina (incluindo estados do nordeste brasileiro), a principal fonte de infecção para novos hospedeiros, com destaque para a raiva transmitida a seres humanos.

A transmissão entre canídeos silvestres de vida livre e cães domésticos já foi também documentada por estudos genéticos do RABV em ciclos da raiva na região nordeste do Brasil.[6]

Em regiões nas quais a raiva canina e felina causada pela variante antigênica 2 de RABV foi extinta em função de intensos esforços em saúde pública, e a transmissão de raiva entre esses animais, bem como entre eles e seres humanos foi erradicada, os morcegos se tornaram fonte de infecção de maior importância.

Morcegos de todos os hábitos alimentares – hematófagos, frugívoros, insetívoros, carnívoros, piscívoros, nectarívoros ou onívoros – são suscetíveis à infecção e ao curso fatal da raiva e apresentam grande diversidade de linhagens ou variantes do RABV, sendo todos capazes de transmitir a doença. Morcegos hematófagos são, na América Latina, o principal reservatório para a raiva dos herbívoros, com significativo impacto econômico na pecuária. Esses morcegos podem diretamente transmitir a raiva para carnívoros domésticos durante a hematofagia sobre esses animais.

Em áreas urbanas, morcegos frugívoros e insetívoros podem transmitir a raiva para cães e gatos, quer diretamente por ataques em função de agressividade exacerbada, quer pela eventualidade de cães e gatos predarem morcegos, o que é facilitado quando estes se encontram com dificuldade de movimentação, sobretudo em relação ao voo, como consequência da raiva.

Uma vez adquirindo linhagens de RABV desses morcegos, cães e gatos podem vir a transmiti-las para outros indivíduos de mesma espécie ou para seres humanos, o que é um tema atual e que merece preocupação em saúde pública.

No caso de cães e gatos, a via de eliminação de importância para a epidemiologia da raiva são as glândulas salivares, das quais elevados títulos virais podem ser excretados antes mesmo da existência de sinais da doença, mas os tratos entérico e urinário também podem ser mencionados como vias de eliminação.

Ferimentos em pele e tecido muscular provenientes de mordeduras de animais infectados são a principal porta de entrada para o RABV, tanto na transmissão entre cães e gatos quanto entre estes e morcegos, bem como deles para seres humanos.

Todos os mamíferos são suscetíveis à infecção, a manifestações clínicas e a consequente curso fatal da raiva, não havendo animais refratários à doença.

A infecção pelo RABV após a exposição tem probabilidade drasticamente reduzida em se tratando de cães e gatos vacinados. Com isso, a vacinação desses animais, quer em campanhas públicas anuais, quer em clínicas ou hospitais veterinários, é, além de uma ação de bem-estar animal, uma responsabilidade perante a saúde pública.

PATOGENIA E MANIFESTAÇÕES CLÍNICAS

O vírus da raiva tem acesso a um novo hospedeiro por meio de inoculação intramuscular, como em mordidas. Apesar disso, relata-se a transmissão por inalação de aerossóis em casos de habitações de morcegos, transplante de órgãos e, até mesmo, por meio de pele íntegra.[7]

Inicialmente, há replicação nas células musculares antes que o vírus adentre o sistema nervoso. Apenas no período em que o vírus está se replicando em tecido muscular que a resposta imune e a imunoprofilaxia podem ser efetivas para interromper o curso da doença.

A seguir, o vírus se adsorve aos receptores encontrados nas junções neuromotoras e é transportado de modo retrógrado por proteínas axônicas, como a dineína, até o citoplasma do neurônio, onde passa por mais uma replicação. Depois do brotamento, os novos vírions são transmitidos pela sinapse até o próximo axônio, alcançando neurônios motores e gânglios nervosos na medula espinal, progredindo desse local até o cerebelo e o cérebro. Nessa fase de migração centrípeta, não há manifestações clínicas, e o período de incubação pode variar de acordo com o local de entrada do vírus: quanto mais distante do cérebro o local de entrada, maior o período de incubação, considerando-se que o vírus progride à velocidade de 3 mm/h nos axônios.[8]

Uma vez se replicando no citoplasma, o RABV leva ao desarranjo das funções neuronais, diminuindo a expressão de genes essenciais ao funcionamento, prejudicando os mecanismos de neurotransmissão e de canais de sódio.[8]

A replicação do RABV, ao contrário de diversas encefalites virais, não acarreta processo inflamatório significativo ou lesões histopatológicas detectáveis no sistema nervoso central, em função da intensa inibição da apoptose de que amostras patogênicas do vírus são capazes.

Entretanto, ainda que o vírus possa ser encontrado em qualquer seção do encéfalo com o transcorrer do processo infeccioso, seu alojamento no sistema límbico pode levar cães e gatos a alterações comportamentais que aumentam a agressividade e, consequentemente, a probabilidade de transmissão para um novo hospedeiro por mordedura, dependendo da amostra viral em questão e da intensidade da resposta imune celular. Quanto mais intensa a resposta, maior é a probabilidade da instalação prematura da forma paralítica da raiva em lugar da forma furiosa.[3]

Depois da replicação no SNC, há disseminação centrífuga do vírus, pelos nervos cranianos, para os mais diversos órgãos, sem que haja nestes implicação em termos de manifestação clínica, mas tendo como vantagem evolutiva para o vírus o aumento de seu título no hospedeiro infectado.

Um importante local para o qual o vírus migra de modo centrífugo são as glândulas salivares, nas quais a replicação viral possibilita sua excreção e transmissão mesmo antes dos sintomas.

Em cães e gatos, a apresentação clássica de manifestação clínica da raiva pode ser dividida nas fases prodrômica, neurológica aguda e terminal de coma e morte.

Na fase prodrômica, cães e gatos podem ter alterações de comportamento, como tendência a buscar esconderijo distante das pessoas e agressividade até em relação ao proprietário, prurido no local de entrada do RABV e anorexia.

Na fase neurológica aguda, tem-se a intensificação da agressividade, podendo haver convulsões, automutilação, sialorreia e paralisia flácida ascendente.

Com a instalação completa da paralisia, o paciente canino ou felino vai a óbito por parada respiratória em função de paralisia diafragmática.

Todavia, tais fases e sinais podem não ocorrer sempre em cães e gatos. O paciente pode não apresentar qualquer sinal de agressividade, mas, ao contrário, mostrar-se menos ativo que o normal, havendo a forma paralítica ou muda da doença.[9] Há, inclusive, relatos de cães com raiva apresentando sinais tão inespecíficos como diarreia.

DIAGNÓSTICO

O diagnóstico da raiva, não apenas em cães e gatos, mas também em quaisquer outras espécies de hospedeiros, incluindo seres humanos, é sempre dependente de provas complementares que, frequentemente, somente podem ser realizadas depois da tomada de amostras *post mortem*.[10]

Isso se deve à similaridade sintomática com outras encefalites virais, como doença de Aujeszky (de relevância em cães e gatos, não apenas em suínos, bovinos e equinos).[11]

Amostras biológicas

Dados o potencial zoonótico da raiva e o risco biológico elevado apresentado pelo RABV, cuidados fundamentais devem ser tomados para a manipulação de amostras de pacientes com suspeita de infecção.[4]

Para a coleta de amostras biológicas, é necessário que o executor tenha passado pela imunização pré-exposição para raiva (ver adiante) e que utilize equipamentos de proteção individual como avental ou jaleco, máscara, óculos de proteção e luvas.

Em caso de acidentes durante a tomada de amostras ou durante a manipulação do paciente suspeito de raiva ainda vivo, como mordidas, cortes, perfurações e exposição de ferimentos, mucosas ou olhos a materiais biológicos passíveis de contaminação pelo RABV, é preciso que, inicialmente, o local acometido seja lavado com sabão, seguindo-se assepsia com, por exemplo, álcool iodado e, finalmente, que a pessoa exposta receba a imunização pós-exposição, mesmo que tenha completado adequadamente a imunização pré-exposição.

Após a morte pelo curso natural da doença ou eutanásia, todo o conjunto encéfalo/cerebelo e bulbo deve ser colhido à necropsia e, a seguir, mantido e enviado sob refrigeração (caso a chegada ao laboratório ocorra em até 24 horas) ou congelamento para um centro de controle de zoonoses ou para um laboratório de referência, como o Instituto Pasteur de São Paulo.

Em seres humanos, amostras de saliva, impressões de córnea e biopsias de folículos pilosos da região nucal podem ser utilizadas para diagnóstico *in vivo*, mas esses protocolos não se encontram validados, até o momento, para cães e gatos.

Todos os materiais empregados na coleta das amostras, bem como as superfícies nas quais foi realizada, como mesas de necropsia, devem ser submetidos à desinfecção.

Para a tomada de soro, sem aplicação diagnóstica no caso de cães e gatos, mas se prestando apenas para a emissão de atestados sanitários para trânsito internacional de animais, devem ser utilizados procedimentos convencionais para coleta e envio de soros.

Apenas laboratórios credenciados podem fazer o diagnóstico laboratorial da raiva.

Diagnóstico direto

Para demonstração da existência do vírus da raiva em determinada amostra, são necessárias tanto a detecção de antígenos virais pela prova de imunofluorescência direta (IFD) quanto a detecção de partículas virais infecciosas pela prova biológica em camundongos.[12]

Brevemente, a IFD é realizada com a impressão de fragmentos do sistema nervoso central, incluindo, por exemplo, o hipocampo, o córtex cerebral, o cerebelo e o bulbo, em lâminas de vidro. As impressões são, então, fixadas à lâmina com o uso de acetona, após o que se segue a adição de anticorpos antivírus da raiva total ou antinucleocapsídio de vírus da raiva, por exemplo, sendo esses anticorpos marcados com isotiocianato de fluoresceína, denominando-se "conjugado".

Após incubação com o conjugado, a lâmina é levada a um microscópio de fluorescência e amostras positivas são aquelas nas quais se detectam pontos de variados tamanhos com fluorescência esverdeada no citoplasma, demonstrando antígenos virais.

Em paralelo, fragmentos do SNC são preparados como suspensões em diluente, clarificados por centrifugação e inoculados pela via intracraniana em camundongos de 21 dias de vida. Esses são, então, observados até 30 dias para o aparecimento de sinais de raiva. Os camundongos que apresentarem os sinais são submetidos à eutanásia, têm o SNC colhido e submetido à mesma IFD descrita anteriormente, para confirmação da existência de antígenos do vírus da raiva.

A determinação da linhagem de RABV detectada pode ser obtida pelo sequenciamento de nucleotídios de qualquer um dos cinco genes virais, comparando-se as sequências obtidas com sequências disponíveis em bancos de dados genéticos, como o GenBank, podendo-se, assim, inferir a origem do vírus em questão quanto ao reservatório e, mesmo, à origem geográfica.

A reação em cadeia da polimerase (PCR precedida da reação de transcrição reversa) já foi demonstrada como apresentando elevada sensibilidade analítica, inclusive sendo superior às técnicas de IFD e prova biológica em camundongos em casos de amostras autolisadas ou em decomposição, mas não é ainda preconizada pela Organização Mundial da Saúde (OMS) como técnica diagnóstica para a raiva.

Em substituição à prova biológica em camundongos, a demonstração de partículas virais infecciosas de RABV pode ser obtida de cultivos celulares da linhagem N2A (neuroblastoma murino), seguida de IFD, uma alternativa promissora em termos de bem-estar animal pela redução do uso de animais de laboratório.

Diagnóstico indireto

A detecção de anticorpos contra o vírus da raiva em carnívoros domésticos tem aplicação unicamente para a emissão de atestados sanitários para o trânsito internacional de animais, servindo o título de anticorpos como demonstrativo de imunização contra a raiva.

Não há aplicação diagnóstica para a detecção de anticorpos contra o RABV em função do variável período de incubação da doença, da fraca relação entre manifestação de vírus e de anticorpos e da possível exposição a antígenos de RABV por vacinações, e mesmo por outros modos que podem não levar à infecção, como, por exemplo, ingestão de vírus contidos em animais mortos pela raiva, mas que não levam à infecção, ainda que causem títulos detectáveis de anticorpos não diferenciáveis daqueles eliciados por uma infecção ativa.

Para a detecção de anticorpos contra o vírus da raiva, utiliza-se a soroneutralização seguida de imunofluorescência direta.[10]

PROFILAXIA E CONTROLE

Medidas aplicáveis às fontes de infecção

Cães e gatos com sinais e sintomas de raiva compatíveis com os descritos e que sejam, portanto, potenciais fontes de infecção para novos suscetíveis devem ser mantidos em isolamento para observação por até 10 dias e, com a evolução dos sintomas, submetidos à eutanásia.

Ainda que haja protocolos experimentais em desenvolvimento para o tratamento da raiva, como uso de antivirais em seres humanos, não há tratamentos disponíveis para cães e gatos.

Uma vez que morcegos e animais silvestres terrestres são também importantes fontes de infecção para a raiva em cães e gatos, é preciso atentar para o contato entre esses animais e medidas que o venham evitar, pois são efetivas para a prevenção da doença.

Medidas aplicáveis às vias de transmissão

Fora do meio intracelular e de um hospedeiro, o vírion do RABV é lábil, em função, sobretudo, da desestruturação do envelope e da consequente perda de infectividade.

Superfícies contaminadas podem ser desinfetadas com etanol a 70% ou álcool iodado. Para materiais médicos, como instrumentos cirúrgicos ou de necropsia, a esterilização por calor (autoclave ou forno) é capaz de eliminar a infectividade viral.

Medidas aplicáveis aos suscetíveis

A vacinação de cães e gatos a partir de 3 meses de vida, com revacinação anual, foi a medida que historicamente diminuiu a prevalência de raiva não somente nessas espécies de carnívoros domésticos, mas também entre seres humanos, tendo reduzido consideravelmente a ocorrência de casos humanos de raiva transmitida por esses animais.

As vacinas utilizadas em campanhas públicas de vacinação e as ministradas por médicos-veterinários privados são aplicadas por via subcutânea, sempre inativadas, produzidas em cultivo de células.

CONSIDERAÇÕES FINAIS

Esforços históricos para controle da raiva, em paralelo ao desenvolvimento científico próprio de cada época, levaram à erradicação da doença em algumas partes do mundo e a seu controle em outras.

Mais recentemente, o avanço no conhecimento em virologia básica do vírus da raiva proporcionou um enorme entendimento da replicação e da patogenia virais, bem como de características gênicas e genéticas aplicáveis à epidemiologia molecular da raiva.

Entretanto, ao mesmo tempo que cientistas em todo o mundo vêm conseguindo significativos avanços no desenvolvimento de terapias para a raiva, esta é ainda uma doença fatal e negligenciada.

A continuidade das pesquisas científicas básicas e aplicadas e a vigilância à doença podem manter a tendência decrescente de ocorrência. Para tanto, clínicos de pequenos animais têm função importante por seu contato direto com cães e gatos e por sua responsabilidade perante a saúde pública.

REFERÊNCIAS BIBLIOGRÁFICAS

1. ICTV. Taxonomic information. Disponível em: https://talk.ictvonline.org/taxonomy.
2. Hanlon CA, Kuzmin IV, Blanton JD, Weldon WC, Manangan JS, Rupprecht CE. Efficacy of rabies biologics against new lyssaviruses from Eurasia. Virus Res. 2005;111:44-54.
3. Brandão PE. On the interference of clinical outcome on rabies transmission and perpetuation. J Venom Anim Toxins Incl Trop Dis. 2009;15:190-203.
4. Kaplan MM. Safety precautions in handling rabies virus. In: Meslin FX, Kaplan MM, Koprowski H (editors). The laboratory techniques in rabies. Geneva: WHO; 1996. p. 130-3.
5. Wunner WH. Rabies virus. In: Jackson AC, Wunner WH (editors). Rabies. San Diego: Academic Press; 2002. p. 93-111.
6. Carnieli P Jr., Castilho JG, Fahl WO, Véras NM, Carrieri ML, Kotait I. Molecular characterization of rabies virus isolates from dogs and crab-eating foxes in Northeastern Brazil. Virus Res. 2009;141:81-9.
7. Centers for Disease Control and Prevention (CDC). Investigation of rabies infections in organ donor and transplant recipients – Alabama, Arkansas, Oklahoma, and Texas, 2004. MMWR Morb Mortal Wkly Rep. 2004;53:586-9.
8. Dietzschold B, Li J, Faber M, Schnell M. Concepts in the pathogenesis of rabies. Future Virol. 2008;3:481-90.
9. Kotait I, Carrieri ML, Takaoka NY. Raiva – Aspectos gerais e clínica. Manual técnico do Instituto Pasteur 8. São Paulo: Instituto Pasteur de São Paulo; 2009. 49 p.
10. Ministério da Saúde. Manual de diagnóstico laboratorial da raiva. Brasília: Editora MS; 2008. 108 p.
11. Flores EF. Virologia veterinária. Santa Maria: Editora da Universidade Federal de Santa Maria; 2007. 888 p.
12. Meslin FX, Kaplan MM, Koprowski H. Laboratory techniques in rabies. Geneva: World Health Organization; 1996. p. 445-6.

95

Cinomose Canina

Paulo César Maiorka • Adriano Tony Ramos • Didier Quevedo Cagnini

INTRODUÇÃO

A cinomose é uma doença infecciosa altamente contagiosa e letal,[1] com distribuição mundial. Sua frequência e ocorrência são variáveis em diferentes regiões do planeta. Foi primeiramente descrita em 1746, por Ulloa, enquanto trabalhava avaliando as relações históricas das viagens para a América meridional. Em 1760, a doença foi relatada na Espanha, tendo rapidamente chegado a Inglaterra, Itália e Irlanda (1764) e Rússia (1770). Em 1763, 900 cães morreram no mesmo dia, em Madri, com sintomas relacionados.[1,2] Em 1767, a cinomose foi extremamente violenta e matou grande parte dos cães no Estado da Louisiana. No entanto, não ficou claro se o vírus teria vindo da América do Sul ou da Europa. As primeiras investigações científicas remontam ao ano de 1815, com Edward Jenner a elucidar a natureza do vírus e prevenir a infecção por meio de vacinação. Ele imaginou que a doença era uma infecção semelhante à varíola, sarampo e escarlatina em humanos. No entanto, apesar de indicar que teria êxito na imunização de 443 cães por meio de vacinação, seu experimento apresentou falhas na concepção que poderiam levar a falsos resultados. Novas tentativas de experimentação foram realizadas por outros pesquisadores, mas apenas em 1844 obteve-se a primeira infecção experimental bem-sucedida por meio da aplicação de *swabs* de descargas de animais naturalmente infectados que foram aplicados em lábios de cães jovens. Em 1881, foi demonstrado o caráter contagioso da doença pela simples coabitação dos animais. Henri Carré, em 1905, na França, foi o responsável por isolar pela primeira vez uma amostra viral, denominado naquele momento de "ultravírus", sendo esse considerado como o momento de identificação do agente causal.[1,2] Alguns vírus relacionados, como do sarampo e da peste bovina, apresentam descrições paleontológicas de suas presenças na Europa, Ásia e Oriente médio muitos séculos antes do vírus da cinomose. Já a cinomose, foi primeiramente descrita na América do Sul, não havendo nenhum indício paleontológico ou histórico dela antes da chegada dos europeus. Além disso, análises moleculares demonstraram que o vírus da cinomose pode ter uma origem a partir de infecções humanas pelo vírus do sarampo, cujas epidemias aconteceram séculos antes do surgimento da cinomose no continente. Isso poderia ter proporcionado ambiente favorável para transmissão e adaptação do vírus humano à espécie canina.[2]

A doença acomete principalmente os animais da ordem Carnivora, em especial das famílias Canidae (cães, raposas, lobos), Procyonidae (guaxinins, juparás), Mustelidae (furões, visons), Mephitidae (cangambá), Hyaenidae (hienas), Ailuridae (pandas-vermelhos), Viverridae (civetas, genetas), Ursidae (pandas gigantes, ursos-negros) e Felidae (leões, tigres),[3,4] bem como outras espécies de carnívoros e não carnívoros, domésticos ou selvagens, terrestres ou marinhos,[5] como focas, porcos-do-mato e alguns surtos em primatas não humanos.[4] Nesse último caso, pode-se imaginar um possível risco de infecção em humanos pelo vírus da cinomose (CDV), pois a cepa viral isolada de primatas não humanos (CYN07-dV) foi capaz de usar o receptor nectina-4 e poderia se adaptar facilmente e se ligar ao receptor humano CD150 após mínimas mudanças de aminoácidos na hemaglutinina.[6] Além desse risco, as infecções interespécies são importantes por causarem surtos de alta mortalidade em espécies menos adaptadas ao vírus.

O CDV é um vírus de RNA, envelopado, de fita única, da família Paramyxoviridae, gênero *Morbillivirus*. Ele apresenta seis proteínas estruturais: nucleocapsídio (N), fosfo (P), *large* (ℓ), matriz (M), hemaglutinina (H) e de fusão (F).[5] O envelope lipídico apresenta duas glicoproteínas de superfície, F e H,[3] que medeiam a entrada e a saída do vírus nas células. Existe grande semelhança genotípica e antigênica entre os membros da família Paramyxoviridae. No entanto, os vírus geralmente são espécies específicas, mas com possibilidade de infecção interespécies. O vírus da cinomose compartilha muitas características antigênicas e patogênicas com o vírus do sarampo, que acomete a espécie humana, com o vírus da doença de peste bovina e da *pest des petit ruminants* (peste dos pequenos ruminantes) de ovelhas e cabras.[7,3] Existem ao menos 10 linhagens virais já conhecidas, das quais três são encontradas nas Américas até o momento: Europa/América 1 (Brasil e Uruguai); América do Sul 2 (Argentina); e América do Sul 3 (Colômbia).[8]

Em caninos domésticos a infecção se dá por aerossóis, e há um período de incubação de cerca de 1 a 4 semanas. O vírus é epiteliotrópico, com replicação inicial no epitélio e tecido linfoide oronasal, progredindo para disseminação orgânica. Em raros casos, existe infecção pré-natal por via transplacentária, podendo acometer cães com menos de 4 semanas de vida. A afecção generalizada e grave do tecido linfoide leva à imunossupressão grave, e células T são mais afetadas que células B.[5,9] Os efeitos do CDV decorrem da interação das proteínas virais com receptores celulares do hospedeiro. Por exemplo, a proteína V permite a rápida replicação do vírus nos linfócitos T, algo essencial para a imunossupressão causada pelo CDV. Além disso, essa proteína, associada a proteína C e a expressão do gene P antagonizam a ação de inúmeros mediadores de inflamação aguda.[10] As células B são infectadas devido à proteína de nucleocapsídio (N) que se liga ao receptor CD32, prejudicando a diferenciação em plasmócitos e, consequentemente, a produção de anticorpos.[11] O vírus causa necrose das células hematopoéticas na medula óssea, mau funcionamento das células dendríticas e linfopenia. A intensidade da imunossupressão é relacionada com a magnitude da resposta humoral do hospedeiro, o que define como a doença se instalará.[3] A produção de anticorpos específicos contra a proteína H protege contra o desenvolvimento de doença neurológica.[12] Essa imunossupressão favorece o surgimento de infecções secundárias por agentes oportunistas, como nos quadros de broncopneumonia bacteriana, gastrenterite, dermatite pustular e conjuntivite purulenta, geralmente encontradas nos casos da doença sistêmica em animais jovens.[5,13,14]

Cerca de 50% dos animais infectados desenvolvem encefalomielite não supurativa aguda bastante grave. A principal via de entrada parece ser por via hematógena, seja por vírus livre ou por vírus que são carreados por leucócitos. Além disso, admite-se que os vírus podem entrar no sistema nervoso central (SNC) via líquido cefalorraquidiano (LCR)[15] e via *pia-máter*.[16] Além disso, um estudo realizado em *ferrets* (furões) demonstrou que o CDV usa tanto a via axonal anterógrada, via nervo óptico, quanto a via hematógena para acessar o SNC.[17] Quando os animais se recuperam da fase aguda, a doença pode evoluir para um quadro de desmielinização crônica, com aparecimento de sintomas graves. A persistência do vírus, ou da resposta imune intratecal, ou ambas, está envolvida no desenvolvimento de lesões e sintomatologia referentes à desmielinização. Alguns animais apresentam manifestação tardia da doença, conhecida como encefalite do cão velho. Nessa situação, o vírus não é mais identificado por isolamento, mas há corpúsculos virais em células nervosas, com identificação de fragmentos do genoma do vírus. A lesão que aparece é caracterizada como panencefalite, a qual é muito semelhante ao quadro da panencefalite subaguda esclerosante, doença que acomete seres humanos que desenvolveram sarampo na infância.[18] O desenvolvimento do(s) quadro(s) clínico-neurológico(s) da doença está associado à idade do animal, estado imune e a cepa viral.[3]

O diagnóstico da cinomose pode ser feito primeiramente observando-se o histórico do animal. A doença surge com maior frequência em animais em seus primeiros anos de vida, mas, como dito anteriormente, existem casos de infecção em animais adultos. Os sintomas neurológicos são diversos, dependendo da localização das lesões, podendo apresentar inclinação da cabeça, nistagmo, paralisia parcial ou total, caminhar compulsivo, entre outros.[5] Contrações musculares involuntárias e movimentos mastigatórios são comuns em animais acometidos pela cinomose. Os déficits são assimétricos, sugestivos de afecção difusa, constituem uma informação importante para o clínico. Além da observação da sintomatologia neurológica, um simples leucograma pode dar informações valiosas caso haja leucopenia, uma das características da cinomose. Raramente são observadas convulsões. Perda de apetite, depressão, corrimentos ocular e nasal e tonsilite também podem ser observados.[13] Um pico febril se instala cerca de 3 a 6 dias após a infecção,[3] causado pela disseminação do vírus pelo corpo. Entre o 6º e o 9º dia, o animal alcança o estado de viremia associado às células epiteliais da maioria dos órgãos.[5] Nesse estágio, a progressão da doença será determinada pela cepa viral envolvida, associada à resposta imune do hospedeiro: havendo resposta imune adequada, o vírus pode ser eliminado, e o animal se recupera. Do contrário, o vírus chega ao SNC e surgem os quadros neurológicos, que serão descritos posteriormente. Os sinais dermatológicos, intestinais e respiratórios aparecem 10 dias depois da infecção.[5] Os sintomas são variados e exacerbados pelas infecções bacterianas oportunistas, podendo haver corrimento nasal purulento, diarreia, vômitos, tosse e dispneia. Hiperqueratose dos coxins e focinho pode ser vista em cães com manifestações subclínicas da doença.[13] Em animais já livres da infecção viral, podem ser observadas sequelas características de lesões da cinomose, como a mioclonia de músculos mastigatórios[3] ou de algum dos membros. Esse movimento é provavelmente dado ao estabelecimento de um marca-passo autônomo em região de neurônio motor inferior.

Entre os exames laboratoriais, reação em cadeia da polimerase com transcriptase reversa (RT PCR) é um ensaio molecular valioso para a detecção do vírus, sendo muito sensível e específico. Resultados positivos na RT-qPCR foram encontrados na urina de cães por até 12 meses após o curso agudo da doença. Amostras foram enviadas a cada 2 meses para o laboratório de diagnóstico molecular veterinário do Instituto de Biociências da Unesp de Botucatu (Comunicação pessoal em 02 de julho de 2021*). O uso de microesferas de poliestireno ligado a IgY anticinomose na RT-qPCR provou ser superior a RT-qPCR tradicional.[19] O teste de imunofluorescência (IF) não é muito sensível, pois detecta o vírus apenas após 3 semanas de infecção, ocorrendo muitos falso-negativos.[20] Altos títulos de anticorpos anticinomose podem ser detectados meses após a vacinação ou após infecção subclínica pelos testes ELISA e imunofluorescência indireta. Dosagens de imunoglobulina M (IgM) são positivas por até 3 meses após a infecção, e o teste ELISA pode ser utilizado como marcador de infecção recente.[5] De acordo com o estágio da infecção as amostras biológicas como órgãos, urina, sangue total, leucócitos, fezes, saliva, líquido cefalorraquidiano (LCR), secreção respiratória e ocular podem apresentar concentrações variadas do vírus. Por isso, acredita-se que a urina seja a amostra biológica mais vantajosa para o diagnóstico *in vivo*, por apresentar alta sensibilidade analítica e o método de coleta não ser invasivo.[21] Outros exames laboratoriais, como hematológico, bioquímica sérica, urinálise, análise do LCR, exames de imagem, trazem resultados que, isoladamente, têm pouco valor diagnóstico. O vírus pode ser isolado em linhagens de células VERO que expressam SLAM, demonstrando efeitos citopáticos dentro de 24 horas da inoculação, mas seu uso geralmente fica restrito à pesquisa.

O LCR pode ser alterado em casos de cinomose. As principais alterações estão relacionadas ao aumento da celularidade e da proteína, em especial desta segunda. Apesar de ser uma doença de origem viral, os casos agudos de cinomose podem apresentar pleocitose supurativa. No entanto, a pleocitose linfocítica é a apresentação mais comum na doença. O aumento de eosinófilos, mas não o predomínio dessas células, também pode ocorrer. As alterações irão variar de acordo com a forma da doença. Na cinomose aguda, 46,8% dos casos de cinomose apresentaram resultados de LCR normais, enquanto apenas 7,5% dos LCRs de casos crônicos permaneceram inalterados.[22] Nesse mesmo trabalho, os casos agudos de cinomose apresentaram proteína aumentada em 31,2% e pleocitose em 53,2% dos casos. Já nos episódios crônicos de cinomose verificou-se aumento de proteína em 80% e pleocitose em 82,5% dos casos.[22] Há uma variação entre os achados liquóricos na cinomose de acordo com a fonte consultada, mas o aumento de proteína parece ser a alteração mais consistente, independentemente da forma da doença, estando aumentada em ao menos 70% dos casos de cinomose na maioria dos trabalhos publicados. A pleocitose esteve em cerca de 50% dos casos de cinomose, sendo quase sempre linfocítica. A dissociação albuminocitológica (DAC) é descrita entre 15 e 50% dos casos dependendo do trabalho consultado. O Quadro 95.1 apresenta um resumo das principais referências de análise de LCR em casos de cinomose. Cabe ressaltar que os valores de referência variam de acordo com os trabalhos e os resultados não podem ser simplesmente extrapolados entre eles. Outras características liquóricas, como densidade, pH, glicose, não apresentam alterações em casos de cinomose.[23]

A procura por corpúsculos de inclusão em células epiteliais pela citologia apresenta resultados insatisfatórios e não tem um bom valor diagnóstico. O diagnóstico histopatológico também é uma importante ferramenta para o clínico veterinário. Corpúsculos de inclusão eosinofílicos citoplasmáticos são observados facilmente em células epiteliais de pele, brônquios,

QUADRO 95.1 Principais referências de análise de LCR em casos de cinomose.

Tipo de cinomose	LCR normal	Proteína aumentada	Pleocitose	Referência
Aguda	46,8% (15/32)	31,2% (10/32)	53,2% (17/32)	22
Crônica	7,5% (3/40)	80% (32/40)	82,5% (33/40)	
	0% (0/8)	0% (0/8)	100% (8/8)	21
	0% (0/10)	100% (10/10)	50% (5/10)	23
	4,4% (2/46)	95,6% (44/46)	80,4% (37/46)	24*
	17,4% (4/23)	86,3% (19/22)	73,9% (17/23)	25

*Foram retiradas 46 amostras de 31 casos de cinomose, pois 15 foram coletadas na cisterna magna (CM) e na cisterna lombar (CL).

*N. do A.: Professor Adjunto, Dr. João Pessoa Araújo Junior, do Departamento de Microbiologia e Imunologia, Instituto de Biociências, da Unesp-Botucatu, responsável pelo laboratório de virologia e diagnóstico molecular.

tratos gastrintestinal e urinário, ductos biliares, glândulas salivares e adrenais, encéfalo, linfonodos e baço.[13] No cérebro, a apresentação mais comum é caracterizada por desmielinização associada a astrócitos reativos, além dos corpúsculos de inclusão já citados. Os ensaios imunoistoquímicos se provam excelentes, pois são testes muito específicos e sensíveis,[13,21] já que utilizam marcação com anticorpos contra antígenos específicos do vírus. A marcação costuma ser positiva em coxins, encéfalo e órgãos linfoides.[13]

MANIFESTAÇÃO CLINICOPATOLÓGICA DA CINOMOSE NA FASE NERVOSA

Encefalopatia de cães jovens

Quadro observado em animais entre 0 e 2 anos de vida, os quais geralmente apresentam doença sistêmica determinada por infecções secundárias. No SNC se instala encefalopatia multifocal, com áreas de malacia e hemorragia. As lesões podem ser encontradas na substância cinzenta e na branca, com predomínio na última. Podem ser difusas, mas são principalmente encontradas no cerebelo, ao redor do quarto ventrículo, nos pedúnculos cerebrais e cerebelares e na medula espinal. À histopatologia, pode haver inicialmente desmielinização sem inflamação, seguida de formação de manguitos perivasculares, gliose, neuronofagia, inclusões virais (inclusões de Lenz) em células gliais. As áreas de desmielinização podem ser extensas.[3,24-28]

Encefalopatia de cães adultos

Quadro encontrado em animais com mais de 4 anos de vida. Eles se apresentam com ou sem desenvolvimento de doença sistêmica, em geral com curso crônico da sintomatologia. A principal alteração é uma desmielinização primária, com lesões predominantemente na substância branca, na porção caudal do cérebro, no ângulo cerebelopontino, ao redor do quarto ventrículo, nos pedúnculos cerebrais e cerebelares e na medula espinal. À histopatologia, observa-se o surgimento de gliose, com astrócitos gemistocíticos e formação de placas escleróticas.[29,28]

Encefalopatia de cães velhos

Quadro observado em animais com mais de 6 anos de vida. A principal alteração consiste em panencefalite subaguda, com perda seletiva do estado mental. O animal apresenta depressão com episódios de agressividade, mesmo contra o proprietário. Ataque a objetos animados e inanimados, latidos intermitentes e agressividade muitas vezes fazem suspeitar de raiva. O predomínio das lesões é na substância cinzenta dos hemisférios cerebrais, gânglios basais, tálamo, mesencéfalo e hipocampo, sendo que nesse último elas provavelmente estão relacionadas com o desenvolvimento de sintomas clínicos semelhantes aos que se encontram em animais com raiva. À histopatologia, são detectados manguitos perivasculares na região cortical, neuronofagia e gliose focal, enquanto a desmielinização apresenta menor gravidade.[28,30,31] A persistência em astrócitos relatada pela infecção por algumas cepas virais tem sido avaliada como um possível mecanismo para essa manifestação crônica da infecção.[18]

Encefalopatia pós-vacinal

Alteração que se dá em animais que foram vacinados e, logo após, apresentaram encefalite difusa, que pode ser causada pela cepa vacinal não devidamente atenuada, ou por suscetibilidade individual. As lesões são difusas e predominam na substância cinzenta do córtex cerebral. À histopatologia, detecta-se polioencefalite, com manguitos perivasculares, neuronofagia e inclusões intranucleares em neurônios. Pode ocorrer malacia do tegumento.[32,33]

Polioencefalite com corpúsculos de inclusão da cinomose

Entidade recentemente descrita em cães jovens, nos quais as lesões predominam na substância cinzenta, com grande quantidade de corpúsculos de inclusão em neurônios. Nesse quadro, o predomínio das lesões na substância cinzenta difere substancialmente em animais jovens e adultos, pela localização das lesões e pelo grau de envolvimento da substância branca. Não há histórico de vacinação e desenvolvimento de encefalite pós-vacinal, ou de manifestação da encefalopatia do cão adulto, pela idade dos animais acometidos. Embora o isolamento do vírus não tenha sido realizado, confirmou-se a existência de fragmentos do genoma do vírus. A doença se assemelha muito ao quadro da polioencefalite com corpúsculos de inclusão de humanos, na qual foram identificados fragmentos do genoma do vírus do sarampo. Essas alterações estão relacionadas com a produção do mRNA do vírus, mas com baixa produção dos produtos de tradução, levando a uma infecção não produtiva, com persistência do vírus.[34]

TIPOS DE LESÃO E PATOGENIA DA DESMIELINIZAÇÃO NA CINOMOSE

As lesões encontradas nos animais com cinomose podem variar quanto à localização, gravidade e intensidade do processo inflamatório, podendo variar entre a leucoencefalomielite desmielinizante, forma mais comum, e polioencefalite, um achado muito incomum. Na primeira forma, as lesões podem ser classificadas de acordo com o tempo de evolução do processo inflamatório que as acompanha em agudas, subagudas e crônicas.[35] Na forma aguda, as placas de desmielinização predominam,[36] sendo que as alterações axonais são parte importante do processo de desmielinização,[35] e são microscopicamente representadas por discreta vacuolização da substância branca. Nessa fase, a inflamação pode estar ausente ou ser mínima, representada pela infiltração de linfócitos. As lesões subagudas são caracterizadas por uma leucoencefalite desmielinizante,[35] que é comprovada pela presença de estruturas que representam a fagocitose da mielina no interior das células Gitter. Nesse caso, pode-se observar a vacuolização moderada a acentuada, causada pela perda de mielina, acompanhadas ou não de um processo inflamatório mononuclear, discreto a moderado, com predomínio de linfócitos e presença de manguitos perivasculares. Nas lesões crônicas, o processo inflamatório é sempre evidenciado com a presença de manguitos perivasculares linfo-histiocíticos com três ou mais camadas de células mononucleares associados a desmielinização e degeneração Walleriana.[36,35]

A dissecção das características da encefalomielite da cinomose indica um processo bifásico na patogenia das lesões,[36] em que inicialmente um dano axonal precede a desmielinização, o que contrasta com a teoria de uma doença baseada somente na desmielinização primária, pois o dano axonal é significativo e a desmielinização ocorre de maneira secundária. As lesões mais avançadas cursam com a desmielinização que pode ser causada por um processo de *bystander* ou por um processo imunopatológico, que tem como evento subsequente a morte ou problemas metabólicos nos oligodendrócitos.[35]

As **lesões recentes**, que se desenvolveram em meio à imunossupressão sistêmica causada pelo vírus, são mínimas. Essas apresentam expressão de grande quantidade de mRNA viral, em que houve aumento significativo do fator regulador da interferona 3. Nessas áreas sem lesões histopatológicas, essa proteína interage com outros fatores de transcrição, coativadores e repressores, que acabam por regular a diferenciação das células T em Th1, Th2 e Th17, além de induzir a apoptose durante as infecções virais.[37] Em tal situação, a perda de mielina é considerada consequência da replicação restrita do vírus em oligodendrócitos, com diminuição da transcrição dos produtos do gene da mielina.[35,38]

Em contraste, as **lesões subagudas** e **crônicas** inflamatórias estão associadas a redução ou eliminação total do antígeno e do mRNA do vírus, aumento da expressão do MHC II e infiltração proeminente de linfócitos. O aumento de níveis de interleucinas pró-inflamatórias como interleucina (IL) 1, 6, 8 e 12, mais o TNF-α (alfa) nas lesões recentes, são interpretados como indicação de uma complexa resposta imunomediada no desenvolvimento da lesão.[34,39,40] Nas lesões crônicas, a ativação da cascata de sinalização da interferona tipo I (IFN-I) na micróglia/macrófagos provavelmente contribui para o processo de desmielinização imunomediada que ocorre nos estágios mais avançados da doença, identificando a importante função dessa sinalização no processo *bystander*.[37]

A desmielinização decorrente da infecção pelo vírus da cinomose é, de longa data, motivo de intensa pesquisa e debate. A cinomose é considerada o modelo animal da doença desmielinizante espontânea humana mais importante e semelhante para estudos: a esclerose múltipla. Por algum tempo se aventou até a possibilidade de a esclerose múltipla ser causada pelo vírus da cinomose, fato nunca comprovado. À semelhança do que ocorre na esclerose múltipla, a participação da imunidade humoral é vista durante o desenvolvimento da cinomose. A existência de anticorpos antimielina foi comprovada nos estágios de desmielinização crônica, fato esse interpretado como uma forma de elaboração de resposta autoimune contra as bainhas de mielina.[3] Esses estudos comprovaram a participação de mecanismos imunes e provável autoimunidade como fatores determinantes para a evolução do processo de desmielinização. A hipótese aventada seria a de que a produção de autoanticorpos mielinotóxicos consistiria no fator crucial para a evolução do quadro agudo à fase de progressão crônica da desmielinização.[41,42]

Posteriormente, com o advento da imunoistoquímica, foi comprovada a participação significativa da imunidade celular nas áreas de lesão no SNC de animais que desenvolveram a doença. Os subtipos de linfócitos do infiltrado inflamatório nas lesões aguda, subaguda e crônica da cinomose foram caracterizados como sendo, em sua maioria, compostos de células T. A participação mais marcante no parênquima é de linfócitos T CD8+ e, nos manguitos, de CD4+, seguidos de poucos linfócitos B.[40] A recente evolução dos conceitos da imunopatologia levou a uma elaboração mais aprofundada dos possíveis mecanismos atuantes no desenvolvimento do processo de desmielinização observado tanto em cinomose quanto em esclerose múltipla, embora o esclarecimento final de tais mecanismos ainda apresente diversos desafios a serem vencidos. Atualmente, o processo de desmielinização em cinomose é conceitualmente reconhecido como causado por um processo imunomediado, mais do que autoimune. O processo seria determinado por participação multifatorial do sistema imune, incluindo a participação de diversas vias e de diversos componentes celulares, que se alternam nas muitas fases da doença, sendo a descoberta dessas vias de sinalização e seus vários componentes importantes para o melhor entendimento dos mecanismos envolvidos nessa complexa doença.

A enzima imunomodulatória indoleamina 2,3-dioxigenase (IDO), presente em astrócitos, neurônios e oligodendrócitos, foi alvo de estudos nos quais o aumento da sua expressão em todas as fases da doença (aguda e crônica), também confirmado pelo aumento da sua marcação imunoistoquímica em células, demonstrava a morfologia de astrócitos, até mesmo os reativos, ou seja, os gemistócitos. Comprovou-se assim que os astrócitos (principalmente os com o fenótipo A1) estão presentes nas lesões de cinomose, bem como nas de outras doenças neurodegenerativas. Nesse processo, as principais funções dos astrócitos são de neurotoxicidade e contribuição para a morte neuronal e de oligodendrócitos. Portanto, mais do que as mudanças morfológicas observadas nos astrócitos nas diferentes fases da doença, a alteração na expressão genética é que comanda as propriedades neurotóxicas, que levam à neurodegeneração e à desmielinização e prejudicam a remielinização, lesões presentes no início e na progressão da doença.[36]

A participação efetiva dos macrófagos ativados, quer advindos da via hematógena, quer da ativação da micróglia, tem sido alvo de intensa pesquisa. O desenvolvimento da desmielinização seria, em parte, pela produção excessiva de espécies reativas de oxigênio por tais macrófagos ativados.[9,43] As espécies reativas de oxigênio, quando em lesões no SNC, são altamente deletérias para as populações de células desse tecido, por lipoperoxidação de membranas,[41,42] sendo essa teoria confirmada por estudos que demonstraram a presença das espécies reativas de oxigênio em oligodendrócitos, micróglia e macrófagos nas áreas de lesão pelo vírus da cinomose, tanto em quadros agudos quanto crônicos. As bainhas de mielina, compostas de lipoproteínas, seriam alvo de ataques dessas moléculas altamente reativas, mais precisamente nas membranas celulares, o que provocaria um tipo adicional de desmielinização, a *bystander*. O sistema da enzima nicotinamida adenina dinucleotídio fosfato (NADPH) oxidase é o principal sistema que se altera, contribuindo para o aumento das espécies reativas de oxigênio na micróglia e macrófagos.[43]

TRATAMENTO E PREVENÇÃO

O tratamento da cinomose consiste principalmente em suporte: fluidoterapia e antibioticoterapia são o grande foco para combater as infecções oportunistas, considerando-se que o animal possa apresentar intensa imunossupressão.[1] Anticonvulsivantes são necessários apenas em casos nos quais o animal apresenta quadro convulsivo, mas não existe tratamento para a mioclonia subsequente. Glicocorticoides podem beneficiar pacientes com infecções crônicas pelo vírus, mas seu uso é contraindicado para animais com infecções agudas. O prognóstico de casos de infecção pelo vírus da cinomose é sempre de reservado a mau.[44]

A vacinação é um importante fator de prevenção contra a cinomose. Comumente conhecidas como as vacinas V8 e V10, são constituídas de vírus vivo atenuado, e existem novas vacinas produzidas com vírus recombinante, mais seguras. Filhotes devem ser vacinados com 6 a 8 semanas e devem receber doses de reforço a cada 3 semanas, até completarem 14 semanas, e novamente quando alcançarem 1 ano de vida. Estudos recentes sugerem que, após a instituição desse protocolo, não há necessidade de doses de reforço por, pelo menos, 3 anos.[44] Não se recomenda a vacinação de animais imunossuprimidos, pois podem desenvolver um quadro de encefalopatia pós-vacinal, como descrito anteriormente.

REFERÊNCIAS BIBLIOGRÁFICAS

1. Blancou J. Dog distemper: imported into Europe from South America? Hist Med Vet. 2004;29(2):35-41.
2. Uhl EW, Kelderhouse C, Buikstra J, Blick JP, Bolon B, Hogan RJ. New world origin of canine distemper: Interdisciplinary insights. Int J Paleopathol. 2019;24:266-78.

3. Beineke A, Puff C, Seehusen F, Baumgärtner W. Pathogenesis and immunopathology of systemic and nervous canine distemper. Vet Immunol Immunopathol. 2009;127:1-18.
4. Beineke A, Baumgärtner W, Wohlsein P. Cross-species transmission of canine distemper virus – an update. One Health. 2015;1:49-59.
5. Martella V, Elia G, Buonavoglia C. Canine distemper virus. Vet Clin North Am Small Anim Pract. 2008;38(4):787-97.
6. Sakai K, Nagata N, Ami Y, Seki F, Suzaki Y, Iwata-Yoshikawa N *et al.* Lethal canine distemper virus outbreak in cynomolgus monkeys in Japan in 2008. J Virol. 2013;87(2):1105-14.
7. van Regenmortel HVM, Fauquet CM, Bishop DHL, Carstens EB, Estes MK, Lemon SM *et al.* Virus taxonomy. Seventh report of the International Committee on Taxonomy of Viruses. New York: Academic Press; 2000. p. 556-7.
8. Espinal MA, Díaz FJ, Ruiz-Saenz J. Phylogenetic evidence of a new canine distemper virus lineage among domestic dogs in Colombia, South America. Vet Microbiol. 2014;172(1-2,):168-76.
9. Griot C, Bürge T, Vandevelde M, Peterhans E. Antibody-induced generation of reactive oxygen radicals by brain macrophages in canine distemper encephalitis: a mechanism for bystander demyelination. Acta Neuropathol. 1989;78:396-403.
10. von Messling V, Svitek N, Cattaneo R. Receptor (SLAM [CD150]) recognition and the V protein sustain swift lymphocyte-based invasion of mucosal tissue and lymphatic organs by a morbillivirus. J Virol. 2006;80:6084-92.
11. Kerdiles YM, Cherif B, Marie JC, Tremillon N, Blanquier B, Libeau G *et al.* Immunomodulatory Properties of Morbillivirus Nucleoproteins. Viral Immunol. 2006;19(2):324-34.
12. Rima BK, Duffy N, Mitchell WJ, Summers BA, Appel MJ. Correlation between humoral immune responses and presence of virus in the CNS in dogs experimentally infected with canine distemper virus. Arch Virol. 1991;121:1-8.
13. Sonne L, Oliveira EC, Pescador CA, Santos AS, Pavarini SP, Carissimi AS *et al.* Achados patológicos e imuno-histoquímicos em cães infectados naturalmente pelo vírus da cinomose canina. Pesq Vet Bras. 2009;29(20):143-9.
14. Caswell JL, Williams KJ. Respiratory System, chapter 5. In: Maxie MG (editor). Jubb, Kennedy & Palmer's pathology of domestic animals. Elsevier: Missouri; 2016:2. 654 p.
15. Vandevelde M, Zurbriggen A, Higgins RJ. Palmer D. Spread and distribution of viral antigen in nervous canine distemper. Acta Neuropathol. 1985; 67:211-8.
16. Baumgärtner W, Örvell C, Reinacher M. Naturally Occurring Canine Distemper Virus Encephalitis: Distribution and Expression of Viral Polypeptides in Nervous Tissues. Acta Neuropathol. 1989;78:504-12.
17. Rudd PA, Cattaneo R, von Messling V. Canine distemper virus uses both the anterograde and the hematogenous pathway for neuroinvasion. J Virol. 2006;80(19):9361-70.
18. Wyss-Fluehmann G, Zurbriggen A, Vandevelde M, Plattet P. Canine distemper virus persistence in demyelinating encephalitis by swift intracellular cell-to-cell spread in astrocytes is controlled by the viral attachment protein. Acta Neuropathol. 2010;119(5):617-30.
19. Tozato CC. Aplicação de conjugado de microesferas de poliestireno para preparo de RNA no diagnóstico da cinomose canina por RT-qPCR; 2014. 64 f. [tese de doutorado]. Universidade Estadual Paulista Júlio de Mesquita Filho. Faculdade de Medicina Veterinária e Zootecnia.
20. Jóźwik A, Frymus T. Comparison of the immunofluorescence assay with RT-PCR and nested PCR in the diagnosis of canine distemper. Veterinary Research Communications. 2005;29:347-59.
21. Amude AM, Alfieri AA, Alfieri AF. Clinicopathological findings in dogs with distemper encephalomyelitis presented without characteristic signs of the disease. Res Vet Sci. 2007;82:416-22.
22. Tipold A. Diagnosis of inflammatory and infectious diseases of the central nervous system in dogs: a retrospective study. J Vet Int Med. 1995;9(5):304-14.
23. Gama FGV, Nishimori CT, Sobreira MS, Santana AE. Caracteres físico-químicos e citológicos do liquor de cães em diferentes fases da cinomose. Ciência Rural. 2005;35(3):596-601.
24. Polidoro DN, Santos RP, Aiello G, Chaves RO, Ripplinger A, Wrzesinski M *et al.* Análise do líquido cérebro-espinhal de três doenças do sistema nervoso central de cães. Pesq Vet Bras. 2018;38(8):1649-55.
25. Conceição RT, Flaiban KKMC, Guimarães FC, Arias MVB. Análise do líquido cérebro-espinhal em cães e gatos com afecções neurológicas. Acta Sci Vet. 2019;47.
26. Vandevelde M, Higgins RJ, Kristensen B, Kristensen F, Steck AJ, Kihm U. Demyelination in Experimental Canine Distemper Virus Infection: Immunological, Pathologic, and Immunohistological Studies. Acta Neuropathol. 1982;56:285-93.
27. Gebara CMS, Wosiacki SR, Negrão FJ, Alfieri AA, Alfieri AF. Lesões histológicas no sistema nervoso central de cães com encefalite e diagnóstico molecular da infecção pelo vírus da cinomose canina. Arq Bras Med Vet Zootec [online]. 2004;56(2):168-74.
28. Cantile C, Youssef S. Nervous system, chapter 4. In: Maxie MG (editor). Jubb, Kennedy & Palmer's pathology of domestic animals. Elsevier: Missouri; 2016;1. 1250 p.
29. Vandevelde M, Kristensen B, Braund KG, Greene CE, Swango LJ, Hoerlein BF. Chronic canine distemper virus encephalitis in mature dogs. Vet Pathol. 1980;17:17-29.
30. Linconln SD, Gorham JR, Ott RL, Hegreberg GA. Etiologic studies of old dog encephalitis. Vet Pathol. 1971;8:1-8.
31. Headley SA, Amude AM, Alfieri AF, Bracarense AP, Alfieri AA, Summers BA. Molecular detection of Canine distemper virus and the immunohistochemical characterization of the neurologic lesions in naturally occurring old dog encephalitis. J Vet Diagn Invest. 2009;21(5):588-97.
32. Hartley WJ. A post-vaccinal inclusion body encephalitis in dogs. Vet Pathol. 1974;11(4):301-12.
33. Fairley RA, Knesl O, Pesavento PA, Elias BC. Post-vaccinal distemper encephalitis in two Border Collie cross littermates. N Z Vet J. 2015; 63(2):117-20.
34. Nesseler A, Baumgärtner W, Zurbringgen A, Örvell C. Restricted virus protein translation in canine distemper virus inclusion body polioencephalitis. Vet Microbiol. 1999;69:23-8.
35. Lempp C, Spitzbarth I, Puff C, Cana A, Kegler K, Techangamsuwan S, Baumgärtner W, Seehusen F. New aspects of the pathogenesis of canine distemper leukoencephalitis. Viruses. 2014;6(7):2571-601.
36. Klemens J, Ciurkiewicz M, Chludzinski E *et al.* Neurotoxic potential of reactive astrocytes in canine distemper demyelinating leukoencephalitis. Sci Rep. 2019;9:1-16.
37. Klotz D, Gerhauser I. Interferon-stimulated genes – mediators of the innate immune response during canine distemper virus infection. Int J Mol Sci. 2019;20(7).
38. Ulrich R, Puff C, Wewetzer K, Kalkuhl A, Deschl U, Baumgärtner W. Transcriptional changes in canine distemper virus-induced demyelinating leukoencephalitis favor a biphasic mode of demyelination. PLoS One. 2014;9(4).
39. Markus S, Failing K, Baumgärtner W. Increased expression of pro-inflammatory cytokines and lack of up-regulation of anti-inflammatory cytokines in early distemper CNS lesions. J Neuroimmunol. 2002;125:30-41.
40. Wünschmann A, Alldinger S, Kremmer E, Baumgärtner W. Identification of CD4+ and CD8+ T cells subsets and B cells in the brain of dogs with spontaneous acute-, subacute-, and chronic-demyelinating distemper encephalitis. Vet Immunol Immunopathol. 1999;67:101-16.
41. Rothwell NJ. Immune responses in the nervous system. Oxford, BIOS Scientific Publishers Ltd.; 1995. 233 p.
42. Wood PL. Neuroinflammation: mechanisms and management. Totowa, New Jersey, Humana Press; 1998. 375 p.
43. Attig F, Spitzbarth I, Kalkuhl A, Deschl U, Puff C, Baumgärtner W *et al.* Reactive oxygen species are key mediators of demyelination in canine distemper leukoencephalitis but not in theiler's murine encephalomyelitis. Int J Mol Sci. 2019;20:1-29.
44. Nelson WR, Couto CG. Small animal internal medicine. 3. ed. Mosby; 2003. p. 1273-5.

96
Adenovirose Canina

Ithana Monteiro Kosaka

INTRODUÇÃO

Adenovírus podem causar doenças em humanos e em várias espécies animais, tanto domésticas quanto selvagens. Alguns tipos de adenovírus são capazes de provocar epidemias com alto grau de mortalidade. Por outro lado, a clínica associada a esse patógeno, na maioria das vezes, é esporádica e limitada a neonatos ou indivíduos imunocomprometidos. Entre as doenças causadas por adenovírus em mamíferos, incluem-se síndromes respiratórias e entéricas, como a provocada pelo adenovírus canino tipo 1 (CAV-1), agente causador da hepatite infecciosa canina (HIC), descrita por Rubarth em 1947. O CAV-1 é capaz de infectar espécies distintas da mesma família, isto é, ele infecta cães domésticos e também membros selvagens de Canidae, como coiotes (*Canis latrans*), lobos (*Canis lupus*), raposas (*Vulpes vulpes*) e membros da família Cervidae (*Odocoileus* spp.).

A HIC foi primeiramente descrita em raposas, em 1925. Esse trabalho inicial, realizado por Green *et al.*, identificou que a doença era causada por um agente filtrável que também provocava hepatite experimentalmente em cães. A doença natural em cães foi relatada nas décadas de 1930 e 1940, respectivamente, pelos grupos de Cowdry e Scott e Rubarth. Comprovou-se, em 1949, a relação antigênica da HIC com a encefalite de raposas. Finalmente, foi classificada como doença causada por adenovírus em 1962. Desta maneira, pode-se afirmar que membros das famílias Canidae, Mustelidae e Ursidae são suscetíveis à infecção pelo CAV-1.

A hepatite canina infecciosa causada pelo CAV-1 é genética e antigenicamente distinta da provocada pelo adenovírus canino tipo 2 (CAV-2), em geral associada à doença respiratória em cães confinados. CAV-1 se replica em células endoteliais e hepatócitos e produz hepatite necro-hemorrágica aguda, de quadro clínico mais grave em cães jovens do que em adultos. Os sinais clínicos são febre, inapetência, hemorragias difusas, dores abdominais, vômito, diarreia e dispneia. Opacidade de córnea ("olho azul") e nefrite intersticial podem ocorrer entre 1 e 3 semanas após a recuperação clínica, como consequência da deposição de imunocomplexos circulantes. Desde a descoberta da vacina viva modificada contendo CAV-1 como causadora de reações adversas, vacinas contendo CAV-2 foram desenvolvidas como alternativa para prevenção da HIC, por serem eficazes e mais seguras.[1]

EPIDEMIOLOGIA

Acredita-se que a infecção pelo CAV tenha alcance mundial, porém são escassos os relatos de sua ocorrência e prevalência no Brasil e em outros países.

No Brasil, Inkelmann *et al.* fizeram um levantamento de 5.361 necropsias de cães em um período de 43 anos (1964-2006) em busca de casos de hepatite infecciosa canina.[2] Apenas 62 ocorrências foram encontradas (1,2% do total). O fato mais interessante é que, desses 62 casos detectados, 57 (91,3%) cães tinham idade inferior a 2 anos. No mesmo trabalho, discutiu-se um estudo que avaliou 817 amostras de soro de cães não vacinados em Santa Maria-RS, das quais 43% foram positivas para CAV, porém o subtipo não foi diferenciado. Possivelmente, a infecção por CAV-1 é mais frequente em nosso meio que a doença clínica. A estimativa é que uma pequena porcentagem dos cães afetados morra em decorrência da HIC, e que o restante desenvolva um quadro subclínico ou brando, com manutenção de níveis séricos de anticorpos. A forma fatal da hepatite infecciosa é, então, uma condição pouco comum.[3]

A vacinação difundida contra o CAV-2, que confere proteção contra o CAV-1, patógeno causador da HIC, reduziu muito a incidência do vírus no meio ambiente, fazendo com que o relato da doença seja muito raro.[1]

ETIOLOGIA

Taxonomia

De acordo com o Comitê Internacional de Taxonomia de Vírus, a família Adenoviridae se divide em cinco gêneros, distintos entre si por meio de técnicas sorológicas: *Mastadenovirus, Aviadenovirus, Atadenovirus, Siadenovirus* e *Ichtadenovirus*. Destes, os *Mastadenovirus* infectam apenas mamíferos e apresentam genomas entre 30.288 e 36.521 pares de bases, com conteúdo G+C do DNA entre 40,8 e 63,8%. As sequências repetidas terminais (ITR) dos mastadenovírus são consideradas longas (93 a 371pb) e mais complexas, por conterem uma variedade de locais de ligação de fatores celulares superior à de outros membros dos demais gêneros (Figura 96.1).[4]

Propriedades gerais e morfologia viral

Os adenovírus representam os maiores vírus não envelopados. Por seu tamanho, não necessitam de fusão do envelope com a membrana celular para serem transportados. O vírion também tem uma fibra associada a cada base pentomérica do capsídio viral contendo um *knob* na ponta, que se liga à superfície da célula hospedeira via receptor *coxsackie-adenovirus* (CAR).

O CAR é uma proteína de superfície da superfamília de imunoglobulinas encontrada em inúmeros tipos celulares. O CAR medeia a interação célula a célula, apresenta-se em *tight junctions* e em vários tipos de contato intercelular. Esse receptor é usado por outros membros da família viral Coxsackie (gênero *Enterovirus*, família Picornaviridae). A localização do CAR tem consequências na entrada e saída do vírus, e o adenovírus usa esse receptor para isso.[5]

Os vírions são não envelopados, com 70 a 90 nm de diâmetro. O capsídio icosaédrico consiste em 240 éxons, com 8 a 10 nm de diâmetro e 12 pentômeros, cada um com uma fibra protuberante da superfície viral, que fornece a característica morfológica visualizada na Figura 96.2. O tamanho das fibras examinadas até agora varia entre 9 e 77,5 nm. Os 240 éxons são formados pela interação de três polipeptídios idênticos (designados II) e têm duas partes distintas: um topo triangular com "três" torres e uma base pseudo-hexagonal com uma cavidade central. As bases do éxon são empacotadas juntas e formam a proteína externa que protege os componentes internos. Dentre os membros do gênero *Mastadenovirus*, no qual se classificam os adenovírus caninos, doze cópias do polipeptídio IX podem ser encontradas entre os 9 éxons do centro de cada faceta viral. O polipeptídio IX e a proteína V não são encontrados nos outros três gêneros da família.[6]

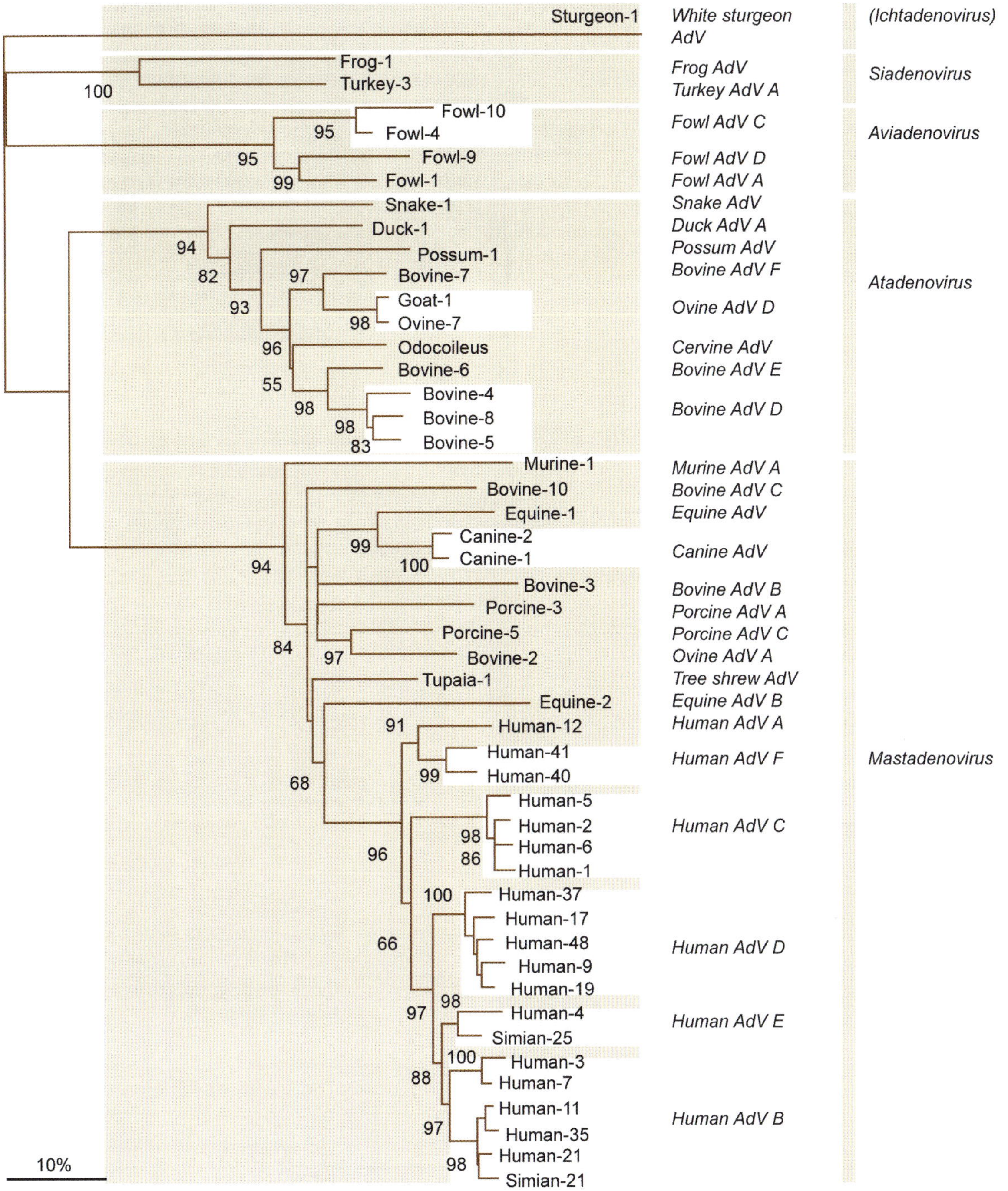

Figura 96.1 Árvore filogenética baseada na análise da distância da sequência de aminoácidos da matriz do éxon da família Adenoviridae. Os adenovírus estão separados por nome do hospedeiro e número de sorotipo. Os nomes das espécies estão indicados de modo abreviado. A amostra-raiz está representada pela cepa de *Ichtadenovirus*. O adenovírus canino está classificado no gênero *Mastadenovirus*, entre uma das 19 espécies descritas atualmente, e divide-se em adenovírus canino tipo 1 (CAV-1) e adenovírus canino tipo 2 (CAV-2). (Fonte: http://www.vmri.hu/cerca de harrach/AdVtaxlong.htm.)

Organização do genoma

O genoma é uma molécula dupla fita de DNA linear (dsDNA), com tamanho variável entre 26 e 45 kpb e uma ITR. Uma proteína terminal (TP) codificada pelo vírus é ligada covalentemente ao final 5′ de cada fita do DNA. O genoma viral codifica aproximadamente 40 proteínas transcritas após o *splicing* do RNA. Cerca de um terço das proteínas é estrutural, inclusive uma protease de cisteína (23 kDa) codificada pelo vírus e necessária para o processamento de algumas proteínas precursoras (marcadas na Figura 96.3 com um "p"). As proteínas estruturais incluem as responsáveis pela formação do éxon, dos pentômeros e fibras do penton *knobs*, além das associadas ao cerne viral.[7]

Com a exceção das proteínas V e IX, as demais proteínas estruturais são bem conservadas em todos os gêneros. Os produtos das quatro regiões *early* facilitam a modulação extensiva da maquinaria transcricional da célula hospedeira (E1 e E4), que atuam no complexo de replicação do DNA viral (E2) e proveem meios de escapar dos mecanismos de defesa do hospedeiro (E3). E2 é bem conservada entre os membros da família, entretanto E1, E3 e E4 apresentam enorme variabilidade inclusive entre membros do mesmo gênero. Produtos intermediários e *late* (L1-L5) estão envolvidos com o empacotamento e a maturação do vírion.[6]

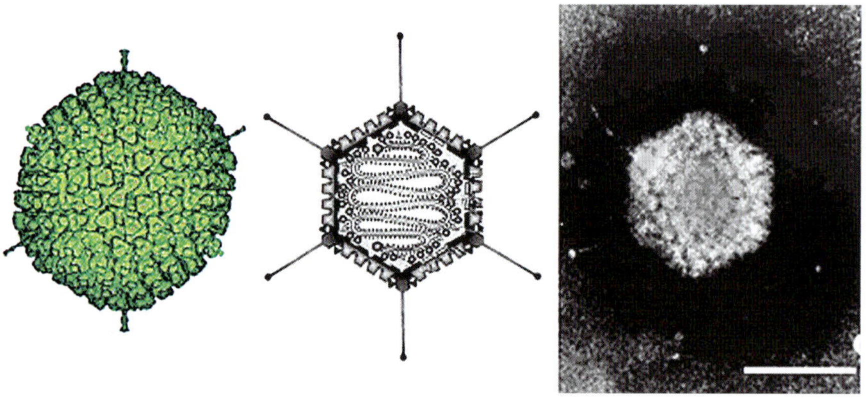

Figura 96.2 À esquerda, reconstrução da partícula de um isolado de adenovírus humano 2. Ao centro, desenho estilizado de uma partícula de mastadenovírus, com a possível localização das proteínas do capsídio, cerne e nucleares. À direita, microscopia eletrônica com contraste negativo da partícula viral, isolada de um adenovírus humano 2. A barra representa 100 nm.[6]

Replicação viral

Adenovírus se replicam no núcleo da célula, e essa replicação é facilitada pela extensiva modulação da resposta imune do hospedeiro. Os vírus se ligam aos receptores das células hospedeiras (CAR) por intermédio da sua fibra *knob* pentomérica, e sua subsequente internalização é mediada pela interação entre a base pentomérica e as integrinas celulares. O capsídio externo é removido, e o cerne, que contém o genoma viral, e suas histonas associadas entram no núcleo, onde acontece a transcrição do RNA mensageiro (mRNA), a replicação do DNA viral e a montagem dos vírions.

No núcleo, o genoma é transcrito por uma RNA polimerase de células tipo II, de acordo com um complexo programa envolvendo as duas fitas de DNA (Figura 96.3). Existem três unidades de transcrição *early* (E1A, E1B, E2, E3 e E4), duas unidades

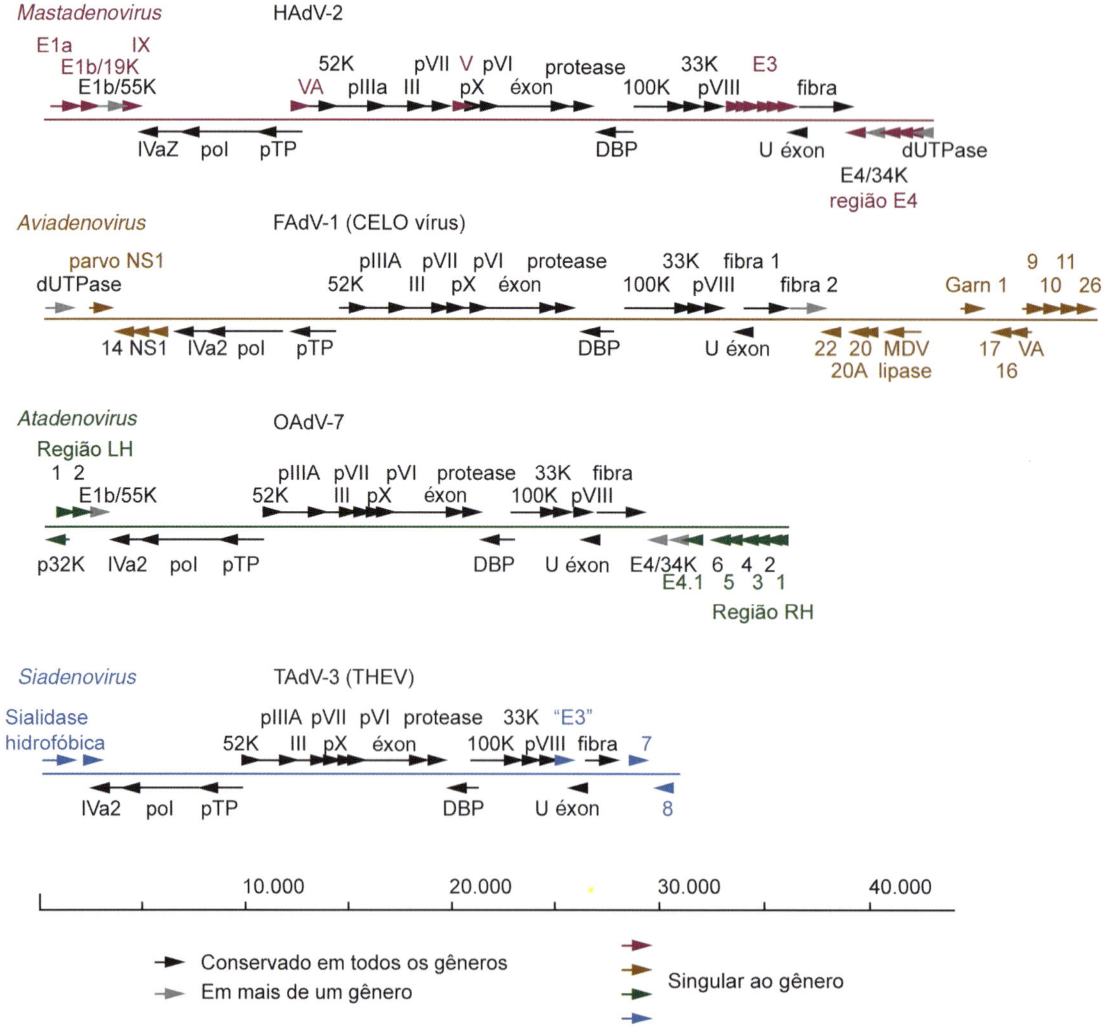

Figura 96.3 Ilustração esquemática das diferentes organizações de genoma encontradas nos membros dos quatro gêneros dos adenovírus. As *setas pretas* indicam genes conservados em todos os gêneros; *setas cinza* indicam genes encontrados em mais de um gênero; e, por fim, as *setas coloridas* indicam genes específicos de determinada espécie.[8]

intermediárias (IX e IVa2) e uma unidade *late* (responsável pela transcrição de cinco famílias de mRNA, L1-L5). Cada região *early* está sob o controle de um promotor separado, enquanto a região *late* utiliza apenas um único promotor chamado *major late promoter*. A região E1A do genoma viral codifica proteínas essenciais para os três maiores eventos da transcrição primária do adenovírus:

- Indução da progressão do ciclo celular, com a síntese do DNA, a fim de criar um cenário favorável para a replicação viral
- Proteção de células infectadas contra defesas imunes antivirais do hospedeiro, inclusive apoptose induzida por citocinas
- Síntese de proteínas virais necessárias para a replicação do DNA viral.

Os produtos dos genes E1A e E1B são responsáveis também pela transformação celular e, portanto, pela oncogenicidade de alguns adenovírus. Ambas as proteínas inativam o gene supressor de tumor celular *p53* e, por consequência, desregulam a progressão natural do ciclo celular. A inativação é mediada pela ubiquinação de p53 e outras proteínas pelas E3-ligases, montadas pelo vírus, levando à degradação mediada por proteases. A região E3 não é essencial para a replicação em culturas celulares e pode ser "deletada" ou substituída sem interferência da replicação viral *in vitro*, tornando-se, desse modo, uma região de inserção de material genético externo, quando adenovírus são utilizados como vetores virais para expressão de proteínas heterólogas.[9] Essa mesma região E3 é conhecida por interagir com os mecanismos de defesa do hospedeiro, modulando a resposta em infecção adenoviral.

A inibição dos antígenos de MHC de classe I dirigidos pelos produtos de E3/19K também é responsável pela falha no reconhecimento de células infectadas pelos linfócitos T citotóxicos e células *natural killer*. A apoptose induzida pelos fatores de necrose tumoral (TNF) também é inibida pelo E3/14.7K adenoviral, devido ao bloqueio da internalização do receptor I de TNF, que impede o estabelecimento da sinalização do complexo de morte celular.

A replicação viral usa como *primer* a proteína 55K ligada à região 5′ do genoma. As sequências repetidas do DNA em fita simples são as origens da replicação. Após a replicação do DNA, mRNA *late* são transcritos em várias proteínas estruturais, de maneira excessiva. O transcrito primário tem cerca de 29 kb, e, ao menos, 18 mRNA distintos são produzidos por *splicing* alternativo desse molde. A inativação da síntese de macromoléculas da célula hospedeira ocorre progressivamente durante a segunda parte do ciclo de replicação. Os vírions são reunidos no núcleo da célula e podem causar condensação grave da cromatina celular hospedeira, além da sua marginalização, deixando, assim, o núcleo com aparência anormal. Esse é o fundamento do efeito citopático caracteristicamente visualizado em células infectadas por adenovírus, com núcleos cheios de corpos de inclusão. Os vírions, por fim, são liberados por lise celular.[10]

Os tecidos-alvo para o adenovírus *in vivo* são as camadas de células epiteliais. Células individuais são ligadas por *tight junctions* que definem as superfícies das membranas apical e basolateral (revestindo, respectivamente, as áreas externa e interna). Em um modelo de cultura celular epitelial, a infecção viral promove liberação viral pela superfície basolateral. Porém, as interações fibra-CAR quebram a adesão entre células adjacentes mediadas por CAR-CAR, acarretando maior permeabilidade do epitélio e o escape do vírus pela superfície apical, através dos *gaps* entre as células.[5]

MEMBROS DO GÊNERO MASTADENOVIRUS

Adenovírus canino tipo 1

A hepatite infecciosa canina ou a doença de Rubarth é uma enfermidade causada pelo adenovírus canino tipo 1 (CAV-1), multissistêmica, reconhecida há muito tempo por causa de necrose hepática aguda em cães. Esse vírus foi declarado primeiramente como o agente causador de encefalite enzoótica das raposas. Em cães, além de provocar hepatite aguda, pode ocasionar doença respiratória ou ocular. Sua ocorrência é rara, pela eficácia de procedimentos vacinais.

A HIC é, principalmente, disseminada pela excreção do vírus na urina e adquirida por exposição oronasal, em geral, levando inicialmente a sinais de faringite ou tonsilite, por replicação inicial do vírus nas tonsilas, de onde se dissemina pelos linfonodos regionais e vasos linfáticos, antes de atingir o sangue pelo ducto torácico e disseminar-se por todos os tecidos.[11] O vírus tem tropismo especialmente pelo endotélio vascular, mesotélio e parênquima hepático e forma, como consequência, nesses locais, edema, hemorragia e necrose hepática. As células de Kupffer e do tufo glomerular também são alvos do vírus.

A doença é bem controlada por vacinação; sua incidência é muito baixa e afeta principalmente animais jovens (até 2 anos).[11] A taxa de letalidade varia entre 12 e 25%. Em alguns casos, especialmente em cães não vacinados, a infecção se inicia na região respiratória até causar a doença sistêmica. Há três formas de manifestação:

- Forma hiperaguda: o animal é encontrado morto sem ter apresentado nenhum sintoma nas 3 ou 4 horas anteriores, devido à evolução muito rápida da doença. Pode ser confundida até com um quadro de envenenamento e, comumente, relacionada com animais jovens
- Doença aguda: tem duração de 2 a 7 dias e incubação de 2 a 5 dias. Pode haver sinais de febre, depressão, perda de apetite, tonsilite-faringite, linfadenopatia, tosse, vômito, diáteses hemorrágicas (petéquias nas gengivas, melena e epistaxe) e mucosas pálidas. Também podem ocorrer sinais de comprometimento do sistema nervoso central como desorientação, estupor, coma e crises convulsivas, resultantes de encefalopatia hepática, hipoglicemia ou encefalite não supurativa
- Doença branda ou subclínica: poderá ser causada por modificação vacinal, resultado de imunização parcial (animais com títulos de anticorpos neutralizantes maiores ou iguais a 1/500 são considerados imunizados).[12]

Os sintomas da infecção têm como causa lesão celular (hepatócitos e endotélio vascular) resultante das lesões virais, hemorragias causadas pela lesão endotelial e sintomas neurológicos, devido ao dano vascular. Os mais comuns são anorexia, febre (39,4 a 41,1°C), apatia, sede, vômito, corrimento ocular seroso de olhos e nariz e, ocasionalmente, dor abdominal, ascite, petéquias e equimoses nas membranas mucosas e/ou pele. Podem-se observar também taquicardia, leucopenia, trombocitopenia, trombocitopatia e tempos de coagulação e protrombina prolongados. Em alguns casos, notam-se hemorragias dentárias e hematomas espontâneos. Apesar de o comprometimento do sistema nervoso central não ser comum, cães afetados de modo grave pela doença podem ter convulsões e paralisia. Depois do desaparecimento dos sinais agudos ou de recuperação inaparente, em geral entre 14 e 21 dias pós-infecção, alguns cães desenvolvem opacidade corneal bilateral ("olho azul da hepatite"), extremamente útil para diagnóstico e que costuma desaparecer espontaneamente. É o resultado do edema inflamatório da íris, no aparelho ciliar, na própria córnea e de abundante infitrado inflamatório no ângulo de filtração.[3] Na urina, a albumina pode constar em quantidades significativas. Encontram-se também, como sinais clinicopatológicos, neutropenia e linfopenia durante o curso da doença, com linfocitose durante a recuperação e tempos de coagulação e sangramento elevados. Cães infectados podem disseminar o vírus, pela urina, por mais de 6 meses.

Patogênese e patologia do adenovírus canino tipo 1

O vírus entra através das rotas nasofaríngea, oral e conjuntival. A infecção inicial surge nas criptas das amígdalas, espalha-se para os linfonodos regionais e o sangue pelo ducto torácico. A disseminação é por saliva, urina, fezes e infecção de células endoteliais e parenquimais em vários tecidos, provocando hemorragia e necrose, especialmente em fígado, rins, baço e pulmões. O adenovírus canino tipo 1 também é uma das causas de infecção respiratória aguda, apesar de possivelmente ser menos importante, nesse aspecto, que o adenovírus canino tipo 2.

A síndrome que dá nome à doença, hepatite infecciosa canina, abrange a destruição extensa de hepatócitos, com quadro agudo e óbito. Nesses casos, o exame histológico revela características de corpos de inclusão em hepatócitos, como visto na Figura 96.4, que são o critério definitivo para diagnóstico da HIC e podem ocorrer em células de Kupffer, hepatócitos ou células endoteliais do revestimento de sinusoides. Essas inclusões intranucleares são basofílicas ou anfofílicas e podem ou não preencher todo o núcleo. Devem-se diferenciar as inclusões causadas pelo CAV-1 das inclusões intranucleares inespecíficas, que são acidofílicas, poliédricas e aparecem em cães de meia-idade ou idosos e sem alterações associadas ao quadro de hepatite aguda.[3]

Nos estágios de convalescença da infecção natural e após 8 a 12 dias da vacinação com o adenovírus canino tipo 1 atenuado, podem-se observar, ocasionalmente, o edema de córnea e a opacidade corneal bilateral ("olho azul da hepatite"). Apesar de alarmante, em especial depois da vacinação, o edema costuma ser autolimitante, sem maiores consequências. O edema e a uveíte anterior são causados por complexos de vírus-anticorpo (hipersensibilidade do tipo III ou reação de Arthus), depositados em veias pequenas do corpo ciliar, interferindo na troca normal de líquidos com a córnea.[12] Os cães que apresentam esse quadro de nublação corneana mostram aumento na permeabilidade e acúmulo de anticorpos no humor aquoso. Anticorpos no humor aquoso, na irís e no estroma iniciam a reação de hipersensibilidade do tipo III onde o antígeno viral se encontrar (Figura 96.5).[14]

Achados patogênicos dependem do curso clínico da infecção. Um curso rápido da doença resulta em edema e hemorragia de

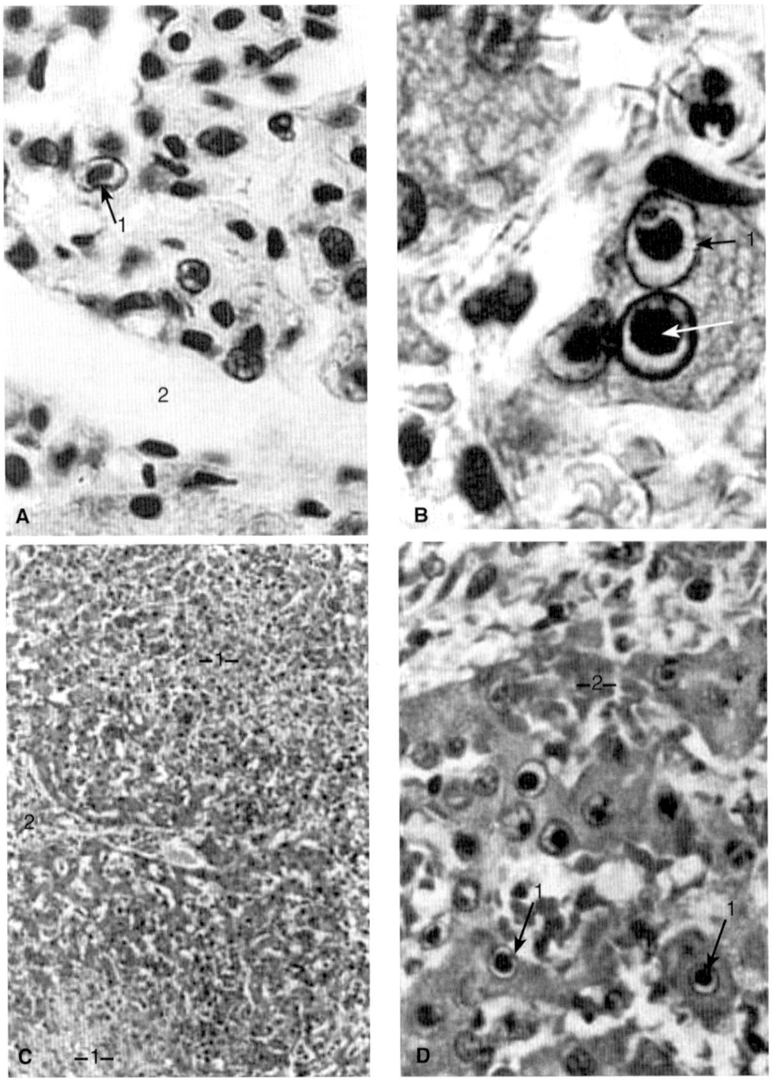

Figura 96.4 Hepatite canina aguda. **A.** Inclusão intranuclear (1) em células endoteliais do glomérulo, espaço de Bowman (2) (1.080×). **B.** Inclusão intranuclear em células hepáticas (*seta*) (1.850×). Cromatina nuclear marginalizada (1). **C.** Foco de necrose (1) no fígado (125×). Espaço portal (2). **D.** Inclusão intranuclear (1) em células do fígado (615×). Dilatação de sinusoides (2).[13]

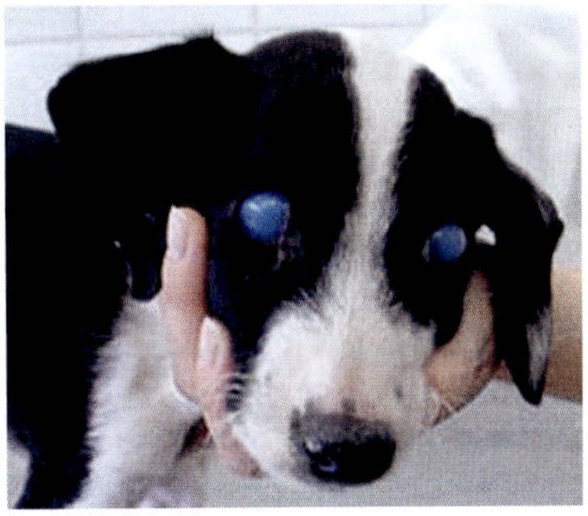

Figura 96.5 A clássica forma de edema de córnea, o "olho azul".[14]

linfonodos superficiais, com hemorragias petequiais e equimóticas multifocais ou difusas em superfícies serosas. Fígado e baço permanecem aumentados, com motilidade do parênquima esplênico e acúmulo de fibrina nas superfícies serosas viscerais. A parede da vesícula biliar fica caracteristicamente engrossada e edemaciada. Lesões em outros órgãos também podem ser vistas, tais como hemorragias renais corticais e consolidação pulmonar em múltiplas áreas. Lesões oculares podem incluir edema corneal difuso e opacidade.

As lesões macroscópicas abrangem petéquias e equimoses disseminadas, líquido serossanguinolento na cavidade abdominal com fibrina, fígado aumentado, com aspecto moteado e recoberto de película de fibrina. As tonsilas se apresentam aumentadas e avermelhadas, e os linfonodos edematosos e hemorrágicos. Costuma haver edema da parede da vesícula biliar e hemorragias podem ser observadas no cérebro (tálamo), no tronco encefálico (mesencéfalo) e no cerebelo. As alterações histológicas compreendem necrose hepática centrolobular a panlobular, associadas a inclusões intranucleares basofílicas características, que aparecem inicialmente em células de Kupffer e, depois, em hepatócitos viáveis ou degenerados adjacentes a áreas de necrose.

Achados histológicos em filhotes infectados incluem necrose hepatocelular multifocal e, algumas vezes, necrose centrolobular hepática como consequência da coagulação intravascular disseminada. Inclusões intranucleares podem ocorrer em células de Kupffer e hepatócitos. Inclusões virais também surgem em células endoteliais de rins de cães afetados. Hemorragias e necrose, inclusive no encéfalo, associadas à trombose intravascular em cães que apresentam coagulação intravascular disseminada são causadas pela liberação de fatores pró-coagulantes do tecido necrótico. A perda do endotélio expõe a matriz subendotelial ao ataque das plaquetas, e essas células degeneradas são fonte de tromboplastina tecidual e de outros fatores anticoagulantes. O número de plaquetas reduzido e o consumo excessivo de fatores de coagulação refletem tanto o aumento do consumo destas para reparo de lesões endoteliais quanto o dano direto causado pelo vírus nas plaquetas.[11]

Diagnóstico do adenovírus canino tipo 1

O diagnóstico da hepatite infecciosa canina (HIC) é difícil de ser obtido em razão da pouca especificidade de sinais clínicos.

Na rotina, ele se baseia em sinais clínicos, necropsia e histopatologia. Também pode ser feito com isolamento viral ou sorologia de amostras de sangue, secreção de orofaringe, urina e fezes, no período febril. Pode-se ainda diagnosticar a doença por ensaio imunoenzimático (imunofluorescência ou imuno-histoquímica de cortes histológicos), inibição da hemaglutinação ou neutralização.

Por microscopia eletrônica, é possível visualizar as partículas virais intranucleares características, que podem ou não estar associadas a formações cristalinas por proteínas. A membrana nuclear mostra ruptura em pontos em que há liberação de partículas virais para o citoplasma.

O DNA viral pode ser detectado pela reação em cadeia pela polimerase (PCR). O isolamento viral é feito em qualquer linhagem celular de origem canina. A citopatologia aparece, em geral, 24 a 48 horas após a inoculação da amostra. Além das inclusões intranucleares características, o CAV-1 ainda pode ser identificado por imuno-histoquímica e/ou imunofluorescência. O vírus persiste nas células tubulares do epitélio renal e, por isso, pode ser isolado da urina do cão meses depois da resolução clínica da doença.

Diagnóstico diferencial

Em animais com sintomas neurológicos, é importante o diagnóstico diferencial entre raiva e cinomose.

A ausência de corpúsculos de Negri e/ou antígeno rábico em fluorescência descarta a possibilidade de ser uma doença causada pelo vírus da raiva. Microscopicamente, a cinomose causa necrose neuronal, gliose e inflamação linfoplasmática associada na substância cinzenta do sistema nervoso central, com desmielinização da substância branca, em contraste com a vasculite com pouca gliose em animais infectados com CAV-1. A cinomose também apresenta inclusões intranucleares e intracitoplasmáticas em neurônios e astrócitos, enquanto as inclusões causadas pelo CAV-1 no epitélio vascular endotelial são intranucleares restritas. Métodos diagnósticos para distinção de patógenos (além da raiva e da cinomose), como parvovírus e leptospirose, também devem ser considerados, além de hepatite granulomatosa ou causada por bactérias ou fungos. O aspecto granular da serosa, geralmente associado à parvovirose, tem sido também descrito em casos de HIC e não deve ser exclusivo de achados de necropsia característicos de parvovirose.

Prevenção e controle

As vacinas inativadas e atenuadas contra o adenovírus canino tipo 1 têm sido usadas amplamente no mundo, por muitos anos. A relação entre os adenovírus caninos 1 e 2 é suficientemente próxima para afirmar que a vacinação contra o adenovírus canino tipo 2 apresenta reação cruzada contra o tipo 1 e tem a vantagem de não causar o edema de córnea. A vacinação anual é recomendada por muitos fabricantes, e anticorpos maternos interferem na imunização ativa de filhotes de até 12 semanas de vida. O desenvolvimento de anticorpos neutralizantes está correlacionado diretamente à proteção imunológica, e cães com títulos neutralizantes altos têm proteção contra a doença clínica. Em geral, combina-se o antígeno da doença com os antígenos de cinomose, coronavirose, parvovirose e traqueobronquite viral.

Um dos fenômenos mais marcantes na prática veterinária foi o desaparecimento virtual da hepatite canina infecciosa em regiões onde a vacinação foi realizada anos seguidos. A causa pode se relacionar com a "distribuição" de vírus vacinais pelos cães vacinados, assim distribuindo o ambiente com o vírus atenuado, o que imuniza outros cães de modo secundário e edifica um alto nível de imunidade do grupo de animais da região.

Assim como outros adenovírus, o CAV-1 é resistente à inativação pelo ambiente e à maioria dos desinfetantes comuns, exceto aos quaternários à base de amônia. O vírus é sensível ao calor (sua inativação se dá entre 56 e 60°C por 5 minutos), mas permanece viável por meses em temperaturas abaixo de 4°C.[11]

Adenovírus canino tipo 2

O adenovírus canino tipo 2 provoca uma doença respiratória localizada em cães e é considerado uma das principais causas da síndrome respiratória aguda conhecida como "tosse de canis". Essa doença de cães se caracteriza principalmente por bronquite e bronquiolite. Clinicamente, podem-se observar febre, corrimento nasal, tosse e dispneia. A mucosa de faringe, laringe, traqueia e brônquios pode estar hiperêmica e, ocasionalmente, ulcerada ou coberta com exsudato purulento ou fibrinoso. As principais características microscópicas são necrose do epitélio respiratório e típicos corpos de inclusão adenovirais intranucleares. Mesmo assim, a mortalidade é extremamente baixa em animais não vacinados.

A principal diferença entre os tipos 1 e 2 de adenovírus é que o tipo 1 causa doença com comprometimento sistêmico, enquanto o tipo 2 resulta em doença respiratória restrita. A base molecular dessa diferença, entretanto, permanece desconhecida, mas tal propriedade é explorada na vacinação de cães, uma vez que vacinas atenuadas vivas de adenovírus canino tipo 1 podem levar ao desenvolvimento de edema de córnea originário da replicação sistêmica do vírus. O adenovírus canino tipo 2, por outro lado, não replica sistemicamente e ainda oferece proteção cruzada e homóloga contra a hepatite infecciosa de cães, causada pelo adenovírus canino tipo 1.

TRATAMENTO

Não há tratamento específico para hepatite infecciosa canina, portanto a terapia tem por objetivo lidar com os sintomas até que o vírus siga seu curso. Dependendo da gravidade da doença, hospitalização e fluidoterapia intravenosa podem ser necessárias, além do tratamento suporte contra coagulopatia intravascular disseminada. Pode-se precisar de transfusões de sangue em cães gravemente afetados pela doença. Dextrose a 5% em solução salina isotônica deve ser administrada, preferencialmente por via intravenosa, para controle dos efeitos da hipoglicemia. Em cães que apresentam tempo de coagulação prolongado, a administração subcutânea de líquidos pode ser problemática. É altamente recomendado um antibiótico de amplo espectro para combater infecções bacterianas secundárias. Tetraciclinas podem causar descoloração de dentes durante seu desenvolvimento, então não devem ser administradas a filhotes antes que a erupção de dentes permanentes aconteça. Apesar de a opacidade de córnea em geral não necessitar de tratamento, pomadas oftálmicas de atropina podem aliviar os espasmos ciliares associados ao quadro, e cães que mostrem esse sintoma sob a luz direta devem ser protegidos. Não se recomenda o uso de corticoides.

CONSIDERAÇÕES FINAIS

A hepatite infecciosa canina é um dos grandes exemplos de doenças graves em cães que podem ter sua incidência controlada com vacinação polivalente. Ela é, atualmente, uma doença rara e com surtos em geral associados à detecção conjunta de outros patógenos, como cinomose. Em tais circunstâncias, a doença se torna grave, com altas taxas de mortalidade, por exacerbação do seu curso clínico.

A incidência de CAV-1, dessa maneira, demonstra ser importante em animais com menos de 2 anos, com curso clínico, na maioria dos casos, agudo ou superagudo. Na fase superaguda, é quase impossível tomar alguma medida terapêutica, e há poucas chances de diagnóstico clínico, pelo curso rápido de sinais, bastante inespecíficos e de difícil observação, ou pela descrição de "morte súbita" do animal. Por outro lado, a necropsia apresenta evidências específicas para um diagnóstico presuntivo com a visualização de corpúsculos de inclusão intranucleares nos hepatócitos.

REFERÊNCIAS BIBLIOGRÁFICAS

1. Appel M. Canine adenovirus type 2 (Infectious laryngotracheitis virus). In: Appel M. Virus infections of carnivores. Amsterdam: Elsevier, 1987, p. 45-51.
2. Inkelmann MA, dos Anjos BL, Kommers GD, Fighera RA, Barros CSL. Aspectos imuno-histoquímicos da hepatite infecciosa canina. Ciência Rural. 2008; (38):2636-40.
3. Inkelmann MA *et al.* Hepatite infecciosa canina: 62 casos. Pesq Vet Bras. 2007; 27:325-32.
4. Benkö M, Harrach B, Both GW, Russell WC, Adair BM, Ádám É *et al.* Family Adenoviridae. In Fauquet CM, Mayo MA, Maniloff J, Desselberger U, Ball LA. Virus taxonomy. VIII Report of the International Committee on Taxonomy of Viruses. New York: Elsevier, 2005, p. 213-28.
5. Mahy B, van Regenmortel M. Desk encyclopedia of general virology. 4. ed. Academic Press, 2009. 600p.
6. Fauquet C. International Committee on Taxonomy of Viruses, International Union of Microbiological Societies. Virology Division – 2005 Virus taxonomy: classification and nomenclature of viruses: Eighty Report of the International Committee on Taxonomy of Viruses. California: Academic Press, 2005. 1259p.
7. Nigel JM, Dubovi EJ. Fenner's veterinary virology. 4. ed. Academic Press, 2005. 534p.
8. Van Regenmortel MHV, Fauquet CM, Bishop DHL, Carstens EB, Estes MK, Lemon SM *et al.* (eds.). Virus taxonomy. Classification and nomenclature of viruses. Seventh Report of the International Committee on Taxonomy of Viruses. California: Academic Press, 2000. 1162p.
9. Kosaka IM, Carromeu C, Durigon EL, Ventura AM. Construction of adenoviral vectors expressing F and G glycoproteins of human respiratory virus (HRSV). Braz J Microbiol. 2004; (35):167-72.
10. Vihinen-Ranta M, Yuan W, Parrish CR. Cytoplasmic trafficking of the canine parvovirus capsid and its role in infection and nuclear transport. J Virol. 2000 May; 74(10):4853-9.
11. Greene CE. Infectious canine hepatitis and canine acidophil cell hepatitis. In: Greene CE. Infectious disease of the dog and cat. 3. ed. Philadelphia: Saunders-Elsevier, 2006, Chap. 8, p. 41-47.
12. Piacesi TMA *et al.* Hepatite infecciosa canina: relato de caso. Rev Bras Cienc Vet. 2010 set/dez; 17(3-4):121-8.
13. Jones TC, Hunt RD, King NW. Veterinary pathology. 6. ed. Wiley-Blackwell, 1997. 1392p.
14. Hagiwara MK, Costa CPF, Wirthl VABF, Simões DMN, Kanayama KK, Manoel CS. Infecção de filhotes e de cães adultos pelo adenovírus canino (CAV-1) – relato de caso. Clin Vet. 2010; (86):40-6.

BIBLIOGRAFIA

Ditchfield J, Macpherson LW, Zbitnew A. 1962. Association of a canine adenovirus (Toronto A26/61) with an outbreak of laryngotracheitis (kennel cough). A preliminary report. Can Vet J. 1962; 3:238-47.

Gore TC, Lakshmanan N, Duncan KL, Coyne MJ, Lum MA, Sterner FJ. Three-year duration of immunity in dogs following vaccination against canine adenovirus type-1, canine parvovirus, and canine distemper virus. Vet Ther. 2005; 6(1):5-16.

Infectious canine hepatitis: Introduction. The Merck Veterinary Manual. 2006. Disponível em: http://www.merckvetmanual.com/mvm/index.jsp?cfile=htm/bc/57200.htm

Willoughby K, Dawson S. Manual of canine and feline infectious diseases. British Small Anim Vet Assoc. 2001. 296p.

Wright NG. Canine adenovirus: its role in renal and ocular disease: a review. J Small Anim Pract. 1976; 17:25-33.

97

Parainfluenza e Doença Respiratória Infecciosa Canina

Claudia Filoni

INTRODUÇÃO

A parainfluenza canina é causada pelo vírus oficialmente denominado pelo International Committee on Virus Taxonomy (ICTV) como *Mammalian orthorubulavirus 5* (ortorrubulavírus mamífero 5), amplamente conhecido no meio veterinário como vírus da parainfluenza canina (CPIV). O CPIV está envolvido na doença respiratória infecciosa canina (CIRD, do inglês *canine infectious respiratory disease*), também chamada "traqueobronquite infecciosa" ou "tosse dos canis". A CIRD é uma síndrome de curso agudo caracterizado por doença respiratória em cães, causado por uma gama de agentes etiológicos bacterianos e virais que podem agir sequencialmente ou sinergicamente.[1-4] A CIRD acomete com maior frequência cães que vivem em grupos e se caracteriza clinicamente por traqueobronquite aguda de gravidade variável.[5,6] É responsável por vários problemas em criações de cães e em situações em que uma grande quantidade deles é mantida no mesmo local, como abrigos, canis, creches *(day-care)* e hospitais veterinários. A CIRD causa problemas, como retardo na destinação final de animais oriundos de abrigos, interrupção de programas de treinamento para cães e prejuízos em canis, além de responder por consideráveis custos referentes ao tratamento e influenciar negativamente o bem-estar dos animais durante seu curso clínico.[3,4,7,8]

Este capítulo concentra sua discussão na infecção causada pelo CPIV em cães domésticos. No entanto, muitos dados referentes à doença provocada pela infecção por esse vírus não podem ser dissociados da CIRD, recorrente no curso do capítulo. Da mesma maneira, e uma vez que diversos patógenos podem estar associados a casos de infecção natural, outros agentes etiológicos envolvidos também são citados ao longo da apresentação. São abordadas, ainda, outras espécies de hospedeiros, além do cão doméstico, que podem ser acometidas.

ETIOLOGIA

Os principais agentes etiológicos associados à CIRD são o CPIV, o adenovírus canino 1 e 2 e a bactéria *Bordetella bronchiseptica*. O CPIV é o vírus mais isolado do trato respiratório de cães acometidos.[5,9] São considerados agentes secundários os herpes-vírus canídeo 1, ortorreovírus mamíferos e bactérias como *Streptococcus* sp., *Pasteurella* sp., *Pseudomonas* sp., coliformes e micoplasmas.[6,7] Dos agentes secundários, uma associação significativa entre *Streptococcus equi* subsp. *zooepidemicus* e *Mycoplasma cynos* foi descrita recentemente.[10-12] O *Mycoplasma canis* tem sido detectado e questionado se é um agente comensal, primário ou secundário.[4] Infecções pelo CPIV e pelo vírus da cinomose também podem surgir em associação, intensificando a gravidade da doença. No entanto, o vírus da cinomose, apesar de também causar sintomas respiratórios, não é um patógeno comumente reconhecido como associado ao complexo CIRD.[9,13] Outros vírus foram identificados como patógenos emergentes do trato respiratório canino, como as variantes pantrópicas dos coronavírus e os ortomixovírus.[14-16] Outros novos agentes identificados na CIRD incluem pneumovírus, bocaparvovírus, hepacivírus, picornavírus, coronavírus respiratórios e vírus influenza caninos.[4,17,18] Novas técnicas de investigação de viroma utilizando metagenômica viral possibilitaram a detecção de papilomavírus, circovírus e tautopapilomavírus em amostras de *swabs* nasais de cães com sinais de infecção respiratória e com resultados negativos em um painel de testes moleculares para agentes respiratórios.[19]

O CPIV (ortorrubulavírus mamífero 5), que já foi oficialmente denominado "vírus símio 5" e "parainfluenza vírus 5", é antigenicamente relacionado com o ortorrubulavírus humano 2 (nomenclatura atual do vírus *parainfluenza* humano 2).[1,20,21] Sua nomenclatura sempre foi problemática e a classificação taxonômica atual é bem complexa (reino Riboviria, reino Othomavirae, filo Negarnaviricota, subfilo Haploviricotina, classe Monjiviricetes, ordem Mononegavirales, família Paramyxoviridae, subfamília Rubulavirinae, e gênero *Orthorubulavirus*, em que o vírus protótipo do gênero é o vírus da caxumba).[1,12] O termo *parainfluenza* foi cunhado em 1959 e adotado porque causava sintomas semelhantes àqueles provocados pelos ortomixovírus, como vírus da *influenza* A, e como os demais rubulavírus por apresentar neuraminidase e exibir atividades de hemaglutinação.[22]

Como todos os paramixovírus, o CPIV tem um genoma de RNA de fita simples, não segmentado e de polaridade negativa, ou seja, o genoma serve como molde para a síntese de mRNA e para uma fita complementar de polaridade positiva, que por sua vez serve como molde para futuras cópias de RNA de polaridade negativa. A replicação viral ocorre no citoplasma, e o mRNA apenas é sintetizado quando o vírus sofre desnudamento na célula infectada. Seu genoma completo tem 15.246 nucleotídios (NC-006430.1). Seis genes codificam oito proteínas mediante fases de leitura aberta que originam proteínas diferentes como resultado de edição de RNA. O nucleocapsídio helicoidal dobra-se sobre si mesmo dentro das partículas virais, que são pleomórficas a esféricas, com diâmetros entre 150 e 200 nm. No entanto, o nucleocapsídio assume conformação linear e flexível de aproximadamente 1.000 nm quando a partícula é rompida. Como todos os vírus RNA de polaridade negativa, o CPIV codifica sua própria RNA polimerase, nesse caso constituída de nucleoproteína N justaposta ao genoma viral ao longo de toda a sua extensão e associada à fosfoproteína P e à proteína L. As proteínas N, P e L, em conjunto com o genoma de RNA, são componentes virais necessários e suficientes para reunir o nucleocapsídio e direcionar a transcrição e a replicação do RNA.[20,22]

O nucleocapsídio é externamente coberto por um envelope bilipídico derivado da membrana plasmática celular, adquirido durante a liberação viral. Esse envelope apresenta projeções compostas das glicoproteínas transmembranas HN, F e SH, e sua superfície interna é coberta pela proteína de matriz M. A atividade de hemaglutinação da proteína HN medeia a adsorção do vírus à célula hospedeira por meio do ácido siálico (ácido N-acetilneuramínico) para iniciar a infecção. A atividade de neuraminidase é responsável pela clivagem do ácido siálico durante a liberação viral. A aderência celular pode ser mensurada experimentalmente pela aglutinação de hemácias por vírus em suspensão (hemaglutinação), ou ainda pela adsorção de hemácias a monocamadas celulares infectadas com o vírus que expressam HN (hemadsorção). A proteína F causa fusão do vírus à membrana celular em pH neutro, que pode ser mensurada *in vitro* pela lise de hemácias. A proteína V é estrutural nos rubulavírus e interrompe a sinalização e a produção de interferona (IFN), inibe a apoptose e retarda o ciclo celular por mecanismos ainda não elucidados.[20-25]

HOSPEDEIROS SUSCETÍVEIS

O CPIV foi inicialmente isolado a partir de culturas de células renais de macacos dos gêneros *Rhesus* e *Cynomolgus* há aproximadamente 40 anos, ocasião em que se acreditou serem esses os hospedeiros naturais do vírus.[26,27] No entanto, estudos epizootiológicos posteriores demonstraram que essas espécies de primatas em vida livre não se apresentavam soropositivas, sugerindo, então, que a infecção deveria ocorrer em cativeiro, possivelmente a partir de humanos. Porém, a suscetibilidade de humanos permanece controversa, e estudos associando o vírus a infecções em humanos não foram conclusivos, em parte devido a reações cruzadas que podem acontecer com o ortorrubulavírus humano 2, e em parte devido a contaminações das linhagens celulares primárias em laboratório.[28] Porém, um número significativo de estudos conduzidos entre os anos 1960 e 1980 foi suficiente para considerar o CPIV um agente associado à doença respiratória infecciosa em cães.[28-33] Cães com idades entre 6 meses e 1 ano são os mais acometidos, mas geralmente se tornam suscetíveis a partir de 2 semanas.[9,21] Também existem evidências de que diversas outras espécies, incluindo gatos, *hamsters*, camundongos, porquinhos-da-índia e suínos, podem naturalmente ser infectadas pelo CPIV ou por vírus relacionados.[34] Anticorpos contra vírus relacionados já foram detectados em espécies, como ursos negros (*Ursus americanus*), e mustelídeos, como as martas-pescadoras (*Martes pennanti*).[35] A preocupação com a potencial suscetibilidade de pandas-gigantes (*Ailuropoda melanoleuca*) à infecção justificou a imunoprofilaxia com vacinas atenuadas em pandas mantidos em cativeiro na China. No entanto, um estudo sorológico não identificou nenhum panda com anticorpos contra o CPIV.[36]

DISTRIBUIÇÃO

O CPIV tem distribuição mundial.[9] No Brasil, cães apresentando doenças com sinais semelhantes aos da tosse dos canis são frequentes na rotina clínica durante todo o ano, mas principalmente no inverno.[5,21] Não existem dados publicados sobre o isolamento desse vírus no Brasil, mas um estudo sorológico conduzido no Rio Grande do Sul com cães recolhidos das ruas e mantidos em canis, detectou anticorpos contra esse agente em 51% das amostras, sugerindo que, pelo menos na região analisada, o vírus circule amplamente na população canina.[37]

A doença respiratória infecciosa canina acomete principalmente cães mantidos em grupos, como aqueles que vivem em abrigos ou são levados a abrigos, canis, *pet shops* e hospitais veterinários. Quando os animais são mantidos em grupos com alta densidade populacional, as infecções podem alcançar proporções epizoóticas.[5,7,9] Em populações caninas de elevada densidade, os surtos de doença respiratória infecciosa acometem mais de 50% dos animais.[9] Em geral, a CIRD surge nas populações caninas com prevalências entre 30 e 70%.[21,38]

TRANSMISSÃO

A transmissão se dá por contágio, seja mediante contato direto, disseminação por aerossóis a curtas distâncias, seja ainda por fômites, que podem agir como vias de transmissão em curto período de tempo, enquanto os vírus não sofrerem dessecação e forem inativados. Os vírus são eliminados de hospedeiros acometidos (fontes de infecção) por intermédio de secreções oronasais, entre 6 e 10 dias após a infecção, e utilizam o epitélio respiratório de outros hospedeiros suscetíveis como porta de entrada.[9,22,39] Reinfecções com ou sem sintomas podem ocorrer com frequência.[21] Gatos podem se infectar assintomaticamente e eliminar vírus, embora não esteja estabelecido o significado epidemiológico desses animais como fontes de infecção para cães.[9]

PATOGENIA

Após a transmissão, o CPIV se replica no epitélio da nasofaringe, disseminando-se pelo trato respiratório, infectando o epitélio pseudoestratificado da traqueia, onde desencadeia um processo inflamatório.[21] Os danos causados ao epitélio traqueal pela replicação viral abrem portas para as infecções bacterianas secundárias. A infecção normalmente se restringe ao trato respiratório anterior de seus hospedeiros.[5] O vírus não se replica em macrófagos, o que pode representar um fator limitante que previne a infecção sistêmica, pois células de diferentes órgãos apresentam receptores para o vírus e possibilitam sua replicação.[39] No entanto, pode haver exceções. O vírus já foi isolado de pulmões, baço, rins e fígado em cães de laboratório em situações de coinfecção com outros agentes.[39,40] O vírus pode ser encontrado em linfonodos locais, mas geralmente está ausente de outros tecidos linfoides.[29,32,40] A viremia é considerada um evento incomum e não aparece em cães imunocompetentes, mas pode surgir em recém-nascidos.[39]

Quando o vírus se replica em células da mucosa nasal, orofaringe, traqueia e brônquios, origina tosse discreta e descargas nasais serosas que perduram até 2 semanas após a exposição. A infecção por esse agente nunca é fatal para animais imunocompetentes, mas coinfecções por outros patógenos em cães jovens podem se tornar sérias e fatais. Esses vírus não são isolados de mucosa nasal e pulmões em amostras tomadas com 4, 6 e 12 semanas depois da infecção, e cães suscetíveis não ficam infectados após contato com animais que se recuperaram, o que indica que o vírus seja eliminado do organismo.[39]

Petéquias uniformemente distribuídas por todos os lobos pulmonares foram observadas à necropsia em cães experimentalmente infectados, entre 3 e 8 dias pós-infecção. Respostas celulares inflamatórias ficam evidentes em todo o trato respiratório e em linfonodos regionais, sendo mais graves entre 6 e 12 dias depois da infecção. Nos turbinados nasais, há desenvolvimento de rinite catarral com infiltrado mono e polimorfonuclear em mucosa e submucosa. Observam-se células vacuolizadas, neutrófilos e muco na periferia do lúmen traqueal. Brônquios e bronquíolos apresentam leucócitos e debris celulares. As células epiteliais ciliadas mostram-se desnudas, o epitélio respiratório hiperplásico com células globosas proeminentes e neutrófilos frequentemente constantes em submucosa e glândulas peribronquiais.[29,32,39]

Após contato ou exposição a aerossóis, anticorpos neutralizantes e inibidores da hemaglutinação aparecem no soro a partir do 10º dia e aumentam seu título até 4 semanas, declinando depois disso.[29,39] A imunidade humoral de mucosas mediada pela imunoglobulina A secretória (IgA) também é essencial para a proteção.[21,39]

Existem evidências de que o CPIV também possa causar encefalite com sinais neurológicos indistinguíveis daquela da cinomose.[21] O CPIV já foi isolado de um cão que apresentou paralisia posterior temporária; esse isolado causou encefalite aguda quando administrado intracranialmente em cães, de modo experimental.[41,42]

MANIFESTAÇÕES CLÍNICAS

Havendo complicações por patógenos secundários, o quadro clínico pode persistir até 30 dias.[21] No entanto, é difícil associar um conjunto de sinais a um agente etiológico em particular nos casos clínicos de CIRD.[9] No entanto, qualquer que seja o agente implicado na infecção primária, os sintomas surgem entre 1 e 10 dias pós-infecção, e a recuperação normalmente se dá entre 7 e 14 dias.[5,9,21] As principais manifestações clínicas associadas a patógenos respiratórios em cães são tosse, corrimento nasal, febre, espirros, conjuntivite e anorexia.[6] A infecção da laringe provoca laringite, que pode causar edema de cordas vocais, restringindo o fluxo de ar durante os episódios de tosse, resultando em tosse com som alto, semelhante a grasnidos.[9] Episódios de curso agudo de tosse paroxística, tipicamente associados a ânsias e expectoração de muco em animais ativos e sem outras manifestações, são bastante característicos. A tosse é produtiva, mas as secreções são expectoradas em pequeno volume e os animais tendem a engoli-las, de modo que nem sempre podem ser observadas. Essas expectorações de muco que podem ocorrer depois de um episódio de tosse muitas vezes são confundidas com vômito pelos proprietários.[9]

É importante observar que a gravidade do quadro de traqueobronquite também se correlaciona ao número de agentes envolvidos, lembrando que vários patógenos virais e bacterianos podem ser isolados de cães com infecção naturalmente adquirida.[8] Infecções experimentais com patógenos exclusivos resultam em formas brandas e inaparentes de doença respiratória. Os sintomas associados à infecção pelo CPIV costumam ser discretos, com duração menor que 6 dias.[29,32,40] Na apresentação não complicada, os sinais incluem leve elevação da temperatura por 1 ou 2 dias a partir do 2º ou 3º dia pós-infecção, tosse seca, corrimento nasal seroso, faringite e tonsilite.[5,39] Na maioria dos casos, esses sintomas desaparecem em pouco tempo. Perda de peso e alterações leucocitárias em geral não são observadas em animais infectados exclusivamente com o CPIV. Em cães experimentalmente infectados, os sintomas costumam estar ausentes ou ser muito discretos.[39] No entanto, pode haver complicação, como doença respiratória crônica ou broncopneumonia grave e fatal, associada à coinfecção por outros patógenos virais ou bacterianos, ou quando a infecção acomete animais imunocomprometidos e filhotes não vacinados. Além da broncopneumonia, nas formas complicadas os sinais podem incluir febre, letargia e inapetência. Apesar de serem consideradas invasoras oportunistas, as infecções bacterianas secundárias determinam complicações sérias, como pneumonia e sepse, que ameaçam a vida dos animais acometidos. Estresse, superpopulação e falta de higiene colaboram para a gravidade do quadro.[7-9,30,33,40]

DIAGNÓSTICO

Inicialmente, com base no histórico de exposição recente a outros cães, quando há sintomas sugestivos e resposta à terapia instituída, é possível obter o diagnóstico de CIRD. No entanto, não é possível estabelecer um diagnóstico etiológico diferencial apenas com a sintomatologia, pois os sintomas causados por diversos patógenos respiratórios são muito semelhantes.[4,9]

É importante, todavia, não excluir a possibilidade de CIRD em um animal apresentando sintomas sugestivos da doença, mesmo com histórico de vacinação recente (últimos 6 meses). O exame físico não é elucidativo. A tosse pode ser facilmente provocada por manipulação da traqueia, particularmente na região da depressão torácica. No entanto, esse procedimento de provocação de tosse não deve ser utilizado exclusivamente para diagnosticar ou descartar a CIRD.[9]

Perfis hematológicos e bioquímicos não são diagnósticos, mas são úteis para estabelecer e monitorar o estado de saúde dos cães acometidos, que podem apresentar um leucograma característico de estresse, caracterizado por neutrófilos maduros, linfopenia e eosinopenia. Em casos de complicação por pneumonias bacterianas secundárias, o leucograma pode ser característico de inflamação, apresentando significativa leucocitose ou desvio à esquerda. Radiografias torácicas não revelam informações relevantes em animais com CIRD não complicada. Por outro lado, sinais de atelectasia ou hiperinflação pulmonar em determinados segmentos podem estar claros em animais com infecções complicadas. Cães com infecções pelo CPIV associadas a *B. bronchiseptica* podem desenvolver consolidação lobar evidente em radiografias torácicas.[9] As radiografias torácicas também podem revelar espessamento da traqueia e dos brônquios.[21]

Atualmente, o diagnóstico etiológico para doenças infecciosas está muito mais acessível por conta da popularização das técnicas laboratoriais moleculares. Esses testes podem ser realizados com amostras de secreções de animais doentes, obtidas com *swabs* tomados dos epitélios nasal, faríngeo e traqueal. Para CPIV, podem ser solicitados testes moleculares para detecção de sequências específicas de ácidos ribonucleicos virais, como a reação em cadeia da polimerase precedida pela transcrição reversa (RT-PCR).[6] No entanto, em casos de CIRD, por ser essa uma doença multicausal, recomenda-se também investigar outros patógenos concomitantes.[21] Testes PCR e RT-PCR estão disponíveis e podem ser solicitados para um ou mais agentes, inclusive na forma de painéis para múltiplos patógenos associados com CIRD. É importante lembrar que resultados moleculares podem ser falso-positivos dentro de poucas semanas após a administração de vacinas atenuadas.[3]

O diagnóstico laboratorial específico também pode ser realizado por métodos menos acessíveis, porém clássicos, como pelo isolamento do vírus de secreções de animais doentes, obtidas com *swabs* tomados dos epitélios nasal, faríngeo e traqueal e cultivados em células de linhagens caninas. Antígenos virais em secreções nasais podem ser evidenciados pela técnica de imunofluorescência.[21] A identificação viral também pode ser obtida utilizando-se um antissoro padrão que iniba a replicação viral, efeitos citopáticos ou hemadsorção.[5,9] Ainda nesse contexto, o diagnóstico de infecção viral pelo CPIV também pode ser obtido pela demonstração de títulos crescentes de anticorpos específicos (amostras séricas pareadas).[1] Para demonstração de anticorpos específicos, podem ser usados plasma ou soro do animal. Anticorpos contra o vírus CPIV podem ser detectados por ensaios imunoenzimáticos (ELISA) e soroneutralização (SN) ou inibição da hemaglutinação (HI). No entanto, a mera existência de anticorpos em soros de animais com infecção aguda ou convalescentes apenas pode ser interpretada como evidência de exposição prévia ou atual ao agente avaliado. O título crescente de anticorpos, por sua vez, pode ser útil, mas apresenta aplicação clínica restrita devido à curta duração da infecção viral.[5,9]

Futuramente, pode-se esperar que sejam viáveis na prática clínica, para quadros complicados e irresponsivos às terapias instituídas, a pesquisa e a identificação de múltiplos patógenos virais e não virais, conhecidos e desconhecidos, por meio de sequenciamentos paralelos massivos e análises metagenômicas.

TRATAMENTO

Para a maioria dos cães, a situação se resolve sem tratamento. A conduta atual indica que não é necessário tratamento específico se os sinais clínicos estiverem presentes há menos de 1 semana e o animal estiver em bom estado geral e com apetite preservado.[3] Não estão disponíveis terapias antivirais para uso contra os vírus associados à CIRD. A administração de substâncias antivirais aprovadas para uso humano não é recomendada. Por outro lado, como a maioria dos cães acometidos apresenta maior risco de desenvolver broncopneumonia bacteriana, indica-se a antibioticoterapia preventiva.[9] Pelo menos um estudo demonstrou que a administração de antibacterianos reduz a duração do período de tosse nos animais acometidos.[43] Embora, idealmente, a escolha de fármacos antibacterianos para o tratamento deva ser baseada em antibiogramas, a trimetoprima em associação à sulfonamida e à amoxicilina se mostra particularmente eficiente, entre outros antibacterianos que podem ser usados.[9] Em casos graves, uma combinação antimicrobiana parenteral que inclua fluoroquinolona e penicilina ou clindamicina é recomendada.[3]

Antitussígenos e broncodilatadores, isoladamente ou em associação, são recomendados a determinadas situações, pois interrompem o ciclo da tosse e evitam o broncospasmo, respectivamente. Supressores narcóticos da tosse, no entanto, não devem ser usados por períodos prolongados e se houver complicações por pneumonia bacteriana, que podem comprometer a ventilação e reduzir a expectoração, levando à retenção de secreções respiratórias e à redução da eliminação bacteriana. Expectorantes que estimulam as secreções menos viscosas de muco brônquico, com a intenção de facilitar a expectoração do muco mais viscoso, não parecem oferecer benefícios físicos e atualmente não são recomendados. Doses anti-inflamatórias de glicocorticoides administradas oralmente são eficientes para aliviar a tosse em casos não complicados de traqueobronquite, suprimindo-a por até 5 a 7 dias, sem, contudo, reduzir significativamente o curso clínico.[9,40]

Cuidados gerais de suporte, como manter o animal acometido em repouso com ingestão calórica e hídrica adequadas, são medidas recomendadas.[9,21] Constituem procedimento adequado nebulizações com duração de 15 a 20 minutos, 1 a 4 vezes/dia, utilizando 6 a 10 mℓ de solução salina estéril dispersa por fluxo de oxigênio de 3 a 5 ℓ por minuto. Não se recomenda, entretanto, a adição de agentes mucolíticos, como a acetilcisteína, que pode provocar irritação e consequente broncospasmo. Além disso, a liquefação das secreções respiratórias não é tida como um meio eficiente para facilitar a desobstrução das vias. Em situações de tosse paroxística aguda que possam predispor à obstrução das vias respiratórias, a nebulização com soluções de glicocorticoides, como succinato sódico de metilprednisolona, pode trazer benefícios a curto prazo.[9] Em complicações bacterianas por *B. bronchiseptica* não responsivas à antibioticoterapia oral, antibióticos como kanamicina, gentamicina e polimixina B administrados por nebulização podem reduzir a população bacteriana da traqueia e dos brônquios.[9]

CONTROLE E PREVENÇÃO

Vacinas atenuadas e inativadas contra o CPIV e outros patógenos associados à CIRD estão disponíveis comercialmente. É preciso ter em mente que as vacinas disponíveis comercialmente são para determinados agentes, como o CPIV, mas não todos os agentes que podem estar associados à CIRD, o que pode explicar a aparente falta de proteção em animais vacinados.[4] Elas não previnem a infecção nem a manifestação de sintomas, mas a doença em animais vacinados geralmente é mais branda. As vacinas atenuadas são licenciadas para uso intranasal, enquanto as inativadas o são para uso parenteral. As vacinas atenuadas conferem imunidade de mucosas, porém pode haver desenvolvimento de tosse e/ou corrimentos nasais 2 a 5 ou mais dias após a administração.[9,21] Esses efeitos não justificam o uso de antibacterianos, mas prejudicam a diferenciação entre animais ativamente infectados e animais vacinados, o que é importante para o controle de surtos. Reações adversas depois da administração de vacinas parenterais são raras e tipicamente se limitam a uma irritação local no sítio da injeção. Não se reconhece nenhum efeito terapêutico associado à prática de se vacinar os cães durante o curso de infecções naturais. É importante observar que a vacinação é ineficaz se a exposição e a vacinação ocorrerem no mesmo dia.[9]

Cães desenvolvem anticorpos contra o CPIV em 3 semanas depois da vacinação, embora a duração da imunidade pós-exposição seja curta (meses).[7,9] A primovacinação pode ser realizada aos 60 dias de idade, seguida de três revacinações mensais. Recomenda-se uma revacinação anual.[21] Com o uso disseminado de vacinas caninas, tanto o CPIV como outros patógenos comumente associados à doença respiratória infecciosa canina tornaram-se menos prevalentes e importantes. Isso porque a vacinação regular de todos os animais de um grupo conduz a boa imunidade populacional. No entanto, o vírus pode ser mantido em abrigos, canis ou outros grupos de cães a despeito do uso de vacinas.[8] Dessa maneira, protocolos preventivos com base em medidas inespecíficas também devem ser observados.

Como parte dessas medidas, as instalações que abrigam cães ou nas quais eles transitam devem ser rotineiramente limpas e desinfetadas. A desinfecção de superfícies é importante, apesar de a disseminação aerógena de secreções respiratórias apresentar maior risco associado à transmissão dos agentes.[9] O CPIV é lábil e não persiste longos períodos no ambiente.[22] Os lipídios e glicoproteínas do envelope, fundamentais para a etapa de aderência e fusão dos vírus às células hospedeiras, são sensíveis a éter e solventes lipídicos, podendo ser facilmente removidos com água e detergentes e inativados com a maioria dos agentes desinfetantes disponíveis comercialmente.[20,39] O vírus também é sensível à dessecação, a temperaturas elevadas e à radiação ultravioleta da luz solar.[44] Entretanto, visto que outros agentes etiológicos de resistência diferente podem coinfectar o hospedeiro ou contribuir para a traqueobronquite, é recomendável adotar protocolos de limpeza e desinfecção que também alcancem tais agentes, preferencialmente com a utilização de substâncias como hipoclorito de sódio, clorexidina ou soluções de benzalcônio.[9] Os desinfetantes à base de amônio quaternário são eficazes tanto contra o CPIV quanto contra os adenovírus.[2] Os ambientes em que os animais são mantidos devem ter ventilação adequada, temperaturas amenas (entre 21 e 24°C aproximadamente) e umidade relativa do ar entre 50 e 65%.[9]

Instituições que mantêm grande número de cães, principalmente aquelas que abrigam populações transitórias, apresentam maior risco de sofrer surtos. Com o objetivo de evitar ou controlar surtos de CIRD, cães manifestando sinais clínicos respiratórios devem ser isolados de outros animais suscetíveis. Uma vez que um surto tenha se desenvolvido, deve-se isolar ou depopular toda a instalação por até 2 semanas. Essa medida se justifica porque animais saudáveis, mas previamente infectados, podem eliminar patógenos no ambiente e infectar outros animais suscetíveis. Além das medidas de limpeza e desinfecção mencionadas, os animais acometidos clinicamente devem ser individualmente tratados.[9]

REFERÊNCIAS BIBLIOGRÁFICAS

1. International Committee on Virus Taxonomy (ICTV). [acesso em: 06 abr. 2021.] Disponível em: https://talk.ictvonline.org/.
2. Hoskins JD. Doenças virais caninas. In: Ettinger SJ, Feldman EC (editors). Tratado de medicina interna veterinária. Doenças do cão e do gato. 5. ed. Rio de Janeiro: Guanabara Koogan; 2004. p. 440-6.
3. Reagan, Krystle L, Sykes JE. Canine infectious respiratory disease. 2019. Disponível em: https://doi.org/10.1016/j.cvsm.2019.10.009.

4. Maboni G, Seguel M, Lorton A, Berghaus R, Sanchez S. Canine infectious respiratory disease: new insights into the etiology and epidemiology of associated pathogens. 2019. Disponível em: https://doi.org/10.1371/journal.pone.0215817.
5. Appel MJG, Binn LN. Canine infectious tracheobronchitis. Short review: kennel cough. In: Appel MJG (editor). Virus infections of carnivores. Amsterdan: Elsevier Science; 1987. p. 201-11.
6. Mochizuki M, Yachi A, Ohshima T, Ohuchi A, Ishida T. Etiologic study of upper respiratory infections of household dogs. J Vet Med Sci. 2008;70:563-9.
7. Erles K, Dubovi EJ, Brooks HW, Brownlie J. Longitudinal study of viruses associated with canine infectious respiratory disease. J Clin Microbiol. 2004;42:4524-9.
8. Buonavoglia C, Martella V. Canine respiratory viruses. Vet Res. 2007;38:355-73.
9. Ford RB. Canine infectious tracheobronchitis. In: Greene CE (editor). Infectious diseases of the dog and cat. 3. ed. St. Louis: Saunders Elsevier; 2006. p. 54-61.
10. Chalker VJ, Brooks HW, Brownlie J. The association of Streptococcus equi subsp. zooepidemicus with canine infectious respiratory disease. Vet Microbiol. 2003;95:149-56.
11. Chalker VJ, Owen WM, Paterson C, Barker E, Brooks H, Rycroft AN *et al.* Mycoplasmas associated with canine infectious respiratory disease. Microbiology. 2004;150:3491-7.
12. Rycroft AN, Tsounakou E, Chalker V. Serological evidence of Mycoplasma cynos infection in canine infectious respiratory disease. Vet Microbiol. 2007;120:358-62.
13. Damian M, Morales L, Salas G, Trigo FJ. Immunohistochemical detection of antigens of distemper, adenovirus and parainfluenza viruses in domestic dogs with pneumonia. J Comp Pathol. 2005;10:1-5.
14. Buonavoglia C, Decaro N, Martella V, Elia G, Campolo M, Desario C *et al.* Canine coronavirus highly pathogenic for dogs. Emerg Infect Dis. 2006;12:492-4.
15. Erles K, Toomey C, Brooks HW, Browlie J. Detection of a group 2 coronavirus in dogs with canine infectious respiratory disease. Virology. 2003;310:216-23.
16. Crawford PC, Dubovi EJ, Castleman WL, Stepherson I, Gibbs EPJ, Chen L *et al.* Transmission of equine influenza virus to dogs. Science. 2005;310:482-5.
17. Priestnall SL, Mitchell JA, Walker CA, Erles K, Brownlie J. New and emerging pathogens in canine infectious respiratory disease. Veterinary Pathology. SAGE Publications Sage CA: Los Angeles, CA; 2014.
18. Decaro N, Mari V, Larocca V, Losurdo M, Lanave G, Lucente MS *et al.* Molecular surveillance of traditional and emerging pathogens associated with canine infectious respiratory disease. Vet Microb 192. 2016. Disponível em: https://doi.org/10.1016/j.vetmic.2016.06.009.
19. Altan E, Seguin MA, Leutenegger CM, Tung GP, Xutao D, Delwart E. Nasal virome of dogs with respiratory infection signs include novel taupapillomaviruses. Virus Genes. 2019;55:191-97.
20. Lamb RA, Parks GD. Paramyxoviridae: the viruses and their replication. In: Knipe DM, Howley PM (editors). Fields virology. 5. ed. Philadelphia: Lippincott Williams & Wilkins; 2007. p. 1450-96.
21. Arns CW, Spilki FR, Almeida RS. Paramyxoviridae. In: Flores EF (org.). Virologia veterinária. Santa Maria: Editora da UFSM; 2007. p. 657-90.
22. Karron RA, Kollins PL. Parainfluenza viruses. In: Knipe DM, Howley PM (editors). Fields virology. 5. ed. Philadelphia: Lippincott Williams & Wilkins; 2007. p. 1498-526.
23. He B, Paterson RG, Stock N, Durbin Je, Durbin RK, Goodbourn S *et al.* Recovery of paramyxovirus simian virus 5 with a V protein lacking the conserved cysteine-rich domain: the multifunctional V protein blocks both interferon-b induction and interferon signaling. Virology. 2002;303:25-32.
24. Poole E, He B, Lamb RA, Randall RE, Goodbourn S. The V proteins of simian virus 5 and other paramyxovirus inhibit induction of interferon-b. Virology. 2002;303:33-46.
25. Wansley EK, Parks GD. Naturally occurring substitutions in the P/V gene convert the noncytopathic paramyxovirus simian virus 5 into a virus that induces alpha/beta interferon synthesis and cell death. J Virol. 2002;76:10109-21.
26. Hull RN, Minner JR, Smith JW. New viral agents recovered from tissue cultures of monkey cells. I. Origin and properties of cytopathogenic agents SV1, SV2, SV4, SV5, SV6, SV11, SV12 and SV15. Am J Hyg. 1956;63:204-15.
27. Chantziandreou N, Stock N, Young D, Andrejava J, Hagmaier K, McGeoch DJ *et al.* Relantionships and host range of human, canine, simian and porcine isolates of simian virus 5 (parainfluenza virus 5). J Gen Virol. 2004;85:3007-16.
28. Binn LN, Eddy GA, Lazar EC, Helms J, Murnane T. Viruses recovered from laboratory dogs with respiratory disease. Proc Soc Exp Biol Med. 1967;126:140-5.
29. Rosenberg FJ, Lief FS, Tood JD, Reif JS. Studies of canine respiratory viruses. I. Experimental infection of dogs with an SV5-like canine parainfluenza agent. Am J Epidemiol. 1971;94:147-65.
30. Cornwell HJ, McCandish IA, Thompson H, Laird HM, Wright NG. Isolation of parainfluenza virus SV5 from dogs with respiratory disease. Vet Rec. 1976;98:301-2.
31. McCandish IA, Thompson H, Cornwell HJ, Wright NG. A study of dogs with kennel cough. Vet Rec. 1978;102:293-301.
32. Appel M, Percy DH. SV5-like parainfluenza virus in dogs. J Am Vet Med Assoc. 1970;156:1778-81.
33. Crandel RA, Brumlow WB. Davison VE. Isolation of a parainfluenza virus from sentry dogs with upper respiratory disease. Am J Vet Res. 1968;29:2141-7.
34. Hsiung GD. Parainfluenza-5 virus. Infection of man and animals. Prog Med Virol. 1972;14:241-74.
35. Philippa JDW, Leighton FA, Daoust PY, Nielsen M, Pagliarulo M, Schwantje H *et al.* Antibodies to selected pathogens in free-ranging terrestrial carnivores and marine mammals in Canada. Vet Rec. 2004;155:135-40.
36. Qin Q, Li D, Zhang H, Hou R, Zhang Z, Zhang C *et al.* Serosurvey of selected viruses in captive giant pandas (Ailuropoda melanoleuca) in China. Vet Microbiol. 2009. Disponível em: doi 10.1016/j.vetmic.2009.09.062.
37. Hartmann TLS, Batista HBCR, Dezen D, Spilki FR, Franco AC, Roehe PM. Anticorpos neutralizantes contra o vírus da cinomose e da parainfluenza em cães de canis dos municípios de Novo Hamburgo e Porto Alegre, RS, Brasil. Ciência Rural. 2007;4:1178-81.
38. Baumgärtner WK. Canine parainfluenza virus. In: Olsen RG (editor). Comparative pathobiology of viral diseases. Boca Raton: CRC; 1985. p. 77-83.
39. Appel M, Binn LN. Canine Parainfluenza virus. In: Appel MJG (editor). Virus infections of carnivores. Amsterdan: Elsevier Science; 1987. p. 125-32.
40. Binn LN, Alford JP, Marchwichi RH, Keefe TJ, Beattie RJ, Wall HG. Studies of respiratory disease in random-source laboratory dogs: viral infections in unconditioned dogs. Lab Anim Sci. 1979;29:48-52.
41. Evermann JF, Lincoln JD, McKiernan AJ. Isolation of a paramyxovirus from the cerebrospinal fluid of a dog with posterior paresis. J Am Vet Med Assoc. 1980;177:1132-4.
42. Baumgärtner WK, Metzler AE, Krakowka S, Koestner A. *In vitro* identification and characterization of a virus isolated from a dog with neurological dysfunction. Infec Immunol. 1981;31:1177-83.
43. Thrusfield MV, Aitken CGG, Muirhead RH. A field investigation of kennel cough: efficacy of different treatments. J Small Anim Pract. 1991;32:455-9.
44. Greene CE, Hall GG, Calpin J. Recommendations for core and noncore vaccinations of dogs. In: Greene CE (editor). Infectious diseases of the dog and cat. 3. ed. St. Louis: Saunders Elsevier; 2006. p. 1121-3.

98
Panleucopenia Felina

Aline Santana da Hora • Mitika Kuribayashi Hagiwara

INTRODUÇÃO

A panleucopenia felina é uma doença viral aguda, altamente contagiosa, que acomete felídeos domésticos e selvagens, além de alguns caniformes. O agente etiológico, vírus da panleucopenia felina (FPV), apresenta tropismo por células com elevada proliferação mitótica, infectando preferencialmente o intestino, o tecido hematopoético e o cerebelo. O quadro clínico agudo é caracterizado por manifestações gastrintestinais, alterações hematológicas e falhas reprodutivas e, em gatos infectados nos períodos pré-natal tardio e neonatal, distúrbios neurológicos e oftálmicos. Em animais jovens e suscetíveis, o quadro é bastante grave, com alta taxa de mortalidade.

SINONÍMIA

Enterite infecciosa viral felina, cinomose felina, ataxia viral dos felinos, agranulocitose viral felina, aleucocitose viral felina, parvovirose felina e panleucopenia maligna são denominações, algumas vezes, atribuídas à infecção pelo FPV.

ETIOLOGIA

A panleucopenia resulta da infecção pelo vírus da panleucopenia felina (FPV), um membro do gênero *Protoparvovirus*, família Parvoviridae, estritamente relacionado com o parvovírus canino tipo 2 (CPV-2) e outros parvovírus de carnívoros selvagens. Todos esses parvovírus atualmente compõem a espécie viral denominada *Carnivore protoparvovirus 1*. O parvovírus é um pequeno vírus DNA linear de fita simples, desprovido de envoltório externo, o que confere resistência ao ambiente e a desinfetantes. O CPV-2 apresenta três variantes antigênicas (2a, 2b e 2c) capazes de infectar os gatos, causando uma doença indistinguível daquela ocasionada pelo parvovírus felino.[1-3] Há relatos sobre gatos com panleucopenia infectados pelas variantes CPV-2a, CPV-2b e CPV-2c, o que sugere que elas sofreram processo de adaptação ao hospedeiro felino.

Realizou-se um estudo de caracterização molecular do parvovírus com amostras fecais de felinos não vacinados do Rio de Janeiro.[4] Apenas cepas de FPV foram encontradas; contudo, três cepas apresentaram alterações em aminoácidos características de CPV. Com base nesses dados associados aos de estudos semelhantes realizados em outros países, é possível afirmar que o CPV está circulando na população felina no Brasil e constituindo a etiologia da panleucopenia. Foi descrito que o CPV é responsável pela minoria dos casos de panleucopenia felina,[5] porém coinfecções entre CPV e FPV também foram observadas em gatos com panleucopenia.[6,7]

EPIDEMIOLOGIA

O FPV pode infectar e causar doença em todos os membros da família Felidae, domésticos e silvestres, além de alguns animais membros da subordem Caniformia, como guaxinins e raposas. O vírus encontra-se amplamente disseminado pela população felina devido à sua natureza contagiosa e à sua capacidade de persistência no ambiente. A transmissão do FPV se dá pela via fecal-oral. O vírus é eliminado por todas as secreções corpóreas durante a fase aguda da infecção e, de maneira mais evidente, nas fezes dos animais acometidos. A presença do FPV nas fezes pode ser observada em animais com infecção subclínica ou até mesmo antes do início das manifestações clínicas, o que dificulta o controle da contaminação ambiental. Na fase aguda da infecção são excretadas até 10^9 partículas virais por grama de fezes. Após a fase de recuperação, os gatos podem eliminar o vírus por até 6 semanas. A transmissão indireta, por meio de fômites, é favorecida pelas características do vírus, capaz de manter a infectividade no ambiente durante longo período (até 12 meses). Alguns insetos (pulgas e mosquitos hematófagos) também podem atuar como vetores mecânicos nas estações mais quentes do ano. A transmissão transplacentária também é possível, com a infecção dos fetos ou dos neonatos.

A incidência da panleucopenia varia de acordo com a proporção de suscetíveis na população de felinos e com a virulência do agente. Surge principalmente no fim do verão e início do outono, coincidindo com o aumento de filhotes na fase de declínio de anticorpos protetores transferidos pelo colostro. Embora a panleucopenia seja predominantemente uma doença de animais jovens, de 2 a 4 meses de vida, pode acometer gatos de qualquer faixa etária, ainda que, como regra, os felinos mais velhos desenvolvam infecção branda ou assintomática. Os filhotes com menos de 1 ano de vida corresponderam entre 66 e 89% dos gatos provenientes de surtos de panleucopenia na Alemanha, Austrália, EUA e Itália.[5] Foi descrita em filhotes nascidos de fêmeas previamente vacinadas em gatis comerciais, nos quais há grande concentração ou circulação de filhotes ou quando os animais são expostos ao vírus no período intermediário entre o declínio dos anticorpos maternos e o desenvolvimento da imunidade vacinal.[5] Virtualmente, todos os felinos suscetíveis são expostos e infectados durante o primeiro ano de vida. Filhotes que receberam anticorpos maternos transferidos pelo colostro estão protegidos até as 6 a 8 semanas ou, em raros casos, a imunidade materna pode persistir até 20 semanas de vida.

As variações sazonais e os surtos de doença em uma colônia de gatos estão relacionados com o aumento do número de filhotes recém-nascidos suscetíveis à infecção, à medida que declina o título de anticorpos transferidos pela mãe. Os surtos ou mesmo os casos isolados de doença aparecem quando aumenta a carga viral do ambiente pela circulação ou maior concentração de filhotes suscetíveis expostos ao risco da infeção na fase de maior vulnerabilidade, no período em que os anticorpos maternos residuais bloqueiam a vacinação, mas não protegem contra o vírus de campo, ou seja, na janela de suscetibilidade.

Existe uma percepção, entre os clínicos veterinários, de que a prevalência da infecção pelo FPV é baixa. Em parte, isso se deve ao fato de a infecção ser inaparente, na maioria das vezes, ou transcorrer com mínimas implicações clínicas em animais com mais de 6 meses de vida. O acometimento hiperagudo com mortalidade rápida de ninhadas, antes que os animais possam chegar ao atendimento veterinário, também é um fator que contribui para essa percepção equivocada quanto à ocorrência de FPV. Especialmente em abrigos, a panleucopenia pode ser observada com maior frequência em decorrência de uma maior circulação de filhotes não vacinados e com idade que coincide com o declínio da imunidade materna. Em um grupo de felinos não vacinados, convivendo no mesmo ambiente, a maioria dos gatos apresentou títulos de anticorpos circulantes ao fim de 1 ano de vida, sem que houvesse qualquer manifestação clínica que pudesse ser atribuída à infecção pelo FPV. A infecção natural dos felinos suscetíveis, ainda que assintomática, resulta na eliminação de alta carga de partículas virais pelas fezes, pela urina e pela saliva associada à resistência do vírus às condições ambientais, propiciando a manutenção da carga viral ambiental. O uso de vacinas vivas modificadas, as quais resultam também em eliminação viral temporária, contribui para exposição e imunização natural dos gatos suscetíveis. As cepas de CPV-2 capazes de infectar cães e gatos também propiciam proteção cruzada aos felinos.

No Brasil, os estudos sobre a ocorrência do FPV na população felina são escassos. Em São Paulo, 23 amostras fecais de gatos com diarreia foram testadas para FPV e CPV; apenas o FPV foi detectado em 39% (9/23) dessas amostras.[8] Contudo, o CPV já foi detectado em amostras provenientes de felinos de São Paulo.[9] No Rio de Janeiro, FPV também foi identificado em 40% (30/75) dos gatos com manifestação clínica de diarreia e até 1 ano de vida. Em um estudo de soroprevalência realizado no Rio Grande do Sul, 97 gatos foram avaliados quanto a anticorpos anti-FPV.[10] Desses, 69,1% (67/97) apresentaram anticorpos: 100% (11/11) dos vacinados, 66,6% (34/51) dos não vacinados e 62,8% (22/35) dos gatos com histórico desconhecido de vacinação. Em um levantamento retrospectivo conduzido no Rio Grande do Sul, dentre 1.850 gatos necropsiados, a panleucopenia felina foi identificada em 1,8% (33) dos gatos.[11] Estudos epidemiológicos mais abrangentes são necessários para se conhecer a prevalência ou a ocorrência desse patógeno na população felina do país.

A taxa de mortalidade por infecção pelo FPV é alta: estima-se que em quadros agudos varie de 25 a 90%, enquanto nos casos hiperagudos pode ser de até 100%.

PATOGENIA

Após a infecção pela via fecal-oral, o vírus inicialmente se replica em mucosa e tecido linfoide da orofaringe, ocorrendo viremia em 2 a 7 dias pós-infecção. O período de incubação é de 2 a 10 dias e, nos casos hiperagudos, pode progredir rapidamente para a morte. Em felinos que se recuperam do quadro mórbido, o vírus desaparece gradualmente dos tecidos à medida que ocorre rápido aumento dos títulos de anticorpos, cerca de 7 dias após a infecção.

Como o genoma viral não apresenta um gene que codifica sua própria polimerase, enzima necessária para a replicação, o FPV necessita de células na fase S de divisão devido à presença da polimerase nelas. Portanto, a replicação viral é restrita aos tecidos com alta e rápida atividade mitótica, como tecido linfoide, medula óssea, criptas da mucosa intestinal e tecidos de fetos e neonatos.

Durante a infecção intestinal, o vírus infecta seletivamente as células em replicação das criptas da mucosa intestinal. As células de absorção diferenciadas que se encontram no ápice dos vilos não estão em divisão, portanto não são acometidas. O encurtamento dos vilos intestinais resulta do dano às células das criptas, que normalmente migram para o ápice dos vilos, substituindo as células de absorção. A porção proximal do jejuno e a região terminal do íleo são as que apresentam lesões mais extensas. A diarreia decorre desses eventos, os quais levam a má absorção e aumento da permeabilidade. As lesões causadas pelo vírus são exacerbadas pelo microbioma residente, que contribui para o aumento da taxa de proliferação dos enterócitos e, consequentemente, para a multiplicação viral. A gravidade da doença correlaciona-se à taxa de reposição dessas células e a coinfecção por outros vírus entéricos, como o coronavírus felino.[12]

O parvovírus felino causa imunossupressão funcional pela depleção celular resultante da infecção dos tecidos linfoides. A linfopenia pode surgir como resultado direto da linfocitólise, seguida de migração dos linfócitos para os tecidos. Adicionalmente, a medula óssea também é acometida, com a replicação viral em progenitores celulares precoces, o que explica o efeito supressor acentuado nas linhagens de células megacariocíticas, mieloides e eritroides da medula óssea. A síndrome panleucopenia-símile atribuída unicamente ao vírus da leucemia felina (FeLV) pode ser provocada por coinfecção entre o FeLV e o FPV.

A combinação de leucopenia, ruptura da barreira gastrintestinal e sistema imunológico imaturo dos filhotes torna os animais jovens mais suscetíveis a esses vírus. Essa suscetibilidade está associada ao desenvolvimento comum de sepse, quase sempre a causa da morte. Infecções concomitantes por *Clostridium piliforme* (causador da doença de Tyzzer) e/ou *Salmonella* spp. foram relatadas com elevada taxa de mortalidade em gatos. Coagulação intravascular disseminada (CID) é uma frequente complicação decorrente da endotoxemia e pode acontecer nos casos de panleucopenia felina.

Em filhotes de cães, CPV também pode se replicar no miocárdio ocasionando miocardite, ele não está bem-determinado para gatos. Não foi possível demonstrar que o FPV tem o miocárdio como sítio de replicação em filhotes de gatos, contudo, o DNA do FPV foi encontrado no miocárdio de gatos adultos com cardiomiopatia.

Dependendo da fase gestacional, as doenças reprodutivas relacionadas com a infecção por FPV variam de morte fetal a nascimento de filhotes com manifestações neurológicas (Quadro 98.1). O parvovírus felino ultrapassa a barreira hematencefálica durante a infecção uterina ou perinatal do feto, comprometendo significativamente o desenvolvimento do cerebelo. A maior destruição se dá, geralmente, nas células da camada germinativa externa, que se proliferam e se diferenciam ativamente em neurônios no momento do nascimento e nas 2 primeiras semanas de vida do animal. O vírus interfere no desenvolvimento cortical do cerebelo, resultando em menor número de camadas de células, as quais se apresentam distorcidas. As células de Purkinje pré-formadas também podem ser destruídas devido à replicação lítica do vírus, originando a síndrome de ataxia felina. O cerebelo é menos suscetível ao FPV quando o filhote atinge 4 a 6 semanas de vida, em virtude da redução considerável da proliferação dessas células.

O vírus pode ser responsável por induzir displasia da retina em animais infectados. As lesões são caracterizadas por adelgaçamento das fibras nervosas, perda da arquitetura e formações em roseta do epitélio pigmentar, podendo se estender até o nervo óptico.

QUADRO 98.1 Manifestações reprodutivas resultantes da infecção pelo vírus da panleucopenia felina.

Fases da gestação	Consequências da infecção
1º terço	Morte fetal Reabsorção fetal
2º terço	Aborto Nascimento de fetos mumificados
Fim	Hipoplasia cerebelar Hidrocefalia Hidranencefalia Hipoplasia do nervo óptico Displasia de retina Comprometimento da medula óssea e do tecido linfoide

MANIFESTAÇÕES CLÍNICAS

A frequência com que os gatos manifestam a doença é muito menor que o número de gatos infectados pelo vírus. Os fatores determinantes para o desenvolvimento da doença estão relacionados com a idade e a imunidade do gato, além da presença de outros patógenos entéricos. Gatos jovens não vacinados, com idade entre 3 e 5 meses, demonstram elevadas morbidade e mortalidade.

Na maioria dos gatos com a forma hiperaguda, o óbito ocorre no intervalo de 12 horas, como se o gato estivesse envenenado, sem ou com poucos sinais premonitórios. Esses gatos também podem ser encontrados no estágio terminal de choque séptico, com desidratação intensa, hipotermia, bradicardia e coma. A apresentação hiperaguda ocorre normalmente em gatos com menos de 2 meses de vida.

A forma aguda é a apresentação clínica mais comum; os sinais iniciais incluem febre (40°C ou mais), letargia e anorexia. Inicialmente, os animais acometidos apresentam quadro emético que evolui para apresentação diarreica, com fezes fétidas e de consistência que varia de pastosas a aquosas. A presença de sangue nas fezes ocorre na minoria dos casos, o que difere dos cães infectados com CPV. O vômito tem aspecto de bile e não está relacionado com o momento da alimentação. O animal pode desenvolver desidratação grave e, muitas vezes, assumir postura típica, como se fosse comer ou beber, colocando a cabeça sobre o pote de alimentação ou permanecendo encurvado, com o mento apoiado no chão ou entre os membros torácicos.

À palpação abdominal, as alças intestinais mostram-se espessadas e o gato pode exibir desconforto ao ser manipulado. Geralmente, observa-se linfadenomegalia mesentérica, porém os linfonodos periféricos não estão aumentados. Ulceração oral, icterícia e hematoquezia podem ser notadas em infecções mais complicadas.

Diferentemente do que acontece com cães, a diarreia não é uma manifestação em todos os gatos com parvovirose felina. Em um estudo com 244 gatos com panleucopenia, apenas 14,1% apresentaram diarreia sanguinolenta. As criptas intestinais de cães são mais suscetíveis à destruição viral e às lesões graves que os enterócitos dos felinos. Potencialmente, a resposta imune intestinal pode ser mais efetiva em gatos que em cães.[13]

Desidratação profunda associada a anorexia, êmese e diarreia causa fraqueza progressiva, depressão e estado semicomatoso. Na fase terminal, os gatos apresentam-se hipotérmicos. O óbito se deve a complicações associadas a desidratação, CID e infecção bacteriana secundária que resulta em sepse. Raramente, podem-se notar petéquias e hemorragias equimóticas nos gatos com CID. Os que sobrevivem à doença por mais de 5 dias normalmente se recuperam.

Em um estudo brasileiro conduzido com gatas que apresentavam manifestações reprodutivas, o FPV foi o patógeno viral que apresentou maior associação com as falhas reprodutivas.[14] Em fêmeas infectadas ou vacinadas com vacinas com vírus vivo durante a gestação, pode ocorrer aborto de fetos, mumificados ou não, apesar de a fêmea não manifestar quaisquer sinais clínicos decorrentes da infecção.[15]

A infecção intrauterina ou perinatal pode acometer o sistema nervoso central e os olhos do feto, ocasionando hipoplasia cerebelar, hidrocefalia, hidranencefalia, hipoplasia do nervo óptico e displasia de retina em filhotes. Alguns filhotes de uma ninhada podem nascer com ataxia, incoordenação motora, tremores e estado mental normal típico de doença cerebelar. Os movimentos de locomoção são hipermétricos e, quase sempre, associados a tremores intencionais de cabeça. Filhotes com disfunções leves podem se adaptar, apresentando deficiências residuais mínimas. Os danos cerebrais podem provocar convulsões, alterações comportamentais e posturais, apesar de o animal mostrar ambulação normal. Nem todos os filhotes de mesma ninhada podem ser acometidos ou apresentar o mesmo grau de déficits neurológicos.

As alterações de retina podem ser observadas pelo exame de fundo de olho em filhotes com alterações neurológicas, ou serem um achado acidental em gatos clinicamente normais, gatos que se recuperaram da panleucopenia ou gatos com hipoplasia cerebelar. As áreas de degeneração na retina podem ser vistas como focos acinzentados discretos, com margens enegrecidas, com dobras ou veios.

DIAGNÓSTICO

O diagnóstico presuntivo de panleucopenia felina pode se basear nos sinais clínicos e na manifestação de leucopenia. Contudo, o diagnóstico definitivo deve se fundamentar na análise em conjunto de histórico, manifestações clínicas, alterações de exames laboratoriais e testes que detectem o agente, além da exclusão de outras morbidades que devem ser incluídas no diagnóstico diferencial.

O histórico é muito importante, especialmente relacionado com a idade do animal, o estado imune e o contato com outros gatos nas últimas 2 semanas (p. ex., em gatis, hospitais ou centros de adoção).

Patologia clínica

Geralmente, a contagem total de leucócitos na fase mais grave da infecção fica entre 50 e 3.000 células/μℓ. Os gatos com infecção mais branda apresentam entre 3.000 e 7.000 leucócitos/μℓ. A panleucopenia não é uma alteração laboratorial patognomônica da doença e pode não existir em todos os casos, geralmente, acontece em 65 a 75% dos casos.[13,16] A gravidade da doença e o prognóstico normalmente estão relacionados com a intensidade da leucopenia. Em primeiro lugar, a neutropenia resulta da migração dos neutrófilos para o intestino; em seguida, ocorre pela supressão da medula óssea. Nos gatos que se recuperam, a granulocitopoese é reiniciada na medula óssea e, perifericamente, verifica-se neutrofilia com desvio à esquerda. A linfopenia também é notada nesses casos, porém não está associada à gravidade da doença. Trombocitopenia resultante da destruição dos megacariócitos também pode ser vista concomitantemente com a leucopenia, no início da infecção. Alguns gatos com panleucopenia desenvolvem CID e, nestes, a trombocitopenia observada decorre da coagulopatia. A baixa contagem de plaquetas também pode refletir a gravidade do processo e um estágio mais avançado da doença devido à intensa destruição viral megacariocítica.[13] Anemia é a alteração menos frequente em casos de panleucopenia, graças ao curso agudo da doença em associação ao longo tempo de vida das hemácias, a menos que haja intensa hematoquezia. Quadros persistentes de anemia arregenerativa e leucopenia são mais sugestivos de infecção ou coinfecção pelo vírus da leucemia felina.

Há hipoalbuminemia pela diminuição da ingestão de proteína e pelas perdas do trato gastrintestinal em razão das lesões da mucosa. A baixa concentração sérica de albumina (< 3 g/dℓ) também foi relacionada com prognóstico negativo, por sua ligação à diminuição da pressão osmótica coloidal, que reduz a perfusão no nível dos capilares, possivelmente causando CID, falência de órgãos e morte. Outro parâmetro bioquímico indicativo de mau prognóstico é a baixa concentração sérica do potássio (< 4 mmol/ℓ). A hipopotassemia pode ser explicada por anorexia, vômitos, perda intestinal, fluidoterapia ou por possível síndrome de realimentação e talvez reflita mais a gravidade da enterite.[13] Aumentos na atividade sérica das enzimas hepáticas alanina aminotransferase (ALT) e aspartato aminotransferase (AST) ou no nível das bilirrubinas refletem o comprometimento hepático, ainda que raramente ocorra icterícia. Azotemia pré-renal pode ser observada, com frequência, nos casos em que existir desidratação grave.

Diagnóstico etiológico

Em amostras de sangue e fezes, o diagnóstico etiológico pode ser realizado por isolamento viral, microscopia eletrônica, cultivo celular e neutralização viral, e hemaglutinação de hemácias de suínos. Entretanto, esses métodos não são utilizados rotineiramente. Na prática clínica, os testes rápidos (*point of care*) e a reação em cadeia da polimerase (PCR) são as ferramentas diagnósticas de maior valor.

O ensaio imunoenzimático (ELISA) ou o teste imunocromatográfico, ambos disponíveis como dispositivos *point of care* para detecção de antígenos do parvovírus nas fezes é amplamente utilizado devido à sensibilidade, à praticidade e à rapidez de realização. Vários *kits* comerciais estão disponíveis para o diagnóstico de CPV em cães, porém devido às semelhanças antigênicas entre CPV e FPV, esses *kits* também podem ser utilizados para amostras felinas.[17] Entretanto, é importante ressaltar que o FPV pode ser detectado nas fezes por meio do ELISA apenas no período de 24 a 48 horas após a infecção, necessitando-se de técnicas de isolamento viral (de pouca aplicação na prática clínica) ou de PCR após esse prazo. Resultados falso-negativos nos testes *point of care* também podem ocorrer devido à presença do vírus nas fezes ser intermitente ou pelo fato de que anticorpos presentes no lúmen intestinal ligam-se aos epítopos virais, indisponibilizando-os de serem detectados pelo teste. Deve-se levar em consideração que os gatos vacinados recentemente com vacinas vivas podem apresentar resultados positivos nesse tipo de teste, não possibilitando, portanto, a diferenciação entre o vírus vacinal e a infecção natural. O vírus vacinal proveniente de vacinas vivas pode ser identificado pelos testes *point of care* por até 3 semanas pós-vacinação.[18]

Anticorpos anti-FPV podem ser detectados por ELISA ou imunofluorescência indireta, mas esses testes têm valor diagnóstico limitado, pois não possibilitam a diferenciação entre anticorpos induzidos pela infecção (prévia ou atual) ou pela vacinação. A detecção de anticorpos pode ser utilizada como meio de identificar os animais que estão protegidos contra a infecção pelo FPV, portanto aqueles que não necessitam de vacinação.

A PCR pode ser realizada em amostras de sangue total ou fezes. O sangue total é indicado para os casos em que não haja diarreia ou amostras fecais não estejam disponíveis. O uso da PCR na rotina clínica permite uma maior sensibilidade diagnóstica quando comparada aos testes *point of care*, conforme observado em estudos conduzidos com cães.[19,20] Adicionalmente, a caracterização molecular por sequenciamento genético torna possível a identificação da cepa viral, já que pode haver infecção cruzada entre as espécies dos parvovírus nos carnívoros.

Diagnóstico diferencial

A coinfecção por FPV e *Salmonella* foi descrita em filhotes, portanto a salmonelose felina deve ser incluída no diagnóstico diferencial da panleucopenia.[21] A alteração laboratorial (leucopenia) em associação à gastrenterite aguda pode ocorrer também em infecções por salmonela. Deve-se fazer cultura bacteriológica fecal para avaliar a participação de *Salmonella* spp. Outras morbidades que devem ser incluídas no diagnóstico diferencial para a panleucopenia felina são:

- Enterites virais por coronavírus, vírus da leucemia felina (FeLV), rotavírus, calicivírus, reovírus e astrovírus
- Septicemia bacteriana aguda (*Salmonella* spp., *Clostridium piliforme*)
- Parasitismo intestinal maciço
- Toxoplasmose aguda
- Intoxicação
- Doença inflamatória intestinal
- Linfoma
- Corpos estranhos gastrintestinais (especialmente os perfurantes)
- Pancreatite
- Abscessos ou granulomas mesentéricos
- Doenças congênitas do sistema nervoso central.

TRATAMENTO

A mortalidade é significativamente reduzida se os gatos receberem adequados cuidados intensivos e tratamento de suporte. Os gatos mantidos vários dias sob terapia de suporte geralmente desenvolvem resposta imune adequada para sobrepujar a infecção. Os principais objetivos do tratamento são: (1) restaurar e manter o equilíbrio hídrico, acidobásico e eletrolítico, (2) minimizar as perdas contínuas de líquidos, propiciar a recuperação do epitélio intestinal e (3) evitar infecções secundárias.

A reposição de líquidos a ser administrada deve suprir as necessidades diárias de manutenção, compensar as perdas concomitantes (vômitos e/ou diarreia), além de corrigir os distúrbios acidobásico e eletrolítico. Os animais com panleucopenia geralmente têm desidratação grave, tornando necessária a rápida reposição de líquido por via intravenosa em infusão contínua. Já os animais com manifestações clínicas mais brandas podem se beneficiar da via subcutânea. Cabe ressaltar que os filhotes apresentam necessidades de manutenção maiores que os adultos e devem ser mantidos em monitoramento constante da glicemia.

A hipopotassemia é comum em gatos com panleucopenia em decorrência da anorexia prolongada e do aumento da diurese induzida pela fluidoterapia. Nesses casos, é indicada a administração de solução de Ringer com lactato suplementada com potássio. Podem-se aplicar até 35 mEq de potássio, por via subcutânea, sem que ocorra irritação local. Por via intravenosa nunca se deve exceder a concentração de potássio de 0,5 mEq/kg/h.

Gatos com hipoproteinemia (< 5 g/dℓ) podem necessitar de transfusão de plasma ou sangue total para restabelecer a pressão oncótica. A transfusão de plasma em associação a baixa dose de heparina (50 a 100 U/kg, de 8 em 8 horas) pode controlar a CID, por suplementar com antitrombina III e outras proteínas plasmáticas importantes.

Nos quadros que cursam com vômitos persistentes, deve-se dar atenção especial ao provimento de água e alimentos; a nutrição enteral pode ser benéfica para casos mais complicados. Para gatos anoréxicos, com episódios graves de vômitos e/ou diarreia ou para pacientes com hipoproteinemia persistente, indica-se a nutrição parenteral, de preferência fornecida por um cateter central na veia jugular. É preferível a associação da nutrição parenteral, quando necessária, com a nutrição enteral em vez de nutrição parenteral total. Assim que os vômitos cessarem, a ingestão calórica e de água por via oral deve ser reestabelecida o mais rápido possível, começando com alimentação frequente de pequenas quantidades. Deve-se oferecer uma dieta de alta digestibilidade, porém se o gato não aceitar, qualquer dieta é melhor que nenhum aporte oral de alimento. A administração de mirtazapina auxilia no estímulo do apetite, além de apresentar efeitos antieméticos e antinauseante (Quadro 98.2).

Antieméticos devem ser fornecidos para gatos com vômitos persistentes. Antieméticos devem ser administrados preferencialmente pela via parenteral (Quadro 98.2). Maropitant é o antiemético de escolha e, quando não suficiente, pode ser associado à ondasentrona para um melhor controle do vômito. Deve-se evitar a associação de mirtazapina e maropitant devido a síndrome serotoninérgica como efeito colateral. Hematemese e vômito intratável podem resultar em refluxo e esofagite; nesses casos devem ser administrados protetores gastrintestinais via parenteral, como inibidores da bomba de prótons ou antagonistas dos receptores H_2 (ver Quadro 98.2).

O subsalicilato de bismuto (8,75 a 17,5 mg/kg, VO, de 12 em 12 horas, por 3 dias) pode ter algum efeito benéfico, pois teoricamente reduz a secreção intestinal e a diarreia, mas não deve ser ministrado a pacientes com êmese. O uso de anticolinérgicos não é indicado por produzirem intussuspeção como efeito adverso.

Suplementos vitamínicos, principalmente vitamina do complexo B, devem ser administrados via parenteral para impedir a deficiência de tiamina, de ocorrência rara. Essa deficiência pode resultar de anorexia, alta necessidade nutricional de vitamina B pelos felinos e fluidoterapia sendo necessária a administração de fluidos com vitaminas do complexo B.

Como a barreira intestinal é destruída pela infecção, as bactérias do lúmen intestinal podem invadir a corrente sanguínea. A associação de bacteriemia a neutropenia pode resultar em sepse nesses pacientes imunocomprometidos. Adicionalmente, justifica-se o emprego de antibióticos nessa doença pela diminuição da atividade mitótica do epitélio intestinal por redução da microbiota local. A prevenção da sepse é essencial, sendo então indicados antibióticos de amplo espectro contra bactérias gram-negativas e anaeróbias (ver Quadro 98.2), administrados por via intravenosa. É preferível a administração parenteral por causa da êmese. Em animais com septicemia ou em estágio terminal, pode ser necessária a combinação de penicilina

QUADRO 98.2 Dosagem dos principais medicamentos utilizados para tratamento da panleucopenia felina.

Medicação	Dose	Via de administração	Intervalo de administração (horas)
Estimulante de apetite			
Mirtazapina	1,88 mg/gato	VO	24
Antiemético			
Maropitant	1 mg/kg	SC	24
Ondansetrona	0,1 a 0,2 mg/kg 0,5 a 1 mg/kg	IV (lento) VO	8 a 12
Dolasetrona*	0,5 a 1 mg/kg	IV, SC	24
Protetores gastrintestinais			
Famotidina	0,5 a 1 mg/kg	IV lento, SC	12 a 24
Ranitidina	1 a 2 mg/kg	IV, SC	12
Antimicrobianos			
Ampicilina, Amoxicilina	15 a 20 mg/kg	IV, SC	6 a 8
Gentamicina	2 mg/kg	IV, SC, IM	8
Cefatriaxona	25 mg/kg	IM, SC	12
Enrofloxacino	5 a 10 mg/kg	SC	24
Interferona ômega*	$2{,}5 \times 10^6$ U/kg	IV	24, por 3 dias

*Não se encontram disponíveis no Brasil. IM: intramuscular; IV: intravenosa; SC: subcutânea; VO: via oral.

ou cefalosporina de terceira geração com aminoglicosídio ou quinolona. Os aminoglicosídios devem ser utilizados com cautela em animais desidratados, pelo risco de nefrotoxicidade. O uso da quinolona, por sua vez, pode provocar degeneração de retina em gatos, além de causar lesões nas cartilagens de animais jovens.

Anti-helmínticos de amplo espectro são essenciais pois a coinfecção com parasitos é frequente, principalmente em animais provenientes de ambientes com elevada densidade populacional ou da rua.

Soro imune contendo anticorpos anti-FPV pode ser utilizado para evitar a infecção de animais suscetíveis. Sua eficácia profilática foi demonstrada em cães e pode ocorrer de modo semelhante em gatos.[22] Contudo o seu uso como terapia na espécie canina ainda é controverso e pouco estudado na espécie felina.

A interferona ômega-recombinante felina é eficaz para o tratamento de enterite por parvovírus em cães e também inibe a replicação do FPV em cultivo celular.[23-25] Não há dados disponíveis acerca da eficácia dessa citocina para gatos infectados por FPV, porém se espera bom senão excelente desfecho, já que se trata do mesmo produto testado de maneira homóloga.

A resposta à terapia pode ser monitorada por intermédio da contagem total e diferencial de leucócitos, uma vez que a resposta medular granulocitopoética ocorrerá em 24 a 48 horas. Formas bizarras de leucócitos podem ser detectadas na circulação sanguínea e na medula óssea. Não houve aumento do número de leucócitos em gatos com panleucopenia tratados com fator humano estimulante de colônias de granulócitos.[26]

PROGNÓSTICO

A forma aguda da doença apresenta uma mortalidadede 25 a 90% enquanto para a forma hiperaguda, essa taxa sobe para 100%. Fatores como baixa contagem de leucócitos ou plaquetas, ou hipoalbuminemia (albumina < 3 g/dℓ) ou hipopotassemia (< 4 mmol/ℓ) no momento da consulta[13] ou baixa contagem de leucócitos durante a hospitalização[16] estão relacionados com mau prognóstico. O risco de morte é maior para gatos letárgicos, hipotérmicos (< 37,9°C) ou com baixo escore corporal na admissão.[16] Animais que sobrevivem a infecção por um período maior que 5 dias geralmente se recuperam e a recuperação completa é atingida após várias semanas. A hipoplasia cerebelar apresenta prognóstico favorável, pois os sinais cerebelares tendem a melhorar como um resultado compensatório de outros sentidos, como a visão.

PREVENÇÃO

Os felinos doentes eliminam altos títulos virais em suas fezes, tornando o ambiente altamente contaminado. Em material orgânico, o FPV sobrevive até 1 ano em temperatura ambiente. Adicionalmente, a disseminação do vírus persiste até 6 semanas após o término dos sinais clínicos. Devido à extrema estabilidade físico-química do FPV no ambiente, os fômites como gaiolas contaminadas, caixas de areia, vasilhames de comida e água, material médico, sapatos e roupas podem desempenhar um papel importante na transmissão. Portanto, a atenção à higiene é de suma importância. O vírus é resistente a muitos desinfetantes comuns, como amônia quaternária, álcool em gel ou a 70%, mas é inativado por produtos que contenham ácido peracético, formaldeído, hipoclorito de sódio ou hidróxido de sódio. O hipoclorito de sódio (água sanitária, na diluição 1:30) pode ser usado em superfícies lisas, como caixas de areia, enquanto o gás formaldeído pode ser utilizado para desinfecção de ambientes. Prévio à desinfecção de superfícies, toda a matéria orgânica deve ser removida com detergente. Calor úmido com a temperatura acima de 90°C por no mínimo 10 minutos é capaz de inativar o parvovírus e é indicado para superfícies porosas ou superfícies que podem ser corroídas pelos desinfetantes.

Os felinos doentes devem ser mantidos isolados, e devem ser tomadas precauções a fim de impedir a disseminação do vírus por fômites e pelo contato direto entre os gatos. Devido à elevada resistência ambiental, cuidados adicionais devem ser instituídos em ambientes hospitalares que internam animais com parvovírus. Não somente uma área isolada deve ser designada para isso, mas também material médico, vestimentas e utensílios para os animais e para limpeza do local.

A imunização passiva também pode ser empregada para evitar a panleucopenia. Antissoros homólogos de gatos com altos títulos de anticorpos neutralizantes podem produzir proteção imune de acordo com a dose administrada. Normalmente, a dose recomendada é de 2 a 4 mℓ/kg por via subcutânea ou intraperitoneal (mais fácil em filhotes). A administração do antissoro somente é indicada para animais que foram expostos à infecção e não vacinados ou privados de colostro. As imunoglobulinas permanecem por até 4 semanas, sendo esse o intervalo de tempo necessário entre a imunização passiva e a vacinação.[12] A vacina contra o FPV é, sem exceção, a vacina felina mais importante que um gato deve receber: o vírus causa uma doença com alto índice de mortalidade em filhotes suscetíveis. No capítulo sobre imunização de felinos, encontram-se informações mais detalhadas sobre a abordagem vacinal contra a panleucopenia felina.

REFERÊNCIAS BIBLIOGRÁFICAS

1. Decaro N, Buonavoglia D, Desario C *et al.* Characterisation of canine parvovirus strains isolated from cats with feline panleukopenia. Res Vet Sci. 2010;89(2):275-8.
2. Ikeda Y, Mochizuki M, Naito R *et al.* Predominance of canine parvovirus (CPV) in unvaccinated cat populations and emergence of new antigenic types of CPVs in cats. Virology. 2000;278(1):13-9.
3. Battilani M, Bassani M, Forti D, Morganti L. Analysis of the evolution of feline parvovirus (FPV). Vet Res Commun. 2006;30(Suppl. 1):223-6.
4. Cubel Garcia RCN, Castro TX, Miranda SC *et al.* Characterization of parvoviruses from domestic cats in Brazil. J Vet Diagnostic Investig. 2011;23(5):951-5.
5. Barrs VR. Feline panleukopenia: a re-emergent disease. Vet Clin North Am – Small Anim Pract. 2019;49(4):651-70.
6. Battilani M, Balboni A, Giunti M, Prosperi S. Coinfection with feline and canine parvovirus in a cat. Vet Ital. 2013;49(1):127-9.
7. Battilani M, Balboni A, Ustulin M, Giunti M, Scagliarini A, Prosperi S. Genetic complexity and multiple infections with more Parvovirus species in naturally infected cats. Vet Res. 2011;42(1):43.
8. Borges AG, Pereira CA, Durigon E, Monezi TA, Mehnert DU. Pesquisa do parvovírus canino em felinos domésticos pela reação de inibição da hemaglutinação utilizando anticorpos monoclonais. A Água Rev. 2005;III(3):41-7.
9. Elias F. Estudo clínico e etiológico da panleucopenia felina através do isolamento em cultura celular, da reação de hemaglutinação (HA), da reação em cadeia pela polimerase (PCR) e da restrição enzimática (RFLP PCR); 2002. [Dissertação.] Faculdade de Medicina Veterinária e Zootecnia. Universidade de São Paulo. São Paulo.
10. Johann JM, Caetano CF, Hass R *et al.* Inquérito sorológico para anticorpos contra coronavírus, herpesvírus, calicivírus e parvovírus em gatos domésticos do Rio Grande do Sul, Brasil. Arq Bras Med Vet e Zootec. 2009;61(3):752-4.
11. Castro NB, Rolim VM, Hesse KL *et al.* Pathologic and immunohistochemical findings of domestic cats with feline panleukopenia. Pesqui Vet Bras. 2014;34(8):770-5.
12. Truyen U, Addie D, Belák S *et al.* Feline panleukopenia ABCD guidelines on prevention and management. J Feline Med Surg. 2009;11(7):538-46.
13. Kruse BD, Unterer S, Horlacher K, Sauter-Louis C, Hartmann K. Prognostic factors in cats with feline panleukopenia. J Vet Intern Med. 2010;24(6): 1271-76.
14. Oliveira IVP de M, Freire DA de C, Ferreira HIP *et al.* Research on viral agents associated with feline reproductive problems reveals a high association with feline panleukopenia virus. Vet Anim Sci. 2018;6:75-80.
15. Lamm CG, Rezabek GB. Parvovirus infection in domestic companion animals. Vet Clin North Am – Small Anim Pract. 2008;38(4):837-50.
16. Porporato F, Horzinek MC, Hofmann-Lehmann R *et al.* Survival estimates and outcome predictors for shelter cats with feline panleukopenia virus infection. J Am Vet Med Assoc. 2018;253(2):188-95.
17. Stuetzer B, Hartmann K. Feline parvovirus infection and associated diseases. Vet J. 2014;201(2):150-5.
18. Neuerer FF, Horlacher K, Truyen U, Hartmann K. Comparison of different in-house test systems to detect parvovirus in faeces of cats. J Feline Med Surg. 2008;10(3):247-51.
19. Schmitz S, Coenen C, König M, Thiel HJ, Neiger R. Comparison of three rapid commercial canine parvovirus antigen detection tests with electron microscopy and polymerase chain reaction. J Vet Diagnostic Investig. 2009;21(3):344-5.
20. Proksch AL, Unterer S, Speck S, Truyen U, Hartmann K. Influence of clinical and laboratory variables on faecal antigen ELISA results in dogs with canine parvovirus infection. Vet J. 2015;204(3):304-8.
21. Foley J, Orgad U, Hirsh D, Poland A, Pedersen N. Outbreak of fatal salmonellosis in cats following use of a high titer modified live panleukopenia virus vaccine. J Am Vet Med Assoc. 1999;214(1):67-70.
22. Meunier PC, Cooper BJ, Appel MJ, Lanieu ME, Slauson DO. Pathogenesis of canine parvovirus enteritis: sequential virus distribution and passive immunization studies. Vet Pathol. 1985;22(6):617-24.
23. Martin V, Najbar W, Gueguen S *et al.* Treatment of canine parvoviral enteritis with interferona-omega in a placebo-controlled challenge trial. Vet Microbiol. 2002;89(2 a 3):115-27.
24. Mari K, Maynard L, Eun HM, Lebreux B. Treatment of canine parvoviral enteritis with interferona-omega in a placebo-controlled field trial. Vet Rec. 2003;152(4):105-8.
25. Mochizuki M, Nakatani H, Yoshida M. Inhibitory effects of recombinant feline interferona on the replication of feline enteropathogenic viruses *in vitro*. Vet Microbiol. 1994;39(1 a 2):145-52.
26. Kraft W, Kuffer M. Treatment of severe neutropenias in dogs and cats with filgrastim. Tierarztl Prax. 1995;23(6):609-13.

99 Coronavírus Felino

Archivaldo Reche Júnior • Marina Nassif Arena

PERITONITE INFECCIOSA FELINA

A peritonite infecciosa felina (PIF) é uma doença imunomediada fatal, desencadeada por formas mutadas do coronavírus felino (FCoV), um RNA-vírus envelopado de fita simples, frequentemente encontrado nos gatos domésticos.[1-7]

Por ser uma doença comum e fatal, e por não haver manejo efetivo a longo prazo, um diagnóstico rápido e confiável torna-se essencial a fim de minimizar o sofrimento dos pacientes com PIF e evitar a eutanásia desnecessária daqueles que não estão acometidos. No entanto, nenhum teste até o momento é capaz de definir o diagnóstico de PIF *in vivo*.

A dificuldade de se obter diagnóstico definitivo se deve à inespecificidade das manifestações clínicas, à falta de anormalidades hematológicas e bioquímicas patognomônicas e às baixas sensibilidade e especificidade dos testes diagnósticos utilizados na rotina clínica.

Sugere-se que a expectativa de vida dos gatos com PIF seja cerca de 2 a 5 semanas após o início das manifestações clínicas.

BIOLOGIA DO VÍRUS

O coronavírus felino (FCoV) é um RNA-vírus envelopado de fita simples, que pertence à família Coronaviridae, da ordem dos Nidovirales. Apresenta quatro proteínas estruturais: S (*spike*), responsável pela ligação do vírus ao seu receptor encontrado no hospedeiro, E (envelope), M (matriz) e N (nucleocapsídio).[1,4,6,8,9] O FCoV pode sobreviver mais de 7 semanas em ambientes com baixa umidade, sendo transmitido indiretamente via fômites (como tigelas compartilhadas, brinquedos, roupas, caixa sanitária). No entanto, é um vírus frágil, podendo ser inativado à temperatura ambiente em 24 a 48 horas e com uso de desinfetantes e detergentes rotineiros.[1,2,10]

O FCoV pertence à mesma classe taxonômica de coronaviroses que o coronavírus canino (CCoV), o vírus do coronavírus da gastrenterite suína transmissível (TGEV), o coronavírus respiratório suíno e algumas coronaviroses humanas.[1,2,6,11] Os coronavírus são os maiores RNA-vírus conhecidos até agora.

Em muitas espécies, os coronavírus apresentam tropismo restrito a um órgão, infectando principalmente o sistema respiratório ou células gastrintestinais. Em felinos e ratos, no entanto, as coronaviroses podem, sob algumas circunstâncias, envolver diversos órgãos. Uma das principais características dos coronavírus é sua grande capacidade de recombinação.

O FCoV pode ser subdividido em dois biotipos, tipos 1 e 2, sendo o tipo 1 o mais comum. A maior diferença entre eles está na sequência da proteína S, que apresenta apenas 45% de semelhança.[9] O FCoV tipo 2 é o menos comum e resultou da recombinação entre o FCoV tipo 1 e o CCoV e, ao contrário do tipo 1, pode ser facilmente cultivado.[1,2,6,12] Por ser pouco espécie-específico, o CCoV, que causa diarreia em cães, também pode infectar os gatos, que desenvolvem anticorpos que manifestam reação cruzada com o FCoV tipo 2. Ambos os biotipos do FCoV podem causar peritonite infecciosa felina.

EPIDEMIOLOGIA

A infecção por coronavírus entre os felinos domésticos é comum, particularmente em gatos provenientes de abrigos e criadouros, podendo atingir soroprevalência superior a 90%. Em gatos que vivem isoladamente e em gatos errantes, a soroprevalência cai para cerca de 50%, devido ao hábito solitário deles. Apesar da alta prevalência, apenas cerca 5 a 10% dos gatos infectados pelo FCoV desenvolvem PIF em condições de colônias. Essa porcentagem é ainda menor em gatos que vivem de maneira isolada.[1-3]

A prevalência da PIF depende da característica da população felina que reside em determinado ambiente, em particular da idade e da imunocompetência dos animais. Algumas raças e linhagens, no entanto, tendem a ser mais suscetíveis à PIF – Persa, Sagrado da Birmânia, Ragdoll, Bengal, Rex, Absínio e Himalaio – que gatos de outras raças ou sem raça definida.[1-13] Machos não castrados também têm maior risco de desenvolver a doença, talvez pelo maior estresse sofrido por eles em decorrência de brigas e do estado de alerta constante.[1]

A idade é um fator de risco importante, considerando-se que cerca de 70% dos gatos que apresentam PIF têm menos de 1 ano. Entretanto, há relatos de PIF em felinos idosos (> 17 anos) e em animais imunocomprometidos.[1] Fatores estressantes durante a infecção pelo FCoV, como procedimentos cirúrgicos, alterações no ambiente, coinfecção pelo vírus da leucemia felina (FeLV) e da imunodeficiência felina (FIV), doenças infecciosas crônicas e desnutrição, podem predispor ao desenvolvimento da PIF. Portanto, o manejo do estresse e o controle de outras infecções em colônias de gatos são essenciais para o controle da PIF.

Em criadouros, os filhotes normalmente são infectados logo no início da vida, geralmente após a 5ª ou a 6ª semana, quando as concentrações de anticorpos maternos diminuem. A mãe quase sempre é a fonte de infecção.

As fezes são a maior fonte de FCoV, sendo o principal modo de transmissão a via orofecal.[1,14] As caixas sanitárias são, portanto, o reservatório central do vírus nas colônias de gatos. Em infecção recente, é possível que o vírus seja encontrado na saliva (tendo em vista que ele se replica, inicialmente, nas tonsilas), nas secreções respiratórias e na urina do animal infectado. Logo, a infecção via saliva e aerossóis pode surgir em colônias, onde o compartilhamento de vasilhas de alimento e o *grooming* (autolimpeza) são comuns.

A transmissão via transplacentária foi descrita em gatas que desenvolveram a doença durante a prenhez, principalmente nos estágios mais avançados da gestação, mas é um evento raro. A transmissão por ectoparasitas é considerada improvável.[1,2]

Apesar de existir transmissão do FCoV por gatos com PIF, é importante ressaltar que ela não leva, necessariamente, à doença. Na realidade, a transmissão do FCoV mutado por gatos com PIF é considerada improvável em condições naturais, mas pode ser causada iatrogenicamente ou sob condições experimentais. Felinos suscetíveis costumam ser infectados por gatos assintomáticos.

Os gatos naturalmente infectados pelo FCoV passam a eliminar o vírus nas fezes em 1 semana, podendo se estender por períodos superiores a 10 meses. Muitos gatos o eliminam de modo intermitente e outros cronicamente, por anos ou por toda a vida, tornando-se uma fonte contínua de infecção e reinfecção. No felino com PIF, a excreção do vírus parece ser duradoura, porém em baixas concentrações.

Gatos com altos títulos de anticorpos contra o FCoV têm maior probabilidade de eliminar o vírus de maneira mais constante e em altas concentrações. Assim, o alto título de anticorpos está diretamente correlacionado à replicação viral e, portanto, à carga viral no intestino do animal infectado.

ETIOLOGIA E FISIOPATOGENIA

O primeiro relato de PIF data da década de 1950, quando a doença ainda não era considerada comum.[12] Uma possível explicação para o aumento da PIF é a alteração que vem ocorrendo no manejo dos gatos domésticos, que se tornam cada vez mais confinados. Com a introdução de caixas sanitárias, o acesso às ruas acaba sendo restrito, expondo os gatos a altas cargas de FCoV existentes nas fezes, o que não aconteceria caso tivessem acesso livre à rua. Além disso, vem aumentando o número de colônias de gatos, o que acarreta estresse e os expõe a maior carga viral.

A maioria dos felinos infectados pelo FCoV é assintomática ou demonstra sinais de gastrenterite branda. Apenas uma pequena proporção desenvolve PIF.

Anteriormente, acreditava-se que existissem dois tipos de coronavírus felino, o coronavírus entérico felino (FECV) e o vírus da peritonite infecciosa felina (FIPV). Atualmente, sabe-se que o FIPV se desenvolve, espontaneamente, a partir do FECV nos gatos infectados. Logo, ambos são idênticos em relação às suas propriedades antigênicas, mas diferem no tocante à patogenicidade.[1,2,5,12,15] É exatamente por isso que o termo coronavírus felino deve ser utilizado para descrever todas as coronaviroses nessa espécie.

A causa precisa da PIF ainda não está totalmente elucidada, mas há duas hipóteses principais.[1,2] A primeira se baseia na ideia de que, em algumas circunstâncias, ocorre mutação genética no FCoV, favorecendo sua replicação em monócitos e macrófagos, o que parece ser o evento desencadeante da PIF. Logo, acredita-se que os gatos sejam primariamente infectados pela forma avirulenta do FCoV, que se replica nos enterócitos, podendo sofrer ou não a mutação genética que acarretaria PIF.

A segunda hipótese fundamenta-se na ideia de que qualquer cepa de FCoV pode causar PIF, sendo a carga viral e a resposta imune do gato infectado fatores determinantes para o seu desenvolvimento ou não. Um sistema imune competente pode evitar a PIF quando da infecção por uma cepa de baixa virulência. No entanto, a predisposição genética ou a imunossupressão decorrente de estresse ou de outras doenças podem possibilitar que a PIF se instale, mesmo nos casos de cepas de baixa virulência.[16]

É provável que tanto a virulência da cepa do FCoV quanto a mutação genética sofrida por ela e a imunidade do hospedeiro tenham um papel importante no desenvolvimento da doença.

Formas da peritonite infecciosa felina

A mutação que viabiliza a disseminação do FCoV pelo sistema monocítico fagocitário (SMF), com a variação da resposta imune individual, pode resultar em duas formas clínicas da PIF: a forma efusiva, caracterizada por polisserosites fibrinosas (p. ex., derrame abdominal e torácico) e vasculite; e a forma não efusiva, caracterizada por lesões granulomatosas em órgãos e de evolução lenta. Cerca de 80% dos casos de PIF são representados pela forma efusiva.[13]

O desenvolvimento ou não da PIF parece depender da força da resposta imune celular, que aparentemente é a única resposta imune eficiente contra a progressão da doença. Presume-se que a PIF efusiva seja consequência de fraca resposta imune celular associada a forte resposta imune humoral, enquanto a forma não efusiva decorra de resposta imune celular fraca associada a resposta imune humoral parcial. Todas as formas de PIF são letais, e a progressão da doença pode advir de grave imunodepressão causada pela depleção de células T.[2]

As duas formas provavelmente refletem quadros clínicos extremos, e muitos gatos acometidos apresentam manifestações clínicas e lesões compatíveis com ambas.

Patogênese da coronavirose entérica felina

Após a infecção pelo FCoV por ingestão, ou mais raramente pela inalação do vírus, este se replica principalmente no epitélio intestinal, ficando restrito ao sistema digestório. O receptor específico do FCoV (ao menos o do tipo 1) é a enzima N-aminopeptidase, encontrada na borda em escova do epitélio intestinal. A replicação do vírus no citoplasma pode causar a destruição dos enterócitos. Alguns gatos, portanto, podem apresentar diarreia, dependendo do grau de replicação viral.

Em muitos animais acometidos, a infecção persiste por longo período, assintomaticamente. No entanto, eles podem eliminar o vírus de modo intermitente ou contínuo, servindo como fonte de infecção para outros gatos.

Cerca de 90 a 100% dos gatos expostos ao FCoV são infectados e desenvolvem anticorpos em 2 a 3 semanas; destes, aproximadamente um terço elimina o vírus.[2] Em colônias nas quais a infecção é endêmica, a manutenção de baixos títulos de anticorpos indica que as chances de desenvolver PIF são pequenas.

Alguns gatos, contudo, são resistentes à infecção, permanecendo sorologicamente negativos. Gatos que vivem isolados ou em grupos de até cinco animais podem debelar a infecção em alguns meses ou anos.[2]

Patogênese da peritonite infecciosa felina

Acredita-se que a PIF se desenvolva a partir de uma mutação espontânea em uma região específica do FCoV. Sempre que a infecção por esse vírus existir, haverá potencial para o desenvolvimento da PIF. A mutação ocorre invariavelmente nos mesmos genes, mas sua exata localização muda. Comparando-se o genoma do vírus não mutado com o do vírus mutado, tem-se 99,5% de semelhança.[2]

Essa mutação acarreta alterações nas estruturas da superfície do vírus, possibilitando que ele seja fagocitado por macrófagos, ligando-se, posteriormente, aos ribossomos dessas células. Assim, o vírus mutado torna-se apto a se replicar no interior dos macrófagos. Esse é considerado o evento-chave na patogênese da PIF.[2,5,8]

A redução da supressão do vírus no intestino pelo sistema imune talvez contribua para o aumento da replicação viral, predispondo ao desenvolvimento da PIF pelo aumento da carga viral, já que o aumento da replicação do vírus torna maior a probabilidade de mutações. Esse mecanismo ainda não foi elucidado, mas existe a hipótese de que o vírus consiga escapar da citotoxicidade celular dependente de anticorpos devido à ausência de antígenos virais na superfície das células infectadas, resultando em infecção latente, com um longo período de incubação.

A redução na supressão do vírus decorre de fatores que incluem as características físicas de cada animal (p. ex., animais jovens e predisposição racial); o *status* imune do animal acometido, o qual pode estar comprometido por infecções (p. ex., FIV e FeLV); estresse; procedimentos cirúrgicos; tratamento com corticoides; taxa de reinfecção em gatos de colônias, assim como a carga viral e a virulência do vírus.

É provável que os filhotes que desenvolvem PIF o façam por estarem sujeitos a uma alta carga viral quando seu sistema imune ainda não se formou completamente e tenta lidar com outras infecções e com o estresse da vacinação, da relocação e, às vezes, da castração.

Aproximadamente 14 dias após a mutação viral, os vírus podem ser encontrados em diversos órgãos, como ceco, cólon, linfonodos mesentéricos, fígado, baço e sistema nervoso central.[2]

Existem duas explicações possíveis para os eventos pós-disseminação viral. A primeira propõe que os macrófagos infectados pelo FCoV deixem a corrente sanguínea, adentrando os tecidos, atraindo anticorpos, fatores do complemento, macrófagos e neutrófilos para a lesão. Como consequência, desenvolve-se uma lesão típica piogranulomatosa.

A segunda explicação presume que a PIF resulte da saída de imunocomplexos da circulação para a parede dos vasos sanguíneos, fixando complemento e acarretando alterações granulomatosas. Assume-se que esses complexos antígeno-anticorpo sejam reconhecidos por macrófagos, mas não sejam apresentados às células *natural killer* (NK), o que, portanto, evita sua destruição. A consequência da formação de imunocomplexos nos gatos dependerá do tamanho deles, da concentração de anticorpos e do conteúdo do antígeno. Por isso, quanto mais forte for a resposta humoral, maior a quantidade de anticorpos na circulação e, consequentemente, maior a formação de imunocomplexos. A deposição destes ocorre, na maioria das vezes, nos locais de alta pressão sanguínea e turbulência, como as bifurcações de vasos sanguíneos, peritônio, rins e úvea.

Com a morte dos macrófagos infectados pelo FCoV mutante, não só os vírus são liberados, mas também substâncias quimiotáticas, incluindo complemento e mediadores inflamatórios. A fixação do complemento resulta na liberação de aminas vasoativas, que causam retração de células endoteliais, possibilitando a exsudação de proteínas plasmáticas. Daí o desenvolvimento de exsudatos ricos em proteínas na PIF.

A depleção significativa de células T foi observada em órgãos linfoides e tecidos linfoides periféricos logo no estágio inicial da doença, e, apesar de a causa ser desconhecida, acredita-se que esse fato tenha grande importância na patogênese da PIF pela liberação de citocinas pró-inflamatórias. A depleção de células T tem correlação positiva ao aumento da replicação viral.[8,22]

Os mediadores inflamatórios ativam enzimas proteolíticas, causando lesões nos tecidos. A vasculite imunomediada resulta na ativação do sistema de coagulação e, consequentemente, em coagulação intravascular disseminada (CID). Um desequilíbrio em certas citocinas, como aumento nas concentrações de TNF-α e diminuição da interferona C, pode ser encontrado logo no início do desenvolvimento da PIF, em infecções experimentais. Proteínas de fase aguda encontram-se alteradas nos gatos com peritonite infecciosa felina.

Aprimoramento dependente de anticorpos

Em muitas infecções, anticorpos preexistentes protegem o indivíduo em possíveis desafios imunológicos. Na PIF induzida experimentalmente, no entanto, uma forma mais intensa da doença pode ocorrer nos gatos com anticorpos preexistentes, caracterizada por desenvolvimento precoce da doença, com curso curto e óbito rápido. O mecanismo proposto para o que se chama de "aprimoramento dependente de anticorpos (ADA)"[1,2,4,7,9] é que os anticorpos específicos contra a proteína S facilitem a captação do FCoV pelos macrófagos.

Esses achados têm complicado a pesquisa de uma vacina efetiva e segura, já que o ADA ocorre após a vacinação em muitos experimentos. Porém, não parece ter um papel importante a campo: os gatos soropositivos que se reinfectam naturalmente pelo FCoV parecem não ter evidências de sua ocorrência.

Imunidade

Ainda está para ser determinado por que alguns gatos desenvolvem PIF enquanto outros, não. Sugeriu-se que gatos que apresentam boa resposta imune celular não desenvolvem PIF; em contrapartida, gatos que apresentam resposta predominantemente humoral têm maior probabilidade de desenvolver PIF. Ou seja, não é o vírus em si que causa o maior dano nos gatos, e sim sua própria resposta imune ao vírus.[1,2]

Imunidade passiva

Os anticorpos maternos geralmente protegem o filhote até a 5ª ou 6ª semanas de vida, e seu declínio tem início entre a 6ª e a 8ª semana, tornando-se indetectáveis.

Resposta imune ativa ao coronavírus felino

A resposta imune do animal ao vírus é responsável pelo curso da doença e por suas manifestações clínicas.

Imunidade celular

Gatos com boa resposta imune celular podem recuperar-se ou, ainda, apresentar infecção subclínica, tornando-se portadores assintomáticos. A importância desse tipo de resposta pode ser corroborada pela ocorrência da PIF associada a coinfecções pelo FeLV ou FIV, que suprimem a resposta imune celular.

Imunidade humoral

A eliminação das infecções naturais está associada à existência de anticorpos direcionados à proteína S do FCoV, sugerindo que, nestas, a resposta imune humoral tenha um papel na proteção do animal. No entanto, quanto mais forte a resposta imune humoral, maior é a depleção das células T, o que deixa a doença mais grave.

Em um estudo em que gatos foram imunizados com uma vacina recombinante, expressando a proteína S do coronavírus, os felinos ficaram gravemente doentes 1 semana após o desafio imunológico, com uma forma altamente virulenta, causadora de PIF. Em contraste, os gatos do grupo-controle, não vacinados, sobreviveram mais de 28 dias.[17]

MANIFESTAÇÕES CLÍNICAS

Coronavirose entérica felina

Após a infecção pelo FCoV pode haver um episódio curto de manifestações clínicas relacionadas com o trato respiratório anterior, as quais normalmente são brandas e não chamam a atenção dos proprietários. Pode haver diarreia ou êmese transitórias como resultado da replicação do FCoV nos enterócitos. No entanto, a maioria dos gatos infectados por esse vírus é assintomática.

Peritonite infecciosa felina

As manifestações clínicas da PIF são inespecíficas, em decorrência da distribuição variada das lesões piogranulomatosas e do surgimento de vasculite em diferentes órgãos e sistemas, como rins, fígado, pâncreas, olhos e sistema nervoso central (SNC). Em todos os gatos com manifestações clínicas inespecíficas, como perda de peso crônica ou febre refratária à antibioticoterapia, a PIF deve ser incluída na lista dos diagnósticos diferenciais.

Na infecção natural, o período entre a mutação e o desenvolvimento da doença é desconhecido, e provavelmente depende da resposta imune de cada animal. Na maioria das vezes, a doença fica aparente em algumas semanas, ou até anos, pós-mutação. Estudos demonstraram que os gatos apresentam maior risco de desenvolver PIF cerca de 6 a 18 meses depois da infecção pelo FCoV, e essa taxa cai após 36 meses.[2]

A peritonite infecciosa felina foi classificada, inicialmente, em formas efusiva e não efusiva, contribuindo para o reconhecimento de suas apresentações clínicas e seu diagnóstico. No entanto, há considerável sobreposição entre ambas as formas, sendo possível classificá-la em uma terceira, a forma mista.[1,2]

PIF efusiva é caracterizada por polisserosites fibrinosas (p. ex., pericardite, pleurite e peritonite), com efusões, febre, apatia, anorexia, distrição respiratória, perda de peso, icterícia e linfonodomegalia mesentérica.

PIF não efusiva ou seca caracteriza-se por lesões granulomatosas em diferentes órgãos, febre, apatia, anorexia, alterações oculares, perda de peso, icterícia, linfonodomegalia mesentérica e alterações neurológicas, além de não haver derrames óbvios. No entanto, sempre há derrames e lesões piogranulomatosas, em maior ou menor grau. Logo, a PIF pode ser mais ou menos exsudativa em um gato em determinado momento do curso da doença.

Quando predominam as manifestações clínicas da forma não efusiva, a investigação de possível acúmulo de pequenas quantidades de líquido efusivo pode fornecer amostras para os testes diagnósticos.

Derrames

Muitos gatos com PIF desenvolvem evidentes derrames pleurais, pericárdicos e peritoneais, sendo a ascite a manifestação clínica mais óbvia da forma efusiva da doença. É importante ressaltar que menos de 50% dos gatos com derrames apresenta PIF.

Naqueles com ascite, um aumento no volume abdominal geralmente é notado pelo proprietário, podendo ser confundido com prenhez (Figuras 99.1 e 99.2). À palpação, deve haver flutuação e também formações decorrentes da aderência do omento ou de vísceras ou do aumento dos linfonodos mesentéricos (Figura 99.3).

Em menor proporção, os casos de derrame se restringem ao tórax. Derrames pleurais geralmente acarretam dispneia ou taquipneia e, às vezes, posição ortopneica e cianose de mucosas. À auscultação, percebe-se hipofonese das bulhas. Pode existir derrame pericárdico associado ou não aos demais. Nesses gatos, também hipofonese de bulhas e alterações típicas podem ser vistas no eletrocardiograma e no ecocardiograma.

As serosites podem envolver a túnica vaginal dos testículos, causando aumento de volume.

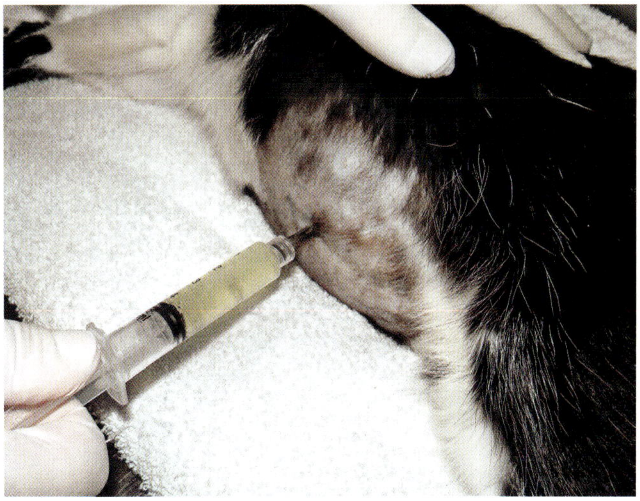

Figura 99.2 Paracentese, do mesmo filhote da Figura 99.1, com drenagem de líquido ascítico de coloração amarelo-palha. Esse é um achado comum entre gatos com peritonite infecciosa felina – forma efusiva.

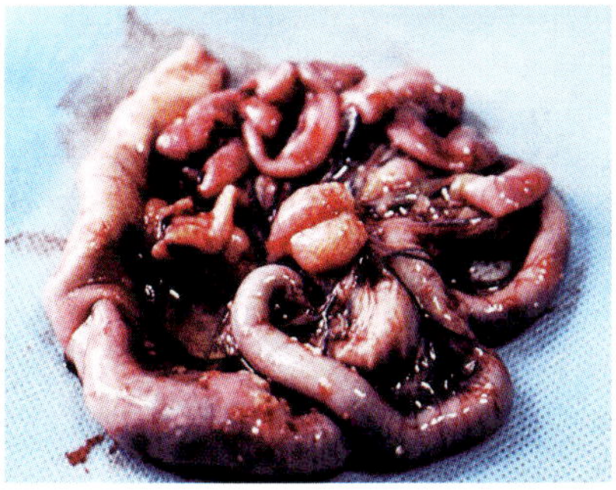

Figura 99.3 Exame necroscópico de filhote com peritonite infecciosa felina – forma efusiva, com aumento de linfonodo mesentérico.

Manifestações clínicas inespecíficas

Febres refratárias à antibioticoterapia, letargia, anorexia e perda de peso são alterações inespecíficas observadas em gatos com PIF; entretanto, em alguns casos, o animal pode se encontrar ativo e em boa condição corporal. Também é possível ocorrer icterícia, associada a derrames.

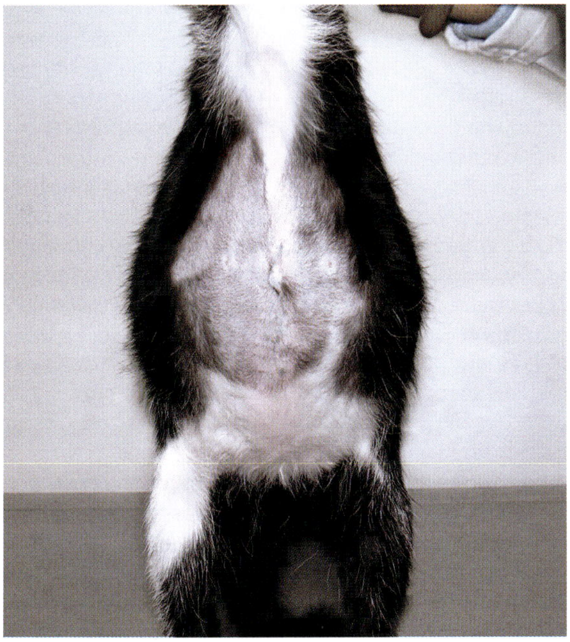

Figura 99.1 Distensão abdominal em filhote com diagnóstico de peritonite infecciosa felina – forma efusiva.

A forma não efusiva da PIF costuma mostrar maior desafio diagnóstico: manifestações inespecíficas como pirexia, anorexia e letargia podem ser as únicas alterações, principalmente nos estágios iniciais da doença. Em geral, os órgãos abdominais são os mais afetados, podendo-se observar diarreia crônica e episódios eméticos, relacionados com o acometimento da parede do cólon ou da junção ileocecocólica. Dependendo das alterações intestinais e do aumento da espessura da parede do intestino, pode haver constipação intestinal. Algumas vezes, pode-se ver pneumonia piogranulomatosa difusa acarretando dispneia grave. Os rins também podem ser atingidos, resultando em renomegalia (Figuras 99.4 e 99.5). Os linfonodos mesentéricos podem estar aumentados, levando ao diagnóstico errôneo de neoplasia.

Alterações oculares

Gatos com PIF não efusiva frequentemente apresentam lesões oculares, sendo as alterações retinianas as mais comuns. Por isso, exames para avaliação das retinas devem ser realizados em todos os gatos com suspeita de PIF. Ao exame oftalmoscópico, ocasionalmente notam-se coriorretinite, hemorragia e/ou descolamento da retina.

A uveíte é uma manifestação comum entre os gatos com PIF não efusiva. Uveíte branda pode ser notada como alterações na coloração da íris. Discoria (distúrbios das pupilas) ou anisocoria secundária à inflamação da íris, perda repentina da visão e hifema também podem ocorrer.

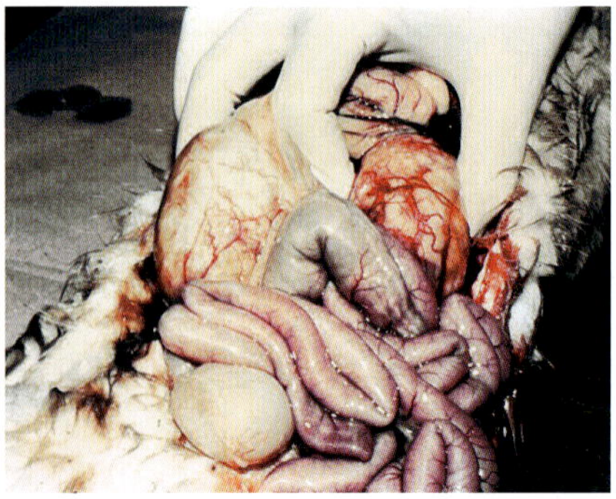

Figura 99.4 Exame necroscópico de filhote com peritonite infecciosa felina – forma não efusiva, com aumento do tamanho de ambos os rins.

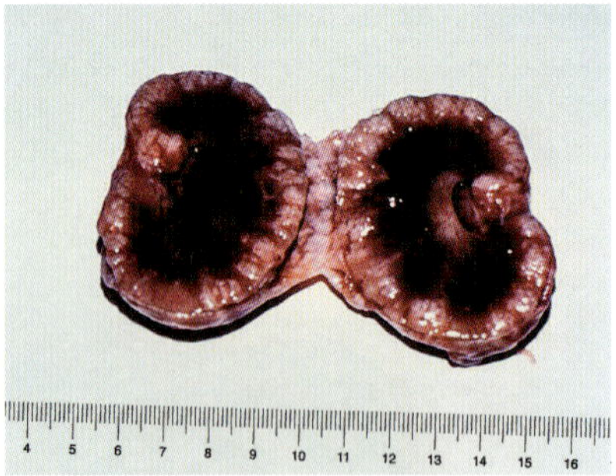

Figura 99.5 Corte transversal do rim do filhote da Figura 99.4. Observar lesões piogranulomatosas dispostas na região cortical do rim.

Essas alterações, no entanto, não são patognomônicas, sendo observadas em outras infecções sistêmicas, como micoses profundas, toxoplasmose, FeLV e FIV.

Alterações neurológicas

As manifestações neurológicas são encontradas em mais de 10% dos casos de PIF e refletem o acomentimento focal, multifocal ou difuso do encéfalo, da medula espinal e das meninges. As alterações neurológicas mais comuns são ataxia, nistagmo e convulsões. Hiperestesia, alterações comportamentais, tremores de intenção e déficits de nervos cranianos podem ser vistos.

Se a lesão por PIF estiver nos nervos periféricos ou na medula espinal, podem-se verificar claudicação, ataxia progressiva, tetraparesia, hemiparesia ou paraparesia.

Alterações cutâneas

Alterações cutâneas foram relatadas recentemente, caracterizadas por múltiplas lesões nodulares decorrentes de flebite dermal piogranulomatosa necrosante.[18]

DIAGNÓSTICO

O diagnóstico da coronavirose entérica felina é confirmado apenas por imuno-histoquímica ou imunofluorescência de biopsias intestinais.[2]

O diagnóstico definitivo da PIF ainda é um assunto complexo e controverso, por ser extremamente desafiador *in vivo* e por nem sempre ser possível. As dificuldades do diagnóstico definitivo da PIF resultam da inespecificidade das manifestações clínicas e das alterações hematológicas e bioquímicas, bem como da falta de exames confirmatórios não invasivos em gatos que não têm derrames. A ocorrência destes deve ser confirmada logo no início, pois a obtenção de amostras de líquidos efusivos é muito útil, além de ser um procedimento relativamente não invasivo.

Nos gatos que não apresentam derrames, diversos parâmetros – histórico, ambiente em que vivem, manifestações clínicas, alterações nos exames laboratoriais, títulos de anticorpos – devem ser levados em consideração para auxiliar na decisão apropriada dos procedimentos diagnósticos a serem empregados.

Hemograma

As alterações em hemograma e perfil bioquímico são comuns nos gatos com PIF, porém não são patognomônicas. Pode haver leucopenia ou leucocitose por neutrofilia. Linfopenia comumente ocorre, no entanto, quando associada à neutrofilia, caracteriza o leucograma de estresse, geralmente comum em gatos e em diversas doenças. O diagnóstico de PIF é menos provável quado a contagem de linfócitos se encontra dentro do normal. Acredita-se haver correlação entre linfopenia e gravidade das manifestações clínicas: quanto maior a linfopenia (depleção das células T), mais grave é o quadro clínico.

Anemia normocítica, normocrômica leve a moderada, regenerativa ou não, também é um achado comum e inespecífico, podendo aparecer em quase todas as doenças crônicas dos felinos. A anemia regenerativa na PIF geralmente é secundária à anemia hemolítica autoimune (AHAI); a arregenerativa decorre da inflamação crônica.

Trombocitopenia é comum em gatos com PIF, em virtude da coagulação intravascular disseminada, assim como o aumento dos produtos de degradação de fibrinogênio (PDF).

Perfil bioquímico

Um achado laboratorial comum em gatos com PIF é o aumento na concentração de proteína total sérica (> 7,8 g/dℓ), decorrente do aumento da produção de imunoglobulinas, principalmente de gamaglobulinas, o que leva à redução do valor da razão entre albumina e globulina.

A concentração sérica de proteína total em gatos com PIF pode ser superior a 12 g/dℓ, mas esse valor também pode ser encontrado em gatos com estomatite crônica grave, doença crônica do trato respiratório anterior, dirofilariose ou mieloma múltiplo.

Em um estudo, encontrou-se hiperglobulinemia em cerca de 50% dos gatos com derrame e de 70% dos gatos sem derrame.[18] A eletroforese é fundamental nesses casos, podendo demonstrar tanto hipergamaglobulinemia policlonal ou monoclonal como aumento das proteínas de fase aguda, o que também pode ser visto em mieloma múltiplo.

A razão entre albumina e globulina tem alto valor diagnóstico, mais que a concentração sérica de proteína total ou de gamaglobulina, já que a queda dos níveis séricos de albumina pode se dever à redução em sua produção. A queda nos níveis de albumina e o aumento de globulinas parecem característicos da PIF. Determinou-se um valor de corte ideal, 0,8, para a razão albumina/globulina. Com valor menor que 0,8, a probabilidade de o gato ter PIF é alta (valor preditivo positivo de 92%); se o valor for maior, é provável que o gato não tenha PIF (valor preditivo negativo de 61%).

A baixa concentração sérica de albumina quase sempre está associada à baixa produção hepática ou à perda proteica causada pela glomerulopatia secundária à deposição de imunocomplexos, ou pelo extravasamento de líquido rico em proteína decorrente de vasculites e de alterações granulomatosas no intestino. A hepatopatia não necessariamente existe, já que o aumento do nível sérico de globulinas promove *feedback* negativo na produção de albumina pelo fígado.

Hiperbilirrubinemia e icterícia costumam ser observadas em gatos com PIF e, provavelmente, devem-se aos altos níveis de fator de necrose tumoral alfa (TNF-α), que inibe o transporte transmembrana dos pigmentos biliares. Sendo assim, o aumento do nível sérico de bilirrubina sem hemólise e sem elevação das enzimas hepáticas pode sugerir PIF.

Estudos recentes focam o valor diagnóstico das proteínas da fase aguda, incluindo α_1-glicoproteína ácida (AGP), uma proteína sérica de fase aguda que se encontra elevada em gatos com PIF.[19] Altos níveis de AGP (> 3 mg/mℓ), no plasma ou em derrames, podem dar suporte ao diagnóstico de PIF; no entanto, esses níveis podem aumentar em outras condições inflamatórias e, assim, essas alterações não são específicas. Adicionalmemte, a AGP também pode se elevar em gatos assintomáticos infectados por FCoV, especialmente naqueles que vivem em colônias onde a infecção é endêmica, em casos de doenças inflamatórias e nos estágios finais da imunodeficiência felina.

Testes com o líquido de derrame

Se houver derrame, o passo mais importante para o diagnóstico é a obtenção de uma amostra do seu líquido, pois testes com essa amostra têm valor diagnóstico maior do que aqueles provenientes de amostras sanguíneas.

O líquido resultante dos derrames em PIF mostra coloração amarelo-palha, citrina ou áurea e consistência viscosa. Além disso, apresenta alta quantidade de fibrina e densidade entre 1,017 e 1,047. Esse líquido é classificado, geralmente, como exsudato, uma vez que a concentração de proteína é alta (> 35 g/dℓ). No entanto, a concentração de células é baixa (< 1.000 células/mℓ), aproximando-se de um transudato modificado ou transudato puro. A razão albumina/globulina < 0,8 é altamente sugestiva de PIF.

A citologia do derrame de gatos com PIF demonstra diferentes composições, mas frequente predominância de macrófagos e neutrófilos íntegros. Derrames em casos de serosites bacterianas e linfoma também podem ter essas características, porém a ausência de células linfoides com caráter maligno e de bactéria os diferencia daqueles decorrentes da PIF.

Os diagnósticos diferenciais mais importantes em felinos com derrames incluem doença hepática inflamatória, linfoma, insuficiência cardíaca e peritonite ou pleurite bacteriana.

Teste de Rivalta

O teste de Rivalta é um método extremamente simples e de baixo custo, que não requer equipamentos laboratoriais especiais e pode ser facilmente realizado nas clínicas veterinárias.[1,2] Esse teste possibilita a diferenciação entre derrames por PIF e derrames por outras doenças. Não apenas a alta concentração de proteína, mas também altas concentrações de fibrina e de mediadores inflamatórios levam à reação positiva.

O teste de Rivalta tem alto valor preditivo positivo (86%) e valor preditivo negativo mais alto ainda (97%) para a PIF. Resultados positivos podem ocorrer em gatos com peritonite bacteriana ou linfoma. Esses derrames, no entanto, são facilmente diferenciáveis por exame macroscópico, citologia e/ou cultura bacteriana.

Testes com o líquido cefalorraquidiano

A análise do líquido cefalorraquidiano (LCR)[1,2,15] só deve ser realizada nos gatos com alterações neurológicas. O LCR desses animais pode apresentar elevada concentração de proteína (50 a 350 mg/dℓ) e pleocitose (100 a 10.000 células nucleadas/mℓ), contendo principalmente neutrófilos, linfócitos e macrófagos, mas essas alterações são achados inespecíficos e muitos gatos podem ter LCR normal.

Anticorpos

A titulação de anticorpos no soro pode contribuir para o diagnóstico da PIF, se feita de maneira cautelosa e sempre correlacionada ao histórico do paciente. Alta porcentagem de gatos hígidos apresenta anticorpos para FCoV, e muitos jamais desenvolverão PIF.

As titulações de anticorpos com valores baixos ou médios têm pouca importância diagnóstica, no entanto não descartam a doença, já que cerca de 10% dos gatos com manifestações clínicas de PIF mostram resultados sorológicos negativos. Em gatos com PIF na fase terminal, os títulos de anticorpos podem ser baixos ou negativos. Isso pode ocorrer tanto pela exaustão do sistema imunológico como pela alta quantidade de partículas virais ligadas aos anticorpos, tornando-os indisponíveis para a ligação aos antígenos do teste de titulação. Ainda, o extravasamento de anticorpos com o líquido de derrame pode baixar os títulos de anticorpos séricos. Títulos muito altos podem ter certo valor diagnóstico e aumentam a probabilidade de se tratar da enfermidade.

Pode-se fazer a mensuração de anticorpos em outros líquidos que não o sangue, contudo a interpretação da titulação de anticorpos no derrame ou no LCR é ainda mais complicada, não sendo recomendada.

Há correlação entre os títulos de anticorpos e a quantidade e frequência de eliminação de vírus nas fezes: gatos com títulos elevados eliminam maior quantidade de vírus e de maneira mais constante.

A titulação de anticorpos, portanto, é indicada em gatos hígidos que tiveram contato com outros gatos suspeitos de eliminarem o FCoV; em colônias, com o objetivo de verificar a existência do vírus; na avaliação de um gato, antes de introduzi-lo em uma colônia ou antes de vaciná-lo; e na avaliação de filhotes, quando o desmame precoce for realizado.

Reação em cadeia da polimerase com transcrição reversa

A reação em cadeia da polimerase com transcrição reversa (RT-PCR) no sangue é utilizada esporadicamente como ferramenta diagnóstica. Até o momento, a PCR ainda não foi capaz de fechar o diagnóstico de PIF, porque não é possível distinguir entre o vírus mutado, causador da PIF, e o FCoV não mutado.

Além disso, a prova de RT-PCR positiva aparece não somente em gatos com PIF, mas também em portadores sãos, assim como a RT-PCR negativa pode comumente ocorrer em gatos com PIF.[1]

A RT-PCR de líquidos efusivos ou do LCR também é discutida como ferramenta diagnóstica, porém dados do valor diagnóstico desse teste ainda não estão disponíveis.

Nas fezes, a RT-PCR é utilizada com o objetivo de determinar se o animal está ou não eliminando o FCoV, não apresentando valor diagnóstico nos casos de PIF.

Detecção do antígeno do coronavírus felino em macrófagos

O coronavírus pode estar alojado sistemicamente em gatos sem PIF, mas somente existindo a doença haverá quantidades suficientes dele nos macrófagos para se obter coloração positiva. A detecção do vírus nessas células pode ser feita pela pesquisa de antígeno, utilizando a imunofluorescência nos macrófagos de derrames ou a imuno-histoquímica nos macrófagos de tecidos.

A imunofluorescência apresenta valor preditivo positivo de 100%, o que significa que, caso seja positiva, há 100% de chance de o gato ter PIF, não ocorrendo falso-positivos. Infelizmente, o valor preditivo negativo não é alto (57%); logo, se ela for negativa, há 43% de chance de o animal ter PIF, indicando alta porcentagem de falso-negativos. A negatividade do teste, nos casos de PIF, pode ser explicada principalmente pelo baixo número de macrófagos no esfregaço efusivo. Outro argumento para os resultados falso-negativos é a competição entre os anticorpos contra FCoV e os anticorpos imunofluorescentes pela ligação com o vírus.

A imuno-histoquímica também é 100% preditiva de PIF, caso seja positiva. Entretanto, métodos invasivos, como a laparotomia ou a laparoscopia, geralmente são necessários para a obtenção adequada de amostras de tecidos.

Histopatológico

Histopatologia é a técnica mais apropriada para se chegar ao diagnóstico definitivo da PIF. Por depender de métodos invasivos para a obtenção de amostras, sua realização *in vivo* não é recomendada.

Quando comparadas, as sensibilidades diagnósticas da biopsia excisional e da biopsia aspirativa do fígado e do rim durante a necropsia mostraram-se semelhantes, porém maior sensibilidade diagnóstica foi percebida com amostras de fígado em relação às amostras de rim.[20]

O valor diagnóstico da biopsia aspirativa guiada por ultrassom *in vivo*, no entanto, ainda deve ser investigado (Figura 99.6).

TRATAMENTO

Coronavirose entérica felina

A diarreia causada pelo FCoV é autolimitante na maioria dos casos. Havendo diarreia crônica decorrente do vírus, a única opção é o tratamento de suporte – fluidoterapia, reposição de eletrólitos, alterações na dieta e antibioticoterapia.[2]

Diferenciar diarreia crônica causada pelo FCoV de um quadro de PIF pode ser extremamente desafiador. No entanto, a imunossupressão não é indicada, pois pode acarretar desenvolvimento da PIF naqueles acometidos pelo FCoV avirulento.

Peritonite infecciosa felina

Uma vez que a PIF se estabelece, ela é fatal para a maioria dos gatos, por isso tanto o tratamento quanto a eutanásia devem ser considerados apenas após o esforço para se obter um diagnóstico definitivo. É importante ressaltar que todos os tratamentos até o presente têm como finalidade retardar a progressão da doença, não levando à cura.

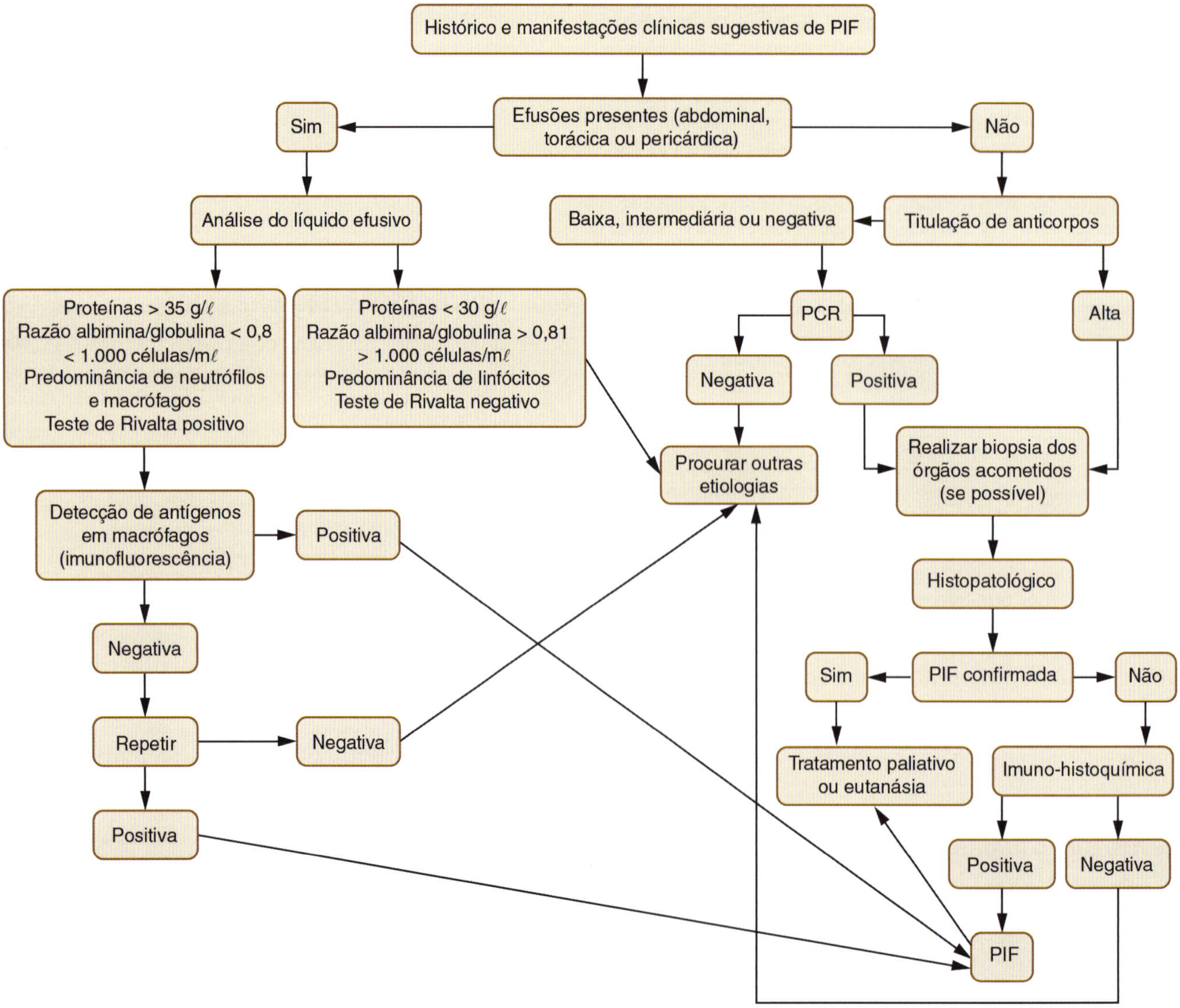

Figura 99.6 Representação da conduta com pacientes com suspeita de peritonite infecciosa felina (PIF). PCR: reação em cadeia da polimerase.

O tratamento de suporte objetiva evitar infecções oportunistas, com antibióticos de amplo espectro, promover melhor qualidade de vida e suprimir a resposta imune inflamatória e inapropriada, com doses altas de fármacos imunossupressores e anti-inflamatórios (as doses e prescrições estão descritas no Quadro 99.1), todavia não há estudos controlados que indiquem se o uso de imunossupressores é ou não benéfico.

O emprego de imunomoduladores, como a interferona-α humana (IFN-α), em doses baixas pretende restaurar o sistema imune, o que pode acarretar progressão da doença. Além disso, por ser de origem humana, os felinos acabam desenvolvendo anticorpos contra a IFN-α, tornando-se refratários à terapia em 3 a 7 semanas.

Em alguns países da Europa e no Japão, a interferona-ω felina (FeIFN-ω) foi liberada recentemente para medicina veterinária. Entretanto, em um estudo sobre gatos com PIF, utilizando-se placebo em um grupo e FeIFN-ω em outro, demonstrou-se não haver benefícios no uso dessa substância, levantando outras questões, como a dose utilizada, a posologia, o momento do início do tratamento e as possíveis interações medicamentosas.[21] Portanto, se fazem necessários novos estudos com o FeIFN-ω.

Numerosos outros tratamentos foram tentados, mas poucos dados foram publicados.

Prognóstico

O prognóstico de gatos com peritonite infecciosa felina é mau. A média de sobrevivência após o diagnóstico é de cerca de 10 dias. Os gatos que não apresentam melhora em 3 dias raramente respondem a algum tratamento, e deve-se considerar a eutanásia.

PREVENÇÃO E MANEJO

A prevenção da infecção pelo FCoV ainda não pode ser garantida por vacinação. Por isso, uma série de medidas deve ser tomada em conjunto, a fim de reduzir a manifestação do vírus e o risco de transmissão.

Raramente a PIF é um problema em gatos que vivem um estilo de vida *indoor-outdoor*, tendo como foco principal as colônias de gatos – abrigos e criadouros. A infecção pelo FCoV é mantida nesses locais por meio de novas infecções e reinfecções, e a caixa sanitária é a maior fonte de FCoV. Portanto, higiene é ainda o melhor método de se prevenir a peritonite infecciosa felina.

Controle em situações específicas

Pode ser feito evitando-se colônias numerosas, mantendo-se pequenos grupos de animais por ambiente (cerca de três gatos bem adaptados), realizando-se higiene adequada e provendo-lhes acesso a uma área externa cercada e com grama ou terra, a fim de que possam enterrar suas fezes, o que reduz a taxa de sobrevivência do vírus.

Se os gatos não tiverem acesso às áreas externas, deverão ser oferecidas caixas sanitárias em número suficiente, limpas com frequência e colocadas em ambientes afastados dos vasilhames de comida e água.

Criadouros e abrigos

Colônias grandes são situações de alto risco para transmissibilidade do FCoV e desenvolvimento de PIF. Para verificar se uma colônia é endêmica para FCoV, pode-se realizar a RT-PCR em amostras de fezes de três a quatro gatos, aleatoriamente. Uma vez comprovado o vírus na colônia, o manejo ideal seria a redução do número de animais por ambiente e a titulação de anticorpos de todos eles, com posterior isolamento daqueles que eliminam o vírus, detectados por RT-PCR de amostras pareadas de fezes (quatro amostras com intervalos de 3 semanas).[2]

Depois de 3 a 6 meses, uma nova titulação deve ser realizada, a fim de identificar aqueles que se tornaram sorologicamente negativos e reintroduzi-los na colônia. Os que permanecerem soropositivos deverão ter as fezes testadas novamente, 1 vez/semana, por 2 meses ou mais. Caso algum gato continue eliminando o vírus, deverá ser removido da colônia. Essas medidas, aliadas às de higiene, como troca frequente do granulado sanitário, auxiliariam na redução do FCoV nas colônias, mas são financeiramente inviáveis para a maioria dos proprietários.

Filhotes

Muitos criadores não sabem se há infecção endêmica pelo FCoV em sua colônia, já que a morte dos filhotes como resultado da PIF geralmente ocorre quando eles já estão em um novo lar. Portanto, o manejo adequado dos filhotes determinará sua infecção ou não pelo FCoV.

Aqueles cuja mãe libera o vírus estarão protegidos até a 5ª ou 6ª semana de vida, quando deve ser feito o desmame precoce. Há autores que preconizam o isolamento da fêmea 2 a 3 semanas antes do parto, permanecendo em quarentena até a 4ª ou 6ª semana de vida dos filhotes, quando eles devem ser retirados da mãe e mantidos isolados do resto da colônia.[1] Apesar de soarem simples, esses procedimentos exigem salas para quarentenas, aumentando o custo das instalações. Além disso, o sucesso desse método deve ser monitorado com sorologia e descontinuado caso haja falhas.

Introdução de novo membro em uma colônia

Antes de um novo gato ser introduzido em uma colônia, uma série de fatores deve ser levada em consideração, como

QUADRO 99.1 Medicamentos, doses e posologias utilizados para tratamento da peritonite infecciosa felina.

Medicamentos	Dose e posologia	Descrição	Observação
Azatioprina	0,3 mg/kg, VO, 48/48 h	Imunossupressor	Utilizar com cautela em gatos – mielossupressão importante
Ciclofosfamida	2 a 4 mg/kg, VO, por 4 dias consecutivos toda semana	Imunossupressor	Potente indutor de anorexia em gatos
Clorambucila	20 mg/m^2, VO, a cada 2 ou 3 semanas	Imunossupressor	–
Interferona felina-ω	10^6 U/kg, SC, 1 vez/dia por 8 dias, seguido de 10^6 U/kg, SC, a cada 14 dias	Imunomodulador	Não há evidências de sua eficácia
Interferona humana-α	10^4 a 10^6 U/kg, SC, 1 vez/dia ou 1 a 50 U/kg, VO, 1 vez/dia	Imunomodulador	Produção de anticorpos em 3 a 7 semanas
Pentoxifilina	10 mg/kg, VO 2 vezes/dia	Vasodilatador	Não há estudos garantindo sua eficácia
Prednisolona	2 a 4 mg/kg, VO 24/24 h	Imunossupressor	–
Ampicilina	20 a 40 mg/kg, VO 8/8 h	Antibiótico	–

SC: subcutânea; VO: via oral.

o ambiente, a idade do animal, a densidade populacional e o resultado da sorologia. Um gato sorologicamente positivo não pode ser introduzido em uma colônia em que estejam sendo envidados esforços para a redução da infecção pelo FCoV.

Aquisição de novo gato após óbito por peritonite infecciosa felina

Em casos de óbito de gatos com PIF e que viviam sozinhos, recomenda-se que o proprietário espere cerca de 2 meses antes de adquirir um novo gato. Se ainda existirem gatos em uma propriedade em que outro animal foi a óbito por PIF, o ideal seria que o proprietário esperasse até os animais se tornarem sorologicamente negativos para adquirir outro gato, reduzindo, assim, as chances de infecção pelo FCoV.

Vacinação

Muitas tentativas de desenvolver uma vacina efetiva e segura contra a PIF foram feitas, porém a maioria falhou. Em estudos a campo, testes com vacinas recombinantes, que expressam a proteína S, acarretaram a síndrome da morte precoce em filhotes, após exposição ao FCoV mutado.[7]

Até o momento, há apenas uma vacina comercial, a Primucell® da Pfizer, disponível somente nos EUA e em alguns países europeus. Ela contém uma forma mutada, termossensível, do FCoV tipo 2, cepa DF2, e é administrada por via intranasal.[2] A termossensibilidade possibilita que o vírus se replique no início das vias respiratórias anteriores, mas não à temperatura corporal interna. Contudo, essa vacina induz à soroconversão, apesar de os títulos de anticorpos serem bem baixos, o que dificulta o controle e o estabelecimento de gatos livres do FCoV.

Há controvérsia considerável sobre a eficácia da vacina, tendo em vista que o FCoV tipo 1 é o mais prevalente. Para isso, diferentes estudos foram realizados, mas muitos foram inconsistentes. Em alguns, entretanto, essa vacina demonstrou não ser eficaz para gatos portadores de FCoV. Assim, faz-se necessária a sorologia antes da vacinação.[2] Também demonstrou não ser eficaz para gatos com menos de 16 semanas.

A vacinação pode ser importante em filhotes que, provavelmente, não tenham sido expostos ao FCoV, como aqueles desmamados precocemente. Em gatos em que o estilo de vida justifique a vacinação, recomenda-se duas doses da vacina a partir da 16ª semana de vida, com intervalo de 3 semanas entre elas e reforços anuais. Ainda que faltem estudos sobre a duração da imunização, acredita-se que seja curta.

No entanto, há dois problemas em particular nos criadouros de gatos: muitos filhotes já são soropositivos à idade da vacinação e a infecção pelo FCoV surge antes de 16 semanas de vida.

REFERÊNCIAS BIBLIOGRÁFICAS

1. Hartmann K. Feline infectious peritonitis. Vet Clin North Am Small Anim Pract. 2005;35(1):39-79.
2. ABCD guidelines on feline infectious peritonitis. Eur Advis Board Cat Dis. 2008;1-30.
3. Monteleone GS, Brandão PE, Demétrio C, Gregori F, Rosa C, Rosales CAR *et al.* Detecção do vírus da peritonite infecciosa felina (FIVP) por meio da PCR. Ars Vet Jaboticabal, SP. 2005;21(1):30-3.
4. Corapi WV, Olsen CW, Scott FW. Monoclonal antibody analysis of neutralization and antibody-dependent enhancement of feline infectious peritonitis virus. J Virol. 1992; 66(11):6695-705.
5. Rottier PJ, Nakamura K, Schellen P, Volders H, Haijema BJ. Acquisition of macrophage tropism during the pathogenesis of feline infectious peritonitis is determined by mutations in the feline coronavirus spike protein. J Virol. 2005;79(22):14122-30.
6. Kiss I, Kecskemeti S, Tanyi J, Klingeborn B, Belak S. Prevalence and genetic pattern of feline coronaviruses in urban cat populations. Vet J. 2000; 159:64-70.
7. Vennema H, de Groot RJ, Harbour DA, Dalderup M, Gruffydd-Jones T, Horzinek MC, Spaan WJ. Early death after feline infectious peritonitis virus challenge dueto recombinant vaccinia virus immunization. J Virol. 1990; 64:1407-9.
8. de Groot-Mijnes JD, van Dun JM, van der Most RG, de Groot RJ. Natural history of a recurrent feline coronavirus infection and the role of cellular immunity in survival and disease. J Virol. 2005;79(2):1036-44.
9. Haijema BJ, Volders H, Rottier PJ. Live, attenuated coronavirus vaccines through the directed deletion of group-specific genes provide protection against feline infectious peritonitis. J Virol. 2004;78(8):3863-71.
10. Addie DD. Clustering of feline coronaviruses in multicat households. Vet J. 2000;159(1):8-9.
11. Duarte A, Tavares L. Utilização de um ensaio de RT-PCR – *nested* PCR para avaliação da infecção do Coronavírus Felino. Rev Port Ciênc Vet. 2007; 102(562):65-70.
12. Vennema H, Poland A, Foley J *et al.* Feline infectious peritonitis viruses arise by mutation from endemic feline enteric coronaviruses. Virology. 1998;243:150-7.
13. Pesteanu-Somogyi LD, Radzai C, Pressler BM. Prevalence of feline infectious peritonitis in specific cat breeds. J Feline Med Surg. 2006 Feb; 8(1):1-5.
14. Kipar A, Baptiste K, Barth A, Reinacher M. Natural FCoV infection: cats with FIP exhibit significantly higher viral loads than healthy infected cats. J Feline Med Surg. 2006;8:69-72.
15. Foley JE, Lapointe JM, Koblik P Poland A, Pedersen NC. Diagnostic features of clinical neurologic feline infectious peritonitis. J Vet Intern Med. 1998; 12:415-23.
16. Norris J. Feline infectious peritonitis. In: Science Week – Australian College of Veterinary Scientist. 2003; 60-1 (*Small Animal Medicine Chapter Meeting*).
17. Vennema H, De Groot RJ, Harbour DA *et al.* Immunogenicity of recombinant feline infectious peritonitis virus spike protein in mice and kittens. Adv Exp Med Biol. 1990;276:217-2.
18. Cannon MJ, Silkstone MA, Kipar AM. Cutaneous lesions associated with coronavirus-induced vasculitis in a cat with feline infectious peritonitis and concurrent feline immunodeficiency virus infection. J Feline Med Surg. 2005;7(4):233-6.
19. Duthie S, Eckersall PD, Addie DD *et al.* Value of alpha 1-acid glycoprotein in the diagnosisof feline infectious peritonitis. Vet Rec. 1997;141:299-303.
20. Giordano A, Paltrinieri S, Bertazzolo W, Milesi E, Parodi M. Sensitivity of tru-cut and fine-needle aspiration biopsies of liver and kidney for diagnosis of feline infectious peritonitis. Vet Clin Pathol. 2005;34(4):368-74.
21. Ritz S, Egberink H, Hartmann K. Effect of feline interferon-omega on the survival time and quality of life of cats with feline infectious peritonitis. J Vet Intern Med. 2007;21(6):1193-7.
22. Haagmans BL, Egberink HF, Horzinek MC. Apoptosis and T-cell depletion during feline infectious peritonitis. J Virol. 1996;70:8977-83.

BIBLIOGRAFIA

Ishida T, Shibanai A, Tanaka S *et al.* Use of recombinant feline interferon and glucocorticoidin the treatment of feline infectious peritonitis. J Feline Med Surg. 2004;6:107-9.

Paltrinieri S, Comazzi S, Spagnolo V, Giordano A. Laboratory changes consistent with feline infectious peritonitis in cats from multicat environments. J Vet Med A Physiol Pathol Clin Med. 2002;49:503-10.

Paltrinieri S, Grieco V, Comazzi S, Cammarata Parodi M. Laboratory profiles in cats with different pathological and immunohistochemical findings due to feline infectious peritonitis (FIP). J Feline Med Surg. 2001;3:149-59.

Sparkes AH, Gruffydd Jones TJ, Harbour DA. An appraisal of the value of laboratory testsin the diagnosis of feline infectious peritonitis. J Am Anim Hosp Assoc.1994;30:345-50.

100

Herpes-Vírus Felino | Rinotraqueíte Viral Felina

João Pedro de Andrade Neto • Sylvia de Almeida Diniz • Archivaldo Reche Júnior

INTRODUÇÃO

Rinotraqueíte viral felina é uma doença infecciosa causada pelo herpes-vírus felino tipo-1 (FHV-1). FHV-1 é um alfaherpesvírus capaz de infectar os gatos domésticos e outros membros da família Felidae.[1] Embora o gato doméstico seja o principal hospedeiro, todos os felídeos de qualquer faixa etária são suscetíveis a essa virose.[2] Descreve-se a ocorrência natural em várias outras espécies de felídeos, como leão, puma, guepardo[3] e recentemente em leopardo das neves.[4]

O FHV-1 foi isolado pela primeira vez em 1958[5] e todos os outros isolamentos descritos desde então têm características antigênicas semelhantes, constituindo assim apenas um sorotipo.[3] Pertence à ordem Herpesvirals, família Hespesviridae, subfamília alphaherpesvirinae e ao gênero *Varicellovirus*.[6] Outros agentes podem acometer o trato respiratório dos felinos, sendo denominado "complexo de doença respiratória felina (CDRF)" ou "infecção do trato respiratório anterior felino (ITRAF)". Esses agentes, além do FHV-1, são o Calicivírus felino (FCV), *Bordetella bronchiseptica*, *Chlamydophila felis*, *Mycoplasma* sp.[7] e muito raramente o vírus da Influenza.[8] FCV e FHV-1 são os patógenos mais frequentemente encontrados, causando ITRAF em gatos.[7] Pode ocorrer a presença simultânea de 2 ou mais patógenos, complicando o quadro clínico do animal.[8]

FHV-1 causa doença do trato respiratório anterior com corrimento oculonasal, conjuntivite, espirros e algumas vezes salivação intensa e tosse. Ocasionalmente podem ser vistos sintomas mais graves, incluindo pneumonia e doença generalizada, particularmente em animais jovens ou debilitados. Abortamentos são raros, provavelmente devido à doença sistêmica grave e não à ação do vírus.[1]

CARACTERÍSTICAS DOS HERPES-VÍRUS

Os vírions dos herpes-vírus são constituídos por um núcleo contendo uma molécula de DNA de fita dupla linear envolta por um capsídio icosaédrico de aproximadamente 100 a 110 nm de diâmetro. Em torno do capsídio, há uma camada proteica amorfa, denominada "tegumento", circundada por um envelope lipoproteico contendo projeções ou espículas formadas por glicoproteínas na sua superfície.[9] Essa membrana encapsulando o vírion é derivada da célula infectada, e contribuindo na habilidade do vírus sobreviver à dessecação, tornando-o um patógeno respiratório eficiente.[10]

A subfamília alphaherpesvirinae possui uma gama variável de hospedeiros, apresenta um ciclo de replicação relativamente curto (< 24 horas), destrói rapidamente as células de cultivo e estabelece infecções latentes primariamente em neurônios dos gânglios sensoriais ou autônomos.[9]

TRANSMISSÃO E PREVALÊNCIA

O contato direto com um gato infectado é o modo mais comum de transmissão, mas a propagação por gotas de aerossol ou pelo contato com objetos contaminados são também importantes formas de transmissão.[3]

Gatos não parecem ser capazes de transmitir o vírus por aerossol durante respiração normal, mas aerossóis podem ser lançados a uma distância de 1 a 2 metros de distância por meio dos espirros.[11] Grandes quantidades de partículas virais são eliminadas em secreções oronasais e oculares, principalmente durante a fase aguda da infecção, por meio do contato de animais suscetíveis com indivíduos infectados. A eliminação tem início 24 horas após a infecção, persistindo um período de 1 a 3 semanas.[11] Em algumas situações, particularmente em gatis ou abrigos, transmissão indireta também pode ocorrer. Secreções contaminadas podem estar presentes nas gaiolas, comedouros, utensílios de limpeza ou nos funcionários. Contudo, uma vez que o vírus possui uma vida curta no meio externo, essa geralmente não é uma fonte de infecção a longo prazo.[11]

A infecção pelo FHV-1 é distribuída mundialmente. FHV-1 é relativamente instável no meio ambiente, persistindo por mais de 18 horas em condições ideais de umidade e reduzindo consideravelmente a persistência em condições secas. É sensível à maioria dos desinfetantes, antissépticos e detergentes.[12] A 4°C, o vírus permanece infectivo por até 5 meses e pode ser inativado quando submetido a 37°C por 3 horas ou ainda 56°C durante 5 minutos.[9]

Estudos sorológicos reportam uma taxa de exposição ao vírus de, aproximadamente 97%. Após exposição, mais de 80% dos gatos tornam-se persistentemente infectados. Anticorpos contra o agente podem ser detectados em mais de 70% dos gatos de criações ou abrigos. Nos gatos domésticos criados com pouco contato com outros animais, a prevalência é de, aproximadamente 50%.[9] Acomete animais de ambos os sexos equitativamente.[11]

O período de incubação varia de 2 a 6 dias.[13] Infecção primária ocorre mais frequentemente em filhotes assim que ocorrer um declínio dos anticorpos maternos, ao redor de 8 semanas de vida. Além disso, gatos vacinados, com vacinas parenteral e intranasal, permanecem com algum risco de infecção pelo FHV-1, uma vez que ambas as vacinas conferem imunidade parcial.[14] A morbidade em abrigos de alta densidade pode variar de 10 a 100%,[15] enquanto a mortalidade relacionada com o agente costuma ser baixa,[11] ocorrendo principalmente entre filhotes com menos de 6 meses de vida[9] ou em animais imunocomprometidos e com infecção secundária grave.[15] Gatos que sobrevivem à infecção aguda desenvolvem a infecção latente, sendo considerados como os reservatórios do FHV-1 e constituindo a principal fonte de disseminação do agente nos gatis e abrigos de animais.[9]

PATOGENIA

Infecção pelo FHV-1 ocorre nas vias oral, nasal e conjuntival.[13] A propagação do vírus por meio de secreções dessas vias começa logo após a infecção[8] e geralmente persiste durante 1 a 3 semanas.[11] O FHV-1 infecta, preferencialmente, células mucoepiteliais das tonsilas, conjuntiva, mucosa nasal e células epiteliais corneais. Após a penetração pela via nasal, o vírus replica nas células epiteliais do trato respiratório anterior e atinge a conjuntiva ocular, faringe, brônquios e bronquíolos,[9] causando replicação lítica nessas células.[13] Essa replicação viral resulta na morte celular (citólise) e dano tecidual. Isso se manifesta como ulceração, necrose e inflamação dos tecidos oronasais e faringianos,[10] com infiltração de neutrófilos e exsudação fibrinosa.[11] Na conjuntiva, a necrose epitelial pode ser profusa e pode ocorrer com a presença de corrimento ocular serosanguinolento.[10] Nas infecções agudas, inclusões intranucleares podem ser vistas.[11]

Em casos mais graves, pode ocorrer erosão dos ossos turbinados nasais, resultando em distorção do osso e cartilagem levando a rinossinusite crônica.[10]

A viremia é rara porque a replicação do vírus é restrita as áreas de temperatura corporal mais baixas, tal como o trato respiratório. Contudo, tem sido descrita em gatos apresentando doença generalizada, particularmente em animais debilitados ou em gatos neonatos.[13] Ocasionalmente, broncopneumonia causada pelo FHV-1 pode ocorrer, principalmente em gatos muito jovens.[16] A pneumonia é a consequência da disseminação viral célula a célula do trato respiratório anterior até os pulmões, via traqueia[17] ou por infecção bacteriana secundária.[11]

Durante a infecção primária, os vírions do FHV-1 invadem terminações nervosas do nervo trigêmeo. Através desse nervo, ocorre um transporte retrógrado axonal em direção ao gânglio trigeminal, desenvolvendo um estado de latência na qual o seu genoma persiste em episomos dentro do núcleo de suas células.[18] FHV-1 latente pode ser reativado e retornar, via axônios, ao local primário de infecção, o qual geralmente são os turbinados nasais, causando doença clínica recidivante.[15] Essa reativação pode ocorrer espontaneamente ou associada a várias situações de estresse como administração sistêmica de corticoides, coinfecção com outros agentes, mudança de residência, parto e lactação.[11,15,19] A propagação viral não ocorrerá imediatamente ao estresse e sim em um período de 1 semana. O período da propagação ocorrerá entre uma e 2 semanas. Em alguns casos, os portadores mostrarão manifestações clínicas moderadas de recrudescência.[11]

FHV-1 pode evadir da resposta imune inata do hospedeiro e persistir durante a vida toda do gato. Foram identificadas múltiplas proteínas anti-interferona (IFN) do FHV-1, e entre essas proteínas, US3 é um inibidor eficiente da resposta do IFN. A ligação do US3 ao IRF 3 (*Interferona Regulatory Factor*) impede a dimerização dessa molécula, a qual inibe a produção de IFN tipo I. A inibição experimental dessa proteína US3 aumentou a secreção de IFN β no soro reduzindo a patogenicidade e bloqueando o estabelecimento da infecção viral latente no gânglio trigêmeo. Portanto, a proteína US3 do FHV-1 é a chave determinante da virulência e da latência desse vírus na infecção em gatos. Não se sabe se o bloqueio causado pelo US3 impede o transporte retrógrado axonal ou a habilidade do vírus infectar neurônios.[20]

MANIFESTAÇÕES CLÍNICAS

A apresentação clínica de gatos apresentando CDRF é similar independente do patógeno envolvido. Os sintomas clínicos podem ser bastante suaves ou extremamente graves, principalmente se dois ou mais patógenos estiverem envolvidos.[8]

A doença respiratória causada pelo FHV-1 depende da gravidade da cepa viral assim como a idade e o estado imunológico do animal.[11] Compromete principalmente o trato respiratório anterior, levando o animal a apresentar espirros, corrimento ocular e/ou nasal, febre, depressão e diminuição de apetite[10] (Figura 100.1). Comprometimento ocular como conjuntivite, ceratite e úlcera de córnea geralmente estão associados à infecção.[11]

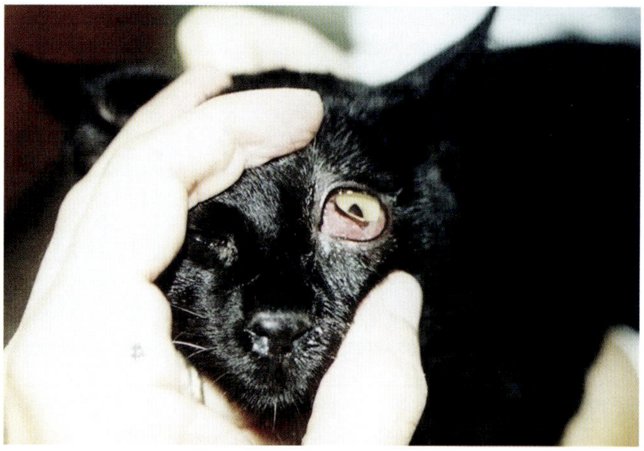

Figura 100.1 Filhote com infecção pelo FHV-1 – observar hiperemia de conjuntivas e secreção nasal bilateral com aspecto seroso.

Manifestações respiratórias

A infecção pelo FHV-1 geralmente causa uma doença respiratória anterior grave. O período de incubação geralmente é de 2 a 6 dias, mas pode ser mais longo.[13] Os sintomas clínicos frequentes são espirros e corrimento seroso oculonasal que pode se transformar em mucopurulento, podendo ocorrer crostas nas narinas e pálpebras. Além disso, os gatos podem apresentar salivação excessiva, depressão, inapetência, febre, tosse e em casos mais graves dispneia.[11] Ulceração oral pode ocorrer na infecção pelo FHV-1, mas ela é rara; quando ocorre geralmente é ocasionada pela infecção pelo FCV.[11] Esses sintomas geralmente resolvem dentro de 3 semanas; contudo, animais mais gravemente afetados podem desenvolver infecções bacterianas secundárias que levam a uma rinite supurativa crônica e conjuntivite.[11] Ocasionalmente, particularmente em gatos jovens ou debilitados, pode ocorrer broncopneumonia fibrinonecrosante fatal induzida pelo FHV-1.[16] Em animais que se recuperam da doença clínica, o vírus pode se tornar latente no gânglio trigeminal, tornando os gatos propensos a episódios espontâneos de doença do trato respiratório anterior devido à reativação viral.[11] Rinossinusite crônica também pode ser ocasionada como resultado de danos aos ossos turbinados nasais ou devido a um estado proinflamatório.[21]

Manifestações oculares

Conjuntivite relacionada à infecção pelo FHV-1 não é incomum.[9] FHV-1 é o principal agente causador de conjuntivite aguda e crônica em gatos. Em infecções agudas primárias, a conjuntivite ocorre associada à rinotraqueíte.[22] A conjuntivite geralmente é bilateral, com sinais de hiperemia e corrimento ocular seroso e graus variáveis de quemose (edema conjuntival).[10] Na maioria dos casos os sintomas clínicos resolvem entre 10 e 20 dias pós infecção. A conjuntivite aguda recorrente é uma característica da recrudescência viral.[22] Conjuntivite grave pode levar a uma adesão parcial ou completa da conjuntiva a ela mesma ou à córnea (na presença de úlcera de córnea) denominada "simbléfaro", responsável pela inabilidade do gato piscar e obstruindo os ductos das glândulas lacrimais, promovendo ceratoconjuntivite seca.[14]

Infecção pelo FHV-1 pode levar à úlcera de córnea, porque o vírus provoca danos ao epitélio corneal.[10] Essas úlceras se manifestam como defeitos epiteliais lineares ou ramificados.[22] Pode-se manifestar como uma úlcera dendrítica típica ou pode progredir envolvendo o estroma, levando à descemetocele.[23] Após múltiplos surtos de doença recrudescente ou períodos de ulceração crônica, o estroma corneal pode desenvolver alterações inflamatórias crônicas, incluindo neovascularizações, infiltração de células inflamatórias, pigmentação, cicatrização e fibrose.[22] Ceratite crônica ou ulceração corneal crônica podem produzir sequestro corneal, que é uma área focal de degeneração do estroma corneal com uma coloração amarronzada ou enegrecida. Sequestro corneal não responde ao tratamento médico, sendo recomendada a cirurgia.[14]

Infecção pelo FHV-1 em neonatos, antes da abertura palpebral, pode levar a um acúmulo de secreção mucopurulenta atrás das pálpebras fechadas, podendo ocasionar lesões corneais e em casos mais graves ruptura da córnea. O tratamento consiste na abertura prematura das fissuras palpebrais e irrigação da superfície ocular.[24]

Manifestações dermatológicas

Manifestações menos comuns do FHV-1 são dermatite ulcerativa e estomatite.[10] O quadro tegumentar é marcante, variando, no entanto, quanto a gravidade.[25] Úlceras cutâneas são geralmente superficiais e múltiplas e podem ocorrer em qualquer parte do corpo, inclusive nos coxins.[26] Consistem em vesículas, ulcerações e crostas, muitas vezes associadas a prurido.[19] No geral, evidenciam-se lesões erodoulcerativas em face. Superpõem-se ou precedem lesões eritematosas, edematosas e exsudativas. O pelame remanescente pode estar aglutinado pelas crostas. Topograficamente, o quadro sedia-se nas porções lateral e dorsal do focinho e na região periorbital, estendendo-se pelo plano nasal. Os pavilhões auriculares também podem ser acometidos, embora essa seja uma localização atípica. Não é raro a evidenciação de lesões faciais com aspecto simétrico, mimetizando enfermidades autoimunes raras em felinos, como os pênfigos superficiais. A despeito do quadro típico ter topografia confinada à face, outras porções corpóreas podem ser atingidas, incluindo as extremidades e o tronco. Pressupõe-se inclusive que as lesões podais seriam decorrentes do contato direto com a boca no ato da lambedura das patas.[25] Estomatites são incomuns e envolvem o palato mole e a língua.[27]

Outras manifestações

Em neonatos, o FHV-1 provoca quadros de encefalite e hepatite necrótica, caracterizando a chamada "síndrome do definhamento do recém-nascido" (choro contínuo, dificuldade de aleitamento, secreção nasal, desenvolvimento insatisfatório, dispneia e morte). Ulcerações oral e nasal são raras; no entanto, apesar de gatos com complexo respiratório grave ocasionalmente poderem apresentar glossite e estomatite associadas ao FHV-1, essas lesões são típicas da infecção pelo FCV.[19] Infecção fetal é descrita. A infecção da fêmea gestante pode induzir morte e reabsorção fetal, abortamento e infecção pré e neonatal. Embora essas alterações sejam raras, quando ocorrem é por causa dos efeitos sistêmicos pela infecção e não diretamente pela patogênese ou replicação viral.[1,19,13]

Manifestações neurológicas têm sido descritas muito raramente.[13] Meningoencefalite não supurativa grave foi descrita pela primeira vez em um gato Birmanês com 4 meses de vida, apresentando letargia, amaurose, pirexia, pneumonia e convulsões. Achados histopatológicos mostraram pneumonia intersticial, meningoencefalite não supurativa difusa e grave, associada com cromatólise de neurônios, satelitose e gliose com infiltrado perivascular de células mononucleares, principalmente linfócitos, indicativo de infecção viral, apesar de não ter sido encontrado corpúsculos de inclusão no tecido nervoso.[28]

Gengivostomatite crônica felina é uma doença inflamatória da mucosa oral, de natureza autoimune e grave. Vários agentes virais têm sido implicados nessa doença. Apesar do FCV ter uma incidência maior na origem desta doença, FHV-1, FIV e FeLV também podem os responsáveis[29] (Figura 100.2).

DIAGNÓSTICO

O diagnóstico presuntivo pode ser estabelecido pelo histórico e pelas manifestações clínicas. No entanto, deve-se buscar confirmação laboratorial, pois outros agentes causam doença respiratória em felinos.[9] Gatos com presença de úlceras bucais terão como agente mais provável o FCV, enquanto manifestações de doença do trato respiratório anterior grave associadas a espirros e conjuntivite, são mais sugestivos de FHV-1. Infecção com *Chlamydophila felis* tem como principal sintoma clínico uma conjuntivite persistente.[11] Filhotes de gatos ou gatos com esquema de vacinação inadequado, apresentando sintomas respiratórios e oculares, são altamente suspeitos desta infecção pelo FHV-1.[8]

Detecção de anticorpos específicos para o FHV-1 não são úteis para o diagnóstico de infecção porque a maioria dos gatos são soropositivos seja pela exposição natural ou pela vacinação. Essa soropositividade pode ser superior a 97% dos animais. Além disso, estudos mostram que a magnitude dos níveis de anticorpos específicos para FHV-1 não necessariamente se correlaciona com a presença de infecção aguda ou crônica pelo FHV-1.[30]

O isolamento viral é o padrão-ouro para o diagnóstico porque ele identifica o vírus replicando ativamente, mas os resultados podem demorar vários dias a 1 semana. Esse isolamento viral poderá ser negativo em doenças crônicas induzidas pelo FHV-1. Além disso, o vírus poderá ser isolado de gatos clinicamente normais.[10] Esse isolamento do vírus pode ser realizado pela inoculação de secreções nasais, conjuntivais e faríngeas ou, ainda, macerados de mucosa faríngea, ocular ou nasal, em células de linhagem ou primárias de origem felina.[9]

Os exames complementares mais utilizados para o diagnóstico de FHV-1 são a citologia conjuntival e a reação em cadeia da polimerase (PCR). A citologia conjuntival é uma técnica não invasiva, pouco dispendiosa, de fácil execução, que possibilita a obtenção rápida de resultados, permitindo não somente a

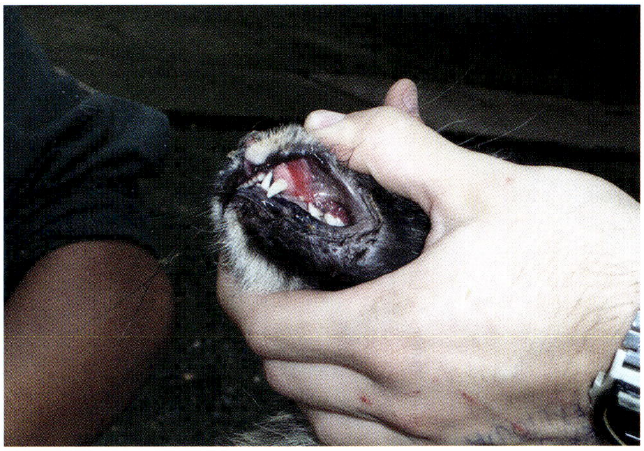

Figura 100.2 Gato adulto de abrigo infectado pelo FHV-1 – observar hiperemia gengival e secreção nasal purulenta. Embora a gengivite desses gatos, na maioria das vezes, esteja relacionada à infecção pelo FCV, ocasionalmente pode-se observar gatos com gengivite e infectados pelo FHV-1 ou ambos os vírus (FHV-1 e FCV).

detecção de alguns agentes etiológicos, como a caracterização do tipo e fase do processo inflamatório presente. Apesar de raras, inclusões virais intranucleares podem ser encontradas utilizando-se a coloração de May-Grunwald Giemsa. Uma vez que outros agentes infecciosos podem estar associados com o FHV-1, a técnica de citologia conjuntival pode ser um bom aliado no diagnóstico de *Chlamydophila felis* quando se encontram inclusões compatíveis; no entanto, se não se observarem inclusões, deve-se ter em consideração a existência de um elevado número de falsos negativos.[31]

A PCR consiste na amplificação exponencial de fragmentos específicos de DNA, permitindo a sua detecção, mesmo quando presente em pequena quantidade.[31] A PCR mostrou ser um meio de diagnóstico mais sensível para a detecção do FHV-1 quando comparada com a citologia conjuntival[31] e o isolamento viral.[13] Em relação ao isolamento viral, a PCR é mais sensível especialmente nos casos mais crônicos da infecção.[13] PCR também pode ser positiva em muitos gatos clinicamente normais, assim como detectar vírus vacinais.[32] A PCR quantitativa pode fornecer informação adicional sobre carga viral e estágio da infecção, especialmente se forem coletadas amostras consecutivas.[33] Diagnóstico molecular poderá ser realizado em amostras de córnea. Evita-se o uso de fluoresceína e anestésicos tópicos no olho antes da coleta, uma vez que esses compostos podem afetar a sensibilidade de métodos de PCR.[22]

Quando o vírus é detectado em um animal com doença respiratória, é razoável supor que o agente esteja envolvido no processo da doença. Contudo, muitos animais saudáveis propagarão os organismos, então, a interpretação de um resultado positivo pode ser problemática, a menos que este seja tomado em conjunto com outros fatores, como a caracterização dos sintomas clínicos. Em particular ao FHV-1, gatos com infecção latente também podem propagar vírus reativados, não correspondendo aos sintomas clínicos observados.[11]

Biopsias cutâneas não são diagnósticas,[26] a menos que fragmentos de pele sejam submetidos à PCR ou à imuno-histoquímica para detecção de antígeno tissular.[19,34] As biopsias cutâneas revelam necrose grave e ulceração epidérmica que se estende à derme subjacente (as crostas que encimam as lesões provêm da abundante exsudação),[25] inflamação crônica, dermatite pustular intraepidérmica e foliculite.[26] Corpúsculos de inclusão intranucleares basofílicos podem ser vistos nos ceratinócitos ou nos histiócitos dérmicos.[19] Quando os focos necróticos atingem porções profundas, não é raro se evidenciar corpúsculos de inclusão nas glândulas sebáceas. Nelas são mais facilmente detectados pelo contraste estabelecido com o pálido citoplasma dos sebócitos.[25]

PROGNÓSTICO

Em geral, as perspectivas quanto à infecção pelo FHV-1 são bastante animadoras, uma vez que a mortalidade ligada ao agente é relativamente baixa, à exceção de gatinhos jovens, que podem manifestar índices superiores a 30%.[11,19]

Animais com processos crônicos decorrentes de rinites e sinusites crônicas (por lesão epitelial ou óssea), oclusão de ductos lacrimais e CCS têm bom prognóstico quanto à vida, mas ruim em relação à cura.[11,19]

TRATAMENTO

O tratamento é, na maioria das vezes, direcionado às consequências da infecção por patógenos oportunistas, com base em suporte e antibioticoterapia, quando necessário.[11]

A hospitalização do paciente somente é recomendada para casos mais graves que requeiram oxigenoterapia ou administração de fluidos.[11,19]

Tratamento de suporte

O aspecto mais importante no tratamento da maioria dos animais apresentando CDRF permanece nos cuidados de suporte, incluindo cuidados nutricionais e de enfermagem.[8] Esses cuidados de enfermagem incluem a remoção de crostas ou exsudatos que obliterem as narinas, nebulização ou vaporização, na tentativa de umidificar as vias respiratórias, em animais que apresentem quadro secretórios acentuados,[19] desprendendo as secreções de muco espesso e tenaz.[8] Uso de descongestionantes nasais, como fenilefedrina, neossinefrina e oximetazolina em preparações pediátricas durante 2 dias podem ser benéficas.[19] Instilação nasal de solução de cloreto de sódio a 0,9% também apresenta efeito satisfatório, pois promove espirros, com subsequente expulsão das placas secretórias presentes na cavidade nasal.[35]

Gatos são frequentemente relutantes em se alimentar, não somente pela doença sistêmica, mas também pela congestão nasal, que interfere na habilidade da olfação, ou por dor causada pelas úlceras bucais, quando presentes. Oferecer alimentos macios, aromáticos e altamente palatáveis é a primeira tentativa. Analgésicos deverão ser fornecidos para gatos que apresentem úlceras bucais.[8]

Orexígenos (diazepam, oxazepam e cipro-heptadina) são a primeira escolha em pacientes disoréxicos ou anoréxicos. Vitaminas (A, B e C) podem contribuir para o estímulo do apetite, particularmente a tiamina e a vitamina A.[19] Outra possibilidade é a utilização de Mirtazapina em dias alternados ou a cada 3 dias.[8,36] A mirtazapina é considerada na atualidade o melhor estimulante de apetite para gatos (vários estudos já demonstraram sua eficácia e segurança para a espécie).

Se esses esforços falharem, torna-se necessária a colocação de um tubo nasoesofágico ou a esofagostomia. Esses tubos para alimentação também facilitam na manutenção da hidratação sistêmica.[8]

Antibioticoterapia

Na maioria dos gatos apresentando doenças respiratórias virais, o uso de antibióticos não é necessário. Contudo, em casos mais graves e com sinais de infecção bacteriana secundária, pode ser necessário a utilização de antibióticos com boa penetração no trato respiratório.[11]

Os antibióticos mais eficazes no tratamento da infecção bacteriana oportunista, associada a infecção pelo FHV-1 são a amoxicilina com ácido clavulânico e a doxiciclina.[37] Administração oral de amoxicilina com ácido clavulânico (12,5 mg/kg, 2 vezes/dia, durante 14 dias) e doxiciclina (10 mg/kg, 1vez/dia, durante 14 dias) se mostraram mais eficazes quando comparadas à aplicação única da cefovecin (8 mg/kg pela via SC) em gatos experimentalmente infectados pelo FHV-1.[38] Se a doxiciclina for administrada na forma de comprimidos, recomenda-se a administração oral de água logo após, uma vez que os comprimidos podem provocar esofagite e consequente estenose local.[39] Se houver suspeita de infecção pelo FHV-1 associada à infecção pela *Chlamydophila felis* ou *Mycoplasma* sp. dá-se preferência pela doxiciclina, mais efetiva contra esses agentes.[38]

Algumas vezes, essas abordagens terapêuticas requerem administração diária de doses múltiplas e por períodos prolongados do antibiótico, que podem estar associadas a um insucesso no tratamento, principalmente em gatos intratáveis.[22] Nesses casos, o uso da aplicação de cefovecin pode ser benéfica, mesmo esse antibiótico tendo uma eficácia inferior à da amoxicilina com ácido clavulânico e a doxiciclina. Tratar os gatos menos frequentemente pode reduzir tanto o estresse do animal como a oportunidade de transmissão do vírus através da manipulação desses animais ou fômites, pelo tutor ou funcionários em gatis ou abrigos.[38]

Outros antibióticos relatados para o uso em gatos apresentando infecção pelo FHV-1 são cefalosporinas, enrofloxacino, sulfadiazina associada à trimetoprima, azitromicina[19,40] e pradofloxacino.[41] O Quadro 100.1 mostra os antibióticos e suas dosagens.

Terapia antiviral

Existe uma grande variedade de agentes antivirais para o tratamento oral ou tópico (oftálmico) de gatos infectados com FHV-1. O conhecimento desses princípios gerais pode ser usado para entender melhor a farmacologia antiviral e, assim, orientar terapia para gatos com doença herpética.[42] Os agentes antivirais, tendem a ser mais tóxicos do que os agentes antibacterianos porque os vírus são organismos intracelulares obrigatórios e cooptam ou têm análogos próximos da "maquinaria" celular do hospedeiro. Isso limita muitos agentes antivirais a uso tópico (oftálmico) em vez de uso sistêmico. A margem de segurança é estreita em antivirais administrados sistemicamente, e deve ser levado em consideração principalmente em pacientes com alterações renais ou hepáticas.[42] Aciclovir e Valaciclovir, muito usados em infecção herpética humana, não parecem ter uma boa atividade contra o FHV-1. Além disso, esses fármacos são muito tóxicos, em níveis terapêuticos, para administração oral em gatos. Por outro lado, a utilização tópica ocular e frequente de aciclovir parece ser eficaz em gatos com ceratite herpética.[43] Ribavirina mostrou ser eficaz em cultura celular, mas foi muito tóxica em uso *in vivo*. Trifluridina, idoxuridina e vidarabina, administrados topicamente, no momento são considerados o tratamento de escolha para a ceratite herpética, mas tóxicos para uso sistêmico.[11] Os Quadros 100.2 e 100.3 mostram os medicamentos antivirais utilizados pela via sistêmica e tópica ocular, respectivamente. Veja a seguir as substâncias utilizadas no uso sistêmico e algumas substâncias com grande potencial de eficácia.

L-Lisina

Uma das substâncias mais estudadas e controversas de todos os outros compostos é a lisina, ocorrendo uma variabilidade de resultados entre os trabalhos realizados, especialmente com respeito à metodologia, população estudada, além de dose e método de administração da lisina.[46]

QUADRO 100.1 Antibióticos utilizados em gatos apresentando infecção pelo FHV-1.

Fármaco	Dose	Intervalo (horas)	Duração (dias)
Amoxiciclina com ácido clavulânico	12,5 mg/kg[38]	2 vezes/dia	14
Doxiciclina	10 mg/kg[38]	1 vez/dia	14
	5 mg/kg[11]	2 vezes/dia	14
Enrofloxacino	5 mg/kg[11]	1 vez/dia	7 a 14
Pradofloxacino	5 a 10 mg/kg[41]	1 vez/dia	
Azitromicina	5 a 10 mg/kg[11]	1 vez/dia	3 a 5
Sulfonamida com Trimetoprima	15 mg/Kg[11]	1 vez/dia	7 a 14

QUADRO 100.2 Uso sistêmico de fármacos antivirais utilizadas em gatos apresentando infecção pelo FHV-1.

Fármaco	Dose	Intervalo (horas)	Duração (dias)
L-Lisina	400 mg[11]	1 vez/dia	quanto necessário
	250 a 500 mg/gato[19]	1 vez/dia	quanto necessário[b]
Interferona α	30 U[19]	1 vez/dia	quanto necessário
Fanciclovir	57 mg/kg[44]	2 vezes/dia	21
Sinefungin[a]	62,5 mg/gato[11]	2 vezes/dia	21 a 30
Raltegravir[c]	23 a 32 mg/kg[45]	2 vezes/dia	14

[a]Avaliação *in vitro* apenas; não utilizado em gatos até o momento. [b]Administrar com alimentos. [c]Utilizado em gatos experimentalmente; necessita de mais estudos em gatos infectados naturalmente para definição da dose, via e frequência de administração ideais.

QUADRO 100.3 Uso tópico ocular de fármacos antivirais utilizadas em gatos apresentando infecção pelo FHV-1.

Fármaco	Dose	Intervalo (horas)	Duração (dias)
Idoxuridina (sol. 0,1%)	1 gota[11]	4 a 6	21
Trifluridina	1 gota[11]	4	quanto necessário
Aciclovir (pomada 0,3%)	1 aplicação[11]	3 a 4	21
Ciclofovir (sol. 0,5%)	1 gota[11]	12	10
Ganciclovir	1 gota[11]	4	quanto necessário
Interferona α (25 a 50 U/mℓ solução)	1 gota[11]	4 a 6	quanto necessário

A arginina é um aminoácido essencial para a replicação do FHV-1, então acredita-se que a lisina antagoniza a disponibilidade de arginina ou a utilização dela pelo FHV-1 na síntese proteica.[47] A administração da lisina pode atenuar os sintomas clínicos e diminuir a eliminação viral, além de prevenir o recrudescimento dos sintomas.[19,40] Quando associada à lactoferrina mostrou ser mais eficaz, uma vez que a lactoferrina, uma glicoproteína da família das transferrinas, é caracterizada por possuir uma atividade antiviral em uma variedade de vírus DNA e RNA.[48] A lisina é segura quando administrada por via oral,[46] sendo que alguns gatos podem apresentar sintomas gastrintestinais brandos e reversíveis.[49] A dose recomendada é de 250 a 500 mg/gato, VO, 1 vez/dia, com alimentos.[19]

Interferonas

Interferonas (IFNs) são citocinas com funções antivirais e imunológicas diversas. Infecção viral estimula as células a secretarem IFNs para o espaço extracelular, onde eles limitam a propagação viral para células adjacentes sem serem viricidas. Embora IFNs possuem um papel fisiológico importante no controle de infecções virais, dados *in vitro* e ensaios clínicos tem produzidos resultados conflitantes e geralmente sem apoios.[46] Apesar desses dados conflitantes, alguns trabalhos recomendam a sua utilização.

Recomenda-se a utilização de IFN α em gatos com doença herpética, na dose de 30 UI/gato, VO, a cada 24 horas, contínua e indefinidamente.[19] Em filhotes com doença aguda com risco de fatalidade, recomenda-se a administração subcutânea diária de 10.000 UI/kg, enquanto o animal permanecer em esquema hospitalar.[50]

O uso de interferona (IFN)-gama associado a baixas dose de interleucina (IL)-12, pela via oral durante 6 meses, mostrou melhora clínica e negativação do PCR ao FHV-1, em 80% dos animais investigados.[51]

Aciclovir

Aciclovir pertence a um grupo de fármacos antivirais conhecidos como análogos nucleosídios acíclicos que necessitam de três fosforilações para sua ativação. Sabe-se que a primeira fosforilação deverá ser feita pelo vírus e as outras pelas enzimas do hospedeiro. Entretanto, FHV-1 realiza esta primeira fosforilação menos eficiente, explicando a relativa falta de eficácia da aciclovir contra esse vírus.[52] A administração sistêmica de aciclovir não é recomendada em gatos, devido ao risco de supressão da medula óssea[53] e pela sua baixa eficiência.[52] Mesmo assim, alguns autores sugerem que possa ter um papel adjuvante no tratamento de úlceras corneais resistentes às demais terapias. A dose recomendada é de 100 a 200 mg/gato a cada 8 ou 12 horas, ressaltando-se ser fundamental submeter os pacientes tratados com esse fármaco à avaliação hematológica frequente, pelo risco de supressão medular implícito em sua utilização.[19] A aplicação tópica ocular de pomada a 0,5%, 5 vezes/dia, mostrou melhora clínica após 10 dias de tratamento.[54]

Ciclovir

Ciclovir é um nucleosídio análogo da citosina que age como um inibidor competitivo da síntese do DNA. Trabalhos mostram que ciclovir é efetivo na redução da replicação do FHV-1. Eles diferem de outros análogos nucleosídios monofosfatados, como aciclovir, porque eles necessitam de apenas duas fosforilações e não três fosforilações para serem ativados. Então, o ciclofovir não depende da etapa inicial de fosforilação que é tipicamente mediada pela timidina quinase codificada pelo vírus para ativação dentro das células. No entanto, o ciclofovir requer que as duas etapas adicionais de fosforilação sejam concluídas pelas enzimas celulares do hospedeiro. Ambas as etapas ocorrem em células não infectadas, mas são acentuadas em células infectadas com o vírus.[11] Ciclovir mostrou ser efetivo contra o FHV-1 *in vitro* e *in vivo*; aplicação tópica de ciclovir a 0,5% reduz de maneira significante os sintomas clínicos e a propagação viral.[55]

Fanciclovir

É o antiviral mais empregado na atualidade em gatos infectados pelo FHV-1. É um análogo nucleosídio da desoxiguanosina.[56] Após a absorção no trato gastrintestinal, sofre metabolização sendo convertido em um fármaco ativo, o penciclovir.[44] Foi utilizado em gatos infectados pelo FHV-1, apresentando doença ocular primária, rinossinusite ou dermatite associada ao FHV-1. Mostrou ser um fármaco sistêmico promissor para o tratamento desses animais.[57] Alguns anos após foi utilizada em gatos presumivelmente infectados pelo FHV-1 nas doses de 40 a 90 mg/kg, VO, 3 vezes/dia, mostrando melhora acentuada em aproximadamente 50% dos animais. Efeitos adversos atribuídos ao uso deste fármaco, foram encontrados em aproximadamente 17% dos gatos.[58] Outro estudo utilizando fanciclovir na dose média de 57 mg/kg, 2 vezes/dia, durante 21 dias, resultou em um risco menor de agravamento dos sintomas clínicos a cada dia de tratamento quando comparados com o grupo placebo.[44] É possível que em populações de gatos com sintomas clínicos mais graves, com alta prevalência do FHV-1 e uma grande proporção de novas infecções causadas por esse vírus, o tratamento com fanciclovir tenha um grau de benefício clínico. Ao contrário, é possível que em populações de gatos com baixa positividade pelo FHV-1, o fanciclovir pode não ser benéfico no tratamento.[44]

Ganciclovir

É um nucleosídio sintético, análogo à guanosina. É um potente inibidor da replicação viral do FHV-1 *in vitro*. Tanto esse fármaco como o seu metabólito ativo, ganciclovir trifosfato, são relativamente não tóxicos, acumulando-se nas células hospedeiras infectadas pelo FHV-1.[59] A formulação deste fármaco em gel oftálmico, promove aumento na concentração e penetração sobre os tecidos oculares, além de prolongar o tempo de contato superficial.[60] Gatos com infecção ocular experimental pelo FHV-1, submetidos a aplicação tópica de Ganciclovir (gel), 3 vezes/dia, mostraram que o fármaco foi bem tolerado por esses animais, exibindo eficácia similar na redução da doença ocular clínica e inflamação corneana, quando comparado ao uso da fanciclovir por via oral.[61]

Sinefungina

Sinefungina é um antibiótico nucleosídio, avaliado pela sua potência em inibir o crescimento do FHV-1. Suprime a replicação do FHV-1 depois da sua adsorção às células de rins de felinos em dose-dependente sem citotoxicidade óbvia às células hospedeiras. Esse antibiótico pode potencialmente oferecer um tratamento muito efetivo para animais infectados com FHV-1, fornecendo uma medicação alternativa às terapias antivirais atuais disponíveis.[62]

Raltegravir

Em um estudo utilizando gatos sadios não vacinados, induzidos com infecção ocular e respiratória pelo FHV-1, foi administrado na dose de 80 mg, 2 vezes/dia, durante 14 dias (23 a 32 mg/kg). Animais que receberam esse fármaco apresentaram melhora clínica quando comparados com o grupo que recebeu placebo. Os resultados sugerem que a administração oral de raltegravir poderia ser efetiva para o alívio dos sintomas respiratórios e oculares em gatos infectados pelo FHV-1. Estudos adicionais são necessários para determinar a eficácia do raltegravir para o tratamento de pacientes clínicos e gatos de abrigos com a infecção natural pelo FHV-1, assim como determinar a dose, via e frequência de administração ideais para a espécie.[45]

PREVENÇÃO

A rinotraqueíte viral felina é um problema sanitário importante em abrigos, gatis e casas com criação múltipla de gatos, onde o controle nem sempre é obtido somente com a utilização de vacinas. Algumas medidas recomendadas incluem o tratamento individual de animais infectados, a implementação de um protocolo de vacinação maciça e o isolamento de ninhadas de filhotes suscetíveis.[9]

As vacinas podem ser aplicadas pela via parenteral ou intranasal.[9] Existem três tipos de vacinas contra o FHV-1 e FCV: vacinas com vírus vivo modificado com aplicação parenteral, vacinas nasais e vacinas com vírus atenuados aplicadas parenteralmente.[11] Contudo, as vacinas não protegem completamente de infecções pelo FHV-1 e FCV,[11] porém, a vacinação antes da exposição ao FHV-1 pode resultar em doença clínica menos grave e potencialmente reduzir a propagação do FHV-1, o que teoricamente reduziria a transmissão viral. Portanto, a vacinação é essencial para a população felina.[33] Deve-se ter cautela no uso de vacinas com vírus vivo modificado porque, se gotículas da vacina entrarem em contato com a mucosa oronasal, os vírus vivo modificados poderão induzir sintomas clínicos (se o gato lamber o local da aplicação ou se um aerossol for realizado no manuseio da seringa).[11,16,17,40,42,44]

A vacina para uso intranasal apresenta vantagens como a estimulação rápida de proteção e estímulo de imunidade local (IgA) no principal sítio da infecção.[9] Além disso, a resposta à vacinação intranasal não é afetada pela presença de anticorpos maternos.[9,10] A desvantagem é que alguns gatos vacinados apresentam sintomas respiratórios discretos após a vacinação nasal.[13] Filhotes de gatos recebendo vacina nasal associada à vacina parenteral tiveram doença clínica menos grave, quando comparados a filhotes que receberam apenas a vacina parenteral.[63] No Brasil não há vacinas nasais contra FHV-1 e FCV disponíveis.

Vacinas com vírus inativados deverão ser aplicadas em gatos com resposta imune comprometida, como gatos portadores de retrovírus ou com terapia imunossupressora crônica.[9,10] Gatos reprodutores deverão ser vacinados antes do período de reprodução e não durante a gestação.[64]

Segundo as novas diretrizes de vacinação de gatos, recomenda-se o início da vacinação contra o FHV-1 em filhotes com pelo menos 6 semanas de vida, sendo aplicado um reforço da vacina a cada 4 semanas até as 20 semanas de vida, considerando ainda a possibilidade de um último reforço aos 6 meses de vida.[65] Para filhotes que serão introduzidos em abrigos ou gatis, recomenda-se iniciar a vacinação contra o FHV-1 1 semana antes do animal entrar no abrigo, sendo que o filhote precisa ter pelo menos 4 semanas de vida. A partir daí, seguir com um reforço a cada 2 semanas até 20 semanas de vida. Esse esquema vacinal diferenciado para gatos de abrigos e gatis se faz necessário por conta da alta pressão de infecção pelo FHV-1 em ambientes com alta densidade populacional. Tradicionalmente, revacinações são recomendadas anualmente, e o primeiro reforço após o curso de vacinação primária, é sem dúvida importante.[64] Para gatos domiciliados com baixo risco de infecção, a vacinação poderá ser realizada a cada 3 anos, enquanto gatos com alto risco de infecção deverão receber vacinação anual. Esse risco se refere a gatos que estão em gatis, hotéis ou creches. Tutores de gatos domiciliados que deixam seus animais em hospedagens para gatos quando viajam deverão vacinar seus gatos anualmente. Uma possibilidade para evitar esse contato seria pedir para amigos ou vizinhos alimentarem seus animais enquanto estiverem viajando.[11]

REFERÊNCIAS BIBLIOGRÁFICAS

1. Gaskell RM, Dawson S, Radford A. Other feline viral diseases. In: Ettinger SJ, Feldman EC. Textbook of veterinary internal medicine 7. ed. Missouri: Saunders Elsevier, 2010. p. 946-51.
2. Wack RF. Felidae. In: Fowler ME, Miller RE. Zoo and Wild Animal Medicine. 5. ed. Saint Louise: Elsiever Science, 2003. p. 491-501.
3. Gaskell R, Willoughby K. Herpesviruses of carnivores. Vet Microbiol. 1999;69(1-2):73-88.
4. Wu Q, Wu H, He S *et al.* Feline Herpesvirus Infection of Snow Leopard. 2021. DOI: https://doi.org/10.21203/rs.3.rs-1097987/v1.
5. Crandell RA, Maurer FD. Isolation of a feline virus associated with intranuclear inclusion bodies. Proc Soc Exp Biol Med. 1958;97(3):487-90.
6. Davison AJ, Eberle R, Ehlers B *et al.* The order herpesvirales. Arch Virol. 2009;154(1):171-7.
7. Bannasch MJ, Foley JE. Epidemiologic evaluation of multiple respiratory pathogens in cats in animal shelters. J Feline Med Surg. 2005;7:109-19.
8. Cohn LA. Feline Respiratory Disease Complex. Vet Clin North Am Small Anim Pract. 2011;41(6):1273-89.
9. Franco AC, Varela APM, Roehe PM, Cargnelutti JF. Herpesviridae. In: Flores, EF. Virologia Veterinária. 3. ed. Santa Maria: UFSM, 2017.
10. Kennedy M. Little SE. Viral Diseases. In: Little SE. The Cat – Clinical medicine and management. Missouri: Elsevier; 2012
11. Gaskell RM, Dawson S, Radford A. Feline respiratory disease. In: Greene CE. Infectious diseases of the dog and cat. 4. ed. St. Louis: Elsevier Saunders; 2012. p. 151-62.
12. Stiles J. Feline herpesvirus. Infectious disease and the eye. Vet Clin North Am Small Anim Pract. 2000;30:1001-14.
13. Gaskell R, Dawson S, Radford A, Thiry E. Feline herpesvirus. Vet Res. 2007;38:337-54.
14. Stiles J, Townsend WM. Feline ophthalmology. In: Gelatt KN. Veterinary ophthalmology. 4. ed. Iowa: Blackwell Publishing; 2007. p. 1095-164
15. Maggs DJ. Update on pathogenesis, diagnosis, and treatment of feline herpesvirus type 1. Clin Tech Small Anim Pract. 2005;20:94-101.
16. Chvala-Mannsberger, S, Bago, Z, Weissenbock, H. Occurrence, morphological characterization and antigen localization of Felid herpesvirus-induced pneumonia in cats: a retrospective study (2000-2006). J Comp Pathol. 2009;141(2-3):163-169.
17. Rodrigues JMM, Leeming G, Kohler K. Feline herpesvirus pneumonia: investigations into the pathogenesis. Vet Pathol. 2017;54(6):922-932.
18. Gaskell R, Dennis PE, Goddard LE, Cocker FM, Wills JM. Isolation of felid herpesvirus 1 from the trigeminal ganglia of latently infected cats. J Gen Virol. 1985; 66:391-94.
19. Rand J. The cat with acute sneezing or nasal discharge. In: Rand J. Problem-based feline medicine. Elsevier Saunders; 2006. p. 5-18.
20. Tian J, Liu Y, Liu X *et al.* Feline herpesvirus 1 US3 blocks the type I interferon signal pathway by targeting interferon regulatory factor 3 dimerization in a kinase-independent manner. J Virol. 2018;92(12): e000047-18.
21. Johnson LR, Foley JE, De Cock HE *et al.* Assessment of infectious organisms associated with chronic rhinosinusitis in cats. J Am Vet Med Assoc. 2005;227(4):579-85.
22. Gould D. Herpesvirus-1 Ocular manifestations, diagnosis and treatment options. J Felne Med Surg. 2011;13(5)333-346.
23. Harley C. Aetiology of corneal ulcers: assume FHV-1 unless proven otherwise. J. Feline Med Surg. 2010;12(1):24-35.
24. Bistner SI, Carlson JH, Shively JN, Scott FW. Ocular manifestations of feline herpesvirus infection. J Am Vet Med Assoc. 1971;159(10):1223-37.
25. Reche Junior A, Larsson CE. Dermatites de etiologia viral dos felinos. In: Larsson CE, Lucas R. Tratado de medicina externa dermatologia veterinária. São Paulo: Interbook Editorial Ltda; 2020. p. 229-39.
26. Muller GH, Kirk RW, Scott DW. Small Animal Dermatology. 3. ed. Philadelphia: Saunders; 1983. p. 241.
27. Hargis A, Ginn P, Mansell J *et al.* Ulcerative facial and nasal dermatitis and stomatitis in cats associated with feline herpesvirus 1. Vet Dermatol. 1999;10(4):267-274.
28. Ora AL, Tonietti PO, Guerra JM *et al.* Felid herpesvirus 1 as a causative agente of severe nonsuppurative meningoencephalitis in a domestic cat. J Clin Microbiol. 2013;51(2):676-9.
29. Lec DB, Verstraete FJM, Arz B. An update of Feline Chronic Gengivostomatitis. Vet Clin North Am Small Anim Pract. 2020;50(5):973-82.
30. Maggs D, Lappin M, Reif J. *et al.* Evaluation of serologic and viral detection methods for diagnosing feline herpesvirus-1 in cats with acute respiratory tract or chronic ocular disease. J Am Vet Med Assoc. 1999;214:502.
31. Vieira M, Fonseca J, Antunes L, Albuquerque C, Almeida O, Alves M. Diagnósticos molecular e citológico de herpesvirus felino tipo 1, Chlamydophila felis E Mycoplasma felis, em gatos com conjuntivite e/ou doença do trato respiratório superior. Rev Lusóf Ciênc Med Vet. 2019;10:1-10.
32. Maggs D, Clarke H. Relative sensitivity of polymerase chain reaction assays used for detection of feline herpesvirus type 1 DNA in clinical samples and commercials vacines. Am J Vet Res. 2005;66(9):1550-5.
33. Scherk MA, Ford RB, Gaskell RM, Hartmann K *et al.* AAFP Feline Vaccination Advisory Panel Report. J Feline Med Surg. 2013;15:785-808.
34. Mansell JK, Rees CA. Cutaneous manifestations of viral disease. In: August JR. Consultations in feline internal medicine. St. Louis: Elsevier Saunders; 2006. p. 11-5.
35. Veir JK, Ruch-Gallie R, Spindel ME, Lappin MR. Prevalence of selected infectious organisms and comparison of two anatomic sampling sites inshelter cats with upper respiratory tract disease. J Feline Med Surg. 2008;10:551-57.
36. Benson KK, Zajic LB, Morgan PK *et al.* Drug exposure and clinical effect of transdermal mirtazapine in healthy young cats: a pilot study. J Feline Med Surg. 2017;19(10):998-1006.
37. Spindel ME, Slater MR, Boothe D. A survey of North American shelter practices relating to feline upper respiratory management. J Feline Med Surg. 2013;5:323-7.
38. Litster AL, Wu CC, Constable PD. Comparison of the efficacy of amoxicillin-clavulanic acid, cefovecin, and doxycycline in the treatment of upper respiratory tract disease in cats housed in an animal shelter. J Am Vet Med Assoc. 2012;241(2):218-26.
39. German AJ, Cannon MJ, Dye C *et al.* Oesophageal strictures in cats associated with doxycycline therapy. J Feline Med Surg. 2005;7(1):33-41.
40. Ford RB. Enfermedades virales de las vias respiratorias en los gatos. In: Proceedings of the 30th World Small Animal Veterinary Congress. Mexico City: Mexico, 2005.
41. Spindel ME, Veir JK, Radecki SV, Lappin MR. Evaluation of pradofloxacino for the treatment of feline rhinitis. J Feline Med Surg. 2008;10:472-79
42. Maggs DJ. Antiviral therapy for feline herpesvirus infections. Vet Clin North Am Small Anim Pract. 2010;40(6):1055-62.
43. Hartmann AD, Hawley J, Werckenthin C *et al.* Detection of bacterial and viral organisms from the conjunctiva of cats with conjunctivitis and upper respiratory tract disease. J Feline Med Surg. 2010;12:775-782.
44. Reinhard CL, McCobb E, Stefanovski D, Sharp CR. Randomized, Placebo-Controlled Clinical Trial of Famciclovir in Shelter Cats with Naturally Occurring Upper Respiratory Tract Disease. Animals. 2020; 10(9):1448.
45. HO. Effects of orally administered raltegravir in cats with experimentally induced ocular and respiratory feline herpesvirus-1 infection. Am J Vet Res. 2019;80(5):490-7.
46. Thomasy SM, Maggs DJ. A review of antiviral drugs and other compounds with activity against feline herpesvirus type 1. 2016;19(S1);119-30.

47. Maggs DJ, Collins BK, Thorne JG *et al.* Effects of L-lysine and L-arginine on in vitro replication of feline herpesvirus type-1. Am J Vet Res. 2000;61:1474-8.
48. Ilenia C, Silvia P, Matteo C, Fulvio L *et al.* Evaluation of Lysine and Lysine-Lactoferrin Association in Cats Infected by Feline Herpesvirus-1. J Anim Vet Adv. 2013;12(2):181-5.
49. Stiles J, Townsend WM, Rogers QR *et al.* Effect of oral administration of L-lysine on conjunctivitis caused by feline herpesvirus in cats. Am J Vet Res. 2002;63:99-103.
50. Lappin M. How I treat feline herpesvirus infections. Proceeding of the Southern European Veterinary Conference. Barcelona: Spain; 2008.
51. Fiorito F, Cantiello A, Granato GE, Navas L *et al.* Clinical improvement in feline herpesvirus 1 infected cats by oral low dose of interleukin-12 plus interferon-gamma. Comp Immunol Microbiol Infect Dis. 2016;48:41-7.
52. Hussein IT, Miguel RN, Tiley LS *et al.* Substrate specificity and molecular modelling of the feline herpesvirus-1 thymidine kinase. Arch Virol. 2008;153:495-505.
53. Owens JG, Nasisse MP, Tadepalli SM *et al.* Pharmacokinetics of acyclovir in the cat. J Vet Pharmacol Ther. 1996;19(6):488-90.
54. Williams DL, Robinson JC, Lay E *et al.* Efficacy of topical aciclovir for the treatment of feline herpetic keratitis: results of a prospective clinical trial and data from *in vitro* investigations. Vet Rec. 2005;157(9):254-7.
55. Fontenelle JP, Powell CC, Veir JK, Radecki. Effect of topical ophthalmic application of cidofovir on experimentally induced primary ocular feline herpesvirus-1 infection in cats. Am J Vet Res. 2008;69:289-93.
56. Synoweic A, Gryniuk I, Pachota M *et al.* Cat flu: Broad spectrum polymeric antivirals. Antiviral Res. 2019;170-104563.
57. Malik R, Lessels NS, Webb S. Treatment of Feline Herpesvirus-1 Associated Disease in Cats with Famciclovir and Related Drugs. J Fel Med Surg. 2009;11(1):40-8.
58. Thomasy SM, Shull O, Outerbridge CA *et al.* Oral administration of famciclovir for treatment of spontaneous ocular, respiratory, or dermatologic disease attributed to feline herpesvirus type 1: 59 cases (2006-2013). J Am Vet Med Assoc. 2016;249(5):526-38.
59. Chou TY, Hong BY. Ganciclovir ophthalmic gel 0.15% for the treatment of acute herpetic keratitis: background, effectiveness, tolerability, safety, and future applications. Ther Clin Risk Manag. 2014;10:665-81.
60. Castela N, Vermerie N, Chast F *et al.* Ganciclovir ophthalmic gel in herpes simplex virus rabbit keratitis: intraocular penetration and efficacy. J Ocul Pharmacol. 1994;10:439-51.
61. Ledbetter EC, Badanes ZI, Chan RX, Donohue LK, Hayot NL. Comparative Efficacy of Topical Ophthalmic Ganciclovir and Oral Famciclovir in Cats with Experimental Ocular Feline Herpesvirus-1 Epithelial Infection. J Ocul Pharmacol Ther. 2022;38(5):339-347.
62. Kuroda Y, Yamagata H, Nemoto M, Inagaki K *et al.* Antiviral effect of sinefungin on in vitro growth of feline herpesvirus type 1. J Antibiot. 2019;72:981-5.
63. Reagan KL, Hawley JR, Lappin MR. Concurrent administration of an intranasal vaccine containing feline herpesvirus-1 (FHV-1) with a parenteral vaccine containing FHV-1 is superior to parenteral vaccination alone in an acute FHV-1 challenge model. Vet Journ. 2014;201(2): 202-206.
64. Day MJ, Horzinek MC, Schultz RD. Guidelines for the vaccination of dogs and cats. Compiled by the Vaccination Guidelines Group (VGG) of the World Small Animal Veterinary Association (WSAVA). J Small Anim Pract. 2010;51:338-356.
65. Stone AES, Brummet GO, Carozza EM *et al.* Feline Vaccination Guidelines. J Am Anim Hosp Assoc. 2020;56:249-65.

101
Calicivírus

Archivaldo Reche Júnior • Marcela Valle Caetano Albino

INTRODUÇÃO

A calicivirose felina (FCV) é um patógeno comum e altamente contagioso da população felina, conhecido por sua grande capacidade de mutação. O calicivírus é uma das principais causas de doença aguda do trato respiratório anterior e da cavidade oral em gatos. Animais infectados também podem apresentar claudicação e pneumonia. Na última década, surtos de doença sistêmica com alta mortalidade provocados por cepas mais virulentas do FCV foram relatados nos EUA e na Europa.

Embora a vacinação contra o calicivírus felino seja comumente realizada, essas vacinas, apesar de minimizarem as manifestações, não previnem a infecção.

ETIOLOGIA

O calicivírus felino é um RNA-vírus de fita simples e polaridade positiva que pertence à família Caliciviridae, uma grande família de vírus que inclui importantes patógenos do ser humano e de animais. Diferentemente dos organismos que têm DNA e cujo material genético é copiado com relativa acurácia, os genomas de RNA frequentemente sofrem erros durante sua cópia. Isso torna os vírus de RNA, como o calicivírus, altamente variáveis e faz com que estejam em constante mutação, aumentando a diversidade das cepas.[1-4]

Embora o calicivírus tenha essa grande diversidade antigênica, o grau de reação cruzada entre as cepas isoladas é suficiente para classificá-lo como um único sorotipo.[5]

Trata-se de um vírus pequeno, não envelopado e com genoma de aproximadamente 7,7 kb. O material genético é envolvido por um capsídio proteico, cuja superfície contém a região de maior variabilidade do vírus e que é também o principal alvo do sistema imune do hospedeiro.[6]

Desse modo, o calicivírus é caracterizado por altas taxas de mutação e alta diversidade genética e antigênica, que produzem importantes implicações e dificuldades em maximizar a proteção conferida pela vacinação.

EPIDEMIOLOGIA

O calicivírus é bastante difundido por toda a população felina e a prevalência geralmente é proporcional ao número de gatos na habitação, sendo as mais altas prevalências observadas em locais onde habitam grandes grupos de gatos.[7] Como resultado, animais de proprietários com poucos gatos geralmente têm prevalência da doença de aproximadamente 8%.[8] Gatos que vivem em colônias têm maior chance de serem infectados, com prevalências que variam de 25 a 40% e que podem chegar de 50 a 90%.[9-13]

Na população felina, o calicivírus é encontrado tanto em animais agudamente infectados quanto em gatos clinicamente recuperados, denominados "portadores". Esse estado de portador assintomático é de fundamental importância para a epidemiologia do calicivírus. A duração desse estado é variável e pode-se estender por meses ou anos. Alguns experimentos mostram que a maioria dos animais ainda elimina o vírus 30 dias depois da infecção, mas que apenas 50% deles permanecem infectados aos 75 dias pós-infecção. Esse declínio na proporção de gatos eliminando o vírus parece ser exponencial, com apenas uma minoria dos animais se tornando portadores permanentes.[14,15]

O vírus é eliminado principalmente pelas secreções orais e nasais, e a infecção costuma ocorrer pelo contato direto com elas. O vírus também pode ser encontrado em sangue, fezes e urina de gatos infectados. A transmissão indireta pode acontecer, especialmente em ambientes confinados, onde as secreções podem contaminar gaiolas, comedouros, bebedouros, materiais de limpeza e as pessoas. No entanto, o contato direto entre indivíduos suscetíveis e portadores eliminando o vírus talvez seja o meio de transmissão mais comum.[10,15,16]

Não há reservatórios ou hospedeiros intermediários para o calicivírus e a transmissão vertical não parece acontecer. Vírus semelhantes ao calicivírus felino foram isolados em cães e seu papel epidemiológico ainda é incerto, mas provavelmente seja pouco importante.

A resposta imune tem impacto limitado na infecção pelo calicivírus. Está claro que a imunidade preexistente, adquirida naturalmente pelos anticorpos maternos ou artificialmente por meio de vacinação, pode reduzir ou eliminar as manifestações clínicas de posterior infecção pelo calicivírus. Contudo, a imunidade preexistente não previne infecção e esses animais podem se tornar portadores, os quais têm um papel importante na epidemiologia do vírus.[4,7]

MANIFESTAÇÕES CLÍNICAS

Devido ao grande número de diferentes cepas de calicivírus, uma variedade de manifestações clínicas pode ser observada. Dentre elas, as mais comuns são ulcerações orais e manifestações de doença do trato respiratório anterior, como espirros, secreção nasal e ocular. Esses sintomas surgem após um período de incubação de 2 a 10 dias e são vistos principalmente em filhotes. As ulcerações na cavidade oral podem causar sialorreia e anorexia, e são mais frequentes na língua (Figura 101.1). Geralmente há resolução dessas lesões depois de alguns dias. Febre também pode ser uma das manifestações.

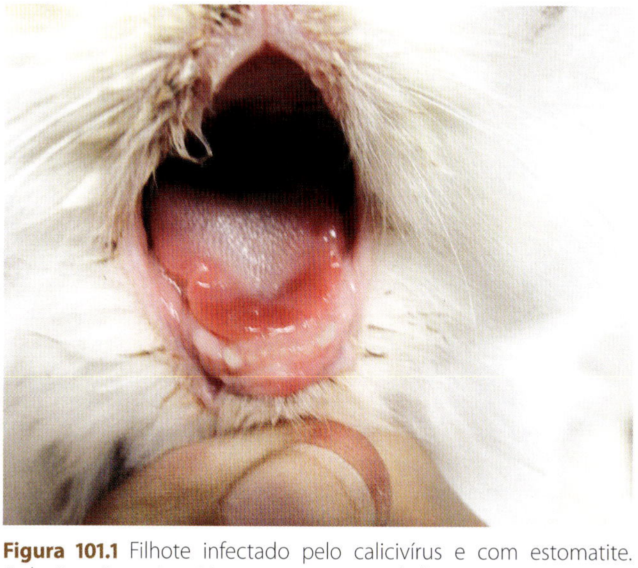

Figura 101.1 Filhote infectado pelo calicivírus e com estomatite. As lesões são mais evidentes nas margens da língua.

A natureza e a gravidade da doença parecem depender da cepa infectante e, embora ainda não tenha sido possível encontrar uma relação clara entre as manifestações causadas e antigenicidade e heterogeneidade do capsídio proteico do calicivírus, acredita-se na presença de regiões hipervariáveis do capsídio proteico típicas da família Caliciviridae.

Em alguns casos, pode ocorrer pneumonia, manifestada por tosse, dispneia, febre e depressão e vista principalmente em animais muito novos. Raramente, e em geral em filhotes, quadros respiratórios graves podem ser fatais.[7,17]

Especula-se também o envolvimento do calicivírus em gatos com o complexo gengivite-estomatite crônica (Figura 101.2). Isso porque ele é frequentemente isolado nesses animais, com alguns estudos demonstrando que 80% dos gatos com gengivite crônica estavam eliminando o vírus em comparação com 20% dos gatos do grupo-controle. No entanto, a correlação entre a infecção pelo FCV e essa afecção ainda é incerta e ele pode ser apenas um agente oportunista ou mesmo ter alguma influência no aparecimento e progressão da gengivite. Como aproximadamente 85% dos gatos com estomatite crônica aparentam ser portadores crônicos do calicivírus, esse fato pode ser um pré-requisito para a indução da estomatite crônica nesses indivíduos. Além disso, embora a faucite aguda já tenha sido reproduzida experimentalmente, ainda não foi possível induzir experimentalmente a doença crônica. Portanto, é provável que estejam envolvidos outros fatores não associados ao calicivírus, incluindo outros patógenos e fatores relacionados com o hospedeiro.[18-20]

Há, ainda, um quadro de claudicação aguda e transitória, que pode aparecer com a infecção ou após vacinação pelo calicivírus, e ser acompanhado de febre. Em infecções naturais, esse quadro surge dias a semanas depois das manifestações orais e respiratórias.[7,16]

Recentemente, uma cepa mais virulenta do calicivírus surgiu e tem sido associada a surtos com alta mortalidade e a uma nova variedade de manifestações clínicas. A doença foi denominada inicialmente febre hemorrágica e, atualmente, calicivirose sistêmica felina. Nesses casos, o período de incubação em hospitais e clínicas veterinárias é de 1 a 5 dias e, no ambiente domiciliar, pode se estender até 12 dias. Diferentemente da forma típica, essa doença é mais grave em animais adultos que em filhotes e apresenta taxas de mortalidade de até 67%. Além das manifestações de doença do trato respiratório anterior, os gatos afetados têm graus variados de pirexia, edema cutâneo, principalmente em membros e cabeça, dermatite ulcerativa, anorexia e icterícia. Lesões crostosas, úlceras e alopecia podem ser observadas especialmente em focinho, pinas, lábios, coxins e região periocular. Pode haver sinais de comprometimento do trato gastrintestinal, como êmese e diarreia. Alguns animais apresentam distrição respiratória grave devido a edema pulmonar ou derrame pleural. Tromboembolia e coagulopatia causados por coagulação intravascular disseminada podem se manifestar, em geral na fase mais tardia da infecção, por petéquias, equimoses e epistaxe. Icterícia e dispneia têm sido associadas a um prognóstico mau. Animais com infecção subaguda podem morrer de parada cardiovascular com poucas manifestações prévias, exceto febre. O FCV pode ser isolado por *swabs* orais ou conjuntivais desses animais. Assim, a calicivirose sistêmica é caracterizada por síndrome da resposta inflamatória sistêmica, coagulação intravascular disseminada, falência de múltiplos órgãos e morte.[16,17,21]

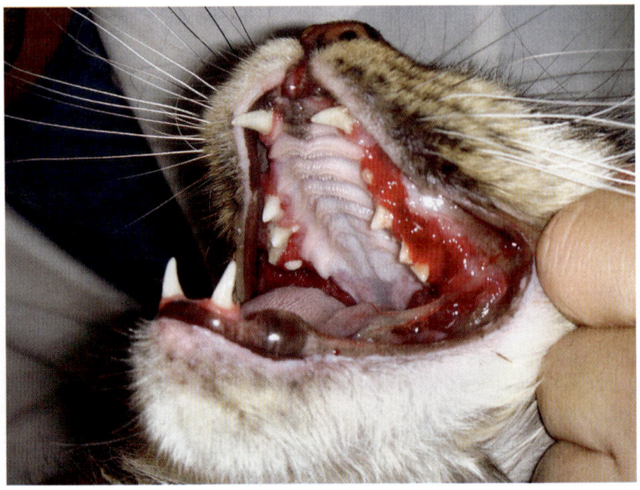

Figura 101.2 Gengivite-estomatite crônica em gato infectado pelo calicivírus. A calicivirose felina foi isolada do *swab* gengival pela técnica da PCR.

PATOGÊNESE

Os gatos podem se infectar com o FCV pelas vias nasal, oral e conjuntival. O vírus normalmente se replica nos tecidos respiratórios e orais, quase sempre na orofaringe. No entanto, algumas cepas têm patogenicidade e tropismo tecidual diferentes, de modo que o calicivírus já foi encontrado em tecidos viscerais, fezes e urina. Há viremia 3 a 4 dias após a infecção.[7,16]

O FCV induz necrose das células epiteliais e formação de vesículas, tipicamente nas margens da língua, mas também em outros locais. A ruptura dessas vesículas, pela necrose do epitélio, produz ulcerações na cavidade oral, um dos principais achados clínicos da calicivirose. Concomitantemente à ruptura, há infiltração de neutrófilos na derme das regiões afetadas. Essas lesões geralmente se resolvem em 2 a 3 semanas. Lesões pulmonares são mais raras e se iniciam com alveolite focal, que leva a áreas de pneumonia exsudativa aguda e, então, ao desenvolvimento de pneumonia intersticial proliferativa. Os tecidos articulares também podem ser acometidos, com o calicivírus causando sinovite aguda, espessamento da membrana sinovial e aumento da quantidade de líquido sinovial nas articulações e, por consequência, claudicação. O antígeno viral já foi identificado em células macrófago-*like* nas membranas sinoviais das articulações de gatos infectados.

Na calicivirose sistêmica há vasculite disseminada e envolvimento de múltiplos órgãos. As lesões observadas incluem edema subcutâneo, ulcerações orais e na pele, especialmente em pinas, narinas e coxins, pneumonia broncointersticial e necrose hepática, esplênica e pancreática. O antígeno viral já foi detectado em pele, mucosa nasal, pulmões, pâncreas e células endoteliais da derme.

A patogênese da calicivirose sistêmica ainda é incerta; acredita-se que componentes imunomediados e/ou virais estejam implicados, além de fatores ambientais e de manejo. Assim, acredita-se que mutações no genoma viral possam ser as responsáveis por esse fenótipo altamente virulento. Até agora, as cepas de calicivírus em cada surto foram geneticamente distintas umas das outras, indicando que essas mutações podem ter se desenvolvido independentemente em cada surto e que diferentes mutações levem a essa virulência, o que explicaria algumas diferenças de manifestações clínicas e patológicas observadas nos surtos. Atualmente, tentativas de se identificar as mutações, que são marcadores para esse fenótipo virulento, estão sendo feitas e, em dois isolados sequenciados, há sugestão de que as mutações tenham ocasionado um local de glicosilação extra.

A maioria dos surtos de calicivirose sistêmica foi associada à introdução de gatos vindos de grandes colônias em outra população. É possível que as altas taxas de replicação do FCV em grandes populações forneçam as condições necessárias para a emergência dessas cepas mais virulentas. Na colônia original, a resposta imune ao vírus pode contrabalancear essas altas taxas de replicação e não haver manifestações da doença. No entanto, ao introduzir as cepas altamente virulentas em uma população sem anticorpos para essa cepa específica, a calicivirose sistêmica passa a se manifestar.

Assim como as mutações virais, é possível que fatores relacionados com o hospedeiro e sua imunidade sejam importantes para o desenvolvimento da doença. O fato de nem todos os gatos morrerem durante os surtos e de os adultos apresentarem manifestações mais graves que filhotes sugere haver contribuição imunomediada na patogênese da doença.

Os anticorpos maternos protegem os filhotes durante as primeiras semanas de vida e podem interferir na vacinação. Em um estudo experimental, a meia-vida deles foi de 15 dias e os títulos persistiram de 10 a 14 semanas.[22] Já em um estudo de campo, 20% dos filhotes não tinha anticorpos detectáveis às 6 semanas de vida.[23] Os anticorpos neutralizantes aparecem 7 dias após a infecção e seus níveis geralmente se correlacionam bem à proteção a uma cepa homóloga. Infecção prévia por determinada cepa pode diminuir significativamente as manifestações clínicas quando da exposição a uma cepa heteróloga, e a eliminação oral pode ser reduzida. O nível de proteção heteróloga depende das cepas envolvidas.

DIAGNÓSTICO

O diagnóstico de calicivirose felina pode ser baseado apenas nas manifestações clínicas. Para sua confirmação, sugere-se o isolamento viral em cultura de células felinas, imunofluorescência, ensaio imunoenzimático indireto (ELISA) ou reação em cadeia da polimerase com transcriptase reversa (RT-PCR) em *swabs* conjuntivais ou de orofaringe. A sorologia não costuma ser útil para o diagnóstico de infecção pelo FCV, pela existência de anticorpos vacinais. Além disso, resultados positivos para calicivírus nesses exames devem ser interpretados cuidadosamente, pois as manifestações clínicas e a presença do vírus se correlacionam pouco.[4,16,24]

A calicivirose sistêmica é diagnosticada com base nas manifestações clínicas, na alta contagiosidade e mortalidade e no isolamento da mesma cepa de FCV do sangue de diversos gatos doentes.

Os achados clinicopatológicos da calicivirose por cepas não virulentas em geral são inespecíficos, com neutrofilia e hiperglobulinemia. Em contrapartida, a calicivirose sistêmica pode resultar em graves alterações clinicopatológicas, refletindo o dano a múltiplos órgãos. As anormalidades mais relatadas são hiperbilirrubinemia discreta a grave hipoalbuminemia, hiperglicemia, aumento dos níveis séricos de aspartato aminotransferase (AST), alanina aminotransferase (ALT) e creatina fosfoquinase (CPK). Linfopenia discreta a acentuada é relativamente comum e, em alguns casos, neutrofilia e trombocitopenia podem ser observadas. O hematócrito costuma estar normal ou levemente reduzido, mas pode haver anemia grave em animais com coagulopatias.

Detecção do vírus

Devido ao FCV ser um vírus RNA, a PCR tipicamente é realizada após o genoma ser submetido à transcrição reversa para produção de uma cópia do DNA. A RT-PCR pode ser feita de qualquer tecido infectado ou do fluido da cultura celular. Por causa da grande variabilidade do genoma do calicivírus, a sensibilidade diagnóstica depende dos *primers* e da cepa. Assim, ensaios moleculares devem ser validados usando uma grande variedade de cepas para minimizar resultados falso-negativos. A RT-PCR tem a vantagem de identificar uma única cepa e tem se mostrado útil para investigações de surtos e epidemiologia molecular. No entanto, marcadores genéticos específicos para as cepas causadoras da doença sistêmica virulenta ainda não estão disponíveis.

Isolamento viral

O isolamento viral demonstra o vírus em replicação e é menos sensível à variação de cepas que a RT-PCR. A infecção pelo calicivírus é avaliada pelos efeitos citopáticos característicos em 12 a 52 horas. Esses efeitos são descolamento de toda a monocamada de células e presença de grupos celulares com aparência de cacho de uvas. O FCV se replica em linhagens celulares de origem felina e seu rápido crescimento em cultura celular pode comprometer a identificação de infecção concomitante pelo herpes-vírus felino, o qual demora mais para produzir efeitos citopáticos. O vírus pode ser isolado de *swabs* nasais, conjuntivais e de orofaringe, mas o isolamento pode falhar em razão de poucos vírus infectantes na amostra ou de anticorpos neutralizantes e da inativação viral durante o trânsito. O sucesso do isolamento pode ser maximizado se os *swabs* forem coletados da orofaringe e também da conjuntiva.

Detecção de anticorpos

Os anticorpos contra o FCV podem ser detectados por neutralização viral ou ELISA. A soroprevalência geralmente é alta na população felina devido à infecção natural e à vacinação. Consequentemente, a sorologia é pouco útil para o diagnóstico. Já os títulos de anticorpos neutralizantes podem indicar se o gato está ou não protegido. Resultados falso-negativos podem ser obtidos se os anticorpos não neutralizarem a cepa viral usada pelo laboratório. Assim, é importante que a cepa utilizada seja informada, pois, do contrário, a interpretação do resultado fica comprometida. Além disso, os títulos encontrados podem ser mais altos se forem utilizados pares de vírus-anticorpo homólogos, e não heterólogos.

TRATAMENTO

O tratamento da calicivirose felina é sintomático. Os antibióticos de amplo espectro devem ser administrados a gatos com doença grave e suspeita de infecção bacteriana ou a critério do médico-veterinário, para evitar potenciais complicações associadas à infecção bacteriana secundária. É fundamental que o antibiótico escolhido tenha boa penetração no trato respiratório e na mucosa oral. A limpeza das secreções nasais também é importante e deve ser feita diversas vezes ao dia, com solução fisiológica. Fármacos com efeito mucolítico e nebulização com solução salina podem auxiliar no tratamento.

A alimentação é extremamente importante. Muitos gatos doentes não comem, devido a pirexia, úlceras orais e perda do olfato pela congestão nasal. Desse modo, eles devem ser encorajados a se alimentar com oferecimento de alimentos palatáveis e com forte aroma. O alimento pode, ainda, ser aquecido para aumentar seu odor. Em alguns casos, o uso de estimulantes do apetite, como a cipro-heptadina ou o diazepam, pode ser benéfico. Caso a anorexia se torne prolongada, indica-se a colocação de um tubo esofágico ou gástrico para nutrição enteral.

Animais gravemente afetados podem necessitar de fluidoterapia para correção de desequilíbrios hidreletrolíticos e acidobásicos.

A maioria dos antivirais usados em medicina veterinária somente inibe a replicação de vírus DNA ou retrovírus.

E, embora alguns antivirais de amplo espectro, como a ribavirina, sejam efetivos contra o FCV em culturas celulares, eles são muito tóxicos para utilização nos animais.

Alguns autores defendem o emprego da interferona-ω felina; no entanto, só existem evidências publicadas da sua eficácia em inibir a replicação do calicivírus *in vitro*.

O tratamento para estomatite crônica ainda é controverso e as opções recomendadas são limpeza dentária e antibióticos, corticosteroides ou fármacos imunossupressores (clorambucila, ciclosporina, talidomida) e extração total dos dentes. Estudos-controle para determinar a melhor modalidade de tratamento ainda são necessários.

Gatos com a forma sistêmica da calicivirose devem ser mantidos em isolamento e receber terapia de suporte intensiva, à base de fluidoterapia e antibióticos.

No Quadro 101.1 encontram-se dispostos os principais fármacos utilizados para tratamento da calicivirose, bem como doses, posologias e prováveis efeitos adversos.

PREVENÇÃO E CONTROLE

A principal forma de controle da calicivirose é a vacinação. Atualmente, diversos tipos de vacinas para o FCV estão no mercado, sendo a maioria viva modificada ou inativada com adjuvante e de uso parenteral. Elas são consideradas seguras e efetivas para reduzir ou prevenir as manifestações respiratórias e orais clássicas, mas não protegem contra a infecção e o desenvolvimento do estado de portador. Todas as vacinas contra o calicivírus fundamentam-se em antígenos virais cultivados em culturas celulares e a maioria é monovalente, ou seja, à base de apenas uma cepa.

O calicivírus felino promove proteção principalmente pela indução de anticorpos neutralizantes. Vírus como o FCV evoluem por mutação e seleção dos mutantes que escapam ao sistema imune. Isso cria potencial para o desenvolvimento de cepas de campo resistentes às respostas imunes induzidas por vacina. Esse potencial seria maior nos locais em que determinada cepa vacinal tenha sido usada por um longo período. Apesar de alguns estudos apoiarem essa hipótese, as evidências ainda não são totalmente convincentes. As cepas mais usadas em vacinas são F9 (a mais antiga, isolada na década de 1950), FCV 255 e, recentemente, as cepas G1 e 431.

É difícil fazer uma recomendação geral sobre qual vacina ou combinação de cepas usar, mas, se a calicivirose ocorrer em uma colônia totalmente vacinada, a mudança para antígenos vacinais diferentes pode ser benéfica.

O impacto da vacinação na eliminação do vírus de campo é controverso, com alguns estudos demonstrando redução moderada e, outros, até extensão do período de eliminação após a infecção.

Gatos recuperados da calicivirose provavelmente não estejam imunes para o resto da vida, em especial contra cepas diferentes. Desse modo, a vacinação desses animais também é recomendada, mesmo em áreas endêmicas para o calicivírus. O valor da sorologia em identificar se o gato está ou não protegido é limitado, porque os anticorpos para determinada cepa de calicivírus identificados no laboratório não necessariamente protegem contra as cepas a que o animal poderá ser exposto no futuro.

A primeira dose da vacina deve ser aplicada aproximadamente com 9 semanas e, a segunda, 2 a 4 semanas depois, mas não antes das 12 semanas. Entretanto, devido à possibilidade de os anticorpos maternos persistirem mais tempo, alguns filhotes podem não responder a esse protocolo. Por isso, em situações de alto risco e nas quais filhotes vacinados tenham desenvolvido a doença, sugere-se a aplicação de uma terceira dose às 16 semanas de vida. Recomenda-se, ainda, utilizar a mesma marca durante todo o ciclo.[23]

Gatos mais velhos, cuja situação vacinal seja desconhecida, devem receber duas aplicações com intervalo de 2 a 4 semanas, usando vacinas que contenham a mesma cepa de FCV. Com base em diversos estudos, atualmente defende-se a revacinação para o FCV a cada 3 anos para gatos em situações de baixo risco, por exemplo, animais confinados sem contato com outros gatos. Gatos em situações de alto risco, como em colônias, devem ser vacinados anualmente. Para o restante dos animais, a decisão do intervalo para a revacinação deve fundamentar-se em uma análise de risco-benefício. Tendo em vista que vacinas somente para o calicivírus não estão disponíveis, a revacinação anual pode ser necessária para proteger o animal de outras doenças.

Assim como a maioria das outras vacinas, reações adversas são relatadas na minoria dos animais vacinados. Como outras injeções, a vacinação está relacionada com reações no local de aplicação e desenvolvimento de sarcomas. Podem ocorrer também manifestações clínicas da doença, principalmente em filhotes após a primeira vacinação. No entanto, essas manifestações estão, quase sempre, associadas a contato prévio e infecção pelo agente no ambiente, embora, algumas vezes, o vírus vacinal possa estar envolvido. Além disso, graças a alta variabilidade e adaptabilidade das cepas de FCV, nenhuma vacina é capaz de neutralizar todas as cepas possivelmente presentes no ambiente e gatos vacinados podem se tornar infectados.

QUADRO 101.1 Medicamentos, doses e posologias para tratamento de gatos com calicivirose ou doenças associadas à infecção pelo calicivírus canino.

Medicamentos	Dose e posologia	Observação
Antibiótico*		
Amoxicilina	11 a 22 mg/kg, VO, 2 vezes/dia, por 10 dias	–
Amoxicilina + ácido clavulônico	11 a 22 mg/kg (amoxicilina), VO, 2 vezes/dia, por 10 dias	–
Azitromicina	5 a 10 mg/kg, VO, 1 vez/dia, por 3 dias; depois, 2 vezes/semana, por até 20 dias	Boa eficácia para gatos com rinite crônica
Antiviral		
Interferona-ω felina	10 μU/kg, SC, 1 vez/dia, por 8 dias, seguido de 10 μU/kg, SC	Não há evidências de eficácia
Anti-inflamatório/imunossupressor**		
Prednisolona	2 mg/kg, VO, 1 vez/dia, por 2 semana; depois, 48/48 h, por 2 semanas	–
Acetato de metilpredinisolona	20 mg/gato, SC, de 30 em 30 dias	Evitar em gatos obesos e/ou senis
Clorambucila	2 mg/gato, VO, 3 vezes/semana	Controle do leucograma a cada 2 semanas (mielotóxico)
Ciclosporina	4 mg/kg, VO, 2 vezes/dia, por 30 dias; depois, de 48/48 h, por 30 dias; a seguir, 2 vezes/semana	–

VO: via oral; SC: via subcutânea. *Para prevenir ou tratar a infecção bacteriana oportunista. **Indicado ao tratamento dos gatos com gengivite-estomatite crônica.

Em alguns países, vacinas vivas atenuadas são produzidas para uso intranasal. Essas vacinas induzem imunidade local na mucosa, provavelmente mais eficiente que a gerada pelas vacinas parenterais. Sua utilização é interessante, principalmente quando se precisa de desenvolvimento rápido de proteção – por exemplo, em um gato que será introduzido em uma colônia. Suas principais vantagens em relação às vacinas parenterais são: somente uma dose é necessária para induzir imunidade e não há risco de desenvolvimento de sarcomas no local de aplicação. No entanto, espirros podem ser observados alguns dias depois da aplicação.

Quanto à calicivirose sistêmica, o impacto da vacinação ainda não é claro, já que durante os surtos animais vacinados desenvolveram a doença. Novos animais hígidos devem ser vacinados o quanto antes, preferencialmente com vacinas vivas modificadas, já que elas induzem proteção mais rapidamente.

Animais infectados pelo vírus da imunodeficiência dos felinos (FIV), exceto em fase terminal, são capazes de montar uma resposta imune a antígenos administrados. No entanto, a resposta imune primária pode demorar mais ou ser reduzida. A vacinação contra o FCV nesses animais parece ser menos efetiva, podendo aumentar o período de eliminação do calicivírus. Assim, somente os gatos FIV-positivos em alto risco de exposição ao FCV devem ser vacinados, preferencialmente com vacinas com vírus morto.[25]

Os gatos infectados pelo vírus da leucemia felina (FeLV) devem ser mantidos confinados e isolados não só para evitar exposição ao FCV, mas também para prevenir a transmissão do retrovírus. Os animais FeLV-positivos assintomáticos devem ser vacinados contra o calicivírus usando-se vacinas com vírus morto. Como esses animais podem não apresentar resposta imune à vacinação comparável com a de gatos hígidos, revacinações mais frequentes podem ser necessárias.

Animais com doenças crônicas (doença renal crônica, hipertireoidismo, diabetes *mellitus*) estáveis devem ser vacinados com a mesma frequência que animais saudáveis. Em contrapartida, animais febris ou agudamente doentes não devem receber vacina.[3,7,16]

A calicivirose é um problema comum em abrigos e gatis em razão da alta densidade populacional. Nesses locais, medidas para limitar a transmissão do vírus são tão importantes quanto a vacinação.

As infecções pelo calicivírus geralmente se apresentam por manifestações respiratórias em filhotes de 4 a 8 semanas, quando os anticorpos maternos declinam. A vacinação da mãe não irá prevenir a eliminação do vírus, mas pode beneficiar os filhotes com níveis de anticorpos maternos mais altos. Assim, as fêmeas devem ser revacinadas antes do acasalamento. Deve-se evitar a vacinação durante a prenhez. As fêmeas e suas ninhadas devem ser mantidas isoladas e filhotes de mães diferentes não devem ter contato até sua completa vacinação. A vacinação precoce deve ser considerada em filhotes de mães cujas ninhadas anteriores apresentaram infecção. A vacina é recomendada para animais com pelo menos 6 semanas, mas filhotes com 4 semanas já são imunocompetentes e se pode vaciná-los a cada 2 semanas até que atinjam a idade para o protocolo padrão. Nos locais em que tudo o mais falhou, podem-se tentar desmame e isolamento às 3 semanas mas as consequências comportamentais devem ser levadas em conta.

Quarentena é um método útil para o controle da calicivirose em locais com alta densidade populacional e muitos gatos com infecção latente podem ser identificados, pois o estresse da introdução em novo ambiente quase sempre reativa infecções quiescentes. No entanto, a quarentena não consegue controlar ou erradicar completamente a infecção pelo FCV, já que muitos gatos eliminam o vírus sem apresentar manifestações clínicas e o calicivírus é tão contagioso que uns poucos animais que escapem ao isolamento podem disseminar a infecção. Os gatos com manifestações graves devem ser isolados e tratados. Já os animais discretamente afetados são um dilema, pois podem permanecer meses nesse estado e não devem ficar isolados durante esses longos períodos.

O manejo do ambiente também é fundamental, visto que o FCV pode persistir no ambiente cerca de 1 mês. Desinfetantes eficientes incluem hipoclorito de sódio a 5% na diluição de 1:32 de água, peroximonossulfato de potássio e dióxido de cloro.

Quanto à calicivirose sistêmica, é crucial para seu controle o rápido reconhecimento ou suspeição da doença. Essa suspeita deve ser ainda maior quando mais de um animal apresentar as mesmas manifestações. Devido à alta mortalidade e ausência de um tratamento específico, a instituição de medidas de biossegurança é fundamental para prevenir a disseminação da doença.

As medidas de segurança que devem ser tomadas em caso de diagnóstico ou forte suspeita de calicivirose sistêmica são as seguintes:

- Se o estado geral do animal permitir, o tratamento deve ser realizado em casa, já que no ambiente hospitalar a alta circulação de animais pode aumentar o risco de disseminação da doença. Se necessária a hospitalização, os animais devem ficar isolados e toda a equipe deve ser avisada. O número de funcionários envolvidos no tratamento do animal deve ser limitado e aqueles que tiverem gatos em casa devem evitar o contato com o paciente. Equipamentos utilizados para exame e tratamento dos animais com suspeita da doença devem ser separados do restante. Fluxo laminar de ar provavelmente não seja necessário, mas os gatos devem ficar a pelo menos 1,5 m dos animais saudáveis, para evitar que gotas de espirros os atinjam
- Deve-se pesquisar os contactantes dos animais com manifestações de calicivirose sistêmica e esses gatos devem ser mantidos isolados, tanto dos sintomáticos quanto dos não expostos, por pelo menos 2 semanas e monitorados para febre, anorexia, ulcerações orais ou outras possíveis manifestações da doença
- Tanto dos gatos sintomáticos quanto dos expostos assintomáticos devem ser colhidos *swabs* de orofaringe para cultura viral antes de serem liberados para ambientes com animais não expostos. O ideal para permitir a saída desses animais do isolamento seria obter duas culturas negativas com intervalo de 1 semana entre elas. Os gatos totalmente recuperados que apresentarem culturas persistentemente positivas serão liberados e aparentemente não terá havido transmissão da doença. No entanto, ainda não se sabe até que ponto esses animais deixaram de ser um risco para os outros
- A desinfecção de todo o ambiente deve ser feita com hipoclorito de sódio. As superfícies devem ser antes esfregadas para remover qualquer material orgânico. É importante lembrar que compostos de amônia quaternária e clorexidina não são efetivos para desinfecção contra o FCV. Instrumentos podem ser esterilizados por calor. Áreas que não possam ser limpas com hipoclorito de sódio, como carpetes e móveis, devem ser limpas com aspirador de pó e, se possível, aparelhos a vapor
- Toda a equipe deve trocar de roupa e sapato e lavar as mãos imediatamente antes de deixar o hospital, principalmente aqueles que estiverem se dirigindo a outras clínicas ou locais com gatos
- Todos os proprietários de gatos que estiveram no hospital após a admissão do animal suspeito devem ser avisados para ficar atentos para febre, anorexia, ulcerações orais, manifestações respiratórias, letargia ou edema cutâneo em seus animais

- Notificar a situação a outras clínicas veterinárias, gatis e abrigos para atentarem a possíveis manifestações em outros animais
- Clínicas nas quais, apesar da instituição de medidas de segurança, a doença continua a se disseminar, devem considerar não admitir pacientes felinos por 1 a 2 semanas.[7,18]

REFERÊNCIAS BIBLIOGRÁFICAS

1. Domingo E, Menendez-Arias L, Holland JJ. RNA virus fitness. Reviews Med Virol. 1997; 7:87-96.
2. Green KY, Ando T, Balayan MS, Berke T *et al.* Taxonomy of the caliciviruses. J Infec Dis. 2000; 181(Suppl 2):322-30.
3. Radford AD, Dawson S, Coyne KP, Porter CJ, Gaskell RM. The challenge for the next generation of feline calicivirus vaccines. Vet Microbiol. 2006; 117:14-18.
4. Gaskell RM, Dawson S, Radford AD. Feline respiratory disease. In: Greene CE, editor. Infectious diseases of the dog and cat. Philadelphia: Saunders Elsevier, 2006. p. 145-154.
5. Povey C, Ingersoll J. Cross-protection among feline caliciviruses. Infect. Immunity. 1975; 11:877-85.
6. Radford AD, Willoughby K, Dawson S, McCracken C, Gaskell RM. The capsid gene of feline calicivirus contains linear B-cell epitopes in both variable and conserved regions. J Virol. 1999; 73:8496-502.
7. Radford AD, Coyne KP, Dawson S, Porter CJ, Gaskell RM. Feline calicivírus. Vet Research. 2007; 38(2):319-35.
8. Wardley RC, Gaskell RM, Povey RC. Feline respiratory viruses – their prevalence in clinically healthy cats. J Small Anim Pract. 1974; 15:579-86.
9. Bannasch MJ, Foley JE. Epidemiologic evaluation of multiple respiratory pathogens in cats in animal shelters. J Feline Med Surg. 2005; 7:109-19.
10. Coyne KP, Dawson S, Radford AD, Cripps PJ, Porter CJ, McCracken CM, Gaskell RM. Long term analysis of feline calicivirus prevalence and viral shedding patterns in naturally infected colonies of domestic cats. Vet Microbiol. 2006; 118:12-25.
11. Radford AD, Dawson S, Ryvar R, Coyne K, Johnson DR, Cox MB *et al.* High genetic diversity of the immunodominant region of the feline calicivirus capsid gene in endemically infected cat colonies. Virus Genes. 2003; 27:145-55.
12. Helps CR, Lait P, Damhuis A, Bjornehammar U, Bolta D, Brovida C *et al.* Factors associated with upper respiratory tract disease caused by feline herpesvirus, feline calicivírus, *Chlamydophila felis* and *Bordetella bronchiseptica* in cats: experience from 218 European catteries. Vet Record. 2005; 56:669-73.
13. Radford AD, Sommerville LM, Dawson S, Kerins AM, Ryvar R, Gaskell RM. Molecular analysis of isolates of feline calicivirus from a population of cats in a rescue shelter, Vet Record. 2001; 149:477-81.
14. Povey RC, Wardley RC, Jessen H, Feline picornavirus infection: the *in vivo* carrier state. Vet Record. 1973; 92:224-9.
15. Wardley RC. Feline calicivírus carrier state. A study of the host/virus relationship. Arch Virol. 1976; 52:243-9.
16. Radford AD, Addie D, Belak S, Boucrait-Baralon C, Egberink H, Frymus T *et al.* Feline calicivírus infection. ABCD guidelines on prevention and management. J Feline Med Surg. 1009; 11:556-64.
17. Hurley KF, Sykes JE. Update on feline calicivírus: new trends. Vet Clin North Am Small Anim Pract. 2003; 33(4):759-72.
18. Knowles JO, Gaskell RM, Gaskell CJ, Harvey CE, Lutz H., Prevalence of feline calicivirus, feline leukaemia virus and antibodies to FIV in cats with chronic stomatitis, Vet Record. 1989; 124:336-8.
19. Lommer MJ, Verstraete FJ. Concurrent oral shedding of feline calicivirus and feline herpesvirus 1 in cats with chronic gingivostomatitis, Oral Microbiol Immunol. 2003; 18:131-4.
20. Thompson RR, Wilcox GE, Clark WT, Jansen KL. Association of calicivirus infection with chronic gingivitis and pharyngitis in cats, J Small Anim Pract. 1984; 25:207-10.
21. Coyne KP, Jones BRD, Kipar A, Chantrey J, Porter CJ, Barber P *et al.* Lethal outbreak of disease associated with feline calicivirus infection in cats. Vet Record. 2006; 158:544-50.
22. Johnson RP, Povey RC. Transfer and decline of maternal antibody to feline calicivirus. Canadian Vet J. 1983; 24:6.
23. Dawson S, Willoughby K, Gaskell RM, Woog G, Chalmers WCK. A field trial to assess the effect of vaccination against feline herpesvirus, feline calicivirus and feline panleukopenia virus in 6-week-old kittens. J Feline Med Surg. 2001; 3:17-22.
24. Foley J. E.. Calicivirus: spectrum of disease. In: August, JR. Consultations in feline internal medicine. Vol. 5. Elsevier Saunders; 2005.
25. Dawson S, Smyth NR, Bennett M, Gaskell R.M, McCracken CM, Brown A, Gaskell CJ. Effect of primary-stage feline immunodeficiency virus infection on subsequent feline calicivirus vaccination and challenge in cats. AIDS; 1991; 5(6):747-50.

102
Retrovírus

Élcio de Souza Leal • Fabiola Elizabeth Villanova

INTRODUÇÃO

Os retrovírus felinos têm despertado o interesse dos pesquisadores sob vários aspectos. Sabe-se que existem diversos retrovírus que podem ser altamente patogênicos aos felídeos em geral. Ao mesmo tempo, outros retrovírus parecem não causar nenhum tipo de doença no hospedeiro específico. Neste capítulo, serão abordados alguns aspectos da biologia dos retrovírus em animais. Especificamente, será discutida a infecção natural pelos vírus da imunodeficiência dos felinos (FIV) e vírus da leucemia felina (FeLV). Esses vírus apresentam características muito interessantes quanto à dinâmica da infecção nos diferentes hospedeiros da família Felidae. Essa preferência se deve à importância desses vírus em medicina veterinária de gatos e pela ausência de infecções por retrovírus em canídeos.

Por fim, serão apresentados alguns tópicos relacionados com o estudo do FIV e o seu potencial como modelo para o entendimento de infecções causadas por retrovírus. Espera-se que o leitor possa ter uma ideia geral do tema em medicina veterinária.

EPIDEMIOLOGIA

O primeiro relato de doença causada por lentivírus foi feito em 1904, por Vallée e Carré, que descreveram os achados clínicos da anemia infecciosa equina, mas não identificaram o agente etiológico da doença. A primeira descrição de uma doença causada por lentivírus foi a visna, uma infecção caracterizada por distúrbios neurológicos e que acomete ovelhas.[1] Foi no caso da visna que o conceito de infecção lenta foi estabelecido, pois o agravamento do quadro clínico progredia lentamente após a infecção inicial e, com isso, o vírus foi chamado "lentivírus" (do latim *lentus*, que significa lento). Pensava-se que o vírus visna permanecesse latente no hospedeiro até o início dos sintomas. Hoje, no entanto, sabe-se que os lentivírus não ficam em latência, e que os sinais da doença aparecem depois da destruição gradual do sistema imunológico do hospedeiro.

Curiosamente, o isolamento do primeiro retrovírus causador de doença em seres humanos, o vírus linfotrópico do linfócito T humano (HTLV), foi identificado somente nos anos 1980, com o aprimoramento das técnicas de cultivo de linfócitos T leucêmicos.[2] No entanto, estudos pioneiros feitos no fim da década de 1970, nas ilhas de Kyushu e Shikoku, no Japão, evidenciaram a participação de um agente infeccioso viral como causador de leucemias em indivíduos epidemiologicamente relacionados.

Retrovírus felinos

Não existem casos comprovados de retrovírus em canídeos. No entanto, a presença de retrovírus endógenos integrados no genoma de diversas espécies de canídeos[3] indica que essas espécies foram parasitadas por diversos retrovírus no passado evolutivo. Esses achados sugerem que cães podem eventualmente ser infectados por algum retrovírus emergente.[4] Assim, na rotina clínica, somente as infecções retrovirais em gatos é que demandam atenção por parte dos veterinários. Os retrovírus que frequentemente causam doenças em animais domésticos são o FIV e o FeLV. A prevalência de FeLV e FIV em 2,4 milhões de gatos avaliados na América do Norte entre 2008 e 2016 foi de 4% e 5%, respectivamente.[5] No Brasil, apesar de os estudos serem limitados e feitos em populações-alvo, as estimativas indicam prevalência de 13 a 28% para FeLV e de 3 a 17% para o FIV.[6,7] Essas estimativas não diferem muito de um estudo amplo feito nos EUA, o qual indica que a prevalência tanto de FeLV quanto a de FIV é de 2% em gatos sadios e de 30% em gatos doentes.[8]

O FeLV é conhecido há mais tempo e praticamente toda a biologia desse vírus foi elucidada com estudos feitos com ensaios imunológicos e cultivo de linhagens celulares.[9] Ele replica somente durante a divisão celular; assim, as taxas evolutivas desse vírus são inferiores às observadas nos lentivírus. Sabe-se pouco sobre a distribuição genotípica do FeLV em populações de felinos nas diferentes regiões geográficas. Existem alguns subgrupos de FeLV (FeLV-A, FeLV-B, FeLV-C e FeLV-T) associados a diferentes prognósticos da infecção. O FeLV-B em geral está associado à presença de linfomas e o FeLV-C geralmente está associado ao aparecimento de anemia não regenerativa.[10]

Aparentemente, o FIV é um vírus endêmico em gatos de vida livre e sua prevalência pode ser alta em alguns grupos de risco; por exemplo, em animais em disputa de território ou animais com imunossupressão.[11] É um lentivírus e foi primeiramente descrito, em 1986, em gatos com imunodeficiência crônica.[12] Sua identificação em gatos domésticos ocorreu, coincidentemente, ao mesmo tempo que o vírus da imunodeficiência humana (HIV) foi identificado como agente causador da AIDS. Esse fato despertou bastante interesse, tanto de cientistas quanto de leigos, pela biologia do FIV. As pessoas temiam que gatos infectados pudessem transmitir AIDS aos proprietários. Atualmente, sabe-se muito sobre a biologia do FIV e do HIV, e ficou claro que a transmissão entre espécies (p. ex., entre felinos e humanos), é improvável, em razão dos receptores celulares específicos utilizados por esses vírus.[13] Nesse sentido, o parvovírus, o coronavírus e o reovírus podem ser uma ameaça mais provável, visto que são capazes de infectarem e se adaptarem a uma ampla gama de espécies de mamíferos.[14-16] O FIV é pouco patogênico e infecta felinos de diversas espécies; para cada uma delas existe uma linhagem viral específica. Isso significa que o FIV provavelmente esteja infectando felinos há centenas ou milhares de anos.[17]

ETIOLOGIA

Características gerais

Os retrovírus caracterizam-se por duas moléculas idênticas de ácido ribonucleico (RNA, fita simples) no interior da partícula viral. Esse RNA genômico linear tem entre 7.000 e 10.000 bases e está envolto por proteínas do capsídio formando, assim, um complexo. O capsídio viral, além das proteínas estruturais e RNA, ainda contém enzimas virais (p. ex., transcriptase reversa) e outras moléculas da célula hospedeira (p. ex., nucleotídios e outras enzimas). A estrutura do capsídio é que dá forma à partícula viral e cada gênero apresenta um formato característico que, no caso dos lentivírus, é cuneiforme. Por fim, o capsídio é revestido por proteínas que formam o envelope do vírus.[13,18]

No genoma viral existem três genes principais:

- *Gag*: codifica as proteínas do capsídio
- *Polimerase*: codifica as enzimas protease, transcriptase reversa e integrase
- *Envelope*: codifica as proteínas externas que envolvem a partícula viral. Além dos genes *gag*, *polimerase* e *envelope*, ainda há vários outros genes acessórios, cuja nomenclatura e função difere nos diversos gêneros de retrovírus.

Os retrovírus podem ser grosseiramente classificados em sete gêneros, de acordo com a forma da partícula viral, a organização genômica e o ciclo de replicação (Quadro 102.1). Deles, cinco são potencialmente oncogênicos (alfa, beta, gama, delta e épsilon) e ocorrem em todas as classes de vertebrados. Os lentivírus também têm ampla distribuição em várias espécies animais e estão associados a doenças crônicas. Os espumavírus, em contrapartida, apesar de causarem destruição significativa de tecidos no hospedeiro, aparentemente não causam doença. Sua ocorrência está limitada a poucas espécies (p. ex., primatas e felinos). Em razão disso, sabe-se pouco sobre a biologia dos espumavírus.

Ciclo de vida e replicação

Talvez o aspecto mais marcante da biologia dos retrovírus seja o mecanismo de replicação do material genético. Por muito tempo soube-se que o fluxo de informação gênica era exclusivamente unidirecional, indo de DNA a RNA e, a seguir, proteína (DNA1RNA1 proteína). Esse direcionamento ficou conhecido como dogma central da biologia molecular e não havia exemplos em biologia de organismos que, eventualmente, pudessem não seguir esse dogma. No entanto, em 1964, Howard Temin abalou a comunidade científica quando propôs um mecanismo radical de replicação, no qual alguns vírus (retrovírus) seguiam o seguinte fluxo de transmissão de informação: DNA1RNA1 proteínas. Essa proposta foi amplamente rejeitada, na época, e somente após o isolamento e a caracterização de DNA-polimerase RNA-dependente (RT), obtidos independentemente por Howard Temin e David Baltimore, em 1970, é que o mecanismo de transcrição reversa foi plenamente aceito. A elucidação desse mecanismo teve enorme impacto em biologia molecular. Atualmente, algumas técnicas de DNA recombinante utilizam a enzima transcriptase reversa. A transcrição reversa é um processo complexo cujos detalhes estão além do escopo deste capítulo. Aqui, no entanto, o mecanismo será analisado resumidamente.

QUADRO 102.1 Gêneros e exemplos de retrovírus.

Gênero	Exemplos
Alfarretrovírus	Vírus da leucose aviária (ALV), vírus do sarcoma de Rous (RSV)
Betarretrovírus	Vírus de Mason-Pfizer (macacos), vírus do tumor mamário do camundongo (MMTV), vírus Jaagsiekte de ovinos
Gamarretrovírus	Vírus da reticuloendoteliose aviária (necrose do baço em aves), vírus da leucemia felina (FeLV)
Deltarretrovírus	Vírus da leucemia bovina (BLV), vírus linfotrópico do linfócito T humano (HTLV)
Épsilon-retrovírus	Vírus do sarcoma/hiperplasia de peixes
Lentivírus	Vírus da imunodeficiência humana (HIV), vírus da imunodeficiência dos símios (SIV), vírus da imunodeficiência dos felinos (FIV), lentivírus bovino (BLV), vírus da anemia infecciosa equina (EIAV), vírus visna/maedi (MVV, pequenos ruminantes), vírus da artrite-encefalite caprina (CAEV)
Espumavírus	Espumavírus de bovinos, espumavírus de equinos, espumavírus de felinos e espumavírus de primatas

A seguir, será detalhado o ciclo de vida do HIV, pois grande parte do conhecimento sobre a biologia dos retrovírus se deve ao estudo do HIV e do SIV (modelo animal).[13] O ciclo de vida de outros retrovírus não necessariamente segue os mesmos eventos dos lentivírus dos primatas; contudo, com o FIV existem muitas semelhanças.[12,13] A Figura 102.1 mostra o ciclo de vida do HIV e os principais eventos da transcrição reversa. Inicialmente, glicoproteínas do envelope viral ligam-se a um receptor celular específico (CD4 de linfócitos T). A seguir, dá-se a fusão do envelope viral com a membrana celular e o vírus, desprovido de envelope, penetra na célula. O estudo do mecanismo básico de ancoramento da glicoproteína viral no receptor dos linfócitos T e a posterior fusão do HIV com a membrana das células possibilitaram a elaboração de fármacos inibidores de fusão, que impedem a entrada do HIV nas células. Esses fármacos, como o maraviroque e o enfuvirtide, já estão sendo utilizados em pacientes infectados pelo HIV tipo 1. Dentro da célula tem início a transcrição reversa, na qual o genoma de RNA fita simples do vírus será convertido em DNA de fita dupla. Inicialmente, o RNA viral serve de molde para a síntese da primeira fita do DNA. Na sequência, a fita molde de RNA é degradada e simultaneamente ocorre a síntese da segunda fita de DNA. No fim, o genoma viral é composto de DNA de fita dupla. Todo esse processo é feito pela enzima viral transcriptase reversa (RT). A RT é uma DNA-polimerase que utiliza como molde a fita de RNA viral. Essa enzima sintetiza polímeros de DNA, utilizando nucleotídios (adenina, guanina, citosina, timina) como substrato para produzir as novas cadeias de DNA. Os primeiros fármacos antirretrovirais desenvolvidos foram as substâncias análogas a nucleotídios, como o AZT, que é um análogo da timidina. A incorporação desses fármacos análogos à cadeia nascente de DNA durante a transcrição reversa impede a continuidade da síntese. A outra classe de fármacos antirretrovirais que inibem a transcrição reversa é composta de medicamentos não análogos, como a nevirapina. Essas substâncias ligam-se ao local ativo da transcriptase reversa impedindo, assim, a síntese de cadeias de DNA.

Na etapa seguinte do ciclo de replicação ocorre a migração do DNA viral para o interior do núcleo da célula. Ali, o DNA do vírus será inserido ao DNA da célula pela enzima viral "integrase". O DNA viral integrado ao genoma do hospedeiro chama-se provírus. Os provírus servem de molde para a síntese de RNA mensageiro e subsequente síntese das proteínas virais. Posteriormente, todo o processo de síntese de RNA e das proteínas virais será feito pelo repertório de enzimas celulares, visto que o provírus agora é parte integral e indistinguível do genoma da célula. Nem todos os provírus produzirão novas partículas virais; contudo, uma vez integrados ao genoma celular, os provírus ali permanecem, podendo, inclusive, ser transmitidos às células germinativas durante a meiose (retrovírus endógeno).

A fase inicial da síntese proteica viral se caracteriza pela produção de proteínas de regulação, as quais interferem no funcionamento da célula e favorecem a replicação do vírus. Existe uma interação complexa entre as proteínas virais e as da célula hospedeira. Por exemplo, na fase inicial de infecção de um linfócito T pelo HIV dá-se a síntese da proteína Nef que, entre outras funções, inibe a apresentação de antígenos virais. Assim, a célula infectada produz partículas virais sem ser destruída pelo sistema imunológico do hospedeiro. A formação de novas partículas virais nos lentivírus ocorre pela

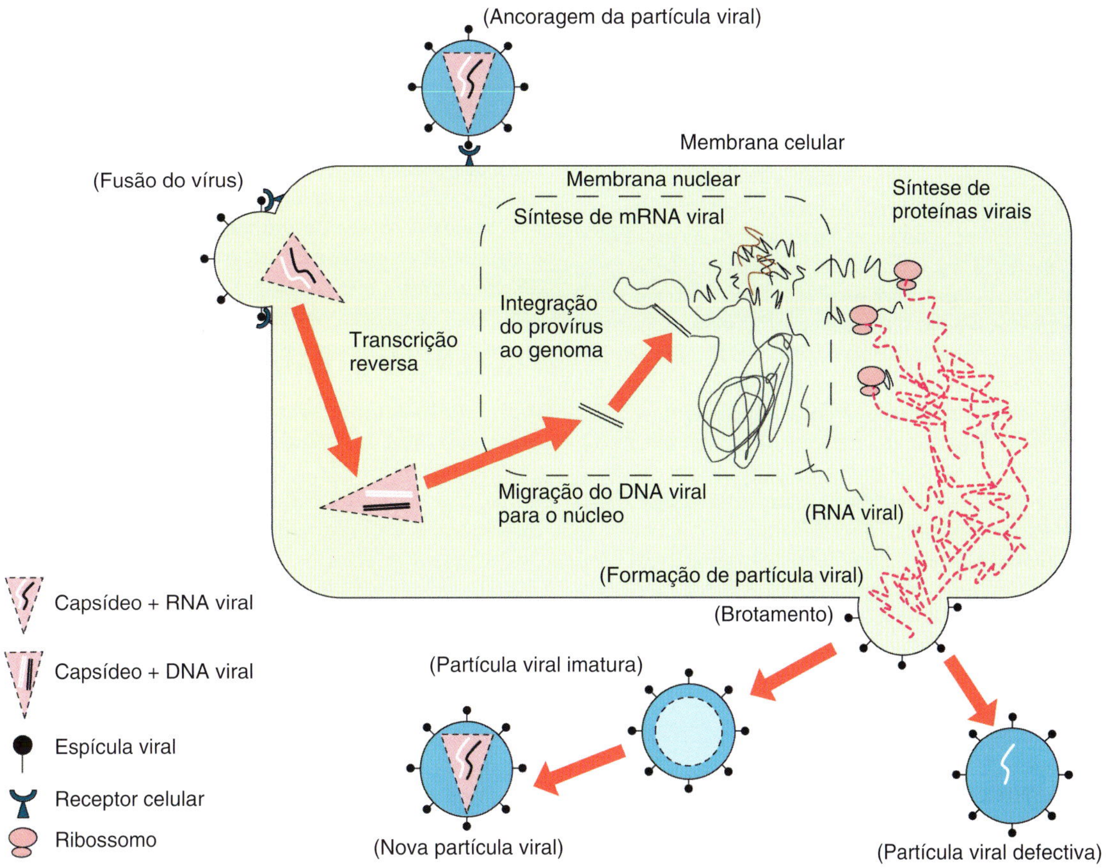

Figura 102.1 Esquema das principais etapas do ciclo de vida de um retrovírus. Inicialmente, as espículas (glicoproteínas) do envelope do vírus ligam-se aos receptores da membrana da célula (para o HIV, é o receptor CD4 dos linfócitos). A seguir, ocorre fusão das proteínas do envelope viral com a membrana celular. Com isso, o capsídio viral é liberado no interior da célula e tem início o processo de transcrição reversa. Note que as dimensões da partícula viral em relação à célula não refletem as proporções reais.

agregação de proteínas virais, que formam aglomerados na face interna da membrana da célula (ver Figura 102.1). Esses agregados proteicos formam um invólucro que se combina com o RNA viral para formar novas partículas virais. A seguir, as novas partículas virais iniciam um processo de brotamento da célula. No brotamento, não há destruição da membrana celular e, com isso, uma célula infectada pode permanecer produtiva por muito tempo. Por exemplo, alguns linfócitos T humanos infectados pelo HIV produzem partículas virais por vários anos. É importante destacar que as partículas virais de lentivírus recém-saídas das células ainda estão imaturas. A maturação ocorre fora das células e é feita pela enzima viral "protease". Essa enzima hidrolisa as proteínas do aglomerado no interior das partículas virais imaturas e, por consequência, acontece a formação do capsídio viral. Caso não haja hidrólise dessas proteínas, as novas partículas serão defectivas e não produzirão novas infecções. O conhecimento do mecanismo de hidrólise das proteínas virais possibilitou a elaboração de fármacos que inibem a protease (p. ex., o nelfinavir e o saquinavir), reduzindo a produção de novas partículas virais infectivas.[13]

FISIOPATOGENIA

O evento de integração do DNA viral no genoma do hospedeiro, *per se*, é potencialmente mutagênico. Historicamente, os gêneros alfa, beta, gama, delta e épsilon (antes conhecidos como oncorretrovírus) foram descritos por estarem associados à indução de tumores em seus hospedeiros. Além disso, dependendo da localização da inserção, os provírus podem alterar a expressão gênica. De fato, os retrovírus foram primeiramente descritos como patógenos indutores de leucose e sarcoma em aves. Nas décadas de 1950 e 1960, vários outros oncorretrovírus foram descritos em aves e mamíferos. O estudo do ciclo de vida desses retrovírus foi vital para o estabelecimento da biologia celular, notadamente para o estudo da função dos proto-oncogenes e das vias de sinalização celular.[18]

Patogênese dos retrovírus felinos

Na maioria dos gatos infectados pelo FeLV é possível detectar anticorpos contra o vírus entre 2 e 3 semanas após o contato inicial.[8,19] Os gatos em geral se infectam pelo contato com a saliva de animais infectados; as infecções em animais adultos podem advir de mordidas e arranhaduras decorrentes de brigas. O vírus inicialmente replica-se no tecido linfoide e depois se dissemina para outros órgãos por meio de monócitos e linfócitos. Animais na fase virêmica eliminam partículas virais infectantes pelos fluidos corporais. Note-se que as infecções por retrovírus caracterizam-se pela integração permanente do DNA viral (provírus) no genoma do hospedeiro; assim, uma vez infectado, o animal não elimina o vírus do organismo. No entanto, isso não significa que o provírus permaneça ativo para sempre no genoma do hospedeiro. No caso do FeLV, a gravidade da doença depende da idade em que o gato é infectado. Em neonatos, a infecção causa atrofia do timo, culminando em imunossupressão grave e morte precoce. A maioria dos gatos jovens e adultos infectados (acima de 60%) elimina o vírus sem apresentar sinais clínicos. Animais velhos infectados pelo

FeLV podem desenvolver anemia profunda e imunossupressão grave.[9] O curso da infecção pelo FeLV pode seguir quatro formas distintas:

- **Infecção progressiva**: caracterizada pela replicação intensa do vírus. Nessa forma, surge anemia e infecções das mucosas causadas por agentes oportunistas (bactérias, fungos ou vírus). A infecção progressiva decorre de uma resposta imunológica deficiente contra as partículas virais do FeLV e os animais, em geral, sucumbem em alguns anos. Estima-se que 50% dos gatos com infecção progressiva morrem em 2 anos e 80% morrem após o terceiro ano.[8] Apesar do nome, somente 4% dos gatos infectados pelo FeLV apresentam leucemia ou doenças mieloproliferativas. Os sinais mais frequentes em gatos infectados por FeLV são: anemia (11%), linfomas (6%) e leucopenia ou trombocitopenia (4%). De modo geral, gatos infectados pelo FeLV apresentam 60 vezes mais chances de apresentarem linfomas, se comparados aos gatos não infectados[9,19,20]
- **Infecção regressiva**: associada à resposta imune eficaz contra as partículas virais. A replicação viral é contida antes de o vírus chegar à medula. Os animais normalmente não apresentam nenhum sinal de infecção e o vírus é eliminado da circulação sanguínea. Nessa forma, anticorpos podem ser detectados até 8 semanas após a infecção inicial e, em alguns casos mais raros, anticorpos podem ser detectados por vários meses
- **Infecção abortiva**: observada somente em animais que foram experimentalmente infectados. É interessante notar que, nessa manifestação da doença, anticorpos virais são raramente detectados
- **Infecção focal**: observada em animais que apresentam focos de replicação viral localizados em alguns órgãos como baço, linfonodos, intestinos e glândulas mamárias.

As infecções causadas pelo FIV raramente são identificadas pelos veterinários, pois os animais infectados não costumam adoecer e, quando mostram sinais clínicos, são leves e transitórios ou podem ser confundidos com os sinais de outras doenças. Em geral, os casos confirmados de FIV são de animais com imunossupressão acentuada e infecções causadas por agentes oportunistas. Estudos indicam que 50% dos gatos infectados pelo FIV não apresentam sinais clínicos[21,22] e que 18% dos gatos com sinais clínicos apresentam imunossupressão grave. Em gatos com imunossupressão, os principais achados são: estomatites, inflamações oculares, leucopenia e linfomas.[10,23] Os animais infectados apresentam viremia no início da infecção, e o vírus pode ser encontrado especialmente na saliva; depois, poucas partículas virais são detectadas na circulação. Os animais expostos ao FIV apresentam anticorpos 60 dias após o primeiro contato e o provírus pode ser detectado por toda a vida. A transmissão é eminentemente pela saliva, e mordeduras e arranhões são as principais formas de transmissão do vírus. Assim, machos jovens em idade reprodutiva são o principal grupo de risco para infecções pelo FIV. A transmissão horizontal entre mãe e crias pode ser observada em laboratório, porém na natureza essa via ainda não foi encontrada.[21,22]

DIAGNÓSTICO

O diagnóstico clínico de infecções causadas pelo FeLV ou pelo FIV é impreciso, pois os sinais (tosse, infecções pulmonares, erupções nas mucosas, emagrecimento etc.) não são específicos para a doença e nem todos os animais adoecem. Dessa maneira, a presença de anticorpos específicos é a forma mais segura de diagnóstico. Contudo, a sensibilidade dos testes imunológicos ainda é pouco conhecida para os diferentes subtipos de FIV.[8] Nesse aspecto, a reação em cadeia da polimerase (PCR) pode ser uma alternativa para confirmar a presença do vírus. Note, entretanto, que animais vacinados apresentam anticorpos e provírus, o que pode ser um fator de complicação para o diagnóstico do FIV. Em adição, filhotes de mães vacinadas podem apresentar anticorpos (maternos) para o FIV até os 6 meses de vida. O diagnóstico imunológico na progênie deve ser confirmado com dois testes em intervalos de, no mínimo, 3 meses.[5]

PREVENÇÃO E TRATAMENTO

A prevenção das infecções retrovirais em felinos deve contemplar procedimentos clínico-profiláticos, bem como técnicas de manejo. Visto que a disseminação, tanto do FIV quanto do FeLV, está associada ao convívio próximo entre animais infectados e animais sadios, é imprescindível o isolamento dos animais infectados. Como já salientado, o diagnóstico clínico de felinos infectados por retrovírus é bastante difícil em razão da sutileza da sintomatologia da doença. Apesar de os animais infectados poderem apresentar anemia, linfomas, infecções crônicas e lesões das mucosas, normalmente essas características clínicas não auxiliam o estabelecimento do diagnóstico. Consequentemente, a identificação dos animais infectados torna-se difícil e o manejo preventivo fica bastante comprometido. No entanto, em criadouros e clínicas, recomenda-se isolamento e quarentena para aqueles casos suspeitos. O vírus é instável fora dos hospedeiros, de modo que o uso de detergentes garante a limpeza de gaiolas, abrigos, criadouros e clínicas.

A vacinação também é altamente aconselhável, pois assegura que animais em risco não se infectem. Para prevenção das infecções pelo FeLV, existem vacinas elaboradas com vírus atenuado e vacinas recombinantes, todas com alta eficácia.[19] Recomenda-se vacinar os animais antes das 8 semanas de vida, mais um reforço entre 2 e 3 semanas após a primeira dose. Como a detecção de níveis satisfatórios de anticorpos vacinais leva, em média, 12 meses, recomenda-se vacinar os animais anualmente. Nos animais infectados, é possível detectar o provírus e o RNA viral; no entanto, animais vacinados não apresentam viremia nem são passíveis de disseminar o vírus para animais não vacinados. Existem alguns relatos na literatura indicando que a vacina usada para prevenir o FeLV induz o aparecimento de sarcoma no local de aplicação. No entanto, um estudo amplo feito nos EUA mostrou que o aparecimento de sarcomas é um evento extremamente raro: 0,62 casos em 10 mil gatos vacinados.[24]

A vacinação para prevenir infecções pelo FIV ainda mostra desafios para a medicina veterinária. Além de a vacina não ser obrigatória, não há disponibilidade no mercado nacional. A vacina Fel-O-Vax® FIV (Boehringer Ingelheim), utilizada em EUA, Canadá, Austrália, Nova Zelândia e Japão, tem o vírus atenuado combinado com adjuvantes.[5,25] Essa formulação é composta por dois subtipos (A e D) distintos. A vacina é eficaz e induz imunidade cruzada para outros subtipos. Alguns estudos indicam que, para o subtipo B, mais prevalente no Brasil, a taxa de proteção da vacina é de, no mínimo, 50% em gatos que recebem todas as doses recomendadas.[22] Recomenda-se o uso da vacina contra FIV a partir da oitava semana de vida e, para se obter melhor imunização, são necessárias três doses aplicadas em intervalos de 3 semanas. O reforço anual também é recomendado, principalmente em animais expostos ao vírus. Igualmente, animais vacinados apresentam anticorpos e o provírus pode ser detectado por PCR. Aparentemente, os animais vacinados não disseminam partículas virais que poderiam, eventualmente, infectar outros animais suscetíveis. O tratamento de gatos infectados por retrovírus em geral segue o protocolo para minimizar os efeitos de doenças oportunistas. Contudo, na América do Norte existe a indicação de uso de interferona-ômega-e antirretrovirais (normalmente monoterapia com zidovudina-AZT) nas infecções recorrentes, linfomas induzidos por FIV ou FeLV e quando os gatos manifestam sinais neurológicos decorrentes da infecção.[5,26]

CONSIDERAÇÕES FINAIS

As infecções por retrovírus ainda despertam pouco interesse em clínica veterinária de pequenos animais, em razão da pouca gravidade da doença. Em geral, os animais doentes são isolados e recebem tratamento para prevenção de infecções secundárias. A identificação meramente clínica das infecções por retrovírus em felinos é pouco confiável, sendo necessários testes laboratoriais como avaliação de anticorpos virais ou detecção do provírus por PCR para estabelecer o diagnóstico.

Outro aspecto importante das infecções causadas por retrovírus é a limitação de fármacos disponíveis para o tratamento de gatos infectados pelo FIV ou pelo FeLV. Existem várias possibilidades de uso de antirretrovirais para o tratamento de infecções causadas por retrovírus em felinos. Vários ensaios clínicos feitos em gatos infectados pelo FIV ou pelo FeLV mostraram boa eficácia e baixa toxicidade de monoterapias ou de terapias combinadas com os fármacos utilizados para o HIV-1.[5,9,19,21,26]

Além do impacto médico-veterinário e econômico, os retrovírus felinos são estudados como um modelo animal para o entendimento da biologia dos vírus.[27] Estudos com o FIV revelam aspectos do mecanismo de interação do vírus com os receptores celulares. Ambos, FIV e HIV, são lentivírus que utilizam o receptor CD4 de linfócito e estão associados à indução de imunodeficiência nos respectivos hospedeiros. Para o FIV, a imunodeficiência decorrente da destruição de linfócitos é branda se comparada com a do HIV-1, que causa imunodeficiência grave em humanos. Esse paralelo torna o FIV um modelo animal importante para o entendimento de imunodeficiências causadas por infecções lentivirais e a compreensão dos mecanismos de interação vírus-sistema imunológico.[27] As perspectivas do uso de lentivírus em engenharia genética e medicina são promissoras, pois o mecanismo de infecção viral é uma forma de introduzir genes em determinadas linhagens celulares.[28]

Outro exemplo importante é a epidemia de retrovírus de coalas (KoRV), na Austrália, que revela alguns aspectos intrigantes dos retrovírus. O KoRV foi detectado em coalas (*Phascolarctos cinereus*) do norte da Austrália e caracterizado com um vírus endógeno.[29] Sendo um retrovírus endógeno, ele é transmitido verticalmente pelas células germinativas (óvulos e espermatozoides) de forma mendeliana. Contudo, o estudo de vários animais provenientes de diversas regiões geográficas da Austrália detectou frequências desiguais de animais infectados pelo KoRV. Praticamente todos os examinados provenientes do norte da Austrália estavam infectados, ao passo que a presença do vírus diminui gradualmente no sentido sul do país. Na ilha Canguru, localizada ao sul da Austrália, o KoRV é inexistente. Nessa ilha, os coalas foram introduzidos há menos de 100 anos. O gradiente geográfico na frequência das infecções do KoRV, de norte para o sul da Austrália, revela um padrão epidêmico em um intervalo de tempo razoavelmente curto. Também foram detectadas partículas virais infectivas do KoRV e um número variável de cópias de provírus em células germinativas em animais de mesma região geográfica. Todas essas características do ciclo de vida do KoRV sugerem que esse vírus está em processo de transição entre a forma exógena, por intermédio da transmissão epidêmica de partículas virais, e a forma endógena, pela transmissão mendeliana de provírus nas células germinativas.

REFERÊNCIAS BIBLIOGRÁFICAS

1. Straub OC. Maedi-Visna virus infection in sheep. History and present knowledge. Comp Immunol Microbiol Infect Dis. 2004;27(1):1-5.
2. Poiesz BJ, Ruscetti FW, Mier JW, Woods AM, Gallo RC. T-cell lines established from human T-lymphocytic neoplasias by direct response to T-cell growth factor. Proc Natl Acad Sci USA. 1980;77(11):6815-9.
3. Halo JV, Pendleton AL, Jarosz AS, Gifford RJ, Day ML, Kidd JM. Origin and recent expansion of an endogenous gammaretroviral lineage in domestic and wild canids. Retrovirology. 2019;16(1):6.
4. Ghernati I, Corbin A, Chabanne L, Auger C, Magnol JP, Fournel C *et al.* Canine large granular lymphocyte leukemia and its derived cell line produce infectious retroviral particles. Vet Pathol. 2000;37(4):310-7.
5. Little S, Levy J, Hartmann K, Hofmann-Lehmann R, Hosie M, Olah G *et al.* 2020 AAFP Feline retrovirus testing and management guidelines. J Feline Med Surg. 2020;22(1):5-30.
6. Biezus G, Machado G, Ferian PE, Costa UM, Pereira L, Withoeft JA *et al.* Prevalence of and factors associated with feline leukemia virus (FeLV) and feline immunodeficiency virus (FIV) in cats of the state of Santa Catarina, Brazil. Comp Immunol Microbiol Infect Dis. 2019;63:17-21.
7. Teixeira BM, Hagiwara MK, Cruz JC, Hosie MJ. Feline immunodeficiency virus in South America. Viruses. 2012;4(3):383-96.
8. Hartmann K. Clinical aspects of feline immunodeficiency and feline leukemia virus infection. Vet Immunol Immunopathol. 2011;143(3-4):190-201.
9. Hartmann K, Hofmann-Lehmann R. What's new in feline leukemia virus infection. Vet Clin North Am Small Anim Pract. 2020;50(5):1013-36.
10. Beatty J. Viral causes of feline lymphoma: retroviruses and beyond. Vet J. 2014;201(2):174-80.
11. Pedersen NC, Ho EW, Brown ML, Yamamoto JK. Isolation of a T-lymphotropic virus from domestic cats with an immunodeficiency-like syndrome. Science. 1987;235(4790):790-3.
12. Elder JH, Sundstrom M, de Rozieres S, de Parseval A, Grant CK, Lin YC. Molecular mechanisms of FIV infection. Vet Immunol Immunopathol. 2008;123(1-2):3-13.
13. Nisole S, Saib A. Early steps of retrovirus replicative cycle. Retrovirology. 2004;1:9.
14. Leal E, Liang R, Liu Q, Villanova F, Shi L, Liang L *et al.* Regional adaptations and parallel mutations in feline panleukopenia virus strains from China revealed by nearly-full length genome analysis. PLoS One. 2020; 15(1):e0227705.
15. O'Brien SJ, Troyer JL, Brown MA, Johnson WE, Antunes A, Roelke ME *et al.* Emerging viruses in the Felidae: shifting paradigms. Viruses. 2012;4(2):236-57.
16. Stout AE, Andre NM, Jaimes JA, Millet JK, Whittaker GR. Coronaviruses in cats and other companion animals: Where does SARS-CoV-2/COVID-19 fit? Vet Microbiol. 2020;247:108777.
17. Brown EW, Yuhki N, Packer C, O'Brien SJ. A lion lentivirus related to feline immunodeficiency virus: epidemiologic and phylogenetic aspects. J Virol. 1994;68(9):5953-68.
18. Jern P, Coffin JM. Effects of retroviruses on host genome function. Annu Rev Genet. 2008;42:709-32.
19. Hartmann K. Clinical aspects of feline retroviruses: a review. Viruses. 2012;4(11):2684-710.
20. Hoover EA, Olsen RG, Hardy WD, Jr., Schaller JP, Mathes LE, Cockerell GL. Biologic and immunologic response of cats to experimental infection with feline leukemia virus. Bibl Haematol. 1975(43):180-3.
21. Hosie MJ, Addie D, Belak S, Boucraut-Baralon C, Egberink H, Frymus T *et al.* Feline immunodeficiency. ABCD guidelines on prevention and management. J Feline Med Surg. 2009;11(7):575-84.

22. Sahay B, Yamamoto JK. Lessons Learned in developing a commercial FIV vaccine: the immunity required for an effective HIV-1 vaccine. Viruses. 2018;10(5).
23. Kaye S, Wang W, Miller C, McLuckie A, Beatty JA, Grant CK *et al.* Role of feline immunodeficiency virus in lymphomagenesis-going alone or colluding? ILAR J. 2016;57(1):24-33.
24. Dunham SP, Bruce J, MacKay S, Golder M, Jarrett O, Neil JC. Limited efficacy of an inactivated feline immunodeficiency virus vaccine. Vet Rec. 2006;158(16):561-2.
25. Levy J, Crawford C, Hartmann K, Hofmann-Lehmann R, Little S, Sundahl E *et al.* 2008 American Association of Feline Practitioners' feline retrovirus management guidelines. J Feline Med Surg. 2008;10(3):300-16.
26. Hartmann K. Efficacy of antiviral chemotherapy for retrovirus-infected cats: What does the current literature tell us? J Feline Med Surg. 2015;17(11):925-39.
27. Fletcher NF, Brayden DJ, Brankin B, Callanan JJ. Feline immunodeficiency virus infection: a valuable model to study HIV-1 associated encephalitis. Vet Immunol Immunopathol. 2008;123(1-2):134-7.
28. Anguela XM, High KA. Entering the modern era of gene therapy. Annu Rev Med. 2019;70:273-88.
29. Denner J, Young PR. Koala retroviruses: characterization and impact on the life of koalas. Retrovirology. 2013;10:108.

103 *Escherichia coli* e *Salmonella*

Jessika Cristina Alves da Silva • Izabella de Macedo Henrique • Luciana Leomil • Roxane Maria Fontes Piazza • Terezinha Knöbl

INTRODUÇÃO

Os microrganismos descritos neste capítulo pertencem à família Enterobacteriaceae, única da ordem Enterobacteriales, uma das 15 ordens da classe Gama-Proteobacteria, que pertence ao filo Proteobacteria. Essas bactérias são caracterizadas como bacilos gram-negativos, não esporulados, com motilidade variável, anaeróbios facultativos (apresentam crescimento com ou sem oxigênio); oxidase-negativos, fermentam glicose com ou sem produção de gás, são catalase-positivos e reduzem nitrato a nitrito. A família Enterobacteriaceae abrange um número maior de bactérias que fazem parte da microbiota natural do intestino. *Escherichia coli* (*E. coli*) é um dos primeiros microrganismos a colonizar o trato gastrintestinal após o nascimento e habita predominantemente o segmento distal do intestino delgado e o cólon de cães e gatos. Algumas cepas apresentam mecanismos de virulência e podem atuar como patógenos primários ou oportunistas em infecções intestinais e extraintestinais. Já *Salmonella* spp. é considerado um agente patogênico capaz de colonizar todo o trato intestinal, sendo descrita em fezes de cães e gatos e de outros mamíferos doentes ou portadores convalescentes.[1,2]

E. coli e *Salmonella* spp. serão abordadas separadamente, para melhor elucidação de suas diferenças.

ESCHERICHIA COLI

Relevância e prevalência da doença

Escherichia coli está presente no trato gastrintestinal do ser humano e de animais homeotérmicos, vivendo de maneira comensal com benefícios para ambos. No entanto, algumas cepas adquiriram a capacidade de causar doenças, como diarreia e/ou doenças extraintestinais, como infecções do trato urinário (ITUs), sepse e meningite. Cepas de *E. coli* que apresentam fatores de virulência e acarretam doenças entéricas são denominadas *E. coli* diarreiogênicas (DEC) e são divididas em patotipos de acordo com os marcadores de virulência: *E. coli* enteropatogênica (EPEC) subdividida em típica (tEPEC) e atípica (aEPEC), *E. coli* produtora da toxina de Shiga (Stx) (STEC) e seu subgrupo *E. coli* entero-hemorrágica (EHEC), *E. coli* enterotoxigênica (ETEC), *E. coli* enteroagregativa (EAEC) também subdividida em típica (tEAEC) e atípica (aEAEC), *E. coli* enteroinvasiva (EIEC) e *E. coli* difusamente aderente (DAEC).[3] Cepas de *E. coli* extraintestinais (ExPEC) são classificadas de acordo com local de infecção, hospedeiro, sinais clínicos e fatores de virulência. Desse modo, são subdivididas em *E. coli* uropatogênica (UPEC), *E. coli* associada a meningite neonatal (NMEC) e *E. coli* patogênica aviária (APEC).[4]

Na medicina de cães e gatos as infecções mais relevantes e prevalentes são aquelas causadas por UPEC. As ITUs são mais frequentes nos cães; e, quando afetam os gatos, normalmente o quadro está associado à obstrução de uretra em machos castrados, com fatores predisponentes, como presença de cálculos, obesidade e problemas de manejo nutricional. Nos gatos, há importante participação de bactérias gram-positivas, embora a *E. coli* represente o primeiro ou segundo agente em frequência de identificação.[5]

Os cães são acometidos com maior frequência por ITU, com maior predisposição das fêmeas, e a participação das bactérias gram-negativas representa 75% dos agentes etiológicos identificados.[6] Estudos indicam que a maioria dos cães são afetados por ITU em algum momento da vida, e que *Escherichia coli* é o principal agente etiológico, acometendo de 37 a 55% dos cães com ITU.[6,7]

Em um estudo realizado com 100 animais de diferentes clínicas da cidade de São Paulo, sendo 86 cães e 14 gatos com suspeita de ITU, 74/100 foram confirmados com ITU, sendo 10/14 gatos e 64/86 cães. *E. coli* foi isolada em 41/74 (55%) das amostras de urina.[6] Em outro estudo realizado por Martinez *et al.* (2012) com 155 gatos com ITU, *E. coli* também foi a bactéria mais encontrada, presente em 55% das amostras analisadas.[5]

Outra infecção extraintestinal associada à *E. coli* e frequente na clínica de cães e gatos é a piometra, que é uma infecção do útero associada ao período de cio. *E. coli* é a bactéria mais encontrada nas infecções uterinas, sendo isolada em 40,5 a 90% dos casos.[8,9] Em uma análise microbiológica de amostras do tecido uterino de cadelas diagnosticadas com piometra, foi observada a presença de *E. coli* com perfil de multirresistência aos antimicrobianos utilizados na medicina veterinária, o que também é uma realidade quando se analisam as cepas de infecção urinária.[8] Em outro estudo, foi sugerido que a infecção uterina por *E. coli* pode alterar a expressão de receptores para hormônios sexuais no útero das cadelas, aumentando os fatores hormonais que facilitam o crescimento bacteriano.[10] Essa doença também tem sido relacionada à endotoxemia e 60% das cadelas e 86% das gatas que apresentam piometra evoluíram para sepse.[9]

As ExPEC apresentam diferentes fatores de virulência, como adesinas, invasinas, toxinas, sideróforos e evasinas, que facilitam a colonização e a persistência no trato geniturinário e representam elevado risco de disseminação sistêmica, com possibilidade de ocorrência de sepse e choque endotóxico.[11,12] Os fatores de virulência dos isolados de piometra apresentam muitas características em comum com as cepas encontradas em ITUs.

A participação das ExPEC na clínica de cães e gatos tem sido bem-documentada, mas existe alguma dificuldade na determinação da importância das DAEC, pois a maioria dos surtos de diarreias em filhotes na clínica de cães e gatos são normalmente atribuídos à participação de vírus entéricos, muitas vezes na ausência de confirmação laboratorial. No entanto, alguns patotipos de *E. coli* diarreiogênicas já foram descritos em cães e gatos, com e sem a manifestação clínica de diarreia. As cepas de *E. coli* enteropatogênicas (EPEC) isoladas de diarreia de animais de estimação são denominadas por alguns autores como DEPEC para cães e CEPEC ou CatEPEC para gatos.[13] O principal mecanismo de patogenicidade de EPEC é a lesão em pedestal (*attaching/effacing* – A/E), que é caracterizada pela aderência íntima da bactéria ao epitélio intestinal do hospedeiro seguido do rearranjo do citoesqueleto e da destruição das microvilosidades.[14,15] Nesses casos, a diarreia decorre da perda de capacidade de absorção e as fezes adquirem uma consistência líquida ou pastosa, enegrecida, com presença de muco e odor fétido. Em um estudo realizado em Londrina com 50 cães e 50 gatos, com ou sem diarreia, foram isoladas 307 cepas de *E. coli*, sendo 163 de gatos e 144 de cães. Das cepas isoladas, 68 foram das amostras fecais de cães com diarreia e 83 das cepas isoladas eram de gatos com diarreia.

Nesse trabalho, foi avaliado se os isolados encontrados apresentavam fatores de virulência específicos de DEC, das 68 amostras fecais dos cães, 25% foram positivas para fatores de virulência e nas amostras fecais dos gatos das 83 cepas apenas 1,2% foram positivas para fatores de virulência. Também foi detectado no estudo o gene *eae* de EPEC, em 17,6% dos 68 isolados dos cães com diarreia e em gatos com diarreia o gene foi encontrado em 1,2%. Outra DEC encontrada no estudo foi a EAEC. Seu gene *aggR* foi encontrado em 7,4% dos isolados dos cães com diarreia. Porém EPEC, ainda foi o patotipo frequente nesse estudo. Os isolados dos cães apresentaram um maior número de fatores de virulência em comparação aos isolados dos gatos. Outro fator importante do estudo é que a maioria dos cães com diarreia eram jovens, com idade entre 3 e 6 meses.[16]

STEC é um patotipo zoonótico, que causa doenças graves em humanos incluindo diarreia, disenterias e a síndrome hemolítico-urêmica (SHU), associado à produção de uma potente citotoxina denominada "toxina de Shiga" (Stx). Os bovinos são considerados os principais reservatórios do agente, que também pode ser encontrado em diversas espécies de aves e em alimentos de origem animal, principalmente a carne bovina.[17] Alguns estudos já relataram a presença desse patotipo em animais de estimação. Na Argentina, Bentancor *et al.* (2007) demonstraram a presença de cepas de STEC no intestino de cães e gatos em seu estudo com 450 cães e 149 gatos com ou sem diarreia, identificando genes codificadores das toxinas em 15,5% dos cães e 8,7% dos gatos.[18] Posteriormente, em outro trabalho do mesmo grupo, foram caracterizadas nove cepas de STEC, e o perfil de virulência demonstrou ser de fontes alimentícias, como carne bovina, e em alguns casos a carne crua, muito utilizada na alimentação dos animais.[19] Em um estudo epidemiológico de 3 anos realizado no Japão, foram analisadas 614 amostras fecais de cães e gatos: em apenas seis amostras detectou-se o gene *stx*1 de STEC e, em três amostras, o gene *stx*2.[20] Esses estudos revelam a presença de STEC em animais de estimação, porém ainda não é possível afirmar que cães e gatos são reservatórios desse patotipo para humanos, mas é necessário que os proprietários desses animais, sempre mantenham uma boa higiene para prevenção da doença, evitando o uso de carne crua na alimentação de animais de estimação.

A ETEC pode acometer cães neonatos, causando uma diarreia osmótica com perda de líquidos e desidratação, por ação de diferentes enterotoxinas. Em estudos realizados em cães, a enterotoxina termoestável aparece em predominância. Porém, existem muitas características de ETEC caninas que ainda precisam ser estudadas para serem mais bem compreendidas.[21]

Além da predisposição etária (animais jovens), as diarreias causadas por *Escherichia coli* podem ser resultado de processos de disbiose, em animais debilitados por outras enfermidades ou por quadros de imunossupressão. A predisposição racial tem sido descrita em quadros de colite granulomatosa associada a *Escherichia coli* de cães das raças Boxer, Buldogue Francês e do grupo Mastim, com maior incidência em cães Boxers.[22-24] A doença se caracteriza por uma inflamação granulomatosa da mucosa intestinal do cólon, associada à presença de cepas de *E. coli,* com fenótipo aderente e invasivo, detectadas por hibridização *in situ* em fragmentos de biopsia de cólon.[25] Não há um consenso de literatura sobre marcadores específicos de virulência associados à colite granulomatosa e, na maioria das vezes, os marcadores de DAEC estão ausentes e são encontrados alguns genes de ExPEC.[24,25] A patogenia da colite granulomatosa ainda não foi completamente elucidada e a hipótese de que o quadro seja resultado da resposta imunológica de raças de cães suscetíveis, favorecendo a sobrevivência de cepas simbiontes residentes e oportunistas em macrófagos parece ser a mais apropriada, até o momento.[24]

Estudos indicam que pode haver uma transmissão cruzada de *E. coli* entre animais e humanos, o que sugere que animais de estimação podem servir como agentes de transmissão. Em muitos estudos as infecções por ExPEC apresentam um importante fator de risco zoonótico.[12] De acordo com um estudo realizado por Puño-Sarmiento (2013), foram encontradas cepas de DEC com características e genes dos fatores de virulência de cepas humanas em amostras fecais diarreicas e não diarreicas de cães e gatos, que indicam serem importantes reservatórios de transmissão ao homem.[16] Porém, essa relação ainda não é bem-estabelecida, são necessários mais estudos para compreendê-la melhor.

Etiologia e fisiopatogenia | Características do agente etiológico, fatores de virulência e patogenia

A bactéria *E. coli* é um bacilo gram-negativo, que pode ser classificado como comensal, patogênica intestinal e patogênica extraintestinal. Sua classificação antigênica consiste na presença dos antígenos O (lipopolissacarídeo, LPS) e H (flagelares), que definem seus sorogrupos.[26]

A patogenicidade de *E. coli* se deve aos processos evolutivos, nos quais há perda ou aquisição de elementos genéticos, por meio de conjugação, transformação e transdução. Esses processos resultam na transferência horizontal de genes, por meio de plasmídeos, transpósons, sequências de inserção e bacteriófagos, que vão fornecer novas características e novas adequações. Os principais fatores de virulência de *E. coli*, são definidos por elementos genéticos móveis. Também existem as ilhas cromossômicas de patogenicidade (grupos de genes de virulência) que fornecem características virulentas importantes para as *E. coli* patogênicas (Figura 103.1).[27]

Os principais fatores de virulência descritos em *E. coli* são adesinas, invasinas, toxinas, sideróforos e evasinas e podem afetar muitos processos celulares do hospedeiro, como a sinalização celular, síntese de proteínas, divisão celular, função do citoesqueleto, mitocôndria, transcrição e apoptose. Sua patogênese consiste na colonização de uma mucosa, evasão das defesas do hospedeiro e danos ao hospedeiro.[26]

A ITU pode ocorrer quando há bactérias na porção distal da uretra, que podem ter vindo da microbiota intestinal. Com a alteração dos mecanismos de defesa do hospedeiro e os fatores de virulência da bactéria envolvidos, o ambiente pode se tornar favorável para a aderência, instalação e multiplicação da bactéria ao local.[6,28] Em UPEC, os principais fatores de virulência são semelhantes em cães e gatos e associadas ao mesmo grupo filogenético.[29]

A capacidade de *E. coli* causar diarreia se deve ao fato de suas características altamente versáteis se adaptarem em diversos ambientes e diversas pressões do ambiente; desse modo, as cepas se adaptaram a um estilo de vida patogênico para manter a colonização de sua população e disseminação por novos hospedeiros.[30]

O processo evolutivo de *E. coli* resultou em diferentes patotipos, com um amplo espectro de fatores de virulência, capazes de colonizar os tratos urinário e gastrintestinal, bem como as meninges. Diante disso, *E. coli* é altamente versátil, sendo capaz de colonizar diversos nichos e se adaptar a eles.[31]

Manifestações clínicas

As manifestações clínicas podem diferenciar de acordo com os seus patotipos, abaixo serão descritos separadamente os principais sinais clínicos de *E. coli* diarreiogênicas e *E. coli* extraintestinais.

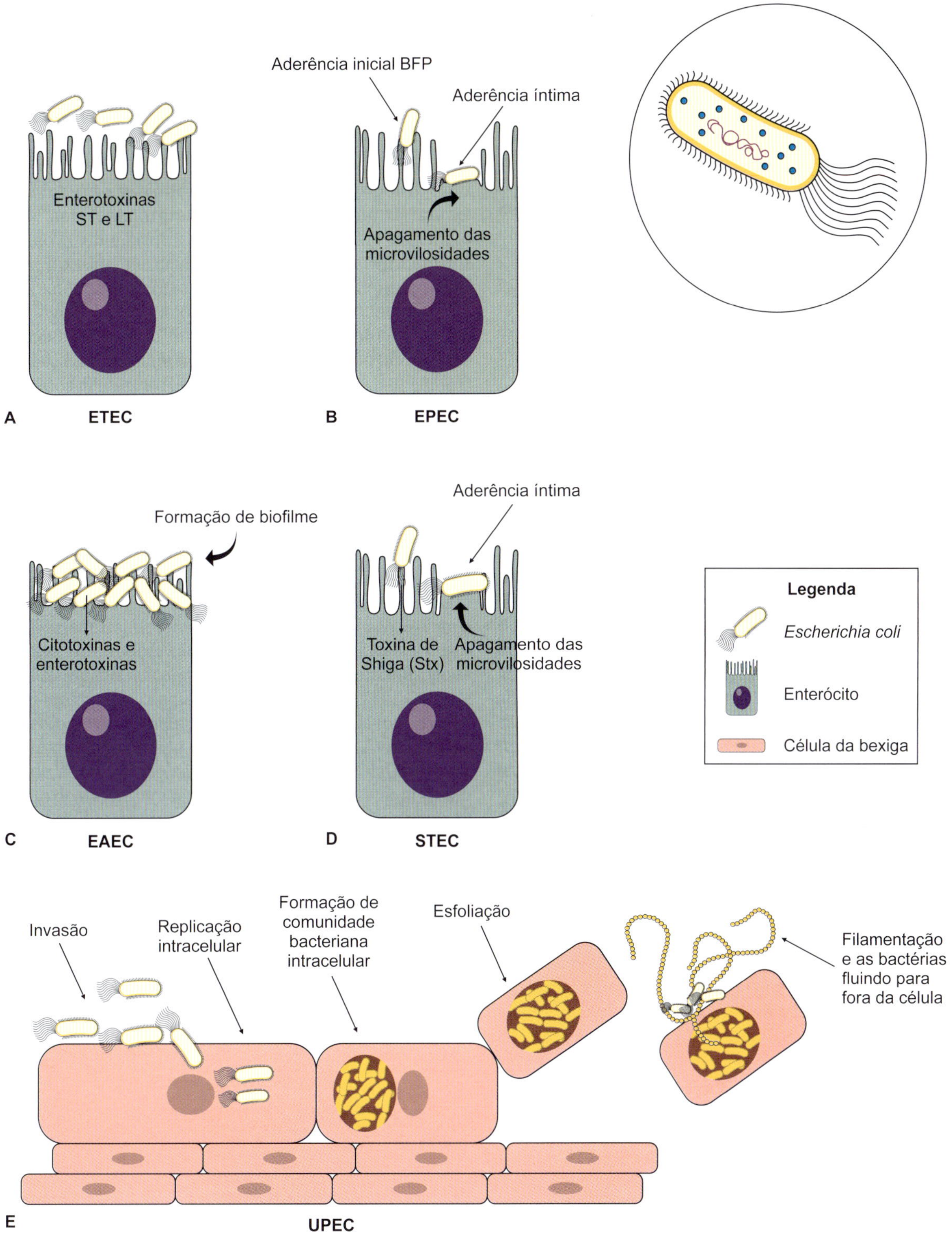

Figura 103.1 Principais doenças por *E. coli* causadas em cães e gatos. **A.** *E. coli* enterotoxigênica (ETEC) adere aos enterócitos do intestino e secreta as enterotoxinas termolábil (LT) e/ou termoestáveis (ST). **B.** *E. coli* enteropatogênica (EPEC) adere aos enterócitos do intestino (sua aderência inicial é feita pela fímbria BFP [do inglês *bundle-forming pilus*]), induz a lesão *attaching/effacing*, caracterizada pela aderência íntima e pelo apagamento das microvilosidades. **C.** *E. coli* enteroagregativa (EAEC) adere aos epitélios do intestino formando uma camada de biofilme espesso e produz enterotoxinas e citotoxinas secretoras. **D.** *E. coli* produtora da toxina de Shiga (STEC) também induz a lesão *attaching/effacing* e produz a toxina de Shiga (Stx). **E.** Em *E. coli* uropatogênica (UPEC), as bactérias aderem à região superficial do epitélio da bexiga e fazem a invasão intracelular. Após a invasão, as bactérias se replicam dentro da célula e formam grandes comunidades bacterianas intracelulares, ocorrendo a esfoliação; essas bactérias fluem para fora da célula formando vários filamentos.

Escherichia coli *extraintestinais*

E. coli apresenta-se na maioria das ITUs e podem ou não ocorrer manifestações clínicas. Essas infecções acometem o trato urinário superior (rins e ureteres) e ITU inferior (bexiga, uretra e vagina). A ITU acontece devido à migração das bactérias do trato genital e da uretra para bexiga, ureteres e rins. Quando há bactérias na urina, são chamadas "bacteriúrias subclínicas", que, na maioria das vezes, são assintomáticas. As ITUs inferior incluem a cistite bacteriana, que pode ser sintomática ou ser assintomática; os principais sinais clínicos apresentam disúria, estrangúria, hematúria e micção inadequada. Nas ITUs superior inclui-se a pielonefrite, que pode se apresentar de forma aguda ou crônica. Quando aguda, os sinais são mais graves e podem estar associados a uremia, febre, dor nos rins, nefromegalia e sepse. Já na pielonefrite crônica, pode apresentar azotemia lentamente progressiva sem possível associação a uremia, danos renais progressivos e, em último caso, insuficiência renal.[32-34]

Quando há uma ITU, os animais de companhia limpam muito sua região genital ou abdome caudal, que pode levar a irritação do pênis ou vulva e ocasionar uma infecção subjacente. Nesses casos, pode ocorrer pielonefrite ou prostatite associada à ITU, e os pacientes podem apresentar desconforto à palpação da bexiga ou ao redor dos rins ou da próstata.[35]

Na prostatite aguda há associação com as doenças sistêmicas que incluem febre, anorexia, vômitos e letargia. Os cães com prostatite aguda também podem apresentar dor abdominal caudal, andar rígido e secreção prepucial e sem desejo de procriação. Na prostatite crônica, os cães normalmente não têm doenças sistêmicas e febre, os principais sinais clínicos são ITU recorrente ou secreção com sangue prepucial.[32]

Na piometra, pode haver uma inflamação local ou sistêmica, com corrimento vaginal contínuo ou intermitente purulento a hemorrágico; porém, se a cérvice estiver fechada, essa característica pode estar ausente. A infecção sistêmica é mais grave quando a cérvice está fechada e o útero pode ficar gravemente distendido. Quando ocorrem manifestações sistêmicas, as características mais comuns nesses animais são letargia, depressão, anorexia, poliúria, taquicardia, taquipneia, pulso fraco e membranas mucosas visíveis anormais.[9]

Escherichia coli *diarreiogênica*

E. coli enteropatogênicas podem causar diarreia aguda e persistente, com fezes líquidas ou pastosas e presença de muco, mas geralmente sem sangue. Os sinais clínicos incluem desidratação, febre e vômitos. Em casos graves, pode haver grave desnutrição causada pela diarreia persistente.[36]

Estudos realizados em animais com infecções experimentais com cepas de STEC apresentaram manifestações clínicas semelhantes aos descritos em humanos. Sintomas clínicos causados por STEC em humanos incluem diarreia aquosa leve a diarreia com sangue e risco de desenvolvimento da SHU que pode levar a complicações em vários órgãos e até a morte.[27] Na China, cepas de STEC foram inoculadas por via oral em cães de até 40 dias, os cães apresentaram perda de apetite, diarreia aquosa e com muco. Cinco cães infectados com cepa O157 tiveram vômitos e náuseas e diarreia aquosa levemente sanguinolenta. Esses animais tiveram perda de apetite, drástica perda de peso, fadiga, letargia, convulsão, perda da função cerebral e coma, seguido de óbito em até 6 dias após a inoculação. A necropsia desses casos demonstrou necrose do fígado e embolia bacteriana dos rins, sendo a causa primária da morte diagnosticada trombose microvascular por bactérias, seguida de falência renal e falência de múltiplos órgãos.[37]

Os principais sinais clínicos de ETEC incluem diarreia aquosa leve a grave (geralmente sem sangue) e ETEC pode levar rapidamente à desidratação. Sintomas como febre, cólicas abdominais, vômitos e náuseas são raros. O período de incubação de ETEC geralmente é curto, variando entre 5 e 6 horas, mas com média de 1 ou 2 dias após a ingestão do agente. O período de diarreia pode durar cerca de 3 a 5 dias, em alguns casos é prolongada por mais de 1 semana.[27]

Os cães com colite granulomatosa associada a *Escherichia coli* apresentam diarreia grave do intestino grosso, incluindo hematoquezia e tenesmo. A persistência do quadro causa perda de peso progressiva, inapetência e emaciação.[23-25]

Diagnóstico | Exames complementares

Para identificar ITUs é necessário realizar coleta de urina por punção supra púbica na bexiga (cistocentese), cateterização (com auxílio de cateter) ou micção espontânea (também chamada "jato médio", que deve ser coletada desprezando-se os primeiros jatos de urina) e devem ser acondicionadas em recipientes estéreis. O diagnóstico é baseado na urinálise completa (tira de reagente, gravidade específica da urina e exame citológico do sedimento por microscopia). Para uma melhor sensibilidade na análise microscópica do sedimento de urina, pode ser realizado com uma coloração de Wright modificada. Se os resultados da urinálise apresentarem hematúria, piúria e bacteriúria, podem indicar uma ITU.

Nesse caso, a urocultura é o padrão-ouro para identificar uma ITU. Na cultura de urina quantitativa deve ser feito o isolamento, a identificação e a contagem bacteriana (quantidade de unidades formadoras de colônias – UFC). O crescimento bacteriano em cultura de urina coletadas por cistocentese são confirmadas, já para as culturas de urina coletadas por cateter e micção espontânea é necessário mais cuidado com os resultados da quantificação de colônias. Se o material coletado não for submetido à cultura imediatamente, deve ser refrigerado e, dentro de 24 horas, pode ser realizada a cultura.[32,34] A cultura e a contagem de UFC da urina podem ser realizadas em placas de Petri contendo ágar MacConkey (ou outro meio seletivo para bactérias gram-negativas), com incubação em estufa aeróbica a 37°C, de 18 a 24 horas.[38] As colônias de *E. coli* são fermentadoras de lactose e crescem com coloração rosa em ágar MacConkey (Figura 103.2).

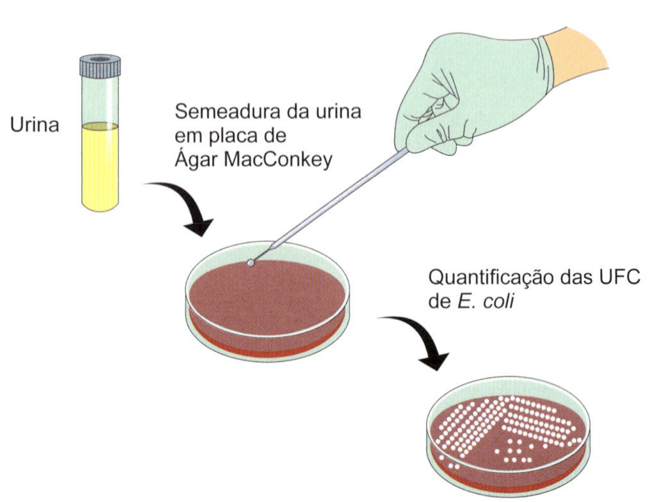

Figura 103.2 Procedimento para cultura de urina. Após a sua coleta, a urina é aplicada na placa de Ágar MacConkey ou outro meio, como o CLed, para ser realizada a semeadura em alças calibradas de 1 μℓ ou 10 μℓ. Após incubação por 18 ou 24 horas, se houver crescimento bacteriano, a quantificação da UFC/mℓ de *E. coli* uropatogênica é realizada.

O diagnóstico das ITUs superior (pielonefrite) é feito pela associação de alguns dados laboratoriais e clínicos, que incluem cultura de urina aeróbia positiva associada a febre, letargia, poliúria, dor renal à palpação abdominal, cilindros na urina, azotemia e neutrofilia periférica com ou sem desvio à esquerda. Porém, os animais com pielonefrite aguda podem apresentar oligúria ou anúria e sinais clínicos vagos. Pode ser observado por ultrassonografia dilatação pélvica renal.[32,34]

Na prostatite, o diagnóstico é realizado com exame físico por palpação da próstata através do reto; hemograma completo, perfil bioquímico, urinálise e cultura de urina são indicados. A ultrassonografia também é indicada para observar a estrutura e o tamanho da próstata e identificar alguma alteração com neoplasia. A citologia e a cultura bacterianas aeróbias devem ser realizadas na terceira fração do ejaculado, líquido coletado por cateterismo uretral ou massagem prostática por reto ou líquido prostático coletado por aspiração com agulha fina. O líquido prostático coletado por aspiração com agulha fina é bastante útil quando há grande suspeita de prostatite, mas a cultura de urina é negativa para crescimento bacteriano. Em muitos casos, a cultura de urina positiva e os resultados da ultrassonografia são usados para diagnosticar a prostatite bacteriana.[32,34]

Na piometra, o diagnóstico preliminar se baseia em achados clínicos e ginecológicos, análises de hematologia e bioquímica do sangue e ultrassonografia e/ou radiografia do abdome. Diferentemente dos outros diagnósticos, na piometra a cultura do corrimento vaginal não é útil, pelo fato de que os mesmos microrganismos estão na microbiota vaginal normal de animais saudáveis. A palpação abdominal pode identificar um útero de maior tamanho, mas deve ser cuidadosa para evitar ruptura de um útero frágil. No diagnóstico por imagem, a radiografia pode identificar uma grande estrutura tubular no abdome caudoventral, e a ultrassonografia detecta o líquido intrauterino, mesmo quando o útero está em tamanho normal. Os exames diferenciais incluem mucometra, hidrometra e hemometra, e podem ter apresentação clínica e achados ultrassonográficos semelhantes. Na citologia vaginal, é comum apresentar degeneração dos leucócitos grave, neutrófilos e alguns macrófagos, plasmócitos e linfócitos, mas nem sempre é possível visualizar a fagocitose bacteriana. Fora de um cenário clínico de emergência, a vaginoscopia é útil para determinar a origem de um corrimento vaginal e excluir outras doenças. A verificação do diagnóstico de piometra inclui exame macroscópico e histológico pós-operatório do útero e ovários e exame microbiológico do conteúdo uterino.[9]

No diagnóstico de cepas de *E. coli* diarreiogênicas, a coleta de fezes deve ser feita com um *swab* estéril introduzido na região anal do animal e o armazenamento posterior deve ser feito em recipientes estéreis. As amostras devem ser refrigeradas, para evitar crescimento de microrganismos.[13] Para a cultura, pode ser utilizado o meio ágar MacConkey a fim de isolamento da bactéria e ela deve ser incubada em estufa a 37°C, de 18 a 24 horas. As colônias de *E. coli* são identificadas por testes bioquímicos em meio de cultivo para enterobactérias; podem ser utilizados os meios EPM (Escola Paulista de Medicina), MILi (motilidade, indol e lisina) e Citrato de Simmons. Esses testes bioquímicos conferem resultados importantes das características bacterianas que facilitam a identificação de bactérias de amostras clínicas. A identificação bioquímica pode ser realizada por métodos semiautomatizados (Micro Scan Beckman®) ou por automação, com utilização de equipamentos como Vitek® (bioMérieux), Phenix® (BD) ou Bioscan®. Outra possibilidade de identificação bacteriana é a utilização de espectrometria de massa, com uso de Maldi-Tof-MS®.

Após a identificação pelos testes bioquímicos, devem ser realizados testes moleculares, como o PCR, que poderá detectar os genes de fatores de virulência de cada patotipo (Quadro 103.1).[39]

QUADRO 103.1 Principais fatores de virulência de *E. coli* patogênicas.

Fator	Tipo	Patotipo	Gene
Bundle-forming pilus (BFP)	Pilus tipo IV	EPEC	*bfp*
EspC	Autotransportadora	EPEC	*espC*
Intimina	Adesina	EPEC, EHEC	*eae*
Fímbria tipo 1	Adesina	Todos	*fim*
Enterotoxina termolábil (LT)	Efetor tipo II	ETEC	*lt*
Enterotoxina termoestável a (STa)	Toxina	ETEC	*sta*
Enterotoxina termoestável b (STb)	Toxina	ETEC	*stb*
Toxina de Shiga (Stx)	Toxina	EHEC	*stx*
Toxina autotransportadora secretada (Sat)	Autotransportadora	UPEC	*sat*
Receptor translocado de intimina (Tir)	Efetor tipo III	EPEC, EHEC	*tir*
Fator citotóxico necrosante (CNF)	Toxina	UPEC	*cnf*
Alfa-hemolisina	Toxina	UPEC	*hlyA*
Fimbria P	Adesina	UPEC	*pap*
Fimbria S	Adesina	UPEC	*sfa*
Toxina codificada por plasmídeo (Pet)	Toxina	EAEC	*pet*

EPEC: *E. coli* enteropatogênica; EHEC: *E. coli* entero-hemorrágica; ETEC: *E. coli* enterotoxigênica; UPEC: *E. coli* uropatogênica; EAEC: *E. coli* enteroagregativa.

O diagnóstico da colite granulomatosa é realizado a partir de biopsias intestinais, pela técnica de hibridização *in situ* com sondas fluorescentes (FISH), complementado por exames de análise histoquímica e sequenciamento de DNA 16-S ribossômico.[25]

Também faz parte dos diagnósticos de colibacilose a determinação do perfil de suscetibilidade antimicrobiana, que pode ser realizada pelo teste de disco difusão.[40] A classificação das cepas em sensíveis, intermediária e resistentes vai auxiliar o clínico na escolha da terapia mais adequada, e tem grande importância nas infecções urinárias recidivantes e nos quadros de piometra, evitando a evolução para sepse.

Tratamento

Os antibióticos são a base para tratamento de ITUs. O medicamento escolhido na maioria dos casos é baseado nos testes de sensibilidade (antibiograma). O uso dos antibióticos deve ser cauteloso para evitar problemas com cepas resistentes, o que pode prejudicar o tratamento. Infecções por ExPEC são normalmente multirresistentes.

Estudos de suscetibilidade antimicrobiana com isolados de UPEC de pequenos animais apontam elevados índices de resistência para oxitetraciclina e ampicilina. Melhores resultados têm sido obtidos para quinolonas (enrofloxacino e ciprofloxacino) e amoxicilina com clavulanato, embora a frequência de resistência possa sofrer variações regionais.[6,41,42]

A maioria dos isolados de *E. coli* são sensíveis à gentamicina, mas esse medicamento é pouco indicado para tratamento de UTI por ser nefrotóxico.[41]

No Brasil, o teste de sensibilidade de 40 cepas de UPEC isoladas de cães e gatos apresentou maior resistência para amoxicilina (76,8%), estreptomicina (44,2%), sulfa + trimetoprim (41,9%) e tetraciclina (37,2%).[6] Os resultados dos estudos refletem a importância do uso cauteloso de antibióticos para tratamento de ITU em pequenos animais, para evitar a seleção de microrganismos resistentes.

Em cistite bacteriana, o tratamento pode se iniciar com analgésicos (anti-inflamatórios não esteroides [AINEs]) e, após

3 a 4 dias, se os sinais clínicos persistirem ou piorarem, pode se dar a adição de antimicrobianos. Os AINEs devem ser considerados durante o tratamento inicial para ajudar a diminuir os sinais clínicos, mas devem ser usados com cautela em gatos. É razoável o uso de antimicrobianos em cães antes de saírem os resultados. Em gatos é razoável suspender a terapia com antimicrobianos até sair o resultado da cultura da urina. A escolha empírica do medicamento varia de acordo com os padrões de resistência da região. Contudo, a amoxicilina tem sido adotada como primeira escolha na maioria dos casos.[32,34]

Em pielonefrite, o tratamento deve ser iniciado antes de saírem os resultados da cultura e do teste de sensibilidade, e a terapia deve ser feita com um antibiótico de amplo espectro e com excelente penetração na urina. Dependendo da região, pode ser escolhida como primeira linha a fluoroquinolona ou cefpdoxima veterinária. Em casos de pielonefrite de animais sem sinais sistêmicos graves e com apetite normal, recomenda-se a administração oral. A administração intravenosa é recomendada em animais desidratados, hiporéxicos ou anoréxicos ou letárgicos.[32,34]

O tratamento para prostatite inclui a drenagem dos abscessos prostáticos e administração de antibióticos, pode ser administrado fluorquinolonas se não houver históricos de resistência. Também pode ser considerado o emprego de sulfametoxazol-trimetoprima. A castração do animal é recomendável.[34]

Para piometra, o tratamento mais eficaz e seguro é o cirúrgico, a ovário histerectomia, dessa maneira remove-se a infecção e impede-se uma recorrência. Além disso, são pré-requisitos teste de sensibilidade e cultura microbiológica, para melhor escolha da terapia medicamentosa com antibióticos. Técnicas menos invasivas, como laparoscopia podem ser usadas, mas não são comuns e são realizadas em casos mais leves. O tratamento não cirúrgico é realizado para preservar a fertilidade em cadelas e gatas jovens, a terapia é feita para minimizar os efeitos da progesterona, eliminar a infecção uterina, estimular o relaxamento do colo do útero, eliminar o pus intraluminal e facilitar a cicatrização uterina.[9]

Para as infecções de *E. coli* diarreiogênicas, recomenda-se o tratamento com base em terapia de reidratação oral, para reposição de perdas acumuladas de água e eletrólitos. Antibióticos podem ser prescritos em diarreias persistentes, porém é necessário ter cautela devido à frequência de resistências aos antibióticos já relatadas em cepas de *E. coli* isoladas de cães e gatos.[27]

Quadros de colite granulomatosa podem ser tratados com terapia de fluorquinolonas por período de 2 semanas. A maioria dos cães se tornam negativos no teste de FISH após o tratamento, mas há chances de manutenção da infecção, no caso de cepas resistentes aos antimicrobianos.[43]

Outro tratamento que vem sendo estudado no Brasil é a terapia com mananoligossacarídeos fosforilados (MOS), que pode melhorar o tratamento de diarreia por EPEC. Em um estudo com 25 cães inoculados experimentalmente por EPEC e aEPEC, os cães tratados com MOS apresentaram uma melhora significativamente mais rápida na comparação com os cães com diarreia e que não receberam o tratamento. MOS está relacionado à resposta imune dos animais e pode se ligar ao sítio de manose da bactéria, evitando a colonização do intestino pelo patógeno.[44]

Prevenção

De maneira geral, a prevenção de infecções por *E. coli* em cães e gatos, deve ser realizada pelo tutor do animal, inclui boas práticas de higiene e bons hábitos alimentares. Sempre manter os utensílios dos animais limpos, lavando-os diariamente, verificar a qualidade da água e dos alimentos consumidos, evitar alimentação com carnes cruas e evitar alimentação com rações úmidas expostas a elevadas temperaturas por várias horas, além de impedir o acesso de roedores e aves aos comedouros, uma vez que animais sinantrópicos e silvestres podem ser reservatórios de DAEC e ExPEC. Esses são cuidados importantes que podem ajudar a prevenir possíveis infecções.

SALMONELLA

Prevalência e relevância da doença

A salmonelose é uma zoonose que pode ser transmitida pelo contato com humanos ou animais infectados, com a possibilidade de transmissão alimentar ou por dejetos contaminados.[45] Das duas espécies de *Salmonella* que se tem conhecimento, *Salmonella enterica* é a responsável por infectar animais endotérmicos, entre eles cães e gatos. Atualmente são reconhecidos 2.659 sorovares distintos de *Salmonella enterica*, sendo os da subespécie enterica de maior relevância clínica. Embora a distribuição geográfica desses sorovares possa ser distinta, de modo geral, os mais prevalentes em cães e gatos são *Salmonella* Typhimurium e *Salmonella* Enteritidis.[46,47]

Em estudo realizado na Colômbia, utilizando 72 amostras de sangue coletadas de cães, 41,7% dos animais tinham prevalência sorológica para *Salmonella* Enteritidis.[1]

No Reino Unido, amostras positivas para *Salmonella* spp. foram isoladas de 100 gatos entre 1995 e 2007, sendo 69% delas classificadas como sorovar S. Typhimurium, 14% como *S.* Heidelberg e 7% como *S.* Dublin. Além disso, outros sorovares também descritos em outros estudos no Reino Unido foram: *S. Enteritis*, *S.* Choleraesus, *S.* Agona, *S.* A*rechavelata*, *S.* Copenhagen, *S.* Hessaewk, *S.* Paratyphi B var Java e *S.* Newport.[48]

Em outro estudo realizado pelos mesmos autores no Reino Unido, foram isoladas amostras positivas de *Salmonella* spp. de 442 cães entre 1954 e 2012, o sorovar mais detectado foi *Salmonella* Typhimurium, seguido de *S.* Dublin, *S.* Enteritidis, *S.* Montevideo, *S.* Virchow, *S.* Heidelberg e *S.* Derby. Algumas outras dezenas de cepas foram isoladas, sendo grande parte desses sorovares comumente encontrados em aves, bovinos e suínos.[49]

Na Turquia, observou-se que, de amostras fecais de 100 cães de diferentes canis estudados no ano de 2007, apenas 1% estava infectado por *Salmonella* spp.[2]

Em São Paulo, de amostras de fezes coletadas de 20 cães expostos à infecção por *Salmonella* spp., sendo alguns animais sintomáticos, 10 isolados foram identificados como *Salmonella* Typhimurium, dois como *Salmonella* Agona e oito como *Salmonella enterica* subespécie *enterica*.[50]

No Rio de Janeiro, de 41 amostras de cães infectados, os sorovares mais comumente identificados foram *Salmonella* Typhimurium e *Salmonella* Enteritidis.[51]

No município de Ilhéus, na Bahia, entre 2001 e 2002, em 190 amostras de fezes de cães sintomáticos e assintomáticos, foram isoladas 9,47% cepas pertencentes aos sorovares *Salmonella* Afsa, Rubislaw, Carrau, Houttenae e uma amostra *Salmonella* spp. cujo sorovar não foi identificado.[52]

A salmonelose não é uma das causas de diarreias mais frequentes em pequenos animais, mas a relevância do agente está relacionada ao potencial de patogenicidade, com probabilidade de evolução para sepse, além do risco zoonótico implicado pelo contato com animais portadores do agente.

Etiologia e fisiopatogenia | Características do agente etiológico, fatores de virulência e patogenia

A infecção por *Salmonella* inicia-se com a ingestão do organismo por intermédio de água ou alimento contaminado. Condições que aumentem o pH gástrico reduzem a dose inicial de infecção por *Salmonella*, o que sugere que a barreira gástrica represente uma barreira inicial para a infecção. *Salmonella* exibe adaptável tolerância ao ácido nas exposições a pH baixos, promovendo a sobrevivência dos organismos que aguentam a prévia exposição aos ácidos estomacais.[53] Além do sorovar, a intensidade das manifestações clínicas vivenciadas pelo infectado está relacionada com resposta imune e hábitos alimentares.[45]

Os mecanismos de virulência presentes em *Salmonella* podem ser os mesmos já relatados em *E. coli*, como ilhas de patogenicidade, sistemas de secreção, fímbrias, toxinas e outros fatores de virulência relacionados à colonização do intestino. No entanto, o agente apresenta genes relacionados à invasão, e é capaz de sobreviver no interior de macrófagos, o que favorece a ocorrência de infecções sistêmicas em indivíduos com menor resposta imunológica, principalmente os extremos de idade (jovens e velhos) (Figura 103.3).

No Brasil, *Salmonella enterica* sorotipo Enteritidis tem sido considerada prevalente desde 1980 e é associada ao consumo de aves e ovos.[51] Dos mais de 2.600 sorovares de *Salmonella* spp. identificados, estima-se que aproximadamente uma centena deles seja considerada potencialmente patogênica para humanos e animais. Embora não ocorra especificidade entre os sorovares e os hospedeiros, das duas espécies a *Salmonella enterica* infecta animais endotérmicos e a *Salmonella bongori* infecta animais ectotérmicos, sendo algumas cepas adaptadas a certas espécies animais.[46,47]

Estudos microscópicos revelam que a *Salmonella* invade as células epiteliais pelo mecanismo de endocitose mediada por bactérias, mecanismo que requer síntese coordenada de proteínas bacterianas. Após cruzar o epitélio intestinal, *Salmonella* causará uma infecção sistêmica que induzirá a redução de macrófagos e outras células de defesa do hospedeiro, provocando-lhe infecção sistêmica generalizada se não tratada a tempo.[53]

Já foram relatados casos de salmonelose em cães e gatos relacionados à alimentação caseira.[54,55] Na literatura, nacional e internacional, é descrita a relação entre a maior incidência de infecção por *Salmonella* spp. em cães que se alimentam de carne crua.[55,56] As principais fontes de infecção são os cães portadores em fase de lactação, principalmente em agrupamentos, como canis. As vias de transmissão incluem, além de alimentos, água e fômites contaminados.[54]

Manifestações clínicas

Salmonella spp. pode causar enterites e diarreias em cães, mas alguns animais não demonstram sinais de infecção. Os sintomas podem começar entre 3 e 5 dias após o contato com o patógeno.[23] Cães e gatos utilizados em experimentos induzindo infecções mostram que esses agentes podem ser eliminados nas fezes por até 4 semanas.[50] A prevalência de *Salmonella* encontrada nas fezes de cães e gatos saudáveis e que apresentam diarreia é similar, sendo maior apenas em cães que se alimentam de carne crua.[23]

Manifestações clínicas incluem febre, dor abdominal, alterações intestinais alternando períodos de diarreia e constipação intestinal.[52] A diarreia é aquosa ou com presença de muco, podendo ser sanguinolenta em casos mais graves.[23]

Filhotes e adultos imunocomprometidos são as principais vítimas entre os cães. Em uma pesquisa realizada com 30 cães com idade média de 45 dias, mantidos em canil para experimentos, que foram vítimas de um surto de salmonelose 50% dos animais morreram em 3 semanas desde o primeiro caso. Os cães mostraram apatia, anorexia, emagrecimento rápido. O primeiro animal foi a óbito 4 dias após o início dos sinais clínicos observados, sem quadro de diarreia. Os animais que estavam confinados juntos, 2 dias depois apresentaram quadro de diarreia esverdeada e emagrecimento rápido em 5 dias após o primeiro caso observado.[54]

Manifestações clínicas, como vômito, dores abdominais, diarreia, febre entre 40 e 41°C, depressão e anorexia, além de abortamento, são ocorrências em cães citadas na literatura.[54]

Achados de necropsia em filhote de gato com 3 semanas de vida que foi a óbito sem nenhuma manifestação clínica aparente de Salmonelose incluíram magreza, atrofia do timo, intestino

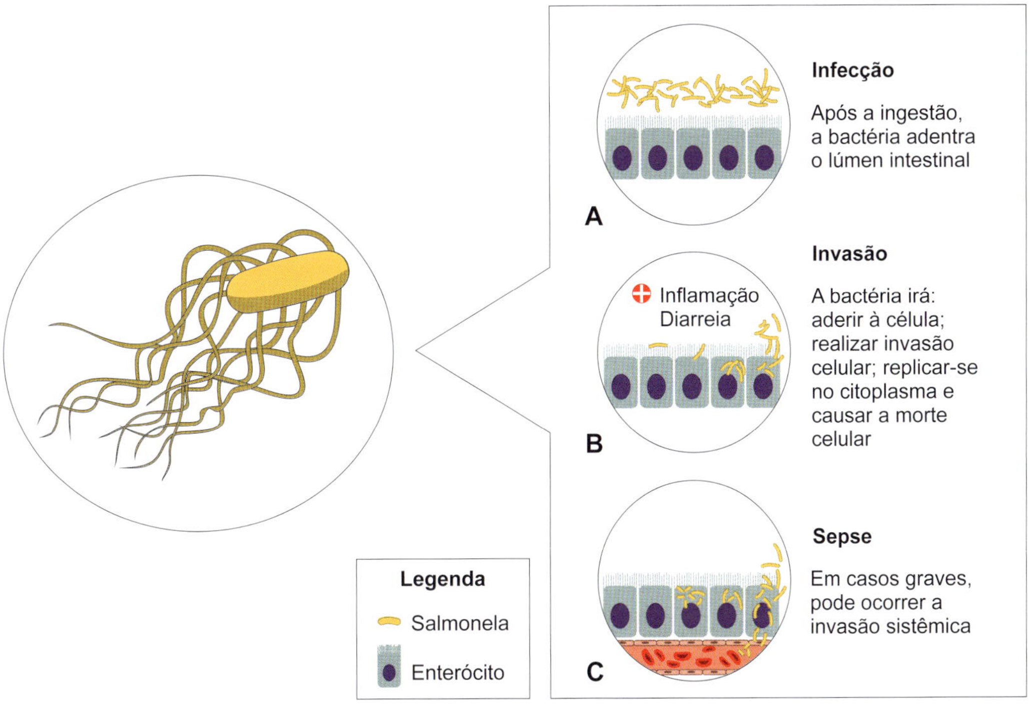

Figura 103.3 Fases da infecção por *Salmonella* spp. **A.** A *Salmonella* infecta o organismo por meio de água e alimentos contaminados. **B.** A bactéria transpassa a camada de muco intestinal, invade os enterócitos e realiza replicação no meio intracelular. **C.** Quando a resposta imune não é suficiente para conter a infecção, o patógeno pode adentrar a corrente sanguínea e causar sepse.

delgado e cólon congestos e com edematose. Exames histológicos revelaram necrose nas criptas das células epiteliais de jejuno, íleo e cólon, associada a congestão e edema de lâmina própria, além de congestão pulmonar, edema alveolar e enfisema. A bactéria *Salmonella* Dublin foi associada à causa morte por choque séptico.[51]

Além da infecção gastrintestinal, há relatos na literatura de bacteriemia e ITU.[57-59]

Diagnóstico | Exames complementares

Para se obter o diagnóstico é preciso unir o resultado do isolamento do microrganismo ao quadro clínico do animal e levar em consideração características que possam aumentar seu risco de infecção, como idade, ambiente em que está exposto, doenças associadas, entre outros.[45]

Procedimentos considerados padrão para isolamento de *Salmonella* iniciam-se após a coleta do material em *swabs* estéreis. Eles devem ser colocados em 10 mℓ de água peptonada e incubados a 37°C, por 16 a 20 horas. Depois desse crescimento, uma alíquota de 0,1 mℓ deve ser transferida para 10 mℓ de caldo de Rappaport-Vassiliadis, e outra alíquota de 0,1 mℓ em 10 mℓ de caldo de selenito cistina e incubados a 41°C e 37°C, respectivamente, por 18 a 24 horas. Após esse crescimento, são semeados em placas de Petri contendo ágar xilose lisina desoxicolato (XLD) e ágar verde brilhante, seguidos de incubação em estufa bacteriológica a 37°C, por 24 horas.[45]

A eficiência dos caldos selenito cistina (SC), tetrationato verde brilhante (TBG) e Rappaport-Vassiliadis (RV) foi avaliada quanto ao isolamento de *Salmonella* em carcaças de frango. Também foram testados três meios clássicos de isolamento, ágar *Salmonella-Shigella* (SS), ágar verde brilhante (VB) e ágar xilose lisina desoxicolato (XLD) e dois meios cromogênicos, Rambach (RA) e CHROMagar (CAS). Os resultados obtidos apontaram maior eficiência dos caldos RV (69%) e TT (58,6%) na comparação com SC (24,1%). Os meios cromogênicos mostraram resultados melhores na comparação com os meios clássicos utilizados na detecção de *Salmonella* e apresentaram uma quantidade menor de colônias falso-positivas. O meio cromogênico mais eficiente foi o CAS (79,3%), seguido de RA (48%), XLD (34,5%), SS (27,6%) e VB (13,8%).[60-61]

A identificação do agente deve ser confirmada por meio de testes bioquímicos, incluindo metodologias de automação, ou por espectrometria de massa (Maldi-Tof-MS). Há necessidade de sorotipagem das amostras e de antibiogramas antes de se iniciar um tratamento com antibióticos, tornando esses testes elementos importantes para o diagnóstico e tratamento correto. Entre as amostras isoladas no estado da Bahia, todas se mostraram sensíveis à gentamicina, exceto *Salmonella* Houttenae. Esse antibiótico não é utilizado frequentemente para infecções intestinais. O teste revelou amostras resistentes à ampicilina (*S.* Rublislaw, *S.* Gafsa e *S.* Carrau), ressaltando a necessidade do teste de sensibilidade antimicrobiana.[51]

Em clínicas especializadas são realizados testes moleculares como PCR em tempo real para detectar a *Salmonella* spp., com possibilidade de identificação molecular dos sorovares mais prevalentes como *S.* Enteritidis e *S.* Typhimurium. O PCR é uma técnica de elevada sensibilidade e que pode reduzir o tempo necessário para diagnóstico, mas é necessária a padronização da metodologia utilizada e análise de custo-benefício na comparação com outras técnicas de diagnóstico.[56]

Tratamento

Cepas de *S.* Typhimurium isoladas de gatos com múltipla resistência aos antibióticos enfatizam que amostras de *Salmonella* isoladas de gatos podem ser fonte de zoonoses e que o uso de antibióticos de maneira inadequada pode acarretar problemas para o tratamento dos animais e dos homens.[51] De modo geral, as cepas de *Salmonella* são sensíveis à ação das quinolonas, mas os índices de resistência a enrofloxacino têm aumentado nos últimos anos. Para aplicação mais segura de antibiótico é aconselhada a realização de antibiograma para se assegurar quais as melhores alternativas, sendo o medicamento indicado para casos em que se há infecção sistêmica ou em que infectado é imunocomprometido.[23]

Os animais doentes devem ser separados dos demais e submetidos à fluidoterapia, e os canis devem ser desinfetados com hipoclorito de sódio a 2% ou cresol a 2%; além disso, os animais assintomáticos devem ficar em observação.[49]

O probiótico utilizado em um grupo de animais mostrou redução na população de *Salmonella* Typhimurium quando comparado com os animais alimentados com a mesma dieta sem o acréscimo do probiótico.[62]

Prevenção

Uma dieta equilibrada e saudável, além de condições básicas de higiene do animal e higienização das mãos e objetos após manipulação, são atitudes úteis para melhor prevenir as contaminações de animais por *Salmonella* spp.[62]

Os fatores de risco de infecção para os gatos são a ingestão de carne crua ou alimentos processados, o hábito de caçar roedores e pássaros, e a exposição à répteis e ambientes contaminados com fezes de animais portadores.[54,57]

Estudos realizados no Brasil mostram que cães que têm uma dieta baseada em carne crua apresentam chances 30 vezes maiores de testarem positivo para *Salmonella* em comparação com os que seguem uma dieta convencional com base em rações.[57]

A prática de alimentar cães com carne crua aumenta o risco de transmissão de *Salmonella* para os humanos.[55]

Apesar de existirem casos de *Salmonella* isolada de cães e gatos, uma das maiores preocupações é o crescente número de pessoas que adotam répteis para conviver com humanos e outros animais dentro de casa. A *Salmonella* não apenas é frequentemente isolada em repteis e anfíbios, como em suas possíveis fontes de nutrição, como roedores e insetos. A criação de aves domésticas ou para consumo também representa riscos à saúde, uma vez que esses animais são facilmente infectados por *Salmonella*.[45,63]

Jabutis, iguanas e outros fazem parte do mercado exótico e atuam como reservatório dessa zoonose.[64]

REFERÊNCIAS BIBLIOGRÁFICAS

1. Rincon-Reyes O, Figuerosa J. Prevalencia serológica de *Salmonella* Enteritidis en la población canina del municipio de Tunja, Colombia. Rev. Salud Publica (Bogotá). 2008;10(3):470-6.
2. Bagcigil AF, Ikiz S, Dokuzeylul B, Basaran B. Fecal shedding of *Salmonella* spp. in dogs. J Vet Med Sci. 2007;69(7):775-7.
3. Clements A, Young JC, Constantinou N, Frankel G. Infection strategies of enteric pathogenic *Escherichia coli*. Gut Microbes. 2012;3(2):71-87.
4. Johnson TJ, Logue CM, Johnson JM, Kuskowski MA, Sherwood JS, Barnes HJ *et al.* Associations between multidrug resistance, plasmid content, and virulence potential among extraintestinal pathogenic and commensal *Escherichia coli* from humans and poultry. Foodborne Pathog Dis. 2012;9:37-46.
5. Martinez-Ruzafa I, Kruger JM, Miller R, Swenson CL, Bolin CA, Kaneene JB. Clinical features and risk factors for development of urinary tract infections in cats. J Fel Med Surg. 2012;14(10):729-40.
6. Carvalho VM, Spinolal T, Tavolaril F, Irinoll K, Oliveira RM, Ramos MCC. Infecções do trato urinário (ITU) de cães e gatos: etiologia e resistência aos antimicrobianos. Pesq Vet Bras. 2014;34(1):62-70.
7. Kern ZT, Jacob ME, Gilbertie JM, Vaden SL, Lyle SK. Characteristics of dogs with biofilm forming *Escherichia coli* urinary tract infections. J Vet Intern Med. 2018;32(5):1645-51.
8. Oliveira FS, Paz LN, Mota TM, Oriá AP, Silva MCA, Pinna MH. Perfil de resistência de isolados de *Escherichia coli* a partir de piometra canina. Cienc Anim Bras. 2016;17(4):615-21.

9. Hagman R. Pyometra in small animals. Vet Clin North Am Small Anim Pract. 2018;48(4):639-61.
10. Qian C, Hou J. *Escherichia coli* virulence influences the roles of sex hormone receptors in female dogs with simulated pyometra. Exp Ther Med. 2017;14(4):3013-21.
11. Bower JM, Eto DS, Mulvey MA. Covert operations of uropathogenic *Escherichia coli* within the urinary tract. Traffic. 2005;6(1):18-31.
12. Osugui L, Pestana de Castro AF, Iovine R, Irino K, Carvalho VM. Virulence genotypes, antibiotic resistance and the phylogenetic background of extraintestinal pathogenic *Escherichia coli* isolated from urinary tract infections of dogs and cats in Brazil. Vet Microbiol. 2014;171(1-2):242-7.
13. Morato EP, Leomil L, Beutin L, Krause G, Moura RA, Pestana de Castro AF. Domestic cats constitute a natural reservoir of human enteropathogenic *Escherichia coli* types. Zoonoses Public Health. 2009;56(5):229-37.
14. Moon HW, Whipp SC, Argenzio RA, Levine MM, Giannella RA. Attaching and effacing activities of rabbit and human enteropathogenic *Escherichia coli* in pig and rabbit intestines. Infect Immun. 1983;41(3):1340-51.
15. Jerse AE, Yu J, Tall BD, Kaper JB. A genetic *locus* of enteropathogenic *Escherichia coli* necessary for the production of attaching and effacing lesions on tissue culture cells. Proc Natl Acad Sci. USA. 1990;87(20):7839-43.
16. Puño-Sarmiento J, Medeiros L, Chiconi C, Martins F, Pelayo J, Rocha S *et al.* Detection of diarrheagenic *Escherichia coli* strains isolated from dogs and cats in Brazil. Vet Microbiol. 2013;166(3-4):676-80.
17. Gonzalez GM, Cerqueira AMF. Shiga toxin-producing *Escherichia coli* in the animal reservoir and food in Brazil. J Appl Microbiol. 2020;128(6):1568-82.
18. Bentancor A, Rumi MV, Gentilini MV, Sardoy C, Irino K, Agostini A *et al.* Shiga toxin-producing and attaching and effacing *Escherichia coli* in cats and dogs in a high hemolytic uremic syndrome incidence region in Argentina. FEMS Microbiol Lett. 2007;267(2):251-6.
19. Bentancor A, Rumi MV, Carbonari C, Gerhardt E, Larzabal M, Vilte DA *et al.* Profile of Shiga toxin-producing *Escherichia coli* strains isolated from dogs and cats and genetic relationships with isolates from cattle, meat and humans. Vet Microbiol. 2012;156(3-4):336-42.
20. Kataoka Y, Irie Y, Sawada T, Nakazawa M. A 3-year epidemiological surveillance of *Escherichia coli* O157:H7 in dogs and cats in Japan. J Vet Med Sci. 2010;72(6):791-4.
21. Dubreuil JD, Isaacson RE, Schifferli DM. Animal enterotoxigenic *Escherichia coli.* EcoSal Plus. 2016;7(1):10.
22. Manchester AC, Hill S, Sabatino B, Armentano R, Carroll M, Kessler B *et al.* Association between granulomatous colitis in French Bulldogs and invasive *Escherichia coli* and response to fluoroquinolone antimicrobials. J Vet Intern Med. 2013;27(1):56-61.
23. Marks SL, Rankin SC, Byrne BA, Weese JS. Enteropathogenic bacteria in dogs and cats: diagnosis, epidemiology, treatment, and control. J Vet Intern Med. 2011;25(6):1195-1208.
24. Dogan B, Zhang S, Kalla SE, Dogan EI, Guo C, Ang CR, Simpson KW. Molecular and phenotypic characterization of *Escherichia coli* associated with granulomatous colitis of Boxer Dogs. Antibiotics (Basel). 2020;9(9):540.
25. Simpson KW, Dogan B, Rishniw M, Goldstein RE, Klaessig S, McDonough PL *et al.* Adherent and invasive *Escherichia coli* is associated with granulomatous colitis in boxer dogs. Infect and Immun. 2006;74(8):4778-92.
26. Kaper JB, Nataro JP, Mobley HL. Pathogenic *Escherichia coli.* Nat Rev Microbiol. 2004;2(2):123-40.
27. Croxen MA, Law RJ, Scholz R, Keeney KM, Wlodarska M, Finlay BB. Recent advances in understanding enteric pathogenic *Escherichia coli.* Clin Microbiol Rev. 2013;26(4):822-80.
28. Bartges JW. Diagnosis of urinary tract infections. Vet Clin North Am Small Anim Pract. 2004;34(4):923-33.
29. Tramuta C, Nucera D, Robino P, Salvarani S, Nebbia P. Virulence factors and genetic variability of uropathogenic *Escherichia coli* isolated from dogs and cats in Italy. J Vet Sci. 2011;12(1):49-55.
30. Leimbach A, Hacker J, Dobrindt U. *E. coli* as an all-rounder: the thin line between commensalism and pathogenicity. Curr Top Microbiol Immunol. 2013;358:3-32.
31. Santos ACM, Santos FF, Silva RM, Gomes TAT. Diversity of hybrid-and hetero-pathogenic *Escherichia coli* and their potential implication in more severe diseases. Front Cell Infect Microbiol. 2020;10:339.
32. Olin SJ, Bartges JW. Urinary tract infections: treatment/comparative therapeutics. Vet Clin North Am Small Anim Pract. 2015;45(4):721-46.
33. Vasconcellos AL, Alves MAMK, Alves BMP, Getal FP, Carvalho MB. Risk factors for bacterial cystitis in dogs: Epidemiological study. Medvep – Rev Cient Med Vet – Peq Ani e Ani Est; 2016;14(44):88-92.
34. Weese JS, Blondeau J, Boothe D, Guardabassi LG, Gumley N, Papich M *et al.* International Society for Companion Animal Infectious Diseases (ISCAID) guidelines for the diagnosis and management of bacterial urinary tract infections in dogs and cats. Vet J. 201;247:8-25.
35. Byron JK. Urinary tract infection. Vet Clin North Am Small Anim Pract. 2019;49(2):211-21.
36. Gomes TAT, Hernandes RT. *Escherichia coli* enteropatogênica (EPEC). In: Trabulsi LR, Alterthum F. Microbiologia. 6. ed. São Paulo: Atheneu; 2015. p. 303-9.
37. Wang JY, Wang SS, Yin PZ. Haemolytic-uraemic syndrome caused by a non-O157:H7 *Escherichia coli* strain in experimentally inoculated dogs. J Med Microbiol. 2006;55(Pt1):23-9.
38. Silva RM, Santos ACM. *Escherichia coli* patogênica extraintestinal (ExPEC). In: Trabulsi LR, Alterthum F. Microbiologia. 6. ed. São Paulo: Atheneu; 2015. p. 331-41.
39. Piazza RMF, Abe CM, Horton DSPQ, Miliwebsky E, Chinen I, Vaz TMI *et al.* Detection and subtyping methods of diarrheagenic *Escherichia coli* strains. In: Torres A. Pathogenic *Escherichia coli* in Latin America. Bentham Science Publishers; 2010. p. 95-115.
40. Br-cast. Manual de disco difusão. [Acesso em 10 abr. 2022.] Disponível em: http://brcast.org.br/documentos/.
41. Chang SK, Lo DY, Wei HW, Kuo HC. Antimicrobial resistance of *Escherichia coli* isolates from canine urinary tract infections. J Vet Med Sci. 2015;77(1):59-65.
42. KuKanich K, Lubbers B, Salgado B. Amoxicillin and amoxicillin-clavulanate resistance in urinary *Escherichia coli* antibiograms of cats and dogs from the Midwestern United States. J Vet Intern Med. 2020;34(1):227-31.
43. Mansfield CS, James FE, Craven M, Davies DR, O'Hara AJ, Nicholls PK *et al.* Remission of histiocytic ulcerative colitis in Boxer dogs correlates with eradication of invasive intramucosal *Escherichia coli.* J Vet Intern Med. 2009;23(5):964-69.
44. Gouveia EM, Silva IS, Nakazato G, Onselem VJ, Corrêa RA, Araujo FR *et al.* Action of phosphorylated mannanoligosaccharides on immune and hematological responses and fecal consistency of dogs experimentally infected with enteropathogenic *Escherichia co*li strains. Braz J Microbiol. 2013;44(2):499-504.
45. Caetano F, Pagano M. Prevalência de infecções causadas por *Salmonella* spp. no Brasil no período de 2013 a 2017. J Infect Control. 2019;8(2):56-62.
46. Marietto-Gonçalves GA. Diagnóstico de Salmonella enterica na clínica de aves de estimação. Boletim Técnico ABRAVAS. 2016.
47. Carter ME, Quinn PJ. Salmonella infections in dogs and cats. In: Wray C, Wray A. Salmonella in domestic animals. New York: CABI Publishing; 2000. p. 231-44.
48. Philbey AW, Brown FM, Mather HA, Coia JE, Taylor DJ. Salmonellosis in cats in the United Kingdom: 1995 to 2007. Vet Rec. 2009;164(4):120-2.
49. Philbey AW, Mather HA, Gibbons JF, Thompson H, Taylor DJ, Coia JE. Serovars, bacteriophage types and antimicrobial sensitivities associated with salmonellosis in dogs in the UK (1954–2012). Vet Rec. 2014;174(4):94.
50. Megid J, Assis MZ, Britto CJ, Lara VM. Salmonelose em cães de experimentação. Braz J Vet Res Anim Sci. 2001;38(1):44-45.
51. Ribeiro MG, Fernandes MC, Paes AC, Siqueira AK, Pinto JPAN, Borges AS. Caracterização de sorotipos em linhagens do gênero Salmonella isoladas de diferentes afecções em animais domésticos. Pesquisa Veterinária Brasileira. 2010;30(2):155-60.
52. Maciel BM, Argolo RC, Freitas ES, Kruschewsky FF, Santos BF, Rocha GD *et al.* Ocorrência de sorotipos exóticos de Salmonella encontrados em cães assintomáticos nos distritos do município de Ilhéus/BA, Brasil. Braz J Vet Res Anim Sci. 2004;41(4):247-53.
53. Ohl ME, Miller SI. Salmonella: a model for bacterial pathogenesis. Annu Rev Med. 2001;52:259-74.
54. LeJeune JT, Hancock DD. Public Health concerns associated with feeding raw meat diets to dogs. J Am Vet Assoc. 2001;219(9):1222-25.
55. Stiver SL, Frazier KS, Mauel MJ, Stayer L. Septicemic salmonellosis in two cats fed a raw meat diet. J Am Anim Hosp Assoc. 2003;39(6):538-42.
56. Gizzi ABDR, Oliveira ST, Leutenegger CM, Estrada M, Kozemjakin DA, Stedile R *et al.* Presence of infectious agents and coinfections in diarrheic dogs determined with a real-time polymerase chain reaction-based panel. BMC Vet Res. 2014;10:23.
57. Viegas FM, Ramos CP, Xavier RGC, Lopes EO, Junior CAO, Bagno RM *et al.* Fecal shedding of *Salmonella* spp., *Clostridium perfringens*, and *Clostridioides difficile* in dogs fed raw meat-based diets in Brazil and their owners' motivation. PLoS ONE. 15(4):e0231275.
58. McVey DS, Chengappa MM, Mosier DE, Stone GG, Oberst RD, Sylte MJ *et al.* Immunogenicity of chi4127 phoP-Salmonella enterica serovar Typhimurium in dogs. Vaccine. 2002;20(1112):1618-23.
59. Caldow GL, Graham MM. Abortion in foxhounds and an ewe flock associated with Salmonella montevideo infection. Vet Rec. 1998;142(6):138-9.
60. Oliveira RP, Silva DMS, Ferreira MNS, Moura CMC, Dias RFF, Silva MGV *et al.* Canine cystitis caused by salmonella enterica subsp. Enterica. Acta Scientiae Veterinariae; 2019;47:366.
61. Rall VLM, Rall R, Aragon LC, Silva MG. Avaliação de três caldos de enriquecimento e cinco meios de cultura para detecção de *Salmonella* em carcaças de frango. Braz J Microbiol. 2005;36(2):147-50.
62. O'Mahony D, Murphy KB, MacSharry J, Boileau T, Sunvold G, Reinhart G *et al.* Portrait of a canine probiotic *Bifidobacterium* from gut to gut. Vet Microbiol. 2009;139(1-2):106-12.
63. Reaser JK, Clark Jr EE, Meyers NM. All creatures great and minute: a public policy primer for companion animal zoonosis. Zoonoses Public Health. 2008;55(8-10):385-401.
64. Day MJ. Pet-Related infections. Am Fam Physician. 2016;94(10):794-802.

104 *Staphylococcus* sp. e *Streptococcus* sp.

Patrícia da Silva Nascente

INTRODUÇÃO

Os cocos gram-positivos aeróbios, ou facultativamente anaeróbios, representam cerca de 30% dos microrganismos isolados na rotina bacteriológica. Nessa identificação, maior atenção recebem *Streptococcus* spp. e *Staphylococcus* spp. como agentes causadores de doenças infecciosas. Rotineiramente, utiliza-se o teste da catalase para diferenciar os *Staphylococci* spp. (catalase-positivos) dos *Streptococci* spp. (catalase-negativos).

A catalase é um mecanismo de defesa para a bactéria contra células fagocitárias, porém não é um fator essencial para a sobrevivência do *Staphylococcus* spp. Atualmente, fazem parte do grupo dos cocos gram-positivos catalase-negativos os seguintes gêneros: *Abiotrophia, Aerococcus, Dolosicoccus, Dolosigranulum, Enterococcus, Lactococcus, Facklamia, Gemella, Globicatella, Granulicatella, Helcococcus, Ignavigranum, Lactococus, Leuconostoc, Pediococcus, Streptococcus, Tetragenococcus* e *Vagococcus*; entretanto, os gêneros *Streptococcus* spp. e *Enterococcus* spp. são encontrados com maior frequência causando infecções em animais. Outros gêneros como *Helcococcus* e *Tetragenococcus* ainda não foram descritos em animais.[1]

EPIDEMIOLOGIA

Staphylococcus sp.

As espécies do gênero *Staphylococcus* estão amplamente distribuídas pelo mundo como comensais na pele de animais e de humanos. Em animais, seu principal *habitat* são pele e mucosas de aves e mamíferos.[2-5] Esse gênero está classificado em 36 espécies (nove das quais apresentam subespécies) baseadas em diferenças genotípicas e características sobre *habitat* ou processos patogênicos. Todas as espécies de *Staphylococcus* isoladas da microbiota animal são potencialmente patogênicas. No mínimo 30 são comensais de pele e mucosas, e também podem provocar infecções piogênicas. Espécies desse gênero adaptadas a um hospedeiro podem colonizar outra espécie de hospedeiro quando o contato entre ambos é frequente, ou se houver infecção.[3]

Tanto a espécie *Staphylococcus aureus* quanto a *Staphylococcus* coagulase-negativa (CNS) têm humanos e animais como reservatório: nos seres humanos, a cavidade nasal é o principal *habitat*; nos animais, o pelo que forma a primeira linha de defesa física para proteger o contato entre patógenos e a pele pode albergar bactérias e, principalmente, estafilococos.[6,7] Espécies de *Staphylococcus* podem ser prontamente isoladas do ambiente (fômites, solo, ar, água) associados a animais ou a uma variedade de produtos de origem animal.[3] Embora todos os animais de sangue quente possam ser acometidos clinicamente por estafilococos, principalmente coagulase-positivos, a prevalência dessas interações varia entre espécies de hospedeiros.[8]

Das espécies de estafilococos, têm importância veterinária: *S. aureus, S. intermedius* (*S. pseudointermedius*), *S. epidermitis, S. hyicus* e *S. schleiferi*. *S. aureus* é um agente piogênico em humanos e em diversas espécies animais. *S. pseudointermedius* é a mais nova espécie identificada e frequente bactéria piogênica em cães, mas sem toxina esfoliativa ou toxina similar. É uma bactéria bastante encontrada em pele, nariz e trato intestinal de 50% ou mais dos cães saudáveis e em porcentagem mais baixa de gatos sadios. Pode estar presente na cavidade nasal de mais de 4% dos proprietários de cães. Normalmente, não causa problemas, mas é um patógeno oportunista. A infecção mais comum causada por essa espécie é a otite; entretanto, infecções menos comuns em outras localizações podem ocorrer de modo grave. A espécie está fortemente relacionada com *S. intermedius*, que faz parte da microbiota normal de pele e gengiva de cães e gatos; hoje é tida como um patógeno zoonótico, porém apenas como complicação de feridas por mordeduras. É considerada a espécie de *Staphylococcus* mais importante em cães e gatos.[9-14] Isolados de *S. aureus* estiveram presentes em seres humanos e seus cães. Do mesmo modo, isolados de humanos e felinos já foram obtidos em uma família com concomitante colonização.[15] *S. epidermidis* é encontrado universalmente na pele e em algumas mucosas, mas raramente é patogênico. Algumas vezes já foi observado no trato respiratório superior. *S. hyicus*, encontrado em diversas espécies, já foi citado em casos de mastite. *S. schleiferi* está associado à otite externa em cães.[8,16]

Streptococcus sp.

Os estreptococos têm distribuição mundial. Muitas espécies vivem como comensais na mucosa do trato respiratório anterior, trato digestivo e no trato urogenital inferior de animais e, por conseguinte, muitas infecções estreptocócicas são oportunistas. Com exceção do *S. equi*, os demais estreptococos podem ser transportados por indivíduos sadios e, assim, infecções podem ser primárias ou secundárias nos animais, como em pneumonia estreptocócica após infecção viral. Algumas espécies apresentam como principal reservatório o ser humano e, devido à estreita ligação de cães e gatos com seus proprietários, hoje é citada a colonização da região orofaríngea desses animais por esses microrganismos.[3]

S. pneumoniae é um habitante normal das vias respiratórias anteriores e, de modo geral, a infecção se instala quando as defesas do organismo diminuem por alguma razão. As infecções endógenas ou secundárias podem estar relacionadas com o estresse. Comumente infecções neonatais originam-se da mãe infectada.[2,7,8,17] O trato gastrintestinal parece ser o reservatório primário do *S. agalactiae* e o trato geniturinário, o secundário. *S. canis*, um patógeno importante em cães, está associado a septicemia neonatal, muitas condições supurativas e, recentemente, síndrome do choque tóxico.[8,18]

A importância dos estreptococos oriundos de animais para a saúde pública é limitada. Aparentemente, os estreptococos que provocam doenças em cães (*S. canis*) diferem daqueles que acometem pacientes humanos.[8]

ETIOLOGIA | TAXONOMIA, MORFOLOGIA, VIRULÊNCIA

Staphylococcus sp.

O gênero *Staphylococcus* recebe a classificação científica no reino Monera, filo Firmicutes, classe Bacilli, ordem Bacillales, família Staphylococcaceae. Os estafilococos, classificados no gênero *Staphylococcus* spp. são bactérias em forma de cocos gram-positivos, que apresentam arranjo em forma de cachos de uva. Os membros desse gênero são anaeróbios facultativos, imóveis, catalase-positivos, oxidase-negativos e não formam esporos nem flagelos. Os estafilococos têm de 0,5 a 1,5 μm de diâmetro com capsula variável. A espécie mais importante é o *Staphylococcus aureus*, assim denominado por causa da pigmentação amarelada das colônias.[2-4,8,17,19]

A identificação da espécie de estafilococos baseia-se em uma variedade de características fenotípicas convencionais. As espécies mais importantes do ponto de vista clínico podem ser identificadas por algumas provas específicas, como pigmentação da colônia, estafilocoagulase, "fator *clumping*" ou "fator de agregação", prova da desoxirribonuclease, resistência à novobiocina, fermentação do manitol, entre outras. Uma característica relevante para identificação e classificação das espécies de *Staphylococcus* é a reação de coagulase, que está relacionada com a sua patogenicidade. Os estafilococos coagulase-positivos, *S. aureus* e *S. intermedius, S. pseudintermedius*, e o coagulase-variável *S. hycus* são importantes patógenos de animais domésticos. Os estafilococos coagulase-negativos são pouco virulentos, mas ocasionalmente alguns podem causar doenças em humanos e animais.[2] A habilidade de coagular o plasma continua sendo o critério mais aceito e utilizado para identificar estafilococos patogênicos associados a infecções agudas.

Streptococcus sp.

Mudanças na taxonomia e nomenclatura do gênero *Streptococcus* e gêneros relacionados vêm ocorrendo com frequência nas últimas décadas. Essas mudanças são o resultado principalmente da aplicação dos métodos de identificação, incluindo tanto os testes fisiológicos tradicionais quanto os métodos moleculares.[20-22] As mudanças na nomenclatura levaram à criação do termo "cocos gram-positivos catalase-negativos" para o grupo, pois dessa maneira nenhum gênero é excluído.[23]

Tem-se reconhecido que o gênero *Streptococcus* inclui pelo menos 50 espécies, que por sua vez abrangem muitos patógenos para humanos e animais domésticos, mesmo depois das alterações promovidas na década de 1980, quando o gênero *Streptococcus* foi desdobrado em outros três, nomeadamente *Enterococcus, Lactococcus* e *Streptococcus*.[24]

O gênero *Streptococcus* recebe a classificação científica no reino Monera, filo Firmicutes, classe Bacilli, ordem Lactobacillales, família Streptococcaceae. Os membros do gênero *Streptococcus* sp. são bactérias classificadas como cocos gram-positivos, imóveis, com arranjo em forma de cadeia (estreptococo), com reação catalase-negativa e anaeróbias facultativas. Medem cerca de 1 μm e alguns exemplares podem apresentar fímbrias. Contemplam um grupo complexo, provavelmente responsável por uma variedade maior de doenças que qualquer outro grupo de bactérias. Em animais, infectam muitas espécies, causando infecções supurativas como mastite, metrite, poliartrite, pneumonia e meningite. O principal patógeno do gênero é *S. pyogenes*, contudo outra espécie de grande importância é o *S. pneumoniae* que, diferentemente, cresce aos pares (diplococos) em vez de em cadeias.[2,8,17,19]

Existem vários sistemas de classificação para os estreptococos com base nas características da colônia, composição antigênica e provas bioquímicas. Os estreptococos com relevância clínica são homofermentadores, sendo o ácido láctico o produto final da fermentação da glicose. Podem produzir hemolisinas, e os tipos de reação hemolítica em meio sólido contendo 5% de sangue de carneiro, descritos a seguir, têm sido utilizados para classificação de estreptococos. E assim, conforme diferenças antigênicas, o grupo estreptococos se divide de acordo com sua atuação em eritrócitos em meio de cultivo: beta-hemolítico é o *Streptococcus* sp. caracterizado por causar completa lise dos eritrócitos do meio de cultivo, formando um halo ao redor da colônia bacteriana; alfa-hemolíticos são *Streptococci* sp. que formam uma zona de coloração esverdeada ao redor da colônia, caracterizando hemólise parcial; e outras espécies do gênero podem não ser hemolíticas (delta-hemolítica). Espécies beta-hemolíticas tendem a ser mais patogênicas e se dividem em A, B, C, E, G, L e M. O grupo D é, em geral, alfa-hemolítico ou não hemolítico e ainda podem-se encontrar nesse grupo espécies de *Enterococcus*.[3]

Os fatores de virulência presentes nas diversas espécies de *Streptococcus* incluem proteínas de superfície, polissacarídios capsulares, exotoxinas, enzimas (hemolisina, fibrinolisina etc.) e o fator CAMP (Christie-Atkins-Munch-Petersen).[17,25] Os estreptococos patogênicos produzem várias substâncias extracelulares que contribuem para a sua patogenicidade.[19] A identificação de alguns desses fatores, como o CAMP é usada como um dos critérios decisivos na identificação das espécies do gênero.[26]

FISIOPATOGENIA

Staphylococcus sp.

Staphylococcus sp. não é inerentemente invasivo e pode colonizar epitélio intacto de animais saudáveis sem causar doença. A doença surgirá quando houver desequilíbrio local ou sistêmico no hospedeiro.[3] Assim, as infecções podem ser provocadas por bactérias do próprio animal (infecções endógenas), forma que ocorre na maioria das vezes em animais, ou por amostras adquiridas de outros doentes ou portadores sadios (infecção exógena). A transmissão se dá de modo direto ou indireto.[3,5] Dentre as doenças estafilocócicas obtidas na forma endógena destacam-se piodermatite, otite externa, infecções do trato urinário e feridas. A sobrevivência prolongada de estafilococos no ambiente permite sua transmissão indireta.[8]

O conhecimento da patogênese de uma infecção estafilocócica é limitado, pois a patogenicidade do gênero *Staphylococcus* se apresenta de várias maneiras e os principais fatores de virulência são os componentes da superfície celular e toxinas.[3,17,19] Alguns exemplares do *S. aureus*, por exemplo, têm cápsula polissacarídica, cuja função é proteger a bactéria contra a fagocitose e, de acordo com a variabilidade antigênica dos polissacarídios, é possível classificar as amostras em sorotipos. O peptidioglicano e os ácidos teicoicos, que integram a parede celular da bactéria, contribuem para a sua patogenicidade, ativando a via alternativa do complemento e estimulando a produção de citocinas, assemelhando-se ao lipopolissacarídio (LPS) das bactérias gram-negativas. A proteína A é uma das proteínas de superfície de *S. aureus* encontrada na maioria das amostras. Sua maior parte se encontra na parede bacteriana, ligada ao peptidioglicano e tem como principal função ligar-se à porção Fc das IgG, impedindo que estes anticorpos interajam com as células fagocitárias. Algumas espécies de *Staphylococcus* apresentam outras proteínas também ancoradas no peptidioglicano e que funcionam como adesinas que promovem a colonização de tecidos.[17]

S. aureus produz muitas toxinas que contribuem para sua capacidade de invasão e dano aos tecidos.[19] Elas atuam por meio de diferentes mecanismos, como citotoxinas, superantígenos ou degradação das moléculas de adesão celular.[17] Dentre as enzimas extracelulares, destaca-se a coagulase, característica do *S. aureus*, cujo efeito é coagular o plasma.[27,28] A coagulação decorre da transformação da protrombina em trombina que, por sua vez, ativa a formação de fibrina a partir de fibrinogênio. Anteriormente, reação coagulase-positiva classificava o agente sempre como *S. aureus,* contudo *S. intermedius ou pseudointermedius,* uma espécie distinta do patógeno humano *S. aureus,* é observada em animais e também mostra reação coagulase-positiva, sendo assim também classificada. *S. hyicus* apresenta a reação coagulase-variável.[17]

Essas espécies coagulase-positivas produzem grande quantidade de proteínas extracelulares associadas às células do hospedeiro. Essas proteínas são importantes para colonização e crescimento dos estafilococos em vários tecidos. A presença desses organismos na superfície, bem como de seus produtos extracelulares, demonstra como o patógeno estabelece infecção. Muitas toxinas citolíticas, frequentemente chamadas "hemolisinas" – enzimas tais como proteases, lipases, hialuronidase – agem associadas para criar lesão tecidual, fornecendo nutrientes de baixo peso molecular que podem ser assimilados e utilizados para seu rápido crescimento. A doença resulta de um fenômeno complexo entre as várias proteínas de superfície envolvidas na colonização celular, a matriz extracelular, enzimas e toxinas.[19]

Quanto aos estafilococos coagulase-negativos, como *S. epidermidis,* ainda que não produzam esse fator, estão também associados a uma série de outras infecções em humanos e animais. Outras enzimas são catalase, DNAse, hialuronidase, lipase, proteases e estafiloquinase ou fibrinolisina.[17]

Ao contrário das espécies coagulase-positivas (CPS), o *S. epidermidis* não tem um grande arsenal de enzimas e toxinas, e assim o curso de suas infecções tende a ser subagudo ou crônico, porém tem grande capacidade de formar biofilmes em superfícies de polímeros. Até pouco tempo, CNS eram considerados apenas como contaminantes e tinham pouca importância clínica, mas hoje vêm sendo reconhecidos como importantes agentes patogênicos, e a maioria das infecções é adquirida de modo nosocomial em hospedeiros imunocomprometidos.[17]

Por todos esses fatores citados, os quadros infecciosos podem surgir de duas maneiras: diretamente ligados à presença do microrganismo ou pela manifestação de intoxicação, podendo as bactérias estar presentes ou não. As infecções podem ser superficiais ou profundas. As superficiais afetam pele e tecido subcutâneo e geralmente decorrem da invasão direta dos tecidos por *Staphylococcus* sp. existentes na pele ou na mucosa. As infecções profundas podem ser por aspiração da bactéria levando a um quadro de pneumonia, ou se originar de focos de infecção superficial. O sucesso da infecção depende de sua capacidade de burlar as defesas do organismo.[17] Como os estafilococos são bactérias piogênicas, quase sempre causam lesões supurativas. Pequenos traumas ou imunossupressão podem predispor ao desenvolvimento de infecções.[2]

Streptococcus sp.

Os estreptococos são transmitidos por inalação ou ingestão, sexualmente, congenitamente ou indiretamente por intermédio das mãos ou de fômites.[8] Os estreptococos piogênicos estão associados à formação de abscessos, de outras condições supurativas e de septicemias. Os estreptococos beta-hemolíticos costumam ser mais patogênicos que aqueles produtores de alfa-hemólise. Não havendo qualquer fator antifagocitário, essas bactérias são rapidamente destruídas pelos fagócitos.[2]

Entre as substâncias extracelulares estão os produtos que destroem as células fagocíticas, essenciais para as defesas do organismo. As enzimas produzidas por algumas espécies disseminam as lesões por meio da digestão do tecido conjuntivo do hospedeiro, podendo resultar em extensa destruição tecidual.[17]

A cápsula é um polímero de alto peso molecular que protege a bactéria da fagocitose e é considerado o principal fator de virulência do *S. pneumoniae,* assim como da maioria dos *S. pyogenes* e alguns *S. equi.* Essa cápsula é constituída de ácido hialurônico, quimicamente idêntico ao existente no organismo humano. Atribui-se a esse fato a sua não imunogenicidade. Tem-se demonstrado que os estreptococos capsulados dificilmente são fagocitados e os não capsulados, além de facilmente fagocitados, são também destruídos pelos fagócitos.[2,17]

Proteína M é uma proteína fibrilar com forma de dupla-hélice que se encontra ancorada no peptidioglicano da parede celular bacteriana e se estende até a superfície da célula, projetando-se para fora da cápsula. Por sua variabilidade antigênica o *S. pyogenes* é classificado em sorotipos. Existe também a proteína F, responsável pela adesão às mucosas e considerada uma das suas principais adesinas. Além dessas, outras enzimas também são responsáveis pela patogenicidade dos estreptococos: dentre elas, peptidase de C5, proteína inibidora de complemento, estreptoquinase, desoxirribonuclease, hialuronidase e estreptolisinas. Estreptolisinas são duas hemolisinas produzidas pelo *S. pyogenes,* tanto na presença como na ausência de oxigênio. Aparentemente, não é imunogênica. Exotoxinas pirogênicas se comportam como superantígenos, que induzem produção de interleucinas, fator de necrose tumoral, linfócitos e macrófagos.[17]

MANIFESTAÇÕES CLÍNICAS

Infecções por estafilococos podem acontecer em todas as espécies de sangue quente e em todos os sistemas orgânicos, como SIG (*S. pseudointermedius group*), o principal agente piogênico em cães, que pode causar infecções respiratórias, genitais, hemolinfáticas, ósseas e articulares, feridas, infecções de pálpebra e conjuntiva.[8]

Os principais grupos de doenças estreptocócicas em pequenos animais são os seguintes:

- Infecções do trato respiratório superior com linfadenite, particularmente em gatos e jovens
- Infecções respiratórias e septicêmicas neonatais e em filhotes de cães
- Pneumonias e complicações secundárias
- Infecções piogênicas não relacionadas com o trato respiratório: infecções do trato geniturinário.[8]

Sistema respiratório

Streptococcus *sp.*

A pneumonia estreptocócica é uma pneumonia hemorrágica necrosante aguda em cães caracterizada por morte súbita, sem sintomas anteriores. Relata-se baixa frequência em cães, entretanto a infecção concomitante com o vírus da cinomose pode ter relevância para o desenvolvimento da síndrome. *S. zooepidemicus* é considerado um importante agente etiológico nesses casos.[29]

A pneumonia é especialmente proeminente nos cães com bronquiopatias, nos quais o processo degenerativo crônico resulta de diminuição na depuração mucociliar. Dentre outros, o *Streptococcus* sp. é um dos isolados mais comuns. A aspiração de alimento, conteúdo gástrico ou material estranho por cães com doenças que causam vômitos crônicos, megaesôfago, paralisia laríngea ou disfunção faríngea também predispõe à pneumonia bacteriana. Deve-se suspeitar de pneumonia sempre que o animal apresentar tosse e febre. Outros sinais são letargia, anorexia, dispneia, intolerância a exercícios e descarga nasal mucopurulenta.[30]

Criações de gatos apresentam, ocasionalmente, linfadenite cervical provocada por *S. zooepidemicus.* Septicemias e infecções do trato respiratório em neonatos muitas vezes são indícios de infecção do trato genital materno.[8] A associação dessa espécie a *S. equii* já foi relatada em caso de infecção respiratória em canino.[31]

Sistema cardiocirculatório

Endocardite bacteriana é uma doença incomum em cães, sendo a bacteriemia um pré-requisito para essa enfermidade, que pode ter início em infecções prostáticas ou do trato urinário, piodermites, pneumonias e infecções dentárias causadas pelas bactérias *Staphylococcus* sp. e *Streptococcus* sp., dentre outras. No entanto, raramente se determina o local real da origem da infecção. Ocorre com mais frequência em cães com lesão cardíaca, danos valvares ou fluxo sanguíneo anormal preexistente. Como fator predisponente também estão terapia imunossupressiva, uso de cateter intravenoso, procedimento cirúrgico e doença sistêmica intercorrente.[8,30]

Os cães afetados podem apresentar febre, murmúrio cardíaco, taquipneia, mialgia ou claudicação de perna alternadamente, dor pouco localizada, infecção do trato urinário ou evidência de embolia.[18] Achados radiográficos são inespecíficos e podem incluir cardiomegalia, insuficiência cardíaca congestiva ou pneumonia. Os achados eletrocardiográficos podem abranger arritmias ventriculares ou supraventriculares, padrões de aumento atrial ou ventricular e bloqueio atrioventricular (AV) ou bloqueio de ramo de feixe. As anormalidades laboratoriais são hipoproteinemia, níveis elevados de fosfatase alcalina sérica e enzimas hepáticas, azotemia, piúria, bacteriúria e hematúria. A contagem de células sanguíneas completa geralmente fica anormal, com leucocitose com desvio à esquerda, anemia e/ou monocitose. Culturas sanguíneas são necessárias para confirmar o diagnóstico e determinar a terapia antimicrobiana. Devem-se obter três amostras sanguíneas para cultivo, com intervalo de 1 hora entre elas. O isolamento do microrganismo é observado em 60 a 85% dos casos. Insuficiência valvar é outra enfermidade que pode ser causada pelos gêneros *Streptococcus* spp. e *Staphylococcus* spp., em consequência de miocardiopatia, principalmente em felinos.[31]

Sistema cutâneo

Muitas doenças bacterianas comuns de pele, especialmente em cães jovens, estão associadas a CPS, especialmente *S. intermedius*. Em neonatos, são importantes a dermatite úmida aguda, o impetigo e a dermatite pustular superficial dos filhotes de gatos. Em cães, podem-se observar foliculite superficial e acne canina. Os filhotes de cães podem desenvolver furunculose, pododermatite ou celulite com complicações bacterianas da demodicose. Em todos esses casos já foi reconhecida a presença do *S. intermedius*.[15]

O termo piodermite canina engloba muitos quadros clínicos, todos eles com inflamação cutânea piogênica mais ou menos intensa associada à infecção bacteriana. *S. aureus* foi, durante muito tempo, considerado o principal patógeno bacteriano implicado. Hoje, porém, se observa que, na maioria das circunstâncias, quando bactérias gram-negativas como *Proteus* sp., *Pseudomomas* sp. ou *Escherichia coli* são cultivadas a partir de piodermite canina, elas crescem com *S. intermedius* de lesões expostas. A infecção por *S. intermedius* propicia a proliferação de agentes bacterianos invasores secundários gram-negativos.[29] *S. intermedius* também é muito observado em associação a demodicose, sendo normalmente seu invasor secundário.[13] Sua contribuição e a intensidade da supuração são variáveis. Nas formas crônica e recorrente acredita-se haver participação de hipersensibilidade mediada por células e de complexos imunes. Aspectos relacionados com o hospedeiro podem desempenhar função importante.[8]

Impetigo é uma doença bacteriana invariavelmente causada por *Staphylococcus* coagulase-positivo. Acomete cães jovens e não é contagioso. Muitos casos não têm causa aparente.[32] A hipersensibilidade a antígenos estafilocócicos pode promover a penetração desses antígenos devido à alteração da permeabilidade das barreiras epidérmicas. Quando examinados os fatores de virulência, comparando-se o *S. intermedius* isolado de cães sadios com aquele proveniente de cães com piodermite, não houve claras diferenças no seu perfil. Assim, com base no conhecimento atual, o hospedeiro, mais que os fatores de virulência, parece ser mais importante para a determinação do resultado dos casos de piodermite canina.[18]

Otite externa é uma infecção no meato acústico externo que pode acometer cães e gatos. Dentre as causas, os agentes infecciosos se destacam e as bactérias mais envolvidas no problema são *S. aureus*, *S. intermedius*, *Streptococcus* spp., dentre outras menos frequentes.[29,32-36] Estreptococos e estafilococos fazem parte da microbiota do meato acústico externo de cães e gatos. São necessários fatores predisponentes para que a enfermidade se desenvolva, como orelhas pendulares, presença de parasitos, umidade e pelos no meato acústico.[29,36]

Sistema reprodutor e sistema urinário

Vaginite é uma inflamação da mucosa vaginal e/ou vestibular mais frequente em cadelas que em gatas. Normalmente, há uma causa subjacente que predispõe ao superdesenvolvimento dos microrganismos da microbiota local. São várias as causas que podem estar envolvidas, dentre elas, corpos estranhos vaginais, dermatite perineal, sobressalência da prega cutânea vulvar ou malformação cutânea. Infecção no trato urinário também pode ser causa ou resultado de uma vaginite. Os microrganismos aeróbios passíveis de envolvimento são *Staphylococcus* sp. e *Streptococcus* sp., dentre outros que podem ser encontrados na microbiota normal.[30]

Urolitíase provocada por fosfato (estruvita, apatita) de cães quase sempre está associada a infecções por *S. intermedius*. Os estreptococos são responsáveis por cerca de 10% das infecções do trato urinário em cães.[8]

No animal sadio a bexiga é ambiente estéril. A causa usual de cistite é a ascensão de bactérias pela uretra. A cistite bacteriana é mais comum em cães que em gatos, e mais em fêmeas que em machos. Dentre as bactérias mais isoladas estão estreptococos e *S. aureus*. Os sintomas da enfermidade sistêmica em geral não são evidentes, a menos que o refluxo desde a bexiga até os ureteres resulte em pielonefrite. A bexiga mostra-se espessada e dolorida ao exame físico.[29]

Sistema nervoso

A hidrocefalia associada à meningoencefalite foi reconhecida em cães jovens tendo como agente etiológico, dentre outros, *S. aureus*. Também já foi citado *Streptococcus* sp. como agente causador de hidrocefalia em filhote de cão. Os cães e gatos com hidrocefalia apresentam comportamento clínico variável, alguns com sintomas mínimos e outros com disfunção neurológica acentuada relacionada com o prosencéfalo. Os sintomas tipicamente observados são andar compulsivo, batidas com a cabeça, alterações de atitude, cegueira e convulsões. Nos indivíduos menos acometidos, podem predominar os sintomas subclínicos, como alterações de comportamento. Também podem ocorrer deformações na estrutura cranial, incluindo calota craniana em forma de cúpula.[13]

Streptococcus zooepidemicus já foi demonstrado como o agente etiológico de infecção fatal em dois gatos adultos, abrigados em instalações separadas de um gatil. Os gatos tiveram início agudo da doença como doença respiratória, e foram a óbito em menos de 24 horas. O exame *post mortem* revelou rinite e meningite e o agente foi encontrado na cavidade nasal e no cérebro.[35,37]

DIAGNÓSTICO LABORATORIAL | DIRETO E INDIRETO

O diagnóstico das infecções estafilocócicas e estreptocócicas é feito pelo exame bacterioscópico de esfregaços do material suspeito e corados pelo método de Gram, e ainda pelo isolamento e identificação do microrganismo.

Se a suspeita for de pneumonia bacteriana, deve-se fazer uma lavagem traqueal ou broncoalveolar para coleta de material. Em infecções superficiais, a coleta deve ser por raspado cutâneo. Lesões fechadas devem ser aspiradas com seringas estéreis. *Swabs* devem ser mantidos em meio de transporte.[8]

Staphylococcus sp.

Ao exame microscópico direto das amostras de secreções purulentas, as células bacterianas podem ser observadas formando arranjos em cachos ou isoladamente. O mesmo material deve ser semeado para isolamento em ágar-sangue e incubado aerobicamente a 36°C por 24 a 48 horas, quando se nota formação de colônias relativamente grandes e se verifica o grau de hemólise. Ágar-sangue seletivo, contendo ácido nalidíxico e colistina, é usado para inibir o gênero *Proteus* sp. e outros contaminantes gram-negativos.[2,17]

Ao exame microscópico da colônia observam-se cocos agrupados em forma de cachos de uva. Vários meios seletivo-indicadores, entre os quais manitol salgado, podem ser utilizados. A catalase é um teste usado posteriormente ao isolamento para detectar a enzima citocromo-oxidase, presente nesse gênero. A diferenciação entre *S. aureus* e as demais espécies do gênero se faz pelo teste da coagulase livre, detecção do fator *cumpling* e outras diversas provas bioquímicas. Entretanto, no dia a dia do diagnóstico bacteriológico, a diferenciação entre *S. aureus* e demais espécies tem sido obtida, na maioria das vezes, por meio de um único teste: a produção de coagulase, o fator de aglutinação.[2,17,37]

Em bacteriologia veterinária, essa situação deve ser considerada mais complexa, pois desde a década de 1970 *S. intermedius* e *S. hyicus* são descritos com características que, até então, eram consideradas típicas de *S. aureus*. Desde então, novas (sub)espécies com características semelhantes foram descritas e extensos testes fenotípicos e métodos moleculares de identificação são necessários para identificar essas cepas de maneira adequada.[15]

A identificação molecular já foi aplicada e mostrou um grupo de quatro estirpes com padrões eletroforéticos semelhantes entre si, mas diferentes dos outros estafilococos.[10,15] A diferenciação entre *S. pseudintermedius* e outros membros do grupo coagulase-positivo (conhecidos por SIG – *S. pseudintermedius group*) pode ser desafiadora. Diferenciação entre *S. pseudintermedius* e *S. aureus* também precisa de atenção, já que ambas as espécies são coagulase e DNAse-positivas e, muitas vezes, têm aparência semelhante em ágar-sangue. Uma rápida e simples reação em cadeia da polimerase com restrição de polimorfismo de comprimento de fragmentos (PCR-RFLP) como método de identificação de *S. pseudintermedius* foi publicada recentemente.[10,14,15]

Na prática, os testes sorológicos têm pouco valor. Técnicas de tipagem molecular têm sido utilizadas para documentar a disseminação de *S. aureus* e outros coagulase-positivos produtores de enfermidades. A eletroforese de campo pulsado (PFGE) e a tipagem por sequenciamento de múltiplos *loci* (MLST) são altamente discriminantes.[36]

Streptococcus sp.

Os estreptococos são altamente suscetíveis à dessecação, e os espécimes devem ser cultivados de imediato, levando-os à estufa a 36°C por 24 a 48 horas. Pus ou exsudatos coletados em *swabs* devem ser colocados em meio de transporte se não forem processados imediatamente. O isolamento do *Streptococcus* sp. é facilmente obtido em placas contendo ágar-sangue em microaerofilia, em que a bactéria forma pequenas colônias, e quando se pode avaliar o grau de hemólise. Em exame microscópico direto corado com a técnica de Gram podem ser demonstrados no esfregaço células em forma de cocos, isolados ou em cadeia.[2]

Vários *kits* comerciais estão disponíveis para a rápida detecção de antígenos estreptocócicos do grupo A em amostras provenientes de *swabs*. Eles utilizam métodos enzimáticos ou químicos para extrair o antígeno do *swab* e se emprega o teste de aglutinação para demonstrar a presença do antígeno. Exibem sensibilidade de 60 a 90%, dependendo da prevalência da doença, e especificidade de 98 a 99% em comparação com os métodos de semeadura em meios de cultivo. Também é possível determinar elevação dos títulos de anticorpos contra muitos antígenos estreptocócicos do grupo A.[38]

TRATAMENTO

Os antimicrobianos de amplo espectro são aqueles que controlam microrganismos gram-negativos, gram-positivos, e possivelmente outros, como riquétsias e protozoários. Agentes de amplo espectro incluem cloranfenicol, tetraciclina, cefalosporinas e algumas penicilinas, como ampicilina e amoxicilina. Os agentes de baixo espectro estreito podem ser divididos naqueles que controlam predominantemente microrganismos gram-positivos, como as penicilinas mais antigas (p. ex., penicilina G), os macrolídios (p. ex., eritromicina) e as lincosamidas.[39]

O tratamento das infecções deve ser de acordo com a enfermidade. Todas as enfermidades exigem um tratamento de suporte (como hidratação, em infecções sistêmicas) ou de doenças de base (p. ex., tratamento da demodicose em infecções superficiais concomitantes); entretanto, no que se refere especificamente aos microrganismos, deve-se utilizar antibioticoterapia. A escolha do antimicrobiano deve partir de resultados do antibiograma, realizado sempre que possível após o isolamento bacteriano.

Em otite externa, preparações otológicas antibióticas contendo neomicina, polimixina, gentamicina, cloranfenicol são úteis para tratamento das infecções gram-positivas. Para diminuição da inflamação, são úteis associações a corticoide tópico. Aos estados crônicos ficam indicados cultura e testes de sensibilidade.[29]

Em casos de abscessos e empiema, o pus deve ser drenado. Nas formas superficiais de piodermite, podem-se aplicar antissépticos suaves, como hexaclorofeno a 3%. Processos extensos, não acessíveis, devem receber tratamento sistêmico.[8] No tratamento tópico, os pelos que rodeiam as lesões devem ser cortados e as áreas delicadamente lavadas com peróxido de benzoíla ou outro xampu antibacteriano.[14]

Estafilococos são resistentes a penicilina, estreptomicina e tetraciclina. Em geral, os antimicrobianos eficazes são penicilinas resistentes à penicilinase, fluoroquinolonas, cloranfenicol, eritromicina, cefalosporinas de primeira geração, vancomicina, lincomicina e sulfas com trimetoprima. O ácido clavulânico inativa a betalactamase produzida por *S. aureus* e *S. intermedius*.[8]

S. aureus resistente à meticilina (MRSA) raramente é isolado de animais, mas já ocorreu resistência à meticilina em estafilococos oriundos de humanos. Infecções por MRSA em animais são raras e mais associadas à exposição aos hospitais médicos, feridas extensas, hospitalização prolongada e imunossupressão. O risco para a saúde humana parece ser pequeno.[32,40-43]

A casos não complicados de pneumonia estreptocócica recomenda-se tratamento inicial com sulfametoxazol-trimetoprima, amoxicilina-clavulanato e cefalosporinas de primeira geração, enquanto se esperam os resultados de cultura e antibiograma.[19,30] A casos mais graves, recomendam-se enrofloxacino, combinação de cefalosporina-aminoglicosida e cloranfenicol. Deve-se observar melhora em 48 a 72 horas, se o antimicrobiano for apropriado.[19] Cefalosporinas costumam ser efetivas contra estreptococos, embora não sejam medicamentos de escolha para o tratamento sem os resultados da cultura e dos testes de sensibilidade a antibióticos.[29]

Como tratamento sistêmico, penicilina G e ampicilina são eficazes contra a maioria dos estreptococos beta-hemolíticos e *S. viridans*. Cefaosporinas, cloranfenicol e sulfas com trimetoprima são outras alternativas. Endocardite estreptocócica é tratada associando-se penicilina a gentamicina. Sensibilidade por fluoroquinolona é imprevisível.[8]

A terapia para cistite utiliza antibióticos que proporcionem altas concentrações na bexiga, como sulfadiazina-trimetoprima (13 mg/kg) a cada 12 horas e ampicilina (26 mg/kg) a cada 8 horas, recomendados por, no mínimo, 7 dias.[29] Para cistite estafilocócica, as penicilinas mantêm-se eficazes graças a suas concentrações urinárias elevadas.[8]

Quando se escolhe um antibiótico sem o conhecimento de cultura e resultado do antibiograma, o médico-veterinário deve avaliar a coloração de Gram do material infectado apropriado. O conhecimento dessa característica em conjunto com o conhecimento dos microrganismos comuns envolvidos nas infecções naquele local orgânico propicia uma decisão racional sobre agentes antimicrobianos. A escolha entre um fármaco bacteriostático ou bactericida deve ser levada em conta e é importante quando existe uma questão de competência do sistema imunológico do animal. Um fármaco bactericida é notadamente preferível quando o sistema imunológico não é capaz de destruir o microrganismo, como em situações em que se usam medicamentos imunossupressores. Lembrar que agentes bactericidas podem só inibir o crescimento quando usados em doses baixas (Quadro 104.1).[44]

QUADRO 104.1 Dosagem dos antibióticos utilizados para infecções estafilocócicas e estreptocócicas em cães e gatos.

Antibiótico	Dose (cães)	Dose (gatos)
Ampicilina	10 a 50 mg/kg, 6/6 ou 8/8 h	10 a 20 mg/kg, 8/8 ou 12/12 h
Amoxicilina	11 a 22 mg/kg, 8/8 ou 12/12 h	11 a 22 mg/kg, 8/8 ou 12/12 h
Tetraciclina	25 mg/kg, 6/6 ou 8/8 h	4,4 a 11 mg/kg, 8/8 ou 12/12 h
Cefalexina	8 a 30 mg/kg, 6/6 ou 8/8 h	8 a 30 mg/kg, 6/6 ou 8/8 h
Penicilina G	22.000 a 88.000 UI/kg, 12/12 h	22.000 a 88.000 UI/kg, 12/12 h
Eritromicinas	5 a 20 mg/kg, 8/8 h	5 a 20 mg/kg, 8/8 h
Sulfadiazina-trimetoprima (TMP)	5 (TMP)/25 (sulfa)	5 (TMP)/25 (sulfa)
Enrofloxacino	2,5 a 5 mg/kg, 12/12 h	5 a 15 mg/kg, 12/12 h

PREVENÇÃO

Staphylococcus spp. é um gênero bacteriano que sobrevive bem no ambiente, pois é altamente resistente à desinfecção e à dessecação. São bactérias que conseguem se desenvolver bem em ambiente de alta pressão osmótica e com pouca umidade, o que justifica seu desenvolvimento e sobrevivência em secreções nasais e na pele, assim como o pigmento amarelo do *S. aureus* confere proteção contra os efeitos antimicrobianos do sol.[1,3] Ao contrário, *Streptococcus* spp. são bactérias sensíveis à dessecação e sobrevivem somente por curto período fora do hospedeiro.[2]

Os estafilococos são onipresentes e as principais fontes de infecção são lesões e fômites contaminados por essas lesões, vias respiratórias e pele. A propagação da infecção por contato assume maior importância em hospitais. Embora limpeza, higiene e manipulação asséptica das lesões possam controlar a disseminação dos estafilococos a partir de lesões, dispõe-se de poucos métodos para impedir sua ampla disseminação pelos portadores. Aerossóis (p. ex., glicóis) e irradiação ultravioleta do ar têm pouco efeito.[38]

A fonte final dos estreptococos do grupo A é um indivíduo que abrigue esses organismos, que pode estar com infecção clínica ou subclínica ou como portador e disseminando os estreptococos diretamente a outros indivíduos por meio de gotículas ou aerossóis do trato respiratório ou pele. Muitos outros estreptococos são membros da microbiota corporal, e considerados microrganismos oportunistas.[38]

REFERÊNCIAS BIBLIOGRÁFICAS

1. Murray PR, Baron EJ, Jorgensen JH, Pfaller MA, Yolken RH. Manual of clinical microbiology. 8. ed. Washington: American Society for Microbiology; 2003.
2. Quinn PJ, Markey BK, Carter ME, Donnelly WJ, Leonard FC. Microbiologia veterinária e doenças infecciosas. Porto Alegre: Artmed; 2005.
3. Greene CE. Infectious diseases of the dog and cat. Canadá: Elsevier, 2005.
4. Black, JG. Microbiologia: fundamentos e perspectivas. 4. ed. Rio de Janeiro: Guanabara Koogan; 2002.
5. Krogh HV, Kristensen S. A study of skin diseases in dogs and cats. VI. Microflora of the major canine pyodermas. Nord Vet Med. 1981; 33(1):17-22.
6. Wong ACL, Bergdoll MS. Staphylococcal food poisoning. 2. ed. Londres: Elsevier; 2002.
7. Allen, Dagnall GJR. Some observations on the aerobic bacterial flora of the genital tract of the dog and bitch. J Small Anim Pract. 1982; 23(6):325-35.
8. Hirsh, DC, Zee, YC. editor. Microbiologia veterinária. Rio de Janeiro: Guanabara Koogan; 2003.
9. Kempker R, Mangalat D, Kongphet-Tran T, Eaton M. Beware of the pet dog: a case of *Staphylococcus intermedius* infection. Am J Med Sci. 2009; 338(5):425-7.
10. Devriese LA, Hermans K, Baele M, Haesebrouck F. *Staphylococcus pseudintermedius versus Staphylococcus intermedius.* Letter to the Editor. Vet Microbiol. 2009; 133:206-7.
11. Futagawa-Saito K, Makino S, Sunaga F, Kato Y, Sakurai-Komada N, Ba-Thein W, Fukuyasu T. Identification of first exfoliative toxin in Staphylococcus pseudintermedius. FEMS Microbiol Lett. 2009; 301(2):176-80.
12. Sasaki T, Kikuchi K, Tanaka Y, Takahashi N, Kamata S, Hiramatsu K. Reclassification of phenotypically identified *Staphylococcus intermedius* strains. J Clin Microbiol. 2007: 2770-8.
13. Hoskins JD. Pediatria veterinária: cães e gatos do nascimento aos seis meses. Rio de Janeiro: Interlivros; 1997.
14. Bannoehr J, Franco A, Iurescia M, Battisti A, Fitzgerald JR. Molecular diagnostic identification of *Staphylococcus pseudintermedius.* J Clin Microbiol. 2009; 469-71.
15. Devriese LA, Vancanneyt M, Baele M, Vaneechoutte M, De Graef E, Snauwaert C *et al.* Staphylococcus *pseudintermedius* sp. nov. a coagulase-positive species from animals. Internat J Systematic Evolutionary Microbiol. 2005; 55:1569-73.
16. Hanselman BA, Kruth SA, Rousseau J, Weese JS. Coagulase positive staphylococcal colonization of humans and their household pets. Can Vet J. 2009; 50(9):954-8.

17. Trabulsi LR, Alterthum F, editores. Microbiologia. 4 ed. São Paulo: Atheneu; 2004
18. Rietschel ET, Brade H, Holst O, Brade L, Müller-Loennies S, Mamat U *et al.* Bacterial endotoxin: chemical constitution, biological recognition, host response, and immunological detoxification. Curr Top Microbiol Immunol. 1996; 216:39-81.
19. Tortora GJ, Funke BR, Case CL. editores. Microbiologia. 7. ed. São Paulo: ArtMed; 2005.
20. Douglas VL, Fenwick SG, Pfeiffer DU, Williamson NB, Holmes CW. Genomic typing of *Streptococcus uberis* isolates from cases of mastitis, in New Zealand dairy cows, using pulsed-field gel electrophoresis. Vet Microbiol. 2000; 75:27-41.
21. McDonald WL, Fry BN, Deighton MA. Identification of *Streptococcus* spp. causing bovine mastitis by PCRRFLP of 16S-23S ribosomal DNA. Vet Microbiol. 2005; 111:241-6.
22. Oliver SP, Gillespie BE. Molecular methods and mastitis research with particular reference to *Streptococcus uberis*. In: Proceedings of the Symposium on Molecular Methods in Milk Quality, USA: Ithaca. 2004. p. 13-18.
23. Facklam RR. What happened to the streptococci: overview of taxonomic and nomenclature changes. Clin Microbiol. Reviews. 2002; 15:613-30.
24. Fortin M, Messier S, Paré J, Higgins R. 2003. Identification of catalase-negative, non-beta-hemolytic, gram-positive cocci isolated from milk samples. J Clin Microbiol. 2003; 41: 106-9.
25. Innings A., Krabbe M, Ullberg M, Herrmann B. 2005. Identification of 43 *Streptococcus* species by pyrosequencing analysis of the *rnp*B gene. J Clin Microbiol. 2005; 43:5983-91.
26. Kilian M. *Streptococcus* and *Lactobacillus*. In: Collier L., Balows A, Sussman M. Topley and Wilson's microbiology and microbial infections. 9. ed. Londres: Edward Arnold. Vol. 2. p. 634-67.
27. Pereira MA, Pereira JL, Serrano AM, Berdoll MS. Estafilococos: até onde sua importância em alimentos? Rev Higiene Alimentar, São Paulo. 2000; 14(68):32-9.
28. Pereira KS, Pereira JL. Estafilococos coagulase negativa: potenciais patógenos em alimentos. Rev Higiene Alimentar, São Paulo. 2005; 19(129):32-4.
29. Ettinger SJ, Feldman EC. Tratado de medicina interna veterinaria. 5. ed. Rio de Janeiro: Guanabara Koogan; 2004.
30. Goldston RT, Hoskins JD. Geriatria e gerontologia – cão e gato. São Paulo: Roca; 1999.
31. Chalker VJ, Brooks HW, Brownlie J. The association of *Streptococcus equi* subsp. *zooepidemicus* with canine infectious respiratory disease. Vet Microbiol. 2003; 29; 95(1-2):149-56.
32. Abbott Y, Leggett B, Rossney AS, Leonard FC, Markey BK Isolation rates of meticillin-resistant *Staphylococcus aureus* in dogs, cats and horses in Ireland. Vet Rec. 2010; 166(15):451-5.
33. Scott DW, Miller Jr. WH, Griffin CE. Muller, Kirk Dermatologia de pequenos animais. 5 ed. Rio de Janeiro: Interlivros; 1996.
34. Nobre MO, Meireles MCA, Gaspar LF, Pereira D, Schramm R, Schuch LF *et al. Malassezia pachydermatis* e outros agentes infecciosos nas otites externas e dermatites em cães. Ciência Rural. 1998; 28(3):447-52.
35. Britton AP, Davies JL. Rhinitis and meningitis in two shelter cats caused by *Streptococcus equi* subspecies *zooepidemicus*. J Comp Pathol. 2010; 143(1):70-4.
36. Nobre MO, Castro, A.P.; Nascente, P.S. *et al.* Occurrency of *Malassezia pachydermatis* and other infectious agents as cause of external otitis in dogs from Rio Grande do Sul State, Brazil (1996/1997). Braz. J. Microbiol. 2001;32:245-24
37. Barnham M, Cole G, Efstratiou A, Tagg JR, Skjold SA. Characterization of *Streptococcus zooepidemicus* (Lancefield group C) from human and selected animal infections. Epidemiol. Infect. 1987; 98:171-82.
38. Brooks GF, Carrol KC, Butel JS, Morse SA. Microbiologia médica. Colômbia: Quebecor World Bogotá; 2009.
39. Lorenz MD, Cornelius LM, Ferguson DC. Terapêutica clínica em pequenos animais. Rio de Janeiro: Interlivros; 1996.
40. Duquette RA, Nuttall TJ. Methicillin-resistant *Staphylococcus aureus* in dogs and cats: an emerging problem? J Small Anim Pract. 2004 Dec; 45(12):591-7.
41. Tomlin J, Pead MJ, Lloyd DH, Howell S, Hartmann F, Jackson HA, Muir P. Methicillin-resistant *Staphylococcus aureus* infections in 11 dogs. Vet Rec. 1999; 16;144(3):60-4.
42. Faires MC, Traverse M, Tater KC, Pearl DL, Weese JS. Methicillin-resistant and -susceptible *Staphylococcus aureus* infections in dogs. Emerg Infect Dis. 2010; 16(1):69-75.
43. Abbott Y, Leggett B, Rossney AS, Leonard FC, Markey BK Isolation rates of meticillin-resistant *Staphylococcus aureus* in dogs, cats and horses in Ireland. Vet Rec. 2010; 166(15):451-5.
44. Lorenz MD, Cornelius LM, Ferguson DC. Terapêutica clínica em pequenos animais. Rio de Janeiro: Interlivros; 1996.

105 Brucelose

Lara Borges Keid

INTRODUÇÃO

A brucelose, causada pela *Brucella canis*, constitui importante causa de problemas reprodutivos nos cães, sendo responsável por manifestações clínicas como abortamento, orquite, epididimite e infertilidade. Tecidos linfoides e osteoarticulares também podem ser acometidos. A brucelose apresenta evolução crônica e é uma enfermidade de difícil tratamento. A infecção é particularmente relevante nas criações de cães, nas quais a frequência de ocorrência pode ser elevada, provocando grandes perdas reprodutivas.

O diagnóstico laboratorial da brucelose canina é ferramenta fundamental para a identificação de animais infectados e para o monitoramento dos cães submetidos ao tratamento, bem como para a implantação de medidas de controle e prevenção em criações caninas. Em canis acometidos pela brucelose, a rápida identificação dos animais infectados é necessária para conter a disseminação da infecção e minimizar as perdas.

Além disso, a infecção tem potencial zoonótico e pode apresentar importância do ponto de vista de saúde pública em função do estreito convívio estabelecido entre o cão e o ser humano, especialmente nos centros urbanos.

PREVALÊNCIA E RELEVÂNCIA DA DOENÇA

A brucelose é uma enfermidade infectocontagiosa sistêmica de caráter crônico que acomete aparelho reprodutor e órgãos linfoides e osteoarticulares de mamíferos domésticos, silvestres, bem como de humanos. É causada por bactérias intracelulares facultativas e gram-negativas, pertencentes ao gênero *Brucella*.[1,2]

Classicamente, o gênero *Brucella* compreende seis espécies e cada uma acomete preferencialmente uma espécie de hospedeiro mamífero. *Brucella melitensis* é dividida em três biovares e é responsável pela brucelose em caprinos e ovinos; *Brucella abortus*, dividida em oito biovares, é o agente etiológico da brucelose bovina; *Brucella suis* compreende cinco biovares, sendo que os biovares 1 e 3 causam brucelose nos suínos domésticos (*Sus scrofa domesticus*) e selvagens (*Sus scrofa scrofa*); o biovar 2 acomete suídeos selvagens e a lebre-europeia (*Lepus capensis*); o biovar 4 de *B. suis* é naturalmente patogênico para renas e caribus (*Rangifer tarandus* e suas subespécies) e o biovar 5 foi isolado apenas de roedores silvestres. As espécies *B. ovis* e *B. canis* não são classificadas em biovares e são responsáveis, respectivamente, pela epididimite em ovinos e pela brucelose canina. *B. neotomae* também não é classificada em biovares e foi isolada de roedores silvestres da espécie *Neotoma lepida*.[1,2]

Além das seis espécies clássicas, novas espécies e estirpes de *Brucella* vêm sendo descritas, sendo associadas a infecções em uma diversidade de hospedeiros silvestres,[2] incluindo recentes relatos de infecções naturais em animais pecilotérmicos, como anfíbios,[3] peixes[4] e répteis,[5] expandindo a diversidade de espécies nesse gênero bacteriano, bem como de potenciais reservatórios animais.

Os cães são considerados hospedeiros reservatórios de *B. canis*, mas também podem ser infectados por outras espécies de *Brucella*, em especial por *B. abortus* e *B. suis*, pelo contato, respectivamente, com bovinos e suínos infectados e seus produtos. Manifestações clínicas associadas a essas infecções foram relatadas em cães.[6,7]

No Brasil, dados referentes à ocorrência da brucelose canina causada por *B. canis* são baseados em exames sorológicos e microbiológicos e indicam frequências de ocorrência variáveis, conforme a região, a população canina avaliada e os testes de diagnóstico empregados.[8-10]

Prevalências elevadas foram observadas, sobretudo em canis comerciais em que os animais são criados em condições que favorecem a introdução e rápida disseminação bacteriana, como: criação confinada de grande número de animais, manutenção de cães de diferentes idades e estados fisiológicos em instalações comuns, introdução de animais nos plantéis, acasalamentos e participação de cães em eventos sem a realização de testes prévios para o diagnóstico da infecção.[8,11] Por se tratar de uma infecção crônica, persistente e de difícil tratamento, a brucelose acarreta prejuízos econômicos nas criações de cães de caráter comercial, os quais são decorrentes de abortamentos e infertilidade, assim como da perda de patrimônio genético, uma vez que animais infectados devem ser afastados da reprodução e castrados.[8,11]

A brucelose pode acometer humanos e a maioria das infecções humanas são associadas a *B. melitensis*, seguida de *B. abortus* e *B. suis*, além de alguns casos relacionados às novas espécies e estirpes de *Brucella* mais recentemente identificadas.[12] *B. canis* também tem potencial zoonótico e as infecções humanas relatadas foram decorrentes do estreito convívio estabelecido entre cães acometidos e o ser humano. Contudo, a frequência com que a infecção é transmitida ao ser humano é desconhecida, em razão da inexistência de testes laboratoriais padronizados e validados para o diagnóstico dessa infecção no ser humano.[11,13] Nele, as manifestações clínicas podem ser bastante variáveis, conforme a fase da infecção (aguda ou crônica) e o sistema orgânico acometido. Já foram relatados: febre intermitente, fadiga, cefaleia, tosse, mialgia, anorexia, diarreia, vômito, desidratação, perda de peso, sudorese noturna, tremores, dores articulares, linfadenopatia, hepatomegalia, esplenomegalia, dores abdominais, alterações hepáticas, pneumonia, endocardite, osteomielite insônia e depressão, dentre outros sinais e sintomas.[11,13]

A indisponibilidade de testes sorológicos para o diagnóstico da infecção em casos humanos suspeitos, associada ao estreito contato estabelecido entre cães e humanos, à elevada frequência de ocorrência com que a infecção vem sendo relatada em determinadas populações caninas, sobretudo nos canis comerciais, e ao comércio de cães com mínimo controle sanitário sugerem que a infecção humana possa ser subnotificada.[8-10,13]

ETIOLOGIA E FISIOPATOGENIA | CARACTERÍSTICAS DO AGENTE ETIOLÓGICO, FATORES DE VIRULÊNCIA E PATOGENIA

Os componentes do gênero *Brucella* são bactérias gram-negativas, em forma de cocobastonetes, medindo 0,5 a 0,7 μm de diâmetro por 0,6 a 1,5 μm de comprimento, não móveis, não formadoras de esporos e de crescimento fastidioso. A identificação do gênero *Brucella* e de suas espécies e biovares se baseia em características morfológicas, propriedades metabólicas, sorotipagem, fagotipagem e hospedeiro preferencial.[1]

As seis espécies de *Brucella* são antigenicamente divididas em lisas e rugosas, de acordo com a composição do lipopolissacarídio (LPS) da parede celular. Nas espécies lisas de *Brucella*, o LPS apresenta-se completo, constituído de três componentes, o lipídio A, inserido na parede celular, um núcleo de oligossacarídeos e a cadeia O (ou antígeno O), que corresponde à estrutura mais externa da parede bacteriana. Nas espécies rugosas de *Brucella*, o LPS não contém a cadeia O. Dentre as espécies clássicas, *B. abortus, B. melitensis, B. suis* e *B. neotomae* são consideradas espécies lisas de *Brucella*, enquanto *B. canis* e *B. ovis* são espécies rugosas.[1]

B. canis é responsável por causar infecções sistêmicas, crônicas e persistentes, caracterizadas por bacteriemia prolongada nos cães. As principais portas de entrada do patógeno no hospedeiro suscetível são as membranas mucosas oronasal, conjuntiva e genital.[11]

As brucelas são predominantemente intracelulares, com capacidade de infectar fagócitos profissionais (macrófagos e células dendríticas), bem como outras células, como trofoblastos placentários e células epiteliais.[14-16]

Após a penetração no organismo do hospedeiro, o patógeno é fagocitado no sítio de entrada, sendo então transportado aos linfonodos regionais, onde ocorre sua replicação no interior das células fagocitárias. Em seguida, a bactéria chega à circulação sanguínea, iniciando o período de bacteriemia, entre 1 e 4 semanas pós-infecção, o qual pode persistir em média por 6 a 12 meses, mas podendo chegar a 5 anos. A replicação sanguínea é associada aos monócitos circulantes e alguns cães podem apresentar bacteriemia intermitente.[11,17]

Durante a fase de bacteriemia, a bactéria se dissemina pelo organismo do hospedeiro, tendo como principais alvos os órgãos linfoides, como baço, fígado, linfonodos e medula óssea, que constituem sítios de persistência bacteriana nos quais o patógeno reside e se replica no interior dos macrófagos. Sua presença nos tecidos linfoides está geralmente associada à formação de microgranulomas, com reduzida resposta inflamatória.[11,14,15,17-20] Nas fêmeas gestantes, as bactérias presentes nos tecidos linfoides migram para o útero, provavelmente devido ao tropismo por hormônios esteroides sintetizados no local e invadem os trofoblastos placentários, nos quais se replicam intensamente, em especial no terço final da gestação. A replicação provoca intensa inflamação e ruptura da integridade placentária, resultando em perda embrionária e abortamento.[15,20] Nos animais machos, próstata, epidídimos e testículos podem ser acometidos. Além do trato reprodutor, as bactérias carreadas pela circulação sanguínea, também podem alcançar discos intervertebrais, rins e olhos.[11,16,17]

O estabelecimento de infecções crônicas e persistentes está associado à capacidade das bactérias do gênero *Brucella* de evadirem da resposta imune do hospedeiro e de se adaptarem ao ambiente intracelular nos fagócitos, os quais constituem nichos de replicação e persistência bacteriana. Esses mecanismos têm sido extensivamente estudados, especialmente nas espécies lisas de *Brucella*, como a *B. abortus*, utilizando-se modelos murinos e se especula que muitos desses mecanismos possam ser utilizados por outras espécies, como a *B. canis*.[14,15,19-21]

Durante o processo infeccioso, as bactérias dispõem de mecanismos para escapar do reconhecimento por componentes da imunidade inata, reduzindo assim a resposta pró-inflamatória no sítio de entrada no hospedeiro infectado.[14,19,20] As bactérias internalizadas por fagócitos são capazes de sobreviver e se replicar no interior dessas células, nas quais permanecem protegidas de componentes do sistema imune, como as imunoglobulinas e o sistema complemento. Alguns fatores de virulência bacteriana, como o LPS e proteínas do sistema de secreção tipo IV, dentre outros, garantem que, durante o processo de fagocitose, haja o desenvolvimento de compartimentos intracelulares especializados, denominados "fagossomos de replicação", "vacúolos replicadores" ou "brucelossomos". No interior desses vacúolos, as interações entre as brucelas e os lisossomos ocorrem de maneira limitada, minimizando a exposição do patógeno a compostos bactericidas lisossomais. Além disso, as brucelas são equipadas com um aparato metabólico capaz de modular seu metabolismo e assim garantir sua sobrevivência no interior dos fagossomos, ambiente caracterizado por baixo pH, baixos níveis de nutrientes e oxigênio e presença de intermediários reativos do oxigênio.[14,15]

A modulação da resposta imune do hospedeiro é outro mecanismo adotado por bactérias do gênero para garantir a infecção persistente. Durante a indução da resposta imune específica frente à infecção, há produção de interleucina-12 (IL-12) e ativação de células T auxiliares 1 (Ta1), as quais são células efetoras da resposta imune celular e levam à produção de interferona gama e consequentemente à ativação de macrófagos. Macrófagos ativados são mais eficientes em destruir patógenos intracelulares e, portanto, em controlar a replicação bacteriana. Na brucelose, porém, estudos indicam que durante a infecção há também produção de interleucina-10 (IL-10), que tem ação anti-inflamatória, reduzindo a capacidade de inativação bacteriana pelos macrófagos e favorecendo a sobrevivência do patógeno por períodos prolongados no ambiente intracelular.[14] Durante a infecção, também há indução de resposta imune humoral, com elevação nos níveis de anticorpos séricos. Esses anticorpos, porém, não são protetores e têm pouca influência na redução da bacteriemia e do número de organismos teciduais.[14,17,21]

Os cães infectados por *B. canis* podem eliminar o patógeno em vários tipos de fluidos e secreções corporais. Grandes quantidades bacterianas são eliminadas nos tecidos e fluidos fetais e placentários durante o parto e, principalmente, durante o abortamento.[15,22] Secreções vaginais provenientes de cadelas entre 4 e 6 semanas após abortamento ou parto também constituem materiais ricos em *B. canis*.[11,17,22] A eliminação vaginal do agente etiológico também pode ocorrer durante o estro e em períodos variáveis em fêmeas não gestantes e que não estejam no período estral.[22] A eliminação bacteriana pelo leite também pode ocorrer.[11]

O sêmen também constitui uma via de eliminação bacteriana nos cães machos, especialmente entre 3 e 11 semanas após a infecção. Animais cronicamente infectados podem albergar o patógeno na próstata e epidídimos durante meses depois de cessada a bacteriemia e eliminá-lo pelo sêmen de maneira intermitente.[11,17,18,23]

Estudos com base em infecções experimentais demonstraram que a eliminação urinária da bactéria inicia-se geralmente entre 1 e 8 semanas após a infecção e pode ocorrer de maneira intermitente. A eliminação urinária pode estar relacionada à persistência da bactéria na próstata dos machos,[24] ou mesmo à capacidade de *B. canis* de infectar células epiteliais dos túbulos renais, a qual foi demonstrada em fetos caninos acometidos pela infecção.[16]

A transmissão da infecção entre os cães decorre preferencialmente da ingestão ou inalação de microrganismos abundantemente presentes em tecidos e secreções provenientes de animais infectados, de maneira que o contato oronasal com fetos, placentas e secreções vaginais de cadelas que abortaram constitui a via de transmissão mais comum.[11,15,17,22]

A transmissão direta por via venérea também pode ocorrer do macho para a fêmea, e vice-versa.[11,17] Já a via congênita constitui a via de transmissão direta para os filhotes e a transmissão pelo leite também pode ocorrer.[11] A urina é um material potencialmente infectante, porém pode ser necessário contato prolongado para que a transmissão seja bem-sucedida.[11,16,24]

Pequenas quantidades de *B. canis* foram isoladas de saliva, secreções nasais e oculares e fezes de cães infectados, de modo que esses materiais têm importância discutível na transmissão da brucelose.[24]

MANIFESTAÇÕES CLÍNICAS

Apesar da infecção sistêmica, os cães acometidos por *B. canis* raramente apresentam grave comprometimento da saúde. A febre não é um achado clínico comum, mesmo durante o período de bacteriemia, devido à reduzida resposta inflamatória que caracteriza a infecção.[11,15,17,19] Pelagem seca e sem brilho, perda do vigor, letargia, anorexia, perda de peso, depressão e intolerância ao exercício foram descritos, porém esses sinais clínicos não se manifestam na maioria dos casos ou podem não ser percebidos pelos tutores dos animais.[11,17]

Nas cadelas, a fase aguda da infecção é geralmente caracterizada por abortamento, mais comumente observado entre 45 e 55 dias de gestação, seguido de secreção vaginal que pode durar de 1 a 6 semanas e apresentar-se mucoide, serossanguinolenta ou purulenta.[11,17,22]

Nos fetos abortados, a bactéria encontra-se disseminada em diversos órgãos.[16] Os fetos podem se apresentar parcialmente autolisados e com lesões características de infecção bacteriana generalizada: edema subcutâneo, congestão e hemorragia em região subcutânea abdominal, fluido peritoneal serossanguinolento com infiltrado de células inflamatórias, lesões degenerativas em fígado, baço, rins e intestinos. A placenta pode apresentar necrose de coagulação nas vilosidades coriônicas e arterite necrosante, resultando na alteração da sua integridade e consequente abortamento.[11,17]

Além do abortamento, também há relatos de natimortos e nascimento de filhotes fracos que morrem em poucas horas ou dias, além de falhas de concepção e morte embrionária entre 10 e 20 dias após o acasalamento.[8,11,17,22] Quando a gestação progride a termo, filhotes mortos e vivos podem ser gerados em uma mesma ninhada. Os filhotes sobreviventes podem nascer clinicamente sadios e, em geral, manifestam a doença clinicamente apenas ao alcançarem a idade adulta.[8,11] Filhotes assintomáticos, porém com infecção generalizada e bacteriemia, foram descritos e podem atuar como fontes de infecção importantes.[8]

As fêmeas cronicamente infectadas podem apresentar ninhadas subsequentes normais, após um período de abortamento. Estima-se que 85% das fêmeas que abortaram possam ter partos subsequentes normais, apesar de permanecerem infectadas, dificultando o diagnóstico clínico e elevando as chances de disseminação da infecção. Já nas cadelas não gestantes, em geral, não são observadas outras manifestações clínicas além da linfadenopatia, mas existem alguns relatos de vaginite e endometrite.[11,17]

Nos machos, a infecção aguda pode ser caracterizada por epididimite, com aumento do volume dos epidídimos e orquite, com necrose testicular, dor e dermatite escrotal ulcerativa por lambedura. Essas manifestações, porém, parecem ser observadas apenas em uma parcela dos cães infectados. As infecções crônicas podem resultar em atrofia testicular caracterizada por redução do volume e aumento da consistência dos testículos, podendo, inclusive, levar à esterilidade. Alguns autores relatam a ocorrência de prostatite.[11,17,18]

Alterações seminais tornam-se evidentes entre 4 e 8 semanas após a infecção, tendo sido descritos espermatozoides imaturos, edema de peça intermediária, deformidades nos acrossomos, caudas dobradas, retenção de gota distal, cabeças soltas, redução da concentração e motilidade espermáticas, azoospermia, além da presença de células inflamatórias, redução do volume ejaculado e dificuldade de ejaculação. Relata-se 90% dos espermatozoides anormais após 20 semanas de infecção.[11,18] A lesão testicular pode ainda provocar uma resposta autoimune com indução de anticorpos antiespermatozoides e aglutinação de espermatozoides em região de cabeça geralmente após 15 a 18 semanas de infecção, resultando em esterilidade.[25]

Além das manifestações em órgãos reprodutivos, a brucelose também pode acarretar linfadenite, esplenomegalia e hepatomegalia.[11,17] A discoespondilite é outra alteração clínica comum, acompanhada de dor aguda na coluna vertebral, claudicação e, em alguns casos, paresia e ataxia.[11,26] Também pode haver comprometimento ocular, com uveíte anterior, retinite e endoftalmite.[11,27] Há, ainda, relatos esporádicos de sacroilite,[26] osteomielite, dermatite piogranulomatosa e meningoencefalomielite.[11]

É importante destacar a ocorrência de animais infectados assintomáticos, os quais apresentam relevância epidemiológica, pois constituem importantes fontes de infecção.[8,11]

DIAGNÓSTICO

Apesar de alguns sinais clínicos serem sugestivos de brucelose, somente com o exame físico não é possível confirmar a infecção por *B. canis*, sendo necessário o emprego de métodos laboratoriais para confirmação da suspeita clínica. O diagnóstico laboratorial da brucelose canina pode ser feito por métodos laboratoriais indiretos e diretos. Os métodos indiretos são geralmente baseados em testes sorológicos para detecção de anticorpos específicos contra *B. canis*, presentes no soro de cães infectados. Os métodos laboratoriais diretos, por sua vez, fundamentam-se na detecção direta do agente etiológico em tecidos ou secreções do hospedeiro, por meio de testes bacteriológicos ou técnicas de biologia molecular.[11,22,23,28]

Diversos testes de sorológicos foram desenvolvidos para a detecção de anticorpos anti-*Brucella canis* nos cães, baseados em diversas plataformas diagnósticas e diferentes tipos de antígenos. As provas sorológicas mais comumente usadas baseiam-se em antígenos de superfície bacteriana, cujo principal componente antigênico é o LPS da parede celular. Ressalte-se que o compartilhamento de antígenos de parede celular entre *B. canis e B. ovis* (ambas espécies rugosas de *Brucella*) possibilita o emprego indistinto de reativos baseados em LPS produzidos a partir desses dois microrganismos para o diagnóstico da brucelose em ovinos e caninos. Várias estirpes bacterianas podem ser usadas para a produção de antígenos de parede celular para detecção de anticorpos anti-*B. canis*, como a estirpe aeróbia Reo 198 de *B. ovis,* a cepa de referência para *B. canis* (*B. canis* RM6/66) e a estirpe menos mucoide de *B. canis*, denominada *B. canis* (M-), sendo a primeira, a mais comumente empregada.[29,30,31] Epítopos presentes no LPS de *B. canis* podem ser compartilhados com outros gêneros bacterianos, como *Bordetella bronchiseptica* e *Pseudomonas* e resultar em reações cruzadas entre esses últimos e anticorpos não específicos existentes no soro de cães não infectados por *B. canis*.[11,29-31] A utilização de antígenos produzidos a partir de *B. ovis* e, principalmente da estirpe (M-) de *B. canis* parece resultar em menor porcentagem de resultados falso-positivos.[29-31]

Além de antígenos de parede celular, frações proteicas da bactéria também podem ser usadas como antígenos nos testes sorológicos, como extratos proteicos obtidos do citoplasma bacteriano ou mesmo proteínas recombinantes. Os testes sorológicos baseados em antígenos proteicos parecem permitir a detecção de anticorpos nos cães durante as fases mais tardias da infecção, após cessado o período de bacteriemia, auxiliando, assim, no diagnóstico de infecções crônicas.[32] Uma desvantagem das provas baseadas em antígenos proteicos é a não diferenciação entre anticorpos produzidos frente aos dois grupos antigênicos de *Brucella*, as lisas e rugosas. Além disso, o desempenho desses testes quanto à sensibilidade e especificidade diagnóstica pode ser bastante variável, conforme a fração proteica empregada como antígeno.[32,34,35]

As seguintes provas podem ser usadas para o sorodiagnóstico da brucelose canina: prova de soroaglutinação rápida (SAR), prova de soroaglutinação lenta (SAL), prova de imunodifusão em gel de ágar (IDGA), ensaios imunoenzimáticos (ELISA) e ensaios de imunocromatografia de fluxo lateral (EICFL).

Na prova de SAR utilizam-se células bacterianas inteiras como antígeno, as quais são inativadas e coradas com corante rosa bengala, sendo que o principal antígeno responsável pela reação antígeno-anticorpo é o LPS.[29] A SAR permite a detecção de anticorpos específicos anti-*B. canis* entre 4 e 8 semanas após a infecção e tem a vantagem de ser uma prova rápida e de fácil realização.[11,29] Em geral, os títulos de anticorpos anti-LPS permanecem elevados enquanto há persistência de bacteriemia. A tendência é que ocorra redução dos níveis de anticorpos séricos com o decorrer da infecção, à medida que a bacteriemia cessa, de modo que animais em fases mais adiantadas da infecção podem se tornar sorologicamente negativos.[11,17,32] Animais cronicamente infectados, em ausência de bacteriemia e com baixos títulos de anticorpos, podem albergar o microrganismo em seus tecidos e eliminá-lo durante períodos variáveis, sendo que o diagnóstico de animais nessas condições constitui um dos desafios na brucelose canina.[11,17,32] A prova de SAR apresenta baixa especificidade diagnóstica, podendo alcançar de 50 a 60% de resultados falso-positivos, de maneira que cães sororreagentes devem ser submetidos a testes laboratoriais mais específicos para confirmação dos resultados.[11,29,33] Apesar de ser considerada uma prova de elevada sensibilidade, resultados falso-negativos foram relatados em uma porcentagem significativa de cães infectados durante a fase de bacteriemia.[33] Esses resultados podem ser consequência de flutuações nos títulos de anticorpos em cães infectados ou à realização do teste em animais previamente à soroconversão.[11,17,33]

A prova de SAL é semelhante à SAR em termos de sensibilidade e especificidade, permitindo detecção de anticorpos também entre 4 e 8 semanas após a infecção. SAL é uma prova quantitativa, possibilita o monitoramento de títulos de anticorpos. Títulos de 50 a 100 indicam suspeita de infecção, e títulos iguais ou maiores que 200 indicam infecção ativa. A SAL foi bastante utilizada como prova confirmatória para cães com resultados positivos na SAR, mas está sujeita aos mesmos problemas de especificidade dela, além de ser mais laboriosa, de modo que esse teste raramente é empregado atualmente.[1,11]

O emprego de agentes redutores de pontes dissulfeto como o 2-mercaptoetanol (2-ME) nas provas de aglutinação reduz reações falso-positivas, pois desnatura as moléculas imunoglobulina M (IgM), as quais são menos específicas que as imunoglobulinas de classe G (IgG), aumentando a especificidade do teste. A detecção de anticorpos ocorre, portanto, em um período mais tardio, ao redor de 12 semanas pós-infecção, podendo produzir resultados falso-negativos na fase inicial da infecção, quando os anticorpos circulantes são predominantemente da classe IgM e os anticorpos da classe IgG ainda não se encontram em níveis séricos detectáveis. Apesar da elevada especificidade do teste, uma grave redução da sensibilidade diagnóstica foi verificada, com resultados falso-negativos em elevadas proporções em cães infectados.[11,29,33]

O teste de IDGA pode ser realizado empregando-se tanto LPS rugoso quanto extratos proteicos presentes no citoplasma bacteriano como antígenos. Os ensaios baseados em antígenos de superfície bacteriana permitem a detecção de anticorpos entre 8 e 12 semanas pós-infecção, apresentam, geralmente, elevada especificidade diagnóstica, porém, sua sensibilidade foi considerada inferior à observada na SAR.[11,32,33] Já as provas de IDGA que empregam proteínas citoplasmáticas solúveis como antígenos revelaram menor frequência de reações cruzadas e, portanto, maior especificidade no diagnóstico da brucelose canina. Além disso, anticorpos contra esses antígenos foram detectados em fases mais tardias da infecção (6 a 36 meses depois de cessada a bacteriemia), quando os testes baseados em LPS resultaram negativos. Em contrapartida, a sensibilidade do teste foi considerada baixa nas primeiras 6 a 12 semanas pós-infecção.[11,32]

Ensaios imunoenzimáticos indiretos também vêm sendo desenvolvidos para o diagnóstico da infecção, utilizando tanto antígenos derivados do LPS rugoso como antígenos proteicos e têm como vantagem a rapidez na realização e a possibilidade de automação e aplicação para o diagnóstico em larga escala. Contudo, o desempenho desses ensaios pode variar consideravelmente conforme a fração antigênica utilizada.[34-36]

Atualmente, os EICFL constituem uma alternativa para um diagnóstico rápido e de simples execução para a brucelose nos cães, possibilitando seu uso nos próprios pontos de atendimento veterinário. São testes baseados no emprego de LPS bacteriano como antígeno e os estudos conduzidos para avaliar o desempenho dos mesmos para o diagnóstico da brucelose canina evidenciaram maiores valores de sensibilidade e especificidade em comparação às provas de aglutinação e imunodifusão.[33,36] Apesar de terem se mostrado mais sensíveis, alguns estudos relataram falhas na detecção de aproximadamente 10% dos cães infectados e bacterêmicos.[33]

Os testes sorológicos são imprescindíveis ao diagnóstico laboratorial da brucelose em diversas espécies animais, por seu baixo custo, praticidade e rapidez na detecção de animais infectados. São úteis para o diagnóstico populacional da infecção, permitindo estudos epidemiológicos, monitoramento de propriedades e regiões e também vigilância de regiões em que a doença foi erradicada.[28] No caso da brucelose canina, porém, as provas sorológicas atualmente disponíveis apresentam deficiências quanto à sensibilidade e especificidade, dificultando um diagnóstico acurado da enfermidade, de maneira que a associação dos testes sorológicos a exames laboratoriais diretos pode ser necessária para a confirmação diagnóstica.[22,23,33]

O cultivo microbiológico de *B. canis* pode ser realizado em amostras de sangue, secreções vaginais, sêmen, urina, leite e tecidos (linfonodos, baço, fígado, medula óssea e órgãos reprodutivos).[11,16-18,22-24,33,37] A hemocultura é o método de escolha para o isolamento do microrganismo, devido à prolongada bacteriemia e por possibilitar a identificação de cães acometidos já nas fases iniciais da infecção (1 a 2 semanas pós-infecção), antes da soroconversão. A hemocultura, porém, não permite o diagnóstico em cães cronicamente infectados, após cessado o período de bacteriemia, nos quais o agente etiológico, apesar de ausente na circulação sanguínea, permanece em sítios teciduais, como linfonodos, baço, fígado, testículos, epidídimos e próstata. Após 30 semanas de infecção, períodos intermitentes de bacteriemia podem ser verificados, dificultando o isolamento bacteriano.[11,17,32]

O isolamento bacteriano em amostras de sêmen e urina nos animais machos pode ser indicado. A sensibilidade, porém, é maior entre 3 a 12 e 8 a 30 semanas pós-infecção, respectivamente, quando o número de microrganismos eliminado por esses fluidos tende a ser mais elevado.[18,23,24]

Nas cadelas infectadas, secreções vaginais e tecidos fetais podem ser empregados com sucesso para o isolamento bacteriano no período pós-abortamento ou pós-parto por conterem um grande número de microrganismos, os quais são eliminados durante aproximadamente 6 semanas.[11,17,22] Em outros períodos do ciclo estral, o cultivo microbiológico de secreções vaginais não apresenta valor como método de diagnóstico.[17,22] Já a eliminação de *Brucella* pela via urinária nas fêmeas parece ser mais frequente durante a fase de bacteriemia, quando o patógeno também pode ser isolado em amostras de sangue.[24]

O isolamento bacteriano também pode ser realizado em amostras de tecidos de cães suspeitos, como placenta, linfonodos, baço, fígado, medula óssea, próstata, epidídimos.[11,17] Em fetos e neonatos, o isolamento de *B. canis* foi descrito em amostras de baço, rim, pulmão e coração.[16]

Um resultado positivo no cultivo microbiológico é confirmatório de infecção, sendo, portanto, considerado o método definitivo para o diagnóstico da brucelose canina. Quanto à hemocultura, sua principal vantagem é decorrente da possibilidade de identificação de animais infectados durante a fase de bacteriemia, quando os riscos de transmissão do agente etiológico são maiores, devido à sua disseminação por todo o organismo do animal. Além disso, amostras de sangue podem ser obtidas de maneira asséptica, reduzindo-se as chances de contaminação secundária do material.[8,11]

Em contrapartida, os métodos de isolamento e identificação bacteriana demandam prolongado período de incubação, impõem riscos decorrentes da manipulação de materiais potencialmente infectantes e estão sujeitos a resultados falso-negativos em consequência da contaminação secundária das amostras, interferência de antibioticoterapia e da baixa sensibilidade do método, que depende do material utilizado para isolamento e do estágio da infecção.[8,11,22-24]

A reação em cadeia da polimerase (PCR) vem sendo empregada como instrumento para aprimoramento do diagnóstico da brucelose em diversas espécies animais e humanos, por ser mais sensível que os métodos bacteriológicos. Considerando sua rapidez de execução e os menores riscos ocupacionais associados ao procedimento, em comparação ao cultivo bacteriológico, a PCR tem sido uma alternativa promissora ao diagnóstico direto de organismos de crescimento lento ou fastidioso.[22,23,28,37]

A PCR foi utilizada no diagnóstico da brucelose canina em amostras de sangue e trato reprodutivo de cães (*swab* vaginal e sêmen), empregando os *primers* direcionados a distintos marcadores moleculares.[22,23,37] Foram verificados valores de sensibilidade e especificidade de 100% quando empregada em amostras de sangue total, em comparação com a hemocultura.[37] A sensibilidade da PCR aplicada em amostras de sêmen e *swab* vaginal foi respectivamente de 86,6 e 67,3%, enquanto os valores de especificidade de ambos os testes foram de 100%. A utilização da PCR para detecção de DNA de *Brucella* spp. simultaneamente em amostras de sangue e de trato reprodutivo, tanto em machos quanto em fêmeas, permitiu um diagnóstico altamente sensível, possibilitando inclusive a identificação de considerável proporção de animais sorologicamente negativos.[22,23,33]

De maneira geral, a PCR é considerada uma metodologia de maior sensibilidade, quando comparada com os métodos bacteriológicos de diagnóstico, por sua capacidade de detectar células de *Brucella* não viáveis ou em pequenos números nas amostras clínicas, as quais não são detectáveis pelo cultivo microbiológico. Deve-se ressaltar, porém, que o desempenho do método pode variar consideravelmente de acordo com diferentes protocolos de extração e amplificação de DNA e reagentes empregados e conforme natureza das amostras biológicas usadas para o diagnóstico.[28]

Devido à diversidade de métodos laboratoriais disponíveis para o diagnóstico da brucelose canina e à inexistência de testes-padrão, os resultados obtidos, em especial nos testes sorológicos, devem ser interpretados com cautela e sempre à luz de informações clínicas e epidemiológicas dos animais para reduzir as chances de erro no diagnóstico. A repetição dos exames também pode ser necessária para confirmação diagnóstica.

TRATAMENTO

B. canis é sensível a diversos antibióticos *in vitro*, porém, assim como em outras infecções causadas por microrganismos intracelulares facultativos, a quimioterapia é frequentemente malsucedida.[11,38]

Diversos regimes de tratamento já foram empregados e os esquemas terapêuticos mais efetivos consistem na associação de dois ou mais antibióticos, administrados durante um período mínimo de 30 dias. Os antibióticos de eleição são as tetraciclinas associadas aos aminoglicosídeos. Minociclina ou doxiciclina podem ser utilizadas por via oral (VO) na dose de 12,5 mg/kg, a cada 12 horas, durante 30 dias, associada à estreptomicina por via intramuscular (IM) na dose de 20 mg/kg, a cada 24 horas, durante 7 dias, na primeira e na terceira semana de tratamento.[11,27,38] A estreptomicina pode ser substituída pela gentamicina por via intramuscular na dose de 5 mg/kg, a cada 24 horas.[11,27] Nos cães com comprometimento ocular, além da doxiciclina (nesse caso, na dose de 15 mg/kg a cada 12 horas durante 60 dias) e estreptomicina (durante 7 dias, na primeira, terceira, quinta e sétima semanas de tratamento), recomenda-se ainda incluir o enrofloxacino no regime terapêutico, na dose de 10 mg/kg, VO, a cada 24 horas, durante 60 dias.[27]

Durante o tratamento, a avaliação das funções renal e hepática se faz necessária, devido às altas doses de tetraciclinas e aminoglicosídeos recomendadas e, se necessário, a rifampicina pode ser empregada como alternativa (na dose de 7,5 mg/kg, VO, a cada 24 horas).[27]

A antibioticoterapia durante a gestação em cadelas infectadas reduz as chances de abortamento, porém, as fêmeas podem permanecer em bacteriemia e soropositivas, após a suspensão do tratamento, o que pode resultar no nascimento de filhotes infectados. Em cães machos com lesões testiculares decorrentes de brucelose, o tratamento pode reduzir a inflamação testicular, mas dificilmente se consegue eliminar o patógeno de tecidos prostáticos.[11]

Em geral, há declínio da bacteriemia e dos títulos de anticorpos séricos com o início da antibioticoterapia, o que não necessariamente indica eliminação da infecção. Semanas ou meses depois de descontinuado o tratamento, os animais podem voltar a apresentar elevação dos títulos de anticorpos e/ou o patógeno passa novamente a ser recuperado de amostras de sangue e outros tecidos, sendo necessário um novo ciclo de tratamento.[11,27]

O tratamento somente deve ser realizado em animais previamente castrados, para evitar a reprodução de animais infectados e reduzir a eliminação bacteriana no ambiente, bem como as chances de transmissão a outros animais e humanos.[11,27] A antibioticoterapia, contudo, apresenta grandes possibilidades de falhas, as quais se devem à presença da bactéria em ambiente intracelular, em que a maioria dos antimicrobianos não alcança níveis terapêuticos adequados. Além disso, a permanência do agente etiológico nos fagossomos de replicação, ambiente intracelular caracterizado por baixos valores de pH, reduz a ação de muitos antimicrobianos, contribuindo para o insucesso do tratamento.[39]

Os animais tratados devem ser monitorados para avaliar o sucesso do tratamento e os riscos de transmissão da infecção.

O monitoramento deve ser feito com a aplicação de métodos sorológicos, bacteriológicos e moleculares, mensalmente, por 3 meses após o término da antibioticoterapia. No caso de resultados positivos em qualquer um dos testes, um novo ciclo de tratamento deve ser iniciado. Nos animais negativos, os testes devem ser repetidos indefinidamente, em intervalos de 3 a 6 meses, para garantir que não haja recrudescência da infecção.[11,27,38]

As altas doses de antibióticos utilizadas durante períodos prolongados aliadas à necessidade de monitoramento com exames laboratoriais e às elevadas chances de insucesso tornam o tratamento bastante oneroso, principalmente quando vários animais são acometidos, de maneira que a eutanásia dos cães infectados pode ser a medida recomendada em determinadas situações.[11,13]

É importante ressaltar que a brucelose é uma enfermidade com potencial zoonótico e que a manutenção dos animais acometidos, mesmo após o tratamento, deve ser acompanhada de medidas preventivas com o objetivo de minimizar as chances de transmissão da infecção aos humanos em contato com os animais infectados.[13]

PREVENÇÃO

A prevenção da brucelose deve ser enfatizada, sobretudo nas criações de cães, pois a disseminação da infecção pode ocorrer rapidamente e o tratamento curativo é difícil, oneroso e pouco eficiente.[8,11,13]

Não há vacina disponível para prevenção da infecção em cães, por isso, o diagnóstico laboratorial constitui a principal ferramenta de controle e prevenção da enfermidade e deve ser baseado na associação de exames sorológicos, bacteriológicos e moleculares.[13]

Devido à natureza insidiosa da infecção, exames laboratoriais devem ser realizados anualmente nas criações caninas para avaliar a condição sanitária dos animais, mesmo que eles se apresentem assintomáticos. Reprodutores também devem ser testados previamente ao acasalamento, e as cadelas gestantes devem ser mantidas separadas dos demais animais, devido ao elevado risco de transmissão no momento do parto ou abortamento.[8,11,13,17,22] Animais recém-adquiridos ou introduzidos no plantel após a participação em eventos devem antes ser mantidos em quarentena durante 8 a 12 semanas e submetidos aos exames clínico e laboratorial. Cães expostos ao agente infeccioso ou com sinais clínicos sugestivos de brucelose não devem ser introduzidos nas criações.[8,11,13]

Uma vez introduzida nas criações caninas, a transmissão pode ocorrer rapidamente. Assim, na ocorrência de abortamentos, falhas de concepção, epididimite e infertilidade, todos os animais com manifestação clínica, assim como aqueles em contato com os cães sintomáticos devem ser separados dos demais e submetidos ao diagnóstico laboratorial. Uma vez confirmada a infecção na criação, os testes laboratoriais diretos e indiretos devem ser realizados em todo o plantel e repetidos mensalmente até que todos os cães positivos sejam identificados e removidos do canil, pois a separação de cães sadios e infectados em diferentes instalações do mesmo canil parece não ser suficiente para evitar a propagação da infecção.[8,11,13] Acasalamentos e a introdução de novos animais no plantel devem ser suspensos e a higienização das instalações deve ser rigorosamente realizada para reduzir a contaminação do ambiente. Desinfetantes à base de hipoclorito de sódio a 2,5% com pelo menos 1 hora de exposição, podem ser empregados com eficiência. Uma vez que todos os animais apresentarem resultados negativos em três exames consecutivos, os exames podem ser feitos a cada 6 a 12 meses a fim de evitar a ocorrência de novos surtos.[11]

O rastreamento epidemiológico na tentativa de identificar outros cães contactantes também se faz necessário, dada a facilidade de disseminação da infecção pela movimentação de animais para outros locais.[13]

Filhotes nascidos de fêmeas acometidas pela brucelose podem apresentar-se infectados, mas assintomáticos. Assim, é recomendada a aquisição de filhotes provenientes de canis que sejam testados para brucelose.[8,11,13] Animais provenientes de abrigos também devem ser submetidos a testes rotineiros para o diagnóstico da brucelose.[13]

A brucelose canina é uma enfermidade que provoca impacto no bem-estar animal e tem potencial zoonótico, de modo que o estabelecimento de medidas rigorosas de controle sanitário, sobretudo nos canis de criação comercial e em abrigos, constitui medida importante de proteção à saúde animal e saúde pública.[13]

REFERÊNCIAS BIBLIOGRÁFICAS

1. Alton GG, Jones LM, Pietz DE. Tecnicas de laboratorio en la brucelosis. Ginebra: Organización Mundial de la Salud; 1976.
2. Godfroid J, Scholz HC, Barbier T, Nicolas C, Wattiau P, Fretin D *et al. Brucellosis* at the animal/ecosystem/human interface at the beginning of the 21 st century. Prev Vet Med. 2011;102:118-31.
3. Eisenberg T, Hamann HP, Kaim U, Schlez K, Seeger H, Schauerte N *et al.* Isolation of potentially novel *Brucella* spp. from frogs. Appl Environ Microbiol. 2012;78(10):3753-5.
4. Eisenberg T, Riße K, Schauerte N, Geiger C, Blom J, Scholz HC. Isolation of a novel 'atypical' *Brucella* strain from a bluespotted ribbontail ray (*Taeniura lymma*). Antonie Van Leeuwenhoek. 2017;110(2):221-34.
5. Eisenberg T, Schlez K, Fawzy A, Völker I, Hechinger S *et al.* Expanding the host range: infection of a reptilian host (*Furcifer pardalis*) by an atypical *Brucella* strain. Antonie Van Leeuwenhoek. 2020;113(10):1531-7.
6. Wareth G, Melzer F, El-Diasty M, Schmoock G, Elbauomy E *et al.* Isolation of *Brucella abortus* from a dog and a cat confirms their biological role in re-emergence and dissemination of bovine brucellosis on dairy farms. Transbound Emerg Dis. 2017;64(5):e27-e30.
7. Van Dijk MAM, Engelsma MY, Visser VXN *et al. Brucella suis* infection in dog fed raw meat, the Netherlands. Emerg Infect Dis. 2018;24(6):1127-9.
8. Keid LB, Chiebao DP, Batinga MCA *et al. Brucella canis* infection in dogs from commercial breeding kennels in Brazil. Transbound Emerg Dis. 2017;64(3):691-7.
9. Silva CPA, Almeida ABPF, Gody I, Araújo ACP, Aguiar DM *et al.* Detecção molecular de *Brucella canis* em cães do Município de Cuiabá, Estado de Mato Grosso. Cienc. Rural. 2012;42(6):1051-6.
10. Santana JA, Dorneles EMS, Jayme VS, Galvão SR, Minharro S *et al.* Fatores de risco e presença de anticorpos contra *Brucella canis* e amostras lisas de *Brucella* em cães do município de Araguaína, Tocantins, Brasil. Semina Ci Agr. 2013;34(6):2951-6.
11. Hollett RB. Canine brucellosis: outbreaks and compliance. Theriogenology. 2006;66:575-87.
12. Godfroid J, DeBolle X, Roop RM, O'Callaghan D, Tsolis RM *et al.* The quest for a true One Health perspective of brucellosis. Rev Sci Tech. 2014;33(2):521-38.
13. Johnson CA, Carter TD, Dunn JR, Baer SR, Schalow MM *et al.* Investigation and characterization of *Brucella canis* infections in pet-quality dogs and associated human exposures during a 2007-2016 outbreak in Michigan. J Am Vet Med Assoc. 2018;253(3):322-36.
14. Byndloss MX, Tsolis RM. Chronic bacterial pathogens: mechanisms of persistence. Microbiol Spectr. 2016;4(2):10.
15. Byndloss MX, Rivera-Chávez F, Tsolis RM, Bäumler AJ. How bacterial pathogens use type III and type IV secretion systems to facilitate their transmission. Curr Opin Microbiol. 2017;35:1-7.
16. De Souza TD, de Carvalho TF, Mol JPDS *et al.* Tissue distribution and cell tropism of *Brucella canis* in naturally infected canine foetuses and neonates. Sci Rep. 2018;8(1):7203.
17. Carmichael LE, Kenney RM. Canine abortion caused by *Brucella canis.* J Am Vet Med Assoc. 1968;152:605-16.
18. George LW, Duncan JR, Carmichael LE. Semen examination in dogs with canine brucellosis. Am J Vet Res. 1979;40:1589-95.
19. Chacón-Díaz C, Altamirano-Silva P, González-Espinoza G *et al. Brucella canis* is an intracellular pathogen that induces a lower proinflammatory response than smooth zoonotic counterparts. Infect Immun. 2015;83(12):4861-70.
20. Fernández AG, Hielpos MS, Ferrero MC, Fossati CA, Baldi PC. Proinflammatory response of canine trophoblasts to *Brucella canis* infection. PLoS One. 2017;12(10):e0186561

21. Stranahan LW, Khalaf OH, Garcia-Gonzalez DG, Arenas-Gamboa AM. Characterization of *Brucella canis* infection in mice. PLoS One. 2019;14(6):e0218809.
22. Keid LB, Soares RM, Vasconcellos SA, Chiebao DP, Salgado VR, Megid J *et al*. A polymerase chain reaction for detection of *Brucella canis* in vaginal *swabs* of naturally infected bitches. Theriogenology. 2007;68:1260-70.
23. Keid LB, Soares RM, Vasconcellos SA, Chiebao DP Megid J, Salgado VR *et al*. A polymerase chain reaction for the detection of *Brucella canis* in semen of naturally infected dogs. Theriogenology. 2007;67:1203-10.
24. Serikawa T, Muraguchi T. Significance of urine transmission of canine brucellosis. Jap J Vet. 1979;41:607-16.
25. Serikawa T, Kondo Y, Takada H, Yamada J. Head-to-head type auto-sperm agglutination with IgA antibody to acrosome induced by *Brucella canis* infection. Jap J Vet. 1984;46:41-8.
26. Forbes JN, Frederick SW, Savage MY, Cross AR. *Brucella canis* sacroiliitis and discospondylitis in a dog. Can Vet J. 2019;60(12):1301-4.
27. Ledbetter EC, Landry MP, Stokol T, Kern TJ, Messick JB. *Brucella canis* endophthalmitis in 3 dogs: clinical features, diagnosis, and treatment. Vet Ophthalmol. 2009;12(3):183-91.
28. OIE (World Organization for Animal Health). Manual of Standards for Diagnostic Tests and Vaccines for Terrestrial Animals. Paris; 2008. Disponível em: http://www.oie.int/eng/normes/mmanual/A_summry.htm.
29. George LW, Carmichael LE. A plate agglutination test for the rapid diagnosis of canine brucellosis. Am J Vet Res. 1974;35:905-9.
30. Carmichael LE, Joubert JC. A rapid slide agglutination test for the serodiagnosis of *Brucella canis* infection that employs a variant (M-) organism as antigen. Cornell Vet. 1987;77:3-12.
31. Badakhsh FF, Carmichael LE, Douglass JA. Improved rapid slide agglutination test for presumptive diagnosis of canine brucellosis. J Clin Microbiol. 1982;15:286-9.
32. Zoha SJ, Carmichael LE. Serological responses of dogs to cell wall and internal antigens of *Brucella canis*. Vet Microbiol. 1982;7:35-50.
33. Keid LB, Diniz JA, Oliveira TM, Ferreira HL, Soares RM. Evaluation of an immunochromatographic test to the diagnosis of canine brucellosis caused by *Brucella canis*. Reprod Domest Anim. 2015;50(6):939-44.
34. Wanke MM, Delpino MV, Baldi PC. Comparative performance of tests using cytosolic or outer membrane antigens of *Brucella* for the serodiagnosis of canine brucellosis. Vet Microbiol. 2002;88:367-75.
35. Sánchez-Jiménez MM, de la Cuesta Zuluaga JJ, Garcia-Montoya GM, Dabral N, Alzate JF *et al*. Diagnosis of human and canine *Brucella canis* infection: development and evaluation of indirect enzyme-linked immunosorbent assays using recombinant *Brucella* proteins. Heliyon. 2020;6(7):e04393.
36. Cortina ME, Novak A, Melli LJ, Elena S, Corbera N *et al*. Development of improved enzyme-based and lateral flow immunoassays for rapid and accurate serodiagnosis of canine brucellosis. Vet Microbiol. 2017; 208:174-80.
37. Batinga MCA, de Lima JTR, Gregori F, Diniz JA, Muner K, Oliveira TMFS *et al*. Comparative application of IS711-based polymerase chain reaction (PCR) and loop-mediated isothermal amplification (LAMP) for canine brucellosis diagnosis. Mol Cell Probes. 2018;39:1-6.
38. Flores-Castro R, Carmichael LE. *Brucella canis* infection in dogs: treatment trials. Rev Latinoam Microbiol. 1981;23:75-9.
39. Pappas G, Papadimitriou P, Christou L, Akritidis N. Future trends in human brucellosis treatment. Expert Opin Invetig Drugs. 2006;15:1141-9.

106
Leptospirose

Mitika Kuribayashi Hagiwara • Bruno Alonso Miotto • Márcia Mery Kogika

INTRODUÇÃO

A leptospirose é uma zoonose bacteriana de distribuição mundial causada por espiroquetas patogênicas do gênero *Leptospira spp*. As leptospiras patogênicas colonizam os túbulos renais proximais de animais silvestres ou domésticos e são eliminadas na urina para o meio ambiente, onde sobrevivem em adequadas condições de umidade e temperatura.[1] Leptospiras foram encontradas na urina e no rim de mais de 250 espécies de mamíferos domésticos ou selvagens. Na natureza existem também as espécies saprofíticas, como a *Leptospira biflexa*, que vive na água, no solo e não infecta os animais. Leptospiras filogenética e patogenicamente intermediárias aos dois grupos também foram identificadas em humanos e animais, demonstrando-se a heterogeneidade e a complexidade do microrganismo.[2] Existem mais de 250 sorovares de leptospiras patogênicas, identificados com base nas diferenças na composição de carboidratos do lipopolissacarídeo do envelope bacteriano. Os sorovares são adaptados a diferentes hospedeiros animais, domésticos ou silvestres, nos quais causam infecção inaparente até quadros clínicos mais graves, tendo como resultado o óbito do animal.

A leptospirose humana foi descrita há mais de 1 século por Adolf Weil, em Heidelberg, na Alemanha, e se tornou conhecida como moléstia de Weil. Na mesma época, foi também descrita em cães uma síndrome ictérica associada a grave insuficiência renal causada por microrganismo idêntico, a *Leptospira interrogans* sorovar Icterohaemorrhagiae. Pela semelhança com a doença humana, passou a ser conhecida como moléstia de Weil canina. Posteriormente, foi descrita em cães a doença causada por outra leptospira, que cursava com grave comprometimento renal, sem haver comprometimento hepático e que se tornou conhecida como moléstia de Stuttgart. Era a forma nefrítica da leptospirose, causada por *Leptopsira interrogans* sorovar Canicola. O cão também pode ser infectado por outras leptospiras patogênicas, na dependência de sua geolocalização e do contexto epidemiológico da leptopirose nessa região, podendo ou não adoecer em função dessa infecção.[3] Acredita-se que a leptospirose infecção seja muito mais frequente que a doença propriamente dita. Previsivelmente, os casos mais graves da doença nos cães são aqueles resultantes da infecção por sorovares que não estão adaptados ao hospedeiro ou da infecção de cães mais suscetíveis. Em geral, os cães jovens são considerados mais suscetíveis à infecção por leptospiras patogênicas.

ETIOLOGIA

Agente etiológico

As leptospiras são bactérias finas, flexíveis, filamentosas (0,1 a 0,2 μm de largura e 6 a 12 μm de comprimento), espiraladas, com extremidades em gancho, pertencentes à familia Leptospiraceae, gênero *Leptospira*. Coram-se positivamente pela coloração de Gram e apresentam motilidade, com movimentos de torção e flexão simultaneamente a movimentos rotatórios ao redor do eixo longitudinal. O microrganismo tem um cilindro citoplasmático circundado por uma membrana interna que recobre o filamento axial central, composto de dois flagelos periplásmicos, não sobrepostos, orientados longitudinalmente. O cilindro espiralado interno e o filamento axial são envoltos por um envelope ou membrana externa. A membrana externa é composta de lipopolissacarídios (LPS), múltiplas lipoproteínas antigênicas e proteínas transmembrana, como porinas e secretinas. A LipL32 é a principal lipoproteína de superfície e tem um papel fundamental na patogenia da infecção. A composição química dos lipopolissacarídios varia minimamente de acordo com os sorovares, ainda que pertencentes ao mesmo sorogrupo.[1]

Nomenclatura e taxonomia

Até o advento das técnicas moleculares, o gênero *Leptospira* compreendia duas espécies, *L. interrogans*, englobando todas as cepas patogênicas e *Leptospira biflexa*, contendo as cepas saprofíticas isoladas do ambiente. A *L. biflexa* foi diferenciada da *L. interrogans* pelo crescimento a 13°C em presença de 8-azaguanina e pela incapacidade de conversão a formas esferoidais em NaCl 1 M. Ambas as espécies são divididas em numerosos sorovares (ou variantes sorológicos) definidos pela aglutinação após absorção cruzada com o antígeno homólogo. Os sorovares são identificados pela reatividade distinta dos anticorpos frente aos diferentes carboidratos dos LPS da membrana externa. Mais de 60 sorovares foram reconhecidos na espécie *L. biflexa* e mais de 250 sorovares na espécie *L. interrogans.* Os sorovares antigenicamente relacionados foram tradicionalmente agrupados em sorogrupos, dos quais pelo menos dez são importantes para o cão. O sorogrupo engloba sorovares que compartilham antígenos comuns e consequentemente, apresentam reações cruzadas entre si nos métodos de detecção de anticorpos. É a **classificação fenotípica** ou **sorológica,** adotada durante muito tempo e considerada a única forma de distinguir os diferentes isolados de leptospiras patogênicas.[4]

A partir de 1989, foi adotada a **classificação genotípica**, que inclui todos os sorovares de *L. interrogans* e de *L. biflexa.* A heterogeneidade genética havia sido demonstrada há mais de três décadas e as técnicas de hibridização de DNA permitiram a identificação de dez espécies genômicas distintas. Outras espécies genômicas foram reconhecidas posteriormente, entre as quais *Leptospira kirschneri*, *Leptospira alexanderi* e, mais recentemente, *L. faineri.* Tendo como base a relação genética, até há pouco tempo eram reconhecidas cerca de 25 espécies genômicas, sete das quais são patogênicas: *Leptospira interrogans senso strictu*, *L. noguchi*, *L. kirschneri*, *L. santarosai*, *L. inadai*, *L.weilii* e *L. borgpetersenì*. Outras espécies genômicas ainda não se encontram perfeitamente caracterizadas.

As espécies genômicas de *Leptospira* não correspondem às duas espécies de *Leptospira* spp. até então conhecidas (*L. interrogans* e *L. biflexa*). As características fenotípicas usadas anteriormente para diferenciar *L. interrogans sensu lato* da *L. biflexa* não diferenciam as espécies genômicas e, assim, sorovares patogênicos e saprofíticos podem ser encontrados dentro de uma mesma espécie genômica. Há também uma heterogeneidade genética entre diferentes cepas de um mesmo sorogrupo. Sorovares de diferentes áreas geográficas podem apresentar diferenças na composição genética, patogenicidade e adaptação a diferentes hospedeiros de manutenção, embora estejam incluídos, do ponto de vista imunológico, no mesmo sorogrupo.[1] Pela classificação genotípica, esses sorovares podem ser incluídos em espécies genômicas distintas, a despeito da similaridade antigênica existente entre elas. Por exemplo, sorovares do sorogrupo Grippotyphosa podem ser encontrados na espécie *Leptospira interrogans* e na espécie *Leptospira kirschneri*. Leptospiras filogenética e patogenicamente intermediárias aos dois grupos também foram identificadas em humanos e animais, cuja genômica e o papel na epidemiologia da leptospirose animal se encontram em estudo.[2] Segundo os autores, o gênero Leptospira é atualmente dividido em 35 espécies classificadas em três agrupamentos filogenéticos que supostamente se correlacionam com a virulência da bactéria.

Apesar de a classificação das leptospiras fundamentada no genótipo ser taxonomicamente correta e oferecer uma base sólida para futuras classificações, a classificação molecular é problemática para o microbiologista clínico e para os clínicos, porque é claramente incompatível com o sistema de sorogrupo que serviu aos clínicos e epidemiologistas por décadas. Até que sejam desenvolvidos e validados métodos de detecção simples com base em DNA, do ponto de vista prático há a necessidade de se manter a classificação sorológica das leptospiras patogênicas. Na impossibilidade de isolamento do agente ou da identificação genética da leptospira envolvida na infecção, o diagnóstico sorológico é a única alternativa de diagnóstico, sendo a reatividade ao sorogrupo tecnicamente o mais alto grau de incriminação que pode ser determinado.[1] Mais ainda, o conhecimento dos sorogrupos prevalentes em uma dada região geográfica ainda é de capital importância na formulação de vacinas.[5] Neste capítulo, as leptospiras serão referidas como sorovares ou sorogrupos das leptospiras patogênicas, de acordo com a classificação sorológica, mencionando-se, quando pertinente, a espécie genômica à qual pertencem.

EPIDEMIOLOGIA

Hospedeiros

As leptospiras patogênicas vivem no rim de uma ampla variedade de hospedeiros domésticos e silvestres, considerados reservatórios ou **hospedeiros de manutenção**, e são excretadas na urina desses animais. Sobrevivem em terrenos úmidos, pântanos, córregos, lagos e estábulos com excesso de detritos e umidade. Multiplicam-se bem em pH 7,2 a 7,4 e em temperaturas de 10 a 34°C. São muito sensíveis ao pH ácido e à dessecação. As exigências de temperatura e pH para a sobrevivência máxima das leptospiras podem explicar a incidência sazonal da leptospirose, durante a estação das chuvas.

Os hospedeiros naturais de manutenção não mostram sintomas da infecção ou, quando apresentam, são mínimos ou imperceptíveis. Após a infecção, os hospedeiros excretam a leptospira na urina por um longo período ou, talvez, por toda a vida, constituindo-se no reservatório da infecção por ciclos contínuos de transmissão. O gado, os animais silvestres e os roedores peridomiciliares são os reservatórios mais importantes, embora as espécies patogênicas de leptospira tenham sido isoladas de praticamente todas as espécies conhecidas de mamíferos. O cão é considerado o hospedeiro de manutenção do sorovar Canicola. Acidentalmente, os animais domésticos ou o homem podem adquirir a infecção em contato com as leptospiras excretadas na urina dos hospedeiros de manutenção ou com o meio ambiente contaminado. São os **hospedeiros acidentais**, nos quais a infecção pode variar de intensidade, desde uma infecção inaparente até doenças de curso agudo, fatal ou ainda, crônico, resultando em insuficiência renal, dependendo do sorovar infectante e da relativa resistência do hospedeiro. Durante a infecção e na fase de convalescença os cães podem apresentar leptospirúria, contribuindo para a manutenção das leptospiras no meio ambiente. Um sorovar mais adaptado a uma espécie, como é o caso do sorovar Canicola em cães, pode eventualmente causar, nessa mesma espécie, infecção grave com desenvolvimento de insuficiência renal aguda ou crônica, ou infecção inaparente e não ser diagnosticado.

Transmissão

A transmissão direta das leptospiras ao cão ocorre por contato com a urina infectada, contato venéreo, feridas por mordeduras ou ingestão de tecidos infectados. A porta de entrada é a pele, principalmente quando existem feridas, cortes ou áreas de abrasão cutânea, e a mucosa. A aglomeração de cães, como acontece em abrigos, pode aumentar a probabilidade de disseminação direta da infecção.[6] A transmissão indireta se dá por exposição dos cães suscetíveis à água, ao solo e a alimentos contaminados, principalmente quando os fatores ambientais são ótimos para a sobrevivência das leptospiras. Atividades recreacionais, esportivas ou ocupacionais em pântanos ou coleções líquidas são fatores de risco para a infecção humana e para a canina. Adicionalmente para os cães, a prolongada permanência em ambientes externos, inundações no hábitat do animal, e até o consumo de carnes cruas foram associados ao aumento do risco de infecção. Cães urbanos, machos, de menos de 1 ano de vida foram considerados os mais propensos a adquirirem a infecção por leptospiras.[7]

Prevalência da infecção

No Brasil e em outros países em desenvolvimento, os surtos e os casos isolados de leptospirose em humanos e em cães estão relacionados, nas grandes urbes, às condições inadequadas de saneamento ambiental, as quais propiciam a proliferação de roedores peridomiciliares (ratos e camundongos) em áreas habitadas por seres humanos e animais domésticos. Assim, a maioria dos casos humanos e caninos de leptospirose se relaciona com a infecção pelas leptospiras do sorogrupo Icterohaemorrhagiae (sorovares Icterohaemorrhagiae ou Copenhageni), albergados por esses roedores. No Brasil, aparentemente há predomínio do sorovar Copenhageni em detrimento do sorovar Icterohaemorrhagiae tanto em humanos como em cães, conforme tem sido demonstrado nos inquéritos sorológicos e no isolamento e identificação da leptospira infectante. No cão, entretanto, como ocorre nos países sul-americanos nos quais é muito mais frequente a infecção pelo sorovar Canicola,[8] também no Brasil esse sorovar tem sido isolado tanto de cães doentes[9] quanto de cães assintomáticos.[6]

Nos países de clima temperado e naqueles em que as condições de saneamento ambiental são melhores, as espécies portadoras de maior importância para a epidemiologia da leptospirose canina passaram a ser os guaxinins e alguns roedores silvestres e marsupiais que vivem nas periferias das cidades em grande número, eliminando a urina contaminada no ambiente e tornando mais provável a infecção de humanos e animais de companhia por outros sorovares de leptospiras, albergados por essas espécies. Adicionalmente, a vacinação e a proteção dos cães com vacinas bivalentes, contendo antígenos contra Icterohaemorrhagiae e Canicola, tornou a infecção por esses sorovares menos frequente e resultou na predominância de outros sorovares envolvidos na leptospirose canina, como Pomona, Bratislava, Autumnalis, Grippotyphosa e Saxkoebing e Australis.[5,10]

No Brasil, inquéritos sorológicos realizados em cães utilizando-se a técnica de soroaglutinação microscópica (SAM) tem revelado a presença de anticorpos para diversos sorovares, não havendo, entretanto, a real comprovação da infecção por essas leptospiras com o isolamento e a identificação do agente infectante. Entretanto, recentemente outras leptospiras também foram isoladas de cães, ampliando-se assim o leque de leptospiras patogênicas que podem ser albergadas pelo cão.[6,11]

PATOGENIA

As leptospiras penetram no hospedeiro suscetível através das membranas mucosas nasais, orais ou conjuntivais intactas ou da pele lesada, arranhada ou após contato prolongado com água. Em seguida, alcançam a circulação sanguínea, a partir da qual se disseminam e se replicam em vários tecidos, incluindo rim, fígado, baço, sistema nervoso central, olhos e trato genital (Figura 106.1). As espécies patogênicas são capazes de se ligar a múltiplos receptores nas células do hospedeiro e na matriz extracelular para se estabelecerem e manterem a infecção. A motilidade das leptospiras é um mecanismo facilitador de sua disseminação pelos tecidos. A fase de leptospiremia pode persistir até 10 dias. Na circulação sanguínea, as leptospiras eliciam a resposta imunológica do hospedeiro, com a formação de anticorpos neutralizantes antileptospiras (IgM e IgG), observados na circulação sanguínea a partir do 7º a 8º dias pós-infecção. À medida que corre o aumento do título de anticorpos, é observada a rápida depuração das bactérias da maioria dos órgãos, com exceção dos rins, em que podem permanecer por mais tempo. A extensão dos danos aos órgãos depende da imunidade e da defesa do hospedeiro, da virulência da leptospira infectante e da capacidade do hospedeiro em limitar a infecção. Muitos animais apresentam sinais de comprometimento multissistêmico, enquanto outros mostram exclusivamente sinais de comprometimento renal, por outro lado, a infecção pode transcorrer sem manifestações clínicas perceptíveis.

As lesões nos órgãos são caracterizadas por dano celular considerável em presença de poucos microrganismos, sugerindo o envolvimento de fatores tóxicos das espiroquetas e de citocinas inflamatórias produzidas pelo próprio hospedeiro em resposta à invasão bacteriana. Os lipopolissacarídios (LPS) das leptospiras estimulam a adesão de neutrófilos e a ativação de plaquetas, induzindo intensa resposta inflamatória no hospedeiro. Outros fatores de virulência como esfingomielinase, hemolisinas e porinas são expressos durante a infecção e causam vasculite com significativo dano endotelial. Febre, taquicardia e leucocitose podem ser observadas nesses casos, caracterizando a síndrome da resposta inflamatória sistêmica associada à sepse. Edema, hemorragias e coagulação intravascular disseminada podem resultar da lesão vascular e da trombocitopenia verificada na fase aguda da infecção.[12,13]

A disfunção hepática sem alterações histológicas mais evidentes, ocorre primordialmente em função dos efeitos dos diversos fatores tóxicos das leptospiras. A icterícia é consequente a lesão hepatocelular grave e colestase intra-hepática associada. Aparentemente, não ocorre hemólise em cães com leptospirose, apesar da reconhecida existência de hemolisinas nos sorovares Hardjo e Pomona, capazes de promover hemólise em outros animais domésticos.[1] Em raras ocasiões, a persistência das leptospiras no parênquima hepático e os distúrbios imunológicos associados podem resultar em perpetuação da resposta inflamatória crônica e fibrose. Em geral, cessada a leptospiremia, as leptospiras são depuradas do parênquima hepático e a icterícia se resolve em poucos dias. Nem todos os sorogrupos de leptospiras causam dano hepático, e a magnitude da lesão hepática é variável, de acordo com a espécie e o sorovar infectante.

As leptospiras alcançam o tecido renal por via hematógena e migram do endotélio para o interstício, causando edema e vasculite. Em seguida, as leptospiras podem ser vistas nas células dos túbulos contornados proximais e no lúmen dos túbulos, a partir dos quais são eliminadas pela urina. O período de duração da leptospirúria varia de cão para cão e com o sorovar infectante. Infecções pelo sorovar Canicola em geral resultam

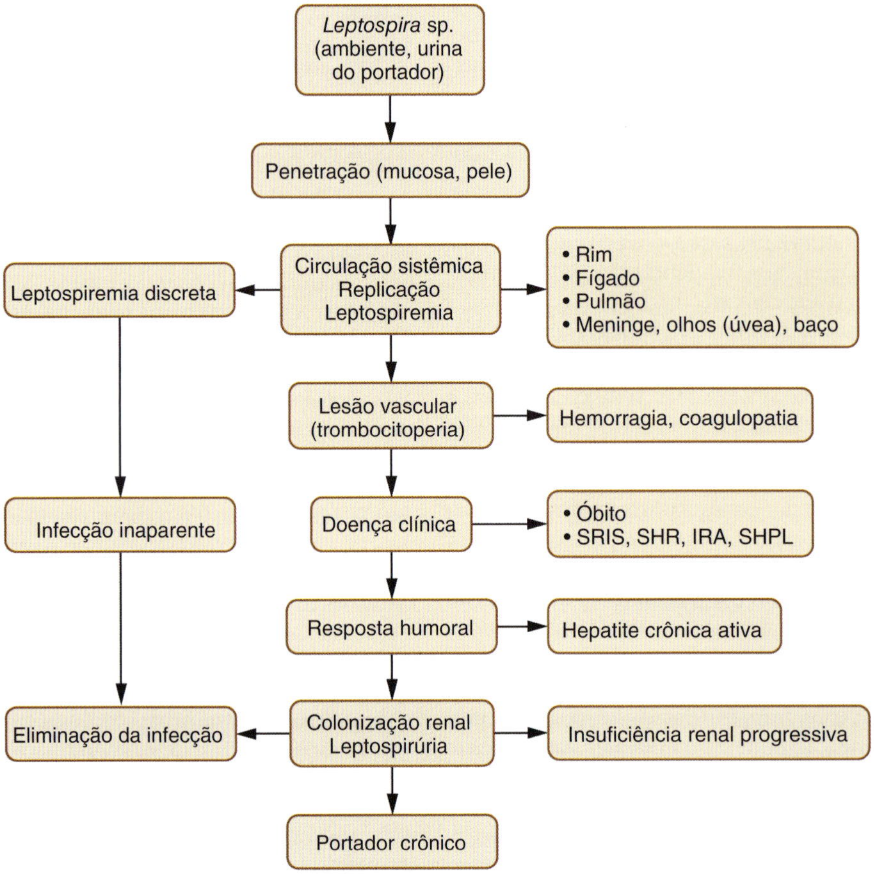

Figura 106.1 Patogenia da leptospirose canina. SRIS: síndrome da resposta inflamatória sistêmica; SHR: síndrome hepatorrenal; IRA: insuficiência renal aguda; SHPL: síndrome hemorrágica pulmonar associada à leptospirose.

em eliminação prolongada, que pode persistir por bastante tempo.[6] Os cães infectados por outros sorovares em geral eliminam o organismo pela urina por tempo muito mais curto. A colonização renal com replicação das leptospiras nas células do túbulo renal se instala nos cães infectados, a despeito da presença de anticorpos circulantes, dando suporte ao argumento de que o rim é um sítio imunologicamente privilegiado, facilitando a colonização persistente das leptospiras. A persistência de leptospiras viáveis no interstício renal, apesar da presença de anticorpos antileptospiras do tipo IgG nos túbulos, pode ser explicada pela ausência de complemento no interstício renal hipertônico. O edema renal interfere na perfusão sanguínea, com a consequente redução da filtração glomerular e comprometimento agudo da função renal. A lesão do endotélio vascular dos pequenos vasos pode resultar em dano isquêmico ao parênquima renal. Os ácidos graxos insaturados da fração das leptospiras inibem especificamente Na^+, K^+-ATPase, o que pode responder pela depleção de potássio urinário.[14] O mecanismo de concentração renal também pode ser comprometido pelos fatores endotóxicos liberados pelas leptopiras, resultando em isostenúria ou hipostenúria. Nefrite intersticial difusa ou tubulointersticial difusa aguda ou subaguda é a alteração histopatológica principal, acompanhada de intenso infiltrado de células mononucleares no interstício renal. As lesões glomerulares são praticamente inexistentes e raramente se observa hiperplasia mesangial; pode-se notar material de natureza proteica no espaço de Bowman, sugerindo como causas da proteinúria a hipoperfusão glomerular e a redução da filtração, consequente ao edema renal. As lesões tubulares são encontradas principalmente nos túbulos contornados, no lúmen dos quais podem ser vistas as leptospiras. Eventualmente, pode haver deposição mineral em órgãos e calcificação de membrana basal glomerular e tubular, em função do profundo distúrbio mineral (hiperfosfatemia) decorrente da insuficiência renal aguda.

Os efeitos das toxinas do microrganismo também podem se refletir no pulmão, resultando na síndrome hemorrágica pulmonar. A exsudação de fluidos nos alvéolos e no interstício pulmonar e nos casos mais graves, hemorragia, são consequentes a vasculite e trombocitopenia e se refletem no prognóstico mais grave da doença.[13] Outros órgãos também podem ser esporadicamente comprometidos. A meningite foi documentada em cães em raras ocasiões, bem como a uveíte, relatada mais frequentemente em cães com leptospirose.

CLÍNICA

As manifestações clínicas mais comuns da leptospirose são inespecíficas, e incluem êmese, letargia e anorexia, ou ainda, sintomas vagos e inespecíficos como perda de peso, distúrbios gastrintestinais, fraqueza, hiporexia e poliúria/polidipsia, sugestivos de doença renal crônica. Outras alterações clínicas relacionam-se ao comprometimento de órgãos, principalmente fígado, rim e pulmão, na dependência da gravidade da infecção. Diversos fatores como idade, imunidade e resposta imunológica do hospedeiro, fatores ambientais, o caráter enzoótico da infecção em determinada área geográfica e a virulência do sorovar infectante influem no curso da infecção e na magnitude das manifestações clínicas.[1] Em geral, os animais mais jovens sofrem infecção mais grave que os adultos. Em alguns casos, o curso da infecção pode ser hiperagudo ou fulminante, com os cães apresentando morte súbita por leptospiremia maciça, com poucos sintomas premonitórios.

Na fase aguda de leptospiremia pode ser observada febre (39,5 a 40°C), letargia, tremores, fraqueza muscular seguida de vômito, desidratação, taquipneia, pulso irregular e choque. As manifestações clínicas são típicas da síndrome de resposta inflamatória sistêmica associada à sepse. Notam-se hipotermia e depressão profunda nos animais em estado terminal. Podem surgir distúrbios hemostáticos, como petéquias e sufusões, hematêmese, hematoquezia, melena e epistaxe, devido a vasculite, trombocitopenia e distúrbios dos fatores de coagulação, resultando em alguns casos em coagulação intravascular disseminada.[12] A icterícia nem sempre é notada e, quando presente, indica grave colestase intra-hepática consequente ao processo inflamatório do parênquima hepático. Como resultado da colestase, as fezes podem estar hipocólicas.

Em geral, a icterícia se resolve com a depuração do microrganismo do parênquima hepático, à medida que ocorre o gradual aumento do título de anticorpos neutralizantes e cessa a leptospiremia. Entretanto, a infecção por determinados sorovares pode resultar em persistência e cronicidade da lesão hepática.[5,15] Cães com hepatite ativa crônica ou fibrose hepática crônica por sequela da leptospirose podem, eventualmente, apresentar sintomas de insuficiência hepática, incluindo inapetência crônica, perda de peso, ascite, icterícia ou encefalopatia hepática. Concomitantemente ao comprometimento hepático, há o comprometimento renal, caracterizando a síndrome hepatonefrítica da leptospirose, tradicionalmente atribuída à infecção pelos sorovares Icterohaemorrhagiae e Copenhageni (sorogrupo Icterohaemorrhagiae), mas que pode ocorrer pela infecção por sorovares patogênicos de outros sorogrupos (Grippotyphosa, Pomona, Australis, Sejroe, Ballum etc.). Às manifestações clínicas de comprometimento hepático somam-se aquelas decorrentes do envolvimento renal. Existem as exceções. Cães infectados por Leptospira interrogans/kirschneri (sorovar Grippotyphosa) podem apresentar comprometimento hepático sem envolvimento renal.[15] Em muitos cães com leptospirose, principalmente a causada pelo sorogrupo Canicola, há predomínio do comprometimento renal, sem envolvimento hepático significativo. Nesses casos, as manifestações clínicas mais frequentes são anorexia, êmese, desidratação e polidipsia/poliúria. Em geral, a temperatura retal encontra-se no intervalo de referência. Outras manifestações clínicas comuns no momento da apresentação são letargia, relutância a se mover e hiperestesia paraespinal, provavelmente como resultado da inflamação muscular e renal. Perda de peso é consequente à desidratação e à diminuição do apetite/anorexia. A palpação abdominal pode indicar hiperestesia e desconforto devido a inflamação visceral ou uremia. Os rins podem estar discretamente aumentados e doloridos à palpação. As membranas mucosas podem estar congestas ou discretamente amareladas, se houver comprometimento hepático simultâneo. À medida que a doença progride a deterioração da função renal é evidenciada pela oligúria ou anúria e por manifestações clínicas da síndrome urêmica. Gastrenterite urêmica, estomatite e necrose de língua podem ser vistas nessas condições (Figura 106.2). Nos cães que sobrevivem à infecção aguda ou subaguda, a função renal pode retornar à normalidade em 2 a 3 semanas, ou se instalar insuficiência renal poliúrica compensada. Nesses animais, poliúria e polidipsia podem ser observadas por um longo período, com subsequente progressão para a síndrome urêmica.

Outras manifestações clínicas apresentadas esporadicamente são tosse e dispneia, indicativas de comprometimento pulmonar.[13] Pneumonia intersticial e hemorragia pulmonar com consolidação alveolar foram documentadas em humanos e em cães, causadas por sorovares mais patogênicos como Icterohaemorrhagiae, Copenhageni, Hardjo, entre outros. Grave síndrome hemorrágica pulmonar associada à leptospirose foi relatada em humanos e, esporadicamente, em cães com prognóstico mais reservado[16] (Figura 106.3). Em raros casos há comprometimento ocular, podendo ser observadas conjuntivite, injeção escleral com ou sem sinais de uveíte.

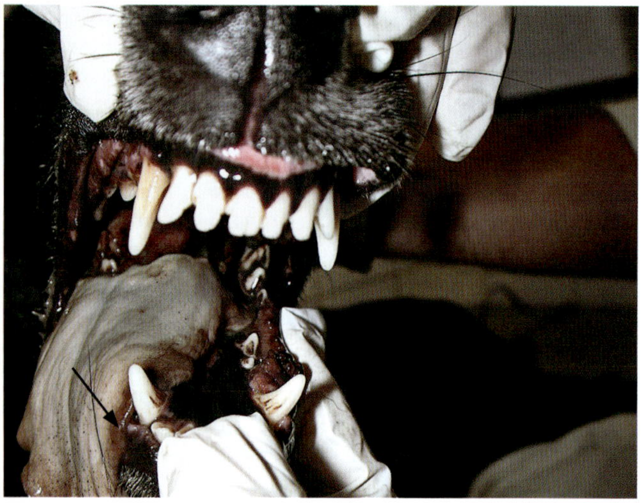

Figura 106.2 Necrose de língua em cão com insuficiência renal aguda causada pela infecção por leptospiras do sorogrupo Canicola. O cão desenvolveu a síndrome urêmica sem haver comprometimento hepático significativo. Observar o bordo da língua (*seta*), com coloração escurecida, indicando necrose.

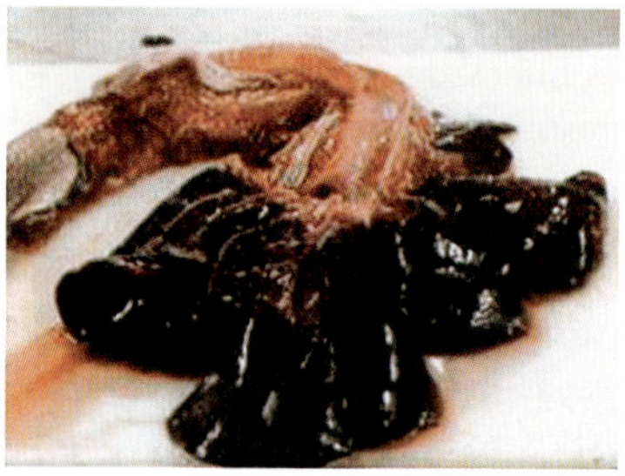

Figura 106.3 Intensa hemorragia pulmonar em cão com síndrome hemorrágica pulmonar da leptospirose. (Imagem gentilmente cedida pelo Prof. Leonardo Richtzenhain, do Departamento de Medicina Veterinária e Saúde Animal – Faculdade de Medicina Veterinária e Zootecnia da Universidade de São Paulo.)

Os cães cronicamente infectados podem ser assintomáticos, caracterizando o estado de portador são. Classicamente, a infecção de cães por representantes dos sorogrupos Canicola, Bratislava e Grippotyphosa é associada a envolvimento renal e/ou hepático, enquanto os sorogrupos Icterohaemorrhagiae e Pomona produzem mais doença hepática. Em outros relatos, Leptospira sorovar Pomona foi associado à doença renal grave. O sorovar Sejroe foi isolado dos rins de três entre 32 cães saudáveis, dos quais 19 (59%) apresentavam nefrite intersticial e títulos de anticorpos para o sorovar Hardjo. Ambos os sorovares estão no sorogrupo Sejroe. Em cães de rua naturalmente infectados pelo sorovar Canicola, a principal lesão renal observada foi glomerulonefrite proliferativa mesangial isoladamente (63,7%) ou em associação a nefrite intersticial (34%), no total de 350 cães necropsiados.

Tentativas de correlacionar as manifestações clínicas ao sorovar ou ao sorogrupo infectante costumam se basear no diagnóstico sorológico, o qual não é confiável para a identificação acurada do sorovar ou mesmo do sorogrupo infectante. Apenas a caracterização genética das leptospiras isoladas dos cães doentes pode trazer informações quanto à composição genética e antigênica dos microrganismos implicados em surtos da doença e ao potencial patogênico representado pelos diferentes sorogrupos atualmente conhecidos.

Na prática clínica, a leptospirose deve ser incluída no diagnóstico diferencial nos cães com doença renal aguda, associada ou não à icterícia. Também deve ser incluída no diagnóstico diferencial de uveíte, hemorragia pulmonar, doença febril aguda ou aborto, principalmente quando houver comprometimento renal concomitante. A leptospirose deve estar, ainda, no diagnóstico diferencial da doença renal crônica progressiva entre cães mais expostos ao risco da infecção em ambientes propícios para a manutenção do microrganismo.

DIAGNÓSTICO CLÍNICO

Patologia clínica

As alterações hematológicas nos casos típicos de leptospirose incluem leucocitose variável, na dependência do estágio e da gravidade da infecção e trombocitopenia. Há discreta leucopenia na fase inicial de leptospiremia, após a qual se segue leucocitose por neutrofilia, ainda na fase aguda da doença. Nos processos mais crônicos, não há alterações no leucograma, ou quando existem, são típicas de processo inflamatório crônico ou de estresse. Intensa trombocitopenia pode ser encontrada na fase aguda da infecção e contribui para as manifestações hemorrágicas observadas em alguns casos.[12] Discreta anemia pode ser observada e é, em geral, do tipo não regenerativo.

A maioria dos cães com leptospirose é azotêmica no momento da apresentação clínica.[1,5,17] A magnitude do aumento das concentrações séricas de ureia e de creatinina é variável, de acordo com a gravidade da lesão renal, mas não há relação entre grau de azotemia e gravidade ou prognóstico do animal. Discreta hipoalbuminemia pode ser detectada na fase aguda do processo, que pode estar mascarada pela desidratação. Nessa fase também pode ser visto o aumento de proteínas da fase aguda, como a proteína C reativa[18] indicando prognóstico mais reservado. Discreto aumento das concentrações séricas de globulinas pode ser justificado pela desidratação ou pela cronicidade do processo. As alterações eletrolíticas correm paralelamente à disfunção renal e quando houver distúrbios intestinais. Na maioria dos casos agudos ocorrem hipopotassemia, hiponatremia, hipocloremia e hiperfosfatemia e, na fase oligúrica terminal pode-se notar hiperpotassemia. Diminuição do pH sanguíneo e das concentrações de bicarbonato é indicativa de acidose metabólica.[14]

A lesão hepática é demonstrada pelo aumento nas atividades séricas de alanina aminotransferase (ALT) e fosfatase alcalina (FA). Aumento na atividade sérica de aspartato aminotransferase (AST) pode estar presente, indicando lesão hepatocelular mais grave ou ainda lesão muscular em que ocorre também o aumento de creatina fosfoquinase (CPK). O aumento da bilirrubina sérica decorre da colestase intra-hepática e se deve principalmente à bilirrubina direta. Na fase aguda da leptospirose, o aumento de troponina I sérica é indicativo de lesão miocárdica.[1]

A glicosúria renal pode ser observada na fase aguda da leptospirose, indicando lesão tubular aguda. A proteinúria é variável, podendo ser detectadas proteínas de baixo ou de alto peso molecular, indicando origem glomerular ou tubular. Entretanto, a lesão glomerular é infrequente, pois a nefrite tubulointersticial é a lesão característica da leptospirose. Cilindros granulares podem ser vistos no sedimento urinário.

Imagem

Os exames de imagem são pouco conclusivos para o diagnóstico de leptospirose. Raramente há necessidade de imagens radiológicas ou ultrassonográficas, porém elas podem contribuir para a exclusão de outras possíveis causas de doença. Entretanto, a radiografia do tórax pode auxiliar no diagnóstico se houver tosse, cansaço ou dispneia e quando houver suspeita de hemorragia pulmonar. Imagens radiológicas sugestivas de infiltração pulmonar intersticial e alveolar podem ser vistas nas radiografias torácicas de cães acometidos que manifestam tosse e dispneia.[13] A ultrassonografia abdominal pode revelar hepatomegalia, renomegalia, pielectasia, acúmulo perirrenal de fluidos e rins com ecogenicidade cortical e medular aumentada. A súmula das principais manifestações clínicas, alterações laboratoriais e de imagem que podem orientar o diagnóstico clínico se encontra no Quadro 106.1.

DIAGNÓSTICO ETIOLÓGICO

Uma vez formulado o diagnóstico clínico presuntivo de leptospirose a partir do histórico, manifestações clínicas e alterações laboratoriais, a confirmação do diagnóstico está na dependência dos resultados de testes sorológicos, da demonstração da presença de leptopiras na urina, isolamento do agente por meio de cultivo bacteriano ou a detecção de material genético do agente no sangue, urina ou tecidos por meio de técnicas moleculares. É importante lembrar que a realização desses exames requer o envio de amostras para laboratórios especializados, e que a realização de técnicas de identificação pode levar dias ou semanas, a depender da disponibilidade de insumos, da logística e da estrutura do laboratório, o que indica a necessidade de instituir a terapêutica antimicrobiana e de suporte, uma vez havendo fortes indícios clínicos de que se trata de um caso de leptospirose.

Teste de soroaglutinacão microscópica (SAM)

É a técnica padrão recomendada pela Organização Mundial da Saúde (OMS) para a confirmação do diagnóstico clínico e, amplamente utilizada nos estudos epidemiológicos de prevalência da infecção. A técnica é capaz de identificar a presença de anticorpos IgM e IgG contra leptospiras detectados no sangue a partir de 5 a 7 dias após o início das manifestações clínicas.[1]

QUADRO 106.1 Manifestações clínicas e alterações laboratoriais e de imagem que podem ser observadas em cães com leptospirose.

Manifestações clínicas
Forma aguda: anorexia, prostração, febre (inicial), dores musculares, decúbito, vômito, desidratação, colapso vascular periférico, taquipneia, tosse, dispneia, pulso irregular, preenchimento capilar retardado, hematêmese, hematoquezia, melena, epistaxe, icterícia, intussuscepção intestinal (filhotes), oligúria ou anúria *Forma subaguda/crônica:* anorexia, vômito, desidratação, perda de peso, polidipsia e poliúria, relutância a se mover, hiperestesia paraespinal (inflamação muscular, meníngea ou renal), membranas mucosas congestas, tosse, dispneia, oligúria/anúria (terminal), uveíte, gastrenterite urêmica, estomatite, necrose de língua
Patologia clínica
Hematologia: leucopenia (1 a 2 dias) seguida de leucocitose com discreto desvio à esquerda (fase de leptospiremia); trombocitopenia (fase de leptospiremia). Tempo de coagulação prolongado (fase aguda) *Bioquímica sérica:* variável aumento das atividades séricas de ALT, AST, FA, CK. bilirrubinas séricas (BD), albumina sérica (↓), globulinas (↑), ureia e creatinina séricas (↑), hiponatremia, hipo ou hiperpotassemia, hiperfosfatemia. Acidose metabólica. Outras alterações: proteína C reativa (↑), troponina cardíaca I sérica (↑) *Urinálise:* densidade urinária ≤ 1,029, isostenúria ou hipostenúria; proteinúria glomerular ou tubular, bilirrubinúria, presença de cilindros granulosos; relação proteína/creatinina urinária (↑). Raramente glicosúria (necrose tubular aguda)
Imagem
Densidade alveolar ou intersticial pulmonar (↑); dimensões renais (↑); ecogenicidade cortical (↑)

ALT: alanina aminotransferase; AST: aspartato aminotransferase; FA: fosfatase alcalina; CK: creatina fosfoquinase; (↑): aumento; (↓): redução.

A técnica consiste em reagir diluições seriadas do soro do animal com leptospiras vivas para a detecção de anticorpos aglutinantes. Após incubação inicial com sorovares representativos dos diversos sorogrupos, principalmente os prevalentes na região, as reações são observadas em microscopia de campo escuro. Amostras que apresentarem aglutinação de mais de 50% das leptospiras no campo de visão são submetidas a sucessivas diluições, procedendo-se novamente ao teste contra o antígeno reagente. O título final é a recíproca da diluição em que é observada a aglutinação de 50% das leptospiras no campo de observação. Ou seja, quanto maior a diluição encontrada, maior é o título de anticorpos contra aquele determinado sorovar. Os laboratórios brasileiros costumam incluir representantes de até 20 sorogrupos patogênicos na bateria de antígenos, conforme recomendação da OMS, enquanto nos EUA são utilizados apenas seis sorogrupos.

A técnica de SAM permite responder a duas questões distintas: se o animal apresenta anticorpos contra leptospiras, e qual o provável sorogrupo ao qual a leptospira infectante provavelmente pertence. Entretanto, por mais que ainda seja considerada a técnica padrão-ouro para o diagnóstico da doença, a SAM apresenta inúmeras limitações e os resultados devem ser interpretados com cautela. Os principais aspectos a serem considerados na interpretação dos resultados de SAM são:

- Resultados falsos negativos podem ocorrer na fase inicial da infecção, quando a infecção é causada por uma leptospira do sorogrupo infectante que não se encontra incluído na bateria de antígeno ou ainda há uma baixa afinidade para o organismo selecionado como antígeno. Quando são utilizados poucos antígenos na bateria, a probabilidade de obter resultados falso-negativos é maior
- A soroconversão entre a amostra colhida na fase aguda e 10 a 15 dias após é indicativa de infecção, bem como o aumento ou diminuição de quatro vezes no título de SAM entre as duas amostras de soro
- Quando se dispõe apenas de uma única amostra de soro, títulos ≥ 800 podem ser considerados indicativos de infecção ativa, com a premissa de que o cão não tenha sido vacinado contra leptospirose nos 4 meses que antecederam o teste. Títulos pós vacinais maiores que 800 podem ser observados nos meses imediatamente posteriores a vacinação.[19]
- É frequente a ocorrência de reações cruzadas em baixos títulos entre os sorogrupos. Assim, na fase aguda da infeção podem ser encontrados títulos de anticorpos contra vários sorogrupos (reações cruzadas) e nem sempre o maior título apresentado corresponde ao sorogrupo infectante (reações paradoxais)[9]
- Em áreas endêmicas, títulos residuais de anticorpos podem ser encontrados em cães vacinados ou não vacinados. As vacinas induzem a formação de anticorpos aglutinantes, em geral em títulos menores que 800, que podem persistir por alguns meses dificultando a interpretação dos resultados do teste de SAM quando houver suspeita de leptospirose. As vacinas tetravalentes podem resultar na formação de anticorpos reagentes a antígenos do sorogrupo Bratislava e Autumnalis, não incluídos nas vacinas
- A existência de reações cruzadas e paradoxais, a indução de anticorpos aglutinantes pela vacinação, muitas vezes para sorogrupos não presentes na vacina, aliados a inexistência de um padrão universal para o cultivo e manutenção dos antígenos usados resultam na marcante variação dos resultados obtidos em diferentes laboratórios e indicam que a reação de SAM não é um método que permita identificar o sorogrupo da leptospira infectante.[5] A exata identificação da leptospira infectante somente poderá ser determinada pelo isolamento e caracterização sorológica do isolado, o que é praticamente inexequível na prática clínica.

Outros métodos sorológicos

Além da SAM, outros testes sorológicos têm sido desenvolvidos para detecção de anticorpos antileptospiras. Alguns são considerados testes de triagem ou testes complementares à soroaglutinação microscópica. Em sua maioria, são capazes de identificar anticorpos mais precocemente que o teste de SAM, podendo inclusive distinguir anticorpos induzidos por vacinação daqueles adquiridos naturalmente. Entretanto, o uso desses testes tem se restringido a poucos centros de pesquisa, principalmente por conta do alto custo dos testes ou mesmo indisponibilidade no mercado nacional. Entre esses testes, destacam-se os diversos testes imunoenzimáticos (ELISA, do inglês *enzyme-linked immunosorbent assay*) específicos para detecção de IgM e IgG antileptospiras. Nos cães vacinados, podem-se verificar altos títulos de IgG acompanhados de títulos baixos ou negativos de IgM, o que permite diferenciar as reações positivas pós-vacinais das infecções recentes. Títulos de anticorpos IgM-ELISA são observados precocemente no curso da infecção. Um ensaio ELISA desenvolvido com a utilização da proteína LipL32 foi considerado mais sensível e específico quando comparado ao SAM. Outro teste com potencial uso em cães é o de aglutinação macroscópica em lâmina, desenvolvido para o diagnóstico da leptospirose humana e canina. Esse teste detecta anticorpos tão precocemente quanto o teste IgM-ELISA e tem a vantagem de dispensar o microscópio e, assim, poder ser usado em situações de campo.[17,19] Todos os testes citados não possibilitam a identificação do sorogrupo ao qual pertence a leptospira infectante, apenas de tratar-se de infecção por leptospiras patogênicas. Assim a reação de SAM permanece como o principal teste para diagnóstico sorológico da leptospirose, e é praticamente o único oferecido pela maioria dos laboratórios especializados no Brasil.

Identificação do microrganismo

Exame microscópico

As leptospiras viáveis podem ser visualizadas diretamente em microscopia de campo escuro, em preparado fresco da urina; contudo, o uso exclusivo desse método como ferramenta diagnóstica é desaconselhado, devido à baixa sensibilidade e aos frequentes artefatos que dificultam a leitura do material. Leptospiras também podem ser visualizadas em microscópio óptico, em cortes histológicos de tecidos corados por diferentes métodos. As técnicas de impregnação por prata, a imunofluorescência, a imunoperoxidase e a imuno-histoquímica possibilitam a microscopia direta, principalmente em amostras biopsiais, em *imprints* de tecido hepático ou renal ou em tecidos obtidos *post-mortem*, entretanto seu uso é restrito à pesquisa acadêmica.[1]

Cultura bacteriana

Somente o isolamento de leptospiras em meio de cultura permite o diagnóstico etiológico definitivo da infecção, assim como a determinação do sorovar ou sorogrupo infectante. Uma vez isoladas, as leptospiras podem ser devidamente caracterizadas por métodos moleculares de genotipagem e por técnicas de tipificação sorológica, proporcionando avanços no conhecimento epidemiológico da doença e na produção de vacinas mais eficazes.

Apesar da importância do isolamento, o cultivo bacteriano é pouco utilizado na prática clínica, principalmente em decorrência da baixa sensibilidade da técnica, do crescimento fastigioso das leptospiras em meios de cultura, e da suscetibilidade do microrganismo a condições ambientais adversas. As culturas devem ser mantidas em estufas de 28°C por, no mínimo, 28 dias antes de serem consideradas negativas. Amostras de sangue ou urina devem ser coletadas antes de ser iniciado o tratamento antimicrobiano, o que dificulta ainda mais seu uso na prática clínica. Ademais, devem ser utilizados meios de cultura específicos para o crescimento seletivo do patógeno. Para proceder ao isolamento bacteriano, recomenda-se a coleta de amostras de sangue, principalmente durante os primeiros dias de manifestação clínica da doença. As amostras devem ser idealmente coletadas em frascos estéreis, com heparina como anticoagulante. O cultivo da urina, em contrapartida, é raramente utilizado e as amostras devem ser obtidas idealmente por cistocentese, dado que amostras coletadas por cateterização ou micção espontânea aumentam significativamente as chances de contaminação. A semeadura da urina em meio apropriado deve ser feita no máximo duas horas após a coleta, pois as bactérias são incapazes de sobreviver em ambientes ácidos. De maneira geral, recomenda-se que o laboratório seja contatado para obter maiores informações acerca dos cuidados necessários na coleta e transporte do material.

Detecção de DNA

A reação em cadeia da polimerase (PCR) é uma técnica de detecção direta que se baseia na amplificação de fragmentos de DNA do agente infeccioso investigado. A PCR pode ser usada para identificar a espécie infectante da leptospira, uma vez que permite o sequenciamento de nucleotídios de DNA e posterior análise filogenética.[20] Entretanto, como não há associação direta entre espécies genômicas e as diferentes sorovariedades já identificadas, a PCR é incapaz de identificar o sorovar infectante, salvo algumas exceções.

A técnica apresenta alta sensibilidade e especificidade analítica, permitindo o diagnóstico precoce da infecção antes mesmo da detecção de anticorpos pela SAM. A PCR também pode ser utilizada para identificar animais portadores crônicos e assintomáticos, uma vez que a cultura do patógeno, em especial a cultura de amostras de urina, é praticamente inviável na prática clínica. Quando realizada simultaneamente aos testes sorológicos, a amplificação de material genético das leptospiras confirma a existência de infecção ativa em animais com resultados inconclusivos pela SAM.[21]

O sangue com anticoagulante é o material biológico de escolha para a PCR na fase precoce da infecção. Decorridos 5 a 7 dias após o início dos sintomas, recomenda-se a análise de amostras de urina. A detecção de DNA leptospírico por PCR em amostras de sangue é altamente sugestiva de infeção, e o cão pode ser considerado infectado. Em contrapartida, resultados positivos à PCR em amostras de urina devem ser interpretados com cautela, pois animais com doenças com sintomatologia semelhante à da leptospirose e que porventura também sejam portadores crônicos de leptospiras podem induzir a falhas na interpretação dos resultados.[22] Na prática clínica, recomenda-se o teste molecular em ambos os materiais biológicos, já que na maioria das vezes é impossível precisar o momento da infecção.

Por mais que a técnica de PCR para o diagnóstico da leptospirose canina apresente alta sensibilidade e especificidade analítica, seu desempenho na prática clínica é altamente variável, a depender da fase da infecção e dos múltiplos desfechos possíveis. Desse modo é possível que ocorram resultados falso-negativos, ou mesmo resultados falso-positivos, caso o teste não tenha sido devidamente padronizado.

Assim, resultados positivos na PCR da urina devem ser interpretados paralelamente com o histórico e com o quadro clínico. Resultados negativos não descartam a possibilidade de infecção por leptospiras. O tratamento com antimicrobianos pode produzir resultados falso-negativos, no entanto são necessárias múltiplas doses da medicação para tornar a PCR negativa, já que a técnica permite a detecção tanto de microrganismos viáveis quanto dos inviáveis. O caráter intermitente da eliminação renal das leptospiras, assim como amostras de urina insuficientes ou que contenham pequeno número de bactérias também podem produzir resultados falso-negativos. Fatores como adequado acondicionamento da amostra e de envio do material ao laboratório também podem interferir nos resultados do teste.

Mais recentemente, a utilização das técnicas de PCR em tempo real tem permitido ensaios mais rápidos, com maior sensibilidade e sujeitos a menos riscos de contaminação.[20] Outras técnicas de amplificação de DNA têm sido utilizadas no diagnóstico da doença, incluindo a técnica denominada LAMP (do inglês *loop-mediated isothermal amplification method*). O LAMP aparenta ser uma ferramenta promissora no diagnóstico da doença, entretanto ainda são necessários testes que avaliem seu desempenho na prática clínica.

Post mortem

Mucosas ictéricas, congestas e com petéquias difusas podem indicar o comprometimento hepático e da hemostasia. Podem existir lesões na mucosa oral e, em geral, são secundárias à uremia. As alterações macroscópicas dos rins nos casos de falência renal aguda incluem aumento de volume dos rins, acompanhado de palidez, aderência capsular e hemorragias subcapsulares (Figura 106.4). Em doença subaguda podem ser observados pontos esbranquiçados na região cortical, especialmente na junção corticomedular. Animais cronicamente infectados podem apresentar rins reduzidos e com lesões cicatriciais. Os aspectos microscópicos dos rins dependem da virulência do sorovar infectante e da duração da infecção.[1,5] Apesar da evidente disfunção renal clinicamente observada, pode haver variáveis graus de necrose tubular e edema intersticial. Em alguns animais pode-se encontrar mineralização pulmonar e gástrica.

A forma crônica da doença é caracterizada pela inflamação intersticial difusa, principalmente da junção corticomedular, com células plasmáticas e poucos linfócitos e macrófagos. Neutrófilos degenerados e células epiteliais mortas podem ser vistos no lúmen tubular. As alterações na fase crônica são inespecíficas, frequentemente sendo descritos rins com fibrose intersticial difusa, com inflamação linfoplasmocítica de grau variável e com macrófagos degenerados.

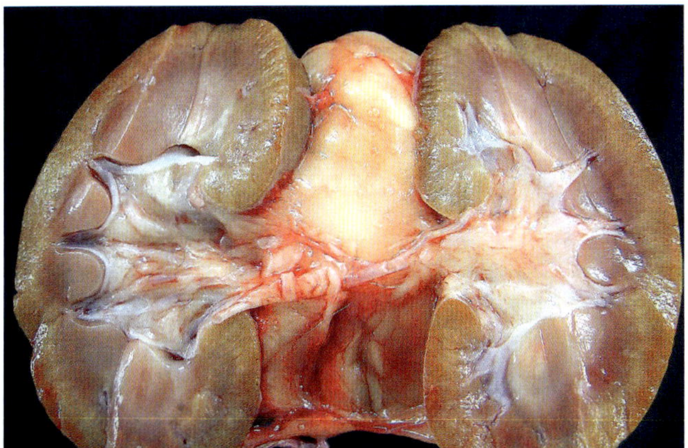

Figura 106.4 Rim de cão com suspeita de leptospirose. Notar múltiplos focos esbranquiçados, com cerca de 0,2 a 0,5 cm, distribuídos difusamente pelo parênquima, além de palidez cortical. (Imagem gentilmente cedida pelo Serviço de Patologia Animal – Departamento de Patologia, Faculdade de Medicina Veterinária e Zootecnia da Universidade de São Paulo.)

O fígado pode estar aumentado de volume, amarelado, friável e com bordos interlobares arredondados. A magnitude das alterações histológicas relaciona-se com a gravidade do comprometimento hepático. Vê-se infiltrado celular predominantemente mononuclear de maneira localizada em áreas de necrose, ou mais difusamente em casos mais graves. Petéquias e equimoses são vistas na superfície pleural e, em raras ocasiões, hemorragia pulmonar intensa (ver Figura 106.3).

A análise histopatológica do fígado revela vasculite hemorrágica, degeneração do hepatócito e necrose focal com desarranjo trabecular. Nas áreas de necrose nota-se infiltrado com predomínio de células mononucleares. Leptospiras podem ser visualizadas no interior e fora dos hepatócitos. Encontram-se hiperplasia e hipertrofia das células de Kupffer, e também é relatada a eritrofagocitose.

TERAPÊUTICA

Terapia antimicrobiana

Em geral, os antibacterianos reduzem a febre e a leptospiremia algumas horas após o início do tratamento. A terapia antimicrobiana é indicada tão precocemente quanto possível quando há suspeita de leptospirose. Inibe prontamente a replicação do microrganismo e reduz rapidamente o potencial de complicações fatais da doença, como insuficiência hepática e insuficiência renal aguda, bem como leptospirúria. O tratamento antibacteriano deve ser instituído imediatamente quando se suspeita de leptospirose, antes mesmo da obtenção dos resultados dos exames para a confirmação do diagnóstico.[5]

Penicilina e derivados são os antibióticos de escolha para o tratamento da leptospirose, com o objetivo de interromper a leptospiremia, porém esses antimicrobianos não depuram completamente os microrganismos albergados nos rins. Penicilina ou ampicilina deve ser inicialmente administrada por via parenteral aos pacientes urêmicos, com comprometimento hepático ou que apresentem êmese. A dose de ampicilina deve ser reduzida de acordo com o grau de azotemia. Não se recomenda usar ampicilina por via oral (VO), pela variabilidade na absorção gastrintestinal do fármaco. Uma vez alcançada a melhora das condições clínicas e o paciente apto a receber alimentação oral, a ampicilina ou a penicilina poderá ser substituída por amoxilina ou doxiciclina VO. O tratamento antimicrobiano também pode ser iniciado por via oral em cães com a forma subaguda ou crônica da doença, e que estejam se alimentando. O uso precoce de doxiciclina é recomendado, por promover rápida eliminação das leptospiras do tecido renal.[5] A azitromicina também é eficaz para o tratamento da leptospirose humana, entretanto, sua eficácia em cães ainda é incerta.[1] Outros antibióticos como cefatriaxona e cefotaxima se mostraram tão eficazes quanto a penicilina. As fluoroquinolonas têm eficácia duvidosa, principalmente para redução da leptospirúria, embora existam trabalhos que citam sua eficácia quando utilizada em doses altas e por tempo prolongado. Os aminoglicosídios são eficazes para depuração das leptospiras do parênquima renal, porém não devem ser administrados com essa finalidade até que os testes de função renal tenham retornado ao intervalo de referência.[5] As sulfas, isoladamente ou em associação com trimetroprim não são eficazes.[23] No Quadro 106.2 encontram-se listados os principais antimicrobianos indicados para o tratamento da leptospirose canina.

Terapia de suporte

A terapia de suporte para os animais com leptospirose depende da gravidade da infecção e da disfunção renal ou hepática, e de outros fatores complicadores como desidratação, choque e

QUADRO 106.2 Antimicrobianos para o tratamento da leptospirose canina.[5]

Antimicrobiano	Dose	Via	Intervalo (horas)	Duração (semanas)
Penicilina G	25.000 a 40.000 U/kg	IM, SC, IV	6 a 8	3
Ampicilina	22 mg/kg	SC, IV	6 a 8	3
	10 a 20 mg/kg	VO	8 a 12	3
Amoxicilina	10 a 20 mg/kg	VO	8 a 12	3
Doxiciclina*	5 mg/kg	VO	12	3
Tetraciclina**	22 mg/kg	VO	8	3
Azitromicina***	20 mg/kg	VO	24	3

IM: via intramuscular; SC: via subcutânea; IV: via intravenosa; VO: via oral. *Pode ser usada como escolha primária para tratamento de cães com leptospirose, exceto aqueles que apresentam êmese (a excreção não sofre interferência da azotemia) e para eliminar o estado de portador renal. **Eliminação do estado de portador, somente após resolução da azotemia. ***Espectro *in vitro* apropriado; eficácia não comprovada.

hemorragia pulmonar. Nos cães com a forma aguda da doença, as providências iniciais devem ser direcionadas a correção da desidratação, administração de fluido para manutenção hídrica e mensuração do fluxo urinário, ou seja, ao tratamento de insuficiência renal aguda. A correção do equilíbrio hídrico com soluções cristaloides é fundamental. A alimentação oral deve ser suspensa em animais que apresentam êmese, iniciando-se a terapia antiemética. Petéquias ou equimoses são indicativas de trombocitopenia devido à vasculite, ou de coagulação intravascular disseminada, e requerem adequada intervenção hemostática ou reposição dos fatores de coagulação (consultar mais detalhes no Capítulo 212, *Abordagem ao Paciente Hemorrágico*).

A oligúria (fluxo urinário < 0,5 mg/kg/h; o fluxo normal é de 1 a 2 mg/kg/h) deve ser definida somente quando o animal estiver normovolêmico. Diuréticos osmóticos (glicose a 10 a 20% ou manitol), são recomendados, mas não devem ser administrados a pacientes excessivamente hidratados. Diuréticos potentes, como os de ação na alça de Henle, são os indicados a casos de oligúria persistente e a administração de dopaminérgicos não tem mostrado eficácia. Ainda, outras medidas podem ser necessárias para os casos de evolução grave com persistência de oligúria, hiperpotassemia, acidose metabólica e hipervolemia e que não responderam adequadamente à terapia com fluido e medicamentos. A hemodiálise intermitente ou a terapia de substituição renal contínua é indicada nos processos agudos, mas somente deve ser instituída levando-se em consideração o quadro clínico e o prognóstico de cada caso. A doença renal aguda causada por leptospiras patogênicas constitui-se em uma das condições mórbidas em que a hemodiálise oferece resultados favoráveis, não estando, no entanto, isenta de efeitos colaterais.[12] (consultar mais detalhes nos Capítulos 162, *Insuficiência Renal Aguda*, e 165, *Hemodiálise em Cães e Gatos*).

Tratamento de cães com síndrome hemorrágica pulmonar associada à leptospirose

Oxigenoterapia ou, em casos mais graves, ventilação mecânica, são indicadas aos pacientes que apresentam síndrome hemorrágica pulmonar associada à leptospirose (SHPL), embora o comprometimento hemorrágico pulmonar seja indicativo de péssimo prognóstico para sua recuperação. Conquanto seja citada a melhora do prognóstico de pacientes humanos com SHPL tratados com ciclofosfamida, não há informações sobre a eficácia do uso desse fármaco em cães. O tratamento das complicações pulmonares com dexametasona também não melhora o prognóstico.

PROGNÓSTICO

O prognóstico é bom para os cães tratados intensiva e precocemente no curso da infecção com antimicrobianos apropriados e fluidoterapia. A leptospirose é uma das afecções em que a sobrevida pode alcançar até 80% dos casos submetidos à hemodiálise, pois as lesões renais causadas pela leptospira não comprometem sobremaneira a regeneração dos néfrons. Constituem exceção aqueles casos em que existem complicações respiratórias. A melhora clínica está associada ao gradual retorno das concentrações séricas de ureia e de creatinina aos valores de referência em 10 a 14 dias. As concentrações de bilirrubina também retornam aos valores de referência, indicando a depuração das leptospiras do parênquima hepático. A trombocitopenia resolve-se espontaneamente ou depois de iniciada a terapia antibacteriana.

PROFILAXIA

A profilaxia da leptospirose envolve a eliminação do estado de portador em relação ao sorovar Canicola. Infelizmente, os roedores peridomiciliares e os silvestres, bem como os animais domésticos, podem ser portadores crônicos com infecção latente, eliminando os organismos intermitentemente e sendo permanentes fontes de infecção para cães e humanos. O controle dos roedores no canil, a adequada manutenção de condições ambientais e o isolamento dos animais infectados são medidas importantes para prevenir a disseminação da infecção.

Imunoprofilaxia

A imunidade na leptospirose canina é basicamente do tipo humoral, embora existam indícios de envolvimento da imunidade celular. Os anticorpos são dirigidos contra LPS e proteínas associadas da membrana externa das leptospiras, cuja composição antigênica é variável conforme os sorogrupos e, assim, a imunidade é específica para o sorogrupo incluído na vacina, presumivelmente protegendo contra os sorovares desse sorogrupo. Entretanto, pode haver certo grau de reatividade cruzada entre os diferentes sorogrupos. Cães vacinados desenvolvem anticorpos mais precocemente quando infectados por outras leptospiras patogênicas, se comparados com cães não vacinados. A infecção resultante é mais benigna, já que a imunidade humoral é eficaz para proteção e limitação da infecção. O efeito de proteção cruzada é compartilhado por antígenos de pelo menos três sorogrupos: Canicola, Icterohaemorrhagiae e Autumnalis.

Aparentemente, o extrato total bacteriano induz proteção completa contra os desafios homólogos e proteção parcial contra os desafios heterólogos; as frações LPS protegem contra os desafios homólogos, mas não contra os desafios heterólogos, enquanto o extrato proteico induz significativa proteção contra ambos os tipos de desafio, indicando que a proteção cruzada entre os sorovares está relacionada com o extrato proteico. As vacinas idealmente devem conter os antígenos dos sorogrupos representativos daqueles mais prevalentes na população canina a ser imunizada.

As vacinas atualmente utilizadas contêm bacterinas (bactérias inteiras inativadas quimicamente) e induzem imunidade pela opsonização das bactérias e apresentação de antígenos de membrana. Antígenos dos sorovares Icterohaemorrhagiae e Canicola são considerados essenciais para a proteção dos cães, e durante muito tempo as vacinas comercialmente disponíveis foram aquelas bivalentes contendo bacterinas de representante de cada um dos sorogrupos Icterohaemorrhagiae e Canicola. A imunização foi eficaz em reduzir a prevalência e a gravidade da doença causada por esses sorovares.

A gradual diminuição dos casos de leptospirose canina envolvendo leptospiras dos dois sorogrupos mencionados, somada ao fato de se observar o crescente envolvimento de outros sorogrupos, como Grippotyphosa e Pomona na etiologia da doença, resultou, nos EUA, na produção de vacinas tetravalentes contendo, além dos clássicos sorovares, outros considerados importantes para o cão no caso específico, sorovares Grippotyphosa e Pomona. Atualmente, estão disponíveis, tanto nos EUA e no Brasil, vacinas contra leptospirose contendo antígenos representativos de quatro sorogrupos: Icterohaemorrhagiae, Canicola, Pomona e Grippotyphosa. Ainda não está comprovada a real necessidade da vacina contra os dois últimos sorogrupos no Brasil, já que não existem suficientes informações sobre ocorrência e prevalência de infecção por esses sorogrupos.

Também é objeto de especulação a necessidade de incluir o sorovar Copenhageni em substituição ao sorovar Icterohaemorrhagiae nas vacinas, já que no Brasil o sorovar Copenhageni tem sido consistentemente incriminado como provável causa de leptospirose em humanos e em cães. Por serem ambos pertencentes ao mesmo sorogrupo, acredita-se que a vacina preparada com o sorovar Icterohaemorrhagiae proteja contra a infecção pelo sorovar Copenhageni. Testes de desafio em *hamsters* comprovaram que a vacina comercial contendo antígeno do sorovar Icterohaemorrhagiae foi capaz de proteger os animais quando submetidos ao desafio com a cepa autóctone de sorovar Copenhageni 15 dias após a vacinação. Entretanto, o teste de neutralização de leptospiras viáveis com o soro de cães vacinados com vacina comercial contendo o sorovar Icterohaemorrhagiae, realizado 30 dias após a vacinação, revelou que o grau de neutralização era diverso para o sorovar Icterohaemorrhagiae e para o sorovar Copenhageni, sendo muito maior para o primeiro e limítrofe para o segundo.[11]

A adequada imunização inicial dos filhotes de cães requer a aplicação de três doses de vacina (no mínimo duas), com intervalos de 2 a 4 semanas entre as doses. Idealmente, os procedimentos de imunização devem iniciar-se com 9 semanas de vida, com doses subsequentes aplicadas com 12 e 15 semanas de vida, para se obter adequada imunidade contra os desafios naturais ou experimentais. As vacinas contra leptospirose não são recomendadas antes de 9 semanas de vida, a fim de minimizar a intensidade das potenciais reações de hipersensibilidade pós-vacinais.[24] Esse é um dilema considerável quando se utiliza o protocolo vacinal com múltiplas vacinas, com início do procedimento de imunização com 6 semanas de vida, como tem sido rotineiramente recomendado. Nessas condições, a vacina contra a leptospirose pode ser omitida na primeira vacinação e incluída nas vacinações subsequentes. Em áreas endêmicas, a revacinação deve ser anual.

A duração da imunidade pós-vacinal é objeto de discussão. Classicamente, a eficácia da imunização se baseia na avaliação da resposta sorológica por meio do teste de soroaglutinação microscópica. O grau de proteção se correlaciona às opsoninas; as aglutininas mensuradas pelo teste SAM não são capazes de destruir ou neutralizar completamente as leptospiras e não têm valor preditivo de proteção contra as infecções. Estudos de desafio mostram que a proteção é completa 3 semanas após a série inicial de vacinas, mas quando os cães foram desafiados 27 e 56 semanas depois, observou-se leptospiremia com isolamento de leptospira do sangue circulante. Apesar disso, todos os cães estavam protegidos contra o desenvolvimento da doença. Assim, apesar da eficácia da vacina para proteção dos cães contra a doença, ela aparentemente não impede de todo a infecção e a eliminação renal de leptospiras quando os animais são submetidos ao desafio na fase tardia do período de proteção dada pela vacina.

CONSIDERAÇÕES DE SAÚDE PÚBLICA

Os humanos adquirem a infecção por atividades ocupacionais, recreacionais ou avocacionais. As leptospiras requerem condições úmidas para sua sobrevivência e os cães infectados, assim como outros animais, podem disseminar o organismo pela eliminação da urina e contaminação de coleções líquidas de qualquer natureza. Nas estações chuvosas, as inundações se tornam o principal fator de risco para surtos de leptospirose nos países em desenvolvimento[7,10] As coleções líquidas resultantes saturam o solo com leptospiras, previnem a evaporação da urina contaminada e prolongam a sobrevivência das leptospiras na superfície líquida. Nessas condições, podem surgir surtos da doença humana e, possivelmente, infecção dos cães.

A transmissão direta da infecção dos cães para os humanos não foi, até o momento, comprovada pelo isolamento do agente ou pela análise genética dos isolados. Entretanto, a urina contaminada é altamente infecciosa para os humanos e para outras espécies animais suscetíveis, de modo que requer a adoção de adequadas medidas higiênicas e profiláticas. A vacinação do cão familiar contra leptospirose é uma importante medida para a prevenção da infecção dos membros da família a partir do cão infectado. Cuidados rotineiros de biossegurança devem ser tomados durante o tratamento dos animais com suspeita de infecção. A eliminação urinária de leptospiras deve ser avaliada por PCR.[20,22] Todos os casos conhecidos ou suspeitos de leptospirúria devem receber terapia antimicrobiana apropriada, para impedir o estado de portador renal. Áreas contaminadas por urina infectada devem ser lavadas com detergentes e tratadas com desinfetantes clorados ou iodados. Recomenda-se o tratamento dos cães contactantes que convivem com o cão doente e que podem ter sido expostos à fonte de leptospiras no meio ambiente, idealmente com monitoramento do título de anticorpos, com intervalo de 15 dias. O antimicrobiano indicado é a doxiciclina, na dose de 5 mg/kg, VO, a cada 12 horas, por 14 dias.[5]

Em geral, os cães que desenvolvem leptospirose aguda são hospedeiros acidentais e não desenvolvem o estado de portador crônico. Raramente é relatada transmissão da leptospirose de hospedeiros acidentais para outros animais e os poucos casos existentes não foram substancialmente comprovados por métodos moleculares.

LEPTOSPIROSE EM GATOS

Aparentemente, os felinos são menos suscetíveis que os cães à infecção natural ou experimental por leptospiras patogênicos.[1,25] Existem esparsos estudos de soroprevalência de anticorpos antileptospiras em felinos de algumas regiões geográficas do mundo, que variaram de 10 a 20% das amostras estudadas. Gatos inoculados experimentalmente com leptospiras do sorogrupo Icterohaemorrhagiae e do sorogrupo Canicola apresentaram leptospiremia e leptospirúria, sem sintomas de comprometimento sistêmico, hepático ou renal. A eliminação renal ocorreu somente nos gatos infectados com o sorovar Canicola. Na França, observou-se prevalência de 48% dos gatos com títulos de anticorpos, entre aqueles que manifestavam disfunção renal ou hepática, com associação entre soropositividade e poliúria/polidipsia ($p < 0{,}001$) O sorovar Canicola foi o envolvido com mais frequência. Os hábitos peculiares e o estilo de vida dos felinos, aliados a maior resistência natural, contribuem, provavelmente, para a incipiente prevalência da infecção nessa espécie. Fator de risco para a infecção é o acesso a ambientes externos, que possibilitaria o contato com urina de animais silvestres ou sinantrópicos ou, no ambiente doméstico, a existência de cães portadores do sorovar Canicola.

REFERÊNCIAS BIBLIOGRÁFICAS

1. Greene CE, Sykes JE, Moore GE, Goldstein RE, Schultz RD. Leptospirosis. In: Greene CE (editor). Infectious diseases of the dog and cat. 4 ed. St. Louis: Elsevier Saunders; 2012. p. 431-46.
2. Vincent A, Schiettekatte O, Goarant C, Neela VK, Bernet E, Thibeaux R *et al.* Revising the taxonomy and evolution of pathogenicity of the genus *Leptospira* through the prism of genomics. PLoS Neglected Tropical Disease. 2019;13(5):e0007270.
3. Koizumi N, Muto MM, Izumiya H, Suzuki M, Ohnishi M. Multiple-*locus* variable-number tandem repeat analysis and clinical characterization of *Leptospira interrogans* canine isolates. Journal of Medical Microbiology. 2020;64(30):288-94.
4. Schuller S, Francey T, Hartmann K, Hugonnard M, Kohn B, Nally JE *et al.* European consensus statement on leptospirosis in dogs and cats. J Small An Pract. 2016;56(3):159-79.
5. Sykes JE, Hartmann K, Lunn KF, Moore GE, Stoddard RA, Goldstein RE. 2010 ACVIM small animal consensus statement on leptospirosis: diagnosis, epidemiology, treatment, and prevention. J Vet Intern Med. 2011;25(1):1-13.
6. Miotto B, Guilloux AG, Tozzi BF, Moreno LZ, da Hora AS, Dias RA *et al.* Prospective study of canine leptospirosis in shelter and stray dog populations: Identification of chronic carriers and different Leptospira species infecting dogs. PLoS ONE. 2018;13(7):e0200384.
7. Azócar-Aedo L, Monti G. Meta-analyses of factors associated with leptospirosis. Domestic Dogs Zoonoses and Public Health. 2016;63(4):328-36.
8. Pinto OS, Libonati H, Lilenbaum W. A systematic review of leptospirosis on dogs, pigs, and horses. Latin America Tropical Animal Health and Production. 2017;49(2):231-8.
9. Rodrigues AA, Vasconcellos SA, Moraes ZM, Hagiwara MK. Isolamento de *Leptospira* spp. de cães com diagnóstico clínico de leptospirose em São Paulo (Brasil). Acta Scientiae Veterinariae. 2007;15(2),705-14.
10. Ricardo T, Previtali MA, Signorini M. Meta-analysis of risk factors for canine leptospirosis, Prev Vet Med. 2020. DOI: https://doi.org/10.1016/j.prevetmed.2020.105037.
11. Hagiwara MK, Miotto B, Tozzi B. Canine leptospirosis in Brazil – a review. Clin Vet. 2015;119:86-104.
12. Barthelemy A, Amandine V, Cambournac M, Rannou B, Bonnett-Garin J, Ayoub J *et al.* 2015 Hematological and hemostatic alterations associated with a single extracorporeal renal replacement therapy in dogs with acute kidney injury associated leptospirosis: a pilot study. Topics in Companion An Med. 2020;38:100406.
13. Knöpfler S, Mayer-Scholl A, Luge E, Klopfleisch R, Gruber AD, Nöckler K *et al.* Evaluation of clinical, laboratory, imaging findings and outcome in 99 dogs with leptospirosis. J of Small Anim Practice. 2017;58:582-8.
14. Caldin M, Pantaleo V, Zoia A, Natale A, Lucchese L, Furlanello T. Prognostic values of serum electrolytes and anion *gap* in dogs with natural occurring leptospirosis: A cohort study in 156 dogs. J Vet Inter Med. 2016);30:1(386).
15. McCallum KE, Constantino-Casas F, Cullen JM, Warland JH, Swales H, Linghley N *et al.* Hepatic leptospiral infections in dogs without obvious renal involvement. J Vet Intern Med. 2019;33:141-50.
16. Kohn B, Steinicke K, Arndt G, Gruber AD, Guerra B, Jansen A *et al.* Pulmonary abnormalities in dogs with leptospirosis. J Vet Intern Med. 2010;24(6):1277-82.
17. Lizer J, Velineni S, Weber A, Krecic M, Meeus P, Velineni S *et al.* Evaluation of 3 serological tests for early detection of Leptospira-specific antibodies in experimentally infected dogs. J Vet Intern Med. 2018;32(1):201-7.
18. Buser FC, Schweighauser A, Hof-Gut M, Bigler B, Marti E, Mirkovitch J *et al.* Evaluation of C-reactive protein and its kinetics as a prognostic indicator in canine leptospirosis. J Small An Pract. 2019. DOI: 10.1111/jsap. 13004.
19. Martin LER, Wiggans KT, Wennogle SA, Curtis K, Chandrashekar R, Lappin MR *et al.* 2018 vaccine-associated leptospira antibodies in client-owned dogs Leptospira vaccine responses in dogs. J Vet Intern Med. 2014;28:789-92.
20. Miotto BA, da Hora AS, Taniwaki SA, Brandao PE, Heineman MB, Hagiwara MK. Development and validation of a modified TaqMan based real-time PCR assay targeting the *lipl32* gene for detection of pathogenic *Leptospira* in canine urine samples. Brazilian Journal of Microbiology. 2018;43:584-90.
21. Miotto BA, Tozzi BF, Penteado MS, Guilloux AGA, Moreno LZ, Heinemann MB *et al.* Diagnosis of acute canine leptospirosis using multiple laboratory tests and characterization of the isolated strains. BMC Veterinary Research. 2018;14:222.
22. Zaidi S, Bouam A, Bessas A, Hezil1 D, Ghaoui1 H, Oudhia K *et al.* Urinary shedding of pathogenic Leptospira in stray dogs and cats. Algiers: A prospective study. PLOS ONE. 2018. DOI: https://doi.org/10.1371/journal.pone.0197068.
23. Benacer D, Zain SNM, Ooi PT, Thong KL. Antimicrobial susceptibility of *Leptospira* spp. isolated from environmental, human and animal sources in Malaysia. Indian Journal of Medical Microbiology. 2017;35(1):124-8.
24. Day MJ, Crawford C, Marcondes M, Squires RA. Recommendations on vaccination for Latin American small animal practitioners: a report of the WSAVA Vaccination Guidelines Group. J Small An Pract. 2020.
25. Murillo A, Goris M, Ahmed A, Cuenca R, Pastor J. Leptospirosis in cats: Current literature review to guide diagnosis and management. Feline Med Surg. 2020;22(3):216-28.

107 Clostridioses

Luciana Leomil • Carolina Santos Giordani Benevenuti

INTRODUÇÃO

O gênero *Clostridium* consiste em um grupo diverso de bactérias gram-positivas, anaeróbicas e capazes de metabolizar diferentes substratos, como monoglicerídeos, diglicerídeos, glicerol, dióxido de carbono, celulose, entre outros. Atualmente são conhecidas mais de 200 espécies e subespécies do gênero *Clostridium*, com características fenotípicas diversas. Dentre as espécies conhecidas existem algumas altamente patogênicas para animais e humanos, mas há também espécies não patogênicas largamente utilizadas em processos biotecnológicos. Apesar de anaeróbicas, algumas espécies de *Clostridium* são aerotolerantes, sendo capazes de sobreviver na presença de baixas concentrações de oxigênio.[1] Os clostrídios são capazes de produzir esporos resistentes a calor ou frio, sendo capazes de sobreviver sem água, bem como em diferentes concentrações de sais e temperaturas. Esse fato é extremamente importante para sua epidemiologia e sua habilidade em causar doenças.[2]

O filo Firmicutes é o mais abundante encontrado ao longo do trato gastrintestinal de cães. Dentro desse filo, os clostrídios formam a classe mais diversa, por incluírem distintas espécies com diferentes potenciais patogênicos.[3]

PREVALÊNCIA | RELEVÂNCIA DA DOENÇA

As infecções causadas por clostrídios são descritas em humanos, cães e gatos como oportunistas e podem aparecer quando existirem condições consideradas ideais para o seu crescimento e outros organismos competidores não estiverem presentes. Geralmente estão associadas a outras infecções que debilitem o animal ou a doenças que diminuam a imunidade, assim como a pacientes jovens e idosos.[4]

Os clostrídios são classificados em diferentes grupos de acordo com as doenças e sintomas encontrados. A classificação dos agentes e suas principais infecções serão detalhadas adiante no item "Etiologia e fisiopatogenia".

Apesar de muitos clostrídios serem capazes de causar infecções em humanos e animais, eles são raramente descritos como agentes causadores de zoonoses. Já infecções chamadas "indiretas" são possíveis, pois a maioria das espécies de clostrídios é habitante dos intestinos de humanos e animais e podem se espalhar no ambiente por intermédio das fezes. Os esporos de clostrídios encontrados em carcaças de animais em putrefação ou em fezes secas servem como fatores de contaminação ambiental, espalhados por vento e chuva.[5] Na Argentina, descreveu-se um alto índice de infecção de animais e humanos por *C. botulinum* na região de Mendoza. Essa região costuma ter muitos ventos e poucas precipitações anuais de chuva, favorecendo a disseminação dos esporos e a transmissão indireta.[6]

Alguns autores relatam que a invasão cutânea pela fêmea da *Tunga penetrans* (ordem Siphonaptera) causada para sua nutrição, em humanos e animais, cria porta de entrada para infecção por *C. tetani*. No Congo, observou-se *C. tetani* em 25% das infestações por essa pulga.[7] Em São Paulo, um estudo epidemiológico revelou que 18,3% de pulgas dessa espécie estavam infectadas por *C. tetani*.[8]

Na Índia, um trabalho analisando 115 amostras de solo, coletadas de diferentes regiões, revelou espécies de clostrídios em 51,3%. Entre as 59 amostras positivas, 12 eram toxigênicas, sendo identificados *C. chauvoei*, *C. ramosum*, *C. tetani* e *C. novyi*, sendo predominantes amostras de *C. ramosum* e *C. tetani* com 3,48 e 2,61%, respectivamente. Em 59 amostras de águas coletadas em abatedouro, porto, indústrias e lagos na mesma pesquisa, 71 amostras de clostrídios foram isoladas, mas apenas três tinham potencial patogênico e foram identificadas como *C. bifermentans* e *C. chauvoei*. Essas amostras foram isoladas nas águas coletadas do lago e do esgoto do abatedouro. No mesmo estudo, os números mais alarmantes encontram-se em amostras isoladas de carne de diferentes animais analisadas, como carne de porco, vaca, aves e carneiro, obtidas de diversas áreas de processamento de carne, como matadouros, mercados de carne e indústrias de carne. Espécies como *C. chauvoei*, *C. botulinum*, *C. novyi* e *C. bifermentans* foram isoladas. Entre as 140 amostras de carne testadas, 102 amostras de clostrídios foram isoladas e 10 destas apresentavam potencial patogênico.[9]

No Brasil, existem relatos de infecções por clostrídios em humanos e animais em diferentes estados: *C. difficile* associado a quadros de diarreia em crianças em São Paulo; *C. botulinum* causando botulismo em perus, em Minas Gerais; *C. septicum* identificado como agente causal de edema maligno em suínos no Rio Grande do Sul; *C. perfringens* desencadeando enterotoxemia em caprinos no Rio Grande do Sul e, por fim, *C. botulinum* foi identificado em bovinos alimentados com cama de frango em estados como São Paulo e Minas Gerais, além da Paraíba.[10-12]

As clostridioses também são descritas em cães e gatos. Nos EUA, autores relatam infecção por *C. tetani* em cão e, no Brasil, em gato com histórico de orquiectomia realizada sem assepsia.[13,14] Um caso de carcinoma hepatocelular em gato com 16 anos, com abscesso secundário causado por *Clostridium* sp., também foi descrito.[15] Nos EUA, o isolamento de *C. difficile* foi relatado em cães e humanos com diarreia, mas os testes de rotina laboratoriais não são obrigatórios para *C. perfringens*.[16]

Em estudo realizado no Canadá, analisando o conteúdo do intestino grosso de 529 cães e 60 gatos internados em unidade de terapia intensiva, *C. difficile* foi isolado de 7,1% dos gatos e 19% dos cães avaliados, sendo que 69% dos isolados de amostras de cães eram patogênicos. O fato de tais animais terem sido submetidos a medicamentos supressores do sistema imunológico facilitou o desenvolvimento de diarreia por esse agente.[17] Em 34 casos clínicos relatados, no Canadá, de bactérias isoladas de abscessos na órbita ocular de cães, quatro (11,1%) foram causados por esse gênero, mas especificamente por *C. perfringens* e *C. septicum* e dois outros foram identificados apenas como *Clostridium* spp. Essas bactérias chegam à órbita ocular por intermédio do forame intraorbitário, em função de infecções dentárias em estágio avançado, com comprometimento da raiz, bem como de penetrações exógenas traumáticas da órbita (galhos ou outros corpos estranhos).[18]

ETIOLOGIA E FISIOPATOGENIA | CARACTERÍSTICAS DO AGENTE ETIOLÓGICO, FATORES DE VIRULÊNCIA E PATOGENIA

Os clostrídios encontram-se distribuídos em cinco grupos, de acordo com as infecções que causam:

- Grupo I: *C. perfringens*, *C. septicum*, *C. novyi* (tipo A), *C. bifermentans*, *C. histolyticum* e *C. sordellii*, relatados em necrose muscular ou em gangrena gasosa

- Grupo II: *C. tetani*, cuja toxina é responsável pelo tétano
- Grupo III: *C. botulinum*, cuja toxina é causadora do botulismo
- Grupo IV: *C. difficile*, agente causador de diarreia aguda e colite pseudomembranosa
- Grupo V: *C. perfringens, C. bifermentans* e outras espécies que estejam associadas a casos de abscesso cerebral, abscesso abdominal, infecções ginecológicas, pneumonia e bacteriemias.

Pode-se notar que a mesma espécie de clostrídio se encontra em grupos diferentes, causando doenças diferentes.[19]

A espécie *C. piliforme* não foi ainda incluída em nenhum dos grupos devido ao pouco tempo da sua inclusão no gênero *Clostridium*. *C. novyi* é capaz de causar necroses hepáticas em animais e gangrena gasosa em humanos. *C. perfringens* e *C. septicum* são responsáveis por desencadear edemas malignos em humanos e animais. As manifestações clínicas e lesão são semelhantes em ambos os hospedeiros, contudo não há relatos que evidenciem zoonose. O mesmo vale para a espécie *C. sordelli*, associada à necrose muscular (mionecrose) em humanos e animais. *C. tetani* e *C. botulinum* secretam toxinas capazes de causar problemas no sistema nervoso de humanos e animais. Essas espécies podem infectar animais e humanos indiretamente, por meio de contaminações do ambiente e de alimentos.[5]

Os clostrídios do grupo IV, como *C. difficile*, têm sido citados como a espécie predominante em cães e humanos.[3]

As principais espécies de clostrídios são: *Clostridium perfringens, Clostridium botulinum, Clostridium tetani, Clostridium piliforme* e *Clostridium difficile*.

Clostridium perfringens

Presente no intestino de humanos, animais e no ambiente, essa espécie é caracterizada por uma ou mais das cinco toxinas produzidas (alfa, beta, épsilon, iota e enterotoxina). Quadros de diarreia em cães ocasionados por mudanças substanciais na microbiota, associados a aumento populacional de *C. perfringens*, bem como de bactérias do gênero *Enterococcus*.[20] A enterotoxina é observada em fezes de cães diarreicos.[21]

Clostridium botulinum

O botulismo é causado pelo consumo de alimentos contaminados com toxinas pré-sintetizadas pelo *C. botulinum*. A maioria das ocorrências de intoxicação está associada à ingestão de enlatados produzidos de modo caseiro, processados ou estocados de maneira inadequada, propiciando um ambiente anaeróbico favorável a que os esporos presentes germinem e, consequentemente, as células vegetativas se reproduzam e sintetizem a toxina. São também relatados em casos de ingestão de carcaças em decomposição, ou carnes cruas estocadas em condições não favoráveis de higiene.[6]

Clostridium tetani

O tétano é provocado por uma potente neurotoxina produzida pelo *C. tetani*. Os esporos do agente etiológico são encontrados nas fezes que posteriormente contaminam o solo. A entrada dos esporos no organismo se dá por meio de objetos perfurocortantes (pregos, galhos, espinhos de planta) que penetrem a pele, ou por lesões de cavidade oral associadas a doenças dentárias. Apesar de casos de tétano descritos em cães, o tétano é incomum nessa espécie, em função de sua suposta resistência natural, associada à inabilidade da toxina em penetrar e se ligar ao tecido nervoso.[13,22] Paralelamente, existem descrições na literatura de infecções em felinos.[14,15]

Clostridium piliforme

Infecções por *C. piliforme* também são conhecidas como doença de Tyzzer, em homenagem a Ernest Edward Tyzzer (1875-1965), que relatou o primeiro caso em ratos, em 1917. Essa espécie é descrita como intracelular obrigatória, que não cresce em meios comuns de laboratório.[23] Seu diagnóstico será explicado mais adiante. Diversos estudos limitavam essa espécie (até então descrita como *Bacillus piliformi*, e somente depois enquadrada taxonomicamente como *C. piliforme*) como específica de alguns animais de laboratório, domésticos e selvagens. Pesquisas mais recentes descrevem-na em portadores do HIV-1.[24] Apesar desse achado, infecções naturais em primatas e humanos são raras, sendo descrita em cães com mais frequência.[23] Em gatos, a doença já foi descrita em três casos de enterocolite associada à infecção causada pelo vírus da panleucopenia felina, em filhotes com menos de 1 mês de vida, bem como em pacientes imunossuprimidos.[24] A ingestão de fezes contendo esporos é uma importante fonte de contaminação.[23] Existe um relato de cão com 2 meses de vida que morreu após infecção aguda por *C. piliforme*. Esse animal havia sido transportado em longas distâncias, tinha histórico de infecção viral e se encontrava em péssimas condições de higiene.[25]

Clostridium difficile

A maior parte dos isolamentos desse microrganismo está associada a doenças do trato gastrintestinal. *C. difficile* pode produzir até cinco toxinas, contudo apenas duas são responsáveis pela virulência do agente: toxina A, uma enterotoxina, e toxina B, uma potente citotoxina. Os isolados de *C. difficile* são caracterizados como toxigênicos ou não toxigênicos, com base na produção dessas duas toxinas.[26] Amostras enterotoxigênicas do tipo A são as principais causas de diarreia em animais.[5]

MANIFESTAÇÕES CLÍNICAS

A seguir são citadas as manifestações clínicas apresentadas pelas principais espécies de clostrídios.

Clostridium perfringens

Em cães com enteropatia nosocomial, observa-se depressão branda, anorexia, diarreia pastosa a aquosa, com ou sem sangue e muco. Necropsias revelam necrose superficial da mucosa e atrofia das vilosidades intestinais, com diversos esporos no conteúdo intestinal.[5]

Clostridium botulinum

Quando a bactéria ou o esporo são ingeridos, a toxina será liberada no estômago e no intestino delgado, sendo as manifestações clínicas observadas no sistema neuronal. A neurotoxina produzida por essa bactéria bloqueia a estimulação neuromuscular devido à interferência nas placas neuromusculares dos nervos colinérgicos, induzindo paralisia muscular esquelética por inibição da liberação da acetilcolina pelas terminações nervosas, resultando em paralisia flácida, paresia, dificuldade de deglutição, sialorreia, midríase; pode sobrevir morte em decorrência de paralisia respiratória.[27] O período de incubação é de 12 a 36 horas após ingestão da toxina. A gravidade dos sintomas dependerá da quantidade de toxina ingerida pelo paciente. Em poucas quantidades provoca apenas náuseas e alguns sintomas neuronais estarão presentes; por isso, vários casos subclínicos não entraram na casuística anual.[6]

Clostridium tetani

Casos de tétano em cães podem se manifestar de duas formas: doença progressiva localizada, com enrijecimento de um dos membros ou síndrome mais generalizada causando hiperestesia, paralisia rígida e, eventualmente, convulsão tônica. Em cães, pode haver complicações como pneumonia por aspiração, espasmos laringotraqueais, hipersialorreia, taquicardia, bloqueio atriovenoso de terceiro grau e megaesôfago. Em relato de caso, nos EUA, uma fêmea de Border Collie, com 4 meses de vida, apresentava espasmos musculares e o chamado *risus sardonicus* (riso sardônico), que é comum em pacientes com sintomas de tétano: testa enrugada, orelhas eretas ou posicionadas para trás, retração e trismo labial e hiperextensão dos membros. No caso em questão, o animal passava pela troca da dentição, que pode ter sido a porta de entrada para o *C. tetani*.[13] Em caso relatado no Brasil, um gato macho de 3 anos, sem raça definida, que havia sido submetido à orquiectomia bilateral sem cuidados pré, trans e pós-operatórios, foram observados os seguintes sintomas: hiperexcitabilidade, dispneia, protrusão da terceira pálpebra, espasticidade de membros pélvicos, musculatura lombar e do esfíncter retal. Adicionalmente, havia sorriso sardônico, distensão da bexiga urinária, obstrução uretral, laceração e tecidos necróticos na região escrotal e adjacente com exsudação sanguíneo-purulenta, porém, não foi observada nenhuma alteração no ritmo cardíaco, por exame eletrocardiográfico.[14] A obstrução urinária associada à espasticidade da musculatura estriada do óstio uretral externo é uma particularidade que acompanha o tétano na espécie felina. Esse fato pode induzir retenção vesical, insuficiência renal aguda provocando azotemia pós-renal e desfavorecendo o prognóstico.[14]

Clostridium piliforme

Três relatos de filhotes de gatos com menos de 1 mês de vida descrevem depressão, magreza e diarreia. À necropsia, observaram-se desidratação, atrofia do timo, além de equimose, petéquias na serosa e mucosa do cólon e congestão na serosa do intestino delgado. Microscopicamente, esses animais apresentaram descamação da mucosa das células epiteliais, dilatação das criptas e infiltração de neutrófilos no ceco, cólon e reto.[24] Achados em filhotes de cães foram depressão, anorexia, pirexia, diarreia e morte rápida, além de hiperbilirrubinemia, leucopenia e profunda hipoglicemia. Lesões características foram encontradas em fígado, miocárdio e trato intestinal. O fígado apresentava focos de necrose e hepatomegalia e os linfonodos hepáticos encontravam-se hiperplásicos.[25]

Clostridium difficile

Resultados de uma pesquisa, realizada nos EUA utilizando 100 cães com diarreia e 43 sem diarreia, sugerem que essa bactéria possa ser parte importante da microbiota normal de cães. Tal teoria se baseou no fato de não haver diferenças significantes entre os valores isolados em cães com e sem diarreia. A transmissão da doença de cães com diarreia causada por *C. difficile* para um cão saudável é possível e já foi relatada, recentemente, no Canadá.[28] O desenvolvimento de diarreia em cães e gatos por esse microrganismo ainda não está claro. Normalmente, a espécie pode ser isolada de animais clinicamente saudáveis, bem como de animais com diarreia, e de ambos os casos já foram isoladas amostras toxigênicas e não toxigênica.[17]

DIAGNÓSTICO | EXAMES COMPLEMENTARES

As condições para o cultivo dos clostrídios são trabalhosas e, muitas vezes, os laboratórios não o fazem. O cultivo é feito em meio seletivo e as amostras são incubadas em condições anaeróbicas (90% N_2 e 10% CO_2), a 37°C, por 4 dias. As colônias que apresentam coloração amarelo-fluorescente sob luz ultravioleta são subcultivadas em ágar-sangue, isoladas e presuntivamente identificadas pelos diversos testes (coloração de Gram, teste de lipase, lectinase, catalase, produção de H_2S; produção de indol, gelatina, esculina e localização dos esporos). A identificação definitiva é feita por testes bioquímicos: fermentação de glicose, frutose, lactose, maltose e sacarose em meio levedura de peptona (caldo PY). Esse cultivo não é seletivo para todas as espécies.

O diagnóstico para *C. botulinum* é clínico, pois os parâmetros hematológicos e bioquímicos não são afetados. A confirmação da bactéria pode advir da identificação de esporos ou *C. botulinum* em fezes e vômitos ou na amostra de alimento ingerido. A toxina pode ser detectada no soro dos pacientes acometidos. Para confirmação, o soro deve ser injetado, intraperitonealmente, em camundongos saudáveis, que desenvolverão a doença em até 72 horas, auxiliando a investigação.[29] Histórico clínico e dados coletados durante a anamnese são os parâmetros indicados para o diagnóstico. O ideal é iniciar imediatamente o tratamento e depois continuar a investigação, tendo em vista a dificuldade de um diagnóstico rápido.

O diagnóstico de *C. tetani* se baseia em achados clínicos descritos anteriormente. No citado caso clínico de um gato macho com 3 anos submetido a orquiectomia em péssimas condições operatórias, foram considerados os dados da anamnese, achados clínicos e laboratoriais. O hemograma do animal apresentava leucocitose, neutrofilia, monocitose, hiperproteinemia e hiperfribrinogenemia. A avaliação bioquímica sérica revelou azotemia (ureia 356,2 mg/dℓ, creatinina 5,9 mg/dℓ, enquanto os valores considerados normais deveriam variar de 43 a 64 e de 0,8 a 1,8 mg/dℓ, respectivamente) e aumento da concentração sérica da enzima creatinoquinase (1.209,5 UI/ℓ, quando deveria variar de 7,2 a 28,2 UI/ℓ). Amostras do tecido necrótico da região afetada revelaram, por exame citopatológico, bacilos gram-positivos, ligeiramente curvos e com esporos, que auxiliaram o diagnóstico.[14]

Estudos indicam que testes imunoenzimáticos (ELISA), validados para detecção de toxinas do *C. difficile* em amostras clínicas de humanos, não são adequados para detecção de toxinas em fezes de cães acometidos, obtendo-se valores abaixo dos reais. Esse achado é importante, pois alguns laboratórios podem utilizar *kit* de diagnóstico de ELISA desenvolvido para humanos em animais, o que pode oferecer resultados falso-negativos. A reação em cadeia pela polimerase (PCR), utilizando iniciadores específicos para detecção de toxinas A e/ou B, é realizada em pesquisas.[17]

O diagnóstico do *C. piliforme* em cães tem como base exames sorológicos, tendo em vista que essa espécie não pode ser cultivada em laboratório. Resultados da avaliação das enzimas sorbitol desidrogenase, fosfatase alcalina, lactato desidrogenase e gamaglutamiltransferase estarão elevados quando comparados com os parâmetros normais. Valores da enzima aspartato aminotransferase são extremamente elevados (479 U/ℓ) quando comparados com os valores normais (entre 33 e 251 U/ℓ); já os valores para albumina (de 8 g/ℓ, quando os parâmetros normais variam de 30 a 41 g/ℓ) e proteínas (de 19 g/ℓ, quando os valores se encontram entre 58 e 77 g/ℓ) estão extremamente baixos.[25] São descritas também hiperbilirrubinemia, leucopenia e profunda hipoglicemia.[25] Testes de PCR com iniciadores específicos e testes sorológicos como ELISA são indicados para o exame.[23]

O diagnóstico diferencial deve incluir exames para parvovírus, *Neorickettsia helminthoeca*, *Samonella*, *E. coli*, *C. piliforme* e *C. perfringens* e protozoários que induzam enterites hemorrágicas. Quando existem sintomas hepáticos, deve-se incluir no diagnóstico diferencial a pesquisa para leptospirose, herpes-vírus canino e hepatite infecciosa canina.[25]

TRATAMENTO

Fez-se um experimento utilizando 60 cães, divididos em três grupos de 20 animais, submetidos à mesma alimentação, mas com suplementações diferentes, para observar a taxa de *C. perfrigens* detectada nas fezes antes e depois do tratamento. O grupo I recebeu o prebiótico fruto-oligossacarídeo; o grupo II o probiótico *Lactobacillus acidophilus* e o grupo III foi suplementado com prebiótico e probiótico, concomitantemente. Verificou-se redução da concentração de bactérias com potenciais patogênicos, como *C. perfringens,* nos animais que receberam o prebiótico fruto-oligossacarídeo. Adicionalmente, houve aumento da população de microrganismos benéficos, como *Bifidobacteria* e *Lactobacilli*, bem como diminuição de compostos putrefativos, como fenol e indol, presentes nas fezes. Animais tratados com *Lactobacillus* tiveram bons resultados, mas se notou aumento da concentração de compostos de sulfurosos nas fezes. A combinação de prebiótico e probiótico apresentou os melhores resultados, por diminuir ainda mais os compostos putrefativos.[30]

O uso do probiótico *Bifidobacterium animalis* em cães levou à redução total dos níveis de *C. difficile* anteriormente encontrados.[31]

Quanto ao *C. piliforme*, pouco se sabe sobre a eficiência dos antibióticos no tratamento, sendo que alguns podem agravar a doença. Essa bactéria é aparentemente sensível à tetraciclina e parcialmente sensível à estreptomicina, penicilina e clortetraciclina; e resistente a sulfonamidas e cloranfenicol. Doenças por esse agente costumam ser fatais. Os sobreviventes serão portadores dessa espécie e possíveis fontes de infecção para outros animais e humanos pela eliminação de esporos nas fezes. É indicado o tratamento intravenoso com 50% de dextrose em conjunto com terapias fluidas e antibiótico.[25]

Para *C. botulinum* e *C. tetani* é essencial a utilização da antitoxina produzida em equinos. *C. botulinum* exige ainda ventilação artificial devido à parada dos músculos respiratórios, além da administração da antitoxina trivalente produzida em equinos. A antitoxina, administrada o quanto antes, previne paralisias e reduz os riscos de óbito. O tratamento para *C. tetani* deve se iniciar imediatamente, caso seja diagnosticado. No relato de caso apresentado nos EUA (fêmea de 4 meses de Border Collie), o tratamento adotado foi uma dose única de 2.000 unidades de toxina antitetânica aplicada intravenosamente. Foram introduzidos também, além da administração de fluidos de manutenção, 4 mℓ/kg/h, 1 mg/kg de diazepam para o relaxamento muscular, 18 mg/kg de pentobarbital em caso de convulsão e 0,03 mg/kg de maleato de acepromazina para sedação do animal. Para o relaxamento da musculatura esquelética utilizou-se, concomitantemente com maleato de acepromazina e pentobarbital, guaifenesina 5 mg/kg/h do 5º ao 13º dia do tratamento. Esse animal também foi tratado com 20 mg/kg de penicilina G, por via intravenosa (IV), 3 vezes/dia e 20 mg/kg de metronidazol, IV, 2 vezes/dia, com infusão lenta. Depois de 4 semanas, o animal já apresentava melhora, porém, com a diminuição do quadro de hiperextensão, revelou-se uma luxação coxofemoral, confirmada por radiografias e tratada cirurgicamente. Após 3 meses, a cadela apresentava boa mobilidade do membro operado.[13] No caso clínico do gato com tétano, submetido à orquiectomia, em São Paulo, procedeu-se à lavagem da região escrotal, desbridamento da ferida e higienização com peróxido de hidrogênio, fluidoterapia de suporte com lactato de Ringer, associado à glicose, 40.000 UI de antitoxina tetânica, IV, e 40.000 UI/kg de penicilina G-benzatina, intramuscular (IM). Para o relaxamento do animal, além de um local tranquilo e escuro, foi administrado diazepam na dose de 0,5 mg/kg, IV, a cada 8 horas. Nesse caso em especial, houve evolução para tetania generalizada 2 dias após o início da terapia e o proprietário optou por não continuidade do tratamento e eutanásia.[14]

PREVENÇÃO

Alterações na dieta devem ser feitas de maneira gradativa, para evitar diarreias. Cães de companhia, cujo ambiente se limite à casa e que se alimentem apenas de ração costumam apresentar microbiota intestinal similar. Quando se altera a alimentação de maneira abrupta, pode ocorrer diarreia aguda por alteração do pH intestinal e, com isso, favorecer quadros de diarreias causadas por oportunistas, como clostridioses, por exemplo. Outra causa de alteração da microbiota pode ser o uso de medicamentos que alterem a microbiota estável, como antibióticos.[20] Deve-se evitar o hábito de alimentar cães e gatos com restos de alimentos e, adicionalmente, a prevenção deve se basear em higiene e manejo apropriado dos alimentos, levando em consideração a temperatura e suas condições de estocagem.[5] O alimento deve ser descartado após longos períodos de exposição ao ambiente. Os utensílios utilizados para fornecimento de água e alimentos aos animais devem ser lavados diariamente.

REFERÊNCIAS BIBLIOGRÁFICAS

1. Liberato V, Benevenuti C, Coelho F, Botelho A, Amaral P, Pereira Jr N *et al. Clostridium* sp. as biocatalyst for fuel and chemicals production in a biorefinery contexto. Catalysts. 2019;962(9).
2. Baldassi L. Clostridial toxins – potent poisons, potent medicines. J Venom Anim Toxins Incl Trop Dis. 2005;11(4):391-411.
3. Wang X, Heazlewood SP, Krause DO, Florin TH. Molecular characterization of the microbial species that colonize human ileal and colonic mucosa by using 16S rDNA sequence analysis. J Applied Microbiol. 2003;95(3):508-20.
4. Marks SL, Kather EJ, Kass PH, Melli AC. Genotypic and phenotypic characterization of *Clostridium perfringens* and *Clostridium difficile* in diarrheic and healthy dogs. J Vet Intern Med. 2002;16(5):533-40.
5. Songer JG. Clostridia as agents of zoonotic disease. Vet Microbiol. 2010;140(3-4):399-404.
6. Rebagliati V, Philippi R, Tornese M, Paiva A, Rossi L, Trancoso A. Food-borne botulism in Argentina. J Infect Dev Ctries. 2009;3(4):250-4.
7. Obengui O. Tungiasis and tetanus at the University Hospital Center in Brazzaville. Dakar Med. 1989;34(1-4):44-8.
8. Litvoc J, Leite RM, Katz G. Aspectos epidemiológicos do tétano no Estado de São Paulo (Brasil). Rev Inst Med Trop São Paulo. 1991;33(6):477-84.
9. Sathish S, Swaminathan K. Genetic diversity among toxigenic clostridia isolated from soil, water, meat and associated polluted sites in South India. Indian J Med Microbiol. 2009;27(4):311-20.
10. Pinto FF, Assis RA, Lobato FCF, Vargas AC, Barros RR, Gonçalves LA. Edema maligno em suínos. Ciência Rural. 2005;35(1):227-9.
11. Dutra IS, Döbereiner J, Souza AM. Botulismo em bovinos de corte e leite alimentados com cama de frango. Pesq Vet Bras. 2005;25(2):115-9.
12. Lobato FCF, Salvarani FM, Silva ROS, Souza AM, Lima CGRD, Pires PS *et al.* Botulismo em ruminantes causado pela ingestão de cama-de-frango. Ciência Rural. 2008;38(4):1176-8.
13. Goldhammer MA, Chapman PS, Grierson JM. Coxofemoral luxation in a border collie as a complication of a *Clostridium tetani* infection. J Small Anim Pract. 2008;49(3):159-62.
14. Costa FS, Aguiar DM, Giuffrida R, Farias MR, Neto RT. Tétano em um gato. Braz J Vet Res Anim Sci. 2002;39(3):160-2.
15. Singh M, Krockenberger M, Martin P, Wimpole J, Beatty J. Hepatocellular carcinoma with secondary abscessation in a cat. Aust Vet J. 2005;83(12):736-9.
16. Thielman NM, Guerrant RL. Clinical practice. Acute infectious diarrhea. N Engl J Med. 2004;350(1):38-47.

17. Clooten J, Kruth S, Arroyo L, Weese JS. Prevalence and risk factors for *Clostridium difficile* colonization in dogs and cats hospitalized in an intensive care unit. Vet Microbiol. 2008;129(1-2):209-14.
18. Wang AL, Ledbetter EC, Kern TJ. Orbital abscess bacterial isolates and *in vitro* antimicrobial susceptibility patterns in dogs and cats. Vet Ophthalmol. 2009;12(2):91-6.
19. Delost MD. Introduction to diagnostic microbiology: a text and workbook. 1. ed. St. Louis: Mosby; 1997.
20. Bell JA, Kopper JJ, Turnbull JA, Barbu NI, Murphy AJ, Mansfield LS. Ecological characterization of the colonic microbiota of normal and diarrheic dogs. Interdiscip Perspect Infect Dis. 2008;1:1-17.
21. Kruth SA, Prescott JF, Welch MK, Brodsky MH. Nosocomial diarrhea associated with enterotoxigenic *Clostridium perfringens* infections in dog. J Am Vet Med Assoc. 1989;195(3):331-4.
22. Greene CE. Tetanus. In: Greene CE. Infectious diseases of the dog and cat. 3. ed. Philadelphia: Saunders; 2006. p. 395-402.
23. Furukawa T, Furomoto K, Fujieda M, Okada E. Detection by PCR of the Tyzzer's disease organism (*Clostridium piliforme*) in feces. Exp Anim. 2002;51(5):513-6.
24. Ikegami T, Shirota K, Goto K, Takakura A, Itoh T, Kawamura S, Une Y, Nomura Y, Fujiwara K. Enterocolitis associated with dual infection by *Clostridium piliforme* and feline panleukopenia virus in three kittens. Vet Pathol. 1999;36(6):613-5.
25. Headley SA, Shirota K, Baba T, Ikeda T, Sukura A. Diagnostic exercise: Tyzzer's disease, distemper, and coccidiosis in a pup. Vet Pathol. 2009;46(1):151-4.
26. Borriello SP. Pathogenesis of *Clostridium difficile* infection. J Antimicrob Chemother. 1998;41(C):13-9.
27. Peck MW. Clostridia and food-borne disease. Microbiol Today. 2002;29:9-12.
28. Lefebvre SL, Weese JS. Contamination of pet therapy dogs with MRSA and *Clostridium difficile*. J Hosp Infect. 2009;72(3):268-9.
29. Gelli DS, Jakabi M, Souza A. Botulism: a laboratory investigation on biological and food samples from cases and outbreaks in Brazil (1982-2001). Rev Inst Med Trop São Paulo. 2002;44(6):321-4.
30. Swanson KS, Grieshop CM, Flickinger EA, Bauer LL, Chow J, Wolf BW, Garleb KA, Fahey GC Jr. Fructooligosaccharides and *Lactobacillus acidophilus* modify gut microbial populations, total tract nutrient digestibilities and fecal protein catabolite concentrations in healthy adult dogs. J Nutr. 2002;132(12):3721-31.
31. O'Mahony D, Murphy KB, MacSharry J, Boileau T, Sunvold G, Reinhart G *et al*. Portrait of a canine probiotic *Bifidobacterium*-from gut to gut. Vet Microbiol. 2009;139(1-2):106-12.

108 Nocardiose e Actinomicose

Alexandre Merlo

INTRODUÇÃO

Nocardia e *Actinomyces* são bactérias classificadas como actinomicetos por pertencerem à ordem Actinomycetales, a qual engloba várias famílias de importância médica como Nocardiaceae, Actinomycetaceae, Mycobacteriaceae e Corynebacteriaceae. Em geral, são estudadas em conjunto por serem microrganismos saprofíticos oportunistas que, esporadicamente, causam infecções piogranulomatosas crônicas em pele, tórax e abdome, entre outros locais.

Na rotina de atendimento veterinário, a prevalência das infecções por *Nocardia* e *Actinomyces* parece ser baixa, em parte pela falta de diagnóstico preciso, em parte pelo fato de muitas infecções cederem ao tratamento com antimicrobianos convencionais utilizados de modo inespecífico.

A apresentação clínica de nocardiose e actinomicose em cães e gatos é, muitas vezes, bastante semelhante. No entanto, há diferenças importantes no diagnóstico e no prognóstico, cujos principais aspectos serão descritos a seguir.

NOCARDIOSE

Etiologia

As bactérias pertencentes ao gênero *Nocardia* são microrganismos saprofíticos aeróbios encontrados em matéria orgânica presente no solo, água e plantas. A taxonomia do gênero *Nocardia* tem mudado constantemente, em face da evolução dos métodos de avaliação fenotípica e de caracterização molecular.[1] Apesar da aparente confusão classificatória entre os autores, consideram-se as espécies mais importantes em cães e gatos: *N. asteroides*, *N. brasiliensis*, *N. otitidiscaviarum*, *N. transvalensis*, *N. nova*, *N. farcinica* e *N. africana*.

Epidemiologia

Cães e gatos machos costumam ser mais acometidos que as fêmeas, possivelmente em vista de seus hábitos de briga e de caça.[2-4] Em seres humanos, parte dos pacientes costuma apresentar doença imunossupressora que proporciona o progresso da infecção. Alguns levantamentos feitos no Brasil têm apontado uma taxa elevada de infecção concomitante pelo vírus da cinomose em casos de nocardiose canina atendidos em hospitais-escola: cinco em nove[5] e doze em catorze[6] animais apresentaram coinfecção por esse vírus. Casos de nocardiose em cães recebendo medicações imunossupressoras por períodos longos, em particular ciclosporina e corticosteroides, também são descritos.[7-9] Em gatos, a administração de corticosteroides por período longo, a infecção pelo vírus da imunodeficiência felina e o pós-operatório de cirurgias estiveram implicados como causa de base para o desenvolvimento da nocardiose.[3] Ressalte-se, no entanto, que nem sempre um fator de predisposição pode ser identificado.

Fisiopatogenia

As infecções por *Nocardia* são consideradas sempre oportunistas, decorrendo principalmente da inalação do agente ou inoculação cutânea (perfuração por objetos pontiagudos contaminados com matéria orgânica, feridas ou arranhões). Um balanço entre a suscetibilidade do hospedeiro, seu estado imunológico e a espécie/cepa de *Nocardia* determina o curso da infecção, seja por via aerógena, seja por inoculação nos tecidos. Após inalação, as bactérias podem colonizar o epitélio alveolar, chegar à circulação e causar infecção multissistêmica, sendo frequente o acometimento do espaço pleural, mediastino e pericárdio. Quando há inoculação tissular, podem se desenvolver lesões localizadas ou até mesmo acontecer a disseminação do agente por via hematógena. As cepas patogênicas de *Nocardia* têm ácidos mucólicos em sua parede celular, o que anula os mecanismos de destruição bacteriana (fusão lisossômica, neutralização ácida e oxidação) no interior dos macrófagos e neutrófilos.[10] A consequência é o desenvolvimento de um processo inflamatório piogranulomatoso supurativo intenso, que tende a se tornar crônico.

Manifestações clínicas

A nocardiose pode se manifestar por meio de lesões cutâneas, pulmonares ou, ainda, em múltiplos órgãos.

Na pele, as infecções caracterizam-se por abscessos cutâneos/subcutâneos e lesões edematosas acompanhadas de exsudação purulenta (Figuras 108.1 e 108.2). As regiões mais acometidas são cervicofacial, inguinal e extremidades distais dos membros.[2,10] Comumente, são observados trajetos fistulares cutâneos com drenagem de pus (Figura 108.3). Uma apresentação peculiar de nocardiose cutânea resulta na formação de micetomas nas extremidades dos membros, que podem se transformar em fístulas purulentas. Febre, linfadenomegalia regional, dor localizada, hiporexia e apatia também podem ser identificadas na nocardiose cutânea. Em geral, muitos animais são atendidos após tentativas frustradas de tratamento com antimicrobianos tradicionalmente empregados contra infecções dos tecidos moles e de pele (cefalexina, amoxicilina com clavulanato de potássio e enrofloxacino), o que pode aumentar a suspeita de nocardiose.

Na forma pulmonar, podem ser observados sintomas como tosse, secreção oculonasal mucopurulenta, febre, apatia e diarreia, havendo necessidade de fazer o diagnóstico diferencial com cinomose, ou mesmo considerar a possibilidade de ambas as enfermidades.[5,6,11,12] Embora a maioria dos animais com nocardiose pulmonar tenha sintomas que progridem lentamente, há

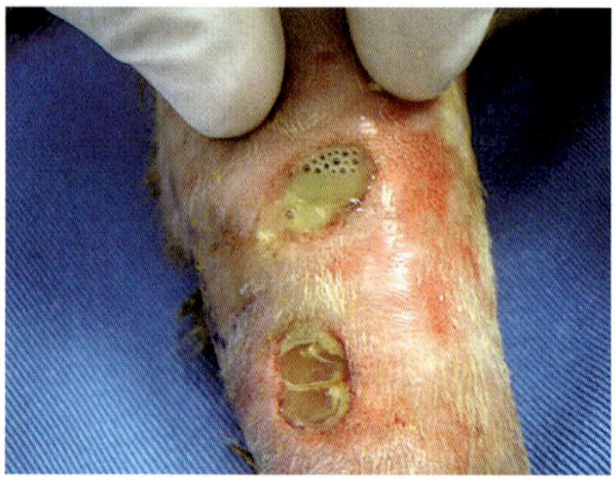

Figura 108.1 Abscessos cutâneos na face lateral do membro torácico direito de felino macho, sem raça definida, de 3 anos, com nocardiose (*N. nova*). (Imagem gentilmente cedida pelo Prof. Dr. Marconi Rodrigues de Farias, PUC-PR.)

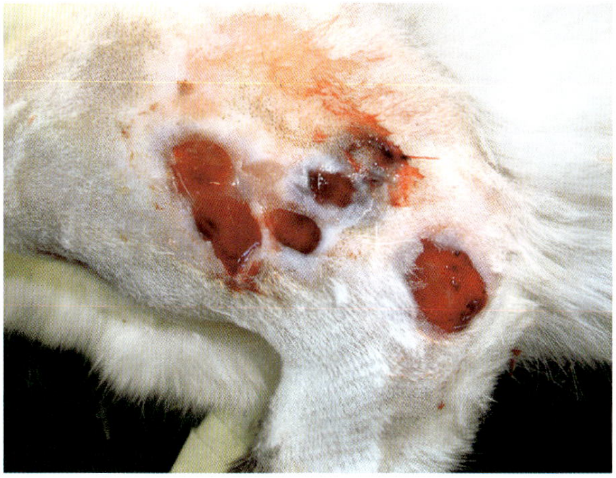

Figura 108.2 Abscessos cutâneos na região escapular e face lateral do membro torácico esquerdo de felino fêmea, sem raça definida, de 2 anos, acometido por nocardiose (*N. asteroides*). (Imagem gentilmente cedida pelo Prof. Dr. Marconi Rodrigues de Farias, PUC-PR.)

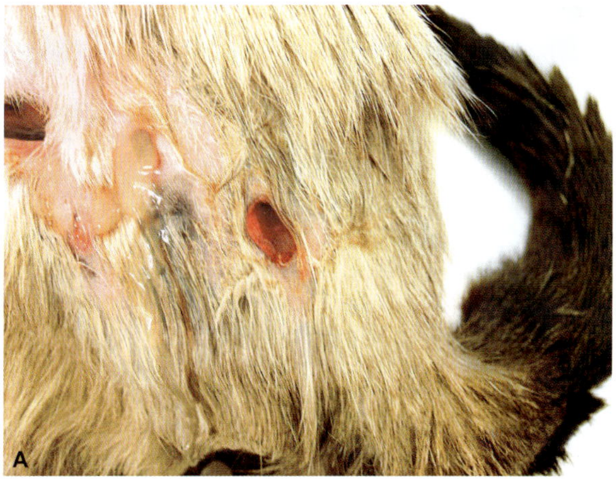

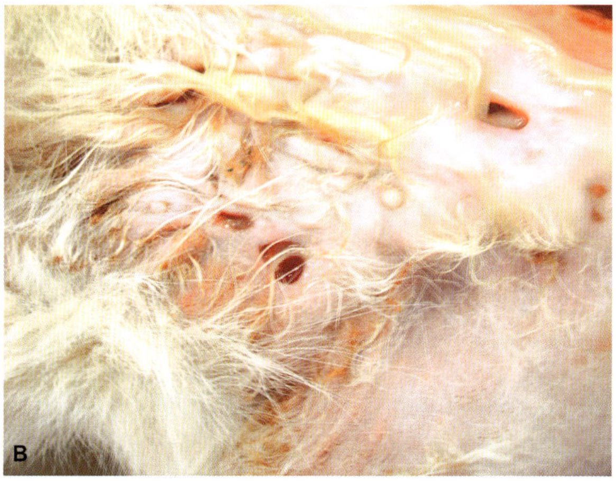

Figura 108.3 Fístulas, secreção purulenta abundante e aglutinação de pelos nas regiões lombossacral (**A**) e inguinal (**B**) de felino fêmea, Siamês, de 6 anos, infectado por *Nocardia* spp. (Imagem gentilmente cedida pelo Prof. Dr. Carlos Eduardo Larsson, Serviço de Dermatologia do Hospital Veterinário da FMVZ/USP.)

descrição de quadros agudos acompanhados de hemoptise, dispneia inspiratória e colapso. Durante a auscultação torácica, crepitações podem sugerir broncopneumonia, ao passo que a redução dos sons pulmonares ou o abafamento de bulhas cardíacas podem indicar piogranulomas ou derrame pleural. Nas radiografias de tórax, podem ser vistas áreas de opacificação intersticial nodular uni ou multifocal (piogranulomas), bem como áreas de opacificação pulmonar de natureza variada (intersticial difusa ou alveolar, sugerindo broncopneumonia). Além disso, linfadenomegalia (principalmente hilar) e derrame pleural (piotórax) são achados radiográficos comuns.

A forma sistêmica da doença normalmente ocorre por disseminação das bactérias dos pulmões, sendo raros os casos não vinculados a infecção pulmonar prévia.[10] A pele é o órgão mais acometido pela bacteriemia, mas baço, fígado, rins, ossos, peritônio e sistema nervoso central podem ser afetados, havendo vários relatos de casos na literatura tanto em cães como em gatos.[2,13-16]

Diagnóstico clínico e laboratorial

O diagnóstico de nocardiose baseia-se na história clínica, nos achados de exame físico e nos exames complementares. Na nocardiose cutânea, o aparecimento de abscessos ou fístulas sem causa aparente, que não regridem com o tratamento convencional, especialmente em pacientes imunossuprimidos, deve ser considerado indicativo da enfermidade.

Para confirmar o diagnóstico, é necessário identificar e, preferencialmente, cultivar a bactéria. A identificação inicial deve ser feita pelo exame citológico com as colorações de Gram e Giemsa (Figura 108.4). As amostras para o exame podem ser obtidas por aspiração com agulha fina de material purulento dos abscessos cutâneos e das fístulas, tomando-se o cuidado de não coletar material contaminante presente na pele (Figura 108.5). Pode-se também coletar o lavado traqueobrônquico com o animal sedado ou sob anestesia, nos casos de envolvimento pulmonar, ou, ainda, fazer um esfregaço com o pus drenado da cavidade torácica, nos casos de piotórax. Eventualmente, as amostras de pus podem conter grumos de amarelados a brancos, conhecidos como macroagregados ou grânulos de enxofre, fato que deve remeter à suspeita direta de infecção por *Nocardia* ou *Actinomyces*, particularmente em gatos com piotórax.

Microscopicamente, as bactérias do gênero *Nocardia* são gram-positivas, filamentosas e frisadas, com 0,5 a 1 μm de diâmetro, sendo facilmente identificáveis. A semeadura para cultura pode ser feita em meios simples como ágar Saboraud dextrose, ágar-sangue de carneiro e ágar-chocolate, sob condições aeróbicas e à temperatura de 37°C.[1,10,17] O crescimento bacteriano geralmente ocorre de 2 a 14 dias, mas se deve aguardar até 4 semanas para propiciar o crescimento de cepas fastidiosas. As colônias têm aspecto variável conforme a espécie, podendo ser lisas e úmidas, lembrando colônias tipicamente bacterianas, ou rugosas com micélios aéreos com aspecto de algodão recoberto de pó (Figura 108.6); a coloração oscila de amarelada a avermelhada em vista da produção de carotenoides. A maioria das cepas de *Nocardia* é parcialmente corada pela técnica de Fite-Faraco, uma modificação da técnica ácido-rápida de Ziehl-Neelsen, que pode ser utilizada para complementar o diagnóstico. Porém, como nem todas as cepas são coradas e, ademais, observa-se grau variável de impregnação pelo corante, a coloração de Gram é considerada a mais sensível para reconhecer as bactérias em amostras clínicas ou culturas.[17] Em geral, quando se procede à coleta do material para semeadura adequadamente, verifica-se apenas o crescimento de *Nocardia*, sendo raros os casos de crescimento de bactérias associadas.

A identificação de *Nocardia* ao patamar de espécie pode ser feita por uma série de provas bioquímicas realizadas separadamente, como hidrólise de adenina, caseína, tirosina, xantina e hipoxantina ou, em conjunto, usando-se um teste comercial (API20C AUX – bioMérieux®, Hazelwood).[17,18] Os métodos moleculares mais modernos para definir a espécie envolvem a amplificação dos genes 16S rRNA e hsp (reação em cadeia da

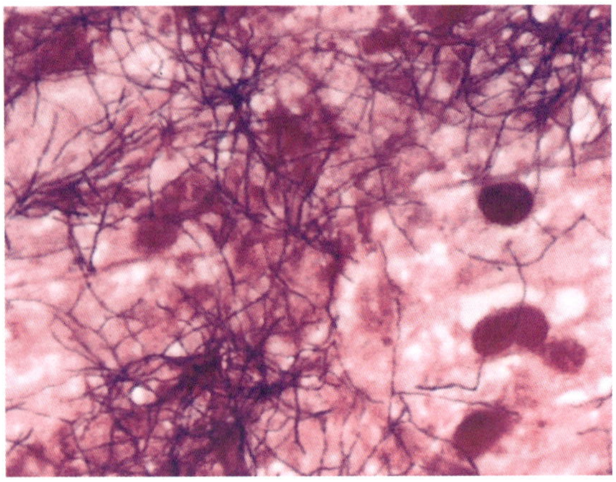

Figura 108.4 Exame citológico de leite bovino, em que se observam exemplares de *N. asteroides* positivos pela coloração de Gram, com aspecto filamentoso/ramificado (aumento de 1.000×). (Imagem gentilmente cedida pelo Prof. Dr. Márcio Garcia Ribeiro, FMVZ/UNESP-Botucatu.)

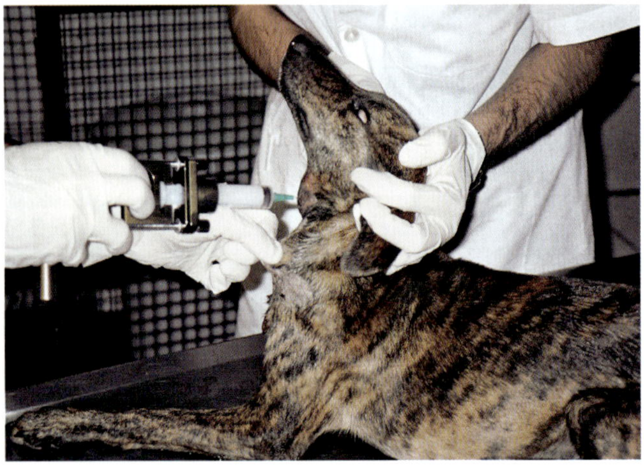

Figura 108.5 Aspiração com agulha fina de abscesso causado por *Nocardia* spp. na região cervical ventral de canino macho, sem raça definida. (Imagem gentilmente cedida pelo Prof. Dr. Márcio Garcia Ribeiro, FMVZ/Unesp-Botucatu.)

polimerase) ou o seu sequenciamento.[1,17] Pelas dificuldades de execução e custo, essas técnicas são restritas a instituições de pesquisa e raramente têm lugar na rotina clínica.

A lesão histopatológica principal na nocardiose são os piogranulomas, caracterizados por uma região central de necrose e supuração, cercada de células inflamatórias (macrófagos, linfócitos e plasmócitos). Os abscessos têm frequência elevada, em especial na pele. Os micetomas são mais raros e consistem em um granuloma em cujo interior existem agregados de microrganismos exógenos ou de vida livre, como actinomicetos (micetoma actinomicótco) ou fungos (micetoma eumicótico). As amostras coletadas para exame histopatológico devem ser coradas com preparações à base de metenamina de prata ou pelo procedimento de Brown-Brenn (um Gram tecidual), a fim de identificar as bactérias presentes na região central dos piogranulomas, abscessos ou micetomas. As colorações de rotina, como hematoxilina-eosina e ácido periódico de Schiff, podem não corar os filamentos de *Nocardia*.[10]

Tratamento

O tratamento das infecções por *Nocardia* abrange antimicrobianos por via sistêmica, drenagem dos abscessos cutâneos/piogranulomas e limpeza das fístulas.

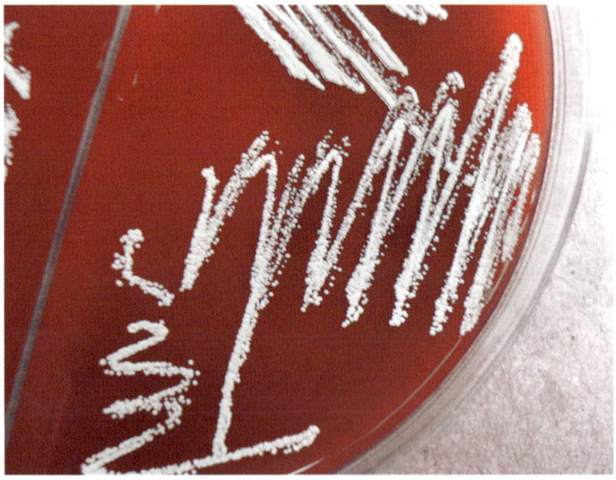

Figura 108.6 Visão macroscópica de colônias de *Nocardia* spp. em ágar-sangue ovino a 5% desfibrinado, após 72 horas de incubação sob condições de aerobiose. Notar que as colônias têm aspecto irregular, ressecado, pulverulento e cerebriforme. (Imagem gentilmente cedida pelo Prof. Dr. Márcio Garcia Ribeiro e pela mestranda Larissa Anuska Zeni, FMVZ/Unesp-Botucatu.)

Os tempos de tratamento são longos, pelo menos 4 a 6 semanas na maioria dos relatos, principalmente nas formas pulmonar e disseminada da doença. Há citações de animais que receberam antimicrobianos por até 7 meses.[19] Infelizmente, não há consenso sobre a duração ideal da terapia, mas a sua interrupção precoce pode levar à recorrência dos sintomas. As associações entre sulfonamidas e trimetoprima são a principal escolha empírica para tratar as infecções por *Nocardia* em cães, gatos e seres humanos, em virtude do percentual elevado de eficácia.[6,9,17] No entanto, como nem todas as cepas de *Nocardia* são sensíveis a esses antimicrobianos, cultura e antibiograma são extremamente recomendáveis em todos os casos. Os efeitos adversos decorrentes da administração crônica de sulfonamidas e trimetoprima (mielossupressão, queratoconjuntivite seca, artrite, cristalúria, farmacodermias, hipotireoidismo) requerem o acompanhamento clínico e laboratorial dos animais a intervalos regulares durante todo o tratamento. Além disso, algumas raças (Pinscher miniatura e Dobermann Pinscher) parecem apresentar maior probabilidade de desenvolver reações farmacodérmicas com o uso de sulfonamidas, não sendo candidatos a receber tal categoria de antimicrobianos.

Em um estudo realizado no Brasil, os maiores percentuais de sensibilidades *in vitro* de 28 isolados de *Nocardia* de bovinos com mastite e cães com lesões cutâneas foram obtidos com sulfametoxazol/trimetoprima, amicacina e ceftiofur (92,8%), gentamicina (85,8%), ceftriaxona (78,6%), ampicilina (64,4%) e amoxicilina com clavulanato de potássio (60,7%).[5] Em outra abordagem também conduzida em nosso meio, as sensibilidades de 10 isolados de *N. asteroides* provenientes de cães foram mais elevadas com ceftiofur (100%), gentamicina (88,9%) e amicacina (85,7%).[11] Apesar dos percentuais elevados de suscetibilidade aos aminoglicosídios nesses estudos, seu emprego é inviável do ponto de vista clínico, seja pela ausência de absorção por via oral, seja por nefro e ototoxicidade potenciais. Em gatos, sensibilidades *in vitro* satisfatórias ocorreram com ampicilina, amicacina, tobramicina, doxiciclina, minociclina, eritromicina, claritromicina, imipeném e sulfametoxazol-trimetoprima.[20] Pelo certo grau de variação exposto nos trabalhos citados, reforça-se a necessidade de antibiograma para nortear a terapia, principalmente considerando sua longa duração e a possibilidade de recidiva da doença. Cabe ressaltar, contudo, que os pontos de corte ou de quebra (*breakpoints*), que permitem a interpretação dos testes de suscetibilidade bacteriana aos antimicrobianos, não estão disponíveis (nos documentos do Clinical and Laboratory Standards Institute [CLSI] ou do European Committee on Antimicrobial Susceptibility Testing [EUCAST]) para as infecções por *Nocardia* em cães e gatos nos diferentes tecidos. Assim, a interpretação dos resultados do antibiograma, com base em pontos de corte humanos, deve ser feita com cautela, já que a extrapolação dos resultados *in vitro* nem sempre pode corresponder ao resultado observado *in vivo*. Por fim, a linezolida, um antimicrobiano da classe das oxazolidinonas, mostrou boa atividade *in vitro* contra espécies de *Nocardia* provenientes de seres humanos, mas faltam dados de farmacodinâmica e segurança que respaldem o seu uso em cães e gatos.[21]

A drenagem cirúrgica dos abscessos ou piogranulomas parece ser útil para complementar o tratamento com os antimicrobianos em nocardiose pulmonar e cutânea.[2,4] Um estudo apontou menor taxa de recidiva em um grupo de cães com nocardiose/actinomicose cutânea tratados com antimicrobianos e debridação cirúrgica em comparação com o grupo tratado apenas com antimicrobianos.[4] Sucesso também foi relatado em gato com peritonite por *Nocardia*, após lavagem abdominal exaustiva e medicação com sulfadiazina-trimetoprima.[22]

O prognóstico das infecções por *Nocardia* costuma ser reservado, principalmente pelo fato de muitos animais serem atendidos em fases bastante avançadas da doença, o que reduz a eficácia dos antimicrobianos e, muitas vezes, provoca a desistência do tratamento por parte dos proprietários. Doenças concomitantes, como a cinomose nos cães, diminuem as chances de êxito terapêutico.[5,11] As recidivas são frequentes,[2-4,10] corroborando a recomendação de tratamentos prolongados mesmo que a remissão dos sintomas tenha ocorrido rapidamente.

Prevenção

Não há medidas preventivas adequadas para a enfermidade.

ACTINOMICOSE

Etiologia

O gênero *Actinomyces* compreende bactérias saprofíticas anaeróbias que habitam membranas mucosas. As principais espécies encontradas em cães são *A. bowdenii*, *A. hordeovulneris*, *A. canis*, *A. viscosus*, *A. turicensis* e *A. odontolyticus*. Em gatos, *A. bowdenii*, *A. viscosus* e *A. meyeri* merecem destaque. Além disso, *Arcanobacterium pyogenes* (antigo *Actinomyces pyogenes*) pode ser visto em ambas as espécies.

Epidemiologia

A actinomicose costuma acometer mais cães jovens com acesso a ambientes externos, em especial aqueles com hábitos de caça. A actinomicose é rara em felinos e pode estar associada a feridas causadas por mordeduras.

Fisiopatogenia

Por se tratar de um habitante natural de mucosas, as infecções por *Actinomyces* são tipicamente oportunistas e requerem algum tipo de ruptura de integridade epitelial para o seu desenvolvimento. As espécies do gênero também dependem da presença de bactérias comensais para causar infecção, as quais criam um meio anaeróbico favorável e, além disso, impedem a fagocitose de *Actinomyces* pelo sistema imunológico do hospedeiro.[10] Por esse motivo, os isolamentos de *Actinomyces* em amostras clínicas costumam ser acompanhados do crescimento de outras bactérias, ao contrário do verificado nas infecções por *Nocardia*.[10,23-26] Como exemplo, *Actinomyces* de várias espécies têm sido identificados na cavidade oral (gengivas) de cães e gatos normais e com doença periodontal, sempre acompanhados de outros gêneros bacterianos.[26-29]

Mordeduras, perfurações externas da parede torácica/abdominal ou perfurações de órgãos internos como esôfago, estômago e intestinos por corpos estranhos proporcionam a inoculação bacteriana necessária para o estabelecimento da infecção. A inalação também representa uma via de transmissão importante do agente, que pode colonizar a cavidade nasal, os pulmões e o espaço pleural. A presença de gramíneas nos materiais perfurantes ou no conteúdo inalado é um fator comumente associado à actinomicose. Em um estudo, espécies de *Actinomyces* foram identificadas por cultura em 21,2% dos fragmentos de plantas coletados cirurgicamente de cães com pneumotórax ou piotórax.[30] Especula-se que os fragmentos de plantas possam provocar inflamação local, favorecendo a multiplicação de *Actinomyces* em conjunto com outros microrganismos habitantes de membranas mucosas.[31]

As infecções abrangem uma variedade de órgãos passíveis de manter condições de anaerobiose. Assim, são descritas doenças cutâneas (abscessos, fístulas e feridas por mordedura), torácicas (piotórax e piogranulomas), intraperitoneais, nasais e corneanas.[4,23-25,32-36] Cães de caça e de trabalho jovens parecem predispostos à actinomicose, em vista da maior possibilidade de perfurações, ingestão de corpos estranhos e inalação de gramíneas.[10,31,33] A expansão das lesões a partir do ponto de inicial de introdução do agente geralmente ocorre apenas por contiguidade, tendo a doença um caráter mais localizado. Todavia, é possível a disseminação por via hematógena ou linfática, resultando em infecções mais graves, como as do sistema nervoso central, das vértebras e das valvas cardíacas.[13,37,38] As lesões actinomicóticas típicas são os abscessos e os piogranulomas.

Manifestações clínicas

Na pele, abscessos e fístulas causados por *Actinomyces* são facilmente confundíveis com os determinados por outros agentes. As regiões mais acometidas são a cabeça e o pescoço. Nas feridas por mordeduras, em que predominam as infecções mistas por bactérias aeróbias e anaeróbias, o *Actinomyces* faz parte do grupo de anaeróbios comumente isolados em estudos epidemiológicos.[25] Porém, considerando as dificuldades para a cultura e a sensibilidade a vários antimicrobianos, sua prevalência na prática clínica costuma ser subestimada.[10]

A actinomicose torácica manifesta-se por lesões pulmonares, mediastínicas, pleurais, cardíacas ou de parede da cavidade, às vezes acompanhadas de histórico de trauma relacionado com o trabalho. Alguns animais podem mostrar lesões sugestivas de perfuração externa do tórax, como edema de parede e aumentos de volume firmes, com ou sem fístulas drenando secreção purulenta.[31] Na maioria dos casos, no entanto, os sintomas são inespecíficos e abrangem perda de peso, fraqueza e inapetência progressivas.[32,38] Os sintomas respiratórios (tosse, dispneia e cansaço fácil) podem aparecer apenas na fase mais avançada da doença. As radiografias de tórax permitem identificar padrões variáveis de opacificação pulmonar (intersticial ou alveolar), áreas de consolidação pulmonar, massas pulmonares ou mediastínicas (piogranulomas), pleurite, derrames pericárdico e pleural. Em gatos, o piotórax representa a principal forma clínica de actinomicose.

Os sintomas da actinomicose peritoneal relacionam-se com perda de peso, inapetência e distensão abdominal (ascite).[32,34] Podem ser palpadas massas abdominais (piogranulomas).

A observação de edema ou aumentos de volumes externos na parede abdominal é menos comum que na actinomicose torácica, a menos que as lesões desenvolvam-se como extensão de focos de infecção torácicos ou retroperitoneais.[10]

A actinomicose do sistema nervoso central é rara, havendo descrições de empiema intracraniano, meningoencefalomielite e massas subvertebrais comprimindo a medula espinal causadas pelo agente.[13,37,39] Cistite (incluindo enfisematosa), otite, queratite e endoftalmite também foram relatadas.[36,40-43]

Diagnóstico clínico e laboratorial

O encontro de macroagregados no pus aspirado de abscessos/derrames ou drenado de fístulas cutâneas pode sugerir infecções por *Actinomyces* ou *Nocardia*. Em gatos com piotórax, o acometimento pulmonar identificado após o procedimento de toracocentese (contaminação parapneumônica) igualmente deve levar à suspeita de infecção por esses agentes.

Algumas espécies de *Actinomyces* são anaeróbias estritas, ao passo que outras são facultativas. Idealmente, as amostras para cultura precisam ser coletadas por aspiração com agulhas e transferidas de imediato para meios de transporte que mantenham condições de anaerobiose, como o tioglicolato. De maneira alternativa, as secreções podem ser aspiradas diretamente dos abscessos sem permitir a entrada de ar na seringa acoplada à agulha. Após a oclusão da extremidade da agulha com uma borracha, o material deve ser enviado ao laboratório. O processamento das amostras para cultura deve ser o mais rápido possível (no máximo 12 horas), em especial se não houver o tioglicolato como meio de transporte. Entre o momento de coleta e o envio ao laboratório, a conservação do material deve ser feita em temperatura ambiente, sem refrigeração. Cabe comunicar ao microbiologista a possibilidade de infecção por anaeróbios para aumentar as chances de isolamento. O ágar-sangue ou o tioglicolato enriquecido com 5 a 10% de dióxido de carbono são os meios ideais, mas pode haver o crescimento de espécies aeróbias de *Actinomyces* nos meios de rotina.[10]

As colônias em geral levam de 5 a 7 dias para crescer, mas podem demorar até 4 semanas.[10] As espécies de *Actinomyces* têm aspecto de bacilos curtos, com filamentos que podem se ramificar. São gram-positivas, assim como *Nocardia*, porém não se coram pelas técnicas ácido-rápidas (como Ziehl-Neelsen e suas modificações), o que auxilia na distinção entre elas. Esse aspecto é particularmente útil no exame citológico dos macroagregados, ou quando se encontram bactérias filamentosas lembrando *Nocardia* ou *Actinomyces* em amostras clínicas, já que a sensibilidade dessas bactérias aos antimicrobianos costuma ser diferente.

A necessidade de condições de anaerobiose, bem como a presença de outras bactérias nos focos de infecção, diminui as chances do crescimento de *Actinomyces*, resultando em frequência de isolamento muito menor que a prevalência das infecções. Além disso, como o *Actinomyces* é sensível a vários antimicrobianos, a cultura de amostras obtidas de animais previamente tratados também pode resultar na ausência de crescimento.

Do ponto de vista histopatológico, as lesões características (piogranulomas) apresentam um centro contendo os chamados "grânulos actinomicóticos", envolvidos por uma camada de neutrófilos que, por sua vez, é cercada de matriz densa entremeada de linfócitos, macrófagos e plasmócitos. A coloração de hematoxilina-eosina é suficiente para identificar as bactérias nos grânulos típicos. Todavia, os filamentos actinomicóticos dispostos nos tecidos de maneira mais dispersa requerem a coloração de Gram adaptada para tecidos (procedimento de Brown-Brenn) para identificação. O encontro de outras bactérias nos cortes histológicos é comum, pela natureza polimicrobiana das infecções por *Actinomyces*.

Tratamento

Antimicrobianos por via sistêmica constituem a base do tratamento da actinomicose. Embora as espécies de *Actinomyces* possam apresentar sensibilidade a várias categorias de antimicrobianos, as penicilinas são a escolha empírica mais adequada.[10,44] Penicilinas G, amoxicilina e ampicilina podem ser utilizadas. No entanto, a amoxicilina e a ampicilina podem ser administradas por via oral, o que constitui uma vantagem no tratamento a longo prazo necessário para erradicar as infecções. Devem-se escolher a dose e a frequência de administração mais elevadas possíveis para assegurar a eficácia do tratamento. Ademais, o jejum contribui para aumentar a absorção das penicilinas no trato gastrintestinal. O tempo de tratamento costuma ser longo, havendo relatos de duração de 2 meses a 1 ano.

Em um estudo sobre o *Arcanobacterium pyogenes* de animais domésticos, verificou-se sensibilidade de todos os 103 isolamentos a penicilina G, amoxicilina, meticilina, cefalotina, gentamicina, cloranfenicol e rifampicina.[44] Ainda, 12% dos isolamentos foram resistentes a eritromicina e espiramicina, e 67% a tetraciclina, doxiciclina e minociclina. Como assinalado nas infecções por *Nocardia*, os pontos de corte para os antimicrobianos nos tecidos infectados por *Actinomyces* em cães e gatos não foram estabelecidos, o que pede critério na interpretação dos resultados com a utilização das referências de suscetibilidade para seres humanos. Como nem sempre o *Actinomyces* cresce nos meios de cultura rotineiros, sua sensibilidade raramente é avaliada. No entanto, pela presença comum desse agente em infecções mistas que regridem com o uso de fármacos com espectro para agentes anaeróbios, pode-se especular que sua sensibilidade seja elevada a várias categorias de antimicrobianos.

Aparentemente, existe benefício em associar o tratamento cirúrgico à terapia com antimicrobianos contra actinomicose.[4,31,45] A debridação cirúrgica das fístulas e a drenagem/lavagem dos abscessos, somadas ao uso de antimicrobianos, resultou em menores taxas de recidiva em comparação com o tratamento apenas com antimicrobianos, em um grupo de 48 cães com nocardiose/actinomicose cutânea.[4] Em outro estudo, 26 entre 27 cães de caça que apresentavam edemas torácicos e abdominais causados por bactérias anaeróbias, incluindo *Actinomyces*, foram tratados com sucesso por meio de cirurgia e antimicrobianos.[31] O encontro de fragmentos de plantas nas lesões granulomatosas intratorácicas excisadas é comum, reforçando a hipótese de que a sua aspiração contribui para desencadear a infecção mista por *Actinomyces* e outros anaeróbios.[31,33] Em relação ao piotórax canino, a identificação de *Actinomyces* no material purulento foi relatada como critério para proceder ao tratamento cirúrgico da enfermidade com a colocação de tubos de toracostomia fechados, em detrimento do tratamento médico apenas com antimicrobianos e toracocentese.[45] A parede dos granulomas intratorácicos ou intra-abdominais pode dificultar a penetração dos medicamentos e, nesses casos, a cirurgia para remoção dos granulomas, associada aos antimicrobianos, pode favorecer o processo de cura. Alternativamente, os antimicrobianos podem ser utilizados a fim de reduzir o tamanho dos granulomas, facilitando a definição da área acometida para excisão cirúrgica.

O prognóstico da actinomicose cutânea, torácica e abdominal, ao contrário da nocardiose, é bom desde que sejam feitos tratamentos prolongados, acompanhados preferencialmente de procedimento cirúrgico.[4,10,31,32] As formas envolvendo o sistema nervoso central são exceção, por vezes em vista da dificuldade de estabelecer o diagnóstico e instituir o tratamento correto com precocidade.[13] O Quadro 108.1 ilustra as principais diferenças entre as infecções por *Nocardia* e *Actinomyces* em cães e gatos.

QUADRO 108.1 Principais diferenças entre *Nocardia* e *Actinomyces*.

Características	*Nocardia*	*Actinomyces*
Hábitat	Matéria orgânica (solo, água e plantas)	Membranas mucosas
Necessidade de oxigênio	Aeróbio	Anaeróbio estrito ou facultativo
Natureza das infecções	Monomicrobianas	Polimicrobianas
Isolamento por cultura	Fácil	Difícil
Coloração ácido-rápida (Ziehl-Neelsen e modificações)	Positiva	Negativa
Antimicrobianos empíricos para tratamento	Sulfonamidas com trimetoprima	Penicilinas
Prognóstico das infecções	Reservado	Bom

Prevenção

Não há medidas preventivas adequadas para a enfermidade.

REFERÊNCIAS BIBLIOGRÁFICAS

1. Brown-Elliot BA, Brown JM, Conville PS, Wallace RJ Jr. Clinical and laboratory features of the *Nocardia* spp. based on current molecular taxonomy. Clin Microbiol Rev. 2006;19:259-82.
2. Marino DJ, Jaggy A. Nocardiosis. A literature review with selected case reports in two dogs. J Vet Int Med. 1993;7:4-11.
3. Malik R, Krockenberger MB, O'Brien CR, White JD, Foster D, Tisdall PL *et al. Nocardia* infections in cats: a retrospective multi-institucional study of 17 cases. Aust Vet J. 2006;84:235-45.
4. Kirpensteijn J, Fingland RB. Cutaneous actinomycosis and nocardiosis in dogs: 48 cases (1980-1990). J Am Vet Med Assoc. 1992;201:917-20.
5. Ribeiro MG, Salerno T, Mattos-Guaraldi AL, Camello TCF, Langoni H, Siqueira AK *et al.* Nocardiosis: an overview and additional report of 28 cases in cattle and dogs. Rev Inst Med Trop São Paulo. 2008;50:177-85.
6. Frade MTS, Firmino MO, Maia LA, Silveira AM, Nascimento MJR, Martins FSM *et al.* Características epidemiológicas, clínico-patológicas e morfotintoriais de quatorze casos de nocardiose em cães. Pesq Vet Bras. 2018;38:99-106.
7. Smith PM, Haughland SP, Jeffery ND. Brain abscess in a dog immunosuppressed using cyclosporin. Vet J. 2007;173:675-8.
8. Siak MK, Burrows AK. Cutaneous nocardiosis in two dogs receiving ciclosporin therapy for the management of canine atopic dermatitis. Vet Dermatol. 2013;24:453 e103.
9. Yaemsiri S, Sykes JE. Successful treatment of disseminated nocardiosis caused by *Nocardia veterana* in a dog. J Vet Intern Med. 2018; 32:418-22.
10. Edwards DF. Actinomycosis and nocardiosis. In: Greene CE (editor). Infectious diseases of the dog and cat. St. Louis: Saunders Elsevier; 2006. p. 451-61.
11. Ribeiro MG, Aguiar DM, Paes AC, Megid J, Giuffrida R, Nardi Júnior G. Nocardiose cutânea associada à cinomose em cães. Relato de dez casos. Rev Clin Vet. 2002;39:34-42.
12. Ribeiro AIT, Burema MC, Borges APS, Bruno VCM, Néspoli PEB, Colodel EM *et al.* Pyogranulomatous pleuropneumonia caused by *Nocardia asiatica* in a dog coinfected with canine morbillivirus (canine distemper virus). Vet Med Sci. 2020;6:25-31.
13. Radaelli ST, Platt SR. Bacterial meningoencephalomyelitis in dogs: a retrospective study of 23 cases (1990-1999). J Vet Int Med. 2002;16:159-63.
14. Farias MR, Werner J, Ribeiro MG, Rodigheri SM, Cavalcante CZ, Chi KD *et al.* Uncommon mandibular osteomyelitis in a cat caused by *Nocardia africana*. BMC Veterinary Research. 2012;8:239.
15. Trevisan YPA, Maruyama FH, Sonego DA, Souza RL, Almeida ABPF, Dutra V *et al.* Peritonite piogranulomatosa por *Nocardia concava* em cão – relato de caso. Arq Bras Med Vet Zootec. 2019;71:1518-24.
16. Hilligas J, Wie EV, Barr J, Russell KE, Perry AL, Weeks BR *et al.* Vertebral osteomyelitis and multiple cutaneous lesions in a dog caused by *Nocardia pseudobrasiliensis*. J Vet Intern Med. 2014;28:1621-5.
17. Saubolle MA, Sussland D. Nocardiosis: review of clinical laboratory experience. J Clin Microbiol. 2003;41:4497-501.
18. Kiska DL, Hicks K, Petit DJ. Identification of medically relevant *Nocardia* species with an abbreviated battery of tests. J Clin Microbiol. 2002;40:1346-51.
19. Harada H, Endo Y, Sekiguch M, Setoguchi A, Momoi Y. Cutaneous nocardiosis in a cat. J Vet Med Sci. 2009;71:785-7.
20. Hirsh DC, Jang SS. Antimicrobial susceptibility of *Nocardia nova* isolated from five cats with nocardiosis. J Am Vet Med Assoc 1999;215:815-7,795-8.
21. Brown-Elliott BA, Ward SC, Crest CJ, Mann LB, Wilson RW, Wallace RJ Jr. *In vitro* activities of linezolid against multiple *Nocardia* species. Antimicrob Agents Chemother. 2001;45:1295-7.
22. Tilgner SL, Anstey SI. Nocardial peritonitis in a cat. Aus Vet J. 1996;74:430-2.
23. Barrs VR, Allan GS, Martin P, Beatty JA, Malik R. Feline pyothorax: a retrospective study of 27 cases in Australia. J Feline Med Surg. 2005:7:211-22.
24. Gulbahar MY, Gurturk K. Pyothorax associated with *Mycoplasma* sp and *Arcanobacterium pyogenes* in a kitten. Aus Vet J. 2002;80:344-5.
25. Meyers B, Schoeman JP, Goddard A, Picard J. The bacteriology and antimicrobial susceptibility of infected and non-infected dog bite wounds: fifty cases. Vet Microbiol. 2008;127:360-8.
26. Davis IJ, Wallis C, Deusch O, Colyer A, Milella L, Loman N *et al.* A cross-sectional survey of bacterial species in plaque from client owned dogs with healthy gingiva, gingivitis or mild periodontitis. PLOS ONE. 2013;8:e83158.
27. Oh C, Lee K, Cheong Y, Lee S, Park S, Song C *et al.* Comparison of the oral microbiomes of canines and their owners using next-generation sequencing. PLOS ONE. 2015;10:e0131468.
28. Love DN, Vekselstein R, Collings S. The obligate and facultatively anaerobic bacterial flora of the normal feline gingival margin. Vet Microbiol. 1990;22:267-75.
29. Elliott DR, Wilson M, Buckley CM, Spratt DA. Cultivable oral microbiota of domestic dogs. J Clin Microbiol. 2005; 43:5470-6.
30. Gibson EA, Balsa IM, Mayhew PD, Phillips K, Giuffrida MA, Culp WTN *et al.* Utility of bronchoscopy combined with surgery in the treatment and outcomes of dogs with intrathoracic disease secondary to plant awn migration. Vet Surg. 2019;48:1309-17.
31. Frendin J, Greko C, Hellmén E, Iwarsson M, Gunnarsson A, Chryssantou E. Thoracic and abdominal wall swellings in dogs caused by foreign bodies. J Small Anim Pract. 1994;35:499-508.
32. Sivacolundhu RK, O'Hara AJ, Read RA. Thoracic actinomycosis (arcanobacteriosis) or nocardiosis causing thoracic pyogranuloma formation in three dogs. Aus Vet J. 2001;79:398-402.
33. Doyle JL, Kuipers von Lande RG, Worth AJ. Intra-thoracic pyogranuloma disease in four working dogs. N Z Vet J. 2009:57:346-51.
34. Kawamura N, Shimada A, Morita T, Murakami S, Azuma R, Fujiwara M *et al.* Intraperitoneal actinomycosis in a cat. Vet Rec. 2005;157:593-4.
35. Henderson SM, Bradley K, Day MJ, Tasker S, Caney SM, Hotston-Moore A *et al.* Investigation of nasal disease in the cat – a retrospective study of 77 cases. J Fel Med Surg. 2004;6:245-57.
36. Ledbetter EC, Scarlett JM. Isolation of obligate anaerobic bacteria from ulcerative keratitis in domestic animals. Vet Ophthalmol. 2008;11:114-22.
37. Barrs VR, Nicoll RG, Churcher RK, Beck J, Beatty JA. Intracranial empyema: literature review and two novel cases in cats. J Small Anim Pract. 2007;48:449-54.
38. Junius G, Bvegems V, Stalpaert M, Binst D, Schrauwen E. Mitral valve endocarditis in a Labrador retriever caused by an actinomyces species identified as *Actinomyces turicensis*. J Vet Int Med. 2004;18:899-901.
39. Song RBS, Vitullo CA, Costa RC, Daniels JB. Long-term survival in a dog with meningoencephalitis and epidural abscessation due to *Actinomyces* species. J Vet Diagn Invest. 2015;27:552-7.
40. Merkel LK, Lulich J, Polzin D, Ober C, Westropp J, Sykes J. Clinicopathologic and microbiologic findings associated with emphysematous cystitis in 27 dogs. J Am An Hosp Ass. 2017;53:313-20.
41. Billington SJ, Post KW, Jost BH. Isolation of *Arcanobacterium* (*Actinomyces*) *pyogenes* from cases of feline otitis externa end canine cystitis. J Vet Diagn Invest. 2002;14:159-62.
42. Sherman A, Daniels JB, Wilkie DA, Lutz E. *Actinomyces bowdenii* ulcerative keratitis in a dog. Vet Ophthal. 2013;16:386-91.
43. Westermeyer HD, Ward DA, Whittemore JC, Lyons JA. *Actinomyces endogenous* endophthalmitis in a cat following multiple dental extractions. Vet Ophthal. 2013;16:459-63.
44. Guérin-Faublée V, Flandrois JP, Broye E, Tupin F, Richard Y. *Actinomyces pyogenes*: susceptibility of 103 clinical animal isolates to 22 antimicrobial agents. Vet Res. 1993;24:251-9.
45. Rooney MB, Monnet E. Medical and surgical treatment of pyothorax in dogs: 26 cases (1991-2001). J Am Vet Med Assoc. 2002;221:86-92.

109
Clamidofilose Felina

Maria Alessandra Martins Del Barrio

INTRODUÇÃO

Chlamydophila felis (clamidofilose ou clamidiose felina), anteriormente conhecida como cepa felina de *Chlamydia psitacci*, foi o primeiro patógeno isolado do sistema respiratório de gatos, em 1942, por Baker e outros pesquisadores.[1,2] Por essa ocasião, acreditava-se ser o principal agente etiológico das doenças do trato respiratório anterior dos felinos. No entanto, ao final da década de 1950, com o isolamento do herpes-vírus felino tipo 1 (FHV-1) e do calicivírus felino (FCV), sua relevância como agente causal de afecção respiratória passou a ser questionada.[1,3] Estima-se que, atualmente, 30% dos casos de doenças respiratórias dos felinos no Reino Unido sejam decorrentes da infecção por *C. felis*, enquanto na América do Norte esse número declina a menos de 5%.[4]

A partir de 1970, estudos passaram a enfatizar a sua importância como patógeno primário de conjuntivite aguda e crônica em felinos, associado a intensa inflamação e secreção ocular.[3,5,6]

Atualmente, é reconhecida como a única *Chlamydia* clinicamente relevante para o felino doméstico, pois até recentemente se acreditava que apenas a *C. felis* fosse capaz de infectá-lo.[1,2,5,6] Entretanto, sabe-se agora que organismos *Chlamydia-like*, da família Parachlamydiaceae, que residem e se multiplicam em amebas de vida livre, têm sido identificados em gatos com conjuntivite neutrofílica e eosinofílica, bem como em gatos saudáveis, apesar de a relevância clínica desses microrganismos ainda não ter sido elucidada.[2,7]

ETIOLOGIA

Até o início do século, o agente da clamidiose felina era conhecido como *Chlamydia psitacci*, pois até o advento e a evolução das técnicas de reação em cadeia da polimerase (PCR) apenas o gênero *Chlamydia* era descrito.[8] A reclassificação taxonômica ocorreu a partir da análise do gene rRNA 23S, distinguindo-se dois gêneros: *Chlamydia* e *Chlamydophila*.[3,8,9] Em 2006, com base no sequenciamento genético, o microrganismo foi renomeado como *Chlamydophila felis*.[8,9]

A *C. felis* é uma bactéria do gênero *Chlamydophila*, pertencente à família Chlamydiaceae e à ordem Chlamydiales.[3,8]

É um microrganismo cocoide, intracelular obrigatório e gram-negativo, portanto com parede celular desprovida de peptidioglicanos.[1,3,6,8] Replica-se por fissão binária.[8] Semelhantemente às riquétsias, não tem sistema citocrômico para transporte de elétrons, sendo incapaz de sintetizar adenosina trifosfato (ATP) ou glutamina trifosfato (GTP). Seu ácido nucleico é contido em nucleotídios não separados do citoplasma por membrana nuclear, e seu genoma tem cerca de 1.450 kb.

EPIDEMIOLOGIA

A infecção pela *C. felis* é mais frequente em colônias e abrigos de alta densidade de gatos, particularmente criatórios (gatis), o que faz a sua prevalência maior em animais de raças puras.[2,8,10] Os animais acometidos são, na maioria, gatos jovens, particularmente com idade inferior a 1 ano.[2,6,8]

A clamidofilose é afecção mais associada a quadros de conjuntivite nos gatos (particularmente crônica), sendo o agente isolado em mais de 30% dos animais que apresentam afecções oculares.[2,6,8,11] Isso é particularmente relevante se considerar que um levantamento euro-americano demonstrou que 3% das primeiras consultas de gatos domésticos aos veterinários ocorrem por causa de conjuntivite.[2]

Estudos de soroprevalência indicam que mais de 10% de gatos domésticos não vacinados apresentam altos títulos de anticorpos anti-*Chlamydophila*, indicando prévia exposição ao agente.[2,8,12]

A pesquisa molecular por meio de PCR revela prevalência de 12 a 20% em gatos com sintomas oculares ou de trato respiratório anterior, e de 2 a 3% em gatos assintomáticos.[8,13] Essas observações sugerem que a infecção por *C. felis* seja relativamente prevalente nas populações de gatos domésticos.[2]

Embora se avente potencial zoonótico, não há evidências epidemiológicas que confirmem risco realmente significativo.[8] Nenhum dos relatos existentes, até o presente momento, de doença respiratória humana causada por *Chlamydophila* teve a confirmação de ser provocada por *C. felis*.[14] Há um relato de conjuntivite humana por *C. felis* em paciente HIV-positivo.[15]

IMUNIDADE E VIRULÊNCIA

Gatos infectados apresentam títulos de anticorpos anti-*Chlamydophila*. A transmissão de anticorpos pelo colostro protege os filhotes pelo primeiro, ou até segundo, mês de vida.[8,16]

A natureza da resposta imunológica à infecção por *C. felis* ainda é obscura, mas se sugere que a imunidade celular seja crucial, e provavelmente tendo como alvos as proteínas maiores (MOMP) e polimórficas (POMP) da membrana externa.[8,17,18]

As POMP, além de cruciais para a indução da resposta imune, são consideradas fatores-chave da virulência de *C. felis*, bem como plasmídios identificados em vários isolados do agente, já sabidamente relacionados com a sua patogenicidade.[2,18]

A duração da imunidade natural ou vacinal ainda é dúbia, mas há relatos de que gatos previamente infectados sejam vulneráveis à reinfecção após 1 ano ou mais.[8]

TRANSMISSÃO E PATOGENIA

C. felis não sobrevive no meio externo ao hospedeiro; portanto, a transmissão requer contato direto entre fonte de infecção e suscetível, provavelmente utilizando-se das secreções oculares como principal via de eliminação.[2,5,6,8] A interação social dos felinos, relevando-se os hábitos de autolimpeza e higienização mútua (*grooming*), é importante fator de transmissão.[2]

Gatos infectados eliminam o agente pelas secreções oculares por 60 dias desde a infecção. Alguns animais podem se tornar permanentemente infectados.[8,19] Animais experimentalmente infectados e não tratados apresentaram isolamento conjuntival positivo por período superior a 215 dias.[8,16]

Os tecidos-alvo das *Chlamydophilas* são as mucosas, particularmente a conjuntiva para *C. felis*.[8]

Postulam-se dois possíveis mecanismos patogênicos para as oftalmopatias decorrentes da clamidofilose: um efeito citopático direto da replicação do agente nas células conjuntivais ou, principalmente, um efeito indireto proporcionado pela liberação de subprodutos tóxicos do agente.[5]

Apesar de a doença clínica estar relacionada com a infecção ocular, o microrganismo pode ser prontamente isolado do trato digestório e do trato genital de fêmeas, apesar de não se haver ainda elucidado qualquer significado patológico para esses achados.[2]

MANIFESTAÇÕES CLÍNICAS

As manifestações clínicas da clamidofilose variam, individualmente, de acordo com idade do indivíduo infectado, imunocompetência, comprometimento tecidual e virulência da cepa.[7]

Após um período de incubação de 2 a 5 dias, iniciam-se os sintomas oculares.[2,8] A primeira manifestação sintomática é a secreção ocular unilateral, que em geral compromete o outro olho em um intervalo de 1 a 2 dias.[2,8] A secreção, inicialmente serosa, ganha consistência com o decorrer do tempo, tornando-se mucosa ou mucopurulenta.[2,8]

Costuma-se notar conjuntivite grave, com hiperemia, congestão e quemose das conjuntivas palpebrais, comprometendo também a membrana nictitante ou terceira pálpebra (Figura 109.1).[2,8,19] Pode haver desconforto ocular e blefarospasmo. A quemose (Figura 109.2) é bastante pronunciada em clamidofilose, sendo a característica clínica mais importante.[2,6,8]

Quadros mais graves podem acarretar complicações como aderências conjuntivais. Ceratites e úlceras corneanas em geral são associadas à infecção pelo FHV-1, não sendo sintomas comuns de clamidofilose.[8]

Sintomas respiratórios (secreção nasal e espirros) associados a *C. felis* são muito brandos, e muito raramente dissociados de distúrbios oculares.[2,8,19]

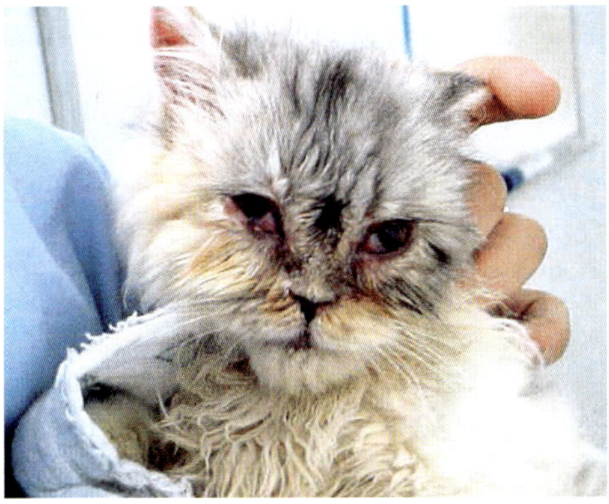

Figura 109.1 Conjuntivite bilateral grave em felino de 5 meses de idade, caracterizada por acentuadas quemose e secreção seromucosa, decorrente de infecção por *Chlamydophila felis*.

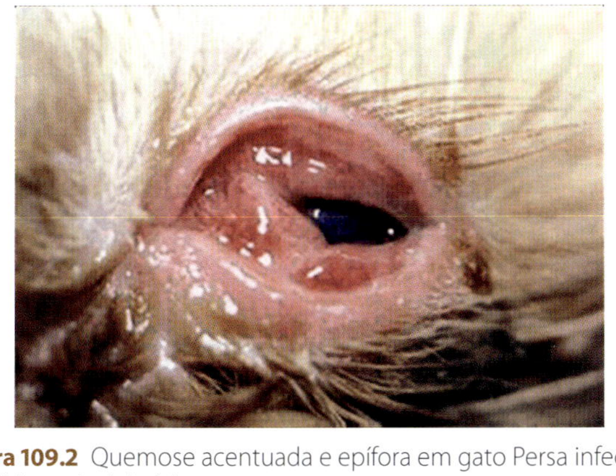

Figura 109.2 Quemose acentuada e epífora em gato Persa infectado por *Chlamydophila felis*.

Gatos com clamidofilose se apresentam alertas e altivos; apesar de raramente mostrarem comprometimento do estado geral, febre transitória, disorexia e perda de peso podem surgir no período de incubação.[2,6,8]

Organismos *Chlamydophila-like* são agentes etiológicos de infertilidade de algumas espécies. Existem evidências circunstanciais de que *C. felis* possa determinar disfunções reprodutivas em felinos, como abortamentos, uma vez que já foi isolada em secreções vaginais de gatas infectadas e fetos abortados, além de alguns gatos inférteis apresentarem altos títulos de anticorpos, indicativos de infecção ativa ou recente.[1,2,8,26] No entanto, estudos adicionais se fazem necessários para avaliar o significado clínico do agente no âmbito reprodutivo, bem como a possibilidade de transmissão venérea.[1,8]

Evidências inconsistentes da correlação entre *C. felis* e claudicação em gatos também são citadas na literatura.[7] Não há relatos de alterações gastrintestinais associadas à clamidofilose.[8]

DIAGNÓSTICO

O diagnóstico é, muitas vezes, presuntivo e baseado em anamnese e sintomas clínicos. Porém, o diagnóstico definitivo requer a detecção do agente. Casos muito crônicos, contudo, dificultam a pesquisa direta de *C. felis*. Nessas circunstâncias, a detecção de altos títulos de anticorpos em animais não imunizados pode ser bastante relevante.

Identificação

A visualização dos microrganismos em esfregaços obtidos de amostras conjuntivais, a cultura de secreções oculares ou testes de pesquisa molecular (PCR) se prestam às tentativas de identificação de *C. felis*. Testes sorológicos para pesquisa de antígeno, como teste imunoenzimático (ELISA), também podem ser utilizados.

Citologia

Avaliação citológica de esfregaços de conjuntiva pode ser realizada, mas apresenta baixa sensibilidade devido ao número restrito de microrganismos contidos nos *swabs* conjuntivais.[5,8]

Cultura e isolamento

O isolamento em cultura celular era a técnica feita até o advento da PCR, porém com restrições decorrentes da instabilidade do agente no meio, que compromete a sua viabilidade durante transporte e manuseio no laboratório.[5]

Reação em cadeia da polimerase

A identificação de *C. felis* por PCR tem sido a melhor alternativa, na atualidade, pela alta sensibilidade da técnica.[2,6,8] A pesquisa de genes codificadores das POMP tem sido confirmatória para *C. felis*.[18] Sua maior vantagem é a capacidade de detecção de DNA mesmo de organismos mortos, e também porque o DNA permanece viável no ambiente por longos períodos. *Swabs* oculares obtidos do saco conjuntival constituem o material de escolha para pesquisa do agente, recomendando-se uma boa execução da coleta, pois o agente é intracelular, sendo necessário, portanto, material celular na amostra. Para tanto, sugere-se a utilização de anestésico tópico.[2,5,6,8]

Sorologia

A detecção de anticorpos apenas confirma a infecção de gatos não vacinados.[2,3] Para essa finalidade, as técnicas de imunofluorêscencia ou de ELISA podem ser empregadas para avaliar a resposta sorológica dos animais.[8]

Podem surgir reações cruzadas com outras bactérias, o que faz com que títulos até e superiores a 1:32 sejam considerados negativos.[2,8]

Infecções estabelecidas ou recentes normalmente são associadas a títulos a partir de 1:512.[2,8]

Os testes sorológicos são particularmente úteis para estabelecer se a infecção é endêmica na colônia, e para investigar casos de doença ocular crônica.[8]

TRATAMENTO

O tratamento é indicado para atenuação dos sintomas, bem como eliminação do estado de portador, e subsequente transmissão.[20]

A antibioticoterapia é bastante efetiva para o tratamento de gatos infectados por *C. felis*, sendo a terapia sistêmica efetivamente mais eficaz quando comparada com o tratamento tópico.[2,8,20-22]

O tratamento tópico com pomadas oftalmológicas de tetraciclina a 1% ([2 vezes/dia], durante 15 dias) promove melhora clínica, mas estudos comprovam que, sendo administrado como unimodalidade, permite a recidiva em curto período.[23]

Princípios ativos possivelmente utilizados para o tratamento sistêmico da clamidofilose são as tetraciclinas (doxiciclina, oxitetraciclina), amoxicilina potencializada com ácido clavulânico, fluoroquinolonas e azitromicina.[2]

As tetraciclinas são os antibióticos de escolha. Esses fármacos apresentam potenciais efeitos adversos (deformidades ósseas e descoloração dentária), principalmente em animais jovens, mais observados com administração de oxitetraciclina quando em comparação com a doxiciclina.[2,3,6,8,20,23]

A doxiciclina traz ainda a vantagem da administração em dose única diária, sendo frequentemente prescrita na posologia de 10 mg/kg, a cada 24 horas, por via oral, por 4 a 6 semanas, a fim de assegurar a eliminação completa do agente.[2,3,6,20]

Alguns autores sugerem a efetividade de tratamentos por períodos menos extensos (3 semanas); essa afirmação foi comprovadamente contestada por um estudo em animais tratados com doxiciclina e submetidos a PCR a intervalos de 7, 14, 21 e 28 dias, que concluiu ser efetiva a antibioticoterapia por, no mínimo, 4 semanas.[3,20]

Não se deve, no entanto, desconsiderar a potencial complicação da terapia com doxiciclcina, que é a esofagite e a subsequente estenose esofágica, lembrando de recomendar ao proprietário a administração solúvel do fármaco, ou a oferta de água após a de comprimidos.[2]

As fluoroquinolonas (enrofloxacino ou pradofloxacino, 5 mg/kg, a cada 24 horas) também são efetivas, mas apresentam risco potencial de alterações na visão e no comprometimento articular, além de não eliminarem o estado de portador; por isso, o tratamento com amoxicilina associada ao ácido clavulânico (12,5 mg/kg, a cada 12 horas) durante 4 semanas representa a forma mais segura de tratamento para animais muito jovens.[2,8,21,24,25]

Como o período de tratamento para a clamidofilose é bastante longo, pode ser malsucedido em decorrência da não cooperação do proprietário. Por isso, a azitromicina já foi citada como outra possibilidade terapêutica, vantajosa por requerer tratamentos menos extensos.[2] No entanto, o fármaco se mostrou ineficaz para eliminação da infecção, para diferentes regimes terapêuticos experimentados.[2,3,6,26]

A descontinuidade do tratamento pode ocasionar recrudescimento clínico; portanto, recomenda-se manter o antibiótico por pelo menos 2 semanas após o desaparecimento dos sintomas.[8]

Colônias, grandes agregados e criatórios requerem tratamentos mais extensos, uma vez que a eliminação do agente representa um fator de suma importância para o controle da infecção na população.[8]

O desconforto ocular pode ser aliviado com tratamento tópico.[2]

PROFILAXIA

Imunização

Como componentes dos imunógenos polivalentes disponíveis no mercado, encontram-se tanto vacinas vivas modificadas quanto inativadas anti-*Chlamydophyla*, sendo eficazes contra a manifestação clínica da doença, mas não contra a infecção.[8,11] Estudos citológicos e de pesquisa molecular já demonstraram a presença do agente em conjuntivas de gatos imunizados, indicando replicação do agente mesmo em animais imunizados.[1,5,11]

Recomenda-se a vacinação em animais com risco de exposição ao agente, particularmente em grandes agregados e criatórios, e colônias, mesmo pequenas, com histórico prévio de clamidofilose.[8] A vacinação rotineira de gatos de estimação tem sido questionada, já que a clamidofilose é uma doença tratável que não representa risco à vida.[8]

O esquema vacinal deve ser iniciado às 8 semanas de idade, requerendo uma segunda dose vacinal após 3 ou 4 semanas, ou seguindo o curso de imunização adotado pelo veterinário. Como as manifestações clínicas se concentram mais entre as 5 e 8 semanas de idade, recomenda-se precocidade no esquema vacinal para filhotes de gatas não imunizadas, ou que não tenham ingerido colostro (a ter início às 6 semanas de idade).[2] Reforços anuais são recomendados para todos os animais sob risco de infecção.[6,8]

Abrigos, criatórios ou gatis

Chlamydophila é um importante patógeno em abrigos de resgate, mas não tão relevante como os vírus respiratórios.[8] No entanto, do mesmo modo, medidas como imunização, minimização da densidade populacional e manejo higiênico-sanitário são eficazes para o controle da infecção.[6,8]

Gatos mantidos em conjunto por longos períodos devem ser vacinados regularmente.[8]

Em gatis com infecção endêmica por *Chlamydophila*, a premissa é iniciar o controle com o tratamento de todos os gatos (sintomáticos ou não), a fim de eliminar o agente.[6,8]

O tratamento por 4 semanas com doxiciclina é recomendado, mas algumas colônias requerem 6 a 8 semanas para eliminar a infecção natural.[6]

Uma vez que os sintomas tenham sido debelados, recomenda-se a vacinação de todos os gatos, para prevenção contra reinfecção.[8]

Animais imunocomprometidos

Recomenda-se vacinação para gatos imunossuprimidos, porém com inóculos inativados.[8]

REFERÊNCIAS BIBLIOGRÁFICAS

1. Seki MC, Carrasco AOT, Raso TF, Pinto AA. Risk factors for infection with *Chlamydophila felis* in brazilian cats – 292. In: Proceedings of The 34th World Small Animal Veterinary Congress, São Paulo: Brazil, 2009.
2. Gruffydd-Jones TJ. Chlamydial infections of cats. In: Proceedings of The 34th World Small Animal Veterinary Congress, São Paulo: Brazil, 2009.
3. Chandler EA, Gaskell CJ, Gaskell RM Feline Medicine and Therapeutics. 3. ed. Oxford: Blackwell Publishing, 2004.
4. Ford, RB. Enfermedades virales de las vias respiratorias en los gatos. In: Proceedings of The 30th World Small Animal Veterinary Congress, Mexico City: Mexico, 2005.

5. Seki MC, Carrasco AOT, Raso TF, Sousa RLM, Pinto AA. Molecular survey of *Chlamydophila felis* in brazilian cats – 188. In: In: Proceedings of The 34th World Small Animal Veterinary Congress, São Paulo: Brazil, 2009.
6. Gruffydd-Jones TJ, Addie D, Belák S, Boucraut-Baralon C, Egberink H, Frymus T *et al. Chlamydophila felis* infection. ABCD guidelines on prevention and management. J Feline Med Surg. 2009;11(7):605-9.
7. Sykes JE. Feline chlamydiosis. Clin Tech Small Anim Pract. 2005; 20(2):129-34.
8. Horzinek M, Addie D, Bélak S, Boucraut-Baralon C, Egberink H, Frymus T *et al.* Guidelines on Feline Infectious Diseases. *Chlamydophila felis* infection in cats. In: European Advisory Board on Cat Diseases, 2007.
9. Azuma Y, Hirakawa H, Yamashita A *et al.* Genome sequence of the cat pathogen *Chlamydophila felis.* DNA Research. 2006;13:15-23.
10. Wills JM, Gruffydd-Jones TJ, Richmond SJ, Gaskell RM, Bourne FJ. Effect of vaccination on feline *Chlamydia psittaci infection.* Infect Immun. 1987; 55:253-65.
11. Wills JM, Gruffydd-Jones TJ, Richmond S. Gaskell RM, Bourne FJ. Effect of vaccination on feline *Chlamydia psittaci* infection. Infect Immun. 1987; 55:2653-7.
12. Lang GH. Prevalence of antibodies to *Coxiela* and *Chlamydia* spp. in cats in Ontario. Can Vet J. 1992;33:134.
13. Di Francesco A, Piva S, Baldelliw R. Prevalence of *Chlamydophila felis* by PCR among healthy pet cats in Italy. New Microbiol. 2004; 27:199-202.
14. Browning GF. Is *Chlamydophila felis* a significant zoonotic pathogen? Aust Vet J. 2004;82(11):695-6.
15. Hartley JC, Stevenson S, Robinson AJ, Littlewood JD, Carder C, Cartledge J *et al.* Conjunctivitis due to *Chlamydophila felis* (*Chlamydia psittaci* feline pneumonitis agent) acquired from a cat: case report with molecular characterization of isolates from the patient and cat. J Infect. 2001;43(1):7-11.
16. Wills JM. Chlamydial infection in the cat. (PhD Thesis) Bristol: University of Bristol: United Kingdom, 1986.
17. Longbottom D, Livingstone M. Vaccination against chlamydial infections of man and animals. Vet J. 2004;17:263-75.
18. Harley R, Herring A, Egan K, Howard P, Gruffydd-Jones TJ, Azuma Y *et al.* Molecular characteristics of 12 *Chlamydophila felis* polymorphic membrane protein genes. Vet Micro. 2007;124:230-8.
19. O'Dair HA, Hopper CD, Gruffydd-Jones TJ, Harbour DA, Waters L Clinical aspects of *Chlamydia psittaci* infection in cats infected with feline immunodeficiency virus. Vet Rec. 1994;134:365-8.
20. Dean R, Harley R, Helps C, Caney S, Gruffydd-Jones T. Use of quantitative real-time PCR to monitor the response of *Chlamydophila felis* infection to doxycycline treatment. J Clin Microbiol. 2005;43(4):1858-64.
21. Sparkes AH, Caney SM, Sturgess CP, Gruffydd-Jones TJ. The clinical efficacy of topical and systemic therapy for the treatment of feline ocular chlamydiosis. J Feline Med Surg. 1999;1(1):31-5.
22. Sparkes AH, Caney SMA, Sturgess CP, Gruffydd-Jones TJ The clinical efficacy of topical and systemic therapy for the treatment of feline ocular chlamydiosis. J Fel Med Surg. 1999;1:31-5.
23. Donati M, Piva S, Di Francesco A, Mazzeo C, Pietra M, Cevenini R, Baldelli R. Feline ocular chlamydiosis: clinical and microbiological effects of topical and systemic therapy. New Microbiol. 2005;28(4):369-72.
24. Hartmann AD, Helps CR, Lappin MR, Werckenthin C, Hartmann K. Efficacy of Pradofloxacin in cats with feline upper respiratory tract disease due to *Chlamydophila felis* or Mycoplasma Infections. J Vet Intern Med. 2008;22(1):44-52.
25. Gerhardt N, Schulz BS, Werckenthin C, Hartmann K. Pharmacokinetics of enrofloxacin and its efficacy in comparison with doxycycline in the treatment of *Chlamydophila felis* infection in cats with conjunctivitis. Vet Rec. 2006;159(18):591-4.
26. Owen WM, Sturgess CP, Harbour DA, Egan K, Gruffydd-Jones TJJ Efficacy of azithromycin for the treatment of feline chlamydophilosis. J Feline Med Surg. 2003;5(6):305-11.

110 Micoplasmose Hemotrópica Felina

Andrea Pires dos Santos

INTRODUÇÃO

Micoplasmose hemotrópica felina (anemia infecciosa felina) é uma doença infectocontagiosa causada por bactérias do gênero *Mycoplasma* (classe Mollicutes), antigamente classificadas como *Haemobartonella* spp. Essas bactérias constituem o único grupo dentro da classe Mollicutes que apresentam tropismo exclusivo pelos eritrócitos de seus hospedeiros vertebrados e, portanto, também são conhecidas como micoplasmas hemotrópicos ou trivialmente como hemoplasmas.[1] Em gatos, três espécies de hemoplasmas foram descritas: *Mycoplasma haemofelis* (antigamente denominada *H. felis*, organismo de Ohio ou forma maior), '*Candidatus* Mycoplasma haemominutum' (organismo da Califórnia ou forma menor) e '*Candidatus* Mycoplasma turicensis', descrita primeiramente na Suíça após a reclassificação taxonômica.[2] Uma quarta espécie de hemoplasma, '*Candidatus* Mycoplasma haematoparvum', conhecida por infectar cães, também foi descrita em gatos, porém a infecção é rara.[3] O *status* de *Candidatus* se mantém devido à impossibilidade de cultivo *in vitro* e à escassez de caracterizações taxonômicas e bioquímicas dessas espécies. Embora ainda não cultiváveis, os hemoplasmas podem ser observados microscopicamente em esfregaços sanguíneos corados (coloração tipo Romanowsky) como bactérias epicelulares, de tamanho entre 0,25 e 2 µm de diâmetro (Figura 110.1). São pleomórficas, podendo se apresentar arredondadas, ovaladas, aderidas à superfície do eritrócito individualmente ou em cadeias.[1] '*Candidatus* Mycoplasma turicensis' não é visualizado via microscopia ótica.

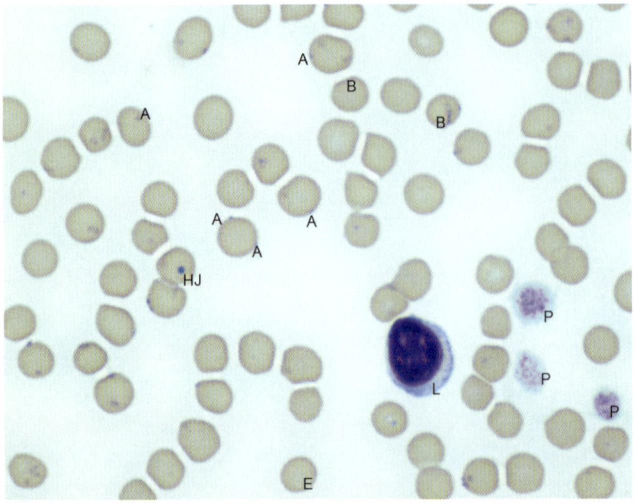

Figura 110.1 Esfregaço sanguíneo de um gato experimentalmente infectado com *M. haemofelis*, demonstrando bactérias aderidas aos eritrócitos individualmente (*A*) ou em cadeia (*B*). O esfregaço contém eritrócito (*E*), linfócito (L), plaquetas (*P*) e corpúsculo de Howell-Jolly (*HJ*). (Coloração modificada de Wright, objetiva de ×100.)

Os hemoplasmas são geneticamente relacionados com as bactérias gram-positivas, mas devido à perda da parede celular no processo de evolução redutiva mostram-se com a coloração gram-negativa.[4,5]

Mycoplasma haemofelis é uma bactéria patogênica com ampla distribuição mundial, a qual exerce impacto significativo na saúde de gatos domésticos, causando anemia por infecção aguda e, independentemente de tratamento com antimicrobiano, estabelecendo infecção crônica. É o único hemoplasma felino que pode atuar como um patógeno primário, causando anemia hemolítica, podendo inclusive ser fatal, enquanto as demais espécies são oportunistas, provocando a doença (leve) apenas em animais imunossuprimidos, esplenectomizados e/ou coinfectados por outros agentes. No entanto, um estudo em gatos de populações de hospital, abrigo e doadores de sangue mostrou que gatos infectados com '*Candidatus* Mycoplasma haemominutum' apresentam anemia leve.[6] *M. haemofelis* também pode atuar como agente zoonótico, sobretudo em pacientes humanos imunocomprometidos.[7]

EPIDEMIOLOGIA

A hemoplasmose pode acometer animais de todas as faixas etárias e de ambos os sexos. A morbidade é alta, e a mortalidade e letalidade são baixas em animais imunocompetentes. Com exceção das infecções por *M. haemofelis*, a forma aguda da doença com alta letalidade é mais comum em animais imunossuprimidos e/ou esplenectomizados. Imunossupressão é o principal fator de risco que predispõe os felinos à infecção por hemoplasmas, incluindo associação ao vírus da imunodeficiência dos felinos (FIV) e ao vírus da leucemia felina (FeLV), a coinfecções, neoplasias ou esplenectomia.[8-11] Animais adultos machos com livre acesso à rua apresentam maior risco de serem infectados, sugerindo transmissão por brigas com outros animais contaminados.[6,9,10,12-14] A infecção parece ser mais comum durante períodos de clima quente.[10,15]

As formas de transmissão ainda são pouco compreendidas. Animais podem ser acometidos por meio de ingestão oral ou injeção parenteral com sangue infectado, como em transfusões sanguíneas.[1,16] Vetores artrópodes, como pulgas e carrapatos, são transmissores potenciais; *M. haemofelis* e '*Candidatus* Mycoplasma haemominutum' já foram detectados em pulgas da espécie *Ctenocephalides felis,* porém estudos de transmissão utilizando pulgas infectadas não foram conclusivos.[17] '*Candidatus* Mycoplasma haemominutum' já foi detectado em carrapatos *Ixodes* sp., sugerindo que esses carrapatos sejam possíveis vetores para essa espécie.[18]

Existem relatos de infecção por *M. haemofelis* em filhotes recém-nascidos, o que sugere transmissão transplacental, porém essa forma de transmissão não foi confirmada.[19]

'*Candidatus* Mycoplasma turicensis' foi detectado na saliva de gatos sugerindo a possibilidade de transmissão via saliva. Adicionalmente, a inoculação subcutânea dessa bactéria resultou em infecção de gatos saudáveis. Esses fatos, somados aos fatores de risco associados ao contato entre animais, indica a possibilidade de transmissão entre animais por brigas, especialmente se o sangue for compartilhado.[20]

RELEVÂNCIA DA DOENÇA

Hemoplasmas são bactérias de distribuição mundial. A maioria dos estudos de prevalência relata que o agente mais comum é o '*Candidatus* Mycoplasma haemominutum', com aproximadamente de 10 a 32%, seguido de '*Candidatus* Mycoplasma turicensis', e baixa prevalência de *M. haemofelis* em gatos sem manifestações clínicas com a prevalência de 0 a 4%.[12,19]

Com base em diagnóstico pela reação em cadeia da polimerase (PCR), a prevalência de *M. haemofelis* em gatos anêmicos é de 15 a 30% (podendo chegar a 46%).[12] No Brasil, a prevalência em gatos anêmicos e/ou doentes varia de 4 a 37%, e cerca de até 12%[21,22] de gatos considerados clinicamente sadios podem estar infectados com *M. haemofelis*.[19] Considerando que o número de gatos domésticos em áreas urbanas e rurais do Brasil é estimado em cerca de 24,7 milhões (dados da Associação Nacional dos Fabricantes de Produtos para Animais de Estimação/2019), estimativas sugerem que aproximadamente 2 milhões de gatos possam estar infectados com *M. haemofelis* no Brasil.

Atualmente, não há vacinas que possam prevenir a doença e os tratamentos não são eficazes em eliminar completamente a bactéria do hospedeiro infectado. Frequentemente, esse patógeno estabelece infecção persistente (crônica), e pode atuar como cofator na patogênese de retrovírus. Além disso, *M. haemofelis* confere risco de transmissão para humanos imunocomprometidos.[7]

ETIOLOGIA | CARACTERÍSTICAS DO AGENTE ETIOLÓGICO, FATORES DE VIRULÊNCIA

O agente etiológico da anemia infecciosa felina foi identificado pela primeira vez em 1953, e denominado *Haemobartonella felis*.[23] Devido a características morfológicas, resposta ao tratamento com antimicrobianos e possível transmissão por artrópodes, esses microrganismos foram classificados como membros da ordem Rickettsiales, família Anaplasmataceae, gênero *Haemobartonella*. Com o advento das técnicas moleculares, estudos filogenéticos fundamentados no gene que codifica a subunidade 16S do RNA ribossômico (gene 16S rRNA) levaram à reclassificação do gênero *Haemobartonella* (e *Eperythrozoon*) para a classe Mollicutes, família Mycoplasmataceae, gênero *Mycoplasma*.[24] Classicamente existiam duas formas de *Haemobartonella* spp. infectando gatos, conhecidas como forma grande ou isolado de Ohio e forma pequena ou isolado da Califórnia; a forma maior estaria relacionada com a doença aguda e a forma menor seria menos patogênica.[25] Esses microrganismos foram então renomeados como "*Mycoplasma haemofelis*" (isolado de Ohio) e '*Candidatus* Mycoplasma haemominutum' (isolado da Califórnia), respectivamente. Em 2005, uma nova forma de micoplasma foi identificada em felinos e denominada '*Candidatus* Mycoplasma turicensis'.[2]

As bactérias do gênero *Mycoplasma* são os menores microrganismos conhecidos capazes de autorreplicação. São geneticamente relacionados com as bactérias gram-positivas, das quais descendem por evolução redutiva que resultou na perda de muitos genes e rotas metabólicas. Os micoplasmas não têm parede celular e se comportam, portanto, como gram-negativos.[4]

O genoma de algumas espécies de hemoplasmas foi completamente sequenciado.[26-34] O genoma de *M. haemofelis* consiste em um único cromossomo circular com o tamanho de 1.155.937 pares de bases e composição de guaninas e citosinas (GC%) de 38,8%.[27] Essas são características típicas de micoplasmas. O cerne do genoma de *M. haemofelis* contém abundância de famílias de genes parálogos, correspondendo a 71% de todas as sequências codificadoras de proteínas. Esse "*pool* de parálogos" é uma fonte rica de epítopos que podem variar para "escapar" do sistema imune do hospedeiro e estabelecer infecção crônica. Características como sequências codificadoras de enzimas de restrição organizadas dentro de uma família de parálogos, em conjunto com várias sequências repetitivas em *tandem* inter e intragênicas no genoma de *M. haemofelis*, indicam a ocorrência de variação de fase, a qual é particularmente relevante para bacteriemia cíclica (característica de *M. haemofelis*) e persistência da infecção em gatos.

Acredita-se que genes codificadores de lipoproteínas/peptídios e proteínas que se ligam à membrana (proteínas de choque térmico, adesinas etc.) sejam fatores-chave na indução de imunidade. Variação na expressão gênica de lipoproteínas é considerada essencial para estratégias de sobrevivência desses microrganismos. Em particular, lipoproteínas são consideradas um dos mais importantes elementos patogênicos para micoplasmas.[30,35] Um total de 17 lipoproteínas putativas foram identificadas no genoma de *M. haemofelis*, a maioria delas dentro de famílias de parálogos.[27]

M. haemofelis contém poucos genes diretamente envolvidos em virulência; dois desses genes foram identificados: o gene que codifica uma *o*-sialoglicoproteína endopeptidase, implicada na lise do eritrócito pela clivagem de glicoproteínas como glicoforina A, abundante na membrana eritrocitária, e o gene que codifica uma superóxido dismutase (SodA), que está presente apenas em *M. haemofelis* e *Mycoplasma haemocanis* (hemoplasma que infecta cães), dentre os genomas de micoplasmas sequenciados até o momento.[30] Acredita-se que a atividade da SodA contribua para a sobrevivência de *M. haemofelis*, e indiretamente para a sua habilidade de atuar como patógeno primário.[27] A presença dessa extensiva rede de parálogos no genoma de *M. haemofelis* sugere um mecanismo para apoiar sua sobrevivência como patógeno extracelular associado ao eritrócito e continuamente bombardeado pelo sistema imune do hospedeiro.

Os hemoplasmas não apresentam grande parte das vias metabólicas relacionadas com a produção de energia e síntese de componentes celulares comum nas demais bactérias, portanto são dependentes de nutrientes pré-formados e somente ocorrem em associação a células animais hospedeiras, nesse caso os eritrócitos.[26-32,36]

FISIOPATOGENIA

O modelo atual dos mecanismos da anemia na infecção aguda por hemoplasmas baseia-se principalmente na hemólise extravascular dos eritrócitos infectados por intermédio do baço, medula óssea, pulmões e fígado. Adicionalmente, pode haver anemia hemolítica imunomediada agravando a doença e diminuindo a meia-vida dos eritrócitos em função da bactéria aderida à membrana dessas células.[37] A retirada dos microrganismos pelos macrófagos do sistema fagocítico mononuclear leva à remoção de pedaços da membrana dos eritrócitos e, portanto, à diminuição de lipídios eritrocitários, aumentando a fragilidade da membrana nesse processo.[38]

Com o sequenciamento de seus genomas, as rotas metabólicas dessas bactérias foram preditas.[26-32] Visto que seus genomas são extremamente reduzidos, nos quais várias rotas metabólicas foram perdidas, é possível que os hemoplasmas também estejam causando anemia pela competição por nutrientes do plasma e diretamente do eritrócito. Assim como os eritrócitos, hemoplasmas usam principalmente glicose como fonte de trifosfato de adenosina (ATP). Hemoplasmas não têm precursores de lipídios e proteínas, reduzindo ainda mais sua produção de ATP. Essas bactérias também são dependentes da importação de nucleotídios e vitaminas, sugerindo que precisam importar nutrientes de seu ambiente.[26-28,30] Quando se comparam essas características das rotas metabólicas dos hemoplasmas com o metabolismo do eritrócito, fica evidente a existência de uma competição por nutrientes. Os eritrócitos também são dependentes de glicose para a produção de ATP e NADPH (forma reduzida de fosfato de nicotinamida-adenina-dinucleotídio) para reduzir o dano oxidativo, além de lipídios e vitaminas disponíveis no plasma. Com base em tais comparações é possível levantar a hipótese de que, além dos mecanismos já propostos para o desenvolvimento da anemia na infecção aguda por *M. haemofelis*, os hemoplasmas causam depleção nas fontes de energia para o eritrócito, que, por consequência, aumenta a fragilidade da membrana e a suscetibilidade ao dano oxidativo, provocando hemólise.

A forma cíclica como a doença se apresenta e evidências no genoma da bactéria de variação de fase sugerem que a patogenicidade de *M. haemofelis* seja ligada à sua superfície celular antigenicamente dinâmica que permite que o patógeno se multiplique sem ser detectado ao menos temporariamente. Essa estratégia, comum entre diferentes grupos taxonômicos, é caracterizada pela capacidade de um microrganismo infeccioso alterar sistematicamente as proteínas apresentadas ao sistema imune do hospedeiro, de modo que este é confrontado com uma população continuamente em modificação, a qual é difícil ou impossível eliminar.[39]

Os picos de bacteriemia parecem estar associados à emergência de novas variantes antigênicas derivadas de recombinação dentro de famílias gênicas.[40] Embora a variação antigênica possa explicar as flutuações iniciais na bacteriemia, ela não explica por que o número de microrganismos progressivamente declina e pode desaparecer com o tempo. Existe evidência de que, diferentemente das outras espécies, '*Candidatus* Mycoplasma turicensis' é sequestrado nos tecidos de vários órgãos, o que também explica o desaparecimento temporário da detecção dessas bactérias no sangue periférico.[41] É possível também que o hospedeiro estabeleça uma resposta com base em anticorpos contra antígenos não variáveis que ajudariam a manter uma concentração baixa de bactérias, ou que anticorpos formados contra antígenos variáveis tenham reação cruzada em alguma extensão e sejam capazes de controlar parcialmente os picos de bacteriemia. Outra explicação plausível é que a alta bacteriemia prolongada durante a infecção por *M. haemofelis* resulte em desregulação funcional de células de resposta T CD4+ específicas. Assim, como descrito para *Anaplasma marginale*, a falha em estabelecer uma resposta de células T adequada pode contribuir para a persistência bacteriana.[42]

Sabe-se muito pouco sobre a resposta imune de gatos infectados com hemoplasmas. Fundamentado em um ensaio de imunoabsorção enzimática (ELISA) desenvolvido para detectar anticorpos contra hemoplasmas, existe resposta humoral contra as três espécies, sendo que a resposta mais robusta e precoce é contra *M. haemofelis*, que ocorre logo após a infecção.[43] As outras espécies também desenvolvem seroconversão; em '*Candidatus* Mycoplasma turicensis', a presença de anticorpos se manteve pelo tempo estudado (até 100 dias), com pico da detecção de anticorpos logo após o pico de bacteriemia, e diminuiu com o tratamento com antimicrobianos. Além disso, animais que foram soropositivos ficaram protegidos da reinfecção pela mesma bactéria.[44]

PREVALÊNCIA

As três espécies de hemoplasmas de felinos já foram identificadas em todos os continentes, exceto na Antártica, porém estudos de prevalência devem ser interpretados com atenção ao tipo de teste diagnóstico utilizado, área geográfica e tipo de população estudada. Estudos com técnicas moleculares sugerem que a espécie mais prevalente em felinos seja '*Candidatus* Mycoplasma haemominutum', variando de 10 a 32%, seguido de '*Candidatus* Mycoplasma turicensis', variando de 0,4 a 26%.[12] A prevalência de *M. haemofelis* depende da população estudada, a qual em animais sadios é de aproximadamente 0 a 4%, e em animais anêmicos pode chegar a 46%.[12,45]

No Brasil, as três espécies de hemoplasmas que infectam felinos já foram descritas e, em todas as regiões estudas, '*Candidatus* Mycoplasma haemominutum' é a mais prevalente, porém há diferença entre essas regiões. A prevalência de '*Candidatus* Mycoplasma haemominutum' é de 13,5% na região sul, 4,3 a 13,5% na região sudeste, 6,7 a 15,2% na região centro-oeste, e 2,5 a 12% no Nordeste. '*Candidatus* Mycoplasma turicensis' tem prevalência de 2,7% no Sul, 2,2 a 13,5% no Sudeste, 0,5 a 9,9% no Centro-Oeste e 2 a 3% no Nordeste. *M. haemofelis* tem prevalência de 2,2% no Sul, 2,2 a 5% no Sudeste, 2,2 a 11,2% no Centro-Oeste e 2 a 3% no Nordeste.[6,15,19-22,46-50] A variação dos resultados de prevalência nessas regiões pode também ser explicada pela sensibilidade do método de diagnóstico utilizado e pelo tipo de população estudada. Outros fatores que podem interferir nos estudos de prevalência são presença de coinfecções por outros agentes e associação ao vírus da imunodeficiência dos felinos (FIV), bem como o vírus da leucemia felina (FeLV).[6,51] No entanto, tais dados mostram que a infecção por hemoplasmas é comum em gatos domésticos no Brasil.

MANIFESTAÇÕES CLÍNICAS

A doença aguda por *M. haemofelis* em gatos é caracterizada por maciça bacteriemia dos eritrócitos, podendo causar anemia hemolítica tanto diretamente quanto pela iniciação da destruição imunomediada dos eritrócitos. Uma série de manifestações clínicas, incluindo mucosas pálidas, desidratação, pirexia, letargia, fraqueza, depressão, colapso, taquicardia, dispneia, taquipneia, perda de peso, febre e esplenomegalia e, em alguns casos, icterícia, caracteriza a doença, que, se não tratada, pode resultar em morte do animal.[1,8,12,52] Estudos de infecção experimental em gatos com *M. haemofelis* demonstram bacteriemia cíclica com os picos de bacteriemia acompanhados de febre e letargia geralmente 2 semanas após a infecção. Nesse estágio, de 80 a 90% dos eritrócitos podem estar infectados contendo várias bactérias por eritrócito, e o hematócrito pode ser reduzido a 15%.[16] Uma vez infectados por *M. haemofelis,* gatos podem permanecer portadores crônicos por longos períodos, possivelmente por toda a vida, sem manifestações clínicas e com bacteriemia baixa. Animais com infecção crônica podem desenvolver a doença aguda em situações como esplenectomia, coinfecções e/ou imunossupressão, inclusive por estresse. A doença é mais comum em animais adultos, porém animais jovens têm maior chance de desenvolver anemia grave.[52]

A infecção por '*Candidatus* Mycoplasma haemominutum' não apresenta sintomas ou apenas leve anemia, sendo essa a espécie menos patogênica dentre os hemoplasmas felinos.[25] A infecção por '*Candidatus* Mycoplasma turicensis' está relacionada com a ausência de manifestações clínicas, exceto quando outras doenças estão associadas ou o animal se mostra imunossuprimido. A infecção experimental por '*Candidatus* Mycoplasma turicensis' resultou em anemia grave em um gato após imunossupressão com metilpredisolona, e em anemia moderada em um gato imunocompetente.[2]

DIAGNÓSTICO E EXAMES COMPLEMENTARES

Avaliação do esfregaço sanguíneo

Os hemoplasmas podem ser visualizados nos esfregaços sanguíneos corados com corantes do tipo Romanowsky. Apesar de auxiliar na detecção da infecção, esse método é pouco sensível e não é específico. Pode haver falso-positivos decorrentes de artefatos de coloração dos esfregaços e os microrganismos podem facilmente ser confundidos com grânulos sideróticos ou corpúsculos de Howell-Jolly. Falso-negativos podem surgir principalmente em infecções crônicas durante as quais a bacteriemia é baixa, especialmente na infecção por '*Candidatus* Mycoplasma turicensis', cuja presença no esfregaço sanguíneo por microscopia óptica não foi confirmada.[3,53] Falso-negativos podem ocorrer mesmo em infecção aguda por *M. haemofelis*, devido aos episódios de bacteriemia cíclica, dificultando ainda mais o diagnóstico da doença.[1,8,12]

Achados laboratoriais

Em doença aguda por *M. haemofelis*, os resultados do hemograma são aqueles típicos de anemia hemolítica regenerativa com valores de eritrócitos, hemoglobina e hematócrito diminuídos, volume corpuscular médio (VCM) aumentado, concentração de hemoglobina corpuscular média (CHCM) reduzida, aumento absoluto de reticulócitos, anisocitose e policromasia.[8] Eventualmente, corpúsculos de Howell-Jolly e metarrubrícitos podem ser evidenciados. Animais coinfectados por FeLV podem apresentar anemia arregenerativa pela inibição da regeneração eritroide pelo vírus. A anemia também pode estar mascarada por desidratação e consequente redução do volume plasmático. Não há alterações específicas no leucograma: tanto leucopenia como leucocitose por neutrofilia com desvio à esquerda podem ocorrer durante a doença aguda. Às vezes, o animal pode apresentar monocitose e eritrofagocitose decorrente de anticorpos e/ou complemento na membrana do eritrócito. Alterações relacionadas com liberação endógena de corticosteroides (estresse), como linfopenia e eosinopenia, também podem ser observadas. Gatos positivos para *M. haemofelis* também o são no teste de Coombs, indicando a presença de anticorpos antieritrocitários induzidos pela infecção.[54]

Na avaliação da medula óssea, é observada hiperplasia da linhagem eritroide devido à destruição eritrocitária periférica e ao aumento das células eritroides imaturas, resultando em redução da razão mieloide:eritroide (M:E) no decorrer da infecção.[8]

As principais alterações bioquímicas são hiperbilirrubinemia por hemólise e hipoglicemia em casos graves; porém, em felinos, normalmente os valores de glicose estão normais.[12,54] Se o animal estiver desidratado, os valores de ureia, creatinina e proteínas totais podem estar elevados. Enzimas hepáticas (ALT e GGT) podem estar elevadas devido à lesão hepática por hipoxia em casos de anemia grave.

Os exames laboratoriais tendem a voltar ao normal logo após o tratamento da doença aguda. Em doença crônica e infecções por espécies menos patogênicas, mínimas alterações podem ser evidenciadas; na maioria das vezes, observam-se apenas anemias leves, em geral compensatórias. Mesmo em doença aguda, as alterações laboratoriais são inespecíficas, dificultando o diagnóstico diferencial entre outras doenças, como anemia hemolítica autoimune.[1,8,12] Por tais motivos e pela inabilidade do cultivo dessas bactérias, os métodos de diagnóstico com base em testes moleculares são o padrão-ouro para o diagnóstico da micoplasmose hemotrópica felina.

Proteínas de fase aguda podem ser observadas nas infecções por hemoplasmas; gatos infectados assintomáticos apresentaram elevação da haptoglobina e diminuição da albumina (proteína de fase aguda negativa), enquanto gatos sintomáticos, além dessas alterações, apresentam elevação da proteína amiloide A sérica em relação aos gatos assintomáticos e não infectados. Esses resultados sugerem que a infecção por hemoplasmas deve ser incluída na lista de diagnósticos diferenciais quando gatos aparentemente saudáveis apresentam elevação da haptoglobina.[55]

Testes moleculares

Várias técnicas com base em PCR, tanto convencional como quantitativa, já foram descritas.[1,2,12,56,57] Essas técnicas fundamentam-se na detecção do gene 16S rRNA dos hemoplasmas em amostras de DNA extraídas de sangue total. As vantagens das técnicas por PCR sobre as demais formas de diagnóstico são, especialmente, a especificidade e a sensibilidade, sendo a PCR quantitativa mais sensível que a PCR convencional. Uma das principais vantagens do uso dessas técnicas para hemoplasmas é a possibilidade da identificação de animais portadores crônicos da doença, que pode ser útil para o monitoramento e a seleção de animais doadores de sangue.

Mesmo com a alta sensibilidade dos testes disponíveis, falso-negativos podem ocorrer devido à baixa bacteriemia, principalmente nos estágios crônicos e após o tratamento com antimicrobianos.[16] Recomenda-se que três repetições do teste sejam realizadas com intervalos de 1 semana a 1 mês para considerar um animal negativo para a infecção. Por outro lado, quando se suspeita de doença aguda em um animal pela presença de anemia e os resultados da PCR são positivos, não significa que a hemoplasmose seja a causa, ou a única causa da anemia, visto que pode se tratar de um paciente portador crônico. Nesse caso, devem-se levar em consideração manifestações clínicas e alterações laboratoriais, bem como realizar outros testes específicos para descartar outras causas possíveis.

Sorologia

A ausência de cultivo *in vitro* dos hemoplasmas dificulta o desenvolvimento de testes sorológicos. Atualmente, não existem testes de rotina para a detecção de anticorpos contra hemoplasmas de felinos. No entanto, proteínas imunogênicas recombinantes foram descritas para *M. haemofelis*. Essas proteínas são possíveis alvos para o desenvolvimento de testes sorológicos.[58]

TRATAMENTO

Mesmo após o tratamento com antimicrobianos, animais tendem a ser portadores da infecção por hemoplasmas. No entanto, regimes com tetraciclinas e fluoroquinolonas são efetivos contra a doença clínica, eliminando rapidamente os sintomas e aumentando os valores de hematócrito.[1,8,12] As especificações e dosagens dos tratamentos recomendados para a doença aguda por hemoplasmas estão descritas no Quadro 110.1. O conselho consultivo europeu de doenças felinas recomenda o uso da doxiciclina (10 mg/kg/dia) de 2 a 4 semanas como primeira linha de tratamento, com preferência da administração de 5 mg/kg, 2 vezes/dia, para evitar complicações como a esofagite. É ainda recomendado administrar a doxiciclina seguida de água ou pequenas porções de comida.[59]

Tratamentos por períodos prolongados de até 8 semanas são indicados para tentar eliminar completamente a infecção. Um estudo de infecção experimental de *M. hamofelis* em gatos

QUADRO 110.1 Tratamentos recomendados para a infecção aguda por hemoplasmas em felinos.

Antimicrobiano	Via	Dose	Frequência	Período
Oxitetraciclina	Oral	22 mg/kg	8/8 h	2 a 3 semanas
Doxiciclina	Oral	5 a 10 mg/kg	24/24 h	2 a 8 semanas
Enrofloxacino	Oral	5 mg/kg	8/8 h	3 a 4 semanas
Marbofloxacino	Oral	2 mg/kg	24/24 h	2 a 4 semanas
Pradofloxacino	Oral	5 a 10 mg/kg	24/24 h	3 a 4 semanas

recomenda o tratamento com doxiciclina (10 mg/kg por até 28 dias) para eliminar completamente a bactéria, em conjunto com monitoramento por PCR e, se a bacteriemia persistir, o tratamento deve ser trocado para marbofloxacino (2 mg/kg, 1 vez/dia, por 14 dias), a fim de eliminar completamente a bactéria e prevenir a infecção crônica.

A maioria dos tratamentos é efetiva contra as infecções pelos demais hemoplasmas felinos, exceto aquele com marbofloxacino, que exerce efeito reduzido contra '*Candidatus* Mycoplasma haemominutum'. Somente um estudo com esse antimicrobiano foi testado para a infecção por '*Candidatus* Mycoplasma turicensis', em que a administração de 2 mg/kg diários por 14 dias resultou em um PCR negativo no quarto dia de tratamento, porém o animal voltou a ser positivo no décimo dia de tratamento, sugerindo limitada ação desse antimicrobiano nessa espécie.[60]

Devido à ausência de parede celular, hemoplasmas são resistentes aos antimicrobianos que atuam na síntese da parede celular bacteriana, como betalactâmicos, penicilina, cefalosporina, bem como os antimicrobianos glicopeptídicos, como a vancomicina. Devido à característica de adquirir nutrientes da célula hospedeira, antimicrobianos cujo mecanismo de ação é a inibição de rotas metabólicas, como as sulfonamidas e o trimetoprim, também têm efeito limitado sobre os hemoplasmas.[52]

Não são recomendados corticosteroides para tratamento da infecção por hemoplasmas e eles devem ser considerados apenas em casos associados a anemias imunomediadas e na ausência de resposta aos demais tratamentos. A administração de corticosteroides pode imunosuprimir os animais, causando doença grave ou ativação de doença crônica.

Terapia de suporte inclui a fluidoterapia intravenosa, recomendada principalmente como terapia de suporte para animais desidratados. Transfusão sanguínea é indicada em casos de anemia grave.

A infecção deve ser monitorada semanalmente por PCR durante todo o período do tratamento e os testes devem ser repetidos pelo menos uma vez por ano.

PREVENÇÃO

As medidas de prevenção estão relacionadas principalmente com a identificação do portador crônico e o monitoramento por PCR. Recomenda-se que animais sejam testados para hemoplasmose anualmente. Até o momento não há vacinas disponíveis para a prevenção da infecção por hemoplasmas. Medidas preventivas incluem restringir o acesso à rua, controlar ectoparasitas (embora ainda não comprovada a transmissão), não reutilizar seringas a fim de evitar o contato com sangue de animais possivelmente infectados e separar animais infectados daqueles suscetíveis. Animais doadores de sangue devem ser testados pelo menos três vezes para comprovar que não estejam portadores. Animais cronicamente infectados devem ser monitorados e situações de estresse devem ser evitadas, a fim de prevenir o desenvolvimento da doença aguda.

REFERÊNCIAS BIBLIOGRÁFICAS

1. Messick JB. Hemotrophic mycoplasmas (hemoplasmas): a review and new insights into pathogenic potential. Vet Clin Path. 2004;33:2-13.
2. Willi B, Boretti FS, Cattori V, Tasker S, Meli ML, Reusch C *et al.* Identification, molecular characterization, and experimental transmission of a new hemoplasma isolate from a cat with hemolytic anemia in Switzerland. J Clin Microbiol. 2005;43(6):2581-5.
3. Sykes JE, Terry JC, Lindsay LL, Owens SD. Prevalences of various hemoplasma species among cats in the United States with possible hemoplasmosis. J Am Vet Med Assoc. 2008;232(3):372-9.
4. Woese CR, Maniloff J, Zablen LB. Phylogenetic analysis of the mycoplasmas. Proc Natl Acad Sci EUA. 1980;77(1):494-8.
5. Brown DR, May M, Bradbury JM *et al.* Genus I. *Mycoplasma*. In: Krieg NR, Staley JT, Brown DR, Hedlund BP, Paster BJ, Ward NL *et al.* (editors). Bergey's manual of systematic bacteriology. v. 4. 2. ed. New York: Springer Science + Business Media; 2011. p. 575-613.
6. Santos AP, Conrado FO, Messick JB, Biondo AW, Oliveira ST, Guimaraes AM *et al.* Hemoplasma prevalence and hematological abnormalities associated with infection in three different cat populations from Southern Brazil. Rev Bras Parasitol Vet. 2014;23(4):428-34.
7. Santos AP, Santos RP, Biondo AW, Dora JM, Goldani LZ, de Oliveira ST *et al.* Hemoplasma infection in HIV-positive patient, Brazil. Emerg Infect Dis. 2008;14(12):1922-4.
8. Harvey JW. Hemotrophic Mycoplasmosis (Hemobartonellosis). In: Greene CE (editor). Infectious diseases of the dog and cat. 3. ed. St. Louis: Saunders Elsevier, 2006. p. 253-65.
9. Grindem CB, Corbett WT, Tomkins MT. Risk factors for *Haemobartonella felis* infection in cats. J Am Vet Med Assoc. 1990;196(1):96-9.
10. Díaz-Regañón D, Villaescusa A, Ayllón T, Rodríguez-Franco F, García-Sancho M, Agulla B, Sainz Á. Epidemiological study of hemotropic mycoplasmas (hemoplasmas) in cats from central Spain. Parasit Vectors. 2018;11(1):140.
11. Bergmann M, Englert T, Stuetzer B, Hawley JR, Lappin MR, Hartmann K. Risk factors of different hemoplasma species infections in cats. BMC Vet Res. 2017;13(1):52.
12. Tasker S. Haemotropic mycoplasmas: what's their real significance in cats? J Feline Med Surg. 2010;12(5):369-81.
13. Walker VR, Morera GF, Gómez JM, Pereira ANR, Arauna MP, Grob BP *et al.* Prevalence, risk factor analysis, and hematological findings of hemoplasma infection in domestic cats from Valdivia, Southern Chile. Comp Immunol Microbiol Infect Dis. 2016;46:20-6.
14. Ravagnan S, Carli E, Piseddu E, Da Rold G, Porcellato E, Zanardello C *et al.* Prevalence and molecular characterization of canine and feline hemotropic mycoplasmas (hemoplasmas) in northern Italy. Parasit Vectors. 2017;10(1):132.
15. Raimundo JM, Guimarães A, Botelho CF, Peixoto MP, Pires MS, Machado CH *et al.* Hematological changes associated with hemoplasma infection in cats in Rio de Janeiro, Brazil. Rev Bras Parasitol Vet. 2016;25(4):441-9.
16. Berent LM, Messick JB, Cooper SK. Detection of *Haemobartonella felis* in cats with experimentally induced acute and chronic infections, using a polymerase chain reaction assay. Am J Vet Res. 1998;59(10):1215-20.
17. Woods JE, Brewer MM, Hawley JR, Wisnewski N, Lappin MR. Evaluation of experimental transmission of '*Candidatus* Mycoplasma haemominutum' and *Mycoplasma haemofelis* by *Ctenocephalides felis* to cats. Am J Vet Res. 2005;66(6):1008-12.
18. Taroura S, Shimada Y, Sakata Y, Miyama T, Hiraoka H, Watanabe M *et al.* Detection of DNA of '*Candidatus* Mycoplasma haemominutum' and *Spiroplasma* sp. in unfed ticks collected from vegetation in Japan. J Vet Med Sci. 2005;67(12):1277-9.
19. Biondo AW, Santos AP, Guimarães AM, Vieira RF, Vidotto O, Macieira DB *et al.* A review of the occurrence of hemoplasmas (hemotrophic mycoplasmas) in Brazil. Rev Bras Parasitol Vet. 2009;18(3):1-7.
20. Museux K, Boretti FS, Willi B, Riond B, Hoelzle K, Hoelzle LE *et al. In vivo* transmission studies of '*Candidatus* Mycoplasma turicensis' in the domestic cat. Vet Res. 2009;40(5):45.
21. Munhoz AD, Simões IGPC, Calazans APF, Macedo LS, Cruz RDS, Lacerda LC *et al.* Hemotropic mycoplasmas in naturally infected cats in Northeastern Brazil. Rev Bras Parasitol Vet. 2018;27(4):446-54.
22. Santis AC, Herrera HM, Sousa KC, Gonçalves LR, Denardi NC, Domingos IH *et al.* Molecular detection of hemotrophic mycoplasmas among domiciled and free-roaming cats in Campo Grande, state of Mato Grosso do Sul, Brazil. Rev Bras Parasitol Vet. 2014;23(2):231-6.
23. Flint JC, Moss LD. Infectious anemia in cats. J Am Vet Med Assoc. 1953;122:45-8.
24. Neimark H, Johansson KE, Rikihisa Y, Tully JG. Proposal to transfer some members of the genera *Haemobartonella* and *Eperythrozoon* to the genus *Mycoplasma* with descriptions of '*Candidatus* Mycoplasma haemofelis', '*Candidatus* Mycoplasma haemomuris', '*Candidatus* Mycoplasma haemosuis' and '*Candidatus* Mycoplasma wenyonii'. Int J Syst Evol Microbiol. 2001; 51(Pt 3):891-9.
25. Foley JE, Harrus S, Poland A, Chomel B, Pedersen NC. Molecular, clinical, and pathologic comparison of two distinct strains of *Haemobartonella felis* in domestic cats. Am J Vet Res. 1998;59(12):1581-8.
26. Guimaraes AM, Santos AP, SanMiguel P, Walter T, Timenetsky J, Messick JB. Complete genome sequence of Mycoplasma suis and insights into its biology and adaption to an erythrocyte niche. PLoS One. 2011;6(5):e19574.
27. Santos AP, Guimaraes AM, do Nascimento NC, SanMiguel PJ, Martin SW, Messick JB. Genome of Mycoplasma haemofelis, unraveling its strategies for survival and persistence. Vet Res. 2011;42(1):102.
28. Barker EN, Darby AC, Helps CR, Peters IR, Heesom KJ, Arthur CJ *et al.* Molecular characterization of the uncultivatable hemotropic bacterium Mycoplasma haemofelis. Vet Res. 2011;42(1):83.

29. Barker EN, Darby AC, Helps CR, Peters IR, Hughes MA, Radford AD *et al.* Genome sequence for 'Candidatus Mycoplasma haemominutum', a low pathogenicity hemoplasma species. J Bacteriol. 2012;194(4):905-6.
30. Nascimento NC, Santos AP, Guimarães AM, SanMiguel PJ, Messick JB. Mycoplasma haemocanis – the canine hemoplasma and its feline counterpart in the genomic era. Vet Res. 2012;43(1):66.
31. Santos AP, Guimaraes AM, do Nascimento NC, SanMiguel PJ, Messick JB. Complete genome sequence of Mycoplasma wenyonii strain Massachusetts. J Bacteriol. 2012;194(19):5458-9.
32. Guimarães AM, Toth B, Santos AP, do Nascimento NC, Kritchevsky JE, Messick JB. Genome sequence of 'Candidatus Mycoplasma haemolamae' strain purdue, a red blood cell pathogen of alpacas (Vicugna pacos) and llamas (Lama glama). J Bacteriol. 2012;194(22):6312-3.
33. Nascimento NC, Santos AP, Chu Y, Guimaraes AM, Pagliaro A, Messick JB. Genome sequence of Mycoplasma parvum (Formerly Eperythrozoon parvum), a diminutive hemoplasma of the pig. Genome Announc. 2013;1(6):e00986-13.
34. Deshuillers PL, Santos AP, Nascimento NC, Hampel JA, Bergin IL, Dyson MC *et al.* Complete genome sequence of Mycoplasma ovis Strain Michigan, a hemoplasma of sheep with two distinct 16S rRNA genes. Genome Announc. 2014;2(1):e01235-13.
35. Rosengarten R, Citti C, Glew M, Lischewski A, Droesse M, Much P *et al.* Host pathogen interactions in mycoplasma pathogenesis: virulence and survival strategies of minimalist prokaryotes. Int J Med Microbiol. 2000;290(1):15-25.
36. Guimaraes AM, Santos AP, Nascimento NC, Timenetsky J, Messick JB. Comparative genomics and phylogenomics of hemotrophic mycoplasmas. PLoS One. 2014;9(3):e91445.
37. Felder KM, Hoelzle K, Heinritzi K, Ritzmann M, Hoelzle LE. Antibodies to actin in autoimmune haemolytic anaemia. BMC Vet Res. 2010;6:18.
38. Maede Y. Studies on feline haemobartonellosis. VI. Changes of erythrocyte lipids concentration and their relation to osmotic fragility. Nihon Juigaku Zasshi. 1980;42(3):281-8.
39. Deitsch KW, Lukehart SA, Stringer JR. Common strategies for antigenic variation by bacterial, fungal and protozoan pathogens. Nat Rev Microbiol. 2009;7(7):493-503.
40. Palmer GH, Brown WC, Rurangirwa FR. Antigenic variation in the persistence and transmission of the ehrlichia *Anaplasma marginale*. Microbes Infect. 2000;2(2):167-76.
41. Novacco M, Riond B, Meli ML, Grest P, Hofmann-Lehmann R. Tissue sequestration of 'Candidatus Mycoplasma turicensis'. Vet Microbiol. 201327;167(3-4):403-9.
42. Han S, Norimine J, Brayton KA, Palmer GH, Scoles GA, Brown WC. *Anaplasma marginale* infection with persistent high-load bacteremia induces a dysfunctional memory CD4+ T lymphocyte response but sustained high IgG titers. Clin Vaccine Immunol. 2010;17(12):1881-90.
43. Barker EN, Helps CR, Heesom KJ, Arthur CJ, Peters IR, Hofmann-Lehmann R, Tasker S. Detection of humoral response using a recombinant heat shock protein 70, DnaK, of Mycoplasma haemofelis in experimentally and naturally hemo-plasma-infected cats. Clin Vaccine Immunol. 2010;17(12):1926-32.
44. Novacco M, Wolf-Jäckel G, Riond B, Hofmann-Lehmann R. Humoral immune response to a recombinant hemoplasma antigen in experimental 'Candidatus Mycoplasma turicensis' infection. Vet Microbiol. 2012;157(3-4):464-70.
45. Hackett TB, Jensen WA, Lehman TL, Hohenhaus AE, Crawford PC, Giger U *et al.* Prevalence of DNA of *Mycoplasma haemofelis*, '*Candidatus* Mycoplasma haemominutum', *Anaplasma phagocytophilum*, and species of *Bartonella*, *Neorickettsia*, and *Ehrlichia* in cats used as blood donors in the United States. J Am Vet Med Assoc. 2006;229(5):700-5.
46. Bortoli CP, André MR, Seki MC, Pinto AA, Machado ST, Machado RZ. Detection of hemoplasma and Bartonella species and co-infection with retroviruses in cats subjected to a spaying/neutering program in Jaboticabal, SP, Brazil. Rev Bras Parasitol Vet. 2012;21(3):219-23.
47. Braga MS, André MR, Freschi CR, Teixeira MC, Machado RZ. Molecular detection of hemoplasma infection among cats from São Luís island, Maranhão, Brazil. Braz J Microbiol. 2012;43(2):569-75.
48. André MR, Filgueira KD, Calchi AC, Sousa KCM, Gonçalves LR, Medeiros VB *et al.* Co-infection with arthropod-borne pathogens in domestic cats. Rev Bras Parasitol Vet. 2017;26(4):525-31.
49. Miceli NG, Gavioli FA, Gonçalves LR, André MR, Sousa VR, Sousa KC, Machado RZ. Molecular detection of feline arthropod-borne pathogens in cats in Cuiabá, state of Mato Grosso, central-western region of Brazil. Rev Bras Parasitol Vet. 2013;22(3):385-90.
50. André MR, Baccarim DNC, Marques SKC, Gonçalves LR, Henrique PC, Grosse ROCR *et al.* Arthropod-borne pathogens circulating in free-roaming domestic cats in a zoo environment in Brazil. Ticks Tick Borne Dis. 2014;5(5):545-51.
51. George JW, Rideout BA, Griffey SM, Pedersen NC. Effect of preexisting FeLV infection or FeLV and feline immunodeficiency virus coinfection on pathogenicity of the small variant of *Haemobartonella felis* in cats. Am J Vet Res. 2002;63(8):1172-8.
52. Barker EN. Update on Feline Hemoplasmosis. Vet Clin North Am Small Anim Pract. 2019;49(4):733-43.
53. Sykes JE, Owens SD, Terry JC, Lindsay LL, Pusterla N. Use of dried blood smears for detection of feline hemoplasmas using real-time polymerase chain reaction. J Vet Diagn Invest. 2008;20(5):616-20.
54. Tasker S, Peters IR, Papasouliotis K, Cue SM, Willi B, Hofmann-Lehmann R *et al.* Description of outcomes of experimental infection with feline haemoplasmas: copy numbers, haematology, Coombs' testing and blood glucose concentrations. Vet Microbiol. 2009;139(3-4):323-32.
55. Vilhena H, Tvarijonaviciute A, Cerón JJ, Pastorinho MR, Martinez-Subiela S, Pastor J, Silvestre-Ferreira AC. Acute phase proteins response in cats naturally infected by hemotropic mycoplasmas. Comp Immunol Microbiol Infect Dis. 2018;56:1-5.
56. Sykes JE, Drazenovich NL, Kyles AE, Ball LM, Leutenegger CM. Detection of mixed infections with "Candidatus Mycoplasma haemominutum" and Mycoplasma haemofelis using real-time TaqMan polymerase chain reaction. J Vet Diagn Invest. 2007;19(3):250-5.
57. Willi B, Meli ML, Lüthy R, Honegger H, Wengi N, Hoelzle LE *et al.* Development and application of a universal Hemoplasma screening assay based on the SYBR green PCR principle. J Clin Microbiol. 2009;47(12):4049-54.
58. Messick JB, Santos AP. Identification, bioinformatics analyses, and expression of immunoreactive antigens of *Mycoplasma haemofelis.* Clin Vaccine Immunol. 2011;18(8):1275-81.
59. Tasker S, Hofmann-Lehmann R, Belák S, Frymus T, Addie DD, Pennisi MG *et al.* Haemoplasmosis in cats: European guidelines from the ABCD on prevention and management. J Feline Med Surg. 2018;20(3):256-61.
60. Willi B, Boretti FS, Baumgartner C, Tasker S, Wenger B, Cattori V *et al.* Prevalence, risk factor analysis, and follow-up of infections caused by three feline hemoplasma species in cats in Switzerland. J Clin Microbiol. 2006;44(3):961-9.

PARTE 12

Fundamentos dos Desequilíbrios Eletrolíticos e Acidobásicos

Ricardo Duarte Silva

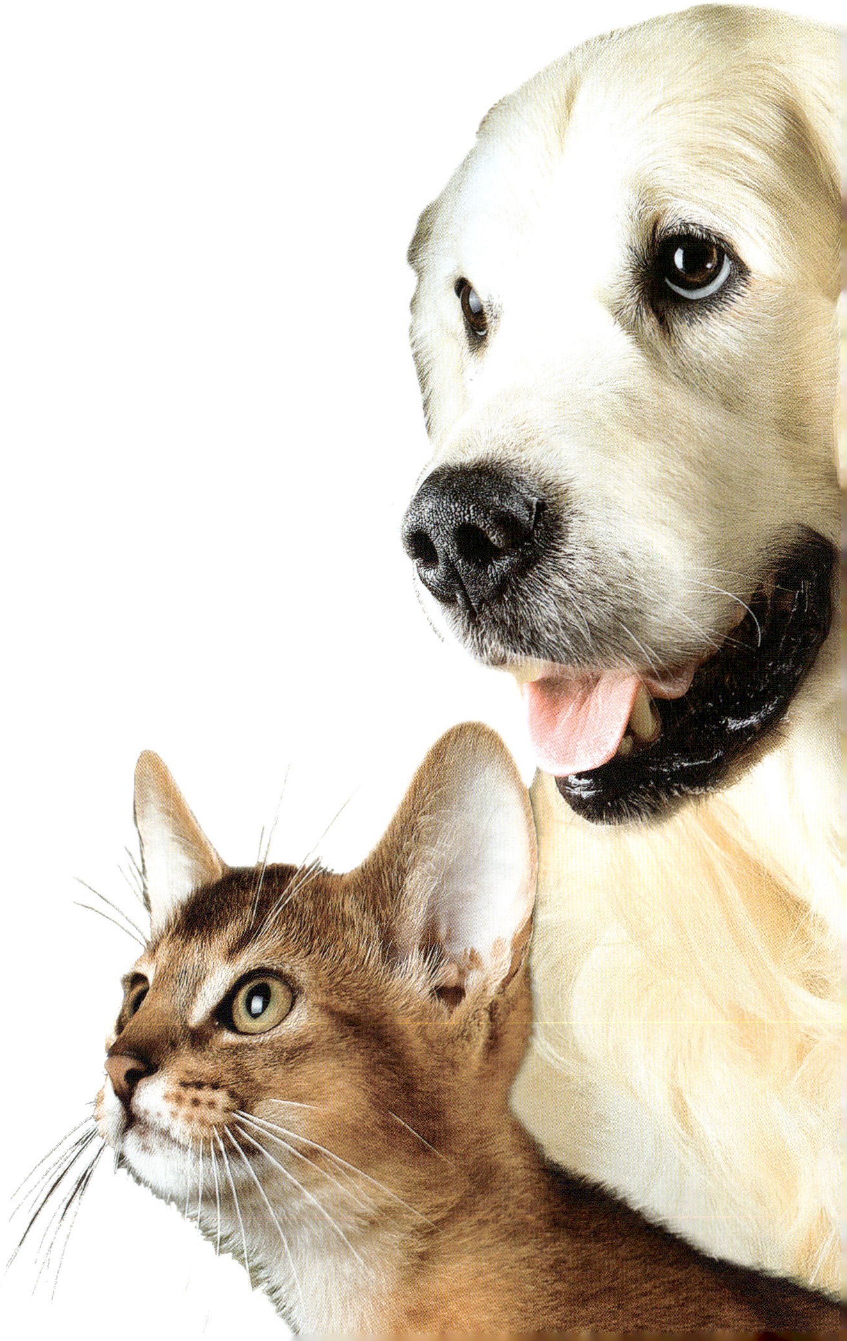

111
Fluidoterapia | Bases e Principais Indicações

Alessandro Rodrigues de Carvalho Martins • Andre Shih

INTRODUÇÃO

O objetivo da fluidoterapia é corrigir distúrbios hidreletrolíticos, acidobásicos, restaurar a volemia e manter a homeostase para impedir a mortalidade e os danos a órgãos e sistemas.[1]

A volemia normal corresponde a aproximadamente 6 a 7% do peso corporal no gato, e 8 a 9% no cão. Para o cálculo da reposição volêmica adequada, as informações sobre a volemia sanguínea de cada espécie animal e a estimativa do volume de sangue e líquido perdido são essenciais. A terapia de líquido compreende três fases: reanimação, distribuição e manutenção.[2]

A reposição volêmica com grandes volumes de líquido em pequenos intervalos de tempo (15 a 60 minutos) é indicada nos diversos tipos do choque, independentemente da doença primária, salvo a exceção nos pacientes em choque de origem cardiogênica, no qual a sobrecarga de volume será um agravante.[2]

A fase de distribuição ou reidratação é aquela em que o líquido se desloca para o meio intravascular e se equilibra no meio intracelular.

O volume de manutenção é a quantidade de líquido para manter a homeostase e é indicado para pacientes que não têm ingestão hídrica e não apresentam depressão de volume, hipotensão ou perdas contínuas, tais como sangramentos ou, ainda, quando há perda de água pela urina (poliúria), por exsudatos, transudatos e/ou líquido linfático. Nessas condições, na maioria das vezes, o líquido pode ser administrado por meio da utilização de soluções equilibradas de eletrólitos. Pacientes anêmicos e hipoalbuminêmicos são exceções, pois são dependentes, respectivamente, de transfusão de sangue (concentrado de hemácia e/ou sangue total) e de uso de albumina canina, humana e outros, como os coloides sintéticos.

A seleção do líquido a ser utilizada é ditada pela necessidade de cada paciente, incluindo volume, taxa, frequência e composição. Alguns fatores devem ser levados em consideração: estado do paciente e curso da doença (agudo ou crônico); alterações no equilíbrio acidobásico, hidreletrolítico e nas pressões hidrostática e/ou oncótica; e, por último, comorbidades associadas.[2] É importante ressaltar que a expansão volêmica desnecessária piora a congestão sistêmica e/ou pulmonar; desta maneira, a avaliação volêmica adequada é crucial no manejo hemodinâmico desses pacientes.

INDICAÇÕES PARA FLUIDOTERAPIA

Hemorragias

Sistemicamente, a queda no volume circulante pelo sangramento eleva o inotropismo e o cronotropismo cardíacos como maneira de compensar tal perda, e esse mecanismo, via sistema nervoso simpático, exige maior gasto energético. Associada a esse fator, há menor oferta de oxigênio circulante, podendo ocorrer isquemia miocárdica com necrose tecidual, além de lesão neuronal e renal, esta por necrose tubular aguda. A acidose metabólica instalada devido ao aumento de lactato sanguíneo, associada à disfunção miocárdica, ao desequilíbrio hidreletrolítico e ao déficit da função renal, pode levar à disfunção de múltiplos órgãos e ao óbito. O volume sanguíneo é um fator crucial para a manutenção do equilíbrio hemodinâmico e a oxigenação tecidual dos pacientes. A correção do déficit do volume intravascular promove melhora no desempenho do miocárdio, aumenta o volume diastólico final e melhora o transporte de oxigênio, além de corrigir os distúrbios acidobásico e hidreletrolítico.[3] A reposição volêmica adequada atua diminuindo a mortalidade pelos fatores citados anteriormente e reduz a necessidade de transfusão sanguínea e seus riscos inerentes. O Comitê de Trauma do Colégio Americano de Cirurgiões, por meio do Advanced Trauma Life Support, preconiza que todo paciente, vítima de traumatismo, que se encontre hipotenso com suspeita de hemorragia, seja tratado com infusão de líquidos isotônicos antes do procedimento cirúrgico. Na prática da medicina, a reanimação inicial consiste em 20 mℓ/kg na criança, sendo que essa recomendação foi extrapolada para os animais. Se essa infusão ocasionar normalização dos parâmetros vitais do paciente, supõe-se tratar de uma hemorragia pequena (perda de 10 a 20% da volemia); caso contrário, se houver piora da pressão arterial, queda da temperatura, taquicardia seguida de bradicardia, tempo de preenchimento capilar aumentando, hiperlactatemia, entre outros, a hemorragia é provavelmente decorrente da perda de 20 a 40% da volemia, e a possibilidade de haver um sangramento ativo é alta. Nesses casos, deve-se manter a infusão de solução cristaloide e providenciar concentrados de hemácias para serem infundidos. Caso a hemorragia supere a perda de 40% da volemia, não haverá melhora alguma dos parâmetros vitais com a reposição volêmica, e o concentrado de hemácias e cristaloides deverá ser intensamente infundido, ao mesmo tempo que os preparativos para o ato cirúrgico emergencial de correção e controle do sangramento estiverem sendo providenciados (Quadro 111.1).[4]

Em relação à solução salina hipertônica de NaCl 7,5%, sua capacidade de elevação do inotropismo cardíaco e de redistribuição do fluxo para órgãos nobres, tais como rins e coração, é comprovada, sendo efetiva na reanimação inicial pós-hemorragia. Entretanto, em estudo de 2004,[5] 48 cães foram submetidos à esplenectomia e à perda de 42% de sua volemia, mantidos em hipotensão por 30 minutos e, então, reanimados com solução de lactato de Ringer, salina hipertônica (7,5%) ou salina hipertônica a 7,5% associada a dextrana 70. Dentre as três soluções, a infusão de salina hipertônica a 7,5% apresentou a pior resposta na recuperação dos parâmetros relacionados com a oxigenação sistêmica.[5]

Hipovolemia

A hipovolemia absoluta ou relativa é um segmento importante da fisiopatologia da maioria das instabilidades hemodinâmicas. Sendo assim, a administração de líquido é um dos tratamentos fundamentais na "reanimação" hemodinâmica dos pacientes em estado crítico. Porém, somente 40 a 72% dos pacientes em estado crítico respondem à reposição de volume. A hipovolemia resultante da perda aguda da volemia no sistema vascular acarreta diminuição do retorno venoso cardíaco, queda da pré-carga e consequente redução do débito cardíaco, da perfusão periférica e da pressão arterial em fases mais avançadas. As causas mais comuns associadas à hipovolemia são: perdas gastrintestinais, sangramento, poliúria e vasodilatação.

QUADRO 111.1 Classificação do choque hemorrágico com animal de 10 kg considerando volume de sangue de 80 mℓ/kg.	Classe I	Classe II	Classe III	Classe IV
Perda volêmica	< 15%	15 a 30%	30 a 40%	> 40%
Perda volêmica em mℓ	< 120	120 a 240	240 a 320	> 320
Frequência cardíaca	< 100/min	> 100/min	> 120/min	> 140/min
Pressão arterial	Sem alterações	Sem alterações	Hipotensão	Hipotensão
Enchimento capilar	Sem alterações	< 3 segundos	< 3 segundos	> 3 segundos
Frequência respiratória	< 20/min	20 a 30/min	30 a 40/min	> 35/min
Débito urinário (mℓ/h)	> 30	20 a 30	5 a 20	Oligúrico/anúrico
Nível de consciência	Pouco ansioso	Ansioso	Ansioso – confuso	Confuso – letárgico
Líquido de reposição	Cristaloides	Cristaloides	Cristaloides + CH	Cristaloides + CH

Desidratação

É um estado clínico caracterizado pela perda de água do meio intravascular e intersticial. Clinicamente é reconhecida por diminuição da elasticidade da pele, mucosas ressecadas e sem brilho, posição mais aprofundada dos olhos nas órbitas e perda significante do peso corporal (Quadro 111.2). Algumas das condições que podem resultar em perdas de água incluem diarreia profusa, vômitos, peritonite, pleurite, traumatismo grave, sudorese excessiva, obstrução gastrintestinal e poliúria. A desidratação é classificada em função da osmolalidade do líquido corporal remanescente como hipotônico, isotônico e hipertônico.

Durante a cirurgia de rotina, quando a água é perdida em maior proporção que os eletrólitos, a desidratação é considerada hipertônica. Com base nisso, o líquido de escolha deve ser dextrose a 5% ou associada à solução salina 0,9% para apenas fornecer água livre. No entanto, tem-se evitado o uso de dextrose, pois isso pode acarretar a elevação da glicemia, e essa condição pode causar a piora da função neurológica após eventual parada cardíaca.[6] A retenção de água ou a hipervolemia é um problema mais grave do que a retenção de eletrólitos, como resposta à anestesia e à cirurgia. Atualmente recomenda-se que a dextrose seja indicada como parte da administração de líquido durante a manutenção da anestesia apenas se houver indicação plausível. Pacientes com diabetes *mellitus* em insulinoterapia, insuficiência hepática, hipernatremia ou hiperpotassemia são alguns exemplos em que a administração de dextrose durante a cirurgia é necessária.[6,7]

Perdas de água e de eletrólitos em mesma proporção, como são observadas nas diarreias e nos vômitos, causam a desidratação isotônica em que a simples reposição com solução fisiológica a 0,9% ou lactato de Ringer na mesma proporção da perda é capaz de repor a volemia e os eletrólitos.

As perdas de eletrólitos que superam a perda de líquidos são classificadas como desidratação hipotônica, e essa condição está associada a diarreia secretória intensa ou profusa, ou a vômitos com subnutrição grave.

QUADRO 111.2 Porcentagem de desidratação e achados no exame físico.*

Desidratação	Achados no exame físico
Discreta (5%)	Mínima perda do turgor de pele, olhos na posição adequada nas órbitas e mucosas discretamente ressecadas
Moderada (8%)	Perda moderada do turgor de pele, mucosas secas ou sem brilho, enoftalmia, pulso rápido e fraco
Intensa ou grave (> 10%)	Considerável perda de turgor de pele, taquicardia, enoftalmia acentuada, mucosas extremamente secas, hipotensão, alteração no nível de consciência, pulso filiforme e fraco

*Nem todos os animais apresentarão todas as manifestações clínicas. (Modificado de Davis H *et al.*[2])

O cálculo do volume de reposição se dá pela seguinte fórmula:

Peso corporal (kg) × % de desidratação × 10 = volume (mℓ) para correção.[2]

TIPOS DE COMPOSIÇÃO DE LÍQUIDOS

A reposição do volume intravascular pode ser feita por meio da infusão de soluções cristaloides ou coloides, ou ainda por carreadores sintéticos do oxigênio. Atualmente encontra-se muitos líquidos disponíveis no mercado. No entanto, ainda não há um consenso na literatura a respeito do melhor substituto plasmático. Apesar da publicação de inúmeros estudos abordando o assunto em tela, a escolha entre soluções cristaloides ou coloides continua controversa, persistindo também a dúvida com relação ao melhor coloide a ser utilizado (Quadro 111.3).[8] O volume usado na reanimação com cristaloides é significativamente maior que o volume decorrente da administração de soluções coloides, devido à maior ação dos coloides no atinente ao influxo de água intravascular.[1] Os cristaloides apresentam custo mais acessível quando comparados aos coloides. Embora não haja provas claras da superioridade de um líquido em relação aos outros, no que diz respeito à restauração da hemodinâmica central,[9] o tipo de líquido utilizado durante a reanimação pode ter um impacto potencialmente importante na sobrecarga de líquido do pulmão e do estômago. A infusão de grandes volumes de cristaloides pode provocar edema no tubo digestivo e aumentar o risco de hipertensão intra-abdominal, o que resulta na síndrome de compartimento abdominal.[10]

Cristaloides

Os cristaloides são soluções que contêm solutos com eletrólitos e sem eletrólitos, capazes de difundir em todos os compartimentos de líquidos corporais, atuando principalmente nos

QUADRO 111.3 Expansão plasmática com diferentes líquidos. Se infundidos 500 mℓ, ocorrerá expansão no intravascular do seguinte volume aproximadamente.

Tipos de composição de líquidos	Volume (mℓ)
Dextrana 40 10%	1.000
Dextrana 70 6%	700
Albumina 5%	600
Hidroxietilamido 10%	700
Hidroxietilamido 6%	700
Sangue total	600
Lactato de Ringer	100

compartimentos intersticiais e intracelulares. A administração de cristaloides está associada a altas concentrações de citocinas pró-inflamatórias e, consequentemente, a intensa ou importante expressão de moléculas de adesão. São efetivos na expansão do compartimento plasmático, e a dose deve ser de 2,5 a 3 vezes maior do que a recomendada para coloides, pois são difundidos para outros locais. Quando administradas grandes quantidades de cristaloides em um curto período de tempo, é possível observar edema periférico e do trato gastrintestinal, o que aumenta o risco de hipertensão abdominal e resulta na síndrome de compartimento abdominal. Tal quadro ocorre devido ao fato de os capilares dos músculos e do tecido subcutâneo apresentarem menor permeabilidade às proteínas.[11]

Em humanos, a solução salina 0,9% compreende a solução cristaloide mais utilizada atualmente, entretanto está sendo substituída por causar acidemia hiperclorêmica iatrogênica, que resulta em insuficiência renal decorrente de inibição da vasoconstrição arteriolar intrarrenal pela renina angiotensina e redução da filtração glomerular. O cloreto é o principal responsável por acidemia (acidose hiperclorêmica) após reposição com solução salina 0,9%, complicação de difícil tratamento, visto que os elevados níveis séricos de cloretos perduram por semanas até alcançarem valores basais.[12]

A utilização de solução de lactato de Ringer ainda não é considerada a ideal para reposição volêmica, visto que tal solução apresenta discreta hipotonicidade e osmolaridade de 273 mOsmol/kg, caracterizada por menor concentração de sódio quando comparada à concentração plasmática. Estudos ressaltam uso limitado da solução de lactato de Ringer em pacientes com edema cerebral, devido à osmolaridade do lactato e a sua conversão em glicose, tornando-se um problema para pacientes diabéticos.[13,14]

Observa-se que 15 minutos após a administração de solução isotônica em velocidade de 80 mℓ/kg/h ocorre a diminuição progressiva desse líquido no meio intravascular, na proporção de 35, 25 e 18% em 30, 60 e 240 minutos, respectivamente, após a infusão, não sendo mantido, assim, o líquido no meio intravascular.[15]

Apesar dos muitos estudos referentes à problemática abordada, ainda não foi determinada a solução ideal de cristaloide com as características eletrolíticas semelhantes às do sangue. No entanto, a solução de acetato de Ringer tem se destacado em estudos clínicos que demonstram a rápida metabolização do acetato em todo o organismo e seu efeito alcalinizante, pelo fato de o acetato ser transformado em bicarbonato nos músculos e parecer apresentar maior eficácia quando comparado ao lactato no tratamento da acidose, necessitando, dessa maneira, de menor quantidade de oxigênio para essa conversão. Entretanto, a solução de acetato de Ringer apresenta desvantagem semelhante à solução de lactato de Ringer em relação às concentrações de sódio, o que pode levar ao edema cerebral em pacientes que estão recebendo grandes volumes em curto período de tempo, além de se tornar contraindicada em pacientes com cetoacidose diabética, por desencadear aumento na concentração sanguínea de cetona.[14,16]

Em um estudo em cães comparando os efeitos das soluções de lactato de Ringer, Ringer simples, glicosada 5% e acetato de Ringer nos casos de choque hemorrágico foi demonstrada a melhor ação do acetato de Ringer em aumentar a contratilidade cardíaca e volemia, não promovendo acidemia nesses pacientes.[17]

Os líquidos hipertônicos são soluções cristaloides ou coloides, com osmolaridade entre 600 e 1.800 mOsm/ℓ. As vantagens incluem menor custo, menor indução de edema pulmonar e periférico e estabilização hemodinâmica sustentada, mesmo com a adição de pequenos volumes. Uma das vantagens associadas a esses líquidos é o seu efeito positivo sobre a hemodinâmica cerebral; quando associadas à solução de lactato de Ringer na reposição volêmica de pacientes em choque hemorrágico, essas soluções foram capazes de impedir a elevação na pressão intracraniana, o que ocorreria caso o cristaloide fosse utilizado isoladamente.[18]

O uso rotineiro da solução hipertônica em humanos pode promover a elevação da concentração sérica de sódio e levar à disfunção do sistema nervoso central, mas um estudo de 1993 que analisou pacientes submetidos à reposição volêmica com salina hipertônica, e com elevação do sódio sérico de 155 a 160 mEq/ℓ, mostrou que não houve danos aparentes.[18]

Coloides

Coloides, plasma, amido hidroxietil (HES) e líquidos carreadores de oxigênio à base de hemoglobina contêm substâncias de alto peso molecular com capacidade de atrair líquidos para o espaço intravascular, restaurando a volemia. Tal característica é restrita ao compartimento plasmático de pacientes com endotélio íntegro, não comprometido.[19]

Os coloides sintéticos são soluções utilizadas como substitutos do plasma para corrigir a hipovolemia e propiciar o aumento da pressão oncótica otimizando o volume intravascular, garantindo-se, assim, a estabilidade macro e microcirculatória por períodos prolongados.[20,21] Tais soluções são caracterizadas como polidispersos, por apresentarem partículas de vários pesos moleculares. Atualmente, as soluções são classificadas de acordo com o peso molecular correspondente ao peso total das moléculas dividido pelo número de moléculas. Essa definição tem importância clínica no sentido de que a pressão oncótica exercida pela solução depende da quantidade de partículas, e a duração do efeito depende do tamanho das partículas.[11]

Dentre os coloides sintéticos, o mais utilizado para aumentar o volume intravascular é o HES, polímero de glicose sintético semelhante ao glicogênio. O amido é metabolizado pela amilase, com a adição de radicais de hidroxietil nas posições 2,3 ou 6 das moléculas de glicose, que promovem redução do metabolismo conforme a taxa de substituição aumenta. Apesar de os coloides sintéticos não apresentarem superioridade quando comparados aos cristaloides, em estudos de metanálise e grandes ensaios clínicos, tais soluções foram associadas a efeitos adversos como redução da coagulação e função renal e elevação da taxa de mortalidade no pós-operatório tardio em crianças.[19]

O aumento do sangramento observado após o uso do HES está associado à hemodiluição e à ação direta e indireta deste ao sistema hemostático, caracterizada por inibição da função das plaquetas e redução do fator de von Wildebrand, fator VIII e fibrinogênio.[22] O aparecimento e a intensidade desses efeitos adversos estão relacionados com o peso molecular e o grau de hidroxilação de cada solução, visto que as preparações do HES variam de acordo com:

- A concentração: em hipo-oncótico, 3%; iso-oncótico, 6%; e hiperoncótico, 10%
- O peso molecular: em baixo, 70 dáltons; médio, 130 a 230 dáltons; e alto, acima de 450 dáltons
- O substituto molecular: em baixo, 0,4/0,42; médio, 0,5; e alto, acima de 5
- A origem: em batata ou amido de milho.[23]

O HES representa a geração mais jovem de coloides artificiais, depois das gelatinas e dos dextranos. Por mais de 20 anos, o HES 200/0,5 (penta-amido) foi o mais utilizado na Europa, sendo o HES 450/0,7 ou 670/0,75 (hepta-amido) mais utilizado nos EUA. A aprovação do HES 130/0,4 (Voluven®) na Europa, em 1999/2000, e em outros países representou um marco no desenvolvimento dos coloides artificiais. As principais características físico-químicas do HES 130/0,4 são: peso molecular médio de 130 kDa, substituição molar de 0,4 e concentração de HES de 6%.[24]

O HES 130/0,4 foi desenvolvido para ser mais eficiente na reposição volêmica.[25] Além disso, por seu menor peso molecular, parece facilitar a degradação e, assim, minimizar os efeitos indesejáveis da longa retenção dos resíduos de amido na circulação e nos tecidos. Leuschner *et al.* estudaram o acúmulo tecidual após múltiplas doses de HES 130/0,4 e 200/0,5 em ratos, e observaram que a atividade de 14C do HES 130/0,4 foi 75% menor 52 dias após a infusão.[26]

Clinicamente, o HES é frequentemente utilizado para reposição de volume intravascular, quando se deseja manter ou aumentar a perfusão tecidual em pacientes com quadro de sepse, traumatismo, choque ou estresse cirúrgico.[27] Além do efeito na manutenção da estabilidade das variáveis hemodinâmicas, estudos têm demonstrado que o HES pode exercer efeitos anti-inflamatórios.[25,28]

Rau *et al.* induziram endotoxemia em ratos por administração de lipopolissacarídios (LPS).[28] Os resultados indicaram que a endotoxemia foi associada a aumento da concentração de fator de necrose tumoral alfa (TNF-α) e interleucina-6 (IL-6) no intestino delgado, e que o tratamento com HES inibiu a elevação dessas citocinas pró-inflamatórias. Isso sugere que, durante a endotoxemia, o HES contribuiu para a regulação da produção de citocinas pró-inflamatórias no intestino delgado, tendo, portanto, efeito anti-inflamatório.[28] Feng *et al.* induziram a sepse em ratos por perfuração e ligação cecal e concluíram que o HES 130/0,4 suprimiu os mediadores pró-inflamatórios (TNF-α e IL-6) e aumentou o nível de IL-10, sugerindo sua função protetora durante a sepse.[25]

Os novos HES com peso molecular médio (130 dáltons) resultam em menores efeitos sobre a coagulação e a função renal, apresentam efeito anti-inflamatório e são recomendados para pacientes sépticos e/ou com inflamações sistêmicas.[22] Apesar de essas novas formulações serem responsáveis por reduzirem os efeitos indesejáveis, alterações eletrolíticas e acidobásicas são observadas quando grandes volumes são administrados aos pacientes. Essas alterações são desenvolvidas devido à diluição em solução salina contendo cloro e sódio da maioria dessas soluções, predispondo à acidemia hiperclorêmica, associada à queda no fluxo sanguíneo renal e à filtração glomerular.[29] Pensando-se nesses efeitos, uma nova formulação do HES com peso molecular médio e substituição molecular baixa foi desenvolvida para evitar distúrbios metabólicos de repercussão clínica (130/0,42), e foi utilizado acetato para balancear os efeitos acidobásico causados pelo aumento do cloro.[21]

O Quadro 111.4 sumariza as principais vantagens e desvantagens dos dois tipos de soluções de reposição volêmica.

QUADRO 111.4 Vantagens e desvantagens de coloides e cristaloides para uso intravenoso.

	Vantagens	Desvantagens
Coloides	Maior retenção intravascular Aumento prolongado do volume plasmático Menor edema periférico	Custo maior Coagulopatia Edema capilar Reação alérgica
Cristaloides	Custo menor Reposição do fluido intersticial	Aumento transiente do volume intravascular Melhora hemodinâmica transiente Edema periférico e pulmonar

Líquido na anestesiologia

A fluidoterapia intravenosa é considerada um componente importante no âmbito da prática anestésica.[30] Os mecanismos neuro-humorais são responsáveis por regular o equilíbrio entre a pressão de perfusão e do fluxo sanguíneo para os órgãos com o intuito de manter a homeostase. No entanto, durante a anestesia geral, esse equilíbrio pode ser alterado por substâncias que induzem alterações na resistência vascular e contratilidade miocárdica. Em cães, os anestésicos voláteis reduzem a contratilidade do miocárdio e o débito cardíaco, o que resulta em hipotensão dose-dependente.[15] Em circunstâncias normais, o *status* volêmico e a hidratação do paciente são desconhecidos antes da intervenção cirúrgica.[31] A meta principal da fluidoterapia é a otimização da pré-carga com aumento de débito cardíaco e a manutenção da perfusão de oxigênio aos tecidos.[30,31]

A manutenção da fluidoterapia durante o período anestésico tem como objetivo conservar um acesso venoso viável, sem a formação de coágulos, repor a taxa hídrica perdida durante o período de jejum hídrico, além de repor volume em casos de perdas sanguíneas durante o procedimento cirúrgico.[2] A fluidoterapia age para manutenção das funções fisiológicas do paciente, como função renal adequada e débito cardíaco. Outra razão é a correção de vasodilatação causada pela anestesia, com a prevenção e o tratamento de hipotensão, hipovolemia e baixa perfusão tecidual.[30] Em um estudo com cães utilizando a infusão de solução isotônica na taxa de 15 a 80 mℓ/kg/h para o tratamento da hipotensão grave induzida por anestésico inalatório, não foi observado incremento pressórico;[32] corroborando esse estudo, foi observado que, quando administrado líquido isotônico na taxa de 1 mℓ/kg/min em cães induzidos à hipotensão grave por agentes halogenados, não houve aumento do débito cardíaco e da pressão arterial,[33] porém, em um estudo em que foram administrados 80 mℓ/kg/h de solução isotônica em casos de hipotensão discreta induzida por agente inalatório, foi observado aumento considerável do débito cardíaco.[34]

Uma combinação de diversos parâmetros para determinar o *status* volêmico do paciente é indicada na rotina clínica, tais como pressão arterial, frequência cardíaca, débito urinário, pH sanguíneo, balanço hídrico e peso do animal. Porém, durante e após o procedimento anestésico, ocorrem alterações fisiológicas, como diminuição na pressão arterial e débito urinário, acidose em alguns casos em decorrência da ação de fármacos e planos anestésicos.[35]

Volume de líquido cristaloide na velocidade de 10 mℓ/kg/h em animais hígidos, durante a anestesia, já não são mais utilizados, uma vez que não causam mudanças no débito urinário nem na distribuição de oxigênio aos tecidos.[30] As velocidades de infusão intravenosa de líquido de uso rotineiro ou convencional durante a anestesia são responsáveis por diluir componentes sanguíneos e há distribuição desse volume excedente para compartimentos extravasculares.[30] Foi observado em estudo que o débito cardíaco aumentou com velocidades de infusão de líquido mais altas, porém sem ocorrer o aumento de débito urinário, sugerindo-se a existência de um balanço hídrico positivo, com consequências negativas para o paciente.[23] Estudos recentes indicam taxas de infusão menores, como 3 mℓ/kg/h em gatos e 5 mℓ/kg/h em cães, para manutenção da fluidoterapia.[2] Os riscos associados ao volume e à velocidade mais altos de líquido poderiam ocasionar a sobrecarga vascular de volume.[2]

INDICAÇÕES DE COMPOSIÇÕES DE LÍQUIDOS EM DOENÇAS ESPECÍFICAS

Vômito e/ou diarreia

Casos de vômitos e diarreia são condições clínicas frequentes na rotina de atendimento veterinário. Normalmente, uma grande quantidade de líquido é secretada e reabsorvida pelo trato gastrintestinal. Um cão de 20 kg produz cerca de 3 ℓ de líquido gastrintestinal por dia devido à dieta e às secreções, sendo que 98% desse volume são reabsorvidos.[36] Com os processos envolvidos no vômito e na diarreia, o animal pode perder a capacidade de reabsorção e manifestar desde simples desidratação discreta a um quadro de hipovolemia grave. Distúrbios eletrolíticos também são comuns nesses pacientes, pois o conteúdo gástrico é composto de uma elevada concentração de sódio e de cloreto de hidrogênio, além da alta concentração de potássio na secreção gástrica e intestinal. Esses pacientes frequentemente apresentam hipocalcemia, hiponatremia, hipocloremia e alcalose. Se o vômito também contiver secreções biliares, as mudanças eletrolíticas serão menos previsíveis.[36]

A reposição de líquido inadequada ou tardia, com a doença de base, contribuirá para a morbidade e agravará o caso. A escolha apropriada da composição de líquidos depende do exame físico e dos achados da hemogasometria e da avaliação eletrolítica. O animal que apresenta vômitos e diarreia concomitantemente pode ter perda de líquido isotônica ou hipertônica. A reposição de líquidos isotônicos contém alta concentração de sódio, cloro e água, restabelecendo a volemia e os eletrólitos ao mesmo tempo.[37] Animais desidratados não devem receber solução hipertônica como terapia inicial, pois ela desloca a água do espaço intracelular para o intravascular e ocasiona ainda mais a desidratação da célula. As soluções de coloides são uma boa escolha para o paciente hipoproteinêmico, pois proporcionam suporte oncótico. É necessário estar atento aos efeitos colaterais e preconizar o monitoramento durante a terapia.[36]

Sobre a via de administração das soluções cristaloides, no caso de desidratação de grau discreto, a subcutânea pode ser indicada, e os animais com desidratação intensa e hipovolemia devem receber líquido por via intravascular com velocidade de infusão rápida (Quadro 111.5).

Insuficiência renal

Animais com insuficiência renal geralmente apresentam produção urinária anormal (excessiva ou baixa). A insuficiência renal também ocasiona vômito, anorexia, distúrbio hemostático e eletrolítico devido à uremia. Animais em crise urêmica ou insuficiência renal descompensada geralmente necessitam de hospitalização para receber fluidoterapia e terapia de suporte, e devem ser monitorados para evitar a hipervolemia ou a hipovolemia, ou mesmo para manter a normovolemia, no caso de pacientes com perda de água pelo trato gastrintestinal ou renal.[38] Avaliar o grau de desidratação é importante para determinar a fluidoterapia de reposição. Além do exame físico, a mensuração do peso corpóreo, várias vezes por dia, proporciona informações importantes ao médico-veterinário, tais como saber se o animal está retendo (hipervolemia) ou perdendo líquido. Um animal pode perder até 1% do peso corpóreo por dia devido à anorexia.[39] Variáveis hemodinâmicas como pressão venosa central ou volume ventricular diastólico final podem fornecer mais informações sobre a pré-carga cardíaca.[40]

QUADRO 111.5 Comparação entre vias de administração.

Via	Vantagem
Oral	Baixo custo Não necessita hospitalização
Subcutânea	Baixo custo Não necessita hospitalização
Intraóssea	Ideal se a via intravenosa não for possível
Intravenosa	Possibilita triagem da quantidade de líquido a ser administrada

A reposição de líquido com solução fisiológica a 0,9% é uma boa opção para correção da desidratação inicial. Depois que o animal estiver hidratado, a escolha da composição dos líquidos com baixa concentração de sódio pode ser mais apropriada. Solução glicosada (5% glicose em água destilada) pode ser combinada ou associada à solução de lactato de Ringer ou solução fisiológica na proporção de 1:1, com a finalidade de compor uma solução de lactato de Ringer com 2,5% de glicose ou solução de 0,45% NaCl.[39] A velocidade de infusão do líquido para fins de reposição depende de cada caso clínico. Pacientes que evoluem com insuficiência renal aguda geralmente perdem um grande volume de líquido em um período curto, e a desidratação se desenvolve de maneira aguda; assim, é recomendada a reposição hídrica em um período curto (2 a 4 horas). Caso ocorra a reposição de líquido de modo tardio, esse processo pode levar à hipoxia e agravar a lesão renal e, consequentemente, o prognóstico. Avaliar o estado de hidratação e a reposição de líquido possibilita que haja informações para determinar se a oligúria ocorre devido à desidratação (azotemia pré-renal) ou à insuficiência renal (azotemia renal). Em um animal com doença renal crônica e desidratado, a velocidade de reposição deve ser mais moderada em um período mais longo (12 horas), e a via de administração preferencial é a subcutânea, que possibilita a reposição e a distribuição gradual do líquido, diminuindo o risco de edema tecidual, a congestão e o edema pulmonar. É importante lembrar que, no paciente com doença renal crônica, a fluidoterapia indicada é para a manutenção da volemia, e esse volume estará de acordo com o volume de ingestão e a perda de água de cada paciente, ou seja, com variações individuais e que devem ser a base do cálculo do volume de manutenção diária. Após a reposição hídrica, tanto na insuficiência renal aguda como na doença renal crônica, um cateter urinário em um sistema fechado possibilita a mensuração do débito urinário. Em animais euvolêmicos e hidratados, débito urinário menor que 1 mℓ/kg/h é considerado oligúria.[41] Não há evidência de que a administração de diuréticos em animais oligúricos euvolêmicos e hidratados melhore o prognóstico. Quando um animal oligúrico evolui para poliúrico, esta condição é mais favorável para a administração de outros medicamentos que requerem volume de administração. A nutrição enteral também pode ser fornecida em maior volume.[39]

Animais com insuficiência renal podem ter distúrbios eletrolíticos graves. A reposição de eletrólitos depende do exame físico e dos resultados da hemogasometria e das concentrações séricas de eletrólitos.[39]

Distúrbio sódico | Hiponatremia e hipernatremia

O sódio é um eletrólito importante na manutenção da condução elétrica do tecido nervoso e muscular, além de participar da regulação do equilíbrio acidobásico. Ele também desempenha um papel vital na manutenção da concentração e do volume do líquido extracelular (LEC). A concentração iônica de sódio (Na^+) é minuciosamente controlada pela homeostasia da água, portanto as anormalidades de sódio ocorrem devido às anormalidades da água. Sendo assim, as alterações no nível sérico de sódio refletem alterações no balanço de água corporal. A maior parte do sódio está localizada no LEC, e a baixa concentração desse íon é mantida no meio intracelular por causa da atividade das bombas de sódio/potássio ATPase nas membranas celulares (Na^+-K^+-ATPase). Com frequência, as alterações envolvendo trato gastrintestinal, rins e sistema endócrino causam anormalidades nas concentrações e no conteúdo de sódio. Infelizmente, grande parte dos desequilíbrios de sódio ocorre como condição iatrogênica, e as complicações mais sérias não são decorrentes de suas próprias alterações, mas sim devido ao seu tratamento inapropriado. Sendo assim, após o diagnóstico inicial da alteração de sódio, é importante repetir a mensuração de sódio plasmática durante a hospitalização ou terapia intensiva do animal.[42]

A *hipernatremia* é definida como aumento na concentração sérica de sódio (> 160 mEq/ℓ). Normalmente está associada à falta de ingestão de água ou à perda de água livre (diabetes *insipidus*) ou de líquido com baixo teor de sódio (vômito e diarreia).

O tratamento adequado da hipernatremia requer abordagem em duas vertentes: em primeiro lugar deve-se tratar a causa de base e, em segundo, deve-se corrigir a hipertonicidade vigente. Se a hipernatremia desenvolveu-se de modo agudo, em horas, a correção rápida melhora o prognóstico sem risco de edema cerebral. Para hipernatremia crônica, que se desenvolveu ao longo de dias, um ritmo mais lento de correção é prudente. A correção aguda da hipernatremia crônica pode causar graves transtornos neurológicos.[43] A regra geral é corrigir a concentração de sódio não mais rápido que 0,5 mEq/kg/h. É necessário avaliação seriada da concentração de sódio e monitoramento das manifestações neurológicas durante a correção da hipernatremia. Também é aconselhável começar com líquidos ricos em sódio e alterar a composição à medida que o paciente evolui. Se a hipernatremia está associada a choque hipovolêmico, deve-se administrar solução isotônica para a volemia, antes de tentar corrigir a concentração de sódio sérica. Após a hipotensão ter sido corrigida, líquidos com baixa concentração de solutos (glicose 5% ou solução salina 0,45%) podem ser administrados.[44] Quanto mais hipotônico for o líquido infundido, mais baixa deverá ser a taxa de infusão, por causa do risco aumentado de edema cerebral com o volume de infusão, devendo ser restrito ao necessário para corrigir a hipertonicidade.

A *hiponatremia* é definida como um nível sérico de sódio inferior a 135 mEq/ℓ e é considerada grave quando o nível sérico é inferior a 125 mEq/ℓ. É geralmente complicação de uma doença na qual líquidos biológicos com alto teor de sódio foram perdidos (p. ex., no vômito e na diarreia) ou em que houve excesso de acúmulo de água (p. ex., na insuficiência cardíaca congestiva, insuficiência hepática, polidipsia ou inadequada liberação de vasopressina – hormônio antidiurético) (Quadro 111.6). O tratamento da hiponatremia geralmente depende da doença de base e é importante diferenciar o tratamento da hiponatremia aguda do da hiponatremia crônica.[45]

Em hiponatremia aguda com sintomas neurológicos, o tratamento de escolha é a solução salina hipertônica a 3%, e a duração deste deve ser baseada na melhora dos sintomas do paciente. Na hiponatremia crônica existe a adaptação cerebral e, se essa for corrigida rapidamente, poderá ocorrer lesão desse órgão, predisposta pela queda da regulação dos osmoles intracelulares. Esse dano cerebral tem sido caracterizado como desmielinização osmótica e envolve a destruição da bainha de mielina que cobre os axônios do tronco cerebral. A desmielinização osmótica ocorre mais frequentemente nos locais da ponte e extraponte.[46]

QUADRO 111.6 Tipos de hiponatremia e suas prováveis causas.

Tipo de hiponatremia	Causa provável	Excluir
Normovolêmica	Aumento da perda de água corporal total, mas o conteúdo de sódio é mantido	Síndrome da antidiurese inapropriada (SADI), hipotireoidismo, insuficiência renal, doença de Addison, fármacos
Hipervolêmica	O conteúdo de sódio e água corporal está aumentado, mas o ganho de água é maior	Insuficiência renal oligúrica, insuficiência cardíaca e hepática
Hipovolêmica	A água e o sódio são perdidos, mas a perda de sódio é maior	Diuréticos, lesão renal, insuficiência adrenal

A maioria dos pesquisadores concorda que a correção exacerbada ou intensa da hiponatremia (definida como 10 mmol/ℓ em 24 horas, 18 mmol/ℓ em 48 horas e 20 mmol/ℓ em 72 horas) promove o risco de dano cerebral iatrogênico. A terapia apropriada deve manter o paciente protegido contra as graves complicações da hiponatremia, ficando claro o risco de lesão iatrogênica nas altas taxas de correção. A orientação geral para a correção de hiponatremia crônica é corrigir 6 a 8 mmol/ℓ em 24 horas, 12 a 14 mmol/ℓ em 48 horas e 14 a 16 mmol/ℓ em 72 horas. A correção agressiva da hiponatremia de maneira inadvertida devido à diurese pode complicar qualquer modo de terapia, inclusive os antagonistas da vasopressina recentemente disponíveis para uso clínico. Os pacientes corrigidos em velocidade muito rápida melhoram inicialmente dos sintomas neurológicos, mas costumam desenvolver novos sintomas neurológicos progressivos vários dias depois.

A fórmula para correção do sódio sérico é:

$$\text{Na}^+ \text{ requerido (mmol)} = \text{água corporal total} \times (\text{Na}^+ \text{ desejado} - \text{Na}^+ \text{ sérico})$$

$$\text{Taxa de infusão (m}\ell\text{/h)} = \text{Na}^+ \text{ requerido (mmol)} \times 1.000 / \text{infusato Na}^+ \text{ (mmol/}\ell) \times \text{tempo (h)}$$

$$\text{Alteração de Na}^+ \text{ sérico} = (\text{infusão de Na}^+ - \text{Na}^+ \text{ sérico}) / (\text{água corporal total} + 1).$$

INDICADORES HEMODINÂMICOS COMO GUIA PARA FLUIDOTERAPIA

Um dos principais meios para a otimização da perfusão e da oxigenação teciduais é a restauração da euvolemia. A fluidoterapia ainda é um dos principais tratamentos para hipotensão, hipovolemia e desidratação. Administração insuficiente (ou tardia) de líquidos não corrige o quadro inicial, e a perfusão tecidual se manterá baixa. Por outro lado, o uso excessivo deles não provoca aumento de débito cardíaco, pode levar a edema tecidual e acarretar diminuição de perfusão. Ambos os casos (administração excessiva ou insuficiente) podem causar sérias morbidades. Uma porcentagem significativa de pacientes em estado crítico hipotensos (30 a 60%) não responde à fluidoterapia.[47] Nesse grupo de pacientes, mesmo apresentando o débito cardíaco baixo, a administração de líquido não aumenta a eficácia cardíaca e pode levar à piora do quadro. Esse achado enfatiza a necessidade de fatores preditores da resposta volêmica para selecionar pacientes que serão beneficiados com essa intervenção, para evitar expansão volêmica ineficaz ou deletéria. A possibilidade de um paciente ser responsivo à fluidoterapia e a possibilidade de a fluidoterapia aumentar o débito cardíaco estão relacionadas com pré-carga cardíaca do indivíduo em particular. Na fisiologia cardíaca, a pré-carga é definida como pressão volumétrica que pode distender o ventrículo (direito ou esquerdo) à sua maior dimensão geométrica. Ou seja, pré-carga é a distensão das fibras miocárdicas imediatamente antes da contração cardíaca.

A informação da pré-carga cardíaca pode nortear a condução da fluidoterapia e é útil para definir a quantidade precisa de líquido que cada paciente necessita. A pré-carga pode ser calculada pela equação de LaPlace:

$$\text{Pressão ventricular diastólica final} \times \text{raio diastólico final do ventrículo esquerdo} / 2 \times \text{espessura da parede ventricular.}$$

Como não há possibilidade de mensurar a pré-carga *in vivo*, é recomendado o uso de outros indicadores hemodinâmicos que aventem a correlação com a pré-carga. Por exemplo: pressão venosa central (PVC), pressão de oclusão da artéria pulmonar (POAP, *pulmonary artery occlusion pressure*), volume ventricular diastólico final, variação da pressão pulso (ΔPP) arterial e outros valores volumétricos.[48]

Valores hemodinâmicos tradicionais como frequência respiratória, frequência cardíaca e pressão arterial não apresentam boa correlação com a pré-carga. A pressão arterial é um valor hemodinâmico importante para avaliação da perfusão tecidual e pode ser usada no estágio inicial da fluidoterapia para auxiliar no diagnóstico da hipovolemia, mas não deve ser usada para identificar pacientes responsivos a líquidos, e não é bom guia para indicar a quantidade de líquido a ser infundido a longo prazo. Lembre-se de que a constatação de pressão arterial normal não significa que um paciente tenha a perfusão tecidual normalizada. A pressão arterial média é obtida por débito cardíaco × resistência vascular sistêmica. Animais hipovolêmicos podem apresentar pressão arterial normal devido à compensação da resistência vascular. PVC é a pressão da veia cava imediatamente anterior do átrio direito. Teoricamente, quanto maior a pressão venosa central, maior a quantidade de sangue que vai retornar ao lado direito do coração e maior a pré-carga. A mensuração da PVC é um método simples, de baixo custo e muito utilizado na rotina para conduzir a fluidoterapia. Um paciente com PVC baixa deve ser responsivo à fluidoterapia e à administração de líquido, e, no caso de um paciente com PVC alta, essa condição pode evoluir para edema pulmonar. Para mensurar a PVC, é necessário colocar um cateter central e verificar se a extremidade do cateter se encontra próxima ao átrio direito. A pressão venosa periférica (mensurada em cateter venoso periférico) não se relaciona com a PVC, pois sofre influência da distensão vascular periférica.

A PVC é um marcador indireto da pressão atrial direita, que é um marcador indireto da pressão ventricular direita, que, por sua vez, é um marcador indireto do volume ventricular esquerdo, que é um marcador indireto da pré-carga. Observa-se que a PVC, em vários casos clínicos, não reflete a pré-carga. Por ser uma pressão vascular, é altamente dependente da complacência vascular e ventricular, que podem estar alteradas nas situações de sepse, isquemia, hipertrofia ventricular ou no uso de substâncias vasoativas. Estudos retrospectivos mostraram que na unidade de terapia intensiva (UTI), o valor de PVC e a tendência direcional (*trend*) preveem de maneira consistente se o paciente é responsivo ao líquido administrado.[49]

Um marcador de pressão mais acurado seria a POAP. Essa pressão é obtida quando o cateter de Swan-Ganz é introduzido até ocluir uma arteríola pulmonar. Isso possibilita mensuração indireta da pressão do átrio esquerdo e melhor estimativa do volume ventricular esquerdo (pré-carga). A pressão de oclusão pulmonar ainda é um dos melhores métodos para determinar a causa de edema pulmonar agudo, como também para determinar a função do ventrículo esquerdo. Infelizmente, o referido método está gradativamente em desuso devido à dificuldade de colocação do cateter de Swan-Ganz e à morbidade que pode causar em pacientes de pequeno porte.[48,50]

A variação da pressão de pulso (ΔPP) é uma ferramenta indicadora da responsividade à terapia de líquidos em estudos clínicos e experimentais. A variação da pressão de pulso é definida como indicador dinâmico de resposta ao tratamento volêmico. A pressão de pulso (PP) é calculada pela pulsação base e a diferença entre pressão arterial sistólica e diastólica. A máxima PP ($PP_{máx.}$) e a mínima PP ($PP_{mín.}$) são mensuradas sobre um único ciclo respiratório. As variações da pressão de pulso (ΔPP) são calculadas sobre a $PP_{máx.}$ e a $PP_{mín.}$ e expressadas em porcentagem:

$$\Delta PP(\%) = 100 \times (PP_{máx.} - PP_{mín.})/[(PP_{máx.} + PP_{mín.})]/2.$$

As variações da pressão arterial durante o ciclo respiratório sofrem influência do estado volêmico, sendo 12% o valor limite em humanos. Na hipovolemia essas variações são acentuadas.[51] Um paciente no ventilador mecânico com ΔPP alta necessita de líquido, e um paciente com ΔPP baixa provavelmente não responderá adequadamente à fluidoterapia. A ΔPP pode ser usada na otimização da perfusão e oxigenação teciduais. Infelizmente esta só pode ser indicada para os pacientes intubados e em ventilação mecânica. As alterações da pressão intratorácica podem influenciar a ΔPP quando o paciente se encontrar profundamente anestesiado ou sob a influência de bloqueadores neuromusculares.[47]

Índices cardíacos volumétricos, como volume ventricular diastólico e volume atrial, podem ser obtidos com o auxílio da ecocardiografia transesofágica ou transtorácica. Valores volumétricos são muito úteis para a identificação dos pacientes responsivos a líquidos e também podem ser utilizados com a finalidade de estimar a volemia. Entretanto, dentre suas limitações, citam-se a necessidade de uma janela acústica adequada, da atuação de profissional experiente, e o alto custo. Algumas técnicas recentemente utilizadas apresentam a tentativa de reproduzir os valores cardíacos volumétricos sem a necessidade do exame ecocardiográfico. Técnicas como a de diluição por ultrassom podem determinar o volume diastólico total.[52] Estudos em animais mostraram-se promissores, mas essa técnica ainda necessita de avaliação clínica antes de ser introduzida como método rotineiro.

Assim, não existe um índice hemodinâmico perfeito para ser usado como guia da fluidoterapia na clínica veterinária, e a decisão deve ser baseada na experiência do médico-veterinário, quão agressivamente a reposição volêmica vai ser feita e quão grave o paciente se encontra, ou seja, a terapia deve ser individualizada e não há um protocolo único a ser seguido.

FLUIDOTERAPIA NO CARDIOPATA

A insuficiência cardíaca é definida como a incapacidade do coração em bombear sangue suficiente para suprir as necessidades do organismo, ou seja, uma condição de baixo débito cardíaco. Normalmente, pacientes com essa condição não toleram grandes mudanças na carga de líquido devido ao aumento da pressão hidrostática venosa. Além disso, os pacientes com insuficiência cardíaca também apresentam propensão ao aumento da retenção de sódio e água. Esses fatos ocorrem devido à ativação do sistema renina-angiotensina-aldosterona (SRAA) e dos peptídios antinatriuréticos. Paradoxalmente, pacientes com insuficiência cardíaca grave podem apresentar hiponatremia não osmótica. Apesar do termo *hiponatremia*, esses pacientes apresentam a concentração total de sódio efetivo aumentada. O rim interpreta o baixo débito cardíaco e a hipotensão arterial secundária à insuficiência cardíaca como uma condição de "hipovolemia", que resulta em aumento da liberação de vasopressina (hormônio antidiurético), acarretando, assim, maior retenção de água livre e hiponatremia. A administração de líquidos com alto teor de sódio aumentará a pressão hidrostática capilar, resultando em edema do tecido (edema pulmonar) ou acúmulo de líquido (derrame pleural e ascite).

A maioria dos pacientes com insuficiência cardíaca congestiva é hipervolêmica, e a administração de líquidos de maneira intensa não é recomendada. Nos pacientes que apresentam desidratação e azotemia, a administração de líquidos deve ser iniciada. Deve ser dada preferência a líquidos com baixo teor de sódio, como a solução de dextrose 2,5% + NaCl 0,45%. É importante avaliar que nem todos os pacientes desidratados necessitam da administração de líquido pela via intravenosa. Se o paciente estiver ingerindo água adequadamente e apresentar normorexia, esse fato *per se* poderá auxiliar na correção de desidratação em grau discreto. Por outro lado, os animais cardiopatas e hipovolêmicos devem ser monitorados e receber líquido intravenoso de modo controlado. A escolha da composição do líquido deve ser realizada com cautela, assim como a velocidade de infusão. Em geral, esses animais podem receber líquidos com maior teor de sódio, como a solução de lactato de Ringer para a correção da hipovolemia e, posteriormente, esta pode ser substituída por um líquido com menor concentração de sódio.

Além da administração de líquidos, o paciente cardiopata poderá se beneficiar de outras estratégias para otimizar o débito cardíaco, como os fármacos inotrópicos positivos (p. ex., dobutamina intravenosa ou pimobendana oral).

Os animais com insuficiência cardíaca são propensos a apresentar outras doenças concomitantemente. Um estudo constatou a prevalência de disfunção renal em pacientes com doença valvar crônica em 50% dos cães. O tratamento de um paciente com insuficiências cardíaca e renal pode ser um desafio. Pacientes com azotemia intensa não apresentam resposta a doses elevadas de diuréticos. Normalmente, o paciente com insuficiência cardíaca e renal simultânea vai ser beneficiado pelos líquidos com baixo teor de sódio e, ao mesmo tempo, por alguma estratégia para aumentar o débito cardíaco, como o uso de inotrópicos (pimobendana e dobutamina).

Se não houver o comprometimento do estado geral nem evoluir para o óbito, a velocidade de administração do líquido deverá ser lenta para possibilitar que o animal compense a nova carga hídrica. O monitoramento da fluidoterapia deverá ser acompanhado mensurando a frequência respiratória, a pressão arterial e monitorando o peso corpóreo. É importante ressaltar que a PVC afere a pressão do átrio direito e, em pacientes com insuficiência cardíaca, não é um preditor muito útil para a avaliação de pré-carga (carga de líquido), pois esses podem apresentar hipertensão pulmonar grave e congestão venosa, e, ao mesmo tempo, discreto aumento na PVC. Outro método para avaliar a pré-carga seria o ecocardiograma. A radiografia torácica pode também ser útil para avaliar o diâmetro dos vasos pulmonares.

REFERÊNCIAS BIBLIOGRÁFICAS

1. Schierhout G, Roberts I. Fluid resuscitation with colloid or crystalloid solutions in critically ill patients: a systematic review of randomised trials. BMJ. 1998; 316(7136): 961-4. Epub 1998/04/29.
2. Davis H, Jensen T, Johnson A, Knowles P, Meyer R, Rucinsky R *et al.* 2013 AAHA/AAFP fluid therapy guidelines for dogs and cats. Journal of the American Animal Hospital Association. 2013; 49(3):149-59. Epub 2013/05/07.
3. Barros JM, do Nascimento P Jr., Marinello JL, Braz LG, Carvalho LR, Vane LA *et al.* The effects of 6% hydroxyethyl starch–hypertonic saline in resuscitation of dogs with hemorrhagic shock. Anesthesia and Analgesia. 2011; 112(2):395-404. Epub 2010/09/16.
4. Perry M, O'Hare J, Porter G. Advanced Trauma Life Support (ATLS) and facial trauma: can one size fit all? Part 3: Hypovolaemia and facial injuries in the multiply injured patient. International Journal of Oral and Maxillofacial Surgery. 2008; 37(5):405-14. Epub 2008/02/12.
5. Braz JR, do Nascimento P, Jr., Paiva Filho O, Braz LG, Vane LA, Vianna PT *et al.* The early systemic and gastrintestinal oxygenation effects of hemorrhagic shock resuscitation with hypertonic saline and hypertonic saline 6% dextran-70: a comparative study in dogs. Anesthesia and Analgesia. 2004; 99(2):536-46, table of contents. Epub 2004/07/24.
6. Roberts JP, Roberts JD, Skinner C, Shires GT, 3rd, Illner H, Canizaro PC *et al.* Extracellular fluid deficit following operation and its correction with Ringer's lactate. A reassessment. Annals of Surgery. 1985; 202(1):1-8. Epub 1985/07/01.
7. Lemieux G, Gervais M. Acute Chloride Depletion Alkalosis: Effect of Anions on Its Maintenance and Correction. The American Journal of Physiology. 1964; 207:1279-86. Epub 1964/12/01.
8. Jones SB, Whitten CW, Monk TG. Influence of crystalloid and colloid replacement solutions on hemodynamic variables during acute normovolemic hemodilution. Journal of Clinical Anesthesia. 2004; 16(1):11-7. Epub 2004/02/27.
9. Dellinger RP, Carlet JM, Masur H, Gerlach H, Calandra T, Cohen J *et al.* Surviving Sepse Campaign guidelines for management of severe sepse and septic shock. Intensive Care Medicine. 2004; 30(4):536-55. Epub 2004/03/05.
10. Balogh Z, McKinley BA, Cocanour CS, Kozar RA, Valdivia A, Sailors RM *et al.* Supranormal trauma resuscitation causes more cases of abdominal compartment syndrome. Arch Surg. 2003; 138(6):637-42; discussion 42 a 3. Epub 2003/06/12.
11. Riesmeier A, Schellhaass A, Boldt J, Suttner S. Crystalloid/colloid versus crystalloid intravascular volume administration before spinal anesthesia in elderly patients: the influence on cardiac output and stroke volume. Anesthesia and Analgesia. 2009; 108(2):650-54. Epub 2009/01/20.
12. Hadimioglu N, Saadawy I, Saglam T, Ertug Z, Dinckan A. The effect of different crystalloid solutions on acid-base balance and early kidney function after kidney transplantation. Anesthesia and Analgesia. 2008; 107(1):264-69. Epub 2008/07/19.
13. Glaser NS, Ghetti S, Casper TC, Dean JM, Kuppermann N. Pediatric diabetic ketoacidosis, fluid therapy, and cerebral injury: the design of a factorial randomized controlled trial. Pediatric Diabetes. 2013; 14(6):435-46. Epub 2013/03/16.
14. Hahn RG, Drobin D. Rapid water and slow sodium excretion of acetated Ringer's solution dehydrates cells. Anesthesia and Analgesia. 2003; 97(6):1590-94. Epub 2003/11/25.
15. Valverde A, Gianotti G, Rioja-Garcia E, Hathway A. Effects of high-volume, rapid-fluid therapy on cardiovascular function and hematological values during isoflurane-induced hypotension in healthy dogs. Canadian Journal of Veterinary Research-Revue Canadienne de Recherche Veterinaire. 2012; 76(2):99-108. Epub 2012/10/02.
16. Ewaldsson CA, Hahn RG. Kinetics and extravascular retention of acetated ringer's solution during isoflurane or propofol anesthesia for thyroid surgery. Anesthesiology. 2005; 103(3):460-69. Epub 2005/09/01.
17. Matsuda Y, Sakurai T, Iino M, Nakayama K. Comparative study on the effects of acetated Ringer's solution, lactated Ringer's solution, Ringer's solution, and 5% glucose–acetated Ringer's solution on canine hemorrhagic shock. Journal of Anesthesia. 1994; 8(3):326-33. Epub 1994/09/01.
18. Vassar MJ, Fischer RP, O'Brien PE, Bachulis BL, Chambers JA, Hoyt DB *et al.* A multicenter trial for resuscitation of injured patients with 7.5% sodium chloride. The effect of added dextrana 70. The Multicenter Group for the Study of Hypertonic Saline in Trauma Patients. Arch Surg. 1993; 128(9):1003-11; discussion 11-3. Epub 1993/09/01.
19. Osthaus WA, Witt L, Johanning K, Boethig D, Winterhalter M, Huber D *et al.* Equal effects of gelatin and hydroxyethyl starch (6% HES 130/0.42) on modified thrombelastography in children. Acta Anaesthesiologica Scandinavica. 2009; 53(3):305-10. Epub 2009/01/29.
20. Sander O, Reinhart K, Meier–Hellmann A. Equivalence of hydroxyethyl starch HES 130/0. 4 and HES 200/0. 5 for perioperative volume replacement in major gynaecological surgery. Acta Anaesthesiologica Scandinavica. 2003; 47(9):1151-58. Epub 2003/09/13.
21. Boldt J. Saline versus balanced hydroxyethyl starch: does it matter? Current Opinion in Anaesthesiology. 2008; 21(5):679-83. Epub 2008/09/12.
22. Sossdorf M, Marx S, Schaarschmidt B, Otto GP, Claus RA, Reinhart K *et al.* HES 130/0.4 impairs haemostasis and stimulates pro-inflammatory blood platelet function. Crit Care. 2009; 13(6):R208. Epub 2009/12/24.
23. Boldt J, Suttner S, Brosch C, Lehmann A, Mengistu A. Influence on coagulation of a potato-derived hydroxethylstarch (HES 130/0.42) and a maize-derived hydroxethylstarch (HES 130/0.4) in patients undergoing cardiac surgery. British Journal of Anaesthesia. 2009; 102(2):191-7. Epub 2008/12/17.
24. Jungheinrich C, Neff TA. Pharmacokinetics of hydroxyethyl starch. Clinical pharmacokinetics. 2005; 44(7):681-99. Epub 2005/06/22.
25. Feng X, Liu J, Yu M, Zhu S, Xu J. Protective roles of hydroxyethyl starch 130/0.4 in intestinal inflammatory response and survival in rats challenged with polymicrobial sepse. Clinica Chimica Acta; International Journal of Clinical Chemistry. 2007; 376(1-2):60-7. Epub 2006/09/01.
26. Leuschner J, Opitz J, Winkler A, Scharpf R, Bepperling F. Tissue storage of 14C-labelled hydroxyethyl starch (HES) 130/0.4 and HES 200/0.5 after repeated intravenous administration to rats. Drugs in R&D. 2003; 4(6):331-38. Epub 2003/10/31.
27. Groeneveld AB. Albumina and artificial colloids in fluid management: where does the clinical evidence of their utility stand? Crit Care. 2000; 4 Suppl 2:S16-20. Epub 2001/03/20.
28. Rau S, Kohn B, Richter C, Fenske N, Kuchenhoff H, Hartmann K *et al.* Plasma interleukin-6 response is predictive for severity and mortality in canine systemic inflammatory response syndrome and sepse. Veterinary clinical pathology/American Society for Veterinary Clinical Pathology. 2007; 36(3):253-60. Epub 2007/09/07.

29. Sumpelmann R, Witt L, Brutt M, Osterkorn D, Koppert W, Osthaus WA. Changes in acid-base, electrolyte and hemoglobina concentrations during infusion of hydroxyethyl starch 130/0.42/6: 1 in normal saline or in balanced electrolyte solution in children. Paediatric Anaesthesia. 2010; 20(1):100-4. Epub 2009/12/09.
30. Muir WW, 3rd, Kijtawornrat A, Ueyama Y, Radecki SV, Hamlin RL. Effects of intravenous administration of lactated Ringer's solution on hematologic, serum biochemical, rheological, hemodynamic, and renal measurements in healthy isoflurane–anesthetized dogs. Journal of the American Veterinary Medical Association. 2011; 239(5):630-7. Epub 2011/09/02.
31. Chappell D, Jacob M, Hofmann–Kiefer K, Conzen P, Rehm M. A rational approach to perioperative fluid management. Anesthesiology. 2008; 109(4):723-40. Epub 2008/09/25.
32. Aarnes TK, Bednarski RM, Lerche P, Hubbell JA, Muir WW, 3rd. Effect of intravenous administration of lactated Ringer's solution or hetastarch for the treatment of isoflurane–induced hypotension in dogs. American journal of veterinary research. 2009; 70(11):1345-53. Epub 2009/11/03.
33. Kazama T, Ikeda K. The comparative cardiovascular effects of sevoflurane with halothane and isoflurane. Journal of anesthesia. 1988; 2(1):63-8. Epub 1988/03/01.
34. Wright BD, Hopkins A. Changes in colloid osmotic pressure as a function of anesthesia and surgery in the presence and absence of isotonic fluid administration in dogs. Veterinary Anaesthesia and Analgesia. 2008; 35(4):282-88. Epub 2008/03/28.
35. Brandstrup B. Fluid therapy for the surgical patient. Best practice & research Clinical Anaesthesiology. 2006; 20(2):265-83. Epub 2006/07/21.
36. Brown AJ, Otto CM. Fluid therapy in vomiting and diarrhea. The Veterinary Clinics of North America Small Animal Practice. 2008; 38(3):653-75, xiii. Epub 2008/04/12.
37. Burrows CF. Chronic diarrhea in the dog. The Veterinary Clinics of North America Small Animal Practice. 1983; 13(3):521-40. Epub 1983/08/01.
38. Finco DR, Duncan JD, Crowell WA, Hulsey ML. Familial renal disease in Norwegian Elkhound dogs: morphologic examinations. American Journal of Veterinary Research. 1977; 38(7):941-7. Epub 1977/07/01.
39. Langston C. Managing fluid and electrolyte disorders in renal failure. The Veterinary clinics of North America Small animal practice. 2008; 38(3):677-97, xiii. Epub 2008/04/12.
40. DiBartola SP. Veterinary nephrology – yesterday and today. J Vet Emerg Crit Care (San Antonio). 2013; 23(2):111-14. Epub 2013/04/10.
41. Kaminsky N, Raz E, Brezis M. Perfusion pressure, proteinuria and the isolated perfused rat kidney. Nephron. 1991; 59(4):673. Epub 1991/01/01.
42. Halperin ML, Ching BC. Influence of acute hyponatremia on renal ammoniagenesis in dogs with chronic metabolic acidosis. The American Journal of Physiology. 1990; 258(2 Pt 2):F328-32. Epub 1990/02/01.
43. Tanifuji Y, Eger EI, 2nd. Brain sodium, potassium, and osmolality: effects on anesthetic requirement. Anesthesia and Analgesia. 1978; 57(4):404-10. Epub 1978/07/01.
44. DiBartola SP. Management of hypokalaemia and hyperkalaemia. Journal of Feline Medicine and Surgery. 2001; 3(4):181-3. Epub 2002/02/14.
45. Laureno R, Karp BI. Myelinolysis after correction of hyponatremia. Annals of Internal Medicine. 1997; 126(1):57-62. Epub 1997/01/01.
46. Overgaard-Steensen C, Ring T. Clinical review: Practical approach to hyponatraemia and hypernatraemia in critically ill patients. Crit Care. 2013; 17(1):206. Epub 2013/05/16.
47. Michard F, Teboul JL. Predicting fluid responsiveness in ICU patients: a critical analysis of the evidence. Chest. 2002;121(6):2000-8. Epub 2002/06/18.
48. Cavallaro F, Sandroni C, Antonelli M. Functional hemodynamic monitoring and dynamic indices of fluid responsiveness. Minerva Anestesiologica. 2008; 74(4):123-35. Epub 2008/01/24.
49. Marik PE, Baram M, Vahid B. Does central venous pressure predict fluid responsiveness? A systematic review of the literature and the tale of seven mares. Chest. 2008; 134(1):172-8. Epub 2008/07/17.
50. Najib MQ, Vinales KL, Vittala SS, Challa S, Lee HR, Chaliki HP. Predictors for the development of severe tricuspid regurgitation with anatomically normal valve in patients with atrial fibrillation. Echocardiography. 2012; 29(2):140-46. Epub 2011/11/10.
51. Sant'Ana AJ, Otsuki DA, Noel-Morgan J, Leite VF, Fantoni DT, Abrahao Hajjar L *et al.* Use of pulse pressure variation to estimate changes in preload during experimental acute normovolemic hemodilution. Minerva Anestesiologica. 2012; 78(4):426-33. Epub 2012/01/14.
52. Vigani A, Shih A, Queiroz P, Pariaut R, Gabrielli A, Thuramalla N *et al.* Quantitative response of volumetric variables measured by a new ultrasound dilution method in a juvenile model of hemorrhagic shock and resuscitation. Resuscitation. 2012; 83(8):1031-37. Epub 2012/01/28.

112
Desidratação e Disnatremias

Andre Shih • Carsten Bandt

INTRODUÇÃO

O sódio é um eletrólito importante na manutenção da condução elétrica do tecido nervoso e muscular, além de participar da regulação do equilíbrio acidobásico. Ele também desempenha um papel vital na manutenção da concentração e do volume do líquido extracelular (LEC).

A concentração de sódio reflete o número de moléculas de sódio *versus* o número de moléculas de água, independentemente do número total, ou seja, não é o conteúdo total de sódio corpóreo. O conteúdo de sódio representa o número total de moléculas de sódio no LEC. Assim, as alterações no nível sérico de sódio refletem alterações no balanço de água corporal.[1-3] As anormalidades na concentração de sódio ou "disnatremias" (hiponatremia e hipernatremia) podem ocorrer em qualquer alteração do conteúdo de água do organismo, ou seja, tanto em pacientes com hipovolemia, hipervolemia ou mesmo normovolemia.[4]

Normalmente, o consumo médio de sódio excede a necessidade diária. Os rins são os responsáveis por excretar o excesso de sódio e também são capazes de conservá-lo durante períodos de restrição. A concentração iônica de sódio (Na^+) é minuciosamente controlada pela homeostasia da água; portanto, as anormalidades de sódio ocorrem devido às anormalidades da água.[1] A água livre é qualitativamente expressa em termos da concentração do sódio; quando está em excesso, ocasiona hiponatremia (ganho de água) e, quando está em déficit, propicia hipernatremia.[5] A diminuição de água livre, além de promover o aumento da concentração de sódio, ocasiona o aumento da osmolaridade, favorecendo a ativação de osmorreceptores, o que provoca sede, e também ativação da arginina vasopressina (AVP), resultando em retenção de água nos rins.[5] A AVP, também conhecida como "hormônio antidiurético" (ADH), é estocada e liberada na circulação pela glândula pituitária posterior. A liberação de AVP no plasma regula a excreção de água pelos rins por estimular a reabsorção de água livre nos túbulos coletores.[6]

A excreção de sódio é realizada pelo equilíbrio da secreção de aldosterona, de peptídeo natriurético atrial e pela taxa de filtração glomerular.[4] A aldosterona é liberada pelas glândulas adrenais e aumenta a reabsorção de sódio no néfron distal. Uma vez liberada, promove a conservação de água e sódio nos rins, o que resulta em aumento do volume do LEC. A taxa de filtração glomerular, por sua vez, afeta o número de íons sódio que passam dos capilares glomerulares para os túbulos renais. Por outro lado, quando há expansão do volume de LEC, o peptídeo natriurético atrial é liberado, promovendo aumento da excreção de sódio, e, quando ocorre a queda do volume do LEC, a excreção de sódio é diminuída.[7]

A maior parte do sódio está localizada no LEC, e uma baixa concentração desse íon é mantida no meio intracelular devido à atividade das bombas de sódio/potássio ATPase nas membranas celulares (Na^+,-K^+-ATPase).[8] A concentração de sódio intracelular nas células musculares é de aproximadamente 12 mEq/ℓ, no cérebro 80 mEq/ℓ, e a concentração extracelular nos cães é de 135 a 150 mEq/ℓ, ao passo que, nos gatos, é de 150 a 160 mEq/ℓ.[8]

As alterações que envolvem o trato gastrintestinal, os rins e o sistema endócrino frequentemente causam anormalidades nas concentrações e no conteúdo de sódio.[9,10] Portanto, após o diagnóstico inicial da alteração de sódio é importante realizar avaliações subsequentes de sua concentração plasmática para a manutenção da homeostasia eletrolítica. A falha dessas avaliações pode ocasionar sérias consequências clínicas para o paciente e propiciar erro terapêutico em vez de diagnóstico correto.[11] Infelizmente, grande parte dos desequilíbrios de sódio ocorre como condição iatrogênica, e as complicações mais sérias não são decorrentes de suas próprias alterações, mas devido ao tratamento inapropriado delas.[5,12]

Este capítulo visa familiarizar o leitor com as causas mais comuns de hiponatremia e hipernatremia, suas manifestações clínicas e seu tratamento, focando principalmente o manejo da concentração sérica do sódio e a correção do desequilíbrio de fluidos.

HIPERNATREMIA

A hipernatremia é definida como um aumento na concentração sérica de sódio (> 160 mEq/ℓ). O sódio é um soluto funcionalmente impermeável, contribui para a tonicidade e induz o movimento de água através das membranas celulares[5] (Figura 112.1). Hipernatremia é comum e pode não causar consequência clínica, mas também pode provocar sérias consequências, ocasionando risco de vida.[5] As causas mais comuns de hipernatremia estão listadas no Quadro 112.1.

Falsos aumentos na concentração de sódio podem ocorrer devido a artefatos, se as amostras de sangue forem coletadas de cateteres intravenosos (linha arterial, linha venosa central, amostras do cateter) que ainda contêm muito sódio acumulado. Umas das causas mais comuns de hipernatremia produzida por artefato é a retirada de sangue contaminado com heparina sódica utilizada como anticoagulante nas seringas de coleta e circuitos de avaliação hemodinâmica.

Causas

A hipernatremia pode resultar de perda de água livre ou de ganho de sódio.[5] Normalmente, está associada à falta de ingestão de água e à perda de fluido com baixa concentração de sódio ou iatrogênica. A ingestão inadequada de água é responsável por 94% dos casos de hipernatremia em pacientes hospitalizados,[13] sendo secundária à alteração da sede ou à administração insuficiente de água livre para pacientes com aumento previsível de perda de água. Como a hipernatremia sustentada ocorre somente quando a sede ou o acesso à água estiverem prejudicados, os pacientes de grupo de risco elevado são aqueles portadores de alteração do estado mental, letargia ou intubados.[5,13]

A perda de água livre pode ocorrer por evaporação (suor, respiração) ou perda de fluidos com baixa concentração de sódio quando comparados ao LEC normal (diarreia, vômito, urina). As perdas insensíveis normais variam com o meio ambiente e condição corporal, mas são consideráveis por representar 30% das perdas totais em curso (2 a 3 mℓ/kg/h). A concentração de sódio na urina varia entre 60 e 100 mEq/ℓ, e os animais que estão poliúricos e perdem urina com baixa concentração de sódio (p. ex., utilização de diuréticos) podem apresentar déficit de água livre e hipernatremia.

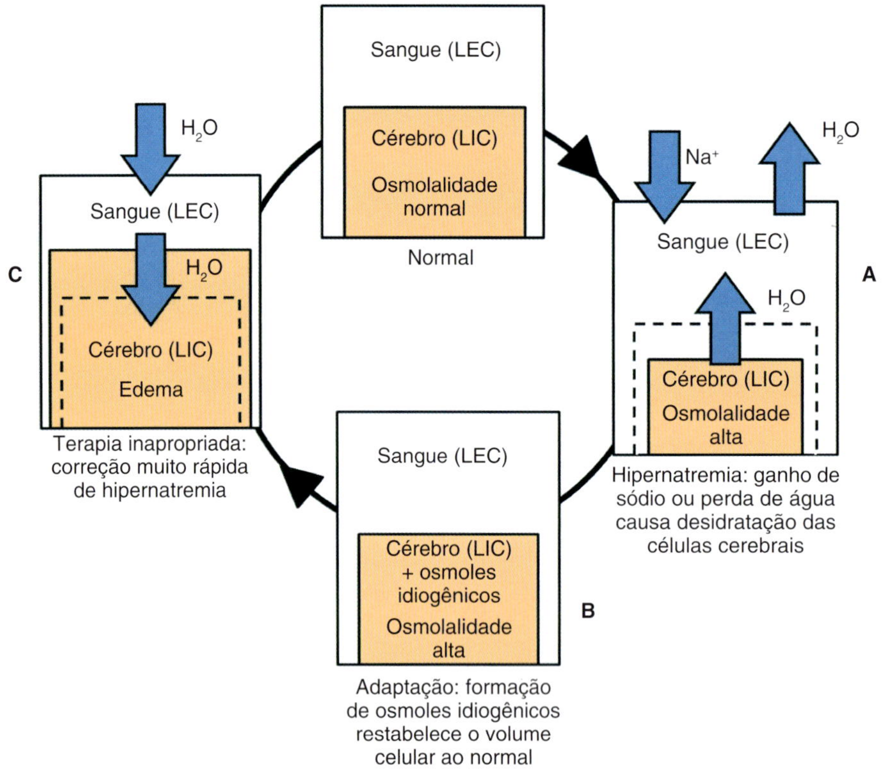

Figura 112.1 Efeitos da hipernatremia sobre o cérebro e respostas adaptativas. **A.** Poucos minutos após o desenvolvimento da hipertonicidade, a perda de água das células do cérebro causa sua desidratação e um aumento da osmolaridade. **B.** A restituição parcial do volume cerebral ocorre em algumas horas, com a entrada de eletrólitos nas células do cérebro (adaptação rápida). A normalização do volume do cérebro leva alguns dias e é decorrente do acúmulo intracelular de osmoles orgânicos (adaptação lenta). A osmolaridade alta persiste, apesar da normalização do volume do cérebro. A correção lenta do estado de hipertonicidade restabelece a osmolalidade normal do cérebro, sem indução de edema cerebral, pois a dissipação de eletrólitos e osmoles orgânicos acumulados acompanha a reposição de água. **C.** Em contraste, a correção rápida pode resultar em edema cerebral, pois a absorção de água pelas células do cérebro supera a dissipação de eletrólitos e osmoles orgânicos. LEC: líquido extracelular; LIC: líquido intracelular. (Adaptada da referência 5.)

QUADRO 112.1 Causas mais comuns de hipernatremia ($Na^+ > 155$ mEq/ℓ) associada à volemia.

Tipo de hipernatremia	Causa provável	Excluir
Hipervolêmica	Ganho de fluido rico em sódio	Envenenamento por sal, hiperaldosteronismo, administração de fluido hipertônico, administração de bicarbonato, enema com lactato de sódio, ingestão de sal, hiperadrenocorticismo (síndrome de Cushing)
Normovolêmica	Perda de água pura	Não acesso à água, sede inadequada, hipodipsia, estado mental alterado, diabetes *insipidus*
Hipovolêmica	Perda de fluidos com baixa concentração de sódio	Sistema urinário: poliúria por insuficiência renal, diurese pós-obstrução, administração de diuréticos (manitol, glicose, furosemida) Trato gastrintestinal: vômito, diarreia, pancreatite, obstrução intestinal, peritonite. Sistema respiratório: ofego Pele: queimaduras graves ou feridas abertas

A hipernatremia também pode ser causada por aumento na carga de sódio. Ela pode ocorrer devido à administração iatrogênica de fluidos ricos em sódio como a solução salina hipertônica, o bicarbonato de sódio ou o lactato de sódio. A ingestão de sal também pode promover hipernatremia aguda, e mesmo baixas quantidades já podem ocasioná-la, com sintomas importantes.[9,14]

Pacientes com hipovolemia, hipervolemia, assim como os normovolêmicos, podem apresentar hipernatremia. Na hipovolemia eles perdem fluidos com baixa concentração de sódio (vômitos e diarreia); na hipervolemia, ganham fluido rico em sódio (solução hipertônica salina, bicarbonato de sódio); e na normovolemia, perdem somente água (diabetes *insipidus*, ingestão insuficiente de água).[4,8,15] Independentemente da causa da hipernatremia, sempre haverá um aumento da osmolaridade sérica. Portanto, hipernatremia sempre denota hiperosmolaridade hipertônica e sempre provoca desidratação celular (ao menos transitoriamente) (ver Figura 112.1).[5,16] A seguir, tem-se a determinação da osmolaridade sérica:

Fórmula 1

$$\text{Osmolaridade sérica} = 2[Na^+ + K^+] + [\text{Glicose}]/18 + [\text{BUN}]/2{,}8$$

Pacientes com risco de desenvolver hipernatremia são aqueles que apresentam redução do aporte líquido: não podem beber água de forma adequada, estão desidratados ou apresentam estado mental alterado; tiveram aumento nas perdas de fluidos: diarreia, poliúria, polidipsia, vômitos, respiração ofegante; ou apresentam risco de hipernatremia iatrogênica: receberam suplementação de bicarbonato de sódio, mineralocorticoides, diuréticos ou grande quantidade de líquidos hipertônicos (solução hipertônica salina).

Manifestações clínicas

Os sintomas de hipernatremia refletem em grande parte disfunção do sistema nervoso central (SNC). A hipernatremia causa hiperosmolaridade do LEC e desidratação intracelular. Os íons sódio não atravessam livremente a membrana celular dos tecidos e, como o sódio sérico se eleva, ele atrai a água do espaço intracelular. O rápido desenvolvimento de hipernatremia pode levar à ocorrência de hiperosmolaridade aguda e desidratação das células, especialmente das células do cérebro.[1] Os sintomas neurológicos podem ocorrer com altas concentrações de sódio, acima de 170 mEq/ℓ, e incluem: depressão do SNC, irritabilidade, espasmos musculares, tremores, hiper-reflexividade, rigidez muscular, fraqueza muscular, ataxia, mioclonia, espasmo tônico, convulsões, coma e morte.[8-10,17] Em pacientes internados, as manifestações clínicas são ainda mais inespecíficas, porque muitas vezes existe disfunção neurológica preexistente.[5,17]

A hipernatremia aguda leva à rápida diminuição no tamanho do cérebro, que pode causar ruptura de vasos. Quando a hipernatremia aguda promove desidratação celular importante, podem ocorrer hemorragia cerebral ou múltiplas pequenas hemorragias e tromboses. Esses tipos de alterações patológicas ocorrem em concentração de sódio sérico maior que 190 mEq/ℓ.[11] No entanto, os sintomas da hipernatremia estão mais relacionados com a rapidez com que as mudanças acontecem do que com a sua magnitude, e estão associados à hiperosmolaridade.[8] Se a hipernatremia é gradual no início (por dia), as células do cérebro acumulam aminoácidos conhecidos como "osmoles idiogênicos". A formação desses osmoles idiogênicos aumenta a pressão osmótica intracelular, atraindo água de volta para o cérebro e revertendo o encolhimento dele.[11]

Outros sintomas incluem anorexia, letargia, vômitos e diarreia. Pode ocorrer sede intensa inicialmente, mas ela se dissipa com a progressão da doença e a geração de osmoles idiogênicos[5]. Os animais em choque hipovolêmico apresentam sintomas como taquicardia, mucosas secas, hipotensão, extremidades frias e pulso fraco.

Com o tempo (dias), o compartimento intracelular aumenta seus osmoles intracelulares para compensar o efeito da alteração do sódio extracelular e restaura o volume de água intracelular para o normal. Uma vez que a hipernatremia é de curta duração (horas) e os osmoles idiogênicos estão presumivelmente nas células do cérebro, consequente correção rápida do sódio sérico pode causar translocação da água para as células do cérebro e rápida reidratação, ocasionando edema cerebral.[11] A taxa de mortalidade associada à hipernatremia varia muito de acordo com a gravidade da condição, a doença de base e a rapidez de seu aparecimento.

Tratamento

O primeiro passo na abordagem de um paciente que apresenta hipernatremia é determinar o seu estado volêmico (Quadro 112.2).[11] Uma vez feito isso, é mais fácil eliminar as causas mais comuns de hipernatremia (ver Quadro 112.1).[4,8]

O tratamento adequado da hipernatremia requer abordagem em duas vertentes. Em primeiro lugar, deve-se tratar a causa de base e, em segundo, deve-se corrigir a hipertonicidade vigente.[5] Isso significa tentar interromper as perdas gastrintestinais, controlar a pirexia e a glicosúria, retirar os diuréticos ou corrigir fluidoterapia prescrita. Se a hipernatremia está associada a choque hipovolêmico, deve-se administrar solução isotônica até o animal estar normotenso, antes de tentar corrigir a concentração de sódio sérica.[18]

QUADRO 112.2 Sintomas nas alterações volêmicas.

Estado volêmico	Sinais
Hipervolemia	Distensão das veias jugulares, taquipneia, pressão sanguínea normal a elevada, tempo de refil capilar diminuído
Hipovolemia	Membranas mucosas secas, taquicardia, pulso fraco, tempo de refil capilar aumentado

Após a hipotensão ser corrigida, fluidos com baixa concentração de solutos (glicose a 5% ou solução salina a 0,45%) podem ser administrados para corrigir a deficiência de sódio (ver Fórmula 3 adiante neste capítulo). Para se determinar o déficit total de água também se pode usar a fórmula a seguir.

Fórmula 2

$$\text{DTA} = [0{,}6\ \text{peso(kg)} \times (\text{Na}^+\ \text{conc})/140 - 1]$$

Em que *DTA* é o déficit total de água e *Na^+ conc* é a concentração sérica de sódio do paciente.

Essa fórmula é útil para corrigir a hipernatremia devido à perda de água pura; no entanto, tende a subestimar o déficit em pacientes com perda de fluido hipotônico. Ao administrar solução hipotônica, é importante lembrar que, quanto mais hipotônico for o fluido infundido, mais baixa deverá ser a taxa de infusão, uma vez que aumenta o risco de edema cerebral com o volume de infusão, devendo este ser, portanto, restrito ao necessário para corrigir a hipertonicidade.[5]

Se a hipernatremia se desenvolveu de forma aguda, em torno de horas, a correção rápida melhora o prognóstico sem risco de edema cerebral.[5] Se a hipernatremia é discreta (< 160 mEq/ℓ), a via preferencial de administração de fluidos é a oral ou por meio de sonda de alimentação. Se não for possível, o líquido pode ser administrado por via intravenosa.

Para hipernatremia crônica, que se desenvolveu ao longo de dias, um ritmo mais lento de correção é prudente. A correção aguda da hipernatremia crônica pode causar distúrbios neurológicos graves.[11] O restabelecimento rápido do equilíbrio hídrico nesse momento poderá causar problemas de intoxicação com a água e edema cerebral (ver Figura 112.1), e o déficit hídrico total deve ser corrigido ao longo de 24 a 72 horas.[11] A regra geral é corrigir a concentração de sódio não mais rápido do que 0,5 mEq/ℓ/h.[16] São necessários avaliação seriada da concentração de sódio e monitoramento dos sintomas neurológicos durante a correção da concentração sérica de sódio. Também é aconselhável começar com fluidos ricos em sódio e alterar de acordo com a evolução do paciente (Quadro 112.3).

Para estimar as alterações do sódio sérico causada por um litro de qualquer fluido infundido, pode-se utilizar a Fórmula 3, de estimativa do efeito da fluidoterapia, mostrada a seguir.[5] O volume requerido de infusato é determinado pela divisão da variação da concentração alvo de sódio pela variação estimada do sódio sérico.

Fórmula 3

$$\text{Alteração de Na}^+ = [\text{infusato Na}^+ - \text{Na}^+\ \text{sérico}/ [(0{,}6\ \text{peso}) + 1]]$$

HIPONATREMIA

A hiponatremia é definida como um nível sérico de sódio inferior a 135 mEq/ℓ e é considerada grave quando o nível sérico é inferior a 125 mEq/ℓ. Os sintomas e o tratamento dependem

QUADRO 112.3 Conteúdo de sódio nos diferentes fluidos parenterais.

Tipo de fluido	Quantidade de Na^+ (mEq/ℓ)
NaCl a 5% (salina hipertônica)	855
NaCl a 3% (salina hipertônica)	550
NaCl a 0,9% (salina normal)	154
Plasma Lyte®	0
Ringer com lactato de sódio	130
NaCl a 0,45%	77
Glicose a 5%	0

da causa da hiponatremia e se ela está ou não associada a um volume de LEC normal, diminuído ou aumentado. As causas mais comuns de hiponatremia são explicadas no Quadro 112.4.

Causas

A hiponatremia é geralmente uma complicação de uma doença na qual fluidos ricos em sódio foram perdidos (p. ex., vômito e diarreia) ou houve um excesso de acúmulo de água (p. ex., insuficiência cardíaca congestiva, insuficiência hepática, polidipsia ou liberação inadequada de hormônio antidiurético). Ela não é um reflexo da volemia do paciente e pode ocorrer tanto em condições de hipovolemia como de hipervolemia ou normovolemia.

Hiponatremia com normovolemia

A pseudo-hiponatremia ocorre quando a água sérica é deslocada por elevadas concentrações de lipídios e proteínas, o que leva a ocorrência de baixas concentrações de sódio sérico, devido a artefato de técnica. Isso pode ocorrer na pancreatite hiperlipêmica, na hipercolesterolemia ou no mieloma múltiplo. A mensuração da pressão osmótica plasmática ou o uso de analisador de gases sanguíneos (potenciometria direta sem diluição da amostra) pode ser útil para avaliar se ocorre pseudo-hiponatremia.

Quando há hiperglicemia acentuada, a osmolalidade do LEC aumenta, resultando em movimento de água das células para o LEC. A concentração sérica de sódio cai na proporção da diluição do LEC, declinando 1,6 mEq/ℓ para cada 100 mg/dℓ (5,55 mmol/ℓ) de incremento na concentração de glicose acima do normal.

Pacientes com hiponatremia hipertônica apresentam sódio corporal total normal e queda de diluição do sódio sérico medido devido à presença de moléculas osmoticamente ativas no plasma, o que causa uma translocação da água do compartimento intracelular para o compartimento extracelular. Nenhuma terapia específica é indicada, porque a concentração de Na^+ voltará ao normal uma vez que a concentração de glicose no plasma for reduzida. Ver Fórmula 4 a seguir para concentração corrigida de sódio sérico em caso de hiperglicemia grave. Outro exemplo de molécula osmoticamente ativa é o manitol.

Fórmula 4

$$\text{Sódio corrigido} = \text{sódio mensurado} + 0{,}016 \times (\text{glicose sérica} - 100)$$

Síndrome da antidiurese inapropriada (SADI)

Entre as várias causas de SADI, as mais comuns são: doenças malignas, doenças do sistema nervoso, doenças pulmonares e induzidas por medicamentos. Os sintomas da SADI são causados pela secreção desregulada da vasopressina, ou seja, secreção basal elevada de vasopressina, apesar da regulação normal da osmolaridade (descrita em gravidez, câncer e desnutrição) e níveis de vasopressina não detectáveis. Relatos de casos de cães com SADI são observados na dirofilariose e em tumores do hipotálamo.

Hipopituitarismo e hipoadrenocorticismo

O hipopituitarismo causa a hiponatremia primariamente devido à deficiência de hormônio adrenocorticotrófico, que causa deficiência de cortisol, que, por sua vez, pode causar a secreção inadequada de vasopressina. A insuficiência adrenal primária geralmente é causada por adrenalite autoimune, mas também pode ser causada pela destruição das glândulas adrenais por uma metástase ou devido a infarto.

Hiponatremia com hipervolemia

A insuficiência cardíaca congestiva promove contração cardíaca ineficaz e baixo volume de sangue arterial. A atividade dos barorreceptores reduzida desencadeia a liberação de renina-angiotensina inicialmente, e o eixo da vasopressina é ativado após a maior queda no preenchimento arterial. A alteração neuro-hormonal ocasiona absorção de fluidos e retenção de água livre; além disso, cirrose e insuficiência hepáticas (devido à vasodilatação sistêmica), bem como doença renal (oligúrica), também podem levar à absorção excessiva de água livre e hiponatremia. Isso é caracterizado por baixa osmolalidade sérica (< 280 mOsm/kg) e de sódio na urina < 10 mmol/ℓ. O uso de diuréticos (furosemida) concomitante com a hipervolemia pode agravar a hiponatremia.

Hiponatremia com hipovolemia

Os vômitos, a diarreia e a perda para terceiro espaço podem provocar perda contínua de fluidos ricos em sódio e ocasionar estado de hipovolemia e hiponatremia. Normalmente, a hipovolemia é caracterizada por baixa osmolaridade sérica (< 280 mOsm/kg) e sódio na urina < 10 mmol/ℓ. Já a hiponatremia é caracterizada por baixa osmolaridade sérica (< 280 mOsm/kg) e sódio na urina > 20 mmol/ℓ, e pode ser associada a doença renal, acidose tubular renal, diuréticos e insuficiência adrenal. Esse desequilíbrio sempre reflete a incapacidade dos rins para lidar com a excreção de água livre combinada com a ingestão oral. Ele não precisa necessariamente causar hipovolemia e pode ocorrer em pacientes tanto hipovolêmicos, como em hipervolêmicos ou normovolêmicos.

QUADRO 112.4 Causas comuns de hiponatremia associada ao estado volêmico.

Tipo de hiponatremia	Causa provável	Excluir
Normovolêmica	Aumento da perda de água corporal total, mas o conteúdo de sódio é mantido	Síndrome da antidiurese inapropriada (SADI), hipotiroidismo, insuficiência renal, doença de Addison, fármacos.
Hipervolêmica	O conteúdo de sódio e água corporal estão aumentados, mas o ganho de água é maior	Insuficiência renal oligúrica, insuficiência cardíaca e hepática.
Hipovolêmica	A água e o sódio são perdidos, mas a perda de sódio é maior	Diuréticos, lesão renal, insuficiência adrenal

Manifestações clínicas

Os sintomas de hiponatremia incluem náuseas, vômitos, letargia e anorexia. Os pacientes podem desenvolver tremores musculares, fraqueza muscular e câibras. Os sintomas neurológicos geralmente não ocorrem até a concentração de sódio sérico < 120 mEq/ℓ. A hiponatremia grave leva à diminuição da osmolaridade do sangue e desloca o excesso de água para dentro das células (especialmente as células do cérebro). Pode ocorrer edema cerebral, que promove alteração do estado mental, alteração de comportamento, convulsão e coma. A gravidade dos sintomas neurológicos é relatada na síndrome aguda, pois, quando a queda da concentração sérica do sódio é gradual, permite que ocorra a adaptação neuronal, e os sintomas são mais brandos.

Tratamento

O tratamento da hiponatremia geralmente depende da doença de base, e é importante diferenciar o tratamento da hiponatremia aguda da hiponatremia crônica.

Em hiponatremia aguda com sintomas neurológicos, o tratamento de escolha é a solução salina hipertônica a 3%, e a duração do tratamento deve ser baseada na melhora dos sintomas do paciente. Em casos de sintomas graves, como convulsões, obnubilação e coma, pode ser administrado sódio a 3% na dose 4 a 6 mℓ/kg/h. Um diurético de alça, como furosemida, pode ser adicionado, pois esse tratamento pode ocasionar urina hipotônica.

Atualmente, existem antagonistas específicos para receptores V2 da vasopressina, que aumentam a perda de água livre e elevam a concentração de sódio no plasma, e podem ser usados para tratar a hiponatremia normovolêmica e hipervolêmica. O conivaptana é um antagonista dos receptores de vasopressina V1 e V2, o que pode provocar vasodilatação e fazer desse um tratamento menos ideal, especialmente no tratamento da hiponatremia em pacientes com doença hepática crônica, pois bloqueia os receptores V1 esplâncnicos, podendo aumentar o fluxo sanguíneo esplâncnico, o que elevaria ainda mais a pressão portal. Porém, os pacientes com insuficiência cardíaca podem se beneficiar do antagonismo do receptor V1 de vasopressina, pois podem diminuir a resistência vascular sistêmica e a pós-carga cardíaca.

Na hiponatremia crônica existe adaptação cerebral e, se esta for corrigida rapidamente, pode ocorrer lesão desse órgão, predisposta pela queda da regulação dos osmólitos intracelulares. Esse dano cerebral tem sido caracterizado como desmielinização osmótica e envolve a destruição da bainha de mielina que cobre os axônios do tronco cerebral. A desmielinização osmótica ocorre mais frequentemente nos sítios da ponte e extraponte.

A supercorreção da hiponatremia (definida como 10 mmol/ℓ em 24 horas, 18 mmol/ℓ em 48 horas e 20 mmol/ℓ em 72 horas) aumenta o risco de dano cerebral iatrogênico. A terapia apropriada deve manter o paciente protegido contra as graves complicações da hiponatremia, ficando claro o risco de lesão iatrogênica nas altas taxas de correção. A orientação geral para a correção de hiponatremia crônica é corrigir 6 a 8 mmol/ℓ em 24 horas, 12 a 14 mmol/ℓ em 48 horas e 14 a 16 mmol/ℓ em 72 horas. A supercorreção inadvertida, devido à diurese, pode complicar qualquer forma de terapia, inclusive os antagonistas da vasopressina recentemente disponíveis. Os pacientes que são corrigidos muito rapidamente melhoram inicialmente dos sintomas neurológicos, mas geralmente desenvolvem novos sintomas neurológicos progressivos vários dias depois.

Portanto, o acompanhamento da concentração de sódio sérico e do conteúdo de eletrólitos urinários é elemento essencial no manejo de pacientes com hiponatremia, já que não existe uma fórmula perfeita para prever a taxa e a quantidade de solução salina para correção.

Casos clínicos

Os casos a seguir ajudarão na compreensão da abordagem sistemática para pacientes com desequilíbrio de sódio.

Caso 1

Cão Pastor-Alemão de 12 anos, pesando 25 kg, com história de displasia coxofemoral grave e displasia de cotovelo, nos últimos 4 anos.[5] O proprietário relatou que o estado mental e o nível de atividade do animal se deterioraram ao longo do ano. O paciente não tem história de diarreia ou vômito, apesar de longo tempo de medicação com anti-inflamatórios não esteroides (AINEs). O paciente chega à clínica com sinais de letargia, membranas mucosas secas, taquipneia e aumento do turgor de pele. A pressão arterial é de 130/80 mmHg; a concentração de sódio sérico, 170 mEq/ℓ, a de potássio, 4 mEq/ℓ, e a proteína total é 8 g/dℓ, com hematócrito (Ht) de 50%. Nenhuma outra anomalia é detectada na bioquímica.

O que fazer? O primeiro passo é determinar se esse paciente está normovolêmico, hipovolêmico ou hipervolêmico. Sabendo-se que não há nenhuma história relacionada com perdas de fluido e ganho de sal, conclui-se que o paciente está em hipernatremia, provavelmente devido à perda de água pura (diminuição do consumo de água). Planeja-se uma infusão de dextrose a 5%.

O segundo passo é descobrir se é hipernatremia de origem aguda ou crônica. Como não se sabe quando os sinais começaram, é necessário cautela, tratar como se fosse de origem crônica e levar o Na^+ para o valor normal lentamente (mais de 24 horas).

A terceira etapa é determinar a taxa de fluidoterapia. Então, seleciona-se uma solução de dextrose a 5%, com 0 mEq/ℓ de Na^+ (ver Quadro 112.3). Para determinar a quantidade de fluido necessária, utiliza-se a Fórmula 5 a seguir:

Fórmula 5

$$\text{Quantidade de fluido} = \frac{[Na^+]\text{ do infusado} - [Na^+\text{ sérico}]}{(0{,}6 \times \text{peso}) + 1}$$

$$\text{Quantidade de fluido} = \frac{0 \text{ a } 170}{(0{,}6 \times 25) + 1} = -10{,}25$$

Isso significa que, após a administração de 1 ℓ de solução de dextrose a 5%, deve ocorrer uma diminuição do sódio sérico do paciente de 10,25 mEq. A meta para esse paciente é a redução do sódio sérico de 170 mEq/ℓ para 155 mEq/ℓ durante as 24 horas seguintes (redução de 15,0 mEq): 15/10,25 = 1,47 ℓ. Portanto, será necessário aproximadamente 1,5 ℓ de dextrose a 5% durante 24 horas ou 62,5 mℓ/h/24 horas. É importante lembrar que as perdas de fluidos em curso (mais as perdas insensíveis) devem ser adicionadas a essa terapia. Também é importante monitorar o estado clínico do paciente, com atenção a quaisquer sintomas neurológicos, e repetir a determinação da concentração do sódio plasmático a cada 8 a 12 horas, para orientar sua administração de fluidos.

Caso 2

Um cão, sem raça definida, de 8 anos, pesando 30 kg, apresentou anorexia e vômitos durante os últimos 3 dias. O paciente estava letárgico, com mucosas secas e hipotensão arterial discreta (100/65 mmHg). Com base na ultrassonografia abdominal e em radiografias suspeita-se de pancreatite. A concentração de sódio sérico é 180 mEq/ℓ e de potássio, 4 mEq/ℓ.

O que fazer? O primeiro passo é determinar se esse paciente é normovolêmico, hipovolêmico ou hipervolêmico. Conclui-se que o paciente está com hipernatremia, provavelmente devido à perda de líquido hipotônico (vômito). Deve-se planejar uma infusão de cloreto de sódio a 0,45%.

O segundo passo é tentar diminuir as perdas em curso e saber se a hipernatremia é de origem aguda ou crônica. Sabe-se que os sinais começaram há 3 dias, então se deve tratar como hipernatremia crônica e levar o Na^+ ao normal lentamente (mais de 12 horas). Pode-se eleger para corrigir a hipotensão arterial um cristaloide isotônico (NaCl a 0,9%) antes de abordar a hipernatremia; no entanto, nesse momento, o estado hemodinâmico do paciente não está suficientemente comprometido para requerer fluidoterapia de reanimação.

A terceira etapa é determinar a taxa de fluidoterapia. Sabe-se que a solução de cloreto de sódio a 0,45% tem 77 mEq/ℓ de Na^+ (ver Quadro 112.3), então, para determinar a quantidade de fluido necessária, utiliza-se a Fórmula 5 = [(77 a 160)/[(0,6 × 30) + 1]] = – 4,3. O objetivo desse tratamento é a redução do sódio sérico de 160 para 155 ao longo das 12 horas seguintes (uma redução de 5,0 mEq) = 5/4,3 = 1,1 ℓ. Portanto, será necessário cerca de 1 ℓ de NaCl a 0,45% durante 12 horas ou

96,5 mℓ/h/12 h. Quaisquer perdas contínuas de fluido devem ser adicionadas a esse tratamento.

Também é importante monitorar o estado clínico do paciente, com atenção a quaisquer sintomas neurológicos, e repetir a determinação da concentração do sódio plasmático a cada 8 a 12 horas, para orientar sua administração de fluidos.

Caso 3[9]

Um Labrador Retriever de 6 anos, pesando 30 kg, voltou de uma viagem à praia depois de ingerir uma quantidade desconhecida de água do mar. O animal estava muito nervoso e teve dois episódios de vômito no percurso. No entanto, no momento apresentava-se muito apático, com fasciculações musculares, taquicardia e pressão arterial baixa. A concentração sérica de sódio era de 180 mEq/ℓ.

O que fazer? O primeiro passo é determinar se esse paciente é normovolêmico, hipovolêmico ou hipervolêmico. Conclui-se que a hipernatremia desse paciente provavelmente deve-se ao ganho de sódio hipertônico (água salgada), e a correção requer a excreção do excesso de sódio e água. Planeja-se uma infusão de dextrose a 5%.

O segundo passo é descobrir se a hipernatremia é de origem aguda ou crônica. Sabe-se, porém, que os sinais começaram na noite anterior, então deve ser tratada como se fosse aguda e o Na^+ deve ser trazido ao normal de forma rápida (em horas).

A terceira etapa é determinar a taxa de fluidoterapia. Sabendo-se que a solução de dextrose a 5% tem 0 mEq/ℓ de Na^+, utiliza-se a Fórmula 5 e, então, tem-se: [(0 a 180)/[(0,6 × 30) + 1]] = –9,52. Isso significa que, após a administração de 1 ℓ de solução de dextrose a 5%, o sódio diminuirá no plasma do paciente 9,52 mEq. A meta para esse paciente é a redução do sódio sérico de 180 para 155 durante as 6 a 8 horas seguintes (redução de 25,0 mEq): 25/9,52 = 2,62 ℓ. Portanto, será necessário cerca de 2,5 ℓ de soro glicosado a 5% por 6 horas ou 410 mℓ/h/6 horas.

É importante lembrar-se de monitorar a hiperglicemia e acrescentar as perdas de fluidos em curso a esse regime. Também se deve levar em consideração que esse paciente está em um estado de hipervolemia e grande cuidado deve ser tomado para evitar a sobrecarga de líquidos (edema pulmonar). O médico deve ajustar a prescrição de fluidos de acordo com os parâmetros hemodinâmicos do paciente e do exame físico. Lembre-se de que esse paciente, devido à natureza aguda da hipernatremia, apresenta alto risco de desenvolver hemorragia cerebral. Deve-se monitorar seu estado clínico para quaisquer sinais neurológicos e repetir os valores laboratoriais (concentração de sódio no plasma) muitas vezes para orientar a administração de fluidos.

Caso 4

Um Labrador macho, castrado, 9 anos, diagnosticado com linfoma há 2 meses e tratado com uma dose de vincristina (0,06 mg/kg) há 1 semana teve dois episódios de vômito no percurso, porém, no momento, apresenta-se muito apático, com taquicardia e pressão arterial baixa. A concentração sérica de sódio é de 120 mEq/ℓ. O veterinário de plantão administra fluidoterapia (1 ℓ de solução salina fisiológica) e o sódio sérico diminui para 110 mEq/ℓ. Os exames de bioquímica sérica, incluindo proteína sérica, glicose e colesterol, estão normais.

O que fazer? O primeiro passo é determinar se esse paciente é normovolêmico, hipovolêmico ou hipervolêmico. Conclui-se que esse animal é normovolêmico. Pela história, apenas dois episódios de vômito não seriam suficientes para causar hiponatremia por perda de eletrólitos. É possível também descartar outras causas de hiponatremia, devido à hiperosmolalidade, como, por exemplo, hiperglicemia, hiperproteinemia, hipercolesteronemia ou uso de fluidos osmóticos, como o manitol. Provavelmente esse animal não apresenta insuficiência renal anúrica, não é cardiopata nem apresenta doença hepática. Esse animal apresenta osmolalidade normal, e a hiponatremia provavelmente ocorre devido à perda de sódio na urina.

O segundo passo é mensurar a fração de excreção de sódio urinário (*clearance*) usando a Fórmula 6: (creatinina plasma × sódio urina)/(sódio plasma × creatinina urina). A concentração de creatinina sérica é 1 mg/dℓ, a concentração de creatinina urinaria é 25 mg/dℓ e a concentração de sódio urinário é 250 mEq/ℓ. Usando a Fórmula 7 a seguir, a fração de excreção de sódio é de cerca de 10%, que está elevada. Portanto, esse animal tem grande chance de apresentar deficiência em vasopressina ou síndrome da antidiurese inapropriada (SADI). A quimioterapia pode ter causado neuropatia e problema com a secreção de vasopressina. Para fechar o diagnóstico, o ideal seria mensurar a osmolalidade sanguínea, a concentração de cortisol, a concentração de vasopressina sanguínea, e fazer exame de imagem como ressonância magnética de crânio e ultrassom de abdome. O tratamento inicial seria administrar fluido rico em sódio, monitorar sódio sérico e administrar desmopressina (DDAVP) de 1 a 2 gotas no nariz ou no olho por dia.

Fórmula 6

(Concentração creatinina plasma × concentração sódio urina)/(sódio plasma × creatinina urina)

A seguir, tem-se como complementar a Fórmula 7, para estimar a água corporal total (ACT):

Fórmula 7

Em cães: ACT = 0,6 × peso corpóreo
Em gatos: ACT = 0,7 × peso corpóreo

PONTOS IMPORTANTES

- A hipernatremia é uma alteração da concentração, não do conteúdo, de sódio. Ela pode ocorrer no paciente normovolêmico, hipovolêmico ou hipervolêmico
- As causas mais comuns são perda de água livre, perda de fluido pelo trato gastrintestinal e alta carga de sódio
- A correção rápida da hipernatremia crônica pode ser mais perigosa do que benéfica
- Escolha o hipotônico, calcule a diminuição de sódio que esse fluido irá causar e, então, estime a velocidade de correção da alteração
- Monitore os sintomas de sobrecarga de fluido e alterações neurológicas. Reavalie a concentração sérica durante a terapia.

REFERÊNCIAS BIBLIOGRÁFICAS

1. DiBartola SP. Disorders of sodium: hypernatraemia and hyponatraemia. J Feline Med Surg. 001;3(4):185-7.
2. Ellison DH. Disorders of sodium and water. Am J Kidney Dis. 2005;46(2):356-61.
3. Lin M, Liu SJ, Lim IT. Disorders of water imbalance. Emergency medicine clinics of North America. 2005;23(3):749-70,ix.
4. DiBartola SP. Fluid therapy in small animal practice. Philadelphia, Saunders; 1992.
5. Adrogue HJ, Madias NE. Hypernatremia. N Engl J Med. 2000;342(20):1493-9.
6. Ball SG. Vasopressina and disorders of water balance: the physiology and pathophysiology of vasopressina. Annals of clinical biochemistry. 2007;44(Pt 5):417-31.
7. Marks SL, Taboada J. Hypernatremia and hypertonic syndromes. Vet Clin North Am Small Anim Pract. 1998;28(3):533-43.

8. de Morais HA, DiBartola SP. Hypernatremia: a quick reference. Vet Clin North Am Small Anim Pract. 2008;38(3):485-9,ix.
9. Khanna C, Boermans HJ, Wilcock B. Fatal hypernatremia in a dog from salt ingestion. J Am Anim Hosp Assoc. 1997;33(2):113-7.
10. Goldkamp C, Schaer M. Hypernatremia in dogs. Compendium (Yardley, PA). 2007;29(3):148, 150, 152 a 61; quiz 161 a 142.
11. Schaer M. Therapeutic approach to electrolyte emergencies. Vet Clin North Am Small Anim Pract. 2008;38(3):513-33,x.
12. Sedlacek M, Schoolwerth AC, Remillard BD. Electrolyte disturbances in the intensive care unit. Seminars in dialysis. 2006;19(6):496-501.
13. Palevsky PM, Bhagrath R, Greenberg A. Hypernatremia in hospitalized patients. Annals of internal medicine. 1996;124(2):197-203.
14. Moder KG, Hurley DL. Fatal hypernatremia from exogenous salt intake: report of a case and review of the literature. Mayo Clinic proceedings. 1990;65(12):1587-94.
15. Verbalis JG. Diabetes insípido. Reviews in endocrine & metabolic disorders. 2003;4(2):177-85.
16. Willard M. Therapeutic approach to chronic electrolyte disorders. Vet Clin North Am Small Anim Pract. 2008;38(3):535-41,x.
17. Bagshaw SM, Townsend DR, McDermid RC. Disorders of sodium and water balance in hospitalized patients. Can J Anaesth. 2009;56(2):151-67.
18. Angelos SM, Van Metre DC. Treatment of sodium balance disorders. Water intoxication and salt toxicity. Vet Clin North Am Food Anim Pract. 1999;15(3):587-607,vii.

113
Potássio

Sérgio dos Santos Souza

INTRODUÇÃO

O líquido intracelular apresenta diferenças significativas quando comparado ao extracelular, entre outras razões, devido à função da enzima Na^+/K^+-adenosina trifosfatase (Na^+/K^+-ATPase) distribuída pela membrana celular, também conhecida como bomba de sódio-potássio, capaz de propiciar grande discrepância nas concentrações iônicas. As concentrações plasmáticas de sódio e potássio, em cães, giram em torno de 145 mEq/ℓ e 4,5 mEq/ℓ, respectivamente. Porém, essa relação se inverte totalmente no líquido intracelular, em que a concentração de potássio é cerca de 140 mEq/ℓ, e a do sódio é aproximadamente 10 mEq/ℓ. Por isso, eles são considerados os principais cátions intra e extracelulares.[1] Apesar de apenas 2% do potássio se encontrarem no espaço extracelular, o organismo é extremamente sensível às alterações nos níveis plasmáticos de potássio, devido à participação desse íon na geração do potencial de membrana, na função neuromuscular e no ritmo cardíaco, e as alterações dos níveis séricos de potássio estão atreladas ao aporte, às permutas entre os compartimentos intra e extracelulares e à excreção desse íon.

HIPOPOTASSEMIA

A hipopotassemia em cães e gatos é determinada quando a concentração sérica de potássio alcança níveis inferiores a 3,5 mEq/ℓ. Todavia, é possível ocorrerem pequenas variações desse valor nos diferentes laboratórios. Na esmagadora maioria dos pacientes, a hipopotassemia é multifatorial; no entanto, didaticamente, pode ser distribuídas em quatro grandes grupos: baixo aporte de potássio; maior transferência do potássio extracelular para o meio intracelular; perda gastrintestinal; e perda renal de potássio (Quadro 113.1).

QUADRO 113.1 Causas mais conhecidas de hipopotassemia em cães e gatos.

Baixo aporte de potássio	• Anorexia • Dieta aberrante • Fluidoterapia deficiente ou sem potássio • Ingestão de bentonita
Transferência de potássio para o líquido intracelular	• Beta-adrenérgicos • Catecolaminas • Hipotermia • Miopatia hipopotassêmica (raça Burmesa) • Hipertiroidismo • Hiperinsulinemia • Fluidoterapia rica em glicose • Nutrição parenteral • Alcalose metabólica • Alcalose respiratória aguda
Perdas gastrintestinais	• Diarreia • Vômito
Aumento da excreção urinária de potássio	• Insuficiência renal crônica • Diuréticos ○ De alça ○ Tiazidas ○ Osmóticos • Diurese pós-desobstrução uretral • Hiperadrenocorticismo • Hiperaldosteronismo • Acidose metabólica orgânica • Acidose tubular renal distal • Administração continuada de bicarbonato • Acidificantes urinários • Antibióticos ○ Penicilinas ○ Aminoglicosídeos ○ Anfotericina B

Baixo aporte de potássio

Em cães e gatos sadios, o aporte de potássio vem exclusivamente da dieta, pois esse íon se apresenta em baixíssimas concentrações na água disponível para ingestão, diferentemente do observado com outros cátions, como sódio, cálcio e magnésio. As maiores concentrações de potássio são encontradas em peixes magros, frutas, verduras, legumes, derivados de leite, cereais, músculos e vísceras, mas a disponibilidade é reduzida drasticamente com o processamento desses alimentos, principalmente quando utilizados gorduras e açúcares, extremamente pobres em potássio. É importante salientar que, nos últimos anos, tem ocorrido substituição gradativa e crescente da alimentação caseira por rações comerciais, que, embora apresentem amplo processamento de seus substratos, são suplementadas para atingir a densidade mineral adequada. Por isso, na rotina clínica, a redução na ingestão de potássio nunca é considerada como fator determinante, e sim contributivo, para a hipopotassemia, exceto nos casos de dieta aberrante ou anorexia prolongada.

A fluidoterapia, principalmente em pacientes anoréxicos, pode produzir hipopotassemia, pois a maioria das soluções empregadas não contém potássio (p. ex., cloreto de sódio a 0,9% e glicose a 5%) ou apresentam níveis de potássio incapazes de repor as necessidades diárias, como visto nas soluções de Ringer simples ou Lactato de Ringer, cuja concentração de potássio é de 4 mEq/ℓ. Entretanto, segundo os valores determinados por De Harrison *et al.*,[2] a solução empregada na fluidoterapia para manutenção deve conter aproximadamente 30 mEq/ℓ de potássio.

Em um relato de caso, a hipopotassemia em gatos foi atribuída à ingestão de bentonita, uma mistura de diversos tipos de argilas encontrada em granulados para caixas higiênicas dessa espécie, uma vez que, por analogia a relatos semelhantes em humanos, esse distúrbio foi atribuído a um efeito adsorvente da argila sobre o potássio da dieta.[3]

Transferência de potássio para o líquido intracelular

A bomba de sódio-potássio é a principal responsável pela manutenção da grande diferença na concentração de potássio entre o líquido intra e extracelular; no entanto, existem alguns fatores que aumentam o influxo de potássio nas células e são capazes de produzir acentuada redução na concentração plasmática desse cátion. A estimulação de receptores beta-2 adrenérgicos produz influxo celular de potássio e, por isso, a liberação de epinefrina em situações de estresse ou doença, assim como o uso de broncodilatadores pode produzir hipopotassemia.[4]

Há relato de hipopotassemia em quatro gatos com hipertireoidismo, em que o mecanismo envolvido não é totalmente esclarecido, porém, por analogia, a paralisia periódica hipopotassêmica tireotóxica, a transferência do potássio plasmático para o interior das células, provavelmente decorre da ação de catecolaminas agonistas beta-adrenérgicas liberadas por estresse, hiperinsulinemia e efeito estimulante dos hormônios tireoidianos sobre a enzima Na^+/K^+-ATPase.[5,6]

A hipotermia é uma causa conhecida de hipopotassemia, na qual o provável mecanismo envolvido é a transferência de potássio para o líquido intracelular, pois, em humanos, a suplementação de potássio em pacientes hipopotassêmicos por hipotermia controlada acarreta hiperpotassemia rebote após o reaquecimento.[7] Em filhotes de gato da raça Burmesa, uma miopatia hipopotassêmica é descrita como doença hereditária autossômica recessiva, em que esses animais apresentam hipopotassemia intermitente com níveis extremamente elevados de creatininaquinase, sem alterações de ingestão e perdas gastrintestinais e renais de potássio; por esse motivo, especula-se que o principal mecanismo envolvido seja a redistribuição iônica.[8]

O transporte insulinodependente de glicose pela membrana celular é responsável pelo influxo de grande quantidade de potássio. Desse modo, tanto a administração exógena quanto o aumento da secreção endógena de insulina podem acarretar hipopotassemia em cães e gatos. Esse mecanismo também pode ser visto, de forma indireta, quando o paciente é submetido a fatores que estimulam a secreção de insulina, como aumento da concentração plasmática de aminoácidos, lipídios e glicose, o que, na rotina clínica, pode ser observado em pacientes submetidos a fluidoterapia com soluções ricas em glicose ou nutrição parenteral.

O organismo utiliza diversos mecanismos para a manutenção dos níveis plasmáticos de hidrogênio, entre eles a permuta deste íon por potássio do líquido intracelular. Por isso, a alcalemia é relacionada com a redução da concentração extracelular de potássio; o incremento de 0,1 U no pH sanguíneo está associado à redução nos níveis séricos de potássio entre 0,27 mEq/ℓ e 0,4 mEq/ℓ na alcalose respiratória aguda, e em torno de 0,18 mEq/ℓ na alcalose metabólica.[9] No entanto, nos casos de alcalose respiratória crônica, como os mecanismos compensatórios metabólicos são capazes de normalizar o pH sanguíneo, não se observam distúrbios na concentração de potássio nesses animais.

Perdas gastrintestinais

As perdas gastrintestinais de potássio certamente representam uma causa importante de hipopotassemia; porém, os mecanismos envolvidos na gravidade e intensidade da queda nos níveis de potássio são mais complexos do que a simples perda desse íon no conteúdo estomacal e/ou intestinal. No vômito e na diarreia, além da perda de potássio, também ocorre grande perda de água, sódio e cloro. Nesse momento, a grande avidez pelo restabelecimento do volume circulante é capaz de produzir mecanismo renal cíclico, em que a grande reabsorção de sódio diante da falta de cloro aumenta a reabsorção de bicarbonato e a excreção de hidrogênio e potássio. Ou seja, a fisiopatologia da hipopotassemia por vômito e diarreia envolve ao menos três mecanismos: perda do conteúdo gastrintestinal; aumento da excreção renal de potássio; e transferência para o líquido intracelular devido à alcalose metabólica.[10]

Perdas renais de potássio

As doenças renais são as principais causas de hipopotassemia com redução do conteúdo orgânico total de potássio, em que a determinação da excreção fracionada de potássio (EF_K) é o principal método para se diferenciarem as causas renais e extrarrenais. Em pacientes hipopotassêmicos, valores superiores a 6% indicam excreção urinária anormalmente elevada de potássio, e valores inferiores a 4% sugerem perdas extrarrenais. A fórmula empregada para o cálculo, em porcentagem, da EF_K é:

$$\frac{U_K/S_K}{U_{Cr}/S_{Cr}} \times 100$$

em que U_K é a concentração urinária de potássio e S_K a concentração sérica de potássio; U_{Cr} é a concentração urinária de creatinina e S_{Cr} a concentração sérica de creatinina.[11] Cerca de 19% dos casos de hipopotassemia em gatos são atribuídos à insuficiência renal crônica, enquanto, em cães, a manifestação de hipopotassemia raramente está associada à insuficiência renal, exceto quando já apresentam outros fatores associados, como anorexia, vômito, diarreia e fluidoterapia sem reposição iônica adequada.[12]

Em humanos, o hiperaldosteronismo foi considerado raro por muitos anos, mas atualmente é reconhecido como um fator de grande prevalência nos casos de hipertensão arterial. Por isso, acredita-se que a escassez de relatos desse distúrbio hormonal em animais esteja relacionada com a baixa incidência de dosagens dos níveis séricos de aldosterona por parte dos médicos-veterinários e, portanto, com a falha diagnóstica. A aldosterona é um mineralocorticoide intimamente envolvido na taxa de excreção de potássio, pois, ao aumentar o influxo de sódio nas porções distais do néfron, principalmente ductos coletores, produz a redução da eletronegatividade do líquido intracelular. Desse modo, a saída de íons potássio e hidrogênio pela membrana luminal é favorecida, tornando o hiperaldosteronismo capaz de produzir hipopotassemia pela redistribuição do potássio para o líquido intracelular e pela excreção urinária desse íon. Contudo, em um estudo, 45% dos gatos com hiperaldosteronismo primário apresentavam valores séricos de potássio dentro do intervalo de normalidade; deles, 40% desenvolveram hipopotassemia de forma tardia. Diante disso, sugeriu-se que o distúrbio eletrolítico pode ser observado somente em fases avançadas da doença.[13]

A ação da aldosterona pode estar aumentada em pacientes submetidos à administração de diuréticos de alça, como as tiazidas e os osmóticos, pois reduzem o volume plasmático e aumentam o fluxo tubular. A ação mineralocorticoide exacerbada em animais portadores de hiperadrenocorticismo é capaz de produzir apenas hipopotassemia discreta; e, na maioria das vezes, os sintomas característicos desse distúrbio eletrolítico somente são observados na presença de outros fatores sinérgicos.[12]

Para mensurar os efeitos da aldosterona sobre a excreção urinária de potássio, pode-se determinar o gradiente de potássio transtubular (GPTT), que é calculado pela fórmula a seguir:

$$GPTT = [U_K/(U_{Osm}/S_{Osm})]/S_K$$

em que U_K e S_K representam as concentrações urinária e sérica de potássio, e U_{Osm} e S_{Osm} correspondem às osmolalidades urinária e sérica, respectivamente. Os valores de GPTT em cães e gatos normais são 4,2 ± 1,3 e 3,7 ± 0,9, respectivamente. No entanto, para que os valores de GPTT sejam validados, é necessário que a osmolalidade urinária seja superior a 300 mOsm/kg, e a concentração urinária de sódio superior a 25 mEq/ℓ. Na rotina clínica, valores de GPTT superiores a 5 sugerem aumento da atividade hormonal, enquanto valores inferiores a 3 indicam baixa na atividade mineralocorticoide.[11]

A acidose metabólica é bastante associada à hiperpotassemia pelo favorecimento da permuta de íons hidrogênio do meio extracelular por potássio do líquido intracelular. Entretanto, a hipopotassemia prevalece em casos de cetoacidose diabética, em que, entre os mecanismos atribuídos a esse achado, os mais relevantes são o aumento desproporcional na excreção urinária de potássio decorrente de poliúria e maior atividade da aldosterona.[14] A utilização de acidificantes urinários na prevenção da doença do trato urinário inferior dos felinos (DTUIF), principalmente quando a alimentação tem baixo teor de potássio, também é associada à hipopotassemia, pois a acidose sistêmica acarreta maior liberação de aldosterona, e mecanismo semelhante é observado em casos de acidose tubular renal distal em cães e gatos. No entanto, embora a acidose tubular renal proximal não seja capaz de produzir hipopotassemia de forma direta, a administração de grande quantidade de bicarbonato de sódio, utilizado no tratamento, provoca aumento do fluxo tubular e da eletronegatividade luminar, e consequente aumento da excreção de potássio.[10]

A obstrução uretral em felinos é uma enfermidade bastante frequente e capaz de produzir hiperpotassemia importante em algumas horas. No entanto, cerca de 24 horas após a hidratação e o restabelecimento do fluxo urinário, o concomitante aumento da pressão hidrostática tubular e da osmolaridade plasmática produzem alto débito urinário e hipopotassemia rebote.[15]

Diversos antibióticos podem produzir hipopotassemia; as penicilinas atuam como ânions não reabsorvíveis e, quando administradas em altas doses, por via intravenosa, aumentam o fluxo de sódio nos segmentos distais do néfron, promovendo a perda renal de potássio.[11] Os aminoglicosídeos causam aumento da excreção de potássio por meio da depleção de magnésio, porém esse mecanismo ainda não está completamente esclarecido.[16] A anfotericina B produz hipopotassemia, atuando principalmente nos segmentos distais do néfron, onde provoca acidose tubular renal e aumento da permeabilidade, por meio de vacúolos e poros na membrana luminal das células tubulares.[17]

Manifestações clínicas

A maioria dos cães e gatos portadores de hipopotassemia é assintomática, porém alguns distúrbios musculares, cardíacos, renais e desequilíbrio ácido-base são descritos com certa frequência nesses animais. O efluxo de potássio das células musculares é essencial para estimular a ventilação, produzir vasodilatação muscular e consequente aumento do fluxo sanguíneo e oferta de oxigênio nesse tecido durante exercícios físicos, justificando que a depleção iônica possa acarretar isquemia muscular.[18] O efeito da hipopotassemia sobre a musculatura esquelética humana é bem estabelecido como variável e proporcional ao grau de depleção iônica, em que a fraqueza muscular é relatada em pacientes com concentrações séricas inferiores a 3,0 mEq/ℓ e o aumento da enzima creatininaquinase em valores menores que 2,5 mEq/ℓ; entretanto, a rabdomiólise é evidenciada em valores inferiores a 2,0 mEq/ℓ.[19] Em animais com miopatia hipopotassêmica, pode-se observar, mais frequentemente, ventroflexão do pescoço associada a hipermetria dos membros torácicos e abdução dos membros posteriores ou postura plantígrada. Em casos de hipopotassemia extrema, os animais podem apresentar níveis elevados da enzima creatininaquinase e rabdomiólise, que, se agravados, produzem episódios de paralisia muscular, falência da musculatura respiratória e morte.[12]

A doença renal produzida pela hipopotassemia é denominada "nefropatia hipopotassêmica", em que os três principais mecanismos envolvidos são vasoconstrição renal, resistência à vasopressina e ativação do sistema complemento. A vasoconstrição acarreta redução significativa na perfusão do parênquima renal e taxa de filtração glomerular, enquanto a resistência à vasopressina resulta em poliúria, hipostenúria e polidipsia secundária. Além disso, a tentativa de minimizar a acidose tubular renal, que pode ser observada na hipopotassemia normoclorêmica, é baseada em aumento significativo da amoniogênese, o que ocasiona níveis elevados de amônia, que, por sua vez, produz infiltrado inflamatório e desenvolvimento de doença tubulointersticial crônica, por meio da ativação do sistema complemento.[11]

A hipopotassemia pode acarretar alterações eletrocardiográficas, em que as mais descritas são o aumento da onda P, o prolongamento dos intervalos PR e QT, a redução ou inversão da onda T, o infradesnível do segmento ST e a presença de onda U. Além disso, pode retardar a repolarização das células cardíacas e produzir arritmias supraventriculares e ventriculares irresponsivas aos antiarrítmicos de classe I, como bradicardia sinusal, bloqueio atrioventricular de primeiro grau, taquicardia atrial paroxística e dissociação atrioventricular. É importante lembrar que em cães e gatos não existe uma correlação entre os diferentes distúrbios eletrocardiográficos e a intensidade da hipopotassemia, assim como dificilmente oferecem risco de morte, se considerados como fator isolado, diferentemente do observado em casos de hiperpotassemia.[20]

Tratamento

A abordagem terapêutica da hipopotassemia pode ser dividida em três aspectos principais: interrupção ou alívio da causa do distúrbio eletrolítico; restabelecimento dos níveis séricos com a administração de soluções ricas em potássio; e suplementação de potássio para manutenção da normocalemia diante da impossibilidade de extinguir as causas de base.

A administração intravenosa de fluidos com altas concentrações de potássio é a abordagem terapêutica mais empregada diante da hipopotassemia sintomática, em que se objetiva a elevação rápida dos níveis séricos de potássio. A utilização de soluções glicosadas ou com baixas concentrações de potássio devem ser evitadas porque podem acentuar a hipopotassemia pela secreção endógena de insulina ou efeito diluicional, além do aumento da taxa de filtração glomerular. Não existe uma dose bem estabelecida e considerada ideal para a suplementação intravenosa de potássio devido à diversidade de origens da hipopotassemia; no entanto, sugere-se a utilização de doses diárias baseadas no peso corpóreo e na intensidade da hipopotassemia (Quadro 113.2) que devem ser adaptadas individualmente, baseando-se em exames laboratoriais sequenciais.[21]

A concentração de cloreto de potássio mais indicada para a reposição iônica é de 30 a 40 mEq/ℓ; no entanto, em pacientes portadores de hipopotassemia grave, pode-se observar resposta bifásica, com redução inicial seguida de elevação nos níveis séricos de potássio. Por isso, pode ser necessária suplementação das soluções até atingir entre 60 e 80 mEq/ℓ. Porém, deve-se considerar que concentrações superiores a 60 mEq/ℓ estão associadas a dor e flebites. É importante lembrar que a hipopotassemia pode estar associada à deficiência de outros íons, principalmente cloro ou fósforo nas perdas gastrintestinais, alcalose metabólica e cetoacidose diabética. Portanto, na maioria dos casos, a suplementação deve ser realizada com soluções de cloretos e fosfatos de potássio. A taxa de infusão intravenosa de potássio não deve exceder 0,5 mEq/kg/h, e, para que essa taxa seja constante, é necessário que o frasco no qual

QUADRO 113.2 Dose sugerida de cloreto de potássio (KCl) de acordo com a intensidade da hipopotassemia.[21]

Hipopotassemia	Concentração sérica de potássio (mEq/ℓ)	Dose de KCl/24 h
Discreta	3 a 3,5	2 a 3 mEq/kg
Moderada	2,5 a 3	3 a 5 mEq/kg
Intensa	< 2,5	5 a 10 mEq/kg

a solução foi diluída seja homogeneizado constantemente, pois taxas superiores podem acarretar efeitos adversos na condução cardíaca (Quadro 113.3). A concentração de potássio nas soluções administradas pela via subcutânea não deve ser superior a 35 mEq/ℓ.[22]

A administração oral de potássio é considerada mais efetiva e segura, porém essa via é limitada em pacientes com vômitos frequentes ou anoréxicos não submetidos à nutrição enteral. Existe uma grande variedade de soluções disponíveis para a realização de suplementação oral de potássio, como cloreto, fosfato, gliconato, citrato, bicarbonato e acetato. A alta palatabilidade faz com que as soluções de gliconato de potássio sejam mais empregadas em veterinária, visto que a baixíssima palatabilidade restringe o uso de cloretos e fosfatos. A utilização de cápsulas para facilitar a administração dessas soluções foi associada a ulcerações do trato digestório.[24]

A dosagem a ser empregada na suplementação oral é bastante variada, visto que a necessidade diária de potássio não apresenta correlação linear com o peso. Além disso, a intensidade das causas da hipopotassemia também pode ser diferente em cada caso. No entanto, para gatos, as doses iniciais variam de 2 a 5 mEq, 2 vezes/dia; para cães, a dose diária varia de 2 a 44 mEq, distribuídas em 2 ou 3 vezes/dia. A grande variação da dose torna necessário o monitoramento, com mensurações periódicas para a correção da dose empregada de forma individual em suplementações crônicas.[11]

HIPERPOTASSEMIA

A hiperpotassemia é caracterizada quando o nível sérico de potássio é superior a 5,5 mEq/ℓ. Para que esse distúrbio eletrolítico aconteça, é necessário um balanço externo positivo. Este ocorre quando o aporte é superior à excreção gastrintestinal ou urinária de forma sustentada, ou em alterações orgânicas que produzam a migração do potássio intracelular para o líquido extracelular (Quadro 113.4).

Pseudo-hiperpotassemia

Os valores obtidos em dosagens realizadas no soro são superiores aos obtidos no plasma; essa diferença é atribuída à liberação de potássio pelas plaquetas durante o processo de coagulação. Demonstrou-se que a diferença entre o valor sérico e plasmático aumenta de forma concomitante à contagem de plaquetas em cães, em que a diferença, em média, nos cães com contagem de plaqueta dentro da normalidade (150.000 a 600.000/μℓ) foi de 0,63 mEq/ℓ, enquanto em trombocitopênicos (< 150.000/μℓ) foi de 0,09 mEq/ℓ, e em cães com trombocitose, 1,55 mEq/ℓ.[25]

Na maioria dos cães, durante a maturação dos reticulócitos, ocorre degradação total da enzima Na^+/K^+-ATPase; por isso, os valores intracelulares dos eritrócitos maduros são muito próximos aos observados no líquido extracelular. Porém, uma minoria dos cães, devido a uma característica autossômica recessiva, cujas maiores prevalências são observadas em Akita (26%), Jindo (42%) e Shiba (12 a 38%), não apresenta degradação tão exacerbada dessa enzima, mantendo alta a concentração de potássio dentro dos reticulócitos.[26] Em cães da raça English Springer Spaniel, foram descritos casos de deficiência da enzima eritrocitária fosfofrutoquinase e consequente elevação dos níveis de potássio dentro dos eritrócitos desses animais.[27]

QUADRO 113.3 Preparo de soluções e taxa de infusão recomendadas de cloreto de potássio (KCl) em cães e gatos.[23]

Concentração sérica de potássio (mEq/ℓ)	Quantidade de KCl (mEq) a adicionar em 250 mℓ de fluido	Quantidade de KCL (mEq) a adicionar em 1 ℓ de fluido	Taxa de infusão máxima de fluido* (mℓ/kg/h)
< 2.0	20	80	6
2,1 a 2,5	15	60	8
2,6 a 3	10	40	12
3,1 a 3,5	7	28	18
3,6 a 5	5	20	25

*Não exceder 0,5 mEq/kg/h.

QUADRO 113.4 Causas mais conhecidas de hiperpotassemia em cães e gatos.

Pseudo-hiperpotassemia
- Trombocitose
- Hiperpotassemia eritrocitária
  - Akita
  - Jindo
  - Shiba
  - English Springer Spaniel

Aporte aumentado de potássio
- Fator apenas contributivo

Transferência de potássio para o líquido extracelular
- Síndrome de lise tumoral
- Tromboembolismo
- Distrofia muscular hipertrófica
- Miopatia induzida por exercício físico
- Hipotiroidismo
- Acidemias agudas
  - Inorgânica
- Hiperosmolaridade
- Insuficiência insulínica
  - Cetoacidose diabética
- Aminoácidos
  - Lisina
  - Arginina
- Medicamentos
  - Betabloqueadores
  - Ciclosporina A
  - Tacrolimo
  - Digoxina
- Intoxicação por Oleandro (*Nerium oleander*)

Menor excreção urinária de potássio
- Doença renal oligúrica ou anúrica
- Obstrução uretral
- Ruptura de vias urinárias
- Hiponatremia
  - Salmonelose
  - Tricuríase
  - Úlcera duodenal perfurada
  - Hemorragias
  - Quadros efusivos
- Medicamentos
  - Inibidores e bloqueadores da enzima de conversão da angiotensina (ECA)
  - Heparina
  - Anti-inflamatórios não esteroides
  - Espironolactona
  - Amilorida
  - Trianterenо
- Trimetoprima
- Dantrolene

Aporte aumentado de potássio

O incremento de potássio na alimentação produz aumento quase que proporcional na absorção estomacal e intestinal desse íon, visto que seu conteúdo fecal é percentualmente pouco afetado pela variação da dieta. Por outro lado, a oscilação dos níveis séricos é mínima, pois o organismo tem diversos mecanismos protetores. A resposta insulínica pós-prandial e a liberação de catecolaminas fazem com que o potássio que chega ao plasma seja imediatamente direcionado ao líquido intracelular até que o aumento da excreção urinária restabeleça o balanço externo normal de potássio. Esses mecanismos tornam extremamente improvável que a hiperpotassemia seja produzida exclusivamente por alterações do conteúdo de potássio na dieta em pacientes nos quais as capacidades de influxo celular e de excreção urinária desse íon estejam preservadas. Há relato de hiperpotassemia grave após ingestão de grande quantidade de potássio em humanos portadores de insuficiência renal crônica, e acredita-se que o mesmo ocorra em animais diabéticos ou tratados com betabloqueadores, digitálicos e inibidores da enzima conversora de angiotensina (ECA), em que o influxo celular ou a excreção renal de potássio estejam restritos.[8,11]

Transferência de potássio para o líquido extracelular

A enorme quantidade de potássio encontrado no líquido intracelular o torna uma fonte potencial para a manutenção dos níveis séricos. No entanto, um aumento anormal da migração desse íon para o meio extracelular é causa bastante conhecida de hiperpotassemia. Um modo de migração rápida de potássio é a lesão celular em grande escala, com extravasamento do líquido intracelular. A hiperpotassemia foi observada após rádio ou quimioterapia em animais portadores de linfoma e gatos com tromboembolismo submetidos ao tratamento com estreptoquinase.[28-30]

Algumas miopatias em cães e gatos, como a distrofia muscular hipertrófica e as induzidas por exercício físico, apresentam potencial para a produção de hiperpotassemia por rabdomiólise.[8,31] A hiperpotassemia em casos de lesão celular induzida por exercício físico é relatada em cães não condicionados. Apesar de esse aumento sérico de potássio sempre estar associado à acidose láctica importante, os fatos de Greyhounds apresentarem acidose láctica grave sem hiperpotassemia e de a infusão de ácido láctico não produzir hiperpotassemia descartam a hipótese de esse distúrbio iônico ter como causa a acidose metabólica.[32] Apesar de a concentração plasmática média de potássio nos cães hipotireoideos ser mais elevada do que em eutireoideos devido à redução na concentração de Na^+/K^+-ATPase na musculatura esquelética, o hipotireoidismo isolado não é capaz de produzir hiperpotassemia em cães, mas pode ser um importante fator contributivo.[33]

A permuta de potássio do líquido intracelular por íons hidrogênio do meio extracelular é amplamente relatada como mecanismo de controle orgânico do pH sanguíneo em casos de acidemia. No entanto, apenas a acidose metabólica inorgânica aguda é capaz de produzir hiperpotassemia clinicamente significativa, visto que a alteração nesses casos pode variar de 0,17 a 1,67 mEq/ℓ por cada redução de 0,1 U no pH sanguíneo. Já a acidose metabólica orgânica induzida com cetoácidos ou ácido láctico não alterou os níveis séricos de potássio de forma significativa, e a acidose respiratória produziu aumento bastante discreto de aproximadamente 0,14 mEq/ℓ nos níveis séricos de potássio para cada queda de 0,1 U no pH sanguíneo, o que, de modo isolado, dificilmente apresentará sintomatologia clínica relevante.[9] Por isso, a hiperpotassemia observada em poucos casos de cetoacidose diabética em cães (10%) e gatos (8%) pode ser atribuída principalmente a hiperosmolalidade e redução da atividade insulínica.[34]

A hiperosmolalidade é capaz de produzir hiperpotassemia, pois induz desidratação celular para a redistribuição de água entre os diferentes compartimentos orgânicos, e o aumento na concentração de potássio no líquido intracelular, associado ao efeito de arrasto da água, favorece a migração desse íon para o líquido extracelular.[11]

A absorção de potássio é precoce em relação à de água no trato gastrintestinal, por isso produz aumento instantâneo na concentração plasmática desse soluto. Considerando-se a necessidade de 4 a 6 horas para que ocorra significativa excreção urinária desse íon, seria possível imaginar que a ingestão de potássio, mesmo que dentro das necessidades diárias do animal, produzisse intensa hiperpotassemia. No entanto, simultaneamente à absorção, ocorre rápido influxo de potássio para o líquido intracelular, particularmente na musculatura e no fígado, como mecanismo de proteção fundamental, visto que a concentração extracelular de potássio é tão baixa que ingestões de aproximadamente 50% das necessidades diárias de potássio seriam capazes de oferecer risco de morte por hiperpotassemia, se não houvesse o influxo iônico para o líquido intracelular.[11]

Alguns fármacos podem predispor à hiperpotassemia por prejudicarem o influxo de potássio nas células por meio da inibição da enzima Na^+/K^+-ATPase, como betabloqueadores, ciclosporina A, tacrolimo e digoxina. Já a infusão de lisina e arginina pode predispor à hiperpotassemia, uma vez que elas são permutadas por potássio ao entrar nas células.[35] A intoxicação pela planta oleandro (Nerium *oleander*), que contém glicosídeos (digitoxigenina, oleandrina e *Nerium*), é capaz de inibir a atividade da bomba de sódio/potássio e produzir hiperpotassemia.[36]

Redução da excreção urinária de potássio

A caliurese é responsável pela excreção de cerca de 90% do potássio ingerido, por isso qualquer fator que reduza significativamente essa via de excreção é capaz de produzir hiperpotassemia. A doença renal é associada à hiperpotassemia sem outros fatores concomitantes quando manifestam oligúria ou anúria, por isso são mais frequentes na forma aguda.[12] Já a doença renal crônica raramente é associada ao aumento significativo nos níveis séricos de potássio, exceto em estágios terminais, nos quais são mais frequentes episódios de oligúria, visto que mecanismos adaptativos são capazes de aumentar a capacidade de excreção pelo trato gastrintestinal e néfrons remanescentes. Pacientes com a função renal preservada conseguem excretar até 67% do potássio ingerido no período de 5 horas, enquanto doentes renais crônicos possuem essa capacidade reduzida para menos de 37%. Isso faz com que esses animais sejam muito mais sensíveis a cargas agudas de potássio, podendo demorar até 3 dias para o restabelecimento do balanço externo de potássio.[11]

A obstrução uretral é outra causa bastante comum de hiperpotassemia, principalmente em gatos adultos e machos, em decorrência da doença do trato urinário inferior dos felinos (DTUIF), e em algumas raças de cães que apresentam obstruções ao expelir cálculos vesicais. Em gatos nos quais obstrução uretral foi induzida experimentalmente, observou-se hiperpotassemia em menos de 48 horas.[15] O uroperitônio, cujas principais etiologias em medicina veterinária são as cistocenteses recorrentes ou ruptura de vias urinárias, costuma produzir hiperpotassemia de forma um pouco mais lenta do que a obstrução uretral, pela reabsorção iônica do líquido abdominal.[12]

O hipoadrenocorticismo é caracterizado pela menor excreção de glicocorticoides e mineralocorticoides, principalmente da aldosterona, que, na maioria das vezes, acarreta hiponatremia e hiperpotassemia, com relação plasmática de sódio/potássio inferior a 27:1. A hiperpotassemia se origina na redução dos efeitos da aldosterona sobre a reabsorção de água e sódio no intestino e porções distais do néfron, o que leva a depleção do volume plasmático e menor taxa de filtração glomerular. Isso limita a capacidade de excreção de potássio pela urina, além do carreamento iônico que a redistribuição de líquido para o meio extracelular proporciona.[12]

Existem diversos relatos da associação de hiperpotassemia e hiponatremia em cães com a função adrenal normal, principalmente em algumas doenças gastrintestinais (salmonelose, tricuríase, úlcera duodenal perfurada), hemorragias, doença renal aguda e diferentes causas de quadros efusivos, como quilotórax e torção de lobo pulmonar.[37-39] Gatos com quadros efusivos por carcinoma abdominal ou peritonite infecciosa felina também apresentaram padrões eletrolíticos semelhantes ao observado nos casos de hipoadrenocorticismo.[40] Por isso, o diagnóstico definitivo de hipoadrenocorticismo não deve ser baseado exclusivamente no distúrbio eletrolítico, e sim em exames específicos, como estimulação com hormônio adrenocorticotrófico (ACTH).

Alguns medicamentos podem reduzir a excreção urinária de potássio; no entanto, normalmente são considerados apenas contribuintes para o desenvolvimento de hiperpotassemia em pacientes portadores de outros fatores predisponentes. Esses fármacos dificilmente são capazes de produzir hiperpotassemia em pacientes com a função renal preservada e sem suplementação iônica, porém deve-se atentar a associações entre esses medicamentos. Grande parte dos fármacos que produz hiperpotassemia o faz por meio da restrição dos efeitos da aldosterona de forma direta ou indireta, mimetizando a hiperpotassemia observada no hipoadrenocorticismo. Os exemplos mais comuns daqueles que atuam na menor liberação de aldosterona são os inibidores da enzima conversora de angiotensina, os bloqueadores de receptores para a angiotensina II, a heparina que reduz a afinidade da angiotensina II na zona glomerulosa e os anti-inflamatórios não esteroides, que atenuam a produção de prostaglandinas atuantes na liberação de renina e canais de potássio das células tubulares renais.[35,41]

Os diuréticos, também conhecidos como poupadores de potássio, podem produzir hiperpotassemia por meio da ação sobre as células principais dos ductos coletores; a espironolactona compete com a aldosterona, enquanto a amilorida e o triantereno bloqueiam os canais de sódio. A trimetoprima apresenta estrutura semelhante à amilorida, por isso pode produzir hiperpotassemia em doses elevadas, quando administrada em insuficientes renais com urina ácida.[35] Há relato de hiperpotassemia produzida pela administração de dantrolene em cães, porém os mecanismos envolvidos não são discutidos.[42]

Manifestações clínicas

As principais manifestações clínicas relacionadas com a hiperpotassemia são oriundas da hiperexcitabilidade da membrana celular por meio da redução do potencial de repouso, ou seja, menos negativo e mais próximo do limiar de potencial de ação. Porém, em situações de hiperpotassemia extrema, em que o potencial de repouso é superior ao limiar de potencial, as células não são repolarizadas após a despolarização e tornam-se absolutamente refratárias. A musculatura estriada é a mais atingida por esse estado de hiperexcitabilidade; no entanto, observa-se fraqueza muscular apenas quando os valores séricos atingem 8,0 mEq/ℓ. Por isso, as alterações eletrocardiográficas são as mais utilizadas como indicativo precoce de hiperpotassemia em cães e gatos.[12]

Em casos de hiperpotassemia discreta (5,7 a 6,0 mEq/ℓ), embora de forma inconsistente, pode-se observar aumento, estreitamento ou forma apiculada da onda T, devido à aceleração da repolarização ventricular. A condução pelo nó atrioventricular torna-se mais lenta quando os níveis séricos atingem valores maiores que 7 mEq/ℓ, em que frequentemente se observa a redução da onda P e o prolongamento do intervalo PR, podendo caracterizar episódios de bloqueio atrioventricular. As elevações graves dos níveis séricos de potássio (> 8,5 mEq/ℓ) resultam em interrupção da atividade atrial com ausência da onda P, bradicardia e ritmo juncional. A hiperpotassemia extrema, com níveis superiores a 9,0 mEq/ℓ, produz alargamento significativo do complexo QRS, podendo apresentar fusão entre o complexo QRS e onda T e, em alguns casos, presença de complexo de escape. Em casos nos quais a concentração sérica de potássio atinge valores maiores de 10,0 mEq/ℓ, é possível a evolução para fibrilação ou assistolia ventricular. Algumas alterações, como desvio de eixo cardíaco e bloqueio de ramos, podem surgir em hiperpotassemias progressivas decorrentes da baixa condutividade dos tecidos cardíacos especializados. Além disso, é importante lembrar que as manifestações clínicas da hiperpotassemia são seriamente agravadas quando ocorre hipopotassemia, hiponatremia e acidose.[43]

Tratamento

Alguns critérios devem ser adotados para a realização do tratamento da hiperpotassemia; o mais utilizado é aquele no qual hiperpotassemias inferiores a 6,5 mEq/ℓ devem ser monitoradas e tratadas apenas com a retirada das causas de base, associada a interrupção de qualquer fonte de potássio ou fármacos contributivos à hiperpotassemia. Em animais sintomáticos, com alterações eletrocardiográficas ou níveis séricos de potássio superiores a 6,5 mEq/ℓ, devem ser instituídos tratamentos adicionais que acelerem a queda da concentração sérica desse íon. No entanto, valores superiores a 7,5 mEq/ℓ necessitam de intervenção rápida, enquanto portadores de níveis superiores a 8,5 mEq/ℓ são considerados emergenciais.[22]

Em poucos minutos, a administração intravenosa de gliconato de cálcio, na dose de 200 a 1.000 mg por animal, pode reduzir os efeitos da hiperpotassemia sobre a excitabilidade da membrana celular, pois a hipercalcemia é capaz de elevar o limiar do potencial de ação e restabelecer a diferença normal em relação ao potencial de repouso da membrana, mas o período hábil é inferior a 1 hora. A utilização de bicarbonato de sódio, na dose de 1 a 2 mEq/kg, pela via intravenosa, induz a migração de íons potássio do líquido extracelular para o intracelular, pois são trocados com íons hidrogênio destinados ao tamponamento do bicarbonato. No entanto, o tempo necessário para atingir a efetividade máxima é cerca de 1 hora e tem um período hábil de aproximadamente 4 horas, sendo permitidas reaplicações com monitoramento hemogasométrico. Todavia, a administração de bicarbonato de sódio não foi efetiva no tratamento de hiperpotassemia em pacientes anestesiados ou doentes renais terminais.[11]

A administração de soluções glicosadas induz ao aumento da secreção endógena de insulina, portanto à transferência de potássio do meio extra para o intracelular, e esse efeito pode ainda ser potencializado com a adição de insulina exógena; no entanto, incorre em risco de hipoglicemia. Em gatos com hiperpotassemia por obstrução uretral, a dose de insulina a ser adicionada à fluidoterapia é de 0,5 a 1,0 U/kg associada à glicose (2 g/U de insulina incrementada). No entanto, aconselha-se a realização de mensurações repetidas da glicemia.[44]

O uso de sulfonato de poliestireno, por via oral, em associação a sorbitol ou em enema de retenção, pode ajudar no aumento da excreção gastrintestinal de potássio, pois essa resina atua como adstringente de íons potássio e aumenta a reabsorção de sódio. É importante salientar relatos de necrose intestinal em humanos após o uso dessa resina e a existência de restrições à hipernatremia, em pacientes portadores de cardiopatias congestivas e doenças renais oligúricas.[45]

A fluidoterapia diluicional e a administração de diuréticos de alça e tiazidas também podem colaborar com o aumento da excreção urinária de potássio. Além disso, sugere-se o emprego de acetato de fludrocortisona em casos de hiperpotassemia idiopática não responsiva aos tratamentos anteriormente citados para testar a resposta à ação dos mineralocorticoides.[22] A hemodiálise é uma alternativa bastante eficiente em pacientes refratários aos tratamentos citados, porém a baixa disponibilidade dessa técnica torna a diálise peritoneal uma alternativa mais eficaz.

REFERÊNCIAS BIBLIOGRÁFICAS

1. Bilbrey GL, Herbin L, Carter NW. Skeletal muscle resting membrane potential in potassium deficiency. J Clin Invest. 1973;52(12):3011-8.
2. De Harrison JB, Sussmann HH, Pickering DE. Fluid and eletrolyte therapy in small animals. J Am Vet Med Assoc. 1960;137:637-45.
3. Hornfeldt CS, Westfall ML. Suspected bentonite toxicosis in a cat from ingestion of clay cat litter. Vet Hum Toxicol. 1996;38(5):365-6.
4. Whyte KF, Reid C, Addis GJ, Whitesmith R, Reid JL. Salbutamol induced hypokalemia: the effect of theophylline alone and in combination with adrenaline. Br J Clin Pharmacol. 1988;25:571-8.
5. Lam L, Nair RJ, Tingle L. Thyrotoxic periodic paralysis. Baylor University Medical Center Proceedings. 2006;19:126-9.
6. Lee K, Taylor EA, Oh VM, Cheah JS, Aw SE. Hyperinsulinism in thyrotoxic hypokalemic periodic paralysis. Lancet. 1982;2:751-2.
7. Koht A, Cane R, Cerullo LJ. Serum potassium levels during prolonged hypothermia. Intensive Care Med. 1983;9:275-7.
8. Gaschen F, Jaggy A, Jones B. Congenital diseases of feline muscle and neuromuscular junction. J Feline Med Surg. 2004;6:355-66.
9. Adrogué HJ, Madias NE. Changes in plasma potassium concentration during acute acid base disturbances. Am J Med. 1981;71:456-67.
10. DiBartola SP. Distúrbios ácido-básicos metabólicos. In: DiBartola SP. Anormalidades de fluidos, eletrólitos e equilíbrio ácido-básico na clínica de pequenos animais, São Paulo: Roca; 2007. p. 239-69.
11. DiBartola SP, De Morais HA. Distúrbios relacionados ao potássio: hipo e hipercalemia. In: DiBartola SP. Anormalidades de fluidos, eletrólitos e equilíbrio ácido-básico na clínica de pequenos animais. São Paulo: Roca; 2007. p. 87-114.
12. Phillips SL, Polzin DJ. Clinical disorders of potassium homeostasis: hyperkalemia and hypokalemia. Vet Clin North Am Small Anim Pract. 1998;28:545-64.
13. Schulman RL. Feline primary hyperaldosteronism. Vet Clin North Am Small Anim Pract. 2010;40:353-9.
14. Hume DZ, Drobatz KJ, Hess RS. Outcome of dogs with diabetic ketoacidosis. J Vet Intern Med. 2006;20:547-55.
15. Finco DR, Cornelius LM. Characterization and treatment of water, electrolyte, and acid-base imbalances of induced urethral obstruction in the cat. Am J Vet Res. 1977;38:823-30.
16. Gearhart MO, Sorg TB. Foscarnet-induced severe hypomagnesemia and other electrolyte disorders. Ann Pharmacother. 1993;27:285-9.
17. Sawaya B. Amphotericin B nephrotoxicity the adverse consequences of altered membrane properties. J Am Soc of Nephrol. 1995;6:154-64.
18. Band DM, Lim M, Linton RAF, Wolff CB. Changes in arterial plasma potassium during exercise. J Physiol. 1985;328:74-85.
19. Knochel JP. Neuromuscular manifestations of electrolyte disorders. Am J Med. 1982;72(3):521-35.
20. Diercks DB, Shumaik GM, Harrigan RA, Brady WJ, Chan TC. Eletrocardiographic manifestations: eletrolyte abnormalities. J Emerg Med. 2004;27:153-60.
21. Schaer M. Therapeutic approach to electrolyte emergencies. Vet Clin Small Anim. 2008;38(2):513-33.
22. Willard M. Therapeutic approach to chronic electrolyte disorders. Vet Clin North Am Small Anim Pract. 2008;38(3):535-41.
23. Greene RW, Scott RC. Lower urinary tract disease. In Ettinger SJ (editor). Textbook of veterinary internal medicine. Philadelphia: WB Saunders; 1975. p. 1572.
24. Trechot P, Moore N, Bresler L, Castot A, Gay G, Netter P, Royer R. Potassium chloride tablets and small bowel stenoses and perforations: two studies in the French pharmacovigilance system. Am J Gastroenterol. 1994;89:1268.
25. Reimann KA, Knowlen GG, Tvedten HW. Factitious hyperkalemia in dogs with thrombocytosis: The effect of platelets on serum potassium concentration. J Vet Int Med. 1989;3:47-52.
26. Fujise H, Higa K, Nakayama T, Wada K, Ochiai H, Tanabe Y. Incidence of dogs possessing red blood cells with high K in Japan and East Asia. J Vet Med Sci. 1997;59:495-7.
27. Giger U, Harvey JW. Hemolysis caused by phosphofructokinase deficiency in English Spriger Spaniel: seven cases (1983-1986). J Am Vet Med Assoc. 1987;191(4):453-9.
28. Calia CM, Hohenhaus AE, Fox PR, Meleo KA. Acute tumor lysis syndrome in a cat with lymphoma. J Vet Intern Med. 1996;10:409-11.
29. Laing EJ, Fitzpatrick PJ, Binnington AG, Norris AM, Mosseri A, Rider WD, Valli VE, Baur A. Half-body radiotherapy in the treatment of canine lymphoma. J Vet Intern Med. 1989;3:102-8.
30. Moore KE, Morris N, Dhupa N, Murtaugh RJ, Rush JE. Retrospective study of streptokinase administration in 46 cats with arterial thromboembolism. J Vet Emerg Crit Care. 2000;10:245-7.
31. Knochel JP, Blanchley JD, Johnson JH, Carter NW. Muscle cell electrical hyperpolarization and reduced exercise hyperkalemia in physically conditioned dogs. J Clin Invest. 1985;75(2):740-5.
32. Ilkiw JE, Davis PE, Church DB. Hematologic, biochemical, blood gas, and acid base values in greyhounds before and after exercise. Am J Vet Res. 1989;50(4):583-6.
33. Schaafsma IA, Van Emst MG, Kooistra HS, Verkleij CB, Peeters ME, Rijnberk A, Everts ME. Exercise-induced hyperkalemia in hypothyroid dogs. Domest Anim Endocrinol. 2002;22(2):113-25.
34. Feldman EC, Nelson RW: Diabetes *mellitus*. In: Feldman EC, Nelson RW. Canine and feline endocrinology. 2. ed. Philadelphia: WB Saunders; 1996. p. 401.
35. Perazella MA. Drug-induced hyperkalemia: old culprits and new offenders. Am J Med. 2000;109(4):307-14.
36. Markov AK, Payment MF, Hume AS, Rao MR, Markov MA, Skelton TN, Lehan PH. Fructose- 1,6 diphosphate in the treatment of oleander toxicity in dogs. Vet Hum Toxicol. 1999;41(1):9-15.
37. DiBartola SP, Johnson SE, Davenport DJ, Prueter JC, Chew DJ, Sherding RG. Clinicopathologic findings resembling hypoadrenocorticism in dogs with primary gastrointestinal disease. J Am Vet Med Assoc. 1985;187(1):60-3.
38. Willard MD, Fossum TW, Torrance A, Lippert A. Hyponatremia and hyperkalemia associated with idiopathic or experimentally induced chylothorax in four dogs. J Am Vet Med Assoc. 1991;199(3):353-8.
39. Willard MD, Refsal K, Thacker E. Evaluation of plasma aldosterone concentrations before and after ACTH administration in clinically normal dogs and in dogs with various diseases. Am J Vet Res. 1987;48(12):1713-8.
40. Bissett SA, Lamb M, Ward CR. Hyponatremia and hyperkalemia associated with peritoneal effusion in four cats. J Am Vet Med Assoc. 2001;218:1590-2.
41. Oster JR, Singer I, Fishman LM. Heparin-induced aldosterone suppression and hyperkalemia. Am J Med. 1995;98(6):575-86.
42. San Juan AC, Wong KC, Port D. Hyperkalemia after dantrolene and verapamil-dantrolene administration in dogs. Anesth Analg. 1988;67(8):759-62.
43. Miller MS, Tilley LP. Manual of feline and canine cardiology. Philadelphia: WB Saunders; 1995. p 304-5.
44. Schaer M. Disorder of potassium metabolism. Vet Clin North Am Small Anim Pract. 1982;12(3):399-409.
45. Gerstman BB, Kirkman K, Platt R. Intestinal necrosis associated with postoperative orally administered sodium polystyrene sulfonate in sorbitol. Am J Kidney Dis. 1992;20(2):159-61.

114 Distúrbios de Cálcio e Fósforo

Luciano Henrique Giovaninni

INTRODUÇÃO

A homeostase do cálcio e do fósforo no organismo animal requer a atividade endócrina exercida por paratormônio, calcitonina e calcitriol sobre os sistemas gastrentérico, ósseo e renal. O cálcio e o fósforo são essenciais para a manutenção de diversos processos metabólicos intracelulares, extracelulares, bem como para a integridade da função óssea, o que faz com que a avaliação laboratorial do metabolismo desses eletrólitos seja de suma importância na identificação e no monitoramento de diversas afecções.

FISIOLOGIA

Cálcio

O cálcio presente no organismo é distribuído da seguinte forma: 99% na matriz óssea, 0,9% na membrana celular e no retículo endoplasmático, e 0,1% no fluido extracelular, do qual uma mínima quantidade, de 0,00002%, encontra-se no citoplasma. Desse modo, o cálcio sérico corresponde a aproximadamente 0,1% do total de cálcio presente no organismo; apresentando-se dividido em três frações:[1-3]

- Cálcio sérico ligado às proteínas plasmáticas (principalmente à albumina), que representa de 40 a 45% do cálcio sérico total
- Cálcio sérico quelado a ânions orgânicos ou inorgânicos, como o citrato, o lactato, o bicarbonato e o fosfato, correspondendo de 5 a 10% do cálcio sérico total
- Cálcio sérico livre, também, denominado "cálcio ionizado" ou "cálcio iônico", que corresponde a aproximadamente 50% do cálcio sérico total.

O cálcio sérico ionizado é a fração do cálcio sérico total responsável por exercer o controle da resposta celular, ou seja, atua como um mensageiro entre os meios extracelular e intracelular, devido à capacidade de ação com os receptores de cálcio presentes em diferentes órgãos, como paratireoides, rins e intestinos; o que o torna responsável pela manutenção de diferentes processos fisiológicos,[3-7] como: promover a atividade celular muscular, a transmissão neuromuscular e a condução do estímulo neurológico; participar da divisão e do crescimento celular e de reações enzimáticas, promovendo a coagulação sanguínea e controlando a produção e/ou a secreção hormonal; manter a estabilidade das membranas celulares; controlar a formação ou a reabsorção óssea, sendo responsável pela manutenção da integridade estrutural e funcional de dentes e ossos.

A fração de cálcio sérico ligada às proteínas plasmáticas encontra-se 75% conectada aos grupos carboxila da albumina, dado que a afinidade para essa ligação sofre influência do equilíbrio ácido-base e das concentrações plasmáticas de proteínas e de ácidos graxos livres.[3,7] Assim, nas situações em que se observam alterações nas concentrações séricas de albumina (como nos casos de hipoalbuminemia),[8-10] de ácidos graxos livres (como em sepse, pancreatite ou cetoacidose diabética), e em casos de desequilíbrio ácido-base (como na acidose metabólica), há alteração da afinidade de ligação do cálcio com as proteínas séricas, o que pode resultar na alteração das proporções com que as frações de cálcio sérico total se distribuem. Exemplos: nos casos de pancreatite, que podem acarretar o aumento nas concentrações plasmáticas de ácidos graxos livres; também nas situações de alcalose (metabólica ou respiratória) nas quais ocorre aumento da afinidade do cálcio para a ligação com as proteínas séricas, favorecendo a hipocalcemia ionizada, sem necessariamente os valores das concentrações séricas de cálcio total.[7,10]

Fósforo

Na matriz óssea (hidroxiapatita), encontram-se de 85 a 90% do fósforo presente no organismo animal. Cerca de 10 a 15% situam-se no fluido intracelular e, aproximadamente, 1% no fluido extracelular.[6,9,11-13] A fração de fósforo existente tanto no fluido intracelular quanto extracelular apresenta-se em duas formas:[12,13]

- Fosfato orgânico: componente dos fosfolipídios, das fosfoproteínas, do ácido nucleico, da adenosina trifosfato (ATP) e da adenosina difosfato (ADP)
- Fosfato inorgânico, que pode estar:
  - Ligado a cátions, como o sódio, o magnésio ou o cálcio
  - Ligado a proteínas, principalmente a albumina
  - Nas formas iônicas (livres): na proporção de 80% na forma bivalente ou monoácida (HPO_4^{2-}) e 20% na forma monovalente ou diácida ($H_2PO_4^-$).

O fosfato é fundamental nos processos metabólicos, sendo um importante componente no metabolismo energético, pois está presente na molécula de adenosina trifosfato (ATP) e adenosina difosfato (ADP), bem como de 2,3-difosfoglicerato. Também age na fosforilação oxidativa e na glicogenólise, além de contribuir para a manutenção do equilíbrio ácido-base, por ser o principal tampão intracelular e um dos principais tampões tubulares renais.[12,13]

METABOLISMO DE CÁLCIO E FÓSFORO

O metabolismo de cálcio e fósforo é regulado pela interação do paratormônio, do calcitriol e da calcitonina com os sistemas ósseo, entérico e renal (Quadro 114.1).[2,14]

O paratormônio (PTH) é um hormônio sintetizado pelas glândulas paratireoides, presente em todos os vertebrados terrestres.[2,15,16] Sua função primária é manter as concentrações séricas de cálcio nos valores fisiológicos, principalmente nas situações de hipocalcemia.[7,14] Para isso, age pelo aumento da

QUADRO 114.1 Funções metabólicas atribuídas ao cálcio e ao fósforo.

Fósforo	Cálcio
Metabolismo energético (ATP)	Integridade estrutural de dentes e ossos
Fosforilação oxidativa	Contração muscular
Glicogenólise	Gerar e propagar o potencial de contração cardíaca
Equilíbrio acidobásico	Atividade celular nervosa
	Ativação de enzimas
	Coagulação sanguínea
	Estabilidade das membranas celulares
	Secreção hormonal

reabsorção tubular renal (diminuindo a excreção urinária de cálcio), pela redução da reabsorção renal de fosfato inorgânico (favorecendo a fosfatúria),[7,17] pelo aumento do número e da função dos osteoclastos e inibição da atividade dos osteoblastos (favorecendo a reabsorção óssea de cálcio e fosfato inorgânico), e pela ativação renal da vitamina D (favorecendo a absorção intestinal de cálcio).[7,14,17]

O PTH pode sofrer proteólise nas paratireoides, no fígado ou nos rins,[18] o que faz com que possa ser encontrado, na circulação sanguínea, sob quatro formas: molécula intacta (PTH intacto, polipeptídio de 84 aminoácidos), fragmento aminoterminal, fragmento intermediário e fragmento corboxiterminal, sendo o PTH intacto (PTHi) o único responsável pela atividade biológica.[7,16,18,19]

A vitamina D presente no organismo sofre hidroxilações sequenciais, o que gera diferentes metabólitos, dos quais os de maior importância fisiológica são:[7,14,17]

- 25-hidroxivitamina D (calcidiol). Sintetizado no fígado pela hidroxilação da vitamina D pela 25-hidroxilase
- 24,25-di-hidroxivitamina D
- 1,25-di-hidroxivitamina D (calcitriol), sintetizada nos túbulos renais proximais, pela ação da 1-α-hidroxilase, na molécula de calcidiol.

O calcitriol é a forma ativada da vitamina D, ou seja, é a vitamina D com capacidade de se ligar a receptores específicos, exercendo a atividade endócrina na homeostase do cálcio e do fósforo. Com isso, apresenta atividade biológica aproximadamente mil vezes maior que a vitamina D e 500 vezes maior que o calcidiol. A molécula de 24,25-di-hidroxivitamina D é a forma inativa da vitamina D.[7] Desse modo, segundo as necessidades orgânicas de cálcio, a hidroxilação do calcidiol ocorrerá nos túbulos renais proximais, pela ação da enzima 1-α-hidroxilase ou da enzima 24R-hidroxilase, formando o calcitriol ou a 24,25-di-hidroxivitamina D, respectivamente.[7,17] Já a modulação da atividade dessas enzimas é regida pelas concentrações séricas de PTHi, fosfato inorgânico e calcitriol. Assim, ocorrerá indução da 1-α-hidroxilase, sintetizando-se calcitriol, nas situações de hipofosfatemia ou diminuição das concentrações séricas de calcitriol, e também no aumento das concentrações séricas de PTHi. Já a inibição da atividade da 1-α-hidroxilase e consequente indução da atividade da 24R-hidroxilase (menor formação de calcitriol) ocorrem nas situações de hiperfosfatemia, ou aumento das concentrações séricas de calcitriol, bem como na diminuição das concentrações séricas de PTHi.[7,17]

A principal ação do calcitriol é a indução da absorção intestinal do cálcio; entretanto, também atua:[7,14,18]

- Nos rins: modulando a ação da 1-α-hidroxilase e promovendo a reabsorção renal de cálcio e fosfato
- Nas paratireoides: modulando a síntese de PTHi
- No tecido ósseo: favorecendo a ação de PTHi.

A calcitonina é produzida nas tireoides pelas células parafoliculares, também denominadas "células C". É um polipeptídeo de 32 aminoácidos, cuja principal função é limitar a hipercalcemia no pós-prandial, tendo a secreção controlada pelas concentrações séricas aumentadas de cálcio, e pelos hormônios gastrentéricos (gastrina, glucagon, colecistocinina e secretina).[7] A ação da calcitonina é oposta à do PTHi. Desse modo, na hipercalcemia há aumento da secreção da calcitonina e diminuição da secreção de PTH. Já nas situações de hipocalcemia, a síntese de calcitonina é inibida pelo PTH, o que favorece sua ação na normalização das concentrações séricas do cálcio.[7]

A calcitonina favorece a hipofosfatemia, por inibir a reabsorção óssea do fosfato, aumentar a movimentação do fosfato sérico para a matriz óssea e aumentar a excreção renal do fosfato. Além disso, favorece a hipocalcemia, por inibir a atividade dos osteoclastos (o que diminui a liberação óssea de cálcio para a circulação sanguínea) e aumenta a excreção renal de cálcio.[7]

AVALIAÇÃO LABORATORIAL

Atualmente os recursos laboratoriais disponíveis para a avaliação dos elementos envolvidos no metabolismo do cálcio e do fósforo, como a mensuração das concentrações séricas de PTHi ou de calcitriol, permitem que se obtenha um diagnóstico preciso das afecções que envolvem esses minerais.

Cálcio

As concentrações séricas de cálcio (total e frações) estão distribuídas dentro de uma faixa estreita de variação, que, se alterada, pode comprometer a homeostasia.[7] Afecções que interferem nas proteínas ou nos ácidos graxos plasmático e, também, no pH sanguíneo, podem alterar a fração de cálcio sérico correspondente ao cálcio iônico (responsável pela atividade metabólica), sem modificar o cálcio total sérico. Dessa maneira, a determinação da fração de cálcio iônico sérico tem mostrado valor diagnóstico superior à determinação da concentração de cálcio total sérico na abordagem laboratorial de doenças como hiperparatireoidismo e renais crônicas ou agudas, entre outras.[3,7,20]

O cálcio total sérico é facilmente dosado nos laboratórios veterinários de patologia clínica, utilizando-se de método colorimétrico em espectofotômetro.[21] Os intervalos de referência para cães são de 9,0 a 11,5 mg/dℓ, e, para gatos, de 8,0 a 10,5 mg/dℓ.[7]

Quando se realiza a análise em amostras plasmáticas, essas devem ser obtidas com o uso de heparina. Anticoagulantes à base de oxalato, citrato ou EDTA não viabilizam a análise, pois quelam o cálcio da amostra.[7]

Amostras hemolisadas ou com lipemia podem superestimar as concentrações de cálcio total sérico. Já amostras com aumento nas concentrações séricas de bilirrubina podem revelar resultados falsamente diminuídos.[7]

Foi observado que em cães há correlação moderada entre as concentrações séricas de cálcio total e de proteínas. Isso fez com que se propusesse o uso de fórmulas que permitem o ajuste das concentrações séricas de cálcio total nessa espécie animal, principalmente quando o animal apresenta hipoproteinemia ou hipoalbuminemia,[22] obtendo-se o denominado "cálcio total sérico corrigido". Esse procedimento não é recomendado para gatos, mesmo aqueles que apresentam hipoproteinemia e/ou hipoalbuminemia, pois essa espécie animal não apresentou correlação significativa entre o cálcio total e as proteínas ou albumina séricas.[23] Também não é recomendada a utilização dessas fórmulas com o intuito de estimar a concentração de cálcio ionizado sérico, mesmo nos cães.[7]

As fórmulas propostas para a obtenção dos valores de cálcio total sérico corrigido em cães são:[22]

$$\text{Cálcio corrigido (mg/d}\ell\text{)} = \text{cálcio sérico total (mg/d}\ell\text{)} - \text{albumina sérica (g/d}\ell\text{)} + 3{,}5$$

$$\text{Cálcio corrigido (mg/d}\ell\text{)} = \text{cálcio sérico total (mg/d}\ell\text{)} - (0{,}4 \times \text{proteína sérica [g/d}\ell\text{]}) + 3{,}3$$

A avaliação das concentrações séricas de cálcio ionizado é facilmente realizada no sangue total, no soro ou no plasma, em equipamentos que utilizam o método de eletrodo íon seletivo.[1] Entretanto, a baixa disponibilidade desse equipamento devido ao seu alto custo e à necessidade de cuidados específicos na obtenção e manipulação da amostra faz com que a mensuração do cálcio sérico ionizado seja restrita.[3,5,11,20]

Como já discutido, mudanças do pH sanguíneo alteram as concentrações de cálcio ionizado, o que pode ocorrer também *in vitro*, pois o pH da amostra obtida pode se alterar durante a estase sanguínea exercida na coleta, e/ou se houver contato da amostra com o ar atmosférico. Por isso, a necessidade de cuidados durante a coleta e a manipulação da amostra na mensuração do cálcio ionizado.[3,7,10,20,24] Desse modo, é indicada a coleta de sangue da veia jugular para gatos ou cães de pequeno porte, evitando-se, em todos os casos, que o garrote seja executado por muito tempo. Ainda, a amostra deve ser acondicionada em tubos de coleta secos, isentos de íons, e a vácuo anaerobicamente (necessariamente fechados), preenchendo-se dois terços do seu volume.[3,24] A centrifugação da amostra deve ser realizada imediatamente antes da análise. Alguns autores não recomendam a utilização de tubos a vácuo com gel separador de soro, que pode interferir com os valores de cálcio ionizado obtidos.[7,24]

As amostras constituídas de sangue total ou plasma também não devem ter contato com o ar atmosférico até que sejam manipuladas no laboratório. Para a obtenção das amostras, indica-se o uso de anticoagulante composto de heparina liofilizada com lítio, que não quela o cálcio ionizado da amostra, diferentemente dos anticoagulantes comumente utilizados, como citrato, EDTA ou heparina sódica, que são contraindicados.[7,24,25] Recomenda-se, ainda, a utilização de seringas adicionadas de anticoagulante industrialmente, em vez de adicionar o anticoagulante à seringa no momento da coleta.[24,25]

É recomendado que os valores de referência para o cálcio ionizado sérico em cães e gatos sejam determinados e fornecidos pelo laboratório, de acordo com o equipamento utilizado (marca e modelo), bem como segundo a origem da amostra (sangue, plasma ou soro).[7] Também se recomenda que o laboratório padronize a marca da seringa adicionada de anticoagulante, os volumes que devem ser enviados anaerobicamente nessas seringas ou nos tubos a vácuo. O objetivo é evitar artefatos que interfiram nos resultados.[7] De modo geral, os valores de referência apresentam-se entre 4,8 e 5,6 mg/dℓ em gatos e entre 5,05 e 5,77 em cães.[25,26]

Fósforo

Os valores de referência para o fosfato inorgânico sérico estão entre 2,5 e 6,0 mg/dℓ para cães e gatos.[12] Entretanto, as concentrações séricas de fosfato podem variar ao longo do dia, em decorrência, por exemplo, da ingestão de alimentos proteicos, que na maioria das vezes são ricos em fosfato. Por outro lado, quando são ingeridos alimentos ricos em carboidratos, há tendência de diminuição do fosfato sérico, devido à translocação para o meio intracelular, pela necessidade da fosforilação glicolítica.[6,12] Desse modo, recomenda-se o jejum de 12 horas previamente à coleta do sangue para a mensuração do fosfato.[12]

Como a concentração intracelular de fosfato inorgânico é alta, quando ocorre hemólise na coleta da amostra sanguínea, podem ser obtidos resultados falsamente elevados. Lipemia, trombocitose, icterícia ou utilização de fármacos como manitol ou glicose devem ser considerados na interpretação dos achados de hipofosfatemia ou hiperfosfatemia. Recomenda-se que se realize a dosagem mais de uma vez para confirmação da alteração.[12]

Paratormônio, calcitriol e calcitonina

Na avaliação laboratorial das concentrações séricas de PTH, recomenda-se a mensuração do PTHi, responsável pela atividade hormonal, não a mensuração dos fragmentos dessa molécula (aminoterminal, carboxilaterminal ou intermediário), que não apresentam atividade biológica.[7,16,18,19] Desse modo, devem ser utilizados os ensaios imunorradiométrico ou imunoquimioluminométrico, que possibilitam a mensuração sérica do PTHi.[7,16,18]

Ao avaliar laboratorialmente as concentrações séricas de calcitriol, recomenda-se a utilização dos ensaios imunorradiométricos ou imunoquimioluminométricos.[7,27,28] A calcitonina pode ser mensurada por radioimunoensaio espécie-específico. No entanto, a sua avaliação laboratorial tem demonstrado pouca aplicabilidade ou importância na prática clínica.[7]

ALTERAÇÕES NAS CONCENTRAÇÕES SÉRICAS DE CÁLCIO OU FÓSFORO

Hipocalcemia

De modo geral, consideram-se como hipocalcemia as concentrações séricas de cálcio total inferiores a 8 mg/dℓ em cães ou 7 mg/dℓ em gatos, ou concentrações séricas de cálcio ionizado menores que 4 mg/dℓ em cães ou gatos. Entretanto, os valores de referência podem variar de acordo com o laboratório.[7] É importante frisar que as concentrações séricas de cálcio total geralmente não refletem as concentrações séricas de cálcio ionizado e vice-versa, tanto em cães quanto em gatos. Os valores de referência para o cálcio ionizado sérico devem ser fornecidos pelos laboratórios, segundo a metodologia empregada na determinação.[3,7,20]

Os sintomas decorrentes da hipocalcemia derivam, principalmente, do aumento da excitabilidade neuromuscular. Manifestam-se como convulsão, fasciculação, tremor, tetania, letargia, taquicardia ou cãibras e podem ser associados a anorexia, febre, poliúria, polidipsia, broncospasmo ou apneia.[6,7,9,10] A manifestação dos sintomas dependerá da magnitude da hipocalcemia e da capacidade de adaptação do organismo. Assim, animais com hipocalcemia grave, mas de evolução lenta, poderão apresentar sintomatologia leve. Já animais com hipocalcemia leve, de evolução súbita, podem apresentar sintomatologia mais grave.[7] De modo geral, cães e gatos com concentrações séricas de cálcio total menores que 6 mg/dℓ manifestam sintomas. Hipocalcemias menores que 4 mg/dℓ podem levar à falência miocárdica (Quadro 114.2).[6,7,10]

A avaliação laboratorial da hipocalcemia deve ser complementada com hemograma, bioquímica sérica, lipase sérica e análise de urina, para elucidação da etiologia, que, por sua vez, no caso da hipocalcemia, é multifatorial,[7] sendo que as principais causas estão apresentadas no Quadro 114.3.

Comprometimento da absorção intestinal ou indisponibilidade de dieta balanceada. Animais alimentados com dietas pobres em cálcio e/ou vitamina D ou ricas em fosfato podem desenvolver hipocalcemia, o que se denomina "hiperparatireoidismo

QUADRO 114.2 Consequências das alterações nas concentrações séricas de cálcio em cães ou gatos.

Hipocalcemia	Hipercalcemia
Fasciculação	Poliúria e polidipsia
Tremor	Anorexia ou disorexia
Tetania	Êmese
Letargia	Constipação intestinal
Taquicardia	Letargia
Cãibras	Tremores
Anorexia	Convulsão
Hipertermia	Coma
Poliúria e polidipsia	Azotemia: renal ou pré-renal.
Broncospasmo	Hipertensão arterial sistêmica
Apneia	Urolitíase recorrente de oxalato de cálcio

QUADRO 114.3 Etiologia da hipocalcemia em cães ou gatos.

Artefatos
- Amostra coletada com EDTA

Origem gastrentérica ou alimentar
- Síndrome da má absorção intestinal
- Insuficiência pancreática exócrina
- Disorexia/anorexia crônica
- Hiperparatiroidismo secundário nutricional:
  - Ingestão de dietas pobres em cálcio
  - Ingestão de dietas pobres em vitamina D
  - Ingestão de dietas ricas em fósforo

Alteração na secreção ou ação do paratormônio
- Hipoparatiroidismo:
  - Idiopático
  - Comprometimento do tecido das paratireoides:
    - Tireoidectomia
    - Paratireoidectomia
    - Trauma cervical
- Hiperparatiroidismo secundário renal (doença renal crônica)

Aumento na quelação, na excreção ou alteração na redistribuição de cálcio
- Obstrução uretral
- Doença renal aguda
- Pancreatite aguda
- Rabdomiólise
- Sepse
- Reanimação cardiopulmonar
- Eclâmpsia
- Alcalose respiratória ou metabólica
- Síndrome da lise tumoral
- Medicamentos:
  - Enrofloxacino (cães)
  - Enemas de fosfato
  - Corticosteroides
  - Diuréticos
  - Bicarbonato de sódio
  - Anticoagulantes de citrato (pós-transfusional)

Hipoalbuminemia

EDTA: ácido etilenodiaminotetracético.

secundário nutricional" (HPTSN). É uma situação pouco observada na atualidade, devido à utilização de dietas comerciais adequadamente balanceadas. O HPTSN pode ser consequência de doenças gastrentéricas, ou que causem disorexia/anorexia crônicas, bem como de doenças que prejudiquem a absorção intestinal. A hipoalbuminemia é a observação laboratorial que se associa com maior frequência à hipocalcemia, que, nesse caso, geralmente não acarreta maiores consequências. A origem da hipoalbuminemia deve ser investigada.[6,7,9,10,11,13]

Doença renal crônica (DRC). A hipocalcemia é uma alteração frequentemente observada na DRC em cães e gatos, decorrendo da menor reabsorção tubular renal de cálcio, da menor síntese de calcitriol e da hiperfosfatemia, que, além de ser um dos fatores que inibem a síntese de calcitriol, altera a equação da lei das massas, promovendo a deposição de cálcio e fósforo nos tecidos moles. Vale salientar que a hipocalcemia observada na DRC contribui para a progressão dessa doença.[2-4,6,7,20]

Quelação ou redistribuição de cálcio. Animais que apresentam obstrução uretral, situação frequentemente observada na doença idiopática do trato urinário inferior dos felinos, geralmente apresentam hiperfosfatemia, que, por sua vez, favorece a quelação do cálcio e a hipocalcemia. Mecanismo semelhante ocorre na doença renal aguda.[4-7,9-11]

A transfusão sanguínea com uso de anticoagulantes à base de citrato ou o aumento dos ácidos graxos livres nos tecidos adjacentes ao pâncreas, que pode ocorrer na pancreatite aguda, podem acarretar quelação do cálcio e, consequentemente, hipocalcemia.

Na rabdomiólise, o tecido muscular lesado sequestra o cálcio, que é quelado por hiperfosfatemia, decorrente da lise celular muscular, favorecendo a hipocalcemia.

A hipocalcemia também pode ser observada nas situações de sepse, reanimação cardiopulmonar, tetania puerperal (eclâmpsia), alcalose respiratória aguda e síndrome da lise tumoral.

Iatrogenia. A hipocalcemia foi atribuída ao uso de enrofloxacino em cães, na dose de 5 mg/kg, por 14 dias. Gatos e cães de pequeno porte apresentam hiperfosfatemia aguda como consequência do uso de enemas de fosfato, acarretando hipocalcemia grave, associada à alta taxa de mortalidade. A hipocalcemia pode ser observada na utilização de corticosteroides ou de diuréticos, possivelmente pela maior excreção urinária de cálcio, e na terapia alcalinizante, com bicarbonato de sódio, realizada em determinadas afecções, como a acidose metabólica ou a intoxicação por ácido acetil salicílico.[4,7,9-11]

Hipoparatiroidismo. O hipoparatireoidismo idiopático ou consequente ao comprometimento do tecido das paratireoides que pode ocorrer nas cirurgias ou nos traumas na região cervical favorece hipocalcemia ionizada, hiperfosfatemia e concentrações séricas diminuídas de PTHi. Nos casos de hiperparatireoidismo secundário nutricional (HPTSN), hiperparatireoidismo secundário renal (HPTSR), utilização de enemas de fosfato ou síndrome da lise tumoral também podem ser observadas hipocalcemia ionizada e hiperfosfatemia. Nesses casos, entretanto, as concentrações séricas de PTH estão elevadas.[2,4-7,9,11,15]

Terapia

A terapia dos casos de hipocalcemia deve ser direcionada para a causa de base. Todavia, a administração de vitamina D ou cálcio deve ser utilizada nos casos em que o cálcio total se encontra menor que 7,5 mg/dℓ ou o cálcio iônico menor que 3,2 mg/dℓ.[4,7,9] A administração intravenosa de cálcio deve ser realizada lentamente, dando-se preferência ao gliconato de cálcio, monitorando-se o traçado eletrocardiográfico do paciente. Porém, se observada bradicardia ou diminuição do intervalo QT, a administração deve ser interrompida.[7,9] Também se recomenda cautela na administração de cálcio em pacientes que apresentam hipocalcemia concomitantemente com hiperfosfatemia, uma vez que o aumento do produto entre cálcio e fósforo séricos favorece a calcificação metastática de tecidos moles.[7,9]

O objetivo da terapia é a manutenção das concentrações séricas de cálcio total entre 9 e 10 mg/dℓ e de cálcio iônico entre 4 e 5 mg/dℓ.[7,9] A dose de cálcio para administração intravenosa lenta (10 a 30 minutos) é de 60 a 90 mg/kg/dia, sendo que o 1 mℓ de gliconato de cálcio 10% fornece 9 mg de cálcio.[7,9] O gliconato de cálcio pode ser administrado por via subcutânea, desde que se proceda a diluição em igual volume de soro fisiológico (NaCl a 0,9%). Não se deve adicionar cálcio a fluidos que contenham lactato, fosfato ou bicarbonato, pois esses elementos favorecem a precipitação do cálcio.[7,9]

Os casos de hipoparatireoidismo geralmente necessitam da manutenção da terapia com administração de cálcio, associando-se à administração oral de calcitriol, que favorecerá a absorção intestinal, a reabsorção tubular renal e a mobilização óssea de cálcio e fósforo.[7,9]

Hipercalcemia

A identificação de concentrações séricas elevadas de cálcio total (maior que 12 mg/dℓ em cães e que 11 mg/dℓ em gatos) e/ou de cálcio ionizado (maior que 6 mg/dℓ em cães ou que 5,7 mg/dℓ em gatos) mostra-se como importante marcador de determinadas afecções.[4,7,9] Também se mostra como importante determinante de prognóstico, por contribuir com a progressão da doença, o que se deve à toxicidade celular e às alterações nas funções celulares de órgãos de diferentes sistemas, como digestório, cardiovascular, nervoso e renal.[4,20,29] Os sintomas serão mais graves de acordo com a magnitude e a origem da hipercalcemia, sendo que hipercalcemia total maior que 18 mg/dℓ geralmente associa-se a uma péssima condição geral, inclusive com risco a vida.[4,7,9]

Como é possível que se observe hipercalcemia no pós-prandial, e a lipemia na amostra pode estar associada à falsa hipercalcemia, faz-se necessário o jejum alimentar de 12 horas para a coleta do sangue, quando se deseja verificar as concentrações séricas de cálcio.[7,9] A desidratação ou a hemoconcentração favorece o aparecimento de hipercalcemia, que geralmente é leve e transiente, e é revertida após a hidratação do paciente. Dessa maneira, é importante que a hipercalcemia inicialmente detectada seja confirmada em nova análise. Se a causa não é facilmente detectada com base na anamnese e no exame físico, devem-se solicitar outros exames, como: hemograma, bioquímica sérica, análise de urina, ultrassonografia e radiologia. Caso não sejam suficientes para o diagnóstico, devem ser complementados com a determinação das concentrações séricas de PTHi, cálcio ionizado ou calcitriol.[7,9]

A sintomatologia decorrente da hipercalcemia geralmente envolve poliúria (com polidipsia compensatória), que se dá pelo diabetes *insipidus* nefrogênico (comprometimento da capacidade de concentração urinária).[7,9] O paciente pode apresentar anorexia ou disorexia, êmese, constipação intestinal, letargia, tremores, convulsão e coma devido à redução do potencial de excitabilidade das células musculares lisas do trato digestório e das células neuromusculares.[7,9] Podem ser observadas manifestações cardiovasculares, como hipertensão arterial sistêmica ou vasoconstrição. Urolitíase recorrente de oxalato de cálcio pode estar associada à hipercalcemia persistente (ver Quadro 114.2). Laboratorialmente, o paciente pode manifestar azotemia renal, que decorre do comprometimento da função renal devido à toxicidade celular e à nefrocalcionose; assim como azotemia pré-renal, devido à diminuição do fluxo sanguíneo renal, decorrente, por exemplo, da anorexia ou êmese (Quadro 114.4).[7,9]

As afecções comumente associadas à hipercalcemia são (Quadro 114.4):

Hipoadrenocorticismo. Uma das principais causas de hipercalcemia em cães, relatando-se frequência de hipercalcemia em 33% dos casos de hipoadrenocorticismo nessa espécie animal. Essa afecção deve ser considerada no diferencial de todos os casos de hipercalcemia em cães. No hipoadrenocorticismo não ocorre o aumento da reabsorção óssea de cálcio, situação observada na patogenia das demais causas de hipercalcemia. Nos casos de hipoadrenocorticismo, geralmente a hipercalcemia é leve e decorre da menor excreção renal de cálcio, do aumento da afinidade de ligação entre as proteínas e o cálcio sérico e da hiperproteinemia, que geralmente são observados devido à desidratação presente nesses animais. Frequentemente eles apresentam hiperpotassemia, hiponatremia, hiperfosfatemia e azotemia pré-renal concomitantes.[4-7,9-11,13]

Doença renal crônica (DRC). Causa comum para a hipercalcemia em animais. De todos os órgãos afetados pela hipercalcemia ionizada, os rins parecem ser os mais suscetíveis. A patogenia da hipercalcemia na DRC é complexa e multifatorial, tendo como possíveis causas: a menor excreção renal de cálcio e PTHi pela baixa taxa de filtração glomerular, a secreção autônoma das paratireoides (hiperparatireoidismo terciário renal), a diminuição da sensibilidade das paratireoides para o cálcio sérico, e o aumento da sensibilidade dos receptores intestinais para o calcitriol devido a baixas concentrações de calcitriol sérico. Geralmente associa-se à hiperfosfatemia e ao aumento das concentrações séricas de PTHi; nos casos de DRC em cães e gatos, as concentrações séricas de cálcio total não refletem as concentrações séricas de cálcio iônico.[3-7,9-11,13,15,19,20,27,29]

QUADRO 114.4 Etiologia da hipercalcemia em cães ou gatos.

Artefatos
- Jejum não realizado
- Lipemia na amostra
- Desidratação
- Hemoconcentração
- Hiperproteinemia

Hipoadrenocorticismo

Hiperparatireoidismo
- Primário
- Secundário renal (doença renal crônica)

Síndrome paraneoplásica
- Cães:
  - Linfoma (geralmente de células T)
  - Adenocarcinomas das glândulas apócrinas dos sacos anais
  - Mieloma
  - Melanoma
  - Timoma
  - Carcinoma de células escamosas
  - Carcinoma nasal
  - Hemangiossarcoma
- Gatos:
  - Linfossarcoma
  - Mieloma
  - Carcinoma de células escamosas
  - Osteossarcomas
  - Fibrossarcoma
  - Carcinoma broncogênico

Hipervitaminose D
- Suplementação com vitamina D
- Ingestão de plantas tóxicas:
  - *Cestrum diurnum*
  - *Solanum malacoxylon*
  - *Trisetum flavescens*
- Ingestão de rodenticidas (colecalciferol)
- Ingestão de pomadas com calcipotriene ou calcipotriol

Doenças granulomatosas
- Blastomicose
- Histoplasmose
- Coccidiomicose
- Criptococose

Hipercalcemia idiopática dos felinos

Por malignidade (associada a neoplasias). Principal causa de hipercalcemia em cães, geralmente acompanhada por flutuações nos valores aumentados de cálcio total sérico, diferente do que ocorre no hiperparatireoidismo primário, no qual a hipercalcemia total tende a ser mais constante. O hormônio denominado "proteína relacionada ao paratormônio" (PTHrP) apresenta função endócrina nos fetos e parácrina nos fetos e adultos. Entretanto, algumas neoplasias induzem a produção do PTHrP, que passa a mimetizar a ação do PTHi, regulando o metabolismo de cálcio nos tecidos ósseo, renal e intestinal, o que provoca hipercalcemia. O PTHrP pode ser mensurado laboratorialmente por ensaio imunoradiométrico, tendo se mostrado como um bom marcador para determinadas neoplasias. Algumas neoplasias podem induzir à produção de calcitriol e de citocinas, como interleucina-1, fatores de necrose tumoral alfa (TNF-α) e beta (TNF-β), que também favorecem a hipercalcemia.[4,6,7,9-11,13,16,28]

A hipercalcemia por malignidade já foi relacionada aos casos de linfoma (geralmente de células T), adenocarcinomas das glândulas apócrinas dos sacos anais, mieloma múltiplo, melanoma, timoma, carcinoma de células escamosas, carcinomas nasais ou hemangiosarcomas em cães. Já em gatos, com linfossarcoma, mieloma múltiplo, carcinoma de células escamosas, osteossarcomas, fibrossarcoma ou carcinoma broncogênico. Geralmente os animais acometidos por neoplasia associada à hipercalcemia por malignidade apresentam uma sobrevida menor que os animais acometidos pela mesma neoplasia sem a hipercalcemia.

Hiperparatireoidismo primário. É uma doença incomum em cães e gatos, geralmente decorrente de adenomas, carcinomas ou hiperplasia das paratireoides, o que faz com que o exame ultrassonográfico da região cervical passe a ser útil no diagnóstico, que somente é definido com base nas concentrações séricas elevadas de PTHi frente a concentrações séricas elevadas de cálcio iônico, e hipo ou normofosfatemia.[4,6,7,9-11,13]

Hipervitaminose D. Tem como causas o excesso de suplementação com vitamina D, a ingestão de plantas tóxicas que contenham grandes quantidades dessa vitamina, como *Cestrum diurnum*, *Solanum malacoxylon* e *Trisetum flavescens*, a ingestão de determinados rodenticidas compostos de colecalciferol (pouco utilizados atualmente) ou a ingestão de pomadas com calcipotriene (análogo da vitamina D), utilizadas no tratamento de psoríase em humanos. A intoxicação por vitamina D caracteriza-se pela hipercalcemia e hiperfosfatemia conjuntas, diferentemente de outras afecções, como o hiperparatireoidismo primário.[4,6,7,9-11,13]

Doenças granulomatosas. Blastomicose, histoplasmose, coccidiomicose ou criptococose podem induzir maior expressão da atividade da 1-α-hidroxilase pelos macrófagos, provocando maior síntese renal de calcitriol e favorecendo a absorção intestinal de cálcio e a hipercalcemia.[4,6,7,9-11,13]

Hipercalcemia idiopática dos felinos. Tem sido reconhecida como a causa mais comum, por exclusão, de hipercalcemia sérica ionizada em gatos dos EUA, podendo estar associada à manifestação de perda de peso, inflamação e constipação intestinais, êmese e anorexia. Entretanto, 50% desses animais apresentam-se assintomáticos.[4,26]

Terapia

A terapia para hipercalcemia deve ser direcionada para a causa primária. Entretanto, se as concentrações séricas de cálcio excedem 16 mg/dℓ, se o produto entre cálcio e fósforo séricos exceder 70 mg/dℓ (o que favorece a calcificação metastática) ou se é observada azotemia, os esforços terapêuticos devem ser direcionados à redução das concentrações séricas de cálcio total.[4,7,9] Recomenda-se o aumento da diurese, com emprego de furosemida (2 a 4 mg/kg, por via intravenosa [VI], subcutânea [SC] ou oral [VO], 2 ou 3 vezes/dia) associada à fluidoterapia com cloreto de sódio a 0,9%, uma vez que a excreção urinária de sódio favorece a excreção urinária de cálcio.[4,7,9] A fluidoterapia também é recomendada para os casos que apresentem desequilíbrio hídrico, sendo que a furosemida não deve ser iniciada até que a desidratação tenha sido corrigida.[4,7,9]

Pode ser utilizada a prednisona (1 a 2 mg/kg, 2 vezes/dia), que favorece a diurese e a excreção urinária do cálcio.[4,7,9,26] No entanto, como há possibilidade de hipercalcemia por malignidade, recomenda-se que a prednisona não seja utilizada até que o diagnóstico de neoplasia tenha sido excluído.[4,7,9]

Deve ser utilizada dieta com restrição em cálcio e, nos casos em que se observa concomitante hiperfosfatemia, recomenda-se a utilização oral dos quelantes de fósforo, que não contenham cálcio na fórmula, como o hidróxido de alumínio (30 a 90 mg/kg/dia, dividido e administrado 2 ou 3 vezes/dia, com as principais refeições).[4,7,9]

Os bifosfonados são medicamentos que reduzem a atividade e a função dos osteoclastos. Em cães ou gatos, a terapia com bifosfonados (etidronato dissódico: 10 a 40 mg/kg, VO, divididos e administrados a cada 12 ou 8 horas; ou pamidronato dissódico: 1 a 2 mg/kg, diluídos em 150 mℓ de solução fisiológica e administrados por VI no período de 2 horas) apresentou eficácia na redução da hipercalcemia por malignidade, ou decorrente do hiperparatireoidismo primário ou da hipervitaminose D. Todavia, esses medicamentos foram associados ao comprometimento da função renal e à insuficiência renal aguda em humanos.[4,7,9]

Hipofosfatemia

Concentrações séricas de fosfato inorgânico entre 1 e 2,5 mg/dℓ são consideradas como moderadamente diminuídas, já resultados menores que 1 mg/dℓ são considerados como hipofosfatemia grave (Quadros 114.5 e 114.6).[9,12]

A hipofosfatemia favorece:[6,9-14]

- Diminuição da concentração do ATP celular, que:
  - Aumenta a fragilidade eritrocitária e a ocorrência de hemólise
  - Predispõe à rabdomiólise, que se manifesta por letargia, fasciculações, dor muscular e mioglobinúria e que, pela nefrotoxicidade, favorece a doença renal aguda
  - Diminui a contratilidade e o débito cardíacos

QUADRO 114.5 Consequências das alterações nas concentrações séricas de fósforo em cães ou gatos.

Hipofosfatemia	Hiperfosfatemia

Depleção de ATP:
• Menor contratilidade do miocárdio, e diminuição do débito cardíaco
• Predisposição à rabdomiólise:
  ○ Letargia
  ○ Fasciculações
  ○ Dor muscular
  ○ Mioglobinúria
  ○ Nefrotoxicidade
• Aumenta a fragilidade eritrocitária:
  ○ Anemia hemolítica
  ○ Hipoxia tecidual
• Reduz atividades leucocitárias:
  ○ Sepse
	• Calcificação metastática
	• Progressão da doença renal crônica
	• Hipocalcemia

QUADRO 114.6 Etiologia da hipofosfatemia em cães ou gatos.

Origem gastrentérica ou alimentar
- Síndrome da má absorção intestinal
- Insuficiência pancreática exócrina
- Disorexia/anorexia crônica
- Ingestão de dietas pobres em fósforo ou vitamina D
- Medicamentos quelantes de fósforo:
  - Hidróxido de alumino
  - Carbonato de cálcio

Aumento na excreção renal
- Hiperparatiroidismo primário
- Eclâmpsia
- Diabetes *mellitus*
- Hiperadrenocorticismo
- Medicamentos:
  - Corticosteroides
  - Diuréticos (inibidores da anidrase carbônica)
  - Bicarbonato de sódio
  - Anticoagulantes de citrato

Favorecimento à translocação do fosfato do meio extracelular para o intracelular

Insulinoterapia
- Síndrome da recuperação nutricional
- Administração de glicose
- Afecção que predispõe a hiperventilação e alcalose respiratória:
  - Sepse
  - Febre
  - Dor
  - Neuropatias

- Redução da concentração de 2,3-difosfoglicerato eritrocitário, aumentando a afinidade da hemoglobina pelo oxigênio e diminuindo a oxigenação tecidual, o que predispõe a letargia e encefalopatia (convulsões, confusão, coma e irritabilidade)
- Redução das atividades leucocitárias de quimiotaxia e fagocitose, favorecendo a sepse.

As causas de hipofosfatemia podem ser agrupadas da seguinte maneira:

Fatores que favorecem a translocação do fosfato do meio extracelular para o intracelular. A insulina induz a translocação da glicose e do fosfato para o meio intracelular, para que ocorra a fosforilação da glicose. Assim, na utilização de insulina na terapia do diabetes *mellitus*, na nutrição parenteral ou na simples administração de glicose, há favorecimento à translocação do fosfato sérico para o meio intracelular. Por conta desse mecanismo, pacientes gravemente desnutridos, que também podem apresentar os estoques de fosfato comprometidos, quando submetidos à recuperação nutricional, tendem a exibir hipofosfatemia. Quando se institui a terapia de pacientes diabéticos, principalmente aqueles em cetoacidose diabética, que pela possível redução da massa muscular e pelas perdas urinárias de fosfato mediante poliúria podem apresentar estoques reduzidos desse elemento, são muito suscetíveis à hipofosfatemia, favorecendo a manifestação de hemólise, letargia e convulsões.[6,9-13]

Na alcalose respiratória, pela diminuição da pressão parcial de dióxido de carbono (PCO_2), ocorre a translocação de CO_2 para o meio extracelular, aumentando o pH do meio intracelular, o que favorece a glicólise por ativação da fosfofrutoquinase e a consequente translocação do fosfato para o meio intracelular. Assim, situações que predisponham à hiperventilação e, consequentemente, à alcalose respiratória, como sepse, febre, dor ou neuropatias, podem acarretar hipofosfatemia.

Fatores que favorecem o aumento da excreção renal de fosfato. O PTHi favorece a excreção renal de fosfato; assim, no hiperparatireoidismo primário e na eclâmpsia frequentemente se observa hipofosfatemia. A terapia com corticosteroides ou diuréticos que atuam nos túbulos proximais, como os inibidores da anidrase carbônica, pode diminuir a reabsorção tubular renal de fosfato. Doenças que provocam poliúria, como diabetes *mellitus* ou hiperadrenocorticismo, também favorecem a maior excreção renal de fosfato e a hipofosfatemia.[6,9-13]

Fatores que diminuem a absorção intestinal de fosfato. O uso frequente de dietas pobres em fósforo e/ou vitamina D ou de medicamentos que possam quelar o fosfato encontrado no lúmen intestinal, como hidróxido de alumínio ou carbonato de cálcio, predispõe à hipofosfatemia. Doenças intestinais caracterizadas por má absorção, como insuficiência pancreática exócrina, predispõem a hipoproteinemia/hipoalbuminemia, o que favorece principalmente a hipocalcemia, mas nem tanto a hipofosfatemia, observada com menor frequência nesses casos.[6,9-13]

Terapia

Hipofosfatemia de magnitude moderada (1 a 2,5 mg/dℓ) geralmente é revertida com a terapia direcionada para a causa de base, não necessitando da administração de fosfato.[9-13] Entretanto, nos casos em que a hipofosfatemia se apresentar menor que 1 mg/dℓ, como na terapia da cetoacidose diabética, pode ser necessária essa suplementação. É indicada a utilização de soluções de fosfato de sódio ou fosfato de potássio, que contêm 3 mmol de fosfato por mℓ, sendo que a dose inicial de fosfato é de 0,01 a 0,03 mmol/kg/h (administrado no período de 6 a 12 horas, diluído em NaCl a 0,9%, sem a adição de cálcio), devendo-se realizar nova mensuração das concentrações séricas de fosfato no período de administração, uma vez que há favorecimento para a ocorrência de hipocalcemia, hipernatremia, hipotensão e calcificação metastática. A dose necessária pode chegar a 0,06 mmol/kg/h, desde que as concentrações séricas de fosfato encontrem-se menores que 1 mg/dℓ.[9,12]

Hiperfosfatemia

Considera-se hiperfosfatemia as concentrações séricas de fosfato inorgânico superiores a 6,5 mg/dℓ em cães ou gatos, embora os valores de referência possam variar de acordo com o laboratório.[9,12] As principais consequências da hiperfosfatemia são a hipocalcemia e a calcificação metastática. A hipocalcemia decorre da lei da equação das massas, pela qual a hiperfosfatemia favorece a diminuição das concentrações séricas de cálcio, bem como a precipitação dos complexos cálcicos, sendo que o risco de calcificação metastática aumenta quando o produto entre cálcio e fósforo excede o valor de 70.[6,9-13] Desse modo, a sintomatologia da hiperfosfatemia geralmente está associada à hipocalcemia e à calcificação de tecidos moles.

A etiologia da hiperfosfatemia pode estar relacionada com (Quadro 114.7):

Doença renal. Seja aguda ou crônica, é a principal causa para a hiperfosfatemia em cães ou gatos, que decorre do comprometimento na excreção renal do fosfato.[6,9-13,15,19,26]

Síndrome da lise tumoral. Principalmente nos casos associados à quimioterapia das neoplasias que acometem os mieloblastos ou linfoblastos.[6,9-13]

Rabdomiólise. Favorece hiperfosfatemia, tanto pela liberação do fosfato intracelular muscular quanto pela predisposição à doença renal aguda, em consequência da mioglobinúria observada nessa condição.[6,9-13]

Hemólise de diferentes etiologias. A hiperfosfatemia decorre da liberação do fosfato eritrocitário.[6,9,10]

Iatrogenia. A utilização de enemas de fosfato, contraindicados para pequenos animais, acarreta hiperfosfatemia. Relata-se também a intoxicação por vitamina D, que pode ocorrer na ingestão de determinadas plantas tóxicas (*Cestrum diurnum*, *Solanum malacoxylon* e *Trisetum flavescens*), de rodenticidas que contenham colicalciferol ou de pomadas que contenham calcipotriene, utilizadas para a terapia da psoríase em humanos.[6,9-13]

QUADRO 114.7 Etiologia da hiperfosfatemia em cães ou gatos.

Origem gastrentérica ou alimentar
- Ingestão aumentada de fosfato
- Hipervitaminose D:
  - Suplementação com vitamina D
  - Ingestão de plantas tóxicas:
    - *Cestrum diurnum*
    - *Solanum malacoxylon*
    - *Trisetum flavescens*
  - Ingestão de rodenticidas (colecalciferol)
  - Ingestão de pomadas com calcipotriene

Comprometimento da excreção
- Doença renal crônica
- Doença renal aguda
- Hipertireoidismo
- Hipoparatireoidismo
- Uroabdome (ruptura das vias urinárias)
- Obstrução uretral:
  - Urolitíase
  - Doença idiopática do trato urinário inferior dos felinos
  - Neoplasias das vias urinárias

Favorecimento à translocação do fosfato do meio intracelular para o extracelular
- Síndrome da lise tumoral
- Rabdomiólise
- Hemólise

Iatrogênico
- Utilização de enemas com fosfato

Doenças que acarretem azotemia pós-renal. A ruptura das vias urinárias, que pode decorrer de trauma abdominal e acarretar uroabdome, e doenças que causem obstrução uretral, como a doença idiopática do trato urinário inferior dos felinos ou as urolitíases, que favorecem a retenção de fosfato.[6,9-13]

Hipoparatireoidismo. Há ausência de atividade do PTHi, o que favorece a diminuição da excreção urinária de fosfato.[6,9-13]

Hipertireoidismo. Afecção observada com maior frequência em gatos do que em cães. A maior atividade da tiroxina favorece a reabsorção tubular renal de fosfato.[6,9-13]

Terapia

A terapia dos casos em que se observa hiperfosfatemia deve ser direcionada à causa de base. A fluidoterapia pode favorecer a excreção renal do fosfato.[6,10] A utilização de dietas com restrição de fosfato, com a concomitante administração oral de quelantes de fosfato, diminui a absorção intestinal desse mineral.[2,5,6,9-13,27]

REFERÊNCIAS BIBLIOGRÁFICAS

1. Bowers NGJ, Brassard C, Sena SF. Measurement of ionized calcium in serum with ion-selective electrodes: a matura technology that can meet the daily service needs. Clin Chem 1986;2(8):1437-47.
2. Capen CC, Martin SL. Calcium metabolism and disorders of parathyroid glands. Vet Clin North Am Small Anim Pract. 1977;7(3):513-48.
3. Giovaninni LH. Avaliação do cálcio sérico ionizado em gatos sadios e em gatos com insuficiência renal crônica. [dissertação]. São Paulo: Faculdade de Medicina Veterinária e Zootecnia da Universidade de São Paulo; 2003.
4. Schenck PA, Chew DJ. Hypocalcemia: A quick reference. Vet Clin North Am Small Anim Pract. 2008;38(3):455-8.
5. Feldman EC. Disorders of the parathyroid glands. In: Ettinger SJ, Feldman EC. Textbook of veterinary internal medicine. 4. ed. Philadelphia: W.B. Saunders; 1995. v. 2. p. 1437-61.
6. Rosol TJ, Capen CC. Pathophysiology of calcium, phosphorus, and magnesium metabolism in animals. Vet Clin North Am Small Anim Pract. 1996;26(5):1155-81.
7. Schenck PA, Chew DJ, Nagode LA, Rosol TJ. Disorders of calcium: hypercalcemia and hypocalcemia. *In*: DiBartola SP. Fluid, electrolyte, and acid-base disorders in small animal practice. 3. ed. St. Louis: Saunders; 2006. p. 122-94.
8. Mischke R, Hainies R, Lange K, Ramirez PAR. Influence of albumin concentration on the relation between the concentration of ionized calcium and total calcium in canine blood. Deut Tier Woch. 1996;103(6):199-204.
9. Nelson WE. Desequilíbrios eletrolíticos. *In*: Nelson WE, Couto CG. Medicina interna de pequenos animais. 3. ed. Rio de Janeiro: Elsevier. 2003, p. 793-810.
10. Stogdale L. Correlation of changes in blood chemistry with pathological changes in the animals body: II Electrolytes, kidney function tests, serum enzymes, and liver function tests. J South Af Vet Assoc. 1981;52(2):155-64.
11. Chew DJ, Meuten DJ. Disorders of calcium and phosphorus metabolism. Vet Clin North Am Small Anim Pract. 1982;12(3):411-38.
12. DiBartola SP, Willard MD. Disorders of phosphorus: hypophosphatemia and hyperphosphatemia. In: DiBartola SP. Fluid, electrolyte, and acid-base disorders in small animal practice. 3. ed. St. Louis: Saunders; 2006. p. 195-209.
13. Manning AM. Electrolyte disorders. Vet Clin North Am Small Anim Pract. 2001;31(6):1289-321.
14. Greco D, Stabenfeldt GH. Endocrinologia. *In*: Cunningham JG. Tratado de fisiologia veterinária. 2. ed. Rio de Janeiro: Guanabara Koogan;1999. p. 345-59.
15. Barber PJ. Disorders of the parathyroid glands. J Fel Med Surg. 2004;6(4):259-69.
16. Toribio RE, Kohn CW, Chew DJ, Capen CC, Rosol TJ. Cloning and sequence analysis of the complementary DNA for feline preproparathyroid hormone. Am J Vet Res. 2002;63(2):194-7.
17. Ramasamy I. Recent advances in physiological calcium homeostasis. Clin Chem Lab Med. 2006;44(3):237-73.
18. Barber PJ, Elliot J, Torrance AG. Measuraments of feline intact parathyroid hormone: Assay validation and sample handling studies. J Small Anim Pract. 1993;34:614-20.
19. Slatopolsky E, Martin K, Hruska K. Parathyroid hormone metabolism and its potential as a uremic toxin. Am J Physiol. 1980;239:1-12.
20. Kogika MM. Avaliação do cálcio sérico ionizado em cães sadios e em cães com insuficiência renal crônica e acidose metabólica. [tese]. São Paulo: Faculdade de Medicina Veterinária e Zootecnia da Universidade de São Paulo; 2002.
21. Sarkar BC, Chauhan UPS. A new method for determining micro quantities of calcium in biological material. Anal Bioc. 1967;20(1):155-65.
22. Meuten DJ, Chew DJ, Capen CC. Relationship of serum total calcium to albumin and total protein in dogs. J Am Vet Med Assoc. 1982;180(1):63-7.
23. Flanders JA, Scarlet JM, Blue JT, Neth S. Adjustment of total serum calcium concentration for binding to albumin and protein in cats: 291 cases (1986-1987). J Am Vet Med Assoc. 1989;194(11):1609-11.
24. Szenci O, Felkai F, Mäercz I, Takacs E. Ionized calcium, total calcium and acid-base values of blood in healthy and acidotic dogs. J Vet Med Assoc. 1988;35:125-8.
25. Lustoza MD, Kogika MM, Lazaretti P, Mirandola RMS. Avaliação dos valores séricos de cálcio ionizado pelo método eletrodo íon seletivo em cães hígidos. Arq Bras Med Vet Zootec. 2005;57(2).
26. Schenck PA, Chew DJ. Idiopathic hypercalcemia in cats. Waltham Focus. 2005;15(3):20-4.
27. Barber PJ, Elliot J. Feline chronic renal failure: calcium homeostasis in 80 cases diagnosed between 1992-1995. J Small Anim Pract. 1998;39:108-16.
28. Bolliger AP, Graham PA, Richard V, Rosol TJ, Nachreiner RF, Refsal KR. Detection of parathyroid hormone: Related protein in cats with humoral hypercalcemia of malignancy. Vet Clin Path. 2008;31(1):3-8.
29. Krueger JM, Osborne CA. Nachreiner RF, Refsal KR. Hypercalcemia and renal failure, etiology, pathophysiology, diagnosis, and treatment. Vet Clin North Am Small Anim Pract. 1996;26:1417-45.

115
Distúrbios Ácido-Base

Ricardo Duarte Silva

INTRODUÇÃO

A concentração de íons hidrogênio ([H^+]) no plasma é extremamente pequena (40 nEq/ℓ). A faixa de variação da [H^+] plasma, compatível com a vida, é de 16 a 160 nEq/ℓ. Durante o dia a variação normal da [H^+] plasma em um animal sadio é de apenas 3 a 5 nEq/ℓ, embora a ingestão e produção endógena de [H^+] seja de aproximadamente 80 mEq/ℓ (dois milhões de vezes maior que a [H^+] plasmática normal). O equilíbrio ácido-base do plasma é, portanto, a relação entre a ingestão e produção do H^+ e sua remoção do organismo. A concentração de [H^+] pode também ser expressa pelo pH:

$$pH = \frac{-\log [H^+] \ \textit{ou} \log 1}{[H^+]}$$

Portanto, o pH expressa a proporção de íons H^+ de uma solução de modo inverso, ou seja, quanto maior o pH de uma solução, menor é a sua concentração de íons H^+ e vice-versa. O pH é considerado neutro quando é igual a 7. O pH do plasma é discretamente básico ou alcalino (aproximadamente 7,4).

Os termos *acidose* e *alcalose* são usados para designar os processos fisiopatológicos que causam acúmulo de ácido ou base, respectivamente, no organismo. Os termos *acidemia* e *alcalemia* são usados para designar o pH do sangue. Um paciente pode estar com acidose, mas não ter acidemia (p. ex., a concentração plasmática de bicarbonato está baixa, porém o pH sanguíneo está normal). Os termos *alcalemia* e *alcalose* referem-se a *alcali*, que é uma molécula formada pela ligação entre um metal alcalino (Na, K, Li) e um grupo hidroxila (OH). Os alcalis são bases fortes, ou seja, removem os íons H^+ de uma solução rapidamente.

A manutenção do pH ideal (intra e extracelular) é fundamental para a função das proteínas orgânicas. Desvios da acidez sistêmica podem ter consequências negativas na função de hormônios e enzimas, afetando o desempenho dos órgãos e, quando graves, podem ser fatais. Em geral, é a causa da acidemia ou alcalemia que determina a gravidade do quadro e o prognóstico.[1]

As principais consequências adversas da acidemia grave (pH do sangue < 7,20) estão relacionadas com os seus efeitos sobre o sistema cardiovascular: diminuição do débito cardíaco, diminuição da pressão arterial, diminuição do fluxo sanguíneo hepático e renal. Esses efeitos podem ocorrer nos casos de acidemia de origem metabólica, respiratória ou mista.

A alcalemia grave (pH sangue > 7,60) pode comprometer a perfusão cerebral e miocárdica, causando constrição arteriolar, um efeito que é mais pronunciada na alcalose respiratória do que na metabólica. Anormalidades neurológicas podem ocorrer, incluindo tetania, convulsões, letargia e estupor.

A alcalemia predispõe o paciente a arritmias supraventriculares e ventriculares refratárias. Essa ação arritmogênica é mais pronunciada em pacientes com doença cardíaca subjacente. A alcalemia deprime a respiração, causando e hipoxemia e hipercapnia. Tais efeitos são de pouca importância em pacientes com reserva ventilatória adequada, mas podem ser graves em pacientes com ventilação comprometida.[2]

REGULAÇÃO DO EQUILÍBRIO ÁCIDO-BASE

A regulação do equilíbrio ácido-base envolve os sistemas tampões extracelulares e intracelulares e os mecanismos de adaptação pulmonar e renal. Os tampões extracelulares incluem sistema do bicarbonato-ácido carbónico, proteínas séricas e proteínas intracelulares.

O sistema do bicarbonato-ácido carbônico é o principal tampão extracelular e é a primeira linha de defesa contra alterações do equilíbrio ácido-base. A abordagem tradicional dos distúrbios ácido-base é baseada no impacto que a adição de um ácido ou base no sangue tem no sistema bicarbonato-ácido carbônico:

$$HCO_3^- + H^+ \leftrightarrow H_2CO_4 \leftrightarrow H_2O + CO_2$$

Note que, em uma situação de acidose (acúmulo de íons H^+), o bicarbonato (HCO_3^-) pode neutralizar o pH do plasma e gerar água e CO_2, que é facilmente eliminado via respiração. O sistema tampão bicarbonato-ácido carbônico está representado na equação de Henderson-Hasselbalch:

$$pH = \frac{6{,}1 + \log[HCO_3^-]}{0{,}03 \times PCO_2}$$

Os rins são responsáveis pela manutenção do equilíbrio ácido-base do organismo, por reabsorver todo bicarbonato filtrado e pela geração de íons bicarbonato que foram removidos pela titulação endógena de ácidos orgânicos.[3]

DISTÚRBIOS ÁCIDO-BASE

A avaliação tradicional do equilíbrio ácido-base é baseada nos estudos de van Slyke, bioquímico norte-americano (1883-1971) que publicou uma série de estudos sobre o equilíbrio de eletrólitos no sangue e sua variação em função da respiração.[4] Por esse método, as alterações na concentração dos íons hidrogênio (expressa pelo pH) são determinadas pelas interações entre a pressão parcial de dióxido de carbono (PCO_2) e a concentração plasmática do bicarbonato ([HCO_3^-]). As alterações na [HCO_3^-] (o componente metabólico) e na PCO_2 (o componente respiratório) desencadeiam os quatro distúrbios ácido-base primários: acidose metabólica, acidose respiratória, alcalose metabólica e alcalose respiratória. A partir dos mecanismos adaptativos previstos, é possível determinar se o distúrbio é *simples* (limitado à alteração primária e ao mecanismo adaptativo apropriado) ou *misto*, isto é, dois ou mais distúrbios primários intercorrentes (Quadro 115.1).

Dica

Nos distúrbios metabólicos simples, o pH, a PCO_2 e o HCO_3^- variam na mesma direção, enquanto nos distúrbios respiratórios simples, o pH e a PCO_2 variam em direções opostas.

QUADRO 115.1 Distúrbios ácido-base simples.

Distúrbio	pH	Alteração primária	Resposta secundária
Acidose metabólica	↓	↓ [HCO_3^-]	↓ PCO_2 (alcalose respiratória)
Acidose respiratória	↓	↑ PCO_2	↑ [HCO_3^-] (alcalose metabólica)
Alcalose metabólica	↑	↑ [HCO_3^-]	↑ PCO_2 (acidose respiratória)
Alcalose respiratória	↑	↓ PCO_2	↓ [HCO_3^-] (acidose metabólica)

Distúrbios ácido-base metabólicos

Acidose metabólica

A acidose metabólica é o distúrbio ácido-base mais comumente diagnosticado na clínica de pequenos animais. Pode ser causada pela perda de bicarbonato ou geração de ácidos orgânicos que são titulados pelo bicarbonato plasmático.

Para discriminação do tipo de acidose metabólica que acomete o paciente é recomendado o cálculo do *anion gap*. O *anion gap* é um índice usado para estimar a concentração de ânions no plasma que não são rotineiramente mensurados (p. ex., corpos cetônicos, fosfatos, sulfatos e lactato). É calculado subtraindo-se os principais cátions (sódio e potássio) dos principais ânions (cloro e bicarbonato):

$$AG = (Na^+ + K^+) - (Cl^- + HCO_3^-)$$

A diminuição da concentração de HCO_3^- primária associada ao aumento do *anion gap* sugere acidose normoclorêmica (acúmulo de ácidos orgânicos). A acidose metabólica associada a um valor normal de *anion gap* sugere acidose hiperclorêmica (decorrente do acúmulo de cloro) (Figura 115.1).

Não existe um *anion gap* verdadeiro, pois a somatória dos cátions é sempre igual à somatória dos ânions (lei da eletroneutralidade). Em condições normais a concentração plasmática dos ânions "não mensurados" é pequena e o valor do *anion gap* é determinado pelas proteínas plasmáticas, principalmente a albumina. A albumina é uma molécula anfiprótica cuja somatória das cargas é negativa. Pacientes com hipoalbuminemia podem ter uma diminuição do *anion gap*. O valor do *anion gap* de cães pode ser corrigido para o valor da concentração de albumina do paciente pela fórmula:[5,6]

$$\textit{Anion gap} \text{ (em mEq/}\ell) = \textit{anion gap} + 4{,}2 \times (3{,}77 - \text{albumina do paciente})$$

As globulinas, em concentrações normais, não exercem uma carga elétrica conjunta importante no plasma. Porém, alguns pacientes com mieloma múltiplo podem ter um aumento de globulinas catiônicas que causam uma diminuição do *anion gap*.

Não existem condições em que ocorre aumento dos cátions "não mensurados" (Ca^{2+}, Mg^{2+}, Fe^{2+}) a ponto de a somatória de suas concentrações superarem a soma dos ânions não mensuráveis. Na rotina, o *anion gap* pode ser negativo em animais que recebem brometo de potássio, pois o valor do cloro é superestimado nesses pacientes. As causas mais comuns de acidose metabólica são:

- Acidose metabólica associada a aumento do *anion gap*
  - Cetoacidose diabética
  - Acidose láctica
  - Insuficiência renal
- Acidose metabólica associada a *anion gap* normal
  - Diarreia
  - Insuficiência renal
  - Hipoadrenocorticismo
  - Cetoacidose diabética
  - Acidose tubular renal.

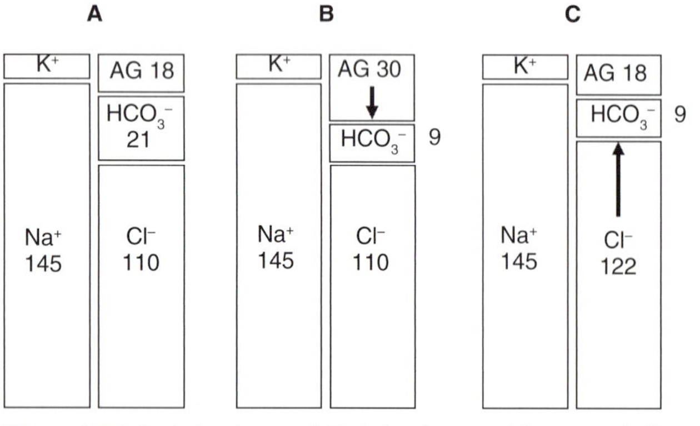

Figura 115.1 A. Animal normal. **B.** Animal com acidose metabólica e aumento do *anion gap*. **C.** Animal com acidose metabólica e *anion gap* normal ou acidose "hiperclorêmica", pois a diminuição na concentração de HCO_3^- é titulada pelo aumento da concentração do cloro plasmático.

Tratamento da acidose metabólica

A acidemia decorrente de acidose metabólica grave, com resposta respiratória adequada, implica uma concentração de HCO_3^- menor do que 8 mEq/ℓ. Nas acidoses com aumento de *anion gap* (p. ex., cetoacidose diabética e acidose láctica), o tratamento da doença de base pode provocar conversão dos ânions orgânicos em HCO_3^- em poucas horas. Em contraste, nas acidoses hiperclorêmicas (*anion gap* normal), a produção endógena de HCO_3^- não ocorre tão rapidamente. Os rins contribuem para neogênese de HCO_3^-, mas esse processo leva dias para um efeito apreciável. Nesses casos, a terapia com bicarbonato de sódio pode ser necessária.[7]

O objetivo da terapia com bicarbonato de sódio é evitar ou reverter as consequências da acidemia grave (pH < 7,2), especialmente aquelas que afetam o sistema cardiovascular. O bicarbonato de sódio deve ser administrado em quantidade suficiente para atingir um pH sanguíneo igual a 7,2. Não existem estudos clínicos sobre sua administração a cães e gatos, portanto a dose é empírica, baseada em estudos experimentais. Ela pode ser calculada pela fórmula:

$$([HCO_3^-]_{desejado} - [HCO_3^-]_{do\ paciente}) \times 0{,}5 \times \text{peso (kg)}$$

A solução de bicarbonato de sódio a 8,4% tem 1 mEq/mℓ de bicarbonato. O bicarbonato de sódio deve ser administrado em infusão em um período de minutos (em, pelo menos, 30 minutos) a horas. A concentração de HCO_3^- no plasma deve ser monitorada para avaliar a necessidade de tratamento adicional e evitar a alcalose iatrogênica. O clínico deve aguardar aproximadamente 30 minutos após o fim da infusão antes de julgar seu efeito.

Alcalose metabólica

A alcalose metabólica é caracterizada pelo aumento do bicarbonato plasmático que eventualmente causa o aumento do pH sanguíneo (alcalemia). Os sintomas da alcalose metabólica *per se* são difíceis de serem distinguidos da doença de base, da desidratação e hipopotassemia. Em seres humanos com alcalose metabólica grave, os sintomas mais comuns são apatia, confusão e arritmias cardíacas. A causa de alcalose metabólica é muitas vezes evidente na avaliação inicial do paciente.[8]

Em cães, a alcalose metabólica ocorre por depleção de cloro, por isso é chamada "alcalose responsiva ao cloro". A alcalose nesses casos é decorrente de perda de conteúdo gástrico (p. ex., estenose de piloro) ou perdas urinárias (diuréticos). Outras causas de alcalose metabólica são:

- Depleção de cloro
  - Perda gástrica: vômito, lavagem gástrica
  - Diuréticos: clorotiazida, furosemida
- Depleção de potássio/excesso de mineralocorticoides:
  - Hiperaldosteronismo primário
  - Hiperadrenocorticismo canino
  - Hemangiopericitoma
- Outras causas
  - Antibióticos: ampicilina, carbenicilina, penicilina
  - Hipoalbuminemia.

Seres humanos podem ter alcalose metabólica "não responsiva ao cloro", geralmente associada a hipopotassemia e hiperaldosteronismo. Em cães, a alcalose metabólica não ocorre devido à hipopotassemia isoladamente, a menos que haja hipocloremia concomitante.[9]

Tratamento da alcalose metabólica

O tratamento é direcionado para correção dos déficits hidreletrolíticos existentes e prevenção de perdas adicionais. Medicamentos e outras intervenções que causem alcalose, como sucção gástrica, devem ser interrompidos sempre que possível.

Embora a correção do déficit de cloro seja essencial, a correção da depleção dos cátions (sódio, potássio) que acompanham o processo depende da avaliação da desidratação, da ocorrência e da magnitude da hipopotassemia associada, bem como do grau e da reversibilidade de qualquer diminuição da taxa de filtração glomerular. Se a função renal é normal, o excesso de base será excretado e a alcalose metabólica será corrigida rapidamente com a reposição da volemia com fluidos contendo cloro (a solução de NaCl a 0,9%, por exemplo, tem 154 mEq/ℓ de cloro).

Distúrbios ácido-base respiratórios

Acidose respiratória

A acidose respiratória é caracterizada pela hipercapnia, ou seja, o aumento da $PaCO_2$. As causas de acidose respiratória frequentemente estão associadas à hipoxemia e são:

- Depressão do centro respiratório
  - Induzida por fármacos (opioides, barbitúricos, anestésicos inalatórios)
  - Doenças neurológicas (lesão do tronco cerebral ou da medula cervical)
- Doenças neuromusculares
  - Botulismo, polirradiculoneurite, miastenia *gravis*
- Doenças respiratórias
  - Obstrução de vias respiratórias superiores:
    - Obstrução traqueal (neoplasias, colapso de traqueia)
    - Síndrome dos braquicefálicos
  - Restritivas:
    - Efusão pleural, trauma torácico, pneumotórax, hérnia diafragmática
- Doenças pulmonares intrínsecas
  - Asma, pneumonia, edema pulmonar, metástases, tromboembolismo.

A resposta secundária ao aumento da $PaCO_2$ é o aumento da concentração de HCO_3^-. Entretanto, a magnitude dessa adaptação é pequena; quando a hipercapnia é crônica, a concentração plasmática de HCO_3^- aumenta, em decorrência da maior perda renal de ácido e cloro. Esse mecanismo de adaptação renal leva de 3 a 5 dias para se completar.

A acidemia grave, causada por um distúrbio respiratório simples, somente ocorre em casos de acidose respiratória aguda grave ou descompensação de quadros de acidose respiratória crônica. Seres humanos e, possivelmente, cães com acidose respiratória crônica têm valores de pH, $PaCO_2$ e bicarbonato dentro ou muito próximos dos limites da normalidade.[10]

Tratamento da acidose respiratória

O aumento da $PaCO_2$ causa uma diminuição obrigatória da PaO_2 (hipoxemia) em pacientes respirando ar ambiente, pois a troca entre esses gases no alvéolo ocorre por difusão. Nesses casos, a hipoxemia – não a hipercapnia ou a acidemia – causa risco de morte. Portanto, a administração de oxigênio é uma medida importante no manejo da acidose respiratória, além do tratamento da causa de base. O uso de bicarbonato de sódio não é indicado para o tratamento da acidose respiratória.

Também devem ser corrigidas alterações eletrolíticas que possam interferir com a função dos músculos respiratórios ou na oferta de oxigênio aos tecidos, como hipopotassemia e hipofosfatemia. Essas alterações, se presentes, não são decorrentes da acidose respiratória.

Alcalose respiratória

Embora pouco diagnosticada em medicina veterinária, a alcalose respiratória é um distúrbio ácido-base frequente em seres humanos hospitalizados. A alcalose respiratória é decorrente da diminuição da PCO_2 (hipocapnia). As causas de alcalose respiratória incluem várias condições de hipoxia, distúrbios pulmonares, doenças do sistema nervoso central, intoxicação por salicilatos, insuficiência hepática e sepse, a saber:

- Hipoxemia e estimulação de quimiorreceptores periféricos
  - *Shunt* da direita para a esquerda, diminuição da pressão parcial de O_2, insuficiência cardíaca congestiva, anemia grave, hipotensão grave
- Estimulação de receptores de estiramento ou nociceptores
  - Pneumonia, tromboembolismo pulmonar, doença pulmonar intersticial, edema pulmonar
- Hiperventilação central
  - Doença hepática, hiperadrenocorticismo, sepse
  - Salicilatos, progesterona
  - Intermação, exercício
  - Dor, medo ou ansiedade.

A alcalose respiratória é particularmente prevalente entre os pacientes com doenças graves e é um indicador de mau prognóstico, pois a mortalidade aumenta em proporção direta com a gravidade da hipocapnia.[2]

A hipocapnia provoca uma alteração secundária no bicarbonato plasmático que, como na hipercapnia, ocorre em duas etapas. Nos quadros agudos ocorre uma diminuição moderada da concentração de HCO_3^-, decorrente do tamponamento pelo sistema bicarbonato-ácido carbônico. Se a hipocapnia torna-se crônica, ocorre uma diminuição do mais pronunciada, como resultado da regulação da acidificação renal. Esse processo leva 2 a 3 dias para atingir a eficiência máxima.[11]

Tratamento da alcalose respiratória

O tratamento da alcalose respiratória é voltado para a correção do distúrbio de base e de outros distúrbios que possam agravar o quadro.

Distúrbios ácido-base mistos

Os distúrbios ácido-base mistos são quadros em que dois ou mais distúrbios primários ocorrem simultaneamente. Distúrbios ácido-base mistos ocorrem de diversas maneiras. Por exemplo, a ocorrência simultânea de dois distúrbios primários pode ser uma característica da doença de base, como ocorre na sepse (alcalose respiratória associada à acidose láctica).

Os distúrbios ácido-base mistos podem ser classificados segundo seu impacto no pH (sinérgicos ou antagônicos) ou segundo a natureza de cada distúrbio (metabólico ou respiratório). Como existem quatro distúrbios ácido-base primários (ou seis, se os distúrbios respiratórios forem divididos em agudos e crônicos), as possíveis combinações entre eles são inúmeras.

Podem ser classificados em *sinérgicos* ou *antagônicos*. Os distúrbios sinérgicos geralmente são aqueles que causam maior impacto no pH sanguíneo (p. ex., acidose metabólica associada à acidose respiratória). Distúrbios antagônicos têm efeitos opostos no pH e, teoricamente, o pH sanguíneo do paciente pode estar normal. Exemplos de distúrbios ácido-base mistos são:

- Antagônicos
  - Acidose metabólica e alcalose respiratória
    - Choque séptico
    - Intoxicação por salicilatos
  - Acidose metabólica e alcalose respiratória
    - Dilatação-vólvulo gástrica
    - Acidose metabólica (insuficiência renal, acidose láctica) associada a vômito
    - Doenças hepáticas
- Sinérgicos
  - Acidose respiratória e acidose metabólica
    - Insuficiência cardíaca associada a edema pulmonar grave
  - Alcalose metabólica e alcalose respiratória
    - Tromboembolismo associado a hiperadenocorticismo
    - Doenças hepáticas.

A avaliação sistemática dos distúrbios ácido-base, incluindo o cálculo da resposta secundária e o *anion gap*, é fundamental para identificação e classificação dos distúrbios ácido-base mistos. O clínico deve ter cuidado ao interpretar os valores da hemogasometria e sempre correlacionar com o quadro clínico.

REFERÊNCIAS BIBLIOGRÁFICAS

1. Adrogué HJ, Madias NE. Management of life-threatening acid-base disorders. First of two parts. N Engl J Med. 1998;338(1):26-34.
2. Adrogué HJ, Madias NE. Management of life-threatening acid-base disorders. Second of two parts. N Engl J Med. 1998;338(2):107-11.
3. DiBartola SP. Introduction to acid-base disorders acidosis. In: DiBartola SP. Fluid therapy in small animal practice. 2. ed. Philadelphia: W.B. Saunders; 2006, p. 231-51.
4. Kurtz I, Kraut J, Ornekian V, Nguyen MK. Acid-base analysis: a critique of the Stewart and bicarbonate-centered approaches. Am J Physiol Renal Physiol. 2008;294(5):F1009-31.
5. Constable PD, Stämpfli HR. Experimental determination of net protein charge and A(tot) and K(a) of nonvolatile buffers in canine plasma. J Vet Intern Med. 2005;19(4):507-14.
6. Kaae J, de Morais HA. Anion *gap* and strong ion *gap*: a quick reference. Vet Clin North Am Small Anim Pract. 2008;38(3):443-7.
7. Adrogué HJ, Madias NE. Management of life-threatening acid-base disorders. First of two parts. N Engl J Med. 1998;338(1):26-34.
8. Galla JH. Metabolic alkalosis. J Am Soc Nephrol. 2000;11(2):369-75.
9. Penman RW, Luke RG, Jarboe TM. Respiratory effects of hypochloremic alkalosis and potassium depletion in the dog. J Appl Physiol. 1972;33(2):170-4.
10. Johnson, RA, de Morais HA. Respiratory acid-base disorders. In: DiBartola SP (editor). Fluid, electrolyte and acid-base disorders in small animal practice. 3. ed. St Louis: Saunders-Elsevier; p. 283-96.
11. Madias NE, Adrogué HJ. Cross-talk between two organs: how the kidney responds to disruption of acid-base balance by the lung. Nephron Physiol. 2003;93(3):61-6.

PARTE 13

Sistema Digestório

Ricardo Duarte Silva

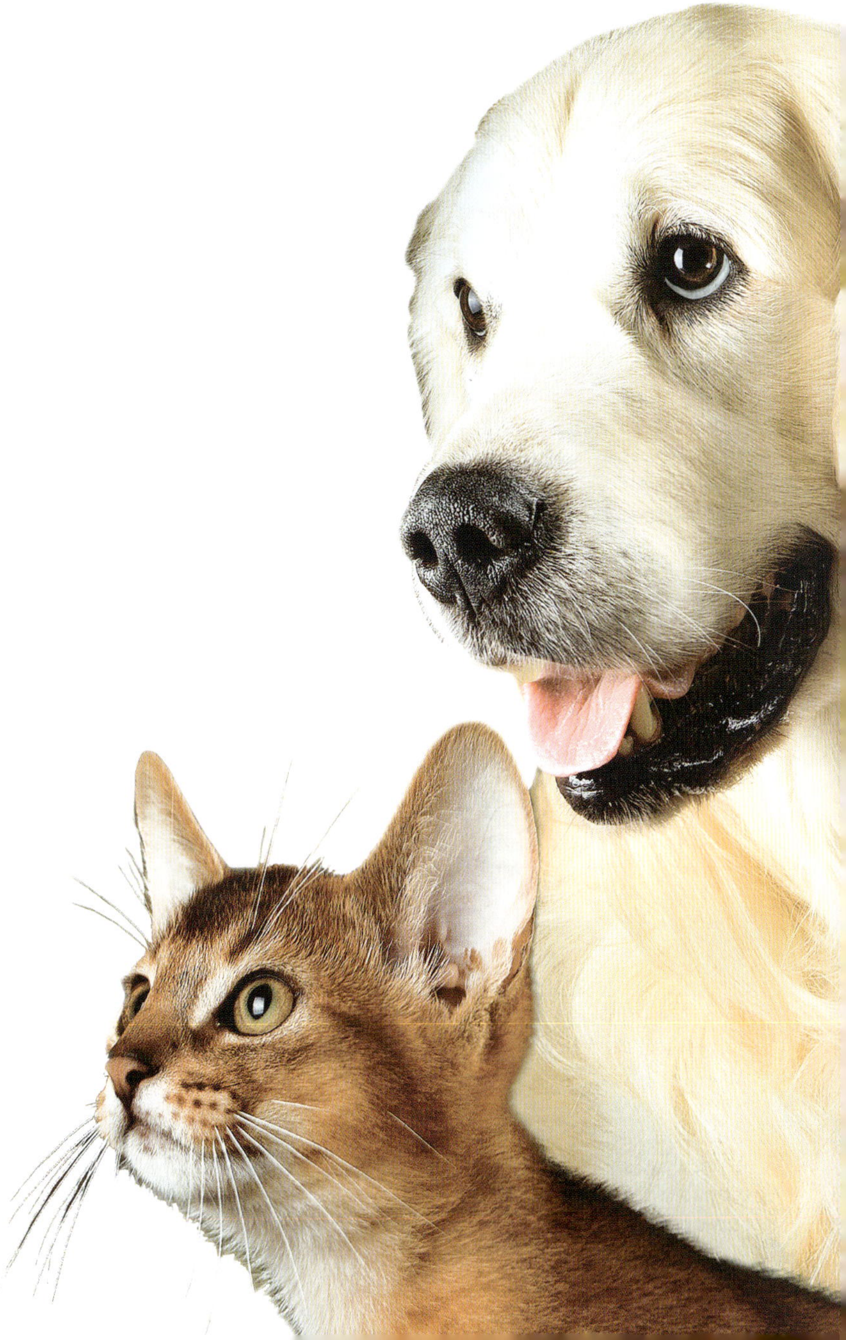

116

Avaliação por Imagem | Radiografia

Sandra Maria de Oliveira

INTRODUÇÃO

O exame radiográfico é a modalidade de imagem mais comum na medicina veterinária. Uma das principais vantagens do exame radiográfico é apresentar, como poucas modalidades de imagem apresentam, uma visão geral de pescoço, tórax e abdome na avaliação clínica de todo o trato gastrintestinal.[1]

O estudo radiográfico do tubo gastrintestinal é relativamente fácil, principalmente porque o gás luminal presente naturalmente ou em condições patológicas auxilia a identificação das diversas estruturas gastrintestinais. Para a complementação do estudo simples, pode ser necessária a administração de meios de contraste positivo, principalmente suspensão de sulfato de bário. Quando a cavidade abdominal for o foco de investigação, o exame ultrassonográfico pode ser uma alternativa ou indicado para a complementação dos achados radiográficos.

ESÔFAGO

O exame radiográfico é uma parte importante da avaliação clínica de animais com suspeita de anomalias esofágicas. O exame simples geralmente fornece informações úteis que podem ser complementadas, quando necessário, por meio de estudos contrastados do esôfago. O esofagograma, estudo radiográfico estático contrastado, pode informar sobre aspectos funcionais, porém uma avaliação funcional completa requer um estudo contrastado dinâmico (fluoroscopia).[2,3]

Técnica

Radiografias simples devem ser obtidas imediatamente antes do exame contrastado. Além da projeção lateral, radiografias oblíquas podem ser necessárias para complementação do exame. Embora o creme e a pasta de sulfato de bário apresentem maior adesão à mucosa esofágica, a suspensão de sulfato de bário apresenta alta densidade e é relativamente segura quando aspirada, mistura-se bem ao conteúdo líquido e flui rapidamente em torno de obstruções, podendo ser utilizada para o esofagograma na dose de 5 a 20 mℓ, administrados de maneira a induzir várias deglutições.

A complicação mais importante decorrente do uso oral de bário como meio de contraste é a aspiração, o que pode desencadear uma dramática perda da capacidade ventilatória. Esse risco pode ser minimizado evitando a administração do bário em certas condições patológicas, como megaesôfago, fístula broncoesofágica, ou ruptura esofágica. Nas suspeitas de ruptura esofágica, o sulfato de bário deve ser substituído por uma solução aquosa iodada destinada à administração oral. A presença de coleção gasosa em mediastino, líquido pleural e opacificação pulmonar são alterações que podem indicar ruptura esofágica.[2]

Aspectos radiográficos normais

Em condições de normalidade, exceto durante a deglutição, o esôfago permanece colapsado, apresentando radiopacidade semelhante aos tecidos vizinhos, não sendo observado em exame simples. Quando o lúmen esofágico normal é contrastado, estrias longitudinais podem ser observadas em toda a extensão do esôfago em cães, enquanto no terço final do esôfago dos gatos as estrias se tornam transversais em razão da musculatura lisa desse segmento. A imagem do esôfago contrastado felino é bastante peculiar, conhecido pelo aspecto de "espinha de peixe".[4-6]

Alterações radiográficas

No exame simples, alterações de radiopacidade no trajeto esofágico podem ser identificadas, decorrentes principalmente da presença de corpos estranhos e das dilatações esofágicas, frequentemente observadas em casos de megaesôfago. Nesses casos, a presença de conteúdo luminal, gases, líquidos ou sólidos (alimento) no lúmen dilatado faz com que essa alteração esofágica seja identificada. Quando o conteúdo do lúmen dilatado for predominantemente gasoso, as paredes esofágicas são separadas e observadas mais facilmente no terço torácico caudal (Figura 116.1).

As dilatações esofágicas, independentemente de sua natureza, promovem um desvio ventral da traqueia, o que pode também ser observado com relativa facilidade. Quando a dilatação luminal for restrita ao segmento esofágico anterior à base do coração, uma anomalia anelar vascular deve ser considerada, e o esofagograma pode ser necessário para a confirmação do diagnóstico. O esofagograma também é necessário para o diagnóstico de constrições esofágicas determinadas por estenoses cicatriciais (Figura 116.2).

As formações intrínsecas do esôfago são infrequentes, sendo sua ocorrência maior nas áreas endêmicas de *Spirocerca lupi*, e o esofagograma é necessário para a avaliação do comprometimento da parede (massa intramural) e do comprometimento do lúmen (massa intraluminal). As anormalidades do hiato podem ser dificilmente diferenciadas por exame radiográfico.[2] Dentre essas alterações, a intussuscepção gastresofágica é considerada uma verdadeira emergência gastrintestinal, que pode culminar em morte se não tratada.[3]

A invaginação do estômago para o lúmen do esôfago torácico resulta em presença de uma massa bem circunscrita e dilatação do esôfago torácico. A presença de grande massa em

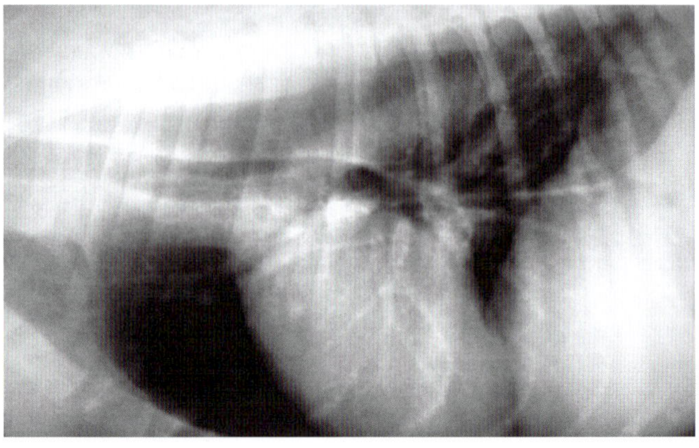

Figura 116.1 Radiografia laterolateral de um cão apresentando dilatação de toda a extensão do esôfago, conteúdo gasoso luminal separando as paredes esofágicas, facilmente observadas no terço caudal do tórax. Diagnóstico: megaesôfago.

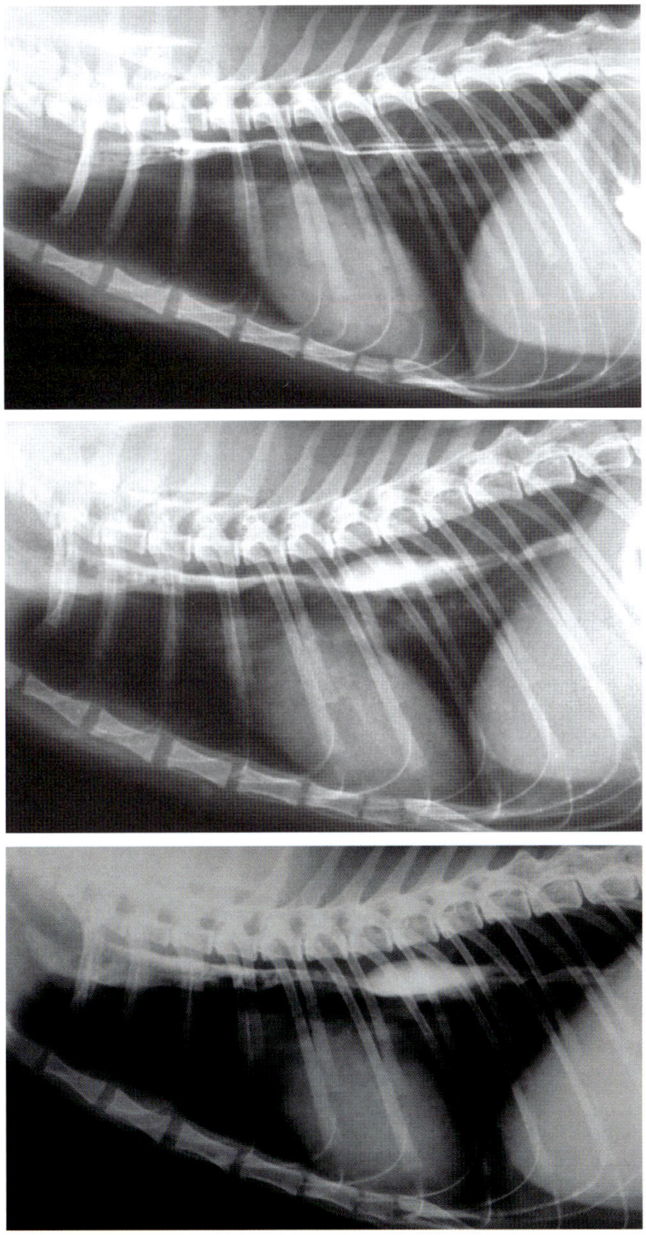

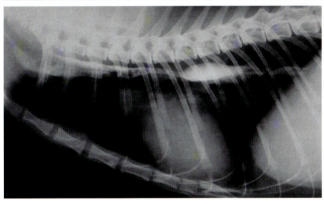

Figura 116.2 Radiografias sequenciais de esofagograma em um gato com diminuição do lume esofágico e perda de seu aspecto estriado do lúmen, em correspondência à base do coração, que persiste nas três radiografias. Diagnóstico: estenose esofágica cicatricial.

correspondência ao terço caudal do esôfago torácico, e a ausência da imagem gástrica em sua posição habitual são indicativos dessa afecção ao exame simples.[2,4] A ausência de achados radiográficos anormais no esôfago não exclui a possibilidade de existência de doença nesse órgão. Doenças esofágicas agudas e alterações mais relacionadas à mucosa esofágica podem passar sem alterações evidentes no exame radiográfico.[2]

ESTÔMAGO, INTESTINO DELGADO E INTESTINO GROSSO

As radiografias abdominais podem ajudar o clínico a estabelecer o diagnóstico definitivo ou decidir entre a instituição de tratamento médico ou cirúrgico. As radiografias, porém, não devem ter precedência sobre a anamnese completa, o exame físico meticuloso e os exames laboratoriais pertinentes.[7] O exame radiográfico da cavidade abdominal é uma ferramenta muito importante para o diagnóstico de quadros de abdome agudo, principalmente nos casos de dilatação-vólvulo gástrica, corpos estranhos gastrintestinais, obstrução do intestino delgado e rupturas gastrintestinais.[1]

Estômago

Técnica radiográfica

Em condições ideais, o exame radiográfico do estômago deve ser realizado rotineiramente em um animal que esteja em jejum de 12 a 24 horas. No entanto, a incapacidade de sujeitar o paciente ao jejum não se torna uma contraindicação para o exame radiográfico abdominal. Medicamentos utilizados no tratamento de distúrbios gastrintestinais ou na contenção química de pacientes podem afetar a motilidade gástrica e, portanto, devem ser evitados ou ter seu uso interrompido por intervalo de tempo suficiente antes da realização dos exames contrastados.

Para a avaliação radiográfica em gastrografia convencional, a dose usual é de 2,3 a 3,6 mℓ de bário/kg, preferencialmente por sonda orogástrica; porém, em muitas situações, essa avaliação pode ser combinada à avaliação do intestino delgado. Para tanto, a dose empregada deve ser de 6 a 12 mℓ/kg.[8]

Aspectos radiográficos normais

Variações na aparência radiográfica do estômago em pacientes nas diferentes posições podem ser causadas devido a alterações nos fluidos e na distribuição dos gases dentro do lúmen do estômago. A presença de gás e de contraste positivo é relativamente fácil de ser observada nas radiografias, já o líquido presente no estômago pode apresentar certa dificuldade em ser delimitado devido à sobreposição de imagem entre o conteúdo e a margem do órgão que apresenta outras estruturas de radiopacidade similar.

Embora a recomendação para o exame radiográfico de rotina dos casos de suspeita de doença gástrica seja de uma única projeção radiográfica laterolateral e de uma projeção ventrodorsal, a realização rotineira das projeções radiográficas laterolaterais tanto à direita quanto à esquerda pode ser útil no auxilio diagnóstico, em conjunto com a projeção ventrodorsal, quando houver suspeita de doença gástrica.[9] Com a administração de contraste positivo, as pregas da mucosa do estômago não visíveis em exame simples podem ser visualizadas como falhas de preenchimento lineares, relativamente radiolucentes, separadas pelo bário que ocupa o espaço entre as pregas.[10]

Alterações radiográficas

Doenças gastrintestinais frequentemente podem ser diagnosticadas por meio de exame radiográfico simples. Por exemplo, os sinais clássicos de dilatação-vólvulo gástrica são: dilatação gástrica (por gases, fluidos, alimento, ou uma combinação destes), compartimentalização e alteração do posicionamento gástrico (Figura 116.3).

O piloro é normalmente ventral, caudal e lateralmente à direita, e o fundo é dorsal, cranial e lateralmente à esquerda. O fundo é identificado pelas pregas gástricas e o piloro por sua conexão ao duodeno.[1,10] A presença de material radiopaco no interior da cavidade gástrica é facilmente visualizada, geralmente presente em exames radiográficos simples. Essas opacidades frequentemente são resultado da ingestão de fragmentos ósseos e geralmente não apresentam qualquer significado clínico. Corpos estranhos clinicamente significativos, como anzóis e agulhas, também são facilmente visualizados, não apresentando problemas em seu diagnóstico. Por vezes são visibilizados materiais radiopacos não identificáveis cuja significância clínica pode ser questionável. Nesses casos, a estreita correlação com as manifestações clínicas deve ser estabelecida.

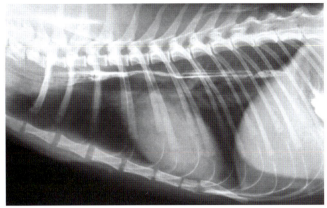

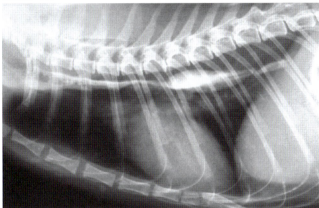

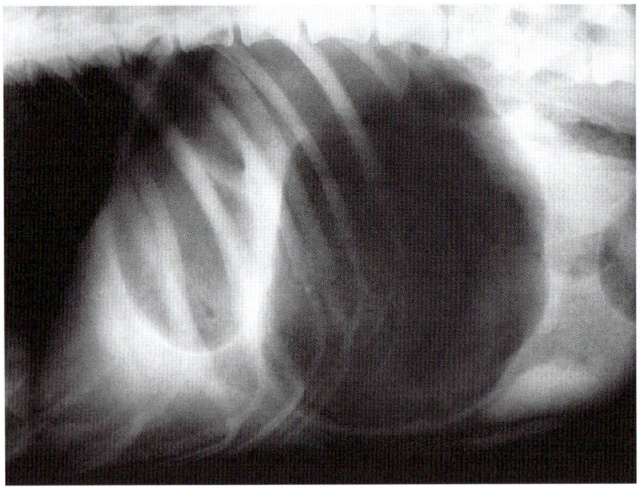

Figura 116.3 Radiografia laterolateral de um cão apresentando dilatação gástrica por gases, com posicionamento anormal do piloro (cranial e dorsal) e do fundo (caudal e ventral), e presença de faixa de compartimentalização. Diagnóstico: dilatação-vólvulo gástrica.

Outro fator importante é a persistência da imagem em exames posteriores. Caso o paciente esteja estável, as radiografias devem ser repetidas em 1 a 3 dias, podendo fornecer informações necessárias. Mais dificuldades podem ocorrer no diagnóstico radiográfico de um corpo estranho radiolucente. Existem diferentes abordagens capazes de auxiliar na identificação de corpos estranhos gástricos radiolucentes, sendo a mais simples delas a variação nas posições do paciente. Caso o corpo estranho não se mova com o deslocamento dos fluidos gástricos, então uma projeção diferente pode auxiliar no delineamento por gases desse objeto. A administração de pequenas quantidades de sulfato de bário pode facilitar a visualização e o contorno desses corpos estranhos.[10]

Vários tipos de neoplasias podem ocorrem no estômago, podendo envolver qualquer região do órgão. A aparência radiográfica de uma neoplasia gástrica pode variar e depender principalmente do tamanho, forma e localização do tumor. A principal característica radiográfica pode ser a identificação de uma massa projetada para dentro do lúmen gástrico, criando uma falha de preenchimento com o meio de contraste. Quanto mais nodular e pedunculada for a lesão, mais fácil será reconhecê-la como uma massa distinta. Formações pequenas podem ser completamente encobertas por um volume relativamente grande de sulfato de bário. Outros fatores como projeções oblíquas, variações na conformação do estômago e contrações peristálticas podem contribuir para ocultar a presença de formações no estômago.

Lesões difusas infiltradas na parede do estômago geralmente não são capazes de produzir qualquer falha de preenchimento no exame contrastado, em vez disso, elas podem alterar a forma do estômago, diminuindo a motilidade da região afetada. Devido às variações na imagem do estômago criadas pelo peristaltismo, é importante que as alterações encontradas sejam persistentes em radiografias seriadas. Formações gástricas podem ser identificadas com o auxilio do exame ultrassonográfico do estômago, eliminando assim a necessidade de exames radiográficos contrastados.[10]

Intestino delgado

Técnica radiográfica

As projeções padrão usadas na avaliação do intestino delgado são a laterolateral e a ventrodorsal. Outras projeções também podem ser utilizadas. A intenção geral dessas demais projeções é tirar vantagem do contraste natural do gás presente no intestino associado a processos específicos de doença.[9] Para a obtenção de radiografias abdominais eletivas de pacientes com sinais crônicos, o animal deve ser submetido a jejum por 24 horas e a enema de limpeza 2 a 4 horas antes da realização do exame. Essa preparação produz o esvaziamento desejado do trato intestinal, facilitando a avaliação das radiografias.

Em pacientes com dor abdominal aguda, vômito persistente agudo ou distensão intestinal palpável por gás ou fluido, porém, nenhuma preparação específica é necessária. Na verdade, nesses pacientes o padrão de gás e fluido pode ser útil para o diagnóstico, e essa valiosa informação pode ser alterada pelo enema. O contorno, o tamanho, a posição, o formato e a radiopacidade podem ser determinados em radiografias simples, mas as irregularidades da mucosa, o trânsito intestinal e o peristaltismo anormal devem ser avaliados em estudos contrastados ou ultrassonografia. Os estudos contrastados do intestino, porém, são inerentemente pouco produtivos e devem ser reservados a alguns pacientes e conduzidos de maneira apropriada.

Em estudos contrastados do trato gastrintestinal recomenda-se a instituição de jejum por 24 horas antes da administração do contraste. Um enema deve ser dado 2 a 4 horas antes da realização do exame contrastado, permitindo o esvaziamento de fluido e ar residuais. Porém, em pacientes com desconforto abdominal agudo grave geralmente não é possível realizar qualquer tipo de preparação.[7] Além disso, o paciente em crise abdominal aguda pode sofrer outras lesões decorrentes da administração de laxantes ou enemas. Muitos medicamentos afetam a motilidade gastrintestinal. A influência dos medicamentos sobre a motilidade do trato intestinal deve ser considerada durante a avaliação de radiografias simples ou contrastada. O efeito de vários medicamentos sobre o trato gastrintestinal também deve ser relacionado à interpretação das alterações radiográficas induzidas pela doença ou pelo medicamento.[12] As projeções padrão são rotineiramente usadas. Projeções oblíquas, para observar uma anomalia em particular, podem ser realizadas conforme necessário.

Três contrastes radiopacos líquidos podem ser usados na avaliação do intestino delgado: sulfato de bário, iodo orgânico iônico e iodo orgânico não iônico. A suspensão de bário comercialmente preparada é, na maioria dos casos, o contraste de escolha. Em suspeitas de perfuração do trato intestinal, o uso do sulfato de bário não é recomendado; nesses casos, deve ser usada uma preparação orgânica à base de iodo, destinada ao trato gastrintestinal. Uma pequena laceração pode, ocasionalmente, não ser observada, já que o iodo é rapidamente reabsorvido pela serosa. Quando ainda há suspeita de laceração após a realização do exame contrastado com iodo, o bário pode mostrar o extravasamento de maneira mais clara. Os contrastes iodados orgânicos iônicos são, caracteristicamente, hipertônicos. Essas substâncias atraem fluido para o intestino, diluindo a opacidade do contraste e podendo agravar um estado hipovolêmico. Os agentes iodados permitem que a avaliação endoscópica e a ultrassonografia sejam realizadas imediatamente após o término do exame contrastado.

A não administração de um volume adequado de contraste é uma das causas mais frequentes da não obtenção de um diagnóstico durante o uso de bário.[7] A dose recomendada de suspensão de sulfato de bário varia de 5 a 7 mℓ/kg (para animais de porte grande) a 8 a 12 mℓ/kg (para animais de pequeno e médio porte).[13] A avaliação contrastada completa do trato gastrintestinal superior, do estômago e do intestino é demorada e pode ser custosa para o proprietário do animal.

Devido à possível obtenção de poucas informações diagnósticas, o exame contrastado deve ser reservado a pacientes cuja abordagem terapêutica ou o diagnóstico não possa ser obtido a partir dos dados clínicos associados aos achados em radiografias simples. Em muitos pacientes, a avaliação ultrassonográfica é capaz de dar informações diagnósticas sobre o intestino delgado; essa informação muitas vezes elimina a necessidade de realização de um exame radiográfico contrastado.[7]

Aspectos radiográficos normais

Uma quantidade moderada de gordura intraperitoneal dá um bom contraste à definição de superfícies serosas intestinais. Em animais com menos de 6 meses de vida ou emaciados, a definição da serosa é ruim, devido à ausência de tecido adiposo intra-abdominal, que dá contraste.[14] Foram desenvolvidos dois esquemas de determinação do diâmetro intestinal relativo, usando ossos próximos como referência.

O diâmetro normal máximo (serosa a serosa) de cães é menor do que o dobro da largura de uma costela[4] ou menos do que 1,6 vezes a altura do corpo de L5 em seu ponto mais estreito.[15] Uma vez que a maioria dos gatos tem o mesmo tamanho, uma medida mais específica do diâmetro intestinal normal foi definida, não maior do que 12 mm ou o dobro da altura da porção central do corpo vertebral de L4. Embora o duodeno possa ser um pouco mais largo, o jejuno e o íleo devem ter, aproximadamente, o mesmo diâmetro. Porém, conforme o clínico fica mais experiente na avaliação das radiografias abdominais, a determinação qualitativa do tamanho intestinal pode se tornar tão precisa quanto as técnicas de mensuração. As tentativas de avaliação da espessura da parede intestinal em radiografias simples não são confiáveis. Uma alça intestinal vazia com pequeno volume de ar intraluminal não deve ser confundida com um segmento patologicamente espessado. A parede intestinal deve ter opacidade uniforme de tecido mole. Essa uniformidade é mais facilmente verificada em alças que contenham ar.[7]

O espessamento verdadeiro da parede intestinal é mais bem determinado por ultrassonografia, exames contrastados ou palpação.[16,17] O intestino delgado normal é reconhecido em radiografias simples como tubos curvos homogêneos contínuos ou anéis ou círculo sólidos. Esses formatos são produzidos pela atividade contrátil dos músculos lisos. A radiopacidade do intestino delgado normal varia de acordo com as diferentes opacidades dos materiais presentes no lúmen. No lúmen de um animal não submetido a jejum podem ser observados ar, ingesta de aparência arenosa podendo incluir opacidades mineral ou metal, água ou opacidade homogênea de tecidos moles.

Em animais submetidos a jejum, o lúmen pode conter pequena quantidade de ar ingerido ou apresentar opacidade homogênea de fluido ou tecido mole. A observação de gás intestinal normal é mais comum em cães do que em gatos. Em gatos submetidos a jejum, raramente encontra-se gás no intestino delgado, mas em cães também submetidos a jejum, 30 a 60% do conteúdo intestinal pode ser formado por gás.[17] Animais estressados pela manipulação ou dispneicos frequentemente apresentam aerofagia, com mais ar no interior do intestino delgado. Os cães frequentemente apresentam pequenas saculações de formato quadrado na mucosa do lado antimesentérico do duodeno descendente. Uma ou várias dessas estruturas podem ser observadas. Essas formações são normais, chamadas "pseudoúlceras", que são causadas por depressões da mucosa sobre acúmulos linfoides submucosos. As pseudoúlceras não são encontradas em gatos.

Aproximadamente 30% dos gatos normais apresentam fortes contrações segmentares por todo o duodeno, que produzem um efeito de "colar de pérolas" durante o exame contrastado. As pseudoúlceras e o colar de pérolas apenas são observados em exames contrastados com bário, não em radiografias simples.

Em cães e gatos normais, o restante do intestino delgado deve apresentar uma interface homogênea entre contraste e mucosa. Um padrão franjado, também chamado "fimbriação", pode ser observado em cães. Esse é um padrão normal e é causado pelo bário entre os vilos intestinais. O estreitamento concêntrico de curtas extensões do intestino é causado pelo peristaltismo. Em animais normais, a localização desses estreitamentos deve variar durante o estudo.[18]

Intestino delgado anormal

Diversas doenças podem dificultar a progressão do conteúdo luminal pelo trato intestinal. A passagem incompleta do conteúdo intestinal pelo trato é denominada "íleo". O íleo pode ser mecânico, causado pela obstrução física do intestino, ou funcional (paralisia), em que as contrações peristálticas intestinais cessam devido a anomalias vasculares ou neuromusculares na parede intestinal.

Diferentemente do íleo mecânico, no íleo funcional o intestino mantém seu lúmen patente. A doença intestinal mais importante que pode ser diagnosticada por exame radiográfico simples é a obstrução mecânica. Os achados em imagens contrastadas com bário mais correlacionadas às anomalias são as alterações no diâmetro do lúmen intestinal, na interface bário/mucosa e na taxa de passagem do contraste. O trato intestinal é normalmente caracterizado por modificações dinâmicas; assim, a documentação de um achado suspeito em diversas radiografias sequenciais aumenta seu significado.

Íleo mecânico

O lúmen do intestino delgado pode ser ocluído por corpos estranhos, intussuscepção, formações originárias da parede do órgão ou lesões extrínsecas compressivas. A obstrução mecânica pode ser completa ou parcial e ocorrer em qualquer local do trato. O sinal radiográfico mais consistente de obstrução mecânica é o grau variável de dilatação das alças intestinais oral ao sítio de obstrução. Quanto mais completa e maior a duração da obstrução, maior a distensão intestinal.

Uma obstrução mais distal (ao longo da extensão do intestino delgado) ou mais completa leva à distensão de um maior número de alças. O intestino obstruído geralmente apresenta fluido e gás, a não ser que a obstrução seja bem proximal, permitindo o refluxo desses materiais ao estômago. Uma relação maior do que 1,6 entre o diâmetro do intestino delgado e a altura do corpo vertebral de L5 sugere obstrução. Alternativamente, a determinação qualitativa do tamanho do intestino pode ser mais precisa, conforme o clínico se torna mais experiente.[7]

A avaliação contrastada não é indicada em pacientes que apresentam evidências, em radiografias simples, de obstrução intestinal.[18] Pouquíssimas informações adicionais são obtidas, já que o contraste passa lentamente pela porção atônica do intestino proximal à obstrução, principalmente em animais debilitados ou enfraquecidos.

Corpos estranhos compostos de minerais ou metais são muito mais facilmente reconhecidos quando comparados aos corpos estranhos não mineralizados ou não metálicos. Caroços de frutas, espigas de milho, bicos de chupeta e outros objetos não opacos podem ser reconhecidos, em radiografias simples, com base em seus formatos geométricos radiolucentes[19] (Figura 116.4). A cuidadosa aplicação da compressão abdominal pode evidenciar esses corpos estranhos.

Com base nas manifestações clínicas, a realização de radiografias sequenciais ao longo de 24 horas, exame lúmen contrastado ou ultrassonografia pode ser necessária para confirmar o diagnóstico de obstrução parcial, sugerido pelo conteúdo anormal do intestino.[7] Na região da obstrução, porém, o bário deve delinear o corpo estranho, criando uma falha de preenchimento na coluna de contraste.[20]

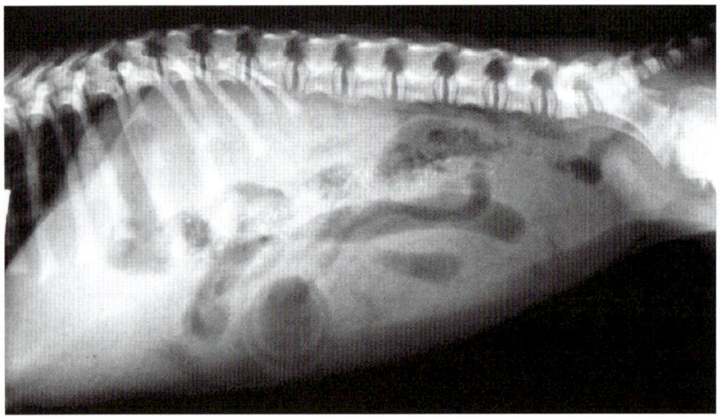

Figura 116.4 Radiografia laterolateral simples de um cão jovem apresentando dilatação variável de alças intestinais com presença de corpo estranho radiolucente (bico de chupeta) delineado pela presença de gases. Diagnóstico: obstrução intestinal por corpo estranho.

Corpos estranhos lineares (p. ex., fios, meias de náilon) que ficam presos ao intestino geralmente alteram o formato e o contorno das alças intestinais e o padrão do conteúdo luminal.[21] Parte do material linear tende a se fixar em algum ponto da região oral, mais frequentemente no estômago, em cães; e na base da língua, em gatos. O restante do material segue até o intestino delgado. A ação peristáltica faz com que o intestino "escale" o corpo estranho linear, fazendo com que as alças acometidas fiquem com aparência pregueada. (Figura 116.5). Isso provoca o desenvolvimento de um padrão anormal de gases encarcerados, com formato de tubos curtos e, às vezes, em forma de meia-lua.

Uma grave complicação associada aos corpos estranhos lineares é a laceração da parede intestinal. Quando a laceração é pequena, a serosa pode se aderir a uma alça adjacente, fixando a posição de dois ou mais segmentos intestinais. Peritonite séptica e possível extravasamento de gás, porém, podem ser observados após lacerações extensas.

Quando os achados clínicos e das radiografias simples sugerem consistentemente uma obstrução mecânica, indica-se a realização de cirurgia. Novas tentativas de definir o sítio específico e o tipo de lesão obstrutiva com contraste apenas retardam e, possivelmente, complicam a cirurgia, estressando ainda mais o paciente.[22]

Os pacientes que, em radiografias simples, apresentam evidências de ar livre na cavidade peritoneal, não residual de recente celiotomia, trauma penetrante ou abdominocentese também não devem ser submetidos a exames contrastados. Nesses indivíduos, é provável que o gás peritoneal seja decorrente de uma perfuração gastrintestinal.[14]

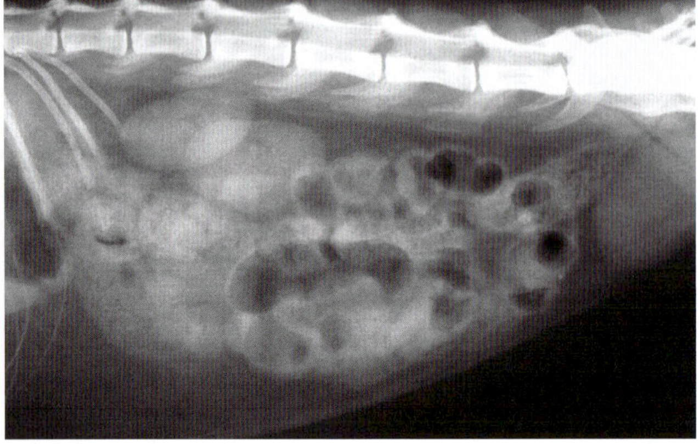

Figura 116.5 Radiografia laterolateral simples de um gato apresentando dilação de alças intestinais com aspecto pregueado. Diagnóstico: obstrução intestinal por corpo estranho linear.

A intussuscepção, a invaginação de uma parte (intussuscepto) do trato gastrintestinal no lúmen (intussuscipiente) de um segmento adjacente, pode ser iniciada por muitos eventos, incluindo doenças da motilidade, lesões inflamatórias na parede do órgão ou causas idiopáticas. Embora as intussuscepções possam ocorrer em qualquer ponto do trato digestivo, a maioria ocorre no intestino delgado e nas junções ileocólica ou cecocólica. A aparência radiográfica da intussuscepção é consideravelmente influenciada pela integralidade da oclusão do lúmen pelo intussuscepto.[21] Muitas intussuscepções distais causam grave distensão do intestino delgado; na presença de uma quantidade suficiente de gás, o intussuscepto pode ocasionalmente ser visto no cólon. Em muitos casos, porém, pode não ser possível a diferenciação entre a intussuscepção e outras causas de obstrução mecânica, tendo como base somente radiografias simples.[7]

Íleo funcional

Quando as contrações peristálticas do intestino são interrompidas por anomalias vasculares ou neuromusculares na parede do órgão, o lúmen se dilata. Porém, no íleo funcional, o lúmen do intestino permanece aberto. Muitos pacientes não apresentam alterações radiográficas específicas que diferenciem a dilatação intestinal causada pelo íleo funcional daquela provocada pelo íleo mecânico.

A extensão afetada do intestino pode ser indicativa da natureza do processo, já que a dilatação localizada tende a ter causa mecânica e a dilatação difusa geralmente é provocada pelo íleo funcional. Existem, porém, óbvias sobreposições entre essas duas doenças. Além disso, a obstrução mecânica crônica moderada a grave pode levar ao íleo funcional.

Em pacientes com íleo funcional, o exame contrastado com bário deve mostrar a distensão uniforme dos segmentos intestinais, retardo de trânsito e resultados normais ou alterações inespecíficas na textura e na borda da mucosa. Nesse exame não existem achados que auxiliem especificamente o diagnóstico às doenças relacionadas ao íleo funcional. Uma vez que essas doenças mimetizam obstrução mecânica completa, o papel do contraste com bário é excluir sua ocorrência. O trânsito do bário, porém, pode ser tão prolongado que, erroneamente, conclui-se que há obstrução.[7] As doenças que geralmente causam íleo funcional são a enterite viral, a obstrução mecânica crônica e a peritonite.[23] Outras doenças menos comuns em que também se observa, como alteração radiográfica primária, dilatação das alças intestinais incluem o estrangulamento do intestino por uma hérnia (comprometimento vascular), o vólvulo mesentérico (comprometimento vascular), traumas na coluna vertebral (lesão neurológica), a trombose arterial de segmentos jejunais (comprometimento vascular), a disautonomia (doença do sistema nervoso autônomo) e a pseudobstrução intestinal (fibrose e atrofia da túnica muscular).

O vólvulo mesentérico provoca a oclusão da artéria mesentérica cranial. O menor suprimento de sangue causa necrose isquêmica, liberação de toxinas gastrintestinais e choque. O evento que inicia o vólvulo geralmente não é conhecido. A maioria dos cães acometidos é de raças de porte grande. Muitos cães não têm histórico distante ou imediato de sinais gastrintestinais e são trazidos ao consultório por apresentarem distensão abdominal aguda ou muito aguda, dor abdominal e choque.[24] O sinal radiográfico é a dilatação moderada a grave do intestino delgado por fluido e gás (Figura 116.6).

Doença intestinal infiltrativa

Na doença intestinal infiltrativa, há infiltração generalizada ou segmentar da parede intestinal como resultado de inflamação

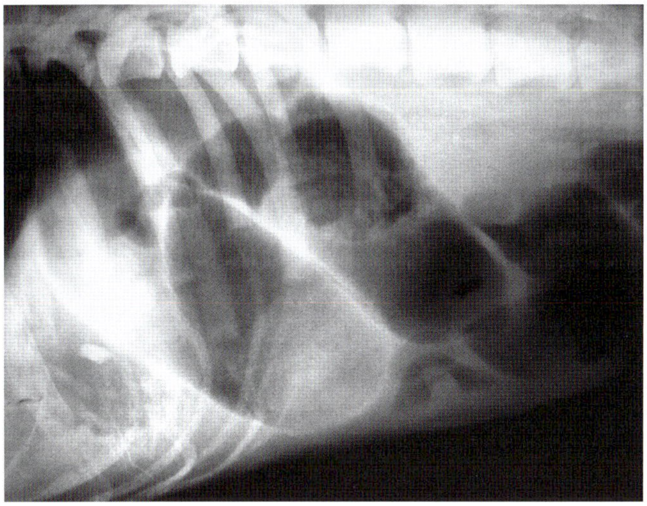

Figura 116.6 Radiografia laterolateral de um cão apresentando dilatação intestinal grave, por gases e líquidos. Diagnóstico: íleo funcional por vólvulo mesentérico.

não séptica, infecção ou neoplasia. Com a infiltração celular nas camadas da parede intestinal, a alteração mais esperada é o aumento da espessura dessa estrutura. A espessura da parede intestinal não pode ser avaliada, com precisão, em radiografias simples, mas pode ser verificada em exame contrastado com bário e ultrassonografia, sendo esta última a técnica mais sensível.[7]

A ultrassonografia é a única modalidade de diagnóstico por imagem que pode diferenciar as camadas da parede intestinal.[16] Infelizmente, nenhum achado dos exames contrastados, isolado ou combinado, diferencia as doenças infiltrativas neoplásicas e não neoplásicas. O estudo contrastado, porém, pode ser usado para corroborar uma suspeita de anomalia, observada em radiografias simples, e definir melhor a localização de uma lesão, para decidir entre a realização de biopsias endoscópicas ou cirúrgicas. Isso ocorre principalmente quando a ultrassonografia não está disponível.[7]

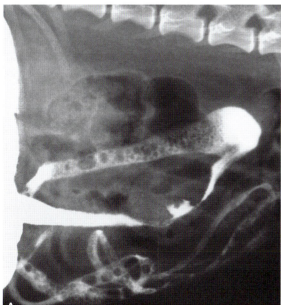

Formações associadas ao intestino

Entre as neoplasias comuns do intestino delgado em cães incluem-se os tumores malignos, como adenocarcinomas, linfossarcomas, mastocitomas e leiomiossarcomas.[25] Em radiografias simples, sinais únicos a esses tumores não são observados. Essas neoplasias podem não provocar alterações, ser vistas como formações de tecido mole de tamanho variável ou causar obstrução parcial ou completa, associada a sinais de dilatação intestinal. A realização de exames radiográficos contrastados ou ultrassonográficos favorece a identificação desses tumores intestinais (Figura 116.7).[7]

Outras doenças do intestino delgado

As alterações na opacidade da parede intestinal são raras. A mineralização difusa da parede pode ser causada pela calcificação metastática decorrente da hipercalcemia. Relata-se que cães e gatos envenenados por rodenticidas à base de colecalciferol ou que ingeriram medicamentos tópicos de uso humano para tratamento da psoríase, contendo análogos de calcitriol, apresentam vômitos. Esse sintoma deve levar à realização de exames radiográficos ou ultrassonográficos do abdome.[26] Nesses pacientes, pode-se observar a calcificação difusa do trato gastrintestinal. Radiograficamente, o grau de calcificação cria uma fina linha de opacidade, aumentando o contraste. O diagnóstico diferencial desse tipo de mineralização difusa deve incluir outras causas de hipercalcemia, incluindo a doença renal primária grave.[7] A pneumatose intestinal e a pneumatose coli se referem à presença de ar na parede intestinal. Esse acúmulo de gás pode ter diversas causas, incluindo enterocolite necrosante, necrose isquêmica causada por vólvulo, trauma e infecções bacterianas em pacientes imunocomprometidos.[27]

Intestino grosso

Os processos de radiografias simples e contrastadas são usados para a avaliação de diversas condições do intestino grosso.[5,28] Atualmente, no entanto, após o exame radiográfico simples, a endoscopia (colonoscopia) tem substituído amplamente os

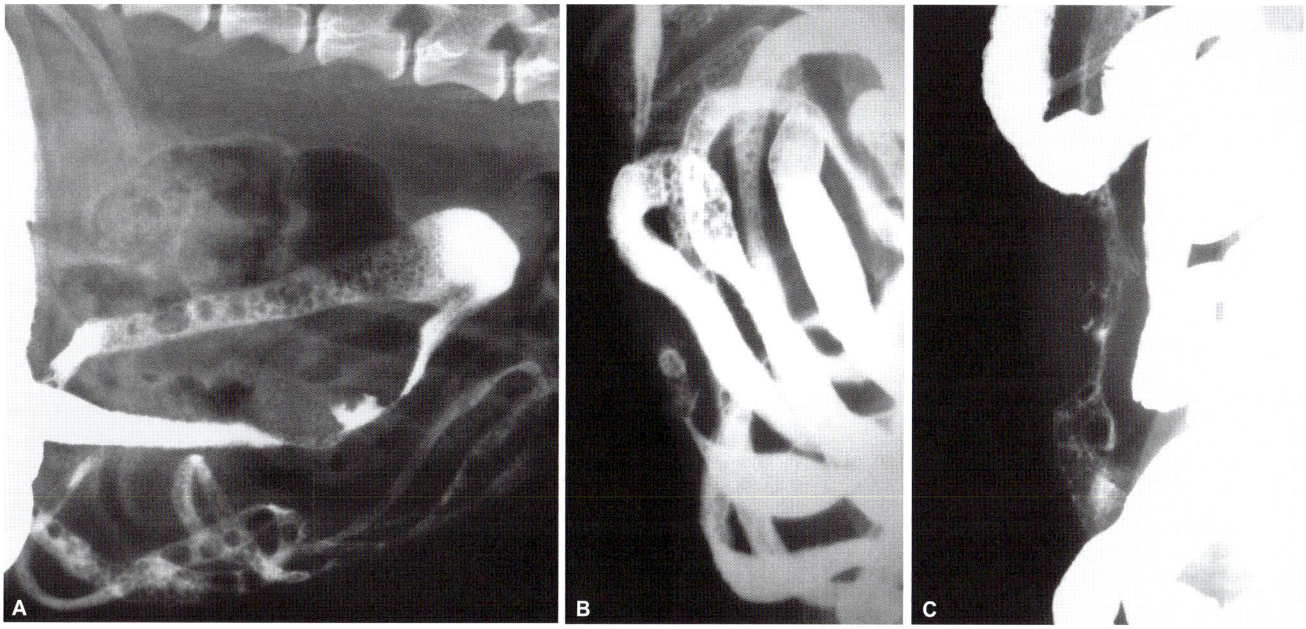

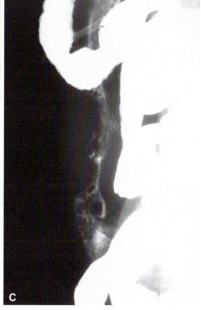

Figura 116.7 Exame contrastado gastrintestinal superior com suspensão de sulfato de bário de um cão. **A.** Projeção laterolateral apresentando irregularidade da superfície mucosa intestinal localizada. **B.** Foto aproximada da projeção ventrodorsal, confirmando a lesão. **C.** Projeção ventrodorsal com emprego de compressão localizada evidenciando a formação intestinal e lesões da mucosa, em duodeno descendente. Diagnóstico: leiomioma intestinal.

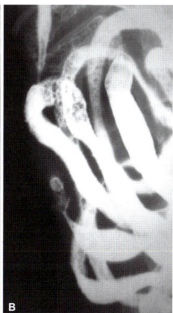

exames radiográficos contrastados do cólon. A maioria das doenças do intestino grosso é diagnosticada por endoscopia, especialmente quando um endoscópio flexível permite a visualização do cólon transverso, do cólon ascendente e do ceco, com a vantagem adicional de se adquirir aspirados e biopsias, se necessário.[29]

Técnica radiográfica

Atualmente, o enema de bário é o mais indicado quando houver um estreitamento do lúmen que impeça a passagem do endoscópio, limitações do endoscópio que impeçam o exame de todo o cólon e ceco, diante de uma suspeita de lesão mural ou extramural, e a mucosa se apresentar aparentemente normal no exame endoscópico.[29] Radiografias simples devem ser realizadas como primeiro passo para o diagnóstico e, também, antes dos estudos contrastados.

Para um estudo diagnóstico de alta qualidade, o cólon deve estar perfeitamente limpo antes do exame contrastado. Isso é feito por jejum alimentar de 24 a 36 horas e pela limpeza do cólon por administração oral de catártico e enemas com água morna, ambos antes do procedimento. O lúmen deve estar livre de material fecal. O bário, em temperatura ambiente, deve ser administrado utilizando uma sonda com balão inflável localizada no reto distal, para impedir escapes e obter uma distensão adequada do cólon.[6,28]

O volume de bário necessário para o preenchimento do cólon é extremamente variável, o meio de contraste deve ser aplicado em várias pequenas doses até que o efeito radiograficamente desejado seja visto. O cólon deve ser lentamente preenchido com o bário por um sistema gravitacional, preferencialmente sob observação. Geralmente, a dose de bário é de 7 a 15 mℓ por quilograma de peso corpóreo. As projeções habituais laterolateral e ventrodorsal devem ser realizadas quando o cólon está distendido com bário e novamente após a evacuação do bário advindo do cólon. Podem ser necessárias projeções adicionais, principalmente as oblíquas. A detecção de lesões sutis da mucosa pode ser aperfeiçoada pelos exames duplos contrastados. Na maioria dos casos, isso é feito pela remoção da maior quantidade de bário possível e pela insuflação do cólon com o ar ambiente pela sonda.

Exames parciais contrastados do intestino grosso, os quais são menos completos, mais rápidos e fáceis, podem ser realizados com a introdução de pequenas quantidades de ar ou bário no interior do reto injetadas por seringa. Esses estudos não permitem a visualização completa do intestino grosso ou de pequenas lesões, como as irregularidades da mucosa; no entanto, eles permitem a observação de grandes lesões intraluminais e diferenciação do cólon de órgãos e formações adjacentes.[30]

Aspectos radiográficos normais

Como as fezes e os gases geram opacidades radiográficas contrastantes e estão frequentemente presentes no intestino grosso, uma parte ou a totalidade do intestino grosso é identificável facilmente em radiografias simples do abdome. Nem a espessura da parede, muito menos o padrão da mucosa, podem ser avaliados por radiografias simples.

O intestino grosso de cães e gatos é constituído pelo ceco, cólon, reto e canal anal. O ceco, um divertículo do cólon proximal, tem anatomia e aparência radiográfica diferentes em cães e em gatos. O ceco canino é semicircular (saca-rolha ou em formato de C), compartimentalizado com uma junção cecocólica e normalmente contém algum gás intraluminal. O gás intraluminal e a forma característica permitem o rápido reconhecimento do ceco no abdome médio direito na maioria das radiografias simples. No entanto, o ceco felino geralmente não é observado em radiografias simples.

O cólon do cão e do gato, o maior segmento do intestino grosso, é um tubo com parede fina, dilatável, dividido nas partes ascendente, transversa e descendente. Essas divisões são facilmente reconhecidas nas radiografias abdominais simples, com base em suas formas, tamanhos e localizações. O íleo distal entra no cólon ascendente por meio do esfíncter ileocecal. Na projeção ventrodorsal, o cólon apresenta um formato semelhante a um ponto de interrogação. A junção entre o cólon ascendente e o transverso é a flexura direita do cólon, e a junção entre o cólon transverso e descendente é a flexura esquerda do cólon. A porção distal do cólon descendente percorre a linha média e entra no canal pélvico, onde se transforma no reto, porção terminal do intestino grosso. No intestino grosso normal, o cólon contém a maior parte das fezes, e o reto apresenta pouca ou nenhuma quantidade de fezes.[30]

O diâmetro do cólon normal varia com a quantidade de fezes presente e o hábito de defecação individual. Como regra prática, o diâmetro normal do cólon deve ser menor que o comprimento do corpo da L7.[28] Quando o intestino grosso é avaliado radiograficamente, o abdome inteiro e a área pélvica devem ser incluídos nas duas projeções radiográficas ortogonais. A bexiga urinária deve estar vazia. A quantidade de gases e fluidos presentes no cólon podem ser aumentados em decorrência de alguns fatores: exame retal, palpação abdominal vigorosa, aerofagia pela contenção e esforço e enemas antes da radiografia intestinal.[30]

Achados radiográficos anormais do intestino grosso

Doenças envolvendo o intestino grosso, ou adjacentes ao intestino grosso, podem produzir alterações radiográficas de tamanho, forma, localização e radiopacidade.[28,29] Embora a função não possa ser avaliada radiograficamente, a quantidade e a localização das fezes podem sugerir diminuição da motilidade. Um cólon preenchido por material homogêneo de opacidade de tecido mole, sem o padrão de gases delicadamente distribuídos, típico de fezes formadas, é sugestivo de diarreia. Massa tecidual macia ou uma intussuscepção também aparecem com a radiopacidade de um tecido mole homogêneo. A interface curva entre gás e tecido mole com opacidade homogênea de tecido mole luminal no intestino grosso pode ser vista, às vezes, na borda da intussuscepção (Figura 116.8) e, por vezes, é referida como um sinal de menisco.[30]

A maioria dos achados radiográficos das enfermidades do intestino grosso não é patognomônica. Muitas doenças diferentes apresentam achados radiográficos semelhantes, e qualquer doença específica pode ter um espectro de aspectos diferentes. Além disso, causas parasitárias, dietéticas e outras inflamatórias,

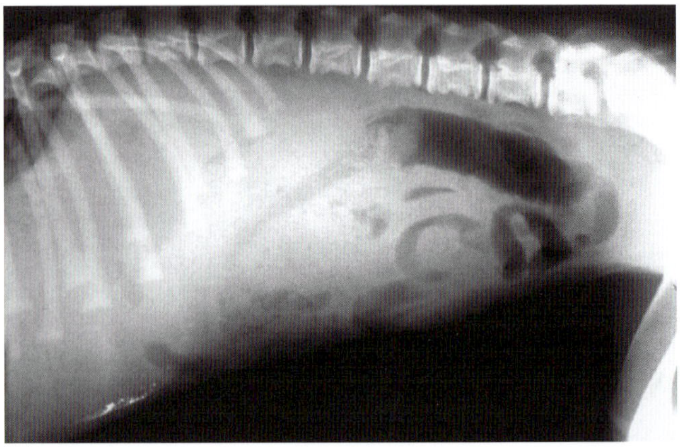

Figura 116.8 Radiografia laterolateral simples de um cão jovem apresentando formação cilíndrica de radiopacidade água (em região cranial do abdome) com presença de sinal de menisco (região mediodorsal). Diagnóstico: intussuscepção enterocólica.

de enfermidades do intestino grosso, frequentemente não apresentam anormalidades radiográficas detectáveis. Muitas doenças do intestino grosso exibem alterações radiográficas no cólon, semelhantes às produzidas em outras partes do trato gastrintestinal. Essas condições incluem corpos estranhos; obstrução, incluindo intussuscepção ileocólica e cecocólica; vólvulo; estenose; inflamação; neoplasia; perfuração; aderências, e divertículo ou hérnia.[30]

A impactação colônica é caracterizada radiograficamente pelo acúmulo de fezes que são mais radiopacas que o normal como consequência da constipação intestinal, da obstipação, ou do megacólon. A impactação crônica também pode ocasionar alargamento generalizado do cólon. A dilatação generalizada do cólon é, geralmente, referida como megacólon, uma condição causada por obstrução mecânica ou funcional e caracterizada pela dilatação difusa do cólon, com motilidade ineficiente.[6,28]

O reconhecimento dos diferentes aspectos radiográficos das lesões intraluminais, intramurais e extramurais do intestino grosso é possível apenas por meio de exames contratados. Essa classificação relativa ao local de origem permite a diferenciação de condições como corpos estranhos, intussuscepções, inflamações e tumores benignos ou malignos. Na maioria das enfermidades do intestino grosso, um exame contrastado é exigido para detecção ou tomada de decisão, objetivando o diagnóstico mais provável.

Uma forma grave de doença inflamatória nos cães, conhecida como colite ulcerativa, tem um espectro de achados radiográficos que consiste em úlceras em mucosa e submucosa, espasticidade, rigidez e encurtamento do cólon. O estreitamento do lúmen do intestino grosso pode ser resultante de espasmo ou constrição causada por neoplasia, tecido cicatricial ou trauma direto na parede intestinal. Diferentemente da constrição, o espasmo é transitório e frequentemente é causado pelas técnicas de enema de bário. Ao avaliar uma constrição em um exame de enema de bário, a base e o comprimento do defeito, a superfície da mucosa e o envolvimento mural devem ser analisados. A maioria das constrições do intestino grosso é produzida por neoplasias (geralmente carcinomas ou linfomas), porém doenças benignas, como adenomas, tecidos cicatriciais, colites eosinofílicas e colites ulcerativas, podem mimetizar os achados radiográficos de lesões malignas.[6,28,30]

REFERÊNCIAS BIBLIOGRÁFICAS

1. O'Brien RT. Imaging the gastrointestinal tract, liver and pancreas. In: Hall EJ, Simpson JW, William SDA. BSAVA Manual of canine and feline gastroenterology. BSVA Publishing; 2005. p. 22-33.
2. Watrous BJ. Esôfago. In: Thrall DE. Diagnóstico de Radiologia Veterinária. Saunders-Elsevier; 2010. p. 495-511.
3. Washabau RJ. Disorders of pharynx and oesophagus, In: Hall EJ, Simpson JW, William SDA. BSAVA Manual of canine and feline gastroenterology. BSVA Publishing; 2005. p. 133-50.
4. O'Brien TR. Esophagus. In: O'Brien TR. Radiographic diagnosis and abdominal disorders in the dog and cat: radiographic interpretation, clinical signs, pathophysiology. WB Saunders Company; 1978. p. 141-200.
5. Kealy JK, McAllister H. The abdomen. In: Kealy JK, McAllister H. Diagnostic radiology and Ultrasonography of the dog and cat. Elsevier-Saunders; 2005. p. 21-168.
6. Brawnser WR Jr, Bartels JE. Contrast radiography of the digestive tract. Indications, techniques and complications. Vet Clin N Am Small Anim Pract. 1983;13:437.
7. Riedesel EA. O intestino delgado. In: Thrall DE. Diagnóstico de radiologia veterinária. Saunders-Elsevier; 2010. p. 771-89.
8. Root CR, Morgan JP. Contrast radiography of the upper gastrointestinal tract in the dog. J Small Anim Pract. 1969;10:279.
9. Ambrust LJ, Biller DS, Hoskinson JJ. Case examples demonstrating the clinical utility of obtaining both right and left lateral abdominal radiographs in small animals. J Am Anim Hosp Assoc. 2000;36:531.
10. Frank PM, Mahaffey MB. O estômago. In: Thrall DE. Diagnóstico de radiologia veterinária. Saunders-Elsevier; 2010. p. 750-67.
11. Penninck DG. Characteristics of gastrointestinal tumors. Vet Clin N Am Small Anim Pract. 1998;28:777.
12. Hall JA, Watrous BA. Effect of pharmaceuticals on radiographic appearance of selected examinations of the abdomen and thorax. Vet Clin N Am Small Anim Pract. 2000;30:349.
13. O'Brien TR. Stomach. In: O'Brien TR. Radiographic diagnosis and abdominal disorders in the dog and cat: radiographic interpretation, clinical signs, pathophysiology. WB Saunders Company; 1978. p. 204-76.
14. Root CR. Interpretations of abdominal survey radiographs. Vet Clin N Am Small Anim Pract. 1974;4:763.
15. Graham JP, Lord PF, Harrison JM. Quantitative estimations of intestinal dilation as a predictor of obstruction in the dog. Vet Clin N Am Small Anim Pract. 1998;39:521.
16. Penninck DG, Nyland T, Fisher P *et al.* Ultrasonography of normal canine gastrointetinal tract. Veterinary Radiology. 1989;30:272.
17. Weichselbaum RC, Feeney DA, Hayden DW. Comparison of upper gastrointestinal radiographic findings to histopathologic observations: a retrospective study of 41 dogs and cats with suspected small animal bowel infiltrative disease. Veterinary Radiology and Ultrasound. 1994;35:418.
18. Gomez JA. The gastrointestinal contrast study. Vet Clin N Am Small Anim Pract. 1974;4:805.
19. Lamb DR. Hansson K. Radiological identification on nonopaque intestinal foreign bodies. Veterinary Radiology and Ultrasound. 1994;35:87.
20. Kleine LJ. The role of radiography in the diagnosis of intestinal obstruction in dogs and cats. Compendium of Continuing Education of Veterinary Practice. 1979;1:44.
21. O'Brien TR. Small intestine. In O'Brien TR. Radiographic diagnosis and abdominal disorders in the dog and cat: radiographic interpretation, clinical signs, pathophysiology. WB Saunders Company; 1978. p. 279-349.
22. Evans KL, Smeak DD, Biller DS. Gastrointestinal linear foreign bodies in 32 dogs: a retrospective evaluation and feline comparison. J Am Anim Hosp Assoc. 1994;30:445.
23. Farrow CS. Radiographic appearance of canine parvovirus enteritis. J Am Anim Vet Assoc. 1982;80:43.
24. Junius G. Appeldoorn AMM, Schrauwen E. Mesenteric volvulus in the dog: a retrospective study of 12 cases. Vet Clin N Am Small Anim Pract. 2004;45:104.
25. German AJ. Disease of the small intestine In: Hall EJ, Simpson JW, William SDA. BSAVA Manual of canine and feline gastroenterology. BSVA Publishing; 2005. p. 176-199.
26. Hare WR, Dobbs CE, Slaymen SA *et al.* Calcipotriene poisoning in dogs. Veterinary Medicine. 2000;95:770.
27. Morris EL. Pneumatosis coli in a dog. Veterinary Radiology and Ultrasound. 1992;33:154.
28. O'Brien TR. Large intestine. In: O'Brien TR. Radiographic diagnosis and abdominal disorders in the dog and cat: radiographic interpretation, clinical signs, pathophysiology. WB Saunders Company; 1978. p. 352-93.
29. Jerjens AE, Willard MD. Diseases of large intestine. In: Ettinger SJ, Feldman EC. Text book of veterinary internal medicine. WB Saunders; 2000. p. 1238.
30. Schwarz T, Biery DN. Intestino grosso. In: Thrall DE. Diagnóstico de radiologia veterinária. Saunders-Elsevier; 2010. p. 792-802.

117
Avaliação por Imagem | Ultrassonografia

Cláudia de Oliveira Domingos Schaeffter

INTRODUÇÃO

A ultrassonografia pode ser realizada para a avaliação do estômago e de alças intestinais. Tem um papel importante na complementação de informações fornecidas pelo exame radiográfico simples e pode eliminar a necessidade da realização do exame radiográfico contrastado, uma vez que possibilita avaliação da espessura e arquitetura de paredes, dos movimentos peristálticos e do conteúdo luminal.[1]

O preparo para a realização do exame ultrassonográfico inclui apenas o jejum alimentar de 8 a 12 horas, com o objetivo de reduzir os artefatos causados pelos gases.

Diante da suspeita de doença gastrintestinal, a escolha do método de imagem ideal ou do primeiro a ser realizado depende da suspeita clínica, da condição geral do paciente e da disponibilidade de equipamentos.

Tanto o médico-veterinário como os proprietários devem estar cientes de que um mesmo paciente, ocasionalmente, pode ter necessidade de realização tanto de exame radiográfico simples como de ultrassonografia e de exame radiográfico contrastado. Algumas doenças podem ter diagnóstico concluído apenas durante o procedimento cirúrgico ou a endoscopia.

ASPECTOS NORMAIS

Durante o exame ultrassonográfico, as paredes gastrintestinais podem ser avaliadas quanto a sua espessura e arquitetura. Os valores de normalidade foram descritos tanto em cães como em gatos.[2-5]

Na avaliação das paredes do estômago e de segmentos intestinais podem ser identificadas cinco camadas distintas que alternam ecogenicidades, sendo a interface da mucosa em contato com o lúmen hiperecogênica, a mucosa hipoecogênica, a submucosa hiperecogênica, a muscular hipoecogênica e a subserosa e serosa hiperecogênicas (Figura 117.1).[2]

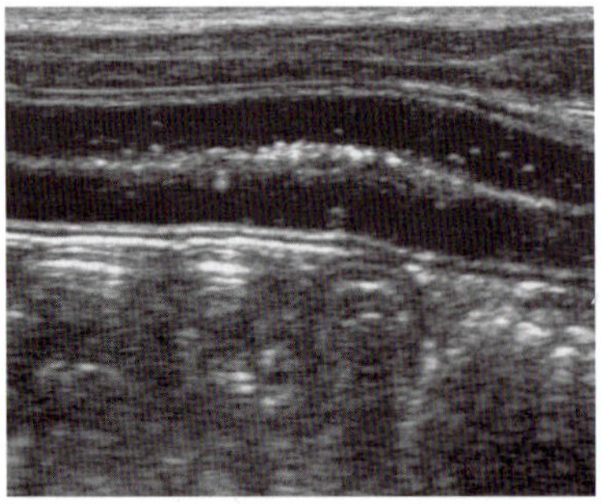

Figura 117.1 Aspecto ultrassonográfico de segmento intestinal normal em corte longitudinal. As camadas formadoras da parede alternam ecogenicidade.

Por ser um método dinâmico, há possibilidade de observação e contagem dos movimentos peristálticos. Em cães, é considerada normal a média de 4 a 5 contrações por minuto.[2]

Apesar de nem sempre ser possível estabelecer a exata localização da alteração intestinal, existe uma boa correlação morfológica entre o aspecto ultrassonográfico e a estrutura histológica das paredes intestinais.

O estômago pode ser facilmente identificado por suas pregas. O duodeno descendente é a porção mais espessa do intestino delgado e tem um trajeto superficial e retilíneo que acompanha a parede abdominal lateral direita. A junção íleo ceco cólica em gatos pode ser visualizada em localização medial ao rim direito e adjacente aos linfonodos cólicos; um ceco menor com menos gás permite avaliação mais consistente do que no cão. O cólon tem parede fina e frequentemente contém gases e fezes, sendo normalmente o segmento de maior dificuldade de avaliação.[6,7]

PRINCIPAIS DOENÇAS

Processos obstrutivos

Os processos obstrutivos podem apresentar aspectos variados em função da causa, da localização e do tempo de obstrução. Esse conjunto de variáveis dificulta o estabelecimento de um aspecto ultrassonográfico único e torna o diagnóstico um desafio que pode variar em dificuldade. Os processos obstrutivos causados por intussuscepção, por corpos estranhos de formato geométrico ou corpos estranhos formadores de sombra acústica intensa são mais facilmente diagnosticados pela ultrassonografia. Corpos estranhos lineares e processos neoplásicos podem ser diagnosticados exigindo um pouco mais de experiência do ultrassonografista. Corpos estranhos muito pequenos ou situações em que as alças intestinais apresentam grande quantidade de gases podem ser de diagnóstico mais difícil ou improvável; portanto, exames radiográficos complementares devem ser solicitados. Em algumas ocasiões, o causador do processo obstrutivo pode não ser identificado durante o exame ultrassonográfico; porém, podem existir achados paralelos que direcionem para esse diagnóstico, como estômago e/ou alças intestinais dilatados e peristaltismo aumentado em frequência e intensidade.

Corpo estranho

Corpos estranhos podem ser identificados por ultrassonografia, independentemente de serem radiopacos ou radiolucentes. Variam enormemente em tamanho, formato, ecogenicidade e sombra acústica. O aspecto ultrassonográfico vai depender das propriedades físicas do material.[6]

Corpos estranhos geométricos, como bolas, ou formadores de intensa sombra acústica, como caroços de frutas, podem ser mais facilmente localizados (Figura 117.2). A dilatação gástrica ou de segmento intestinal próximo por conteúdo líquido pode facilitar o diagnóstico.

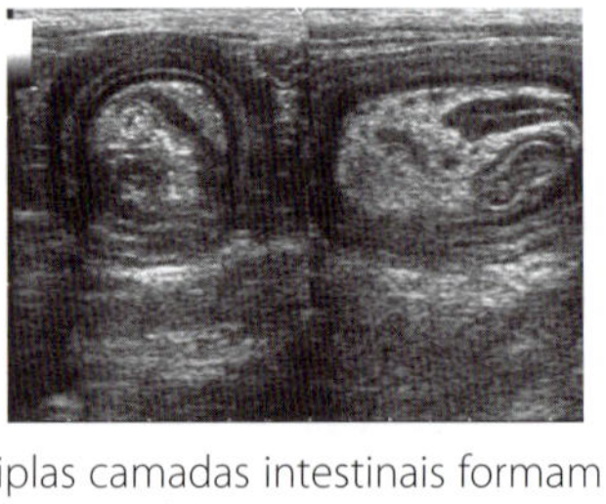

Figura 117.2 Múltiplas camadas intestinais formam o aspecto ultrassonográfico característico da intussuscepção.

Corpos estranhos lineares podem ser identificados por ultrassonografia. Os achados incluem alças intestinais plissadas e com a presença de estrutura linear hiperecogência intraluminal. A dilatação intestinal normalmente é menos evidente do que a encontrada em processos obstrutivos causados por corpos estranhos maiores.[6]

Nas situações em que não há possibilidade de localização do corpo estranho, mas existem achados ultrassonográficos paralelos sugestivos, deve ser considerada a possibilidade de realização de exame radiográfico simples e/ou contrastado.

Intussuscepção

Por apresentar aspecto ultrassonográfico patognomônico representado por segmento intestinal formado por múltiplas camadas (Figura 117.3), o exame ultrassonográfico é considerado o de eleição diante dessa suspeita clínica. A aparência da intussuscepção pode variar de acordo com a localização, a extensão do segmento envolvido e o tempo de duração do processo.[8] Durante a realização do exame ultrassonográfico, a intussuscepção pode estar associada a diminuição de motilidade intestinal e acúmulo líquido proximal.[9] Importante lembrar que a intussuscepção pode estar associada a outras alterações, como linfonodomegalia mesentérica, presença de corpos estranhos e até formações tumorais em cães idosos.

Processos inflamatórios

O exame ultrassonográfico contribui para a avaliação do paciente com suspeita de doença inflamatória gastrintestinal, uma vez que acrescenta informações que o exame radiográfico nem sempre fornece, como a mensuração e a diferenciação das camadas das paredes de estômago e alças intestinais. Apesar do espessamento de parede ser o achado ultrassonográfico mais comum em doenças inflamatórias, não pode ser considerado específico nem deve ser utilizado para diferenciar processos inflamatórios de processos neoplásicos. Dependendo da gravidade da inflamação e da presença de edema ou hemorragia de parede, a arquitetura do segmento envolvido pode ter ecogenicidade alterada ou espessamento de uma ou mais camadas. Vale lembrar ainda que em muitos casos de gastrite ou enterite não são encontradas alterações durante a realização do exame ultrassonográfico.[6,7,9]

A distribuição das camadas, tanto de estômago como de alças intestinais, tende a estar preservada em processos inflamatórios, porém pode haver perda moderada dessa definição. Animais com gastrite grave podem apresentar espessamento de parede associado ao aumento de ecogenicidade e até dificuldade de identificação das camadas. A úlcera gástrica pode ser identificada como discreta falha em mucosa, podendo estar associada a acúmulo de fluido e diminuição da motilidade gástrica.[10]

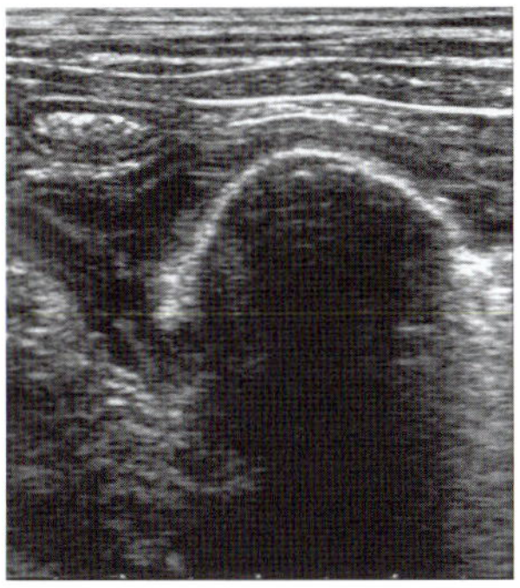

Figura 117.3 Aspecto ultrassonográfico de corpo estranho arredondado localizado em lúmen intestinal e formador de intensa sombra acústica.

Processos inflamatórios comuns como a enterite linfocítica plasmocítica estão associados a espessamento discreto a moderado de paredes. Costumam afetar muitos segmentos intestinais ou todo intestino com gravidade variada.[11]

O aumento em espessura da camada muscular (igual ou superior ao da mucosa) tem sido descrito em animais com doença intestinal inflamatória crônica, principalmente em felinos; porém, esse achado não deve ser considerado específico e pode estar presente em outras doenças, como processos obstrutivos por corpos estranhos ou infiltrações tumorais.[9,12,13]

O aspecto pregueado em intestino delgado é um achado pouco específico que pode estar associado a processos inflamatórios localizados, como enterite, pancreatite, peritonite, neoplasia abdominal ou isquemia intestinal.[14]

A linfonodomegalia pode ser um achado associado presente tanto na enterite como na neoplasia, tanto no cão como no gato. Nos processos inflamatórios, as alterações tendem a ser discretas a moderadas quando comparadas àquelas presentes em linfonodomegalia mesentérica associada a processos tumorais.

Processos neoplásicos

O aumento em espessura e a perda de diferenciação das camadas de estômago ou alças intestinais são os achados mais frequentes em animais com neoplasia. A perda completa da arquitetura de parede é o achado ultrassonográfico considerado mais indicativo de processo neoplásico (Figura 117.4).[15] Habitualmente os linfonodos mesentéricos associados ao processo neoplásico gastrintestinal apresentam dimensões aumentadas, formato alterado e ecogenicidade reduzida (Figura 117.5).

Apesar de a manifestação neoplásica poder ser variada, alguns tumores apresentam características que permitem um diagnóstico preliminar. O adenocarcinoma gástrico tem sido descrito como formador de "pseudocamadas" que alternam ecogenicidade e que não correspondem histologicamente às camadas originais.[16] O linfossarcoma tende a ser multifocal ou envolver longos segmentos intestinais podendo causar obstrução parcial ou total.[17] O leiomiossarcoma tem origem intramural

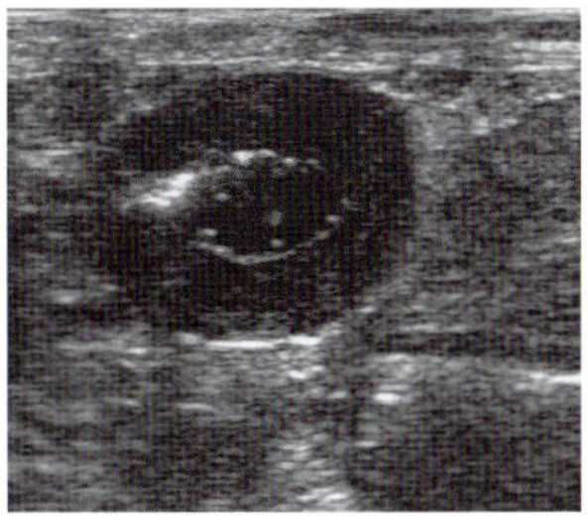

Figura 117.4 Corte transversal de segmento intestinal de cão com linfoma. Observa-se perda de arquitetura de paredes.

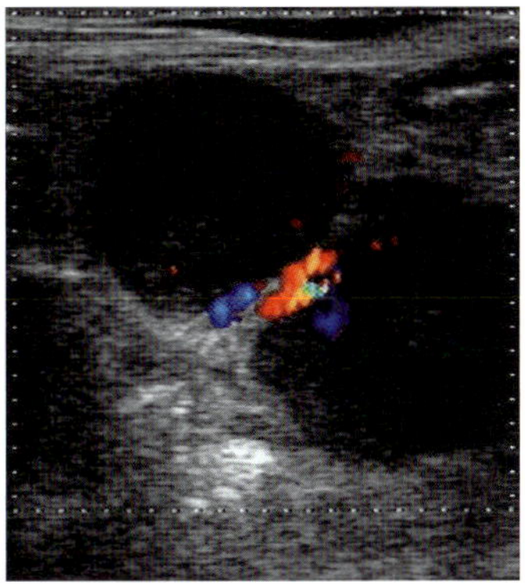

Figura 117.5 Aspecto ultrassonográfico de linfonodomegalia mesentérica de cão com linfoma intestinal.

e pode se projetar externamente. A formação normalmente contém áreas hipo/anecogênicas, representando necrose central.[17]

A citologia aspirativa guiada pela ultrassonografia é uma ferramenta interessante para o diagnóstico diferencial entre processos inflamatório e neoplásico. A biopsia pode ser coletada durante a endoscopia ou laparotomia.

REFERÊNCIAS BIBLIOGRÁFICAS

1. Frank PM, Mahaffey MB. O estômago. In: Thrall DE. Diagnóstico de radiologia veterinária. Elsevier Editora; 2010. p. 750-69.
2. Penninck DG, Nyland TG, Fischer PE, Kerr LY. Normal ultrasonography of the canine gastrointestinal tract. Vet Radiol Ultrasound. 1989;30:272-6.
3. Newell SM, Graham JP, Roberts GD, Ginn PE, Harrison JM. Sonography of the normal feline gastrointestinal tract. Vet Radiol Ultrasound. 1999;40:40-3.
4. Goggin JM, Biller DS, Debey BM, Pickar JG, Mason D. Ultrasonography measurement of gastrointestinal wall tickness and the ultrasonographic appearance of the ileocolic region in healthy cats. J Am Anim Hosp Assoc. 2000;36:224-8.
5. Delaney F, O'Brien RT, Waller K. Ultrasound evaluation of small bowel thickess compared to weight in normal dogs. Vet Radiol Ultrasound. 2003;44:577-80.
6. Penninck DG. Gastrointestinal tract. In: Penninck DG, D'Anjou MA. Atlas of Small Animal Ultrasonography. Blackwell Publishing; 2008. p. 281-318.
7. Larson MM, Biller DS. Ultrasound of gastrointestinal tract. Vet Clin Small Anim. 2009;39:747-59.
8. Lamb CR, Mantis P. Ultrasonographic features of intestinal intussusception in 10 dogs. J Small Anim Pract. 1998;39:437-41.
9. Penninck DG. Gastrointestinal tract. In: Nyland TG, Mattoon JS. Small Animal Diagnostic Ultrasound. W.B.Saunders Company; 2002. p. 207-30.
10. Penninck DG, Matz M, Tidwell AS. Ultrasonographic detection of gastric ulceration. Vet Radiol Ultrasound. 1997;38:308-12.
11. Penninck DG, Smyers B, Webster CRL, Rand W, Moore AS. Diagnostic value of ultrasonography in differentiating enteritis from intestinal neoplasia in dogs. Vet Radiol Ultrasound. 2003;44:570-5.
12. Rudorf H, van Schaik G, O'Brien RT, Brown PJ, Barr FJ, Hall EJ. Ultrasonographic evaluation of the thickness of the small intestinal wall in dogs with inflammatory bowel disease. J Small Anim Pract. 2005;46:322-6.
13. Diana A, Pietra M, Guglielmini C, Boari A, Bettini G, Cipone M. Ultrasonographic and pathologic features of intestinal smooth muscle hypertrophy in four cats. Vet Radiol Ultrasound. 2003;44:566-99.
14. Moon ML, Biller DS, Armbrust LJ. Ultrasonographic appearance and etiology of corrugated small intestine. Vet Radiol Ultrasound. 2003;44:199-203.
15. Penninck DG, Moore AS, Gliatto J. Ultrasonography of canine gastric epithelial neoplasia. 1998;39:342-8.
16. Grooters AM, Biller DS, Ward H, Miyabayashi T, Couto CG. Ultrasonographic appearance of feline alimentary lymphoma. Vet Radiol Ultrasound. 1994;35:468-72.
17. Myers NC, Penninck DG. Ultrasonographic diagnosis of gastrointestinal smooth muscle tumors in the dog Vet Radiol Ultrasound. 1994;35:391-7.

118
Doenças do Esôfago

Fábio Okutani Kozu • Ricardo Duarte Silva • Maria Carolina Farah Pappalardo

MEGAESÔFAGO

Megaesôfago é a dilatação e o hipoperistaltismo do esôfago.[1,2] Ele pode ser congênito ou adquirido, primário ou secundário.[1,2] O adquirido, geralmente, começa na idade adulta e pode ser idiopático. A predisposição para o megaesôfago congênito foi observada em algumas raças de cães (Pastor-Alemão, Labrador, Golden Retriever, Setter Irlandês, Greyhound, Shar-pei, Dogue Alemão). O megaesôfago congênito é hereditário no Fox Terrier de pelo duro e no Schnauzer miniatura. Nos gatos, o megaesôfago não é comum, mas a raça mais predisposta é a Siamesa.

Etiologia

Os mecanismos provavelmente são os mesmos para o megaesôfago congênito ou adquirido idiopático. Estudos fisiológicos sugerem um defeito na via nervosa aferente; as vias eferentes parecem estar intactas.[1,2]

O megaesôfago adquirido pode ser secundário a outras doenças, principalmente àquelas que causam alterações neuromusculares (miastenia *gravis*, hipoadrenocorticismo e disautonomia nos gatos). Já foram descritos poucos casos de timomas relacionados ao megaesôfago.[3] As principais causas de megaesôfago são:

- Idiopáticas
- Congênitas ou adquiridas
- Endócrinas: hipotireoidismo e hipoadrenocorticismo
- Neuromusculares: miastenia *gravis*, polimiopatia e polimiosite, polirradiculoneurite, disautonomia (gatos), botulismo, lúpus eritematoso sistêmico e neoplasia ou trauma em tronco cerebral
- Tóxicas: por chumbo, tálio e organofosforados
- Outras: estenose pilórica (gatos) e estenose esofágica inferior.

Megaesôfago idiopático congênito

É a dilatação esofágica generalizada sem causa conhecida.[1-4]

Manifestações clínicas

Os sinais de regurgitação aparecem durante ou logo após o desmame.[1,2]

As principais raças acometidas são Pastor-Alemão, Labrador, Shar-pei, Golden Retriever, Setter Irlandês, Dogue Alemão, Dálmata, Fox Terrier de pelo duro e Schnauzer miniatura.[1-4]

Diagnóstico

Para filhotes que apresentam regurgitação, o principal diagnóstico diferencial é a anomalia vascular. A diferenciação é feita por radiografia torácica. Radiografias simples mostram dilatação generalizada no megaesôfago.[1,4] Radiografias contrastadas são realizadas para evidenciar obstrução craniana ao coração e grau de gravidade da dilatação. Corpos estranhos e estenoses esofágicas também são diagnósticos diferenciais (Figura 118.1).[1]

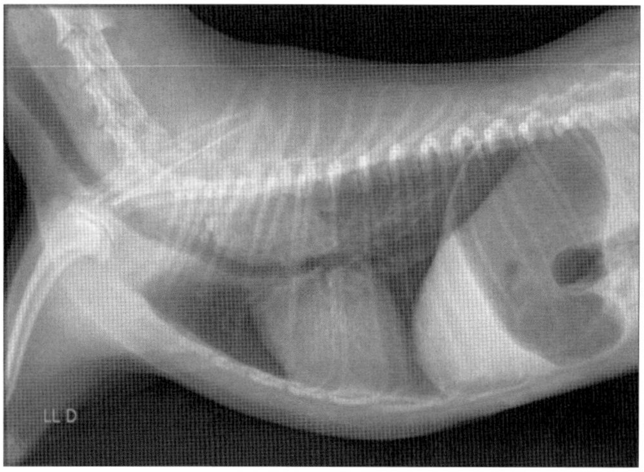

Figura 118.1 Imagem radiográfica de corpo estranho esofágico. (Gentilmente cedida pela médica-veterinária Paula Faria – PROVET.)

Tratamento

O tratamento envolve alimentação com o comedouro em posição elevada e mudança na consistência da alimentação. O prognóstico para megaesôfago congênito é reservado. Muitos pacientes apresentam regurgitações persistentes e, como consequência, aspiram parte do conteúdo desenvolvendo pneumonia por aspiração. Alguns apresentam desnutrição devido à incapacidade de o esôfago transportar nutrientes suficientes ao estômago.[1] A reprodução desses pacientes não é aconselhada.[1,5]

Megaesôfago idiopático adquirido

A maioria dos pacientes apresenta o megaesôfago adquirido na forma idiopática. No entanto, testes diagnósticos são necessários para diferenciar o megaesôfago secundário de doenças primárias.[1]

O megaesôfago adquirido pode ocorrer em raças puras ou mestiças, frequentemente em animais a partir de 8 anos; todavia, pode ocorrer em cães mais jovens.[1]

Manifestações clínicas

O principal sinal clínico é a regurgitação, que pode ocorrer logo após a alimentação ou horas depois.[1,2] Os proprietários tendem a confundir regurgitação com vômito. É importante saber diferenciá-los (Quadro 118.1).[1]

O grau de dilatação não é proporcional à gravidade dos sinais clínicos.[1,4]

Outra manifestação é a tosse, que pode estar associada ao quadro de pneumonia por aspiração (complicação mais comum do megaesôfago), e pode causar alterações respiratórias importantes, inclusive a morte do paciente.[1,2,6]

O emagrecimento progressivo e a polifagia podem indicar ingestão inadequada de nutrientes. Outros pacientes podem apresentar anorexia e salivação devido à esofagite.[1]

QUADRO 118.1 Características de vômito e regurgitação.

Características	Regurgitação	Vômito
Contração abdominal	Ausente	Presente
Mímica de vômito	Ausente	Presente
Relação com ingestão	Variável	Variável
Formato	Bolo ou tubular	Variável
Presença de bile	Não	Pode estar presente
Sangue	Raro	Pode estar presente

Em animais nos quais o megaesôfago é secundário a alterações neuromusculares, podem-se observar fraqueza muscular generalizada, atrofia muscular, déficits neurológicos ou dor muscular, paralisia de laringe, fraqueza facial e disfagia.[1,3] Alopecia e obesidade podem ser secundárias a alterações endócrinas. Intoxicações por chumbo podem causar vômitos.[1]

No exame físico é comum observar cães magros. A secreção nasal purulenta e a crepitação pulmonar também podem indicar pneumonia por aspiração.[1,2] Atrofia muscular, ataxia e fraqueza podem sugerir doenças neuromusculares.[3]

A intussuscepção gastresofágica pode ocorrer devido à alteração de motilidade, no entanto não é comum.[7]

Diagnóstico

O diagnóstico é feito com a radiografia torácica, pela presença da dilatação esofágica generalizada sem sinais de obstrução (Figura 118.2). O exame contrastado pode ser realizado para avaliar motilidade, excluir corpos estranhos e estenoses.[2] Existe o risco de aspiração do contraste.[1]

Assim que o megaesôfago for detectado, é necessário verificar se é primário ou secundário. O hemograma e o perfil bioquímico completos devem ser realizados. Leucocitose com ou sem desvio à esquerda pode indicar pneumonia por aspiração.[1,2] A radiografia torácica também avalia se o megaesôfago é acompanhado de pneumonia por aspiração (Figura 118.3).

O hipoadrenocorticismo não é causa comum de megaesôfago. Hiponatremia e hiperpotassemia podem ser encontradas em exames bioquímicos. Alguns casos de hipoadrenocorticismo atípicos apresentam sódio e potássio normais. O teste de estimulação por hormônio adrenocorticotrófico é necessário para confirmação do diagnóstico.[1,2]

A creatinoquinase e a aspartato transaminase podem estar elevadas na polimiosite. O megaesôfago pode ser secundário à miastenia *gravis* focal ou generalizada. A eletromiografia é um exame que pode ser útil para diferenciar polimiopatia, polimiosite, miastenia *gravis* e polineuropatia.[1-4] O teste de estímulo com cloridrato de edrofônio (Tensilon®) é usado para detectar miastenia *gravis*. O cloridrato de edrofônio é um fármaco anticolinesterásico de curta duração, administrado na dose de 0,1 a 0,2 mg/kg, por via intravenosa (IV). Alguns cães com miastenia podem não responder ao edrofônio.[8] Caso o paciente apresente melhora dos sinais clínicos após a aplicação, a miastenia *gravis* é considerada. A resposta é passageira e ocorre entre 1 e 2 minutos.[1] O teste de anticorpo antirreceptores de acetilcolina também é usado para diagnóstico de miastenia *gravis*.[3,8]

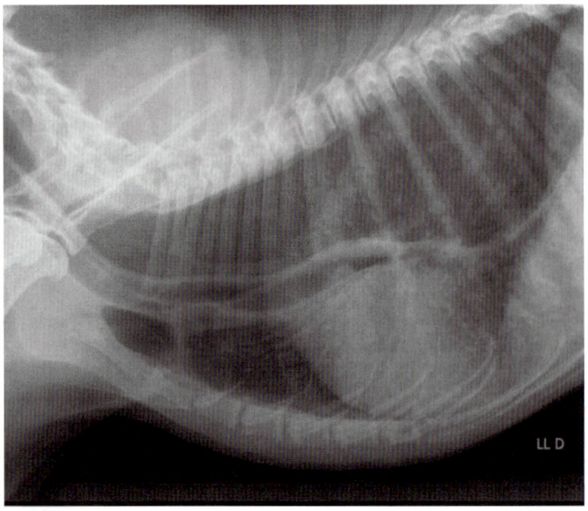

Figura 118.2 Imagem radiográfica de megaesôfago. (Gentilmente cedida pela médica-veterinária Paula Faria – PROVET.)

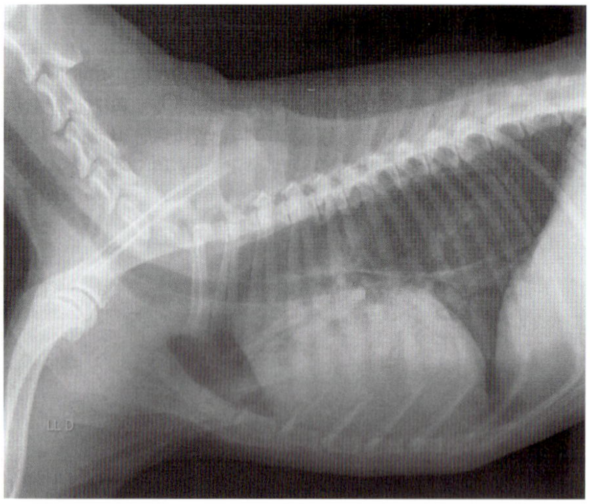

Figura 118.3 Imagem radiográfica de megaesôfago associado à broncopneumonia. (Gentilmente cedida pela médica-veterinária Paula Faria – PROVET.)

Colesterol alto pode indicar hipotireoidismo. Além da concentração sérica de T4 total, o T4 livre por diálise e o hormônio tireoestimulante também podem diagnosticar o hipotireoidismo.[1-4] Após o início do tratamento para o hipotireoidismo, o megaesôfago tende a regredir.[9] Os testes de função tireóidea devem ser interpretados com cuidado, pois animais doentes podem apresentar concentrações hormonais baixas e não ser hipotireóideos (síndrome da doença eutireóidea).[4]

O lúpus eritematoso sistêmico (LES) não é causa comum de megaesôfago. O teste do anticorpo antinuclear (ANA) raramente é positivo. Pacientes com LES podem apresentar dor e inchaço nas articulações, claudicação, anemia hemolítica e trombocitopenia imunomediadas e lesões cutâneas (ulcerações, eritema, alopecia).[1]

Já houve descrição de casos em que cães com megaesôfago desenvolveram osteopatia hipertrófica; no entanto, sabe-se que apenas em humanos pode haver relação entre as duas doenças.[10]

A disautonomia ocorre ocasionalmente e a suspeita baseia-se nos sintomas (colo dilatado, nariz ressecado, pupilas dilatadas, ceratoconjuntivite seca e bradicardia).[4] O megaesôfago é um dos achados radiográficos da disautonomia, além de pneumonia por aspiração, dilatação do estômago, intestino delgado e bexiga urinária.[11] Gatos com disautonomia têm prognóstico mau, principalmente quando desenvolvem bradicardia e megaesôfago com pouca resposta ao manejo.[12] Alguns gatos se recuperam, no entanto isso pode demorar de 2 a 12 meses. A recuperação completa é rara e muitos gatos permanecem com alguns sinais clínicos.[2]

A endoscopia não é necessária para o diagnóstico de megaesôfago,[1,4] mas pode ser útil no diagnóstico de megaesôfagos associados a esofagite ou pequenas neoplasias.[13] Não está esclarecido se o megaesôfago pode ser causa ou consequência da esofagite.[2]

Tratamento

Caso haja uma causa primária de megaesôfago, ela deve ser tratada.[1,4] Nesses casos, ele pode ser reversível. O tratamento consiste em diminuir as regurgitações, minimizar a possibilidade de pneumonia por aspiração e aumentar a captação de nutrientes.[1]

Os pacientes devem ser alimentados com a parte superior do corpo em posição elevada (pelo menos 45°). A gravidade ajuda a entrada da comida no estômago.[1,2] A comida pode ser colocada em uma escada ou plataforma. Cães de maior porte podem ser segurados pelo esterno. Cães com alterações articulares podem sentir certa dificuldade. Alguns são treinados e se adaptam ao manejo.[1]

A posição elevada deve ser mantida por 10 a 15 minutos após a alimentação. Como o esôfago nunca está vazio, é interessante elevar o paciente durante 5 a 10 minutos entre as refeições. Durante a noite, o número de regurgitações pode aumentar, por isso é importante elevar o animal antes de dormir. Se possível, mantê-lo levemente elevado durante o sono.[1]

A frequência da alimentação depende do animal, geralmente de duas a quatro vezes ao dia. Alguns animais se adaptam a pequenas quantidades várias vezes ao dia, o que depende da disponibilidade do proprietário.[1,2]

A consistência da alimentação deve ser adaptada. Alguns pacientes se adaptam à alimentação pastosa. A dieta muito líquida pode ser mais facilmente aspirada. Outros se adaptam a "bolas" de comida enlatada. Não é possível prever se o cão se adaptará à ração mais consistente ou em forma de mingau.[2,4] Cada paciente pode responder a diversas consistências de comida e cabe ao proprietário encontrar a melhor para o seu animal.[1,4]

Substâncias procinéticas como a metoclopramida são, na maioria das vezes, ineficazes. A cisaprida (0,25 mg/kg) tem efeitos procinéticos mais amplos que a metoclopramida,[1,4] contudo ela não está mais disponível no mercado.[1]

O citrato de sildenafila, na dose de 1 mg/kg, a cada 12 horas,[14] pode auxiliar e diminuir o número de regurgitações devido à diminuição da pressão no esfíncter esofágico inferior.

As complicações mais comuns do megaesôfago são a pneumonia aspirativa e a perda de peso. Muitos pacientes não recebem adequadamente os nutrientes e ficam imunocomprometidos.[1]

Pacientes muito caquéticos e debilitados, muitas vezes, necessitam de alimentação via gastrotubo. Essa também é uma opção para pacientes que não se adaptam ao manejo e nos quais a regurgitação é frequente e persistente. Além da alimentação, a medicação pode ser feita via tubo.[1-4]

O gastrotubo pode ser colocado via endoscópio ou cirurgia. O período de permanência é variável. Alguns cães ganham peso rapidamente e respondem bem ao manejo. Nesses casos, o gastrotubo pode ser removido em 1 a 2 meses. Alguns podem ficar mais de 1 ano com o tubo e se beneficiam com o uso prolongado da sonda. Nesses casos, o tubo deve ser trocado. Alguns cães podem apresentar vômitos ou refluxo gastresofágico com o tubo.[1,2]

O tratamento para pneumonia inclui fluidoterapia, antibioticoterapia, inalação, tapotagem e suporte nutricional. Pacientes com pneumonia importante necessitam de internação. A administração de antibióticos por via oral (VO) é contraindicada a pacientes com pneumonia grave. Além da baixa concentração sérica, a medicação não é transportada de maneira regular ao estômago.[1]

Pacientes que desenvolvem esofagite podem apresentar diminuição de apetite e salivação.[1-4] O tratamento pode incluir sucralfato, antagonista de receptor H_2 (ranitidina, famotidina) ou inibidor da bomba de prótons (omeprazol, lansoprazol).[1]

Nos casos de megaesôfago secundário à miastenia *gravis*, o manejo deve ser somado à terapia medicamentosa. Neostigmina injetável pode ser ministrada na dose de 0,44 mg/kg, por via intramuscular (IM), a cada 6 horas, ou brometo de piridostigmina, na dose de 0,5 a 3 mg/kg, VO, a cada 8 a 12 horas. Pode ser usada em infusão contínua na dose de 0,01 a 0,03 mg/kg/h.[15] Deve-se prevenir a superdosagem de acetilcolinesterase. Os sinais incluem fraqueza muscular, diarreia, salivação, miose e vômito. A piridostigmina tem menos efeitos gastrintestinais que a neostigmina.[8] Os corticoides podem ajudar na miastenia (prednisona 0,5 a 1 mg/kg/dia).[15] A azatioprina é outra opção de fármaco imunossupressor, na dose de 1 a 2 mg/kg, VO, 1 vez/dia, ou dias alternados. O hemograma deve ser feito semanalmente após 15 dias de tratamento e depois devem ser efetuados controles mensais.[15] Outras opções de imunossupressores são ciclosporina, micofenolato e leflunomida.[16]

Alguns cães ou gatos com megaesôfago têm prognóstico reservado a ruim e,[1,4,5] infelizmente, a eutanásia é uma alternativa. No entanto, em muitos casos, os animais podem ser tratados por meses ou anos com êxito. A existência de pneumonia por aspiração e a idade dos animais podem influenciar o tempo de sobrevida.[6] Muitas vezes, grande parte do sucesso depende da dedicação do proprietário.[1] Animais com megaesôfago adquirido secundário apresentam prognóstico favorável se a doença primária for diagnosticada e tratada adequadamente.[2]

REFERÊNCIAS BIBLIOGRÁFICAS

1. Tams TR. Doenças do esôfago. In: Tams TR (editor). Gastrenterologia em pequenos animais. São Paulo: Roca; 2005. p. 115.
2. Washabau RJ. Doenças do esôfago. In: Tratado de medicina interna veterinária. Rio de Janeiro: Guanabara Koogan; 2004. p. 1212-4.
3. Gomes SA, van Ham L, van Ham A, Ives EJ, Vanhaesebrouck A. Canine nonstructural megaesophagus as a clinical sign of potential neurological disease: 99 cases. J Am Anim Hosp Assoc. 2020;56(1):7-16.
4. Couto CG, Nelson RW. Distúrbios da cavidade bucal, da faringe e do esôfago. In: Medicina interna de pequenos animais. Rio de Janeiro: Guanabara Koogan; 2001. p. 326-7.
5. Hoenig M, Mahaffey MB, Parnell PG, Styles ME. Megaesophagus in two cats. J Am Vet Med Assoc. 1990;196(5):763-5.
6. McBrearty AR, Ramsey IK, Courcier EA, Mellor DJ, Bell R. Clinical factors associated with death before discharge and overall survival time in dogs with generalized megaesophagus. J Am Vet Med Assoc. 2011;238(12):1622-8.
7. van Geffen C, Saunders JH, Vandevelde B, van Ham L, Hoybergs Y. Idiopathic megaesophagus and intermittent gastro-oesophageal intussusceptions in a cat. J Small Anim Pract. 2006;47(8):471-5.
8. Punga AR, Sawada M, Stålberg EV. Electrophysiological signs and the prevalence of adverse effects of acetylcholinesterase inhibitors in patients with myasthenia gravis. Muscle Nerve. 2008;37(3):300-7.
9. Huber E, Armbrust W, Forster JL, Ribière T, Grosclaude P. Resolution of megaesophagus after treatment of concurrent hypothyroidism in a dog. Schweiz Arch Tierheilkd. 2001;143(10):512-4.
10. Watrous BJ, Blumenfeld B. Congenital megaesophagus with hypertrophic osteopathy in a 6-year-old dog. Vet Radiol Ultrasound. 2002;43(6):545-9.
11. Detweiler DA, Biller DS, Hoskinson JJ, Harkin KR. Radiographic findings of canine dysautonomia in twenty-four dogs. Vet Radiol Ultrasound. 2001;42(2):108-12.
12. Olby N. Neurogenic micturition disorders. In: Feline internal medicine. St. Louis: Elsevier; 2006. p. 489.
13. Kook PH, Wiederkehr D, Makara M, Reusch CE. Megaesophagus secondary to an esophageal leiomyoma and concurrent esophagitis. Schweiz Arch Tierheilkd. 2009;151(10):497-501.
14. Quintavalla F, Menozzi A, Pozzoli C, Poli E, Donati P, Wyler DK *et al.* Sildenafil improves clinical signs and radiographic features in dogs with congenital idiopathic megaoesophagus: a randomised controlled trial. Vet Rec. 2017;180(16):404.
15. Shelton GD. Myasthenia *gravis* and disorders of neuromuscular transmission. Vet Clin North Am. 2002;32:189-206.
16. Khorzad R, Whelan M, Sisson A, Shelton GD. Myasthenia gravis in dogs with an emphasis on treatment and critical care management. J Vet Emerg Crit Care (San Antonio). 2011;21(3):193-208.

119
Doenças Gástricas

Maria Carolina Farah Pappalardo • Fernanda de Assis Bueno Auler

INTRODUÇÃO

O estômago está situado em posição transversal, à esquerda da linha média, caudalmente ao fígado, crânio lateral ao baço e cranial ao rim esquerdo.[1,2] É formado por quatro regiões anatômicas funcionais (cárdia, fundo, corpo e antro).[3,4] A convergência dos músculos do esôfago e do estômago forma a cárdia que, com o esfíncter esofágico inferior, possibilita a entrada da ingesta no estômago, evitando o refluxo do conteúdo no esôfago. O fundo está localizado à esquerda e dorsalmente à cárdia. Durante o preenchimento gástrico, o alimento é acomodado no fundo, sem que haja aumento de pressão intragástrica.[3] O corpo armazena a ingesta e secreta ácido hidroclorídrico, pepsina e lipase para a digestão.[1,3] A função primária do antro é quebrar a ingesta em pequenas partículas. O piloro é formado por uma parede muscular que forma o esfíncter pilórico, selecionando o tamanho da partícula que passará para o duodeno e evitando o refluxo.[1,3] O estômago também tem a função de dar saciedade e controlar o apetite.[4]

O ácido gástrico liberado pelo estômago inicia a hidrólise péptica das proteínas da dieta[5] e libera a vitamina B_{12} dessa proteína, facilitando a absorção duodenal de ferro inorgânico[6] e cálcio;[7] estimula a secreção pancreática de HCO_{3-} por meio da liberação de secretina;[8] suprime a liberação de gastrina antral e modula o microbioma intestinal matando microrganismos e impedindo o crescimento bacteriano.[9]

A parede do estômago tem três camadas: mucosa, muscular e serosa. As células da mucosa secretam muco e bicarbonato que protegem o tecido basal dos efeitos do ácido luminal e da pepsina proteolítica.[1] O estômago é irrigado pelas artérias celíaca, hepática e esplênica. As veias gastresplênica e gastroduodenal fazem o retorno para a veia hepática.[3] O sangue proveniente do estômago penetra no fígado pela veia porta.[1]

Armazenamento, mistura, trituração e transporte da ingesta dependem de diferentes tipos de motilidade, ocorrendo por meio de várias contrações peristálticas por minuto do corpo para o antro. Quando a ingesta chega ao piloro, pequenas quantidades passam para o duodeno, o piloro se fecha e as partículas maiores permanecem no antro e no corpo para serem digeridas.[1]

O estômago tem uma barreira na mucosa gástrica que tem a função de protegê-lo dos ácidos gástricos, das enzimas e dos ácidos biliares. O componente mais superficial dessa barreira é uma camada de muco bicarbonato. O muco funciona como lubrificante e o bicarbonato mantém o pH da mucosa acima de 6. A barreira da mucosa gástrica tem a capacidade de reparar continuamente as células lesadas (restituição epitelial), além de conter prostaglandinas, produzidas pela mucosa.[1,10]

MANIFESTAÇÕES CLÍNICAS DAS DOENÇAS GÁSTRICAS

O vômito é a principal manifestação clínica da doença gástrica;[11] no entanto, ocorre em diversas doenças, como insuficiência renal, pancreatite e hipoadrenocorticismo.[1] A anamnese é de extrema importância, pois as manifestações clínicas referentes à doença gástrica primária não são específicas (vômitos, hematêmese, melena, anorexia, desconforto abdominal). São poucos os proprietários que diferenciam vômito de regurgitação, fazendo com que a doença esofágica também esteja entre o diagnóstico diferencial.[3]

Sangramento gástrico geralmente ocorre nos casos de doença gástrica erosiva-ulcerativa, como hematêmese e melena (fezes enegrecidas). O sangue digerido no vômito (Figura 119.1) indica sangramento gástrico e sangue vivo pode estar associado à hemorragia esofágica ou de cavidade oral. Fezes enegrecidas (Figura 119.2) estão associadas a sangramento de qualquer parte do trato gastrintestinal superior.[1,3,11]

A distensão abdominal é menos comum, devendo ser diferenciada de outras causas não gástricas, como ascite, organomegalia, neoplasia, hiperadrenocorticismo canino e obesidade. Cães de grande porte com distensão abdominal (gás no estômago) e vômitos improdutivos podem estar acometidos de

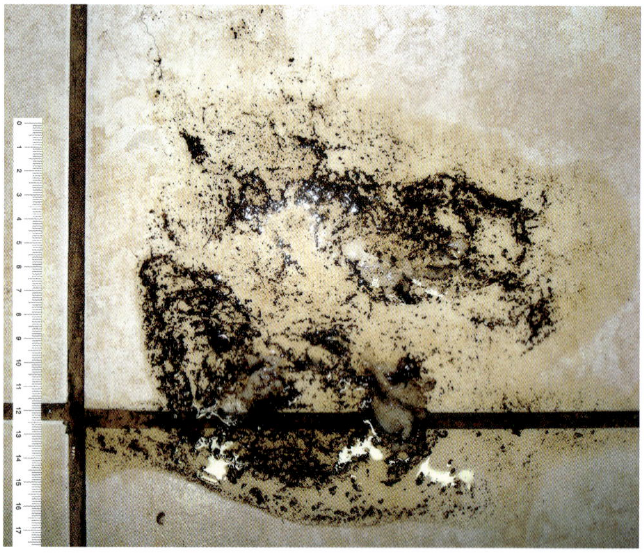

Figura 119.1 Vômito com sangue digerido ou em "borra de café". (Gentilmente cedida pelo Prof. Dr. Ricardo Duarte Silva.)*

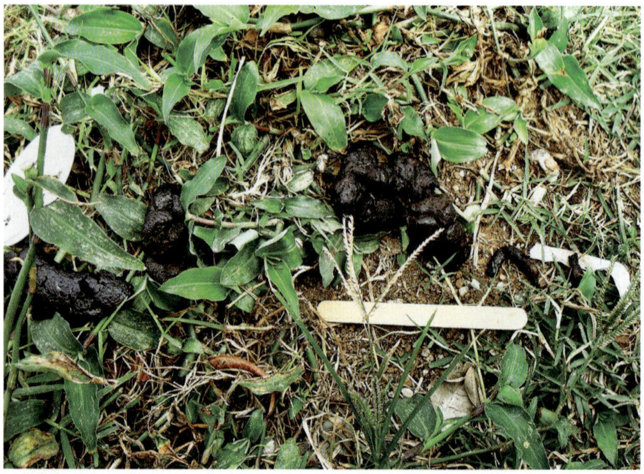

Figura 119.2 Fezes enegrecidas ou melena. (Gentilmente cedida pelo Prof. Dr. Ricardo Duarte.)

dilatação-vólvulo gástrica. Retardos de esvaziamento, causados por diminuição de motilidade ou obstrução de piloro, também levam ao aumento do volume abdominal, principalmente pós-prandial.[1,3]

MÉTODOS DIAGNÓSTICOS

Exames laboratoriais

Os exames laboratoriais são fundamentais na diferenciação de causas de doenças gástricas primárias ou secundárias. O hemograma pode estar normal em gastrites primárias. Nos casos de sangramento crônico, pode ocorrer anemia arregenerativa, já em hemorragias agudas significativas é mais comum anemia regenerativa. Doenças virais, como o parvovírus, podem causar neutropenia. A eosinofilia pode ocorrer em parasitismo e gastrenterite eosinofílica. Enterocolites bacterianas e doença inflamatória intestinal podem causar leucocitose com neutrofilia.[3]

Exames bioquímicos específicos para investigação de insuficiência renal, hepatopatias e cetoacidose diabética eliminam a possibilidade de as alterações gástricas serem secundárias. Vômitos de pequena duração não alteram eletrólitos ou o equilíbrio ácido-base. A hiponatremia e a hiperpotassemia podem indicar hipoadrenocorticismo. Animais com vômitos intermitentes e anorexia podem apresentar hipopotassemia. A hipocloremia pode ocorrer com perdas de secreções gástricas ricas em cloro e redução da reabsorção de cloro pelo néfron distal nos casos de hipopotassemia.[3] A acidose metabólica pode ocorrer em animais desidratados, azotêmicos e que apresentam aumento de lactato por diminuição de perfusão tecidual.[12]

Exame radiográfico

As radiografias não contrastadas podem identificar distensões gástricas, deslocamento e/ou mau posicionamento do órgão e corpos estranhos radiopacos, porém espessamento de parede gástrica, úlceras e formações são raramente visibilizados. Aerofagias simples mostram um estômago repleto de gás na posição normal; a dilatação-vólvulo gástrica provoca um estômago tenso e mal posicionado (deslocamento dorsal e à esquerda do piloro)[3,13] (Figura 119.3).

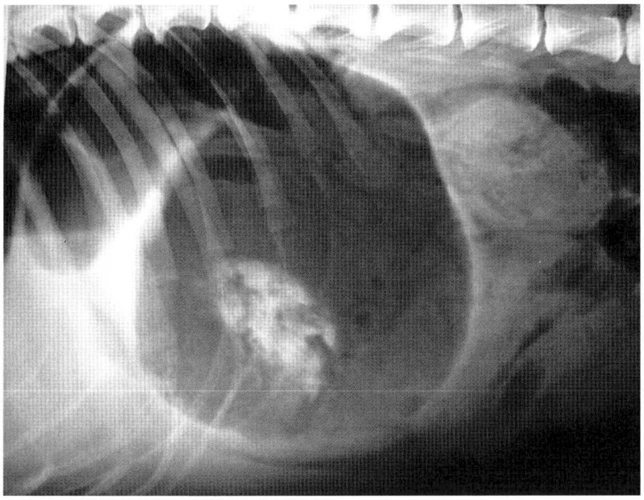

Figura 119.3 Torção gástrica: cavidade gástrica dilatada por conteúdo gasoso com rotação do piloro no sentido anti-horário, evidenciando a faixa de compartimentalização em sua porção cranial. Notar estrutura radiopaca localizada em correspondência à região fúndica/corpo gástrico, compatível com existência de corpo estranho.

O exame radiográfico contrastado pode ser utilizado no diagnóstico de doenças gástricas, porém requer tempo e radiografias consecutivas. A acurácia e a especificidade diagnóstica são limitadas.[13] Corpos estranhos, formações, retardo no esvaziamento gástrico ou úlceras muito profundas podem, em alguns casos, ser visibilizados por meio desse exame. O bário deve ser administrado puro ou misturado ao alimento pastoso; as doses recomendadas são 8 a 13 mℓ/kg para cães pequenos ou gatos e 4 a 8 mℓ/kg para cães grandes. O contraste pode indicar estreitamentos no piloro, caracterizados por hiperplasias, neoplasias ou doenças inflamatórias.[3]

Exame ultrassonográfico

A ultrassonografia pode ser utilizada, sem contraindicações, rotineiramente, mas sua contribuição diagnóstica é limitada para avaliação gástrica.[13,14] O gás interfere na interpretação do exame devido à produção de artefatos. Animais que serão submetidos à ultrassonografia, principalmente para avaliação gástrica, devem estar em jejum alimentar, porém a administração de água deve ser realizada antes do exame, para facilitar a visibilidade da parede gástrica.[14] A presença de conteúdo alimentar no estômago também confunde a interpretação diagnóstica.[13] Esse exame é indicado para a avaliação das camadas gástricas quanto ao espessamento em casos suspeitos de neoplasias, gastrites crônicas, hiperplasia de piloro e a visualização de alguns corpos estranhos. Alterações de motilidade também podem ser avaliadas durante esse procedimento. A espessura da parede gástrica, em cães, varia de 3 a 5 mm. Nos gatos, a média é de 2 a 4,4 mm.[15]

Cintigrafia e fluoroscopia

A cintigrafia e a fluoroscopia são consideradas métodos diagnósticos precisos nos casos de avaliação fisiológica do trato gastrintestinal, principalmente em casos de retardo do esvaziamento gástrico. Entretanto, a cintigrafia é pouco realizada devido à ingestão de partículas radioativas, à necessidade de local específico e aos cuidados antirradioativos que devem ser tomados com o equipamento e com a realização do exame.[16] A fluoroscopia avalia, em tempo real, a passagem do contraste pelo trato gastrintestinal.

Endoscopia digestiva alta

A endoscopia possibilita a visualização direta do lúmen do esôfago, do estômago e do duodeno, de modo minimamente invasivo. Ela possibilita visibilizar inflamação, caracterizada por edema e hiperemia na mucosa gástrica, erosões, úlceras, corpos estranhos, hiperplasias, hemorragia gástrica, pólipos e proliferações teciduais.[16,17] Sua contribuição se estende, ainda, à coleta de material para realização de exame citológico e ao estudo histopatológico sob orientação visual.[16,17] Além de contribuir com o diagnóstico, é indicada como método terapêutico em casos de remoção de corpo estranho e pólipos, hemorragias gástricas agudas, ruptura de vasos sanguíneos (mais comum em humanos) e no auxílio de colocação de tubos gástricos.[16,17] A limitação da endoscopia digestiva alta está no diagnóstico de alterações extramurais, ou seja, lesões localizadas nas camadas submucosa e/ou muscular.[16] O risco desse procedimento é baixo e está associado a pacientes com contraindicações anestésicas importantes, já que, para realizar esse exame, é necessário anestesia geral. Não deve ser realizado em pacientes com suspeita de perfuração em alças intestinais e distúrbio de coagulação nos casos de biopsias.[16,17] Antes do exame, é recomendado jejum alimentar de 12 a 14 horas, e hídrico de 3 a 5 horas. A falta de preparo prejudica o procedimento, pois conteúdo alimentar em qualquer quantidade impede a visualização adequada da cavidade gástrica.

GASTRITE AGUDA E DOENÇA GÁSTRICA ULCERATIVA

Fisiopatologia

São várias as causas e fatores que levam à gastrite aguda, como ingestão de corpo estranho, material erosivo, intolerância e indiscrição alimentar, fármacos, parasitos e infecções virais.[3,18] As neoplasias gástricas e pancreáticas, a doença inflamatória intestinal e as doenças hepáticas também são causas de doença gástrica ulcerativa.[19,20] Grande parte dos animais responde ao tratamento sintomático, porém sem diagnóstico conclusivo. Acredita-se que a exposição repetida a antígenos pode levar à resposta imunomediada que causaria a gastrite aguda.[3,18] Em gatos, o sangramento secundário à lesão ulcerativa é menos comum que nos cães.[21]

Os mecanismos fisiopatológicos gerais de ulceração gástrica incluem lesão direta na barreira da mucosa gástrica, aumento de secreção dos ácidos gástricos, retardo na renovação do epitélio gástrico e diminuição do fluxo sanguíneo na mucosa.[22] São muitas as causas de ulceração e erosão gástrica. Entre as mais comuns, está a administração de anti-inflamatórios não esteroides (AINEs). Os AINEs causam gastrite por inibição da síntese de prostaglandinas protetoras.[3,10,23] A gravidade da lesão pode estar relacionada com idade, dose, sensibilidade individual e uso concomitante com corticoides. Entre os AINEs, estão o diclofenaco sódico, o piroxicam, o ibuprofeno e o flunixino. O ibuprofeno e o piroxicam passam pela circulação êntero-hepática, que prolonga a meia-vida dos fármacos. Mesmo inibidores seletivos de ciclo-oxigenase 2 (COX-2) podem causar erosão ou ulceração gástrica.[10] A administração de AINEs também pode ser uma das causas de ulceração em gatos, porém não é tão comum como nos cães. O ácido acetilsalicílico diminui a síntese de prostaglandina, compromete a barreira da mucosa gástrica e pode induzir à ulceração. Os corticosteroides, apesar de serem anti-inflamatórios esteroides, também contribuem para a ocorrência de úlcera e erosão, agindo na diminuição do crescimento das células da mucosa e na produção de muco, além de aumentarem a produção de suco gástrico. A prednisona geralmente não causa problemas se usada em doses menores que 4 mg/kg/dia. A dexametasona, em altas doses, pode levar a lesões ulcerativas, principalmente quando existem outros fatores (como hipotensão, refluxo de ácidos biliares e administração de AINEs).[3]

Doenças metabólicas podem predispor a lesões ulcerativas na mucosa. A insuficiência hepática diminui a produção de muco gástrico, a vascularização e a renovação de células epiteliais, além de aumentar a concentração de ácidos biliares que estimulam a secreção de gastrina e ácido gástrico.[1,3] Na doença renal, a lesão das células epiteliais ocorre pela presença de toxinas urêmicas e pela diminuição do metabolismo renal de gastrina. Hipotensão por sepse, choque e procedimentos cirúrgicos podem causar lesão gástrica. O fundo e o corpo do estômago são extremamente dependentes da circulação para manter a função da barreira da mucosa. Em resposta à hipotensão, ocorre a liberação de catecolaminas e corticosteroides vasoconstritores que potencializam a formação de úlceras.

Características clínicas

O início das manifestações clínicas acontece de modo agudo e se caracteriza por vômitos intermitentes, hematêmese, melena, dor, apatia e choque.[3,23]

Diagnóstico

O diagnóstico deve se basear no histórico clínico, como tratamento com AINE ou corticosteroides, e nas manifestações clínicas. Na maioria dos casos, os pacientes apresentam dor à palpação abdominal. O exame radiográfico contrastado pode ser útil apenas em casos de úlceras muito profundas. A ultrassonografia pode indicar espessamento de mucosa gástrica pela inflamação e líquido livre nos casos de perfuração. A endoscopia é o método diagnóstico mais útil, por possibilitar a visibilidade direta da lesão e confirmar o diagnóstico.[16,17,24] Biopsias de erosões e úlceras visibilizadas durante o procedimento endoscópico devem ser realizadas e encaminhadas para estudo histopatológico, principalmente quando houver lesões proliferativas ulceradas (Figura 119.4).

Tratamento

O tratamento inicial deve ser realizado nos casos em que a gastrite aguda e/ou ulcerativa for secundária à doença metabólica. A terapia de suporte auxilia no tratamento da gastrite, assim como aumenta as chances de defesa da mucosa. A via oral deve ser evitada até que o vômito seja interrompido. A administração de fluidoterapia mantém o animal hidratado e a perfusão gástrica.[1,3,11] A nutrição enteral ou parenteral deve ser instituída para manter aporte nutricional adequado. O jejum prolongado não é indicado. Em casos de sangramento significativo, a transfusão é indicada para reposição sanguínea, assim como cirurgia nos casos de sangramento não controlado ou nos casos de perfuração. A duração do tratamento é de, no mínimo, 2 a 3 semanas.[3]

Fármacos antissecretores são inibidores competitivos que suprimem a secreção de ácidos. Os antagonistas de receptor de H_2 se ligam a seus receptores nas células parietais produtoras de ácido e tornam as células menos responsivas à gastrina e à acetilcolina. Os antagonistas são a famotidina, a cimetidina, a nizatidina e a ranitidina. Seu uso contínuo pode causar tolerância.[25] Não há evidências de que o uso dos antagonistas de

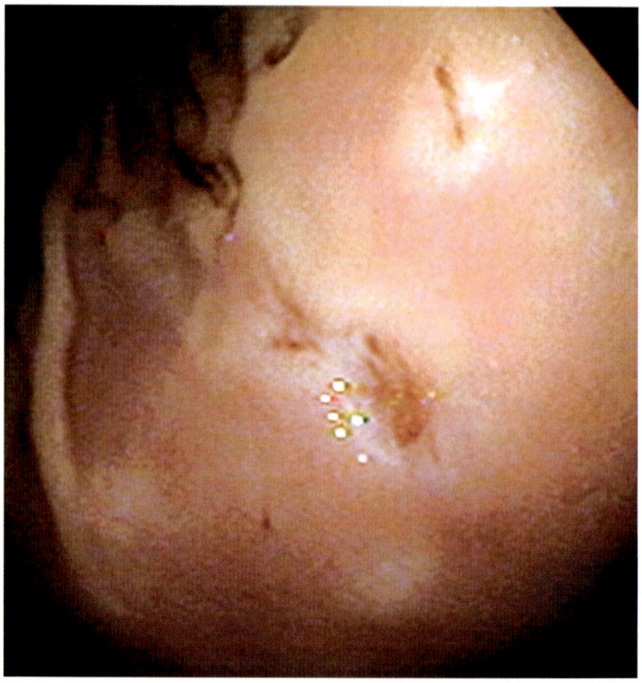

Figura 119.4 Úlceras em mucosa de corpo gástrico de um cão. (Gentilmente cedida pelos médicos-veterinários Franz Naoki Yoshitoshi e Fernanda Auler.)

receptores de H_2 associados aos inibidores de bombas de próton tenham um efeito maior sobre a gastrite aguda. Sua associação pode diminuir o efeito dos inibidores de bomba.[26,27] Os inibidores da bomba de prótons (omeprazol, lansoprazol) bloqueiam a enzima sódio-potássio adenosina trifosfatase da célula parietal e inibem a formação de ácido gástrico. Esses fármacos são mais potentes, pois bloqueiam a etapa final de formação de íons hidrogênio, com efeito antissecretório tanto em humanos quanto em animais.[22] Os antagonistas se acumulam na célula parietal e aumentam a cada dose, assim a supressão do ácido gástrico não ocorre nas primeiras doses. Por isso, no início do tratamento, é recomendado o uso de inibidores da bomba de prótons em conjunto com antagonistas de receptor H_2 por 3 a 4 dias.[3] O lansoprazol não difere significativamente do omeprazol em potência ou duração de ação.[1] Devido ao menor trânsito intestinal em cães e gatos, em comparação aos humanos, não se sabe se as formulações de liberação retardada são eficazes em pequenos animais.[27] Não há evidências conclusivas em cães e gatos para mostrar que um inibidor de bomba de próton é clinicamente mais eficaz que outro no tratamento da gastrite erosiva em cães e gatos. Trabalhos mostram que os efeitos dos inibidores da bomba de prótons são superiores aos antagonistas de receptor H_2, assim como seu uso a cada 12 horas em vez de uma vez ao dia também é superior. Seu uso deve ser diminuído após 3 a 4 semanas de uso.[26] A retirada abrupta da medicação pode causar efeito rebote e hipersecreção, como mostra estudo realizado em gatos, assim como a mudança transitória da microbiota fecal.[28]

O sucralfato é indicado por ser eficaz no tratamento de gastrites erosivas e ulcerativas, pois adere às lesões formando uma camada protetora. Ele inativa a pepsina, adsorve os ácidos biliares que refluem do duodeno e aumenta a secreção de muco e bicarbonato, aumentando a velocidade de cicatrização da úlcera. Pode ser administrado em conjunto com antagonistas de receptor de H_2 e/ou inibidores da bomba de prótons, porém não há evidências de que o uso combinado seja superior.[26] Por adsorver certas substâncias, não deve ser administrado no intervalo de 2 horas entre os outros fármacos orais.[1,3,17] A dose é de 0,5 a 1 g, a cada 6 a 12 horas.[1,3]

Os fármacos pró-cinéticos melhoram o esvaziamento gástrico e diminuem o refluxo enterogástrico, auxiliando na cicatrização e diminuindo a lesão gástrica. A metoclopramida tem efeito antiemético central e procinético periférico, agindo na musculatura lisa do trato gastrintestinal (contrações antral, pilórica e duodenal). Pode ser usada na dose de 0,2 a 0,5 mg/kg, a cada 8 horas, ou 0,01 a 0,02 mg/kg/h, em infusão contínua por via intravenosa (IV). A metoclopramida não deve ser usada em casos de obstrução gastrintestinal. Os efeitos centrais desse fármaco também podem causar alterações de comportamento em alguns animais, como agitação ou letargia.[3] A cisaprida é outro procinético com boa ação no trato gastrintestinal, pois age no estômago, no esôfago e no cólon, além de não atravessar a barreira hematencefálica, não estimulando alterações de comportamento.[1,3] No entanto, sua venda foi proibida devido às alterações cardíacas causadas em humanos.[3]

A eritromicina é um antibiótico que estimula receptores de motilidade da musculatura gastrintestinal lisa. Age principalmente no esvaziamento de sólidos, devendo ser administrada em jejum. A dose procinética de eritromicina é 0,5 a 1 mg/kg, por via oral (VO), a cada 8 horas.[1,3] Por ser administrada dose menor que a da antibacteriana, os efeitos colaterais, como vômito, são incomuns. Outro antiemético bastante efetivo é a ondansetrona, usada na dose de 0,1 a 1 mg/kg, VO, a cada 8 a 12 horas.[3] O maropitant é um antiemético bastante efetivo na dose de 2 mg/kg/24 h.

Os análogos sintéticos das prostaglandinas (misoprostol) promovem proteção à mucosa gástrica de modo semelhante ao das prostaglandinas endógenas; estimulam a secreção gástrica de muco e bicarbonato; aumentam o fluxo sanguíneo; e diminuem a secreção de ácido gástrico.[3] Como a maioria dos AINEs inibe a produção de prostaglandinas, o tratamento com misoprostol ajuda a evitar a ulceração gástrica nos casos em que é necessária a administração prolongada do AINE.[1,3] Caso seja utilizado acima da dose recomendada (2,2 a 3,3 mg/kg, a cada 12 horas), pode causar vômitos, diarreia e dor abdominal.[10] Não deve ser administrado em gestantes, pois é abortivo.[2] O uso do misoprostol diminui significativamente a gastrite ulcerativa relacionada ao uso de ácido acetilsalicílico. O uso conjunto de omeprazol e misoprostol está sendo estudado na gastrite ulcerativa.[5] Em relação à ranitidina, o misoprostol tem maior ação profilática.[2]

GASTRENTERITE HEMORRÁGICA AGUDA IDIOPÁTICA

Fisiopatologia

A causa da gastrenterite hemorrágica não é bem definida, mas pode representar uma reação imunomediada envolvendo o trato gastrintestinal. Sua fisiopatologia se assemelha à enterite hemorrágica aguda em humanos induzida por cepas enterotoxigênicas de *E. coli*.[29]

Manifestações clínicas

A gastrenterite hemorrágica pode ser mais grave que a aguda, causando hematêmese e hematoquezia.[1] Geralmente acomete raças pequenas de modo agudo. Em casos graves, pode debilitar rapidamente o animal e levar a óbito.[1,11]

Diagnóstico

Uma característica importante é a hemoconcentração (hematócrito > 55%), com concentrações normais de proteína plasmática total.[1,11] A azotemia renal ou pré-renal e a trombocitopenia podem estar presentes em animais gravemente acometidos. A hemoconcentração, associada às manifestações clínicas características, pode indicar gastrenterite hemorrágica.[11]

Tratamento

Fluidoterapia agressiva é de extrema importância para corrigir a desidratação aguda e evitar choque, coagulação intravascular disseminada secundária à hipoperfusão e insuficiência renal secundária à hipovolemia. Indicam-se fármacos antissecretores, como ranitidina (2 mg/kg, a cada 12 ou 8 horas) e omeprazol (1 mg/kg, a cada 12 horas); e fármacos para o controle do vômito, como metoclopramida (0,2 a 0,5 mg/kg, a cada 8 a 12 horas), ondansetrona (0,5 mg/kg, a cada 8 a 12 horas) e maropitant (2 mg/kg, a cada 24 horas). A administração de antibióticos é útil para evitar possível proliferação das bactérias intestinais (p. ex., amoxicilina, ampicilina, enrofloxacino, metronidazol). O sucralfato auxilia na cicatrização de úlceras.[11]

GASTRITE CRÔNICA

Fisiopatologia

A gastrite crônica ocorre frequentemente em cães e gatos, porém sua prevalência real não é conhecida.[3] Entre as causas de gastrite crônica, estão alergias alimentares, terapia crônica com AINEs e infecções bacteriana, parasitária e fúngica.[3]

Manifestações clínicas

A gastrite crônica é caracterizada por episódios intermitentes de vômitos, algumas vezes com episódios agudos, sem resposta ao tratamento empírico. Outras manifestações clínicas, como anorexia, perda de peso e dor abdominal, podem ocorrer.[3,24]

Diagnóstico

O exame radiográfico simples é útil nos casos em que a causa é a presença de corpo estranho, dependendo de sua radiopacidade. O exame radiográfico contrastado pode contribuir nos casos de retardo no esvaziamento gástrico. O exame ultrassonográfico pode ser útil na mensuração de parede gástrica e, em alguns casos, indicar que existe corpo estranho.

A endoscopia digestiva alta é efetiva nesses casos, pois visibiliza a inflamação na mucosa gástrica (Figura 119.5), além de excluir ou confirmar erosões, úlceras, corpo estranho, pólipos, proliferações teciduais e parasitos. A coleta para biopsia, durante o exame, deve ser realizada, pois pode colaborar com a conclusão diagnóstica quando encaminhada para o estudo histopatológico. Amostras coletadas da mucosa gástrica, por meio da endoscopia, também podem ser utilizadas para o diagnóstico da *Helicobacter* spp. Exames bioquímicos devem ser realizados para descartar causas metabólicas de vômito crônico.[3,16,17,23]

GASTRITE ASSOCIADA A *HELICOBACTER* SPP.

Fisiopatologia

A bactéria em espiral gram-negativa, chamada *Helicobacter*, infecta o estômago de mamíferos. Esses microrganismos produzem urease, enzima que ajuda a bactéria a se adaptar ao ambiente ácido gástrico. Em humanos, o *Helicobacter pylori* está associado a gastrites primárias, doença ulcerativa e pode ser a causa predisponente de carcinoma e linfoma.[30,31] Em cães e gatos, esse microrganismo pode ser encontrado no estômago, porém não é comprovado que seja a causa de gastrite nessas espécies. A prevalência de *Helicobacter* spp. em cães é alta.[31] Os tipos mais comuns de *Helicobacter* em cães são: *heilmannii*, *felis*, *bizzozeronii* e *salomonis*.[3] *Helicobacter heilmannii* não é comum em humanos, mas existem relatos de infecção. A possibilidade de zoonose ainda não foi comprovada.[18]

A importância clínica da infecção por *Helicobacter* spp. em cães ainda é pouco conhecida e muito discutida, apesar de existirem evidências e alguns estudos que relacionam a infecção por *Helicobacter* spp. como causa de gastrite crônica.[3]

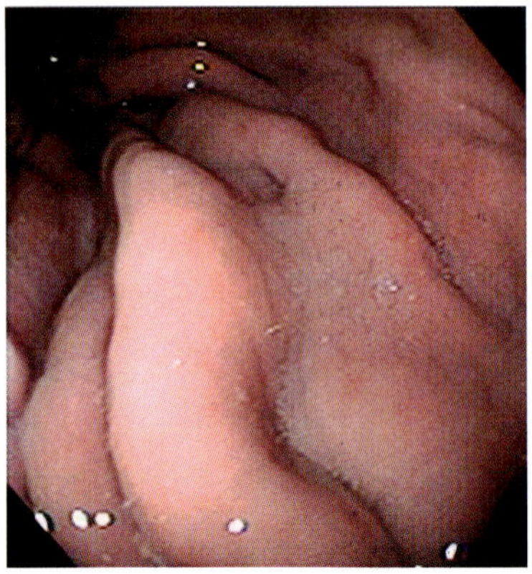

Figura 119.5 Edema e hiperemia em pregas de corpo gástrico de um cão. (Gentilmente cedida pelos médicos-veterinários Franz Naoki Yoshitoshi e Fernanda de Assis Bueno Auler.)

Manifestações clínicas

Apesar da alta prevalência, a maioria dos cães e gatos infectados é assintomática. No entanto, alguns animais infestados são sintomáticos e apresentam quadro clínico parecido com o do humano, que pode cursar com vômitos.

Diagnóstico

O diagnóstico da infecção pode ser feito por análise citológica ou biopsia. As amostras obtidas por endoscopia podem ser utilizadas, no momento do exame, para o teste rápido na produção de urease. A amostra é colocada em um meio contendo ureia e um indicador de pH. Os microrganismos produtores de urease convertem ureia em amônia, causando alteração da cor do meio.[1,3] O aspecto endoscópico da mucosa, em casos suspeitos de gastrite associada a *Helicobacter* spp., varia de normal a hiperêmico. Pode haver erosões ponteadas, assim como irregularidade na mucosa, devido ao aumento folicular do acúmulo de linfócitos, características de gastrite nodular difusa.

Tratamento

O tratamento em cães e gatos geralmente é instituído quando a infecção estiver associada a manifestações clínicas relacionadas ou à ausência de outras doenças que o justifique. Em humanos, o tratamento inclui a associação de antibióticos com bismuto. O bismuto tem atividade antimicrobiana contra *Helicobacter*. Metronidazol, azitromicina, amoxicilina e tetraciclina são antibióticos usados em humanos, associados ao omeprazol.[3] A furazolidona também é indicada a pacientes humanos com resistência a tratamentos anteriores. No entanto, alguns pacientes podem apresentar efeitos adversos intensos.[32] Em cães e gatos, indica-se amoxicilina, 20 mg/kg, a cada 8 a 12 horas, e omeprazol, 1 mg/kg, a cada 24 horas. A azitromicina (5,5 mg/kg, a cada 24 horas, para gatos; e 11 mg/kg, a cada 24 horas, para cães) pode substituir a amoxicilina, caso não haja resposta ao tratamento. O metronidazol pode ser associado aos outros antibióticos, assim como o bismuto. O tratamento deve durar, pelo menos, 15 dias.[3]

Não há evidências de que a terapia para diminuição da acidez seja necessária.[2,26]

RETARDO NO ESVAZIAMENTO GÁSTRICO

Fisiopatologia

Alterações na motilidade gástrica resultam em doenças que podem interromper, direta ou indiretamente, o funcionamento gástrico.[33] Entre as causas mais comuns de retardo no esvaziamento gástrico, estão obstrução mecânica, alterações funcionais, estenose pilórica e gastropatia pilórica hipertrófica crônica (CHPG, do inglês *chronic hypertrophic pyloric gastropathy*). A obstrução mecânica pode ser secundária a lesões anatômicas em piloro e/ou duodenais.[33] A estenose pilórica ocorre devido à hipertrofia da musculatura pilórica[16] e, assim como a CHPG, pode ser congênita ou adquirida. As raças mais predispostas são as braquicefálicas ou pequenas, como Lhasa Apso, Boxer, Shih-tzu, Boston Terrier e Maltês, e machos de meia-idade são mais acometidos.[3,11] Neoplasias infiltrativas ou pólipos em piloro ou no duodeno também podem prejudicar o esvaziamento gástrico.[34]

Manifestações clínicas

O retardo no esvaziamento gástrico pode resultar em retenção alimentar, vômito e distensão gástrica.[3,23,34] O início dos sintomas é gradual e com vômitos intermitentes, que podem ocorrer, inicialmente, algumas horas após a refeição.[1,3] Conforme a doença progride, os vômitos podem se tornar pós-prandiais, muitas vezes em jato, principalmente se houver obstrução. O vômito crônico também pode ser consequência de outras alterações de motilidade gástrica, como o trânsito retrógrado (refluxo gastroduodenal).[3,34]

Diagnóstico

O diagnóstico baseia-se nas manifestações clínicas e na exclusão de doenças metabólicas. Podem ocorrer alterações laboratoriais com desequilíbrios eletrolíticos, como hipopotassemia, em consequência de vômitos crônicos devido à hipomotilidade. Anemia pode ocorrer nos casos de úlceras crônicas ou agudas. Pela radiografia abdominal simples, é possível visibilizar dilatação gástrica e imagem sugestiva de conteúdo alimentar no estômago. O exame radiográfico contrastado contribui com mais informações no tempo de esvaziamento.[3,23] O contraste de sulfato de bário pode ser misturado à comida e oferecido ao animal, com o intuito de avaliar com mais precisão o esvaziamento de sólidos e, também, se existem estenoses e obstruções.[1,3,11] A ultrassonografia pode auxiliar na detecção de espessamento de parede, corpos estranhos e formações não visibilizadas na radiografia. No caso da CHPG, o espessamento circunferencial do esfíncter pilórico é a principal alteração. O estômago está dilatado e com diminuição da motilidade. A estratificação das camadas, na maioria das vezes, está preservada. Em relato de caso de seis cães com CHPG, o espessamento da parede gástrica foi de 9 mm pelo exame ultrassonográfico.[34]

As alterações mais comuns, visibilizadas por meio da endoscopia digestiva alta, são edema e hiperemia da mucosa gástrica, principalmente na região do piloro, que, apesar de dilatado, não possibilita a passagem do endoscópio devido à diminuição de seu canal.[16,34] Na CHPG, é possível visibilizar, pela endoscopia, conteúdo alimentar, edema e hiperemia em corpo gástrico, dilatação e protuberância na mucosa pilórica, mas, em alguns casos, possibilita a passagem do aparelho (Figura 119.6). Erosões, úlceras, sangue digerido e conteúdo alimentar podem ser visualizados.[16,17]

As manifestações clínicas, a endoscopia digestiva alta e o resultado histopatológico da biopsia concluem o diagnóstico. A biopsia pode ser realizada por meio da endoscopia. Caso o diagnóstico histopatológico seja inconclusivo e as manifestações clínicas permaneçam, a obtenção de amostras deve ser realizada por meio da laparotomia, possibilitando a coleta de todas as camadas gástricas.[34]

Tratamento

O tratamento para CHPG e estenose pilórica é cirúrgico.[1,3,11] O prognóstico normalmente é bom, mas alguns pacientes necessitam de refeições pequenas e frequentes e do auxílio de medicamentos procinéticos, como a metoclopramida. No caso de retardo funcional, quando não há causa mecânica ou metabólica, o tratamento baseia-se em alimentação específica e na utilização desses medicamentos. O fármaco procinético mais eficaz é a cisaprida, pois coordena as contrações de antro, piloro e duodeno, aumentando o tempo entre as contrações duodenais, sem efeitos colaterais;[3] porém, não é mais comercializada. A metoclopramida também acelera o esvaziamento gástrico e pode ser utilizada em alterações de motilidade associadas a causas metabólicas, as quais podem estimular o centro do vômito.[1,3] Os antagonistas de receptores H_2, ranitidina e nizatidina, também são utilizados como procinéticos,[1,3] inibem a secreção de ácido gástrico, estimulam o esvaziamento gástrico e a motilidade do intestino delgado e do cólon. A nizatidina e a ranitidina são úteis nos casos em que a motilidade está diminuída devido a inflamação ou ulceração. O uso da eritromicina em baixas doses acelera o esvaziamento gástrico e diminui as contrações antrais.[1,3]

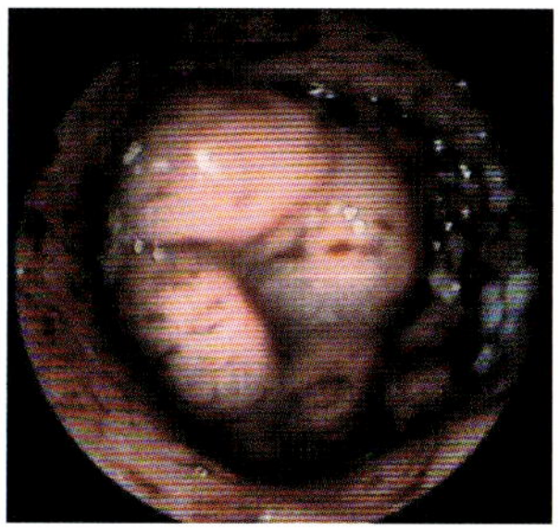

Figura 119.6 Estômago de cão durante procedimento endoscópico: dilatação e protuberância em piloro, sangue digerido e conteúdo alimentar. (Gentilmente cedida pelos médicos-veterinários Franz Naoki Yoshitoshi e Fernanda Auler).

GASTRITE PARASITÁRIA

Manifestações clínicas

Nematoides, como *Physaloptera* spp. habitam o estômago e o duodeno proximal de muitos carnívoros. A existência desses parasitos no estômago causa vômitos intermitentes e gastrite.[35] Em cães, encontra-se o nematoide *Physaloptera rara*; nos gatos, o *Ollulanus tricuspis*.[3,11]

Diagnóstico

O diagnóstico pela flutuação fecal dificilmente detecta ovos, pois poucos são eliminados.[35] A endoscopia possibilita a visibilização de parasitos adultos que podem estar aderidos na parede gástrica de cães e gatos com vômitos crônicos. O *Ollulanus tricuspis* pode ser encontrado no vômito de gatos.[3,11] Em estudo realizado com 14 cães portadores de *Physaloptera rara*, a avaliação histopatológica das biopsias coletadas por endoscopia resultou em 27% dos casos de gastrite linfocítica-plasmocítica, 11% de gastrite eosinofílica e 5% de plasmocítica associada. Ainda foi diagnosticado retardo no esvaziamento gástrico em 11% dos cães. Os outros 22% não apresentaram nenhuma manifestação ou alteração.[35]

Tratamento

O tratamento com pamoato de pirantel (5 mg/kg, por 3 semanas) elimina o *Physaloptera rara*. O tratamento para *Ollulanus tricuspis* é incerto. O fembendazol (10 mg/kg, a cada 24 horas, por 2 dias) pode ser eficaz.[3,35]

CORPOS ESTRANHOS GÁSTRICOS

Fisiopatologia

Corpos estranhos gástricos podem lesionar diretamente a mucosa gástrica, resultando em inflamação secundária, erosões e úlceras.

Manifestações clínicas

A manifestação clínica mais frequente é o vômito. A ingestão de corpos estranhos é mais comum por filhotes, mas cães adultos e até mesmo idosos podem ingerir objetos.[1,17] O vômito pode ser consequência de obstrução da saída gástrica ou irritação da mucosa. Nos casos em que não ocorre lesão grave na mucosa ou obstrução, o objeto pode permanecer no estômago por meses sem manifestações clínicas ou com vômitos esporádicos[1]. Corpos estranhos lineares podem causar perfuração intestinal com subsequente peritonite, por isso o diagnóstico deve ser preciso.[1,11]

Diagnóstico

Algumas vezes, a ingestão do objeto foi presenciada pelo proprietário. Durante o exame físico, alguns corpos estranhos podem ser palpados. O exame radiográfico pode detectar objetos radiopacos;[6,23] no entanto, o estômago repleto de alimento dificulta a interpretação radiográfica. O contraste pode ser necessário para detectar falha no preenchimento por corpos estranhos que não podem ser visibilizados por meio de radiografias sem contraste. No exame ultrassonográfico, o corpo estranho pode ser visibilizado de acordo com o tipo de material, o efeito de sombra acústica e a hiperecogenicidade.[36] A endoscopia digestiva alta é considerada um método de diagnóstico de contribuição diagnóstica e terapêutica, pois, além de confirmar a presença de corpo estranho (Figuras 119.7 e 119.8), possibilita sua remoção na maioria das vezes.[11,16,17,23]

Na suspeita de corpos estranhos lineares, a inspeção da base da língua é de extrema importância, já que eles podem estar fixados nessa região. Nesses casos, o objeto linear nunca deve ser puxado, para evitar lacerações e perfurações no trato gastrintestinal.

Tratamento

Corpos estranhos pequenos podem passar pelo trato gastrintestinal sem causar lesões importantes, porém grande parte necessita de remoção, que pode ser realizada por meio de cirurgia ou endoscopia.[23] Nos casos mais graves, em que há obstrução gástrica com vômitos agressivos, a hipopotassemia e a hipocloremia podem estar presentes, e a terapia de suporte deve ser realizada. O prognóstico geralmente é bom, com exceção dos casos nos quais há perfuração gástrica e peritonite secundária.[11]

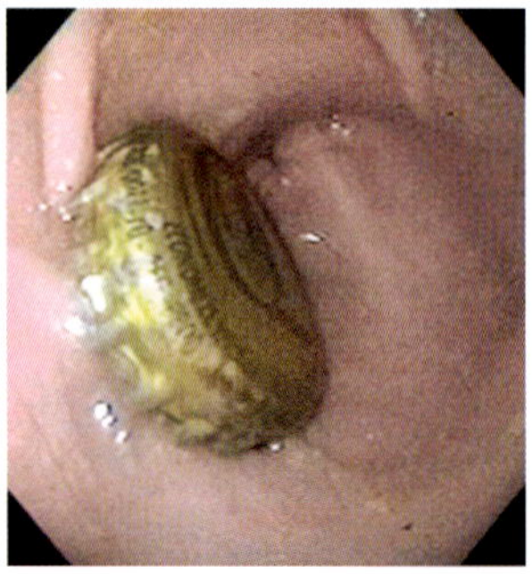

Figura 119.7 Estômago de cão durante procedimento endoscópico: presença de corpo estranho (tampa de garrafa) em canal antral. (Gentilmente cedida pelos médicos-veterinários Franz Naoki Yoshitoshi e Fernanda Auler.)

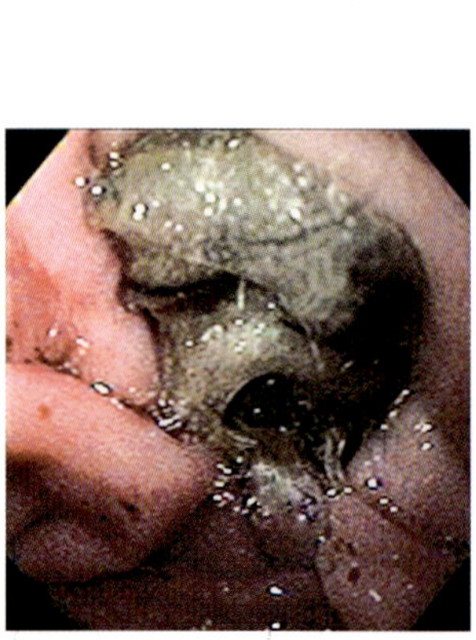

Figura 119.8 Estômago de cão durante procedimento endoscópico: presença de corpo estranho (tricobezoar) em corpo gástrico e pontos de hematina acometendo mucosa gástrica. (Gentilmente cedida pelos médicos-veterinários Franz Naoki Yoshitoshi e Fernanda Auler.)

DILATAÇÃO-VÓLVULO GÁSTRICA

Fisiopatologia

Dilatação-vólvulo gástrica (DVG) ocorre, em geral, devido ao acúmulo de gás e líquido em excesso, dilatando o estômago. A aerofagia, fermentação causada pelo conteúdo alimentar e por bactérias, também contribui para o acúmulo de gás. A dilatação gástrica pode ser, inicialmente, simples, mantendo sua posição anatômica, ou progredir para torção, que pode ser parcial ou total. Essa rotação pode ocorrer no sentido horário ou anti-horário, entre 270° e 360°. O sentido horário é o mais comum, caracterizado pela rotação do piloro pela direita, passando por cima do fundo e corpo gástrico. Dependendo do grau da torção, o baço pode estar envolvido, em conjunto com o omento maior, passando por cima do corpo gástrico e ficando à direita na parede abdominal.[3] Durante a torção gástrica, o fluxo gástrico é interrompido e há mais formação de gás. O grande volume gástrico causa congestão mesentérica devido à obstrução das veias hepática e cava, levando a diminuição do débito cardíaco, choque e coagulação intravascular disseminada (CID).

Manifestações clínicas

A DVG ocorre, predominantemente, em cães de grande porte, devido ao tórax profundo.[1,11] A ingestão de grandes volumes de comida e água pode causar a distensão do estômago, facilitando a torção, assim como a realização de exercícios com o estômago repleto.[1,3] Os cães podem apresentar dor abdominal, vômitos improdutivos e distensão abdominal timpânica.[6] A acidose metabólica ocorre comumente no paciente com DVG devido à diminuição do volume sanguíneo circulante, à hipoxia e à acidose láctica. Devido à alteração circulatória importante, os cães podem evoluir rapidamente ao choque. Por isso, a DVG caracteriza-se como emergência.[11]

Diagnóstico

Com base nas manifestações clínicas mais comuns, como dilatação abdominal com som timpânico e vômitos improdutivos, que ocorrem normalmente em cães de grande porte, também estão associados pulso rápido e fraco ou arritmia.[3] A radiografia pode concluir o diagnóstico nos casos de torção grave, mas nem sempre o animal tem condições de ser submetido a esse exame, devido a seu péssimo estado geral.[11] A visualização do estômago, por meio do exame radiográfico simples, é caracterizada pelo deslocamento dorsal do piloro desviado à esquerda. O exame radiográfico simples nem sempre conclui o diagnóstico de torção parcial, e o excesso de gás pode dificultar a interpretação radiográfica. O exame radiográfico contrastado seria indicado nesses casos e, também, na visualização quanto à posição do estômago.[3]

Tratamento

O tratamento deve ser iniciado o mais rápido possível como nos casos de choque, com fluidoterapia. A aferição de pressão venosa central ou pressão arterial sistêmica, débito urinário, pulso e preenchimento capilar é útil para monitoramento e para avaliar a quantidade de fluidoterapia a ser administrada, assim como vasoativos. O volume globular e a proteína total plasmática devem ser monitorados devido à hemodiluição.[3]

A descompressão gástrica deve ser feita imediatamente, pois melhora o débito cardíaco e alivia a oclusão da veia cava caudal e das veias portais. Pode ser feita pela passagem de tubo ou sonda gástrica ou centese gástrica. A centese é mais bem tolerada e pode ser feita com um cateter 14 ou 16 G do lado esquerdo. Caso seja possível a passagem da sonda, o conteúdo gástrico deve ser removido, sendo necessário sedar o animal. A incapacidade de passagem da sonda não significa que o vólvulo esteja presente, e vice-versa.[3]

Após a descompressão gástrica, a administração de fluidos pode ser mantida.

Assim que houver melhora do quadro clínico, a correção cirúrgica será necessária e deverá ser realizada após a estabilização hemodinâmica do paciente, para proporcionar menor risco anestésico. Ele ainda poderá estar sujeito a síndrome de reperfusão, piorando o prognóstico.[1,] O estômago deve ser reposicionado e a gastropexia, feita para evitar recidiva. A mucosa do estômago deve ser inspecionada quanto a ulcerações, isquemia e necrose.[3,22] Se necessário, o tecido desvitalizado deve ser removido. O comprometimento vascular do baço deve ser avaliado e, se necessário, realizada a esplenectomia. Antibioticoterapia é indicada devido à alta probabilidade de ocorrência de sepse.[3]

A terapia antiarrítmica é indicada se a taquicardia ventricular for superior a 150 bpm, com complexos ventriculares prematuros multifocais. O tratamento inicial é feito com lidocaína (2 a 4 mg/kg, em *bolus*), seguida de 55 a 88 mg/kg/min.[3,11] A CID pode ser detectada, inicialmente, por trombocitopenia e tempo de coagulação prolongado. A atonia gástrica ou a diminuição da motilidade ocorre, frequentemente, após DVG. O tratamento com medicamentos procinéticos, como a metoclopramida e a eritromicina, pode ajudar a cessar os vômitos. Fármacos antissecretores e sucralfato auxiliam na cicatrização de lesões gástricas secundárias. O prognóstico para DVG é reservado, especialmente se a lesão gástrica for grave e a gastrectomia for realizada.[3]

REFERÊNCIAS BIBLIOGRÁFICAS

1. Hall JA. Doenças do estômago. In: Ettinger SJ *et al.* (editores). Tratado de medicina interna veterinária. Rio de Janeiro: Guanabara Koogan; 2004. p. 1218-46.
2. Froes TR. Ultrassonografia do trato gastrintestinal. In: Carvalho CF (editor). Ultrassonografia em pequenos animais. São Paulo: Roca: 2004. p. 144-7.
3. DeNovo RC. Doenças do estômago. In: Tams TR (editor). Gastrenterologia em pequenos animais. São Paulo: Roca; 2005. p. 155-90.
4. Hunt RH, Camilleri M, Crowe SE *et al.* The stomach in health and disease. Gut. 2015;64:1650-68.
5. Waldum HL, Kleveland PM, Fossmark R. Upper gastrointestinal physiology and diseases. Scand J Gastroenterol. 2015;50:649-56.
6. Betesh AL, Santa Ana CA, Cole JA, Fordtran JS. Is achlorhydria a cause of iron deficiency anemia? Am J Clin Nutr. 2015;102:9-19.
7. Haffner-Luntzer M, Heilmann A, Heidler V *et al.* Hypochlorhydria-induced calcium malabsorption does not affect fracture healing but increases post-traumatic bone loss in the intact skeleton. J Orthop Res. 2016;34:1914-21.
8. Chey WY, Chang TM. Neural control of the release and action of secretin. J Physiol Pharmacol. 2003;54(Suppl 4):105-12.
9. Hansen L. Achlorhydria is associated with gastric microbial overgrowth and development of cancer: lessons learned from the gastrin knockout mouse. Scand J Clin Lab Invest. 2006;66:607-21.
10. Hawkey CJ. Non-steroidal anti-inflammatory drug gastropathy; causes and treatment. Scand J Gastroenterol Suppl. 1996;220:124-7.
11. Nelson RW, Couto CG, Bunch SE, Grauer GF, Hawkins EC, Johnson CA *et al.* Distúrbios do estômago. In: Willard M *et al.* (editor). Medicina interna de pequenos animais. Rio de Janeiro: Guanabara Koogan; 2001. p. 332-41.
12. Cariou MP, Halfacree ZJ, Zacher LA, Berg J, Shaw SP, Kudej RK. Association between outcome and changes in plasma lactate concentration during presurgical treatment in dogs with gastric dilatation-volvulus: 64 cases (2002-2008). J Am Vet Med Assoc. 2010;2236(8):892-7.
13. Lamb CR. Recent developments in diagnostic imaging of the gastrintestinal tract of dog and cat. Vet Clin North Am. 1999;29(2):307-42.
14. Pennick DG, Nyland TG, Kerr LY *et al.* Ultrassonographic evaluation of gastrintestinal disease in small animal. Vet Radiol. 1990;31:134-41.
15. Newell SM, Graham JP, Roberts GD, Ginn PE, Harrison JM. Sonography of the normal feline gastrintestinal tract. Veterinary Radiology. 1999;40(1):40-3.
16. Guilford WG. Upper gastrintestinal endoscopy. In: McCarthy TC. Veterinary endoscopy. St. Louis: Elsevier Saunders; 2005. p. 279-321.
17. Tams TR. Gastroscopy. In: Tams TR. Small animal endoscopy. St. Louis: Mosby Company; 1990. p. 97-171.
18. Duquenoy A, Le Luyer B. Gastritis caused by Helicobacter helmannii probably transmitted from dog child. Arch Pediatr. 2009;14(5):426-9.
19. Cariou M, Lipscomb VJ, Brockman DJ, Gregory SP, Baines SJ. Spontaneous gastroduodenal perforations in dogs: a retrospective study of 15 cases. Vet Rec. 2009;165:436-41.
20. Stanton ME, Bright RM. Gastroduodenal ulceration in dogs. Retrospective study of 43 cases and literature review. J Vet Intern Med. 1989;3:238-44.
21. Hinton LE, McLoughlin MA, Johnson SE *et al.* Spontaneous gastroduodenal perforation in 16 dogs and seven cats (1982-1999). J Am Anim Hosp Assoc. 2002;38:176-87
22. Campoli PMO, Ejima FH, Cardoso DMM *et al.* Endoscopy mucosal resection of early gastric cancer. Arq Gastroenterol. 2007;44(3):250-6.
23. Web C, Twedt DC. Canine gastritis. Vet Clin Small Anim. 2003;33:969-85.
24. Johnson SE. Sistema digestório. In: Birchard SJ, Sherding RG. Manual Saunders clínica de pequenos animais. São Paulo: Roca; 2008. p. 681-705.
25. Tolbert MK, Graham A, Odunayo A *et al.* Repeated famotidine administration results in a diminished effect on intragastric pH in dogs. J Vet Intern Med. 2017;31:117-23.
26. Marks SL, Kook PH, Papich MH, Tolbert MK, Willard MD. ACVIM consensus statement: Support for rational administration of gastrointestinal protectants to dogs and cats. J Vet Intern Med. 2018;32(6):1823-40.
27. Andersson T, Andren K, Cederberg C, Lagerstrom PO, Lundborg P, Skanberg I. Pharmacokinetics and bioavailability of omeprazole after single and repeated oral administration in healthy subjects. Br J Clin Pharmacol. 1990;29:557-63.
28. Schmid SM, Suchodolski JS, Price JM, Tolbert MK. Omeprazole minimally alters the fecal microbial community in six cats: a pilot study. Front Vet Sci. 2018;5:79.
29. Triolo A, Lappin MR. Doenças médicas agudas do intestino delgado. In: Tams TR (editor). Gastrenterologia em pequenos animais. São Paulo: Roca; 2005. p. 191-243.
30. Grahan DY. Helicobacter pylori and nonsteroidal anti-inflammatory drugs: interaction with proton pump inhibitor therapy for prevention of nonsteroidal anti-inflammatory drug ulcers and ulcer complications – future research needs. Am J Med. 2001;110(1A):58-61.
31. Strauss-Ayali D, Simpson KW. Gastric Helicobacter infection in dogs. Vet Clin North Am. 1999;29(2):397-415.
32. Silvia FM *et al.* Omeprazol, tetraciclina e furazolidona, um tratamento para erradicação do *H. pylori* resistente em pacientes ulcerosos do Brasil. Rev Hosp Clin. 2002;57(5):205-8.
33. Hall J, Washabau RJ. Diagnosis and treatment of gastric motility disorders. Vet Clin North Am. 1999;29(2):377-96.
34. Biller DS, Partington BP, Miyabayashi *et al.* Ultrasonographic appearance of the chronic hypertrophic pyloric gastropathy in the dog. Veterinary Radiology and Ultrasound. 1994;35(1):30-3.
35. Theisen SK, LeGrange SN, Johnson SE *et al.* Physaloptera infection in 18 dogs with intermittent vomiting. J Am Anim Hosp Assoc. 1998;34:74-8.36.
36. Hudson JA, Mahaffey MB. The gastrintestinal tract. In: Cartee RE, Selier BA, Hudson JA *et al.* Pratical veterinary ultrassond. Philadelphia: Waverly; 1995.

120
Doenças do Intestino Delgado | Diarreias Agudas

Luciana Peralta • Ricardo Duarte Silva

INTRODUÇÃO

As afecções gastroentéricas são frequentes na clínica médica-veterinária de pequenos animais e correspondem a cerca de 60% dos atendimentos emergenciais a filhotes. Como exemplo de afecções, tem-se a diarreia, definida como aumento do conteúdo de água nas fezes, acompanhado de dor, aumento na frequência evacuatória e do volume fecal.[1]

As diarreias de início abrupto e com duração de até 7 dias podem ser classificadas como agudas. A maioria dessas intercorrências está associada a outros sintomas, como vômito, dores abdominais, borborigmos, dentre outros menos intensos e de menor gravidade. Apesar de desconfortável para o animal e inconveniente para o proprietário,[1] a doença é autolimitante e, na maioria dos casos, não é necessária a realização de testes diagnósticos. A terapêutica, em geral, é sintomática.

ETIOLOGIA

Causas comuns associadas aos processos de diarreias agudas são alterações ou intolerâncias dietéticas, reações medicamentosas, toxinas, parasitos intestinais, agentes infecciosos (bactérias, vírus e riquétsias), além de distúrbios sistêmicos ou metabólicos. Embora existam exceções, as diarreias agudas associadas a dieta, parasitos e medicamentos são geralmente menos graves e autolimitantes.

Algumas diarreias agudas graves (que requerem rápida intervenção por representarem risco de vida aos animais) ocorrem mais frequentemente em animais jovens (idade menor ou igual a 12 meses) e são aquelas causadas por enterites infecciosas.[2] Como exemplo, têm-se as infecções pelo vírus da parvovirose canina (PVC), que é o agente etiológico viral mais importante envolvido no complexo gastrenterite, além de ser, dentre os vírus de tropismo digestivo, responsável por altas taxas de mortalidade, morbidade e alta prevalência, devido à sua alta resistência no ambiente. Outros agentes infecciosos, quando associados, também tornam os quadros mais agudos e requerem intervenção imediata, como os causados por coronavírus canino associado ao PVC.[2,3]

As diarreias agudas representam alta casuística e frequência nos atendimentos emergenciais de cães e gatos, o que torna importante o estabelecimento de um plano diagnóstico completo, porém objetivo, para a obtenção de diagnóstico acurado e a instituição de terapêutica apropriada.

FISIOPATOGENIA

Vários são os mecanismos de ação envolvidos na instalação do quadro de diarreia. Os quatro principais são: alterações osmóticas, distúrbios promotores de hipersecreção, elevação na taxa de permeabilidade das mucosas e motilidade intestinal alterada.

Em decorrência da exacerbada quantidade de secreções fisiológicas diárias provenientes de glândulas salivares, estômago, intestinos delgado e grosso, pâncreas e fígado, uma grande quantidade de fluidos é perdida caso o trato intestinal não esteja com seu funcionamento regular e equilibrado. A concentração de solutos osmoticamente ativos retidos no lúmen intestinal determinará o teor hídrico encontrado nas fezes.

As causas osmóticas e o aumento da permeabilidade de mucosas constituem os mecanismos mais frequentemente relacionados com os quadros de diarreia em pequenos animais. Diarreias osmóticas ocorrem por diversos distúrbios absortivos em que os nutrientes não são adequadamente digeridos e absorvidos, ficando retidos no interior do lúmen intestinal e atraindo osmoticamente altas concentrações de água.

Os nutrientes retidos podem ainda causar supercrescimento bacteriano intestinal e consequente aumento dos processos fermentativos. Nesses casos, as diarreias costumam ocorrer por excesso de ingesta alimentar, trocas abruptas na alimentação e ingesta de alimentos de baixa digestibilidade.[4]

A estimulação excessiva à cripta dos enterócitos resultará na secreção de altas concentrações no volume de fluidos, excedendo a capacidade absortiva intestinal. Essas alterações são mais frequentemente observadas em distúrbios infecciosos, como os causados por bacilos e salmonela, cujo crescimento desencadeia a secreção de subprodutos responsáveis por hiperestimular as secreções intestinais.[2]

Já o aumento excessivo na permeabilidade de mucosas resulta em perda de fluidos, eletrólitos, proteínas e hemácias no interior do lúmen intestinal. Esse aumento de permeabilidade está frequentemente associado a processos erosivos, ulcerativos, inflamatórios e neoplásicos, como as doenças intestinais inflamatórias e os linfomas.

Por fim, as alterações em motilidade são, muitas vezes, problemas secundários a distúrbios que causam as diarreias. A diminuição nas contrações segmentares e o aumento no transporte de substâncias ingeridas pelos animais suplantam as capacidades digestiva e absortiva intestinais.[1] Produtos do metabolismo do crescimento bacteriano também costumam estar relacionados com alterações em motilidade, o que geralmente ocorre em situações como doença inflamatória e hipertireoidismo felino.

Diarreias de menor gravidade podem causar diferentes alterações metabólicas. No entanto, as diarreias moderadas a profusas podem ser responsáveis por processos graves, como desidratação, choque hipovolêmico, distúrbios eletrolíticos e acidobásicos; além disso, podem ocorrer hipopotassemia, hipocloremia e hiponatremia. A acidose metabólica se desenvolve de forma secundária às perdas intestinais de bicarbonato e desidratação, seguidas de hipovolemia, metabolismo anaeróbio e produção de ácido láctico. O óbito associado a distúrbios diarreicos geralmente é secundário aos desequilíbrios hidreletrolíticos.[3,5]

MANIFESTAÇÕES CLÍNICAS E HISTÓRICO

O histórico detalhado, quando realizado, fornecerá importantes dados clínicos, além de informações cruciais para o estabelecimento do provável diagnóstico ou para a determinação de diagnósticos diferenciais.

Filhotes de cães e gatos, principalmente se originários de abrigos ou mesmo de *pet shops*, são extremamente suscetíveis a distúrbios virais e parasitos gastrintestinais.[2] O histórico fornecerá dados ou auxiliará a exclusão de prováveis causas, como problemas relacionados com dieta, exposição a produtos tóxicos, plantas, medicamentos administrados, protocolo vacinal incompleto ou mesmo exposição ou contato com outros animais enfermos.[4]

As diarreias agudas geralmente originam-se de distúrbios que ocorrem no intestino grosso ou mesmo de distúrbios combinados que envolvam tanto o intestino delgado quanto o grosso. Em geral, somente haverá sintomas associados ao intestino grosso, como: hematoquezia, tenesmo, muco em excesso, frequência evacuatória de moderada a extremamente alta e diminuição do volume fecal por defecação. Muitas vezes, vômitos, depressão, diminuição de apetite e desconforto abdominal podem estar associados.[4] Por outro lado, sintomas comumente associados ao intestino delgado são: melena, frequência evacuatória de normal a moderadamente aumentada e produção de grande volume fecal por defecação.[2,6]

EXAME FÍSICO

Notam-se, à palpação abdominal, gases ou fluidos, com distensão das alças intestinais e dor abdominal. Em alguns casos, formação abdominal ou dilatação de uma porção intestinal poderá ser identificada, o que sugere corpo estranho ou intussuscepção.[1]

A desidratação é mensurada por observação de mucosas ressecadas, perda de elasticidade cutânea, tempo de preenchimento capilar prolongado, extremidades frias e enoftalmia. O grau de desidratação, no entanto, é um parâmetro de pouca precisão e será sempre determinado como estimativa para cálculos relacionados com a fluidoterapia.[5] Os parâmetros considerados são: valores de desidratação até 5% – em geral, não são observadas alterações clínicas importantes, mas o processo de diarreia já está estabelecido; graus de desidratação entre 5 e 10% – são compatíveis com sintomas mais pronunciados, caracterizando desidratação de moderada a grave; graus estimados acima de 10% – indicam distúrbios emergenciais, que podem acarretar choque hipovolêmico.[2]

Outros sintomas relatados estão relacionados com processos diarreicos sistêmicos e incluem febre, icterícia, ascite, linfadenopatias, oligúria ou anúria, hepatomegalia, secreções nasais ou oculares e tosse.

DIAGNÓSTICO E TRATAMENTO

O principal fator para estabelecer o diagnóstico é a determinação da gravidade do distúrbio, ou seja, se é autolimitante ou se o paciente apresenta alterações clínicas graves que o coloquem em risco. Os testes ou exames diagnósticos de eleição e a terapêutica a ser adotada devem estar embasados no exame físico, assim como em conhecimento e experiência para diagnosticar o quadro de diarreia aguda.

O paciente pode ser caracterizado como em estado grave se algumas das seguintes alterações estiverem presentes: desidratação moderada a grave, dor abdominal, melena ou hematoquezia, prostração, massa abdominal palpável, vômitos ou sinais de distúrbios sistêmicos.[2,3,6]

Para esses pacientes, deve-se solicitar a avaliação laboratorial mínima, para estimar a gravidade do quadro e fornecer dados para a instituição do tratamento mais adequado. Os exames normalmente solicitados são hemograma e contagem de plaquetas, glicemia, proteínas totais e albumina séricas, ureia e potássio séricos.

Os pacientes com diarreias graves, principalmente os filhotes com gastrenterites hemorrágicas, devem receber tratamento de suporte intensivo. Animais imunossuprimidos, febris ou com contactantes doentes também devem ser internados para avaliação acurada e início do tratamento.

A *fluidoterapia* com soluções cristaloides (solução de Ringer com lactato ou NaCl a 0,9%) deve ser iniciada com o objetivo de repor rapidamente a volemia. Esses animais estão sempre desidratados, assim, a reposição das perdas estimadas deve ser realizada nas primeiras 4 a 6 horas. Animais em choque hipovolêmico devem receber uma quantidade de fluido igual a um volume sanguíneo na primeira hora, o que deve ser mantido até o restabelecimento do equilíbrio hemodinâmico. Nesses casos, o protocolo recomendado para estabelecimento da fluidoterapia é:

- Desidratação = desidratação estimada (%) × peso (kg)
- Manutenção = 40 a 60 mℓ/kg/dia
- Perdas (vômito e diarreia) = 40 a 60 mℓ/kg/dia.

Após a reposição da volemia, a quantidade de fluido deve ser calculada para corrigir os déficits de fluido e fornecer água e eletrólitos para manutenção e perdas contemporâneas. Os fluidos de manutenção geralmente devem ser hipotônicos com relação ao plasma (p. ex., NaCl a 0,45% + glicose a 2,5%) e acrescidos de potássio. A necessidade de fluido deve ser reavaliada frequentemente ao longo do dia e ser ajustada de acordo com a resposta do paciente.

A *reposição de eletrólitos*, principalmente o potássio sérico, é muito importante. A hipopotassemia é o distúrbio eletrolítico mais comum em cães com gastrenterite e deve ser tratado com a adição de potássio aos fluidos parenterais. Idealmente, a reposição de potássio deve se basear na concentração plasmática desse elemento (Quadro 120.1). Na impossibilidade de se dosar o potássio, a reposição empírica de potássio deve ser realizada.

A *administração de glicose* é indicada para pacientes com hipoglicemia. Nesse caso, deve-se administrar glicose a 25% em *bolus* e, a seguir, infundir fluidos que contenham 5% de glicose para manutenção da normoglicemia.

A *antibioticoterapia* geralmente é preconizada para prevenção da sepse, decorrente da translocação bacteriana. Muitos pacientes são tratados com antibióticos de amplo espectro ou com associações de antibióticos. Existem poucos estudos que avaliam o uso de antibióticos em cães ou gatos com gastrenterite de qualquer etiologia. Dessa maneira, os protocolos são escolhidos empiricamente, muitas vezes com base na experiência do médico-veterinário. Combinações frequentemente empregadas são metronidazol com quinolonas ou com cefalosporinas. Em um estudo com cães com gastrenterite hemorrágica idiopática sem evidências de sepse, não houve diferença entre os que receberam antibiótico (amoxicilina-clavulanato) e aqueles que receberam placebo quanto a mortalidade, tempo de hospitalização ou gravidade das manifestações clínicas.[7] Portanto, pelo menos em cães com gastrenterites agudas sem sepse, a administração de antibióticos pode não ser necessária.[6]

O *tratamento do vômito* é comum em cães com gastrenterite. Em um estudo retrospectivo, a metoclopramida não foi eficaz em controlar o vômito de cães com parvovirose.[8] Outros antieméticos, como o cloridrato de ondansetrona (0,5 mg/kg por via intravenosa [IV], a cada 12 horas) ou o citrato de maropitanto

QUADRO 120.1 Reposição de potássio.

K^+ sérico (mEq/ℓ)	Quantidade (mEq) de K^+ para cada 250 mℓ de fluido	Velocidade de infusão (mℓ/kg/h)
< 2	20	6
2,1 a 2,5	15	8
2,6 a 3	10	12
3,1 a 3,5	7	16
3,6 a 5,5	5	25

K^+: potássio; mEq/ℓ: miliequivalente por litro.

(2 mg/kg por via subcutânea [SC], a cada 24 horas), são mais eficazes no controle da êmese e devem ser empregados como primeira escolha.

Supressores da acidez gástrica, como a ranitidina ou os inibidores da bomba de prótons, são rotineiramente empregados em animais com gastrenterite, embora seu benefício não tenha sido avaliado criticamente.

O *suporte nutricional* também é fundamental. O dogma de que animais com gastrenterites devem permanecer em jejum não tem embasamento científico. Cães que receberam nutrição enteral precoce (em até 12 horas após a internação) têm melhora rápida e maior ganho de peso.[9] O restabelecimento da nutrição enteral precoce por sonda nasoesofágica é indicado assim que a hidratação e o vômito tenham sido controlados.

Outras medidas podem incluir a transfusão de plasma, indicada para pacientes com coagulação intravascular disseminada (nesse caso, associada à heparina). A administração de albumina humana ou coloides sintéticos pode ser benéfica para pacientes com hipoalbuminemia grave, embora nenhum estudo realizado sustente essas medidas.

Diarreias autolimitantes

O protocolo para diagnóstico das diarreias autolimitantes exige exames mais simples ou uma menor variedade de análises diagnósticas de apoio, como exames seriados de amostras de fezes, cultura de material fecal, citologia fecal e mensuração de proteínas totais sanguíneas e hematócrito. Esses exames serão importantes na validação do grau de desidratação considerado e fornecerão valores que serão utilizados como parâmetros caso os sintomas persistam ou progridam.[1]

Se a suspeita recair sobre intolerância ou sobrecarga alimentar, o fator desencadeante deverá ser retirado e uma dieta terapêutica de alta digestibilidade instituída nas quantidades recomendadas pelo fabricante em questão. Ao reintroduzir a alimentação antiga, ou ao adotar a nova dieta, deverá ser realizada adaptação gradativa e oferta controlada.

No caso de detecção de parasitos gastrintestinais, o desequilíbrio provavelmente será solucionado cerca de 3 dias após a instituição da terapêutica com antiparasitário adequado. Caso não seja diagnosticado precisamente o agente etiológico responsável pelo processo, o diagnóstico de diarreia aguda autolimitante poderá ser considerado e a terapêutica sintomática adequada adotada, com consequente resolução dos sintomas entre 1 e 3 dias da instituição do tratamento.

Diarreias causadas por parasitos intestinais

Em um levantamento da frequência de helmintos e protozoários gastrintestinais em amostras fecais de cães e gatos na cidade de São Paulo, aproximadamente 30% das amostras foram positivas para, pelo menos, um gênero de parasito (Quadros 120.2 e 120.3).

As espécies do gênero *Ancylostoma* ainda são as mais encontradas em amostras fecais de cães e causam diarreia de intestino delgado ou grosso. Os *helmintos* podem causar diarreia de gravidade variável, especialmente em filhotes. O fornecimento de suporte nutricional adequado, com uma dieta de fácil digestão, fluidos e controle do vômito, pode ser necessário. Além disso, a infecção por helmintos pode predispor o animal a infecções por vírus ou bactérias, pelo comprometimento do estado imunológico.

Existem inúmeras opções para o tratamento de cães e gatos infestados por helmintos. Comumente os benzimidazóis (fembendazol e febantel) são empregados isoladamente ou associados ao pamoato de pirantel e praziquantel.

QUADRO 120.2 Frequência de parasitos intestinais em cães (*n* = 1.755) atendidos em hospital-escola veterinário da cidade de São Paulo.*

Parasito	*n*	Porcentagem
Ancylostoma spp.	223	12,7
Giardia spp.	149	8,5
Cystoisospora spp.	77	4,4
Toxocara canis	46	2,6
Cryptosporidium spp.	43	2,4
Trichuris vulpis	31	1,8
Sarcocystis sp.	25	1,4
Hammondia e *Neospora*	7	0,4
Dipylidium sp.	1	0,06
Physaloptera sp.	1	0,06

*Considerar o total de 486 (27,7%) de amostras positivas. (Modificado de Funada *et al.*[10])

QUADRO 120.3 Frequência de parasitos intestinais em gatos (*n* = 327) atendidos em hospital-escola veterinário da cidade de São Paulo.*

Parasito	*n*	Porcentagem
Cryptosporidium spp.	37	11,3
Giardia spp.	27	8,3
Cystoisospora spp.	27	8,3
Toxocara cati	20	6,1
Ancylostoma spp.	7	2,1
Sarcocystis sp.	6	1,8
Hammondia e *Toxoplasma*	2	0,6
Dipylidium sp.	1	0,3
Platynosomun spp.	1	0,3

*Considerar o total de 103 (31,5%) de amostras positivas. (Modificado de Funada *et al.*[10])

Em cães e gatos, a *giardíase* é o segundo parasito mais comumente encontrado, sendo também responsável por provocar diarreia de intestino delgado ou grosso. Para o diagnóstico de giardíase, o exame coproparasitológico deve ser realizado por métodos de centrífugo-flutuação com sulfato de zinco ou solução saturada de açúcar. A realização de exames seriados aumenta a chance de diagnóstico, pois os animais eliminam oocistos de modo intermitente.

A combinação de um coproparasitológico por centrífugo-flutuação a um teste imunoenzimático (ELISA) para detecção de *Giardia* spp. (SNAP *Giardia* Antigen Test®, IDEXX Laboratories) pode ser um método eficaz de diagnosticar a giardíase com apenas uma amostra fecal. Os métodos de centrífugo-flutuação também detectam helmintos comuns, e o teste ELISA tem sensibilidade relatada de 90% para a detecção de *Giardia* spp. em cães.[11]

Os tratamentos de escolha para a giardíase são: fembendazol (50 mg/kg, a cada 24 horas, por 3 dias) ou metronidazol (25 mg/kg, a cada 12 horas, durante 5 dias). Em infestações multietiológicas, pode-se empregar a combinação de febantel-praziquantel-pirantel (o febantel é metabolizado em fembendazol). Independentemente do medicamento de escolha, é importante banhar o animal durante o tratamento e fazer a desinfecção do ambiente com amônia quaternária.[12] Muitos animais com giardíase são assintomáticos; assim, é importante que as mesmas medidas sejam tomadas com relação aos contactantes.

O insucesso do tratamento ocorre em aproximadamente 85 a 95% dos casos.[13,14] Diante disso, é importante testar os animais após o tratamento, principalmente aqueles cujos sintomas persistem.

Demais processos diarreicos

O plano diagnóstico a ser instituído nesses casos deverá incluir múltiplos exames de amostras fecais, citologia fecal, hemograma e perfil bioquímico, ultrassonografia e radiografia abdominais, além do teste ELISA, realizado com *kits* comerciais cujos resultados são extremamente rápidos, caso a suspeita recaia sobre infecção pelo PVC.[2]

O acompanhamento seriado por um maior número de amostras fecais coletadas poderá auxiliar na identificação do agente intestinal responsável pelo quadro clínico e consequente desidratação mensurada, o que possibilitará a adoção de fluidoterapia adequada e a instituição de terapêutica específica. Os exames de imagem, ultrassonografia e radiografias abdominais podem elucidar formações abdominais, corpos estranhos, intussuscepção ou dilatação-vólvulo gástrica, cujo tratamento é cirúrgico.[3,15]

PROGNÓSTICO

O prognóstico para as diarreias agudas autolimitantes é considerado excelente. Entretanto, para as diarreias graves, o prognóstico pode variar de reservado a ruim, a depender da causa, da gravidade dos distúrbios hidreletrolíticos, da resposta à terapêutica inicial, além da necessidade da adoção de terapêuticas mais invasivas, como os procedimentos cirúrgicos.

REFERÊNCIAS BIBLIOGRÁFICAS

1. Jergens A. Acute diarrhea. In: Bonagura, JD (editor). Kirk's current veterinary therapy. 12. ed. Philadelphia: WB Saunders; 1995. p. 701-5.
2. Castro TX, Miranda SC, Labarthe NV, Silva LE, Cubel Garcia RCN. Clinical and epidemiological aspects of canine parvovirus (CPV) enteritis in the State of Rio de Janeiro: 1995-2004. Arq Bras Med Vet Zootec. 2007;59(2):333-9.
3. Decaro N, Buonavoglia C. An update on canine coronaviruses: viral evolution and Pathobiology. Vet Microbiol. 2008;132(3-4):221-34.
4. Leib SM. Acute diarrhea. In: Hall E, Simpson JW, Willians DA (editors). British small animal veterinary association, canine and feline gastroenterology. 2. ed. BSAVA; 2005. p. 78-81.
5. Hansen B, DeFrancesco T. Relationship between hydration estimate and body weight change after fluid therapy in critically ill dogs and cats. J Vet Emerg Crit Care. 2002;12:235-43.
6. Allenspach K. Diagnosis of small intestinal disorders in dogs and cats. Clin Lab Med. 2015;35(3):521-34.
7. Unterer S, Strohmeyer K, Kruse BD, Sauter-Louis C, Hartmann K. Treatment of aseptic dogs with hemorrhagic gastroenteritis with amoxicillin/clavulanic acid: a prospective blinded study. J Vet Intern Med. 2011;25(5):973-9.
8. Mantione NL, Otto CM. Characterization of the use of antiemetic agents in dogs with parvoviral enteritis treated at a veterinary teaching hospital: 77 cases (1997-2000). J Am Vet Med Assoc. 2005;227(11):1787-93.
9. Mohr AJ, Leisewitz AL, Jacobson LS, Steiner JM, Ruaux CG, Williams DA. Effect of early enteral nutrition on intestinal permeability, intestinal protein loss, and outcome in dogs with severe parvoviral enteritis. J Vet Intern Med. 2003;17(6):791-8.
10. Funada MR, Pena HFJ, Soares RM, Amaku M, Gennari SM. Frequência de parasitos gastrintestinais em cães e gatos atendidos em hospital-escola veterinário da cidade de São Paulo. Arq Bras Med Vet Zootec. 2007;59(5):1338-40
11. Geurden T, Berkvens D, Casaert S, Vercruysse J, Claerebout E. A Bayesian evaluation of three diagnostic assays for the detection of *Giardia duodenalis* in symptomatic and asymptomatic dogs. Vet Parasitol. 2008;157(1-2):14-20.
12. Payne PA, Ridley RK, Dryden MW, Bathgate C, Milliken GA, Stewart PW. Efficacy of a combination febantel-praziquantel-pyrantel product, with or without vaccination with a commercial *Giardia* vaccine, for treatment of dogs with naturally occurring giardiasis. J Am Vet Med Assoc. 2002;220(3):330-3.
13. Barr SC, Bowman DD, Heller RL. Efficacy of fenbendazole against giardiasis in dogs. Am J Vet Res. 1994;55(7):988-90.
14. Zaljac AM, Labranche TP, Donoghue AR, CHU TC. Efficacy of fenbendazole in the treatment of experimental *Giardia* infection in dogs. Am J Vet Res. 1998;59(1):61-3.
15. Castro T, Garcia RCNC, Gonçalves LPS, Costa EM, Marcello GCG, Labarthe NV *et al*. Clinical, hematological, and biochemical findings in puppies with coronavirus and parvovirus enteritis. Can Vet J. 2013;54(9):885-8.

121

Doenças do Intestino Delgado | Diarreias Crônicas

Ricardo Duarte Silva • Nathália Spina Artacho

INTRODUÇÃO

Pacientes com diarreias crônicas são comuns na rotina de veterinários de pequenos animais. O atendimento desses pacientes pode ser complexo, pois requer o comprometimento do proprietário e, muitas vezes, o diagnóstico e o tratamento da doença demandam dedicação de tempo e recursos financeiros. Parte dessa complexidade ocorre porque as causas de diarreias crônicas são inúmeras e incluem doenças parasitárias, inflamatórias, hipersensibilidade alimentar, intolerância alimentar e neoplasias. A distinção entre essas doenças pode ser difícil e, por vezes, somente pode ser obtida após a realização de exames complementares ou triagem terapêutica.

A diarreia é considerada crônica quando cursa por mais de 3 semanas. É provável que o clínico atenda o paciente durante os primeiros episódios de um quadro crônico e institua um tratamento. Contudo, particularmente cães com diarreia de intestino grosso têm crises de colite que, de início, são esporádicas e de remissão espontânea, o que pode dar a impressão de que a "cura" do paciente foi devido ao tratamento instituído.

Durante a investigação clínica, o primeiro passo é definir se a diarreia é de intestino delgado ou intestino grosso. Essa distinção, na maioria dos casos, é fácil de fazer por meio da análise do histórico do animal (Quadro 121.1). Cães com diarreia de intestino delgado normalmente apresentam diarreia pastosa a aquosa. A coloração das fezes varia de marrom-escuro a amarelado (Figura 121.1).

Cães com diarreia de intestino grosso podem ter episódios diários de diarreia; no entanto, muitos dos pacientes têm crises intermitentes que, com o passar do tempo, vão se tornando mais frequentes. Tenesmo, disquezia, fezes com muco e hematoquezia (Figura 121.2) são achados comuns nesses cães. Além disso, é comum que esses animais apresentem urgência para defecar e acabem o fazendo em locais não habituais. A maior parte deles não perde peso, uma vez que a digestão e a absorção de nutrientes já ocorreram no intestino delgado. Ainda, é importante destacar que algumas manifestações são comuns aos dois tipos de diarreia, como vômito e borborigmos.

Normalmente, a abordagem inicial é baseada nos exames laboratoriais de rotina: hemograma, bioquímica sérica, incluindo a dosagem de proteínas totais e albumina, triglicerídeos e colesterol, bem como o exame de urina. A gravidade das enteropatias crônicas pode ser avaliada mais objetivamente a partir do índice de atividade de enteropatia crônica canina (Quadro 121.2) – do inglês, *canine chronic enteropathy clinical activity index* (CCECAI) –, um sistema de pontuação cujo intuito é avaliar e mensurar, com maior precisão, o índice de gravidade da doença de cada animal acometido, além de avaliar a terapia subsequente.

QUADRO 121.1 Classificação do tipo de diarreia segundo a localização anatômica.

	Tipo de diarreia	
Características	**Delgado**	**Grosso**
Volume	Aumentado (> 3×)	Normal ou aumentado
Aspecto	Pastosas/aquosas	Variável
Frequência evacuatória	Aumentado (2 a 4 vezes/dia)*	Aumentado (3 a 10 vezes/dia)
Muco	Raro	Frequente
Sangue	Melena	Hematoquezia
Esteatorreia	+/-	Ausente
Borborigmos	+/-	+/-
Disquezia/tenesmo	Ausente	Frequente
Urgência	+/-	Frequente
Emagrecimento	+/-	Ausente*
Êmese	Frequente	Frequente
Apetite	Variável	Normal ou diminuído

*Nos casos de diarreia por má digestão, a frequência de defecação aumenta bastante. +/-: pode ou não estar presente.

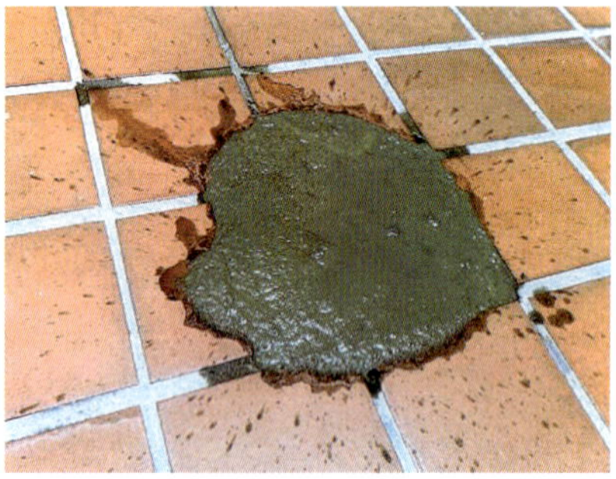

Figura 121.1 Diarreia de intestino delgado. Fezes aquosas, amareladas em grande volume.

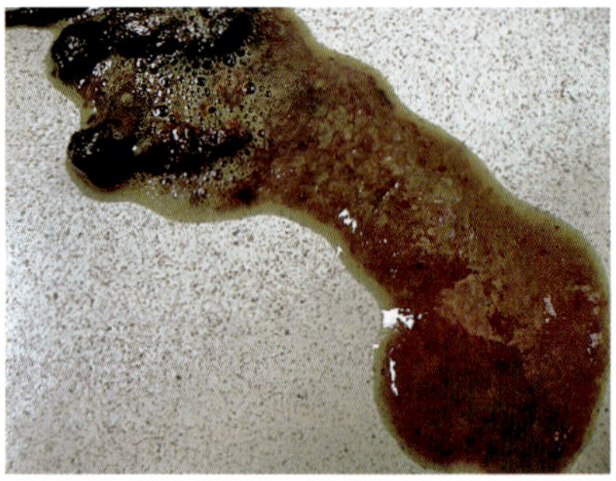

Figura 121.2 Diarreia de intestino grosso. Consistência variada, com presença de muco e sangue.

Eventualmente, outros exames podem ser solicitados, segundo critério clínico, para avaliar a gravidade do caso, a repercussão da doença em outros sistemas e a presença de comorbidade ou para descartar causas extraintestinais de diarreia.

A ultrassonografia é de grande valia para auxiliar no planejamento diagnóstico. Por meio dela, é possível verificar a perda da estratificação normal das camadas intestinais, bem como a presença de linfadenopatia (linfonodos mesentéricos aumentados ou hipoecoicos), que são achados sugestivos de doença mais grave (Figura 121.3). A presença de lesões focais também

QUADRO 121.2 Índice de atividade de enteropatia crônica canina.

Alteração	0	1	2	3
Atitude	Normal	Discreta	Moderada	Grave
Apetite	Normal	Discreto	Moderado	Grave
Vômito	Nenhum	Discreto (1 vez/semana)	Moderado (2 a 3 vezes/semana)	Grave (> 3 vezes/semana)
Consistência das fezes	Normal	Discretamente pastosas, com sangue e muco	Moderadamente pastosas	Líquidas
Frequência evacuatória	Normal	Aumentada (2 a 3 vezes/dia)	Aumentada (4 a 5 vezes/dia)	Aumento grave (> 5 vezes/dia)
Perda de peso	Nenhuma	Discreta (< 5% do peso)	Moderada (5 a 10% do peso)	Grave (> 10% do peso)
Albumina sérica	> 2,0 dg/mℓ	1,5 a 1,9 mg/dℓ	1,2 a 1,49 mg/dℓ	< 1,2 mg/dℓ
Efusões e edema periférico	Nenhum	Ascite discreta ou edema periférico	Moderada quantidade de ascite/edema periférico	Ascite grave/efusão pleural e edema periférico
Prurido	Nenhum	Episódios ocasionais	Episódios regulares que cessam ao dormir	Cão acorda regularmente em função do prurido

pode definir que a laparotomia seja o melhor método de biopsia. Entretanto, a ausência de alterações no ultrassom não elimina a possibilidade de doença intestinal e não existem alterações ultrassonográficas patognomônicas de algum tipo particular de doença inflamatória ou infiltrativa (p. ex., neoplasias).

ETIOLOGIA DE DIARREIAS CRÔNICAS

Enteropatia responsiva à dieta

Suspeita-se que reações adversas a alimentos estejam relacionadas à maior parte dos casos de enteropatias crônicas. A alergia alimentar é uma resposta imunológica adversa (hipersensibilidade) a um alimento. O termo intolerância é reservado para reações adversas não imunológicas a constituintes da dieta, por exemplo, intolerância à lactose (decorrente de deficiência de lactase). Na prática, a distinção desses dois tipos é difícil.

Doenças inflamatórias intestinais, como a enterite linfocítica-plasmocítica e a enterite eosinofílica, muitas vezes são responsivas à alteração da dieta apenas. Assim, acredita-se que antígenos dietéticos sejam uma parte importante na etiopatogenia dessas doenças.

Os antígenos dietéticos são glicoproteínas hidrossolúveis, de peso molecular entre 10 e 60 kD e estáveis em pH baixo. O modo de preparo dos alimentos pode afetar a alergenicidade de certas proteínas; por isso, alguns animais podem ter hipersensibilidade a uma proteína da ração, mas não ser alérgico a essa proteína *in natura* e vice-versa.

O diagnóstico da hipersensibilidade alimentar é baseado na melhora clínica após a remoção do antígeno, o que pode ser conseguido por meio da administração de dietas comerciais contendo proteínas hidrolisadas e outros componentes oligoantigênicos.

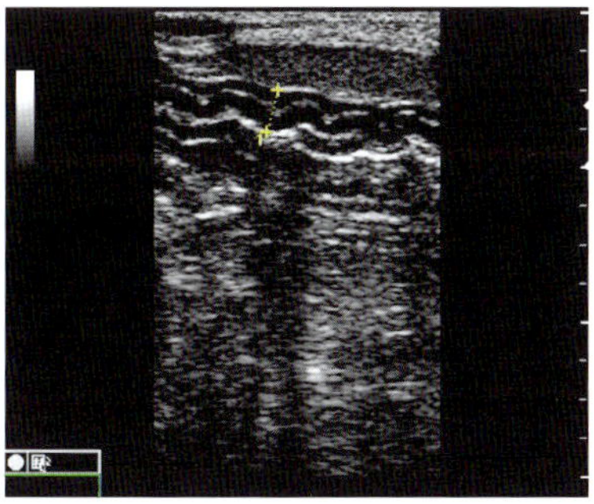

Figura 121.3 Imagem ultrassonográfica de segmento intestinal. A estratificação parietal está mantida, as paredes espessas e irregulares, com maior espessamento da mucosa, repleta por pequena quantidade de conteúdo mucoso. (Figura cedida pelo médico-veterinário Nilson Koba Kage, Hospital Veterinário Pompeia.)

Pela hidrólise, altera-se o tamanho da proteína, fazendo com que essas partículas se tornem menores. Quando o antígeno se liga a um mastócito, para que haja a degranulação, é necessário que essa molécula seja capaz de se ligar ao mesmo tempo a dois receptores. Quando essa partícula é diminuída (menor do que 6 kD), ocorre a perda dessa propriedade, o que impossibilita a indução da degranulação de mastócitos, sendo esse o mecanismo de funcionamento das dietas denominadas "hipoalergênicas".

Na impossibilidade de oferecer uma dieta hidrolisada, o clínico pode indicar a formulação de uma dieta de eliminação, que são ingestas controladas, com uma fonte proteica e uma fonte de carboidratos. A fonte proteica escolhida deve ser uma proteína "inédita", ou seja, uma proteína que o animal não tenha ingerido antes. Para tanto, é crucial a realização de um inquérito detalhado sobre a alimentação do paciente, o que nem sempre é possível. Normalmente, carne de carneiro, de coelho, peixes de carne branca (pescada, cação e outros) ou tofu são as fontes proteicas mais usadas para cães.

A fonte de carboidratos também deve ser uma só (p. ex., arroz, batata). Alimentos que não fazem parte da dieta de eliminação não devem ser fornecidos ao animal, independentemente da quantidade.

As dietas hipoalergênicas ou de eliminação devem ser administradas por 8 a 12 semanas, sem a administração concomitante de fármacos imunossupressores. Caso ocorra a remissão do quadro nesse período, o clínico deve suspeitar de enteropatia responsiva à dieta.

O diagnóstico definitivo de hipersensibilidade alimentar é baseado na exposição provocativa. De modo sistemático, alimentos selecionados são adicionados à dieta hipoalergênica e, em caso de recidiva dos sintomas durante sua administração, o alimento em questão é implicado como um possível alergênio. Na experiência dos autores deste capítulo, aproximadamente 90% dos cães com enteropatia responsiva à dieta não recidivam, mesmo quando alimentados com a dieta original. Portanto, o termo "enteropatia responsiva à dieta" é adotado, pois na maioria dos casos não é possível demonstrar um componente alergênico.

Muitas vezes o proprietário do animal não deseja saber exatamente qual ou quais são os alergênios. Nesses casos, descobrir uma fonte proteica que não provoque os sintomas e formular uma dieta nutricionalmente completa é o objetivo da realização da exposição provocativa. Alguns proprietários optam por manter a dieta hipoalergênica indefinidamente, o que é uma conduta razoável, pois essas rações são balanceadas.

A triagem com dieta hipoalergênica ou de eliminação requer tempo e o sucesso depende do comprometimento do proprietário. Embora a suspeita de hipersensibilidade alimentar seja pertinente na maior parte dos casos de diarreia crônica de intestino delgado, descartando-se as outras causas possíveis, a triagem terapêutica é indicada a pacientes sem manifestações clínicas de doença grave, como anorexia, emaciação, anemia, hipoalbuminemia etc. Nesses casos mais graves, a investigação diagnóstica e o tratamento precoces são fundamentais.

Hipersensibilidade ao glúten

A hipersensibilidade ao glúten, comum na raça Setter Irlandês, é uma doença clássica de alergia alimentar, caracterizada por atrofia parcial das vilosidades, bem como infiltração intraepitelial por linfócitos no jejuno. A doença é hereditária e manifesta-se a partir dos 6 meses de vida nos animais suscetíveis.[1] Os animais acometidos apresentam diarreia de intestino delgado, emagrecimento e atraso do crescimento.

O diagnóstico de hipersensibilidade ao glúten é baseado nos achados anatomopatológicos compatíveis associados à resolução do quadro depois da administração de dieta isenta de glúten e recidiva após a reexposição provocativa.

Doença inflamatória intestinal

O termo "doença inflamatória intestinal" (DII) é usado para designar doenças clinicamente heterogêneas, idiopáticas, caracterizadas por inflamação da mucosa gastrintestinal. O diagnóstico é, portanto, reservado a pacientes com distúrbios gastrintestinais crônicos, cujas causas conhecidas de diarreia, vômito ou ambos foram descartadas, e a inflamação tecidual foi confirmada por avaliação anatomopatológica de biopsias do trato gastrintestinal.

A classificação da DII é baseada na região afetada, no tipo de célula inflamatória predominante e nas alterações morfológicas do tecido. A enterite linfocítica-plasmocítica é a forma mais comum (Figuras 121.4 e 121.5), seguida da enterite eosinofílica e a enterite granulomatosa.

A etiologia é provavelmente multifatorial. Porém, acredita-se que seja uma doença genética imunomediada decorrente de uma resposta imunológica contra antígenos dietéticos ou microbianos intraluminais. A inflamação crônica do intestino delgado

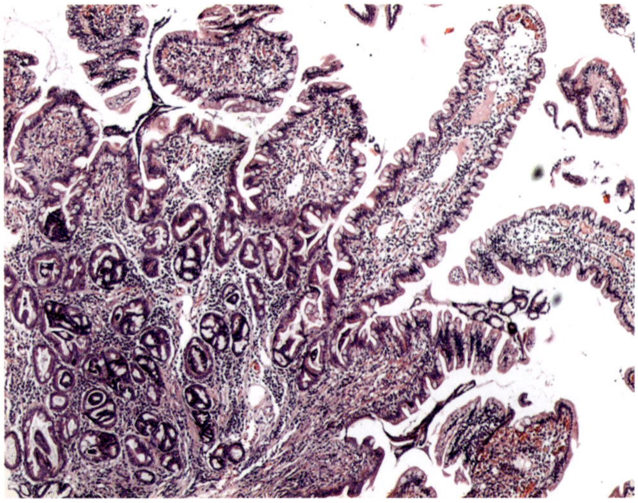

Figura 121.4 Infiltrado linfoplasmocítico moderado na lâmina própria e vilosidades preservadas. Fotomicrografia de corte histológico de duodeno, H&E (aumento ×10). (Imagem cedida pela médica-veterinária Carolina G. Pires.)

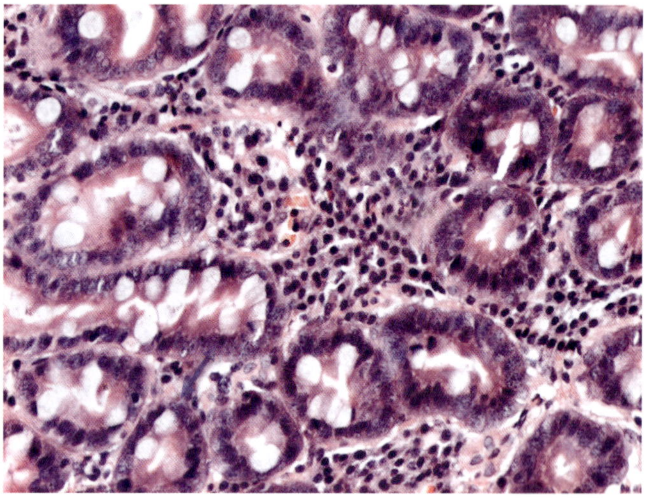

Figura 121.5 Infiltrado linfoplasmocítico moderado na lâmina própria e criptas preservadas. Fotomicrografia de corte histológico de duodeno, H&E (aumento ×20). (Foto cedida pela médica-veterinária Carolina G. Pires.)

causa alterações na arquitetura da mucosa intestinal, o que, por conseguinte, desencadeia uma síndrome de má absorção.

As doenças inflamatórias intestinais geralmente acometem cães de meia idade a idosos (idade média: 6 anos), sem predisposição sexual. Algumas raças parecem ter maior predisposição para as doenças inflamatórias intestinais, como cães Pastores-Alemães, Shar-pei, Rottweilers, Basenji e Shiba.

O diagnóstico é baseado na exclusão de outras causas de diarreia (incluindo a hipersensibilidade alimentar) e na avaliação anatomopatológica de biopsias do trato gastrintestinal. Entretanto, cães com manifestações clínicas podem ser prejudicados pelo demora no diagnóstico, caso as triagens terapêuticas não comprovem a suspeita. A dieta, se indicada, poderá ser realizada com a terapia farmacológica.

Os achados nos exames laboratoriais e de imagem podem auxiliar na decisão sobre a conduta diagnóstica mais apropriada. Animais com hipoalbuminemia, anemia, trombocitose ou leucocitose marcante podem ter doença mais grave. Desse modo, o uso de um escore de atividade das doenças inflamatórias intestinais também pode ser útil para estabelecer a gravidade da doença e avaliar a terapia subsequente (Figura 121.6). Existe um escore publicado;[2] porém, em estudos posteriores,

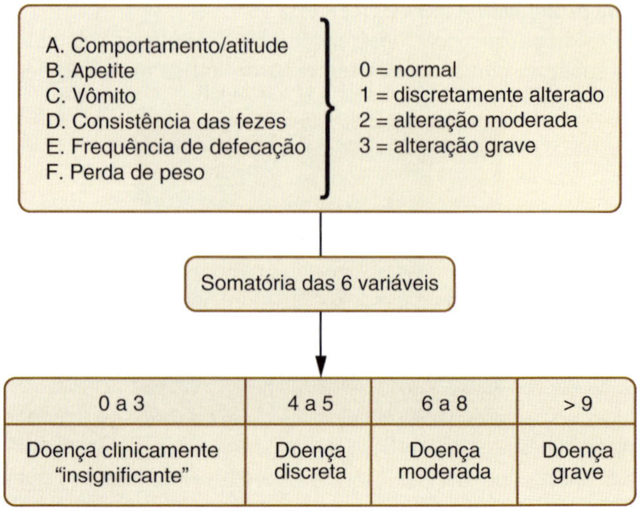

Figura 121.6 Escore para avaliação da atividade das doenças inflamatórias intestinais em cães.[2]

sua associação com padrões histológicos e marcadores séricos de inflamação não foi demonstrada.[3,4] Assim, a validade desse escore de atividade ainda não foi estabelecida.

A realização de biopsias do intestino delgado é indicada para a conclusão do diagnóstico desses animais. Espécimes de biopsias, obtidas por endoscopia ou laparotomia, processadas apropriadamente são fundamentais. A avaliação histológica dos espécimes de biopsia deve seguir as diretrizes da Associação Mundial de Veterinários de Pequenos Animais[5] e é muito importante que os veterinários envolvidos – clínico, endoscopista e patologista – trabalhem em conjunto para obter os melhores resultados.

O tratamento é baseado na terapia com fármacos imunossupressores, em geral associados à dieta hipoalergênica ou de eliminação (ver seção "Enteropatia responsiva à dieta" mais adiante), visto que a reação adversa a alimentos é uma causa de inflamação. Nesse cenário, as dietas hidrolisadas, por serem de alta digestibilidade, facilitam a absorção dos nutrientes e reduzem a exposição a antígenos.

A prednisona é o fármaco de primeira escolha para cães, na dose de 1 a 2 mg/kg a cada 24 horas durante 2 a 4 semanas. Posteriormente, deve-se reduzir a dose até sua completa retirada ou instituição de protocolo em dias alternados, baseado na menor dose eficaz em manter a remissão dos sintomas.

Outra opção é a azatioprina, que pode ser utilizada como agente único ou combinada a corticoides. Esse tratamento é particularmente indicado a pacientes refratários ou que desenvolveram efeitos adversos à corticoterapia. O principal efeito colateral da azatioprina é a mielossupressão grave, o que implica monitoramento do hemograma a cada 7 dias nos primeiros 2 meses e, então, mensalmente; apesar de grave, o efeito é reversível após descontinuação do medicamento.

A azatioprina deve ser instituída na dose de 2 mg/kg, por via oral (VO), a cada 24 horas durante 30 dias, podendo ser utilizada em dias alternados, obtendo um bom resultado até 3 a 4 meses após o início do tratamento. Posteriormente, a dose pode ser reduzida para 1 mg/kg e, se o efeito desejado for conseguido, o tratamento pode ser realizado em dias alternados.

A ciclosporina é um imunossupressor potente, ainda pouco utilizado nas doenças inflamatórias intestinais, indicado em casos graves de enterite linfocítica-plasmocítica refratários ao tratamento com corticoides na dose de 5 a 10 mg/kg, VO, a cada 24 horas.[6]

Colite granulomatosa

Também conhecida como colite ulcerativa ou histiocítica, é uma inflamação do cólon caracterizada predominantemente por macrófagos. Os animais mais acometidos por essa doença são os cães jovens da raça Boxer e Buldogue Francês com menos de 4 anos; porém, existem relatos de casos em cães das raças Buldogue Inglês, Mastiff e Malamute do Alasca.[7]

As principais manifestações clínicas apresentadas na colite ulcerativa são: diarreia com presença de muco, aumento da frequência e urgência de defecação, hematoquezia, tenesmo, acompanhados ou não por perda de peso, anemia, hipoalbuminemia e inapetência.

O diagnóstico da colite ulcerativa é baseado em exame histopatológico de fragmentos de cólon, que evidenciam diferentes tipos de lesões de acordo com a gravidade e a cronicidade da doença. O achado de grande quantidade de macrófagos positivos pelo método ácido periódico de Schiff (da sigla PAS, do inglês *periodic acid-reactive Schiff*) sugere um quadro de colite granulomatosa.

A resposta favorável à terapia com antibióticos, especialmente a enrofloxacino, sugere envolvimento bacteriano na etiologia da doença. Além disso, a etiologia provável da doença envolve maior suscetibilidade genética decorrente de uma alteração da resposta imunológica da mucosa do hospedeiro, como um defeito no complexo nicotinamida adenina dinucleotídio fosfato (NADPH) de fagócitos, o que resulta em uma inabilidade para eliminar patógenos intracelulares e permite a infecção por *Escherichia coli* enteroinvasiva.[7]

Disbiose primária ou enteropatia responsiva a antibióticos

É uma doença mal caracterizada em cães. O termo é empregado para designar uma proliferação anormal de bactérias duodenais, o que causa má digestão e má absorção de nutrientes. Não existem testes precisos o bastante para o diagnóstico da doença e, muitas vezes, o diagnóstico somente pode ser concluído após triagem terapêutica com antibióticos. Essa característica levou alguns autores a renomearem a doença, denominando-a "diarreia responsiva a antibióticos".[8]

A forma primária, ou idiopática, acomete principalmente cães Pastores-Alemães; acredita-se que seja decorrente de deficiência da produção de imunoglobulina A (IgA) por imunócitos da mucosa intestinal.[9,10] O supercrescimento bacteriano intestinal pode ocorrer secundariamente a outras doenças do intestino delgado ou a doenças que predisponham à proliferação excessiva de bactérias intestinais, principalmente a insuficiência pancreática exócrina.

As bactérias intestinais podem desconjugar sais biliares no duodeno, que são responsáveis pela dispersão de lipídios em micelas, causando esteatorreia. Por sua vez, a esteatorreia associada a lesões da mucosa intestinal que resultam em má absorção causam diarreia de intestino delgado de gravidade variável, emagrecimento, borborigmos e flatulência.

Muitas bactérias intestinais sintetizam folato e outras impedem a absorção da cobalamina no intestino delgado. As dosagens das concentrações séricas de folato e cobalamina servem, portanto, como testes indiretos para o diagnóstico de supercrescimento bacteriano intestinal. Entretanto, esse padrão (aumento de folato e diminuição da cobalamina) somente ocorre em aproximadamente 30% dos casos.[8]

O diagnóstico do supercrescimento bacteriano primário é concluído pela exclusão de outras causas de diarreia de intestino delgado e pela resposta à terapia com antibióticos. Cães com supercrescimento bacteriano intestinal primário podem precisar de antibioticoterapia prolongada, em alguns casos, por toda a vida.

Nos casos de supercrescimento secundário, o tratamento deve ser instituído por pelo menos 30 dias, caso contrário, a resposta à terapia da doença de base pode ser insatisfatória. A doxiciclina (5 mg/kg a cada 12 horas) ou a tilosina (20 a 25 mg/kg a cada 24 horas) são boas opções tanto para os supercrescimentos bacterianos primários quanto secundários.

O tipo de dieta a ser escolhido depende da doença de base. No caso do supercrescimento primário, dietas de alta digestibilidade são recomendadas. O uso de dietas com baixo teor de gordura é reservado para pacientes cujo tratamento não é suficiente para controlar a esteatorreia.

Enteropatia associada a perda proteica

Cães com hipoproteinemia grave, hipocolesteronemia e linfopenia são suspeitos de linfangiectasia intestinal, uma síndrome heterogênea caracterizada pela dilatação dos vasos linfáticos da mucosa e da submucosa do trato gastrintestinal. A linfangiectasia pode ser congênita, ou primária, quando decorrente da malformação dos vasos linfáticos. Na forma adquirida, a dilatação é oriunda da obstrução da drenagem linfática, causada por alterações na arquitetura da mucosa e da submucosa do intestino por doenças inflamatórias ou infiltrativas ou, ainda, por obstrução dos vasos linfáticos por lipogranulomas.[11,12]

Enteropatias perdedoras de proteína

Cães com doenças da mucosa intestinal – inflamatórias ou infiltrativas – podem ter hipoalbuminemia, associada ou não a hipoproteinemia. Esses casos são chamados coletivamente *enteropatias perdedoras de proteína*, e são decorrentes de diarreias exsudativas que causam perda de proteínas através da mucosa intestinal, podendo estar ou não associadas a distúrbios da drenagem linfática. Portanto, *enteropatia perdedora de proteína* não é um diagnóstico final, mas pacientes que apresentem essa condição são suspeitos de doenças graves.

A obstrução do fluxo linfático causa a perda de linfa para o lúmen intestinal, que contém proteínas plasmáticas, linfócitos, lipídios e vitaminas lipossolúveis, o que explica as alterações hematológicas características. Cães com linfangiectasia têm diarreia, vômito e anorexia e podem desenvolver ascite em decorrência da diminuição da pressão oncótica do plasma. Outro achado consistente em caso de linfangiectasia é a hipocalcemia, que provavelmente decorre da má absorção de vitamina D.[13]

Esses pacientes podem ter perda de peso que (teoricamente) pode preceder a diarreia. Nesses casos, a realização de exame de urina para detecção de proteinúria é importante, para descartar síndrome nefrótica, outra causa de hipoproteinemia marcante. Cães com síndrome nefrótica, em contraste a cães com linfangiectasia, apresentam hipercolesteronemia. Acredita-se que animais com hipoalbuminemia marcante tenham uma produção exagerada de lipoproteínas pelo fígado, mas a causa da hipercolesteronemia, associada a síndrome nefrótica, ainda não foi bem elucidada.

O Yorkshire Terrier parece ser a raça mais comumente acometida pela linfangiectasia intestinal, associada à enterite linfocítica-plasmocítica. Cães da raça Soft-Coated Wheaten Terriers, principalmente fêmeas de meia idade, têm uma forma hereditária de linfangiectasia; estima-se que 10 a 15% dos cães da raça sejam afetados.[14] As alterações anatomopatológicas características são: inflamação, linfangiectasia e linfangite granulomatosa.

Outras raças frequentemente acometidas são aquelas com maior predisposição à DII, como Shar-pei e Rottweilers. Nesses animais, a linfangiectasia pode ser uma consequência da doença inflamatória intestinal grave.[15]

O tratamento da linfangiectasia depende da causa de base; por isso, o diagnóstico por meio de avaliação anatomopatológica de biopsias intestinais é fundamental. Cães que desenvolveram linfangiectasia intestinal decorrente de doença inflamatória grave do intestino devem receber tratamento para sua doença de base. Já aqueles que desenvolveram linfangiectasia em decorrência de lipogranulomas, sem inflamação concomitante, devem receber dieta restrita em gordura.

REFERÊNCIAS BIBLIOGRÁFICAS

1. Hall EJ, Batt RM. Development of wheat-sensitive enteropathy in Irish Setters: morphologic changes. Am J Vet Res. 1990;51(7):978-82.
2. Jergens AE, Schreiner CA, Frank DE, Niyo Y, Ahrens FE, Eckersall PD *et al.* A scoring index for disease activity in canine inflammatory bowel disease. J Vet Intern Med. 2003;17(3):291-7.
3. McCann TM, Ridyard AE, Else RW, Simpson JW. Evaluation of disease activity markers in dogs with idiopathic inflammatory bowel disease. J Small Anim Pract. 2007;48(11):620-5.
4. Münster M, Hörauf A, Bilzer T. Assessment of disease severity and outcome of dietary, antibiotic, and immunosuppressive interventions by use of the canine IBD activity index in 21 dogs with chronic inflammatory bowel disease. Berl Munch Tierarztl Wochenschr. 2006;119(11-12):493-505.
5. Day MJ, Bilzer T, Mansell J, Wilcock B, Hall EJ, Jergens A *et. al.* World Small Animal Veterinary Association Gastrointestinal Standardization Group. Histopathological standards for the diagnosis of gastrointestinal inflammation in endoscopic biopsy samples from the dog and cat: a report from the World Small Animal Veterinary Association Gastrointestinal Standardization Group. J Comp Pathol. 2008;138(Suppl 1):S1-43.
6. Allenspach K, Rüfenacht S, Sauter S, Gröne A, Steffan J, Strehlau G *et al.* Pharmacokinetics and clinical efficacy of cyclosporine treatment of dogs with steroid-refractory inflammatory bowel disease. J Vet Intern Med. 2006;20(2):239-44.
7. Manchester AC, Hill S, Sabatino B, Armentano R, Carroll M, Kessler B *et al.* Association between granulomatous colitis in French Bulldogs and invasive Escherichia coli and response to fluoroquinolone antimicrobials. J Vet Inter Med. 2013;27(1):56-61.
8. Westermarck E, Skrzypczak T, Harmoinen J, Steiner JM, Ruaux CG, Williams DA *et al.* Tylosin-responsive chronic diarrhea in dogs. J Vet Intern Med. 2005;19(2):177-86.
9. Willard MD, Simpson RB, Fossum TW, Cohen ND, Delles EK, Kolp DL *et al.* Characterization of naturally developing small intestinal bacterial overgrowth in 16 German shepherd dogs. J Am Vet Med Assoc. 1994;204(8):1201-6.
10. German AJ, Hall EJ, Day MJ. Relative deficiency in IgA production by duodenal explants from German shepherd dogs with small intestinal disease. Vet Immunol Immunopathol. 2000;76(1-2):25-43.
11. Willard MD, Helman G, Fradkin JM, Becker T, Brown RM, Lewis BC *et al.* Intestinal crypt lesions associated with protein-losing enteropathy in the dog. J Vet Intern Med. 2000;14(3):298-307.
12. Kull PA, Hess RS, Craig LE, Saunders HM, Washabau RJ. Clinical, clinicopathologic, radiographic, and ultrasonographic characteristics of intestinal lymphangiectasia in dogs: 17 cases (1996-1998). J Am Vet Med Assoc. 2001;219(2):197-202.
13. Mellanby RJ, Mellor PJ, Roulois A, Baines EA, Mee AP, Berry JL *et al.* Hypocalcaemia associated with low serum vitamin D metabolite concentrations in two dogs with protein-losing enteropathies. J Small Anim Pract. 2005;46(7):345-51.
14. Littman MP, Dambach DM, Vaden SL, Giger U. Familial protein-losing enteropathy and protein-losing nephropathy in Soft Coated Wheaten Terriers: 222 cases (1983-1997). J Vet Intern Med. 2000;14(1):68-80.
15. Peterson PB, Willard MD. Protein-losing enteropathies. Vet Clin North Am Small Anim Pract. 2003;33(5):1061-82.

122
Doenças do Cólon

Ricardo Duarte Silva

COLITES CRÔNICAS

As colites crônicas são causas comuns de diarreia de intestino grosso. Cães e gatos com colite têm hematoquezia e fezes com muco. A consistência das fezes é variável. Inicialmente as fezes podem ser aquosas e com volume aumentado, seguidas da eliminação de pequenas quantidades com muco e sangue. Normalmente esses pacientes apresentam tenesmo, disquezia e urgência para defecar. Embora a definição "clássica" de diarreia crônica seja diarreia que persiste por mais de 2 semanas, cães com colite crônica podem ter crises intermitentes que, com o passar do tempo, vão se tornando mais frequentes.

Etiologia e fisiopatogenia

A etiologia e a fisiopatologia das colites de pequenos animais são desconhecidas. Em seres humanos, as principais doenças inflamatórias do cólon são a doença de Crohn e a colite ulcerativa. Embora a maior parte das colites crônicas de cães seja menos grave do que as doenças de seres humanos, uma etiologia semelhante é postulada.[1,2]

Acredita-se que essas doenças sejam decorrentes de interação anormal entre as bactérias intestinais e o sistema imunológico. Uma das hipóteses é que, nessas doenças, há perda da tolerância imunológica contra antígenos microbianos normais. O defeito primário é do sistema imune da mucosa, que faz uma resposta inflamatória inadequada contra a flora normal, qualitativa e quantitativamente.

Outra teoria é de que a anormalidade fundamental é da flora: na quantidade, no tipo de microrganismo ou na extensão que interagem com o sistema imunológico. Muitos estudos suportam uma ou outra teoria, mas não existe consenso suficiente para definir qual (se não ambas) é a mais correta.[3]

As colites crônicas em pequenos animais são classificadas de acordo com a célula inflamatória predominante e, portanto, dependem da análise anatomopatológica de espécimes de biopsia. A gravidade da doença também é avaliada com base em alterações da arquitetura normal do cólon e extensão do infiltrado inflamatório. Esses achados devem ser interpretados em conjunto com o quadro clínico do paciente.

As formas mais comuns de colites crônicas são a linfocítica-plasmocítica, a eosinofílica e a granulomatosa, também chamada "colite ulcerativa" ou "histiocítica".

A colite eosinofílica acomete animais mais jovens, quando comparada à linfocítica-plasmocítica. Embora a alergia a componentes da dieta seja uma hipótese, essa associação não foi comprovada.

A colite ulcerativa é uma doença inflamatória grave, idiopática, mais frequente em Boxers jovens, embora já tenha sido descrita em outras raças. A característica histológica dessa doença é a presença de macrófagos na lâmina própria, que são corados pelo ácido periódico de Schiff (PAS). Existe evidência de que a colite ulcerativa em Boxers esteja relacionada com uma resposta inflamatória contra *Escherichia coli* enteroinvasiva, sendo sua erradicação seguida da remissão do quadro.[4,5]

Manifestações clínicas

Além da diarreia típica de intestino grosso, cães e gatos com colite geralmente têm poucos sintomas associados. Aqueles pacientes com colite intermitente podem apresentar anorexia e vômito, que precedem o episódio de colite. A crise geralmente não dura mais do que 2 dias e o animal volta ao normal. Geralmente ocorre emagrecimento. Sintomas como anorexia prolongada e emagrecimento são indícios de doença mais grave.

Exames complementares

A maior parte dos animais com colites crônicas não tem anormalidades importantes ou características nos exames laboratoriais de rotina. Achados como anemia, leucocitose e hipoalbuminemia são sugestivos de doença mais grave.

Os exames de imagem, principalmente a ultrassonografia, são úteis para avaliar a estratificação das alças intestinais e pesquisar linfadenopatia e alterações em outros órgãos.

Diagnóstico

O diagnóstico definitivo depende da avaliação histológica de espécimes de biopsia do cólon. A colonoscopia é um método eficiente e pouco invasivo para avaliação da mucosa colônica e a obtenção de fragmentos para análise (Figura 122.1). Como a etiologia das doenças inflamatórias intestinais de cães e gatos é desconhecida, a biopsia é importante para descartar malignidade, para classificar a gravidade do quadro e servir como base para o tratamento.

Tratamento

O tratamento das colites crônicas em cães e gatos, como discutido anteriormente, inclui a administração de antibióticos, anti-inflamatórios e manejo dietético.

Antibióticos

O uso de antibióticos é geralmente recomendado nos casos de colite crônica, devido à hipótese de esses quadros serem decorrentes de uma resposta imunológica inapropriada contra a flora do cólon. O metronidazol é um dos mais utilizados, e alguns pacientes com colite branda podem ser tratados apenas com esse antibiótico. A dose empregada é de 10 a 20 mg/kg, 2 vezes/dia.

O uso de antibióticos é especificamente recomendado para pacientes com colite ulcerativa. Esses pacientes não respondem ao tratamento com derivados da mesalamina e dieta. Enrofloxacino é o antibiótico recomendado nos casos de colite ulcerativa em Boxers, embora a realização de exames de cultura

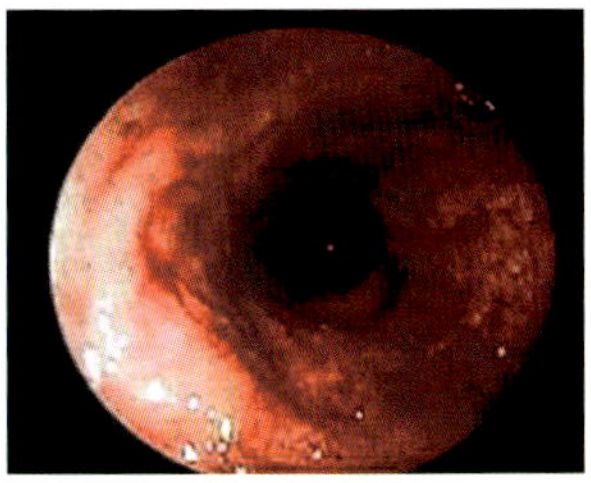

Figura 122.1 Cólon extremamente espessado e ulcerado em cão com adenocarcinoma de cólon e reto.*

e antibiograma específicos para *Escherichia coli* enteroinvasiva seja indicada. Muitas vezes, esses animais terão que receber antibióticos indefinidamente para manter o quadro em remissão.

Anti-inflamatórios

Os derivados da mesalamina ou ácido 5-aminosalicilíco são os medicamentos de escolha para o tratamento das colites crônicas em cães. A mesalamina é um fármaco semelhante ao ácido acetilsalicílico, que tem grande ação anti-inflamatória no cólon. A mesalamina, quando administrada por via oral, sofre absorção no estômago e no intestino delgado. Por esse motivo, derivados da mesalamina, como a sulfassalazina e preparados da mesalamina com proteção entérica, são os medicamentos mais usados na rotina clínica.

A sulfassalazina consiste em uma molécula de mesalamina ligada quimicamente a uma molécula de sulfapiridina, um antibiótico à base de sulfa. Esse composto não é absorvido pelo estômago e pelo intestino delgado. Quando a sulfassalazina atinge o cólon, as bactérias quebram a ligação entre as duas moléculas e a mesalamina é liberada na sua forma ativa.

Os efeitos colaterais da sulfassalazina são decorrentes da absorção da sulfapiridina e são semelhantes aos causados pelas sulfonamidas: ceratoconjuntivite seca, hepatotoxicidade e discrasias sanguíneas. Embora incomuns, o clínico deve monitorar o paciente em tratamento com sulfassalazina para esses efeitos colaterais. O efeito colateral mais comum são náuseas após administração da medicação. A dose recomendada é de 25 a 50 mg/kg, a cada 6 ou 8 horas, e não deve ultrapassar 3 g/dia, inicialmente. Se houver remissão do quadro, a dose pode ser reduzida até a menor dose eficaz em manter o paciente assintomático.

Embora não existam estudos, a administração de preparados de mesalamina com proteção entérica parece ser tão eficaz quanto a sulfassalazina no tratamento das colites caninas. A dose recomendada é de 12 mg/kg, a cada 6 ou 8 horas, inicialmente. A medicação não é combinada à sulfa e os efeitos colaterais esperados são relacionados com a classe dos salicilatos. Portanto, a mesalamina deve ser empregada com cuidado em pequenos animais, principalmente em felinos.

Outros fármacos anti-inflamatórios são reservados para aqueles pacientes que não responderam ao tratamento com derivados da mesalamina. Os corticoides são os medicamentos mais empregados e, no caso dos felinos com colite inflamatória e cães com colite eosinofílica, os de primeira escolha. A prednisona e a prednisolona são os mais usados. Os corticoides podem ser usados inicialmente em doses altas, reduzidas gradualmente após a remissão do quadro, até a mínima dose eficaz.

Outros medicamentos imunomoduladores, como a azatioprina, a ciclosporina e o metotrexato, são reservados para pacientes que não responderam ao tratamento com mesalamina e corticoides ou para aqueles que desenvolveram efeitos colaterais.

Manejo dietético

O uso de dietas de eliminação ou hipoalergênicas é recomendado a pacientes com colite eosinofílica e felinos com colite crônica.[6,7]

Existe também evidência de que a administração de fibras fermentáveis é importante para a manutenção da saúde do cólon e benéfica para pacientes com colite.[8] A fermentação dessas fibras por bactérias do cólon resulta na produção de ácidos graxos voláteis, como acetato e propionato, principalmente butirato. Os ácidos graxos voláteis fornecem mais do que 70% do requerimento energético dos colonócitos. A adição de fibras solúveis como *Psyllium* e farelo de trigo ou a administração de rações comerciais que contenham essas fibras é indicada a pacientes com colite.

Outros tratamentos

Podem-se tentar modificadores da motilidade intestinal, como a loperamida, em pacientes refratários à terapia. A loperamida não deve ser administrada a cães das raças Collie, Old English Sheepdog e Border Collie. Essas raças têm deficiência da glicoproteína P, fator que impede a entrada de diversos fármacos através da barreira hematencefálica, como a ivermectina e a loperamida. Nesses cães, a loperamida pode causar depressão do sistema nervoso central. A dose da loperamida é 0,7 mg/kg por via oral (VO), a cada 12 horas.

Prognóstico

O prognóstico das colites crônicas em cães e gatos que respondem bem à terapia inicial é bom. Depois da remissão do quadro, muitos animais permanecerão assintomáticos com terapia nutricional apenas. Entretanto, alguns pacientes são refratários à terapia convencional. Nestes, uma sobrevida em condições aceitáveis ainda pode ser conseguida. Pacientes com colite ulcerativa têm prognóstico reservado.

CONSTIPAÇÃO INTESTINAL, OBSTIPAÇÃO E MEGACÓLON

Definição

Constipação intestinal é um quadro caracterizado por defecação infrequente e fezes excessivamente firmes e ressecadas. O termo "obstipação" é usado para casos de constipação intestinal intratável, decorrente de alterações irreversíveis da função do cólon. O termo "megacólon" é usado em casos de dilatação colônica total.

Etiologia e fisiopatogenia

A constipação intestinal pode ser causada por inúmeros fatores, podendo, muitas vezes, mais de um ser identificado em um paciente (Quadro 122.1).

Muitos casos estão relacionados com a disquezia e o tenesmo, o que faz com que o paciente evite a defecação. Ocorre, então, absorção de água dessas fezes retidas e, na próxima tentativa, a defecação será mais dolorosa. Fatores ambientais ou de manejo também podem fazer que o animal evite a defecação. Assim, esse ciclo de constipação intestinal e dor é estabelecido.

Manifestações clínicas

Os achados clínicos mais comuns são tenesmo e disquezia, geralmente observados durante tentativas frustradas de defecação (Figura 122.2). Muitos animais, principalmente os felinos, podem vomitar durante essas tentativas e sofrer hematoquezia, em decorrência de lesão da mucosa colônica pelas fezes extremamente ressecadas. Padrões anormais de defecação, principalmente defecar em locais inapropriados, também são queixas comuns. Com menor frequência, esses pacientes podem desenvolver prolapso retal.

Hérnias perineais, inguinais e retocele podem estar associadas à constipação intestinal. Essas condições podem ser causa, como consequência da constipação intestinal, e podem se agravar com a progressão do quadro. Nesses casos, o tratamento cirúrgico é recomendado.

As manifestações sistêmicas da constipação intestinal variam de acordo com a gravidade e a cronicidade do quadro e podem incluir anorexia, emagrecimento, letargia, distensão abdominal, desidratação e má condição corporal.

QUADRO 122.1 Classificação e causas de constipação intestinal.

Classificação	Causas
Dietética e ambiental	Ingestão de pelos ou corpos estranhos Mudanças de ambiente (*i. e.*, hospitalização) Manejo sanitário pobre
Obstrução mecânica	Obstrução colônica Tumor retal Estenose retal Obstrução extraluminal Angústia pélvica
Defecação dolorosa	Doenças anorretais Fratura de pelve Ferimentos ou abscessos perineais Tumores retais
Distúrbios endócrinos/ hidreletrolíticos	Hipotireoidismo Desidratação Hipopotassemia Hipercalcemia
Induzida por fármacos	Anticolinérgicos Opioides Sucralfato Hidróxido de alumínio
Doenças neuromusculares	Disfunção do sistema nervoso central Paraplegia Doenças da medula espinal Disfunção da musculatura lisa colônica Megacólon idiopático felino (?)

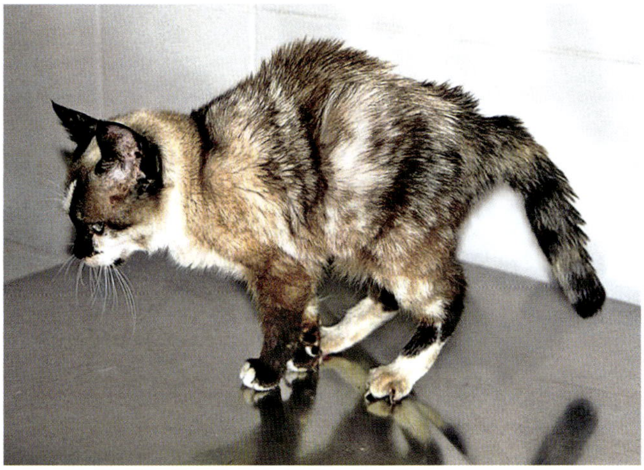

Figura 122.2 Felino constipado, adotando posição de defecação.

O megacólon é uma condição grave de cólon afuncional e acomete, principalmente, felinos e cães Pastores-Alemães. Acredita-se que o megacólon idiopático felino seja decorrente de um distúrbio do músculo liso do cólon. O megacólon idiopático felino pode ser observado em gatos de qualquer idade, sexo ou raça. No entanto, a maioria dos gatos tem meia-idade (média = 5,8 anos) e os machos são mais acometidos (70%).[9] Gatos frequentemente desenvolvem megacólon secundário à angústia pélvica. O hiperparatireoidismo secundário nutricional (Figura 122.3), que ainda ocorre apesar da disponibilidade de rações adequadas para filhotes, predispõe esses animais a fraturas que resultam em um estreitamento da pelve e, posteriormente, constipação intestinal.

Muitos pacientes com megacólon são atendidos com fecaloma, que é uma massa extremamente dura de fezes acumuladas no intestino grosso, simulando um tumor (daí a terminação "-oma").

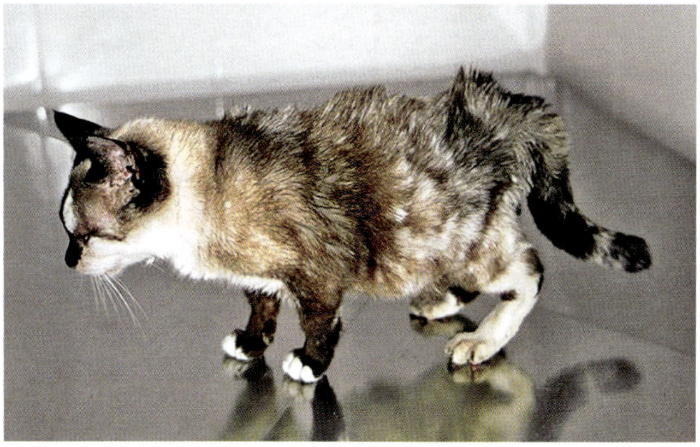

Figura 122.3 Felino jovem com constipação intestinal crônica decorrente de hiperparatireoidismo secundário nutricional. Notar o desvio da coluna vertebral.

Diagnóstico

A abordagem diagnóstica inicial é simples: o histórico compatível associado com a grande quantidade de fezes ressecadas à palpação abdominal é suficiente para o diagnóstico de constipação intestinal, principalmente nos casos mais graves.

A constipação intestinal, porém, não é um diagnóstico final, devendo a causa de base ser pesquisada. O clínico deve estar atento também para as consequências sistêmicas da constipação intestinal, como a desidratação, e realizar o exame do períneo e toque retal. A palpação do reto é importante para identificar retoceles, tumores retais e outras causas de constipação intestinal.

Muitas vezes, esses procedimentos só poderão ser realizados após anestesia e remoção das fezes impactadas. A realização de outros exames, como radiografia da pelve, geralmente só é útil depois que o cólon tiver sido completamente esvaziado e o paciente estiver estável.

Tratamento

Pacientes com constipação intestinal moderada a grave, incapazes de defecar, devem ter as fezes removidas antes de tentativas de tratamento domiciliar.

Em alguns casos, a administração de enema de lactulose misturado com água, na proporção de 1:1, é suficiente para lubrificar e hidratar as fezes e o paciente consegue defecar espontaneamente. Enemas fosfatados são contraindicados a felinos, pois podem causar hiperfosfatemia, hipernatremia e hipocalcemia graves.

Nos casos mais graves, é necessário proceder à lavagem do cólon. Porém, antes da realização da lavagem do cólon, eventuais distúrbios hidreletrolíticos devem ser corrigidos e o paciente deve ser submetido a anestesia geral inalatória ou sedação leve associada à anestesia epidural. A anestesia é importante para prover conforto e analgesia, evitando o vômito causado pela manipulação do cólon (assim como a aspiração do vômito no caso da anestesia geral) e para facilitar o trabalho do veterinário. A anestesia epidural também promove o relaxamento do ânus, o que facilita a remoção das fezes endurecidas (Figura 122.4).

A lavagem deve ser realizada com solução fisiológica morna, para evitar a hipotermia. De acordo com a experiência do autor, a adição de emolientes à solução de lavagem, como lactulose, não facilita o procedimento.

O veterinário deve ter paciência e, aos poucos, misturar solução às fezes ressecadas até sua remoção total. Quando da realização de lavagem do cólon em cães e gatos pequenos,

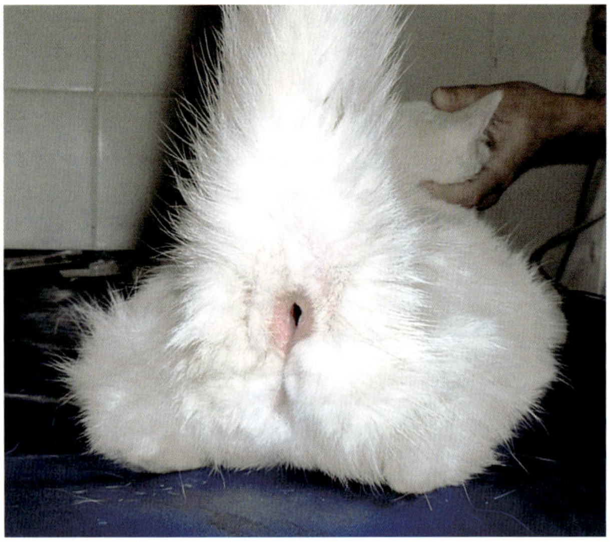

Figura 122.4 Gato submetido a anestesia epidural, antes da realização da lavagem do cólon. Notar o relaxamento do ânus.

o veterinário pode auxiliar a quebra do bolo fecal por meio de palpação transabdominal, delicadamente. Além disso, uma pinça atraumática pode ser utilizada para remover fezes próximas ao ânus. Se essa abordagem falhar, o paciente deverá ser submetido a colotomia para remoção do fecaloma.

Terapia dietética

As fibras formadoras de massa são compostos de fibras solúveis como o farelo de trigo e o *Psyllium*, polissacarídios não absorvíveis. Sua ação baseia-se na capacidade de esses compostos atrair e reter água, proporcionando a formação de fezes mais macias e facilitando a defecação. Esses compostos também são metabolizados por bactérias do cólon em ácidos graxos voláteis, que também têm efeito positivo na motilidade do cólon.[10,11]

As fibras solúveis são boas opções para o tratamento da constipação intestinal crônica, desde que o paciente as ingira espontaneamente. Tanto o farelo de trigo quanto o *Psyllium* em pó, que pode ser adquirido em farmácias de manipulação, são misturados à comida, de preferência úmida. O efeito colateral mais comum de dietas que contêm fibras é a flatulência decorrente da fermentação bacteriana. Opcionalmente, rações ricas em fibras (*i. e.*, rações para diabéticos) podem ser usadas como fonte de fibras. Alguns pacientes, entretanto, podem ter maior facilidade para defecar quando alimentados com dietas de baixo resíduo.

Laxantes

Os laxantes osmóticos, como a lactulose, são opções para tratar a constipação intestinal a curto prazo, por exemplo, para facilitar a defecação em um paciente enquanto se aguarda a correção da causa de constipação intestinal. A lactulose é um dissacarídio não absorvível, que causa retenção de água nas fezes, por aumentar a osmolalidade do bolo fecal. A flatulência é o efeito colateral mais comum. Como é um açúcar, o sabor pode ser um fator limitante para seu uso, principalmente em felinos.

Os laxantes irritativos alteram o transporte de eletrólitos pelo epitélio intestinal e estimulam diretamente a inervação e a musculatura lisa do cólon, causando aumento do peristaltismo e da quantidade de água nas fezes. O fármaco mais comumente usado é o bisacodil. Geralmente são indicados para promover a limpeza intestinal antes de exames de colonoscopia. Podem ser utilizados para tentar estimular a defecação de um paciente com histórico de constipação intestinal como medicamento de "resgate", isto é, administrado quando o paciente não defeca há um dia, apesar da medicação usual, a fim de evitar que as fezes fiquem mais ressecadas. Os sintomas mais comuns relatados por pacientes humanos são cólicas e desconforto abdominal. Não são recomendados para uso crônico, pois podem causar lesão do plexo mioentérico e resultar em agravamento da constipação intestinal. Outros laxantes dessa classe são os derivados da antraquinona (*i. e.*, extratos de sena e cáscara-sagrada).

Existem inúmeros medicamentos laxantes no mercado. Muitos deles ainda não foram testados em cães e gatos e, portanto, não serão discutidos aqui. Sais de magnésio e polietilenoglicol não são recomendados para o uso em felinos. O óleo mineral também não é indicado: administração oral pode levar à pneumonia aspirativa.

Tratamento cirúrgico

A colectomia parcial é indicada para gatos com obstipação, e os resultados são bons (Figuras 122.5 a 122.8). Os resultados da colectomia em cães são variáveis, e muitos animais podem ter incontinência fecal após a cirurgia.

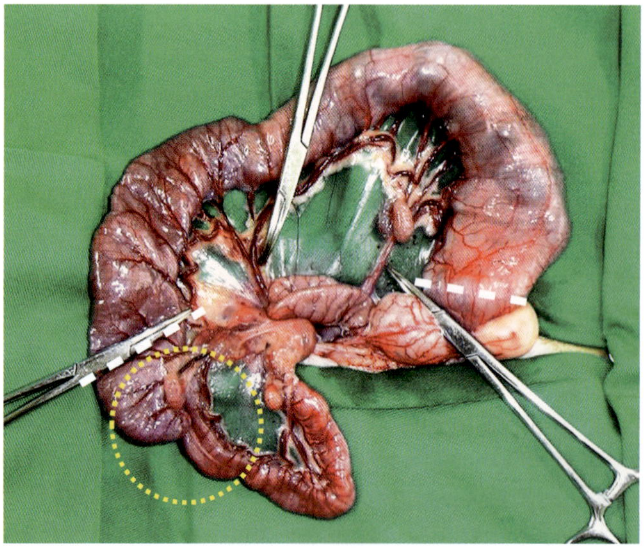

Figura 122.5 Colectomia parcial em felino: a junção ileocecocólica é preservada (*círculo amarelo*) e a enterotomia é realizada de forma oblíqua (*linhas brancas*) para facilitar a enteroanastomose. (Gentilmente cedida pelo Prof. Paulo Roberto Martin – UniPinhal, SP.)

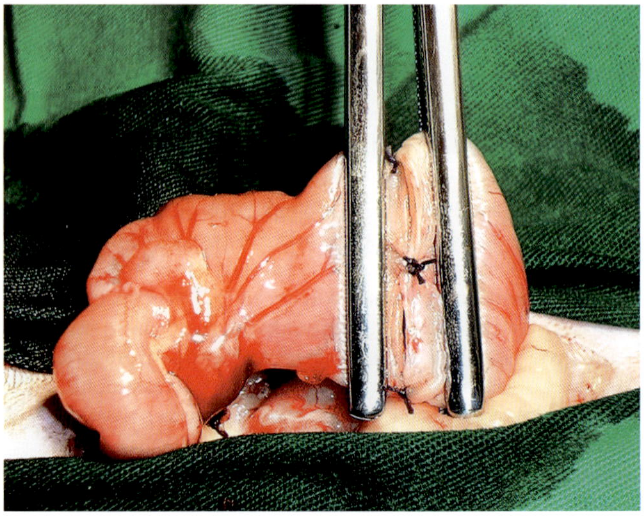

Figura 122.6 Enteroanastomose término-terminal usando pontos. (Gentilmente cedida pelo Prof. Paulo Roberto Martin – UniPinhal, SP.)

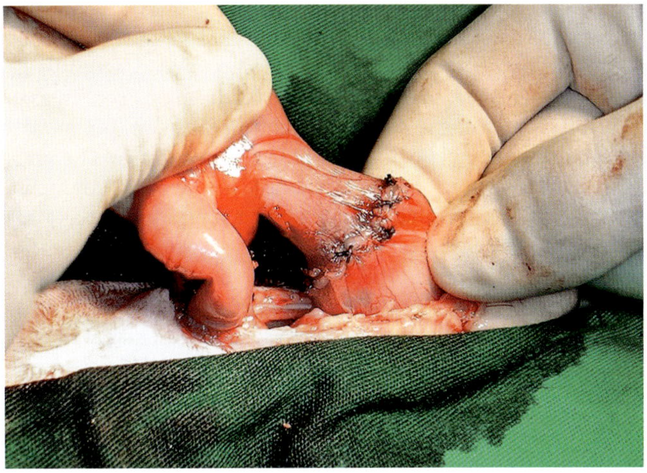

Figura 122.7 Aspecto final da enteroanastomose. (Gentilmente cedida pelo Prof. Paulo Roberto Martin – UniPinhal, SP.)

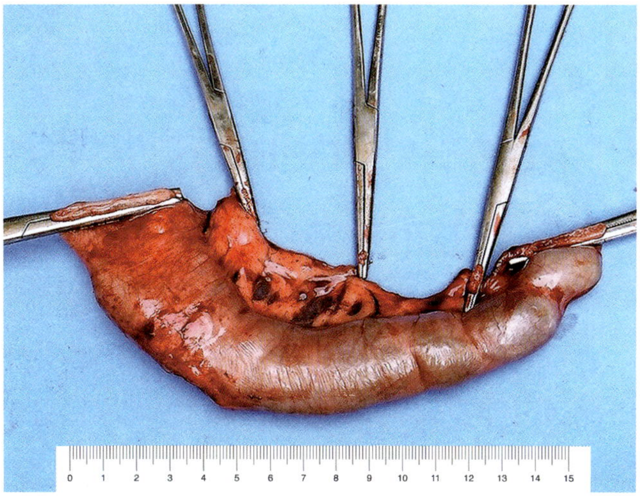

Figura 122.8 Porção do cólon removida.

REFERÊNCIAS BIBLIOGRÁFICAS

1. McMahon LA, House AK, Catchpole B *et al*. Expression of toll-like receptor 2 in duodenal biopsies from dogs with inflammatory bowel disease is associated with severity of disease. Vet Immunol Immunopathol. 2010; 135(1 a 2):158-63.
2. Burgener IA, Konig A, Allenspach K *et al*. Upregulation of toll-like receptors in chronic enteropathies in dogs. J Vet Intern Med. 2008; 22:553-60.
3. Strober W, Fuss I, Mannon P. The fundamental basis of inflammatory bowel disease. J Clin Invest. 2007;117(3):514-21.
4. Mansfield CS, James FE, Craven M, Davies DR, O'Hara AJ, Nicholls PK *et al*. Remission of histiocytic ulcerative colitis in Boxer dogs correlates with eradication of invasive intramucosal Escherichia coli. J Vet Intern Med. 2009;23(5):964-9.
5. Craven M, Dogan B, Schukken A, Volkman M, Chandler A, McDonough PL *et al*. Antimicrobial resistance impacts clinical outcome of granulomatous colitis in boxer dogs. J Vet Intern Med. 2010;24(4):819-24.
6. Nelson RW, Stookey LJ, Kazacos E. Nutritional management of idiopathic chronic colitis in the dog. J Vet Intern Med. 1988;2(3):133-7.
7. Guilford WG, Jones BR, Markwell PJ, Arthur DG, Collett MG, Harte JG. Food sensitivity in cats with chronic idiopathic gastrintestinal problems. J Vet Intern Med. 2001;15(1):7-13.
8. Leib MS. Treatment of chronic idiopathic large-bowel diarrhea in dogs with a highly digestible diet and soluble fiber: a retrospective review of 37 cases. J Vet Intern Med. 2000;14(1):27-32.
9. Washabau RJ. Gastrintestinal motility disorders and gastrintestinal prokinetic therapy. Vet Clin North Am Small Anim Pract. 2003; 33(5):1007-28, vi.
10. Rondeau MP, Meltzer K, Michel KE, McManus CM, Washabau RJ. Short chain fatty acids stimulate feline colonic smooth muscle contraction. J Feline Med Surg. 2003;5(3):167-73.
11. Mcmanus CM, Michel KE, Simon DM, Washabau RJ. Effect of short-chain fatty acids on contraction of smooth muscle in the canine colon. Am J Vet Res. 2002;63(2):295-300.

123 Principais Doenças Anorretais

Aline Machado de Zoppa • Ana Claudia Balda

INTRODUÇÃO

As doenças anorretais apresentam ocorrência relativa na rotina clínica, mas causam extremo desconforto aos pacientes, portanto é importante que o clínico saiba identificá-las e tratá-las.

Existem algumas doenças que apresentam envolvimento mucocutâneo ou perianal, mas que cursam com lesões em outras áreas anatômicas, como doenças do complexo pênfigo, farmacodermias, lúpus eritematoso, síndrome hepatocutânea e paniculite nodular estéril.

As glândulas hepatoides ou perianais, glândulas sebáceas modificadas, que histologicamente tem aspecto semelhante aos hepatócitos e por isso recebiam essa nomenclatura, são denominadas atualmente "glândulas circum-anais" e os sacos anais, denominados "glândulas para-anais".[1] Apesar da mudança na *nômina anatômica*, os nomes das enfermidades já são consagrados e não foram alterados.

O reconhecimento precoce da alteração e a correta indicação de tratamento são fundamentais ao sucesso no manejo desses animais. Os gatos raramente apresentam lesões em região perianal, mas, quando presentes, geralmente são de origem infecciosa, e não neoplásica.

SACULITE ANAL

Inflamação dos sacos anais (ou glândulas para-anais) que causará decomposição da secreção glandular, com posterior infecção secundária.

Os cães de porte pequeno parecem ser mais predispostos, como Lhasa Apso, Shih-tzu, Maltês, Dashchund. Não há predisposição etária.

Observam-se eritema, edema (Figura 123.1), secreção purulenta acompanhada de prurido e lambedura. Eventualmente, o paciente pode apresentar disquezia.

O diagnóstico, na maior parte dos casos, é clínico, mas pode ser necessária realização de exame histopatológico para descartar neoplasias.

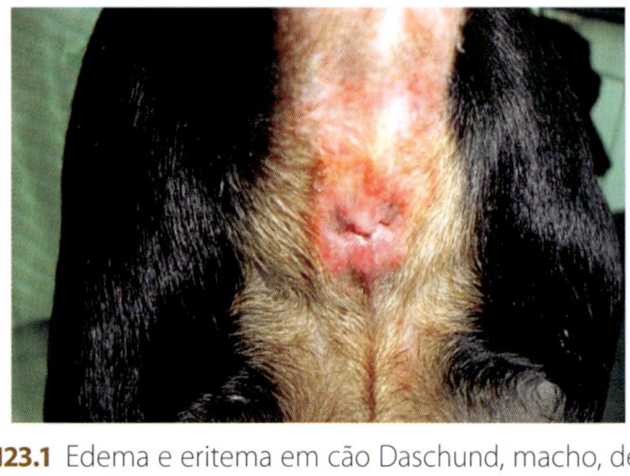

Figura 123.1 Edema e eritema em cão Daschund, macho, de 3 anos, com saculite anal.

Nos quadros de saculite, a recomendação é que seja feita a expressão da glândula para retirada da secreção acumulada. Posteriormente, prescrever lavagem da área afetada com irgasan a 1% ou clorexidine a 2% e tratamento tópico com pomadas a base de anti-inflamatórios esteroidais (betametasona) e antibióticos (neomicina ou gentamicina), por aproximadamente 10 a 15 dias. As pomadas podem ser aquelas utilizadas para tratamento de otopatias.

Em geral, a terapia tópica apresenta boa resposta, mas em quadros mais graves pode ser necessário associar terapia sistêmica. Os antibióticos de escolha são cefalexina, amoxicilina associada ao clavulanato de potássio, enrofloxacino ou espiramicina associada ao metronidazol, nas doses convencionais, com duração de pelo menos 21 dias.

É importante lembrar que se deve evitar a expressão da glândula de forma constante, pois a própria defecação já tem essa função. Quando não houver inflamação ou infecção e a glândula sofrer expressão, essa prática pode desencadear a saculite.

Em quadros de saculite crônica, a saculectomia pode ser indicada, mas é importante a preservação do esfíncter do músculo anal externo.

FÍSTULA PERIANAL

A fístula perianal, também denominada "furunculose anal" ou "abscesso anorretal", é uma doença imunomediada, com formação de trajetos fistulosos ulcerados de caráter progressivo. As lesões podem ser acompanhadas por dor, disquezia, hematoquezia e incontinência fecal.

Fatores predisponentes

Os cães de meia-idade (entre 5 e 9 anos), machos, da raça Pastor-Alemão são acometidos com maior frequência, mas há relatos em Old English Sheepdog, Labrador e Collie. A predisposição racial dos cães Pastores-Alemães pode estar relacionada com a inserção baixa da cauda, que favorece o acúmulo de fezes, umidade e secreções que predispõem a infecções bacterianas.

Há similaridades da fístula perianal com a doença de Crohn em seres humanos, que é uma doença inflamatória intestinal responsiva a fármacos imunossupressores. Existem relatos que sugerem correlações de endocrinopatias, como o hipotireoidismo, e que talvez possam contribuir para o desenvolvimento da doença.

Manifestações clínicas

As manifestações clínicas mais observadas são úlceras, trajetos fistulosos, secreção mucopurulenta (Figuras 123.2 e 123.3), lambedura, dor à movimentação da cauda, além de disquezia, tenesmo e hematoquezia. Os cães acometidos podem ainda apresentar incontinência fecal, letargia, anorexia, perda de peso, alterações comportamentais, megacólon, obstipação e estenose anal.

Nos quadros mais graves e de evolução mais crônica, podem-se observar perda de peso e apatia. A lesão é extremamente dolorosa, a manipulação da cauda causa desconforto ao paciente e com a evolução do quadro, o paciente pode apresentar perda de peso e apatia.

Quadros de colite, síndrome foliculite-furunculose do Pastor-Alemão, hipotireoidismo e hiperadrenocorticismo devem ser identificados, pois podem interferir com o prognóstico. Nos cães da raça Pastor-Alemão pode haver associação entre fístula perianal e colite.

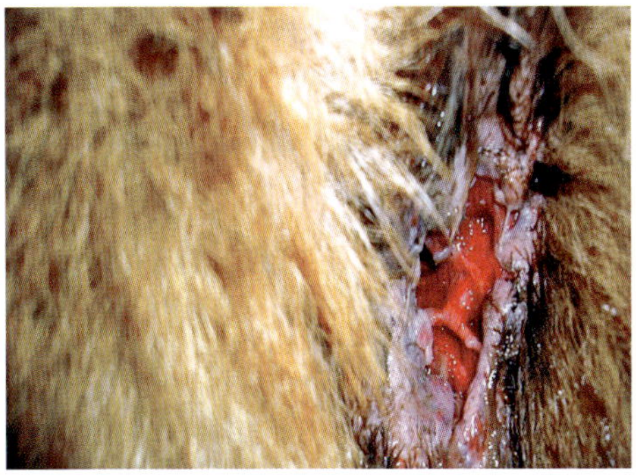

Figura 123.2 Lesão ulcerada com trajetos fistulosos em região perianal de cão Pastor-Alemão, macho, com 8 anos.

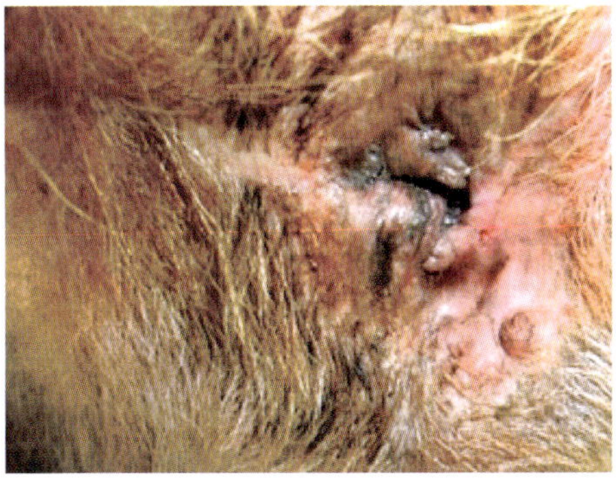

Figura 123.3 Lesão cicatrizada 3 meses após o tratamento com prednisona, azatioprina e tacrolimo.

Diagnóstico

O diagnóstico deve se basear em identificação do animal, histórico clínico e exame físico, mas, para a exclusão de diagnósticos diferenciais, é necessária a realização de biopsia para o exame histopatológico, principalmente para descartar presença de neoplasia.[2]

Como diagnóstico diferencial da fístula perianal, devem-se considerar abscedação dos sacos adanais, hérnias perianais, adenoma e adenocarcinoma de sacos anais, carcinomas de glândula perianal e neoplasia retal. Também é importante avaliar presença de infecções secundárias.

As alterações histopatológicas são caracterizadas por um infiltrado de células linfoides, plasmócitos e eosinófilos, condizentes com atividade imunológica, similar à observada em humanos na doença de Crohn.

Tratamento

O tratamento de escolha da fístula perianal deve ser clínico, já que a resposta à maioria dos métodos de intervenção cirúrgica é ruim. Por outro lado, em algumas situações, o insucesso da terapia clínica pode indicar intervenção cirúrgica. Devido à similaridade da fístula perianal com a doença de Crohn humana, o uso de fármacos imunossupressores é a terapia que obtém maior índice de sucesso.

A higienização tópica deve ser realizada para que haja diminuição da microbiota. A administração tópica e sistêmica de antibióticos é realizada no início do tratamento. A higienização das lesões pode ser realizada com irgasan a 1% ou clorexidine a 2%, com posterior aplicação de pomadas à base de mupirocina ou *sprays* de rifampicina. Os fármacos sistêmicos de escolha são cefalexina, amoxicilina associada ao clavulanato de potássio, enrofloxacino ou espiramicina associada ao metronidazol. Como a lambedura é comum, deve-se indicar o uso do colar elizabetano e eventualmente substâncias laxativas que facilitem a eliminação das fezes.

O tratamento cirúrgico pode ser realizado utilizando várias técnicas, como remoção completa do tecido necrótico e preservação dos tecidos perianais normais, com cicatrização por segunda intenção, mas somente é indicado quando houver falha de todas as opções clínicas de tratamento, nunca como terapia de primeira escolha. Pode-se ainda optar pela excisão completa da fístula, eletrofulguração, crioterapia ou cauterização química. A saculectomia e amputação da cauda já foram indicadas, mas atualmente se observa que a recidiva das lesões é bastante comum após a realização de qualquer dos procedimentos cirúrgicos, por isso a terapia clínica é sempre preferível.

Imunossupressores

Prednisona

O uso de fármacos imunossupressores é o tratamento de escolha para as fístulas perianais. Os glicocorticoides orais de ação intermediária (prednisona ou prednisolona) em doses iniciais de 1 a 2 mg/kg, a cada 24 horas, devem ser mantidos no primeiro mês de terapia ou até a obtenção da cicatrização das lesões. Após esse período, deve-se iniciar a redução da dose e da frequência da medicação, que pode ter que ser mantida em doses baixas e frequência espaçada ou até mesmo suspensa para a manutenção com terapia tópica.

Ciclosporina

A ciclosporina é uma opção terapêutica eficaz, mas de uso limitado pelo custo. A dose indicada é de 5 mg/kg a cada 12 horas. Alguns autores referem melhora relacionada à defecação e diminuição da dor após 1 semana de terapia. É importante lembrar que esse fármaco demora cerca de 30 dias para atingir concentrações plasmáticas ideais e efeitos desejáveis, porém, segundo alguns autores, quando se realiza dosagem plasmática com doses de 7,5 a 10 mg/kg, conclui-se que há concentrações plasmáticas terapêuticas já na primeira semana de administração.[3]

É necessário manter esse fármaco por períodos de 8 a 12 semanas, de acordo com avaliações individuais dos pacientes. O principal efeito colateral observado é êmese. A medicação deve ser administrada em jejum; após a administração oral, o animal deve permanecer pelo menos 2 horas em jejum, para que haja a absorção adequada da medicação.

O período de melhora é individual, mas varia de 2 a 20 semanas, dependendo da gravidade do quadro. A recomendação para a maior parte dos animais é que se utilize uma terapia mínima durante 8 semanas. Nos cães tratados houve recidivas observadas entre 8 e 18 meses após a suspensão da terapia. A dose inicial é de 10 mg/kg a cada 12 horas, com posterior redução para 7,5 e 5 mg/kg. A ciclosporina aumenta os intervalos de recidiva e mantém períodos de cura clínica mais prolongados comparativamente às intervenções cirúrgicas.

Em seres humanos, a ciclosporina pode ser nefrotóxica, causar proteinúria e hipertensão, portanto a realização periódica de função renal, urina e pressão arterial são procedimentos realizados a cada 4 ou 6 meses quando se utiliza terapia por tempo prolongado, mas em estudos realizados não parece haver uma correspondência dessas alterações em cães.

Azatioprina

Fármaco que atua de modo mais seletivo na imunidade celular e tem um custo menor quando comparado à ciclosporina. É um derivado da 6-mercapturina, que interfere na síntese de DNA e consequentemente na proliferação de linfócitos B e T, com ação mais importante em linfócitos T.

A dose recomendada é de 2 mg/kg a cada 24 horas, por 3 a 8 semanas. O efeito terapêutico começa a ser observado em pelo menos 3 semanas. O efeito colateral mais observado é mielossupressão; alguns cães tem menor quantidade da enzima tiopurina metiltransferase e, por isso, todos os pacientes tratados com esse fármaco devem ser monitorados semanalmente com hemogramas até o fim do primeiro mês de terapia. Caso seja observada mielossupressão, assim como trombocitopenia, o fármaco deve ser descontinuado. Há relatos de alterações de atividade sérica das enzimas hepáticas, êmese, pancreatite e farmacodermias.

Tacrolimo

O tacrolimo é um inibidor da calcineurina, cujo principal sítio de ação ocorre em linfócitos T e consequente inibição de interleucina-2, com antividade anti-inflamatória. É um fármaco que tem ação mais potente quando comparada à ciclosporina, mas sem os efeitos de mielossupressão e citotoxicidade.[4]

A administração tópica na concentração de 0,1% pode ser indicada a cada 12 horas no início do tratamento e, posteriormente, a cada 24 horas. Assim como a ciclosporina, tem efeito imunossupressor em bloquear a ação das células T, mas sem riscos de efeitos sistêmicos.[5,6]

A pele é mais permeável ao tacrolimo quando comparado à ciclosporina, já que o primeiro tem um peso molecular menor. Pode ser um fármaco indicado para a manutenção dos pacientes que apresentam quadros recidivantes e parece ter excelentes resultados se aplicado diariamente na região perianal para o controle das recidivas.[7]

Todos os imunossupressores, inclusive o tacrolimo, podem predispor o paciente à ocorrência de neoplasias.

NEOPLASIAS PERIANAIS

Alterações alimentares ou afecções que ocasionem ressecamento das fezes e, consequentemente, quadros de disquezia podem ocasionar diminuição na eliminação de secreção, permitindo que fezes fiquem acumuladas por mais tempo no interior do saco anal e tornem-se mais viscosa, tendendo a pastosa. Seu acúmulo ocasionará dificuldade de eliminação da secreção, que passa a acumular-se na porção perianal, tendo como consequência uma maior dificuldade em defecar. O processo se autoalimenta e um tratamento inadequado permite que esses sacos ulcerem e ocasionem processo inflamatório e infeccioso na região.

Anti-inflamatórios, antissépticos e antibióticos associados à higiene local são preconizados, além da alteração no manejo alimentar, mas atenção especial deverá ser dada aos pacientes que apresentarem processos recidivantes. Nesses casos, é importante avaliar minuciosamente a região para evidenciar possíveis formações neoplásicas incipientes.

O exame físico da região deve ser composto de avaliação visual, palpação minuciosa do tecido ao redor do ânus, incluindo também toque retal, com especial atenção aos orifícios de saída dos sacos anais. Todo tecido firme ou que caracterize aumento de volume deve ser avaliado por exame citológico e, eventualmente, exame histopatológico. O diagnóstico precoce na região permite a realização de procedimentos cirúrgicos que podem ser curativos, evitando cirurgias mais extensas que podem culminar em lesão de região de esfíncter e ter como consequência quadros de incontinência fecal.

Quando detectada uma formação na região perineal, é muito importante identificar sua origem. O períneo tem estruturas glandulares, sendo glândulas apócrinas ao redor dos sacos anais, e glândulas hepatoides ao redor de todo o ânus. Os machos são mais acometidos que as fêmeas. As neoplasias mais comuns são os adenomas e adenocarcinomas das glândulas hepatoides.[8]

Adenomas

Os adenomas são neoplasias de comportamento pouco agressivo, sem tendência a disseminação e responsivos ao estimulo hormonal (Figura 123.4). Nesses casos, a remoção da fonte hormonal (orquiectomia) será um fator adjuvante ao tratamento, possibilitando a remissão total da formação em alguns pacientes, evitando ressecções muito grandes que poderiam prejudicar a região de esfíncter anal[9] (Figura 123.5).

Adenocarcinomas

Os adenocarcinomas também podem estar presentes nas glândulas hepatoides, apresentando comportamento um pouco mais agressivo e invasivo que os adenomas. Nesses casos, a resposta ao estímulo hormonal é discreta, observada após a realização da orquiectomia, sendo necessária a excisão cirúrgica com margem de segurança[10] (Figura 123.6).

Normalmente, opta-se por realizar a orquiectomia nos pacientes que têm neoplasias perianais, pois muitas delas serão responsivas à remoção do estímulo hormonal. No entanto, deve-se questionar essa prática na presença do adenocarcinoma, pois sua contribuição à diminuição da formação é pequena, sendo necessário avaliar adequadamente a real necessidade de realização da orquiectomia (Figura 123.7).

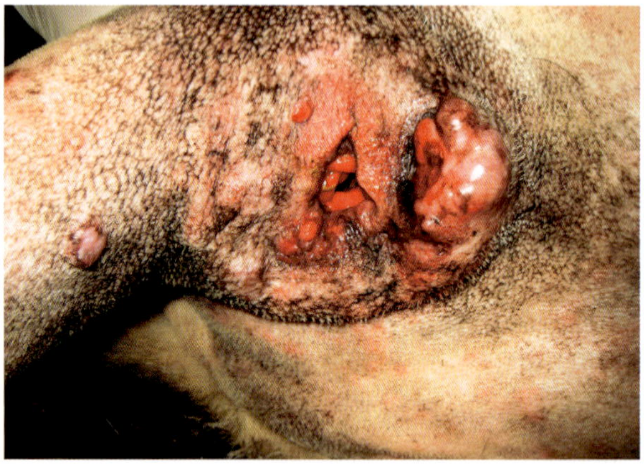

Figura 123.4 Adenomas ao redor do ânus, além da formação de maior tamanho que se apresenta exoulcerada.

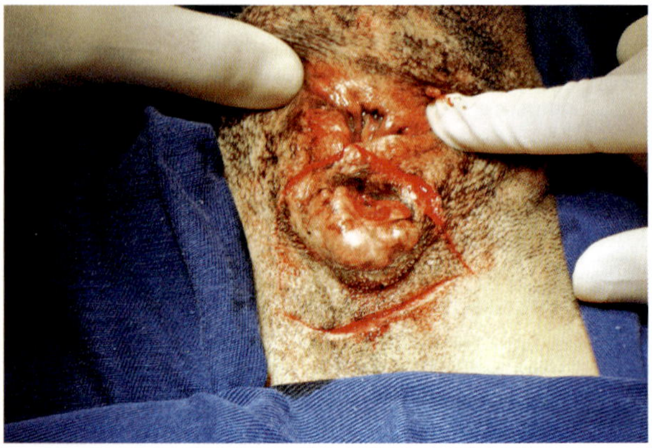

Figura 123.5 Adenoma delimitado no momento da ressecção, permitindo a preservação da região de esfíncter anal externo.

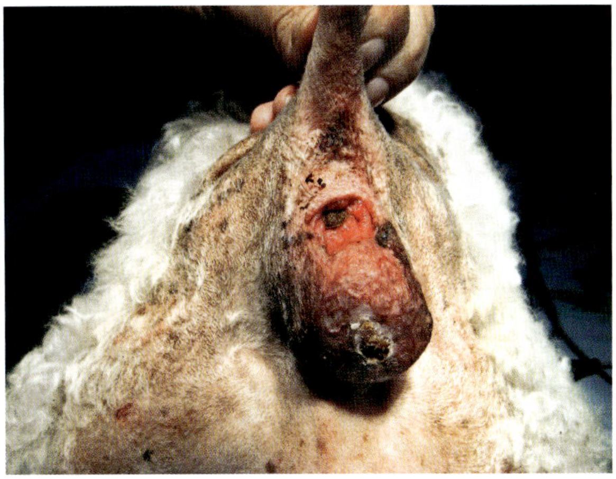

Figura 123.6 Adenocarcinoma de grandes proporções, envolvendo metade da circunferência anal.

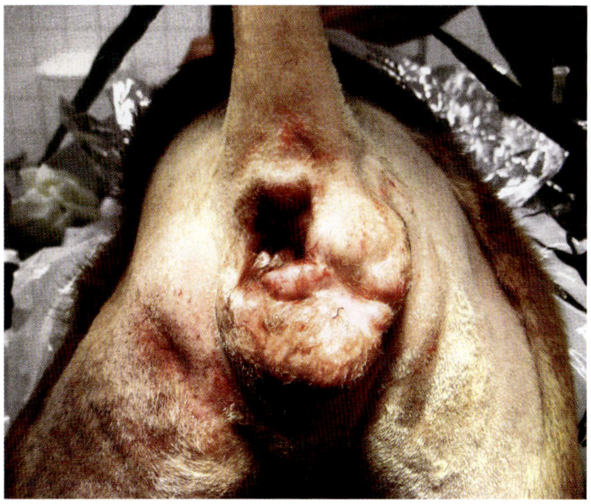

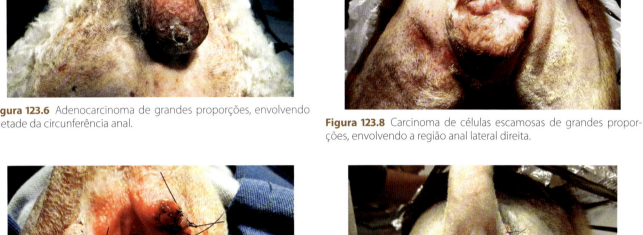

Figura 123.8 Carcinoma de células escamosas de grandes proporções, envolvendo a região anal lateral direita.

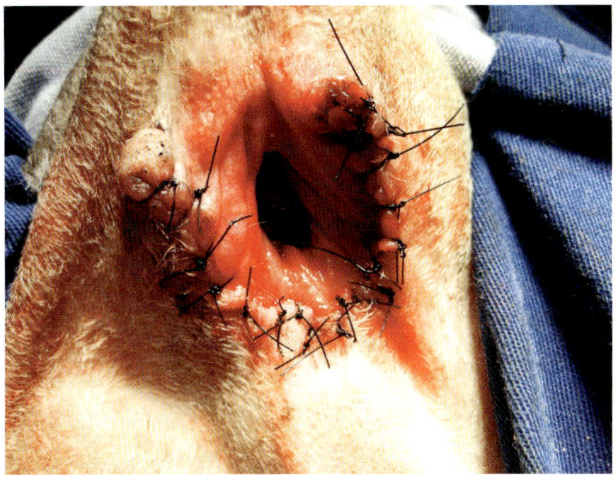

Figura 123.7 Períneo no pós-operatório imediato da ressecção do adenocarcinoma demonstrado na Figura 123.6. Notar a região de sutura, com preservação de parte da região de esfíncter.

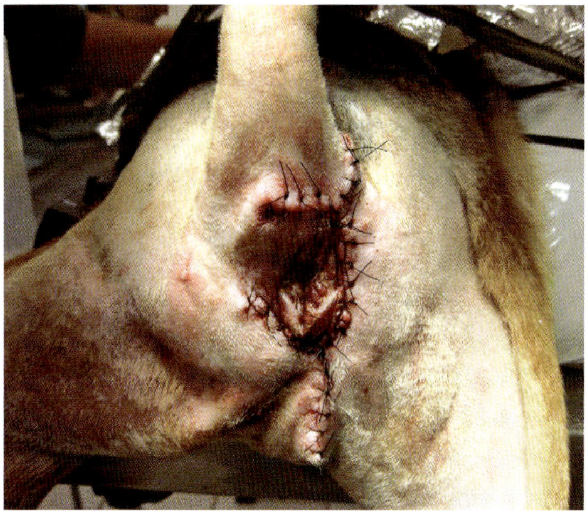

Figura 123.9 Região perineal após ressecção da formação apresentada na Figura 123.8.

Carcinoma de células escamosas

As glândulas apócrinas são mais acometidas por carcinomas de células escamosas, com caráter mais invasivo, e disseminação para os tecidos adjacentes. Nesses casos, ampla ressecção cirúrgica deverá ser realizada, para obter-se a cura dos pacientes. O risco de estenoses cicatriciais ou manutenção dos quadros de disquezia estão relacionados ao grau de invasão da formação. A citologia pré-operatória permite avaliar a característica das células presentes, sugerindo o tipo de neoplasia. Lesões muito inflamadas ou ulceradas vão dificultar a identificação das células, pois alteram o padrão de distribuição celular, muitas vezes impedindo a diferenciação. A melhor maneira de definir o tipo celular presente será através da análise histopatológica de pequeno fragmento da lesão, geralmente obtido da área de transição do tecido sadio e do tecido alterado[8] (Figura 123.8).

Acomete principalmente os animais machos, mas é possível observar a formação perineal em fêmeas, nas quais normalmente são formações agressivas e invasivas como os carcinomas de células escamosas, necessitando de intervenção ampla e radical (Figura 123.9).[11]

A correta identificação da afecção no inicio do tratamento permitirá ao clínico diferenciar as inflamações dos sacos anais de possíveis afecções neoplásicas da região, permitindo uma evolução satisfatória, mesmo naqueles pacientes com quadros mais graves e agressivos.

REFERÊNCIAS BIBLIOGRÁFICAS

1. Souza TM, Fighera RA, Kommers D, Barros CSL. Aspectos histológicos da pele de cães e gatos como ferramenta para dermatopatologia. Pesquisa Veterinária Brasileira. 2009;29(2):177-90.
2. Oliveira PR, Ribeiro SCC, Arias NVB. Fístula perianal: tratamento cirúrgico ou medico? Revista Clínica Veterinária. 2003;45:60-8.
3. Mathews KA, Ayres SA, Tano CA, Riley SM, Sukhiani HR, Adams SC. Cyclosporin treatment of perianal fistulas in dogs. Canadian Veterinary Journal. 1997;38:39-41.
4. Misseghers BS, Bennington AG, Mathew KA. Clinical observations of the treatment of canine perianal fistulas with topical tacrolimus in 10 dogs. Canadian Veterinary Journal. 2000; 41(8):623-7.
5. Scott DW, Miller WH, Griffin CE. Tratamento dermatológico. In: Dermatologia de pequenos animais. Philadelphia: W.B. Saunders; 2001.
6. Strombeck DR, Guilford WG, Center SA. Strombeck's small animal gastroenterology. Philadelphia: WB Saunders; 1996. p. 978.
7. Collet e Silva AA, Tadini BS, Teixeira CS, Guerra PPCA, Balda AC, Franco RPM. Tratamento de fístula perianal com a manutenção de tacrolimus tópico – relato de caso. Anais do 10°Congresso Paulista de Clínicos de Pequenos Animais. 06 a 08 de outubro; São Paulo. Brasil; 2010. p. 150.
8. Jark PC, Grandi F, Rossetto VJV, Machado LHA, Amorim RL, Ranzani JJT. Aspectos gerais das neoplasias perianais em cães. MedVep – Revista Cientifica de Medicina Veterinária – Pequenos Animais e Animais de Estimação. 2010;8(24):116-22.
9. Withrow SJ, Vail DM. Small animal clinical oncology. Philadelphia: WB Saunders; 2007. p. 505.
10. Rodaski S, De Nardi AB, Daleck CR. Oncologia em cães e gatos. São Paulo: Roca; 2010. p. 471.
11. Villalobos A, Kaplan L. Oncologia em cães e gatos geriátricos. São Paulo: Roca; 2011. p. 171

124
Neoplasias do Trato Digestório

Rafael Magdanelo Leandro • Lilian Rose Marques de Sá

INTRODUÇÃO

As neoplasias primárias do trato gastrintestinal de cães são pouco frequentes e correspondem a menos de 2% de todas as neoplasias nessa espécie. As neoplasias gastrintestinais são aproximadamente 90% malignas e podem ser de origem epitelial, neuroendócrina, hematopoética e mesenquimal. Geralmente, os cães acometidos são adultos, de porte médio, com 9 anos, em média, e cuja relação entre machos:fêmeas é 1,3:1. Não há predisposição racial ou sexual para o desenvolvimento de tais neoplasmas.

Devido à evolução clínica silenciosa, essas neoplasias representam um grande desafio ao clínico e ao cirurgião, já que estas estão, na maioria das vezes, na dependência do local acometido, em estágio avançado de desenvolvimento, quando as primeiras manifestações clínicas são reconhecidas pelo proprietário do animal. Nesse sentido, o atraso no diagnóstico limita as opções terapêuticas e, em última análise, reduz a sobrevida dos animais.

Neste capítulo, são abordadas neoplasias gastrintestinais que acometem os cães, levando em consideração aspectos da clínica, exames laboratoriais e por imagem e características anatomopatológicas e de prognóstico das neoplasias de cada segmento do sistema digestório.

NEOPLASIAS ESOFÁGICAS

As neoplasias esofágicas são raras e contabilizam menos de 5% das neoplasias primárias do trato gastrintestinal em cães.[1,2,3] Essas neoplasias podem ser primárias ou secundárias à infiltração local ou às metástases de neoformações localizadas na base do coração, no pulmão, na tireoide, no timo e no mediastino.[1,3]

Nos cães, os neoplasmas metastáticos apresentam maior ocorrência e estão frequentemente associados à disseminação linfática de carcinomas, como adenocarcinomas pulmonares (carcinoma broncogênico), gástrico, tireoidiano, mamário e de células escamosas (tonsilar).[3] Por outro lado, as neoplasias primárias do esôfago mais frequentes no cão são: fibrossarcoma, leiomiossarcoma, osteossarcoma, carcinoma de células escamosas e carcinoma indiferenciado.[1-5]

As neoplasias benignas são raras em comparação aos demais processos neoplásicos esofágicos.[2,5] Entretanto, o leiomioma e o plasmocitoma que comprometem a junção gastresofágica são considerados exceção à regra, pois ocorrem em maior frequência.[2,5]

Epidemiologia

Não há predisposição por raça ou sexo, e os animais com neoplasia esofágica são idosos e com 8 anos em média.[3,6]

Fatores de risco

Os carcinomas esofágicos primários em cães e em outros canídeos têm etiologia desconhecida. Já os sarcomas esofágicos podem estar associados ao parasitismo pelo espirurídeo *Spirocerca lupi*.[4,7,8] Esse espirurídeo apresenta distribuição mundial, mas é mais comumente encontrado nas regiões tropicais e subtropicais.[7]

A forma adulta do *S. lupi* é encontrada na submucosa do esôfago torácico caudal no centro de grandes nódulos firmes e irregulares, os quais exibem fístula por onde a cauda do parasito fica exposta e elimina os ovos no lúmen do trato gastrintestinal.[4,7,9] Os parasitos adultos são circundados por resposta granulomatosa exuberante que forma os nódulos. Os ovos, que são eliminados nas fezes ou no vômito, são ingeridos por besouro coprófago (*Coleoptera* spp.), hospedeiro intermediário.[4,7,9] As larvas também podem ser ingeridas por roedores e aves, que são os hospedeiros de transporte. Os cães, hospedeiros definitivos, são infestados pela ingestão do hospedeiro intermediário ou de transporte portador das larvas do parasito encistadas; as larvas liberadas penetram na parede do estômago e migram pela adventícia das artérias celíacas até a aorta torácica.[3,4,7,9] Aproximadamente 3 meses depois, as larvas migram por vasos de menor calibre até o esôfago, onde se desenvolvem até o estágio adulto.[3,4,7,9] A migração das larvas e os nódulos parasitários podem ocasionar espondilite nos corpos vertebrais adjacentes, aneurisma da aorta torácica, lesões granulomatosas esofágicas e neoplasia esofágica.

Desconhece-se o mecanismo definitivo responsável pela indução da carcinogênese por esses parasitos. No entanto, acredita-se que a produção de fatores de crescimento ósseo liberados pelo parasito, em associação à intensa reação inflamatória crônica, propicie a proliferação celular e a transformação maligna.[7]

Manifestações clínicas

Os cães com neoplasias esofágicas primárias podem ficar assintomáticos até que a neoformação fique suficientemente grande para causar manifestações clínicas de obstrução esofágica.[3,5,10]

As manifestações clínicas são disfagia, salivação, halitose, regurgitação, anorexia e perda de peso. Em alguns casos, os animais podem exibir dispneia decorrente de pneumonia aspirativa.[3,5] As manifestações clínicas se agravam progressivamente.[3,5,10] Há relatos de aumento de volume e sensibilidade nos membros torácicos decorrentes de osteopatia hipertrófica, que faz parte da síndrome paraneoplásica tanto de sarcomas desenvolvidos a partir de nódulos de *Spirocerca lupi* como de casos de nódulos pulmonares metastáticos.[3,6,9]

Diagnóstico

O diagnóstico das neoplasias esofágicas pode ser feito por meio de dois exames: radiografia e esofagoscopia.

Exame radiográfico. As principais alterações radiográficas associadas às neoplasias esofágicas são aumento da densidade da água dos tecidos moles periesofágicos, deslocamento esofágico, aerofagia e megaesôfago.[1] Faz-se necessário realizar o diagnóstico diferencial de neoformações pulmonares e mediastinais dos neoplasmas primários esofágicos. Para tanto, é importante utilizar substâncias de contraste que auxiliem na detecção de massas intraluminais, defeitos no preenchimento do lúmen, irregularidades da mucosa e estenose.[1]

Esofagoscopia. Esse exame possibilita localizar e mensurar o tamanho das neoformações intraluminais, além de permitir a coleta de fragmentos para microscopia.[3]

Prognóstico

As neoplasias esofágicas malignas apresentam prognóstico reservado a ruim em animais com doença inoperável ou com lesões metastáticas.[3,6] As neoplasias malignas são localmente invasivas e apresentam alta taxa de metástases, principalmente para os linfonodos regionais e os pulmões.[3] Há poucos estudos que abordam o prognóstico e a expectativa de vida dos cães com neoplasia maligna esofágica. Pode-se considerar, entre estes, o estudo de 6 cães com sarcomas esofágicos submetidos a esofagotomia parcial, no qual 5 foram submetidos ao tratamento quimioterápico adjuvante com doxorrubicina e apresentaram sobrevida média de 267 dias.[11] Animais com lesões benignas totalmente ressecadas cirurgicamente apresentam bom prognóstico e cura.[3]

Tratamento

As principais modalidades terapêuticas para as neoplasias esofágicas são cirurgia, quimioterapia e radioterapia adjuvante.[9] Ressecções cirúrgicas de neoplasias esofágicas intratorácicas são extremamente complicadas em virtude da dificuldade no acesso e na exposição das estruturas anatômicas, tensão sobre a anastomose, estimulação vagal e problemas na cicatrização esofágica pela ausência de serosa nesse segmento.[3,11] De modo geral, as principais complicações cirúrgicas são deiscência de pontos, vazamento do conteúdo alimentar no tórax e estenose esofágica.[3,11]

A técnica de transferência microvascular do cólon e do intestino delgado é um procedimento cirúrgico descrito em cães, que visa substituir parcialmente o esôfago ressecado; entretanto, são escassos os trabalhos que avaliam a utilização prática em cães com câncer esofágico.[12] Os fármacos antineoplásicos utilizados para o tratamento dos sarcomas esofágicos em cães apresentam eficácia variável. São eles: doxorrubicina, ciclofosfamida, mitoxantrona, carboplatina e cisplatina.[6]

NEOPLASIAS GÁSTRICAS

As neoplasias gástricas são incomuns em cães e correspondem a menos de 1% de todas as neoplasias descritas nessa espécie.[13] Aproximadamente 69% das neoplasias gástricas em cães são malignas, sendo 54% dos casos de origem epitelial e 15%, mesenquimal; das neoplasias gástricas benignas (31%), 8% são de origem epitelial e 23%, mesenquimal.[14]

As neoplasias gástricas mais comuns são de origem epitelial (Figura 124.1), com destaque ao adenocarcinoma, que corresponde de 42 a 72% de todas as neoplasias malignas do estômago de cães.[14] Contudo, outros tipos morfológicos já foram relatados em menor frequência, como leiomioma, leiomiossarcoma, linfoma, mastocitoma, plasmocitoma e outros sarcomas.[6,13,15] O Quadro 124.1 apresenta a classificação das principais neoplasias gástricas em cães.

Epidemiologia

Os cães com neoplasias gástricas são idosos, com 10 anos em média. Em contrapartida, já se observaram cães com 2 anos portadores de neoplasias gástricas.[16] Entre as raças predispostas, estão Chow-chow, Staffordshire, Bull Terrier e Collie para o carcinoma gástrico, já o Pastor Belga é predisposto, especificamente, ao adenocarcinoma gástrico mucinoso.[13,15-17]

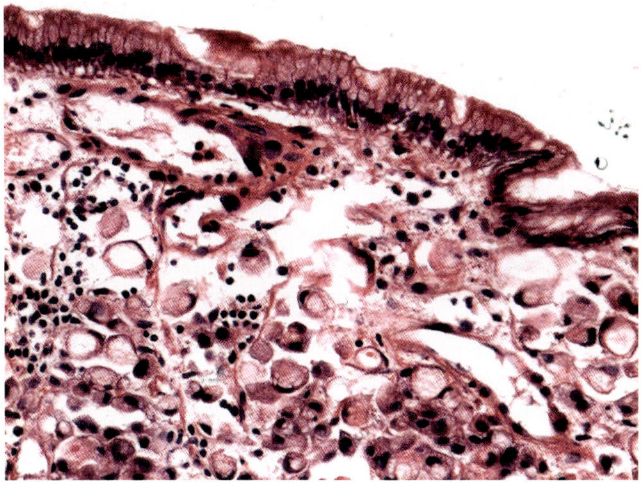

Figura 124.1 Fotomicrografia da mucosa do estômago de cão com neoplasia epitelial, adenocarcinoma em anel de sinete. Notar proliferação de células poligonais com núcleos ovalados a arredondados, hipercromáticos e deslocados para a periferia. Observar o citoplasma claro preenchido por mucina. H&E, 100×.*

QUADRO 124.1 Classificação histológica das neoplasias em cães.

Neoplasia	Tipo
Neoplasias gástricas	
Epitelial benigna	Adenoma: tubular, papilar (viloso), tubuloviloso
Epitelial maligna	Adenocarcinoma: tubular, papilar, tubulopapilar, mucinoso; carcinoma em anel de sinete; carcinoma de células escamosas; carcinoma indiferenciado
Neuroendócrina	Carcinoides
Mesenquimal	Leiomiomas; leiomiossarcomas; tumor estromal gastrintestinal; ganglioneuroma; hemangiossarcoma; lipossarcoma; neurofibroma; schwanoma
Hematopoética	Linfoma; plasmocitomas; mastocitomas
Neoplasias do intestino delgado	
Epitelial benigna	Adenoma: tubular, viloso, tubuloviloso
Epitelial maligna	Adenocarcinoma; adenocarcinoma mucinoso; carcinoma de células em anel de sinete; carcinoma indiferenciado
Neuroendócrina	Carcinoides
Mesenquimal benigna	Leiomiomas; lipomas; hemangiomas; ganglioneuromas; neurofibroma; schwanoma
Mesenquimal maligna	Hemangiossarcoma; leiomiossarcoma; tumor estromal gastrintestinal; osteossarcoma; condrossarcoma; lipossarcoma
Hematopoética	Linfoma T; linfoma B; plasmocitomas; mastocitomas
Neoplasias do intestino grosso	
Epitelial benigna	Adenoma: tubular, viloso, tubuloviloso
Epitelial maligna	Adenocarcinoma acinar; adenocarcinoma papilar; adenocarcinoma mucinoso; carcinoma de células em anel de sinete; carcinoma indiferenciado; carcinoma adenoescamoso
Neuroendócrina	Carcinoides
Mesenquimal benigna	Leiomiomas; lipomas; hemangiomas; ganglioneuromas; neurofibroma; schwanoma
Mesenquimal maligna	Hemangiossarcoma; leiomiossarcoma; tumor estromal gastrintestinal; osteossarcoma; condrossarcoma; lipossarcoma
Hematopoética	Linfoma T; linfoma B; plasmocitomas; mastocitomas

Fatores de risco

Desconhece-se a etiologia das neoplasias gástricas nos cães. Todavia, diversos fatores estão implicados no desenvolvimento das neoplasias gástricas em seres humanos. O histórico familiar e as síndromes hereditárias, como a síndrome de câncer colorretal não polipoide (HNPCC) ou a polipose adenomatosa familiar (FAP), estão implicados como fatores de risco no desenvolvimento de neoplasias gástricas humanas.[15,18]

Os fatores nutricionais associados ao aumento do risco de câncer gástrico humano são alimentos defumados, conservados em sal, excessivamente quentes ou contaminados por fungos produtores de aflatoxinas, além de dietas pobres em vitamina C, fibras, vegetais e frutas.[6,13,15]

Helicobacter pylori é uma bactéria gram-negativa, microaerófila, que tem sido reconhecida na gênese do carcinoma gástrico em seres humanos.[8,10,13,15] A infecção crônica por *Helicobacter pylori* pode, em muitos casos, ser associada à gastrite crônica e evoluir para gastrite atrófica, a qual é considerada lesão precursora de carcinomas gástricos presentes entre 80 e 90% dos pacientes humanos.[6,8,10,13]

As gastrites crônicas por *Helicobacter pylori* nos seres humanos facilitam o crescimento de outras bactérias responsáveis pela conversão de produtos químicos, como os nitratos provenientes dos alimentos em substâncias carcinogênicas.[3,8,13,15] Em cães, o adenocarcinoma gástrico foi induzido experimentalmente com a administração crônica de nitrosamina, não havendo estudos que mostrem casualidade entre carcinoma e *Helicobacter*.[15]

Embora essa associação entre *Helicobacter* spp. e câncer gástrico não tenha sido comprovada em cães e gatos, concluiu-se, em um estudo, a associação de *Helicobacter heilmannii*, espécie mais frequentemente encontrada nos cães, com pólipos hiperplásicos localizados no piloro de Bulldogs franceses.[15]

Outro fator de risco relatado em seres humanos que contribui para o desenvolvimento de neoplasias gástricas é o refluxo gastroduodenal crônico.[8]

Localização

As neoplasias primárias gástricas podem ocorrer em qualquer região do estômago. Os carcinomas costumam acometer pequena curvatura, incisura angular e antro pilórico, ao passo que o leiomioma e o leiomiossarcoma são encontrados com maior frequência na junção gastresofágica.[6,8,13-15]

Manifestações clínicas

As principais manifestações clínicas são: êmese, hematoêmese, melena, perda de peso, anorexia e caquexia. Estas são decorrentes de quadros obstrutivos, estenose e ulceração localizados geralmente no corpo gástrico e no piloro.[10,19] As manifestações clínicas costumam ser progressivas, com evolução crônica e pouco responsivas à terapia sintomática.[10]

Diagnóstico

Os exames por imagem e endoscopia gástrica são amplamente utilizados e indicados para a investigação de distúrbios gástricos crônicos nos cães. Por outro lado, os exames laboratoriais (hemograma, bioquímica sérica, proteína total e albumina) apresentam pouca valia para o diagnóstico, mas são importantes quanto ao prognóstico e à avaliação pré e pós-cirúrgica desses casos.[16]

Exame radiográfico

Nas radiografias simples, podem-se observar massas em topografia gástrica, grande quantidade de líquido ou gás no interior do trato gastrintestinal, descolamento visceral, pneumoperitônio e líquido livre.[20]

No estômago, o uso das substâncias de contraste facilita a visualização de possíveis falhas de preenchimento e, ainda, o contorno de pólipos ou neoformações sésseis com crescimento exofítico a partir da mucosa gástrica.[15] Esse exame permite avaliar espessamentos e ulcerações da mucosa e perda das pregas normais e da complacência da parede gástrica causada pela infiltração tumoral, além de atraso no esvaziamento gástrico.[14,20]

Ultrassonografia

A técnica ajuda a definir a extensão e a infiltração da neoplasia na parede gástrica, além de detectar metástases no fígado ou nos linfonodos regionais. Os principais achados ultrassonográficos observados são espessamento mural, perda da estratificação normal da parede do estômago, além de diminuição e ausência da motilidade local.[14,15,19,20]

Endoscopia

É um método diagnóstico pouco invasivo e bastante indicado para os distúrbios gástricos crônicos. O exame aplicado ao diagnóstico de neoplasias gástricas consiste na visualização de neoplasmas localizados na mucosa, bem como de ulcerações. No entanto, o diagnóstico, por via endoscópica, de neoplasias localizadas na submucosa ou muscular gástrica é extremamente difícil, como nos casos em que as neoplasias podem ser suficientemente grandes que limitam e dificultam a distensão gástrica durante a realização do exame e/ou tornam a parede rígida e pouco flexível, dificultando a biopsia.[8,15]

Nas endoscopias gástricas, é importante coletar de 6 a 8 fragmentos de diferentes regiões do estômago, na tentativa de assegurar a representação da mucosa até a muscular da mucosa.[15] Em alguns casos, o adenocarcinoma esquirroso pode ser fibroso, não permitindo a obtenção de espécimes adequados por biopsia endoscópica. Assim, em muitos casos se faz necessária a realização de biopsia por laparotomia ou videolaparoscopia.

Macroscopia

A neoplasia gástrica pode ser séssil ou polipoide, única ou múltipla, que se desenvolve a partir da mucosa. Tais neoplasmas podem apresentar áreas de ulceração, hemorragia e, por vezes, estreitamentos do lúmen gástrico.[6,13-15]

Microscopia

As neoplasias gástricas podem se caracterizar de formas diferentes na microscopia, o que pode implicar no prognóstico de cada caso. A realização de exame histopatológico é fundamental para definir o diagnóstico, o comprometimento da parede gástrica, bem como a existência de angioinvasão das neoplasias gástricas. Pode-se associar a realização de imuno-histoquímica para caracterização fenotípica das células neoplásicas nos casos de linfoma alimentar, bem como de carcinomas indiferenciados, e de marcadores prognósticos. A classificação dos tipos histológicos das neoplasias gástricas está representada no Quadro 124.1.

METÁSTASES

Os principais sítios metastáticos dos carcinomas gástricos são linfonodo regional, miocárdio, mediastino, ossos longos, testículos e sistema nervoso central. Leiomiossarcoma gástrico costuma apresentar metástase no fígado e no duodeno.[13,14]

Prognóstico

É favorável quando se trata de uma neoplasia gástrica benigna e passível de remoção cirúrgica completa. O prognóstico dos cães com neoplasias malignas, como o carcinoma gástrico, é ruim. A sobrevida varia de 0 a 10 meses a partir do diagnóstico.[14,15]

Tratamento

O tratamento primário das neoplasias gástricas é eminentemente cirúrgico.[15] Os melhores resultados estão associados à total remoção da neoplasma, aliados à ausência de metástases a distância. O procedimento deve levar em consideração a localização da lesão, a extensão tumoral e o tipo histológico.[16] A gastrectomia parcial é indicada quando o neoplasma envolve a curvatura maior ou a porção média do estômago. Nos casos em que o neoplasma é observado somente no antro pilórico, a pilorectomia com gastroduodenostomia é o procedimento de eleição.[3]

A gastrectomia parcial com gastrojejunostomia é indicada nos casos em que a neoplasia apresenta comportamento difuso acometendo o antropilórico e o duodeno, simultaneamente. Quando há infiltração neoplásica por continuidade no ducto biliar comum, é necessária colocistoduodenostomia ou colocistojejunostomia adicional.[3]

Caso não seja possível realizar a excisão cirúrgica completa do neoplasma ou o animal apresente metástase a distância ou comprometimento nos linfonodos regionais, é indicado tratamento quimioterápico adjuvante. Na medicina humana, os principais protocolos quimioterápicos adjuvantes descritos incluem associações de agentes como:

- Fluoruracila, ácido folínico e etoposídeo
- Fluoruracila, doxorrubicina e mitomicina
- Fluoruracila, doxorrubicina, metotrexato e ácido folínico
- Epirrubicina, cisplatina e fluoruracila.[6]

Na medicina veterinária, por outro lado, são poucos os estudos descritos com agentes quimioterápicos nos animais com neoplasias epiteliais e mesenquimais gástricas. No entanto, considera-se que os cães com linfoma gástrico apresentam boa resposta ao tratamento antineoplásico.[6]

NEOPLASIA EM INTESTINO DELGADO

As neoplasias primárias de intestino delgado de cães são reconhecidas em menor frequência, variando entre 0,3 e 0,7%, quando comparadas com as neoplasias gástricas ou colorretais.[21]

Diversas hipóteses são propostas para explicar o motivo pelo qual o intestino delgado, que compreende 90% do comprimento do trato intestinal, apresenta aparente resistência ao desenvolvimento de neoplasias primárias em cães, quando comparados ao cólon e ao reto.[22] Entre estas, pode ser citado o trânsito alimentar do intestino delgado, que é mais rápido em comparação ao cólon, reduz o tempo de exposição da mucosa intestinal às substâncias carcinogênicas. Associada a isso, a concentração desses carcinógenos geralmente está diluída diante da grande produção de secreções pelas glândulas anexas do trato gastrintestinal. Já a população bacteriana no intestino delgado é pequena e metabolicamente inativa em comparação à flora colônica, impedindo que substâncias pré-carcinogênicas sejam convertidas em carcinogênicas.[22] O intestino delgado tem um sistema enzimático microssomal que participa da detoxificação de substâncias carcinogênicas, além de produzir e secretar imunoglobulina A (IgA) por linfócitos B da mucosa intestinal.[22]

As principais neoplasias que acometem o intestino delgado dos cães são os linfomas (Figuras 124.2 a 124.4) e as neoplasias malignas de origem epitelial, como adenocarcinoma mucinoso (Figura 124.5), carcinoma de células em anel de sinete, carcinoma sólido e indiferenciado. Outras neoformações já foram relatadas no intestino delgado. Entre elas, leiomiomas, leiomiossarcomas (Figura 124.6), tumor estromal gastrintestinal (Figura 124.7), mastocitomas e osteossarcomas.[21,23] O Quadro 124.1 apresenta a classificação das principais neoplasias do intestino delgado.

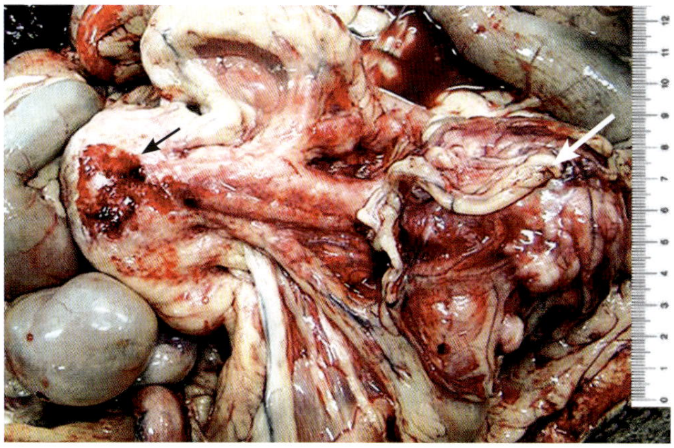

Figura 124.2 Cão Labrador de 8 anos apresentando linfoma alimentar nodular em jejuno recoberto por omento (*seta branca*), com infiltração em linfonodo mesentérico (*seta preta*) e em linfáticos.

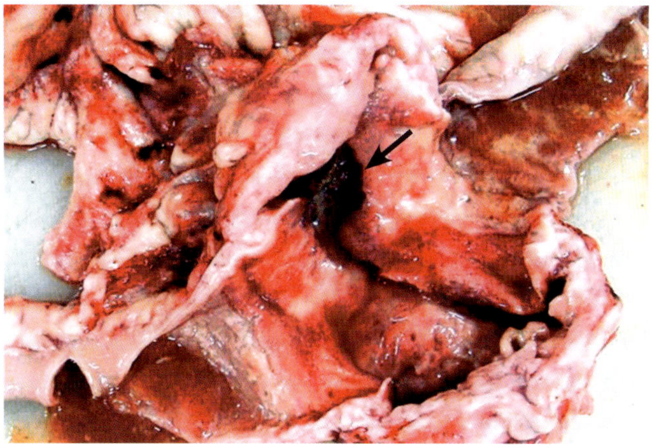

Figura 124.3 Cão Labrador de 8 anos apresentando, na superfície de corte, linfoma alimentar nodular ulcerado (*seta*).

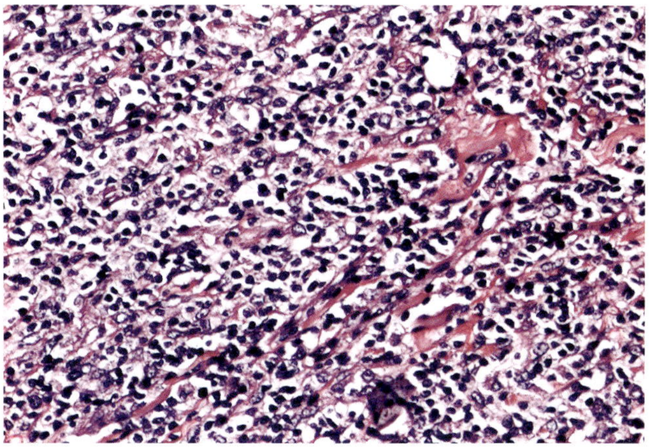

Figura 124.4 Fotomicrografia da mucosa do jejuno de cão com linfoma alimentar. Células neoplásicas redondas pequenas com núcleos redondos, com a cromatina densa e citoplasma escasso. H&E, 100×.

Epidemiologia

O perfil epidemiológico dos animais com neoplasias em intestino delgado são cães idosos, com média de 9 anos.[6,10,14] Não há predisposição sexual e racial dos cães. Contudo, as raças miniaturas, com destaque ao Maltês, ao Chihuahua e ao Yorkshire Terrier, tendem a apresentar maior risco de desenvolver mastocitoma intestinal.[23]

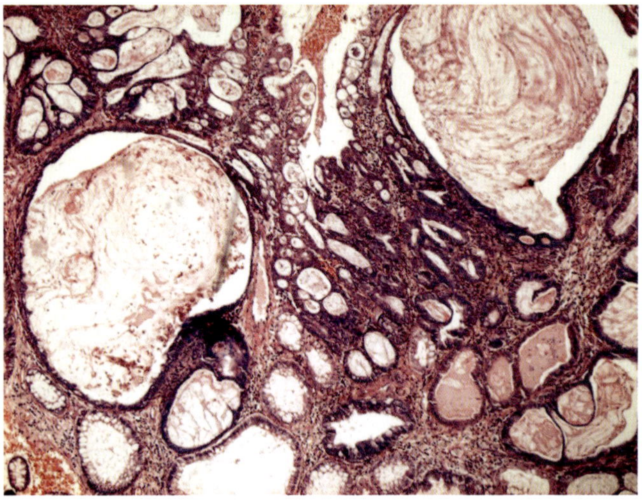

Figura 124.5 Fotomicrografia da mucosa retal de cão com adenocarcinoma tubular com cistos mucinosos. Observar as células neoplásicas poligonais basofílicas e os túbulos formados dilatados e preenchidos por muco. H&E, 100×.

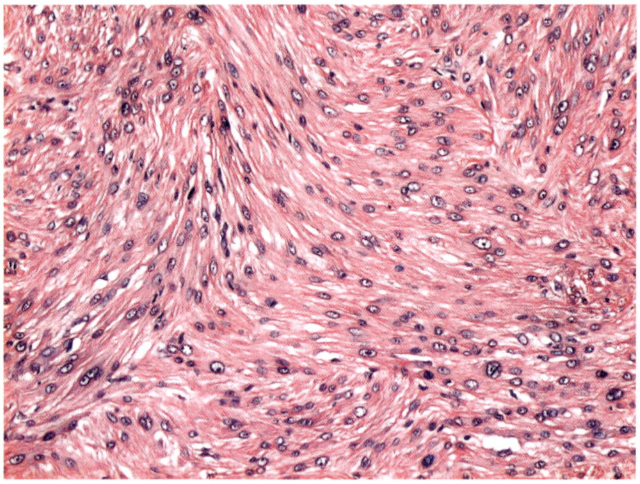

Figura 124.6 Fotomicrografia da mucosa do jejuno de cão com leiomiossarcoma. Proliferação de células mesenquimais fusiformes com núcleos alongados que se arranjaram em feixes multidirecionais. H&E, 100×.

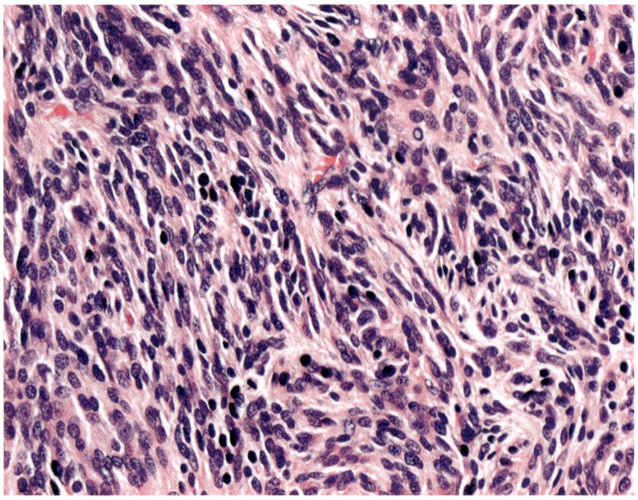

Figura 124.7 Fotomicrografia da mucosa do jejuno de cão com tumor estromal gastrintestinal (GIST). Observar as células neoplásicas alongadas cujo citoplasma apresenta limites pouco definidos e núcleo ovalado a alongado com nucléolo evidente. Chama a atenção elevada anisocariose e aumento da relação núcleo-citoplasma. H&E, 100×.

Localização

A localização primária das neoplasias do intestino delgado pode ser variada. Os carcinomas primários acometem, principalmente, jejuno e íleo terminal; as neoplasias localizadas em duodeno costumam ser secundárias à infiltração de neoplasias primárias localizadas em pâncreas, ducto biliar e fígado.[6,13,22]

Macroscopia

Os adenocarcinomas intestinais, macroscopicamente, podem formar lesões nodulares, únicas ou múltiplas, formações em placa, com superfície ulcerada, com ou sem comprometimento mural, que podem ocasionar estenose anular (Figura 124.8) e consequente obstrução total ou parcial em qualquer segmento intestinal.[6,22,24]

Já o linfoma pode apresentar padrão nodular caracterizado por espessamento segmentar na região ileocecocólica, no qual, frequentemente, poderá causar estreitamento luminal e obstrução intestinal parcial.[3,8]

Microscopia

A caracterização histológica das neoplasias intestinais possibilita o diagnóstico definitivo e a avaliação das margens cirúrgicas, das camadas intestinais e da angioinvasão. A classificação histológica dos tumores do intestino delgado de cães está representada no Quadro 124.1.

Manifestações clínicas

As principais manifestações clínicas são êmese, diarreia, anorexia e perda de peso. As manifestações clínicas fornecem pouca indicação com relação à origem histomorfológica da neoplasia.[16] De modo geral, as neoplasias intestinais apresentam alterações clínicas gastrintestinais crônicas e inespecíficas, as quais estão diretamente associadas à localização do tumor no trato gastrintestinal: êmese e perda de peso podem ser frequentemente associadas às neoplasias localizadas em duodeno ou jejuno, ao passo que diarreia está relacionada, principalmente, com processos neoplásicos no íleo.[3,8,16,21,22,25]

Outras manifestações clínicas pouco observadas são poliúria, polidipsia, convulsão e ataxia, que podem ser alterações clínicas secundárias às síndromes paraneoplásicas de neoplasias intestinais de origem de músculo liso.[25,26]

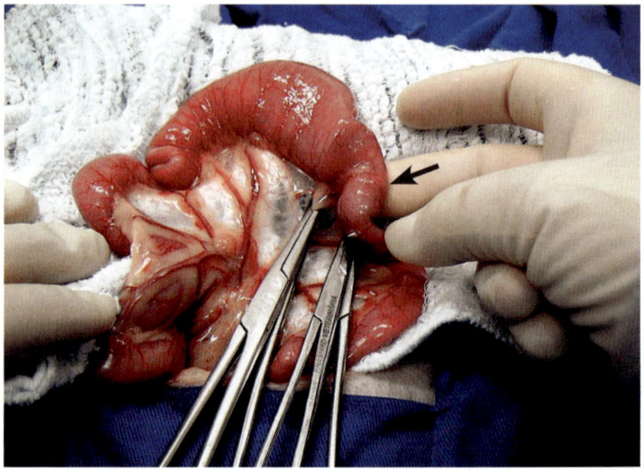

Figura 124.8 Cão Yorkshire de 10 anos apresentando adenocarcinoma em jejuno. Notar área de estenose (*seta*). (Gentilmente cedida pela Profa. Dra. Andréa Barbosa, Hospital Veterinário Faculdade de Medicina Veterinária, Universidade de Santo Amaro.)

Diagnóstico, prognóstico e sobrevida

Aspectos sobre o diagnóstico, o prognóstico e a sobrevida dos cães portadores de neoplasia intestinal serão abordados no item "Neoplasia em intestino grosso", a seguir.

Tratamento

A ressecção cirúrgica é indicada quando a neoplasia está localizada em um único segmento. Nos cães com metástases, a quimioterapia adjuvante oferece pouco benefício nos casos de neoplasias epiteliais e mesenquimais.[6]

NEOPLASIA EM INTESTINO GROSSO

As neoplasias do intestino grosso representam 36 a 60% de todas as neoplasias do sistema digestório dos cães. A ocorrência das neoplasias colônicas e retais é 2,8 e 4,1 para cada 10.000 cães, respectivamente.[27] O pólipo adenomatoso e o carcinoma *in situ* representam a maioria das lesões neoplásicas do intestino grosso.[26] Outras neoplasias localizadas nesse segmento já foram relatadas. Entre elas, consideram-se leiomioma, leiomiossarcoma, linfoma, tumor estromal gastrintestinal, mastocitoma, plasmocitoma e carcinoide.[16,23] O Quadro 124.1 apresenta a classificação das principais neoplasias que acometem o intestino grosso dos cães.

Epidemiologia

Os cães com neoplasias em intestino grosso são, em sua maioria, animais de meia-idade a idosos, cuja relação entre machos: fêmeas é 1,1: 1, com média de 8 anos para neoformações de origem epitelial e 11 anos para neoplasias de origem mesenquimal.[26,27] As raças mais predispostas a desenvolverem neoformações colorretais são cães de raça pura e porte médio a grande, como Pastores-Alemães, West Highland White Terriers e Collies.[25-27] O cão Pastor-Alemão é uma raça predisposta a desenvolver predominantemente linfoma e carcinoma no cólon e no reto.[24-27]

Manifestações clínicas

As principais manifestações clínicas são hematoquezia, tenesmo, disquezia, prolapso de reto e sangramento retal intermitente que pode ou não estar associado à defecação. Outros achados clínicos observados são: ascite, dor abdominal e peritonite secundária a ruptura intestinal.[16,21,26]

Fatores de risco

Desconhece-se a etiologia das neoplasias gastrintestinais em cães. Assume-se que algumas substâncias possam atuar como carcinógenos quando ingeridas, por exemplo, micotoxinas provenientes de alimentos contaminados e herbicidas.[13] Os principais fatores de risco para os seres humanos incluem doença inflamatória intestinal, como retocolite ulcerativa crônica, doença de Crohn e algumas condições hereditárias, como FAP e a HNPCC.[13,18]

Fatores dietéticos, como baixo conteúdo de fibras não absorvíveis, alto conteúdo de carboidratos, consumo elevado de carnes vermelhas, estresse oxidativo e desequilíbrio dos ácidos graxos ômegas-3 e 6, estão relacionados com a elevada incidência de neoplasias do intestino grosso e em outros órgãos, como glândula mamária, próstata, endométrio e pâncreas.[6]

Entre os muitos fatores dietéticos associados à etiologia do câncer colorretal, a ingestão de gordura apresenta destaque. Dietas com alto teor lipídico aumentam a concentração tecidual do ácido araquidônico, aumentando consequentemente a concentração da ciclo-oxigenase e a produção de prostaglandinas pró-tumorais.[6,8,28]

A ciclo-oxigenase 2 (COX-2) tem papel preponderante na carcinogênese do câncer colorretal humano. A COX-2 é induzida em resposta a fatores de crescimento e citocinas, sendo expressa em doenças inflamatórias, lesões pré-malignas e tumores colorretais.[28] A COX-2, que participa da síntese de prostaglandinas, é encontrada em aproximadamente 40% dos adenomas colorretais, acima de 90% dos adenocarcinomas, porém não é expressa na mucosa colônica normal em seres humanos.[28]

O bloqueio das funções da COX-2 pode prevenir o desenvolvimento do câncer colorretal. Embora o verdadeiro mecanismo antineoplásico dos anti-inflamatórios não seja conhecido, há evidências sobre a ligação do consumo de anti-inflamatórios não esteroides e a prevenção do câncer colorretal em cães e seres humanos.[28]

Localização

Assim como em seres humanos, os adenocarcinomas intestinais caninos são encontrados com maior frequência no intestino grosso, especificamente na junção anorretal (Figura 124.9), na porção média do reto e no cólon ascendente (Figura 124.10).[24] Neoplasias mesenquimais, como o leiomioma, o leiomiossarcoma e o tumor estromal gastrintestinal, estão frequentemente localizadas no ceco.[25,26]

Macroscopia

O adenocarcinoma colorretal pode ser circunscrito, intraluminal ou intramural, pedunculado (especialmente na porção distal do reto) e anular (porção média do reto). As características macroscópicas estão relacionadas com o comportamento biológico do tumor e o prognóstico. Por exemplo, os cães com carcinomas anulares colorretais têm um período de sobrevida muito mais curto que 1 ano e 6 meses, em comparação com aqueles com um tumor polipoide único e pedunculado nessa localização, com sobrevida de 32 meses.[27]

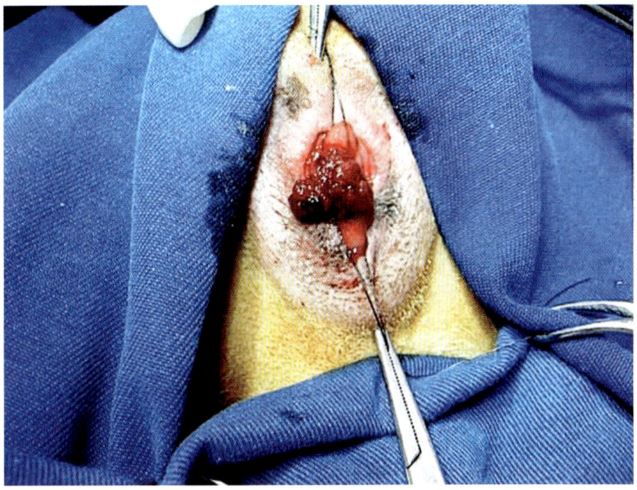

Figura 124.9 Cão sem raça definida de 9 anos apresentando adenocarcinoma. Neoformação pedunculada em região anorretal. (Gentilmente cedida pela Profa. Dra. Andréa Barbosa, Hospital Veterinário, Faculdade de Medicina Veterinária, Universidade de Santo Amaro.)

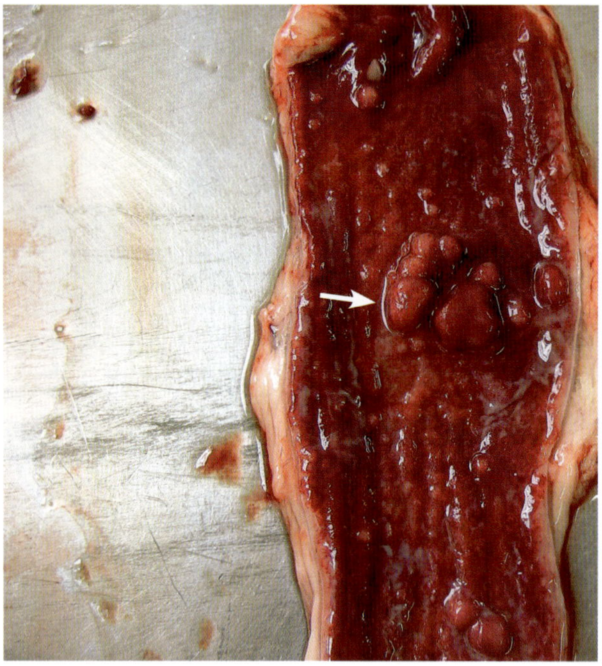

Figura 124.10 Cão sem raça definida de 12 anos apresentando múltiplas formações polipoides em reto (*seta*). (Gentilmente cedida pela Profa. Dra. Andréa Barbosa, Hospital Veterinário, Faculdade de Medicina Veterinária, Universidade de Santo Amaro.)

O leiomiossarcoma colorretal é caracterizado por ser grande formação polipoide maior do que 5 cm e acomete predominantemente a camada muscular e mucosa. Já os linfomas primários gastrintestinais são neoformações de consistência macia a firme e coloração amarelo-acinzentada, que variam de nódulos a massas polipoides, ou mesmo como infiltrado difuso. Podem ocorrer também como formações únicas (Figura 124.2) ou múltiplas presentes na submucosa, ou se estendendo ao lúmen (Figura 124.3) ou comprometendo até a serosa.[25,26,29]

Microscopia

O diagnóstico microscópico das neoplasias intestinais é importante para definir o tipo morfológico, o prognóstico dos cães acometidos por tais neoplasias, bem como para caracterizar o comprometimento das demais camadas do intestino e a ocorrência ou não de ulceração e de angioinvasão. A classificação histológica das neoplasias do intestino grosso dos cães está representada no Quadro 124.1.

Diagnóstico

Exame radiográfico

As radiografias contrastadas do trato intestinal são úteis para delinear regiões de irregularidade da mucosa, estreitamento luminal, infiltração intramural, espessamento ou nodularidade.[8,13]

Ultrassonografia

O exame ultrassonográfico pode evidenciar formações associadas ou não a obstrução do trânsito, espessamento mural, perda da estratificação normal da parede do trato gastrintestinal e ausência ou diminuição da motilidade e avaliação dos linfonodos regionais.[8,12,13,20]

A ecogenicidade pode variar de hipoecoica a hiperecogênica ou mista, independentemente do tipo histológico da neoplasia.[19] A distribuição da neoplasia é outro fator importante. O carcinoma e o linfoma podem apresentar distribuição difusa ou focal como massas sésseis projetadas a partir da parede do trato gastrintestinal, ao passo que leiomioma e leiomiossarcoma geralmente apresentam somente comprometimento segmentar.[13,19]

Distúrbios inflamatórios, como gastrites e enterocolites, podem apresentar características ultrassonográficas similares às observadas nos casos de neoplasia.[13,19]

Endoscopia

O exame endoscópico é extremamente útil na identificação e na localização de possíveis irregularidades da mucosa intestinal dos segmentos do reto e do cólon, ulcerações e estenose, além de ser um método para coleta de biopsias da mucosa intestinal.

As biopsias endoscópicas são limitadas a lesões localizadas dentro do comprimento do endoscópio e são indicadas para avaliação de enteropatias crônicas, erosivas ou ulcerativas que comprometam a mucosa e a submucosa.

A biopsia endoscópica deve ser realizada independentemente do aspecto macroscópico da mucosa, exceto nos casos em que exista contraindicação específica, como coagulopatia e risco de perfuração em casos de ulceração. Indica-se a coleta de pelo menos 8 fragmentos de cada região do trato intestinal. É muito importante considerar que, muitas vezes, se obtêm por esse método fragmentos pequenos, superficiais e possivelmente de pouca representatividade. Em algumas circunstâncias, as lesões podem situar-se mais profundamente nas camadas da parede intestinal, o que impossibilita o acesso a fragmentos para o diagnóstico definitivo. Considera-se que aproximadamente 10 a 20% das amostras são insuficientes para a obtenção de um diagnóstico histológico preciso.[13,15] Assim, por vezes é indicada a biopsia por laparotomia ou por videolaparoscopia.

Diagnósticos histológico e imuno-histoquímico

A caracterização histológica, aliada à caracterização imuno-histoquímica das neoplasias intestinais, possibilita a definição precisa da célula neoplásica e de marcadores prognósticos. A avaliação das margens cirúrgicas representa um importante fator que auxilia na determinação do prognóstico de cada caso.

Prognóstico e sobrevida

O estadiamento clínico TNM (tamanho, comprometimento dos linfonodos e metástases) é essencial para estabelecer o prognóstico de um cão com neoplasia intestinal. Os fatores que influenciam diretamente a sobrevida dos cães com neoplasia intestinal são diagnóstico histomorfológico, demora na avaliação clínica após o início das manifestações clínicas, comportamento biológico do tumor, localização e tamanho, comprometimento ou não das margens cirúrgicas, resposta inicial à quimioterapia e ocorrência ou não de metástases por ocasião do diagnóstico ou da cirurgia.[6,16,21,22,26,27]

Animais com diagnóstico precoce, ou seja, logo após o aparecimento das primeiras alterações clínicas, que foram submetidos prontamente a tratamentos médico e cirúrgico, não apresentaram recidiva em 40 a 60% dos casos, e essa condição foi associada a maior sobrevida.[21,26]

As neoplasias mesenquimais apresentam comportamento agressivo localmente e são mais propensas a resultar em morte no período perioperatório, decorrente da invasão da serosa, e, consequentemente, perfuração da parede intestinal, peritonite e sepse. No entanto, quando os tumores são ressecados com margens limpas, apresentam melhor prognóstico e maior sobrevida a longo prazo.[25,26] Margens cirúrgicas comprometidas são relatadas como fator de mau prognóstico e de maior risco para desenvolvimento de metástases nos cães. Animais com adenocarcinomas colorretais e margens cirúrgicas livres apresentam sobrevida média de 20,6 meses, já aqueles com margens comprometidas, 15 meses.[6,24,27]

Com relação à localização, animais que apresentam leiomiossarcoma em ceco têm menor tempo de sobrevida, com média de 7,5 meses, quando comparada às neoplasias localizadas no estômago, no jejuno e no duodeno. Nesses casos, o período de sobrevida é 1,1 ano.[25]

Os cães com carcinomas anulares colorretais têm sobrevida curta de 1 ano e 6 meses, em comparação à sobrevida de 32 meses em cães que têm um tumor polipoide único e pedunculado nessa localização.[27] Já o linfoma intestinal difuso sustenta pior prognóstico e menor sobrevida quando comparado ao linfoma nodular.[2,4] Estudos revelaram que a sobrevida dos animais acometidos por linfomas gastrintestinais de células T é menor devido ao comportamento clínico mais agressivo do que por linfoma de células B.[29]

Metástases

Os sítios mais comuns para a ocorrência de metástases de cães com adenocarcinoma colorretal são linfonodos regionais, fígado, pulmões, pele, baço, ossos, útero, ovários e testículos.[6]

Tratamento

A ressecção cirúrgica é o tratamento de escolha das neoplasias mesenquimais e epiteliais colorretais; não são incluídos os casos de linfoma.[3] Ressalta-se que a mortalidade dos cães portadores de linfoma ocorre em 30 a 50% dos casos no período pós-operatório, devido a peritonite e sepse. Em muitos cães, é realizada a eutanásia devido à impossibilidade de ressecção cirúrgica, por serem neoplasmas difusos e extensos. Nessas condições, a quimioterapia é o tratamento de escolha.[3]

Os agentes antineoplásicos doxorrubicina e 5-fluoruracila são os principais quimioterápicos utilizados no tratamento adjuvante de cães portadores de neoplasias epiteliais e mesenquimais, quando as margens cirúrgicas apresentam-se comprometidas, ou ainda no tratamento paliativo nos cães já com metástases.[3,6]

Exames laboratoriais

Hemograma, bioquímica sérica e dosagem de proteína total e albumina representam ferramentas de pouco uso na determinação e na caracterização das neoplasias intestinais. No entanto, anemia é a alteração mais comum nas neoplasias do trato gastrintestinal, acometendo 25% dos animais com neoplasias gastrintestinais. Essa alteração é secundária a focos hemorrágicos dentro do lúmen intestinal e a evolução e cronicidade da doença. Esses animais geralmente desenvolvem anemias microcítica hipocrômica e normocítica normocrômica devido à perda sanguínea crônica.[16,22]

A leucocitose por neutrofilia com desvio à esquerda ocorre em aproximadamente 40% dos cães com neoplasias gastrintestinais. A leucocitose está relacionada com o quadro de bacteriemia secundária a ulceração da mucosa e necrose tumoral. Nos casos em que se observa diminuição do número de neutrófilos, leucocitose com desvio à esquerda, neutrófilos degenerativos ou neutrófilos tóxicos podem ser indicativos de ruptura intestinal.[25] Eosinofilia foi recentemente descrita como um achado laboratorial em cães e seres humanos com linfoma intestinal de células T e foi relacionada com a presença ou a evolução de quadro neoplásico maligno. Todavia, em alguns casos a doença pode aparecer após um longo período do reconhecimento inicial da eosinofilia.[30]

A trombocitopenia é um achado comum em diferentes casos relatados, mas há estudo que mostra trombocitose com valores acima de $700 \times 10^3/mm^3$ em 46,2% dos cães portadores de neoplasias mesenquimais.[16]

Hipoproteinemia e hipoalbuminemia são achados laboratoriais comuns e inespecíficos. Estão relacionadas com a perda proteica gastrintestinal ou com a diminuição da síntese de proteína devido à falência hepática por infiltração neoplásica ou sepse.[8,17] Hipocloridemia, hipopotassemia, hiponatremia e alcalose metabólica são descritas nos cães que apresentam quadros de êmese e diarreia profusos.[13,20]

CONSIDERAÇÕES FINAIS

As neoplasias gastrintestinais são raras e apresentam algumas particularidades clínicas, laboratoriais e anatomopatológicas que merecem destaque e podem ser abordadas de maneira geral.

Nos cães, as neoplasias epiteliais e hematopoéticas gastrintestinais localizam-se principalmente no reto, já as mesenquimais, no jejuno, o que fornece subsídios para o diagnóstico clínico e cirúrgico. Os linfonodos mesentéricos e o fígado são os principais sítios metastáticos, o que indica a importância da investigação desses locais nos casos de neoplasia gastrintestinais em cães.[16]

As manifestações clínicas caracterizam-se por alterações crônicas gastrintestinais e extragastrintestinais inespecíficas, as quais estão diretamente associadas à localização do tumor no trato gastrintestinal. Assim, as alterações clínicas auxiliam no diagnóstico clínico, mas não no histomorfológico.[16]

As alterações laboratoriais hematológicas caracterizaram anemias não regenerativas normocítica normocrômica e microcítica hipocrômica condizentes com doenças de evolução crônica e não específicas de neoplasia gastrintestinal. Adicionalmente, as alterações bioquímicas – funções hepática e renal, proteína total e albumina – são inespecíficas e variáveis nos quadros de neoplasia gastrintestinal e não ajudam no diagnóstico de processo neoplásico localizado nesse sistema.[16]

O adenocarcinoma tubular com cistos mucinosos e o linfoma T alimentar são os diagnósticos histológicos de neoplasias gastrintestinais mais frequentes. Entre os sarcomas, o tumor estromal gastrintestinal (vimentina+, CD117+) é o mais diagnosticado, e sua caracterização necessita de métodos complementares como a reação de imuno-histoquímica, já que seus diagnósticos diferenciais podem ser leiomioma, leiomiossarcoma (vimentina+, actina de músculo liso+, desmina±) e sarcoma indiferenciado (vimentina+, proteína S100–, CD117–, actina de músculo liso–, desmina–). A média de sobrevida dos cães portadores dessas neoplasias é de 12 meses após o diagnóstico.[16]

REFERÊNCIAS BIBLIOGRÁFICAS

1. Ridgeway RL, Suter PF. Clinical and radiographic signs in primary and metastatic esophageal neoplasms of the dog. J Am Vet Med Assoc. 1979;174:700-4.
2. Hamilton TA, Carpenter JL. Esophagea plasmocytoma in a dog. J Am Vet Med Assoc. 1999;204:1210-1.
3. Withrow SJ. Cancer of tract the gastrintestinal tract. In: Withrow SJ, MacEwen, BR. Small animal clinical oncology. Philadelphia: Saunders; 2007. p. 477-8.
4. Ranen E, Lavey E, Aizenbert. Spirocercosis-associated esophageal sarcomas in dogs: a retrospective study of 17 cases (1997-2003). Vet Parasitol. 2004;119:209-21.
5. Rolfe DS, Twedt DC, Seim HB. Chronic regurgitation or vomiting caused by esophageal leiomyoma in three dogs. J Am Anim Hosp Assoc. 1994;30:425-30.

6. Sobral RA, Daleck RD, Rodaski S, De Nardi AB, Pascon JPE. Neoplasias do sistema digestório. In: Daleck RD, Rodaski S, De Nardi AB. Oncologia em cães e gatos. São Paulo: Roca; 2009. p. 317-24.
7. Bailey WS. Spirocerca lupi: a continuing inquiry. J Parasitol. 1972;58:3-22.
8. Guilford WG, Strombeck DR. Neoplasms of the gastrintestinal tract. In: Strombeck DR, Williams DA, Meyer DJ. Strombeck's small animal gastroenterology. 3. ed. Philadelphia: WB Saunders; 1996. p. 519-31.
9. Mazaki-Tovi M, Baneth G, Aroch I. Canine spirocercosis: clinical, diagnostic, pathologic and epidemiologic characteristics. Vet Pathol. 2002;107:235-50.
10. Leibman NF, Larson VS, Ogilvie GK. Oncology diseases gastrintestinal tract. In: Tams, TR. Handbook of small animal gastroenterology. 2. ed. Elsevier Science; 2005. p 385-92.
11. Ranen E, Shamir MH, Shahar R. Partial esophagectomy with single layer closure treatment of esophageal sarcomas in 6 dogs. Vet Surg. 2004;25:428-34.
12. Kuzma AB, Holmberg DL, Liller CW. Use of a vascular skeletal muscle graft for canine esophageal reconstruction. Vet Surg. 1987;18:439-45.
13. Steven E, Grow SE. Tumors of the alimentary tract. Vet Clin North Am Small Anim Pract. 1985;15:577-96.
14. Swann HM, Holt DE. Canine gastric adenocarcinoma and leiomyosarcoma: a retrospective study of 21 cases (1986-1999) and literature review. J Am Anim Hosp Assoc. 2002;8:157-64.
15. Gualtieri M, Monzeglio MG, Scanziani E. Gastric neoplasia. Vet Clin North Am Small Anim Pract. 1999;29:415-40.
16. Leandro RM. Estudo clínico epidemiológico e anatomopatológico das neoplasias do trato gastrintestinais de cães [Dissertação]. São Paulo: Universidade de São Paulo, Faculdade de Medicina Veterinária e Zootecnia; 2009.
17. Penninck DG, Moore AS, Gliatto J. Ultrasonograph of canine gastric epitelial neoplasia. Vet Radiol & Ultrasound. 1998;39:342-3.
18. Syngal S, Fox EA, Eng C, Kolodner RD, Garber JE. Sensitivity and specificity of clinical criteria for hereditary non-polyposis colorectal cancer associated mutations in MSH2 and MLH1. J Med Gent. 2000;37:641-5.
19. Lamb CR, Grierson J. Ultrasonographic appearance of primary gastric neoplasia in 21 dogs. J Small Anim Pract. 1999;40:211-5.
20. Rivers BJ, Walter PA, Jonhston GR. Canine gastric neoplasia: utility of ultrasonography in diagnosis. J Am Vet Med Assoc. 1997;25:144-55.
21. Bichard SJ, Couto CG, Johnson S. Nonlymphoid intestinal neoplasia in 32 dogs and 14 cats. J Am Anim Hosp Assoc. 1986;22:525-37.
22. Crawshaw J, Berg J, Sardinas JC. Prognosis for dogs with nonlymphomatous small intestinal tumors treated by surgical excision. J Am Anim Hosp Assoc. 1998;34:451-6.
23. Ozaki K, Yamagami T, Nomura K. Mast cell tumors of gastrintestinal tract in 39 dogs. Vet Pathol. 2002;39:557-64.
24. Holt PE, Lucke VM. Rectal neoplasia in the dog: a clinicopathologic review of 31 cases. Vet Rec. 1985;116:400-5.
25. Kapatkin AS, Mullen HS, Matthiesen DT. Leiomyosarcoma in dogs: 44 cases (1983-1988). J Am Anim Hosp Assoc. 1992;7:1077-9.
26. Valerius KD, Powers BE, Mcpherron MA. Adenomatous polyps and carcinoma in situ of the canine colon and rectum: 34 cases (1982-1994). J Am Anim Hosp Assoc. 199;25:156-60.
27. Church EM, Mehlhaff CJ, Patnaik AK. Colorectal adenocarcinoma in dogs: 78 cases (1973-1984). J Am Vet Med Assoc. 1987;191:727-30.
28. McEntee MF, Cates JM, Neilsein N. Cycloxygenase-2 expression in spontaneous intestinal neoplasia of domestic dogs. Vet Pathol. 2002;39:428-36.
29. Coyle KA, Steinberg H. Characterization of lymphocytes in canine gastrintestinal lymphoma. Vet Pathol. 2004;41:141-6.
30. Marchetti V, Benetti C, Citi S, Taccini V. Paraneoplastic hypereosinophilia in a dog with intestinal T-cell lymphoma. Vet Clinic Pathol. 2005;34:259-63.

BIBLIOGRAFIA

Alon D, Paitan Y, Bem-Nissany *et al*. Persistent Helicobacter canis bacteriemia in a patient with gastric lymphoma. Infection. 2010;38(1):62-4.

125 Gastrenterologia de Felinos

Archivaldo Reche Júnior • Marcela Malvini Pimenta • Alexandre Gonçalves Teixeira Daniel

INTRODUÇÃO

Os gatos constituem verdadeiros desafios clínicos quando suas particularidades não são prontamente reconhecidas. Suas minúcias compreendem não somente os aspectos anatômicos e funcionais, como também os comportamentais.

Por serem descendentes do gato do deserto, muitas de suas características são facilmente contextualizadas. Em seu hábitat natural, o requerimento hídrico é suprido predominantemente pelo consumo de suas presas. Diferentemente do cão e de outros onívoros, esses pacientes apresentam resposta menos sensível à sede e à desidratação e ajustam a ingestão de água de acordo com o teor de matéria seca da dieta, em vez do teor de umidade. Por meio da caça, também é possível a obtenção de alta densidade proteica, moderada quantidade de lipídio e baixa concentração de carboidrato (CHO). Assim, os gatos foram adaptados metabolicamente, ao longo do tempo, a maior ingestão de proteína com relação à de carboidrato. Apesar de utilizarem CHO como fonte de energia metabólica, têm habilidade limitada em poupar a utilização de proteína.

Existem grandes diferenças nos requerimentos nutricional e metabólico dos felinos, responsáveis por conferir a esses animais peculiaridades alimentares a serem sempre consideradas diante da abordagem de quaisquer afecções, sobretudo as que resultam em anorexia. A primeira diferença nutricional, e provavelmente a mais importante, é a necessidade de ingestão proteica mínima de 29% em contraste à de 12% requerida pela espécie canina. Todavia, a origem da fonte proteica é de grande relevância pelo fato de os gatos serem considerados carnívoros essenciais. Esses animais têm necessidades específicas de aminoácidos, como taurina, arginina, metionina, tirosina, niacina e cisteína, como também maior requerimento de vitamina A, tiamina e outras proteínas do complexo B, como cobalamina. Além disso, eles têm necessidades específicas de outros nutrientes, como carnitina, ácido araquidônico e vitamina D. Os felinos apresentam incapacidade de sintetizar vitamina D a partir da ativação de precursores localizados na pele pela luz ultravioleta, por apresentarem deficiência de 7-desidrocolesterol. Por esse motivo, é importante a suplementação de vitamina D por meio da dieta.

Com relação às particularidades anatômicas, o estômago dos gatos é pequeno e apresenta capacidade de distensão relativamente menor, sendo mais adaptado a pequenas refeições, porém mais frequentes (p. ex., 10 a 20 pequenas refeições diárias). Devido ao pequeno diâmetro estomacal, o período de armazenamento da ingesta é limitado (entre 1 e 4 horas). O comprimento intestinal também é proporcionalmente menor que o de outras espécies. Até certo ponto, é possível a compensação, graças à presença de vilosidades maiores. Ainda assim, a capacidade de absorção é cerca de 10% inferior à encontrada nos cães. Uma das funções do ceco é digerir, por meio da flora intraluminal, os nutrientes que ainda não foram absorvidos (carboidratos, proteínas e fibras). No entanto, essa região anatômica intestinal é pouco desenvolvida nos animais carnívoros, entre eles o gato doméstico. Por sua vez, o cólon curto constitui um fator limitante para fermentação microbiana no intestino grosso, comprometendo a produção de ácidos graxos de cadeia curta, o equilíbrio de fluidos e eletrólitos locais, bem como a gliconeogênese pelo fígado.

O objetivo deste capítulo é prover informações relevantes para o dia a dia do clínico, evidenciando os principais aspectos responsáveis por correlacionar as enfermidades que acometem os sistemas gastrintestinal, hepatobiliar e pancreático dos pacientes felinos.

DOENÇA INTESTINAL INFLAMATÓRIA

Archivaldo Reche Júnior • Marcela Malvini Pimenta

INTRODUÇÃO

A doença intestinal inflamatória (DII) ou IBD (do inglês *inflammatory bowel disease*) compreende um grupo de afecções gastrintestinais (GIs) caracterizado por persistência ou recorrência de sintomas digestórios, evidência histológica de inflamação e capacidade de resposta à intervenção imunoterápica,[1-3] compreendendo o diagnóstico histopatológico mais comum em gatos com enteropatia crônica.[1]

Apesar de correlacionar-se às reações de hipersensibilidade e de permeabilidade da própria mucosa intestinal,[4] não se sabe com exatidão sua etiologia, sendo, portanto, considerada idiopática.[1,5] A síndrome é decorrente de resposta exacerbada do trato gastrintestinal (TGI) diante de estimulação antigênica normal, devendo ser diferenciada dos processos que envolvem outros desafios antigênicos locais.[6,7]

Considerando o fato de que o TGI responde às diversas agressões com o recrutamento de células inflamatórias, muitas afecções podem se assemelhar à DII.[3,7] Assim, torna-se essencial a realização do diagnóstico diferencial para outras enfermidades responsáveis por desencadear ou potencializar a resposta inflamatória GI.[5] É importante considerar que, nos gatos, o ducto pancreático, em contiguidade com o ducto biliar, converge diretamente para o lúmen duodenal. Essa característica anatômica peculiar dos felinos confere a esses pacientes maior predisposição ao desenvolvimento de lesões concomitantes nos sistemas pancreático e hepatobiliar.[8] A tríade felina (DII, colangite e pancreatite), quando presente, contribui para a progressão dos sintomas clínicos,[4] sendo sempre uma possibilidade a ser investigada em associação ao diagnóstico de DII.[4,9-10]

CLASSIFICAÇÃO

As DII são classificadas, de acordo com a localização anatômica,[3,7] em enterite (intestino delgado) e enterocolite (intestino grosso)[7] e conforme a celularidade presente no infiltrado inflamatório,[3,5] sendo descritas como linfoplasmocítica, neutrofílica ou eosinofílica.[5,11]

Um ou mais tipos celulares podem ser encontrados. No entanto, na espécie felina predominam os infiltrados mistos de linfócitos e plasmócitos (infiltrados linfoplasmocíticos)[3,7,9,10,12] e, em seguida, os eosinofílicos.[3] O infiltrado neutrofílico é de ocorrência rara.[5,10] Quando presente, provavelmente constitui resposta inflamatória a um componente microbiano.[8]

A doença inflamatória de origem eosinofílica é tipicamente mais grave que a enterite/enterocolite linfoplasmocítica, apresentando-se de duas formas: isolada no intestino ou sediada em vários órgãos, incluindo fígado, baço e TGI (síndrome hipereosinofílica).[8] No entanto, a gravidade da doença é variável de acordo com o tipo de celularidade predominante,[3,8] a extensão da infiltração inflamatória e a ocorrência de mudanças estruturais na mucosa.[8]

O sistema de classificação proposto por Jergens *et al.* (1992/1999) possibilita a graduação das lesões, de acordo com a extensão das alterações ocorridas no epitélio intestinal. Assim, as lesões em que não há perda de arquitetura da mucosa, necrose glandular ou fibrose da lâmina própria são consideradas leves, ao passo que as graves são caracterizadas por distorção da arquitetura da mucosa e erosões, necrose ou hiperplasia glandular, atrofia das vilosidades e fibrose da lâmina própria.[4] O comprometimento da digestão e da absorção de nutrientes em decorrência da atrofia das vilosidades intestinais contribui para o agravamento do quadro.[5]

Demonstrou-se recentemente a possibilidade de estadiamento clínico da DII, por meio do índice de atividade da enteropatia crônica felina (FCEAI, do inglês *feline chronic enteropathy activity index*), cuja proposta é avaliar a gravidade do quadro, a progressão ou a remissão da doença após terapêutica e a previsão do prognóstico. Esse sistema utiliza variáveis estatisticamente relevantes relacionadas com sintomatologia GI (vômito, diarreia, perda de peso, disorexia e letargia), lesões histopatológicas e atividade sérica das proteínas totais, fósforo e transaminases.[11]

ETIOLOGIA E FISIOPATOGENIA

A mucosa GI é desafiada constantemente por estímulos antigênicos locais, os quais resultam em influxo, de grau variado, de células inflamatórias (linfócitos T e B, plasmócitos, eosinófilos, neutrófilos e macrófagos),[1,7,11] geralmente confinado na mucosa,[11] ocasionalmente na submucosa[8,10,13] e raramente na camada muscular do TGI.[10]

Outros elementos compõem a resposta inflamatória intestinal, como células dendríticas, neurônios secretores e motores (p. ex., o peptídio intestinal vasoativo, a substância P e os neurônios colinérgicos), citocinas e interleucinas (IL) e mediadores inflamatórios (leucotrienos, prostanoides, metabólitos reativos de oxigênio, óxido nítrico, 5-hidroxitriptamina, interferona gama [IFN-γ], fator de necrose tumoral alfa [TNF-α] e fator de ativação plaquetária).[1]

Um componente adicional de enteropatia inflamatória em pacientes humanos e modelos experimentais é a incapacidade de regulação da resposta imune pela produção de IL-10, foxP3, CD25+ e CD4+ (células T reguladoras naturais), porém ainda não foi descrita na espécie felina.[1]

Embora a etiologia da DII não tenha sido completamente compreendida, acredita-se que a doença seja resultante da interação complexa entre a suscetibilidade do hospedeiro e o desequilíbrio da imunidade da mucosa e da flora intestinal.[1,2,4]

Entre as causas potenciais estão a resposta de hipersensibilidade a constituintes luminais normais, como antígenos alimentares e agentes microbianos,[1,11,13] capazes de desencadear desarranjos primários do sistema imune ou eventos imunológicos secundários à lesão da mucosa, e alteração de permeabilidade. Estima-se que a inflamação crônica do intestino seja autoperpetuante, uma vez que a perda da integridade da mucosa possibilita o contato dos microrganismos da própria flora e de outros antígenos com a lâmina própria, estimulando ou exacerbando a reação inflamatória local (Figura 125.1).[13,14]

Atenção especial vem sendo direcionada a fatores alimentares e seu impacto na flora intestinal e eventos inflamatórios.[14] Evidências sugerem que a dieta apresenta, no mínimo,

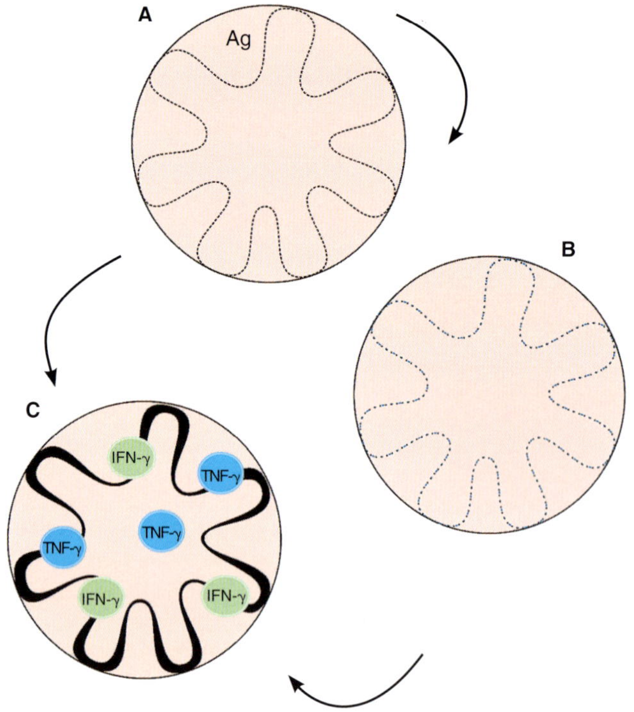

Figura 125.1 Intestino felino: corte transversal da região luminal. Esquema representativo da etiopatogenia da doença intestinal inflamatória. **A.** Presença de antígenos (Ag) no lúmen intestinal, por exemplo, peptídios alimentares, agentes infecciosos ou Ag de outras origens. **B.** Migração de células inflamatórias para a mucosa intestinal **C.** Espessamento e alteração de permeabilidade da mucosa intestinal devido ao estímulo de citocinas pró-inflamatórias locais, como IFN-γ e TNF-α.

participação na perpetuação da inflamação intestinal em gatos portadores de DII. Ao serem preconizadas dietas hidrolisadas, ou seja, menos imunogênicas, há a resolução efetiva dos sintomas ou parte deles.[15]

Algumas dietas são responsáveis por desencadear alterações significativas da flora intestinal, tanto em número como em quantidade, demonstrando a importância do manejo alimentar na manutenção da flora normal.[14] Em animais suscetíveis, a doença pode emergir da perda da autorregulação da resposta imune da mucosa às bactérias intestinais[2,4] ou a seus subprodutos.[1] A modulação do microambiente bacteriano entérico correlaciona-se à redução de citocinas pró-inflamatórias na mucosa e à redução da inflamação em pacientes humanos portadores da doença de Crohn.[2,4]

Em âmbito evolutivo, o processo inflamatório tem como consequência o espessamento da parede intestinal, com alterações funcionais, além das de permeabilidade.[5] A diarreia, quando presente, resulta da perda da capacidade de reabsorção de líquidos e eletrólitos luminais, ora suplantados pela secreção celular.[5]

MANIFESTAÇÕES CLÍNICAS

A doença intestinal inflamatória acomete animais de todas as idades, embora seja mais representativa em gatos com média de idade de, aproximadamente, 8 anos.[9,10,16]

O exame físico pode ser desprovido de alterações, apesar de ser frequentemente caracterizado por perda de peso aparente e alças intestinais espessadas durante a palpação abdominal.[3,16] Releva-se a avaliação cuidadosa dos lobos tireoideanos em todos os gatos com mais de 5 anos e enfermidades GI de origem desconhecida, uma vez que a ocorrência de enteropatia por tireotoxicose é uma possibilidade comum.[7] Contudo, a ausência de reatividade da tireoide não exclui a necessidade da realização de testes laboratoriais para hipertireoidismo.

As manifestações clínicas da DII são variáveis de acordo com a extensão do infiltrado celular e a região do trato digestório envolvida,[11,13] alternando-se entre períodos de exacerbação e remissão.[4,7]

O vômito é o sintoma mais consistente, podendo representar o único alerta à doença.[3,4,6] Os episódios eméticos ocorrem de modo crônico ou intermitente,[3,4] com evolução de semanas, meses ou anos,[7,13,17] sendo por vezes tratados como reação gástrica aos tricobezoares (por ingestão de pelos).[17] Na presença de lesões ulcerativas no estômago ou duodeno, a hematêmese pode ser observada.[17]

A diarreia é considerada, em seguida, a apresentação clínica de maior expressão, ocorrendo, comumente, em estágios mais avançados da doença.[3,7] A característica das fezes normalmente é de processos sediados no intestino delgado.[17] No entanto, pode haver evidências de colite simultaneamente. Quando dissociada, a diarreia originada no intestino delgado caracteriza-se por maior volume e consistência aquosa, em associação ou não à perda de peso. Já a de intestino grosso relaciona-se com aumento da urgência de defecação, tenesmo, presença de muco ou hematoquezia.[5,7,13,16] O ponto-chave no histórico desses pacientes é a ausência de resposta total ou parcial à terapia dietética, ao programa de eliminação de parasitas e aos tratamentos antimicrobianos.[17]

Também pode haver perda de peso, disorexia em seus extremos (anorexia e polifagia) e letargia.[1,3,7,9,11,17] Eventualmente alguns gatos demonstram anorexia primariamente ao vômito ou à diarreia.[7] Os principais diagnósticos diferenciais para gatos com manifestação persistente, intermitente ou recorrente de sintomas GI compreendem as doenças sistêmicas, o parasitismo crônico, as reações de sensibilidade alimentar (alergia ou intolerância), as doenças infecciosas, o linfoma alimentar, o hipertireoidismo e, menos comumente, a insuficiência pancreática exócrina.[2,7,10] Outras possibilidades estão descritas no Quadro 125.1.

QUADRO 125.1 Diagnósticos diferenciais para doença intestinal inflamatória.

Diagnóstico diferencial	Exemplo
Neoplasias	Linfoma alimentar, adenocarcinoma, mastocitoma, fibrossarcoma, leiomioma, leiomiossarcoma
Manifestações de sensibilidade alimentar	Alergia alimentar ou intolerância
Doenças autoimunes	–
Infecções por protozoários	*Giardia* sp., *Tritrichomonas foetus*
Infecções bacterianas	Síndrome do supercrescimento bacteriano, *E. coli*, *Campylobacter* sp., *Helicobacter* sp., *Salmonella* sp., *Clostridium* sp.
Infecções virais	FIV, FeLV e PIF
Infecção fúngica	*Histoplasma* sp.
Enfermidades endócrinas	Hipertireoidismo, hipoadrenocorticismo, diabetes *mellitus*
Enfermidades hepáticas	–
Enfermidades pancreáticas	Insuficiência hepática exócrina – ocorrência rara
Obstrução intestinal por ingestão de corpo estranho	–
Colite idiopática	–
Nefropatia	–
Estresse	–

FIV: vírus da imunodeficiência dos felinos; FeLV: vírus da leucemia felina; PIF: fator indutor de proteólise.

DIAGNÓSTICO

O diagnóstico de DII ocorre por exclusão, isto é, deve ser considerado em situações em que o agente etiológico não tenha sido identificado.[1,2,4,6,10] Para isso, é mandatório investigar quaisquer possibilidades que resultem na presença de infiltrados inflamatórios no TGI, disorexia, vômito, diarreia e perda de peso crônicos (ver Quadro 125.1).[1-5,9,10,12,16-20]

Quando uma etiologia específica não for evidenciada, devem-se concentrar os esforços na investigação das enteropatias de cunho inflamatório. Todavia, o diagnóstico definitivo da DII requer a identificação de fatores preditores da doença (Figura 125.2), sendo possível somente mediante a realização de biopsia intestinal e análise histopatológica e/ou imuno-histoquímica.[1,3-5,7,12,16,20,21] Muitas vezes a identificação do imunofenótipo é requerida para diferenciar a enterite linfocítica plasmocítica do linfoma alimentar de pequenas células.[1,16,22] Atualmente também é possível diferenciar as infiltrações neoplásicas das inflamatórias utilizando-se o teste de reação em cadeia da polimerase (PCR)[1,3,21] para identificação de rearranjos de genes específicos dos receptores gama de células T (TCRG, do inglês *T cell receptor γ chain gene*)[1,21] e regiões variáveis dos genes de células B.[21]

Ressalta-se a indicação de biopsia, principalmente naqueles animais com evidência ultrassonográfica de espessamento transmural e linfadenopatia.[4,12,22] Apesar de ter sido relatada a ocorrência de infiltração inflamatória mista (neutrófilos, granulócitos, linfócitos e plasmócitos) em túnica muscular,[10] acredita-se em maior probabilidade do diagnóstico de linfoma alimentar em gatos com espessamento da camada muscular.[4,9,10,22,23]

O exame ultrassonográfico mostra-se bastante útil na detecção de alterações de ecogenicidade, perda de definição das camadas intestinais[13] e presença de massas tumorais.[22] Na DII, geralmente observa-se espessamento de mucosa e submucosa intestinais, sem perda da estratificação das camadas intestinais.[1] É mais provável, porém, a detecção de um segmento espessado na enterite eosinofílica do que na enterite linfoplasmocítica.[5] Frequentemente, as mudanças de ecogenicidade da mucosa apresentam maior relevância nas enteropatias responsivas à dieta e nas enteropatias por perda proteica do que na DII.[1]

A ultrassonografia possibilita, ainda, avaliar o envolvimento de outros órgãos,[13] realizar punção aspirativa por agulha fina (PAAF)[16] e auxiliar na escolha do melhor método de biopsia (endoscopia ou laparotomia).[17]

A endoscopia é um método minimamente invasivo,[10,12] possibilita a visibilização de alterações da mucosa GI, a obtenção de múltiplas amostras e a caracterização de algumas lesões sem a necessidade de laparotomia. Entretanto, os fragmentos coletados são representativos somente da mucosa do trato GI, impossibilitando a avaliação de lesões extraluminais,[3,7,10,12,17,21] como também daquelas localizadas em jejuno, íleo[12] e junção ileocecocólica.[21] Por meio da técnica de laparotomia, é possível obter amostras transmurais de todas as áreas de interesse, além de fragmentos de outros órgãos, como linfonodos regionais, pâncreas e fígado, normalmente não acessíveis por exame endoscópico. As biopsias de espessura completa possibilitam a obtenção de amostras de todas as camadas intestinais, ampliando as possibilidades de diferenciação entre DII, linfoma alimentar[3,7,9,10,16,17] e outras neoplasias intestinais.

Os aspectos laboratoriais associados à DII são inespecíficos, mas algumas alterações podem refletir a necessidade de investigações adicionais. O aumento da atividade sérica das transaminases ou das demais enzimas hepáticas, por exemplo, é indicativo de comprometimento hepatobiliar. O processo intestinal inflamatório primário pode resultar em infecção

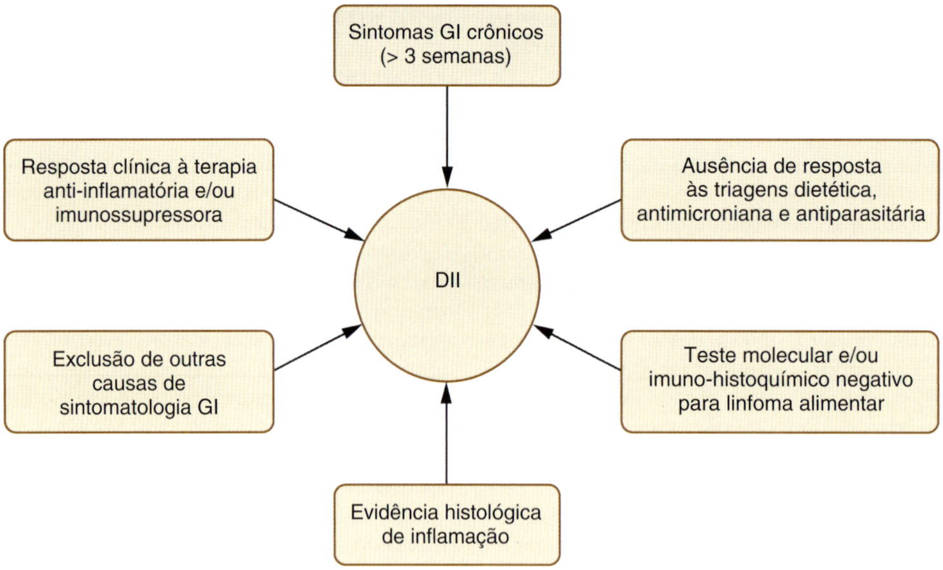

Figura 125.2 Preditores diagnósticos de doença intestinal inflamatória. GI: gastrintestinal; DII: doença intestinal inflamatória.

ascendente dos ductos biliar e pancreático e, consequentemente, em colangite e pancreatite secundárias – tríade felina (doença intestinal inflamatória/pancreatite/colangite).[3,10,11,13,17] De modo semelhante, os pacientes em estados catabólicos crônicos devem ser avaliados quanto à possibilidade de lipidose hepática secundária (LHF), mais adiante neste capítulo.[13]

As alterações absortivas e de déficit nutricional, assim como os processos hemorrágicos e ulcerativos e as diarreias exsudativas, justificam as perdas proteicas e a hipoproteinemia.[13] Apesar de rara em gatos, quando presente, sugere maior gravidade do quadro.[13,16]

Há possibilidade da ocorrência de hipofosfatemia[8] e anemia discreta, associada ou não à leucocitose e sem desvio à esquerda, refletindo a presença de um processo inflamatório crônico ativo.[17]

É provável a detecção de eosinofilia em animais acometidos pela síndrome hipereosinofílica.[17]

TRATAMENTO

As medidas terapêuticas iniciais devem incluir terapias antiparasitária e antimicrobiana, instituição de dieta hipoalergênica[2,7,16,18,24] e uso de fármacos imunomoduladores.[2,6] Todavia, os gatos com sintomatologia grave e perda de peso substancial relacionada com o acometimento do intestino delgado constituem exceção à triagem terapêutica, tornando-se prioridade a realização de biopsia.[16]

A doença intestinal inflamatória crônica se distingue das demais enteropatias por apresentar resposta clínica ao tratamento com agentes imunossupressivos e não responder à alteração de manejo alimentar e à terapia antimicrobiana isoladamente,[1] o que reforça a necessidade de o diagnóstico não ser realizado exclusivamente mediante evidência histopatológica de infiltração inflamatória.[1]

Manejo nutricional

Os gatos com doença intestinal inflamatória crônica encontram-se comumente debilitados nutricionalmente. A esse fato atribuem-se a menor ingestão alimentar por esses pacientes, a menor capacidade absortiva intestinal e/ou o aumento da exsudação associada à perda proteica.[8] Sabe-se que a presença de nutrientes no lúmen é essencial para a manutenção da motilidade intestinal, a integridade epitelial e o equilíbrio da flora. Assim, são recomendadas dietas de alta digestibilidade[2,3,14,25] e alto valor biológico, formuladas por fontes proteicas não consumidas anteriormente pelo paciente (dieta de eliminação).[2-4,13,14,18] No entanto, é importante se certificar da aceitabilidade da nova dieta pelo paciente, a fim de evitar o agravamento do quadro por indução de catabolismo proteico endógeno e a ocorrência de lipidose hepática. O objetivo da dieta, além dos contextos terapêutico e diagnóstico, é prover nutrientes adequados para a manutenção da condição corporal e a integridade das microvilosidades intestinais.[25]

A hipersensibilidade ou alergia alimentar difere da intolerância alimentar, por compor uma reação imunologicamente mediada a um constituinte do alimento.[4,13] Por esse motivo, são prescritas as dietas de eliminação, em que o gato ainda não tenha sido sensibilizado,[4,13] por um período mínimo de oito a doze semanas.[14] Uma vez caracterizado o processo, para maior comodidade do proprietário, há opção da utilização de dietas hipoalergênicas comerciais.[13] Alternativamente é possível recorrer à alimentação caseira balanceada, à base de outras proteínas encontradas nas carnes de peru, pato, coelho, carneiro, cordeiro ou veado,[2,13,18] em combinação a uma fonte de carboidrato (arroz, batata e/ou macarrão), óleo vegetal, vitaminas do complexo B, vitamina K, fosfato dicálcico e taurina (200 a 500 mg por refeição).[17] As dietas hidrolisadas constituem melhores opções, por apresentarem quantidades ínfimas de peptídios antigênicos proteicos,[5,14,15,18] porém não estão disponíveis no Brasil.

Ao ser obtida a remissão clínica, uma nova exposição à dieta anterior é realizada com o objetivo de eliminar a possibilidade de hipersensibilidade ou alergia alimentar. O diagnóstico é confirmado naqueles animais que apresentam recidiva dos sintomas GI, normalmente poucos dias após reintrodução do alergênio.[13,18,24]

Com o objetivo de reduzir a inflamação intestinal e modular o ambiente microbiano luminal, é recomendado o uso de prebióticos e probióticos como parte essencial da terapia adjuvante.[2,4,14,25,26] Os probióticos, como *Lactobacillus, Bifidobacterium, Enterococcus* e outras linhagens bacterianas não patogênicas,[4,14,26] são microrganismos responsáveis pela produção de substâncias anti-inflamatórias e de bactericinas (peptídios semelhantes a antibióticos que inibem bactérias patogênicas), além de promoverem inibição da adesão de patógenos em células intestinais, modulação da reatividade do sistema imune intestinal e redução da produção de citocinas pró-inflamatórias.[26] Os prebióticos são ingredientes não digeríveis capazes de influenciar a composição da flora gastrintestinal, por estimularem a proliferação de bactérias benéficas e inibirem o crescimento de linhagens patogênicas. As fibras dietéticas e os oligossacarídios não digeríveis (Mannan-oligossacarídios [MOS] e fruto-oligossacarídios [FOS]) são os principais substratos utilizados para o crescimento dos microrganismos de interesse. Efeitos semelhantes também são alcançados utilizando-se lactulose, chicória, inulina e oligofrutose.[4,14,26]

Benefícios adicionais são obtidos com a suplementação de *Psyllium* (duas colheres de chá por via oral [VO], 2 vezes/dia), um prebiótico à base de fibra, responsável por conferir maior consistência fecal, redução de agentes irritantes à mucosa, melhoria da motilidade colônica e produção de ácidos graxos de cadeia curta, capazes de nutrir os colonócitos, favorecendo a estrutura e a função do intestino grosso.[3,4,13,14]

Terapia farmacológica

Espera-se resposta clínica dos pacientes portadores de enteropatia inflamatória ao uso de fármacos anti-inflamatórios e imunossupressores.[1,2,4,5,13] A gestão farmacológica tem como princípio a interrupção da sequência de amplificação da inflamação, o que reforça a necessidade da terapia de manutenção.[2] No entanto, recomenda-se, previamente ao início do tratamento, excluir a possibilidade de infecção por vírus da imunodeficiência dos felinos (FIV) e vírus da leucemia felina (FeLV) e de outras doenças em estado de latência que possam sofrer reativação, como a toxoplasmose (realizar titulação para imunoglobulina M [IgM]).[6] O *Snap Combo Plus* (Idexx Laboratories) é um teste sorológico de fácil manuseio para o uso na rotina clínica, que possibilita pesquisar, por meio do método de imunoadsorção enzimática (ELISA), o antígeno do FeLV e os anticorpos anti-FIV.

A possibilidade de linfoma alimentar (LAF) também deve ser considerada. Essa neoplasia é sensível ao uso de corticosteroides, sendo sua administração precoce determinante para a resistência tumoral a um dos principais fármacos envolvidos em seu protocolo terapêutico.[17]

Corticosteroides

A prednisolona (1 a 2 mg/kg, VO, 2 vezes/dia) é o fármaco de escolha durante a indução do tratamento,[3,4,7,13] sendo mantida por 2 a 4 semanas, de acordo com a gravidade dos sintomas e a característica das lesões.[4,16] Após esse período, recomenda-se a redução gradual da dose em 50% a cada 2 ou 3 semanas, até suspensão total da medicação.[16] Gatos com inflamação leve apresentam, em geral, boa resposta diante de dosagens baixas em dias alternados ou a cada 3 dias e alcançam remissão entre 3 e 6 meses.[7]

Nos gatos com infiltrações graves, podem ser necessárias doses mais elevadas desse fármaco (2 a 4 mg/kg, VO, 2 vezes/dia) nas primeiras 4 semanas (indução) e (1 a 2 mg/kg, VO, 1 vez/dia) durante a terapia de manutenção por longos períodos, meses ou até anos. A combinação às outras substâncias é realizada quando a finalidade é obter efeito sinérgico ou reduzir os efeitos sistêmicos dos corticosteroides,[7] apesar de sua menor frequência na espécie felina.

Para animais aversivos à prescrição oral do medicamento ou que ainda não apresentam boa resposta à prednisolona,[13,16] o acetato de metilprednisolona (20 mg/gato por via subcutânea [SC] ou intramuscular [IM]), a cada 2 semanas por seis ciclos, alterando para administração mensal até remissão completa do quadro,[13,16,17] ou a dexametasona (0,5 mg/kg, VO, 1 vez/dia) constituem opções alternativas.[7,16]

Metronidazol

O metronidazol (10 a 20 mg/kg, 2 vezes/dia, por 2 meses) é indicado por apresentar efeito imunomodulador e anti-inflamatório, espectro bactericida contra anaeróbios e ação contra protozoários,[3,4,7,13,16] além de ser considerado coadjuvante no diagnóstico e no tratamento da síndrome do supercrescimento bacteriano.[19]

Esse fármaco frequentemente mostra-se efetivo como agente único em gatos com inflamação leve,[4,13,16] como também em associação à terapia com corticosteroides ou sulfassalazina (5-ASA) (10 a 20 mg/kg, 1 ou 2 vezes/dia) para pacientes com doença moderada ou grave.[4,13] A 5-ASA deve ser usada com cautela devido à sensibilidade dos gatos aos salicilatos,[4,13] sendo recomendada em quadros graves de colite, por seu efeito específico no intestino grosso.[13,17]

Azatioprina

A terapia com azatioprina (0,3 a 0,5 mg/kg, a cada 48 horas, durante 3 a 5 semanas) é uma alternativa a ser utilizada nos animais refratários aos demais tratamentos, por se tratar de um agente imunossupressor mais potente. Sua metabolização resulta em metabólito ativo, a 6-mercaptopurina, responsável por interferir diretamente na ação linfocitária.[4,7,13,17]

Outros fármacos

Outras alternativas de agentes imunomoduladores são tilosina (40 a 80 mg/kg, VO, 2 ou 3 vezes/dia), clorambucila (2 mg/gato, VO, a cada 48 horas, durante 3 a 5 semanas) e ciclosporina (5 mg/kg, VO, 1 ou 2 vezes/dia).[2-4,13,16,17]

É importante lembrar que toda terapia medicamentosa é passível de efeitos colaterais. Durante a escolha do fármaco, é importante avaliar o estado clínico do paciente, a resposta de cada gato a determinado protocolo terapêutico e o efeito mielotóxico da maioria dos medicamentos, sendo prioridade o acompanhamento semanal do paciente no primeiro mês de tratamento e a cada 2 a 4 semanas nos meses subsequentes. Deve-se interromper o tratamento ou alterar a posologia se houver redução significativa da contagem de leucócitos (< 3.000/mℓ).

Outro fator a ser verificado é a compatibilidade entre o custo da prescrição e as possibilidades econômicas do proprietário.

CONSIDERAÇÕES FINAIS

O fato de a DII ser considerada idiopática não significa que ela seja desprovida de uma causa subjacente, e sim que uma causa desconhecida se faz presente e deve ser investigada. Para a obtenção do diagnóstico definitivo, é importante excluir outras enfermidades que mimetizam o mesmo quadro, como também se certificar da coexistência de outros preditores da doença.

Os pacientes com ausência de resposta clínica ao tratamento ou com resposta desfavorável podem ter sido erroneamente diagnosticados, submetidos à terapia inadequada ou por período insuficiente ou não ter recebido o protocolo terapêutico preconizado. O diagnóstico e o tratamento da doença intestinal inflamatória são quase sempre laboriosos e exigem a adesão e o comprometimento do proprietário. À medida que todas as premissas são adotadas, o prognóstico torna-se frequentemente favorável.

LINFOMA ALIMENTAR FELINO

Archivaldo Reche Júnior • Marcela Malvini Pimenta

INTRODUÇÃO

Com o avanço da medicina veterinária, a expectativa de vida dos animais aumentou e algumas doenças de gatos senis tornaram-se mais evidentes. Entre elas, as neoplasias são bastante frequentes e os linfomas, os mais representativos. Eles são classificados segundo a localização, sendo o linfoma alimentar a forma anatômica mais comum em felinos, acometendo em maiores proporções o intestino delgado, com consequentes alterações na absorção de nutrientes. O animal pode apresentar anorexia, perda de peso progressiva, vômito e diarreia crônica, sinalizando, ao proprietário, a necessidade de procurar ajuda especializada. O prognóstico do paciente dependerá da resposta ao tratamento, da classificação e do estadiamento do tumor, do tempo em que a lesão se instalou, do *status* clínico do paciente e da ocorrência ou não de infecção por um dos retrovírus patogênicos para o gato (FIV ou FeLV).

CLASSIFICAÇÃO

O linfoma, também chamado "linfoma maligno" ou "linfossarcoma", constitui um grupo de neoplasias que se originam em células linforreticulares. Normalmente, proliferam em tecidos linfoides, como linfonodos, baço, medula óssea e fígado, podendo também se desenvolver na maioria dos tecidos do corpo, sendo distintos das leucemias linfoides que se originam na medula óssea.[27,28]

Considerado o tumor mais comumente encontrado em gatos, o linfoma representa um terço de todas as neoplasias felinas e 90% das neoplasias hematopoéticas.[29]

Vários sistemas de classificação anatômica foram propostos para o linfoma felino. A maioria dos autores divide-os em quatro grupos. De acordo a localização, são descritos como linfomas alimentar (LAF), mediastínico ou torácico, multicêntrico e extranodal.[27,28,30-32] Neste capítulo, será abordada a forma alimentar, predominante entre aproximadamente 32 a 72% dos gatos com linfoma.[29]

O local mais acometido no trato digestório é o intestino delgado, seguido do estômago, da junção ileocecocólica e do cólon. Por ser uma doença sistêmica, cerca de 80% dos gatos com linfoma alimentar apresentam envolvimento concomitante de outros órgãos. A doença também pode ocorrer na cavidade oral (incluindo gengiva e tonsilas) e no esôfago, manifestar-se como infiltração puramente intestinal ou combinação que envolve também os linfonodos mesentéricos (normalmente afetados nos pacientes com doença difusa), o fígado e o pâncreas. Alguns relatos limitam a forma alimentar ao envolvimento digestivo, com ou sem extensão para o fígado.[28,29,33-35]

É possível que o linfoma alimentar tenha sua origem na mucosa, podendo infiltrar-se na serosa a distância ou pelo sítio marginal. O tumor apresenta-se de forma individual ou difusa pelos intestinos e pelas camadas muscular e submucosa e resulta em espessamento anular com obstrução intestinal parcial ou total. Alternativamente, existe um subtipo de linfoma alimentar felino que se origina primariamente na superfície serosa.[30,33,34,36]

O National Cancer Institute (NCI) utilizou critérios histológicos como o índice mitótico e a proliferação celular para graduar esses tumores em graus baixo, intermediário ou alto. Em tumores de alto grau (linfoblásticos ou imunoblásticos), são encontrados linfoblastos com citoplasma abundante, alta atividade mitótica e progressão clínica rápida. Já os tumores de baixo grau ou linfocíticos são caracteristicamente compostos de pequenas células de atividade mitótica baixa e evolução clínica lenta.[37,28]

Em 1999, o sistema de classificação baseado no grau histológico utilizado em medicina humana para classificação de linfomas não Hodgkin foi adaptado para os linfomas felinos.[37,38] Posteriormente, o critério imuno-histoquímico foi adicionado à classificação histológica dos linfomas, possibilitando a imunofenotipagem, ou seja, a determinação do linfócito que deu origem ao tumor (células B ou T).[32]

A aparência macroscópica do LAF varia de acordo com a localização anatômica específica (Figura 125.3 A e B). Em alguns casos, especialmente nos linfomas linfocíticos de baixo grau, comumente observa-se aparência normal. Quando há massa focal no trato alimentar, são evidenciadas áreas de espessamento transmural com ou sem ulceração da mucosa. No estômago, a massa pode ser simétrica ou irregular, firme ou friável, com infiltração solitária, múltipla ou difusa. Ao se localizar no intestino, o espessamento mural é frequentemente excêntrico, resultando na preservação do lúmen, embora possa desenvolver obstrução funcional, como frequentemente observado no carcinoma intestinal. Pode haver hipomotilidade dos segmentos intestinais onde ocorre infiltração tumoral, a ser reconhecida no exame ultrassonográfico. A parede intestinal também pode encontrar-se espessada e facilmente palpável em situações de infiltração difusa, em associação a linfadenopatia mesentérica evidente.[29,39]

ASPECTOS EPIDEMIOLÓGICOS

Em estudos antigos, o FeLV, associado ao linfoma, representava a causa mais comum de tumores hematopoéticos. Sessenta a setenta por cento dos gatos apresentavam-se antigenicamente positivos para o FeLV, e as formas predominantes eram a

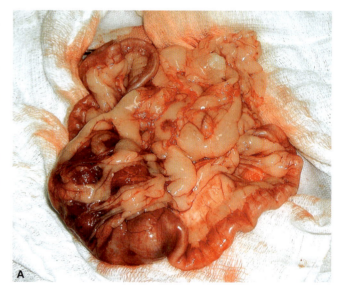

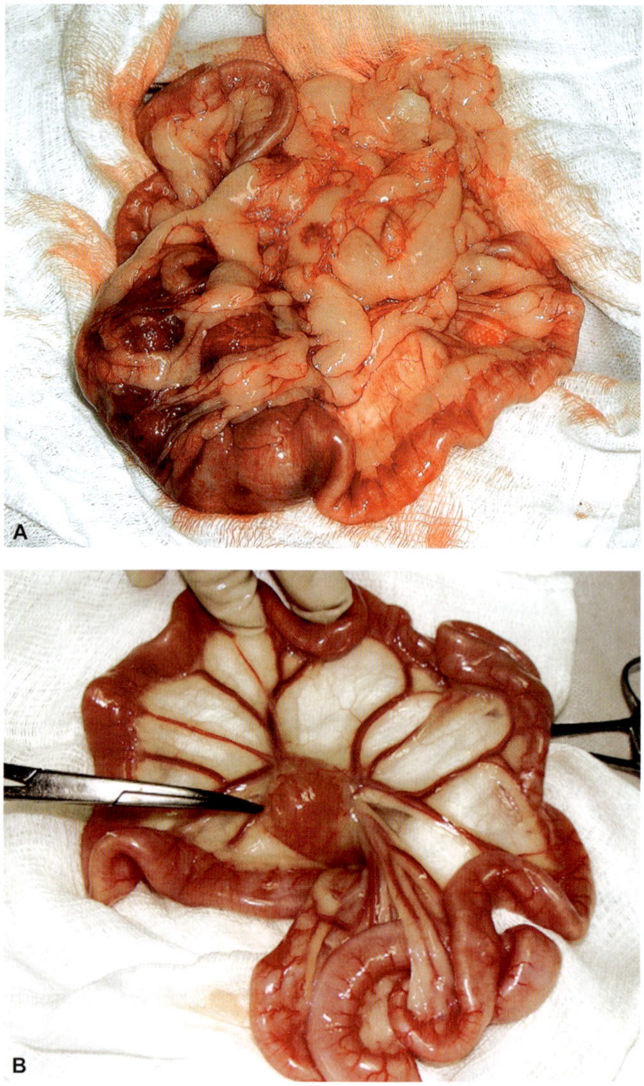

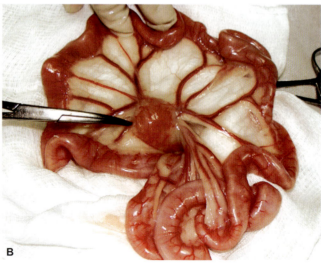

Figura 125.3 Aspecto macroscópico do linfoma alimentar. **A.** Evidencia-se segmento intestinal de aproximadamente 10 cm de comprimento com paredes espessadas, diâmetro aproximado de 0,77 cm (normal = 0,4 cm). **B.** Linfadenomegalia mesentérica.

mediastínica e a multicêntrica. Entre os gatos acometidos por infiltração da medula espinal, 80 a 95% eram sorologicamente positivos para FeLV. Entretanto, com o advento dos testes sorológicos e das vacinações para FeLV, houve redução da incidência de linfoma associada a essa afecção.[29,31] A antigenemia passou a ser baixa, variando entre 0 e 38%.[40] Desde então, o linfoma alimentar passou a ser a forma anatômica mais preponderante.[31]

É válido ressaltar que o diagnóstico sorológico possibilita apenas a detecção de animais virêmicos. Sabe-se que, mesmo os gatos que tenham superado a infecção pelo FeLV, podem apresentar maior predisposição ao desenvolvimento de linfoma. Portanto, a utilização de técnicas mais precisas, como a PCR para detecção do DNA pró-viral do FeLV, poderia prover resultados diferentes.[29,41]

A idade de apresentação do linfoma felino é bimodal. Nos animais antigenicamente positivos para o FeLV, a doença emerge mais precocemente, por volta de 3 anos. Já os gatos soronegativos para o FeLV manifestam a afecção mais tardiamente, geralmente entre 10 e 12 anos. Estima-se maior número de casos entre 9 e 13 anos.[27,33,42] De toda sorte, há tendência de os tumores de baixo grau se desenvolverem em gatos mais velhos (idade superior a 10 anos) e os de alto grau, em animais jovens, com menos de 6 anos.[30]

Com relação à predisposição sexual, relata-se maior incidência em gatos machos.[28,29,31,43]

Algumas raças parecem apresentar maior risco ao desenvolvimento de linfoma, como a Siamesa e a Oriental, mas isso pode refletir maior exposição ao FeLV em gatis. A prevalência em gatis e lares de aglomeração de gatos pode alcançar 30%, em contraste a menos de 1% em lares com apenas um gato.[31]

ETIOPATOGENIA

Diversas teorias foram propostas para elucidar a etiopatogenia do LAF. Entre as causas infecciosas, evidenciam-se as retroviroses. Ainda é possível que o vírus da leucemia felina esteja envolvido na tumorigênese do linfoma. Apesar da decrescente prevalência dessa doença, os tumores podem emergir em felinos sorologicamente negativos para FeLV, mas positivos para o teste de PCR com detecção de DNA pró-viral, conforme descrito anteriormente.[29,41] O FeLV infecta tecidos linfoides, intestinos e medula óssea. Ao se integrar ao DNA da célula do hospedeiro e mudar o gene de inserção, o pró-vírus altera o crescimento celular, podendo levar à transformação neoplásica.[31,41] Acredita-se que até 38% dos gatos persistentemente infectados desenvolvam linfoma.[40] Contudo, em animais com infecção latente, essa porcentagem amplia-se para 68%, ao ser pesquisado o DNA pró-viral.[41] A maioria desses gatos manifesta a doença entre 5 e 17 meses de viremia persistente e o linfoma rotineiramente apresenta fenótipo de células T.[31] Portanto, a infecção pelo FeLV pode representar predisposição para a transformação de células linfocíticas, atuando em sinergia a outros agentes infecciosos ou outros fatores potencialmente carcinogênicos, reduzindo o limiar para o desenvolvimento neoplásico.

O FIV pode aumentar a incidência da doença, mas apresenta papel indireto na tumorigênese dos linfomas. Sabe-se que o vírus é não oncogênico, apesar de imunossupressivo, o que impede a habilidade do sistema imune em remover as células cancerígenas. A coinfecção com o FeLV pode ainda potencializar o desenvolvimento de linfoma.[31,44] Outros fatores de risco em potencial são:[29,30,35,44-48]

- Infecção por *Helicobacter* sp.
- Doença intestinal inflamatória crônica
- Doenças imunossupressoras (FIV, FeLV)
- Carcinógenos químicos presentes na fumaça de cigarro.

MANIFESTAÇÕES CLÍNICAS

A apresentação clínica do LAF é frequentemente atribuída à localização do tumor dentro do trato digestório[27,29,49] e ao seu tipo histológico.[35] Todavia, é comum a ocorrência de letargia, anorexia, perda de peso, vômito e diarreia persistentes.[29,42,46,49] O principal diferencial do linfoma linfoblástico para o linfocítico é a possibilidade de sintomatologia aguda e a manifestação de sintomas referentes à infiltração tumoral em outros órgãos.[35] Entretanto, muitos gatos apresentam sintomas únicos de perda de peso e anorexia.[29] Com menor frequência estão a ocorrência de tenesmo, hematoquezia, melena, hematêmese, anemia, poliúria, polidipsia e polifagia.[42,46,49]

É mais provável que as lesões localizadas no intestino delgado resultem em perda de peso do que quando sediadas no intestino grosso. Ocasionalmente, são observados sinais compatíveis com obstrução intestinal ou peritonite (pela ruptura de massa linfomatosa).[27,46,50]

DIAGNÓSTICO

Exame físico

O exame físico deve ser completo e incluir a palpação de todos os linfonodos acessíveis. Os tumores gástricos tendem a ser mais fáceis de palpar e identificar. Em até 86% dos gatos, é comum constatar aumento de volume intra-abdominal decorrente de linfonodos mesentéricos aumentados, massas intestinais ou áreas de espessamento difuso no intestino delgado. Alguns pesquisadores sugerem que os pacientes portadores de linfoma linfoblástico apresentam maior possibilidade de detecção durante a palpação abdominal, ao serem comparados aos gatos com linfoma linfocítico.[42] Entretanto, massa na cavidade abdominal é sempre sugestiva de linfoma de alto grau.[27-30,50]

Hematologia e bioquímica

Quando há suspeita de linfoma alimentar, a avaliação do paciente deve incluir contagem total e diferencial de células sanguíneas, contagem de plaquetas, perfil bioquímico sérico e teste para FIV e FeLV. O mielograma ou estudo histológico da medula óssea é indicado para avaliar seu possível envolvimento e completo estadiamento, sendo particularmente indicado se o animal apresentar anemia, atipia celular e leucopenia. Como grande parte dos animais manifesta vômito e perda de peso, para diferenciar o LAF de uma lesão renal ou hepática é essencial, além do hemograma, a obtenção de perfil bioquímico sérico e análise da urina.[30,35,49]

Uma variedade de anormalidades hematológicas e bioquímicas não específicas pode se fazer presente. Independentemente da forma anatômica, todos os gatos estão suscetíveis à infiltração do linfoma na medula óssea e ao desenvolvimento de anemia e perfil sanguíneo leucêmico. A anemia é uma condição comum nos linfomas felinos.[27,30,31] Pelo menos 50% dos pacientes desenvolvem anemia não regenerativa, de moderada a grave, refletindo doença crônica com infiltração do linfoma na medula óssea (incomum), infecção por FeLV (virêmica, latente ou de replicação defeituosa) ou perda de sangue gastrintestinal (anemia por deficiência de ferro ou anemia hipocrômica).[28-30] Há maior risco de os animais com doença associada ao FeLV apresentarem anemia macrocítica.[28] Mudanças no leucograma incluem leucocitose com desvio à esquerda e, em alguns animais, monocitose.[46,50]

As anormalidades hematológicas também se fundamentam em alterações esplênicas ou hepáticas (causadas por infiltrados neoplásicos) e anormalidades paraneoplásicas imunomediadas, por exemplo, anemia hemolítica imunomediada ou trombocitopenia, apesar de raras em felinos. As disfunções hematológicas específicas como monocitose, reações leucemoides e eosinofilia podem ser causadas por produção local ou sistêmica de substâncias bioativas por células tumorais, como os fatores de crescimento hematopoéticos e as interleucinas.[27,31,35]

A hipoproteinemia geralmente está presente em um terço a um quarto dos pacientes, alcançando até 50% dos gatos como reflexo da perda de proteína gastrintestinal ou má absorção, sendo rotineiramente associada à doença difusa.[46,50]

A redução das concentrações séricas de cobalamina e folato é reconhecida como reflexo direto da absorção entérica deficiente, o que é bastante comum. Esses déficits normalmente acompanham sintomas clínicos de distúrbio digestivo em que o paciente manifesta perda de peso, diarreia, vômito e inapetência. Os animais portadores de hipocobalaminemia grave (valores menores que 100 ng/ℓ) apresentam consequências metabólicas substanciais e baixas concentrações de vários aminoácidos. Alguns deles readquirem a habilidade de absorver a cobalamina da dieta assim que o processo primário da doença for efetivamente tratado.[29,34,35,51]

Apesar de ocorrer em proporções muito inferiores às dos cães, a hipercalcemia paraneoplásica também é uma possibilidade nos felinos.[33] A síndrome hipereosinofílica paraneoplásica e a necrose cutânea simétrica também já foram relatadas em gatos com linfoma.[52]

Apesar de o perfil bioquímico sérico contribuir para o monitoramento do tratamento e do estadiamento clínico dos animais, os resultados não são específicos para o diagnóstico.[27,30]

Exames de imagem

A radiografia abdominal mostra-se útil para avaliar massas abdominais, obstrução do trato GI, hepatomegalia, esplenomegalia e/ou constipação intestinal.[35] Aproximadamente 40% dos pacientes com linfoma alimentar apresentam massa que pode ser visibilizada nas radiografias abdominais (Figura 125.4).[33] Entretanto, os tumores localizados no intestino são mais difíceis de serem visibilizados radiograficamente quando há envolvimento de outros órgãos, efusão peritoneal ou lesões intestinais difusas.[33]

Os contrastes radiográficos são menos usados devido aos avanços nos diagnósticos ultrassonográficos, mas podem ser indicados para avaliar pacientes com sinais de doença digestiva primária e obstrução ou para localizar um tumor específico ou visibilizar áreas do trato gastrintestinal comprometidas pela presença de gases durante a avaliação ultrassonográfica.[29,50]

As radiografias torácicas não são suficientes para determinar metástases pulmonares com precisão e precocidade.[50]

O exame ultrassonográfico abdominal é considerado mais sensível do que o radiográfico para o diagnóstico de LAF. São verificadas anormalidades ultrassonográficas em aproximadamente 90% dos gatos acometidos, cujas lesões apresentam aspectos nodulares (focais ou multifocais) ou difusos. Embora as anormalidades ultrassonográficas mais comuns sejam o espessamento da parede do estômago e/ou intestino, esse meio diagnóstico também sinaliza a perda de estratificação das camadas da parede intestinal, a presença de massas intestinais, a diminuição da ecogenicidade da parede, a linfadenopatia regional, a ascite e a intussuscepção (Figura 125.5).[29,33-35,39]

Estima-se que aproximadamente 33 a 50% dos gatos portadores de linfoma alimentar apresentem linfadenopatia mesentérica. Massas ou espessamento intestinal são encontrados em aproximadamente 40% dos animais.[29] Todavia, há maior risco

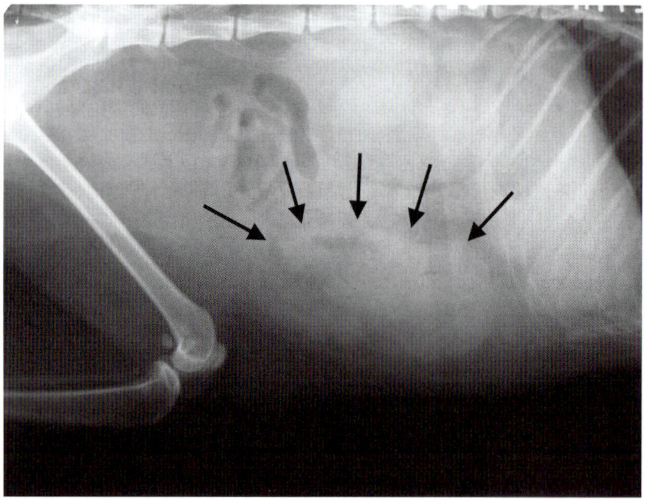

Figura 125.4 Linfoma alimentar felino. Radiografia abdominal evidenciando massa intestinal (*setas*).

de LAF atribuído aos pacientes com espessamento da túnica muscular (Figura 125.6).[35]

Possivelmente há esplenomegalia (aproximadamente 33% dos gatos com anormalidades ultrassonográficas no baço são portadores de linfoma), hepatomegalia ou efusão. Mudanças na ecogenicidade do fígado ou do baço (ecogenicidade mista ou múltiplas áreas hipoecoicas) também são sugestivas de linfoma. Em alguns casos, o fígado pode apresentar padrão lobular realçado, especialmente se o linfoma for linfocítico de baixo grau, com aparência heterogênea ou com perda do padrão lobular em situações mais avançadas.[3] Alterações na ecogenicidade de órgãos parenquimatosos são normalmente reflexo de infiltração neoplásica secundária.[27,33]

A ultrassonografia abdominal também é extremamente útil na realização de PAAF, além de possibilitar a avaliação da motilidade intestinal em tempo real[27,49] e auxiliar na decisão da escolha do método de biopsia a ser utilizado.[29,35]

Exame citológico

Mesmo que as manifestações clínicas sejam sugestivas de linfoma, antes de instituir a terapia é mandatória a realização do diagnóstico confirmatório por meio dos exames citológico, histopatológico, imuno-histoquímico ou molecular.

O exame citológico é a base do diagnóstico, contudo a confirmação histológica é sempre recomendada. A citologia possibilita a diferenciação entre neoplasias de células redondas como os linfomas e DII. Entretanto, a não identificação de uma população homogênea de células linfoides imaturas, sugestiva de linfoma, não exclui o diagnóstico de LAF, sendo o exame histopatológico considerado obrigatório. Ao ser realizado esse exame, há possibilidade de classificar e graduar o tumor de acordo com a agressividade, possibilitando prever o prognóstico do paciente e optar por um tratamento específico.[27,28] Nos gatos, a aspiração de linfonodos por agulha fina unicamente pode não ser suficiente, devido à dificuldade de distinção entre o linfoma e as síndromes hiperplásicas benignas de linfonodos, comuns na espécie.[30,35]

Biopsia cirúrgica

A laparotomia exploratória é indicada para gatos com sinais persistentes de doença digestória, quando os resultados dos testes não invasivos não são confiáveis. Além de ser o método mais acurado para se obter um diagnóstico preciso, constitui um meio

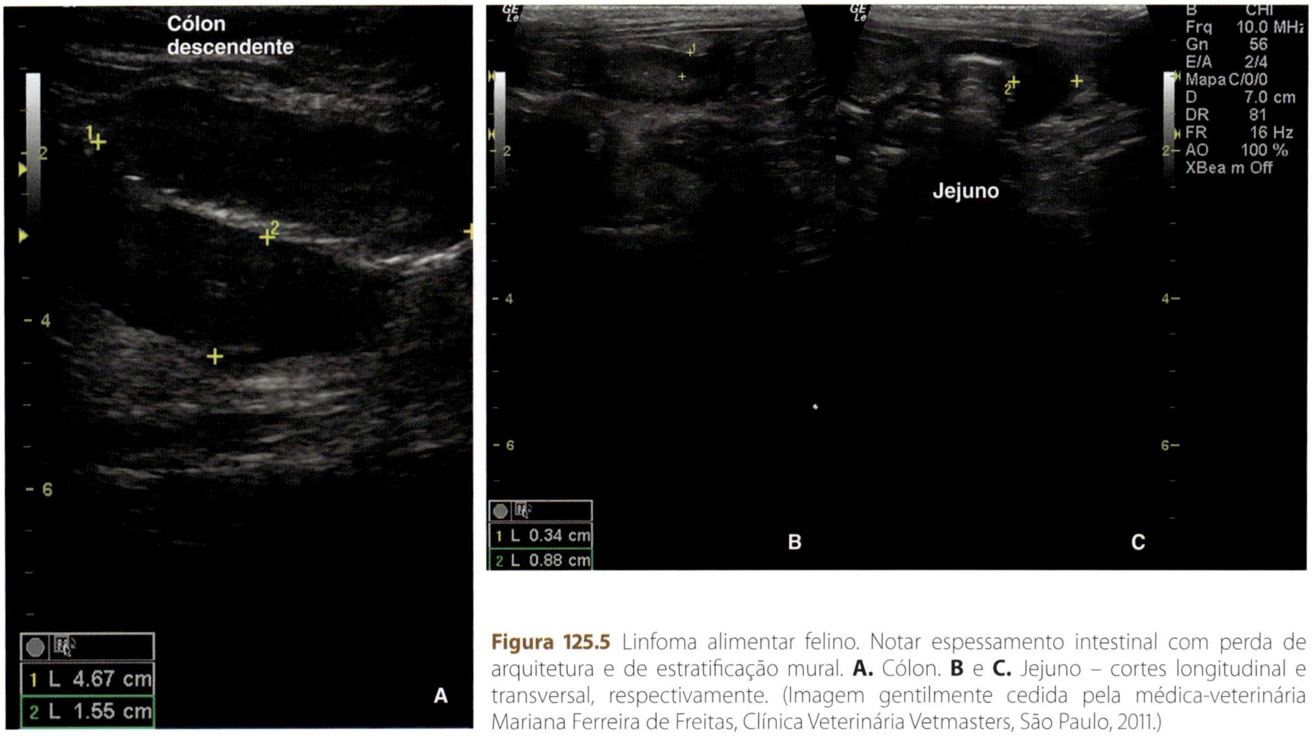

Figura 125.5 Linfoma alimentar felino. Notar espessamento intestinal com perda de arquitetura e de estratificação mural. **A.** Cólon. **B** e **C.** Jejuno – cortes longitudinal e transversal, respectivamente. (Imagem gentilmente cedida pela médica-veterinária Mariana Ferreira de Freitas, Clínica Veterinária Vetmasters, São Paulo, 2011.)

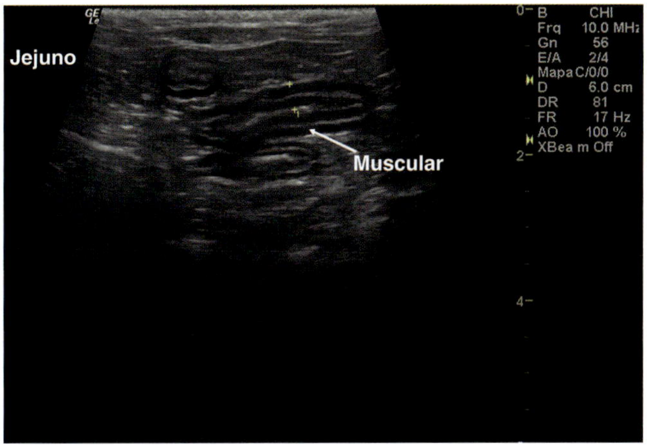

Figura 125.6 Aspecto ultrassonográfico do linfoma alimentar felino. A imagem evidencia espessamento da túnica muscular (*seta*) e aspecto homogêneo difuso, sugestivos de linfoma alimentar. (Imagem gentilmente cedida pela médica-veterinária Mariana Ferreira de Freitas, Clínica Veterinária Vetmasters, São Paulo, 2011.)

de verificação do estadiamento dos tumores digestivos. Outros benefícios são conferidos, como a visibilização direta de todas as vísceras abdominais e a possibilidade de obter amostras de espessuras completa de todos os segmentos do intestino e de outras vísceras para biopsia. Ainda, ela possibilita a realização de intervenções cirúrgicas de modo terapêutico com ressecção e enteroanastomose. Ao realizar a ressecção cirúrgica da massa encontrada, idealmente deve-se avaliar a presença de metástases, por meio de biopsia de órgãos como fígado, baço, pâncreas e linfonodo mesentérico.[35,42,46,47]

A biopsia cirúrgica é requerida para a realização do diagnóstico definitivo do LAF,[35,42] possibilitando a realização das análises histopatológicas, imuno-histoquímicas e/ou moleculares do tecido lesionado, responsáveis por definir o imunofenótipo (células T ou B), o subtipo histológico (baixo, médio ou alto graus) e a taxa de proliferação tumoral (regiões argirofílicas organizadoras nucleolares [AgNOR], PCNA).[29,34]

Embora se tenha observado ocorrência maior do linfoma de células T e concordância de que o linfoma linfocítico e o linfoma linfoblástico sejam possivelmente originados de células T e B, respectivamente, não existem estudos que demonstrem que a classificação histológica possa prever a imunofenotipagem do linfoma.[29] Por esse motivo, é desejável a realização do exame imuno-histoquímico. Esse exame possibilita, na maior parte das vezes, a distinção entre o LAF e a DII, pois possibilita a identificação de uma população monocolonal de linfócitos T ou B.[35] Também é possível a identificação de clones de genes específicos dos receptores gama de células T (TCRG, do inglês *T cell receptor* γ *chain gene*) por meio do teste de PCR, para distinção entre os processos inflamatórios e neoplásicos.[35]

A endoscopia possibilita a identificação da lesão, desde que o tumor esteja localizado no estômago ou no duodeno proximal, entretanto os fragmentos de biopsia são limitados comumente à mucosa gastrintestinal. A detecção de linfomas localizados nas camadas submucosa, muscular e/ou serosa somente é possível diante de amostras intestinais transmurais. Por esse motivo e especialmente se a suspeita é de que o tumor seja primário, deve-se tomar cuidado ao obter amostras de tecido endoscopicamente. O fragmento colhido pode ainda não ser representativo e provocar dificuldade de interpretação.[35,47,49]

Após a obtenção do diagnóstico, o estadiamento se torna o próximo passo mais importante. Foi desenvolvido um sistema de estadiamento clínico para o linfoma felino, possibilitando o melhor acompanhamento do paciente e a evolução do tratamento (Quadro 125.2). Sua classificação é realizada de acordo com o envolvimento linfático e a presença de metástases (TNM).[30] Assim, os pacientes portadores de neoplasias são beneficiados com tratamentos direcionados, responsáveis por proporcionar melhor evolução clínica.

Diagnóstico diferencial

Uma variedade de diagnósticos diferenciais deve ser considerada ao avaliar felinos com suspeita de linfoma alimentar. Os linfomas podem mimetizar um grande número de doenças

QUADRO 125.2 Sistema de estadiamento clínico para linfomas felinos.[4]

Estágio 1	Tumores solitários (extranodais) ou área anatômica única (nodal)
Estágio 2	Tumores únicos (extranodais) com envolvimento de linfonodo regional; duas ou mais áreas nodais acometidas do mesmo lado do diafragma; dois tumores únicos (extranodais) com ou sem envolvimento de linfonodos regionais do mesmo lado do diafragma; tumores primários do trato gastrintestinal, geralmente em área ileocecal, com ou sem envolvimento de linfonodos mesentéricos
Estágio 3	Dois tumores únicos (extranodais) opostos ao diafragma; duas ou mais áreas nodais, acima ou abaixo do diafragma; doença intra-abdominal primária inoperável; tumores epidurais ou paraespinais
Estágio 4	Tumor ou tumores em estágios 1, 2 ou 3 com envolvimento de fígado e/ou baço
Estágio 5	Tumor ou tumores em estágios 1, 2, 3 ou 4, com envolvimento inicial de sistema nervoso central e/ou medula óssea

neoplásicas e não neoplásicas.[27] Assim, deve-se excluir a possibilidade de outros distúrbios digestivos, como os originados pela presença de processos infecciosos e parasitários, hipertireoidismo, peritonite infecciosa felina, neoplasias intestinais não linfoides, enterite granulomatosa, reações de sensibilidade ou intolerância alimentar, outros tumores de células redondas intestinais (p. ex., o mastocitoma) e, sobretudo, as infiltrações inflamatórias intestinais. As lesões obstrutivas em decorrência de intussuscepção, corpos estranhos, granulomas fúngicos e abscessos focais, assim como os distúrbios renais, hepáticos e pancreáticos, também devem ser descartadas.[28,30,47,49,54]

TRATAMENTO

Uma vez estabelecido o diagnóstico, o prognóstico e as opções de tratamento são discutidos com o proprietário do animal. O linfoma é primariamente tratado com quimioterapia, exceto quando há perfuração intestinal, obstrução ou se houver necessidade de biopsia cirúrgica.[27,29,35,43]

Foram propostos diversos protocolos quimioterápicos para os linfomas felinos. No entanto, é importante a preocupação de assegurar a melhora clínica do paciente sem, no entanto, induzir efeitos colaterais significativos. Desse modo, a escolha dos quimioterápicos deve ser cautelosa, levando-se em conta o estado clínico dos pacientes e suas particularidades individuais.[40]

A combinação de protocolos quimioterápicos é preconizada para o linfoma felino por sua característica sistêmica e infiltrativa. Os principais agentes antineoplásicos utilizados incluem doxorrubicina, ciclofosfamida, vincristina, metotrexato, L-asparaginase, lomustina (CCNU) e prednisolona.[27,30,31,35]

A determinação de um protocolo específico é designada pelo oncologista após avaliação dos fatores prognósticos. No caso do LAF, o tipo histológico, a localização anatômica e o estadiamento clínico são considerados de fundamental importância. Além disso, o estado geral do paciente e a presença de doenças concomitantes, como o FIV e o FeLV, as nefropatias, as cardiomiopatias e as endocrinopatias, também devem ser investigados para evitar toxicidade relacionada com o tratamento. A partir de então, existem diversos considerados de primeira escolha para o tratamento da doença na fase de indução. O objetivo é eliminar o maior número de células tumorais em menor tempo e trazer a remissão do tumor (completa ou parcial). Quando acontece a remissão completa, a próxima fase é chamada "manutenção" e outros protocolos são instituídos. O protocolo de manutenção é mantido por um longo tempo, até ser descontinuado ou interrompido, quando o animal volta a ter sintomas da doença (recidiva). Nesse caso, é iniciado o protocolo de resgate, para tentar uma nova remissão da doença, com outros antineoplásicos (já que os primeiros podem ter induzido resistência), e baseado no quadro individual de cada paciente.

A maioria dos protocolos de quimioterapia utilizados nos EUA para o tratamento dos linfomas felinos é adaptação do protocolo CHOP (ciclofosfamida, doxorrubicina, vincristina e prednisolona), utilizado inicialmente em medicina humana no tratamento de pacientes oncológicos. Na Europa, o COP (ciclofosfamida, vincristina e prednisolona) é usado com maior frequência (corresponde ao CHOP, com exceção da doxorrubicina). Estudos comparativos descrevem resultados semelhantes entre os protocolos CHOP e COP para gatos com linfoma.[53]

A utilização da doxorrubicina como agente único em gatos com linfoma pode ter atividade limitada com relação à sobrevida dos animais. Entretanto, vários trabalhos comparando protocolos de combinação de fármacos, de longo acompanhamento, consideram que a adição da doxorrubicina é essencial para prolongar a sobrevida livre de doença.[34]

Protocolos de tratamento que utilizam prednisolona oral (10 mg/gato/dia) e clorambucila (15 mg/m^2) são indicados a animais portadores de linfoma linfocítico de pequenas células, com boas taxas de resposta e sobrevida.[35,42,51] Recentemente a abordagem dos gatos com linfoma alimentar foi incrementada com a adição da L-asparaginase ao protocolo até então realizado com a clorambucila e a prednisolona, mostrando-se efetivo. A L-asparaginase é uma enzima derivada da bactéria *Escherichia coli*, cuja ação é depletar a asparagina das células, inibindo a síntese proteica e resultando na morte celular.[40]

Serão descritos no Quadro 125.3 os principais protocolos de tratamento para o linfoma alimentar felino.

A maioria dos gatos com linfoma tratados com sucesso pode apresentar recidivas posteriores. Na primeira recidiva, a reindução deve ser realizada usando o mesmo protocolo de indução utilizado inicialmente. Em geral, a probabilidade de uma resposta e de sua duração representa 50% da resposta realizada com a terapia inicial, entretanto um subgrupo de animais se beneficia da reindução a longo prazo.[30]

Se a reindução falhar ou se o animal não responder à indução inicial, os protocolos de resgate serão considerados. Esses protocolos são constituídos por fármacos ou combinações deles que tipicamente não são encontrados no protocolo primário, sendo indicados para o uso em casos de resistência. A ciclofosfamida é utilizada com boas respostas.[35]

O suporte nutricional intensivo é considerado fundamental, especialmente em gatos anoréxicos ou com hiporexia prolongada.[35] A nutrição enteral pela via esofagogástrica é considerada

QUADRO 125.3 Protocolos quimioterápicos para linfoma alimentar.

Protocolo	Posologia
Ciclofosfamida, vincristina e prednisolona (COP)*	Ciclofosfamida (VO): 300 mg/m^2, a cada 3 semanas Vincristina (IV): 0,75 mg/m^2, a cada 3 semanas Prednisolona (VO): 2 mg/kg, continuamente
CHOP (COP + doxorrubicina)	Consiste no protocolo COP (descrito anteriormente). Ao ocorrer a remissão completa, a doxorrubicina é introduzida (25 mg/m^2 IV, a cada 3 semanas), por 6 meses
L-asparaginase, prednisolona e clorambucila**	L-asparaginase (SC): 10.000 U/m^2, nas semanas 1 e 3 Prednisolona (VO): 40 mg/m^2, a cada 24 h, por 7 dias, e depois a cada 48 h Clorambucila (VO): 2 mg/gato, às segundas, quartas e sextas-feiras, a partir da semana 4
Doxorrubicina (agente único)***	25 mg/m^2 ou 1 mg/kg a cada 3 semanas, por 3 ou 5 ciclos de tratamento

VO: via oral; IV: via intravenosa; SC: via subcutânea. *Tratamento continuado por 1 ano. **Tratamento continuado por 2 anos. ***Esse tratamento consiste apenas em um suporte paliativo.

de primeira escolha. Todavia, os pacientes que não estão aptos a serem submetidos ao procedimento anestésico para inserção da sonda podem se beneficiar da nutrição microenteral (via nasogástrica), por poucos dias, até que a via de eleição possa ser estabelecida.

A alimentação parenteral é indicada nas situações em que o trato digestório não se encontra funcional ou nos casos em que é necessária a não estimulação do órgão, devido à ocorrência de vômito ou regurgitação persistente, pancreatite ou obstrução intestinal. Pode ser usada com o objetivo de complementar a nutrição enteral quando o paciente não é capaz de receber todo o seu requerimento nutricional por essa via. A solução é então manipulada de acordo com as exigências nutricionais individuais e realizada por um acesso central (veia jugular) ou periférico, como a veia cefálica, conforme a osmolaridade da solução. Alternativamente é realizada a nutrição parenteral total quando a via enteral não estiver apta a ser utilizada. A fluidoterapia microenteral também é indicada para os gatos submetidos à nutrição parenteral, a fim de manter a integridade das microvilosidades e evitar a ocorrência de translocação bacteriana pela não utilização do órgão.[30,31,55]

Medicações adjuvantes com protetores gástricos e inibidores de ácidos estomacais são recomendadas. A famotidina (0,5 mg/kg, VO, SC ou IV, 1 ou 2 vezes/dia) é o antiácido de eleição. Além disso, preconiza-se a realização de terapia antimicrobiana de amplo espectro durante todo o tratamento com o objetivo de proteger o animal imunocomprometido contra infecções oportunistas secundárias e a ocorrência da síndrome do supercrescimento bacteriano (SIBO).

É aconselhável a reposição de cobalamina (Citoneurin®) na dosagem de 250 mg/kg, SC, 1 vez/semana, durante 6 semanas,[35] assim como o uso de agentes imunomoduladores como os prebióticos e os probióticos.

PROGNÓSTICO

Existe impacto dos subtipos de linfoma intestinal (células B ou T) nas taxas de resposta aos protocolos quimioterápicos.[33,42] Os gatos com linfoma linfocítico têm longevidade consideravelmente maior quando comparados aos portadores de linfoma linfoblástico, demonstrando que, no diagnóstico de linfoma intestinal, o imunofenótipo tem influência direta no comportamento da doença.[42,43]

Em pacientes humanos com linfoma de Hodgkin, de evolução parecida aos tumores encontrados em cães e gatos, os linfomas de células T têm prognóstico pior e o imunofenótipo tem significado prognóstico quando analisado independentemente de outros fatores como grau histopatológico.[56] Similarmente, cães com linfoma de células T recidivam mais rapidamente e têm menor tempo de sobrevivência do que aqueles com tumores derivados de células B. Diferentemente do que ocorre nos cães e em pacientes humanos, a imunorreatividade de CD3 não foi estabelecida como um fator prognóstico negativo no gato.[34]

Alguns autores relacionam o prognóstico favorável com resposta completa à terapia (remissão), que infelizmente não pode ser determinada antes do término do tratamento; o *status* negativo para as retroviroses e a possibilidade de realização do diagnóstico em estágio clínico precoce.[29,35]

CONSIDERAÇÕES FINAIS

Sempre que houver sintomatologia gástrica em felinos, principalmente crônica, é importante a realização do diagnóstico diferencial para o linfoma alimentar. Sua detecção precoce pode representar maiores taxas de sobrevida, uma vez que o animal encontra-se mais habilitado para receber o tratamento. É importante a abordagem correta dos animais, iniciada pela realização de exame físico minucioso, envolvendo a observação dos sinais vitais, a palpação de linfonodos e de toda a cavidade abdominal. O exame citológico, quando negativo, não exclui a necessidade da realização da biopsia cirúrgica. Assim, é requerido o exame histopatológico para definição das células de origem, já que o imunofenótipo somente pode ser determinado por esse meio.

A realização de procedimentos diagnósticos precisos é necessária para não produzir amostras sem valor diagnóstico ou diagnósticos errôneos que resultem em terapia inapropriada, aumento do sofrimento do animal e gastos desnecessários aos proprietários. Deve-se lembrar que o tratamento instituído tem objetivo curativo ou paliativo, dependendo da fase da doença, sendo mais importante preservar a qualidade de vida do paciente.

LIPIDOSE HEPÁTICA FELINA

Archivaldo Reche Júnior • Marcela Malvini Pimenta

INTRODUÇÃO

A lipidose hepática é uma síndrome comum em felinos. Sua ocorrência relaciona-se com o metabolismo anormal de lipídios após períodos prolongados de hiporexia ou anorexia em curso a partir de 3 dias. Como consequência, ocorre acúmulo excessivo de triglicerídios no interior dos hepatócitos, resultando em colestase intra-hepática. O quadro pode tornar-se emergencial, uma vez que há possibilidade de se agravar e originar episódios de disfunção respiratória, hepatite aguda, colestase grave e insuficiência hepática progressiva.

Embora não seja possível, em muitas situações, estabelecer uma causa de origem, a LHF constitui uma afecção secundária em até 95% dos gatos. Por esse motivo, a instituição terapêutica deve ocorrer de modo individualizado, em associação à obtenção do diagnóstico primário.

PREVALÊNCIA E FATORES DE RISCO

Entre as doenças que acometem o parênquima hepático dos felinos, a lipidose hepática é a mais comumente encontrada, sendo tipicamente relacionada com animais obesos e com histórico de disorexia (anorexia ou hiporexia persistente).[57-62]

Os gatos, por serem essencialmente carnívoros, têm requerimento basal de proteína duas a três vezes maior do que a de espécies omnívoras.[63-65] Além disso, apresentam requerimento maior de vitaminas do complexo B, como a cobalamina (vitamina B_{12}), e não conseguem conservar certos aminoácidos, como taurina, arginina, metionina e cisteína. Assim, qualquer doença ou condição que configure um quadro de jejum prolongado[63] ou tenha como reflexo o comprometimento da absorção e/ou digestão intestinal pode requerer uma via alternativa de obtenção de energia, resultar em lipólise e mobilização de gordura intra-hepática (Quadro 125.4).[59,62,65-67]

Uma vez no hepatócito, os ácidos graxos são esterificados a triglicerídios e oxidados. Quando as taxas de captação ou síntese excedem a capacidade de remoção, ocorre acúmulo anormal de triglicerídios no interior dos hepatócitos.[69,70]

A carnitina constitui um cofator essencial para o transporte de ácidos graxos de cadeia longa para o interior da mitocôndria e participa também da remoção do excesso de acetil-CoA mitocondrial, responsável por limitar a utilização eficiente de ácido graxo.[70] A arginina é essencial para o bom funcionamento

QUADRO 125.4 Condições associadas à ocorrência de lipidose hepática secundária.[68]

Afecções respiratórias	Bronquite, quilotórax, efusão pleural, hemiplegia laríngea
Doenças infectocontagiosas	FIV, FeLV, PIF
Endocrinopatias	Diabetes *mellitus*, hipertireoidismo, pancreatite
Gastroenteropatias	Doença intestinal inflamatória, linfoma alimentar, tríade felina, intussuscepção
Hepatopatias	Colangite, colelitíase, obstrução do ducto biliar extra-hepático, infecção por *Platynosomum concinnum*, toxoplasmose hepática
Outros	Lipidose hepática idiopática, peritonite séptica, processos neoplásicos, doenças do trato urinário inferior dos felinos, doença renal crônica, cardiomiopatia hipertrófica, anomaliavascular portossistêmica congênita, intoxicações (plantas, fármacos, substâncias químicas, endotoxinas bacterianas), lesões hepáticas hipóxicas, dor de qualquer origem, evento estressante (cirurgia, viagem, reforma ou mudança residencial, introdução de um novo animal ou novo membro na família), programas inadequados de perda de peso ou qualquer outro modo de privação alimentar (p. ex., não aceitação de uma nova dieta), obesidade

FIV: vírus da imunodeficiência dos felinos; FeVL: vírus da leucemia felina; PIF: fator indutor de proteólise.

do ciclo da ureia e das vitaminas do complexo B, necessárias para as vias metabólicas de lipídio e proteína.[65] Por sua vez, a oxidação lipídica é dependente da integridade das mitocôndrias e peroxissomos.[69] Postula-se que a escassez relativa da betaoxidação peroxissomal em alguns indivíduos resulte em biotransformação ineficiente dos ácidos graxos e em lipidose hepática.[71] O acúmulo de ácidos graxos livres na mitocôndria incide em maior mobilização e persistência de triglicerídios hepáticos,[70] promovendo o agravamento do quadro.

As células hepáticas repletas de gordura originam alterações morfológicas responsáveis por deslocar as organelas hepatocelulares e o núcleo para a periferia e comprimir os canalículos biliares. Como consequência, ocorrem estase biliar e retenção dos ácidos biliares.[63,69,70]

DIAGNÓSTICO

Algumas medidas são necessárias durante a investigação diagnóstica, a começar por um histórico detalhado, seguido da realização dos exames físico, ultrassonográfico e laboratorial.[57] Contudo, para o diagnóstico definitivo são necessários exames adicionais.[59] Na maioria das vezes, sua confirmação é realizada por meio da análise citológica do tecido hepático, obtida por PAAF guiada por ultrassom.[60,62,63,66]

O quadro clássico de lipidose hepática secundária (LHF) é caracterizado pela presença de vacúolos de gordura em mais de 80% dos hepatócitos (Figura 125.7).[57,63,66,72] No entanto, também é essencial a identificação de células hepáticas ante a possibilidade de se obter erroneamente amostras do ligamento falciforme ou de tecido adiposo subcutâneo, responsáveis por propiciar uma leitura não fidedigna da situação presente.[63] Raras exceções configuram a necessidade da realização de biopsia hepática.[57,72] Sua requisição torna-se necessária em gatos refratários ao tratamento convencional,[72] com suspeita de doença hepática inflamatória e necrótica ou linfoma, em que é desejável a identificação de reações de cunho inflamatório ou população anormal de células, respectivamente.[63] Curiosamente, o aporte de triglicerídio hepático em episódios de LHF é de aproximadamente 43% comparado a média de 1% encontrada em gatos saudáveis.[66]

Entre os sintomas mais frequentemente observados pelos proprietários, destacam-se a perda de peso e a icterícia. Uma queixa comum de proprietários de gatos siameses é a "alteração de cor" dos olhos, de azul para verde (Figura 125.8).

Também são observadas outras manifestações clínicas, como náuseas, vômito, letargia,[58,59,63] desidratação, caquexia,[59,66] diarreia[64] e sialorreia. Em proporções bem menores, há sintomatologia neurológica em associação à encefalopatia hepática.[63]

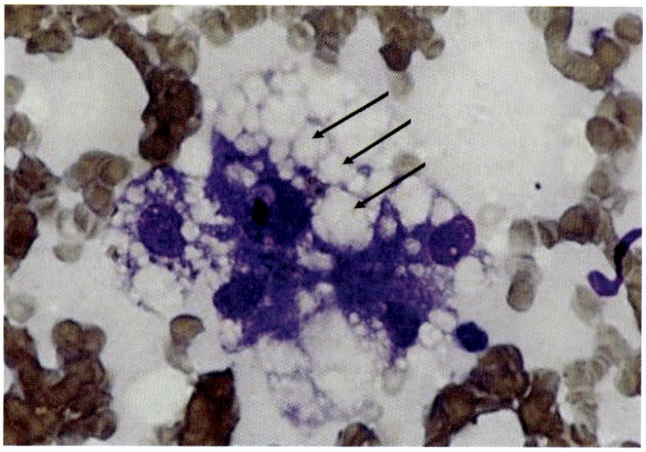

Figura 125.7 Avaliação citológica de tecido hepático com predominância de vacuolização gordurosa (*setas*). (Imagem gentilmente cedida pela médica-veterinária Profa. Dra. Silvia Regina Ricci Lucas – FMVZ/USP.)

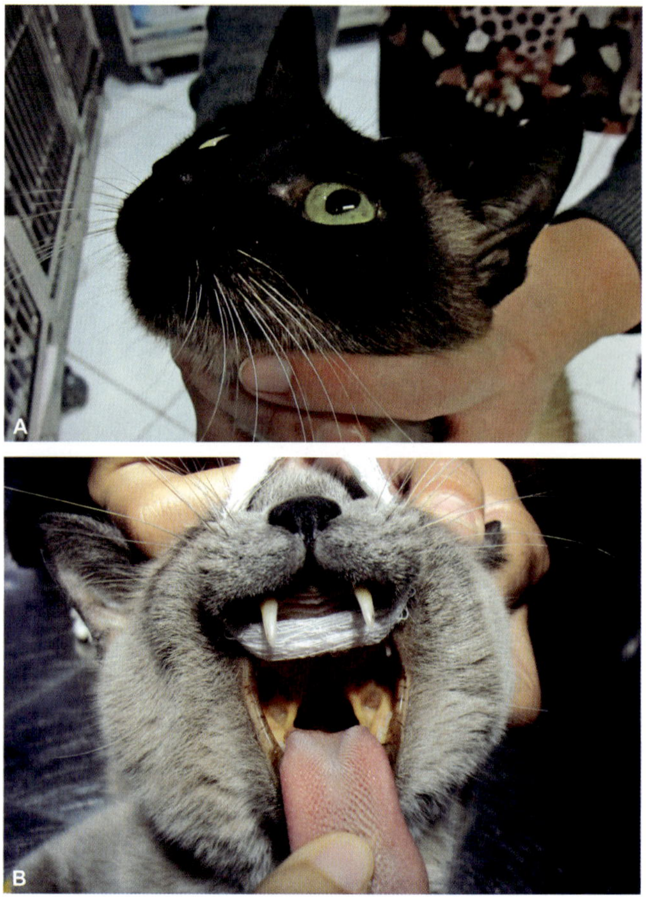

Figura 125.8 Lipidose em gato doméstico. **A.** Nota-se manifestação de icterícia em mucosa ocular. **B.** Icterícia marcante em mucosa oral.

Pode-se notar hepatomegalia diante da avaliação clínica cuidadosa da cavidade abdominal, refletindo o acúmulo de triglicerídios em nível hepático.[66,73] Alguns pacientes apresentam ventroflexão do pescoço em decorrência da depleção de potássio e consequente hipopotassemia. Esses gatos são particularmente mais sensíveis ao estresse de qualquer origem e mais predispostos a se tornarem dispneicos ou entrar em colapso respiratório diante de manipulações mínimas, como reflexo da fraqueza dos músculos respiratórios.[57,63] Outra anormalidade eletrolítica de grande importância é a hipofosfatemia e seu risco relativo à síndrome da realimentação. A reversão rápida do *status* catabólico para o anabólico, geralmente entre as primeiras 48 a 72 horas após a introdução da terapia nutricional, resulta em maior demanda de fosfato para produção de trifosfato de adenosina e maior fragilidade da membrana eritrocitária, que se rompe facilmente ao ser lançada da medula óssea na circulação sanguínea.[57,58,63,66,69,70,75-78]

Algumas alterações encontradas nos exames laboratoriais constituem indícios consistentes da ocorrência de LHF (Quadro 125.5).[57-60,63,66,70] O aumento marcante da atividade da fosfatase alcalina (FA) é um dos pontos cruciais durante a análise do perfil bioquímico sérico.[69,70] Pelo fato de sua curta meia-vida em gatos, aproximadamente 6 horas, sua atividade elevada no soro é representativa de doença hepatobiliar grave e recente.[69] Na LHF, a magnitude do aumento da atividade da FA é maior que em qualquer outra doença e sempre superior à da enzima gamaglutamiltransferase (GGT).[69,70] As concentrações séricas de GGT elevadas são indicativas de doenças hepáticas e pancreáticas subjacentes, como colangite, obstrução do ducto biliar comum, neoplasias hepáticas e pancreáticas,[69] entre outras.

A hipopotassemia grave e a hipofosfatemia aumentam o risco da ocorrência de hemólise; fraqueza muscular; atonia gastrintestinal e vômito; ventroflexão da cabeça e pescoço e alterações comportamentais que podem mimetizar quadros de encefalopatia hepática.[63]

O exame de imagem considerado padrão-ouro é o ultrassonográfico (Figura 125.9). Além de prover informações relacionadas com as alterações morfológicas, como a hepatomegalia e sobre a ecogenicidade hepática, em que caracteristicamente encontra-se o padrão hiperecogênico homogêneo e difuso, também possibilita a avaliação morfológica do pâncreas e do intestino, comumente comprometidos pelo fato de dividirem a mesma circulação colateral.[69,72]

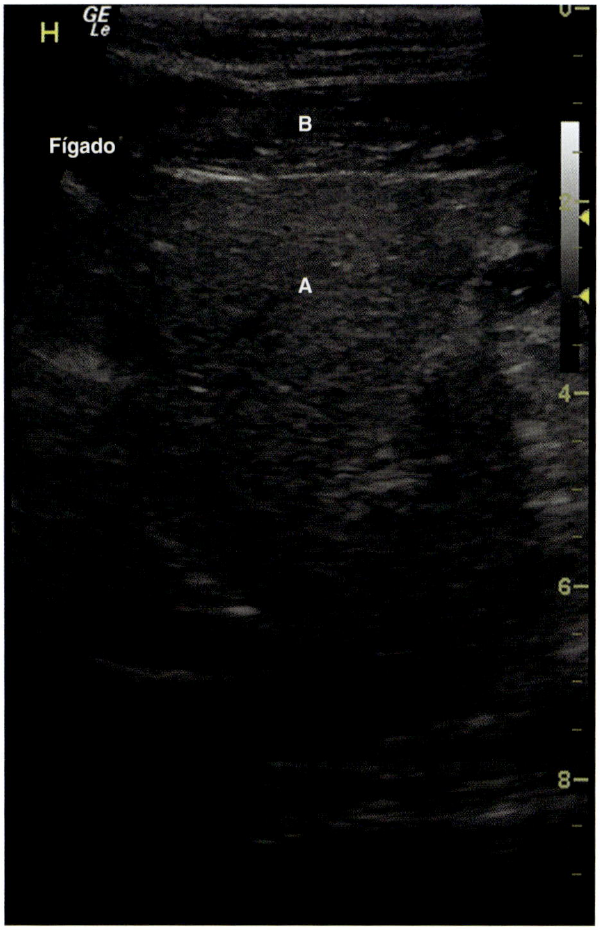

Figura 125.9 Exame ultrassonográfico felino. **A.** Padrão hiperecogênico do parênquima hepático com relação ao ligamento falciforme (**B**), associado à infiltração lipídica. (Imagem gentilmente cedida pela médica-veterinária Mariana Ferreira de Freitas, Clínica Veterinária Vetmasters, São Paulo, 2011.)

QUADRO 125.5 Aspectos laboratoriais associados à lipidose hepática secundária.

Hemograma e leucograma	Anemia normocítica normocrômica não regenerativa, poiquilocitose; leucocitose; anemia hemolítica por corpúsculo de Heinz (manifestação súbita após distúrbios oxidativos)
Perfil hepático	Elevação marcante da atividade sérica da FA (FA++++); atividade de GGT normal ou minimamente alterada (GGT+); elevação em menor proporção das transaminases (ALT++, AST+++); hiperbilirrubinemia (Bb total ++++) – espera-se redução da concentração de Bb total de pelo menos 50% em cerca de dez dias; elevação de ácidos biliares (jejum e pós-prandial); hipoalbuminemia
Perfil eletrolítico	Hipopotassemia; hipofosfatemia associada à hemólise; hipomagnesemia
Perfil de coagulação	Tempo de protrombina e tromboplastina parcial aumentado; hipofibrinogenemia; hipovitaminose (K_1) em condições de insuficiência hepática
Perfil renal	Azotemia pré-renal
Outros	Hiperbilirrubinúria; lipidúria; hiperamonemia; hipoglicemia (rara); hipocobalaminemia; globulinas (geralmente normais)*

FA: fosfatase alcalina; GGT: gamaglutamiltransferase; ALT: alanina aminotransferase; AST: aspartato aminotransferase; K: postássio. *A hiperglobulinemia pode ser encontrada em condições inflamatórias subjacentes, constituindo um parâmetro importante no diagnóstico diferencial de outras doenças hepáticas.

TRATAMENTO

Os gatos admitidos para tratamento inicial da LHF são frequentemente considerados doentes em estado crítico, com manifestações de catabolismo grave.[58]

Atribui-se à terapia nutricional intensiva precoce o principal diferencial para o bom prognóstico do paciente.[59,62,65,66,70] Todavia, a alimentação forçada não é recomendada, por resultar em maior estresse para o paciente e constituir risco de aversão nutricional e pneumonia por aspiração.[59,62,66,67,70]

Após conferência e restauração dos parâmetros fisiológicos vitais do paciente seguindo o protocolo ABC básico de atenção emergencial, o clínico decidirá a melhor via de alimentação a ser utilizada. Mesmo que o paciente não se encontre apto ao procedimento anestésico para inserção de uma sonda alimentar, é necessário atentar para a sua saúde intestinal (enterócitos e colonócitos), viabilizada, nesse momento, pela alimentação microenteral, utilizando-se a via nasogástrica.[70,79] O estado de má nutrição configura maior suscetibilidade às infecções, menor atividade imunológica, alteração do metabolismo de fármacos, menor capacidade de síntese e reparação de tecidos.[77,78] Apesar de a sonda nasogástrica não prover o volume e os nutrientes ideais para a recuperação dos pacientes, constitui uma via provisória a ser mantida por até 5 dias,[77] até que uma nova via de acesso alimentar seja estabelecida.

A sonda esofágica (Figura 125.10) é o método de eleição para a realização do suporte dietético,[80] mostrando-se eficaz para prover as necessidades nutricionais necessárias,[70,79,80] de modo a reverter a lipólise periférica, interromper a perda de peso e o catabolismo proteico endógeno, nutrir as microvilosidades intestinais e, em conjunto com a fluidoterapia, reverter os desequilíbrios eletrolíticos e perfusionais potencializados pelo estado de hiporexia e hipermetabolismo. Nesse contexto, a manutenção da integridade da mucosa digestória é essencial para evitar a evolução do quadro para translocação bacteriana, sepse, síndrome da resposta inflamatória sistêmica (SIRS, do inglês *systemic inflammatory reaction syndrome*) e síndrome da disfunção múltipla de órgãos (DMOS).[80] Em situações pontuais, utiliza-se a via gástrica ou jejunal.[77]

É mandatória, após a realização do procedimento cirúrgico, a realização de exame radiográfico para certificar sobre o correto posicionamento da sonda.[57,79] Sua localização ideal é entre a região medial do pescoço e a junção gastresofágica (espaço correspondente à base do coração). Assim, evitam-se a regurgitação da sonda e o aumento do reflexo de náuseas pela cárdia, respectivamente.[57]

Uma observação importante a ser realizada refere-se ao fato de que muitos gatos apresentam-se obesos no momento do diagnóstico de LHF, apesar de se encontrarem em jejum prolongado.[66] À semelhança dos animais em estado de caquexia, esses gatos requerem alimentos com teores proteicos e nutricionais adequados.[65,66]

Com o objetivo de evitar a síndrome da realimentação, preconiza-se a reposição do requerimento energético basal (REB) de modo lento (administração em *bolus* por pelo menos 1 minuto) e gradual.[66,74,77,78] É desejável o fornecimento de um terço do REB no primeiro dia, dois terços no segundo e o total do REB no terceiro, devendo-se respeitar, além da tolerância individual de cada gato, um intervalo mínimo de 4 a 6 horas entre as refeições.[66,77,80] Desse modo, também é possível evitar a sobrecarga alimentar, as náuseas e o vômito, responsáveis muitas vezes pela impossibilidade de manutenção da sonda esofágica. Após cada refeição, é necessário infundir pela sonda um pequeno volume de água (5 a 10 mℓ) para evitar a permanência de resíduos alimentares e a resistência à passagem posterior de alimento.[77] Na presença de vômito e/ou salivação, deve-se reduzir o volume diário pela metade e restabelecer o volume inicial gradualmente.[66]

O controle das náuseas e do vômito é realizado em combinação com a terapia farmacológica (cloridrato de metoclopramida:

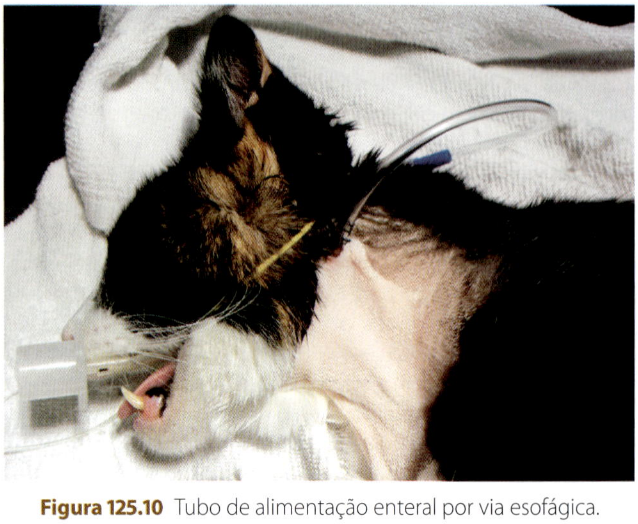

Figura 125.10 Tubo de alimentação enteral por via esofágica.

0,2 a 0,4 mg/kg, IV, IM, SC ou VO, a cada 6 a 8 horas; ou cloridrato de ondansetrona: 1 mg/kg, VO ou IV, a cada 12 horas; ou maropitanto: 0,5 a 1 mg/kg, SC, a cada 24 horas) e associado à reposição de potássio, quando necessário. A famotidina (0,5 mg/kg, VO, SC ou IV, a cada 12 a 24 horas) é o antiácido de eleição para esses pacientes.[57,81]

Estima-se que o requerimento nutricional diário dos gatos seja de 60 a 80 kcal/kg/dia.[57,58,66,67] Contudo, como o peso entre eles é variável, visando alcançar um ajuste aproximado entre o peso e o REB de cada animal, preconiza-se a utilização da equação $REB = (30 \times peso\ [kg]) + 70$ para gatos com peso superior a 2 kg[66,67] e a equação $REB = 70 \times (peso\ [kg])^{0,75}$ para gatos com peso inferior a 2 kg.[80] O valor encontrado deve ser dividido pelo teor energético em kcal por mℓ da dieta. O resultado equivale ao volume em mℓ a ser fornecido diariamente.[66] Vale lembrar que as dietas concebidas para cães e seres humanos são inadequadas para gatos devido às necessidades nutricionais específicas.[77] Estão disponíveis dietas comerciais de alta densidade energética, apropriadas para esses pacientes.[77]

Os orexígenos, na maioria das vezes, não são capazes de prover o requerimento energético adequado, resultando apenas em aumento momentâneo de apetite.[57,59,60,62,66,77,81] Quando utilizados, os mais recomendados são a cipro-heptadina (2 mg/gato, 1 ou 2 vezes/dia) e a mirtazapina (3 a 4 mg/gato, a cada 72 horas). Os agonistas benzodiazepínicos (diazepam, oxazepam) são totalmente contraindicados, por requererem biotransformação hepática e exacerbarem a condição de encefalopatia, quando presente.[57,66,77,81]

Para o sucesso da terapia, é necessária a correção de complicações como a desidratação, os distúrbios da coagulação, as anormalidades eletrolíticas, as infecções oportunistas e, sobretudo, a identificação e o tratamento da doença de base.[66] A infusão de fluido cristaloide (solução fisiológica – NaCl a 0,9%) é um importante meio de reposição dos eletrólitos perdidos pelo vômito. A suplementação de potássio é realizada adicionando-se 40 a 60 mEq por litro de soro, não devendo exceder 0,5 mEq/kg/h. É essencial o monitoramento dos eletrólitos em paralelo à fluidoterapia, especialmente as concentrações de potássio e fosfato.[63,81] Vale ressaltar que a solução glicosada é contraindicada durante a infusão de fluidos. Os gatos têm deficiência na atividade das enzimas glucoquinase e glicogênio sintetase, responsáveis pela metabolização e pela conversão de glicose em glicogênio para armazenamento hepático, respectivamente. A glicose, além de potencializar a espoliação de potássio, por apresentar efeito diurético osmótico, ainda é armazenada predominantemente na forma de gordura no fígado.[57,64,65]

Após estabilização do paciente, deve-se realizar o cálculo de manutenção hídrica para 24 horas, sendo indicada a reposição de água via sonda esofágica nos intervalos entre as refeições. Independentemente da permanência da sonda, é importante estimular a alimentação espontânea e oferecer água, sempre fresca, além da dieta de preferência de cada gato.

A terapia de suporte é realizada por meio da suplementação de S-adenosilmetionina (90 mg/gato, VO, 1 vez/dia) como precursor hepatocelular de glutationa, sulfato e L-carnitina.[57,59,60,67] Por sua vez, a reposição da L-carnitina (250 a 500 mg/gato, VO, a cada 24 horas) também é requerida, por promover a entrada dos ácidos graxos na mitocôndria e a β-oxidação no interior dos hepatócitos.[57,61,62,70,73] Diversos substratos são limitantes para sua produção, no entanto a lisina e a metionina são fatores essenciais. Quando a ingestão de proteína ou de outros precursores é insuficiente para promover a produção adequada, sua suplementação é indicada.[61]

Recomenda-se ainda a administração de vitaminas do complexo B (2 mℓ/250 mℓ de soro/dia), vitamina E (100 a 400 mg/gato, 1 vez/dia), tiamina (50 a 100 mg/gato, VO,

1 a 2 vezes/dia), taurina (250 a 500 mg, VO, 1 vez/dia, durante 7 a 10 dias), vitamina K_1 (0,5 a 1,5 mg, SC, IM, 2 a 3 doses com intervalo de 12 horas), cobalamina (250 mg/gato, SC, IM, 1 vez/semana durante 6 semanas) e N-acetilcisteína (140 mg/kg, VO ou IV, dose inicial, seguida de 70 mg/kg, VO ou IV, a cada 4 a 6 horas durante 2 a 3 dias – solução a 5%. Diluir a solução injetável na concentração indicada em cloreto de sódio a 0,9%).[57,59,60,63,66,67,70,81]

De modo semelhante ao realizado em medicina humana, alguns autores preconizam a administração de óleo de peixe com o objetivo de reduzir a produção de componentes inflamatórios, como a IL-1, o TNF-α e as prostaglandinas E_2.[70]

O controle de peso diário e alguns cuidados de internação são fundamentais.[77] Para a melhor convalescença do paciente, deve-se eliminar qualquer possibilidade de estresse, respeitar a necessidade de sono diária (16 a 18 horas) por meio de iluminação adequada, e manter um ambiente harmonioso, limpo e confortável. As visitas dos proprietários, bem como o estímulo a livres caminhadas na ausência de componentes estressantes, são correlacionadas a fator prognóstico positivo, sendo, portanto, recomendadas.[57,82]

CONSIDERAÇÕES FINAIS

A maioria dos gatos acometidos por lipidose hepática se beneficia do reconhecimento precoce da síndrome, em que ainda é possível evitar agravamento do quadro por maior acúmulo de triglicerídios nas células hepáticas, balanço energético negativo e catabolismo endógeno exacerbado.

O manejo alimentar constitui o principal limiar entre a recuperação e a progressão da doença, compondo parte essencial da abordagem terapêutica e prioridade durante a atenção hospitalar de gatos acometidos por lipidose. No entanto, a resposta desses pacientes também depende de cuidados específicos baseados na fisiologia e na personalidade. Faz parte do contexto terapêutico a adequação das suas particularidades.

COLANGITES EM FELINOS

Alexandre Gonçalves Teixeira Daniel • Archivaldo Reche Júnior

INTRODUÇÃO

As doenças que acometem o fígado e as vias biliares dos gatos podem ser divididas em não inflamatórias e inflamatórias. Excetuando-se a lipidose hepática (principal hepatopatia dos felinos, classificada como uma enfermidade não inflamatória), as doenças hepatobiliares inflamatórias são consideradas a segunda causa de hepatopatia mais comum na espécie. Diferentemente dos cães, nos quais as condições inflamatórias tendem a acometer o parênquima hepático, nos gatos as vias biliares são mais acometidas, com a inflamação estendendo-se ao parênquima hepático por contiguidade somente em casos mais graves/avançados.[83,84]

CLASSIFICAÇÃO

Diversas classificações podem ser encontradas na literatura pertinente ao assunto; por se tratar de um complexo grupo de enfermidades com diagnóstico e caracterização histopatológicos, as terminologias diagnósticas utilizadas para sua descrição variavam de acordo com patologistas em diferentes países, e mesmo dentro de um mesmo programa de ensino e treinamento, diferiam de um avaliador para outro. Tal fato gerava confusão na interpretação do diagnóstico para o clínico, inferindo também nas condutas terapêuticas.[83-86]

Em virtude desses fatos, em 2006, as enfermidades hepáticas foram padronizadas pela World Small Animal Veterinary Association (WSAVA), de acordo com sua apresentação histológica, desenvolvendo uma terminologia comum de acordo com padrões básicos de achados, facilitando a pesquisa e descrição de tais enfermidades.

De acordo com a WSAVA, as doenças inflamatórias de vias biliares dos felinos podem ser classificadas em quatro principais categorias: (1) colangite neutrofílica; (2) colangite linfocítica; (3) colangite crônica (associada a infestação parasitária) e (4) colangites destrutivas ou esclerosantes. Na prática clínica, as três primeiras formas são mais comumente encontradas, sendo a colangite esclerosante rara.[85]

Colangite neutrofílica

A colangite neutrofílica, também nominada colangite aguda ou supurativa, é definida por inflamação das vias biliares (intra e extra-hepáticas, ductos biliares e vesícula biliar) caracterizada por infiltração de neutrófilos; é essencialmente uma doença inflamatória séptica, com achados característicos em quase todos os animais não tratados.[83,85]

Enquanto alguns estudos sugerem que essa forma de colangite seja mais comum em machos jovens a meia idade,[84-86] outros sugerem não existir predisposição etária ou sexual.[87] Não existe predisposição racial para ela.[84-86]

A etiopatogenia ainda permanece incerta, sendo a ascensão de bactérias do trato gastrintestinal (infecção ascendente) a hipótese mais aceita, visto a associação das colangites com pancreatite e doença intestinal inflamatória, síndrome essa denominada "tríade felina".[85,86]

As manifestações agudas têm um caráter súbito, com associações a natureza séptica da doença; no geral, os animais apresentam anorexia/disorexia, prostração, febre e vômito. Os animais também podem estar ictéricos (a colestase e consequente icterícia pode ser variável, com alguns animais não se apresentando ictéricos em uma primeira avaliação) e apresentar sensibilidade à palpação abdominal.

Laboratorialmente, gatos com colangite aguda desenvolvem leucocitose, podendo ocorrer desvio à esquerda; aumento significativo das enzimas de extravasamento (ALT e AST), com aumento mais discreto das enzimas indicadoras de colestase (fosfatase alcalina e GGT – tendo a GGT maior sensibilidade no diagnóstico); hiperbilirrubinemia e bilirrubinúria podem ocorrer. Algumas vezes, a doença pode ocorrer concomitantemente com a lipidose hepática, gerando variação no padrão de alteração enzimológico.[83-86,88]

Os achados ultrassonográficos podem evidenciar hepatomegalia e aspecto heterogêneo de parênquima hepático; a ecogenicidade hepática pode estar reduzida, aumentada (principalmente na associação com a lipidose hepática), com evidenciação dos ductos biliares, espessados, distendidos e tortuosos; achados associados podem evidenciar alterações em parênquima pancreático, linfoadenomegalia mesentérica, espessamento de parede intestinal, colelitíase e obstrução de vias biliares extra-hepáticas.[83-85,88]

O diagnóstico envolve a associação de achados clínicos com intervenções médicas e cirúrgicas; previamente a qualquer procedimento invasivo, deve-se realizar a estabilização clínica do animal. A citologia hepática pode evidenciar bactérias e neutrófilos (degenerados e/ou fagocitando microrganismos), bem como a citologia de bile pode apresentar neutrófilos e bactérias (a bile de um felino hígido não apresenta bactérias ou celularidade significativa em exame citológico). Uma citologia normal não exclui a possibilidade de colangite neutrofílica.[84-86]

Cultura microbiana de bile oferece a possibilidade de identificação do microrganismo envolvido, bem como direciona a escolha de antibiótico a ser utilizada. Animais previamente tratados com o uso de antibióticos podem ter análise citológica e de cultura negativos. Os agentes mais comumente encontrados são componentes da microbiota bacteriana intestinal, entre eles, *E. Coli*, *Clostridium* spp., *Klebsiella* spp., *Bacteroides* spp., *Staphylococcus* spp.[86,88]

O diagnóstico da colangite neutrofílica pode ser feito mediante análise citológica de bile com cultura bacteriana, citologia hepática ou histopatologia.

Na análise citológica da bile, as amostras podem ser coletadas por colecistocentese guiada por ultrassom. Esse procedimento não é isento de riscos, mas com um profissional experiente e um aparelho de boa qualidade, tem baixo risco.[87]

A análise citológica de bile evidencia microrganismos livres e fagocitados por polimorfonucleares, em geral degenerados. O exame histopatológico evidencia neutrófilos no interior dos ductos biliares acometidos, entre as células epiteliais biliares e nas proximidades dos ductos biliares. Quando a inflamação se estende além da placa limítrofe dos ductos biliares, invadindo o parênquima hepático, a enfermidade é classificada como colângio-hepatite neutrofílica[86,87]

Pela natureza infecciosa do processo, o tratamento inclui o uso de antibióticos e tratamento suporte; antibióticos de amplo espectro e com boa penetração em tecido hepático são recomendados, com atividade contra aeróbios Gram-positivos, Gram-negativos e anaeróbios. O antibiótico deve ser escolhido, preferencialmente, baseado em cultura bacteriana de bile ou fragmentos hepáticos, estando entre os de eleição as quinolonas, amoxicilina com ácido clavulânico associado ao metronidazol (não utilizar doses maiores que 7,5 mg/kg, a cada 12 horas, pelo risco de toxicidade), ou quinolonas associadas à uma penicilina potencializada.[84-88]

Os antibióticos devem ser utilizados por períodos que variam de 1 a 3 meses de uso; sugere-se a administração de antibióticos por um período de 3 a 4 semanas após a resolução das manifestações clínicas e normalização dos valores enzimológicos hepáticos.[85-86,88]

A terapia suporte deve envolver o uso de ácido ursodesoxicólico (após confirmação de patência das vias biliares), silimarina, SAMe, suplementação de vitaminas do complexo B e suporte enteral adequado. A fluidoterapia deve ser corretamente calculada, podendo haver a necessidade de reposição eletrolítica (principalmente potássio); na presença de enfermidades associadas, o tratamento deve ser direcionado (lipidose hepática, pancreatite, doença intestinal inflamatória).[84,86,88]

O prognóstico depende da gravidade da doença, bem como tempo de curso e doenças associadas; o prognóstico é bom na ausência de doenças inflamatórias ou lipidose associados, principalmente naqueles com rápida resposta após o início da terapêutica antimicrobiana.[86]

Colangite linfocítica

A colangite linfocítica (ou linfoplasmocítica) é definida por inflamação das vias biliares caracterizada por infiltrado de pequenos linfócitos ao redor dos ductos biliares, podendo ou não penetrar o lúmen dos ductos acometidos ou invadir o epitélio biliar.[84,86,88]

Gatos de qualquer idade podem ser acometidos, sendo mais encontrada em gatos de meia idade a idosos. Não existe predisposição sexual; persas parecem ter predisposição ao desenvolvimento da enfermidade.

Sua etiopatogenia também é incerta, com algumas suposições hipotéticas sobre uma provável origem imunomediada; também se supõe ser uma progressão da colangite neutrofílica não tratada adequadamente (embora muitos animais acometidos jamais tenham tido quadros compatíveis com a colangite neutrofílica).[83-86]

É uma doença de caráter insidioso, de progressão lenta, acometendo primeiramente os ductos biliares maiores, e com a evolução do quadro, progredindo para toda a árvore biliar.[85]

As manifestações tendem a ser discretas e intermitentes, podendo ocorrer algumas vezes, manifestações agudas (em inflamações graves ou quadros avançados); náuseas, vômitos intermitentes, episódios diarreicos esporádicos, perda de peso, apetite variável (alguns animais apresentam-se anoréxicos/disoréticos, enquanto outros apresentam-se polifágicos) são manifestações predominantes; cerca de 50 a 60% dos animais podem apresentar icterícia, sendo alguns deles com quadros ictéricos de resolução espontânea.[85,88]

Os animais acometidos podem apresentar hepatomegalia, bem como linfoadenomegalia mesentérica, torácica e periférica (pelo quadro inflamatório crônico).[85,86]

Laboratorialmente, gatos com colangite linfocítica apresentam aumento das enzimas hepáticas (ALT, AST, GGT), hiperbilirrubinemia, hipoalbuminemia e hiperproteinemia (um dos achados mais frequentes e consistentes); poiquilocitose e linfopenia são achados frequentes; alterações nos tempos de coagulação também são frequentes.[83,84,86]

A doença pode progredir para cirrose biliar, com aparecimento de ascite (exsudato asséptico, bastante similar ao de gatos com PIF), encefalopatia hepática e discrasias hemorrágicas. Em estágios terminais, os valores enzimológicos podem se apresentar normais.[85,86]

Os achados ultrassonográficos refletem a inflamação crônica das vias biliares; heterogeneidade de parênquima hepático, dilatação, espessamento e tortuosidade de ductos biliares intra e extra-hepáticos, dilatação de ducto cístico, linfoadenomegalia mesentérica e obstrução de vias biliares também podem ser encontrados; no entanto, alguns animais com alterações clínicas e histológicas importantes não apresentam alteração ultrassonográfica. Alterações em órgãos adjacentes (intestinos e pâncreas) também devem ser pesquisadas.[85]

Diferentemente da colangite neutrofílica, o diagnóstico da colangite linfocítica não pode ser realizado por exame citológico; o único exame diagnóstico é a análise histopatológica de fragmento de biopsia hepática. A análise permite a observação de um padrão inflamatório não supurativo em áreas portais e periportais, podendo também ocorrer hiperplasia e hipertrofia ductais e perda de arquitetura ductal.[85]

O tratamento inicial consiste em suporte hidreletrolítico, suplementação de vitaminas hidrossolúveis, silimarina, ácido ursodesoxicólico (após verificada patência das vias biliares), reposição de vitamina K (0,5 mg/kg, a cada 12 horas, em um total de 3 aplicações – principalmente antes de intervenção cirúrgica diagnóstica) e suporte enteral adequado.[83-85,88]

O tratamento a longo prazo consiste em imunossupressão, sendo o primeiro fármaco de eleição a prednisolona (2 a 4 mg/kg, 1 vez/dia); após a resolução das manifestações clínicas, a dose deve ser reduzida a cada 6 a 12 semanas, até alcançar a mínima dose terapêutica efetiva; outros agentes imunossupressores, como o clorambucila ou metotrexato podem ser necessários.[83,84,86]

Embora os animais respondam bem ao tratamento, a enfermidade não tem tratamento curativo conhecido; recidivas podem ocorrer, sendo importante alertar ao proprietário a possibilidade de ocorrência de relapsos e tratamento de curso crônico e prolongado.[85]

O prognóstico é de reservado a bom; gatos com ascite têm um pior prognóstico quando comparados a gatos ictéricos.[84,85,88]

Colangite crônica associada à infestação parasitária

As colangites crônicas associadas à infestação por trematódeos das vias biliares são rotineiramente observadas em gatos pertencentes a áreas endêmicas para os parasitas.[89-91]

O *Platynosomum fastosum* é o parasita hepático mais comum dos felinos, em geral localizado nos ductos biliares e vesicular biliar. Além disso, é o gênero mais comum identificado nas regiões subtropicais e tropicais mundialmente. O ciclo de vida do parasita inclui três hospedeiros intermediários; o primeiro hospedeiro, lesmas da espécie *Sublima octona*, ingere ovos do ambiente, que formam esporocistos contendo cercárias. O segundo hospedeiro intermediário, geralmente artrópodes como besouros, ingere os esporocistos contendo cercárias, levando à geração de metacercárias. O isópoda é ingerido por um terceiro hospedeiro intermediário, normalmente lagartixas, lagartos ou sapos, com as metacercárias ingeridas formando cistos na vesícula biliar e ductos biliares desses animais.[89-92]

É relatado em muitos países, como Bahamas, Nigéria, Porto Rico, Malásia e Brasil. No último, já foi relatado em regiões de São Paulo, Rio de Janeiro, Bahia, Amazonas e Minas Gerais. A prevalência nacional é variável, de 5 a 45%, dependendo da localização geográfica. Em alguns países, como EUA (regiões do Havaí e Flórida), a prevalência pode chegar a até 70%.[85,90]

Gatos acometidos adquirem o parasita da ingestão do hospedeiro intermediário. As metacercárias migram do intestino para a vesícula biliar via ducto biliar comum, tornando-se adultos e patentes em 8 a 10 semanas. Os ovos podem ser achados nas fezes e, mais consistentemente, em citologia de bile.[85,89,91,92]

A gravidade das doenças associadas à infecção depende da carga parasitária, do tempo de infecção e da resposta individual. As manifestações clínicas são variáveis, desde animais assintomáticos, até icterícia hepática e pós-hepática, letargia, prostração, anorexia, vômito, diarreia, perda de peso, hepatomegalia, distensão abdominal e falência hepática. Considerando que os gatos infectados podem ser assintomáticos, o diagnóstico pode ser difícil.

Achados laboratoriais incluem hiperbilirrubinemia, hipoalbuminemia e aumento das enzimas hepáticas (FA, ALT, AST e GGT); eosinofilia pode ocorrer, não sendo, no entanto, sempre presente e podendo estar associada com outras afecções.[85,89-92]

Os achados ultrassonográficos evidenciam alterações típicas de doença em trato biliar, como tortuosidade e dilatação de ductos, vesícula biliar dilatada e com parede espessada e obstrução de ducto biliar comum.[85,89]

O diagnóstico pode ser feito com base no histórico (ingestão de hospedeiros intermediários), manifestações clínicas, além da detecção dos ovos no exame coproparasitológico ou por meio da citologia de bile.[85,91]

O exame coproparasitológico é um teste específico, mas não muito sensível, pois a produção de ovos é limitada, e sua liberação, intermitente. O método de centrifugação pela formalina-éter é o mais indicado e efetivo no diagnóstico.[90-92]

O diagnóstico também é auxiliado pelas alterações ultrassonográficas; no entanto, outras causas de colangite (colangite linfocítica ou neutrofílica) podem gerar achados similares.

Congestão portal difusa, degeneração de hepatócitos, dilatação de sinusoides hepáticos, infiltrado inflamatório polimorfonuclear e grande quantidade de células mononucleares ao redor dos ductos biliares são achados histopatológicos comuns, bem como hiperplasia e proliferação de tecido conectivo. Infiltração com presença de eosinófilos também pode ser observada. Nem sempre o parasita é encontrado no exame histológico.[85,91,92]

Em relação ao tratamento, os protocolos ainda são controversos. Praziquantel (20 a 30 mg/kg, VO, 1 vez/dia, durante 5 dias) é o mais utilizado, parecendo ser mais eficiente que o fenbendazol (50 mg/kg, VO, a cada 12 horas, durante 5 dias). No entanto, as lesões e alterações histológicas provocadas pelo parasita, muitas vezes necessitam de outras intervenções além da simples eliminação do parasita. Com a classificação histológica, a colangite associada deve ser tratada de acordo com seu infiltrado celular predominante.[90-92]

OBSTRUÇÃO DAS VIAS BILIARES EXTRA-HEPÁTICAS

Alexandre Gonçalves Teixeira Daniel • Archivaldo Reche Júnior

ANATOMIA DO SISTEMA BILIAR

O sistema biliar é composto da vesícula biliar, ducto cístico, ducto biliar comum, ductos hepáticos, ductos interlobulares, ductos intralobulares, dúctulos biliares e canalículos hepáticos.[85,93]

A vesícula biliar é localizada adjacente ao lado direito da linha média hepática, dentro da fossa localizada entre os lobos hepáticos medial direito e quadrado; ela se comunica com o ducto biliar comum por meio do ducto cístico.[88,93-94]

A comunicação do ducto biliar comum com o duodeno, no gato, é anatomicamente distinta. O ducto biliar é longo e sinuoso, quando comparado ao do cão. No gato, o ducto biliar comum se funde ao ducto pancreático principal, antes da entrada na papila duodenal maior. Essa fusão ocorre em mais de 80% dos gatos; alguns animais têm a saída do ducto pancreático principal imediatamente adjacente a do ducto biliar comum. Devido a essa particularidade anatômica e a proximidade dos ductos biliar e pancreático, alterações em uma ou mais estruturas (alterações inflamatórias, neoplásicas, fibróticas, edematosas) ou alterações obstrutivas envolvendo o ducto biliar comum distal, podem alterar e acometer a árvore biliar e o pâncreas.[85,94,95]

DOENÇAS DA ÁRVORE BILIAR E OBSTRUÇÃO DAS VIAS BILIARES

A maioria das doenças do sistema biliar são associadas com aumento nas atividades das transaminases (ALT – alanina aminotransferase e AST – aspartato aminotransferase) e das enzimas indicadoras de colestase (fosfatase alcalina e gamaglutamiltransferase), com ou sem icterícia; no entanto, a obstrução de vias biliares extra-hepáticas é uma síndrome reconhecida pela associação com pancreatite e intensa icterícia.

A obstrução do ducto biliar comum é associada a diversas condições, sempre valendo ressaltar o fato de que as obstruções são sintomas de uma condição primária. Entre essas condições, as mais correntes são:[85,94]

- Colangites graves: neutrofílicas, linfocíticas ou esclerosantes
- Infestações por trematódeos (*Eurytrema procionis* e *Platynossomun fastosum*)
- Neoplasias (adenocarcinoma ducto biliar, adenocarcinoma ducto pancreático)
- Compressões extrínsecas (linfonodos, linfoma alimentar, neoformações adjacentes)
- Pancreatite/tríade felina
- Colélitos.

Após a obstrução completa de ducto biliar extra-hepático, hepatomegalia e distensão de ductos maiores extra-hepáticos e intra-hepáticos começam progressivamente a ocorrer. A obstrução ao fluxo biliar e consequente acúmulo de bile geram danos às organelas e à membrana celular da árvore biliar, com ativação de cascatas inflamatórias.[85,95,96]

Distensão e tortuosidade dos ductos biliares maiores, extra-hepáticos e intra-hepáticos, desvitalização do epitélio biliar, acúmulo de *debris* inflamatórios e consequente inflamação supurativa, necrose multifocal de parênquima hepático; com a cronicidade do processo, distensão permanente dos ductos e fibrose periporta progressiva são observados.[85,96]

MANIFESTAÇÕES CLÍNICAS

A obstrução completa de ductos biliares extra-hepáticos é uma manifestação clínica, com causa de base. As manifestações estarão, muitas vezes, ligadas a causa de base, e com ocorrência prévia a obstrução. O quadro obstrutivo, *per se*, gera letargia, febre intermitente e icterícia. As manifestações costumam ser graduais.[85,93-96]

As concentrações de bilirrubina começam a se elevar após quatro horas da obstrução completa. Vômito intermitente, hepatomegalia, e icterícia surgem na primeira semana do quadro.[85]

Alterações de coagulação também são importantes, tendo início após 1 semana da obstrução completa; ulceração gastrintestinal também é relatada, gerando pontos de sangramento entérico e consequente alteração da coloração das fezes. Em virtude disso, alguns pacientes podem não ter fezes acólicas, mesmo com obstrução completa de ducto biliar.

Os animais com esse quadro tendem a se tornar hipotensos, e com aumento na suscetibilidade a choque endotóxico durante procedimento anestésico e cirúrgico. Pontos como esses serão detalhados mais adiante.[85,94]

ALTERAÇÕES LABORATORIAIS

As principais alterações laboratoriais são correlacionadas às enzimas hepáticas e alterações de coagulação; a atividade das enzimas fosfatase alcalina e GGT começam a aumentar após 8 a 12 horas, e têm valores bastante elevados em poucos dias do quadro inicial.[85,94,95]

Com lesão em organelas e membranas celulares de árvore biliar e parênquima hepático, necrose periporta e inflamação geram elevação da atividade das transaminases.[85,94,96]

Coagulopatias associadas à deficiência em fatores de coagulação e à atividade da vitamina K desenvolvem-se no período de 7 a 21 dias, sendo detectadas em alterações de tempos de coagulação. A resposta à administração de vitamina K por via parenteral costuma ser bastante significativa.[85,94,95]

ALTERAÇÕES ULTRASSONOGRÁFICAS

Dilatação da vesícula biliar e ducto cístico dilatado são passíveis de observação 24 horas após a obstrução completa de ducto biliar extra-hepático. Distensões de ductos intra-hepáticos se tornam evidentes após 5 a 7 dias do quadro inicial. Os diâmetros dos ductos é variável, não podendo ser utilizados como parâmetro de definição de cronicidade do processo.[85,92]

DIAGNÓSTICO

O diagnóstico da obstrução de vias biliares extra-hepáticas é feito por meio do exame ultrassonográfico. O ultrassom evidencia a localidade da obstrução e consegue avaliar a provável causa em diversas situações.[85,94,96,97]

TRATAMENTO

Abordagens tradicionais consideram que as obstruções totais e permanentes necessitem de intervenção cirúrgica para tratamento. No entanto, as obstruções temporárias parciais ou completas (geralmente em casos de colangite e/ou pancreatite agudas) podem responder favoravelmente ao tratamento médico, sem a necessidade imediata de intervenção cirúrgica.[97]

Devido à dificuldade na diferenciação de obstruções completas e parciais associada ao prognóstico ruim e à elevada taxa de complicações trans e pós-operatórias, a intervenção cirúrgica somente deve ser considerada após a avaliação diagnóstica completa e, quando apropriado, após uma tentativa de tratamento médico sem sucesso.[97]

CONSIDERAÇÕES PRÉ-OPERATÓRIAS

Os animais com obstrução biliar apresentam coagulopatias importantes. Determinação dos tempos de coagulação, bem como a suplementação parenteral de vitamina K são de fundamental importância para a realização da intervenção cirúrgica. É indicada suplementação de vitamina K na dose de 1 mg/kg, a cada 12 horas, SC, por pelo menos três aplicações antes do procedimento cirúrgico. Alguns pacientes podem precisar de transfusão sanguínea ou de plasma, visando reposição dos fatores de coagulação e/ou elevação de hematócrito.[93-96]

O uso de antibióticos de amplo espectro no período pré-operatório é de fundamental importância. Grande parte da IgA que protege o intestino é secretada por via biliar; na ausência de ácidos biliares (que têm grande efeito no controle do supercrescimento bacteriano) e reduzida concentração de IgA intestinal, o animal se torna mais suscetível a translocação bacteriana e choque séptico.[93-96]

ABORDAGEM CIRÚRGICA

A inspeção da vesícula biliar e ducto biliar comum normalmente evidencia o local e causa da obstrução; a palpação delicada do ducto é importante na localização de massas intramurais.[94,95]

Biopsia hepática deve sempre ser realizada durante a descompressão biliar cirúrgica, bem como coleta de bile para citologia, cultura e antibiograma. Biopsias de pâncreas e intestino também devem ser realizadas, visto que alterações nesses sítios podem ocorrer concomitantemente, definindo assim a tríade felina.[93-96]

A avaliação histológica proverá informações acerca da gravidade e progressão do quadro hepático, auxiliando no diagnóstico da causa base, bem como no direcionamento da terapêutica pós-operatória. A cultura bacteriana de bile direciona a escolha do melhor antibiótico, bem como evidencia a presença ou ausência de processo supurativo. A citologia biliar pode evidenciar células neoplásicas ou ovos/parasitas das vias biliares.[85,94,96]

A descompressão cirúrgica é feita visando aliviar a pressão dentro das vias biliares, facilitando a manipulação cirúrgica e evitando extravasamento biliar para a cavidade peritoneal, e consequente peritonite biliar.[93-95]

Nos pacientes com quadro de colecistite, a colecistectomia é indicada; nos pacientes onde não existam alterações que inviabilizem a permanência da vesícula biliar, bem como naqueles onde a obstrução seja em ducto biliar comum, o procedimento de eleição é a colecistoenterostomia.[93-96]

A anastomose cistoentérica na porção proximal ao duodeno é a mais fisiológica, pois permite a entrada da bile no duodeno em uma posição que favorece ação da bile próxima a original. A anastomose deve ser grande o bastante para permitir o correto fluxo biliar e permitir correta retração fibrótica após a cicatrização (pode ocorrer redução de até 50% da luz do ostoma); para evitar estenose de ostoma e colangite de refluxo, o ostoma deve ter mais de 2,5 cm no momento da cirurgia.[93-85]

A colecistoenterostomia na espécie felina está associada com alta mortalidade pós-operatória; aproximadamente 50% dos animais submetidos a essa técnica não resistem ao período transoperatório ou pós-operatório imediato. As causas de óbito incluem deterioração clínica do quadro, parada cardiorrespiratória, hipotensão refratária e deiscência de pontos na enterostomia. A hipotensão refratária tem papel importante na falha do tratamento; a pouca resposta vascular aos vasopressores e reduzida contratilidade miocárdica contribuem para a hipotensão. Isso reflete em endotoxemia sistêmica, aumento da produção de substâncias vasodilatadoras de origem inflamatória, estimulação vagal induzida por manipulação biliar e sepse.[85,93-96]

PANCREATITE EM FELINOS

Alexandre Gonçalves Teixeira Daniel • Archivaldo Reche Júnior

INTRODUÇÃO

A pancreatite aguda é comumente diagnosticada em cães e humanos, no entanto, menos diagnosticada e/ou relatada em gatos. Isso se deve, em parte, à falta de manifestações específicas, exames laboratoriais de baixa especificidade e menor conhecimento da enfermidade.

Trata-se de um complexo processo multifatorial, com envolvimento sistêmico, para o qual, na maior parte, não se encontra a causa de base.

O tratamento deve ser intensivo, com suporte nutricional e hidreletrolítico, controle da dor e tratamento da causa de base (quando conhecida).

ANATOMIA E FISIOLOGIA

Os gatos têm diferentes desenvolvimentos embriológico e anatômico do pâncreas quando comparados a outras espécies, incluindo os cães.[98] Em gatos, o ducto pancreático principal é derivado do anel pancreático ventral, tendo pouca importância e podendo estar ausente em cães.[98,99] Além disso, o ducto pancreático acessório geralmente não persiste nos felinos, tendo 80% dos gatos somente um ducto pancreático.[98,99]

O ducto pancreático acessório adentra o duodeno através da papila duodenal menor e o ducto pancreático principal, através da papila duodenal maior. Em gatos, esse é o principal e frequentemente único ducto pancreático aberto para a luz duodenal, em contiguidade com o ducto biliar.[98,99] A proximidade desses sítios predispõe o paciente felino com sistema acometido ao desenvolvimento de enfermidades associadas aos demais sítios, caracterizando, por vezes, acometimento pancreático, hepatobiliar e intestinal associados.

PREVALÊNCIA E FATORES DE RISCO

O diagnóstico *antemortem* da pancreatite em gatos é incomum, em virtude da baixa incidência e/ou dificuldade em se estabelecer o diagnóstico definitivo.[98,100-103] Porém, existe uma crescente evidência de que a pancreatite ocorra muito mais do que o estimado, porque mesmo com o diagnóstico clínico sendo pouco realizado, o diagnóstico *post-mortem* é frequente, mostrando a deficiência de diagnóstico definitivo da enfermidade.[100,104-106]

Em estudo retrospectivo sobre necropsias em felinos, aproximadamente 3,5% dos animais apresentavam doença pancreática exócrina.[107] Outro estudo retrospectivo de 8.687 necropsias de gatos encontrou 40 casos de pancreatite aguda.[106] Estudos demonstram que a incidência da doença varia de 0,57% a 2,9%.[108,109]

Nenhuma predisposição etária ou sexual foi encontrada em gatos com pancreatite.[98,100,106,108] A idade encontrada varia de 5 semanas de vida até 20 anos.[104] Hill e Van Winkle (1993) encontraram animais com idade de 3 semanas até 16 anos, entretanto, autores relatam que a pancreatite é mais comumente encontrada em animais com mais de 7 anos, e que a raça Siamesa parece ser a mais comumente acometida.[106,110,111]

Em estudo realizado com 115 gatos, 60% apresentavam pancreatite crônica, entre os quais 50,4% eram assintomáticos. A pancreatite aguda foi encontrada em 15,7% dos animais, dos quais 6,1% apresentavam a doença como única enfermidade (sem outras doenças associadas).[104]

ETIOLOGIA

A real etiologia da pancreatite felina, em 90% dos casos, permanece incerta, sendo assim considerada idiopática.[108-111] Afecções no trato biliar que se localizem distalmente ao ducto biliar comum (infecção, cálculos) podem predispor à pancreatite aguda em virtude da relação funcional entre o ducto biliar comum e o ducto pancreático no felino.[111] Weiss *et al.*[112] referiram a presença significativa de pancreatite e concomitantemente doença intestinal inflamatória (DII) em gatos portadores de colangite.

Existem diversos fatores que contribuem para essa associação: a DII é uma doença bastante comum no gato doméstico, sendo o vômito a manifestação mais comum da DII nessa espécie. O vômito crônico predispõe os animais acometidos a ter uma maior pressão intraduodenal e refluxo pancreático-biliar.[113] A microbiota do intestino proximal dos gatos, quando comparada com a dos cães, apresenta carga bacteriana muito maior (10^8 *versus* 10^4 organismos/mℓ). Levando em conta a particularidade anatômica da papila duodenal nessa espécie e fatores como os citados, o refluxo duodenal gerado pela DII pode aumentar a ocorrência da inflamação pancreática na espécie felina.[112]

Traumas como quedas de grandes alturas ou atropelamentos também são reconhecidos como causa de pancreatite em felinos, assim como o trauma cirúrgico.[112,113]

Infecções pelo vírus da peritonite infecciosa felina e pelo *Toxoplasma gondii* são associadas à ocorrência de pancreatite, embora com baixíssima ocorrência da enfermidade como manifestação do quadro primário da doença. Migrações aberrantes dos trematódeos *Amphimerus pseudofelineus* e *Eurytrema procyonis* também são comentadas como causa de pancreatite, embora sejam raras.[108-111]

ACHADOS LABORATORIAIS HEMATOLÓGICOS E BIOQUÍMICOS

Os achados hematológicos verificados na pancreatite felina são inespecíficos. Esses achados podem incluir discreta anemia (não regenerativa), aumento do volume globular (em virtude da desidratação), leucopenia ou leucocitose, não necessariamente com neutrofilia. Desvio à esquerda pode ser verificado nos casos de animais em choque séptico secundário.[114]

A contagem plaquetária não costuma mostrar alterações, embora os tempos de protrombina e tromboplastina parcial estejam significativamente aumentados em cerca de 20% dos animais.[106]

Achados bioquímicos incluem aumento nos valores de bilirrubina, colesterol, alanino aminotransferase (ALT), aspartato aminotransferase (AST), fosfatase alcalina (FA), amilase, ureia, creatinina e hipoalbuminemia.[114] Indicadores de lesão hepatocelular (ALT e AST) aumentam por isquemia hepática ou por exposição direta dos hepatócitos às toxinas e enzimas pancreáticas.[106,112]

Em virtude de a pancreatite estar associada, em muitos casos, a doenças hepáticas como a lipidose, não se pode afirmar com total clareza que o aumento dessas enzimas seja somente devido à inflamação pancreática.[115] Obstruções extrabiliares também são causa de aumento marcante nos níveis de bilirrubina e enzimas hepáticas, existindo o mesmo em alguns casos de pancreatite relacionados com a obstrução, em virtude do edema do órgão no ápice da doença.[100]

Embora a amilase e a lipase tenham sido usadas por muito tempo como indicadores diagnósticos de pancreatite, seus valores não têm especificidade ou sensibilidade no diagnóstico da doença em gatos. Os níveis podem estar aumentados em doenças renais, corticoideterapia (podendo estar aumentada em mais que cinco vezes os valores de referência), doença gastrintestinal, peritonite e desidratação.[114,116] A amilase e a lipase derivam não somente do pâncreas felino, mas também de outros órgãos do próprio trato gastrintestinal, por exemplo.[116]

A hipercolesterolemia foi encontrada em 64% dos gatos com pancreatite aguda, podendo ser correlacionada a doenças associadas à pancreatite, como a lipidose hepática e endocrinopatias.[116]

A glicemia dos animais com pancreatite aguda necrótica pode estar discretamente aumentada, em virtude do estresse da enfermidade e relação com as catecolaminas circulantes, cortisol ou hiperglucagonemia.[116] Em gatos com pancreatite supurativa, a hipoglicemia é mais comum. Em contraste, gatos com pancreatite aguda necrótica são hiperglicêmicos (64%), glicosúricos (60%) e cetonúricos (20%), quando comparados com gatos com pancreatite crônica. Esse fato reforça a ideia de que gatos com pancreatite aguda podem desenvolver cetoacidose diabética.[116] Recente estudo mostrou que a pancreatite é uma comorbidade comum em gatos com diabetes *mellitus*.[117]

As anormalidades eletrolíticas mais comumente encontradas são a hipopotassemia e a hipocalcemia.[116] A hipocalcemia é um achado comum em gatos com pancreatite aguda, e quando os valores de cálcio ionizado apresentam-se menores que 1 mmol/ℓ, associa-se a um mau prognóstico, indicando-se terapia emergencial e mais agressiva que o usual, em virtude de esses gatos terem maior risco de óbito.[118] Cerca de 66% dos gatos com pancreatite aguda são hipopotassêmicos, mesmo na ausência de manifestações gastrintestinais.[106]

TESTES LABORATORIAIS ESPECÍFICOS

Técnicas de radioimunoensaios espécie-específicos foram desenvolvidas para a mensuração da imunorreatividade de anticorpos antitripsina e antitripsinogênio em gatos (fTLI). Esse teste visa detectar os níveis de anticorpos contra a tripsina e tripsinogênio séricos que, em teoria, aumentariam significativamente em casos de inflamação pancreática e consequente extravasamento da enzima para o espaço extravascular. Altos valores de fTLI foram observados em gatos com pancreatite, com um valor máximo de 540 μg/ℓ.[119]

Ao mensurar fTLI de 30 gatos com manifestações de pancreatite e confirmação histológica, SWIFT[120] usaram o valor de corte superior a 89 μg/ℓ, obtendo sensibilidade de 55% e especificidade de 56%. Não havia diferença estatística entre gatos com inflamação pancreática aguda ou doença pancreática crônica. Conclui-se existir uma fraca associação entre os valores de fTLI e os achados histológicos e clínicos. O alto número de falsos negativos podem estar ligados ao curto tempo em que as proteases ativadas ficam na circulação, até serem clivadas pelas antiproteases, não podendo ser mensuradas pelo teste.[120] Para serem detectados como positivos, os animais deveriam ser testados nas primeiras horas de manifestação da doença.[116]

Da compilação experimental de diversos autores, este exame tem sensibilidade entre 33 e 86% em animais com alterações pancreáticas (macroscópicas e microscópicas) confirmadas.[120,121]

O desenvolvimento e a validação analítica de radioimunoensaio específico para a mensuração da concentração da lipase pancreática felina específica (fPLI) foi desenvolvido há poucos anos.[122] Baseados nessa validação, foram comparadas a sensibilidade e a especificidade da fTLI em face da fPLI, em estudo realizado com 10 gatos. A sensibilidade da fTLI foi de 80% para animais com pancreatite moderada a grave, e especificidade de 75% para animais sadios, na dependência do valor de corte utilizado (com a redução do valor de corte, os valores percentuais diminuíam); a sensibilidade e especificidade da fPLI foi de cerca de 100% para ambos.[123]

Em recente estudo avaliando metodologias diagnósticas comerciais na avaliação da lipase pancreática específica, como a Spec fPL™ e ensaio éster ácido 1.2o-dilauril-rac-glicero-3--glutárico (DGGR), comparando-as com histologia pancreática, a similaridade de resultados entre ambos os testes foi considerada boa, mas sua correlação com a avaliação histológica foi limitada. A sensibilidade dos testes foi de cerca de 60 a 66%, com especificidade de aproximadamente 69 a 78%.[124]

Mesmo com todos esses estudos, o exame ainda considerado padrão-ouro no diagnóstico da enfermidade continua sendo a biopsia pancreática, com realização posterior de exame histopatológico[104] (Figura 125.11).

EXAMES DE IMAGEM E CORRELAÇÃO COM TESTES LABORATORIAIS ESPECÍFICOS

Estudos de imagem são frequentemente utilizados para ajudar a identificar gatos com pancreatite, entretanto, a acurácia do exame está diretamente correlacionada com a experiência e habilidade do executor e leitor das imagens.[116]

O exame ultrassonográfico vem se mostrando uma ferramenta cada vez mais útil no diagnóstico da pancreatite felina.[125] Tendo o examinador o conhecimento da topografia,

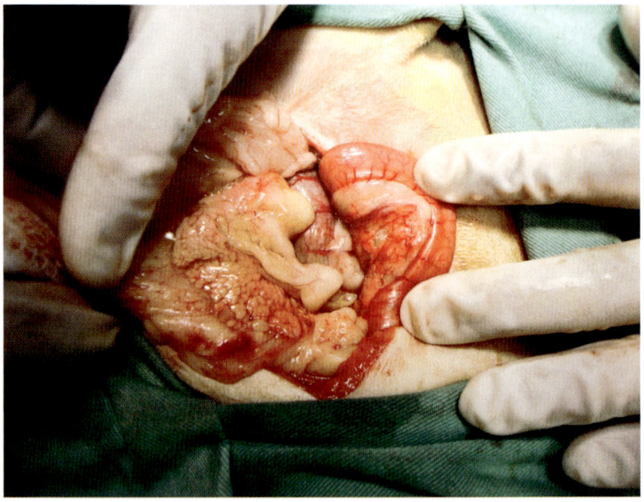

Figura 125.11 Aspecto macroscópico de animal com pancreatite aguda, submetido à laparotomia exploratória para classificação histológica e lavagem de cavidade. Observar órgão aumentado de tamanho, áreas com petéquias e pontos hemorrágicos. (Imagem gentilmente cedida pelo médico-veterinário Alexandre G. T. Daniel.)

ecogenicidade e relação anatômica das estruturas, além de um aparelho com transdutor de alta resolução, o exame ganha acurácia e aumento na sua sensibilidade.[105]

Diversas alterações de ecogenicidade pancreática são relatadas em gatos com pancreatite, incluindo um pâncreas ultrassonograficamente normal; órgão hipoecoico em virtude de necrose; órgão hiperecoico em decorrência de fibrose e massas; mesentério hiperecoico por esteatonecrose; hipoecogenicidade ao redor do pâncreas, por inflamação e edema, e efeito de massa (abscesso pancreático, pseudocistos); mudanças nas estruturas biliares (ducto biliar comum dilatado, espessamento da bile na vesícula biliar, ducto pancreático dilatado); dilatação do ducto pancreático por edema do órgão, com consequente obstrução ductal; presença de fluido peritoneal; trombose da veia pancreático-duodenal.[108,116,125]

Em estudos de gatos com manifestações clínicas e alterações laboratoriais compatíveis com pancreatite, o pâncreas não tem alterações de imagem em parte dos casos.[120,121]

Em estudo avaliando achados ultrassonográficos em gatos com aumento de fPLI, autores reportam sensibilidade e especificidade de 84 e 75% respectivamente, em gatos com fPLI elevada, com espessamento de ramo pancreático esquerdo, irregularidade do órgão e hiperecogenicidade peripancreática sendo os principais achados de imagem associados.[126]

Outro estudo refere baixa correlação entre métodos laboratoriais de mensuração da lipase pancreática específica e o ultrassom, com achados como hipoecogenicidade ou ecogenicidade mista pancreática, além de aumento do órgão sendo os melhores indicadores de pancreatite.[127]

Mesmo com essas contraposições, o ultrassom é em geral utilizado como exame complementar, sendo de grande valia para a investigação em anormalidades no pâncreas e em estruturas subjacentes.[125,128]

ACHADOS CLÍNICOS

A manifestação mais comum em gatos com pancreatite é a anorexia (100%), seguida de letargia (97%) e desidratação (92%);[106,129] no entanto, estas não são patognomônicas de pancreatite, sendo comuns à maioria das enfermidades que acometem os felinos. Outros achados de exame físico são taquipneia (74%), hipotermia (68%), icterícia (64%), taquicardia (48%), dor abdominal (25%), presença de massa em região epi/mesogástrica (23%), dispneia (20%), ataxia (15%) e febre (7%).[100,106,115,116,129]

Gatos com pancreatite apresentam menos vômito quando comparados à espécie canina, e geralmente considera-se que apresentam menos dor abdominal. Entretanto, a avaliação da presença de dor abdominal na espécie felina pode ser difícil, o que pode tornar esse parâmetro subestimado na maioria dos trabalhos.[116]

A apresentação clínica da pancreatite canina tem o estereótipo de acometer cães obesos, que ingerem dietas ricas em gordura e que desenvolvem anorexia, vômitos e dor abdominal intensa. Porém, a apresentação clínica da pancreatite felina difere da canina em muitos aspectos, com manifestações normalmente pouco específicas. Isso exige a atenção e o conhecimento da enfermidade em gatos, para que o clínico possa aventar essa hipótese ao atender um felino com anorexia, letargia ou vômito de origem desconhecida.[116]

TRATAMENTO

O tratamento da pancreatite felina é complexo e envolve atenção perante muitas facetas da doença. Embora as pesquisas tentem desenvolver tratamentos pontuais e específicos, o tratamento sintomático permanece como o de eleição.[114] De maneira geral, recomendam-se reposição de fluidos e correção do desequilíbrio ácido-base, manejo nutricional, controle do vômito e tratamento analgésico.[116] Se a causa de base é encontrada, também deve ser tratada/removida.

Os mais importantes indicadores clínicos da gravidade da pancreatite são as múltiplas anormalidades sistêmicas, especialmente a hipoalbuminemia e a hipocalcemia.[129]

Grave desidratação e presença de taquicardia, taquipneia ou febre são indicadores de síndrome da resposta inflamatória sistêmica (SIRS).[130] O tratamento, nesses casos, envolve a fluidoterapia agressiva para a correção da desidratação, a manutenção do volume intravascular e a manutenção da perfusão pancreática.[130]

Coloides também podem ser utilizados, e são bastante indicados em animais que não respondem adequadamente à solução de cristaloides, pacientes com hipoproteinemia ou diminuição da pressão oncótica.[114,116]

Plasma fresco ou congelado, assim como sangue total, são indicados em animais com alteração nos tempos de coagulação, com o intuito de repor fatores inibidores das proteases sanguíneas, reposição de albumina e outros fatores de coagulação.

É necessário relembrar as complicações associadas à hiper-hidratação, principalmente em gatos, como o edema pulmonar e efusão pleural. As doses de fluidos não devem ultrapassar 5 a 10 mℓ/kg/h.[114]

A recomendação de NPO (*nil per os*, ou nada por via oral) foi por bastante tempo utilizada em cães, para promover a menor ativação pancreática possível, com redução na estimulação e produção de enzimas pancreáticas.[130] Porém, o jejum prolongado gera imunossupressão, redução da cicatrização de feridas, aumento da translocação bacteriana, atrofia de vilosidades intestinais, sepse e redução da expectativa de vida.[114]

Gatos não devem ser privados de alimentação, pois não existe nenhum benefício comprovado do jejum frente à pancreatite felina, além de poder ocorrer a exacerbação da lipidose hepática.[112,114]

Se o animal é incapaz de se alimentar ou ingerir água por mais de 2 a 3 dias, vias alternativas de suporte nutricional devem ser consideradas para prevenir o aparecimento e a instalação de lipidose hepática, má nutrição, atrofia de vilosidades e translocação bacteriana.[114,116]

Para gatos que não estão vomitando ou naqueles nos quais o vômito pode ser controlado com antiemético, para gatos que não se alimentam há mais de 3 dias ou em que exista a suspeita de lipidose hepática, a colocação de um tubo de alimentação enteral é recomendada. Alternativas para essa indicação são a sonda nasoesofágica (período máximo de cerca de 4 a 6 dias), tubo de esofagostomia ou tubo de gastrostomia. Os tubos de esofagostomia e gastrostomia têm boa aplicabilidade e aceitação, com fácil manuseio e entendimento por parte do proprietário; podem ficar fixados por um longo período.

É importante entender e ressaltar que, mesmo com pancreatite, os gatos podem e devem ser alimentados. Se o gato está com crises eméticas de difícil controle ou incoercíveis, a jejunostomia ou nutrição parenteral como a nutrição parenteral parcial (NPP) ou nutrição parenteral total (NPT) podem ser utilizados. Se o animal não vomita ou os vômitos são controláveis, as outras formas de nutrição enteral devem ser utilizadas.[114,116]

Além dos suportes hidreletrolítico e alimentar, outros aspectos devem ser levados em consideração em gatos com pancreatite, como controle adequado da dor, terapia antiemética e uso de antibióticos.[116]

O controle da dor é essencial para o sucesso do tratamento da pancreatite. A dor não tratada ou tratada parcialmente gera a diminuição das funções imunológicas e reduz a expectativa de vida.[114] A principal opção nesses casos são os opioides, tendo como únicos efeitos colaterais a disforia e constipação intestinal.[114,116] Opioides de eleição são o fentanila (2 a 4 μg/kg em *bolus* e, em seguida, 1 a 4 μg/kg/h em infusão constante), buprenorfina (0,01 a 0,02 mg/kg, IV/IM, a cada 4 a 8 horas), meperidina (1 a 2 mg/kg, IM, a cada 2 a 4 horas), tramadol (2 mg/kg, IM, a cada 12 horas), metadona (0,1 a 0,3 mg/kg, a cada 8 a 12 horas). A morfina (0,1 a 0,2 mg/kg, a cada 8 a 12 horas) também exerce um ótimo efeito analgésico, porém como pode produzir náuseas, além de causar espasmo do ducto pancreático, deve ser evitada.[131]

Anti-inflamatórios não esteroidais não são recomendados, devido aos seus efeitos colaterais gastrintestinais e renais, especialmente em animais hipovolêmicos.[116,131]

Embora bactérias não tenham reconhecidamente um papel primário no desenvolvimento da pancreatite, a necrose pancreática ocorre em muitos gatos acometidos, ocorrendo a translocação bacteriana e tornando esse ambiente ideal para o crescimento bacteriano. Os microrganismos mais comumente encontrados são Gram-negativos e anaeróbios (*E. coli*, *Klebsiella* spp., *Clostridium* spp. etc.). Os antibióticos de escolha para gatos com alterações ultrassonográficas sugestivas de abscessos pancreáticos, ou em animais com manifestações sistêmicas de sepse (leucocitose com desvio à esquerda, neutrófilos tóxicos, hipoglicemia, febre) devem ser de amplo espectro e com boa penetração em tecido pancreático. Opções indicadas são a marbofloxacino, amoxicilina com ácido clavulânico, ampicilina e a clindamicina.[116,131]

Outro importante ponto no controle da pancreatite em gatos é a terapia medicamentosa no controle de náuseas e vômito. Nem todos os animais acometidos exibem essa manifestação, entretanto alguns podem manifestá-la por dor, estimulação da zona deflagradora dos quimiorreceptores e por constipação intestinal/íleo paralítico.[114] Tais fármacos então devem ser utilizados, visando melhorar a qualidade de vida do animal e aumentar o conforto perante a alimentação enteral que lhe será oferecida.[116]

A metoclopramida é um antagonista dopaminérgico com ação antiemética periférica e central, que também tem ação pró-cinética, útil em animais com redução da velocidade de esvaziamento gástrico ou íleo paralítico.[116] É um fármaco de grande valia, porém, não é o mais potente dos inibidores do vômito. Em gatos que não respondam à metoclopramida, devem ser utilizados outros fármacos mais potentes, como os inibidores da serotonina.[116]

Os inibidores da serotonina de comum utilização são a ondansetrona (0,5 a 1 mg/kg, VO ou IV, a cada 8 horas) ou o dolansetron (0,3 a 0,5 mg/kg, SC ou IV, a cada 12 a 24 horas).[116]

A associação dos inibidores da serotonina com a metoclopramida também é indicada (0,2 a 0,5 mg/kg, SC, a cada 8 horas; ou em infusão contínua na dose de 1 a 2 mg/kg/dia ou 0,1 a 0,3 μg/kg/min).[114]

O uso de antagonistas de NK_1, como o citrato de maropitant, é muito bem validado para a espécie felina, sendo um fármaco bastante recomendado no tratamento da náuseas e vômito na espécie, e deve ser associado no tratamento de gatos com pancreatite.

DOENÇAS INTERCORRENTES – TRÍADE FELINA

Em estudo retrospectivo com 54 gatos manifestando doença inflamatória hepática, animais com hepatite portal linfocítica não tiveram maior ocorrência de pancreatite que gatos não portadores de doença hepática. Porém, DII e pancreatite estavam presentes em 83% e 50%, respectivamente, de gatos com colângio-hepatite.[112] As três enfermidades estavam presentes em 39% dos gatos. Todos os gatos com colângio-hepatite e pancreatite concomitante desse estudo apresentavam uma inflamação do parênquima pancreático leve, enquanto a doença inflamatória intestinal era grave.

Outro estudo verificou que, em 40 gatos com pancreatite aguda, 35% tinham nefrite considerada de grau discreto e 2,5% apresentavam grave colângio-hepatite. Os autores referem que a nefrite pode ser um achado incidental, possivelmente estando altamente relacionada com a idade dos animais analisados.[106]

A tríade felina, ou triadite, refere-se à combinação de colangite, pancreatite e doença intestinal inflamatória. Não é uma doença *per se*, mas uma síndrome, uma associação de enfermidades observada nos felinos. Três estudos até o momento da elaboração deste texto verificaram a presença das três enfermidades associadas.[112,132,127] No restante, somente se encontram relatos pessoais e pontuais dessa associação, embora sua presença seja maior do que o registrado.

As possibilidades especulativas de causas do acometimento desses três sítios já foram discutidas anteriormente; a conclusão fundamental, até o momento, é de que em animais com doença hepática deve ser pesquisada a possibilidade de doença pancreática e/ou intestinal associadas.

As manifestações clínicas podem ser inespecíficas e similares; anorexia, letargia e desidratação são achados comuns. No restante, as manifestações predominantes dependem do órgão com maior gravidade da doença/inflamação.

Dada a combinação de fatores, animais submetidos a biopsia por laparotomia exploratória, na pesquisa de uma das enfermidades, devem ter fragmentos pancreáticos, intestinais e hepáticos coletados.

REFERÊNCIAS BIBLIOGRÁFICAS

1. Willard MD, Hall EJ, Jergens AE, Mansell J, Minami T, Bilzer TW. Endoscopic, biopsy, and histopathologic guidelines for the evaluation of gastrintestinal inflammation in companion animals. J Vet Intern Med. 2010;24:10-26.
2. Jergens AE, Crandell JM. Clinical staging for inflammatory bowel disease. In: August JR. Consultations in feline internal medicine. St Louis: Elsevier Saunders; 2006. p. 127-132.
3. Robson M, Crystal MA. Inflammatory bowel disease. In: Norsworth GD, Crystal MA, Grace SF. The feline patient. Iowa: Wiley Blackwell; 2011. p. 284-89.
4. Jergens AE. Feline inflammatory bowel disease – current perspective on etiopathogenesis and therapy. Proceedings of the Hills/ESFM Feline Symposium at ESVIM Congress 2001. J Fel Med Surg. 2002;4:175-78.
5. Ruaux CG, Steiner JM, Williams DA. Trato gastrintestinal. In: Chandler EA, Gaskell CJ, Gaskell RM. Clínica e terapêutica em felinos. 3. ed. São Paulo: Roca; 2006. p. 326-57.
6. Zoran DL. The carnivore connection to nutrition in cats. JAVMA. 2002;221(11):1559-67.
7. Tams TR. Feline inflammatory bowel disease. Vet Clin North Am Small Anim Pract. 1993;23(3):569-86.
8. Mansfield CS, Jones BR. Review of feline pancreatitis part 1 – the normal feline pancreas, the pathophysiology, classification, prevalence and aetiologies of pancreatitis. J Fel Med Surg. 2001;3:117-24.
9. Jergens AE, Crandell JM, Evans R, Ackermann M, Miles KG, Wang C. A clinical index for disease activity in cats with chronic enteropathy. J Vet Intern Med. 2010;24:1027-33.
10. Kleinschmidt S, Harder J, Nolte I, Marsilio S, Hewicker-Trautwein M. Chronic inflammatory and non-inflammatory diseases of the gastrintestinal tract in cats: diagnostic advantages of full-thickness intestinal and extraintestinal biopsies. J Fel Med Surg. 2010;12:97-103.
11. Jergens AE. Idiopathic inflammatory bowel disease in dogs and cats: 84 cases (1987-1990). JAVMA. 1992;201(10):1603-8.
12. Evans SE, Bonczynski J, Broussard JD, Han E, Baer K. Comparison of endoscopic and full-thickness biopsy specimens for diagnosis of inflammatory bowel disease and alimentary tract lymphoma in cats. JAVMA. 2006;229(9).
13. Sherding RG. Diseases of large intestine. In: Bartges JW, DeNovo RC, Green PA, Konde LJ *et al.* Handbook of small animal gastroenterology. St Louis: Elsevier Saunders; 2003. p. 251-85.

14. Zoran DL. Nutritional management of feline gastrintestinal diseases. Top Companion Anim Med. 2008;23(4):200-6.
15. Mandigers PJ, Biourge V, German AJ. Efficacy of commercial hydrolysate diet in eight cats suffering from inflammatory bowel disease or adverse reaction to food. Tijdschr Diergeneeskd. 2010;135(18):668-72.
16. Willard MD. Feline inflammatory bowel disease: a review. J Fel Med Surg. 1999;1:155-64.
17. Reche Jr A, Del Barrio MA. Doença intestinal inflamatória crônica. In: Souza HJM. Coletâneas em medicina e cirurgia felina. Rio de Janeiro: LF Livros de Veterinária; 2003. p. 155-64.
18. Gaschen FP, Merchant SR. Adverse food reactions in dogs and cats. Vet Clin Small Anim. 2011;41:361-79.
19. Hall EJ. Antibiotic responsive diarrhea in small animals. Vet Clin Small Anim. 2011;41:273-86.
20. Ragaini L, Aste G, Cavicchioli L, Boari A. Inflammatory bowel disease mimicking alimentary lymphosarcoma in a cat. Veterinary Research Communications. 2003(27 Suppl 1):791-93.
21. Kiupel M, Smedley RC, Pfent C, Xie Y, Xue Y, Wise AG *et al.* Diagnostic algorithm to differentiate lymphoma from inflammation in feline small intestinal biopsy sample. Vet Pathol. 2011;48(1):212-22.
22. Waly NE, Gruffydd-Jones TJ, Stokes CR, Day MJ. Immunohistochemical diagnosis of alimentary lymphomas and severe intestinal inflammation in cats. J Comp Path. 2005;133:253-60.
23. Zwingenberger AL, Marks SL, Baker TW, Moore PF. Ultrasonographic evaluation of the *muscularis propria* in cats with diffuse small intestinal lymphoma or inflammatory bowel disease. J Vet Intern Med. 2010;24:289-92.
24. Wasmer ML, Willard MD, Helman RG, Edwards JF. Food intolerance mimicking alimentary lymphosarcoma. Journal of the American Hospital Association. 1995;31(6):463-66.
25. Perea SC. Critical care nutrition for feline patients. Top Companion Anim Med. 2008;23(4):201-7.
26. Cassiano FC, Reche Jr A. Uso de probióticos e prebióticos em gatos: uma revisão. Revista Clínica Veterinária – Revista de Educação Continuada do Clínico Veterinário de Pequenos Animais. 2011;95:98-104.
27. Couto CG. Advances in the treatment of the cat with lymphoma in practice, J Fel Med Surg. 2001;2:95-100.
28. Vail MD. Tumores hematopoéticos. In: Ettinger SJ, Feldman EC. Tratado de medicina veterinária. Doenças do cão e do gato. 3. ed. Rio de Janeiro: Guanabara Koogan; 2004. p. 538-53.
29. Ritcher KP. Feline gastrintestinal lymphoma. Vet Clin Small Anim. 2003;33:1083-98.
30. Vail DM. Feline lymphoma and leukemia. In: Vail DM, Withrow SJ. Small animal clinical oncology. 4. ed; 2001. p. 733-56.
31. Ettinger SN. Principles of treatment for feline lymphoma. Clinical Techniques in Small Animal Practice. 2003;18(2):98-102.
32. Waly NE, Gruffydd-Jones TJ, Stokes CR *et al.* Immunohistochemical diagnosis of alimentary lymphomas and severe intestinal inflammation in cats. J Comp Pathol. 2005;133:253-60.
33. Mahony OM, Moore AS, Cotter SM *et al.* Alimentary lymphoma in cats: 28 cases (1988-1993). J Am Vet Med Assoc. 1995;207:1593-98.
34. Vail DM, Moore AS, Ogilvie GK *et al.* Feline lymphoma (145 cases): proliferation indices, CD3 immunoreactivity and their association with prognosis in 90 cats receiving therapy. J Vet Intern Med. 1998;12:349-54.
35. Gieger T. Alimentary lymphoma in cats and dogs. Clin Vet Pequenos Anim. 2011;41:419-32.
36. Slawienski MJ, Mauldin GE, Mauldin GN *et al.* Malignant colonic neoplasia in cats: 46 cases (1990-1996). J Am Vet Med Assoc. 1997;211:878-81.
37. Gabor LJ, Canfield PJ, Malik R. Immunophenotypic and histological characterization of 109 cases of feline lymphosarcoma. Aust Vet J. 1999;77:436-41.
38. Morrison WB. Lymphoma in dogs and cats. Teton New Media; 2004. p. 653-64.
39. Penninck DG, Moore AS, Tidwell AS *et al.* Ultrassonography of alimentary lymphosarcoma in cat. Vet Radiol Ultrasound. 1994;35(4):229-304.
40. Reche JA, Chalita MCC, Wang L, Geraldo JCA, Santos CF, Freitas MF. Uso da L-asparaginase (Eslpar), prednisona (Meticorten) e clorambucila (Leukeran) no tratamento de gatos com linfoma alimentar: 32 casos (2004-2009). A Hora Veterinária. 2010;29(173):9-16.
41. Weiss AT, Klopfleisch R, Gruber AD. Prevalence of feline leukaemia provirus DNA in feline lymphomas. J Fel Med Surg. 2010;12:929-35.
42. Fondacaro JV, Richter KP, Carpenter JL *et al.* Feline gastrintestinal lymphoma: 67 cases (1988-1996). Eur J Comp Gastroenterol. 1999;4:187-94.
43. Selting KA. Intestinal tumors. In: Vail DM, Withrow SJ. Small animal clinical oncology. 4. ed. Canada: Elsevier; 2001. p. 491-500.
44. Terry A, Callanan JJ, Fulton R *et al.* Molecular analysis of tumours from feline immunodeficiency virus (FIV)-infected cats: an indirect role for FIV. Int J Cancer. 1995;61:227-32.
45. Bridgeford EC, Marini RP, Feng Y, Parry NMA, Rickman B, Fox JG. Gastric *Helicobacter* species as a cause of feline gastric lymphoma: a viable hypothesis. Veterinary Immunology and Immunopathology. 2008;123:106-13.
46. Carreas JK, Goldschmidt LM *et al.* Feline epitheliotropic intestinal malignant lymphoma: 10 cases (1997-2000). J Vet Intern Med. 2003;17:326-31.
47. Kleinschmidt S, Harder J, Nolte I, Marsilio S, Hewicker-Trautwein M. Chronic inflammatory and non-inflammatory diseases of the gastrintestinal tract in cats: diagnostic advantages of full-thickness intestinal and extraintestinal biopsies. J Fel Med Surg. 2010;12:97-103.
48. Willard MD, Hall EJ, Jergens AE, Mansell J, Minami T, Bilzer TW. Endoscopic, biopsy and histopathologic guidelines for the evaluation of gastrintestinal inflammation in companion animals. J Vet Intern Med. 2010;24:10-26.
49. Chun R. Tumores gastrintestinais. In: Rosenthal RC. Segredos em oncologia veterinária. Porto Alegre: Artmed; 2004. p. 163-67.
50. Birchard SJ, Couto CG, Johnson S. Nonlymphoid intestinal neoplasia in 32 dogs and 14 cats. J Am Anim Hosp Assoc. 1986;22:533-37.
51. Kiselow MA, Goldstein RE, Weinkle TK. Outcome of cats with low-grade lymphocytic lymphoma: 41 cases (1995-2005). JAVMA. 2008;232(3):405-10.
52. Barrs VR, Beaty JA, Mccandlish IA *et al.* Hypereosinophilic paraneoplastic syndrome in a cat with intestinal T cell lymphosarcoma. J Small Anim Pract. 2002;43:401-5.
53. Teske E, Sraten GV, van Noort R *et al.* Chemotheraphy with cyclophosphamide, vincristine and prednisolone (COP) in cats with malignant lymphoma: new results with an old protocol. J Vet Intern Med. 2002;16:179-86.
54. Rand J. Problem-based feline medicine. Elsevier Health Sciences; 2006. p. 641-716.
55. Freire M, Rabelo RC. Translocação bacteriana. In: Rabelo RC. Fundamentos de terapia intensiva veterinária em pequenos animais. Rio de Janeiro: L.F. Livros; 2005. p. 127-35.
56. Gisselbrecht C, Gaulard P, Lepage E, Coiffier B *et al.* Prognostic significance of T-cell phenotype in aggressive non-Hodgkin's lymphomas. Blood. 1998;92:76-82.
57. Center SA. Optimizing care for hepatic lipidosis. Proceeding of the NAVC North American Veterinary Conference, Florida; 2005. p. 1473-75.
58. Norsworthy GD. A treatment protocol for improving survival in cats with hepatic lipidosis. Waltham Feline Medicine Symposium, TNAVC; 1998. p. 7-15.
59. Biourge VC, Groff JM, Morris JG *et al.* Long-term voluntary fasting in adult obese cats: nitrogen balance, plasma amino acid concentrations and urinary orotic excretion. J Nutr. 1994;124:2680S-2S.
60. Schaer M. The icteric cat. Proceedings of the 33rd World Small Animal Veterinary Congress, Ireland; 2008. p. 272-74.
61. Laflamme DP. Obesity in dogs and cats: what is wrong with being fat? J Anim Sci published online October 7, 2011. Downloaded from jas.fass.org at Sistema Integrado de Bibliotecas da USP on November 23, 2011.
62. Biourge VC. Feline hepatic lipidosis: prevention and treatment. The North American Veterinary Conference, 2005; Proceedings: Small Animal Hepatology. p. 397-98.
63. Sharon AC. Feline hepatic lipidosis. Vet Clin Small Anim. 2005;35:225-69.
64. Scherk M. Feline nutrition: facts, fun and physiology, cats are different than dog. 62. Congresso Internazionale Multisala SCIVAC, Rimini-Italy; 2009. p. 495-98.
65. Zoran DL. The carnivore connection to nutrition in cats. JAVMA. 2002;221(11):1559-67.
66. Armstrong J. Hepatic lipidosis in cats. CVMA Scientific Presentations, Hepatic and Pancreatitic Diseases, Calgary-Alberta; 2010. p. 132-34.
67. Marks SL. How I treat feline lipidosis and feline cholangitis. Proceedings of the 34th World Small AnimalVeterinary Congress, WSAVA 2009, São Paulo, Brazil.
68. Reche Júnior A, Pimenta MM. Lipidose hepática em felinos. In: Rabelo RC. Emargências em pequenos animais – condutas clínicas e cirúrgicas no paciente grave. São Paulo: Elsevier; 2003. p. 598-604.
69. Ritcher KP. Diseases of the liver and hepatobiliary system. In: Bartges JW, DeNovo RC, Green PA, Konde LJ *et al.* Handbook of small animal gastroenterology. St Louis: Elsevier Saunders; 2003. p. 286-352.
70. Center SA. Nutritional support for dogs and cats with hepatobiliary disease. American Society for Nutritional Sciences; 1998. p. 2733S-46S. Downloaded from jn.nutrition.org by guest on November 12, 2011.
71. Doherty JF, Golden MHN, Brooks SEH. Peroxisomes and the fatty liver of malnutrition: an hypothesis. American Society for Clinical Nutrition. 1991;54:674-77.
72. Center SA. Feline hepatic lipidosis. Veterinary Clinics Small Animal Practice. 2005;35:225-69.
73. Blanchard G, Paragon BM, Milliat F, Lutton C. Dietary L-carnitine supplementation in obese cats alters carnitine metabolism and decreases ketosis during fasting and induced hepatic lipidosis. American Society for Nutritional Sciences, 0022-3166/02:2002, 204-10. Downloaded from jn.nutrition.org at Universidade de São Paulo on November 23, 2011.
74. Perea SC. Critical care nutrition for feline patients. Top Companion Anim Med. 2008;23(4):201-7.
75. Crook MA, Hally V, Panteli JV. The importance of the refeeding syndrome. Nutrition. 2001;17:632-37.

76. Brenner K, KuKanich KS, Smee NM. Refeeding syndrome in a cat with hepatic lipidosis. J Fel Med Surg. 2011;13:614-17.
77. Chan D. The inappetent hospitalised cat. Clinical approach to maximising nutritional support. J Fel Med Surg. 2009;11:925-33.
78. Mott J. Food and feeding tubes: feline critical care nutrition. Proceedings of the North American Veterinary Conference, Orlando-Florida; 2006. p. 755-58.
79. Han E. Esophageal and gastric feeding tubes in ICU patients. Clinical Techniques in Small Animal Practice. 2004;19(1):22-31.
80. Caney SMA. The cat friendly practice: integration of knowledge and care. 55. Congresso Nazionale SCIVAC, Milano, 2 a 4 marzo; 2007. p. 27-45.
81. Arndt TP, Cowell R, Valenciano A. Hepatic lipidosis. In: Norsworth GD, Crystal MA, Grace SF. The feline patient. Iowa: Wiley Blackwell; 2011. p. 734-35.
82. Griffin B, Hume KR. Recognition and management of stress in housed cats. In: August JR. Consultations in feline internal medicine. Philadelphia: Elsevier; 2006;5. p. 717-32.
83. Gunn-Moore D, Reed N. Feline Inflammatory liver disease – an overview. Veterinary Focus. 2010;20(3):2-8.
84. Armstrong J. Feline hepatobiliary disease – Where are we in 2006? Proceedings of the North American Veterinary Conference. 2006;20:515-18.
85. Rothuizen J, Bunch S, Charles J *et al.* Standards for clinical and histological diagnosis of canine and feline liver diseases (WSAVA). Philadelphia: Elsevier Saunders; 2006.
86. Center SA. Diseases of the gallbladder and biliary tree. Veterinary Clinics of North America. 2009;39:543-98.
87. Boland L, Beatty J. Feline cholangitis. Veterinary Clinics of North America. 2017;47:703-24.
88. Edwards M. Feline cholangiohepatitis. Veterinary Compendium. 2004; 26(11):855-62.
89. Ferreira AMR, Almeida ECP, Labarthe NV. Liver fluke infection in Brazilian cats: prevalence and pathology. Feline Practice. 1999;27:19-22.
90. Norsworthy GD. Flukes: liver, biliary and pancreatic. In: Norsworthy GD, Crystal MA, Grace SF, Tilley LP. The feline patient. 3. ed. Iowa: Blackwell; 2006. p. 108-9.
91. Salomão M, Souza-Dantas LM, Almeida FM, Branco AS, Bastos OPM, Sterman F *et al.* Ultrasonography in hepatobiliary evaluation of domestic cats infected by Platynosomum Looss, 1907. Intern Journal of Appl Res Vet Med. 2005;3:271-79.
92. Twedt DC, Armstrong PJ. Feline Inflammatory liver disease. In: Bonagura JD, Twedt DC. Current veterinary therapy XIV. Ed. St. Louis: Saunders-Elsevier; 2009. p. 576-81.
93. King MD, Martin RA. Extrahepatic biliary obstruction. In: Bojrab MJ, Monnet E. Mechanisms of disease in small animal surgery. 3. ed. Teton NewMedia; 2010. p. 170-75.
94. Buote NJ, Mitchell SL, Penninck D, Freeman LM, Webster CR. Cholecystoenterostomy for treatment of extrahepatic biliary tract obstruction in cats: 22 cases (1994-2003). J Am Vet Med Assoc. 2006;228(9):1376-82.
95. Bacon NJ, White RA. Extrahepatic biliary tract surgery in the cat: a case series and review. J Small Anim Pract. 2003;44(5):231-35.
96. Mayhew PD, Holt DE, McLear RC, Washabau RJ. Pathogenesis and outcome of extrahepatic biliary obstruction in cats. J Small Anim Pract. 2002;43(6):247-53.
97. Bradley A, Smeak DD. Feline extrahepatic bile duct obstruction: medical *versus* surgical management. In: Little SE. August's consultations in feline internal medicine. 7. ed. Elsevier; 2016. p. 180-98.
98. Mansfield CS, Jones BR. Review of feline pancreatitis part 1 – the normal feline pancreas, the pathophysiology, classification, prevalence and aetiologies of pancreatitis. J Fel Med Surg 2001;3:117-24.
99. Jubb KVF. The pancreas. In: Jubb KVF, Kennedy PC, Palmer N (editors). Pathology of Domestic Animals. 4. ed. San Diego Academic Press; 1993. p. 407-18.
100. Simpson KW, Shiroma JT, Biller DS, Wicks J, Johnson SE, Dimski D *et al.* *Ante mortem* diagnosis of pancreatitis in four cats. Journal of Small Animal Practice. 1994;35:93-99.
101. Baral RM. Diseases of the exocrine pancreas. In: Little S (editor). The cat: clinical medicine and management. St. Louis: Elsevier; 2011. p. 513-22.
102. Schaer M. Acute pancreatitis in the cat. Feline Practice. 1991;19:24-25.
103. Schaer M, Holloway S. Diagnosing acute pancreatitis in cat. Veterinary Medicine; 1991. p. 782-95.
104. De Cock HEV, Forman MA, Farver TB, Marks SL. Prevalence and histopathologic characteristics of pancreatitis in cats. Veterinary Pathology; 2007;44:39-49.
105. Etue SM, Penninck DG, Labato MA, Pearson S. Ultrasonography of the normal feline pancreas and associated anatomic landmarks: a prospective study of 20 cats. Veterinary Radiology & Ultrasound. 2001;42(4):330-36.
106. Hill RC, Van Winkle TJ. Acute necrotizing pancreatitis and acute suppurative pancreatitis in the cat: a retrospective study of 40 cases (1976-1989). J Vet Int Med. 1993;7:25-33.
107. Dill-Macky E. Pancreatic diseases of the cat. Compendium of Continuing Education for the Practicing Veterinarian. 1993;15:589-95.
108. Mansfield CS, Jones BR. Review of feline pancreatitis part 2 – clinical signs, diagnosis and treatment. J Fel Med Surg. 2001;3:117-24.
109. Steiner JM, Williams DA. Feline pancreatitis. Compendium of Continuing Educations for the Practicing Veterinarian. 1997;19:590-601.
110. Simpson KW. Current concepts of the pathogenesis and pathophysiology of acute pancreatitis in the dog and cat. Compendium of Continuing Educations for the Practicing Veterinarian. 1993;15:247-51.
111. Washabau RJ. Feline acute pancreatitis – important species differences. J Fel Med Surg. 2001;3:95-98.
112. Weiss DJ, Gagne JM, Armostrong PJ. Relationship between inflammatory hepatic disease and inflammatory bowel disease, pancreatitis and nephritis in cats. J Am Vet Med Assoc. 1996;42:2036-48.
113. Baez JL, Hendrick MJ, Walter LM, Washabau RJ. Radiographic, ultrasonographic and endoscopic findings in cats with inflammatory bowel disease of the stomach and small intestine. J Am Vet Med Assoc. 1999;215:349-54.
114. Whittemore JC, Campbell VL. Canine and feline pancreatitis. Veterinary Compendium. 2005;28:766-75.
115. Akol KG, Washabau RJ, Sanders HM, Hendrick MJ. Acute pancreatitis in cats with hepatic lipidosis. J Vet Int Med. 1993;7:205-9.
116. Zoran DL. Pearls of veterinary practice – pancreatitis in cats: diagnosis and management of a challenging disease. Journal of American Animal Hospital Association. 2006;42:1-9.
117. Forcada Y, German AJ, Noble PJM, Steiner JM, Suchodolski JS, Graham P *et al.* Determination of serum fPLI concentrations in cats with diabetes mellitus. J Fel Med Surg. 2008;10:480-87.
118. Dias C, Carreira LM. Serum ionized calcium as prognostic risk factor in the clinical course of pancreatitis in cats. J Fel Med Surg. 2015;17(12):984-90.
119. Parent C, Washabau RJ, Williams DA. Serum TLI, amylase and lipase in the diagnosis of feline acute pancreatitis (abstract). J Vet Int Med. 1995;9:194.
120. Swift NC, Marks SL, Maclachlan NJ, Norris CR. Evaluation of serum trypsin-like immunoreactivity for the diagnosis of pancreatitis in cats. J Am Vet Med Assoc. 2000;217:37-42.
121. Gerhardt A, Steiner JM, Williams DA, Kramer S, Fuchs C, Janthur M. *et al.* Comparsion of the sensitivity of different diagnostic tests for pancreatitis in cats. J Vet Int Med. 2001;15:329-33.
122. Steiner JM, Wilson BG, Williams DA. Development and analytical validation of a radioimmunoassay for the measurement of feline pancreatic lipase immunoreactivity in serum. The Canadian Journal of Veterinary Research. 2004;68:309-14.
123. Forman MA, Marks SL, De Cock HEV, Hergessel EJ, Wisner ER, Baker TW *et al.* Evaluation of serum feline pancreatic lipase immunoreactivity and helical computed tomography *versus* conventional testing for the diagnosis of feline pancreatitis. J Vet Int Med. 2004;18:807-15.
124. Oppliger S, Hilde M, Hartnack S, Zini E, Reusch CE, Kook PH. Comparison of Serum Spec fPL™ and 1,2-o-Dilauryl-Rac-Glycero-3-Glutaric Acid-(6-Methylresorufin) Ester Assay in 60 Cats Using Standardized Assessment of Pancreatic Histology. J Vet Int Med. 2016;30:764-70.
125. Wall M, Biller DS, Schoring P, Olsen LD, Moore LE. Pancreatitis in a cat demonstrating pancreatic duct dilation ultrasonographically. Journal of the American Animal Hospital Association. 2001;37:49-53.
126. Williams JM, Panciera DL, Larson MM, Werre SR. Ultrasonographic findings of the pancreas in cats with elevated serum pancreatic immunoreactivity. J Vet Int Med. 2013;27:913-18.
127. Oppliger S, Hartnack S, Reusch CE, Kook PH. Agreement of serum feline pancreas-specific lipase and colorimetric lipase assays with pancreatic ultrasonographic findings in cats with suspicion of pancreatitis: 161 cases (2008 – 2012). J Am Vet Med Assoc. 2014;244:1060-65.
128. Saunders HM, Van Winkle TJ, Drobatz K, Kimmel SE, Washabau RJ. Ultrasonographic findings in cats with clinical, gross pathologic, and histologic evidence of acute pancreatic necrosis: 20 cases (1994-2001). J Am Vet Med Assoc. 2002:221:1724-30.
129. Kimmel SE, Washabau RJ, Drobatz KJ. Incidence and prognostic value of low plasma ionized calcium concentration in cats with acute pancreatitis: 46 cases (1996-1998). J Am Vet Med Assoc. 2001;219:1105-9.
130. Ruaux CG. Diagnostic approaches to acute pancreatitis. Clinical Techniques in Small Animal Practice. 2003;18(4):245-49.
131. Steiner JM. Diagnosis of pancreatitis. Vet Clin N Am Small Anim Pract. 2003;33:1181-95.
132. Clark JEC, Haddad JL, Brown DC, Morgan MJ, Van Winkle TJ, Rondeau MP. Feline cholangitis: a necropsy study of 44 cats (1986 – 2008). J Fel Med Surg. 2011;13:570-76.
133. Fragkou FC, Adamama-Moraitou KK, Poutahidis T, Prassinos NN, Kritsepi-Kontantinou M, Xenoulis PG *et al.* Prevalence and clinicopathologic features of triaditis in a prospective case series of symptomatic and asymptomatic cats. J Vet Int Med. 2016;30:1031-45.

126 Avaliação Laboratorial do Sistema Hepatobiliar

Ricardo Duarte Silva

INTRODUÇÃO

Os exames laboratoriais são frequentemente utilizados para detectar disfunção hepática ou alterações da circulação êntero-hepática e direcionar a abordagem diagnóstica subsequente. Uma vez que a disfunção hepática é reconhecida, os exames laboratoriais podem auxiliar na identificação do tipo de distúrbio hepático e avaliar a gravidade e o curso da doença ou resposta ao tratamento.

Os exames rotineiramente empregados em Medicina Veterinária são:

- A determinação da atividade sérica de enzimas hepáticas
- Testes que avaliam a capacidade de síntese ou metabolismo hepático
- Testes que avaliam a excreção de pigmentos orgânicos e corantes exógenos.

ATIVIDADE SÉRICA DE ENZIMAS HEPÁTICAS

As enzimas hepáticas são normalmente incluídas nos perfis bioquímicos e muitas vezes chamadas "testes de função hepática". Entretanto, a mensuração dessas enzimas, como a alanina aminotransferase, serve para a avaliação da integridade do hepatócito, e não de uma função específica do fígado. Além disso, o fígado tem papel central no metabolismo e na desintoxicação do organismo. Doenças sistêmicas ou de outros órgãos podem ocasionar disfunção hepática secundária e elevação dessas enzimas no sangue. Os distúrbios extra-hepáticos que podem causar testes anormais são:

- Anemia hemolítica
- Diabetes *mellitus*
- Doença inflamatória intestinal
- Esplenite
- Hemoparasitas
- Hiperadrenocorticismo
- Hiperlipidemia
- Hipoadrenocorticismo
- Hipotireoidismo
- Infecções bacterianas
- Insuficiência cardíaca
- Má nutrição
- Pancreatite
- Sepse.

Além disso, é comum observar aumento de enzimas hepáticas em indivíduos assintomáticos. Uma série de fatores pode ser responsável por essa elevação: idade, medicações e até mesmo raça. Por exemplo, sabe-se que cães da raça Scottish Terrier têm valores de fosfatase alcalina maiores do que cães de outras raças.[1]

Enzimas de extravasamento | Aminotransferases

A alanina aminotransferase (ALT; anteriormente chamada "transaminase glutâmico-pirúvica" ou TGP) e a aspartato aminotransferase (AST; anteriormente chamada "transaminase glutâmico-oxaloacética" ou TGO) são chamadas "enzimas de extravasamento", pois o aumento da atividade sérica dessas enzimas está associado ao aumento da permeabilidade ou à destruição da membrana celular do hepatócito. Por esse motivo, são consideradas enzimas *marcadoras de necrose*.

A ALT é uma enzima de meia-vida intermediária (2,5 dias), encontrada no citosol dos hepatócitos. O aumento da sua atividade sérica é um indício de necrose hepática. Os aumentos marcantes ocorrem nos quadros de hepatites agudas e neoplasias hepáticas primárias. Aumentos moderados são observados nos processos infecciosos e aumentos discretos, ou mesmos valores normais, podem estar associados a doenças hepáticas graves, como cirrose, devido à redução do número de hepatócitos viáveis para produção da enzima. Aumentos discretos também são observados em doenças vasculares (desvios portossistêmicos, doenças vacuolares ou degenerativas e congestão hepática).

A AST é uma enzima de meia-vida curta (12 horas), encontrada nos hepatócitos, no citosol e também dentro de mitocôndrias. Portanto, o aumento da atividade sérica da AST pode estar associado à lesão hepática mais grave, pois sua liberação na circulação em quantidades apreciáveis é sugestiva de destruição de organelas intracelulares, não somente o aumento da permeabilidade da membrana do hepatócito. A AST está presente também no músculo esquelético estriado e miocárdio. Portanto, o aumento da atividade sérica da AST pode ocorrer em doenças musculares, especialmente o catabolismo proteico causado por doenças hepáticas como a lipidose hepática felina. Nesses casos, geralmente o aumento da atividade sérica AST é maior do que o aumento da ALT, proporcionalmente. Nos quadros de necrose hepática, o padrão esperado é que o aumento da ALT seja, proporcionalmente, superior ao aumento da AST. Na avaliação do paciente com suspeita de doença hepática, essas enzimas devem ser interpretadas em conjunto. A dosagem concomitante da creatinoquinase (CK), um indicador específico de catabolismo muscular, pode ser útil na interpretação da relação ALT-AST, principalmente em felinos.

Não há correlação entre a magnitude do aumento dessas enzimas e o prognóstico. A redução da atividade sérica dessas enzimas pode levar dias após a recuperação de uma lesão aguda. A redução, porém, não necessariamente implica recuperação: pode ocorrer nos quadros em que a destruição maciça do fígado não deixou hepatócitos viáveis para sua produção.

Enzimas de indução

A fosfatase alcalina (FA) e a gamaglutamiltransferase (GGT) são chamadas "enzimas de indução", pois, diferentemente da ALT e da AST, seu aumento na circulação é induzido por alterações dos canalículos biliares (FA) ou dúctulos biliares (GGT). Por isso, essas enzimas são consideradas *marcadores de colestase*, pois o aumento de sua atividade sérica ocorre em distúrbios que causam acúmulo de bile em parênquima hepático.

Embora rotineiramente empregada, a FA não é uma enzima específica hepática, sendo encontrada em outros tecidos, como osso, intestino e rins. O cão ainda produz uma isoforma da FA induzida por corticoides (endógenos ou exógenos). Portanto, a mensuração da atividade sérica da FA representa a quantidade de FA total, ou seja, a FA hepática, a óssea e, no cão, a induzida por corticoides, que são as que têm a meia-vida mais prolongada e as mais importantes clinicamente. São chamadas "isoformas", e não isoenzimas, pois são codificadas pelo mesmo gene. A determinação fracionada das diferentes isoformas da FA não é realizada na rotina clínica.

O aumento da atividade sérica da FA ocorre em quadros de colestase intra ou extra-hepática, inflamação das vias biliares e doenças infiltrativas do fígado (p. ex., neoplasia metastática). Nesses casos, a hiperbilirrubinemia deve estar associada. Nos gatos, aumento da atividade sérica da FA ocorre exclusivamente na lipidose hepática felina, segundo alguns autores. Nos felinos, a meia-vida da FA é bem menor (6 horas) do que nos cães (3 dias), e parece não haver uma isoforma da FA induzida por corticoides.

Aumentos marcantes da FA podem ocorrer em doenças degenerativas do fígado (hepatopatias vacuolares), hipercortisolismo (hiperadrenocorticismo canino) e doenças ósseas (p. ex., osteossarcoma).[2] Nesses casos, o aumento da atividade sérica da FA não está associado à hiperbilirrubinemia, característica dos processos colestáticos.

Há aumento da FA óssea no período de crescimento, portanto animais jovens têm um valor maior da FA até aproximadamente 1 ano de vida. Nesses animais, a FA óssea corresponde a aproximadamente 95% da FA total. Cães com fraturas ósseas também têm aumentos discretos (duas vezes o limite superior da normalidade), porém prolongados da FA. Cães com osteossarcoma e aumento de FA têm pior prognóstico: o aumento está associado à menor sobrevida e à ocorrência de metástase.

A GGT também é considerada um marcador de colestase. Embora produzida também em pâncreas, intestinos e rins, a isoforma hepática é a única com meia-vida longa o suficiente para que aumentos sejam detectados no soro. Nos felinos, o aumento da atividade sérica de GGT, associada à hiperbilirrubinemia, geralmente é causado por colangite, aguda ou crônica, e quadros de obstrução extra-hepática. Recomenda-se, no paciente felino, a avaliação de GGT junto da FA. Nos cães, em decorrência da baixa sensibilidade, a dosagem concomitante da GGT não é útil na maior parte dos casos.

Tanto a FA quanto a GGT podem ser induzidas por medicações, isto é, ocorre o aumento causado por indução, e não por lesão, de vias biliares ou do hepatócito. As medicações classicamente citadas são os anticonvulsivantes, como o fenobarbital. Com exceção da FA induzida por corticoide no cão, estudos mais recentes são sugestivos de que o aumento dessas enzimas por medicações é decorrente de lesão hepatocelular, e não de indução.

TESTES PARA AVALIAÇÃO DA CAPACIDADE DE SÍNTESE HEPATOCELULAR

Albumina

O fígado produz praticamente toda a albumina do organismo. A diminuição da albumina plasmática pode ser decorrente de diminuição da síntese hepática, o que ocorre geralmente nas doenças hepáticas crônicas. Entretanto, a hipoalbuminemia ocorre em inúmeras outras doenças, de origem não hepática, portanto não é específica de doença hepática. A albumina deve ser interpretada sempre em conjunto com as proteínas totais. Em geral, nas doenças hepáticas crônicas, há tendência de que as proteínas totais se mantenham normais apesar da hipoalbuminemia, em decorrência da hipergamaglobulinemia.

Glicose

O fígado desempenha papel central no metabolismo da glicose. Durante os períodos de jejum, a glicemia é mantida dentro dos valores normais pela neoglicogênese hepática. Em cães com doenças hepáticas agudas, pode ocorrer hipoglicemia, que é considerada um fator de mau prognóstico em cães com hepatopatias crônicas. A mensuração da glicemia em pacientes hepatopatas deve ser realizada sempre antes da realização de tratamento com glicose parenteral. Felinos com lipidose hepática, por exemplo, muitas vezes estão hiperglicêmicos e a suplementação dos fluidos com glicose pode causar ou agravar outros distúrbios, como a hipopotassemia. Não é indicado pressupor que todo paciente hepatopata tem hipoglicemia.

Amônia e ureia plasmáticas

A principal indicação da dosagem de amônia é sustentar o diagnóstico de encefalopatia hepática. Embora a patogenia da encefalopatia hepática não esteja completamente elucidada, acredita-se que a amônia seja uma das principais neurotoxinas envolvidas. Entretanto, a dosagem de amônia não é rotineiramente realizada devido às dificuldades técnicas envolvidas na manipulação da amostra e na realização do exame: o plasma deve ser separado em centrífuga refrigerada e processado rapidamente, logo após a obtenção da amostra.

Embora a dosagem da *ureia plasmática* costume ser empregada para avaliação do sistema renal, sua inclusão no perfil bioquímico de pacientes com hepatopatias é recomendada, principalmente se houver suspeita de encefalopatia hepática. A ureia é produzida no fígado, no ciclo da ureia, a partir da amônia. Em doenças hepáticas graves, como necrose hepática aguda e cirrose ou desvios portossistêmicos, a amônia não é transformada em ureia. Valores baixos de ureia podem, portanto, ser indícios de hiperamoninemia. Vários fatores influenciam os valores da ureia plasmática: função renal, aporte dietético de proteínas e hidratação do paciente. A mensuração da ureia não é um teste específico para hepatopatias.

A identificação de cristais de biurato de amônio (Figura 126.1) no exame de urina também é uma evidência de hiperamoninemia, exceto em cães das raças Dálmata e Bulldog inglês, que podem apresentar esses cristais em decorrência de hiperuricemia. Obviamente, nesses casos, as manifestações clínicas de cães com hiperamoninemia (encefalopatia hepática) são diferentes das dos pacientes com aumento do ácido úrico, que geralmente causa o aparecimento de cálculos em vias urinárias.

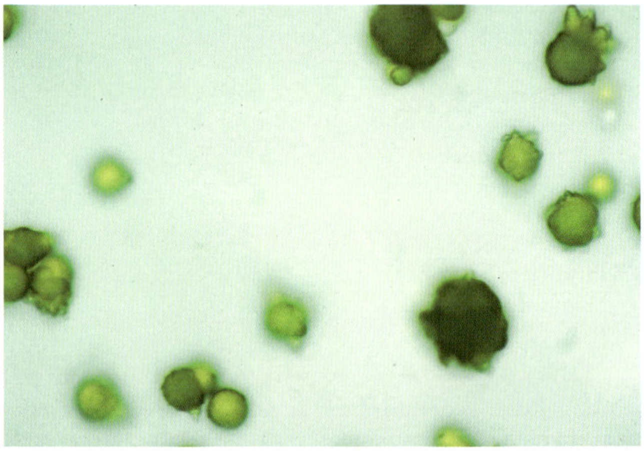

Figura 126.1 Cristais de biurato de amônio.*

Fatores de coagulação

O fígado produz a maior parte dos fatores de coagulação. A capacidade de síntese desses fatores só é diminuída em quadros graves. Coagulopatias decorrentes da diminuição da produção desses fatores são mais comumente observadas em cães com cirrose.[3]

Entretanto, o clínico deve estar ciente de que outros fatores podem causar coagulopatias em cães e gatos com hepatopatias, principalmente deficiência de vitamina K em animais com distúrbios colestáticos. A vitamina K é lipossolúvel e sua absorção no intestino depende da emulsificação da gordura dietética pela bile. Os tempos de coagulação (tempo de protrombina e tempo de tromboplastina parcial ativada) não são testes sensíveis, e não é possível diferenciar a coagulopatia decorrente da diminuição da síntese de fatores daquela provocada por má absorção de vitamina K. A reavaliação dos tempos de coagulação após a suplementação com vitamina K pode ser o único meio de distinguir objetivamente o distúrbio predominante.

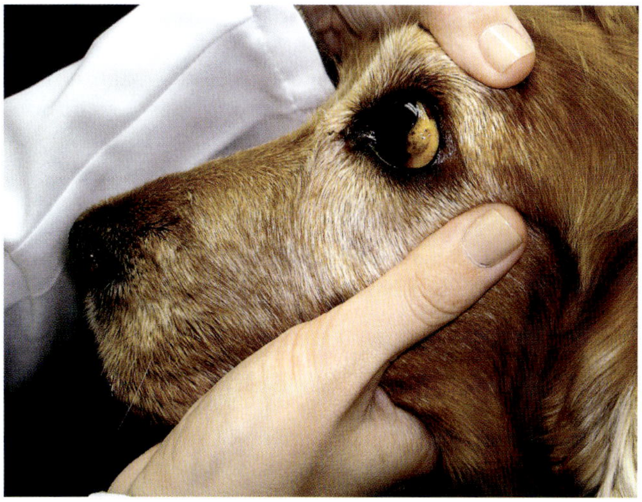

Figura 126.2 Esclera amarelada em cão com icterícia.

TESTES QUE AVALIAM A EXCREÇÃO DE PIGMENTOS E ÂNIONS ORGÂNICOS OU CORANTES EXÓGENOS

Bilirrubinas

A determinação das bilirrubinas é frequentemente empregada na avaliação de pacientes com hepatopatias. Muitas vezes, o valor inicial da bilirrubina não é importante para o estabelecimento do diagnóstico, porém a comparação com dosagens subsequentes pode ser útil no monitoramento do curso da doença e no tratamento.

A bilirrubina é o produto da degradação do heme, o qual é resultado da degradação da hemoglobina, derivada, principalmente, de hemácias senescentes, mas também de hemoglobina livre e citocromos. Essa degradação ocorre nos órgãos do sistema mononuclear fagocitário, principalmente no baço. A hemoglobina é clivada em globina e heme, liberando também o ferro. A seguir, o heme é transformado em biliverdina, um composto atóxico e hidrossolúvel. Nos mamíferos, a biliverdina é transformada em bilirrubina. Essa bilirrubina não é hidrossolúvel. Para ser carreada através do sangue, tem que ser transportada pela albumina. Esse tipo de bilirrubina é chamado *bilirrubina não conjugada*.

No fígado, a bilirrubina é liberada da albumina e captada pelos hepatócitos, onde será conjugada com o ácido glicurônico. Esse tipo de bilirrubina é hidrossolúvel e chamado *bilirrubina conjugada*. A bilirrubina conjugada é excretada na bile, que ficará armazenada na vesícula biliar até sua contração. A contração da vesícula biliar libera a bile no intestino delgado.

No intestino, a bilirrubina conjugada existente na bile é transformada, por bactérias intestinais, em *urobilinogênio*, que é uma substância incolor e hidrossolúvel. O urobilinogênio é transformado em estercobilina, pigmento que dá a coloração amarronzada às fezes. Uma parte do urobilinogênio formado pode atravessar a parede intestinal e ganhar a circulação, sendo posteriormente excretada na urina.

A concentração normal de *bilirrubinas totais* (bilirrubinas conjugada e não conjugada) no sangue dos animais é pequena (< 1 mg/dℓ). O aumento da bilirrubina no sangue e sua impregnação nos tecidos pode causar a coloração amarelada de pele, mucosas e esclera, o que caracteriza a *icterícia* (Figura 126.2). Em felinos, a icterícia é mais evidente na inspeção do palato mole (Figura 126.3). A icterícia é evidente quando as concentrações

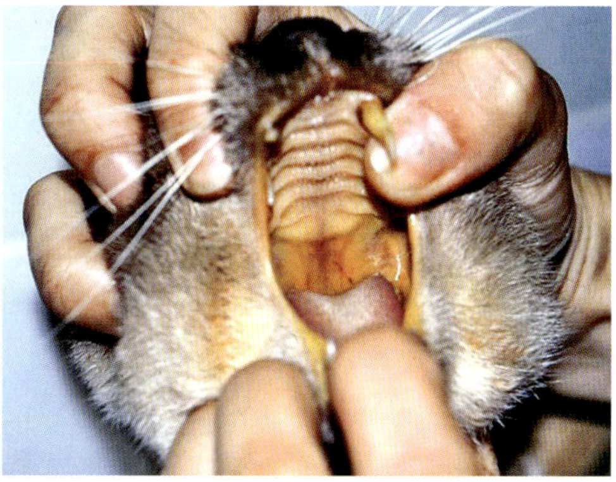

Figura 126.3 Descoloração amarelada do palato mole em gato ictérico.

de bilirrubina são superiores a 3 mg/dℓ, porém sua detecção também depende da perfusão de sangue através dos tecidos. O aumento da concentração da bilirrubina no sangue pode ocorrer, basicamente, por:

- Aumento da destruição de hemácias, decorrente, principalmente, de doenças hemolíticas. Nesse caso, a icterícia é chamada *pré-hepática* e ocorre, predominantemente, o aumento da bilirrubina não conjugada
- Colestase intra-hepática, decorrente de doenças hepáticas. Nesse caso, a icterícia é chamada *hepática* e ocorre, predominantemente, o aumento da bilirrubina conjugada
- Obstrução do ducto biliar. Nesse caso, a icterícia é chamada *pós-hepática* e ocorre, predominantemente, o aumento da bilirrubina conjugada.

Nos casos de icterícia pré-hepática, anemia hemolítica é suficiente para guiar a abordagem diagnóstica subsequente. Nos quadros hemolíticos não complicados, geralmente a concentração sérica de bilirrubinas totais não ultrapassa 5 mg/dℓ. Como a bilirrubina não conjugada não é hidrossolúvel, não deve haver bilirrubinúria em felinos com icterícia pré-hepática. Cães podem conjugar a bilirrubina nos rins, e o aparecimento de bilirrubinúria pode ocorrer até mesmo em cães sadios, principalmente se a urina estiver concentrada.

Nas doenças intra-hepáticas, a concentração de bilirrubina é maior, porém variável. Nos casos de obstrução extra-hepática, ocorrem grandes aumentos na concentração de bilirrubina. Em ambos os casos, a bilirrubinúria deve estar presente. Teoricamente, cães com icterícia pós-hepática não devem ter urobilinogênio na urina, em oposição a animais com icterícia hepática. Entretanto, o urobilinogênio é extremamente fotossensível e geralmente não é detectado em amostras de urina expostas à luz. A diferenciação desses dois últimos tipos normalmente requer a ultrassonografia como método diagnóstico auxiliar.

A determinação das bilirrubinas séricas em muitos laboratórios brasileiros ainda é realizada pelo método de van den Bergh, pelo qual a bilirrubina conjugada é mensurada pela reação com o ácido diazóxido sulfanílico. As bilirrubinas totais correspondem à quantidade de bilirrubina presente no soro que reage com o ácido diazóxido sulfanílico, após a adição de álcool à reação. A bilirrubina não conjugada não é mensurada, no entanto seu valor é estimado subtraindo-se o valor da bilirrubina conjugada das bilirrubinas totais. Daí os termos bilirrubina *indireta*, para designar a bilirrubina não conjugada, que não é mensurada, e *direta*, para designar a bilirrubina direta.

Métodos mais modernos dosam a bilirrubina não conjugada e a total, sendo, nesses métodos, a bilirrubina conjugada estimada pela subtração (ou seja, *indiretamente*). Como esses métodos tendem a substituir o método de van den Bergh, a terminologia "direta e indireta" deve ser abandonada, dando-se preferência para "não conjugada e conjugada" para evitar confusões.

Os novos métodos tornam possível a dosagem da bilirrubina-delta. A *bilirrubina-delta* corresponde a uma parte da bilirrubina conjugada que sofre uma ligação covalente e irreversível com a albumina. Essa fração é mensurada como bilirrubina conjugada pelo método de van den Bergh. O aumento da bilirrubina-delta ocorre nos casos de icterícia hepática ou pós-hepática crônica. A existência de bilirrubina-delta pode explicar por que alguns animais demoram mais para normalizarem as concentrações de bilirrubina, apesar da melhora clínica, pois ela só é eliminada após a degradação da albumina que a carreia. Ainda não existem estudos sobre a utilidade clínica da determinação da bilirrubina-delta.

As bilirrubinas são fotossensíveis, e as amostras de soro devem ser protegidas da luz enquanto aguardam o processamento no laboratório. Protegidas da luz, as bilirrubinas são estáveis por 7 dias a 4°C.

Ácidos biliares

Os ácidos biliares são sintetizados a partir do colesterol e excretados na bile. A bile é armazenada temporariamente na vesícula biliar e eliminada no intestino delgado. Os ácidos biliares predominantes na bile dos mamíferos são os ácidos cólico e quenodesoxicólico. No intestino, sua principal função é emulsificar gorduras dietéticas para facilitar sua digestão pelas lipases e posterior absorção. Apenas 5 a 10% dos ácidos biliares são perdidos nas fezes. A maior parte dos ácidos biliares é reabsorvida pela circulação portal, captada pelo fígado e novamente secretada na bile. Esse processo de reciclagem dos ácidos biliares, chamado "circulação êntero-hepática", é extremamente eficiente, sendo pouca quantidade de ácidos biliares liberada para circulação sanguínea.

Qualquer distúrbio que comprometa a circulação êntero-hepática pode ocasionar a diminuição da remoção dos ácidos biliares e seu aumento no sangue. Os ácidos biliares estão aumentados em doenças hepáticas, causando diminuição de captação, metabolismo e excreção deles. Portanto, não é possível diferenciar os diversos tipos de doenças hepáticas pela determinação dos ácidos biliares. Além disso, a determinação dos ácidos biliares não é um indicador da massa funcional hepática.

A principal indicação da determinação de ácidos biliares é a suspeita de desvios portossistêmicos. Nesses casos, embora o fígado seja capaz de captar, sintetizar e excretar os ácidos biliares, a circulação êntero-hepática está alterada. O sangue que entra pela circulação portal é desviado para a veia cava e os ácidos biliares atingem a circulação sistêmica sem passar pelo fígado, onde seriam removidos na primeira passagem. Isso causa aumento dos ácidos biliares no sangue, principalmente no período pós-prandial, quando a absorção intestinal é máxima. Muitas horas depois, os ácidos biliares terão circulado por todo o organismo, inclusive pelo fígado, onde serão removidos e novamente secretados na bile.

A partir dessa ideia, para o diagnóstico de desvio portossistêmico, recomenda-se dosar os ácidos biliares após jejum de 12 horas e 2 horas depois de uma refeição. Em jejum, a concentração de ácidos biliares deve estar próxima do normal e, na amostra pós-prandial, os valores deverão estar aumentados.

A dosagem de ácidos biliares é um método bastante sensível e também pode ser usada em casos de suspeita de doença hepática quando outros exames subsidiários tiverem sido inconclusivos, mas não é um teste utilizado para triagem de pacientes com suspeita de hepatopatias.

TESTES QUE AVALIAM A EXCREÇÃO DE CORANTES EXÓGENOS

Os testes de retenção de bromossulfaleína e de depuração do verde de indocianina são os exemplos clássicos de testes que avaliam a excreção de corantes exógenos pelo fígado. Esses testes envolvem a administração do corante por via intravenosa e a avaliação da sua concentração sérica em amostras de sangue obtidas consecutivamente. O objetivo é analisar a capacidade do fígado em depurar esses corantes, como um teste para avaliar a função hepática.

Talvez pelo grande número de estudos experimentais realizados em cães, esses testes foram considerados precisos, por muitos veterinários, para avaliação da massa hepática funcional. Na realidade, esses testes têm baixa sensibilidade e especificidade quando aplicados na rotina clínica, pois estão sujeitos a uma série de interferências, como hipoalbuminemia, ascite e icterícia, condições comumente encontradas em pacientes com hepatopatias.[4]

Avaliação laboratorial do sistema hepatobiliar a partir de múltiplos testes

Geralmente a combinação de testes é utilizada para a avaliação laboratorial do sistema hepatobiliar, porém não existe um teste, ou uma combinação deles, capaz de avaliar a função hepática. Os exames laboratoriais devem ser interpretados em conjunto com o quadro clínico e outros exames complementares, principalmente exames de imagem. Ainda assim, muitas vezes, o diagnóstico definitivo só pode ser alcançado por meio da interpretação da avaliação histopatológica de tecido hepático.

Na rotina clínica, proteínas totais, albumina, ALT, FA, ureia e bilirrubinas séricas são os exames geralmente empregados na avaliação do cão com suspeita de hepatopatia. Nos pacientes felinos, a adição da dosagem de GGT ao perfil bioquímico sérico é importante para diferenciar os principais quadros colestáticos. Outros exames, como dosagem de colesterol, tempos de coagulação, CK e exame de urina, podem auxiliar na detecção de alterações específicas. Outros exames podem ser solicitados para a instituição da terapia adequada, como a dosagem de potássio sérico e glicemia.

A repetição dos testes periodicamente, com atenção às características individuais de cada um, pode ser útil na avaliação do curso da doença ou do tratamento. Por exemplo, a diminuição da atividade sérica da ALT e da FA, associada à redução das bilirrubinas e ao aumento da albumina, é sugestiva de melhora do paciente. Em contrapartida, a redução das enzimas hepáticas, associada ao aumento das bilirrubinas e à diminuição da albumina sérica, pode ser um indício de que existe redução de hepatócitos viáveis, como ocorre na cirrose.

REFERÊNCIAS BIBLIOGRÁFICAS

1. Nestor DD, Holan KM, Johnson CA, Schall W, Kaneene JB. Serum alkaline phosphatase activity in Scottish Terriers *versus* dogs of other breeds. J Am Vet Med Assoc. 2006;228:222-4.
2. Sepesy LM, Center SA, Randolph JF, Warner KL, Erb HN. Vacuolar hepatopathy in dogs: 336 cases (1993-2005). J Am Vet Med Assoc. 2006;229:246-52.
3. Prins M, Schellens CJ, van Leeuwen MW, Rothuizen J, Teske E. Coagulation disorders in dogs with hepatic disease. Vet J. 2010;185(2):163-8.
4. Center SA. BSP – a retired test revisited. J Vet Intern Med. 2000;14:557-9.

127

Doenças Hepáticas Caninas

Bruno Cogliati • Ricardo Duarte Silva • Wagner Sato Ushikoshi

ALTERAÇÕES CIRCULATÓRIAS

Congestão passiva crônica

A congestão passiva crônica ocorre pelo comprometimento do fluxo venoso do fígado, particularmente comum em cães idosos e geralmente associada a insuficiência cardíaca direita ou obstrução e compressão da veia cava caudal. Macroscopicamente, há aumento do fígado, com os bordos hepáticos arredondados. Ao corte, o parênquima hepático apresenta padrão lobular proeminente devido ao acúmulo de sangue nos sinusoides centrolobulares (coloração avermelhada) e lipidose ou hiperplasia nos hepatócitos periportais (coloração amarelada), fornecendo o aspecto de *fígado em "noz-moscada"*. Na histologia, a congestão passiva é caracterizada por ingurgitamento e dilatação da veia e dos sinusoides centrolobulares. Com a cronicidade do processo, essas áreas sofrem atrofia, degeneração e necrose pela hipoxia persistente, resultando em deposição gradual de fibrose ao redor da veia centrolobular. Eventualmente, pode ocorrer a formação de pontes de colágeno entre as regiões centrolobulares, ocasionando a chamada *cirrose cardíaca*.[1,2]

Desvios portossistêmicos congênitos

Os desvios portossistêmicos congênitos são *canais vasculares anômalos* que permitem o desvio do sangue do sistema portal diretamente para a circulação venosa sistêmica, sem passar pela detoxificação e pela metabolização hepática. Pode ter localização intra-hepática, comum em cães de raças grandes pela falha do fechamento do ducto venoso ao nascimento, ou extra-hepática, com acometimento preferencial em raças pequenas por anastomoses da veia porta. O fígado desses animais é geralmente menor e os aspectos histopatológicos são secundários ao desvio sanguíneo e refletem características de diversas alterações circulatórias. No entanto, se a localização do desvio for extra-hepática, outras alterações histológicas acontecerão e poderão auxiliar no diagnóstico, como a hipoplasia da veia portal e o aumento do número de arteríolas no espaço portal, além de atrofia hepatocelular, lipogranulomas e dilatação sinusoidal periporta. De maneira geral, os exames físicos e de imagens são suficientes para o diagnóstico dos desvios portossistêmicos, diferenciando-os da hipoplasia congênita da veia porta ou outras alterações circulatórias, reduzindo a necessidade de biopsia nesses pacientes.[1,2]

Anatomicamente, os desvios congênitos intra-hepáticos são classificados em esquerdo, direito e central. Os desvios extra-hepáticos mais comuns são o porto-caval, o gastresplênico e o porto-ázigos. Alguns autores, entretanto, sugerem que sejam classificados em esplênico-caval, gástrico direito-caval, esplênico-ázigos e gástrico direito-ázigos, uma vez demonstrado que, na verdade, eles se originam a partir da veia esplênica ou gástrica direita, próximo ao ponto de entrada na veia porta.[3]

Cães das raças Yorkshire Terrier, Maltês e Pug são considerados predispostos, mas a ocorrência de desvios portossistêmicos já foi relatada em cães de inúmeras raças.[4] O início dos sintomas normalmente ocorre nos primeiros 2 anos de vida, mas alguns animais podem ser diagnosticados tardiamente com mais de 5 anos, em particular o Schnauzer miniatura.[5] Os sintomas são relacionados, principalmente, com o sistema nervoso. Andar compulsivo, *head-pressing*, letargia, ataxia, torpor ou coma são os mais comuns e podem ser observados em 95% dos casos. Alguns animais podem apresentar êmese, diarreia, polidipsia, poliúria, além de hematúria devido à formação de cristais de biurato de amônio. Pode haver ou não associação com o tipo e o horário da alimentação. Animais com mais de 5 anos também podem apresentar outras alterações, como vestibulopatia, cegueira e tetraparesia com déficit de reação postural, que mimetizam outras doenças neurológicas.

A dosagem sérica de ácidos biliares (pré e pós-prandial) é um dos testes mais utilizados para triagem e diagnóstico do desvio portossistêmico, embora outras doenças hepáticas também possam causar alterações na concentração sérica dos ácidos biliares. Normalmente, as enzimas hepáticas alanina aminotransferase (ALT) e fosfatase alcalina (FA) não apresentam alterações marcantes e os aumentos, quando ocorrem, não ultrapassam 5 vezes o valor de referência. A hipoglicemia pode ocorrer, principalmente, nos casos de desvios portossistêmicos extra-hepáticos. Em alguns casos, pode ser observada redução das concentrações de albumina e ureia séricas.

A ultrassonografia com *doppler* é um método simples e barato para confirmar desvios portossistêmicos, determinar se é um vaso intra ou extra-hepático e sugerir sua localização anatômica para uma possível abordagem cirúrgica. A sensibilidade relatada varia de 80 a 92% em determinar a existência e a localização do desvio, porém é um exame que depende da experiência do ultrassonografista.[6] Ele também pode ser útil em detectar urolitíase e sugerir outras causas de hepatopatias que causam encefalopatia hepática.[3]

A cintigrafia portal transretal com o radioisótopo tecnécio (^{99m}Tc) é um exame muito sensível e específico para confirmar uma APS e calcular a fração de sangue que é desviada do fígado. Uma fração menor que 15% é considerada normal; cães com desvios portossistêmicos têm fração maior que 60%. Entre as desvantagens, estão: isolar o paciente por 24 horas devido à radiação, não detectar alterações vasculares microscópicas, como a microdisplasia vascular, e não fornecer informações quanto ao número e à localização dos desvios, necessitando ser complementado com algum outro exame de imagem. Uma alternativa seria a cintigrafia transesplênica, em que o contraste é colocado no baço, guiado por meio do ultrassom.[7]

O tratamento inicial dos desvios portossistêmicos é paliativo e voltado para diminuir a hiperamonemia e suas consequências. O tratamento paliativo é recomendado para melhorar a condição clínica dos pacientes enquanto são preparados para um possível tratamento cirúrgico. Nos casos em que a cirurgia não é possível, o tratamento clínico pode ser realizado indefinidamente, mas o tutor deve ser informado de que a evolução clínica pode ser desfavorável, embora muitos pacientes melhorem inicialmente.[8]

O tratamento cirúrgico é considerado de eleição para os animais com APS congênita extra-hepática. Várias técnicas são descritas, como a ligadura parcial ou total do vaso anômalo com fio de seda, fita de celofane ou colocação de um anel constritor ou "ameroide" (Figura 127.1). O maior risco da correção do desvio portossistêmico é a hipertensão portal aguda decorrente da oclusão abrupta do vaso anômalo. As técnicas

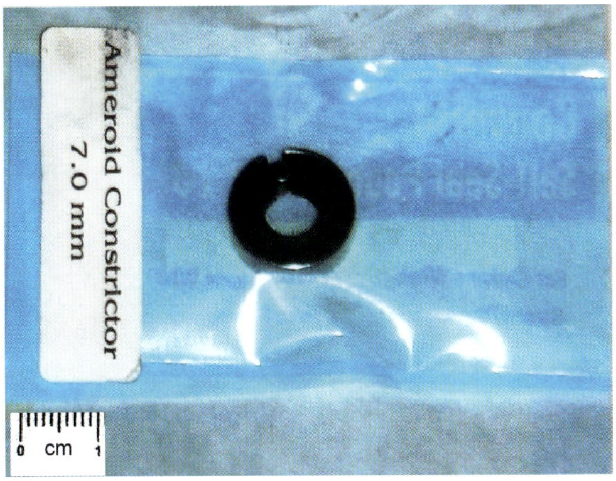

Figura 127.1 Anel constritor ou "ameroide".*

que proporcionam oclusão gradual são mais adequadas, pois promovem aumento gradual da circulação portal, permitindo a adaptação do fígado à nova pressão.[9]

A colocação do anel constritor é uma das técnicas mais usadas para a correção da APS extra-hepática.[9] O ameroide é composto de um anel de caseína desidratada, envolta por um semicírculo metálico. Quando implantado, a caseína é reidratada pelos líquidos da cavidade abdominal e expande, ocluindo o vaso gradativamente, que se fecha por completo, em um período que varia de 2 semanas a 3 meses (Figura 127.2).

Recomenda-se que antes do procedimento o cirurgião tenha à disposição pelo menos três tamanhos de ameroides. Desse modo, pode-se escolher aquele que não oclua totalmente o vaso logo após a colocação, para evitar a hipertensão portal, ou um anel muito grande, que poderia promover apenas oclusão parcial. A ultrassonografia pode fornecer uma estimativa do diâmetro do vaso. A recomendação é escolher um ameroide que oclua menos de 25% do vaso durante sua colocação.[9]

Uma alternativa ao uso do ameroide é a técnica da fita de celofane. Três camadas de fitas de celofane, de cerca de 3 ou 4 mm, são colocadas em volta do vaso anômalo e amarradas, juntamente de um pino de metal de diâmetro conhecido. A função desse pino, que é posteriormente retirado, é servir de referência do quanto o caso está sendo ocluído, para evitar hipertensão portal durante sua colocação.[10]

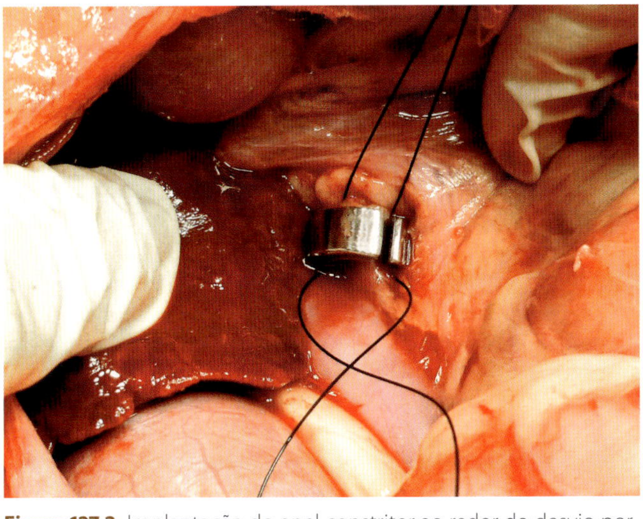

Figura 127.2 Implantação do anel constritor ao redor do desvio portossistêmico extra-hepático. (Gentilmente cedida pela médica-veterinária Karen Abrantes da Assunção, São Paulo, SP.)

Uma parte dos animais (5 a 15%) pode apresentar alterações neurológicas 24 a 72 horas após a cirurgia, caracterizadas por ataxia, convulsões e *status epilepticus*. Não se sabe exatamente quais mecanismos estão envolvidos, uma vez que podem ocorrer em pacientes submetidos à oclusão gradual com ameroide ou fita de celofane, mas não parecem estar associados a hipoglicemia ou hiperamonemia. Independentemente disso, em algumas situações o *status epilepticus* pode ser refratário ao tratamento anticonvulsivante com benzodiazepínicos e fenobarbital. Nesses casos, recomenda-se associar o fenobarbital (2 a 5 mg/kg IM ou IV, a cada 12 horas) com propofol em *bolus* (2 a 6 mg/kg IV, em dose única) e, posteriormente, manter com propofol em infusão contínua (0,1 a 0,5 mg/kg/min, IV) até a estabilização do quadro, que pode durar alguns dias ou ser fatal.[10]

Vários estudos tentam identificar ou correlacionar fatores de prognóstico. As alterações laboratoriais mais importantes talvez sejam a hipoproteinemia e a hipoalbuminemia, pois são consideradas indicadores de hipofunção hepática, aumentam o risco da anestesia e predispõem a complicações pós-operatórias, como ascite e retardo de cicatrização. A determinação da atividade sérica de enzimas hepáticas e da concentração sérica de ureia sérica não são fatores consistentes de prognóstico. A presença ou a formação de desvios adquiridos múltiplos, a hipoplasia da veia porta e a dificuldade de acesso cirúrgico nos casos de desvio portossistêmico intra-hepático contribuem para aumentar o risco de complicações e insucesso da cirurgia.[9,10]

Outras alterações vasculares primárias menos frequentes são hipoplasia de veia porta, fístulas arteriovenosas intra-hepáticas e microdisplasia vascular.

ALTERAÇÕES DAS VIAS BILIARES E VESÍCULA

Colestase intra e extra-hepática

A colestase é resultante de comprometimento do fluxo biliar e consequente acúmulo de pigmentos biliares no tecido hepático, conferindo-lhe uma coloração esverdeada. Morfologicamente, é possível observar *plugs biliares* no interior dos canalículos ou fagocitados por células de Kupffer e macrófagos ou, ainda, como grânulos de bile no citoplasma dos hepatócitos. A colestase pode ser intra-hepática, comum em diversas doenças primárias do fígado, ou extra-hepática, associada às obstruções ou às compressões dos ductos biliares. No estágio agudo da colestase extra-hepática, observa-se aumento dos espaços portais, com infiltrado portal neutrofílico e discreta proliferação do epitélio ductular. Com a cronicidade do processo obstrutivo/compressivo, ocorre aumento dos espaços portais, com intensa fibrose ao redor dos ductos biliares, além de intensa proliferação ductular e infiltrado inflamatório mononuclear (Figura 127.3 A). Eventualmente, pode haver formação de pontes de colágeno entre os espaços portais, formando nódulos irregulares característicos da *cirrose biliar* (Figura 127.3 B).

Mucocele

A mucocele da vesícula biliar é caracterizada por hiperplasia do epitélio e aumento na produção de *muco*, sendo considerada atualmente uma das principais causas de doença biliar extra-hepática em cães (Figura 127.4). Eventualmente, sua expansão progressiva causa necrose isquêmica, ruptura, peritonite biliar e infecções oportunistas da vesícula biliar.[11]

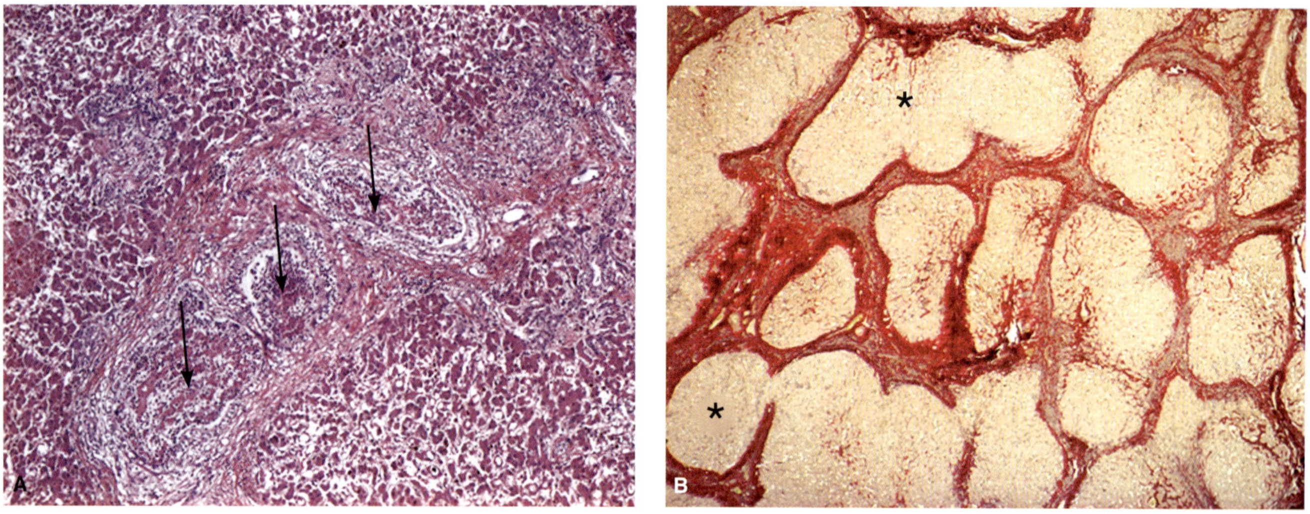

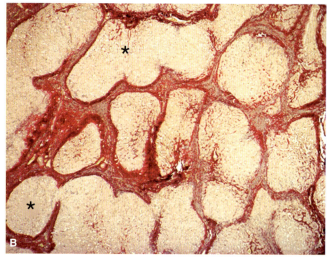

Figura 127.3 Colestase extra-hepática crônica. **A.** Ductos biliares (*setas*) obstruídos e circundados por intensa fibrose, proliferação ductular (*) e infiltrado inflamatório mononuclear. H&E. **B.** Padrão histológico da cirrose biliar, caracterizada por nódulos regenerativos irregulares (*) e circundados por feixes de colágeno (*corado em vermelho*). Coloração de Picrosírius.

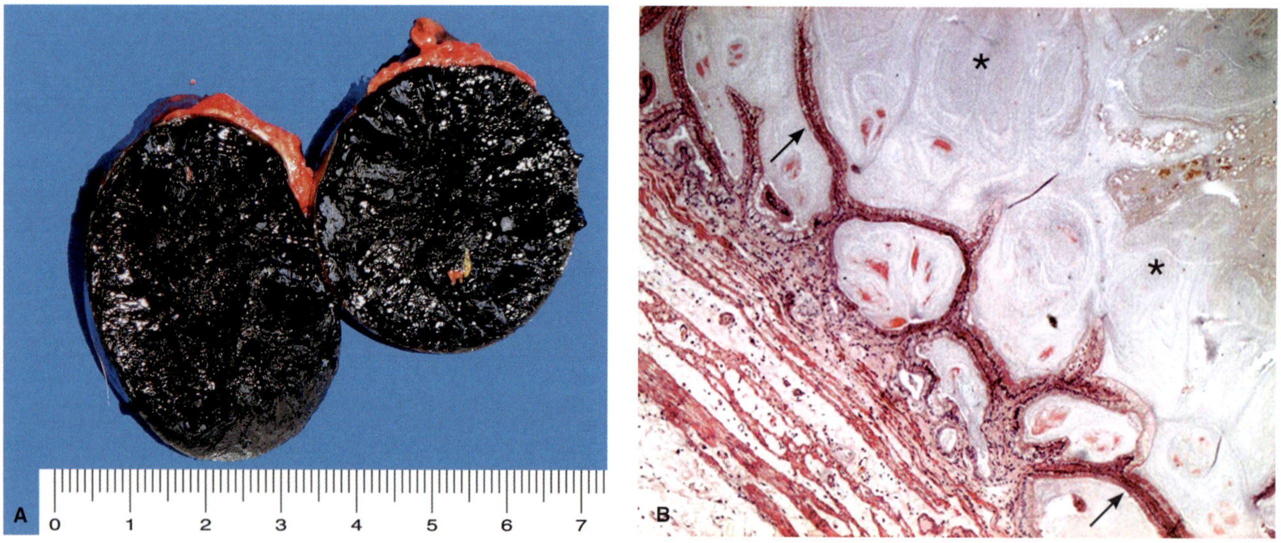

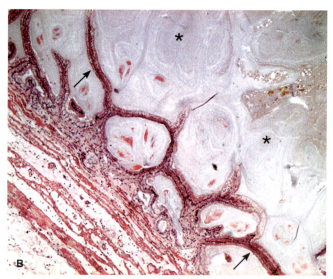

Figura 127.4 Mucocele de vesícula biliar. **A.** Peça cirúrgica. **B.** Mucocele da vesícula biliar, demonstrando a hiperplasia do epitélio (*setas*) e intensa deposição de muco em seu interior (*). H&E.

Cães de raças pequenas são comumente acometidos, os quais apresentam dilatação da vesícula biliar pelo intenso acúmulo de muco, podendo ocasionar seu rompimento. A etiologia permanece desconhecida. A mucocele ocorre mais comumente em animais com mais de 6 anos. Não há predisposição sexual e aparentemente há incidência maior em Shetland Sheepdogs, Cocker Spaniels e Schnauzers miniatura.[12] Demonstrou-se também maior predisposição em animais com hiperadrenocorticismo e hipotireoidismo.[13]

Os sintomas iniciais são inespecíficos e incluem anorexia, êmese, poliúria e polidipsia. No exame físico, a maioria apresenta dor ou distensão abdominal, principalmente se houver ruptura da vesícula biliar. A icterícia é comum, mas pode não estar presente. Aproximadamente 25% dos animais com mucocele podem ser assintomáticos. Nos exames laboratoriais, podem-se observar leucocitose por neutrofilia e aumento da atividade sérica das enzimas hepáticas, principalmente de fosfatase alcalina e gama-glutamiltransferase.[14,15] O diagnóstico é feito por ultrassonografia, e o clínico deve estar atento para não confundir "lama biliar" com mucocele na interpretação do laudo do exame.

A lama biliar é o espessamento da bile devido ao excesso de absorção de água ou secreção de mucina por ela mesma e pode ser observada, na ultrassonografia, como acúmulo de material isoecogênico ou hiperecogênico dentro da vesícula biliar. Em humanos, essa alteração pode estar relacionada com colestase, colelitíase, colecistite, jejum prolongado ou nutrição parenteral. Em cães, é considerado um achado incidental, relacionado com a idade, e sem significado clínico. Em cerca de metade dos cães pode ser observada a lama biliar, independentemente de serem saudáveis ou terem alguma hepatopatia ou outra doença.[16]

Em contrapartida, na mucocele a vesícula biliar pode aparecer com uma bile ecogênica no centro e hipoecogênica em volta, adquirindo um formato estrelado, que lhe confere um aspecto semelhante ao da fruta *kiwi* cortada ao meio ou de "roda de carroça" (Figura 127.5). A ausência de movimento do conteúdo durante o exame, quando o paciente é mudado de posição, é característica e ajuda a diferenciar da lama biliar. Alterações na parede da vesícula biliar são variáveis e inespecíficas, mas sua descontinuidade pode indicar ou sugerir sua ruptura.[17]

A cultura da bile é recomendada, embora só deva ser realizada nos casos submetidos a laparotomia. Em caso de sintomas compatíveis, a dosagem de colesterol sérico e testes para diagnóstico de hiperadrenocorticismo ou hipotireoidismo podem ajudar a pesquisar um possível fator predisponente.

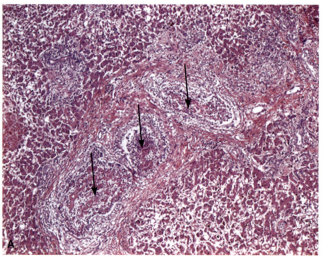

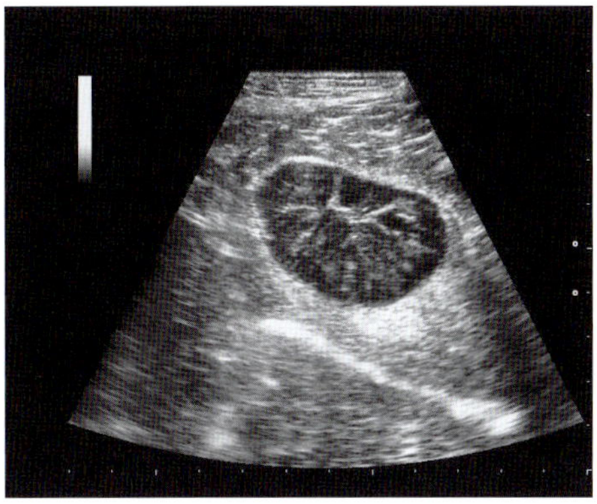

Figura 127.5 Aspecto ultrassonográfico da vesícula biliar de cão com mucocele. (Gentilmente cedida pela médica-veterinária Silvia Buranello, Hospital Veterinário Pompeia, São Paulo, SP.)

O tratamento da mucocele geralmente é cirúrgico, mas pode ser clínico, dependendo da condição do paciente, dos resultados dos exames laboratoriais, das alterações ultrassonográficas e da presença ou não de ruptura e peritonite.[14,18]

De maneira geral, pacientes com sintomas clínicos brandos e alterações laboratoriais de pouca magnitude podem ser tratados com coleréticos, antibióticos, nutracêuticos e dieta, desde que sejam monitorados por ultrassonografia para persistência do aumento da vesícula biliar e peritonite. Nos demais casos, recomenda-se a colecistectomia devido ao risco de ruptura da vesícula biliar e peritonite. Essa técnica pode ser mais recomendada do que a colecistotomia ou a colecistoduodenotomia devido à alta porcentagem de necrose da parede da vesícula biliar.

O prognóstico é variável e a ruptura da vesícula biliar não parece influenciar na recuperação do paciente, mas cães com peritonite biliar, leucocitose e grande aumento da bilirrubina e das enzimas hepáticas aparentemente apresentam risco maior de óbito.

DOENÇAS DO PARÊNQUIMA HEPÁTICO

Doenças metabólicas e de acúmulo

A *hepatopatia vacuolar* é um distúrbio hepático comum tipicamente associado ao hipercortisolismo. Em um estudo retrospectivo de 336 casos, 45% dos cães com hepatopatia vacuolar moderada a grave não haviam recebido glicocorticoides ou sofriam de hiperadrenocorticismo endógeno.[19] Entretanto, esses pacientes apresentavam evidência de hipercortisolismo (resposta exagerada à estimulação com hormônio adrenocorticotrófico, aumento do cortisol urinário ou da fosfatase alcalina induzida por corticosteroides). Não existe um tratamento específico para hepatopatia vacuolar. Nos casos decorrentes de hipercortisolismo, o tratamento do hiperadrenocorticismo endógeno ou a descontinuação do tratamento com corticosteroides, quando possível, é a terapia específica. Nos pacientes com outras doenças, o tratamento deve ser dirigido para a doença primária.

A glicose é normalmente armazenada nos hepatócitos na forma de *glicogênio*, porém seu acúmulo excessivo pode ocorrer em alterações metabólicas ou genéticas, como no diabetes *mellitus* e nas glicogenólises IA e III, respectivamente. A hepatopatia induzida por esteroides também é caracterizada pelo acúmulo excessivo de glicogênio nos hepatócitos, tornando-os inchados, com citoplasma claro e núcleo central (Figura 127.6 A). Essa alteração é geralmente ocasionada por quantidades excessivas de glicocorticoides endógenos ou exógenos. O acúmulo excessivo de vacúolos lipídicos nos hepatócitos é denominado *esteatose*, secundário a diversas alterações no metabolismo de lipídios. Os cães normalmente desenvolvem o padrão de esteatose microvesicular, com diversos vacúolos pequenos e uniformes no interior dos hepatócitos, associados ao diabetes *mellitus*, ou na hipoglicemia juvenil de raças pequenas.

A *amiloidose* hepática ocorre pela deposição de material hialínico eosinofílico no espaço de Disse (Figura 127.6 B), ocasionando dilatação dos sinusoides e atrofia hepatocelular. O fígado dos animais acometidos apresenta-se aumentado, pálido, friável, com hematomas, hemorragias e dilaceração capsular. A amiloidose é geralmente reativa ou secundária a infecções ou inflamações crônicas, neoplasias ou distúrbios imunológicos, e cães da raça Shar-pei apresentam predisposição familiar.[20]

Hepatites agudas

Diversas etiologias são responsáveis pelo desenvolvimento de hepatites agudas em cães, como *agentes infecciosos* (bactérias, vírus ou protozoários) ou *químicos* (medicamentos, plantas ou toxinas). As hepatites agudas são caracterizadas por inflamação, necrose e apoptose hepatocelular e, geralmente, apresentam distribuição difusa pelo fígado. Os tipos celulares presentes nos

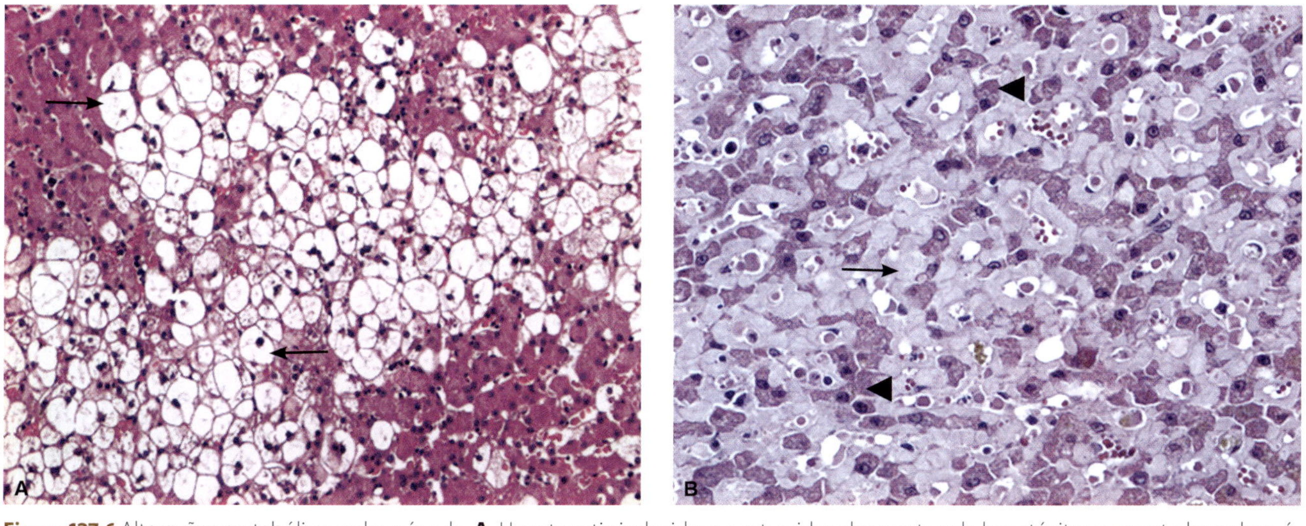

Figura 127.6 Alterações metabólicas e de acúmulo. **A.** Hepatopatia induzida por esteroides, demonstrando hepatócitos aumentados pelo acúmulo excessivo de glicogênio, com citoplasma grande e núcleo central (*setas*). H&E. **B.** Amiloidose hepática ocasionada pela deposição de material amiloide nos espaços de Disse (*seta*), promovendo dilatação dos sinusoides e atrofia dos hepatócitos (*cabeças de seta*). H&E.

infiltrados inflamatórios variam de acordo com a etiologia, a resposta do paciente, a fase e a duração da lesão. Nas hepatites agudas causadas por infecções bacterianas e protozoárias, os focos de necrose lítica são infiltrados por neutrófilos, em resposta a estímulos quimiotáticos. Em contrapartida, as hepatites de origem viral caracterizam-se pela distribuição aleatória de focos de necrose e apoptose, com mínima quantidade de linfócitos infiltrados.[2]

A *hepatite infecciosa canina*, causada pelo adenovírus canino tipo 1 (CAV-1), é caracterizada por necrose e inflamação agudas.[21] O fígado apresenta-se aumentado e friável, com padrão lobular evidente devido a necrose hepática centrolobular, com ou sem inflamação. Geralmente são observadas grandes inclusões intranucleares basofílicas em hepatócitos e células endoteliais.

A infecção por bactérias do gênero *Leptospira* pode causar lesões isquêmicas no fígado, em decorrência da anemia hemolítica intravascular.[2] Entretanto, as lesões características são representadas por hepatócitos dissociados e separados das trabéculas hepáticas, com muitas figuras de mitoses ou células binucleadas. Infecções pelo protozoário *Toxoplasma gondii* podem ocasionar área de inflamação e necrose focal a confluente no fígado, com presença de traquizoítos livres ou cistos contendo bradizoítos ou ambos.[21]

As *hepatites agudas tóxicas* podem ser causadas por diferentes fontes, como medicamentos, plantas tóxicas, algas e aflatoxinas. Histologicamente, a necrose centrolobular é o padrão mais comum de lesão hepática, pois os hepatócitos dessa zona apresentam altas concentrações da enzima citocromo P-450, responsável pela metabolização de agentes químicos e sua biotransformação em metabólitos potencialmente tóxicos. Entre os principais agentes tóxicos envolvidos, destacam-se carprofeno, cetoconazol, ibuprofeno, halotano, mebendazol, trimetoprima-sulfa, tetraciclina, algas azul-esverdeadas (cianobactérias), plantas tóxicas, aflatoxinas e cogumelos (*Amanitum* spp.).[2,21]

Hepatites crônicas

A doença hepática crônica é caracterizada como uma lesão persistente, de natureza inflamatória, associada a aumento da atividade sérica de aminotransferases (ALT e aspartato aminotransferase [AST]) por 4 meses ou mais. De maneira geral, não apresenta predileção sexual e acomete animais entre 4 e 7 anos. Diversas etiologias foram descritas nas hepatites crônicas em cães, incluindo microrganismos, toxinas e fármacos, reações imunomediadas e alterações metabólicas associadas a determinadas raças.[22] Mas, de maneira geral, o entendimento da etiologia das hepatites crônicas evoluiu muito pouco nos últimos anos. Sendo assim, a maioria dos casos permanece idiopática, sem tratamento específico e com prognóstico impreciso.

O parâmetro básico para avaliação e classificação das hepatites crônicas baseia-se em seus aspectos anatomopatológicos. Desse modo, a *biopsia hepática* ainda é considerada o padrão-ouro no diagnóstico, assim como na avaliação prognóstica e no monitoramento terapêutico das hepatites crônicas (Figura 127.7 A). O achado histológico mais importante no fígado é o infiltrado inflamatório, composto, principalmente, de linfócitos e quantidade variável de histiócitos e plasmócitos. A inflamação pode estar restrita aos espaços portais ou, como ocorre nas hepatites crônicas ativas, as células inflamatórias podem atacar os hepatócitos presentes na placa limitante. Essa atividade é conhecida como *hepatite de interface* e ocasiona a morte celular desses hepatócitos, também chamada *necrose em saca-bocado* (*piece meal necrosis*) (Figura 127.7 B). Ainda, podem ocorrer focos inflamatórios dispersos no parênquima hepático. Juntamente com a inflamação, são observadas lesões parenquimatosas como tumefação e apoptose de hepatócitos, formando necroses focais ou em ponte.

A hepatite crônica, associada a distúrbios metabólicos no metabolismo do cobre em cães, é uma das causas mais estudadas nas últimas décadas. Em cães da raça Bedlington Terrier, essa hepatite é bem descrita e está associada à deleção do *exon* 2 do gene COMMD1 (antigamente conhecido como MURR1), responsável pelo transporte do cobre. No fígado normal, a concentração hepática de cobre é de cerca de 500 μg/g de peso seco. Já os animais com *hepatite crônica associada ao cobre* apresentam concentrações superiores a 2.000 μg/g de peso seco.[20] Nesses animais, o acúmulo de cobre inicia-se nos hepatócitos da região centrolobular, ocasionando necrose, inflamação e, finalmente, fibrose e cirrose hepática. Outras raças caninas podem ser acometidas pelo acúmulo anormal de cobre, por exemplo, Dálmata, Dobermann Pinscher, Labrador Retriever, Skye Terrier e

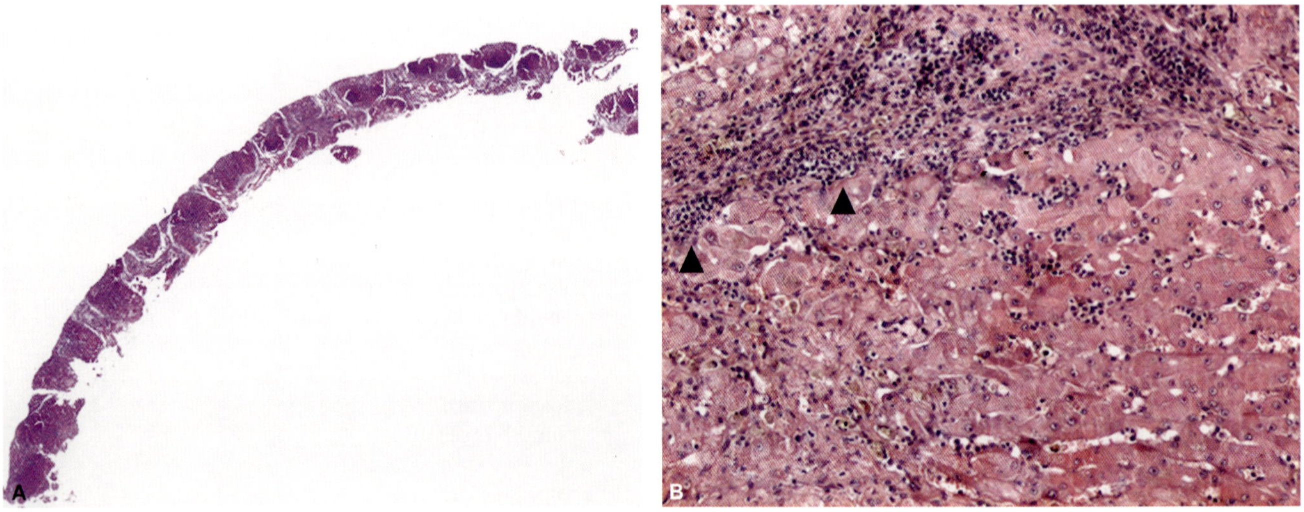

Figura 127.7 Avaliação da hepatite crônica. **A.** Biopsia hepática por agulha grossa, demonstrando a qualidade e a representatividade da amostra. De maneira geral, recomenda-se que o cilindro hepático tenha entre 1 e 4 cm de comprimento e não esteja fragmentado. H&E. **B.** Aspectos histológicos da hepatite crônica, com intenso infiltrado inflamatório mononuclear na região periporta. As células inflamatórias podem atacar os hepatócitos presentes na placa limitante, conhecida como hepatite de interface (*cabeças de seta*), ocasionando a morte dos hepatócitos ou necrose em saca-bocado (*setas*). H&E.

West Highland White Terrier. No entanto, não existe comprovação do envolvimento genético nessas raças.[23]

Em Labradores Retrievers, a *hepatite crônica associada ao cobre* acomete cães de meia-idade a idosos (5 a 9 anos, com variação relatada de 2,5 a 14 anos).[24-26] Não foi demonstrada predisposição sexual. Os sintomas mais comuns são anorexia e vômito. A doença evolui para insuficiência hepática. O aumento da atividade sérica das enzimas hepáticas é o achado laboratorial mais comum, principalmente ALT e FA (10 e 4 vezes o limite superior dos valores de referência, respectivamente). A hipoalbuminemia e a hiperbilirrubinemia ocorrem em uma parcela menor dos casos. O tratamento com imunossupressores e D-penicilamina é comumente empregado em cães Labradores Retrievers com hepatite crônica associada ao cobre, porém nenhum estudo controlado foi publicado.

A *hepatite lobular dissecante* ocorre em cães neonatos ou adultos jovens, com idade média de 11 meses, e os da raça Poodle standard apresentam maior risco. Macroscopicamente, o fígado desses animais apresenta-se de tamanho normal e com superfície relativamente lisa. Histologicamente, a deposição de colágeno ocorre preferencialmente nos espaços de Disse, circundando hepatócitos individuais ou pequenos grupos, caracterizando a *fibrose pericelular* ou perissinusoidal. Ainda, os animais apresentam inflamação, necrose e apoptose hepatocelular discreta a moderada.[2]

Cirrose

A cirrose é considerada a manifestação mais comum entre as doenças inflamatórias crônicas no fígado de cães, apresentando maior taxa de mortalidade e pior prognóstico. Relata-se que 15% das enfermidades hepáticas sejam atribuídas a essa enfermidade.[27] A etiologia da cirrose refere-se aos processos agressivos e contínuos de diversas naturezas, promovendo inflamação, necrose hepatocelular e reação de cicatrização crônica. Macroscopicamente, o fígado geralmente apresenta-se reduzido de tamanho, com padrão lobular proeminente e textura grosseira e nodular (Figura 127.8 A). Modificações na arquitetura histológica hepática caracterizam o processo patológico da cirrose, com formação de *nódulos regenerativos* circundados por extensas *faixas de tecido conjuntivo* (Figura 127.8 B). De maneira geral, qualquer doença hepática crônica pode originar a cirrose ou a doença terminal do fígado.

As mudanças na arquitetura hepática são acompanhadas de anormalidades na vascularização, resultando em *desvios vasculares* (ou anastomoses portossistêmicas) e redução na disponibilidade de nutrientes para as células hepáticas. As células endoteliais dos sinusoides hepáticos apresentam fenestrações que possibilitam a passagem direta de nutrientes e oxigênio para os hepatócitos. Durante o desenvolvimento da doença crônica, ocorre deposição de colágeno no espaço de Disse, o que promove a *capilarização* dos vasos sinusoidais, aumentando a resistência ao fluxo sanguíneo e reduzindo a disponibilidade de oxigenação celular, induzindo a hipoxia local e angiogênese subsequente.[28]

Todo esse processo de remodelação da arquitetura vascular, com capilarização dos sinusoides e desvios intra-hepáticos, pode ocasionar *hipertensão portal* e falência hepática. A hipertensão portal é resultante do aumento anormal e persistente da pressão no interior da veia porta por distúrbios do fluxo sanguíneo. Geralmente está associada à formação de *desvios portossistêmicos adquiridos*, os quais se conectam às veias mesentéricas e à veia cava caudal via múltiplos vasos finos e tortuosos (Figura 127.9 A). Esse desvio ocasiona o aumento da circulação sistêmica de fármacos, toxinas e bactérias, contribuindo para encefalopatia hepática e sepse.

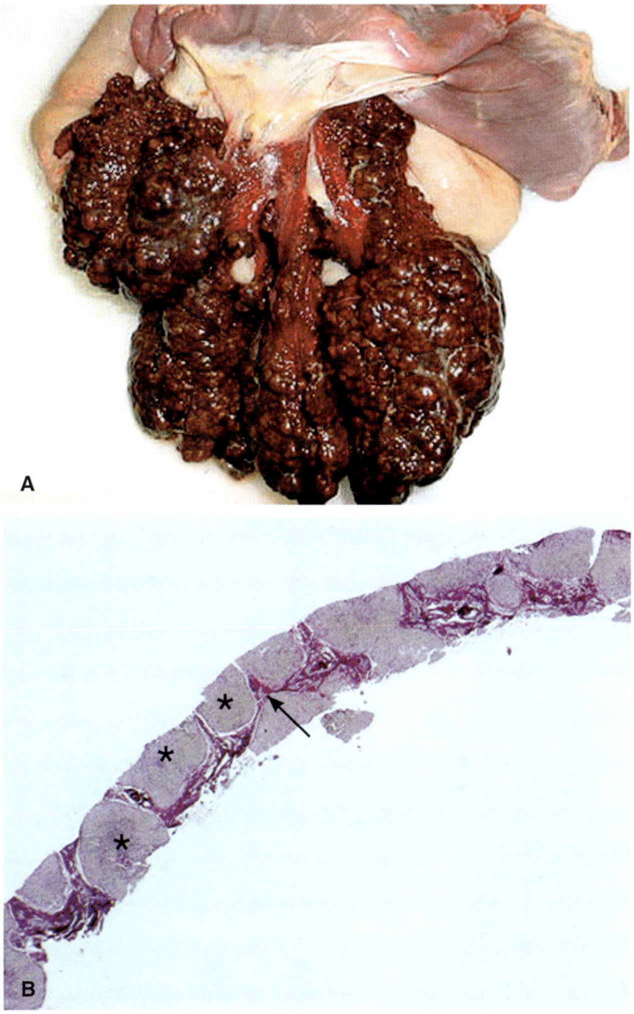

Figura 127.8 Cirrose hepática. **A.** Aspectos macroscópicos do fígado cirrótico, com padrão nodular proeminente e textura grosseira. **B.** Microscopicamente, o fígado cirrótico apresenta modificações em sua arquitetura tecidual, pela formação de nódulos regenerativos (*) circundados por extensas faixas de colágeno (*seta*). Coloração de Picrosírius.

A hipertensão portal é considerada a complicação clínica mais importante da cirrose, sendo diretamente responsável pelo desenvolvimento de ascite e desvios do sangue portal na circulação sistêmica (Figura 127.9 B).[27]

ALTERAÇÕES PROLIFERATIVAS E NEOPLÁSICAS

Hiperplasia nodular

A hiperplasia nodular refere-se à lesão hepática que comumente acomete *cães idosos* e não é considerada uma lesão pré-neoplásica. Sua incidência aumenta com a idade, sem distinção por raça ou sexo, e quase todos os cães com mais de 10 anos apresentam múltiplos nódulos,[29] com diâmetros que variam entre 0,2 e 3 cm. Macroscopicamente, os nódulos hiperplásicos são bem delimitados, porém não encapsulados.[2] Histologicamente, são formados por placas duplas de hepatócitos bem diferenciados, com acúmulo focal a difuso de glicogênio ou gordura, discreta compressão do parênquima adjacente e possível ocorrência de espaços portas.[1] É importante diferenciar a hiperplasia nodular dos nódulos regenerativos, os quais ocorrem na cirrose em resposta à lesão hepática e estão acompanhados de intensa fibrose tecidual e outros marcadores histológicos das hepatites crônicas. A etiologia da hiperplasia nodular ainda permanece desconhecida.[2]

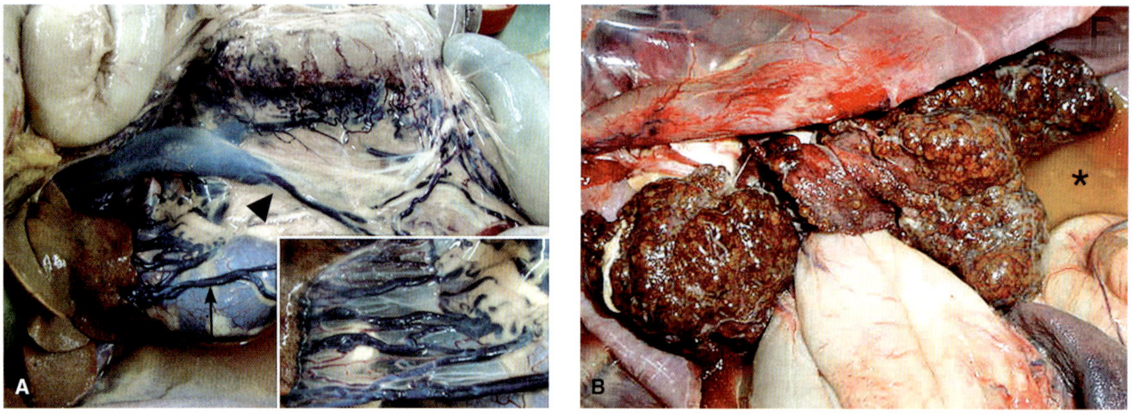

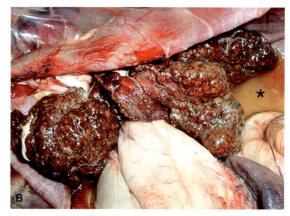

Figura 127.9 Complicações clínicas da cirrose hepática. **A.** Desvios portossistêmicos adquiridos, os quais se conectam às veias mesentéricas e à veia cava caudal via múltiplos vasos finos e tortuosos (*seta e cabeça de seta*). **B.** Ascite (*).

Neoplasias hepatocelulares

As neoplasias hepatocelulares em cães são classificadas como adenomas ou carcinomas hepatocelulares (CHCs).[29] A etiologia dessas neoplasias ainda não está precisamente estabelecida, porém causas potenciais, como aflatoxinas, nitrosaminas e componentes radioativos, já foram relatadas em estudos experimentais e achados espontâneos. Ao contrário do relatado na medicina humana, não existe associação entre incidência de tumores hepatocelulares e infecções virais em cães. Além disso, fígados cirróticos não tendem a desenvolver carcinoma hepatocelular.

O *adenoma hepatocelular* é uma neoplasia benigna que afeta cães idosos, sem predileção por sexo ou raça, sendo descrito geralmente como massas solitárias não encapsuladas, de crescimento expansivo e com compressão do parênquima adjacente.[29] Os adenomas são formados por cordões uniformes de hepatócitos bem diferenciados, com duas ou três células de espessura, com raras metástases e nucléolos evidentes. Normalmente, o número de espaços portais está reduzido e as veias centrolobulares estão ausentes.[1,2]

Os CHCs são neoplasias malignas que acometem cães idosos, porém a predileção sexual ainda é controversa. Na macroscopia, o CHC apresenta-se como massivo, difuso ou nodular, podendo acometer um ou mais lobos hepáticos.[2] Histologicamente, esses tumores apresentam características variáveis de acordo com o grau de malignidade. Os tumores trabeculares são os mais comuns em cães, nos quais predominam cordões de hepatócitos com 5 a 10 células de espessura (Figura 127.10 A). Os tumores acinares são caracterizados pela presença de pseudoácinos com produção de material proteináceo e não devem ser confundidos com colangiocarcinomas, principalmente pela ausência de muco e pequena quantidade de estroma tumoral. Por fim, os tumores sólidos são constituídos por feixes de hepatócitos pleomórficos e pouco diferenciados.[29] Metástases podem ocorrer no próprio fígado (intra-hepáticas) e nos linfonodos regionais, além de focos nos pulmões e na cavidade peritoneal.[1,2]

Neoplasias colangiocelulares

Os adenomas colangiocelulares ou *colangiomas* ou adenomas biliares acometem cães idosos, mas são extremamente raros e apresentam-se como massas solitárias, bem delimitadas e com crescimento expansivo.[1] Histologicamente, são formados por estruturas glandulares com epitélio cuboide e moderada reação estromal. Muitas vezes, esses tumores apresentam áreas císticas, com projeções papilares e epitélio cuboide simples e achatado devido à compressão do fluido, sendo então denominados *cistadenomas biliares*.[29] Nesses casos, é importante diferenciar os cistadenomas dos cistos biliares, os quais geralmente são únicos e com pouca reação estromal.[2]

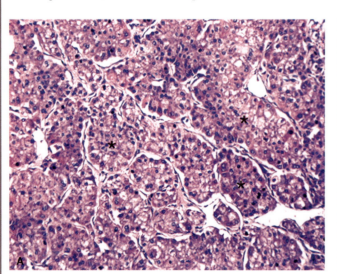

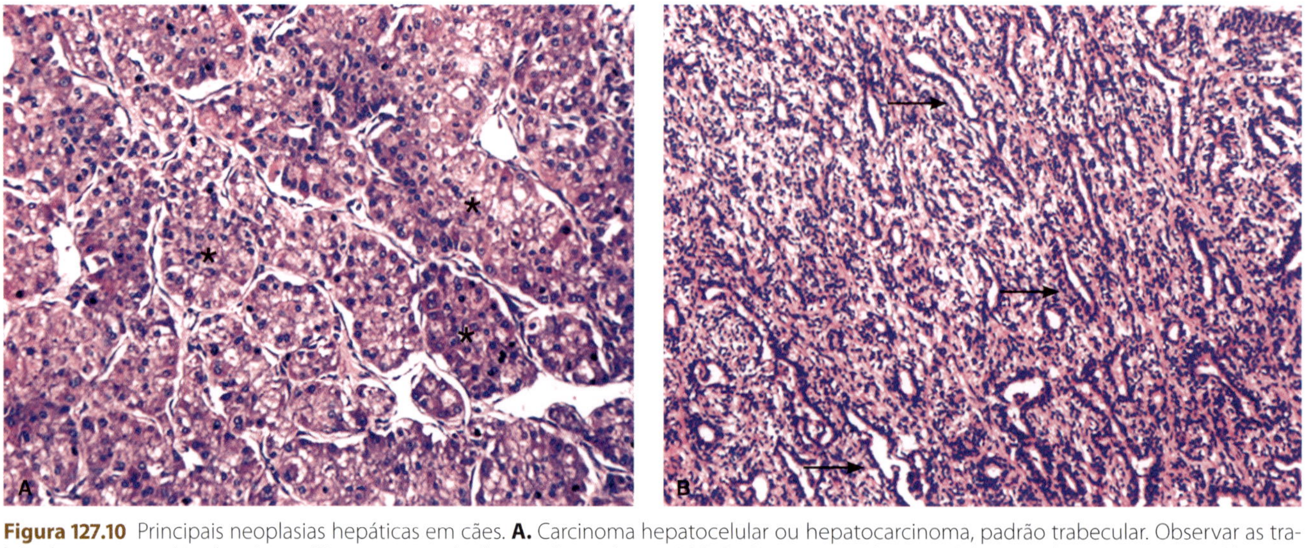

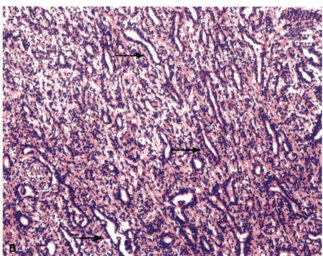

Figura 127.10 Principais neoplasias hepáticas em cães. **A.** Carcinoma hepatocelular ou hepatocarcinoma, padrão trabecular. Observar as trabéculas ou os cordões hepáticos (*) compostos de diversos hepatócitos. H&E. **B.** Carcinoma colangiocelular ou colangiocarcinoma. Observar as estruturas tubulares (*setas*), revestidas por epitélio que lembram o epitélio biliar e entremeadas por grande quantidade de matriz extracelular. H&E.

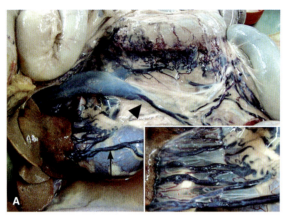

Os carcinomas colangiocelulares ou *colangiocarcinomas* são neoplasias malignas que também acometem animais idosos e representam menos de 1% das neoplasias caninas. No entanto, sua incidência ainda é controversa. A maioria dos cães com colangiocarcinoma tem mais de 10 anos e as fêmeas castradas têm maior risco do que as inteiras ou os machos.[29] Os colangiocarcinomas são originados, preferencialmente, nos ductos biliares intra-hepáticos e geralmente apresentam-se como tumores únicos e irregulares.[1] Macroscopicamente, os colangiocarcinomas são firmes, umbilicados, branco-acinzentados ou marrom-amarelados, devido à grande quantidade de tecido conjuntivo que é característico desses tumores.[29] Histologicamente, os colangiocarcinomas bem diferenciados formam estruturas acinares ou tubulares, revestidas por epitélio que lembra o epitélio biliar e preenchidas por material mucinoso (Figura 127.10 B). Nos tumores menos diferenciados, algumas estruturas acinares podem ser observadas em meio a um manto sólido de células neoplásicas entremeado por abundante estroma de tecido conjuntivo fibroso. As metástases ocorrem em 60 a 88% dos casos. Os locais mais frequentes incluem os linfonodos, os pulmões e a cavidade peritoneal, ocorrendo em vias linfática e sanguínea e por implantação, respectivamente.[29]

Neoplasias de diversas origens

Neoplasias *mesenquimais*, *vasculares* ou *hematopoéticas* também já foram descritas em cães, por exemplo, leiomiossarcoma, hemangiossarcoma e linfomas. Alguns tumores emergem do fígado com menos frequência e são vistos mais comumente de forma multicêntrica, como o hemangiossarcoma e o linfoma (Figura 127.11). Mais raramente, a mastocitose sistêmica pode afetar o fígado.[29]

Metástases hepáticas

Neoplasias hepáticas metastáticas são aproximadamente três vezes mais comuns do que as neoplasias hepáticas primárias e originam-se de uma enorme variedade de células. A distinção entre as neoplasias primárias ou metastáticas é essencial para que seja aplicado o procedimento terapêutico mais adequado, assim como a determinação do prognóstico de cada paciente. Frequentemente, as metástases hepáticas relatadas são provenientes de neoplasias de glândula mamária, baço, adrenal, pâncreas, ossos e pulmões.[29]

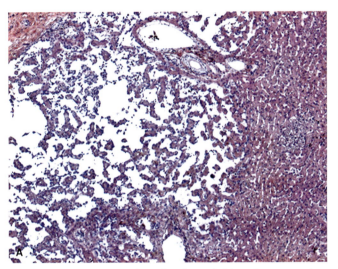

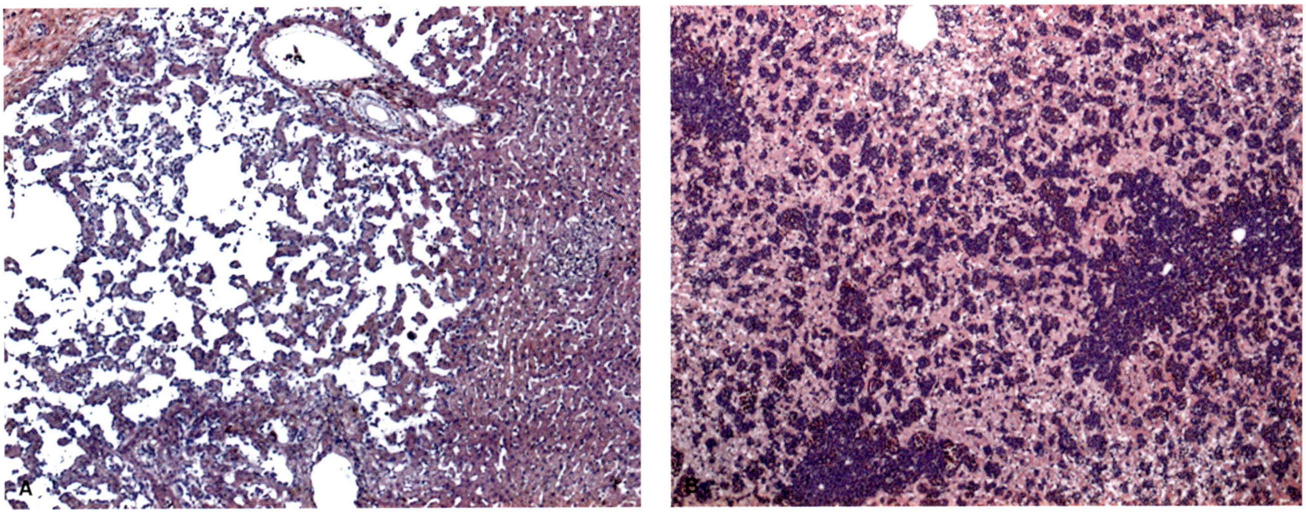

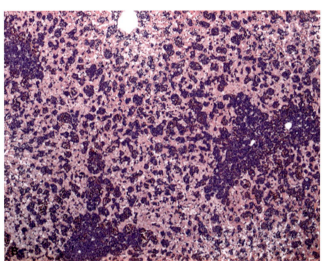

Figura 127.11 Neoplasias hepáticas de histogênese vascular ou hematopoética. **A.** Hemangiossarcoma. H&E. **B.** Linfoma. H&E.

REFERÊNCIAS BIBLIOGRÁFICAS

1. McGavin MD, Zachary JF. Pathologic basis of veterinary disease. 4. ed. Mosby-Elsevier; 2007.
2. Charles JA, Cullen JM, van den Ingh TSGAM, Winkle TV, Desmet VJ. Morphological classification of neoplastic disorders of the canine and feline liver. In: Standards for clinical and histological diagnosis of canine and feline liver diseases. WSAVA Liver Standardization Group. Philadelphia: Saunders; 2006.
3. Szatmari V, Rothuizen J, van den Ingh TS, van Sluijs FJ, Voorhout G. Ultrasonographic findings in dogs with hyperammonemia: 90 cases (2000-2002). J Am Vet Med Assoc. 2004;224(5):717-27.
4. Tobias K, Rohrbach B. Association of breed with the diagnosis of congenital portosystemic *shunts* in dogs: 2,400 cases (1980-2002). J Am Vet Med Assoc. 2003;223(11):1636-9.
5. Mertens M, Fossum TW, Willard MD, Fosgate GT, de la Paz AG, Farmer R *et al.* Diagnosis of congenital portosystemic *shunt* in miniature schnauzers 7 years of age or older (1997-2006). J Am Anim Hosp Assoc. 2010;46(4):235-40.
6. D'Anjou M, Penninck D, Cornejo L, Pibarot P. Ultrasonographic diagnosis of portosystemic shunting in dogs and cats. Vet Radiol Ultrasound. 2004;45(5):424-37.
7. Sura P, Tobias K, Morandi F, Daniel G, Echandi R. Comparison of 99mTcO4- trans splenic portal scintigraphy with per rectal portal scintigraphy for diagnosis of portosystemic *shunts* in dogs. Vet Surg. 2007; 36(7):654-60.
8. Watson P, Herrtage M. Medical management of congenital portosystemic *shunts* in 27 dogs – a retrospective study. J Small Anim Pract. 1998;39(2):62-8.
9. Winkler JT, Bohling MW, Tillson DM, Wright JC, Ballagas AJ. Portosystemic *shunts*: diagnosis, prognosis, and treatment of 64 cases (1993-2001). J Am Anim Hosp Assoc. 2003;39(2):169-85.
10. Hunt G, Kummeling A, Tisdall P, Marchevsky A, Liptak J, Youmans K *et al.* Outcomes of cellophane banding for congenital portosystemic *shunts* in 106 dogs and 5 cats. Vet Surg. 2004;33:25-31.
11. Quinn R, Cook A. An update on gallbladder mucoceles in dogs. Veterinary Medicine. 2009;104(4):169-76.
12. Aguirre A, Center S, Randolph J, Yeager A, Keegan A, Harvey H *et al.* Gallbladder disease in Shetland sheepdogs: 38 cases (1995-2005). J Am Vet Med Assoc. 2007;231(1):79-88.
12. Mesich ML, Mayhew PD, Paek M, Holt DE, Brown DC. Gallbladder mucoceles and their association with endocrinopathies in dogs: a retrospective case-control study. J Small Anim Pract. 2009;50(12):630-5.
14. Pike F, Berg J, King N, Penninck D, Webster C. Gallbladder mucocele in dogs: 30 cases (2000-2002). J Am Vet Med Assoc. 2004;224(10):1615-22.
15. Worley D, Hottinger H, Lawrence H. Surgical management of gallbladder mucoceles in dogs: 22 cases (1999-2003). J Am Vet Med Assoc. 2004;225(9):1418-22.
16. Brömel C, Barthez P, Léveillé R, Scrivani P. Prevalence of gallbladder sludge in dogs as assessed by ultrasonography. Veterinary Radiology and Ultrasound. 1998;39(3):206-10.
17. Besso J, Wrigley R, Gliatto J, Webster C. Ultrasonographic appearance and clinical findings in 14 dogs with gallbladder mucocele. Veterinary Radiology and Ultrasound. 2000;41(3):261-71.
18. Walter R, Dunn M, Lécuyer M. Nonsurgical resolution of gallbladder mucocele in two dogs. J Am Vet Med Assoc. 2008;232(11):1688-93.

19. Sepesy LM, Center SA, Randolph JF, Warner KL, Erb HN. Vacuolar hepatopathy in dogs: 336 cases (1993-2005). J Am Vet Med Assoc. 2006;229(2):246-52.
20. Ettinger SJ, Feldman EC. Tratado de medicina interna veterinária: doenças do cão e do gato. 5. ed. São Paulo: Guanabara Koogan, 2004.
21. McGavin MD, Zachary JF. Pathologic basis of veterinary disease. 4. ed. Mosby-Elsevier; 2007.
22. Watson PJ. Chronic hepatitis in dogs: a review of current understanding of the aetiology, progression, and treatment. Vet J. 2004;167:228-41.
23. Hoffmann G. Copper-associated liver diseases. Vet Clin North Am Small Anim Pract. 2009;39:489-511.
24. Smedley R, Mullaney T, Rumbeiha W. Copper-associated hepatitis in Labrador Retrievers. Vet Pathol. 2009;46(3):484-90.
25. Shih JL, Keating JH, Freeman LM, Webster CR. Chronic hepatitis in Labrador Retrievers: clinical presentation and prognostic factors. J Vet Intern Med. 2007;21(1):33-9.
26. Hoffmann G, van den Ingh TS, Bode P, Rothuizen J. Copper-associated chronic hepatitis in Labrador Retrievers. J Vet Intern Med. 2006; 20(4):856-61.
27. Tewdt DC. Cirrhosis: a consequence of chronic liver disease. Vet Clin North Am Small Anim Pract. 1985;15:151-175.
28. Fernández M, Semela D, Bruix J, Colle I, Pinzani M, Bosch J. Angiogenesis in liver disease. J Hepatol. 2009;50:604-20.
29. Cllen JM, Popp JA. Tumors of the liver and gallbladder. In: Meuten DJ. Tumors in domestic animals. Ames: Iowa State; 2002. p. 483-508.

128
Insuficiência Pancreática Exócrina

Ricardo Duarte Silva

INTRODUÇÃO

O pâncreas é um órgão responsável pela secreção de enzimas digestivas e hormônios, como a insulina e o glucagon. Localizado na região epigástrica direita, tem um lobo esquerdo que se assenta atrás da grande curvatura do estômago, próximo do aspecto cranial do cólon transverso, e um lobo direito aderido ao duodeno. O suco pancreático, que contém as enzimas digestivas, é produzido nos ácinos pancreáticos e secretado em dúctulos. Os dúctulos formam o ducto pancreático principal que, em cães, desemboca na papila duodenal, junto do ducto biliar. Cães têm um ducto acessório, maior parte dos gatos não tem.

As principais enzimas que compõem o suco pancreático são a tripsina e a quimiotripsina (enzimas proteolíticas); a lipase pancreática, a fosfolipase A e a colesterol esterase (enzimas lipolíticas). A amilase é a principal amidolítica. O suco pancreático é rico em bicarbonato e água, o que lhe confere um pH ótimo (pH > 8) para a função das enzimas. A secreção do suco pancreático no duodeno é controlada pela liberação de colecistoquinina e secretina e pelo sistema nervoso parassimpático, via nervo vago.

INSUFICIÊNCIA PANCREÁTICA EXÓCRINA

A insuficiência pancreática exócrina (IPE) é um quadro caracterizado pela secreção inadequada de enzimas pancreáticas no duodeno.

Etiologia e fisiopatogenia

Em cães, a principal causa de IPE é a atrofia acinar pancreática, decorrente da destruição imunemediada do pâncreas exócrino.[1] A atrofia acinar pancreática é o estágio terminal de uma pancreatite linfocítica. A doença é, portanto, uma destruição imunemediada dos pâncreas exócrino e, quando o paciente apresenta sintomas, mais de 90% dos ácinos pancreáticos foram destruídos. Outras causas, menos comuns, de IPE são a pancreatite crônica terminal e a obstrução de ducto pancreático. Existe um relato de caso de possível deficiência da produção de lipase pancreática em um cão.[2]

Prevalência

O cão Pastor-Alemão é uma das raças predispostas e é a raça mais comumente atendida, talvez em decorrência de sua popularidade. Outras raças como Collie de pelo longo, Chow Chow, Cavalier King Charles Spaniel, Cockers Ingleses e West Highland White Terrier também são predispostas. Em cães Pastores-Alemães há uma tendência a maior ocorrência em fêmeas, embora uma predisposição sexual não tenha sido demonstrada estatisticamente. Em outras raças, a predisposição por fêmeas já foi confirmada.[3] A doença tem caráter hereditário, porém o modo de transmissão genética não foi estabelecido. A atrofia acinar pancreática geralmente acomete cães adultos jovens, entre 2 e 5 anos.

A IPE também pode ser decorrente de pancreatite crônica terminal, provavelmente a principal causa de IPE em felinos.

Manifestações clínicas

Os animais acometidos têm diarreia pastosa, volumosa e de cor amarelada (Figura 128.1). Cães que recebem comida caseira podem eliminar alimentos não digeridos nas fezes, identificáveis a olho nu (Figura 128.2). A frequência de defecação é aumentada: eles defecam tantas vezes quanto comem. Outros sintomas quase sempre associados são emagrecimento (Figura 128.3), distúrbios do apetite (polifagia, parorexia ou coprofagia) e borborigmos.

Achados laboratoriais

Normalmente, cães com IPE não apresentam alterações importantes nos exames laboratoriais de rotina: não ocorre anemia ou leucocitose, os valores de proteínas totais e albumina séricas geralmente estão dentro dos valores normais. O achado mais comum é a diminuição dos valores de triglicerídeos e colesterol, que geralmente se encontram abaixo do limite inferior dos valores de referência.

A pesquisa de gordura, amido e fibras nas fezes, associado ao teste de digestão do filme (conhecidos, quando realizados em conjunto, como "exame coprológico funcional") são testes

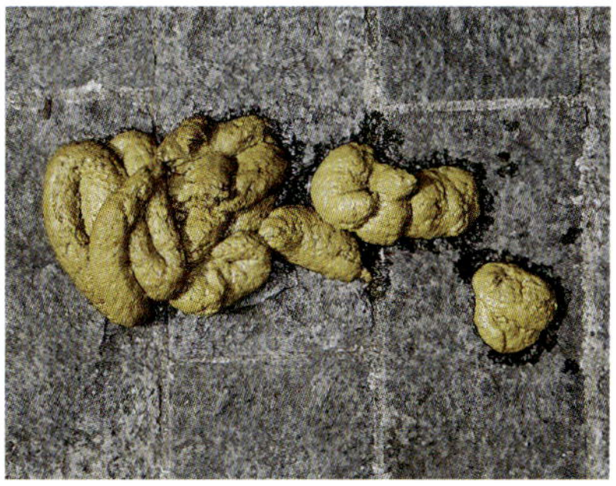

Figura 128.1 Fezes pastosas e de cor amarelada de cão com insuficiência pancreática exócrina.*

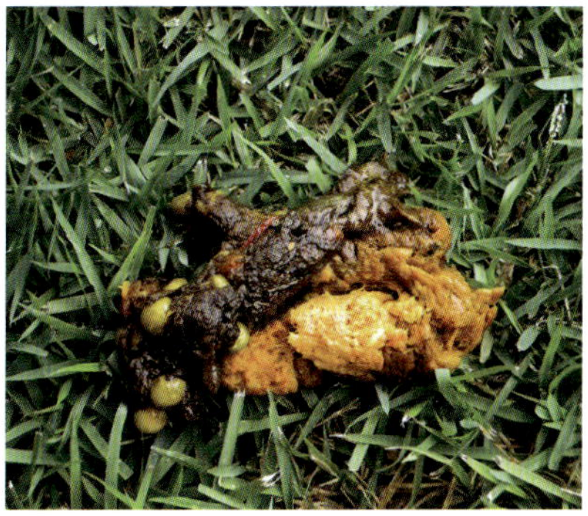

Figura 128.2 Fezes com alimento não digerido.

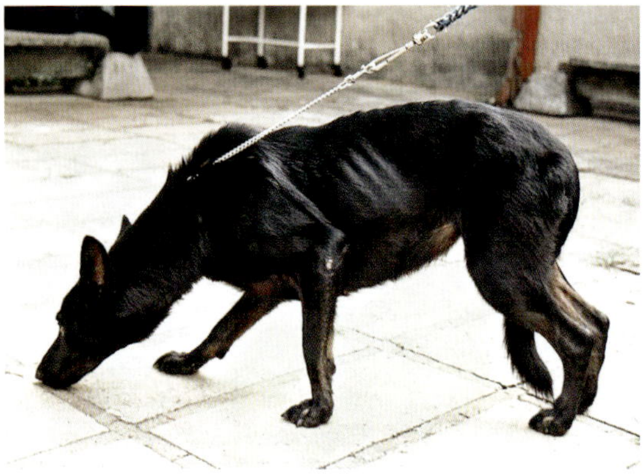

Figura 128.3 Cadela da raça Pastor-Alemão com emagrecimento decorrente de insuficiência pancreática exócrina.

inespecíficos que não distinguem a IPE de outras causas de diarreia por má-digestão ou má absorção. A dosagem da atividade sérica de amilase ou lipase também não devem ser empregadas para o diagnóstico da IPE: cães submetidos à pancreatectomia total têm valores dessas enzimas dentro dos valores de referência, devido à produção extrapancreática delas.

Diagnóstico

O diagnóstico definitivo é concluído por meio da dosagem da imunorreatividade sérica da tripsina e do tripsinogênio ou "TLI" (do inglês *serum trypsin-like immunorreactivity*) após jejum de 12 horas. Valores da TLI < 2,5 mg/ℓ confirmam o diagnóstico de IPE. A TLI é um teste de alta especificidade e sensibilidade. O ensaio é espécie-específico, portanto, se o cão já estiver recebendo suplementação com enzimas pancreáticas (geralmente de origem suína), não ocorrerá interferência no resultado do teste.

A TLI é normal (> 5,2 mg/ℓ) em casos de IPE decorrente da obstrução do ducto pancreático, pois a produção de tripsinogênio é normal nesses casos, porém o suco pancreático não é liberado no duodeno. Valores entre 2,6 e 5,1 mg/ℓ são sugestivos de que o cão tem destruição parcial do pâncreas exócrino (geralmente o cão ainda é assintomático nesses casos) ou cães com IPE que fizeram o teste sem serem submetidos a jejum prévio.

Tratamento

Reposição enzimática

O tratamento baseia-se na suplementação com pancreatina, que é pâncreas suíno dessecado e triturado (Figura 128.4). A pancreatina deve ser misturada à dieta de modo que alimento e pancreatina cheguem juntos ao duodeno. Formulações em drágeas ou cápsulas não têm a mesma efetividade. Provavelmente essas formulações, apropriadas para seres humanos, não são adequadas para o esvaziamento gástrico de cães.

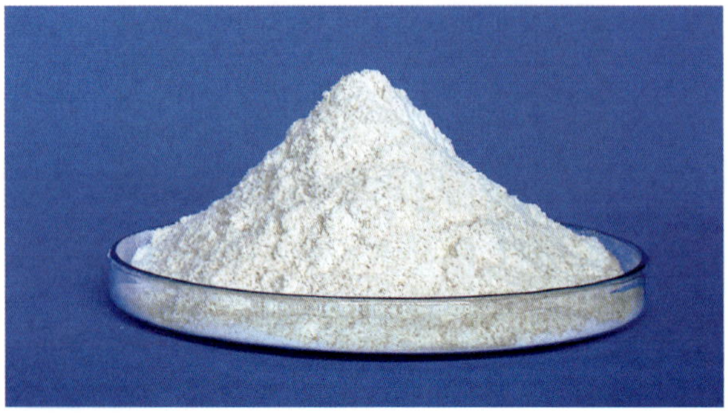

Figura 128.4 Pancreatina em pó.

A dose da pancreatina varia em função do peso do animal e deve ser ajustada de acordo com a resposta ao tratamento. Normalmente, começa-se com uma colher de chá para cada 10 kg de peso vivo. Cães menores ou maiores recebem doses proporcionais. O objetivo é promover a normalização da consistência das fezes e o ganho de peso (Figura 128.5).

A administração de cimetidina ou de inibidores da bomba de próton podem reduzir a destruição gástrica das pancreatinas. Embora recomendada, essa estratégia nunca foi avaliada em medicina veterinária.

Existem relatos de estomatite associada à administração de pancreatina em cães. Até o momento, esse é o único efeito colateral relatado.

Tratamento dietético

Durante muito tempo, a administração de dietas de alta digestibilidade e com baixo teor de gordura eram recomendadas para cães com IPE. Em estudo, cães com IPE induzida experimentalmente tiveram menos esteatorreia se alimentados com dietas com maior teor de gordura do que quando foram submetidos à restrição.[4] Em outro estudo, não foi demonstrado benefício da administração de dietas com baixo teor de gordura para cães com IPE espontânea.[4] A partir desses achados, a restrição dietética de gorduras não é mais recomendada. Dietas de alta digestibilidade e dietas hidrolisadas são as de escolha para cães com IPE. Dietas com baixo teor de gordura devem ser indicadas para os pacientes em que a esteatorreia persistir apesar do tratamento.

Existe também a recomendação de administrar dietas contendo triglicerídeos de cadeia média (TCM). Os TCM, encontrados na gordura do leite ou no óleo de coco, podem

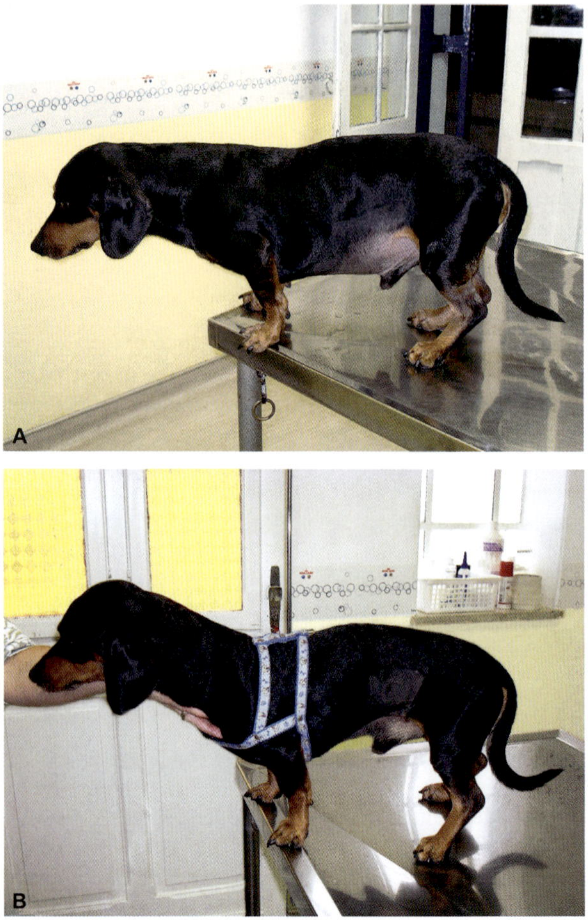

Figura 128.5 Cão da raça Dachshund com insuficiência pancreática exócrina antes (**A**) e depois (**B**) do tratamento.

ser digeridos por lipases gástricas e têm alta solubilidade em água, não necessitando de micelização por ácidos biliares para a absorção intestinal. A adição de TCM à dieta, entretanto, compromete a palatabilidade e aumenta o custo da ração. Em um estudo, observou-se que a administração de dieta contendo TCM para cães com IPE levou ao aumento da concentração sérica de colesterol e vitaminas lipossolúveis, porém nenhuma melhora do quadro clínico foi percebida pelos proprietários dos animais.[5] A adição de TCM não é rotineiramente recomendada.

Suplementação vitamínica

Além de lipases, amilases e enzimas proteolíticas, o pâncreas também produz um fator intrínseco, essencial para absorção da cobalamina (vitamina B_{12}) no íleo. Cães com IPE têm hipocobalaminemia, muitas vezes grave (< 100 ng/ℓ), e isso pode estar relacionado à menor sobrevida.[6]

Cães com IPE têm deficiência de todas as vitaminas lipossolúveis. Apesar disso, não existem relatos de doenças decorrentes de hipovitaminose associadas à IPE. Entretanto, cães com IPE devem ser suplementados com vitamina K, por via parenteral, antes da realização de cirurgias.

Antibioticoterapia

O suco pancreático tem propriedades antibacterianas e a sua ausência predispõe ao supercrescimento bacteriano intestinal. Todos os cães com IPE devem ser tratados para o supercrescimento bacteriano intestinal.

Prognóstico

O prognóstico da IPE em cães é bom se o paciente tiver boa resposta ao tratamento inicial. A deficiência grave de cobalamina está associada a pior prognóstico. A torção mesentérica é uma causa de morte em cães com IPE, embora rara.

A doença é hereditária em Pastores-Alemães e provavelmente também é em outras raças.[7] Portanto, cães acometidos devem ser excluídos da reprodução.

REFERÊNCIAS BIBLIOGRÁFICAS

1. Wiberg ME, Saari SA, Westermarck E. Exocrine pancreatic atrophy in German Shepherd Dogs and Rough-Coated Collies: an end result of lymphocytic pancreatitis. Vet Pathol. 1999;36(6):530-41.
2. Xenoulis PG, Fradkin JM, Rapp SW, Suchodolski JS, Steiner JM. Suspected isolated pancreatic lipase deficiency in a dog. J Vet Intern Med. 2007;21(5):1113-6.
3. Batchelor DJ, Noble PJ, Cripps PJ *et al.* Breed associations for canine exocrine pancreatic insufficiency. J Vet Intern Med. 2007;21(2):207-14.
4. Suzuki A, Mizumoto A, Rerknimitr R *et al.* Effect of bacterial or porcine lipase with low- or high-fat diets on nutrient absorption in pancreatic-insufficient dogs. Gastroenterology. 1999;116(2):431-7.
5. Rutz GM, Steiner JM, Bauer JE, Williams DA. Effects of exchange of dietary medium chain triglycerides for long-chain triglycerides on serum biochemical variables and subjectively assessed well-being of dogs with exocrine pancreatic insufficiency. Am J Vet Res. 2004;65(9):1293-302.
6. Batchelor DJ, Noble PJ, Taylor RH *et al.* Prognostic factors in canine exocrine pancreatic insufficiency: prolonged survival is likely if clinical remission is achieved. J Vet Intern Med. 2007;21(1):54-60.
7. Westermarck E, Saari SA, Wiberg ME. Heritability of exocrine pancreatic insufficiency in german shepherd dogs. J Vet Intern Med. 2010;24(2):450-2.

129
Pancreatite

Ricardo Duarte Silva • Fabiano de Granville Ponce

DEFINIÇÃO

A pancreatite aguda é um processo inflamatório agudo do pâncreas com envolvimento variável de órgãos e tecidos peripancreáticos e órgãos distantes.

Por definição, a pancreatite aguda é reversível. É distinguida da pancreatite crônica pela ausência de inflamação crônica, alterações estruturais permanentes (fibrose) e prejuízo das funções pancreáticas endócrina e exócrina. Como o diagnóstico de pancreatite raramente é realizado pela avaliação histológica de tecido pancreático, é difícil distinguir aquele paciente com pancreatite aguda daquele com um surto de agudização da pancreatite crônica.

ETIOLOGIA E FISIOPATOGENIA

O estágio inicial da pancreatite aguda é caracterizado pela ativação prematura, intra-acinar, do tripsinogênio em tripsina. Uma vez ativada, a tripsina ativa em cascata uma série de outras enzimas, incluindo quimotripsina e fosfolipase. Esse processo pode causar a autodigestão do tecido pancreático e de tecidos adjacentes.

Os fatores envolvidos na iniciação do processo de ativação intrapancreática de enzimas e necrose não são completamente conhecidos. Provavelmente ocorre falha de um ou mais mecanismos de defesa contra autodigestão (ver boxe *Como o pâncreas se protege contra a autodigestão?*).

Alterações no cálcio intracelular parecem ser os mecanismos mais importantes na ativação intrapancreática do tripsinogênio em tripsina. Alguns fatores, como hiperlipidemia, medicações e endocrinopatias, podem predispor à pancreatite (Quadro 129.1), porém a maioria dos casos é idiopática. Em seres humanos, acredita-se que exista predisposição genética, e há evidências de que variações genéticas estejam associadas à pancreatite em Schnauzers miniatura.[1]

A gravidade do quadro depende da extensão da lesão e da liberação de mediadores inflamatórios e radicais livres decorrentes de isquemia, necrose e inflamação. A liberação de grandes quantidades de interleucinas, fator de necrose tumoral, fator agregador de plaquetas, entre outros, pode causar doença multissistêmica e, eventualmente, coagulação intravascular disseminada, falência de múltiplos órgãos e morte.

Como o pâncreas se protege contra a autodigestão?

As enzimas proteolíticas são sintetizadas sob a forma de proenzimas inativas, os zimogênios. Dentro das células acinares, os zimogênios são armazenados em grânulos. Os grânulos de zimogênio são estruturas segregadas dos lisossomos, organelas que contêm enzimas, como a catepsina B, que poderiam ativar o tripsinogênio em tripsina, caso tivesse contato com o grânulo de zimogênio.

A ativação dos zimogênios em sua forma ativa ocorre a distância. As enzimas são ativadas por uma enteroquinase produzida no duodeno (seu local de ação). A tripsina, uma vez ativada, é capaz de ativar outros zimogênios. Pequenas quantidades dos zimogênios estão presentes no plasma de animais saudáveis. O plasma contém inibidores dessas enzimas (α_1-antitripsina, α_2-macroglobulina) que inativam os zimogênios circulantes e facilitam sua remoção do sangue.

QUADRO 129.1 Fatores predisponentes.

Predisposição racial	Yorkshire Terrier Schnauzer miniatura Cocker Spaniel
Faixa etária	Meia-idade a idosos
Doenças concomitantes	Diabetes *mellitus* Hiperadrenocorticismo Hiperlipidemia Hipotireoidismo Obesidade
Medicamentos	Azatioprina Brometo de potássio Furosemida L-asparaginase Sulfas
Outros	Ingestão de alimentos gordurosos (?)

MANIFESTAÇÕES CLÍNICAS

A pancreatite aguda é um quadro típico de abdome agudo, isto é, causa vômito e dor abdominal. Outros achados comuns são desidratação, anorexia e prostração. A dor abdominal é uma das principais características da pancreatite aguda, e alguns pacientes podem adotar a "posição de prece" (Figura 129.1). Muitas das informações sobre as manifestações clínicas da pancreatite em cães são derivadas de um estudo retrospectivo de 70 pacientes com pancreatite aguda fatal.[2] Esses casos, portanto, representam o extremo mais grave da doença. Pouco se sabe sobre as manifestações clínicas da pancreatite branda ou moderada.

DIAGNÓSTICO

Atualmente não existe um método diagnóstico não invasivo específico para pancreatite. Na rotina clínica, o diagnóstico é obtido por meio da associação entre exames clínicos, laboratoriais e de imagem.

Exames laboratoriais

Os achados laboratoriais são inespecíficos nos exames de rotina. Os achados mais comuns são anemia, leucocitose por

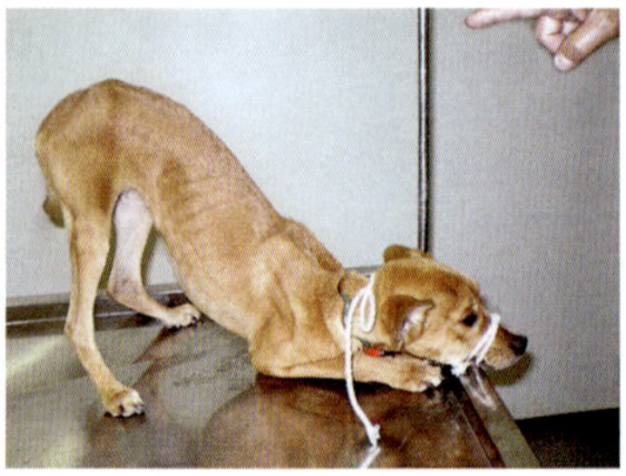

Figura 129.1 Cão em "posição de prece" em decorrência de dor epigástrica. (Gentilmente cedida pela médica-veterinária Janaína Rodrigues Simões, Vitória, ES.)*

neutrofilia e trombocitopenia. A trombocitopenia pode ser indicativa de coagulação intravascular disseminada. As alterações mais comuns na bioquímica sérica são azotemia, aumento da atividade sérica de enzimas hepáticas (alanina aminotransferase, fosfatase alcalina), hiperbilirrubinemia e alterações eletrolíticas. A azotemia, decorrente da desidratação, talvez seja o indicador prognóstico mais importante.

Amilase e lipase

Classicamente, as dosagens das atividades séricas da amilase e lipase são empregadas como indicadores de inflamação pancreática. Os métodos de rotina mensuram a atividade da lipase e da amilase totais, pois essas enzimas também são produzidas em outros órgãos, como estômago e fígado. Esses testes têm baixa especificidade e sensibilidade para o diagnóstico de pancreatite em cães, sendo questionável sua utilidade na rotina.

Além disso, valores normais de amilase e lipase podem ser observados em pancreatite grave. Em um estudo envolvendo cães com pancreatite aguda fatal, os valores de amilase e lipase estavam normais em 31 e 61% dos casos, respectivamente.[2] Isso pode ser explicado pela destruição extensa do pâncreas. Desse modo, a redução das enzimas em dosagens subsequentes também não deve ser interpretada como melhora, pois pode refletir a falência do órgão e, portanto, não pode ser utilizada como prognóstico. A magnitude do aumento não tem relação com a gravidade do quadro clínico, reforçando a pouca utilidade das enzimas como indicadores prognósticos.

Outro fator que pode explicar a ocorrência de valores normais de amilase e lipase em animais com pancreatite grave é a meia-vida relativamente curta dessas enzimas. Em seres humanos, a amilase e a lipase séricas tipicamente fazem um pico poucas horas depois do início dos sintomas e geralmente retornam ao normal 3 a 5 dias após o início da pancreatite.[3] Como o intervalo de normalidade de ambas as enzimas é amplo, o tempo decorrido entre o início dos sintomas e o atendimento do animal pode influenciar a acurácia diagnóstica dos testes.

Finalmente, o aumento das enzimas pode ocorrer em doenças não pancreáticas cujos sintomas também sejam vômito e dor abdominal; por exemplo, cetoacidose diabética, úlcera duodenal e obstrução intestinal.

As dosagens de amilase e lipase séricas não devem ser incluídas no perfil bioquímico de cães enfermos. A baixa sensibilidade para o diagnóstico de pancreatite não justifica seu uso rotineiro e a possibilidade de valores elevados em doenças não pancreáticas pode implicar gasto de recursos adicionais para descartar a pancreatite.

Lipase pancreática

A dosagem da lipase pancreática canina (cPLI) por radioimunoensaio ou ELISA (Spec cPL®, Idexx Laboratories) é um método desenvolvido para o diagnóstico da pancreatite em cães. Esses imunoensaios mensuram especificamente a lipase produzida pelo pâncreas, em contraste aos testes que avaliam lipase total. Embora ainda não esteja disponível, acredita-se que seja um teste mais acurado para o diagnóstico da pancreatite. A sensibilidade relatada varia de 61 a 93% e a especificidade, de 78 a 82%.[4,5]

Exames de imagem

O exame radiográfico do abdome tem baixa sensibilidade para o diagnóstico de pancreatite. Eventualmente, durante a investigação de um caso de abdome agudo, o clínico poderá se deparar com velamento da região epigástrica direita, deslocamento e distensão gasosa do duodeno descendente e cólon ascendente (Figura 129.2). Nesses casos, o exame radiográfico deve ser complementado com outros exames de imagem.

A ultrassonografia é o exame de escolha para a avaliação inicial de pacientes com suspeita de pancreatite. A sensibilidade relatada é de 68%.[6] São características sugestivas de pancreatite: pâncreas hipoecoico, maior do que 2 cm e mesentério peripancreático hiperecoico (Figura 129.3). A visibilização de pâncreas hiperecoico pode ser sugestiva de pancreatite crônica.

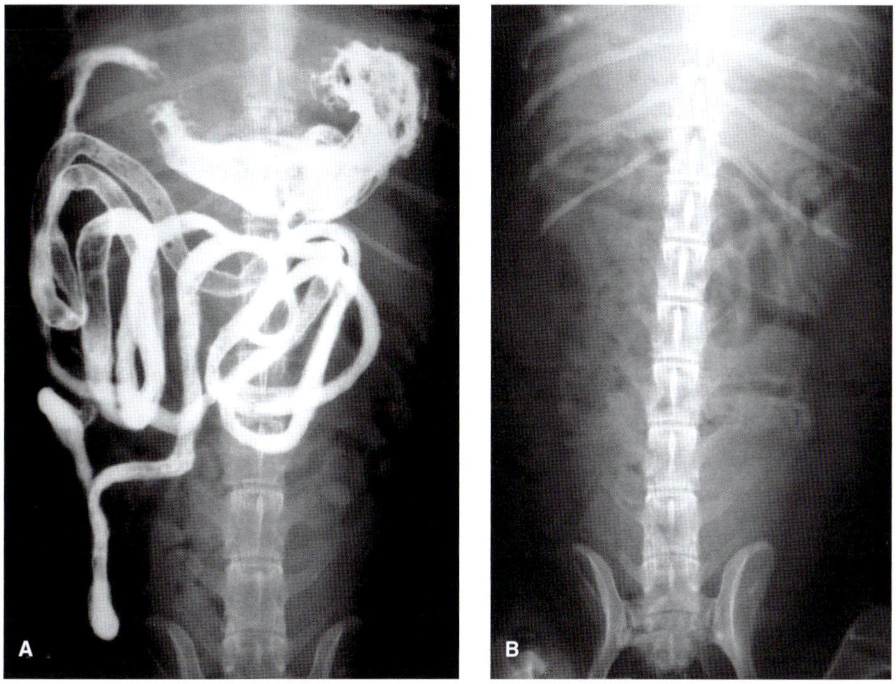

Figura 129.2 **A.** Trânsito gastrintestinal em cão da raça Dachshund com pancreatite. Observar o deslocamento do duodeno e a irregularidade de seu preenchimento pelo bário, além da distensão gasosa de alças intestinais. **B.** Radiografia do mesmo animal antes da administração do contraste.

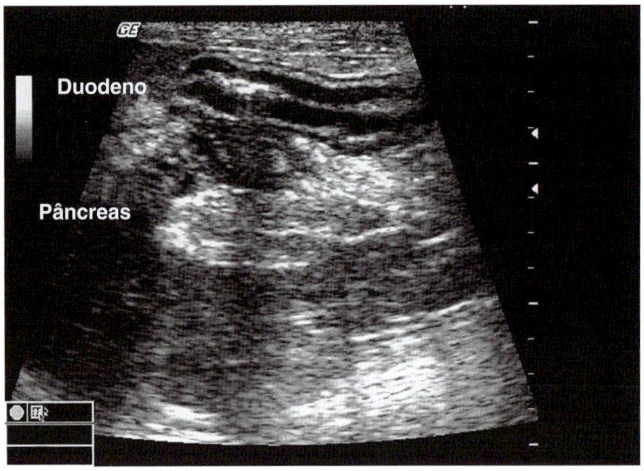

Figura 129.3 Ramo direito e corpo de pâncreas com aumento de volume e com aspecto hipoecogênico e aumento de ecogenicidade do mesentério adjacente ao corpo e ramo direito de pâncreas. (Gentilmente cedida pelo médico-veterinário Nilson Koba Kage, Hospital Veterinário Pompeia, São Paulo, SP.)

Alterações em órgãos adjacentes também podem ser visibilizadas. As mais comuns são dilatação de vias biliares e duodenite (Figura 129.4).

A ultrassonografia intervencional também é útil para identificação e classificação das coleções líquidas, complicações da pancreatite aguda (ver boxe *Coleções líquidas*, mais adiante).

Coleções líquidas peripancreáticas agudas

Aparecem em um período inferior a 4 semanas após o início da pancreatite. São observadas em pancreatite intersticial edematosa e não contêm componentes sólidos. Acredita-se que sejam decorrentes da ruptura do ducto ou de pequenos ramos dos ductos periféricos ou resultem do edema local relacionado com a inflamação.

A aspiração por agulha fina é indicada para diferenciar coleções líquidas peripancreáticas estéreis ou contaminadas. O líquido obtido deve ser submetido a citologia, coloração de gram e cultura. Se a quantidade de fluido recuperado for suficiente, pode-se realizar a dosagem de amilase ou lipase. Esses exames são necessários para confirmar o diagnóstico de infecção pré-intervenção.

A maior parte das coleções agudas é estéril e será reabsorvida espontaneamente nas semanas seguintes a seu aparecimento. Geralmente nenhuma intervenção é necessária, e tentativas de drenagem podem, inclusive, ser deletérias, transformando um líquido estéril em contaminado.

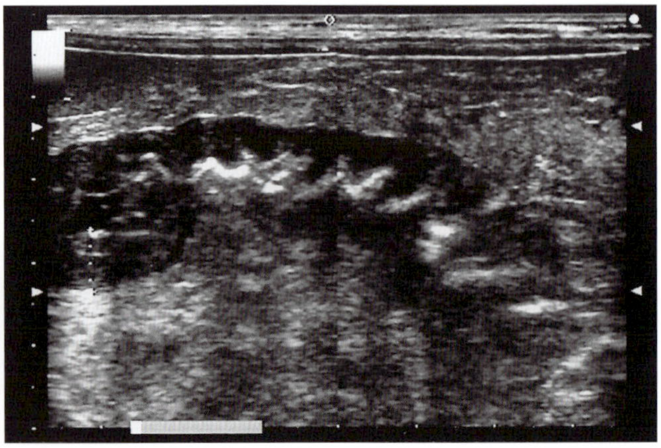

Figura 129.4 Duodeno pregueado em cão com pancreatite. (Gentilmente cedida pela Profa. Dra. Cláudia D. Schaeffter, Núcleo Diagnóstico Veterinário, São Paulo, SP.)

Pseudocisto pancreático

Os pseudocistos são coleções líquidas homogêneas, ovais ou redondas, circunscritas por uma parede bem definida de tecido fibroso ou de granulação (sem epitélio). Geralmente aparecem 4 semanas após o início da pancreatite. A análise desse líquido geralmente mostra aumento da amilase e da lipase, indicativo de comunicação com o sistema ductal pancreático. Essa comunicação não necessariamente é ativa e alguns pseudocistos podem regredir espontaneamente.

Determinar se existe ou não infecção em um pseudocisto pancreático também é importante. Um pseudocisto pancreático infectado contém líquido purulento, sem componentes sólidos associados (necrose).

Coleções líquidas pancreáticas/peripancreáticas pós-necróticas

As coleções líquidas pós-necróticas são compostas de líquido contendo tecido necrótico e estão associadas à pancreatite aguda necrosante. O conteúdo de amilase e lipase das coleções pós-necróticas é variável, dependendo da extensão da comunicação ductal.

Com o passar do tempo (> 4 semanas), uma parede espessa, sem epitélio, se forma, separando a necrose do tecido pancreático viável adjacente. Esse processo é similar ao desenvolvimento do pseudocisto, porém difere deste, pois é decorrente da necrose pancreática e contém predominantemente tecido necrótico. Essa coleção líquida é denominada *walled-off pancreatic necrosis* (WOPN), termo ainda sem tradução para designar necrose de liquefação circunscrita por tecido fibroso.

As coleções líquidas pós-necróticas também devem ser classificadas em estéreis ou contaminadas, com base nos resultados de cultura ou análise citológica. A ocorrência de coleções líquidas tardias (pseudocisto e WOPN) não é comum em cães.

A tomografia computadorizada (TC) é o exame de escolha para complementar o diagnóstico de pancreatite em seres humanos. A TC contrastada é usada para determinar a extensão da necrose pancreática e a classificação das coleções líquidas (Figura 129.5). Em medicina veterinária, seu uso ainda é restrito devido, principalmente, ao custo e à disponibilidade do exame.

Coleções líquidas.[7]

A classificação das coleções líquidas que ocorrem no paciente com pancreatite apresentada neste capítulo baseia-se na revisão mais recente da classificação de Atlanta (2007). O termo abscesso pancreático foi abandonado. A nova classificação reconhece apenas três tipos de coleções líquidas pancreáticas e peripancreáticas: coleções líquidas peripancreáticas agudas, pseudocistos pancreáticos e coleções líquidas pancreáticas/peripancreáticas pós-necróticas. As coleções líquidas podem ser classificadas em estéreis ou infectadas, com base no resultado de citologia, cultura ou ambas.

Avaliação anatomopatológica

Cães com pancreatite aguda geralmente têm necrose de coagulação e hemorragia em tecido pancreático (Figura 129.6). O achado de fibrose é compatível com pancreatite crônica (Figura 129.7).

TRATAMENTO

Animais com sintomas e diagnóstico de pancreatite aguda muitas vezes já apresentam alterações sistêmicas, consequência da pancreatite inicial. Não raramente observam-se evidências de síndrome da resposta inflamatória sistêmica (SIRS, do inglês *systemic inflammatory reaction syndrome*), coagulação

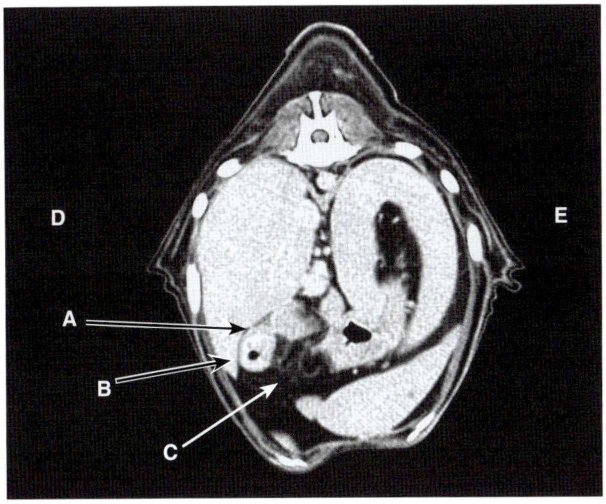

Figura 129.5 Pâncreas com aumento de volume (**A**) e de parede do duodeno (**B**) e coleção líquida de alta atenuação, com distribuição difusa adjacente ao pâncreas (**C**). *D*: direita; *E*: esquerda. (Gentilmente cedida pelo médico-veterinário André Fonseca Romaldini.)

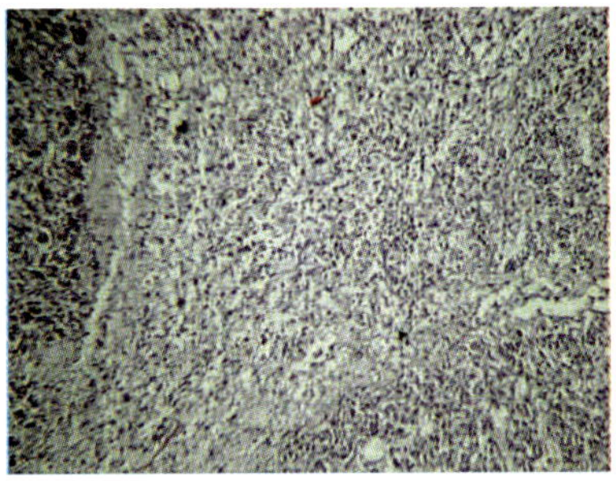

Figura 129.6 Fotomicrografia de pancreatite aguda. Observar a necrose de coagulação intensa e multifocal. H&E.

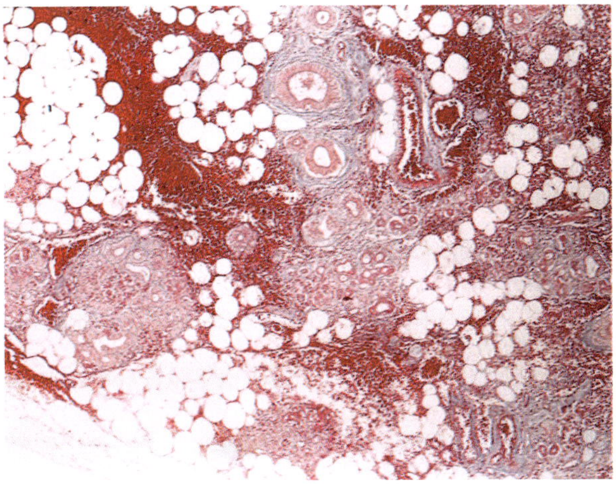

Figura 129.7 Necrose de coagulação e áreas de fibrose ao redor de dúctulos pancreáticos (coradas em azul pelo tricrômico de Masson), aspecto histológico compatível com um surto de agudização em cão com pancreatite crônica.

intravascular disseminada, sepse, sepse grave, choque séptico ou mesmo falência de múltiplos órgãos.

Ainda não há pesquisas e trabalhos científicos suficientes que demonstrem os tratamentos mais eficazes. As recomendações baseiam-se em evidências e experiências pessoais. Quando possível, eliminar a causa, embora, na maioria das vezes, em cães seja de natureza idiopática.

O tratamento tem início com reposição volêmica agressiva, objetivando melhorar pressão arterial e perfusão, restabelecendo estabilidade hemodinâmica. Analgésicos, antieméticos e protetores gástricos são largamente utilizados. A nutrição parenteral e a enteral parecem diminuir sobremaneira os índices de mortalidade e o tempo de internação. Permanece controverso o uso de antibioticoterapia profilática quando da doença ainda restrita ao pâncreas.

De início, o tratamento restringe-se aos sintomas, priorizando intervenções agressivas contra complicações sistêmicas, lembrando que esses pacientes, quando compensados, podem rapidamente descompensar.

Reposição volêmica

Prevalece, na literatura, a utilização de cristaloides, como a solução de Ringer com lactato ou NaCl a 0,9%. Quando necessário, o fluido deve ser infundido em uma velocidade de até 90 mℓ/kg nas primeiras horas. A quantidade de fluido de manutenção também pode ser maior, porque, nesses pacientes, há grande perda de volume para o interstício. Os coloides parecem úteis naqueles pacientes com hipoalbuminemia grave e naqueles com doença mais grave.

As soluções hipertônicas a 7,5% atualmente são menos utilizadas, embora, em um estudo experimental recente, o uso de soluções hipertônicas pareça modular a resposta imunológica, minimizando a intensidade da resposta inflamatória sistêmica.[8] A transfusão de hemácias é indicada quando o hematócrito, após reposição volêmica, estiver inferior a 21% e com manifestações clínicas de anemia ou hipoxia (hiperlactatemia, microcardia, sopro cardíaco decorrente da anemia, taquicardia, taquipneia). Nesses casos, deve ser calculado um volume de sangue para atingir o hematócrito pós-transfusão próximo a 30%, uma vez que valores acima deste podem aumentar a viscosidade sanguínea, prejudicando a microcirculação e diminuindo, consequentemente, a oferta de oxigênio às células.

Analgésicos

Pancreatite aguda majoritariamente cursa com intenso processo álgico. Algumas situações podem "mascarar" a dor, destacando-se animais com hiperadrenocorticismo (estes têm excesso de cortisol, que exerce ação também analgésica) e diminuição do nível de consciência, sobretudo naqueles com sepse grave associada ou choque séptico. Soma-se a isso o fato de que cada cão reage e manifesta dor de maneira diferente.

Portanto, animais com pancreatite têm de receber analgésicos. Existem vários protocolos analgésicos, em sua maioria em associação. Os mais utilizados são os opioides, combinados à quetamina em baixas doses, ou dipirona.[9] Também é importante tratar a dor para evitar infecção por translocação bacteriana. A dor é uma das causas de íleo paralítico, situação que favorece a referida translocação. Com menor frequência, mas que também se mostram eficientes (embora com maiores riscos de iatrogenia), analgesias epidural e intraperitoneal também podem ser realizadas.

O protocolo "MiLK" (morfina-lidocaína-quetamina) para analgesia de pacientes com pancreatite aguda grave considera:

- 1,2 mℓ de morfina (10 mg/mℓ)
- 7,5 mℓ de lidocaína a 2%
- 0,3 mℓ de quetamina (10%)
- Os fármacos devem ser misturados em 100 mℓ de NaCl a 0,9% e infundidos a uma velocidade de 1 a 2 mℓ/kg/h.

Antieméticos e redução da acidez gástrica

Por muitos anos, a metoclopramida foi o mais utilizado. Atualmente, não é considerado eficiente para este propósito, além de possivelmente reduzir a perfusão pancreática, por ser inibidor dopaminérgico. Recomenda-se a ondansetrona e o maropitant.

Os medicamentos que reduzem a acidez gástrica (ranitidina, omeprazol, cimetidina e famotidina) são normalmente recomendados e devem ser utilizados se houver sangramento gastrintestinal. Alguns autores reforçam a recomendação do esvaziamento gástrico nos pacientes que apresentam íleo paralítico. Esse procedimento visa oferecer conforto e diminuir náuseas e risco de aspiração.

Nutrição

Tradicionalmente, no tratamento inicial da pancreatite é recomendado o jejum absoluto (NPO, *nil per os* ou nada por boca) até que os sintomas tenham desaparecido. A justificativa para submeter um paciente com pancreatite a jejum vem da suposição de que a alimentação enteral estimula a secreção pancreática e pode agravar a inflamação no pâncreas. A validade desse conceito de "repouso glandular" é questionável.[10] A secreção pancreática exócrina em ratos com pancreatite experimental está abolida, mesmo quando estimulada pela injeção de colecistocinina.[11] Curiosamente, o conceito do repouso glandular é derivado de um estudo baseado em um modelo canino de análise da secreção pancreática.[12]

A nutrição enteral pode aumentar a atividade antioxidante e reduzir a resposta de fase aguda e a magnitude da resposta inflamatória. A alternativa à alimentação *per os* é a administração de suporte nutricional distal ao duodeno, por meio de tubo de jejuno. Os tubos de alimentação nasojejunal são colocados com o uso de técnicas endoscópicas ou monitoradas por fluoroscopia.[13] As dietas para nutrição jejunal devem ser elementares, ou monoméricas, que geralmente são hiperosmóticas com relação ao conteúdo jejunal normal. Esses fatores elevam o custo do tratamento e atrasam o fornecimento de todas as calorias de que o paciente precisa.

Em um estudo em seres humanos com pancreatite, o suporte nutricional precoce, por sonda nasogástrica, foi bem tolerado[13] e promoveu resultados semelhantes à alimentação por sonda nasojejunal. O suporte nutricional por sonda nasogástrica deve ser considerado uma opção terapêutica por conta de sua simplicidade e baixo custo, além da falta de evidência de que a alimentação *per os* cause agravamento da pancreatite.

A ingestão espontânea de alimento é dificultada por dor abdominal, náuseas, vômitos, atonia gástrica e obstrução duodenal parcial do aumento do pâncreas. Assim, o tratamento agressivo desses sintomas da pancreatite é fundamental para que o paciente volte a comer espontaneamente. Quando o paciente demonstra apetite, uma dieta com baixo teor de gordura deve ser oferecida, pois algum grau de insuficiência pancreática exócrina pode ser comum em pacientes em recuperação de pancreatite aguda grave.[14]

A nutrição parenteral é um bom adjuvante e pode ser empregada preventivamente naqueles pacientes cuja gravidade da doença seja indicativa de um período de anorexia prolongado. Embora a formulação ideal ainda seja desconhecida, a glutamina parece exercer importante função na proteção da mucosa intestinal. A nutrição parenteral, comparada com a enteral, aumenta significativamente o risco de infecções e a necessidade de intervenções cirúrgicas em seres humanos com pancreatite aguda.[15]

Antibióticos

No caso de pancreatite sem alterações sistêmicas, o uso de antibióticos permanece controverso. Há poucos estudos que avaliem a incidência de infecção em cães com pancreatite aguda.[2] Quando houver evidências de infecção (leucograma com neutrofilia tóxica, desvio à esquerda, hemocultura positiva), sugere-se a antibioticoterapia. Preferencialmente, deve-se optar por aqueles com bom espectro contra bactérias gram-negativas e penetração em tecido pancreático. Em seres humanos, os antibióticos com melhor penetração no tecido pancreático, mesmo inflamado, são o norfloxacino e o imipeném. O uso de antibióticos não previne a infecção da necrose pancreática nem reduz a mortalidade de seres humanos com pancreatite. Uma tendência à redução do número de casos de infecção pancreática foi observada em estudos que avaliaram o uso do imipeném.[16]

Transfusão de plasma

A administração de plasma fresco a pacientes com pancreatite grave também é controversa. Um autor recomenda a transfusão de plasma a todos os pacientes com pancreatite grave (50 a 250 mℓ, a cada 24 horas).[6] Acredita-se que a transfusão de plasma seja capaz de repor, além de albumina e fatores de coagulação, as α_2-macroglobulinas, que são antiproteases. Não existe evidência científica de que a transfusão de plasma seja benéfica em seres humanos ou cães com pancreatite. Seu uso é indicado na coagulação intravascular disseminada, uma complicação comum da pancreatite aguda grave. Em um estudo retrospectivo com 77 animais diagnosticados com pancreatite, o grupo que recebeu plasma fresco como parte da terapia teve maior taxa de mortalidade que o não tratado.[17]

Tratamento da coagulação intravascular disseminada

A coagulação intravascular disseminada é uma complicação da pancreatite aguda grave e uma das principais causas de falência de múltiplos órgãos nesses pacientes. Sua ocorrência deve ser antecipada e, caso já tenha se manifestado, deve ser tratada agressivamente. O tratamento da coagulação intravascular disseminada baseia-se em fluidoterapia, reposição de fatores de coagulação pela transfusão de plasma fresco e tratamento com heparina. Embora exista alguma controvérsia acerca dos benefícios da transfusão de plasma e do melhor tipo de heparina, o principal tratamento da coagulação intravascular disseminada é a expansão do volume intravascular com fluidoterapia agressiva.

Tratamento cirúrgico

O desbridamento cirúrgico ou "necrosectomia" é recomendado a seres humanos com necrose pancreática infectada. Geralmente a cirurgia é realizada na terceira à quarta semana após o início da doença, quando o tecido necrótico está bem delimitado na avaliação por tomografia.[18] O tratamento cirúrgico para complicações não infecciosas é restrito a situações específicas, como sangramento gastrintestinal. As técnicas minimamente invasivas, como a drenagem de coleções líquidas por via percutânea, têm sido cada vez mais aplicadas.

As indicações cirúrgicas para os casos de pancreatite aguda em cães ainda não foram avaliadas. Apenas um estudo retrospectivo descreve o desfecho do tratamento cirúrgico da pancreatite e complicações em 37 cães. Os animais operados em decorrência de obstrução biliar tiveram melhor taxa de sobrevivência (81%), ao passo que os pacientes com WOPN tiveram mortalidade de 60%.[19]

COMPLICAÇÕES

As complicações mais comuns estão relacionadas com a fase aguda e incluem alterações em órgãos adjacentes, como obstrução do ducto biliar e diabetes, ou complicações sistêmicas, como a coagulação intravascular disseminada. A ocorrência de coleções líquidas tardias é incomum em cães com pancreatite, e a ocorrência de WOPN pode estar associada a maior mortalidade.[19] Cães com pancreatite crônica podem desenvolver diabetes e insuficiência pancreática exócrina.

PROGNÓSTICO

O prognóstico da pancreatite aguda é mau. Em estudos retrospectivos, a mortalidade varia de 20 a 30%.[20,21]

REFERÊNCIAS BIBLIOGRÁFICAS

1. Bishop MA, Xenoulis PG, Levinski MD, Suchodolski JS, Steiner JM. Identification of variants of the SPINK1 gene and their association with pancreatitis in Miniature Schnauzers. Am J Vet Res. 2010;71(5):527-33.
2. Hess RS, Saunders HM, van Winkle TJ, Shofer FS, Washabau RJ. Clinical, clinicopathologic, radiographic, and ultrasonographic abnormalities in dogs with fatal acute pancreatitis: 70 cases (1986-1995). J Am Vet Med Assoc. 1998;213:665-70.
3. Kemppainen EA, Hedström JI, Puolakkainen PA, Haapiainen RK, Stenman UH. Advances in the laboratory diagnostics of acute pancreatitis. Ann Med. 1998;30:169-75.
4. Steiner JM, Newman S, Xenoulis P, Woosley K, Suchodolski J, Williams D *et al.* Sensitivity of serum markers for pancreatitis in dogs with macroscopic evidence of pancreatitis. Vet Ther. 2008;9:263-73.
5. McCord K, Davis J, Leyva F, Armstrong PJ, Simpson KW, Rishniw M *et al.* Comparative Gastroenterology Society Members, Twedt D. A multi-institutional study evaluating diagnostic utility of Spec cPL in the diagnosis of acute pancreatitis in dogs [ACVIM abstract 166]. J Vet Intern Med. 2009;23:734.
6. Zanoni FL. Estudo dos efeitos da solução salina hipertônica e do lactato de Ringer sobre a resposta da microcirculação mesentérica e a translocação bacteriana em modelo de obstrução intestinal e isquemia em ratos [tese]. São Paulo. Faculdade de Medicina, Universidade de São Paulo; 2010. p. 82.
7. Bollen TL, Besselink MG, van Santvoort HC, Gooszen HG, van Leeuwen MS. Toward an update of the Atlanta classification on acute pancreatitis: review of new and abandoned terms. Pancreas. 2007;35(2):107-13.
8. Steiner JM. Canine pancreatic disease. In: Bonagura JD, Twedt DC. Kirk's Current Veterinary Therapy XIV. St. Louis: Saunders-Elsevier; 2009. p. 534-8.
9. Imagawa VH. Avaliação da eficácia analgésica de três doses diferentes da dipirona sódica em cadelas submetidas à ovariosalpingo-histerectomia [tese]. São Paulo. Faculdade de Medicina, Universidade de São Paulo; 2006.p. 141.
10. Spanier BW, Bruno MJ, Mathus-Vliegen EM. Enteral nutrition and acute pancreatitis: a review. Gastroenterol Res Pract. 2011;2011. 857949.
11. Niederau C, Niederau M, Lüthen R, Strohmeyer G, Ferrell LD, Grendell JH. Pancreatic exocrine secretion in acute experimental pancreatitis. Gastroenterology. 1990;99(4):1120-7.
12. Jergens AE, Morrison JA, Miles KG, Silverman WB. Percutaneous endoscopic gastrojejunostomy tube placement in healthy dogs and cats. J Vet Intern Med. 2007;21(1):18-24.
13. Eatock FC, Chong P, Menezes N, Murray L, McKay CJ, Carter CR *et al.* A randomized study of early nasogastric *versus* nasojejunal feeding in severe acute pancreatitis. Am J Gastroenterol. 2005;100(2):432-9.
14. Boreham B, Ammori BJ. A prospective evaluation of pancreatic exocrine function in patients with acute pancreatitis: correlation with extent of necrosis and pancreatic endocrine insufficiency. Pancreatology. 2003;3(4):303-8.
15. Marik PE, Zaloga GP. Meta-analysis of parenteral nutrition *versus* enteral nutrition in patients with acute pancreatitis. BMJ. 2004;328(7453):1407.
16. Villatoro E, Mulla M, Larvin M. Antibiotic therapy for prophylaxis against infection of pancreatic necrosis in acute pancreatitis. Cochrane Database of Systematic Reviews 2010, Issue 5. Art. No.: CD002941.
17. Weatherton LK, Streeter EM. Evaluation of fresh frozen plasma administration in dogs with pancreatitis: 77 cases (1995-2005). J Vet Emerg Crit Care (San Antonio). 2009;19(6):617-22.
18. Werner J, Feuerbach S, Uhl W, Büchler MW. Management of acute pancreatitis: from surgery to interventional intensive care. Gut. 2005;54(3):426-36.
19. Thompson LJ, Seshadri R, Raffe MR. Characteristics and outcomes in surgical management of severe acute pancreatitis: 37 dogs (2001-2007). J Vet Emerg Crit Care (San Antonio). 2009;19(2):165-73.
20. Ruaux CG, Atwell RB. A severity score for spontaneous canine acute pancreatitis. Aust Vet J. 1998;76(12):804-8.
21. Mansfield CS, James FE, Robertson ID. Development of a clinical severity index for dogs with acute pancreatitis. J Am Vet Med Assoc. 2008;233(6):936-44.

BIBLIOGRAFIA

Murayama KM, Drew JB, Nahrwold DL, Joehl RJ. Acute edematous pancreatitis impairs pancreatic secretion in rats. Surgery. 1990;107(3):302-10.

Ragins H, Levenson SM, Signer R, Stamford W, Seifter E. Intrajejunal administration of an elemental diet at neutral pH avoids pancreatic stimulation. Studies in dog and man. Am J Surg. 1973;126(5):606-14.

PARTE 14

Sistema Cardiovascular

Maria Helena Matiko Akao Larsson

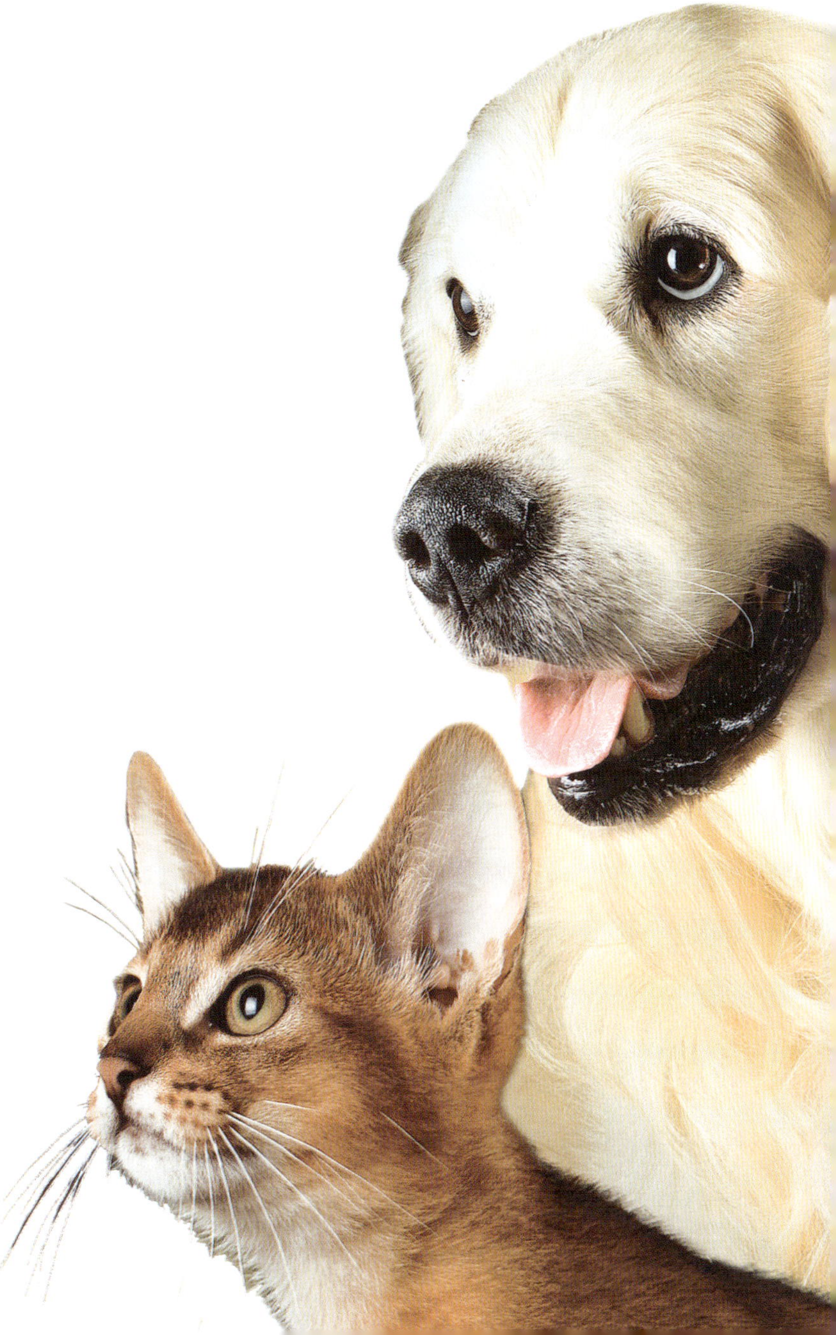

130
Radiologia do Sistema Cardiovascular

Fernanda Rodrigues Leomil • Maria Helena Matiko Akao Larsson

INTRODUÇÃO

O exame radiográfico da cavidade torácica ainda é considerado fundamental e de suma importância no diagnóstico da maioria das doenças que a afetam. Em relação às doenças cardíacas, o exame radiográfico, além de fornecer informações sobre o tamanho e a forma do coração, pode auxiliar na avaliação dos sinais extracardíacos das cardiopatias, a exemplo do grau de congestão venosa pulmonar e do comprometimento do espaço pleural.

Os animais acometidos por alguma afecção cardíaca podem ser acompanhados por exames radiográficos de tórax, realizados periodicamente, a fim de se monitorar a evolução da cardiopatia, possibilitando sugerir um prognóstico e auxiliar a terapia a ser instituída.

A radiografia torácica, aliada à auscultação, à palpação, ao exame eletrocardiográfico e ao exame ecocardiográfico, completa uma avaliação adequada do sistema cardiovascular.

TÉCNICA RADIOGRÁFICA

Para a correta avaliação do coração e dos grandes vasos, o exame radiográfico deve ser realizado em, pelo menos, duas incidências radiográficas ortogonais: uma lateral e uma dorsoventral ou ventrodorsal.[1-3] Para a avaliação do sistema cardiovascular, a incidência dorsoventral é preferível em relação à ventrodorsal, na qual o contorno cardíaco está menos sujeito a apresentar distorções devido à possível movimentação do ápice cardíaco para um lado ou outro do tórax.[2-6] Um posicionamento simétrico é essencial.

Na *projeção lateral* (Figura 130.1), o animal é colocado em decúbito lateral, os membros tracionados cranialmente, para impedir a sobreposição dos músculos tríceps às porções craniais dos lobos pulmonares, e posicionados paralelamente um em relação ao outro. O esterno deve ser levemente elevado a um nível superior à mesa, de modo que fique paralelo às vértebras torácicas, sem que haja rotação do tórax em relação à incidência do feixe de raios X. O pescoço deve ficar estendido, ou sua flexão deve ser impedida para evitar o deslocamento da traqueia. O feixe de radiação deve ser centralizado ao nível do quinto espaço intercostal.[1-3] A incidência lateral direita é preferível para a avaliação do contorno cardíaco, devido ao ligamento frênico-pericárdico ancorar o ápice cardíaco, impedindo sua movimentação.[2,7] Na projeção lateral esquerda, assim como acontece em animais obesos, a margem cardíaca cranial pode ser deslocada para longe do esterno.[2,4]

Na *projeção dorsoventral* (Figura 130.2), o animal é colocado em decúbito ventral, de modo que o esterno fique centralizado e sobreposto à coluna vertebral torácica. Os membros torácicos devem ser tracionados cranialmente, e os cotovelos, lateralizados (abduzidos). Os membros pélvicos ficam fletidos (posição de agachamento) e a cabeça posicionada entre os membros torácicos. O feixe deve ser centralizado sobre o quinto espaço intercostal, ao nível da borda caudal da escápula. Para a *projeção ventrodorsal*, o animal é posicionado em decúbito dorsal, com os membros torácicos tracionados cranialmente e a cabeça mantida entre eles. O esterno deve incidir sobre as vértebras torácicas.[1-3,5]

As radiografias devem ser realizadas preferencialmente no pico inspiratório, quando há preenchimento completo de ar nos pulmões, promovendo maior contraste e melhor visibilidade das diferentes estruturas no interior do tórax. Radiografias tiradas na expiração podem demonstrar pulmões mais opacos e silhueta cardíaca relativamente maior, em razão do volume torácico reduzido nessa fase respiratória.[2-4,8]

Um estudo mais recente de comparação de método investigou o efeito respiratório sobre o tamanho e a forma do "coração esquerdo" em cães para determinar a utilidade das radiografias expiratórias a fim de detectar aumentos no átrio esquerdo e ventrículo esquerdo. Radiografias torácicas tiradas com inspiração total e a expiração foram avaliadas em 20 Beagles normais e 100 cães com diagnóstico de regurgitação mitral. O achado radiográfico expiratório de abaulamento do átrio esquerdo teve uma correlação mais alta com a relação átrio esquerdo/aorta em comparação ao abaulamento na inspiração, estimando que a sensibilidade radiográfica para o aumento do átrio esquerdo foi maior durante a expiração do que na inspiração. Os achados

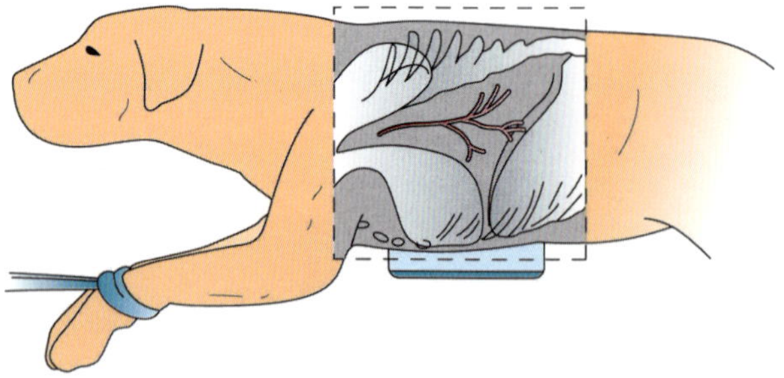

Figura 130.1 Animal posicionado para exame radiográfico de tórax em projeção lateral. Observar membros torácicos tracionados cranialmente, pescoço estendido e esterno ligeiramente elevado por um apoio.[1]

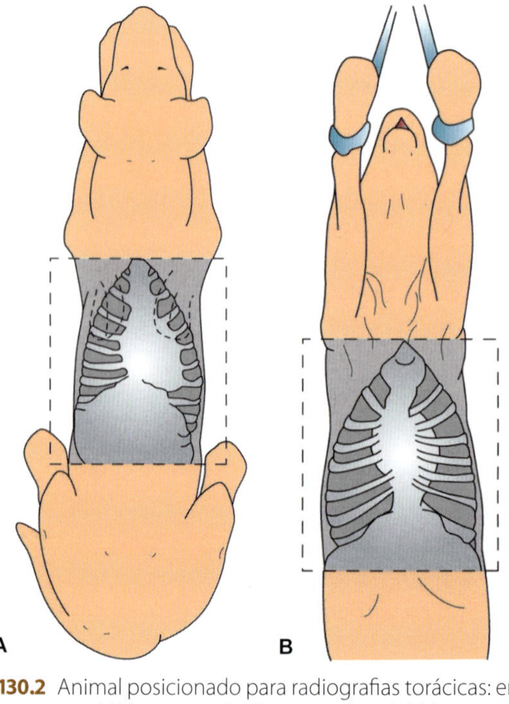

Figura 130.2 Animal posicionado para radiografias torácicas: em projeção dorsoventral (**A**) e em projeção ventrodorsal (**B**).[1]

desse estudo indicaram que a radiografia expiratória pode ser útil para apoiar a detecção de aumento do coração esquerdo, porém deve-se tomar cuidado para não superestimar esse aumento.[9]

O exame radiográfico deve ser feito de maneira a incluir o tórax inteiro no filme, desde a região cranial à primeira costela até a região caudal à primeira vértebra lombar. Uma grade (*bucky*) deve ser utilizada se o tórax medir 10 cm ou mais de espessura. O tempo de exposição deve ser curto, para minimizar os artefatos decorrentes da movimentação torácica, e a quilovoltagem (kV) deve ser alta, a fim de produzir uma imagem com maior variação de contraste.[1,3]

ANATOMIA RADIOGRÁFICA

Estruturas com densidades diferentes, como metal, osso, líquido, gordura e ar, apresentam variados graus de opacidade radiográfica, que pode ser visibilizada em uma radiografia. No entanto, a musculatura cardíaca e o sangue apresentam a mesma opacidade radiográfica. Por isso, o exame radiográfico não possibilita a visibilização separadamente das cavidades em relação às paredes cardíacas. Da mesma maneira, outras estruturas que compõem o coração, como o pericárdio, o tecido adiposo, as valvas e os vasos cardíacos, também não podem ser individualizadas. Todas formam em conjunto o contorno ou "silhueta" cardíaca, observada em radiografias simples com opacidade semelhante ao líquido em contraste com os pulmões preenchidos com ar. Ressalte-se que a radiografia torácica apresenta considerável sobreposição de estruturas, tanto na projeção lateral quanto na dorsoventral ou ventrodorsal, que deve ser lembrada no momento da interpretação.

O coração tem formato de cone e se posiciona obliquamente no mediastino médio, de tal modo que, em uma *projeção radiográfica lateral*, viabiliza a observação de uma margem cranioventral, correspondente ao "coração direito", formado pelo átrio e pelo ventrículo direitos, e uma margem caudodorsal, correspondente ao "coração esquerdo", formado pela sombra do átrio e do ventrículo esquerdos (Figura 130.3).[2,8,10,11]

A margem cranial – "coração direito" – forma uma curvatura que se encontra no nível do terceiro espaço intercostal e pode apoiar-se ao esterno com maior ou menor contato, dependendo principalmente da conformação do tórax. A região dorsal é formada pela aorta ascendente, pela aurícula direita e o terço médio, e a região ventral, pelo ventrículo direito.[10,11,13]

A margem caudal – "coração esquerdo" – é mais retilínea se comparada à margem cranial, encontra-se ao nível do oitavo espaço intercostal, aproximadamente, e está próxima ou sobreposta ao diafragma, dependendo da conformação do tórax ou da fase respiratória que o animal apresente no momento do exame.[10,11,13]

A parte dorsal do coração, ou base, não é claramente definida e corresponde aos átrios e aos grandes vasos (artérias e veias pulmonares), e a parte ventral, ou ápice, corresponde aos ventrículos. A área dos ventrículos pode ser separada por um eixo longitudinal que vai da bifurcação traqueal até o ápice cardíaco, de tal modo que, em condições normais, os dois terços craniais do diâmetro craniocaudal do coração correspondem ao ventrículo direito, e o terço caudal representa o ventrículo esquerdo.[2]

Na *projeção dorsoventral* (ou *ventrodorsal*), o coração ocupa metade ou até dois terços da largura do tórax, dependendo da sua conformação. Deve apresentar-se centralizado no tórax, possibilitando a visibilização de áreas pulmonares de medidas aproximadamente iguais de ambos os lados, estando apenas o ápice cardíaco posicionado à esquerda da linha mediana (Figura 130.4). A silhueta cardíaca pode parecer maior e mais verticalizada na projeção ventrodorsal quando comparada à dorsoventral.[2,5,10,11,13]

O posicionamento das estruturas cardíacas, tanto na incidência lateral (Figura 130.5 A) como na incidência dorsoventral ou ventrodorsal (Figura 130.5 B), pode ser descrito pela analogia com um "mostrador de relógio".[2,13,14]

VARIAÇÕES FISIOLÓGICAS DA SILHUETA CARDÍACA

Fase do movimento respiratório e do ciclo cardíaco, idade do animal e obesidade são fatores importantes que devem ser levados em consideração na interpretação da imagem radiográfica de tórax. Além disso, a conformação torácica e o porte dos animais influenciam na interpretação da imagem radiográfica do tórax, principalmente na espécie canina, interferindo diretamente no posicionamento radiográfico do coração.[2,15,16]

Variações inerentes ao animal

Espécie

Há diferenças significativas quanto à imagem cardíaca entre as espécies em uma radiografia torácica.[17] A silhueta cardíaca dos gatos (Figura 130.6), tanto na projeção lateral quanto na dorsoventral (ou ventrodorsal), apresenta formato mais ovalado e

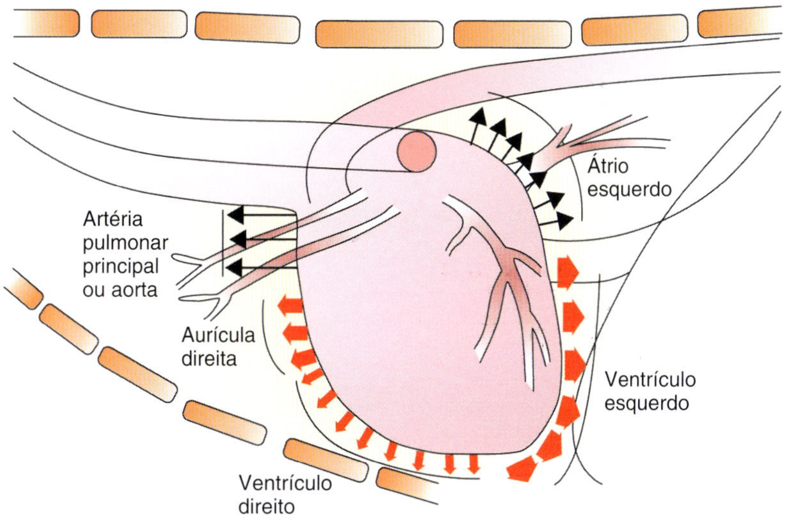

Figura 130.3 Esquema representativo do posicionamento do coração na cavidade torácica em incidência lateral.[12]

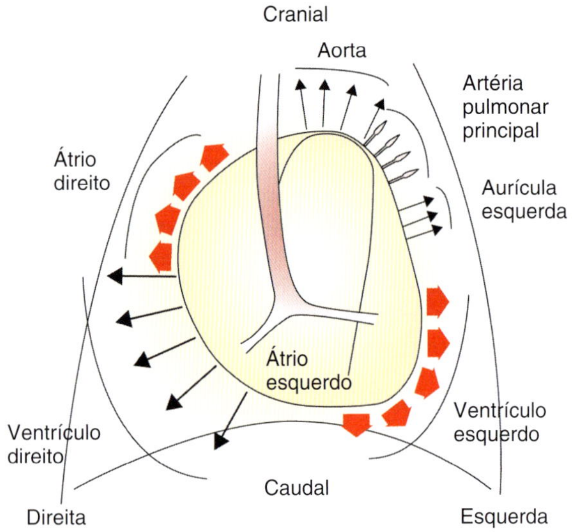

Figura 130.4 Esquema representativo do posicionamento do coração na cavidade torácica em incidência dorsoventral.[12]

menor variabilidade no contorno e no tamanho, devido a poucas diferenças conformacionais entre os animais dessa espécie. O volume cardíaco é proporcionalmente menor em relação ao volume torácico. A base do coração está direcionada mais cranialmente, de modo que a silhueta cardíaca aparece em posição mais horizontal, o que provoca maior contato com o esterno. Por apresentar formato cardíaco mais afilado, o eixo craniocaudal é menor no coração dos felinos, medindo geralmente dois espaços intercostais.[10,13,18,19]

Raça

As diferentes raças caninas apresentam conformações torácicas com muitas variações,[12] que podem ser classificadas em três principais tipos: longilínea, brevilínea e mediolínea.[2,13]

Os cães de conformação longilínea apresentam o tórax profundo e estreito, como os da raça Dobermann. A silhueta cardíaca em radiografia lateral aparece mais afilada e verticalizada, de modo que o eixo longo forma quase um ângulo reto com a coluna vertebral. O diâmetro craniocaudal ocupa geralmente 2,5 espaços intercostais. Na projeção dorsoventral, observa-se contorno cardíaco mais ovalado ocupando metade da largura torácica.[2,13]

Os cães de conformação brevilínea apresentam o tórax raso e largo, em forma de barril, como os da raça Bulldog. O contorno cardíaco é mais arredondado em ambas as projeções radiográficas. Porém, em incidência lateral, o coração mostra-se menos verticalizado e a margem cardíaca cranial apresenta maior contato com o esterno. O diâmetro craniocaudal ocupa até 3,5 espaços intercostais. Na projeção dorsoventral, o coração encontra-se posicionado obliquamente, com o ápice à esquerda da linha sagital mediana, e ocupa até dois terços da largura do tórax.[2,10,13]

Com conformação torácica semelhante, cães de raças condrodistróficas ou com tendência condrodistrófica, os quais apresentam tórax largo e pouco profundo, incluindo Dachshund, Shih-tzu, Lhasa Apso, Poodle e Cocker, podem apresentar resultados falsos positivos em relação ao aumento de átrio e ventrículo direitos na avaliação radiográfica, dado o aspecto cardíaco mais arredondado e o maior contato cardioesternal.[20]

Os cães de conformação mediolínea apresentam o formato do tórax intermediário em relação aos dois citados anteriormente. A silhueta cardíaca tem formato ovalado, com ápice acentuado e porção mais ventral da margem cranial em contato com o esterno. Na projeção dorsoventral, um coração com formato arredondado é visibilizado, com o ápice localizado à esquerda da linha mediana.[2,10,13]

Idade

Em animais mais jovens, a silhueta cardíaca é relativamente maior e mais arredondada quando comparada à de animais mais velhos.[2,13,21]

Peso corpóreo

Radiografias torácicas de animais obesos podem sugerir cardiomegalia, visto que a gordura pericárdica contribui para o aumento da área cardíaca. De igual modo, em cães com leve a moderado grau de obesidade, pode-se observar redução ou opacificação da

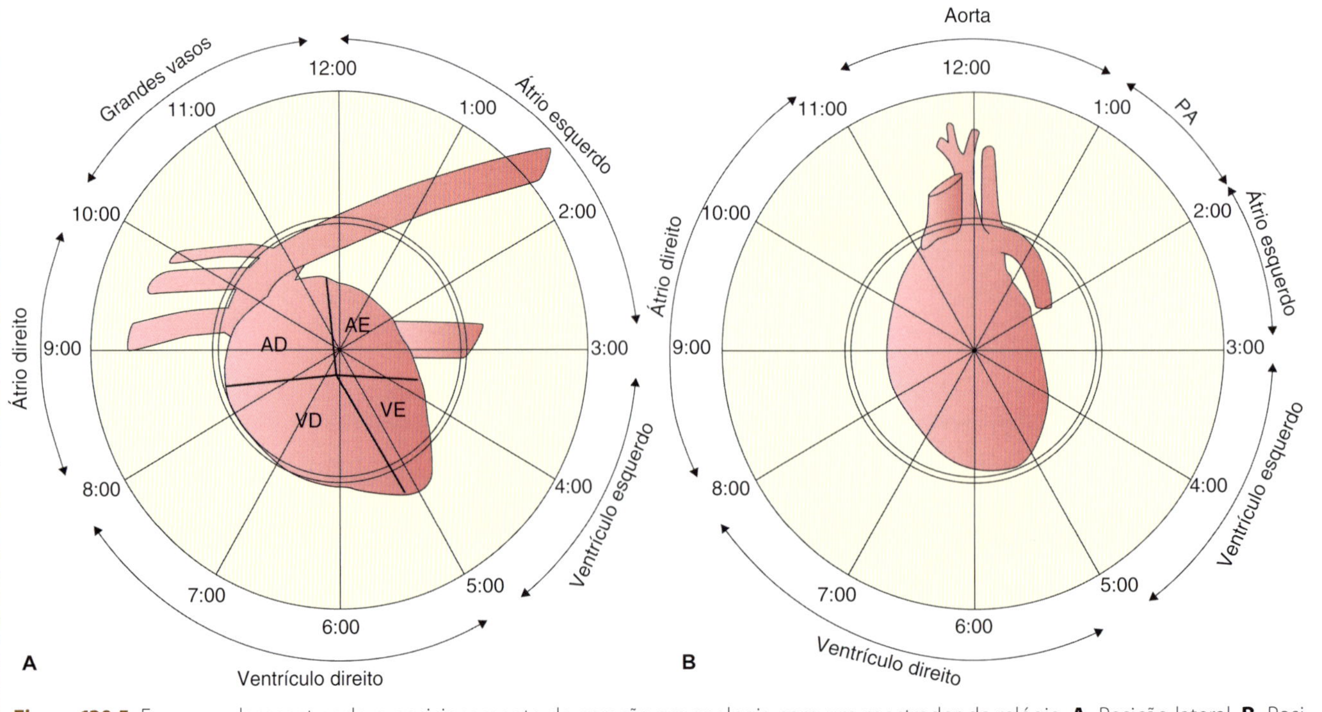

Figura 130.5 Esquema demonstrando o posicionamento do coração em analogia com um mostrador de relógio. **A.** Posição lateral. **B.** Posição dorsoventral.[14]

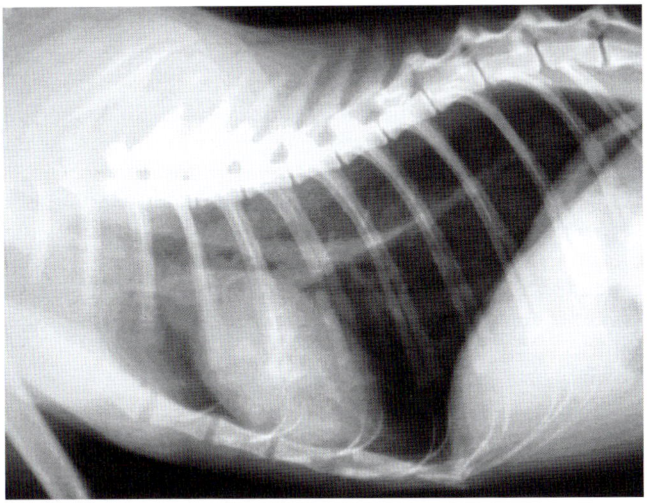

Figura 130.6 Radiografia torácica de um gato em projeção lateral. Note a silhueta cardíaca pequena em relação à cavidade torácica, de aspecto ovalado e em posição mais horizontalizada.

área pulmonar, aumento da opacidade na região esternal e deslocamento cranial do diafragma por depósito de tecido adiposo na região abdominal. Esses fatores contribuem para um aumento da relação da silhueta cardíaca com a cavidade torácica.[5,19]

Variações inerentes ao ciclo cardíaco

Os movimentos cardíacos fisiológicos, sístole e diástole, podem alterar o tamanho e a forma da silhueta cardíaca radiograficamente. Essas alterações podem ser mais visíveis em cães grandes com frequência cardíaca baixa, nos quais se observam átrios mais abaulados e área ventricular reduzida na sístole, e átrios menos notáveis e ventrículos mais proeminentes na diástole. Em radiografias torácicas de gatos, observou-se maior variação do ciclo cardíaco em projeção dorsoventral. No entanto, essa alteração não foi caracterizada como variação anatômica marcante ou semelhante a qualquer doença cardíaca.[5,22]

Variações em razão da fase respiratória

Radiografias realizadas na expiração sugerem silhueta cardíaca aumentada em função da restrição da cavidade torácica pelo deslocamento cranial do diafragma e pela redução da área pulmonar. Além disso, o contraste da margem cardíaca e da vasculatura pulmonar é perdido devido ao aumento da opacidade pulmonar. Por outro lado, no pico da inspiração há aumento do volume torácico pela insuflação pulmonar, o que diminui proporcionalmente o tamanho da silhueta cardíaca. Grande quantidade de ar nos pulmões melhora o contraste radiográfico da cavidade torácica, aumentando consequentemente a nitidez do contorno cardíaco.[2-4,8]

Mensuração da silhueta cardíaca

A avaliação do tamanho do coração é um fator importante a ser considerado na interpretação radiográfica, uma vez que o aumento das câmaras cardíacas é uma das principais alterações observadas na maioria das cardiopatias, e os aumentos cardíacos podem ser analisados basicamente por dois métodos. Um deles se baseia nos sinais radiográficos que denotam alterações na forma, na posição e na sintopia da silhueta cardíaca com as outras estruturas torácicas adjacentes. Quanto maior a experiência do examinador, melhor a interpretação radiográfica por esse método.

Em radiografias laterais normais de cães, os ventrículos ocupam aproximadamente três espaços intercostais, embora variações raciais devam ser consideradas. Enquanto em cães de tórax profundo (p. ex., Dobermann e Collie) os ventrículos ocupam, em média, 2,5 espaços intercostais, nos de tórax largo (p. ex., Bulldog e Lhasa Apso) podem ocupar até 3,5 espaços intercostais. Em projeções ventrodorsal ou dorsoventral, o coração ocupa 60 a 65% da cavidade torácica.[23,24]

Em gatos, os ventrículos estão localizados em aproximadamente 2 a 2,5 espaços intercostais, e o coração ocupa dois terços da altura dorsoventral do tórax. Em projeções ventrodorsal ou dorsoventral, o contorno cardíaco é mais alongado que em cães.[23-25]

A seguir, serão descritas as principais alterações radiográficas observadas em aumentos das cavidades cardíacas. O aumento individual de câmaras é raro, mas pode aparecer de maneira transitória em função da regulação dos mecanismos compensatórios.

Aumento do átrio direito

Em projeção lateral, observa-se aumento da área cranial, com diminuição ou perda da cintura cardíaca. Há deslocamento dorsal da traqueia em sua região pré-terminal, ou seja, cranial a sua bifurcação.[2,13]

Na projeção dorsoventral, há proeminência na região craniolateral (Figura 130.7), na posição de 9 a 11 horas pela analogia com o mostrador de relógio.[2,13]

Aumento do ventrículo direito

A incidência lateral mostra margem cardíaca cranioventral mais arredondada, maior contato do coração com o esterno e aumento do diâmetro craniocaudal do coração, de tal modo que passa a se sobrepor a mais espaços intercostais do que o normal.[2,13]

Em posição dorsoventral, a margem cardíaca direita arredondada encontra-se mais próxima à parede torácica, de 6 a 9 horas. O ventrículo direito aumentado gera aspecto de "D invertido" (Figura 130.8) na cavidade torácica, em função da proeminência dessa área cardíaca. Pode haver deslocamento do ápice cardíaco à esquerda.[2,13]

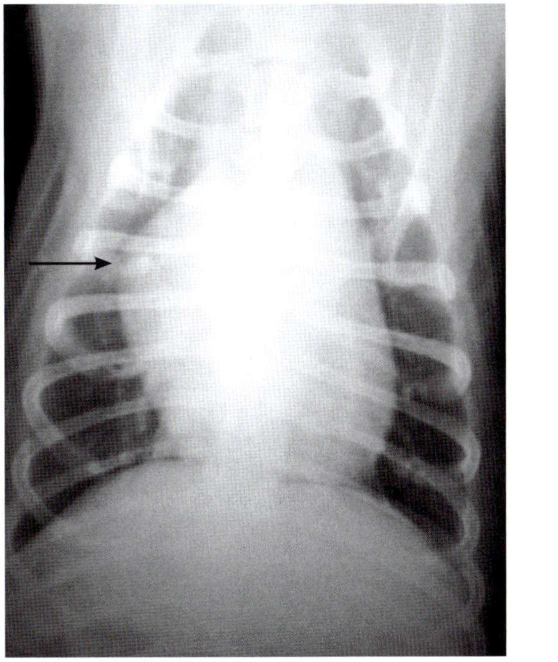

Figura 130.7 Aumento de átrio direito (*seta*) em radiografia torácica em projeção ventrodorsal. Abaulamento na região de 6 a 9 horas em analogia com um mostrador de relógio. (Fonte: arquivo pessoal.)

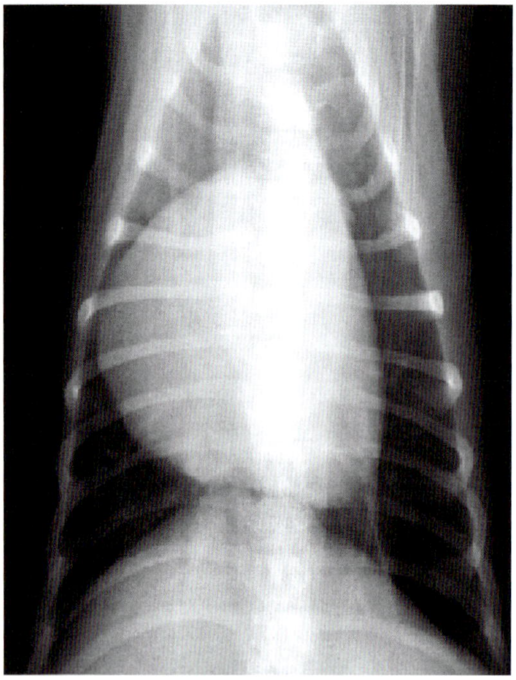

Figura 130.8 Aumento do coração direito em radiografia torácica em incidência ventrodorsal. Note o aspecto de "D invertido". (Fonte: arquivo pessoal.)

Aumento do átrio esquerdo

Na projeção lateral, a região terminal da traqueia, próxima à sua bifurcação, assim como o brônquio principal esquerdo podem estar deslocados dorsalmente. Há um abaulamento da área cardíaca caudodorsal correspondente ao átrio esquerdo (Figura 130.9) que, por vezes, pode ser visibilizado em forma de cunha, estendendo-se em direção aos campos pulmonares caudais.[2,13,25,26]

Observa-se, em projeção dorsoventral, proeminência lateral em região da aurícula esquerda, na posição de 2 a 3 horas (Figura 130.10).[2,13]

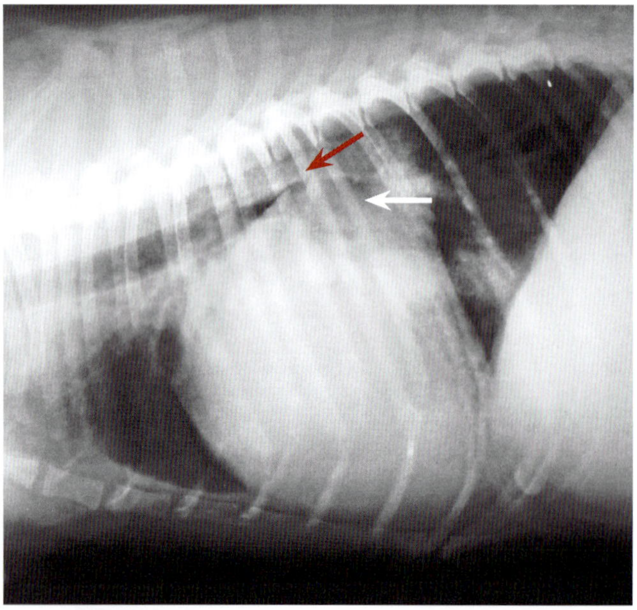

Figura 130.9 Radiografia torácica em projeção lateral apresentando saliência na borda caudodorsal do contorno cardíaco, correspondente a aumento do átrio esquerdo (*seta branca*). Nota-se elevação da traqueia terminal e compressão do brônquio principal esquerdo (*seta vermelha*). (Fonte: arquivo pessoal.)

Aumento do ventrículo esquerdo

Em incidência lateral, a margem cardíaca caudal apresenta-se mais verticalizada em relação ao esterno e, em casos mais avançados, pode tornar-se mais arredondada. Há maior contato ou até sobreposição da área correspondente ao ventrículo esquerdo com o diafragma. Na maioria das vezes, o aumento do ventrículo esquerdo é acompanhado pelo átrio esquerdo também aumentado. Assim, a traqueia apresenta-se elevada em sua porção terminal, além de se evidenciar abaulamento na região caudodorsal. O diâmetro craniocaudal do coração fica maior, porém em menor proporção do que observado no aumento do ventrículo direito.[2,13,24,26]

Margem cardíaca mais arredondada e próxima à parede torácica esquerda é observada na projeção dorsoventral, de 3 a 6 horas. O ápice cardíaco também pode estar arredondado e deslocado à direita.[2,13]

Aumento do tronco pulmonar

É observada uma proeminência da margem cardíaca craniodorsalmente em projeção lateral (Figura 130.11 A) e, na posição de 1 a 2 horas, em incidência dorsoventral (Figura 130.11 B).[2,13,27]

Aumento da aorta ascendente

Em projeção lateral, observa-se a mesma alteração que no aumento do tronco pulmonar. Em projeção dorsoventral, há abaulamento na posição correspondente a 12 a 1 hora.[2,13]

Cardiomegalia

Corresponde ao aumento global da silhueta cardíaca ou de, pelo menos, três cavidades cardíacas com aparência assimétrica (Figura 130.12).[2,4,13,24] Essa condição deve ser diferenciada principalmente da efusão pericárdica, que também acarretará aumento da silhueta cardíaca de maneira generalizada, porém o contorno cardíaco se apresentará mais simétrico em razão do acúmulo de líquido no saco pericárdico (Figura 130.13). Com a efusão pericárdica moderada a grave, a silhueta cardíaca aumenta e perde seus contornos, tornando-se, eventualmente, de formato globoso ("coração em formato de bola de futebol ou basquete").[14,28-30]

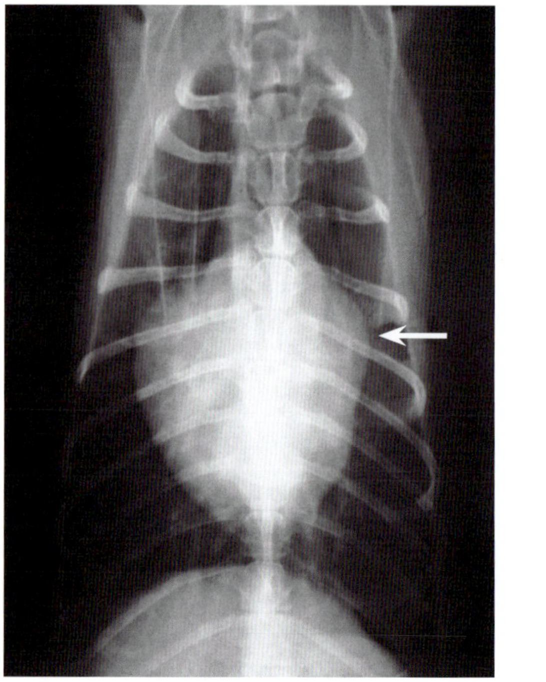

Figura 130.10 Aumento do átrio esquerdo em projeção radiográfica ventrodorsal. Abaulamento da região de 2 a 3 horas (*seta*). (Fonte: arquivo pessoal.)

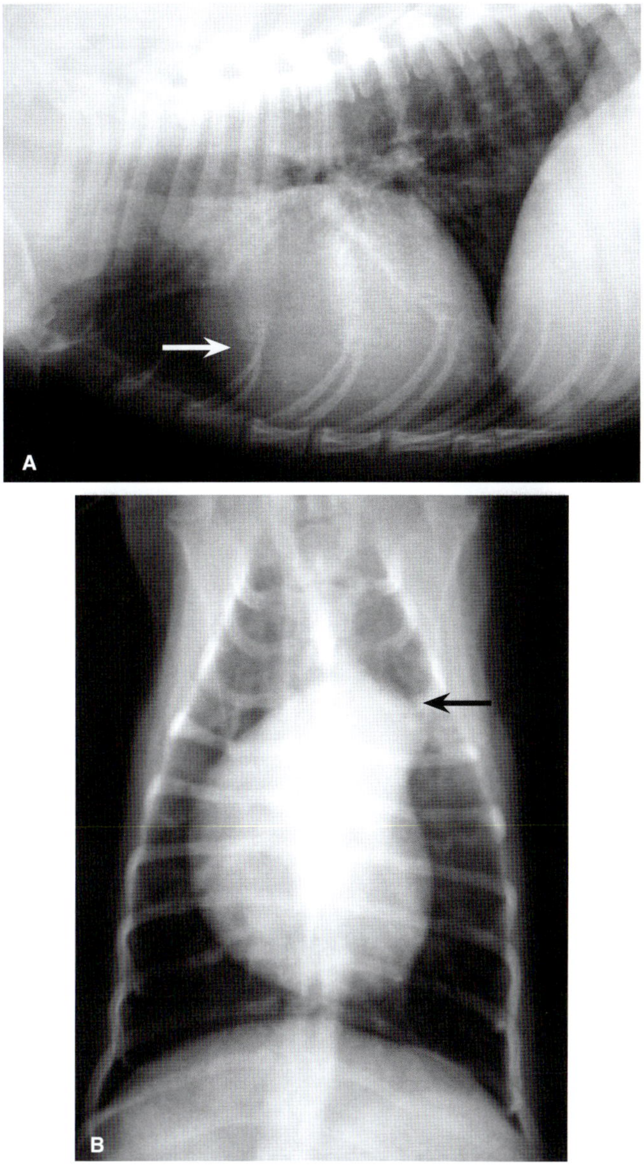

Figura 130.11 Aumento do tronco pulmonar. **A.** Em projeção lateral, nota-se aumento da área cardíaca craniodorsal (*seta*). **B.** Em projeção ventrodorsal, observa-se proeminência na região de 1 a 2 horas (*seta*). (Fonte: arquivo pessoal.)

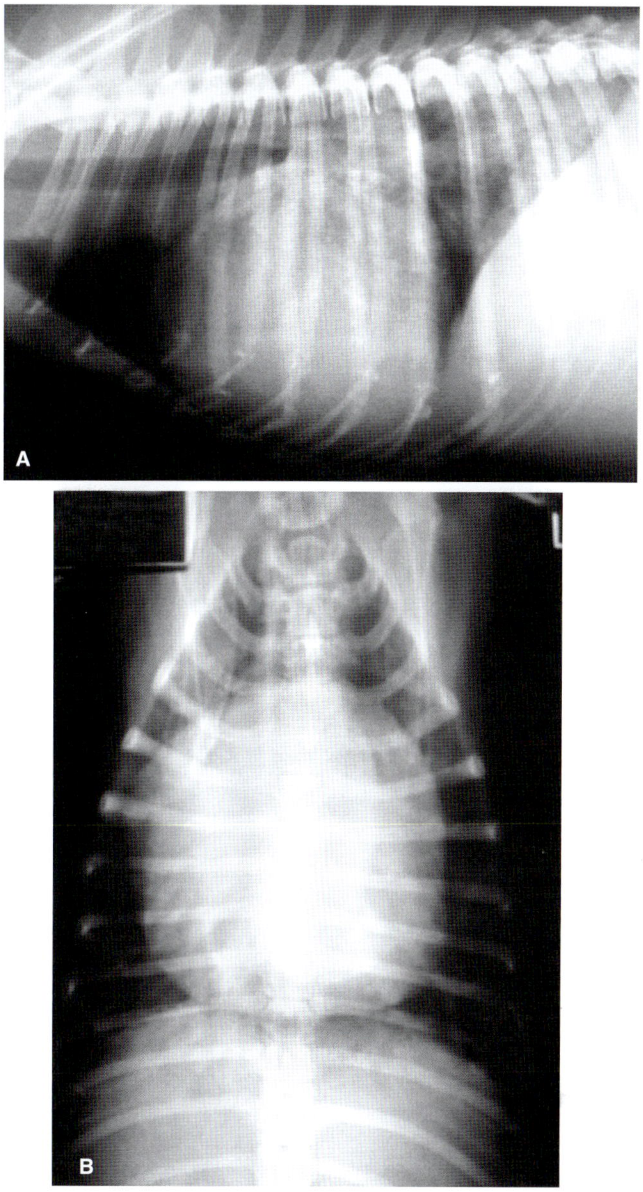

Figura 130.12 Radiografias de tórax em projeções lateral (**A**) e ventrodorsal (**B**) demonstrando aumento generalizado e assimétrico da silhueta cardíaca (cardiomegalia). (Fonte: arquivo pessoal.)

Esse aumento cardíaco generalizado, assim como o aumento individualizado das câmaras cardíacas, poderá ser causado por dilatação ou hipertrofia do músculo cardíaco. Em radiografias simples, não é possível a diferenciação dessas duas condições. A hipertrofia muscular cardíaca tende a diminuir o volume da cavidade ventricular e pode não alterar o contorno cardíaco visto na radiografia.

Esse fato pode ser observado na cardiomiopatia hipertrófica dos felinos. Em estágios iniciais da doença, os achados radiográficos de limites de câmara cardíaca interna podem encontrar-se normais em decorrência de hipertrofia concêntrica. No entanto, em alguns casos, a silhueta cardíaca pode apresentar formato de *valentine shaped* ou "coração dos namorados", em virtude do aumento biatrial (Figura 130.14), que pode ser visibilizado em radiografias ventrodorsal ou dorsoventral.[13,18,31,32] Estudos mais recentes mostraram que uma silhueta cardíaca em formato de "coração de dia dos namorados" em radiografias se deve principalmente ao aumento do átrio esquerdo em gatos, com o aumento do átrio direito afetando apenas a forma cardíaca se for simultâneo ao aumento do átrio esquerdo em uma condição mais grave da doença.[33]

É sempre importante lembrar que o estudo radiográfico não pode ser utilizado isoladamente na avaliação da cardiomegalia, uma vez que há uma fraca correlação entre os achados radiográficos objetivos e os índices ecocardiográficos indicativos de aumento cardíaco.[20]

Mensuração cardíaca pelo método de obtenção do VHS

Esse método de obtenção do VHS, ou *vertebral heart size*, foi proposto por Buchanan e Bücheler[16] e visa tornar a mensuração cardíaca menos subjetiva. Para isso, toma-se como base o tamanho do coração relacionando-o com o comprimento dos corpos vertebrais.

Em radiografias laterais, mede-se o diâmetro cardíaco craniocaudal e o comprimento apicobasilar em ângulos retos. A soma dessas duas medidas é então transformada em valores correspondentes ao comprimento dos corpos vertebrais, mensurados a partir da margem cranial da quarta vértebra torácica (Figura 130.15). Esse índice mostra-se mais constante qualquer que seja a variação conformacional ou a projeção radiográfica, e normalmente está entre os valores de 8,5 a 10,5 v (unidade representativa de corpo vertebral).[16]

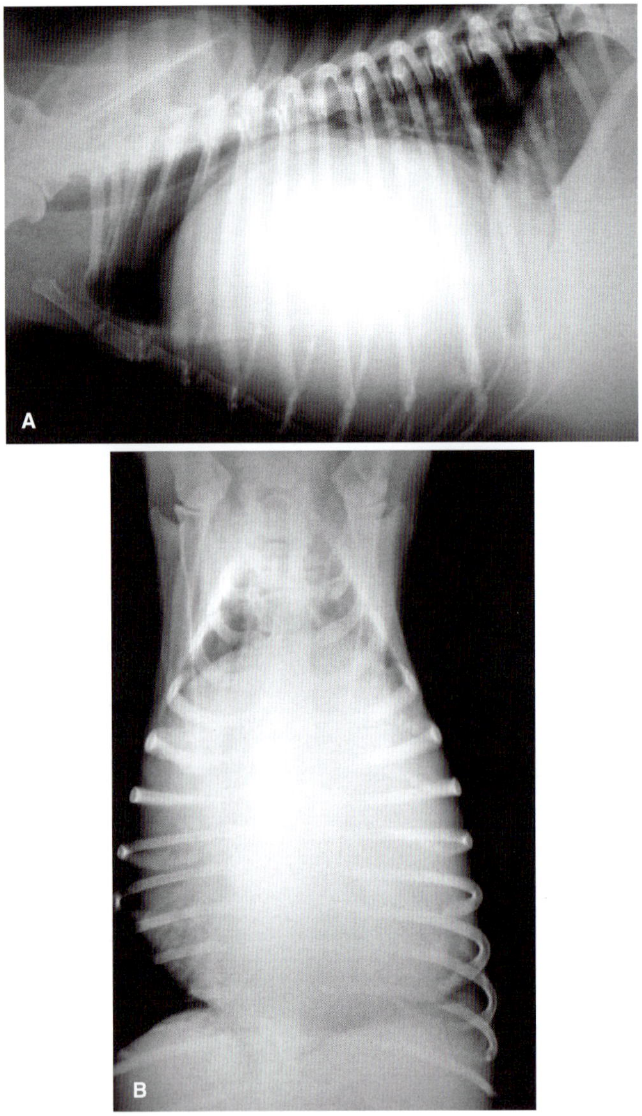

Figura 130.13 Aumento da silhueta cardíaca de forma generalizada e simétrica em radiografias torácicas em projeções lateral (**A**) e ventrodorsal (**B**). Contorno cardíaco de aspecto globoso, compatível com efusão pleural. (Fonte: arquivo pessoal.)

O tamanho cardíaco pela escala vertebral em filhotes está dentro do intervalo de referência para cães adultos e não muda significativamente com o crescimento do animal. Não há, portanto, variação representativa do tamanho cardíaco em relação à idade do animal.[21]

Vários estudos tem demonstrado que variações relacionadas a raça ou a conformação corporal podem influenciar o VHS.[34-36] Cães da raça Greyhound foram avaliados em um estudo e notou-se que o VHS foi significativamente maior quando comparado a outras raças de cães. O VHS médio em radiografias laterais para Greyhounds foi de 10,5 +/- 0,1.[36] Outras raças de cães que também apresentaram resultados de VHS maiores que os valores propostos por Buchanan e Bücheler foram Pug, Lulu da Pomerânia, Bulldog e Boston Terrier.[35]

Em gatos normais, o VHS médio em radiografias laterais é de 7,5 v mais ou menos 0,3; em incidência lateral, a medida cardíaca do eixo curto é de 3,2 e em ventrodorsal de 3,4, mais ou menos 0,25.[37] Em um estudo com 50 gatos errantes sadios, o VHS determinado em radiografias laterais foi de 7,3, mais ou menos 0,5. Embora os autores não considerassem a diferença estatisticamente significativa, ressaltaram a importância de se levar em consideração a raça dessa espécie também.[38]

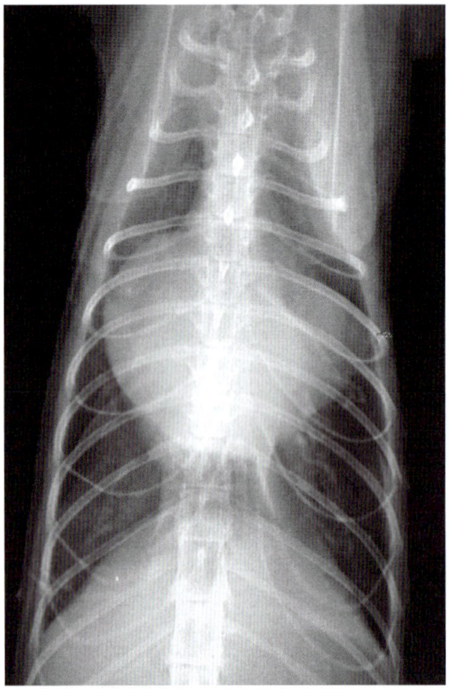

Figura 130.14 Radiografia torácica em projeção ventrodorsal de um gato portador de cardiomiopatia hipertrófica demonstrando aumento biatrial. (Fonte: arquivo pessoal.)

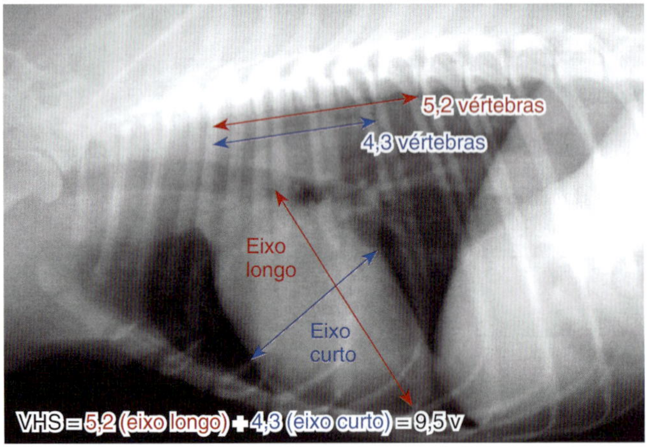

Figura 130.15 Método de mensuração cardíaca pela obtenção do VHS (do inglês *vertebral heart size*). As medidas do eixo longo (maior) e do eixo curto (menor) são transportadas à coluna vertebral torácica a partir da margem cranial da quarta vértebra (T4). Estima-se o valor desses eixos em uma escala vertebral com aproximação de 0,1 vértebra. VHS: soma dos eixos cardíacos longo e curto em unidades vertebrais. (Fonte: arquivo pessoal.)

Mensuração do átrio esquerdo pelo método VLAS

Estudos mais recentes propuseram um método quantitativo para estimar o tamanho do átrio esquerdo radiograficamente em cães, denominado "tamanho do átrio esquerdo vertebral" (VLAS). Esse método tem como principal objetivo estadiar a doença valvar mitral mixomatosa e diferenciar os estágios B1 e B2 dos pacientes e, assim, auxiliar na orientação terapêutica desses animais.[39-43]

Medido em radiografias laterais, direita ou esquerda, traça-se uma linha do centro do aspecto mais ventral da carina até o aspecto mais caudal do AE, no nível do limite dorsal da veia cava caudal. Essa linha é então transposta para a borda cranial do quarto corpo vertebral torácico e transformada em um valor correspondente ao comprimento de corpos vertebrais

(Figura 130.16).[42] Para essa obtenção, o VLAS mensurado nas radiografias torácicas laterais direita e esquerda foi comparado à relação átrio esquerdo/aorta adquirida nas imagens ecocardiográficas de eixo curto e eixo longo.[40]

O VLAS radiográfico ≥ 3 vértebras pode ser usado com risco mínimo de diagnóstico falso-positivo de doença valvar mitral mixomatosa estágio B2 em cães.[41,42]

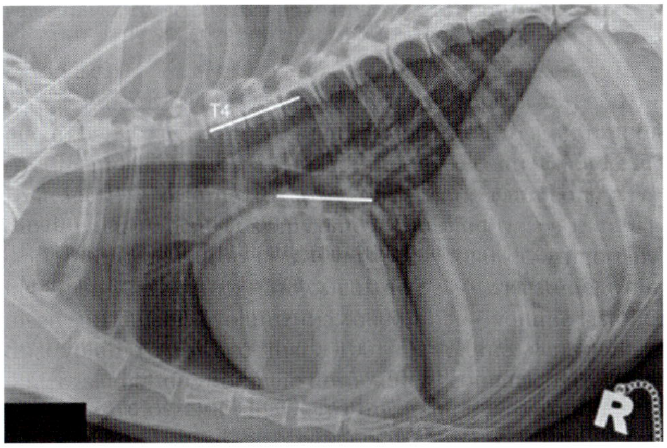

Figura 130.16 Mensuração do tamanho do átrio esquerdo vertebral (VLAS) em radiografia de tórax de um cão em projeção lateral direita.[44]

REFERÊNCIAS BIBLIOGRÁFICAS

1. Han CM, Hurd CD. Diagnóstico por imagem para a prática veterinária. São Paulo: Roca; 2007.
2. Kealy JK, McAllister H. Radiologia e ultrassonografia do cão e do gato. São Paulo: Manole; 2005. O tórax; p. 208-49.
3. Ticer JW. Técnicas radiológicas na prática veterinária. 2. ed. São Paulo: Roca; 1987.
4. Farrow CS. Veterinária: diagnóstico por imagem do cão e do gato. São Paulo: Roca; 2005. Coração; p. 487-562.
5. Brinkman EL, Biller D, Armbrust LJ. The clinical usefulness of the ventrodorsal *versus* dorsoventral thoracic radiograph in dogs. J Am Anim Hosp Assoc. 2006;42(6):440-9.
6. Avner A, Kirberger RM. Effect of various thoracic radiographic projections on the appearance of selected thoracic viscera. J Small Anim Pract. 2005;46(10):491-8.
7. Greco A, Meomartino L, Raiano V, Fatone G, Brunetti A. Effect of left *vs.* right recumbency on the vertebral heart score in normal dogs. Vet Radiol Ultrasound. 2008;49(5):454-5.
8. Webster N, Adams V, Dennis R. The effect of manual lung inflation *vs.* spontaneous inspiration on the cardiac silhouette in anesthetized dogs. Vet Radiol Ultrasound. 2009;50(2):172-7.
9. Chhoey S, Lee SK, Je H, Jung JW, Jang Y, Choi J. Effect of expiratory phase for radiographic detection of left heart enlargement in dogs with mitral regurgitation. Vet Radiol Ultrasound; 2020. p. 1-11.
10. Arlene C, Noreen DL. An atlas of interpretative radiographic anatomy of the dog and cat. Wiley-Blackwell; 2002.
11. Ettinger, SJ, Suter PF (editors). Canine cardiology. Philadelphia: W.B. Saunders; 1970. Radiographic examination; p. 40-101.
12. O'Grady MR, O'Sullivan ML. Clinical cardiology concepts for the dog and cat. Disponível em: http://www.vetgo.com/cardio/concepts/concsect.php?conceptkey=38#38.
13. Burk R, Ackerman N. Small animal radiology and ultrasonography: a diagnostic atlas and text. 2. ed. Philadelphia: W.B. Saunders; 1996.
14. Thrall DE. Textbook of veterinary diagnostic radiology. 4. ed. Philadelphia: W.B. Saunders; 2002.
15. Toombs JP, Ogburn PN. Evaluating canine cardiovascular silhouettes: radiographic methods and normal radiographic anatomy. Comp Cont Educ Pract Vet. 1985;7(7):579-87.
16. Buchanan JW, Bücheler J. Vertebral scale system to measure canine heart size in radiographs. J Am Vet Med Assoc. 1995;206(2):194-9.
17. Wagner WM, Kirberger RM. Radiographic anatomy of the thorax and abdome of the common marmoset (*Callithrix jacchus*). Vet Radiol Ultrasound. 2005;46(3):217-24.
18. Rishniw M. Radiography of feline cardiac disease. Vet Clin North Am Small Anim Pract. 2000;30(2):395-425.
19. Litster AL, Buchanan JW. Radiographic and echocardiographic measurement of the heart in obese cats. Vet Radiol Ultrasound. 2000;41(4):320-5.
20. Sombrio MS, Cardoso HM, Luciani MG, Souza LP, Ferian PE, Withoeft JA *et al*. Correlação entre os achados radiográficos e ecocardiográficos sugestivos de aumento cardíaco em cães: 104 casos. Arq Bras Med Vet Zootec. 2019;71(4):1107-15.
21. Sleeper MM, Buchanan JW. Vertebral scale system to measure heart size in growing puppies. J Am Vet Med Assoc. 2001;219(1):57-9.
22. Toal RL, Losonsky JM, Coulter DB, Denovellis R. Influence of cardiac cycle on the radiographic appearance of the feline heart. Vet Radiol Ultrasound. 1985;26(2):63-9.
23. Lord PF. Normal radiographic anatomy and radiographic examination. In: Suter PF (editor). Thoracic radiography – a text atlas of thoracic diseases of the dog and cat. Switzerland: Wettswil; 1984. p. 1-45.
24. Bonagura JD, Samii VF. Radiografia cardiovascular. In: Birchard SJ, Sherdin RG (editors). Manual Saunders: clínica de pequenos animais. São Paulo: Roca; 2008. p. 1458-67.
25. van Den Broek AHM, Darke PGG. Cardiac measurements on thoracic radiographs of cats. J Small Anim Pract. 1987;28(2):125-35.
26. Kvart C, Häggström J. Cardiopatia valvular adquirida. In: Ettinger SJ, Feldman EC. Tratado de medicina interna veterinária: doenças do cão e do gato. 5. ed. v. 1. Rio de Janeiro: Guanabara Koogan; 2004. p. 833-45.
27. Thrall DE, Badertscher RR, Lewis RE, McCall JW, Lonsonsky JM. Radiographic changes associated with developing dirofilariasis in experimentally infected dogs. Am J Vet Res. 1980;41(1):81-90.
28. Smith Jr. FWK, Rush JE. Diagnosis and treatment of pericardia effusion. In: Bonagura JD (editor). Kirkís current veterinary therapy XIII. Philadelphia: W.B. Saunders; 2000. p. 772-7.
29. Bonagura JD. Doenças do pericárdio. In: Birchard SJ, Sherding RG (editors). Manual Saunders. Clínica de pequenos animais. 3. ed. São Paulo: Roca; 2008. p. 1583-7.
30. Miller MW, Sisson DD. Distúrbios pericárdicos. In: Ettinger SJ, Feldman EC (editors). Tratado de medicina interna veterinária. Doenças do cão e do gato. 5. ed. v. 1. Rio de Janeiro: Guanabara Koogan; 2004. p. 978-93.
31. Ferasin L, Sturgess CP, Cannon MJ, Caney SM, Gruffydd Jones TJ, Wotton PR. Feline idiopathic cardiomyopathy: a retrospective study of 106 cats (1994-2001). J Feline Med Surg. 2003;5(3):151-9.
32. Buchanan JW. Vertebral scale system to measure heart size in radiographs. Vet Clin North Am Small Anim Pract. 2000;30(2):379-93.
33. Oura TJ, Young AN, Keene BW, Robertson ID, Jennings DE, Thrall DE. A valentine-shaped cardiac silhouette in feline thoracic radiographs is primarily due to left atrial enlargement. Vet Radiol Ultrasound. 2015;56(3):245-50.
34. Luciani MG, Withoeft JA, Pissetti HMC, Souza LP, Sombrio MS, Bach EC *et al*. Vertebral heart size in healthy Australian cattle dog. Anat Histol Embryol. 2019;48(3):264-7.
35. Jepsen-Grant K, Pollard RE, Johnson LR. Vertebral heart scores in eight dog breeds. Vet Radiol Ultrasound. 2013;54(1):3-8.
36. Marin LM, Brown J, McBrien C, Baumwart R, Samii VF, Couto CG. Vertebral heart size in retired racing Greyhounds. Vet Radiol Ultrasound. 2007;48(4):332-4.
37. Litster AL, Buchanan JW. Vertebral scale system to measure heart size in radiographs of cats. J Am Vet Med Assoc. 2000;216(2):210-4.
38. Ghadiri A, Avizeh R, Rasekh A, Yadegari A. Radiographic measurement of vertebral heart size in healthy stray cats. J Feline Med Surg. 2008;10(1):61-5.
39. Mikawa S, Nagakawa M, Ogi H, Akabane R, Koyama Y, Sakatani A *et al.* Use of vertebral left atrial size for staging of dogs with myxomatous valve disease. J Vet Cardiol. 2020;30:92-9.
40. Malcolm EL, Visser LC, Phillips KL, Johnson LR. Diagnostic value of vertebral left atrial size as determined from thoracic radiographs for assessment of left atrial size in dogs with myxomatous mitral valve disease. J Am Vet Med Assoc. 2018;253(8):1038-45.
41. Stepien RL, Rak MB, Blume LM. Use of radiographic measurements to diagnose stage B2 preclinical myxomatous mitral valve disease in dogs. J Am Vet Med Assoc. 2020;256(10):1129-36.
42. Keene BW, Atkins CE, Bonagura JD, Fox PR, Häggström J, Luis Fuentes V *et al.* ACVIM consensus guidelines for the diagnosis and treatment of myxomatous mitral valve disease in dogs. J Vet Intern Med. 2019;33:1127-40.
43. Vezzosi T, Puccinelli C, Tognetti R, Pelligra T, Citi S. Radiographic vertebral left atrial size: a reference interval study in healthy adult dogs. Vet Radiol Ultrasound. 2020;61(5):507-11.
44. Borgeat K. Teaching old dogs new tricks: an updated consensus on the management of mitral valve disease. In Practice Focus. 2020;42:2-5.

BIBLIOGRAFIA

Lamb CR, Wikeley H, Boswood A, Pfeiffer DU. Use of breed-specific ranges for the vertebral heart scale as an aid to the radiographic diagnosis of cardiac disease in dogs. Vet Rec. 2001;148(23):707-11.

Soares EC, Larsson MHMA, Pinto ACBCF. Aspectos radiográficos da doença valvar crônica. Cienc Rural. 2004;34(1):119-24.

131 Eletrocardiograma

Moacir Leomil Neto • Victor Ramon de França Ribeiro • Maria Helena Matiko Akao Larsson

INTRODUÇÃO

August Waller utilizou um eletrômero capilar, desenvolvido pelo físico francês Gabriel Lippman, e registrou pela primeira vez a emanação elétrica do coração humano de um gato e de seu cachorro, Jimmy, em demonstrações práticas de suas aulas. Observando os traçados obtidos, ele concluiu que as ondas eram semelhantes nos três casos, apesar de as espécies serem distintas e existirem particularidades quanto à anatomia cardíaca, além de, curiosamente, os registros terem precedido as sístoles cardíacas. Por essa descoberta, ele é considerado por muitos o pai da eletrocardiografia.[1,2]

Em 1901, W. Einthoven desenvolveu um galvanômetro de fita que funcionava por um mecanismo específico de corda sem a necessidade de correção matemática, chamou-o de eletrocardiógrafo, e o resultado era posteriormente registrado em uma fita. A esse registro denominou-se "eletrocardiograma" (ECG), cujas manifestações gráficas receberam o nome de ondas P, Q, R, S e T. Pelo desenvolvimento do galvanômetro de corda e notável aplicabilidade clínica, ele recebeu o Prêmio Nobel de Fisiologia e Medicina em 1924.[1,3]

Onze anos depois, em 1912, W. Einthoven propôs as derivações periféricas do eletrocardiograma, baseando-se na tese do triângulo equilátero. Apenas 1 ano depois, Norr publicou o primeiro trabalho de eletrocardiografia em veterinária, realizado na espécie equina. Em 1923, Thomas Lewis publicou o *Tratado de Fisiologia Médica de Lewis*, que, durante os anos de 1909 a 1920, notabilizou-se no estudo das arritmias no homem. Na década seguinte, um ex-aluno do Frank N. Wilson, ex-aluno de Thomas Lewis, introduziu ao eletrocardiograma as derivações unipolares, sendo uma descoberta primordial para o desenvolvimento futuro do sistema de 12 derivações.[1,2]

O eletrocardiograma é um meio de registro gráfico das atividades elétricas do conjunto de suas células cardíacas ou parte delas. Tem por princípio o registro da diferença de carga elétrica entre partes do coração que ocorre durante o caminhar da despolarização e da repolarização. Por ser um método diagnóstico não invasivo, não traumático e de baixo custo, tornou-se um dos exames complementares mais utilizados nos estudos dos problemas cardiovasculares. Mesmo com o advento das mais modernas técnicas de diagnóstico por imagem, o eletrocardiograma continua insuperável nos estudos das arritmias cardíacas.[4]

A adequada compreensão da natureza das arritmias e do consequente uso dos fármacos antiarrítmicos necessita do conhecimento dos princípios eletrofisiológicos que regem o funcionamento do coração normal. Assim, este capítulo iniciará com a recordação de alguns tópicos importantes da fisiologia cardíaca.[5,6]

SISTEMA DE CONDUÇÃO DO IMPULSO ELÉTRICO

A atividade elétrica que ocorre na musculatura é altamente organizada e se apresenta de maneira rítmica, em sequência lógica e velocidade rápida.

É importante que o impulso elétrico produzido pelo nó sinusal seja conduzido de maneira adequada para que as câmaras cardíacas sejam despolarizadas em uma sequência correta, contraindo, consequentemente, em uma sequência que possibilite ao coração apresentar seu melhor desempenho. Partindo do nó sinusal, o ideal é que o impulso siga para os feixes interatriais e tratos intermodais, seguindo para a junção atrioventricular, encaminhando-o ao sistema de condução intraventricular e finalizando nas fibras de Purkinje, que realizarão a conexão com a superfície endocárdica dos ventrículos.[3,7] A condução incorreta dos impulsos pelo coração é uma das principais causas de arritmias em cães e gatos e, frequentemente, ocorre pelo bloqueio de uma ou algumas vias de disseminação dos impulsos gerados do nó sinusal (Figura 131.1).

Nó sinusal ou sinoatrial

O nó sinusal ou sinoatrial é uma pequena faixa de músculo cardíaco especializado, localizada abaixo da superfície epicárdica na junção do átrio direito e da parede posterior da veia cava cranial, com proximidade da porção superior do *sulco terminalis*/*crista terminalis*, que tem paralelamente a presença da artéria do nó sinusal, subdividida em dois ramos no contorno do nó sinusal central, composto do nó sinusal compacto, das vias de saída e das células transicionais (Figura 131.2). Na espécie canina, o nó sinusal complexo (nó sinusal compacto, vias de saída e por células transicionais) pode se localizar da veia cava cranial até a proximidade do seio coronário, onde sua dimensão favorece o aparecimento do marca-passo migratório, definido como consequência da despolarização atrial. No entanto, a excitação atrial está diretamente correlacionada à via de saída superior

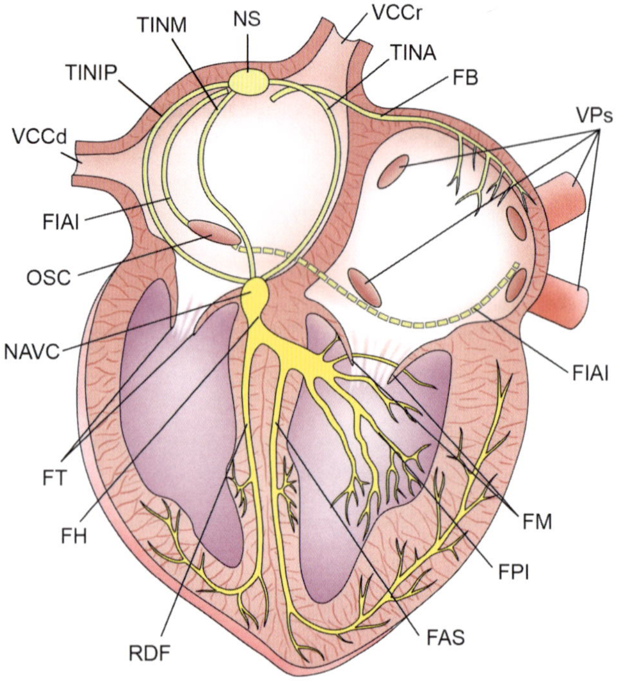

Figura 131.1 Sistema de condução cardíaco especializado no cão. VCCr: veia cava cranial; VCCd: veia cava caudal; VPs: veias pulmonares; OSC: óstio do seio coronário; NS: nó sinusal; TINP: trato intermodal posterior; TINM: trato intermodal medial; TINA: trato intermodal anterior; FIAI: fascículo interatrial inferior; FB: feixe de Bachmann; NAVC: nó atrioventricular compacto; FH: feixe de His; RDF: ramo direito do feixe; FPI: fascículo posteroinferior; FAS: fascículo anterossuperior; FT: folhetos tricúspides; FM: folhetos mitrais. (Fonte: Santilli *et al.*, 2020.[8])

(próximo à veia cava cranial) ou inferior (abaixo do assoalho atrial) utilizada para o referido impulso sinusal, tendo domínio majoritário do sistema nervoso autônomo (SNA). A via de saída superior é acionada quando há elevação de tônus simpático, e da via de saída inferior quando há regulação do SNA pelo tônus parassimpático. A composição histológica do nó sinusal inclui uma quantidade representativa de tecido conjuntivo, e dois distintos tipos de miócitos atriais: células P (ou marca-passo/nodais típicas) presentes no centro do nó sinusal, representando de 45 a 50% da população celular; e células T (ou transicionais) formando uma zona de transição entre o nó sinusal compacto e o miocárdio atrial funcional.[8]

O nó sinusal é o marca-passo cardíaco em situações de normalidade, devido à sua frequência de despolarização ser a mais rápida entre os possíveis marca-passos cardíacos.

Uma vez iniciada a despolarização, o impulso elétrico propaga-se pelos átrios através das vias preferenciais interatriais, intermodais e atrionodais para as fibras musculares atriais, dirigindo-se para o nó atrioventricular, determinando, desse modo, a primeira deflexão no traçado eletrocardiográfico, conhecida como onda P. A onda P é a representação gráfica da condução da despolarização de ambos os átrios. Na realidade, existem duas ondas P: uma referente à despolarização do átrio direito (porção inicial da onda P) e outra referente à despolarização do átrio esquerdo (porção fim da onda P). Porém, o eletrocardiógrafo somente registra uma; eventualmente, nos crescimentos atriais esquerdos, pode-se observar uma onda P fenestrada e de maior duração que o normal.[1,8]

O caminho da condução elétrica nos átrios é, principalmente, célula a célula, mas foi comprovado histologicamente que, nos cães, existem dois feixes interatriais e três intermodais que percorrem respectivamente um caminho átrio a átrio e do nó sinusal ao atrioventricular.[8]

Feixes interatriais

A condução interatrial ocorre por duas vias preferenciais, formadas pelo feixe de Bachmann e pelo fascículo interatrial inferior. O primeiro tem seu início na região do nó sinusal, à direita da aurícula esquerda, atravessando posteriormente o sulco interatrial. Vale frisar que os miócitos que compõem o referido feixe conduzem o impulso a uma velocidade maior, quando comparado aos miócitos atriais funcionais, assemelhando-se às fibras de Purkinje.[8]

O fascículo interatrial inferior, por sua vez, realiza a conexão dos átrios direito e esquerdo através da via do seio coronário, onde sua porção distal se encerra no miocárdio atrial esquerdo, próximo do ligamento de Marshall.[8]

Tratos internodais

Realizando a conexão entre nó sinusal e atrioventricular, têm-se feixes denominados (Figura 131.3):[8,9]

- Trato internodal anterior – TINA: aparecendo da face anterior da veia cava cranial, cruzando o feixe de Bachmann, seguindo pela região anterior do septo atrial e juntando-se ao feixe atrionodal superior
- Trato internodal médio – TINM: inicia-se do nó sinusal seguindo paralelo ao TINA e, após circundar a região da fossa oval, continua no feixe atrionodal medial
- Trato internodal posterior – TINP: origina-se do nó sinusal e segue com a *crista terminalis*, indo em direção contrária à parte posterior do septo interatrial até o óstio do seio coronário, dando sequência ao início do feixe atrionodal lateral.

Normalmente, a repolarização dos átrios ocorre com a despolarização dos ventrículos, portanto, não é visível no eletrocardiograma. Nos casos de crescimento atrial direito, pode-se observar no traçado eletrocardiográfico a onda Ta, que, quando se manifesta, encontra-se logo após a onda P, e têm uma amplitude menor e duração 2,5 vezes maior do que a onda de despolarização atrial, sendo representativa da repolarização dos átrios.[6,7]

Junção atrioventricular

A junção atrioventricular é composta de: vias preferenciais (discretos feixes atrionodais em cães); feixe atrioventricular proximal; nó atrioventricular compacto; porções não penetrante e penetrante do feixe atrioventricular distal. Assim, o septo membranoso evidencia o limite da junção atrioventricular.[8]

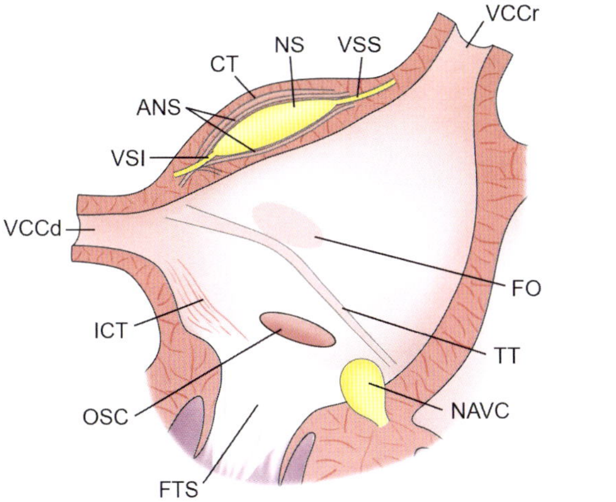

Figura 131.2 Corte anatômico da cavidade atrial direita e das entradas das veias cavas. VCCr: veia cava cranial; VSS: via de saída superior; NS: nó sinusal; CT: *crista terminalis*; ANS: artérias do nó sinusal; VSI: via de saída inferior; VCCd: veia cava caudal; ICT: istmo cavotricuspídeo; OSC: óstio sinusal coronário; FST: folheto tricúspide septal; NAVC: nó atrioventricular compacto; TT: tendão de Todaro; FO: *fossa ovalis*. (Fonte: Santilli *et al.*, 2020.[8])

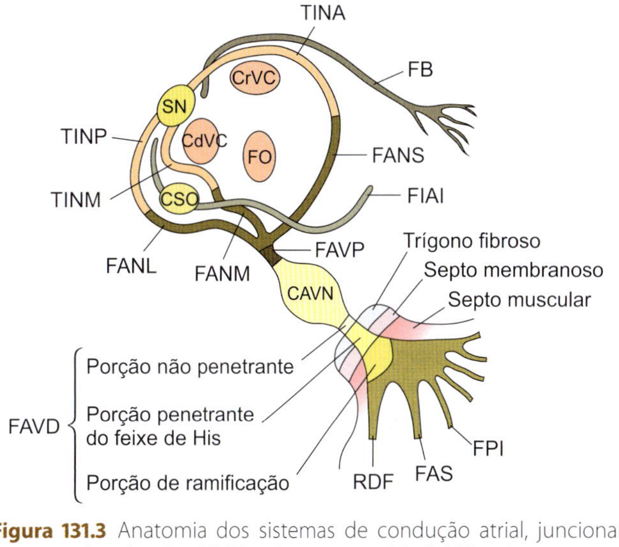

Figura 131.3 Anatomia dos sistemas de condução atrial, juncional e ventricular do cão. CrVC: veia cava cranial; CdVC: veia cava caudal; CSO: óstio do seio coronário; FO: fossa oval; SN: nó sinusal; TINP: trato intermodal posterior; TINM: trato intermodal medial; TINA: trato intermodal anterior; FIAI: fascículo interatrial inferior; FB: feixe de Bachmann; FANL: feixe atrionodal lateral; FANM: feixe atrionodal medial; FANS: feixe atrionodal superior; FAVP: feixe atrioventricular proximal; CAVN: nó atrioventricular compacto; FAVD: feixe atrioventricular distal; RDF ramo direito do feixe; FPI: fascículo posteroinferior; FAS: fascículo anterossuperior. (Fonte: Santilli *et al.*, 2020.[8])

Feixes atrionodais e atrioventricular proximal

Esses feixes podem ser entendidos como a extensão dos tratos intermodais, até a conversão desses três distintos feixes para a formação do feixe atrioventricular proximal (ou extensão nodal inferior), tendo como continuidade o nó compacto. Assim, esses feixes são subdivididos em:[8]

- Feixe atrionodal superior sendo a continuação do TINA, seguindo pela porção superior-anterior da parede medial do átrio direito, na proximidade da crista septal interventricular
- Feixe atrionodal medial sendo a continuação do TINM, percorrendo pela porção superior medial do óstio do seio coronário, do lado oposto da porção medial do tendão de Todaro
- Feixe atrionodal lateral sendo a continuação do TINP, que corre ao longo da porção inferolateral do óstio do seio coronário.

Nó atrioventricular

O nó atrioventricular (AV) é subdivido em porção proximal (região distal dos feixes atrionodais e feixe atrioventricular proximal), porção central (nó compacto), e porção distal (porção não penetrante do feixe atrioventricular distal).

O nó atrioventricular compacto está localizado no assoalho do átrio direito, dentro do triângulo de Koch (Figura 131.4), que é uma estrutura delimitada pelo óstio do seio coronário, tendo suas laterais divididas pelo tendão de Todaro e pela inserção do folheto da valva tricúspide, onde seu ápice representa a porção penetrante do feixe atrioventricular distal. Quanto à eletrofisiologia, pode-se dividir o nó atrioventricular em três regiões: atrionodal (AN), nodal (N) e nó hisiano (NH).[8]

A região NA corresponde à porção proximal do nó AV, estando presentes grandes células similares às de Purkinje, e separadas por células transicionais. A região N é composta majoritariamente de células transicionais conectadas entre si, sem mediação de tecido conjuntivo; essa região também é chamada "nó compacto", correspondente à porção central. Por fim, a região NH é definida por células P e células transicionais conectadas às células de Purkinje, de onde se originam, no feixe atrioventricular distal. Assim, a distinta população celular nas referidas regiões NA, N e NH torna o nó atrioventricular uma região de condução anisotrópica, que pode ser definido como uma redução na condução do impulso elétrico em dada região.[8]

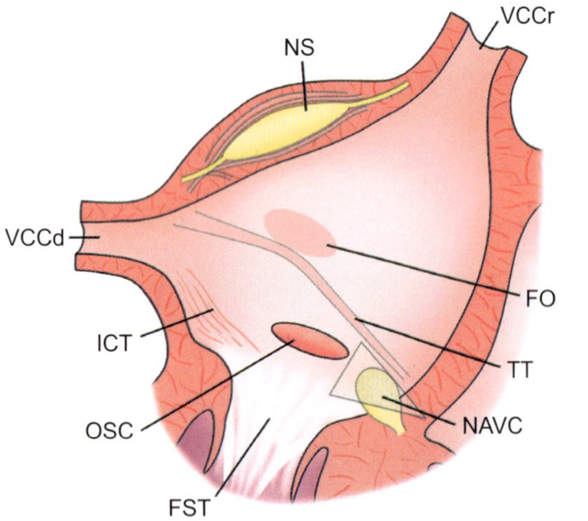

Figura 131.4 Marcadores anatômicos da área juncional e do triângulo de Koch. VCCr: veia cava cranial; NS: nó sinusal; VCCd: veia cava caudal; ICT: istmo cavotricuspídeo; OSC: óstio do seio coronário: FST: folheto septal tricúspide; NAVC: nó atrioventricular compacto; TT: tendão de Todaro; FO: fossa oval. (Fonte: Santilli *et al.*, 2020.[8])

Feixe atrioventricular distal

Trata-se de uma extensão distal do nó compacto, sendo a única ligação entre os sistemas de condução atrial e ventricular, visto que átrios e ventrículos são isolados eletricamente pelo esqueleto fibroso. No entanto, a porção central dessa estrutura denominada "corpo fibroso central" representa um triângulo de tecido fibroso localizado entre os anéis valvares mitral, tricúspide e aórtico, sendo cruzado pela porção penetrante do feixe atrioventricular distal, ou feixe de His. O feixe atrioventricular distal (FAVD) é subdividido em (Figura 131.5):[1,8]

- Porção não penetrante
- Porção penetrante ou feixe de His
- Porção ramificada.

A porção não penetrante realiza a conexão entre o nó atrioventricular compacto (NAVC) e a porção penetrante, ou feixe de His. Este tem início no ponto onde as células do sistema de condução perdem sua distribuição e formam fascículos paralelos, terminando no seu primeiro ramo, após penetrar o trígono fibroso direito, próximo à cúspide aórtica não coronariana.[8]

A porção ramificada do FAVD inicia-se na ramificação do fascículo posteroinferior do ramo esquerdo com o feixe principal, e finaliza no aparecimento do ramo direito do feixe e do fascículo anterossuperior esquerdo.

Quando o impulso elétrico chega à junção atrioventricular, ele é recebido pelos feixes atrionodais e conduzido para o nó atrioventricular, onde sofre um pequeno retardo, sendo transmitido ao FAVD e a posterior tecido de condução ventricular, e, ao chegar nesse último, é representativo de uma parte da despolarização ventricular pelo sistema de condução especializado. O retardo promovido pelo nó atrioventricular, somado à condução intraventricular, possibilita o enchimento ventricular e aparece como uma linha reta no traçado eletrocardiográfico, sendo um "período sem atividade elétrica" nomeado de intervalo P-R ou P-Q, relacionado com a primeira manifestação elétrica que ocorrer após essa linha. O tempo de duração do intervalo PR é medido desde o início da onda P até a primeira deflexão do complexo QRS (Figura 131.6).[1,9]

Condução intraventricular

A condução intraventricular é trifascicular nos cães (Figura 131.7), nos quais o ramo esquerdo é fino e subdividido a partir do FAVD, e o direito é espesso e uma extensão do feixe de His. Todos os ramos caminham em direção ao ápice, chamando-se feixe septal.[8]

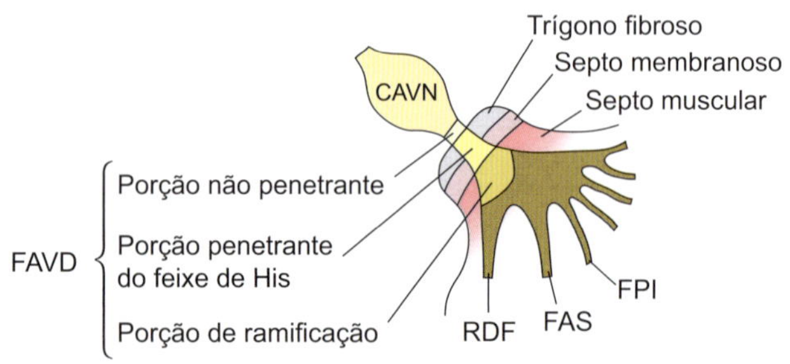

Figura 131.5 Feixe atrioventricular distal. CAVN: nó atrioventricular compacto; FAVD: feixe atrioventricular distal; RDF: ramo direito do feixe; FPI: fascículo posteroinferior; FAS: fascículo anterossuperior. (Fonte: Santilli *et al.*, 2020.[8])

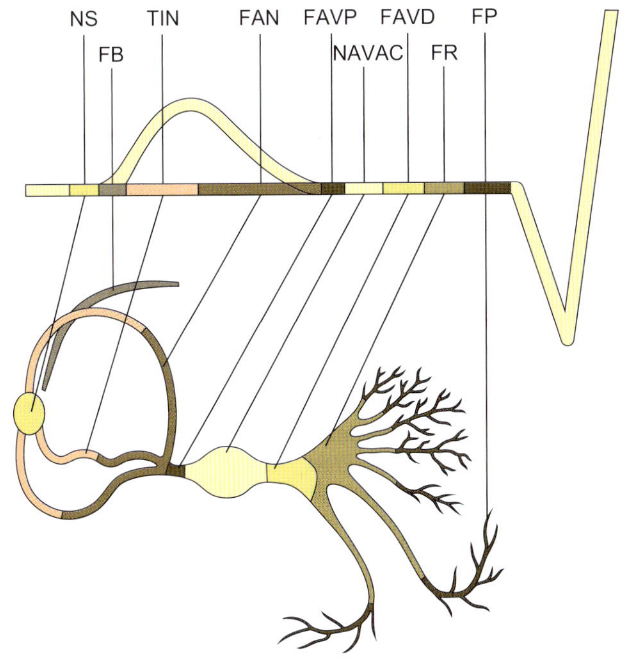

Figura 131.6 Representação da anatomia do sistema de condução cardíaco, incluindo o tempo de ativação atrioventricular e intraventricular com o traçado eletrocardiográfico correspondente. NS: nó sinusal; FB: feixe de Bachmann; TIN: trato intermodal; FAN: feixes atrionodais; FAVP: feixe atrioventricular proximal; NAVC: nó atrioventricular compacto; FAVD: feixe atrioventricular distal; FR: feixe de ramos; FP: fibras de Purkinje. (Fonte: Santilli *et al.*, 2020.[8])

Ramo direito do feixe

O ramo direito do feixe (RDF) é uma continuação direta do feixe de His, formando um feixe, similar a um cordão, que segue inferiormente o endocárdio do septo interventricular ao musculo papilar anterior e, assim, se divide em vários falsos tendões intracavitários que terminam na parede livre do ventrículo direito, ramificando-se então no subendocárdio na rede de Purkinje.[8]

Ramo esquerdo do feixe

O ramo esquerdo se estende da porção ramificada do FAVD, formando abaixo dos folhetos aórticos um fascículo posteroinferior (FPI) e um fascículo anterossuperior (FAS), seguindo aos músculos papilares posteromedial e anterolateral, respectivamente. No entanto, a porção troncular inicial do ramo esquerdo do feixe é curta, larga, em formato de fita e de trajeto subendocárdico.[1,8]

O FAS é uma continuação direta do tronco do ramo esquerdo do feixe, direcionado superoinferiormente e posteroanteriormente, sendo fino em animais de porte médio. Já o FPI por sua vez é mais espesso, e ergue-se perpendicularmente à porção troncular do feixe esquerdo.[8]

Rede de Purkinje

A porção terminal do sistema de condução é conectada à superfície endocárdica dos ventrículos por meio das fibras de Purkinje, onde os miócitos que compõem essas fibras são conectados por representativo número de discos intercalares, favorecendo a propagação rápida e efetiva de impulsos elétricos. Nota-se uma maior representatividade das fibras, nas paredes ventriculares, em específico, ao redor dos músculos papilares quando comparados a base dos ventrículos.[1,8]

Posteriormente à despolarização ventricular mediada pelo sistema de condução intraventricular, o impulso chega à região apical direita e esquerda do miocárdio funcional por meio das fibras de Purkinje, representando, a seguir, a segunda parte da despolarização ventricular. Existem três fases principais, ou ondas de atividades elétricas, na sequência da despolarização do miocárdio funcional que produzem, no traçado eletrocardiográfico, as deflexões Q, R, S, ou complexo QRS (Figura 131.8).[1,8,9]

A onda Q é a primeira deflexão negativa (descendente) do complexo QRS e representa a primeira fase da despolarização ventricular, sendo produzida pela descarga principalmente da porção posterior do ramo esquerdo para com a região do septo interventricular.[1]

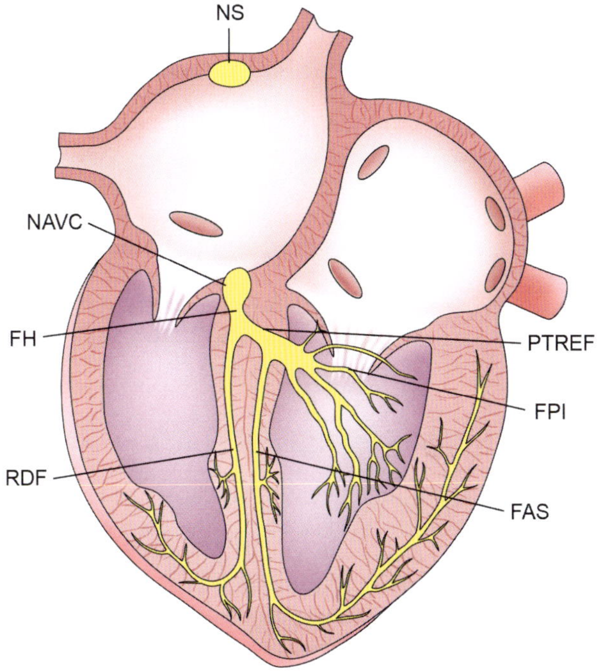

Figura 131.7 Anatomia dos sistemas de condução atrioventricular e intraventricular. NS: nó sinusal; NAVC: nó atrioventricular compacto; FH: feixe de His; RDF: ramo direito do feixe; PTREF: porção troncular do ramo esquerdo do feixe; FPI: fascículo posteroinferior; FAS: fascículo anterossuperior. (Fonte: Santilli *et al.*, 2020.[8])

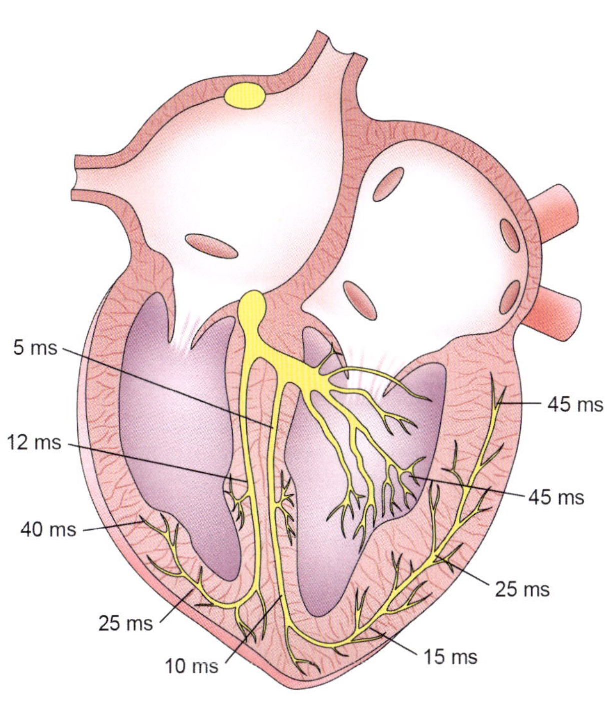

Figura 131.8 Tempos de ativação do miocárdio ventricular direito e esquerdo. (Fonte: Santilli *et al.*, 2020.[8])

A onda R é a primeira deflexão positiva (ascendente) do complexo QRS. Ela é produzida durante a despolarização dos dois ventrículos e é, normalmente, a maior deflexão produzida. Considera-se, eletrocardiograficamente, que os dois ventrículos se despolarizam de modo simultâneo, e que, devido à maior massa e força do ventrículo esquerdo, observar-se-á, no traçado, em situações de normalidade, o vetor resultante da atividade ventricular, sempre positivo na derivação DII.[1]

A terceira fase da despolarização ventricular é chamada "onda S", que representa a despolarização do ápice cardíaco e parte do septo interventricular apical. No traçado, sua configuração é descendente (negativa), estando localizada logo após a onda R, e sua configuração descendente é em virtude de as fibras musculares do coração serem ativadas em uma direção ápice-base, isto é, de baixo para cima.[1]

No entanto, a repolarização ventricular por sua vez, dura de duas a três vezes mais do que a despolarização (do início da fase 1 ao fim da fase 3 do potencial de ação), ocorrendo perpendicularmente a parede ventricular, do epicárdio ao endocárdio, sendo representada pela onda T. Em alguns traçados eletrocardiográficos, pode-se observar uma pequena e isolada onda sucedendo a onda T. Essa onda é denominada "onda U" e acredita-se que possa representar a repolarização dos músculos papilares, células M ou rede de Purkinje.[1,5,9]

PRINCÍPIOS DE ELETROFISIOLOGIA

O potencial de ação pode ser entendido como rápidas alterações na voltagem da membrana plasmática, contudo pode haver um potencial de ação de resposta rápida (presente nos cardiomiócitos funcionais, atriais e ventriculares, e nas células do eixo de condução atrioventricular) ou um potencial de ação de resposta lenta (células P do nó sinusal e do nó compacto) (Figura 131.9).

Células em estado de repouso

A entrada e a saída de íons nas células miocárdicas serão responsáveis pelas alterações eletrofisiológicas, pela posterior condução dos impulsos e pela referida contração miocárdica. No entanto, as células devem atingir o estado de repouso, também chamado "potencial de repouso", visto que esse processo visa atingir o equilíbrio iônico e de sua consequente voltagem entre o meio intra e extracelular.[10] O potencial de repouso nas diferentes fibras miocárdicas é determinado pelos seguintes fatores:[1,8]

- Bomba de Na^+,K^+-ATPase: continuamente bombeia três íons sódio para o exterior e dois íons potássio para o interior da célula em ambas as fibras
- Canais de sódio e potássio: possibilitam o efluxo de sódio e potássio, contudo a saída de potássio da célula é mais importante, pois, em média, os canais são muito mais permeáveis ao potássio que ao sódio cerca de 120 vezes mais
- Trocador de Na^+/Ca^{2+}: devido à liberação de Ca^{2+} do retículo sarcoplasmático, esses íons desencadeiam um influxo de 3 íons de Na^+ e um efluxo de 1 íon de Ca^{2+} através desses trocadores.

Esses três fatores criam um déficit efetivo de íons positivos no interior da membrana celular; tais íons migram para o meio exterior da célula, tornando a região interior da membrana celular negativa e a exterior, positiva. Vale ressaltar que a negatividade observada no interior da célula é relativa, pois, na realidade, o interior é menos positivo quando comparado com o meio externo. Visto que essa bomba exige energia para operar, esse processo de recarga é metabolicamente ativo, usando energia do sistema do trifosfato de adenosina da célula (ATP).[8,11,12]

Potenciais de ação no músculo cardíaco

Por convenção, toda célula em estado de repouso é considerada polarizada, isto é, nesse estado existe uma diferença de carga elétrica marcante entre o interior e o exterior da célula, no qual o interior é considerado negativo e, consequentemente, o exterior, positivo.[1,9]

O potencial de ação caracteriza-se por movimentações de íons entre os meios externos e internos, provocando alterações explosivas na concentração dos íons, tornando o lado interno da membrana celular positivo e, consequentemente, o externo negativo. Após poucos milissegundos a célula retorna ao seu estado original, ou seja, de repouso. Portanto, pode-se resumir que inicialmente a célula polarizada se despolariza e, em seguida, ocorre a repolarização.[5,11]

A maioria das células cardíacas tem a propriedade de permanecer estável no potencial de repouso; elas nunca formam um potencial de ação por si próprias. Entretanto, um pequeno

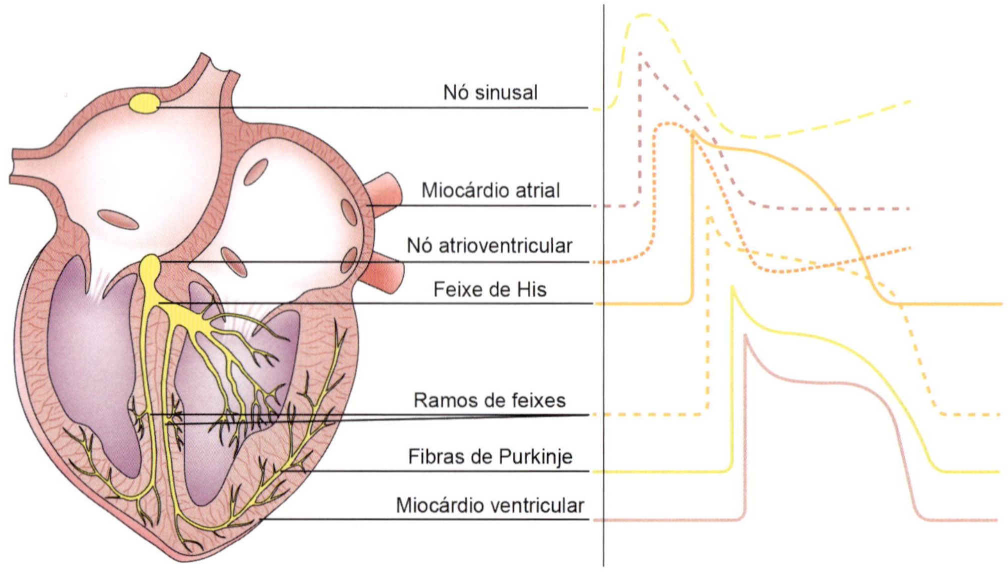

Figura 131.9 Morfologia do potencial de ação em diferentes regiões do tecido de condução e do miocárdio funcional atrial e ventricular. (Fonte: Santilli *et al.*, 2020.[8])

número de células musculares cardíacas especializadas, os chamados "tecidos de condução", tem a propriedade de despolarizar, espontaneamente, em direção ao potencial limiar para a formação de potenciais de ação. Quando qualquer uma dessas células especializadas alcança o limiar e forma um potencial de ação, o resultado é a sístole miocárdica e a condução do estímulo para células vizinhas. As primeiras células cardíacas que se despolarizam espontaneamente ao atingir o limiar são denominadas "tecido de condução", pois iniciam os batimentos cardíacos e determinam a frequência e/ou ritmo cardíaco.[5,6]

O potencial de repouso das fibras de resposta rápida é de aproximadamente –90 mV, e das fibras de resposta lenta, cerca de –60 mV. Durante o potencial de ação das fibras de resposta rápida, a membrana altera a carga no interior da célula de seu valor inicialmente muito negativo para um valor ligeiramente positivo (+20 mV). Em seguida, a membrana sofre uma discreta repolarização, e posteriormente torna-se possível a visualização do platô, seguido de repolarização abrupta nas fibras rápidas e delongado nas fibras lentas (Figura 131.10).[5,9]

Nas fibras de resposta rápida, o potencial de ação é causado pela abertura de três tipos de canais:[1,9]

- Canais rápidos de sódio voltagem-dependentes: possibilitam a entrada de um número enorme de íons sódio, permanecendo abertos apenas por alguns décimos de milésimos de segundo, fechando-se abruptamente. Esses canais têm duas comportas, uma próxima à extremidade externa do canal, chamada "comporta de ativação" (*portão m*), e outra próxima à extremidade interna, chamada "comporta de inativação" (*portão h*). Durante o potencial de repouso da célula (–90 mV), a comporta de ativação (*portão m*) fica fechada, o que impede o acesso de qualquer íon sódio ao interior da fibra. Por outro lado, as comportas de inativação (*portão h*) ficam abertas. Quando o potencial de membrana se torna menos negativo que durante o potencial de repouso, ele sofre influência de uma corrente de Na^+, que, associada à diminuição da permeabilidade da membrana ao K^+, será responsável por levar essa célula ao seu potencial limiar (entre –70 e –50 mV) e provocar alteração na forma do canal, fazendo com que o *portão m* se abra e o sódio entre em grande quantidade. Essa mudança abrupta de voltagem negativa para positiva (0 a + 40 mV) é conhecida como *overshoot* (ultrapassagem). O mesmo aumento de voltagem que abre o *portão m* também fecha o *portão h,* após o fluxo de íons atingir a voltagem positiva supracitada. Contudo, o fechamento do *portão h* somente ocorre alguns décimos de milésimos de segundo da abertura do *portão m*, isto é, a alteração conformacional que modifica o *portão h* para a posição fechada é um processo mais lento, enquanto a alteração conformacional que abre o *portão m* é mais rápida. Característica importante do processo é que o *portão h* não volta a se abrir até que o potencial de membrana retorne ao valor de potencial de repouso da célula
- Canais lentos de cálcio ou de cálcio-sódio: diferem dos canais rápidos de sódio por abrirem-se muito lentamente e permanecerem abertos por alguns décimos de segundo, quando o potencial transmembrana atinge –10 mV. Durante esse período, o pequeno influxo de Na^+ e Ca^{2+} estimula a liberação de grande quantidade, de íons cálcio pelo reticulo sarcoplasmático, mantendo a despolarização por período prolongado e ocasionando o platô do potencial de ação. Além disso, os íons cálcio que penetram no músculo têm papel importante, contribuindo para o processo de contração miocárdica, evento conhecido como acoplamento de excitação-contração
- Canais de potássio voltagem-dependentes: imediatamente após o início do potencial de ação, a permeabilidade da membrana do músculo cardíaco ao potássio diminui cerca de cinco vezes. A menor permeabilidade ao potássio diminui muito a saída de íons potássio durante o platô do potencial de ação, impedindo a recuperação (repolarização) precoce da célula. Quando os canais lentos de cálcio-sódio se fecham ao fim de 0,2 a 0,3 s, a permeabilidade da membrana ao potássio aumenta rapidamente, e a rápida perda de potássio pela fibra faz o potencial de membrana retornar ao seu nível de repouso, concluindo o potencial de ação.

Fases do potencial de ação

As quatro fases do potencial de ação das fibras de resposta rápida são:[1,9]

- Fase 0: o potencial de ação de um músculo cardíaco é iniciado quando um estímulo limiar despolariza a célula, ou seja, provoca a abertura dos canais rápidos de Na^+ voltagem-dependentes, que possibilitam o rápido influxo de Na^+ extracelular, tornando a membrana celular, internamente, positiva e, externamente, negativamente carregada (cerca de +20 mV)
- Fase 1: os canais de Na^+ fecham-se rapidamente e a membrana começa a repolarizar devido à ação de uma corrente de potássio com subsequente entrada do íon K^+; tal corrente externa transitória (Ito) tem maior representatividade no epicárdio do que no endocárdio, determinando a intensidade da corrente de Ca^{2+} na fase adiante. Conforme a sua intensidade, pode corresponder ao aparecimento da onda J

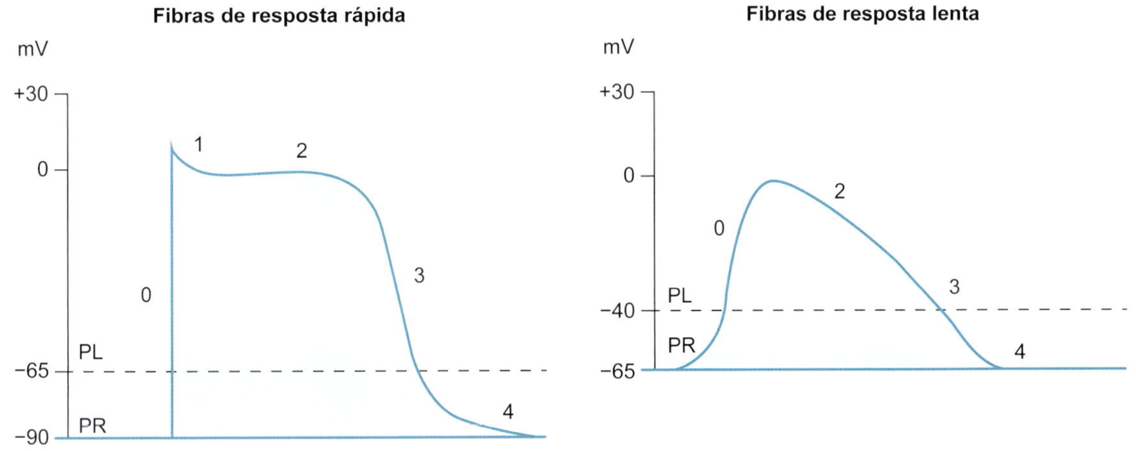

Figura 131.10 Alterações no valor potencial transmembrana das fibras de resposta rápida e das fibras de resposta lenta. PL: potencial limiar; PR: potencial transmembrana em repouso. (Fonte: Santilli *et al.*, 2020.[8])

no traçado eletrocardiográfico (descendente à onda R nas derivações inferiores II, III e aVF)

- Fase 2: também chamada "platô do potencial de ação", é produzida por duas condições: primeiro, muitos canais de K^+ se fecham, de modo que a permeabilidade ao K^+ diminui; segundo, muitos canais de Ca^{++} se abrem, e a permeabilidade ao Ca^{++} aumenta, quando atinge um potencial transmembrana de –10 mV. Como a concentração de Ca^{++} é maior no líquido extracelular do que no intracelular, o Ca^{++} flui para o interior da célula, estimulando a liberação de Ca^{2+} pelo retículo sarcoplasmático, desencadeando posteriormente a contração miocárdica. A combinação da redução da saída de K^+ da célula com a entrada de Ca^{++} mantém a membrana da célula em estado de despolarização. Depois de cerca de 200 ms, os canais de K^+ voltam a abrir, e os canais de Ca^{++} se fecham
- Fase 3: a permeabilidade ao K^+ aumenta e ao Ca^{++} diminui. A combinação da presença de três correntes de K^+ adjunto à grande saída de K^+ da célula, com a interrupção da entrada de Ca^{++}, nela promove sua repolarização
- Fase 4: a célula repolariza até alcançar seu potencial de repouso (aproximadamente –90 mV), ou seja, sua membrana interior é carregada negativamente e a exterior, positivamente através das bombas iônicas (Na^+/K^+- ATPase, Ca^{2+} – ATPase) e pelo trocador de Na^+/Ca^{2+}.

Assim, as principais diferenças do potencial das fibras de resposta rápida, para as fibras de resposta lenta, consistem em:[8]

- Potencial de membrana menos negativo durante a fase 4, devido à ausência do canal de potássio Kir2, tornando essas fibras mais excitáveis quando comparadas às fibras rápidas, já que o referido canal é encarregado de manter o potencial de repouso da membrana a –90 mV
- Nota-se ausência do potencial de repouso estável durante a fase 4 em consequência de a despolarização lenta iniciar-se após o término do potencial de ação anterior, devido à ação de dois distintos mecanismos:
  - Observa-se uma fase 0 menos íngreme e consequentemente mais lenta, correspondente à ausência de canais de Na^+ voltagem-dependentes, já que tal fase é dependente de uma corrente de cálcio para iniciar a despolarização diastólica. Assim, nota-se um potencial limiar menos negativo também
  - Não há fase 1.

Na fase 4, a célula permanece estável até que ocorra um estímulo que provoque a abertura dos canais de Na^+, iniciando o potencial de ação. Entretanto, na gênese dessa fase, a célula pode não responder aos estímulos ou responder de maneira parcial, característica denominada "período refratário".

Período refratário do músculo cardíaco

O músculo cardíaco, como todos os tecidos excitáveis, não pode ser reestimulado durante o período em que está ocorrendo o potencial de ação ou a recuperação celular (início da fase 0 ao fim da fase 3); esse período é chamado " período refratário total" (PRT). Assim, este pode ser subdividido em período refratário absoluto (PRE), que é o intervalo de tempo durante o qual um impulso cardíaco normal não pode reexcitar uma área já excitada do músculo cardíaco (início da fase 0 até a metade da fase 3) devido à inativação dos canais de Na^+ ao atingirem a voltagem transmembrana de –50 mV; e o período refratário relativo (PRR), durante o qual o músculo é mais difícil de excitar que o normal, mas, ainda assim, pode ser excitado (da metade ao fim da fase 3), representando a gradual reativação dos canais de Na^+. Vale aludir ainda a respeito do período de excitabilidade supernormal (PES), breve período após o PRR em que o potencial de membrana apresenta valores próximos ao potencial limiar, podendo gerar um potencial de ação inesperado, pois este não iniciará um potencial de ação se liberado antes ou depois do PES (Figura 131.11).[6,8,13]

Ritmicidade automática das fibras sinusais

Muitas fibras cardíacas têm a capacidade de autoexcitação, processo que ocasiona espontânea estimulação na ausência de um estímulo externo e subsequente contração rítmica do músculo cardíaco. A frequência e o ritmo cardíacos são determinados pela maior frequência de disparo do impulso elétrico de determinado tecido de condução, e, em situações de normalidade, o nó sinoatrial, também chamado "nó sinusal", fisiologicamente é o tecido que tem a maior frequência de estímulos produzidos automaticamente, sendo, por isso, denominado "marca-passo cardíaco" (Figura 131.12).

No entanto, as fibras intermodais, as regiões NA e NH do nó atrioventricular, o feixe de His e as fibras de Purkinje também têm caráter autoexcitatório promovido pelas células marca-passo, todavia, em condições extremas, as fibras musculares atriais e ventriculares também podem apresentar automaticidade.

Assim, a despolarização espontânea pode ser articulada a partir de três elementos diferentes (Figura 131.13):[8]

- Mudança na inclinação da fase 4, aumentando o seu ângulo e possibilitando o alcance do potencial limiar mais precocemente (aumento da frequência de disparo do marca-passo), ou ocorrendo o inverso com a diminuição desse ângulo
- Tornando o potencial limiar com valores menos ou mais negativos e, assim, causando o respectivo atraso ou precocidade do início da fase 0

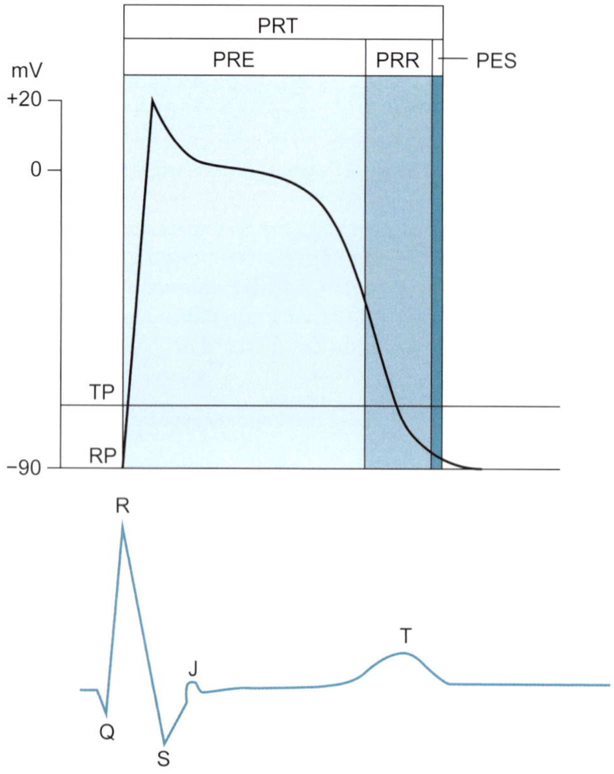

Figura 131.11 Potencial de ação ventricular, períodos refratários e relação com o eletrocardiograma de superfície. PRE: período refratário efetivo; PRR: período refratário relativo; PES: período de excitabilidade supernormal; TP: potencial limiar; RP: potencial de repouso; PRT: período refratário total. (Fonte: Santilli *et al.*, 2020.[8])

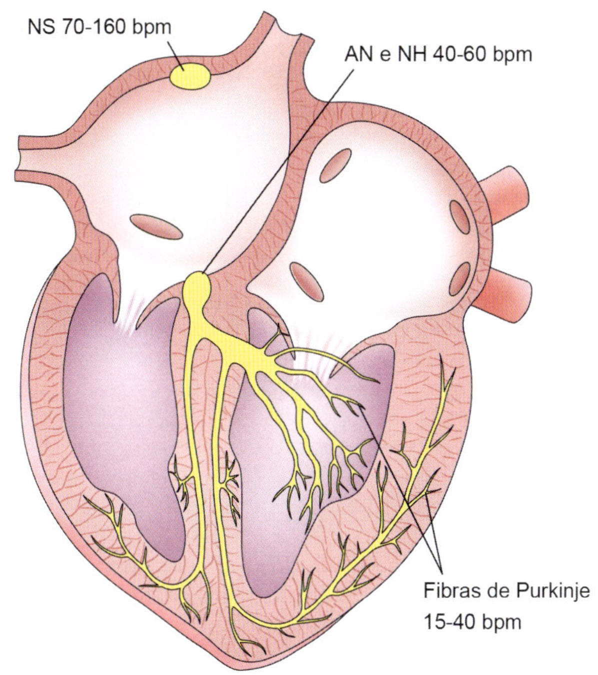

Figura 131.12 Valores normais da taxa de despolarização de células marca-passo em diferentes regiões do sistema de condução em cães. NS: nó sinusal; AN: região atrionodal; NH: região nodal-His. (Fonte: Santilli *et al.*, 2020.[8])

- Fazendo com que o potencial de membrana fique menos negativo no início da fase 4, facilitando assim a aproximação do potencial limiar e resultando no aumento da frequência de disparo do marca-passo. Contudo, se esse potencial de membrana se torna mais negativo (hiperpolarizado), observa-se o oposto quanto à frequência de disparo.

O potencial de repouso do nó sinusal é pouco negativo, gira em torno de –55 a –60 mV; como parâmetro de comparação o da fibra muscular cardíaca é da ordem de –85 a –95 mV. A causa dessa menor negatividade é que as membranas das células que formam o nó sinusal são naturalmente permeáveis aos íons sódio. No nível de negatividade das fibras nodais (–60 mV), os canais rápidos de sódio voltagem-dependentes ficam inativados. Desse modo, não haverá entrada rápida de grande quantidade de sódio, pois apenas os canais lentos de sódio-cálcio poderão abrir, possibilitando a entrada de sódio e, consequentemente, causando o potencial de ação.[6,7]

Fica claro que os íons sódio tendem naturalmente a fluir para dentro das fibras do nó sinusal por múltiplos canais lentos na membrana celular, e esse influxo de cargas positivas também causa elevação do potencial de membrana, tornando-se gradativamente menos negativo. Ao atingirem a voltagem limiar, de cerca de –40 mV (vale lembrar que o potencial de repouso fica em torno de –60 mV), os canais de cálcio-sódio são ativados, determinando a entrada, muito rápida, tanto de íons cálcio como sódio e causando o potencial de ação. Essa entrada de íons sódio e cálcio chega a tornar o interior positivo em relação ao exterior da célula. Dentro de cerca de 100 a 150 ms, os canais de cálcio-sódio são inativados e, mais ou menos ao mesmo tempo, abre-se um número muito maior de canais de potássio. Por essa razão, o influxo de íons sódio e cálcio cessa simultaneamente, enquanto uma grande quantidade de íons potássio (lembre-se – íons positivos) difunde-se para fora da célula, tornando o interior da célula novamente negativo. Entretanto, esses canais de potássio permanecem abertos por mais alguns décimos de segundo, levando um excesso de cargas positivas de potássio

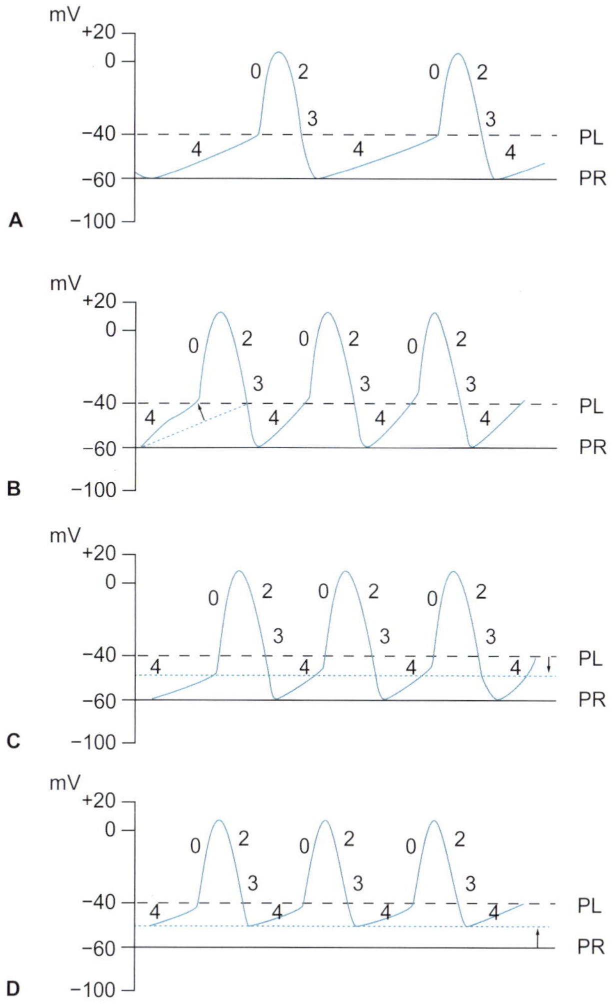

Figura 131.13 Mecanismos envolvidos no controle da frequência de disparo das células marca-passo do nó sinusal. **A.** Frequência de disparo normal do nó sinusal. **B.** Aumento na inclinação da fase 4. **C.** Menor potencial limiar (valor mais negativo). **D.** Voltagem menos negativa da membrana no início da fase 4 da despolarização. PL: potencial limiar; PR: potencial de repouso. (Fonte: Santilli *et al.*, 2020.[8])

para fora da célula, o que causa, temporariamente, maior negatividade dentro da fibra, condição denominada "hiperpolarização", provocando redução do potencial de membrana em repouso para cerca de –55 a –60 mV. O estado de hiperpolarização não é mantido indefinidamente, porque nos décimos de segundo subsequentes, ao fim do potencial de ação, um número cada vez maior dos canais de potássio começa a se fechar. Então, os íons sódio que vazam para o interior superam o fluxo para fora dos íons potássio, o que faz o potencial de repouso elevar-se, atingindo, novamente, o nível limiar de descarga, em potencial de cerca de –40 mV. Assim, tal mecanismo de hiperpolarização nas células de menor autoexcitabilidade, irão garantir o título de marca-passo dominante ao nó sinusal por meio da supressão por hiperestimulação, deprimindo a frequência de disparo das estruturas mais lentas que ele.[5,8,14,15]

INERVAÇÃO DO CORAÇÃO

O coração sofre interferência dos feixes de nervos de origem simpática e parassimpática, que regulam parâmetros elétricos referentes ao cronotropismo (aumento ou redução da frequência cardíaca) e consequente automaticidade do marca-passo dominante, e ao dromotropismo (aumento ou redução da condução do impulso elétrico).

Os principais nervos simpáticos que controlam os tecidos cardíacos são: nervos subclávios direito e esquerdo, cardíaco ventrolateral e estilocardíaco.

Os de origem parassimpática são: nervo vago, na sua porção torácica esquerda, ventromedial, craniovagal, caudovagal e nervo cardíaco recorrente direito.[15-17]

Estimulação parassimpática vagal

Quando os nervos parassimpáticos são estimulados, ocorre a liberação do neurotransmissor acetilcolina nas terminações vagais. A liberação de acetilcolina aumenta muito a permeabilidade da membrana miocárdica ao potássio, o que possibilita o movimento rápido deste para o exterior, causando aumento da negatividade no interior das fibras (hiperpolarização celular), o que torna o tecido de condução muito menos excitável. No nó sinusal, o estado de hiperpolarização diminui o potencial de repouso da membrana das fibras para um nível de negatividade consideravelmente inferior ao valor normal (até –65 a –75 mV, em vez do nível normal de –55 a –60 mV). Como consequência, a elevação do potencial de membrana em repouso, ocasionada pela entrada de sódio, requer um intervalo muito maior até alcançar o potencial do limiar de excitação. No nó atrioventricular, o estado de hiperpolarização dificulta a excitação das fibras, pois elas somente podem produzir pequena quantidade de corrente durante o potencial de ação, tornando lenta a condução ou, se o estímulo for mais intenso, bloqueando-a totalmente.[15-17]

Estimulação simpática

A estimulação simpática aumenta a frequência de despolarização do nó sinusal, a velocidade de condução dos impulsos e também o nível de excitabilidade dos miócitos. A estimulação dos nervos simpáticos libera o neurotransmissor norepinefrina nas terminações pós-sinápticas. O mecanismo exato pelo qual esse neurotransmissor atua sobre as fibras musculares cardíacas ainda não é bem conhecido, mas a opinião atual é a de que ele aumente a permeabilidade da membrana das fibras ao sódio e ao cálcio, aumentando consequentemente a frequência de despolarização da fase 4 do potencial de ação. No nó sinusal, o aumento da permeabilidade ao sódio ocasiona potencial de repouso mais positivo e elevação mais rápida do potencial de membrana até o nível limiar de autoexcitação, ambos, evidentemente, capazes de acelerar o início da autoexcitação, aumentando a frequência cardíaca. No nó atrioventricular, a maior permeabilidade ao sódio torna mais fácil para o potencial de ação excitar a parte subsequente da fibra de condução, diminuindo o tempo de condução dos átrios para os ventrículos. O aumento da permeabilidade aos íons cálcio é, pelo menos, parcialmente responsável pelo aumento da força contrátil do músculo cardíaco.[3,16,17]

ELETROCARDIOGRAFIA

A eletrocardiografia consiste no estudo da função miocárdica com base em registros gráficos da atividade elétrica do coração em relação ao tempo. O eletrocardiograma é um meio diagnóstico de fácil execução e rápida interpretação, proporcionando informações úteis ao diagnóstico e controle de doenças cardíacas e sistêmicas, tendo indicação em várias situações.[1,4,7]

O eletrocardiograma é indicado, na prática clínica, nas seguintes situações:

- Diagnóstico de arritmias detectadas ao exame físico
- Pacientes com história de síncope, convulsões ou intolerância ao exercício; por vezes, há necessidade de realizar um eletrocardiograma de esforço ou Holter para confirmar arritmia não detectada no animal em repouso
- Controle de terapia antiarrítmica
- Avaliação do tamanho da(s) cavidade(s) cardíaca(s) em pacientes com suspeita ou com cardiopatia diagnosticada
- Avaliação de pacientes com intoxicação digitálica ou por outros agentes antiarrítmicos
- Caracterização de distúrbios eletrolíticos, principalmente hiperpotassemia, hipopotassemia, hipercalcemia e hipocalcemia.

O eletrocardiograma é a diferença de carga elétrica entre pontos da superfície corpórea, um registro do potencial elétrico médio produzido no músculo cardíaco e registrado em termos de voltagem e tempo, durante as diferentes fases do ciclo cardíaco, sendo mensurado na superfície corpórea.[18]

Normalmente, cada segmento do eletrocardiograma corresponde a uma área específica do coração em forma sequencial. A onda P, o complexo QRS e a onda T são deflexões identificáveis do traçado eletrocardiográfico e indicam, respectivamente, despolarização atrial, despolarização ventricular e repolarização ventricular. A forma da onda do eletrocardiograma superficial representa a atividade elétrica do miocárdio atrial e ventricular, mas não do sistema de condução. A atividade do sistema de condução pode, algumas vezes, ser deduzida a partir de seu efeito nas amplitudes das ondas e dos intervalos entre elas. Essa atividade não é mensurável no eletrocardiograma de superfície, devido à pequena massa celular do sistema de condução especializado.[1,3,18]

A diferença de tempo entre a primeira e as últimas despolarizações da fase 0 ventricular provoca o complexo QRS. Durante a fase 2 do potencial de ação, há pouca diferença no potencial entre a primeira e a última fibra que se despolarizam (segmento ST isoelétrico). Então, durante a rápida repolarização (fase 3), a diferença de potencial outra vez se torna aparente: a condução flui e se reflete na onda T. Portanto, as anormalidades da despolarização verificam-se no complexo QRS, e as anormalidades na repolarização, no segmento ST, na onda T e no intervalo QT.[18]

Na eletrocardiografia, tanto os valores escalares como os vetoriais são utilizados para descrever os potenciais elétricos registrados. Um valor de magnitude única de um potencial elétrico registrado é denominado "escalar" e é expresso em milivolts. As forças elétricas são representadas por setas (denominadas "vetores") no espaço bi ou tridimensional, de modo que o comprimento das setas indica a magnitude da voltagem, a cabeça da seta indica o sentido positivo, a cauda da seta indica o sentido negativo da diferença de potencial, e a direção da seta indica a orientação da força no espaço.[6,12]

Os eletrodos eletrocardiográficos são sensíveis aos potenciais cardíacos na superfície corpórea. O eletrocardiógrafo pode combinar os eletrodos no corpo em combinações específicas ou derivações, de modo a constituir dois polos, sendo um positivo e outro negativo. Incluem as derivações bipolares I, II e III, as derivações unipolares aumentadas avR, avL e avF e as derivações precordiais (torácicas) unipolares mais usuais como: CV_5RL (rV_2 ou V_1), CV_6LL (V_2), CV_6 LU (V_4) e V_{10} s a descrição de Tilley (1992);[1] ou segundo descrição de Santilli *et al.* (2020) de V_1 a V_6.[8]

No caso das derivações torácicas, o potencial do eletrodo torácico (eletrodo explorador-unipolar) é medido contra a referência zero equivalente, formada pela união dos eletrodos ligados aos membros torácico e pélvico esquerdos.[3,11]

O eletrocardiograma é produzido de tal modo que mostra deflexão positiva quando a onda de despolarização segue em direção ao eletrodo positivo. Deflexão negativa é registrada quando a onda de despolarização se afasta do eletrodo positivo. A deflexão é isoelétrica quando a despolarização é perpendicular à linha imaginária, ligando os dois eletrodos.

Como obter um traçado eletrocardiográfico

Para a obtenção de um traçado eletrocardiográfico que possibilite a análise correta e adequada da morfologia das ondas eletrocardiográficas, assim como do ritmo e da frequência cardíaca, alguns aspectos importantes devem ser considerados:

1. O ambiente deve estar tranquilo, evitando-se eventos que agitem o animal.
2. É desejável que a mesa em que o animal será posicionado para realização do exame seja firme, dando a ele segurança, e que, no caso de mesa metálica, esteja recoberta com um tapete de borracha ou algum tecido grosso, reduzindo a interferência elétrica no traçado.
3. O animal deve ser posicionado em decúbito lateral direito, viabilizando a realização das derivações pré-cordiais.
4. O paciente deve ser contido, de modo que os membros estejam posicionados simetricamente e perpendiculares ao tórax. Nos gatos, o posicionamento deverá ser esternal sempre que o animal permitir; caso contrário, realizar em decúbito lateral direito, como nos cães.
5. Os eletrodos (preferencialmente os do tipo jacaré) deverão ser fixados na pele, seguindo a ordem de cores determinada pelo fabricante do aparelho, de modo que não tenham contato com qualquer outra parte do corpo do animal, do tutor do animal ou com a mesa de atendimento.
6. O álcool é um excelente agente de contato, não sendo necessário cortar o pelo do animal. Em animais de porte miniatura ou de pele fina, muitas vezes faz-se necessária a utilização de algodão ou gaze embebidos em álcool entre os eletrodos e a pele do animal.
7. A mensuração das deflexões e intervalos eletrocardiográficos será realizada em registros obtidos com a velocidade do papel de 50 mm/s e calibração da voltagem de 1 cm para cada 1 mV (denominada "sensibilidade N"). Na prática, ao utilizar a gravação no papel, recomenda-se que todas as derivações sejam realizadas na velocidade de 25 mm/s, possibilitando o registro de maior número de ondas e, consequentemente, maior chance de detectar arritmias, repetindo-se a derivação DII somente na velocidade de 50 mm/s, sendo esse segmento utilizado para mensurar as deflexões e os intervalos, no entanto, grande parte dos aparelhos são digitais e permitem mudanças na configuração após o exame.
8. Anestesiar ou tranquilizar o paciente é contraindicado, por interferir no traçado, e raramente necessário.
9. No início do registro, frequentemente o paciente apresenta-se agitado, e a frequência cardíaca, elevada. No decorrer do registro, o animal se tranquiliza, e a frequência cardíaca diminui, fato que deverá ser levado em consideração no momento da determinação dos parâmetros eletrocardiográficos.

Para garantir a correta avaliação dos parâmetros eletrocardiográficos, deve-se definir previamente a sequência com os parâmetros que serão obtidos, evitando o esquecimento de qualquer um deles.[19]

Análise do eletrocardiograma

A interpretação metódica do eletrocardiograma consiste em determinar a frequência e o ritmo cardíacos, o eixo elétrico no plano frontal, e realizar a mensuração das ondas P e T, dos complexos QRS, bem como dos intervalos P-R e Q-T em sua maioria a partir da derivação II.

As ondas eletrocardiográficas podem ser representadas por deflexões *positiva* quando estiverem acima da linha de base, *negativa* quando abaixo da linha de base ou bifásica quando compostas dos dois componentes, e isobifásicas quando a soma deste é igual a zero. No entanto, ainda podem ser nomeadas como bífidas ou bimodais quando da presença de dois componentes positivos ou negativos (Figura 131.14).

Determinação da frequência cardíaca

A determinação da frequência cardíaca é calculada a partir da derivação II. Deve-se considerar que, caso a velocidade do papel seja 50 mm/s, cada quadrícula corresponderá a 0,02 segundo, havendo, portanto, 3.000 quadrículas em 1 minuto.

Quando o ritmo básico é regular, dividem-se 3.000 pelo número total de quadrículas existentes entre duas ondas R (intervalo R-R), resultando na frequência cardíaca. Caso a velocidade do papel seja 25 mm/s, dividem-se 1.500, em vez de 3.000, pelo número de quadrículas.[1,3]

Em casos em que o ritmo básico é irregular, a frequência cardíaca média é obtida multiplicando-se o número de complexos QRS em 3 segundos por 20 (60 segundos/3 segundos = 20). Vale ressaltar que o intervalo entre duas marcações consecutivas do papel (7,5 cm) corresponde a 1,5 e 3 segundos nas velocidades de 50 e 25 mm/s, respectivamente.

Determinação do ritmo cardíaco

Após o cálculo da frequência cardíaca, o próximo passo é a determinação do ritmo cardíaco. Nesse caso, todas as derivações registradas devem ser consideradas para a identificação de possíveis arritmias. A avaliação deve seguir as seguintes etapas:

- Observar se o ritmo é regular ou irregular. Se houver arritmia, observar frequência, repetição e regularidade
- Identificar as ondas P, observando sua morfologia e regularidade
- Identificar os complexos QRS, caracterizando sua configuração, uniformidade e regularidade
- Observar se há relação entre as ondas P e os complexos QRS.

É denominado "sinusal" o ritmo em que se verificam ondas P e complexos QRS, havendo correspondência entre eles. Ou seja, cada onda P é sucedida por um complexo QRS, do mesmo modo que cada complexo QRS é precedido por uma onda P.[1,4]

Ao encontrar um ritmo regular, com cada complexo QRS correspondendo a uma onda P, este é denominado "ritmo sinusal normal".

É considerado irregular o ritmo que apresenta variação maior que 10% no intervalo P-P ou R-R. Quando essa irregularidade é encontrada, mas há relação entre ondas P e complexos QRS, caracteriza-se a arritmia sinusal. Esta é decorrente do tônus parassimpático e pode estar relacionada com os movimentos respiratórios.[19]

Ambos podem apresentar variação gradual na morfologia das ondas P, o que é conhecido como marca-passo migratório

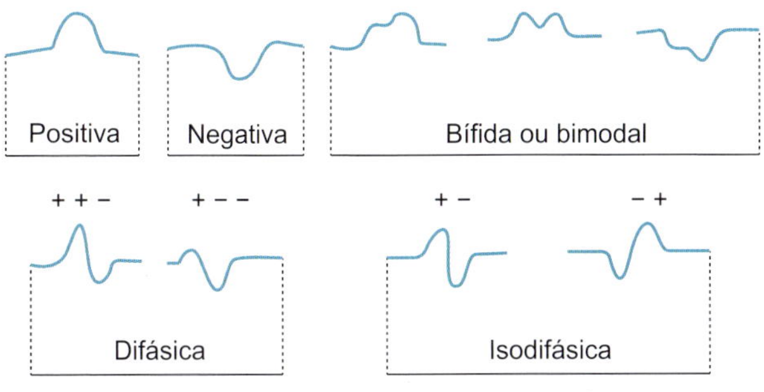

Figura 131.14 Morfologia das ondas eletrocardiográficas. (Fonte: Santilli *et al.*, 2020.[8])

ou *wandering pacemaker* (WPM). Sua ocorrência é justificada por maior extensão do nó sinusal na espécie canina. Dessa maneira, o impulso pode surgir de diferentes porções do tecido desse marca-passo.

Determinação do eixo elétrico no plano frontal

Einthoven introduziu o conceito de triângulo equilátero para auxiliar a análise do eletrocardiograma. Tal conceito baseia-se na ligação das extremidades dos membros torácicos e do membro pélvico esquerdo, que formam os ápices de um triângulo equilátero, com o coração situado no centro. Os lados desse triângulo são análogos às derivações-padrão dos membros (I, II e III). Quando os três lados do triângulo de Einthoven (derivações I, II e III) são transpostos de modo que seus centros se superponham, forma-se um sistema de referência triaxial.[9,20]

O sistema de referência hexaxial forma-se pela adição da derivação dos eixos unipolares do membro (aVR, aVL e aVF) ao sistema triaxial.

Durante a despolarização e a repolarização ventricular, muitos vetores contribuem para o campo elétrico, podendo ser representados por um único vetor em dado instante. O eixo elétrico no plano frontal representa o vetor resultante do potencial elétrico produzido pelo coração durante todo o ciclo cardíaco. É útil na identificação de aumentos (hipertrofia e/ou dilatação) de câmaras cardíacas, bem como de distúrbios de condução intraventriculares. Em medicina veterinária, é mais utilizado para avaliar a despolarização ventricular (complexo QRS). Entretanto, pode-se também analisar a despolarização atrial (onda P) e a repolarização ventricular (onda T).[1,20]

Sua determinação baseia-se na polaridade dos complexos QRS nas derivações bipolares e unipolares aumentadas, transposta para um sistema de referência hexa-axial. Diversos são os métodos utilizados. O mais prático e rápido, porém menos preciso, consiste na identificação da derivação que se apresenta mais isoelétrica, pois o vetor resultante encontrar-se-á perpendicular a essa derivação. Dessa maneira, a próxima derivação a ser observada será aquela que se encontra, no eixo hexa-axial, perpendicular à derivação isoelétrica. Sua polaridade então determinará a direção do vetor e, portanto, o eixo elétrico aproximado no plano frontal. No entanto, a fim de se aumentar a acurácia desse método, pode-se realizar a adição dos componentes da onda, e se estes forem iguais a 0, a precisão é de 15° positivos ou negativos. Assim como do deslocamento de 15° em direção ao polo positivo quando a somatória da derivação tende a ser mais positiva e vice-versa na soma dos componentes da onda isobifásica tendendo a ser negativa.[1,3]

Quando não há derivação isoelétrica, o que acontece na maioria dos casos, recomenda-se analisar inicialmente as derivações I e aVF, obtendo-se, assim, o quadrante em que se encontra o vetor resultante. Em seguida, são analisadas as derivações que têm suas perpendiculares inseridas no quadrante de interesse.[14,20]

Os valores normais de eixo elétrico no plano frontal estão entre +40° e +100° na espécie canina e entre 0 e +160° na espécie felina.

Os desvios de eixo elétrico para a esquerda podem indicar dilatação e/ou hipertrofia ventricular esquerda, bloqueio de ramo esquerdo, bloqueio fascicular anterior ou, até mesmo, deslocamento cardíaco para a esquerda, entre outros.[5,20]

Os desvios de eixo elétrico para a direita podem indicar dilatação e/ou hipertrofia de ventrículo direito, bloqueio de ramo direito, bloqueio fascicular posterior, dextroposição cardíaca, entre outros.

Sistema de derivações precordiais ou torácicas

O conceito das derivações precordiais parte do registro de mudanças no potencial elétrico no plano horizontal (ou transverso) pelo posicionamento dos eletrodos exploradores positivos em locais predefinidos na superfície torácica, sendo adotadas unicamente as derivações unipolares com o mesmo eletrodo indiferente usado nas derivações unipolares dos membros no sistema hexaxial.[8]

Esses registros partem da teoria do ângulo sólido, na qual se adota o eletrodo explorador positivo de referência como o ápice de um triângulo imaginário e a base a superfície epicárdica em questão, avaliando-se, dessa forma, as variações do potencial elétrico de uma delimitada região miocárdica, assim sendo úteis para confirmação do diagnóstico de aumento de câmara cardíaca, nos distúrbios de condução intraventricular, bem como no auxílio à detecção de ondas P quando da dificuldade de detecção destas no plano frontal.[8]

Contudo, na espécie canina, as diferentes conformações torácicas e as relações entre o coração e as estruturas próximas ao órgão cardíaco dificultam a padronização de um único sistema de derivações precordiais que possa ser usado em todos os animais, sendo os três sistemas de derivações precordiais nomeados e descritos adiante: sistema de derivações de Lannek; sistema de derivações de Takahashi; e sistema de derivações de Wilson.[8]

Sistema de derivação precordial de Lannek, modificado por Detweiler e Patterson

Esse sistema, também descrito por Tilley (1992),[1] é composto de quatro eletrodos exploradores positivos, conhecidos como (Figura 131.15):

- CV$_5$RL (rV$_2$ ou V$_1$): posicionado no quinto espaço intercostal direito, no nível da junção esternocondral
- CV$_6$LL (V$_2$): posicionado no sexto espaço intercostal esquerdo, no nível da junção esternocondral

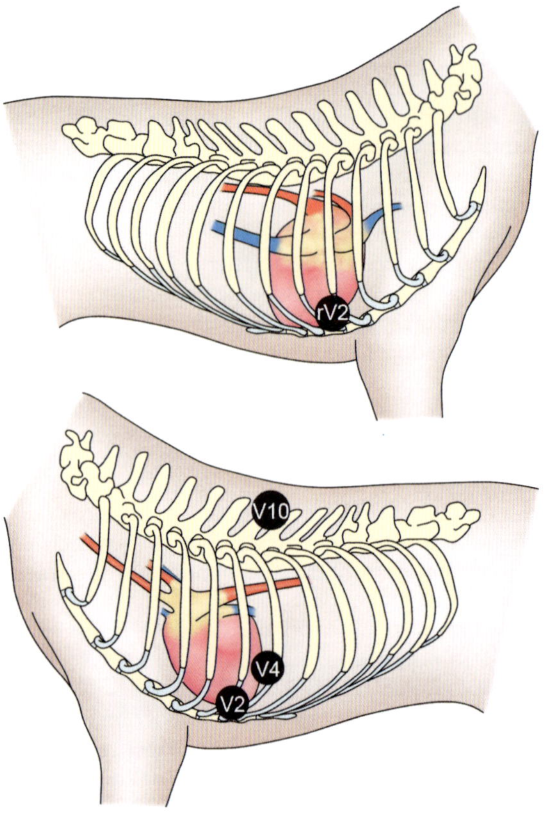

Figura 131.15 Eletrodos exploradores posicionados de acordo com o sistema de derivações precordiais de Lannek modificado. (Fonte: Santilli *et al.*, 2020.[8])

- CV_6LU (V_4): posicionado no sexto espaço intercostal esquerdo, no nível da junção costocondral
- V_{10}: posicionado no processo espinhoso da sétima vértebra torácica, orientando-se com uma linha imaginária vertical e tendo V_4 como referência.

Sistema de derivação precordial de Takahashi

O sistema de Takahashi (Figura 131.16) é mais complexo quando comparado aos outros utilizados na medicina veterinária, sendo composto de doze derivações precordiais ao total, dispostas de forma numérica igualitária em ambos os hemitórax e nomeadas de:

- C_1, C_2, e C_3: posicionados na junção costocondral do hemitórax esquerdo, onde C_1 localiza-se cranial a primeira costela, C_2 no segundo e C_3 no quinto espaço intercostal
- C_4, C_5, e C_6: posicionados na junção costocondral do hemitórax direito, onde se posiciona C_4 no sétimo espaço intercostal, C_5 no quinto e C_6 no terceiro
- M_1 e M_2: posicionados na região mais larga do hemitórax esquerdo, com M_1 no terceiro e M_2 no sexto espaço intercostal
- M_3: posicionado à esquerda do processo xifoide do esterno
- M_4: posicionado à direita do processo xifoide do esterno
- M_5 e M_6: posicionados na região mais larga do hemitórax direito, com M_5 no sétimo e M_6 no terceiro espaço intercostal.

Sistema de derivação precordial de Wilson modificado

Esse sistema de derivação precordial é utilizado na cardiologia humana e em medicina veterinária, no entanto foi modificado por Santilli (2020)[8] pensando-se nas variedades de conformação torácica e das relações entre o coração e as estruturas próximas ao órgão cardíaco, tendo a seguinte nomenclatura e posicionamento dos eletrodos exploradores positivos (Figura 131.17):

- V_1: posicionado no quinto espaço intercostal direito, no nível da junção esternocondral (ou no primeiro espaço intercostal ao nível da junção costocondral, descrito por Santilli *et al.*, 2020)
- V_2: posicionado no sexto espaço intercostal esquerdo, no nível da junção esternocondral
- V_4: posicionado no sexto espaço intercostal esquerdo, no nível da junção costocondral
- V_3: posicionado no sexto espaço intercostal esquerdo, no ponto médio entre V_2 e V_4
- V_5: posicionado no sexto espaço intercostal esquerdo, dorsal ao eletrodo V_4, empregando a distância de $V_3 - V_4$ para $V_4 - V_5$
- V_6: posicionado no sexto espaço intercostal esquerdo, dorsal ao eletrodo V_5, empregando a distância de $V_4 - V_5$ para $V_5 - V_6$.

Onda P

A duração da onda P é mensurada do início ao fim de sua deflexão, e sua amplitude é determinada pela distância entre a linha basal e seu pico máximo de deflexão.[1,20]

A onda P é a primeira deflexão do eletrocardiograma após a diástole; fisiologicamente, ela deve ser positiva no ritmo sinusal nas derivações II e aVF, isoelétrica ou positiva na derivação I, podendo ser negativa nas derivações III, aVR, aVL, CV_6LL (V_2) e V_{10}. A primeira metade da onda P representa a ativação do átrio direito, e a segunda metade, do esquerdo.[9,21]

A amplitude da onda P pode variar entre os traçados e ser consequência das alterações do local de origem do impulso. A chanfradura da onda P não é significativa, a menos que a duração da

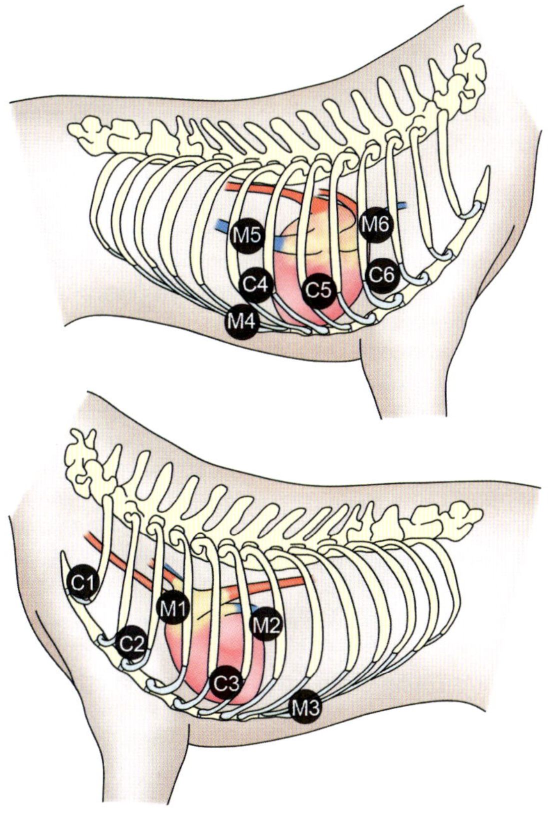

Figura 131.16 Eletrodos exploradores posicionados de acordo com o sistema de derivações precordiais de Takahashi. (Fonte: Santilli *et al.*, 2020.[8])

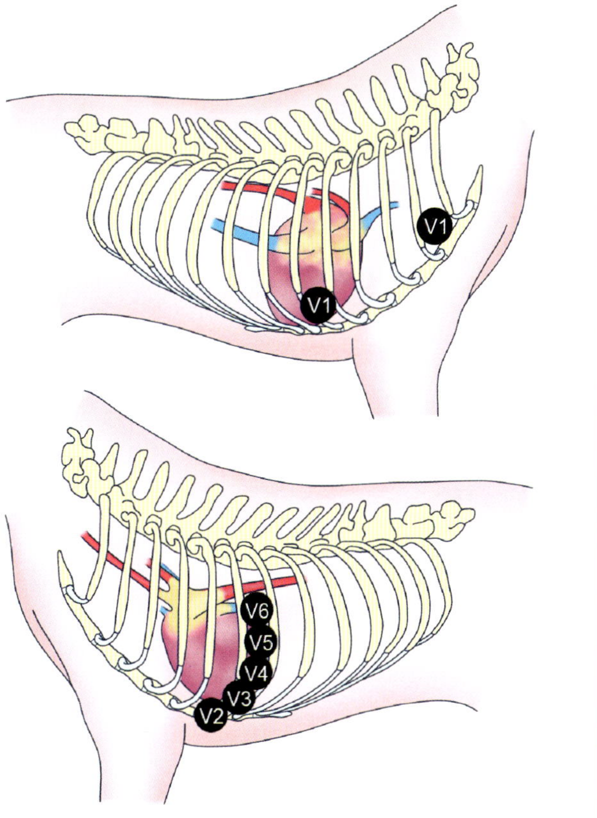

Figura 131.17 Eletrodos exploradores posicionados de acordo com o sistema de derivações precordiais de Wilson modificado para cães por Santilli *et al.* (2020) (5º espaço intercostal) e por Kraus *et al.* (2002) (1º espaço intercostal). (Fonte: Santilli *et al.*, 2020.[8])

onda exceda os limites estabelecidos, situações essas associadas a aumento atrial esquerdo. O aumento da amplitude da onda P frequentemente está associado ao aumento atrial direito. Podendo ainda haver alterações correlacionadas à morfologia, duração e amplitude quando na presença de arritmias supraventriculares ou distúrbios de condução inter ou intra-atrial.[1,3]

Os valores normais em cães e gatos são apresentados no Quadro 131.1.

Onda Ta

Como discutido anteriormente, a onda Ta é a representação eletrocardiográfica da repolarização atrial, podendo, na maioria das vezes, estar oculta pelo complexo QRS e se estender após o ponto J. Sua amplitude é mensurada a partir da linha isoelétrica até o seu pico, e sua duração do fim da onda P ao fim de seu ramo ascendente pode mensurar também o intervalo P-Ta, que consiste do início da onda P ao fim da onda Ta (Figura 131.18).[8]

Os valores normais da onda Ta em cães são apresentados no Quadro 131.2.

De maneira geral, a onda Ta tem polaridade negativa no ritmo sinusal normal nas derivações II, III e aVF, e polaridade positiva nas derivações aVR, aVL, CV_5RL (rV_2 ou V_1).

Intervalo PQ e segmento PQ

Também denominado "intervalo PR", o dado intervalo representa o tempo de ativação do tecido atrial, a condução átrio e intraventricular e o início da despolarização ventricular pelo impulso gerado inicialmente pelo nó sinusal. O intervalo PQ é composto da onda P e da linha isoelétrica que divide a referida onda do complexo QRS, onde sua medida é dada pelo início da onda P com término na primeira onda do complexo QRS. No entanto, quando a onda Q não é a primeira deflexão do complexo QRS, tal intervalo pode ser denominado "intervalo PR". Já o segmento PQ, por sua vez, é mensurado do fim da onda P ao início do complexo QRS, sendo na maioria das vezes isoelétrico; no entanto, quando abaixo da linha de base, pode-se observar a presença da onda Ta.[1,8]

Os valores normais do intervalo PQ em cães são apresentados no Quadro 131.3.

QUADRO 131.1 Valores normais da onda P.

	Largura*	Amplitude*	Largura**	Amplitude**
Cão	0,04 s raças pequenas 0,05 s raças gigantes	0,4 mV	0,04 s raças pequenas 0,05 s raças gigantes	0,4 mV
Gato	0,04 s	0,2 mV	0,035 s	0,2 mV

Fontes: *Tilley (1992) e **Santilli *et al.* (2020).[1,8]

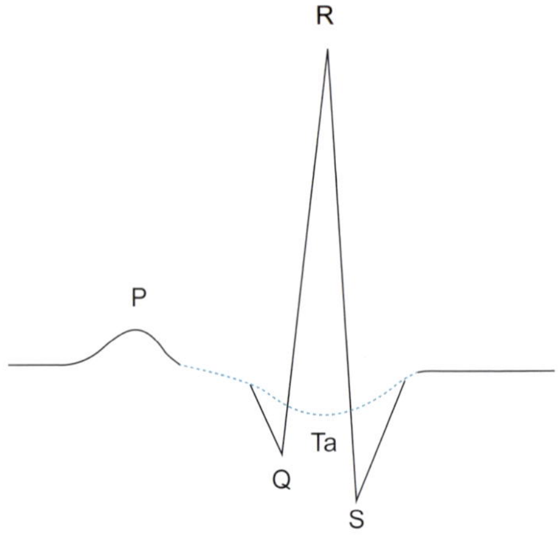

Figura 131.18 Representação da onda de repolarização atrial (Ta) em azul pontilhado. (Fonte: Santilli *et al.*, 2020.[8])

QUADRO 131.2 Valores normais da onda Ta.

	Amplitude	Duração	Razão amplitude Ta/P	Razão amplitude Ta/P	Intervalo P/Ta
Cão	0,09 mV	0,14 s	0,08 a 0,62	2,18 a 3,8	0,149 a 0,227 s

Fonte: Santilli *et al.* (2020).[8]

QUADRO 131.3 Valores normais do intervalo PQ.

Cão	0,06 a 0,13 s*	0,06 a 0,13 s**
Gato	0,05 a 0,09 s*	0,05 a 0,09 s**

Fontes: *Tilley (1992) e **Santilli *et al.* (2020).[1,8]

Vale ressaltar que, em cães braquicefálicos, o intervalo PQ pode ocasionalmente ser maior que 0,15 segundo.

Complexo QRS

Três fases ou ondas de atividade elétrica produzem as deflexões Q, R e S no traçado eletrocardiográfico. A onda Q representa a primeira fase da despolarização ventricular, é a primeira deflexão negativa depois do segmento PQ e está antes da primeira deflexão positiva. A força de despolarização é dirigida inicialmente ao ramo direito, no sentido oposto ao eletrodo positivo. A maior parte dos impulsos iniciais é transmitida pelo ramo esquerdo, do lado esquerdo para o direito do septo, resultando em uma deflexão negativa e na onda Q.[1,8]

Uma deflexão positiva, denominada "onda R", representa a segunda fase da despolarização ventricular, e é a primeira deflexão positiva depois do segmento PQ, independentemente da existência de uma onda Q. O sistema de condução se ramifica sob o endocárdio, com o ápice e as paredes livres de ambos os ventrículos se despolarizando, simultaneamente, do endocárdio em direção ao epicárdio. Como a massa do ventrículo esquerdo é maior que a do ventrículo direito, as forças elétricas dirigidas ao lado esquerdo são as predominantes. A propagação do impulso em direção ao eletrodo positivo, através da massa muscular do ventrículo esquerdo, causa a deflexão positiva.[1,8]

A terceira fase da despolarização ventricular produz a onda S, deflexão negativa que ocorre após uma onda R. Caso não ocorra nenhuma onda positiva, a deflexão negativa será chamada "QS". As regiões basais das paredes livres e do septo são as últimas dos ventrículos a serem ativadas. Como a onda de despolarização se move na direção oposta ao eletrodo positivo, uma onda S negativa é registrada.[1,3,9]

A duração do complexo QRS é mensurada do início da onda Q (quando existente) ou onda R (quando a onda Q está ausente) até o fim da onda S (quando existente) ou até o ponto em que a onda R cruza a linha base, conhecido como ponto J ou junção ST. As amplitudes das ondas Q, R e S são avaliadas a partir da linha base até o pico de cada onda, devendo ser escritas em letra maiúscula (Q, R S) se estas forem maiores que 0,5 mV e em letra minúscula (q, r, s) se forem inferiores a 0,5 mV (Figura 131.19), como descrito no Quadro 131.4.[1,8]

Os valores normais do complexo QRS em cães e gatos são apresentados no Quadro 131.5.

Os valores encontrados do complexo QRS no exame eletrocardiográfico podem estar aumentados quando ocorre aumento ventricular ou distúrbios de condução intraventricular. A amplitude pode demonstrar-se diminuída quando na presença de efusão pleural, efusão pericárdica, pneumotórax, redução de áreas do tecido miocárdico por tecido fibroso ou devido à intercessão de gordura entre o coração e a superfície dos eletrodos.

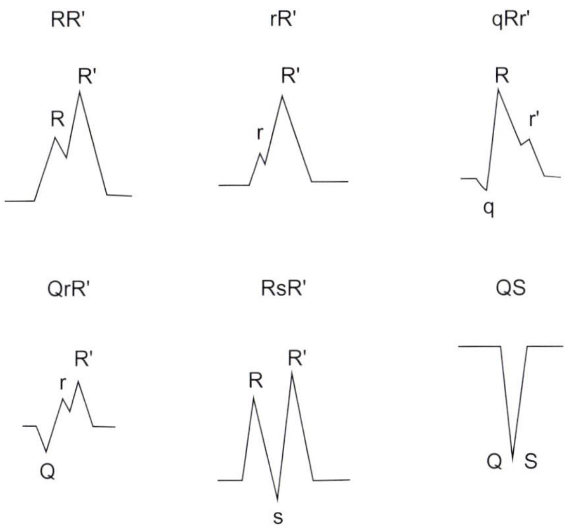

Figura 131.19 Terminologia eletrocardiográfica das deflexões formando o complexo QRS. (Fonte: Santilli *et al.*, 2020.[8])

QUADRO 131.4 Aspecto do complexo QRS nas distintas derivações eletrocardiográficas nos cães.

Derivação	Morfologia do complexo QRS
I	QR, qR, qRS
II	qR, qRS, Rs, QrS
III	qRs, qR, Rs, rS
aVR	rS, rSr', qRs
aVL	Qr, QR, qRs
aVF	qR, Rs, QrS
CV_5RL (rV_2)	RS, Rs
CV_6LL (V_2)	Rs, qRs, qR
CV_6LU (V_4)	Rs, qRs, qR
V_{10}	Qr, rS, qR, QR
V_1	RS, rS
De V_2 a V_6	qR, qRs, Rs

QUADRO 131.5 Valores normais do complexo QRS em cães e gatos.

	Largura*	Amplitude*,#	Largura**	Amplitude**
Cães	Até 0,05 s raças pequenas Até 0,06 s raças grandes	2,5 mV raças pequenas 3 mV raças grandes R < 3 mV: CV_5RL, CV_6LL e CV_6LU S < 0,7: CV_6LL e CV_6LU	< 0,07 s	> 0,5 mV: II, III e aVF < 3 mV: CV_5RL e V_{10} < 5 mV: CV_6LL e CV_6LU R < 0,1 mV: V1 R > 1 mV: V2, V3, V4, V5 e V6
Gatos	< 0,04 s	< 0,9 mV	< 0,04 s	< 0,9 mV

#Não é válido para cães magros, de tórax profundo e com menos de 2 anos. (Fontes: *Tilley, 1992 e **Santilli *et al.*, 2020.[1,8])

Onda J

A onda J pode ser entendida como a repolarização ventricular que ocorre durante a fase 1 do potencial de ação em decorrência de uma corrente de saída transitória entre o endocárdio e o epicárdio, sendo mais pronunciada nesse último. Essas ondas são comuns em cães e podem estar presentes em até 40% da espécie, aparecendo como uma elevação positiva no ramo ascendente do complexo QRS (quando na presença da onda S) na junção R-ST, mais evidentes nas derivações inferiores (II, III e aVF), tendo uma amplitude média de 0,19 mV (0,1 a 0,5 mV), em que alterações como hiperpotassemia, hipotermia e lesão cerebral podem provocar um aumento de sua amplitude.[8]

Segmento ST

O segmento ST representa o período que vai do fim do complexo QRS até o início da onda T, isto é, a fase de repolarização ventricular lenta e a atividade dos canais lentos de cálcio. Esse segmento deve ser avaliado em relação à depressão ou à elevação da linha basal; normalmente se apresenta isoelétrico ou com alterações em sua forma (*slurring*, formato de colher, arqueado ou abobadado) e deve ser mensurado em um ponto específico, a 0,04 segundo após o ponto J, que sinaliza o término do complexo QRS, sendo mais aparentes nas derivações II, aVF, CV_6LL e CV_6LU (Figura 131.20).[1,8]

Os valores do segmento ST normal são apresentados no Quadro 131.6.

A presença do *slurring* é o formato de segmento ST mais visualizado em cães e gatos na rotina clínica, e pode ser observada no aumento do ventrículo esquerdo, distúrbios de condução e arritmias. É correlacionado a sobrecargas de ventrículo direito quando a inclinação é visualizada para cima, em direção à onda T.[8]

Alterações normalmente são relatadas em situações associadas a hipoxia, distúrbios eletrolíticos inespecíficos ou hipertrofia cardíaca.[12,22] Na presença da onda Ta, pode-se observar uma falsa depressão/elevação do segmento ST. Para a diferenciação, recomenda-se contar três vezes a duração da onda P após o seu término.

Intervalo QT

O intervalo QT é mensurado desde o início do complexo QRS até o fim da onda T, excluindo-se a onda U quando presente. Constitui-se na soma da despolarização e repolarização ventriculares e representa a sístole elétrica. O mais longo intervalo encontrado, em qualquer derivação, é considerado o mais correto.[8]

O intervalo QT varia inversamente à frequência cardíaca, isto é, quanto maior a frequência cardíaca, mais curto o intervalo QT. No entanto, não ocorre variação com a arritmia sinusal respiratória, provavelmente porque as flutuações na frequência cardíaca dos cães ocorrem muito lentamente para possibilitar

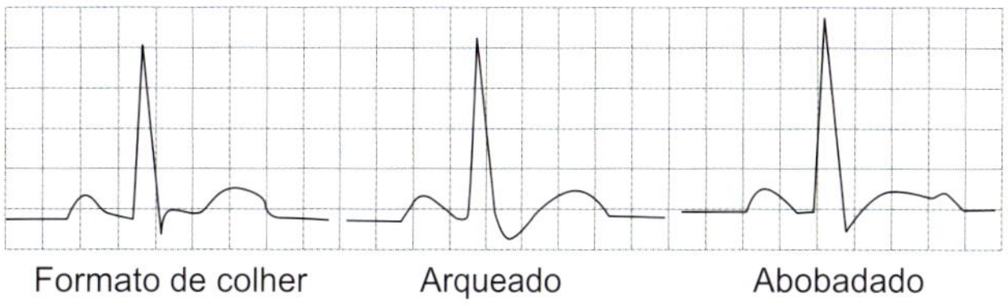

Figura 131.20 Mudanças da morfologia do segmento ST geralmente encontrada em cães. (Fonte: Santilli *et al.*, 2020.[8])

QUADRO 131.6 Valores do segmento ST normal.

	Depressão*	Elevação*	Depressão**	Elevação**
Cão	< 0,2 mV	< 0,15 mV	< 0,2 mV nas derivações dos membros < 0,25 mV nas derivações pré-cordiais	< 0,2 mV nas derivações dos membros < 0,25 mV nas derivações pré-cordiais
Gato	Ausente	Ausente	Ausente	Ausente

Fontes: *Tilley (1992) e **Santilli *et al.* (2020).[1,8]

a mudança de atividade dos canais iônicos específicos. Várias fórmulas e tabelas definem a relação entre o intervalo QT e a frequência cardíaca, a idade e o sexo em seres humanos. Em medicina veterinária, o intervalo QT pode ser utilizado como ferramenta para diagnóstico de potenciais arritmias.[1,3,12]

Substâncias que afetam o sistema nervoso autônomo podem influenciar o intervalo QT por meio de ação farmacológica direta ou indireta, mediante as alterações da frequência cardíaca. No homem, foi demonstrado que a atropina e o propranolol encurtam o intervalo QT, independentemente da frequência cardíaca, sinalizando que há um efeito vagal direto sobre o intervalo QT.[1,7,9]

O intervalo QT em cães deve ter uma duração entre 0,15 a 0,24 segundo.

Onda T

A onda T é a primeira grande deflexão após o complexo QRS e representa o período mais rápido de repolarização ventricular enquanto ocorre o efluxo de potássio. Pode ser negativa, positiva ou bifásica e é mensurada da linha de base até o seu pico. Não há obrigatoriedade de apresentar a mesma polaridade do complexo QRS, como comumente ocorre nos seres humanos, e é mais corretamente analisada quando comparada às ondas T de eletrocardiogramas anteriores do mesmo cão ou durante procedimentos anestésicos não devendo exceder 0,05 a 1 mV em cães e devendo ser menor que 0,3 mV em gatos.[11,22] Normalmente a onda T tem ramos assimétricos com uma ascensão mais gradual quando comparado a descendência da onda correlacionado a subida e descida da linha de base.

Onda U

A onda U pode ser entendida como a repolarização das células M, sendo visualizada uma onda positiva em aproximadamente 0,04 segundo após o fim da onda T. Tal aparecimento tardio pode ser correlacionado ao longo potencial de ação das referidas células quando comparado às células epicárdicas e endocárdicas. Observa-se a presença da onda U quando há hipertensão sistêmica, anemia, isquemia miocárdica, hipopotassemia, hipomagnesemia e com a administração de fármacos que causem prolongamento do intervalo QT.[8] Exemplos de ondas, segmentos e intervalos citados podem ser entendidos pela Figura 131.21.

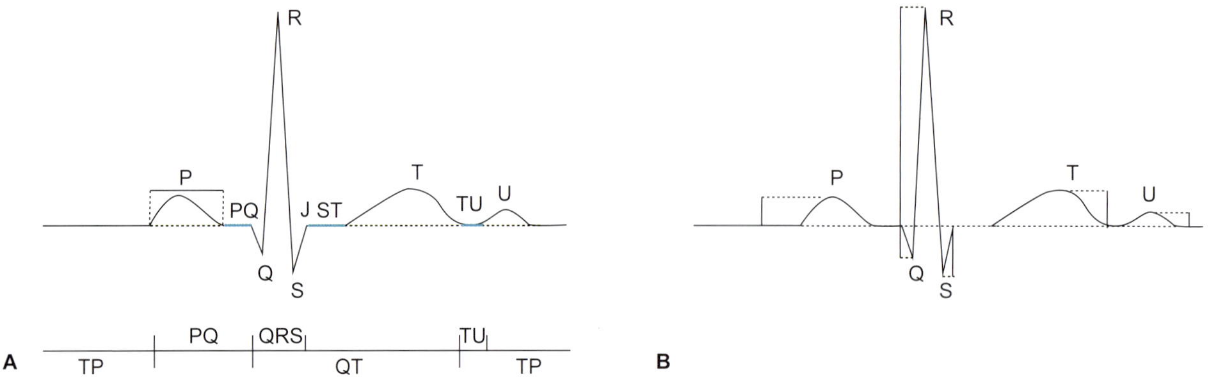

Figura 131.21 Caracterização das ondas, segmentos e intervalos eletrocardiográficas na derivação II. **A.** Duração. **B.** Amplitude. (Fonte: Santilli *et al.*, 2020.[8])

CONSIDERAÇÕES FINAIS

O eletrocardiograma é um dos exames complementares mais utilizados, tanto em medicina veterinária como em medicina humana. É de baixo custo, fácil e seguro de ser realizado, além de fornecer informações fundamentais sobre frequência/ritmo cardíaco, condução dos estímulos e estado eletrofisiológico das células cardíacas.

REFERÊNCIAS BIBLIOGRÁFICAS

1. Tilley LP. Essentials of canine and feline eletrocardiography: interpretation and treatment. 3. ed. Philadelphia: Lea & Febiger; 1992. Generation of the electrocardiogram: basic principles; p. 127-207.
2. Giffoni RT, Torres RM. Breve história da eletrocardiografia. Revista de Medicina de Minas Gerais. 2010;20(2):263-70.
3. Ware WA. Exames diagnósticos do sistema cardiovascular. In: Nelson RW, Couto CG. Medicina interna de pequenos animais. 3. ed. Rio de Janeiro: Elsevier; 2006. p. 13-47.
4. Stern JA, Meurs KM, Spier AW, Koplitz SL, Baumwart RT. Ambulatory eletrocardiographic evaluation of clinically normal adult Boxer. Journal of American Veterinary Medical Association. 236(4):430-3.
5. Ettinger ST, Feldman EC. Textbook of veterinary internal medicine. 6. ed. v. 2. St. Louis: Elsevier Saunders; 2005.
6. Ware WA. Cardiovascular disease in small animal medicine. London: Manson Publishing; 2007. p. 10-25
7. Bonagura J. Canine cardiomyopathy. In: Proceedings of the Congress of the WSVA-Vancouver; 2001. p. 103-06.
8. Santilli R, Moise NS, Pariaut R, Perego M. Eletrocardiografia de cães e gatos: diagnóstico de arritmias. 2. ed. São Paulo: Medvet; 2020.
9. Guyton AC, Hall JE. Tratado de fisiologia médica. 10. ed. Rio de Janeiro: Guanabara Koogan; 2002. p. 109-25.
10. Neto, ML, Ribeiro, VRF. Fisiologia do sistema cardiovascular. In: Larsson MHMA (Ed.). Tratado de cardiologia de cães e gatos. São Caetano do Sul: Interbook Editorial; 2020. p. 8-10.
11. Miller MS, Tilley LP, Smith Jr FWK, Fox PR. Electrocardiography. In: Fox PR, Sisson D, Moïse NS. Textbook of canine and feline cardiology: principles and clinical practice. 2. ed. Philadelphia: Saunders; 1999. p. 67-105.
12. Ettinger SJ, Lunney J. Arritmias cardíacas. In: Ettinger SJ, Feldman EC. Tratado de medicina interna veterinária. 4. ed. São Paulo: Manole; 1997. p. 1338-81.
13. Dangman KH. Eletrophysiologic mechanisms for arrhythmias. In: Fox PR, Sisson D, Moïse NS. Textbook of canine and feline cardiology: principles and clinical practice. 2. ed. Philadelphia: Saunders; 1999. p. 291-305.
14. Kittleson MD. Diagnosis and treatment of arrhythmias (dysrhythmias). In: Kittleson MD, Kienle RD. Small animal cardiovascular medicine. Saint Louis: Mosby; 1998. p. 449-94.
15. Fox PR, Sisson D, Moïse NS. Electrocardiography. In: Fox PR, Sisson D, Moïse NS. Textbook of canine and feline cardiology. Philadelphia: Saunders; 1999. p. 76-106.
16. Bistner SI, Ford BR, Roffe MR. Emergências cardíacas. In: Paddleford RR. Manual de procedimentos veterinários e tratamento emergencial. 7. ed. São Paulo: Roca; 2002. p. 53-82.
17. Trim CM. Emergências e complicações decorrentes de anestesia In: Padleford RR. Manual de anestesia em pequenos animais. 2. ed. São Paulo: Roca; 2001. p. 172-225.
18. Carvalho CF, Turdury EA, Neves IV, Fernandes THT, Gonçales LP, Salvador RRCL. Eletrocardiografia pré-operatória em 474 cães. Arquivos Brasileiros de Medicina Veterinária e Zootecnia. 2009;61(3):590-7.
19. Goodwin JK. Eletrocardiografia. In: Tilley LP, Goodwin JK. Manual de cardiologia para cães e gatos. 3. ed. São Paulo: Roca; 2002. p. 39-65.
20. Pastore CA. Diretriz da interpretação do eletrocardiograma de repouso. Arquivo Brasileiro de Cardiologia. 2003;80(Supl. II):1-7.
21. Buchanan JW. First pacemaker in dog: a historical note. Journal of Veterinary Internal Medicine. 2003;17(5):713-14.
22. Haskins CS. Monitoração perioperatória. In: Paddleford RR. Manual de anestesia em pequenos animais. 2. ed. São Paulo: Roca; 2001. p. 143-69.

132

Monitoramento Eletrocardiográfico Ambulatorial | Sistema Holter

Fernanda Lie Yamaki • Patrícia Pereira Costa Chamas • Maria Helena Matiko Akao Larsson

INTRODUÇÃO

O eletrocardiograma (ECG) realizado durante o exame físico tem limitada habilidade em detectar algumas arritmias, pois é realizado em repouso e por curto período. Um eletrocardiograma de rotina em repouso que, no máximo, necessita de 5 minutos para ser realizado, representa apenas 0,35% do período de 24 horas; com o intuito de aumentar a duração da amostra do ritmo cardíaco, pode-se realizar o monitoramento eletrocardiográfico ambulatorial por 24 horas,[1] o que permite uma avaliação mais precisa do ritmo cardíaco.[2]

Devido à sua breve duração, o eletrocardiograma de rotina frequentemente não detecta arritmias e pode super ou subestimar a gravidade de qualquer distúrbio do ritmo cardíaco.[3] Além disso, a maioria dos pacientes considera a visita ao hospital e a experiência de realizar eletrocardiograma de rotina uma situação estressante, que pode causar um aumento no tônus simpático.[4]

O eletrocardiograma de rotina também pode falhar em documentar arritmias que ocorrem de acordo com o ciclo circadiano, que já foram documentadas em cães da raça Boxer com cardiomiopatia arritmogênica do ventrículo direito[5] e em seres humanos com várias doenças cardiovasculares. Dessa forma, nesses pacientes o eletrocardiograma ambulatorial por longo período consiste no teste não invasivo mais sensível para demonstrar arritmias transitórias[6] que, em medicina humana, no método não invasivo mais frequentemente utilizado na avaliação de pacientes com arritmias, além de estabelecer sua possível relação com as manifestações clínicas.[7]

O monitoramento eletrocardiográfico ambulatorial por 24 horas ou monitoramento Holter permite um registro contínuo da atividade elétrica cardíaca, enquanto o paciente continua com suas atividades diárias normais.[2,8,9] O registro típico é de 24 horas, sendo um método prático, não invasivo, de documentar e quantificar a complexidade de distúrbios do ritmo cardíaco,[9,10] assim como correlacionar sua ocorrência com manifestações clínicas,[2,7,8,11,12] avaliar o risco de novos eventos cardíacos[9,11] e avaliar o efeito da terapia antiarrítmica.[7,9,11]

A aplicação clínica do monitoramento eletrocardiográfico ambulatorial de longa duração (monitoramento Holter) foi proposta por Norman J. Holter, físico experimental que utilizava um transmissor de 38,5 kg junto ao paciente e um receptor fixo acoplado ao eletrocardiograma transmitido.[2] A partir da introdução na prática clínica, em 1961, do método proposto por Norman J. Holter para a gravação e a análise rápida do ECG, foi possível surpreender fenômenos que a brevidade do ECG convencional deixava escapar e, dessa forma, o método de Holter aumentou muito a possibilidade de registro de alterações intermitentes.[9] Portanto, o monitoramento Holter também é conhecido como: método de Holter, eletrocardiografia pelo sistema Holter, eletrocardiografia de longa duração, eletrocardiografia dinâmica ou simplesmente Holter.[13]

ASPECTOS TÉCNICOS

Equipamento

O sistema de eletrocardiografia de longa duração consiste em um conjunto para o registro de dados, genericamente chamado "gravador", além do complexo de análise, que propicia a análise e a reprodução das informações gravadas.[9]

As pequenas dimensões e o menor peso dos gravadores colocaram a eletrocardiografia de longa duração, definitivamente, na rotina clínica da medicina humana.[9] Infelizmente, o alto custo do equipamento e do exame constituem-se em fatores limitantes para a sua utilização, de forma extensiva, na medicina veterinária.

A substituição das fitas de gravação dos gravadores analógicos por memória sólida, *chips* e, mais recentemente, por cartões magnéticos de gravadores digitais (Figura 132.1) vem permitindo o armazenamento, totalmente digitalizado, dos sinais captados pelos eletrodos. Esses equipamentos apresentam um menor peso e consumo energético, além de possibilitarem um aprimoramento do sinal gerado, com a eliminação dos ruídos das fitas durante a sua gravação e reprodução. A utilização de gravadores com grande capacidade de memória também está sendo introduzida, permitindo a digitalização do ECG, com amostragem da ordem de 1.000 Hz, o que facilita a obtenção do eletrocardiograma de alta resolução a partir da gravação do Holter.[9]

Os analisadores são instalados em um microcomputador (Figura 132.2) equipado com um sistema que permite a transferência do ECG do gravador para o seu próprio disco rígido, devendo classificar os complexos QRS, separando-os em normais e anormais, bem como analisar a frequência cardíaca (FC), as pausas e as alterações do segmento ST. Devem, ainda, fornecer gráficos e histogramas de todos os parâmetros analisados e imprimir apresentações condensadas e convencionais do ECG, além de permitir ampla edição de dados.[9]

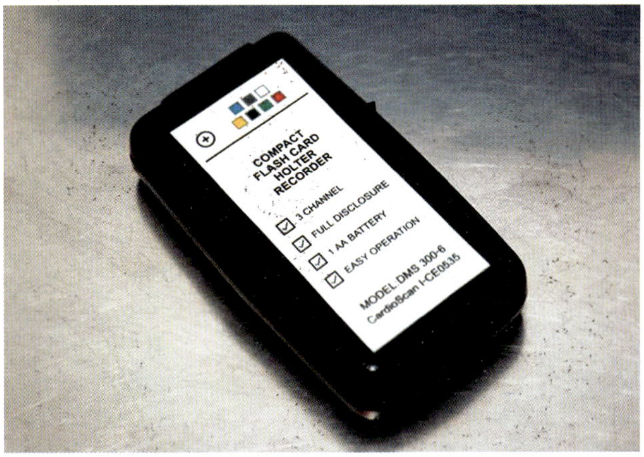

Figura 132.1 Gravador digital utilizado para o registro do eletrocardiograma ambulatorial (Fonte: HOVET-USP.)

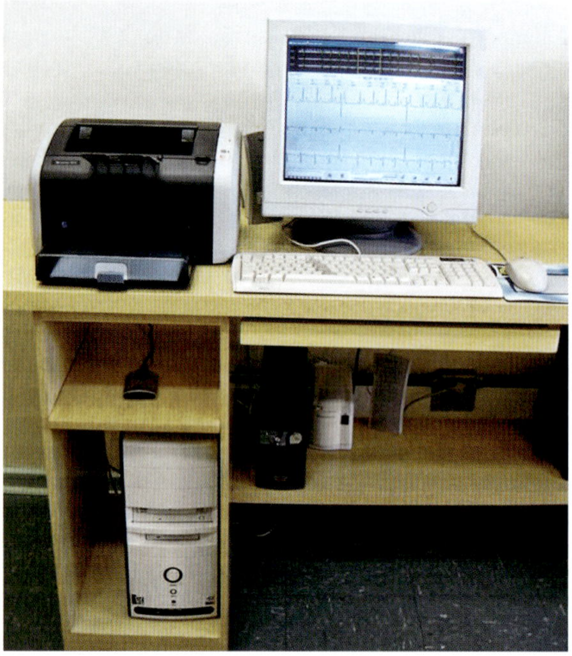

Figura 132.2 Analisador de Holter do Serviço de Cardiologia do Hospital Veterinário da Faculdade de Medicina Veterinária e Zootecnia da Universidade de São Paulo. (Fonte: HOVET-USP.)

Colocação dos eletrodos e do gravador

O monitoramento eletrocardiográfico ambulatorial, embora mais usado em cães, também é passível de ser utilizado em outras espécies. Em geral, o gravador é atado diretamente ao dorso do animal com a utilização de atadura elástica autoaderente - Coban® (Figura 132.3) - ou colocado dentro de um colete protetor específico (Figura 132.4). O tamanho do aparelho (que pesa aproximadamente 0,3 kg) pode interferir no movimento de cães pequenos ou gatos; apesar disso, muitos deles parecem tolerar bem o peso do monitor. Em alguns cães ou gatos muito pequenos ou em condições clínicas debilitantes, é preferível deixar o animal em uma gaiola, sobre a qual o aparelho é colocado, em vez de atá-lo diretamente ao corpo do paciente. Nesse caso, deve-se levar em consideração que o animal não pode manter as atividades diárias normais devido à restrição de movimentos.[8,14]

Primeiro, deve-se realizar a tricotomia de uma área de cerca de 5 cm de largura por 10 cm de altura, em ambos os hemitóraxes, logo após as articulações umerorradioulnar. Então, deve-se desengordurar a pele utilizando-se um pedaço de algodão embebido em álcool.

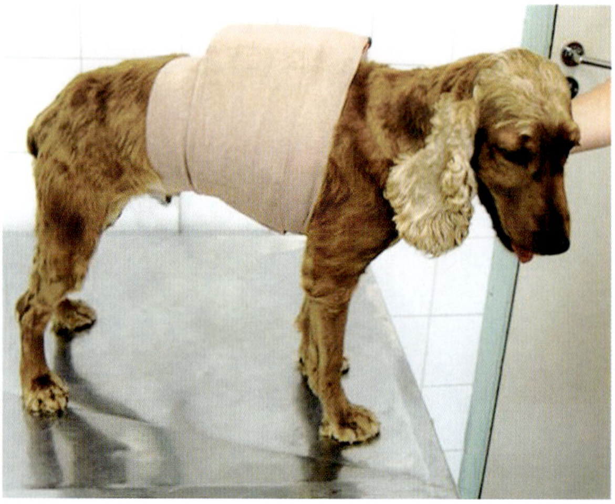

Figura 132.3 Cão da raça Cocker Spaniel durante o monitoramento Holter, com gravador atado ao dorso com atadura elástica autoaderente. (Fonte: HOVET-USP.)

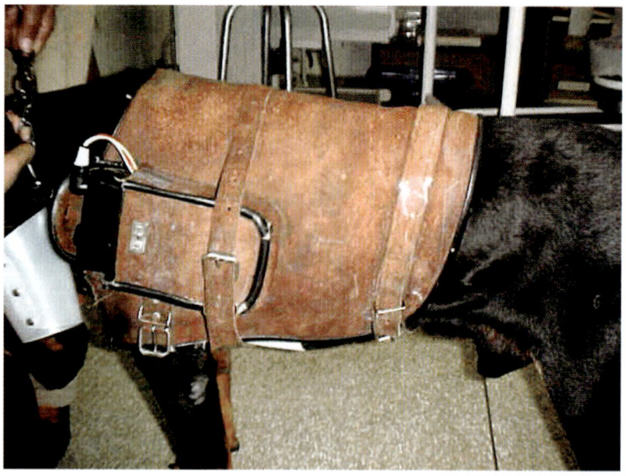

Figura 132.4 Cão da raça Doberman durante o monitoramento Holter, com gravador acondicionado dentro de colete protetor específico. (Fonte: HOVET-USP.)

O eletrocardiograma pode ser registrado em duas ou três derivações simultâneas, sendo o posicionamento adequado dos eletrodos descrito por vários autores.[2,4,8] O método descrito por Ware (1998), que consiste no posicionamento dos eletrodos em círculo, ao redor do tórax, logo após os membros torácicos (Figura 132.5), permitindo livre movimentação da articulação umerorradioulnar. Esse registro de duas ou três derivações pré-cordiais modificadas são orientadas transversalmente pelo tórax, formando um X através do coração (eletrodo ventral no lado direito com eletrodo dorsal no lado esquerdo, e vice-versa); além disso, um eletrodo terra também é utilizado e, em geral, colocado entre os dois eletrodos do lado esquerdo do tórax. Os proprietários são orientados a manter um diário com as principais atividades do animal.

INDICAÇÕES

As indicações para o monitoramento Holter podem ser reunidas em cinco grandes grupos: avaliação de manifestações clínicas relacionadas à presença de alteração no ritmo cardíaco; avaliação do ritmo cardíaco; avaliação de isquemia miocárdica; avaliação do risco de eventos cardíacos futuros; e avaliação terapêutica.[7,9,13]

Avaliação de manifestações clínicas relacionadas às alterações no ritmo cardíaco

O esclarecimento de manifestações clínicas, provavelmente relacionadas às arritmias, é a indicação clássica para o exame,[11,15] sendo, em veterinária, mais frequentemente utilizado para avaliar animais com síncopes (Figura 132.6) ou episódios de fraqueza, que possam ser causados por arritmias cardíacas.[8] A documentação do ritmo, durante a ocorrência fortuita do sintoma, seria a meta ideal a ser alcançada, confirmando ou afastando a natureza arrítmica.[7,9]

Quando a etiologia do episódio de síncope não é bem definida, mesmo com exames como radiografias torácicas, mensurações de pressão sanguínea, ecocardiograma e eletrocardiograma, o monitoramento eletrocardiográfico por 24 horas pode definir o diagnóstico. Mesmo que o episódio de síncope não ocorra durante o registro de Holter, informações sobre o ritmo cardíaco podem ser de grande valia para elucidar

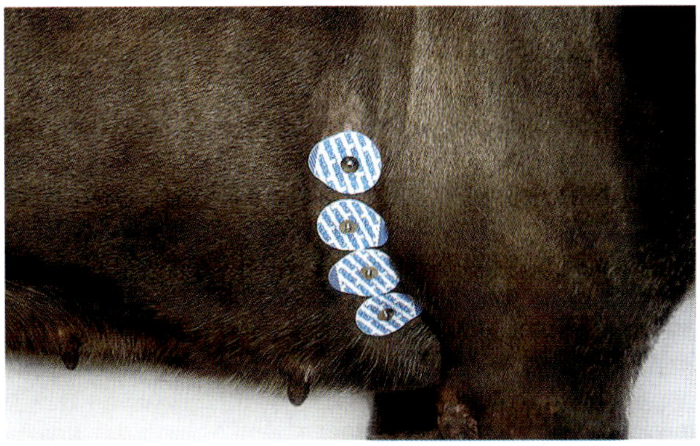

Figura 132.5 Região torácica lateral tricotomizada com aplicação de eletrodos para a realização de eletrocardiograma ambulatorial. (Fonte: Laboratório Veterinário Dognostic.)

sua causa por meio do registro de distúrbios do ritmo.[2] São exemplos dessas condições: a bradicardia súbita, as pausas prolongadas, o bloqueio atrioventricular (BAV) não relacionado a fenômenos vagais, o BAV de segundo grau do tipo II ou o BAV de grau avançado, as taquicardias paroxísticas com alta frequência (Figura 132.7), que, mesmo ocorrendo em pacientes assintomáticos, permitem inferir sua correlação com os sintomas com grande probabilidade de acerto.[9] A arritmia pode ser definida como causa de síncope, com base na gravidade da arritmia detectada no monitoramento Holter, nos outros achados clínicos, incluindo a evidência de doença cardíaca e pela predisposição racial à cardiopatia, além de se levar em consideração a prevalência de arritmias similares em animais normais.[1] Obviamente, é muito importante o conhecimento das características normais do monitoramento Holter nas diferentes espécies e raças.

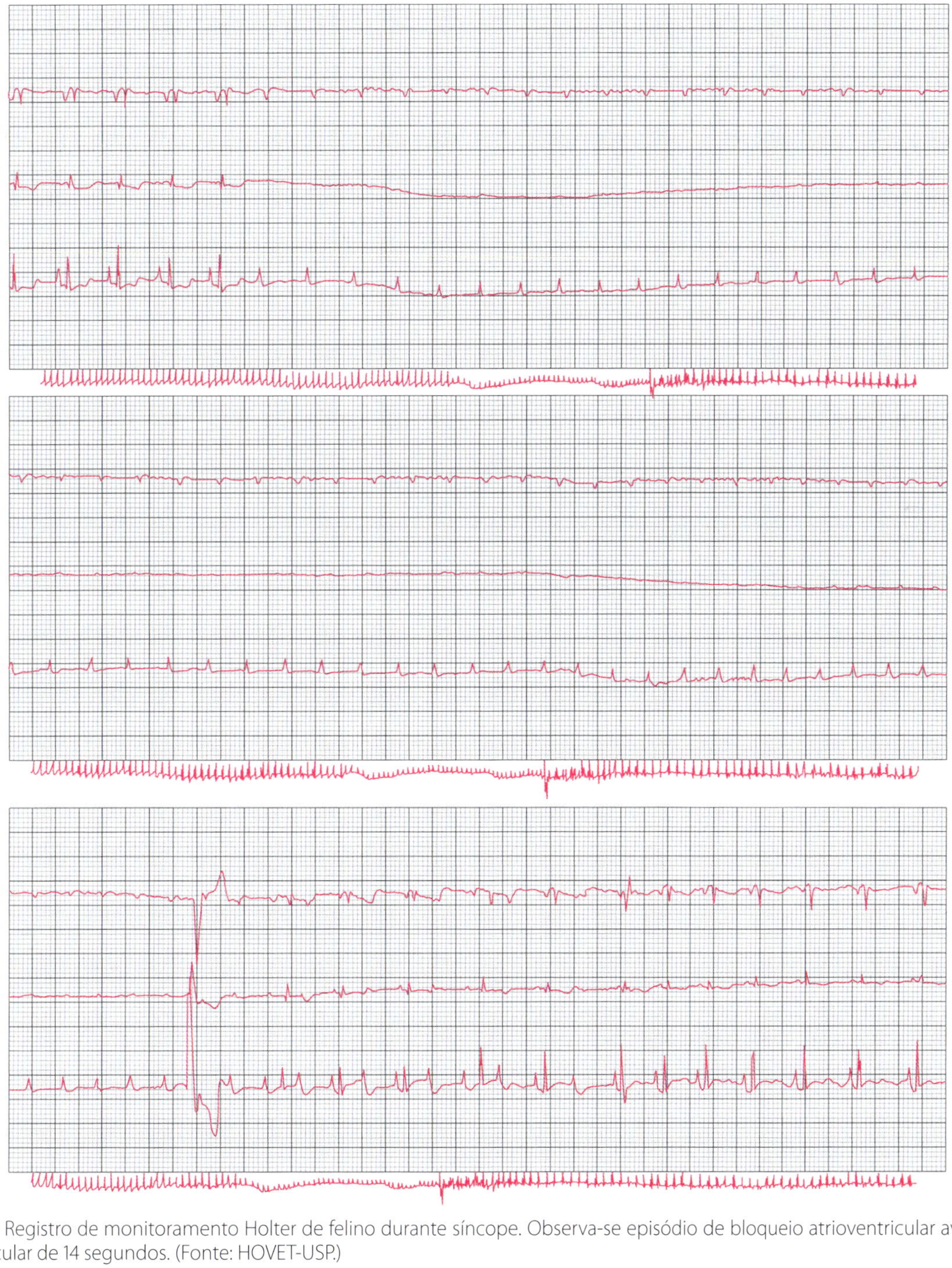

Figura 132.6 Registro de monitoramento Holter de felino durante síncope. Observa-se episódio de bloqueio atrioventricular avançado, com pausa ventricular de 14 segundos. (Fonte: HOVET-USP.)

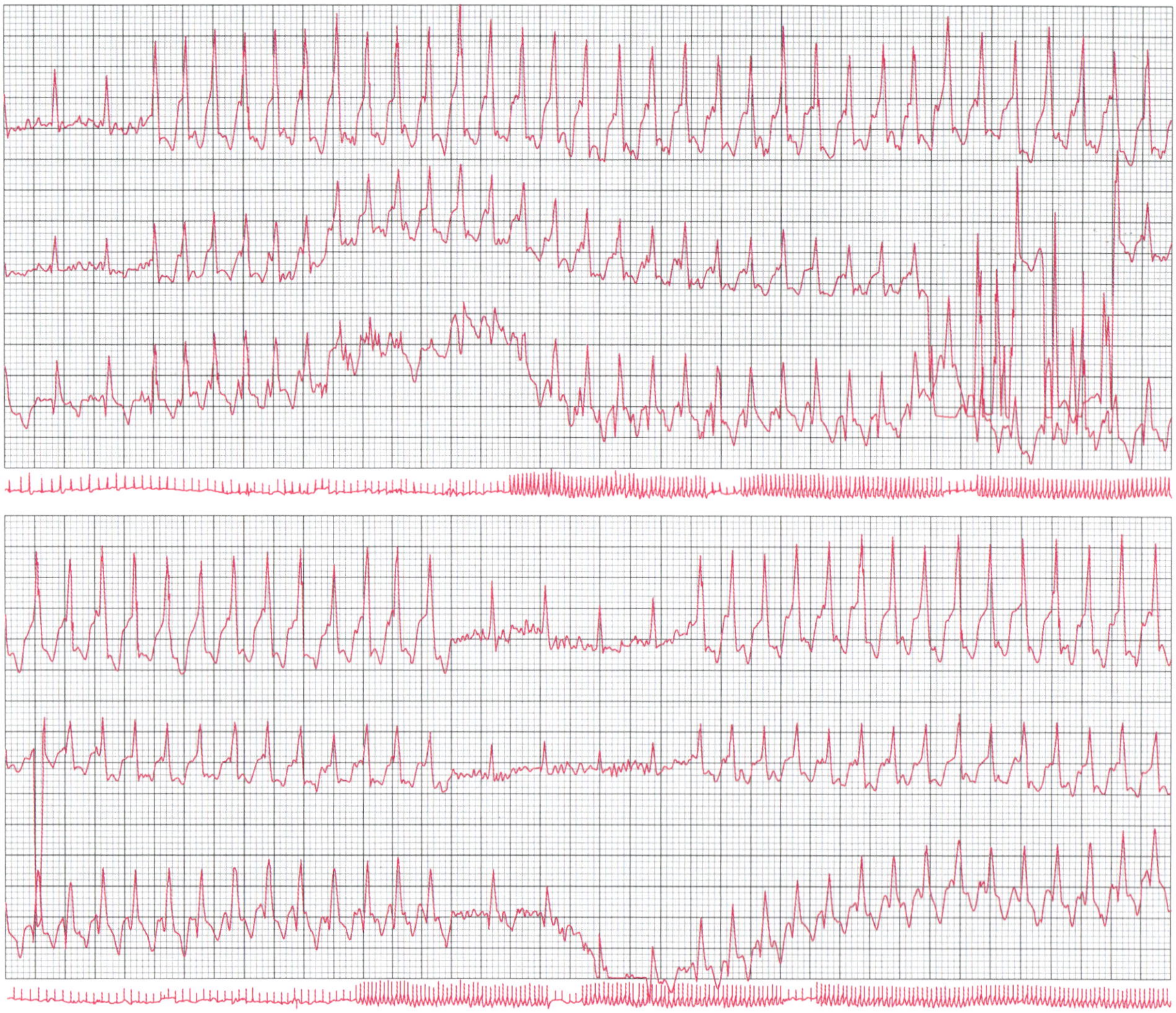

Figura 132.7 Registro de monitoramento Holter de cão Boxer com cardiomiopatia arritmogênica do ventrículo direito e histórico de síncope. Observa-se episódio de taquicardia ventricular não sustentada com alta frequência. (Fonte: HOVET-USP.)

Miller *et al.* (1999)[16] realizaram um estudo retrospectivo sobre a utilidade do monitoramento Holter em cães com síncope. Foram avaliados 50 exames de Holter, sendo o monitoramento Holter útil na identificação da causa da síncope em 42% dos casos, isto é, a arritmia foi descartada em 12% dos casos e incriminada em 30% (destes, 20% taquiarritmias e 10% bradiarritmias). Nesse mesmo estudo não houve qualquer correlação estatística entre a frequência dos episódios e o fato de o animal apresentar ou não a síncope durante o exame, levando os autores a concluírem que o monitoramento Holter não deve ser excluído como parte da abordagem diagnóstica apenas com base na baixa frequência da ocorrência da crise, antes do monitoramento.[16]

Avaliação do ritmo cardíaco em grupos de pacientes com ou sem sintomas

O monitoramento Holter pode constituir-se em meio diagnóstico útil também em pacientes que apresentam uma condição cardiológica específica, em que a ocorrência de arritmias de alto risco (Figura 132.7) é maior que a usual, a exemplo de pacientes com cardiomiopatia dilatada,[2] particularmente em cães Doberman[17] e Boxer[18] e de raças gigantes, assim como no Cocker Spaniel.

Outras indicações do monitoramento Holter incluem: a avaliação de arritmia ventricular familiar em Boxers,[19] mais recentemente denominada "cardiomiopatia arritmogênica ventricular direita",[18] além da associada à cardiomiopatia oculta em Dobermans;[20] assim como a caracterização da síndrome hereditária de morte súbita em cães Pastores-Alemães jovens,[8,21] que vão a óbito devido à taquicardia e à fibrilação ventricular, sem nenhuma outra alteração cardíaca percebida.

Diversos estudos demonstraram que o monitoramento com Holter em cães Boxer confere informações valiosas sobre o prognóstico dos animais afetados pela cardiomiopatia arritmogênica do ventrículo direito (CAVD). A presença de grande número de ectopias ventriculares isoladas e/ou taquicardia ventricular ao Holter e a idade avançada no momento do diagnóstico demonstraram ser preditores independentes de mortalidade cardíaca nesses animais.[22,23] Também a presença de síncopes, com ou sem sinais de insuficiência cardíaca, e o número de episódios de taquicardia ventricular detectadas ao Holter constituíram-se bons indicadores prognósticos para os cães Boxer com CAVD, uma vez que essas variáveis tiveram significativa correlação negativa com sua sobrevida.[24]

Cães com estenose subaórtica (ESA) ou cardiomiopatia hipertrófica (CMH) também são beneficiados com a realização do exame de Holter pela detecção de arritmias ventriculares, que podem predispor o paciente à morte súbita (MS) devido à taquicardia e à fibrilação ventricular associadas à hipertrofia do ventrículo esquerdo (HVE). A gravidade da ectopia ventricular tende a se correlacionar ao grau de gravidade da HVE e à obstrução da via de saída.[4,25] É possível que os felinos com

CMH também se beneficiem do monitoramento Holter, pois Goodwin *et al.* relataram, em 1992, o caso de um gato com CMH que apresentou extrassístoles ventriculares e taquicardia ventricular paroxística ao monitoramento Holter.[26]

Avaliação de isquemia miocárdica

Em veterinária, a utilidade do monitoramento Holter para a avaliação da isquemia miocárdica não é tão importante quanto em medicina humana. Mesmo assim, alterações do segmento ST, provavelmente relacionadas à isquemia miocárdica, podem ser identificadas em alguns pacientes com cardiomiopatia hipertrófica ou com estenose aórtica subvalvular moderada a grave.[2] Essas alterações do segmento ST são mais frequentes em cães com alto gradiente de pressão e sob exercício.[25]

Avaliação do prognóstico e do risco a eventos cardíacos em grupos com ou sem sintomas

Para a avaliação de risco e prognóstico, o exame de Holter pode, no momento, fornecer informações de três tipos: variabilidade da frequência cardíaca (VFC), relacionada à atividade autonômica; atividade ectópica ventricular como fator disparador de arritmias sustentadas; e presença de isquemia miocárdia, que também pode atuar como elemento modulador de um substrato arritmogênico. Surge, também, a perspectiva da obtenção do eletrocardiograma de alta resolução (ECGAR) a partir de gravações de Holter, nas quais pode-se avaliar a presença de potenciais tardios.[9]

Quanto à atividade ectópica ventricular, sabe-se que a presença de ectopias ventriculares numerosas e complexas (principalmente taquicardia ventricular – TV) e a disfunção sistólica miocárdica constituem fatores de risco significante para morte súbita (MS), tanto em seres humanos[7] como em cães.[4]

Além de levar em consideração apenas o número de ectopias ventriculares, deve-se avaliar, também, suas complexidades, considerando-se o polimorfismo, o bigeminismo e a presença de pares e de salvas de três ou mais complexos sucessivos.[7] habitualmente denominados "episódios de taquicardia ventricular não sustentada (TVNS)", a presença de salva de três ou mais complexos sucessivos (Figura 132.8) tem sido apontada como de valor prognóstico significativo.[9]

As variáveis obtidas de um registro Holter representam, pois, uma combinação simples, relativamente barata e de fácil execução para a identificação de um pequeno grupo de pacientes humanos sob alto risco de eventos arrítmicos pós-infarto do miocárdio. A perspectiva de os sistemas de Holter serem capacitados para realizar o ECGAR acena com a possibilidade de um único exame fornecer, rapidamente, a mais poderosa combinação para valor preditivo positivo de morte súbita pós-infarto.[9] Ainda são poucos os dados sobre a VFC e ECGAR em medicina veterinária, levando-se em consideração as diferentes cardiopatias que acometem os animais domésticos; mesmo assim, parece ser bastante promissora a utilização desses parâmetros, fornecidos pelo exame de monitoramento Holter, principalmente em relação à cardiomiopatia dilatada (em especial nos cães Boxers e Dobermans, que apresentam maior índice de arritmias ventriculares e MS).

Avaliação da terapêutica antiarrítmica

O uso da eletrocardiografia de longa duração para aferir a terapêutica medicamentosa baseia-se na hipótese de que a redução dos fenômenos arrítmicos estaria relacionada a uma melhora das manifestações clínicas e diminuição de risco de mortalidade, com aumento da sobrevida;[9,11] consiste na única técnica para avaliação quantitativa da eficácia da terapia antiarrítmica medicamentosa.[11] O estudo ESVEM (*Electrophysiologic Study Versus Electrocardiographic Monitoring*) revelou que os registros Holter conduziam à predição da eficácia de antiarrítmicos mais frequentemente que os testes eletrofisiológicos em pacientes humanos com taquiarritmias ventriculares sustentadas, e não houve diferença no sucesso da farmacoterapia selecionada pelos dois métodos. Os critérios de efeito antiarrítmico empregados no estudo ESVEM foram supressão de: 100% dos episódios de taquicardia ventricular com 15 ou mais batimentos, 90% da taquicardia ventricular com menos de 15 EVs, supressão de 80% dos batimentos acoplados e 70% de todos os batimentos ectópicos ventriculares.[27]

Um fator limitante desse tipo de avaliação é a variabilidade espontânea das arritmias.[3,7,9,11,15] Em relação às arritmias ventriculares, a variabilidade é maior quando a frequência de EVs é baixa (menor que 200 EVs/h) do que quando o número é alto (maior que 1.000 EVs/h); e, maior ainda, quando o intervalo entre os registros Holter é grande. Portanto, para se demonstrar, claramente, o efeito positivo da substância, o reexame deve

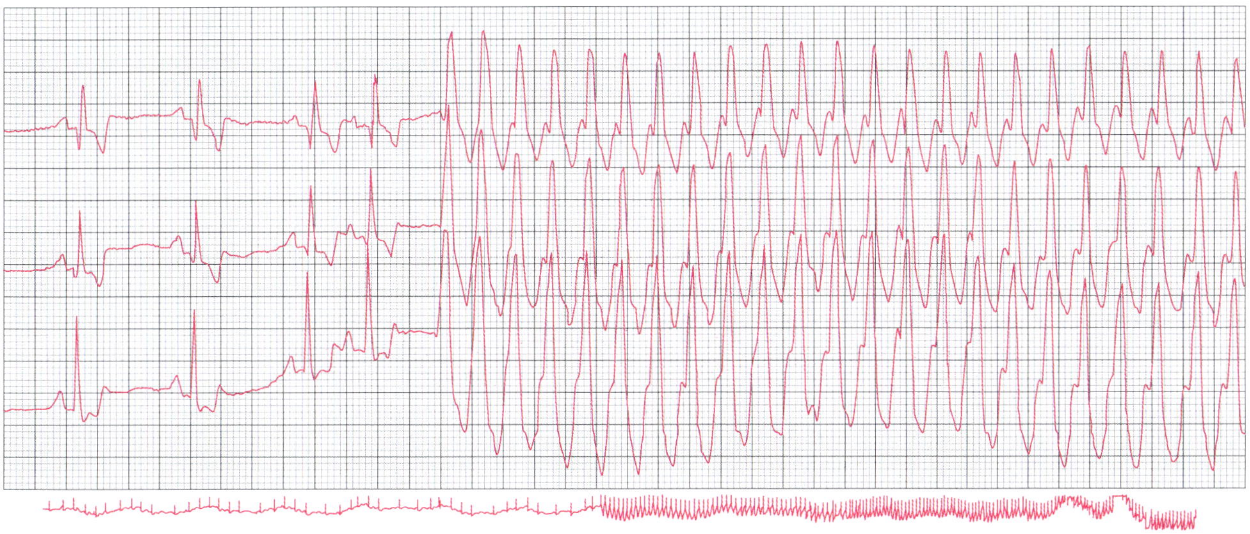

Figura 132.8 Registro de taquicardia ventricular ao monitoramento Holter de cão Boxer com cardiomiopatia dilatada que apresentou morte súbita 112 dias após o diagnóstico. (Fonte: HOVET-USP.)

ser feito em um curto período e a porcentagem de redução da arritmia deve ser significativa.[15,28] Geralmente, uma redução de 70% na ectopia é requerida para se distinguir a variabilidade normal do efeito da substância,[4] conforme verificada pelo estudo ESVEM.

É preciso lembrar que a diminuição na frequência da arritmia não assegura que a MS será prevenida; drogas podem ser antiarrítmicas, com pequeno efeito antifibrilatório, apenas. Além da diminuição da frequência da arritmia ventricular, outros meios de se averiguar o sucesso do tratamento são importantes; sob algumas circunstâncias, a TV pode não ser suprimida, mas a FC da taquiarritmia pode ser reduzida o suficiente para ser hemodinamicamente tolerada.[15,28]

O monitoramento Holter pode ser útil, ainda, no diagnóstico de pró-arritmias decorrentes do uso de drogas, podendo-se notar a piora da arritmia ou o surgimento de novos distúrbios.[9,11]

Quanto às arritmias supraventriculares, o registro Holter também é indicado para monitorar a FC de cães com fibrilação atrial (FA), durante as atividades diárias normais.[4,15] O objetivo da terapia medicamentosa é reduzir a resposta ventricular;[15] entretanto, a FC pode estar artificialmente elevada nas visitas ao clínico veterinário.

O funcionamento de marcapassos artificiais[1,2,4,7,11] e de desfibriladores implantáveis[9] também pode ser avaliado por monitoramento Holter, embora essas terapias, não farmacológicas das arritmias ainda sejam pouco utilizadas em medicina veterinária devido ao alto custo dos equipamentos.

SISTEMÁTICA DE ANÁLISE

A grande mudança na eletrocardiografia ambulatorial surgiu a partir da consolidação do uso do microcomputador. Até a década de 1980, havia a necessidade de computadores especializados com interação do operador e de componentes eletrônicos específicos. Todas essas funções são realizadas por meio de programas operando em um computador pessoal (PC). Um PC com uma placa de vídeo de alta qualidade e uma impressora *laser* com qualidade fotográfica são, hoje, ferramentas comuns para a análise de Holter.[29]

A sistemática de análise começa com a identificação do paciente no sistema de análise. Posteriormente, deve-se conferir a calibração e ajustar a análise do segmento ST pela identificação de três marcadores verticais: o primeiro encontra-se na linha de base (no nível do intervalo PR), o segundo no ponto J e o terceiro no fim do segmento ST. Após a marcação desses pontos, realiza-se a análise global do exame.[30]

A análise propriamente dita é realizada a partir do agrupamento dos complexos de acordo com as suas morfologias, sendo que o sistema seleciona em torno de cinco formas, iniciando pela forma normal (em que a maioria dos complexos QRS tem a mesma morfologia) e pela forma ventricular (que consiste em complexos QRS diferentes do padrão selecionado pelo sistema como normal). Os complexos supraventriculares são identificados indiretamente, segundo o índice de prematuridade.[30] Em virtude da grande intensidade de arritmia sinusal em cães, frequentemente complexos sinusais arrítmicos são classificados como supraventriculares.[4,8] Além dessas formas, o sistema agrupa as formas excluídas em artefatos e supraventriculares com aberrância.

Após a classificação, realiza-se a revisão por meio da análise dos eventos arrítmicos selecionados, que se inicia pela definição do ritmo cardíaco (sinusal, juncional, fibrilação atrial etc.), sendo de extrema importância a análise da morfologia da onda P e seu enlace com complexo QRS. Uma vez definido o ritmo cardíaco, deve-se proceder à revisão das arritmias ventriculares, supraventriculares, pausas e bloqueios. As arritmias ventriculares são classificadas em isoladas, pareadas, bigeminadas, trigeminadas, em taquicardia ventricular e fenômeno R sobre T; já as arritmias supraventriculares são classificadas, apenas, em isoladas, pareadas e em surtos de taquicardia supraventricular.[30]

A última etapa na sistemática de análise de monitoramento Holter consiste na verificação do diário de atividades e sintomas do paciente,[30] buscando correlacionar esses dados com alterações eletrocardiográficas,[8] como arritmias ou alterações na FC.

RELATÓRIO DO MONITORAMENTO HOLTER

O relatório do monitoramento Holter apresenta o horário do início do exame, a duração e a qualidade do registro, informações quanto à FC média, mínima e máxima horária e durante o período registrado (Figura 132.9).

O número total das arritmias supra ou ventriculares é apresentado, além do número a cada hora. As arritmias ventriculares também são classificadas segundo a sua complexidade, sendo numeradas as taquicardias ventriculares e os pares. O número total e a cada hora de taquicardias supraventriculares também é demonstrado.

Os sistemas fornecem várias tabelas: a tabela geral com FC mínima, média e máxima, além do número de eventos ventriculares discriminados em batimentos isolados, pareados ou em surtos de TV, o número de pausas e o tempo analisado.

Os eventos supra e ventriculares também têm uma tabela bem discriminada em relação ao número de complexos ectópicos por hora. Além disso, traçados representativos são apresentados.

VARIAÇÕES DA FREQUÊNCIA E DO RITMO CARDÍACOS EM CÃES E GATOS

Durante o monitoramento Holter, os cães normais apresentam grande variação da FC no decorrer do dia em virtude de demandas fisiológicas de exercício ou repouso[31] ou de excitação; na literatura, há registro de FC variando de um mínimo de 17 bpm a um máximo de até 300 bpm em animais normais.[8] Além disso, quando a FC é menor, em períodos de repouso ou

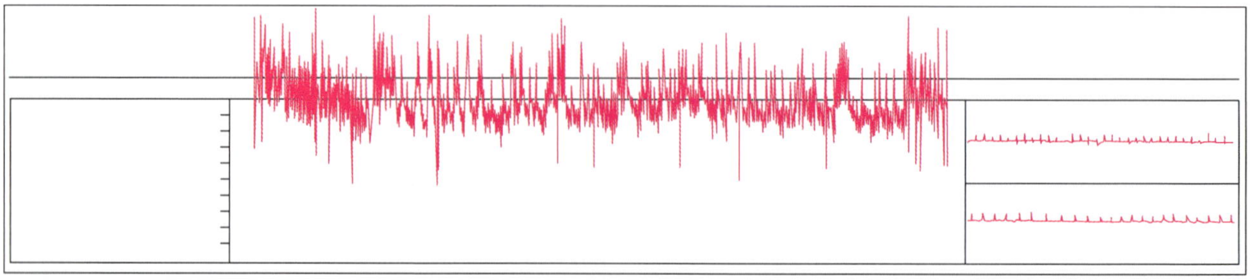

Figura 132.9 Monitoramento Holter de gato sem definição racial. Observa-se gráfico das frequências cardíacas registradas durante as 24 horas. (Fonte: HOVET-USP.)

durante o sono, os cães podem apresentar arritmia sinusal bastante acentuada, pausas sinusais (ocasionalmente maiores que 5 segundos) e infrequentes BAV 2º grau.[8]

É importante ressaltar que, antes da disponibilidade de realização de monitoramento Holter em gatos, desconheciam-se suas frequências cardíacas em seus ambientes domiciliares.[31] Assim, gatos normais parecem apresentar uma menor variação da FC durante o monitoramento Holter[3] do que os cães, embora a FC tenha variado de um mínimo de 75 bpm a um máximo de 279 bpm[32] em um grupo de gatos normais Além disso, a arritmia sinusal também parece ser comum em gatos normais, também associada à bradicardia.[3,32]

Algumas extrassístoles supra e ventriculares podem ser observadas em indivíduos clinicamente normais;[8] em relação à arritmia ventricular, complexos isolados e esporádicos podem ocorrer em cães,[10,12,33] em seres humanos[7] e em felinos normais;[3,32] a incidência das arritmias ventriculares aumenta com a idade, tanto em seres humanos[7] quanto em felinos[3] e em cães.[8] Complexos ventriculares prematuros (CVP) frequentes parecem ser alterações precoces da doença miocárdica em cães Boxers e Dobermans, entretanto ainda não se sabe qual número de CVP é considerado normal nas diferentes raças de cães ou em outras espécies, apesar de um grande número de CVP e/ou a presença de TV paroxística ser preocupante.[8] Assim, em cães da raça Doberman,[17], bem como da raça Boxer,[18] considera-se anormal mais de 100 CVP no período de 24 horas.

Foi sugerido por Meurs (2004) um critério para o diagnóstico de cães Boxer afetados pela cardiomiopatia arritmogênica, utilizando-se a interpretação das arritmias ventriculares observadas no eletrocardiograma ambulatorial, associada à história familiar do animal e exclusão de doenças sistêmicas concomitantes.[34] Mais recentemente, foi proposto novo critério para essa classificação, sendo considerados sem evidências da doença os cães Boxer com mais de 6 anos que têm de 0 a 50 CVPs/24 horas (predominantemente isolados e monomórficos) em diversos exames realizados ao longo de 2 anos; suspeitos para a doença os cães Boxer com 50 a 300 CVPs/24 horas e doentes os cães Boxer com salvas de taquicardia ventricular e/ou mais de 300 CVPs/24 horas, após terem sido excluídas outras possíveis causas de arritmias ventriculares.[35]

MONITOR DE EVENTOS

Outro tipo de monitoramento eletrocardiográfico é possível por meio de monitores de eventos,[36] em que se utiliza a tecnologia da memória circular que pode apenas reter a informação eletrocardiográfica temporariamente. O principal objetivo desse tipo de monitoramento eletrocardiográfico ambulatorial é o esclarecimento de sintomas.[9] Entretanto, o proprietário deve ativar o monitor de eventos uma vez que observe o animal apresentar o sintoma clínico;[36] dessa maneira, salva-se o exato segmento eletrocardiográfico na memória permanente do monitor. Vários episódios podem ser gravados durante o período de dias e, então, decodificados ou enviados transtelefonicamente para centrais de decodificações.

O monitor de eventos tem uma atuação fundamental no esclarecimento de arritmias cardíacas não diagnosticadas por meio do monitoramento Holter e/ou pelo eletrocardiograma de repouso, em pacientes com sintomas infrequentes.[37]

ANÁLISE DA VARIABILIDADE DA FREQUÊNCIA CARDÍACA

Além do ritmo cardíaco, outro importante parâmetro avaliado por meio da eletrocardiografia ambulatorial é a variabilidade da frequência cardíaca (VFC), cuja análise se presta para a avaliação indireta do papel do sistema nervoso autônomo (SNA) sobre o coração de indivíduos normais ou doentes, seja por doenças cardiovasculares ou não cardiovasculares. As variações que ocorrem na frequência cardíaca de um animal denotam um adequado funcionamento do tônus autonômico e boa capacidade de resposta cardiovascular aos estímulos fisiológicos e mecanismos patológicos.[38,39] Quando há predomínio da atividade simpática, observa-se taquicardia e diminuição da variabilidade dos intervalos R-R, enquanto o aumento do tônus parassimpático causa maior grau de variação dos intervalos R-R. Esse efeito oscilante do SNA confere efeito protetor à saúde do organismo por induzir a maior estabilidade elétrica do coração.[40]

A VFC pode ser avaliada por análise no domínio do tempo ou no domínio da frequência. No domínio do tempo, os intervalos R-R de determinado período são mensurados pelo *software* do Holter, e a partir dessa mensuração são calculados diversos índices, que mostram a flutuação da frequência cardíaca que ocorre durante os ciclos cardíacos. Tais índices são:

- SDNN – 24 horas: desvio padrão de todos os intervalos RR normais gravados em 24 horas (expresso em milissegundos)
- SDANN: desvio padrão das médias dos intervalos RR normais a cada 5 minutos, gravados em 24 horas (expresso em milissegundos)
- SDNN índice: média do desvio padrão dos intervalos RR normais a cada 5 minutos (expresso em milissegundos)
- rMSSD: raiz quadrada da média do quadrado das diferenças entre intervalos RR normais adjacentes, gravados em 24 horas (expresso em milissegundos)
- pNN50: porcentagem dos intervalos RR adjacentes com diferença de duração maior que 50 milissegundos (%).

Os três primeiros índices são obtidos a partir de registros de longa duração e representam as atividades simpática e parassimpática, porém não permitem distinguir se as alterações da VFC são por aumento do tônus simpático ou diminuição do tônus vagal. Já os índices rMSSD e pNN50 representam a atividade parassimpática, calculados pela análise de intervalos RR adjacentes.[39]

Outra forma de análise da VFC no domínio do tempo é a partir de métodos geométricos, como o índice triangular e a plotagem de Lorenz ou plot de Poincaré. O índice triangular é calculado a partir da construção de um histograma, composto em seu eixo horizontal (eixo X) do comprimento dos intervalos RR normais e, em seu eixo vertical (eixo Y), da frequência com que cada um deles ocorreu; a largura da base do triângulo formado no histograma expressa a variabilidade dos intervalos RR, ou seja, quanto mais larga sua base, maior a VFC (Figura 132.10).

O plot de Poincaré (ou plotagem de Lorenz) é um método geométrico para a análise da dinâmica da VFC, representado em um plano cartesiano no qual os intervalos RR são correlacionados com os antecedentes, definindo pontos no plot. Sua análise pode ser feita de forma qualitativa (visual) ou quantitativa, por meio da obtenção de três índices: SD1 (dispersão dos pontos em curto prazo), SD2 (dispersão dos pontos em longo prazo, em registros de longa duração) e a razão SD1/SD2.[38] Análises do plot de Poincaré, geradas a partir do estudo eletrocardiográfico ambulatorial de 24 horas em cães saudáveis, denotaram um padrão de "Y" da imagem do gráfico, sendo que os braços do "Y" foram derivados, principalmente, dos períodos de repouso, e o caule derivado dos períodos de atividades (Figura 132.11). Nesse estudo, os descritores quantitativos do plot (SD1, SD2, razão SD1/SD2) tiveram forte correlação com outros índices de VFC no domínio do tempo, portanto, foram considerados marcadores aceitáveis do tônus autonômico de cães saudáveis.

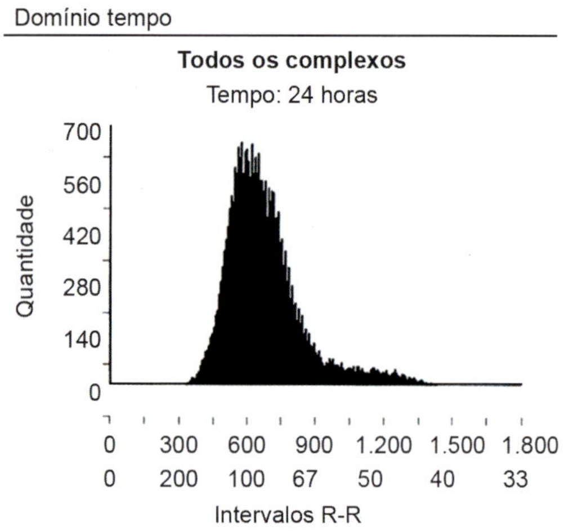

Figura 132.10 Histograma obtido no exame de Holter de cão sadio demonstrando a VFC no domínio do tempo. Eixo X: tempo de duração dos intervalos RR normais; eixo Y: frequência de ocorrência desses intervalos. (Fonte: Serviço de Cardiologia do Hospital Veterinário da FMVZ-USP.)

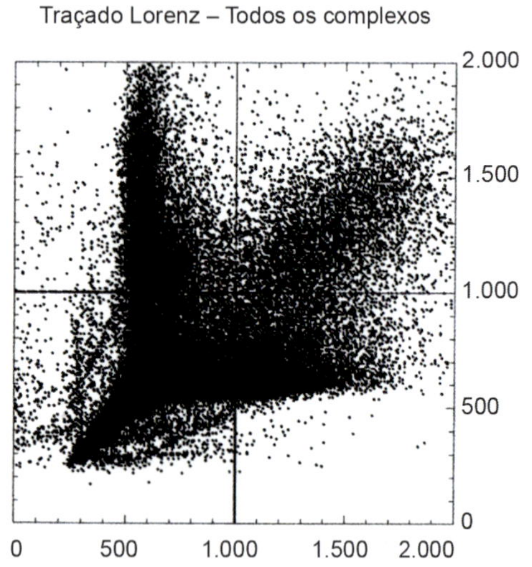

Figura 132.11 Plot de Poincaré obtido no estudo eletrocardiográfico ambulatorial de cão sadio, no qual se observa o formato em "Y" da distribuição dos batimentos cardíacos durante as 24 horas. (Fonte: Serviço de Cardiologia do Hospital Veterinário da FMVZ-USP.)

No entanto, a análise qualitativa (visual) foi considerada melhor que a quantitativa, por apresentar menor variabilidade diária.[41]

A VFC também pode ser analisada no domínio da frequência, avaliando-se os componentes de alta frequência (HF, do inglês *high frequency*) que indica a ação vagal sobre o coração, componentes de baixa frequência (LF, do inglês *low frequency*), decorrentes da ação conjunta do simpático e parassimpático sobre o coração, e componentes de muito baixa e ultra baixa frequências (VLF, do inglês *very low frequency* e ULF, do inglês *ultra low frequency*), que constituem índices provavelmente relacionados ao sistema renina-angiotensina-aldosterona, à termorregulação e ao tônus vasomotor periférico. A relação LF/HF demonstra as alterações dos componentes simpático e parassimpático, denotando o balanço do SNA sobre o coração.[39]

A VFC tem sido amplamente estudada em diversas doenças, tanto na medicina humana como, mais recentemente, também na medicina veterinária. Em seres humanos, observou-se que, em pacientes com insuficiência cardíaca congestiva, a diminuição na variabilidade da frequência cardíaca devido ao aumento do tônus simpático foi associada ao desenvolvimento de arritmias ventriculares fatais, sendo esse parâmetro utilizado como fator preditivo de morte súbita nesses pacientes.[39,42,43] De fato, diversos trabalhos demonstram maiores índices de mortalidade após infarto agudo do miocárdio em pacientes humanos com valores reduzidos de VFC, por diminuição da atividade vagal e prevalência da ativação simpática sobre o coração, o que proporciona instabilidade elétrica cardíaca e surgimento de arritmias fatais.[38,44] Os índices de VFC também já foram utilizados para estudo de diversas condições em seres humanos, como cardiomiopatias, hipertensão arterial, insuficiência cardíaca e morte súbita, entre outras.[44]

Em medicina veterinária, a VFC foi inicialmente estudada em cães Doberman com cardiomiopatia dilatada, não sendo encontradas alterações em seus índices nos cães que apresentavam insuficiência miocárdica leve a moderada, quando comparados aos cães Doberman com valores normais de função sistólica ao ecocardiograma.[45]

A VFC também foi avaliada em seres humanos com cardiomiopatia arritmogênica do ventrículo direito (CAVD), encontrando-se diminuição nos valores de seus índices em pacientes afetados com a forma mais grave da doença, sugerindo um papel importante do sistema nervoso autônomo na gênese das arritmias ventriculares observadas nessa doença.[43] Estudos semelhantes foram realizados em cães da raça Boxer com CAVD, no intuito de elucidar o papel da estimulação simpática na gênese das arritmias ventriculares.[5,24,42,43] Esses estudos não encontraram diferenças significativas nos índices de VFC nos animais afetados e sem insuficiência cardíaca congestiva (ICC); no entanto, nos cães Boxer com disfunção sistólica e ICC secundárias à CAVD, foi encontrada redução nos valores de VFC, provavelmente devido à presença de altos níveis circulantes de catecolaminas pela ativação simpática que ocorre na ICC, consequentemente reduzindo a VFC de forma significativa nesses animais.[24,43]

A VFC também foi estudada em cães com valvopatia mixomatosa valvar mitral avançada. Em um estudo, os animais que apresentavam síncope como consequência dessa doença, não tiveram maior número de episódios arrítmicos ao Holter do que aqueles que não tinham síncope; porém, tiveram menos arritmia sinusal, além de alterações nos índices de variabilidade da frequência cardíaca, sugerindo diminuição da modulação parassimpática e aumento da modulação simpática no ritmo cardíaco desses pacientes.[46]

REFERÊNCIAS BIBLIOGRÁFICAS

1. Miller MS *et al.* Electrocardiography. In: Fox PR, Sisson D, Moïse NS (editors). Textbook of canine and feline cardiology. 2. ed. Philadelphia: W.B. Saunders; 1999. p. 67-105.
2. Moïse NS, Defrancesco T. Twenty-four hour ambulatory electrocardiography (Holter monitoring). In: Bonagura JD, Kirk RW (editors). Current veterinary therapy. 12. ed. Philadelphia: W.B. Saunders; 1995. p. 792-99.
3. Ware WA. Twenty-four-hour ambulatory electrocardiography in normal cats. J Vet Int Med. 1999;3(3):175-80.
4. Goodwin JK. Holter monitoring and cardiac event recording. Vet Clin North Am Sm Anim Pract. 1998;28(6):391-1407.
5. Scansen BA, Meurs KM, Spier AW, Koplitz S, Baumwart RD. Temporal variabilitity of ventricular arrhythmias of Boxer dogs with arrhythmogenic right ventricular cardiomyopathy. J Vet Int Med. 2009;23(5):1020-4.
6. Tilley LP. Essentials of canine and feline electrocardiography. 3. ed. Philadelphia: Lea & Febiger; 1992. 470 p.
7. Moreira DAR. Arritmias cardíacas: clínica, diagnóstico e terapêutica. São Paulo: Artes Médicas; 1995. 528 p.
8. Ware WA. Practical use of Holter monitoring. Compendium on Continuing Education for the Practicing Veterinarian. 1998;20(2):167-77.
9. Grupi CJ *et al.* Eletrocardiografia de longa duração: o sistema Holter. In: Moffa PJ, Sanches PCR. Tranchesi: eletrocardiograma normal e patológico. São Paulo: Roca; 2001. p. 801-38.

10. Ullhoa HM *et al.* Arrythmia prevalence during ambulatory electrocardiographic monitoring of beagles. Am J Vet Res. 1995;56(3):275-81.
11. Crawford MH. *et al.* ACC/AHA guidelines for ambulatory electrocardiography. J Am Col Card. 1999;34:912-94.
12. Leomil Neto M. *et al.* Padronização da monitorização eletrocardiográfica por 24 horas em cães. Arq Bras Med Vet Zoot. 2002;54(2):133-38.
13. Sosa E *et al.* Consenso SOCESP – SBC sobre eletrocardiografia pelo sistema Holter. Revista da Sociedade de Cardiologia do Estado de São Paulo. 1995;5(2):232-35.
14. Fox PR *et al.* Analysis of continuous ECG (Holter) monitoring in normal and cardiomyopathic cats in congestive heart failure. J Vet Int Med. 1998;12:199.
15. Moïse NS. Diagnosis and management of canine arrhythmias In: Fox PR *et al.* Textbook of canine and feline cardiology. 2. ed. Philadelphia: W.B. Saunders; 1999. p. 331-85.
16. Miller RH *et al.* Retrospective analysis of the clinical utility of ambulatory electrocardiographic (Holter) recordings in syncopal dogs: 44 cases (1991-1995). J Vet Int Med. 1999;13(2):111-22.
17. Calvert CA. Diagnosis and management of ventricular tachyarrhythmias in Doberman Pinscher with cardiomyopathy. In: Bonagura JD, Kirk RW. Current veterinary therapy. 12. ed. Philadelphia: W.B. Saunders; 1995. p. 799-806.
18. Meurs KM. Right ventricular arrhythmic cardiomyopathy: an update on Boxer cardiomyopathy. The North American Veterinary Conference, 2005 Proceedings [...]; 2005. p. 122-23.
19. Meurs KM *et al.* Familial ventricular arrhythmias in Boxers. J Vet Int Med. 1999;13(5):437-39.
20. Calvert CA, Meurs KM. CVT update: Doberman Pinscher occult cardiomyopathy. In: Bonagura JD, Kirk RW. Current veterinary therapy. 13. ed. Philadelphia: W.B. Saunders; 2000. p. 756-60.
21. Moïse NS *et al.* Inherited ventricular arrhythmias and sudden death in German Shepard dogs. J Am Col Card. 1994;24(1):233-46.
22. Caro-Vadillo A, García-Guasch L, Carretón E, Montoya-Alonso JA, Manubens J. Arrhythmogenic right ventricular cardiomyopathy in Boxer dogs: a restrospective study of survival. Veterinary Record. 2013;172(10):268.
23. Mötsküla PF, Linney C, Palermo V, Connolly DJ, French A, Mcewan D *et al.* Prognostic value of 24-hour ambulatory ECG (Holter) monitoring in Boxer dogs. J Vet Int Med. 2013;27:904-12.
24. Chamas PPC, Oliveira VMC, Yamaki FL, Goldfeder GT, Larsson MHMA. Prognostic value of heart rate variability and Holter monitoring in Boxer dogs with arrhythmogenic right ventricular cardiomyopathy. Arq Bras Med Vet Zoot. 2016;68(5):1219-27.
25. Lehmkuhl LB, Bonagura JD. CVT update: canine subvalvular aortic stenosis. In: Bonagura JD, Kirk RW. Current veterinary therapy. 12. ed. Philadelphia: W.B. Saunders; 1995. p. 822-26.
26. Goodwin JK *et al.* Results of continuous ambulatory electrocardiography in a cat with hypertophic cardiomyopathy. J Am Vet Med Assoc. 1992;200(9):1352-4.
27. Mason JW. A comparison of electrophysiologic testing with Holter monitoring to predict antiarrhythmic-drug efficacy for ventricular tachyarrythmias: electrophysiologic study *versus* electrocardiographic monitoring. N Engl J Med. 1993;329(7):445.
28. Moïse NS. CVT update: ventricular arrhythmias. In: Bonagura JD, Kirk RW (editors). Current Veterinary Therapy. 13. ed. Philadelphia: W.B. Saunders; 2000. p. 733-37.
29. Silva MAC. Fundamentos dos "softwares" de análise. Monitores de Holter. In: Souza OF. *et al.* O sistema Holter e outros métodos nas arritmias cardíacas. Rio de Janeiro: Revinter; 2001. p. 7-11.
30. Souza OF, Pereira LS. Sistemática de análise. Forma de Laudo. In: Souza OF *et al.* O sistema Holter e outros métodos nas arritmias cardíacas. Rio de Janeiro: Revinter; 2001. p. 13-24.
31. Santilli R, Moïse NS, Pariaut R, Perego M. Electrocardiography of the dog and cat. Trento: Edra; 2018.
32. Yamaki FL. Padronização de monitorização eletrocardiográfica ambulatorial por 24 horas (sistema Holter) de felinos clinicamente normais. Dissertação [Mestrado em Clínica Veterinária] – curso de Pós-graduação em Clínica Médica de Pequenos Animais, Universidade de São Paulo; 2001. 63 p.
33. Meurs KM *et al.* Use of ambulatory electrocardiography for detection of ventricular premature complexes in healthy dogs. J Am Vet Med Assoc. 2001;218:1291-2.
34. Meurs KM. Boxer dog cardiomyopathy: an update. Vet Clin North Am Sm Anim Pract. 2004;34(5):1235-44.
35. Meurs KM, Stern JA, Reina-Doreste Y, Spier AW, Koplitz SL, Baumwart RD. Natural history of arrhythmogenic right ventricular cardiomyopathy in the Boxer dog: a prospective study. J Vet Int Med. 2014;28:1214-20.
36. Côté E, Ettinger SJ. Electrocardiography and cardiac arrhythmias. In: Ettinger SJ, Feldman EC (editors). Textbook of veterinary internal medicine. 6. ed. St. Louis: Elsevier Saunders; 2005. p. 1040-76.
37. Souza OF, Pereira LSM, Santos AIC, Perez CM. Monitor de eventos ("looper") no diagnóstico das arritmias cardíacas sintomáticas. In: Souza OF, Pereira LS (editors). O sistema Holter e outros métodos nas arritmias cardíacas. Rio de Janeiro: Revinter; 2001.
38. Malik JM, Bigger T, Camm AJ, Kleiger RE, Malliani A, Moss AJ *et al.* Heart rate variability: standards of measurement, physiological interpretation, and clinical use. European Heart Journal. 1996;17(3):354-81.
39. Vanderlei LCM, Pastre CM, Hoshi RA, Carvalho TD, Godoy MF. Noções básicas de variabilidade da frequência cardíaca e sua aplicabilidade clínica. Rev Bras Cir Cardio. 2009; 24(2):205-17.
40. Grupi CJ, Moraes R. Variabilidade da frequência cardíaca: conceito e utilidade clínica. In: Ramires JAF, Oliveira SA. Eletrocardiograma: normal e patológico. 7. ed. São Paulo: Roca; 2001. p. 839-68.
41. Blake RR, Shaw DJ, Culshaw GJ, Martinez-Pereira Y. Poincaré plots as a measure of heart rate variability in healthy dogs. J Vet Cardio. 2018;20(1):20-32.
42. Spier AW, Meurs KM, Wright NA. Analysis of heart rate variability in Boxer dogs with arrhythmogenic cardiomyopathy. In: American Conference of Veterinary Internal Medicine, 2002, Dallas, Texas. Abstracts [...]; 2002. p. 343.
43. Spier AW, Meurs KM. Assessment of heart rate variability in Boxers with arrhythmogenic right ventricular cardiomyopathy. J Am Vet Med Assoc. 2004;224(4):534-7.
44. Folino AF, Buja G, Bauce B, Thiene G, Volta SD, Nava A. Heart rate variability in arrhythmogenic right ventricular cardiomyopathy: correlation with clinical and prognostic features. Pacing Clinical Electrophysiology. 2002;25(9):1285-92.
45. Calvert CA, Jacobs GJ. Heart rate variability in Doberman Pinschers with and without echocardiographic evidence of dilated cardiomyopathy. Am J Vet Res. 2000;61(5):506-11.
46. Rasmussen CE, Falk T, Petric AD, Schaldemose M, Zois NE, Moesgaard SG *et al.* Holter monitoring of small breed dogs with advanced myxomatous mitral valve disease with and without a history of syncope. J Vet Int Med. 2014;28:363-70.

133 Exame Ecocardiográfico

André Martins Gimenes • Matheus Matioli Mantovani • Guilherme Teixeira Goldfeder • Maria Helena Matiko Akao Larsson

INTRODUÇÃO

O ecocardiograma (ECO) é o exame complementar não invasivo mais importante no diagnóstico das cardiopatias de cães e gatos.[1] Ele consiste no estudo das diversas estruturas cardíacas por meio de feixes de ultrassom, seguindo os mesmos princípios físicos do ultrassom abdominal para a formação da imagem.[2] O termo ecocardiograma foi proposto pelo American Institute of Ultrasound in Medicine para designar o exame ultrassonográfico do coração.[3]

As indicações mais frequentes da ecocardiografia vão além do papel fundamental na identificação de pacientes com cardiopatias. A avaliação do tamanho das câmaras cardíacas, com a identificação de remodelamento e alteração estrutural do coração, estadiamento das valvopatias e cardiomiopatias, avaliações hemodinâmica e de função miocárdica são as indicações mais frequentes na prática clínica.[4,5] Além de apoio diagnóstico, o exame fornece elementos para a orientação terapêutica e avaliação prognóstica.[5-10]

Nos últimos anos, o ecocardiograma tornou-se uma técnica de imagem amplamente difundida, devido à sua versatilidade e à sua portabilidade. Várias inovações técnicas e novas metodologias para a avaliação da deformação provocada pela contração miocárdica têm sido introduzidas, incluindo o uso de agentes de contraste, modalidade *speckle tracking* e ecocardiografia tridimensional, resultando em imagens de melhor qualidade e possibilitando a avaliação de novos parâmetros, como sincronia cardíaca, perfusão coronariana e avaliações mais fidedignas das funções diastólica, sistólica e das pressões de enchimento.[4,6,11]

O ecocardiograma transtorácico convencional completo (ETT) inclui as imagens bidimensionais e em modo M, bem como as diversas modalidades de Doppler espectral e mapeamento de fluxo em cores, acrescidas do Doppler tecidual. O ecocardiograma transesofágico (ETE) expandiu o alcance diagnóstico do método, compensando limitações do acesso transtorácico e facilitando a utilização intraoperatória, permitindo assim o monitoramento hemodinâmico e auxiliando em procedimentos terapêuticos intervencionistas.[12,13] O ecocardiograma sob estresse, isolado ou associado ao uso de contraste, aumentou as possibilidades de investigação de doenças coronarianas. O progresso tecnológico dos últimos anos tornou factível o exame ecocardiográfico tridimensional, com potencial para auxiliar tanto no diagnóstico quanto no planejamento de procedimentos de intervenção para cardiopatias congênitas, embora seja ainda pouco disponível na rotina de atendimento cardiológico veterinário.[5,11]

FUNDAMENTOS DO EXAME ECOCARDIOGRÁFICO

As diversas técnicas utilizadas no exame ecocardiográfico baseiam-se na aplicação do ultrassom. Feixes de ondas acústicas de alta frequência, em uma faixa inaudível (1 a 12 MHz), são emitidos por transdutores e penetram tecidos de densidade variável nas chamadas "janelas acústicas", que compreendem os locais onde é possível visibilizar o coração sem que haja interferência das costelas e dos pulmões, pois ambos são maus condutores dos feixes de ultrassom e impedem a análise do órgão. Ao incidir em interfaces de estruturas com diferentes densidades acústicas, as ondas parcialmente refletidas são captadas pelo mesmo transdutor e transformadas em sinais elétricos. No entanto, a quantidade de ondas que retorna para o transdutor varia segundo o ângulo de incidência. Uma reflexão ótima da onda de ultrassom ocorre em ângulo perpendicular (90°), e a pior ocorre quando há alinhamento paralelo entre o ultrassom e o tecido estudado (0°).[4,14]

O processamento eletrônico do sinal é realizado por computação, que analisa variações na intensidade e no tempo de transmissão das ondas, produzindo imagens planares bidimensionais dinâmicas em tempo real das estruturas cardíacas.[5]

À medida que o ultrassom penetra no corpo, a força do sinal é progressivamente reduzida, devido a fenômenos como reflexão, dispersão, refração e atenuação, que, em última análise, convertem a energia ultrassonográfica em calor, fato positivamente proporcional à frequência do transdutor. A profundidade de penetração do ultrassom para uma imagem adequada geralmente está limitada a aproximadamente 200 comprimentos de onda, o que faz com que um transdutor de 2 MHz alcance a profundidade de 20 cm, e um de 5 MHz, a profundidade de 6 cm. As fontes mais frequentes de atenuação durante o estudo ultrassonográfico são os pulmões e a existência de interposição de ar entre o transdutor e o coração, como no enfisema subcutâneo, no pneumotórax ou no pneumopericárdio, causada por alta impedância acústica do ar, motivo pelo qual se usa gel para a realização desses exames.[4]

As imagens bidimensionais podem ser obtidas utilizando o ultrassom refletido com frequência fundamental (igual à emitida) ou realçadas com análise de frequências harmônicas. A análise da variação entre as frequências do ultrassom emitido e refletido (efeito Doppler) possibilita a determinação das velocidades do fluxo sanguíneo, dando origem às diversas modalidades de estudo com Doppler.[6]

MODALIDADES ECOCARDIOGRÁFICAS

Modo M

A técnica unidimensional ou modo M (M de movimento) foi, por cerca de 20 anos, a única modalidade ecocardiográfica disponível,[3] tendo sido descrita pela primeira vez, em medicina veterinária, no ano de 1977 em equinos.[15]

Essa modalidade ecocardiográfica consiste na representação gráfica de profundidade × tempo, indicando a movimentação de estruturas ao longo de uma linha única, selecionada a partir da imagem bidimensional. É utilizada para medir os diâmetros das câmaras e avaliar a espessura ou mobilidade de estruturas cardíacas.[5]

Por trabalhar com apenas uma dimensão, o traçado em modo M apresenta frequência de repetição de pulso limitada apenas pelo tempo necessário para o feixe de ultrassom percorrer até a máxima profundidade de interesse e voltar ao transdutor. Como exemplo, uma profundidade de 20 cm a uma velocidade de propagação de 1.540 mm/segundo é alcançada em 0,26 segundo, tornando possível uma frequência de repetição de pulso de 3.850 pulsos por segundo. Atualmente, na prática clínica diária, os aparelhos de ecocardiografia trabalham com frequência de repetição de pulso em torno de 1.800 pulsos por segundo para estudos em modo M.[3,4,14]

Essa frequência extremamente alta possibilita a avaliação adequada de estruturas cardíacas que se movimentam com rapidez, como folhetos valvares, além de detectar vibrações de alta frequência, como ocorre na cúspide mitral e no septo interventricular quando há insuficiência aórtica. Estruturas que se movem continuamente, como o endocárdio ventricular, também são visibilizadas com maior resolução ao modo M.[3,14,15]

Apesar de o diagnóstico ter sido imensamente facilitado com o aparecimento das novas técnicas (bidimensional, Doppler, mapeamento de fluxo em cores etc.), em vez de desaparecer, novas técnicas de utilização da alta resolução temporal do modo M foram incorporadas ao exame ecocardiográfico, como o modo M colorido, o modo M anatômico e as técnicas do Doppler tecidual e *strain rate*, associadas ao modo M, como será mostrado adiante.[3]

Modo B

O modo B (de brilho) é a espinha dorsal do exame ecocardiográfico. Com ele se inicia o exame e a partir dele se aplicam as demais modalidades (modo M, Doppler convencional, tecidual).[16]

Por essa técnica oferecer uma visão anatômica do coração, viabiliza o estudo acurado da morfologia cardíaca, sendo de extrema utilidade quando se trata de anomalias congênitas, pois, nesses casos, pode haver uma infinidade de alterações morfológicas e de conexão das estruturas cardíacas. É útil também na diferenciação entre trombos e formações neoplásicas intracardíacas e na análise de regiões de difícil acesso com o ecocardiograma unidimensional, por exemplo, a região apical.[2]

Com o surgimento da modalidade, tornou-se evidente a necessidade de padronização e sistematização de nomenclatura (como denominar os cortes ecocardiográficos), bem como a normatização da obtenção dos diferentes cortes ecocardiográficos bidimensionais. A terminologia e a orientação da imagem foram adaptadas da ecocardiografia humana.[15]

Cada imagem tomográfica (corte ecocardiográfico bidimensional) recebe um nome de acordo com a janela acústica (o local onde é posicionado o transdutor no tórax do paciente), o sentido do corte (o plano de imagem, seja longitudinal ou transversal) e a estrutura cardíaca mais bem demonstrada em determinado corte. Os três planos ortogonais padrão[3] que indicam a direção do corte ecocardiográfico são determinados pelo eixo do coração em si, sendo o ventrículo esquerdo o principal ponto de referência. São eles:

- Plano longitudinal: paralelo ao eixo longitudinal do ventrículo esquerdo e definido como uma linha imaginária do começo do ápice ventricular esquerdo
- Plano transversal: perpendicular ao corte longitudinal, resultando em uma imagem circular seccional do ventrículo esquerdo
- Plano sagital: perpendicular tanto ao eixo longitudinal quanto ao eixo transversal, resultando em um plano de imagem que se estende do ápice à base do coração, passando pelas quatro câmaras cardíacas (ventrículos e átrios).[3,15]

Doppler

A ecocardiografia com Doppler é uma modalidade de ultrassom que possibilita a mensuração das velocidades de fluxo sanguíneo nas diferentes câmaras cardíacas. Baseia-se na medida da diferença entre a frequência da onda emitida pelo ultrassom e a refletida pelas hemácias em movimento.[15]

A análise do fluxo cardíaco é feita pelas diversas técnicas de Doppler espectral (pulsado, contínuo e mapeamento de fluxo em cores), que avaliam variações das velocidades de fluxo em razão do tempo em áreas selecionadas na imagem bidimensional (variedade pulsátil) ou ao longo de um eixo (variedade contínua).[16-23]

O Doppler pulsátil tem melhor resolução espacial, mas não é capaz de estimar altas velocidades, como ocorre com o Doppler contínuo. O mapeamento de fluxo em cores analisa a distribuição espacial do fluxo sanguíneo mediante uma escala de cores, cujas imagens são sobrepostas às imagens bidimensionais construídas em escala de cinza. Fluxos que se aproximam do transdutor são representados pela cor vermelha, e os que se afastam, pela cor azul. Tonalidades e brilhos diferentes significam variações de velocidade.[5]

Ao Doppler espectral (pulsátil ou contínuo), as curvas de velocidades diastólicas das valvas atrioventriculares são bifásicas e positivas, na presença de fluxo anterógrado fisiológico. O registro do fluxo transmitral, por meio de análise Doppler pulsátil, apresenta um componente precoce (onda E), que reflete o enchimento protodiastólico rápido (fase diastólica ativa, com gasto de energia na mobilização do cálcio para dentro dos retículos sarcoplasmáticos dos cardiomiócitos), e um componente telediastólico tardio (onda A), que representa o fluxo transvalvar resultante da contração atrial (Figura 133.1). Esses fluxos anterógrados são registrados em vermelho no mapeamento de fluxo em cores. As curvas espectrais de velocidade sistólica das vias de saída dos ventrículos são unifásicas e negativas, por se afastarem do transdutor, sendo codificadas em azul pelo mapeamento de fluxo em cores.[5]

MEDIDAS DAS DIMENSÕES DAS CAVIDADES CARDÍACAS

Em um exame ecocardiográfico de rotina, recomenda-se, no mínimo, a descrição das medidas lineares das seguintes estruturas cardíacas: aorta, átrio esquerdo, ventrículo esquerdo (diâmetros diastólico e sistólico, espessura miocárdica diastólica do septo interventricular e da parede posterior) e diâmetro diastólico do ventrículo direito. Medidas adicionais deverão ser realizadas de acordo com eventuais achados patológicos. Os Quadros 133.1 e 133.2 mostram os valores de normalidade das diferentes estruturas cardíacas em cães e gatos.

Os aumentos discretos foram arbitrariamente calculados como intervalo de 2 a 3,3 desvios padrões da média, aumento moderado como 3,3 a 4 desvios padrões da média, e importante acima de 4 desvios padrões da média.[4]

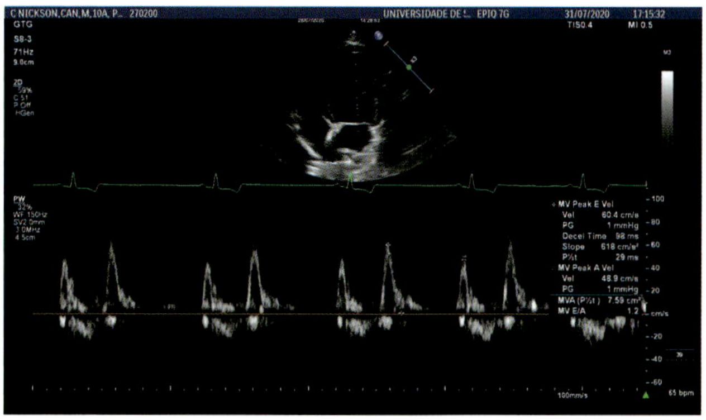

Figura 133.1 Curvas de velocidades diastólicas da valva atrioventricular esquerda ou fluxo transmitral, registradas por meio de Doppler pulsado. A onda E representa o enchimento protodiastólico rápido, e a onda A o enchimento telediastólico ou tardio, promovido pela contração atrial.

QUADRO 133.1 Valores de referência das dimensões do ventrículo esquerdo de cães saudáveis, obtidos pelo corte transversal do ventrículo esquerdo no plano dos músculos papilares pelo modo M.[24]

Peso (kg)	DIVEd (cm)	DIVEs (cm)	PLVEd (cm)	SIVd (cm)
3	1,8 a 2,6	1 a 1,8	0,4 a 0,8	0,4 a 0,8
4	1,9 a 2,8	1,1 a 1,9	0,4 a 0,8	0,4 a 0,8
6	2,2 a 3,1	1,2 a 2,2	0,4 a 0,9	0,4 a 0,9
9	2,4 a 3,4	1,4 a 2,5	0,5 a 1	0,5 a 1
11	2,6 a 3,7	1,5 a 2,7	0,5 a 1	0,5 a 1,1
15	2,8 a 4,1	1,7 a 3	0,5 a 1,1	0,6 a 1,1
20	3,1 a 4,5	1,8 a 3,2	0,6 a 1,2	0,6 a 1,2
25	3,3 a 4,8	2 a 3,5	0,6 a 1,3	0,6 a 1,3
30	3,5 a 5	2,1 a 3,7	0,6 a 1,3	0,7 a 1,3
35	3,6 a 5,3	2,2 a 3,9	0,7 a 1,4	0,7 a 1,4
40	3,8 a 5,5	2,3 a 4	0,7 a 1,4	0,7 a 1,4
50	4 a 5,8	2,4 a 4,3	0,7 a 1,5	0,7 a 1,5
60	4,2 a 6,2	2,6 a 4,6	0,7 a 1,6	0,8 a 1,6
70	4,4 a 6,5	2,7 a 4,8	0,8 a 1,6	0,8 a 1,6

DIVEd: diâmetro interno do ventrículo esquerdo ao fim da diástole; DIVEs: diâmetro interno do ventrículo esquerdo ao fim da sístole; PLVEd: parede livre do ventrículo esquerdo na diástole; SIVd: septo interventricular na diástole.

As dimensões das cavidades em medicina veterinária são determinadas, na maioria das vezes, com o auxílio do modo M e, em alguns casos, diretamente pelo modo B.[26,27]

Ventrículo esquerdo

Para a obtenção das medidas lineares do ventrículo esquerdo de maneira acurada, o registro deve ser feito na janela paraesternal direita.[3-5,10] Os cortes mais utilizados para as mensurações do ventrículo esquerdo são o corte paraesternal transversal, na altura dos músculos papilares e o paraesternal longitudinal do VE.[1,27] Para a aquisição correta da imagem paraesternal transversal, é imprescindível a visualização no setor proximal da imagem, o ventrículo direito em sua forma de semilua, a cavidade ventricular esquerda em forma de círculo e os músculos papilares de tamanhos e forma similares e simétricos. Dessa forma, a cavidade ventricular esquerda, apresenta o formato de um cogumelo (Figura 133.2).[15]

É importante observar que medidas acuradas são obtidas apenas quando ocorre o alinhamento do cursor do modo M da forma mais perpendicular possível em relação ao eixo maior do ventrículo esquerdo.[3-5,10]

Além dos problemas técnicos, como o mau alinhamento do cursor do modo M, resultando em mensurações equivocadas, existe a dificuldade em estabelecer valores normais para as mais diversas raças, tendo em vista os diferentes tipos de conformação torácica que os cães apresentam (Quadro 133.3).[1]

A mensuração do diâmetro diastólico do ventrículo esquerdo (DIVEd), pelo modo M na janela supracitada, é fundamental para a determinação do diâmetro diastólico ventricular esquerdo normalizado (DIVEdN), indexado ao peso do paciente, calculado a partir da fórmula: DIVEdN = DIVEd (cm)/peso $(kg)^{0,294}$.[24,28] Esse parâmetro permite a identificação de eventual remodelamento ventricular esquerdo, possibilitando o estadiamento da valvopatia mixomatosa mitral, com impacto direto na indicação sobre o início do tratamento, ainda em fase pré-clínica (estágio B2), conforme orientação da diretriz de diagnóstico e tratamento para doença valvar mitral mixomatosa em cães, do Colégio Americano de Medicina Interna Veterinária (ACVIM).[10]

QUADRO 133.2 Valores de referência das dimensões do ventrículo esquerdo de gatos saudáveis, obtidos pelo corte transversal do ventrículo esquerdo no plano dos músculos papilares pelo modo M.[25]

Peso (kg)	SIVd (mm)	DIVEd (mm)	PLVEd (mm)	DIVEd (mm)
1,5	2,3 a 4	9,5 a 15	2,2 a 3,8	4,2 a 9,6
2	2,5 a 4,3	10,2 a 16	2,4 a 4,1	4,6 a 10,5
2,5	2,6 a 4,5	10,9 a 17	2,5 a 4,4	4,8 a 11,2
3	2,7 a 4,7	11,4 a 17,8	2,6 a 4,5	5,1 a 11,7
3,5	2,8 a 4,9	11,9 a 18,5	2,7 a 4,7	5,3 a 12,2
4	2,8 a 4,9	12,2 a 19,2	2,8 a 4,8	5,5 a 12,6
4,5	2,9 a 5,1	12,7 a 19,8	2,9 a 5	5,7 a 13
5	3 a 5,2	13 a 20,3	3 a 5,1	5,8 a 13,4
5,5	3 a 5,3	13,4 a 20,9	3 a 5,3	6 a 13,7
6	3,1 a 5,4	13,7 a 21,4	3,1 a 5,4	6,1 a 14,1
6,5	3,1 a 5,5	14 a 21,8	3,1 a 5,5	6,2 a 14,3
7	3,2 a 5,6	14,2 a 22,2	3,2 a 5,6	6,3 a 14,6
7,5	3,2 a 5,7	14,5 a 22,6	3,3 a 5,7	6,5 a 14,9
8	3,3 a 5,8	14,7 a 23	3,3 a 5,8	6,6 a 15,1
8,5	3,3 a 5,8	15 a 23,4	3,4 a 5,9	6,7 a 15,4
9	3,3 a 5,9	15,2 a 23,7	3,4 a 5,9	6,8 a 15,6
9,5	3,4 a 6	15,4 a 24	3,4 a 5,9	6,9 a 15,8
10	3,4 a 6	15,6 a 24,4	3,5 a 6,1	6,9 a 16
10,5	3,5 a 6,1	15,8 a 24,7	3,5 a 6,2	7,1 a 16,3
11	3,5 a 6,1	16 a 25	3,5 a 6,2	7,2 a 16,5

SIVd: septo interventricular na diástole; DIVEd: diâmetro interno do ventrículo esquerdo ao fim da diástole; PLVEd: parede livre do ventrículo esquerdo na diástole; DIVEs: diâmetro interno do ventrículo esquerdo ao fim da sístole.

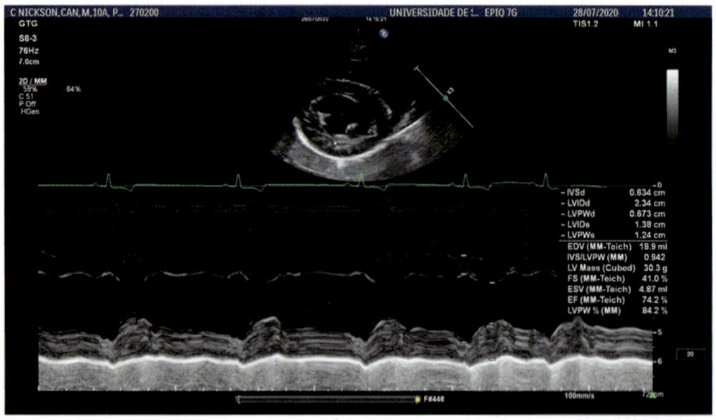

Figura 133.2 Mensuração das espessuras de septo e parede livre do ventrículo esquerdo em sístole e diástole, e dos diâmetros diastólico e sistólico do ventrículo esquerdo no modo M, pelo corte transversal no nível dos músculos papilares, obtido pela janela paraesternal direita.

Átrio esquerdo e aorta

As cardiopatias em cães e gatos frequentemente levam ao aumento do átrio esquerdo (AE) e do ventrículo esquerdo (VE). A mensuração das dimensões do AE, VE e da aorta (AO), para determinação da relação AE/AO, auxilia na predição do risco de insuficiência cardíaca congestiva, orienta o monitoramento e a intervenção médica durante o estágio pré-clínico, além de estimar o prognóstico de curto e longo prazo.[28-32]

Por muitos anos, o método mais comum de mensuração do átrio esquerdo e da aorta foi pelo modo M no corte paraesternal longitudinal esquerdo. Nesse método, o átrio esquerdo é medido no maior diâmetro atrial ao fim da sístole, do topo da

QUADRO 133.3 Valores normais para cães pelo modo M de acordo com a raça.[9,11]

Raça	Peso (kg)	DIVEd (cm)	DIVEs (cm)	SIVd (cm)	SIVs (cm)	PPVEd (cm)	PPVEs (cm)	FE (%)
Beagle	8,9 (7,4 a 10,4)	2,63 (1,95 a 3,31)	1,57 (0,89 a 2,25)	0,67 (0,45 a 0,89)	0,96 (0,66 a 1,26)	0,82 (0,44 a 1,2)	1,14 (0,76 a 1,52)	40 (22 a 58)
Teckel	9,5 (6,2 a 16)	2,84 (2,20 a 3,60)	1,88 (1,20 a 2,60)	0,70 (0,50 a 0,80)	0,95 (0,70 a 1,20)	0,68 (0,40 a 0,90)	1,01 (0,70 a 1,20)	40 (22 a 58)
Pointer Inglês	19,2 (16,4 a 22)	3,92 (3,44 a 44)	2,53 (2,05 a 3,01)	0,69 (0,47 a 0,91)	1,06 (0,86 a 1,26)	0,71 (0,57 a 0,85)	1,15 (0,89 a 1,41)	35,5 (27,5 a 43,5)
Boxer	28 (20,9 a 35,1)	4 (3 a 5)	27,8 (2 a 3,59)	0,9 (0,5 a 1,3)	1,3 (0,9 a 1,7)	1 (0,6 a 1,4)	1,5 (1,1 a 1,9)	33 (17 a 49)
Dobermann	3,6 (3,1 a 4,2)	4,68 (3,85 a 5,51)	3,08 (2,42 a 3,74)	0,96 (0,84 a 1,08)	1,43 (1,3 a 1,56)	0,96 (0,84 a 1,08)	1,41 (1,24 a 1,58)	34,2 (30,6 a 37,8)
Terra-Nova	61 (47 a 69,5)	5 (4,4 a 6)	3,55 (2,9 a 4,4)	1,15 (0,7 a 1,5)	1,5 (1,1 a 2)	1 (0,8 a 1,3)	1,5 (1,1 a 1,6)	30 (22 a 37)
Dogue Alemão	62 (52 a 75)	5,3 (4,4 a 5,9)	3,95 (3,4 a 4,5)	1,45 (1,2 a 1,6)	1,65 (1,4 a 1,9)	1,25 (1 a 1,6)	1,6 (1,1 a 1,9)	25 (18 a 36)
Greyhound	29,1 (25,4 a 32,8)	4,41 (4 a 4,90)	3,25 (25,5 a 39,5)	1,06 (0,72 a 1,4)	1,34 (0,82 a 1,86)	1,21 (0,87 a 1,55)	1,53 (1,09 a 1,97)	25,3 (12,7 a 37,9)
Poodle miniatura	3 (1,4 a 9)	2 (1,6 a 2,8)	1 (0,8 a 1,6)	0,5 (0,4 a 0,6)	0,8 (0,6 a 1)	0,5 (0,4 a 0,6)	0,8 (0,6 a 1)	47 (35 a 57)
Golden Retriever	32 (23 a 41)	4,4 (3,7 a 5,1)	2,6 (1,8 a 3,5)	1,05 (0,8 a 1,3)	1,35 (1 a 1,7)	1 (0,8 a 1,2)	1,45 (1 a 1,9)	39 (27 a 55)
Afghan Hound	28,5 (17 a 36)	4,25 (3,3 a 5,2)	2,35 (2 a 3,7)	1 (0,8 a 1,2)	1,3 (0,8 a 1,8)	0,9 (0,7 a 1,1)	1,35 (0,9 a 1,8)	33 (24 a 48)

DIVEd: diâmetro interno do ventrículo esquerdo na diástole; DIVEs: diâmetro interno do ventrículo esquerdo na sístole; FE: fração de encurtamento; PPVEd: parede posterior do ventrículo esquerdo na diástole; PPVEs: parede posterior do ventrículo esquerdo na sístole; SIVd: septo interventricular na diástole; SIVs: septo interventricular na sístole.

parede posterior aórtica ao topo do pericárdio, devido à espessura da parede atrial esquerda não ser muito bem visibilizada e o pericárdio fornecer consistente visibilidade atrial. A aorta tem seu diâmetro mensurado na diástole, sendo importante fazer a mensuração no nível das cúspides da valva aórtica, uma vez que estas servirão de referência para as medidas. De modo geral, apenas duas delas são observadas no modo M: a cúspide coronariana direita e a não coronariana.[15] A relação AE/AO deve ser de aproximadamente 1, mas, em muitos animais, o alinhamento do cursor é difícil, proporcionando mensurações sub ou superestimadas.

A medida linear do átrio esquerdo e da aorta pelo modo M é simples, no entanto não é preciso, uma vez que o AE não apresenta estrutura tridimensionalmente simétrica. Adicionalmente, o aumento do AE, em geral, não ocorre de modo uniforme. Em contrapartida, as medidas do átrio esquerdo que levam em consideração sua forma bidimensional ou tridimensional têm se mostrado mais acuradas e reprodutíveis, quando comparadas à ressonância magnética e à tomografia computadorizada.[4,27]

Devido à imprecisão nas mensurações do AE e da AO pelo modo M, técnicas que utilizam o modo B, através da janela paraesternal direita, têm sido atualmente recomendadas. O método "Rishniw" é feito a partir do corte transverso ao nível da base cardíaca, no primeiro *frame* após o fechamento da valva aórtica. Por esse método, o átrio esquerdo é medido por uma linha que atravessa a cavidade atrial a partir da comissura e, paralelamente a esta, entre os folhetos não coronariano e coronariano esquerdo da valva aórtica. O diâmetro aórtico, por sua vez, é determinado a partir da comissura entre o folheto não coronariano e coronariano direito. Nas imagens em que uma veia pulmonar é visibilizada entrando no AE na localização caudolateral, a borda atrial deve ser estimada estendendo-se as bordas visíveis do átrio de forma curva. A relação AE/AO normal em cães, por esse método, deve ser até no máximo 1,59.[33]

Outro método, realizado a partir da imagem obtida ao corte transverso da base cardíaca pela janela paraesternal direita, é o método "sueco". Descrito inicialmente em 2002 por Hanson *et al.* em um estudo na raça Cavalier King Charles, esse método passou a ser amplamente utilizado em cães após a publicação do estudo EPIC e, posteriormente, pela indicação na diretriz para o diagnóstico e tratamento de doença valvar mitral mixomatosa em cães, do American College of Veterinary Internal Medicine (ACVIM). À semelhança com a técnica de "Rishniw", o método "sueco" também é realizado ao início da diástole, no primeiro *frame* em que a valva aórtica aparece fechada. A medida do diâmetro aórtico é feita por uma linha partindo da curvatura da parede do *sinus* aórtico direito, buscando o ponto de encontro entre a parede aórtica, os folhetos não coronariano e coronariano esquerdo. O átrio esquerdo é medido por meio de uma linha obtida na mesma inclinação da linha aórtica, estendendo-se até a parede atrial (Figura 133.3). Caso uma veia pulmonar seja visibilizada na imagem, o *caliper* deve ser posicionado imediatamente medial ou lateral à veia, ou até a extrapolação do bordo atrial. Por esse método, valores normais da relação AE/AO em cães devem ser inferiores a 1,6.[10,28,34]

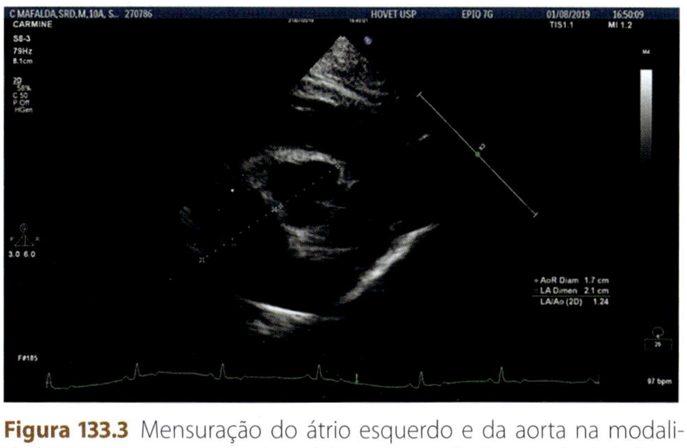

Figura 133.3 Mensuração do átrio esquerdo e da aorta na modalidade B pelo corte paraesternal transversal direito no nível da base cardíaca, pelo método "sueco".[34]

Outra técnica recentemente introduzida na rotina clínica para mensurações do AE e AO, além do VE, é obtida a partir do eixo longo, no corte longitudinal quatro câmaras, também pela janela paraesternal direita. Para a determinação do diâmetro atrial esquerdo, a medida é feita ao fim da sístole, um a dois *frames* antes da abertura dos folhetos da valva mitral. Atravessa-se o AE, estendendo-se desde o septo atrial médio até a porção hiperecoica referente ao pericárdico da parede lateral, com alinhamento paralelo ao anel mitral. O diâmetro aórtico é medido entre os folhetos da válvula aórtica abertos em um quadro sistólico inicial (Figura 133.4). Para esse método, recomenda-se que o exame ecocardiográfico seja feito simultaneamente com o traçado eletrocardiográfico, aumentando assim a precisão na aquisição das imagens e, consequentemente, a acurácia nas mensurações. O intervalo de referência de normalidade em cães para a relação AE/AO, por esse método, é de 1,8 a 2,4.[27]

Ventrículo direito

Para avaliar ecocardiograficamente o ventrículo direito, é necessário compreender as características anatômicas e fisiológicas, peculiares dessa cavidade cardíaca. Particularidades anatômicas complexas (uma "meia-lua" em formato crescente, infundíbulo e trabeculação proeminente) dificultam a análise precisa de suas dimensões e volumes, motivos pelos quais seus parâmetros ainda não estão bem estabelecidos.[3,4]

A espessura miocárdica do ventrículo direito pode ser medida pelo modo M ou pelo modo bidimensional, utilizando-se a janela paraesternal longitudinal, com medida no pico da onda R do eletrocardiograma, no nível das cordas tendíneas da valva tricúspide.[4] O valor normal da espessura miocárdica é inferior à metade da espessura da parede do ventrículo esquerdo.[15]

A avaliação do diâmetro diastólico do ventrículo direito também pode ser feita no corte longitudinal quatro câmaras ou no modo M pelo corte paraesternal transversal, tomando-se cuidado para evitar o encurtamento da cavidade.[3,15]

A avaliação do diâmetro interno do ventrículo direito, pelo modo M, deve ser feita ao fim da diástole, medindo-se desde a face interna da parede anterior até o limite interno direito do septo ventricular.[3,15]

No modo B, a medida do diâmetro basal deve ser feita na diástole, logo abaixo da valva tricúspide (distância septo-parede livre), e os valores de normalidade são iguais ou menores que um terço do tamanho da cavidade ventricular esquerda normal na diástole (de acordo com o porte e o peso do animal).[4,15]

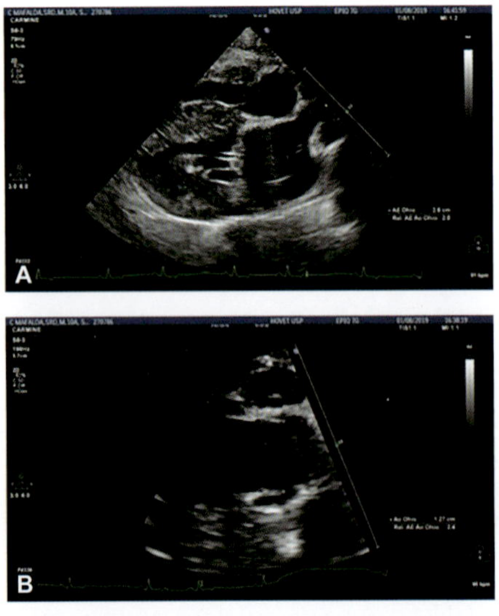

Figura 133.4 A. Mensuração do átrio esquerdo, a partir de imagem obtida no eixo longitudinal, pela janela paraesternal direita. **B.** Mensuração do diâmetro aórtico pela janela paraesternal direita, a partir de imagem obtida no eixo longitudinal. Técnica de mensuração do átrio esquerdo e aorta descrita por Strohm *et al.*[27] (2018).

A função do ventrículo direito pode ser avaliada por diversas técnicas ecocardiográficas. A mensuração da excursão sistólica do plano anular da tricúspide (TAPSE, do inglês *tricuspid annular plane systolic excursion*) consiste na técnica mais utilizada na rotina cardiológica para a avaliação de função ventricular direita. Esse parâmetro é obtido utilizando-se o corte apical quatro câmaras, otimizado para o VD com o cursor do modo M alinhado pelo anel tricúspide lateral e originado do ápice do VD. O cursor deve estar alinhado paralelamente em sua maior parte à parede livre do ventrículo direito (Figura 133.5). As vantagens dessa técnica incluem sua velocidade e facilidade de aquisição e por ser independente da geometria do ventrículo direito.[35]

AVALIAÇÃO DA FUNÇÃO DIASTÓLICA

A função diastólica é a habilidade do coração em relaxar e se encher de sangue com pressões dentro dos valores normais. Ela é resultante da interação de complexos mecanismos e múltiplos fatores, como: relaxamento ventricular, complacências atrial e ventricular, condições de pré e pós-carga, pressões atriais e ventriculares, interdependência dos ventrículos, frequência cardíaca e pressões de enchimento.[5,8,12]

A avaliação da função diastólica do ventrículo esquerdo deve ser uma parte integral do exame ecocardiográfico, uma vez que a disfunção diastólica é um evento precoce na fisiopatologia de inúmeras cardiopatias e, em geral, está associada à gravidade das manifestações clínicas, bem como pior prognóstico.[36]

O exame ecocardiográfico permite avaliar a função diastólica de maneira não invasiva, sendo que muitos dos índices utilizados são obtidos por meio do Doppler de fluxo (fluxo transmitral, tempo de relaxamento isovolumétrico e fluxo das veias pulmonares) e tecidual (velocidade de deslocamento do anel mitral) (Quadros 133.4 e 133.5). Todos esses índices são afetados por fatores como complacência e pressão atrial esquerda, relaxamento ventricular e condições de pré e pós-carga. Assim, é necessário realizar uma abordagem multimodal para identificar adequadamente o tipo de disfunção diastólica presente. Vale ressaltar que, na maioria das vezes, a análise ecodopplercardiográfica está ligada às manifestações clínicas de congestão e visa averiguar as consequências hemodinâmicas da cardiopatia presente, bem como estimar as pressões de enchimento ventricular.[37]

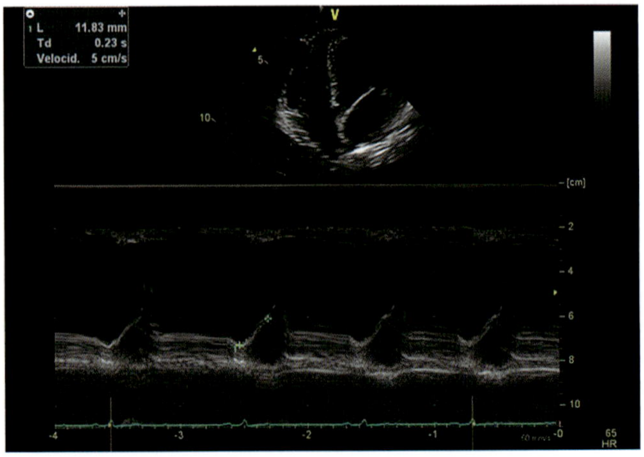

Figura 133.5 Mensuração da excursão sistólica do plano anular da tricúspide (TAPSE, do inglês *tricuspid annular plane systolic excursion*), para a avaliação da função ventricular direita.[34]

QUADRO 133.4 Critérios ecocardiográficos para a classificação da disfunção diastólica em cães.[38]

Parâmetro	Padrão normal	Padrão de relaxamento alterado	Padrão pseudonormal	Padrão restritivo
E/A	1 a 2	< 1	1 a 2	> 2
TRIV (ms)	47 (41 a 65)	> 65	41 a 65	< 41
Adur/ARdur	1,33 (1,03 a 1,73)	≈ 1,3	≈ 1,3	< 1
$AR_{máx}$ (m/s)	0,24 (0,19 a 0,30)	N	↑	↑↑
S/D	0,79 (0,47 a 1,13)	> 0,8	≈ 0,8	< 0,8
E/Em	< 12	< 12	≥ 12	≥ 12

E/A: relação Onda E e Onda A do fluxo transmitral; Onda E: pico de velocidade de enchimento ventricular precoce; Onda A: pico de velocidade de enchimento ventricular tardio; Adur: tempo de duração da onda A do fluxo transmitral; AR_{dur}: tempo de duração do fluxo reverso das veias pulmonares; TRIV: tempo de relaxamento isovolumétrico; Em: pico de velocidade diastólica precoce tecidual; $AR_{máx}$: velocidade máxima do fluxo reverso nas veias pulmonares proveniente da contração atrial; S: componente sistólico do fluxo das veias pulmonares; D: componente diastólico do fluxo das veias pulmonares.

QUADRO 133.5 Critérios ecocardiográficos para classificação da disfunção diastólica em gatos.[38]

Parâmetro	Padrão normal	Padrão de relaxamento alterado	Padrão pseudonormal	Padrão restritivo
E/A	1 a 2	< 1	1 a 2	> 2
TRIV (ms)	43 ± 9	> 60	37 a 60	< 37
Adur/ARdur	1,01 ± 0,28	≈ 1	≈ 1	< 1
$AR_{máx}$ (m/s)	0,23 ± 0,06	N	↑	↑↑
S/D	0,90 ± 0,29	> 1	≈ 1	< 1
E/Em	< 10	< 10	≥ 10	≥ 10

E/A: relação onda E e Onda A do fluxo transmitral; Onda E: pico de velocidade de enchimento ventricular precoce; Onda A: pico de velocidade de enchimento ventricular tardio; Adur: tempo de duração da onda A do fluxo transmitral; AR_{dur}: tempo de duração do fluxo reverso das veias pulmonares; TRIV: tempo de relaxamento isovolumétrico; Em: pico de velocidade diastólica precoce tecidual; $AR_{máx}$: velocidade máxima do fluxo reverso nas veias pulmonares proveniente da contração atrial; S: componente sistólico do fluxo das veias pulmonares; D: componente diastólico do fluxo das veias pulmonares.

Recomenda-se iniciar a análise da função diastólica pelo fluxo transmitral, obtido no corte apical quatro câmaras (ver Figura 133.1). Os parâmetros adquiridos do fluxo mitral são o pico de velocidade da onda E (representa o enchimento ventricular precoce), o pico de velocidade da onda A (corresponde à contração atrial), a relação E/A e o tempo de desaceleração da onda E (TDE).[4,8,12] Uma das principais limitações da avaliação do fluxo mitral como índice de disfunção diastólica é o fato de as velocidades serem dependentes de pré-carga. Assim, pacientes com aumento da pressão atrial esquerda podem apresentar aumento da velocidade da onda E e da relação E/A sem necessariamente apresentar comprometimento do relaxamento ventricular.

O tempo de relaxamento isovolumétrico (TRIV), definido como o intervalo de tempo entre o fechamento da valva aórtica e a abertura da valva mitral, é um dos índices adicionais de função diastólica. O TRIV deve ser medido no plano apical cinco câmaras com o Doppler pulsátil ou contínuo. Com o Doppler pulsátil, a amostra de volume é colocada entre a via de entrada e saída do VE, próximo à cúspide anterior da valva mitral, para registrar simultaneamente o fluxo de via de saída e de entrada do ventrículo esquerdo (Figura 133.6).[4,8,12]

A análise do fluxo de veias pulmonares constitui elemento que pode auxiliar na identificação e diferenciação dos tipos de

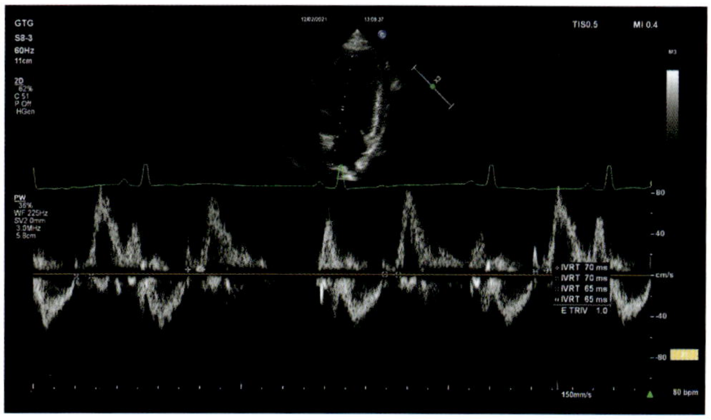

Figura 133.6 Mensuração do tempo de relaxamento isovolumétrico (TRIV), pelo modo Doppler pulsado, a partir do corte apical cinco câmaras, com o volume de amostra posicionado entre as vias de entrada e de saída do ventrículo esquerdo.

disfunção diastólica. Para registrar o fluxo sanguíneo das veias pulmonares, o volume de amostra do Doppler pulsado deve ser posicionado na veia pulmonar medial ou lateral no corte apical quatro câmaras. Um fluxo sanguíneo venoso pulmonar é caracterizado por uma onda sistólica (S) e diastólica (D), ambas anterógradas, e uma onda diastólica retrógrada (AR). A onda S está associada à sístole ventricular e ao enchimento atrial. A onda D está associada à abertura da válvula mitral e ao enchimento ventricular precoce. A onda AR está associada à contração atrial. Os principais parâmetros usados na análise da função diastólica são a relação S/D e a duração da onda AR (ARdur) (ver Quadros 133.4 e 133.5).[38]

Outro índice utilizado para avaliar a função diastólica é a velocidade de deslocamento do anel mitral, adquirido pelo Doppler tecidual. Para a sua obtenção, no corte apical quatro câmaras, o volume da amostra é colocado no anulo da válvula mitral septal ou parietal. A curva espectral do Doppler tecidual demonstra uma onda Sm de contração sistólica positiva, ou acima da linha de base, e duas ondas diastólicas negativas, ou abaixo da linha de base (ondas Em, relaxamento precoce e onda Am, contração atrial) (ver Figura 133.6).[4,5,7,12]

Classificação da disfunção diastólica

A disfunção diastólica, de acordo com a gravidade, pode ser subdivida em três tipos:

- Disfunção diastólica tipo I ou padrão de relaxamento alterado: caracterizada por prejuízo do relaxamento ventricular, sem aumento das pressões de enchimento, sendo que há diminuição do enchimento diastólico precoce e aumento da contribuição atrial ao enchimento ventricular total. As alterações ecodopplercardiográficas inerentes à disfunção diastólica tipo I são: redução da velocidade da onda E do fluxo transmitral, alongamento do TRIV, prolongamento do tempo de desaceleração da onda E (TDE), relação E/A e E/EM menores que 1, padrão venoso pulmonar com diminuição da velocidade da onda D, com duração e velocidade da onda AR normais[8]
- Disfunção diastólica tipo II ou padrão pseudonormal: nessa fase, associado à diminuição do relaxamento ventricular, há aumento na pressão atrial esquerda e, consequentemente, elevação na pressão de enchimento. Ecocardiograficamente, ocorre normalização da relação E/A do fluxo transmitral e do TRIV. No fluxo venoso pulmonar, observa-se diminuição da onda S, aumento da onda D e alargamento da onda AR, assim como aumento da sua velocidade. A amplitude da onda Em, no Doppler tecidual, permanece diminuída, porém a relação E/Em tende a aumentar[3-7]

- Disfunção diastólica tipo III ou padrão restritivo: ocorre maior redução da complacência ventricular e aumento substancial na pressão do átrio esquerdo. Assim, haverá elevação da onda E e da relação E/A do fluxo transmitral, redução do TRIV e TDE, redução da onda S e aumento da onda D do fluxo das veias pulmonares, bem como aumento da velocidade e prolongamento da onda AR. As ondas Em e Am, no Doppler tecidual, encontram-se reduzidas.[38]

Limitações da avaliação da função diastólica pelo exame ecocardiográfico

Embora a ecodopplercardiografia possa fornecer informações sobre a função diastólica ventricular, essa técnica não quantifica a capacidade diastólica *per se* e apresenta limitações importantes a serem destacadas. Na prática clínica/ecocardiográfica, pode ser desafiador distinguir se as alterações observadas nos índices utilizados para avaliar a função diastólica ocorrem devido a alterações no relaxamento e complacência ventricular ou pelo aumento nas pressões de enchimento. Isso ocorre pois as variáveis ecocardiográficas são influenciadas pelo ritmo/frequência cardíaca e, principalmente, pela pré-carga ventricular.[36]

O fator mais limitante associado à avaliação da função diastólica é a forte influência ocasionada pela pré-carga ventricular sobre os padrões de fluxo venoso pulmonar e transmitral. A redução de volume (por desidratação ou uso exacerbado de diuréticos) pode tornar a disfunção diastólica significativa aparentemente menos grave. Ao passo que a sobrecarga de volume (regurgitação mitral) pode gerar padrões de fluxo similares à disfunção diastólica grave, mesmo quando a complacência ventricular estiver normal. Assim, somente se pode avaliar a função diastólica por meio da ecocardiografia se as condições de carga estiverem normais. Caso contrário, o que será avaliado são as pressões de enchimento ventricular, mas não a capacidade de relaxamento e complacência do ventrículo.[16,36]

Análise da pressão de enchimento do ventrículo esquerdo

A estimativa da pressão de enchimento do ventrículo esquerdo (PEVE) é particularmente útil para identificar pacientes com risco de desenvolver insuficiência cardíaca congestiva, uma vez que o desenvolvimento de edema pulmonar cardiogênico se deve, principalmente, à magnitude da sobrecarga de volume e ao aumento da PEVE. Estudos prévios realizados em cães e gatos cardiopatas validaram a utilidade dos índices ecocardopplercardiográficos (velocidade da onda E do fluxo transmitral, TRIV, relação E/TRIV e relação E/Em) para a detecção do aumento na PEVE e, consequentemente, no reconhecimento da ICCE (Quadros 133.6 a 133.8).[37,39]

QUADRO 133.6 Índices ecocardiográficos sugestivos de alta pressão de enchimento ventricular esquerda (preditivos de insuficiência cardíaca congestiva) em cães com degeneração mixomatosa valvar mitral.[37]

Parâmetro	Valor de corte	Sensibilidade	Especificidade
E/TRIV	2,5	92%	96%
AE/AO	2,52	92%	81%
Onda E	1,08	96%	71%
TRIV	46	88%	76%
E/Em par	11,5	75%	91%

Onda E: pico de velocidade de enchimento ventricular precoce; Onda A: pico de velocidade de enchimento ventricular tardio; AE/AO: relação átrio esquerdo aorta; TRIV: tempo de relaxamento isovolumétrico; Em: pico de velocidade diastólica precoce tecidual; Par: Doppler tecidual parietal.

QUADRO 133.7 Índices ecocardiográficos sugestivos de alta pressão de enchimento ventricular esquerda (preditivos de insuficiência cardíaca congestiva) em cães com cardiomiopatia dilatada.[37]

Parâmetro	Valor de corte	Sensibilidade	Especificidade
E/TRIV	1,88	100%	91%
TRIV (ms)	43	100%	91%
E/A	2	100%	90%
E/Em lat	9	100%	73%
Onda E	1,05	83%	100%
AE/AO	2,46	100%	73%

Onda E: pico de velocidade de enchimento ventricular precoce; Onda A: pico de velocidade de enchimento ventricular tardio; AE/AO: relação átrio esquerdo aorta; TRIV: tempo de relaxamento isovolumétrico; Em: pico de velocidade diastólica precoce tecidual.

QUADRO 133.8 Índices ecocardiográficos sugestivos de alta pressão de enchimento ventricular esquerda (preditivos de insuficiência cardíaca congestiva) em gatos com cardiomiopatia fenótipo hipertrófico.[37]

Parâmetro	Valor de corte	Sensibilidade	Especificidade
E/A	1,77	100%	90%
AE/Ao	1,61	100%	78%
EAfus/EmAmfus	15	63%	100%

Onda E: pico de velocidade de enchimento ventricular precoce; Onda A: pico de velocidade de enchimento ventricular tardio; AE/AO: relação átrio esquerdo aorta; Em: pico de velocidade diastólica precoce tecidual; Am: pico de velocidade diastólica tardio tecidual; fus: fusão.

AVALIAÇÃO DA FUNÇÃO SISTÓLICA

A avaliação da função sistólica ventricular consiste em uma aplicação importante da ecocardiografia, de modo que, mesmo quando a avaliação da função sistólica ventricular não é o foco do exame, ela desempenha papel essencial no estudo.[7] O grau de disfunção sistólica ventricular é um potente preditor de evolução clínica para um grande espectro de doenças cardiovasculares, incluindo cardiopatias isquêmicas, cardiomiopatias, doença valvar e cardiopatias congênitas.[3]

A determinação da função sistólica global está baseada em mudanças no tamanho e no volume ventricular entre dois pontos de um ciclo cardíaco. Por ser dinâmica e mutável, a função ventricular pode progredir ou regredir de acordo com a doença, seja pela sua história natural, seja pelo tratamento instituído. Dessa maneira, a ecocardiografia torna-se ferramenta indispensável e constitui-se em método útil para monitoramento da função sistólica em resposta ao tratamento administrado e para acompanhamento de pacientes com cardiopatia incipiente.[3]

Para a análise da função sistólica do ventrículo esquerdo, são utilizadas tradicionalmente as frações de encurtamento e de ejeção (Quadro 133.9), as quais expressam o desempenho sistólico global dessa câmara.[5]

A fração de encurtamento (delta D%) é uma relação simples entre os diâmetros ventriculares diastólico (DDVE) e sistólico (DSVE), obtidos pelo eco modo M (ver Figura 133.2) ou bidimensional, nos cortes transversais da cavidade ventricular esquerda, e representa a variação percentual desses dois diâmetros (DDVE -DSVE/DDVE × 100). É útil e prática, adequada para a avaliação de ventrículos sem distorções geométricas ou alterações contráteis regionais,[5] com valores considerados normais acima de 28% em cães, e 39% em gatos.[14,15]

É importante lembrar que a fração de encurtamento não é a mensuração da contratilidade, mas sim da função sistólica, sendo esta influenciada pela pré-carga, a pós-carga e a

QUADRO 133.9 Índices ecocardiográficos utilizados para avaliar a função sistólica global do ventrículo esquerdo.

Parâmetro	Valor de referência
Fração de encurtamento (%)	Cães: 25 a 50% Gatos: 30 a 50%
Fração de ejeção (método de Simpson) (%)	50 a 65%
VVEs/ASC (mℓ/m²)	≤ 30

VVEs: volume do ventrículo esquerdo ao fim da sístole; ASC: área de superfície corporal.

contratilidade.[8] Quando se obtém uma fração de encurtamento baixa, isso pode ser secundário à pré-carga diminuída, ao aumento da pós-carga ou à diminuição da contratilidade. Em contrapartida, o aumento da pré-carga tende a aumentar a fração de encurtamento, assim como a diminuição da pós-carga.[8]

A fração de ejeção (FE%) é o percentual de sangue ejetado pelo ventrículo, sendo calculado pela variação dos volumes ventriculares (volume diastólico final – volume sistólico final/volume diastólico final × 100). Os volumes ventriculares podem ser obtidos por meio de métodos geométricos (fórmula de Teichholz) ou planimétricos (fórmula de Simpson modificada). A fórmula de Teichholz (ver Figura 133.2) assume que o ventrículo esquerdo assemelha-se a uma elipse e os volumes (V) são calculados por meio do diâmetro ventricular transversal (D) aplicando-se a seguinte fórmula: $V = [7 \times (D)^3/(2{,}4 + D)]$.[38] A FE%, assim obtida, avalia apenas uma única região do ventrículo e extrapola para o resto da cavidade ventricular, com resultados consistentes apenas em ventrículos sem alterações em sua morfologia.[3] A sobrecarga de volume pode provocar mudanças na geometria ventricular e com isso superestimar os volumes calculados pelo método de Teichholz, assim, nesses casos, os volumes para o cálculo da fração de ejeção devem ser obtidos a partir da planimetria da cavidade ventricular nos cortes bidimensionais apicais de duas e/ou quatro câmaras, utilizando o método de Simpson (Figura 133.7).[5] O método de Simpson não requer a aproximação de modelos geométricos e pode ser utilizado em ventrículos remodelados ou naqueles com cinesia heterogenias, uma vez que os volumes são calculados a partir da área ventricular.[15]

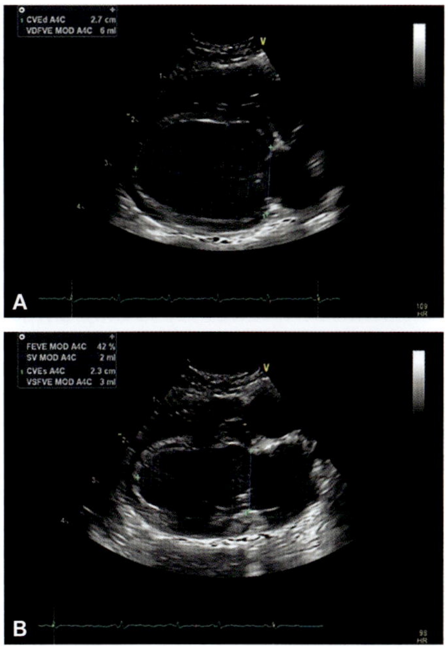

Figura 133.7 Estimativa dos volumes do ventrículo esquerdo em um cão, mediante o ecocardiograma bidimensional pelo método de Simpson. A cavidade visibilizada pelo corte longitudinal quatro câmaras, pela janela paraesternal direita, é dividida em fatias transversais, cuja somatória de volumes corresponde ao volume do ventrículo. O cálculo da fração de ejeção é revalidado a partir dos volumes diastólico (**A**) e sistólico (**B**).

ECOCARDIOGRAFIA TECIDUAL

A introdução de modalidades ultrassonográficas modernas como o Doppler tecidual (TDI) e o *speckle tracking* bidimensional (2D-STE) oferece novos índices para avaliar o desempenho cardíaco, por meio das velocidades de deslocamento e deformidade miocárdica.[40]

O TDI é uma técnica ultrassonográfica que permite quantificar as velocidades intramiocárdicas e seus gradientes (Figura 133.8). Essa técnica tem demonstrado ser superior às técnicas ecocardiográficas convencionais na detecção de disfunção miocárdica em cães e gatos. No entanto, uma das limitações do TDI é a dependência do ângulo entre a linha Doppler e a direção do movimento miocárdico. Isso pode criar artefatos que resultam em uma baixa resolução lateral, dificultando a avaliação correta das velocidades e da deformação miocárdica.[40-42]

O 2D-STE é uma técnica de imagem ecocardiográfica não invasiva que permite a avaliação quantitativa da função miocárdica regional e global independentemente do ângulo de insonação.[43] Essa técnica tem demonstrado ser um método confiável na determinação da deformação miocárdica (*Strain* e *Strain Rate*).[40]

O princípio do 2D-STE baseia-se na análise do deslocamento espacial (*tracking*) das manchas digitais (*speckle*) geradas pela interação entre o feixe ultrassonográfico e as fibras do

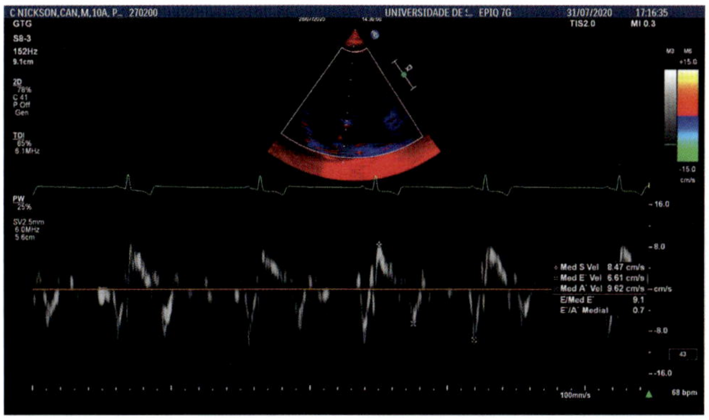

Figura 133.8 Curvas de velocidades diastólica e sistólica do músculo cardíaco obtidas pelo Doppler tecidual (TDI). Em: relaxamento precoce; onda Am: contração atrial; onda Sm: contração sistólica.

miocárdio durante o exame bidimensional.[44] Durante o ciclo cardíaco, o deslocamento dos *speckles* formam ciclos de movimento que apresentam mudanças instantâneas de direção e velocidade. Essas mudanças podem ser representadas por vetores, cuja direção e magnitude podem indicar a deformação (St) e a velocidade da taxa de deformação (*strain rate*) dos diferentes segmentos miocárdicos.[45]

Strain (St) e *strain rate* (StR) são dois índices ecocardiográficos quantitativos que podem ser utilizados para avaliar a deformação cardíaca. Tecnicamente, St representa a deformação de um segmento miocárdico durante um período de tempo, sendo expresso em porcentagem. Enquanto StR (expresso em s^{-1}) é a derivada temporal do St e descreve a taxa de deformação do miocárdio, ou seja, a velocidade em que a deformação ocorre. As deformações miocárdicas podem ser adquiridas pelo 2D-STE nos sentidos longitudinal, radial e circunferencial, o que permite realizar a análise da função ventricular regional e global.[40]

A deformação miocárdica foi avaliada em gatos com cardiomiopatia fenótipo hipertrófico, sendo que nesse grupo de pacientes, houve redução dos valores das variáveis *strain* e *strain rate*, mesmo que a ecocardiografia convencional demonstrasse função sistólica preservada.[46] No entanto, em cães com degeneração mixomatosa valvar mitral, a disfunção sistólica não foi identificada de maneira precoce quando avaliada pelo 2D-STE.[47]

ECOCARDIOGRAFIA TRIDIMENSIONAL EM TEMPO REAL

O desenvolvimento de técnicas ecocardiográficas tridimensionais de tempo real (E3DTR) permitiu superar as desvantagens inerentes às outras técnicas bidimensionais durante a avaliação cardíaca. A E3DTR permite realizar uma observação tridimensional das estruturas cardíacas e grandes vasos, o que proporciona uma melhor avaliação da anatomia cardíaca, função miocárdica, afecções valvulares e cardiopatias congênitas.[38]

A avaliação quantitativa dos volumes ventriculares e atrial por meio da ecocardiografia bidimensional é tradicionalmente baseada em algoritmos geométricos, o que pode levar a valores errôneos, principalmente quando há mudanças na arquitetura miocárdica (remodelamento cardíaco. A E3DTR traz avanço em relação à ecocardiografia bidimensional, pois não requer a utilização de modelos geométricos para o cálculo dos volumes das câmaras cardíacas (Figura 133.9), o que permite uma mensuração mais precisa e fidedigna.[11] A E3DTR também possibilita a aquisição rápida e dinâmica das estruturas cardíacas durante todo o ciclo cardíaco, permitindo assim a avaliação funcional de todos os segmentos miocárdicos (Figura 133.10) de forma individual ou global.[48]

A E3DTR também proporciona uma melhor avaliação e compreensão da morfologia das válvulas cardíacas e dos seus respectivos aparatos valvares (Figura 133.11). A valva mitral tem uma estrutura tridimensional complexa e sua avaliação por meio da ecocardiografia bidimensional pode não detectar alterações morfológicas importantes em seus componentes. Um estudo que utilizou a E3DTR para analisar a valva mitral em cães com degeneração mixomatosa valvar mitral (DMVM) demonstrou que cães afetados por DMVM têm um anel valvar mais circular e com menor área em comparação com cães saudáveis. Embora a utilidade diagnóstica e prognóstica dessas variáveis ainda não esteja estabelecida, a técnica revelou novos recursos que podem auxiliar no planejamento cirúrgico/intervencionista de cães com DMVM.[49]

Em relação às cardiopatias congênitas, a E3DTR demonstrou ser mais precisa e confiável para definir detalhes anatômicos da persistência do ducto arterioso, defeitos septais, estenoses valvares e outros defeitos cardíacos complexos. Isso melhora não somente a capacidade diagnóstica, como também auxilia na abordagem intervencionista dessas afecções.[11,38]

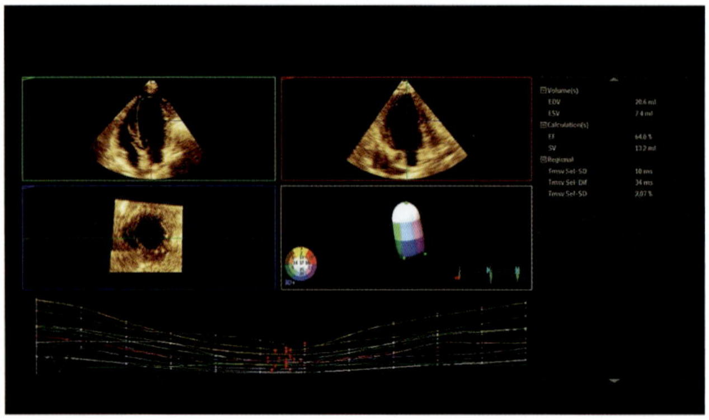

Figura 133.9 Mensuração dos volumes diastólico final (EDV), sistólico final (ESV), frações de ejeção (EF) e de encurtamento (SV) do ventrículo esquerdo, por meio da ecocardiografia tridimensional em tempo real.

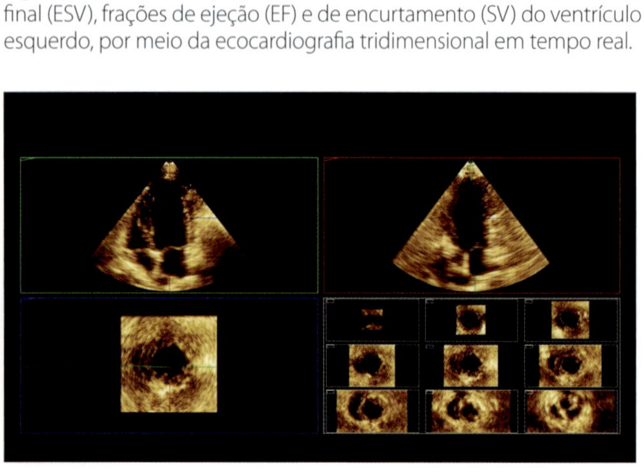

Figura 133.10 Avaliação de diferentes planos do ventrículo esquerdo por meio da ecocardiografia tridimensional em tempo real.

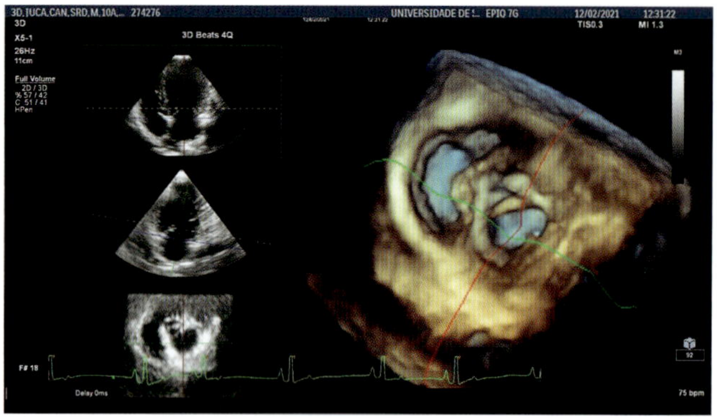

Figura 133.11 Avaliação morfológica do aparato valvar mitral de um cão, por meio da ecocardiografia tridimensional em tempo real.

REFERÊNCIAS BIBLIOGRÁFICAS

1. Fuentes VL. Ecocardiography and Doppler ultrasound. In: Tilley LP, Smith Jr FWK, Oyama MA, Sleeper MM (editors). Manual of canine and feline cardiology. St. Louis: Saunders Elsevier; 2008. p. 78-98.
2. Abduch MCD. Ecocardiografia. In: Carvalho CF (editor). Ultrassonografia em pequenos animais. São Paulo: Roca; 2004. p. 288-345.
3. Silva CES. Ecocardiografia: princípios e aplicações clínicas. Rio de Janeiro: Revinter; 2007.
4. Mathias WJ. Manual de ecocardiografia. São Paulo: Tamboré; 2007.
5. Filho OG, Gil MA, Tatani SG. Ecocardiografia. In: Stefanini E, Timerman A, Serrano CV (editores). Tratado de cardiologia SOCESP. São Paulo: Manole; 2009. p. 366-406.
6. Serres F *et al.* Chordae tendineae rupture in dogs with degenerative mitral valve disease: prevalence, survival, and prognostic factors (114 cases, 2001-2006). J Vet Intl Med/Am Col Vet Int Med. 2007;21:258-64.
7. Borgarelli M *et al.* Survival Characteristics and prognostic variables of dogs with mitral regurgitation attributable to myxomatous valve disease. J Vet Int Med. 2008;22(1):120-8.
8. Borgarelli M *et al.* Prevalence and prognostic importance of pulmonary hypertension in dogs with myxomatous mitral valve disease. J Vet Int Med. 2015;29(2):569-74.
9. Nakamura K *et al.* Left atrial strain at different stages of myxomatous mitral valve disease in dogs. J Vet Int Med. 2017;31(2):316-25.
10. Keene BW *et al.* ACVIM Consensus guidelines for the diagnosis and treatment of myxomatous mitral valve disease in dogs. J Vet Int Med. 2019;33(3):1127-40.
11. Orvalho JS. Real-Time three-dimensional echocardiography: from diagnosis to intervention. Vet Clin N Am Sm Anim Pract. 2017;47(5):1005-19.
12. Mantovani MM *et al.* Clinical monitoring of cardiac output assessed by transoesophageal echocardiography in anaesthetised dogs: a comparison with the thermodilution technique. BMC Vet Res. 2017;13(1):325.
13. Saunders AB, Wesselowski S, Cusack K. Transesophageal echocardiography-guided dirofilaria immitis extraction from the right atrium in a dog. Case. 2020;4(4):299-302.
14. Otto CM. Fundamentos de ecocardiografia clínica. 3. ed. São Paulo: Elsevier; 2005.

15. Boon JA. Manual of veterinary echocardiography. Maryland, Baltimore; 1998.
16. Feigenbaum H, Armstrong, WF, Ryan T. Ecocardiografia. 6. ed. Rio de Janeiro: Guanabara Koogan; 2007.
17. Petrus LC. Avaliação dos fluxos das valvas aórtica e pulmonar com ecocardiografia Doppler pulsátil em cães clinicamente sadios [dissertação]. São Paulo: FMVZ-USP; 2006.
18. Kirbenger RM, Bland-van den Berg P, Grimbeek RJ. Doppler echocardiography in the normal dog: Part TT. Factors influencing blood flow velocities and a comparison between left and right heart blood flow. Veterinary Radiology Ultrasound. 1992;33:380-6.
19. Brown DJ, Knight DH, King BR. Use of pulsed-wave Doppler echocardiography to determine aortic and pulmonary velocity and flow variables in clinically normal dogs. Am J Vet Res. 1991;52:543-50.
20. Henik RA. Ecocardiografia e ultra-som Doppler. In: Tilley LP, Goodwin JK (editores). Manual de cardiologia para cães e gatos. São Paulo: Roca; 2002. p. 67-94.
21. Moise NS, Dietze AE, Mezza LE, Strickland D, Erb HN, Edwards NJ. Echocardiography, eletrocardiography, and radiography of cats with dilatation cardiomyopathy, hypertrophic cardiomyopathy, and hyperthyroidism. Am J Vet Res. 1986;47:1476-86.
22. Sisson DD, Knight DH, Helinski C. Plasma taurine concentrations and M-mode echocardiographic measures in healthy cats and in cats with dilated cardiomyopathy. J Vet Int Med. 1991;5:232-8.
23. Fox PR, Bond BR, Peterson ME. Echocardiographic reference values in healthy cats sedated with ketamine hydrochloride. Am J Vet Res. 1986;46:1479-84.
24. Cornell CC. *et al.* Allometric scaling of m-mode cardiac measurements in normal adult dogs. J Vet Int Med/Am Col Vet Int Med. 2004;18(3):311-21.
25. Häggström J *et al.* Effect of body weight on echocardiographic measurements in 19, 866 pure-bred cats with or without heart disease. J Vet Int Med. 2016;30(5):1601-11.
26. Bélanger MC. Ecocardiography. In: Ettinger SJ, Feldman EC (editors). Textbook of veterinary internal medicine. Philadelphia: Saunders; 2005. p. 311-26.
27. Strohm LE. *et al.* Two-dimensional, long-axis echocardiographic ratios for assessment of left atrial and ventricular size in dogs. J Vet Cardio. 2018;20(5):330-42.
28. Boswood A *et al.* Effect of pimobendan in dogs with preclinical myxomatous mitral valve disease and cardiomegaly: The EPIC Study–a randomized clinical trial. J Vet Int Med. 2016;30(6):1765-79.
29. Brown D, Gaillot H. Heart. In: Penninck D, D' Anjou A (editors). Atlas of small animal ultrasonography. Oxford: Blackwell Publishing; 2008. p. 151-216.
30. Ware W. Overview of echocardiography. In: Ware W (editor). Cardiovascular disease in small animal medicine. London: Manson Publishing; 2007. p. 68-88.
31. Lord P *et al.* Rate of change of heart size before congestive heart failure in dogs with mitral regurgitation. J Sm Anim Pract. 2010;51(4):210-8.
32. Reynolds CA *et al.* Prediction of first onset of congestive heart failure in dogs with degenerative mitral valve disease: the predict cohort study. J Vet Cardio. 2012;14(1):193-202.
33. Rishniw M, Erb HN. Evaluation of four 2-dimensional echocardiographic methods of assessing left atrial size in dogs. J Vet Int Med/Am Col Vet Int Med. 2000;14(4):429-35.
34. Hansson K. *et al.* Left atrial to aortic root indices using two-dimensional and m- mode echocardiography in Cavalier King Charles Spaniels with and without left atrial enlargement. Veterinary Radiology & Ultrasound. 2002;43(6):568-75.
35. Visser LC. Right ventricular function: imaging techniques. Vet Clin N Am Sm Anim Pract. 2017;47(5):989-1003.
36. Schober KE, Chetboul V. Echocardiographic evaluation of left ventricular diastolic function in cats: hemodynamic determinants and pattern recognition. J Vet Cardio. 2015;17(1):102-33.
37. Schober KE. *et al.* Detection of congestive heart failure in dogs by Doppler echocardiography. J Vet Int Med. 2010;24(6):1358-68.
38. Chetboul V, Bussadori C, Madron E. Clinical echocardiography of the dog and cat. Missouri, Elsevier; 2016.
39. Rohrbaugh M *et al.* Detection of congestive heart failure by Doppler echocardiography in cats with hypertrophic cardiomyopathy. J Vet Int Med. 2020;34:1091-101.
40. Chetboul V. Advanced techniques in echocardiography in small animals. J Vet Cardio. 2010;40(4):529-43.
41. Teshima K *et al.* Assessment of left ventricular function using pulsed tissue Doppler imaging in healthy dogs and dogs with spontaneous mitral regurgitation. J Vet Med Scien. 2005;67(12):1207-15.
42. Hooge Jd' *et al.* Regional strain and strain rate measurements by cardiac ultrasound: principles, implementation and limitations. European Journal of Echocardiography. 2000;1(3):154-70.
43. Blessberger H, Binder T. Non-invasive imaging: two dimensional speckle tracking echocardiography-basic principles. Hear. 2010;96(9):716-22.
44. Mondillo S. *et al.* Speckle-tracking echocardiography: a new technique for assessing myocardial function. Journal of Ultrasound in Medicine. 2011;30(1):71-83.
45. Del Castillo JM, Herszkowicz N. Strain Bidimensional (X-Strain): utilização do método para avaliação de cardiopatias. Rev Bras Ecocardio. 2008;21(3):29-35.
46. Spalla I *et al.* Speckle tracking echocardiography in cats with preclinical hypertrophic cardiomyopathy. J Vet Int Med. 2019;33(3):1232-41.
47. Mantovani MM *et al.* Systolic cardiac function assessment by feature tracking echocardiography in dogs with myxomatous mitral valve disease. J Sm Anim Pract. 2015;56(6):383-92.
48. Szmigielski C, Rajpoot K, Grau V *et al.* Real-time 3D fusion echocardiography. J Am Col Cardio Imag. 2010;3(7):682-90.
49. Menciotti G *et al.* Mitral valve morphology assessed by three-dimensional transthoracic echocardiography in healthy dogs and dogs with myxomatous mitral valve disease. J Vet Cardio. 2017;19(2):113-23.

134 Marcadores Cardíacos

Paula Hiromi Itikawa • Maria Helena Matiko Akao Larsson

INTRODUÇÃO

Em 1998, os National Institutes of Health definiram os marcadores como "uma característica que é objetivamente mensurada e avaliada como indicador normal de processos biológicos, de processos patológicos ou como resposta farmacológica a uma intervenção terapêutica".[1] Na insuficiência cardíaca, por exemplo, os biomarcadores podem ser representados por características demográficas como idade e sexo, imagens cardíacas ou identificação de uma mutação genética. No entanto, os marcadores habitualmente são considerados analitos circulantes no soro e no plasma.[2]

Os critérios para um marcador ser usado clinicamente são:[3]

- Facilitar o entendimento da doença e ajudar na melhora clínica
- Fornecer informações não disponíveis a partir de outra forma diagnóstica
- Ser prático para uso comercial e na rotina clínica.

As respostas neuroendócrinas que ocorrem no desenvolvimento da insuficiência cardíaca têm sido muito bem documentadas em pacientes humanos e, mais recentemente, em estudos com cães e gatos apresentando respostas similares. A compreensão desses sistemas complexos é vital para os tratamentos modernos da insuficiência cardíaca, baseados em conceitos de má adaptação das respostas neuroendócrinas, como ocorre no sistema-renina-angiotensina-aldosterona. Isso faz com que a mensuração dos marcadores neuroendócrinos proporcione diagnóstico, prognóstico e informações terapêuticas que não são facilmente obtidas na avaliação clínica rotineira, mesmo com técnicas sofisticadas de imagem ou avaliação hemodinâmica.[4]

Na medicina veterinária, os marcadores cardíacos estão classificados em:[5]

- Marcadores de estresse do miócito: peptídeos natriuréticos, adrenomedulina e ST
- Marcadores de lesão de miócitos: troponina
- Marcadores neuro-humorais: endotelina e arginina vasopressina
- Marcadores da inflamação: proteína C reativa e fatores de necrose tumoral.

Atualmente, há um grande número de publicações com uma nova classe de biomarcadores denominados "microRNAs" (miRNAs). São RNAs de cadeias curtas (19 a 25 nucleotídios de extensão) não codificadores, que são importantes na regulação da expressão dos genes.[6]

PEPTÍDEOS NATRIURÉTICOS

Em 1981, descobriu-se que a injeção de extrato de átrio induzia a natriurese em ratos,[7] dando início às pesquisas sobre os peptídeos natriuréticos.[8] A família dos peptídeos natriuréticos é um grupo de peptídeos filogenética, funcional e estruturalmente relacionados em vertebrados, cuja principal função é a regulação da homeostase de fluidos.[9] Na natureza, são conhecidos cinco tipos de peptídeos natriuréticos, quais sejam o peptídeo natriurético tipo A (ANP), o peptídeo natriurético tipo B (BNP), o peptídeo natriurético tipo C (PNC), o peptídeo natriurético tipo dendroaspi (PND) e o peptídeo natriurético tipo ventricular (PNV), esse último é expresso somente em peixes. O ANP, o BNP e o PNV são produzidos principalmente por cardiomiócitos; o PNC é expresso principalmente no cérebro e no endotélio;[10] e o PND somente foi encontrado no veneno da cobra Green Mamba (*Dendroaspis angusticeps*).[11]

O PNC é fator parácrino ou autócrino encontrado no sistema nervoso central, células endoteliais, rins, coração e condrócitos. Sua concentração plasmática é baixa e seu efeito primário é a venodilatação.[12] Por isso, os peptídeos natriuréticos mais amplamente estudados em doenças cardiovasculares são o ANP e o BNP.[8,12]

ANP e BNP são elaborados a partir do ácido ribonucleico mensageiro cardíaco como longas sequências de peptídeos denominados "pré-proANP" e "pré-proBNP", respectivamente.[9] Após a remoção de um peptídeo sinal, passam a ser denominados "proANP" e "proBNP", que, em animais saudáveis, são armazenados em grânulos ligados à membrana nos átrios e ventrículos. Os proANP e proBNP são clivados em duas partes, a primeira, considerada como o hormônio maduro e ativo, chamados "ANP" e "BNP", e seus respectivos fragmentos inertes amino ou N-terminal chamados "NT-proANP" e "NT-proBNP".[13] (Figura 134.1)

O BNP é uma molécula de 32 aminoácidos que se origina do gene CNP3 e é expresso quase exclusivamente no coração. A transdução do gene BNP é evocada por vários estímulos, como estiramento de cardiomiócitos e isquemia, que resultam

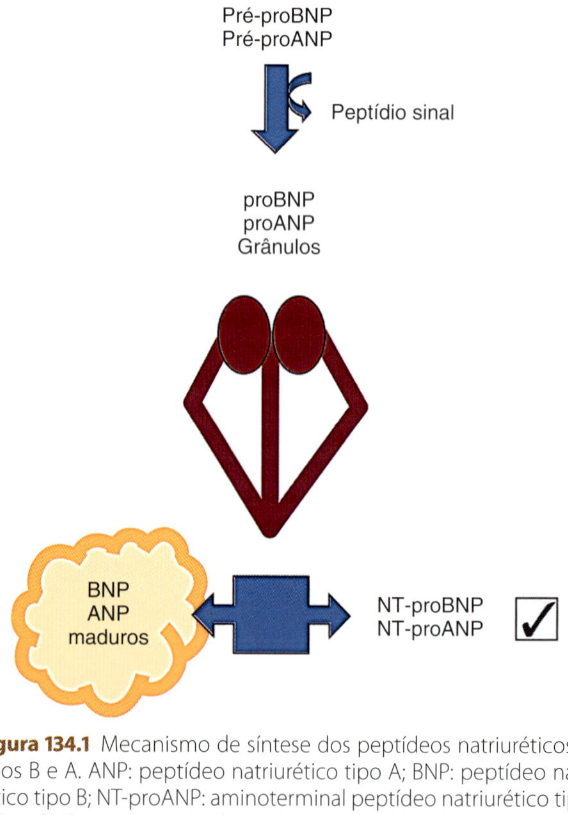

Figura 134.1 Mecanismo de síntese dos peptídeos natriuréticos dos tipos B e A. ANP: peptídeo natriurético tipo A; BNP: peptídeo natriurético tipo B; NT-proANP: aminoterminal peptídeo natriurético tipo A; NT-proBNP: aminoterminal peptídeo natriurético tipo B; pré-proANP: pré-pró-peptídio natriurético tipo A; pré-proBNP: pré-pró-peptídeo natriurético tipo B.

na produção do pré-proBNP.[8] O BNP é sintetizado como um pré-pró-hormônio e processado na forma de pró-hormônio nos miócitos ventriculares, sofrendo, posteriormente, rápida remoção de um peptídeo de 26 aminoácidos, formando, assim, o pró-peptídeo com 108 aminoácidos, denominado "proBNP$_{1\text{-}108}$". Este é clivado em duas partes pelas proteases séricas *corin*, expressa no miocárdio, ou *furin*, distribuída em vários tecidos e no soro, em um fragmento inativo com 76 aminoácidos, denominado "NT-proBNP$_{1\text{-}76}$" ou somente NT-proBNP, e na molécula biologicamente ativa com 32-aminoácidos, denominada "BNP$_{1\text{-}32}$" ou somente BNP.[8,12] O BNP e o NT-proBNP são secretados na circulação em quantidades equimolares.[12]

O BNP, também conhecido por peptídeo natriurético cerebral, foi originalmente identificado em extratos de cérebro porcino e também presente no cérebro humano, porém a principal fonte são os ventrículos cardíacos.[9] Em condições normais, o BNP é produzido principalmente nos átrios e, em menor quantidade, nos ventrículos, porém isso muda quando ocorre, por exemplo, sobrecarga de volume, fazendo com que a principal fonte de BNP sejam os miócitos ventriculares.[5] O NT-proBNP e o BNP circulam no plasma, sendo suas concentrações elevadas em pacientes com hipertrofia ventricular ou insuficiência cardíaca congestiva.[9]

O ANP, também chamado "peptídeo natriurético atrial", é produzido principalmente nas câmaras atriais. Vários hormônios e neurotransmissores, como a endotelina, arginina vasopressina e catecolaminas, estimulam diretamente a secreção do ANP. O aumento da tensão na parede atrial, refletindo o aumento do volume intravascular, consiste em estímulo dominante para a sua liberação. Os fragmentos de ANP e NT-proANP circulam no plasma, e suas concentrações estão aumentadas em pacientes com aumento do volume intravascular, como ocorre na insuficiência cardíaca.[9]

O ANP e o BNP têm ações fisiológicas geralmente opostas às exercidas pelo sistema renina-angiotensina-aldosterona[4] e suas vias de ação são realizadas, principalmente, pela ativação dos receptores do peptídeo natriurético tipo A que induzem diurese e natriurese, por inibir o transporte tubular de sódio do ducto coletor renal; medeiam, também, a vasodilatação sistêmica e de arteríolas pulmonares, causando a diminuição da resistência vascular e inibição da liberação de renina e aldosterona. Portanto, esses receptores podem ser encontrados nos pulmões, no coração, nos rins, nas adrenais, nos vasos e no sistema nervoso central.[8]

ANP e BNP são removidos da circulação por dois mecanismos principais, pelo receptor de peptídeo natriurético tipo C, que os depura por internalização dos peptídeos natriuréticos e posterior degradação lisossomal, ou por meio da enzima neutralizadora de endopeptidases que quebra os peptídeos natriuréticos em fragmentos inativos. Os receptores têm maior atividade para o ANP, o que pode ser uma justificativa para a meia-vida maior do BNP.[4] A meia-vida do BNP é de 12,1 min, em humanos, e de apenas 90 s em cães. A meia-vida do NT-proBNP não tem sido estudada em cães, mas suspeita-se de que ela seja maior, pois o NT-proBNP é removido da circulação mais lentamente, por depender de órgãos com alto metabolismo.[5]

A sequência de aminoácidos do ANP é notadamente similar nas diferentes espécies. A mesma sequência de 28 aminoácidos é verificada nas espécies humana, canina, felina, bovina, suína e ovina.[14,15] Em contraste com a homologia demonstrada pelo ANP em diferentes espécies, a estrutura do BNP é variável nos diferentes mamíferos.[15] A sequência de aminoácidos do BNP em cães e gatos é diferente quando comparada com a humana.[4]

Em humanos, as concentrações plasmáticas de BNP estão associadas com a gravidade da anormalidade cardíaca estrutural e funcional e com o prognóstico. No entanto, essa relação é modulada e pode ser influenciada por sexo, idade, função renal, massa corporal, hipoxemia, arritmia, uso de glicocorticoides e estado da tireoide, estados inflamatórios e doença multissistêmica grave, como em casos graves de trauma ou sepse.[2]

Na medicina veterinária, os peptídeos natriuréticos têm sido validados como testes úteis no diagnóstico das cardiomiopatias ocultas,[15] da cardiomiopatia hipertrófica felina,[16-19] da doença degenerativa da valva mitral[20] e na distinção entre dispneia de origem cardíaca congestiva e respiratória.[21-23]

Estudos em cães com tosse e dispneia demonstraram que a mensuração de NT-proBNP é útil para diferenciar os animais com insuficiência cardíaca daqueles com doença respiratória primária.[21,23-25] Trabalho realizado com 46 cães[21] que apresentavam tosse e/ou dispneia revelou média significativamente maior de NT-proBNP em animais portadores de insuficiência cardíaca (> 1.400 pml/ℓ), quando comparados com a média daqueles com doença respiratória primária (< 800 pmol/ℓ). Porém, quando ocorrem valores intermediários aos descritos, a validade clínica do teste fica inconsistente, motivo pelo qual os autores concluíram que as concentrações plasmáticas de NT-proBNP devem ser interpretadas com cuidado e os diagnósticos devem ser realizados associados a outros achados clínicos e exames radiográfico e ecocardiográfico.[21,26] Ettinger *et al.* (2012) avaliaram 1.134 cães, sendo 974 cardiopatas, 37 animais com tosse e/ou dispneia de origem não cardíaca e 123 cães sadios, sugerem que o valor de corte 900 pmol/ℓ diferencia tosse e/ou dispneia secundária à insuficiência cardíaca nessa espécie.[25]

Estudos atuais em cães utilizam o NT-proBNP para melhor entendimento das cardiopatias como a doença valvar mixomatosa mitral (DVCM), cardiomiopatia dilatada e hipertensão arterial pulmonar, como por exemplo na classificação da DVCM por meio da classificação do American College of Veterinary Internal Medicine (ACVIM).[27]

Atualmente, há disponibilidade da mensuração quantitativa de NT-proBNP canina em nível comercial; para gatos há o *kit* rápido para a mensuração qualitativa de NT-proBNP de forma qualitativa, mas também há possibilidade da mensuração quantitativa em nível comercial.

A concentração plasmática de ANP apresenta valores significativamente maiores em cães com insuficiência cardíaca descompensada quando comparados com animais cardiopatas assintomáticos. Entretanto, o ANP não diferencia cães com insuficiência cardíaca compensados dos clinicamente normais.[19,28] Um estudo recente avaliou a concentração plasmática de ANP em 78 cães com cardiopatia e 37 saudáveis e demonstrou que valores maiores que 25 pg/mℓ identificam cães portadores de cardiopatia e que valores maiores que 100 pg/mℓ identificam cães com insuficiência cardíaca descompensada.[29] A concentração de ANP correlaciona-se com a dilatação de átrio esquerdo.[20,28]

A mensuração de NT-proBNP em felinos auxilia na identificação de animais cardiopatas assintomáticos[30] e na diferenciação da dispneia de origem respiratória daquela de origem cardíaca[22] e quando combinada com testes diagnósticos convencionais auxilia na tomada de decisão na conduta clínica.[31] Os trabalhos também demostram que há correlação positiva entre os valores séricos de NT-proBNP e diferentes graus de hipertrofia,[16-18] bem como uma correlação moderada entre as medidas de parede e/ou septo de ventrículo esquerdo e a concentração de NT-proBNP plasmática em gatos da raça Maine Coon com cardiomiopatia hipertrófica.[19]

A mensuração de ANP em gatos portadores de cardiomiopatias ajuda a identificar os animais com insuficiência cardíaca,[32,33] porém, em gatos portadores de cardiomiopatia hipertrófica, a concentração plasmática de ANP não apresenta diferença quando comparada com a de animais normais.[34]

TROPONINAS

Troponinas são proteínas miofibrilares envolvidas na regulação da interação actina-miosina, ou seja, no controle da contração e do relaxamento dos miócitos. O complexo troponina cardíaca é composto por três subunidades: troponina C (onde o cálcio se liga), troponina I (elemento inibitório da tropomiosina) e troponina T (elemento de ligação da troponina), que, juntos, ajudam na regulação da excitação e contração das proteínas sarcoméricas. A troponina I normalmente está ligada ao filamento de actina pela troponina T, mas quando ocorre uma lesão no sarcômero, ela se desliga e é liberada para dentro do citossol e do espaço extracelular. A troponina cardíaca T é uma proteína estrutural que faz a ligação entre o complexo troponina-tropomiosina com o filamento actina.[5] As musculaturas cardíaca e esquelética utilizam o complexo troponina para mediar a contração, mas essas isoformas são antigenicamente distintas.[35] A isoforma cardíaca da troponina I (cTnI) não é expressa em nenhum outro tecido.[36] No miócito cardíaco, as troponinas estão compartimentalizadas; apenas 3 a 8% do cTnI e 6 a 8% da troponina cardíaca T estão livres no citossol. A lesão e a desintegração dos sarcômero cardíacos causam a liberação das troponinas no espaço intersticial. Os linfáticos cardíacos retiram as troponinas, mas caso a lesão tecidual seja grande, as troponinas se infiltram na circulação sanguínea. Quando ocorre uma lesão discreta, o padrão de liberação pode ser bifásico, pois as troponinas presentes no citossol são liberadas primeiro. Caso a lesão persista ou piore, a liberação das troponinas compartimentalizadas começa a acontecer, o que representa uma lesão irreversível para o sarcômero cardíaco.[5] Como as troponinas são proteínas intracelulares, normalmente não estão presentes na corrente sanguínea,[37] porém, em cães e gatos, parece haver uma baixa concentração plasmática em animais clinicamente normais.[36]

A concentração das troponinas cardíacas na circulação sistêmica resulta do balanço entre a liberação pelo miocárdio, a liberação na circulação e a degradação pelas proteases presentes no soro, porém as proteínas com peso molecular acima de 20 kDa, como a cTnI, que tem 25 kDa, são removidas da circulação por órgãos com alta taxa metabólica, a exemplo do fígado, dos rins e do sistema retículo endotelial. A meia-vida da cTnI na circulação de animais de laboratório e cães é de, aproximadamente, 6 horas, dependendo do grau da lesão. Isso sugere que níveis elevados persistentes de cTnI indicam lesão miocárdica contínua. A meia-vida da troponina cardíaca T é de aproximadamente 2 horas. As troponinas cardíacas são detectáveis no sangue normalmente 5 a 7 horas após a lesão, com picos durante 1 e 2 dias, sendo dissipadas em 1 ou 2 semanas.[38]

A cTnI é um importante marcador cardíaco, altamente sensível e específico para o diagnóstico de infarto miocárdico em pacientes humanos. Por isso, as concentrações de troponinas I e T são consideradas fatores prognósticos na insuficiência cardíaca.[39]

A estrutura da cTnI é altamente conservada entre as espécies.[40,41] Há diversos estudos na medicina veterinária que demonstram aumento na concentração plasmática da cTnI em diversas cardiopatias ou mesmo em doenças não relacionadas com o coração. Níveis aumentados de cTnI têm sido documentados na síndrome da dilatação vólvulo-gástrica,[42,43] na infecção por *Ehrlichia canis,*[44] na babesiose,[45] na anemia hemolítica imunomediada,[46] na doença renal crônica[47] e no hemangiossarcoma,[48] porém não há consenso se essas doenças induzem aumento da cTnI por causarem lesão direta aos cardiomiócitos e/ou por causarem hipoxia ao miocárdio, devido à anemia secundária.

As pesquisas demonstram que a cTnI auxilia na diferenciação da dispneia de origem respiratória ou por insuficiência cardíaca,[24] no diagnóstico de diversas cardiopatias, como a cardiomiopatia arritmogênica do ventrículo direito em cães da raça Boxer,[49] na cardiomiopatia dilatada em cães da raça Doberman,[50] e ajuda a determinar o prognóstico do paciente.[51] Em todos esses casos, os níveis séricos de cTnI estão relacionados positivamente com a presença e/ou gravidade da doença. Há ainda evidências de que cães sadios da raça Greyhound apresentam níveis séricos de cTnI maiores quando comparados com outras raças.[52]

Os valores de cTnI podem diferenciar os portadores de CMH dos gatos saudáveis e apresentam correlação positiva com os valores de parede posterior (ou livre) de ventrículo esquerdo durante a diástole.[53,54] A cTnI também pode diferenciar a dispneia em gatos, pois há aumento significativo em animais em que a dispneia é secundária à insuficiência cardíaca congestiva.[55] Estudo recente com gatos da raça Maine Coon demonstrou associação entre a presença da mutação do gene MYBCP3 com a concentração plasmática de cTnI, concluindo que o valor de 0,015ng/mℓ pode indicar a presença dessa mutação em gatos Maine Coon.[19]

Estudos recentes têm utilizado, de forma indiscriminada, testes chamados "alta sensibilidade", "alta performance", "ultrassensível" entre outros, a fim de incluir os testes que têm maior sensibilidade comparada com os convencionais.[56] Nos testes considerados convencionais, a concentração de cTnI nos animais sadios fica abaixo do limite de detecção enquanto nos testes chamados "alta sensibilidade", a concentração de cTnI em indivíduos saudáveis tem valor detectável.[57] Como pode ser observado, os testes convencionais de cTnI têm limites de detecção de aproximadamente 0,2 ng/mℓ, mas as concentrações de cTnI circulantes em cães com doença valvar mixomatosa em estágio B2, por exemplo é frequentemente inferior a 0,03 ng/mℓ. Assim, para esses cães, os níveis de cTnI somente podem ser detectados com uso dos *kits* com "alta sensibilidade".[58]

Winter *et al.* (2017) avaliaram a variabilidade biológica da cTnI em cães sadios e em cães em diferentes estágios da DVCM classificando-os de acordo com os estágios do ACVIM e comparando os testes convencionais com os de "alta sensibilidade" e concluíram, também, que esses *kits* são fundamentais devido às baixas concentrações de cTnI sérico, mesmo em animais doentes.[59] Em gatos, a concentração sérica de cTnI em animais sadios *versus* animais com cardiomiopatia hipertrófica também apresenta diferenças em baixas concentrações e, por isso, a necessidade do uso de testes de "alta sensibilidade".[60]

A concentração de troponina I em cães sadios varia de 0,00411 a 0,17 ng/mL[61] e em gatos de 0,00318 a 0,17 ng/mℓ,[62] dependendo da metodologia e do *kit* utilizados.

Na maioria das vezes, a concentração de cTnI é proporcional ao grau de lesão miocárdica,[63] por isso é considerado um preditor de mortalidade.[64]

MICRORNAS

Os miRNAs são RNAs de cadeias curtas (19 a 25 nucleotídios de extensão) não codificadores, que são importantes na regulação da expressão dos genes.[65] Atualmente, são os biomarcadores mais estudados na medicina humana e veterinária, não somente na área da cardiologia, mas principalmente na oncologia. Por elas serem fundamentais no controle regulatório da expressão gênica, é evidente que os miRNAs podem alterar a progressão de diversas doenças.[66] Outras grandes vantagens é que são filogeneticamente conservados[65] e tecido-específicos, mas que podem ser detectados no sangue periférico, podendo, portanto, ser potencialmente utilizados em testes rápidos para facilitar o diagnóstico.[66] Os miRNAs também são estudados como estratégia terapêutica utilizando os chamados "antagomirs" e "mimetizadores de miRNA (miRmimics)", cuja estratégia se baseia na normalização em nível tecidual de miRNAs específicos, silenciando aqueles que são expressados ou complementando aqueles que apresentam expressão diminuída em determinada doença.[66]

Na medicina veterinária, os trabalhos iniciais ocorreram em modelos experimentais, mas em 2013 foi publicado o primeiro estudo com doença natural (ou espontânea) em cães da raça Doberman Pinscher, portadores de cardiomiopatia dilatada (CMD).[67] Nesse estudo, avaliou-se o padrão de expressões séricas de diversos miRNA em cães portadores de CMD comparados com cães sadios, mas não houve diferença estatística entre os grupos, o que foi justificado pela pequena amostra (quatro cães em cada grupo).[67] Hulanicka *et al.* (2014) estudaram as expressões de nove miRNAs em cães da raça Dachshund com DVCM em diferentes estágios por meio da classificação ACVIM e compararam as expressões entre os pacientes que foram estagiados em A e B com aqueles estagiados em C e D, ou seja, pacientes sintomáticos. Nesse estudo, observaram que houve maior expressão de miR-30b em cães em estágio B e de miR-133b no estágio C.[68] Em artigo semelhante, foi estudada a expressão de 277 miRNAs resultando em um perfil de miRNAs para cães com DVCM nos diferentes estágios ACVIM, sendo possível diferenciar por meio do perfil de expressões dos miRNAs os estágios A, B1/B2 e C/D, e concluiu-se que esses perfis podem ser novos candidatos a biomarcadores e, ainda, ser utilizados na regulação gênica de cães com DVCM.[69] Jung e Bohan (2018) realizaram estudo similar com cães de raças diversas em insuficiência cardíaca congestiva (ICC) secundária à DVCM e constataram que há aumento na expressão de quatro microRNAs (miR-133, miR-1, miR-let-7e e miR-125) e diminuição da expressão de quatro microRNAs (miR-30 c, miR-128, miR-142 e miR-423).[70] Estudo em cães com diferentes tipos de arritmia não demonstrou resultados satisfatórios com as miRNAs estudadas.[71]

Há, também, estudos em gatos com CMH em que foram analisados gatos normais e em ICC estáveis secundária à CMH; nestes houve uma maior expressão de miR-381-3p, miR-486-3p, miR-4751, miR-476c-3p, miR-5700, miR-513a-3p e miR-320 e a conclusão foi de que a expressão do perfil de miRNAs em gatos com CMH é diferente dos perfis de humanos e roedores com CMH, e que o estudo da CMH espontânea em gatos pode ajudar no entendimento dos diferentes padrões da fisiopatologia da CMH em humanos.[72]

CONSIDERAÇÕES FINAIS

Assim como na medicina humana, o uso dos marcadores cardíacos é uma ferramenta útil na prática clínica, principalmente nos países em que as mensurações de peptídeos natriuréticos e troponina são realizadas comercialmente. Porém, aqui no Brasil, isso somente é realizado em pesquisa científica, principalmente pela limitação financeira e pela falta de conhecimento e acesso dos clínicos veterinários a esses tipos de exame.

Atualmente, muitos estudos enfocam nos exames múltiplos (*multi-marker strategy*), ou seja, diversos marcadores são analisados com a mesma amostra, a fim de identificar, precocemente, os pacientes com maiores chances de piora do quadro clínico, ou seja, aumentar os valores diagnóstico e prognóstico dos marcadores cardíacos.[37] Outro fator relevante para a não popularização do uso dos biomarcadores é a facilidade em diversas regiões do Brasil ao acesso do exame de ecodopplercardiografia, não somente como uma ferramenta de diagnóstico, como também de prognóstico e monitoramento da terapia, como já é realizado em ambientes hospitalares, em unidades de terapia intensiva e em serviços com atendimento em cardiologia veterinária. Assim, torna-se importante a popularização do uso dos biomarcadores cardíacos em locais onde não é frequente a presença de veterinários capacitados para a realização de exames de ecodopplercardiografia.

Os miRNAs estão se mostrando úteis no diagnóstico, mas principalmente na terapia gênica, que deve ser a realidade futura na prevenção e no tratamento das cardiopatias.

REFERÊNCIAS BIBLIOGRÁFICAS

1. Atkinson AJ, Colburn WA, DeGruttola VG, DeMets DL, Downing GJ, Hoth DF *et al.* Biomarkers and surrogate endpoints: preferred definitions and conceptual framework. Clin Pharmacol Ther. 2001;69:89-95.
2. Richards AM. What we may expect from biomarkers in heart failure. Heart Failure Clin. 2009;5:463-70.
3. Morrow DA, Lemos JA. Benchmarks for the assessment of novel cardiovascular biomarkers. Circulation. 2007;115:949-52.
4. Sisson DD. Neuroendocrine evaluation of cardiac disease. Vet Clin Small Anim. 2004;34:1105-26.
5. Prosek R, Ettinger SJ. Biomakers of cardiovascular disease. In: Ettinger SJ, Feldman EC (editors). Textbook of veterinary internal medicine: diseases of the dog and cat. St. Louis: Saunders Elsevier; 2010. p. 1187-96.
6. Ambros V. The functions of animal microRNAs. Nature. 2004;431:350-55.
7. Bold AJ, Boresnstein HB, Veress AT, Sonnenberg H. A rapid and potent natriuretic response to intravenous injection of atrial myocardial extract in rats. Life Sci. 1981;28:89-94.
8. Kimmenade RR, Januzzi Jr JL. The evolution of the natriuretic peptides: Current applications in human and animal medicine. J Vet Cardiol. 2009;11:S9-21.
9. Levin ER, Gardner DG, Samson WK. Natriuretic peptides. N Engl J Med. 1998;339:321-28.
10. Takei Y, Ogoshi M, Inoue K. A 'reverse' phylogenetic approach for identification of novel osmoregulatory and cardiovascular hormones in vertebrates. Front Neuroendocrinol. 2007;28:143-60.
11. Schweitz H, Vigne P, Moinier D, Frelin C, Lazdunski M. A new member of the natriuretic peptide family is present in the venom of the green mamba (*Dendroaspis angusticeps*). J Biol Chem. 1992;267:13928-32.
12. Krishnaswami A. The role of B-type and other natriuretic peptides in health and disease. Perm J. 2008;12:32-43.
13. Tamura N, Ogawa Y, Yasoda A, Itoh, Saito Y, Nakao K. Two cardiac peptide genes (atrial natriuretic peptide and brain natriuretic peptide) are organized in tandem in the mouse and human genomes. J Mol Cell Cardiol. 1996;28:1811-15.
14. Biondo AW, Liu ZL, Wiedemeyer CE, Morais HAS, Sisson DD, Solter PE. Genomic sequence and cardiac expression of atrial natriuretic peptide in cats. Am J Vet Res. 2002;63:236-40.
15. O'Sullivan ML, O'Grady MR, Minors SL. Plasma big endothelin-1, atrial natriuretic peptide, aldosterone, and norepinephrine concentrations in normal Doberman Pinschers and Doberman Pinschers with dilated cardiomyopathy. J Vet Intern Med. 2007;21:92-9.
16. Fox PR, Rush JE, Reynolds CA, DeFrancesco TC, Keene BW, Atkins CE *et al.* Multicenter evaluation of plasma N-Terminal probrain natriuretic peptide (NT-pro BNP) as a biochemical screening test for asymptomatic (occult) cardiomyopathy in cats. J Vet Intern Med. 2011;25:1010-16.
17. Tominaga Y, Miygawa Y, Toda N, Takemura N. The diagnostic of the plasma N-terminal pro-B-type natriuretic peptide concentration in asymptomatic cats with cardiac enlargement. J Vet Med Sci. 2011;73:971-5.
18. Wess G, Daisenberger P, Mahling M, Hirschberger J, Hartmann K. Utility of measuring plasma N-terminal pro-brain natriuretic peptide in detecting hypertrophic cardiomyopathy and differentiating grades of severity in cats. Vet Clin Pathol. 2011;40:237-44.
19. Itikawa PH. Determinação de biomarcadores cardíacos em gatos Maine Coon geneticamente testados para a mutação da cardiomiopatia hipertrófica [dissertação]. São Paulo: Faculdade de Medicina Veterinária e Zootecnia da Universidade de São Paulo; 2012.
20. Häggström J, Hansson K, Karlberg BE, Kvart C, Olsson K. Plasma concentration of atrial natriuretic peptide in relation to severity of mitral regurgitation in Cavalier King Charles Spaniels. Am J Vet Res. 1994;55:698-703.
21. Fine DM, Declue AE, Reineiro CR. Evaluation of circulating amino terminal-pro-B-type natriuretic peptide concentration in dogs with respiratory distress attributable to congestive heart failure or primary pulmonary disease. J Am Vet Med Assoc. 2008;232:1674-79.

22. Fox PR, Oyama MA, MacDonald K, Reynolds CA. Assessment of NTpro-BNP concentration in asymptomatic cats with cardiomyopathy. J Vet Intern Med. 2008;22:759.
23. Oyama MA, Rush JE, Rozanski EA, Fox PR, Reynolds CA, Gordon SG *et al.* Assessment of serum N-terminal pro-B-type natriuretic peptide concentration for differentiation of congestive heart failure from primary respiratory tract disease as the cause of respiratory signs in dogs. J Am Vet Med Assoc. 2009;235:1319-25.
24. Prosek R, Sisson DD, Oyama MA, Solter PF. Distinguishing cardiac and noncardiac dyspnea in 48 dogs using plasma atrial natriuretic factor, b--type natriuretic factor, endothelin, and cardiac troponin-I. J Vet Intern Med. 2007;21:238-42.
25. Ettinger SJ, Farace G, Forney SD, Frye M, Beardow A. Evaluation of plasma N-terminal pro–B-type natriuretic peptide concentrations in dogs with and without cardiac disease. J Am Vet Med Assoc. 2012;240:171.
26. Oyama MA, Singletary GE. The use of NT-proBNP assay in the management of canine patients with heart disease. Vet Clin Small Anim. 2012;40:545-58.
27. Winter RL, Saunders AB, Gordon SG, Buch JS, Miller MW. Biologic variability of N-terminal pro-brain natriuretic peptide in healthy dogs and dogs with myxomatous mitral valve disease. J Vet Cardiol. 2017;19:124-31.
28. Asano K, Masuda K, Okumura M, Kadosawa T, Fujinaga T. Plasma atrial and brain natriuretic peptide levels in dogs with congestive heart failure. J Vet Med Sci. 1999;61:523-9.
29. Hori Y, Yamano S, Kanai K, Hoshi F, Itoh N, Higuchi S. Clinical implications of measurement of plasma atrial natriuretic peptide concentration in dog with spontaneous heart disease. J Am Vet Med Assoc. 2011;239:1077-83.
30. Fox PR, Oyama MA, Macdonald K, Reynolds CA. Comparison of NT-pro--BNP concentration in cats with acute dyspnea from cardiac or respiratory disease. J Vet Intern Med. 2008;22:759.
31. Singletary GE, Rush JE, Fox PR, Stepien RL, Oyama MA. Effect of NT-pro--BNP assay on accuracy and confidence of general practitioners in diagnosing heart failure or respiratory disease in cats with respiratory signs. J Vet Intern Med. 2012;26:542-6.
32. Connolly DJ, Malhaes RJS, Syme HM, Boswood A, Fuentes VL, Chu L, *et al.* Circulating natriuretic peptides in cats with heart disease. J Vet Intern Med. 2008;22:96-105.
33. Zimmering TM, Hungerbuhler S, Meneses F, Simon D. Evaluation of the association between plasma concentration of N-terminal proatrial natriuretic peptide and outcome in cats with cardiomyopathy. J Am Vet Med Assoc. 2010;237:665-72.
34. MacLean H, Abbot JA, Ward DL, Huckle WR, Sisson DD, Pyle RL. N-terminal atrial natriuretic peptide immunoreactivity in plasma of cats with hypertrophic cardiomyopathy. J Vet Intern Med. 2008;20:284-9.
35. Adams JE, Bodor GS, Davila-Roman VG, Delmez JA, Apple FS, Ladenson JH *et al.* Cardiac troponin I. A marker with high specificity for cardiac injury. Circulation. 1993;88:101-6.
36. Cummins P, Perry SV. Troponin I from human skeletal and cardiac muscles. Biochem J. 1978;171:251-9.
37. Boswood A. Biomarkers in cardiovascular disease: beyond natriuretic peptides. J Vet Cardiol. 2009;11:S23-32.
38. Goldmann BU, Christenson RH, Hamm CW, Meinertz T, Ohman EM. Implications of troponin testing in clinical medicine. Curr Control Trials Cardiovasc Med. 2001;2:75-84.
39. Horwich TB, Patel J, Maclellan WR, Fonarow GC. Cardiac troponin I is associated with impaired hemodynamics, progressive left ventricular dysfunction, and increased mortality rates in advanced heart failure. Circulation. 2003;108:833-8.
40. Sleeper MM, Clifford CA, Laster LL. Cardiac troponin I in the normal dog and cat. J Vet Intern Med. 2001;15:501-3.
41. Rishniw M, Barr SC, Simpson KW, Winand NJ, Wootton JAM. Cloning and sequencing of the canine and feline cardiac troponin I genes. Am J Vet Res. 2004;65:53-8.
42. Schober KE, Cornand C, Kirbach B, Aupperle H, Oechtering G. Serum cardiac troponin I and cardiac troponin T concentrations in dogs with gastric dilatation-volvulus. J Am Vet Med Assoc. 2002;221:381-8.
43. Burgener IA, Kovacevic A, Mauldin GN, Lombard KW. Cardiac troponins as indicators of acute myocardial damage in dogs. J Vet Intern Med 2006;20:277-83.
44. Diniz PPVP, Morais HSA, Breitschwerdt EB, Schwartz DS. Serum cardiac troponin I concentration in dogs with ehrlichiosis. J Vet Intern Med. 2008;22:1136-43.
45. Lobetti R, Dvir E, Pearson J. Cardiac troponins in canine babesiosis. J Vet Intern Med. 2002;16:63-8.
46. Gow DJ, Gow AG, Bell R, Spratt D, Cash R, Ricketts S *et al.* Serum cardiac troponin I in dogs with primary immune-mediated haemolytic anaemia. J Small Anim Pract. 2011;52:259-64.
47. Sharkey LC, Berzina I, Ferasin L, Tobias AH, Lulich JP, Hegstad-Davies RL. Evaluation of serum cardiac troponin I concentration in dogs with renal failure. J Am Vet Med Assoc. 2009;234:767-70.
48. Chun R, Kellihan HB, Henik RA, Stepien RL. Comparison of plasma cardiac troponin I concentrations among dogs with cardiac hemangiosarcoma, noncardiac hemangiosarcoma, other neoplasms, and pericardial effusion of nonhemangiosarcoma origin. J Am Vet Med Assoc. 2010;237:806-11.
49. Baumwart RD, Orvalho J, Meurs KM. Evaluation of serum cardiac troponin I concentration in Boxers with arrhythmogenic right ventricular cardiomyopathy. Am J Vet Res. 2007;68:524-8.
50. Wess GJ, Simak MM, Hartmann K. Cardiac troponin I in Doberman Pinschers with cardiomyopathy. J Vet Intern Med. 2010;24:843-9.
51. Spratt DP, Mellanby RJ, Drury N, Archer J. Cardiac troponin I: evaluation of a biomarker for the diagnosis of heart disease in the dog. J Small Anim Pract. 2005;46:139-45.
52. LaVecchio D, Marin LM, Baumwart R, Iazbik MC, Westendorf N, Couto CG. Serum cardiac troponin I concentration in retired racing Greyhounds. J Vet Intern Med. 2009;23:87-90.
53. Herndon WE, Kittleson MD, Sanderson K, Drobatz KJ, Clifford CA, Gelzer A *et al.* Cardiac troponin I in feline hypertrophic cardiomyopathy. J Vet Intern Med. 2002;16:558-64.
54. Connolly DJ, Cannata J, Boswood A, Archer J, Groves EA, Neiger R. Cardiac troponin I in cats with hypertrophic cardiomyopathy. J Feline Med Surg. 2003;5:209-16.
55. Herndon WE, Rishniw M, Schrope D, Sammarco CD, Boddy KN, Sleeper MM. Assessment of plasma cardiac troponin I concentration as a means to differentiate cardiac and noncardiac causes of dyspnea in cats. J Am Vet Med Assoc. 2008;233:1261-4.
56. Apple, FS, Collinson, PO. Analytical characteristics of high-sensitivity cardiac troponin assays. Clin Chem. 2012;58:54-61.
57. Langhorn R, Willesen J L. Cardiac troponins in dogs and cats. J Vet Intern Med. 2016;30:36-50.
58. Ljungvall I, Höglund K, Tidholm A, Olsen LH, Borgarelli M, Venge P, Haggstrom J. Cardiac troponin I is associated with severity of myxomatous mitral valve disease, age, and C-reactive protein in dogs. J Vet Intern Med. 2010;24:153-9.
59. Winter RL, Saunders AB, Gordon SG, Miller MW, Fosgate GT, Suchodolski JS, Steiner JM. Biologic variability of cardiac troponin I in healthy dogs and dogs with different stages of myxomatous mitral valve disease using standard and high-sensitivity immunoassays. Vet Clin Pathol. 2017;46:299-307.
60. Hori Y, Iguchi M, Heishima Y, Yamashita Y, Nakamura K, Hirakawa A *et al.* Diagnostic utility of cardiac troponin I in cats with hypertrophic cardiomyopathy. J Vet Intern Med. 2018;32:922-9.
61. Langhorn R, Willesen, JL, Tarnow, I *et al.* Evaluation of a high-sensitivity assay for measurement of canine and feline serum cardiac troponin I. Vet Clin Pathol. 2013;42:490-8.
62. Guglielmini C, Civitella C, Diana A *et al.* Serum cardiac troponin I concentration in dogs with precapillary and postcapillary pulmonary hypertension. J Vet Intern Med. 2010;24:145-52.
63. Noszczyk-Nowak A. NT-pro-BNP and troponin I as predictors of mortality in dogs with heart failure. Pol J Vet Sci. 2011;14:551-6.
64. Oyama MA. Using cardiac biomarkers in veterinary practice. Clin Lab Med. 2015;35:555-6.
65. Ambros V. The functions of animal microRNAs. Nature. 2004;431:350-55.
66. Oliveira-Carvalho V, Carvalho VO, Silva- MM, Guimarães GV, Bocchi A. MicroRNAs: um novo paradigma no tratamento e diagnóstico da insuficiência cardíaca? Arq Bras Cardiol. 2012; 98:362-70.
67. Steudemann C, Bauersachs C, Weber K, Wess G. Detection and comparison of microRNA expression in the serum of Doberman Pinschers with dilated cardiomyopathy and healthy controls. BMC Vet Res. 2013;9:2-14.
68. Hulanicka M, Garncarz M, Parzeniecka-Jaworska M, Jank M. Plasma miRNAs as potential biomarkers of chronic degenerative valvular disease in Dachshunds. BMC Vet Res. 2014;10:2-8.
69. Li Q, Freeman LM, Rush JER, Laflamme, DP. Expression profiling of circulating micrornas in canine myxomatous mitral valve disease. Int J Mol Sci. 2015;16:14098-108.
70. Jung SW, Bohan A. Genome-wide sequencing and quantification of circulating microRNAs for dogs with congestive heart failure secondary to myxomatous mitral valve degeneration. Am J Vet Res. 2018;79:163-9.
71. Noszczyk-Nowak A, Zacharski M, Michałek M. Screening for circulating miR-208[a] and -b in different cardiac arrhythmias of dogs. J Vet Res. 2018;62:359-63.
72. Weber K, Rostert N, Bauersachs S, Wess G. Serum microRNA profiles in cats with hypertrophic cardiomyopathy. Mol Cell Biochem. 2015;402:171-80.

135 Insuficiência Cardíaca Congestiva

Guilherme Gonçalves Pereira • Ronaldo Jun Yamato • Maria Helena Matiko Akao Larsson

INTRODUÇÃO

A síndrome clínica denominada "insuficiência cardíaca congestiva" é uma das principais causas de óbito dos pacientes com doença cardíaca. Essa condição é ocasionada por uma falha do coração em realizar a função de bomba do sistema circulatório, levando a complexos mecanismos de ativação neuro-hormonal. O correto entendimento desses mecanismos é fundamental para a compreensão da evolução dessa síndrome, bem como das estratégias terapêuticas disponíveis.

ANATOMIA E FISIOLOGIA

Alguns conceitos de anatomia e fisiologia do sistema circulatório são importantes para o entendimento deste capítulo e serão revisados a seguir.

A função do sistema circulatório é realizar o transporte de diversos componentes. Entre eles, podem-se destacar nutrientes (p. ex., glicose, oxigênio, ácidos graxos, aminoácidos), metabólitos (p. ex., CO_2, ácido láctico, compostos nitrogenados, calor), hormônios (p. ex., insulina, catecolaminas), eletrólitos (p. ex., sódio, potássio, cálcio, hidrogênio) e água. Para tanto, esse sistema é composto de um conjunto de vasos interligados em um circuito fechado, no qual todo sangue circulante passa pelo coração.

Em condições fisiológicas, todos os vasos do sistema arterial conduzem o sangue ejetado pelo coração e todos os vasos do sistema venoso conduzem o sangue que retorna ao coração. O sistema arterial é caracterizado por alta pressão em seu interior, em razão das propriedades elásticas das grandes artérias e da capacidade de regulação das arteríolas, providas de grande quantidade de tecido muscular liso. O sistema venoso, por sua vez, é caracterizado por baixa pressão no seu interior, em razão da grande complacência das paredes venosas. Assim, o sistema de veias acomoda a maior parte do sangue encontrado no sistema circulatório, exercendo o papel de reservatório. A interligação entre esses dois sistemas é realizada pelos capilares, que são os menores vasos do sistema circulatório. Estes, salvo em algumas regiões (p. ex., barreira hematencefálica), apresentam porosidades que possibilitam a troca de substâncias do meio intravascular para o extravascular, sendo o destino dos componentes transportados pelo sistema circulatório. Dessa maneira, esses vasos são conhecidos como "vasos de troca".

O coração é um órgão muscular composto de quatro câmaras, duas atriais e duas ventriculares, divididas por dois septos (atrial e ventricular) e quatro valvas, descritas adiante. Sua principal função é bombear o sangue através do sistema circulatório, garantindo que cumpra seu trajeto ao longo das artérias, veias e capilares.

Os átrios são as câmaras cardíacas que recebem o sangue vindo das grandes veias, porém o átrio direito comunica-se com as veias cavas caudal e cranial e o átrio esquerdo, com as veias pulmonares. Essas câmaras têm a função de reservatório, acomodando o sangue residual do sistema circulatório, além de contribuir para o enchimento ventricular.

Os ventrículos, por sua vez, correspondem à maior parte da massa miocárdica, sendo responsáveis pela ejeção do sangue para as grandes artérias e, dessa maneira, fundamentais para a manutenção da função cardíaca. O ventrículo direito recebe o sangue vindo do átrio direito, que adentra sua cavidade através da valva atrioventricular direita (tricúspide) e o ejeta através da artéria pulmonar, durante a abertura das valvas pulmonares. Esse sangue será conduzido pelos ramos pulmonares até o pulmão, retornando ao átrio esquerdo através das veias pulmonares. Essa circulação é denominada "circulação pulmonar" ou "pequena circulação". O ventrículo esquerdo recebe o sangue proveniente do átrio esquerdo, passando pela valva atrioventricular esquerda (mitral) e o ejeta para a artéria aorta, durante a abertura da valva aórtica. Essa artéria conduz o sangue, por meio de seus ramos, para os capilares encontrados em todos os órgãos e tecidos, retornando ao átrio direito por meio das veias cavas caudal e cranial. Esse trajeto é denominado "circulação sistêmica" ou "grande circulação".

DEFINIÇÕES

Para o entendimento da insuficiência cardíaca congestiva, faz-se necessário diferenciar três conceitos distintos: doença cardíaca (cardiopatia), insuficiência cardíaca e insuficiência cardíaca congestiva.

A *cardiopatia* diz respeito ao paciente que apresenta anormalidade cardíaca anatômica ou funcional (p. ex., doença valvar crônica degenerativa ou arritmia cardíaca). Essas anormalidades podem ou não resultar em comprometimento da função cardíaca, dependendo do grau de adaptação do sistema circulatório.

A *insuficiência cardíaca* é diagnosticada quando o coração ejeta volume inadequado de sangue, mesmo com adequado retorno venoso, resultando em aporte insuficiente de oxigênio para suprir a demanda metabólica tecidual. Em outras palavras, refere-se ao coração incapaz de manter adequada perfusão tecidual. Esse comprometimento da função de bomba cardíaca pode ser resultado da restrição ao enchimento ventricular, do comprometimento da contratilidade miocárdica, de arritmias cardíacas ou da sobrecarga de volume ou de pressão.

A *insuficiência cardíaca congestiva* é uma síndrome clínica caracterizada pelo aumento nas pressões venosa e capilar, em razão do comprometimento da função cardíaca, resultando em órgãos com vasos congestos, podendo haver extravasamento de líquidos para tecidos e cavidades (edemas e efusões).

Considerando-se as definições anteriores, pode-se concluir que nem todo animal com doença cardíaca apresenta insuficiência cardíaca, tampouco insuficiência cardíaca congestiva, sendo esta encontrada nas fases mais avançadas da doença cardíaca. Muitas cardiopatias graves, entretanto, podem provocar insuficiência cardíaca sem insuficiência cardíaca congestiva. É o caso das arritmias cardíacas, por exemplo, que podem resultar em manifestações clínicas acentuadas de insuficiência cardíaca por baixo débito cardíaco, mesmo sem o desenvolvimento de congestão, podendo inclusive resultar em óbito.

PREVALÊNCIA

A insuficiência cardíaca congestiva, como resultado final da progressão das diversas doenças cardíacas em cães e gatos, é uma síndrome bastante comum. Mesmo nos cães com doença valvar crônica degenerativa, caracterizada por evolução clínica variável e longo período assintomático, pode acometer entre 12 e 30% dos cães afetados.[1,2] Já nos felinos com cardiomiopatia hipertrófica, a insuficiência cardíaca congestiva pode ser considerada a segunda causa frequente de óbito, depois do tromboembolismo aórtico.[3]

ETIOLOGIA E FISIOPATOGENIA

Diversas são as causas da insuficiência cardíaca congestiva. Doenças cardíacas adquiridas, primárias ou secundárias, e doenças cardíacas congênitas podem evoluir para insuficiência cardíaca congestiva. Entretanto, o mecanismo para o seu surgimento pode ser semelhante, independentemente da cardiopatia de base. Várias são as classificações adotadas para a insuficiência cardíaca e podem levar em conta a fisiopatologia, o lado do coração afetado e o débito cardíaco.

Dessa maneira, considerando a fisiopatologia, existem a insuficiência cardíaca por *disfunção sistólica*, quando o coração não é capaz de ejetar volume suficiente de sangue, apesar do retorno venoso (pré-carga) adequado; e a insuficiência cardíaca por *disfunção diastólica*, quando o enchimento ventricular não é adequado.[4]

A disfunção sistólica pode ser resultado de insuficiência miocárdica (redução de contratilidade miocárdica), sobrecarga de volume por insuficiência valvar ou por desvios sanguíneos ou, ainda, aumento da pós-carga, dificultando o adequado esvaziamento ventricular.

Na insuficiência miocárdica sistólica, o músculo cardíaco tem reduzida sua inerente capacidade de realizar contração, sem qualquer tipo de estiramento inicial. Em outras palavras, ele perde força durante a contração. Geralmente é decorrente de cardiomiopatias primárias ou secundárias (isquemias, miocardite, deficiências nutricionais, fármacos com toxicidade miocárdica, entre outras). Como resultado, a pressão sistólica ventricular, na fase de ejeção, não consegue ser mantida por tempo suficiente para o adequado esvaziamento ventricular, uma vez que o miocárdio tem menos força para tanto, resultando em menor volume ejetado (Figura 135.1).

Nas condições de sobrecarga volumétrica ventricular, como nas insuficiências valvares e nos desvios sanguíneos, entre elas a persistência do ducto arterioso e a comunicação interventricular, por exemplo, há aumento do volume diastólico nessa câmara cardíaca. A excessiva distensão das fibras miocárdicas poderá resultar no surgimento de lesões dos miócitos e, consequentemente, na perda da capacidade de retornar ao comprimento inicial, resultando em perda de contratilidade miocárdica e disfunção sistólica secundária.

Por fim, o aumento de pós-carga, como o observado em pacientes com hipertensão arterial sistêmica ou pulmonar, exigirá que o ventrículo alcance pressão sistólica muito maior do que de costume para conseguir ejetar sangue para o leito arterial. Com isso, o ventrículo, mesmo que tenha miocárdio viável, não consegue manter essa pressão elevada por muito tempo, diminuindo o tempo de ejeção ventricular e o volume ejetado, resultando em disfunção sistólica. Esse tipo de disfunção é mais evidente quando acomete o ventrículo direito, uma vez que este tem menor capacidade de adaptação a sobrecargas pressóricas (Figura 135.2).

A disfunção diastólica pode ser definida como a incapacidade do ventrículo de realizar o enchimento adequado, com pressões regulares, ou seja, sem elevação excessiva da pressão ventricular. Os dois principais componentes responsáveis pela adequada função diastólica são o relaxamento e a distensibilidade ventricular.[5,6] Portanto, faz-se necessário um entendimento

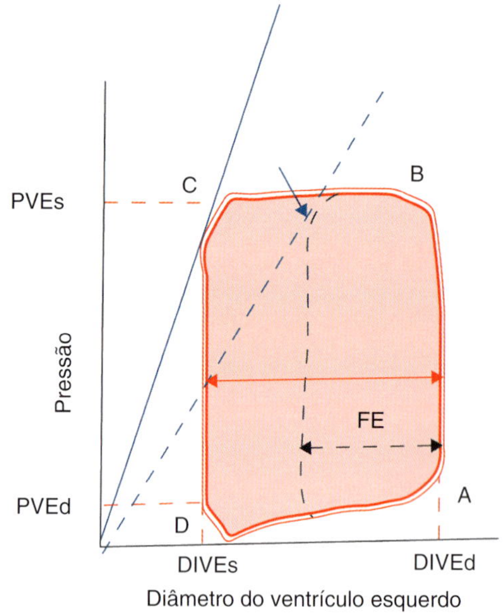

Figura 135.1 *Linha azul*: relação pressão × volume normal no ventrículo esquerdo ao final da sístole. *Linha preta* (*tracejada*): curva da variação da pressão e do diâmetro do ventrículo esquerdo ao longo do ciclo cardíaco em situação de insuficiência miocárdica. *Linha vermelha*: curva da variação da pressão e do diâmetro do ventrículo esquerdo ao longo do ciclo cardíaco. Note o deslocamento à direita da curva de pressão × volume (*linha azul tracejada*), indicando incapacidade miocárdica de manter a pressão sistólica de ejeção por período adequado, resultando em término precoce do período de ejeção e redução da fração de encurtamento. *A*: fechamento das valvas atrioventriculares (A-B: contração isovolumétrica); *B*: abertura das valvas semilunares (B-C: período de ejeção ventricular); *C*: fechamento das valvas semilunares (C-D: relaxamento isovolumétrico); *D*: abertura das valvas atrioventriculares (D-A: enchimento ventricular). DIVEd: diâmetro diastólico final do ventrículo esquerdo. DIVEs: diâmetro sistólico final do ventrículo esquerdo; FE: fração de encurtamento; PVEd: pressão diastólica final do ventrículo esquerdo; PVEs: pressão sistólica final do ventrículo esquerdo.

perfeito desses dois componentes para uma correta compreensão do funcionamento do ventrículo esquerdo durante a diástole.

O processo de relaxamento miocárdico é metabolicamente ativo, dependente da utilização de energia sob a forma de adenosina trifosfato, com o transporte do cálcio citoplasmático para o interior do sistema reticuloplasmático e o desligamento das uniões entre as proteínas contráteis. No coração normal, o relaxamento ventricular tem início no terço médio da sístole, prosseguindo até o terço inicial da diástole. Portanto, nos dois terços finais da diástole, o relaxamento já não exerce mais influência direta no enchimento ventricular. Em resumo, o relaxamento ventricular pode ser entendido como a taxa e a duração da redução pressórica no interior do ventrículo esquerdo, logo após a sístole.[6]

A distensibilidade do ventrículo esquerdo, por sua vez, é um processo passivo, independente do metabolismo, e tem importância durante os dois terços finais da diástole, correspondendo, basicamente, à capacidade da cavidade ventricular em aceitar determinado volume sanguíneo sem elevar, excessivamente, a pressão intracavitária. Assim, em condições normais, quando ocorre aumento do volume sanguíneo no interior do ventrículo esquerdo, a pressão intracavitária não aumenta muito. Esta apenas começará a subir, de maneira lenta, quando já houver um grande volume de sangue na cavidade. Entretanto, quando a distensibilidade da cavidade está diminuída, um pequeno incremento no volume já é suficiente para produzir um grande aumento na pressão intracavitária, que será diretamente proporcional ao volume já existente na cavidade.[6]

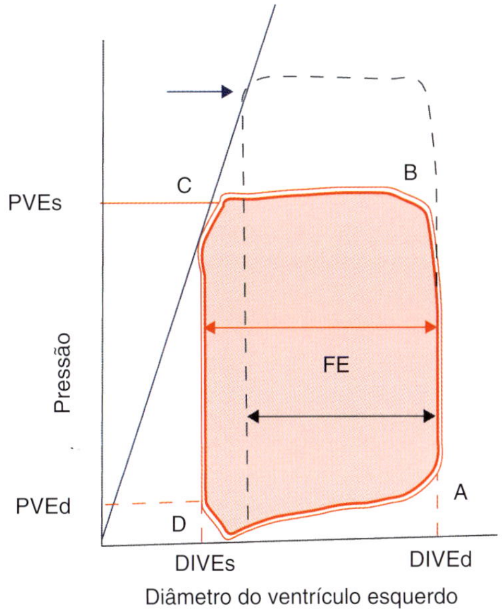

Figura 135.2 *Linha azul*: relação pressão × volume no ventrículo esquerdo ao final da sístole. *Linha preta* (*tracejada*): curva da variação da pressão e do diâmetro do ventrículo esquerdo ao longo do ciclo cardíaco em situação de elevada pós-carga. *Linha vermelha*: curva da variação da pressão e do diâmetro do ventrículo esquerdo ao longo do ciclo cardíaco. Note o término precoce do período de ejeção e a elevada pressão sistólica ventricular final (*seta azul*), com redução da fração de encurtamento. *A*: fechamento das valvas atrioventriculares (A-B: contração isovolumétrica); *B*: abertura das valvas semilunares (B-C: período de ejeção ventricular); *C*: fechamento das valvas semilunares (C-D: relaxamento isovolumétrico); *D*: abertura das valvas atrioventriculares (D-A: enchimento ventricular). DIVEd: diâmetro diastólico final do ventrículo esquerdo; DIVEs: diâmetro sistólico final do ventrículo esquerdo; FE: fração de encurtamento; PVEd: pressão diastólica final do ventrículo esquerdo; PVEs: pressão sistólica final do ventrículo esquerdo.

Uma vez estabelecida a insuficiência cardíaca, o resultado poderá ser o baixo débito cardíaco, quando o volume de sangue bombeado no leito arterial é extremamente reduzido (insuficiência de baixo débito), ou o acúmulo excessivo de sangue no leito venoso, resultando em aumento das pressões hidrostáticas venosa e capilar (insuficiência cardíaca congestiva).

A insuficiência cardíaca congestiva pode ser classificada de acordo com o lado do coração insuficiente e, por conseguinte, a circulação afetada. Dessa maneira, a insuficiência da bomba cardíaca esquerda, resultando em congestão na circulação pulmonar, é denominada "insuficiência cardíaca congestiva esquerda". Da mesma maneira, a insuficiência da bomba cardíaca direita, resultando em congestão na circulação sistêmica, é denominada "insuficiência cardíaca congestiva direita".

Outras classificações clínicas da insuficiência cardíaca levam em consideração o surgimento e a magnitude das manifestações clínicas apresentadas pelo paciente e serão discutidas mais adiante.

O desenvolvimento da insuficiência cardíaca cursa com a ativação de uma série de mecanismos neuro-hormonais, na tentativa de corrigir a deterioração do débito cardíaco e da pressão arterial sistêmica, decorrentes da falha da bomba cardíaca. Dentre eles, podem-se destacar a influência do sistema nervoso autônomo e a ativação do sistema renina-angiotensina-aldosterona.[4]

Sistema nervoso autônomo

O comprometimento da bomba cardíaca, seja qual for a causa, resulta em redução do volume ejetado pelo ventrículo em cada batimento cardíaco. Dessa maneira, a manutenção do débito cardíaco, definido de modo sucinto como o volume de sangue bombeado pelo coração no período de 1 minuto, ficará comprometida. Ainda há tendência de redução da pressão arterial sistêmica, uma vez que menor volume de sangue será ejetado para o leito arterial. Para que o débito seja adequado e não ocorra hipotensão, esse coração precisará bombear mais vezes por minuto para cumprir a meta de débito necessária para a manutenção da homeostasia. Em outras palavras, haverá aumento da frequência cardíaca, com a finalidade de manutenção do débito cardíaco e da pressão arterial sistêmica. A ativação do componente simpático do sistema nervoso autônomo é fundamental para esse ajuste. Essa ativação é mediada pelo estímulo de baroceptores situados na parede arterial. Estes são ativados quando há redução no estiramento da parede arterial, em razão do menor volume ejetado, enviando estímulo, por via aferente, até o centro vasomotor, encontrado no bulbo encefálico. Como resposta, há aumento do tônus simpático e liberação de norepinefrina, que deverá ser acoplada a receptores $alfa_1$, promovendo contração da musculatura lisa arteriolar e aumentando a resistência vascular periférica. O estímulo simpático também aumenta a automaticidade das células marca-passo do nó sinusal, aumentando a frequência cardíaca. Portanto, com o aumento da frequência cardíaca, haverá aumento no débito cardíaco e, associado ao ajuste da resistência vascular periférica, manutenção da pressão arterial sistêmica. Ainda, o aumento das catecolaminas circulantes contribui para o remodelamento miocárdico ventricular, resultando em hipertrofia e melhora da função miocárdica, com melhora no volume ejetado. Esse mecanismo de *feedback* negativo é fundamental para a manutenção do equilíbrio cardiovascular, retardando o surgimento de insuficiência cardíaca congestiva (Figura 135.3).

Todavia, conforme a doença cardíaca evolui, o comprometimento do volume ejetado piora gradativamente. Assim, a ativação simpática é cada vez maior, tornando-se deletéria para o equilíbrio cardiovascular. O excessivo aumento da frequência cardíaca resulta em menor tempo de enchimento diastólico, o que contribui para a redução do volume ejetado. Da mesma maneira, o aumento excessivo da resistência vascular periférica resultará em maior resistência ao esvaziamento ventricular (pós-carga), diminuindo o volume ejetado. Por fim, o aumento de catecolaminas, resultante da estimulação simpática, contribui para o surgimento de arritmias e para o remodelamento

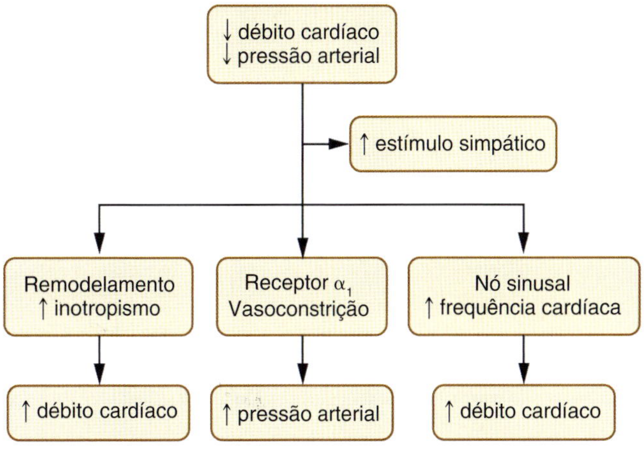

Figura 135.3 Esquema de *feedback* negativo de ativação do sistema nervoso simpático em resposta à redução do débito cardíaco e da pressão arterial, resultando em equilíbrio da pressão arterial e do débito cardíaco. Vale ressaltar que o restabelecimento do débito cardíaco, de maneira indireta, contribuirá para o equilíbrio da pressão arterial.

miocárdico, piorando a insuficiência miocárdica. Nesse cenário, portanto, surge um mecanismo patológico de *feedback* positivo, no qual o estímulo produzido pela redução do volume ejetado resultará em mais estímulos que contribuem para essa redução (Figura 135.4).

Sistema renina-angiotensina-aldosterona

A redução no débito cardíaco em razão da falência da bomba cardíaca resulta em diminuição da perfusão em órgãos vitais, como rins, cérebro e o próprio coração. Todavia, particularmente nos rins, essa redução desencadeia a ativação de um complexo sistema de controle, denominado "renina-angiotensina-aldosterona". Algumas células da região justaglomerular renal são sensíveis ao sódio. Sempre que ocorre redução na quantidade de sódio passando por essas células, há liberação de uma enzima chamada "renina", produzida nessas células. A renina circulante vai catalisar a transformação do angiotensinogênio, produzido pelo fígado, em angiotensina I. Esta, por sua vez, tem pequeno efeito vasoconstritor. Contudo, será transformada em angiotensina II pela enzima conversora de angiotensina, produzida por células endoteliais, principalmente no pulmão e no coração. A angiotensina II é a responsável por uma série de eventos que, no primeiro momento, serão responsáveis por uma adaptação do sistema circulatório à nova condição da bomba cardíaca, mas que, posteriormente, em razão da ativação exacerbada desse mecanismo, acentuarão o desequilíbrio da homeostase circulatória e contribuirão para a instalação da insuficiência cardíaca congestiva. Entre as ações conhecidas desse hormônio, destacam-se:

- *Ação vascular*: por ação direta sobre a musculatura lisa arteriolar, a angiotensina II promove vasoconstrição, acarretando aumento da resistência vascular periférica. Esse aumento na resistência é fundamental para a manutenção da pressão arterial, uma vez que o coração insuficiente ejeta menos sangue para o leito arterial. Entretanto, em razão desse efeito, contribui para o aumento da pós-carga, dificultando a ejeção ventricular no coração insuficiente. Essa vasoconstrição é mais acentuada nas arteríolas renais eferentes, aumentando a pressão de filtração glomerular
- *Ação nervosa central*: aumento da atividade de células osmorreceptoras do hipotálamo lateral, na região denominada "centro da sede", é observado em razão de ação direta da angiotensina II, resultando em aumento da ingestão hídrica e da volemia
- *Ação no sistema nervoso autônomo*: a angiotensina II é capaz de promover aumento na liberação de norepinefrina em terminações nervosas simpáticas vasculares, potencializando seu efeito vasoconstritor
- *Remodelamento*: no processo de remodelamento miocárdico ocorre, entre outras mudanças, apoptose e afastamento dos miócitos, perda de matriz extracelular e deposição de tecido colágeno, que contribuem para a insuficiência miocárdica. A angiotensina II, com outros hormônios, parece estar envolvida nesse processo. Isso acontece principalmente pela produção local desse hormônio, que não é feita pela enzima conversora de angiotensina (ECA), mas por enzimas denominadas "quimases, produzidas localmente". Por fim, a angiotensina II também está envolvida com a hipertrofia vascular arteriolar, aumentando a resistência vascular periférica
- *Vasopressina*: esse hormônio, também denominado "hormônio antidiurético", tem sua liberação hipofisária aumentada por atividade da angiotensina II. Pela ação antidiurética, induz reabsorção de água nos túbulos renais, provocando aumento da volemia, e, pela ação vasoconstritora, aumento da resistência vascular periférica e pós-carga
- *Aldosterona*: entre os principais efeitos da angiotensina II, destaca-se o estímulo à secreção de aldosterona pelo córtex adrenal. Esta, por sua vez, está envolvida em uma série de mecanismos que contribuem para o desenvolvimento da insuficiência cardíaca congestiva. O efeito mais importante da aldosterona é o aumento da reabsorção tubular renal de sódio; esse incremento induz o aumento secundário da reabsorção hídrica, tanto por redução da osmolaridade do líquido tubular quanto por aumento da pressão osmótica do líquido extracelular, estimulando a liberação de hormônio antidiurético. Com isso, a aldosterona contribui para o aumento da volemia. O papel desse hormônio no remodelamento cardíaco e vascular vem ganhando cada vez mais importância. A indução da síntese de citocinas pró-inflamatórias, a indução de fibrose e o aumento de matriz extracelular são apontados como mecanismos principais de remodelamento pela aldosterona
- *Radicais livres*: macrófagos e neutrófilos podem ser estimulados pela angiotensina II para a produção de radicais livres, que reagirão com a membrana lipídica celular, acelerando a morte celular e a fibrose.

Portanto, a ativação do sistema renina-angiotensina-aldosterona desempenha um papel crítico no desenvolvimento da insuficiência cardíaca congestiva. Nesse processo, o aumento da volemia e da pós-carga, bem como o remodelamento cardíaco e vascular, são os pontos-chave para o colapso circulatório decorrente dessa síndrome (Figuras 135.5 a 135.7).

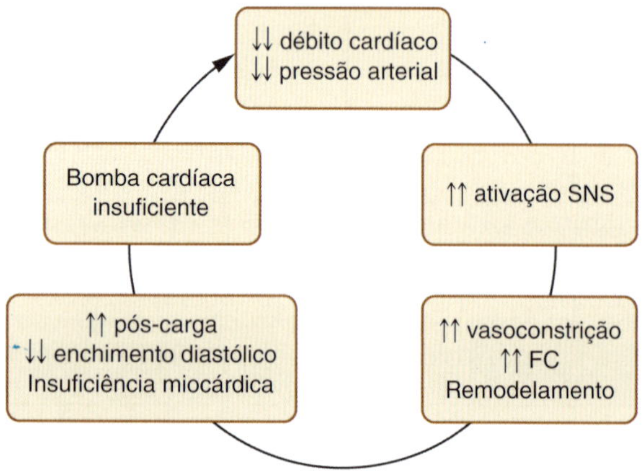

Figura 135.4 Esquema de *feedback* positivo patológico desencadeado por excessiva redução do débito cardíaco e da pressão arterial, resultando em piora dos mesmos. FC: frequência cardíaca; SNS: sistema nervoso simpático.

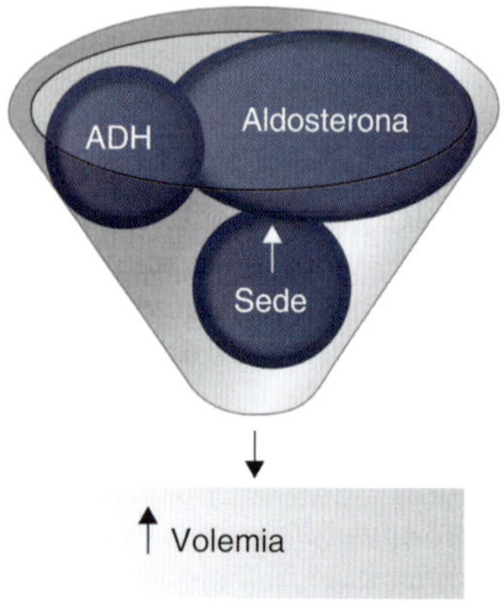

Figura 135.5 Principais fatores que contribuem para o aumento da volemia nos pacientes com insuficiência cardíaca congestiva, como resultado da ativação do sistema renina-angiotensina-aldosterona. ADH: hormônio antidiurético.

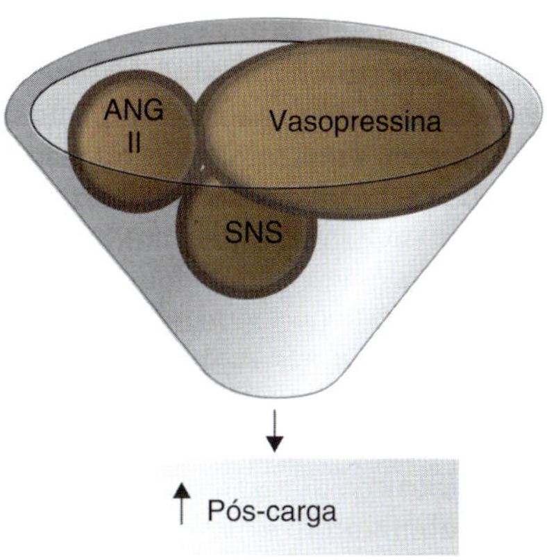

Figura 135.6 Principais fatores que contribuem para o aumento da pós-carga nos pacientes com insuficiência cardíaca congestiva, como resultado da ativação do sistema renina-angiotensina-aldosterona. ANG: angiotensina; SNS: sistema nervoso simpático.

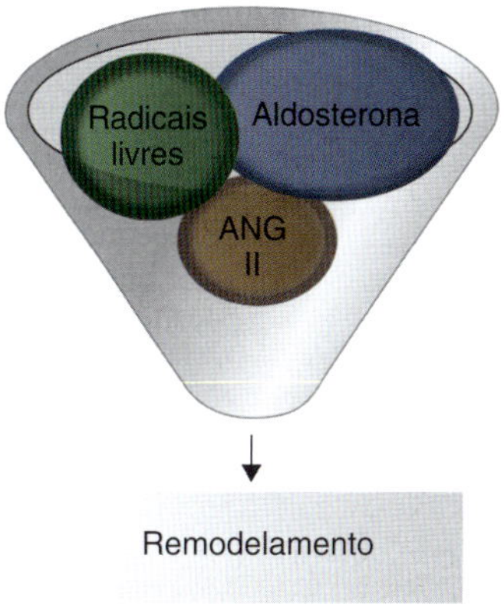

Figura 135.7 Principais fatores que contribuem para o remodelamento miocárdico nos pacientes com insuficiência cardíaca congestiva, como resultado da ativação do sistema renina-angiotensina-aldosterona. ANG: angiotensina.

MANIFESTAÇÕES CLÍNICAS

Muitas manifestações clínicas de insuficiência cardíaca dependem do lado cardíaco comprometido. Outras resultam da insuficiência de baixo débito e não dependem do lado acometido.

Assim, as manifestações mais frequentes de insuficiência cardíaca congestiva direita em cães são: ascite, derrame pleural e edema de membros; esse último geralmente surge após o quadro de ascite, muitas vezes encontrado em membros pélvicos, bilateralmente. Essas manifestações surgem apenas quando há elevada pressão venosa na circulação sistêmica, resultando em aumento da pressão hidrostática dos capilares sistêmicos e extravasamento de líquido para o espaço extravascular. Em felinos, a manifestação clínica de insuficiência cardíaca congestiva direita mais comum é o derrame pleural, enquanto ascite e edema de membros são bastante incomuns. Curiosamente, muitos felinos com falência da bomba cardíaca esquerda também desenvolvem efusão pleural. O mecanismo exato para essa ocorrência não está completamente esclarecido, mas especula-se sobre uma possível comunicação entre os capilares pleurais e a circulação de retorno pulmonar, ou provável influência da disfunção atrial, causando estase acentuada na circulação pulmonar e elevando a resistência ao esvaziamento ventricular direito, bem como aumento da pressão hidrostática dos capilares pleurais.

Por sua vez, a insuficiência cardíaca congestiva esquerda tem como resultado o edema pulmonar. Esse quadro é resultado do aumento da pressão venosa pulmonar e consequente elevação da pressão hidrostática dos capilares pulmonares, favorecendo a saída de líquido para o espaço extravascular (parênquima pulmonar). Clinicamente, esses pacientes apresentam dispneia, ortopneia e tosse úmida, por vezes com eliminação de secreção serossanguínea.

As manifestações de baixo débito cardíaco são resultado de perfusão inadequada para determinadas regiões, especialmente a musculatura esquelética e o sistema nervoso central. O resultado principal é o aporte inadequado de oxigênio para essas regiões. Na musculatura esquelética, esse quadro acentua a fadiga muscular, resultando em intolerância à atividade física. No sistema nervoso central, por sua vez, causa hipoxia nas células nervosas e consequente redução ou interrupção momentânea da atividade em determinadas regiões, ocasionando síncope. Em casos mais graves de insuficiência cardíaca por baixo débito, pode ser desencadeado quadro de choque cardiogênico.

A avaliação da gravidade da insuficiência cardíaca congestiva pode ser realizada mediante a classificação proposta pelo International Small Animal Cardiac Health Council (ISACHC), que atualmente parece ser a mais adequada para a utilização na prática da clínica cardiológica em pequenos animais. Esse comitê foi criado em maio de 1992, com a finalidade de estabelecer normas e procedimentos para o diagnóstico e o tratamento de cardiopatias que acometem os pequenos animais.[7]

A classificação da insuficiência cardíaca congestiva proposta pelo ISACHC é descrita a seguir:[7]

- Classe funcional I: o animal não apresenta manifestações clínicas de insuficiência cardíaca congestiva. Essa classe funcional é subdividida em:
    - Sinais de doença cardíaca, mas sem cardiomegalia (p. ex., sopro à ausculta cardíaca e radiografia do tórax ou ecocardiograma sem sinais de cardiomegalia)
    - Sinais de doença cardíaca, mas com cardiomegalia (p. ex., sopro à ausculta cardíaca e radiografia do tórax ou ecocardiograma com evidências de cardiomegalia)
- Classe funcional II: o animal apresenta manifestações clínicas de insuficiência cardíaca congestiva de grau leve a moderado. As manifestações clínicas da insuficiência cardíaca congestiva são evidentes em repouso ou com exercícios leves, comprometendo a qualidade de vida do animal
- Classe funcional III: o animal apresenta manifestações graves e evidentes de insuficiência cardíaca congestiva. Essa classe funcional engloba duas opções:
    - É possível realizar a terapia da insuficiência cardíaca congestiva em casa
    - É recomendado realizar a terapia da insuficiência cardíaca congestiva em ambiente hospitalar ou em unidades de terapia intensiva.

DIAGNÓSTICO

O exame físico criterioso do paciente com insuficiência cardíaca congestiva é, muitas vezes, bastante elucidativo. Todavia, os exames complementares em cardiologia veterinária vêm experimentando crescente evolução nos últimos anos, representando ferramentas diagnósticas valiosas.

Nos pacientes com insuficiência cardíaca congestiva esquerda, o quadro de dispneia e tosse pode ser confundido com afecções respiratórias, assim como pode acontecer em pacientes com insuficiência cardíaca congestiva direita e derrame pleural. Da mesma maneira, pacientes com insuficiência cardíaca congestiva direita e ascite devem ter o diagnóstico diferencial realizado com afecções hepáticas, neoplasias abdominais, síndromes relacionadas com a hipoalbuminemia, entre outros.

Os mecanismos fisiopatológicos da insuficiência cardíaca congestiva sempre devem ser levados em consideração na interpretação dos achados de exames clínicos e complementares. Dentre eles, o principal é o mecanismo de controle do sistema nervoso autônomo. Pacientes com insuficiência cardíaca congestiva estabelecida têm ativação exacerbada do tônus simpático e a maneira mais fácil de evidenciar essa ativação é pelo aumento na frequência cardíaca. Desse modo, a determinação da frequência cardíaca pela auscultação cardíaca é um dado extremamente importante na interpretação clínica.

Dentre os exames complementares empregados no diagnóstico da insuficiência cardíaca congestiva, destacam-se o eletrocardiograma, o exame radiográfico de tórax, o ecocardiograma, a determinação da pressão arterial sistêmica, o Holter e, recentemente, a determinação sérica dos biomarcadores cardíacos. Essas ferramentas diagnósticas serão discutidas a seguir.

Eletrocardiograma

A principal utilidade do eletrocardiograma consiste na investigação do ritmo cardíaco e de anormalidades na condução elétrica. Assim, seu emprego é de grande valia na determinação da atividade do sistema nervoso autônomo. Nos pacientes com insuficiência cardíaca congestiva, pode-se identificar taquicardia sinusal, indicando predomínio do componente simpático. Nesses casos, pode haver ritmo sinusal normal, mas geralmente com frequência cardíaca próxima ao limite superior fisiológico. Contudo, nos pacientes em que o ritmo de base é a arritmia sinusal, pode-se dizer que o componente parassimpático está predominando sobre o coração, indicando que o paciente em questão não está em insuficiência cardíaca congestiva. O surgimento de arritmias cardíacas é muito comum, podendo ser a causa da insuficiência cardíaca congestiva, como nas miocardiopatias arritmogênicas, ou consequência, em razão da estimulação miocárdica promovida pelas catecolaminas ou decorrente de lesões miocárdicas ocasionadas pelo processo de remodelamento. Dentre elas, podem-se destacar as taquiarritmias supraventriculares e ventriculares. Por fim, anormalidades de condução, mormente nos ramos intraventriculares, podem ocorrer em razão da hipertrofia ventricular, ocasionando bloqueios de ramo esquerdo ou direito.

Exame radiográfico de tórax

A avaliação por meio de exame radiográfico de tórax é extremamente útil para a identificação da insuficiência cardíaca congestiva e o estadiamento da doença cardíaca. Com essa ferramenta, é possível investigar se há congestão de vasos pulmonares, edema pulmonar e derrame pleural, aumento de câmaras cardíacas, além de ser importante no diagnóstico diferencial com afecções respiratórias.

Ecocardiograma

O exame ecocardiográfico é a principal ferramenta no diagnóstico da doença cardíaca. Por se tratar de exame ultrassonográfico do coração e dos grandes vasos, possibilita definir detalhes anatômicos, funcionais e hemodinâmicos. Os achados ecocardiográficos devem ser interpretados com os dados do exame físico e demais exames complementares para definição da existência de insuficiência cardíaca congestiva. Dessa maneira, por exemplo, pacientes com ascite devem apresentar anormalidades ecocardiográficas em câmaras direitas que justifiquem o quadro congestivo. Se o mesmo paciente tiver alguma lesão apenas em valva mitral e sem arritmias cardíacas, provavelmente a ascite não será decorrente de insuficiência cardíaca congestiva direita.

Levando em consideração a anatomia e a fisiologia cardíacas, os átrios têm a função de reservatório. Por conseguinte, em um coração insuficiente, que não consegue executar adequadamente sua função de bomba, o sangue residual tende a ser acumulado na região dos átrios. Assim, antes do aumento de pressão venosa e do estabelecimento da insuficiência cardíaca congestiva, os átrios começam a dilatar. Portanto, a maioria dos pacientes em insuficiência cardíaca congestiva apresenta aumento do átrio correspondente (átrio esquerdo, na insuficiência cardíaca congestiva esquerda, ou átrio direito, na insuficiência cardíaca congestiva direita). A identificação do aumento atrial por meio do exame ecocardiográfico é de extrema importância no paciente com suspeita de insuficiência cardíaca congestiva (Figura 135.8).

Alguns índices ecocardiográficos relacionados com o estudo Doppler da função diastólica podem sugerir quadro congestivo. Esses índices levam em consideração a pressão de enchimento do ventrículo esquerdo, uma vez que nos quadros congestivos a pressão e o volume de retorno venoso (pré-carga) estão aumentados. Lembrando-se do mecanismo de enchimento ventricular, a primeira fase acontece justamente por diferença de pressão entre átrios (repletos de sangue, portanto com maior pressão) e ventrículos (com menor pressão ao final da sístole). Portanto, essa primeira etapa é extremamente dependente da pressão atrial, sendo representada pela onda E no ecocardiograma. Conforme ocorre o enchimento ventricular, as pressões entre as duas câmaras se equiparam. Ocorre, então, a contração atrial, impulsionando o volume adicional de sangue para o ventrículo e completando o seu enchimento. Esse fluxo decorrente da contração atrial é representado pela onda A no ecocardiograma. Em um paciente com insuficiência cardíaca congestiva, a pré-carga está elevada, o que significa maior pressão atrial, maior pressão de enchimento ventricular e maior velocidade do fluxo de enchimento inicial. Portanto, o aumento na velocidade da onda E é bastante comum em animais com insuficiência cardíaca congestiva (Figura 135.9).[8]

Determinação da pressão arterial sistêmica

Com a evolução da insuficiência cardíaca congestiva, é comum o surgimento de hipotensão arterial sistêmica. Isso se deve ao fato de haver significativa deterioração da bomba cardíaca, um dos principais componentes responsáveis pela manutenção da pressão arterial. Inicialmente, durante o desenvolvimento

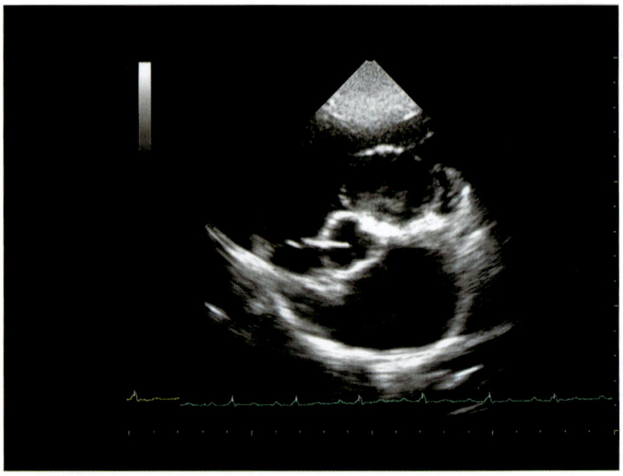

Figura 135.8 Exame ecocardiográfico de cão com insuficiência cardíaca congestiva em decorrência de miocardiopatia dilatada. O aumento do átrio esquerdo é evidente, uma vez que este deveria ter diâmetro semelhante ao da artéria aorta. (Imagem gentilmente cedida pelo Prof. Dr. Guilherme Gonçalves Pereira.)

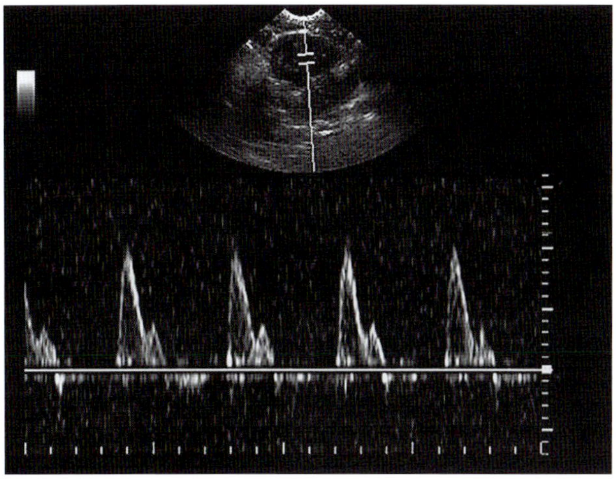

Figura 135.9 Fluxo diastólico mitral em felino com insuficiência cardíaca congestiva em decorrência de miocardiopatia hipertrófica. Geralmente, nos felinos com essa cardiopatia, o relaxamento miocárdico anormal resulta em menor velocidade da onda E quando comparada com a onda A (onda E < onda A). Nesse paciente, contudo, em razão da maior pressão atrial esquerda, pode-se observar aumento da velocidade da onda E, sendo maior que o dobro da velocidade da onda A. (Imagem gentilmente cedida pelo Prof. Dr. Guilherme Gonçalves Pereira.)

da insuficiência cardíaca, os mecanismos neuro-hormonais adaptativos conseguem compensar a falha na bomba cardíaca e manter a pressão arterial adequada, aumentando a volemia, a resistência vascular periférica e a frequência cardíaca, conforme discutido anteriormente. A determinação da pressão arterial sistêmica de modo indireto, por meio de Doppler ou oscilometria, consiste na maneira mais prática de investigação na rotina clínica.

Do mesmo modo, alguns pacientes com insuficiência cardíaca congestiva podem apresentar outras doenças concomitantes, como doença renal crônica ou hiperadrenocorticismo, que resultam em elevação da pressão arterial sistêmica. Essa hipertensão arterial é responsável por elevar excessivamente a pós-carga e, consequentemente, agravar a insuficiência cardíaca congestiva. Os valores máximos toleráveis de pressão arterial sistêmica estão entre 150 mmHg (sistólica) e 95 mmHg (diastólica).[9]

Holter

A avaliação do ritmo cardíaco por meio do monitoramento eletrocardiográfico ambulatorial (sistema Holter) possibilita a identificação de arritmias cardíacas, muito frequentes na insuficiência cardíaca. Por vezes, essas arritmias são responsáveis pela piora do quadro congestivo, como no caso das taquiarritmias supraventriculares, ou pelo desencadeamento de síncope e, até mesmo, resultam em óbito, como no caso das taquiarritmias ventriculares. Por meio do Holter também é possível estimar o grau de ativação do sistema nervoso simpático, mediante a determinação da variabilidade da frequência cardíaca. Quanto menor a variabilidade, maior a ativação simpática. Isso porque o estímulo simpático, além de aumentar a frequência cardíaca, torna o ritmo cardíaco mais regular. Em outras palavras, a variação no intervalo de tempo entre cada batimento cardíaco será menor. Em contrapartida, o estímulo parassimpático aumenta a variabilidade da frequência cardíaca, o que significa dizer que aumenta a variação no intervalo de tempo entre cada batimento cardíaco, como acontece na arritmia sinusal. Dessa maneira, é possível determinar qual dos componentes do sistema nervoso autônomo está predominando no controle cardíaco, sendo tal investigação bastante útil para a avaliação da gravidade da insuficiência cardíaca congestiva.[10] Portanto, a avaliação por esse método é fundamental para o ajuste da terapia da insuficiência cardíaca congestiva.

Biomarcadores cardíacos

A determinação dos biomarcadores cardíacos pode auxiliar no diagnóstico e na determinação da gravidade da insuficiência cardíaca congestiva. Entre eles, podem-se destacar os marcadores de função cardíaca, como os peptídios natriuréticos. Tais peptídios são produzidos pelos miócitos das paredes atriais e ventriculares em resposta ao estresse de parede. Por conseguinte, quanto maior a congestão, maior a distensão ou o estresse de parede miocárdicos, provocando aumento na produção desses peptídeos, podendo ser utilizados como marcadores da insuficiência cardíaca.[11] A aplicação clínica da determinação sérica dos biomarcadores cardíacos foi abordada de maneira mais detalhada no Capítulo 134, *Marcadores Cardíacos*.

TRATAMENTO

O tratamento da insuficiência cardíaca congestiva é considerado um grande desafio para o clínico de pequenos animais, pois tem dois principais objetivos, discutidos a seguir. É importante esclarecer que o objetivo do tratamento da insuficiência cardíaca congestiva em cães e gatos, em sua maioria, não é proporcionar a cura ao paciente, devido ao fato de que ainda não existem cirurgias de transplante cardíaco e cirurgias cardíacas reparadoras eficientes e disponíveis no país com índice de sucesso satisfatório.

Em relação ao animal com insuficiência cardíaca congestiva, serão abordados dois quadros neste capítulo: o quadro emergencial, ou pacientes em classe funcional III da insuficiência cardíaca congestiva; e o quadro estável ou compensado da insuficiência cardíaca congestiva, ou pacientes em classe funcional I e estágio inicial da classe funcional II da insuficiência cardíaca congestiva; portanto, serão discutidos o tratamento emergencial e o tratamento de manutenção. Pode-se ainda dividir o tratamento da insuficiência cardíaca congestiva em dois principais objetivos, sendo o primeiro controlar as manifestações clínicas da insuficiência cardíaca congestiva e o segundo, proporcionar ao coração e ao músculo cardíaco condições para que se mantenha um débito cardíaco adequado e sem sobrecargas, visando os efeitos de cardioproteção.

Tratamento emergencial

O objetivo do tratamento emergencial da insuficiência cardíaca congestiva é reverter, no menor tempo possível, as manifestações clínicas provenientes da insuficiência cardíaca congestiva do paciente em classe funcional III, pois, nessas condições, existe o risco iminente de morte do paciente. Portanto, é necessária a internação do paciente em unidade de terapia intensiva para o monitoramento e o tratamento adequados, além do repouso absoluto do animal.

Os quadros clínicos considerados emergência na insuficiência cardíaca congestiva estão descritos a seguir.

Edema pulmonar

O edema pulmonar cardiogênico caracteriza-se pelo acúmulo de líquido no parênquima pulmonar, em função do aumento da pressão hidrostática intravascular venosa e da redução da complacência venosa, devido à vasoconstrição venosa pulmonar, condição resultante da ativação dos mecanismos neuro-humorais de compensação da insuficiência cardíaca.[12,13] Esse quadro clínico exige tratamento imediato, pois o paciente pode apresentar óbito em poucas horas.

A base do tratamento do edema pulmonar cardiogênico inclui oxigenoterapia e fármacos do grupo dos diuréticos, vasodilatadores, inotrópicos positivos e, eventualmente, sedativos. Em alguns casos, quando há arritmias graves, os antiarrítmicos são necessários para auxiliar na resolução do edema pulmonar cardiogênico.

Oxigenoterapia

A utilização de O_2 ou o aumento do suporte de O_2 a esses animais com edema pulmonar cardiogênico é de extrema importância para a abordagem no tratamento do edema pulmonar cardiogênico. Existem alguns métodos para a administração de O_2 a esses pacientes, porém, o principal objetivo é fornecer O_2 às vias respiratórias inferiores (pulmões) em níveis adequados. A concentração do O_2 terapêutico fornecido aos pacientes é de 100%, mas isso não significa que essa quantidade de O_2 atingirá os pulmões do paciente com edema pulmonar cardiogênico. Por esse motivo, deve-se selecionar um método de administração de modo que as perdas de O_2 para o ambiente sejam mínimas. Assim, existem basicamente três métodos recomendados para a administração de O_2 nesses pacientes, a saber:[14]

- Sonda intranasal: consiste na introdução de um cateter intranasal ou uma sonda uretral, tamanho número 04 ou 06, em um dos orifícios nasais do paciente ou ambos, sendo a escolha do número da sonda uretral dependente do tamanho do animal. Para esse procedimento, é necessário o uso de anestésico local no orifício nasal onde será introduzido o cateter (p. ex., lidocaína sem vasoconstritor e em dose de 1 a 3 gotas, por via intranasal). Após a introdução do cateter, este é fixado com cola cirúrgica ou, até mesmo, esparadrapo comum (Figura 135.10). Nesse método, o volume de oxigênio a ser fornecido é de 0,1 a 0,2 ℓ/min, mas nesse volume a porcentagem aproximada de O_2 é de até 80%, quando mensurado na região da traqueia e administrado em cateteres bilaterais. Dessa maneira, esse é o método de escolha para a oxigenoterapia[14]
- Colar elizabetano: pode ser utilizado na administração de O_2 aos pacientes que não toleram a introdução do cateter intranasal ou naqueles cuja anatomia nasal não viabilize a realização do procedimento com o cateter. Esse método consiste na vedação do colar elizabetano com um filme plástico fino em sua margem maior para impedir o extravasamento de O_2 e formar um microambiente saturado de O_2 (Figura 135.11). Conecta-se o oxigênio nesse microambiente e administram-se grandes volumes de O_2 (acima de 1 a 2 ℓ/min). Devem-se ainda realizar perfurações na parte superior do filme plástico para a saída de CO_2 e controle da temperatura. Esse método pode fornecer taxas de O_2 próximas a 60 e 70% ao paciente[14]
- Gaiola de oxigênio: pode ser utilizada nos animais que não toleram sondas intranasais ou colar elizabetano. Nesse método, os animais são pouco manipulados e o estresse é mínimo, porém o equipamento é de alto custo, pois possibilita um controle preciso do volume de oxigênio a ser administrado ao paciente, da temperatura e umidade do ambiente interno da gaiola, proporcionando conforto maior ao animal com o mínimo de contenção. Requer alto fluxo e volume de O_2, visto que são ambientes maiores a serem saturados de O_2. É necessário também atenção com os níveis de CO_2 internos à gaiola, viabilizando a troca adequada desse gás com o ambiente externo.[14]

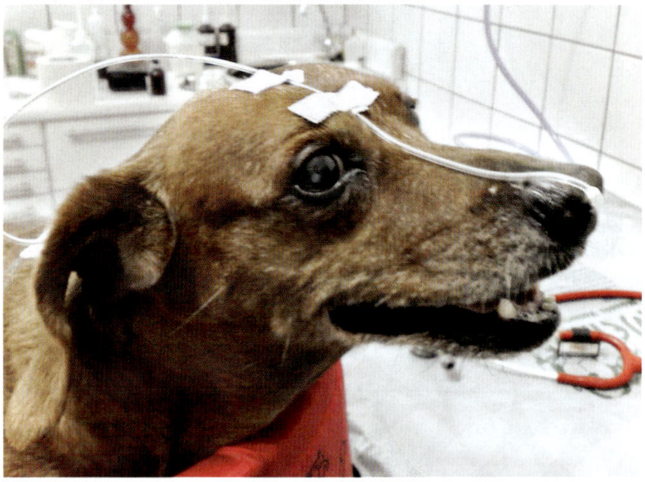

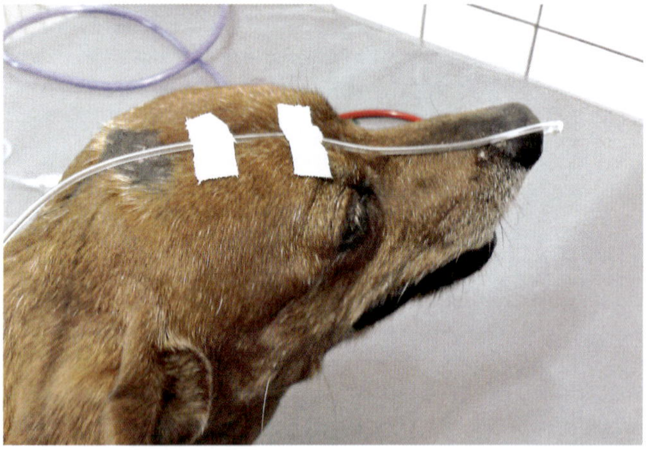

Figura 135.10 Cão com sonda intranasal para administração de oxigênio, fixada com esparadrapo comum. (Imagens gentilmente cedidas pelo Prof. Dr. Ronaldo Jun Yamato.)

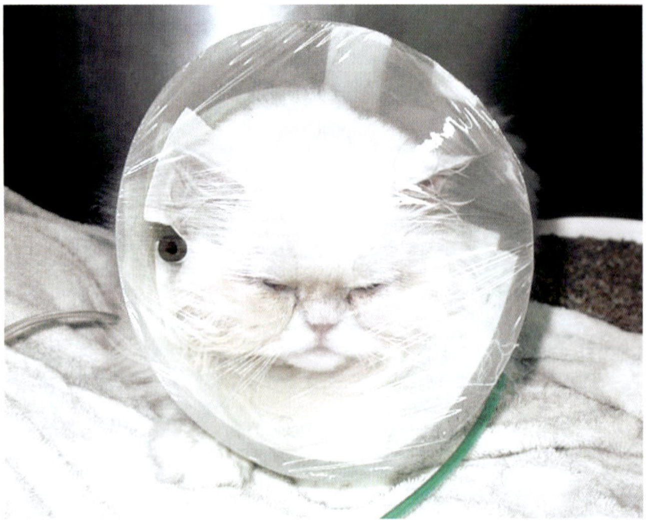

Figura 135.11 Gato com colar elizabetano vedado com o filme plástico para administração de oxigênio. (Imagem gentilmente cedida pelo Prof. Dr. Ronaldo Jun Yamato.)

Deve-se ressaltar que, nos três métodos descritos anteriormente, o O_2 fornecido aos pacientes deve ser umidificado em compartimentos contendo solução asséptica de cloreto de sódio a 0,9%.

As máscaras utilizadas frequentemente na rotina da clínica médica devem ser evitadas na abordagem ao paciente com edema pulmonar cardiogênico, visto que fornecem baixas porcentagens de O_2 quando administradas de maneira correta. Elas podem e devem ser utilizadas na abordagem rápida dos pacientes com dispneia de grau discreto a moderado e de causas a serem diagnosticadas, ou seja, seu objetivo é proporcionar bem-estar inicial ao paciente até a instituição de oxigenoterapia mais eficiente, diagnóstico e tratamento da causa de base.

Recentemente, alternativas aos métodos convencionais de oxigenoterapia têm sido avaliadas para a aplicação na medicina veterinária, como a pressão positiva intermitente por ventilação mecânica,[15,16] a pressão positiva contínua das vias respiratórias por máscara[17] e a cânula nasal de alto fluxo de oxigênio.[18]

A ventilação mecânica é um método de suporte respiratório artificial cujo objetivo é promover suporte de O_2 adequado ao paciente por meio de pressão positiva de O_2 nos pulmões; para isso, é necessária a utilização de dispositivos invasivos, como uma sonda orotraqueal ou nasotraqueal.[16] As principais indicações para esse método de oxigenoterapia são: hipoxia, hipoventilação, dificuldade respiratória e choque cardiogênico graves,[15] mesmo se o paciente estiver sob oxigenoterapia pelos métodos convencionais. As complicações observadas na ventilação mecânica invasiva são barotrauma, volutrauma e pneumonia, além da necessidade de procedimentos anestésicos de longa duração.[16,18] Com o objetivo de minimizar essas complicações, outros métodos não invasivos de ventilação e oxigenoterapia estão sendo estudados em medicina veterinária, como a pressão positiva contínua nas vias respiratórias[17] e a oxigenoterapia por cânula nasal de alto fluxo.[18]

O método da pressão positiva contínua não invasiva consiste em manter a pressão positiva inspirada de O_2 nas vias respiratórias enquanto a fase respiratória de expiração ocorra de forma espontânea. Todo o procedimento é realizado por meio de uma máscara facial colocada no paciente.

A oxigenoterapia por cânula nasal de alto fluxo tem se mostrado uma técnica promissora e válida para a utilização em cães.[19] Essa técnica consiste em fornecer grandes volumes de O_2 por meio de uma cânula nasal dupla a ser fixada nas narinas do paciente; a temperatura, a umidade e a fração de O_2 inspirada são controladas rigorosamente.[18] Estudos devem ser realizados com o objetivo de avaliar os benefícios dessas técnicas, quando substituem a ventilação mecânica invasiva.[17,18]

Diuréticos

O objetivo da utilização dos diuréticos no tratamento do edema pulmonar cardiogênico é a remoção do líquido em excesso que se encontra no interstício e/ou nos alvéolos pulmonares, como consequência de uma cardiopatia.

O diurético de escolha para o tratamento do edema pulmonar cardiogênico é a furosemida, porque é um fármaco de efeito rápido quando administrado por via intravenosa (IV), com início de ação em 5 minutos e pico de ação em 30 minutos.[20-22] É de alta potência diurética em cães e gatos.[20,21,23] A dose inicial de furosemida recomendada nesse tratamento para cães é de 4 a 8 mg/kg, IV e em *bolus*, a cada 1 a 2 horas. Nos gatos, a dose deve ser menor do que a preconizada para os cães, pois os felinos apresentam maior sensibilidade ao fármaco e, consequentemente, resposta terapêutica efetiva com menores doses de furosemida, porém com piores efeitos colaterais.[20,21] Nos gatos, deve-se iniciar o tratamento do edema pulmonar cardiogênico na dose de 2 mg/kg, IV, a cada 2 horas, sendo recomendada a dose máxima de 4 mg/kg a cada 2 horas. A continuidade do uso da furosemida ou da frequência de administração no tratamento do edema pulmonar cardiogênico depende da resposta clínica do paciente, ou seja, deve-se diminuir a dose e a frequência, conforme a melhora clínica do paciente e do padrão respiratório. Atualmente, recomenda-se cautela na administração da furosemida em infusão contínua em cães. Apesar de existirem evidências de que nessa modalidade de administração o débito urinário é maior e a perda de potássio é menor quando comparada à administração em *bolus*, alguns pacientes evoluem com o quadro de insuficiência renal crônica após períodos prolongados de infusão contínua. A dose de infusão contínua da furosemida recomendada é de 1 a 2 mg/kg/h, após uma dose inicial em *bolus* de 4 a 6 mg/kg, IV, de furosemida.[23] Entre os principais efeitos colaterais observados na utilização da furosemida no tratamento do edema pulmonar cardiogênico, estão a letargia, a desidratação e a hipopotassemia. Assim, o monitoramento intensivo desses pacientes se faz necessário, principalmente nos parâmetros referentes à desidratação e à dosagem sérica de potássio.[21-23] Esses dados devem ser aferidos a cada 24 horas, nos pacientes com edema pulmonar cardiogênico submetidos à diureticoterapia com a furosemida e a reposição de potássio pela fluidoterapia, conforme necessário.

Esses pacientes também devem ter o débito urinário mensurado pela sondagem uretral, para uma avaliação adequada da efetividade da terapia e indireta do débito cardíaco. O débito urinário considerado adequado e normal para esses animais é de 1 a 2 mℓ de urina por quilo de peso, por hora. Valores de débito urinário acima desses citados são esperados em pacientes submetidos a terapia com a furosemida.

Vasodilatadores

Os vasodilatadores são considerados um grupo de fármacos fundamental no tratamento emergencial da insuficiência cardíaca congestiva, principalmente nos pacientes em que a terapia com O_2 e diuréticos não apresenta rápida eficácia.

No edema pulmonar cardiogênico, um dos principais mecanismos que o acarretam é o aumento da pressão hidrostática intravascular venosa com redução da complacência venosa devido à vasoconstrição venosa pulmonar.[12,13] Dessa maneira, é racional a utilização de fármacos com ação vasodilatadora, preferencialmente venosa, no tratamento emergencial.

Nessas condições, o vasodilatador de primeira escolha é o nitroprussiato de sódio, por apresentar efeito vasodilatador arterial e venoso potente, reduzindo a hipertensão venosa e restabelecendo a complacência venosa e, ainda, reduzindo a pressão arterial sistêmica e podendo melhorar o débito cardíaco. Porém, esses efeitos devem ser monitorados pela mensuração constante da pressão arterial sistêmica, a fim de se evitarem quadros de hipotensão grave.

Esse fármaco tem efeito imediato após a sua administração, tendo meia-vida de poucos minutos. Desse modo, as propriedades farmacocinéticas do nitroprussiato de sódio possibilitam a titulação da dose a ser administrada, ou seja, em caso de efeitos indesejáveis, como a hipotensão grave, a suspensão do fármaco viabiliza o restabelecimento quase que imediato (de 1 a 10 minutos) da pressão arterial sistêmica. Por esse motivo, a administração desse fármaco deve ser por via intravenosa e com o auxílio de bombas de infusão contínua. O nitroprussiato de sódio é um fármaco fotossensível e deve ser preparado, diluído em soluções cristaloides e conservado em recipientes protegidos da luz. A dose preconizada para o tratamento do edema pulmonar cardiogênico é de 2 a 5 μg/kg/min, podendo-se utilizar a dose máxima de 10 μg/kg/min.[20]

Entre os efeitos colaterais mais frequentes do nitroprussiato de sódio, pode-se citar a hipotensão, porém existem relatos em seres humanos de intoxicação e morte por cianeto, produto da metabolização hepática do nitroprussiato de sódio, nas doses totais acima de 10 μg/kg.[20]

O cloridrato de hidralazina pode ser utilizado como segunda opção no tratamento do edema pulmonar cardiogênico, principalmente nos casos de doença valvar mixomatosa mitral, quando o nitroprussiato de sódio não está disponível.

Esse fármaco tem efeito potente na circulação arteriolar e não tem ação no sistema circulatório venoso, resultando em redução da resistência vascular sistêmica (pós-carga). A pressão arterial sistêmica também deve ser monitorada e iniciada após 1 ou 2 horas a administração oral desse fármaco, pois este tem início de ação em 30 minutos com o pico de ação em 3 horas. A dose recomendada é de 0,5 a 3 mg/kg, por via oral (VO), podendo ser iniciada a dose de 2 mg/kg, VO, nos casos de edema pulmonar cardiogênico em pacientes que não estão em terapia vasodilatadora prévia.[20,24] Nos casos de animais em terapia com outros vasodilatadores, recomenda-se a dose inicial de 0,5 mg/kg, VO, titulando-se essa dose conforme os valores de pressão arterial sistêmica obtidos durante seu monitoramento.

A hidralazina não deve ser associada ao nitroprussiato de sódio, pois o risco de hipotensão grave nessas condições é muito alto. Os efeitos colaterais que os pacientes podem apresentar em decorrência do uso da hidralazina são hipotensão, anorexia, vômito, diarreia e quadro de insuficiência renal. A taquicardia pode ser observada em quadros de hipotensão grave.[20]

A decisão em instituir a terapia com os vasodilatadores no tratamento do edema pulmonar cardiogênico baseia-se sempre no monitoramento e na mensuração da pressão arterial sistêmica do paciente, evitando-se a utilização desses fármacos quando a pressão arterial sistêmica sistólica apresentar valores iguais ou menores que 100 mmHg.

Agentes inotrópicos positivos

Os agentes inotrópicos positivos são fármacos com a capacidade de aumentar a força de contração do miocárdio, ou seja, melhorar a função sistólica do coração. Em determinados casos de edema pulmonar cardiogênico, em que os animais apresentam como doença de base a cardiomiopatia dilatada, que, por sua vez, caracteriza-se primariamente pela perda da função sistólica, a utilização desse grupo de fármacos se faz necessária no tratamento do edema pulmonar cardiogênico. Portanto, no edema pulmonar cardiogênico ocasionado pela miocardiopatia dilatada, os agentes inotrópicos positivos devem ser iniciados imediatamente após o diagnóstico, com os fármacos e procedimentos anteriormente citados. Em outras cardiopatias, em que a função sistólica não apresenta comprometimento significativo, a utilização desses fármacos pode ser reavaliada. Um dos principais parâmetros que se pode avaliar e sugerir comprometimento importante da função sistólica é a hipotensão arterial sistêmica (pressão arterial sistólica menor que 90 mmHg), que, por sua vez, pode ser originada por baixo débito cardíaco, confirmando a disfunção sistólica. Outras condições frequentemente observadas e que podem causar hipotensão sistêmica são a vasodilatação sistêmica e a hipovolemia.

O fármaco desse grupo indicado no tratamento do edema pulmonar cardiogênico é a dobutamina,[20,25] uma catecolamina sintética com efeitos basicamente β_1-adrenérgicos, potente ação inotrópica positiva, com início de ação em 2 minutos, e pico de ação em 10 minutos após a administração por via intravenosa. Em doses menores, o efeito inotrópico positivo é prevalente, sendo a taquicardia e a vasoconstrição observadas somente em doses mais altas. A dobutamina mediante a estimulação dos receptores β_1 aumenta a entrada de cálcio nos miócitos e estimula a liberação do cálcio sarcoplasmático, melhorando a contratilidade miocárdica. Estimula também o relaxamento miocárdico e aumenta a velocidade de condução do impulso no sistema de condução cardíaco. Em doses mais altas desse fármaco, o risco de taquiarritmias aumenta. A meia-vida da dobutamina é de aproximadamente 2 min, o que possibilita a sua titulação, devendo ser administrada em bombas de infusão contínua.[20]

A dose inicial recomendada da dobutamina é de 2,5 μg/kg/min, que pode ser aumentada e titulada até os efeitos benéficos serem observados no paciente. Porém, deve-se ressaltar que doses maiores podem estimular arritmias ventriculares, sendo extremamente prejudicial ao animal em edema pulmonar cardiogênico. É preciso lembrar que a dobutamina pode ter seus efeitos diminuídos, devido a um fenômeno que ocorre com os receptores beta em pacientes com insuficiência cardíaca congestiva crônica. O *down regulation* desses receptores, resumidamente, é a diminuição da resposta deles quando estimulados excessivamente e de maneira crônica. Devido a esse fenômeno, a ação da dobutamina pode diminuir e há relatos de que o *down regulation* dos receptores beta possa ocorrer em 48 horas após o início da administração da dobutamina, exigindo, assim, doses maiores do fármaco e também aumento do risco de surgimento de taquiarritmias ventriculares.

Atualmente, é indicado o uso de fármacos com ação inotrópica positiva e também ação vasodilatadora, ou seja, os fármacos inodilatadores, no tratamento do edema pulmonar cardiogênico.[23] A pimobendana é o representante desse grupo de fármacos e tem efeitos inotrópicos positivos, por aumentar a afinidade do cálcio intracelular aos locais de ligação da troponina C, e efeitos vasodilatadores, por inibir a fosfodiesterase III.[26,27] Portanto, devido a esses efeitos, a pimobendana pode ser benéfica aos pacientes em edema pulmonar cardiogênico, porém recomenda-se o seu uso como alternativa à dobutamina, ou seja, não associada a ela. A dose preconizada da pimobendana é de 0,1 a 0,3 mg/kg, VO, a cada 12 horas.[27] Os efeitos colaterais desse fármaco são pouco observados, porém pode apresentar-se como pró-arrítmico.

Sedativos

Em alguns casos de animais com edema pulmonar cardiogênico, faz-se necessário o uso de fármacos, com a finalidade de reduzir a ansiedade do paciente.

A morfina é considerada um agente hipnoanalgésico que era amplamente utilizado em cães com edema pulmonar cardiogênico. Esse fármaco, além de efeito ansiolítico e analgésico, tem ação de vasodilatação venosa, sendo benéfico para o paciente. Porém, a morfina apresenta um efeito colateral frequente, que é o vômito, o qual desencorajou a sua prescrição por muitos profissionais pelo alto risco de causar pneumonia por aspiração. Além desse efeito colateral descrito, podem ser citadas também a depressão do sistema respiratório e do sistema nervoso e a broncoconstrição, porém esses efeitos são observados com menor frequência.[28] A dose recomendada da morfina é de 0,1 a 0,5 mg/kg, por via subcutânea (SC) ou IV.[29]

Atualmente, o que se recomenda para a sedação dos animais em edema pulmonar cardiogênico é o bitartarato de butorfanol, também um agente hipnoanalgésico sem efeitos significativos na hemodinâmica cardíaca. Na experiência desses autores, o bitartarato de butorfanol apresenta efeitos ansiolíticos satisfatórios e não é dotado de efeitos colaterais significativos. A dose recomendada é de 0,2 a 0,25 mg/kg por via intramuscular (IM) ou IV. Como alternativa ao bitartarato de butorfanol, recomenda-se a associação de buprenorfina na dose de 0,01 mg/kg e acepromazina na dose 0,01 a 0,03 mg/kg, SC, IM ou IV.[23]

A abordagem desses pacientes após a resolução do quadro de edema pulmonar cardiogênico será discutida posteriormente.

Derrame pleural com comprometimento respiratório

O derrame pleural é uma das manifestações clínicas da insuficiência cardíaca congestiva direita mais frequentes. Nesse quadro clínico, o paciente geralmente encontra-se em quadro grave de dispneia, devido a esse tipo de derrame; portanto, o tratamento objetiva o alívio imediato da dispneia. Para tal, é necessária a intervenção imediata, que se baseia no aumento do aporte de O_2 ao animal, por métodos anteriormente citados, e a realização de toracocentese.

Para a realização do procedimento de toracocentese, é necessário realizar tricotomia e assepsia da região em que se introduzirá o cateter. A assepsia pode ser realizada com álcool a 70% e solução de iodo povidine. Geralmente, o tamanho do cateter intravenoso utilizado para esse procedimento varia entre os números 18, 16 ou 14, conforme o porte do animal. A introdução do cateter se faz entre o 7º e o 9º no hemitórax direito ou esquerdo, em região média a ventral (Figura 135.12).

Alguns centros de atendimento veterinário dispõem de equipamento de ultrassom, podendo este ser de grande utilidade no auxílio para a realização da toracocentese.

Após a introdução do cateter na cavidade torácica do animal, aspira-se o conteúdo líquido com o auxílio de uma seringa ou aspirador ambulatorial, acoplado a um sistema constituído por uma torneira de 3 vias e um equipo macrogotas. Ressalte-se que esse procedimento, quando realizado em gatos ou cães de pequenas raças, deve-se considerar a utilização de escalpes de tamanho 21 ou 23 e desconsiderar a utilização de aspiradores. Recomenda-se aspirar o máximo de conteúdo líquido possível; caso isso não seja possível, aspirar o conteúdo até o animal apresentar o padrão respiratório normal.

Após a realização da toracocentese, recomenda-se a prescrição de diuréticos para controlar ou evitar a recidiva do derrame pleural. A furosemida na dose de 2 a 4 mg/kg, a cada 12 ou 8 horas, associada à espironolactona na dose 1 a 2 mg/kg, a cada 12 horas, é indicada para esses pacientes com insuficiência cardíaca congestiva direita, além de outros fármacos que serão discutidos mais adiante neste capítulo.

Ascite com comprometimento respiratório

A ascite é considerada um quadro emergencial quando necessária a drenagem imediata desse líquido abdominal. Alguns pacientes apresentam inicialmente hiporexia ou anorexia, apesar de não serem classificados como emergenciais; essa situação requer atenção na decisão em realizar ou não a paracentese.

A paracentese é o procedimento realizado para a drenagem do líquido ascítico, que consiste na introdução do cateter intravenoso, geralmente de tamanho 16 ou 14, na região da linha branca abdominal. A introdução do cateter deve ser realizada a uma distância aproximada de dois dedos em direção cranial ou caudal, a partir da cicatriz umbilical (Figura 135.13). Após

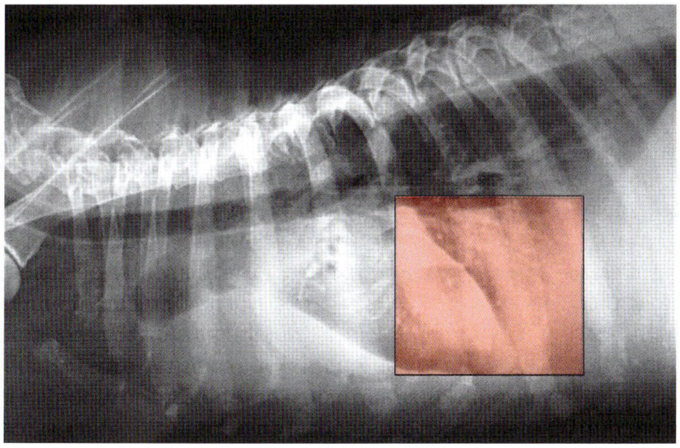

Figura 135.12 Esquema em radiografia do tórax do local ideal para introdução do cateter intravenoso para a realização de toracocentese (destaque colorido). (Imagem gentilmente cedida pelo Prof. Dr. Ronaldo Jun Yamato.)

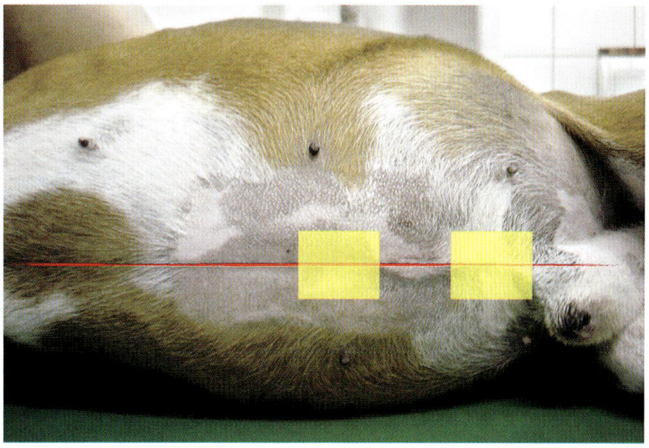

Figura 135.13 Foto de um cão com ascite indicando o local ideal para introdução do cateter intravenoso para realização da paracentese (*quadrados amarelos*). Linha branca abdominal (*reta vermelha*). (Imagem gentilmente cedida pelo Prof. Dr. Ronaldo Jun Yamato.)

prévia tricotomia e assepsia com álcool a 70% e iodo povidine, realiza-se a punção abdominal, o cateter é acoplado a um equipo macrogotas e o líquido abdominal é drenado por ação da gravidade, sem a necessidade de auxílio de sucção com seringa ou aspirador ambulatorial.

Existe uma grande discussão sobre a quantidade de líquido abdominal a ser drenada em cada procedimento, isso porque o líquido apresenta quantidades significativas de proteínas. É frequente observar o emagrecimento rápido, progressivo e com perda da massa muscular quando esses pacientes iniciam o quadro de ascite. A quantidade de líquido a ser drenada deve ser suficiente para causar o alívio respiratório e restabelecer o apetite do animal, bem como aumentar ao máximo o intervalo entre as drenagens. Uma vez que o liquido ascético contém proteína, se não for reabsorvido, essas proteínas não serão reabsorvidas e utilizadas pelo organismo do animal.

Vale ressaltar que o objetivo do tratamento da ascite, além do exposto anteriormente, é prolongar ao máximo o intervalo entre as paracenteses, devido ao fato de que, quando se inicia o quadro de ascite, raramente o animal cessa essa manifestação clínica.

Assim como na toracocentese, após a realização da paracentese, recomenda-se a prescrição de diuréticos para controlar ou evitar a recidiva da ascite. Indica-se a furosemida na dose de 2 a 4 mg/kg, a cada 12 ou 8 horas, associada à espironolactona na dose 1 a 2 mg/kg, a cada 12 horas, além de outros fármacos que serão discutidos mais adiante neste capítulo.

Derrame pericárdico com tamponamento cardíaco

O tamponamento cardíaco causado pelo derrame pericárdico é identificado pelo exame ecocardiográfico, sendo uma condição em que o líquido acumulado entre a membrana pericárdica e o coração (Figura 135.14) restringe o relaxamento e as complacências atrial e ventricular, caracterizando um quadro grave. O objetivo desse tratamento é, por meio da pericardiocentese, eliminar os sinais de tamponamento cardíaco observados ao ecocardiograma, melhorando o quadro clínico do paciente.

A pericardiocentese é o procedimento realizado para a drenagem do líquido pericárdico em excesso, e deve ser realizada com o animal em estação ou em decúbito lateral esquerdo. O cateter deve ser introduzido no hemitórax direito entre o 4º e o 6º espaço intercostal em porção ventral, pouco acima da articulação costocondral. O tamanho do cateter intravenoso utilizado para esse procedimento varia entre os números 18 e 16, dependendo do porte e da espécie animal. Deve-se realizar tricotomia e assepsia prévia com álcool a 70% e iodo povidine.

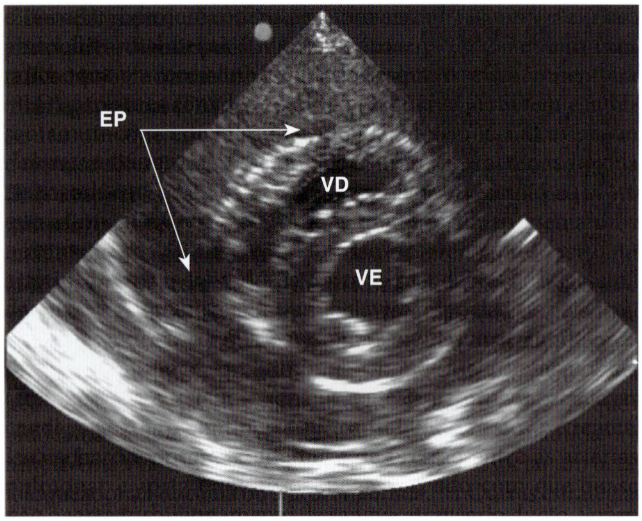

Figura 135.14 Ecocardiograma de um cão em corte transversal do ventrículo esquerdo, visualizando-se o derrame pericárdico (*setas*). EP: efusão pericárdica; VD: ventrículo direito; VE: ventrículo esquerdo. (Imagem gentilmente cedida pelo Prof. Dr. Ronaldo Jun Yamato.)

Nesse procedimento, recomenda-se a utilização do equipamento de ultrassom e de monitor cardíaco para auxiliar o melhor local para a punção e observar o aparecimento de arritmias ventriculares durante o procedimento. Após a introdução do cateter, um sistema de torneira de três vias e equipo macrogotas deve ser conectado a ele, e o conteúdo deve ser aspirado com o auxílio de uma seringa de 10 ou 20 mℓ. Nesse caso, deve-se evitar o uso de aspiradores ambulatoriais.

O aspecto do líquido drenado geralmente é sanguinolento (Figura 135.15), o que não indica a punção de um grande vaso ou uma câmara cardíaca, pois esse não apresenta sinais de coagulação.

Após a finalização do procedimento, o exame ecocardiográfico deve ser repetido para reavaliar a persistência de sinais de tamponamento cardíaco. Caso isso ocorra, uma nova pericardiocentese deverá ser realizada.

Recomenda-se a pericardiectomia, ou seja, a remoção cirúrgica da membrana pericárdica após três episódios de recidiva do derrame pericárdico. Essa indicação é necessária para anular os riscos que o tamponamento cardíaco possa causar e ainda

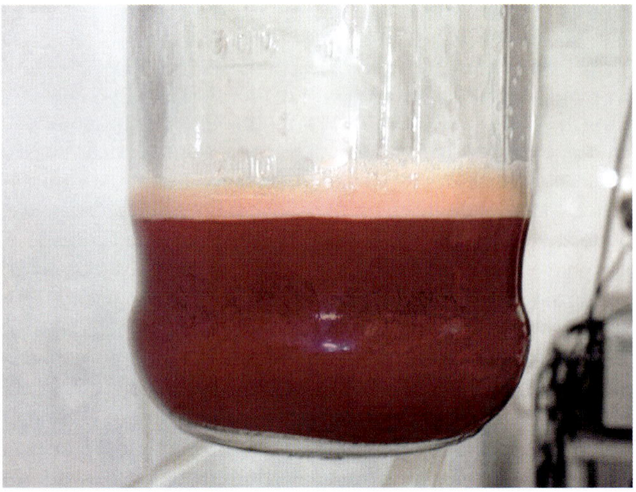

Figura 135.15 Líquido proveniente de derrame pericárdico após procedimento de pericardiocentese. (Imagem gentilmente cedida pelo Prof. Dr. Ronaldo Jun Yamato.)

realizar exame histopatológico da membrana pericárdica com finalidade diagnóstica.

Os fármacos indicados para o tratamento da efusão pericárdica após a realização da pericardiocentese são furosemida na dose de 2 a 4 mg/kg, a cada 12 ou 8 horas, associada à espironolactona na dose 1 a 2 mg/kg, a cada 12 horas. Além destes, a prednisolona na dose de 0,5 a 1 mg/kg, a cada 24 ou 12 horas, pode ser necessária na maioria dos casos.

Tratamento de manutenção

O tratamento de manutenção da insuficiência cardíaca congestiva é direcionado aos pacientes em classes funcionais I e II da insuficiência cardíaca congestiva, porém ainda não existe um consenso se os animais classificados na classe funcional I devem iniciar a terapia para a insuficiência cardíaca. Contudo, é consenso mundial a instituição da terapia nos animais em classes funcionais II e III da insuficiência cardíaca congestiva.

Os principais objetivos do tratamento de manutenção desses animais consistem nos seguintes itens:

- O tratamento não proporcionará a cura para esses animais, pois atualmente a maioria das cardiopatias seria revertida ou curada por procedimentos cirúrgicos, como o transplante cardíaco ou as cirurgias reconstrutivas. No entanto, tais procedimentos não são realidade em medicina veterinária, o que impossibilita a cura definitiva dos cães e gatos cardiopatas
- Retardar a evolução da cardiopatia e, por consequência, o aparecimento da insuficiência cardíaca congestiva
- Proporcionar melhor qualidade de vida aos pacientes cardiopatas
- Aumentar a sobrevida desses pacientes.

Para alcançar tais objetivos, existe atualmente um arsenal farmacológico que tem por finalidade bloquear alguns mecanismos compensatórios cardíacos neuro-humorais, como o sistema renina-angiotensina-aldosterona e o sistema nervoso autônomo simpático, ativados de maneira crônica, causando o aumento da volemia e da pós-carga, o remodelamento cardíaco e vascular e as manifestações clínicas da insuficiência cardíaca congestiva.

Fármacos utilizados no tratamento de manutenção da insuficiência cardíaca congestiva

Os fármacos utilizados na terapia dos animais cardiopatas podem ser divididos nos grupos descritos a seguir.

Diuréticos

Os diuréticos são fármacos que têm ação efetiva e rápida sobre a volemia, que tende a estar aumentada nos quadros de insuficiência cardíaca congestiva. Esse grupo de fármacos reduz a pré-carga e a volemia, de modo a controlar os quadros de insuficiência cardíaca congestiva esquerda e direita nos animais cardiopatas. Portanto, os diuréticos são indicados somente nos quadros congestivos da insuficiência cardíaca, devendo ser evitados em outras situações, pois estimulam o sistema renina-angiotensina-aldosterona.

Furosemida

O principal representante desse grupo de fármacos é a furosemida, que atua na alça de Henle dos túbulos renais dos néfrons, inibindo a reabsorção de sódio e, consequentemente, a de água. É considerado um diurético de potência alta e com os melhores efeitos diuréticos nos cães e gatos; por esse motivo, é o diurético de primeira escolha no tratamento da insuficiência cardíaca congestiva.[20-22]

A dose recomendada da furosemida na manutenção do cão cardiopata varia de 1 a 4 mg/kg, VO, a cada 24, 12 ou 8 horas. Nos gatos, essa dose pode variar de 1 a 2 mg/kg, VO, a cada 24, 12 ou 8 horas, pois nessa espécie a furosemida apresenta efeitos diuréticos satisfatórios em doses menores do que aqueles preconizados para os cães.[20,21] Nos pacientes que apresentaram sucesso no tratamento do edema pulmonar cardiogênico, a dose de furosemida recomendada imediatamente após tal tratamento é de 3 a 4 mg/kg, a cada 8 a 12 horas, por um período de 3 dias. Em seguida, se o paciente se apresentar estável, reajusta-se a dose para 2 a 3 mg/kg, a cada 12 a 24 horas, até uma nova reavaliação clínica. Cabe ressaltar que não existe um protocolo ideal de doses para a furosemida no tratamento da insuficiência cardíaca congestiva, mas sim o reajuste da dose para cada caso clínico, ou seja, sempre se deve ajustar a dose conforme as manifestações clínicas; assim, deve-se buscar a menor dose efetiva da furosemida para o controle da insuficiência cardíaca congestiva.

Os efeitos colaterais que podem ser observados no seu uso são a letargia nos primeiros dias de tratamento, a desidratação, a hipopotassemia e, raramente, a hipotensão. O comprometimento da função renal e as alterações de potássio e de sódio pelo uso da furosemida têm sido observados em pacientes com o uso prolongado e doses iguais ou acima de 3 a 4 mg/kg, VO, a cada 8 horas. Portanto, recomenda-se a dosagem sérica de sódio, potássio, ureia e creatinina a cada 2 ou 3 meses, em pacientes submetidos à terapia com furosemida por períodos prolongados.[21]

Alguns cuidados devem ser avaliados quando for necessária a utilização da furosemida associada a outros fármacos. Os anti-inflamatórios não esteroides apresentam efeito antagônico à furosemida, portanto sua dose deve ser ajustada quando houver necessidade dessa associação farmacológica. Caso contrário, as manifestações clínicas da insuficiência cardíaca congestiva podem piorar ou ocorrer a recidiva dessas manifestações; além disso, essa associação também pode comprometer a função renal. A associação a outros diuréticos, como a hidroclorotiazida, apresenta efeitos sinérgicos, podendo, dessa maneira, ser benéfica ao paciente com insuficiência cardíaca congestiva, porém ocorre também o sinergismo dos efeitos colaterais, como a desidratação e a hipopotassemia.[20]

O uso crônico da furosemida pode provocar, em alguns pacientes, hipertrofia da parede do túbulo renal na porção espessa da alça de Henle, no local de ação da furosemida. Desse modo, o efeito terapêutico da furosemida será menor, se comparado ao do início do tratamento. Quando o paciente apresenta esse problema, recomenda-se aumentar a dose da furosemida ou modificar a via de administração oral para via subcutânea ou intravenosa, aumentando, assim, a efetividade desse fármaco.[20,21,23]

Torasemida

A torasemida é um diurético de alta potência que age na porção espessa e ascendente da alça de Henle, estimulando a excreção de sódio, água e cloreto pela inibição do sistema de cotransporte Na^+, K^+, $2Cl^-$.[30,31] Sua estrutura química é semelhante à dos diuréticos de alça e dos bloqueadores de canais de cloro, podendo ocorrer, além dos efeitos diuréticos de alta potência, os efeitos de antagonismo à aldosterona, de maneira semelhante ao que ocorre com a espironolactona.[29,30,31,32,33]

A torasemida apresenta maior biodisponibilidade e tempo de ação, agindo até 12 horas após administração por via oral, enquanto a furosemida age até 6 horas após administração por mesma via. A meia-vida da torasemida, quando administrada por via intravenosa, foi de 120 minutos, sendo de 9,7 minutos a meia-vida da furosemida. Estima-se que seu efeito diurético seja, aproximadamente, 10 a 20 vezes maior que ao da furosemida,[29,30,32,33] permitindo, assim, efeitos diuréticos semelhantes aos da furosemida, com menores doses (torasemida).

O estudo TEST avaliou a tolerância e a eficácia da torasemida em 366 cães com insuficiência cardíaca congestiva secundária à doença valvar mixomatosa mitral durante 3 meses, comparando a administração da torasemida a cada 24 horas, com a administração da furosemida a cada 12 horas, ambos os fármacos associados à terapia convencional. Esse estudo evidenciou que a torasemida administrada a cada 24 horas foi eficaz e similar ao tratamento com a furosemida administrada a cada 12 horas, tanto nos pacientes que iniciaram o tratamento com a torasemida como naqueles em que a furosemida foi substituída pela torasemida. Observou-se, ainda, nesse estudo que os cães tratados com a torasemida apresentaram uma redução, até duas vezes, do risco de morte por causas cardíacas ou eutanásia pela cardiopatia.[33] A dose preconizada para a torasemida em cães é de 0,2 mg/kg, VO, a cada 12 horas.[21,30,31] Quando prescrita em substituição à furosemida, a dose a ser calculada pode ser 1/10[30,31,32,33] a 1/20[33] da dose da furosemida, dividida em duas administrações diárias com um intervalo de 12 horas.[30,31,32] Porém as doses devem ser ajustadas conforme a resposta clínica do paciente, e exames laboratoriais como a dosagem sérica de ureia, de creatinina, de sódio e de potássio devem ser realizadas com certa frequência.[33]

Hidroclorotiazida

A hidroclorotiazida é o principal representante dos diuréticos tiazídicos e tem sua indicação nos quadros refratários de insuficiência cardíaca congestiva. A utilização desse fármaco deve sempre estar associada à furosemida, pois a monoterapia com a hidroclorotiazida apresenta potência diurética moderada. Em seres humanos, a utilização única da hidroclorotiazida para o controle da insuficiência cardíaca congestiva e da hipertensão arterial sistêmica é efetiva, porém o mesmo não é observado em medicina veterinária. O local de ação da hidroclorotiazida é o túbulo renal contornado distal, inibindo a reabsorção de sódio, portanto apresenta ação sinérgica quando associada à furosemida.[20-22]

A dose recomendada da hidroclorotiazida para cães varia de 2 a 4 mg/kg em intervalos de 12 a 72 horas por via oral; para gatos, a variação da dose é de 1 a 2 mg/kg em intervalos de 12 a 72 horas por via oral.[20,21]

Os efeitos colaterais da hidroclorotiazida são semelhantes aos da furosemida, como desidratação e hipopotassemia, devendo-se ter atenção maior quando ocorrer a associação de ambos os fármacos. Essa associação diurética é pouco utilizada, porém, quando necessária, em quadros refratários de insuficiência cardíaca congestiva direita e raramente no quadro de edema pulmonar.[20,21]

Espironolactona

A espironolactona é classificada atualmente como diurético poupador de potássio e de baixa potência diurética. Sua utilização na terapia diurética deve estar associada à furosemida e, eventualmente, à hidroclorotiazida (bloqueio sequencial do néfron). O local de ação desse fármaco é no túbulo renal contornado distal e nos ductos coletores, inibindo a reabsorção de sódio sem a perda de potássio. A espironolactona também exerce efeito competidor com os receptores de aldosterona e, por esse motivo, é considerada um fármaco antagonista da aldosterona, função discutida mais adiante.[20-23]

A principal indicação do uso da espironolactona nos pacientes cardiopatas está voltada aos que apresentam a insuficiência cardíaca congestiva direita, no entanto, o início da terapia diurética sempre é associado à furosemida. Pode-se utilizar também a espironolactona em pacientes com hipopotassemia de grau leve, a fim de evitar a progressão desse distúrbio eletrolítico.[20,21]

A dose da espironolactona também apresenta variação e é administrada somente por via oral; para os cães é de 1 a 4 mg/kg, a cada 12 horas e, para os gatos, de 1 a 2 mg/kg, a cada 12 horas.[20,21] Porém a espironolactona deve ser utilizada com cautela em gatos, pois existem relatos de que, nessa espécie animal, esse fármaco pode causar farmacodermia como efeito colateral, que se manifesta sob a forma de dermatite ulcerativa na região facial,[34] entre outros efeitos colaterais que a espironolactona pode causar.[20,21]

Vasodilatadores

Inibidores da enzima conversora da angiotensina

No grupo dos agentes vasodilatadores, podem ser incluídos os inibidores da enzima conversora da angiotensina (IECA), que apresentam como principal efeito bloquear a enzima responsável pela biotransformação da angiotensina I em angiotensina II. Os IECA têm efeito vasodilatador moderado e misto,[35] atuam em arteríolas e vênulas e inibem os efeitos deletérios na ativação crônica do sistema renina-angiotensina-aldosterona. Entre eles, cita-se o aumento da reabsorção de sódio (aumento da pré-carga), a fibrose miocárdica, a apoptose dos miócitos e o remodelamento cardíaco.[4,12,13] Por esses motivos, os IECA apresentam grandes benefícios quando utilizados no tratamento da insuficiência cardíaca congestiva, promovendo a melhora das manifestações clínicas[36] e dos parâmetros hemodinâmicos,[37] com reflexos positivos e significativos na qualidade de vida, assim como no aumento da sobrevida dos animais cardiopatas.[38,39] É consenso mundial o início da prescrição dos IECA nas classes funcionais II e III da insuficiência cardíaca congestiva, porém muito se discute sobre o uso dos IECA em pacientes na classe funcional I da insuficiência cardíaca congestiva. Estudos demonstram evidências de que se o enalapril, na dose média diária de 0,46 mg/kg, VO, for administrado na classe funcional I da insuficiência cardíaca congestiva (animais cardiopatas sem manifestações clínicas, mas com sinais de cardiomegalia ou remodelamento cardíaco), poderá ocorrer o retardo no aparecimento das manifestações clínicas da insuficiência cardíaca congestiva.[38-40] Entretanto, outro estudo concluiu que o enalapril não apresenta evidências de redução na taxa de morbidade de cães cardiopatas.[24,40] O estudo, denominado "DELAY", demonstrou que cães acometidos com a doença valvar mixomatosa mitral no estágio B2 (animais cardiopatas sem manifestações clínicas, mas com sinais de remodelamento cardíaco importante) tratados com a associação de benazepril e espironolactona, não apresentaram benefícios no retardo no aparecimento de manifestações clínicas de insuficiência cardíaca congestiva quando comparados ao tratamento com placebo, porém houve benefícios em alguns parâmetros correlacionados ao remodelamento cardíaco.[41] Portanto, atualmente é difícil determinar em que momento da insuficiência cardíaca os IECA podem apresentar benefício máximo no tratamento da insuficiência cardíaca congestiva. Para tal resposta, mais estudos são necessários, e avaliações com biomarcadores cardíacos associados às informações hemodinâmicas obtidas por ecocardiograma podem elucidar as respostas.

Os fármacos do grupo dos IECA utilizados em medicina veterinária são o enalapril, o benazepril, o ramipril e o lisinopril. Entre estes, o enalapril, o benazepril e o ramipril necessitam de metabolização hepática (hidrolisação) para se tornarem farmacologicamente ativos, portanto considerados profármacos. Essa biotransformação ocorre geralmente no fígado, mas também pode ocorrer em menor proporção nos rins.[20,42] O lisinopril é a exceção dos IECA, pois não necessita da hidrolisação para se tornar ativo.[42]

A escolha dos IECA no tratamento da insuficiência cardíaca congestiva deve ser baseada em suas características farmacocinéticas, principalmente naquelas referentes às vias de eliminação, dose diária, biodisponibilidade e se é considerado profármaco (Quadro 135.1). Por exemplo, em pacientes que apresentam lesão renal, mas sem comprometimento da função renal, é recomendado selecionar um IECA que apresente dupla via de eliminação, como a hepática e a renal, e não exclusivamente a via renal. Outro exemplo ocorre em animais que apresentam lesões hepáticas; assim, é racional selecionar um IECA que não necessite de hidrolisação hepática e cuja via de eliminação seja exclusivamente renal. Pode-se, ainda, considerar a indisponibilidade do proprietário em administrar a medicação ao animal. Nesse caso, é favorável a escolha dos IECA com doses a serem administradas a cada 24 horas. Deve-se ressaltar que, apesar das diferenças farmacocinéticas entre os IECA, o efeito hemodinâmico e cardioprotetor será benéfico com qualquer IECA.

Os efeitos colaterais observados pelo uso dos IECA não são frequentes, mas, entre eles, é possível citar os distúrbios gastrentéricos, a hipotensão, a hiperpotassemia e a azotemia.[20,24,43]

A hipotensão pode ser observada no início do tratamento com os IECA, devido ao seu efeito de vasodilatação moderada, mas esse quadro é mais frequente no uso concomitante com outros vasodilatadores ou diuréticos. A associação de diuréticos e IECA é indicada nos pacientes cardiopatas e em insuficiência cardíaca congestiva, isso porque o uso prolongado da furosemida estimula o sistema renina-angiotensina-aldosterona, portanto os efeitos hipotensor e de induzir a azotemia nesses pacientes é maior. Assim, é necessária a mensuração constante da pressão arterial sistêmica e dos níveis séricos de ureia e creatinina.[23,24,43]

A azotemia pode ser proveniente da ação vasodilatadora da arteríola renal eferente que os IECA exercem nessa região dos rins. Por esse motivo, a taxa de filtração glomerular pode diminuir, ocasionando a azotemia.[24] Esse efeito colateral pode ser observado nas primeiras semanas de tratamento, e, em alguns casos, é necessária a redução ou suspensão do IECA em quadros de azotemia grave. Nos pacientes em síndrome cardiorrenal, o uso dos IECA requer atenção redobrada, pois apesar de serem benéficos para controlar a hipertensão intraglomerular no doente renal crônico, eles podem agravar a condição da

QUADRO 135.1 Propriedades farmacocinéticas dos IECA utilizados em medicina veterinária.[33,34]

Fármaco	Profármaco	Via de eliminação	Biodisponibilidade	Dose (mg/kg) por via oral
Enalapril	Sim	Renal	Média	Cão: 0,5 a cada 12 ou 24 h Gato: 0,25 a 0,5 a cada 12 ou 24 h
Benazepril	Sim	Renal e hepática	Média a alta	Cão: 0,25 a 0,5 a cada 24 h Gato: 0,5 a 1,0 a cada 24 h
Ramipril	Sim	Renal	–	Cão: 0,125 a 0,5 a cada 24 h
Lisinopril	Não	Renal	Baixa a média	Cão: 0,5 a cada 24 h

azotemia e da doença renal, portanto seu uso deve ser evitado em pacientes com azotemia grave.

A hiperpotassemia é um efeito colateral provável dos IECA, mas pouco frequente, exceto em algumas condições. Como os IECA bloqueiam a ação da aldosterona, a reabsorção de sódio é inibida, preservando os níveis de potássio. Assim, em doenças como doença renal crônica e aguda, hipoadrenocorticismo e em associações a fármacos, como a espironolactona e o trilostano, os IECA devem ser evitados ou utilizados com cuidado, e os níveis séricos de sódio e potássio devem ser monitorados.[20,24] No entanto, entende-se que a associação aos fármacos citados não provoca quadros de hiperpotassemia significativa, desde que os fármacos sejam utilizados nas doses terapêuticas recomendadas.

Anlodipino

O anlodipino pertence ao grupo dos fármacos chamados "bloqueadores de canais de cálcio", que se caracterizam por inibirem o influxo de cálcio extracelular nos miócitos e nas células da musculatura lisa vascular, além de apresentarem ação nas células do nó atrioventricular, diminuindo a condução do impulso e aumentando o período refratário do potencial de ação, podendo ser indicados no tratamento de certas arritmias. No entanto, o anlodipino é um fármaco com ação predominantemente nas células da musculatura lisa vascular periférica, porém os efeitos nos miócitos e antiarrítmico são mínimos e sem ações hemodinâmicas.[20,24]

O anlodipino pode ser indicado como segunda opção no tratamento da insuficiência cardíaca congestiva e sua utilização deve estar associada, na maioria dos casos, aos IECA. Não existem evidências de que o anlodipino como monoterapia tenha efeitos benéficos na redução da taxa de mortalidade em pacientes em classe funcional III, ocasionados pela cardiomiopatia dilatada. Porém o uso do anlodipino associado aos IECA pode ser de grande valia nos pacientes em estágios C ou D da doença valvar mixomatosa mitral valvar mitral.[23] Nos casos de hipertensão arterial sistêmica em gatos, o anlodipino é o vasodilatador de primeira escolha, e o índice de sucesso terapêutico nessas condições é de aproximadamente 90%.

A farmacocinética e a farmacodinâmica do anlodipino fazem com que o pico de ação ocorra aproximadamente em 4 a 7 dias, porém esse período pode se prolongar por até 15 dias, e a sua meia-vida é de 20 a 30 dias. A dose do anlodipino recomendada para os cães é de 0,05 a 0,3 mg/kg a cada 24 ou 12 horas, e para os gatos é de 0,625 mg por animal a cada 24 horas.[29] É indicado o uso da menor dose no início do tratamento, podendo ser titulada conforme a necessidade.

A hipotensão, como efeito colateral do anlodipino, é frequente quando associada a outros vasodilatadores, portanto, quando houver a necessidade dessa associação, os valores da pressão arterial sistêmica deverão ser obtidos semanalmente. O monitoramento da função renal também é necessário, uma vez que o anlodipino causa vasodilatação da arteríola renal aferente e, quando associado aos IECA, que, por sua vez, dilatam a arteríola eferente, é alto o risco de diminuição do fluxo sanguíneo renal e da taxa de filtração glomerular, provocando insuficiência renal.

Hidralazina

A hidralazina é um potente vasodilatador arterial com ação direta na musculatura vascular e com o mecanismo de ação desconhecido. Sua indicação é baseada nos mesmos conceitos aplicados ao anlodipino, ou seja, redução da pós-carga em estágios D da endocardiose valvar mitral. Porém, sabe-se que o uso da hidralazina como terapia única na endocardiose mitral pode aumentar a retenção de líquido por aumento da frequência cardíaca e dos níveis séricos de aldosterona e angiotensina II. Então, esse fármaco deve ser evitado como monoterapia e o seu uso deve sempre estar associado aos IECA.[20,24]

A dose preconizada da hidralazina é de 0,5 a 3 mg/kg a cada 12 ou 24 horas, contudo a dose mínima é desejável no tratamento inicial ou quando associada a outro vasodilatador. A hidralazina alcança o pico de ação em até três horas, sendo indicada a aferição da pressão arterial sistêmica nesse período, após seu uso. Em caso de valores da pressão arterial sistólica iguais a 100 mmHg ou inferiores, o uso da hidralazina deve ser suspenso ou evitado.[20,24]

O principal e frequente efeito colateral da hidralazina é a hipotensão, sendo esta deletéria ao paciente cardiopata, pois, como consequência, origina taquicardia reflexa, estimulação do sistema nervoso autônomo e do sistema renina-angiotensina-aldosterona. Portanto, o monitoramento da pressão arterial sistêmica após a instituição da terapia deve ser feita em seguida e semanalmente. Se o paciente permanecer com os valores de pressão arterial sistólica acima de 100 mmHg, deve ser monitorado mensalmente.[20,24]

A insuficiência renal pode ser outro inconveniente do uso da hidralazina. Devido ao seu potente efeito arteriodilatador, o fluxo sanguíneo renal pode diminuir, ocasionando insuficiência renal e, por esse motivo, deve-se monitorar os níveis séricos da ureia e da creatinina.

Sildenafila

O quadro de hipertensão arterial pulmonar secundária à insuficiência cardíaca congestiva nos cães é frequente, representando um fator importante na piora da classe funcional do paciente, com posterior piora na qualidade de vida e no tempo de sobrevida.

O citrato de sildenafila é um inibidor da fosfodiesterase V e apresenta efeito vasodilatador pulmonar específico; tem-se mostrado eficaz na redução da pressão da artéria pulmonar.[44,45] A fosfodiesterase é um grupo de enzimas que promove um nível aumentado e sustentado de guanosina monofosfato cíclico, mediador do óxido nitroso, que apresenta efeitos de vasodilatação.[44,46] O citrato de sildenafila é utilizado com sucesso no tratamento de cães com hipertensão arterial pulmonar, secundário às cardiopatias esquerdas ou às doenças pulmonares. Sildenafila apresenta efeitos benéficos, como redução à resistência vascular pulmonar e melhora da oxigenação arterial,[44,45,47,48] porém esse fármaco provoca a vasodilatação das arteríolas e não da artéria pulmonar proximal.[49] A dose inicial recomendada é de 0,5 a 1 mg/kg a cada 12 ou 8 horas, contudo doses até 3 mg/kg a cada 8 horas têm sido bem toleradas pelos pacientes. Diversos estudos demonstram melhora na qualidade de vida, porém há divergências quanto à melhora nos parâmetros ecocardiográficos que estimam a pressão arterial pulmonar. Os efeitos colaterais em cães e gatos ainda não foram relatados, mas a administração de doses mais altas deve ser acompanhada com monitoramento da pressão arterial sistêmica,[45] uma vez que esse fármaco pode apresentar efeito dose-dependente.

Inotrópicos

O principal representante dos agentes inotrópicos positivos até então eram os digitálicos, sendo a digoxina o fármaco utilizado no tratamento da insuficiência cardíaca congestiva, tanto em medicina veterinária como em medicina humana. A digoxina não apresenta efeito inotrópico potente, como se acreditava. Atualmente, a pimobendana é um agente inodilatador que tem substituído a digoxina quando se busca o efeito de inotropismo positivo nos pacientes cardiopatas com disfunção sistólica. Os efeitos da pimobendana serão discutidos mais adiante.

A digoxina inibe a ação da enzima de membrana ATPase sódio-potássio e, por consequência, diminui a atividade da bomba de sódio-potássio, fazendo com que a concentração de sódio intracelular aumente. A elevação da concentração do sódio intracelular estimula a troca do sódio intracelular pelo cálcio extracelular, possibilitando a elevação da concentração intracelular de cálcio nos miócitos. Com isso, existe maior disponibilidade de cálcio intracelular, o que promoverá as ligações nas pontes de actina e miosina, responsáveis pela contração miocárdica.[20,50] Esse mecanismo de ação também é observado quando em doses mais elevadas, porém terapêuticas, nas bombas de sódio e potássio localizadas nas células do sistema de condução cardíaco; portanto, esse efeito eletrofisiológico da digoxina resulta em diminuição da velocidade de condução do impulso atrioventricular e em redução da frequência de despolarização do nó sinusal.[50]

Entretanto, o efeito inotrópico positivo produzido pela digoxina é leve quando comparado a de outros agentes inotrópicos positivos, como a pimobendana, porém atualmente a principal indicação da digoxina aplica-se ao controle das arritmias supraventriculares, como a fibrilação atrial.[27]

As doses descritas na literatura são variáveis, porém as mais indicadas são:[29]

- Cães menores que 20 kg: 0,005 a 0,01 mg/kg a cada 12 horas[29]
- Cães maiores que 20 kg: 0,22 mg/m^2 a cada 12 horas[29]
- Gatos menores que 3 kg: 0,008 a 0,01 mg/kg a cada 48 horas[29]
- Gatos com peso corpóreo entre 4 e 5 kg: 0,008 a 0,01 mg/kg a cada 24 ou 48 horas[29]
- Gatos maiores que 6 kg: 0,008 a 0,01 mg/kg a cada 24 horas.[29]

A digoxina deve ser administrada antes das refeições; quando se utilizar a formulação em elixir, recomenda-se a redução da dose em 10%.

Os efeitos colaterais da digoxina são frequentes e podem ser favorecidos nos quadros de insuficiência renal, hipopotassemia e uso concomitante com a furosemida. Anorexia, hiporexia, vômito, diarreia, bradiarritmias (bloqueios atrioventriculares) e taquiarritmias (ventriculares) são os efeitos colaterais mais comuns, e manifestações neurológicas, como letargia e ataxia, raramente são observadas na intoxicação digitálica.[20,27]

Inodilatadores

Pimobendana

Os agentes inodilatadores são fármacos com propriedades vasodilatadoras associadas ao efeito inotrópico positivo. Entre os fármacos para uso em medicina veterinária, destaca-se a pimobendana, um inibidor da fosfodiesterase III e sensibilizadora de cálcio intracelular.[27,51]

A fosfodiesterase III tem a função de degradar o monofosfato de adenosina cíclico (cAMP) intracelular no miocárdio, que, por sua vez, é responsável pelo controle do influxo de cálcio (Ca^{++}) por meio dos canais de Ca^{++}, pela captação do Ca^{++} pelo retículo sarcoplasmático e pela sensibilização das proteínas contráteis à ação do Ca^{++}. Assim, os inibidores da fosfodiesterase III promovem a elevação de cAMP intracelular do miocárdio e, dessa maneira, aumentam o influxo de Ca^{++}, diminuem a captação do Ca^{++} intracelular pelo retículo sarcoplasmático e aumentam a sensibilização das proteínas contráteis à ação do Ca^{++}. A pimobendana, em particular, aumenta a sensibilidade das proteínas que participam da atividade contrátil do miocárdio ao Ca^{++}, em especial da troponina C, aumentando o inotropismo miocárdico, independentemente das concentrações intracelulares de Ca^{++}. Assim, a função sistólica do miocárdio é otimizada sem a necessidade de aumento do consumo de O_2 e gasto excessivo de energia, ou seja, de adenosina trifosfato. Esse efeito é benéfico ao animal cardiopata, principalmente nas miocardiopatias com disfunção sistólica importante, pois funciona como miocardioprotetor, por não aumentar o trabalho do coração doente.[27,50]

Associado ao inotropismo positivo proporcionado pela pimobendana, o elevado nível de cAMP nas células vasculares causa o relaxamento da musculatura lisa vascular e consequente vasodilatação, diminuindo a resistência vascular sistêmica; esse efeito é importante e benéfico ao paciente em insuficiência cardíaca congestiva.[50] O efeito de vasodilatação proporcionado pela pimobendana também é observado no sistema arterial pulmonar.[51] Portanto, a pimobendana é considerada um fármaco com propriedades inotrópicas positivas e vasodilatadoras.

A pimobendana é indicada nos casos de cardiomiopatia dilatada nos cães e também na doença valvar mixomatosa mitral canina, porém os estudos divergem quanto ao estágio da doença em que pimobendana apresenta os efeitos benéficos. Esse fármaco tem demonstrado efeitos positivos quanto à qualidade de vida dos pacientes com cardiomiopatia dilatada, bem como na doença valvar mixomatosa mitral canina. Em Dobermans com cardiomiopatia dilatada em classes funcionais II e III da insuficiência cardíaca congestiva, a pimobendana mostrou ser capaz de aumentar a sobrevida e melhorar a classe funcional da insuficiência cardíaca congestiva, quando comparada com placebo.[52] Estudos com doença valvar mixomatosa mitral em estágio C demonstraram resultados semelhantes aos observados na cardiomiopatia dilatada, ou seja, houve melhora significativa da classe funcional e do tempo de sobrevida nos animais tratados com a pimobendana quando comparada com o benazepril.[53] Em 2016, Boswood *et al.*, no estudo EPIC, demonstraram que a monoterapia com a pimobendana em cães no estágio B2 da doença valvar mixomatosa mitral, revelou um retardo de aproximadamente 15 meses no aparecimento das manifestações clínicas de insuficiência cardíaca congestiva, resultado esse que otimizou significativamente o tratamento dos cães sem manifestações clínicas com a referida valvopatia.[54] Entretanto, em cães com doença valvar mixomatosa mitral em estágio B1, Chetboul *et al.* demonstraram que a pimobendana melhorou os índices hemodinâmicos mensurados ao ecocardiograma, porém na análise histológica das estruturas cardíacas, observaram-se evidências de evolução precoce das lesões valvares e miocárdicas. Concluiu-se, então, que a pimobendana apresenta efeitos maléficos nos estágios iniciais da doença valvar mixomatosa mitral.[55]

MacGregor *et al.* prescreveram a dose média de 0,24 mg/kg a cada 12 horas de pimobendana para gatos com insuficiência cardíaca congestiva, sendo essa dose bem tolerada pelos animais durante o período do estudo.[56] Nos animais da espécie felina, a pimobendana pode ser indicada nas cardiopatias em que a disfunção sistólica está presente; em outras condições a prescrição da pimobendana deve ser com cautela.

Nos quadros de hipertensão arterial pulmonar secundária à doença valvar mixomatosa mitral, o uso da pimobendana no tratamento desses pacientes apresentou evidências de melhora clínica e de parâmetros, como a velocidade máxima de regurgitação tricúspide mensurada pelo ecocardiograma e a dosagem sérica de peptídios natriuréticos cerebrais.[51]

Preconiza-se o uso da pimobendana em animais na classe funcional III da insuficiência cardíaca congestiva, devendo esta ser adicionada à terapia convencional do paciente em insuficiência cardíaca congestiva, sendo indicado como monoterapia somente no estágio B2 da doença valvar mixomatosa mitral. Observações clínicas realizadas pelos autores demonstram que os animais com doença valvar mixomatosa mitral que recebem a pimobendana em estágio C ou D apresentam melhora significativa das manifestações clínicas e consequente melhora da qualidade de vida, assim como aumento do tempo de sobrevida. Porém, após um período aproximado de 1 ano, esses animais exibem recidivas de quadros congestivos de difícil controle, como, por exemplo, edema pulmonar, sendo o óbito observado em poucos dias.

A dose recomendada da pimobendana para os cães é de 0,1 a 0,3 mg/kg, VO, a cada 12 horas, e deve ser administrada 1 hora antes das refeições.[27] Uma dose de pimobendana a cada 8 horas é sugerida para os animais em estágio D da doença valvar mixomatosa mitral, porém essa frequência de administração não é aprovada para o uso em cães.[23] Atualmente, a pimobendana não é autorizada para o uso em gatos e, por esse motivo, não existe dose estabelecida para essa espécie animal.

Os efeitos colaterais não são frequentes, mas podem-se observar distúrbios gastrentéricos e arritmias supraventriculares e ventriculares.[27]

Betabloqueadores

O uso dos fármacos betabloqueadores, como agentes antiarrítmicos da classe II, inotrópicos negativos e lusitrópicos positivos, já é consagrado pela literatura mundial. Porém, atualmente, os betabloqueadores têm sido utilizados no tratamento da insuficiência cardíaca congestiva, com o objetivo de inibir os efeitos deletérios do remodelamento cardíaco provocado pela ativação crônica dos mecanismos compensatórios na insuficiência cardíaca congestiva, principalmente a ativação do sistema nervoso autônomo simpático. Em pacientes humanos, está comprovado o efeito cardioprotetor dos betabloqueadores, nas miocardiopatias dilatadas idiopática e isquêmica, porém existe melhora da função sistólica e da capacidade aos exercícios e aumento do tempo de sobrevida.[35,57,58] Os betabloqueadores utilizados com o objetivo de cardioproteção são o carvedilol e o metoprolol. Destes, o carvedilol é o fármaco mais estudado em medicina veterinária.[59-63]

Carvedilol

O carvedilol é um betabloqueador não seletivo de 3ª geração completo, ou seja, realiza o bloqueio de receptores β_1, β_2 e α_1. Dessa maneira, causa, além dos efeitos demonstrados no Quadro 135.2, o de vasodilatação pelo bloqueio dos receptores α_1-adrenérgicos. Destaca-se, ainda, o efeito antioxidante do carvedilol, o que pode reduzir o estresse oxidativo[26,46,51] e evitar a perioxidação lipídica da membrana celular dos miócitos,[62] processos relacionados com a progressão da insuficiência cardíaca.[57]

A busca pelo efeito cardioprotetor em pacientes caninos e felinos tem sido motivo de alguns estudos na medicina veterinária, no entanto, os resultados são controversos.

Estudo realizado por Oyama *et al.* incluiu 23 cães com o diagnóstico de cardiomiopatia dilatada em classe funcional IB da insuficiência cardíaca congestiva: 16 desses cães foram tratados com o carvedilol, na dose de 0,3 mg/kg a cada 12 horas, e 7 foram tratados com placebo. Parâmetros da função sistólica obtidos por ecocardiograma e indicadores da função neuro-humoral (biomarcadores) foram realizados. Esse estudo demonstrou que no período de 4 meses de tratamento com o carvedilol não houve melhora dos parâmetros avaliados quando comparados com o grupo placebo. Porém, algumas limitações podem ter influenciado esses resultados, como alta taxa de mortalidade ocorrida, tempo de estudo muito curto, dose do carvedilol utilizada e pequeno número de animais incluídos no estudo.[60]

Resultados opostos foram observados em estudos realizados por Soares[59] e Leomil Neto *et al.*,[62] que avaliaram um total de 49 cães com cardiomiopatia dilatada, entre os quais 25 cães foram tratados com o carvedilol na dose 0,3 mg/kg, a cada 12 horas, por um período de 6 meses. Nesses estudos, foram observadas melhoras da fração de encurtamento e da fração de ejeção nesse grupo de animais, porém sem significância estatística quando comparado ao grupo controle. Nesse mesmo estudo, observou-se ainda que houve melhora da classe funcional da insuficiência cardíaca congestiva e escore clínico, com melhora da qualidade de vida e maior tempo de sobrevida.[59,62]

Na doença valvar mixomatosa mitral, poucos estudos com o carvedilol têm sido realizados. Estes demonstram apenas resultados promissores em relação à melhora da classe funcional e da qualidade de vida, porém ainda sem dados concretos sobre o benefício do uso de carvedilol no tratamento da doença valvar mixomatosa mitral em cães.[61]

A dose recomendada para o uso do carvedilol na miocardiopatia dilatada em cães é de 0,1 a 0,4 mg/kg, VO, a cada 12 horas, e deve ser titulada após 2 a 4 semanas de início do tratamento, até a dose de 0,6 mg/kg, VO, a cada 12 horas.[35] Nos animais em classe funcional I da insuficiência cardíaca congestiva, o carvedilol é bem tolerado em doses mais altas de até 1,5 mg/kg, VO, a cada 12 horas.[29] Doses de 0,3 a 1,1 mg/kg a cada 12 horas têm sido bem toleradas na doença valvar mixomatosa mitral em cães.[62] Na retirada dos betabloqueadores do tratamento da insuficiência cardíaca congestiva, devido a efeitos colaterais ou por outros motivos, deve-se realizar esse procedimento de maneira gradativa, a fim de evitar a hiperexpressão dos receptores b, que podem causar taquiarritmias com óbito do paciente.

O uso dos betabloqueadores deve ser evitado em animais nas classes funcionais II avançada e III, devido ao seu efeito inotrópico negativo. Assim, recomenda-se o controle dos sinais congestivos nos animais cardiopatas, para então reavaliar a possibilidade de prescrição dos betabloqueadores.[57] Entre os efeitos colaterais frequentes dos betabloqueadores, é possível citar bradicardia, fraqueza, letargia, episódios de síncopes, cansaço fácil e aqueles relacionados com a insuficiência cardíaca congestiva, isso devido aos efeitos inotrópicos e cronotrópicos negativos dos betabloqueadores.

QUADRO 135.2 Efeitos do bloqueio dos receptores β em alguns órgãos.[55]

Órgão	Receptor	Efeito do betabloqueador
Coração	β_1 e β_2	Diminuição da frequência cardíaca. Diminuição do inotropismo
Vasos periféricos	β_2	Vasodilatação
Pulmão	β_2	Broncoconstrição
Rins	β_1	Diminuição da secreção de renina

Antagonistas da aldosterona

A aldosterona é um hormônio esteroide que desenvolve um papel importante e deletério na evolução da insuficiência cardíaca congestiva. Produto final do sistema renina-angiotensina-aldosterona, esse hormônio, quando liberado de maneira crônica pela região do córtex adrenal, estimula a apoptose dos miócitos, induz a síntese de citocinas pró-inflamatórias, a fibrose miocárdica e o aumento da matriz extracelular, sendo esses fatores os principais causadores do remodelamento cardíaco. Efeitos sobre a hemodinâmica do organismo também são observados, como o aumento da volemia (pré-carga) e a resistência vascular periférica (pós-carga).[64]

Atualmente, é conhecido que a liberação de aldosterona depende do estímulo da angiotensina II, porém a formação desse peptídeo não ocorre exclusivamente pela ativação do sistema renina-angiotensina-aldosterona, mas também por outra via, como a via das enzimas quimase-dependentes.[42,64] Por esse motivo, os níveis de angiotensina II e de aldosterona no paciente cardiopata voltam a se elevar após um período aproximado de 1 a 2 meses de tratamento com os IECA.[64]

A espironolactona é um fármaco da classe dos diuréticos, mas também com ação antagonista à aldosterona, pois compete com os receptores da aldosterona nos diversos locais de ação. Bernay *et al.* demonstraram em um estudo multicêntrico, envolvendo 237 cães com doença valvar mixomatosa mitral em classe funcional II da insuficiência cardíaca congestiva, que a espironolactona, quando utilizada na dose de 2 mg/kg, VO, a cada 24 horas, adicionada à terapia convencional com IECA, furosemida e digoxina, reduziu de modo significativo a taxa de morbidade e mortalidade desses animais, quando comparados com grupo placebo. Portanto, a espironolactona parece ser uma boa opção no tratamento da insuficiência cardíaca congestiva em cães, com objetivo de cardioproteção, retardando os efeitos maléficos do remodelamento cardíaco.[65]

A utilização da espironolactona em gatos com miocardiopatia hipertrófica foi estudada por MacDonald e Kittleson, com o objetivo de melhorar a função diastólica em uma população de gatos da raça Maine Coon. Foram avaliados parâmetros ecocardiográficos convencionais e também parâmetros da ecocardiografia tecidual por meio do Doppler tecidual e de níveis séricos de aldosterona. Um grupo de 13 gatos foi tratado com a dose de 2 mg/kg, VO, a cada 12 horas, durante 4 meses, e comparado com um grupo-controle. Os resultados obtidos nesse estudo demonstraram que, apesar de os níveis séricos de aldosterona se elevarem com o uso da espironolactona, ela não foi eficaz em melhorar os parâmetros avaliados no período de 4 meses. Observou-se, em quatro animais que receberam a espironolactona, com quadro de farmacodermia por dermatite ulcerativa facial, e eles foram excluídos do estudo.[66] No estudo SEISCAT de 2018, essa farmacodermia não foi observada, demonstrando que a espironolactona foi bem tolerada pelos gatos do estudo.[67]

A dose recomendada da espironolactona como fármaco cardioprotetor para os cães é de 2 mg/kg, a cada 24 horas.[55] Entre outros efeitos colaterais que a espironolactona pode causar, há a hiperpotassemia, principalmente quando a espironolactona está associada a outros fármacos, como os IECA e o trilostano, ou condições como o comprometimento da função renal. Portanto, são indicados a dosagem sérica de potássio, ureia e creatinina e o exame de urina nesses pacientes.[16]

Dieta

Atualmente, a restrição de sódio na dieta dos animais cardiopatas é indicada somente nos quadros congestivos, ou seja, na classe funcional III e, eventualmente, nas fases mais avançadas da classe funcional II da insuficiência cardíaca congestiva.

Um dos principais objetivos da dieta direcionada ao animal cardiopata, além da restrição de sódio, é fornecer níveis adequados de proteína e carboidratos com palatabilidade elevada, a fim de retardar ou evitar a perda de peso e a evolução para a caquexia cardíaca, quadro observado em estágios finais dos cardiopatas. No mercado *pet*, é possível encontrar algumas opções de rações terapêuticas que proporcionam esses objetivos, além de suprirem outras necessidades nutricionais, como níveis adequados de potássio, aminoácidos e ácidos graxos.

Recentemente, os ácidos graxos e, especificamente, o ômega-3, originado de óleo de peixe de águas marinhas e frias, têm sido utilizados na prevenção da perda de peso e da caquexia, além de existirem evidências de efeito antiarrítmico em cães da raça Boxer com arritmias ventriculares.[23,66]

Portanto, a dieta é um fator fundamental no tratamento do animal cardiopata, devendo a condição e o peso corpóreo avaliados e registrados em todas as consultas cardiológicas, pois a perda do peso e a diminuição do escore corporal podem ser fatores de mau prognóstico.

O prognóstico da insuficiência cardíaca congestiva depende da classe funcional em que o animal se encontre no momento do diagnóstico e também da cardiopatia de base. Resumidamente, o prognóstico das cardiopatias relacionadas com a classe funcional da insuficiência cardíaca congestiva está demonstrado no Quadro 135.3.

QUADRO 135.3 Prognóstico da insuficiência cardíaca congestiva segundo a classe funcional e a cardiopatia de base.

Classe funcional da insuficiência cardíaca congestiva	Cardiopatia congênita	Cardiopatia adquirida
I	Bom a reservado	Bom
II	Reservado a mau	Reservado
III	Mau	Mau

REFERÊNCIAS BIBLIOGRÁFICAS

1. Borgarelli M, Savarino P, Crosara S, Santilli RA, Chiavegato D, Poggi M *et al.* Survival characteristics and prognostic variables of dogs with mitral regurgitation attributable to myxomatous valve disease. J Vet Int Med. 2008;22(1):120-8.
2. Borgarelli M, Crosara S, Lamb K, Savarino P, La Rosa G, Tarducci A *et al.* Survival characteristics and prognostic variables of dogs with preclinical chronic degenerative mitral valve disease attributable to myxomatous degeneration. J Vet Int Med. 2012;26(1):69-75.
3. Rush JE, Freeman LM, Fenollosa NK, Brown DJ. Population and survival characteristics of cats with hypertrophic cardiomyopathy: 260 cases (1990-1999). J Am Vet Med Assoc. 2002;220(2):202-7.
4. De Morais HA, Schwartz DS. Pathophysiology of heart failure. In: Ettinger SJ, Feldman EC. Textbook of veterinary internal medicine. 6. ed. St. Louis: Elsevier Saunders; 2005. v. 2, p. 914-40.
5. Boon JA. Manual of veterinary echocardiography. Baltimore: Williams and Wilkins; 1998. 478 p.
6. Nishimura RA, Tajik AJ. Evaluation of diastolic filling of left ventricle in health and disease: Doppler echocardiography is the clinician's Rosetta Stone. Journal of American College Cardiology. 1997;30(1):8-18.
7. Fox PR, Sisson D, Moïse NS. Appendix A. In: Fox PR, Sisson D, Moïse NS. Textbook of canine and feline cardiology: principles and clinical practice. Philadelphia: W. B. Saunders; 1999. p. 883-901.
8. Oyama MA. Advances in echocardiography. Vet Clin N Am Sm Anim Pract. 2004;34(5):1083-104.
9. Brown S, Atkins C, Bagley R, Carr A, Cowgill L, Davidson M *et al.* Guidelines for the identification, evaluation and management of systemic hypertension in dogs and cats. J Vet Int Med. 2007;21(3):542-58.
10. Oliveira MS, Muzzi RA, Araújo RB, Muzzi LA, Ferreira DF, Nogueira R *et al.* Heart rate variability parameters of myxomatous mitral valve disease in dogs with and without heart failure obtained using 24-hour Holter electrocardiogaphy. Veterinary Research. 2012;170(24):622. Epub.
11. Oyama MA, Fox PR, Rush JE, Rozanski EA, Lesser M. Clinical utility of serum N-terminal pro-B-type natriuretic peptide concentration for identifying cardiac disease in dogs and assessing disease severity. J Am Vet Med Assoc. 2008;232(10):496-503.
12. Kittleson MD. Pathophysiology of heart failure. In: Kittleson MD, Kienle RD. Small animal cardiovascular medicine. St. Louis: Mosby; 1998. p. 136-48.
13. Sisson DD. Pathophysiology of heart failure. In: Ettinger SJ, Feldman EC. Textbook of veterinary internal medicine. 7. ed. St. Louis: Elsevier Saunders; 2010. v. 2, p. 1143-58.
14. Hopper K. Oxygen therapy. In: Ettinger SJ, Feldman EC. Textbook of veterinary internal medicine. 7. ed. St. Louis: Elsevier Saunders; 2010. v. 1, p. 516-18.
15. Hopper K, Powell LL. Basics of mechanical ventilation for dogs and cats. Vet Clin Sm Anim Pract. 2013;43(4):955-69.
16. Castro ML. Princípios básicos da ventilação mecânica em cães. Monografia [Especialista em medicina veterinária]. Universidade Federal de Minas Gerais, UFMG, Belo Horizonte; 2011. 33 p.
17. Briganti A, Melanie P, Portela, Breghi G, Mama K. Continuous positive airway pressure administered via face mask in tranquilized dogs. J Vet Emerg Critical Care. 2010;20(5):503-8.
18. Keir I, Daly JL, Haggerty J, Guenther C. Retrospective evaluation of the effect of high flow oxygen therapy delivered by nasal cannula on PaO_2 in dogs with moderate-to-severe hypoxemia. J Vet Emerg Critical Care. 2016;(4):598-602.
19. Daly JL, Guenther CL, Haggerty JM, Keir I. Evaluation of oxygen administration with a high-flow nasal canula to clinically normal dogs. Am J Vet Res. 2017;78(5):624-30.

20. Kittleson MD. Management of heart failure. In: Kittleson MD, Kienle RD. Small animal cardiovascular medicine. St. Louis: Mosby; 1998. p. 149-94.
21. Kogika MM, Yamato RJ, Diuréticos. In: Spinosa HS, Górniak SL, Bernardi MM. Farmacologia aplicada à medicina veterinária. 6. Rio de Janeiro: Guanabara Koogan; 2017. p. 329-37.
22. Giorgi DMA. Diuréticos. In: Batlouni M, Ramires JAF. Farmacologia e terapêutica cardiovascular. São Paulo: Atheneu; 1999. p. 117-43.
23. Atkins C, Bonagura J, Ettinger S, Fox P, Gordon S, Häggström J *et al.* Guidelines for the diagnosis and treatment of canine chronic valvular heart disease. J Vet Int Med. 2009;23:1142-50.
24. Bulmer BJ. Angiotensin converting enzyme inhibitors and vasodilators. In: Ettinger SJ, Feldman EC. Textbook of veterinary internal medicine. 7. ed. St. Louis: Elsevier Saunders; 2010. v. 2. p. 1216-23.
25. Tárraga KM. Medicamentos que atuam no sistema cardiovascular: inotrópicos positivos e vasodilatadores. In: Spinosa HS, Górniak SL, Bernardi MM. Farmacologia aplicada à medicina veterinária. 4. ed. Rio de Janeiro: Guanabara Koogan; 2006. p. 299-312.
26. Gun C, Mady C. Inotrópicos não digitálicos. In: Batlouni M, Ramires JAF. Farmacologia e terapêutica cardiovascular. São Paulo: Atheneu; 1999. p. 101-15.
27. Fuentes VL. Inotropes: inodilators. In: Ettinger SJ, Feldman EC. Textbook of veterinary internal medicine. 7. ed. St. Louis: Elsevier Saunders; 2010. v. 2. p. 1202-7.
28. Górniak SL. Hipnoanalgésicos e neuroleptoanalgesia. In: Spinosa HS, Górniak SL, Bernardi MM. Farmacologia aplicada à medicina veterinária. 4. ed. Rio de Janeiro: Guanabara Koogan; 2006. p. 176-84.
29. Papich MG. Appendix I – Table of common drugs: approximate dosages. In: Bonagura JD, Twedt DC. Kirk's current veterinary therapy XIV. 14. ed. St. Louis: Saunders Elsevier; 2009. p. 1306-34.
30. Hori Y, Takusagawa F, Ikadai H, Uechi M, Hoshi F, Higuchi S. Effects of oral administration of furosemide and torsemide in healthy dogs. Am J Vet Res. 2007;68(10):1058-63.
31. Oyama MA, Peddle GD, Reynolds CA, Singletary GE. Use of loop diuretic torsemide in three dogs with advance heart failure. Journal of Veterinary Cardiology. 2011;13:287-92.
32. Peddle GD, Singletary GE, Reynolds CA, Trafny DJ, Machen MC, Oyama MA. Effect of torsemide and furosemide on clinical, laboratory, radiographic and quality of life variables in dogs with heart failure secondary to mitral valve disease. Journal of Veterinary Cardiology. 2012;14:253-9.
33. Chetboul V, Pouchelon JL, Menard J, Blanc J, Desquilbet L, Petit A *et al.* Short-term efficacy and safety of torasemide and furosemide in 366 dogs with degenerative mitral valve disease: the TEST study. J Vet Int Med. 2017;31:1629-42.
34. MacDonald KA, Kittleson MD. Effect of spironolactone on diastolic function and left ventricular mass in Maine Coon cats with familial hypertrophic cardiomiopathy. J Vet Int Med. 2008;22:335-41.
35. Keene BW, Bonagura JD. Management of heart failure in dogs. In: Bonagura JD, Twedt DC. Kirk's current veterinary therapy XIV. 14. ed. St. Louis: Saunders Elsevier; 2009. p. 769-80.
36. Woodfield JF. Controlled clinical evaluation of enalapril in dogs with heart failure: results of the cooperative veterinary enalapril study group the COVE study group. J Vet Int Med. 1995;9:243-52.
37. Sisson DD. Acute and short term hemodynamic, echocardiography, and clinical effects of enalapril maleato in dogs with naturally acquired heart failure: results of the invasive multicenter prospective veterinary evaluation of enalapril study: the IMPROVE study group. J Vet Int Med. 2008;9:234-42.
38. Atkins CE, Keene B. ACE-Inhibition in compensated naturally-occurring mitral insufficiency: effect on mortality (results of the VETPROOF Mortality Endpoint Determination: VETMED). Proc. BSAVA Congress; 2006; Birmingham, UK; 2006. p. 520.
39. Pouchelon JL, Jamet N, Gouni V, Tissier R, Serres F, Sampedrano CC *et al.* Effect of benazepril on survival and cardiac events in dogs with asymptomatic mitral valve disease: a retrospective study of 141 cases. J Vet Int Med. 2008;22:905-14.
40. Atkins CE, Häggström J. Pharmacologic management of myxomatous mitral valve disease in dog. Journal of Veterinary Cardiology. 2012;14:165-84.
41. Borgarelli M, Ferasin L, Lamb K, Bussadori C, Chiavegato D, D'Agnolo G *et al.* DELay of appearance of symptoms of canine degenerative mitral valvar disease treated with spironolactone and benazepril: the DELAY study. Journal of Veterinary Cardiology. 2020;27:34-53.
42. Batlouni M, Ramires JAF, Mello EP. Inibidores da enzima conversora da angiotensina. In: Batlouni M, Ramires JAF. Farmacologia e terapêutica cardiovascular. São Paulo: Atheneu; 1999. p. 287-303.
43. Ware WA. Management of heart failure. In: Ware WA. Cardiovascular disease in small animal medicine. London: Manson Publishing; 2007. p. 164-93.
44. Ware WA. Pulmonary hypertension. In: Ware WA. Cardiovascular disease in small animal medicine. London: Manson Publishing; 2007. p. 340-50.
45. Henik RA. Pulmonary hypertension. In: Bonagura JD, Twedt DC. Kirk's current veterinary therapy XIV. 14. ed. St. Louis: Saunders Elsevier; 2009. p. 697-702.
46. McLaughlin VV, Rich S. Hipertensão pulmonar. In: Zipes DP, Libby P, Bonow RO, Braunwald E. Braunwald: tratado de doenças cardiovasculares. 7. ed. Rio de Janeiro: Elsevier; 2006. p. 1807-42.
47. Bach JF, Rozanski EA, MacGregor J, Betkowski JM, Rush JE. Retrospective evaluation of sildenafil citrate as a therapy for pulmonary hypertension in dogs. J Vet Int Med. 2006;20:1132-35.
48. Kellun HB, Stepien RL. Sildenafil citrate therapy in 22 dogs with pulmonary hypertension. J Vet Int Med. 2007;21:1258-64.
49. Fesler P, Pagnamenta A, Rondelet B, Kerbaul F, Naeije R. Effects of sildenafil on hypoxic pulmonary vascular function in dogs. Journal of Applied Physiology. 2006;101:1085-90.
50. Silva MADS, Martinez Filho E. Digitálicos. In: Batlouni M, Ramires JAF. Farmacologia e terapêutica cardiovascular. São Paulo: Atheneu; 1999. p. 83-99.
51. Atkinson KJ, Fine DM, Thombs LA, Gorelick JJ, Durham HE. Evaluation of pimobendan and a N-terminal probrain natriuretic peptide in the treatment of pulmonary hypertension secondary to degenerative mitral valve disease in dogs. J Vet Int Med. 2009;23:1190-96.
52. Fuentes VL, Corcoran B, French A, Schober KE, Kleemann R, Justus C. A double-blind, randomized, placebo-controlled study of pimobendan in dogs with dilated. J Vet Int Med. 2002;16:255-61.
53. Häggström J, Boswood A, O'Grady M, Jöns O, Smith S *et al.* Effect of pimobendan or benazepril hydrochloride on survival times in dogs with congestive heart failure caused by naturally occurring myxomatous mitral valve disease: the QUEST study. J Vet Int Med. 2008;22:1124-35.
54. Boswood A, Häggström J, Gordon SG, Wess G, Stepien RL, Oyama MA *et al.* Effect of pimobendan in dogs with preclinical myxomatous mitral valve disease and cardiomegaly: The EPIC study: a randomized clinical trial. J Vet Int Med. 2016;30:1765-79.
55. MacGregor JM, Rush JE, Laste NJ, Malakoff RL, Cunningham SM, Aronow N *et al.* Use of pimobendan in 170 cats (2006-2010). Journal of Veterinary Cardiology. 2011;13:251-60.
56. Chetboul V, Lefebvre HP, Sampedrano CC, Gouni V, Saponaro V, Serres F *et al.* Comparative adverse cardiac effects of pimobendan and benazepril monotherapy in dogs with mild degenerative mitral valve disease: a prospective, controlled, blinded, and randomized study. J Vet Int Med. 2007;21:742-53.
57. Gordon SG. Beta blocking agents. In: Ettinger SJ, Feldman EC. Textbook of veterinary internal medicine. 7. ed. St. Louis: Elsevier Saunders; 2010. v. 2. p. 1207-11.
58. Batlouni M, Ramires JAF. Bloqueadores beta-adrenérgicos. In: Batlouni M, Ramires JAF. Farmacologia e terapêutica cardiovascular. São Paulo: Atheneu; 1999. p. 215-43.
59. Soares EC. Avaliação ecocardiográfica dos índices de função sistólica e diastólica de cães com cardiomiopatia dilatada idiopática submetidos ao tratamento com carvedilol. Tese [Doutorado em Medicina Veterinária]. Faculdade de Medicina Veterinária e Zootecnia da Universidade de São Paulo, Universidade de São Paulo, São Paulo; 2006. 164 p.
60. Oyama M, Sisson DD, Prosek R, Bulmer BJ, Luethy MW, Fuentes VL. Carvedilol in dogs with dilated cardiomyopathy. J Vet Int Med. 2007;21:1272-79.
61. Santos MM, Tarasoutchi F, Mansur AP, Strunz CMC. Effects of carvedilol treatment in dogs with chronic mitral valvular disease. J Vet Int Med. 2007;21:996-1001.
62. Leomil Neto M, Balieiro JCC, Pereira ECS, Pereira GG, Oliveira VM, Larsson MHMA. Clínica de cães com cardiomiopatia dilatada idiopática, tratados ou não com carvedilol. Ciência Rural. 2011;41:653-59.
63. Gordon SG, Saunders AB, Haarlu CD, Boggess MM, Miller MW. Retrospective review of carvedilol administration in 38 dogs with preclinical chronic valvular heart disease. Journal of Veterinary Cardiology. 2012;14:243-52.
64. Swift S. Aldosterone inhibitors. In: Ettinger SJ, Feldman EC. Textbook of veterinary internal medicine. 7. ed. St. Louis: Elsevier Saunders; 2010. v. 2. p. 1223-25.
65. Bernay F, Bland JM, Häggström J, Baduel L, Combes B, Lopez A *et al.* Efficacy of spironolactone on survival in dogs with naturally occurring mitral regurgitation caused by myxomatous mitral valve disease. J Vet Int Med. 2010;24:331-41.
66. Smith CE, Freeman LM, Rush JE, Cunningham SM, Biourge V. Omega-3 fatty acids in Boxer dogs with arrhythmogenic right ventricular cardiomyopathy. J Vet Int Med. 2007;21:265-73.
67. James R, Guillot E, Garelli-Paar C, Huxley J, Grassi V, Cobb M. The SEISCAT study: a pilot study assessing efficacy and safety of spironolactone in cats with congestive heart failure secondary to cardiomyopathy. Journal of Veterinary Cardiology. 2018;20:1-12.

BIBLIOGRAFIA

Schober KE, Hart TM, Stern JA, Li X, Samii VF, Zekas LJ *et al.* Detection of congestive heart failure in dogs by Doppler echocardiography. J Vet Int Med. 2010;24:1358-68.

Toyoshima Y, Kanemoto I, Arai S, Toyoshima H. A case of long term sildenafil in a young dog with pulmonary hypertension. J Vet Med Science. 2007;69:1073-75.

Vital MABF, Acco A. Agonistas e antagonistas adrenérgicos. In: Spinosa HS, Górniak SL, Bernardi MM. Farmacologia aplicada à medicina veterinária. 4. ed. Rio de Janeiro: Guanabara Koogan; 2006. p. 81-96.

136 Cardiopatias Congênitas em Cães e Gatos

Guilherme Gonçalves Pereira • Maria Helena Matiko Akao Larsson

INTRODUÇÃO

O estudo das cardiopatias congênitas em cães e gatos compreende as anormalidades anatômicas e funcionais no coração e nos grandes vasos, logo ao nascimento, que são decorrentes de falhas no desenvolvimento embriológico dessas estruturas. Essas anormalidades congênitas podem ter caráter hereditário ou não, ou seja, enquanto mecanismos de transmissão genética podem estar envolvidos no desenvolvimento dessas anormalidades, outros fatores não genéticos também podem ser responsáveis, como a ação teratogênica de fármacos ou de agentes infecciosos. Para a melhor compreensão dos mecanismos fisiopatogênicos dessas cardiopatias, as anormalidades podem ser divididas em: estenoses valvares, displasias valvares e desvios sanguíneos. Muitas vezes o diagnóstico dessas anomalias torna-se um desafio, assim como o tratamento. Em medicina veterinária o diagnóstico é realizado principalmente por meio da ecocardiografia, em conjunto com as informações obtidas no exame clínico, ou *post mortem* nos casos mais complexos em que o óbito acontece pouco tempo após o nascimento. A angiografia, técnica bastante utilizada para diagnóstico das cardiopatias congênitas antes do advento da ecocardiografia, ainda é utilizada para confirmação diagnóstica e orientação durante a execução de procedimentos terapêuticos. Dentro desse contexto, ressalta-se que o diagnóstico precoce da cardiopatia congênita é fundamental para o sucesso da terapia. Ainda, a identificação dessas anomalias é importante para o controle do surgimento de malformações cardiovasculares em uma população, excluindo-se da reprodução os indivíduos portadores de alguma cardiopatia congênita com suspeita de caráter hereditário.

ESTENOSE AÓRTICA

Anatomia e fisiologia

A valva aórtica é composta de três válvulas semilunares. Durante a sístole ventricular o sangue é ejetado pelo ventrículo esquerdo através da sua via de saída (trajeto delimitado pela porção infundibular do septo interventricular e pela cúspide mitral septal). Nesse momento as válvulas aórticas permanecem abertas, possibilitando o esvaziamento do ventrículo esquerdo. Ao fim da sístole, a pressão sanguínea na artéria aorta promove o fechamento da valva aórtica, marcando o início da diástole ventricular. Essa movimentação valvar aórtica é fundamental para a adequada função hemodinâmica do ventrículo esquerdo.

Definição

A estenose aórtica pode ser definida como uma obstrução no trajeto do sangue entre a via de saída do ventrículo esquerdo e a artéria aorta. Essa obstrução pode ocorrer na via de saída do ventrículo esquerdo (estenose subaórtica), na valva aórtica (estenose valvar aórtica) ou acima da valva aórtica (estenose supravalvar aórtica).

Prevalência

Dependendo da população estudada a estenose aórtica pode ser a cardiopatia congênita mais frequente em cães.[1] Estudo retrospectivo dos casos atendidos no Serviço de Cardiologia do Hospital Veterinário da Universidade de São Paulo apontou a estenose aórtica como segunda cardiopatia congênita mais frequente em cães, sendo mais diagnosticada em cães das raças Poodle, Boxer, Pastor-Alemão e Terrier Brasileiro.[2] Outros relatos apontam para predisposição maior em cães de porte grande, como o Golden Retriever, o Rottweiler e o Dogue Alemão.[3,4] Essa predisposição pode explicar a maior prevalência em populações caninas em que há grande número de animais de grande porte.[1] Os machos normalmente são maioria entre os cães acometidos, podendo alcançar uma proporção de 1,4:1.[2] A forma subvalvar (subaórtica) é a mais comum. Em gatos a prevalência dessa anomalia é baixa, representando ao redor de 9% das cardiopatias congênitas nessa espécie.[5]

Etiologia e fisiopatogenia

A estenose aórtica geralmente é o resultado de uma falha no desenvolvimento embrionário dos coxins endocárdicos do septo tronco-cone. Esses coxins endocárdicos são os responsáveis pela origem embrionária da valva aórtica. Nos cães e gatos, a enfermidade tem, geralmente, caráter congênito. Normalmente tem origem genética, e o modo de transmissão parece ser autossômico dominante, envolvendo genes modificadores ou mecanismos poligênicos. Muitos animais não apresentam as lesões logo ao nascimento, desenvolvendo-as ao longo das primeiras 3 a 8 semanas de vida.

A estenose subvalvar pode ser causada pela existência de uma área de tecido fibroso logo abaixo da valva aórtica junto à via de saída do ventrículo esquerdo. Essa região pode ser uma delgada camada de tecido fibroso que circunda a região subvalvar (anel fibroso), ou uma extensa projeção fibrosa sobre a via de saída associada à cúspide mitral septal rígida (túnel fibroso). Outra forma de estenose subaórtica é caracterizada por projeção do septo infundibular, muscular ou fibromuscular, para a via de saída do ventrículo esquerdo. Em alguns casos, pode haver hipoplasia do anel aórtico resultando em estenose subvalvar.

A estenose valvar aórtica pode ser representada por fusão das comissuras valvulares, fazendo com que a valva aórtica seja bivalvular. A forma supravalvar, bastante incomum, é representada pela existência de tecido fibroso logo acima das válvulas aórticas.

A obstrução ao esvaziamento do ventrículo esquerdo promove aumento na pressão sistólica na cavidade ventricular (sobrecarga de pressão). Com a sobrecarga crônica de pressão, o miocárdio ventricular esquerdo passa a desenvolver hipertrofia concêntrica, mecanismo de adaptação que visa manter volume ejetado adequado. A hipertrofia concêntrica excessiva pode ser observada na maioria dos casos, sendo proporcional ao grau de estenose. Como resultado, esses pacientes começam a apresentar retardo no relaxamento miocárdico e disfunção diastólica. Pode ocorrer dilatação do átrio esquerdo de magnitude variável. Com o aumento na massa miocárdica há redução na perfusão, o que predispõe a morte dos miócitos e reposição por tecido colágeno. Existem anormalidades coronarianas secundárias, como proliferação de tecido conjuntivo e da musculatura lisa na túnica íntima, bem como degeneração da túnica média. Áreas de infarto e fibrose miocárdica são encontradas em grande quantidade. Dessa maneira, focos ectópicos ventriculares passam a ser frequentes, levando ao surgimento de arritmias ventriculares. Essas arritmias podem causar morte súbita, bastante comum nesses casos.

O movimento anterior sistólico da cúspide mitral septal pode ocorrer nos pacientes com estenose subaórtica. Isso acontece em razão da elevada velocidade do fluxo através da via de saída do ventrículo esquerdo, ocasionando o chamado "efeito Venturi", em que a cúspide septal é sugada para a via de saída ventricular. Essa movimentação anormal piora a obstrução ao fluxo, aumentando a sobrecarga de pressão e diminuindo o volume ejetado.

O fluxo que atravessa a região obstruída perde o padrão laminar e assume um padrão turbulento, com velocidade elevada. O choque desse fluxo com a parede da aorta ascendente resulta em dilatação característica, conhecida como pós-estenótica. Alguns pacientes podem apresentar insuficiência aórtica de grau variável.

A disfunção diastólica avançada, associada à insuficiência miocárdica, às arritmias supraventriculares e à insuficiência mitral secundária, pode levar ao quadro de insuficiência cardíaca congestiva esquerda. Hipotensão pode ser frequente devido ao menor débito cardíaco do ventrículo esquerdo. Ainda, os pacientes com estenose aórtica têm grande predisposição ao desenvolvimento de endocardite infecciosa, devido às lesões valvares com exposição do colágeno.

Manifestações clínicas

Muitos animais com estenose aórtica podem permanecer assintomáticos por tempo variável, principalmente os jovens. Nos casos mais graves, os animais acometidos podem apresentar manifestações de baixo débito cardíaco, como intolerância ao exercício, síncope, fraqueza, ou até mesmo dispneia, nos casos de edema pulmonar. Há predisposição maior à morte súbita, podendo ocorrer mesmo naqueles pacientes assintomáticos.

Ao exame físico pode-se detectar sopro sistólico de ejeção com intensidade variável no foco de valva aórtica, que, muitas vezes, pode propagar-se cranialmente e dorsalmente, inclusive para a região de crânio. Em alguns casos há propagação também para a base cardíaca direita. Sopro diastólico de baixa intensidade pode ser auscultado no foco da valva aórtica, em razão de insuficiência aórtica secundária. Muitas vezes o sopro pode aumentar de intensidade ao longo do tempo, uma vez que a estenose pode ter caráter progressivo. Por essa razão, alguns animais podem não apresentar sopro logo após o nascimento, vindo a desenvolvê-lo posteriormente.

Outros achados do exame físico incluem aumento no choque precordial em hemitórax esquerdo, na região correspondente ao ápice cardíaco, em decorrência da hipertrofia ventricular esquerda e pulso hipocinético e tardio, em razão da obstrução ao fluxo ejetado.

Eletrocardiograma

O eletrocardiograma de pacientes com estenose aórtica muitas vezes revela anormalidades compatíveis com sobrecarga do ventrículo esquerdo, como alargamento e aumento na amplitude da onda R, associado ou não ao desvio de eixo elétrico para a esquerda. Pode haver sobrecarga de átrio esquerdo. Anormalidades de repolarização ventricular, como desníveis de segmento ST e onda T com elevada amplitude, geralmente ocorrem em consequência da isquemia miocárdica. Arritmias ventriculares podem ser encontradas em muitos casos, porém as arritmias supraventriculares são menos frequentes. O monitoramento eletrocardiográfico ambulatorial (Holter) é indicado para esses pacientes, devido ao risco de morte súbita por arritmias ventriculares.

Exame radiográfico

Ao exame radiográfico, o coração pode ter dimensões normais ou revelar aumento de silhueta cardíaca em região correspondente ao átrio e ao ventrículo esquerdos, além de dilatação da artéria aorta, que pode ser identificada como um alargamento do mediastino na projeção ventrodorsal. Nos quadros mais avançados podem ser identificados congestão de veias pulmonares e edema pulmonar.

Ecocardiograma

O ecocardiograma pode identificar anel fibroso abaixo da valva aórtica (Figura 136.1), em alguns casos envolvendo a valva mitral (túnel fibroso). Outra forma de apresentação é a presença de projeção muscular ou fibromuscular para a via de saída do ventrículo esquerdo. Essas anormalidades indicam estenose subaórtica. Na estenose valvar aórtica pode-se verificar fusão das comissuras valvulares ou válvulas aórticas rígidas, com movimentação inadequada. Hipertrofia concêntrica do ventrículo esquerdo de grau variável geralmente ocorre. Dilatação pós-estenótica na aorta ascendente pode ser observada (Figura 136.2).

Nos casos de obstrução subaórtica fixa, o movimento anterior sistólico da valva mitral pode ser observado em alguns casos, agravando a obstrução da via de saída do ventrículo esquerdo; ainda, a redução repentina do fluxo sistólico aórtico pode resultar em fechamento mesossistólico da valva aórtica.

O estudo Doppler revela fluxo sistólico turbulento na artéria aorta e na via de saída do ventrículo esquerdo (estenose subaórtica). O gradiente sistólico aórtico pode ser estimado para auxiliar na classificação da gravidade da estenose. Nas estenoses discretas o gradiente é inferior a 50 mmHg; nas estenoses moderadas o gradiente está entre 50 e 80 mmHg. Quando o gradiente é superior a 80 mmHg a estenose é considerada grave (Figura 136.3) e apresenta regurgitação aórtica discreta. A análise dos fluxos no interior do ventrículo esquerdo pode indicar disfunção diastólica com padrão de relaxamento miocárdico

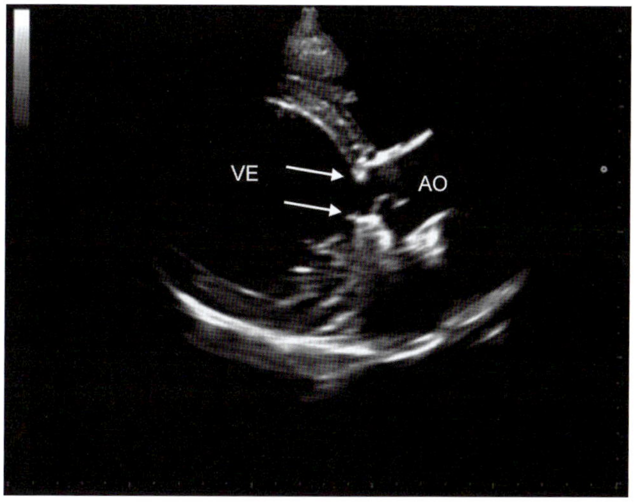

Figura 136.1 Imagem ecocardiográfica de cão com estenose subaórtica. *Setas* indicam anel fibroso subvalvar aórtico. AO: aorta; VE: ventrículo esquerdo. (Fonte: NAYA Cardiologia Veterinária. Responsável: Guilherme Gonçalves Pereira.)

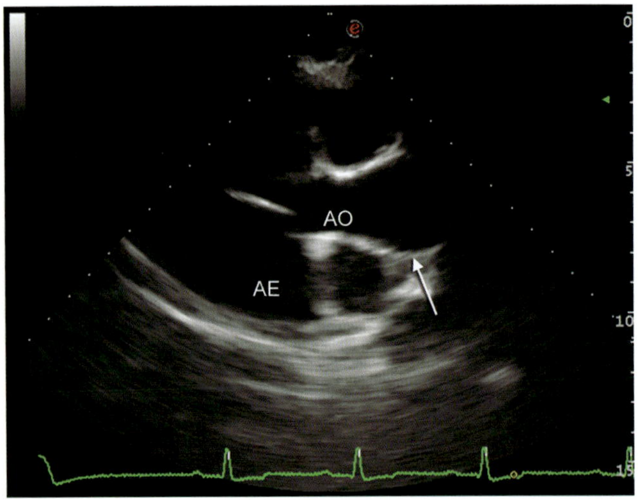

Figura 136.2 Imagem ecocardiográfica de cão com estenose valvar aórtica. A dilatação pós-estenótica é visível (*seta*). AE: átrio esquerdo; AO: aorta. (Fonte: NAYA Cardiologia Veterinária. Responsável: Guilherme Gonçalves Pereira.)

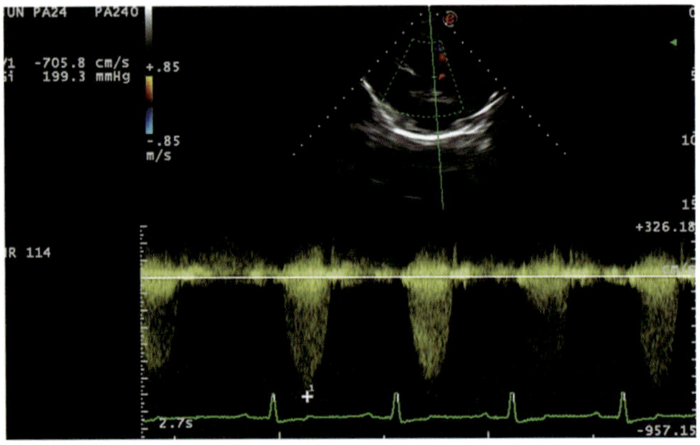

Figura 136.3 Registro em modo Doppler contínuo do fluxo aórtico em cão com estenose subaórtica. O gradiente de pressão de aproximadamente 199 mmHg indica importante obstrução. (Fonte: NAYA Cardiologia Veterinária. Responsável: Guilherme Gonçalves Pereira.)

anormal, representado por inversão na relação E/A, aumento no tempo de desaceleração da onda E e aumento no tempo de relaxamento isovolumétrico (TRIV). Esse padrão é resultado da hipertrofia concêntrica do ventrículo esquerdo e da isquemia miocárdica.

Essas anormalidades podem não ser encontradas nos pacientes jovens, surgindo posteriormente, o que indica a necessidade de acompanhamento periódico desses pacientes para a exclusão do diagnóstico.

Tratamento

Atualmente a terapia mais preconizada para os pacientes com estenose aórtica é a medicamentosa, em detrimento da correção cirúrgica ou da dilatação por cateter-balão. Isso porque recentes estudos demonstraram que a sobrevida de pacientes com estenose subaórtica submetidos à correção cirúrgica é semelhante àquela observada nos pacientes submetidos – conservadora.[6] Outro relato recente, comparando a valvuloplastia por cateter-balão à terapia com atenolol, mostrou que apesar de haver melhora no gradiente de pressão aórtico com o procedimento intervencionista, não houve aumento na sobrevida entre os cães submetidos ao procedimento e aqueles apenas submetidos à terapia com atenolol.[7]

O objetivo da terapia medicamentosa é melhorar o relaxamento miocárdico, reduzir o trabalho cardíaco e a demanda miocárdica por oxigênio, além de controlar as arritmias ventriculares. Assim, a terapia com betabloqueadores, como o atenolol, é indicada para pacientes com hipertrofia concêntrica moderada ou importante, ou para aqueles que apresentam intolerância ao exercício e síncope. Também são indicados quando há significativa anormalidade do segmento ST ou arritmias ventriculares. Outra opção terapêutica seriam os bloqueadores do canal de cálcio, como o diltiazem. A diferença na resposta terapêutica entre betabloqueadores e bloqueadores do canal de cálcio não está bem esclarecida.

Pacientes com insuficiência cardíaca congestiva necessitam de terapia com furosemida, restrição sódica e, em alguns casos, pode haver a necessidade de suporte inotrópico (digoxina ou pimobendana), caso haja disfunção sistólica associada. É importante ressaltar que esse tipo de suporte é contraindicado nos pacientes com estenose aórtica sem insuficiência cardíaca congestiva, uma vez que pode piorar a função diastólica, aumentando a morte celular e predispondo ao surgimento de arritmias ventriculares. A utilização de vasodilatadores, como os inibidores da enzima conversora da angiotensina (ECA), também é contraindicada, salvo naqueles pacientes com insuficiência cardíaca congestiva, mesmo assim com muita cautela. Isso porque a vasodilatação arteriolar associada à obstrução fixa resulta em menor perfusão sistêmica, aumentando as manifestações de baixo débito cardíaco e podendo resultar em azotemia pré-renal.

A terapia antiarrítmica é indicada nos pacientes com arritmias ventriculares devido ao elevado risco de morte súbita. Por vezes, essas arritmias diminuem, ou até mesmo cessam, após o início da terapia com betabloqueadores, em razão dos efeitos benéficos sobre o miocárdio. Todavia, muitas vezes há necessidade de associar fármacos como amiodarona, sotalol ou mexiletina para o adequado controle das arritmias ventriculares.

Em razão da predisposição ao desenvolvimento de endocardite infecciosa, a terapia com antibióticos deve ser avaliada criteriosamente nos pacientes submetidos a procedimentos de risco, como intervenções cirúrgicas e cateterismo prolongado, bem como naqueles afetados por outras comorbidades, como doença periodontal e piodermite ou submetidos a terapias imunossupressoras.

ESTENOSE PULMONAR

Anatomia e fisiologia

A valva pulmonar é composta de três válvulas semilunares. Durante a sístole ventricular direita, o sangue é ejetado do ventrículo direito para a artéria pulmonar; com a contração ventricular direita suas válvulas são abertas, viabilizando a saída de sangue para a artéria pulmonar. Após a sístole ventricular, a pressão do sangue na artéria pulmonar provoca o fechamento das válvulas pulmonares. Essa movimentação das válvulas pulmonares torna possível a adequada função hemodinâmica do ventrículo direito.

Definição

A estenose pulmonar pode ser definida como a obstrução no trajeto do sangue entre a via de saída do ventrículo direito e a artéria pulmonar. Essa obstrução pode ocorrer na via de saída do ventrículo direito (estenose subvalvar pulmonar), na valva pulmonar (estenose valvar pulmonar) ou acima da valva pulmonar (estenose supravalvar pulmonar).

Prevalência

A estenose pulmonar é uma cardiopatia congênita relativamente frequente em cães, podendo ser encontrada ocasionalmente em felinos, sendo a terceira cardiopatia congênita mais diagnosticada no Serviço de Cardiologia do Hospital Veterinário da Universidade de São Paulo.[2] A estenose valvar pulmonar é a forma mais comum, mas a obstrução subvalvar secundária pode ser encontrada em muitos casos.[4] A forma subvalvar pode estar associada à tetralogia de Fallot. A estenose supravalvar é bastante rara e há evidente predisposição de algumas raças, dependendo da população estudada. A casuística do Serviço de Cardiologia do Hospital Veterinário da Universidade de São Paulo revelou que cães das raças Poodle, Pinscher, Yorkshire Terrier, Boxer e Buldogue Inglês são mais acometidos, havendo maior prevalência nas fêmeas, na proporção de 3:1.[2] Nos felinos, a estenose pulmonar também é descrita, podendo representar em torno de 10% das cardiopatias congênitas na espécie.[5]

Etiologia e fisiopatogenia

A estenose pulmonar tem caráter genético em cães, sendo descrito o padrão de transmissão poligênico em Beagles com estenose valvar pulmonar; em gatos a etiologia é desconhecida. A forma subvalvar pode ser representada por hipertrofia infundibular, promovendo estreitamento da via de saída do ventrículo direito, sendo muitas vezes encontrada como resultado da hipertrofia miocárdica decorrente da estenose valvar pulmonar. Raramente, pode haver banda de tecido muscular ou fibromuscular entre a via de entrada e a via de saída do ventrículo direito, promovendo obstrução subvalvar pulmonar, condição conhecida como ventrículo direito em câmara dupla. A estenose valvar pulmonar pode ser representada por fusão das comissuras valvares, por displasia das válvulas pulmonares ou, na forma mais grave, por atresia da artéria pulmonar em que há obstrução completa da via de saída do ventrículo esquerdo. Ainda, a forma supravalvar é representada por uma banda de tecido fibroso acima das válvulas pulmonares.

Alguns cães com estenose pulmonar, principalmente das raças Buldogue Inglês e Boxer, podem apresentar anomalias nas artérias coronárias, caracterizada por coronária esquerda anômala, a qual circunda a valva pulmonar e a via de saída do ventrículo esquerdo, provavelmente contribuindo para a obstrução ao fluxo.

A estenose valvar pulmonar ocasiona aumento excessivo na pressão sistólica no interior do ventrículo direito. Como resultado dessa sobrecarga crônica de pressão, há hipertrofia concêntrica dessa cavidade, consequência de mecanismo adaptativo que auxilia na manutenção do volume ejetado. Entretanto, pode haver acentuada hipertrofia, de acordo com o grau de obstrução, levando à disfunção diastólica do ventrículo direito. O fluxo sistólico pulmonar assume padrão turbulento e com elevada velocidade, promovendo dilatação do tronco pulmonar do tipo pós-estenose. Insuficiência tricúspide secundária pode manifestar-se geralmente com pouca repercussão hemodinâmica. Em alguns casos pode haver displasia da valva tricúspide associada, principalmente em cães de grande porte, resultando em insuficiência tricúspide importante. O aumento atrial direito de grau variável pode ser encontrado quando há insuficiência tricúspide, mas também pode ocorrer devido à restrição ao esvaziamento atrial. O resultado desse conjunto de anormalidades é a redução no débito cardíaco do ventrículo direito, resultando em menor perfusão pulmonar. Insuficiência cardíaca congestiva direita é incomum, mas pode ocorrer nos pacientes com significativa insuficiência tricúspide concomitante.

Manifestações clínicas

Muitos animais com estenose pulmonar podem permanecer assintomáticos por bastante tempo. Normalmente as manifestações clínicas relacionadas são decorrentes do baixo débito cardíaco no ventrículo direito, como intolerância ao exercício e síncope; essas manifestações surgem frequentemente apenas na fase adulta. Morte súbita pode acometer pacientes com obstruções graves, havendo relato de ocorrência em até 30% destes pacientes.[8] Efusão pleural e ascite, decorrentes de insuficiência cardíaca congestiva direita, são manifestações pouco comuns. Ao exame físico, detecta-se sopro sistólico de ejeção em foco da valva pulmonar, com intensidade variável, propagando-se dorsalmente e cranialmente. Sopro sistólico em foco de valva tricúspide pode ser auscultado em alguns pacientes. Aumento no choque precordial no hemitórax direito, decorrente da hipertrofia ventricular direita, bem como pulso jugular evidente são achados corriqueiros. Pode haver cianose, principalmente se houver desvio de sangue intracardíaco associado (p. ex., comunicação interatrial, forame oval patente, comunicação interventricular).

Eletrocardiograma

O achado eletrocardiográfico mais comum é a sobrecarga do ventrículo direito. Frequentemente são encontradas ondas S profundas nas derivações I, II e III, bem como nas precordiais (Figura 136.4), sendo o eixo elétrico no plano frontal normalmente desviado para a direita. Ocasionalmente pode-se evidenciar aumento atrial direito. Arritmias são pouco frequentes, sendo representadas por ectopias ventriculares, taquicardia supraventricular e fibrilação atrial.

Exame radiográfico

Aumento ventricular direito e dilatação do tronco arterial pulmonar podem ser identificados ao exame radiográfico de tórax. Nos casos em que há acentuada obstrução ao fluxo pulmonar, podem-se encontrar lobos pulmonares com hipoperfusão.

Ecocardiograma

O ecocardiograma revela anormalidades na valva pulmonar, geralmente representadas por espessamento e fusão das comissuras valvulares, válvulas alongadas e com pouca movimentação,

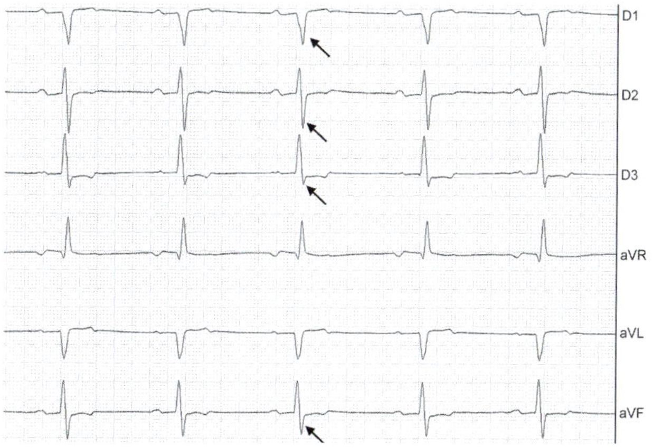

Figura 136.4 Eletrocardiograma de cão com estenose valvar pulmonar. É possível identificar ondas S profundas (*setas*) nas derivações do plano frontal em razão da sobrecarga ventricular direita. (Velocidade 50 mm/segundo e sensibilidade: 1 cm = 1 mV). (Fonte: NAYA Cardiologia Veterinária. Responsável: Guilherme Gonçalves Pereira.)

muitas vezes com movimento em *doming*, quando as extremidades dos folhetos não se afastam durante a sístole (Figura 136.5). Hipertrofia concêntrica do ventrículo direito pode ser facilmente identificada. Muitas vezes há estreitamento da via de saída do ventrículo direito, decorrente de hipertrofia infundibular secundária, podendo ocorrer obstrução dinâmica da via de saída do ventrículo direito.

A dilatação pós-estenótica do tronco pulmonar é identificada em modo bidimensional, assim como nos casos de estenose valvar aórtica. O fluxo sistólico com velocidade elevada e padrão turbulento é registrado pelo Doppler na artéria pulmonar. A estenose pode ser classificada como discreta se o gradiente do fluxo pulmonar for inferior a 50 mmHg; caso o gradiente esteja entre 50 e 80 mmHg, a estenose é moderada (Figura 136.6). Por fim, quando o gradiente for superior a 80 mmHg a estenose é classificada como grave.[9,10] Alguns autores optam por classificar como graves as estenoses com gradientes acima de 100 mmHg.[11] Regurgitação tricúspide variável também pode ocorrer algumas vezes. A caracterização da morfologia das artérias coronárias é importante, principalmente nos cães das raças Boxer e Buldogue Inglês, nos quais já foram descritas anomalias como coronária direita única[12] ou coronária esquerda única[13], com trajeto coronário anômalo e próximo ao anel pulmonar, o que pode representar risco ao procedimento de valvuloplastia com cateter-balão, descrito adiante. Essa identificação também pode ser possível por angiocardiografia.

Tratamento

O tratamento da estenose pulmonar visa reduzir a sobrecarga de pressão sistólica no ventrículo direito, o que pode ser alcançado por meio de intervenção cirúrgica ou por cateterismo e dilatação por balão. Ao contrário do observado nos casos de estenose subaórtica, os pacientes com estenose pulmonar exibem resposta muito mais favorável quando submetidos a esses procedimentos, apresentando não somente melhora na qualidade de vida, mas também no tempo de vida.[8,12] O prognóstico geralmente é bom em cães submetidos ao procedimento de valvuloplastia por cateter-balão ou mesmo naqueles com estenose pulmonar de grau moderado que não sofreram intervenção.[14] Em gatos com estenose subvalvar por hipertrofia infundibular relatou-se aumento na sobrevida após dilatação

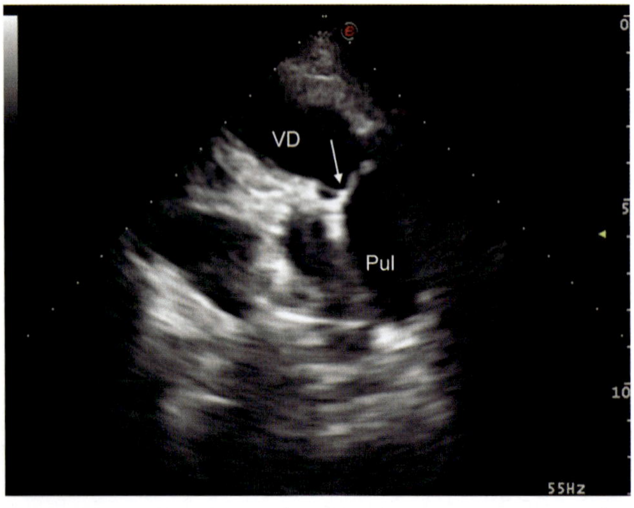

Figura 136.5 Imagem ecocardiográfica de cão com estenose valvar pulmonar. É possível identificar os folhetos valvares pulmonares com abertura anormal (*seta*), por conta do *doming* característico da fusão das comissuras valvares. Pul: artéria pulmonar; VD: ventrículo direito. (Fonte: NAYA Cardiologia Veterinária. Responsável: Guilherme Gonçalves Pereira.)

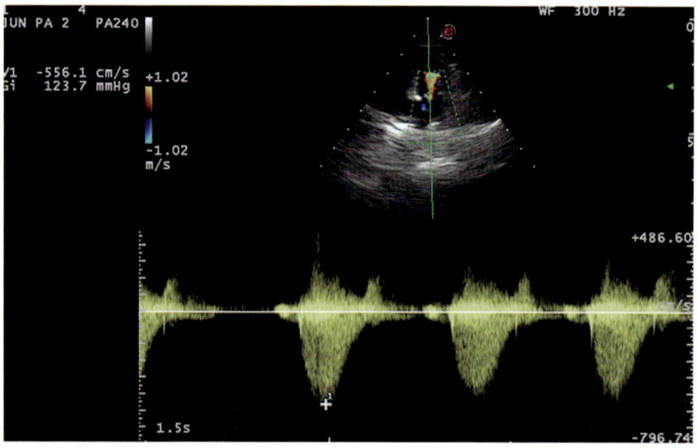

Figura 136.6 Registro em modo Doppler contínuo do fluxo arterial pulmonar em cão com estenose valvar pulmonar. O gradiente de pressão aproximado de 123 mmHg indica obstrução importante. (Fonte: NAYA Cardiologia Veterinária. Responsável: Guilherme Gonçalves Pereira.)

por cateter-balão.[15] A correção cirúrgica com implante de um enxerto na via de saída do ventrículo direito e artéria pulmonar, promovendo aumento no diâmetro dessas estruturas, parece ser a melhor opção para desobstrução do fluxo de sangue, porém o risco de complicações é elevado, assim como o índice de mortalidade que pode chegar a 25%.[16]

O tratamento medicamentoso pode ser realizado com betabloqueadores, pois reduzem a demanda miocárdica por oxigênio, diminuindo o risco de surgimento das arritmias ventriculares e, possivelmente, de morte súbita.

DISPLASIA DAS VALVAS ATRIOVENTRICULARES

Anatomia e fisiologia

As valvas atrioventriculares estão localizadas na conexão entre os átrios e ventrículos. Assim, a valva atrioventricular esquerda (mitral) separa o átrio esquerdo do ventrículo esquerdo, bem como a valva atrioventricular direita (tricúspide) está localizada entre o átrio direito e o ventrículo direito. O aparelho valvar atrioventricular é composto do anel valvar, orifício que comunica os átrios aos ventrículos pelas cúspides ou válvulas, inseridas no anel valvar pelas cordoalhas tendíneas e pelos músculos papilares. As cordoalhas tendíneas conectam as válvulas aos músculos papilares. Durante a diástole, as válvulas atrioventriculares estão abertas, possibilitando o enchimento ventricular. Essa abertura acontece em dois tempos, sendo a primeira abertura decorrente do enchimento ventricular rápido (por diferença de pressão), e a segunda abertura decorrente do enchimento ventricular por contração atrial. No momento da sístole ventricular, a elevação na pressão ventricular decorrente da contração miocárdica promove o deslocamento dessas válvulas em direção ao anel valvar, até que haja o contato de seus bordos; nesse momento as cordoalhas tendíneas exercem uma tensão sobre as válvulas, impedindo que entrem nos átrios (prolapso). A contração dos músculos papilares é fundamental para o deslocamento adequado das cordoalhas tendíneas e, consequentemente, das válvulas. Esse fechamento impede o refluxo de sangue dos ventrículos para os átrios.

Definição e sinonímia

A displasia das valvas atrioventriculares é caracterizada pelo inadequado desenvolvimento do aparelho valvar atrioventricular, incluindo válvulas, cordoalhas tendíneas e músculos papilares.

Prevalência

Essa anomalia congênita é muito frequente entre as cardiopatias congênitas nos gatos, sendo mais incomum em cães. Considerando a casuística de cardiopatias congênitas atendidas no Serviço de Cardiologia do Hospital Veterinário da Universidade de São Paulo, a displasia de tricúspide mostrou-se a sexta mais frequente, sendo responsável por 5% do total. As raças Labrador e Poodle representaram a maior parte dos casos. Todavia, há relatos de predisposição também em raças como Golden Retriever, Pastor-Alemão e Weimaraner, entre outras.[12] Os cães machos são mais acometidos. Em gatos parece ser a cardiopatia congênita mais comum.[11,17] A displasia de mitral é menos frequente e também mais encontrada em felinos.[18] Em cães, a displasia de mitral pode ser encontrada em cães de porte grande, como Bull Terrier e Pastor-Alemão.[10,11]

Etiologia e fisiopatogenia

Um padrão de transmissão genética para a displasia de tricúspide já foi identificado em cães da raça Labrador, sendo autossômico dominante e com penetrância reduzida, com o gene candidato localizado no cromossomo 9.[19] Entretanto, os mecanismos que levam à displasia da valva atrioventricular em cães e gatos ainda merecem maior investigação. As anormalidades no aparelho valvar envolvem vários de seus componentes. Assim, observam-se válvulas alongadas e com pouca movimentação, cordoalhas tendíneas curtas ou inexistentes, nesse caso com inserção direta da válvula no músculo papilar, além de fusão dos músculos papilares. Como resultado há insuficiência valvar levando à sobrecarga de volume e dilatação do átrio e do ventrículo correspondentes. Assim, na displasia da valva mitral observa-se dilatação de átrio e ventrículo esquerdos, bem como a displasia da valva tricúspide que resulta em dilatação de átrio e ventrículo direitos. Geralmente a dilatação atrial é bastante acentuada; aumento da pressão hidrostática capilar, consequente edema pulmonar na displasia de mitral e insuficiência cardíaca congestiva direita na displasia de tricúspide são frequentemente encontrados. A displasia das valvas atrioventriculares pode estar associada a outras anomalias congênitas, sendo a displasia de mitral mais frequentemente associada à estenose aórtica e ao defeito do septo ventricular, e a displasia de tricúspide pode ser encontrada associada à estenose pulmonar, ao defeito do septo ventricular, ao defeito do septo atrial e à tetralogia de Fallot. A displasia da valva tricúspide pode ser acompanhada de uma anormalidade no posicionamento do anel tricúspide, estando esse mais próximo do ápice cardíaco do que o habitual. Essa inserção baixa do anel tricúspide é denominada "anomalia de Ebstein", nesse caso uma porção da cavidade ventricular direita, acima do anel tricúspide, apresenta comunicação direta com o átrio direito, dizendo-se que parte do ventrículo direito está "atrializado". Em casos mais raros, anormalidades na valva atrioventricular promovem estenose, levando a dificuldade no esvaziamento atrial, além de insuficiência valvar concomitante, acarretando excessiva dilatação atrial.

Manifestações clínicas

As manifestações clínicas decorrentes da displasia da valva atrioventricular dependem diretamente do volume regurgitante, sendo semelhantes àquelas encontradas na doença valvar crônica degenerativa. Tosse e dispneia geralmente acompanham o quadro de insuficiência cardíaca congestiva esquerda nos pacientes com displasia de mitral, podendo permanecer assintomáticos por período longo. Os animais com displasia de tricúspide frequentemente desenvolvem insuficiência cardíaca congestiva direita: a probabilidade do surgimento dessa manifestação clínica é proporcional ao grau de regurgitação valvar. Manifestações de baixo débito cardíaco, como intolerância ao exercício e síncope, podem estar presentes tanto na displasia de valva mitral quanto na displasia de valva tricúspide. A sobrevida de cães com displasia valvar tricúspide é menor quando eles já apresentam insuficiência cardíaca congestiva direita ou síncope, sendo esses indicadores de pior prognóstico.[20]

Exame físico

Sopro sistólico de grau variável normalmente ocorre no foco da valva acometida. Entretanto, alguns animais com displasia valvar tricúspide discreta podem não apresentar sopro. A palpação abdominal pode revelar hepatomegalia e ascite em alguns animais com displasia da valva tricúspide, assim como pulso venoso jugular positivo (sistólico), decorrente das vibrações provocadas pelo jato regurgitante.

Exame radiográfico

Aumento da silhueta cardíaca, principalmente atrial, é achado frequente no exame radiográfico de tórax. Em pacientes com displasia da valva tricúspide, o aumento é na região correspondente às câmaras cardíacas direitas (Figura 136.7), muitas vezes acompanhadas de dilatação da veia cava caudal, hepatomegalia e efusão pleural. Na displasia da valva mitral o aumento é verificado na silhueta correspondente às câmaras cardíacas esquerdas, por vezes, acompanhado de congestão e edema pulmonares.

Exame eletrocardiográfico

Arritmias atriais são bastante comuns em razão da acentuada dilatação atrial. Assim, complexos atriais prematuros, taquicardia supraventricular e fibrilação atrial são anormalidades frequentes. Pré-excitação ventricular associada à displasia de tricúspide pode apresentar-se em alguns cães da raça Labrador, uma vez que esses indivíduos muitas vezes apresentam vias elétricas acessórias comunicando átrio e ventrículo direitos. Essa condição facilita o surgimento de taquiarritmias supraventriculares por reentrada; arritmias ventriculares podem aparecer ocasionalmente. Ondas P bastante amplas, indicativas de aumento

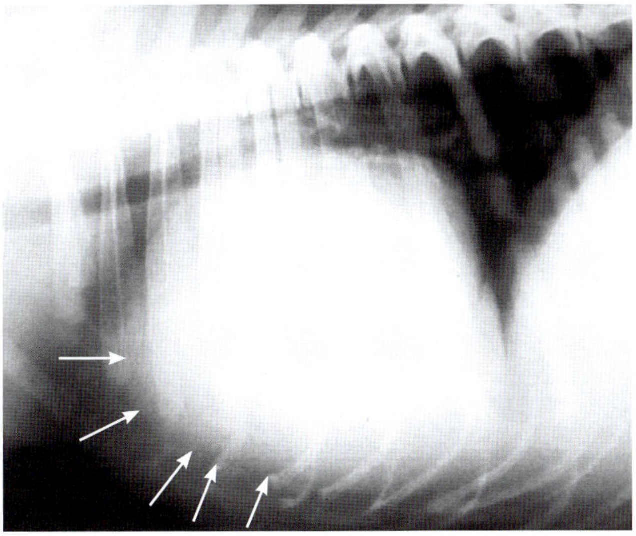

Figura 136.7 Imagem radiográfica em projeção lateral direita de cão com displasia da valva tricúspide, apresentando acentuado aumento da silhueta cardíaca, principalmente na área correspondente às câmaras cardíacas direitas (*setas*). (Fonte: Serviço de Radiologia do HOVET/VCI, FMVZ-USP. Responsável: Profa. Dra. Ana Carolina F. P. Brandão.)

atrial direito, e critérios eletrocardiográficos de sobrecarga ventricular direita manifestam-se nos pacientes com displasia da valva tricúspide. Tanto nos cães quanto nos gatos, a sobrecarga ventricular direita pode ser encontrada mais facilmente nas derivações pré-cordiais; o complexo QRS pode ter morfologia em M, com padrões RR, Rr, rR e rr em aproximadamente um quarto dos pacientes.[21] Da mesma maneira, ondas P longas, indicativas de aumento atrial esquerdo, e ondas R amplas, indicativas de sobrecarga ventricular esquerda, podem ocorrer nos pacientes com displasia da valva mitral.

Exame ecocardiográfico

A movimentação anormal da valva atrioventricular é evidente na maioria dos casos em modo bidimensional. A válvula septal geralmente fica aderida ao septo ventricular, principalmente na displasia da valva tricúspide. As cordoalhas tendíneas são curtas, o que dificulta o deslocamento das válvulas em direção à posição habitual. As válvulas são longas, principalmente a septal, e em alguns casos estão inseridas diretamente no músculo papilar, não havendo cordoalhas tendíneas (Figuras 136.8 e 136.9). Os músculos papilares podem apresentar fusão, por vezes existindo um único músculo papilar. Há dilatação acentuada do átrio correspondente à valva acometida, muitas vezes deslocando as demais câmaras cardíacas e alterando a topografia cardíaca. Hipertrofia excêntrica do ventrículo correspondente também se apresenta em razão da sobrecarga de volume. O estudo Doppler viabiliza a identificação de insuficiência valvar atrioventricular. Em raros casos pode haver estenose concomitante, detectada por turbulência diastólica na via de entrada ventricular. Pode haver inserção baixa do anel tricúspide (anomalia de Ebstein), sendo a porção superior do ventrículo direito atrializada (Figura 136.10).

Tratamento

O controle da insuficiência cardíaca congestiva é o principal objetivo da terapia. Pode ser alcançado com o emprego de furosemida, suporte inotrópico (pimobendana), inibidores da ECA e, em alguns casos, associação diurética com espironolactona. As arritmias supraventriculares devem ser controladas com antiarrítmicos apropriados. Muitos pacientes com fibrilação atrial dificilmente terão a reversão para ritmo sinusal; nesses casos, a terapia visa controlar a frequência cardíaca.

A correção cirúrgica por valvoplastia extracardíaca pode ser tentada. A correção intracardíaca ou o implante de próteses representam outras alternativas. Contudo, são procedimentos que demandam a execução por equipe experiente de cirurgia e anestesia, bem como o emprego de circulação extracorpórea e ainda representam alto risco, custo elevado e contraindicação em animais que não completaram o período de crescimento.

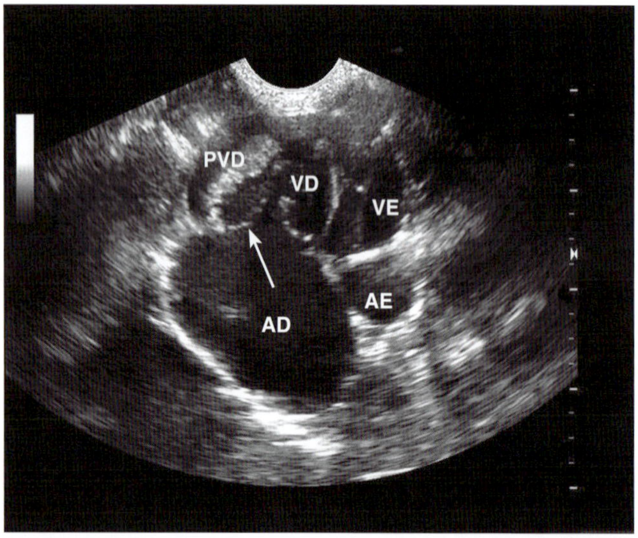

Figura 136.8 Imagem ecocardiográfica de cão com displasia valvar tricúspide e estenose valvar pulmonar. Note a cúspide atrioventricular direita alongada (*seta*) e a hipertrofia da parede do ventrículo direito (PVD). AD: átrio direito; AE: átrio esquerdo; VD: ventrículo direito; VE: ventrículo esquerdo. (Fonte: Dognostic: Unidade Veterinária Especializada. Responsável: Guilherme Gonçalves Pereira.)

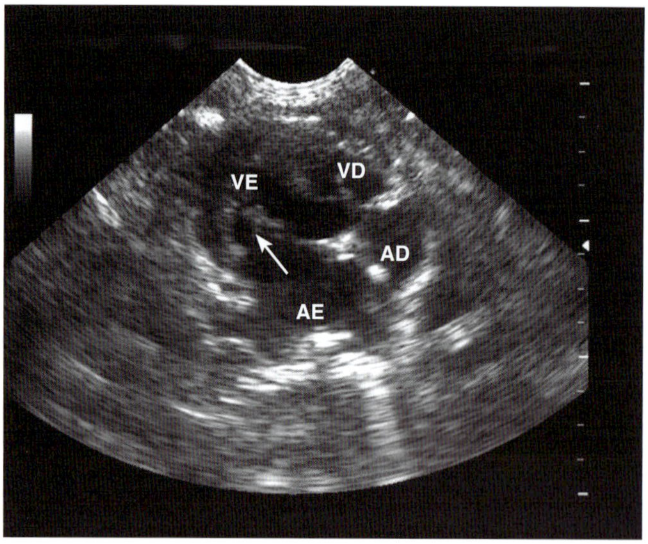

Figura 136.9 Imagem ecocardiográfica de felino com displasia valvar mitral. Note o prolongamento das cúspides da valva atrioventricular esquerda (*seta*). AD: átrio direito; AE: átrio esquerdo; VD: ventrículo direito; VE: ventrículo esquerdo. (Fonte: Dognostic: Unidade Veterinária Especializada. Responsável: Guilherme Gonçalves Pereira.)

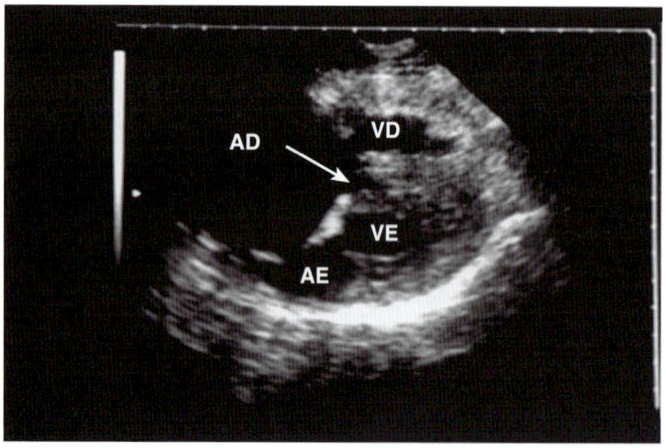

Figura 136.10 Imagem ecocardiográfica de cão com anomalia de Ebstein e estenose pulmonar. É possível notar a porção atrializada (*seta*) do ventrículo direito (VD) e a hipertrofia concêntrica, em razão da estenose pulmonar. AD: átrio direito; AE: átrio esquerdo; VE: ventrículo esquerdo. (Fonte: Serviço de Cardiologia do HOVET/VCM, FMVZ-USP. Responsável: Profa. Dra. Maria Helena Matiko Akao Larsson.)

DESVIOS SANGUÍNEOS | ESQUERDA-DIREITA

Persistência do ducto arterioso

Anatomia e fisiologia

O ducto arterioso, ou canal arterial, é um vaso que liga a artéria aorta descendente ao tronco da artéria pulmonar. Tem origem no sexto arco aórtico esquerdo, sendo sua parede constituída por abundante musculatura lisa. Esse canal possibilita a comunicação entre as circulações sistêmica e pulmonar. Durante o período fetal, há a passagem de sangue da artéria pulmonar para a artéria aorta (desvio direita-esquerda). Esse desvio é fundamental nessa fase, uma vez que o pulmão ainda não é funcional. Dessa maneira, o sangue oxigenado é transportado pela artéria pulmonar até a circulação sistêmica por meio do ducto arterioso, suprindo as necessidades metabólicas do feto. Logo após o nascimento, com os primeiros movimentos respiratórios, ocorre a expansão dos lobos pulmonares, resultando em vasodilatação das arteríolas pulmonares e redução na pressão arterial pulmonar. Em contrapartida, há aumento na pressão arterial sistêmica, resultando no desvio de sangue da aorta para a artéria pulmonar (desvio esquerda-direita). Nesse momento, o sangue, que passa pelo ducto arterioso, apresenta elevada concentração de oxigênio, o que representa um estímulo para inibição de prostaglandinas locais, tornando possível o fechamento do ducto arterioso. Essa oclusão somente é possível pela existência da musculatura lisa na parede ductal. A contração dessa musculatura possibilita o fechamento funcional, posteriormente há desenvolvimento de fibrose no lúmen vascular, resultando no fechamento anatômico e transformação do ducto em ligamento fibroso.

Definição e sinonímia

A persistência do ducto arterioso é uma anomalia vascular congênita, definida como a falha no fechamento do ducto arterioso após o nascimento. Essa anomalia também é conhecida como ducto arterioso patente ou persistência do canal arterial.

Prevalência

Diversos estudos retrospectivos apontam a persistência do ducto arterioso como a anomalia congênita mais frequente em cães, assim como verificado na casuística do Serviço de Cardiologia do Hospital Veterinário da Universidade de São Paulo.[2,18] Acomete com maior frequência cães de porte pequeno e raças como Poodle, Bichon Frisé, Yorkshire, Maltês, Cocker Spaniel, entre outras.[4] Uma exceção a esse grupo de cães é o Pastor-Alemão, que também apresenta predisposição para essa anomalia.[22] As fêmeas são mais acometidas que os machos, em proporções fêmeas:machos que variam de 1,7:1[2] a 3:1.[22] Em nossa casuística, a raça Poodle é a mais comumente acometida, seguida dos cães sem definição racial.[2] Nos felinos a persistência do ducto arterioso também pode ser encontrada, porém com menor frequência se comparado aos cães, representando ao redor de 3% das cardiopatias congênitas na espécie.[5] Todavia, a persistência do ducto arterioso em felinos frequentemente é acompanhada de outras anomalias cardíacas congênitas concomitantes, sendo essa associação observada em mais da metade dos gatos segundo estudo retrospectivo.[23]

Etiologia e fisiopatogenia

A persistência do ducto arterioso muitas vezes tem origem genética, com padrão de transmissão poligênica. Nesses pacientes a estrutura da parede ductal é anormal, apresentando pouca quantidade de musculatura lisa e maior proporção de fibras elásticas, tendo estrutura bastante semelhante àquela da parede aórtica. Por conta disso, acredita-se que nesses casos a parede vascular ductal represente uma continuação da parede aórtica. Devido à menor proporção de musculatura lisa, a resposta vasoconstritora é ruim, resultando no fechamento incompleto do ducto ou até mesmo em ausência completa de oclusão. Na maioria dos casos a porção ductal próxima à extremidade pulmonar apresenta maior quantidade de musculatura lisa em comparação à extremidade aórtica, resultando em orifício pulmonar com diâmetro menor em relação ao aórtico; assim, o ducto adquire formato de cone. Em alguns casos, a extremidade pulmonar também é bastante deficiente em musculatura lisa, originando um ducto com orifícios de diâmetros semelhantes e com paredes paralelas.

Sob pressões arteriais sistêmicas e pulmonares normais, a persistência do ducto arterioso resulta no desvio de sangue da aorta descendente para a artéria pulmonar (desvio esquerda-direita), sendo a forma mais comum de desvio. Isso ocorre porque a pressão arterial sistêmica é muito maior que a pressão arterial pulmonar, tanto na sístole quanto na diástole, resultando em fluxo contínuo através do ducto. Assim sendo, a circulação pulmonar recebe o sangue proveniente do ventrículo direito, mais um volume adicional proveniente do desvio. Com isso, há aumento na pré-carga no átrio esquerdo, o que significa sobrecarga de volume nas câmaras cardíacas esquerdas. Em razão dessa sobrecarga de volume há dilatação de átrio e ventrículo esquerdos. Em casos avançados pode ocorrer insuficiência cardíaca congestiva esquerda, representada pelo aumento na pressão venosa pulmonar e edema pulmonar. Quanto maior o volume de sangue desviado, maior a repercussão nas câmaras cardíacas esquerdas. O diâmetro do orifício da extremidade pulmonar do ducto é que determina o volume desviado.

Alguns animais podem apresentar hipertensão arterial pulmonar excessiva a ponto de a pressão arterial pulmonar ser mais elevada do que a pressão arterial sistêmica. Nesses casos o sangue passa a ser desviado da artéria pulmonar para a artéria aorta, resultando em um desvio direita-esquerda (reverso). A maioria dos pacientes com desvio reverso apresenta anomalia vascular pulmonar concomitante representada por maior quantidade de fibras elásticas na vasculatura pulmonar em detrimento de tecido muscular liso (ver adiante em *Síndrome de Eisenmenger*). Essa alteração estrutural acarreta aumento na resistência vascular pulmonar, contribuindo para a elevação acentuada na pressão arterial pulmonar. Nesses animais a reversão do desvio acontece geralmente até os 6 meses de idade, podendo levar até 2 anos para que isso ocorra. Outros fatores, como sobrecarga crônica de volume, insuficiência cardíaca congestiva esquerda, surgimento de doenças respiratórias crônicas, estadia em regiões de grandes altitudes, entre outros, podem precipitar o desvio reverso em animais mais velhos.

Manifestações clínicas

Os pacientes com persistência do ducto arterioso podem apresentar manifestações clínicas variáveis. Alguns poucos podem até mesmo permanecer assintomáticos por anos ou, em raros casos, nunca apresentar manifestações clínicas relacionadas com essa anomalia. Porém, a maioria apresenta manifestações nos primeiros meses de vida. Geralmente o volume de sangue desviado é que determina o grau de repercussão hemodinâmica e, consequentemente, a gravidade das manifestações clínicas. Dessa maneira, pacientes com manifestações nos primeiros meses de vida apresentam grande volume desviado, assim como pacientes adultos assintomáticos normalmente apresentam desvio em pequeno volume.

Nos pacientes com desvio esquerda-direita, as manifestações mais frequentes são intolerância ao exercício, tosse, dispneia e retardo no crescimento. Alguns podem apresentar cianose e síncope. Sopro contínuo (em maquinaria) pode ser mais bem auscultado em região craniodorsal do hemitórax esquerdo com grau variável, podendo ser propagado para os focos das valvas cardíacas no mesmo hemitórax. Sopro sistólico no foco da valva mitral pode ser identificado em alguns casos, como resultado de insuficiência mitral secundária. A auscultação pulmonar pode revelar estertores ou crepitação em campos pulmonares caudais e dorsais, indicando edema pulmonar cardiogênico. O pulso arterial normalmente é hipercinético e pode haver aumento no choque precordial no hemitórax esquerdo.

Os pacientes com desvio direita-esquerda geralmente apresentam síncope, convulsão, acentuada intolerância ao exercício e cianose diferencial. Esse tipo de cianose é caracterizado pela cianose das mucosas caudais, como peniana ou vaginal, ao passo que as mucosas craniais, como ocular e jugal, apresentam-se normocoradas (Figura 136.11). Isso ocorre devido ao ducto arterioso estar localizado na aorta descendente, após a saída das artérias braquiocefálica e subclávia, responsáveis pela irrigação das mucosas craniais. Assim, o sangue que perfunde essas mucosas tem concentração muito menor de meta-hemoglobina (responsável pela cianose) do que aquele que atinge as mucosas caudais. O sopro contínuo não é auscultado nestes pacientes. Isso acontece porque a diferença de pressão entre as artérias pulmonar e aorta é muito pequena, fazendo com que quase não ocorra turbilhonamento de sangue através do ducto. Sopro sistólico em foco de valva tricúspide pode ser auscultado em alguns pacientes. Choque precordial acentuado pode ser percebido em hemitórax direito.

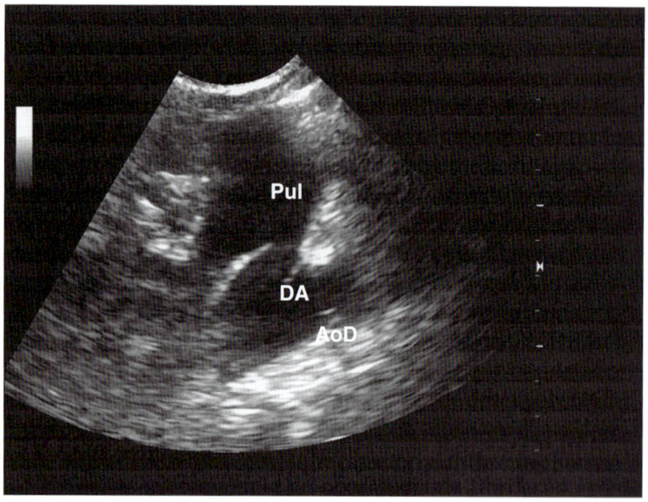

Figura 136.12 Ecocardiograma de paciente felino. É possível identificar o ducto arterioso (DA) comunicando a artéria aorta descendente (AoD) com a artéria pulmonar (Pul). (Fonte: Dognostic: Unidade Veterinária Especializada. Responsável: Guilherme Gonçalves Pereira.)

Ecocardiograma

O ecocardiograma é capaz de fornecer o diagnóstico definitivo da persistência do ducto arterioso (PDA), possibilitando identificar o ducto e determinar sua repercussão hemodinâmica. Na avaliação pela modalidade bidimensional (modo B), o ducto pode ser visibilizado em janela paraesternal esquerda cranial (Figura 136.12). Em muitos casos é possível identificar dilatação do átrio e do ventrículo esquerdos pelo modo B. A investigação Doppler do fluxo na artéria pulmonar revela fluxo contínuo proveniente do ducto. A determinação da velocidade do fluxo no ducto, por meio de Doppler contínuo, possibilita estimar a pressão arterial pulmonar. Graus variáveis de hipertensão arterial pulmonar podem ser encontrados, mesmo com desvio esquerda-direita. A pressão sistólica pulmonar pode ser estimada como a diferença entre a pressão arterial sistólica sistêmica, obtida por métodos diretos ou indiretos, e o gradiente de pressão do fluxo no ducto arterioso, registrado pelo Doppler contínuo, que reflete a diferença de pressão entre as circulações sistêmica e pulmonar. Redução na fração de encurtamento é um achado frequente nos cães com persistência do ducto arterioso, resultado do excessivo aumento no volume diastólico final do ventrículo esquerdo. Pacientes com acentuada dilatação ventricular podem apresentar dilatação do anel mitral com insuficiência mitral secundária.

Nos casos de PDA reverso, a artéria pulmonar apresenta dilatação significativa e não há fluxo contínuo na artéria pulmonar. O mapeamento do fluxo ductal por Doppler colorido é bastante útil na determinação do sentido do desvio. Nos casos em que o ducto não pode ser visibilizado pode-se realizar o exame ultrassonográfico com auxílio de contraste de microbolhas em solução salina. Quando há desvio reverso, após a infusão da solução em uma veia periférica as bolhas podem ser encontradas nas câmaras cardíacas direitas e na aorta abdominal, mas não nas câmaras cardíacas esquerdas, indicando desvio extracardíaco.

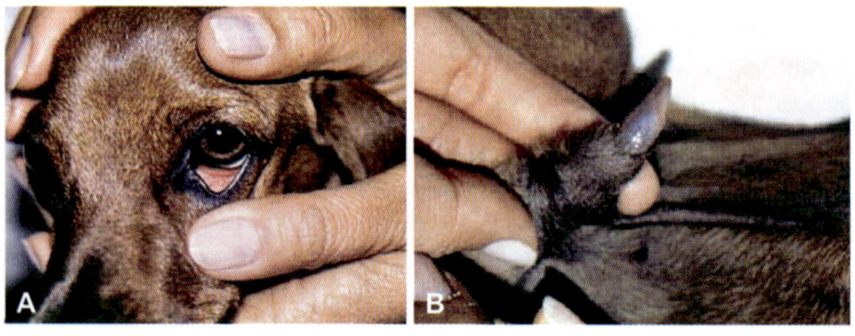

Figura 136.11 Cianose diferencial em cão com persistência do ducto arterioso e desvio reverso. **A.** Exposição de mucosa ocular que apresenta coloração rósea. **B.** Exposição de mucosa peniana, sendo possível verificar cianose. (Fonte: Serviço de Cardiologia do HOVET/VCM, FMVZ-USP. Responsável: Profa. Dra. Maria Helena Matiko Akao Larsson.)

Eletrocardiograma

Sobrecarga de átrio e ventrículo esquerdos é comumente encontrada no eletrocardiograma. Em razão da dilatação atrial excessiva, arritmias supraventriculares podem ser identificadas, principalmente os complexos atriais prematuros e a fibrilação atrial. Arritmias ventriculares também podem ser identificadas, em razão do remodelamento ventricular. Sobrecarga ventricular direita, bem como aumento do átrio direito, podem ser encontrados em pacientes com desvio reverso.

Exame radiográfico

A avaliação torácica por meio do exame radiográfico pode revelar graus variáveis de cardiomegalia, principalmente nas áreas correspondentes ao átrio e ao ventrículo esquerdos. Congestão das veias pulmonares pode ser encontrada em pacientes com insuficiência cardíaca congestiva, assim como aumento da radiopacidade pulmonar, com padrão intersticial e alveolar em região hilar e lobos pulmonares caudais, indicando edema pulmonar cardiogênico.

Nos desvios direita-esquerda podem-se encontrar acentuada dilatação do tronco da artéria pulmonar e aumento da silhueta cardíaca direita. Em alguns desses pacientes, hipoperfusão pulmonar também pode ser evidenciada ao exame radiográfico.

Exames laboratoriais

Os achados de hemograma e bioquímica sérica são bastante inespecíficos nos pacientes com PDA com desvio esquerda-direita. Pode ocorrer azotemia pré-renal em alguns casos devido ao desvio de grande volume de sangue da aorta para a circulação pulmonar, resultando em menor perfusão renal. Os pacientes com PDA reverso podem apresentar eritrocitose, com hematócrito alcançando valores acima de 65%, nos casos mais graves.

Tratamento

De maneira geral, a correção cirúrgica ou a oclusão do ducto por cateterismo tem indicação na maioria dos casos de PDA com desvio esquerda-direita. Pacientes adultos que não apresentam remodelamento cardíaco compensatório (sem dilatação de cavidades esquerdas) podem ser acompanhados periodicamente antes que esses procedimentos sejam indicados. Nesses casos não há evidências de benefício da terapia medicamentosa. Pacientes com insuficiência cardíaca congestiva esquerda devem receber terapia apropriada antes do procedimento de oclusão do ducto, que deve ser realizado o quanto antes após estabilização. Nesses casos o aumento de pressão capilar pelo hiperfluxo pulmonar e a disfunção sistólica por sobrecarga de volume são fatores importantes a serem considerados na terapia. Portanto, o uso de diuréticos como a furosemida, bem como suporte inotrópico positivo com pimobendana são fundamentais para o controle das manifestações de edema pulmonar cardiogênico. O uso de inibidores da ECA é controverso nesses casos, pois a redução da resistência sistêmica poderia favorecer a reversão do desvio nos pacientes que já têm hipertensão arterial pulmonar grave. Como o potencial benefício dessa classe de fármacos seria a longo prazo, com modulação da resposta neuro-hormonal, e pelo fato de a terapia ter como objetivo reversão rápida da insuficiência cardíaca aguda para correção do desvio a curto prazo, o uso dessa classe de fármacos fica restrito apenas àqueles pacientes que não poderão, por algum motivo, ser submetidos à oclusão do ducto. Nos pacientes com hipertensão arterial pulmonar e desvio direita-esquerda a correção cirúrgica é contraindicada, assim como a oclusão por cateterismo. Nesses pacientes o ducto funciona como uma válvula de escape em que o agravamento da hipertensão arterial pulmonar é evitado pela saída de sangue da artéria pulmonar para a artéria aorta, através do ducto arterioso. O fechamento dessa comunicação acarretaria elevação súbita e acentuada na pressão arterial pulmonar, com consequente aumento na pós-carga do ventrículo direito e redução brusca no débito da cavidade. Com isso o retorno venoso para o átrio esquerdo é drasticamente reduzido, podendo levar ao choque cardiogênico. Nos pacientes com PDA reverso, controle cuidadoso da pressão arterial sistêmica deve ser realizado, evitando que esses pacientes fiquem hipotensos, o que poderia facilitar a passagem de sangue da circulação pulmonar para a circulação sistêmica, aumentando o desvio; portanto, a utilização de vasodilatadores sistêmicos deve ser evitada. A conduta terapêutica mais adequada nesses pacientes é o controle das manifestações clínicas decorrentes da hipertensão arterial pulmonar, com uso de inibidores da fosfodiesterase V, como o citrato de sildenafila. Os pacientes que desenvolvem insuficiência cardíaca congestiva direita geralmente já têm comprometimento da função miocárdica direita, o que justifica o uso de pimobendana para suporte inotrópico, além de diuréticos de alça, como a furosemida, por vezes associados aos poupadores de potássio, como a espironolactona. Alguns animais com sinais de hiperviscosidade sanguínea e hematócrito acima de 65% podem ter benefício com flebotomia e hemodiluição ou pelo emprego de terapia com mielossupressores, como a hidroxiureia, com o intuito de promover depressão medular e menor produção de eritrócitos, apesar de a eficácia terapêutica e segurança para o uso a longo prazo ainda não serem totalmente conhecidas.

Defeito do septo ventricular

Anatomia e fisiologia

O septo ventricular divide os dois ventrículos, sendo as superfícies ventriculares direita e esquerda recobertas pelo endocárdio. É composto de uma porção muscular e outra porção membranosa. A primeira é composta de miocárdio ordinário e representa quase toda a extensão do septo ventricular, desde o ápice cardíaco até próximo à base cardíaca. A porção membranosa é composta de uma membrana de tecido conjuntivo que conecta a porção muscular do septo ventricular à base cardíaca, localizada abaixo dos folhetos aórticos coronarianos direito e não coronariano, pelo lado esquerdo; e abaixo da cúspide septal da valva tricúspide, pelo lado direito. A existência desse septo ventricular íntegro tem fundamental importância na separação das circulações sistêmica e pulmonar, evitando a mistura de sangue entre as duas circulações.

Definição e sinonímia

O defeito do septo ventricular pode ser definido como falha na formação do septo ventricular, originando uma comunicação entre os dois ventrículos. Essa cardiopatia também pode ser denominada "comunicação interventricular".

Prevalência

O defeito do septo ventricular é pouco frequente em cães, sendo sua prevalência maior em gatos.[16] Em nossa casuística, no Serviço de Cardiologia do Hospital Veterinário da Universidade de São Paulo, essa cardiopatia é a quinta mais frequente, representando 6% das cardiopatias congênitas em cães.[2] Alguns autores apontam prevalência de até 12% nessa espécie.[1] Não parece haver predisposição sexual; em nossa experiência mostrou-se mais frequente nas raças Yorkshire, Poodle e Terrier Brasileiro,[2] embora também seja encontrado em outras raças, principalmente de pequeno porte. Nos gatos o defeito do septo ventricular foi a cardiopatia congênita mais frequente em muitos estudos, com relatos de que representa entre 15 e 50% das cardiopatias congênitas felinas em diferentes populações estudadas,[5,16] sem confirmação, contudo, de que haja predisposição sexual nessa espécie.

Etiologia e fisiopatogenia

A etiologia do defeito de septo ventricular não está bem esclarecida. Nos cães da raça English Springer Spaniel foi relatado um padrão hereditário de transmissão dessa cardiopatia, sendo sugerido um padrão de herança autossômica dominante com penetrância incompleta ou caráter poligênico.[24]

A falha na formação do septo ventricular resulta em um orifício que comunica os dois ventrículos (comunicação interventricular), tornando possível a mistura (desvio) de sangue entre as circulações sistêmica e pulmonar. O defeito pode apresentar-se na região membranosa (perimembranosa) do septo ventricular (apresentação mais comum), na porção muscular ou na região supracristal ou subpulmonar (menos frequente). Na maioria dos casos ocorre um único defeito, porém são possíveis múltiplos orifícios. Quanto maior o diâmetro do defeito do septo, maior a repercussão hemodinâmica. Orifícios pequenos não levam a repercussão hemodinâmica significativa e também são denominados "restritivos". Em alguns casos podem fechar-se com a proliferação de tecido conjuntivo fibroso. Em contrapartida, grande volume de sangue pode ser desviado em defeitos amplos. Normalmente a resistência vascular sistêmica é maior que a resistência vascular pulmonar, resultando em pressão sanguínea sistêmica maior em relação à pressão sanguínea pulmonar. Como consequência, o desvio de sangue ocorre no sentido da circulação sistêmica para a circulação pulmonar, ou seja, uma parcela do sangue no ventrículo esquerdo é desviada para o ventrículo direito (desvio esquerda-direita). Dessa maneira, há aumento no volume de sangue ejetado através da artéria pulmonar, resultando em hiperperfusão pulmonar e aumento na pré-carga do lado esquerdo do coração (sobrecarga de volume). Como resultado ocorre hipertrofia excêntrica (dilatação) das câmaras cardíacas esquerdas. O aumento na pressão hidrostática nos capilares pulmonares pode levar ao edema pulmonar.

Manifestações clínicas

Muitos pacientes podem ser assintomáticos, principalmente aqueles com defeitos pequenos, uma vez que pouco volume de sangue é desviado. Todavia, a passagem de sangue por orifício pequeno produz grande aumento na velocidade do fluxo e turbulência, originando um sopro de intensidade elevada. Esse sopro é sistólico e melhor audível em hemitórax direito, próximo ao bordo esternal. Pacientes com defeitos maiores podem apresentar sopro de menor intensidade, pois há menor aceleração e turbulência no fluxo através do defeito. Entretanto, a grande sobrecarga de volume pode levar ao aumento no choque precordial em hemitórax esquerdo, resultado da dilatação ventricular esquerda. Um sopro sistólico de ejeção pode ser detectado em foco da valva pulmonar, decorrente do aumento no volume ejetado.

As manifestações mais frequentes são tosse, intolerância ao exercício e dispneia, muitas vezes relacionada com o quadro de edema pulmonar.

Eletrocardiograma

Aumento de átrio e ventrículo esquerdos pode ser encontrado no eletrocardiograma. Em grandes defeitos, o ventrículo direito também pode apresentar hipertrofia, resultando na existência de critérios eletrocardiográficos de sobrecarga do ventrículo direito.[20] Esse padrão também pode ser encontrado em pacientes com hipertensão arterial pulmonar ou com outros defeitos congênitos concomitantes. Alargamento e distúrbios de condução na onda Q são observados ocasionalmente, indicando despolarização anormal no septo ventricular.

Exame radiográfico

Ao exame radiográdico de tórax pode-se verificar aumento na silhueta cardíaca nas regiões correspondentes ao átrio e ao ventrículo esquerdos. Dilatação do tronco pulmonar, como resultado da sobrecarga de volume, também pode ser identificada. Pode haver congestão e edema pulmonar.

Exame ecocardiográfico

O exame ecocardiográfico é capaz de identificar o defeito de septo ventricular e caracterizar sua localização e sua dimensão, bem como o número de orifícios (Figura 136.13). Além disso, determina a repercussão hemodinâmica desse defeito. Na maioria das vezes os defeitos estão localizados na região superior do septo ventricular (perimembranosa), junto à via de entrada do ventrículo direito. Em raras ocasiões podem estar localizados acima da região membranosa (supracristal ou subpulmonar), junto à via de saída do ventrículo direito, logo abaixo dos folhetos pulmonares. Na forma muscular, podem estar localizados em qualquer ponto do miocárdio do septo ventricular. Defeitos pequenos ou restritivos geralmente são encontrados sem que haja remodelamento (dilatação) de câmaras cardíacas. Muitas vezes esses pequenos defeitos somente são encontrados com o auxílio do mapeamento de fluxo em cores (Doppler colorido). O emprego de Doppler pulsado também pode auxiliar na identificação desses defeitos, sendo encontrado fluxo de alta velocidade à investigação dos fluxos no ventrículo direito, abaixo da cúspide septal da valva tricúspide. A determinação do gradiente de pressão do fluxo através da comunicação interventricular, por meio de Doppler contínuo, pode auxiliar a estimar a pressão sistólica na artéria pulmonar. Sob pressões arteriais normais o gradiente é de aproximadamente 100 mmHg. Esse valor reflete a diferença de pressão entre os ventrículos. Considerando as pressões sistólicas ventriculares semelhantes às pressões encontradas nas respectivas artérias e uma pressão arterial sistêmica de 120 mmHg (obtida por método indireto, como oscilométrico ou Doppler), a pressão sistólica no ventrículo direito seria a diferença entre a pressão do ventrículo esquerdo (120 mmHg) e o gradiente de pressão (100 mmHg), resultando em pressão sistólica estimada de 20 mmHg no ventrículo direito. Caso não haja obstrução ao fluxo de sangue do ventrículo direito para a artéria pulmonar (p. ex., estenose pulmonar), pode-se considerar que a pressão na artéria pulmonar está em torno de 20 mmHg. Dessa maneira, a investigação de hipertensão arterial pulmonar pode ser facilmente realizada. Quanto menor a velocidade do fluxo pelo defeito, menor o gradiente, indicando um aumento na pressão sistólica pulmonar. Nos defeitos grandes há equivalência entre as pressões nos dois ventrículos, sendo o gradiente de pressão bastante reduzido. Por conseguinte, a velocidade do fluxo pelo defeito é baixa. Nesses casos, a estimativa da pressão sistólica pulmonar não pode ser efetuada pela maneira descrita. Portanto, fluxos de baixa velocidade através da comunicação interventricular podem indicar hipertensão arterial pulmonar, se resultantes de grandes defeitos, ou ambos. A artéria pulmonar, por sua vez, pode apresentar dilatação na região do tronco pulmonar e nos ramos direito e esquerdo, com diâmetro constante em toda sua extensão, diferentemente do observado nos casos de dilatação pós-estenose. Essa dilatação está relacionada com a sobrecarga de volume e não está, necessariamente, associada à hipertensão pulmonar. A determinação da relação entre os volumes sistólicos nas artérias aorta e pulmonar (Qp:Qs) pode quantificar o desvio e sua repercussão hemodinâmica. Sob condições fisiológicas, os volumes sistólicos nas duas circulações devem ser semelhantes (Qp:Qs próximo de 1); quando há comunicação interventricular, o volume sistólico pulmonar é maior do que aquele ejetado para a circulação sistêmica. De qualquer maneira, ao ser encontrada dilatação de átrio e ventrículo esquerdos, pode-se entender que a repercussão hemodinâmica é importante, independentemente do cálculo desses índices. Essa dilatação pode ter magnitude variável, dependendo do volume de sangue desviado. Dilatação do ventrículo direito somente é observada se o volume desviado for muito elevado, não sendo verificado na forma supracristal. Pode haver insuficiência aórtica, algumas vezes associada ao prolapso de um folheto valvar aórtico. Insuficiência mitral secundária pode manifestar-se nos pacientes com significativa dilatação ventricular.

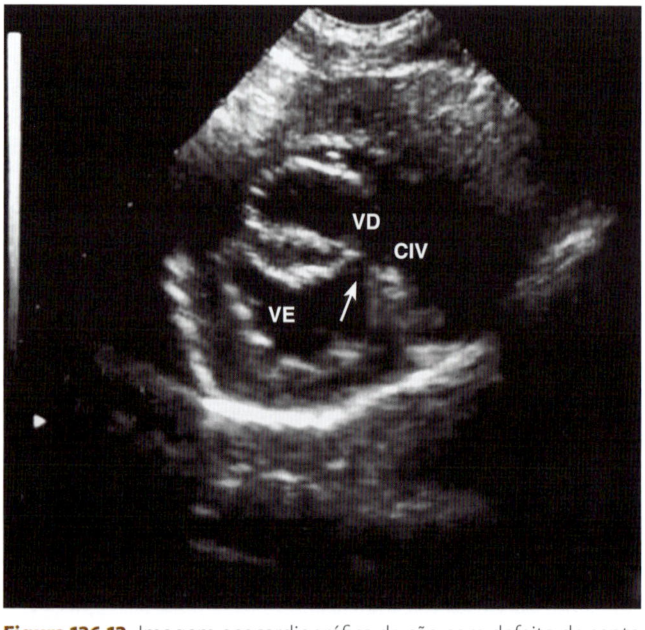

Figura 136.13 Imagem ecocardiográfica de cão com defeito do septo ventricular em porção muscular (*seta*). CIV: comunicação interventricular; VD: ventrículo direito; VE: ventrículo esquerdo. (Fonte: Serviço de Cardiologia do HOVET/VCM, FMVZ-USP. Responsável: Profa. Dra. Maria Helena Matiko Akao Larsson.)

Tratamento

Os pacientes com defeitos restritivos, em que não há dilatação de câmaras cardíacas, não devem ser submetidos a qualquer tipo de terapia. Na dilatação das câmaras cardíacas esquerdas, a utilização de inibidores da ECA deve ser considerada, pois reduzem a resistência vascular sistêmica e, consequentemente, o desvio esquerda-direita. Contudo, não devem ser utilizados nos pacientes com hipertensão arterial pulmonar significativa, pois a redução na pressão arterial sistêmica pode facilitar a reversão do desvio. Nos pacientes com insuficiência cardíaca congestiva esquerda devem ser utilizados diuréticos de alça, como a furosemida, inotrópicos positivos, como pimobendana, e inibidores da ECA, com o cuidado de monitorar a pressão sistêmica para evitar redução excessiva.

A correção cirúrgica representa uma possibilidade de correção definitiva, porém envolve a utilização de circulação extracorpórea, cujos custos e riscos ainda são bastante elevados. Uma possibilidade é o implante de uma banda compressora ao redor da artéria pulmonar, aumentando a resistência ao esvaziamento do ventrículo direito e diminuindo o desvio esquerda-direita.

O emprego de procedimentos intervencionistas com a finalidade de implante de próteses intracardíacas é uma opção que oferece menos riscos, porém o custo ainda é elevado. Dentre as alternativas utilizadas, ressalta-se o implante de dispositivos em espirais e a fixação de próteses Amplatzer®, as quais contribuem para a oclusão definitiva do orifício, mormente na forma muscular.[25]

Qualquer procedimento corretivo é contraindicado aos pacientes com desvio reverso. O prognóstico é bom para os pacientes com pequenos defeitos e adultos assintomáticos, porém insuficiência cardíaca congestiva e desvio reverso indicam mau prognóstico.

Defeito do septo atrial

Anatomia e fisiologia

Durante o desenvolvimento embriológico do coração, ocorre a separação entre os átrios direito e esquerdo pela formação do septo atrial. Ele é dividido em septo *primum* e septo *secundum*. O primeiro desenvolve-se a partir da parede atrial dorsal e funde-se com os coxins endocárdicos, havendo perfurações, muitas vezes coalescentes, na sua porção superior, originando o chamado "*ostium secundum*". Esse orifício é recoberto pelo desenvolvimento do septo *secundum*, à direita do primeiro, com origem na parede atrial dorsal, completando seu desenvolvimento com fusão junto ao coxim endocárdico. Um pequeno orifício normalmente persiste no septo *secundum*, denominado "*forame ovale*", o qual é recoberto pela membrana do septo *primum*. Essa, por sua vez, funciona como uma válvula do *forame ovale*. Logo ao nascimento, essa comunicação é fechada, havendo sobreposição da parede do septo *primum* (fechamento funcional) e, posteriormente, havendo proliferação de tecido fibroso e fusão das estruturas (fechamento anatômico). Esse segmento do septo atrial é caracterizado por uma região mais delgada, denominada "fossa oval". Na porção ventral, o coxim endocárdico origina o septo atrioventricular, que completa a separação atrial. O fechamento completo do septo atrial é importante para evitar a mistura de sangue entre as circulações sistêmica e pulmonar após o nascimento.

Definição e sinonímia

O defeito do septo atrial consiste na falha no processo embriológico de formação da estrutura. O termo comunicação interatrial também é utilizado para denominar a mistura do sangue entre os átrios, porém esse termo também engloba as falhas embriológicas, no desenvolvimento do septo atrioventricular, mesmo que o septo atrial esteja íntegro.

Prevalência

O conjunto de anomalias congênitas que resultam na comunicação interatrial, envolvendo tanto defeito do septo atrial quanto do septo atrioventricular, não é muito frequente em cães, sendo também incomum nos felinos.[10] Há relatos de que representam em torno de 0,7% das cardiopatias congênitas em cães.[17] Estudo retrospectivo das cardiopatias congênitas atendidas no Serviço de Cardiologia do Hospital Veterinário da Universidade de São Paulo mostrou que 2% dos casos tinham o diagnóstico de defeito de septo atrial, representando a sétima cardiopatia congênita mais comum em cães. A raça Poodle foi a mais frequentemente afetada, e em 50% dos casos o defeito do septo atrial foi diagnosticado em conjunto com outras anomalias cardíacas congênitas.[2] Em gatos, há relatos de que essa anomalia represente ao redor de 9% das cardiopatias congênitas.[16] Entretanto, há relato de ocorrência do defeito do septo atrial em torno de 37% dos casos de cardiopatias congênitas em cães e gatos, sendo a mais frequente em ambas as espécies. O mesmo estudo relatou que a raça Boxer era a mais comum entre os cães afetados e o doméstico de pelo curto a mais frequente entre os gatos.[26] Alguns autores apontam o defeito de septo atrial como a cardiopatia congênita mais frequente nos cães da raça Boxer.[3]

Etiologia e fisiopatogenia

O caráter genético do defeito de septo atrial não é completamente caracterizado em cães e gatos. Porém, genes candidatos já vêm sendo identificados e estudados nessas espécies.[27,28] O defeito do septo atrial pode acontecer por falha no septo *secundum* (defeito tipo *ostium secundum*), localizado na porção dorsal do septo atrial na região da fossa oval, e por defeito no septo *primum* (defeito tipo *ostium primum*), localizado na porção ventral do septo atrial. Outra forma mais rara de defeito do septo atrial é chamada "defeito tipo *sinus venosus*", localizado dorsalmente e cranialmente à fossa oval, próximo à inserção da veia cava cranial. Ainda, a falha no fechamento anatômico do forame oval, condição conhecida como forame oval patente, não é considerada defeito do septo atrial propriamente dito, uma vez que o septo normalmente se apresenta íntegro. Contudo, em condições de elevada pressão no átrio direito pode ocorrer o deslocamento da membrana do forame para o átrio esquerdo, possibilitando a passagem de sangue do átrio direito para o átrio esquerdo (desvio direita-esquerda). Por fim, a comunicação entre os átrios pode ser consequência do defeito no septo atrioventricular, também denominado "defeito do canal atrioventricular". Nesse caso, geralmente há comunicação interventricular concomitante e anomalias nas cúspides das valvas atrioventriculares, originando uma valva atrioventricular única, que tem comunicação com os dois ventrículos. Nos cães a forma mais comum do defeito de septo atrial é o *ostium secundum*, enquanto nos felinos a forma mais comum é o defeito tipo *ostium primum*.[10] Com exceção da comunicação interatrial por forame oval patente, as demais normalmente resultam em desvio esquerda-direita, uma vez que a pressão no interior do átrio esquerdo é maior que a pressão no átrio direito. Como resultado da sobrecarga de volume, há acentuada dilatação do átrio direito e do ventrículo direito, além de dilatação da artéria pulmonar. Pode haver discreta dilatação do átrio esquerdo. Em muitas ocasiões os defeitos de septo atrial do tipo *ostium primum* e *ostium secundum* estão associados a outras anomalias congênitas, entre elas destacam-se algumas que resultam em aumento na pressão atrial direita, como estenose pulmonar e displasia da valva tricúspide.[26] Nesses casos frequentemente há desvio direita-esquerda. Dilatação importante do átrio esquerdo pode ser encontrada nos casos de desvio direita-esquerda ou nos casos de defeito do septo atrioventricular. O volume desviado depende diretamente do diâmetro do orifício septal. Defeitos de pequeno diâmetro geralmente possibilitam apenas a passagem de pequeno volume de sangue, sendo denominados "restritivos". Quando grande volume de sangue é desviado, pode haver hiperperfusão pulmonar, com aumento na pressão hidrostática nos capilares pulmonares, congestão e edema pulmonar. Em casos avançados pode haver insuficiência miocárdica ventricular direita, em razão da excessiva dilatação ventricular por sobrecarga de volume, resultando em insuficiência cardíaca congestiva direita. O surgimento de hipertensão arterial pulmonar secundária ao aumento na resistência vascular pulmonar pode levar ao surgimento da fisiologia de Eisenmenger, com o característico desvio direita-esquerda. Além dessa possibilidade, outras condições que resultam no aumento da pressão atrial direita também podem resultar no desvio reverso (direita-esquerda), como em decorrência de regurgitação valvar tricúspide crônica ocasionada por doença atrioventricular mixomatosa, ou por outras causas de hipertensão arterial pulmonar, como a secundária à doença respiratória crônica ou à dirofilariose. Nos casos de defeito do septo atrioventricular, onde há comunicação interventricular e insuficiência valvar atrioventricular concomitantes, é frequente o surgimento de insuficiência cardíaca congestiva esquerda ou direita.

Manifestações clínicas

Grande parte dos pacientes com defeito do septo atrial não apresenta manifestações clínicas. Os defeitos do tipo *ostium secundum* geralmente são mais bem tolerados em comparação com defeitos do tipo *ostium primum* ou do septo atrioventricular.[11] Esses podem apresentar dificuldade respiratória, distensão abdominal e tosse, associados à insuficiência cardíaca congestiva. Quando há outras anomalias congênitas associadas ao defeito de septo atrial é comum o surgimento de manifestações clínicas, dependendo do tipo de cardiopatia congênita relacionada. Síncope pode ocorrer quando há anomalias concomitantes, como estenose pulmonar, displasia tricúspide, fisiologia de Eisenmenger e também naqueles com doença valvar crônica degenerativa da valva tricúspide e insuficiência tricúspide importante.

Exame físico

A passagem do sangue pelo defeito do septo atrial ocorre em velocidade baixa, não sendo suficiente para ocasionar um sopro. Um achado frequente é o sopro sistólico de ejeção em foco da valva pulmonar decorrente do excessivo volume ejetado por essa via. Pacientes com defeito do septo atrioventricular podem apresentar um sopro sistólico em foco da valva mitral decorrente da insuficiência mitral. Pode ocorrer cianose em pacientes com desvio direita-esquerda.

Eletrocardiograma

A maioria dos pacientes apresenta eletrocardiograma normal. Ondas P amplas e critérios de sobrecarga ventricular direita podem ocorrer.[29] Arritmias supraventriculares podem manifestar-se em razão da excessiva dilatação atrial, assim como defeitos na condução intraventricular, como o bloqueio de ramo direito, mormente nos pacientes com defeito do septo atrial do tipo *ostium primum*.

Exame radiográfico

As alterações radiográficas encontradas são bastante inespecíficas, incluindo aumento da silhueta de átrio e ventrículo direitos, dilatação da artéria pulmonar e aumento do calibre dos vasos pulmonares. Aumento atrial esquerdo pode ser observado quando há defeito do septo atrioventricular. Edema pulmonar pode ser identificado nos casos mais graves, onde o volume desviado através da comunicação é excessivo.

Exame ecocardiográfico

O exame ecocardiográfico é capaz de caracterizar a existência e o tipo de defeito de septo (Figura 136.14). Muitas vezes pode ser necessário o Doppler colorido para identificação do defeito, uma vez que a região da fossa oval pode originar falha na formação de ecos, mesmo em animais com septo íntegro. Ainda, esse recurso é útil na determinação do sentido do desvio de sangue. O fluxo através do defeito raramente é turbulento, apresentando baixa velocidade na maioria das vezes (Figura 136.15). A sobrecarga de volume resulta em dilatação do átrio direito e, em menor proporção, do átrio esquerdo. Muitas vezes o átrio esquerdo pode ter dimensão normal, considerando que a excessiva pré-carga nessa cavidade é transferida para o átrio direito. Dilatação do ventrículo direito é comum, geralmente com movimento paradoxal do septo interventricular. A artéria pulmonar apresenta dilatação na região do tronco e dos ramos esquerdo e direito.

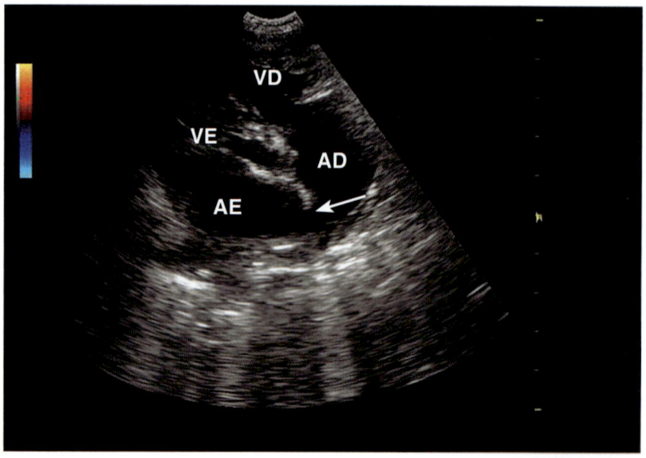

Figura 136.14 Imagem ecocardiográfica de cão com defeito do septo atrial do tipo *ostium secundum* (*seta*). AD: átrio direito; AE: átrio esquerdo; VD: ventrículo direito; VE: ventrículo esquerdo. (Fonte: Dognostic: Unidade Veterinária Especializada. Responsável: Guilherme Gonçalves Pereira.)

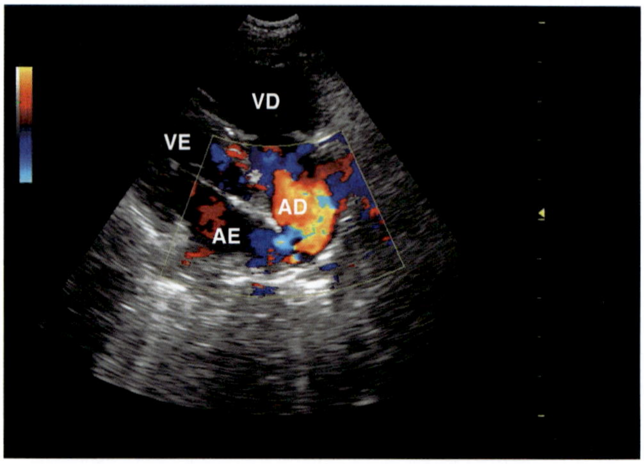

Figura 136.15 Mapeamento de fluxo em cores (Doppler colorido) sobre a região do septo atrial, indicando a passagem de sangue do átrio esquerdo (AE) para o átrio direito (AD) através do defeito de septo do tipo *ostium secundum*. VD: ventrículo direito; VE: ventrículo esquerdo. (Fonte: Dognostic: Unidade Veterinária Especializada. Responsável: Guilherme Gonçalves Pereira.)

A quantificação do desvio é possível por meio da determinação da relação entre os volumes ejetados pela artéria aorta e através da artéria pulmonar (Qp:Qs). Relação superior a 2:1 indica repercussão hemodinâmica significativa e acima de 2,5 é indicativa de necessidade de correção cirúrgica.[9]

Tratamento

A maioria dos pacientes com defeito do septo atrial isoladamente não necessita de terapia medicamentosa. Pacientes com insuficiência cardíaca congestiva devem receber terapia com inibidores da ECA, diuréticos e suporte inotrópico. A correção do defeito de septo atrial pode ser feita por intervenção cirúrgica. Fechamento por sutura pode ser feito, não havendo a necessidade de circulação extracorpórea. Esse procedimento é realizado com breve oclusão do fluxo pelas veias cavas. Defeitos maiores, por vezes, implicam sutura de membranas biológicas para o fechamento completo. Por fim, a oclusão pode ser realizada por cateterismo, por meio do implante de próteses. Essa alternativa representa menor risco e recuperação mais rápida, porém o custo é bastante elevado.

DESVIOS SANGUÍNEOS | DIREITA-ESQUERDA

Tetralogia de Fallot

Anatomia e fisiologia

Durante o desenvolvimento embriológico do coração, o sistema tronco-cone é responsável pela origem das artérias aorta e pulmonar, bem como das vias de saída dos ventrículos esquerdo e direito. Com o desenvolvimento e o alinhamento do septo tronco-cone, ocorre a separação do tronco arterioso cardíaco, resultando na diferenciação entre as artérias aorta e pulmonar. Ainda possibilita a separação do cone arterioso em via de saída do ventrículo esquerdo e via de saída do ventrículo direito. O resultado desse processo é a adequada comunicação dos ventrículos com as grandes artérias, bem como o desenvolvimento de um caminho que viabilize a passagem do sangue dos ventrículos para as artérias aorta e pulmonar.

Definição e sinonímia

Tetralogia de Fallot é o nome dado ao conjunto de alterações cardíacas congênitas decorrentes da falha no desenvolvimento embriológico do septo tronco-cone, quais sejam: estenose pulmonar, hipertrofia concêntrica do ventrículo direito secundária, dextroposição da artéria aorta e defeito do septo ventricular em região subaórtica.

Prevalência

A casuística do Serviço de Cardiologia do Hospital Veterinário da Universidade de São Paulo mostra que a tetralogia de Fallot é a quarta cardiopatia congênita mais frequente em cães, representando 8% das cardiopatias congênitas nessa espécie, sendo a raça Poodle a mais acometida.[2] Raças como Buldogue Inglês, Fox Terrier e Keeshond apresentam maior predisposição.[10] Em gatos sua ocorrência é bastante incomum, podendo representar em torno de 5% das anomalias congênitas encontradas nesses espécimes.[5]

Etiologia e fisiopatogenia

Uma base genética provavelmente está envolvida nos casos de tetralogia de Fallot. O padrão de herança autossômica recessiva foi relatado em estudo genético com cães da raça Keeshond.[30] A tetralogia de Fallot é a principal causa de desvio direita-esquerda decorrente de cardiopatia congênita. Contudo, o volume desviado e o sentido do desvio dependem diretamente do grau de estenose pulmonar. Essa é decorrente do alinhamento inadequado do septo tronco-cone, levando ao deslocamento anterior do septo atrioventricular. Como consequência, ocorre obstrução na via de saída do ventrículo direito e dextroposição da artéria aorta. A pressão sistólica no interior do ventrículo direito é bastante elevada em razão da obstrução da via de saída. Com isso, ocorre hipertrofia concêntrica do ventrículo direito. Ainda, o defeito do septo ventricular, logo abaixo da artéria aorta (subaórtico), possibilita o desvio de sangue entre as circulações sistêmica e pulmonar. A elevada pressão sistólica ventricular direita, associada à comunicação direta de parte da artéria aorta com essa cavidade, possibilita a passagem de sangue do ventrículo direito para a circulação sistêmica (desvio direita-esquerda). Nesse caso, não há sobrecarga de volume no ventrículo esquerdo, pois em razão da localização do defeito de septo em região subaórtica e da dextroposição aórtica, o trajeto do sangue desviado não passa pelo ventrículo esquerdo, havendo passagem direta do ventrículo direito para a artéria aorta. Além disso, menor volume de sangue atinge a circulação pulmonar, diminuindo a captação de oxigênio nessa circulação. Como resultado, o sangue da circulação sistêmica apresenta menor concentração de oxigênio, ocasionando hipoxia tecidual, estímulo para produção de eritropoetina pelos rins e consequente eritrocitose. Em raras ocasiões, quando a estenose pulmonar é muito discreta, a pressão sistólica no ventrículo direito pode não ser elevada o suficiente para superar a pressão na circulação sistêmica. Nesses casos há desvio esquerda-direita, resultando em sobrecarga de volume nas câmaras cardíacas esquerdas, hiperperfusão pulmonar, congestão e edema pulmonar.

Outros defeitos congênitos podem se apresentar concomitantemente, como defeito do septo atrial (pentalogia de Fallot), hipoplasia da artéria pulmonar e hérnia diafragmática peritônio-pericárdica.[31]

Manifestações clínicas

A maioria dos pacientes com tetralogia de Fallot apresenta manifestações clínicas antes do primeiro ano de vida. Síncope, cianose generalizada, intolerância ao exercício e dispneia são as manifestações mais corriqueiras. Pacientes com hiperviscosidade sanguínea podem apresentar convulsão e até mesmo tromboembolismo arterial. Em raros casos, alguns animais podem permanecer assintomáticos.

Exame físico

A auscultação cardíaca revela sopro sistólico em foco da valva pulmonar, decorrente da estenose pulmonar e sopro sistólico em bordo esternal, proveniente do fluxo pela comunicação interventricular. Por vezes, quando de intensidade acentuada, a distinção entre os dois sopros pode ser difícil. Animais com estenose pulmonar importante e grande defeito do septo ventricular, com acentuada hiperviscosidade sanguínea, podem não apresentar sopro. Cianose das mucosas aparentes pode apresentar-se, mesmo estando o paciente em repouso.

Exame eletrocardiográfico

Geralmente manifestam-se critérios eletrocardiográficos de sobrecarga do ventrículo direito, como ondas S profundas no plano frontal e nas derivações pré-cordiais, além do desvio de eixo elétrico para a direita. Podem ocorrer arritmias ventriculares.

Exame radiográfico

Ao exame radiográfico de tórax pode-se identificar aumento da silhueta correspondente ao ventrículo direito, além de redução no padrão vascular pulmonar, decorrente da hipoperfusão pulmonar.

Ecocardiograma

O achado ecocardiográfico característico para o diagnóstico da tetralogia de Fallot é o deslocamento anterior do septo atrioventricular. A estenose pulmonar é representada por estreitamento da via de saída do ventrículo direito. Hipertrofia concêntrica do ventrículo direito pode ser identificada, sendo proporcional ao grau de estenose pulmonar (Figura 136.16). A artéria aorta encontra-se sobre o septo ventricular, deslocando-se sobre esse septo com movimento denominado "cavalgamento", comunicando tanto com o ventrículo esquerdo quanto com o ventrículo direito. O defeito do septo ventricular é identificado junto à região perimembranosa, logo abaixo dos folhetos valvares aórticos (Figura 136.17). Ao mapeamento de fluxo por Doppler colorido, é possível identificar um fluxo sistólico turbulento, a partir da comunicação interventricular, saindo do ventrículo direito e entrando na artéria aorta, caracterizando o desvio direita-esquerda (Figura 136.18), além de fluxo turbulento na artéria pulmonar. O Doppler contínuo deve ser utilizado para identificar a velocidade e o gradiente de pressão do fluxo pulmonar, possibilitando estimar a gravidade da obstrução. Todavia, quando há um grande defeito do septo ventricular o grau de estenose pulmonar pode ser superestimado, uma vez que a pressão sistólica do ventrículo direito ficará próxima à pressão sistêmica (ao redor de 120 mmHg), elevando a velocidade do fluxo pulmonar. Normalmente não há dilatação da artéria pulmonar do tipo pós-estenose, pois o volume ejetado pelo ventrículo direito é bastante reduzido em razão do desvio. Caso a estenose pulmonar seja discreta, pode haver desvio esquerda-direita por meio da comunicação interventricular identificado pelo Doppler. Pode haver insuficiência valvar tricúspide de grau variável.

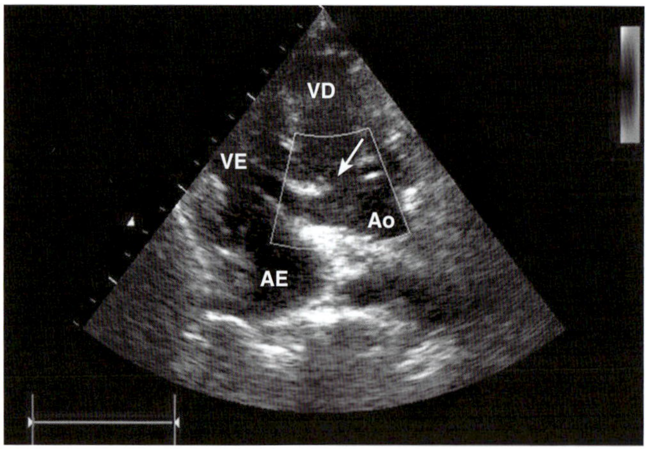

Figura 136.17 Imagem ecocardiográfica de cão com tetralogia de Fallot. É possível identificar o defeito do septo ventricular (*seta*) e a dextroposição da artéria aorta (Ao), que tem comunicação com ambos os ventrículos. AD: átrio direito; AE: átrio esquerdo; VD: ventrículo direito; VE: ventrículo esquerdo. (Fonte: Serviço de Cardiologia do HOVET/VCM, FMVZ-USP. Responsável: Profa. Dra. Maria Helena Matiko Akao Larsson.)

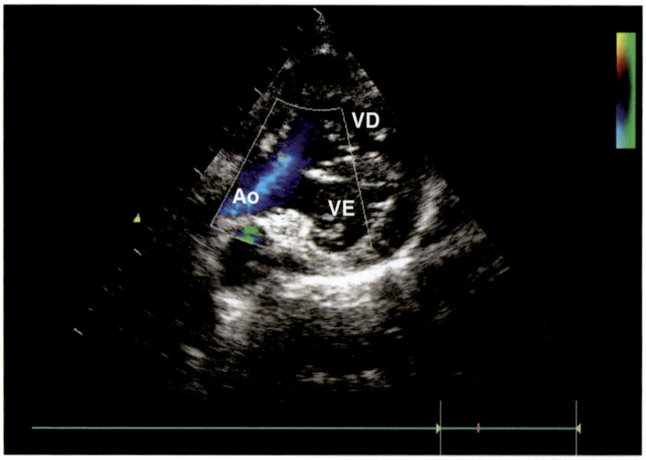

Figura 136.18 Mapeamento de fluxo em cores (Doppler colorido) em cão com tetralogia de Fallot, indicando fluxo do ventrículo direito (VD) em direção à artéria aorta (Ao). VE: ventrículo esquerdo. (Fonte: Serviço de Cardiologia do HOVET/VCM, FMVZ-USP. Responsável: Profa. Dra. Maria Helena Matiko Akao Larsson.)

Exames laboratoriais

No hemograma pode-se identificar eritrocitose: o hematócrito pode estar, em casos graves, ao redor de 70%. Os pacientes cianóticos em geral apresentam pressão parcial de oxigênio arterial (PaO_2) ao redor de 35 a 40 mmHg.

Tratamento

O procedimento terapêutico mais empregado atualmente em medicina veterinária é a cirurgia paliativa de Blalock-Taussig. Essa técnica consiste na realização de uma anastomose da artéria subclávia com a artéria pulmonar, resultando em um desvio esquerda-direita. Essa técnica possibilita o aumento do fluxo sanguíneo pulmonar, melhorando a captação de oxigênio pela circulação pulmonar e reduzindo a hipoxemia. O procedimento foi realizado pela primeira vez no Brasil em 1995, em um cão da raça Cocker Spaniel Inglês, obtendo sucesso na intervenção cirúrgica paliativa.[32] Outras técnicas já foram descritas, inclusive a dilatação da via de saída do ventrículo direito com emprego de cateter-balão,[33] porém a comparação dos benefícios a longo prazo entre os diferentes procedimentos ainda não está totalmente esclarecida em medicina veterinária.

Alguns pacientes com síncope e intolerância ao exercício podem apresentar algum benefício com o emprego de betabloqueadores cardiosseletivos, como o atenolol. A utilização de inibidores da ECA, ou de qualquer outro vasodilatador arterial sistêmico, não é indicada, uma vez que a redução na resistência vascular sistêmica favorece o aumento no desvio direita-esquerda. Os sinais de hiperviscosidade sanguínea devem ser controlados por meio de flebotomia e hemodiluição, sendo desejável manter um hematócrito entre 55 e 65%. Valores abaixo desses limites podem agravar a hipoxia tecidual, uma vez que esses pacientes apresentam baixa PaO_2.

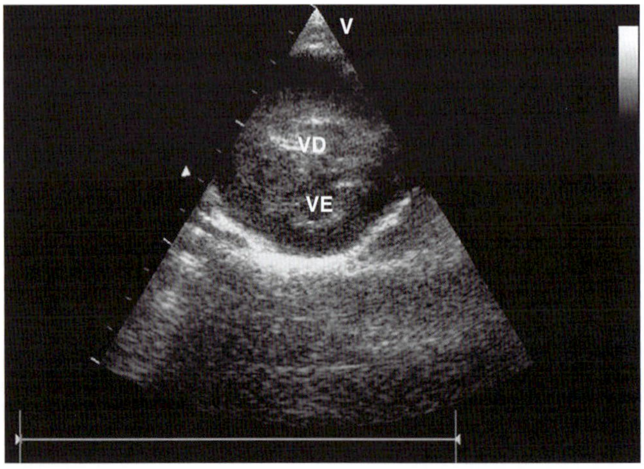

Figura 136.16 Imagem ecocardiográfica de cão com tetralogia de Fallot. É possível identificar acentuada hipertrofia concêntrica do ventrículo direito (VD). VE: ventrículo esquerdo. (Fonte: Serviço de Cardiologia do HOVET/VCM, FMVZ-USP. Responsável: Profa. Dra. Maria Helena Matiko Akao Larsson.)

Síndrome de Eisenmenger

Definição e sinonímia

A síndrome de Eisenmenger, também denominada "fisiologia ou reação de Eisenmenger", refere-se à reversão de um desvio sanguíneo, que inicialmente era esquerda-direita, tornando-se direita-esquerda, em razão de hipertensão arterial pulmonar conduzida por alterações estruturais nos vasos arteriais pulmonares.

Etiologia e fisiopatogenia

Anomalias congênitas que causam desvio sanguíneo da circulação sistêmica para a circulação pulmonar, como persistência do ducto arterioso, defeito do septo ventricular, defeito do septo atrial e defeito do septo atrioventricular, servem de base para o surgimento dessa síndrome. Em grandes defeitos, em que o volume desviado é muito grande e a pressão transmitida para as arteríolas pulmonares é bastante elevada, ocorrem alterações estruturais irreversíveis nas paredes dessas arteríolas, quais sejam: espessamento da túnica íntima, hipertrofia da túnica média e lesões plexiformes irreversíveis.[11] Como resultado, há aumento acentuado e permanente na resistência vascular pulmonar, contribuindo para a hipertensão arterial pulmonar. Conforme ocorre a elevação, a pressão arterial pulmonar pode ultrapassar a pressão arterial sistêmica, fazendo com que ocorra a mudança no sentido do desvio, agora da circulação pulmonar para a circulação sistêmica (direita-esquerda). Assim, a circulação sistêmica passa a exercer a função de "válvula de escape" da circulação pulmonar, evitando que a pressão arterial pulmonar tenha elevação ainda maior. A resistência vascular pulmonar elevada dificulta a chegada de sangue aos capilares pulmonares, levando a hipoperfusão pulmonar e redução no retorno venoso nas câmaras cardíacas esquerdas. Essa condição leva à hipoxemia, sendo suficiente para o estímulo à produção de eritropoetina pelos rins e consequente eritrocitose. A sobrecarga de pressão decorrente da hipertensão arterial pulmonar resulta em hipertrofia concêntrica do ventrículo direito. Diferentemente da tetralogia de Fallot, em que o desvio direita-esquerda ocorre por sobrecarga de pressão decorrente de estenose pulmonar, na síndrome de Eisenmenger o desvio direita-esquerda é consequência da hipertensão arterial pulmonar.

Manifestações clínicas

As manifestações clínicas estão relacionadas com o quadro de hipoxemia e são semelhantes àquelas encontradas na tetralogia de Fallot (cianose generalizada, síncope, convulsão, intolerância ao exercício e eritrocitose marcante). Quando o defeito inicial for a persistência do ducto arterioso, ocorre a cianose diferencial, discutida anteriormente. Normalmente a auscultação cardíaca revela hiperfonese da segunda bulha em foco da valva pulmonar, decorrente da hipertensão arterial pulmonar. Muitas vezes não há sopro audível, já que o sangue atravessa a região da comunicação (defeito do septo ventricular ou atrial, ducto arterioso) com velocidade muito baixa, não havendo turbulência.

Exame eletrocardiográfico

Comumente apresentam-se critérios eletrocardiográficos de sobrecarga do ventrículo direito,[29] além de ondas P com amplitudes elevadas, indicando aumento do átrio direito.

Exame radiográfico

Muitos casos podem não apresentar aumento na silhueta cardíaca, enquanto outros revelam aumento na silhueta cardíaca direita. Geralmente há dilatação do tronco pulmonar e das artérias lobares proximais, enquanto os campos pulmonares apresentam redução no padrão vascular; resultado da hipoperfusão pulmonar.

Exame ecocardiográfico

O exame ecocardiográfico é capaz de fornecer o diagnóstico da síndrome de Eisenmenger. O aspecto em comum a todos os casos é a hipertensão arterial pulmonar. Portanto, deve necessariamente ocorrer para o seu diagnóstico. Assim, observa-se dilatação do tronco da artéria pulmonar e de seus ramos principais, muitas vezes acompanhados de hipertrofia do ventrículo direito. Quando há regurgitação valvar pulmonar, a velocidade do jato regurgitante normalmente está acima de 2,5 m/s.[11] Grandes defeitos de septo ventricular ou atrial podem ser facilmente identificados. O emprego de contraste com microbolhas em solução salina é bastante útil na identificação do desvio direita-esquerda. Uma vez injetada a solução em uma veia periférica, as microbolhas preenchem o átrio direito e o ventrículo direito e podem ser facilmente identificadas atravessando o septo ventricular e preenchendo o ventrículo esquerdo, no caso de defeito do septo ventricular; ou atravessando o septo atrial e preenchendo átrio e ventrículo esquerdos, no caso de defeito do septo atrial. Em ambas as condições, esses achados são suficientes para a identificação do desvio intracardíaco direita-esquerda. No caso da persistência do ducto arterioso reverso, essas microbolhas não são visibilizadas nas câmaras cardíacas esquerdas, uma vez que o desvio ocorre nas grandes artérias. Dessa maneira, as microbolhas devem ser procuradas na aorta abdominal. A ausência de microbolhas nas câmaras cardíacas esquerdas e a concomitante identificação dessas estruturas na aorta abdominal sugerem desvio de sangue entre as grandes artérias, no sentido direita-esquerda, sendo a persistência do ducto arterioso a forma mais comum.

Tratamento

A opção que, definitivamente, não deve ser escolhida no tratamento é o fechamento do desvio sanguíneo. Como já discutido anteriormente, uma vez estabelecida a síndrome de Eisenmenger a circulação sistêmica assume o papel de impedir o excessivo aumento progressivo na pressão arterial pulmonar. Caso a comunicação entre as duas circulações seja interrompida (p. ex., ligadura ou fechamento do ducto arterioso, bem como correção de defeitos septais), a pressão na circulação pulmonar eleva-se acentuadamente, aumentando ainda mais a pós-carga no ventrículo direito, reduzindo quase totalmente o retorno venoso para as câmaras cardíacas esquerdas, e levando ao choque cardiogênico. Ainda, as alterações estruturais na parede das artérias pulmonares são irreversíveis, impedindo a reversão da hipertensão arterial pulmonar. Por essas razões, a correção dos desvios é contraindicada na síndrome de Eisenmenger.

Outro cuidado importante é evitar a hipotensão sistêmica. A redução na pressão arterial sistêmica facilita o desvio direita-esquerda, aumentando sua repercussão. Por isso, o uso de vasodilatadores arteriais sistêmicos, como os inibidores da ECA, deve ser evitado, salvo em insuficiência cardíaca congestiva, que é extremamente incomum nesses pacientes.

A abordagem clínica desses pacientes é semelhante à descrita para aqueles com tetralogia de Fallot, visando ao controle da hiperviscosidade sanguínea, baseando-se nos valores de hematócrito e nas manifestações relacionadas.

ANOMALIAS CONGÊNITAS INCOMUNS

Persistência do tronco arterioso

Durante o desenvolvimento embriológico do coração e dos grandes vasos, as artérias aorta e pulmonar têm origem a partir da septação de uma grande artéria comum, denominada "tronco arterioso". A falha no desenvolvimento do septo espiral, responsável pela separação das grandes artérias, resulta na persistência do tronco arterioso.[34] Como resultado, no lugar das artérias aorta e pulmonar há uma grande artéria que se comunica com os dois ventrículos, e que acaba por conduzir o sangue para a circulação sistêmica, circulação pulmonar e artérias coronárias. Pode ter diferentes classificações, dependendo da origem morfológica da artéria pulmonar junto ao tronco arterioso. Normalmente há comunicação interventricular logo abaixo da saída do tronco arterioso, o qual recebe sangue de ambos os ventrículos. No homem, o tronco arterioso pode comunicar-se somente com um dos ventrículos ou com ambos os ventrículos.[35] Geralmente há desvio de sangue direita-esquerda, resultando em cianose e ocorrência de síncopes, dependendo da magnitude do desvio. Há relatos dessa anomalia congênita tanto em cães quanto em gatos.[36-38]

Cor triatriatum

A *cor triatriatum* é caracterizada por uma membrana atrial que separa o átrio verdadeiro, tem comunicação com a valva atrioventricular correspondente, de uma câmara atrial acessória, que normalmente recebe o sangue venoso. A apresentação mais comum de septação atrial anormal é um septo ou membrana no interior do átrio direito (*cor triatriatum dexter*), originando a separação dessa câmara cardíaca em porções cranial e caudal. Geralmente a câmara atrial direita caudal inclui a veia cava caudal e a fossa oval; e a câmara atrial direita cranial inclui o seio coronariano e a valva atrioventricular direita. Muitas vezes essa membrana acaba restringindo o fluxo de sangue para a câmara atrial verdadeira, resultando em dilatação da câmara acessória das veias cavas e insuficiência cardíaca congestiva direita.[39,40] O diagnóstico definitivo pode ser realizado pelo exame ecocardiográfico, muitas vezes com auxílio do contraste de microbolhas. A ressecção cirúrgica da membrana atrial, assim como a dilatação de seu orifício por meio do uso de cateter-balão, são opções terapêuticas indicadas e que propiciam evolução clínica favorável.[39,40]

Dupla via de saída do ventrículo direito

A condição em que as duas grandes artérias, pulmonar e aorta, comunicam-se totalmente ou predominantemente com o ventrículo direito é denominada "dupla via de saída do ventrículo direito". Esses pacientes normalmente também apresentam um defeito do septo interventricular, o que viabiliza a saída do sangue da câmara ventricular esquerda. No Brasil, o primeiro relato dessa condição em um espécime felino, associada à conexão atrioventricular discordante, data de 2003.[41]

Anomalias vasculares torácicas

As anomalias vasculares torácicas congênitas podem ser classificadas de acordo com sua localização, podendo ser arteriais ou venosas. Com exceção da persistência do ducto arterioso, discutido anteriormente, as anomalias vasculares congênitas são bastante incomuns.

Entre as anomalias vasculares arteriais, destacam-se as malformações do arco aórtico, como persistência do quarto arco aórtico direito; persistência da artéria subclávia esquerda retroesofágica; arco aórtico duplo; e arco aórtico esquerdo, com persistência do ligamento arterioso à direita. Nessas condições normalmente há compressão esofágica pelas estruturas vasculares adjacentes. Assim, as manifestações clínicas marcantes são regurgitação, emagrecimento progressivo e, muitas vezes, pneumonia por aspiração de conteúdo alimentar. Raramente essas anomalias resultam em repercussão hemodinâmica. Muitas vezes pode haver associação entre essas anomalias vasculares, podendo incluir até mesmo a persistência do ducto arterioso.[42] Entre elas, a mais comum é a persistência do quarto arco aórtico esquerdo, em que o ligamento arterioso interliga o arco aórtico (à direita) e a artéria pulmonar (à esquerda), promovendo estrangulamento esofágico. É comum em cães das raças Pastor-Alemão, Dogue Alemão e Setter Irlandês.[4,42] O tratamento definitivo consiste na secção cirúrgica do ligamento arterioso.

Outra anomalia vascular arterial digna de nota é o defeito do septo aorticopulmonar (janela aorticopulmonar), caracterizada pela falha no desenvolvimento do tronco arterioso, promovendo separação incompleta das paredes aórtica e pulmonar. A fisiopatogenia dessa doença é semelhante àquela descrita para a persistência do ducto arterioso, com manifestações clínicas semelhantes, sendo bastante frequente o desenvolvimento da síndrome de Eisenmenger. Ainda, algumas malformações das artérias coronárias são descritas, porém a maioria somente confere relevância clínica quando em associação à estenose pulmonar.[12]

Por fim, entre as anomalias vasculares venosas, a mais frequente é a persistência da veia cava cranial esquerda. Por vezes, a veia cava cranial contralateral (direita) pode não existir,[43] sendo possível haver anomalias vasculares concomitantes[42] ou até mesmo de outros defeitos cardíacos congênitos. Apesar de não resultar em qualquer distúrbio circulatório, essa anormalidade pode dificultar procedimentos envolvendo cateterismo, ou correção cirúrgica da persistência do quarto arco aórtico direito (ver Capítulo 135, *Insuficiência Cardíaca Congestiva*).

REFERÊNCIAS BIBLIOGRÁFICAS

1. Tidholm A. Retrospective study of congenital heart defects in 151 dogs. J Small Anim Pract. 1997;38:94-8.
2. Fernandez EL. Doenças cardíacas congênitas em cães: revisão de literatura e estudo retrospectivo da ocorrência no hospital veterinário da Faculdade de Medicina Veterinária e Zootecnia da Universidade de São Paulo. [Monografia]. São Paulo: Universidade de São Paulo; 2007.
3. Chetboul V, Trollé JM, Nicolle A, Sampedrano CC, Gouni V, Laforge H *et al.* Congenital heart disease in the boxer dog: a retrospective study of 105 cases (1998-2005). J Vet Med A. 2006;53:346-51.
4. Oyama M, Sisson DD, Thomas WP, Bonagura JD. Congenital heart disease. In: Ettinger SJ, Feldman EC. Textbook of veterinary internal medicine. 6. ed. Elsevier: Saunders; 2005. p. 972-1021.
5. Tidholm A, Ljungvall I, Michal J, Häggström J, Höglund K. Congenital heart defects in cats: a retrospective study of 162 cats (1996-2013). J Vet Cardiol. 2015;17:S215-S219.
6. Orton EC, Herndon GD, Boon JA, Gaynor JS, Hackett TB, Monnet E. Influence of open surgical correction on intermediate-term outcome in dogs with subvalvular aortic stenosis: 44 cases (1991-1998). J Am Vet Med Assoc. 2000;216:364-67.
7. Meurs KM, Lehmkuhl LB, Bonagura JD. Survival times in dogs with severe subvalvular aortic stenosis treated with balloon valvuloplasty or atenolol. J Am Vet Med Assoc. 2005;227:420-24.
8. Johnson SM, Martin M, Edwards D, French A, Henley W. Pulmonic stenosis in dogs: balloon dilation improves clinical outcome. J Vet Intern Med. 2004;18:656-62.
9. Boon JA. Congenital heart disease. In: Boon JA. Manual of veterinary echocardiography. Philadelphia: Lippincot Williams & Wilkins; 1998. p. 383-445.
10. MacDonald, KA. Congenital heart diseases of puppies and kittens. Vet Clin Small Anim. 2006;36:503-31.
11. Bonagura JD, Lehmkuhl LB. Congenital heart disease. In: Fox PR, Sisson D, Moïse NS. Textbook of canine and feline cardiology: principles and clinical practice. 2. ed. Philadelphia: WB Saunders; 1999. p. 471-535.
12. Fonfara S, Martinez PY, Swift S, Copeland H, Lopez-Alvarez J, Summerfield N *et al.* Balloon valvuloplasty for treatment of pulmonic stenosis in English Bulldogs with an aberrant coronary artery. J Vet Intern Med. 2010;24:354-59.
13. Visser LC, Scansen BA, Schober KE. Single left coronary ostium and an anomalous prepulmonic right coronary artery in 2 dogs with congenital pulmonary valve stenosis. J Vet Cardiol. 2013;15:161-69.

14. Locatelli C, Spalla I, Domenech O, Sala E, Brambilla PG, Bussadori C. Pulmonic stenosis in dogs: survival and risk factors in a retrospective cohort of patients. J Small Anim Pract. 2013;54:445-52.
15. Schrope DP. Primary pulmonic infundibular stenosis in 12 cats: natural history and the effects of balloon valvuloplasty. J Vet Cardiol. 2008;10:33-43.
16. Orton EC, Monnet E. Pulmonic stenosis and subvalvular aortic stenosis: surgical options. Semin Vet Med Surg (Small Anim). 1994;9:221-6.
17. Harpster N, Zook B. The cardiovascular system. In: Holzworth J. Diseases of the cat: medicine and surgery. Philadelphia: WB Saunders; 1987. p. 820-933.
18. Buchanan JW. Causes and prevalence of cardiovascular disease. In: Kirk RW, Bonagura JD. Kirk's Current Veterinary Therapy XI. Philadelphia: WB Saunders; 1992. p. 444-47.
19. Andelfinger G, Wright KN, Lee HS, Siemens LM, Benson DW. Canine tricuspid valve malformation: a model of human Ebstein anomaly, maps to dog chromossome 9. J Med Gen. 2003;40:320-24.
20. Navarro-Cubas X, Palermo V, French A, Sanchis-Mora S, Culshaw G. Tricuspid valve dysplasia: a retrospective study of clinical features and outcome in dogs in the UK. Open Vet J. 2017;7:349-59.
21. Kornreich BG, Moise NS. Right atrioventricular valve malformation in dogs and cats: an electrocardiographic survey with emphasis on splintered QRS complexes. J Vet Int Med. 1997;11:226-30.
22. Israël NV, French AT, McEwan JD, Corcoran BM. Review of left-to-right shunting patent *ductus arteriosus* and short term outcome in 98 dogs. J Small Anim Pract. 2002;43:395-400.
23. Bascuñan A, Mankin KMT, Saunders AB, Bright JM, Scharf V, Singh A *et al.* Patent ductus arteriosus in cats (*Felis catus*): 50 cases (2000-2015). J Vet Cardiol. 2017;19:35-43.
24. Brown WA. Ventricular septal defects in the English Springer Spaniel. In: Bonagura JD, Kirk RW. Kirk's Current Veterinary Therapy XII. J Small Anim Pract. Philadelphia: WB Saunders; 1995. p. 321-27.
25. Margiocco ML, Bullmer BJ, Sisson DD. Percutaneous occlusion of a muscular ventricular septal defect with a Amplatzer® Muscular VSD occluder. J Vet Cardiol. 2008;10:61-6.
26. Chetboul V, Charles V, Nicolle A, Sampedrano CC, Gouni V, Pouchelon JL. Retrospective study of 156 atrial septal defects in dogs and cats (2001-2005). J Vet Med. 2006; 53:179-84.
27. Hyun C, Park I. Congenital heart diseases in small animals: Part II. Potential genetic aetiologies based on human genetics studies. Vet J. 2006;171:256-62.
28. Lee SA, Lee SG, Moon HS, Lavulo L, Cho KO, Hyun C. Isolation, characterization and genetics analysis of canine GATA4 gene in a family of Doberman Pinschers with an atrial septal defect. J Gen. 2007;86:241-47.
29. Tilley LP. Essentials of canine and feline electrocardiography. 3. ed. Philadelphia: Lea & Febiger; 1992. p. 106-7.
30. Patterson DF, Pyle RL, Van Mierop L, Melbin J, Olson M. Hereditary defects of the conotruncal septum in Keeshond dogs: pathologic and genetic studies. Am J Cardiol. 1974;34:187-205.
31. Pereira GG, Larsson MHMA, Stopiglia AJ, Unruh SM, Santos ALF. Hérnia peritônio-pericárdica e tetralogia de Fallot em um cão: relato de caso. Revista Oficial de Educação Continuada da Associação Nacional de Clínicos Veterinários de Pequenos Animais. 2004;17.
32. Larsson MHMA, Pereira L, Jatene FB, Freitas RR, Barbusci LOD, Oliveira SM *et al.* Clinical diagnosis and surgical treatment of tetralogy of Fallot in a dog: a case report. Arq Bras Med Vet Zootec. 2000;52:433-6.
33. Oguchi Y, Matsumoto H, Masuda Y, Takashima H, Takashima K, Yamane Y. Balloon dilation of right ventricular outflow tract in a dog with tetralogy of Fallot. J Vet Med Sci. 1999;61:1067-9.
34. Van Mierop LH, Patterson DF, Schnarr WR. Pathogenesis of persistent *truncus arteriosus* in light of observations made in a dog embryo with the anomaly. Am J Cardiol. 1978;41:755-62.
35. Butto F, Lucas RV, Edwards JE. Persistent truncus arteriosus: pathologic anatomy in 54 cases. Ped Cardiol. 1986;7:95-101.
36. Serres F, Chetboul V, Sampedrano CC, Gouni V, Pouchelon JL. Ante-mortem diagnosis of persistent truncus arteriosus in an 8-year-old asymptomatic dog. J Vet Cardiol. 2009;11:59-65.
37. Nicolle AP, Tessier-Vetzel D, Begon E, Carlos SC, Pouchelon JL, Chetboul V. Persistent truncus arteriosus in a 6-year-old cat. J Vet Med A. 2005;52:350-3.
38. Chuzel T, Bublot I, Couturier L, Nicolier A, Rivier P, Mai W *et al.* Persistent *truncus arteriosus* in a cat. J Vet Cardiol. 2007;9:43-6.
39. Tobias AH, Thomas WP, Kittleson MD, Komtebedde J. *Cor triatriatum* dexter in two dogs. J Am Vet Med Assoc. 1993;202:285-90.
40. Johnson SM, Martin M, De Giovanni JV, Boswood A, Swift S. Management of *cor triatriatum* dexter by balloon dilatation in three dogs. J Small Anim Pract. 2004;45:16-20.
41. Abduch MCD, Tonini PLJ, Barbusci LOD, Oliveira SM, Freitas RR, Aiello VD. Double-outlet right ventricle associated with discordant atrioventricular connection and dextrocardia in a cat. J Small Anim Pract. 2003;44:374-7.
42. Christiansen KJ, Snyder D, Buchanan JW, Holt DE. Multiple vascular anomalies in a regurgitant German Shepherd puppy. J Small Anim Pract. 2007;48:32-5.
43. Fernandez del Palacio MJ, Bayon A, Aqut A. Dilated coronary sinus in a dog with persistent left cranial *vena cava*. Vet Radiol Ultrasound. 1997;38:376-9.

137
Arritmias Cardíacas

Fernanda Lie Yamaki • Rebecca Bastos Pessoa • Maria Helena Matiko Akao Larsson

INTRODUÇÃO

Arritmias ou disritmias cardíacas são irregularidades nos ritmos cardíacos[1] devido a alterações na formação e/ou condução do estímulo elétrico do coração.[2,3] Em geral, indicam uma anormalidade do ritmo, embora, em cães, o termo arritmia sinusal seja utilizado para descrever a variação normal na frequência cardíaca associada à respiração.[1] As alterações do ritmo cardíaco podem sobrevir em corações normais,[2,4] constituir complicações ou expressões de cardiopatia,[2,4] ou mesmo traduzir repercussões cardíacas de desequilíbrios eletrolítico,[4] neurovegetativo,[2] hormonal[2] ou metabólico.[2] O exame clínico bastante cuidadoso do sistema cardiovascular possibilita, em alguns casos, o diagnóstico do tipo da arritmia,[2,3] porém somente a eletrocardiografia fornece os elementos para a interpretação correta do distúrbio em questão com segurança.[2,3,5,6] Por esse motivo, Wilson afirmou que o eletrocardiograma é o supremo tribunal das disritmias.[2]

CONSIDERAÇÕES GERAIS

As arritmias cardíacas podem ocorrer por várias razões; embora algumas não apresentem consequências clínicas, outras levam a sérios comprometimentos hemodinâmicos[4,5] e morte súbita,[4,7] especialmente na presença de cardiopatia de base.[7-10] Para uma acurada decisão terapêutica, deve-se não apenas realizar um diagnóstico eletrocardiográfico correto, mas também considerar o contexto clínico.[5,7] Sabe-se que a frequência ventricular e a duração de uma arritmia, seu local de origem e o estado cardiovascular do paciente determinam primariamente as consequências eletrofisiológicas e hemodinâmicas de um distúrbio de ritmo particular.[5,11]

Complexos ventriculares prematuros ocasionais podem ser identificados em animais[12-16] e seres humanos saudáveis,[17] geralmente com bom prognóstico.[17] Entretanto, na vigência de cardiopatias estruturais, como cardiomiopatia dilatada (CMD) idiopática, CMD isquêmica, CMD arritmogênica do ventrículo direito, doença de Chagas, CMD hipertrófica, as arritmias ventriculares são mais prevalentes e o risco de morte súbita, muito maior.[8] Sabe-se que cães com cardiomiopatia apresentam alto risco de morte súbita, especialmente em cães das raças Doberman e Boxer,[10,18] enquanto cães idosos de raças pequenas com doença degenerativa crônica de valva mitral também podem apresentar extrassístoles ventriculares isoladas, mas com baixa incidência de morte súbita.[5,18]

Além disso, arritmias bem rápidas (p. ex., taquicardia ventricular ou supraventricular sustentada) ou muito lentas (bloqueio atrioventricular com ritmo de escape ventricular lento ou instável) que comprometem o débito cardíaco e a perfusão coronariana podem causar isquemia miocárdica, deterioração da função sistólica cardíaca,[7,19] insuficiência cardíaca[19] e, algumas vezes, morte súbita.[7] Entretanto, uma arritmia letal como fibrilação ventricular pode ocorrer sem arritmia sustentada prévia.[7]

AVALIAÇÃO DO PACIENTE COM ARRITMIA CARDÍACA

Todo paciente com arritmias cardíacas deve ser submetido a uma avaliação clínica completa, incluindo correta identificação do paciente (espécie, raça, idade, sexo), obtenção do histórico completo do animal, realização de exame físico (do sistema cardiovascular e dos outros sistemas), de exame eletrocardiográfico[4,7,20] e de outros exames complementares (como exame radiográfico de tórax, ecocardiográfico, hemograma, perfil bioquímico) que forem necessários.

Durante a avaliação, deve-se atentar para indicativos de comprometimentos hemodinâmicos (p. ex., históricos de episódios de síncope ou fraqueza, indícios de insuficiência cardíaca congestiva [ICC]), de cardiopatia de base (como presença de sopro cardíaco, de cardiomegalia), de outras anormalidades (como febre, traumas, alterações no hemograma, pneumopatias ou indicativos de outras alterações extracardíacas), além de descobrir se o animal está recebendo algum medicamento.[7] Nesse momento, deve-se corrigir ou tratar quaisquer alterações possíveis.[7]

O registro e a correta interpretação do eletrocardiograma (ECG) são essenciais para a identificação da arritmia.[11] Eventualmente, pode ser necessário o registro de um ECG de longo período (como o monitoramento Holter),[3,7,9,20] ou da realização de alguns testes diagnósticos eletrocardiográficos (como a manobra vagal e o teste de atropinização) para a correta identificação da arritmia.[4,5]

Os barorreceptores são estruturas sensíveis a variações de pressão arterial, localizados no arco aórtico e nas artérias subclávias, cuja concentração maior está em uma estrutura denominada "seio carotídeo", localizado na bifurcação da artéria carótida.[3] A partir dessa estrutura, origina-se um ramo do nono par craniano que transporta impulsos aferentes até o centro vasomotor.[3] Quando há elevação da pressão arterial, as mudanças na sua conformação espacial aumentam a intensidade de impulsos aferentes, seguida de diminuição da atividade simpática sobre o coração e sobre a circulação periférica, aumento do tônus parassimpático (vagal) sobre os nós sinusal e atrioventricular, átrios e ventrículos.[3] As consequências desse efeito são: redução da frequência sinusal, prolongamento da condução pelo nó atrioventricular (NAV) e redução da atividade automática de focos localizados nos átrios e junção atrioventricular.[3]

A manobra vagal é, portanto, útil no diagnóstico diferencial de taquiarritmias cardíacas, bem como para o tratamento de taquicardias supraventriculares.[7,21] Durante a obtenção do eletrocardiograma, a estimulação vagal tem grande valor auxiliar, pois com a compressão em movimentos circulares do seio carotídeo e a compressão do globo ocular (que obviamente está contraindicada nos pacientes com lesões oculares), por 5 a 10 segundos, o tônus vagal do coração aumenta.[3,5] A diminuição da frequência cardíaca (FC) e o aumento da refratariedade no nó ou NAV pela estimulação vagal da manobra[20,21] pode reduzir a taquicardia, permitindo que algumas de suas características sejam mais facilmente observadas e facilitando o diagnóstico eletrocardiográfico.[7,20] Além disso, um aumento no tônus vagal pode interromper um circuito de macrorreentrada, reduzindo a frequência ventricular excessivamente alta pelo NAV (mesmo que por curto período) ou resolver algumas arritmias como taquicardia por reentrada nodal AV e taquicardia ortodrômica (como nas síndromes de pré-excitação),[5,7] embora raras complicações possam ocorrer, como o desenvolvimento de fibrilação ventricular (especialmente em manobras vagais muito agressivas), é essencial que esse tipo de procedimento seja monitorado eletrocardiograficamente.[21]

A administração intravenosa (IV) de sulfato de atropina (na dose de 0,04 mg/kg) pode ser utilizada para a avaliação diagnóstica de bradicardias, pois permite a diferenciação entre as de origem puramente vagal (nas quais a atropina induz aumento da FC) com as bradicardias causadas por distúrbios intrínsecos na formação ou na condução do impulso (sem alteração ou com alteração discreta após administração de atropina).[5,20] A resposta ocorre em segundos a minutos (sempre em até 15 minutos) após a administração, sendo considerada uma resposta normal, no cão, o aumento da FC em 100% ou caso atinja FC maior que 140 bpm, com ritmo sinusal bastante regular e ausência de marca-passo (MP) migratório.[22] Em casos de resposta parcial (que ocorre principalmente após a administração subcutânea ou a utilização de baixa dose ou caso o registro eletrocardiográfico seja realizado precocemente), deve-se repetir o teste com uma segunda dose de atropina na dose de 0,04 mg/kg, IV.[22] Infelizmente, uma resposta positiva no teste de atropinização pode não predizer a resposta a medicamentos vagolíticos orais como brometo de propantelina em cães com síndrome do nó doente.[5,20]

MECANISMOS ELETROFISIOLÓGICOS

Os mecanismos eletrofisiológicos relacionados com a gênese das arritmias cardíacas são complexos e multifatoriais,[23] podendo ser classificados em alteração na formação do impulso (hiperautomatismo, automatismo anormal e atividade deflagrada – pós-potenciais precoces e tardios), distúrbio na condução do impulso (bloqueio e reentrada)[2,3,23-25] ou alteração na formação e condução do impulso simultaneamente (parassístole).[23,24]

Hiperautomatismo e automatismo anormal

Automatismo é a propriedade de despolarização espontânea que algumas células cardíacas apresentam.[3] Ao atingirem o potencial limiar (de cerca de – 65 mV) deflagram o estímulo elétrico.[19,23,24] Normalmente, o automatismo ocorre nas células do nó sinusal (NS), que apresentam maior velocidade de despolarização diastólica espontânea,[3] mas pode surgir em células da junção atrioventricular (AV), dos átrios e do sistema His-Purkinje; portanto, tais células são consideradas marca-passos subsidiários, pois habitualmente ficam inibidas pela frequência de estimulação mais elevada das células sinusais.[3]

Quando o estímulo sinusal é interrompido, ou quando a FC diminui consideravelmente, as células da junção atrioventricular (AV) ou de outras regiões dos ventrículos assumem o comando da atividade elétrica (ritmo de escape). Por exemplo, nos casos de bloqueio atrioventricular total (BAVT), quando o estímulo elétrico não atinge os ventrículos, células do sistema His-Purkinje assumem o comando da frequência (ritmo idioventricular).

Hiperautomatismo é a exacerbação do automatismo do NS ou dos marca-passos subsidiários, porém, nesses casos, a velocidade de despolarização espontânea das células do sistema elétrico está aumentada, ocasionando taquiarritmias.[3,23,24]

O automatismo anormal ocorre em células dos átrios ou ventrículos que, em condições normais, não exibem qualquer atividade elétrica autônoma.[3,23] Nessa situação, o potencial de repouso da célula está diminuído e próximo do potencial limiar, gerando um foco ectópico.[23,24]

O nível baixo do potencial transmembrana pode, também, propiciar o bloqueio de entrada do estímulo sinusal no foco automático, impedindo-o de sofrer inibição. Esse é o mecanismo da parassístole, um ritmo automático resultado da combinação de distúrbio da condução e formação do impulso.[23]

Atividade deflagrada por pós-potenciais

Nas células cardíacas não dotadas da propriedade de automatismo, o potencial permanece estável e constante durante a diástole (fase 4 do potencial de ação) até a próxima despolarização.[3,23,24] Em algumas condições patológicas, podem surgir oscilações no potencial de repouso denominadas "pós-potenciais" ou "pós-despolarizações"; quando esses potenciais apresentam voltagem acima do potencial limiar, deflagram um novo estímulo.[3,23,24]

Os pós-potenciais ou pós-despolarizações podem ser precoces, ocorrendo na fase de repolarização (fase 2 ou início da fase 3 do potencial de ação) ou tardios, após ter sido completada a repolarização (fase 4), em que o potencial de membrana é mais negativo.[23,24]

Reentrada

Normalmente, o estímulo elétrico cardíaco extingue-se após a ativação sequencial de átrios e ventrículos,[3,6,23-25] mas, em condições especiais, os átrios ou ventrículos podem ser reativados pela mesma frente de onda após o término do período refratário tecidual, o que é denominado "reentrada".[23,24] A reentrada ocorre quando há duas vias de condução de velocidade diferentes, pois havendo dificuldade de condução na via rápida, o estímulo prossegue pela via lenta e retorna em sentido retrógrado à região da primeira via bloqueada.[3] A lentidão na condução permite que essa via esteja fora do período refratário, nesse caso o distúrbio de condução é denominado "bloqueio unidirecional".[3] Assim, o mesmo estímulo pode se perpetuar, produzindo nova despolarização ou uma sequência delas.[3] Em resumo, as condições necessárias para o desenvolvimento de reentrada são o bloqueio unidirecional e a condução lenta.[17,24]

Qualquer tecido cardíaco capaz de conduzir o estímulo elétrico pode fazer parte de um circuito de reentrada, originando arritmias supra ou ventriculares,[24] por exemplo: reentrada atrial (paredes dos átrios com velocidade de condução diferente), reentrada nodal (dupla via de condução com velocidades diferentes, sendo células do NAV com condução lenta e células com características dos feixes de condução rápida que se conectam ao NAV),[23] reentrada AV (feixe anômalo conectando um átrio diretamente ao ventrículo que conduz o estímulo paralelamente ao NAV, cuja velocidade de condução é mais lenta),[19,23] e reentrada ventricular (estímulo elétrico ao encontrar uma área de fibrose e/ou infiltração gordurosa ou um aneurisma ventricular divide-se em duas frentes de onda, produzindo um circuito de reentrada).[3,17,19,23]

A reentrada é o mecanismo mais comum na gênese de arritmias na clínica, podendo ocorrer em corações normais, produzindo taquicardias supraventriculares (reentrada nodal ou atrioventricular),[3] em corações doentes, desencadeando *flutter* ou fibrilação atrial, taquicardia atrial, taquicardia ou fibrilação ventricular.[3,25]

Condução lenta e bloqueio

A velocidade de propagação do impulso varia conforme o tipo de célula do sistema elétrico e depende do potencial de ação, sendo a velocidade maior nas células em que a corrente elétrica é mediada pelos canais rápidos de sódio e menor naquelas em que predominam os canais lentos de cálcio.[3,23] Nas células do NAV, a condução lenta é fisiológica.[3,24]

Eventualmente, os impulsos cardíacos podem sofrer retardo da condução (p. ex., prolongamento do intervalo PR) ou bloqueio da propagação do impulso.[25] Bloqueios podem ocorrer em qualquer parte do sistema elétrico e, dependendo da localização, podem causar bradiarritmias (com BAV e sinoatrial), levando ao aparecimento de ritmos de escape, podendo, inclusive, predispor ao fenômeno de reentrada (bloqueio unidirecional), que é causa determinante de taquiarritmias.[20]

CLASSIFICAÇÃO

Há diversos critérios para classificar as arritmias; um deles utiliza o mecanismo envolvido na sua gênese:[4]

- Formação do impulso sinusal normal: ritmo sinusal normal, arritmia sinusal
- Alterações na formação do impulso sinusal: bradicardia sinusal, taquicardia sinusal, parada sinusal
- Alterações na formação do impulso supraventricular: complexos atriais prematuros, bloqueio sinoatrial, taquicardia atrial, *flutter* atrial, fibrilação atrial, ritmo juncional AV
- Alterações na formação do impulso ventricular: complexos ventriculares prematuros, taquicardia ventricular, fibrilação ventricular
- Alterações na condução do impulso: parada atrial, bloqueios AV de 1º, 2º e 3º graus
- Alterações na formação e condução do impulso: pré-excitação ventricular e síndrome de Wolff-Parkinson-White (SWPW).

As arritmias também podem ser classificadas de acordo com a sua origem:[1]

- Arritmias supraventriculares: originam-se nos átrios ou NAV
- Arritmias ventriculares: originam-se nos ventrículos.

Outra classificação baseia-se na frequência cardíaca:[1]

- Taquiarritmias: alterações do ritmo cardíaco normal quando há despolarização precoce ou aumento da FC, com extrassístoles, e as taquicardias
- Bradiarritmias: arritmias em que há diminuição da FC ou despolarização tardia, como as bradicardias, os bloqueios sinoatrial e atrioventricular e os ritmos de escape.

Formação de impulso sinusal normal

O ritmo sinusal é o mecanismo normal para iniciar a sístole cardíaca. O impulso cardíaco normal origina-se no NS, despolariza os átrios, propaga-se pelo NAV e, então, despolariza os ventrículos.[6] É caracterizado eletrocardiograficamente pelas ondas P-QRS-T, sendo as ondas P positivas nas derivações DII e avF, com complexos QRS estreitos e positivos nas derivações DII e avF.[7] Normalmente apresenta frequência de despolarização inerente de 70 a 160 bpm em cães adultos (sendo essa frequência de até 180 bpm em cães de raça *toy* e de até 220 bpm em filhotes) e de 120 a 240 bpm em gatos adultos.[6]

Ritmo sinusal normal

Os impulsos são gerados no NS; a FC varia entre 70 e 160 bpm (podendo chegar a 180 bpm em raças pequenas) em cães e de 120 a 240 bpm em gatos.[6] O ritmo é regular, com variação no intervalo RR menor que 10% em cães[4,7,26] e menor que 0,10 segundo em gatos;[6,26] a onda P é positiva em DII (exceto na dextrocardia), intervalo PR é constante (variando de 0,06 a 0,13 segundo em cães e 0,05 a 0,09 segundo, em gatos) e o complexo QRS é normal (podendo ser largo e bizarro na presença de defeito de condução AV).[6]

Arritmia sinusal

A arritmia sinusal (AS) (Figura 137.1) é um ritmo sinusal irregular originado no NS,[3,25,26] apresentando períodos alternados de FC rápida e mais lenta,[20] geralmente relacionados com a respiração (arritmia sinusal respiratória), em que a FC aumenta com a inspiração e diminui com a expiração (pela estimulação vagal).[1,6,7,25,26] A AS respiratória é um achado normal em cães,[1,5,25] sendo mais pronunciada em cães braquicefálicos ou em animais com doença respiratória crônica[25] ou durante o sono.[25] A AS não respiratória não apresenta relação com a respiração.[26]

Arritmia sinusal em felinos normais, quando estão tranquilos em seus ambientes domésticos, já foi comprovada por monitoramento Holter[12,15,16] e por telemetria.[27] À semelhança do que ocorre nos seres humanos, é comum a associação de bradicardia a arritmia sinusal (bradiarritmia sinusal).[12,15] A AS apresenta todos os critérios para o ritmo sinusal normal (RSN), exceto o ritmo que é irregular com variação no intervalo RR maior que 10% em cães (ou variação maior que 0,12 segundo entre ondas P sucessivas) ou variação maior que 0,10 segundo entre ondas P em gatos.[6,26]

O marca-passo migratório (MPM) é um fenômeno normal e fisiológico em cães, não estando associado a condições patológicas e sem necessidade de tratamento;[5] consiste na variabilidade na onda P que, no geral, é cíclica e associada à AS, em que a amplitude da onda P aumenta com a FC maior (na inspiração) e diminui com FC menor (na expiração).[5,7] No cão, a origem da despolarização no coração não é fixa, podendo variar dentro do NS[6,26] ou entre o NS e o NAV,[26] por um mecanismo desconhecido,[5,6] o que resulta, eletrocardiograficamente, em alterações cíclicas na configuração da onda P que podem acompanhar a arritmia sinusal.[1,20]

Alterações na formação do impulso sinusal

Bradicardia sinusal

É um ritmo sinusal regular com FC menor que 70 bpm em cães (menor que 60 bpm em cães de raças gigantes) e menor que 120 bpm em gatos.[4,26] A bradicardia sinusal (BS) apresenta todos os critérios para RSN, exceto a FC que é baixa;[6] eventualmente, pode estar associado à estimulação parassimpática, resultando em ritmo regularmente irregular com baixa FC, a bradiarritmia sinusal (Figura 137.2). Em contraste com as demais bradiarritmias, a bradicardia sinusal geralmente não se acompanha de sintomas de baixo débito cardíaco, raramente necessitando de tratamento, mas na presença de sintomas (fraqueza ou síncope), o tratamento pode ser instituído com fármacos (atropina, glicopirrolato ou isoproterenol) ou com MP artificial.[5,6]

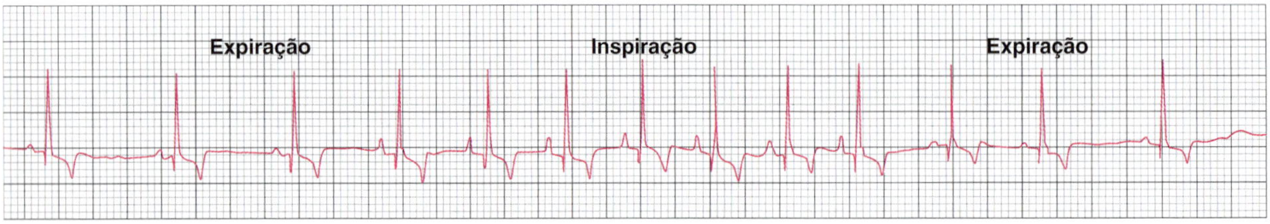

Figura 137.1 Registro de traçado eletrocardiográfico de cão em sensibilidade N (1 cm = 1 mV) e velocidade 25 mm/s. Observa-se arritmia sinusal com marca-passo migratório.

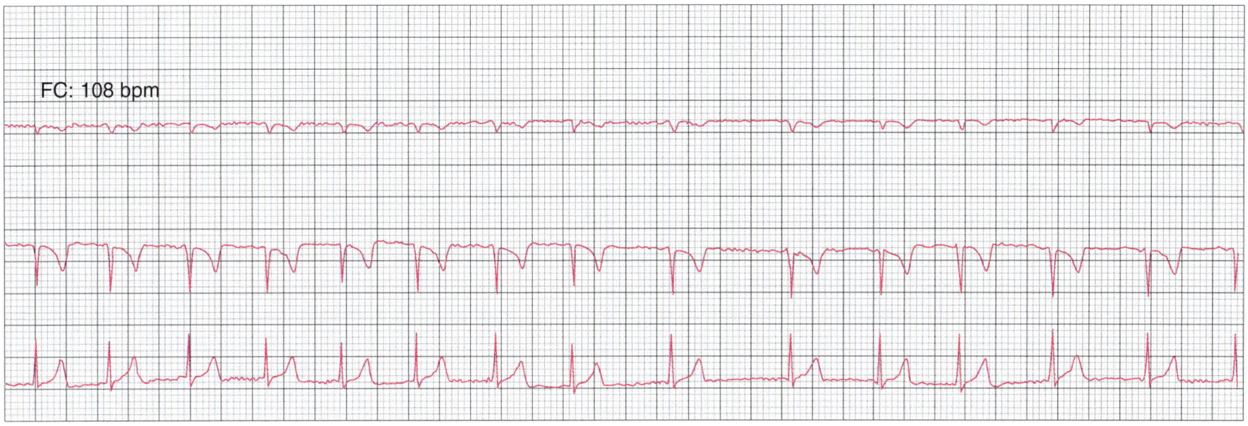

Figura 137.2 Registro de monitoramento Holter de felino saudável durante o sono. Observa-se bradiarritmia sinusal.

Pode estar associada à estimulação vagal[1,6,25,26] (pressão carotídea ou do globo ocular, ou aumento da pressão intracraniana),[6] à hipotermia,[4,6,25] ao hipotireoidismo,[6,25] à toxicidade por doenças sistêmicas (como insuficiência renal),[6] aos efeitos de fármacos (como tranquilizantes,[6] betabloqueadores,[4,6,25] digitálicos,[25] morfina,[6] anestésicos[4,6,25,26]), às lesões no sistema nervoso central;[6] ser fisiológica (durante o sono)[1] ou ser decorrente da síndrome do nó doente.[4,25] A bradicardia sinusal também pode ocorrer em alguns gatos com CMD ou durante insuficiência cardíaca em estágio terminal.[26]

Taquicardia sinusal

A taquicardia sinusal (TS) (Figura 137.3) é um ritmo sinusal regular em que os impulsos são gerados no NS em frequência maior que o normal,[4] com FC acima de 160 bpm em cães (de 180 bpm em cães de raças *toy* e de 140 bpm em cães de raças gigantes) e acima de 240 bpm em gatos.[6] Apresenta todos os critérios eletrocardiográficos do RSN, exceto em relação à FC.[6,26] Está associada a algumas condições fisiológicas, como exercício, estresse;[1,6,25] alterações patológicas, como febre,[1,4,6,25] hipertireoidismo,[1,4,6,25] choque,[1,6,4] anemia,[1,4,6] infecções,[6] insuficiência cardíaca congestiva,[1,4,6,25] hipoxia,[1,6] tamponamento cardíaco;[25] e ao efeito de alguns fármacos como atropina,[1,4,6,25] epinefrina,[1,6,25] metilxantinas.[1] O tratamento consiste em identificação e adequado tratamento da causa de base.[4,6,25]

Parada sinusal e bloqueio sinoatrial

Quando ocorre parada sinusal (PS), ou *sinus arrest*, e bloqueio sinoatrial (BSA) (Figura 137.4), há falha de formação do impulso dentro do NS[1] devido à depressão na automaticidade do NS, enquanto o BSA ocorre devido ao distúrbio de condução do impulso regularmente gerado no NS. Ambos apresentam o mesmo padrão eletrocardiográfico, sendo a diferenciação entre ambos bastante difícil.[6,20]

A FC pode ser variável, dependendo do mecanismo de base. Em relação ao ritmo, pode ser constantemente irregular (AS acentuada) ou irregular, com pausas demonstrando ausência de P-QRS-T.[26] As pausas apresentam, pelo menos, o dobro da duração do intervalo RR normal;[1,4,20] caso sejam múltiplos exatos do intervalo RR normal provavelmente trata-se de BSA.[6,26] Caso a pausa seja prolongada, podem ocorrer complexos de escape juncional ou ventricular.[1,6,20]

PS intermitente pode ser normal em cães de raças braquicefálicas e pode estar associada à estimulação vagal, como pressão ocular e do seio carotídeo;[4,6] irritação do nervo vagal,[4] como manipulação cirúrgica, formação torácica ou cervical; distúrbios eletrolíticos; toxicidade por fármacos betabloqueadores,[1,4,6] quinidina, amiodarona e especialmente digitálicos;[1,4,6] e síndrome do nó doente.[4,6] Não requer tratamento em animais assintomáticos,[4,6] porém nos cães sintomáticos deve-se tratar a causa de base. O tratamento medicamentoso pode ser baseado em atropina, glicopirrolato, terbutalina, isoproterenol[6] ou metilxantinas.[22] Em alguns animais pode ser necessária a implantação de MP artificial.[6]

Taquiarritmias

Extrassístoles ou complexos prematuros

São complexos precoces que surgem antes do momento esperado para a próxima sístole, ao contrário dos escapes que são eventos tardios.[7] O mecanismo causador de extrassístoles, na maioria das vezes, é um foco ectópico com velocidade de despolarização maior que a sinusal,[25] sendo a reentrada e a atividade deflagrada menos frequente. As extrassístoles podem originar-se nos átrios (extrassístoles atriais ou complexos atriais prematuros), nos ventrículos (extrassístoles ventriculares ou complexos ventriculares prematuros) ou na junção AV (extrassístoles juncionais ou complexos juncionais prematuros).[7] Habitualmente, ocorre pausa ou intervalo maior após a extrassístole, que está relacionado com o período refratário das estruturas despolarizadas. A pausa é chamada "compensatória" quando a soma dos intervalos pré e pós-extrassistólico é igual ao dobro da duração do ciclo cardíaco normal; essa coincidência significa que o NS não foi despolarizado pela extrassístole e manteve seu ritmo inalterado. Quando não há pausa, a extrassístole é denominada "interpolada".

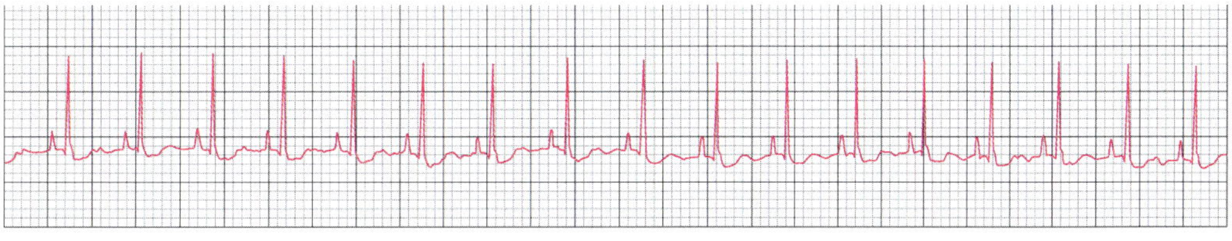

Figura 137.3 Registro de traçado eletrocardiográfico de cão em sensibilidade N (1 cm = 1 mV) e velocidade 25 mm/s. Observa-se a presença de taquicardia sinusal.

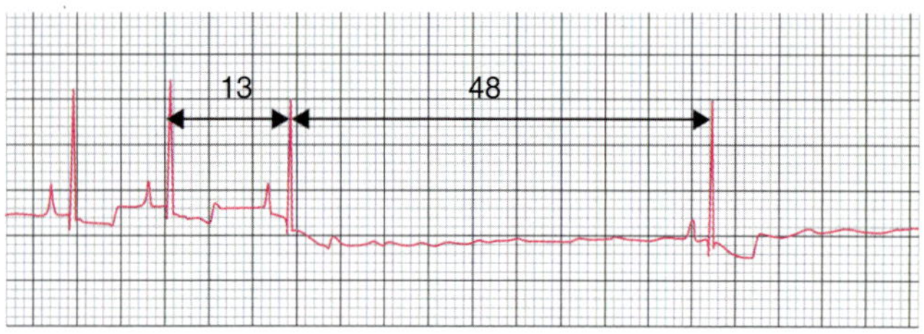

Figura 137.4 Registro de traçado eletrocardiográfico de cão em sensibilidade N (1 cm = 1 mV) e velocidade 25 mm/s. Observa-se parada sinusal.

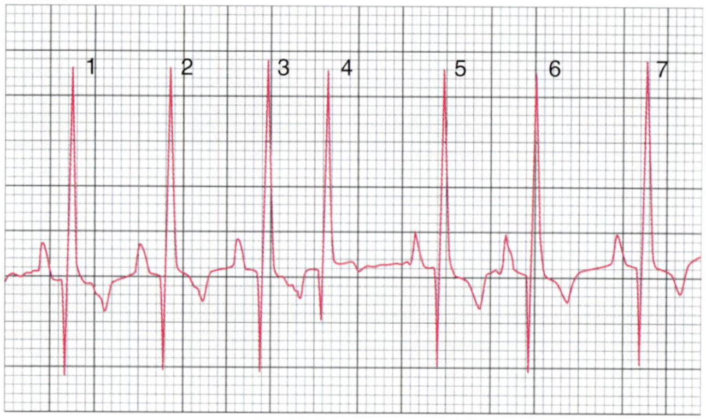

Figura 137.5 Registro de traçado eletrocardiográfico de cão em sensibilidade N (1 cm = 1 mV) e velocidade 25 mm/s. Observa-se arritmia sinusal com extrassístole supraventricular (4º complexo).

As extrassístoles podem ser classificadas de acordo com os seguintes critérios:

- Quanto à origem: supraventriculares ou ventriculares
- Quanto à frequência: isoladas e agrupadas, podendo ser bigeminadas, pareadas ou em salvas (três ou mais extrassístoles consecutivas)
- Quanto à morfologia: monomórficas ou polimórficas.

Extrassístoles supraventriculares ou complexos supraventriculares prematuros

São complexos precoces[25] (Figura 137.5) com QRS igual ao do ritmo normal (ou largos e bizarros no caso de bloqueios de ramo, de condução ventricular aberrante ou de pré-excitação ventricular), que podem[8,25] ou não ser precedidos por onda P[25] com morfologia diferente da onda P sinusal (onda P9); a onda P9 pode apresentar orientação normal (positiva nas derivações DI, DII, DIII e avF) ou com polaridade oposta (negativa em DI, DII, DIII e avF). Como não há critérios absolutos para diferenciar extrassístoles de foco ectópico atrial de juncional, é preferível denominar tais extrassístoles de supraventriculares (ver Figura 137.5).[25]

Os complexos atriais prematuros (CAP) originam-se em focos ectópicos nos átrios, cuja onda de despolarização originada pode ou não atingir os ventrículos e podem dar origem a taquicardia atrial, *flutter* atrial ou fibrilação atrial. Geralmente ocorrem em animais cardiopatas[4] (principalmente naqueles com aumento atrial,[1] em especial os animais com insuficiência valvar AV crônica,[25] cardiomiopatias,[1] doenças congênitas,[1] neoplasias atriais), embora possa ocorrer em animais idosos normais. Também podem ocorrer secundariamente à intoxicação digitálica,[4] anestesia geral e hipopotassemia.[6]

Os complexos juncionais prematuros (CJP) ocorrem devido ao disparo prematuro em foco ectópico juncional: o impulso despolariza os ventrículos, anterogradamente, e os átrios retrogradamente. A onda P9 pode localizar-se antes, após, ou ainda sobrepor-se ao complexo QRS, dependendo da localização do foco ectópico e da velocidade de condução acima e abaixo do foco juncional ectópico.[6] A onda P9 é quase sempre negativa em DII, embora esse nem sempre seja um critério confiável no diagnóstico de CJP. Frequentemente está associada à intoxicação digitálica e às mesmas causas que determinam CAP.[6]

Extrassístoles ventriculares ou complexos ventriculares prematuros

São complexos precoces com QRS muito aberrante em relação ao ritmo de base não precedidos por ondas P, com impulso originado em foco abaixo do NAV,[4] ondas T amplas e com polaridade oposta à do QRS (Figura 137.6).[25] Geralmente são acompanhadas de pausa compensatória (ver Figura 137.6).[1] São denominadas "pareadas" quando ocorrem dois complexos ventriculares prematuros (CVP) após um ciclo normal, mas salva de três ou mais CVP é considerada taquicardia ventricular. Complexo de fusão é um batimento precoce resultante da estimulação ventricular dupla (uma supraventricular do ritmo de base e outra do foco ventricular ectópico), com morfologia intermediária entre o QRS de origem sinusal e a ectopia ventricular.[1]

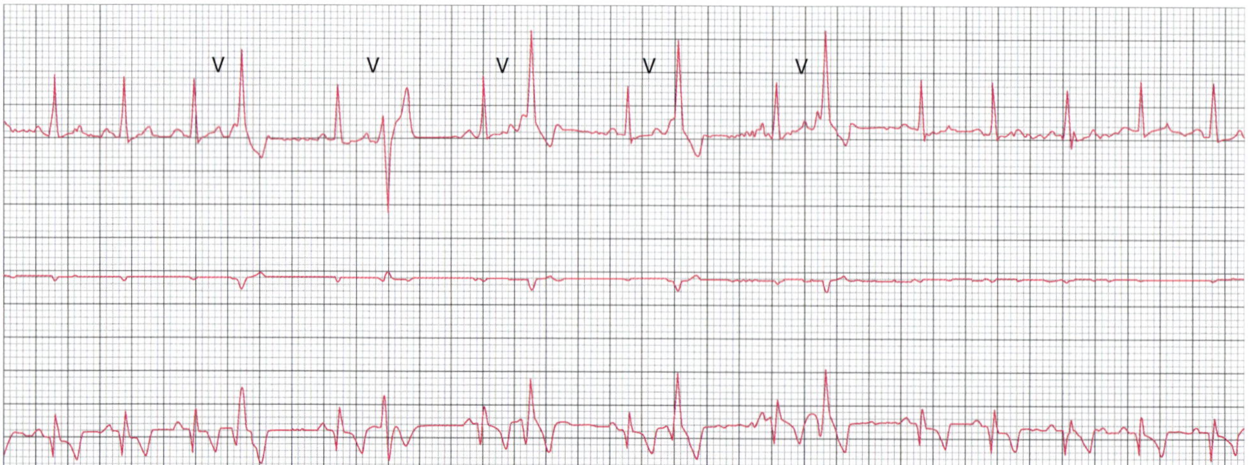

Figura 137.6 Registro de monitoramento Holter de cão em sensibilidade N (1 cm = 1 mV) e velocidade 25 mm/s. Observam-se extrassístoles ventriculares ou complexos ventriculares prematuros (marcados com V) polimórficos isolados em ciclo de bigeminismo ventricular (complexos sinusais intercalados com extrassístoles ventriculares isoladas).

A extrassístole ventricular (EV) é considerada a mais prevalente arritmia cardíaca na clínica diária em seres humanos[17] e em cães.[6] Pode estar associada a várias causas:[1,25] cardiopatias primárias[4,25] (ICC, miocardite traumática, cardiomiopatias, infarto do miocárdio, cardiomiopatia de Duchenne em Golden Retriever, cardiomiopatia arritmogência do ventrículo direito em Boxers,[1,7,18,20] arritmia ventricular familiar do Pastor-Alemão[1,4,18]) ou secundárias (por hipoxia,[1,4] anemia,[1] piometra, síndrome da dilatação-vólvulo gástrica,[1,25] pancreatite,[1] doença de Lyme, erliquiose, neoplasias esplênicas, uremia,[1] parvovirose, distúrbios eletrolíticos)[3] e relacionadas com alguns fármacos (digitálico,[1] epinefrina, milrinona, agentes anestésicos,[1,25] atropina), podendo ocorrer em animais normais, sem causa aparente.[6,12-14-16] Segundo Yamaki *et al.*,[9] 97,5% dos cães com cardiomiopatia dilatada idiopática apresentaram EV durante o monitoramento Holter por 24 horas.

Taquicardias

São ritmos cardíacos ou arritmias em que as frequências atrial e/ou ventricular são maiores que 160 bpm em cães (maiores que 140 bpm em cães de raças gigantes e que 180 bpm em cães de raça *toy*) e maiores que 240 bpm em gatos.[6] Quando o QRS é estreito ou tem a mesma morfologia do ritmo sinusal de base, as taquicardias são classificadas como supraventriculares. Quando o QRS é alargado, a taquicardia pode ser ventricular ou supraventricular com condução aberrante.[6]

Taquicardias supraventriculares

A bifurcação do feixe atrioventricular marca a divisão entre as áreas supraventricular e ventricular, já que a origem de um ritmo em relação a esse ponto de referência determina a morfologia do complexo QRS, na maioria dos casos como normal, ou seja, estreito nos ritmos originados cranialmente a esse ponto, e largos e bizarros nos de origem distal.

As taquicardias supraventriculares (TSV) são arritmias cujo substrato inclui pelo menos uma estrutura no território supraventricular, e cujo diagnóstico pode ser relativamente desafiador, visto que suas manifestações eletrocardiográficas podem variar muito de acordo com o mecanismo de arritmogênese envolvido, com a localização do foco supraventricular em questão, além do caminho percorrido pela frente de despolarização. Dessa forma, o acurado diagnóstico das TSV depende muito, entre outros fatores, da cuidadosa localização e análise das ondas P e P ectópica (P'), as quais nem sempre estão prontamente visíveis no traçado.[28] A avaliação das derivações pré-cordiais para melhor identificação das ondas P e P' ganha especial importância nesse contexto.

Vários mecanismos causam TSV, entre os quais o hiperautomatismo, a atividade deflagrada e a reentrada funcional ou anatômica, podendo envolver uma via acessória ou o próprio nó atrioventricular.[29] É importante ter em mente que o mecanismo eletrofisiológico envolvido pode influenciar a resposta à terapia antiarrítimica.[20]

De modo geral, as TSV rápidas frequentemente estão associadas à cardiopatia de base e ao acentuado comprometimento hemodinâmico.[20] Elas podem ser bastante regulares, como a taquicardia sinusal e a taquicardia atrial, ou muito irregulares, como a fibrilação atrial e a taquicardia atrial multifocal.

Um esquema de classificação mais antigo das TSV divide-as em atrial (que utiliza apenas o tecido atrial para início e manutenção da arritmia, como taquicardia, *flutter* e fibrilação atriais) e juncional (cuja junção atrioventricular é um componente essencial para o início ou a manutenção da arritmia).[21] Atualmente, com o advento de estudos eletrofisiológicos, uma maior gama de arritmias supraventriculares foram mais bem caraterizadas em cães, expandindo as possibilidades de definição desses distúrbios do ritmo na espécie.[28] Infelizmente na espécie felina ainda há falta de informações específicas na literatura.[30]

Nesta seção serão abordadas as diferentes classificações de TSV de origem atrial, juncional, além daquelas mediadas por via acessória, e a taquicardia atrioventricular reciprocante nodal, a qual se baseia em um circuito de reentrada envolvendo o nó AV.

Taquicardia atrial focal

Taquicardia atrial focal (TAF) (Figura 137.7) caracteriza-se por uma série de extrassístoles atriais advindas de um foco ectópico de localização variável no território atrial. Esses batimentos prematuros ocorrem em frequência maior que a do ritmo sinusal, podendo a série ser contínua (sustentada), ou intermitente (paroxística).[31] O ritmo é perfeitamente regular na maioria dos casos, embora também possa ser ligeiramente irregular devido a mudanças na taxa de disparo do foco automático e/ou bloqueios e modificações na velocidade de condução dos impulsos no nó AV.[6,29]

O diagnóstico de TA sustentada é mais difícil do que de TA paroxística, pois a visibilização da onda P' (geralmente positiva em DII, visto que a direção dos impulsos é em geral superior-inferior) pode ser difícil ou até impossível. Quando a observação é possível, percebe-se um intervalo RP' constante, sendo a relação RP'/P'R > 0,7.[29]

As causas da TA são as mesmas dos CAP,[1] seu impacto clínico depende da duração, da FC e da cardiopatia de base.[5] Esse tipo de arritmia cursa com FC alta, podendo chegar de

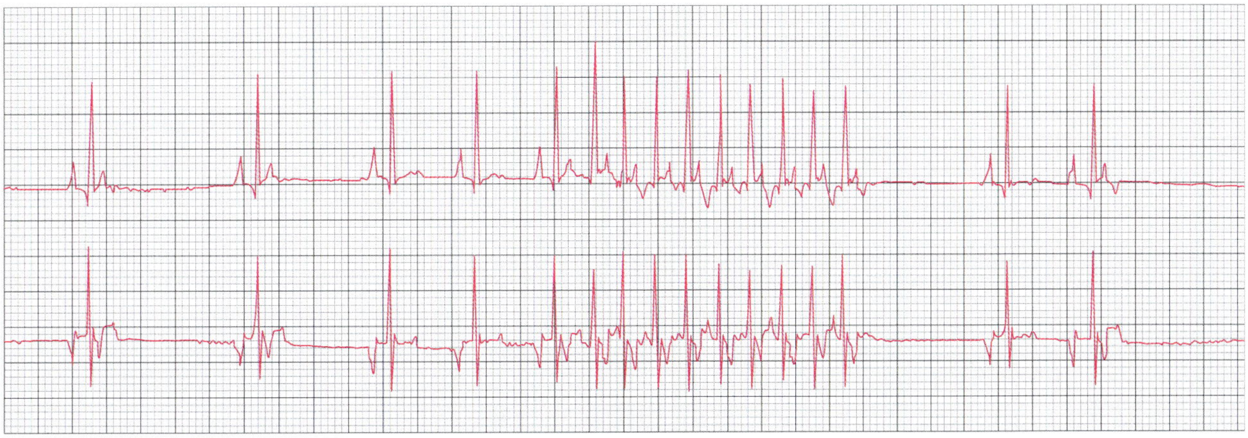

Figura 137.7 Registro de monitoramento Holter de cão em sensibilidade N (1 cm = 1 mV) e velocidade 25 mm/s. Observa-se episódio de taquicardia atrial paroxística.

210 a 330 bpm, de modo que pode estar relacionada a casos de taquicardiomiopatia.[32] Assim como as extrassístoles atriais, a TA também precede, de modo geral, o desenvolvimento da fibrilação atrial (FA).

Taquicardia atrial multifocal

De maneira similar à TAF, a taquicardia atrial multifocal (TAM) caracteriza-se por uma série de batimentos atriais prematuros, no entanto estes são originários de pelo menos três focos distintos no território atrial.[29] Dessa forma, eletrocardiograficamente caracteriza-se por um ritmo irregular, de FC maior que 180 bpm e com pelo menos três morfologias distintas de onda P', podendo ser confundido com uma FA caso a análise cuidadosa das ondas P' não seja realizada.[33] Esse tipo de arritmia em geral relaciona-se a desequilíbrios hidreletrolíticos marcantes ou a afecções atriais graves.[33]

Fibrilação atrial

Fibrilação atrial (FA) é uma arritmia supraventricular (Figura 137.8) em que ocorre completa desorganização na atividade elétrica atrial, fazendo com que os átrios percam sua capacidade de contração,[20] não havendo sístole atrial efetiva.[34]

É, particularmente, uma arritmia importante em cardiologia veterinária por ser relativamente comum[1,25,30,31] (14% de todas as arritmias caninas), ocorrendo em até 50% de cães com CMD.[31] Como certa massa crítica de átrio é necessária para sustentar a FA,[36] a maioria dos cães com tal arritmia apresenta significativa cardiopatia com acentuado aumento atrial.[20] Dessa maneira, a FA geralmente é secundária a alguma cardiopatia como cardiomiopatia, valvopatia mitral mixomatosa, persistência de ducto arterioso, displasia de tricúspide, estenose pulmonar, defeito de septo ventricular e dirofilariose. Quando acomete cães com valvopatia mitral mixomatosa é tida como um marcador de mau prognóstico, visto que incorre em piora significativa da função cardíaca e da qualidade de vida do animal acometido.[37]

De modo geral, quando associada a cardiopatias estruturais, a FA está relacionada ao desenvolvimento de manifestações de ICCD, visto que elas ocorrem em 72,7% dos cães com CMD e FA e em 76,5% daqueles com valvopatia mitral mixomatosa e FA.[38] As causas desse tipo de evolução clínica ainda não são completamente compreendidas, porém aventa-se a possibilidade de relação com a sobrecarga de pressão atrial direita secundária à inefetividade da sístole e do esvaziamento atrial.[38]

Alguns cães de médio ou grande porte podem apresentar FA transitoriamente, geralmente em associação à anestesia, ao hipotireoidismo, ao tamponamento cardíaco, à doença gastrintestinal ou à distensão atrial induzida por infusão de líquido.[20] Alguns cães de raças grandes ou gigantes (como Irish Wolfhound e Rottweiler),[5,31,35,36] aparentemente normais, podem apresentar FA idiopática espontaneamente, sendo os machos mais frequentemente afetados.[35] É possível que alguns desses casos representem FA familiar, similar ao que ocorre em seres humanos, além de não ser possível determinar se são animais destinados a desenvolver CMD secundariamente (à taquicardiomiopatia) ou se a FA é manifestação precoce da CMD idiopática.[35] No caso dos Irish Wolfhounds, sabe-se que os portadores de FA subclínica têm 3,7 vezes mais chance de desenvolver CMD e 7,2 vezes mais chance de morrer por causa cardíaca do que cães hígidos da mesma raça.[39]

Em gatos, a frequência de ocorrência da fibrilação atrial é menor[1,25,40,41] e, geralmente, associada ao acentuado aumento atrial[25] e mau prognóstico,[25] embora Connoly[42] tenha descrito o caso de um gato assintomático que apresentava fibrilação atrial na ausência de aumento atrial esquerdo. É uma taquiarritmia em que múltiplos focos atriais[20,31] ou numerosas microrreentradas[25,31,36] que produzem atividade supraventricular totalmente desorganizada e de frequência alta (de 300 a 600 bpm).[20] Como consequência, a atividade ventricular também se desorganiza, traduzindo-se por contrações ventriculares totalmente irregulares, pois, na realidade, ocorre bloqueio funcional de alta frequência atrial no NAV,[20] de maneira que apenas alguns estímulos atriais conseguem despolarizar os ventrículos.[31]

Eletrocardiograficamente, observa-se ausência de onda P,[4] ritmo bastante irregular com intervalo RR variável de um ciclo para outro (ver Figura 137.8), registro de atividade atrial irregular (ondas f: complexos irregulares, de baixa voltagem, registrados na linha base mais visível do fim da onda T até o início do QRS), complexos QRS normais ou alargados (no caso de condução ventricular aberrante ou de bloqueio do feixe de His).[4,20]

Flutter *atrial*

É uma taquiarritmia rara em cães,[25] em que a atividade atrial é mais organizada do que na FA, sendo mais provável que o mecanismo causador seja uma macrorreentrada que envolve a região ao redor da veia cava caudal, a *crista terminalis* e a veia cava cranial,[36] em vez de focos múltiplos. Em geral, está associada ao

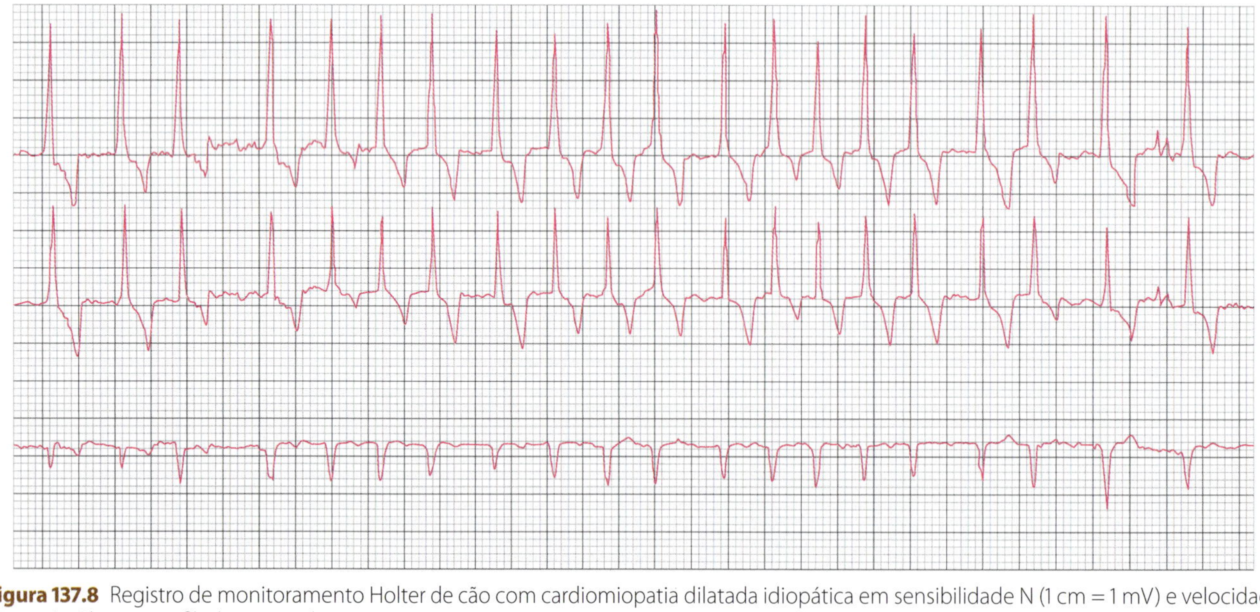

Figura 137.8 Registro de monitoramento Holter de cão com cardiomiopatia dilatada idiopática em sensibilidade N (1 cm = 1 mV) e velocidade 25 mm/s. Observa-se fibrilação atrial.

remodelamento e/ou distensão atrial ou ao aumento do tônus vagal, podendo também não haver causa identificável.[43,44] A frequência atrial é mais baixa do que na FA (muitas vezes maior que 300 bpm) e, como consequência, a atividade ventricular também é mais organizada. O *flutter* atrial (Figura 137.9) não é um ritmo estável, degenerando, frequentemente, para fibrilação atrial, embora também possa haver a conversão para ritmo sinusal.[20]

No ECG, pode-se observar registro de ondas F (de *flutter*) regulares e de aspecto serrilhado[35] sem intervalo isoelétrico,[34] complexos QRS estreitos, podendo os intervalos RR ser constantes ou variáveis.[5] As causas e o tratamento do *flutter* atrial são os mesmos da FA,[31] sendo possível interromper permanentemente o circuito do *flutter* atrial por meio da ablação por radiofrequência.[5]

Taquicardias juncionais

Existem na literatura dois tipos de taquicardias juncionais descritas em cães, quais sejam: a taquicardia juncional focal (TJF) e a taquicardia juncional não paroxística (TJNP).[2,45] Ambos os ritmos se originam na região da junção atrioventricular, no entanto na TJF o coração é despolarizado simultaneamente por dois marca-passos, visto que o foco ectópico despolariza os ventrículos e o nó sinusal o faz com os átrios, enquanto na TJNP o foco ectópico despolariza o coração todo.

A TJF é infrequente, porém cães jovens da raça Labrador Retriever são mais acometidos.[45] Nessa arritmia a FC varia de 100 a 160 bpm e ocorre a chamada "dissociação atrioventricular isorrítmica", durante a qual os átrios são despolarizados pelo nó sinoatrial, havendo ondas P de eixo sinusal, enquanto os ventrículos são despolarizados pelo foco juncional, de modo que o intervalo PR é irregular e a onda P pode "flutuar" para dentro e para fora do complexo QRS durante o traçado.[29] Durante alguns períodos o foco ectópico pode assumir também a despolarização atrial, havendo ativação atrial retrógrada 1:1 pelo foco juncional.

Na TJNP (Figura 137.10) há uma relação fixa entre a ativação atrial e ventricular, de modo que os intervalos P'R são mais curtos que os intervalos PR. A FC varia de 60 a 130 bpm, com início e término graduais e as ondas P tem eixo tipicamente de -80 a -100°, estando essa arritmia relacionada à intoxicação digitálica, isquemia miocárdica, miocardite e doenças pulmonares em seres humanos.[46]

Taquicardias mediadas por via acessória

As informações na literatura a respeito desse tipo de taquiarritmia ainda são relativamente escassas, no entanto o advento do estudo eletrofisiológico em alguns centros de pesquisa permitiu o mapeamento das localizações mais frequentes de feixes anômalos na espécie canina.[47,48] As vias acessórias consistem em feixes de células do miocárdio que conectam átrios e ventrículos através do esqueleto fibroso, permitindo a passagem de estímulos elétricos por uma via além do nó AV.[49] Em cães, as taquicardias mediadas por via acessória descritas são a taquicardia atrioventricular ortodrômica reciprocante (TAOR), a taquicardia juncional reciprocante permanente (TJP), e a fibrilação atrial pré-excitada.[29]

Os feixes anômalos podem conduzir estímulos por via retrógrada (dos ventrículos para os átrios), anterógrada (dos átrios para os ventrículos) ou bidirecionalmente. Quando os feixes apresentam condução anterógrada, por vezes os estímulos elétricos sinusais podem ser conduzidos simultaneamente por essas vias e pelo nó atrioventricular, o que pode resultar em um encurtamento do intervalo PR e na despolarização dos ventrículos por duas frentes de onda simultâneas, gerando um entalhe no complexo QRS (denominado "onda delta") e caracterizando a chamada "pré-excitação ventricular".[46] Na espécie canina, infelizmente apenas 33% dos animais portadores de vias acessórias manifestam pré-excitação em ritmo sinusal, o que aumenta a dificuldade de diagnosticar a presença dos feixes anômalos na ausência dos episódios de taquicardia.[48] A presença de pré-excitação ventricular em combinação com episódios de taquiarritmias recorrentes caracteriza a chamada "síndrome de Wolff-Parkinson-White".[46]

A TAOR é a taquiarritmia mediada por via acessória com mais informações descritas na literatura. Ela baseia-se na condução de um estímulo elétrico que alcança os ventrículos pelo nó AV (via anterógrada) e retorna aos átrios pelo feixe acessório (via retrógrada), e assim por diante, mantendo-se por um circuito de macrorreentrada.[47] Caracteriza-se eletrocardiograficamente por início e término súbitos, alternância elétrica dos complexos QRS, intervalos RR regulares, ondas P' com eixo de orientação inferior-superior, intervalo RP' curtos e FC elevadas, em geral de 190 a 300 bpm em cães e maior que 300 bpm em gatos.[29] Há relato na literatura de predisposição de animais da raça Labrador Retriever a esse tipo de arritmia.[48]

Na TJP o estímulo elétrico alcança os ventrículos pelo nó AV (via anterógrada) e retorna aos átrios pelo feixe acessório (via retrógrada), sendo este frequentemente localizado em região posterosseptal direita.[29] Por ter caráter permanente e FC que vai de 230 a 250 bpm, cursa com manifestações clínicas graves

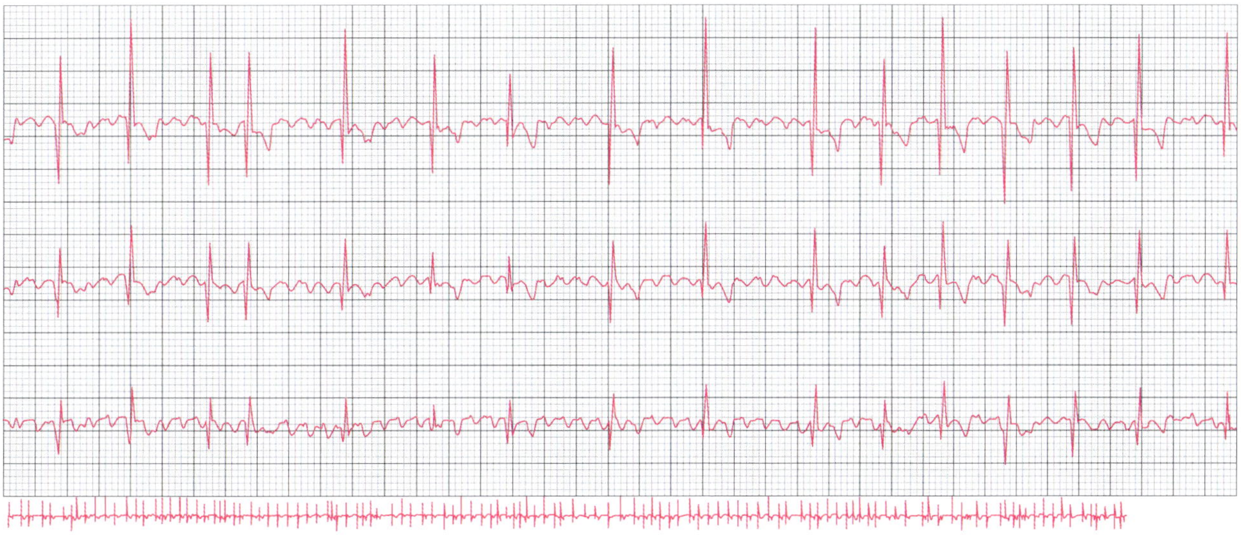

Figura 137.9 Registro de monitoramento Holter de cão com degeneração crônica da valva mitral em sensibilidade N (1 cm = 1 mV) e velocidade 25 mm/s. Observa-se *flutter* atrial.

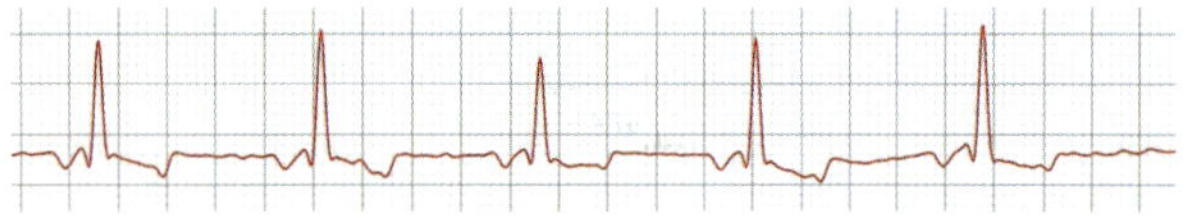

Figura 137.10 Registro de traçado eletrocardiográfico de cão na derivação DII em sensibilidade N (1 cm = 1 mV) e velocidade 50 mm/s. Observa-se taquicardia juncional não paroxística (TJNP).

relacionadas a ICC.[48] A FA pré-excitada, por sua vez, representa um ritmo potencialmente fatal, visto que a alta FC atrial conduzida aos ventrículos pela via acessória sem o retardo fisiológico do nó AV pode levar à fibrilação ventricular.[46]

Em medicina humana, o tratamento de escolha para as taquiarritmias mediadas por via acessória é a ablação por radiofrequência; em veterinária, a taxa de sucesso desse tipo de procedimento tem se mostrado favorável também.[46,48] A ablação consiste na destruição da via acessória após mapeamento da sua localização em estudo eletrofisiológico por via minimamente invasiva, pela utilização de cateteres intravenosos.[49]

Taquicardias de origem ventricular

Taquicardia ventricular

São taquicardias de QRS largos em que a origem do estímulo situa-se nos ventrículos. As manifestações clínicas associadas à taquicardia ventricular dependem de frequência ventricular, duração da taquicardia e presença e extensão da cardiopatia de base.[25] Taquicardia ventricular (TV) muito rápida (geralmente com frequência cardíaca maior que 300 bpm) resulta em acentuada diminuição do débito cardíaco, que pode resultar em hipotensão e síncope (caso a taquicardia dure mais que 6 a 8 segundos), uma ocorrência comum em cães Boxer e Doberman com cardiomiopatia, representando alto risco de morte súbita sem tratamento.[25]

Eletrocardiograficamente, caracteriza-se por três ou mais complexos QRS precoces, consecutivos e alargados (maior que 0,07 segundo), não precedidos de ondas P, com FC maior que 160 bpm em cães (que 180 bpm em cães de raças pequenas) e maior que 240 bpm em gatos.[5,31] As ondas P apresentam configuração normal, mas sem correlação a complexos QRS – dissociação AV – pois a frequência ventricular é maior que a sinusal.[4] A TV pode ser confundida com taquicardia supraventricular com aberrância de condução; a diferenciação pode ser feita pela presença de complexos de fusão, de complexos de captura (batimento sinusal que assume o ritmo sinusal normal) e da dissociação AV.[5,20] A TV pode ser monomórfica ou polimórfica, sustentada (com duração maior que 30 segundos – Figura 137.11) ou não sustentada (duração menor que 30 segundos).[25,36]

As causas da TV incluem as mesmas dos complexos ventriculares prematuros já citados, sendo detectados no monitoramento Holter por 24 horas, de 45% dos 40 cães com cardiomiopatia dilatada idiopática avaliados.[9]

Ritmo idioventricular acelerado

Apresenta as mesmas características eletrocardiográficas que a TV, com exceção da frequência menor.[31] Os autores ainda divergem quanto à FC exata que demarca a diferença entre TV e ritmo idioventricular acelerado (RIA), variando entre 100 bpm[20] e 180 bpm,[25] mas é intermediária entre o ritmo idioventricular (menor que 70 bpm) e a TV. As causas do RIA são as mesmas que as da TV, embora a frequência ventricular menor leve a um menor comprometimento de enchimento diastólico, assim, o RIA é mais bem tolerado. Assim, o tratamento é direcionado à causa de base, porém a terapia antiarrítmica somente é considerada quando o tratamento da causa de base não é eficaz em abolir a arritmia ou caso a frequência aumente preenchendo os critérios de TV.

Torção das pontas

É um tipo de TV polimórfica em que os complexos ondulados aumentam e diminuem com certo sincronismo ao redor da linha de base,[25,31] caracterizando um movimento serpentiforme ou em espiral. É rara em cães,[31] e está associada a condições patológicas que aumentam o intervalo QT,[25] como síndrome do QT longo em cães Dálmatas, hipopotassemia, hipocalcemia, toxicidade por medicamentos antiarrítmicos (particularmente quinidina e sotalol).[23,31] Tipicamente, a torção das pontas (*torsade de pointes*) é precedida por baixa FC com intervalo QT prolongado (maior que 0,25 segundo em cães), sendo desencadeada por extrassístole ventricular durante o período de repolarização ventricular (fenômeno R sobre T).[20]

Fibrilação ventricular

A fibrilação ventricular (FV) caracteriza-se por um padrão de despolarização ventricular caótico e desorganizado,[1,4] que envolve atividade elétrica ventricular completamente dessincronizada, com múltiplos circuitos reentrantes.[20] É a mais grave das arritmias, culminando na morte do paciente quando não tratada de imediato.[5] Hemodinamicamente, o paciente com FV apresenta colapso circulatório com parada cardíaca.[1,4] Eletrocardiograficamente, a FV consiste em ausência de P-QRS-T, com ondas erráticas e sem padrão de morfologia, amplitude e frequência variáveis. A FV pode surgir de maneira inesperada ou após algumas arritmias como TV polimórfica, bradiarritmias graves com bradicardia acentuada ou após CVP precoces (que incidem sobre a onda T – fenômeno R/T).[5]

A FV pode ser causada por doença grave, como trauma miocárdico, anoxia, distúrbio eletrolítico grave, além de estados avançados de choque.[5]

Bradiarritmias

A bradicardia sinusal e a parada sinusal são variedades da arritmia sinusal que determinam bradiarritmias e já foram citadas anteriormente.

Escapes

Os escapes são complexos tardios (ao contrário das extrassístoles, que são precoces), de origem não sinusal, que surgem quando a frequência de estimulação do NS diminui muito, ou quando o estímulo sinusal é interrompido. Nessas condições, outra região do coração (quer localizada nos átrios, quer localizada nos ventrículos) assume o comando do ritmo cardíaco – fenômeno denominado "escape". O escape pode ser atrial, juncional ou ventricular, sendo o juncional o mais frequente.

Eletrocardiograficamente, o escape é um fenômeno sempre tardio, iniciando-se após uma pausa, obrigatoriamente, maior que o intervalo RR de base. Caso não haja retorno ao ritmo de base após o escape, instala-se o ritmo de escape (atrial, juncional ou ventricular),[20] porém, o ritmo de escape ventricular recebe a denominação especial de ritmo idioventricular. Os ritmos de escape ventricular (ritmo idioventricular) apresentam, geralmente, frequência menor que 40 a 50 bpm nos cães e menor que 100 bpm nos gatos, sendo os complexos QRS amplos e bizarros.[1] Os ritmos de escape juncionais geralmente variam de 40 a 60 bpm no cão[20] e apresentam QRS normal ou relativamente normal.[1]

Como a atividade de escape é um mecanismo cardioprotetor, complexos de escape e ritmos de escape jamais devem ser suprimidos com medicamentos antiarrítmicos.[1,20]

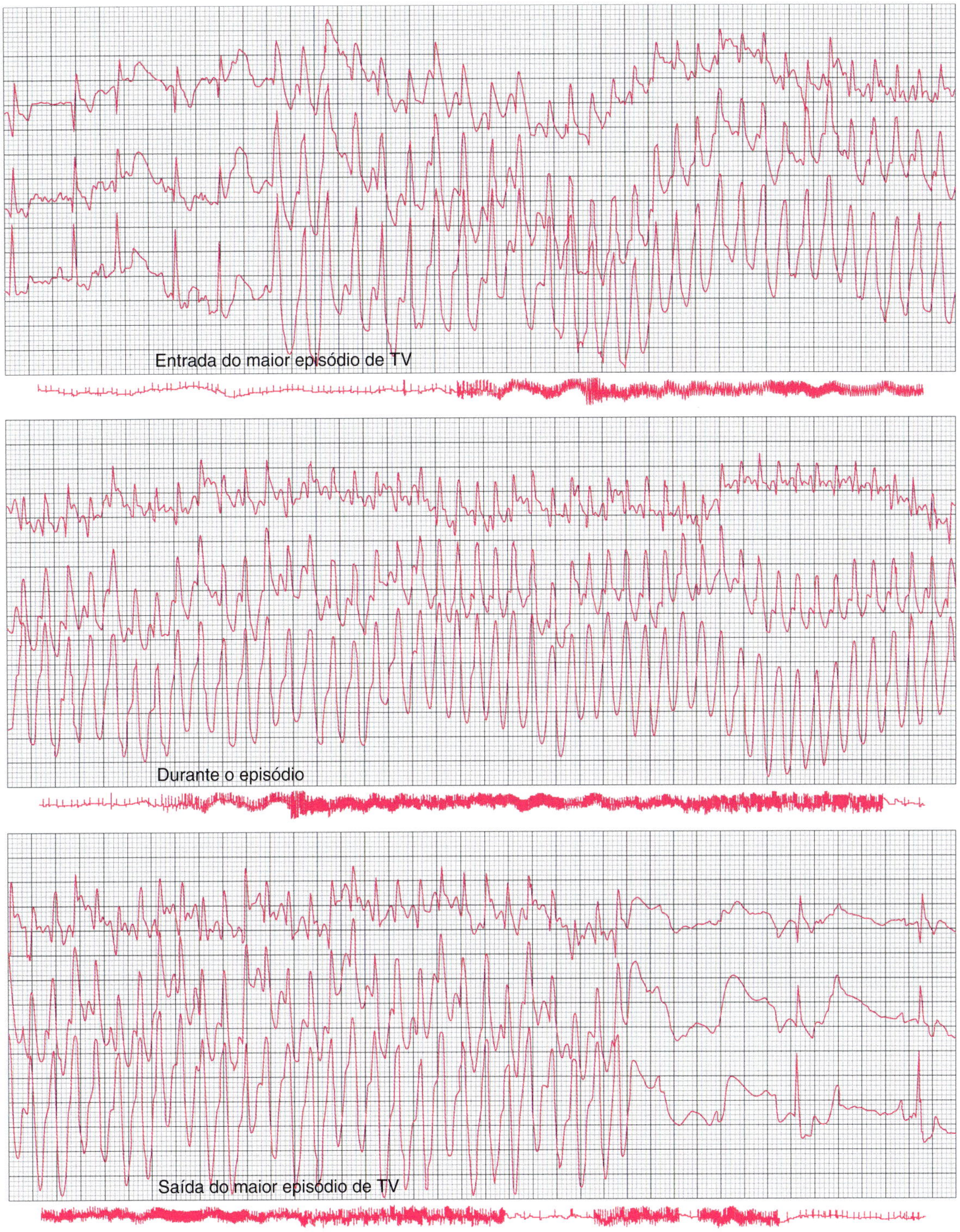

Figura 137.11 Registro de monitoramento Holter de cão Boxer com cardiomiopatia dilatada em sensibilidade N (1 cm = 1 mV) e velocidade 25 mm/s. Observa-se episódio de taquicardia ventricular (TV) sustentada.

Bloqueios atrioventriculares

São distúrbios de condução que ocorrem devido ao atraso ou à falta de condução do estímulo elétrico dos átrios aos ventrículos. Os bloqueios atrioventriculares (BAV) podem ser parciais (de 1º e 2º graus) ou totais (de 3º grau). Quanto à localização anatômica do distúrbio de condução, os BAV podem surgir no NAV, no tronco do feixe de His ou em seus ramos; infelizmente, o ECG convencional não permite tal diferenciação, que é possível apenas por meio do eletrograma do feixe de His, realizado durante o estudo eletrofisiológico.

Bloqueio atrioventricular de primeiro grau

É o atraso da condução dos átrios para os ventrículos no NAV[1,20] (Figura 137.12) que se traduz, eletrocardiograficamente, como aumento da duração do intervalo PR acima do valor normal para a espécie[22] (maior que 0,13 segundo em cães e acima de 0,09 segundo em gatos), portanto, o BAV de 1º grau não implica alteração no ritmo sinusal, não sendo considerado uma arritmia.[25] Na maioria dos casos, o BAV de 1º grau é secundário ao tônus vagal exarcebado,[1] sendo considerado normal,[4] embora também possa ser secundário à toxicidade por fármacos (como

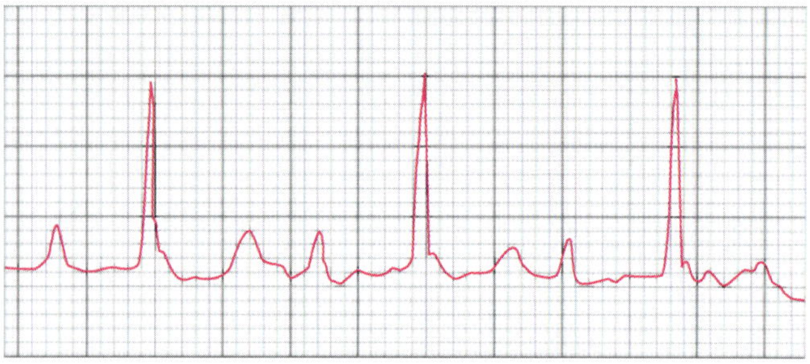

Figura 137.12 Registro de traçado eletrocardiográfico de cão em sensibilidade N (1 cm = 1 mV) e velocidade 50 mm/s. Observa-se presença de bloqueio atrioventricular de 1º grau (intervalo PR = 0,16 segundo).

digitálicos[1] e outros antiarrítmicos) ou ao desequilíbrio eletrolítico.[1] O BAV de 1º grau não progride para 2º ou 3º graus, exceto no caso de toxicidade farmacológica.

Bloqueio atrioventricular de segundo grau

Nesse caso, ocorre falha na condução AV precedida ou não por dificuldade crescente na transmissão do estímulo do NS para os ventrículos, de maneira que nem todos os estímulos atriais conseguem despolarizar os ventrículos.[20]

Classicamente, é subdividido em dois tipos: BAV de 2º grau Mobitz tipo I (em que há dificuldade de condução progressiva – fenômeno de Wenckebach) e Mobitz tipo II (em que a dificuldade de condução é constante e intermitente).

No ECG, o BAV de 2º grau Mobitz tipo I (Figura 137.13) apresenta as seguintes características: aumento progressivo do intervalo PR até que surge uma onda P não sucedida por complexo QRS (fenômeno de Wenckbach),[1] e intervalo RR variável. O tipo I de Mobitz em geral é provocado pelo aumento do tônus vagal (cães braquicefálicos, doenças respiratórias, gastrintestinais ou neurológicas), por medicamentos antiarrítmicos (como digitálicos, quinidina, betabloqueadores, procainamida, verapamil), por sedativos (como xilazina, acepromazina), assim como por doença do nó AV.[4]

Já o BAV de 2º grau Mobitz tipo II (Figura 137.14) apresenta intervalo PR constante, com falha periódica na condução AV (em que há inscrição da onda P sem o correspondente QRS).[6]

O BAV de 2º grau Mobitiz tipo II apresenta maior gravidade que o tipo I, podendo progredir para BAV total, além de frequentemente desencadear manifestações clínicas como síncope, fraqueza e letargia.[5] Entre suas causas podem-se citar: fibrose idiopática (animais idosos), estenose hereditária do feixe de His, cardiomiopatia hipertrófica em cães e gatos, infiltração neoplásica metastática e desequilíbrio eletrolítico (principalmente a hiperpotassemia).[4,20]

Bloqueio atrioventricular de terceiro grau ou bloqueio atrioventricular total

Nessa bradiarritmia os estímulos sinusais não conseguem despolarizar os ventrículos,[20] pois o impulso cardíaco está completamente bloqueado na região da junção atrioventricular ou no feixe de His ou em todos os ramos do feixe de His.[4] Desse modo, há total assincronismo entre as atividades atrial e ventricular.[1] Em geral, o ritmo dos átrios é sinusal (embora possa também ser fibrilação, *flutter* e taquicardia atrial), enquanto o ritmo dos ventrículos é bem mais lento, idioventricular de escape.

Eletrocardiograficamente (Figura 137.15), apresenta frequência ventricular muito baixa (inferior à frequência atrial, variando de 20 a 70 bpm em cães), dissociação AV (ondas P e complexos QRS sem correlação entre si),[1,4] e distâncias RR constantes; além disso, os complexos QRS podem estar alargados (quando se origina abaixo da bifurcação do feixe de His) ou com duração normal e pouca ou nenhuma aberrância (quando se origina acima de bifurcação do feixe de His).

Frequentemente os animais apresentam sintomas de baixo débito cardíaco (insuficiência cardíaca) e baixo fluxo cerebral (inicialmente com síncope e até convulsão, conhecido como síndrome de Stokes-Adams), sendo indicada a colocação de marca-passo artificial sempre que possível.[5] As possíveis causas do BAVT são as mesmas do BAV de 2º grau Mobitz tipo II.[28]

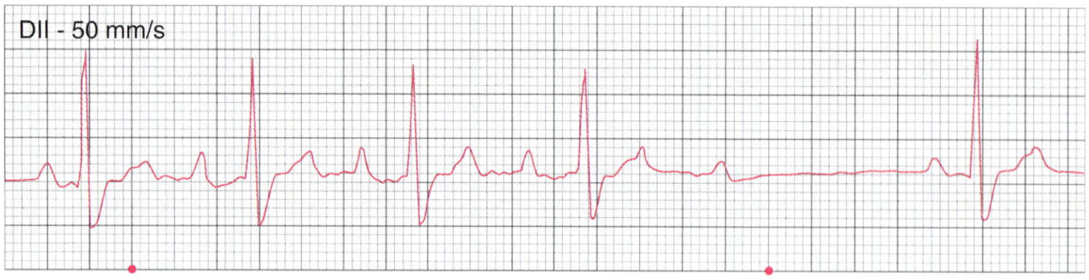

Figura 137.13 Registro de traçado eletrocardiográfico de cão em sensibilidade N (1 cm = 1 mV) e velocidade 50 mm/s. Observa-se presença de bloqueio atrioventricular de 2º grau Mobitz tipo I: 5ª onda P sem condução do complexo QRS, com intervalos PR crescentes.

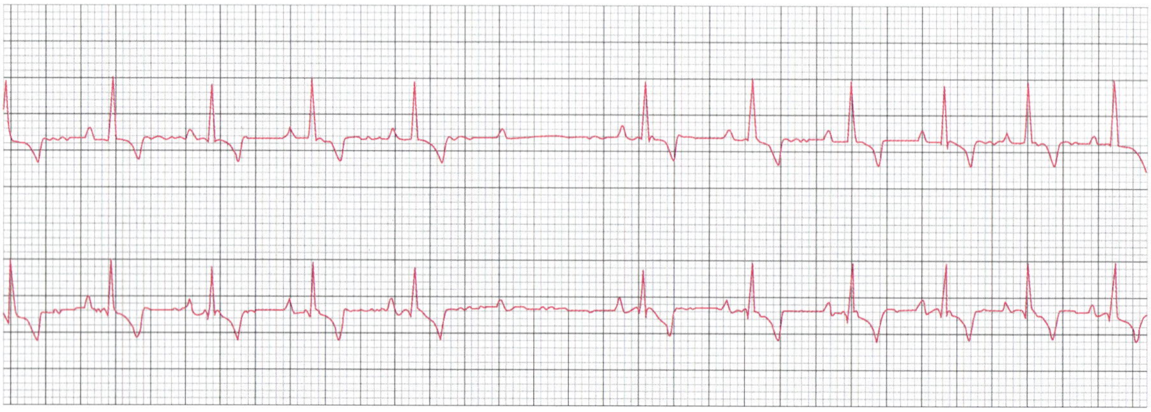

Figura 137.14 Registro de monitoramento Holter de cão em sensibilidade N (1 cm = 1 mV) e velocidade 25 mm/s. Observa-se presença de bloqueio atrioventricular de 2º grau Mobitz tipo II – 5ª onda P sem condução do complexo QRS, com intervalos PR constantes.

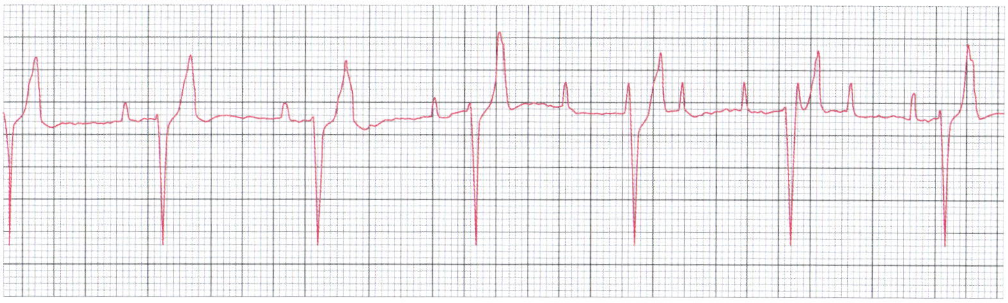

Figura 137.15 Registro de traçado eletrocardiográfico de cão em sensibilidade N (1 cm = 1 mV) e velocidade 25 mm/s. Observa-se bloqueio atrioventricular total com complexos de escape ventriculares em ciclos de ritmo idioventricular.

O BAV de 2º grau avançado é um intermediário entre os BAV de 2º e 3º graus, com várias ondas P bloqueadas.[1,5,20]

As causas incluem fibrose do NAV, doença infiltrativa, hiperpotassemia, miocardite por *Rickettsia*.[1] Já o bloqueio atrioventricular paroxístico consiste em um bloqueio súbito da condução dos estímulos elétricos aos ventrículos, caracterizado por uma sequência de ondas P bloqueadas sem atividade ventricular associada (Figura 137.16). É descrito mais comumente em gatos do que em cães e está frequentemente associado a episódios de síncope ou pré-síncope.[29]

Parada atrial

É uma arritmia incomum[22] caracterizada por total ausência de despolarização atrial apesar da formação normal do impulso no NS;[5,31] assim, sem despolarizar os átrios, o impulso sinusal é conduzido para o NAV, levando a uma despolarização ventricular normal, denominada "ritmo sinoventricular".[5,31]

A parada atrial (ou silêncio atrial ou ritmo sinoventricular) pode ser temporária, terminal ou persistente. Parada atrial temporária ocorre devido à hiperpotassemia ou à toxicidade digitálica; já a parada atrial ocorre associada à distensão atrial marcante (como ocorre em gatos com várias formas de cadiomiopatia) ou à hipoplasia do parênquima atrial (neuropatia distrófica, principalmente em Springer Spaniel).[5]

Eletrocardiograficamente, apresenta-se como ritmo regular, com complexos QRS de aparência supraventricular, sem ondas P detectáveis (Figura 137.17).[5,6]

Síndrome do nó doente ou síndrome bradicardia-taquicardia ou disfunção do nó sinusal

A síndrome do nó doente (SND) envolve um complexo distúrbio do tecido de condução cardíaco, levando a um defeito da atividade sinusal (bradicardia e parada sinusais), distúrbios de condução AV (BAV de 1º e 2º graus)[5] com inadequados ritmos de escape subsidiários;[22] além de distúrbios de excitabilidade supra e ventriculares.[5] A causa da SND é desconhecida, embora provavelmente envolva degeneração idiopática do sistema de condução,[1] diagnosticada quase exclusivamente em cães, especialmente em cadelas da raça Schnauzer miniatura, mesmo descrita em outras raças como Cocker Spaniel, West Highland White Terrier, Teckel, Pug, além de animais sem definição racial.[5] Histologicamente, ocorre a fibrose do tecido nodal, associada a distúrbios vasculares como arterite nas microcoronárias.[5,31]

O diagnóstico eletrocardiográfico requer traçado contínuo longo (2 a 3 minutos) ou monitoramento Holter (Figura 137.18) para demonstrar todos os aspectos da síndrome: bradicardia sinusal (que representa vários níveis de resposta à mediação vagal),[22] BAV de 1º e 2º graus, pausas ventriculares prolongadas secundárias à parada sinusal (podendo estar acompanhadas de complexos de escape), e episódios paroxísticos de taquicardia supraventricular, embora, em alguns casos, somente a bradicardia sinusal esteja presente.[5,31]

Síncope induzida pela bradicardia consiste na manifestação clínica mais comum.[1] O tratamento medicamentoso com

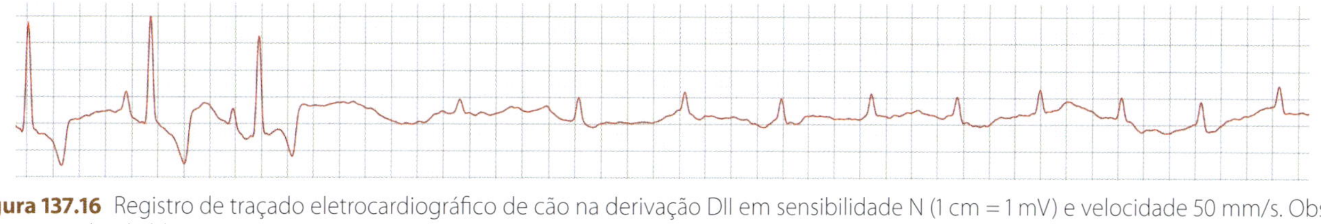

Figura 137.16 Registro de traçado eletrocardiográfico de cão na derivação DII em sensibilidade N (1 cm = 1 mV) e velocidade 50 mm/s. Observa-se episódio de bloqueio atrioventricular paroxístico.

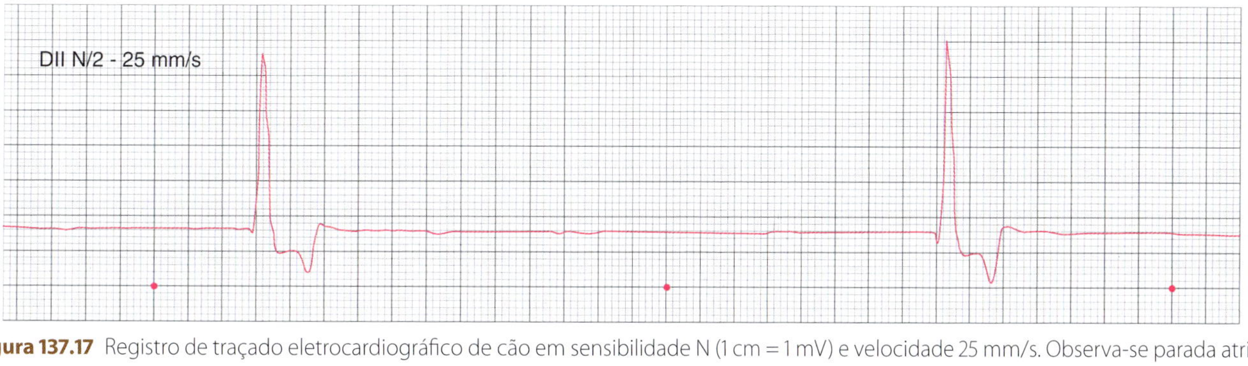

Figura 137.17 Registro de traçado eletrocardiográfico de cão em sensibilidade N (1 cm = 1 mV) e velocidade 25 mm/s. Observa-se parada atrial.

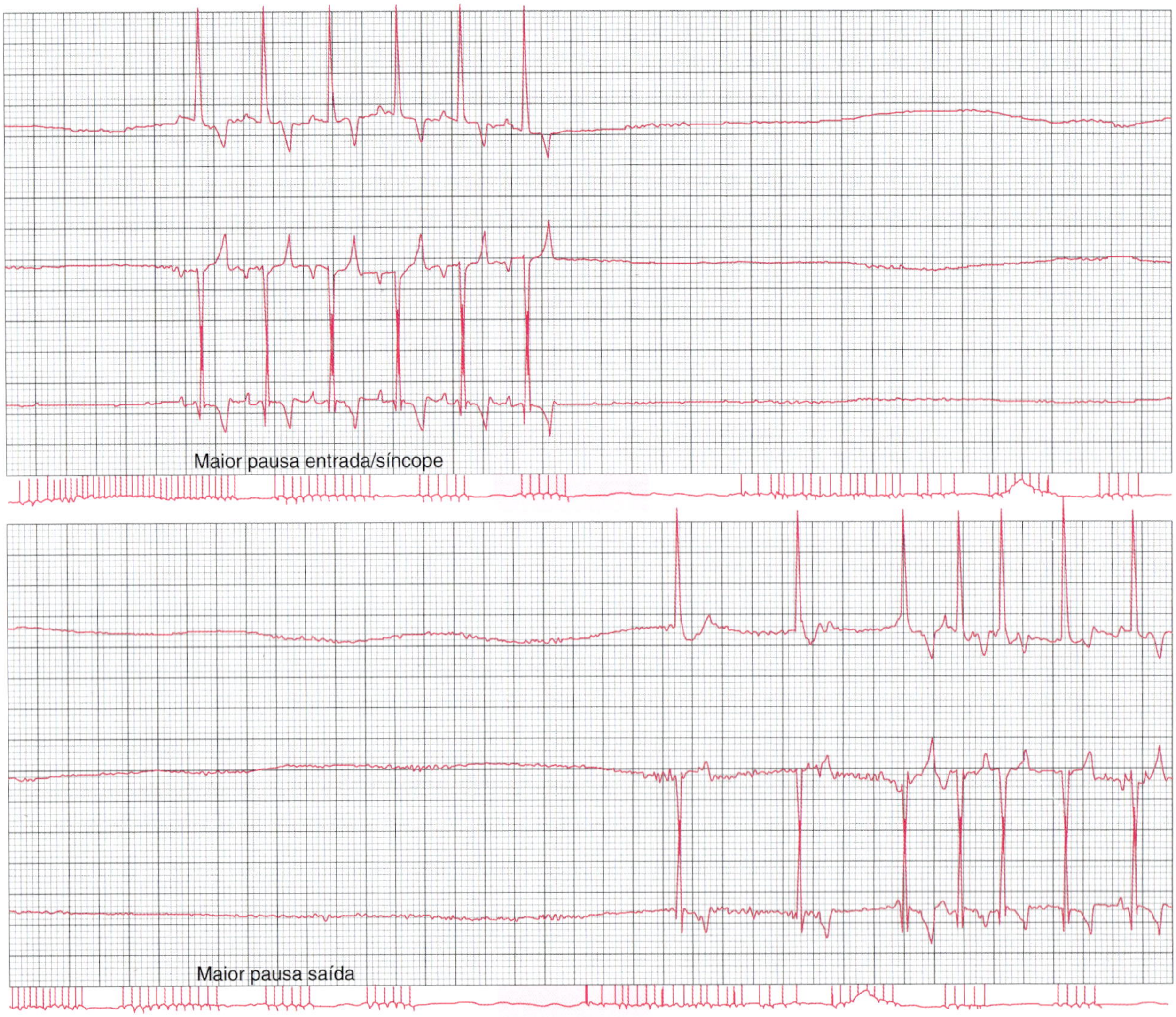

Figura 137.18 Registro de monitoramento Holter de cão da raça Schnauzer com síndrome do nó doente, em sensibilidade N (1 cm = 1 mV) e velocidade 25 mm/s. Observa-se pausa ventricular de 9 segundos, secundária a parada sinusal durante relato de síncope, complexos de escape juncionais e extrassístole supraventricular isolada (o antepenúltimo complexo).

fármacos vagolíticos pode diminuir a frequência e a intensidade das crises, mas o tratamento definitivo requer o implante de marca-passo artificial. No caso do desenvolvimento de ICC, o tratamento com diuréticos e inibidores da enzima conversora da angiotensina deve ser instituído; mesmo nesses casos, a digitalização está contraindicada.[5,31]

TERAPIA ANTIARRÍTMICA

A abordagem terapêutica baseia-se na correta interpretação eletrocardiográfica da arritmia, bem como nas determinações da causa dela (se possível), da natureza, da cardiopatia de base (se houver) e das consequências hemodinâmicas e eletrofisiológicas.[40] Portanto, antes da instituição de qualquer terapia antiarrítmica (AAR), é importante identificar e tratar, quando possível, qualquer fator predisponente (distúrbios eletrolíticos, desequilíbrio acidobásico, hipotermia, hipovolemia, hipoxia) envolvido na precipitação da arritmia,[5,31] a não ser que haja instabilidade hemodinâmica ou elétrica.[4] Na persistência da arritmia após a correção desses fatores, deve-se levar em conta o histórico, as manifestações clínicas, o exame físico, além de todos os dados disponíveis antes de se decidir pela utilização de medicamentos antiarritímicos.[50,51] Desse modo, a decisão de tratar a arritmia deve ser baseada no comprometimento hemodinâmico e não apenas na frequência ou complexidade da arritmia. Apesar de as arritmias ainda serem consideradas fator de risco para eventos cardiovasculares, arritmias complexas assintomáticas não representam, necessariamente, aumento de risco de morte súbita.[5] Assim, na ausência de sintomas, os potenciais efeitos colaterais, incluindo-se os efeitos pró-arrítmicos, devem ser levados em consideração. Quando da decisão terapêutica, deve-se considerar a cardiopatia de base, pois se sabe que cães com endocardiose mitral apresentam baixo risco para morte súbita arritmogênica, ao contrário de cães com estenose subaórtica, ou Doberman e Boxer com CMD que apresentem arritmias ventriculares.[31]

Ao considerar a terapia medicamentosa antiarrítmica, devem-se definir os objetivos, dos quais o principal seria a restauração da estabilidade hemodinâmica.[7] Embora os objetivos iniciais incluam a conversão para o ritmo sinusal, a correção das causas de base e a prevenção das arritmias e morte súbita no futuro, a supressão de todos os batimentos anômalos, geralmente não é uma meta realista.[7] O sucesso na terapia implica a redução da frequência (entre 70 e 80%) ou a taxa repetitiva de batimentos ectópicos, levando, desse modo, à estabilidade hemodinâmica e à ausência de manifestações clínicas.[7] Entretanto, mesmo com a aparente conversão ao ritmo sinusal, o risco de morte súbita por uma arritmia fatal ainda permanece.[7] Deve-se reconhecer, ainda, que resta muito a se estudar sobre a prevenção da morte súbita ou sobre o correto manejo dos pacientes portadores de arritmias cardíacas.[7]

A escolha da AAR ainda é empírica,[3,23] baseada em experiência clínica, sem haver base racional ou lógica para afirmar que determinado agente seja específico para tratar determinado tipo de arritmia, uma vez que não há, ainda, conhecimento profundo e detalhado dos mecanismos arritmogênicos, dos mecanismos de ação dos fármacos em nível celular (especialmente em relação às suas atividades antiarrítmicas propriamente ditas);[23] além da escassez de estudos clínicos duplos-cegos, randomizados e controlados na cardiologia veterinária. Entre tais estudos, podem-se citar o de Meurs *et al.*[36] em Boxers, que observou maior benefício com o sotalol; o trabalho de Gelzer *et al.*[52] em cães com fibrilação atrial crônica que concluiu melhor controle da FC com a combinação de digoxina e diltiazem. Gelzer *et al.*[53] relataram supressão mais eficaz de arritmias ventriculares em cães Pastores-Alemães com doença hereditária arritmogênica com a associação de sotalol e mexiletina, em estudo laboratorial randomizado duplo-cruzado.

O conhecimento da eletrofisiologia celular permite que sejam compreendidos alguns dos mecanismos envolvidos na gênese das arritmias cardíacas, e a ação dos antiarrítmicos, em nível molecular, ajuda a compreender alguns dos mecanismos de ação dos antiarrítmicos na interrupção e na prevenção das arritmias.[23]

A classificação de Vaughan-Williams dos medicamentos antiarrítmicos (Quadro 137.1) é a mais utilizada por sua simplicidade, sendo baseada em critérios eletrofisiológicos obtidos em estudos experimentais[3] nos efeitos isolados em tecido cardíaco normal, sem incorporar conceitos clínicos do efeito antiarrítmico, como os efeitos no tecido doente,[5] e sem incluir medicamentos como digoxina, adenosina e agentes bloqueadores alfa-adrenérgicos.[5]

Medicamentos antiarrítmicos

Medicamentos antiarrítmicos do grupo I

São os medicamentos bloqueadores dos canais de sódio que reduzem a ascensão da fase zero do potencial de ação e que, de acordo com algumas diferenças em outras características eletrofisiológicas, foram subdivididos em classes IA, IB e IC, pois tais diferenças podem influenciar na eficácia do tratamento de determinada arritmia. O efeito da maioria desses agentes depende da concentração extracelular de potássio.[5,7]

QUADRO 137.1 Classificação de Vaughan-Williams dos medicamentos antiarrítmicos (adaptada).

Classe	Ação	Medicamento
I	Bloqueadores de canais de sódio	–
IA	Depressão moderada fase 0	Quinidina
	Redução moderada da velocidade de condução	Procainamida
	Prolongamento de repolarização	–
IB	Mínima depressão fase 0	Lidocaína
	Encurtamento da repolarização	Mexiletina
IC	Depressão importante fase 0	Propafenona
	Redução importante da velocidade de condução	–
	Discreto efeito na repolarização	–
II	Betabloqueadores	Atenolol Propranolol
III	Prolongamento da repolarização	Amiodarona Sotalol
IV	Bloqueadores dos canais de cálcio	Diltiazem Verapamil

Medicamentos classe IA

São bloqueadores dos canais rápidos de sódio que induzem depressão moderada da fase 0, redução moderada da velocidade de condução e prolongamento da repolarização. A redução da velocidade de condução e o prolongamento do período refratário podem causar a interrupção de arritmias dependentes de reentrada.[5] Os medicamentos dessa classe são quinidina (protótipo dessa classe)[54] e procainamida.[55]

Quinidina

A quinidina foi o primeiro antiarrítmico a ser utilizado na prática médica na cardiologia humana;[3] inicialmente era utilizado no tratamento contra a malária, logo suas propriedades antiarrítmicas foram observadas.[3]

Eletrofisiologicamente, causa bloqueio dos canais rápidos de sódio e dos canais de potássio. Atua predominantemente nos canais rápidos de sódio ativados (bloqueio tônico) e pouco sobre os canais inativados, com ação predominante sobre fibras com menores potenciais de repouso, especialmente sobre células parcialmente despolarizadas, como nas isquemias. Desse modo, promove redução da ascensão da fase zero do potencial de ação, com efeito dependente da frequência. O bloqueio dos canais de potássio causa discreto aumento da duração do potencial de ação, devido à redução da corrente de repolarização tardia, tanto na musculatura ventricular como nas fibras de Purkinje.[3] Apresenta ação vagolítica causada pelo bloqueio dos receptores muscarínicos (M_2), além de determinar bloqueio dos receptores α_1 e α_2-adrenérgicos, responsável pela vasodilatação periférica. Não age diretamente no nó sinusal, podendo causar taquicardia devido ao aumento da atividade simpática reflexa, secundária à vasodilatação periférica. Prolonga o período refratário atrial, o nó atrioventricular (quando o tônus vagal não é acentuado), o sistema His-Purkinje, a musculatura ventricular e das vias acessórias.

Os efeitos eletrocardiográficos incluem prolongamento do complexo QRS, dos intervalos QT[3,5] e PR[5] e discreto aumento da FC.

- *Farmacocinética e metabolismo*

O medicamento é bem absorvido quando administrado por via oral (VO), com extensivo metabolismo hepático, sendo não intensivamente dependente do fluxo sanguíneo hepático; ainda não se sabe se o metabolismo do medicamento é alterado nas hepatopatias ou mesmo na insuficiência hepática grave.[7] Tem meia-vida de 6 horas, em cães, e de cerca de 2 horas em gatos. Como apresenta forte ligação às proteínas, a hipoalbuminemia grave predispõe aos seus efeitos tóxicos. A administração com cimetidina também predispõe à intoxicação, uma vez que diminui a velocidade de eliminação do medicamento. A quinidina pode predispor à toxicidade digitálica, pois diminui o seu *clearance* renal, além de competir com a digoxina pelos locais de ligação na musculatura esquelética.[7]

- *Indicações clínicas*

Atualmente a quinidina e outros medicamentos da classe IA têm utilidade limitada na prática clínica em pequenos animais.[5] A quinidina tem sido utilizada para o tratamento de arritmias ventriculares e, ocasionalmente, de taquiarritmias supraventriculares. Em cães de grande porte com fibrilação atrial de início recente e com função ventricular normal, a quinidina pode resultar em conversão ao ritmo sinusal, devendo-se ter cuidado em animais em insuficiência cardíaca ou com hiperpotassemia[7] e é contraindicada em animais com disfunção ventricular sistólica. A quinidina também está contraindicada em animais com bradicardia sinusal, com síndrome do nó doente, com bloqueio atrioventricular de 2º grau avançado ou com bloqueio atrioventricular total.[7]

▪ *Toxicidade e efeitos colaterais*

A toxicidade da quinidina ocorre como uma extensão dos seus efeitos eletrofisiológicos e hemodinâmicos. As durações do intervalo PR e do complexo QRS aumentam conforme aumentam os níveis plasmáticos. O desenvolvimento de prolongamento acentuado do intervalo QT, de bloqueio de ramo direito ou alargamento do QRS, em mais de 25% em relação ao nível pré-tratamento, sugerem toxicidade da quinidina. Em altas concentrações, pode causar vários bloqueios de condução e taquiarritmias ventriculares. *Torsade de pointes* e fibrilação ventricular podem desenvolver-se em decorrência da dispersão temporal aumentada da refratariedade miocárdica, que está implícita no prolongamento do intervalo QT.

Procainamida

Os efeitos fisiológicos da procainamida são semelhantes aos da quinidina,[3,5] determinando um bloqueio fásico dos canais de sódio (no estado inativo), dependente da frequência. A procainamida induz depressão do automatismo das fibras de Purkinje, prolonga o período refratário e a duração do potencial de ação da musculatura ventricular e das fibras de Purkinje. Nos átrios causa retardo na condução do estímulo, podendo ser utilizada no tratamento da fibrilação ou *flutter* atrial, além de promover o prolongamento de período refratário atrial e das vias acessórias,[3] sendo utilizada em cães com taquicardia ortodrômica por via acessória.[5] A procainamida apresenta propriedades vagolíticas, embora em menor intensidade que a quinidina, clinicamente pouco significativas.[56] A procainamida, recentemente, deixou de ser comercializada no Brasil, podendo ser adquirida apenas em empresas importadoras de medicamentos.

▪ *Farmacocinética e metabolismo*

Em cães, a meia-vida da procainamida é de cerca de 3 horas, o que dificulta a sua administração oral, pois, para manter os níveis terapêuticos séricos, deve ser administrada a cada 6 horas. A maior parte é metabolizada pelo fígado e eliminada pelos rins. Pode ser administrada por via oral ou parenteral. A administração intravenosa deve ser feita lentamente para prevenir o colapso circulatório pela vasodilatação periférica e pela diminuição da contratilidade miocárdica.[56]

▪ *Indicações clínicas*

Entre as indicações, podem-se citar: cães com extrassistolia ventricular, taquicardia ventricular, taquicardia supraventricular na síndrome de Wolff-Parkinson-White com QRS largo, em taquiarritmias supraventriculares. Pode ser utilizada em conjunto com outros medicamentos de classe I e betabloqueadores e em pacientes com arritmias refratárias.[5] Não é utilizada em gatos,[4,5] uma vez que não existem dados sobre a farmacocinética nessa espécie.[56]

▪ *Toxicidade e efeitos colaterais*

Efeitos adversos são infrequentes e incluem anorexia, náuseas, êmese, febre, proarritmia, agranulocitose,[5] leucopenia, fraqueza, hipotensão e redução da contratilidade cardíaca.[4] Quando administrada concomitantemente a medicamentos da classe III, pode causar prolongamento do intervalo QT e aumento do risco de *torsade de pointes*.[3]

Medicamentos classe IB

Essa classe de medicamentos determina depressão mínima da fase 0 do potencial de ação e encurtamento da repolarização, tendo como representantes a lidocaína e a mexiletina.[3]

Lidocaína

Em concentrações terapêuticas, a lidocaína não exerce efeito sobre o potencial de repouso da membrana de fibras atriais, ventriculares ou de Purkinje, com ação depressora especialmente em fibras cuja condução rápida esteja comprometida, mas não em tecidos com a condução normal. Promove encurtamento do potencial de ação das fibras de Purkinje, acelera a repolarização e reduz a duração do período refratário efetivo. Também provoca a diminuição da inclinação da fase 4 da despolarização em fibras com automatismo anormal, e elimina os pós-potenciais tardios induzidos pelo digital, podendo ser utilizada no tratamento de arritmias causadas pela intoxicação digitálica. Tem pouco ou nenhum efeito sobre os tecidos atriais, o que explica sua ineficácia no tratamento das arritmias supraventriclares[3,54] e mínimo efeito sobre o nó atrioventricular. Não exerce qualquer ação sobre as fibras de resposta lenta dependente de cálcio, não interferindo na atividade automática do nó sinusal. Não apresenta efeito hemodinâmico ou inotrópico negativo, podendo ser administrada em pacientes com comprometimento da função ventricular.

▪ *Indicações clínicas*

A lidocaína apresenta pouca eficácia no tratamento de arritmias supraventriculares, mas é bastante efetiva no tratamento de arritmias ventriculares em cães e gatos; devendo ser considerada o medicamento de escolha em pacientes com insuficiência cardíaca compensada ou descompensada, embora deva ser utilizada cuidadosamente para evitar hipotensão. Arritmias ventriculares causadas por intoxicação digitálica ou por sensibilidade cardíaca às catecolaminas (halotano) respondem favoravelmente à administração de lidocaína.[54]

▪ *Farmacocinética e metabolismo*

Devido ao seu extenso metabolismo hepático de primeira passagem e acúmulo de metabólitos tóxicos, a lidocaína não pode ser utilizada por via oral.[54] A lidocaína é rapidamente metabolizada pelo fígado, sendo tal metabolismo dependente do fluxo sanguíneo hepático; portanto, pacientes em insuficiência cardíaca apresentam metabolização mais lenta, necessitando de menores doses de lidocaína.[54] A administração concomitante com cimetidina ou propranolol predispõe à intoxicação, uma vez que causa redução do fluxo sanguíneo hepático, o que diminui o *clearance* da lidocaína.[54] O nível plasmático terapêutico varia de 2 a 4 μg/mℓ e os efeitos tóxicos podem ocorrer em níveis bem baixos como 5 a 9 μg/mℓ.[54]

▪ *Toxicidade e efeitos colaterais*

Em níveis terapêuticos, a lidocaína produz mínima depressão na contratilidade miocárdica. A administração intravenosa em *bolus* ou a infusão de grande dose do medicamento pode determinar redução discreta e transitória na contratilidade cardíaca e vasodilatação que podem resultar, respectivamente, em diminuição transitória do débito cardíaco e da pressão arterial sanguínea.[54] Administração lenta em *bolus* de doses terapêuticas, em cães com insuficiência cardíaca, não causa alterações no débito cardíaco, na pressão arterial ou na frequência cardíaca.[54]

O efeito colateral tóxico mais frequente, após a administração intravenosa de lidocaína, em cães e gatos, é a excitação do sistema nervoso central, podendo ser observados agitação, desorientação, tremores musculares, nistagmo e convulsões tônico-clônicas generalizadas. As convulsões são autolimitantes conforme o nível plasmático de lidocaína diminui. Os gatos são mais sensíveis que os cães aos efeitos colaterais neurológicos da lidocaína, devendo-se administrar cuidadosamente lidocaína em *bolus* nesses pacientes. A prevenção de convulsões induzidas pela lidocaína pode ser realizada com diazepam, na dose de 0,5 mg/kg. Cães e gatos inconscientes com miocardite traumática, em tratamento antiarrítmico com lidocaína, podem apresentar depressão ou parada respiratórias.[54]

Mexiletina

Os efeitos eletrofisiológicos são similares aos da lidocaína.[3,54] A mexilitina induz bloqueio, frequência-dependente, dos canais rápidos de sódio (predominantemente no seu estado inativado) com redução da velocidade de ascensão do potencial de ação ($V_{máx}$) da fase 0 das células atriais, ventriculares e de Purkinje, com diminuição do potencial de ação. Mesmo em baixas concentrações, a relação período refratário/duração do potencial de ação está aumentada, o que em associação à redução da velocidade de condução, pode suprimir as arritmias por reentrada, principalmente nas células isquêmicas. Os ritmos automáticos produzidos pelo digital são abolidos pela mexiletina. Não afeta o automatismo do nó sinusal em indivíduos saudáveis, embora possa causar bradicardia em pacientes com doença do nó sinoatrial. Não promove alterações na condução pelo nó atrioventricular e nos ventrículos ou no período refratário efetivo atrial e do nó atrioventricular. A condução infra-hissiana pode prolongar-se, sendo mais significativa naqueles com doença do sistema de condução infraventricular.

Ao eletrocardiograma, os intervalos PR e QRS não se modificam e o intervalo QT corrigido não se altera ou pode diminuir. Os efeitos da quinidina no prolongamento do intervalo QT podem ser revertidos por mexiletina.

A administração oral de mexiletina não influencia fração de ejeção, frequência cardíaca, pressão arterial e tolerância ao exercício.[3] Infelizmente esse medicamento não é mais comercializado no mercado brasileiro, embora possa ser adquirido em importadoras especializadas em medicamentos.

▪ *Farmacocinética e metabolismo*

A mexiletina é rapidamente absorvida pelo trato gastrintestinal, sendo metabolizada pelo fígado e excretada pelos rins.[54] A excreção renal depende do pH urinário, o que determina grande variação na meia-vida de eliminação plasmática, de 4,5 a 7 horas em cães, podendo ser ainda maior quando o pH é alcalino. A metabolização da mexiletina, assim como no caso da lidocaína, também é influenciada pelo fluxo sanguíneo hepático; desse modo, a administração concomitante de cimetidina diminui sua eliminação.[54]

▪ *Indicação clínica*

A mexiletina está indicada no tratamento de arritmias ventriculares, embora apresente pouca eficácia na prevenção de recorrência de taquicardias ventriculares em seres humanos, talvez em virtude do seu efeito pouco intenso na redução da velocidade de condução do impulso sobre tecidos onde ocorre a reentrada.[3]

▪ *Toxicidade e efeitos colaterais*

Cães em tratamento com mexiletina podem apresentar ansiedade ou depressão e letargia. A maioria dos efeitos colaterais pode ser minimizada com diminuição da dose e associação a betabloqueadores.[54]

Medicamentos classe IC

Os medicamentos dessa classe causam depressão importante da fase 0 e redução importante da velocidade de condução com discreto efeito na repolarização.[3]

Propafenona

O principal efeito eletrofisiológico da propafenona é a depressão da fase 0 do potencial de ação, secundária à diminuição da $V_{máx}$, consequência do seu efeito frequência-dependente sobre os canais de sódio nos seus estados ativado e inativado (bloqueios tônico e fásico).[3] O efeito frequência-dependente é mais intenso sobre tecidos parcialmente despolarizados (em situações de isquemia). Em fibras isoladas de Purkinje, causa redução da amplitude do potencial de ação, bem como de sua duração, diminuindo o automatismo e a velocidade de condução. A propafenona bloqueia também canais de potássio e de cálcio.

In vivo, não causa alteração significativa da frequência sinusal, mas o tempo de recuperação do nó sinusal torna-se prolongado após administração oral, podendo causar bradicardia em pacientes com disfunção do nó sinusal. Promove aumento do período refratário funcional e efetivo dos átrios, nó atrioventricular e dos ventrículos. Diminui a excitabilidade ventricular, identificada pelo desvio para a direita da curva intensidade-duração, secundária ao prolongamento do período refratário ventricular. Além disso, causa aumento do limiar de estimulação ventricular, aspecto importante a ser considerado em pacientes portadores de marca-passo cardíaco artificial.[3] A condução pelo tecido atrial, junção atrioventricular e sistema de His-Purkinje também se prolonga, com aumento correspondente dos intervalos PA, AH e HV. A condução atrial é deprimida com frequências progressivamente maiores de estimulação, efeito semelhante ao da procainamida, sendo utilizada no tratamento de taquiarritmias atriais.

Ao eletrocardiograma, registra-se prolongamento do intervalo PR e da duração do complexo QRS, sem alteração do intervalo QT ou JT. O alargamento do intervalo PR e do complexo QRS apresenta boa correlação com sua ação antiarrítmica. Na síndrome de Wolff-Parkinson-White, a propafenona prolonga o período refratário efetivo anterógrado e retrógrado da via acessória e a sua velocidade de condução, reduzindo a frequência ventricular durante episódios de fibrilação atrial, bem como a frequência de complexos QRS com morfologia de pré-excitação máxima.[3]

Tem efeito betabloqueador não seletivo, de cerca de 1/40 do propranolol,[54] devido à semelhança de suas moléculas.[3] Em virtude desse efeito, pode causar a diminuição da frequência cardíaca em animais normais.[54] Seu efeito antagonista de cálcio corresponde a 1/75 em relação ao do verapamil.[3]

▪ *Farmacocinética e metabolismo*

A propafenona é absorvida lentamente após a administração oral, atingindo o pico de concentração sérica em 2 a 5 horas após administração, sendo extensivamente metabolizada pelo fígado, e seus metabólitos apresentam vários graus de atividade de composto.[54]

▪ *Indicação clínica*

Propafenona é utilizada no tratamento de taquicardia supra ou ventricular, podendo ser efetiva na prevenção de fibrilação e *flutter* atrial paroxístico.[54]

▪ *Toxicidade e efeitos colaterais*

Concentrações terapêuticas de propafenona determinam diminuição mínima na pressão arterial e na contratilidade cardíaca, devendo-se ter cuidado com a sua utilização em pacientes com insuficiência cardíaca. Doses altas podem precipitar a insuficiência cardíaca em pacientes com doenças cardiovasculares preexistentes.

Entre os efeitos colaterais podem-se citar alterações neurológicas, fraqueza, depressão, náuseas e vômito. O potencial para bloqueio atrioventricular deve ser considerado, particularmente em pacientes com distúrbio de condução preexistente. A propafenona tem o potencial de produzir pró-arritmias em pacientes com hipopotassemia, ou em tratamento com altas doses de diuréticos de alça.[54]

Medicamentos antiarrítmicos do grupo II

São os medicamentos betabloqueadores, que inibem competitivamente a ação de catecolaminas sobre os receptores beta-adrenérgicos do coração.[3,57] Os receptores beta-adrenérgicos têm sido classificados em subtipos beta-1 e beta-2. Os receptores beta-1 estão primariamente localizados no miocárdio e medeiam o aumento na contratilidade, na frequência cardíaca, na velocidade de condução atrioventricular e na automaticidade em fibras especializadas. Os receptores beta-2 medeiam broncodilatação e vasodilatação, assim como a liberação de insulina e de renina,[7] embora também haja alguns receptores beta-2 no coração. A primeira geração de betabloqueadores (p. ex., o propranolol) não são seletivos e bloqueiam os receptores beta-1 e beta-2; a segunda geração (p. ex., o atenolol e o metoprolol) são relativamente β_1-seletivos; e a terceira geração (p. ex., o carvedilol) afeta receptores beta-1 e beta-2, mas também antagonizam receptores alfa-1 e podem ter outros efeitos.[7] Os betabloqueadores com relativas propriedades cardiosseletivas, como metoprolol, atenolol e esmolol, apresentam vantagens em pacientes com doenças broncoespásticas ou com diabetes *mellitus* insulinodependente. Como os efeitos clínicos (anti-hipertensivos e antiarrítmicos) somente são obtidos em doses altas, a importância da cardiosseletividade é reduzida.[57]

Os betabloqueadores são utilizados no tratamento de cardiomiopatia hipertrófica, cardiopatias congênitas ou adquiridas com obstrução da via de saída ventricular, hipertensão sistêmica, tireotoxicose cardíaca, taquiarritmias supraventriculares e ventriculares (especialmente causadas por aumento do tônus simpático). Estudos recentes em humanos têm demonstrado que o tratamento prolongado de pacientes estáveis com IC (que podem tolerar o medicamento) com alguns betabloqueadores promove melhora da função cardíaca e aumento da sobrevida. Tais medicamentos diminuem a frequência cardíaca, aumentando o tempo de enchimento ventricular, diminuindo o consumo de oxigênio pelo miocárdio e aumentando o tempo de condução atrioventricular e a refratariedade.[7] Os betabloqueadores são utilizados, frequentemente, em conjunto com a digoxina para diminuir a frequência ventricular na fibrilação atrial,[7] uma vez que atuam em sinergia na depressão da condução atrioventricular. Não se recomenda a utilização de betabloqueadores e de bloqueadores de canais de cálcio simultaneamente, já que essa associação pode causar acentuada diminuição da frequência cardíaca e da contratilidade miocárdica.[7] Em gatos, medicamentos como propranolol ou atenolol são considerados de primeira escolha no tratamento de taquiarritmias supra ou ventriculares.[7] Em tratamentos prolongados, não se deve descontinuar o medicamento repentinamente, em virtude do aumento do número e da afinidade dos betarreceptores (*up-regulation*).[7]

Os betabloqueadores apresentam algumas propriedades farmacodinâmicas (cardiosseletividade, atividade estabilizadora de membrana, atividade simpaticomimética intrínseca) e farmacocinéticas (lipossolubilidade e hidrossolubilidade) variáveis, que não influenciam significativamente suas atividades antiarrítmicas, mas são importantes em relação à incidência de efeitos colaterais e podem ser minimizados de acordo com a solubilidade nos tecidos. Por exemplo, os lipossolúveis têm maior capacidade de atravessar a barreira hematencefálica, podendo produzir efeitos sobre o sistema nervoso central, cujos sintomas podem ser minimizados com a utilização de betabloqueadores hidrossolúveis.[3] A atividade estabilizadora de membrana está relacionada com a capacidade do agente de atuar como anestésico local (semelhante ao da quinidina) sobre o potencial de ação transmembrana e ocorre em altas doses, embora ainda não esteja claro que essa propriedade tenha qualquer valor clínico no tratamento de distúrbios do ritmo cardíaco.[57]

Do ponto de vista farmacocinético, os betabloqueadores podem ser divididos em duas categorias: os de metabolismo hepático e os excretados pelos rins. Os primeiros, como o propranolol e o metoprolol, são lipossolúveis e quase totalmente absorvidos pelo intestino, com biodisponibilidade bastante variável e meia-vida curta. Os hidrossolúveis, como o atenolol, têm absorção intestinal deficiente, sendo eliminados de modo quase inalterado pelos rins com menor variação na biodisponibilidade e meia-vida mais longa.[3,57]

Atividade simpaticomimética intrínseca é a capacidade que alguns betabloqueadores têm de apresentar atividade agonista adrenérgica parcial, permitindo que tais medicamentos causem redução apenas discreta da frequência cardíaca e menor depressão da função ventricular; embora leve, também há menor elevação do limiar para fibrilação ventricular.

Em uma metanálise de 71 estudos que avaliaram o efeito dos betabloqueadores na mortalidade de pacientes humanos pós-infarto agudo do miocárdio, avaliaram-se suas propriedades cardiosseletiva, simpaticomimética intrínseca, estabilizadora de membrana e lipofilidade. Os betabloqueadores que foram associados a menor mortalidade apresentaram características de seletividade beta-1, lipossolubilidade e ausência de atividade simpaticomimética intrínseca. Desse modo, ao se compararem os betabloqueadores mais comumente utilizados (propranolol, atenolol e metoprolol), o que apresentou efeito mais favorável na sobrevida foi o metoprolol.[58]

Propranolol

É considerado o protótipo dos betabloqueadores,[3,56,57] promovendo bloqueio dos receptores adrenérgicos beta-1 e beta-2.[5] Quimicamente, existem as formas l-propranolol, que apresenta atividade bloqueadora intensa e pequeno efeito anestésico local, e d-propranolol, com menor atividade betabloqueadora, mas com intensa atividade anestésica local (estabilizadora de membrana); na clínica é utilizada uma mistura racêmica em quantidades equimolares de d e l-propranolol.[57]

O propranolol tem sido amplamente utilizado em cães e gatos, embora atualmente outros betabloqueadores sejam mais empregados.[7]

Seus efeitos eletrofisiológicos resultam da inibição competitiva da ação da epinefrina e da norepinefrina sobre os betarreceptores do coração e incluem a diminuição da ascensão da fase 4 do potencial de ação das células marca-passo do nó sinusal, marca-passos subsidiários atriais e da junção atrioventricular. Por sua ação sobre a fase 4, causando diminuição do automatismo celular, esse agente é benéfico no tratamento dos ritmos ectópicos atriais secundários à intoxicação digitálica,[3,57] ao hipertireoidismo, ao feocromocitoma e à taquicardia sinusal inapropriada.[57] Tais efeitos, secundários à ligação com os betarreceptores, são reversíveis, podendo ser anulados por meio de estimulação com um agonista beta-adrenérgico, como o isoproterenol.[57]

Em doses altas, o propranolol reduz a $V_{máx}$ da fase 0 do potencial de ação, sem alteração do potencial de repouso, do mesmo modo que os agentes do grupo 1. No nó atrioventricular, causa aumento do período refratário funcional e retardo na sua condução. Esses efeitos podem ser menos intensos quando se utilizam betabloqueadores com atividade simpaticomimética intrínseca.

Em concentrações terapêuticas, o propranolol não altera o potencial de repouso, a amplitude do potencial de ação ou a $V_{máx}$ das fibras musculares dos átrios e ventrículos e das fibras de Purkinje. Em altas doses, entretanto, acelera a repolarização e encurta a refratariedade.

▪ *Farmacocinética e metabolismo*

O propranolol é metabolizado no fígado em vários produtos de oxidação e seus conjugados que são eliminados na urina. Entre tais produtos, o 4-hidroxipropranolol apresenta atividades farmacológicas similares às do propranolol, podendo contribuir para o seu efeito.[54]

O metabolismo hepático do propranolol é rápido e extensivo, seu *clearance* não é afetado por alterações nas ligações com proteínas plasmáticas, mas pela alteração na taxa de fluxo sanguíneo hepático. Apenas uma pequena fração da dose oral escapa do metabolismo de primeira passagem,[7] atingindo a circulação sistêmica. Portanto, a biodisponibilidade oral é baixa, embora aumente desproporcionalmente conforme ocorre a saturação das enzimas hepáticas com o aumento da dose.[7]

Alterações no fluxo sanguíneo hepático em algumas condições fisiológicas (como após ingestão de alimentos), patológicos (como insuficiência cardíaca) ou a administração concomitante de outros medicamentos que afetem o débito cardíaco ou o fluxo sanguíneo hepático promovem alterações no *clearance* do propranolol.[54] Após a alimentação, o *clearance* do propranolol intravenoso aumenta em aproximadamente 52%, devido ao aumento do fluxo sanguíneo hepático, que se manteve elevado por cerca de 5 a 7 horas. Mais, ainda, o propranolol causa diminuição do fluxo sanguíneo hepático, o que acarreta diminuição de seu próprio *clearance*, como de outros medicamentos, a exemplo da lidocaína.[7,54]

A dose de propranolol necessária para suprimir arritmias induzidas por catecolaminas é de 0,1 a 1 mg/kg, IV (as doses maiores que 0,3 mg/kg são consideradas altas), e de 2 a 4 mg/kg, VO. A ingestão de alimentos não altera a absorção oral do propranolol, mas retarda, significativamente, a taxa de absorção com pico de concentração plasmática ocorrendo cerca de 60 a 158 minutos após a ingestão,[54] e aumenta o *clearance* do propranolol administrado por via intravenosa, pois aumenta o fluxo sanguíneo hepático.[7]

A meia-vida do propranolol, no cão, é de apenas 1,5 horas e de aproximadamente 0,5 a 4,2 horas em gatos, embora o 4-hidroxipropranolol apresente atividades farmacológicas similares às do propranolol; desse modo, parece adequada administração a cada 8 horas.[7] A concentração plasmática terapêutica varia de 40 a 85 ng/mℓ em seres humanos, devendo ser similar em cães e gatos.[54]

▪ *Indicação clínica*

As arritmias cardíacas originam-se após a interação de vários fatores (anatômicos, metabólicos e eletrofisiológicos) e são moduladas pelo sistema nervoso autônomo. A modificação dessa influência pelos betabloqueadores deve ser avaliada tanto do ponto de vista sistêmico quanto regional. As catecolaminas atuam sistemicamente, estimulando o coração de diversas maneiras; já as alterações localizadas estão relacionadas com as diversas populações de beta-adrenorreceptores em várias regiões do coração, de tal modo que a estimulação adrenérgica pode causar efeitos de magnitudes distintas, resultando em dispersão das propriedades eletrofisiológicas cardíacas, instabilizando a atividade elétrica ventricular. Os betabloqueadores podem exercer seus efeitos por meio da redução dos efeitos sistêmicos das catecolaminas ou diminuindo a dispersão das propriedades eletrofisiológicas, minimizando assim o risco de arritmias ventriculares fatais.[3]

O propranolol é utilizado no tratamento da taquicardia sinusal e supraventricular (incluindo-se fibrilação atrial, *flutter* atrial e taquiarritmias na pré-excitação), de arritmias ventriculares, na cardiomiopatia hipertrófica, na hipertensão arterial sistêmica, no hipertireoidismo e no feocromocitoma. É mais eficaz no controle da frequência ventricular da fibrilação atrial quando associado à digoxina.[5] No tratamento de arritmias ventriculares refratárias, pode ser associado a medicamentos de classe I em cães (a combinação dos dois medicamentos é mais eficaz que qualquer um dos agentes sozinhos),[7] ou mesmo como agente único em gatos.[5]

Broncospasmos e história pregressa de asma são contraindicações ao tratamento com propranolol, porém os bloqueadores beta-1 seletivos podem ser utilizados em alguns desses pacientes. O fármaco é contraindicado em pacientes com disfunção sinusal, devido ao agravamento da bradicardia e pela inibição da atividade ectópica dos marca-passos subsidiários, atriais e da junção atrioventricular.[57]

▪ *Toxicidade e efeitos colaterais*

O propranolol e outros medicamentos beta-adrenorreceptores-bloqueadores produzem diminuição dose-dependente na contratilidade cardíaca e na taxa metabólica. Diminuição na contratilidade cardíaca e na frequência cardíaca causam diminuição no volume sistólico, débito cardíaco, pressão arterial sanguínea e consumo miocárdico de oxigênio. Tais efeitos são particularmente pronunciados após administração intravenosa e devem ser levados em consideração durante a terapia oral, em pacientes com insuficiência cardíaca congestiva grave ou cardiomiopatia. Outros efeitos farmacológicos importantes do propranolol são dependentes de sua atividade bloqueadora não seletiva dos receptores beta-adrenérgicos, incluindo diminuição na liberação de renina, broncoconstrição, vasoconstrição e inibição na liberação de insulina.[54]

Concentrações tóxicas de propranolol produzem bradicardia, insuficiência cardíaca e hipotensão.[7,54] Podem ocorrer broncospasmos e hipoglicemia, embora sejam efeitos raros. Tais efeitos podem ser prevenidos pela infusão de catecolaminas (p. ex., dopamina ou dobutamina), que pode precipitar distúrbios de ritmo cardíaco. Depressão do sistema nervoso central e desorientação podem ocorrer durante o tratamento com propranolol e outros medicamentos betabloqueadores lipofílicos. Propranolol potencializa, acentuadamente, a depressão na condução atrioventricular produzida pelo digitálico, por medicamentos bloqueadores de canais de cálcio (como o verapamil) e por medicamentos de classe Ia. A administração concomitante de propranolol e de medicamentos bloqueadores de canais de cálcio produz reduções dramáticas na frequência cardíaca e na contratilidade cardíaca.[54]

A maioria dos efeitos colaterais desaparece com a suspensão do medicamento ou a redução da dose. A retirada abrupta do propranolol em pacientes com hipertensão arterial ou insuficiência cardíaca com arritmias ventriculares pode exacerbar e instabilizar o quadro clínico, que ocorre pelo aumento da densidade de betarreceptores cardíacos e sistêmicos, e aumenta a atividade adrenérgica após a retirada do medicamento.[57]

Atenolol

Atenolol é um β_1-bloqueador seletivo que, atualmente, é mais frequentemente utilizado que o propranolol em cães e gatos com cardiopatias,[7] uma vez que apresenta menos efeitos colaterais e requer menor frequência de administração.[54] É administrado com o objetivo de diminuir a frequência cardíaca, de alentecer a condução atrioventricular e para suprimir as despolarizações ventriculares prematuras.[7,54] O atenolol apresenta efeitos eletrofisiológicos e eletrocardiográficos similares aos do propranolol,[54] mas com diferentes propriedades farmacocinéticas.[56]

▪ *Farmacocinética e metabolismo*

A meia-vida do atenolol é de cerca de 3 a 6 horas[7,56] em cães e de 3,5 horas em gatos,[7,56] com biodisponibilidade de cerca de 90% quando administrado, por via oral nas duas espécies.[7,56] Sendo um betabloqueador hidrofílico, é excretado pela urina e a disfunção renal promove diminuição no seu *clearance*. Como o atenolol é pouco lipofílico, não atravessa prontamente a barreira hematencefálica, o que diminui o potencial para efeitos colaterais no sistema nervoso central.[54]

▪ *Indicação clínica*

O atenolol é utilizado em cães e gatos. Em cães, é mais comum ser prescrito associado à digoxina no tratamento de animais com fibrilação atrial para o controle da frequência ventricular[56] ou associado à mexiletina no tratamento de arritmias ventriculares, mas também no tratamento de taquiarritmias supraventriculares e na tentativa de prevenção de morte súbita, em pacientes com estenose subaórtica. É utilizado comumente em gatos para diminuir a movimentação sistólica anterior da valva mitral em animais com cardiomiopatia hipertrófica e no tratamento de taquiarritmias ventriculares.[56]

▪ *Toxicidade e efeitos colaterais*

Embora possam ocorrer letargia e depressão, a frequência é menor que com propranolol,[54] uma vez que o atenolol é hidrofílico e não é capaz de ultrapassar a barreira hematencefálica.[7] Doses excessivas do atenolol podem causar bradicardia ou bloqueio atrioventricular.[54]

Esmolol

O esmolol é um agente β_1-bloqueador de ação ultracurta e de administração intravenosa.[56] Os efeitos eletrofisiológicos, eletrocardiográficos e hemodinâmicos do esmolol são semelhantes aos de outros betabloqueadores.[54]

▪ *Farmacocinética e metabolismo*

O esmolol tem meia-vida menor que 10 minutos.[56] Apresenta a estrutura química de um agente betabloqueador com um grupo éster no núcleo fenoxipropanolamina que é rapidamente hidrolisado por esterases das hemácias. O maior metabólito do esmolol é o ASL-8123, cuja meia-vida no cão é de 2,1 horas, e que apresenta 1/1.500 da atividade betabloqueadora do esmolol, o que é clinicamente insignificante.[56] Como o esmolol bloqueia apenas os receptores beta-1, causa aumento da resistência vascular periférica.[56]

▪ *Indicação clínica*

Clinicamente, o esmolol é eficaz no tratamento da taquicardia sinusal,[54] na supressão da taquicardia supraventricular aguda[41] e no controle de arritmias ventriculares, que sejam iniciadas ou agravadas pelo aumento no tônus simpático,[54] sendo particularmente efetivo no tratamento de arritmias ventriculares causadas por outros fármacos (como halotano, tiobarbitúricos) que sensibilizem o miocárdio à ação das catecolaminas.[54]

Também pode ser administrado no controle da frequência cardíaca extremamente elevada (maior que 250 bpm), como em cães e gatos com fibrilação atrial e em gatos com cardiomiopatia hipertrófica, para diminuir a obstrução da via de saída do ventrículo esquerdo resultante da movimentação anterior sistólica da valva mitral.[56]

▪ *Toxicidade e efeitos colaterais*

Assim como outros betabloqueadores, o esmolol deve ser administrado cuidadosamente em animais com insuficiência cardíaca ou com depleção de volume, para evitar hipotensão, congestão pulmonar e insuficiência cardíaca.[54] Como o esmolol é ácido, pode causar irritação, caso extravase da veia.[54]

Medicamentos antiarrítmicos do grupo III

As características comuns dos fármacos desse grupo são o prolongamento do potencial de ação e do período refratário sem diminuir a velocidade de condução.[5,7] São medicamentos úteis no tratamento de arritmias ventriculares refratárias, especialmente aquelas causadas por reentrada, além de apresentarem características antifibrilatórias.[57]

Amiodarona

A amiodarona produz efeitos antiarrítmicos pelo prolongamento da duração do potencial de ação e do período refratário efetivo em tecidos ventriculares e atriais.[57] Embora seja considerado um medicamento de classe III, apresenta propriedades antiarrítmicas das outras três classes. É um composto iodado que também apresenta propriedades alfa-1 e betabloqueadoras não competitivas, além de efeitos bloqueadores de canais de cálcio.[7]

Os efeitos betabloqueadores ocorrem logo após a administração, mas os efeitos máximos da classe III (prolongamento do potencial de ação e do intervalo QT) somente são atingidos após semanas de administração crônica. Os efeitos bloqueadores de canais de cálcio podem inibir arritmias deflagradas pela diminuição de pós-despolarizações.[7] Doses terapêuticas promovem diminuição da frequência sinusal, da velocidade de condução atrioventricular, além de depressão mínima da contratilidade miocárdica e da pressão arterial.[7]

Experimentalmente em cães, o tratamento crônico com amiodarona promoveu prolongamento moderado do intervalo QT sem afetar a dispersão de repolarização ventricular;[58] é possível que a amiodarona apresente menor efeito pró-arrítmico devido ao seu efeito uniforme na repolarização dos ventrículos.[7]

▪ *Farmacocinética e metabolismo*

A farmacocinética da amiodarona é complexa, apresentando longo período para atingir concentrações estáveis no miocárdio e em outros tecidos. Com a administração oral crônica, existe o acúmulo de um metabólito ativo, o desetilamiodarona.[7]

▪ *Indicação clínica*

Em veterinária, a amiodarona tem apresentado crescente utilização clínica, podendo ser empregada no tratamento de arritmias supra ou ventriculares em cães, principalmente arritmias por reentrada devido à via acessória,[7] não sendo descrita em gatos.[7]

▪ *Toxicidade e efeitos colaterais*

Utilização crônica de amiodarona tem sido associada a muitos efeitos colaterais potencialmente graves, em parte dose-relacionados,[59] que incluem microdepósito corneano, anormalidades da função tireoidiana, pneumonite e fibrose pulmonar, fotossensibilidade e pigmentação cutânea, alterações hepáticas e neuropatia periférica.[7] Quando aplicada intravenosamente, recomenda-se a administração lenta, por 10 a 20 minutos, pois pode causar hipotensão e bradicardia em virtude da liberação de histamina por conta do veículo polissorbato 80.[7,60]

A amiodarona reduz o *clearance* e aumenta as concentrações séricas da digoxina e do diltiazem.[7]

Sotalol

Sotalol é um betabloqueador não seletivo com efeitos antiarrítmicos de classe III, que prolonga o período refratário pelo bloqueio seletivo do componente rápido dos canais de potássio responsáveis pela repolarização. O efeito betabloqueador ocorre em função do isômero L e apresenta cerca de 30% do efeito do propranolol. O isômero D causa o prolongamento não uniforme do período de repolarização; observou-se aumento na mortalidade em estudos clínicos, em humanos, com esse isômero isolado.[7] Assim, na prática clínica utiliza-se uma mistura racêmica de ambos isômeros.

▪ *Farmacocinética e metabolismo*

A biodisponibilidade do sotalol é alta, sendo a absorção intestinal diminuída com alimento. A meia-vida é de cerca de 5 horas nos cães, sendo eliminado inalterado pelos rins e, portanto, disfunções renais aumentam o seu tempo de eliminação. Os efeitos betabloqueadores duram mais que a meia-vida plasmática.

- *Indicação clínica*

Sotalol tem sido utilizado, eficazmente, no tratamento de cães de grande porte com taquiarritmias ventriculares persistentes com boa função miocárdica.[7] Também tem sido utilizado em gatos com taquiarritmias ventriculares graves.[20]

- *Toxicidade e efeitos colaterais*

O sotalol pode piorar o quadro de insuficiência cardíaca na presença de doença miocárdica grave. Embora haja evidência experimental de que o sotalol apresente menor efeito inotrópico negativo que o propranolol e que possa até apresentar efeito inotrópico positivo leve (provavelmente em virtude de sua capacidade de prolongar a duração do potencial de ação, relacionado com o aumento do cálcio intracelular), tem sido associado à deterioração clínica em cães com disfunção miocárdica moderada a grave.[7]

Como qualquer antiarrítmico, o sotalol tem efeito pró-arrítmico, podendo inclusive levar a *torsade de pointes*.[7] Outros efeitos adversos incluem depressão, náuseas, vômito e diarreia.[7,20]

Medicamentos antiarrítmicos do grupo IV | bloqueadores de canais de cálcio

Os bloqueadores de canais de cálcio formam um grupo diverso de medicamentos que apresentam a propriedade comum de diminuir o influxo de cálcio pelo bloqueio dos canais de cálcio transmembrana tipo L.[7] O cálcio é importante para as funções elétricas e mecânicas do coração e da vasculatura; desse modo os bloqueadores de canais de cálcio podem causar vasodilatação coronária e sistêmica, aumentar o relaxamento miocárdico e reduzir a contratilidade miocárdica.[61] Alguns medicamentos dessa classe apresentam efeitos antiarrítmicos, especialmente em tecidos, dependentes do influxo lento de cálcio, como os nós sinusais e atrioventricular.[61] Outras condições em que os bloqueadores de canais de cálcio são potencialmente úteis incluem cardiomiopatia hipertrófica, isquemia miocárdica e hipertensão arterial sistêmica.[7]

Diltiazem

É um derivado benzodiazepínico, apresentado sob a forma de cloridrato de diltiazem, que tem ação depressora da condutibilidade atrioventricular e da excitabilidade do nó sinusal, além de provocar o relaxamento da musculatura lisa de vasos.[20,61] Apresenta maior efeito no nó atrioventricular quando a FC é alta.[20]

- *Farmacocinética e metabolismo*

Administrado VO, apresenta apenas 43% de biodisponibilidade em cães, devido ao extenso efeito de primeira passagem, com pico de ação em 2 horas e duração por 6 horas. A meia-vida em cães é de 2 horas, sendo mais longa com a administração por via oral a longo prazo, em virtude de sua circulação êntero-hepática. Em gatos, a meia-vida é de cerca de 2 a 3 horas, com pico de concentração plasmática entre 30 e 90 minutos e efeito de duração de cerca de 8 horas. O nível terapêutico varia entre 50 e 300 mg/mℓ.

O diltiazem é metabolizado pelo fígado, havendo alguns metabólitos ativos. Fármacos que inibem o sistema enzimático hepático (como cimetidina) diminuem a metabolização do diltiazem.

- *Indicação clínica*

É indicado no tratamento de taquiarritmias supraventriculares, sendo frequentemente utilizado em associação à digoxina para melhor controle da FC, em cães com fibrilação atrial, e também em gatos com cardiomiopatia hipertrófica.

- *Toxicidade e efeitos colaterais*

Apesar de efeitos adversos serem incomuns em doses terapêuticas, alguns sintomas como anorexia, náuseas e bradicardia, outros efeitos gastrintestinais, neurológicos ou cardíacos podem ocorrer, raramente. Esporadicamente, alguns gatos podem apresentar aumento dos níveis de enzimas hepáticas.[20]

Outros medicamentos | digitálicos

Os digitálicos ou glicosídios cardíacos representam um grande grupo de substâncias que encerram propriedades semelhantes e que podem ser derivadas de várias plantas, as quais podem ser citadas a *Digitalis purpurea* (digitoxina) e a *Digitalis lanata* (lanatosídeo C e digoxina).[62] Os digitálicos promovem diminuição na frequência sinusal, depressão da velocidade de condução atrioventricular, prolongamento do período refratário atrioventricular e melhora da condução intra-atrial.[39] Os mecanismos envolvidos nas ações dos digitálicos são complexos, já que exercem ação direta (subcelular) e indireta (mediada pelo eixo neuro-hormonal),[54,62] com propriedades farmacodinâmicas relacionadas com as ações inotrópica positiva, eletrofisiológica e sobre a musculatura lisa dos vasos.[62] Em nível subcelular, as ações inotrópicas positivas e eletrofisiológicas são dependentes do aumento da concentração de cálcio intracelular que, em grande parte, parece ocorrer pela inibição da enzima da membrana ATPase Na^+/K^+, com a consequente inibição da bomba sódio-potássio, que resulta em aumento do sódio intracelular.[54,62] Essa elevação estimula a troca do Na^+ pelo Ca^{++}, de modo que há saída do sódio e entrada do cálcio na célula.[62] Outros mecanismos responsáveis por tal aumento parecem ser o estímulo direto da liberação do íon pelo retículo sarcoplasmático e o aumento de seu influxo durante a fase de platô do potencial de ação.[62] Sob ação dos digitálicos há diminuição do potencial de repouso e também da fase 0, com consequente diminuição da velocidade de condução e do potencial de ação, ocorre também encurtamento da fase de platô (fase 2) sem alterações das fases 3 e 4. Assim, há redução da duração total do potencial de ação e do período refratário.[62]

Digoxina

Entre os digitálicos, a digoxina é a mais utilizada na cardiologia humana[62] e em cães.[54] A digoxina tem efeito inotrópico positivo, diminui o tamanho cardíaco e aumenta a perfusão miocárdica, o que explica, em parte, o aumento da condução intra-atrial e a abolição de arritmias ventriculares.[54]

- *Farmacocinética e metabolismo*

A digoxina é bem absorvida por via oral (aproximadamente 65% do comprimido e 75% do elixir), havendo pouco efeito metabólico na primeira passagem pelo fígado. Aproximadamente 27% ficam ligados à albumina.[63] A meia-vida nos cães é de 23 a 39 horas, com grande variabilidade entre pacientes. Digoxina tem estreita relação nível terapêutico/nível tóxico, portanto sua administração deve ser cuidadosamente monitorada pela mensuração de sua concentração plasmática, além de se preferir a utilização de doses mais conservadoras para prevenir a ocorrência de intoxicação.[54] É excretada primariamente pelos rins, devendo-se diminuir a sua dose na presença de insuficiência renal. O *clearance* renal da digoxina também é diminuído pela administração concomitante de furosemida, quinidina, propafenona, amiodarona e verapamil.[54] A hipopotassemia diminui a ligação da digoxina com a musculatura esquelética, aumentando sua concentração plasmática, predispondo à intoxicação.[54]

- *Indicação clínica*

É mais comumente utilizada no tratamento de arritmias supraventriculares, principalmente no tratamento de cães com fibrilação atrial,[54] associada ou não a outros medicamentos, como diltiazem ou betabloqueadores.

▪ *Toxicidade e efeitos colaterais*

Doses tóxicas de digitálicos causam despolarização celular e diminuição acentuada da velocidade de condução em fibras especializadas atriais e ventriculares e no NAV,[54] podendo induzir vários distúrbios de condução: BAV de 1º e 2º graus, potencialmente de 3º grau, bloqueio de ramo direito ou esquerdo e arritmias atriais ou ventriculares por reentrada.[54]

O acúmulo excessivo de cálcio intracelular pode resultar em anormalidades na cinética intercelular desse íon, causando oscilações no potencial de repouso transmembrana, pós-potenciais tardios e desenvolvimento de arritmias atriais e ventriculares. Os efeitos adversos mais comuns incluem depressão, inquietação, náuseas, vômito, anorexia e diarreia. A intoxicação digitálica pode ser tratada pela diminuição da dose ou a suspensão do medicamento, enquanto as arritmias induzidas pela intoxicação digitálica podem ser tratadas por lidocaína.[54]

A posologia dos medicamentos antiarrítimicos está disposta no Quadro 137.2.

Tratamento das taquicardias supraventriculares

Os animais com complexos prematuros ocasionais não requerem tratamento antiarrítmico específico, devendo-se minimizar os fatores predisponentes quando possível.[7,21] Nos pacientes com taquiarritmias supraventriculares, a diferenciação em atrial ou juncional tem grande implicação clínica[21,64] já que, em geral, as taquiarritmias juncionais podem ser tratadas com apenas um medicamento (que atue em um dos componentes essenciais do circuito); enquanto as taquiarritmias atriais necessitam de dois medicamentos (um para diminuir a velocidade de condução atrioventricular e outro para terminar a arritmia propriamente dita).[21]

Em pacientes com TSV sustentada ou paroxística frequente, a realização de manobra vagal pode auxiliar no tratamento e no diagnóstico,[21] pois acarreta aumento do tônus vagal, diminuindo a frequência de disparo de impulsos do nó sinusal (reduzindo a frequência da taquicardia sinusal e permitindo a observação de ondas P normais, além de diminuição da frequência de algumas taquicardias atriais)[20] e prolongamento do tempo de condução e da refratariedade no nó atrioventricular (diminuindo transitoriamente ou bloqueando intermitentemente a condução atrioventricular, tornando ondas P anormais de um foco ectópico atrial automático visíveis).[20] Caso haja interrupção abrupta da TSV, com a manobra vagal, as possibilidades diagnósticas mais prováveis são taquicardia atrioventricular por reentrada, taquicardia ortodrômica ou taquicardia por reentrada no nó sinusal.[21] Infelizmente, o êxito da manobra vagal em terminar arritmias supraventriculares, mesmo as que utilizam o NS ou o NAV como componentes essenciais do circuito, é tipicamente baixo.[21] Não se pode ignorar que, embora raras, complicações como fibrilação ventricular podem ocorrer, sendo necessário cuidadoso monitoramento durante a realização do procedimento.[21]

Terapia intensiva das taquicardias supraventriculares

Na persistência da TSV, após a manobra vagal, em pacientes com comprometimento hemodinâmico, geralmente recomenda-se a administração de diltiazem intravenosamente,[20,21] embora um betabloqueador (como propranolol ou esmolol)[20,21] seja uma alternativa viável, tendo-se cuidado nos pacientes em insuficiência cardíaca. A lidocaína intravenosa pode ser eficaz em alguns casos de TSV causadas por via acessória ou por foco ectópico atrial,[20] ou em pacientes com fibrilação atrial de início recente, cujo mecanismo esteja relacionado com elevado tônus vagal,[21] embora seja mais comumente utilizada nos animais com arritmias ventriculares. Caso nenhuma das terapias anteriores seja bem-sucedida, pode-se tentar procainamida intravenosa.[20]

QUADRO 137.2 Posologia dos medicamentos antiarrítmicos.

Medicamento	Cão	Gato
Amiodarona	10 mg/kg, VO, a cada 12 a 24 h por 7 a 10 dias; após, 5 a 8 mg/kg, VO, a cada 12 a 24 h 3 a 5 mg/kg, IV, em *bolus* lento, por 10 a 20 min. Não exceder 10 mg/kg/h	Não encontrado
Atenolol	0,2 a 1 mg/kg, VO, a cada 12 a 24 h	6,25 a 12,5 mg/gato, VO, a cada 12 a 24 h
Atropina	0,01 a 0,04 mg/kg, IV, IM, SC	0,01 a 0,04 mg/kg, IV, IM, SC
Digoxina	< 20 kg: 0,01 mg/kg, VO, a cada 12 h > 20 kg: 0,22 mg/m², VO, a cada 12 h Digitalização rápida: 0,0055-0,011 mg/kg, IV, a cada hora, até fazer efeito	0,008 a 0,01 mg/kg, VO, a cada 48 h
Diltiazem	0,1 a 0,2 mg/kg, IV, em *bolus* Infusão contínua: 2 a 6 µg/kg/min 0,5 a 2 mg/kg, VO, a cada 8 h	0,1 a 0,2 mg/kg, IV, em *bolus* Infusão contínua: 2 a 6 µg/kg/min 1,75 a 2,4, mg/kg, VO, a cada 8 h
Esmolol	50 a 500 µg/kg, IV, em *bolus* por 1 min Infusão contínua: 50 a 200 µg/kg/min	50 a 500 µg/kg, IV, em *bolus* lento, por 1 a 2 min Infusão contínua: 50 a 200 µg/kg/min
Lidocaína	1 a 8 mg/kg, IV, em *bolus* lento Infusão contínua: 25 a 75 µg/kg/min	0,25 a 1 mg/kg, IV, em *bolus* lento, por 3 a 5 min Infusão contínua: 10 a 40 µg/kg/min
Metoprolol	0,5 a 1,5 mg/kg, VO, a cada 8 h	2 a 15 mg/gato, a cada 8 h
Mexiletina	5 a 8 mg/kg, VO, a cada 8 a 12 h	Não recomendado
Procainamida	5 a 15 mg/kg, IV, em *bolus* por 5 a 10 min Infusão contínua: 10 a 50 µg/kg/min 6 a 20 (até 30) mg/kg, IM, a cada 4 a 6 h 10 a 26 mg/kg, VO, a cada 6 h	1 a 2 mg/kg, em *bolus* lento Infusão contínua: 10 a 50 µg/kg/min 7,5 a 20 mg/kg, IM, a cada 6 a 8 h 2 a 5 mg/kg, VO, a cada 8 a 12 h
Propafenona	3 a 10 mg/kg, VO, a cada 8 h	Não encontrado
Propranolol	0,01 a 0,1 mg/kg, IV, em *bolus* lento 0,2 a 1 mg/kg, VO, a cada 8 h	0,01 a 0,1 mg/kg, IV, em *bolus* lento, por 2 a 3 min 0,4 a 1,2 mg/gato, VO, a cada 8 a 12 h
Quinidina	5 a 20 mg/kg, IM, VO, a cada 6 a 8 h	Não encontrado
Sotalol	0,5 a 3,5 mg/kg, VO, a cada 12 h	2 a 4 mg/kg (ou 10 a 20 mg/gato), VO, a cada 12 h

VO: via oral; IV: intravenosa; IM: intramuscular; SC: subcutânea.

Alguns pacientes com TSV refratária (independente do NAV) podem responder ao sotalol ou à amiodarona. A adenosina é outro medicamento que atua lentificando a condução AV, e embora seja bastante utilizada em cardiologia humana, raramente é efetiva em cães, além de apresentar alto custo.[7,20,21] Outras alternativas terapêuticas incluem agentes de classe IC e a cardioversão de corrente direta sincronizada, quando disponível.[20]

Terapia crônica das taquicardias supraventriculares

Em cães com insuficiência cardíaca e em gatos com cardiomiopatia dilatada com extrassístoles atriais frequentes ou com taquicardia supraventricular paroxística, a digoxina é o medicamento de escolha,[4,7,20] já que possibilita a diminuição da velocidade de condução e o aumento da refratariedade atrioventricular,[21] assim como o tratamento-padrão da insuficiência cardíaca (diuréticos e inibidores da enzima conversora da angiotensina).[20,25,63]

Caso a arritmia não seja adequadamente controlada com digoxina, pode-se associar um betabloqueador ou um bloqueador de canal de cálcio (diltiazem),[20,25] em virtude de suas propriedades vasodilatadoras, que parcialmente compensam os efeitos inotrópicos negativos, e cães com insuficiência cardíaca parecem tolerar melhor o diltiazem.[21] Além disso, em uma pequena porcentagem dos casos, o diltiazem pode reverter a taquiarritmia atrial (presumivelmente relacionada com a atividade de gatilho) para ritmo sinusal.[21] Caso o controle da FC ainda não seja adequado com a associação de digoxina e diltiazem, pode-se associar pequena dose de atenolol ou de outro betabloqueador.[21] Já em felinos com cardiomiopatia hipertrófica ou com hipertireoidismo, um betabloqueador (propranolol ou atenolol) é indicado, embora o diltiazem seja uma alternativa terapêutica.[7,20] Taquicardias supraventriculares recorrentes ou refratárias a tais medicações podem responder à amiodarona, ao sotalol, à procainamida ou aos agentes de classe IC.[7,21] Ablação por radiofrequência, quando disponível, é uma alternativa terapêutica em algumas taquiarritmias persistentes ou frequentemente recorrentes, principalmente quando há insuficiência cardíaca secundária em pacientes com arritmias pouco responsivas ao tratamento convencional.[20,21]

Nos pacientes com taquicardia atrial, o foco automático pode, eventualmente, não ser suprimido. Nesses casos, o objetivo do tratamento passa a ser o controle da frequência ventricular, o que é conseguido com diminuição da velocidade da condução e aumento da refratariedade no nó atrioventricular, para que menos impulsos atriais atinjam os ventrículos.[7,20] A combinação de diltiazem ou um betabloqueador e digoxina, sotalol ou amiodarona pode ser eficaz. Esses pacientes são candidatos ao estudo eletrofisiológico e à ablação do foco ectópico, se disponível.[21] Outra alternativa terapêutica para controlar a FC pode ser a ablação do NAV com a implantação permanente de marca-passo artificial.[7,20]

Terapia da fibrilação atrial

A fibrilação atrial (FA) quase sempre é persistente em cardiologia veterinária, sendo apenas ocasionalmente paroxística,[20] mesmo quando a cardioversão farmacológica (com diltiazem[7,20,35] ou amiodarona)[7,65,66] ou elétrica para ritmo sinusal é bem-sucedida. A fibrilação atrial geralmente apresenta recidiva a curto prazo, em virtude das alterações patológicas do tecido atrial, sendo a cardioversão permanente improvável na presença de cardiopatia significativa.[7] O objetivo do tratamento geralmente visa à causa de base e ao alentecimento da condução atrioventricular.[7,20] Em cardiologia humana, observou-se que o controle da FC apresenta sobrevida similar que a cardioversão ao ritmo sinusal, com menores efeitos adversos.[7,30,65]

O controle adequado da FC permite maior tempo de enchimento ventricular, o que minimiza a importância da contração atrial;[7] a FC-alvo provavelmente depende do tamanho do animal e da cardiopatia de base, variando entre 130 e 145 bpm para cães com 20 a 25 kg.[35] O monitoramento Holter possibilita uma avaliação mais precisa da eficácia da terapia, com obtenção mais fidedigna da FC durante um período bem mais prolongado do que o ECG de rotina em repouso,[9,20,35] uma vez que a frequência ventricular de cães com fibrilação atrial apresenta grande variação,[9,35] dependendo da cardiopatia de base, das propriedades condutoras do NAV e do tônus autônomo.[35]

Na indicação de rápida diminuição da FC, recomenda-se diltiazem intravenoso[7,20] (já que é menos inotrópico negativo que verapamil ou propranolol),[7] que melhora o desempenho ventricular pela diminuição da FC, aumenta o tempo de enchimento ventricular e diminui a necessidade miocárdica de oxigênio.[20] O esmolol pode ser uma alternativa, sendo contraindicado nos casos de ser necessária a infusão contínua de dobutamina ou dopamina concomitante.[7,20]

A terapia crônica oral dos cães e gatos com CMD geralmente inclui digoxina. Caso não haja controle adequado da FC durante exercício, excitação ou insuficiência cardíaca (casos em que há aumento do tônus simpático),[7,30] pode-se associar diltiazem[7,20,52] ou betabloqueador ou amiodarona.[7,20] Gelzer *et al.*[52] observaram melhor controle da FC com a associação de digoxina e diltiazem, ao ser comparado com tais medicamentos, isoladamente, em cães com FA crônica. Já nos felinos com cardiomiopatia hipertrófica (CMH) e FA, diltiazem ou atenolol são os medicamentos de escolha.[7,35]

Na presença de pré-excitação, os medicamentos que causam bloqueio nodal atrioventricular (como digoxina e betabloqueador) não devem ser utilizados, pois aumentam a taxa de resposta ventricular, facilitando a condução pela via acessória. Nesses casos, recomenda-se a utilização de amiodarona, sotalol ou procainamida.[7,20]

Mesmo que a reversão ao ritmo sinusal não seja duradoura, a cardioversão elétrica é efetiva na maioria dos casos, além de ser mais eficaz que a cardioversão química;[35] talvez novos métodos terapêuticos, como a aplicação de corrente bifásica associada à amiodarona, possam ser mais eficazes.[7]

Tratamento das taquicardias ventriculares

Os animais assintomáticos e com extrassístoles ventriculares ocasionais geralmente não necessitam de AAR,[7,20] já que não apresentam alterações hemodinâmicas, devendo-se tratar a causa de base ao se identificar um fator predisponente.[20]

A decisão terapêutica deve ser baseada na cardiopatia de base, na presença de hipotensão e comprometimento do débito cardíaco e na possibilidade de indução de taquicardiomiopatia, secundariamente à arritmia.[18,20] Existe um pequeno e seleto grupo de pacientes em cardiologia veterinária que estão sob o risco de desenvolver arritmias ventriculares que podem levar à morte súbita, entre os quais se podem citar: Dobermans com cardiomiopatia dilatada;[7,18,67] Boxers com cardiomiopatia arritmogênica do ventrículo direito;[7,18,68] cães com grave estenose subaórtica;[7] Pastores-Alemães com arritmia ventricular hereditária[7,18] e gatos com cardiomiopatia hipertrófica.[7,18] Portanto, a presença de grave cardiopatia é o fator de maior risco de morte súbita arritmogênica,[25] sendo esses os animais que devem ser mais precoce e agressivamente tratados, principalmente na presença de instabilidade hemodinâmica.[20]

Objetivos gerais no tratamento das taquiarritmias ventriculares incluem otimização do débito cardíaco pelo controle da frequência e do ritmo cardíacos e minimização dos efeitos colaterais.[7,20] A taquicardia ventricular pode degenerar para fibrilação ventricular (FV) e parada cardiorrespiratória, mas a redução do número de TV ou de IV não necessariamente diminui o risco de morte súbita, já que os antiarrítmicos têm efeito pró-arrítmico e a FV pode desenvolver-se sem TV prévia.[7,18]

Terapia intensiva das taquicardias ventriculares

A TV rápida sustentada ou paroxística deve ser agressivamente tratada, pois pode causar acentuada hipotensão.[7,20] Em cães, o medicamento de escolha é a lidocaína intravenosa,[4,7,20,25] que pode promover a supressão de arritmias de múltiplos mecanismos eletrofisiológicos e apresenta mínimos efeitos hemodinâmicos. Como o seu efeito em *bolus* dura de 10 a 15 minutos, realiza-se a administração em infusão IV contínua, que pode continuar por até vários dias, se necessário.[7] Nos casos em que a lidocaína não é eficaz, geralmente utiliza-se a procainamida[4,20,25] (IV, IM ou VO); permanecendo a TV, pode-se associar um betabloqueador à lidocaína ou à procainamida.[20,25] Outras estratégias terapêuticas incluem mexiletina, sotalol ou amiodarona.[7,18,20]

Recentemente, tem-se recomendado amiodarona intravenosa como medicamento de primeira escolha no tratamento de pacientes humanos com taquicardias regulares de QRS largo (AHA, 2005),[69] a utilização da amiodarona em medicina veterinária tem crescido apesar de ainda ser limitada. Sua administração por via intravenosa é efetiva em alguns cães com TV, embora possa determinar hipotensão, sendo recomendada a administração por via intravenosa bem lenta, com atento monitoramento da pressão arterial.[20]

Quando disponível, pode-se tentar a cardioversão elétrica em casos de TV refratária, sendo necessária a utilização de sincronização eletrocardiográfica, além de anestesia ou sedação. Nos casos de TV rápida e polimórfica ou de degeneração para *flutter* ou fibrilação ventricular, pode-se utilizar desfibrilação não sincronizada de alta energia.[20] O medicamento de primeira escolha em gatos com sérias taquiarritmias ventriculares é o betabloqueador;[7,20,41] alternativamente, pode-se utilizar lidocaína em baixas doses,[7,20,41] lembrando que os gatos são altamente sensíveis aos seus efeitos neurotóxicos.[7] Outros medicamentos utilizados em gatos são procainamida[41] e sotalol.[41]

A digoxina, que muitas vezes é utilizada em animais com insuficiência cardíaca e taquiarritmias supraventriculares, pode predispor o paciente a outras arritmias;[7] os animais com taquiarritmias ventriculares induzidas pela digoxina devem ser tratados, primeiramente, com lidocaína.[7] Nesses casos, deve-se realizar a avaliação das dosagens séricas de potássio e magnésio, sendo corrigidos quaisquer desequilíbrios eletrolíticos. Em casos refratários à lidocaína, pode-se administrar a fenitoína (somente em cães) intravenosa bem lentamente, para evitar hipotensão.[7,20]

Nos pacientes com *torsade de pointes*, primeiro deve-se corrigir qualquer causa predisponente, como descontinuar os medicamentos que promovam o prolongamento do intervalo QT (como quinidina, sotalol e procainamida), e tratar os distúrbios eletrolíticos,[20] sendo o tratamento de primeira escolha o magnésio, administrado lentamente IV, diluído em dextrose a 5%. As taquicardias ventriculares polimórficas não associadas ao prolongamento do intervalo QT podem ser responsivas à amiodarona.[20]

A fibrilação ventricular é uma arritmia potencialmente fatal, sendo geralmente precedida por taquicardia ou *flutter* ventricular e que, rapidamente, leva a colapso circulatório e parada cardiorrespiratória. Geralmente, a fibrilação ventricular ocorre secundariamente a várias condições clínicas graves, como anoxia ou isquemia miocárdica, choque e importantes distúrbios eletrolíticos.[20] Devem-se descartar artefatos eletrocardiográficos e iniciar a reanimação cardiopulmonar assim que se detectarem inconsciência e ausência de pulso do paciente, sendo indicada a desfibrilação elétrica (choque de alta energia não sincronizado) quando disponível. Outras medidas terapêuticas, como o soco precordial ou antiarrítmicos de classe III, raramente são eficazes.[20] Devem-se monitorar cuidadosamente os pacientes com taquicardia ventricular, realizando-se outros testes diagnósticos após o tratamento inicial emergencial, sendo a supressão total das extrassístoles ventriculares uma meta não realista. Vários fatores devem ser levados em consideração ao se decidir em persistir no tratamento do paciente, como o estado clínico do animal, a doença de base, a resposta ao tratamento instituído, o medicamento e a dose que será utilizada.[7,20]

Terapia crônica das taquicardias ventriculares

Os pacientes que respondem favoravelmente à terapia parenteral devem continuar o tratamento por via oral do mesmo medicamento ou de um medicamento similar,[7,20] sendo importante o tratamento das alterações de base ou concomitantes, por exemplo, os pacientes cardiopatas com arritmias podem ser beneficiados pela utilização de betabloqueadores e inibidores da enzima conversora da angiotensina (ECA).[20]

No tratamento a longo prazo, os agentes de classe III parecem apresentar maiores efeitos antifibrilatórios, sendo a mais utilizada, em cardiologia humana, a amiodarona,[57] em substituição aos medicamentos de classe I. Os agentes betabloqueadores podem prevenir as taquiarritmias supra e ventriculares associadas à estimulação simpática ou às catecolaminas, entretanto não apresentam bom efeito em suprimir taquiarritmias ventriculares quando utilizados como medicamento único, em Dobermans com cardiomiopatia,[70] portanto são frequentemente utilizados em combinação com agentes de classe I, como procainamida e mexiletina.[20] Entretanto, em virtude do potencial efeito inotrópico negativo, os betabloqueadores devem ser utilizados com cautela nos pacientes com insuficiência miocárdica.

Meurs *et al.*,[51] ao avaliarem Boxers com cardiomiopatia arritmogênica do ventrículo direito, observaram que maior diminuição de números de extrassístoles ventriculares ocorreu nos pacientes que receberam combinação de mexiletina e atenolol ou sotalol como medicação única, em vez de procainamida ou atenolol; embora não tenha havido diferença na incidência de síncopes, tal estudo não avaliou a influência na sobrevida. Ômega-3 também apresentou resultados favoráveis na diminuição de extrassistolia ventricular nesses pacientes.[71] Em Dobermans com cardiomiopatia, TV e histórico de síncopes, a terapia antiarrítmica pode prolongar a sobrevida.[67]

Alguns cães com cardiomiopatia dilatada podem apresentar piora da função miocárdica com sotalol.[69] A amiodarona pode ser uma alternativa terapêutica com menores efeitos pró-arrítmicos que o sotalol e com maior efeito antifibrilatório protetor, embora cuidadosa avaliação seja necessária nos pacientes, em virtude dos potenciais efeitos adversos e da longa meia-vida.[20]

Os medicamentos atualmente utilizados para o tratamento a longo prazo de taquiarritmias ventriculares em cães incluem procainamida ou mexiletina, mexiletina ou procainamida combinadas com atenolol ou propranolol, sotalol, amiodarona; as três últimas opções apresentam os melhores efeitos antifibrilatórios.[20]

Os animais em terapia antiarrítmica a longo prazo devem ser reavaliados periodicamente, para a verificação tanto da eficácia terapêutica como de seus efeitos adversos. A realização de monitorações Holter por 24 a 48 horas pré e pós-tratamento é o melhor indicador da eficácia do tratamento,[5] sendo necessária a redução em 70 a 80% na frequência das arritmias.[20,18] A resolução da sintomatologia clínica é outro parâmetro bastante importante a ser avaliado.[20] Como a maioria dos animais que recebem terapia antiarrítmica apresenta cardiopatia estrutural ou funcional, são necessárias reavaliações periódicas de exames ecocardiográficos e radiográficos de tórax, além de mensurações de bioquímica sérica.[18]

A utilização de cardioversor/desfibrilador implantável pode ser uma opção no tratamento de alguns cães,[72] quando disponível. Infelizmente o alto custo do equipamento e a necessidade de laboratório e profissional especializados impedem a utilização mais extensiva dessa terapia não farmacológica.

Tratamento das bradiarritmias

Os ritmos cardíacos anormalmente lentos podem ocorrer em virtude de tônus vagal excessivo, de determinados fármacos, de hiperpotassemia, mas também secundariamente às cardiopatias. Sempre que possível, deve-se corrigir as alterações possíveis, como os desequilíbrios eletrolíticos, além de descontinuar ou diminuir a dose dos medicamentos.[20,22]

Pacientes sintomáticos (fraqueza, intolerância ao exercício, síncope) com bradicardia sinusal ou bloqueio atrioventricular devem ser tratados com fármacos anticolinérgicos ou adrenérgicos. A resposta ao teste de atropina pode revelar a extensão da influência do tônus vagal e, portanto, a eficácia de um agente anticolinérgico por via oral.[20] Caso o paciente não apresente melhora da sintomatologia com a terapia farmacológica, a utilização de marca-passo artificial temporário ou permanente está indicada (Figura 137.19).

Os animais assintomáticos que apresentam bloqueio atrioventricular de 1º e 2º graus, com ocasionais ondas P não conduzidas, não necessitam de tratamento,[20] embora devam ser investigadas condições ou doenças que possam induzir tais alterações, como tônus vagal acentuado ou medicamentos que retardem a condução atrioventricular. Os pacientes com BAV de 2º grau avançado ou de 3º grau raramente apresentam melhora clínica com terapia anticolinérgica, indicando-se a implantação de marca-passo artificial. Terapia emergencial pode ser tentada com infusão contínua de dopamina ou isoproterenol com o objetivo de aumentar a frequência do escape ventricular, embora haja possibilidade de evoluir para taquiarritmias ventriculares. Alguns gatos com BAV completo podem sobreviver anos sem marca-passo artificial, mesmo quando apresentam insuficiência cardíaca ou cardiopatia de base.[20]

A causa mais frequente de parada ou silêncio atrial em cardiologia veterinária é a hiperpotassemia, que deve ser sempre um dos diagnósticos diferenciais, já que a sua correção normaliza o ritmo cardíaco.[20] Nos casos em que a dosagem sérica de potássio é normal, o tratamento de escolha é a implantação de marca-passo artificial. Como essa arritmia pode ocorrer em pacientes em estágio final, o prognóstico é ruim na presença de disfunção miocárdica ventricular.[20] A terapia farmacológica apresenta poucos benefícios nesses pacientes, mesmo assim pode-se tentar um agente anticolinérgico, terbutalina por via oral ou infusão de dopamina ou isoproterenol. Obviamente, os medicamentos antiarrítmicos ventriculares estão contraindicados uma vez que podem suprimir os focos de escape.

Os animais com síndrome do nó doente podem apresentar melhora da sintomatologia clínica com a utilização de medicamentos anticolinérgicos, broncodilatadores, metilxantinas ou terbutalina, devendo-se lembrar de que a resposta aos anticolinérgicos nem sempre se correlaciona ao teste de atropinização. Nos pacientes que apresentam a síndrome taqui-bradi, os medicamentos que aumentam a FC podem piorar as taquiarritmias, e os antiarrítmicos supraventriculares podem agravar as bradiarritmias. A implantação de marca-passo artificial é a melhor opção terapêutica nos pacientes com sintomas graves e frequentes; aqueles que permanecerem sintomáticos em virtude das taquiarritmias devem, então, ser tratados com medicamentos antiarrítmicos.[20]

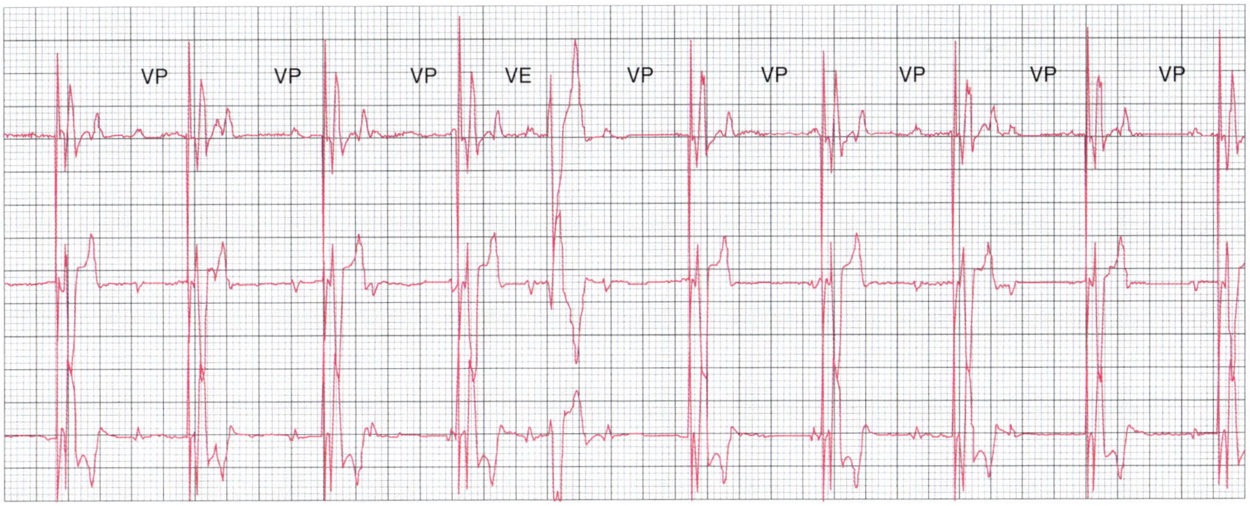

Figura 137.19 Registro de monitoramento Holter de cão da raça Bull Terrier com marca-passo artificial em sensibilidade N (1 cm = 1 mV) e velocidade 25 mm/s. Observam-se espículas de estimulação do marca-passo artificial (VP) e uma extrassístole ventricular (EV) isolada.

REFERÊNCIAS BIBLIOGRÁFICAS

1. Goodwin JK. Eletrocardiografia. In: Tilley LP, Goodwin JK. Manual de cardiologia para cães e gatos. São Paulo: Roca; 2002. p. 347-76.
2. Moffa PJ. O eletrocardiograma nas disritmias mais frequentes. In: Moffa PJ. Sanches PCR. Eletrocardiograma normal e patológico. São Paulo: Roca; 2001. p. 223-328.
3. Moreira DAR. Arritmias cardíacas: clínica, diagnóstico e terapêutica. São Paulo: Artes Médicas; 1995.
4. Carr AP, Tilley LP, Miller MS. Tratamento de arritmias cardíacas e distúrbios de condução. In: Tilley LP, Goodwin JK. Manual de cardiologia para cães e gatos. São Paulo: Roca; 2002. p. 347-76.
5. Côté E, Ettinger SJ. Electrocardiography and cardiac arrhythmias. In: Ettinger SJ, Feldman EC. Textbook of veterinary internal medicine. 6. ed. St. Louis: Elsevier Saunders; 2005. p. 1040-76.
6. Tilley LP. Essentials of canine and feline electrocardiography. 3. ed. Philadelphia: Lea & Febiger; 1992.
7. Ware WA. Doenças do sistema cardiovascular. In: Nelson RW, Couto CG. Medicina interna de pequenos animais. 4. ed. São Paulo: Elsevier; 2010. p. (Pt1)1-174.
8. Souza OF, Pereira LSM, Barros Jr JJR. O Holter na estratificação de risco nas arritmias ventriculares. In: Souza OF, Pereira LS (editores). O sistema Holter e outros métodos nas arritmias cardíacas. Rio de Janeiro: Revinter; 2001. p. 7-11.

9. Yamaki FL, Soares EC, Pereira GG, Oliveira VMC, Larsson MHMA. Monitoramento eletrocardiográfico ambulatorial por 24 horas em cães com cardiomiopatia dilatada idiopática. Arq Bras Med Vet Zootec. 2007;59:1417-24.
10. Yamaki FL, Soares EC, Pereira GG, Oliveira VMC, Larsson MHMA. Survival study and assessment of prognostic factors in dogs with idiopathic dilated cardiomyopathy. J Vet Int Med. 2008;22:755.
11. Zipes DP. Arritmias específicas: diagnóstico e tratamento. In: Braumwald E. Tratado de medicina cardiovascular. 5. ed. São Paulo: Roca; 1999. p. 682-750.
12. Ware WA. Twenty-four-hour ambulatory electrocardiography in normal cats. J Vet Int Med. 1999;3:175-80.
13. Meurs KM, Spier AW, Wright NA *et al.* Use of ambulatory electrocardiography for detection of ventricular premature complexes in healthy dogs. J Am Vet Med Assoc. 2001;218:1291-92.
14. Leomil Neto M, Larsson MHMA, Pereira L, Brito FS. Padronização da monitorização eletrocardiográfica por 24 horas em cães. Arq Bras Med Vet Zoot. 2002;54:133-38.
15. Yamaki FL, Larsson MHMA, Soares EC, Pereira GG, Yamato RJ, Sarraff AP *et al.* Padronização de monitorização eletrocardiográfica ambulatorial (monitorização Holter) por 24 horas de felinos clinicamente normais. 2003. Belo Horizonte. Anais [...] Minas Gerais; 2003.
16. Hanas S, Tidholm A, Genvall A, Holst BS. Twenty-four hour Holter monitoring of unsedated healthy cats in the home environment. Journal of Veterinary Cardiology. 2009;11:17-22.
17. Pereira LSM, Souza OF. Análise das extrassístoles ventriculares. In: Souza OF, Pereira LS. O sistema Holter e outros métodos nas arritmias cardíacas. Rio de Janeiro: Revinter; 2001. p. 111-24.
18. Moïse NS, Gelzer ARM, Kraus MS. Ventricular arrhythmias in dogs. In: Bonagura JD, Ttwedt DC. Kirk's veterinary therapy. 14. ed. Philadelphia: W.B. Saunders; 2009. p. 727-31.
19. Zipes DP. Gênese das arritmias cardíacas: considerações eletrofisiológicas. In: Braumwald E. Tratado de medicina cardiovascular. 5. ed. São Paulo: Roca; 1999. p. 586-631.
20. Ware WA. Cardiovascular disease in small animal medicine. London: Manson Publishing Ltd.; 2007.
21. Wright KN. Assessment and treatment of supraventricular tachyarrhythmias. In: Bonagura JD, Ttwedt DC. Kirk's veterinary therapy. 14. ed. Philadelphia: W.B. Saunders; 2009. p. 722-27.
22. Rishniw M, Thomas WP. Bradyarrhythmias. In: Bonagura JD, Kirk RW. Current veterinary therapy. 13. ed. Philadelphia: W.B. Saunders; 2000. p. 719-25.
23. Moreira DAR. Mecanismos eletrofisiológicos das arritmias cardíacas. In: Batlouni M, Ramires JA. Farmacologia e terapêutica cardiovascular. 2. ed. São Paulo: Atheneu; 2004. p. 401-22.
24. Dangman KH. Electrophysiologic mechanisms for arrhythmias. In: Fox PR, Sisson D, Moïse NS (editors). Textbook of canine and feline cardiology. 2. ed. Philadelphia: W.B. Saunders; 1999. p. 291-306.
25. Kittleson MD. Diagnosis and treatment of cardiac arrhythmias (disrhythmias). In: Kittleson MD, Kienle RD. Small animal cardiovascular medicine. St. Louis: Mosby; 1998. p. 449-94.
26. Miller MS, Tilley, LP, Smith Jr FWK, Fox PR. Electrocardiography. In: Fox PR, Sisson D, Moïse NS. Textbook of canine and feline cardiology. 2. ed. Philadelphia: W.B. Saunders; 1999. p. 67-105.
27. Abbott JA. Heart rate and heart rate variability of healthy cats in home and hospital environments. Journal of Feline Medicine and Surgery. 2005;7:195-202.
28. Perego M, Ramera L, Santilli RA. Isorhythmic atrioventricular dissociation in Labrador Retrievers. J Vet Int Med. 2012;26(2):320-5.
29. Santilli, R, Moïse S, Pariaut R, Perego M. Electrocardiography of the dog and cat: diagnosis of arrhythmias. Edra; 2019.
30. Côté E. Feline arrhythmias: an update. Veterinary Clinics: Small Animal Practice. 2010;40(4):643-50.
31. Ettinger SJ, Bobinnec GL, Côte E. Electrocardiography. In: Ettinger SJ, Feldman EC (editors). Textbook of veterinary internal medicine. 5. ed. St. Louis: Elsevier Saunders; 2000. p. 1040-76.
32. Santilli R, Perego M, Perini A, Moretti P, Spadacini G. Electrophysiologic characteristics and topographic distribution of focal atrial tachycardias in dogs. J Vet Int Med. 2010;24:539-45.
33. García-Cosío F, Fuentes AP, Angulo AN. Clinical approach to atrial tachycardia and atrial *flutter* from an understanding of the mechanisms. Electrophysiology based on anatomy. Revista Española de Cardiología (English Edition). 2012;65(4):363-75.
34. Zimermman LI, Fenelon G, Martinelli Filho M, Grupi C, Atié J, Lorga Filho A *et al.* Sociedade Brasileira de Cardiologia. Diretrizes Brasileiras da Fibrilação Atrial. Arq Bras Cardiol. 2009;92(5):1-39.
35. Gelzer ARM, Kraus MS. Management of atrial fibrilation. Vet Clin N Am Pract. 2004;34:1127-44.
36. Moïse NS. Diagnosis and management of canine arrhythmias. In: Fox PR, Sisson D, Moïse NS. Textbook of canine and feline cardiology. 2. ed. Philadelphia: W.B. Saunders; 1999;331-85.
37. Borgarelli M, Crosara S, Lamb K, Savarino P, La Rosa G, Tarducci A *et al.* Survival characteristics and prognostic variables of dogs with preclinical chronic degenerative mitral valve disease attributable to myxomatous degeneration. J Vet Int Med. 2012;26(1):69-75.
38. Ward J, Ware W, Viall A. Association between atrial fibrillation and right-sided manifestations of congestive heart failure in dogs with degenerative mitral valve disease or dilated cardiomyopathy. Journal of Veterinary Cardiology. 2019;21:18-27.
39. Vollmar C, Vollmar A, Keene B, Fox PR, Reese S, Kohn B. Irish wolfhounds with subclinical atrial fibrillation: progression of disease and causes of death. Journal of Veterinary Cardiology. 2019;(24):48-57.
40. Fox PR, Harpster NK. Diagnosis and management of feline arrhythmias. In: Fox PR, Sisson D, Moïse NS. Textbook of canine and feline cardiology. 2. ed. Philadelphia: W.B. Saunders; 1999. p. 386-99.
41. Côte E, Harpster NK. Feline cardiac arrhythmias. In: Bonagura JD, Ttwedt DC. Kirk's veterinary therapy. 14. ed. Philadelphia: W.B. Saunders; 2009. p. 731-8.
42. Connoly DJ. A case of sustained atrial fibrillation in a cat with normal size left atrium at the time of diagnosis. Journal of Veterinary Cardiology. 2005;7:137-42.
43. Cornacchini G, Pedro B, Martin M, Mair A. Cardioversion of suspected vagally mediated atrial *flutter* using lidocaine in an anaesthetised dog. Veterinary Record Case Reports. 2018;e000591.
44. Kong LR, Leach SB. ECG of the month. Journal of the American Veterinary Medical Association. 2019;255(7):793-5.
45. Perego M, Ramera L, Santilli RA. Isorhythmic atrioventricular dissociation in Labrador Retrievers. J Vet Int Med. 2012;26(2):320-5.
46. Brugada J, Katritsis DG, Arbelo E, Arribas F, Bax JJ, Blomström-Lundqvist C *et al.* 2019 ESC Guidelines for the management of patients with supraventricular tachycardia: the Task Force for the management of patients with supraventricular tachycardia of the European Society of Cardiology (ESC). Eur Heart J. 2020;41(5):655-720.
47. Santilli RA, Spadacini G, Moretti P. Anatomic distribution and electrophysiologic properties of accessory atrioventricular pathways in dogs. J Am Vet Med Assoc. 2007;231:393-8.
48. Wright KN, Connor CE, Irvin HM, Knilans TK, Webber D, Kass PH. Atrioventricular accessory pathways in 89 dogs: clinical features and outcome after radiofrequency catheter ablation. J Vet Int Med. 2018;32(5):1517-29.
49. Chugh A, Morady F. Preexcitation, atrioventricular reentry, and variants. In: Zipes DP, Jalife J (editors). Cardiac electrophysiology: from cell to bedside. Philadelphia: Elsevier Saunders. 2014. p. 755-65.
50. Zipes DP. Arritmias específicas: diagnóstico e tratamento. In: Braumwald E. Tratado de Medicina Cardiovascular. 5. ed. São Paulo: Roca; 1999. p. 682-750.
51. Meurs KM, Spier AW, Wright NA. Comparison of the effect of four antiarrhythmic treatments for familial ventricular arrhythmias in Boxers. J Am Vet Med Assoc. 2002;218:522-27.
52. Gelzer ARM, Kraus MS, Rishniw M, Moïse NS, Pariaut R, Jesty SA *et al.* Combination therapy with digoxin and diltiazem controls ventricular rate in chronic atrial fibrillation in dogs better than digoxin and diltiazem monotherapy: a randomized crossover study in 18 dogs. J Vet Int Med. 2009;23:499-508.
53. Gelzer ARM, Kraus MS, Rishniw M, Hemsley SA, Moïse NS. Combination therapy wiht mexiletine and sotalol suppresses inherited ventricular arrhythmias in German shepherd dogs better than mexiletine or sotalol monotherapy: a randomized cross-over study. Journal of Veterinary Cardiology. 2010;12:93-106.
54. Muir WW, Richard AS, Moïse NS. Pharmacology and pharmacokinetics of antiarrhythmic drugs. In: Fox PR, Sisson D, Moïse NS. Textbook of canine and feline cardiology. 2. ed. Philadelphia: W.B. Saunders; 1999. p. 307-30.
55. Darrieux F, Sosa E. Antiarrítmicos: grupo I. In: Batlouni M, Ramires JA. Farmacologia e terapêutica cardiovascular. 2. ed. São Paulo: Atheneu; 2004. p. 401-22.
56. Kittleson MD. Drugs used in treatment of cardiac arrhythmias. In: Kittleson MD, Kienle RD. Small animal cardiovascular medicine. St. Louis: Mosby; 1998. p. 502-24.
57. Moreira DAR, Gizzi JC. Antiarrítmicos: grupo II e III. In: Batlouni M, Ramires JA. Farmacologia e terapêutica cardiovascular. 2. ed. São Paulo: Atheneu; 2004. p. 401-22.
58. Merot J *et al.* Effects of chronic treatment by amiodarone on transmural heterogeneity of canine ventricular repolarization *in vivo*: interactions with acute sotalol. Cardiovascular Research. 1999;44:303.

59. Kraus MS, Thomason JD, Fallaw TL, Calvert CA. Toxicity in Doberman Pinschers with ventricular arrhythmias treated with amiodarone (1996-2005). J Vet Int Med. 2009;23:1-6.
60. Cober RE, Schober KE, Hildebrandt N, Sikorska E, Rieses SC. Adverse effects of intravenous amiodarone in 5 dogs. J Vet Int Med. 2009;23:657-61.
61. Pimenta J. Antiarrítmicos: grupo IV. In: Batlouni M, Ramires JA. Farmacologia e terapêutica cardiovascular. 2 ed. São Paulo: Atheneu; 2004. p. 401-22.
62. Silva MAD, Fragata Filho AA, Martinez Filho E. Digitálicos. In: Batlouni M, Ramires JA. Farmacologia e terapêutica cardiovascular. 2. ed. São Paulo: Atheneu; 2004. p. 85-98.
63. Kittleson MD. Management of heart failure. In: Kittleson MD, Kienle RD. Small animal cardiovascular medicine. St. Louis: Mosby; 1998. p. 149-94.
64. Wathen MS, Klein GJ, Yee R *et al.* Classification and terminology of supraventricular tachycardia. Cardiol Clin. 1993;11:109.
65. Carsson J, Miketic S, Windeler J, Cuneo A, Haun S, Mikus S *et al.* Randomized trial of rate-control *versus* rhythm-control in persistent atrial fibrillation: the Strategies for Treatment of Atrial Fibrilation (STAF) study. J Am Coll Cardiol. 2003;41(10):1690-96.
66. Saunders AB, Miller MW, Gordon SG, Van de Wiele CM. Oral amiodarone therapy in dogs with atrial fibrillation. J Vet Intern Med. 2006;20:921-26.
67. Calvert CA, Brown J. Influence of antiarrhythmia therapy on survival times of 19 clinically healthy Doberman Pinschers with dilated cardiomyopathy that experienced syncope, ventricular tachycardia, and sudden death (1985-1998). J Am Hosp Assoc. 2004;40:24-8.
68. Palermo V, Johnson MJS, Sala E, Brambilla PG, Martin MWS. Cardiomyopathy in Boxer dogs: a retrospective study of the clinical presentation, diagnostic findings and survival. J Vet Intern Med. 2011;13:45-55.
69. American Heart Association. Management of symptomatic bradycardia and tachycardia. Circulation. 2005;112:(4)67-77.
70. Calvert CA, Meurs KM. CVT update: Doberman Pinscher occult cardiomyopathy. In: Bonagura JD, Kirk RW. Current veterinary therapy. 13. ed. Philadelphia: W.B. Saunders; 2000. p. 756-60.
71. Smith CE, Freeman LM, Rush JE, Cunningham SM, Biourge V. Omega-3 fatty acids in Boxer dogs with arrthythmogenic right ventricular cardiomyopathy. J Vet Inter Med. 2007;21:265-73.
72. Nelson OL, Lahmers S, Schneider T, Thompson P. The use of an implantable cardioverter defibrillator in a Boxer dog to control clinical signs of arrhythmogenic right ventricular cardiomyopathy. J Vet Inter Med. 2006;20:1232-7.

138 Valvulopatias Adquiridas

Lilian Caram Petrus • Maria Helena Matiko Akao Larsson

ANATOMIA DAS VALVAS CARDÍACAS

O coração de cães e gatos é formado por quatro valvas cardíacas: mitral, tricúspide, pulmonar e aórtica. As valvas mitral e tricúspide demarcam o início do trato de via de entrada dos ventrículos e previnem a regurgitação de sangue para o átrio durante a sístole ventricular. As valvas estão presas por anéis fibrosos atrioventriculares, que circundam cada orifício, e por cordoalhas tendíneas, que aderem à superfície ventricular da valva. A valva tricúspide (valva atrioventricular direita) consiste em um folheto septal dorsal preso ao septo ventricular e em um folheto parietal dorsal preso à parede livre do ventrículo direito. A valva mitral (valva atrioventricular esquerda) é similar, porém mais robusta que a valva tricúspide.[1]

As valvas aórtica e pulmonar são também conhecidas como valvas semilunares. Elas estão presas aos seus respectivos anéis fibrosos e consistem em folhetos semilunares septal, direito e esquerdo. A valva aórtica localiza-se caudalmente à valva pulmonar e sua parede é alargada, perifericamente, para formar o *sinus* aórtico, de onde se originam as artérias coronárias esquerda e direita. Esse alargamento da base da aorta ascendente se chama *bulbo aórtico*. O tronco da valva pulmonar localiza-se cranialmente à valva aórtica e é morfologicamente similar a ela, porém menos robusta e sem um bulbo distinto.[1]

DOENÇA MIXOMATOSA VALVAR

Doença valvar degenerativa é a cardiopatia adquirida mais comum em cães. Segundo Fox *et al.*,[1] as cardiopatias representam cerca de 11% das enfermidades que acometem os cães, sendo dessas, a doença mixomatosa valvar a mais comum (40%), seguida de arritmias primárias (16,7%), cardiopatias congênitas (16,4%), miocardiopatia dilatada (11,3%), derrame pericárdico (7%), neoplasias sem derrame pericárdico (3%), dirofilariose (2,3%), entre outras.

Estudo retrospectivo realizado no Serviço de Cardiologia do Hospital Veterinário da Faculdade de Medicina Veterinária e Zootecnia da Universidade de São Paulo avaliou 329 cães submetidos ao exame ecocardiográfico, dos quais 212 animais eram machos (65%) e 117 fêmeas (35%).[2] Como achado ecocardiográfico, 50% dos animais apresentavam alterações valvares, 11% hipertrofia de ventrículo esquerdo, 10% comprometimento miocárdico, 2% cardiopatias congênitas, 22% coração normal e os 5% restantes apresentaram derrame pericárdico, neoplasia extracardíaca, hipertensão pulmonar, neoplasia cardíaca e derrame pleural. Além disso, observou-se que as valvulopatias acometem principalmente cães de pequeno e médio portes, com idade média de 11 anos, enquanto as miocardiopatias acometem cães de portes grande e gigante, com idade média de 7 anos.[2]

Outros termos usados para nomear a doença degenerativa crônica incluem endocardiose, degeneração valvular mixomatosa, fibrose crônica valvar e doença degenerativa crônica. Apesar de clinicamente importante em cães, a doença mixomatosa valvar é raramente diagnosticada em gatos. As lesões degenerativas acometem na maioria das vezes a valva mitral (62%), porém ambas as valvas atrioventriculares podem ser afetadas (32,5%).[1,3] A doença degenerativa apenas na valva tricúspide é incomum (1,3%) e o acometimento das valvas aórtica e pulmonar é raro.[1,3]

Etiologia e epidemiologia

A etiologia da doença degenerativa crônica é ainda incerta, porém se acredita que a dissolução do colágeno seja a base do processo conhecido como degeneração mixomatosa.[1] Alguns autores sugerem que uma degeneração do colágeno geneticamente influenciada possa ser responsável pela degeneração mixomatosa em cães.[1] Esse fator é bem observado na forte associação dessa doença a certas raças de pequeno e médio portes, como Poodle, Pinscher, Cocker Spaniel, Dachshund, Maltês, Pequinês e Schnauzer.[4] Além disso, machos são afetados mais frequentemente do que fêmeas,[1,4] indicando uma base genética (familiar) para a doença. Apesar da etiologia da doença mixomatosa não ter sido totalmente esclarecida, uma base hereditária já foi relatada em cães da raça Dachshund e Cavalier King Charles Spaniel, sugerindo herança poligênica.[5] Quando cães de raças grandes são afetados, a progressão da doença parece ser mais rápida do que observado em cães de pequeno porte.[6]

Na maioria dos cães, com exceção do Cavalier King Charles Spaniel, a prevalência da regurgitação mitral aumenta quase linearmente com a idade, com início por volta dos 5 ou 6 anos. Aproximadamente 10% dos cães com 2 anos apresentam regurgitação mitral, mas ela pode estar presente em mais de 60% dos cães com 12 anos.[7] No Cavalier King Charles Spaniel, a regurgitação mitral pode começar aos 2 a 3 anos e geralmente progride muito mais rápido que as outras raças.[7]

Patologia

A alteração degenerativa valvar dos cães afetados desenvolve-se gradualmente com a idade. As lesões iniciais caracterizam-se por pequenos nódulos nas margens livres dos folhetos valvares, os quais se tornam maiores e mais numerosos, formando placas e deformando a valva (Figura 138.1).[1,8] Os folhetos valvares tornam-se espessados e a coaptação de suas margens não ocorre corretamente, causando insuficiência valvar. À medida que as lesões progridem, a insuficiência valvar se torna clinicamente significativa. As cordoalhas tendíneas, nos estágios iniciais, apresentam-se íntegras; conforme o processo progride, há espessamento inicialmente da região próxima ao folheto afetado, mas com o tempo ela se torna alongada e pode haver ruptura (ver Figura 138.1). Nesse estágio, o folheto valvar pode prolapsar, formando um *paraquedas* ou *balão* em direção ao átrio.[1,8] As alterações histológicas caracterizam-se por degeneração mixomatosa, ou seja, o colágeno das valvas afetadas degenera e há acúmulo de mucopolissacarídios nas camadas mais internas dos folhetos. As lesões em cães com doença mixomatosa valvar assemelham-se àquelas encontradas na síndrome do prolapso valvar mitral em humanos.[8]

A doença é caracterizada por mudanças nos constituintes celulares, bem como na matriz extracelular do aparato valvar (incluindo folhetos e cordas tendíneas). Essas mudanças envolvem tanto o colágeno quanto o alinhamento de suas fibrilas na valva. A expansão da camada esponjosa é caracterizada por mudanças de seu conteúdo de proteoglicanos. O desajuste da matriz extracelular parece ser central nessas mudanças. Células intersticiais valvulares adquirem propriedades de miofibroblastos ativados, que aumentam as enzimas proteolíticas, incluindo

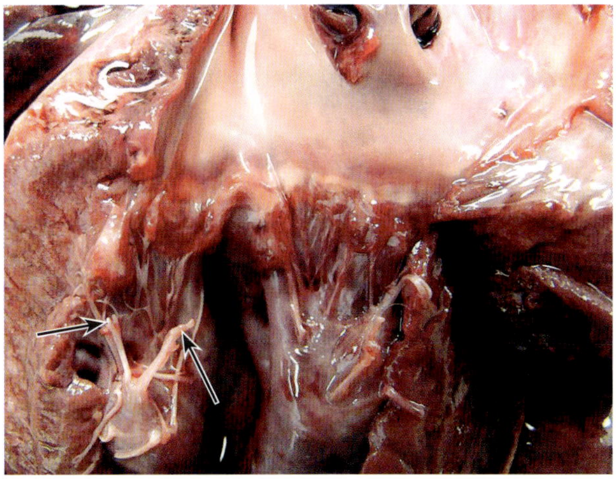

Figura 138.1 Endocardiose valvar mitral, com espessamento irregular e nodular dos folhetos, e ruptura de cordoalha tendínea (*setas*). (Fonte: Maiorka. Serviço de Patologia do Hospital Veterinário da Faculdade de Medicina Veterinária e Zootecnia da Universidade de São Paulo.)

metaloproteinases da matriz, as quais degradam o colágeno e a elastina mais rapidamente do que podem ser produzidas por células intersticiais valvulares inativadas.[9]

Outras alterações morfológicas que acometem animais com doença mixomatosa valvar mitral incluem: dilatação atrial esquerda, dilatação do anel mitral, hipertrofia excêntrica do ventrículo esquerdo.[1,8] Alterações semelhantes do lado direito do coração podem acontecer em animais com doença mixomatosa valvar tricúspide, com dilatação atrial direita, dilatação do anel tricúspide e hipertrofia excêntrica de ventrículo direito. Além disso, cães em estágio avançado da doença apresentam arteriosclerose intramural hialina ou fibromuscular e múltiplas pequenas áreas de infarto miocárdico.[1,3,8] Segundo Falk *et al.*,[10] cães com doença degenerativa mixomatosa valvar mitral e insuficiência cardíaca congestiva de ocorrência natural apresentam mais alterações arteriais no miocárdio, pulmões e rins; e mais fibrose em miocárdio do que cães normais. Por outro lado, cães idosos sem doença mixomatosa podem apresentar, também, arteriosclerose intramural,[7] porém, em cães com insuficiência mitral elas podem ser resultantes do remodelamento miocárdico induzido pela angiotensina II.[1]

Fisiopatologia

As mudanças fisiopatológicas estão relacionadas com a sobrecarga de volume do lado do coração afetado, após a valva ou as valvas se tornarem insuficientes. A regurgitação normalmente desenvolve-se em meses a anos. No caso de regurgitação mitral, a pressão atrial esquerda mantém-se bastante baixa, a não ser que ocorra aumento súbito do volume regurgitante, por exemplo, nos casos de ruptura de cordoalha tendínea. Regurgitação mitral de grau leve normalmente não induz nenhuma alteração no tamanho e função do coração. O volume sistólico é mantido e pequenos volumes regurgitantes são facilmente aceitos pelo átrio esquerdo. À medida que o quadro degenerativo progride, o volume regurgitante aumenta, diminuindo com isso o fluxo que deixa o coração através da artéria aorta (volume sistólico). Com isso, há ativação de sistemas compensatórios na tentativa de manter as necessidades vitais do organismo. Esses mecanismos incluem:

- Aumento da atividade do sistema nervoso central e atenuação do tônus vagal, que induzem aumento da frequência cardíaca e da contratilidade miocárdica, redirecionamento seletivo do fluxo de sangue para os centros vitais e vasoconstrição arteriolar. Porém, a exposição crônica a altos níveis de norepinefrina contribui para o desenvolvimento de mudanças vasculares patológicas e o remodelamento cardíaco, promove arritmogênese, induz a morte prematura dos miócitos e estimula o sistema renina-angiotensina-aldosterona[11]
- Ativação do sistema renina-angiotensina-aldosterona.[12,13] Seu papel é controverso, mantendo a pressão arterial na insuficiência cardíaca, porém, ao mesmo tempo, é um dos fatores patofisiológicos no desenvolvimento da insuficiência cardíaca.[12] Não se sabe exatamente quando há ativação desse sistema nos cães com doença mixomatosa da valva mitral. Sabe-se apenas que cães, mesmo assintomáticos, mas com aumento moderado de câmaras cardíacas, podem apresentar aumento nos níveis séricos de renina e aldosterona.[12] Em cães com regurgitação mitral crônica experimentalmente induzida, há aumento na atividade tecidual da enzima conversora de angiotensina.[14] Consequentemente, ocorre aumento da angiotensina II tecidual, que tem papel essencial no remodelamento e dilatação ventricular, devido a sua ação direta sobre os miócitos cardíacos[14]
- Liberação de peptídeos vasoativos, incluindo peptídeo natriurético atrial (ANP) e peptídeo cerebral natriurético (BNP), liberados de seu estoque atrial (pró-ANP e pró-BNP) pelo estímulo do estiramento atrial; têm efeito contrário ao do sistema renina-angiotensina-aldosterona,[10] inibindo a liberação da renina e aldosterona e apresentando efeitos vasorrelaxantes, diuréticos e natriuréticos. Os fragmentos N-terminais de pró-ANP (NT-pró-ANP) e pró-BNP (NT-pró-BNP) são marcadores mais sensíveis da insuficiência cardíaca e podem ser utilizados para diferenciar doença cardíaca de doença primária respiratória. Estudos demonstram aumento da concentração plasmática de NT-pró-ANP em cães pouco antes da descompensação cardíaca secundária à regurgitação mitral[13,15] e forte correlação positiva entre NT-pró-BNP e a fração regurgitante, o aumento de átrio esquerdo e o volume diastólico do ventrículo esquerdo em cães com regurgitação mitral assintomáticos, sugerindo que esse marcador possa estar relacionado com a gravidade e prognóstico da doença valvar[16]
- Dilatação do átrio e do ventrículo esquerdos para acomodar maior volume de sangue provocado pelo aumento do volume regurgitante, determinando, assim, a hipertrofia miocárdica do tipo excêntrica.

Essas mudanças compensatórias no tamanho do coração e volume de sangue permitem que a maioria dos animais se mantenha assintomática por muitos anos.[7] O átrio esquerdo tem um papel importante quando permite que o volume regurgitante seja absorvido pela cavidade atrial, protegendo a vasculatura pulmonar da hipertensão.[17] Com isso, muitos animais podem desenvolver aumento atrial importante sem sinais de insuficiência cardíaca. A habilidade dos mecanismos compensatórios em manter a homeostase é, geralmente, excedida em muitos cães, levando ao aumento da pressão atrial esquerda, com ou sem redução do volume sistólico. O aumento gradual das pressões atrial, venosa pulmonar e hidrostática capilar estimula o aumento compensatório do fluxo linfático pulmonar. O edema pulmonar desenvolve-se quando a capacidade do sistema linfático pulmonar é excedida.[8] O átrio esquerdo aumentado pode induzir tosse por compressão do brônquio principal esquerdo que se localiza dorsalmente a ele. Em casos de aumento agudo da regurgitação mitral, por exemplo, na ruptura de cordoalha tendínea, o átrio esquerdo é incapaz de se adaptar, resultando em rápida elevação da pressão atrial esquerda. A pressão capilar pulmonar consequentemente aumenta, causando, também, congestão e edema pulmonares.[17] Como resultado do aumento crônico das pressões atrial esquerda e venosa pulmonar, pode haver desenvolvimento de hipertensão arterial pulmonar que pode, a longo prazo, evoluir para insuficiência cardíaca direita.[17] Outras complicações do aumento exagerado do átrio esquerdo são a ruptura atrial, o que pode levar ao tamponamento cardíaco, além do desenvolvimento de taquiarritmias em virtude das mudanças ultraestruturais do miocárdio. As respostas neuro-hormonais induzem aumento do volume plasmático e do tônus vascular, piorando assim a congestão e a insuficiência valvar.[8]

A função ventricular esquerda mantém-se preservada em muitos cães, a não ser em estágios avançados, quando ocorre insuficiência cardíaca grave. Com o aumento da pré-carga provocada pela insuficiência valvar, ocorre maior estiramento das fibras cardíacas e com isso aumento da força de contração, de acordo com o mecanismo de Frank-Starling. A resistência ao esvaziamento ventricular está diminuída, pois o sangue é ejetado tanto para a aorta quanto para o átrio esquerdo. Esses mecanismos determinam movimento exagerado do ventrículo esquerdo (hipercinesia). A função sistólica ventricular está bem preservada e os animais podem se manter assim por muitos anos, mesmo em casos de doença valvar crônica importante. Porém, em virtude da sobrecarga de volume crônica, a contratilidade miocárdica reduz vagarosa, progressiva e inexoravelmente e a arteriosclerose pode piorar a situação, provocando múltiplos infartos miocárdicos.[17] Estudo comparando doença valvar mitral primária, em cães da raça Pastor-Alemão e naqueles de raça pequena, mostrou predisposição maior de cães com mais de 20 kg apresentarem fração de encurtamento ventricular e índice de volume sistólico ventricular final reduzidos.[6] Outro estudo comprovou que o desempenho contrátil diminuído pode ser uma propriedade intrínseca da sobrecarga de volume induzido pela doença mixomatosa mitral, tanto em cães de raça grande como naqueles de raças pequenas, e a diminuição da função sistólica pode ser, em parte, causada pelo grau de hipertrofia ventricular inadequado.[18]

A doença mixomatosa tricúspide é geralmente bem tolerada na ausência de obstrução valvar pulmonar ou de hipertensão arterial pulmonar associada. Porém, como o ventrículo direito está acostumado a bombear o sangue para um sistema de baixa pressão, ele pode ser muito vulnerável à sobrecarga pressórica, e pequenos aumentos na pressão arterial pulmonar podem causar grande redução no débito cardíaco ventricular direito. Em consequência à regurgitação tricúspide, há dilatação atrial e ventricular direitas, aumento da pressão atrial direita, ascite, efusão pleural, efusão pericárdica, hepatomegalia e esplenomegalia. Além disso, o aumento atrial direito pode induzir, mais facilmente, arritmias supraventriculares.[17]

Manifestações clínicas

A doença mixomatosa pode não provocar sintomas clínicos por anos e alguns cães podem nunca desenvolver sinais de insuficiência cardíaca.[8] Os sintomas manifestam-se pela presença e grau de um ou mais dos seguintes eventos fisiopatológicos: aumento da pressão atrial e venosa pulmonar, resultando em angústia respiratória e tosse secundária ao edema pulmonar e à compressão do brônquio principal; redução do volume sistólico ventricular esquerdo ou direito, responsável por fraqueza, síncope e/ou intolerância ao exercício; insuficiência cardíaca congestiva direita, com formação de ascite e derrame pleural; edema pulmonar agudo fulminante ou fibrilação ventricular evoluindo para morte súbita.[17] Com isso, as principais queixas do proprietário são diminuição da capacidade de exercício, tosse e taquipneia ao esforço. À medida que a congestão e o edema pulmonar pioram, a frequência respiratória em repouso também aumenta.[8] Nos casos mais graves, os animais ficam geralmente ansiosos, não conseguem deitar para dormir, recusando-se a ficar em decúbito lateral e preferindo a posição esternal (posição ortopneica).[17] A tosse acontece principalmente à noite e pela manhã, assim como quando o animal se agita ou durante o exercício. O edema pulmonar grave provoca angústia respiratória e tosse, geralmente produtiva, podendo manifestar-se de maneira gradual ou súbita. Também é comum a manifestação de sintomas relacionados com o edema pulmonar, intercalados com períodos de insuficiência cardíaca compensada, o que pode acontecer por meses ou até mesmo anos.[8] Estudo realizado por Schober *et al.*[19] mostrou, prospectivamente, que a frequência respiratória mensurada no hospital superou a maioria das variáveis ecocardiográficas e laboratoriais no diagnóstico de insuficiência cardíaca congestiva. O valor de corte de 41 movimentos respiratórios por minuto em cães com doença mixomatosa mitral foi útil para identificar cães com ou sem edema pulmonar com alta acurácia (sensibilidade e especificidade entre 92 e 100%).[19] Por ser um índice simples de se obter, a frequência respiratória pode ser mensurada por tutores treinados em casa, permitindo rápida ação para o tratamento de pacientes descompensados.

Episódios de fraqueza transitória ou síncope podem ocorrer secundariamente à presença de arritmias, tosse excessiva, redução do volume sistólico direito ou esquerdo ou esgarçamento atrial. Sinais de regurgitação tricúspide, muitas vezes subestimados por aqueles da regurgitação mitral, incluem ascite, efusão pleural com esforço respiratório associado e, raramente, edema tecidual periférico. Sinais de doença gastrintestinal podem acompanhar congestão esplênica.[8]

A regurgitação mitral geralmente é caracterizada por sopro holossistólico, constante, em intensidade variável, em frequência e mais audível na região do ápice no lado esquerdo, no nível do quinto espaço intercostal esquerdo, podendo propagar-se dorsal, caudal e cranialmente, bem como para o lado direito. Muitas vezes é difícil diferenciar se o sopro auscultado sobre a área cardíaca direita é secundário à propagação do sopro mitral ou devido à regurgitação tricúspide, ou ambos. Manifestações clínicas de doença cardíaca direita, como pulso venoso jugular, avaliação radiográfica ou ecocardiográfica compatíveis com insuficiência tricúspide, podem auxiliar na diferenciação. Sopro sistólico variando de grau I a VI sobre a área da valva mitral é geralmente o primeiro achado clínico dos cães com insuficiência valvar crônica de mitral. Em cães com a doença leve, o sopro pode ser auscultado de modo intermitente apenas ao fim da inspiração. Um estalo sistólico pode ser auscultado também antes do desenvolvimento do sopro e pode estar relacionado com a presença de prolapso da valva mitral. Arritmias cardíacas podem interromper a cadência predominante do coração, criando pausas anormais do ritmo e alterando a intensidade do sopro.[1] Aumentos súbitos da pressão atrial, como nos casos de ruptura de cordoalha tendínea, podem, também, alterar a intensidade do sopro, além de modificar sua característica, com o surgimento de sons conhecidos como *grito de gaivota*.

Os sons pulmonares podem ou não estar normais. Nos casos de ausência de quadro congestivo ou em cães com edema pulmonar de grau leve, não há alterações significativas à auscultação pulmonar. À medida que o edema pulmonar piora, surgem ruídos pulmonares inspiratórios (crepitação pulmonar), especialmente nos campos pulmonares ventrais. Edema pulmonar agudo manifesta-se, geralmente, por crepitação pulmonar inspiratória e expiratória, disseminada por todo o tórax. Cães com efusão pleural podem apresentar sons pulmonares abafados, principalmente na região ventral do tórax.[8] Animais com regurgitação mitral podem também apresentar crepitação pulmonar por doença respiratória crônica. Nesses casos, a presença de arritmia sinusal[1] pode indicar ausência de insuficiência cardíaca, já que cães com débito cardíaco reduzido têm um aumento compensatório da frequência cardíaca.

As membranas mucosas estão geralmente normais, mesmo em cães com edema pulmonar, mas também podem apresentar-se azuladas (devido à cianose), acinzentadas ou pálidas, em casos avançados de insuficiência cardíaca. Ascite pode acontecer nos casos de doença mixomatosa com acometimento do lado direito do coração, ou por regurgitação mitral com hipertensão arterial pulmonar associada ou por regurgitação tricúspide primária. Nesses cães, ascite e aumentos hepático e esplênico são achados comuns.[17]

O pulso femoral pode estar normal no caso de ritmo sinusal. Porém o pulso é hipocinético nos casos de insuficiência cardíaca grave, tamponamento cardíaco ou distúrbios do ritmo, sendo que nesse último pode também encontrar-se irregular. Distensão venosa jugular pode estar presente nos casos de insuficiência cardíaca grave, hipertensão pulmonar ou efusão pericárdica.[17]

Achados radiográficos

As radiografias torácicas podem indicar alguns graus de aumentos atrial e ventricular, que progridem em meses ou anos.[8] Porém, o exame radiográfico não permite o acesso das consequências hemodinâmicas da doença mixomatosa valvar, mas pode ajudar a excluir outras causas de cardiomegalia, o que é interessante, especialmente, nos pacientes geriátricos. Devem-se realizar, no mínimo, duas projeções radiográficas (laterolateral e ventrodorsal ou dorsoventral), para avaliação radiográfica do coração.[17]

Cães com regurgitação mitral discreta geralmente apresentam coração de tamanho normal, campos pulmonares normais, sem sinais de alterações vasculares.[17] O aumento atrial esquerdo é o achado inicial e mais consistente de doença mixomatosa da valva mitral.[1] A elevação do brônquio principal esquerdo e, algumas vezes, do direito, com compressão do brônquio principal esquerdo, ocorre em cães com aumento atrial esquerdo grave e pode evidenciar tosse por compressão do brônquio.[8] Outros achados de aumento atrial e ventricular esquerdos na radiografia lateral incluem: elevação da porção distal da traqueia e da carina, além de proeminência do átrio esquerdo, proporcionando imagem retilínea da borda caudal do coração (Figura 138.2).[17] Na radiografia ventrodorsal ou dorsoventral, o aumento atrial esquerdo aparece como uma saliência localizada na borda cranial esquerda do coração, na posição de 2 a 3 horas, usando a analogia do relógio.[1] A borda do ventrículo esquerdo aumentado aparece arredondada e há mudança do ápice cardíaco para a esquerda.[17]

As radiografias torácicas são o indicador clínico mais sensível da hemodinâmica pulmonar. Com o aumento da pressão venosa pulmonar, as veias pulmonares distendem-se, tornando-se mais evidentes centralmente e nos campos pulmonares periféricos.[1] Com a evolução, há o desenvolvimento de edema pulmonar, primeiramente intersticial e, posteriormente, alveolar. A distribuição radiográfica do edema pulmonar cardiogênico é classicamente hilar, dorsocaudal e bilateral simétrico (ver Figura 138.2); porém distribuição assimétrica pode ser vista em alguns cães. A presença e gravidade do edema pulmonar não se correlacionam, necessariamente, ao grau de cardiomegalia. Regurgitação mitral importante e aguda, a exemplo daquela que ocorre na ruptura de cordoalha tendínea, pode causar edema cardiogênico com mínimo aumento atrial esquerdo.[8] Em gatos, o edema pulmonar alveolar desenvolve-se na periferia dos campos pulmonares e tem distribuição irregular.[1,17]

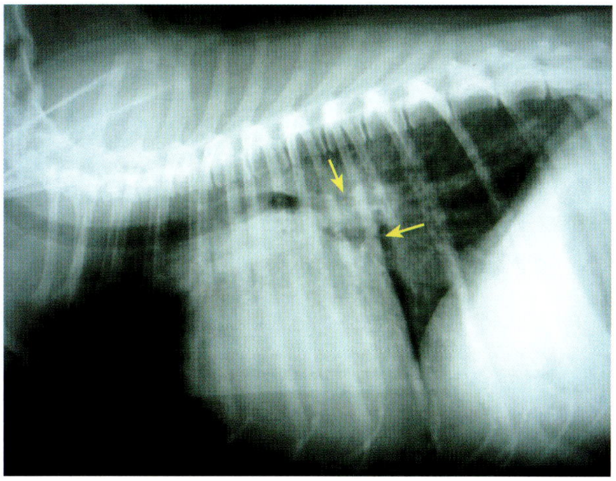

Figura 138.2 Radiografia torácica, em projeção lateral, de cão apresentando edema pulmonar cardiogênico secundário a doença valvar crônica de mitral. Notar presença de evidente cardiomegalia, mais evidente na região de átrio esquerdo (*setas*), com desvio dorsal de traqueia torácica, opacificação pulmonar em região peri-hilar e broncogramas aéreos. (Fonte: Arnaut L S. Setor de Radiologia do Provet – Unidade Aratãs.)

Os achados pulmonares podem ser inconclusivos, pois alterações radiográficas iniciais de edema pulmonar intersticial e o padrão radiográfico brônquico de doença crônica respiratória podem ser semelhantes. A tendência é diagnosticar o maior número de casos de edema pulmonar de origem cardiogênica. Portanto, é importante ter uma série de radiografias, se possível, e avaliar a presença de outras evidências de insuficiência cardíaca esquerda, como distensão venosa pulmonar, antes de dar o diagnóstico definitivo.[17]

Com relação à regurgitação tricúspide, há aumento variável do coração direito, porém ele pode ser mascarado pelas alterações pulmonares e cardíacas da insuficiência valvar mitral, que ocorrem concomitantemente.[8] Na doença valvar tricúspide ou doença valvar mitral avançada, efusão pleural, ascite, hepato e esplenomegalia podem ser observadas em decorrência da insuficiência cardíaca congestiva.[17]

Achados eletrocardiográficos

O traçado eletrocardiográfico em cães com doença valvar crônica de mitral é geralmente normal, porém pode haver indicações de aumento de câmaras cardíacas, principalmente atrial e ventricular esquerdas. Na doença valvar tricúspide, principalmente quando há hipertensão pulmonar, pode haver sinais de aumento atrial direito, ventricular direito e desvio do eixo elétrico cardíaco para a direita. Nos casos de doença valvar avançada, pode-se observar a presença de arritmias, especialmente taquicardia sinusal, complexos supraventriculares prematuros, taquicardia supraventricular sustentada ou paroxística e fibrilação atrial (Figura 138.3). Complexos ventriculares prematuros, taquicardia ventricular e dissociação atrioventricular são achados menos comuns. Essas arritmias podem estar associadas à descompensação da doença cardíaca, ao desenvolvimento de quadros congestivos, à fraqueza ou síncope.[8]

Nos estágios iniciais da doença cardíaca, o cão geralmente mantém a arritmia sinusal. Já nos casos de insuficiência cardíaca, a perda da arritmia sinusal e o desenvolvimento de taquicardia sinusal são comumente observados. Portanto, animais que apresentam regurgitação mitral e tosse, na presença de arritmia sinusal, devem ser questionados com relação à presença de insuficiência cardíaca.[17]

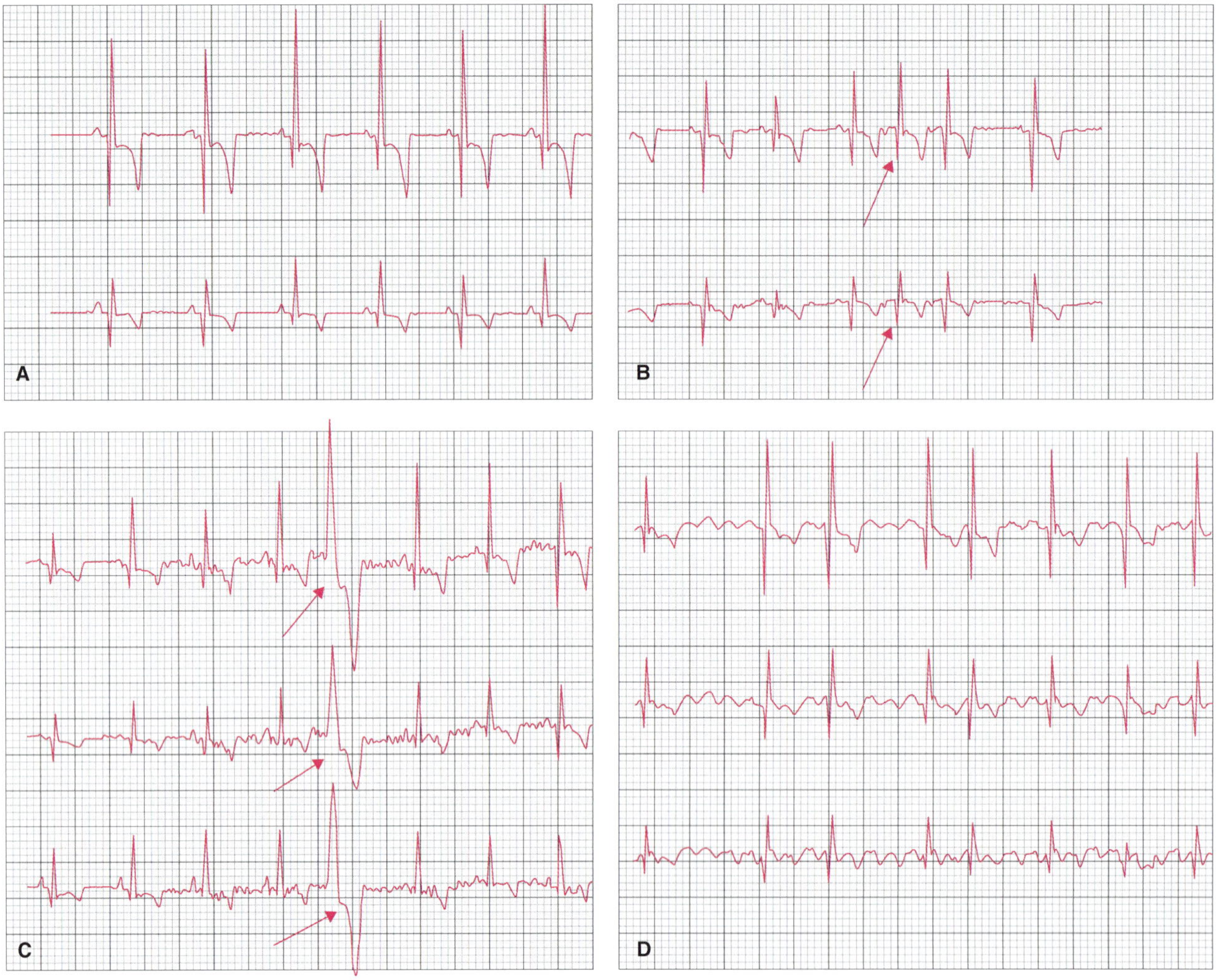

Figura 138.3 Trechos de monitoramento ambulatorial (Holter) realizada por 24 horas de paciente da raça Poodle, 10 anos, macho, portador de doença valvar degenerativa crônica mitral, com aumento importante de átrio e ventrículo esquerdos verificado pela ecocardiografia. **A.** Ritmo sinusal normal. **B.** Complexo supraventricular prematuro isolado (*setas*). **C.** Complexo ventricular prematuro isolado (*setas*). **D.** *Flutter* atrial. (Fonte: Petrus LC e Yamaki FL.)

Achados ecocardiográficos

O exame ecocardiográfico é utilizado para obter um diagnóstico definitivo da doença valvar degenerativa e suas consequências para o coração, porém não pode diagnosticar insuficiência cardíaca. As características ecocardiográficas da endocardiose incluem: dilatações atrial e ventricular esquerdas, hipertrofia septal e da parede livre, espessamento nodular dos folhetos da valva mitral, parâmetros de função elevados (p. ex., fração de encurtamento aumentada), movimento hiperdinâmico do septo e da parede livre. As características menos comuns são: derrame pericárdico, ausência de hipertrofia, redução dos parâmetros de função, ruptura de cordoalhas tendíneas e prolapso dos folhetos.[20]

Nos estágios iniciais da doença degenerativa, os folhetos encontram-se mais espessados do que o normal e mais evidentes geralmente no folheto anterior. A endocardite infecciosa pode apresentar características ecocardiográficas semelhantes no início da doença, sendo praticamente impossível a diferenciação entre doença degenerativa e doença infecciosa nesse estágio. Com a evolução da enfermidade, o nódulo degenerativo torna-se mais evidente, sendo possível melhor caracterização da entidade mórbida (Figura 138.4). O prolapso sistólico de um ou ambos os folhetos valvares para dentro do átrio pode acontecer em cães com doença degenerativa crônica (Figura 138.5). Algumas vezes, uma cordoalha tendínea rompida ou a ponta de um folheto penetra no átrio durante a sístole, com o corpo da valva côncavo em relação ao átrio, indicando ruptura de cordoalha tendínea,[8,21] sendo mais bem visibilizado pelo modo bidimensional do que pelo modo unidimensional (Figura 138.6).[21]

A causa mais conhecida de ruptura de cordoalha tendínea em cão é a doença degenerativa crônica da valva mitral, em

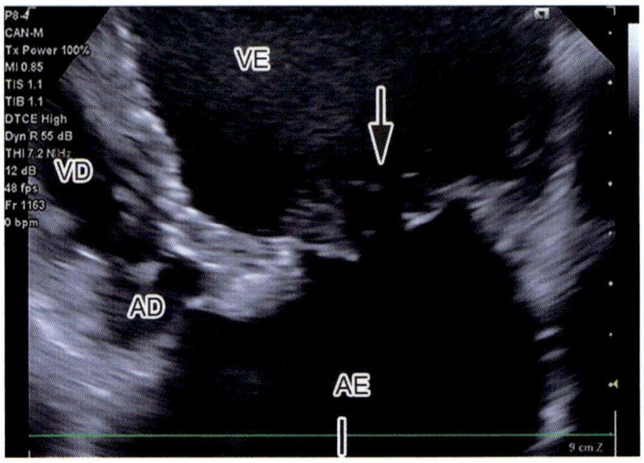

Figura 138.4 Ecocardiograma bidimensional, corte apical 4 câmaras, janela paraesternal esquerda, em cão portador de doença mixomatosa valvar mitral. Notar presença de espessamento nodular do folheto anterior da valva mitral (*seta*). AE: átrio esquerdo; VE: ventrículo esquerdo; AD: átrio direito; VD: ventrículo direito. (Fonte: Petrus LC. Pet Cor Cardiologia Veterinária.)

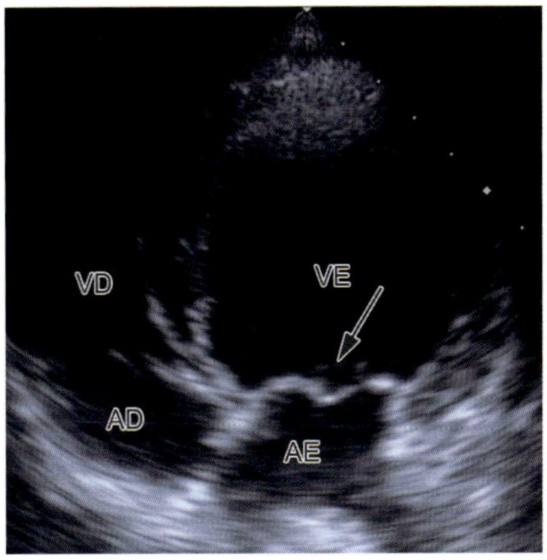

Figura 138.5 Ecocardiograma bidimensional, corte apical 4 câmaras, janela paraesternal esquerda, em cão portador de doença mixomatosa valvar mitral. Presença de prolapso da cúspide anterior da valva mitral (*seta*). (Fonte: Petrus LC. Pet Cor Cardiologia Veterinária.)

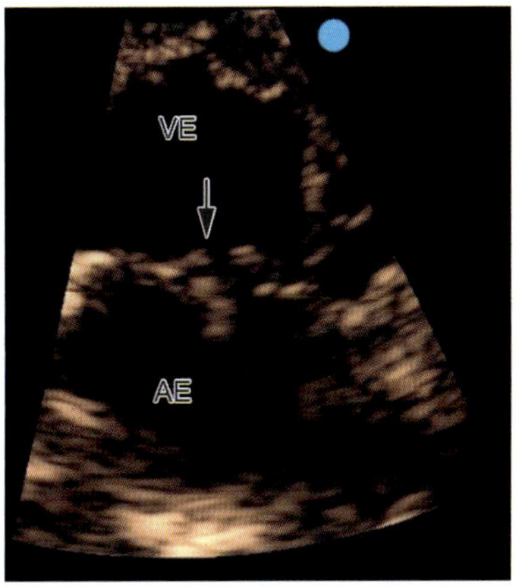

Figura 138.6 Ecocardiograma bidimensional, corte apical 4 câmaras, janela paraesternal esquerda, em cão portador de doença valvar degenerativa crônica. Presença de cordoalha tendínea rompida, com a ponta do folheto anterior "entrando" no átrio durante a sístole, e o corpo da valva côncavo em relação ao átrio esquerdo (*seta*). AE: átrio esquerdo; VE: ventrículo esquerdo. (Fonte: Petrus LC. Setor de Ecocardiografia do Provet – Unidade Aratãs.)

que os animais apresentam, geralmente, insuficiência valvar mitral de grau importante ao ecocardiograma.[21,22] Geralmente, é observada em cães com sinais moderados a importantes de insuficiência cardíaca (classe funcional II ou III pela classificação ISACHC – International Small Animal Cardiac Health Council), podendo, também, ocorrer em cães assintomáticos.[22]

Nos estágios iniciais da doença valvar crônica de mitral, com pequeno volume de regurgitação mitral, nenhuma alteração ecocardiográfica de aumentos atrial ou ventricular esquerdos pode ser encontrada. O átrio esquerdo é uma estrutura importante a ser avaliada, pois o seu tamanho reflete a gravidade da doença; isso significa que quanto maior o átrio esquerdo, maior o grau da regurgitação mitral presente, embora existam exceções. É importante, também, a avaliação do tamanho e da movimentação do ventrículo esquerdo. Regurgitação mitral discreta geralmente não causa alteração no tamanho da cavidade ventricular esquerda. Com a progressão da doença, ocorre aumento no diâmetro diastólico final do ventrículo esquerdo, enquanto o diâmetro sistólico final não aumenta na mesma proporção. Isso é uma consequência do aumento da pré-carga e do esvaziamento ventricular rápido, em um átrio esquerdo, com baixa pressão. Assim, os valores dos índices das fases de ejeção ventricular (p. ex., fração de ejeção e fração de encurtamento) podem estar normais (na regurgitação leve) ou maiores do que o normal (na regurgitação moderada a grave). Com a evolução da doença, esses valores podem começar a reduzir, em consequência do aumento exagerado da pré-carga e disfunção miocárdica secundária ao remodelamento cardíaco, que ocorrem na insuficiência cardíaca. Portanto, na presença de regurgitação mitral moderada a importante, fração de encurtamento normal pode significar redução significativa da contratilidade miocárdica.[15] A avaliação do tamanho atrial esquerdo pode ser realizada tanto pelo modo unidimensional quanto pelo bidimensional, porém sabe-se que o modo bidimensional é mais sensível para aumento atrial esquerdo do que o modo unidimensional. A maior vantagem do modo bidimensional na avaliação do tamanho do átrio esquerdo é que ele inclui o corpo do átrio esquerdo e não apenas a aurícula esquerda, além de ser independente de um curso fixo (Figura 138.7).[23]

O ecocardiograma é altamente sensível para a detecção da regurgitação mitral e a quantificação dela é feita por vários métodos bem definidos.[24] A avaliação da insuficiência mitral utilizando o mapeamento do fluxo em cores é o método mais utilizado (Figura 138.8). Todavia, esse método tem limitações significativas, pois o tamanho do jato regurgitante é influenciado por vários fatores, como volume regurgitante, ganho do Doppler, pressão sistólica, débito cardíaco e morfologia do jato. Na maioria dos indivíduos com insuficiência mitral, a determinação do tamanho do jato regurgitante é o modo mais confiável de quantificar a lesão. Um dos métodos utilizados é a quantificação da incompetência mitral pela relação da área do jato regurgitante com a área do átrio esquerdo. Logo, áreas percentuais menores que 20%, predizem insuficiência valvar discreta; entre 20 e 40%, moderada; e maiores que 40%, importante.[24] Outras formas de realizar essa quantificação incluem o cálculo de volume e fração regurgitantes, utilizando métodos para calcular o fluxo e o tamanho do orifício, e o volume regurgitante pelo método PISA (do inglês *proximal isovelocity surface area*).[24] Sabe-se, hoje, que o método PISA tem boa correlação para o cálculo da fração regurgitante com outros métodos quantitativos em cães com insuficiência valvar mitral experimentalmente induzida e com doença degenerativa.[25,26] Além disso, segundo Kittleson e Brown,[26] o tamanho do átrio esquerdo e a gravidade da doença correlacionam-se bem à fração regurgitante mensurada pelo método PISA, e que a insuficiência cardíaca em cães pequenos com regurgitação mitral secundária à degeneração mixomatosa mitral acontece primariamente em animais com fluxo regurgitante importante.

O Doppler espectral pode ser utilizado para estudar o fluxo transmitral durante a diástole. Regurgitação mitral significativa está geralmente associada a aumentos na velocidade de enchimento diastólico, como um aumento no fluxo diastólico transmitral. Além disso, função diastólica ventricular anormal também pode ser percebida como consequência da importante

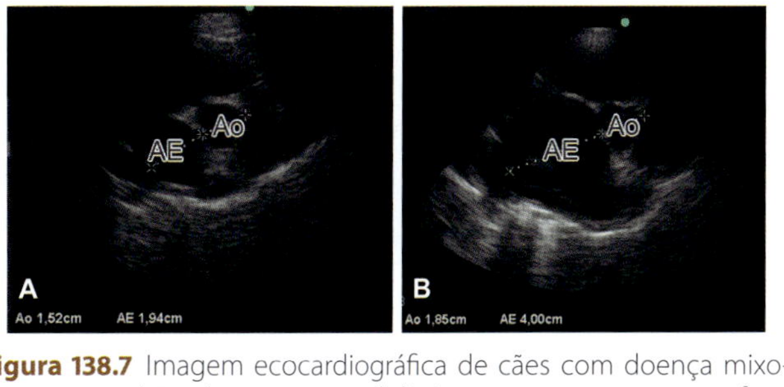

Figura 138.7 Imagem ecocardiográfica de cães com doença mixomatosa mitral, janela paraestermal direita, corte transverso, com foco na avaliação do tamanho do átrio esquerdo (AE). Notar a diferença do tamanho do AE em cão estágio B1 (**A**) e cão estágio C (**B**).

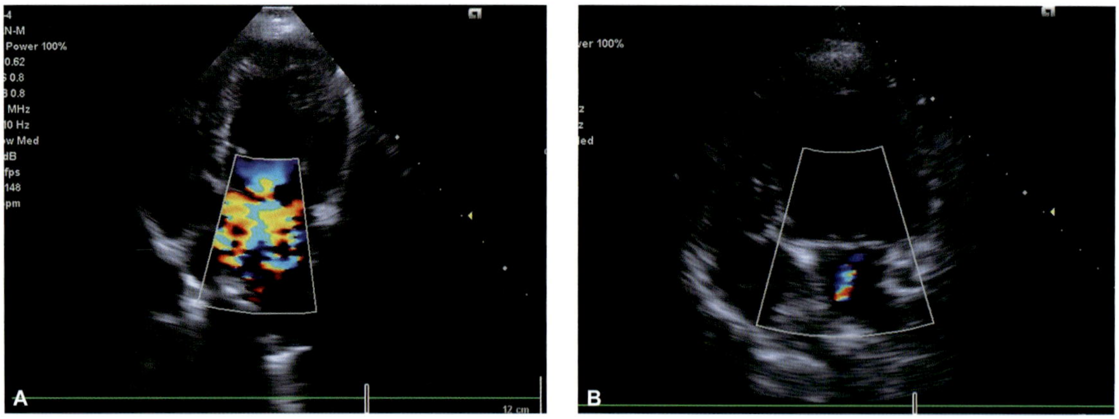

Figura 138.8 Avaliação qualitativa da regurgitação mitral com ecocardiografia Doppler em cores em pacientes portadores de doença valvar degenerativa e diferentes graus de insuficiência valvar. **A.** Insuficiência valvar mitral de grau importante, com o jato regurgitante ocupando todo o átrio esquerdo. **B.** Insuficiência valvar mitral de grau moderado, com o jato regurgitante ocupando menos de 50% do átrio esquerdo. (Fonte: Petrus LC. Pet Cor Cardiologia Veterinária.)

sobrecarga de volume. É possível perceber *aliasing* durante a sístole quando o volume de amostra é posicionado logo abaixo do local de fechamento dos folhetos da valva mitral, o que indica insuficiência valvar (Figura 138.9).

Por meio do exame ecocardiográfico transtorácico, é possível avaliar, de forma indireta, a pressão de enchimento ventricular, sendo o aumento desta relacionado ao desenvolvimento do edema pulmonar cardiogênico. Assim, a análise da pressão de enchimento ventricular pode detectar precocemente episódios de ICCE.[19,27]

A análise da velocidade da onda E do fluxo transmitral, do tempo de relaxamento isovolumétrico (TRIV), da relação E/TRIV, obtidos pelo Doppler convencional, em associação à velocidade do anel mitral parietal (Em), adquirida pelo Doppler tecidual, e a razão E/Em podem estimar altas pressões de enchimento ventricular em cães com Doença Mixomatosa da Válvula Mitral (DMVM). A elevação da pressão de enchimento do ventrículo esquerdo é uma das principais características hemodinâmicas da ICC e está associada ao aumento da onda E do fluxo transmitral e diminuição do TRIV, portanto a relação E/TRIV deve ser alta em cães com ICCE.[27]

Outro índice preditivo de ICCE em cães com DMVM é o volume máximo do átrio esquerdo. Estudo que avaliou a variação do VAE em cães com DMVM em diferentes estágios mostrou que cães com DMVM no estágio C e que apresentavam VAE máximo maior ou igual a 3,26 mℓ/kg tinham mais chances de apresentarem ICCE.[27]

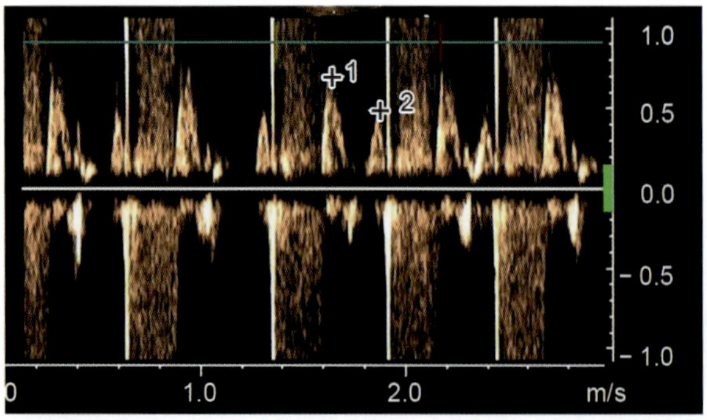

Figura 138.9 Avaliação com Doppler espectral pulsado, com volume de amostra posicionado logo abaixo do local de fechamento dos folhetos da valva mitral, em paciente portador de regurgitação mitral. Notar presença de *aliasing* durante a sístole, o que indica presença de insuficiência valvar mitral (*seta*). (Fonte: Petrus LC. Setor de Ecocardiografia do Provet – Unidade Aratãs.)

Classificação de doença e insuficiência cardíacas em cães com doença valvar crônica

Atkins *et al.* publicaram o Consensus Statements of the American College of Veterinary Internal Medicine (ACVIM), em que sugerem um novo sistema de classificação específico para cães com DMVM, adaptado do sistema de classificação para humanos de 2001 do American College of Cardiology/American Heart Association.[28] Keene *et al.* (2019)[9] publicaram uma atualização desse sistema que descreve quatro estágios da doença e consequente insuficiência cardíaca:

- Estágio A: identifica pacientes com alto risco de desenvolver doença cardíaca, mas que ainda não apresentam alterações estruturais identificáveis no coração (p. ex., cães Cavalier King Charles Spaniel sem sopro cardíaco)
- Estágio B: identifica pacientes com doença cardíaca estrutural, mas que nunca desenvolveram manifestações clínicas de insuficiência cardíaca. Esse estágio é subdividido em:
  - Estágio B1: pacientes assintomáticos, que não apresentam evidências radiográficas ou ecocardiográficas de remodelamento cardíaco em resposta à doença valvar, assim como aqueles cães cujo remodelamento está presente, mas não é importante o bastante para início de tratamento
  - Estágio B2: pacientes assintomáticos que apresentam regurgitação valvar mitral hemodinamicamente significante, evidenciados por achados radiográficos e ecocardiográficos de aumento de átrio e ventrículo esquerdos. Esse grupo de pacientes inclui apenas indivíduos que apresentem, ao ecocardiograma, a relação átrio esquerdo/aorta ≥ 1,6 e diâmetro diastólico interno do ventrículo esquerdo normalizado para o peso corpóreo ≥ 1,7
- Estágio C: pacientes com sintomas clínicos prévios ou atuais de insuficiência cardíaca associados à alteração estrutural do coração
- Estágio D: pacientes com doença cardíaca em estágio final com sinais de insuficiência cardíaca que são refratários à terapia principal. Esses pacientes necessitam de estratégias de tratamento especiais ou avançadas para se manterem confortáveis, independentemente da presença da doença.

Tratamento

O tratamento atual para cães com degeneração mixomatosa valvar mitral consiste principalmente da terapia médica, a partir do momento que desenvolvam insuficiência cardíaca ou apresentem remodelamento cardíaco significante. A terapia médica tem-se mostrado efetiva na melhora da qualidade de vida e aumento da longevidade de cães com insuficiência cardíaca congestiva.[27,29]

A maioria dos esquemas de tratamento de cães com regurgitação mitral são baseados em manifestações clínicas e achados radiográficos. As informações do tamanho do coração e grau de regurgitação fornecidos pela ecocardiografia em conjunto com a história, o exame físico, o eletrocardiograma e a radiografia de tórax permitem um acesso mais cuidadoso à gravidade da doença e a necessidade de tratamento.[27]

Os objetivos do tratamento específico são reduzir a gravidade da regurgitação mitral, prevenir ou aliviar a congestão pulmonar, manter o débito cardíaco, preservar as reservas cardiovasculares e prevenir ou manejar condições agravantes ou complicações. Portanto, os objetivos principais do tratamento são aumentar a sobrevida e melhorar a qualidade de vida.[1] A terapia medicamentosa, apesar de ser a mais utilizada, não tem impacto no grau da regurgitação, mecanismo patofisiológico responsável pelo desenvolvimento dos sinais clínicos em cães com doença degenerativa crônica.[29] Por essa razão, muitos cães têm evolução da doença degenerativa e, eventualmente, morrem devido à insuficiência cardíaca congestiva.[29] O tratamento padrão para humanos afetados pela doença degenerativa mixomatosa é o reparo cirúrgico que elimina a regurgitação mitral, suprime os sintomas e restabelece a expectativa de vida normal.[29] Porém, na medicina veterinária, o reparo cirúrgico não se mostrou técnica ou economicamente viável em cães e gatos. Recentemente, novos dispositivos de reparo da valva mitral foram projetados e desenvolvidos para serem entregues por via percutânea ou transapical,[29] com a vantagem de serem relativamente simples tecnicamente, menos invasivos e realizados sem a necessidade de parada cardíaca ou circulação extracorpórea.[29] Uma dessas técnicas já está em estudo experimentalmente em cães, cujos resultados preliminares demonstraram a viabilidade da técnica nessa espécie animal.[29] Porém, há ainda a necessidade de estudos clínicos que comprovem a eficácia da aplicação desse método em animais doentes.[27]

Pacientes assintomáticos

O tratamento de pacientes com doença degenerativa valvar crônica, sem sinais de insuficiência cardíaca descompensada, constitui-se em um grande dilema. Os inibidores da enzima conversora de angiotensina (inibidores da ECA) eram frequentemente prescritos para cães com insuficiência valvar crônica de mitral antes do início da manifestação de insuficiência cardíaca. Porém, não há evidências de que a administração dessa medicação a um paciente com doença valvar degenerativa crônica tenha um papel preventivo no desenvolvimento e progressão dos sinais de insuficiência cardíaca, ou que aumente a sobrevida. Já estudo realizado em cães com doença valvar crônica de mitral, estágio B2 avançado (que apresentam aumento de AE e VE), tratados com pimobendana, aumenta em quase 15 meses o período pré-clínico, com segurança e sendo bem tolerado pelos cães.[30] Pimobendana é uma substância com efeito inotrópico positivo e vasodilatador causado pela sensibilização do cálcio e inibição da fosfodiesterase 3.[27-33]

Não há evidências de que cães em estágio B1 se beneficiem com qualquer tipo de tratamento. Os tutores cujos cães se apresentam assintomáticos em estágio B1 devem ser orientados com relação ao início das manifestações clínicas de insuficiência cardíaca e, no caso de animais reprodutores, alertar que a doença tem caráter genético importante envolvido. A doença deve ser monitorada a cada 3 a 12 meses na dependência do grau de regurgitação. Além disso, cães assintomáticos não precisam de restrição dietética ou de exercícios. Porém, exercícios muito exaustivos ou dietas com muito sal devem ser evitadas.[17,27]. Estudo recente realizado em cães estágio B1 e B2 da doença mixomatosa mitral demonstrou que a intervenção dietética com uma mistura de nutrientes projetados para lidar com mudanças metabólicas associadas a essa cardiopatia foi capaz de diminuir a velocidade ou reverter as mudanças em cães assintomáticos. Esses nutrientes incluem ácidos graxos ômega-3 de cadeia longa, lisina e metionina (precursores da carnitina), vitamina E (um antioxidante), magnésio e taurina.[31]

Pacientes sintomáticos

Diuréticos e restrição de sal

Restrição de sal, terapia diurética ou ambos devem ser utilizados aos primeiros sinais de insuficiência cardíaca congestiva (ICC), com intuito de eliminar o excesso de líquido retido no organismo e aliviar a congestão pulmonar. A ativação neuro-hormonal pode ser uma consequência desagradável do uso crônico de diuréticos, porém isso pode ser minimizado com o uso de doses mais baixas ou em associação com inibidores da ECA. Furosemida é o diurético de escolha para o tratamento da regurgitação mitral por ser efetivo e bem tolerado, tanto por cães quanto por gatos. Trata-se de diurético de alça que reduz o volume de sangue circulante total e, consequentemente, reduz a pressão no átrio esquerdo, proporcionando assim a melhora clínica dos pacientes em quadro congestivo.[32] Essa redução da pressão atrial esquerda, em cães com regurgitação mitral experimentalmente induzida, é proporcional à dose administrada.[32] Em casos menos graves, deve-se iniciar com a menor dose e manter aquela com a qual o animal apresente mínimos sinais de ICC. Apesar da dose média indicada para esses pacientes ser 2 mg/kg, por via oral (VO), 2 vezes/dia, ela pode variar de 0,5 mg/kg, VO, a cada 12 horas até 4 a 6 mg/kg, a cada 8 horas.[33] Em pacientes refratários, há a possibilidade de substituir uma dose da furosemida via oral pela administração subcutânea.[33] Para atingir uma diurese rápida, a furosemida pode ser administrada por via intravenosa (IV), já que alguns animais não respondem às doses tradicionais (1 a 2 mg/kg), necessitando de doses mais altas (4 a 8 mg/kg) ou, ainda, cumulativas administradas a intervalos frequentes.[8,34] A administração da furosemida em infusão contínua pode fornecer uma diurese melhor quando comparada à injeção em *bolus*. Ela pode ser diluída na concentração de 5 a 10 mg/mℓ em glicose a 5%, solução fisiológica, Lactato de Ringer ou água estéril.[8] Uma vez que a diurese tenha iniciado e a respiração melhore, a dosagem é reduzida para prevenir contração excessiva de volume e depleção de eletrólitos.[8,34] Nos casos de insuficiência cardíaca refratária, pode-se associar ao tratamento outros diuréticos com mecanismos de ação diferentes para obter um efeito sinérgico, a exemplo da hidroclortiazida e da espironolactona, ambas com mecanismos de ação diferentes que podem auxiliar no tratamento, principalmente dos animais com regurgitação tricúspide e sinais clínicos de ICC direita como ascite e efusão pleural.[27]

Torsemida é um diurético de alça desenvolvido recentemente com atividade mais potente e de maior duração do que a furosemida.[35] Ela é caracterizada por ter maior meia-vida (8 horas), duração de ação (12 horas) e biodisponibilidade (80 a 100%) do que a furosemida, e além de seu efeito diurético, tem outras ações benéficas como propriedades vasodilatadoras, assim como melhora da função e remodelamento cardíaco pelo seu efeito antialdosterona.[35] Estudo mostrou que torsemida administrada a cada 24 horas (0,24 mg/kg/dia) em cães com DMVM é efetiva em cães com ICC discreta a importante.[35] Em comparação aos cães que receberam furosemida a cada 12 horas (2,78 mg/kg/dia), aqueles tratados com torsemida tiveram sucesso terapêutico tanto como primeiro diurético como quando administrados em substituição à furosemida, e foi associado, também, à diminuição do risco de morte ou piora da ICC.[35] Porém, por ser um diurético muito potente, o paciente deve ser mantido com a menor dose possível de torsemida e com monitoramento constante para anormalidades renais ou eletrolíticas.[27,35]

Estudo realizado em cães com DMVM sintomáticos demonstrou que a adição da espironolactona (2 mg/kg, 1 vez/dia) no protocolo de tratamento convencional (inibidor da ECA com furosemida ou digoxina, se necessário) reduziu em 55% o risco de morbidade e mortalidade desses pacientes, podendo chegar a mais de 69% de redução quando apenas as causas cardíacas de morte são consideradas.[36] A espironolactona é um antagonista seletivo do receptor da aldosterona. Sabe-se, atualmente, que a aldosterona, além de mediar a retenção de sódio e água, também promove fibrose do miocárdio e do endotélio vascular, o que é considerado deletério na doença cardíaca. Os inibidores da ECA suprimem a cascata do SRAA, porém a supressão da enzima conversora de angiotensina parece ser insuficiente para prevenir completamente a secreção de aldosterona em cães com insuficiência cardíaca congestiva recebendo a terapia convencional.[36] Portanto, atualmente recomenda-se a adição da espironolactona na dose de 2 mg/kg, 1 vez/dia, em todo paciente sintomático com doença degenerativa crônica (estágio C e D), em associação à terapia com inibidores da ECA.[27]

Diurese excessiva associada à administração de inibidores da ECA pode induzir a insuficiência renal funcional. Os diuréticos também devem ser utilizados com cuidado nos casos de sinais de baixo débito cardíaco (fraqueza, síncope, pulso hipocinético, membranas mucosas hipocoradas) ou nos estados de baixo enchimento ventricular como tamponamento cardíaco.[1,27]

O uso de dieta hipossódica pode diminuir a necessidade do uso de diuréticos e, consequentemente, reduzir a ativação neuro-hormonal. Pacientes em estágio C e D devem receber de 25 a 50 mg de sódio para cada 100 kcal (0,08 a 0,2% de matéria seca), de acordo com a recomendação para pacientes com ICC, e a restrição deve aumentar quanto maior for a necessidade de diurético para manter o paciente estável. Lembrando que, até mais do que o cuidado na ingestão de sódio, deve-se preocupar com o risco de caquexia nos estágios mais avançados da doença. A liberação de citocitas inflamatórias e a redução da absorção adequada de nutrientes devido à congestão podem induzir o cão com DMVM à redução exagerada de peso com perda significativa do escore corporal. Para evitar que isso aconteça, devem-se oferecer dietas altamente palatáveis, hipercalóricas e que contenham proteína de alta digestibilidade.[27]

Vasodilatadores

Dos vasodilatadores, os inibidores da ECA são as medicações mais utilizadas em cães no tratamento de insuficiência cardíaca classes II a IV, de acordo com a New York Heart Association (NYHA). Apesar dos inibidores da ECA não serem agentes vasodilatadores arteriolares puros, sua habilidade em modular a resposta neuro-hormonal da insuficiência cardíaca é vantajosa para uso a longo prazo, o que pode melhorar a tolerância aos exercícios, a tosse e o esforço respiratório[8]. Os estudos IMPROVE[37] e COVE[38] mostraram que cães com doença mixomatosa mitral ou cardiomiopatia dilatada sintomáticos apresentam melhora dos sintomas por melhora nas condições hemodinâmicas quando tratados com maleato de enalapril na dose de 0,5 mg/kg, 2 vezes/dia, em comparação ao placebo. O estudo IMPROVE[37] foi o único que avaliou os efeitos hemodinâmicos dos inibidores da enzima conversora da angiotensina (IECA) em cães com ICC. Nesse estudo, os cães que receberam enalapril apresentaram redução da pressão capilar pulmonar, da frequência cardíaca, da pressão arterial sistêmica média e da pressão arterial pulmonar média no início do estudo, mas não houve nenhuma diferença entre os grupos de tratamento (enalapril 0,5 mg/kg, 2 vezes/dia, em comparação ao placebo) após 21 dias. Já o estudo LIVE[39] mostrou que a associação do enalapril no tratamento de cães com doença mixomatosa mitral ou cardiomiopatia dilatada (CMD) é benéfico a longo prazo, com aumento significativo na sobrevida desses animais, e menor falha no tratamento com recidiva da ICC nos cães que receberam o IECA. O estudo BENCH[40] avaliou a eficácia e a tolerabilidade da administração a longo prazo do benazepril (0,5 mg/kg, 1 vez/dia) em cães sintomáticos com ICC. Nesse estudo, a taxa de sobrevida dos cães que receberam benazepril aumentou em 2,7 vezes em comparação àqueles que receberam placebo e, além disso, o risco relativo de o paciente morrer ou ser retirado do estudo por ter desenvolvido ICC foi reduzido em 49% nos cães com doença mixomatosa mitral e 20% nos cães com CMD, quando receberam o IECA.[40] Esses animais que foram submetidos ao tratamento com IECA melhoraram a tolerância aos exercícios e a condição clínica a curto prazo.[40] A conclusão principal desse estudo foi que o benazepril aumentou a expectativa de vida dos cães com ICC discreta a moderada. Como efeitos adversos podem ocorrer: azotemia, hipotensão e hiperpotassemia. A azotemia é a consequência mais séria do uso de inibidores da ECA, sendo que desidratação, hipotensão, insuficiência cardíaca grave, disfunção renal preexistente e tratamento com altas doses de diuréticos aumentam o risco de disfunção renal.[1] Portanto, monitorar constantemente a função renal por meio de dosagem sérica de ureia e creatinina e exames de urina são de extrema importância para o tratamento do paciente com insuficiência valvar crônica de mitral[27] (ver *Fármacos utilizados no tratamento de manutenção da insuficiência cardíaca congestiva*, no Capítulo 135, *Insuficiência Cardíaca Congestiva*).

Outros vasodilatadores podem ser utilizados quando os inibidores da ECA não são tolerados ou não são suficientemente eficazes no controle dos sinais de insuficiência cardíaca. Agem reduzindo a pressão arterial sistêmica, facilitando a saída de sangue do coração pela artéria aorta e reduzindo, portanto, a regurgitação de sangue para o átrio esquerdo durante a sístole. Com isso há redução da pressão atrial esquerda e veias pulmonares, melhorando o quadro congestivo.

O anlodipino é um dos vasodilatadores que podem ser utilizados em cães. Trata-se de fármaco bloqueador dos canais de cálcio, com ação na musculatura lisa vascular e mínima ação na condução do impulso elétrico cardíaco, que reduz os sintomas e melhora a tolerância aos exercícios em humanos com insuficiência cardíaca congestiva. É eficaz em cães com insuficiência cardíaca complicada por hipertensão arterial sistêmica ou em pacientes normotensos. A pressão arterial reduz vagarosamente em cães com hipertensão (dose de 0,05 a 0,2 mg/kg) e atinge um nadir em 6 a 8 horas,[1] o que permite que os barorreceptores se adaptem à queda de pressão arterial, evitando com isso ativação simpática e taquicardia reflexa. O anlodipino pode ativar o sistema renina-angiotensina-aldosterona quando utilizado como monoterapia, porém esse efeito pode ser minimizado quando associado a um inibidor da ECA.[41] Estudo experimental realizado utilizando cães com insuficiência mitral experimentalmente induzida mostrou que o amlodipino reduz significantemente a pressão no AE, o que não aconteceu com o tratamento com benazepril.[42] O anlodipino, na dose de 0,05 a 0,1 mg/kg, a cada 12 horas, é listado nas diretrizes do American College of Veterinary Internal Medicine como um dos fármacos para tratamento da insuficiência cardíaca em estágios avançados (estágio D) para obter uma redução mais efetiva na pós-carga e melhorar o débito cardíaco.[10,27]

A hidralazina é um vasodilatador arteriolar direto, que promove vasodilatação de maneira desconhecida e que tem se mostrado efetivo no tratamento, a curto prazo, de cães com regurgitação mitral crônica. Assim como o anlodipino, a redução na resistência vascular sistêmica pode diminuir o volume da insuficiência valvar mitral e promover aumento no volume sistólico. Porém, diferentemente do anlodipino, a hidralazina tem pico de ação mais rápido (cerca de 3 horas após a administração), o que pode levar a taquicardia reflexa. Outros problemas encontrados com seu uso incluem dose variável necessária, sua tolerância com uso a longo prazo, hipotensão, anorexia e outros distúrbios gastrintestinais. Deve-se iniciar com a dose mais baixa (0,5 mg/kg, VO, 2 vezes/dia) e aumentar vagarosamente para uma dose de manutenção (1 a 2 mg/kg, 2 vezes/dia).[1] Pacientes em tratamento com hidralazina devem ser periodicamente monitorados em relação à frequência cardíaca e à função renal.[17] Devido ao seu rápido início de ação, a hidralazina pode ser utilizada nos casos de edema agudo de pulmão, secundário à insuficiência valvar crônica de mitral, quando não for possível o uso de nitroprussiato, na dose de 2 mg/kg, VO, 2 vezes/dia, em cães com pressão arterial sistólica acima de 100 mmHg.

Outros vasodilatadores utilizados na clínica cardiológica são aqueles do grupo dos nitratos, que incluem nitroglicerina, mononitrato e dinitrato de isossorbida e o nitroprussiato, os quais promovem vasodilatação pela formação de óxido nítrico. A nitroglicerina, o mononitrato e o dinitrato de isossorbida promovem, primariamente, venodilatação e redistribuição do volume de sangue circulante do coração e da vasculatura pulmonar para a circulação venosa sistêmica. Essa redução na pré-carga deve diminuir as pressões diastólicas finais ventricular, atrial e capilar pulmonares, aliviando assim o edema pulmonar. Porém, a eficácia dos nitratos na manutenção da insuficiência cardíaca é ainda incerta e pode ser prejudicada pelo fenômeno de tolerância aos nitratos, o que pode limitar o seu uso a longo prazo.[17] A nitroglicerina pode ser utilizada por via tópica, na forma de cremes ou adesivos transdérmicos, geralmente associada à furosemida e à oxigenoterapia, nos casos de edema agudo de pulmão. Infelizmente, essa alternativa terapêutica não está disponível em nosso meio. Já o mononitrato e o dinitrato de isossorbida são venodilatadores usados por via oral, de pouco uso em medicina veterinária, na dose de 0,5 a 2 mg/kg, 2 vezes/dia (dinitrato), ou 0,25 a 2 mg/kg, 2 vezes/dia (mononitrato). Eles são utilizados em casos de insuficiência cárdica refratária ou em combinação com hidralazina ou anlodipino em pacientes que não toleram inibidores da ECA. O nitroprussiato de sódio é um potente dilatador misto (arteriolar e venoso) por sua ação direta na camada muscular dos vasos.[34] Em pacientes com insuficiência cardíaca avançada, ele aumenta o débito cardíaco, diminui a pressão de enchimento ventricular e reduz o volume regurgitante da valva mitral.[43] A dose preconizada é de 0,5 a 1 mg/kg/min ou mais, se necessário; porém com o monitoramento cuidadoso da pressão arterial.[8] O nitroprussiato pode ser administrado com outros fármacos e deve ser protegido da luz.[8]

Inotrópicos positivos

O uso de inotrópicos positivos em cães com insuficiência valvar crônica de mitral é ainda controverso. Sabe-se que a contratilidade miocárdica nessa cardiopatia tende a diminuir com a evolução da doença. Porém, é ainda muito difícil avaliar o nível de contratilidade miocárdica e identificar, com precisão, o início de disfunção sistólica.[1] Dos inotrópicos positivos, a digoxina é um velho conhecido em medicina veterinária, pois é dotada de potencial inotrópico positivo, porém fraco, que pode reduzir a gravidade da regurgitação antes da manifestação dos sinais de insuficiência miocárdica; retardar o início dos sinais de insuficiência miocárdica e/ou causar melhora dos sintomas a longo prazo.[1] Porém, o uso racional da digoxina (0,003 mg/kg, VO, 2 vezes/dia) em cães com doença mixomatosa mitral é baseado, primariamente, em sua ação como antagonista neuro-hormonal em vez de inotrópico positivo. A inibição da bomba Na^+, K^+-ATPase sensibiliza os barorreceptores, que podem diminuir a atividade do sistema nervoso simpático e a atividade do sistema renina-angiotensina-aldosterona.[17] Portanto, ela é sempre indicada quando a insuficiência cardíaca é complicada por frequência cardíaca elevada ou por taquiarritmias supraventriculares, como taquicardia supraventricular ou fibrilação atrial. O efeito cronotrópico positivo da digoxina permite melhora do enchimento ventricular e consequente aumento do volume sistólico. O controle ótimo da frequência cardíaca pode requerer a adição de outros medicamentos, como bloqueadores de canais de cálcio ou betabloqueadores.[1]

Outro inotrópico positivo liberado para uso em cães é a pimobendana. Trata-se de medicação com duplo efeito de ação: aumenta a contratilidade miocárdica por aumentar a sensibilização do cálcio à troponina C e promove vasodilatação pela inibição da fosfodiesterase III.[44] Seu uso deve ser indicado nos casos de disfunção sistólica, pois se sabe que esses pacientes podem ser beneficiados com o uso de inotrópicos positivos.[45] Segundo vários autores, é um fármaco que melhora os índices de função sistólica cardíaca a curto prazo.[44,46,47] Evidências mostram que a pimobendana ajuda a melhorar as manifestações clínicas provocadas pela doença mixomatosa de mitral, mesmo quando a função sistólica não está prejudicada.[45] Essa medicação, em associação à terapia convencional, pode aumentar o tempo de sobrevida por morte súbita ou mesmo por eutanásia, devido a doenças cardíacas, reduzindo o insucesso no tratamento de cães com insuficiência cardíaca congestiva secundária à doença valvar crônica de mitral, quando comparada ao uso do benazepril com a terapia convencional.[48] Porém, a pimobendana pode promover a redução do período refratário atrial, dos nós atrioventricular e ventricular, sendo que sua administração por via intravenosa aumenta a incidência de fibrilação ventricular em um modelo canino de morte súbita, após infarto agudo do miocárdio.[49] Em contrapartida, estudo realizado em cães com insuficiência cardíaca congestiva secundária à doença degenerativa valvar mitral comparou o número de arritmias em 24 animais em tratamento com pimobendana com cães que recebiam placebo, detectando que não havia diferença no número de arritmias supraventriculares ou ventriculares entre os grupos.[50] Além disso, nesse mesmo estudo, os animais que receberam pimobendana apresentaram frequência cardíaca significantemente menor do que o grupo que recebia placebo, provavelmente por melhora no débito cardíaco e diminuição da estimulação simpática.[27,50] A dose preconizada para uso em cães é 0,1 a 0,3 mg/kg, a cada 12 horas, administrada sempre 1 hora antes das refeições.[49]

A dobutamina pode ser utilizada por via intravenosa e exerce menor efeito sobre a frequência cardíaca e sobre a pós-carga, quando comparada à dopamina.[8] A dobutamina melhora o débito cardíaco por meio de aumento da função sistólica ventricular e diminuição da resistência vascular sistêmica.[25] Pode ser utilizada em combinação com um vasodilatador IV como o nitroprussiato para estabilizar pacientes com insuficiência cardíaca grave. Esses dois medicamentos são administrados por infusão contínua intravenosa e são primariamente usados para tratar a insuficiência cardíaca crônica refratária ou o edema pulmonar agudo secundário à regurgitação mitral, principalmente nos casos de ruptura de cordoalha tendínea.[1]

Betabloqueadores

A inclusão de betabloqueadores para antagonizar os efeitos deletérios da ativação crônica do sistema nervoso simpático pode ser uma alternativa no tratamento da doença mixomatosa mitral. Estudo realizado utilizando a adição de carvedilol (0,3 mg/kg, a cada 12 horas) ao tratamento convencional de cães com regurgitação mitral moderada a grave mostrou melhora no escore de qualidade de vida, redução da frequência cardíaca e da pressão arterial sistólica após 3 meses do uso da medicação.[51] Outro estudo retrospectivo em cães em estágio B2 da doença mixomatosa de mitral mostrou que o fármaco é bem tolerado nessa fase da doença, porém não conclui se o fármaco retarda o início da ICC.[52] São poucos trabalhos realizados com carvedilol em cães com doença degenerativa crônica, necessitando de outros estudos para entender se os betabloqueadores podem ser introduzidos no tratamento dos pacientes com doença degenerativa crônica.[27]

Complicações

Ruptura de cordoalha tendínea

A ruptura da cordoalha tendínea, já alterada pela doença degenerativa, aumenta de maneira súbita o volume regurgitante e pode resultar em edema pulmonar agudo em cães compensados ou até mesmo assintomáticos. Algumas vezes, a ruptura de cordoalha pode ser um achado ecocardiográfico ou necroscópico, especialmente se houver ruptura de uma cordoalha de segunda ou terceira ordem.[8] A ruptura de cordoalha tendínea em geral ocorre secundariamente à degeneração mixomatosa, porém a colonização bacteriana também pode ser a causa dessa complicação.[21] As rupturas mais importantes são de cordoalhas de primeira ordem, as quais estão ligadas ao folheto septal; esses pacientes podem morrer rapidamente devido a sobrecarga de volume e edema pulmonar fulminante.[17] Isso acontece, em geral, em cães com sinais moderado a importante de insuficiência cardíaca (classe funcional II ou III pela classificação ISACHC), porém também pode ocorrer em cães assintomáticos com ou sem aumento atrial esquerdo.[22]

No exame físico, esses pacientes podem apresentar sopro de menor intensidade do que aquele da regurgitação mitral ou um som que se assemelha ao *grito de gaivota*. O tamanho do coração e a radiografia torácica podem não apresentar alterações dependendo do tempo em que ocorreu a ruptura de cordoalha. As radiografias torácicas podem mostrar padrão alveolar ou intersticial, com distensão das vias pulmonares, e esses pacientes necessitam de cuidados intensivos para estabilizar a condição, após o que se institui a terapia de manutenção para insuficiência valvar crônica.[17]

Ruptura atrial esquerda e tamponamento cardíaco

A ruptura atrial, secundária ao esgarçamento atrial, é uma complicação pouco comum da doença mixomatosa mitral.[1] Ocorre devido à dilatação atrial, que torna a parede dessa cavidade mais fina e, portanto, mais suscetível ao aumento da pressão intracavitária, como nos casos de ruptura de cordoalha tendínea e trauma. A ruptura resulta em formação de hemopericárdio e tamponamento cardíaco e o animal pode morrer repentinamente. Os animais que sobrevivem ao evento inicial apresentam sintomas como ascite, síncope ou intensa intolerância aos exercícios. O exame físico pode evidenciar a presença de efusão pericárdica e de insuficiência valvar mitral. A ecocardiografia confirma a presença de efusão pericárdica, mas não da ruptura atrial.[17] O tratamento de qualquer cão com tamponamento cardíaco agudo envolve pericardiocentese, e, caso a hemorragia persista, toracotomia com pericardiectomia, e o reparo cirúrgico da ruptura é recomendado. Apesar disso o prognóstico nesses casos é ruim.[1]

Arritmias

As arritmias mais observadas, nesses casos, são as supraventriculares, como batimentos supraventriculares prematuros, taquicardia supraventricular e fibrilação atrial, as quais estão relacionadas com o aumento exagerado do átrio esquerdo. As arritmias ventriculares podem acontecer, porém são menos comuns. A taquicardia com frequência cardíaca maior que 180 bpm pode ter significado hemodinâmico importante, pois pode contribuir para desenvolvimento ou piora do edema pulmonar, síncope ou ambos. Nesses casos, o tratamento deve ser direcionado ao tratamento do edema pulmonar e à redução da frequência cardíaca para níveis aceitáveis. Nos casos de arritmia supraventricular, a medicação de escolha é a digoxina. Caso ela não seja eficiente no controle das arritmias supraventriculares, pode-se fazer uso concomitante de outras medicações como bloqueadores de canais de cálcio (diltiazem: 0,5 a 1,5 mg/kg, VO, 3 vezes/dia) ou betabloqueadores (atenolol 6,25 a 12,5 mg/kg, VO, 2 vezes/dia; metoprolol 0,5 a 1 mg/kg, 2 ou 3 vezes/dia), porém essas são medicações inotrópicas negativas que devem ser adicionadas com cuidado ao tratamento convencional, pois podem não ser bem toleradas pelos pacientes.[17] Alguns outros fármacos podem também ser utilizados nos casos de arritmias ventriculares ou, até mesmo, para arritmias supraventriculares, que são os antiarrítmicos da classe III, como amiodarona ou sotalol. Na experiência dos autores, eles podem ser utilizados, porém em casos de alterações hemodinâmicas graves ou quando outros medicamentos não se mostraram eficientes no controle da frequência cardíaca.

Hipertensão arterial pulmonar com insuficiência cardíaca congestiva direita

Muitos pacientes podem desenvolver insuficiência cardíaca congestiva direita, por doença degenerativa crônica tricúspide ou por hipertensão arterial pulmonar secundária à doença mixomatosa mitral, ou ambos. Sabe-se que, quanto maior a incompetência da valva mitral, mais frequente e grave será a hipertensão arterial pulmonar, porém ela também pode ocorrer em cães assintomáticos.[53] A hipertensão arterial pulmonar pode acontecer pelo aumento crônico da pressão venosa pulmonar e atrial esquerda, como também em decorrência de doença respiratória crônica, a exemplo do colapso de traqueia, que nem sempre é diagnosticado radiograficamente.[53] Esses pacientes apresentam sintomas de baixo débito cardíaco como intolerância aos exercícios, mesmo leves, fraqueza, síncopes, ou sinais de insuficiência cardíaca congestiva direita como ascite, efusão pleural, congestões hepática e esplênica, distensão das veias jugulares com pulso anormal. A presença e o grau da hipertensão, bem como sua diferenciação de doença degenerativa valvar tricúspide pura, podem ser indiretamente quantificados pela ecocardiografia Doppler.

Os indivíduos com hipertensão pulmonar são difíceis de ser tratados. O aumento persistente da pressão atrial esquerda e das veias pulmonares é, em grande parte, responsável por essa condição clínica e a terapia deve ser direcionada para o seu controle. Porém, Chiavegato *et al.*[54] perceberam que, em cães com doença valvar mitral que apresentam gradiente de pressão sistólico atrial/ventricular direito maior ou igual a 48 mmHg, a hipertensão arterial pulmonar não melhora, mesmo com a terapia direcionada a reduzir a carga atrial esquerda.

Em medicina veterinária, tem-se utilizado um vasodilatador pulmonar para controle da hipertensão pulmonar, o citrato de sildenafila, que é um inibidor da fosfodiesterase 5, enzima localizada nas células musculares lisas do pênis e em outros órgãos como o pulmão, além de plaquetas.[55] Por se tratar de um fármaco que promove poucos efeitos colaterais em cães, a dose recomendada é 1 a 3 mg/kg, 2 ou 3 vezes/dia.[55-57] Alguns estudos já foram realizados com o uso dessa medicação em cães e a principal característica apresentada pelos animais é a melhora dos sintomas associados à hipertensão pulmonar.[55-58] Porém, poucos estudos foram realizados com o uso desse fármaco na doença mixomatosa mitral, embora a melhora clínica dos animais com hipertensão arterial pulmonar, por outras causas, sem evidência de efeitos colaterais importantes, seja bastante animadora.

Estudo realizado por Atkinson *et al.*[60] mostrou redução da velocidade de pico da regurgitação tricúspide, melhora nos índices de qualidade de vida e redução das concentrações séricas de NT-pró-BNP a curto prazo, com o uso da pimobendana em cães com hipertensão arterial pulmonar secundária à doença degenerativa valvar mitral. A terapia broncodilatadora pode ser iniciada com o uso de metilxantinas e agonistas seletivos β_2. A oxigenoterapia pode ser um bom caminho devido ao seu efeito vasodilatador pulmonar, porém seu uso prolongado é difícil em animais. O tratamento diurético agressivo pode ser necessário nos casos de ascite e derrame pleural, sendo que em casos de acúmulo de grande quantidade de líquido, a abdominocentese ou a toracocentese são necessárias.

Prognóstico

É muito difícil falar em prognóstico em cães com doença mixomatosa mitral. Em cães, ela é caracterizada por progressão lenta ao longo dos anos, com um número muito grande de cães afetados que, em virtude da idade, nunca chegam a manifestar sintomas de insuficiência cardíaca e podem morrer por outras causas. Nos casos de insuficiência cardíaca grave, o prognóstico a longo prazo é geralmente ruim (Figura 138.10). Alguns cães podem apresentar várias descompensações agudas na evolução da doença, mas que são passíveis de serem controladas com pequenas alterações do protocolo terapêutico, podendo manter-se estabilizados por tempo indeterminado.

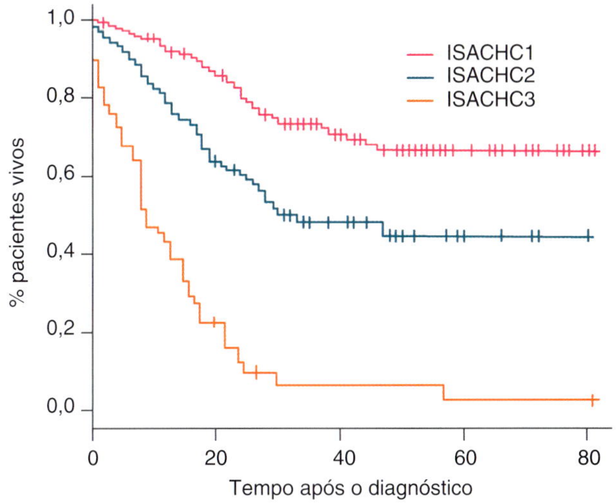

Figura 138.10 Tempo de sobrevida de acordo com classe funcional de insuficiência cardíaca 1, 2 e 3 pelo International Small Animal Health Council (ISACHC), quando se leva em consideração apenas a morte por cardiopatias. Mais de 70% dos cães em classe funcional 1 sobreviveram durante o período de observação, e o tempo de vida média e o intervalo de confiança (95%) não puderam ser determinados; o tempo de sobrevida média dos cães em classe funcional 2 foi de 33 meses (menor tempo foi 26 meses); já os pacientes com classe funcional 3 tiveram uma sobrevida média de 9 meses após o diagnóstico (intervalo de confiança de 95%: 8 a 15 meses).[61]

Apesar de a insuficiência valvar crônica de mitral ser considerada uma condição benigna em cães, há algumas variáveis ecocardiográficas que podem identificar os animais com maior risco de morte. Além da presença de síncope, a relação átrio esquerdo/aorta maior do que 1,7 e a velocidade máxima da onda E mitral maior que 1,2 m/s são indicativas de pior prognóstico, em análises multivariadas. Outras análises sugerem que variáveis clínicas como idade, frequência cardíaca e classe da insuficiência cardíaca têm o potencial de identificar cães com maior risco de morte.[61]

ENDOCARDITE INFECCIOSA

A endocardite infecciosa é uma doença sistêmica, geralmente fatal, causada por infecção bacteriana ou mais raramente fúngica do endocárdio valvar ou mural; pouco frequente em cães e rara em gatos.[1] A importância clínica da endocardite infecciosa reside no desafio diagnóstico, nas consequências causadas ao animal doente, nos obstáculos ao tratamento e na prevenção dessa enfermidade.[1,62]

Etiologia, epidemiologia e patogenia

A incidência da endocardite infecciosa em cães e gatos é pouco conhecida.[1] A incidência da endocardite em cães necropsiados varia de 0,06 a 6,6%.[17,62] A avaliação de dados clínicos em hospitais veterinários universitários mostra a incidência de 0,04 a 0,13%.[15] A incidência aumenta com a idade avançada e cães machos são mais acometidos do que fêmeas. Raças de médio e grande portes são mais suscetíveis, sendo que 85 a 90% dos casos ocorrem em cães com mais de 15 kg.[62] Algumas doenças cardíacas congênitas, como estenose subaórtica e, ocasionalmente, persistência de ducto arterioso, podem estar relacionadas com endocardite infecciosa.[17,62] Um número significativo de casos de endocardite ocorre em humanos com defeito de septo ventricular, prolapso de valva mitral, valva aórtica bicúspide, doença reumática etc. Em contraste, cães com essas doenças não parecem ser afetados. Casos de endocardite em cães com endocardiose valvar mitral são raros. As raças mais afetadas são: Pastor-Alemão, Boxer, Golden Retriever e Labrador.[62]

Bacteriemia persistente ou transitória é necessária para ocorrer infecção endocárdica. Bacteriemias recidivantes podem ocorrer secundariamente às infecções de pele, cavidade oral, trato urinário, próstata, pulmões ou outros órgãos.[8] As possíveis rotas para a bactéria atingir e infectar a valva são: pelo contato direto da superfície endotelial, pela corrente sanguínea ou pelos capilares dentro da valva.[17] Os organismos identificados em cães e gatos com endocardite são: as coagulase-positivas *Streptococcus* sp., *Staphylococcus* sp., *Escherichia coli, Pseudomonas aeruginosa, Corynebacterium* spp. e *Erysipelothrix rhusiopathiae*. Recentemente, *Bartonella (B.)* sp. tem sido identificada como agente causador de endocardite, que não cresce nas culturas de sangue, cujo diagnóstico é feito por teste sorológico, *antemortem*, e por reação em cadeia da polimerase (PCR), *post mortem*.[62,63] *Salmonella* spp., *Citrobacter* spp. e *Mycobacterium* spp. também já foram incriminados como agentes etiológicos de endocardite infecciosa em cão.[64]

Patologia e fisiopatologia

A lesão característica da endocardite infecciosa é uma vegetação. Em cães e gatos, assim como em humanos, a maioria das lesões desenvolve-se nas valvas aórtica ou mitral ou em ambas (Figuras 138.11 e 138.12). A valva tricúspide é pouco afetada e a pulmonar, raramente acometida.[1,62] A lesão ao endotélio valvar

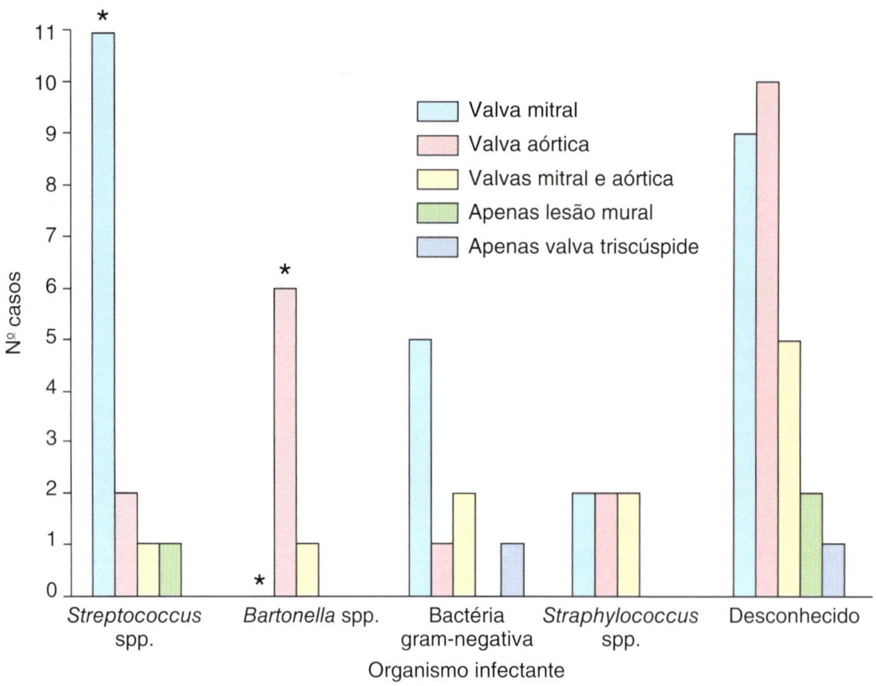

Figura 138.11 Grupos de organismos infectantes e valvas cardíacas envolvidas em 71 cães com endocardite infecciosa.[64] *: diferença significante ($p<0{,}05$) para a frequência do envolvimento das valvas mitral e aórtica.

já foi relacionada com o trauma provocado por fluxo turbulento ou de alta velocidade. Em humanos, há relação direta entre a pressão de repouso normal das valvas cardíacas quando estão fechadas e a incidência de endocardite valvar (mitral > aórtica > tricúspide > pulmonar). Isso faz com que as bactérias sejam levadas mais facilmente a entrar em contato com o endotélio das valvas de maior pressão e, por mais tempo, além do maior risco de lesão dessas estruturas.[62]

A patogenia da endocardite inclui uma variedade de fatores, entre eles a integridade endotelial, a função hemostática, a imunidade do hospedeiro, as propriedades intrínsecas do microrganismo e a bacteriemia periférica. Primeiramente, há a formação de vegetação trombótica sem bactérias, vegetação essa composta de um agregado de fibrina, plaquetas, células vermelhas, células mononucleares (histiócitos e linfócitos) e leucócitos polimorfonucleares. A lesão do endotélio valvar é importante, pois não há adesão de bactérias a endotélios íntegros; assim, na presença de bactérias, pode haver então a colonização da

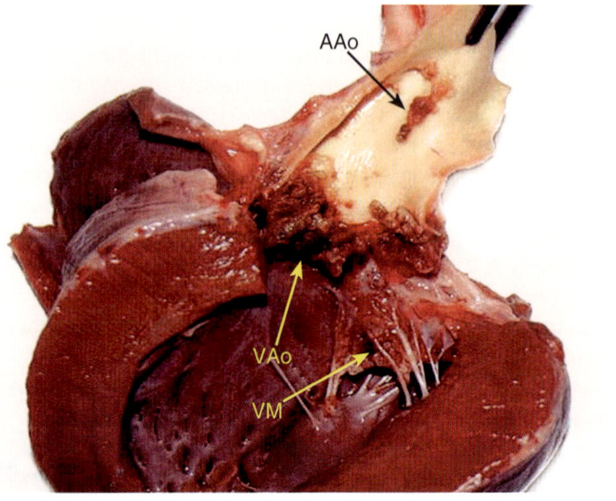

Figura 138.12 Presença de vegetação secundária a endocardite bacteriana em valva aórtica (VAo), valva mitral (VM) e até mesmo parede da artéria aorta (AAo), em coração de cão Weimaraner, macho, de 5 anos. (Fonte: Yamato RJ.)

vegetação. O mecanismo como isso ocorre ainda é pouco conhecido. Sabe-se apenas que a fibronectina, produzida pelas células endoteliais, plaquetas e fibroblasto em resposta à lesão, parece ser importante nesse processo, já que a maioria dos agentes patogênicos que provocam endocardite apresenta receptores em sua superfície para essa glicoproteína. A dextrana produzida pelas bactérias também parece ter um papel importante para a sua aderência no complexo plaqueta-fibrina.[62] Necrose e destruição do estroma da valva ou da cordoalha tendínea pode acontecer rapidamente na endocardite infecciosa aguda, causando insuficiência valvar e falência cardíaca.[17]

Insuficiência cardíaca congestiva pode resultar da insuficiência valvar e da sobrecarga de volume. Como as valvas mitral e aórtica são geralmente afetadas, pode ocorrer congestão pulmonar e edema devido à insuficiência cardíaca esquerda. Insuficiência cardíaca desenvolve-se, rapidamente, em associação a destruição valvar importante, ruptura de cordoalha tendínea e devido ao acometimento de mais de uma valva ou à presença dos fatores predisponentes. A função cardíaca pode também estar comprometida em virtude da lesão miocárdica, como aquelas provocadas por embolização arterial coronária e formação de abscessos ou por extensão direta ao miocárdio, do processo infeccioso. Taquiarritmias atriais ou ventriculares podem acontecer. Endocardite na valva aórtica pode se estender para o nodo atrioventricular e provocar bloqueio atrioventricular total ou parcial. As arritmias podem causar fraqueza, síncope e morte súbita ou contribuir para o desenvolvimento de insuficiência cardíaca congestiva.[8]

Fragmentos das lesões vegetativas podem se desprender e a embolização de outros locais do organismo pode causar infarto ou lesões metastáticas, que resultam em sintomatologia variada. Os êmbolos podem ou não ser sépticos. Artrite séptica, discoespondilite, infecções do trato urinário, infartos renais e esplênicos são comuns em animais afetados. A formação de abscessos locais, que resultam do tromboembolismo séptico, contribui para a recorrência de bacteriemia e febre. Osteopatia hipertrófica também já foi relacionada com endocardite infecciosa. Poliartrite estéril, glomerulonefrite e outras lesões em órgãos são comuns. Os testes para o fator reumatoide e o anticorpo antinuclear podem ser positivos.[8]

História e sintomas

O diagnóstico da endocardite infecciosa é difícil, pois a história e a sintomatologia são inespecíficas e os fatores predisponentes podem estar ausentes, dificultando a suspeita de endocardite infecciosa. As manifestações clínicas são variáveis e ocorrem em diferentes combinações. Geralmente são relatados: letargia, anorexia, fraqueza, febre (geralmente intermitente), perda de peso, distúrbios gastrintestinais e claudicação. Rigidez ou dor articular podem ser secundários à resposta imunomediada e a dor abdominal pode estar relacionada com infarto renal ou esplênico, embolização séptica ou formação de abscessos. Extremidades frias, cianóticas e necrose de pele podem ocorrer secundariamente à embolização grave, além de vários distúrbios neurológicos, caso o sistema nervoso central seja afetado.[17] O local mais comum de embolização é o rim, porém podem-se encontrar lesões embólicas em baço, ventrículo esquerdo, fígado, cérebro, intestinos e artéria ilíaca. Cães que apresentam claudicação secundária à endocardite podem exibir, além de poliartrite pela deposição de imunocomplexos, embolização nos ramos vasculares do músculo esquelético (Figura 138.13) apendicular ou sepse em uma articulação. Um local comum de embolização é a artéria subclávia direita. Se houver comprometimento importante da valva, especialmente da valva aórtica, pode haver sinais de insuficiência cardíaca e síncope secundariamente às arritmias. Fatores predisponentes que, em combinação com os sintomas, podem levar suspeita de endocardite infecciosa são: uso de fármacos imunossupressores, como corticoides; estenose aórtica; cirurgias recentes, especialmente da cavidade oral ou do trato gastrintestinal; uso de cateteres intravenosos, feridas contaminadas, abscessos e piodermite.[17]

Sinais de insuficiência cardíaca que ocorram em um animal com sopro de início súbito podem indicar a presença de dano valvar secundário à endocardite infecciosa. Porém, sopros podem também ser causados por doenças não infecciosas, como doença degenerativa ou miocardiopatia dilatada, uma doença congênita não diagnosticada previamente ou outras alterações não fisiológicas como febre e anemia. A endocardite infecciosa também pode ocorrer em animal que, previamente, já apresentava sopro devido a outra doença cardíaca. Nesse caso, uma mudança na característica do sopro ou em sua intensidade pode indicar dano valvar ativo. O início de um sopro diastólico na base do coração do lado esquerdo pode sugerir suspeita de endocardite infecciosa, principalmente em associação a febre ou outros sintomas descritos anteriormente.[8,62] Sopros sistólicos podem ocorrer causados pela destruição da valva mitral ou pela obstrução que a vegetação provoca na saída de sangue pela valva aórtica, porém são indicadores fracos de endocardite infecciosa, já que outras doenças, como a degenerativa mitral, podem causar sopro semelhante.[17]

Diagnóstico

O diagnóstico *antemortem* da endocardite infecciosa é muito difícil, já que os sintomas podem ser confundidos com os de diversas outras enfermidades. Normalmente, a combinação de cultura de sangue positiva ao achado ecocardiográfico de vegetação aderida à valva aórtica ou mitral, ou ambas, é um forte indicativo da condição mórbida. Na ausência de hemocultura positiva, uma tentativa de diagnóstico pode ser feita caso haja evidências clínicas e laboratoriais de infecção sistêmica, como febre e leucocitose associada ao envolvimento cardíaco e possíveis sinais de embolização.

Um sistema chamado "Duke modificado", baseado em critérios maiores e menores de acordo com as alterações que o animal apresenta, foi adaptado da medicina humana e encontra-se descrito no Quadro 138.1.[27]

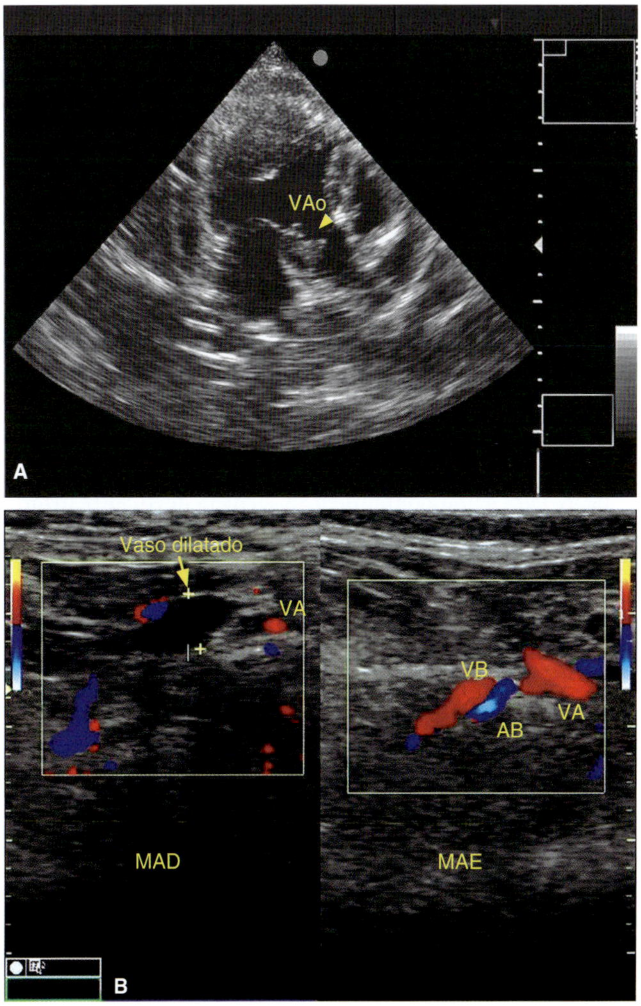

Figura 138.13 Exames complementares de imagem de cão da raça Boxer, de 7 anos, que apresentava apatia, hiporexia, claudicação e dor em membro anterior direito. **A.** Ecocardiograma bidimensional revelou presença de espessamento irregular dos folhetos da valva aórtica (VAO), sugestivo de vegetação por endocardite (*seta*). (Fonte: Petrus LC. Setor de Ecocardiografia do Provet – Unidade Aratãs.) **B.** Imagem duplex Doppler demonstrando ausência de fluxo e aumento do calibre da artéria braquial (B); diminuição do fluxo em veia axilar (VA) em membro anterior direito (MAD). AB: artéria braquial; MAE: membro anterior esquerdo. (Fonte: Carvalho CF. Setor de Ultrassonografia do Provet – Unidade Aratãs.)

Cultura de sangue

Culturas de sangue positivas são uma evidência crucial de endocardite infecciosa. Múltiplas amostras devem ser coletadas e quantidade maior da amostra de sangue pode significar maior eficiência diagnóstica. Devem ser usados meios de cultura para bactérias aeróbias e anaeróbias, apesar do número de bactérias anaeróbias isoladas da cultura de sangue de humanos estar reduzindo ao longo do tempo.[1,62] Culturas negativas são incomuns se realizadas de maneira correta, mas pode acontecer devido a antibioticoterapia recente, endocardite crônica, bacteriemia intermitente, infecção com organismos de crescimento lento ou endocardite não infecciosa.[8] Como alguns organismos têm o crescimento lento, uma cultura somente pode ser considerada negativa após 10 dias de incubação da amostra. O mais comum é o crescimento rápido de culturas positivas em 12 horas de incubação.[17]

Portanto, três coletas de pelo menos 10 mℓ devem ser realizadas em um período de 24 horas, com intervalos de mais de 1 hora e, de preferência, em locais diferentes para cada

QUADRO 138.1 Descrição dos critérios maiores e menores para o diagnóstico de endocardite infecciosa do sistema de Duke modificado.[27]

Maiores	Menores	Diagnóstico
Ecocardiograma • Lesões vegetativas, erosivas ou abscessos • Insuficiência aórtica de aparecimento recente sem a presença de estenose subaórtica ou ectasia de aorta **Hemocultura** • Dois ou mais resultados positivos OU • Três ou mais em bactéria comum na pele	• Febre • Animal de porte médio a grande • Estenose subaórtica • Tromboembolismo • Sinais de doença imunomediada (poliartrite; glomerulonefrite) • Hemocultura positiva sem atingir os critérios maiores descritos neste quadro • Sorologia para Bartonella com títulos acima de 1024*	**Definitivo** • Histopatologia da valva • Dois critérios maiores • Um critério maior e dois menores **Possível** • Um critério maior e um menor • Três critérios menores **Rejeitado** (outra causa possível para as alterações) • Diagnóstico de outra doença • Resolução da insuficiência e das anormalidades • Sem evidência de endocardite na necropsia

*Ainda não aceito como critério oficial em medicina veterinária.

punção. Para evitar contaminação, a coleta deve ser realizada de maneira asséptica, com tosa e higienização cirúrgica do local onde será feita a punção e uso de luvas estéreis. O sangue coletado deve ser colocado em frascos destinados a esse fim, pré-aquecidos a 37°C e, posteriormente, incubados à mesma temperatura.[8,17,62]

Achados ecocardiográficos

A ecocardiografia tem um papel importante no diagnóstico de endocardite. A ecocardiografia bidimensional é usada para visibilizar a lesão primária da endocardite infecciosa e acessar as consequências dessa infeccção.[1] Nos cães e gatos, as valvas mitral e aórtica são as mais suscetíveis à infecção e, portanto, devem ser avaliadas com cuidado especial.[1] No início, as lesões por endocardite são lisas e nodulares,[20] apenas com espessamento discreto ou aumento da ecogenicidade da valva afetada.[1] À medida que a doença progride, elas podem se tornar irregulares,[20] com o desenvolvimento de vegetação que aparece como área de espessamento irregular do folheto ou como massa pedunculada que surge na extremidade da cúspide.[1] Na maioria dos casos, a valva infectada torna-se insuficiente quando o estroma valvar é destruído, ou quando a vegetação impede a coaptação normal dos folhetos.[1,20] Em algumas ocasiões, a massa vegetativa pode obstruir o orifício valvar, causando estenose funcional, e isso pode ser determinado pela ecocardiografia Doppler aplicando-se a equação de Bernoulli na velocidade de fluxo da valva afetada.[20]

As lesões podem se tornar menores quando o processo infeccioso se resolve, permanecendo apenas uma pequena cicatriz no local. Porém, as lesões frequentemente não desaparecem por completo e a insuficiência valvar, se existir, persiste, podendo até mesmo agravar-se.[20]

O tamanho das câmaras cardíacas pode ser normal, a não ser que haja insuficiência valvar hemodinamicamente importante. Endocardite aguda resulta em rápido desenvolvimento de insuficiência cardíaca, enquanto a endocardite crônica pode levar meses para progredir, antes do início dos sinais de falência cardíaca. Os efeitos hemodinâmicos da endocardite crônica são os mesmos daqueles vistos para doença valvar degenerativa que resulta em insuficiência valvar.[20]

Pequenas vegetações podem ser muito difíceis de diagnosticar, particularmente em animais obesos e muito pequenos. Além disso, no caso de acometimento da valva mitral, é difícil a diferenciação entre vegetação por endocardite infecciosa e nódulo degenerativo. Portanto, a avaliação ecocardiográfica seriada, em pacientes com suspeita de endocardite infecciosa, pode ajudar, já que alterações súbitas na ecogenicidade endocárdica mural ou valvar podem ser facilmente identificadas.[1,20]

Achados eletrocardiográficos

Os achados eletrocardiográficos são inespecíficos. Arritmias podem ocorrer em 50 a 75% dos cães com endocardite infecciosa.[1,15] As arritmias mais comumente diagnosticadas em casos de endocardite infecciosa são: complexos atriais prematuros isolados, taquiarritmias paroxísticas ou sustentadas, bloqueios de ramo e bloqueios atrioventriculares de 1º, 2º e 3º graus.[1] Arritmias mais sérias, como taquicardia ventricular sustentada e fibrilação atrial, não são comuns e são indicativas de prognóstico ruim.[1]

Achados radiográficos

Os achados radiográficos não adicionam nenhuma informação específica de endocardite infecciosa. Nos casos de endocardite infecciosa crônica, com insuficiência aórtica e mitral, sinais de aumento de câmaras cardíacas esquerdas podem ocorrer.

Outros achados laboratoriais

Anemia normocítica normocrômica, leucocitose com neutrofilia e desvio à esquerda, além de monocitose, são achados característicos do hemograma de animais com processo infeccioso. Outro achado de animais com endocardite infecciosa pode ser aumento da dosagem sérica de ureia, em virtude da embolização metastática. O exame de urina pode revelar piúria, bacteriúria e proteinúria. Além disso, a fosfatase alcalina sérica pode estar elevada devido ao aumento das endotoxinas circulantes e comprometimento da função hepática, o que pode causar hipoalbuminemia. A concentração da glicose sérica pode estar reduzida e os testes sorológicos para doenças imunomediadas, como o teste de Coombs, podem ser positivos.

Tratamento

A terapia antimicrobiana é o carro-chefe do tratamento de pacientes com endocardite infecciosa. Os objetivos do tratamento são: esterilizar a lesão vegetativa, tratar as sequelas cardíacas adversas, bem como qualquer anormalidade sistêmica associada à infeccção.[1]

Terapia antibiótica

Antibióticos bactericidas com capacidade de penetrar na matriz de fibrina das vegetações devem ser administrados por, pelo menos, 2 semanas, porém o mais recomendado é de 6 a 8 semanas, para se certificar de que o microrganismo tenha sido totalmente destruído. O ideal é iniciar o tratamento com antibióticos por via intravenosa para atingir rapidamente o nível sérico bactericida mínimo. Apesar de o ideal ser aguardar o resultado da cultura e antibiograma do sangue para a escolha do antibiótico, muitas vezes a condição clínica do animal não permite tal espera. Portanto, pode-se iniciar o tratamento levando-se em consideração os principais microrganismos isolados de cães e gatos com endocardite, ou no caso de se conhecer a fonte do processo infeccioso, pode-se usar o antibiótico baseado no organismo que mais comumente é encontrado no respectivo processo. Para tanto, quando a suspeita é uma infecção por bactéria gram-positiva, pode-se utilizar um agente da família das penicilinas (ampicilina ou amoxicilina), penicilinas potencializadas (como ticarcilina clavulanada) ou cefalosporinas de primeira (como cefazolina) ou segunda geração. Quando a suspeita é uma bactéria gram-negativa, indica-se aminoglicosídio (amicacina ou gentamicina) ou fluoroquinolona (como enrofloxacino).[62] Uma cobertura ainda mais completa pode ser feita se adicionados antibióticos com atuação sobre microrganismos anaeróbios, como clindamicina ou metronidazol. Esse regime de tratamento também pode ser utilizado nos casos de cultura de sangue negativa com fortes indícios de endocardite infecciosa (Quadro 138.2).[1,8,17,62] O monitoramento do sedimento urinário é indicado em pacientes recebendo aminoglicosídios, que devem ser descontinuados após 2 semanas de administração ou caso haja sinais de desenvolvimento de lesão renal.

Quando o resultado da cultura estiver disponível, o antibiótico adequado poderá ser escolhido e a terapia intravenosa agressiva continuada por 5 a 10 dias. Se o resultado da cultura for negativo, a decisão de continuar com a terapia antibiótica deve ser baseada na melhora clínica. Caso haja boa resposta do animal à terapia intravenosa, ela pode ser substituída pela terapia subcutânea ou oral após 5 a 10 dias. A duração da terapia deve ser de pelo menos 6 semanas com o medicamento adequado. Exames clínicos constantes, hemogramas e exames de urina devem ser realizados durante o período de tratamento.[17]

Terapia para insuficiência cardíaca e arritmias

A insuficiência cardíaca é uma causa comum de morte em pacientes com endocardite infecciosa. Os sinais de insuficiência cardíaca podem ser aliviados pela administração de diuréticos, glicosídios digitálicos, inibidores da enzima conversora de angiotensina e outros vasodilatadores.

As arritmias que comprometam a vida do animal ou que causem alterações hemodinâmicas devem ser tratadas com antiarrítmico adequado. Bloqueios atrioventriculares de segundo grau ou completos podem sugerir a colocação de marca-passo artificial, porém ele pode ser um problema, já que a presença do processo infeccioso no coração pode causar contaminação do eletrodo implantado e, consequentemente, complicações devastadoras.[1]

Infecções sistêmicas e sepse

Pacientes com choque séptico são particularmente difíceis de ser tratados. O tratamento inclui terapia antibiótica e tratamento de suporte. O uso de corticoides no tratamento de cães com sepse e endocardite infecciosa tem efeito adverso na sobrevida.[1,62]

Prognóstico

O prognóstico a longo prazo é geralmente de reservado a ruim. Fatores que pioram o prognóstico são: diagnóstico e início da terapia tardios, presença de vegetação nas valvas (especialmente na aórtica), infecções por microrganismos gram-negativos, insuficiência renal ou cardíaca não responsivas à terapia, embolização séptica ou infecção metastática, elevação da fosfatase alcalina sérica e hipoalbuminemia, tratamento antimicrobiano associado a corticoides (mesmo no choque séptico), uso unicamente de antibiótico bacteriostático ou término prematuro da terapia antibiótica. Fatores de melhor prognóstico incluem: envolvimento apenas da valva mitral, infecções por bactérias gram-positivas, endocardite secundária à infecção de pele, abscessos, celulite e feridas.[17]

Prevenção

O uso de antibióticos profiláticos é controverso. Apesar disso, recomenda-se o uso de antibiótico profilático em cães com

QUADRO 138.2 Escolhas antimicrobianas adequadas para o tratamento de endocardite bacteriana em cães.[64]

Fonte da bacteriemia	Organismos	Primeira escolha	Segunda escolha
Piodermite	*Staphylococcus* spp.	Cefalosporina de primeira ou segunda geração (p. ex., cefazolina, cefoxitina) Ticarcilina clavulanada	Aminoglicosídios Fluoroquinolonas
Trato gastrintestinal, peritonite, trato urinário	*Escherichia coli*	Aminoglicosídio Sulfonamida Fluoroquinolona	Cefalosporina de terceira geração (p. ex., cefotaxima)
Trato respiratório, urogenital, pele	*Streptococcus* spp. beta-hemolítico	Penicilina Ticarcilina clavulanada Cefalosporinas de primeira geração (p. ex., cefazolina)	Cefalosporina de segunda geração (p. ex., cefoxitina) Clindamicina
Doenças transmitidas por insetos	*Bartonella* spp.	Doxiciclina	Azitromicina Fluoroquinolona
Feridas crônicas, queimaduras, traqueostomia	*Pseudomonas* spp.	Aminiglicosídio Fluoroquinolona	Ticarcilina Cefalosporina de terceira geração (p. ex., cefotaxima)
Abscessos, cavidade oral, microbiota gastrintestinal, exsudatos das cavidades do corpo	Bactérias anaeróbias	Penicilina (p. ex., ampicilina e amoxicilina) Ticarcilina clavulanada Metronidazol Clindamicina	Ampicilina clavulanada Cloranfenicol
Pele, membranas mucosas	*Corynebacterium* spp.	Penicilina Ticarcilina clavulanada Antibióticos Macrolídeos	Fluoroquinolona
Cavidade oral	*Erysipelothrix tonsillarum*	Penicilina (p. ex., ampicilina, amoxicilina) Cefalosporinas	Eritromicina

lesões cardíacas e a serem submetidos à limpeza de cálculo dentário, extração dentária e cirurgias dos tratos respiratório anterior, gastrintestinal e urinário contaminados. Nesses casos, amoxicilina pode ser administrada por via oral ou ampicilina intramuscular ou intravenosa. Ampicilina e gentamicina podem ser administradas por via intravenosa antes do procedimento e 8 horas após a dose inicial, no caso de cirurgias do trato geniturinário ou gastrintestinal.[1]

REFERÊNCIAS BIBLIOGRÁFICAS

1. Fox PR, Sisson D, Moïse NS. Textbook of canine and feline cardiology: principles and clinical practice. 2. ed. Philadelphia: W.B. Saunders; 1998.
2. Larsson MHMA, Barbusci LOD, Soares EC, Yamato RJ. Estudo ecocardiográfico das cardiopatias mais frequentemente diagnosticadas em espécimes caninas. Rev Bras Cien Vet. 2000;7:-68.
3. Häggström J, Pedersen HD, Kvart C. New insights into degenerative mitral valve disease in dogs. Vet Clin N Am Sm Anim Pract. 2004;34:1209-26.
4. Soares EC. Doença valvar crônica: diagnósticos clínico-epidemiológico, radiográfico, eletrocardiográfico e ecocardiográfico. [Dissertação]. São Paulo: Faculdade de Medicina Veterinária e Zootecnia, Universidade de São Paulo; 2001.
5. Fox PR. Pathology of myxomatous mitral valve disease. Journal of Veterinary Cardiology. 2012;14:103-26.
6. Borgarelli M, Zini E, D'Agnolo G, Tarducci A, Santilli RA, Chiavegato D *et al.* Comparison of primary mitral valve disease in German Shepherd dogs and in small breeds. Journal of Veterinary Cardiology. 2004;6:27-34.
7. Hamlin RL. Geriatric heart diseases in dogs. Vet Clin N Am Sm Anim Pract. 2005;35:597-615.
8. Nelson RW, Couto CG. Medicina interna de pequenos animais. 3. ed. Rio de Janeiro: Elsevier; 2006.
9. Keene BW, Atkins CE, Bonagura JD, Fox PR, Häggstrom J, Fuentes VL *et al.* ACVIM consensus guidelines for the diagnosis and treatment of myxomatous mitral valve disease in dogs. J Vet Int Med. 2019;33:1127-40.
10. Falk T, Jönsson L, Olsen LH, Pedersen HD. Arteriosclerotic changes in the myocardium, lung, and kidney in dogs with chronic congestive heart failure and myxomatous mitral valve disease. Cardiovascular Pathology. 2006;15:185-93.
11. Sisson DD. Neuroendocrine evaluation of cardiac disease. Vet Clin N Am Sm Anim Pract. 2004;34:1105-26.
12. Pedersen HD, Koch J, Poulsen K, Jensen AL, Flagstad A. Activation of the renina-angiotensina system in dogs with asymptomatic and mildly symptomatic mitral valvular insufficiency. J Vet Int Med. 1995;9:328-31.
13. Häggström J, Hansson K, Kvart C, Karlberg BE, Vuolteenaho O, Olsson K. Effects of naturally acquired decompensated mitral valve regurgitation on the rennin-angiotensin-aldosterone system and atrial natriuretic peptide concentration in dogs. Am J Vet Res. 1997;58:77-82.
14. Fujii Y, Orito K, Muto M, Wakao Y. Modulation of the tissue renin-angiotensin-aldosterone system in dogs with chronic mild regurgitation through the mitral valve. Am J Vet Res. 2007;68:1045-50.
15. Häggström J, Hansson K, Karlberg BE, Kvart C, Olsson K. Plasma concentration of atrial natriuretic peptide in relation to severity of mitral regurgitation in Cavalier King Charles Spaniels. Am J Vet Res. 1984;55:698-703.
16. Chetboul V, Serres F, Tissier R, Lefebvre HP, Carlos Sampedrano C, Gouni V *et al.* Association of plasma N-terminal pro-B-type natriuretic peptide concentration with mitral regurgitation severity and outcome in dogs with asymptomatic degenerative mitral valve disease. J Vet Int Med. 2009;23:984-94.
17. Ettinger SJ, Feldman EC. Textbook ok veterinary internal medicine. 6. ed. Philadelphia: W.B. Saunders; 2004.
18. Borgarelli M, Tarducci A, Zanatta R, Häggström J. Decreased systolic function and inadequate hypertrophy in large and small breed dogs with chronic mitral valve insufficiency. J Vet Int Med. 2007;21:61-7.
19. Schober KE, Hart TM, Stern JA, Li X, Samii VF, Zekas LJ *et al.* Detection of congestive heart failure in dogs by doppler echocardiography. J Vet Int Med. 2010;24:1358-68.
20. Boon JA. Manual of veterinary echocardiography. Baltimore: Williams & Wilkins; 1998.
21. Jacobs GJ, Calvert CA, Mahaffey MB, Hall G. Echocardiographic detection of flail left atrioventricular valve cusp from ruptured *chordate tendineae* in 4 dogs. J Vet Int Med. 1995;9:341-46.
22. Serres F, Chetboul V, Tissier R, Carlos Sampedrano C, Gouni V, Nicolle AP *et al. Chordae tendineae* rupture in dogs with degenerative mitral valve disease: prevalence, survival, and prognostic factors (114 cases, 2001-2006). J Vet Int Med. 2007;21:258-64.
23. Hansson K, Häggström J, Kvart C, Lord P. Left atrial to aortic root indices using two-dimensional and M-mode in Cavalier King Charles Spaniel with and without left atrial enlargement. Veterinary Radiology and Ultrasound. 2002;43:568-75.
24. Suaide Silva CE. Ecocardiografia: princípios e aplicações clínicas. Rio de Janeiro: Revinter; 2007.
25. Choi H, Lee K, Lee H, Lee Y, Chang D, Eom K *et al.* Quantification of mitral regurgitation using proximal isovelocity surface area method in dogs. Journal of Veterinary Science. 2004;5:163-71.
26. Kittleson M, Brown W. Regurgitant fraction measured by using the proximal isovelocity surface area method in dogs with chronic myxomatous mitral valve disease. J Vet Int Med. 2003;17:84-8.
27. Larsson MHMA. Tratado de cardiologia de cães e gatos. São Paulo: Interbook Editorial; 2020.
28. Atkins C, Bonagura J, Ettinger S, Fox P, Gordon S, Haggstrom J *et al.* Guidelines for the diagnosis and treatment of canine chronic valvular heart disease. J Vet Int Med. 2009;23:1142-50.
29. Borgarelli M, Lanz O, Pavlisko N, Abbott JA, Menciotti G, Aherne M *et al.* Mitral valve repair in dogs using an ePTFE chordal implantation device: a pilot study. Journal of Veterinary Cardiology. 2017;3:256-67.
30. Boswood A, Häggström J, Gordon SG, Wess G, Stepien RL, Oyama MA-*et al.* Effect of pimobendan in dogs with preclinical myxomatous mitral valve disease and cardiomegaly: the EPIC Study: a randomized clinical trial. J Vet Int Med. 2016;30:1765-79.
31. Li Q, Heaney A, Langenfeld-McCoy N, Boler BV, Laflamme DP. Dietary intervention reduces left atrial enlargement in dogs with preclinical myxomatous mitral valve disease: a blinded randomized controlled study in 36 dogs. Veterinary Research. 2029;15:425.
32. Suzuki S, Ishikawa T, Hamabe L, Aytemiz D, Huai-Che H, Fukushima R *et al.* The effect of furosemide on left atrial pressure in dogs with mitral valve regurgitation. J Vet Int Med. 2011;25:244-50.
33. Borgarelli M, Häggström J. Canine degenerative myxomatous mitral valve disease: natural history, clinical presentation and therapy. Vet Clin N Am Sm Anim Pract. 2010;40:651-63.
34. Ware WA. Cardiovascular disease in small animal medicine. London: Manson Publishing; 2007.
35. Chetboul V, Pouchelon J-L, Menard J, Blanc J, Desquilbet L, Petit A *et al.* Short-term efficacy and safety of torsemide and furosemide in 366 dogs with degenerative mitral valve disease: the TEST study. J Vet Int Med. 2017;31:1629-46.
36. Bernay F, Bland JM, Häggström J, Baduel L, Combes B, Lopez A *et al.* Efficacy of spironolactone on survival in dogs with naturally occuring mitral regurgitation caused by myxomatous mitral valve disease. J Vet Int Med. 2010;24:331-41.
37. The Improve Study Group. Acute and short-term hemodynamic, echocardiographic, and clinical effects of enalapril maleate in dogs with naturally acquired heart failure: results of the Invasive Multicenter PROspective Veterinary Evaluation of Enalapril Study. J Vet Int Med. 1995;9:234-46.
38. The Cove Study Group. Controlled clinical evaluation of enalapril in dogs with heart failure: results of the Cooperative Veterinary Enalapril Study Group. J Vet Int Med. 1995;9:243-52.
39. The Live Study Group. Effects of enalapril maleate on survival of dogs with naturally acquired heart failure. J Am Vet Med Assoc. 1998;213:1573-7.
40. The Bench (Benazepril In Canine Heart Disease) Study Group. The effect of benazepril on survival times and clinical signs of dogs with congestive heart failure: results of a Multicenter, Prospective, Randomized, Double-blinded, Placebo-Controlled, Long-Term Clinical Trial. Journal of Veterinary Cardiology. 1999;1:7-18.
41. Atkins CE, Rausch WP, Gardner SY, DeFrancesco TC, Keene BW, Levine JF. The effect of amlodipine and the combination of amlodipine and enalapril on the rennin-angiotensin-aldosterone system in the dog. Journal of Veterinary Pharmacology and Therapeutics. 2007;30:394-400.
42. Suzuki S, Fukushima R, Ishikawa T, Yamamoto Y, Hamabe L, Kim S *et al.* Comparative effects of amlodipine and benazepril on left atrial pressure in dogs with experimentally-induced mitral valve regurgitation. BMC Veterinary Research. 2012;18:166.
43. Capomolla S, Pozzoli M, Opasich C, Febo O, Riccardi G, Salvucci F *et al.* Dobutamine and nitroprisside infusion in patients with severe congestive heart failure: Hemodynamic improvement by discordant effects on mitral regurgitation, left atrial function, and ventricular function. American Heart Journal. 1997;134:1089-98.
44. Kanno N, Kuse H, Kawasaki M, Hara A, Kano R, Sasaki Y. Effects of pimobendan for mitral valve regurgitation in dogs. Journal of Veterinary Medical Science. 2007;69:373-7.
45. Fuentes VL. Use of pimobendan in the management of heart failure. Vet Clin N Am Sm Anim Pract. 2004; 34:1145-55.
46. Chetboul V, Lefebvre HP, Sampedrano CC, Gouni V, Saponaro V, Serres F *et al.* Comparative adverse cardiac effects of pimobendan and benazepril monotherapy in dogs with degenerative mitral valve disease: a prospective, controlled, blinded, and randomized study. J Vet Int Med. 2007;21:742-53.

47. Quellet M, Bélanger MC, Difruscia R, Beauchamp G. Effect of pimobendan on echocardiographic values in dogs with asymptomatic mitral valve disease. J Vet Int Med. 2009;23:258-63.
48. Häggström J, Boswood A, O'Grady M, Jöns O, Smith S, Swift S *et al.* Effect of pimobendan or benazepril hydrochloride on survival times in dogs with congestive heart failure caused by naturally occurring myxomatous mitral valve disease: the QUEST study. J Vet Intern Med. 2008;22(5):1124-35.
49. Fuentes VL. Use of pimobendan in the management of heart failure. Vet Clin N Am Sm Anim Pract. 2004;34:1145-55.
50. Lake-Bakaar GA, Singh MK, Kass PH, Griffiths LG. Effect of pimobendan on the incidence of arrhythmias in small breed dogs with myxomatous mitral valve degeneration. Journal of Veterinary Cardiology. 2015;17:120-8.
51. Marcondes MS, Tarasoutchi F, Mansur AP, Strunz CMC. Effects of carvedilol treatment in dogs with chronic mitral valvular disease. J Vet Int Med. 2007;21:996-1001.
52. Gordon SG, Saunders AB, Hariu CD, Bogges MM, Miller MW. Retrospective review of carvedilol administration in 38 dogs with preclinical chronic valvular heart disease. Journal of Veterinary Cardiology. 2012;14:243-52.
53. Serres FJ, Chetboul V, Tissier R, Sampedrano CC, Gouni V, Nicolle AP et al. Doppler echocardiography-derived evidence of pulmonary arterial hypertension in dogs with degenerative valve disease: 86 cases (2001-2005). J Am Vet Med Assoc. 2006;229:1772-8.
54. Chiavegato D, Borgarelli M. D'Agnolo G. Santilli RA. Pulmonary hypertension in dogs with mitral regirgitation attributable to myxomatous valve disease. Veterinary Radiology and Ultrasound. 2009;50:253-8.
55. Serres F, Nicolle AP, Tissier R, Gouni V, Pouchelon JL, Chetboul V. Efficacy of oral tadalafil, a new long-acting phosphodiesterase-5 inhibitor, for the short-term treatment of pulmonary arterial hypertension in a dog. Journal of Veterinary Medicine Series A. 2006;53:129-33.
56. Bach JF, Rozansky EA, MacGregor J, Betkowski JM, Rush JE. Retrospective evaluation of sildenafil citrate as a theraphy for pulmonary hypertension in dogs. J Vet Int Med. 2006;20:1132-5.
57. Fleming E, Ettinger SJ. Pulmonary hypertension. Compendium on Continuing Education for the Practicing Veterinarians. 2006;28:720-30.
58. Kellum HB, Stepien RL. Sildenafil citrate therapy in 22 dogs with pulmonary arterial hypertension. J Vet Int Med. 2007;21:1280-9.
59. Toyoshima Y, Kanemoto I, Arai S, Toyoshima H. A case of long-term sildenafil therapy in a young dog with pulmonary hypertension. Journal of Veterinary Medical Science. 2007;69:1073-5.
60. Atkinson KJ, Fine DM, Thombs LA, Gorelick JJ, Durham HE. Evaluation of pimobendan and N-terminal probrain natriuretic peptide in the treatment of pulmonary hypertension secondary to degenerative mitral valve disease in dogs. J Vet Int Med. 2009;23:1190-96.
61. Borgarelli M, Savarino S, Crosara S, Santilli RA, Chiavegato D, Poggi M *et al.* Survival characteristics and prognostic variables of dogs with mitral regurgitation attributable to myxomatous valve disease. J Vet Int Med. 2008;22:120-28.
62. Peddle G, Sleeper MM. Canine bacterial endocarditis: a review. J Am Anim Hosp Assoc. 2007;43:258-63.
63. MacDonald KA, Chomel BB, Kittleson MD, Kasten RW, Thomas WP, Pesavento P. A prospective study of canine infective endocarditis in northern California (1999-2001): emergence of *Bartonella* as a prevalent etiologic agent. J Vet Int Med. 2004;18:56-64.
64. Sykes JE, Kittleson MD, Pesavento PA, Byrne BA, MacDonald KA, Chomel BB. Evaluation of the relationship between causative organisms and clinical characteristics of infective endocarditis in dogs: 71 cases (1992-2005). J Am Vet Med Assoc. 2006;228:1723-34.

139
Cardiomiopatias em Cães

Elaine Cristina Soares • Maria Helena Matiko Akao Larsson

INTRODUÇÃO

Segundo o relatório da Organização Mundial da Saúde (OMS) e da força-tarefa da Sociedade e Federação de Cardiologia Internacional, as cardiomiopatias são definidas como doenças do miocárdio associadas à disfunção cardíaca, sendo classificadas como dilatada, hipertrófica, restritiva e arritmogênica do ventrículo direito.[1] Nos cães prevalece a cardiomiopatia dilatada, caracterizada pela dilatação das cavidades cardíacas e redução da contratilidade de um ou de ambos os ventrículos, sendo considerada a segunda causa mais importante de morbidade e mortalidade cardíaca em cães.[2]

CARDIOMIOPATIA DILATADA

Cardiomiopatia dilatada (CMD), antigamente denominada "cardiomiopatia congestiva", é o termo usado para definir a doença miocárdica caracterizada por contratilidade reduzida e dilatação ventricular, envolvendo o ventrículo esquerdo ou ambos os ventrículos. A cardiomiopatia dilatada pode ser primária ou secundária; nos casos em que não se reconhece uma causa, o termo idiopático é utilizado. Por outro lado, quando uma causa específica é determinada, utiliza-se um termo que acompanha a palavra cardiomiopatia, por exemplo, cardiomiopatia por deficiência de taurina.[1] Pode-se encontrar referência à raça acometida na classificação da cardiomiopatia, por exemplo, "cardiomiopatia do Boxer", o que permite associar manifestações clínicas particularmente encontradas em certas raças. Por definição o diagnóstico exclui pacientes com doenças isquêmicas, valvares, hipertensiva, congênita ou pericárdica.

Prevalência

A cardiomiopatia dilatada é a segunda causa mais importante de morbidade e mortalidade cardíaca em cães.[2] Acomete cães de porte grande e gigante, bem como algumas raças de porte médio, como o Cocker Spaniel Inglês e Americano e Dálmatas. Raramente é diagnosticada em cães de pequeno porte, como o West White Highland Terrier. Estudo retrospectivo realizado na Faculdade de Medicina Veterinária da Universidade de São Paulo,[3] entre os anos de 1998 e 2000, mostrou que durante esse período foram atendidos 33 animais com cardiomiopatia dilatada, diagnosticados por meio do exame ecocardiográfico; as raças acometidas foram Dogue Alemão (18%), Boxer (9%), Cocker Spaniel (6%), Pastor-Alemão (6%), Fila Brasileiro (6%), Rottweiler (6%) e animais sem definição racial (6%), além de 12% de outras raças.

Na totalidade, verificou-se maior prevalência da doença entre os machos (71,1%), como descrito na literatura,[4,5] com idade média de 7 anos.

Segundo Soares,[6] as raças mais frequentemente acometidas são Cocker Spaniel e Doberman (Quadro 139.1), que são tradicionalmente reconhecidas como portadoras da doença, sendo a última até mesmo utilizada como modelo para o estudo dessa cardiopatia em medicinas humana e veterinária.[7] Com respeito à raça Doberman, a prevalência é de 58,8% na Europa, 45% nos EUA e 63% no Canadá.[8]

No estudo de Soares,[6] a faixa etária dos animais variou de 2 a 16 anos, com média de 8 anos e desvio padrão de 2,9 anos.

Os dados de literatura são conflitantes no que diz respeito à predileção sexual. Estudos mais antigos mostram que machos são mais acometidos do que fêmeas, em uma proporção de aproximadamente 2:1; embora os relatos recentes continuem a mostrar que os machos são mais predispostos. O'Grady e Horne,[9,10] estudando cães da raça Doberman, descreveram uma proporção menor, de 1,5:1, pois 50% eram machos e 33% fêmeas. Estudo retrospectivo realizado por Larsson *et al.*[3] refere que 70% dos animais atendidos eram machos e 30% fêmeas, o que também foi encontrado por Soares.[6] Por outro lado, Sisson *et al.*,[5] em estudo realizado com cães da raça Cocker Spaniel, não observaram predileção sexual.

Etiologia

Genética

Em seres humanos foi demonstrado que a cardiomiopatia dilatada tem origem em alterações genéticas, sendo o caráter do tipo autossômico dominante em 20% dos pacientes.[10] Existe outra forma familiar ligada ao cromossomo X, que modifica a proteína distrofina – componente do citoesqueleto do miócito.[11] Além dessas, as formas autossômicas recessivas e a mitocondrial também foram observadas. A heterogeneidade genética da cardiomiopatia dilatada é ilustrada pela forma autossômica dominante com várias mutações em genes e *locus* e, embora diversas mutações já tenham sido identificadas, os mecanismos pelos quais as mutações causam a doença não estão bem esclarecidos. As mutações da actina, tropomiosina e desmina provavelmente determinam a doença por alteração da força de transmissão. As mutações da cadeia pesada de β-miosina cardíaca e na troponina T resultam na redução da geração de

QUADRO 139.1 Distribuição amostral de cães com cardiomiopatia dilatada, segundo definição racial – São Paulo, 2002-2005.

Raça	Q*	%
Cocker	8	17,78
Doberman	7	15,56
Boxer	6	13,33
Dogue Alemão	6	13,33
Old English Sheepdog	4	8,89
Pastor-Alemão	4	8,89
Mastim Napolitano	3	6,67
Sem definição racial	3	6,67
Labrador	1	2,22
São-bernardo	1	2,22
Rottweiler	1	2,22
Weimaraner	1	2,22
Total	45	100

*Quantidade absoluta de animais. (Fonte: Serviço de Cardiologia HOVET-USP. Responsável: Profa. Dra. Maria Helena Matiko Akao Larsson.)

força pelo sarcômero. A distrofina dá o suporte estrutural, liga o sarcômero ao sarcolema e à matriz extracelular e está envolvido na sinalização, via síntese, de óxido nítrico. As mutações no promotor da distrofina levam à redução ou ausência de distrofina, o que está associado à CMD.

No caso do padrão autossômico recessivo, podem existir portadores silenciosos ou que não manifestam a doença. O padrão ligado ao cromossomo X, citado anteriormente, pode ser do tipo dominante ou recessivo. Nesse padrão de herança, se um macho herdar o gene alterado no cromossomo X, ele manifestará a doença independentemente do modo de transmissão (autossômico ou recessivo). Se a doença for recessiva, uma fêmea precisará de dois genes para demonstrar a doença; se for dominante, a fêmea precisará de apenas uma cópia.[12] Na herança ligada ao cromossomo X não há transmissão de macho para macho. Essa forma de cardiomiopatia foi associada ao gene da distrofina no cromossomo X, em 1993. A distrofina é uma proteína citoesquelética, a qual acredita-se fornecer a estrutura ao aparato contrátil.

A herança mitocondrial, que causa a doença devido à mutação ou deleção pontual no genoma da mitocôndria,[13] ocorre apenas da mãe para os filhotes e todos eles têm risco de desenvolver a doença. A gravidade da doença está relacionada com o percentual de mitocôndrias anormais e, geralmente, está associada a distúrbios metabólicos e neurológicos.[12]

Acredita-se que a base genética da cardiomiopatia dilatada em cães também seja bastante importante, pois, em princípio, a doença em cães parece mimetizar a forma humana da CMD familiar e, em segundo lugar, a CMD é mais observada em certas raças de cães com algumas particularidades dentro de cada raça.

Deficiências nutricionais

Taurina

A taurina é um aminoácido sulfúrico encontrada principalmente no coração, retina, sistema nervoso central e músculo esquelético, bem como em leucócitos e plaquetas. Participa da conjugação dos ácidos biliares de detoxificação de xenobióticos, via conjugação e excreção na bile.[14] No coração, vários mecanismos de ação da taurina foram propostos. Um deles é a osmorregulação, pois, embora pequena, a taurina é uma molécula bastante ativa osmoticamente. Outros mecanismos seriam a modulação do cálcio e a inativação de radicais livres. A taurina não é um aminoácido essencial no cão, diferente do que ocorre no gato. Um trabalho realizado na Universidade da Califórnia, em Davis, e no Animal Medical Center mostrou uma baixa concentração de taurina em 17% de 75 cães com CMD.[15] As concentrações plasmáticas de taurina não estavam diminuídas em raças que não são comumente acometidas pela CMD. Em contrapartida, todos os cães das raças Cocker Spaniel americano, Golden Retriever e quatro cães sem definição racial apresentaram baixa concentração de taurina. Em outro estudo multicêntrico,[16] duplo-cego, randomizado e placebo-controle (MUST), 11 cães da raça Cocker Spaniel americano foram estudados; todos tinham baixa concentração plasmática de taurina (menor que 50 nmol/mℓ). O grupo de cães suplementados com taurina e carnitina apresentaram melhora nos índices ecocardiográficos após 2 a 4 meses de tratamento, ao passo que no grupo placebo isso não foi observado. A melhora no desempenho miocárdico permitiu, até mesmo, que os fármacos utilizados para o tratamento da cardiopatia fossem interrompidos. Apesar dos resultados obtidos nesse estudo, a eficácia da suplementação de taurina em cães com CMD ainda não está bem esclarecida, pois alguns deles em baixa concentração plasmática de taurina não melhoram após a suplementação com o aminoácido.[5]

Trabalho recente de Kaplan *et al.* (2018)[17] descreve associação entre a deficiência de taurina e cardiomiopatia em Golden Retrievers. Os autores observaram melhora significativa nos índices ecocardiográficos após a suplementação.

L-carnitina

A carnitina é uma pequena molécula solúvel em água. No cão, a L-carnitina é sintetizada no fígado a partir dos aminoácidos lisina e metionina e está concentrada nos músculos esquelético e cardíaco de mamíferos, por meio de um mecanismo de transporte de membrana. Em cães normais a concentração plasmática de carnitina correlaciona-se bastante com a concentração miocárdica, relação essa ausente em casos de CMD.[14]

A carnitina desempenha um papel crucial na oxidação dos ácidos graxos, de onde provêm aproximadamente 60% da energia fornecida ao coração. Atua, também, no metabolismo da glicose. Atualmente, a deficiência de carnitina no cão é classificada como:

- Deficiência de carnitina plasmática, caracterizada por baixa concentração de carnitina plasmática livre
- Deficiência de carnitina sistêmica, caracterizada por baixas concentrações de carnitina tecidual e plasmática livre
- Deficiência miopática de carnitina, caracterizada por baixas concentrações de carnitina miocárdica livre com concentrações de carnitina plasmática normal ou até elevada.

Assim, quando a carnitina plasmática está baixa, pode ser de utilidade para o diagnóstico da deficiência desse aminoácido. Porém quando está normal, não exclui a possibilidade da miocardiopatia ter ocorrido por deficiência de carnitina.

Viral

O papel dos vírus no desenvolvimento da cardiomiopatia dilatada em cães ainda é bastante incerto, excetuando os casos do parvovírus. Em seres humanos, o vírus relacionado com o desenvolvimento de insuficiência miocárdica mais frequentemente encontrado é o enterovírus (Coxsackie),[18] que pode causar insuficiência miocárdica por dois mecanismos: ou por seu efeito citotóxico direto ou por resposta imunológica secundária, desencadeada por múltiplos mecanismos como macrófagos, linfócitos T, autoanticorpos contra componentes celulares (miosina, membrana e canais), citocinas (interleucina1, fator necrose tumoral), com o encontro de anticorpos específicos contra estruturas cardíacas, reações citotóxicas humorais e celulares, presença de infiltrado celular com grande expressão de antígenos de histocompatibilidade e moléculas de adesão.

A infecção viral tem sido sugerida como precursora de CMD, no entanto tem sido difícil demonstrar, histopatologicamente, o aspecto dessa agressão. Com o emprego das técnicas de biologia molecular (reação em cadeia da polimerase [PCR] e de hibridização), passou-se a encontrar grande associação desses casos com a presença de fragmentos de RNA viral, corroborando o conceito de persistência viral.[17]

Erliquiose

A *Ehrlichia canis*, agente etiológico da erliquiose, pode causar miocardite por deflagrar a chamada síndrome da resposta inflamatória sistêmica.[19] Esta ocorre, pois ao invadir as células mononucleares, a *Ehrlichia* induz a liberação de várias citocinas inflamatórias. A síndrome da resposta inflamatória sistêmica é caracterizada por acidose metabólica, hiper ou hipotermia, hiper ou hipotensão, ativação do sistema complemento e coagulação, trombocitopenia e trombocitopatia e vasculite com hemorragias. Consequentemente, ocorrem taquicardia e anemia, que, com a ação das citocinas, determinam necrose, hemorragia miocárdica, inflamação e apoptose cardíaca. O resultado final pode ser a insuficiência cardíaca e morte. Um a cada três cães infectados por *Ehrlichia canis* está sujeito a lesões miocárdicas, sendo esse risco 2 a 3 vezes maior do que em cães não infectados.[19] As lesões mais frequentemente detectadas são a necrose miocárdica, hemorragia intramiocárdica e o infiltrado inflamatório. Observa-se que a apoptose miocárdica é aproximadamente 48 vezes mais intensa em cães que vêm a óbito infectados por *E. canis*, do que em cães normais.

Doença de Chagas

A doença de Chagas, descrita pela primeira vez em 1909 pelo médico Carlos Chagas, é causada pelo *Trypanossoma cruzi*, transmitido pelo barbeiro. É uma doença que ocorre exclusivamente no continente americano, desde a região sul dos EUA até o sul da Argentina, com há 14,5 milhões de chagásicos, sendo 14 milhões em países latino-americanos e 0,5 milhão nos EUA.[20] A história natural da doença de Chagas é caracterizada por três fases: a aguda, a latente e a crônica.[21]

Durante a fase aguda, a doença é transmitida aos humanos pela picada do barbeiro, que abriga o parasito em seu trato gastrintestinal. Esse inseto adquire a doença alimentando-se de animais infectados. Quando as fezes do barbeiro entram em contato com a pele lesionada pela picada, o parasito entra na corrente sanguínea do hospedeiro, multiplicando-se e disseminando-se por todo o corpo. O exame histopatológico, durante a fase aguda, frequentemente revela parasito no interior de miócitos com um importante infiltrado celular, particularmente ao redor de miócitos que romperam e liberaram os parasitos. Pode acometer o endocárdio, causando a formação de trombos, bem como o epicárdio, provocando efusão pericárdica. A patogênese das lesões miocárdicas da doença aguda parece estar bastante relacionada com as ações do sistema imune, direcionadas aos antígenos liberados pelas células infectadas com o *T. cruzi*, que ficam adsorvidos na superfície de células infectadas e não infectadas.

Há uma baixa correlação entre o nível de parasitemia e a gravidade da doença, sendo frequente não se detectarem parasitos em indivíduos que morrem de doença de Chagas. Assim, tem-se proposto um mecanismo autoimune. Estudos em animais mostram que linfócitos T citotóxicos reativos se desenvolvem após a infecção inicial e produzem várias citocinas, causando a lise das células normais do hospedeiro, devido à reação cruzada entre os antígenos do *T. cruzi* e do músculo estriado.

Na fase crônica, em geral não se observam alterações histológicas importantes. Há desenvolvimento de miocardite crônica com degeneração e necrose miocitária focal, associada a infiltrados inflamatórios do tipo mononuclear.[21,22,24] Essas anormalidades ocorrem independentemente do parasitismo direto das fibras miocárdicas, uma vez que pseudocistos de *T. cruzi* raramente são encontrados na fase crônica.

Alves[20] utilizou cães como modelo da cardiomiopatia chagásica, observando que a inoculação de *Trypanosoma cruzi*, cepa boliviana, permitiu a obtenção das fases aguda e crônica da doença, sendo o período parasitêmico mais tardio e prolongado, com intenso tropismo pelo miocárdio. Em cães, a doença de Chagas induz taquiarritmias, principalmente, durante a fase aguda da doença, com o pico de parasitemia, bem como alterações ecocardiográficas nas fases aguda e crônica da infecção, mesmo na ausência de manifestações clínicas.

Leishmaniose

A leishmaniose canina é uma doença infecciosa, causada por um protozoário do gênero *Leishmania*, que acomete pessoas e animais domésticos e selvagens. Segundo a OMS, a leishmaniose visceral é uma das sete endemias mundiais que afetam de 1 a 2 milhões de pessoas a cada ano. Estima-se que 360 milhões de pessoas estejam expostas ao risco de infecção no mundo, em 47 países, sendo 11 desses na América do Sul e Central. No Brasil, a doença é mais prevalente nas regiões Norte, Nordeste e Centro-Oeste, com aumento no número de casos nas regiões Sudeste e Sul. Em São Paulo, capital, o primeiro caso foi detectado em 1997 na Faculdade de Medicina Veterinária da USP.[25] Foram relatados dois casos de cães, um infectado em Minas Gerais e o outro no Maranhão.

Vários aspectos clínicos têm sido associados à leishmaniose canina. Estudos recentes sugerem que a resposta imune do animal infectado tenha um importante papel na evolução da infecção e na presença de manifestações clínicas. Tem-se observado imunidade protetora mediada por linfócitos T *helper* e citocinas contra a leishmaniose. Os animais com comprometimento da regulação das células T não são capazes de controlar a infecção e assim desenvolvem a doença clínica. As manifestações clínicas da leishmaniose são causadas tanto pelo parasito quanto pela atividade exagerada de células B, o que origina grande quantidade de complexos imunes circulantes, podendo a deposição deles causar poliartrite, uveíte, glomerulonefrite e vasculite. A miocardite relacionada com a leishmaniose foi relatada por Torrent *et al.*,[26] em uma fêmea da raça Bulldog, de 3 anos. Esse animal apresentava dispneia e estertores. Na radiografia torácica, foi observada cardiomegalia e o eletrocardiograma mostrou bloqueio atrioventricular de primeiro grau e infradesnivelamento do segmento ST. O exame *post-mortem* confirmou a miocardite, caracterizada por infiltrado inflamatório do miocárdio com necrose e degeneração dos miócitos adjacentes. A presença do agente (*Leishmania*) foi confirmada por PCR.

CARDIOMIOPATIA ISQUÊMICA

O termo cardiopatia isquêmica em humanos é utilizado quando existem manifestações clínicas persistentes de isquemia miocárdica e quando o suprimento de oxigênio no sangue arterial não é suficiente para atender as demandas metabólicas do coração. A principal causa de cardiopatia isquêmica em humanos é a arteriosclerose.[27] A arteriosclerose é definida como uma alteração arterial crônica, manifestada como um estreitamento do lúmen, resultante de alterações não inflamatórias proliferativas e degenerativas na parede do vaso.[27] As lesões arteriais coronárias intramurais e a fibrose miocárdica são comuns em cães e a maior parte dessas alterações parece ser isquêmica. Em cães com insuficiência cardíaca, a incidência de endocardiose valvar, lesões arteriais e infartos é alta.

É consenso entre os veterinários que a arteriosclerose em cães é rara, e acredita-se que isso se deva ao fato de a degeneração gordurosa das artérias coronárias extramurais, que é a causa mais comum da cardiopatia isquêmica no homem, é bastante incomum em cães. Contudo a arteriosclerose ou xantomatose pode existir, particularmente em cães hipotireóideos e diabéticos.[27] Nos cães, a causa mais comum de obstrução coronariana é o embolismo séptico devido à endocardite de valva aórtica.

Falk e Jonsson[28] revisaram 65 casos de cães com cardiopatia isquêmica, confirmando que a arteriosclerose miocárdica intramural é comum em cães, sem predisposição sexual ou racial, mas com maior ocorrência em cães idosos. Segundo os autores, as lesões arteriais coronárias intramurais podem comprometer o suprimento sanguíneo, causando pequenos infartos, que, sendo múltiplos, podem ter efeitos graves sobre o miocárdio. Muitos pequenos infartos tornam-se fibróticos durante o processo de cicatrização, e essa fibrose parece ser uma causa comum de IC em cães.

Induzida por antracíclicos

A doxorrubicina é um antibiótico antracíclico que age como agente quimioterápico potente e de amplo espectro, que é altamente eficaz no tratamento de pacientes com leucemias, linfomas e outros tumores sólidos.[29] Contudo, o uso clínico desse fármaco é limitado devido aos seus efeitos indesejáveis, particularmente a cardiotoxicidade dose-dependente, que pode provocar insuficiência cardíaca letal. Existem vários mecanismos descritos de cardiotoxicidade pela doxorrubicina, incluindo a inibição da síntese proteica e/ou de ácido nucleico, desequilíbrio eletrolítico miocárdico, sobrecarga de cálcio, hiperlipidemia e alteração da transcrição das células cardíacas. Até o momento, acredita-se que a lesão induzida por radicais de oxigênio seja o fator mais importante responsável pelo desenvolvimento da cardiomiopatia induzida pela doxorrubicina.

A toxicidade pode ser aguda, ocorrendo minutos após a administração intravenosa (IV). Nesses casos, observam-se hipotensão, taquicardia e arritmias supra ou ventriculares transitórias devido à liberação de histamina. Também pode haver a toxicidade a curto prazo, que acontece 1 a 2 semanas após a administração do medicamento, onde se observam anorexia, perda de peso, hipoplasia de medula óssea, atrofia linfoide e alopecia.

A toxicidade crônica causa insuficiência miocárdica progressiva, que pode estar associada às manifestações de insuficiência cardíaca congestiva, quando o animal recebe doses cumulativas de 150 a 240 mg/m^2. Além da alta dose, outros fatores de risco como raça, uso de ciclofosfamida concomitante e cardiopatia preexistente devem ser considerados.

Quanto às manifestações clínicas, podem-se observar aquelas associadas ao desenvolvimento de insuficiência cardíaca congestiva ou arritmias. Kehoe *et al.*,[30] ao utilizar, em cães, a dose de 80 mg/m^2/dia durante 2 dias ou 25 mg/m^2/s por 4 a 11 semanas, observaram arritmias ventriculares em 80% dos animais, dos quais 30% de taquicardia ventricular não sustentada (180 a 300 bpm). Além disso, arritmias atriais e bloqueios de condução também foram observados.

Não há consenso quanto ao critério de administração e de monitoramento do tratamento com doxorrubicina. Sisson[5] sugere um guia pragmático que inclui: a realização de radiografias torácicas e eletrocardiograma antes do início do tratamento; cães suspeitos de serem portadores de cardiopatias e raças predispostas à CMD, como Dobermans, devem ser avaliados por meio da ecocardiografia antes da administração do medicamento. A doxorrubicina deve ser evitada em cães com fração de encurtamento menor de 20%. Após receber uma dose cumulativa de 90 mg/m^2, cada animal deve ser avaliado ecocardiograficamente, após cada dose subsequente. Caso ocorram arritmias ou intolerância ao exercício, deve-se fazer uma avaliação mais precoce. Deve-se descontinuar o tratamento caso a fração de encurtamento caia para menos de 25%, a menos que não exista nenhum outro tratamento alternativo.

A utilização do ecocardiograma de estresse traz vantagens sobre o eco de repouso, pois revela algumas alterações decorrentes do uso do fármaco, que são induzidas somente com exercícios. Pereira[31] estudou cães portadores de linfoma e tratados com doses terapêuticas de doxorrubicina, ou seja, 30 mg/m^2 a cada 21 dias por 105 dias, com dose cumulativa de 150 mg/m^2. Observou, enquanto o eco de repouso era normal, que o eco de estresse revelava redução da espessura sistólica do septo interventricular, redução na fração e no volume de ejeção.

A epirrubicina é outro antracíclico que apresenta menor probabilidade de cardiotoxicidade. Lee *et al.* (2015) descreveram um caso de toxicidade com esse fármaco com a dose cumulativa de 168 mg/m^2, mas com tratamento prévio com doxorubicina.[32]

Induzida por taquicardia

Cães podem desenvolver insuficiência cardíaca congestiva quando são submetidos a uma frequência de 240 bpm que persiste por 3 a 4 semanas, e a morte por insuficiência miocárdica ocorre, geralmente, em 4 a 6 semanas.[5] A taquicardia reduz o tempo de diástole, período do ciclo cardíaco em que ocorre a perfusão coronariana, consequentemente ativando as respostas neuro-humorais, que induzem o remodelamento dos vasos coronarianos, a redução do volume de capilares e o comprometimento da função miocárdica. Muitos miócitos morrem e muitas células apresentam redução de contratilidade. Arritmias como fibrilação atrial, taquicardia ventricular e outras arritmias supraventriculares podem causar insuficiência miocárdica, que se resolve após o controle da taquiarritmia.

Apesar da reversibilidade da cardiomiopatia induzida por taquicardia, pode ser bastante difícil distinguir a disfunção miocárdica primária da secundária, nos casos de taquicardia sustentada ou recidivante. A distinção entre as duas em raças predispostas à cardiomiopatia dilatada idiopática, como é o caso do Boxer, é um desafio.[33] Ao ecocardiograma, pode-se observar dilatação das cavidades cardíacas esquerdas e redução das frações de encurtamento e de ejeção, semelhante ao que ocorre na cardiomiopatia dilatada idiopática. Assim, recomenda-se um novo exame ecocardiográfico após a introdução da terapia antiarrítmica apropriada.

Patologia

Ocorre aumento do peso do coração, com dilatação que pode envolver as quatro cavidades cardíacas, sendo os ventrículos mais acometidos do que os átrios. O coração torna-se globoso, com algum espessamento da parede ventricular, mas a hipertrofia ocorre em grau menor do que a dilatação. A hipertrofia tem papel de proteção na CMD, pois reduz o estresse sistólico sobre a parede, protegendo contra a dilatação. As valvas atrioventriculares, inicialmente íntegras, podem tornar-se insuficientes em consequência à alteração que acontece na geometria ventricular que, por sua vez, determina o reposicionamento dos músculos papilares, alterando o fechamento das valvas. Podem-se encontrar trombos intracavitários. No exame histológico, encontram-se extensas áreas de fibrose intersticial e perivascular, com pequenas ilhas de necrose e infiltrado celular, em contraste com áreas de hipertrofia miocítica reacional compensatória, além de áreas de atrofia e destruição.

Dobermans frequentemente apresentam atrofia focal do músculo cardíaco, focos de fibrose e vacúolos sarcoplasmáticos ocasionais. Também pode haver reposição por tecido fibrótico e gorduroso, e as lesões mais graves localizam-se nos músculos papilares.[4]

Boxers apresentam alterações miocárdicas mais difusas e graves, que podem ser anormalidades ativas e crônicas. As ativas são menos frequentes e consistem de áreas focais de miocitólise, necrose de miofibrilas, hemorragia e infiltração de células mononucleares discretas. As alterações crônicas consistem de atrofia de miofibrilas e extensa infiltração gordurosa. O fato de muitos cães não apresentarem um dano ou perda extensa de miócitos sugere que o processo cardiomiopático seja decorrente de alguma anormalidade estrutural ou bioquímica, que resultaria na redução da contratilidade sem destruição celular.[4]

Na doença de Chagas, frequentemente observa-se anormalidade de nervos e gânglios autônomos, podendo ocorrer megaesôfago e megacólon. São comuns lesões em nervos cardíacos, com evidência de denervação parassimpática cardíaca.[21]

Fisiopatologia

A fisiopatologia da doença baseia-se, primariamente, na presença do comprometimento da função miocárdica, ou seja, na diminuição progressiva da contratilidade, levando consequentemente à redução no débito cardíaco.[5]

O débito cardíaco reduzido induz a queda da pressão arterial sistêmica, detectada pelos barorreceptores e, a partir daí deflagra-se uma resposta caracterizada, inicialmente, pela vasoconstrição arteriolar. Esta é produzida pelo aumento da concentração de noreprinefrina circulante, angiotensina II, vasopressina e endotelina e por meio do aumento da descarga simpática. A formação de angiotensina é regulada pela renina, secretada pelas células justaglomerulares renais. O sistema simpático provoca aumento da contratilidade e da frequência cardíaca por meio da estimulação dos receptores β_1, o que faz com que o volume ejetado volte ao normal, enquanto a vasoconstrição aumenta a resistência arteriolar; respostas que, conjuntamente, regularizam a pressão arterial.

Essa resposta compensatória, no entanto, tem um tempo limitado. O coração se protege de um estímulo prolongado pelas catecolaminas e, após 24 a 72 horas do início da resposta, os receptores β_1 passam por um processo de sub-regulação, fazendo com que o sistema simpático não seja mais tão eficaz. A partir daí o organismo encontra outros meios de compensar a diminuição do débito cardíaco.

A redução do débito leva ao aumento do volume e do diâmetro sistólico final, resultando em um menor volume ejetado a cada ciclo cardíaco. Para compensar essa diminuição da função, ocorre o remodelamento ventricular, caracterizado por hipertrofia excêntrica, que representa uma resposta à sobrecarga de volume provocada pela retenção de sódio e água. Essa sobrecarga determina o estiramento dos miócitos, resultando na dilatação das cavidades cardíacas, cujos diâmetros e volume diastólico final ficam aumentados. Essa adaptação permite que o volume ejetado volte ao normal quando a doença é de grau leve a moderado.[4]

Quando o comprometimento miocárdico é grave, a ponto de sobrepujar a habilidade de compensação do sistema cardiovascular, ocorre aumento da pressão diastólica final, causando edema pulmonar. Caso o ventrículo direito também esteja comprometido, observa-se ascite e/ou efusão pleural. Nessa fase, o volume ejetado já está reduzido.

Embora a função sistólica reduzida seja o mais conhecido determinante da progressão clínica da CMD, observa-se que alguns pacientes humanos, com contratilidade bastante comprometida, apresentam apenas sintomatologia leve.[34] Aproximadamente um terço dos pacientes humanos que apresentam insuficiência cardíaca por causas diversas tem função sistólica normal, o que implica ser a disfunção diastólica a principal anormalidade fisiopatológica nesses pacientes.[35] Sabe-se, também, que a função diastólica do ventrículo esquerdo é afetada pela disfunção sistólica.[36] O aumento dos volumes sistólico e diastólico, associado à disfunção sistólica, resulta em diminuição do recuo elástico e redução da complacência ventricular. O mecanismo da alteração do enchimento diastólico, presente na insuficiência cardíaca congestiva causada por CMD, tem sido estudado em modelos de insuficiência cardíaca induzida por marca-passo. Durante a fase inicial da insuficiência cardíaca congestiva, a principal alteração diastólica é o retardo do relaxamento do ventrículo esquerdo, com um enchimento ventricular inicial reduzido. Conforme a insuficiência cardíaca congestiva progride, a pressão no interior das cavidades aumenta. Em fases mais avançadas, ocorre diminuição da complacência ventricular, pois a rigidez diastólica não é constante, mas aumenta com o volume ventricular; assim, existe uma relação curvilinear entre pressão e volume. Portanto, um paciente com uma curva pressão-volume específica terá uma maior mudança na pressão para um dado volume.[37] O ventrículo esquerdo mais rígido ou menos complacente, que determina uma pressão diastólica maior para determinado volume de sangue, pode provocar o edema pulmonar com qualquer grau de sobrecarga volumétrica. Segundo alguns autores,[38,39] em pacientes com CMD, a função diastólica está melhor correlacionada com a classe funcional da insuficiência cardíaca do que a função sistólica.

A alteração da geometria ventricular promove a dilatação do anel mitral e/ou tricúspide, com o consequente afastamento dos folhetos e regurgitação valvar. Além disso, o deslocamento dos músculos papilares também contribui para a insuficiência valvar, que também tem o seu papel no desenvolvimento das manifestações clínicas.

As arritmias são bastante frequentes e podem contribuir para o desenvolvimento da insuficiência cardíaca. Entre elas, a mais prevalente é a fibrilação atrial, que geralmente está associada à alta frequência ventricular que, por diminuir o período de diástole, implica baixo débito cardíaco. Em cães doentes, acredita-se que a alta frequência cardíaca ajude a manter o débito; porém, sabe-se que a taquicardia persistente causa um comprometimento miocárdico adicional. A fibrilação atrial pode induzir descompensação em seres humanos com cardiomiopatia dilatada.[40] Em Dobermans, tanto a presença de fibrilação atrial quanto a insuficiência cardíaca congestiva bilateral, estão associadas, significantemente, com tempos menores de sobrevida.[41] Arritmias ventriculares também são muito frequentes, especialmente em cães das raças Doberman e Boxer, e estão relacionadas com a alta taxa de morte súbita. Um fator importante da fisiopatologia dessa doença é o aumento da demanda de oxigênio pelo miocárdio comprometido. O miocárdio de cães com CMD sofre hipoxia, decorrente principalmente do alto estresse de parede, fato que contribui para diminuir ainda mais a função miocárdica, além de predispor às arritmias, reduzindo então a taxa de sobrevida.[4]

Manifestações clínicas

A maioria dos estudos com CMD em veterinária utiliza cães da raça Doberman como modelo. Nesses animais, caracterizam-se três fases distintas da doença:[2]

- Coração normal do ponto de vista morfológico e elétrico e sem manifestação clínica da doença
- Fase oculta, onde o coração é anormal, mas não são observadas manifestações clínicas
- O coração é anormal e com presença de sinais de insuficiência cardíaca congestiva ou baixo débito.

A idade média da detecção da fase oculta está entre 5 e 7 anos, mas cães de 2 anos podem ser acometidos.[8]

Acredita-se que outras raças apresentem um comportamento semelhante em relação à história natural da doença, com exceção de que no Doberman a progressão é muito mais rápida.

Nos Boxers, originalmente são descritas três formas da cardiomiopatia. Duas caracterizadas por taquiarritmias ventriculares com ou sem manifestação clínica e uma terceira forma, menos comum, que inclui animais com arritmias e insuficiência cardíaca congestiva.[41,42] Enquanto as duas primeiras são classificadas como cardiomiopatia arritmogênica do ventrículo direito a terceira é considerada uma forma de CMD.

As três formas descritas são:

- Oculta: animal assintomático, com extrassístoles ventriculares prematuras ocasionais

- Presença de taquiarritmias e síncope ou intolerância ao exercício
- Disfunção miocárdica, algumas vezes com evidência de insuficiência cardíaca congestiva.

De qualquer forma, a grande maioria das raças apresenta como manifestações clínicas típicas: dispneia, tosse e intolerância ao exercício, características de insuficiência cardíaca esquerda. Ascite e/ou efusão pleural podem estar presentes quando o ventrículo direito também é acometido.[2] Muitos cães apresentam perda de peso acentuada, fraqueza e extremidades frias devido à hipoperfusão. Os achados do exame físico dependem bastante da fase de evolução da doença. Assim, animais com cardiomiopatia oculta geralmente são normais ao exame físico; pode-se identificar, algumas vezes, arritmia à auscultação. Conforme a doença progride os achados tornam-se mais evidentes.

A auscultação cardíaca frequentemente revela um sopro sistólico de intensidade baixa (grau 3/6), que é provocado pela insuficiência secundária das valvas atrioventriculares. Pode-se, também, auscultar ritmo de galope, detectado em animais com fibrilação atrial ou disfunção diastólica, que induz a produção de uma terceira e/ou quarta bulha cardíaca (S3 e/ou S4), bem como arritmias a exemplo das extrassístoles.

Durante a auscultação pulmonar, pode-se detectar a presença de estertores pulmonares, naqueles animais em edema ou hipofonese, tanto dos sons pulmonares, quanto das bulhas cardíacas, naqueles com efusão pleural de grau moderado a importante.

O pulso femoral geralmente é hipocinético e rápido devido ao débito cardíaco diminuído. As mucosas podem estar pálidas, também em decorrência da hipoperfusão, ou cianóticas, nos casos de edema pulmonar e/ou efusão pleural importante. Nos cães com insuficiência cardíaca direita, pode-se observar abaulamento do abdome devido ao acúmulo de líquido peritoneal e ao aumento de volume dos órgãos, como fígado e baço. Nestes, ainda pode-se notar pulso jugular positivo, que ocorre devido ao aumento da pressão em átrio direito e veias cavas.

Alguns animais podem apresentar desidratação pela baixa ingestão de água e comida.

No caso da doença de Chagas, as manifestações clínicas da fase aguda incluem febre, dor muscular, hepatoesplenomegalia, miocardite com insuficiência cardíaca congestiva, efusão pericárdica e, ocasionalmente, meningoencefalite. A seguir, a doença passa para a fase latente, sem manifestações clínicas; contudo, existem evidências de cardiomiopatia pré-clínica progressiva. A fase crônica é caracterizada por variação de manifestações clínicas desde assintomáticos, aqueles com apenas alterações eletrocardiográficas até indivíduos com cardiomegalia, insuficiência cardíaca congestiva, arritmias, tromboembolismo e até mesmo morte súbita.[21]

Diagnóstico

Radiografia torácica

As radiografias torácicas permitem a avaliação do tamanho da silhueta cardíaca e a detecção de edema pulmonar e/ou efusão pleural (Figura 139.1), determinando a gravidade deles. O achado mais comum é o aumento global da silhueta cardíaca (Figura 139.2), que pode variar de leve a importante, dependendo da gravidade da doença e da raça acometida. Assim, raças gigantes e os cães da raça Cocker Spaniel têm uma cardiomegalia bastante evidente, ao passo que os Dobermans e os Boxers apresentam uma cardiomegalia considerada discreta a moderada.

O edema pulmonar cardiogênico em cães geralmente está localizado na região dorsal e peri-hilar, sendo, frequentemente, bilateral e simétrico (Figura 139.3). Porém, alguns

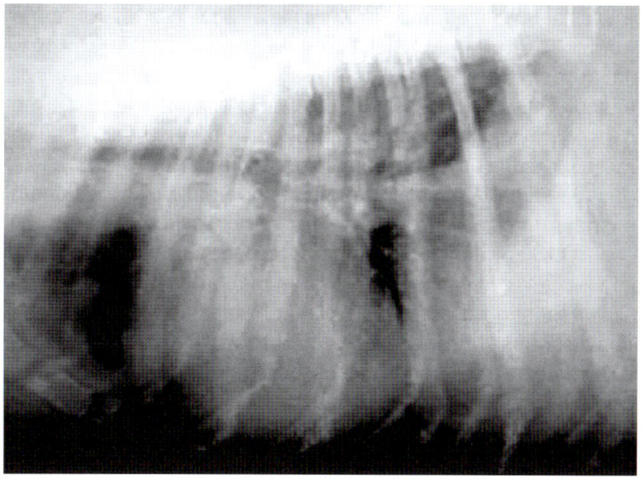

Figura 139.1 Radiografia lateral de um cão com edema pulmonar cardiogênico, caracterizado pela opacificação em região peri-hilar de campos pulmonares. (Fonte: Serviço de Cardiologia HOVET-USP. Responsável: Profa. Dra. Maria Helena Matiko Akao Larsson.)

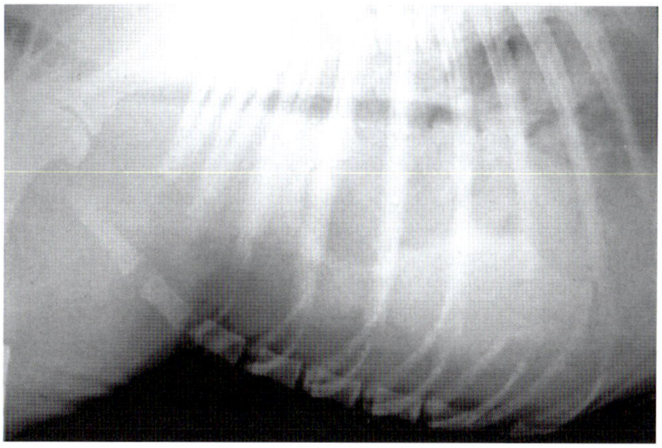

Figura 139.2 Radiografia lateral de um cão com grande quantidade de derrame pleural. Nesses casos, torna-se impossível a visibilização da silhueta cardíaca. (Fonte: Serviço de Cardiologia HOVET-USP. Responsável: Profa. Dra. Maria Helena Matiko Akao Larsson.)

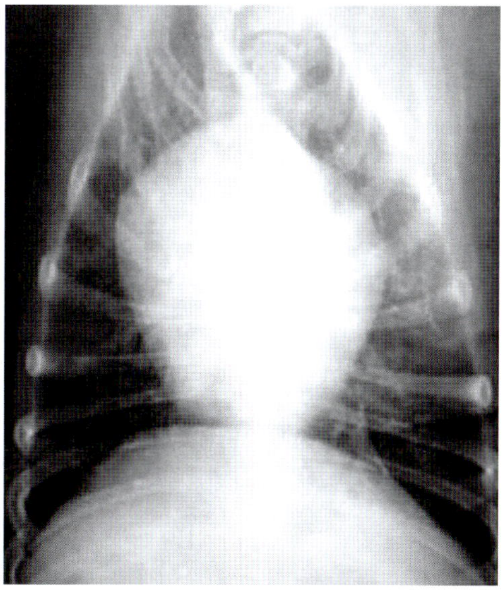

Figura 139.3 Radiografia ventrodorsal de um cão com cardiomiopatia dilatada. Observa-se o formato globoso da silhueta cardíaca. (Fonte: Serviço de Cardiologia HOVET-USP. Responsável: Profa. Dra. Maria Helena Matiko Akao Larsson.)

cães desenvolvem uma distribuição assimétrica ou ventral de edema cardiogênico.[43] Nos casos de congestão venosa pulmonar, podem-se encontrar veias pulmonares proeminentes. Na projeção lateral, as veias lobares craniais são mais largas e mais densas do que as artérias adjacentes e podem-se observar veias pulmonares tortuosas e dilatadas adentrando a face dorsocaudal do átrio esquerdo dilatado em cães com hipertensão venosa pulmonar crônica. Porém, a dilatação venosa pulmonar nem sempre é visibilizada em pacientes com insuficiência cardíaca esquerda.

Eletrocardiografia

O eletrocardiograma de cães com cardiomiopatia dilatada pode apresentar complexos QRS largos ou altos, indicativos de sobrecarga ventricular esquerda, onda P com duração aumentada (*P mitrale*) representando dilatação de átrio esquerdo.[44] Essas anormalidades podem ser encontradas em 30 a 50% dos cães com CMD. Ainda, podem-se observar sinais indicativos de distúrbio na repolarização ventricular com infra ou supradesnivelamento do segmento ST e maior amplitude da onda T. A realização do traçado eletrocardiográfico tem como principal objetivo detectar possíveis arritmias, muito comuns em cães com cardiomiopatia dilatada. Uma das arritmias mais comuns é a fibrilação atrial (Figura 139.4), especialmente em cães de raças gigantes. Geralmente a fibrilação atrial determina aumento da frequência ventricular, comprometendo a diástole e, consequentemente, o débito cardíaco.[45]

Arritmias ventriculares também são bastante comuns, com maior prevalência em Boxers e Dobermans, e que podem variar de complexos ventriculares prematuros isolados, em pares ou taquicardia ventricular, que, por sua vez, pode ser sustentada (mais de 30 segundos de duração) ou não sustentada (menos de 30 segundos de duração). Nos Boxers, os complexos ventriculares prematuros geralmente apresentam polaridade positiva, o que indica que se originam no ventrículo direito. Quando múltiplos, os Complexos Ventriculares Prematuros (CVP) podem ser monomórficos ou polimórficos, ou seja, ter conformação semelhante ou diferente, respectivamente.

Holter

O monitoramento eletrocardiográfico ambulatorial por período de 24 horas (sistema Holter) é uma modalidade diagnóstica não invasiva, comumente utilizada em medicina humana para avaliar o ritmo cardíaco. Em medicina veterinária, o sistema Holter é indicado para o diagnóstico de possíveis arritmias, em pacientes com síncope, isquemia do miocárdio ou cardiomiopatias. Permite a avaliação da gravidade e da frequência de arritmias atriais e ventriculares em pacientes com cardiomiopatia, em particular em Doberman, Boxer, Cocker Spaniel e raças gigantes. Miller e Calvert[46] citam a utilização do Holter como forma de detectar arritmias intermitentes, características da fase inicial da maior parte das cardiomiopatias dilatadas. É bastante valioso para o diagnóstico da cardiomiopatia oculta, particularmente quando associado ao ecocardiograma. A presença e a frequência de arritmias ventriculares podem ser quantificadas com mais de 80 a 90% de precisão. Embora poucas CVP possam ser normais, elas também podem ocorrer na fase precoce da cardiomiopatia.[47] A proporção de Dobermans saudáveis com menos de 50 CVP é 20% em cães com menos de 4 anos; e 50 a 70% nos mais velhos. Mais do que 300 CVPs em 24 horas, ou dois exames subsequentes no período de 1 ano, que apresentem entre 50 e 300 VPCs é considerado diagnóstico de cardiomiopatia oculta independentemente de achados ecocardiográficos concomitantes.[8] A não ser que a cardiomiopatia seja detectada muito precocemente, a maioria dos Dobermans acometidos têm frequentemente vários milhares de CVP em 24 horas.[48]

Sabe-se que a presença de ectopias ventriculares numerosas e complexas, principalmente a taquicardia ventricular (Figura 139.5), constitui-se um dos fatores de risco significante para a morte súbita em seres humanos.[49,50] O eletrocardiograma realizado durante o exame físico tem habilidade limitada em detectar muitas arritmias, além disso, pode super ou subestimar a gravidade de qualquer distúrbio do ritmo cardíaco, pois é realizado em repouso e por curto período de tempo. Em veterinária, o monitoramento Holter é particularmente útil em Boxers e Dobermans com CDM, que, frequentemente, tendem a manifestar arritmias ventriculares;[51] tais distúrbios do ritmo cardíaco são preocupantes nesses pacientes, pois apresentam alto índice de morte súbita associada ao desenvolvimento da cardiomiopatia dilatada. A presença de taquicardia ventricular sustentada (com mais de 30 segundos de duração) é considerada um preditor de morte súbita.[52]

Ecocardiografia

O ecocardiograma é o exame que diagnostica a CMD de forma definitiva. A característica principal é a dilatação das cavidades esquerdas (Figura 139.6) e a redução da contratilidade. Inicialmente, ocorre o aumento do diâmetro sistólico do ventrículo esquerdo, com redução da fração de encurtamento.[53] Como resposta compensatória, com o intuito de aumentar o volume ejetado, o diâmetro diastólico também aumenta, elevando a fração de encurtamento. À medida que a doença evolui, o diâmetro sistólico continua a aumentar, reduzindo ainda mais a fração de encurtamento, a despeito do diâmetro diastólico cada vez maior. Existem controvérsias quanto ao limite inferior normal dessa variável, especialmente em cães de porte grande.[4] Um estudo envolvendo cães, realizado por Calvert *et al.*,[52] identificou como anormal o valor igual ou menor que 25%. Esse mesmo limite foi utilizado no estudo de Monnet *et al.*,[53] em cães, e no de Vanoverscheld *et al.*,[39] em seres humanos.

A hipocinesia do septo interventricular e da parede ventricular esquerda pode ser difusa ou regional. Pode acontecer também de o septo apresentar movimentação menor do que a parede ou vice-versa. Muitas vezes, tanto o septo como a parede ventricular esquerda apresentam-se mais delgados do que o normal, com maior ecogenicidade.

A fração de ejeção, índice ecocardiográfico que quantifica o percentual de sangue que é ejetado pelo ventrículo esquerdo, é derivada dos dados obtidos para o cálculo da fração de

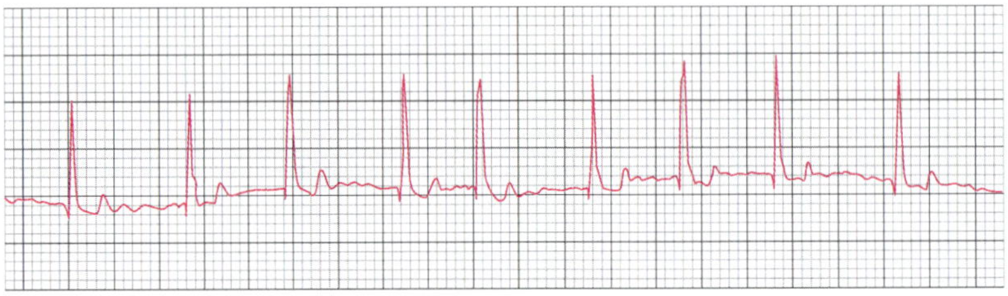

Figura 139.4 Eletrocardiograma de um cão com cardiomiopatia dilatada em que se observa ausência de ondas P e intervalos R-R irregulares, caracterizando a fibrilação atrial. (Fonte: Serviço de Cardiologia HOVET-USP. Responsável: Profa. Dra. Maria Helena Matiko Akao Larsson.)

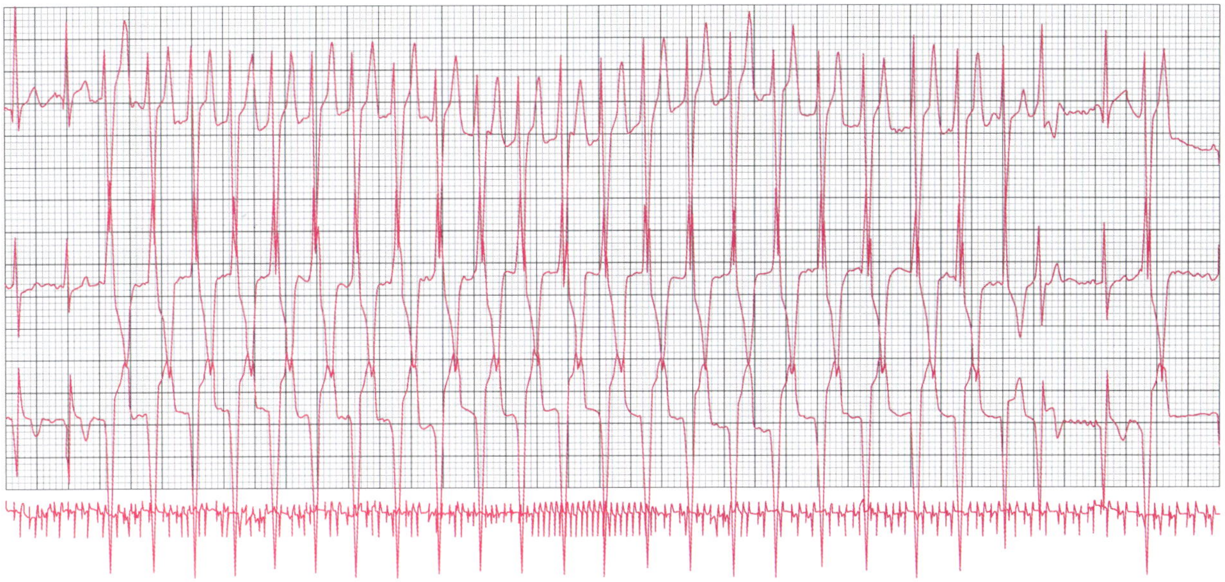

Figura 139.5 Holter de um cão com cardiomiopatia dilatada, em que se observam complexos ventriculares prematuros em série, caracterizando taquicardia ventricular. (Fonte: Serviço de Cardiologia HOVET-USP. Responsável: Profa. Dra. Maria Helena Matiko Akao Larsson.)

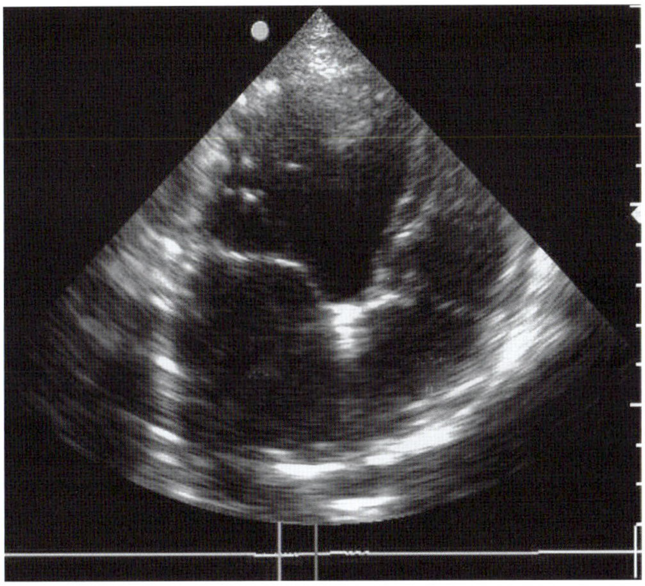

Figura 139.6 Ecocardiograma bidimensional em corte apical quatro câmaras de um cão com cardiomiopatia dilatada. Observa-se a dilatação de átrio e ventrículo esquerdos, com aparência mais delgada de septo interventricular e parede livre do ventrículo esquerdo. (Fonte: PROVET.)

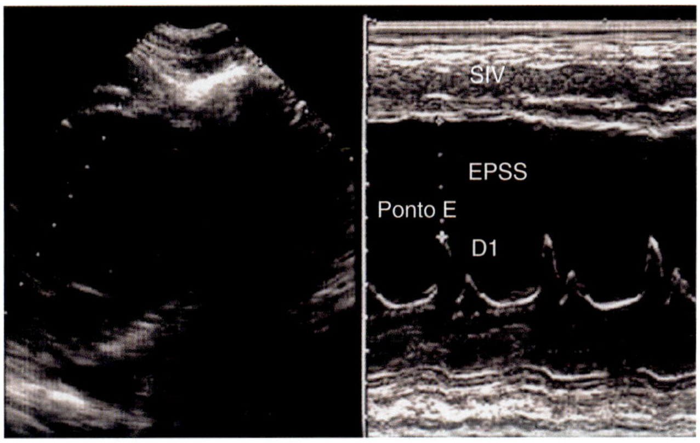

Figura 139.7 Ecocardiograma unidimensional no nível da valva mitral de um cão com cardiomiopatia dilatada, em que se observa a grande distância entre o ponto E da valva mitral e o septo interventricular. EPSS: distância E-septo; SIV: septo interventricular. (Fonte: Serviço de Cardiologia HOVET-USP. Responsável: Profa. Dra. Maria Helena Matiko Akao Larsson.)

encurtamento, ou seja, os diâmetros diastólico e sistólico do ventrículo esquerdo; portanto, também se encontra diminuída nos casos de CMD. Outros índices representativos da função sistólica também estão comprometidos. Assim, a distância E-septo, medida do ponto E da abertura da valva mitral até o septo interventricular, é maior do que o valor normal, menor do que 6,5 mm[8] (Figura 139.7).[54] Isso ocorre porque o movimento da valva mitral em direção ao septo interventricular depende do fluxo que vai do átrio ao ventrículo esquerdo durante a diástole. O diâmetro sistólico elevado, devido à contratilidade, está associado ao aumento da pressão intraventricular, o que impõe uma restrição ao fluxo de sangue do átrio ao ventrículo esquerdo e, por isso, a excursão da valva é reduzida. No ecocardiograma unidimensional da aorta e sua respectiva valva, observam-se modificações decorrentes da diminuição do volume de ejeção, e suas cúspides apresentam menor abertura (Figura 139.8).[55]

Com a modalidade Doppler do ecocardiograma, pode-se detectar insuficiência mitral e tricúspide secundárias à dilatação dos respectivos anéis (Figura 139.9). No geral, o grau da insuficiência valvar varia de discreto a moderado, pode ser importante nos casos de CMD associados à doença valvar degenerativa crônica. O Doppler também permite a determinação do volume ejetado, que multiplicado pela frequência cardíaca, resulta no débito cardíaco, diminuído nos casos de CMD.

A função diastólica é avaliada principalmente pelo fluxo transmitral. Observa-se a relação de velocidades E/A e o tempo de desaceleração da onda E. Nos casos de CMD, pode-se ter o padrão de retardo de relaxamento, com relação E/A menor do que 1 e um tempo de desaceleração da onda E maior que[56] 8,7 ± 9,2 ms (Figura 139.10), ou o padrão restritivo, com relação E/A alta e tempo de desaceleração da onda E curto (Figura 139.11). O primeiro é descrito para pacientes em classe funcional I ou II e sem insuficiência valvar mitral, enquanto o segundo aparece mais associado a pacientes em classe funcional III ou IV ou com insuficiência mitral.[57] Outra maneira de avaliar a função diastólica é mensurar o tempo de relaxamento isovolumétrico (TRIV). Essa variável reflete a velocidade

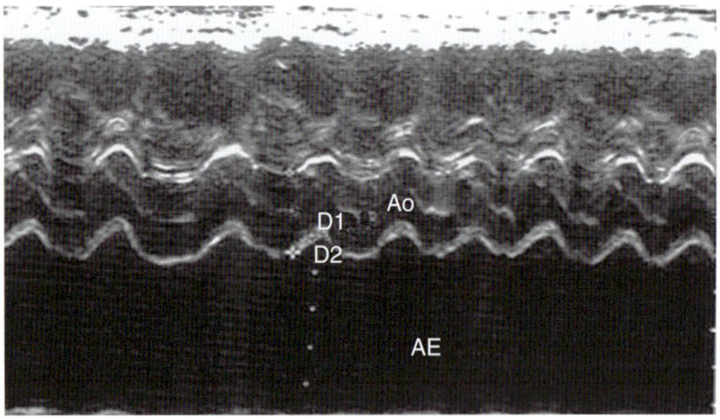

Figura 139.8 Ecocardiograma unidimensional no nível da aorta (Ao) e átrio esquerdo (AE) de um cão com cardiomiopatia dilatada. Observam-se a dilatação do átrio esquerdo e a abertura breve da valva aórtica durante a sístole. (Fonte: Serviço de Cardiologia HOVET-USP. Responsável: Profa. Dra. Maria Helena Matiko Akao Larsson.)

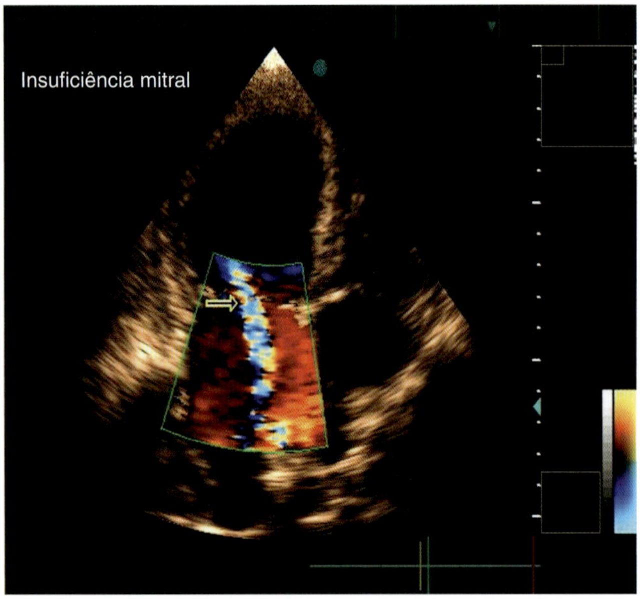

Figura 139.9 Ecodoppler em cores de um cão com cardiomiopatia dilatada em corte apical quatro câmaras, em que se pode observar fluxo regurgitante em átrio esquerdo durante a sístole ventricular. (Fonte: PROVET.)

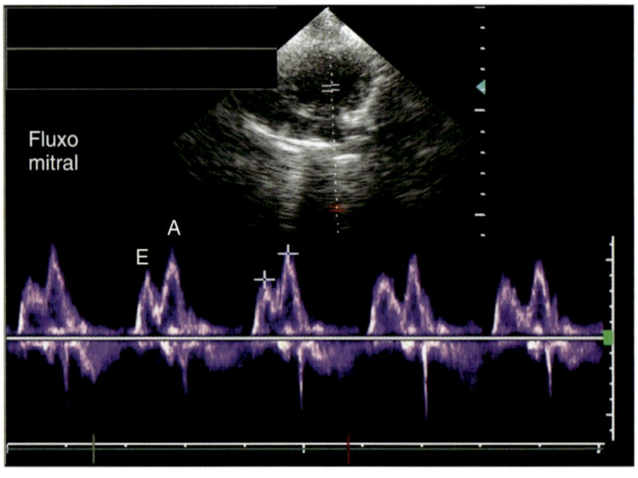

Figura 139.10 Ecocardiograma Doppler pulsado de fluxo mitral em que se observa onda E menor que a onda A. Padrão indicativo de retardo de relaxamento do ventrículo esquerdo. A: onda A do fluxo mitral; E: onda E do fluxo mitral. (Fonte: PROVET.)

de relaxamento miocárdico e é mensurado pela fluxometria Doppler, como o período que vai do fim do fluxo aórtico ao início do fluxo mitral.[37,55] Geralmente essa variável corre paralelamente ao tempo de desaceleração da onda E, estando prolongado nos casos de relaxamento anormal e abreviado nos casos de restrição ao enchimento. O Doppler tecidual é uma modalidade mais recente de ecocardiografia que permite a investigação da função miocárdica regional e global e a análise quantitativa do movimento radial e longitudinal do miocárdio em cães (Figura 139.12).

O Doppler tecidual tem-se mostrado mais sensível que a ecocardiografia convencional na detecção de disfunção da parede ventricular esquerda, em cães da raça Golden Retriever, com distrofia muscular.[58] Em um estudo envolvendo 14 cães com CDM, demonstrou-se uma importante alteração sistólica no movimento longitudinal e radial da parede livre do ventrículo esquerdo, representados por reduções nas velocidades e gradientes obtidos pelo Doppler tecidual. Além de disfunção sistólica, observou-se anormalidade diastólica, detectada pela redução na velocidade da onda Em radial e longitudinal e pela relação Em/Am invertida, apesar da normalidade das ondas E e A do fluxo transmitral.[59] Yamato[60] também verificou, em seu estudo com cães da raça Golden Retriever com distrofia

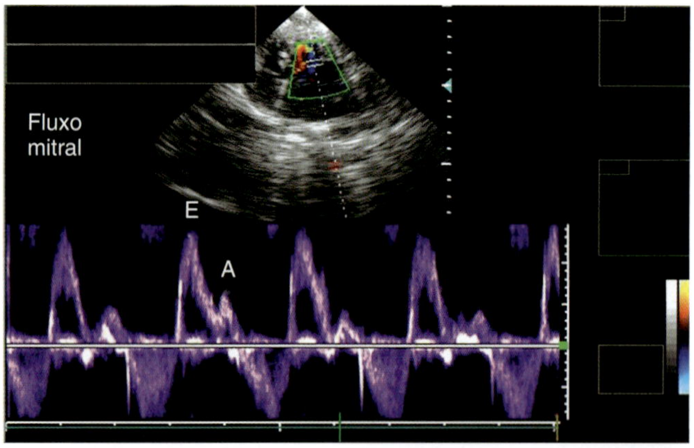

Figura 139.11 Ecocardiograma Doppler pulsado de fluxo mitral em que se observa onda E muito maior do que a onda A, caracterizando o padrão restritivo associado à redução de distensibilidade do ventrículo esquerdo. A: onda A do fluxo mitral; E: onda E do fluxo mitral. (Fonte: PROVET.)

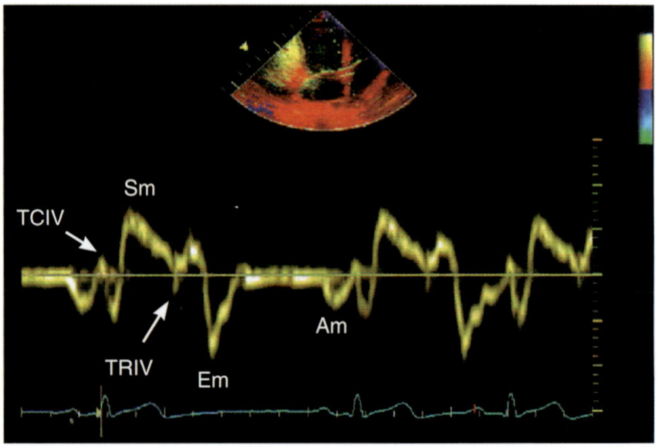

Figura 139.12 Ecocardiograma Doppler tecidual pulsado. Nessa modalidade podem-se registrar a onda correspondente ao movimento sistólico do miocárdio (*Sm*) e as ondas diastólicas (*Em* e *Am*), independentes de pré e pós-carga. (Fonte: Serviço de Cardiologia HOVET-USP. Responsável: Profa. Dra. Maria Helena Matiko Akao Larsson.)

muscular, que os índices de função miocárdica sistólica e diastólica estavam alterados a despeito do ecocardiograma convencional não apresentar anormalidades.

Marcadores bioquímicos

Os peptídeos natriuréticos atrial (ANP) e cerebral (BNP) são sintetizados, principalmente, a partir dos átrios, sendo armazenados em grânulos. Aumentos abruptos dos níveis de ANP e BNP plasmáticos ocorrem por meio da liberação dos grânulos de armazenagem quando os átrios sofrem algum processo de estiramento. Esses peptídeos agem via receptor de peptídeo natriurético tipo A, induzindo a natriurese e diurese por meio da inibição do transporte tubular de sódio no ducto coletor renal. Esse mesmo receptor provoca o relaxamento vascular de arteríolas sistêmicas e pulmonares, reduzindo a resistência vascular. Outras ações incluem a inibição da liberação de renina, pelo rim e da liberação de aldosterona, pelo córtex adrenal.

No geral, os peptídeos natriuréticos são marcadores sensíveis de cardiopatia, e seus níveis tendem a se correlacionar bastante com a gravidade da enfermidade. O'Grady e O'Sullivan[2] demonstraram aumento nos níveis plasmáticos de ANP nos cães com cardiomiopatia dilatada, quando comparados aos de cães hígidos, permitindo o seu uso como preditores de sobrevida. O BNP, produzido também a partir dos miócitos ventriculares em resposta às cardiopatias com sobrecarga de volume ou de pressão, apresentou níveis plasmáticos elevados em animais cardiopatas, quando comparado aos de cães normais, e aqueles em fases II e III da ICC (ISACHC) apresentaram valores significantemente maiores do que os que se encontravam na fase I.[61-64] O valor de corte preditivo de anormalidades ecocardiográficas indicativas de CMD é > 550 pmol/ℓ (sensibilidade de 78,6% e especificidade de 90,4%).[8]

A troponina é uma proteína miofibrilar que media a interação entre actina e miosina em ambas as musculaturas esquelética e cardíaca. As isoformas cTnI e cTnT apresentam maior grau de especificidade para a musculatura cardíaca e são bastante estáveis em seres humanos e em cães. A concentração sérica de troponina cardíaca tem sido reconhecida como marcador bastante específico e sensível para a detecção de dano miocárdico em seres humanos e a cTnI é considerada um preditor de sobrevida em cães com cardiomiopatia dilatada.[62] Spratt *et al.*[63] estudaram 35 cães com diversas cardiopatias congênitas e adquiridas e encontraram valores de cTnI significantemente elevados nos animais cardiopatas, quando comparados a cães normais, e os níveis do marcador cardíaco variavam de acordo com a gravidade da doença. O valor de corte para cTNI para predição de CMD é > 22 ng/mℓ (sensibilidade de 79,5% e especificidade de 84,4%). As concentrações de troponinas também mostram valor adicional para avaliação de risco para morte súbita cardíaca em Dobermans com cardiomegalia, utilizando um valor de corte > 0,34 ng/mℓ.[8]

Exames laboratoriais

O perfil renal pode mostrar concentrações séricas de ureia e creatinina elevadas, caracterizando azotemia pré-renal, que pode causar baixo débito cardíaco pela gravidade da cardiopatia ou por desidratação, que pode ser ocasionada pelo uso de diuréticos. É aconselhável mensurar os níveis séricos de eletrólitos como sódio e potássio, podendo-se observar hiponatremia devido à retenção excessiva de água – hiponatremia dilucional. Geralmente a retenção de água ocorre pela ativação dos mecanismos compensatórios da IC. A hiponatremia é considerada um fator de mau prognóstico em seres humanos. A concentração sérica de potássio também pode estar baixa, principalmente nos cães que recebem grandes doses de diuréticos espoliadores desse eletrólito. O perfil hepático pode apresentar elevação discreta da fosfatase alcalina e da alanina aminotransferase (ALT), geralmente associados à congestão hepática nos cães com insuficiência cardíaca direita.

Tratamento

Inotrópicos positivos

Digoxina

A digoxina age por meio da inibição da bomba de sódio e potássio, provocando uma elevação transitória na concentração intracelular de sódio próximo ao sarcolema, o que por sua vez leva ao influxo de cálcio por meio do mecanismo de troca sódio-cálcio. Como resultado ocorre elevação na concentração de cálcio citosólico, o que provoca o aumento da contratilidade, propriedade conhecida como inotropismo positivo.

Além do efeito inotrópico positivo, a digoxina reduz a frequência de despolarização do nó sinusal e a velocidade de condução pelo nó atrioventricular por meio de ativação parassimpática. Esses efeitos parassimpaticomiméticos podem explicar algumas das manifestações de intoxicação digitálica, como náuseas, vômito e anorexia. A digoxina também provoca a inibição da descarga simpática, efeito esse que ocorre antes de qualquer alteração hemodinâmica.[65]

A liberação de renina a partir dos rins também é inibida, pois a digoxina reduz a atividade da bomba de sódio renal, com efeito natriurético. A menor liberação de renina pode causar vasodilatação, contrapondo-se à vasoconstrição direta, provocada pela digoxina. Quanto aos efeitos hemodinâmicos, pode ocorrer uma redução na pressão venosa, o que pode ser explicado pela redução na descarga simpática secundária à melhora do débito cardíaco. O efeito direto da digoxina em veias e artérias é uma vasoconstrição discreta pelo aumento do cálcio intracelular. A meia-vida da digoxina é de 36 horas; aproximadamente um terço do estoque corporal é eliminado diariamente, a maioria como digoxina não metabolizada pelos rins. Aproximadamente 30% é excretado por outras vias (fezes, metabolismo hepático) em pessoas com função renal normal. Em seres humanos digitalizados, aproximadamente 50% da digoxina se liga aos receptores de músculo esquelético. Em aproximadamente 10% dos pacientes, a flora intestinal converte a digoxina a um metabólito inativo, a di-hidrodigoxina. Nesses pacientes o nível sanguíneo permanece baixo, a menos que a flora intestinal seja inibida por antibióticos, como eritromicina e tetraciclina. Em pacientes com insuficiência renal, a excreção é reduzida e a dose de manutenção deve ser mais baixa.[4,5]

Em seres humanos, a digoxina é indicada principalmente para indivíduos com insuficiência cardíaca congestiva crônica com fibrilação atrial.[65] É prescrita para a maioria dos cães com CDM, principalmente por seus efeitos inotrópicos positivos, embora não se observe um aumento significante na contratilidade miocárdica desses pacientes, e por suas ações neuro-humorais. Além disso, muitos animais com cardiomiopatia dilatada apresentam fibrilação atrial com alta resposta ventricular e a digoxina pode ser benéfica nesses casos pelo efeito cronotrópico negativo.

Estudos clínicos multicêntricos mostraram melhora das manifestações clínicas, traduzidas por maior capacidade de exercício e pela redução do risco de deterioração clínica da insuficiência cardíaca.[66-68] Não se observou efeito sobre a mortalidade.[69]

A dose inicial para cães que pesam menos de 20 kg varia de 0,003 mg/kg a 0,008 mg/kg, VO, a cada 12 horas. Naqueles com peso maior, deve-se usar dose baseada na superfície corpórea (0,22 mg/m^2 de superfície corpórea, VO, a cada 12 horas). Os pacientes devem ser frequentemente reavaliados após a introdução da digoxina. Deve-se observar se houve ou não efeitos benéficos como redução da frequência cardíaca ou resolução da arritmia e melhora clínica, mas também se deve questionar o proprietário sobre manifestações de intoxicação digitálica, como anorexia, apatia, êmese e/ou diarreia. Deve-se fazer a mensuração sérica da digoxina 2 a 7 dias após o início do tratamento. A amostra deve ser obtida dentro de seis a oito horas da última dose. Considera-se desejável um nível sérico entre 1 e 2 ng/mℓ. Uma concentração sérica maior do que 2,5 ng/mℓ deve ser considerada tóxica.[5]

Em qualquer caso de suspeita de intoxicação digitálica, deve-se suspender a medicação. O ideal é que se acompanhe com a mensuração da concentração sérica de digoxina, mas caso isto não seja possível, recomenda-se reiniciar com metade da dose original após 72 horas, se as manifestações clínicas relacionadas com a intoxicação digitálica não estiverem mais presentes.

Dobutamina

A dobutamina é uma catecolamina sintética que estimula, predominantemente, os receptores beta-adrenérgicos ($\beta_1 > \beta_2 > \alpha$).[65] Exerce um importante efeito inotrópico com poucos efeitos colaterais indesejáveis sobre a frequência cardíaca e a pressão arterial. Em um estudo realizado em cães[70] com infarto do miocárdio experimental, observou-se que a dobutamina produzia elevações dose-dependentes na contratilidade miocárdica, aumentos no débito cardíaco e no volume ejetado, bem como melhora da perfusão coronariana, sem alteração da pressão arterial sistêmica. Na rotina clínica, a dobutamina pode ser usada no tratamento da insuficiência cardíaca aguda, devido à insuficiência miocárdica, até que os inotrópicos positivos orais façam efeito. Ela deve ser administrada sob a forma de infusão contínua, e a concentração plasmática estável ocorre dentro de, aproximadamente, 8 horas do início da infusão. Após a interrupção, a dobutamina é eliminada rapidamente, com uma meia-vida de 1 a 2 minutos.

A dose da dobutamina é de 5 a 20 μg/kg/min, IV, e doses maiores que essa podem induzir taquicardia. Como efeitos adversos, a dobutamina pode exacerbar arritmas ventriculares preexistentes e produzir outras.

Pimobendana (pimobendam)

Pimobendam é um derivado benzimidazol-piridazinona com propriedade inotrópica positiva e vasodilatadora também chamada de inodilatador. Age por meio da inibição da fosfodiesterase III, reduzindo então a quebra do AMP cíclico (cAMP). Os efeitos vasculares da inibição da fosfodiesterase III é a dilatação arterial e venosa mediada pelo cAMP. O efeito inotrópico positivo é causado tanto pela inibição da fosfodiesterase III quanto pela sensibilização ao cálcio, interferindo na interação entre esse íon e o complexo da troponina C, aumentando o grau de contração para uma dada concentração citosólica de cálcio.[2] Pimobendam também tem efeitos neuro-hormonais, demonstrados em vários estudos. Os níveis de norepinefrina plasmática podem diminuir com o uso desse fármaco, possivelmente por reduzir o reflexo simpático. Apresenta, também, efeitos benéficos sobre as citocinas pró-inflamatórias e reduz os níveis do fator de necrose tumoral alfa (TNF-α) e interleucina (IL) 01b.

Estudos realizados em seres humanos com insuficiência cardíaca demonstraram uma melhora na tolerância ao exercício.[71,72] Em medicina veterinária, um estudo comparando efeitos do pimobendam e da digoxina em cães com insuficiência cardíaca congestiva demonstrou que a classe funcional da IC, segundo a New York Heart Association (NYHA), foi significantemente melhor no grupo que recebeu pimobendam do que naquele que recebeu digoxina.[73] Outro estudo, denominado "PITCH", envolveu 105 cães com cardiomiopatia dilatada ou doença degenerativa crônica de valva mitral.[74] Esses animais foram divididos em três grupos, que receberam, respectivamente, pimobendam e placebo, pimobendam e benazepril ou placebo e benazepril durante 28 dias. O maior percentual de cães que morreram ou que não responderam ao tratamento estava no grupo tratado com benazepril (34%), comparando-se ao grupo pimobendam (11%) ou ao grupo combinado (9%). Durante acompanhamento mais prolongado, observou-se que a média de sobrevida do grupo que recebeu benazepril foi de 42 dias, comparado a 217 dias do grupo pimobendam. Fuentes *et al.*[75] estudaram cães com cardiomiopatia dilatada das raças Doberman e Cocker Spaniel Inglês. Observaram no grupo de Dobermans, em que o pimobendam foi adicionado ao tratamento básico (digoxina, furosemida e maleato de enalapril), que o tempo de sobrevida foi significantemente maior, ou seja, enquanto no grupo pimobendam a sobrevida foi de 329 dias, no grupo sem esse fármaco o tempo de sobrevida foi de apenas 50 dias. Não foi observado efeito sobre o tempo de sobrevida dos animais da raça Cocker Spaniel.

Um importante estudo denominado "PROTECT (SUMMERFIELD)" mostrou uma melhora significativa no grupo de Dobermans com CMD que foram tratados com Pimobendam comparativamente ao grupo não tratado (62 *versus* 466 dias). O tempo médio para atingir o desfecho primário definido pelo trabalho, ou seja, insuficiência cardíaca ou morte súbita, também foi maior para o grupo pimobendam do que para o grupo não tratado (718 *versus* 441 dias).[76]

A dose recomendada é de 0,1 a 0,3 mg/kg, a cada 12 horas, administrado, pelo menos, 1 hora antes da refeição. Pode ser administrado com diuréticos, inibidores da ECA ou digoxina.

Inibidores da enzima conversora da angiotensina

O primeiro inibidor da enzima conversora da angiotensina (IECA), o captopril, foi descrito em 1977. Desde então, esses fármacos vêm sendo amplamente utilizados no tratamento da insuficiência cardíaca e hipertensão arterial sistêmica. Agem por meio da inibição da formação da angiotensina II do sistema renina-angiotensina-aldosterona, que desempenha um importante papel como mecanismo compensatório da insuficiência cardíaca. A angiotensina II tem diversos efeitos objetivando o aumento da perfusão tecidual comprometida pelo débito cardíaco reduzido. Assim ela é um vasoconstritor potente, estimula a liberação de aldosterona, a partir da glândula adrenal e da vasopressina ou hormônio antidiurético (ADH) da hipófise e facilita os efeitos central e periférico do sistema nervoso simpático, além de preservar a filtração glomerular quando o fluxo renal está reduzido. Os inibidores da ECA podem ser classificados como vasodilatadores, pois se observam dilatações arteriolar e venosa, consequente à redução da angiotensina II. Além disso, os inibidores de ECA reduzem as concentrações plasmáticas de aldosterona, com maior excreção de sódio e água. No entanto a habilidade de inibição da formação da aldosterona é limitada, perdendo-se no decorrer do tempo. Esse fenômeno é denominado "escape de *aldosterona*".[65]

Em seres humanos, as principais indicações do uso de inibidores da ECA são insuficiência cardíaca, hipertensão, infarto agudo do miocárdio, proteção renal e cardiovascular. Do ponto de vista farmacológico, existem três classes de inibidores da ECA. A primeira é representada pelo captopril, ativo por si só e que pode formar metabólitos também ativos (classe I). A segunda categoria é composta de pré-fármacos, tendo como exemplo o enalapril, que somente se torna ativo após a metabolização hepática (classe II). A terceira, o lisinopril, solúvel em água, não metabolizado e excretado sem nenhuma modificação pelos rins (classe III).

Grandes estudos realizados com seres humanos portadores de insuficiência cardíaca demonstraram efeitos benéficos na redução de mortalidade com o uso dos inibidores de ECA.[21] Em veterinária, os estudos mostraram que animais tratados com enalapril apresentaram melhor qualidade de vida do que o grupo placebo.[77,78] Outro fármaco, o benazepril, foi investigado no estudo denominado "BENCH",[79] onde cães com cardiomiopatia dilatada e com doença valvar degenerativa crônica foram estudados, observando-se maior sobrevida no grupo de animais que recebeu benazepril, comparado ao grupo placebo. Na prática clínica, utiliza-se com maior frequência o maleato de enalapril, na dose de 0,25 a 0,50 mg/kg, a cada 12 horas, e o cloridrato de benazepril, na dose de 0,25 a 0,50 mg/kg, a cada 24 horas.

O'Grady *et al.*, estudando Dobermans com cardiomiopatia dilatada, mostraram que os cães tratados com cloridrato de benazepril levaram mais tempo para apresentar manifestações clínicas da doença que os do grupo de animais não tratados (425 *versus* 339 dias).[80]

Os efeitos adversos dos inibidores da ECA incluem hipotensão, hiperpotassemia e azotemia. A hipotensão é manifestada por sonolência e apatia, recomendando-se redução da dose quando relatadas pelo proprietário. A hiperpotassemia pode ocorrer principalmente quando o inibidor da ECA é administrado em conjunto com diuréticos poupadores de potássio. Pode ocorrer aumento na concentração sérica de ureia e creatinina, particularmente nos animais que já apresentam algum grau de comprometimento renal ou que recebem grandes doses de diuréticos. A insuficiência cardíaca, por si só, causa redução do fluxo renal; nessas condições, a constrição da arteríola eferente glomerular, que ocorre pela ação da angiotensina II, é crucial para a manutenção da taxa de filtração glomerular. Assim, o uso dos inibidores de ECA provoca a redução dessa taxa, aumentando a concentração de ureia e creatinina séricas. A tendência é a normalização ou estabilização dos valores no decorrer do tratamento, com alguns poucos casos evoluindo para insuficiência renal importante. Assim, deve-se sempre avaliar a função renal antes e após o início do tratamento, com especial atenção para os pacientes que apresentam baixo débito cardíaco, por disfunção sistólica importante do ventrículo esquerdo e para aqueles que recebem altas doses de diuréticos.

Betabloqueadores

Atualmente, na medicina humana, os betabloqueadores são reconhecidos como fármacos importantes para o tratamento da insuficiência cardíaca.[65] Durante muitos anos, os betabloqueadores foram contraindicados em pacientes com insuficiência cardíaca manifesta ou disfunção ventricular esquerda sistólica importante, ainda que assintomática. A contraindicação baseava-se na ação inotrópica negativa dos betabloqueadores e em seus efeitos hemodinâmicos agudos adversos. Entretanto, os avanços nos conhecimentos sobre a fisiopatologia da insuficiência cardíaca colocaram em destaque a importância da ativação de determinados sistemas neuro-hormonais responsáveis pela progressão e pelo agravamento da síndrome. Entre estes, desempenham papel crucial, os sistemas nervoso simpático e renina-angiotensina-aldosterona.[4,5] Ainda, na insuficiência cardíaca ocorre um desequilíbrio autônomo, onde os barorreceptores arteriais, localizados na aorta e carótidas, têm um papel importante. Em situações normais, o estímulo dos barorreceptores por elevação na pressão arterial causa a descarga vagal; porém, em pessoas e modelos animais de insuficiência cardíaca, a sensibilidade dos barorreceptores está diminuída. Esse tipo de disfunção é responsável pela percepção de menor fluxo arterial e, portanto, a ocorrência da ativação adrenérgica é crônica, apesar de um volume intravascular adequado e até excessivo.[81]

A escolha de um betabloqueador deve ser baseada em sua farmacocinética e em suas propriedades, quais sejam: potência, atividade estabilizadora da membrana, cardiosseletividade, atividade simpaticomimética intrínseca e atividade bloqueadora alfa-adrenérgica.[82] A potência de um betabloqueador refere-se à magnitude da dose necessária para inibir os efeitos de um agonista adrenérgico. Entre os fármacos disponíveis, o carvedilol e o bisoprolol são os que apresentam maior índice de potência. A atividade estabilizadora da membrana é a capacidade que alguns fármacos (propranolol, acebutolol e pindolol) têm de atividade anestésica local da membrana no potencial de ação cardíaca. Essa propriedade, porém, aparece apenas em altas doses, acima das necessárias para atingir níveis plasmáticos terapêuticos. A cardiosseletividade refere-se à capacidade relativa de antagonizar os efeitos das catecolaminas em alguns tecidos, em doses menores do que as requeridas em outros. Assim, os betabloqueadores podem ser classificados em seletivos e não seletivos. Os bloqueadores β_1 são considerados cardiosseletivos porque o coração contém, predominantemente, receptores β_1 e poucos β_2. Já os não seletivos bloqueiam ambos os receptores. Exemplos de fármacos não seletivos são propranolol, carvedilol, pindolol, sotalol, timolol, nadolol e labetalol; os seletivos são o atenolol, bisoprolol, esmolol, celiprolol e metoprolol. Os fármacos cardiosseletivos têm a vantagem de exercer pouca influência nos receptores β_2 dos brônquios, vasos periféricos e outros órgãos. Assim, dá-se preferência aos fármacos com essa característica, para uso em pacientes com doença respiratória. Deve-se lembrar, contudo, que a cardiosseletividade diminui ou desaparece em doses altas. Entre os fármacos recentemente estudados está o metoprolol, na dose de 0,1 a 0,2 mg/kg, a cada 12 horas. A dose é ajustada em 25 a 100% a cada 7 a 14 dias até a dose final de, aproximadamente, 1 mg/kg, ou até a manifestação dos efeitos colaterais. Como alternativa, opta-se pelo carvedilol.[80] O carvedilol tem sido bastante utilizado recentemente, pois além de ter atividade bloqueadora alfa-adrenérgica, o que induz à redução da pós-carga, preservando o débito cardíaco e conferindo maior tolerabilidade,[5,21] também é dotada de capacidade antioxidante, reduzindo a lesão e morte celular.[65,80] Assim, os efeitos antioxidantes do carvedilol podem contribuir para a melhora na função ventricular protegendo o miocárdio e retardando o declínio da viabilidade miocárdica.[83,84]

Muitos estudos em seres humanos e em animais mostraram efeitos benéficos do carvedilol sobre as funções sistólica e diastólica, além de aumento da sobrevida de cães com cardiomiopatia dilatada. Em um estudo realizado entre os anos de 2002 e 2006, no Serviço de Cardiologia do HOVET-USP,[6] foram estudados 45 cães, sendo 20 tratados com carvedilol e 25 submetidos ao tratamento convencional; baseado em digitálicos e vasodilatadores, que foram acompanhados durante 1 ano ou até o óbito, avaliando-se, ecocardiograficamente, as funções sistólica e diastólica e a evolução da classe funcional da IC. Observou-se que os animais tratados com carvedilol apresentaram melhor evolução em termos de gravidade da IC (Figura 139.13), porém o maior tempo de sobrevida observado nesse grupo não foi estatisticamente significante. Além disso, no grupo não tratado com carvedilol, houve aumento importante do diâmetro sistólico do ventrículo esquerdo, com o decorrer do tempo, o que não ocorreu no grupo tratado com carvedilol (Figura 139.14).

A dose inicial do carvedilol é de 0,2 mg/kg, a cada 12 horas, aumentando-se a cada 7 a 14 dias até a dose de 1 mg/kg, sempre atento aos efeitos colaterais.[80] Geralmente, a dose é dobrada no primeiro e segundo ajustes, depois a dose é elevada em 25 a 75% a cada intervalo. Quando se opta pela utilização de betabloqueadores deve-se monitorar, periodicamente, a frequência cardíaca, a pressão arterial e a atividade do paciente, de preferência a cada

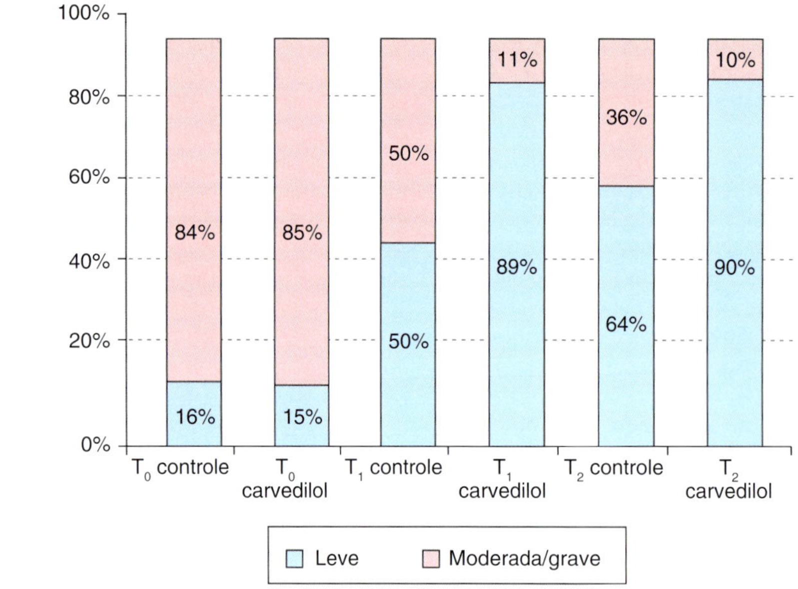

Figura 139.13 Distribuição dos cães com cardiomiopatia dilatada idiopática, não tratados (grupo A) e tratados (grupo B) com carvedilol, de acordo com a classe funcional, nos tempos T_0, T_1, e T_2 – São Paulo, 2002-2005. (Fonte: Serviço de Cardiologia HOVET-USP. Responsável: Profa. Dra. Maria Helena Matiko Akao Larsson.)

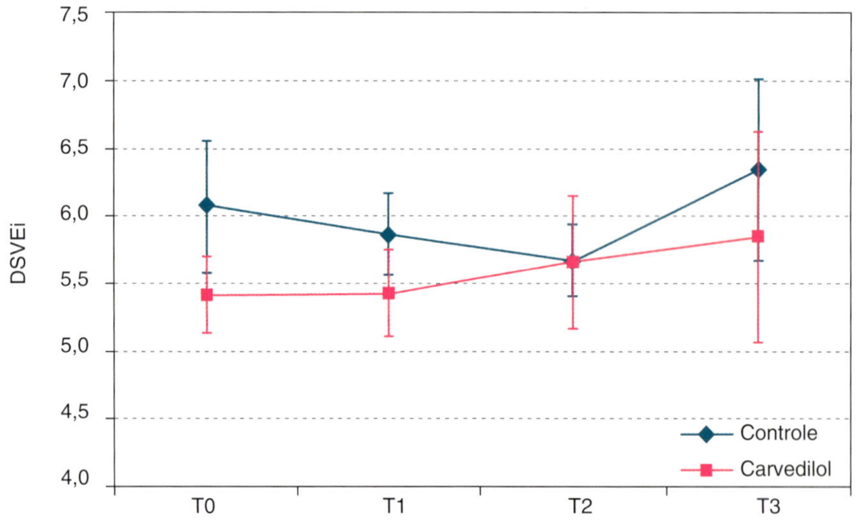

Figura 139.14 Perfis médios do diâmetro sistólico do ventrículo esquerdo inicial (DSVEi) entre os grupos no decorrer do tempo estudado – São Paulo, 2002-2005. (Fonte: Serviço de Cardiologia HOVET-USP. Responsável: Profa. Dra. Maria Helena Matiko Akao Larsson.)

10 a 14 dias. Podem ocorrer bradicardia, fraqueza associada à hipotensão e piora das manifestações congestivas, sendo necessária a redução da dose.

Espironolactona

A aldosterona tem um importante papel na fisiopatologia da insuficiência cardíaca. Ela promove retenção de sódio e perda de magnésio e potássio, ativação simpática, inibição parassimpática, fibroses miocárdica e vascular, disfunção de barorreceptores, dano vascular e alteração na complacência arterial. A angiotensina II estimula a produção de aldosterona, cuja concentração cai no início do tratamento com os inibidores da enzima conversora da angiotensina, contudo, ocorre o chamado escape de aldosterona nos casos de tratamento prolongado com esses medicamentos. Como há uma correlação entre a produção de aldosterona e mortalidade na insuficiência cardíaca o uso de antagonistas da aldosterona é bastante lógico.

O estudo RALES,[85] que avaliou os efeitos da espironolactona sobre a morbidade e mortalidade de pacientes humanos com insuficiência cardíaca grave, revelou que a adição desse fármaco ao tratamento convencional reduziu, de forma substancial, a morbidade e a letalidade entre esses pacientes. O benefício não se deu primariamente pelo efeito diurético, mas sim por impedir os efeitos prejudiciais da aldosterona sobre o miocárdio (p. ex., fibrose miocárdica). A dose utilizada para esse propósito é de 0,625 mg/cão a cada 24 horas. É aconselhável o acompanhamento da concentração sérica de potássio, pois há o risco de hiperpotassemia, principalmente em animais que também utilizam inibidores da ECA.

Pentoxifilina

Pacientes humanos com insuficiência cardíaca grave têm concentrações de citocinas plasmáticas duas vezes maiores do que pacientes com insuficiência moderada. Acredita-se que a ativação das citocinas contribua para a disfunção sistólica na IC. A administração de pentoxifilina, um agente imunomodulador, melhora a função de bomba devido à redução nas concentrações de citocinas plasmáticas, que geralmente estão elevadas nos casos de IC leve a moderada. O efeito benéfico da pentoxifilina sobre a IC pode ser parcial, devido à atenuação da apoptose induzida pela citocina. Sliwa *et al.*[86] demonstraram que a administração da pentoxifilina resulta na redução das concentrações de fator de necrose tumoral alfa (FNT-α) e FAZ/Apo-1 e no aumento da fração de ejeção dentro de 1 mês, efeitos não observados no grupo placebo. Skudidicky *et al.*,[87] ao estudarem pacientes humanos com cardiomiopatia dilatada idiopática, observaram que aqueles tratados com pentoxifilina tiveram melhora significante na classe funcional quando comparados aos do grupo placebo, bem como melhora na fração de ejeção. A dose sugerida para cães é de 10 a 20 mg/kg, VO, a cada 8 horas.

Diuréticos

Os diuréticos são utilizados apenas em casos onde há sinais congestivos como edema pulmonar, derrames cavitários e edema subcutâneo. A furosemida é o mais utilizado e também considerado o mais eficaz. É um diurético de alça que age por meio da inibição do cotransportador Na/K/2Cl, que transporta cloreto através das células da porção ascendente da alça de Henle.[65] Esse local de ação é alcançado por via intraluminal, depois que o fármaco foi excretado pelo túbulo proximal. Como efeito da inibição do cotransportador, cloreto, sódio, potássio e íons hidrogênio também permanecem no meio intraluminal e são eliminados na urina com possibilidade de causar efeitos colaterais como hiponatremia, hipocloremia, hipopotassemia e alcalose.

A potência da furosemida cai com o tempo, pois o tratamento crônico leva ao aumento da reabsorção de sódio associada à hipertrofia dos segmentos distais do néfron. A dose utilizada em cães varia de 2 a 4 mg/kg, 1 a 4 vezes/dia, ou até mesmo em dias alternados. Nos casos de edema pulmonar grave, administra-se a dose de 6 a 8 mg/kg, IV, a cada 1 ou 2 h. A dose e a frequência de administração devem variar de acordo com a evolução dos sinais congestivos.

Os diuréticos tiazídicos podem ser utilizados em associação com a furosemida em casos de refratariedade dos sinais congestivos ou podem ser utilizados isoladamente, desde que esses sinais não sejam graves, pois sua eficácia é bem menor do que a dos diuréticos de alça. Eles agem inibindo a reabsorção de sódio e de cloreto em região mais distal do néfron. Podem aumentar a excreção ativa de potássio no túbulo distal. A clorotiazida e a hidroclorotiazida são os mais comumente usados em cães. Ambos são absorvidos após administração oral. A dose da clorotiazida é de 20 a 40 mg/kg, 2 vezes/dia, e da hidroclorotiazida é de 2 a 4 mg/kg, 2 vezes/dia. A espironolactona, já descrita anteriormente, também pode ser utilizada com a finalidade de maior excreção de sódio e água, desde que em uma dose maior, de 1 a 2 mg/kg, 2 vezes/dia.[4,5] Geralmente usada em associação com furosemida, diuréticos tiazídicos ou ambos, pois é pouco eficaz quando utilizada sozinha. Pode ser particularmente útil nos casos de insuficiência cardíaca direita, em que há aumento das concentrações de aldosterona sérica, devido à baixa metabolização pelo fígado congesto.

Antiarrítmicos

É bastante comum a ocorrência de complexos ventriculares prematuros em animais com cardiomiopatia dilatada, principalmente em Dobermans e Boxers,[4,5] sua ocorrência é fator preditivo de risco de morte súbita ou menor sobrevida. Nesses casos, é recomendável intervir com terapia antiarrítmica. Aqueles cães que apresentam arritmias ventriculares graves (taquicardia ventricular não sustentada com frequência ventricular maior do que 200 bpm ou taquicardia ventricular sustentada) devem receber lidocaína por via IV. Administra-se um *bolus* inicial de 2 a 4 mg/kg durante 1 a 3 minutos, seguido de infusão contínua de 40 a 100 μg/kg/min. A supressão crônica das arritmias ventriculares é controversa por diversas razões, incluindo a falta de provas sobre a eficácia e a falha em prevenir a morte súbita, o inotropismo negativo e as ações pró-arrítmicas da maioria dos antiarrítmicos. O objetivo do tratamento antiarrítmico é prevenir a morte súbita, eliminar a taquicardia ventricular e prevenir sintomas como síncope, intolerância ao exercício e alterações comportamentais.

Um dos fármacos disponíveis para o controle da taquicardia ventricular é a amiodarona, um antiarrítmico da classe III utilizado na dose inicial de 10 mg/kg, a cada 12 horas, por 7 dias, reduzindo-se então para 5 mg/kg, a cada 12 horas e, posteriormente, a cada 24 horas.[4,5] A amiodarona é altamente hepatotóxica e pode produzir neutropenia, o que se resolve após a interrupção do tratamento. Recomenda-se o monitoramento mensal por meio do hemograma e do perfil hepático. Além disso, devem-se realizar radiografias torácicas a cada 3 meses para avaliação de fibrose pulmonar e um potencial efeito adverso. Outro antiarrítmico utilizado é o sotalol, que é um misto de agente betabloqueador com antiarrítmico da classe III. Devido ao inotropismo negativo, deve ser utilizado com cautela em animais com disfunção miocárdica moderada a importante. A dose inicial utilizada é de 1,5 a 2 mg a cada 12 horas.[88] Deve-se avaliar a eficácia do tratamento antiarrítmico por meio de exames Holter seriados.

A fibrilação atrial também é bastante frequente nos animais com cardiomiopatia dilatada, o que contribui para a redução do débito cardíaco e para as manifestações congestivas. Essas alterações se devem à perda das contrações atriais sincronizadas e ao enchimento ventricular reduzido, resultante de uma frequência cardíaca muito elevada.

Como a reversão da fibrilação atrial em cães com CMD é difícil, o objetivo do tratamento é reduzir a frequência ventricular. Para isso, o fármaco mais comumente utilizado é a digoxina, na dose já descrita anteriormente neste capítulo. O objetivo é baixar a frequência cardíaca para 140 a 160 bpm, processo esse que pode levar entre 5 e 7 dias. Caso a digoxina, isoladamente, não seja suficiente para o controle da frequência cardíaca, pode-se associar um betabloqueador ou bloqueador de canal de cálcio. O bloqueador de canal de cálcio mais comumente utilizado é o diltiazem, na dose de 1 a 1,5 mg/kg, a cada 8 horas. Entre os betabloqueadores, pode-se usar o atenolol, com dose inicial de 12,5 g a cada 24 horas, em cães de grande porte; ou o metoprolol, na dose de 5 mg, a cada 12 horas.[80]

Tratamento das cardiomiopatias secundárias

Quando a cardiomiopatia é secundária à doença de Chagas, considera-se que o tratamento é bastante difícil, pois uma vez que ocorra a descompensação cardíaca há uma progressão rápida para a morte, que geralmente é decorrente de arritmia. Agentes antiparasitários como o benzimidazol e o itraconazol são eficazes para reduzir a parasitemia e úteis no caso de doença aguda, não existindo evidências que comprovem eficácia nas fases mais tardias.[20] Na leishmaniose o tratamento visa à eliminação das manifestações congestivas, ao aumento do inotropismo cardíaco e ao controle de arritmias graves que possam se desenvolver. Mais importante é a utilização do antiparasitário que visa eliminar o agente. Porém, deve-se lembrar que a leishmaniose é uma zoonose e que a recomendação é que todos os animais portadores sejam eutanasiados.[25]

O tratamento da CMD induzida pela doxorrubicina inclui os mesmos fármacos utilizados nos casos de CMD idiopática além de cardioprotetores. Entre estes, inclui-se o dexrazoxano, que é um quelante de metais essenciais necessários para a geração de radicais livres, e o carvedilol, já descrito neste capítulo, cujo uso justifica-se por sua ação na eliminação dos radicais livres e por inibir a peroxidação lipídica. Matsui *et al.*[29] demonstraram que o carvedilol pode proteger contra a cardiomiopatia induzida pela doxorrubicina em ratos. Fazio *et al.*[89] relataram quatro casos em que a cardiotoxicidade, reconhecidamente irreversível, foi revertida com o uso do carvedilol, e em um dos casos observou-se a redução do tamanho da silhueta cardíaca em radiografia torácica após 6 meses de tratamento.

Em cães cuja deficiência de taurina ou carnitina podem ter papel no desenvolvimento da cardiomiopatia dilatada, pode-se fazer a suplementação desses aminoácidos a despeito de estes estarem presentes em rações comerciais. A dose recomendada de L-carnitina para cães de grande porte (25 a 40 kg) é de 2 g, 3 vezes/dia; e para cães pequenos (menos de 25 kg), 1 g, 3 vezes/dia, misturada ao alimento. Embora a melhora clínica possa ser observada somente 1 ou 2 semanas após início do tratamento, os índices ecocardiográficos de função sistólica melhoram somente após 3 a 4 meses.[14]

A taurina é utilizada na dose de 1 a 2 g, 2 ou 3 vezes/dia, para cães grandes (25 a 40 kg) e 500 a 1.000 mg, 3 vezes/dia, para cães com menos de 25 kg. Bélanger *et al.*[90] estudaram os efeitos da suplementação de taurina em cães da raça Golden Retriever com cardiomiopatia dilatada. Os autores utilizaram a dose de 50 mg, a cada 12 horas, e observaram efeitos benéficos sobre a fração de encurtamento e diâmetro sistólico final do ventrículo esquerdo, após 3 a 6 meses de tratamento. Essa melhora permitiu a retirada de todas as outras medicações utilizadas, mantendo-se apenas a suplementação com taurina. O estudo de Kramer *et al.*[16] também demonstrou o benefício da suplementação de taurina e carnitina em cães da raça Cocker Spaniel com cardiomiopatia dilatada.

Prognóstico

No geral, o prognóstico da cardiomiopatia dilatada idiopática é reservado, sendo a média de sobrevida dos cães da raça Doberman menor que a de outras raças. Por outro lado, o Cocker Spaniel Inglês pode ter uma sobrevida de até 4 anos. Alguns trabalhos avaliaram indicadores prognósticos em diversas raças portadoras de CMD. Entre esses indicadores, demonstrou-se que o padrão restritivo do fluxo transmitral, a classe funcional da IC, o volume sistólico final, a fração de ejeção, o edema pulmonar e a efusão pleural,[91] as arritmias ventriculares, a perda de peso, a dispneia e a ascite, a fibrilação atrial e a IC bilateral[51] são indicativos de um prognóstico pior. Tidholm *et al.*[92] observaram um tempo médio de sobrevida de 27 dias, sendo a taxa de sobrevida em um 1 de 17,5%. Surpreendentemente, animais que apresentam início das manifestações clínicas quando mais jovens, tiveram menor sobrevida.

Estudo realizado na FMVZ-USP[6] revelou que, independentemente do tratamento adotado, as fêmeas, embora menos acometidas que os machos pela cardiomiopatia dilatada, apresentam menor taxa de sobrevida, o que acontece também com cães da raça Doberman. A idade também se apresentou como fator que interfere na sobrevida, ou seja, animais mais jovens sobrevivem por um tempo menor que os mais velhos. Outro dado importante é que os indivíduos apresentados em classe funcional III e IV (moderada/grave) bem como aqueles que, ao ecocardiograma, revelam menor índice cardíaco (volume de ejeção corrigido × frequência cardíaca), têm prognóstico pior (Quadro 139.2).

O volume diastólico do ventrículo esquerdo indexado pela superfície corpórea, segundo Klüser *et al.* (2016),[93] pode ser considerado um preditor de morte súbita quando maior do que 91,3 $m\ell/m^2$. A cada 50 $m\ell/m^2$ de aumento, a probabilidade de morte súbita aumenta em 8,5 vezes. Outras variáveis adicionais importantes foram a presença de taquicardia ventricular, aumento da concentração de cTNI, e complexos ventriculares prematuros com uma frequência cardíaca maior ou igual a 260 bpm.

CARDIOMIOPATIA HIPERTRÓFICA

A cardiomiopatia hipertrófica é definida como uma hipertrofia miocárdica sem dilatação ventricular, na ausência de estímulos que provoquem essa hipertrofia, como por exemplo, hipertensão arterial sistêmica ou estenose (sub)aórtica.[5] É uma doença comum em seres humanos e felinos, rara em cães. Em seres humanos, a principal característica anatômica é o espessamento desproporcional do septo interventricular e fibras miocárdicas desorganizadas; já em cães, geralmente observa-se um padrão simétrico de hipertrofia, sendo septo e parede igualmente acometidos. Liu *et al.*[94] descreveram o primeiro trabalho sobre cardiomiopatia hipertrófica primária em cães, que se assemelhava à observada em seres humanos. Nesse estudo, a idade dos cães acometidos variava de 1 a 13 anos (média de 6 anos), e a maioria eram machos. A doença acomete raças como Pastor-Alemão, Doberman, Airedale, Dogue Alemão, Boston Terrier, Poodle e Bulldog.

Patologia

Ao exame macroscópico, observa-se aumento da espessura do septo interventricular e/ou da parede livre do ventrículo esquerdo. A razão entre a espessura do septo e da parede livre em alguns cães pode ser maior do que 1,1; ou seja, o septo é mais espesso, o

QUADRO 139.2 Estimativas e níveis descritivos do modelo de Cox, mostrando a influência das covariáveis sobre a taxa de sobrevida dos cães com cardiomiopatia dilatada idiopática, independentemente do tratamento instituído – São Paulo, 2002-2005.

Covariável	Coeficiente	DP (coef)	Exp (coef)	IC (exp(coef);90%	p-valor
Sexo	−1,801	0,451	0,165	[0,079;0,347]	0,0001
Raça (Doberman)	2,097	0,736	8,145	[2,427;27,332]	0,0044
Raça (outras)	0,779	0,520	2,179	[0,927;5,124]	0,1300
Idade	−0,137	0,070	0,872	[0,778;0,978]	0,0500
CF I[a]	1,529	0,788	4,614	[1,263;16,858]	0,0520
CFII[b]	1,840	0,849	6,294	[1,558;25,435]	0,0300
CFIII[c]	2,678	0,856	14,562	[3,563;59,514]	0,0018
IC[d]	−0,457	0,199	0,633	[0,456;0,879]	0,0220

[a]: Classe funcional I, segundo a New York Heart Association (NYHA); [b]: classe funcional II, segundo a NYHA; [c]: classe funcional III, segundo NYHA; [d]: índice cardíaco. (Fonte: Serviço de Cardiologia HOVET-USP. Responsável: Profa. Dra. Maria Helena Matiko Akao Larsson.)

que caracteriza a hipertrofia assimétrica. Ainda, outros padrões de hipertrofia incluem a hipertrofia simétrica, um aumento proporcional da espessura de septo interventricular e parede livre ou aumento da espessura apenas de algumas regiões do septo e parede. A cavidade ventricular esquerda torna-se reduzida, pois a hipertrofia é concêntrica enquanto o átrio esquerdo geralmente está dilatado. Em alguns casos o ventrículo direito também pode estar hipertrofiado. No exame histológico a principal característica é o desarranjo das fibras miocárdicas.[5,95]

Fisiopatologia

A fisiopatologia da cardiomiopatia hipertrófica está baseada, principalmente, na disfunção diastólica, resultante de relaxamento anormal e redução da distensibilidade do ventrículo esquerdo. O relaxamento ventricular é uma fase ativa da diástole, dependente de ATP, e que envolve os mecanismos de recaptação de cálcio. Já a distensibilidade depende de propriedades físicas elásticas do miocárdio e encontra-se comprometida nos casos de maior rigidez desse músculo, o que acontece quando há hipertrofia concêntrica e substituição, em grande escala, de tecido muscular por tecido fibroso. Durante a disfunção diastólica, a pressão intraventricular aumenta, o que reflete no átrio e, consequentemente, nas veias pulmonares. O aumento da pressão nas veias pulmonares aumenta a propensão ao desenvolvimento de edema pulmonar. Além disso, o enchimento ventricular durante a diástole fica comprometido, reduzindo assim o débito cardíaco.

A obstrução da via de saída do ventrículo esquerdo também contribui de forma importante para a fisiopatologia da cardiomiopatia hipertrófica. Ela ocorre durante o meio da sístole determinando a formação de um fluxo sanguíneo rápido na região da via de saída. Esse fluxo turbulento gera forças, denominado "efeito Venturi", o que puxa o folheto septal da valva mitral em direção ao septo interventricular, piorando o processo obstrutivo. A hipertrofia dos músculos papilares, com alteração na geometria do aparelho valvar, também participa a geração desse efeito. Outra consequência do movimento do folheto septal da valva mitral é a regurgitação valvar, o que contribui adicionalmente para o aumento de pressão intra-atrial.[4,5,95] A hipertrofia miocárdica provoca aumento na demanda por oxigênio, o que não é atendida, pois a vascularização miocárdica não supre o tecido muscular em excesso. A consequência é a isquemia miocárdica, que pode gerar arritmias.

Manifestações clínicas

Os cães acometidos podem ser assintomáticos ou apresentar manifestações de insuficiência cardíaca congestiva, como dispneia, tosse e cansaço. Também podem ocorrer síncope e morte súbita.[96]

Exame físico

A auscultação cardiopulmonar pode revelar sopro sistólico, de grau leve a moderado, nos casos em que há obstrução da via de saída do ventrículo esquerdo e insuficiência mitral secundária. É possível também detectar ritmo de galope, que se origina quando S_3 e/ou S_4 se tornam audíveis, o que ocorre nos casos de disfunção diastólica. Estertores crepitantes podem ser auscultados nos casos de edema pulmonar.

Radiografia torácica

As alterações radiográficas estão ausentes ou são bastante sutis em cães portadores de cardiomiopatia hipertrófica. A avaliação da silhueta cardíaca pode detectar aumento do átrio esquerdo, sem dilatação de ventrículos. Pode-se observar edema pulmonar ou sinais indicativos de congestão, como aumento do calibre das veias pulmonares.

Eletrocardiograma

O traçado eletrocardiográfico pode apresentar ondas R altas nas derivações DII e pré-cordiais, o que é indicativo de sobrecarga do ventrículo esquerdo, e onda P com duração maior que 0,04 segundos, sugerindo sobrecarga de átrio esquerdo. Bloqueios fasciculares (esquerdos), bloqueios atrioventriculares e complexos ventriculares prematuros também podem ser observados.[45]

Ecocardiograma

Observam-se vários graus de hipertrofia ventricular esquerda nos casos de cardiomiopatia hipertrófica. Entre estes, incluem-se a hipertrofia simétrica, ou seja, maior espessura do septo interventricular e da parede livre de forma proporcional; a assimétrica, com maior espessura do septo do que da parede ou vice-versa; e a hipertrofia focal, de algumas áreas do septo ou da parede. É bastante comum que ocorra hipertrofia da base do septo, o que geralmente provoca obstrução da via de saída do ventrículo esquerdo. Os diâmetros sistólico e diastólico do ventrículo esquerdo podem estar reduzidos, características de hipertrofia concêntrica, e o átrio esquerdo pode estar dilatado. As mensurações da espessura de septo e parede e do diâmetro das cavidades podem ser feitas por meio do modo uni ou bidimensional.

Quando há obstrução da via de saída do ventrículo esquerdo, pode-se registrar o movimento anterior sistólico da valva mitral, que, por conseguinte, é responsável pela insuficiência mitral secundária observada em alguns casos de cardiomiopatia hipertrófica. O fluxo transvalvar aórtico tem velocidade acima do limite máximo de normalidade, o que é representado por um fluxo em mosaico no Doppler colorido e formação de *aliasing* no Doppler espectral pulsado. Somente o Doppler contínuo permite a definição da curva e a medida da velocidade máxima e gradiente transvalvar. A função diastólica pode ser avaliada por meio do Doppler espectral a partir da análise do fluxo transmitral, ou seja, velocidade máxima de onda E e A, relação E/A, tempo de desaceleração da onda E, bem como do tempo de relaxamento isovolumétrico. A cardiomiopatia hipertrófica é caracterizada pela relação E/A diminuída, tempo de desaceleração e tempo de relaxamento isovolumétrico aumentados.[51]

Tratamento

O tratamento da cardiomiopatia hipertrófica depende da gravidade da hipertrofia, das consequências impostas ao átrio esquerdo e vasos pulmonares, da presença de processo obstrutivo da via de saída e de arritmias. Assim, o objetivo é atenuar a disfunção diastólica, eliminar sinais congestivos, reduzir os gradientes transvalvares, controlar arritmias e prevenir morte súbita. Os betabloqueadores podem ser utilizados com o objetivo de reduzir a obstrução da via de saída e melhorar a função sistólica. Dentre eles inclui-se o atenolol, na dose de 0,5 a 1,5 mg/kg, 1 ou 2 vezes/dia. A dose deve ser frequentemente reajustada até que se observe melhora do gradiente ou efeitos adversos, como hipotensão ou bradicardia. Outro fármaco comumente utilizado é o bloqueador de canal de cálcio, diltiazem, na dose de 1 mg/kg, 3 vezes/dia, contudo não é tão eficaz na redução do gradiente transaórtico, além de ter o inconveniente da frequência de administração ser maior do que a dos betabloqueadores. Assim, o diltiazem é mais recomendado nos casos de CMH em que não há obstrução de via de saída.

Os sinais congestivos podem ser tratados com o uso de diuréticos, como a furosemida ou hidroclorotiazida, em doses já descritas neste capítulo. O uso de inibidores da ECA é bastante controverso, principalmente quando há processo obstrutivo, pois, como têm ação vasodilatadora, podem levar ao aumento do gradiente transvalvar. Quando a CMH é do tipo não obstrutivo, é valido o uso desses fármacos quando já se observa o desenvolvimento de insuficiência cardíaca congestiva.[4,5]

Antiarrítmicos são utilizados em casos de arritmias ventriculares graves, que provocam sintomas ou que podem causar morte súbita. Entre estes, utilizam-se a Amiodarona e o Sotalol, em doses também descritas anteriormente.

REFERÊNCIAS BIBLIOGRÁFICAS

1. Richardson P, Mckenna W, Bristow M, Maisch B, Mautner B, O'Connel J *et al.* Report of the 1995 World Health Organization/International Society and Federation of Cardiology Task Force on the Definition and Classification of Cardiomyopathies. Circulation. 1996;93:841-42.
2. O'Grady MR, O'Sullivan ML. Dilated cardiomyopathy: an update. Vet Clin North Am Small Animal Practice. 2004;34:1187-1207.
3. Larsson MHMA, Barbusci LOD, Soares EC, Yamato RJ. Estudo ecocardiográfico das cardiopatias mais frequentemente diagnosticadas em espécimes caninos. Rev Bras Cienc Vet. 2000;7:68. Suplemento. (Apresentado ao 21 Congresso Brasileiro de Clínicos Veterinários de Pequenos Animais, Rio de Janeiro, 2000).
4. Kittleson MD, Kienle RD. Primary myocardial disease leading to chronic myocardial failure (dilated cardiomyopathy and related diseases). In: Kittleson MD, Kienle, RD. Small animal cardiovascular medicine. St Louis: Mosby; 1998. p. 319-46.
5. Sisson D, O'Grady MR, Calvert CA. Myocardial diseases of dogs. In: Fox PR, Sisson D, Moise NS. Textbook of canine and feline cardiology. 2. ed. Philadelphia: W.B Saunders; 1999. p. 581-619.
6. Soares EC. Avaliação ecocardiográfica dos índices de função sistólica e diastólica de cães com cardiomiopatia dilatada idiopática submetidos ao tratamento com carvedilol. [Tese]. São Paulo: Faculdade de Medicina Veterinária e Zootecnia, Universidade de São Paulo; 2006.
7. Smucker ML, Kaul S, Woodfield JA, Keith JC, Manning SA, Gascho JA. Naturally occurring cardiomyopathy in the Doberman Pinscher: a possible large animal model of human cardiomyopathy. J Am Coll Cardiol. 1990;16:200-6.
8. Wess G, Domenech O, Dukes-McEwan J. European Society of Veterinary cardiology screening guidelines for dilated cardiomyopathy in Doberman Pinschers. J Vet Cardiol. 2017;19:405-15.
9. O'Grady MR, Horne R. The prevalence of dilated cardiomyopathy in Doberman Pinschers: a 4.5 year follow-up. J Vet Int Med. 1998;12:199.
10. Albanesi FO, FM. Cardiomiopatias. Arq Bras Cardiol. 1998;71(2):95-107.
11. Zachara E, Caforio AL, Carboni GP *et al.* The frequency of familial dilated cardiomyopathy in series of patients with idiopathic dilated cardiomyopathy. N Engl J Med. 1993;326:77-82.
12. Meurs KM. Insights into the hereditability of canine cardiomyopathy. Vet Clin North Am. 1998;28(6):1449-57.
13. McMinn Jr TR, Ross J. Hereditary dilated cardiomyopathy. Clin Cardiol. 1995;18:7-15.
14. Pion PD, Sanderson S, Kittleson MD. The effectiveness of taurine and levocarnitine in dogs with heart disease. Vet Clin North Am. 1998;28(6):1495-1513.
15. Kramer GA, Kittleson MD, Fox PR *et al.* Plasma taurine concentration in normal dogs and dogs with heart disease. J Vet Int Med. 1995;9:53-8.
16. Kramer GA, Keene B, Pion PD *et al.* Results of the Multicenter Spaniel Trial (MUST): Taurine and carnitine responsive dilated cardiomyopathy in American Cocker Spaniels with decreased plasma taurine concentration. J Vet Int Med. 1997;11:204-11.
17. Kaplan JL, Stern JA, Fascitti AJ. Taurine deficiency and dilated cardiomyopathy in Golden Retriever fed commercial diets. PLos ONE. 2018;13(12):e0209119.
18. Fujioka S, Kitaura Y, Ukimura A, Deguchi H, Kawamura K, Isomura T *et al.* Evaluation of viral infection in the myocardium of patients with idiopathic dilated cardiomyopathy. J Am Coll Cardiol. 2000;36(6):1920-6.
19. Diniz PPVP. Miocardite em cães com erliquiose monocitica [Tese]. Botucatu: Faculdade de Medicina Veterinária e Zootecnia. Universidade Estadual Paulista Julio de Mesquita Filho; 2006.
20. Alves RO. Avaliações ecodopplercardiográficas, eletrocardiográfica computadorizada e dinâmica (sistema Holter) e clínico-patológica em cães com cardiomiopatia chagásica experimental [Tese]. Jaboticabal: Universidade Estadual Paulista Julio de Mesquita Filho; 2003.
21. Barr SC, Dennis VA, Klei TR, Norcross NL. Antibody and lymphoblastogenic responses of dogs experimentally infected with *Trypanosoma cruzi* isolates from North American mammals. Vet Immunol Immunopathol. 1991;29:267-83.
22. Andrade SG, Andrade ZA, Sadigursky M, Maguire JH. Experimental Chaga's disease in dogs. A pathologic and ECG study of the chronic indeterminate phase of the infection. Arch Pathol Lab Med. 1981;105:460-64.
23. Wynne J, Braunwald E. The cardiomyopathies and myocarditides. In: Braunwald E, Zipes DP, Libby P. Heart disease. 6. ed. Philadelphia: W.B Saunders; 2001. p. 1751-1806.
24. Lana M, Chiari E, Tafuri WL. Experimental Chagas disease in dogs. Mem Inst Oswaldo Cruz. 1992;87:59-71.
25. Larsson CE, Otsuka M, Michalany NS, Ribeiro VM. Canine visceral leishmaniasis (kala-azar) reported cases in the city of São Paulo (Brazil). In: Anais do Congreso de la Association de Medicina Veterinária de Pequenos Animales, 23; Congreso Mundial de Medicina Veterinaria de Pequenos Animales, 22. 1998; Buenos Aires: Argentina; 1998. p. 801.
26. Torrent E, Leiva M, Segales J, Franch J, Peña T, Cabrera B *et al.* Myocarditis and generalised vasculitis associated with leishmaniosis in a dog. J Small Anim Pract. 2005;46:549-52.
27. Liu S, Tilley LP, Tappe JP, Fox PR. Clinical and pathologic findings in dogs with atherosclerosis: 21 cases (1970-1983). J Am Vet Med Assoc. 1986;189(2):227-32.
28. Falk T, Jönsson L. Ischaemic heart disease in the dog: a review of 65 cases. J Small Anim Pract. 2000;41:97-103.
29. Matsui H, Morishima I, Numaguchi Y, Toki Y, Okumura K, Hayakawa T. Protective effects of carvedilol against doxorrubicin-induced cardiomyopathy in rats. Life Sci. 1999;65:1265-74.
30. Kehoe R, Singer D, Trapani A *et al.* Adriamycin-induced cardiac dysrhythmias in an experimental model. Cancer Treat Rep. 1978;30:963-78.
31. Pereira RC. Avaliação do uso do ecocardiograma de estresse na detecção de cardiomiopatia em cães portadores de linfoma e tratados com dose terapêuticas de doxorrubicina [Dissertação]. São Paulo: Faculdade de Medicina Veterinária e Zootecnia, Universidade de São Paulo; 2005.
32. Lee YR, Kang MH, Pork HI. Anthracycline-induced cardiomyopathy in a dog treated with epirubicin. Can Vet J. 2015;56:571-74.
33. Foster SF, Hunt GB, Thomas SP, Ross DL, Pearson MRB, Malik R. Tachycardia-induced cardiomyopathy in a young Boxer dog with supraventricular tachycardia due to an accessory pathway. Aust Vet J. 2006;84(9):326-31.
34. Werner GS, Schaefer C, Dirks R, Figulla HR, Kreuzer H. Doppler echocardiographic assessment of left ventricular filling in idiopathic dilated cardiomyopathy during a one-year follow-up: relation to the clinical course of disease. Am Heart J. 1993;126:1408-16.
35. Nishimura RA, Tajik AJ. Evaluation of diastolic filling of left ventricle in health and disease: doppler echocardiography is the clinician's Rosetta stone. J Am Coll Cardiol. 1997;30:8-18.
36. Oh JK, Appleton CP, Hatle LK, Nishimura RA, Seward JB, Tajik AJ. The noninvasive assessment of left ventricular diastolic function with two dimensional and doppler echocardiography. J Am Soc Echoc. 1997;10:246-70.
37. Nishimura RA, Housmans MD, Hatle LK, Tajik AJ. Assesment of diastolic function of the heart: background and current applications of doppler echocardiography. Physiologic and pathophysiologic features. Mayo Clinic Proccedings. 1989;64(Part I):71-81.
38. Rihal CS, Nishimura RA, Hatle LK, Bailey KR, Tajik AJ. Congestive heart failure/IV hipertrophy: systolic and diastolic dysfunction in patients with clinical diagnosis of dilated cardiomyopathy: relation to symptoms and prognosis. Circulation. 1994;90(6):2772-79.
39. Vanoverscheld JJ, Raphael DA, Robert AR, Cosyns JR. Left ventricular filling in dilated cardiomyopathy: relation to functional class and hemodynamics. J Am Coll Cardiol. 1990;15:1288-95.
40. Elliot P. Cardiomyopathy: diagnosis and management of dilated cardiomyopathy. Heart. 2000;84:106-112.
41. Calvert CA, Pickus CW, Jacobs FJ, Brown J. Signalment, survival, and prognostic factors in Doberman Pinschers with end-stage cardiomyopathy. J Vet Int Med. 1997;11(6):323-26.
42. Meurs KM, Stern JA, Sisson DD *et al.* Association of dilated cardiomyopathy with the striatin mutation genotype in Boxer dogs. J Vet Int Med. 2013;27:1437-40.
43. Meurs KM. Boxer dog cardiomyopathy: an update. Vet Clin North Am Small Animal Practice. 2004;34(5):1235-44.
44. Ware WA. Distúrbios do sistema cardiovascular. In: Nelson RW, Couto CG. Medicina interna de pequenos animais. 3. ed. Rio de Janeiro: Elsevier; 2006. p. 1-202.
45. Tilley PT. Essentials of canine and feline electrocardiography. 3. ed. Philadelphia: Lea & Febiger; 1992. 470 p.

46. Miller MS, Calvert CA. Special methods for analysis of arrhythmias. In: Tilley LP. Essentials of canine and feline electrocardiography. 3. ed. Philadelphia: Lea & Febiger; 1992. p. 289-319.
47. Calvert CA. Long-term ambulatory electrocardiographic monitoring as an aid in the diagnosis of occult cardiomyopathy in Doberman Pinschers. Proceedings of the 9th ACVIM Forum. New Orleans: LA; 1991. p. 691-92.
48. Calvert CA. Diagnosis and management of ventricular tachyarrhythmias in Doberman Pinschers with cardiomyopathy. In: Bonagura JD, Kirk RW. Current Veterinary therapy. 12. ed. Philadelphia: W.B Saunders; 1995. p. 799-806.
49. Podrid PJ, Kowey PR. Arritmias cardíacas. Rio de Janeiro: Medsi; 2000. 482 p.
50. Sisson D, Thomas WP, Keene BW. Primary myocardial disease in the dog. In: Ettinger SJ, Feldman EC. Textbook of veterinary internal medicine: diseases of the dog and cat. 5. ed. Philadelphia: W.B. Saunders; 2000. p. 874-95.
51. Calvert CA, Pickus CW, Jacobs GJ, Brown J. Signalment, survival and prognostic factors in Doberman Pinschers with end-stage cardiomyopathy. J Vet Int Med. 1997;11(6):323-26.
52. Boon JA. Manual of veterinary echocardiography. Baltimore: Williams & Wilkins; 1998. 478 p.
53. Monnet E, Orton EC, Salman M, Boon J. Idiopathic dilated cardiomyopathy in dogs: survival and prognostic indicatiors. J Vet Int Med. 1995;9:12-17.
54. Boon JA. Veterinary echocardiography. 2. ed. Wiley-Blackwell; 2011. 610 p.
55. Boon JA, Wingfield WE, Miller CW. Echocardiographic indices in the normal dog. Vet Radiol. 1983;24(5):214-21.
56. Morcerf FA. Ecocardiografia. 2. ed. Rio de Janeiro: Revinter; 1996. 671 p.
57. Weymann AE. Principles and practice of echocardiography. Philadelphia: Lea & Febiger; 1994.
58. Pereira GG, Goldfeder GT, Oliveira VCM, Prada DG, Yamaki FL, Larsson MHMA. Pulsed tissue Doppler evaluation in dogs with idiopathic dilated cardiomyopathy. J Vet Int Med. 2009;23(3):748.
59. Chetboul V, Gouni V, Sampedrano CC, Tissier R, Puchelon JL. Assessment of regional systolic and diastolic myocardial function using tissue Doppler and strain imaging in dogs with dilated cardiomyopathy. J Vet Int Med. 2007;21(4):719-30.
60. Yamato RJ. Avaliação ecocardiográfica com "Doppler" tecidual, "Strain Rate" e "Strain" de cães da raça Golden Retriever com distrofia muscular (GRMD) [tese]. São Paulo: Faculdade de Medicina Veterinária e Zootecnia, Universidade de São Paulo; 2008.
61. Tvarijonaviciute MJ, Del Palacio F, Talavera J, Martinez JJ. Serum C-reactive protein and brain natriuretic peptide concentrations in dogs with cardiac diseases and congestive heart failure at different stages. J Vet Int Med. 2007;21(6):14.
62. Oyama M, Sisson D. Cardiac troponin-I concentration in dogs with cardiac disease. J Vet Int Med. 2004;18:831-39.
63. Spratt DP, Mellanby RJ, Drury N, Archer J. Cardiac troponin I: evaluation of a biomarker for the diagnosis of heart disease in the dog. J Small Anim Pract. 2005;46(3):139-45.
64. Oyama M, Sisson D, Solter P. Prospective screening for occult cardiomyopathy in dogs by measurement of plasma atrial natriuretic peptide, B-type natriuretic peptide, and cardiac troponin-I concentrations. Am J Vet Res. 2007;68(1):42-7.
65. Opie LH, Gersh BJ. Drugs for the heart. 5. ed. Philadelphia: W.B Saunders; 2001.
66. Packer M, Gheorghiade M, Young JB *et al.* Withdrawal of digoxin from patients wih chronic heart failure treated with angiotensin-converting-enzyme inhibitors. radiance study. N Engl J Med. 1993;329:1-7.
67. Young JB, Gheorghiade M, Uretsky BF *et al.* Superiority of "triple" drug therapy in heart failure: insights from the proved and radiance trials. Prospective Randomized Study of Ventricular Function and Efficacy of Digoxin. Randomized Assessment of Digoxin and Inhibitors of Angiotensin-Converting Enzyme. J Am Coll Cardiol. 1998;32:686-92.
68. Uretsky BF, Young JB, Shahidi FE *et al.* Randomized study assessing the effect of digoxin withdrawal in patients with mild to moderate chronic congestive heart failure: results of the PROVED trial. Proved Investigative Group. J Am Coll Cardiol. 1993;22:955-62.
69. THE DIGITALIS INVESTIGATION GROUP. The effect of digoxin on mortality and morbidity in patients with heart failure. N Engl J Med. 1997;336:525.
70. Willerson JT, Hutton I, Watson JT *et al.* Influence of dobutamine on regional myocardial blood flow and ventricular performance during acute and chronic myocardial ischemia in dogs. Circulation. 1976;53:828.
71. Fuentes VL. Use of pimobendan in the management of heart failure. Vet Clin North Am. 2004;34:1145-55.
72. Lubsen J, Just H, Hjalmarsson AC, Framboise D, Remme WJ, Heinrich-Nols J. *et al.* Effect of pimobendan on exercise capacity in patients wih heart failure: main results from the Pimobendan in Congestive Heart Failure (PICO) trial. Heart. 1996;76(3):230-31.
73. Kleemann R, Lebobinnec G, Bruyère D, Justus C, Schmidt H. Clinical efficacy of Vetmedin in comparison to digoxin for the treatment of congestive heart failure in dogs. In: Proceedings of the Fourth European Congress of the Federation of European Companion Animal Veterinary Association. Bologna: Italy; 1998.
74. Lombard CW. Pimobendana in congestive heart failure. In: Proceedings of The Forum of the American College of Veterinary Internal Medicine. Lakewood: CO; 2003.
75. Fuentes VL, Corcoran B, French A, Schober KE, Kleemann R, Justus CA. Double-blind, randomized, placebo-controlled study of pimobendan in Dogs with dilated cardiomyopathy. J Vet Int Med. 2002;16:255-61.
76. Summerfield NJ, Boswood A, O'Grady MR *et al.* Efficacy of pimobendam in the prevention of congestive heart failure or sudden death in Doberman Pinschers with preclinical dilated cardiomyopathy (the PROTECT study). J Vet Int Med. 2012;26;1337-49.
77. COVE STUDY GROUP. Controlled clinical evaluation of enalapril in dogs with heart failure: results of the Cooperaiva Veterinary Enalapril Study Group. J Vet Int Med. 1995;9:243-52.
78. IMPROVE STUDY GROUP. Acute and short-term hemodynamic, echocardiographic, and clinical effects of enalapril maleate in dogs with naturally acquired heart failure: results of the Invasive Multicenter Prospective Veterinary Evaluation of Enalapril study. J Vet Int Med. 1995;9:234-42.
79. BENCH STUDY GROUP. The effect of benazepril on survival times and clinical signs of dogs with congestive heart failure: results of a multicenters, prospective, randomized, double-blind, placebo-controlled, long-term clinical trial. J Vet Cardiol. 1999;1:7-18.
80. O'Grady MR, O'Sullivan ML *et al.* Efficacy of benazepril hydrochloride to delay the progression of occult dilated cardiomyopathy in Doberman Pinschers. J Vet Int Med. 2009;23:977-83.
81. Abbott J. Betablockade in the management of systolic dysfunction. Vet Clin North Am Small Animal Practice. 2004;34(5): 1157-70.
82. Batlouni M, Ramires JAF. Bloqueadores Beta-Adrenérgicos. In: Batlouni M, Ramires JAF. Farmacologia e terapêutica cardiovascular. 2. ed. São Paulo: Atheneu; 2004. p. 195-220.
83. Dandona P, Karne R, Ghanim H, Hamouda W, Aljada A, Magsino CH. Carvedilol inhibits reactive oxygen species generation by leukocytes and oxidative damage to amino acids. Circulation. 2000;101:122-24.
84. Feuerstein GZ, Ruffolo Jr. RR. Carvedilol, a novel multiple action antihypertensive agent with antioxidant activity and the potential for myocardial and vascular protection. Eur Heart J. 1995;16:38-42.
85. Pitt B, Zannad F, Remme WJ *et al.* The effect of spironolactone on morbidity and mortality in patients with severe heart failure. Randomized Aldactone Evaluation Study Investigators. N Eng J Med. 1999;341:709-17.
86. Sliwa K, Woodiwiss A, Candy G, Badenhorst D, Libhaber C, Norton G *et al.* Effects of pentoxifylline on cytoikine profiles and left ventricular performance in patients with decompensated congestive heart failure secondary to idiopathic dilated cardiomyopathy. Am J Cardiol. 2002;90(15):1118-22.
87. Skudicky D, Bergemann A, Sliwa K, Candy G, Sareli P. Beneficial effects of pentoxifylline in patients with idiopathic dilated cardiomyopathy treated with angiotensin-converting enzyme inhibitors and carvedilol. Circulation. 2001;103(27):1083-88.
88. Stickland K. Advances in antiarrhythmic therapy. Vet Clin North Am. 1998;28(6):1515-45.
89. Fazio S, Palmieri EA, Ferravente B, Bone F, Biondi B, Saccà L. Doxorubicin-induced cardiomyopathy treated with carvedilol. Clin Cardiol. 1998;21:777-79.
90. Bélanger MC, Ouellet M, Queney G, Moreau M. Taurine-deficient dilated cardiomyopathy in a family of Golden Retrievers. J Am Anim Hosp Assoc. 2005;41:284-91.
91. Monnet E, Orton CO, Salman M, Boon J. Idiopathic dilated cardiomyopath in dogs: survival and prognostic indicators. J Vet Int Med. 1995;9(1):12-17.
92. Tidholm A, Svensson H, Sylvén C. Survival and prognostic factors in 189 dogs with dilated cardiomyopathy. J Am Anim Hosp Assoc. 1997;33(3):364-68.
93. Klüser L, Holler PJ, Simak J *et al.* Predictors of sudden cardiac death in Doberman Pinschers with dilated cardiomyopathy. J Vet Int Med 2016;30:722-32.
94. Liu SK, Maron BJ, Tilley LP. Canine hypertrophic cardiomyopathy. J Am Vet Med Assoc. 1979;74:708-13.
95. Marks CA. Hypertrophic cardiomyopathy in a dog. J Am Vet Med Assoc. 1993;203(7):1020-29.
96. Thomas WP, Mathewson J, Suter PF, Reed JR, Meierhenty EF. Hypertrophic obstructive cardiomyopathy in a dog: clinical, hemodynamic, angiographic, and pathologic studies. J Am Anim Hosp Assoc. 1984;20:253-60.

140 Cardiomiopatia Hipertrófica Felina

Maria Helena Matiko Akao Larsson • Arine Pellegrino

INTRODUÇÃO

Em gatos domésticos, mais de 95% das doenças cardíacas relatadas são causadas por cardiomiopatias (CM).[1] Referem-se a um conjunto de doenças cuja característica principal é o enfraquecimento estrutural e funcional dos músculos cardíacos, sendo responsável por grande parte da morbidade e mortalidade em felinos domésticos.[1,2] Nos gatos, a classificação das doenças miocárdicas segue as mesmas definições da Organização Mundial da Saúde e as mesmas diretrizes descritas para a padronização do diagnóstico, e incluem: a cardiomiopatia hipertrófica (CMH), a cardiomiopatia restritiva (CMR), a cardiomiopatia dilatada (CMD), a cardiomiopatia arritmogênica do ventrículo direito (CMAVD), bem como a cardiomiopatia não classificada (CMNC) ou de fenótipo inespecífico.[2,3] Porém, a classificação das cardiomiopatias felinas apresenta limitações devido à interação de alterações anatômicas e funcionais nessas afecções.[4-6] Do ponto de vista funcional, a diferenciação entre os cinco tipos básicos nem sempre é absoluta, e foram relatadas ocorrências de casos específicos se situarem em duas categorias simultaneamente.[4-6]

Em um estudo retrospectivo, realizado na Faculdade de Medicina Veterinária e Zootecnia da Universidade de São Paulo,[7] entre os gatos com cardiomiopatias atendidos no Hospital Veterinário entre 1997 e 2007, 81% apresentavam CMH, 10% cardiomiopatia não classificada, 5% CMD e apenas 3% tinham diagnóstico definitivo de CMR. No entanto, em um estudo realizado no Reino Unido (The Catscan Study),[8] na avaliação da prevalência de cardiomiopatias de uma população de 780 gatos aparentemente saudáveis, a CMH estava presente em 14,7% dos animais, seguida das afecções cardíacas congênitas (0,5%) e de outras cardiomiopatias (0,1%).

Embora a categorização das cardiomiopatias felinas tenha sido baseada na classificação humana, alguns autores sugeriram a necessidade de uma nova classificação clínica, visto que há grande variabilidade inter e intraobservadora entre os cardiologistas quanto à classificação morfológica fenotípica de gatos com afecções miocárdicas.[4,5,6,9] Além da dificuldade na classificação fenotípica, também existem conflitos quanto à classificação genética molecular, pela qual uma mutação (no gene que codifica proteínas sarcoméricas) pode resultar em CMH, CMR ou CMD em diferentes indivíduos.[4] Portanto, mais importante que a classificação das CM nas diferentes categorias, o grande interesse atual é diferenciar os animais com risco de desenvolvimento de insuficiência cardíaca congestiva (ICC) e/ou tromboembolismo arterial sistêmico (TEAS) daqueles com doença cardíaca sem riscos imediatos.[4-6]

Vistas as dificuldades na padronização e classificação das cardiomiopatias, o American College of Veterinary Internal Medicine reuniu, em 2019, cardiologistas diplomados para a elaboração de um Consenso para padronização de diagnóstico e tratamento das cardiomiopatias felinas.[5,6] Em dados recentemente publicados, estabeleceu-se a classificação fenotípica das cardiomiopatias felinas em: cardiomiopatia hipertrófica (CMH), cardiomiopatia restritiva (em duas formas: miocárdica [CMRm] ou endocárdica [CMRe]), cardiomiopatia dilatada (CMD), cardiomiopatia arritmogênica do ventrículo direito (CMAVD) e cardiomiopatia com fenótipo inespecífico ou fenótipo não classificado (CMFNC).[5,6] De modo diferente da antiga classificação, a categorização das cardiomiopatias felinas definida no Consenso é realizada mediante a alteração fenotípica observada ao ecodopplercardiograma, independentemente da causa de base. Assim, um paciente que apresente hipertrofia miocárdica secundária à hipertensão arterial, ao hipertireoidismo, à acromegalia ou a outras afecções, por exemplo, também será classificado como paciente com fenótipo de cardiomiopatia hipertrófica. A diferenciação de casos de CMH primária (de origem genética) das demais causas de hipertrofia deve ser feita clinicamente.[6]

De acordo com o novo Consenso,[5,6] a *cardiomiopatia hipertrófica (CMH)* é fenotipicamente caracterizada por hipertrofia miocárdica regional ou difusa, com um ventrículo esquerdo não dilatado. Podem ocorrer diferentes graus de disfunção diastólica, obstrução dinâmica em via de saída do ventrículo esquerdo, alterações em valva mitral e em músculos papilares. A disfunção diastólica é a alteração miocárdica primária, porém, em estágios finais, também podem ser observadas disfunções sistólicas marcantes. Há uma grande variabilidade fenotípica dentro do fenótipo CMH, além de uma gama de possibilidades de evolução clínica e ecodopplercardiográfica que serão discutidas e elucidadas ao longo deste capítulo.

A *cardiomiopatia restritiva (CMR)* é caracterizada por rigidez miocárdica e disfunção diastólica importante e representa a segunda forma mais comum de CM em gatos, correspondendo a aproximadamente 20% das CM felinas. Porém, estudos demonstram diferenças nessa incidência, em que a CMR pode corresponder de 2,4 a 21% das CM felinas de acordo com a época estudada.[2,10-12] O termo CMR não indica necessariamente uma afecção específica, e sim um conjunto de alterações e fenótipos que apresentam manifestações fisiopatológicas semelhantes e têm características de restrição ao enchimento ventricular (fisiopatologia restritiva), em consequência de fibrose e cicatrizes miocárdicas. A fisiopatologia restritiva é caracterizada por redução na complacência ventricular e preenchimento ventricular precoce associado a altas pressões de enchimento, caracterizando uma disfunção diastólica importante, além do comprometimento sistólico. Há aumento atrial marcante, secundário à sobrecarga de pressão no ventrículo esquerdo, devido à restrição ao enchimento ventricular e à rigidez miocárdica. Em consequência ao aumento atrial evidente, há risco de desenvolvimento de insuficiência cardíaca congestiva (ICC) e/ou tromboembolismo arterial sistêmico (TEAS), além da possibilidade de ocorrência de arritmias ventriculares (por alterações em tecido miocárdico) e/ou supraventriculares (por decorrência de aumento atrial).[10-12]

De acordo com o novo Consenso,[6] o fenótipo CMR é definido no ecodopplercardiograma pela presença de dimensões ventriculares normais, com aumento marcante de átrio esquerdo ou aumento biatrial evidente (na forma miocárdica, CMRm); e pela presença de cicatrizes endocárdicas (relacionadas a áreas de fibrose) em septo interventricular e/ou parede livre do ventrículo esquerdo, aneurismas, irregularidades no endocárdio e aumento de átrio esquerdo ou biatrial marcantes (na forma endocárdica, CMRe). Portanto, a CMR pode se apresentar de duas formas, a forma miocárdica (CMRm), que corresponde a 90% dos casos; e a forma endocárdica (CMRe), que corresponde a 10% da casuística. A chave para o diagnóstico da CMR é a fibrose miocárdica na avaliação histopatológica, sendo o miocárdio e/ou o endocárdio caracterizados por áreas cicatriciais. A CMR apresenta etiologia desconhecida e provavelmente multifatorial. Pode ser consequência de endomiocardite, infecções, alterações imunomediadas ou pode representar estágios finais de disfunção miocárdica e de áreas de infarto existentes na CMH.[10-13] Por possível consequência de estágios finais de anormalidades miocárdicas que cursaram com cicatrizes e fibroses, a CMR é mais comum em animais de meia-idade a idosos, com média de 8,6 anos no momento do diagnóstico.[12]

Segundo as diretrizes do Consenso,[6] a *cardiomiopatia dilatada (CMD)* é caracterizada fenotipicamente por disfunção sistólica do ventrículo esquerdo (contratilidade miocárdica diminuída), aumento progressivo das dimensões ventriculares, espessuras miocárdicas normais a diminuídas e dilatação atrial, observados em ecodopplercardiograma. Além da disfunção sistólica marcante, há desenvolvimento de insuficiências das valvas atrioventriculares (de grau discreto a moderado), secundárias à dilatação das câmaras (e consequentemente dilatação do anel valvar) e à atrofia dos músculos papilares.[4] A insuficiência sistólica provoca diminuição do débito cardíaco, ativação de mecanismos neuro-humorais compensatórios e desenvolvimento de manifestações de ICC.[2,4] Da mesma forma que nas demais cardiomiopatias, devido ao aumento atrial, há risco de desenvolvimento de TEAS; além da possibilidade de arritmias ventriculares e/ou supraventriculares em decorrência de alterações miocárdicas e atriais, respectivamente. Atualmente, a CMD é uma afecção miocárdica pouco comum nos gatos, mas já representou a segunda principal cardiopatia dos felinos até 1987, quando Pion *et al.* relataram a associação entre a deficiência de taurina e a CMD, e a necessidade de taurina como aminoácido essencial para a espécie felina.[14] Após essa descoberta, o conteúdo de taurina das dietas dos felinos foi adequadamente corrigido, resultando em grande redução na prevalência da CMD felina (atualmente corresponde a 3 a 7% dos casos das CM na espécie). São raros os casos de CMD secundária à deficiência de taurina atualmente, normalmente associados ao uso de dieta não tradicional (como alimentação vegetariana ou uso de alimentos comerciais destinados a cães). Alguns casos esporádicos de CMD ainda são relatados em felinos com níveis plasmáticos de taurina normais, indicando a presença de outros mecanismos fisiopatológicos envolvidos, como depleção de taurina associada a dietas deficientes em potássio ou predisposição genética.[4] Algumas formas da CMD podem representar estágios finais de outras cardiopatias, como valvopatias não diagnosticadas (displasia de mitral, por exemplo) ou doença miocárdica isquêmica. Também pode ser secundária à taquicardia persistente (taquicardiomiopatia), à sobrecarga de volume secundária a cardiopatias ou a episódios de toxicidade ou infecções virais não diagnosticadas. A doxorrubicina também pode causar lesões miocárdicas em gatos assim como nos cães; porém, os gatos parecem mais resistentes ao desenvolvimento da CMD secundária à doxorrubicina.[1,4] Portanto, a CMD idiopática (de origem genética) é um diagnóstico de exclusão, após descartar todas as possíveis causas de insuficiência miocárdica. A CMD acomete principalmente gatos idosos (possível evolução de outras cardiopatias), mas pode ocorrer em gatos de qualquer idade e não há predisposição racial nem sexual. A média de idade relatada em gatos com diagnóstico de CMD é de 9 anos, e há descrições em gatos das raças Persa, Birmanês, Burmês, Siamês e em gatos sem definição racial.[1,4]

A *cardiomiopatia arritmogênica do ventrículo direito (CMAVD)* é uma doença infiltrativa do miocárdio ventricular direito na qual há substituição do tecido muscular por tecido gorduroso e áreas de fibrose. Em raros casos, o processo infiltrativo também pode acometer o ventrículo esquerdo. A CMAVD é uma afecção rara em gatos (acomete 2 a cada 287 gatos com cardiomiopatia) e é mais observada em humanos e em cães da raça Boxer, que apresenta um componente genético familial. Pouco se conhece a respeito da etiologia da CMAVD em gatos e poucos casos foram documentados na literatura com diagnóstico definitivo. A prevalência descrita em gatos varia de 1 a 4% em estudos recentes.[15-18] Não há predisposição racial e/ou sexual descrita; e a média de idade do diagnóstico é de 7,3 ± 5,2 anos.[15] Segundo as diretrizes do Consenso para diagnóstico,[6] a CMAVD é fenotipicamente caracterizada por dilatação de câmaras cardíacas direitas (átrio e ventrículo), disfunção sistólica ventricular direita, com possível desenvolvimento de ICC direita e arritmias (ventriculares e/ou supraventriculares). Diferentemente das outras espécies, nem todo gato com CMAVD necessariamente apresenta arritmias. Dilatação ventricular direita moderada a importante e adelgaçamento da parede difusa ou segmentar são as principais anormalidades observadas; e aneurismas no ventrículo direito são presentes em metade dos gatos acometidos. As principais alterações histopatológicas observadas nos gatos com CMAVD são substituições dos cardiomiócitos do ventrículo direito por infiltração fibrogordurosa (75% dos casos) ou por infiltração gordurosa (25% dos casos).[15-17]

A *cardiomiopatia de fenótipo inespecífico ou não classificado (CMFNC)*, antigamente conhecida como cardiomiopatia não classificada, é definida pelos autores do Consenso como alterações miocárdicas (de etiologia desconhecida) que não se enquadram nas demais categorias de CM, sendo necessária a descrição das alterações morfológicas e funcionais para melhor interpretação do quadro.[6] As alterações observadas na CMR muitas vezes são semelhantes às observadas na CMFNC e, portanto, pode haver sobreposição de diagnósticos.[4] Infarto miocárdico e alterações atriais primárias também podem levar ao diagnóstico de CMFNC. A CMFNC inclui gatos com aumento atrial esquerdo ou aumento biatrial marcante a despeito de função sistólica normal ou aparentemente normal, parede ventricular normal ou próxima da normalidade, na ausência de dilatação valvar atrioventricular importante. As manifestações clínicas são similares às demais cardiomiopatias e são decorrentes da ICC e da possível ocorrência de TEAS; e o manejo terapêutico deve ser baseado nas alterações clínicas observadas. Não há predisposição racial e sexual e a média da faixa etária dos animais acometidos é de 8,8 ± 4,8 anos.[19]

Conforme mencionado, a classificação fenotípica (nas cinco principais categorias) auxilia na identificação do quadro, porém, do ponto de vista clínico, é mais importante distinguir animais de baixo risco daqueles com grande risco de desenvolvimento de quadros de ICC, TEAS e/ou arritmias com potencial de morte súbita. Visto que os desfechos clínicos podem ser semelhantes (ICC, TEAS, arritmias, morte súbita) independentemente da cardiomiopatia de base, o estadiamento clínico dos pacientes é bastante importante. De acordo com o Consenso do ACVIM,[6] os pacientes com CM podem ser classificados em quatro estágios clínicos:

- A: pacientes predispostos (geneticamente) ao desenvolvimento de cardiomiopatias
- B: pacientes com cardiomiopatia em fase assintomática
- C: pacientes com cardiomiopatia, sintomáticos, com quadro atual ou prévio de ICC e/ou TEAS
- D: pacientes com cardiomiopatia, sintomáticos, e refratários ao tratamento convencional.

Ainda, o estágio B é subdividido em B1-: pacientes assintomáticos, com cardiomiopatia, mas com baixo risco de evolução clínica de ICC e/ou TEAS (aqueles com átrio esquerdo normal ou discretamente aumentado); e B2-: pacientes assintomáticos, com cardiomiopatia, e alto risco de desenvolver ICC e/ou TEAS (aqueles com aumento atrial moderado a importante) (Quadro 140.1). Os detalhes de tratamento e conduta terapêutica serão descritos no decorrer deste capítulo.

CARDIOMIOPATIA HIPERTRÓFICA

A cardiomiopatia hipertrófica (CMH) é, atualmente, a cardiopatia mais frequentemente diagnosticada em felinos, e se caracteriza por hipertrofia ventricular esquerda, sem dilatação. Hipertrofia miocárdica secundária também pode ocorrer, porém não é considerada CMH. Consiste na principal cardiopatia em felinos, apresentando altas mortalidade e letalidade,[20,21] associando-se ao desenvolvimento de insuficiência cardíaca, tromboembolismo e morte súbita. É uma doença miocárdica genética e fenotipicamente heterogênea,[22,23] caracterizada por aumento da massa ventricular esquerda, tanto pelo aumento na espessura da parede quanto pelo desarranjo histológico de miócitos e miofibrilas.[24] A CMH é uma doença miocárdica primária, causada por defeito sarcomérico dentro dos cardiomiócitos.[25]

PREVALÊNCIA

A CMH é a principal cardiopatia dos gatos e ocorre em aproximadamente 58 a 68% dos casos de cardiomiopatias felinas.[8,25] Segundo o CatScan Study, a prevalência da CMH na população de felinos é de aproximadamente 14,7%.[8]

No estudo retrospectivo realizado por Fries, Heaney e Meurs,[26] com o objetivo de determinar a prevalência da mutação no gene MYBPC3, foram analisadas 3.110 amostras de zaragatoas orais ou sangue, obtidas de animais de 21 países e incluindo 17 raças de gatos. Os resultados indicaram que 100% das amostras positivas eram de gatos da raça Maine Coon e que a prevalência da mutação (heterozigotos ou homozigotos) é muito similar nos diversos países estudados, sugerindo uma taxa de 34% para gatos da referida raça. Nos EUA, vários autores afirmam que a prevalência de CMH felina é semelhante, independentemente da região geográfica, representando de 58 a 68% dos casos de cardiomiopatias.[25]

EPIDEMIOLOGIA

Assim como em humanos, a CMH em felinos é uma afecção herdada em algumas raças, envolvendo gene autossômico dominante, a exemplo do Ragdoll, do Maine Coon e do American Shorthair.[25] Existem outras raças predispostas, quais sejam: British Shorthair, Norwergian Forest, Turkish Van, Bengal, Siberian, Scotish Fold, Persa e Sphynx.[25,27-30] No Serviço de Cardiologia do Hospital Veterinário da Faculdade de Medicina Veterinária da Universidade de São Paulo, 104 casos de CMH foram mais comumente diagnosticados em gatos sem definição racial (57,7%), Persas (24,0%), Siameses (14,4%) e outras raças (3,9%).[7] A CMH é mais frequentemente diagnosticada em gatos de meia-idade e em machos,[31-33] embora possa ser observada em gatos com menos de 6 meses, bem como em outros com mais de 16 anos.[33] Alguns autores não mostram diferenças na prevalência da CMH entre machos e fêmeas, sendo a afecção mais precoce e com gravidade maior nos machos.[34,35]

QUADRO 140.1 Estadiamento clínico de gatos com cardiomiopatias.[6]

A	B: assintomáticos		C	D
	B1	B2		
Raças predispostas	Assintomáticos Baixo risco	Assintomáticos Alto risco	Sintomáticos ICC/TEAS presente ou óbvio	Refratários > 6 mg/kg/dia

AE: átrio esquerdo; ICC: insuficiência cardíaca congestiva; TEAS: tromboembolismo arterial sistêmico; refratários (dose de furosemida superior a 6 mg/kg/dia).

A idade média de gatos diagnosticados com CMH, em geral, é de 5,5 anos, podendo estender-se desde os 4 meses até os 17 anos.[8,36] A prevalência da CMH aumenta conforme a idade, visto que o fenótipo pode se manifestar mais tardiamente.[8] Em Persas, a CMH é mais comum em animais mais velhos, com média de idade no diagnóstico de 11 anos, padrão diferente do encontrado em outras raças, como Maine Coon e Ragdoll, nas quais a afecção se manifesta mais precocemente.[28,37] Gatos da raça Maine Coon geneticamente predispostos à CMH geralmente desenvolvem a enfermidade apresentando manifestações de insuficiência cardíaca congestiva ou morte súbita entre 1,5 a 3 anos.[21,26] Já os gatos da raça Ragdoll podem apresentar uma forma agressiva da CMH, sendo que alguns animais morrem antes do primeiro ano de vida.[22,38] Já no Sphynx, a prevalência da CMH aumenta significativamente de acordo com a faixa etária, acometendo aproximadamente 20,2% da população estudada.[29,30]

A CMH, apesar de afetar principalmente raças puras, tem sido cada vez mais observada em gatos de raças indeterminadas; e o gato doméstico de pelo curto (sem definição racial) é o felino mais acometido dentre os espécimes felinos.[8]

ETIOLOGIA

Em felinos, a etiologia é desconhecida na maioria dos casos de CMH.[25] Em alguns gatos da raça Maine Coon, a CMH é uma afecção de herança autossômica dominante.[26] Redução na miomesina (proteína do sarcômero) e mutação no gene que codifica a proteína C ligante da miosina (MYBPC3) são alterações encontradas em gatos com CMH da referida raça.[39] O sequenciamento do DNA revelou uma simples troca no par de bases (G por C) no códon 31 (éxon 3) de gatos afetados. Essa mutação no MYBPC3 resulta em troca do aminoácido alanina por prolina na estrutura proteica, que acarreta na modificação estrutural e funcional da proteína[38] e se constitui na principal causa de CMH em humanos, ocorrendo em aproximadamente 14 a 26% dos casos de origem familial. A penetrância incompleta é comum nesse tipo de mutação, tornando o diagnóstico ecocardiográfico mais difícil em indivíduos heterozigotos.[33] Segundo Chetboul *et al.*,[40] gatos da raça Maine Coon com CMH mimetizam os aspectos hereditários, a expressão fenotípica, a história natural e as características fisiopatológicas observadas na CMH humana de origem familial. A CMH também é bastante prevalente em outras raças como Ragdoll, American Shorthair e Persa; mas também é relatada em gatos sem definição racial.[41] A CMH tem maior probabilidade de ser hereditária quando diagnosticada em animais de raça pura, embora possa acometer animais sem definição racial.[33]

Outras causas de hipertrofia miocárdica devem ser excluídas antes do diagnóstico de CMH primária.[42] Hipertensão arterial sistêmica e hipertireoidismo são as principais causas de hipertrofia miocárdica secundárias em felinos, e ambas devem ser excluídas para que se possa fazer o diagnóstico de CMH idiopática.[43] Outras causas secundárias de hipertrofia ventricular incluem estenose aórtica e acromegalia, além das doenças miocárdicas infiltrativas.[44]

FISIOPATOLOGIA

O espessamento miocárdico que ocorre na CMH causa aumento da rigidez ventricular e desenvolvimento de alterações no relaxamento. A fibrose e a estrutura celular miocárdica desorganizada também podem contribuir com o desenvolvimento de rigidez anormal do ventrículo.[45] Há alteração no enchimento ventricular esquerdo e pressões diastólicas aumentadas são necessárias devido à rigidez e à menor distensibilidade ventricular.[41,46] O relaxamento inicial (ativo) é mais lento ou incompleto, principalmente se houver isquemia miocárdica, aumentando o tempo de relaxamento isovolumétrico (TRIV) (Figura 140.1), o que diminui o preenchimento ventricular inicial e aumenta a importância da contração atrial.[34] Acredita-se que a disfunção diastólica seja a principal anormalidade observada na CMH.[47]

A CMH é caracterizada por alta variabilidade fenotípica e a hipertrofia do miocárdio pode acometer porções diferentes do septo interventricular e/ou da parede ventricular.[48] O átrio geralmente aumenta de tamanho, mas o volume ventricular esquerdo permanece normal ou diminuído.[2] Os gatos com CMH apresentam hipertrofia do septo interventricular e/ou da parede livre do ventrículo esquerdo (VE);[49] menos comum, o ventrículo direito também pode ser acometido.[46,50] A hipertrofia é simétrica na maioria dos casos, mas alguns gatos apresentam hipertrofia septal assimétrica; enquanto, em outros, a hipertrofia é limitada à parede livre ou aos músculos papilares.[49] Alguns gatos também apresentam obstrução dinâmica do fluxo de saída do VE (CMH obstrutiva) durante a sístole, provocando um gradiente de pressão sistólico entre o ventrículo e a via de saída.[2] A obstrução do fluxo de saída durante a sístole aumenta o estresse de parede e a demanda miocárdica de oxigênio, promovendo o desenvolvimento de isquemia miocárdica.[51] A regurgitação mitral, exacerbada por forças que tendem a deslocar o folheto anterior em direção ao septo interventricular durante a ejeção (movimento anterior sistólico da valva mitral- MAS), aumenta ainda mais o volume e a pressão atriais esquerdos, podendo ocasionar congestão e edema pulmonar.[1] Certo grau de insuficiência tricúspide também pode ser observado em casos de CMH.[46,50] Frequências cardíacas elevadas interferem ainda mais no enchimento ventricular esquerdo, podendo piorar a isquemia miocárdica, causando congestão venosa por encurtamento do período de enchimento diastólico.[52] A contratilidade, ou função sistólica, geralmente se encontra normal nos afetados, porém, alguns gatos apresentam disfunção sistólica regional secundária ao infarto ou à isquemia miocárdica.[2,25]

A congestão venosa e o edema pulmonar geralmente resultam do aumento na pressão atrial esquerda.[1,53] O diâmetro, o volume e a função do átrio esquerdo podem indicar a cronicidade e a gravidade da disfunção diastólica associada à CMH; e gatos com CMH e insuficiência cardíaca apresentam função contrátil atrial reduzida.[9,53] Em alguns gatos, pode haver desenvolvimento de efusão pleural, geralmente transudato modificado (mais comum) ou de aspecto quiloso. Acredita-se que as pressões de capilares e veias pulmonares aumentadas causem vasoconstrição pulmonar, aumentando a pressão arterial pulmonar e determinando insuficiência cardíaca congestiva direita secundária.[25,34,50,53]

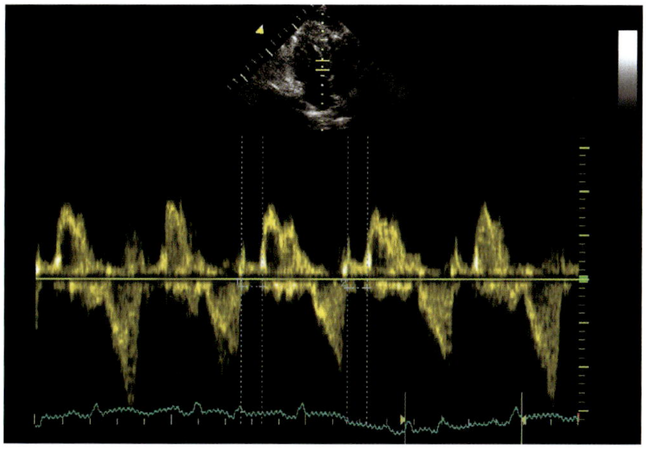

Figura 140.1 Exame ecodopplercardiográfico evidenciando tempo de relaxamento isovolumétrico (TRIV) aumentado em gato com cardiomiopatia hipertrófica. (Serviço de Cardiologia do VCM-HOVET-USP.)

Em consequência à hipertrofia ventricular, há diminuição no volume diastólico final e, então, no volume ejetado a cada sístole. Dessa forma, há diminuição do débito cardíaco com consequente ativação de mecanismos neuro-humorais compensatórios.[52] Ativação do sistema renina angiotensina aldosterona (SRAA) e concentrações plasmáticas elevadas do fator de necrose tumoral (TNF) podem ocorrer em gatos com CMH, embora ainda não se saiba a real participação do SRAA no controle do débito cardíaco em gatos com ICC.[4,5,25] Elevações nas concentrações de troponina (cTnI) ocorrem em gatos com CMH moderada a importante, e valores muito aumentados estão associados com manifestações de ICC.[24,52]

Pode haver a formação de trombo (em 16 a 18% dos casos de CMH), principalmente no interior do átrio esquerdo dilatado ou em outras áreas do coração, e o deslocamento do mesmo para a circulação caracteriza o quadro de tromboembolismo arterial sistêmico (TEAS).[54,55] O aumento moderado a importante do átrio esquerdo e a estase sanguínea secundária são fatores de risco para o desenvolvimento do TEAS.[53-55]

A incidência do TEAS em gatos com CMH é de aproximadamente 12 a 17%.[54,55] Quanto maior o tamanho do átrio esquerdo, maior a estase sanguínea e maior a chance de desenvolvimento de trombo.[53,55]

MANIFESTAÇÕES CLÍNICAS

Gatos com CMH podem apresentar-se clinicamente de várias formas, a saber: com manifestações sutis até sinais moderados a graves de insuficiência cardíaca (IC), com sinais de doença tromboembólica, ou, ainda, alguns mantêm-se totalmente assintomáticos.[33] Gatos com alterações discretas podem permanecer assintomáticos por anos. Aproximadamente 33 a 55% dos gatos diagnosticados com CMH são assintomáticos, sem alterações relatadas no histórico clínico.[56] Muitas vezes, a doença é descoberta após detecção de sopro ou de ritmo de galope, durante a auscultação em uma avaliação de rotina, ou devido à detecção de cardiomegalia em avaliação radiográfica não direcionada ao sistema cardiovascular, este sendo um achado incidental.[51]

As principais manifestações clínicas observadas incluem alterações respiratórias decorrentes do edema pulmonar e/ou da efusão pleural, como taquipneia, ofegação, cansaço fácil e dificuldade respiratória. A dispneia ocorre em 32 a 46% dos gatos diagnosticados com CMH.[54,57,58] A tosse, muitas vezes, é confundida com êmese e, raramente, ocorre em decorrência de cardiomiopatias.[1]

Alterações súbitas podem ser observadas em gatos sedentários, já que as modificações patológicas ocorrem gradualmente e passam despercebidas nesses animais. Entre as manifestações agudas, pode haver desenvolvimento de TEAS em alguns gatos, episódios de síncope e, ocasionalmente, morte súbita.[1] Letargia e anorexia podem ser as únicas evidências da afecção em alguns gatos. Estresse decorrente de procedimentos cirúrgicos, anestesias, fluidoterapias e doenças sistêmicas podem desencadear ICC em gatos com CMH aparentemente compensados.[51] Os eventos estressantes mais relatados são fluidoterapia (28%), anestesia/cirurgia (25%) e uso de corticoides (21%), além de doenças sistêmicas.[54]

Em estudo retrospectivo com 260 gatos com CMH, 46% apresentavam dispneia decorrente de edema pulmonar e metade desses pacientes com edema pulmonar também apresentavam efusão pleural associada.[54,59]

A presença de arritmias cardíacas ocorre em aproximadamente 25 a 40% dos casos diagnosticados com cardiomiopatia hipertrófica, podendo causar manifestações clínicas associadas como cansaço, dispneia, pré-síncope, síncope ou morte súbita.[57]

A ocorrência de sopro sistólico é a alteração de exame físico mais comum nos gatos com CMH, presente em 44 a 72% dos animais.[8,36,54,59] O sopro pode ocorrer tanto por regurgitação mitral quanto por obstrução da via de saída de ventrículo esquerdo; apesar de comum, alguns gatos não apresentam sopro, mesmo com hipertrofia ventricular importante. Nem todo gato com sopro apresenta cardiomiopatia e a ausência de sopro não descarta a CMH. Em estudos realizados, 69% dos gatos com CMH e assintomáticos não apresentavam sopro na auscultação cardíaca.[60,61]

A presença de sopro não permite diagnóstico de CMH em gatos, apresentando uma baixa sensibilidade (31%) e especificidade (87%), além de poder ocorrer em outras cardiomiopatias.[60-62] Porém, em estudo realizado com gatos aparentemente normais, 31 a 62% dos gatos com sopro apresentavam diferentes graus de hipertrofia ventricular e a presença de sopro de grau maior ou igual a três apresentou moderadas especificidade (70%) e sensibilidade (61%) para CMH.[60]

No CatScan Study,[8] a prevalência de sopro nos 780 gatos aparentemente sadios foi de 40,8%, sendo considerado sopro funcional em 70,4% dos casos. O valor preditivo positivo (VPP) do sopro como indicador de CMH variou de 17,9 a 42,6% (sendo maior em gatos mais velhos) e o valor preditivo negativo (VPN) foi de 90,2 a 100% (maior em gatos jovens). Segundo o estudo, a prevalência da CMH é maior em machos, aumenta com a idade, e apresenta correlação com sopros de maior intensidade (grau III ou mais) e melhor condição corpórea.

O ritmo de galope é a segunda alteração mais comum no exame físico desses animais com CMH, presente em aproximadamente 33% dos acometidos, seguido pela taquicardia (26%).[8,60] O som diastólico de galope é caracterizado pela evidenciação da quarta bulha (S4) e é observado, principalmente, quando a insuficiência cardíaca é evidente ou eminente. Arritmias cardíacas também são relativamente comuns na CMH e em outras cardiomiopatias.[60]

Gatos com insuficiência cardíaca congestiva podem apresentar taquipneia, dispneia e ortopneia quando em edema pulmonar ou com efusão pleural. Aproximadamente 36% dos gatos diagnosticados com CMH apresentam dispneia no momento do diagnóstico.[59,61,62] Aumento de murmúrio vesicular, crepitação e, algumas vezes, cianose, geralmente acompanham os casos de edema pulmonar; a presença de efusão pleural dificulta a auscultação de sons pulmonares, principalmente em áreas ventrais.[59]

Em animais com CMH sem manifestações de ICC e/ou TEAS, os achados do exame físico podem ser normais.[59]

DIAGNÓSTICO

Radiografia torácica

Cardiomegalia constitui-se na alteração radiográfica mais frequente em casos moderados e graves de CMH. Pode-se determinar a cardiomegalia pelo método do *vertebral heart size*; o aumento do átrio esquerdo (AE) é bem evidenciado na posição dorsoventral ou ventrodorsal, bem como o coração de São Valentim (*Valentine shape*) (Figura 140.2), ao passo que o aumento de VE é variável.[33,34,63]

A radiografia torácica é um exame importante por documentar a presença de insuficiência cardíaca congestiva, efusão pleural, edema pulmonar e outras condições não relacionadas ao músculo cardíaco. Deve-se salientar que o exame radiográfico, assim como outros exames complementares, não é um exame de emergência e somente deve ser solicitado após estabilização clínica do paciente com dispneia.[59]

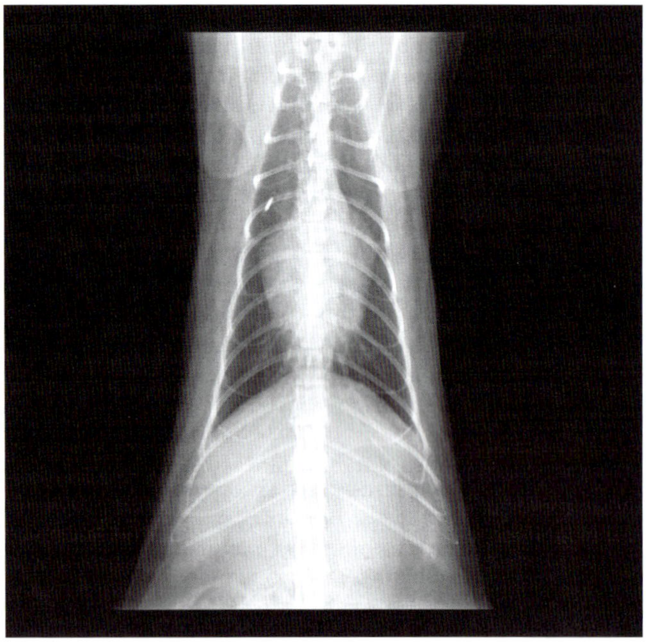

Figura 140.2 Radiografia torácica ventrodorsal de gato com cardiomiopatia hipertrófica evidenciando aumento de cavidades atriais (coração de São Valentim). (Serviço de Imagem do VCM-HOVET-USP.)

Vasos pulmonares tortuosos e calibrosos indicam aumento de pressão em átrio e vascularização pulmonar.[59] Nos casos em que há desenvolvimento de edema pulmonar, visibilizam-se áreas focais ou difusas de infiltrado intersticial ou alveolar, não necessariamente em região dorsal e hilar (como ocorre em cães).[34,59] Efusão pleural também pode ser visibilizada radiograficamente.[52,59]

Eletrocardiograma

O eletrocardiograma (ECG) é pouco sensível no diagnóstico de CMH felina, pois apesar de poder evidenciar aumento de AE e de VE, desvios do eixo para esquerda, arritmias ventriculares e supraventriculares, e defeitos de condução intraventricular, essas alterações não são marcantes em muitos animais com CMH.[25,34] Entre essas alterações eletrocardiográficas, os autores têm observado, mais comumente, os distúrbios de condução intraventricular, como bloqueio fascicular anterior e bloqueios de ramos direito (Figura 140.3) e esquerdo.

O ECG é utilizado para avaliar o ritmo e a condução cardíaca, sendo importante para pacientes com arritmias ou episódios de fraqueza ou síncope. Em gatos, poucos estudos foram realizados quanto à sensibilidade e à especificidade do ECG na detecção de hipertrofia ventricular.[64-66] Em estudo brasileiro realizado com Persas, a sensibilidade do exame eletrocardiográfico em detectar sobrecarga ventricular em gatos com CMH foi baixa (31,25%), porém com alta especificidade (97,72%) e correlação positiva entre o grau de hipertrofia ventricular e a amplitude da onda R (em derivação DII).[66]

Ecodopplercardiograma

Indubitavelmente, o ecodopplercardiograma consiste no melhor meio diagnóstico para a avaliação de anatomia e função

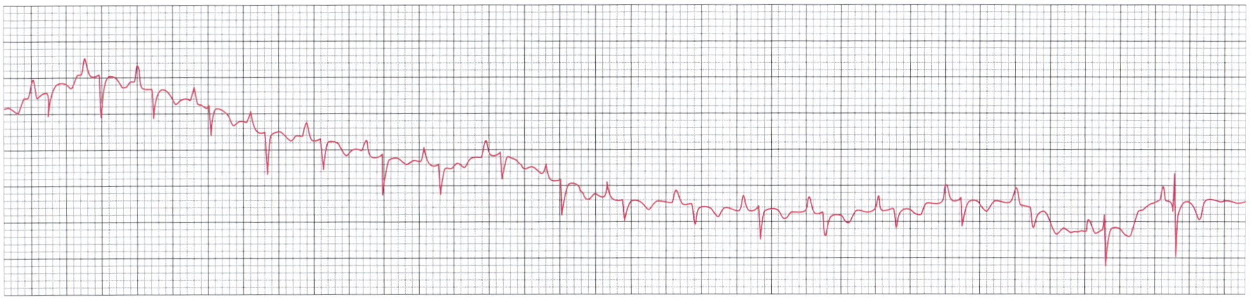

Figura 140.3 Eletrocardiograma de gato com cardiomiopatia hipertrófica, derivação II, 25 mm/segundo, sensibilidade 1 cm = 1 mV, mostrando bloqueio de ramo direito. (Serviço de Cardiologia do VCM-HOVET-USP.)

cardíacas, constituindo-se no melhor meio diagnóstico não invasivo para a diferenciação de CMH de outras cardiomiopatias, pois permite a observação de áreas de hipertrofia na parede ventricular, no septo interventricular e/ou nos músculos papilares (Figuras 140.4 e 140.5), além de auxiliar na caracterização de anormalidades funcionais sistólicas ou diastólicas.[6,67] As principais características ecocardiográficas observadas na CMH são:

- Hipertrofia miocárdica concêntrica (PVEd e/ou SIVd ≥ 0,6 cm):
  - Simétrica ou assimétrica
  - Hipertrofia de músculos papilares
- Átrio esquerdo normal a aumentado:
  - Insuficiência valvar mitral
  - Estase sanguínea/trombo intra-atrial
- Obstrução da via de saída do ventrículo esquerdo (OVSVE):
  - Movimento anterior sistólico da valva mitral (MAS)
  - Hipertrofia miocárdica septal basal
- Fração de encurtamento de normal a aumentada (ou diminuída, em fases finais)
- Fluxo transmitral – alteração na função diastólica:
  - Alteração de relaxamento: ↓ Onda E, ↑ Onda A, ↑ TDE, TRIV, Relação E/A < 1
  - Padrão pseudonormal: ↓ TDE, ↓ TRIV, Relação E/A > 1 e < 2
  - Padrão restritivo: ↑↑↑ onda E, ↓ TDE, ↓ TRIV, Relação E/A > 2

Alguns autores[34] consideram o limite superior da espessura da parede ventricular esquerda (PVEd) e do septo interventricular na diástole (SIVd) entre 0,5 a 0,55 cm. Porém, outros autores[6,59] somente consideram hipertrofia em gatos quando a espessura da parede ventricular esquerda e/ou do septo interventricular ultrapassa 0,6 cm.

O aumento atrial varia de discreto a importante, e a parede atrial também pode se apresentar espessada.[53] Esse aumento é secundário à sobrecarga de pressão (pressão de enchimento do ventrículo esquerdo elevada) e indica disfunção diastólica importante.[9,59,61,62] É muito importante determinar o tamanho do átrio esquerdo em gatos com efusão pleural e/ou edema pulmonar, pois na ausência de dilatação atrial, as causas cardíacas para as manifestações congestivas podem ser descartadas.[9,53,62] Formação de contraste espontâneo (autocontraste ou *smoke*) ocorre em alguns gatos com átrio esquerdo bastante aumentado. Isso é resultado da estase sanguínea, o que predispõe à agregação celular e à formação de trombos. Pode haver visibilização de trombos no interior do átrio, principalmente na aurícula esquerda.[9,68]

Quanto maior o tamanho do átrio esquerdo, maior o risco de desenvolvimento de ICC e/ou quadros de TEAS.[53,69] Em estudos que avaliaram fatores de risco de desenvolvimento de ICC, morte súbita ou TEAS, houve correlação positiva entre tamanho do AE e quadros congestivos e tromboembólicos.[56] Quanto menor a fração de encurtamento atrial, maior a estase sanguínea e maior a chance de formação de trombo no interior da aurícula esquerda (local de predileção da localização do trombo, visto a menor velocidade sanguínea no apêndice atrial).[9,56,68]

A obstrução da via de saída de VE, devido à hipertrofia septal, é fácil de ser identificada na janela paraesternal direita, eixo longo. O tecido septal espessado forma uma protuberância no trato da via de saída de VE e, consequentemente, turbulência do fluxo sanguíneo, que pode ser identificada na via de saída de VE ou na aorta proximal, usando o modo Doppler ou

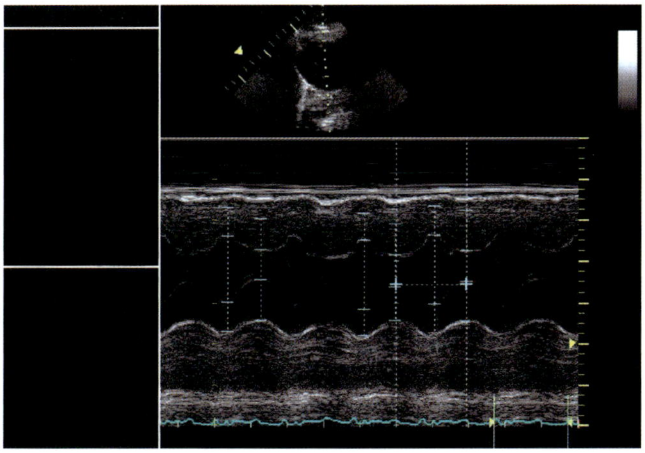

Figura 140.4 Exame ecocardiográfico em modo M evidenciando hipertrofia concêntrica de ventrículo esquerdo, de grau moderado, em gato com cardiomiopatia hipertrófica. (Serviço de Cardiologia do VCM-HOVET-USP.)

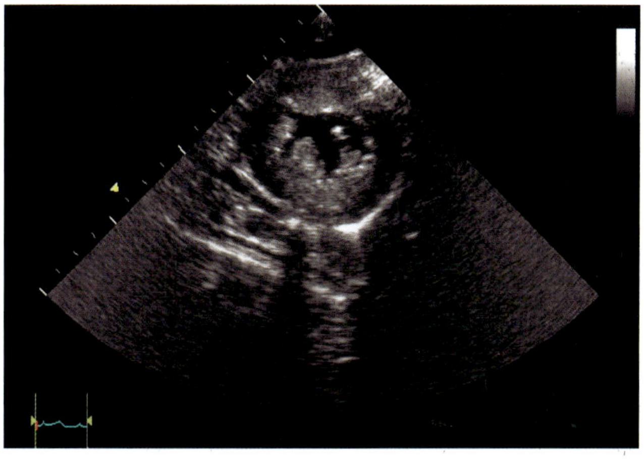

Figura 140.5 Exame ecocardiográfico em modo bidimensional mostrando hipertrofia concêntrica de ventrículo esquerdo em gato com cardiomiopatia hipertrófica. (Serviço de Cardiologia do VCM-HOVET-USP.)

Doppler colorido.[9] Nesses casos, o estudo com modo Doppler identifica, em geral, aumento na velocidade do fluxo aórtico (Figuras 140.6 e 140.7).

O movimento anterior sistólico da valva mitral (MAS) é uma anormalidade que pode ser observada em alguns gatos com CMH. Na avaliação em modo bidimensional, observa-se o folheto anterior da valva mitral sendo sugado em direção à via de saída do ventrículo esquerdo durante a sístole, atingindo o septo interventricular, piorando a obstrução na via de saída e a insuficiência valvar mitral.[9,48]

Geralmente é feita uma avaliação da função diastólica por meio da modalidade Doppler, como avaliação de fluxo mitral, fluxo em veias pulmonares e TRIV.[9,69] O Doppler pulsado dos registros das velocidades do fluxo sanguíneo transmitral é utilizado para determinar o enchimento diastólico do ventrículo esquerdo e é a modalidade não invasiva mais frequentemente utilizada na avaliação da função lusitrópica.[9,48]

Na CMH, as alterações no fluxo mitral observadas incluem redução na velocidade máxima de enchimento ventricular rápido (onda E), aumento no tempo de desaceleração da onda E, aumento na velocidade máxima de enchimento ventricular lento (onda A- contração atrial), redução na relação E/A (Figura 140.8) e aumento no TRIV. O pico da onda A é maior que o da onda E em alguns casos (relação E/A menor que um).

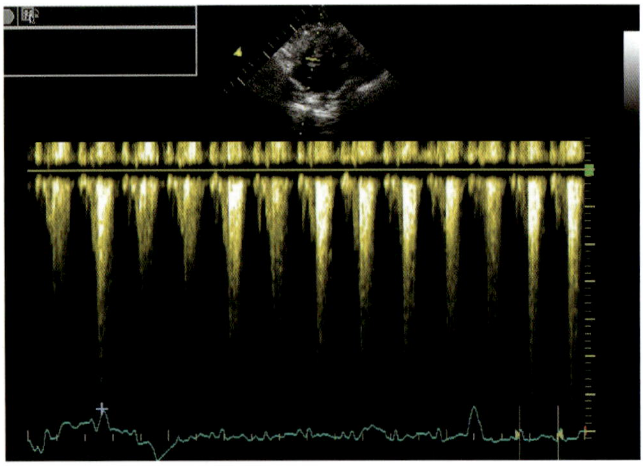

Figura 140.6 Exame ecodopplercardiográfico evidenciando aumento da velocidade do fluxo aórtico (obstrução de via de saída do ventrículo esquerdo) em gato com cardiomiopatia hipertrófica. (Serviço de Cardiologia do VCM-HOVET-USP.)

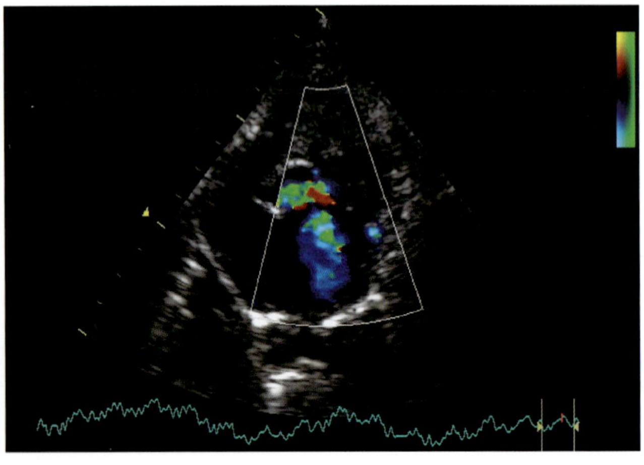

Figura 140.7 Exame ecodopplercardiográfico mostrando obstrução de via de saída de ventrículo esquerdo e insuficiência valvar mitral em gato com cardiomiopatia hipertrófica. (Serviço de Cardiologia do VCM-HOVET-USP.)

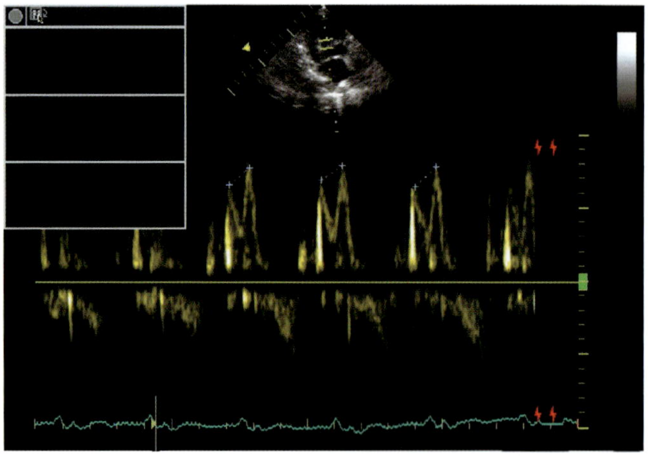

Figura 140.8 Exame ecodopplercardiográfico mostrando inversão das ondas E e A do fluxo da valva mitral, em gato com cardiomiopatia hipertrófica. (Serviço de Cardiologia do VCM-HOVET-USP.)

Essas modificações no fluxo mitral são consistentes com retardo no relaxamento miocárdico (padrão de disfunção diastólica de alteração no relaxamento ventricular).[70] Fluxo mitral pseudonormal também pode ocorrer na CMH mediante a função diastólica anormal, pois quando a rigidez ventricular promove aumento de pressão no átrio esquerdo, também há aumento na velocidade de enchimento rápido. O padrão pseudonormal é uma transição entre alteração de relaxamento ventricular e padrão restritivo e o fluxo venoso pulmonar anormal pode auxiliar na diferenciação entre padrão pseudonormal e fluxo mitral normal. O padrão restritivo é caracterizado por diminuição no TRIV, onda E mitral alta e onda A mitral baixa (com relação E/A maior que dois) e também pode ocorrer nos casos mais avançados da CMH. A presença de padrão restritivo de disfunção diastólica (relação E/A superior a dois) é altamente sugestiva de sobrecarga de pressão em câmara atrial esquerda, sendo um indicador prognóstico e de quadros congestivos.[9,67,69,70]

A técnica ultrassonográfica, denominada "*Tissue Doppler Imaging* (TDI)" ou "Doppler tecidual", possibilita a quantificação do movimento miocárdico. Nos sistemas de imagem TDI, os sinais captados não passam pelo filtro (que elimina sinais de baixa frequência), tornando possível a mensuração de baixas velocidades compatíveis com a velocidade apresentada pelo miocárdio.[67] Enquanto a ecocardiografia tradicional utiliza o Doppler para quantificar a velocidade do fluxo sanguíneo no interior do coração e vasos, a ecocardiografia tecidual utiliza os mesmos conceitos para mensurar a velocidade do movimento miocárdico.[71]

Segundo Koffas *et al.*,[47] o TDI é capaz de detectar alterações funcionais sistólicas e diastólicas em determinados segmentos do miocárdio com áreas não hipertrofiadas da parede ventricular em gatos com CMH espontânea ou geneticamente determinada. A função diastólica é avaliada, principalmente, pela mensuração da velocidade de enchimento ventricular rápido (onda E) na região do anel mitral (Em). Gatos com CMH apresentam menores valores de Em quando comparados com gatos normais.[72] Gavaghan *et al.*[73] demonstraram, com ecodopplercardiografia na modalidade TDI, que alguns gatos com CMH apresentam diminuição das velocidades miocárdicas sistólicas e diastólicas, diminuição nos gradientes de velocidade e prolongamento do tempo de relaxamento isovolumétrico quando comparados com gatos normais. As velocidades miocárdicas sistólicas e diastólicas, medidas por TDI, encontram-se reduzidas em pessoas que têm mutação causadora de cardiomiopatia hipertrófica, sem hipertrofia ventricular. Essas mesmas pessoas, avaliadas cerca de 2 anos depois, apresentaram hipertrofia ventricular esquerda. Assim, a utilização do TDI em humanos com CMH permite avaliar disfunção diastólica antes mesmo do desenvolvimento de hipertrofia ventricular[42,74] e do desenvolvimento de manifestações clínicas.[75] O TDI é capaz de detectar anormalidades sistólicas e diastólicas nos segmentos de parede ventricular esquerda antes mesmo do desenvolvimento de hipertrofia, em gatos com CMH e em gatos com hipertensão arterial.[76] Em humanos, Kato *et al.*[77] conseguiram diferenciar CMH idiopática de hipertrofia ventricular secundária à hipertensão arterial por meio do *strain rate*, que reflete alterações na contratilidade miocárdica e na propriedade lusinotrópica.[78]

Embora alguns estudos tenham demonstrado que a velocidade miocárdica Em no anel mitral, mensurada por TDI, é menor em Maine Coons homozigotos para a mutação em relação aos Maine Coons heterozigotos, e nestes em relação aos gatos normais, de acordo com Sampedrano *et al.*,[39] o genótipo heterozigoto não está sempre associado à hipertrofia miocárdica ou às alterações diastólicas importantes. Gatos sem a mutação no gene MYBPC3-A31 P também podem desenvolver hipertrofia, sugerindo outras causas genéticas envolvidas.[39] Uma diminuição significativa na relação E/A do segmento basal do septo interventricular foi observada em gatos Maine Coons heterozigotos para a mutação e sem hipertrofia, quando comparados com gatos normais sem hipertrofia, o que confirma a associação do genótipo heterozigoto com alterações regionais na função diastólica.[39]

Segundo o estudo de McDonald *et al.*,[79] que avaliou parâmetros de TDI em gatos da raça Maine Coon normais ou portadores de mutação no MYBPC3, com ou sem hipertrofia ventricular, os valores de velocidade de Em (anel mitral) sofrem redução de acordo com presença ou ausência de hipertrofia. Gatos genotipicamente afetados, mas sem hipertrofia, apresentaram valores intermediários de Em entre gatos normais e gatos genotipicamente afetados e com hipertrofia, o que sugere que a fisiopatologia da CMH em Maine Coon é bastante similar à afecção dos humanos.

Velocidades de relaxamento miocárdico são reduzidas em pacientes humanos com CMH de origem familial, com ou sem hipertrofia ventricular,[78] e o TDI apresenta 100% de sensibilidade e 93% de especificidade na identificação de pacientes portadores de mutação para CMH e sem hipertrofia.[40] Portanto, o TDI é uma alternativa promissora que permite a diferenciação entre gatos normais e gatos afetados pela CMH.[47] No estudo de Chetboul *et al.*,[40] que avaliou parâmetros de ecocardiografia tecidual em gatos normais e afetados pela distrofia muscular hipertrófica, o TDI foi capaz de identificar disfunções longitudinais e radiais da parede ventricular esquerda, em gatos afetados ou apenas portadores da distrofia, demonstrando a alta sensibilidade do método em detectar anormalidades precoces.

Segundo Pellegrino,[80] gatos Maine Coon com CMH e sem manifestações clínicas de insuficiência cardíaca congestiva apresentam algumas alterações em índices de função sistólica e diastólica, obtidos por meio da ecocardiografia tecidual, nas modalidades Doppler tecidual pulsado, Doppler tecidual colorido e *strain*. Observou-se, também, que os valores da ecocardiografia obtidos por essas modalidades, isoladamente, não permitem diferenciar, de forma fidedigna, gatos normais daqueles portadores de mutação, antes do desenvolvimento de hipertrofia ventricular.

Exames laboratoriais

Testes laboratoriais, incluindo perfil hematológico, bioquímico (avaliação hepática, renal e dosagem de eletrólitos), exame de urina e dosagem de hormônio tireoidiano (T4 total), são realizados para afastar possíveis diagnósticos diferenciais e monitorar efeitos colaterais de medicamentos utilizados no tratamento, mas não são exames que permitem o diagnóstico da CMH.[59]

Os biomarcadores cardíacos também podem ser incluídos na avaliação das cardiomiopatias, auxiliando no diagnóstico. Biomarcadores são substâncias encontradas no sangue e que são capazes de indicar lesões e/ou necrose de miócitos (marcadores de lesão), além da avaliação da função cardíaca (marcadores de função). Tais substâncias facilitam a classificação da doença cardíaca e especificam a fase em que esta se encontra, sendo um método pouco invasivo.[59]

Entre os marcadores de função cardíaca, encontram-se o peptídeo natriurético atrial (ANP) e o peptídeo natriurético cerebral (NT-proBNP). Segundo Wilkins, Redondo e Brown,[81] os peptídeos natriuréticos são liberados na circulação, como resultado do estresse miocárdio dos átrios – peptídeo natriurético atrial (ANP), e ventrículos, peptídeo natriurético ventricular (BNP). A pressão transmural constitui-se no estímulo primário para a liberação de ANP e, com a hipertrofia de miócitos, sua síntese torna-se elevada;[82] enquanto o aumento na concentração de BNP ocorre em pacientes com insuficiência cardíaca crônica, principalmente pelo estresse da parede ventricular e pelo aumento da pressão, pois os miócitos expressam e liberam peptídeos natriuréticos em resposta ao aumento de pressão e sobrecarga de volume.[83] A sequência de aminoácidos do ANP é notadamente similar nas diferentes espécies; a mesma sequência de 28 aminoácidos é verificada em humanos, caninos, felinos, bovinos, suínos e ovinos. Assim, é possível utilizar *kits* humanos para mensuração de NT-proANP em cães e gatos.[84] Em contraste com a homologia demonstrada pelo ANP em diferentes espécies, a estrutura do BNP é completamente variável nos diferentes mamíferos.[85] A sequência de aminoácidos do BNP em cães e gatos é diferente quando comparada com a de humanos; por essa razão, os testes para mensuração do BNP humano não podem ser usados para cães e gatos.[86] Os peptídeos natriuréticos medeiam diretamente a inibição da liberação de renina, pelos rins, e da aldosterona pelo córtex da adrenal. Esses peptídeos, quando liberados na circulação, estão conjugados com o seu respectivo fragmento amino ou N-terminal e, por isso, são em geral chamados "NT-proANP" e "NT-proBNP". Em geral, o ANP e o BNP são os marcadores mais sensíveis quando se trata de doenças cardíacas.[86]

Fox *et al.*[83] realizaram um estudo com gatos normais e cardiopatas assintomáticos e detectaram aumento na concentração de NT-proBNP no grupo de gatos cardiopatas, concluindo que a determinação de NT-proBNP é uma ferramenta clínica importante para a avaliação de animais com cardiomiopatia assintomática. Em outro trabalho, Fox *et al.*[87] concluíram que esse marcador ajuda a diferenciar a dispneia de origem respiratória daquela de origem cardíaca. No estudo de Connoly *et al.*,[88] observou-se diferença na concentração de NT-proANP e, principalmente na de NT-proBNP, quando da comparação de gatos normais com gatos cardiopatas assintomáticos e com gatos com insuficiência cardíaca. A maior detecção do aumento do NT-proBNP pode ser justificada pelo remodelamento crônico do VE, resultante do aumento da pressão diastólica final. Esse fato também foi descrito por Biondo *et al.*,[52] que observaram maior concentração de BNP, mas não de ANP, a partir da imuno-histoquímica de corações de gatos com CMH. Segundo McLean *et al.*,[89] não há correlação entre a CMH e o aumento de ANP; porém, a maioria dos animais avaliados por esses autores era assintomática. Recentemente, Connoly *et al.*[88] e Zimmering *et al.*[90] concluíram que a determinação de NT-proANP pode ser usada para diferenciar cardiopatas com ou sem insuficiência cardíaca congestiva.

A dosagem de NT-proBNP é um teste sensível e acurado para a detecção de insuficiência cardíaca em gatos com cardiomiopatias e pode ser utilizado para auxiliar na diferenciação de dispneia por causa cardíaca ou por causas respiratórias. Apesar de útil, o exame também apresenta limitações. Resultados normais excluem dispneia por causa cardíaca, mas alguns gatos com alterações respiratórias podem apresentar aumento no NT-proBNP (resultados falso-positivos).[6,59]

Dentre os biomarcadores cardíacos caracterizados como marcadores de lesão, encontram-se as troponinas cardíacas e as endotelinas.[59]

A troponina cardíaca I (cTnI) é uma proteína cardíaca miofibrilar intracelular, que é liberada na circulação quando existe perda da integridade de miócitos cardíacos, sendo, portanto, um marcador de morte celular e necrose. Quando da ocorrência de morte simultânea de um significativo número de miócitos cardíacos, há liberação de uma quantidade maior de troponina na circulação.[91] Segundo Sleeper, Clifford e Laster,[92] a estrutura da cTnI é altamente conservada entre as espécies e, portanto, os testes humanos para a troponina I podem ser utilizados em cães e gatos. Herndon *et al.*,[93] em um estudo utilizando análise fluorométrica para determinação de cTnI, concluíram que gatos com CMH apresentam aumento marcante na concentração de troponina plasmática quando comparados com gatos saudáveis.

A endotelina é um peptídeo vasoconstritor potente e sua concentração plasmática aumenta em pacientes com insuficiência cardíaca congestiva (ICC), sendo que esse aumento se correlaciona com o grau de alteração hemodinâmica e funcional.[94] Outros efeitos da endotelina incluem proliferação celular, constrição vascular de musculatura lisa, hipertrofia de miócitos cardíacos e ativação de fibroblastos cardíacos, que se associam com as manifestações clínicas da ICC e remodelamento patológico do coração.[95] Prosek *et al.*[96] validaram o uso de um *kit* ELISA humano em gatos, e demonstraram aumentos significativos na imunorreatividade em grupos de gatos com doenças cardíacas com ou sem sinais de ICC, comparado com um grupo controle de animais sadios. Alguns estudos sugerem que a endotelina ou os marcadores da atividade do sistema endotelina são melhores indicadores de prognóstico que os peptídeos natriuréticos.[97] Porém, mais estudos são necessários para demonstrar o verdadeiro significado do aumento da imunorreatividade da endotelina em pacientes felinos.[91]

Testes genéticos

A CMH apresenta componente familial já estabelecido em animais das raças Maine Coon e Ragdoll. Nessas duas raças, a CMH apresenta padrão de herança autossômica dominante. Duas mutações no gene da proteína C miosina ligante (MYBPC3) foram identificadas como causa da CMH familial nessas raças.[26,38,49] Cada raça apresenta uma mutação exclusiva nesse gene, que não é observada em outras raças de gatos avaliadas. As mutações resultam em troca de um aminoácido conservado, alterando a conformação proteica da proteína C miosina ligante (MYBPC3).[26,38] A penetrância dessas mutações é incompleta e, portanto, alguns gatos positivos podem carrear a mutação sem desenvolver o fenótipo de hipertrofia ventricular. Por outro lado, alguns gatos das raças Maine Coon e Ragdoll apresentam CMH e são negativos para estas mutações, ou seja, existem outras mutações que causam a CMH familial nessas raças.[8,59]

Para a realização do teste genético de pesquisa das mutações relacionadas à CMH, há necessidade de obtenção de amostras de DNA, que podem ser obtidas por sangue total (armazenado em tubo contendo EDTA) ou por material proveniente da mucosa oral (uso de *swab*).[21,28] O DNA extraído é, então, submetido a reações de sequenciamento (padrão-ouro) para a identificação das mutações já conhecidas na espécie felina. O teste genético pode demonstrar resultado negativo (o gato não apresenta a mutação na região avaliada), heterozigoto ou homozigoto. A presença de um resultado negativo não exclui o risco de o animal apresentar CMH, pois existem outras mutações envolvidas que podem desencadear a afeção e que ainda não estão identificadas.[21,26,38]

Aproximadamente 35% das amostras de Maine Coons submetidas à análise genética são positivas para a mutação (com apenas 9% de homozigotos); enquanto aproximadamente 28% das amostras de Ragdolls são positivas (com apenas 8% de homozigotos).[26] Esses resultados demonstram o quão prevalente são as mutações nessas raças e o quanto é necessária a modificação nos programas de cruzamentos.

TRATAMENTO

Os objetivos do tratamento da CMH são favorecer a diástole e o relaxamento ventricular, controlar e minimizar riscos de isquemia miocárdica, controlar arritmias e as manifestações clínicas de insuficiência cardíaca congestiva, além de realizar profilaxia contra tromboembolismo arterial sistêmico. Dessa forma, o tratamento da CMH é paliativo e não curativo, e o sucesso está diretamente relacionado à colaboração concomitante do veterinário, proprietário e paciente.[27,33,59]

Até o presente momento, não há protocolo terapêutico estabelecido ou comprovação da eficácia da melhor abordagem terapêutica a ser empregada. Estudos multicêntricos, duplo-cegos e randomizados ainda são escassos em relação à terapia da insuficiência cardíaca congestiva em gatos; outros trabalhos demonstram a falta de comprovação científica e/ou de consenso na escolha do melhor protocolo terapêutico.[5,6,98,99]

Visto que a maior parte dos pacientes felinos com cardiomiopatias é assintomática (com evolução clínica variável), porém uma parcela desenvolve manifestações clínicas graves, como ICC, TEAS e/ou morte súbita, a abordagem terapêutica é distinta para pacientes assintomáticos e sintomáticos. Hoje há uma grande importância em conseguir distinguir pacientes de evolução clínica branda daqueles que desenvolverão quadros congestivos, tromboembólicos ou até mesmo morte súbita.[4,5]

De acordo com o Consenso publicado pelos membros do American College of Veterinary Internal Medicine,[5,6] os pacientes com CMH podem ser classificados em quatro estágios clínicos, a saber:

- A: pacientes predispostos, geneticamente, ao desenvolvimento de CMH (raças predispostas)
- B: gatos com CMH em fase assintomática
- C: gatos com CMH e manifestações clínicas prévias ou atuais de ICC e/ou TEAS
- D: gatos com CMH, manifestações clínicas de ICC e refratários ao tratamento convencional.

Sugere-se, ainda, a subdivisão do estágio B (assintomáticos) em:

- B1: pacientes com baixo risco de desenvolver ICC e/ou TEAS (com átrio esquerdo normal a discretamente aumentado)
- B2: pacientes com alto risco de desenvolver ICC e/ou TEAS (com moderado a importante aumento do átrio esquerdo).

Nos pacientes em estágio B, a opção terapêutica deve ser feita com base nos critérios de risco de evolução clínica.[4-6,9]

Assintomáticos (estágio B)

Aproximadamente 55,3% dos gatos com CMH permanecem assintomáticos por anos; porém, alguns animais desenvolvem ICC, TEAS e/ou morte súbita como primeiras manifestações clínicas. Como o objetivo do tratamento da CMH é paliativo (e não curativo), a terapia de pacientes em fase assintomática (estágio B) ainda é considerada de eficácia questionável e deve ser instituída com base em critérios de risco de evolução clínica.[59,98,99] Entre os fatores de risco que devem ser avaliados na CMH, que talvez auxiliem na diferenciação entre pacientes que evoluirão ou não para quadros de ICC, TEAS ou arritmias, estão: grau da hipertrofia ventricular; padrão de disfunção diastólica; tamanho do átrio esquerdo; frequência cardíaca; presença ou não de formas obstrutivas.[4,5]

As opções terapêuticas disponíveis em gatos com CMH em fase assintomática são: betabloqueador $\beta 1$ seletivo (como o atenolol) e bloqueador de canais de cálcio (como o diltiazem), o último sendo menos utilizado na atualidade.[6,59]

O atenolol é um betabloqueador $\beta 1$ seletivo que, ao se ligar ao receptor adrenérgico cardíaco $\beta 1$, diminui a frequência cardíaca e a força de contração (efeitos cronotrópico e inotrópico negativos). A dose do atenolol indicada para gatos é de 6,25 a 12,5 mg/gato a cada 12 ou 24 horas, e a apresentação farmacológica disponível é de comprimidos de 25, 50 e 100 mg.[100-102]

Entre os efeitos esperados do uso do atenolol, podem-se citar diminuição da frequência cardíaca (com consequente melhora no tempo de preenchimento ventricular e melhora na fase diastólica), diminuição na obstrução da via de saída do ventrículo esquerdo e no movimento anterior sistólico da valva mitral (com consequente diminuição no estresse miocárdico, diminuição no grau de regurgitação mitral e diminuição na intensidade do sopro), além de possível diminuição de risco de morte súbita (visto sua indicação como fármaco antiarrítmico naqueles pacientes com arritmias ventriculares e chance de evolução para morte súbita).[98,101] Dessa forma, o atenolol é indicado em pacientes assintomáticos que apresentam taquicardia, taquiarritmias, histórico de síncopes, obstrução da via de saída do ventrículo esquerdo e áreas de infarto/isquemia.[101] Por outro lado, o atenolol é um betabloqueador e apresenta efeito inotrópico negativo, podendo causar déficit de contratilidade, bradicardia e predispor, assim, à maior chance de estase sanguínea a longo prazo.[59,98] Assim, o atenolol é contraindicado em pacientes com ICC descompensada, que apresentem bradiarritmias ou que apresentem diminuição da contratilidade/disfunção sistólica.[98,102]

Uma alternativa ao atenolol é o uso do bloqueador de canais de cálcio, o diltiazem. O diltiazem é um vasodilatador que promove diminuição da frequência cardíaca (com consequente melhora no tempo de preenchimento ventricular e melhora na função diastólica), promove vasodilatação coronariana, podendo diminuir isquemia e fibrose miocárdicas, além de possíveis efeitos de diminuição na atividade plaquetária e diminuição no grau de hipertrofia ventricular.[52,59] A dose estabelecida para o uso de diltiazem em gatos é de 1 mg/kg, a cada 8 horas, ou 10 mg/gato, a cada 8 horas; e o uso a cada 8 horas pode ser um fator de dificuldade quando se considera administração crônica de comprimidos em gatos.[59] Por ser um vasodilatador, o diltiazem pode piorar a obstrução na via de saída do ventrículo esquerdo e o movimento anterior sistólico da valva mitral, não sendo indicado em pacientes que apresentam formas obstrutivas; e não é um fármaco citado nas diretrizes do Consenso como opção terapêutica para a melhora diastólica (visto a falta de evidência científica quanto à melhora clínica e/ou na sobrevida), tendo seu uso mais indicado como fármaco antiarrítmico.[6] Assim como o atenolol, o diltiazem também diminui a contratilidade e o débito cardíaco, não sendo indicado em pacientes com ICC descompensada ou com disfunção sistólica evidente.[98]

Apesar de estudos já realizados, algumas desvantagens são descritas tanto para o uso do atenolol quanto para o uso do diltiazem, que incluem o desconhecimento do critério de escolha dos fármacos (e a falta de consenso ou comprovação de eficácia), a diminuição na função contrátil atrial (que pode favorecer a estase sanguínea a longo prazo), a diminuição no débito cardíaco (e na função sistólica ventricular), além da diminuição na pressão arterial e sua contraindicação em pacientes com ICC descompensada ou com bradiarritmias.[59]

Em um estudo realizado em gatos com CMH em fase assintomática, não foram observadas diferenças em relação aos parâmetros ecocardiográficos, evolução clínica e níveis séricos de troponina e NT-proBNP antes e após administração de atenolol (12,5 mg/gato, 2 vezes/dia) durante 30 dias.[100] Outro estudo mais recente demonstrou que o uso do atenolol em pacientes com CMH assintomáticos promoveu diminuição na obstrução de via de saída do ventrículo esquerdo, diminuição na intensidade do sopro cardíaco, diminuição na frequência cardíaca e diminuição no número de arritmias ventriculares, sem causar diminuição na pressão arterial, mostrando resultados benéficos quando utilizado de forma criteriosa.[101]

Em estudo prospectivo observacional realizado para avaliação dos efeitos do tratamento com atenolol (na dose de 6,25 a 12,5 mg/gato, 2 vezes/dia) durante 5 anos em gatos com CMH assintomáticos, não foram observadas diferenças na taxa de óbito por causas cardíacas ou não cardíacas entre pacientes do grupo não tratado (com CMH assintomáticos sem uso de medicações), grupo tratado (com CMH assintomáticos e atenolol) e grupo não cardiopata (grupo-controle), não demonstrando vantagens na utilização do atenolol em relação à sobrevida.[102] Outros estudos recentes realizados com atenolol em fase assintomática não demonstraram efeito benéfico em relação à qualidade de vida e sobrevida,[103] e constataram que o fármaco comprovadamente diminui a função sistólica atrial e ventricular nesses pacientes.[104]

A profilaxia para TEAS deve ser realizada em qualquer paciente, mesmo que assintomático, que apresente aumento de átrio esquerdo (átrio esquerdo superior a 1,7 cm; ou aumento moderado ou importante do átrio esquerdo), função contrátil atrial diminuída, e naqueles animais com estase sanguínea observada ao ecocardiograma (presença de autocontraste ou diminuição de velocidade de fluxo em aurícula esquerda).[5,59] Os agentes farmacológicos indicados para a profilaxia serão discutidos adiante.

Sintomáticos (estágios C e D)

Em gatos que apresentam CMH em fase sintomática (estágios clínicos C e D), a terapia empregada tem finalidade paliativa, sendo o mesmo tratamento utilizado para controle da insuficiência cardíaca congestiva (diuréticos, vasodilatadores, cardioprotetores e inotrópicos positivos, quando necessários). Dessa forma, os pacientes podem ser subdivididos em dois grupos: aqueles que necessitam de abordagem emergencial (tratamento agudo ou insuficiência cardíaca congestiva descompensada) e aqueles que podem ser submetidos à terapia crônica farmacológica.[25,34,59]

No tratamento agudo emergencial, deve-se, sempre, preconizar o menor estresse possível durante contenção e/ou manipulação do paciente, visto que gatos são naturalmente mais estressáveis que cães, principalmente em ambiente hospitalar e em dispneia. Em um felino dispneico, tanto por edema pulmonar quanto por efusão pleural, a abordagem inicial inclui minimizar o estresse e fornecer oxigênio. Como opções para a oxigenoterapia, há gaiolas de oxigênio, máscaras, sondas ou colares. Além da administração de oxigênio, pode-se proceder à tranquilização e à sedação (para efeito ansiolítico e melhor aceite do oxigênio e manipulação). São fármacos seguros para o sistema cardiovascular (na cardiomiopatia hipertrófica) o butorfanol (dose de 0,1 a 0,4 mg/kg, IM ou SC) e a acepromazina (0,05 a 0,1 mg/kg, IM; com cautela em pacientes hipotensos).[6,59,105]

Em pacientes com edema pulmonar cardiogênico, deve-se administrar a furosemida (dose de 1 a 2 mg/kg, IV, IM ou SC), com repetições da administração a cada 1 a 2 horas (conforme resposta clínica).[6,59,105,106]

Em pacientes com dispneia causada por efusão pleural, além da abordagem inicial de minimizar estresse, oferecer oxigênio e promover a tranquilização farmacológica, deve-se realizar a toracocentese terapêutica.[6,105,106]

Em pacientes sintomáticos e estáveis, preconiza-se o tratamento crônico da ICC.[6,106] Embora bastante estudado e padronizado em cães, o tratamento da ICC em gatos ainda apresenta eficácia questionável, com falta de estudos multicêntricos e randomizados comprovando a eficácia das medicações disponíveis para a espécie.[5,6,59]

Com o objetivo do controle neuro-humoral e efeito de vasodilatação, encontram-se os inibidores da enzima conversora de angiotensina (iECA), como o benazepril e o enalapril. Embora os iECA promovam vasodilatação e minimizem a hiperativação do sistema renina angiotensina aldosterona (minimizando possível fibrose e remodelamento cardíaco) em gatos, ainda não há comprovação da real participação do SRAA na ICC e no controle do débito cardíaco e da pressão arterial.[6,44,59] As doses estabelecidas são de 0,25 a 0,5 mg/kg, 1 a 2 vezes/dia, para o benazepril; e de 0,25 a 0,5 mg/kg, 2 vezes/dia, para o enalapril. Devido ao seu efeito vasodilatador, pacientes com formas obstrutivas de CMH podem apresentar piora na obstrução dinâmica na via de saída do ventrículo esquerdo.[105]

A furosemida é o diurético de eleição para o tratamento crônico de ICC em gatos. Novamente, deve-se ressaltar que os gatos desidratam com facilidade e podem apresentar hipopotassemia por uso crônico do diurético, devendo, portanto, optar-se pela menor dose que controle as manifestações clínicas de congestão.[5,105] A dose de furosemida para tratamento crônico varia de 0,5 a 2 mg/kg, 1 a 3 vezes/dia, podendo ser titulada conforme necessidade.[6,59,105]

A espironolactona é um antagonista da aldosterona, que apresenta possíveis efeitos no remodelamento cardíaco (por diminuir fibrose) e efeito diurético.[45,107] Porém, poucos estudos foram realizados em gatos e há relatos de desenvolvimento de dermatite facial ulcerativa (farmacodermia) em alguns gatos após administração.[45] A dose preconizada para gatos varia de 1 a 2 mg/kg, 1 a 2 vezes/dia, e alguns estudos apresentam possível benefício clínico.[6,107]

Com a finalidade de controle da terapia empregada e do quadro congestivo, pode-se instruir o proprietário a mensurar a frequência respiratória de seu gato em casa (em repouso), com o objetivo de que ela não ultrapasse 30 movimentos respiratórios por minuto (mrpm). Caso o gato apresente aumento na frequência respiratória, deve ser levado ao veterinário para adequado ajuste de doses e diuréticos.[105]

São considerados refratários ao tratamento com diuréticos aqueles gatos que necessitam de doses maiores que 6 mg/kg/dia de furosemida para adequado controle do quadro congestivo; ou aqueles que apresentam densidade urinária superior a 1.020 mesmo com o uso do diurético.[105] Nesses casos refratários, pode-se preconizar a substituição de via de administração da furosemida para via subcutânea em algumas das administrações, ou substituir a furosemida pela torsemida.[6,105] A torsemida é um diurético dez vezes mais potente que a furosemida, e a dose preconizada para gatos é de 0,1 a 0,2 mg/kg, 1 vez/dia.[6]

Considerando a fisiopatologia da CMH, o uso de inotrópicos positivos não é indicado em fases iniciais da afecção (muito menos em fases assintomáticas).[59] Porém, com o avançar da doença, muitos animais apresentam disfunção sistólica associada às áreas de fibrose e cicatriz, com diminuição na contratilidade cardíaca. Nesses pacientes com função sistólica alterada e/ou com manifestações crônicas de ICC, o uso do pimobendam se faz benéfico, com diferenças significativas na sobrevida e no controle de manifestações clínicas.[5,6,105,108] A dose preconizada para o pimobendam em gatos é de 0,25 mg/kg, 2 vezes/dia (ou de 0,625 a 1,25 mg/gato, 2 vezes/dia).[6,105] Estudos recentes avaliaram o uso de pimobendam em gatos com CMH em fase sintomática, tanto em formas obstrutivas como não obstrutivas, e demonstraram que o fármaco aumenta a fração de encurtamento atrial, não apresentando diferenças em relação à função sistólica ventricular. Além disso, o pimobendam comprovadamente não piorou a obstrução em via de saída do ventrículo esquerdo nos casos obstrutivos, bem como foi bem tolerado nesses animais.[109,110]

Em pacientes com arritmias ventriculares, as opções farmacológicas disponíveis para tratamento crônico em gatos são o atenolol (dose de 6,25 a 12,5 mg/gato, 2 vezes/dia; ou de 1 a 1,5 mg/kg/2 vezes/dia), o sotalol (2 mg/kg,2 vezes/dia) e a amiodarona (com dose não completamente estabelecida para gatos; 5 mg/kg, 1 vez/dia). Em casos de arritmias supraventriculares (como taquicardia atrial ou fibrilação atrial), os fármacos disponíveis são o atenolol (dose de 6,25 a 12,5 mg/gato, 2 vezes/dia; ou de 1 a 1,5 mg/kg, 2 vezes/dia), o diltiazem (dose de 7,5 mg/gato, 3 vezes/dia) ou a digoxina (1/4 do comprimido de 0,125 mg/gato, a cada 48 a 72 horas), com o objetivo de controle da frequência cardíaca (que deve ficar inferior a 240 bpm no ambiente clínico ou hospitalar).[6,59,105]

A profilaxia para TEAS pode ser dividida em primária (prevenir primeiro evento de TEAS em paciente predisposto) ou secundária (prevenir recidiva em pacientes com histórico de TEAS).[55,111] A prevenção primária é indicada em gatos que apresentam cardiopatias com aumento de átrio esquerdo (átrio esquerdo superior a 1,7 cm; aumento moderado ou importante do átrio esquerdo) e naqueles animais com estase sanguínea observada ao ecocardiograma (presença de autocontraste; diminuição na velocidade de fluxo na aurícula esquerda; fração de encurtamento atrial reduzida). A prevenção secundária é necessária em todos os animais que já sofreram algum quadro tromboembólico.[55,111,112]

Os agentes farmacológicos indicados para a profilaxia são os antiplaquetários (como o ácido acetilsalicílico e o clopidogrel) e/ou os anticoagulantes (como a heparina, a heparina de baixo peso molecular, varfarina e o rivaroxaban).[111-112]

De acordo com o estudo Fat Cat,[55] multicêntrico, duplo-cego e randomizado, onde foi avaliada recorrência de TEAS em gatos tratados com ácido acetilsalicílico *versus* clopidogrel, observou-se que o clopidogrel foi superior ao ácido acetilsalicílico quanto ao tempo de recorrência, morte por cardiopatia ou TEAS e tempo de sobrevida.

O clopidogrel é um antiplaquetário direto (inibe a agregação primária e a secundária) e tem efeitos de vasomodulação, promovendo diminuição da serotonina bem como da produção de tromboxano A2, favorecendo a circulação colateral. Os efeitos antiplaquetários do clopidogrel somente aparecem após 72 horas de sua administração. Não há relatos de toxicidade em sistema gastrintestinal. A dose preconizada na profilaxia do TEAS é de 18,75 mg/gato, a cada 24 horas.[6,55,111,112]

Ainda como profilaxia contra o TEAS, é possível a utilização de anticoagulantes, como a enoxaparina (heparina de baixo peso molecular), varfarina, heparina não fracionada ou o rivaroxaban.[112] Segundo Hogan e Brainard,[111] para casos de profilaxia secundária (evitar recorrência do quadro) ou em animais com presença de trombo e/ou de autocontraste no interior do átrio esquerdo, é preferível a associação do clopidogrel com a enoxaparina (dose de 1 mg/kg, SC, 2 vezes/dia) como terapia profilática contra eventos tromboembólicos.

PROGNÓSTICO

O prognóstico da CMH baseia-se na apresentação clínica, nos achados ecocardiográficos e na resposta à terapia, isto é, na experiência clínica do profissional. Em animais assintomáticos com hipertrofia discreta a moderada do VE sem aumento de AE, o prognóstico é bom, com sobrevida média de 4 a 6 anos. De modo geral, gatos em insuficiência cardíaca secundária à CMH e aqueles com quadro de tromboembolismo aórtico têm mau prognóstico, sendo a sobrevida média após diagnóstico, respectivamente, de 3 e 2 meses.[33] Ainda, segundo Kienle,[33] os proprietários devem ser alertados quanto à possibilidade de morte súbita que, em alguns casos, constitui-se na primeira e única manifestação clínica da doença.

O diâmetro, o volume e a função do átrio esquerdo também funcionam como índice prognóstico e podem indicar a cronicidade e a gravidade da disfunção diastólica associada à CMH.[4,5,9] O prognóstico é pior nos gatos com CMH que apresentam algumas alterações ecocardiográficas como: função atrial reduzida; hipertrofia miocárdica importante; disfunção sistólica (com áreas de hipocinesia e diminuição da fração de encurtamento); e padrão restritivo de disfunção diastólica.[9]

Em estudo retrospectivo com 255 gatos com CMH, observou-se que 17,3% deles apresentaram morte decorrente de ICC; 9%, morte decorrente de TEAS; 4,7%, morte súbita; e 55,3% permaneceram assintomáticos. Pacientes com menor fração de encurtamento ventricular apresentaram maior chance de morte por ICC; gatos com menor função atrial (fração de encurtamento atrial baixa), maior risco de TEAS; e felinos com histórico de síncopes e/ou arritmias, maior incidência de morte súbita. Em animais assintomáticos, o risco de morte pela CMH foi baixo.[62]

REFERÊNCIAS BIBLIOGRÁFICAS

1. Fox PR. Feline cardiomyopathies. In: Fox PR, Sisson D, Moise NS. Textbook of canine and feline cardiology: principles and clinical practice. 2. ed. Philadelphia: W. B. Saunders; 1999. Capítulo 28; p. 621-77.
2. Ferasin L. Feline myocardial disease. Journal of Feline Medicine and Surgery. 2009;11(1):3-13.
3. Richardson P, Mckenna W, Bristow M. Report of the 1995 World Health Organization/International Society and Federation of Cardiology Task Force on the Definition and Classification of Cardiomyopathies. Circulation. 1996;93:841-42.
4. Fuentes VL. The spectrum of feline cardiomyopathies: clinical presentation and controversies. In: ISFM World Feline Congress, 2017. Brighton. United Kingdom. Proceedings, 2017;107-9.
5. Fuentes VL, Abbott J, Chetboul V, Côté E, Fox P, Häggstrom J *et al.* AVCIM Consensus statement on cardiomyopathy in cats. In: ACVIM Forum Veterinary Proceedings, 2019. Phoenix. EUA. Proceedings; 2019.
6. Fuentes VL, Abbott J, Chetboul V, Côté E, Fox P, Häggstrom J *et al.* AVCIM Consensus statement guidelines for the classification, diagnosis, and management of cardiomyopathies in cats. Journal of Veterinary Internal Medicine. 2020;34:1062-77.
7. Fernandez EL, Daniel AGT, Pellegrino A *et al.* Cardiomiopatias em felinos: estudo retrospectivo de 58 gatos (1997-2007). Pesquisa Veterinária Brasileira. 2008;28 (Supl.).
8. Payne JR, Brodbelt DC, Fuentes VL. Cardiomyopathy prevalence in 780 apparently healthy cats in rehoming centers (The Catscan Study). Journal of Veterinary Cardiology. 2015;17:244-57.
9. Fuentes VL. Feline echocardiography. In: ISFM World Feline Congress, 2017. Brighton. United Kingdom. Proceedings; 2017. p. 113-8.
10. Kimura Y, Karakama S, Hirakawa A *et al.* Pathological features and pathogenesis of the endomyocardial form of restrictive cardiomyopathy in cats. Journal of Comparative Pathology. 2016;155(2-3):190-98.
11. Kimura Y, Fukushima R, Hirakawa A *et al.* Epidemiological and clinical features of the endomyocardial form of restrictive cardiomyopathy in cats: a review of 41 cases. Journal of Veterinary and Medical Science. 2016;78(5):781-4.
12. Chetbou V, Passavin P, Trehiou-Sechi E *et al.* Clinical, epidemiological and echocardiographic features and prognostic factors in cats with restrictive cardiomyopathy: A retrospective study of 92 cases (2001-2015). Journal of Veterinary Internal Medicine. 2019;33:1222-31.
13. Wolf OA, Imgrund M, Wess G. Echocardiographic assessment of feline false tendons and their relationship with focal thickening of the left ventricle. Journal of Veterinary Cardiology. 2017; 19:14-23.
14. Pion PD, Kittleson MD, Rogers QR. Taurine deficiency as a cause of dilated cardiomyopathy in cats. Tijdschr Diergeneeskd. 1989;114(1):62-4.
15. Fox PR, Maron BJ, Basso C *et al.* Spontaneously occurring arrhythmogenic right ventricular cardiomyopathy in the domestic cat: a new animal model similar to the human disease. Circulation. 2000;102(15):1863-70.
16. Harvey AM, Battersby IA, Faena M *et al.* Arrhythmogenic right ventricular cardiomyopathy in two cats. Journal of Small Animal Practice. 2005;46(3):151-56.
17. Ciaramella P, Basso C, Di Loria A *et al.* Arrhythmogenic right ventricular cardiomyopathy associated with severe left ventricular involvement in a cat. *Journal of Veterinary Cardiology*. 2009;11(1):41-5.
18. Backschat PS, Goldfeder GT, Ampuero F *et al.* Cardiomiopatia arritmogênica do ventrículo direito em felino: relato de caso. Arquivo Brasileiro de Medicina Veterinária e Zootecnia. 2016; 68(5):112-6.
19. Chetbou V. Feline myocardial disease. In: Ettinger ST, Feldman EC, Cotê E. Textbook of veterinary internal medicine. 8. ed. St. Louis: Elsevier Saunders; 2016. Capítulo 253, v. 2, p. 1278-305.
20. Koffas H, Dukes-McEwa, J, Corcoran BM, Moran CM, French A, Sboros V *et al.* Peak mean myocardial velocities and velocity gradients measured by color M-mode tissue Doppler imaging in healthy cats. Journal of Veterinary Internal Medicine. 2003;17:510-24.
21. Meurs KM, Sanchez X, David RM, Bowles NE, Towbin JA, Reiser PJ *et al.* A cardiac myosin binding protein C mutation in the Maine Coon cat with familial hypertrophic cardiomyopathy. Human Molecular Genetics. 2005;14(23):3587-93.
22. Haggstrom J. Hypertrophic cardiomyopathy in cats- it used to be simple. Journal of Feline Medicine and Surgery. 2003;5:139-141.
23. Baty CJ. Feline hypertrophic cardiomyopathy: an update. Veterinary Clinics of Small Animal. 2004;34:1227-34.
24. Connolly DJ, Cannata J, Boswood A, Archer J, Groves EA, Neiger R. Cardiac troponin I in cats with hypertrophic cardiomyopathy. Journal of Feline Medicine and Surgery. 2003;5:209-16.
25. MacDonald K. Myocardial disease: feline. In: Ettinger SJ, Feldman EC. Textbook of Veterinary Internal Medicine. Saunders Elsevier: St Louis; 2010. p. 1328-41.
26. Fries R, Heaney AM, Meurs KM. Prevalence of the myosin-binding protein C mutation in Maine Coon cats. Journal of Veterinary Internal Medicine. 2008;22:893-96.
27. Martin L, Vandewoude S, Boon J *et al.* Left ventricular hypertrophy in a closed colony of Persian cats. Journal of Veterinary Internal Medicine. 1994;8:143.
28. Pellegrino, A. Avaliação genética de gatos da raça Persa: mapeamento da mutação relacionada à cardiomiopatia hipertrófica de origem familial. [Tese Doutorado]. São Paulo: Faculdade de Medicina Veterinária e Zootecnia da Universidade de São Paulo; 2014. 160 p.
29. Chetboul V, Petit A, Gouni V *et al.* Prospective echocardiographic and tissue Doppler screening of a large Sphynx cat population: reference ranges, heart disease prevalence and genetic aspects. Journal of Veterinary Cardiology. 2012;14(4):497-509.
30. Silverman, SJ, Stern JA, Meurs KM. Hypertrophic cardiomyopathy in the Sphynx cat: a retrospective evaluation of clinical presentation and heritable etiology. Journal of Feline Medicine and Surgery. 2012;14(4):246-49.
31. Fox PR. Hypertrophic cardiomyopathy: Clinical and pathologic correlates. Journal of Veterinary Cardiology. 2003;5:39-45.
32. Atkins CE, Gallo AM, Kurzman ID *et al.* Risk factors, clinical signs, and survival in cats with clinical diagnosis of idiopathic hypertrophic cardiomyopathy: 74 cases (1985-1989). Journal of American Veterinary Medical Association. 1992;201:613-18.
33. Kienle RD. Feline cardiomyopathy. In: Tilley LP, Smith JR, Oyama MA, Sleeper MM. Manual of Canine and Feline Cardiology. St Louis: Saunders Elsevier; 2008. p. 151-75.
34. Ware W. Myocardial diseases of the cat. In: Ware W. Cardiovascular disease in small animal medicine. London: Manson Publishing Ltd.; 2007. Capítulo 21; p. 300-19.
35. Granström S, Godiksen MTN, Christiansen M *et al.* Prevalence of hypertrophic cardiomyopathy in a cohort of British Shorthair cats in Denmark. Journal of Veterinary Internal Medicine. 2011;25:866-71.
36. Payne J, Fuentes VL, Boswood A *et al.* Population characteristics and survival in 127 referred cats with hypertrophic cardiomyopathy (1997 to 2005). Journal of Small Animal Practice. 2010;51:540-47.

37. Trehiou-Sechi E, Tissier R, Gouni V *et al.* Comparative echocardiographic and clinical features of hypertrophic cardiomyopathy in 5 breeds of cats: a retrospective analysis of 344 cases (2001-2011). Journal of Veterinary Internal Medicine. 2012;26(3):532-41.
38. Meurs KM, Norgard MM, Ederer MM, Hendrix KP, Kittleson MD. A substitution mutation in the myosin binding protein C gene in Ragdoll hypertrophic cardiomyopathy. Genomics. 2007;90:261-64.
39. Sampedrano CC, Chetboul V, Mary J, Tissier R, Abitbol M, Serres F *et al.* Prospective echocardiography and tissue Doppler imaging screening of a population of Maine Coon cats tested for the A31 P mutation in the myosin-binding protein C gene: a specific analysis of the heterozygous *status*. Journal of Veterinary Internal Medicine. 2009;23:91-9.
40. Chetboul V, Sampedrano CC, Gouni V, Nicolle AP, Pouchelon JL. Two-dimensional color tissue Doppler imaging detects myocardial dysfunction before occurrence of hypertrophy in a young Maine Coon cat. Veterinary Radiology and Ultrasound. 2006;47(3):295-300.
41. Gundler S, Tidholm A, Häggström J. Prevalence of myocardial hypertrophy in a population of asymptomatic Swedish Maine coon cats. Acta Veterinaria Scandinavica. 2008;50(22):1-6.
42. Oki T, Mishiro Y, Yamada H, Onose Y, Matsuoka M, Wakatsuki T *et al.* Detection of left ventricular regional relaxation abnormalities and asynchrony in patients with hypertrophic cardiomyopathy with hypertrophic cardiomyopathy with the use of tissue Doppler imaging. American Heart Journal. 2000;139:487-502.
43. Simpson KE, Gunn-Moore DA, Shaw DJ, French AT, Dukes-McEwan J, Moran CM *et al.* Pulsed-wave Doppler tissue imaging velocities in normal geriatric cats and geriatric cats with primary or systemic diseases linked to specific cardiomyopathies in humans, and the influence of age and heart rate upon these velocities. Journal of Feline Medicine and Surgery. 2008;8:1-12.
44. McDonald KA, Kittleson MD, Larson RF, Kass PH, Klose T, Wisner ER. The effect of ramipril on left ventricular mass, myocardial fibrosis, diastolic function, and plasma neurohormones in Maine Coon cats with familial hypertrophic cardiomyopathy without heart failure. Journal of Veterinary Internal Medicine. 2006;20:1093-105.
45. McDonald KA, Kittleson MD, Kass PH. Effect of spironolactone on diastolic function and left ventricular mass in Maine Coon cats with familial hypertrophic cardiomyopathy. Journal of Veterinary Internal Medicine. 2008;22:335-41.
46. Severino S, Caso P, Cicala M, Galderisi M, Simone L, D'Andrea D *et al.* Involvement of right ventricle in left ventricular hypertrophic cardiomyopathy: analysis by pulsed Doppler tissue imaging. European Journal of Echocardiography. 2000;1:281-8.
47. Koffas H, McEwan JD, Corcoran BM, Moran CM, French A, Sborost V *et al.* Colour M-mode tissue Doppler imaging in healthy cats and cats with hypertrophic cardiomyopathy. Journal of Small Animal Practice. 2008;49:330-38.
48. Fox PR, Liu SK, Maron BJ. Echocardiographic assessment of spontaneously occurring feline hypertrophic cardiomyopathy: an animal model for human disease. Circulation. 1995;92(9):2645-51.
49. Kittleson MD, Meurs KM, Munro MJJ *et al.* Familial hypertrophic cardiomyopathy in Maine Coon cats: an animal model of human disease. Circulation. 1999;99:3172-80.
50. Schober KE, Savino SI, Yildiz V. Right ventricular involvement in feline hypertrophic cardiomyopathy. Journal of Veterinary Cardiology. 2016;18:297-309.
51. Kittleson MD. Hypertrophic cardiomyopathy. In: Kittleson, MD, Kienle RD. Small Animal Cardiovascular Medicine. Mosby: St Louis; 1998. p. 347-62.
52. Biondo AW, Ehrhart EJ, Sisson DD, Bulmer BJ, de Moraes HAS, Solter PF. Immunohistochemistry of atrial and brain natriuretic peptides in control cats and cats with hypertrophic cardiomyopathy. Veterinary Pathology. 2003;40:501-6.
53. Linney CJ, McEwan JD, Stephenson HM *et al.* Left atrial size, atrial function and left ventricular diastolic function in cats with hypertrophic cardiomyopathy. Journal of Small Animal Practice. 2014;55:198-206.
54. Rush JE, Freeman LM, Fenollosa NK *et al.* Population and survival characteristics of cats with hypertrophic cardiomyopathy: 260 cases (1990-1999). Journal of American Veterinary Medical Association. 2002;220:202-7.
55. Hogan DF, Fox PR, Jacob K *et al.* Secondary prevention of cardiogenic arterial thromboembolism in the cat: The double-blind, randomized, positive-controlled feline arterial thromboembolism; clopidogrel vs. aspirin trial (FAT CAT). Journal of Veterinary Cardiology. 2015;17(1):306-17.
56. Payne JR, Borgeat K, Brodbelt DC *et al.* Risk factors associated with sudden death *vs.* congestive heart failure or arterial thromboembolism in cats with hypertrophic cardiomyopathy. Journal of Veterinary Cardiology. 2015;17(1):318-28.
57. Atkins CE, Gallo AM, Kurzman ID *et al.* Risk factors, clinical signs, and survival in cats with a clinical diagnosis of idiopathic hypertrophic cardiomyopathy: 74 cases (1985-1989). Journal of American Veterinary Medical Association. 1992;201(4):613-18.
58. Riesen SC, Kovaceviv A, Lombard CW *et al.* Prevalence of heart disease in symptomatic cats: an overview from 1998 to 2005. European Journal of Companion Practice. 2008;18(1):15-20.
59. Côté E, McDonald KA, Meurs KM *et al.* Hypertrophic cardiomyopathy. In: Côté E, McDonald KA, Meurs KM *et al.* Feline Cardiology. Wiley Blackwell; 2011. p. 103-75.
60. Paige CF, Abbott JA, Elvinfer F *et al.* Prevalence of cardiomyopathy in apparently healthy cats. Journal of American Veterinary Medical Association. 2009;234(11):1398-403.
61. Wagner T, Fuentes VL, Payne JR *et al.* Comparison of auscultatory and echocardiographic findings in healthy adult cats. Journal of Veterinary Cardiology. 2010;12(3):171-82.
62. Payne JR, Borgeat K, Connolly DJ *et al.* Prognostic indicators in cats with hypertrophic cardiomyopathy. Journal of Veterinary Internal Medicine. 2013;27: 1427-36.
63. Bonagura JD. Cardiovascular diseases. In: Sherding RG. The Cat. Diseases and Clinical Management. 2. ed. Churchill Livingstone: New York; 1994. 819 p.
64. Moise NS, Dietze AE, Mezza LE *et al.* Echocardiography, electrocardiography, and radiography of cats with dilation cardiomyopathy, hypertrophic cardiomyopathy, and hyperthyroidism. American Journal of Veterinary Research. 1986;47(7):1476-86.
65. Schober KE, Maerz I, Ludewig E *et al.* Diagnostic accuracy of electrocardiography and thoracic radiography in the assessment of left atrial size in cats: comparison with transthoracic 2-dimensional echocardiography. Journal of Veterinary Internal Medicine. 2007;21(4):09-718.
66. Pellegrino A, Daniel AGT, Pessoa R *et al.* Sensibilidade e especificidade do exame eletrocardiográfico na detecção de sobrecargas atriais e/ou ventriculares em gatos da raça Persa com cardiomiopatia hipertrófica. Pesquisa Veterinária Brasileira. 2016;36(3):187-96.
67. Simpson KE, Devine BC, Gunn-Moore DA, French AT, Dukes-McEwan J, Koffas H *et al.* Assessment of the repeatability of feline echocardiography using conventional echocardiography and spectral pulse-wave Doppler tissue imaging techniques. Veterinary Radiology and Ultrasound. 2007;48(1):58-68.
68. Schober KE, Maerz I. Assessment of left atrial appendage flow velocity and its relation to spontaneous echocardiographic contrast in 89 cats with myocardial disease. Journal of Veterinary Internal Medicine. 2006;20:120-30.
69. Schober KE, Hart TM, Stern JA *et al.* Detection of congestive heart failure in dogs by Doppler echocardiography. Journal of Veterinary Internal Medicine. 2010;24:1358-86.
70. Koffas H, McEwan JD, Corcoran BM *et al.* Pulsed tissue Doppler imaging in normal cats and cats with hypertrophic cardiomyopathy. Journal of Veterinary Internal Medicine. 2006;20:65-77.
71. Cardim N, Oliveira AG, Longo S, Ferreira T, Pereira A, Reis RP *et al.* Doppler tissue imaging: regional myocardial function in hypertrophic cardiomyopathy and athlete's heart. Journal of American Society of Echocardiography. 2003;16:223-32.
72. McDonald KA, Kittleson MD, Kass PH, Meurs KM. Tissue Doppler imaging in Maine Coon cats with a mutation of myosin binding protein C with or without hypertrophy. Journal of Veterinary Internal Medicine. 2007;21:232-37.
73. Gavaghan BJ, Kittleson MD, Fisher KJ, Kass PH, Gavaghan MA. Quantification of left ventricular diastolic wall motion by Doppler tissue imaging in healthy cats and cats with cardiomyopathy. American Journal of Veterinary Research. 1999;60:1478-86.
74. Toro R, Perez-Isla L, Doxastaquis G, Barba MA, Gallego AR, Pintos G *et al.* Clinical usefulness of tissue Doppler imaging in predicting preclinical Fabry cardiomyopathy. International Journal of Cardiology. 2009;132:38-44.
75. Abecasis J, Dourado R, Arroja I, Azevedo J, Silva A. Utility of tissue characterization in apical hypertrophic cardiomyopathy diagnosis. European Journal of Echocardiography; 2008. Case report 1-4.
76. Sampedrano CC, Chetboul V, Gouni V, Nicolle AP, Pouchelon JL, Tissier R. Systolic and diastolic myocardial dysfunction in cats with hypertrophic cardiomyopathy or systemic hypertension. Journal of Veterinary Internal Medicine. 2006;20:1106-15.
77. Kato TS, Noda A, Izawa H, Yamada A, Obata K, Nagata K *et al.* Discrimination of no obstructive hypertrophic cardiomyopathy from hypertensive left ventricular hypertrophy on basis of strain rate imaging by tissue Doppler ultrasonography. Circulation. 2004;110:3808-14.
78. Paraskevaidis IA, Panou F, Papadopoulos C, Farmaki, D, Parissis J, Ikonomidis I *et al.* Evaluation of left atrial longitudinal function in patients with hypertrophic cardiomyopathy: a tissue Doppler imaging and two-dimensional strain study. Heart. 2008;95:483-89.
79. McDonald KA, Kittleson MD, Kass PH, Meurs KM. Tissue Doppler imaging in Maine Coon cats with a mutation of myosin binding protein C with or without hypertrophy. Journal of Veterinary Internal Medicine. 2007;21:232-7.

80. Pellegrino A. Ecocardiografia tecidual em gatos Maine Coon geneticamente testados para a cardiomiopatia hipertrófica [tese] São Paulo: Universidade de São Paulo, Faculdade de Medicina Veterinária e Zootecnia; 2010.
81. Wilkins MR, Redondo J, Brown LA. The natriuretic-peptide family. Lancet. 1997;349:1307-10.
82. Yasue H, Yoshimura M, Sumida H, Kikuta K, Kugiyama K, Jougasaki M *et al.* Localization and mechanism of secretion of B-type natriuretic peptide in comparison with those of A-type natriuretic peptide in normal subjects and patients with heart failure. Circulation. 1994;90:195-203.
83. Fox PR, Oyama MA, MacDonald K, Reynolds CA. Assessment of NT-proBNP concentration in asymptomatic cats with cardiomyopathy (abstract). Journal of Veterinary Internal Medicine. 2008;22:759.
84. Biondo AW, Liu ZL, Wiedemeyer CE, Morais HAS, Sisson DD, Solter PE. Genomic sequence and cardiac expression of atrial natriuretic peptide in cats. American Journal Veterinary Research. 2002;63:236-40.
85. Liu LZ, Wiedmeyer CE, Sisson DD, Solter PF. Cloning and characterization of feline brain natriuretic peptide. Gene. 2002;292:183-90.
86. Sisson DD. Neuroendocrine evaluation of cardiac disease. Veterinary Clinics of North America: Small Animal Practice. 2004;34:1105-26.
87. Fox PR, Oyama MA, Reynolds C, Rush JE, Defrancesco TC, Keene B *et al.* Utility of plasma N-terminal pro-brain natriuretic peptide (NT-proBNP) to distinguish between congestive heart failure and non-cardiac causes of acute dyspnea in cats. Journal of Veterinary Cardiology. 2009;11(1):S51-S61.
88. Connolly DJ, Magalhaes RJS, Syme HM, Boswood A, Fuentes VL, CHU L *et al.* Circulating natriuretic peptides in cats with heart disease. Journal of Veterinary Internal Medicine. 2008;22:96-105.
89. MacLean H, Abbot JA, Ward DL, Huckle WR, Sisson DD, Pyle RL. N-terminal atrial natriuretic peptide immunoreactivity in plasma of cats with hypertrophic cardiomyopathy. Journal of Veterinary Internal Medicine. 2006;20:284-89.
90. Zimmering TM, Meneses F, Nolte IJ, Simon D. Measurement of N-terminal proatrial natriuretic peptide in plasma of cats with and without cardiomyopathy. American Journal Veterinary Research. 2009;70:216-22.
91. Boswood A. Editorial: The rise and fall of the cardiac biomarker. Journal of Veterinary Internal Medicine. 2004;18:797-99.
92. Sleeper MM, Clifford CA, Laster LL. Cardiac troponin I in the normal dog and cat. Journal of Veterinary Internal Medicine. 2001;15:501-3.
93. Herndon WE, Kittleson MD, Sanderson K, Drobatz KJ, Clifford CA, Gelzer A *et al.* Cardiac troponin I in feline hypertrophic cardiomyopathy. Journal of Veterinary Internal Medicine. 2002;16:558-64.
94. Pacher R, Bergler-Klein J, Globits S, Teufelabauer H, Chuller M, Krauter A *et al.* Plasma big endothelin-1 concentration in congestive heart failure patients with or without hypertension. The American Journal of Cardiology. 1993;71:1293-99.
95. Bogoyevitch MA, Glennon PE, Andersson MB, Clerk A, Lazou A, Marshall C *et al.* Endothelin-1 and fibroblast growth factors stimulate the mitogen-activated protein kinase signaling cascade in cardiac myocytes. The potential role of the cascade in the integration of two signaling pathways leading to myocyte hypertrophy. The Journal of Biological Chemistry. 1994;269:1110-9.
96. Prosek R, Sisson DD, Oyama M, Biondo AW, Solter PF. Measurements of plasma endothelin immunoreactivity in healthy cats and cats with cardiomyopathy. Journal of Veterinary Internal Medicine. 2004;18:826-30.
97. Selvais PL, Robert A, Ahn S, Linden FV, Ketelslegers JM, Pouleur H *et al.* Direct comparison between endothelin-1, N-terminal proatrial natriuretic factor, and brain peptide as prognostic markers of survival in congestive heart failure. Journal of Cardiac Failure. 2000;6:201-7.
98. Kittleson MD. Treatment of feline hypertrophic cardiomyopathy: lost dreams. In: ACVIM Forum Veterinary Proceedings; 2009. Montreal. Canadian. Proceedings; 2009. p. 117-19.
99. Rishniw M, Pion PD. Is treatment of feline hypertrophic cardiomyopathy based in science or faith? A survey of cardiologists and a literature search. Journal of Feline Medicine and Surgery. 2011;13(7):487-97.
100. Jung SW, Kittleson MD. The effect of atenolol on NT-pro-BNP and troponin in asymptomatic cats with severe left ventricular hypertrophy because of hypertrophic cardiomyopathy: a pilot study. Journal of Veterinary Internal Medicine. 2011;25:1044-49.
101. Jackson BL, Adin DB, Lehmkuhl LB. Effect of atenolol on heart rate, arrhythmias, blood pressure, and dynamic left ventricular outflow tract obstruction in cats with subclinical hypertrophic cardiomyopathy. Journal of Veterinary Cardiology. 2015;17(1):296-305.
102. Schober KE, Zientec J, Li X, Fuentes VL *et al.* Effect of treatment with atenolol on 5-year survival in cats with preclinical (asymptomatic) hypertrophic cardiomyopathy. Journal of Veterinary Cardiology. 2013;15(2):93-104.
103. Coleman AE, DeFrancesco TC, Griffiths EH, Lascelles BDX, Kleisch DJ, Atkins CE *et al.* Atenolol in cats with subclinical hypertrophic cardiomyopathy: a double-bind, placebo-controlled, randomized clinical trial of effect on quality of life, activity, and cardiac biomarkers. Journal of Veterinary Cardiology. 2020;30:77-91.
104. Sugimoto K, Aoki T, Fujii Y. Effects of atenolol on left atrial and left ventricular function in healthy cats and in cats with hypertrophic cardiomyopathy. Journal of Veterinary Medical Science. 2020;82(5):546-52.
105. Cote E. Feline congestive heart failure: current diagnosis and management. Veterinary Clinical of Small Animal; 2017.
106. Gordon SG, Côté E. Pharmacotherapy of feline cardiomyopathy: chronic management of heart failure. Journal of Veterinary Cardiology. 2015;17:159-72.
107. James R, Guillot E, Garelli-Paar C, Huxley J, Grassi V, Cobb M. The SEISICAT study: a pilot study assessing efficacy and safety of spironolactone in cats with congestive heart failure secondary to cardiomyopathy. Journal of Veterinary Cardiology; 2017.
108. Reina-Dorest Y, Stern JA, Keene BW *et al.* Case-control study of the effects of pimobendan on survival time in cats with hypertrophic cardiomyopathy and congestive heart failure. Journal of Veterinary Medical Association. 2014;245(5):534-39.
109. Maureen SO, Ueda Y, Ontiveros ES, Fousse SL, Harris SP, Stern JA. Cardiac effects of a single dose of pimobendan in cats with hypertrophic cardiomyopathy; A randomized, placebo-controlled, crossover study. Frontiers in Veterinary Science. 2019;(4):6-15.
110. Ward JL, Kussin EZ, Tropf MA, TOU SP, DeFrancesco TC, Keene BW. Retrospective evaluation of the safety and tolerability of pimobendan in cats with obstructive *vs* nonobstructive cardiomyopathy. Journal of Veterinary Internal Medicine. 2020:1-12.
111. Hogan DF, Brainard BM. Cardiogenic embolism in the cat. Journal of Veterinary Cardiology. 2015;17:202-14.
112. Blais MC, Bianco D, Goggs R, Lynch AM, Palmer L, Ralph A *et al.* Consensus on the rational use of antithrombotics in veterinary critical care (CURATIVE): domain 3-defining antithrombotic protocols. Journal of Veterinary Emergency and Critical Care. 2019;29:60-74.

141 Afecções Pericárdicas e Neoplasias Cardíacas

Guilherme Gonçalves Pereira • Maria Helena Matiko Akao Larsson

INTRODUÇÃO

As doenças pericárdicas em cães e gatos são cada vez mais frequentes na rotina clínica veterinária. Isso muito se deve à maior precisão diagnóstica, com o emprego da ecocardiografia na medicina veterinária de pequenos animais. Por meio dessa ferramenta, foi possível não apenas o diagnóstico precoce, mas a constatação, *ante mortem*, de que grande parte das afecções pericárdicas está relacionada com a presença de neoplasias cardíacas. Por conseguinte, tais enfermidades serão tratadas neste capítulo.

ANATOMIA E FISIOLOGIA

O pericárdio é uma membrana que recobre o coração e é dividido em camadas: visceral, parietal e fibrosa. O pericárdio visceral é a camada interna, em contato direto com o miocárdio. Também é denominado "epicárdio" e constitui uma membrana serosa e fina. O pericárdio parietal representa uma camada intermediária de tecido serofibroso, também chamada "saco pericárdico". O pericárdio fibroso representa a camada externa, composta de uma grossa camada de fibras colágenas, unindo-se à camada adventícia dos grandes vasos da base cardíaca e ao ligamento frênico-pericárdico, que une o ápice pericárdico ao diafragma.[1] O espaço entre o epicárdio e o saco pericárdico é conhecido como espaço pericárdico. Uma pequena quantidade de líquido pericárdico preenche esse espaço em condições normais. Tal líquido tem função lubrificante, reduzindo o atrito do músculo cardíaco com o saco pericárdico, é pobre em proteínas e apresenta baixa celularidade.

Apesar de não ser essencial à vida, o pericárdio tem algumas funções conhecidas. A primeira é ligamentosa, ajudando o coração a manter posição fixa dentro do tórax. Ainda, o pericárdio exerce a função de membrana, protegendo o coração de agentes infecciosos e de células neoplásicas presentes nos tecidos adjacentes. Por fim, o pericárdio contribui para a atividade mecânica cardíaca, evitando a excessiva distensão ventricular diastólica e diminuindo o risco de ruptura cardíaca.[2]

DOENÇAS PERICÁRDICAS CONGÊNITAS

As doenças pericárdicas congênitas são pouco frequentes em cães e gatos. Entre elas, destacam-se a hérnia diafragmática peritônio-pericárdica, os cistos intrapericárdicos benignos e os defeitos ou falhas na formação do pericárdio.

Hérnia diafragmática peritônio-pericárdica

A hérnia diafragmática peritônio-pericárdica é a comunicação congênita entre o espaço pericárdico e a cavidade peritoneal.

Prevalência

A causa mais comum de anomalia pericárdica congênita em cães e gatos é a hérnia diafragmática peritônio-pericárdica. No Brasil, dois casos foram descritos pela primeira vez em 1985, envolvendo um cão da raça Pastor-Alemão e outro sem definição racial, sendo instituída correção cirúrgica bem-sucedida em um dos pacientes.[3] É descrita, ainda, em cães das raças Weimaraner, Cocker Spaniel e Collie,[2,4,5] e em gatos da raça Persa.[6]

Etiologia e fisiopatogenia

A transmissão genética dessa anomalia não é bem conhecida. Um gene autossômico recessivo pode estar envolvido na hérnia diafragmática peritônio-pericárdica de felinos.[7] Muitas vezes pode estar associada a cardiopatias congênitas, como defeito do septo ventricular[4,5] e estenose pulmonar,[4] além da tetralogia de Fallot,[8] e a anomalias congênitas do esterno, como o *pectus excavatum*. A hérnia é caracterizada pela falha no desenvolvimento do septo transverso dorsolateral ou pela falha na união das membranas pleuroperitoneais laterais com a *pars sternalis* ventromedial,[2] permitindo a comunicação entre o espaço pericárdico e a cavidade peritoneal. Com isso, órgãos abdominais podem migrar para o espaço pericárdico, ficando envolvidos, com o coração, pelo saco pericárdico. Pela proximidade, os lobos hepáticos são deslocados mais frequentemente, seguidos de intestino delgado, baço e estômago. Alguns animais podem apresentar a comunicação, mas sem o deslocamento de órgãos. Posteriormente, em razão de condições que promovam aumento na pressão abdominal, como dilatação gástrica, gestação, neoplasias abdominais, entre outras, poderá haver o deslocamento desses órgãos para o interior do saco pericárdico. Por vezes, pode haver estrangulamento de algum órgão ou obstrução de alças intestinais. A enfermidade raramente apresenta-se acompanhada de efusão pericárdica ou até mesmo de insuficiência cardíaca congestiva direita.

Manifestações clínicas

Muitos animais permanecem assintomáticos por muito tempo ou até mesmo pelo resto da vida. As manifestações clínicas dependem do volume de líquido presente no saco pericárdico, dos órgãos deslocados e do grau de perfusão desses órgãos. Quando há grande volume deslocado para o saco pericárdico, alguns pacientes podem apresentar tosse e angústia respiratória. Êmese, disorexia e diarreia podem estar presentes em pacientes com deslocamento do estômago ou do intestino delgado. Em caso de estrangulamento hepático, pode ocorrer evolução para insuficiência hepática. Manifestações de insuficiência cardíaca congestiva direita são incomuns.

Ao exame físico, pode-se notar hipofonese ou ausência de bulhas cardíacas. O choque precordial geralmente está diminuído.

Diagnóstico

Exame radiográfico

O exame radiográfico de tórax pode revelar aumento global na silhueta cardíaca, decorrente da sobreposição de lobos hepáticos ou do baço sobre o coração. Em alguns casos, alças intestinais preenchidas por gás podem ser identificadas sobre a silhueta cardíaca. A realização da análise do trânsito intestinal, por meio do contraste de bário, pode auxiliar a identificação das alças intestinais no interior do saco pericárdico (Figura 141.1). Até mesmo a presença de cornos uterinos pode ser confirmada pelo exame radiográfico, desde que na presença de fetos em fase final de gestação[9] (Figura 141.2).

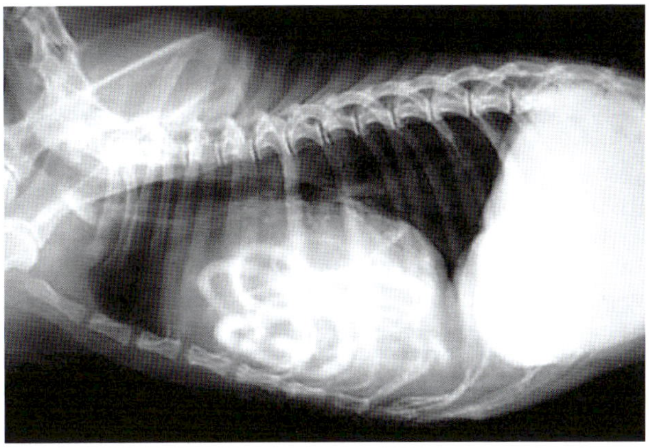

Figura 141.1 Radiografia torácica de cão, em projeção lateral direita, com emprego de contraste gastrintestinal, possibilitando a identificação de alças intestinais no interior do saco pericárdico (hérnia diafragmática peritônio-pericárdica). (Serviço de Diagnóstico por Imagem do HOVET/VCI, FMVZ-USP. Responsável: Profa. Dra. Ana Carolina F. P. Brandão.)

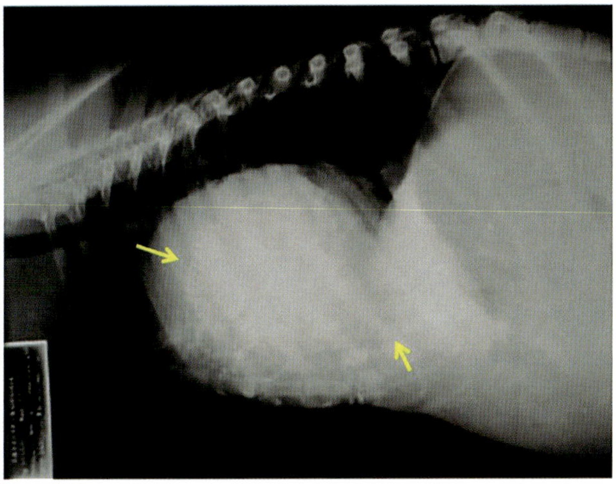

Figura 141.2 Radiografia torácica de cão, em projeção lateral esquerda, que apresentava hérnia diafragmática peritônio-pericárdica com migração de útero gravídico. É possível visibilizar os fetos no interior do saco pericárdico (*setas*). (Serviço de Diagnóstico por Imagem do HOVET/VCI, FMVZ-USP. Responsável: Profa. Dra. Ana Carolina F. P. Brandão.)

Exame eletrocardiográfico

Na maioria dos casos, o eletrocardiograma é normal. Dependendo do conteúdo deslocado para o saco pericárdico, pode haver complexos de baixa amplitude.

Exame ecocardiográfico

O diagnóstico ecocardiográfico é mais facilmente realizado quando os lobos hepáticos ou o baço estão envolvidos pelo saco pericárdico (Figura 141.3). O pericárdio é identificado distante do miocárdio, com o parênquima desses órgãos entre as duas estruturas. Geralmente esses órgãos moldam-se ao ápice cardíaco. Quando há o envolvimento de estômago ou de alças intestinais, principalmente com excessivo acúmulo de gás, a identificação pelo exame ecocardiográfico é limitada. Em alguns casos, pode-se encontrar acúmulo de líquido livre no interior do saco pericárdico (efusão pericárdica).

Terapia

A correção cirúrgica da hérnia diafragmática peritônio-pericárdica é indicada sempre que implicar surgimento de manifestações clínicas, sendo também recomendada em animais jovens, mesmo assintomáticos.[3,10,11] Também é imperativa sempre que houver envolvimento do estômago ou de alças intestinais, bem como comprometimento dos vasos hepáticos.[2] Não há indicação cirúrgica nos casos envolvendo animais idosos assintomáticos, assim como naqueles que apresentam apenas omento e tecido adiposo no saco pericárdico.

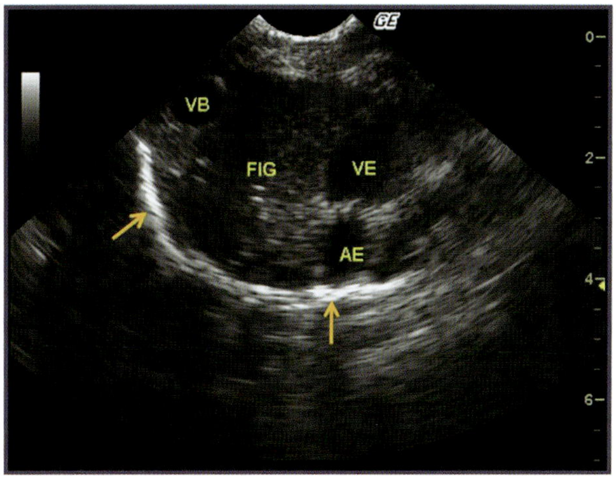

Figura 141.3 Ecocardiograma de felino em que é possível identificar o deslocamento do fígado para o interior do saco pericárdico. Note o pericárdio envolvendo tanto o coração quanto o fígado (*setas*). *AE*: átrito esquerdo; *VE*: ventrículo esquerdo *FIG*: fígado; *VB*: vesícula biliar. (Dognostic – Unidade Veterinária Especializada. Responsável: Guilherme Gonçalves Pereira.)

Cistos intrapericárdicos benignos

Os cistos intrapericárdicos são coleções líquidas delimitadas por uma fina membrana, localizados dentro do saco pericárdico.

Prevalência

Os cistos intrapericárdicos são extremamente raros, sendo descritos alguns casos em cães com menos de 3 anos.[12,13] Não há relatos dessa afecção em gatos.

Etiologia e fisiopatogenia

Geralmente são compostos de hematomas císticos, recobertos por cápsula de tecido sem camada de células epiteliais ou endoteliais. Em alguns casos, podem ser compostos de tecido adiposo encapsulado, com extensa hemorragia e necrose. Os cistos pericárdicos congênitos verdadeiros são compostos de parede de células endoteliais, epiteliais ou mesoteliais, dependendo da origem.[10] Podem resultar em efusão pericárdica, com aumento na pressão no interior do saco pericárdico e comprometimento no enchimento das câmaras cardíacas direitas, o que é denominado "tamponamento cardíaco" (discutido com mais detalhes em *Efusão pericárdica*, adiante). Grandes cistos no lado direito do saco pericárdico, por si sós, podem exercer compressão significativa sobre as câmaras cardíacas direitas, causando congestão das veias cavas e aumento na pressão hidrostática nos capilares sistêmicos, resultando em ascite, efusão pleural e edema de membros.

Manifestações clínicas

As manifestações clínicas são consequência do tamponamento cardíaco, a saber: intolerância ao exercício, distensão abdominal pela presença de ascite, edema de membros e dispneia, em razão de efusão pleural ou pelo aumento de volume pericárdico.

Diagnóstico

O exame radiográfico de tórax normalmente revela aumento global da silhueta cardíaca. O eletrocardiograma pode apresentar complexos de baixa amplitude, além de desvio do eixo elétrico. Alternância elétrica não está presente, uma vez que o coração mantém posição fixa no saco pericárdico pela compressão imposta pelos cistos.[2] O ecocardiograma pode identificar facilmente os cistos no interior do saco pericárdico e, em alguns casos, efusão pericárdica associada. Há casos em que se pode identificar compressão das câmaras cardíacas direitas.[14]

Tratamento

Pericardiocentese deve ser realizada sempre que o tamponamento cardíaco for identificado, além de punção do cisto, caso haja compressão cardíaca excessiva. A remoção cirúrgica dos cistos, com pericardiectomia, é a conduta mais apropriada para evitar recidiva.

Defeitos pericárdicos

O defeito ou falha na formação do saco pericárdico é uma anomalia congênita rara em cães e gatos. Consiste na ausência total (falha completa) ou de parte (defeitos ou perfurações) do saco pericárdico. Na maioria das vezes são congênitos, podendo haver perfurações adquiridas, ocasionalmente. Em geral não causam alterações clínicas significativas e, em razão disso, muitas vezes o diagnóstico é realizado durante a necropsia. As perfurações pericárdicas podem levar ao surgimento de hérnia das cavidades cardíacas, principalmente átrios, podendo induzir à formação de trombos.[2]

AFECÇÕES PERICÁRDICAS ADQUIRIDAS

Efusão pericárdica

O acúmulo excessivo de líquido no interior do saco pericárdico (entre os pericárdios visceral e parietal) é denominado "efusão pericárdica" ou "derrame pericárdico".

Prevalência

A efusão pericárdica representa a principal afecção pericárdica adquirida em cães e gatos.[10,15] Dados compilados junto ao atendimento médico-veterinário da Universidade de Minnesota revelaram que, entre 20.282 cães atendidos em todo hospital, houve 87 que apresentaram manifestações clínicas relacionadas com a efusão pericárdica, o que representa uma prevalência de 0,43%. Os cães, em sua maioria, eram de grande porte e apresentavam idade média de 9,7 anos. O Golden Retriever foi a raça mais acometida.[10] Em gatos, há um estudo revelando que, em 2.852 necropsias, foram encontrados 58 animais com efusão pericárdica.[15]

Etiologia e fisiopatogenia

A efusão pericárdica pode ser decorrente de doenças cardíacas, neoplasias e processos inflamatórios do miocárdio e do pericárdio. Pode ser primária ou decorrente de doenças sistêmicas.

Em cães, as neoplasias cardíacas, pericárdicas ou torácicas representam a causa mais frequente de efusão pericárdica. Entre as neoplasias cardíacas mais frequentes nessa espécie, destaca-se o hemangiossarcoma.[16-20] As raças Pastor-Alemão, Golden Retriever e Poodle[10,16,18] são as mais acometidas. Embora essa neoplasia tenha origem principalmente esplênica,[16] até 25% dos casos de hemangiossarcoma em cães podem envolver o coração, sendo primário ou secundário.[19] Parece haver risco maior de desenvolvimento dessa neoplasia em animais castrados.[18]

Os chamados "tumores da base cardíaca", localizados junto à inserção das grandes artérias e adjacentes aos átrios, também podem causar efusão pericárdica. Entre eles, o mais comum é o quimiodectoma, sendo a segunda neoplasia mais frequente em cães.[17,18] As raças braquicefálicas apresentam predisposição maior, principalmente Boxer, Boston Terrier e Buldogue Inglês.[10,21] No Brasil, um dos primeiros relatos de quimiodectoma em cães data de 1976.[22] Outros tumores, como de tecido da tireoide e da paratireoide, também podem estar localizados na base cardíaca.[17] Algumas neoplasias cardíacas, entretanto, podem ser intracavitárias e não resultar, necessariamente, em efusão pericárdica. Entre elas, destaca-se o próprio hemangiossarcoma, que muitas vezes pode ter localização intra-atrial direita, e o mixoma, que geralmente tem origem no endocárdio ou nas valvas cardíacas. As neoplasias metastáticas também podem resultar em efusão pericárdica; em cães são menos comuns em relação às neoplasias primárias,[17,18,20] podendo representar até 36% das neoplasias cardíacas.[20] Entre elas, podem-se destacar o linfoma, o fibrossarcoma, os carcinomas e o hemangiossarcoma.[17,18,20]

Entre as neoplasias pericárdicas, destaca-se o mesotelioma,[23] podendo representar em torno de 5% dos casos de efusão pericárdica em cães.[10] Todavia, a dificuldade em chegar ao seu diagnóstico pode significar que sua ocorrência seja subestimada.[24] O primeiro caso de mesotelioma pericárdico e pleural data de 1994, diagnosticado no Serviço de Cardiologia do HOVET-USP em um Boxer macho, de 7 anos, em que se confirmou, efetivamente, o tipo da neoplasia por meio de reação imuno-histoquímica específica.[25] Ainda, também há relatos da ocorrência de hemangiossarcoma pericárdico como causa de efusão pericárdica em cães, com diagnóstico possível apenas por exame histopatológico de pericárdio após pericardiectomia, realizada em decorrência de efusão pericárdica crônica.[26,27]

A efusão pericárdica idiopática representa a segunda causa mais frequente de efusão pericárdica em cães,[10] sendo diagnosticada na ausência de tumores cardíacos ou de infecções que possam levar ao quadro. Acomete cães de porte grande, de meia-idade,[2,10,28,29] sendo a raça Golden Retriever mais frequentemente afetada,[10,29] podendo representar aproximadamente 23% dos casos de efusão pericárdica.[10] Entretanto, como o seu diagnóstico é realizado por exclusão, uma criteriosa investigação deve ser realizada, principalmente porque pode ser facilmente confundida com o mesotelioma pericárdico.[10,24] Alguns pesquisadores testaram, sem sucesso, a hipótese de etiologia imunomediada para a efusão pericárdica idiopática.[30]

A ocorrência de hemopericárdio, ou seja, a presença de sangue no interior do saco pericárdico, pode ser encontrada em cães com doença valvar degenerativa crônica mitral avançada, em que a acentuada dilatação do átrio esquerdo pode provocar ruptura da parede atrial.

Agentes infecciosos também podem resultar em pericardite e consequente efusão pericárdica, incluindo bactérias e fungos, como o *Coccidioides immitis*.[31,32] O RNA-vírus *influenza*, do tipo A, também já foi isolado de um cão com efusão pericárdica idiopática, o que remete a maior investigação sobre o papel desse agente na etiologia dessa afecção.[33] Inclusões intracitoplasmáticas de formas amastigotas de *Leishmania* sp. também já foram identificadas por meio de análise citológica de paciente com efusão pericárdica recorrente, sugerindo associação da leishmaniose com ocorrência de pericardite crônica e consequente efusão pericárdica.[34] Outro estudo foi capaz de identificar diversos agentes infecciosos no líquido pericárdico de cães com efusão pericárdica crônica, todos eles agentes transmitidos por vetores, como *Leishmania infantum*, *Anaplasma platys*, *Babesia canis*, *Babesia gibsoni* e *Hepatozoon canis*.[35] Por fim, pode-se identificar efusão pericárdica como decorrência de doenças sistêmicas inflamatórias diversas.[36]

Em gatos, a principal causa de efusão pericárdica é a insuficiência cardíaca congestiva, principalmente decorrente de cardiomiopatias, podendo também resultar de peritonite infecciosa felina, neoplasias cardíacas, insuficiência renal crônica, trauma torácico, hérnia peritoniopericárdica, entre outras causas.[15,37,38]

Embora pouco frequente, um estudo apontou as neoplasias cardíacas como a segunda causa de efusão pericárdica em felinos.[38] Nessa espécie, as neoplasias cardíacas metastáticas são mais comuns do que as primárias, com destaque para o linfoma e para os carcinomas.[20,39]

A principal repercussão clínica da efusão pericárdica ocorre quando a pressão no interior do saco pericárdico aumenta de maneira excessiva, a ponto de superar a pressão diastólica final das câmaras cardíacas. Assim, há compressão dessas câmaras, resultando em seu comprometimento diastólico, evento denominado "tamponamento cardíaco". O menor volume diastólico resulta em diminuição do volume ejetado pelo ventrículo. O átrio direito e o ventrículo direito são as câmaras cardíacas normalmente acometidas pelo tamponamento cardíaco, devido à menor pressão no seu interior, em comparação com as câmaras cardíacas esquerdas. A presença de pouca quantidade de líquido no saco pericárdico geralmente não resulta em tamponamento cardíaco. Por essa razão, raramente é encontrado em gatos, uma vez que a quantidade de líquido pericárdico acumulado em consequência das cardiomiopatias é pequena.[37] Contudo, o que determina o surgimento do tamponamento cardíaco é a pressão, e não o volume, dentro do saco pericárdico, havendo influência direta da velocidade de acúmulo. Assim, o derrame agudo de determinada quantia de líquido pericárdico pode ser suficiente para o tamponamento, enquanto a mesma quantidade, acumulada de maneira lenta, pode promover elevação menor na pressão dentro do saco pericárdico. Isso porque o acúmulo crônico de líquido causa o remodelamento da membrana pericárdica, diminuindo a resistência oferecida pela sua expansão e permitindo que maior volume de líquido seja acomodado sem que a pressão seja elevada rapidamente. Como resultado da disfunção diastólica crônica, surge um quadro de insuficiência cardíaca direita. Diferentemente do observado em outras formas de insuficiência cardíaca, não se observa aumento nos níveis séricos de peptídeo natriurético atrial (PNA).[40] O PNA normalmente é liberado pela distensão atrial, promovendo natriurese e diurese adicional, reduzindo a pré-carga e, dessa maneira, minimizando os efeitos da insuficiência cardíaca congestiva. Entretanto, nos casos de efusão pericárdica, a parede atrial não está distendida, não havendo estímulo para liberação do PNA, promovendo rápido aumento no volume plasmático e estabelecimento do quadro congestivo. Outras respostas neuro-hormonais induzidas pela insuficiência cardíaca, como ativação do sistema nervoso simpático e do sistema renina-angiotensina-aldosterona, estão presentes, resultando em taquicardia e vasoconstrição. Sabe-se, contudo, que a liberação de peptídeos natriuréticos pode ser estimulada após o procedimento de pericardiocentese nos pacientes com tamponamento cardíaco, principalmente naqueles com insuficiência cardíaca congestiva direita, especialmente o peptídeo natriurético do tipo B (PNB), liberado em consequência do elevado estresse de parede miocárdica ventricular.[41] Tal resposta é decorrente da redução abrupta da pressão intrapericárdica, permitindo o enchimento diastólico atrial e ventricular. Essa distensão é imediata e consiste em estímulo para liberação do peptídeo natriurético do tipo B pela parede ventricular direita, que resultará em efeito diurético que auxilia a reversão do quadro congestivo após a pericardiocentese.

Manifestações clínicas

As manifestações clínicas da efusão pericárdica normalmente estão relacionadas com o tamponamento cardíaco e, principalmente, com a velocidade de acúmulo de líquido. A efusão pericárdica sem tamponamento cardíaco geralmente não resulta em manifestações clínicas. Frequentemente os pacientes com efusão pericárdica e tamponamento cardíaco apresentam intolerância ao exercício, disorexia, dificuldade respiratória, distensão abdominal e, ocasionalmente, tosse. Gatos podem apresentar apenas dificuldade respiratória ou manifestações relacionadas com a doença primária, que induziu a efusão pericárdica. Ao exame físico, pode-se notar taquicardia, bulhas cardíacas hipofonéticas ou ausentes,[42] redução no choque precordial à palpação torácica, distensão de veias periféricas e, na palpação abdominal, hepatomegalia. Variação na intensidade do pulso, sendo mais fraco durante a inspiração, pode estar presente, fenômeno conhecido como pulso paradoxal. O rápido acúmulo de líquido pericárdico (efusão pericárdica aguda) provoca a redução brusca no volume de sangue ejetado pelos ventrículos, resultando em manifestações de baixo débito cardíaco, como síncope, fraqueza acentuada, choque cardiogênico e até mesmo morte súbita. Pacientes com acúmulo lento de líquido no saco pericárdico (efusão pericárdica crônica) são aqueles atendidos com maior frequência, apresentando manifestações de insuficiência cardíaca congestiva direita, como ascite, efusão pleural e edema de membros, além de caquexia acentuada (Figura 141.4).

Exames complementares

Eletrocardiograma

Complexos de baixa amplitude normalmente estão presentes no eletrocardiograma, sendo encontrados em 53% dos cães com efusão pericárdica em determinado estudo.[28] Contudo, também podem ser decorrentes de outras condições, como efusão pleural, obesidade, hipotireoidismo, neoplasias torácicas, infarto do miocárdio, pneumotórax, pneumopatias e hipovolemia. A presença de alternância elétrica, caracterizada pela variação alternada nas amplitudes dos complexos QRS, é decorrente da movimentação pendular do coração, imerso no líquido pericárdico, sendo bastante sugestiva de efusão pericárdica. Todavia, há relato de que pode ser encontrada apenas em aproximadamente 38% dos cães com efusão pericárdica.[43] Taquicardia sinusal geralmente é o ritmo predominante, como resultado da ativação simpática secundária à redução no débito cardíaco. Elevação no segmento ST pode estar presente, principalmente nas afecções pericárdicas primárias.[44] As anormalidades do segmento ST, assim como a alternância e os complexos de baixa amplitude, podem desaparecer após a pericardiocentese. Arritmias ventriculares ou supraventriculares também podem ser encontradas, porém são pouco frequentes.

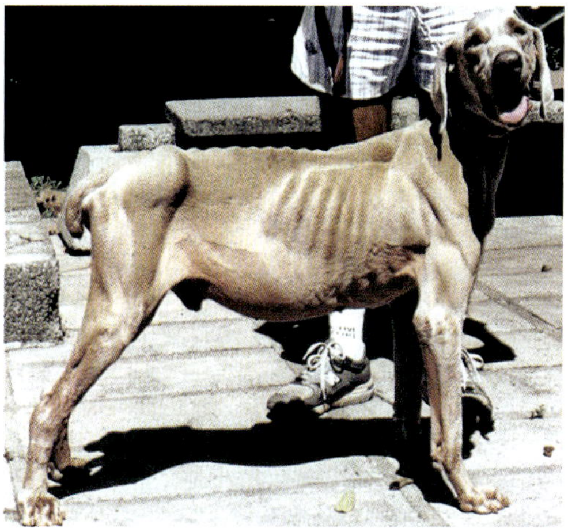

Figura 141.4 Cão com insuficiência cardíaca congestiva direita, apresentando acentuada caquexia e discreta distensão abdominal. (Serviço de Cardiologia do HOVET/VCM, FMVZ-USP. Responsável: Profa. Dra. Maria Helena Matiko Akao Larsson.)

Exame radiográfico

O exame radiográfico do tórax normalmente revela aumento na silhueta cardíaca, com aspecto globoso e deslocamento dorsal da traqueia (Figura 141.5). Entretanto, não é um método com boa sensibilidade para o diagnóstico de efusão pericárdica, podendo apresentar por volta de 40% de falso-negativos, mormente nas ocasiões em que há pouco volume de líquido.[43] Ainda, na maioria das vezes, faz-se necessário o diagnóstico diferencial com cardiomegalia, que pode ser responsável pelo aumento na silhueta cardíaca ou estar associada à efusão pericárdica. Muitas vezes também é possível identificar efusão pleural, o que pode, em grandes quantidades, dificultar a visibilização da silhueta cardíaca. De qualquer maneira, o exame radiográfico é necessário para avaliação de anormalidades que possam desencadear a efusão pericárdica, como neoplasias torácicas, metástases ou infecções pulmonares.

Exame ecocardiográfico

O exame ecocardiográfico é o método não invasivo de escolha para o diagnóstico definitivo de efusão pericárdica, sendo capaz de identificar até mesmo pequenos derrames.[43] O líquido pericárdico é facilmente identificado como áreas anecogênicas entre o pericárdio e o miocárdio, não sendo encontrado acima dos átrios, pois, nessa região, o saco pericárdico apresenta maior aderência ao epicárdio, o que auxilia no diagnóstico diferencial com efusão pleural.[45] A magnitude do derrame pericárdico pode ser determinada, bem como sua repercussão, por meio da identificação do tamponamento cardíaco, sendo fundamental para orientar a decisão terapêutica. O tamponamento cardíaco pode ser identificado como diminuição nos diâmetros das cavidades cardíacas, principalmente átrio e ventrículo direitos, e movimentação anormal e colapso de suas paredes (Figuras 141.6 e 141.7).[43,45]

Por meio da ecocardiografia, é possível, em muitos casos, identificar a causa da efusão pericárdica, principalmente quando relacionada com a neoplasia cardíaca ou a doença cardíaca primária. Nos pacientes com efusão pericárdica, a identificação de neoformações cardíacas por meio do ecocardiograma está relacionada com menor sobrevida, comparando-se com pacientes com efusão pericárdica que não revelaram neoformações ao exame ecocardiográfico.[46] Em razão de as neoplasias cardíacas representarem a maior causa de efusão pericárdica em cães, é necessário que o coração seja avaliado cuidadosamente por

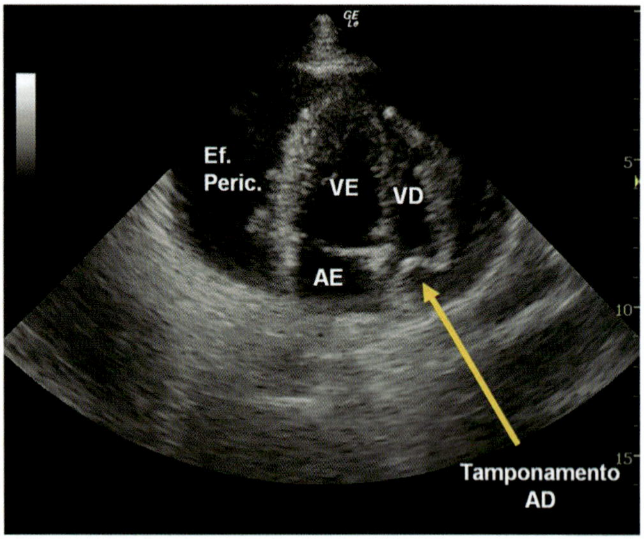

Figura 141.6 Ecocardiograma de cão com efusão pericárdica e tamponamento cardíaco (janela acústica paraesternal esquerda caudal, imagem apical quatro câmaras). Ef. Peric.: efusão pericárdica; AD: átrio direito; AE: átrio esquerdo; VD: ventrículo direito; VE: ventrículo esquerdo. (Dognostic – Unidade Veterinária Especializada. Responsável: Guilherme Gonçalves Pereira.)

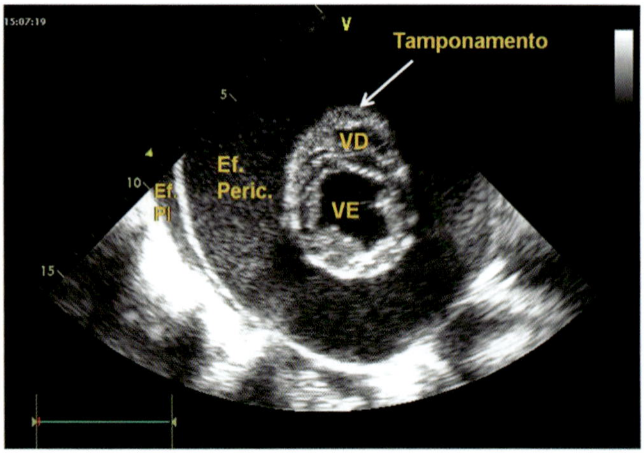

Figura 141.7 Ecocardiograma de cão com efusão pericárdica e tamponamento cardíaco (janela acústica paraesternal direita, imagem dos ventrículos na altura dos músculos papilares, no plano transverso). Ef. Peric.: efusão pericárdica; Ef. Pl.: efusão pleural; VD: ventrículo direito; VE: ventrículo esquerdo. (Serviço de Cardiologia do HOVET/VCM, FMVZ-USP. Responsável: Profa. Dra. Maria Helena Matiko Akao Larsson.)

todas as janelas paraesternais disponíveis, em busca de possíveis neoformações. A presença do líquido pericárdico facilita a identificação das neoplasias cardíacas, e algumas pequenas estruturas podem passar despercebidas nos animais sem derrame pericárdico. Entre as neoplasias, o hemangiossarcoma, neoplasia cardíaca mais frequente em cães,[2,10] geralmente é encontrado como formações únicas ou múltiplas aderidas à parede atrial direita ou junto à região auricular direita, invadindo o espaço pericárdico ou a cavidade atrial[45] (Figura 141.8). O parênquima costuma apresentar áreas císticas, representadas por pequenas regiões hipoecogênicas. Muitas vezes, essas estruturas são pedunculadas e apresentam grande mobilidade, acompanhando o movimento da parede atrial. Mesmo uma pequena neoformação auricular pode ser suficiente para produzir o quadro de efusão pericárdica. Portanto, a visibilização cuidadosa da aurícula direita é fundamental para a investigação de hemangiossarcoma em cães com efusão pericárdica.

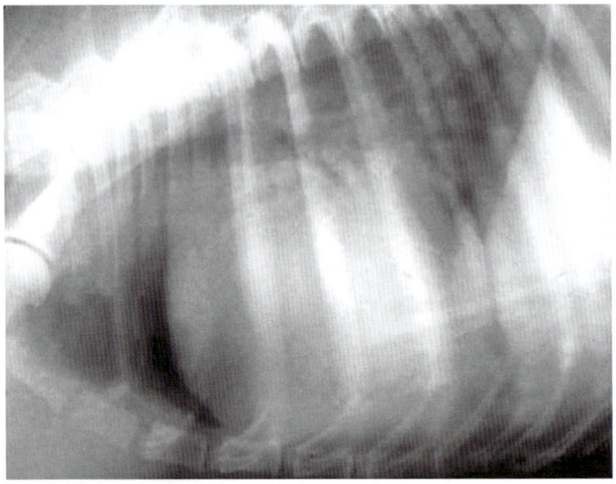

Figura 141.5 Radiografia torácica de cão com efusão pericárdica, em projeção lateral direita, em que é possível identificar aumento generalizado da silhueta cardíaca, com aspecto globoso. (Serviço de Diagnóstico por Imagem do HOVET/VCI, FMVZ-USP. Responsável: Profa. Dra. Ana Carolina F. P. Brandão.)

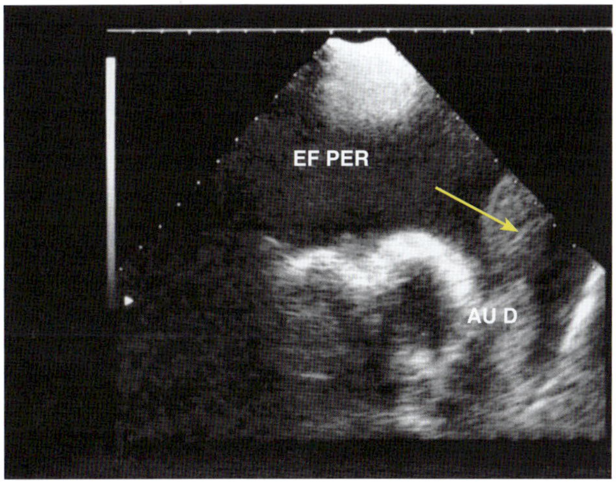

Figura 141.8 Ecocardiograma de cão com efusão pericárdica em decorrência de hemangiossarcoma cardíaco (janela acústica paraesternal esquerda cranial). Note a presença de neoformação aderida à parede auricular direita (*seta*). AU D: aurícula direita; EF PER: efusão pericárdica. (Serviço de Cardiologia do HOVET/VCM, FMVZ-USP. Responsável: Profa. Dra. Maria Helena Matiko Akao Larsson.)

Outro achado comum em cães é a presença de tumores na região da base cardíaca, muitas vezes envolvendo a artéria aorta e estruturas adjacentes. Entre eles, o encontrado com maior frequência é o quimiodectoma (quemodectoma ou quemorreceptoma), ou tumor de corpo aórtico. Normalmente identifica-se uma neoformação arredondada, adjacente à artéria aorta e ao átrio esquerdo (Figura 141.9). Dependendo das dimensões, pode envolver também a artéria pulmonar e veias de grande calibre. Outros tipos de neoplasias da base cardíaca, como a de tecido ectópico da tireoide, devem ser considerados, bem como o diagnóstico diferencial com trombos pericárdicos, cuja imagem ecocardiográfica pode mimetizar um tumor cardíaco. A presença de tumores intracardíacos não deve excluir o diagnóstico de quimiodectoma, uma vez que, embora incomum, essa neoplasia pode ter comportamento maligno.[47]

Algumas neoplasias cardíacas podem resultar em cardiomiopatia infiltrativa, como o linfoma. Por ser uma das principais causas de efusão pericárdica neoplásica em gatos, deve ser estabelecido o diagnóstico diferencial com cardiomiopatia hipertrófica, afecção cardíaca adquirida mais frequente nessa espécie.[39]

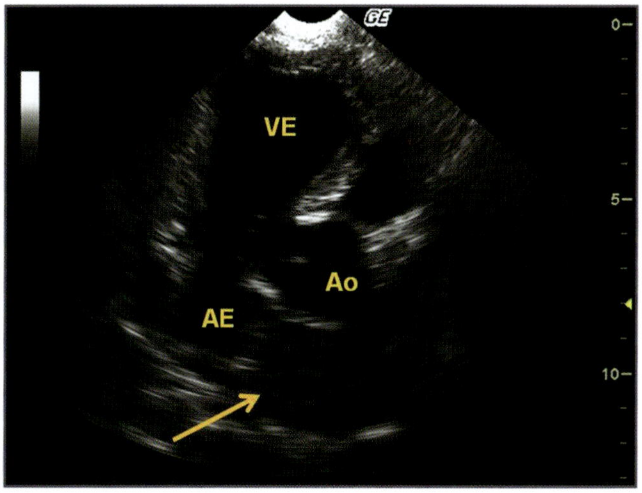

Figura 141.9 Ecocardiograma de cão com neoformação em base cardíaca (*seta*) (janela acústica paraesternal esquerda caudal, imagem apical da via de saída do ventrículo esquerdo [VE]). Ao: aorta; AE: átrio esquerdo. (Dognostic – Unidade Veterinária Especializada. Responsável: Guilherme Gonçalves Pereira.)

As neoplasias intracardíacas raramente causam o surgimento de efusão pericárdica, a menos que haja neoformações concomitantes em contato com o saco pericárdico.

A efusão pericárdica associada a doenças cardíacas raramente resulta em tamponamento cardíaco. Em cães com doença valvar degenerativa crônica mitral, a presença de tamponamento cardíaco pode sugerir ruptura atrial e, em muitos casos, coágulos sanguíneos podem estar presentes no interior do saco pericárdico, representados por estruturas hipoecogênicas e homogêneas, de grandes dimensões, comumente localizadas junto à parede ventricular esquerda e ao ápice cardíaco. Nos quadros crônicos, observa-se espessamento da membrana pericárdica, achado esse que pode levar ao diagnóstico equivocado de neoplasia pericárdica.

Exames adicionais

A avaliação das características físico-químicas do líquido pericárdico não é conclusiva. Algumas análises revelaram haver certa diferença no pH do líquido pericárdico de origem neoplásica e não neoplásica, porém a grande variação nos valores encontrados impede a utilização desse parâmetro como meio de triagem diagnóstica.[48] A análise citológica pode ajudar a identificar células neoplásicas, porém, na maior parte dos casos, o líquido apresenta grande quantidade de eritrócitos, com aspecto sanguíneo ou serossanguíneo, dificultando a identificação dessas células (Figura 141.10). Nos casos de hemangiossarcoma ou tumores de base cardíaca, o diagnóstico diferencial com pericardite idiopática, por meio de análise e citologia do líquido, é bastante difícil. Muitas vezes são encontradas células mesoteliais reativas, que sugerem processo neoplásico, como o mesotelioma pericárdico. Contudo, essas células podem estar presentes apenas como resultado de um quadro de pericardite crônica; o diagnóstico do mesotelioma deve ser baseado no exame histopatológico da membrana pericárdica, muitas vezes em associação à evolução clínica.[24] No caso de linfossarcoma, a citologia pode ser conclusiva, bem como na presença de alguns agentes infecciosos.[2] A determinação da concentração sérica de troponina I pode auxiliar na distinção entre efusão pericárdica idiopática e efusão pericárdica decorrente de hemangiossarcoma; no segundo caso, observa-se aumento nos níveis séricos de troponina I.[49] As concentrações de troponina I também estão elevadas no líquido pericárdico, porém estudo preliminar não conseguiu utilizar esse método como triagem diagnóstica para a causa da efusão pericárdica.[50]

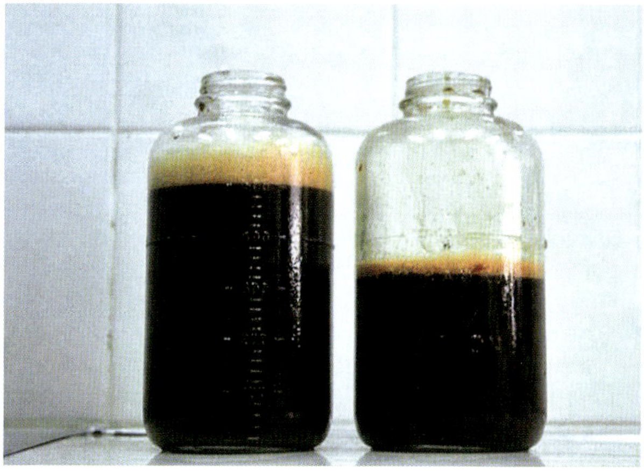

Figura 141.10 Líquido pericárdico com aspecto sanguíneo. (Serviço de Cardiologia do HOVET/VCM, FMVZ-USP. Responsável: Profa. Dra. Maria Helena Matiko Akao Larsson.)

Muitos pacientes apresentam redução na contagem de eritrócitos e de plaquetas.[10,49] Elevação na atividade das enzimas hepáticas, assim como discreta azotemia pré-renal, também são achados frequentes.

Tratamento

Independentemente da causa, a efusão pericárdica com tamponamento cardíaco deve ser tratada com o mesmo procedimento: pericardiocentese. A terapia com diuréticos, nesses casos, não é recomendada antes da pericardiocentese, pois pode promover redução rápida na volemia, antes que haja redução suficiente no líquido pericárdico para reverter o tamponamento cardíaco. Dessa maneira, com o coração tamponado e menor volemia, há redução maior no débito cardíaco, podendo até mesmo levar ao choque cardiogênico. A terapia com vasodilatadores arteriais sistêmicos, como os inibidores da enzima conversora da angiotensina (ECA), é contraindicada nessas condições, pois a redução da pós-carga não resultará em aumento no débito cardíaco, podendo, ainda, induzir menor perfusão tecidual. A pericardiocentese deve ser realizada, preferencialmente, com o animal em decúbito lateral esquerdo, posição que facilita a contenção física, ou em decúbito esternal. A punção deve ser efetuada pelo hemitórax direito, o que diminui o risco de laceração dos vasos coronários. Na presença de ascite ou efusão pleural, a pericardiocentese deve ser precedida de respectivas abdominocentese e toracocentese terapêuticas, com a finalidade de conferir maior conforto respiratório ao paciente no momento do procedimento. Animais inquietos podem ser submetidos à sedação. A prévia avaliação ecocardiográfica é fundamental para fornecer informações sobre a quantidade de líquido presente e o melhor ponto de punção. Geralmente o acesso é feito entre o terceiro e quinto espaços intercostais, na altura da articulação costocondral, depois de adequada tricotomia e antissepsia da região. A punção deve ser realizada preferencialmente com cateter, de tamanho variável, de acordo com o porte do animal. O cateter deve ser introduzido lentamente e, por vezes, uma sensação de arranhar pode ser percebida no contato da extremidade do mandril com o saco pericárdico. Contudo, tal sensação pode não ser percebida caso a quantidade de líquido seja muito grande, pois nesses casos o saco pericárdico fica pressionado contra a pleura, não sendo possível perceber sua perfuração. O mandril deve ser retirado assim que houver refluxo do líquido pericárdico, mantendo-se o cateter no interior do saco pericárdico. O monitoramento eletrocardiográfico é fundamental durante o procedimento, uma vez que, caso ocorra contato da agulha com o miocárdio, extrassístoles poderão ser identificadas, alertando para que a agulha seja afastada. Ainda, o aspecto do líquido pericárdico na maioria dos casos assemelha-se ao aspecto do sangue. Assim, no momento em que o líquido começa a ser aspirado, se o ritmo cardíaco permanecer normal, provavelmente não houve contato com o miocárdio. O líquido pode ser retirado com seringa e torneira de três vias ou com auxílio de aspirador a vácuo, tomando-se o cuidado de não exercer excessiva pressão de sucção (Figura 141.11). Conforme a efusão pericárdica diminui, a alternância elétrica, se presente, desaparece, os complexos começam a exibir aumento na amplitude e há redução na frequência cardíaca, indicando que houve melhora no volume ventricular ejetado e consequente redução na resposta autonômica simpática. A maior quantidade possível de líquido deve ser retirada. Quando a quantidade restante for mínima, pode não ser mais possível aspirar o líquido, indicando que o procedimento deve ser encerrado. Complexos ventriculares prematuros podem surgir ao fim do procedimento, uma vez que a pouca quantidade de líquido permite o contato do cateter com o miocárdio. Esse achado também indica que há pouca quantidade restante de líquido. Uma amostra do líquido pericárdico deve ser separada para análise. Caso, no momento da aspiração, haja suspeita de punção cardíaca, deve-se realizar hematócrito do líquido aspirado e comparar com o hematócrito do sangue colhido por punção de veia periférica. O valor de hematócrito do líquido pericárdico normalmente é muito inferior ao valor do sangue periférico. Caso haja coágulos no líquido aspirado pela punção, o diferencial com punção cardíaca também deve ser realizado.

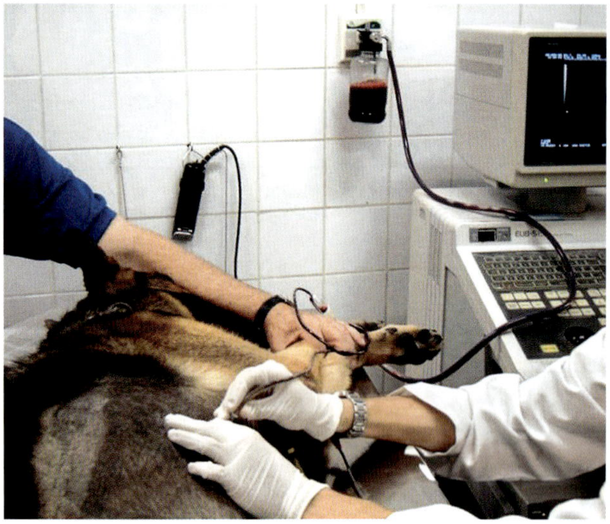

Figura 141.11 Pericardiocentese em cão, com auxílio de aspirador a vácuo. (Serviço de Cardiologia do HOVET/VCM, FMVZ-USP. Responsável: Profa. Dra. Maria Helena Matiko Akao Larsson.)

Complicações da pericardiocentese incluem: laceração de artérias coronárias, perfuração cardíaca, laceração de tumores cardíacos, com hemorragias resultantes e surgimento de arritmias ventriculares. Na presença de arritmias ventriculares frequentes ou graves, como taquicardia ventricular sustentada, bigeminismo ou complexos ventriculares prematuros e polimórficos frequentes, os pacientes devem ter o ritmo cardíaco monitorado por algumas horas após o procedimento e, se necessário, ser submetidos à terapia antiarrítmica.

Após a pericardiocentese, a conduta terapêutica dependerá da causa de base, quando identificada. As manifestações de insuficiência cardíaca congestiva direita, como ascite, efusão pleural e edema de membros, se presentes, normalmente desaparecem espontaneamente após a pericardiocentese, não havendo a necessidade de terapia com diuréticos. Quando a efusão pericárdica é resultante de neoplasia, é comum a recidiva da efusão pericárdica, podendo ocorrer dias após a pericardiocentese. Nesses casos, há indicação da remoção cirúrgica do saco pericárdico (pericardiectomia), principalmente para aqueles pacientes com tumores de base cardíaca. A pericardiectomia pode aumentar a sobrevida nesses pacientes.[51] O emprego de técnicas de videotoracoscopia para a realização de pericardiectomia parcial mostrou-se efetiva para aumentar a sobrevida de pacientes com efusão pericárdica idiopática.[52] Todavia, quando a causa for hemangiossarcoma, raramente o diagnóstico é feito antes da presença de metástases, principalmente em baço e pulmão. Muitas vezes, o próprio hemangiossarcoma cardíaco já é metástase do hemangiossarcoma com origem em outro órgão. Portanto, nesses casos, a pericardiectomia, apesar de conferir melhora inicial na qualidade de vida, não aumenta a sobrevida,[53,54] que normalmente é inferior a 1 ano.[19,55] Entretanto, há relato de aumento na sobrevida, em casos de hemangiossarcoma primário em átrio direito, com a ressecção cirúrgica e posterior quimioterapia.[42] Ainda, há evidência de que o emprego de radioterapia nos pacientes com hemangiossarcoma localizado na aurícula atrial direita é capaz de reduzir a frequência de episódios de efusão pericárdica com tamponamento cardíaco subsequente.[56]

A pericardiocentese pode ser o tratamento definitivo em alguns casos de efusão pericárdica idiopática, não havendo recidiva. Todavia, a pericardiectomia é a opção terapêutica de escolha nos casos de efusão pericárdica idiopática recidivante. Um estudo revelou que esse procedimento aumenta a sobrevida nos pacientes em que o ecocardiograma não identificou tumores cardíacos.[46] Também há indicação de sua realização para auxiliar no diagnóstico diferencial de pericardite idiopática com processos neoplásicos.[24,54] Cães com efusão pericárdica recidivante que não possam ser submetidos à pericardiectomia podem ser beneficiados pelo implante percutâneo de cateter intrapericárdico. Esse procedimento é capaz de reduzir os episódios de tamponamento cardíaco, por meio das drenagens recorrentes, sem necessidade da realização de repetidos procedimentos de sedação ou anestesia.[57] O emprego de corticosteroides, como prednisolona, pode ser uma boa opção na terapia da efusão pericárdica idiopática, bem como na efusão pericárdica decorrente de doenças inflamatórias sistêmicas, sendo relatado benefício com uso de prednisolona na dose de 2 a 4 mg/kg, a cada 24 horas, com redução gradual da dose até suspensão da terapia no período de 6 a 8 meses.[35] O prognóstico para esses pacientes é bom, podendo chegar a uma sobrevida média em torno de 2 a 5 anos.[10,53]

Pericardite constritiva

A pericardite constritiva é resultado do espessamento e fibrose do saco pericárdico, resultando na restrição mecânica ao enchimento ventricular, com disfunção diastólica por redução da distensibilidade miocárdica. Quando acompanhada de efusão pericárdica, é denominada "pericardite efusiva constritiva".

Etiologia e fisiopatogenia

Qualquer condição que induza a pericardite crônica pode evoluir para pericardite constritiva. Muitas vezes é uma complicação da efusão pericárdica idiopática, da pericardite infecciosa, da pericardite traumática por corpo estranho metálico e de metaplasia óssea do pericárdio.[32,58-60] A infecção por *Coccidioides immitis* parece ser uma causa comum de pericardite constritiva em cães de grande porte.[32,60] Há relato de pacientes com efusão pericárdica idiopática que desenvolveram a pericardite efusiva constritiva de 3 meses até 3 anos após o início da afecção pericárdica primária.[10] Em felinos foi relatada pericardite fibrinosa constritiva decorrente de infecção bacteriana pelo coco Gram-negativo *Moxoella osloensis*, isolado da camada fibrosa do pericárdio de paciente com tal condição.[61] Na pericardite constritiva, o pericárdio parietal apresenta espessamento significativo, representado por proliferação mesotelial e deposição de tecido conjuntivo fibroso, com infiltrado inflamatório de intensidade variável. Alguns pacientes podem ter também o envolvimento do pericárdio visceral.[32,55,59] Discreto acúmulo de líquido pode ser encontrado, em alguns casos, no saco pericárdico (pericardite efusiva constritiva).

A constituição rígida do saco pericárdico promove restrição ao enchimento ventricular, fazendo com que ocorra rápida equivalência das pressões ventriculares e atriais, ainda na fase inicial de enchimento ventricular. Essa disfunção diastólica resulta em redução no débito cardíaco, aumento atrial e insuficiência cardíaca congestiva. No caso de pericardite efusiva constritiva, a pequena quantidade de líquido presente no interior do saco pericárdico, associada à menor distensibilidade deste, é suficiente para promover tamponamento cardíaco. Isso pode ser observado em cães que, logo após a pericardiocentese, permanecem com pequena quantidade de líquido pericárdico, persistindo o tamponamento cardíaco.

Manifestações clínicas

As manifestações clínicas de insuficiência cardíaca congestiva direita são frequentes, como efusão pleural, ascite, distensão de veias jugulares, além de dificuldade respiratória, fraqueza, intolerância ao exercício, síncope e emagrecimento progressivo.[2,10,32,55,58-60] Há relato da presença de quilotórax em um cão com pericardite constritiva.[60] As bulhas cardíacas podem apresentar-se hipofonéticas, e sopro sistólico, de grau variável, pode estar presente, se houver doença cardíaca concomitante.[2]

Exames complementares

No eletrocardiograma podem estar presentes complexos de baixa amplitude e aumento na duração da onda P, sendo a taquicardia sinusal o ritmo predominante.[55] Efusão pleural e aumento da silhueta cardíaca, com aspecto globoso, podem ser identificados no exame radiográfico.[55,60] Ao ecocardiograma, pode-se notar redução no volume ventricular e padrão restritivo de enchimento ventricular, com rápida interrupção do fluxo inicial de enchimento ventricular, achatamento diastólico da parede ventricular esquerda, aumento atrial esquerdo e áreas de fibrose miocárdica.[45] Nos casos de pericardite efusiva constritiva, pequena coleção líquida pode ser encontrada entre a membrana pericárdica e o epicárdio, muitas vezes com grande quantidade de fibrina entre as duas estruturas, acompanhada de tamponamento do átrio direito e do ventrículo direito.[10,45] Na presença de efusão pericárdica, pode-se verificar espessamento da membrana pericárdica.[32,45,60] O diagnóstico diferencial entre pericardite constritiva e cardiomiopatia restritiva muitas vezes torna-se um desafio, uma vez que ambos acarretam fisiologia cardíaca restritiva, sendo necessária a avaliação cuidadosa, por meio de Doppler, dos fluxos mitral e das veias pulmonares, bem como avaliação da influência dos movimentos respiratórios sobre o tempo de relaxamento isovolumétrico.[62]

Tratamento

A pericardiectomia representa o procedimento terapêutico de escolha para a pericardite constritiva. A pericardiectomia parcial, com remoção do pericárdio parietal, está associada com a evolução favorável e remissão da insuficiência cardíaca congestiva.[55,58] Quando também houver envolvimento epicárdico, há indicação de remoção do epicárdio, além do pericárdio parietal, havendo maior probabilidade da ocorrência de complicações, com a mortalidade transoperatória podendo chegar a 23%.[2,10,32] O tromboembolismo arterial pulmonar é a principal complicação após pericardiectomia nesses pacientes, podendo também ocorrer arritmias cardíacas e lesão de artérias coronárias.[2,55]

REFERÊNCIAS BIBLIOGRÁFICAS

1. Fox PR, Moïse NS, Evans HE, Bishop SP. Cardiovascular anatomy. In: Fox PR, Sisson D, Moïse NS (editors). Textbook of canine and feline cardiology: principles and clinical practice. 2. ed. Philadelphia: WB Saunders; 1999. p. 13-24.
2. Sisson D, Thomas WP. Pericardial disease and cardiac tumors. In: Fox PR, Sisson D, Moïse SN (editors). Textbook of canine and feline cardiology: principles and clinical practice. 2. ed. Philadelphia: WB Saunders; 1999. p. 679-701.
3. Iwasaki M, Alvarenga J, Larsson MHMA, Pavanello EI. Hérnia peritônio-pericárdica em cães. Anais do VI Congresso Brasileiro de Clínicos Veterinários de Pequenos Animais; 1985. Porto Alegre-RS, Brasil, p. 14.
4. Eyster GE, Evans AT, Blanchard GL, Krahwinkel DJ, Chafee A, DeYoung D *et al.* Congenital pericardial diaphragmatic hernia and multiple cardiac defects in a litter of collies. J Am Vet Med Assoc. 1977;170:516-20.
5. Bellah JR, Spencer CP, Brown DJ, Whitton DL. Congenital cranioventral abdominal wall, caudal sternal, diaphragmatic, pericardial and intracardiac defects in cocker spaniel littermates. J Am Vet Med Assoc. 1989;194:1741-46.
6. Neiger R. Peritoneopericardial diaphragmatic hernia in cats. Compendium Small Anim Med Pract Vet. 1996;18:461-78.

7. Saperstein G, Harris S, Leipold HW. Congenital defects in domestic cats. Feline Practice. 1976;6:18-43.
8. Pereira GG, Larsson MHMA, Stopiglia AJ, Unruh SM, Santos ALF. Hérnia peritônio-pericárdica e tetralogia de Fallot em um cão: relato de caso. Revista Oficial de Educação Continuada da Associação Nacional de Clínicos Veterinários de Pequenos Animais. 2004;17.
9. Iwasaki M, Sterman FA, Fonseca AC. What is your diagnosis? Peritoneopericardial diaphragmatic hernia with herniation of mineralized fetuses. J Am Vet Med Assoc. 1999;214:1775-76.
10. Tobias AH. Pericardial disorders. In: Ettinger SJ, Feldman EC (editors). Textbook of veterinary internal medicine. 6. ed. Elsevier Saunders; 2005. p. 1104-18.
11. Reimer SB, Kayles AE, Filipowicz DE, Gregory CR. Long-term outcome of cats treated conservatively or surgically for peritoneopericardial diaphragmatic hernia: 66 cases (1987–2002). J Am Vet Med Assoc. 2004;224:728-32.
12. Marion J, Schwartz A, Ettinger SJ. Pericardial effusion in a young dog. J Am Vet Med Assoc. 1970;157:1055-63.
13. Sisson D, Thomas WP, Reed J, Atkins CE, Gelberg HB. Intrapericardial cysts in the dog. J Vet Int Med. 1993;7:364-69.
14. Less RD, Bright JM, Orton EC. Intrapericardial cyst causing cardiac tamponade in a cat. J Am Anim Hosp Assoc. 2000;36:115-9.
15. Rush JE, Keene BW, Fox PR. Pericardial disease in the cat: a retrospective evaluation of 66 cases. J Am Anim Hosp Assoc. 1990;26:39-46.
16. Brown NO, Patnaik AK, MacEwan EG. Canine hemangiosarcoma: a retrospective analysis of 104 cases. J Am Vet Med Assoc. 1985;186:56-8.
17. Girard C, Hélie P, Odin M. Intrapericardial neoplasia in dogs. J Vet Diagn Invest. 1999;11:73-8.
18. Ware WA, Hopper DL. Cardiac tumors in dogs: 1982–1995. J Vet Int Med. 1999;13:95-103.
19. Smith AN. Hemangiosarcoma in dogs and cats. Vet Clin North Am Small Anim Prac. 2003;33:533-52.
20. Aupperle H, März I, Ellenberger C, Buschatz S, Reischauer A, Schoon HA. Primary and secondary heart tumours in dogs and cats. J Comp Pathol. 2007;36:18-26.
21. Yates WD, Lester SJ, Mills JH. Chemoreceptor tumors diagnosed at the Western College of Veterinary Medicine 1967-1979. Can Vet J. 1980;21:124-29.
22. Larsson MHMA, Guerra JL, Sinhorini IL. Estudos clínico e anatomopatológico de um quemorreceptoma em cão. Anais do XV Congresso Brasileiro de Medicina Veterinária, 1976, Rio de Janeiro-RJ, Brasil; 1976. p. 35-6.
23. McDonough SP, MacLachlan NJ, Tobias AH. Canine pericardial mesothelioma. Vet Pathol. 1992;29:256-60.
24. Stepien RL, Whitley NT, Dubielzig RR. Idiopathic or mesothelioma-related pericardial effusion: clinical findings and survival in 17 dogs studied retrospectively. J Small Anim Pract. 2000;41:342-47.
25. Larsson MHMA, Pereira L, Matera JM, Oliveira SM, Guerra JL, Longanato Filho A. Mesotelioma torácico em cão: relato de caso. Anais do XVII Congresso de Clínicos Veterinários de Pequenos Animais; 1995, Vitória-ES, Brasil, p. 67.
26. DeSandre-Robinson DM, Quina MT, Lurie DM. Pericardial hemangiosarcoma in a 10-year-old Papillon. J Am Anim Hosp Assoc. 2018;54:e54504.
27. Gunasekaran T, Olivier NB, Smedley RC, Sanders RA. Pericardial effusion in a dog with pericardial hemagiosarcoma. J Vet Cardiol. 2019;23:81-7.
28. Berg RJ, Wingfield BW. Pericardial effusion in the dog: review of 42 cases. J Am Anim Hosp Assoc. 1984;20:721-30.
29. Aronsohn, M. Cardiac hemangiosarcoma in the dog: a review of 38 cases. J Am Vet Med Assoc. 1985;187:922-26.
30. Martin MW, Green MJ, Stafford Johnson MJ, Day MJ. Idiopathic pericarditis in dogs: no evidence for a immune-mediated aetiology. J Small Anim Pract. 2006;47:387-91.
31. Fuentes VL, Long KJ, Darke PGG, Burnie AG. Purulent pericarditis in a puppy. J Small Anim Pract. 1991;32:585-58.
32. Heinrizt CK, Gilson SD, Soderstrom MJ, Robertson TA, Gorman SC, Boston RC. Subtotal pericardectomy and epicardial excision for treatment of coccidioidomycosis-induced effusive–constrictive pericarditis in dogs: 17 cases (1999-2003). J Am Vet Med Assoc. 2005;227:435-40.
33. Zini E, Glaus TM, Bussadori C, Borgarelli M, Santilli RA, Tarducci A *et al.* Evaluation of the presence of selected viral and bacterial nucleic acids in pericardial samples from dogs with or without idiopathic pericardial effusion. Vet J. 2009;179:225-29.
34. Sebastian-Marcos P, Santarelli G, Gómez S, Fernandez-del Palacio MJ. Canine *Leishmaniasis* associated with pericardial effusion in a 4-year-old dog. J Vet Cardiol. 2019;23:32-7.
35. Tabar MD, Movilla R, Serrano L, Altet L, Francino O, Roar X. PCR evaluation of selected vector-borne pathogens in dogs with pericardial effusion. J Small Anim Pract. 2018:59:248-52.
36. Covey HL, Connoly DJ. Pericardial effusion associated with systemic inflammatory disease in seven dogs (January 2006 – January 2012). J Vet Cardiol. 2018;20:123-28.
37. Hall J, Shofer F, Meir CK, Sleeper MM. Pericardial effusion in cats: a retrospective study of clinical findings and outcome in 146 cats. J Vet Int Med. 2007;21:1002-7.
38. Davidson BJ, Paling AC, Lahmers SL, Nelson OL. Disease association and clinical assessment of feline pericardial effusion. J Am Anim Hosp Assoc. 2008;44:5-9.
39. Carter TD, Pariaut R, Snook E, Evans DE. Multicentric lymphoma mimicking decompensated hypertrophic cardiomyopathy in a cat. J Vet Int Med. 2008;22:1345-47.
40. Stokhof AA, Overduim LM, Mol JA, Rijnberk A. Effect of pericardiocentesis on circulating concentrations of atrial natriuretic hormone and arginine vasopressin in dogs with spontaneous pericardial effusion. Eur J Endocrinol. 1994;130:357-60.
41. Baumwart RD, Hanzlicek AS, Lyon SD, Lee PM. Plasma N-terminal probrain natriuretic peptide concentrations before and after pericardiocentesis in dogs with cardiac tamponade secondary to spontaneous pericardial effusion. J Vet Cardiol. 2017;19:416-20.
42. Weisse C, Soares N, Beal MW, Steffey MA, Drobatz KJ, Henry CJ. Survival times in dogs with right atrial hemangiosarcoma treated by means of surgical resection with or without adjuvant chemotherapy: 23 cases (1986-2000). J Am Vet Med Assoc. 2005;226:575-79.
43. Sarraf AP. Contribuição da ultrassonografia torácica na abordagem diagnóstica de cães com efusão pleural e/ou pericárdica [Dissertação de mestrado]. Departamento de Clínica Médica da Faculdade de Medicina Veterinária e Zootecnia da Universidade de São Paulo; 2002.
44. Tilley LP. Essentials of canine and feline electrocardiography. 3. ed. Philadelphia: Lea & Febiger; 1992. p. 82-7.
45. Boon JA. Manual of veterinary echocardiography. 2. ed. Philadelphia: Lippincot Williams & Wilkins; 2011. p. 411-36.
46. Stafford Johnson M, Martin M, Binns S, Day MJ. A retrospective study of clinical findings, treatment and outcome in 143 dogs with pericardial effusion. J Small Anim Pract. 2004;45:546-52.
47. Pereira GG, Leomil Neto M, Santos MM, Tako AV, Dagli MLZ, Larsson MHMA *et al.* Quemodectoma maligno em cão: relato de caso. Anais do XXIV Congresso Brasileiro de Clínicos Veterinários de Pequenos Animais, Belo Horizonte; 2003.
48. De Laforcade AM, Freeman LM, Rozanski EA, Rush JE. Biochemical analysis of pericardial fluid and whole blood in dogs with pericardial effusion. J Vet Int Med. 2005;19:833-36.
49. Shaw SP, Rozanski EA, Rush JE. Cardiac troponins I and T in dogs with pericardial effusion. J Vet Int Med. 2004;18:322-24.
50. Linde A, Summerfield SM, Sleeper MM, Wright FB, Clifford CA, Melgarejo T *et al.* Pilot study on cardiac troponin I levels in dogs with pericardial effusion. J Vet Cardiol. 2006;8:19-23.
51. Vicari ED, Brown DC, Holt DE, Brockman DJ. Survival times of and prognostic indicators for dogs with heart base masses: 25 cases (1986-1999). J Am Vet Med Assoc. 2001;219:485-87.
52. Carvajal JL, Case JB, Mayhew PD, Runge J, Singh A, Townsend S *et al.* Outcome in dogs with presumptive idiopathic pericardial effusion after thoracoscopic pericardectomy and pericardioscopy. Vet Surg. 2017;48:1-7.
53. Aronsohn MG, Carpenter JL. Surgical treatment of idiopathic pericardial effusion in the dog: 25 cases (1978–1993). J Am Anim Hosp Assoc. 1999;35:521-25.
54. Dunning D, Monnet E, Orton EC, Salman MD. Analysis of prognostic indicators for dogs with pericardial effusion: 46 cases (1985-1996). J Am Vet Med Assoc. 1998;212:1276-80.
55. Thomas WP, Reed JR, Bauer TG, Breznock EM. Constrictive pericardial disease in the dog. J Am Vet Med Assoc. 1984;184:546-53.
56. Nolan MW, Arkans MM, LaVine D, DeFrancesco T, Myers JA, Griffith EH *et al.* Pilot study to determine the feasibility of radiation therapy for dogs with right atrial masses and hemorrhagic pericardial effusion. J Vet Cardiol. 2017;19:132-43.
57. Cook S, Cortellini S, Humm K. Retrospective evaluation of pericardial catheter placement in the management of pericardial effusion in dogs (2007-2015): 18 cases. J Vet Emerg Crit Care. 2019;29:413-17.
58. Wright KN, DeNovo RC, Patton Jr CS, Sackman JS, Wilkens B, Gompf RE. Effusive-constrictive pericardial disease secondary to osseous metaplasia of the pericardium in a dog. J Am Vet Med Assoc. 1996;209:2091-95.
59. Shubitz LF, Matz ME, Noon TH, Reggiardo CC, Bradley GA. Constrictive pericarditis secondary to *Coccidioides immitis* infection in a dog. J Am Vet Med Assoc. 2001;218:537-40.
60. Campbell SL, Forrester SD, Jhonston SA, Jacobson JD, Moon ML. Chylotorax associated with constrictive pericarditis in a dog. J Am Vet Med Assoc. 1995;206:1561-64.
61. Tagawa M, Kurashima C, Shimbo G, Omura H, Koyama K, Horiuchi N *et al.* Fibrinous pericarditis secondary to bacterial infection in a cat. J Vet Med Sci. 2017;79:957-61.
62. Hatle LK, Appleton CP, Popp RL. Differentiation of constrictive pericarditis and restrictive cardiomyopathy by Doppler echocardiography. Circulation. 1989;79:357-70.

142 Dirofilariose Canina

Maria Helena Matiko Akao Larsson

INTRODUÇÃO

A dirofilariose canina, também conhecida como cardiopatia parasitária, é uma doença cosmopolita, mais prevalente em regiões tropicais e subtropicais, cujo hospedeiro definitivo é o cão. Canídeos selvagens, como raposa, coiote e lobo, gato doméstico, felídeos selvagens e homem constituem-se em hospedeiros acidentais do agente etiológico, o nematoide *Dirofilaria immitis*.[1] Além disso, as espécies não domésticas servem de reservatório da doença.[2]

Merece ser destacado que o primeiro caso de dirofilariose humana foi descrito no Brasil por Magalhães, no Rio de Janeiro, em 1887.[3]

Conforme mencionado, a dirofilariose é uma doença cosmopolita, sendo conhecida e estudada em vários países: EUA, Japão, Itália, Austrália, Espanha, China, Grécia, entre outros.[2] No Brasil, os primeiros trabalhos datam da década de 1960. Em São Paulo, o *primo relato* coube a Mello *et al.*,[4] seguido de Larsson *et al.*[5]

Nos anos 1980, a prevalência de dirofilariose em cães no Brasil, como um todo, era de 8%.[5]

Até o fim dos anos 1990, a dirofilariose constituía-se em diagnóstico relativamente frequente na rotina clínica; entretanto o uso de lactonas macrocíclicas, com ações endo e ectoparasiticidas, bem como a eficácia do dicloridrato de melarsomina, no tratamento adulticida da parasitose, resultaram em diminuição significativa de casos de dirofilariose, especialmente no estado de São Paulo.

Entretanto, após alguns poucos anos, a indisponibilidade do dicloridrato de melarsomina no Brasil contribuiu para a volta surpreendente, e mesmo alarmante, da enfermidade no país, especialmente em alguns estados, dentre os quais se destaca o Rio de Janeiro.[6-11]

ASPECTOS EPIDEMIOLÓGICOS

A dirofilariose canina afeta mais cães entre 3 e 5 anos, embora possa ser diagnosticada em cães com menos de 1 ano ou mais idosos. Cães machos são mais afetados que fêmeas em uma proporção de 3 a 4:1, bem como os cães de porte grande são mais suscetíveis que os de médio e pequeno portes, fatos provavelmente relacionados com a finalidade para que são criados. Cães machos, de porte grande, são aqueles criados como cães de guarda, geralmente mantidos fora do domicílio e, portanto, mais sujeitos às picadas de vetores, que se constituem em hospedeiro intermediário da *D. immitis*.[6,12,13] O tipo de pelame, se curto ou longo, parece não estar relacionado, respectivamente, com maior ou menor risco de infecção.[6]

Algumas espécies de mosquitos não gostam de se alimentar de sangue de gatos, além disso, esses espécimes são relativamente resistentes à infecção por *D. immitis* e necessitam de inoculação de uma carga maior de L_3 para apresentarem os sintomas da parasitose, fatos que talvez expliquem prevalência menor da infecção em gatos e número menor de parasitos adultos do que no cão.[7]

Felinos também podem ser acometidos pela enfermidade, embora sejam relativamente resistentes à infecção e necessitem de uma carga muito grande de larvas de estágio 3 para manifestarem sintomas da doença.[13] Assim, a prevalência de dirofilariose felina representa, de modo geral, 5 a 20% daquela dos caninos em uma mesma área geográfica.

A *D. immitis* pode ser transmitida por várias espécies de mosquitos que desempenham papel de hospedeiros intermediários obrigatórios e transmitem o parasito.[13] Em países em que as estações do ano são bem definidas, a transmissão da dirofilariose sofre limitações das condições climáticas,[13] fato que não ocorre no Brasil.

CICLO DE VIDA

O conhecimento do ciclo vital da *D. immitis* tem grande importância para a compreensão da fisiopatologia, das manifestações clínicas e do tratamento dessa enfermidade parasitária.

O ciclo vital da *D. immitis* compreende, de acordo com Atkins (2017),[13] cinco fases larvais até chegar à fase adulta, a saber:

- L_1: parasitos adultos, localizados nas artérias pulmonares e, em menor quantidade, no ventrículo direito, onde ocorre acasalamento, que resulta nas larvas de estágio 1, também denominadas "microfilárias (mcf)" ou "L_1", que são liberadas na circulação sistêmica
- L_2 e L_3: microfilárias (L_1), após serem ingeridas por mosquitos fêmeas, sofrem duas mudas (L_1 L_2 L_3), em um período de 8 a 17 dias, mudas estas que dependem de fatores como temperatura, bem como da presença de uma bactéria simbionte, de localização intracelular, a *Wolbachia pipientes*
- L_4: a larva em estágio 3 (L_3) é infectante e transmitida, através de picada, a outro hospedeiro suscetível, geralmente um cão macho. L_4 sofre outra muda nos tecidos subcutâneo, adiposo e muscular, logo após infecção (1 a 12 dias)
- L_5: a transformação para o estágio larval final L_5 (adulto imaturo) acontece 2 a 3 meses pós-infecção e L_5 mede de 1 a 2 cm de comprimento.

Larvas L_5 penetram no sistema vascular, migrando pelos pulmões e coração, locais onde ocorre a maturação final, transformando-se em fêmeas e machos adultos que medem, respectivamente, 25-30 e 15-18 cm de comprimento. Assim, em condições satisfatórias, o ciclo de vida do parasito é de 180 a 210 dias. O novo hospedeiro torna-se microfilarêmico 7 a 9 meses pós-infecção, fechando o ciclo.

Ainda segundo Atkins (2017),[13] microfilárias geralmente estão presentes nos animais infectados e mostram uma periodicidade sazonal e diurna, embora a pesquisa brasileira não tenha observado o mesmo.[14]

O conhecimento do ciclo vital do parasito é de suma importância para a compreensão da fisiopatologia da doença, bem como de suas manifestações clínicas.

Acredita-se que, no cão, o parasito adulto e as microfilárias tenham vida média, respectivamente, de 3 a 5 e 1 a 2 anos.[1,12] Em felinos, o período pré-patente é 1 a 2 meses mais longo do que nos cães e a vida média do parasito adulto não ultrapassa 2 anos.[12]

O início das manifestações clínicas e a gravidade da doença estão diretamente relacionados com a quantidade de vermes adultos. Em gatos, o número de parasitos adultos, em média, é de três a seis.[12]

PATOGENIA

A gravidade da doença parasitária e suas manifestações clínicas estão intimamente relacionadas ao número de parasitos adultos, à duração da infecção e à interação hospedeiro-parasito.[13] Assim, em felinos, o número médio de vermes adultos encontrados é de três a seis,[13] enquanto em cães é variável e muito maior (1 a > 250 vermes).[12]

A menos que a quantidade de vermes seja grande e o hospedeiro de pequeno porte, parasitos vivos nos vasos pulmonares não são clinicamente importantes. Substâncias tóxicas, resposta imunológica e trauma físico, proliferação de vilosidades da camada íntima das artérias pulmonares, inflamação, hipertensão pulmonar, ruptura da integridade vascular e fibrose constituem-se os piores efeitos sobre as artérias pulmonares.[13]

Segundo Calvert e Thomason,[12] até 50 parasitos em um cão de 25 kg, todos ficam alojados nas artérias pulmonares; carga parasitária de 75 vermes associa-se à localização destes em átrio direito, enquanto a síndrome da veia cava é caracterizada por população de parasitos ≥ 100.

Por vezes, a migração aberrante do parasito causa sintomas relacionados com a sua localização, como globo ocular, sistema nervoso central, artéria femoral, tecido subcutâneo, cavidade peritoneal,[14,15] entre outras.

Embora a gravidade da doença esteja intimamente relacionada com a carga parasitária, segundo Ware, parece que a interação hospedeiro-parasito é mais importante que o número de vermes, isoladamente, no desenvolvimento das manifestações clínicas. A resposta imune à presença dos parasitos parece ser modulada por bactérias endossimbiontes intracelulares, do gênero *Wolbachia,* albergadas pelos parasitos.

À semelhança de outros nematoides que utilizam um hospedeiro intermediário artrópode e um vetor, a *D. immitis* alberga uma bactéria obrigatória, intracelular, Gram-negativa, do gênero *Wolbachia* (*W. pipientis*), com papel importante na modulação da resposta imune à presença dos parasitos.[16] A *W. pipientis* parasita de forma simbiótica a *D. immitis*, sendo necessária para que ocorram as mudas larvais no mosquito, assim como no hospedeiro definitivo, em que proteínas de superfície da *Wolbachia* parecem contribuir para a reação inflamatória do hospedeiro e morte do parasito. Há uma simbiose entre a bactéria (*Wolbachia*) e o parasito que faz com que esse último dependa da primeira para sua fecundidade e sobrevivência a longo prazo.[17]

A dirofilariose é causa importante de hipertensão pulmonar em pequenos animais, principalmente em cães. As artérias pulmonares mais afetadas, as lobares, as acessórias e as caudais, apresentam-se espessadas, dilatadas, com trombos, tortuosas, não complacentes e funcionalmente incompetentes, sendo os vasos dos lobos pulmonares caudais os mais gravemente comprometidos.[13]

A presença do parasito adulto nas artérias pulmonares produz lesões vasculares reativas, que desencadeiam o quadro de hipertensão pulmonar. À lesão vascular causada pela presença do parasito, aderem leucócitos ativados e plaquetas; fatores tróficos liberados estimulam a migração e a proliferação de células musculares lisas, dando origem às vilosidades endoteliais, que ocorrem 3 a 4 semanas após a chegada dos vermes adultos. Essas vilosidades causam o estreitamento do lúmen das artérias pulmonares menores. O dano endotelial incita o desenvolvimento de trombose e de reação tecidual perivascular. Infiltrados alveolares e intersticiais, decorrentes do edema periarterial grave, podem ser observados radiograficamente. Alguns animais podem apresentar consolidação pulmonar parcial, enquanto outros podem manifestar resposta mais intensa, piorando a doença pulmonar. Trombos e fragmentos de parasitos podem embolizar, causando fibrose. Lesões pulmonares parenquimatosas podem surgir em decorrência de fibrose, embolização arterial e pneumonite por hipersensibilidade. A redução da perfusão pulmonar, devido ao aumento da resistência pulmonar, aumenta a pressão arterial pulmonar, impondo sobrecarga pressórica ao ventrículo direito.[1,2]

Substâncias vasoativas liberadas pelos vermes, bem como o excesso de endotelina-1, produzido pelas células do endotélio vascular e outras substâncias vasoativas, a exemplo do tromboxano 2, produzidas pelas plaquetas, causam vasoconstrição pulmonar. Contribuem, ainda, para a vasoconstrição pulmonar a hipoxia induzida pelo comprometimento do mecanismo de ventilação/perfusão, e/ou pneumonite eosinofílica, e/ou consolidação pulmonar, resultando em hipertensão pulmonar, aumento da pós-carga do ventrículo direito com consequente comprometimento do débito cardíaco,[13] que caracterizam desenvolvimento crônico de insuficiência miocárdica direita com manifestações de insuficiência cardíaca congestiva direita.[12]

MANIFESTAÇÕES CLÍNICAS

Muitos animais, embora parasitados, permanecem assintomáticos. A dirofilariose compromete, principalmente, pulmões e coração (forma cardiopulmonar). Por vezes, é possível observar a forma hepática da doença, mais conhecida como síndrome da veia cava. Menos frequentemente, comprometimento renal e envolvimento cutâneo podem ser observados. As manifestações clínicas apresentadas por animais parasitados pela *D. immitis* dependem da gravidade (número de vermes) e da duração da infecção, além da resposta do hospedeiro, embora alguns, mesmo parasitados, possam permanecer assintomáticos.

De modo geral os sintomas associados à dirofilariose são: tosse, dispneia, intolerância ao exercício, letargia, emagrecimento progressivo, síncope, distensão abdominal, sendo os mais comumente observados aqueles relativos aos sistemas respiratório e cardiovascular.[13] Ocasionalmente, pode-se observar comprometimento hepático, conhecido como síndrome da veia cava[12] e, mais raramente, envolvimento cutâneo, denominado "dermatite parasitária ou piogranulomatos",[18,19] sem olvidar da forma oculta.[20,21]

Cães com dirofilariose apresentam intolerância ao exercício, tosse, dispneia e estertores pulmonares nas formas moderada e grave da doença; ainda, em casos graves, o paciente pode apresentar hemoptise, causada por tromboembolismo pulmonar e, de forma mais acentuada, após tratamento adulticida. Síncope também é outra manifestação clínica associada à hipertensão pulmonar. Ocasionalmente, podem-se observar cães infectados por *D. immitis* com quadro de síndrome da veia cava (hemoglobinúria, anemia hemolítica aguda e trombocitopenia), bem como síndrome nefrótico, resultante de comprometimento glomerular grave, manifestada por proteinúria, hipoalbuminemia, hipercolesterolemia, ascite e, às vezes, edema periférico e azotemia.[12,13,22] A dermatite parasitária ou granulomatosa, que nada mais é que o comprometimento cutâneo pela *D. immitis* manifesta-se por meio de pápulas ulceradas, nódulos e placas, pruriginosos e de desenvolvimento crônico; de modo geral com eosinofilia periférica e microfilareamia ausente.[18-21,23] A autora diagnosticou essa manifestação da doença por cinco ocasiões.[18]

Em espécimes felinos, os sintomas da dirofilariose são diferentes, sendo os mais comuns êmese, colapso ou síncope, tosse, morte súbita e, às vezes, sintomas neurológicos (comprometimento do sistema nervoso central). Três a 4 meses pós-infecção, quando ocorre grande produção da quantidade de anticorpos para destruição das larvas, os felinos apresentam sintomas de asma. Vômito de aspecto mucoso e biliar e não relacionado à alimentação é esporadicamente observado, porém frequente.

Êmese e tosse são manifestações clínicas em gatos, que aumentam a suspeita de dirofilariose. Morte súbita causada por morte espontânea de parasitos e tromboembolismo ocorrem mais em felinos do que em caninos e alterações neurológicas, como convulsões, são resultantes de migração aberrante para o cérebro.[12]

DIAGNÓSTICO

No diagnóstico da dirofilariose, são de suma importância as informações relativas à identificação do animal, especialmente no tocante à sua origem e locais que frequenta (regiões endêmicas).

Entre os exames complementares, são importantes para a realização do diagnóstico da referida parasitose:

- Exame radiográfico de tórax: útil para observação do aumento da silhueta cardíaca, em especial do ventrículo direito, como também do tronco das artérias pulmonares (Figura 142.1), além da condição da vascularização pulmonar, evidenciando artérias lobares caudais dilatadas e tortuosas[18] (Figura 142.2)

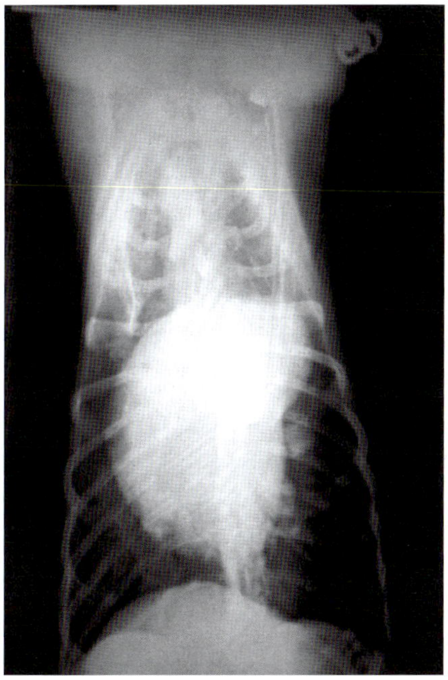

Figura 142.1 Radiografia torácica lateral de cão com dirofilariose, evidenciando aumento ventricular direito e tronco das artérias pulmonares. (Gentilmente cedida por Maria Helena Matiko Akao Larsson.)

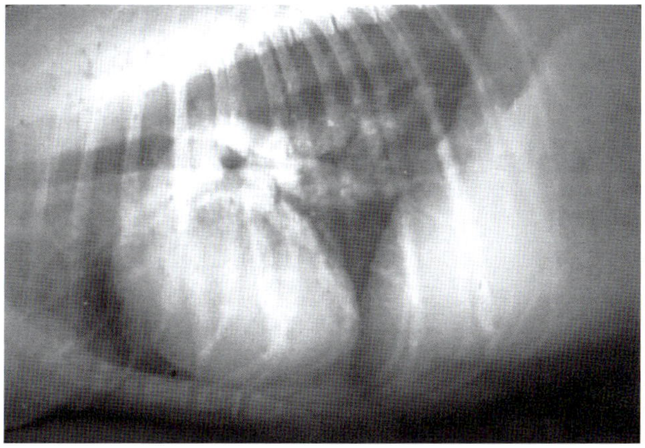

Figura 142.2 Radiografia torácica dorsoventral de cão com dirofilariose, evidenciando vascularização pulmonar com artérias lombares caudais dilatadas e tortuosas. (Gentilmente cedida por Maria Helena Matiko Akao Larsson.)

- Pesquisa de microfilárias: microfilárias no sangue periférico podem ser detectadas por várias técnicas, das quais a mais conhecida é a de Knott modificada (Figura 142.3). É necessário lembrar que, nos casos da forma oculta (destruição imunomediada das microfilárias), esse exame laboratorial não se aplica, assim como nos casos de infecção pré-patente, infecção por um único sexo e ação de alguns medicamentos, dos quais os mais conhecidos são as lactonas macrocíclicas[19,21]
- Hemograma: pode revelar eosinofilia/basofilia, anemia arregenerativa e trombocitopenia. Eosinofilia/basofilia consiste em um dado laboratorial muito sugestivo de dirofilariose[24] e a trombocitopenia é resultante da migração das plaquetas para o tecido pulmonar, onde ficam aderidas à parede dos vasos pulmonares
- Testes imunológicos: atualmente, o diagnóstico de dirofilariose baseia-se na realização de testes imunológicos, entre os quais o mais utilizado é o ensaio imunoabsorvente ligado à enzima (ELISA) para a detecção de antígeno. Essa técnica se presta, principalmente, para o diagnóstico de formas ocultas da enfermidade. Entretanto, há condições em que o teste não consegue detectar o antígeno circulante do útero de fêmeas adultas, isto é, no caso de o paciente albergar apenas parasitos machos ou em caso de infestação por menos de três vermes (fêmeas) adultos.

Antes do advento dos testes imunológicos, radiografia torácica e patologia clínica (hemograma, perfis hepático e renal, exame de urina tipo I) além da pesquisa de microfilárias circulantes constituíam-se em ferramentas importantes para o diagnóstico de dirofilariose, especialmente nos casos ocultos, isto é, naqueles em que as microfilárias (L_1) estavam ausentes.

Os exames eletrocardiográfico e ecocardiográfico têm importância secundária no diagnóstico de dirofilariose. O eletrocardiograma revela alterações como aumento ventricular direito, desvio do eixo cardíaco no plano frontal para a direita, apenas em fase avançada da enfermidade parasitária, enquanto pelo exame ecocardiográfico estruturas lineares (*D. immitis*) podem ser evidenciadas em casos de infestação maciça. Além disso, por meio do exame ecocardiográfico, pode-se diagnosticar hipertensão pulmonar secundária à dirofilariose.

TRATAMENTO

O tratamento em casos de dirofilariose deve ser realizado em três etapas, a saber: tratamento adulticida, seguido do tratamento microfilaricida e, finalmente, tratamento preventivo.

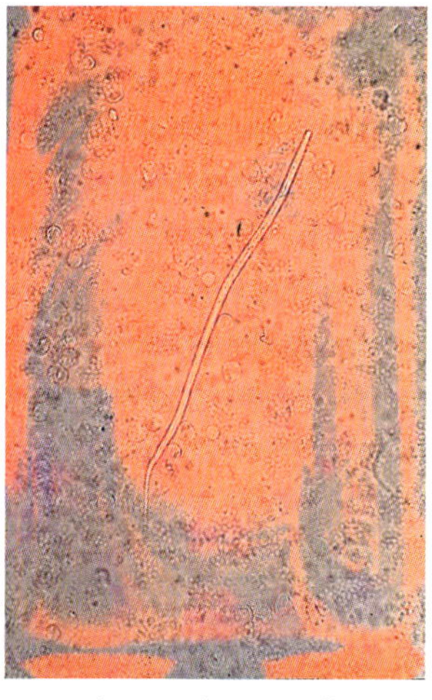

Figura 142.3 Lâmina evidenciando microfilária de *Dirofilaria immitis* pela técnica de Knott modificada. (Gentilmente cedida por Maria Helena Matiko Akao Larsson.)

Atualmente, o tratamento adulticida consiste na aplicação de dicloridrato de melarsomina (Immiticid®), na dose de 2,5 mg/kg, 1 vez/dia, durante 2 dias seguidos, IM (músculo lombar). Trata-se de medicamento eficaz, com poucos efeitos colaterais, sendo o mais frequente a ocorrência de mialgia no local de aplicação. De acordo com a bula do medicamento, pode-se observar, raramente, outro efeito indesejável e mais grave, o edema pulmonar, que deve ser controlado com dimercaprol, na dose de 3 mg/kg.

Na experiência do autor no tocante à aplicação de Immiticid®, em mais de 50 casos, deparou-se, uma única vez, com caso de edema pulmonar pós-aplicação do referido adulticida. É preciso ressaltar que, na ocasião, não foi possível obter o antídoto, tendo o paciente evoluído ao óbito.

Atualmente, o tratamento adulticida consiste na aplicação de dicloridrato de melarsomina (Immiticide®). Segundo Ware,[25] antes de iniciar a terapia adulticida é aconselhável classificar a dirofilariose quanto à gravidade do quadro clínico em:

Classe 1: assintomático a doença leve

- Ausência de sintomas ou tosse, intolerância ao exercício ocasionalmente, ou leve comprometimento do estado geral
- Sem alterações na radiografia de tórax
- Ausência de alterações dos parâmetros laboratoriais.

Classe 2: doença moderada

- Sintomas podem estar presentes: tosse, intolerância ao exercício, ou leve comprometimento do estado geral
- Alterações radiográficas presentes como aumento do ventrículo direito, discreto aumento da artéria pulmonar, infiltrado pulmonar circunscrito e/ou infiltrado alvéolo-intersticial misto
- Alterações laboratoriais como anemia discreta (Ht: 20 a 30%), com ou sem proteinúria discreta.

Classe 3: doença grave

- Presença de cansaço constante, tosse persistente, dispneia, caquexia e outros sinais de insuficiência cardíaca congestiva direita (ascite, distensão e pulso jugulares)
- Alterações radiográficas: aumento de ventrículo e átrio esquerdos, aumento importante da artéria pulmonar, infiltrados pulmonares focais ou difusos, sinais radiográficos de tromboembolismo pulmonar
- Alterações laboratoriais incluem: anemia (Ht < 20%), outras alterações hematológicas, proteinúria
- Animais em classe 3 devem ser estabilizados antes do tratamento adulticida e receber protocolo alternativo de melarsomina.

Classe 4: síndrome da veia cava

Uma vez conhecida a gravidade da doença, animais da classe 1 e a maioria da classe 2 devem receber 2,5 mg/kg, em injeção intramuscular (IM) profunda no músculo lombar; o procedimento deve ser repetido da mesma forma 24 horas após, do lado contra lateral à primeira aplicação. O paciente deve ser mantido em repouso forçado por 4 a 6 semanas.[13]

Protocolo alternativo para classe 3 e alguns da classe 2 consiste em:[13]

- Tratamento sintomático necessário e repouso forçado
- Uma vez estabilizada a condição geral do paciente, administrar 2,5 mg/kg de melarsomina, IM, conforme descrito anteriormente
- Manter repouso forçado e tratamento sintomático, conforme necessário
- Quatro a seis semanas após, administrar duas doses, com intervalo de 24 horas, conforme protocolo *standard*.

Nos casos de síndrome da veia cava, o único tratamento efetivo é a remoção cirúrgica dos parasitos, guiada por fluoroscopia.[13]

Melarsomina não deve ser utilizada em gatos devido à ausência de um protocolo seguro e efetivo para animais com manifestação de síndrome da veia cava, de síndrome nefrótico e com comprometimento importante da função renal.[12]

Sabe-se, desde 1995, que bactérias do gênero *Wolbachia* são endossimbiontes de parasitos filarídeos, desempenhando papel importante na patogênese e na resposta imune à filariose.[26] Segundo McCall *et al.*,[27] doxiciclina na dose de 10 mg/kg, por via oral (VO), a cada 12 horas, durante 30 dias, tem efeito contra larvas migratórias e adultos jovens, bem como pode eliminar ou restringir a produção de microfilárias. Outro trabalho[28] revelou que animais parasitados por *D. immitis*, tratados com doxiciclina (20 mg/kg/dia, VO, por 30 dias) 12 semanas antes da terapia adulticida associada ao tratamento mensal, por via oral, de 6 mg/kg de ivermectina, apresentam lesões pulmonares, em decorrência de parasitose, menos graves, além de ausência de trombose pulmonar.

Em locais onde o dicloridrato de melarsomina não está disponível, a Associação Americana de Dirofilariose (AHA) sugere que o tratamento adulticida deva ser realizado com o uso de lactonas macrocíclicas, prescritas por períodos longos, que são capazes de causar morte lenta dos parasitos, em associação com doxiciclina. Esse protocolo consiste em administrar moxidectina (Advocate®) mensalmente + doxiciclina (10 mg/kg, a cada 12 horas), por 30 dias, continuadamente. No sexto mês de tratamento, repete-se a sorologia (pesquisa de antígeno). Se o resultado for positivo, repete-se o esquema de moxidectina, mensalmente, associada à doxicilina, na mesma dose anterior. No 12º mês de tratamento, repete-se a sorologia que, sendo negativa, ainda assim, repete-se tanto a moxidectina, mensalmente, bem como a doxiciclina, na dose já referida. O paciente somente é considerado negativado quando há duas sorologias negativas sucessivas. Esse protocolo terapêutico é conhecido como *slow kill*. Também há possibilidade de realizar o protocolo denominado "*double defense*", que consiste em administrar moxidectina (Advocate®) como microfilaricida, concomitantemente com um repelente (Vectra®).

Uma vez que o animal é considerado negativo para dirofilariose, a prevenção é feita com moxidectina de ação prolongada de 12 meses (Proheart®), realizando também pesquisa de mcf e sorologia, anualmente.

Por sua vez, o tratamento microfilaricida pode ser realizado pela administração de milbemicina (500 mg/kg) ou ivermectina (50 μg/kg), embora essas indicações sejam extrabula. Anteriormente ao advento das lactonas macrocíclicas, a terapia microfilaricida consistia, há mais de duas décadas, na administração de levamisol[29] ou de iodeto de ditiazanina,[1] prescrições essas prolongadas, com efeitos indesejáveis que, muitas vezes, motivavam o abandono do tratamento por parte dos responsáveis pelo animal.

Na prevenção da doença, utilizam-se as lactonas macrocíclicas, quais sejam:[30]

- Ivermectina: 6 a 12 μg/kg/mês. A dose mensal de 24 μg/kg é efetiva como profilaxia de dirofilariose em gatos, além de agir contra nematoides
- Milbemicina: 0,5 a 1 mg/kg/mês é efetiva como profilaxia em cães e gatos
- Moxidectina: cão: 2,5 a 6,8 mg/kg/mês
gato: 1 a 5 mg/kg/mês
- Selamectina: 6 mg/kg/mês, uso tópico.

Esses fármacos têm algumas restrições, a saber: a ivermectina é contraindicada para Collies; a milbemicina é segura em Collies, porém não indicada para animais microfilarêmicos; e a moxidectina é segura tanto em Collies quanto em animais microfilarêmicos.

REFERÊNCIAS BIBLIOGRÁFICAS

1. Atkins C. Heartworm disease. In: Ettinger SJ, Feldman EC. Textbook of Veterinary Internal Medicine. St Louis: Elsevier Saunders; 2010. v. 2. p. 1353-80.
2. Kittleson MD. Heartworm infestation and disease. In: Kittleson MD, Kienle RD. Small Animal Cardiovascular Medicine. St. Louis: Mosby; 1998. p. 370-401.
3. Magalhães PS. Descrição de uma espécie de filária encontrada no coração humano. Revista dos Cursos Práticos e Teóricos da Faculdade de Medicina do Rio de Janeiro. 1887;3:129-215.
4. Mello EBF, Nascimento VS, Gonçalves CA. Diagnóstico de filariose canina e sua incidência em cães de rua da cidade de São Paulo. In: Congresso Brasileiro de Medicina Veterinária. 1974;14(Anais):120-21.
5. Larsson MHMA, Hagiwara MK, Larsson CE, Amaral RC, Mirandola RMS, Yaduda PH. Prevalência de microfilárias em diferentes populações caninas. In: I Congresso Internacional da Língua Portuguesa; II Congresso Brasileiro de Clínicos Veterinários de Pequenos Animais e III Simpósio Nacional de Reprodução Animal, São Paulo; 1974;(Anais):29.
6. Araujo RT, Marcondes CB, Bastos LC *et al.* Canine dirofilariasis in the region of Conceição Lagoon, Florianópolis, and in the Military Police kennel, São José, SC, Brazil. Veterinary Parasitology. 2003;113: 239-42.
7. Labarthe NV, Guerrero J. Epidemiology of heartworm: what is happening in South America and Mexico? Veterinary Parasitolology. 2005;133:149-56.
8. Garcez LM, Souza NF, Mota EF *et al.* Focos de dirofilariose canina na ilha de Marajó: um fator de risco para a saúde pública. Revista. da Sociedade de Medicina Tropical. 2006;39(4):333-36.
9. Furtado AP, Do Carmo ES, Giese G *et al.* Detection of dogs filariasis in Marajó Island, Brazil, by classical and molecular methods. Pasasitol. Res. 2009;105:1509-15.
10. Labarthe NV, Paiva JP, Reifur L *et al.* Updated canine infection rates of *Dirofilaria immitis* in areas of Brazil previously identified as having a high incidence of heartworm infected dogs. Parasites and Vectors. 2014;7:493.
11. Gonçalves VD, Goldfeder GT, Larsson Jr. CE *et al.* Retorno da dirofilariose canina no Estado de São Paulo: especulação ou realidade? Revista de Medicina Veterinária e Zootecnia do CRMV-SP. 2015;13(2):57.
12. Calvert CA, Thomaso JD. Heartworm disease. In: Tilley LP, Smith Jr FWK, Oyama MA *et al.* Manual of Canine and Feline Cardiology. 4. Saint Louis: Elsevier Saunders; 2008. p. 183-99.
13. Atkins A. Canine and Feline Heartworm Disease. In: Ettinger SL, Feldman ED, Côté E. Textbook of Veterinary Internal Medicine. 8. Saint Louis: Elsevier; 2017. p. 1316-44.
14. Frank Nuter FB, Kyles AE *et al.* Systemic arterial dirofilariosis in five dogs. Journal of Veterinary Internal Medicine. 1997;11(3):189-94.
15. Larsson MHMA, Larsson CE, Ogassawara S, Iwasaki M, Bruce LHC, Olandin WEL. *Dirofilaria immitis* na cavidade peritoneal em *Canis familiaris.* Revista da Faculdade de Medicina Veterinária e Zootecnia da Universidade de São Paulo. 1987; 24(1):89-96.
16. Bazzocchi C, Genchi C, Paltrinieri S *et al.* Immunological role of the endosymbionts of *Dirofilaria immitis*: the *Wolbachia* surface protein activates canine neutrophils with production of IL-9. Veterinary Parasitology. 2003;117:73-83.
17. Morchon R, Ferreira AC, Martin-Pacho JR *et al.* Specific IgG antibody response against antigens of *Dirofilaria immitis* and its symbionts *Wolbachia* endosymbionts bacterium in cats with natural and experimental infections. Veterinary Parasitology, 2004;125:313-16.
18. Larsson MHMA. Dirofilariose canina. In: Jericó MM, Andrade Neto JP, Kogika MM. Tratado de medicina interna de cães e gatos. Roca/Guanabara Koogan: Rio de Janeiro; 2015. p. 1213-18.
19. SCOTT DW. Nodular skin disease associated with *Dirofilaria immits* infection in the dog. Cornell Practice. 1987;1: 31.
20. Wong MM, Suter PF, Rhode EA, Guest MF. *Dirofilariosis* without circulating microfilariae: a problem in diagnosis. Journal of American Veterinary Medical Association. 1983;163(1):133-39.
21. Larsson MHMA, Preterote M, Mirandola RMS. Diagnóstico da dirofilariose oculta pelo teste de ELISA, em cães do Estado de São Paulo. Brazilian Journal of Veterinary Research and Animal Science. 1992;29(1):93-96.
22. Ware WA. Cardiovascular Disease in Small Animal Medicine. London: Mason Publishing; 2007. p. 351-71.
23. Gross TL, Ihrke PJ, Walder EJ *et al.* Perivascular diseases of the dermis. In: Skin diseases of the dog and cat. 2. ed. Ames, Iowa: Blackewell; 2005. p. 200-37.
24. Larsson MHMA, Hagiwara MK, Mirandola RMS. Aspectos hematológicos da dirofilariose canina. In: VIII Congresso Brasileiro de Clínicos Veterinários de Pequenos Animais, Porto Alegre. Anais; 1985. p. 28.
25. Ware WA. Cardiovascular Diseases in Small Animal Medicine. London: Mason Publishing; 2007. p. 351-71.
26. Sironi M, Bandi C, Sacchi E *et al.* Molecular evidence for a close relative of the athropod endosymbiont *Wolbachia* in a filarial worm. Molecular Biochemical Parasitology. 1995;74:223-27.
27. McCall JW, Kramer l, Genchi C *et al.* Effects of doxycycline on early infections of *Dirofilaria immitis* in dogs. Veterinary Parasitology. 2011;176:261-67.
28. Kramer L, Grandi G, Passeri B, Gianelli P *et al.* Evaluation of lungs pathology in *Dirofilaria immitis* experimentally infected dogs treated with doxycycline or a combination of doxycycline and ivermectin before administration of melarsomine dihydrochloride. Veterinary Parasitology. 2011;176:357-60.
29. Reche Jr. A, Larsson MHMA, Meng MC *et al.* Avaliação da eficácia do cloridrato de levamizol no controle da dirofilariose canina. A Hora Veterinária. 1990;57(5):131-6.
30. Papich MP. Appendix 1: Table of Common Drugs, Approximate Dosages. In: Bonagura JD, Twedt DC. Kirk's Current Veterinary Therapy. XV. 15. ed. Saint Louis: Elsevier Saunders; 2014. p. 1307-34.

143
Doenças Sistêmicas e seus Reflexos no Sistema Cardiovascular

Valéria Marinho Costa de Oliveira • Maria Helena Matiko Akao Larsson

INTRODUÇÃO

Muitas doenças sistêmicas, metabólicas e endócrinas têm efeitos diretos ou indiretos sobre a função e a estrutura cardíacas. Em alguns casos os reflexos são relevantes, clinicamente, e em outros as consequências cardiovasculares são sutis e de pouca importância. O impacto dessas alterações pode ser maior no paciente com doença cardíaca prévia; por outro lado, alterações cardiovasculares secundárias a distúrbios sistêmicos podem se resolver após sua correção. Este capítulo inclui as doenças sistêmicas nas espécies canina e felina mais relacionadas às alterações cardiovasculares comuns e/ou com maior impacto clínico.

DOENÇAS PULMONARES E *COR PULMONALE*

Doenças pulmonares graves e/ou de longa duração podem causar aumento da pressão arterial pulmonar por variados mecanismos.

Cor pulmonale é a denominação da condição em que se desenvolve hipertrofia e/ou falência ventricular direita em consequência da hipertensão pulmonar por aumento da resistência vascular pulmonar secundariamente a anormalidades, agudas ou crônicas, do pulmão e sua função. O quadro agudo, decorrente de hipertensão pulmonar aguda, normalmente apresenta-se associado ao embolismo pulmonar agudo e causa sobrecarga com dilatação de ventrículo direito. O *cor pulmonale* crônico ocorre em casos de doenças pulmonares vasculares ou do parênquima pulmonar, de longa duração, causando hipertrofia e dilatação do ventrículo direito. Ambos podem resultar em insuficiência cardíaca direita. As causas mais comuns de *cor pulmonale* agudo no cão são o tromboembolismo pulmonar agudo e o embolismo por dirofilariose.[1] O *cor pulmonale* crônico, em pequenos animais, é normalmente consequência de: doença pulmonar obstrutiva crônica (DPOC), bronquiectasia, enfisema, asma, embolismo pulmonar crônico, processos pulmonares infiltrativos, colapso de traqueia, processos obstrutivos de traqueia (hipoplasia, estenose), malformações torácicas e insuficiência respiratória de origem neurológica.

O *cor pulmonale* pode desenvolver-se em decorrência de duas situações principais: obstrução mecânica de vasos arteriais pulmonares e/ou vasoconstrição dos mesmos.

A obstrução mecânica ocorre por obliteração, distorção ou ruptura dos vasos. As causas mais comuns são: embolismo pulmonar, neoplasias pulmonares disseminadas, fibrose pulmonar e doenças parenquimatosas pulmonares graves.[2] O embolismo pulmonar de animais de companhia, de ocorrência mais comum em cães, pode ser causado por larvas de *Dirofilaria immitis*, êmbolos de gordura, ar, células tumorais, além de tromboembolismo pulmonar. A etiologia desse último inclui várias doenças, entre as quais as mais frequentes são: hiperadrenocorticismo, pancreatite, coagulação intravascular disseminada, anemia imunomediada, sepse, diabetes *mellitus* e glomerulonefropatias.[1-3] Em gatos, o tromboembolismo pulmonar é raramente diagnosticado. Nessa espécie, o *cor pumonale* associa-se mais aos processos neoplásicos, à anemia de causa não identificada e à pancreatite, mas também é descrito em casos de glomerulonefrite, encefalite, pneumonia, doença cardíaca e lipidose hepática.[4]

O outro mecanismo pelo qual se desenvolve a hipertensão pulmonar é a vasoconstrição secundária à hipoxia pulmonar. Nesses casos, a vasoconstrição ocorre pelo desequilíbrio da liberação de elementos vasoativos pelo endotélio ou promovida por substâncias vasoconstritoras liberadas pelas plaquetas, como histamina, serotonina, tromboxano.[5] As alterações vasculares podem acontecer rapidamente e piorarem com a cronicidade. Ocorre diminuição do lúmen e remodelamento vascular pulmonar, com hipertrofia da média, espessamento da íntima, inflamação e fibrose dos vasos, tornando-os mais rígidos. A vasoconstrição por hipoxia acontece em casos de embolismo pulmonar, doença pulmonar obstrutiva crônica, doenças intersticiais pulmonares crônicas, doenças neuromusculares, deformidades torácicas, síndrome da hipoventilação por obesidade, asma, bronquite, colapso de traqueia e outros processos que causam diminuição do diâmetro das vias respiratórias.[2] A acidose (metabólica ou respiratória) também tem um papel relevante na indução de vasoconstrição, agindo isolada ou sinergicamente, associada à hipoxia.[1,3]

Ambos os mecanismos, obstrução e/ou vasoconstrição, levam à diminuição da área vascular e consequente elevação da resistência vascular pulmonar, culminando em aumento da pós-carga e hipertrofia ventricular direita compensatória. Quando a capacidade de adaptação ventricular for excedida, ou se a resistência vascular pulmonar aumentar de forma aguda, antes que haja o desenvolvimento de hipertrofia, a pressão diastólica ventricular se eleva, elevação essa exacerbada se houver insuficiência miocárdica direita ou regurgitação valvar tricúspide hemodinamicamente significante. A distensão e a contratilidade atrial aumentam para manter a pressão de enchimento, mas, uma vez que a capacidade compensatória do átrio direito seja ultrapassada, a pressão venosa sistêmica se eleva o suficiente para provocar sinais de insuficiência cardíaca direita.[6] Arritmias cardíacas ventriculares também podem ocorrer devido à isquemia miocárdica.[3]

A avaliação clínica de pacientes com hipertensão pulmonar grave secundária às doenças respiratórias pode ser difícil, à medida que as manifestações de hipoxemia podem ocorrer em função da doença de base e da hipertensão pulmonar, com agravamento do quadro de cianose e dispneia. A avaliação ecocardiográfica nesses casos é imperativa e mostrará o remodelamento concêntrico e/ou excêntrico do ventrículo direito e os sinais ecocardiográficos de hipertensão pulmonar significativa, como velocidade elevada da regurgitação tricúspide, dilatação da artéria pulmonar, diminuição da distensibilidade da artéria pulmonar direita, aumento do calibre associado à diminuição da colapsabilidade da veia cava caudal, entre outros.

ENDOCRINOPATIAS

Disfunções da tireoide

Os hormônios tireoidianos tri-iodotironina (T_3) e tirosina (T_4) têm efeitos importantes no metabolismo de vários tecidos e o miocárdio é especialmente sensível à ação deles.

Evidências sugerem que o hormônio mais ativo da tireoide, o T_3, exerce seus efeitos principalmente em nível celular, por meio da ativação da codificação de RNA mensageiro (mRNA) para proteínas específicas, via ligação a receptores nucleares específicos. O cardiomiócito conta apenas com os níveis séricos de T_3 já que não tem atividade de diodinase intracelular.[7] Os efeitos do T_3 são complexos e múltiplos, alguns estimulantes e outros inibitórios, e sua ação sobre o sistema cardiovascular se dá de formas direta e indireta.[8]

São várias as ações diretas do T_3 sobre o tecido cardíaco: aumento da transcrição de sódio-potássio-ATPases ligadas à membrana com consequentes elevação da taxa de despolarização do músculo cardíaco e diminuição da duração do potencial de ação; elevação da transcrição de cálcio-ATPase e inibição do fosfolamban, o que aumenta a captação e liberação de cálcio pelo sistema retículo-endoplasmático e eleva o número de canais de cálcio do tipo-L no sarcolema, diminuindo a eficiência da conversão de energia química (ATP) para mecânica (força) do miocárdio; aumento da expressão genética da isoenzima alfa-miosina de cadeia pesada (de atividade rápida de ATPase e normalmente sintetizada em menor quantidade); diminuição de beta-miosina de cadeia pesada; além do aumento da expressão de genes que codificam receptores $\beta1$ adrenérgicos.[7,9] Além desses efeitos relacionados, o T_3 estimula diretamente a síntese do peptídeo atrial natriurético cerebral (BNP) e da troponina I.[7]

O hormônio tireoidiano atua indiretamente sobre a função cardíaca alterando a relação do sistema nervoso simpático com o miocárdio, aumentando a resposta deste ao primeiro. Tem-se proposto que os hormônios da tireoide podem aumentar a atividade do sistema simpático-adrenal, alterando a excitabilidade cardíaca, sendo os átrios mais sensíveis que os ventrículos.[3] O efeito arritmogênico atrial preferencial é consequência de vários fatores, dentre os quais se incluem maior densidade de β-receptores nessas câmaras e diferenças na inervação autonômica entre os átrios e os ventrículo.[8]

As ações diretas e indiretas dos hormônios tireoidianos sobre o miocárdio resultam em aumento do inotropismo, cronotropismo e lusinotropismo cardíacos.[1,3,7,8] No entanto, o benefício na taxa de relaxamento pode ser anulado pela rigidez ventricular na presença de hipertrofia ventricular significativa secundária ao aumento excessivo de T_3 circulante nos casos de hipertireoidimo.[8]

Além de seus efeitos diretos e indiretos sobre o miocárdio, os hormônios tireoidianos podem influenciar o débito cardíaco por meio de alterações na pré e da pós-carga, independentemente do tônus simpático. Experimentos realizados em ratos sugerem diminuição da complacência venosa.[8] A vasodilatação e a diminuição do fluxo renal mediado pelo aumento do T_3 causam diminuição da perfusão renal e ativação do sistema renina-angiotensina-aldosterona, com consequente aumento da absorção de sódio e água e aumento do volume sanguíneo.[9] O resultado dessas ações é o aumento da pré-carga. Por outro lado, a elevação dos níveis dos hormônios da tireoide gera aumento do consumo de oxigênio e consequente hipoxia tecidual relativa, o que causa vasodilatação localmente mediada; essa, por sua vez associada à ação direta desses hormônios de relaxamento da musculatura vascular periférica, culmina em diminuição da pós-carga.[8,9] O aumento de débito cardíaco é um dos fatores implicados no aumento da liberação dos peptídeos natriuréticos.[7]

Hipotireoidismo

O hipotireoidismo é uma das endocrinopatias mais comuns em cães, porém incomum em gatos.[10]

Em seres humanos, o hipotireoidismo tem sido frequentemente associado a anormalidades cardiovasculares, como diminuição da contratilidade cardíaca, diminuição da taxa do relaxamento diastólico ativo (associado à diminuição da atividade da enzima Ca-ATPse do retículo endoplasmático), dilatação cardíaca, aterosclerose, hipertensão e, raramente, insuficiência cardíaca. Estudos têm demonstrado a correlação entre hipotireoidismo assintomático (nível elevado de TSH e T_4 livre normal) e disfunção diastólica, risco aumentado de insuficiência cardíaca e diminuição da capacidade de exercícios nos indivíduos afetados.[11,12] Na espécie canina, embora a deficiência de hormônio tireoidiano relacione-se a uma diminuição da contratilidade miocárdica reversível após terapia, não há evidências de que o hipotireoidismo seja responsável pelo desenvolvimento de insuficiência cardíaca em animais sem alterações cardiológicas prévias. Por outro lado, cães hipotireóideos não controlados, submetidos a longas anestesias ou sob fluidoterapia agressiva, são mais predispostos a desenvolver congestão e edema pulmonares.[7]

Sabe-se que na espécie humana, alterações dos níveis séricos de colesterol e de lipídios predispõem à aterosclerose e à fibrose miocárdica.[1] Embora raramente observada, o hipotireoidismo constitui fator de risco para o desenvolvimento de aterosclerose em cães, provavelmente secundário à hipercolesterolemia, podendo, potencialmente, induzir outras alterações cardiovasculares, como a disfunção ventricular esquerda e fibrilação atrial.[10]

O paciente hipotireóideo humano apresenta o risco aumentado para hipertensão, sobretudo diastólica, mas esse é um achado incomum na veterinária. O mecanismo do aumento da pressão arterial no hipotireoidismo humano não é bem conhecido; no entanto, algumas explicações possíveis são: queda da produção de agentes vasodilatadores pelo endotélio vascular em consequência à diminuição da taxa metabólica, mudanças estruturais na vasculatura tecidual e alteração da função nervosa autonômica.[8,12] Além disso, a limitação de excreção de água livre, descrita em humanos e ratos, pode contribuir para o aumento da volemia, hiponatremia e formação de edema periférico, no entanto, não está claro se esse mecanismo tem importância em cães e gatos hipotireóideos.[7]

Em humanos, as anormalidades de ritmo geralmente observadas são as bradicardias e os bloqueios atrioventriculares. Raramente pacientes acometidos de hipotireoidismo clínico desenvolvem episódios de *torsade de pointes*, associados ao aumento do intervalo QT corrigido.[8] Em cães, as anormalidades eletrocardiográficas mais observadas no hipotireoidismo espontâneo são: complexos de baixa voltagem, inversão de onda T e bradicardia sinusal. Fibrilação atrial e outras arritmias são achados incomuns. É possível que essas arritmias se desenvolvam a partir da formação de placas ateromatosas coronárias.

Em cães, relata-se também doença pericárdica (efusão pericárdica) associada ao hipotireoidismo.[10]

Os achados ecocardiográficos em cães incluem adelgaçamento da parede ventricular posterior e do septo interventricular, aumento do diâmetro sistólico final, fração de ejeção diminuída e alteração dos intervalos sistólicos e diastólicos.[1,3]

Muitas das anormalidades cardiovasculares são reversíveis após o tratamento e, aparentemente, relacionam-se com a gravidade da doença.[3]

Hipertireoidismo

O hipertireoidismo é uma das doenças endócrinas mais diagnosticadas em gatos, mas é de observação rara em cães. Ao contrário do hipotireoidismo, o hipertireoidismo está comumente associado a manifestações cardíacas significativas.[3]

No quadro de hipertireoidismo, a atividade metabólica elevada dos tecidos provoca um estado de alto débito cardíaco, situação em que o coração precisa atender à alta demanda tecidual decorrente da estimulação tireoidiana. As alterações cardiovasculares resultantes das ações excessivas dos hormônios tireoidianos sobre o coração e vasos sanguíneos, descritas anteriormente, incluem aumento do volume circulante (descrito em humanos, bovinos e gatos) e diminuição da resistência vascular periférica, os quais elevam o débito cardíaco.[1,8]

Há evidências de que os níveis de catecolaminas não se relacionam com o estado adrenérgico observado nessa doença, já que os níveis séricos dessas substâncias se encontram normais ou diminuídos. Isso sugere que a atividade simpática elevada está associada a um aumento do número e da atividade de β-receptores.[3,8]

A hipertensão ocorre em cerca de 5 a 22% dos gatos, paradoxalmente ao efeito vasodilatador mediado pela estimulação tireoidiana excessiva.[7] O aumento da pressão arterial sistólica resulta primariamente do aumento da velocidade de ejeção ventricular e do aumento do volume circulante.[3,8,9] O mecanismo de desenvolvimento da hipertensão diastólica é menos entendido, mas pode ser resultante da atividade simpática aumentada, ativação do SRAA e remodelamento vascular.[7] Na maior parte dos casos a hipertensão não é grave, mas alguns gatos apresentam valores pressóricos acentuadamente elevados, tanto sistólicos como diastólicos. Nesses casos, deve-se suspeitar de comorbidades, como a insuficiência renal, geralmente mascarada, pelo aumento da taxa de filtração glomerular induzida pelos hormônios tireóideos.[3,7]

A hipertrofia miocárdica é uma característica proeminente, mas não constante, no hipertireoidismo felino, atribuída ao efeito combinado do estado de alto débito cardíaco, tônus simpático aumentado, hipertensão sistêmica e estimulação direta da síntese de proteínas contráteis pelo hormônio tireoidiano. Pode haver progressão para o quadro de insuficiência cardíaca congestiva, especialmente na presença de cardiopatia de base. Adicionalmente, há uma diminuição da reserva de capacidade ao exercício.[3] No exame ecocardiográfico podem estar presentes aumento biatrial, aumento do diâmetro da raiz da aorta, aumento do diâmetro diastólico do ventrículo esquerdo, diminuição do diâmetro sistólico do ventrículo esquerdo e aumento da fração de encurtamento. Em geral, a espessura miocárdica não é acentuadamente aumentada, exceto em casos de hipertensão importante. Embora pouco comum, há casos em que se observa aumento de ambos os diâmetros sistólico e diastólico e diminuição da fração de encurtamento, mimetizando cardiomiopatia dilatada. Achados radiográficos dos felinos acometidos frequentemente revelam cardiomegalia generalizada. Em casos de insuficiência cardíaca, é possível observar achados consistentes com edema pulmonar e efusão pleural.[1,3]

Em humanos é comum o desenvolvimento de fibrilação atrial, mesmo em casos assintomáticos, caracterizados por baixos níveis de TSH e normais de T_4 livre.[8,9] Tanto a ação hormonal direta sobre o miocárdio como a influência do sistema nervoso simpático contribuem para o desenvolvimento de arritmias. A maioria delas resolve-se após tratamento. Numerosas alterações eletrocardiográficas são relatadas em gatos afetados, mas as mais frequentes são a taquicardia sinusal e o aumento da voltagem dos complexos QRS. Ocasionalmente, observam-se arritmias supraventriculares e ventriculares, distúrbios de condução intraventricular (bloqueios de ramos e bloqueios fasciculares) e bloqueio atrioventricular de primeiro grau.[1,3]

Gatos afetados são predispostos ao desenvolvimento de tromboembolismo e apresentam intolerância à fluidoterapia agressiva e ao estresse.[7]

São manifestações clínicas cardiovasculares dos gatos hipertireóideos a taquipneia por estresse (mesmo sem insuficiência cardíaca), pulso em martelo, taquicardia, arritmias e auscultação de sopro. Se presente, a insuficiência cardíaca manifesta-se como costumeiramente, com taquipneia, dispneia, cianose e ritmo de galope).[3,7]

As manifestações cardiovasculares são sutis nos casos de tirotoxicose canina, apresentando-se variáveis e de forma insidiosa. A insuficiência cardíaca é raramente observada. De modo geral, a frequência cardíaca encontra-se dentro dos limites normais e o ECG costuma ser normal; por vezes, padrões de sobrecarga ventricular podem ser observados.[3]

Em geral, as anormalidades cardiovasculares observadas no hipertireoidismo são reversíveis após o tratamento, mesmo nos casos de insuficiência cardíaca grave; no entanto, o tratamento de suporte pode ser necessário nos casos de taquicardia com instabilidade hemodinâmica e/ou de insuficiência cardíaca, esses últimos especialmente importantes nos pacientes que apresentam cardiopatias de base.[1,3]

Por outro lado, a hipertensão arterial sistêmica, quando presente, pode persistir em boa parte dos casos, após a normalização dos níveis hormonais tireoidianos, ou mesmo surgir depois. Assim, recomenda-se aferir rotineiramente a pressão arterial sistêmica de gatos afetados, mesmo após o estado de eutireoidismo ter sido alcançado.[7]

Disfunções da adrenal

O cortisol é o mais potente entre os glicocorticoides, produzidos na zona fasciculada do córtex adrenal e tem vários efeitos sistêmicos. Os glicocorticoides estimulam o processo de gliconeogênese hepática e reduzem a utilização de glicose pelas células extra-hepáticas e que recruta as reservas de ácidos graxos no tecido adiposo, elevando a glicemia. No trato intestinal diminuem a absorção de cálcio.[1,3]

O mecanismo exato pelo qual o cortisol induz a elevação da pressão arterial sistêmica ainda é incerto. Aceita-se a hipótese de que os hormônios esteroides ajam sobre os receptores renais tipo I de mineralocorticoides, retendo sódio e água.[13] Os glicocorticoides apresentam uma variedade de efeitos sobre o sistema do óxido nítrico, inibindo a síntese e o transporte transmembrânico, reduzindo os níveis plasmáticos de nitratos/nitritos. O cortisol aumenta a concentração sérica de eritropoetina (EPO), por mecanismo ainda não elucidado. A EPO tem efeito vasoconstritor direto, demonstrado *in vitro* e aumenta a eritropoese.[13]

O cortisol atua diretamente sobre o tecido miocárdico, por meio de receptores de glicocorticoides, aumentando a atividade das bombas de sódio e potássio (N-K ATPases) ao nível dos cardiomiócitos.[14] A ação tecidual no coração também pode ocorrer por indução do aumento da resposta cardíaca à norepinefrina e à angiotensina II ou estimulação do sistema local do sistema renina-angiotensina.[15] Os glicocorticoides diminuem a apoptose dos cardiomiócitos induzida pela isquemia, por citocinas e por drogas cardiotóxicas (p. ex., a doxorrubicina); de outra parte, sabe-se que a hipertrofia miocárdica e o desenvolvimento de insuficiência cardíaca em humanos estão ligados à exposição excessiva àquelas substâncias.[7]

Os mineralocorticoides, entre os quais o mais potente é a aldosterona, são secretados na zona glomerulosa do córtex adrenal. Seu efeito mais importante se dá sobre o transporte de íons em células epiteliais, retendo sódio e eliminando potássio.[16] Assim, a aldosterona controla o volume de fluido extracelular, modulando a excreção de sódio e a absorção de potássio nos ductos coletores renais.[3] Além disso, atua diretamente no crescimento e remodelamento vascular e cardíaco.[3,13] A aldosterona também tem efeito pró-trombótico, estimulando a liberação de fator de Von Willebrand, da interleucina 8 e do fator de inibição de plaminogênio.[7]

As células cromatofílicas da medula adrenal secretam as catecolaminas DOPA, dopamina, epinefrina e noradreanalina. A epinefrina compõe 80% das catecolaminas produzidas na medula adrenal e, embora existam variações interespécies, é a única catecolamina não sintetizada em outros tecidos, exercendo seus efeitos nos receptores α e β agonistas nos vários órgãos e tecidos que os apresentam. A resposta tecidual à sua ação depende do número e tipo de receptores presentes na membrana celular e a proporção de α e β receptores no tecido em particular. Na musculatura lisa dos vasos sanguíneos, predominam α-1 e β-2 receptores, que provocam, respectivamente, vasoconstrição e vasodilatação; no entanto, quando há níveis elevados de catecolaminas plasmáticas, há predomínio da resposta α-1 mediada, resultando em vasoconstrição. No coração, a estimulação dos receptores β-1, presentes no nodo sinusal, átrios, nodo atrioventricular, sistema de condução e ventrículos, resulta em aumento da frequência cardíaca, aumento da velocidade de condução e da contratilidade cardíaca.[14]

Hipoadrenocorticismo (doença de Addison)

O hipoadrenocorticismo caracteriza-se pela deficiência de secreção de mineralocorticoides e glicocorticoides pela glândula adrenal. É relativamente incomum em cães e rara em gatos.

A doença tem sido associada à diminuição da movimentação das paredes cardíacas, do trabalho cardíaco, do consumo de oxigênio e à redução da frequência cardíaca.[1] Essas manifestações cardíacas estão primariamente relacionadas à diminuição do volume sanguíneo, mediada pela aldosterona, e à bradicardia secundária à hiperpotassemia.[3] Um estudo realizado em ovinos demonstrou que ocorre uma diminuição da resposta pressórica relacionada a um aumento da produção de óxido nítrico, em casos de hipoadrenocorticismo.[17] Casos graves podem evoluir para choque, colapso e morte. O desenvolvimento de insuficiência miocárdica é raro, mas descrito em humanos, cães e gatos.[1,3]

As radiografias torácicas podem revelar microcardia e hipoperfusão pulmonar.[1] Também é possível observar a diminuição do diâmetro da veia cava caudal e da silhueta hepática.[18]

O ecocardiograma revela a diminuição de cavidades cardíacas, com pseudo-hipertrofia secundária, além do colapso da veia cava. É possível observar em casos mais graves, diminuição da excursão sistólica das paredes ventriculares, devido à diminuição da pré-carga. Com frequência, as imagens ecocardiográficas são de difícil aquisição devido à grande interface com o ar, pela proporção aumentada entre a área pulmonar e cardíaca.[7]

As alterações eletrocardiográficas podem ser dramáticas e são características, provocadas pela hiperpotassemia presente. No entanto, as anormalidades eletrocardiográficas não se correlacionam diretamente com os níveis séricos de potássio, pois há influência da hiponatremia, hipocalcemia e acidose. Possíveis achados incluem ondas T altas e simétricas, ausência ou redução da amplitude de ondas P em casos de condução sinoventricular, aumento da duração do complexo QRS e complexos QRS de baixa amplitude. Pode haver bloqueio atrioventricular de primeiro, segundo e terceiro graus, além de fibrilação ventricular e assistolia.[1,3]

As alterações são reversíveis com o tratamento, seja ele emergencialmente direcionado à depleção de volume e hiperpotassemia, ou com a suplementação de mineralo e glicocorticoides.[1,3,18]

Hiperadrenocorticismo (síndrome de Cushing)

O hiperadrenocorticismo (HAC) espontâneo é comum em cães idosos, mas raro em gatos. As manifestações clínicas estão associadas à exposição excessiva e crônica aos glicocorticoides.[1]

A complicação cardiovascular mais comum no HAC em pequenos animais é a hipertensão arterial sistêmica com prevalência entre 59 e 86%, boa parte deles apresentando valores pressóricos superiores a 180 mmHg.[7]

Na espécie humana, os mecanismos hipoteticamente envolvidos no desenvolvimento da hipertensão arterial são vários e incluem aumento da sensibilidade vascular às catecolaminas e pela ativação, induzida pelo cortisol, do sistema renina-angiotensina-aldosterona, redução das prostaglandinas vasodilatadoras e aumento da secreção de mineralocorticoides, levando à retenção de sódio e água.[1,3,19] No entanto, o aumento da sensibilidade às vasopressinas não são a causa principal de hipertensão em seres humanos acometidos.[20] Nessa espécie é comum o desenvolvimento do remodelamento cardíaco, da hipertrofia concêntrica, da disfunção diastólica e da insuficiência cardíaca, associados à hipertensão.[3,15]

Estudos mais recentes demonstram que em cães, não está comprovado o papel do óxido nítrico e da aldosterona na hipertensão pelo HAC.[1,7] A hiperlipidemia e a hipercolesterolemia resultantes do hiperadrenocorticismo provavelmente contribuem para o desenvolvimento de aterosclerose.[1]

O ecocardiograma pode revelar hipertrofia concêntrica de graus variados em pacientes hipertensos. No entanto, relatos não publicados dão conta da presença dessa alteração em alguns cães afetados, ainda que normotensos. Uma explicação possível é a ação direta dos glicocorticoides de indução de hipertrofia miocárdica, descrita em humanos.[7]

Em cães, uma complicação do HAC incomum, porém grave, é o desenvolvimento de tromboembolismo pulmonar. Os animais doentes apresentam aumento do fibrinogênio e dos fatores de coagulação II, V, VII, IX, X e XII e demonstrou-se, concomitantemente, a diminuição dos níveis da antitrombina.[1,7] Além disso, podem estar presentes outros fatores que predispõem ao tromboembolismo, tais quais obesidade, hipertensão, aumento do hematócrito, sepse e períodos prolongados de decúbito.[19] O tromboembolismo pulmonar pode levar ao desenvolvimento de hipertensão arterial pulmonar aguda, *cor pulmonale* e insuficiência cardíaca congestiva direita.[1,3] Nos casos de tromboembolismo massivo agudo, o exame ecocardiográfico apresenta alterações consistentes com hipertensão pulmonar importante: dilatação da artéria pulmonar, dilatação de câmaras cardíacas direitas, velocidade alta do fluxo regurgitante tricúspide e/ou pulmonar, movimento retificado ou paradoxal do septo interventricular e sinais consistentes com disfunção sistólica ventricular direita.[7]

Feocromocitoma

O feocromocitoma raramente acomete cães e gatos.

As catecolaminas produzidas pelos feocromocitomas podem ser secretadas contínua ou episodicamente, principalmente após exercício ou estresse.[3,14] No coração, aumentam a frequência e a contratilidade cardíacas, elevando o débito cardíaco, via receptores β_1-adrenérgicos. Na vasculatura, sua ação predominante é a vasoconstrição, mediada por α-receptores, o que aumenta a resistência vascular periférica. A vasoconstrição renal ativa o sistema renina-angiotensina-aldosterona (SRAA), o que promove aumento da volemia e liberação de angiotensina II, com efeito vasoconstritor potente adicional. O resultado final é o desenvolvimento de hipertensão arterial. Além desses efeitos, a alta taxa metabólica decorrente do excesso de catecolaminas circulantes eleva o consumo e a demanda tecidual de oxigênio, provocando um quadro de alto débito cardíaco.[1]

Em pacientes humanos jovens, os feocromocitomas primários podem desenvolver-se na superfície do coração, adjacente às artérias coronárias, tipicamente, próximo à origem das grandes artérias, no sulco atrioventricular, no septo interatrial ou projetando-se dentro dos átrios. Há risco de eventos isquêmicos coronários, devido à íntima relação do tumor com os vasos coronarianos, além de todos os sinais relacionados à produção excessiva de catecolaminas.[21,22] Relata-se, ainda em humanos, o desenvolvimento de miocardite, cardiomiopatia reversível e insuficiência miocárdica. No eletrocardiograma podem ser observados: inversão de onda T, encurtamento dos intervalos PR e QRS e alterações do segmento ST, taquicardia sinusal, além de outras arritmias.[1]

A apresentação clínica em animais de pequeno porte pode variar bastante, desde a ausência das mesmas até quadros gravíssimos, com risco de morte, normalmente por crise hipertensiva.[7] Os cães apresentam hipertensão em cerca de 40 a 50% dos casos, que tende a ser paroxística. Todas as complicações relacionadas aos danos da hipertensão em órgãos alvos (olhos, rins, cérebro e coração) podem estar presentes.[1,3,19] As manifestações relacionadas ao acometimento cardiovascular e ao excesso de liberação de catecolaminas incluem taquipneia, ofegação, taquicardia, ritmo cardíaco irregular, mucosas pálidas, sangramento nasal ou gengival, hemorragia ocular e cegueira súbita.[7] A invasão local da veia cava caudal, dos vasos renais, adrenais e hepáticos podem levar a outras complicações, como distensão abdominal, por ascite e hemorragia, e edema de membros posteriores, entre outras.[3,7]

Observa-se frequentemente ao exame eletrocardiográfico a taquicardia sinusal. É também comum o relato de arritmias ectópicas e padrões sugestivos de sobrecarga ventricular esquerda.[3] Ao ecocardiograma, é possível identificar hipertrofia miocárdica do tipo concêntrica, movimento anterior sistólico de valva mitral e, tipicamente, função normal.[1]

Hiperaldosteronismo (doença de Conn)

O hiperaldosteronismo é de diagnóstico raro em cães. Em gatos, os relatos de sua ocorrência têm se tornado mais frequentes ao longo do tempo e atualmente é considerado o distúrbio de adrenal mais frequente nessa espécie.[7]

O excesso de produção de aldosterona causa o incremento da retenção de sódio e, consequentemente, de água, culminando em hipertensão. A expansão do fluido extracelular e do volume plasmático resultante é detectada pelos receptores da porção justaglomerular renal, enquanto o aumento de sódio é percebido na mácula densa. Consequentemente ocorre inibição da síntese e da secreção de renina, o que determina queda do seu nível plasmático. Em adição à retenção de sódio, há excreção de potássio e diminuição das reservas intracelulares de potássio que culminam em hipopotassemia.[19]

O hiperaldosteronismo induz diretamente remodelamento cardíaco mal adaptado, independentemente do causado pela hipertensão, com hipertrofia concêntrica de ventrículo esquerdo, fibrose miocárdica e disfunção diastólica, o que pode resultar em insuficiência cardíaca.[7] Em humanos, descreve-se a ocorrência do remodelamento vascular que, em casos graves e de longa duração, não se reverte após o tratamento, relacionando-se, portanto, ao insucesso da correção dos valores de pressão arterial sistêmica (PAS) nesses pacientes.[23]

A prevalência de hipertensão em gatos com hiperadosteronismo é alta e de gravidade variável, mas, mais comumente, ocorrem elevações moderadas a importantes dos valores pressóricos sistólicos.[7]

As manifestações cardiovasculares mais comuns dos animais afetados decorrem do aumento da pressão arterial sistêmica e da hipopotassemia.[1,3,19] A primeira pode induzir hipertrofia concêntrica de ventrículo esquerdo e mesmo insuficiência cardíaca. A segunda é mais marcante em gatos, manifestando-se como fraqueza, paresia flácida paroxística e, mais tipicamente, ventroflexão cervical.[1,3,7,19]

As possíveis alterações ecocardiográficas presentes incluem hipertrofia ventricular concêntrica esquerda e hipercinesia miocárdica.[1] Várias alterações eletrocardiográficas são observadas, em sua maioria secundárias à hipopotassemia: taquicardia sinusal, taquicardia juncional, taquicardia ventricular não sustentada, distúrbios de condução atrioventricular, aumento do QRS e do intervalo QT, e ondas U proeminentes, além de padrões sugestivos de aumento ventricular esquerdo.[1,3]

Acromegalia

A maioria dos relatos de acromegalia (ou *hipersomatotropismo*) em pequenos animais são da espécie felina, mas trata-se de uma doença rara tanto em cães como em gatos. A etiologia nas duas espécies é completamente diferente. Enquanto em cães, em quase todos os casos a doença está relacionada à indução da síntese de GH por progestágenos ou progesterona, nos felinos ocorre normalmente em consequência de um adenoma somatotrófico hipofisário.[3,7]

O hormônio de crescimento age em praticamente todos os tipos celulares e, quando em excesso, pode provocar manifestações cardiovasculares.[1] Os efeitos biológicos do excesso do hormônio de crescimento e da somatomedina-C (fator de crescimento insulina símile-1 ou IGF-1), por ele estimulada, promovem aumento da síntese e redução do catabolismo de proteínas, e modulação na utilização e armazenamento de glicose, funcionando como um potente agente diabetogênico. Assim, a síndrome clínica mais comumente associada à acromegalia é o diabetes *mellitus*. Outras manifestações incluem proliferação óssea, de cartilagens, de tecidos moles e de órgãos internos, incluindo o coração.[1,3]

Humanos afetados podem apresentar cardiomegalia, miocardite e fibrose focal intersticial, aterosclerose coronariana, hipertensão, aumento da massa cardíaca, insuficiência cardíaca e arritmias.[1]

A alteração cardiovascular de maior prevalência relatada nos casos de acromegalia felina é a hipertrofia concêntrica de ventrículo esquerdo, que pode culminar em insuficiência cardíaca. A hipertensão arterial sistêmica é documentada em alguns casos ao longo do curso da doença. No entanto, essa não é uma consequência comum. Descreve-se cardiomegalia, mas não insuficiência cardíaca, em cães acometidos.[1,3,7]

Diabetes mellitus

A insulina é produzida pelas células-β pancreáticas e sua ação anabólica ocorre de várias formas: estimula a entrada de glicose para dentro das células, a glicogenólise e a lipogênese; opõe-se à gliconeogênese, à lipólise, à cetogênese e à secreção e efeitos do glucagon. No sistema cardiovascular, a insulina atua na regulação hemodinâmica de várias maneiras: aumenta o tônus simpático e os níveis plasmáticos de norepinefrina; favorece a absorção de sódio e água nos rins; favorece a síntese de óxido nítrico pelo endotélio vascular; estimula a secreção de endotelina-1 e a produção de substâncias reativas ao oxigênio nas células (que amplificam a cascata de sinalização intracelular de insulina intracelular).[7]

A deficiência, absoluta ou relativa, de secreção pancreática de insulina produz intolerância à glicose, hiperglicemia, glicosúria e uma série de alterações sistêmicas e metabólicas, que incluem: hiperlipidemia, hipercolesterolemia, hiperglucagonemia, lipidose hepática, cetose, acidose, perda de peso, hiperosmolaridade, neuropatia, retinopatias, glomerulonefropatias e doença cardiovascular.[1]

Em humanos, os diabetes *mellitus* tipos I e II têm sido associados ao incremento da incidência de morbidades associadas ao sistema cardiovascular, como hipertensão e doença coronariana ateroesclerótica, elevando o risco de infarto do miocárdio.

Pensa-se que a combinação de doença coronária micro e macrovascular, hipertensão sistêmica, neuropatia autonômica e a ocorrência de derrames e trombose vascular periférica são responsáveis por doença cardíaca mais grave nos pacientes diabéticos. A doença coronariana microvascular é caracterizada por alterações histológicas típicas, que incluem hipertrofia dos miócitos, fibrose, acúmulo de glicoproteínas e proliferação microvascular coronariana endotelial e subendotelial. Esta é mais suave em pacientes que não apresentam doença coronariana macrovascular e hipertensão.[3] Vários mecanismos estruturais e metabólicos estão associados à disfunção diastólica e sistólica em diabéticos. Ocorrem alterações na integridade da membrana sarcolêmica, secundariamente à deposição de colesterol e concentrações diminuídas de ácidos siálicos, que ameaçam a viabilidade do miócito e aumentam a concentração intracelular de cálcio. A atividade simpática elevada também pode contribuir para a disfunção cardíaca.[1] O diabetes, independentemente da presença de hipertensão sistêmica, está associado a um aumento da espessura da parede e da massa cardíaca em humanos.[24]

Em cães e gatos diabéticos não foi demonstrado o risco aumentado de doença coronariana, nem correlação dessa doença com insuficiência cardíaca congestiva. Estudos experimentais realizados em cães, no entanto, revelam uma redução discreta na função sistólica ventricular esquerda e disfunção diastólica ainda mais suave e menos consistente. Embora não se relate o desenvolvimento de insuficiência cardíaca, a redução da capacidade cardíaca pode piorar a evolução de uma cardiopatia preexistente.[1,3]

As principais consequências cardiocirculatórias relatadas, especialmente em cães, são hipertensão arterial sistêmica e tromboembolismo pulmonar.[3] Em estudo *post mortem* em cães, o diabetes foi associado, entre outras doenças, à detecção de aterosclerose.[25] As possíveis causas são hipercolesterolemia, lipemia e glomerulonefropatia induzidas por essa doença.

Os mecanismos que envolvem o desenvolvimento de hipertensão são a vasculopatia e o aumento da resistência vascular periférica. Struble *et al.* detectaram hipertensão sistêmica em 46% dos cães diabéticos estudados.[26] No entanto, Manczur *et al.* não observaram diferença significativa entre cães diabéticos e os saudáveis, ou seja, 26% dos cães diabéticos e 18% dos cães-controle apresentaram hipertensão sistólica moderada, e em apenas um dos animais estudados se detectou hipertensão grave.[27]

As alterações eletrofisiológicas cardíacas relacionadas ao diabetes foram estudadas experimentalmente em cães. Estes apresentaram repolarização ventricular mais lenta e atenuação da reserva de repolarização, sugerindo o risco elevado de arritmias cardíacas em pacientes diabéticos.[28]

ANORMALIDADES ELETROLÍTICAS

Uma grande variedade de doenças, incluindo distúrbios gastrintestinais, doença renal e endocrinopatias podem causar anormalidades eletrolíticas.[29] O desequilíbrio significativo de qualquer eletrólito envolvido nos movimentos iônicos através do sarcolema pode induzir anormalidades eletrocardiográficas em cães e gatos, mesmo naqueles cujos corações são estruturalmente normais. No entanto, a gravidade das manifestações clínicas varia consideravelmente. Os desequilíbrios eletrolíticos de maior importância envolvem os íons cálcio, potássio e magnésio.[1,3]

Por outro lado, a maioria dos estudos referentes às alterações eletrocardiográficas secundárias aos distúrbios eletrolíticos são experimentais, com indução de desequilíbrios isolados de determinados eletrólitos. Ao contrário, em condições clínicas, desequilíbrios hídricos, eletrolíticos e ácido-básicos encontram-se associados, e os achados no eletrocardiograma podem divergir drasticamente do que é tradicionalmente descrito na literatura.[7]

Potássio

As células cardíacas absorvem potássio e liberam sódio para o meio extracelular para manter o potencial de repouso. As diferentes células cardíacas variam quanto à excitabilidade e condução em resposta ao potássio extracelular. O nodo sinusal e o feixe de His são mais resistentes ao aumento dos níveis de potássio que o miocárdio ventricular, que, por sua vez, é mais resistente que o miocárdio atrial. As alterações dos níveis séricos de potássio não induzem insuficiência cardíaca diretamente, mas levam ao aparecimento ou piora de arritmias, com as quais podem relacionar-se.[1]

Hipopotassemia

A hipopotassemia (hipopotassemia) ocorre quando a concentração sérica de potássio é menor que 3,5 mEq/ℓ. As causas de hipopotassemia podem ser classificadas em quatro categorias: hipopotassemia dilucional e diminuição do aporte (p. ex., fluidoterapia excessiva e anorexia em gatos, respectivamente); má distribuição transcelular (p. ex., alcalose); perda de potássio pelo trato gastrintestinal; e perda de potássio através da urina (p. ex., insuficiência renal crônica, hiperaldosteronismo, uso de diuréticos). A fraqueza muscular e as anormalidades da condução cardíaca são resultantes da hiperpolarização da junção neuromuscular.[28]

As alterações eletrocardiográficas começam a surgir quando a concentração sérica de potássio é menor que 2,5 mEq/ℓ. As anormalidades incluem depressão do segmento ST; diminuição, achatamento ou inversão da onda T; aumento de amplitude da onda P; e prolongamento dos intervalos PR e QT. Podem ocorrer arritmias variadas, como bradicardia sinusal, contrações atriais prematuras, taquicardia atrial paroxística e dissociação atrioventricular. No entanto, a ocorrência de arritmias com risco de morte súbita, como a fibrilação ventricular, não é comum.[1,29,30]

Hiperpotassemia

A hiperpotassemia (hiperpotassemia) ocorre quando a concentração sérica de potássio excede 5,5 mEq/ℓ, enquanto a toxicidade miocárdica somente acontece quando os níveis de potássio ultrapassam os 7,5 mEq/ℓ. Trata-se de condição grave, com risco elevado e de ocorrência relativamente comum. As principais causas de hiperpotassemia são: aumento do aporte de potássio, excreção renal de potássio diminuída e má-distribuição transcelular. As morbidades que estão comumente associadas à elevação dos níveis séricos de potássio são: falência renal aguda, uropatia obstrutiva aguda, cetoacidose diabética não tratada, dano celular maciço (p. ex., síndrome da reperfusão após tromboembolismo arterial sistêmico), hipoadrenocorticismo, administração exagerada de infusões de cloreto de potássio e acidose metabólica grave. Alguns fármacos, como os inibidores de enzima conversora de angiotensina, trimetroprim-sulfa e agentes diuréticos poupadores de potássio (p. ex., espironolactona) podem causar hiperpotassemia.[1,29,30]

As manifestações eletrocardiográficas são diversas, relacionam-se em grande parte à gravidade da hiperpotassemia e incluem: aumento da amplitude das ondas T, que se tornam espiculadas; diminuição da amplitude das ondas R; prolongamento do complexo QRS e dos intervalos PR e QT; depressão do segmento ST; diminuição da amplitude da onda P e aumento de sua duração. Conforme aumentam os níveis de potássio, ocorre um alargamento progressivo do complexo

QRS até substituição por uma curva bifásica.[30] As arritmias mais observadas são: bradicardia sinusal, ritmo sinoventricular lento (normalmente abaixo de 40 bpm e com desaparecimento da onda P), bloqueio atrioventricular completo, batimentos ectópicos, *flutter* ventricular, fibrilação ventricular e, finalmente, assistolia ventricular.[3,29,30]

Por outro lado, cães e gatos que desenvolveram hiperpotassemia em razão de distúrbios não induzidos artificialmente não apresentaram, em sua maioria, as alterações eletrocardiográficas típicas descritas na literatura, ou, ao contrário, apresentam alterações diferentes. A correlação entre potássio e frequência cardíaca em gatos foi moderada apenas na hiperpotassemia grave (níveis séricos acima de 8,5 mEq/ℓ). Já em cães não há foi observada a correlação entre níveis de potássio e frequência.[31]

Cálcio

O íon cálcio exerce um papel muito importante na excitação e contração das fibras do músculo cardíaco, assim como na manutenção da reatividade vascular.[1] Dessa forma, alterações significativas dos níveis séricos de cálcio podem estar relacionadas a disfunções na performance cardíaca, tônus vascular inapropriado e à gênese de arritmias.[7]

Hipocalcemia

Define-se a hipocalcemia como a concentração sérica total de cálcio menor que 8 mg/dℓ em cães e 7 mg/dℓ em gatos, mas as manifestações clínicas normalmente ocorrem quando a concentração é menor que 6,5 mg/dℓ. Em termos de cálcio ionizado, a hipocalcemia ocorre em concentrações inferiores a 1,25 mmol/ℓ, em cães e 1,1 mmol/ℓ em gatos.

As condições mórbidas associadas ao desenvolvimento de hipocalcemia em cães e gatos incluem: insuficiência renal crônica, hipoparatireoidismo, hipoalbuminemia, deficiência de vitamina D, hiperfosfatemia, pancreatite aguda, má absorção e tetania puerperal.[1,29]

A gravidade das manifestações clínicas depende da rapidez com que se desenvolveu a hipocalcemia. A diminuição da concentração de cálcio ionizado diminui a força de contração miocárdica, prejudicando, primariamente, o relaxamento do miocárdio ventricular. A hiperpotassemia e a hipopotassemia aumentam a suscetibilidade do músculo cardíaco à diminuição da concentração sérica de cálcio.[29]

A hipocalcemia prolonga a duração da fase 2 do potencial de ação. O eletrocardiograma costuma ser normal, mas pode haver prolongamento dos intervalos QT e ST, alternância na polaridade da onda T, ondas T amplas, taquicardia e arritmias ventriculares.[1,7,29,30]

Hipercalcemia

Níveis séricos de cálcio total acima de 12 mg/dℓ e de cálcio ionizado superior a 1,45 mmol/ℓ em cães e, respectivamente, 11 mg/dℓ e 1,4 mmol/ℓ em gatos indicam hipercalcemia.[1,29]

Na espécie canina, as causas mais comuns de hipercalcemia são o hiperparatireoidismo e as síndromes paraneoplásicas. Doenças granulomatosas, hiperparatireoidismo relacionado a doenças renais, metástases neoplásicas osteolíticas e hipoadrenocorticismo também podem ser causas da elevação dos níveis séricos de cálcio em cães. Gatos desenvolvem hipercalcemia mais frequentemente em associação às síndromes paraneoplásicas, mas também ao hiperparatireoidismo primário. Felinos também podem desenvolver hipercalcemia idiopática.[1,29]

As manifestações cardiovasculares relacionam-se, predominantemente, às alterações eletrocardiográficas como depressão do segmento ST e encurtamento do intervalo QT. Quando grave, associa-se a distúrbios de condução intracardíaca, que se torna mais lenta, e bloqueio atrioventricular, mas também a arritmias ventriculares, fibrilação ventricular e assitolia.[7]

Magnésio

Os distúrbios provocados por desequilíbrios relacionados ao magnésico são comuns nos animais em estado crítico e estão associados ao risco maior de mortalidade. As anormalidades cardiovasculares provocadas por esses desequilíbrios podem ser atribuídas às relações desse íon com o cálcio e com o potássio. Por isso, o magnésio tem efeito importante sobre as células cardíacas e vasculares, cumprindo papel também na regulação da pressão arterial sistêmica por meio da regulação do tônus vascular.[7]

Hipomagnesemia

A hipomagnesemia experimental está associada à necrose miocárdica focal e ao desenvolvimento de arritmias. Em humanos, a hipomagnesemia geralmente ocorre em pacientes anoréxicos com insuficiência cardíaca e que fazem uso de diuréticos, complicando o quadro de insuficiência cardíaca. No entanto, os distúrbios do metabolismo de magnésio não precipitam o desenvolvimento de insuficiência cardíaca, exceto quando esta ocorre secundariamente a arritmias graves.[1]

Em casos humanos de hipomagnesemia, são descritas anomalias de ritmo que incluem ectopias e taquiarritmias, tanto de origem atrial quanto ventricular, incluindo fibrilação atrial e ventricular. Embora essas arritmias sejam observadas em animais com deficiência de magnésio, não há estudos definitivos a esse respeito.[7]

Hipermagnesemia

A hipermagnesemia é muito menos frequente do que a hipomagnesemia em cães e gatos e tem como causas mais comuns a insuficiência e falência renal. Também pode ser iatrogênica por suplementação parenteral exagerada, uso de antiácidos e catárticos que contêm magnésio.[32]

A hipermagnesemia diminui o influxo do cálcio e de sua ação intracelular, determinando diminuição do inotropismo, cronotropismo e dromotropismo cardíacos e, no eletrocardiograma, pode observar-se encurtamento do intervalo QT.[1]

A hipotensão é frequente em pacientes acometidos, mas o exato mecanismo pela qual se desenvolve é desconhecido, mas um dos possíveis mecanismos é a queda da resistência vascular relacionada ao bloqueio dos canais de cálcio pelo magnésio.[32]

DOENÇA RENAL

Na última década, múltiplos estudos em medicina humana tiveram como foco as interações entre disfunção renal e cardíaca, a chamada "síndrome cardiorrenal". Esta abrange uma variedade de condições agudas ou crônicas, em que o órgão primariamente afetado, rim ou coração causa prejuízo à função do outro, ou quando ambos são afetados por uma doença sistêmica independente. Em medicina veterinária, algumas publicações reconhecendo interações semelhantes culminaram em um consenso em que a síndrome foi denominada "distúrbios do eixo cardiovascular-renal". Tanto a síndrome cardiorrenal humana quanto as desordens do eixo cardiovascular-renal são divididas em cinco classificações. De forma simplificada: eixo cardiorrenal agudo (chamado "instável" em medicina veterinária); eixo cardiorrenal crônico (estável); renocardíaco agudo (instável); renocardíaco crônico (estável); secundário (ou causado por outras doenças).[33]

O detalhamento da síndrome está acima do escopo desse capítulo, que se limitará, segundo seus objetivos, a descrever os reflexos da insuficiência renal sobre o coração.

Na espécie humana, pacientes com doença renal crônica têm probabilidade mais alta de morrer de doença cardiovascular do que desenvolver insuficiência renal.[34] Muitos pacientes que iniciam o tratamento por diálise apresentam doença coronariana, e grande parte deles apresenta alterações estruturais e funcionais de ventrículo esquerdo.[35]

O principal papel do rim é a regulação do fluido extravascular. Assim, anormalidades menores da função renal podem prejudicar a capacidade de manutenção do volume de fluido extracelular na faixa de normalidade.

A ativação do SRAA ocorre em muitas formas de doença renal. A angiotensina II promove dano endotelial e remodelamento vascular e miocárdico, além de ser um potente agente estimulador do sistema nervoso simpático. Estimula a produção de substâncias reativas ao oxigênio (ROS) e outros sistemas enzimáticos que causam o aumento da liberação de agentes inflamatórios como citocinas, quimiocinas, moléculas de adesão, inibidor do plasminogênio 1 e depleção de óxido nítrico por superóxido. Esses eventos, juntos, promovem dano endotelial, remodelamento vascular e aterosclerose. Por sua vez, a aldosterona pode aumentar a fibrose miocárdica e a necrose do tecido cardíaco.

A angiotensina e a estimulação alfa-adrenérgica aumentam a reabsorção de sódio no túbulo proximal, por efeito direto no epitélio deste, e, secundariamente, por vasoconstrição renal. A aldosterona aumenta a reabsorção de sódio no ducto coletor. A água é reabsorvida com o sódio e o efeito final é o aumento da volemia. A expansão do volume extracelular causa aumento da pressão de enchimento cardíaco que, por sua vez, pode promover dilatação e remodelamento do coração. Há aumento do estresse de parede e isquemia endomiocárdica, que provoca lesão miocárdica.[36] A dilatação cardíaca também pode levar à insuficiência valvar mitral secundária, que pode contribuir para o desenvolvimento de hipertensão pulmonar e disfunção ventricular esquerda e direita. A sobrecarga de volume e o aumento da pré-carga aumentam a pressão miocárdica transmural. A insuficiência cardíaca que pode resultar desse processo, por sua vez, induz a ativação do SRAA, criando um círculo vicioso. A hipertrofia ventricular esquerda pode causar disfunções diastólica e sistólica, arritmias e morte súbita. Além disso, a diminuição relativa do número de vasos capilares, que ocorre nessa situação, aumenta o risco de eventos isquêmicos.[34]

Na doença renal, a retenção de sódio e a ativação do SRAA são os mecanismos mais importantes envolvidos no desenvolvimento da hipertensão, mas há também contribuição do sistema simpático.[37] A disfunção endotelial e o remodelamento vascular podem, igualmente, concorrer não apenas para a ocorrência de complicações vasculares, como para a manutenção da hipertensão em doentes renais crônicos.

No entanto, em medicina veterinária, a maior parte dos pacientes com insuficiência renal grave são hipovolêmicos, estado ainda mais agravado por comumente apresentar anorexia, hipodipsia, vômitos e diarreia, o que resulta em diminuição do débito cardíaco.[37] É importante salientar que pacientes caninos e felinos hipertensos não apresentam hipertrofia ventricular esquerda substancial.[38] Em estudo com cães apresentando insuficiência renal crônica, 13 dos 24 animais tinham hipertensão arterial sistêmica, e estes apresentaram menor sobrevida que o grupo normotenso. Outra pesquisa mostrou também correlação entre hipertensão e declínio da função excretória renal. No entanto, não está claro se a hipertensão é consequência ou causa da insuficiência renal.[39] Em gatos, a prevalência de hipertensão na doença renal crônica tem sido estimada em torno de 20%, embora outros estudos relatem até 65%.[40,41]

A disfunção endotelial, presente na insuficiência renal, é reconhecida como um dos fatores iniciais que causa aterosclerose.[42] A redução da biodisponibilidade de óxido nítrico é um dos principais envolvidos na disfunção endotelial durante a doença renal crônica, devido à elevação do estresse oxidativo na parede vascular.[43] A dimetilarginina assimétrica (ADMA) é um inibidor competitivo da síntese de óxido nítrico, produzida por muitos tecidos e eliminada pelos rins, após metabolização pela enzima dimetilarginina-dimetilamino-hidrolase. Sua concentração encontra-se aumentada na doença renal crônica, mas não está claro se é capar de reduzir a síntese de óxido nítrico *in vivo*. Em gatos renais crônicos, observou-se correlação positiva forte entre concentrações plasmáticas de ADMA e creatinina; no entanto, segundo Jepson, não há correlação entre a pressão arterial sistêmica e ADMA e óxido nítrico.[40]

A deterioração da função renal pode induzir a dislipidemia e ao acúmulo de toxinas urêmicas, que são capazes de causar estresse oxidativo e inflamação, que contribuem para a disfunção endotelial e desenvolvimento de aterosclerose.

Em casos de insuficiência renal aguda, a hiperpotassemia pode contribuir para o surgimento de arritmias, que podem causar parada cardíaca. A uremia não controlada afeta a contratilidade miocárdica, através do acúmulo de fatores depressores do miocárdio e de pericardite. A acidemia produz vasoconstrição pulmonar, que pode induzir o desenvolvimento de insuficiência cardíaca direita. A acidemia parece ter um efeito inotrópico negativo e, com anormalidades eletrolíticas, aumenta o risco de arritmias. Finalmente, a isquemia renal pode precipitar a ativação de inflamação e apoptose de células miocárdicas.[44]

A uremia, aguda ou crônica, produz inflamação pericárdica em um terço dos pacientes humanos que se apresentam para diálise. A patogênese desta envolve o desenvolvimento de serosite secundária às toxinas urêmicas e, possivelmente, à sobrecarga de volume associada aos quadros mais crônicos. Em medicina veterinária, relata-se a associação de efusão pericárdica e uremia tanto em cães como em gatos.[1]

A etiologia da anemia na doença renal crônica é complexa. A diminuição da eritropoese ocorre tanto pelo efeito supressor direto que as toxinas retidas exercem sobre a medula óssea, quanto pela diminuição da síntese de eritropoetina pelos rins ou pela presença dos inibidores de eritropoetina. Trata-se de complicação frequente em pacientes renais crônicos a partir do estágio 3 e, quando suficientemente grave, pode evoluir para insuficiência cardíaca.[45]

DOENÇAS GASTRINTESTINAIS

Pancreatite

A pancreatite provoca uma série de distúrbios sistêmicos e metabólicos. No entanto, problemas cardíacos de relevância raramente estão associados.[1]

Na pancreatite aguda ocorre a ativação de citocinas pró-inflamatórias e interleucinas (IL) 6 e 8 que, por sua vez, mobilizam de forma generalizada neutrófilos e monócitos, que causam dano endotelial vascular e consequente edema e hipoxia em vários tecidos, especialmente os extensamente irrigados, como pulmão, fígado e rins. Os níveis de α-macroglobulina caem, o que resulta em deficiência de fibrinólise e hipercoagulabilidade.[7] A pancreatite aguda pode causar hipertensão pulmonar, mas desconhece-se se esta é sustentada ou tem importância clínica em animais. A etiologia não está totalmente elucidada;

no entanto, suspeita-se que seja secundária ao desenvolvimento de tromboembolismo pulmonar resultante do dano endotelial e da ativação da cascata de coagulação.[46]

A isquemia pancreática que ocorre nessa afecção também promove a liberação do peptídio FDM (fator depressor do miocárdio), que tem efeito inotrópico negativo sobre o tecido cardíaco, provocando queda do débito cardíaco. As enzimas pancreáticas também atuam, danificando o miocárdio de forma direta ou determinando a formação de trombos coronarianos.[1,3]

Além desses fatores, os distúrbios eletrolíticos contribuem para o aparecimento de arritmias supraventriculares e ventriculares, distúrbios de condução e alterações no segmento ST do eletrocardiograma.[1,3]

Síndrome dilatação-vólvulo gástrica

Essa é uma condição clínico-cirúrgica, cujas manifestações clínicas são resultantes dos diversos distúrbios metabólicos e sistêmicos, secundários à dilatação e/ou torção gástrica, causando graves alterações na fisiologia cardiovascular, respiratória, renal e gastrintestinal. Nessa situação, há combinação de choques obstrutivo, distributivo, hipovolêmico e cardiogênico, o que resulta em mortalidade e morbidades altas, por disfunção cardíaca, hipovolemia, endotoxemia, choque e coagulação intravascular disseminada.[1,7,47]

O comprometimento cardiovascular, mediado por uma série de mecanismos, é considerado um efeito colateral sistêmico primário. O aumento da pressão intra-abdominal provoca compressão das veias cava e porta, o que diminui o retorno venoso e, por conseguinte, o débito cardíaco e a pressão arterial sistêmica. O aumento da pressão portal compromete a microcirculação gastrintestinal, com consequente liberação do fator depressor do miocárdio pelo pâncreas e a produção de radicais livres. A combinação dessas substâncias causa isquemia miocárdica, o que facilita o aparecimento de arritmias e reduz a contratilidade cardíaca, comprometendo ainda mais o débito cardíaco. A diminuição da perfusão provoca a liberação de catecolaminas, com consequentes vasoconstrição, taquicardia, aumento do consumo miocárdico de oxigênio, diminuição do tempo de perfusão coronariana e consequente isquemia subendocárdica, necrose e arritmias.[47]

As arritmias cardíacas são frequentes; cerca de 40% dos animais acometidos apresentam-nas e elas são observadas, geralmente, após a descompressão cirúrgica, em até 72 horas.[1,3,47,48] As mais comuns são: extrassístoles ventriculares e atriais, taquicardia sinusal, taquicardia ventricular e fibrilação atrial. Bradiarritmias, embora incomuns, também podem ocorrer.[1,3,47] As arritmias cardíacas desaparecem após a resolução da síndrome.[47]

A relevância clínica das arritmias e a frequência das outras consequências cardíacas dessa síndrome ainda não estão totalmente elucidadas e requerem mais investigações.[3] Em um estudo envolvendo a determinação das concentrações séricas de troponinas I e T em cães com dilatação-torção gástrica, observaram-se níveis elevados de troponina I, em 87%, e de troponina T em 51% dos animas. As concentrações foram significativamente diferentes entre os grupos, aumentando de acordo com a gravidade das anormalidades eletrocardiográficas. Adicionalmente, observou-se que cães que vieram a óbito apresentaram concentrações séricas de troponinas mais altas que aqueles que sobreviveram à doença.[49]

Afecções esplênicas e esplenectomia

Tumores esplênicos, especialmente os que se rompem ou sangram e o procedimento de esplenectomia, com frequência causam arritmias ventriculares em cães. As arritmias podem apresentar-se durante a esplenectomia, mas geralmente é identificada em um período de até 72 horas após a cirurgia. A identificação de arritmias ventriculares, especialmente as de maior gravidade, mais comuns em casos de formações rompidas, é preocupante, pois podem progredir para fibrilação ventricular e óbito.[50,51]

Vários fatores podem estar envolvidos no aparecimento e agravamento das arritmias: o aumento da secreção de catecolaminas pela estimulação do nervo simpático que enerva o baço, secundária à inflamação; a hipoxia e os infartos miocárdicos, que podem ocorrer no trans e no pós-operatório; a liberação do fator depressor do miocárdio em consequência da hipoxia; e o desequilíbrio eletrolítico.

A terapia de suporte como reposição de sangue, fluidoterapia, correção de anormalidades eletrolíticas são frequentemente eficientes para o controle das arritmias que ocorrem nessas situações por serem em grande parte dos casos secundárias à hipoxia e hipovolemia. No entanto, se malignas – caracterizadas por frequência cardíaca alta, polimórficas fenômeno R sobre T, taquicardias sustentadas com frequência superior a 180 bpm – e especialmente se causarem instabilidade hemodinâmica com queda do débito cardíaco e consequente hipotensão e colapso, o emprego de drogas antiarrítmicas é indicado.[7]

DOENÇAS NEUROLÓGICAS

Doença cardíaca neurogênica

Observa-se a associação entre necrose miocárdica multifocal e doença cerebral ou espinal em todas as espécies domésticas, exceto no gato. Em cães, lesões foram identificadas em afecções de natureza neurológica que incluem: trauma, protrusão de disco intervertebral, cinomose, neoplasia e encefalomalácia. Na maior parte das vezes, o insulto neurológico é agudo e as lesões miocárdicas ocorrem após vários dias. O mecanismo proposto é o desequilíbrio autonômico, com exacerbação da atividade simpática. Nenhum caso de insuficiência cardíaca foi relatado.[1]

ANORMALIDADES HEMATOLÓGICAS

Anemia

A anemia, quando suficientemente grave, pode levar até indivíduos normais à insuficiência cardíaca. Em pacientes humanos, é reconhecida como a causa mais comum do estado de alto débito cardíaco, por diminuição da viscosidade sanguínea (observada em casos em que a concentração de hemoglobina está abaixo de 7 g/ℓ) e hipoxia tecidual resultante.[1,3]

A hipoxia tecidual e a vasodilatação periférica causam a queda da pressão arterial sistêmica, o que estimula o sistema nervoso simpático, culminando em taquicardia, vasoconstrição, redução do fluxo renal e, finalmente, retenção, pelos rins, de sódio e água. Secundariamente à diminuição do fluxo renal, ocorre a ativação do sistema renina-angiotensina-aldosterona (SRAA) e do hormônio antidiurético. O resultado final é a elevação da volemia. O aumento de volume plasmático causa sobrecarga ventricular esquerda, o que aumenta o estresse da parede miocárdica. Por outro lado, a ativação do SRAA e a ativação do sistema nervoso simpático determinam o desenvolvimento de hipertrofia ventricular esquerda, resultando em morte celular miocárdica, por necrose ou apoptose. Todo esse processo pode culminar em insuficiência cardíaca. A hipoxia também provoca aumento do trabalho cardíaco e morte celular miocárdica, aumentando o estresse oxidativo. A anemia, por si só, pode piorar as funções cardíaca e renal e tornar os pacientes com insuficiência cardíaca resistentes à terapia.[52]

Sopro sistólico em todos os focos, ritmo de galope e choque precordial hiperdinâmico podem ser observados em animais com anemia moderada a importante.[1,2] Em cães em que se induziu experimentalmente anemia importante (hematócrito médio de 15,3%) várias características ecocardiográficas relacionadas ao estado de alto débito cardíaco foram observadas: aumento das frações de encurtamento e de ejeção e do volume de ejeção, elevação da frequência cardíaca e do débito cardíaco, aumento da espessura do septo e da parede livre, diminuição da distância E-septo (medida da aproximação máxima entre a cúspide septal da valva mitral e o septo interventricular durante a diástole ventricular.[53]

O tratamento da insuficiência cardíaca de alto débito por anemia deve, em primeiro lugar, ser direcionada a sua correção. O manejo direcionado ao controle do quadro de insuficiência cardíaca não contempla vasodilatadores, comumente utilizados nas formas clássicas de insuficiência cardíaca congestiva. Ao contrário, em humanos por exemplo, pode incluir substâncias vasoconstritoras periféricas, como norepinefrina, efedrina, metaraminol e fenilefrina, além da restrição de sódio e o uso cuidadoso de diuréticos.[7]

Hiperviscosidade sanguínea

As duas alterações que mais comumente causam aumento da viscosidade sanguínea são policitemia e hiperglobulinemia. Em humanos, é bem conhecida a associação entre hiperviscosidade e aumento da pós-carga, levando à insuficiência cardíaca de alto débito.

A policitemia, de qualquer causa (processos neoplásicos, hipoxemia ou produção excessiva de eritropoetina) eleva os níveis de oxigênio sanguíneo, o volume sanguíneo e o débito cardíaco. Em medicina veterinária, há poucas evidências de que a policitemia esteja relacionada à ocorrência de complicações cardíacas. No entanto, a policitemia pode contribuir como fator desencadeante de disfunção cardíaca e no agravamento das manifestações clínicas, em casos de doença congênita cianótica.[1,4] Identificam-se, frequentemente, casos de policitemia em associação com as cardiopatias congênitas na rotina do serviço de Cardiologia do Hospital Veterinário da Universidade de São Paulo, em especial nos casos de tetralogia de Fallot.[54]

Várias condições patológicas resultam em aumento da concentração de globulinas, especialmente o mieloma múltiplo em cães. Relaciona-se, também, hiperviscosidade por aumento de imunoglobulinas com displasia de células plasmáticas e outras síndromes neoplásicas. Em humanos, a hiperviscosidade resultante do mieloma múltiplo pode causar insuficiência cardíaca de alto débito. A disfunção cardíaca é provocada pelo aumento do volume sanguíneo e das pressões de enchimento, bem como pela isquemia miocárdica relativa, devido à perfusão coronariana prejudicada. Porém, também ocorre insuficiência cardíaca de alto débito em pacientes com mieloma múltiplo sem hiperviscosidade e sem anemia ou anemia suave, mas o mecanismo ainda permanece obscuro.[1]

OBESIDADE

Além do papel como reserva de energia, atualmente o tecido adiposo é reconhecido como um órgão endócrino complexo. O tecido adiposo libera uma variedade de fatores, chamados "adipocinas", que regulam o metabolismo energético, a função cardiovascular, o estado reprodutivo e a função imunológica. Entre as adipocinas incluem-se componentes do SRRA, como o angiotensinogênio. Em indivíduos obesos, ocorre produção ou regulação anormal das adipocinas.[55] Além disso, o tecido adiposo é uma importante fonte de fator de necrose tumoral alfa, interleucina-6, interleucina-1β e proteína-C reativa. Incrimina-se a inflamação persistente de baixo grau, secundária à obesidade, como causa de doenças crônicas, como a osteoartrite, a doença cardiovascular e o diabetes *mellitus*.[56,57]

Na espécie humana, a obesidade está associada a numerosas comorbidades, entre as quais, a hipertensão arterial sistêmica, o diabetes *mellitus* tipo II, a dislipidemia, a apneia do sono obstrutiva, alguns tipos de câncer, além das doenças cardiovasculares. A obesidade exerce efeitos adversos sobre a estrutura e a função cardiovasculares, produz impacto importante em eventos cardiovasculares, como insuficiência cardíaca, doença coronariana, morte súbita e fibrilação atrial e está associada à sobrevida reduzida.[58]

Do ponto de vista hemodinâmico, o excesso de peso produz um aumento no volume sanguíneo total e no débito cardíaco, provocado em parte pelas demandas metabólicas aumentadas. O aumento do débito cardíaco é atribuído principalmente ao aumento do volume de ejeção, porque a frequência cardíaca ou não se altera ou sofre apenas um pequeno incremento. Na condição de obesidade, a curva de Frank-Starling está desviada para a esquerda em consequência ao aumento na pressão de enchimento e elevação do volume do ventrículo esquerdo, o que com o tempo causa dilatação das câmaras. A dilatação ventricular, por sua vez, aumenta o estresse de parede, que determina o aumento da massa miocárdica e, em última instância, o desenvolvimento de hipertrofia ventricular, caracteristicamente do tipo excêntrico, frequentemente associada à disfunção sistólica. Além disso, a obesidade de longa duração está associada à diminuição da função sistólica e maior prejuízo da função diastólica. O aumento atrial esquerdo pode também ocorrer e não ser somente mediado por disfunção diastólica, mas também reflete um processo de adaptação à expansão do volume sanguíneo circulante. A dilatação atrial pode estar envolvida na predisposição que humanos obesos têm à fibrilação atrial. Os efeitos da hipertensão também podem contribuir para o aumento atrial esquerdo.[57]

Ainda na espécie humana, há muito se reconhece a cardiomiopatia da obesidade relacionada à infiltração de células gordurosas, alinhadas entre as fibras miocárdicas, que causam degeneração miocárdica, resultando em anormalidade da condução elétrica cardíaca. Quando há envolvimento do ventrículo direito, os nodos sinusal e atrioventricular e o ramo direito podem ser substituídos por tecido gorduroso. Ocasionalmente, desenvolve-se um padrão de cardiomiopatia restritiva.[57]

Estudos realizados em cães obesos, comparados a cães com escore corporal normal não mostraram correlação com hipertensão arterial sistêmica.[59,60] No entanto, Neto *et al.* relataram que, embora os cães obesos incluídos em sua pesquisa não apresentassem níveis pressóricos superiores a 160 mmHg, estes caíram significativamente com a redução de peso após dieta hipocalórica.[59]

Embora haja diferenças entre autores em relação aos achados ecocardiográficos de cães obesos, são inúmeras as alterações ecocardiográficas relatadas, associadas tanto a remodelamento cardíaco como anormalidades funcionais. São descritos: aumento da espessura de septo interventricular e parede livre de ventrículo esquerdo, aumento da relação entre a espessura do septo interventricular e diâmetro de ventrículo esquerdo em diástole, aumento das frações de encurtamento e de ejeção derivadas do modo M, diminuição da relação entre as velocidades das ondas E e A do fluxo mitral, aumento da relação entre a velocidade da onda E mitral e da onda E' do Doppler tecidual.

Embora a obesidade seja um fator de risco para doença cardiovascular em humanos, os pacientes com sobrepeso e obesos com insuficiência cardíaca têm maior sobrevida que pacientes normais ou abaixo do peso – o chamado "paradoxo da obesidade".[58] Em cães, um estudo realizado por Slupe *et al.* mostrou resultados semelhantes em animais com doença valvar degenerativa ou com cardiomiopatia dilatada. Há uma série de possíveis explicações para o paradoxo da obesidade, mas não está claro se existe apenas uma associação ou se há uma relação de causa-efeito. Uma das hipóteses é de que as moléculas neuroendócrinas, incluindo-se citocinas e hormônios, tenham um papel cardioprotetor. Mas o ganho de peso pode ser apenas um indicador de melhor resposta ao tratamento, ou seja, cães que mantêm ou perdem peso podem ser aqueles que respondem menos ao tratamento. Finalmente, pode-se atribuir o paradoxo da obesidade à ausência de caquexia, mais do que propriamente o ganho de peso, em função dos já conhecidos efeitos que a caquexia produz sobre os pacientes em insuficiência cardíaca.[61]

REFERÊNCIAS BIBLIOGRÁFICAS

1. Atkins CE. Cardiac manifestations of systemic and metabolic disease. In: Fox PR, Sisson D, Moise NS (editors). Textbook of Canine and Feline Cardiology. Philadelphia: Saunders; 1999. p. 757-80.
2. Perry LA, Dillon AR, Bowers TL. Pulmonary hypertension. Compend. 1999;12:226-32.
3. Kittleson MD. The effects of systemic disease on cardiovascular system. In: Kittleson, MD, Kienle RD (editors). Small Animal Cardiovascular Medicine. St. Louis: Mosby; 1998. p. 552-60.
4. Schermerhorn T, Pembleton-Corbett JR, Kornreich B. Pulmonary thromboembolism in cats. J Vet Intern Med. 2004;18:533-35.
5. Steele JF, Henik RA. Pulmonary hypertension. In: King LG (editor). Textbook of Respiratory Disease in Dogs and Cats. St. Louis: Saunders; 2004.
6. Campbell FE. Cardiac effects of pulmonary diseases. Vet Clin Small Anim. 2007;37:949-62.
7. Oliveira VMCO. Doenças sistêmicas e seus reflexos no sistema cardiovascular. In: Larsson MHAL (editor). Tratado de Cardiologia de Cães e Gatos. São Caetano do Sul: Interbook; 2020. p. 313-30.
8. Polikar R, Burger AG, Scherrer U, Nicod P. The thyroid and the heart. Circulation. 1993;87:1435-41.
9. Fadel BM, Ellahham S, Ringel MD, Lindsay Jr J, Wartofsky L, Burman KD. Hyperthyroid Heart Disease. Clin Cardiol. 2000;23:402-8.
10. Scott-Moncrieff JC. Clinical Signs and Concurrent Diseases of Hypothyroidism in Dogs and Cats. Vet Clin Small Anim. 2007;37:709-22.
11. Streeten DH, Anderson Jr GH, Howland T, Chiang R, Smulyan H. Effects of thyroid function on blood pressure. Recognition of hypothyroid hypertension. 1988;11:78-83.
12. Saito I, Ito K, Saruta T. Hypothyroidism as a cause of hypertension. Hypert. 1983;5: 112-5.
13. Whitworth JA, Mangos GJ, Kelly JJ. Cushing, Cortisol, and Cardiovascular Disease. Hypert. 2000;36:912-16.
14. Pinedam MH, Dooley MP. MacDonald's Veterinary Endocrinology and Reproduction. 5. ed. Iowa: Iowa State Press; 2003.
15. Muiesan MA, Lupia M, Salvetti M, Grigoletto C, Sonino N, Boscaro M *et al.* Cardiac Anatomy and Function in Cushing's Syndrome. J Am Cardiol Col. 2003;41:12275-79.
16. Bruyette D. The adrenal glands. In: Khan CM, Line S (editors). The Merck Veterinary Manual. 9. ed. Philadelphia: National Publishing; 2005.
17. Orbach P, Wood CE, Keller-Wood M. Nitric oxide reduces pressor responsiveness during ovine hypoadrenocorticism. Clin Experim Pharm Phisiol. 2002;28:459-62.
18. Melián C, Peterson ME. Diagnosis and management of naturally occurring hypoadrenocorticism in dogs. Waltham Focus. 1998; 8:2-7.
19. Feldman EC, Nelson RW. Canine and Feline Endocrinology and Reproduction. 3. ed. St Louis: Saunders; 2004.
20. Goy-Thollot, Péchereau D, Kéroack S, Dezempte JC, Bonnet JM. Investigation of the role of aldosterone in hypertension associated with spontaneous pituitary-dependent hyperadrenocorticism in dogs. Small Animal Practice. 2002;43:489-92.
21. Mcknight JA, Rooney DP, Whitehead H, Atkinson AB. Blood pressure responses to phenylephrine infusions in subjects with Cushing's syndrome. Jour Hum Hypert. 1995;9:855-58.
22. Osranek M, Bursi F, Gura GM, Young Jr WF, Seward JB. Echocardiographic features of pheochromocytoma of the heart. Amer Journ Cardiol. 2003;91:640-43.
23. Rossi GP, Bolognesi M, Rizzoni D, Seccia TM, Piva A, Porteri E *et al.* Vascular remodeling and duration of hypertension predict outcome of adrenalectomy in primary aldosteronism patients. Hypertension. 2008;51:1366-71.
24. Bella JN, Devereux RB, Roman MJ, Palmieri V, Liu JE, Paranicas M *et al.* Separate and Joint Effects of Systemic Hypertension and *Diabetes Mellitus* on Left Ventricular Structure and Function in American Indians (The Strong Heart Study). Am J Cardiol. 2001;87:1260-65.
25. Hess RS, Kass PH, Van Winkle TJ. Association between *diabetes mellitus*, hypothyroidism or hyperadrenocorticism, and atherosclerosis in dogs. J Vet Int Med. 2003;17:489-94.
26. Struble AL, Feldman EC, Nelson RW, Kass PH. Systemic hypertension and proteinuria in dogs with *diabetes mellitus*. J Am Vet Med Assoc. 1998; 213:822-25.
27. Manczur F, Jánosi E, Járosi L. Blood pressure measurement in diabetic dogs. J Vet Intern Med. 2006;20:15-18.
28. Lengyel C, Virág L, Biró T, Jost N, Magyar J, Biliczi P *et al. Diabetes mellitus* attenuates the repolarization reserve in mammalian heart. Cardiov Res. 2007;73:512-20.
29. Schaer M. Therapeutic Approach to Electrolyte Emergencies. Vet Clin Small Anim. 2008;38:513-33.
30. Tilley LP. Essentials of Canine and Feline Eletrocardiography. Interpretatiton and Treatment. 3. ed. Malvern: Lea and Febiger; 1992.
31. Tag TL. Day TK. Electrocardiographic assessment of hyperkalemia in dogs and cats. J Vet Emerg Crit Care. 2008;18:61-7.
32. Martin L, Mattenson V. Wingfield W *et al.* Abnormalities of serum magnesium in critically ill dogs: incidence and implications. J Vet Emerg Crit Care. 1994;4:15-20.
33. Orvalho J, Cowgill L. Cardiorenal Syndrome. Vet Clin North Am Small Anim Pract. 2017;47:1083-102.
34. Schiffrin EL, Lipman ML, Mann JFE. Chronic Kidney Disease Effects on the Cardiovascular System. Circul. 2007;116:85-97.
35. Foley RN, Parfrey PS, Harnett JD. Clinical and echocardiographic disease in patients starting end-stage renal disease therapy. Kidney Int. 1995;47:186-93.
36. Schrier RW. Role of Diminished Renal Function in Cardiovascular Mortality Marker or Pathogenetic Factor? J Am Coll Cardiol. 2006;47:1-8.
37. Neumann J, Ligtenberg G, Klein II, Koomans HA, Blankestijn PJ. Sympathetic hyperactivity in chronic kidney disease: pathogenesis, clinical relevance, and treatment. Kidney Int. 2004;65:1568-76.
38. Nelson L, Reidesel E, Ware WA, Christensen WF. Echocardiographic and radiographic changes associated with systemic hypertension in cats. J Vet Intern Med. 2002;16:418-25.
39. Wehner A, Hartmann K, Hirschberger J. Associations between proteinuria, systemic hypertensions and glomerular filtration rate in dogs with renal and non-renal diseases. Vet Rec. 2008;162:141-47.
40. Jepson RE, Syme HM, Vallance C, Elliott J. Plasma Asymmetric Dimethylarginine, Symmetric Dimethylarginine, L-Arginine, and Nitrite/Nitrate Concentrations in Cats with Chronic Kidney Disease and Hypertension. J Vet Intern Med. 2008;22:317-24.
41. Syme HM, Barber PJ, Markwell PJ. Prevalence of systolic hypertension in cats with chronic renal failure at initial evaluation. J Am Vet Med Assoc. 2002;220:1799-804.
42. Endemann DH, Schiffrin EL. Endothelial dysfunction. J Am Soc Nephrol. 2004;15:1983-92.
43. Passauer J, Pistrosch F, Bussemaker E, Lassig G, Herbrig K, Gross P. Reduced agonist-induced endothelium-dependent vasodilation in uremia Schiffrin *et al.* Kidney Disease and the Cardiovascular System is attributable to an impairment of vascular nitric oxide. J Am Soc Nephrol. 2005;16:959-65.
44. Ronco C, Haapio M, House AA, Anavekar N, Bellomo R. Cardiorenal Syndrome. J Americ Coll Cardiol. 2008;52:1527-39.
45. Polzin DJ, Osborne CA, Ross EA. Chronic Kidney Disease. In: Ettinger SJ, Feldman EC. Textbook of Veterinary Internal Medicine. 5. ed. Missouri: Elsevier Saunders; 2005. p. 1756-85.
46. Good LI, Manning AM. Thromboembolic Disease: Predispositions and Clinical Management. Comp Sm Anim Exot. 2003;25:600-74.
47. Monnet E. Gastric dilation-volvulus syndrome in dogs. Vet Clin Sm Anim Pract. 2003;33:987-1005.
48. Miller TL, Schwartz DS, Nakayama T, Hamlin RL. Effects of Acute Gastric Distention and Recovery on Tendency for Ventricular Arrhythmia in Dogs. J Vet Intern Med. 2000;14:436-44.
49. Schober KE, Cornand C, Kirbach B, Aupperle H, Oechtering G. Serum cardiac troponin I and cardiac troponin T concentrations in dogs with gastric dilatation-volvulus. J Amer Vet Med Assoc. 2002;221:3818-8.
50. Marino DJ, Matthiesen D, Fox R *et al.* Ventricular arrhythmias in dogs undergoing splenectomy: a prospective study. Vet Surgery. 1994;23:101-6.
51. Ehrhart N. Tumors of the spleen and liver: your questions answered. North American Veterinary Community Conference; 2008. Orlando. Proceedings of the NAVC North American Veterinary Conference. Disponível em: landofpuregold.com/cancer/the-pdfs/tumors-spleenliver.pdf. Acesso em: 11 fev. 2020.

52. Silverberg DS, Wexler D, Iaina A, Steinbruch S, Wollman Y, Schwartz D. Anemia, chronic renal disease and congestive heart failure–the cardio renal anemia syndrome: the need for cooperation between cardiologists and nephrologists. Int Urol Nephrol. 2006;38:295-310.
53. Spotswood TC, Kirberger RM, Koma LMPK. Thompson PN, Miller DB. Changes in echocardiographic variables of left ventricular size and function in a model of canine normovolemic anemia. Vet Radiol Ultras. 2006;47:358-65.
54. Fernandez EL. Doenças cardíacas congênitas em cães: revisão de literatura e estudo retrospectivo da ocorrência no hospital veterinário da Faculdade de Medicina Veterinária e Zootecnia da Universidade de São Paulo, no período entre 1998 e 2007. Monografia apresentada ao programa de aprimoramento profissional (Residência Médica Veterinária) da Faculdade de Medicina Veterinária e Zootecnia da Universidade de São Paulo, São Paulo; 2007.
55. Radin MJ, Sharkey LC, Holycross BJ. Adipokines: a review of biological and analytical principles and an update in dogs, cats, and horses. Vet Clin Pathol. 2009;38:136-56.
56. Laflamme DP. Understanding and Managing Obesity in Dogs and Cats. Vet Clin Small Anim. 2006;36:1283-95.
57. Poirier P, Giles TD, Bray GA, Hong Y, Stern JS, Pi-sunyer FX *et al.* Obesity and Cardiovascular Disease: Pathophysiology, Evaluation, and Effect of Weight Loss. An Update of the 1997 American Heart Association Scientific Statement on Obesity and Heart Disease from the Obesity Committee of the Council on Nutrition, Physical Activity, and Metabolism. Circul. 2006;113:898-918.
58. Lavie CJ, Milani RV, Ventura HO. Obesity and Cardiovascular Disease: Risk Factor, Paradox, and Impact of Weight Loss. J Am Coll Cardiol. 2009;53:1925-32.
59. Neto GBP, Brunetto MA, Sousa MG, Carciofi ACC, Camacho AA. Effects of weight loss on the cardiac parameters of obese dogs. Pesq Vet Bras. 2010;30:167-71.
60. Tropf M, Nelson OL, Lee PM, Weng HY. Cardiac and Metabolic Variables in Obese Dogs. J Vet Intern Med. 2017;31:1000-7.
61. Slupe JL, Freeman LM, Rush JE. Association of Body Weight and Body Condition with Survival in Dogs with Heart Failure. J Vet Intern Med. 2008;22:561-65.

144
Hipertensão Pulmonar

Ronaldo Jun Yamato • Maria Helena Matiko Akao Larsson

ANATOMIA E FISIOLOGIA

O sistema respiratório dos cães e gatos é constituído por narinas, cavidade nasal, cóanas direita e esquerda, faringe segmento nasal, faringe segmento oral, laringe, traqueia, brônquios principais direito e esquerdo, bronquíolos e pulmões.[1] Nos pulmões, a circulação sanguínea é realizada pelas câmaras cardíacas direitas, sendo denominada "pequena circulação" ou "circulação pulmonar". O sangue com baixa saturação de oxigênio é recebido pelo átrio direito, através das veias cavas cranial e caudal, e progride em direção ao ventrículo direito, passando pelo aparelho valvar tricúspide, de onde circula para os pulmões através do aparelho valvar pulmonar e da artéria pulmonar. A artéria pulmonar bifurca-se em artérias pulmonares direita e esquerda, irrigando, desse modo, os lobos pulmonares direito e esquerdo, respectivamente.

As artérias pulmonares podem ser classificadas como vasos elásticos ou musculares, conforme a constituição da camada média. As artérias elásticas funcionam como condutores altamente distensíveis, geralmente com diâmetro maior que 1 mm. À medida que as artérias diminuem seu diâmetro, a camada elástica diminui sua espessura e a muscular aumenta, sendo esses vasos os responsáveis pelo controle da resistência vascular pulmonar. Esses vasos têm a capacidade de aumentar ou reduzir acentuadamente o seu diâmetro, dependendo da função endotelial, da influência neuro-hormonal, da velocidade do fluxo sanguíneo, da tensão do oxigênio e da ventilação alveolar. As arteríolas são vasos pré-capilares com diâmetro menor que 0,1 mm, compostos unicamente da camada íntima e de uma delgada lâmina elástica, contribuindo, assim, muito pouco para a resistência vascular pulmonar. Os capilares e os vasos linfáticos formam a microcirculação pulmonar.[2]

As veias e vênulas pulmonares apresentam parede delgada, funcionando como condutores complacentes. As artérias brônquicas são responsáveis pela irrigação das vias respiratórias e ramificam-se em uma rede capilar drenada pelas veias brônquicas, que, por sua vez, drenam parte para a circulação venosa sistêmica e parte para as veias pulmonares. Assim, a circulação brônquica constitui *shunt* fisiológico da direita para a esquerda. Em condições normais, o fluxo sanguíneo nesse sistema é muito reduzido, equivalente a 1% do débito cardíaco. Com isso, a quantidade de sangue com baixa saturação de oxigênio que chega ao átrio esquerdo é muito baixa. Todavia, na presença de algumas doenças pulmonares ou malformações cardiovasculares congênitas que causem cianose, o fluxo na circulação brônquica pode aumentar significativamente, ocasionando o *shunt* da direita para esquerda.[2]

Uma das funções do coração, do sangue e dos pulmões é realizar as trocas gasosas (oxigênio e gás carbônico) entre o ar inspirado e os tecidos. A distribuição do sangue pelo coração ao sistema circulatório capilar depende de inúmeros fatores, como volemia, retorno venoso e débito cardíaco.[3,4] No sistema capilar pulmonar, dos alvéolos pulmonares, as trocas gasosas, de nutrientes e de metabólitos celulares ocorrem pelo mecanismo de Starling, o qual envolve forças como a pressão hidrostática e a oncótica, ou seja, o fluxo de fluidos é favorecido pela diferença dessas pressões entre o interstício pulmonar e o leito capilar.[3,4] Nos pulmões, a passagem das hemácias (eritrócitos) proporciona a oxigenação da hemoglobina e a depuração de metabólitos celulares e bactérias do sangue. Os pulmões, além de exercerem a função de oxigenador e filtro do sangue, exercem também a função de equilíbrio ácido-básico, ao excretarem o dióxido de carbono.[5,6]

A circulação do sangue nos pulmões encontra baixa resistência, baixa pressão e alta capacitância ou complacência do leito vascular,[2,4-9] e isso se deve ao fato de que a pressão arterial pulmonar é aproximadamente de 1/8 a 1/12 da pressão arterial sistêmica,[2,6] ou seja, em um cão sadio, não sedado e no nível do mar, a pressão sistólica na artéria pulmonar encontra-se entre 15 e 25 mmHg, a pressão diastólica final entre 5 e 10 mmHg e a pressão média entre 10 e 15 mmHg.[7-9] Segundo Henik (2009), os valores da pressão sistólica, diastólica e média na artéria pulmonar, obtidos mediante cateterização cardíaca em cães anestesiados com pentobarbital, são, respectivamente, 25 ± 5 mmHg, 10 ± 3 mmHg e 15 ± 5 mmHg.[10,11] A circulação sanguínea pulmonar é diretamente proporcional a três fatores: a resistência vascular pulmonar (RVP), o débito cardíaco (DC) e a pressão capilar pulmonar (PCP).[2]

Os baixos valores da pressão na artéria pulmonar (PAP) e da resistência vascular pulmonar facilitam o trabalho do ventrículo direito, permitindo, desse modo, um ótimo fluxo sanguíneo do ventrículo direito[8,11] e da artéria pulmonar para os pulmões, pois existe uma pequena diferença de pressão entre o ventrículo direito e a rede vascular pulmonar, cerca de 2 a 10 mmHg, que favorece a circulação sanguínea pulmonar.[11] A baixa pressão dentro da artéria pulmonar está diretamente relacionada com pressão venosa pulmonar, pressão intra-alveolar, pressão no átrio esquerdo, viscosidade do sangue, acidose, hipoxia, substâncias vasoativas, débito cardíaco do ventrículo direito e resistência vascular pulmonar. A pressão média na artéria pulmonar (PmAP) pode ser calculada pela seguinte equação: $PmAP = (RVP \times DC) + PCP$; qualquer anormalidade que eleve os valores de um dos componentes dessa equação pode ocasionar a hipertensão arterial pulmonar (HAP).[2,7]

A RVP pode ser definida como o grau de dificuldade que o sangue encontra em realizar a circulação pulmonar, podendo, portanto, refletir um conjunto de variáveis que inclui a área transversal de pequenas artérias musculares e arteríolas, a viscosidade sanguínea, a massa tecidual pulmonar, a presença ou não de obstrução vascular pulmonar e o edema perivascular.[7,8,11]

O leito vascular pulmonar apresenta alta distensibilidade, ou seja, grande complacência vascular. Essa propriedade é diretamente influenciada pela variação da área transversal das arteríolas e pequenas artérias musculares no pulmão e pela pressão e pelo fluxo sanguíneo intravascular. Em situações de estresse ou exercícios, o aumento do fluxo sanguíneo pulmonar é acompanhado de pequeno aumento da PAP, resultando em diminuição passiva da RVP. A redução na RVP pulmonar ocorre devido à distensão dos vasos sanguíneos pulmonares (alta complacência vascular)[2,7,8,11] e também pelo recrutamento de vasos sanguíneos pulmonares que estão "inativos", quando em condição de repouso.[2,7] A relação entre o fluxo sanguíneo, a pressão e a resistência é descrita pela seguinte equação derivada da lei de Poiseuille:

$$R = \Delta P/Q = 8\,\eta l/\pi r^4$$

Em que: R = resistência, ΔP = diferença na pressão, Q = fluxo sanguíneo, η = viscosidade do fluido, l = comprimento do vaso e r = raio do vaso.

Desse modo, mudanças pequenas no raio do vaso causarão grande impacto na resistência vascular pulmonar.[11]

A hipoxia alveolar resulta na vasoconstrição local, de modo que o fluxo sanguíneo é desviado para as áreas alveolares não afetadas ou mais bem ventiladas do pulmão, melhorando assim a função de ventilação-perfusão pulmonar.[7-9,11] Esse mecanismo é de extrema importância para os quadros de hipoxia aguda, porém sua ativação crônica pode ser deletéria e induzir hipertensão pulmonar.[7]

O endotélio vascular pulmonar tem importante função na regulação do tônus e remodelamento vascular pulmonar pela ação de alguns fatores neuro-humorais. Nos pulmões sem lesão, existe um equilíbrio entre as substâncias vasodilatadoras, como as prostaciclinas e o óxido nítrico, e as substâncias vasoconstritoras, como os tromboxanos, a endotelina e a angiotensina II.[7,8] As prostaciclinas, derivadas do ácido araquidônico, induzem o relaxamento muscular vascular, via adenilato monofosfato cíclico, e inibem ainda o crescimento das células da musculatura lisa vascular e a agregação plaquetária. O óxido nítrico é derivado da L-arginina pela ação da enzima óxido nítrico sintetase, promovendo também o relaxamento da musculatura lisa vascular, pelo aumento da produção intracelular de guanilato monofosfato cíclico. As endotelinas, além da vasoconstrição, estimulam a hipertrofia da musculatura lisa vascular, a produção de colágeno, a agregação plaquetária, além de serem dotadas de atividades pró-inflamatórias. A serotonina é considerada, também, um potente agente vasoconstritor que pode estimular a agregação plaquetária, assim como a hipertrofia da musculatura lisa vascular.[8]

Nos cães e gatos com pulmão normal, a HAP ocorrerá quando 50 a 60% ou mais do leito capilar pulmonar for lesado.[7,8] Portanto, qualquer doença que acometa e altere uma das variáveis que determinam a resistência vascular pulmonar, o parênquima pulmonar e o endotélio vascular pulmonar pode levar ao desenvolvimento da HAP.

DEFINIÇÃO

A HAP não é considerada uma doença específica, mas um estado hemodinâmico e fisiopatológico presente em algumas enfermidades que causam o aumento da PAP,[2,12] como as doenças cardiovasculares, respiratórias e sistêmicas.[12] No ano de 2020, Reinero *et al.* publicaram as diretrizes do Colégio Americano de Medicina Veterinária Interna para o diagnóstico, classificação, tratamento e acompanhamento da HAP em cães, que define a HAP como o aumento sustentado e anormal da pressão arterial pulmonar associado a diversos distúrbios.[12]

A hipertensão arterial pulmonar pós-capilar (HAP pc) pode ser definida como o aumento da PAP associada ao aumento da PCP, sendo essa condição geralmente associada a cães com doenças cardíacas esquerdas que elevam a pressão no átrio esquerdo. A HAP pc pode ocorrer de forma aguda e crônica; a HAP pc crônica ocasiona a vasoconstrição pulmonar, resultando em uma doença vascular pulmonar e aumento da RVP.

A hipertensão arterial pulmonar pré-capilar (HAP pr-c) ocorre quando o aumento da RVP é consequência de uma doença vascular pulmonar e esta, por sua vez, eleva a PAP, ou seja, o aumento da PAP associado ao aumento da RVP e sem o aumento da pressão no átrio esquerdo é definido como HAP pr-c.[12]

PREVALÊNCIA

A ocorrência da HAP é de difícil determinação e desconhecida na medicina veterinária.[12] Isso ocorre devido ao fato de que as manifestações clínicas da HAP não são específicas e ainda existe a necessidade de mais esclarecimentos sobre a patogenia da doença.[7] Porém, acredita-se que a ocorrência da HAP seja comum, principalmente quando associada a doenças do coração esquerdo e de caráter crônico.[7,8,12,13]

Estudos demonstram que a HAP ocorre com maior frequência em cães do que em gatos[8,10] e que não há predisposição sexual ou etária, ou seja, afeta machos e fêmeas na mesma proporção, em uma faixa etária que varia entre 2 meses e 17 anos.[10]

No Brasil, não foram publicados dados referentes à ocorrência da HAP em cães e gatos, porém o que se observa é que a HAP apresenta grande correlação com as cardiopatias que acometem o lado esquerdo do coração, principalmente as valvopatias, como a doença valvar mixomatosa mitral.

CLASSIFICAÇÃO, ETIOLOGIA E FISIOPATOGENIA

A HAP pode ser classificada em primária ou secundária, porém a HAP primária é de ocorrência rara em cães e gatos,[8,10-13] assim como em seres humanos.[2,5,11] A HAP primária é diagnosticada quando a sua etiologia não for identificada, podendo ser também chamada "idiopática".[12] Por sua vez, a HAP secundária ocorre quando há o aumento na sobrecarga da circulação pulmonar ou o aumento da resistência vascular pulmonar.[8-12]

Atualmente, uma classificação para a HAP em cães foi proposta por Reinero *et al.*,[12] para a utilização em medicina veterinária, sendo ela adaptada da classificação utilizada em medicina humana e com base em uma revisão da literatura sobre o assunto, porém essa classificação deve ser utilizada com cautela, pois alguns estudos que descrevem certas doenças específicas no cão com HAP não necessariamente comprovam que essas doenças causaram a HAP. Na classificação existem seis grupos que estão descritos no Quadro 144.1 e resumidos a seguir:

- Grupo 1: hipertensão arterial pulmonar
- Grupo 2: doenças cardíacas esquerdas
- Grupo 3: doenças respiratórias/hipoxia
- Grupo 4: êmbolo/trombo/tromboembolismo pulmonar
- Grupo 5: doenças parasitárias (*Dirofilaria* e *Angiostrongylus*)
- Grupo 6: distúrbios multifatoriais ou com mecanismo desconhecido.

Deve-se ressaltar que os cães incluídos no grupo 6 são aqueles que apresentam duas ou mais prováveis causas de HAP, entretanto, se alguma dessas causas apresentar maior probabilidade de causar a HAP, ela deve ser considerada e o cão incluído no respectivo grupo. Por exemplo, se um cão apresenta doença valvar mixomatosa mitral em estágio B1 e doença pulmonar intersticial grave, ele deve ser incluído no grupo 3b1.[12]

Estudo retrospectivo, realizado por Johnson *et al.* em 1999 com 53 cães, evidenciou que, além da dirofilariose (5 dos 53 cães), a HAP pode ser secundária à doença valvar mixomatosa mitral (16 dos 53 cães), ao tromboembolismo pulmonar (5 dos 53 cães), à cardiomiopatia dilatada (4 dos 53 cães), à fibrose pulmonar (3 dos 53 cães) e à pneumonia (3 dos 53 cães). Dos 53 cães, em 5 não foram identificadas as causas da HAP, sendo classificados como provável HAP primária ou idiopática, embora essa condição ainda não esteja bem caracterizada em medicina veterinária.[11-13]

A HAP primária apresenta baixa prevalência em seres humanos, estimando-se dois casos em 1 milhão,[2,5,11] o que faz dessa forma de HAP um diagnóstico difícil e pouco provável

QUADRO 144.1 Classificação clínica da hipertensão arterial pulmonar em cães.[12]

Grupo 1 – Hipertensão arterial pulmonar
1a. Hipertensão arterial pulmonar idiopática
1b. Hereditárias
1c. Induzidas por fármacos ou toxinas
1d. Associada com:
1d1. Comunicações congênitas cardíacas
1d2. Vasculite pulmonar
1d3. Amiloidose vascular pulmonar
1e. Doença pulmonar venosa oclusiva ou hemangiomatose capilar pulmonar

Grupo 2 – Hipertensão arterial pulmonar devido a cardiopatia esquerda
2a. Disfunção ventricular esquerda
2a1. Cardiomiopatia dilatada canina
2a2. Miocardite
2b. Doença valvar
2b1. Adquiridas
2b1a. Doença valvar mixomatosa mitral
2b1b. Endocardite valvular
2c1. Obstrução congênita/adquirida da via de entrada/via de saída e cardiomiopatias congênitas
2c1a. Displasia valvar mitral
2c2a. Estenose valvar mitral
2c3a. Estenose aórtica

Grupo 3 – Hipertensão arterial pulmonar secundária a doenças respiratórias, hipoxia ou ambas
3a. Distúrbios obstrutivos crônicos das vias respiratórias
3a1. Colapso de traqueia ou do brônquio principal
3a2. Broncomalácia
3b. Doença primária do parênquima pulmonar
3b1. Doença intersticial pulmonar
3b1a. Doença fibrótica pulmonar
3b1b. Pneumonia criptogênica organizada/pneumonia organizada secundária
3b1c. Proteinose alveolar pulmonar
3b1d. Doença pulmonar intersticial não classificada
3b1e. Pneumonia eosinofílica/broncopneumopatia eosinofílica
3b2. Pneumonia infecciosa; pneumocistos; erliquiose
3b3. Neoplasia pulmonar difusa
3c. Apneia obstrutiva do sono/distúrbios da respiração no sono
3d. Exposição crônica a altas altitudes
3e. Doença do desenvolvimento pulmonar
3f. Miscelâneas: distúrbios bronquiolar; bronquiectasia; enfisemas; pneumonectomia

Grupo 4 – Êmbolo/trombo/tromboembolismo pulmonar (EP/TP/TEP)
4a. EP/TP/TEP agudo (EP/TP/TEP maciço com disfunção do ventrículo direito ou EP/TP/TEP submaciço sem disfunção do ventrículo direito)
4b. EP/TP/TEP crônico

Grupo 5 – Doenças parasitárias (infestação por *Dirofilaria* ou *Angiostrongylus*)

Grupo 6 – Hipertensão arterial pulmonar multifatorial ou por mecanismos desconhecidos
6a. Distúrbios que tenham duas ou mais evidências citadas nos grupos de 1 a 5
6b. Formações comprimindo a artéria pulmonar (p. ex., neoplasia, granuloma fúngico etc.)
6c. Outros distúrbios com mecanismo desconhecido

em pacientes veterinários.[11] A etiologia e a patogenia da HAP primária em medicina veterinária são desconhecidas.[9,12] Segundo estudos conduzidos em medicina e observações realizadas em pessoas com a HAP primária, acredita-se que o principal fator para o desenvolvimento da HAP primária seja uma tendência vasoconstritora importante na vasculatura pulmonar. A vasoconstrição pulmonar possivelmente ocorre devido à disfunção endotelial,[9,11] que pela ação de catecolaminas estimula a liberação de endotelina pelas células do endotélio vascular, endotelina essa que tem um potente efeito vasoconstritor. A disfunção endotelial pode também ocasionar a diminuição da produção de fator de relaxamento derivado do endotélio, favorecendo mais ainda a vasoconstrição e agravando o quadro de HAP. Outra observação em seres humanos com HAP primária foi que a disfunção das células do endotélio pode estimular fatores locais pró-coagulantes,[11] ativação da cascata de coagulação,[9] além do aumento da produção de fatores de von Willebrand, o que explicaria a formação de trombose nas pequenas artérias pulmonares, resultando em obstrução vascular.[11] Um mecanismo imunomediado também pode estar envolvido nos pacientes com HAP primária associada às doenças do colágeno vascular, como a esclerodermia, o lúpus eritematoso sistêmico e a artrite reumatoide.[9,11]

A HAP provoca sobrecarga de pressão no coração direito, resultando tanto na hipertrofia do tipo concêntrico como no tipo excêntrico (dilatação) do ventrículo direito (Figuras 144.1 e 144.2). O grau de hipertrofia varia; no entanto, um importante aumento na espessura da parede ventricular direita é mais comum em animais jovens (ver Figuras 144.1 e 144.2). A pressão diastólica no ventrículo direito aumenta e a função do ventrículo direito se deteriora, induzindo hipertensão venosa sistêmica e, eventualmente, sinais de insuficiência cardíaca congestiva direita.[8]

Os mecanismos que envolvem a HAP secundária alteram os componentes, como a resistência vascular pulmonar, o débito cardíaco e a pressão capilar pulmonar, componentes esses que determinam a pressão média na artéria pulmonar. Esses componentes podem ser alterados por doenças ou condições, conforme apresentado no Quadro 144.1.

Existem três principais mecanismos que podem causar HAP secundária, apresentados na Figura 144.3.[11]

Aumento da pressão venosa pulmonar ou impedância da drenagem venosa pulmonar. Nesse mecanismo, também conhecido como HAP pós-capilar,[7,10,12] a HAP ocorre devido a alterações estruturais ou funcionais do lado esquerdo do coração que vão impedir ou dificultar o fluxo sanguíneo que provém dos pulmões e vasos pulmonares para as câmaras cardíacas esquerdas e principalmente o átrio esquerdo. Essas alterações causam o aumento da pressão no interior do átrio esquerdo e, por consequência, sobrecarga e maior pressão sistólica do ventrículo direito.[12] Consequentemente, a pressão venosa pulmonar aumenta de maneira contínua e permanente, em geral acima de 25 mmHg, que é transmitida de volta para as artérias pulmonares, causando vasoconstrição dos vasos sanguíneos pulmonares, aumento da resistência vascular pulmonar e elevação passiva da pressão venosa pulmonar, favorecendo a hipertensão pulmonar. Quando isso ocorre, a diferença de pressão entre os sistemas arterial e venoso aumenta, embora o fluxo sanguíneo permaneça

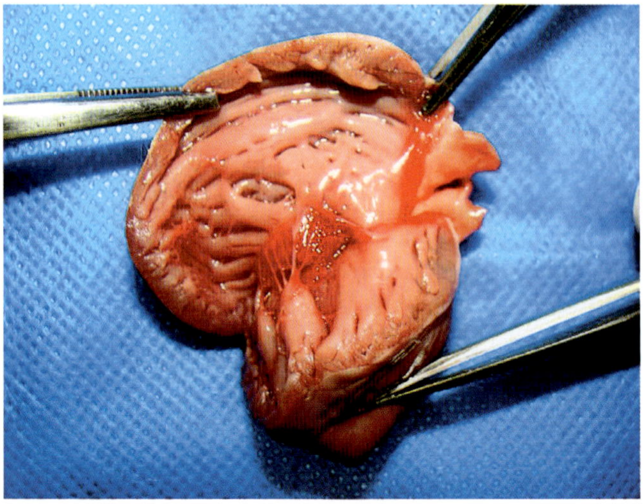

Figura 144.1 Coração de um cão da raça Yorkshire de 6 meses com dilatação do ventrículo direito (VD) devido à hipertensão arterial pulmonar secundária. (Fonte: Yamato, 2009.)

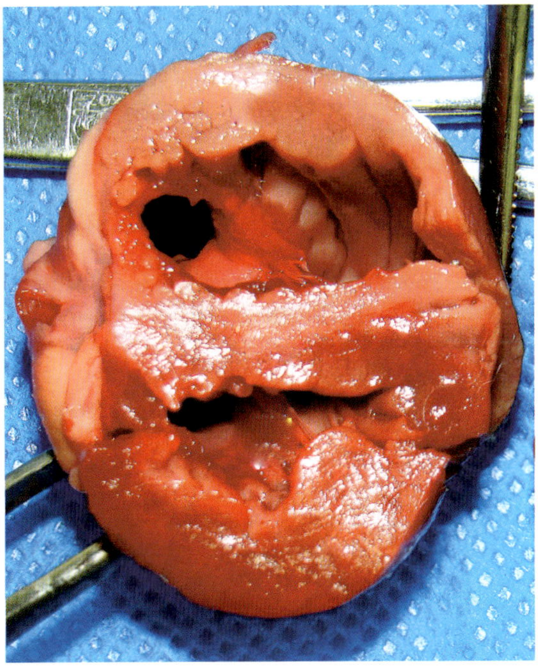

Figura 144.2 Coração de um cão da raça Yorkshire de 6 meses com hipertrofia miocárdica concêntrica da parede do ventrículo direito (PVD) e do septo interventricular (SIV) devido à hipertensão arterial pulmonar secundária. VD: ventrículo direito; VE: ventrículo esquerdo. (Fonte: Yamato, 2009.)

constante ou diminuído. Em humanos, a HAP é diagnosticada quando a diferença de pressão entre a artéria pulmonar e os capilares pulmonares é maior ou igual a 7 mmHg; em cães, esse valor não é conhecido.[12] As condições mais frequentes que podem resultar potencialmente em HAP, pelo aumento da impedância da drenagem venosa pulmonar, incluem a doença valvar mixomatosa mitral, a cardiomiopatia dilatada, a cardiomiopatia hipertrófica, a cardiomiopatia restritiva, a hipertensão arterial sistêmica e a estenose valvar aórtica.[11] Estudos sugerem a existência de correlação positiva entre a progressão natural da doença valvar mixomatosa mitral e a HAP, embora o quadro de HAP pareça não regredir ou melhorar apesar da instituição de terapia com o objetivo de reduzir a sobrecarga volumétrica no átrio esquerdo.[14] Serres *et al.*, em 2006, também observaram uma correlação positiva entre o grau da HAP e a fase da doença valvar mixomatosa mitral.[15]

Outras causas que também podem ser citadas, porém com menor ocorrência, são: estenose valvar mitral, *cor triatriatum*, estenose congênita das veias pulmonares, doença pulmonar veno-oclusiva e mediastinite fibrosante.[5,11]

Aumento do fluxo sanguíneo pulmonar. Esse mecanismo ocorre geralmente em função de cardiopatias congênitas, como o defeito de septo interatrial, o defeito de septo interventricular e a persistência do ducto arterioso. Normalmente, esses defeitos resultam em comunicações entre a circulação sistêmica (esquerda) e a circulação pulmonar (direita), devido ao fato de a pressão sanguínea da circulação sistêmica (120 mmHg)

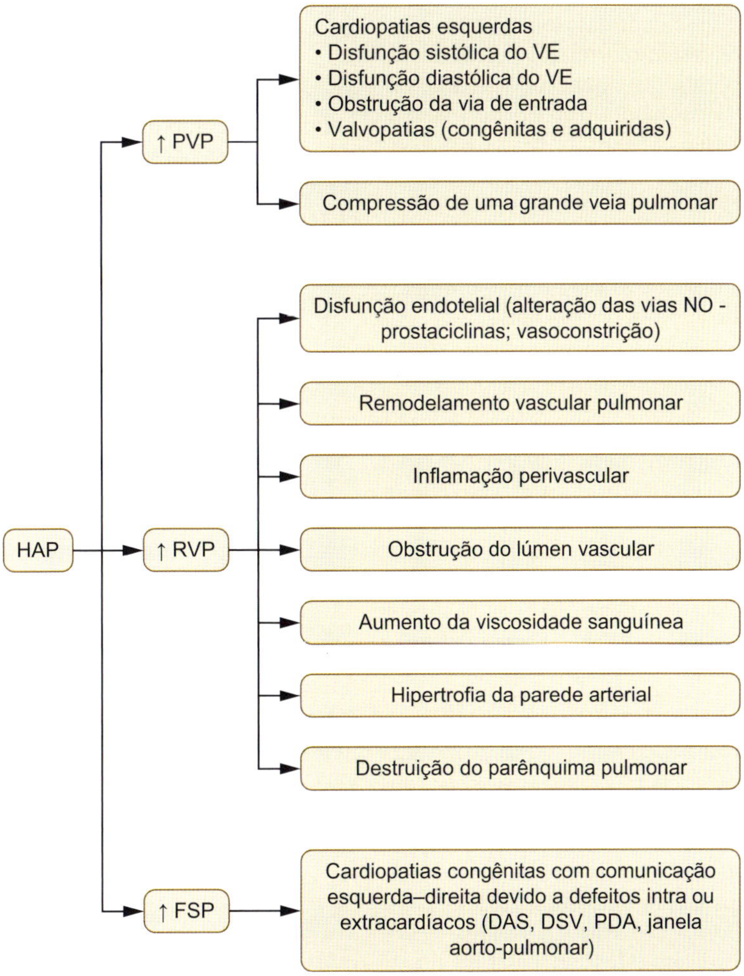

Figura 144.3 Alterações dos parâmetros ecocardiográficos utilizados para auxiliar na avaliação da probabilidade de hipertensão arterial pulmonar (HAP) em cães.[12] PVP: pressão venosa pulmonar; RVP: resistência vascular pulmonar; FSP: fluxo sanguíneo pulmonar; VE: ventrículo esquerdo; NO: óxido nítrico; DAS: defeito do septo atrial; DSV: defeito do septo ventricular; PDA: persistência do ducto arterioso.

ser maior quando comparada à circulação pulmonar (20 a 25 mmHg). Quando o fluxo sanguíneo pulmonar dobra de volume, a resistência vascular pulmonar diminui na tentativa de manter a pressão da artéria pulmonar em níveis constantes, porém, se o fluxo sanguíneo pulmonar aumenta de quatro a seis vezes, a PAP aumenta e a capacidade de reserva do leito vascular pulmonar é excedida. A resposta pulmonar ao aumento do fluxo sanguíneo é a vasoconstrição, mediada por várias substâncias endógenas vasoativas com a intenção de proteger a microvasculatura ou capilares pulmonares. O fluxo sanguíneo pulmonar aumentado induz a lesão e prolonga a vasoconstrição, acarretando o remodelamento vascular, que ocorrerá nas paredes das pequenas artérias pulmonares. Em determinadas situações, a pressão sanguínea da circulação na artéria pulmonar pode exceder a pressão da circulação sistêmica, revertendo o fluxo sanguíneo por meio da comunicação, originando, desse modo, um fluxo da direita para a esquerda. Isso ocorre mais frequentemente nas comunicações entre os ventrículos (defeitos de septo) ou entre as artérias aórtica e pulmonar (persistência do ducto arterioso), ocasionando, assim, lesões vasculares pulmonares graves e irreversíveis.[5,11] Esse mecanismo e suas consequências são chamados "síndrome de Eisenmenger", que descreve uma série de anormalidades, incluindo o aumento da resistência vascular pulmonar com hipertensão pulmonar, proliferação e hipertrofia da musculatura lisa vascular e reversão do fluxo sanguíneo da direita para a esquerda.[5,7-9,11] Na clínica de pequenos animais, essa síndrome é diagnosticada na persistência do ducto arterioso e nos defeitos de septo atrial e ventricular.[7,9,11]

A síndrome de Eisenmenger ocorre, em geral, em animais antes dos 6 meses de vida, e a gravidade das alterações na anatomia e fisiologia vasculares apresenta correlação positiva com o diâmetro da comunicação entre as circulações sistêmica e pulmonar, ou seja, quanto maior o diâmetro do defeito, maior a probabilidade de desenvolvimento da síndrome de Eisenmenger e reversão do fluxo sanguíneo.[11] As altitudes elevadas parecem favorecer o desenvolvimento da síndrome de Eisenmenger, pois a baixa tensão de oxigênio, associada à vasoconstrição, pode exacerbar a hipertensão pulmonar.[8,11]

O mecanismo de aumento do fluxo sanguíneo pulmonar pode também ser classificado como HAP pré-capilar.[7]

Aumento da resistência vascular pulmonar. O aumento da resistência vascular pulmonar pode ocorrer por dois mecanismos que são resultantes da obstrução da vasculatura pulmonar ou de doenças crônicas do parênquima pulmonar. A embolização pulmonar é frequentemente citada como causa de HAP, cuja patogenia envolve tanto a obstrução mecânica do vaso como a resposta vascular de vasoconstrição mediada por substâncias vasoativas.[11] O fluxo sanguíneo pulmonar anormal e a disfunção endotelial promovem a agregação plaquetária, a ativação da cascata de coagulação e a liberação de substâncias vasoativas, como a histamina, a serotonina, o tromboxano A_2 e a endotelina.[8,11] O óxido nítrico tem sua produção diminuída e a vasodilatação diminui, além disso, os barorreceptores nas paredes das artérias pulmonares contribuem com a vasoconstrição e o aumento da PAP. Esses fatores promovem, mais adiante, a obstrução vascular,[8] e a HAP se desenvolve quando o trombo se organiza, incorpora-se na parede vascular e não ocorre a revascularização do local afetado. A progressão desse estágio é lenta, permitindo o desenvolvimento de hipertrofia ventricular direita e a compensação pelo aumento da resistência vascular pulmonar. Com a evolução e a progressão da trombose, mudanças que envolvem o leito vascular resultam em piora da HAP.[8,9,11]

O tromboembolismo pulmonar agudo apresenta alta taxa de mortalidade em medicina veterinária, porém em alguns casos pode ocorrer a resolução espontânea e o quadro não apresentar manifestações clínicas, mas, nas condições em que ocorre a resolução parcial, o trombo localizado ou a recidiva do tromboembolismo pode causar doença crônica, com o remodelamento vascular e o desenvolvimento da HAP, da insuficiência cardíaca congestiva direita e o óbito do animal.[8]

A obstrução dos vasos pulmonares com aumento da resistência vascular pulmonar pode ocorrer também secundariamente a parasitoses, como dirofilariose[7-11] e esquistossomíase ou, ainda, a êmbolos de gordura, ar, fluido amniótico ou células tumorais.[11] Segundo estudo realizado por Uchida e Saida em 2005, os níveis séricos de endotelina-1 encontram-se elevados em cães com HAP secundária à dirofilariose, sugerindo o importante envolvimento desse hormônio na patogenia da doença.[16]

As doenças crônicas do parênquima pulmonar são causas que podem levar ao desenvolvimento da HAP, envolvendo também o mecanismo de aumento da resistência vascular pulmonar. Os mecanismos que podem estar envolvidos são o da hipoxia, induzindo vasoconstrição, embora a vasoconstrição reativa, secundária à acidose tecidual, também possa ocorrer concomitantemente,[11] o dos mediadores inflamatórios e o aumento da lesão vascular.[8] Em resposta, a artéria pulmonar desenvolve a hipertrofia da camada média muscular, fibrose da camada íntima e aumento da deposição de matriz extracelular,[8,11] alterações que sustentam e favorecem o estado hipertensivo pulmonar. As doenças pulmonares associadas a essas alterações incluem a bronquite crônica, o enfisema pulmonar e a fibrose pulmonar. As doenças crônicas pulmonares podem determinar o desenvolvimento da HAP por outros mecanismos adicionais, como a destruição da estrutura vascular pulmonar[8] e também da estrutura das vias e espaços aéreos, mecanismos esses comumente observados nos distúrbios obstrutivos crônicos das vias respiratórias.[11,12] Tanto a obstrução dos vasos pulmonares como os distúrbios obstrutivos crônicos das vias respiratórias causam a diminuição da área transversal dos vasos do leito capilar pulmonar e consequente aumento na pressão arterial pulmonar.[8,9,11]

A HAP é considerada o fator mais importante que contribui para o desenvolvimento das manifestações clínicas em cães e gatos com dirofilariose. As lesões proliferativas da camada íntima das artérias pulmonares, obstrução dos vasos por vermes adultos mortos e inflamação do parênquima ao redor da vasculatura lesionada são os fatores agravam a HAP nesses animais.[8]

Outras condições, como o colapso de traqueia e a paralisia de laringe, podem estar associadas à hipoxia intermitente ou permanente, mas a ocorrência da HAP nessas condições não tem sido estudada ou relatada em medicina veterinária.[11] A HAP pode ainda desenvolver-se em outras situações, além das doenças respiratórias avançadas, como sepse,[11] hipercoagulabilidade, hiperviscosidade sanguínea[9,11] e em condições de baixo teor de oxigênio ambiental, como altitudes elevadas. Porém o aumento da produção de eritrócitos em altas altitudes é ausente no quadro de HAP leve e parece não apresentar importância clínica; entretanto, o aumento sérico de eritropoetina, de endotelina e de fator de crescimento vascular endotelial tem sido observado em cães que vivem nessas regiões.[8]

MANIFESTAÇÕES CLÍNICAS

As manifestações clínicas da HAP são inespecíficas e estão associadas às doenças de base (Quadro 144.1) que causam a HAP, sendo difícil de serem identificadas e, geralmente, são discretas ou ausentes nos quadros leves de HAP.[7-9] Nos quadros mais graves da HAP, observam-se manifestações clínicas comuns àquelas associadas à insuficiência cardíaca congestiva direita, como aumento de volume abdominal (Figura 144.4), ascite (Figura 144.5), edema de membros, edema subcutâneo, distensão da veia jugular, dificuldade respiratória, cansaço fácil e caquexia. Outras manifestações, como taquipneia, tosse e hemoptise, podem estar associadas a doenças respiratórias. A síncope pode ser também observada como a única manifestação em estágios avançados de HAP.[7-10,17] A cianose de mucosas é observada na HAP em associação às cardiopatias congênitas com o fluxo sanguíneo da direita para a esquerda, também chamadas "*shunt* reverso" ou "cardiopatias congênitas cianóticas" (Figura 144.6), ou, ainda, em doenças respiratórias graves.[7]

Segundo Reinero *et al.*,[12] as manifestações clínicas podem sugerir um quadro moderado ou grave de HAP, sendo essa correlação demonstrada no Quadro 144.2.

As manifestações clínicas relacionadas com o tromboembolismo pulmonar podem ser difíceis de diferenciar daquelas relacionadas com as doenças cardiopulmonares. Apenas o início agudo de dificuldade respiratória é a manifestação clínica clássica do tromboembolismo pulmonar, porém taquicardia, letargia, alteração no estado mental e, ocasionalmente, tosse e êmese também podem ser observadas nesses cães.[8] Gatos com tromboembolismo pulmonar podem apresentar letargia, anorexia, perda de peso e, ocasionalmente, êmese, tosse, desidratação, hipotermia e icterícia.[8,18]

A ausculta cardíaca pode revelar hiperfonese de segunda bulha em foco pulmonar e, quando associado às doenças valvares mixomatosas mitral e tricúspide, um sopro sistólico em foco mitral ou tricúspide pode ser audível.[7-11] Nas doenças respiratórias, estertores, sibilos e propagação de ruídos da traqueia e laringe podem estar presentes na auscultação pulmonar. Na presença de efusão pleural, as bulhas cardíacas poderão apresentar-se hipofonéticas.[10]

De acordo com Reinero *et al.*,[12] as manifestações clínicas podem estar relacionadas a um quadro moderado ou grave de HAP, sendo essa correlação demonstrada no Quadro 144.2.[12]

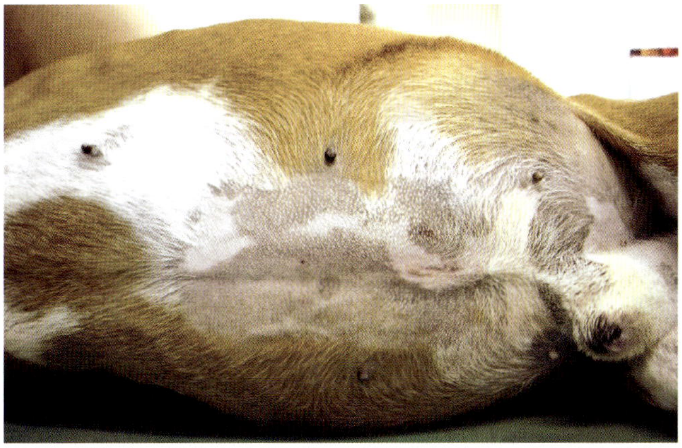

Figura 144.4 Cão da raça Boxer com aumento de volume abdominal devido a ascite e hipertensão arterial pulmonar secundária à cardiomiopatia dilatada. (Fonte: Yamato, 2005.)

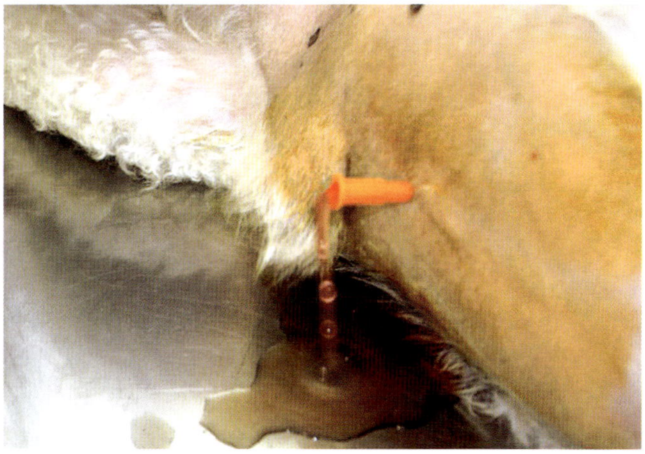

Figura 144.5 Cão da raça Poodle com ascite e hipertensão arterial pulmonar secundária à doença degenerativa valvar de mitral. (Fonte: Yamato, 2005.)

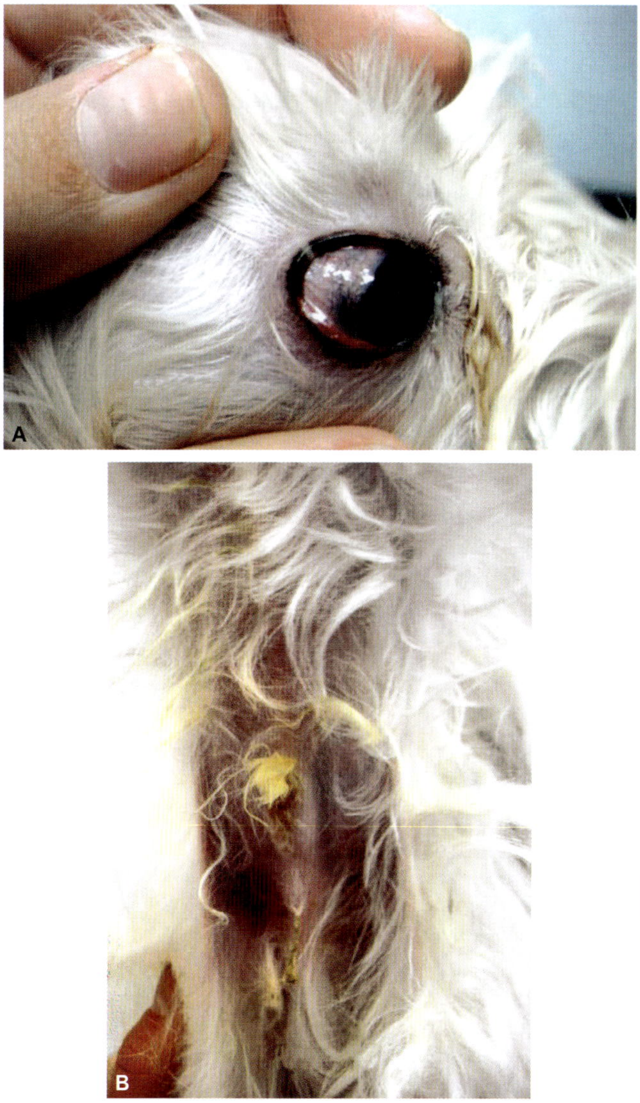

Figura 144.6 Cão da raça Maltês com cianose de mucosa ocular, esclera (**A**) e abdominal (**B**), com hipertensão arterial pulmonar secundária a cardiopatia congênita com *shunt* reverso. (Fonte: Yamato, 2005.)

QUADRO 144.2 Achados clínicos sugestivos de hipertensão arterial pulmonar em cães.[12]

Achados que sugerem fortemente a HAP	Achados que sugerem a possibilidade de HAP
Síncope (principalmente quando associada ao esforço ou aos exercícios) sem outra causa definida	Taquipneia em repouso
Angústia ou dificuldade respiratória em repouso	Aumento do esforço respiratório em repouso
Exercício terminando com angústia ou dificuldade respiratória	Taquipneia prolongada após esforços ou exercícios
Insuficiência cardíaca congestiva direita (ascite cardiogênica)	Cianose ou palidez de mucosas

DIAGNÓSTICO E EXAMES COMPLEMENTARES

O diagnóstico da HAP é um grande desafio, em função desse quadro clínico não apresentar manifestações patognomônicas e, ainda, ser a resultante hemodinâmica de vários fatores e de algumas doenças que causam o aumento da PAP.

O exame considerado padrão-ouro para o diagnóstico da HAP é o cateterismo do coração direito,[2,7,12] no qual um cateter de Swan-Ganz realiza mensurações do débito cardíaco do ventrículo direito, da pressão no átrio direito e no ventrículo direito, bem como na artéria pulmonar principal.[8,12] No entanto, esses animais apresentam um alto risco relacionado com o procedimento anestésico e o cateterismo, e esse procedimento em medicina veterinária não é realizado de rotina, pois exige profissional habilitado e equipamento específico de alto custo.

No Brasil, os exames complementares disponíveis para o auxílio no diagnóstico da HAP em medicina veterinária são aqueles relacionados com o sistema cardiovascular, entre os quais se incluem o eletrocardiograma, o ecocardiograma, a radiografia do tórax e alguns exames laboratoriais de rotina, como o hemograma, a bioquímica sérica, o teste ELISA para a dirofilariose e a hemogasometria.

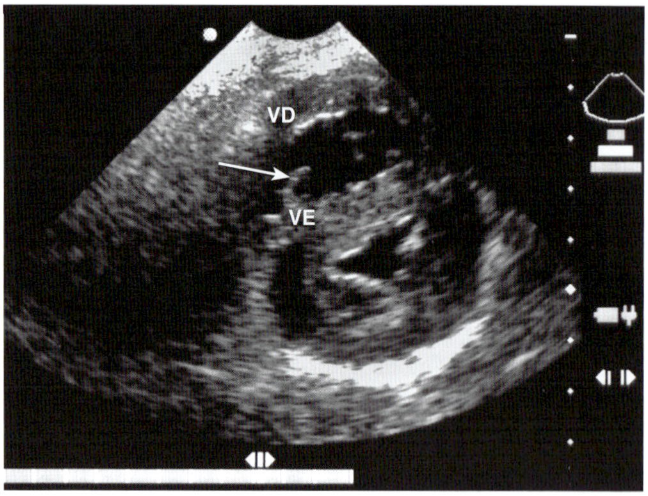

Figura 144.7 Ecocardiograma bidimensional em corte transversal do ventrículo esquerdo (VE) e do ventrículo direito (VD) obtido pela janela paraesternal direita de cão da raça Lhasa Apso de 6 anos, com hipertensão arterial pulmonar, evidenciando dilatação e hipertrofia concêntrica do ventrículo direito com retificação do septo interventricular (*seta*). (Fonte: PROVET – Yamato, 2004.)

Eletrocardiograma

O eletrocardiograma tem por função realizar o diagnóstico de distúrbios do ritmo cardíaco, porém não é um exame sensível e específico para o diagnóstico da HAP. Em caso de HAP grave, no eletrocardiograma podem-se observar alterações que sugerem a sobrecarga das câmaras cardíacas direitas, como o desvio do eixo cardíaco elétrico médio para a direita e a presença de onda S profunda em derivação DII, que pode estar associada à hipertrofia importante do ventrículo direito, e a onda *P pulmonale* (muito ampla), que pode indicar aumento do átrio direito.[19] Taquicardia sinusal,[7] fibrilação atrial, taquiarritmias ventriculares e, menos frequentemente, bradicardia sinusal são as arritmias observadas e associadas à HAP.[8]

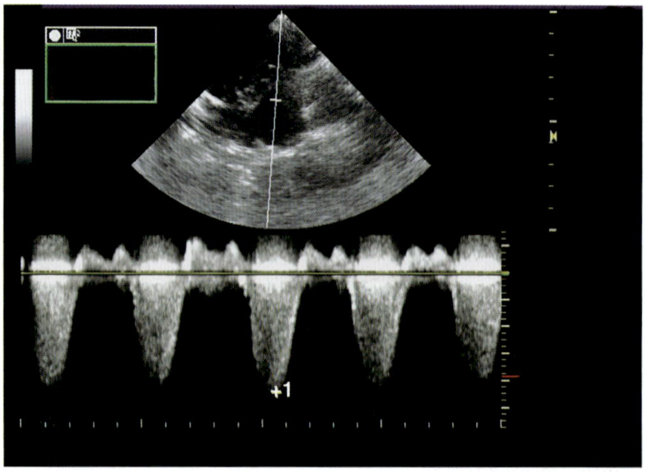

Figura 144.8 Estudo ecocardiográfico com Doppler contínuo do fluxo sanguíneo (regurgitação) por meio do aparelho valvar tricúspide de cão da raça Poodle de 13 anos, com hipertensão arterial pulmonar secundária à doença degenerativa valvar de mitral, para a estimativa da pressão na artéria pulmonar. (Cortesia de Pereira, 2008.)

Ecocardiograma

O ecocardiograma avalia a função hemodinâmica do coração e também a anatomia cardíaca, motivo pelo qual é o exame não invasivo de escolha para o auxílio no diagnóstico da HAP e de possíveis cardiopatias que possam estar envolvidas no desenvolvimento da HAP. Hipertrofia concêntrica e excêntrica do ventrículo direito, dilatação do tronco da artéria pulmonar e de seus ramos esquerdo e direito, retificação do septo interventricular (Figura 144.7) e movimento paradoxal do septo interventricular[17] são as alterações ecocardiográficas observadas na HAP. A retificação do septo interventricular pode indicar o aumento da pressão interventricular direita em decorrência da HAP.[20]

A PAP pode ser estimada pela ecocardiografia Doppler, desde que não ocorra estenose valvar pulmonar congênita ou adquirida e, ainda, coexista insuficiência valvar tricúspide e/ou pulmonar. Na ausência da estenose pulmonar, a pressão sistólica no ventrículo direito é considerada igual à pressão sistólica na artéria pulmonar, e na presença de regurgitação tricúspide ou pulmonar calcula-se o gradiente de pressão entre o ventrículo direito e o átrio direito por meio da equação de Bernoulli modificada, descrita da seguinte maneira: $GP = 4 \times V^2$, em que GP é o gradiente de pressão e V é a velocidade máxima do fluxo regurgitante tricúspide ou pulmonar[12,20] (Figura 144.8). Para a estimativa da pressão média e diastólica na artéria pulmonar, realizam-se os mesmos cálculos com os valores obtidos de gradiente de pressão na regurgitação valvar pulmonar.

Atualmente, a estimativa da pressão sistólica no átrio direito não é recomendada, pois seus métodos não são validados para cães e gatos, o que pode gerar valores equivocados de pressão sistólica na artéria pulmonar. Portanto, as diretrizes de 2020 do Colégio Americano de Medicina Veterinária Interna recomendam apenas a mensuração da velocidade máxima do fluxo regurgitante da tricúspide e respectivo GP, obtidos pelo Doppler contínuo. As limitações nessa mensuração que subestimem os valores obtidos devem ser consideradas, como a disfunção do ventrículo direito e a presença de efusão pericárdica.[12]

Segundo estudo realizado em cães da raça West Highland White Terriers, na ausência da regurgitação tricúspide, mensurações obtidas pelo Doppler pulsado do fluxo transvalvar pulmonar, como o tempo de aceleração do ventrículo direito e a relação entre o tempo de aceleração e o tempo de ejeção do ventrículo direito, podem apresentar bom valor preditivo para a HAP.[21] Outra alteração observada nesse estudo é que na

HAP de grau importante o fluxo sanguíneo na artéria pulmonar aumenta sua velocidade na fase de aceleração e diminui na fase de desaceleração, na qual é possível observar um chanfro no Doppler espectral (Figura 144.9).

Uma nova modalidade da ecocardiografia, o Doppler tecidual, que tem a finalidade de mensurar alterações nas velocidades e deformações do miocárdio atrial e ventricular e ainda identificar precocemente lesões miocárdicas, também tem sido utilizada no auxílio diagnóstico da HAP. Serres *et al.*, em 2007, demonstraram que o Doppler tecidual apresenta efetivo valor preditivo da HAP e que alterações na função sistólica e diastólica miocárdica podem ocorrer em discretos aumentos na pressão sistólica da artéria pulmonar.[15]

Para a avaliação ecocardiográfica de pacientes com suspeita de HAP, as diretrizes de 2020 do American College of Veterinary Internal Medicine sugerem parâmetros que classificam esses pacientes em baixa, média e alta probabilidade de apresentarem a HAP. Essa avaliação é baseada no remodelamento de estruturas cardíacas, como ventrículo direito, átrio direito, artéria pulmonar e veia cava caudal e, ainda, alterações na hemodinâmica do coração direito e artéria pulmonar (Quadro 144.3). A combinação desses parâmetros é que determina o grau de probabilidade de HAP, sendo essas combinações apresentadas no Quadro 144.4.[12]

Radiografia do tórax

A radiografia torácica pode ser útil no diagnóstico de doenças pulmonares que causam HAP. A avaliação da silhueta cardíaca também pode indicar a presença ou não de cardiopatia, mas geralmente as alterações observadas e associadas à HAP são o aumento do ventrículo direito e a dilatação do tronco da artéria pulmonar. Nas cardiopatias do lado esquerdo, podem-se encontrar alterações que indiquem o aumento do átrio esquerdo, bem como alterações hemodinâmicas da vasculatura pulmonar, indicando congestão pulmonar ou, em casos mais graves, o edema pulmonar, que se caracteriza no cão, e na projeção laterolateral, pela opacificação dos lobos pulmonares nas regiões peri-hilar, caudal e dorsal. Na síndrome de Eisenmenger, é possível observar hipofluxo sanguíneo pulmonar ou, ainda, sinais de insuficiência cardíaca direita, como a efusão pleural.[7,8]

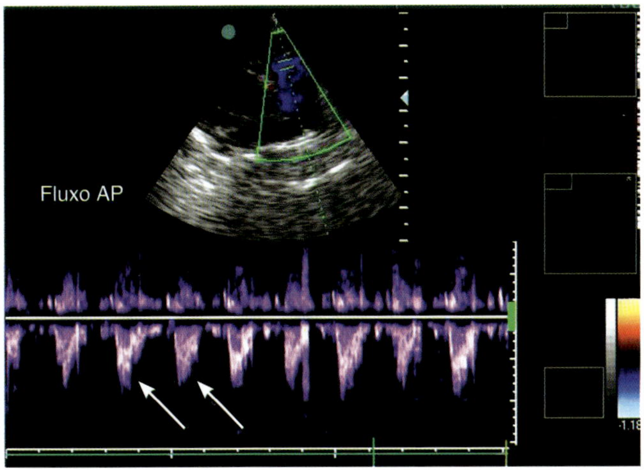

Figura 144.9 Estudo ecocardiográfico em "Doppler" pulsado do fluxo sanguíneo por meio do aparelho valvar pulmonar de cão da raça Maltês de 11 meses, com hipertensão arterial pulmonar secundária à cardiopatia congênita com *shunt* reverso, evidenciando o chanfro na fase de desaceleração do fluxo pulmonar (*setas*). AP: artéria pulmonar. (Fonte: PROVET – Yamato, 2007.)

QUADRO 144.3 Alterações dos parâmetros ecocardiográficos utilizados para auxiliar na avaliação da probabilidade de hipertensão arterial pulmonar em cães.[12]

Ventrículos	Artéria pulmonar	Átrio direito e veia cava caudal
Retificação do septo interventricular (principalmente a retificação sistólica)	Aumento da artéria pulmonar (Ap/Ao > 1)	Aumento do AD
Diminuição do enchimento ou do tamanho VE*	Velocidade do pico diastólico precoce da IP > 2,5 m/s	Aumento da VCC
Hipertrofia do VD (parede do VD, dilatação da cavidade ou ambos)	Índice de DRDAP < 30%	
Disfunção do VD	Tac da VSVD (< 52 a 58 ms) ou Tac:Tej (< 0,30) Entalhe sistólico no fluxo da VSVD obtido pelo Doppler pulsado (cuidado: falsos positivos são possíveis)	

*Não pode ser aplicado aos cães do Grupo 2 da hipertensão arterial pulmonar (HAP) porque o remodelamento pode ser secundário à cardiopatia esquerda. VE: ventrículo esquerdo; VD: ventrículo direito; Ap: artéria pulmonar; Ao: aorta; IP: insuficiência pulmonar; DRDAP: distensibilidade do ramo direito da artéria pulmonar; Tac: tempo de aceleração; Tej: tempo de ejeção; VSVD: via de saída do ventrículo direito; AD: átrio direito; VCC: veia cava caudal.

QUADRO 144.4 Probabilidade de hipertensão arterial pulmonar em cães.[12]

Velocidade máxima da regurgitação tricúspide (m/s)	Número de estruturas cardíacas alteradas e avaliadas pelo ecocardiograma*	Probabilidade de HAP
≤ 3 ou não mensurável	0 ou 1	Baixa
≤ 3 ou não mensurável	2	Intermediária
3 a 4	0 ou 1	Intermediária
> 3,4	0	Intermediária
≤ 3 ou não mensurável	3	Alta
3 a 4	≥ 2	Alta
> 3,4	≥ 1	Alta

*Ver Quadro 144.3. HAP: hipertensão arterial pulmonar.

No tromboembolismo pulmonar, consolidações localizadas na periferia dos lobos pulmonares podem ser observadas, mas geralmente a radiografia nessa situação não apresenta nenhuma alteração.[8]

Exames laboratoriais

Os resultados obtidos nos exames laboratoriais geralmente podem sugerir ou estar associados à etiologia da HAP. No hemograma, o leucograma de estresse pode estar presente e a hipoxia crônica pode determinar o aumento do hematócrito e da concentração de hemoglobina, além de evidenciar hemácias nucleadas. Se a insuficiência cardíaca congestiva direita estiver presente, aumento na alanina aminotransferase pode ocorrer, devido à congestão passiva do fígado[8,10] ou, ainda, observar-se azotemia pré-renal. O teste ELISA pode ser indicado em casos suspeitos de dirofilariose associados à HAP.[8,10]

TRATAMENTO

O tratamento da HAP em medicina veterinária tem como objetivo a identificação da causa de base e a remoção ou a cura desta, e, quando isso não for possível, os principais objetivos são a melhora da qualidade de vida e o aumento da sobrevida do paciente.

Alguns fármacos são utilizados no tratamento das doenças que causam a HAP, como diuréticos, digitálicos, inodilatadores e broncodilatadores. Os diuréticos são benéficos nos animais com insuficiência cardíaca congestiva, pois reduzem a volemia, mas o uso excessivo e prolongado desse grupo de fármacos pode prejudicar a função do ventrículo direito, pois este depende da pré-carga e, consequentemente, da circulação pulmonar. Os digitálicos como a digoxina podem ser utilizados na tentativa de melhorar o débito cardíaco do ventrículo direito, porém a utilização nos animais com doença pulmonar obstrutiva crônica e HAP não é indicada, porque a PAP pode aumentar em função do aumento do débito cardíaco, induzindo vasoconstrição pulmonar. Além disso, os efeitos pró-arrítmicos da digoxina podem ser exacerbados por acidose e hipoxia nos animais com HAP.

Os inodilatadores, como o pimobendana, apresentam características de inotropismo positivo e vasodilatação e têm demonstrado efeitos de melhora do débito cardíaco do ventrículo direito em cães saudáveis. O pimobendana tem sido indicado no tratamento da HAP de maneira geral, e existem evidências de benefícios no tratamento da HAP pós-capilar e nos casos de doença valvar mixomatosa mitral, causando a redução na pressão do átrio esquerdo e por consequência a redução da PAP. Porém, não existem evidências claras de benefício nos cães com HAP pré-capilar, portanto, as diretrizes de 2020 do Colégio Americano de Medicina Veterinária Interna não recomendam o uso do pimobendana no tratamento da HAP pré-capilar.[12]

Os broncodilatadores do grupo das metilxantinas, como a teofilina, têm demonstrado efeitos benéficos em cães com HAP, como melhora da contratilidade diafragmática e redução da fadiga muscular respiratória, além da broncodilatação e a melhora do gradiente de pressão intratorácico poderem reduzir a tendência do colapso das vias respiratórias em pacientes com bronquiectasias e colapso de traqueia.[8]

Nos casos de HAP grave, o tratamento emergencial é necessário e a suplementação com oxigênio é recomendada, observando-se benefícios como vasodilatação pulmonar, redução da acidose e da isquemia e melhora da função do ventrículo direito.[8,12] Na experiência dos autores deste capítulo, alguns animais, após a suplementação de oxigênio, apresentam melhora significativa da dificuldade respiratória, porém podem sofrer morte súbita quando da tentativa de retirada da suplementação de oxigênio. Portanto, recomenda-se cautela e monitoramento intensivo do paciente no processo de redução da suplementação de oxigênio.

Em medicina humana, uma série de fármacos e procedimentos são utilizados no tratamento da HAP; porém, somente algumas dessas possibilidades terapêuticas têm sido aplicadas e estudadas em medicina veterinária, dentre as quais se destacam o uso de vasodilatadores e inibidores da fosfodiesterase-5 e 3. A utilização de fármacos do grupo dos prostanoides e agonistas de receptores de endotelina parece ter efeitos benéficos e promissores em pacientes veterinários, porém mais estudos são necessários para sua consolidação em medicina veterinária.

Vasodilatadores, como os inibidores da enzima conversora de angiotensina, bloqueadores de canais de cálcio e hidralazina têm sido utilizados, principalmente nos animais com HAP secundária à doença cardíaca esquerda, e apresentam efeitos benéficos no controle da insuficiência cardíaca congestiva, porém, como são vasodilatadores de ação sistêmica, não existem dados consistentes de que esse grupo de fármacos possa melhorar a HAP.[8,10]

Os inibidores da fosfodiesterase-5 são vasodilatadores pulmonares específicos e têm se mostrado eficazes na redução da pressão da artéria pulmonar.[8,10] A fosfodiesterase é um grupo de enzimas que promovem nível aumentado e sustentado de guanosina monofosfato cíclico, mediador do óxido nitroso, que apresenta efeitos de vasodilatação.[5,10] As fosfodiesterases apresentam distribuição em diversos tecidos, mas sua expressão é maior nos tecidos pulmonares.[10] Os fármacos do grupo dos inibidores da fosfodiesterase-5 que têm sido utilizados no tratamento de cães com HAP são o sildenafil[2,10,21-23] e o tadalafila. O citrato de sildenafila tem sido utilizado com sucesso no tratamento de cães com HAP secundária às cardiopatias esquerdas ou às doenças pulmonares.[10,12,22-24] O sildenafila apresenta efeitos benéficos, como a redução da resistência vascular pulmonar e a melhora da oxigenação arterial,[10,12,22-24] pois esse fármaco causa vasodilatação de arteríolas e não da artéria pulmonar proximal.[25] A dose inicial recomendada é de 0,5 a 2 mg/kg, a cada 12 ou 8 horas, e doses de até 3 mg/kg, a cada 8 horas, têm sido bem toleradas pelos pacientes. Os efeitos colaterais em cães e gatos ainda não foram relatados, mas a administração de doses mais altas deve ser acompanhada com monitoramento da pressão arterial sistêmica,[10] uma vez que o sildenafila apresenta efeito dose-dependente.

Um cão da raça Papillon de 7 meses, com o diagnóstico de HAP primária, após avaliação ecocardiográfica e manifestações clínicas de discreta dificuldade respiratória aos exercícios, cianose durante excitação e fadiga após exercícios, foi tratado com citrato de sildenafila na dose de 1 mg/kg, a cada 12 horas, com evolução favorável das manifestações clínicas após 4 semanas de terapia. Os parâmetros ecocardiográficos realizados por meio do estudo Doppler, como velocidade de regurgitação pulmonar e pressão diastólica na artéria pulmonar, apresentaram melhora após 3 meses de tratamento.[25]

O taladafil foi utilizado no tratamento de um cão da raça Yorkshire com provável diagnóstico de HAP primária, apresentando melhora das manifestações clínicas, no período de 24 horas, e melhora dos parâmetros ecocardiográficos, como a pressão sistólica na artéria pulmonar, após 7 dias de terapia.[26]

Jaffey *et al.*, em um estudo-piloto com 23 cães com evidências ecocardiográficas de HAP de grau moderado a grave, compararam a eficácia do tadalafila e do sildenafila em melhorar os parâmetros ecocardiográficos e de qualidade de vida. Observou-se que o tadalafila, na dose de 2 mg/kg, a cada 24 horas, é uma alternativa ao tratamento com o sildenafila, demonstrando melhora nos parâmetros estudados, porém não houve evidências de que o tratamento com o tadalafila é superior ao tratamento com o sildenafila, nas condições estudadas.[26]

A eficácia do tratamento com os inibidores da fosfodiesterase-5 pode ser avaliada pela ecocardiografia, caracterizada pela diminuição na velocidade máxima de regurgitação tricúspide e pulmonar e respectivos gradientes pressóricos, pela melhora dos parâmetros avaliados pela ecocardiografia bidimensional, assim como pela melhora das manifestações clínicas.[8,10] Porém, em alguns casos avaliados pelos autores, os parâmetros ecocardiográficos citados não apresentam melhora, apesar de os pacientes apresentarem melhora das manifestações clínicas. Essa observação pode ser explicada devido ao fato de que, com a terapia com os inibidores da fosfodiesterase-5, pode ocorrer a redução da RVP com o aumento do fluxo sanguíneo pulmonar, resultando em pouca alteração da pressão arterial pulmonar.[12]

Os pacientes que iniciam o tratamento com os inibidores da fosfodiesterase-5, em alguns casos, como os cães do grupo 2 (doença cardíaca esquerda) e 1d1 (comunicações cardíacas congênitas) da HAP, devem ser monitorados com cuidado, pois eles podem evoluir para o quadro de edema pulmonar agudo. Isso ocorre devido ao fato de que a capacidade de resposta e de reação da vasculatura pulmonar aos inibidores da fosfodiesterase-5 é difícil de prever. Nesses dois grupos de cães com HAP, os inibidores da fosfodiesterase-5 aumentam o débito cardíaco do ventrículo direito, ocasionando o aumento do fluxo sanguíneo pulmonar e o retorno venoso para o átrio esquerdo; dessa forma, a pressão capilar pulmonar e a pressão no átrio esquerdo aumentam, favorecendo então a formação do edema pulmonar.[12]

As diretrizes de 2020 do Colégio Americano de Medicina Veterinária Interna recomendam estratégias para diminuir a progressão e as complicações da HAP. Nos cães com alta probabilidade de HAP, recomenda-se que os proprietários desses animais sigam as seguintes orientações:[12]

- Restrição aos exercícios
- Prevenção contra doenças respiratórias ou parasitárias (dirofilariose ou angiostrongilíase), por meio de vacinação ou medicamentos
- Evitar a prenhez, porque é uma condição que pode piorar o quadro de HAP e haver a transmissão hereditária de genes que favorecem a HAP
- Evitar altas altitudes e viagens aéreas
- Evitar procedimentos profiláticos ou cirurgias eletivas que necessitem anestesia geral.

O prognóstico dos animais com HAP é variável e depende da causa de base. Os animais com HAP secundária às cardiopatias adquiridas ou congênitas, com ou sem reversão do fluxo sanguíneo, apresentam prognóstico reservado, desde que as manifestações clínicas da insuficiência cardíaca sejam controladas. Os casos de HAP secundários ao tromboembolismo pulmonar, doenças pulmonares e neoplasias apresentam prognóstico mau, assim como os animais com HAP primária.

REFERÊNCIAS BIBLIOGRÁFICAS

1. Harpster NK. Physical examination of the respiratory tract. In: King LG. Textbook of respiratory disease in dogs and cats. St. Louis: Saunders; 2004. p. 67-72.
2. Guimarães Filho FV, Carrasco HVCJ. Hipertensão pulmonar. In: Nobre F, Serrano Jr CV. Tratado de cardiologia SOCESP. São Paulo: Manole; 2005. p. 1115-34.
3. Hamlin RL. Normal cardiovascular physiology. In: Fox PR, Sisson D, Moïse NS. Textbook of canine and feline cardiology: principles and clinical practice. Philadelphia: W.B. Saunders; 1999. p. 25-37.
4. Guyton AC, Hall JE. A microcirculação e o sistema linfático: trocas de líquido no capilar, líquido intersticial e fluxo da linfa. In: Guyton AC, Hall JE. Tratado de fisiologia médica. Rio de Janeiro: Guanabara Koogan; 2002. p. 153-65.
5. McLaughlin VV, Rich S. Hipertensão pulmonar. In: Zipes DP, Libby P, Bonow RO, Braunwald E. Braunwald Tratado de doenças cardiovasculares. 7. ed. Rio de Janeiro: Elsevier, 2006. p. 1807-42.
6. Husain AN, Kumar V. O pulmão. In: Kumar V, Abbas AK, Fausto N. Robbins e Contran Patologia: bases patológicas das doenças. 7. ed. Rio de Janeiro: Elsevier; 2005. p. 781-812.
7. MacDonald KA, Johnson LR. Pulmonary hypertension and pulmonary thromboembolism. In: Ettinger SJ, Feldman EC. Textbook of veterinary internal medicine. 6. ed. St. Louis: Elsevier Saunders; 2005. p. 1284-88.
8. Ware WA. Cardiovascular disease in small animal medicine. London: Manson Publishing; 2007. p. 340-50.
9. Kittleson MD, Kienle RD. Small animal cardiovascular medicine. St. Louis: Mosby; 1998. Pulmonary arterial and systemic arterial hypertension. p. 433-48.
10. Henik RA. Pulmonary hypertension. In: Bonagura JD, Twedt DC. Kirk's Current Veterinary therapy XIV. 14. ed. St. Louis: Saunders Elsevier; 2009. p. 697-702.
11. Steele JL, Henik RA. Pulmonary hypertension. In: King LG. Textbook of respiratory disease in dogs and cats. St. Louis: Saunders; 2004. p. 498-99.
12. Reinero C, Visser LC, Kellihan HB, Masseau I, Rozanski E, Clerck C *et al.* ACVIM consensus statement guidelines for the diagnosis, classification, treatment, and monitoring of pulmonary hypertension in dogs. J Vet Int Med; 2020. doi: 10.1111/jvim.15725.
13. Johnson L, Boon J, Orton EC. Clinical characteristics of 53 dogs with Doppler – derived evidence of pulmonary hypertension: 1992-1996. J Vet Int Med. 1999;13:440-7.
14. Serres FJ, Chetboul V, Tissier R, Sampedrano CC, Gouni V, Nicolle AP *et al.* Doppler echocardiography – derived evidence of pulmonary arterial hypertension in dogs with degenerative mitral valve disease: 86 cases (2001-2005). J Am Vet Med Assoc. 2006;11:1772-8.
15. Serres FJ, Chetboul V, Gouni V, Tissier R, Sampedrano CC, Pouchelon JL. Diagnostic value of echo-doppler and tissue Doppler imaging in dogs with pulmonary arterial hypertension. J Vet Int Med. 2007;21:1280-9.
16. Chiavegato D, Borgarelli M, D'Agnolo G, Santilli RA. Pulmonary hypertension in dogs with mitral regurgitation attributable to myxomatous valve disease. Veterinary Radiology and Ultrasound. 2009;50:253-8.
17. Norris CR, Griffey SM, Samii VF. Pulmonary thromboembolism in cats: 29 cases (1987-1997). J Am Vet Med Assoc. 1999;215:1650-4.
18. Tilley LP. Essentials of canine and feline eletrocardiography. 3. ed. Philadelphia: Lea and Febiger; 1995.
19. Boon JA. Manual of veterinary echocardiography. Baltimore: Williams and Wilkins; 1998.
20. Schober KE, Baade H. Doppler echocardiographic prediction of pulmonary hypertension in West Highland White Terriers with chronic pulmonary disease. J Vet Int Med. 2006;20:912-20.
21. Bach JF, Rozanski EA, MacGregor J, Betkowski JM, Rush JE. Retrospective evaluation of sildenafil citrate as a therapy for pulmonary hypertension in dogs. J Vet Int Med. 2006;20:1132-5.
22. Kellun HB, Stepien RL. Sildenafil citrate therapy in 22 dogs with pulmonary hypertension. J Vet Int Med. 2007;21:1258-64.
23. Fesler P, Pagnamenta A, Rondelet B, Kerbaul F, Naeije R. Effects of sildenafil on hypoxic pulmonaryvascular function in dogs. Journal of Applied Physiology. 2006;101:1085-90.
24. Toyoshima Y, Kanemoto I, Arai S, Toyoshima H. A case of long term sildenafil in a young dog with pulmonary hypertension. J Vet Medic Sci. 2007;69:1073-5.
25. Serres FJ, Nicolle AP, Tissier R, Gouni V, Pouchelon JL, Chetboul V. Efficacy of oral taladafil, a new long acting phosphodiesterase – 5 inhibitor, for the short term treatment of pulmonary arterial hypertension in a dog. Journal of Veterinary Medicine Series A. 2006;53:129-33.
26. Jaffey JA, Leach SB, Kong LR, Wiggen KE, Bender SB, Reinero CR. Clinical efficacy of tadalafil compared to sildenafil in treatment of moderate to severe canine pulmonary hypertension: a pilot study. Journal of Veterinary Cardiology. 2019;24:7-19.